Zetkin / Schaldach

Lexikon der Medizin

Zetkin/Schaldach

Lexikon der Medizin

16., neu bearbeitete Auflage

bearbeitet von der Lexikonredaktion des Verlages
unter der Leitung von Thomas Ludewig

ULLSTEIN
MEDICAL

Lexikon der Medizin
begründet 1956 von
Maxim Zetkin und Herbert Schaldach
2. bis 4. Auflage
herausgegeben von Maxim Zetkin,
Ernst-Helmut Kühtz und Klaus Fichtel
5. bis 11. Auflage
herausgegeben von Herbert Schaldach
12. bis 15. Auflage
herausgegeben von Heinz David
1. bis 15. Auflage unter dem Titel
„Wörterbuch der Medizin"

16. Auflage bearbeitet
von der Lexikonredaktion
des Verlages unter der
Leitung von Thomas Ludewig

Redaktion:
Nathalie Blanck
Antje Diehl
Harald Fritz
Thomas Ludewig
Andreas Schollmayer

Anschrift der Redaktion:
Ullstein Medical
Verlagsgesellschaft mbH & Co.
Lexikonredaktion
Postfach 57 43
65047 Wiesbaden

1. Auflage 1956
(Verlag Volk und Gesundheit, Berlin)
2. Auflage 1964
3. Auflage 1968
4. Auflage 1969
5. Auflage 1973
6. Auflage 1974
7. Auflage 1975
8. Auflage 1976
9. Auflage 1977
10. Auflage 1978
11. Auflage 1980
12. Auflage 1984
13. Auflage 1987
14. Auflage 1990
(Verlag Gesundheit, Berlin)
15. Auflage 1992
(Ullstein Mosby, Berlin)

Herstellung:
Detlef Mädje, Stefan Wiesner
Einbandgestaltung und Typographie:
Brigitte und Hans Peter Willberg
Satz: Mitterweger Satz GmbH,
Plankstadt (Sabine Bader,
Jürgen Damm, Friedmut Kröner)
Druck: Konradin Druck GmbH,
Leinfelden-Echterdingen
Buchbindung: Fikentscher
Großbuchbinderei GmbH, Darmstadt

Inhalt gedruckt auf
VALOPRINT® superblanc 50 g/qm,
holzfrei, chlorfrei TCF, hochweiß,
pigmentiert opak Dünndruck,
säurefrei, alterungsbeständig
nach ANSI/ISO-Norm Z3948-1992,
von Arjo Wiggins Spezialpapiere, Ettlingen

Printed in Germany

ISBN 3-86126-126-X

Vorwort

Als 1992 die 15. Auflage des „Wörterbuchs der Medizin" erschien, erreichte uns ein eindrucksvolles Echo aus der Leserschaft. Offenbar hatten viele Nutzer auf die neue Auflage gewartet, weil sie für ihre Arbeit, ihr Studium, ihre Ausbildung oder ihren privaten Informationsbedarf ein aktuelles Nachschlagewerk in der breit angelegten Konzeption des Zetkin/Schaldach benötigten.

Der Zetkin/Schaldach hat – das zeigte die Reaktion der Leser – durch seinen Umfang und seine Informationstiefe einen besonderen Platz in der Reihe der medizinischen Nachschlagewerke. Er ist seit nunmehr über vier Jahrzehnten ein bewährtes Standardwerk. Von Anfang an war er als Enzyklopädie der gesamten, nicht nur der klinischen Medizin angelegt. So gibt er auch zu den Grundlagenfächern und zu medizinisch relevanten Stichwörtern aus den Nachbardisziplinen der Medizin Auskunft.

Im allgemeinen Sprachgebrauch – anders als in der Lexikographie – wird unter einem Wörterbuch oft ein Werk verstanden, das sich auf reine Worterklärungen beschränkt. Angesichts der Informationstiefe, die der Zetkin/Schaldach bietet, haben wir uns deshalb entschlossen, den Titel in „Lexikon der Medizin" zu ändern. Wir sind davon überzeugt, daß dies der richtigen Einordnung des Werkes dient.

Diese Umbenennung scheint uns gerade bei der vorliegenden Auflage angemessen, weil eine besonders intensive Aktualisierung und Umgestaltung des Werkes vorgenommen wurde. Bei dieser Aufgabe haben weit über 100 Ärzte und Wissenschaftler die Redaktion unterstützt. Sie haben sämtliche Artikel auf ihre Aktualität hin geprüft und dabei jeden dritten Artikel inhaltlich überarbeitet. Überholtes wurde gestrichen, und natürlich wurde eine Vielzahl neuer Begriffe, die in den letzten Jahren in den medizinischen Sprachgebrauch eingegangen sind, neu aufgenommen und erläutert. Etwa 5.000 Artikel, bei einem Gesamtbestand von fast 50.000 Artikeln also rund 10 %, sind völlig neu verfaßt worden.

Viele Autoren haben durch ihr Bildmaterial dazu beigetragen, daß die vorliegende Auflage, die nun durchgehend vierfarbig gedruckt wurde, noch informativer und attraktiver ist als die vorherigen. Um für die zusätzlichen Abbildungen den benötigten Platz zu schaffen, wurde einerseits der Text, wo dies möglich war, gestrafft und andererseits ein lesefreundliches und zugleich kompaktes Layout entwickelt.

Parallel zur Neubearbeitung des Werkes entstand eine CD-Rom-Version. Dabei war es der Redaktion wichtig, einerseits durch eine dem Buch ähnliche Präsentation der Inhalte den Lesegewohnheiten der Nutzer entgegenzukommen und andererseits keine allzu hohen Hardware-Anforderungen zu stellen, so daß die Vorteile dieses Mediums, nämlich das schnelle Auffinden der gesuchten Information durch Volltextrecherche und elektronische Verknüpfung der Verweise, einem breiten Nutzerkreis zugänglich werden.

Verlag und Redaktion danken allen, die durch ihre Mitarbeit die vorliegende Auflage ermöglicht haben. Für Anregungen aus dem Kreis der Leser ist die Redaktion stets dankbar.

Wiesbaden, August 1998 | Der Verlag

Mitarbeiter der 16. Auflage

Die Lexikonredaktion dankt folgenden Wissenschaftlerinnen und Wissenschaftlern für Ihre Unterstützung bei der Bearbeitung der vorliegenden Auflage:

Dr. rer. nat. Karl-Heinz Bager
Zentrum für Klinische Chemie und Mikrobiologie
Städtisches Klinikum St. Georg
Delitzscher Straße 141
04129 Leipzig

Prof. Dr. med. Dr. rer. nat. Wolfgang Barnikol
Bereich Klinische Physiologie
Private Universität Witten/Herdecke
Alfred-Herrhausen-Straße 44
58455 Witten/Ruhr

Prof. Dr. sc. med. Peter Bartsch
Institut für Physiologie
Universitätsklinikum Charité
Humboldt-Universität zu Berlin
Tucholskystraße 2
10117 Berlin

Dr. med. Roland Becker
Orthopädische Universitätsklinik
Otto-von-Guericke-Universität Magdeburg
Leipziger Straße 44
39120 Magdeburg

Dr. med. Stefan Benz
Chirurgische Klinik
Universität Rostock
Schillingallee 35
18057 Rostock

Dr. rer. nat. Dipl.-Chem. Arne Berger
Zentrum für Klinische Chemie und Mikrobiologie
Städtisches Klinikum St. Georg
Delitzscher Straße 141
04129 Leipzig

Prof. em. Dr. Dr. h. c. Heinz Bielka
Robert-Rössle-Straße 3
13125 Berlin

Hon.-Doz. Dr. sc. med. Kay Blumenthal-Barby
Abteilung für Medizinische Psychologie
Georg-August-Universität Göttingen
Humboldtallee 38
37073 Göttingen

Dr. med. Christel Böhme-Bloem
Klinik für Psychotherapie
und Psychosomatik
Christian-Albrechts-Universität zu Kiel
Niemannsweg 147
24105 Kiel

Prof. Dr. med. Heinz-Günther Bohnet
Hamburger Institut für Fortpflanzungsmedizin
und Endokrinologie
Schomburgstraße 120
22767 Hamburg

Dr. med. Götz Borgwardt
Klinikum Berlin-Buch
Kinderchirurgische Klinik
Karower Straße 11
13122 Berlin

Prof. Dr. med. habil. Hans Bosseckert
Klinik für Innere Medizin I
Friedrich-Schiller-Universität Jena
Erlanger Allee 101
07740 Jena

Prof. Dr. med. Georg Brabant
Abteilung Klinische Endokrinologie
Zentrum Innere Medizin und Dermatologie
Medizinische Hochschule Hannover
Konstanty-Gutschow-Straße 8
30623 Hannover

**Dipl.-Chem. Prof. Dr. med.
Franz von Bruchhausen**
Institut für Pharmakologie
Freie Universität Berlin
Thielallee 71
14195 Berlin

Prof. Dr. med. Gerhard Bundschuh
Institut für Transfusionsmedizin
Universitätsklinikum Charité
Humboldt-Universität zu Berlin
Tucholskystraße 2
10117 Berlin

Prof. Dr. med. Eberhard Conradi
Klinik und Poliklinik für Physikalische
Medizin und Rehabilitation
Universitätsklinikum Charité
Humboldt-Universität zu Berlin
Schumannstraße 20–21
10098 Berlin

Dipl.-Psych. Elke Daudert
Klinik für Psychotherapie
und Psychosomatik
Christian-Albrechts-Universität zu Kiel
Niemannsweg 147
24105 Kiel

Prof. Dr. sc. med. Helga Davidowa
Institut für Physiologie
Universitätsklinikum Charité
Humboldt-Universität zu Berlin
Tucholskystraße 2
10117 Berlin

Prof. Dr. med. habil. Harald F. Deckart
Nuklearmedizinisch-Internistische Praxis
Mendelstraße 19
13187 Berlin

OMR Dr. sc. med. Bärbel Dominok
Umweltambulanz am Hygieneinstitut Cottbus
Thiemstraße 104
03050 Cottbus

Prof. Dr. med. habil. Gottfried W. Dominok
Praxis für Pathologie
Ostrower Damm 10
03046 Cottbus

Dr. phil. Dipl.-Psych. Mathias Drinck
Stadtwaldgürtel 81–83
50935 Köln

Prof. Dr. sc. med. Gerhard Dybowski
Holzmarktstraße 63
10179 Berlin

Prof. em. Dr. sc. nat. Klaus Eckoldt
Institut für Medizinische Physik und Biophysik
Universitätsklinikum Charité
Humboldt-Universität zu Berlin
Invalidenstraße 42
10115 Berlin

Prof. Dr. rer. nat. Klaus Eschrich
Institut für Biochemie
Medizinische Fakultät
Universität Leipzig
Liebigstraße 16
04103 Leipzig

Dr. rer. nat. Eva-Maria Fabricius
Klinik für Mund-, Kiefer- und Gesichtschirurgie
Universitätsklinikum Rudolf Virchow
Humboldt-Universität zu Berlin
Augustenburger Platz 1
13353 Berlin

Dr. med. Elisabeth Fenner
Klinik für Psychotherapie
und Psychosomatik
Christian-Albrechts-Universität zu Kiel
Niemannsweg 147
24105 Kiel

Prof. em. Dr. med. Heinz Flegel
Universitätsklinik für Dermatologie und Venerologie
Universität Rostock
Augustenstraße 80
18055 Rostock

Prof. Dr. med. Sören Gatermann
Abteilung für Medizinische Mikrobiologie
Ruhr-Universität Bochum
Universitätsstraße 150
44780 Bochum

Prof. Dr. med. Kurt Gdanietz
Klinikum Berlin-Buch
Kinderchirurgische Klinik
Karower Straße 11
13122 Berlin

Jürgen Georg
Krankenpfleger, Lehrer für Pflegeberufe
und Entbindungspflege
Lehrbeauftragter am Institut für Pflegewissenschaften
der Universität Witten/Herdecke
Michelsberg 15
65183 Wiesbaden

Prof. Dr. Rupert Gerzer
Deutsches Zentrum für
Luft- und Raumfahrt e.V.
Linder Höhe
51147 Köln

Prof. Dr. med. habil. Gerhard Goder
Ophthalmologische Praxis
Marschtorstraße 45–46
29451 Dannenberg

Priv.-Doz. Dr. med. Hartmut Goldschmidt
Medizinische Klinik und Poliklinik V
Universität Heidelberg
Hospitalstraße 3
69115 Heidelberg

Prof. Dr. med. Christoph Gutenbrunner
Institut für Balneologie und Medizinische Klimatologie
Klinik für Physikalische Medizin und Rehabilitation
Medizinische Hochschule Hannover
Carl-Neuberg-Straße 1
30625 Hannover

Prof. Dr. rer. nat. habil. Johannes Haerting
Institut für Medizinische Epidemiologie,
Biometrie und Medizinische Informatik
Martin-Luther-Universität Halle-Wittenberg
Krausenstraße 14
06097 Halle (Saale)

Prof. Dr. rer. pol. Manfred Haubrock
Fachbereich Wirtschaft
Fachhochschule Osnabrück
Albrechtstraße 30
49078 Osnabrück

Prof. Dr. med. habil. Rolf Haupt
Institut für Pathologie und Tumordiagnostik
Städtisches Klinikum St. Georg
Delitzscher Straße 141
04129 Leipzig

Prof. Dr. med. Walter F. Haupt
Klinik für Neurologie
Universität zu Köln
Joseph-Stelzmann-Straße 9
50924 Köln

Prof. Dr. med. habil. Arno Hecht
Gutenbergstraße 19
08209 Auerbach im Vogtland

Prof. Dr. med. Hermann Heck
Lehrstuhl für Sportmedizin
Fakultät für Sportwissenschaften
Ruhr-Universität Bochum
Overbergstraße 19
44780 Bochum

Prof. Dr. sc. med. Lothar Heinemann
ZEG – Zentrum für Epidemiologie
und Gesundheitsforschung
Schönerlinder Straße 11/12
16341 Zepernick

Prof. Dr. med. Peter Heinrich
Fachpraxis für Chirurgie/Gefäßchirurgie
Bahrendorfer Straße 19
39112 Magdeburg

Prof. Dr. rer. nat. habil. Hans-Georg Henning
Institut für Chemie
Humboldt-Universität zu Berlin
Hessische Straße 1–2
10115 Berlin

Prof. Dr. med. Falk Hiepe
Medizinische Klinik mit Schwerpunkt Rheumatologie
und Klinische Immunologie
Universitätsklinikum Charité
Humboldt-Universität zu Berlin
Schumannstraße 20/21
10117 Berlin

Prof. Dr. habil. Dr. h. c. Theodor Hiepe
Institut für Parasitologie und Tropenveterinärmedizin
Freie Universität Berlin
Luisenstraße 56
10117 Berlin

Prof. Dr. habil. Karl Hiller
Institut für Pharmazie
Humboldt-Universität zu Berlin
Goethestraße 54
13086 Berlin

Prof. Dr. rer. nat. habil. Eberhard Hofmann
Institut für Biochemie
Medizinische Fakultät
Universität Leipzig
Liebigstraße 16
04103 Leipzig

Priv.-Doz. Dr. med. habil. Hartmut H. Hommel
Fachpraxis für Gynäkologie und Geburtshilfe
Bergstraße 10
18057 Rostock

Prof. Dr. med. Ulrich T. Hopt
Chirurgische Klinik
Universität Rostock
Schillingallee 35
18057 Rostock

Dr. med. Gerd Hottenrott
Institut für Antivirale Chemotherapie
Klinikum der Friedrich-Schiller-Universität Jena
Bereich Erfurt
Nordhäuser Straße 78
99089 Erfurt

Priv.-Doz. Dr. Franz Josef Illhardt
Ethik-Kommission
Zentrum für Ethik und Recht in der Medizin
Universitätsklinikum Freiburg
Haus 1 A, Elsässer Straße 2m
79110 Freiburg

Dr. phil. Gundula Johnke
Klinik für Psychotherapie
und Psychosomatik
Christian-Albrechts-Universität zu Kiel
Niemannsweg 147
24105 Kiel

Dr. med. Manfred Kalz
Kinderklinik
Ruppiner Kliniken GmbH
Fehrbelliner Straße 38
16816 Neuruppin

Priv.-Doz. Dr. med. Hans Karbe
Neurologisches Rehabilitationszentrum
„Godeshöhe“ e.V.
Waldstraße 2–10
53177 Bonn (Bad Godesberg)

Dr. rer. nat. habil. Uwe Karsten
Forschungsbereich Onkologie
Max-Delbrück-Centrum für Molekulare Medizin
Robert-Rössle-Straße 10
13125 Berlin

Dr. med. dent. Imke Kaschke
Abteilung für Zahnerhaltung und Präventivzahnmedizin
Zentrum für Zahnmedizin
Universitätsklinikum Charité
Humboldt-Universität zu Berlin
Schumannstraße 20/21
10117 Berlin

Dr. med. Anette Kersting
Klinik und Poliklinik für Psychiatrie
Westfälische Wilhelms-Universität Münster
Albert-Schweitzer-Straße 11
48129 Münster

Dr. med. Ursula Kindermann
Abteilung Kinderheilkunde
Krankenhaus im Friedrichshain
Landsberger Allee 49
10249 Berlin

Prof. Dr. med. habil. Dr. rer. nat. Dr. med. h. c.
Werner Köhler
Institut für Experimentelle Mikrobiologie
Klinikum der Friedrich-Schiller-Universität Jena
Winzerlaer Straße 10
07745 Jena

Dr. med. Uwe Krüger
Sonnenberg-Klinik
Fachklinik für Allergologie und Umwelterkrankungen
Sonnenstraße 6
56864 Bad Bertrich

Dr. med. Michael Lafrenz
Abteilung für Tropenmedizin und Infektionskrankheiten
Klinik und Poliklinik für Innere Medizin
Universität Rostock
Ernst-Heydemann-Straße 6
18057 Rostock

Kerstin Lammert
Klinik für Psychotherapie
und Psychosomatik
Christian-Albrechts-Universität zu Kiel
Niemannsweg 147
24105 Kiel

Dr. rer. nat. Dipl.-Biol. Klaus Lang
Institut für Biomedizin und Umweltforschung GmbH
Buschungstraße 40
65205 Wiesbaden

Prof. Dr. med. Karl-Friedrich Lindenau
Herz- und Gefäßklinik Bad Neustadt (Saale)
Salzburger Leite 1
97616 Bad Neustadt (Saale)

Prof. Dr. sc. med. Günter Linß
Akut-Geriatrische Abteilung
Krankenhaus Hennigsdorf
Marwitzer Straße 91
16761 Hennigsdorf

Prof. Dr. med. habil. Friedrich Lübbecke
Innere Abteilung
Kreiskrankenhaus Uelzen
Akademisches Lehrkrankenhaus der
Medizinischen Hochschule Hannover
Waldstraße 2
29525 Uelzen

Prof. Dr. sc. nat. Rainer Macholz
Irisweg 5
14532 Stahnsdorf

Priv.-Doz. Dr. rer. nat. habil. Reinhard Mank
Spreeallee 199
24111 Kiel-Russee

Michael-Mathieu Mathias
Rechtsanwalt und Notar
Hohenzollerndamm 55
14199 Berlin

Prof. Dr. med. Hartwig Mathies
Rheuma-Therapie-Zentrum Nürnberg
Schweinauer Hauptstraße 12
90441 Nürnberg

Prof. Dr. habil. Matthias F. Melzig
Institut für Pharmazie
Humboldt-Universität zu Berlin
Goethestraße 54
13086 Berlin

Prof. Dr. med. habil. Heinz Neef
Abteilung Thoraxchirurgie
Klinik für Allgemein-, Visceral- und Thoraxchirurgie
Diakoniekrankenhaus Halle
Lafontainestraße 15
06114 Halle (Saale)

Prof. Dr. med. Hans Wolfram Neumann
Orthopädische Universitätsklinik
Otto-von-Guericke-Universität Magdeburg
Leipziger Straße 44
39120 Magdeburg

Prof. em. Dr. med. Friedrich-Wilhelm Oeken
Pistorisstraße 27
04229 Leipzig

Prof. Dr. med. Derk Olthoff
Klinik und Poliklinik für
Anästhesiologie und Intensivtherapie
Universität Leipzig
Liebigstraße 20a
04103 Leipzig

Prof. em. Dr. rer. nat. habil. Hannfried Opitz
Kopernikusstraße 3
06118 Halle (Saale)

Dr. rer. nat. Dipl.-Phys. Günter Pardemann
Institut für Medizinische Physik und Biophysik
Universitätsklinikum Charité
Humboldt-Universität zu Berlin
Invalidenstraße 42
10115 Berlin

**Prof. Dr. med. habil. Dr. h. c. mult. Prof. h. c.
Otto Prokop**
Institut für Gerichtliche Medizin
Universitätsklinikum Charité
Humboldt-Universität zu Berlin
Hannoversche Straße 6
10115 Berlin

Priv.-Doz. Dr. med. habil. Eike Rauchfuß
Dr. Klehr-Institut für Immunologie und Zellbiologie
Geiselgasteigstraße 120
81545 München

Prof. Dr. med. Wolfram Richter
Institut für Anatomie
Universitätsklinikum Charité
Humboldt-Universität zu Berlin
Philippstraße 12
10098 Berlin

Dr. med. Uwe Rose
Klinik für Allgemein-, Visceral- und Thoraxchirurgie
Diakoniekrankenhaus Halle
Lafontainestraße 15
06114 Halle (Saale)

Dr. med. Fredo Rotermundt
Klinik für Hals-Nasen-Ohren-Krankheiten
Städtisches Klinikum St. Georg
Delitzscher Straße 141
04129 Leipzig

Prof. em. Dr. med. Wolfgang Rüdiger (†)
Institut für Physiologie
Universitätsklinikum Charité
Humboldt-Universität zu Berlin
Tucholskystraße 2
10117 Berlin

Dr. med. Hans Rudolph
II. Chirurgische Klinik für Unfall-, Wiederherstellungs-, Gefäß- und Plastische Chirurgie
Diakoniekrankenhaus Rotenburg
Elise-Averdieck-Straße 17
27342 Rotenburg

Dipl.-Psych. Dr. sc. phil. Siegfried Schnabl
Zechenstraße 75
09337 Hohenstein-Ernstthal

Prof. Dr. med. Burkhard Schneeweiß
Abteilung Kinderheilkunde
Krankenhaus im Friedrichshain
Landsberger Allee 49
10249 Berlin

Prof. Dr. med. habil. Ulrich Schneeweiß
Max-Delbrück-Centrum für Molekulare Medizin
Robert-Rössle-Klinik
Lindenberger Weg 80
13125 Berlin

Prof. Dr. med. habil. Hans-Joachim Schneider
Windecker Straße 21
61118 Bad Vilbel

Andreas Schollmayer
Anatomisches Institut
Johannes Gutenberg-Universität Mainz
Becherweg 13
55099 Mainz

Prof. em. Dr. Ruth Schröck
234/1 Canongate
Edinburgh EH8 8AB
Schottland UK

Priv.-Doz. Dr. med. Johannes Schröder
Psychiatrische Klinik
Universität Heidelberg
Voßstraße 4
69115 Heidelberg

Dr. med. Peter Schulze
Mergendorfer Weg 30
01589 Riesa

Prof. em. Dr. sc. med. Dr. med. dent. Gert-Horst Schumacher
Institut für Anatomie
Universität Rostock
Gertrudenstraße 9
18055 Rostock

Priv.-Doz. Dr. rer. pol. Michael F. Schuntermann
Rehabilitationswissenschaftliche Abteilung
Verband Deutscher Rentenversicherungsträger
Eysseneckstraße 55
60322 Frankfurt am Main

Prof. Dr. med. Wolfgang Senst
Klinik für Chirurgie
Klinikum Frankfurt (Oder)
Müllroser Chaussee 7
15236 Frankfurt (Oder)

Prof. Dr. med. Jörg Skrzypczak
Klinik für Neurochirurgie
Universität Leipzig
Johannisallee 34
04103 Leipzig

Dr. med. Joachim Söldner
Institut für
diagnostische und interventionelle Radiologie
Friedrich-Schiller-Universität Jena
Bachstraße 18
07740 Jena

Prof. Dr. rer nat. habil. Karl Sommer
Institut für Anthropologie
Universitätsklinikum Charité
Humboldt-Universität zu Berlin
Tucholskystraße 2
10117 Berlin

Dr. med. Norbert Specht-Leible
Geriatrisches Zentrum
Bethanienkrankenhaus
Rohrbacher Straße 149
69126 Heidelberg

Prof. Dr. med. Hubert Speidel
Klinik für Psychotherapie
und Psychosomatik
Christian-Albrechts-Universität zu Kiel
Niemannsweg 147
24105 Kiel

Priv.-Doz. Dr. med. Dr. phil. Manfred Spitzer
Psychiatrische Klinik
Universität Heidelberg
Voßstraße 4
69115 Heidelberg

Dr. med. Erika Starck
DRK-Blutspendedienst Sachsen
Institut für Transfusionsmedizin Dresden
Fiedlerstraße 23
01307 Dresden

Prof. em. Dr. med. Horst Stobbe
Üderseestraße 30
10318 Berlin

Dr. med. Volkhardt Studtmann
II. Chirurgische Klinik für Unfall-, Wiederherstellungs-, Gefäß- und Plastische Chirurgie
Diakoniekrankenhaus Rotenburg
Elise-Averdieck-Straße 17
27342 Rotenburg

Dr.-Ing. habil. Manfred Tautz
Klinikum Berlin-Buch
Institut für Medizinische Physik
Wiltbergstraße 50
13122 Berlin

Dr. med. Eva Ullrich
Zur Beckersmühle 102
16837 Zechlin Dorf

Prof. Dr. phil. Hans-Werner Wahl
Deutsches Zentrum für Alternsforschung an der Ruprecht-Karls-Universität Heidelberg
Bergheimer Straße 20
69115 Heidelberg

Prof. Dr. med. habil. Dietmar Wendler
Institut für Anatomie
Otto-von-Guericke-Universität Magdeburg
Leipziger Straße 44
39120 Magdeburg

Prof. Dr. med. habil. Gerhard Wessel
Rückertstraße 12
99096 Erfurt

Prof. Dr. med. Kurt Wetzer
Praxis für Innere Medizin, Pulmologie
Lutrinastraße 27
67655 Kaiserslautern

Prof. Dr. med. vet. habil. Ekkehard Wiesner
Gabainstraße 5
12247 Berlin

Prof. Dr. med. habil. Wolfgang Wildführ
Institut für Hygiene
Universität Leipzig
Liebigstraße 24
04103 Leipzig

Prof. Dr. rer. nat. habil. Regine Witkowski
Institut für Medizinische Genetik
Universitätsklinikum Charité
Humboldt-Universität zu Berlin
Luisenstraße 13
10098 Berlin

Prof. Dr. med. Peter Wutzler
Institut für Antivirale Chemotherapie
Klinikum der Friedrich-Schiller-Universität Jena
Bereich Erfurt
Nordhäuser Straße 78
99089 Erfurt

Prof. Dr. med. dent. habil. Rainer Zuhrt (†)
Abteilung für Zahnerhaltung und Präventivzahnmedizin
Zentrum für Zahnmedizin
Universitätsklinikum Charité
Humboldt-Universität zu Berlin
Schumannstraße 20/21
10117 Berlin

Benutzerhinweise

Ordnung der Stichwörter

Die Einträge sind alphabetisch geordnet. Bei der Einordnung werden ä, ö, ü wie a, o, u behandelt, ß wie ss. Griechische Buchstaben werden in der Regel ausgeschrieben.

Sie finden
Gammastrahlen unter G

Zahlen, Wortzwischenräume, Bindestriche und Kommata innerhalb des Stichworts hatten keinen Einfluß auf die alphabetische Einordnung. Chemische Präfixe wie o-, p-, D- oder L- sowie vorangestellte Ziffern blieben ebenfalls unberücksichtigt.

Sie finden
3-Hydroxybuttersäure unter H

Bei aus Adjektiv und Substantiv zusammengesetzten Stichwörtern ist stets das Substantiv für die Einordnung maßgeblich:

Sie finden
Fleck, blinder unter F
Einheitensystem, internationales unter E
Lymphome, maligne unter L

Ausnahmen von dieser Regel bilden lediglich Eigennamen und feststehende Ausdrücke mit geographischen Bezeichnungen:

Deutsche Forschungsgemeinschaft
Berliner Blau

Grundsätzlich bildet jedes Stichwort einen eigenen Eintrag. In einigen wenigen Fällen wurden sehr große Stichwortgruppen zusammengefaßt (Muskeln, Nerven etc.). Innerhalb dieser Stichwortnester wurden Pluralformen an der Stelle eingeordnet, wo ihr Singular stehen würde, so daß sie leichter aufgefunden werden können.

Nervus: ...
... N. abducens: ...
... Nn. accelerantes: ...
... N. auricularis magnus: ...

Schreibweise

Medizinische Fachbegriffe werden sowohl in ihrer lateinischen Form als auch in eingedeutschter Schreibung verwendet.
Eingliedrige Fachausdrücke werden in der Regel eingedeutscht geschrieben, d. h. mit z bzw. k statt lateinischem c und ä, ö statt ae, oe und deutscher Endung.

Bei Fachbegriffen, die aus zwei oder mehr Wörtern bestehen, kommt die eingedeutschte Schreibweise zur Anwendung, wenn die Beugung der Begriffe den Regeln der deutschen Grammatik entspricht. Lateinische Schreibweisen finden sich bei Termini, die nach den Regeln der lateinischen Grammatik gebeugt werden.

Icterus haemolyticus
aber hämolytischer Ikterus
Naevus naevocellularis
aber Nävuszellnävus

Chemische Begriffe, die dem allgemeinen Sprachschatz angehören, werden eingedeutscht geschrieben.

Kalzium
Äthylalkohol
Äther

Abkürzungen

Verwendete Abkürzungen, die nicht allgemein üblich sind (wie z. B., d. h.) und nicht als eigenes Stichwort im Lexikon auftauchen, sind im Abkürzungsverzeichnis auf Seite XIV aufgeführt.
Darüber hinaus wird das Stichwort im Eintrag durch seinen Anfangsbuchstaben repräsentiert, sofern keine andere Abkürzung dafür angegeben ist.
Weiterhin wurden alle Adjektive und Adverbien auf -lich u. -isch abgekürzt.

deutl.
chron.

Abkürzungen stehen grundsätzlich für alle Beugungen des Grundworts.

Verweise

Verweise sollen helfen, zusätzliche, speziellere oder übergeordnete Information zu finden. Stichwörter, unter denen man dazu nachschlagen kann, sind mit einem Pfeil (↑) gekennzeichnet. Der Pfeil steht immer – auch bei komplexen Stichwörtern – vor dem Wort, welches für die Alphabetisierung relevant ist.

Papillennekrose: ... häufig bei einer interstitiellen ↑Nephritis (siehe unter „Nephritis, interstitielle")

Quellen der Abbildungen

Abbildungsquellen sind in einem Verzeichnis am Ende des Bandes zusammengefaßt. Sofern zu einer Abbildung dort eine Quelle angegeben wird, steht am rechten unteren Rand der Abbildung die Nummer, unter der die Quelle zu finden ist.

Abkürzungsverzeichnis

Abk.	Bedeutung
a	Jahr
A	Ansatz (Muskel)
A.	Arteria
Aa.	Arteriae
Abb.	Abbildung
Abk.	Abkürzung
adj.	adjektivisch
Adj.	Adjektiv
adv.	adverbial
Adv.	Adverb
allg.	allgemein
amerik.	amerikanisch
anästh.	anästhesiologisch
Anästh.	Anästhesiologie, Anästhesiologe
anat.	anatomisch
Anat.	Anatomie, Anatom
anthrop.	anthropologisch
Anthrop.	Anthropologie, Anthropologe
arab.	arabisch
art.	arteriell
Art.	Artikel
ätiol.	ätiologisch
Ätiol.	Ätiologie
bakt.	bakteriologisch
Bakt.	Bakteriologie, Bakteriologe
bds.	beiderseits
bes.	besonders
best.	bestimmt (Adj.)
Bez.	Bezeichnung
Biochem.	Biochemie, Biochemiker
biol.	biologisch
Biol.	Biologie, Biologe
BNA	Baseler Nomina Anatomica
bzw.	beziehungsweise
ca.	circa
Chem.	Chemie, Chemiker
chin.	chinesisch
chir.	chirurgisch
Chir.	Chirurgie, Chirurg
d	Tag
dd	differentialdiagnostisch
DD	Differentialdiagnose, -diagnostik
dermat.	dermatologisch
Dermat.	Dermatologie, Dermatologe
dgl.	dergleichen, desgleichen
d. h.	das heißt
diagn.	diagnostisch
Diagn.	Diagnose
Dim.	Diminutiv
dt.	deutsch
ehem.	ehemalig
einschl.	einschließlich
embryol.	embryologisch
Embryol.	Embryologie, Embryologe
endokrin.	endokrinologisch
Endokrin.	Endokrinologie, Endokrinologe
engl.	englisch
entspr.	entsprechend
epidemiol.	epidemiologisch
Epidemiol.	Epidemiologie, Epidemiologe
et al.	et alii (und andere)
europ.	europäisch
evtl.	eventuell
exp.	experimentell
Exp.	Experiment
f	Femininum
fam.	familiär
Fam.	Familie
frz.	französisch
gastrol.	gastrologisch
Gastrol.	Gastrologie, Gastrologe
geb.	geboren
Gen.	Genitiv
Gew.	Gewicht
ggf.	gegebenenfalls
Ggs.	Gegensatz
gr.	griechisch
gyn.	gynäkologisch
Gyn.	Gynäkologie, Gynäkologe
h	Stunde
hämat.	hämatologisch
Hämat.	Hämatologie, Hämatologe
histol.	histologisch
Histol.	Histologie, Histologe
HNO	Hals-Nasen-Ohren(-Heilkunde)
hyg.	hygienisch
Hyg.	Hygiene, Hygieniker
i. a.	im allgemeinen, intraarteriell
i. d. R.	in der Regel
i. e. S.	im engeren Sinne
immun.	immunologisch
Immun.	Immunologie, Immunologe
Ind.	Indikation
inkl.	inklusive
insbes.	insbesondere
insges.	insgesamt
int.	internistisch
Int.	Internist
i. R.	im Rahmen
i. S.	im Sinne
ital.	italienisch
i. v.	intravenös
i. w. S.	im weiteren Sinne
jap.	japanisch
Jh.	Jahrhundert
JNA	Jenaer Nomina Anatomica
kardiol.	kardiologisch
Kardiol.	Kardiologie, Kardiologe
KG	Körpergewicht
Kurzw.	Kurzwort
lat.	lateinisch
li.	links
Lit.	Literatur
Lj.	Lebensjahr
lt.	laut

m	Maskulinum
M.	Musculus
makrosk.	makroskopisch
math.	mathematisch
Math.	Mathematik, Mathematiker
max.	maximal
med.	medizinisch
Med.	Medizin, Mediziner
mikrobiol.	mikrobiologisch
Mikrobiol.	Mikrobiologie, Mikrobiologe
mikrosk.	mikroskopisch
Mikrosk.	Mikroskopie
Mill.	Millionen
min	Minute
mind.	mindestens
Mm.	Musculi
Mol. Gew.	Molekulargewicht
molekularbiol.	molekularbiologisch
Molekularbiol.	Molekularbiologie, Molekularbiologe
morphol.	morphologisch
Morphol.	Morphologie
Mrd.	Milliarde
n	Neutrum
N	innervierende Nerven (Muskel)
N.	Nervus
n. Chr.	nach Christus
neg.	negativ
neurol.	neurologisch
Neurol.	Neurologie, Neurologe
nuklearmed.	nuklearmedizinisch
Nuklearmed.	Nuklearmedizin, Nuklearmediziner
Nn.	Nervi
o.	oder
o. a.	oder anderes
o. ä.	oder ähnliches
ophth.	ophthalmologisch
Ophth.	Ophthalmologie, Ophthalmologe
orthop.	orthopädisch
Orthop.	Orthopädie, Orthopäde
otol.	otologisch
Otol.	Otologie, Otologe
päd.	pädiatrisch
Päd.	Pädiatrie, Pädiater
Pat.	Patient(in)
pathol.	pathologisch
Pathol.	Pathologie, Pathologe
pharmak.	pharmakologisch
Pharmak.	Pharmakologie, Pharmakologe
pharmaz.	pharmazeutisch
Pharmaz.	Pharmazeut
physiol.	physiologisch
Physiol.	Physiologie, Physiologe
Pl	Plural
pos.	positiv
prim.	primär
progn.	prognostisch
Progn.	Prognose
proph.	prophylaktisch
Proph.	Prophylaxe
psychol.	psychologisch
Psychol.	Psychologie, Psychologe
R.	Ramus
radiol.	radiologisch
Radiol.	Radiologie, Radiologe
re.	rechts
rhin.	rhinologisch
Rhin.	Rhinologie, Rhinologe
röntg.	röntgenologisch
Röntg.	Röntgenologie, Röntgenologe
Rr.	Rami
s	Sekunde
s.	sive, seu (oder)
sek.	sekundär
serol.	serologisch
Serol.	Serologie
Sg	Singular
sog.	sogenannt
soziol.	soziologisch
Soziol.	Soziologie, Soziologe
spez.	speziell
Sympt.	Symptom, Symptomatik
syn.	synonym
Syn.	Synonym
Tab.	Tabelle
tgl.	täglich
ther.	therapeutisch
Ther.	Therapie, Therapeut
toxikol.	toxikologisch
Toxikol.	Toxikologie, Toxikologe
u.	und
U	Ursprung (Muskel)
u. a.	unter anderem
	und anderes
u. ä.	und ähnliches
u. a. m.	und anderes mehr
urol.	urologisch
Urol.	Urologie, Urologe
usw.	und so weiter
u. U.	unter Umständen
u. v. a.	und viele andere
V.	Vena
v. a.	vor allem
v. Chr.	vor Christus
versch.	verschieden
vgl.	vergleiche
virol.	virologisch
Virol.	Virologie, Virologe
Vv.	Venae
Zahnheilkd.	Zahnheilkunde
zahnmed.	zahnmedizinisch
Zahnmed.	Zahnmedizin
z. B.	zum Beispiel
zeitgen.	zeitgenössisch
zool.	zoologisch
Zool.	Zoologie, Zoologe
z. T.	zum Teil
z. Z.	zur Zeit

A

a: 1. *Abk* für lat. annus; Jahr. 2. *Abk* für Atto-. ↑Einheitensystem, internationales.

A: 1. ***Physik:*** *Abk* für Ampere. 2. ***Pharmak.:*** *Abk* für engl. Amount; Menge eines Arzneistoffs im Körper zu einem beliebigen Zeitpunkt *t*.

A.: *Abk* für ↑Arteria.

aa: *Abk* für ↑ana.

Aa.: *Abk* für Arteriae; *Pl* von ↑Arteria.

AA-AMP: aa-AMP; *Abk* für ↑Aminoacyladenylat.

A. A.D. S.: *Abk* für American Association of Dental Schools.

A. A. E.: *Abk* für American Association of Endodontists.

AAM: *Abk* für angeborener ↑Auslösemechanismus.

A-Antigen ⟨*gr*⟩ *n* ↑Kapselantigen.

A. A. O.: *Abk* für American Association of Orthodontists.

A. A. O. P.: *Abk* für American Academy of Oral Pathology.

AAP: *Abk* für ↑Alaninaminopeptidase.

A. A. P.: *Abk* für American Academy of Periodontology.

AAPC: *Abk* für antibiotikaassoziierte pseudomembranöse Kolitis. ↑Kolitis, pseudomembranöse.

Aaron, Charles Dettie (1866–1951), amerik. Int., Detroit.

Aaron-Zeichen (nach Charles D. A.): Appendizitiszeichen; epigastr. Schmerz u. Pylorospasmus bei Palpation des McBurney-Punkts.

Aarskog, Dagfinn (geb. 1928), norweg. Päd.

Aarskog-Syndrom (nach Dagfinn A.): Fazial-Digital-Genital-Syndrom; Fehlbildungssyndrom auf der Grundlage einer Genmutation mit verschiedenartigen Dysmorphien im Gesichts-, Extremitäten- u. Genitalbereich, Minderwuchs, Androtropie. Signaltransduktionsdefekt, autosomal dominanter (Genort 2q13–21) o. X-chromosomaler (Xp 11.21) Erbgang. Erstbeschreibung 1970.

Aase, Jon M., zeitgen. Päd., Albuquerque.

Aase-Syndrom (nach J. M. A.): genet. bedingte, kongenitale hypoplast. Anämie mit assoziierter Skelettanomalie (triphalangealer Daumen). Autosomal rezessiver Erbgang. 1969 durch Aase von den übrigen kongenitalen aplast. Anämien abgetrennt.

A-Asia-Influenzapandemie ⟨*lat + gr*⟩ *f*: Grippewelle, die sich 1957/58 innerhalb von 6 Monaten über alle Kontinente ausgebreitet hat. Erreger: Grippevirus A_2/Asia/1957.

AA-tRNA: aa-tRNA; *Abk* für ↑Aminoacyl-tRNA.

Abadie, Charles (1842–1932), frz. Ophth., Paris.

Abadie, Jean (1873–1946), frz. Neurol., Bordeaux.

Abadie-Rocher-Zeichen (nach Jean A. u. Henri G. L. R.): fehlende Druckempfindlichkeit der Achillessehne bei Tabes dorsalis.

Abadie-Zeichen (nach Charles A.): sichtbarer Sklerastreifen oberhalb der Kornea bei Hyperthyreose beim Geradeaussehen.

abakteriell ⟨*gr*⟩ *Adj*: nichtbakteriell.

A-Band: A-Streifen, Discus anisotropicus; Teil des Myomers. ↑Myofibrille; ↑Myomerum.

Abart: Variante; ↑Varietät.

Abasie ⟨*gr*⟩ *f*: Unfähigkeit zu gehen, auf organ. Grundlage bei Schädigung des Kleinhirns, bes. des Lobus flocculonodularis, auch bei Stirnhirnläsionen u. als psychogene Gangstörung vorkommend.

Abaza-Syndrom: Abaza-Hout-Syndrom; seltenes Schwangerschaftssyndrom mit Fettsucht vom Cushing-Typ, Diabetes mellitus der Mutter u. großem Kind.

Abbau: 1. ***Zahnmed.:*** involutive o. pathol. Reduzierung der ↑Alveole, röntg. sichtbarer Knochenschwund bei Parodontopathie. **Höhenabbau**: horizontaler Knochenabbau; a) ohne klin. Entzündungszeichen bei involutiven Vorgängen, b) als Folge der marginalen Parodontitis. **Seitenabbau**: vertikaler Knochenabbau bei profunder Parodontitis, begünstigt durch Fehlbelastung. 2. ***Neurol.:*** fortschreitende, meist mit Demenz verbundene Wesensveränderung, bei chron. Enzephalopathien.

Abbaukrankheit: funktioneller Ausfall von Zellen u. Geweben bedingt durch Durchblutungsstörungen, Mikrotraumen, Intoxikation, Ernährungsstörungen u. Alternsvorgänge; bes. deutl. am ZNS mit Abbau u. regressiven Veränderungen an Neuronen bzw. Glia durch Hirnschädigungen unterschiedl., z. T. noch unbekannter Ätiol., u. a. im Rückbildungsalter (↑Demenz) nach Schädel-Hirn-Traumen, Intoxikationen, Stoffwechselstörungen, heredodegenerativen Systemerkrankungen u. infektiösen Erkrankungen mit Gehirnbeteiligung.

Abbaupigmente: Pigmente, die durch Abbau von Hämoglobin (↑Siderin), Eiweiß (↑Lipofuszin) o. Fetten (↑Zeroide) entstehen.

Abbé, Robert (1851–1928), amerik. Chir., New York.

Abbé-Plastik (nach Robert A.): Lippenplastik zur kosmet. Korrektur voroperierter Lippenspalten. Die durch Narbenzug zu schmale Oberlippe wird durch Einlagerung eines Stiellappens aus der Unterlippe erweitert u. die wulstig vorspringende Unterlippe dadurch gekürzt u. gestrafft.

Abbildung, codierte: Verfahren zur Erzeugung von dreidimensionalen Bildern in der Radiol. mittels Röntgen- o. Gammastrahlen. 1. Das Objekt wird gleichzeitig von einer Anzahl Röntgenröhren aus versch. Richtungen wie übl. auf einem Film o. Bildverstärker abgebildet (Bildaufzeichnung). 2. Die Strahlung einer großflächigen Quelle (Radionuklide im Organismus der Röntgenstreustrahlung) wird mit einer Fresnel-Zonenplatte o. einer Anordnung von Löchern in einer absorbierenden Metallplatte auf einem Film abgebildet.

Abbildungen, optische: Übertragung u. Speicherung der opt. Information über ein Objekt aus einem Objektraum in einen Bildraum. Jedes Objekt beeinflußt in charakterist. Weise Amplitude, Phase, Polarisationszustand u. ggf. Frequenz eines Lichtwellenfelds. Das modifizierte Wellenfeld enthält die gesamte opt. übertragbare Information über das Objekt. Bei der o. a. mittels konventioneller Überträger (Linse, Mikroskop) wird die von einem Punkt im Objektraum ausgehende Kugelwelle in eine im Bildraum konvergierende Kugelwelle überführt, so daß ein mit den Fehlern des Übertragers behaftetes Bild der Objektpunkte entsteht. Die Intensitätsverteilung der durch das Objekt modifizierten Welle wird ohne Berücksichtigung der Phasen in eine äquivalente Intensitätsverteilung im Bild transformiert. Die dreidimensionale Mannigfaltigkeit des Objektraums geht infolge der zweidimensionalen Registrierung in einer Bildebene verloren. Dagegen gestattet die ↑Holographie die vollständige Übertragung u. Speicherung der opt. Information.

Abbildungsfehler: in der Biophysik Aberrationen. Bei sehr dünnen Linsen werden hinreichend achsennahe u. achsenparallele Strahlen eines einfarbigen Lichtbündels in einem Punkt, dem Brennpunkt, vereinigt. In der Praxis sind diese Bedingungen nicht erfüllt, u. es werden durch einfache Linsen Objektpunkte nicht in Bildpunkte, sondern unscharf abgebildet. A. sind sphär. u. chromat. Aberrationen, Astigmatismus, Bildfeldwölbung, Verzeichnung u. die Koma.

Abbildungsgüte: Eigenschaft eines Bilderzeugungssystems (z. B. Mikroskop, Röntgeneinrichtung) Objektdetails, wie Größe, Form u. Objektkontrast, als Bilddetails (Größe, Form u. Detailkontrast), abzubilden. Dabei weichen Größe, Form u. Kontrast der Details im Bild i. a. von den Werten im Objekt ab. Hohe A. wird durch Meßgrößen wie ↑Auflösungsvermögen, Kontrast-Detail-Diagramm u. ↑Modulationsübertragungsfunktion ermittelt, ist eine Eigenschaft des Bilderzeugungssystem u. sagt nichts über den Wert aus, den eine Abbildung für den Betrachter hat.

Abbildungsmaßstab: Verhältnis von linearer Bildgröße zur Objektgröße. Beispiele für A. > 1 sind die Mikrosk. u. Röntgenaufnahmen mit Film-Folien-Kombinationen; Beispiele für A. < 1 sind Schirmbildaufnahmen, Röntgenkinematographie u. i. a. das Fernsehen.

Abbinden: Vorgang der Verfestigung von zahnmed. Materialien (Zementen, Abformmaterialien), die aufgrund chem. Reaktionen vom plast. in den festen Zustand übergehen.

Abblassung: Sympt. der Sehnervenatrophie. Bei der Ophthalmoskopie im weißen Licht ist die Papille weiß gefärbt, die Zahl ihrer Kapillaren ist reduziert. Sie ist i. d. R. einer Funktionseinschränkung (Gesichtsfeld, Visus, Lichtsinn) zugeordnet. **Temporale A.**: auf die temporale Seite der Papille des Sehnerven beschränkte A., die durch eine Atrophie des papillomakulären Bündels entsteht. Ursache: multiple Sklerose, Intoxikation. Verbunden mit Zentralskotom u. Visuseinschränkung.

AB0-Blutgruppensystem: kodominant vererbte, 1901 durch Landsteiner entdeckte, zusammengehörige, agglutinable Strukturelemente auf der Oberfläche menschl. Erythrozyten, verbunden mit der Ausbildung kontrakorrespondierender Antikörper (↑Isoagglutinin, Anti-A bzw. Anti-B) im Serum. Bei Ausprägung des erythrozytären Merkmals A wird Anti-B (β) gebildet, bei Vorhandensein von B auf den Erythrozyten enthält das Serum Anti-A (α). Träger der Blutgruppe 0 enthalten im Serum Anti-A u. Anti-B. Ein Gen für die Codierung der Eigenschaft 0 (Fehlen von A u. B) ist nicht bekannt. Im Serum existieren keine Antikörper, wenn die Erythrozyten die Merkmale A u. B (AB) tragen. Zur Merkmalsverteilung siehe Tab. Für die Ausprägung des Merkmals A werden mehrere Allele angenommen. Von prakt. Bedeutung (forens. Vaterschaftsausschluß) sind die Merkmale A_1 u. A_2. Für Transfusions- u. Transplantationsbelange bleiben die A-Untergruppen unberücksichtigt. ↑Morbus haemolyticus neonatorum. Tab.

Abbruchblutung: Blutung infolge Abstoßung der Gebärmutterschleimhaut, entsteht durch Absinken des Ovarialhormonspiegels. Physiol. ist die Menstruation eine A.; künstl. wird sie durch Gabe u. Entzug von Hormonen ausgelöst.

ABC-Maßnahmen: Sofortmaßnahmen zur Wiederbelebung in der Reihenfolge: Atemwege freimachen (**A**irway), Beatmen (**B**reathing), Herzmassage (**C**irculation). Danach folgen: Verabreichung von Medikamente (Drugs), EKG, Fibrillationsbehandlung, Gauging (Grundkrankheit, Progn.), Hypothermie, Intensivtherapie.

ABC-Transporter: Überfamilie von Membrantransportproteinen für Aminosäuren, anorg. Ionen, Mono- u. Polysaccharide, Peptide u. Proteine; z. B. das mit der ↑Mukoviszidose assoziierte ↑CFTR-Protein; Multidrug-Resistenzproteine.

Abdecktest: Covertest; einfache u. wichtige Methode zur Diagnostik aller Schielformen. **Manifester Strabismus**: Nach dem Abdecken des fixierenden Auges bewegt sich das schielende Auge in die Fixationsstellung. Bei Bewegung von außen nach innen besteht ein Auswärtsschielen (Strabismus divergens, Exotropie), bei Bewegung von innen nach außen ein Einwärtsschielen (Strabismus convergens, Esotropie). Durch die Freigabe des abgedeckten Auges (Aufdecktest) erhält man Aufschluß über dessen sensor. Leistung: Bleibt es in Schielstellung, so ist es dem anderen Auge funktionell unterwertig (↑Amblyopie), übernimmt es dagegen mit einer Einstellbewegung wieder die Fixation, so ist es überwertig u. das andere Auge amblyop. Die Fähigkeit des einen Auges, die Fixationsstellung aufrecht zu erhalten (während das andere Auge in Schielstellung verharrt), spricht für funktionelle Gleichwertigkeit. **Latenter Strabismus**: Das abgedeckte Auge gleitet in Schielstellung (einwärts: Esophorie; auswärts: Exophorie), nach Freigabe bewegt sich das Auge wieder in die Fixationsstellung, die das an-

AB0-Blutgruppensystem

Genotyp	Serum der Blutgruppe	enthält Isoantikörper	agglutiniert Erythrozyten der Gruppen 0	A	B	AB	Häufigkeit in der BRD
0	0	Anti-A, Anti-B	–	+	+	+	40 %
AA, A0	A	Anti-B	–	–	+	+	45 %
BB, B0	B	Anti-A	–	+	–	+	10 %
AB	AB	keine	–	–	–	–	5 %

(+ = Agglutination; – = keine Agglutination)

dere ebenfalls besitzt. Da der A. bereits bei sehr kleinen Kindern geübt werden kann, bei denen andere Untersuchungsmethoden versagen u. keine bes. Hilfsmittel erforderl. sind, hat er große Bedeutung für die Frühdiagnostik der Schielkrankheit u. damit für die Amblyopieprophylaxe.

Abderhalden, Emil (1877–1950), Schweizer Biochem. u. Physiol., Berlin, Halle u. Zürich. A. gilt als Begründer der modernen Ernährungslehre. Darüber hinaus beschäftigte er sich mit Fragen des Eiweiß- u. Aminosäurenstoffwechsels u. mit der biol. Wirkung von Enzymen, Hormonen u. Vitaminen.

Abderhalden-Abwehrfermente (nach Emil A.) ↑Abwehrenzyme.

Abderhalden-Fanconi-Syndrom (nach Emil A. u. Guido F.): infantile Form der Cystinose, Abderhalden-Lignac-Kaufmann-Syndrom (Cystinspeicherkrankheit). Überwiegend autosomal rezessiv vererbte Störung der Transportfunktion proximaler Tubulusepithelien der Niere, pathol. gesteigerte Cystinausscheidung, außerdem werden Lysin, Ornithin u. Arginin vermehrt ausgeschieden. Bildung von Cystinsteinen u. Cystinablagerungen in Kornea (Nachweis mit der Spaltlampe) u. in Bindehaut, Milz, Lymphknoten, Knochenmark. Normales Geburtsgewicht, im ersten Lj. Wachstumsstillstand, proportionierter Kleinwuchs, Glomerulosklerose, rachitogene Knochenveränderungen, Spontan- u. Pseudofrakturen, Thermolabilität, Lichtscheu, Adynamie, chron. Obstipation. Urin alkal., Hyperaminoazidurie, Albuminurie, Glukosurie. Später Hypertonie, Erhöhung von Kreatinin, Phosphat, evtl. auch Kalzium im Serum. In allen Zellen des retikulohistiozytären Systems vier- bis sechseckige stangenförmige Cystinkristalle. Nachweis in ungefärbten, unfixierten Tupfpräparaten o. Gefrierschnitten. Die benigne Cystinose (adulter Typ) ist das ↑Bürki-Rohner-Cogan-Syndrom.

Abderitenfieber ↑Denguefieber.

Abdomen ⟨*lat*⟩ *n*: Bauch, Bauchhöhle.

Abdomen, akutes: akute Abdominalerkrankung, die operatives Vorgehen o. Beobachtung in stationär chir. Einrichtung erfordert. **A. A. im Kindesalter**: in der Neugeborenenperiode hauptsächl. bei Darmatresie, -stenose, Malrotation, angeborener Magenperforation, ↑Pneumoperitoneum, ↑Hirschsprung-Krankheit (Megacolon congenitum), ↑Mekoniumileus, selten Appendizitis, ↑Enterocolitis necroticans. Beim Säugling infolge ↑Invagination, beim Kleinkind durch Appendizitis u. Ileus versch. Genese. Während der Kindheit können Fehlbildungen klin. relevant werden.

Abdominalatmung: Atmungsform, bei der vorwiegend das Zwerchfell u. teilweise die Bauchmuskulatur eingesetzt werden. Tritt als alleinige Atmung während der Narkose etwa ab Narkosestadium III_1/III_2 nach Wegfall der Thorakalatmung in Erscheinung.

Abdominalgia: Schmerzen in der Bauchregion.

Abdominalgravidität: Bauchhöhlenschwangerschaft, seltene Form der ↑Extrauteringravidität.

Abdominalisation: Entlastung der Herztätigkeit durch Spaltung des Centrum semitendineum des Zwerchfells, wodurch der intrathorakale Unterdruck aufgehoben wird.

Abdominalreflex ↑Bauchhautreflex.

Abdominalsyndrom: peritoneale Form des akuten Rheumatismus; akute Pseudoappendizitis bei allg. rheumat. Beschwerden; gleichzeitiges Auftreten einer Pleuritis; Peri- o. auch Endokarditis nicht selten; Vorkommen bes. im Kindesalter.

Abdominaltyphus ↑Typhus abdominalis.

Abdominoskopie ↑Laparoskopie.

Abdominozentese ↑Peritonealspülung.

Abdruck: in der Zahnmed. Ergebnis der ↑Abformung von Zähnen o. der zahnlosen Kiefer zur Gewinnung von Modellen, z. B. als Grundlage für die Anfertigung von Zahnersatz o. anderer zahnmed. Therapiemittel.

Abdruckmasse ↑Abformmaterial.

Abductor-opponens-Atrophie ⟨*lat* + *gr*⟩ *f*: durch Läsion des N. medianus bedingte Atrophie des M. abductor pollicis brevis u. M. opponens pollicis, Sonderform der Daumenballenatrophie, häufig bei Karpaltunnelsyndrom.

Abduktion ⟨*lat*⟩ *f*: seitl. Abheben der Extremitäten vom Körper, Senken des Unterkiefers beim Öffnen des Mundes o. Auswärtsbewegung der Augen; Ggs. ↑Adduktion.

Abduktionsbehinderung ↑Abspreizhemmung.

Abduktionsgips: Ruhigstellung der oberen o. unteren Extremität in Abduktionsstellung unter Einbeziehung des Schulter- o. Hüftgelenks, z. B. bei Hüftdysplasie bei Säuglingen.

Abduktionsprisma: Prisma, dessen Wirkung eine Abduktionsschwäche kompensieren soll. Die Basis des A. liegt temporal.

Abduktionsschiene: gepolsterte Lagerungsschiene für den Arm, bei 90° Abduktion u. flektiertem Ellenbogengelenk, wird bes. nach operativen Eingriffen an der Schulter verwendet, heute häufig mit Bewegungsmöglichkeit im Ellenbogengelenk.

Abduktionsschwäche: Funktionseinschränkung des M. rectus lateralis als partielle Parese o. Restzustand abheilender Lähmungen. Gelegentl. paradoxe Innervationen des Muskels, die bis zur Retraktion des Bulbus beim Versuch der Abduktion gehen können.

Abduktionsverband ↑Abduktionsschiene.

Abduktor ⟨*lat*⟩ *m*: Abzieher, Muskel, welcher eine ↑Abduktion bewirkt; z. B. ↑Musculus abductor digiti minimi manus.

Abduktoreninsuffizienz: funktionelle Schwäche der abduzierenden Muskeln (Mm. glutaeae). **Relative A.**: bei Coxa vara, lokalen Verletzungen, Hüftgelenkluxation u. Adipositas.

Abduktorlähmung: Lähmung des Kehlkopfmuskels M. cricoarytaenoideus posterior.

Abduzensbrücke: Varietät der Innenfläche der Schädelbasis. Knöcherne Brücke zwischen der Spitze der Schläfenbeinpyramide u. dem Dorsum sellae, unter der der N. abducens verläuft.

Abduzenslähmung: Lähmung des VI. Hirnnerven (N. abducens). Häufigste Augenmuskellähmung. Als A. werden auch myogene o. andere orbitale Paresen des M. rectus lateralis oculi bezeichnet. Ursachen: Ausfälle im Kerngebiet des VI. Hirnnerven (dann meist beidseitiger Muskelausfall), Druck o. Verdrängung im Verlauf des Nervenstamms.

Abercrombie, John (1780–1844), schott. Arzt.

Abercrombie-Syndrom (nach John A.): generalisierte Amyloidose (↑Amyloidose).

Aberration ⟨*lat*⟩ *f*: Aberratio; Abweichung von einer Norm. **1.** ***Pathol.:*** Lageanomalie von Organen. Abirrende, atyp. verlaufende Blutgefäße o. Gänge, z. B. Ductuli aberrantes (Reste der ↑Epigenitalis) u. Vasa aberrantia (abirrende Gallenkanälchen). Aberratio loci: besser Dystopie o. Ektopie. Aberratio testis: ↑Retentio testis. **2.** ***Genetik:*** **Chromosomale A.**: Abweichung von der normalen Anzahl (numer. A.) o. Morphol. (strukturelle A.) der ↑Chromosomen. **Numer. A.**: ↑Polyploidie, Monosomie, Trisomie. **Strukturelle A.**: ↑Deletion, Duplikation, Inversion, Translokation. **3.** ***Ophth.:*** **Sphär. bzw. chromat. A.**: ↑Abbildungsfehler.

ABO-Erythroblastose ↑ABO-Inkompatibilität.

A-Betaglobulinämie ⟨*lat* + *gr*⟩ *f*: ↑Defektproteinämie mit Fehlen der Betaglobulinfraktion im Serum.

A-Betalipoproteinämie ⟨*gr*⟩ *f*: Bassen-Kornzweig-Syndrom, Akanthozytose. Autosomal rezessiver Erbgang, Störung des Fettstoffwechsels, bei der es durch Fehlen des Betaapolipoproteins zu einer Störung des Fetttransports aus Darm u. Leber als Folge mangelnder Bildung von Chylomikronen, Beta- u. Präbetalipoproteinen kommt. Der Serumcholesterinspiegel ist stark erniedrigt, u. es bestehen Vitamin-A- u. -E-Mangel. Sympt.: ↑Akanthozytose, neurol. Störungen, Retinitis pigmentosa. Beweis der A. durch Saugbiopsie des Dünndarms; entzündl. Infiltrate, Mukosaverdickung, Lymphangiektasien, Ablagerung fremder Materialien (z. B. Amyloid, PAS-pos. Material).

Abfalldesinfektion: Abfälle in Einrichtungen des Gesundheitswesens sind unter Einhaltung der hyg. Bedingungen zu sammeln, zu transportieren u. zu beseitigen. Entspr. den Gegebenheiten ist festzulegen, welche Abfälle kontaminiert u. vor der Beseitigung zu dekontaminieren sind. Die kontaminierten Abfälle sind in geschlossenen Säcken u. a. zu sammeln u. zu verbrennen o. durch andere Maßnahmen der ↑Desinfektion zu dekontaminieren. Organabfälle u. Tierkadaver sind ausschließl. durch Verbrennung zu desinfizieren. Der Abfalltransportweg als Infektionsquelle ist sorgfältig zu kontrollieren. Alle Abfallbehälter sind tgl. zu desinfizieren. ↑Entsorgung, kommunale.

Abfallstoffe: meist heterogene u. saisonabhängige feste Siedlungsabfälle aller Art, die zur Verbreitung von Krankheitserregern, zur Verschmutzung von Nahrungsmitteln o. zur Verunreinigung von Trinkwasser (Grundwasser) führen o. eine gesundheitsbeeinträchtigende Dauerbelästigung darstellen können. Beseitigung im wesentl. durch geordnete (kontrollierte) Deponie (Ablagerung), durch Kompostierung (biol. aerobe Zersetzung) o. Verbrennung. Es bleiben bei jedem Beseitigungsverfahren Reste zurück, die wiederum in den Stoffkreislauf der Natur überführt werden. Bei der Beseitigung gefährl. A., wie schwermetall-, cyanid-, phenol-, mineral-, ölhaltige u. ä. A. dürfen keine Schadstoffketten über Wasser o. Luft zum Menschen geschlossen werden. Bes. Vorbehandlungs- u. Vorsichtsmaßnahmen für Giftabfälle. ↑Desinfektion.

Abfallverordnung: Im Krankenhausbereich werden zur Klassifizierung der Abfälle die Richtlinien der Kommission für Krankenhaushygiene u. Infektionsprävention o. das Merkblatt über die Vermeidung u. die Entsorgung von Abfällen aus öffentl. u. privaten Einrichtungen des Gesundheitsdienstes der Landesarbeitsgemeinschaft Abfall verwendet.

Abfaltungen: embryonaler Entwicklungsvorgang; Krümmungen der Keimscheibe in der Längs- u. Querachse zur Formung eines zylindr. Körpers. Schnelleres Wachstum der Neuralanlage führt zur Längskrümmung, die Embryonalanlage hebt sich vom Dottersack ab, es entstehen Kopf-, Schwanzfalte u. Primitivdarm. Die Querkrümmung erfolgt durch Seitenfalten, die sich auf der Bauchseite vereinigen.

Abflußvolumen, systolisches: Teil des während eines Herzschlages aus der li. Herzkammer ausgetriebenen Blutvolumens, das im Ggs. zum systolischen ↑Speichervolumen sofort in den Körperkreislauf strömt.

Abflußwiderstand: Widerstand, der dem Abfluß des Kammerwassers aus dem Augeninneren entgegengebracht wird. Physiol. dient der A. der Regulation eines normalen ↑Augeninnendrucks, bei pathol. Erhöhung des A. entwickelt sich eine intraokulare Hypertension, eines der Hauptsymptome des ↑Glaukoms. Messung des A. mit der Tonographie; Lokalisation im ↑Kammerwinkel der vorderen Augenkammer.

Abformmaterial: Stoffe wie Alginat, Gips, Polyäthergummimassen, Silikone, Elastomere, früher auch Harze, Wachse, in best. Rezeptur zur Abformung (↑Abdruck) einzelner Zähne, der Zahnreihe o. unbezahnter Kiefer für die Herstellung von Arbeitsmodellen für die Zahntechnik. Es werden starre u. elast. bzw. reversible u. irreversible A. unterschieden.

Abformung: Methode zur Übertragung der Zahn- bzw. Kieferform auf ein Abformmaterial zum Erhalt eines Abdrucks. Ziel der A. ist ein mögl. naturgetreues Modell meist für die Zahntechnik zur Herstellung von Zahnersatz. Die A. erfolgt je nach Therapieziel mit einem Träger, Abformlöffel, der konfektioniert o. individuell gefertigt ist. Die entstandene Matrize wird meist mit Gips ausgegossen.

Abführmittel ↑Laxanzien.

AB-Gamma-Test: Test zum Nachweis inkompletter Antikörper gegen die Blutgruppen A u. B durch Absättigung mit AB-Substanzen u. Gammaglobulinen der störenden Agglutinine u. Immunkörper.

Abgasemission: Summe aller gas- u. rauchförmigen Schadstoffausscheidungen von Industrie, Hausbrand u. Verkehr in die Luft. Quellen der verkehrsbedingten A. sind die Abgase von Fahrzeugmotoren (Kraftfahrzeuge, Dampf- u. Diesellokomotiven, Flugzeuge), an erster Stelle von Kraftfahrzeugen mit Verbrennungsmotoren. Die Überprüfung max. zulässiger Immissionskonzentrationen (MIK-Werte) der Abgasbestandteile dient der Einhaltung der entsprechenden kommunalhygien. Normen.

Abgleitvorgang: Abströmen der Luft in größeren Höhen am Rande eines Hochdruckgebiets, bei dem sich die Luft mit 1 °C pro 100 m Abstieg erwärmt. ↑Föhn.

Abgrenzungsverordnung: Verordnung über die Abgrenzung u. die durchschnittl. Nutzungsdauer von Wirtschaftsgütern in Krankenhäusern, die Anlagegüter, ↑Gebrauchsgüter u. ↑Verbrauchsgüter gegeneinander abgrenzt.

Abguß: Teil der ↑Hydrotherapie. Kühler Wasserstrahl (ca. 20 °C) wird auf die vorgewärmte Haut gerichtet. Anschließend kräftiges Frottieren. Ind.: Atemwegsinfekte, Infektprophylaxe.

Abhängigkeit: von der WHO vorgeschlagener Terminus für die Begriffe ↑Sucht u. ↑Gewöhnung. Unterschieden werden: **psych. A.** mit unbedingtem Verlangen nach der Substanz (Craving) u. Kontrollverlust sowie **phys. A.** mit Entwicklung eines ↑Abstinenzsyndroms bei Absetzen bzw. Reduktion der Substanz. ↑Alkoholkrankheit, ↑Drug dependence, ↑Drogenabhängigkeit.

Abhärtung: durch klima- u. hydrotherapeut. Kaltreize ausgelöste funktionelle Adaptation, die über eine verbesserte Thermoregulation u. unspezif. Abwehr die Empfindlichkeit gegenüber Erkältungskrankheiten vermindert u. die phys. Leistungsfähigkeit des menschl. Organismus steigert.

ABH-Blutgruppensubstanzen: blutgruppenspezif. Substanzen. ABH-Grundsubstanzen, die als immun. u. chem. charakterisierbare AB0-Genprodukte blutgruppenaktiv bzw. blutgruppenspezif. sind u. an Blutzellen, Geweben u. in Körperflüssigkeiten vorkommen. Sekretorgene bestimmen das Auftreten der wasserlösl. A. in Sekreten. Die alkohollösl. Form ist in den Blutzellen u. fast allen Geweben nachweisbar. Die prim. Produkte der A-, B- u. H-Gene sind spezif. Transferase-Enzyme, die die endständige Bindung der entsprechenden Zuckerbausteine an einen „Precursor" katalysieren, welche für die blutgruppenspezif. Aktivität verantwortl. sind. Die A-, B- u. H-Antigene an den Erythrozyten sind vorwiegend Glykolipide. A. sind von Bedeutung bei der Abklärung zweifelhafter Blutgruppenbefunde, bei der Präparation von Testseren als Absorptionsmaterial u. beim Nachweis der Immunform von Anti-A o. -B.

A-Bild: Amplitudendarstellung des Echosignals in der ↑Ultraschalldiagnostik.

Abimpfung: mit Nadeln o. Ösen vorgenommene Übertragung einer Kolonie von Mikroorganismen von einem Nährmedium auf ein anderes.

AB0-Inkompatibilität: Unverträglichkeit der Antigene des ↑AB0-Blutgruppensystems zwischen zwei Individuen. Bei A. zwischen Blutspender u. Transfusionsempfänger resultiert meist ein Transfusionszwischenfall. Die A. zwischen einer Schwangeren u. ihrem Fetus kann zum ↑Morbus haemolyticus neonatorum führen. Am häufigsten ist die Konstellation Mutter 0 u. Kind A (90 %). Gegenüber der ↑Rh-Inkompatibilität ist das klin. Bild der A. durch ↑Hyperbilirubinämie mit Ikterus gekennzeichnet. Es treten keine intrauterinen Schädigungen auf.

Abiogenesis ⟨*gr*⟩ *f*: Urzeugung; Hypothese über die Entstehung von Organismen aus anorgan. Materie.

Abiotrophie ⟨*gr*⟩ *f*: Hemmung des Wachstums, Degeneration durch ausbleibende troph. Vorgänge.

Abkauung ↑Abrasion.

Abklatschgeschwür: auf gegenüberliegender Haut- o. Schleimhautstelle entstandenes Geschwür; z. B. bei ↑Ulcus molle venereum.

Abklatschmetastasen ↑Kontaktmetastasen.

Abklatschpräparat: Imprintpräparat; durch direktes Betupfen eines Objektträgers mit einem Gewebe- o. Organteil hergestelltes Präparat zur zytolog. Beurteilung. ↑Klatschpräparat.

Abklatschprobe: Bestimmung der bakteriellen Kontamination von Flächen, Textilien, Händen usw. Der in flache Schalen (Assietten, Spangen) gegossene o. auf Folien aufgetragene Agarnährboden wird auf die Oberfläche des zu untersuchenden Gegenstands aufgelegt, leicht angedrückt, vorsichtig angehoben u. anschließend bei 37 °C 24 h inkubiert. Die Koloniezahl ist ein Maß für den Kontaminationsgrad. Die Ausbeute hängt von der Oberflächenstruktur des untersuchten Gegenstands ab u. ist bei glatten Flächen besser. Die Auswertung kann auch qualitativ unter dem Aspekt des Nachweises best. Indikatorkeime, z. B. Escherichia coli als Indikator für fäkale Verunreinigung, erfolgen.

Abklatschschanker: Übertragung eines bestehenden Primäraffekts auf eine andere Hautstelle im prim. Stadium der Syphilis, z. B. vom Penis zum Skrotum o. Oberschenkel.

Abklatschulkus ↑Abklatschgeschwür.

Abklatschung: pfleger. Maßnahme für bettlägerige Pat. zur Anregung des Kreislaufs, Pneumonie- u. Thromboseprophylaxe. In schnellem Rhythmus ausgeführtes Luftklatschen mit einem zusammengefalteten, nassen Handtuch tangential zur Thoraxwand u. an den Extremitäten regt reflektor. Kreislauf, Atmung u. Muskeltonus an. ↑Hydrotherapie.

Abklingquote: prozentualer Anteil der applizierten Dosis eines Pharmakons, der innerhalb von 24 h eliminiert wird. Der Begriff wurde 1951 von Augsberger geprägt u. wird ausschließl. bei Herzglykosiden angewandt. A. von Strophanthin ca. 40 %, Digoxin ca. 30 %, Digitoxin ca. 7 %. Das entspricht ↑Eliminationshalbwertszeiten von 20–25, 25–60 bzw. 60–390 h. Aus der A. ergibt sich die Erhaltungsdosis.

Abkochung: Absud, Dekokt; durch Kochen hergestellter wäßriger Auszug aus ↑Drogen. Die Droge wird mit kaltem Wasser angesetzt, die vorgeschriebene Zeit (meist 30 min) gekocht u. warm abgepreßt (↑Aufguß).

Abkühlungsbad: Verfahren der ↑Hydrotherapie. Badetemperatur liegt 1 °C unter der Körpertemperatur des Pat. u. wird durch Zulauf von kaltem Wasser innerhalb von 10 min um etwa 5 °C gesenkt. Kreislaufbelastung. Ind.: Überwärmung, Hitzschlag.

Abkühlungsgröße: Maß für die Stärke der (klimat.) Abkühlung eines Organismus.

Abkühlungsreaktion: Verlangsamung der Muskelzuckung nach elektr. Reizung bei Unterkühlung. Zu unterscheiden von der ↑Entartungsreaktion.

Ablaktationsdyspepsie ⟨*lat* + *gr*⟩ *f*: Durchfallerkrankung des Säuglings beim abrupten Umsetzen von Frauenmilch auf Kuhmilchnahrung.

Ablastine ⟨*gr*⟩ *n Pl*: humorale Substanzen zur unspezif. Abwehr von Infektionen. Zu den A. werden gerechnet: Betalysin, Opsonin, Properdin.

Ablatio ⟨*lat*⟩ *f*: Ablösung, Abhebung; chir. Abtragung, z. B. Amputation einer Extremität o. eines Organs.

Ablatio choroideae: Aderhautabhebung; als Komplikation nach intraokularen Eingriffen, selten idiopath. Ansammlung von Gewebeflüssigkeit im Suprachoroidalraum u. schiefergraue blasige Vorwölbung von Teilen des Augenhintergrunds. Meist Selbstheilung. DD: intraokulare Tumoren.

Ablatio falciformis: kongenitale Netzhautfalte von der Papille zum Ziliarkörper, meist nach temporal unten. Entweder bei ↑Arteria hyaloidea persistens o. bei Retinopathia praematurorum.

Ablationshypnose ⟨*lat* + *gr*⟩ *f*: Ablösungshypnose; ↑Hypnose, die unabhängig vom Ther. mit Hilfe von Tonträgern erfolgt.

Ablatio placentae: Lösung der ↑Plazenta.

Ablatio retinae: Amotio retinae, Netzhautablösung; Trennung in den äußeren Netzhautschichten zwischen Pigmentepithel u. Rezeptoraußengliedern, wodurch der Metabolismus der Zapfen u. Stäbchen stark beeinträchtigt u. der Rhodopsinzyklus völlig unterbrochen werden. Die Folge ist erhebl. Funktionsverlust (Gesichtsfeldausfall) bis zur Amaurose. **Ursachen**: 1. Rhegmatogene A. r., auch idiopath. A. r., häufigste Form, entsteht durch eine Rißbildung in der Netzhautperipherie; 2. Traktionsablation durch schrumpfende Strangbildung im Glaskörper; 3. Tumorablation infolge raumfordernder bös- o. gutartiger Neubildungen in der Aderhaut; 4. Entzündl. seröse A. r. durch seröse Exsudation. **Sympt.** der A. r.: Lichtblitze, Rußflockensehen, Schleier- o. Vorhangsehen. Nach passageren ↑Metamorphopsien entsteht ein peripheres ↑Skotom, das sich schnell ausbreitet u. nach Erfassen der Makula auch die Sehschärfe stark herabsetzt. **Diagnostik**: Ophthalmoskopie, Biomikroskopie mit Kontaktglas, Ultraschall, ERG, EOG. **Ther.**: Die rhegmatogene A. r. muß durch Verschluß des Risses in der Netzhaut behandelt werden (Gonin); der Verschluß wird durch Diathermie, Kryopexie, Plombenoperationen erreicht. Die Laserkoagulation ist nur zur Proph. der A. r. einsetzbar. Die anderen Ablatio-retinae-Formen werden ursächl. behandelt.

Ablatio retinae congenita: angeborene Retinafalte; tritt als seltene, angeborene, autosomal rezessive ↑Ablatio falciformis auf.

Ablaufpyelogramm: Röntgendarstellung des Kontrastmittelabflusses aus dem Nierenbecken durch den Harnleiter zur Blase im Anschluß an eine retrograde ↑Pyelographie nach Entfernen des ↑Ureterkatheters.

Ableitung: allg. Bez. für Registriertechnik zum Nachweis von bioelektr. Potentialen, z. B. ↑Elektroenzephalographie, ↑Elektrokardiogramm, ↑Elektromyographie.

Ableitung, bipolare: Registriertechnik von Biopotentialen (z. B. Elektroenzephalographie, allg. Nerven u. Muskelzellen), bei der beide Elektroden dem Objektbereich anliegen, dessen Potential registriert werden soll. Die Depolarisationswelle erreicht damit zuerst eine Elektrode, u. es entsteht gegenüber der 2. eine sich zeitl. ändernde Spannung. Bei monopolarer Ableitung befindet sich eine Elektrode in entfernten Körperbereichen.

Ableitung, monopolare ↑Potential, monophasisches.

Ableitungsbronchus ⟨*gr*⟩ *m*: größerer Bronchus, meist ↑Segmentbronchus eines Oberlappens, über den Eiter aus einer tuberkulösen ↑Kaverne abfließt. Die Verdickung des A. infolge ↑Schleimhauttuberkulose u. ↑Peribronchitis läßt sich durch Tomographie darstellen.

Ableitungsoperation: operatives Verfahren zur Ableitung von Liquor bei ↑Hydrozephalus unter Verwendung unterschiedl. Ventilsysteme.

Ableitung, unipolare ↑Potential, monophasisches.

Ablenktests: Untersuchungen im freien Schallfeld mit frequenz- u. intensitätsgeeichtem Instrumentarium. ↑Audiometrie, ↑Verhaltensaudiometrie.

Ablepharie ⟨*gr*⟩ *f*: Ablepharia; angeborenes Fehlen der Augenlider.

Ablösearbeit: eine für jeden Stoff charakterist., zur Ablösung eines Elektrons aus einem Atom o. der Oberfläche eines Metalls erforderl. Arbeit. Der Betrag der A. liegt für freie Atome zwischen 3,88 eV (Cs) u. 24,48 eV (He).

Ablösung: Ablatio, Abhebung; **1.** ***Pathol.:*** allg. Bez. für die Ablösung von Organen o. Strukturen, z. B. Aderhautabhebung (↑Ablatio choroideae). **2.** ***Psychol.:*** Aufhebung bzw. Lockerung einer psychosozialen Abhängigkeitsbeziehung, z. B. die A. des Kindes von den Eltern während der Pubertät.

Abnabeln: Durchtrennen der Nabelschnur nach Geburt des Kindes. Das A. u. die Nabelversorgung sind unter asept. Kautelen durchzuführen (Infektionsgefahr für das Kind).

AB0-Nachweis, forensischer: Nachweis in Blutflecken. Auch in eingetrocknetem Blut läßt sich die klass. Blutgruppe entweder durch Absorption o. durch Bestimmung der Isoagglutinine in eingetrocknetem Serum (Verfahren nach Lattes) nachweisen. Sicherung der Blutspur muß nach Möglichkeit mit dem Spurenträger erfolgen. Gleichzeitig muß spurenfreies Vergleichsmaterial zur Untersuchung zur Verfügung stehen.

abnorm ⟨*lat*⟩ *Adj*: vom Normalen abweichend.

Abnormalität ↑Anomalie.

Abnormität: Regelwidrigkeit; **1.** ***Pathol.:*** Abweichung von der Norm ins Krankhafte (z. B. Fehlbildungen). **1.** ***Psychol.:*** die Grenze zwischen der Norm entspr., abnorm u. krankhaft nicht streng definierbar, sondern von den jeweiligen gesellschaftlichen Normen abhängig, z. B. hinsichtl. des Sexualverhaltens. Die Unterschiede eines statist., eth. u. gesellschaftl. Normbegriffs gelten auch für den Begriff der A.

Abnutzungskrankheit: durch chron. Verschleiß bedingte organ. u. funktionelle Schäden, z. B. degenerative Gelenkerkrankungen.

Abnutzungspigment: im Alter durch Abbau von Zellbestandteilen bes. in Gehirn, Herz u. Leber auftretende braune Pigmentgranula aus ↑Lipofuszin.

ABOB: *Abk* für **A**nhydro-**b**is-(2-hydr**o**xyethyl)-**b**iguanid; ↑Moroxydin.

aboral ⟨*lat*⟩ *Adj*: entfernt vom Mund gelegen.

Aborisationsblock: veraltet für aberrierende ↑Leitung.

Abort ⟨*lat*⟩ *m*: Abortus, Fehlgeburt; vorzeitige Beendigung der Schwangerschaft durch Ausstoßung der Frucht mit einem Gew. von weniger als 1 000 g bei Fehlen von Lebenszeichen (über 1 000 g = Totgeburt). Als Lebenszeichen gelten Herzschlag u. Atmung des Kindes. Es besteht keine Meldepflicht. Der Frühabort der ersten Wochen ähnelt oft einer verstärkten Menstruation. Ursachen: Erkrankungen der Mutter, Infektionen (Toxoplasmose, Syphilis), Fehlbildungen des Uterus o. Erkrankungen bzw. Entwicklungsstörungen der Frucht. Bes. gefährl. sind der febrile o. septische ↑Abort.

Abort, habitueller: Fehlgeburtsneigung; man spricht von h. A., wenn bei einer Frau mind. drei Schwangerschaften mit einem spontanen Abort enden.

abortiv ⟨*lat*⟩ *Adj*: 1. abgeschwächt, abgemildert (Verlaufsform von Krankheiten); 2. nicht vollkommen entwicklungsfähig (Abortivei); 3. Fehlgeburten bewirkend.

Abortiva ⟨*lat*⟩ *n Pl*: Abtreibungsmittel; Mittel zur Erzielung einer Fehlgeburt durch tox. Schädigung der Frucht bzw. vorzeitige Wehenanregung (z. B. Chinin). Med. werden auch Prostaglandine, z. B. PGE_2, zur extraamnialen Vorbereitung einer Uterusausräumung, zur ther. Abortauslösung u. zur Geburtseinleitung benutzt.

Abortivei: nicht o. nur bis zu den ersten Wochen entwicklungsfähiges Ei. Die Ursachen sind z. T. in den Erbanlagen zu suchen, bes. bei gehäuftem Auftreten (Chromosomenanomalien). Vielfach Vaskularisationsdefekt des Zottenstromas der Plazenta. Führt zu einer entwicklungsunfähigen Schwangerschaft. Anlagefehler innerhalb 14 Tage nach Befruchtung. A. machen einen hohen Anteil an Spontanaborten aus. Es werden unterschieden: Windei (Windmole ohne Embryo), Blutmole, Breus-Hämatomole, Embryonalmole, ↑Blasenmole.

Abortive rise ⟨*engl*⟩: Leukozytenanstieg am 6.–7. Tag nach Ganz- o. Teilkörperbestrahlung, z. T. verbunden mit qualitativen Veränderungen der Leukozyten.

Abort, septischer: Gewebeinfektion durch pyogene o. putride Erreger (Streptokokken, Bacteroides, Klostridien) im Gefolge einer Fehlgeburt mit hochfieberhaft-sept. Verlauf.

Abortus artificalis: ↑Schwangerschaftsabbruch.

Abortus-Bang-Infektion ↑Brucellose.

Abortus completus: vollständige Ausstoßung des Schwangerschaftsprodukts; ↑Abort.

Abortus imminens: drohende Fehlgeburt; es bestehen Blutungen ohne Wehen. Eine Abgrenzung zu den harmlosen Schwangerschaftsblutungen ist schwierig.

Abortus incipiens: im Gang befindl. Fehlgeburt; Öffnung des Muttermundes unter Wehen. Der A. ist nicht mehr aufzuhalten. Meist unvollständige Ausstoßung der Frucht (A. incompletus); Ausräumung o. Kürettage zur Beseitigung der Abortreste (Dezidua, Chorionzotten; später Plazentareste).

Abortus incompletus ↑Abortus incipiens.

Abortzange: kornzangenähnl. Instrument zur Ausräumung eines Abortes.

ABP: **1.** *Abk* für androgenbindendes Protein. **2.** *Abk* für aldosteronbindendes Protein.

Abrachie ⟨*gr*⟩ *f*: angeborenes Fehlen eines o. beider Arme (↑Amelie).

Abraham, Karl (1877–1925), Psychiater u. erster dt. Psychoanalytiker, Begründer des Berliner Psychoanalytischen Instituts (1910), das zum Modell für alle späteren psychoanalyt. Institute wurde. Bedeutende Beiträge zur Charakterentwicklung u. zur psychoanalyt. Phasenlehre sowie zur Psychodynamik der Psychosen.

Abrami, Pierre (1879–1943), frz. Arzt.

Abrami-Vidal-Syndrom (nach Pierre A.): aszendierende Koliinfektion der Gallenwege mit chron. Cholangitis u. versch. Folgen, z. B. immunohämolyt. Anämie.

Abrasio ⟨*lat + gr*⟩ *f* ↑Abrasion.

Abrasio conjunctivae ⟨*lat + gr*⟩ *f*: Bindehautabschabung, Entnahme von Bindehautepithel zum Zwecke der Zytodiagnostik.

Abrasio corneae: Hornhautabschabung, um herpesinfizierte Epithelzellen der Kornea zu entfernen. Gelegentl. auch zur Behandlung von Epithelmetaplasien.

Abrasion ⟨*lat*⟩ *f*: Abrasio, Ab- o. Ausschabung. **1.** ***Zahnmed.***: durch Abrieb bedingter progressiver Substanzverlust auf der Zahnoberfläche. **A. der Kaufläche**: 1. durch Nahrungsmittel bzw. Fremdkörper (Demastikation), 2. durch direkte Zahn-Zahn-Kontakte (Attrition) o. okklusale A., ↑Bruxismus, ↑Parafunktion. **Interstitielle A.**: physiol. Abschliff der ↑Approximalflächen der Zähne infolge funktioneller Bewegung der Zähne gegeneinander. Kompensation durch Mesialdrift der Zähne. Fortschreitender Substanzverlust an der funktionell belasteten Zahnoberfläche. **2.** ***Gyn.***: ↑Kürettage.

Abrasionsgebiß: exzessive ↑Abrasion der Kaufläche führt zu charakterist. Veränderungen der Gebißmorphologie, Einebnen des Kauflächenreliefs, Exposition des Dentins, u. U. Eröffnung des Pulpakavums (↑Gangrän der Pulpa) unterschiedl. bei den einzelnen Zähnen, insges. ↑Bißsenkung bzw. ↑Bißverschiebung.

Abrasio uteri: Abschabung, ↑Kürettage.

abrasiv ⟨*lat*⟩ *Adj*: Eigenschaft von Materialien, die eine ↑Abrasion bewirken.

Abraumzellen: Fettkörnchenzellen, ↑Makrophagen.

Abreaktion: psychol. Bez. für akute Entladung aufgestauter Affekte.

Abreibung: nicht belastende pfleger. Maßnahme für schwerkranke Pat. zur reflektor. Anregung von Kreislauf u. Atmung. Es werden nacheinander Extremitäten u. Rumpf in naßkalte Tücher eingehüllt u. durch Pflegeperson kräftig bis zur Wärmeempfindung gerieben. ↑Hydrotherapie.

Abrikosow, Alexei Iwanowitsch (1875–1955), russ. Pathol., Moskau.

Abrikosow-Tumor (nach Alexei I. A.) ↑Myoblastenmyom.

Abrin: Phytotoxin aus Abrus precatorius (Paternostererbse), Fam. Fabaceae. Chem. ist A. ein den Lektinen zuzuordnendes Glykoprotein (M_r 62057, A-Kette 30625, B-Kette 31432) mit einem vergleichsweise niedrigen Zuckergehalt.

Abrinnspur: Blut- o. Flüssigkeitsstraße, die durch das Abfließen von Blut aus einer Wunde o. Flüssigkeit aus Mund u. Nase (z. B. Mageninhalt, Fäulnisflüssigkeit u. ä.) entsteht. Kann in eingetrocknetem Zustand Auskunft über die ursprüngl. Stellung bzw. Haltung des Körpers geben, da ein Abrinnen immer entspr. der Schwerkraft nach unten erfolgt.

Abriß: gewaltsames Lösen von Organteilen o. Organen voneinander.

Abrißfraktur: Abrißbruch durch Zugbelastung des Knochens; 1. als einmaliges Trauma relativ häufig an Patella, Olekranon, Processus transversus vertebrae; gelegentl. Folge eines Starkstromunfalls. 2. Abriß eines Wirbeldornfortsatzes (↑Schipperkrankheit) infolge Dauerbeanspruchung. 3. Abrisse an anderen Knochenvorsprüngen mit Sehnenansätzen (z. B. Achillessehne, Fersenbein, Endgliedansatz des Musculus extensor digitorum communis v. a. am 2. u. 3. Finger, auch i. S. eines ↑Ermüdungsbruchs). Bei berufl. Verursachung anzeigepflichtige ↑Berufskrankheit. 4. als Sportverletzung mögl. beim initialen Schnellkrafteinsatz (Start, Absprung) u. bei unkoordinierten Abwehrbewegungen (Sturz). Relativ häufig betroffen: dorsale Fingerendgliedbasis (Ballsportarten), Spina iliaca anterior superior (Sprint).

Abrodilpfütze: Doppelkontrastverfahren zur Darstellung des Innenreliefs der Harnblase zum Nachweis von nicht kontrastgebenden Steinen, Veränderungen der Prostata, des Blasenschließmuskels u. Blasengeschwülsten.

Abrufen: selektive Überführung von im Gehirn gespeicherter Information in die aktuelle Tätigkeit des Gehirns. Dabei spielt wahrscheinl. das limbische ↑System in Verbindung mit der Großhirnrinde eine wichtige Rolle. Im einzelnen sind die Mechanismen des Abrufens unbekannt. ↑Gedächtnis.

ABS: *Abk* für ↑Aortenbogensyndrom.

Absättigungsversuch ↑Castellani-Absättigung.

Abscessus ⟨*lat*⟩ *m* ↑Abszeß.

Abscheidungsthrombus: weißer Thrombus; entsteht durch prim. Thrombozytenagglutination an geschädigter Intima. ↑Phlebothrombose.

Abscherfraktur: durch Scherkräfte bedingter Knochenbruch, z. B. Schenkelhalsfraktur.

Abschiednahme: bewußte letzte Kontaktaufnahme mit dem Sterbenden o. Verstorbenen. A. erfolgt sowohl phys. als letzter Dienst o. letzte Berührung als auch psych., rational als Bewußtwerden der Irreversibilität des Todes. Die A. ist eine Erleichterung für den Sterbenden u.

gibt Hinterbliebenen das Bewußtsein, dem Sterbenden bzw. Verstorbenen die letzte Ehre erwiesen zu haben. A. erleichtert den Hinterbliebenen die Trauerarbeit.

Abschilferung ↑Desquamatio.

Abschirmgeräte: Begriff aus der Paramedizin für Geräte zum Abschirmen gefährl. ↑Erdstrahlen, die von Wasseradern stammen sollen u. in der ↑Radiästhesie mittels Wünschelrute u. Pendel festgestellt werden. A. stellen meist einfache Schwingkreise dar o. verwenden Bettfedern. Manche A. enthalten Spiegel, die die Erdstrahlen zurückwerfen sollen, o. Magnete, Kristalle u. Bernstein. Nach Meinung der „Strahlenkundigen" sind A. bes. wichtig, wenn Betten über Wasseradern stehen, was zu Schlafstörungen u. Krebs führen soll. Wiederholt mußten sich Gerichte in Strafverfahren (Betrug) mit der Materie befassen.

Abschirmung: in der Elektrophysiologie zur Verminderung von Störeinflüssen durch äußere elektr. o. magnet. Felder (Netzleitungen, Transformatoren) benutztes Verfahren. ↑Faraday-Käfig.

Abschnürung, amniotische ↑Amnionbändersyndrom.

Abschreckmittel ↑Repellents.

Abschuppung ↑Desquamatio.

Abschürfung: Excoriatio; flächenhafte offene oberflächl. (nur Epithel betroffen) o. tiefe (auch Korium u. Subkutis verletzt) Hautverletzung.

Abschwächung, photographische: bei photograph. Negativen, die durch Überbelichtung o. Überentwicklung eine zu hohe Schwärzung aufweisen, kann diese chem. durch Behandlung mit Oxidationsmitteln (Abschwächer) verringert werden, wobei ein Teil des Bildsilbers in lösl., fixierbare Silbersalze übergeht. Am verwendet werden der Farmer-Abschwächer u. Ammoniumpersulfat.

ABSCT: *Abk* für engl. autologous blood stem cell transplantation; Transplantation von ↑Blutstammzellen.

Absence ⟨*frz*⟩ *f*: kurze Periode (5–20 s) von Bewußtseinsverlust ohne Hinstürzen; eine Form frühkindl. Anfälle (Petit-mal-Trias). Momentane Tätigkeit (Sprechen, Spielen, Gehen usw.) wird unterbrochen u. anschließend fortgesetzt, als wäre nichts gewesen. An einem Tag können viele (bis zu 100 u. mehr) Anfälle auftreten (Pyknolepsie). Die Intelligenz dieser Kinder ist meist nicht beeinträchtigt. ↑Epilepsie.

Abseuchungstuberkulose: durch kanalikuläre Ausbreitung von infektiösem Material, meist Kaverneneiter, u. direkten Kontakt der befallenen Organe mit diesem entstandene Tuberkulose. Typ. A. sind Bronchus-, Tracheal-, Kehlkopf-, Zungengrund-, Darm-, Ureter- u. Blasentuberkulose.

Absidia: Pilzgattung der Mucoraceae, ca. 20 Arten. Erreger von Phykomykosen (Mukor-Mykosen).

Absiedlung ↑Metastase.

Absonderung: Form der ↑Distanzierung. Aufenthalts-, Verhaltens- o. Tätigkeitsbeschränkung für infizierte o. infektionsverdächtige Personen mit Bedingungen zur Verhütung der Ausbreitung von Infektionskrankheiten. Eine spez., weniger strenge Form der ↑Isolierung infektionskranker o. verdächtiger Personen, wenn eine Krankenhauseinweisung nicht notwendig o. sinnvoll ist: Auflagen zur persönl. u. berufl. Einschränkung für die Verhütung von Infektionsgefahren, Verhaltensweise (Sauberkeit, Desinfektion), Untersuchungspflicht, Meldung (Dauerausscheider). Eine bes. Form der A. gesunder Personen ist die Regelsperrzeit für die Aufnahme in Kindereinrichtungen nach Auftreten einer Infektionskrankheit in einer Gruppe. Die Absonderungszeit entspricht der Zeit der Infektiosität des infizierten Menschen.

Absorption ⟨*lat*⟩ *f*: Aufsaugen, In-sich-aufnehmen; **1.** ***Chem.:*** Aufnahme u. Verteilung eines Stoffs durch Diffusion durch eine Phasengrenzfläche hindurch in einen anderen, z. B. Eindringen von Gasen (Absorbat) in eine Flüssigkeit o. einen festen Stoff (Absorptionsmittel = Absorbens). **2.** ***Serol.:*** ↑Castellani-Absättigung; Absättigungs- bzw. Absorptionsversuch. Entfernung der für einen Test unerwünschten Reaktanden aus einem Stoffgemisch durch Zugabe von Reaktionspartnern, deren Spezifität mit jenen der zu absorbierenden Reaktanden korrespondiert, meist Zugabe von Antigenen zu einem polyspezif. Antiserum. **3.** ***Physiol.:*** Aufnahme von Substanzen (Bestandteile der Nahrung, Medikamente) über Schleimhäute o. Haut bzw. aus Geweben in die Blut- u. Lymphbahn. ↑Resorption, ↑Deposition. **4.** ***Physik:*** Schwächung von Wellen o. Strahlen. **A. des Lichts**: Schwächung des Lichts beim Durchgang durch einen Stoff durch Umwandlung der Lichtenergie in Wärmeenergie, chem. Energie o. Licht längerer Wellenlänge. ↑Absorptionsspektrum. **A. des Ultraschalls**: Schwächung der Intensität einer Ultraschallwelle beim Durchgang durch einen Stoff durch Umwandlung von Schallenergie insbes. in Wärmeenergie. **A. einer Strahlung**: die Abnahme der Intensität einer Strahlung beim Durchgang durch Materie als Folge der Energieabgabe an diese. **A. der Röntgen- u. Gammastrahlung**: die durch ↑Photoeffekt, ↑Compton-Effekt u. ↑Paarbildung bewirkte Schwächung der Röntgen- bzw. Gammastrahlung. Der Anteil der einzelnen Effekte am gesamten Absorptionskoeffizienten μ ist von der Energie des Photons u. vom durchstrahlten Material abhängig.

Absorption, perkutane: Resorption; Aufnahme von Stoffen durch die Haut, die für system. pharmakodynam. Effekte genutzt werden o. zu Vergiftungen führen kann.

Absorptionsgrundlage ↑Salben.

Absorptionskoeffizient: der im Exponenten des Absorptionsgesetzes auftretende Faktor μ. A. hängt i. a. von der Frequenz der Welle u. vom absorbierenden Stoff ab.

Absorptionsspektralanalyse: weitverbreitetes Analyseverfahren, dem die Schwächung der Strahlungsintensität beim Durchgang durch Materie (meist Lösungen) zugrundeliegt. Die A. findet v. a. im ultravioletten, sichtbaren u. infraroten Spektralbereich Anwendung. Die zu untersuchende Substanz wird dazu in einem Absorptionsgefäß (Küvette) bekannter Dicke mit Licht durchstrahlt u. die austretende Strahlungsmenge mit der eingestrahlten verglichen. Dies erfolgt bei definierten Wellenlängen durch Verwendung monochromat. Lichts o. durch die Zerlegung polychromat. Lichts vor o. nach der Passage des Strahls durch die Küvette. Als Maß für die Schwächung der Strahlung durch Absorption dient die Extinktion. Die Abhängigkeit der Extinktion von der Wellenlänge des verwendeten Lichts, der Konzentration einer Substanz u. der Schichtdicke der Küvette beschreibt das ↑Lambert-Beer-Gesetz. Große Bedeutung besitzt die A. für die Identifizierung u. Konzentrationsbestimmung von Substanzen u. in der Reaktionskinetik.

Absorptionsspektrum: entsteht durch Absorption von Strahlung bei best. Wellenlängen. Das A. ist ein Charakteristikum best. Substanzen u. Substanzklassen.

Absorptionsstörungen ↑Malabsorption.

Abspreizhemmung: ein- o. beidseitige Einschränkung der Oberschenkelabduktion im Hüftgelenk; Hinweis auf ↑Hüftgelenkdysplasie.

Absprengung: **1.** ↑Abrißfraktur. **2.** Abtrennung von Antikörpern von der Erythrozytenoberfläche durch Waschen in physiol. Kochsalzlösung bei best. Temperaturen.

Abstammung: Deszendenz; Entwicklung einer Art aus einer anderen bzw. verwandtschaftl. Beziehungen eines Individuums von seinen direkten Vorfahren.

Abstammungsgutachten: Gutachten, in dem eine Vaterschaft durch Blutgruppenuntersuchung u. erbbiol. Nachweise festgestellt o. ausgeschlossen wird. Mit DNA-Fingerprint-Technik (genetischer ↑Fingerabdruck) 100%ige Sicherheit gegeben.

Abstammungslehre: Deszendenzlehre; Lehre von der phylogenet. Entwicklung der Organismen durch Differenzierung infolge der Anpassung an spezif. Umweltbedingungen. ↑Darwinismus.

Abstandsprinzip: wichtiges Behandlungsprinzip bei der ↑Kurzwellentherapie, da die Dichte des hochfrequenten elektromagnet. Felds in unmittelbarer Nähe der Elektroden am größten ist. Durch Erweiterung des Abstands von der Körperoberfläche auf 4–5 cm wird das Feld im Körper homogener u. erreicht dadurch eine größere Tiefenwirkung.

Abstandsquadratgesetz: quadrat. Abstandsgesetz. Von einer punktförmigen Lichtquelle (Röhrenbrennfleck) geht ein Strahlenkegel (Pyramide) aus, dessen Öffnungswinkel bei ↑Röntgenstrahlern vom Röhrenaufbau, dem Fenster des Schutzgehäuses u. etwaigen Blenden bestimmt wird. Bringt man senkrecht zum Zentralstrahl einen Leuchtschirm in den Strahlengang, so führt eine Verdopplung des Brennfleckabstands zur Vervierfachung der leuchtenden Fläche, wobei die Zahl der je cm^2 auftretenden Quanten (entspr. die Dosisleistung) in dem Maße abnimmt, wie die Fläche zunimmt, in unserem Fall also auf ein Viertel des ursprüngl. Wertes.

Absterbekinetik: math. Gesetzen folgende Absterbeordnung einer Mikroorganismenpopulation unter dem Einfluß einer schädigenden Noxe (Desinfektionsmittel). Die math. Formulierung lautet: $K = {}^1/_t (\log N_0 - \log N_t)$, wobei K = Desinfektionskonstante bei gegebener Konzentration; t = Einwirkzeit; N_0 = Ausgangskeimzahl u. N_t = Zahl der überlebenden Keime nach der Einwirkzeit t ist. Bezieht man den Einfluß der Konzentration der schädigenden Noxe auf die A. mit ein, ergibt sich $KC^n = {}^1/_t (\log N_0 - \log N_t)$, wobei C = die Konzentration des Desinfektionsmittels u. n = der für das Desinfektionsmittel spezif. Desinfektionskoeffizient ist.

Absterbeordnung ↑Sterbetafel.

Absterbezeit: Zeitraum von der exp. Induktion einer Erkrankung bis zu dem durch sie herbeigeführten Tod.

Abstilldyspepsie: ⟨*gr* + *lat*⟩ ↑Ablaktationsdyspepsie.

Abstillen: Entwöhnung des Säuglings von der Mutterbrust u. Übergang zur künstl. Ernährung o. Kleinkindkost.

Abstinenz ⟨*lat*⟩ *f*: Enthaltsamkeit; aus psychiatr. Sicht bewußter Verzicht auf Gebrauch von Drogen u. Alkohol. Bei Alkohol- u. Drogenabhängigkeit wichtiges Behandlungsziel, z. T. Voraussetzung für erfolgreiche Ther. u. Rehabilitation.

Abstinenzerscheinungen ↑Abstinenzsyndrom, ↑Delirium.

Abstinenz, sexuelle: zeitweilige o. jahre- bis lebenslange Enthaltung von geschlechtl. Aktivitäten. Sie kann freiwillig (z. B. religiös motivierte Askese) sein, auf fehlendem Bedürfnis beruhen o. sich aus Lebensumständen, z. B. Partnerlosigkeit, ergeben.

Abstinenzsyndrom: Abstinenzerscheinungen, Entzugssyndrom; schwerer krankhafter Zustand nach Verminderung der Dosis o. Absetzen einer Abhängigkeit erzeugenden Substanz. Erhebl. Beeinträchtigung des Allgemeinbefindens mit dranghaftem Verlangen nach der Droge, u. U. (z. B. bei Alkohol-, Schlafmittel-, Opiatabhängigkeit) Entzugsdelir. Klin. relevante Abstinenzsymptome treten in Erscheinung als 1. Beeinträchtigung des Allgemeinbefindens (z. B. Abgeschlagenheit, Kopf- u. Gliederschmerzen), 2. kardiovaskuläre u. vegetative Störungen (z. B. Schlafstörungen, Schwitzen), 3. gastrointestinale Sympt. (z. B. Vomitus, Durchfall), 4. psych. Erregung (z. B. Angst, Unruhe, gelegentl. Wahrnehmungsstörungen, Dysphonie, delirantes Syndrom) u. 5. neurol. Störungen (z. B. Tremor, Ataxie, zerebrale Krampfanfälle). Das A. sistiert nach erneuter Applikation bzw. nach entsprechender Behandlung. Als **Pseudoabstinenzsyndrom.** o. **chron. A.** wird das bei längerer Enthaltsamkeit wiederholt in abnehmender Intensität auftretende Beschwerdebild mit ähnl. Sympt. beschrieben. Es erhöht u. a. die Rückfallgefährdung.

Abstoßungsreaktion ↑Rejektion.

Abstoßung, weiße ↑Transplantatabstoßung, weiße.

Abstraktion ⟨*lat*⟩ *f*: gedankl. Herausgliederung u. nachfolgende Verallgemeinerung best. Eigenschaften o. Merkmale konkreter sinnl. wahrnehmbarer Gegenstände. Beruht auf der Aktivität, der höchsten Stufe der Informationsverarbeitung, insbes. in den frontoparietalen Regionen der Großhirnrinde. ↑Signalsystem.

Abstraktionsniveau: Die Heraushebung wesentl. Eigenschaften bei der psych. Abbildung von Gegenständen o. Beziehungen vollzieht sich auf unterschiedl. Funktionsebenen: konkret-anschaul., bildhaft (Fantasie), funktionell-motor., abstrakt-intellektuell. Bei gesunden Erwachsenen läßt sich in psychol. Untersuchungen eine reibungslose Umstellung entspr. den Erfordernissen der jeweiligen Situation feststellen.

Abstrich: Entnahmemethode von Sekret u. Exkret, Exkrementen, Eiter, Gewebeproben der Haut u. Schleimhaut mit einem Holz- o. Metallspatel, einem Watteträger o. einer Öse. Zur mikrosk. u. kulturellen Untersuchung auf ↑Infektionserreger; ggf. auch für serol. Antikörper- u. Antigennachweis geeignet.

Abstützplatte: eine der techn. Prinzipien der ↑AO. Die A. wird bei instabilen Schraubenosteosynthesen gelenknaher Frakturen mit dem Ziel der zusätzl. mechan. Sicherung angebracht. Sie überbrückt die Frakturzone u. stützt die Gelenkfläche ab. ↑AO-Osteosynthese.

Abstützung: Übertragung des auf den Zahnersatz ausgeübten Kaudrucks auf die Zähne des Restgebisses mittels Stützelementen. Die A. verhindert Senkungsschäden durch Druck der Prothese auf die zahnlosen Anteile des Kiefers.

Absud ⟨*lat*⟩ *m* ↑Abkochung.

Abszedierung ⟨*lat*⟩ *f*: mit Nekrose einhergehende eitrige Gewebeeinschmelzung.

Abszeß ⟨*lat*⟩ *m*: Abscessus; Eiteransammlung in neu gebildeter Gewebehöhle (↑Weichteilinfektion; Ggs. ↑Empyem). Erreger je nach Sitz Staphylokokken, Streptokokken; ferner Koli-, Proteus- u. Pyozyaneusbakterien sowie anaerobe Mischinfektionserreger, z.B. Bacteroides-Arten. Bedeutung für den infektiösen Hospitalismus. A. wird im Ggs. zur Phlegmone gegen die Umgebung durch einen Granulationsgewebewall (Abszeßmembran) abgegrenzt. Klassifizierung in **heißer A.**: durch Eitererreger hervorgerufener A.; u. **kalter A.**: durch Mycobacterium tuberculosis hervorgerufen. Nach der Lokalisation werden unterschieden: **anorektaler A.**: A. in der Umgebung von Anus u. Rektum. **Appendizit. A.**: A. in der Umgebung der (entzündeten) Appendix. **Brodie-A.**: bes. Verlaufsform der chron. Osteomyelitis. Ausbildung eines A. in der proximalen Tibiametaphyse u. umgebender Sklerose. **Epinephrit. A.**: Eiterung zwischen der Niere u. aufliegender fibröser Kapsel (auch perinephrit. A.). Entsteht fortgeleitet aus eitriger Nephritis. Spätfolge: Perinephritis fibrosa o. scleroticans, ↑Panzerniere. **A. des Gehirns**: ↑Hirnabszeß. **Interenter. A.**: zwischen den Darmschlingen gelegener A. **Intrapelviner A.**: A. im Bereich des kleinen Beckens. **Intraperitonealer A.**: in der Bauchhöhle gelegener A. **Ischiorektaler A.**: tief gelegener A. in der Nähe des Rektums. **Marginaler A.**: Komplikation der ↑Parodontitis marginalis. **Metastat. A.**: ↑Pyämie. **Odontogener A.**: von Parodontitis apicalis ausgehender A. **Palatinaler A.**: Gaumenabszeß. **Paranephrit. A.**: Eiterung in Fettkapsel der Niere, hämatogen entstehend o. direkt fortgeleitet von der Niere. **Paratonsillärer A.**: von der Tonsille ausgehender A., der meist am weichen Gaumen lokalisiert ist. **Parodontaler A.**: Komplikation der Parodontitis marginalis. **Periappendizit. A.**: in unmittelbarer Nachbarschaft der Appendix gelegen. **Pericholezyst. A.**: A. in der Umgebung der (entzündeten) Gallenblase. **Perimandibulärer A.**: von Unterkieferzähnen ausgehender A., bei dem der Unterkieferrand nicht mehr tastbar ist. **Perinephrit. A.**: epinephrit. Abszeß ↑Epinephritis. **Periproktit. A.**: A. in der Umgebung des Rektums u. Anus. **Peritonsillarabszeß**: ↑Angina phlegmonosa. **Perityphlit. A.**: durch Verklebungen o. Verwachsungen von Darmschlingen abgegrenzter A. in Nachbarschaft der Appendix nach Perforation derselben. **Perivesikaler A.**: im die Harnblase umgebenden Gewebe gelegener Abszeß, kann bis zur Ausbildung einer Beckenphlegmone führen. Entsteht entweder fortgeleitet von entzündl. Harnblasenprozessen (Ulzeration) o. zerfallenden Karzinomen o. aber iatrogen durch Perforation mit Katheter o. Zystoskop sowie durch zu tiefe transurethrale Elektroresektion. **Pylephlebit. A.**: ↑Leberabszeß durch Eindringen von Erregern aus dem Quellgebiet der Pfortader, z.B. bei Appendizitis. **Retroduodenaler A.**: hinter dem Duodenum gelegener A. **Retromammärer A.**: A. hinter der Brustdrüse (meist bei Mastitis puerperalis); diagn. Schwierigkeiten durch die Lokalisation, oft fehlende Fluktuation. **Retrorektaler A.**: hinter dem Rektum gelegener A. **Retrozäkaler A.**: hinter dem Zäkum gelegener A. **A. des Rückenmarks**: ↑Rückenmarkabszesse. **Subfaszialer A.**: unterhalb einer Faszie, Aponeurose, gelegener A. **Subkutaner A.**: im Unterhautgewebe gelegener A. **Submuköser A.**: A. unterhalb der Mukosa. **Subperiostaler A.**: A. unterhalb des Periost, Parodontitis apicalis. **Subphren. A.**: unterhalb des Zwerchfells gelegener A. **Bartholin-A.**: im Bereich der ↑Bartholin-Drüsen gelegener A.

Abszeß, cholangitischer: zur Abszedierung führender Prozeß entzündeter Gallengänge (↑Cholangitis), der mit Schüttelfrost, hohem Fieber u. passagerem Ikterus einhergeht. Häufige Erreger: Enterokokken, Kolibakterien, Staphylokokken.

Abszeßdrainage, perkutane: *Abk* PAD; interventionsradiolog., relativ risikoarme Ableitung von Eiter u. anderen Flüssigkeiten aus dem Bauchraum durch einen durch die Haut eingeführten Katheter unter Röntgendurchleuchtungs- o. Ultraschallsichtkontrolle o. computertomograph. überwacht. Die Kathetereinführung erfolgt mit der ↑Seldinger-Methode o. Trokartechnik. Der Drain verbleibt häufig 2–4 Wochen bei z.T. ambulanter Behandlung in der Abszeßhöhle.

Abszeßmembran: Begrenzung älterer Abszesse durch Granulations- bzw. Bindegewebe.

Abt, Arthur Frederik (1867–1955), amerik. Päd., Chicago.

Abtastfrequenz: die für die rechentechn. Weiterverarbeitung analoger Meßgrößen erforderl. Rate der Digitalisierung beim Analog-Digital-Wandler, damit die Feinstruktur des Biosignals für die Auswertung erhalten bleibt. Die A. muß i.a. mind. doppelt so groß sein wie die höchste im Signal enthaltene Frequenz (sog. Abtasttheorem); z.B. bei der automatischen ↑EKG-Analyse mind. 250 Abtastungen/s (häufig auch 500 Abtastungen/s).

Abteilung: organisator., selbständige, bettenführende Einheit, die im Krankenhaus von einem fachl. nicht weisungsgebundenen Arzt mit einer entsprechenden Fachgebietsbezeichnung geleitet wird.

Abteilungspflegesatz: Entgelt für ärztl. u. pfleger. Tätigkeiten u. die durch diese veranlaßten Leistungen pro Tag u. Pat. innerhalb einer Abteilung.

Abt-Letterer-Siwe-Krankheit (nach Arthur F. A., Erich L. u. Sture S.): Säuglingsretikulose; Manifestationsform der ↑Histiocytosis X im Säuglings- u. Kleinkindalter. Sympt.: Fieber, Hautinfiltrate, Leber-, Milz- u. Lymphknotenschwellungen, Osteolyseherde, Anämie, Thrombozytopenie. Chemotherapie in spezialisierten Zentren.

Abtrainieren: **1.** Durchführung eines Trainings nach Beendigung eines Hochleistungstrainings mit dem Ziel, die funktionellen u. morphol. Anpassungen des Körpers allmähl. auf ein niedrigeres Niveau zurückzuführen. Das A. beugt einem akuten ↑Entlastungssyndrom vor. Es erfolgt mit Belastungen verminderter Dauer u. Intensität über mehrere Monate bis Jahre. **2.** Komplex von (überwiegend der Entwässerung dienenden) Maßnahmen zu dem Zweck, das Körpergewicht zu verringern. Wird in Gewichtsklassensportarten praktiziert.

Abtreibung ↑Schwangerschaftsabbruch.

Abtrennung ↑Amputation.

Abulie ⟨*gr*⟩ *f*: Störung des Willens; manifestiert sich u.a. in der Unfähigkeit, Entscheidungen zu fällen, Entschlüsse zu fassen u. zielgerichtet zu handeln. Bei geringer Ausprägung: Hypobulie.

abundant ⟨*lat*⟩: übermäßig.

Abundanz ⟨*lat*⟩ *f*: Überfluß.

Abundanzdynamik: die Veränderung der Bevölkerungsdichte einer Art innerhalb einer Generation o. von Generation zu Generation (Massenwechsel), z.B. die Häufigkeit eines Parasiten auf einem Wirt (Anzahl der Läuse pro Person) o. auf einer Fläche (Anzahl der Zecken pro Flächeneinheit).

Abusus ⟨*lat*⟩ *m*: ursprüngl. Bez. für mißbräuchl. Anwendung von Genuß-, Schlaf-, Betäubungsmitteln u.a.;

jetzt vorwiegend reduziert auf den Mißbrauch von Analgetika, Hypnotika, Psychosedativa, Laxanzien, Anorektika u. a., der zur ↑Gewöhnung führen kann. ↑Drogenmißbrauch, ↑Selbstmedikation.

Abwasser: durch häusl. gewerbl. industrielle o. landwirtschaftl. Nutzung nachteilig verändertes Wasser sowie abfließendes Niederschlagswasser. Bei Kurzschluß zwischen A. u. Trinkwasser durch techn. Unzulänglichkeiten o. hygienewidriges Verhalten Gefahr epidem. Ausbrüche durch Wasser übertragener Krankheiten. Bes. Industrieabwässer sind reich an Schadstoffen versch. Herkunft. Med. wichtige Abwasserkomponenten: Tenside, ↑Pestizide, PCB-Substanzen, PAH, Phenol u. Derivate, Metalle u. Metalloide. Verfahren der Abwasserbehandlung sind daher Maßnahmen zur Verbesserung der physikal., chem. u. biol. Beschaffenheit von A. durch Beseitigung der kolloidalen u. gelösten Stoffe. Mechan. Abwasserklärung, biol. Abwasserreinigung u. Desinfektion als einzelne Verfahrensschritte bzw. Stufen eines komplexen Prozesses nur in ihrer Gesamtheit ausreichend wirksam, um Gesundheitsgefahren zu begegnen. ↑Abwasserdesinfektion, ↑Trinkwasser.

Abwasserdesinfektion: i. d. R. wird das Krankenhausabwasser durch das örtl. Entwässerungsnetz zu einer hyg. arbeitenden Kläranlage soweit verdünnt, daß keine getrennte Entsorgung notwendig ist. Bes. zu behandelnde Abwässer werden durch ↑Chlor, ggf. auch therm. desinfiziert.

Abwasserhygiene ↑Wasserhygiene.

Abwehrareal: im ventrolateralen Hypothalamus in der Nähe des Tractus opticus gelegene Region, deren elektr. Reizung im Tierversuch (Katzen) Abwehrreaktionen mit vegetativen Begleitsymptomen wie Anstieg des Blutdrucks u. der Muskeldurchblutung hervorruft. ↑Emotion.

Abwehrenzyme: Proteasen, die bei Geschwülsten u. Infektionen im Harn o. im Blut auftreten (Abderhalden-Reaktion).

Abwehr, immunologische ↑Immunität.

Abwehrmechanismen: psychoanalyt. Begriff, der für unbewußt ablaufende Reaktionen verwendet wird, die das ↑Ich zur Abwehr unerwünschter Phantasien u. Strebungen des ↑Es u. Anforderungen des ↑Über-Ich entwickelt u. einsetzt. Allg. richtet sich die Abwehr gegen einen inneren (↑Trieb) bzw. einen an Vorstellungen gebundenen Reiz (Erinnerung, Phantasie), gegen eine best. Situation, die diesen Reiz auslöst, soweit er mit dem intrapsych. Gleichgewicht unverträgl. u. daher für das Ich unlustvoll o. bedrohl. ist. Nach Vorkommen u. pathol. Bedeutung unterscheiden wir A. auf reifem, mittlerem u. unreifem Niveau. Nach Anna Freud gibt es u. a. folgende A.: ↑Verdrängung, ↑Regression, ↑Reaktionsbildung, ↑Ungeschehenmachen, ↑Projektion, ↑Introjektion, ↑Wendung gegen das eigene Selbst, Verkehrung ins Gegenteil, ↑Sublimierung, ↑Idealisierung, Identifizierung. Melanie Klein hat folgende primitive o. unreife A. hinzugefügt: ↑Verleugnung, Spaltung, Vernichtung der Verfolger, Ausstoßung als Projektion mit projektiver Identifizierung u. omnipotenter Kontrolle des Objekts.

Abwehrphase, monozytäre: zweite Phase im biol. Leukozytenverhalten des peripheren Blutes während eines infektiösen Prozesses (↑Leukozytenkurve, biologische); sie zeigt den Höhepunkt u. die Überwindung einer Infektionskrankheit als Ausdruck der Aktivierung des MPS (mononukleäres phagozytäres ↑System) an (↑Krise), gelegentl. einen Rückfall bzw. den Dauerzustand einer chron. rezidivierenden Krankheit wie ↑Tuberkulose o. ↑Malaria.

Abwehrreaktion: Verhaltensantwort des Organismus auf schädigende äußere Reize o. deren Ankündigung. Im letzteren Fall erfolgt die A. auf ein Signal, z. B. bedingten Reiz: **bedingte A.** Häufig besteht die A. in einer Flucht vor dem direkt auftretenden Reiz o. seinem Signal: **passive A.**, o. sie besteht in einem Angriff: **aktive A.** Eine bes. Form der A. ist die Vermeidungsreaktion, z. B. Niederdrücken eines Tasters, kurz bevor der angekündigte Reiz auftritt, wobei die Reizapparatur für eine gewisse Zeit ausgeschaltet bleibt.

Abwehrreflexe: ↑Fremdreflexe, bei denen die Abwehr schädigender Reize im Vordergrund steht, z. B. Plantar-, Bauchdecken-, Kornealreflex. Ausfall bzw. pathol. Ablauf sind von Bedeutung für die neurol. Diagnostik (↑Babinski-Reflex).

Abwehrspannung: reflektor. Anspannung der Bauchdecken, meist bei entzündl. Prozessen in der Bauchhöhle.

Abwehr, spezifische ↑Immunabwehr.

Abwehrverletzungen: Verletzungen bei der Abwehr eines Angriffes, finden sich sowohl beim Opfer als auch beim Täter vorwiegend an Händen u. Unterarmen, aber auch im Gesicht. Bedeutsam für die Rekonstruktion eines Tatgeschehens.

Abweichungen, hyperosmotische: Veränderungen im Wasser- u. Elektrolythaushalt, bei denen es prim. zu einer Erhöhung des osmot. Drucks der extrazellulären Flüssigkeit gegenüber normal, dann aber im Zuge des osmot. Ausgleichs auch der intrazellulären Flüssigkeit kommt. Sie gehen entweder mit einer ↑Hypervolämie o. einer ↑Hypovolämie einher (↑Exsikkose, ↑Darrow-Yannet-Diagramm).

Abweichungen, hypoosmotische: Veränderungen im Wasser- u. Elektrolythaushalt, bei denen es prim. zu einer Erniedrigung des osmot. Drucks der extrazellulären Flüssigkeit gegenüber normal, dann aber im Zuge des osmot. Ausgleichs auch der intrazellulären Flüssigkeit kommt. Die h. A. gehen entweder mit einer ↑Hypervolämie (↑Wasservergiftung) o. einer ↑Hypovolämie (↑Salzmangel) einher (↑Darrow-Yannet-Diagramm).

Abweichungen, isoosmotische: Man unterscheidet eine isoosmot. ↑Hypervolämie (↑Ödem) von einer isoosmot. ↑Hypovolämie (z. B. Verlust von Blut, Magensaft, Darmsaft o. anderen Körperflüssigkeiten, die zum Blutplasma isoton sind); proportionale ↑Veränderungen im Flüssigkeitshaushalt; ↑Darrow-Yannet-Diagramm.

Abzehrung ↑Kachexie.

Abzyme: Kurzw. für engl. antibody and enzyme; katalyt. wirkende monoklonale Antikörper.

ACA: *Abk* für ↑Akrodermatitis chronica atrophicans.

Acacia ↑Schleimdrogen.

Acanthamoeba ⟨*gr*⟩ *f*: Gattung freilebender Amöben, 20–40 μm groß, mit dünnen, spitz auslaufenden ↑Pseudopodien, Zysten 12–16 μm groß, rundl. einkernig. Einige Arten sind humanpathogen, z. B. verursachen A. culbertsoni Acanthamöbiasen. Nachweis hauptsächl. auf der Nasenschleimhaut. Krankheitserscheinungen: Granulomatose, Keratitis u. primäre ↑Amöbenmeningoenzephalitis; bes. gefährdet sind Patienten mit Immunsuppression.

Acanthocephala ⟨*gr*⟩ *n Pl*: Kratzer; zu den ↑Nemathelminthen gehörende Würmer, deren Arten im erwachsenen Zustand als ↑Parasiten im Darm von Vertebraten leben. Wenige Millimeter bis 65 cm groß, walzen- bis schlauchförmig, in hakenbesetzten Rüssel, Hals u. Rumpf gegliedert. Entwicklung über Krebse (für in Wassergeflügel lebende Arten) bzw. Arthropoden u. Fische als zweiter ↑Zwischenwirt (für in Säugern lebende Arten). Beim Menschen parasitieren z. B. Macracanthorhynchus hirudinaceus, Prosthenorchis elegans.

Acanthocheilonema viteae ⟨*gr* + *lat*⟩ *Pl*: alte Bez. Dipetalonema blanci; Vertreter der Fam. Onchocercidae (Nematoden), apathogene Filarienart. Testobjekt in Immun- u. Arzneimittelforschung, da Endwirte (Meriones-Arten, Wüsten-, Sand- u. Rennmaus) u. Zwischenwirte sowie Überträger (↑Zecken, Ornithodoros) im Labor gezüchtet werden.

Acantholysis ⟨*gr*⟩ *f* ↑Akantholyse.

Acanthosis nigricans: Schwarzwucherhaut; klin. mit warzigen Wucherungen u. dunkler Verfärbung einhergehende, seltene, genet. bedingte chron. Dermatose. Benigne u. maligne Verlaufsformen, die letztere mit bösartigen Tumoren, bes. des Magen-Darm-Kanals vergesellschaftet (adulter Typ). Vorkommen am Nacken, Achselhöhlen, Ellenbogen, Nabel, äußeren Genitale, After. Histol. Hyperpigmentation. Papillenhypertrophie. Hyperkeratose. Beim juvenilen Typ schmutzig-graue Haut bereits beim jungen Säugling mit inkretor. Störung (Diabetes mellitus).

Acarbose: Prinzip zur Therapieoptimierung bei ↑Diabetes mellitus durch Verbesserung diätet. Maßnahmen, durch Enzyminhibitoren, wie den Alphaglukosidaseinhibitor. A. hemmt die Glykosidhydrolasen der Mikrovillimembranen der Epithelzellen des Dünndarms, wodurch der postprandiale Anstieg von Glukose, Insulin u. Triglyzeriden im Blut reduziert wird.

Acardiacus ⟨*gr*⟩ *m*: Acardius; Entwicklungsstörung des Herzens, i. d. R. mit anderen Entwicklungsstörungen kombiniert. **Holoacardiacus**: völliges Fehlen des Herzens. **Hemiacardiacus**: funktionsuntüchtiges Herzrudiment. **A. acephalus**: gleichzeitiges Fehlen des Kopfs. **A. acormus**: gleichzeitiges Fehlen des Rumpfes. **A. amorphus**: völlige Gestaltlosigkeit (Anideus). **A. anceps**: schwere Körperfehlbildung eines Partners bei freier Doppelbildung (eineiige Zwillinge), der Keimling besitzt ein funktionsuntüchtiges, fehlgebildetes Herz mit abnormen Gefäßabgängen bei fehlgebildetem Körper. Ernährung bis zur Geburt über den Plazentakreislauf des Zwillings. Abb.

Acari ⟨*gr*⟩ *m Pl*: Milben u. Zecken; zur Klasse ↑Arachnida gehörende Gliederfüßer. Die 0,1–30 mm langen, im erwachsenen Zustand u. Nyhmphenstadium mit 4 Beinpaaren ausgestatteten, zahlreichen Arten bewohnen die verschiedensten Lebensräume. Infolge ihrer unterschiedl. Lebensweise (freilebende Pflanzen- u. Abfallfresser, Räuber, ↑Parasiten) ist die Morphol. sehr vielgestaltig. Med. bedeutsame Fam.: ↑Ixodidae, ↑Hausstaubmilben, ↑Sarcoptidae.

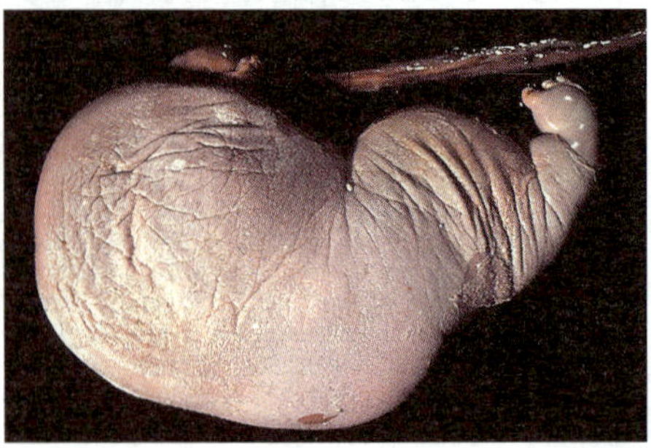

9

Acardiacus. A. amorphus

Acariasis ⟨*gr*⟩ *f*: Hauterkrankung, hervorgerufen durch versch. Milbenarten, z. B. durch Krätze-, Käse-, Hunde- u. Pferdemilben. ↑Skabies.

Acarinosis ⟨*gr*⟩ *f* ↑Acariasis.

Acarus siro ↑Tyroglyphus farinae.

accelerans ⟨*lat*⟩ *Adj*: beschleunigend; z. B. Nervi accelerantes.

Acceleratorglobulin ⟨*lat*⟩ *n*: Accelerin. ↑Faktor V der Gerinnung.

Acceptable daily intake ⟨*engl*⟩ *f*: *Abk* ADI; tgl. duldbare Aufnahme; international gebräuchl. Bez. für die Menge eines Zusatzstoffs o. ↑Kontaminanten, den der Mensch (lt. Festlegung von Experten der FAO/WHO) ohne Schädigung seiner Gesundheit mit der Nahrung pro Tag u. Kilogramm seiner Körpermasse aufnehmen kann. Zur Berechnung der höchstzulässigen Tagesaufnahme durch den Erwachsenen wird eine durchschnittl. Körpermasse von 60 kg angenommen. Die ADI wird aus dem in Langzeitfütterungsversuchen an Tieren exp. ermittelten ↑No effect level abgeleitet, wobei dieser Wert durch einen ↑Sicherheitsfaktor, der oft 100 beträgt, dividiert wird.

Acceptable weekly intake ⟨*engl*⟩: *Abk* AWI; wöchentl. zulässige Einnahmemenge; für nicht tgl. aufgenommene chem. Stoffe wird die wöchentl. Aufnahme beschränkt. ↑Acceptable daily intake.

accessorius ⟨*lat*⟩ *Adj*: zusätzl., überzählige Teile, die zu einem anderen Gebilde hinzutreten o. in Beziehung stehen; z. B. Lobus a. der Lunge, Pankreas a..

accidentalis ⟨*lat*⟩ *Adj*: akzidentell; zufällig, nicht dem Krankheitsbild zugehörig.

Accipiter ⟨*lat*⟩ *m*: habichtsklauenartiger Gesichtsverband mit geschlitzten Binden.

Accouchement ⟨*frz*⟩ *n* ↑Entbindung.

Accretio ⟨*lat*⟩ *f*: Anwachsen; im übertragenen Sinne: Angewachsensein.

Accretio ossis: Knochenwachstum; erfolgt in den langen Röhrenknochen als Längenwachstum von zwei epiphysären hyalinknorpeligen Platten aus, kurze Knochen haben nur eine Wachstumsplatte; das Dickenwachstum erfolgt vom Periost.

accretus ⟨*lat*⟩ *Adj*: angewachsen.

Accrochage ⟨*frz*⟩ *f*: seltene Herzrhythmusstörung mit period. Synchronisation bei ↑AV-Block.

ACD-Lösung: Lösung zur Konservierung von Blut. Sie enthält das Puffersystem Zitronensäurenatriumzitrat, das gleichzeitig als Antikoagulans wirkt (Ca^{2+}-Bindung), u. Glukose, die als Substrat zur Aufrechterhaltung des Energiestoffwechsels der Blutzellen dient. ACD-L. u. Blut werden zur Konservierung im Verhältnis 1 : 4 gemischt. Mit ACD-L. ist die Lagerung von Blutkonserven bei 4 °C über 3 Wochen mögl., durch den Zusatz von Adeninsulfat u. Guanosin erhöht sich die Lagerfähigkeit auf 6 Wochen. ↑Blutstabilisator.

ACE: *Abk* für ↑Angiotensin-converting-enzyme.

Acebutolol ↑Betarezeptorenblocker.

Aceclidin: Cholinergicum; Anwendung in Augentropfen bei Glaukom.

ACE-Hemmer Inhibitoren des ↑Angiotensin-converting-enzyme, damit Hemmung der Umwandlung von Angiotensin I in das durch Vasokonstriktion blutdruckwirksame Angiotensin II. Hauptvertreter: Captopril, Enalapril, Ramipril. ↑Antihypertensiva.

Acemetacin: Glykolsäureester des ↑Indometacins. Antirheumatikum.

ACENDIO ⟨*engl*⟩: *Abk* für Association for Common European Nursing Diagnosis, Interventions and Outcomes. Organisation, die sich zum Ziel gesetzt hat, eine gemeinsame europ. Terminologie u. Taxonomie zur Beschreibung u. Klassifikation der Pflege in Form von Pflegediagnosen, ↑Pflegeinterventionen u. Pflegeergebnissen zu entwickeln u. zu fördern. Zu ihren Zielen gehört es auch, Begriffe u. Kategorien, die zur Beschreibung der Pflegepraxis in Europa Anwendung finden, zu identifizieren, Pflegeterminologie zu validieren u. zu standardisieren, mit nationalen u. internationalen Organisationen in Europa, die an der Entwicklung einer gemeinsamen Pflegeterminologie beteiligt sind, zusammenzuarbeiten, die Aufnahme von Pflegeterminologie in nationale Datenbanken des Gesundheitswesens u. Informationssysteme in Europa zu fördern, einen Mindestdatenbestand für die Pflege (Nursing Minimum Data Set) zu entwickeln u. die Forschung auf dem Gebiet der Pflegediagnosen, -interventionen u. -ergebnisse zu fördern.

Acenocoumarol: ein ↑Antikoagulans.

Acervulus cerebri ⟨*lat*⟩ *m*: Hirnsand; beerentraubenförmige, kalkhaltige Konkremente, Vorkommen: ↑Corpus pineale, ↑Plexus choroidei, ↑Leptomeninx. Abb.

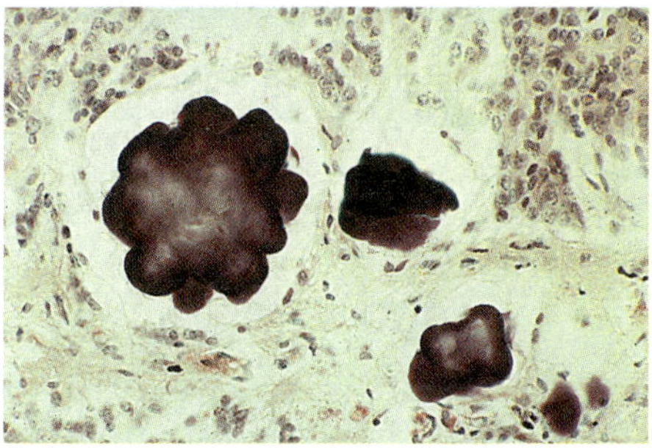

30

Acervulus cerebri. Histologischer Schnitt durch die Epiphyse (Corpus pineale), HE-Färbung; Kalkkonkremente im Größenvergleich mit Pinealozyten

Acesulfam-K: Kaliumsalz des 6-Methyl-1,2,3-oxathiazin-4-on-2,2'-dioxid; synthet. ↑Süßstoff, dessen gesundheitl. Unbedenklichkeit belegt ist u. der zunehmend breiteren Einsatz findet. Angenehmer Süßgeschmack (im Vergleich zu Saccharose ca. 200fach), hohe Stabilität u. nicht nachweisbare Biotransformation des A. sind wesentl. Vorzüge gegenüber anderen Süßstoffen.

Acetabulum ⟨*lat*⟩ *n*: Pfanne des Hüftgelenks, ↑Articulatio coxae.

Acetaldehyd ↑Aldehyde.

Acetale: chem. Verbindung, gebildet aus Aldehyd u. Alkohol unter Abspaltung von Wasser (Ketone bilden entspr. Ketale). Zwischenstufe ist dabei das Halbacetal. Wichtigste in der Natur vorkommende A. sind die Di-, Oligo- u. Polysaccharide (Monosaccharide liegen als Zyklohalbazetale vor). A. sind im alkal. Milieu relativ beständig u. werden durch wäßrige Säuren zu Aldehyden u. Alkoholen hydrolysiert.

Aceta medicata ⟨*lat*⟩ *n Pl*: Arzneiessig; sehr alte, heute obsolete Arzneiformen, die durch Extraktion von ↑Drogen mit verdünnter Essigsäure o. durch Auflösen best. ↑Arzneistoffe in Essigsäure wechselnder Konzentrationen erhalten wurden.

Acetanilid: obsoletes ↑Analgetikum, Antipyretikum; Anilinderivat, ähnl. Eigenschaften wie ↑Phenacetin.

Acetat ↑Essigsäure.

Acetatanion ↑Essigsäure.

Acetatthiokinase: Acetyl-CoA-Synthetase; das Enzym katalysiert die Aktivierung der Essigsäure durch ATP u. Coenzym A zu Acetyl-CoA.

Acetazolamid: Diamox; obsoletes ↑Diuretikum, Anwendung bei Glaukom. Senkt intraokulären Druck durch Hemmung der Kammerwasserbildung. A. wirkt über einen ↑Carboanhydrasehemmer.

Acetessigester: stabiler Äthylester der therm. labilen ↑Acetessigsäure. Chem. Darstellung aus zwei Molekülen Essigsäureäthylester in Gegenwart einer starken Base. Wichtiges Zwischenprodukt chem. Synthesen best. Pharmaka.

Acetessigsäure: ein ↑Ketonkörper. A. wird in der Leber bei ↑Hunger o. ↑Diabetes mellitus in größeren Mengen aus Acetyl-CoA gebildet. Die Verwertung der A. (Abbau zu Acetyl-CoA) erfolgt in Skelettmuskulatur, Herz u. nach Adaptation im Gehirn.

Acetobacter: Essigbakterium; Gattung der gramnegativen aeroben Stäbchen u. Kokken mit den Arten A. aceti (4 Unterarten), A. pasteurianus (5 Unterarten) u. A. peroxidans. Best. Acetobacter-Stämme werden zur industriellen Herstellung von Essig aus äthanolhaltigen Ausgangsprodukten durch Gärung eingesetzt (Spritessig, Weinessig u. a.).

Acetoin: Acetylmethylcarbinol; von versch. Bakterienarten auf unterschiedl. Weise gebildetes Stoffwechselprodukt. Nachweis mittels der Voges-Proskauer-Reaktion. Abgrenzung des acetoninbildenden Enterobacter (Aerobacter) aerogenes von Escherichia coli.

Aceton: Propanon, $CH_3{-}CO{-}CH_3$; einfachstes aliphat. Keton, Siedepunkt 56,2 °C, physiol. ein ↑Ketonkörper. Verwendung als ↑Lösungsmittel.

Acetonämie ↑Ketonämie.

Acetonitril: Lösungsmittel: organ. Cyanverbindung, Ausgangsprodukt in der Kunstseidenproduktion. Pestizid, akute tox. Wirkung, zusätzl. lokale Ätzwirkung. Untergeordnet durch freiwerdende Blausäure.

Acetonkörper ↑Ketonkörper.

2-Acetylaminofluoren: Betanaphthylaminabkömmling, im Tierversuch stark karzinogen, löst vorwiegend Mammakarzinome aus, geht auch in die Milch über.

N-Acetyl-beta-D-Glukosaminidase: *Abk* Beta-NAG; lysosomales Enzym der Epithelien des proximalen Nierentubulus. Spielt eine wichtige Rolle beim Abbau der Mukopolysaccharide u. Glykoproteine.

Acetylcarnitin: energiereicher Ester von Essigsäure u. ↑Carnitin; eine Transportform aktivierter Acetylgruppen, z. B. für den Acetyltransfer von Peroxisomen zu Mitochondrien.

Acetylcholin: Ester der Essigsäure mit Cholin. A. wirkt als ↑Neurotransmitter in den Synapsen des Zentralnervensystems, den peripheren Synapsen parasympath. Nerven u. den neuromuskulären Synapsen. A. wirkt blutgefäßerweiternd, blutdrucksenkend u. kontrahierend auf die glatte Muskulatur der Bronchien u. des Magen-Darm-Trakts.

Acetylcholinesterase: Das hochaktive Enzym katalysiert die Hydrolyse des Acetylcholins zu Cholin u. Essigsäure. A. kommt bes. in den postsynapt. Membranen der cholinergen Synapsen u. in Erythrozytenmembranen vor. A. wird durch organ. Phosphatester wie Diisopropylfluorophosphat o. Diethyl-p-nitrophenylphosphat (E 606), die als Insektizide o. chem. Kampfstoffe verwendet werden, gehemmt. A. ist durch Substratspezifität u. Wirkung von Inhibitoren von unspezif. ↑Cholinesterase zu trennen.

Acetylcholinesterasehemmer: Pharmaka, die die Aktivität der Acetylcholinesterase hemmen u. zu einer Anhäufung von Acetylcholin am Rezeptor führen. Übererregung der muscarinergen u. nikotinergen ↑Rezeptoren; extremer Parasympathotonus. Antidote: ↑Atropin u. ↑Oxime. Einteilung: 1. reversible A., z. B. ↑Physostigmin, Carbaryl, 2. irreversible A., z. B. Phosphorsäureester.

Acetylcholinrezeptor: Der A. tritt in zwei versch. Formen auf: **Muscarin. A.**: durch ↑Muscarin als ↑Agonist aktivierter A.; wird durch ↑Atropin als ↑Antagonist gehemmt. Weite Verbreitung im zentralen u. peripheren Nervensystem. Funktionen: Speicherung u. Zugänglichkeit von Erinnerungen sowie parasympath. Kontrolle des Herzens, der glatten Muskulatur u. der exokrinen Drüsen. Der muscarin. A. ist im Ggs. zum nikotin. A. an ein ↑G-Protein gekoppelt, welches eine Hemmung der ↑Adenylatzyklase u. eine Aktivierung der Phospholipase C bewirkt. **Nikotin. A.**: pentameres acetylcholinbindendes Protein in der Zellmembran eines postsynapt. cholinergen Neurons mit vier versch. Untereinheiten (die Alphauntereinheit ist zweifach vorhanden). ↑Nikotin ist Agonist dieses Rezeptors. Die fünf Untereinheiten bilden eine pentagonale Symmetrie aus u. besitzen in ihrem Inneren einen Kanal für Na^+(u. K^+)-Ionen, der im freien, nichtligandierten Zustand des nikotin. A. geschlossen ist, nach Acetylcholinbindung sich aber öffnet, so daß Na^+-Ionen in die Nervenzelle einströmen u. zur Ausbildung eines Aktionspotentials führen können.

Acetylcholintest: Nach Inhalation einer 0,5- o. 1%igen Acetylcholinlösung fällt bei gesteigerter bronchialer Reaktivität der Atemstoßtest um mind. 20% gegenüber dem Ausgangswert ab.

Acetyl-CoA: *Abk* für ↑Acetyl-Coenzym A.

Acetyl-Coenzym A: Acetyl-CoA, aktivierte Essigsäure; energiereicher Thioester der Essigsäure mit Coenzym A; zentraler Metabolit des Intermediärstoffwechsels. A. entsteht aus Fettsäuren (↑Fettsäureabbau), Pyruvat, ketoplast. Aminosäuren, Ketonkörpern u. Essigsäure (↑Acetatthiokinase). A. wird in ↑Zitronensäurezyklus, ↑Fettsäurenbiosynthese, Synthese von Ketonkörpern, Aminosäuren, Purin- u. Pyrimidinbasen, Carotinoiden, Steroiden u. Vitamin D verwertet.

Acetylcystein: Acetylcysteinum, N-Acetyl-L-cystein, Sekretolytikum; zur Verflüssigung von zähem Bronchialsekret. Spaltet Disulfidbindungen von Mukoproteinen u. verringert dadurch Viskosität. Als Antidot bei Vergiftungen mit Acrylnitrit, Methacrylnitril, Methylbromid, Paracetamol u. Tetrachlorkohlenstoff.

Acetyldigitoxin: Partialsynthet. ↑Herzglykoside.

Acetyldigoxin: Partialsynthet. ↑Herzglykoside.

Acetylen ↑Alkine.

N-Acetyl-D-Galaktosamin: N-Acetylderivat des ↑D-Galaktosamins; Bestandteil von ↑Glykoproteinen u. ↑Glykosaminoglykanen (↑Proteoglykane).

N-Acetylglutamat: N-Acetylglutaminsäure, Cofaktor der ↑Carbamylphosphatsynthetase im ↑Harnstoffzyklus.

Acetylierung: Acylierung; Übertragung u. Anlagerung von Acetylgruppen an organ. Verbindungen; Spezialfall der Übertragung von Acylgruppen (↑Karbonsäuren). Physiol. wichtige, enzymat. gesteuerte Übertragung von Acetyl-Coenzym A auf Akzeptoren wie Oxalessigsäure (↑Zitronensäurezyklus, ↑Cholin, ↑Acetylcholin) o. Malonyl-CoA (↑Fettsäurenbiosynthese); Grundreaktion der ↑Biotransformation von ↑Xenobiotika.

Acetylierung im Stoffwechsel: enzymkatalysierte Übertragung des Acetylrests aus ↑Acetyl-Coenzym A auf Akzeptoren wie Oxalessigsäure (↑Zitronensäurezyklus), Cholin (↑Acetylcholin) o. Malonyl-CoA (↑Fettsäurenbiosynthese).

Acetylin ↑Acetylsalicylsäure.

N-Acetylmuraminsäure: Derivat des N-Acetylglukosamins, mit dem gemeinsam die N-A. den Kohlenhydratanteil der Mukopolysaccharidkomplexe der Zellwand zahlreicher grampositiver Bakterien bildet. Abb.

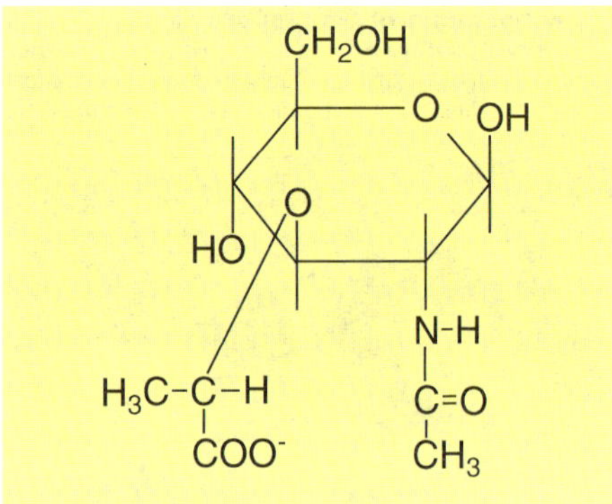

N-Acetylmuraminsäure

N-Acetylneuraminsäure ↑Sialinsäure.

Acetylnitropopoxybenzen: Desinfektion im Larynx u. Pharynx.

Acetylsalicylsäure: Acidum acetylsalicylicum, Aspirin; Analgetikum, Antipyretikum, Antirheumatikum. In mikrokristalliner Form zur Thrombozytenaggregationshemmung. Nebenwirkungen: Unverträglichkeitserscheinungen am Magen, Magenblutungen, allerg. Reaktionen.

Acevaltratum ↑Valeriana officinalis.

Ac-Globulin: Akzelerans-Globulin; Faktor V u. VI der Blutgerinnung.

Ach *Abk* für ↑Acetylcholin.

Achalasie ⟨*gr*⟩ *f*: neuromuskuläre Störung des gesamten distalen Ösophagus. Gestörter Speisentransport, bedingt durch Fehlen propulsiver peristalt. Kontraktionen u. Vorhandensein eines Passagehindernisses im Bereich der Kardia als Folge einer unkoordinierten bzw. fehlenden schluckreflektor. Erschlaffung dieses Sphinkters. Aperistaltik, idiopath. Ösophagusdilatation, Megaösophagus. Morphol.: Verminderung der Ganglienzellen in motor. Kernen des Stammhirns, Reduktion der Ganglienzellen des Plexus myentericus im terminalen Ösophagus. Der terminale Ösophagus reagiert überempfindl. auf Gastrin u. Parasympathikomimetika (↑Mecholyltest). Abb.

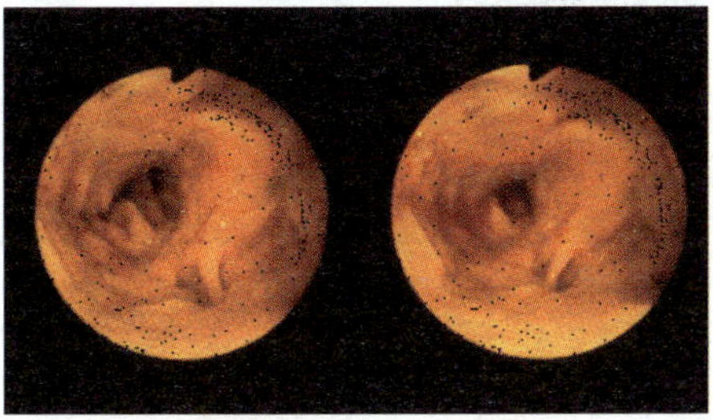

5

Achalasie. Erhebliche Speisenretention im Ösophagus

Achard, Emile Charles (1860–1944), frz. Int., Paris.

Achard-Syndrom (nach Emile C. A.): Arachnodaktylie; genet. bedingte, umschriebene Hyperplasie der Akren. Isoliertes A. hat den Charakter einer Variante ohne Krankheitswert. In Kombination mit anderen meso- u. ektodermalen Abweichungen kann es als Leitsymptom für das Beals-Hecht- u. das Marfan-Syndrom auftreten.

Achard-Thiers-Syndrom (nach Emile C. A. u. Joseph T.): nur bei Frauen auftretende endokrine Störung mit Diabetes mellitus, Adipositas u. Behaarung von männl. Typ, häufig Hypertonie, Amenorrhö u. Akne. Sympt. infolge Hypophysenadenoms o. Nebennierentumor (↑Cushing-Syndrom).

AChE: *Abk* für ↑Acetylcholinesterase.

Acheirie ⟨*gr*⟩ *f* ↑Achirie.

Achenbach, Walter (geb. 1921), dt. Int., Köln.

Achenbach-Syndrom (nach Walter A.): spontan o. nach mechan. Belastung auftretender Schmerz mit Hämatombildung der volaren Hand- o. Fingerfläche; Rückbildung des Hämatoms u. begleitender Ödeme innerhalb weniger Tage; häufig Rezidive.

Achilie ⟨*gr*⟩ *f*: Achilia, Acheilie; angeborenes Fehlen einer o. beider Lippen.

Achillea millefolium ⟨*lat*⟩ *n*: Schafgarbe, Schafgarbenkraut, enthält Flavonoide, Bitterstoffe u. ätherische ↑Öle. Spasmolyt. Eigenschaften; Karminativum u. Cholagogum.

Achillessehne: Sehne des ↑Musculus triceps surae, welche zum ↑Tuber calcanei zieht.

Achillessehnenreflex: *Abk* ASR; Triceps-surae-Reflex. Einer der für die neurol. Untersuchung wichtigsten Eigenreflexe. Bei Schlag gegen die Achillessehne bei passiver Dorsalflexion des Fußes werden über die dadurch bewirkte Dehnung des M. triceps surae Kontraktion der Wadenmuskeln u. Plantarflexion des Fußes ausgelöst. Ausfall o. Abschwächung bei peripherer Schädigung im Bereich des Reflexbogens mit segmentaler Zuordnung L_5–S_3 (häufig bei Wurzelkompression durch Bandscheibenprolaps L_5–S_1 u. bei Polyneuropathien). Steigerung, max. als Fußklonus, bei Pyramidenbahnläsion.

Achillessehnenruptur: Tendo-calcaneus-Achilles-Läsion; meist als subkutane Ruptur, seltener als offene Durchtrennung, komplette o. partielle Ruptur mögl., letztere auch intramural. Häufigste Rißstelle: 2–6 cm kranial des Ansatzes, seltener sind Sehnenspiegelrupturen (Tennis leg) u. ↑Abrißfrakturen des Tuber calcanei (Entenschnabelfraktur). Durchblutungsminderung der Sehne ab 20. Lj., angiograph. u. szintigraph. nachgewiesen, begünstigt Degeneration noch im Leistungsalter, senkt die Belastbarkeit. Die normale Sehne reißt bei impulsartiger dynam. Belastung von 930 kg. Wichtigster klin. Rupturhinweis: Unmöglichkeit des aktiven einbeinigen Zehenballenstands. Ther.: operativ (Naht o. Gewebeklebung).

Achillobursitis: schmerzhafter Reizzustand der Bursa zwischen Achillessehne u. Kalkaneus. Ursache: Überlastung, seltener bakterielle Infektion. ↑Bursitis.

Achillodynie: Schmerzen in der Ferse beim Stehen, häufiger beim Gehen. Unterscheidung von zwei Schmerzlokalisationen: in der Mitte der durch das Körpergewicht belasteten Fersensohle (Plantarfasciitis) u. am Ansatz der Achillessehne (Achillestendinitis); beide Stellen sind druckdolent. Eigenständiges Sympt. bei Menschen mittleren Alters, röntg. dann Nachweis eines unteren Fersenbeinsporns: Verknöcherung des Ansatzes der Plantarfaszie, scharf begrenzt, keine Erosionen. Die A. stellt eine häufige schmerzhafte Fehlbelastungsfolge beim Freizeitsport (Ausdauerläufe auf hartem Boden) u. im Leistungstraining (Langlauf, Sprung) dar, ist oft Vorstufe der Achillessehnenruptur. Fersenschmerzen können auch als Frühsymptom generalisierter Erkrankungen, so z. B. einer ↑Spondylitis ankylosans, einer ↑Rheumatoidarthritis, einer ↑Osteoarthropathia psoriatica, einer ↑Reiter-Krankheit o. einer ↑Kolitis sowie bei gonorrho. bzw. tuberkulöser Entzündung der Bursa achillae profunda auftreten. Röntg. dann Fersenbeinsporn mit verwaschener Struktur.

Achillorraphie ⟨*gr*⟩ *f*: operative Kürzung der Achillessehne.

Achillotenotomie: operative Durchtrennung der Achillessehne, meist mit dem Ziel, diese zu verlängern. Anwendung vorwiegend bei Spitzfuß. Abb.

Achirie ⟨*gr*⟩ *f*: angeborenes Fehlen der Hände.

Achlorhydrie ⟨*lat*⟩ *f*: Anazidität; Fehlen der Magensäureproduktion trotz max. Stimulation (histaminrefraktäre A.), pH-Wert des Magensafts liegt über 6. Häufiger Befund bei chron. atroph. ↑Gastritis, ausgedehntem

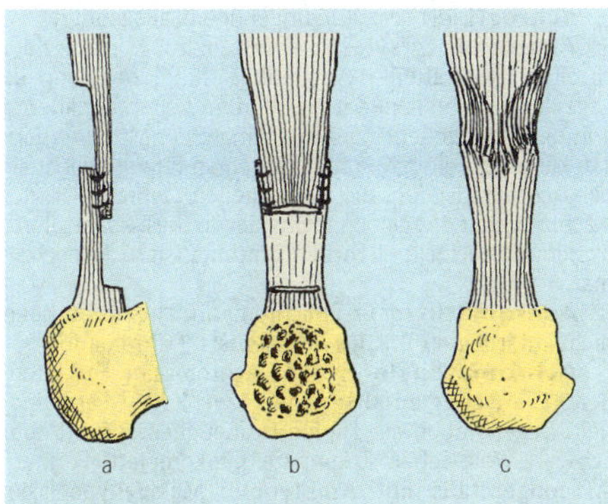

24

Achillotenotomie. Möglichkeiten der Verlängerung der Achillessehne: a: Z-förmig (sagittale Ansicht), b: Z-förmig (frontale Ansicht), c: V-förmig im Sehnenspiegel (Vulpius)

Magenkarzinom, perniziöser Anämie. A. muß von der Achylie abgetrennt werden, bei der auch andere sezernierte Komponenten (↑Pepsinogene, ↑Intrinsic factor) fehlen.

Achloropsie ↑Deuteranopie.

Achluophobie ⟨*gr*⟩ *f*: Furcht vor Dunkelheit.

Acholie ⟨*lat*⟩ *f*: Fehlen von Galle durch erhebl. eingeschränkte Gallesekretion (intrahepatische ↑Cholestase) o. Verlegung des Galleabflusses durch Steine, Tumoren, Narben, fehlerhafte Unterbindung usw.

Achondrogenesis ⟨*gr*⟩ *f*: Anosteogenesis; seltene, schwere Osteochondrodysplasie-Formen. Durch Störung der Knorpelbildung u. ausbleibende Ossifikation bedingte Wachstums- u. Entwicklungsstörung der langen Röhrenknochen u. des Rumpfskeletts. Teilweise Synthesestörung des Typ-II-Kollagens nachgewiesen. Genet. bedingt, autosomal rezessiver Erbgang. Versch. Formen: Grebe-Chondrodysplasie: Minderwuchs durch hochgradige Hypoplasie der Extremitäten. Leichte Form als Hypochondrogenesis bezeichnet. Letale A. Typ I, Parenti-Fraccaro-Houston, u. Typ II, Fraccaro-Langer-Saldino: Extrem minderwüchsige Totgeburten u. nicht lebensfähige Neugeborene. Stark verkürzte Extremitäten, kurzer Stamm u. normal großer Kopf (relative Makrozephalie), aufgetriebenes Abdomen, Hydrops. Lange Röhrenknochen kurz, gebogen mit diaphysären Konstriktionen. Fehlende Ossifikation, bei Typ I auch das Schädelskelett betroffen. Abb.

Achondroplasie ⟨*gr*⟩ *f*: Chondrodystrophia fetalis, Parrot-Kaufmann-Syndrom; disproportionierter Minderwuchs. Autosomal dominanter Erbgang, Genort 4p16.3. Basisdefekt: Expressionsanomalie des Fibroblasten-Wachstumsfaktor-Rezeptors 3. Inzidenz: 1 : 10 000 bis 1 : 30 000, Zunahme mit dem Zeugungsalter des Vaters. Klin. Manifestation bereits bei Geburt: großer Schädel, Sattelnase, kurze, plumpe Röhrenknochen, kleine Hände, Finger u. Füße, normale Rumpflänge, Kyphose, normale Entwicklung des Genitale u. der Intelligenz. Abb.

Achordie ⟨*gr*⟩ *f*: vollständiges Fehlen der Nabelschnur. Die Plazenta setzt dann direkt an der Bauchwand des Kindes an.

Achorese ⟨*gr*⟩ *f*: reduziertes Fassungsvermögen eines Hohlorgans.

Achorion: veraltete Gattungsbenennung für einige ↑Dermatophyten.

achrestisch ⟨*gr*⟩ *Adj*: ungenügend ausgenutzt.

Achromat ⟨*gr*⟩ *n*: Linsensystem zur Korrektur der chromat. Aberration (↑Abbildungsfehler), bei dem die Lage der ↑Hauptebenen u. der ↑Brennweiten annähernd von der Lichtwellenlänge unabhängig ist. Mit zwei Linsen aus geeignetem Material kann man für zwei Lichtfarben achromatisieren, die für visuellen Gebrauch in der Nachbarschaft des gelben Lichts liegen. Bes. konstruierte Systeme sind für drei Farben achromatisiert. ↑Apochromat.

Achromatin ⟨*gr*⟩ *n*: Euchromatin; alte Bez. für den nicht anfärbbaren Teil des Kerngerüsts. ↑Chromatin.

Achromatopsie ⟨*gr*⟩ *f*: Achromasie; Farbblindheit. **1. A. congenitalis**: angeborene, totale Farbblindheit. Degeneration der Zapfen (Außenglieder) führt zum Schwarz-Weiß-Sehen. Komplette u. inkomplette Formen. **A. congenitalis mit Amblyopie**: Makulahypoplasie, Lichtscheu, Nystagmus, verminderte Sehschärfe. **A. congenitalis ohne Amblyopie** (atyp. kongenitale A.): Zapfenmonochromasie. Es handelt sich um kombinierte Farbsinnstörungen (Tritanopie u. Protanopie/Deuteranopie).

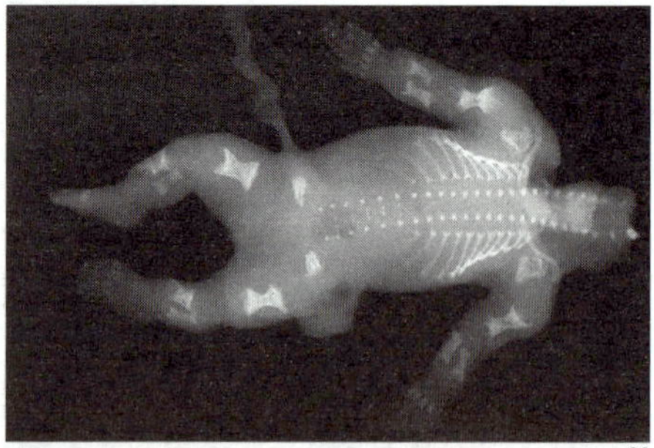

38

Achondrogenesis. Typ. Skelettdysplasien

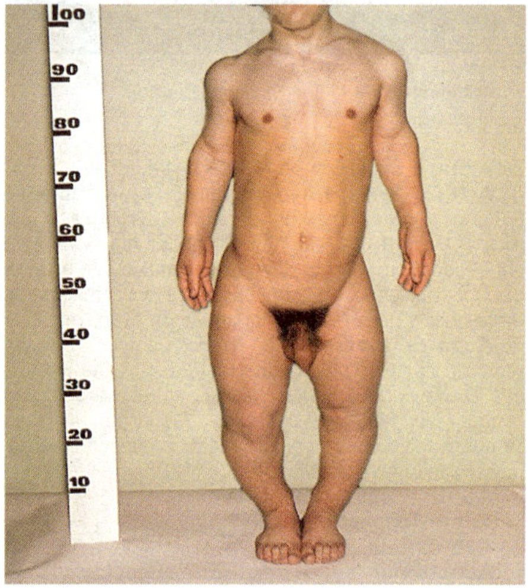

19

Achondroplasie

2. Erworbene A.: Farbblindheit bei schweren Netzhauterkrankungen.

Achromatosis ⟨*gr*⟩ *f* ↑Albinismus.

Achromia congenitalis ⟨*gr*⟩ *f* ↑Albinismus.

Achromobacter: obligat aerobe gramnegative kokkoide Stäbchen.

Achromozyt ⟨*gr*⟩ *m*: kernloser Erythrozyt o. Retikulozyt, bei dem es infolge Membranschädigung zur ↑Hämolyse gekommen ist. Durch Anfärbung des Stromas o. durch Phasenkontrastverfahren darstellbar.

Achselbogen, muskulöser: selten vorkommende Muskelzüge, welche sich bogenförmig zwischen ↑Musculus pectoralis major u. ↑Musculus latissimus dorsi ausspannen, gehören zu letzterem o. zur rudimentären Hautmuskulatur.

Achselfalte ↑Plica axillaris.

Achselhöhle: unterhalb des Schultergelenks zwischen seitl. Brustwand, Oberarm, vorderen u. hinteren Muskeln des Schultergürtels befindl. Raum. Er enthält Nerven des Plexus brachialis, A. u. V. axillaris, Lymphknoten sowie Fett- u. Bindegewebe.

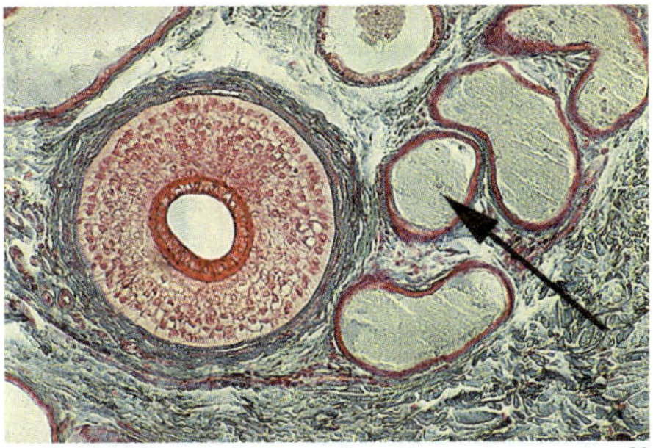

30

Achselhöhlenschweißdrüsen (Abb. 1). Histologischer Schnitt durch die Subkutis der Achselhaut, Azanfärbung; neben einer Haarwurzel liegen die weitlumigen Drüsenalveoli (Pfeil)

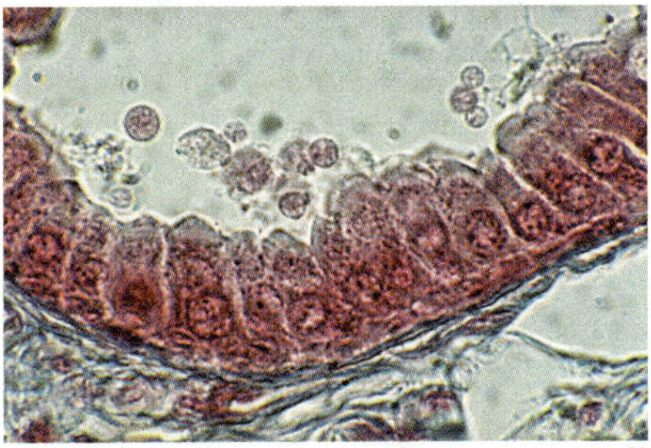

30

Achselhöhlenschweißdrüsen (Abb. 2). Histologischer Schnitt durch das Epithel eines Drüsenalveolus, Azanfärbung; Beispiel für apokrine Sekretion

Achselhöhlenabszeß: von den Achselschweißdrüsen ausgehender Abszeß.

Achselhöhlenschweißdrüsen: Glandulae axillares, Duftdrüsen; große Schweißdrüsen in der Achselhaut mit apokriner Sekretion. Tubuloalveoläre Drüsen. Sekret alkal., hebt den schützenden Säuremantel auf, wodurch Bakterien eindringen können, ↑Schweißdrüsenabszeß. Sekretionsbeginn der A. während der Pubertät. Die Endstücke der A. enthalten zwischen Epithel u. Basalmembran ↑Myoepithelzellen. Abb. 1 u. 2.

Achsellücke, laterale: viereckiger Spalt seitl. der medialen A. zwischen M. teres major u. minor, Caput longum des M. biceps brachii u. Humerus. Die A. dient dem Durchtritt von A. circumflexa humeri posterior u. N. axillaris.

Achsellücke, mediale: dreieckiger Spalt zwischen M. teres major u. minor sowie Caput longum des M. triceps brachii. Die m. A. dient dem Durchtritt der A. circumflexa scapulae.

Achselvenenstau: Paget-von-Schroeter-Syndrom; akute Achselvenensperre durch Thrombose, oft im Zusammenhang mit Traumen o. ungewohnten Beschäftigungen mit den Armen, z. B. langes Arbeiten über Kopf, ausgelöst. Ein tumorbedingter A. ist dd auszuschließen.

Achsenametropie *f*: Fehlsichtigkeit (↑Hyperopie o. ↑Myopie), die auf eine zu kurze o. zu lange Achsenlänge des Auges zurückzuführen ist. ↑Achsenhyperopie, ↑Achsenmyopie.

Achsendingpunkt: der Punkt des abzubildenden (fixierten) Objekts, der auf der opt. Achse des Auges liegt.

Achsendrehung: Rotation eines Organs um seine Achse. kommt gelegentl. bei Uterustorsion, bei Eierstockgeschwülsten, subserösen Myomen, Stieldrehungen vor, meist akutes schmerzhaftes Ereignis, welches zur Laparotomie zwingt.

Achsenfaden: Filamentum axiale, Axonema; zentrale Struktur von Flimmern (↑Zilie), Geißeln (↑Flagellum, ↑Spermium), bestehend aus zwei zentralen u. 9 mal 2 peripheren Mikrotubuli (Diplomikrotubuli).

Achsenfehlstellung: Abweichung von der physiol. longitudinalen Achse eines Röhrenknochens o. einer Extremität, z. B. nach Fraktur o. Gelenkdestruktion (Varus- bzw. Valgusstellung).

Achsenhyperopie ↑Hyperopie, die auf eine im Verhältnis zur ↑Brechkraft des Auges zu geringe Achsenlänge zurückzuführen ist.

Achsenmyopie: ↑Myopie, bei der die Achsenlänge des Auges im Verhältnis zur ↑Brechkraft zu groß ist.

Achsenskelett: Stammskelett. Gesamtheit der Schädel-, Wirbelsäulen-, Brustkorb- u. Beckenknochen. Das A. ist entwicklungsgeschichtl. älter als das Gliedmaßenskelett u. unterscheidet sich hinsichtl. seiner qualitativen Zusammensetzung der Knochensubstanz sowie seiner Reaktionsweise (Osteoporose, Osteomalazie) von letzterem.

Achsensyndrom
↑Psychosyndrom, hirnorganisches.

Achsenzugzange: histor. Geburtszange.

Achsenzylinder ⟨*gr*⟩ *n*: Axon, Neuraxon; zellulifugal leitender, bis zu 1 m langer Nervenzellfortsatz. Ursprung am Axonhügel (Colliculus axonis) des Zelleibs (Corpus neuroni, früher: Perikaryon). Baumartige Verzweigung (↑Telodendron) erst kurz vor dem Zielgebiet. Der A. liegt zentral in der ↑Nervenfaser. Sein Plasmalemm, Ort der Erregungsleitung, umgibt Zytoplasma, Ort des anterograden u. retrograden Stofftransports. In ihm liegen Neurofilamente bzw. ihre lichtmikroskop. sichtbaren Aggregate, ↑Neurofibrillen, Mikrotubuli, ↑Mitochondrien u. endoplasmat. Retikulum. Abb.

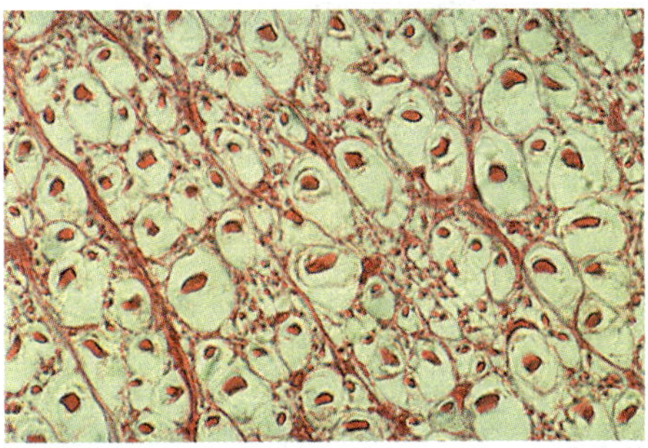

30

Achsenzylinder. Histologischer Schnitt durch die weiße Substanz des Rückenmarks, HE-Färbung; im Zentrum der Nervenfasern die Axone als roter Punkt

Achse, optische: gedachte Verbindungslinie zwischen Hornhautscheitel u. der Fovea centralis der Netzhaut. Nicht alle opt. wirksamen Teile des Auges sind auf der o. A. des Auges zentriert.

Acht-Monats-Angst: ↑ Angst im Kindesalter.

Achylia *⟨gr⟩ f*: Achylie; erloschene Saftabsonderung, Fehlen von Sekret, z. B. fehlende Magensaftabsonderung.

Achylia gastrica: Fehlen der Magensekretion, dabei fehlt nicht nur die Säuresekretion (↑ Achlorhydrie), sondern auch die von Pepsinogenen u. Intrinsic factor. A. g. gehört zu den obligaten Sympt. der perniziösen Anämie (↑ Vitamin-B_{12}-Mangelanämie) der Erwachsenen. Außerdem kann sie bei schwerer, ausgedehnter atroph. Gastritis vorkommen.

Achylia pancreatica: Fehlen der Pankreassekretion bei schwerster chron. Pankreatitis, ↑ Mukoviszidose, Pankreasgangverlegung durch Tumoren, Steine o. Gangunterbindung.

Aciclovir: 9-[2-Hydroxyethoxymethyl]-guanin, Acycloguanosin; Virostatikum (↑ Nukleosidanalogon), das in Form von Aciclovirtriphosphat die DNA-Polymerase von Herpes-simplex-Virus Typ 1 u. 2 sowie von Varicella-Zoster-Virus (VZV) hemmt u. damit die virale DNA-Synthese blockiert. Anwendung bei Herpesenzephalitis, Herpes genitalis, VZV-Infektionen bei abwehrgeschwächten Pat. A. wird wegen geringer enteraler Resorptionsrate meist parenteral verabreicht. ↑ Chemotherapie, antivirale.

Acidität ↑ Azidität.

Acidol: Betainhydrochlorid, ↑ Betaine.

Acid rebound *⟨engl⟩ m*: Säurerückschlag; verstärkte Sekretion von Magensäure, nachdem das Antazidum aus dem Magen entleert wurde. Bes. kalziumhaltige Antazida sind durch diese Reaktion belastet.

Acidum acetylsalicylicum ↑ Acetylsalicylsäure.

Acidum agaricinicum: Agarizinsäure; Antihydrotikum.

Acidum carbolicum ↑ Phenol.

Acidum flufenamicum: N(α,α,α-Trifluor-m-tolyl)anthranilsäure; Antiphlogistikum, Antirheumatikum.

Acidum iotalamicum: Iotalamsäure; Röntgenkontrastmittel.

Acidum nalidixicum ↑ Nalidixinsäure.

Acidum tannicum ↑ Gerbstoffe.

Acidum tranexamicum: 4-Aminomethylcyclohexankarbonsäure, Antifibrinolytikum.

Acinetobacter *⟨gr⟩*: unbewegl. aerobe gramnegative Stäbchen. Gattung der Fam. Neisseriaceae mit 17 Genospezies; im Wasser, Abwasser, Erdboden weit verbreitet, beim Menschen gelegentl. auf der Haut, Gefahr der Kontamination des Untersuchungsmaterials. In letzter Zeit zunehmend Bedeutung bei Krankenhausinfektionen (nosokomiale ↑ Infektionen) bes. durch A. calcoaceticus u. a. baumannii.

Acinus *⟨lat⟩ m* ↑ Azinus.

Acitretin: Derivat des ↑ Tretinoins. Antipsoriatikum.

Ackeevergiftung: Intoxikation durch Genuß unreifer o. verdorbener Früchte (Ackee) von Blighia sapida (auf Jamaica verbreitete Baumart). Führt zu Leibschmerzen, Erbrechen, Tachykardien, Kollaps, Krämpfen, Bewußtseinsverlust. Hohe Letalität. Ursache vermutl. durch Enzymblockierung Hemmung der ↑ Glukoneogenese u. dadurch extreme ↑ Hypoglykämie. Ther.: symptomat., Glukosezufuhr.

Ackerknecht, Eberhardt (1883–1969), Anat., Zürich.

Ackerknecht-Organ (nach Eberhardt A.): an der Mündung des Ductus submandibularis gelegener drüsenartiger epithelialer Körper mit zahlreichen Nerven, dessen Funktion noch unbekannt ist.

Ackermann, Johann Christian Gottlieb (1756–1801), Arzt, Jena, Göttingen; habilitiert in Halle, wo er „Ueber die Krankheiten der Gelehrten u. leichteste u. sicherste Art sie abzuhalten u. zu heilen" (Nürnberg 1777) als „arbeitsmedizinisches" Erstlingswerk veröffentlicht. Während seiner Physikatszeit (1778–1786) erschien von ihm eine völlige Neubearbeitung von Bernhardino Ramazzinis „Abhandlung von den Krankheiten der Künstler u. Handwerker" in zwei Bänden (Stendal 1780 u. 1783), aus eigener Sachkenntnis u. umfängl. Erfahrung beträchtl. erweitert. 1786 nach Altdorf berufen, ab 1794 Professor für Pathol. u. Ther.

Acne ↑ Akne.

Acne cachecticorum: mit geschwürigem Zerfall einhergehende Knötchen u. Pusteln bei Kachexie am Rumpf u. an den Gliedern.

Acne conglobata: Acne vulgaris mit großen fluktuierenden Knoten an Gesicht, Nacken, Rücken u. Gesäß, meist schmerzlos. Abb.

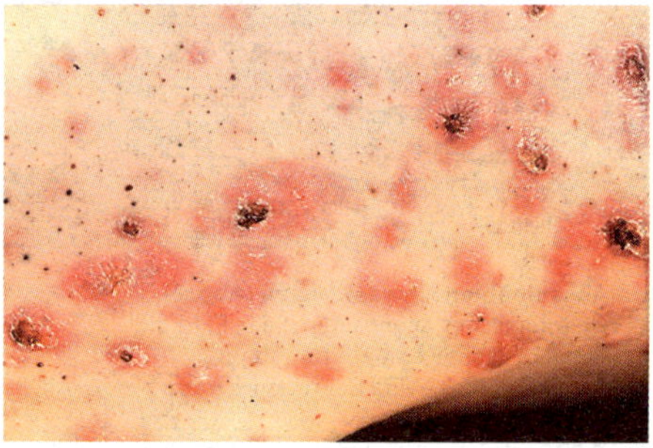

13

Acne conglobata. Komedonen u. entzündliche Knoten

Acne decalvans ↑ Alopecia atrophicans.

Acne excoriata: Kratzeffekte an der Gesichtshaut meist bei jungen Mädchen aus psych. Ursache.

Acne indurata: Acne vulgaris mit schmerzhaften, verhärteten Knoten. Abheilung mit Narben.

Acne infantum: Talgdrüsenstörung des Neugeborenen durch die Wirkung plazentar übertragener Gestagene der Mutter o. fetaltestikulärer Androgene.

Acne medicamentosa: durch innerl. o. äußerl. Einwirkung von halogenhaltigen Arzneimitteln u. bes. durch langdauernde Steroidbehandlung (Steroidakne) hervorgerufene Arzneiausschläge unter dem klin. Bild einer Acne vulgaris.

Acne necroticans: in Schüben verlaufende Knötchen- u. Pustelerkrankung der Haarbälge, meist an der Stirn o. Nackenhaargrenze. Abheilung mit scharf umschriebener Narbe. Keine Mitesser.

Acne picea: Teerakne; durch berufl. Einwirkung von Teer bzw. teerhaltiger Stoffe o. durch ther. Teeranwendung ausgelöste Akne.

Acne professionalis: berufsbedingte Akne, die durch best. chem. Expositionen am Arbeitsplatz entstehen kann. ↑Chlorakne, ↑Ölakne, ↑Acne picea.

Acne rosacea ↑Rosazea.

Acne vulgaris: A. juvenilis; multifaktorielle Hautkrankheit des Pubertätsalters; auch medikamentös durch Glukokortikoide (Steroidakne). Vermehrte Talgdrüsenaktivität mit Talgstau, Verstopfung der Ausführungsgänge der Haarfollikel (Komedo = Mitesser) im Gesicht, auf Rücken o. Brust sowie sek. Infektion (Follikulitis u. Perifolliculitis purulenta).

Aconitase: Enzym, das die reversible Addition von Wasser an cis-Aconitsäure (Isomerisierung der Zitronensäure; ↑Zitronensäurezyklus) katalysiert.

Aconitin: Alkaloid aus dem blauen Eisenhut, ↑Aconitum napellus.

Aconitinvergiftung: letale Dosis des Aconitins für Erwachsene 1,5–5 mg. Resorption über Haut u. Schleimhäute mögl. Zunächst Erregung, später Lähmung sensibler, anschließend motor. Nervenendigungen, Lähmung der Zentren des ZNS. Exitus an akuter Herz-Kreislauf-Insuffizienz mögl. Bei Überleben kaum Dauerschäden.

Aconitsäure: Zwischenprodukt des ↑Zitronensäurezyklus bei der Isomerisierung von Zitrat zu Isozitrat.

Aconitum napellus ⟨*lat*⟩ *n*: blauer Eisenhut; enthält Alkaloid Aconitin; Vergiftung: letale Dosis peroral etwa 5 mg, kutane Resorption mögl. ↑Aconitinvergiftung.

Acormus ⟨*gr*⟩ *m*: Entwicklungsstörung ohne Rumpf, ↑Acardiacus.

Acorus calamus ⟨*lat*⟩ *m*: Kalmus, Sumpfpflanze, Rhizomdroge, enthält ätherische ↑Öle (Calami aetheroleum) mit Betaasaron, außerdem Bitter-, Gerb- u. Schleimstoffe. Innerl. als Stomachikum u. Karminativum, äußerl. für hautreizende Bäder u. bei Seborrhö.

d'Acosta, José (1539–1599), span. Missionar in Peru, der 1591 die Berg- o. Höhenkrankheit erstmals aufgrund von Selbstbeobachtungen beschrieb.

d'Acosta-Krankheit (nach José d'A.) ↑Höhenkrankheit.

ACP: *Abk* für ↑Acylcarrierprotein.

Acquired immune deficiency syndrome ⟨*engl*⟩ *n*: *Abk* AIDS; erworbenes Immunschwächesyndrom. ↑AIDS.

acquisit ⟨*lat*⟩ *Adj*: acquisitus, akquiriert, erworben.

2-Acranil: 6-Chlor-9-(3-diethylamino-2-hydroxypropylamino)-2-methoxyacridin; gegen Infektionen mit Giardia lamblia, heute obsolet.

Acranius ⟨*gr*⟩ *m* ↑Akranie.

Acrasin: Chemotaktikum der zellulären Schleimpilze Acrasiales; zykl. Adenosinmonophosphat (↑cAMP), bewirkt Zellaggregation.

Acrasiomycetes: Gruppe der Schleimpilze.

Acremonia: Pilzgattung, ca. 70 Arten, davon humanpathogen A. kilense (Cephalosporium acremonium).

Acridinfarbstoffe: aromat., heterozykl. Kohlenwasserstoffe, Desinfektionsmittel u. Chemotherapeutika. Als Desinfektionsmittel aufgrund Gewebefreundlichkeit zur Wund- u. Schleimhautdesinfektion eignen sich z. B. Acriflaviniumchlorid, Ethacridin.

Acridinorange: bas. Fluoreszenzfarbstoff; dient zur simultanen Darstellung von DNA u. RNA (grüne bzw. rote Fluoreszenz bei pH 6); zum Nachweis von Tbc-Bakterien u. zur Vitalfärbung nach Strugger zur Unterscheidung lebender (grüne Fluoreszenz) u. toter (rote Fluoreszenz) Mikroorganismen.

Acriflaviniumchlorid: Trypaflavin; Chemotherapeutikum aus der Gruppe der ↑Acridinfarbstoffe, 1910 von P. Ehrlich gegen Schlafkrankheit auslösende Trypanosomen eingeführt, heute als Desinfiziens bei Infektionen der Mund- u. Rachenhöhle eingesetzt.

Acrodermatitis ↑Akrodermatitis.

Acrolein ↑Aldehyde.

Acrosin: eine trypsinähnl. Spermatozoenprotease, die im ↑Akrosom lokalisiert ist. Ihre Funktion besteht in der Auflösung der Zona pellucida.

Acrosoma ↑Akrosom.

Acrotheca: Pilzgattung, A. aquaspersa, seltener Erreger der ↑Chromomykose.

Acrylate *f Pl*: Salze u. Ester der Acrylsäure, Ausgangsstoffe für ↑Kunststoffe.

Acrylfixationstest: Agglutinationsprobe zum Rheumafaktornachweis. ↑Rheumafaktortests.

Acrylnitril: farblose, giftige Flüssigkeit. Zwischenprodukt der chem. Industrie. Gasförmig zur Bekämpfung von Vorratsschädlingen (Insekten). Ther. Gabe von Glaubersalz o. N-Acetylcystein.

Acrylsäure: Propensäure, Vinylkarbonsäure, Äthenkarbonsäure, ungesättigte Monokarbonsäure, CH_2=CH–COOH; polymerisiert leicht unter Wärmeentwicklung zu Polyacrylsäure, ↑Methacrylsäuremethylester.

Acrylsäureamid: Ausgangsverbindung für die Polymerisation eines dreidimensionalen Kunststoffgels, das für die elektrophoret. u. gelchromatograph. Trennung von Biopolymeren genutzt wird. Durch Veränderung des Polymerisationsgrades kann die Porengröße so verändert werden, daß mit Polyacrylamidgelen Trennungen von Substanzen mit Mol. Gew. zwischen 200 u. 400 000 ermöglicht werden.

ACTH: *Abk* für adrenokortikotropes ↑Hormon.

ACTH-Belastungstest: ACTH-Stimulationstest; Methode zur Prüfung der Stimulierbarkeit u. damit der Sekretionskapazität der Nebennierenrinde. Nach exogener Zufuhr von ACTH erfolgt die Bestimmung der unkonjugierten 11-Hydroxykortikosteroide bzw. 17-Hydroxykortikosteroide, im Plasma. Es existiert eine Vielzahl von Funktionsprüfungen, die sich in Applikationsweise u. Dosierung des ACTH sowie in der Wahl der Bestimmungsmethode für Steroide unterscheiden. Bei den meisten Ind. ist der intravenöse ACTH-Schnelltest ausreichend. Diagn. Wert liegt in der DD einer Nebennierenrindeninsuffizienz (prim. adrenal versus sek. hypothalam.-hypophysär), erhöhter Anstieg des Cortisols bei Nebennierenrindenhyperplasie, verminderter Anstieg des Cortisols u. exzessiver Anstieg des 17-OH-Progesterons beim 21-Hydroxylase-Mangel (adrenogenitales Syndrom). Bei Nebennierenrindenkarzinom keine Reaktion auf Belastung, bei Nebennierenrindenadenom unterschiedl. Resultate. ACTH-Allergie verursacht Nebenreaktionen (anaphylaktischer ↑Schock).

Actinobacillus mallei: veraltete Bez. für ↑Pseudomonas mallei.

Actinogelin ⟨*gr*⟩ *n*: Protein, das die Gelierung von ↑F-Aktin bei niedrigen Ca^{2+}-Konzentrationen verursacht.

Actinomadura madurae: Erreger des ätiol. uneinheitl. ↑Myzetoms.

Actinomyces odontolyticus: an der ↑Karies (Caries dentium) ursächl. beteiligte Aktinomyzetenart der ↑Mundflora.

Actinomyces pyogenes: früher Corynebacterium pyogenes. Erreger von Pharyngitis, unspezif. ↑Urethritis u. ↑Prostatitis.

Actinomyces viscosus: an der ↑Karies ursächl. beteiligte Aktinomyzetenart der ↑Mundflora.

Actinomycetaceae: Actinomyces, Aktinomyzeten, Strahlenpilze; grampositive Fadenbakterien mit auffälliger Pleomorphie. Epiphyten der Mundschleimhaut u. Bestandteile der Plaqueflora. Med. bedeutsam: Actinomyces israelii als Erreger der ↑Aktinomykose, Actinomyces naeslundii gelegentl. Miterreger der Aktinomykose u. mit Actinomyces odontolyticus u. Actinomyces viscosus Bestandteil der Plaqueflora (↑Dentalplaque), Actinomyces viscosus ist mit großer Wahrscheinlichkeit an der ↑Parodontitis marginalis beteiligt.

Actinomycetales ⟨*gr*⟩ *f Pl*: grampositive, unbewegl. Fadenbakterien mit echten Verzweigungen. Ihr Durchmesser beträgt $\leq 1{,}0\,\mu m$. Die Ordnung der A. umfaßt folgende Fam.: 1. Mycobacteriaceae mit den wichtigsten Vertretern Mycobacterium tuberculosis u. Mycobacterium leprae, den Erregern der Tuberkulose u. der Lepra. Es handelt sich um sporenfreie, nach Spezialfärbung säurefeste Stäbchen, die gelegentl. Verzweigungen zeigen. 2. Actinomycetaceae, bei denen ein vegetatives Myzel mit Verzweigungen u. Segmentierung in Stäbchen bzw. kugeligen Elementen u. Sporen vorkommt. Aktinomyzetensporen sind Dauer- u. Vermehrungsformen. Wichtige Vertreter sind die Erreger der ↑Aktinomykose u. der ↑Nocardiosen des Menschen u. der Haustiere. 3. Streptomycetaceae, bei denen das vegetative Myzel normalerweise ungeteilt bleibt; hier finden sich die Arten, die durch ihre Antibiotikabildung von größter med. Bedeutung als Heilmittel gegen Infektionskrankheiten sind, z. B. Streptomyces griseus (Streptomycin, Waksman 1943), Streptomyces venezuelae (Chloromyzetin, Burkholder 1947), Streptomyces fradiae (Neomycin, Waksman u. a. 1949), Streptomyces aureofaciens (Aureomycin, Duggar 1945), Streptomyces rimosus (Terramycin, Kane u. a. 1949), Streptomyces noursei (Fungizidin, Hazen u. Brown 1950), Streptomyces verticillus (Bleomycin, Umezawa 1962).

Actinomycin D: Antibiotikum mit antineoplast. Eigenschaften aus Aktinomyzeten, das infolge Wechselwirkung mit DNA (Bindung an Guaninreste) sowohl die ↑DNA-Biosynthese, DNA-Reparaturprozesse wie auch die RNA-Synthese hemmt. Wegen der dadurch bedingten allg. starken Toxizität ther. schwierig einsetzbar.

Actinoquinol: 8-Ethoxychinolin-5-sulfonsäure; Lichtschutzmittel.

Acumentin ⟨*lat*⟩ *n*: Protein aus alveolären ↑Makrophagen, das sich mit dem ↑Aktin des ↑Zytoskelett verbindet u. wahrscheinl. auch in Granulozyten vorkommt.

acuminatus ⟨*lat*⟩ *Adj*: spitz; in Verbindungen, z. B. Condyloma acuminatum.

Acupuncture-like electrostimulation: Sonderform der TENS-Behandlung mit intensiven, schmerzhaften, sehr kurzen Impulsgruppen. ↑Hyperstimulationsanalgesie.

acusticus ⟨*gr + lat*⟩ *Adj*: das Hören betreffend.

Acute necrotizing ulcerative gingivitis ⟨*engl*⟩: *Abk* ANUG; akute Gingivaentzündung mit Nekrosen u. Ulzerationen. ↑Parodontologie.

Acute respiratory diseases ⟨*engl*⟩: *Abk* ARD; ↑Atemwegsinfektion.

Acycloguanosin: 9-[2-Hydroxyethoxymethyl]-guanin; ↑Aciclovir.

Acyladenylat: Acyl-AMP; Intermediat der ↑Fettsäurenbiosynthese u. als Aminoacyladenylat Intermediat der Aminosäureaktivierung bei der ↑Proteinbiosynthese.

Acylaminopenicilline: auch Acylureidopenicilline; vom ↑Ampicillin abgeleitete Penicillinderivate wie Mezlocillin, Azlocillin, Piperacillin u. Apalcillin. Vorteil: breiteres Wirkungsspektrum als Benzylpenicillin nach der gramnegativen Seite. Nachteil: nicht betalaktamase- u. säurestabil.

Acylase: Enzym, das Monokarbonsäureamide hydrolyt. zu Ammoniak u. den Karbonsäuren hydrolysiert.

Acylcarnitin: energiereiche Ester von Fettsäuren u. ↑Carnitin; Transportform der Fettsäureester beim Durchdringen der Innenmembran der ↑Mitochondrien. A. ist von bes. Bedeutung für den Transport von Fettsäuren aus dem Zytosol in die Mitochondrienmatrix (↑Fettsäureabbau).

Acylcarrierprotein: kleines, saures, hitzestabiles, globuläres Protein mit Pantethein-4'-phosphat als prosthetische ↑Gruppe. Bestandteil des ↑Fettsäuresynthetasekomplexes.

Acyl-CoA: energiereiche Thioester von Fettsäuren u. ↑Coenzym A (↑Acetyl-Coenzym A). A. sind Intermediate von ↑Fettsäurenbiosynthese u. ↑Fettsäureabbau, ↑Triglyzeridbiosynthese.

Acyl-CoA-Dehydrogenasen: Flavinenzyme, die die erste Dehydrogenierung bei der Betaoxidation der Fettsäuren katalysieren (↑Fettsäureabbau).

Acylgruppe ↑Karbonsäuren.

Acylierung ↑Acetylierung.

Acylphosphat: gemischte Anhydride aus o-Phosphorsäure u. organ. Säuren, die als „energiereiche Phosphatverbindungen" metabol. von Bedeutung sind; der charakterist. Vertreter dieser Gruppe von Verbindungen ist das bei Bakterien nachgewiesene Acetylphosphat.

Acylureidopenicilline: substituierte Acylaminopenicilline, die alternativ eingesetzt werden können, wenn Ampicilline o. Cephalosporine versagen. Vertreter sind Azlocillin, ↑Mezlocillin, Furazlocillin, ↑Piperacillin u. ↑Apalcillin.

ADA: *Abk* für ↑Adenosindesaminase.

A. D. A.: *Abk* für American Dental Association.

Adaktylie ⟨*gr*⟩ *f*: Adactylia; angeborenes Fehlen aller Finger o. Zehen einer Hand bzw. eines Fußes. Isoliert o. in Kombination mit anderen Fehlbildungen auftretend.

Adamantane *n Pl*: Derivate des Tricyclo-[3,3,1,1,3;7]decan, z. T. Arzneimittel, z. B. ↑Amantadin.

Adamantinom ⟨*gr*⟩ *n* ↑Ameloblastom.

Adamantoblast ⟨*gr*⟩ *m* ↑Ameloblast.

Adamantoblastom ↑Ameloblastom.

Adamas dentis ⟨*gr + lat*⟩ *m* ↑Schmelz.

Adamkiewicz, Albert (1850–1921), poln. Pathol.

Adamkiewicz-Arterie (nach Albert A.) ↑Arteria radicularis magna.

ADAM-Komplex ⟨*engl*⟩: *Abk* für Amniotic Deformity Adhesions Mutilations; Syndrom der amniot. Stränge, ↑Amnionbändersyndrom.

Adams, James (1818–1899), engl. Arzt. ↑Alexander-Adams-Operation.

Adams, Robert (1791–1875), ir. Chir., Dublin.

Adamsapfel: vom Schildknorpel verursachte Vorwölbung an der Vorderfläche des Halses beim Mann.

Adams-Stokes-Anfall (nach Robert A. u. William S.): Adam-Stokes-Morgani-Anfall; Symptomenkomplex einer kurzdauernden zerebralen Minderdurchblutung mit Bewußtseinsverlust auf der Grundlage einer akuten kardialen Rhythmusstörung (Asystolie, Kammerflimmern, -flattern) mit ineffektiver Förderleistung. ↑Herzrhythmusstörungen.

Adaptabilität: die individuell unterschiedl. Anpassungsfähigkeit an Umwelteinflüsse.

Adaptation ⟨*lat*⟩ *f*: Anpassung. **1.** Die physiol. (funktionelle, evtl. morphol.) o. psychol., aktive o. passive, vorübergehende o. dauernde Anpassung eines Organismus an veränderte Bedingungen bzw. Einwirkungen. In der A. spiegelt sich die Fähigkeit selbstregulierender Systeme wider, sich unter veränderl. Bedingungen zu erhalten u. zu entwickeln. Bei der A. können 3 Phasen unterschieden werden: 1. Phase: unspezif., generalisierte Adaptationsreaktion, 2. Phase: adaptive Umstellung funktioneller Systeme 3. Phase: Anpassung der betroffenen Systeme. Die **Adaptationsgrenzen** werden durch die Regelbreite der Teilsysteme des Organismus best. **Phän. A.**: adäquate Anpassung des einzelnen Organismus an seine spezif. Umwelt i. R. der Realisierung der Variationsbreite der genet. determinierten Anlagen. **A. der Antibiotika**: Resistenzentwicklung der Bakterien. **A. der Bakteriophagen**: in der ↑Lysotypie verwendete Bez. des veränderten Wirtsbereichs eines ↑Bakteriophagen. **A. der Viren**: Anpassung der Viren an ein Wirtssystem (Zellkultur, Brutei, Versuchstier). **Homologe A.**: laufende Viruspassage im gleichen System. **Heterologe A.**: Viruspassage wechselweise in versch. Systemen. **A. von Zahnersatz**: funktionelle u. psych. Anpassung an Zahnersatz. **2.** Verstellung der Ansprechschwelle eines Rezeptors (Sinneszelle, gesamtes Sinnesorgan, sensibler Nerv) in Anpassung an die mittlere Intensität des Reizangebots, so daß der Rezeptor auf kleine Reizstärkenänderungen innerhalb eines Intensitätsbereichs fein abgestuft ansprechen kann. Es gibt schnell adaptierende Rezeptoren, z. B. Pacini-Körperchen, u. langsam adaptierende, z. B. Temperatur-Rezeptoren, Photorezeptoren (A. der Netzhaut) sowie sehr langsam o. nicht adaptierende Rezeptoren, z. B. Schmerzrezeptoren. Auch homöostat. rezeptive Mechanismen für Entstehung von z. B. Durst adaptieren nicht. Die Abnahme der Reaktion auf gleichbleibende Reize bezeichnet man als ↑Habituation. Der ther. Effekt vieler Verfahren der Physiotherapie beruht auf Prozessen der physiol. A.; die systemat. Wiederholung physikal. Reize führt zur Optimierung zahlreicher regulator. Funktionen u. damit zur Steigerung der Leistungsfähigkeit. **A. der Netzhaut**: Anpassung der Lichtrezeptoren (Stäbchen u. Zapfen) an unterschiedl. Leuchtdichten sowohl als Steigerung wie auch Verminderung ihrer Empfindlichkeit. Hohe Empfindlichkeitssteigerung bei Übergang in die Dämmerung (Dunkeladaptation) u. Rückkehr zu normaler Empfindlichkeit bei Tageslicht o. heller künstl. Beleuchtung (Helladaptation). Die Dunkeladaptation dauert bis zu 45 min, die Helladaptation verläuft wesentl. schneller. Bei der Dunkeladaptation kommt es durch Überwiegen der Resynthese von Photopigment über dessen Spaltung zur Erhöhung seiner Konzentration, bes. ausgeprägt in den Stäbchen, ↑Rhodopsin. Die Adaptationsfähigkeit des Auges gestattet in weitem Rahmen eine Optimierung der Netzhautfunktionen (z. B. der Sehschärfe). Neben einer Totaladaptation der Netzhaut unterscheidet man auch eine Lokaladaptation, wobei einzelne Netzhautstellen eine unterschiedl. Empfindlichkeit aufweisen. Abb.

Adaptationskrankheiten: Erschöpfung der anfängl. biol. sinnvollen Adaptationsmechanismen der

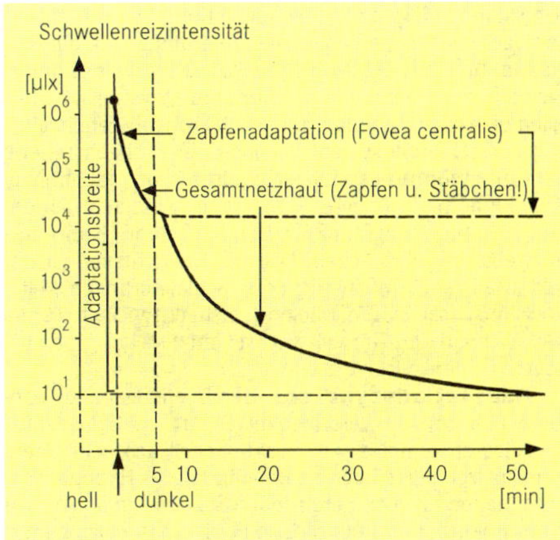

Adaptation der Netzhaut. Verlauf der Dunkeladaptation der Netzhaut in bezug auf die Empfindlichkeitssteigerung des Zapfensehens u. des Stäbchensehens. Ordinate: Beleuchtungsstärke einer angeblickten Fläche in µlx. Abszisse: Zeit seit Übergang in dunklere Umgebung in min. Kurve gibt die Abnahme der zur Schwellenempfindung erforderlichen Beleuchtungsstärke an.

Streßregulation (↑Adaptationssyndrom) im Ablauf des Streßgeschehens kann A. auslösen. Die pathogenet. Effizienz des Stressors wird zum einen durch die Quantität, Qualität u. Belastungsdauer, zum anderen durch die Persönlichkeitsstruktur u. Streßsensibilität geprägt. Schon bei leichten psychoemotionalen Belastungen (psych. Streß) kann, wie bei der essentiellen Hypertonie jugendl. Pat. nachweisbar ist, eine pathol. Streßregulation (Maladaptation, MAD) vorliegen. Maladaptive Abweichungen zeigen veränderte Intensitätscharakteristika gegenüber dem dynam. Regelverhalten u. starke Zeitverzögerungen bei der kompensator. Rückkopplung auf das physiol. Niveau. A. können somit durch maladaptive hormonalmetabol. Prozesse initiiert werden, wenn Überforderung einer Funktion, Erschöpfung funktioneller Reserven o. ein aufgezwungener Handlungsablauf mit neg. Emotionen bestehen.

Adaptationskurve: Ergebnis der Adaptationsuntersuchung mit einem ↑Adaptometer. Bei der A. findet man die Leuchtstärke des Testobjekts o. die Empfindlichkeit der Netzhaut auf der Ordinate u. die Untersuchungszeit auf der Abszisse. Sie zeigt beim Übergang der Zapfenadaptation zur Stäbchenadaption einen Knick (Kohlrausch). Nach 60 min wird die größte Empfindlichkeit (niedrigste Schwelle) der Netzhaut erreicht.

Adaptationsleuchtdichte: mittleres Leuchtdichteniveau eines Bildes (z. B. Röntgenbild am Betrachtungskasten o. Durchleuchtungsschirm), auf das sich das Auge adaptiert.

Adaptationsstörung: **1. A. des Neugeborenen**: Anpassungssyndrom beim Übergang vom intra- zum extrauterinen Leben, betrifft bes. den Stoffwechsel u. das endokrine System (Hypoglykämie, Hypokalzämie), das Herz-Kreislaufsystem u. die Lunge (persistierender fetaler

Kreislauf, kardiopulmonales Adaptationssyndrom, transitor. Tachypnoe), die Leber (Hyperbilirubinämie), die Nierenfunktion mit Elektrolyt- u. Wasserhaushalt (Ödeme, Neugeborenentetanie) u. das Gerinnungssystem (Morbus haemorrhagicus neonatorum), bei Frühgeborenen auch das Zentralnervensystem (Apnoen der Frühgeborenen). 2. **Eingewöhnungsschwierigkeiten** von Säuglingen, Kleinkindern u. jüngeren Kindern in Kindereinrichtungen, bes. ausgeprägt im 2. Lj. Häufige Sympt.: Nahrungsverweigerung, Erbrechen, Diarrhö, Gewichtsverlust, Infektanfälligkeit, Weinerlichkeit, Schlafstörungen, ↑Regression. Ursache ist oft die noch nicht entwickelte Fähigkeit, sich auf den Umweltwechsel einzustellen, auch bei psych. Fehlentwicklung.

Adaptationssyndrom: durch endogene u. exogene Belastungen verschiedenster Art im Organismus ausgelöster Komplex von Reaktionen. Nach dem Streßkonzept von Selye über die Beteiligung des Hypophysenvorderlappen-Nebennierenrinden-Systems am Aufbau einer Ergotropie setzt sich jede Form einer Schädigungseinwirkung (Stressor) auf den Organismus aus einem spezif. u. einem unspezif. Reaktionsanteil zusammen. Die unspezif. Reaktion tritt unabhängig von der Art der Schädigung auf u. betrifft den Gesamtorganismus. Sie wird als Allg. A. bezeichnet u. kann in 3 Phasen unterteilt werden: 1. Alarmphase (Sofortreaktion); 2. Resistenzphase (Frühstadium); 3. Erschöpfungsphase (Spätstadium). Neben dem sympatho-adrenalen u. adrenokortikalen System findet sich eine komplexe Einbeziehung kortikalhypothalam.-hypophysärer Regulationsebenen über Endorphine, Enkephaline, Prolaktin, antidiuret. Hormon, der thyreoidalen u. gonadalen Achse sowie des Renin-Angiotensin-Aldosteron-Systems. Die endokrin metabol. Reaktionen in der Frühphase der meisten Schockformen sind weitgehend ident. mit den Veränderungen des Postaggressionsstoffwechsels bei Streßeinwirkung; d. h. Einleitung sinnvoller Kompensationsmechanismen zur vermehrten Bereitstellung von Substanzen zur Energiegewinnung (ergotrope Reaktion), um aus der Sicht des Stoffwechsels das Überleben zu sichern. Der Ablauf der Streßadaptation u. die Entwicklung des Schockgeschehens hängen zum einen von Art, Dauer u. Intensität des Stressors, zum anderen vom vorliegenden endogenen Zustand des Organismus ab. Der Streß kann kurz u. akut, mit geringer Intensität einwirken, möglicherweise schon nach Ablauf der Sofortreaktion beendet sein, o. auch mit erhebl. Intensität o. als Dauerstreß bei chron. Erkrankungen auftreten. Die Sofortreaktion des Organismus ist durch eine vermehrte Ausschüttung von Katecholaminen, die über das hypothalam.- sympatho-adrenomedulläre System vermittelt wird, gekennzeichnet u. an den permissiven Effekt der ↑Glukokortikoide u. ↑Schilddrüsenhormone gebunden. Hämodynam. resultiert aus der Katecholaminerhöhung eine Kreislaufzentralisation mit Anstieg des myokardialen Sauerstoffverbrauchs, metabol. Steigerung der Lipolyse u. Glykogenolyse. Die Kreislaufregulation wird durch Stimulation der ADH-Ausschüttung (↑Hypophyse) u. Aldosteronbildung (↑Glandula suprarenalis) mit dem Effekt der Steigerung von Blutvolumen u. -druck durch verstärkte Natriumretention unterstützt. Im Frühstadium wird das hypothalam.-hypophysär-adrenokortikale System aktiviert. ACTH, Cortisol, Prolaktin u. Wachstumshormon u. das Pankreashormon Glucagon werden vermehrt sezerniert, es bildet sich ein absoluter bzw. relativer Insulinmangel aus (↑Insulinresistenz). Durch diese hormonellen Regulationen wird eine entscheidende Umstellung im Stoffwechsel eingeleitet mit dem Ziel, Glukose hauptsächl. nur den glukoseabhängigen, lebenswichtigen Organen Gehirn u. Herz zur Verfügung zu stellen u. langfristig die Energiegewinnung aus anderen Substraten zu sichern (metabol. Zentralisation). Die Glukokortikoide nehmen eine zentrale Stellung in der Postaggressionskatabolie ein (Steigerung der ↑Proteolyse), die Cortisolerhöhung ist der sensitivste Marker für Streßreaktion u. Postaggressionskatabolie. Außerdem kommt es zum ↑Low-T_3-Syndrom u. zum Abfall der adrenalen Androgene (Verminderung der anabolen Hormone). Spätstadium: zunehmend ineffektive Energiegewinnung führt zu Dekompensation der metabol. Zentralisation (Anhäufung von freien Fettsäuren durch Lipolyse), Überwiegen der anaeroben Glykolyse mit erhöhter Laktatbildung, Verlust funktionell wertvoller Plasmaproteine durch Proteolyse. Es entwickeln sich Hypoxie, Azidose u. Energiemangel bei Substratverarmung u. führt zu funktionellen u. strukturellen Zellschäden. Ther. ist die Wiederherstellung der vollen Wirksamkeit des anabol wirkenden Hormons Insulin bei gleichzeitiger Substratzufuhr, kombiniert mit Kreislaufstabilisierung, in allen Stadien des Schocks anzustreben.

Adaptationssyndrom, kardiopulmonales: Adaptationsstörung des Herz-Kreislauf-Systems Neugeborener mit Tachykardie, Rhythmusstörungen, Tachypnoe u. Veränderungen der Herzkonfiguration.

Adaptationstest: intraorale Abtastung standardisierter Prüfkörper mittels Zunge, Lippen u. Wangen mit dem Ziel der Formerkennung zur Überprüfung des Vermögens zur ↑Adaptation von Zahnersatz.

Adaptationszeit ↑Retina.

Adaption ↑Adaptation.

Adaptio quantitativa ⟨*lat*⟩ *f*: funktionelle Anpassung der Gewebe, bes. des Knochengewebes, durch quantitativ unterschiedl. Reize. Nach W. Roux (1880) hängen Form u. Funktion makrosk., mikrosk. u. in ihrer molekularbiol. Dimension zusammen. Quantitativ neue, auf eine Zelle wirkende Reize sollen auch neue Qualitäten in der Zelle hervorrufen. Die Immobilisationsosteoporose kann als quantitative Adaptationserscheinung aufgefaßt werden.

adaptiv ⟨*lat*⟩ *Adj*: anpassungsfähig. ↑Adaptation.

Adaptometer: Gerät zur Messung der ↑Adaptation, z. B. nach Hartinger. Zur Gruppe der A. zählt auch das ↑Nyktometer nach Comberg, mit der die Sehschärfe während der ersten 5 min des Adaptationsvorgangs u. unter definierter Blendung geprüft wird. Gemessen wird i. a. die Zeit bis zur Zeichenerkennung (Adaptationszeit). Die graph. Darstellung für versch. Leuchtdichten ergibt die Adaptationskurve. Alle Ergebnisse hängen stark von den Versuchsbedingungen ab. Neben den genannten Geräten sind weitere techn. Lösungen für A. vorgeschlagen worden, darunter auch Registrieradaptometer u. Mesoptometer.

Adaptometrie: Untersuchung des Adaptationsvorgangs mit einem ↑Adaptometer.

Adaptor-RNA ↑Transfer-RNA.

adäquat ⟨*lat*⟩ *Adj*: angemessen, entspr.

ADCC: *Abk* für engl. ↑Antibody dependent cell-mediated cytotoxicity.

adde ⟨*lat*⟩: rechne hinzu, füge hinzu (Rezeptur).

addental: dem Zahn anliegend. ↑Sigmatismus.

Addis-count ↑Addis-Sediment.

Addison, Thomas (1793–1860), brit. Arzt, London.

Addison-Biermer-Anämie (nach Thomas A. u. Anton B.): Biermer-Anämie; ↑Anämie infolge Vitamin-B_{12}-Mangels.

Addison-Gull-Krankheit (nach Thomas A., William G.): Xanthomatose u. Melanose der Haut, Diabetes mellitus, Lebererkrankungen u. Störungen des Phospholipidhaushalts.

Addisonismus (nach Thomas A.): relative ↑Nebennierenrindeninsuffizienz.

Addison-Krankheit (nach Thomas A.) ↑Nebennierenrindeninsuffizienz, primäre.

Addison-Krise (nach Thomas A.): extreme Situation bei Addison-Krankheit, hervorgerufen durch plötzl. Therapieabbruch, chir. Eingriffe, Infektionen, phys. Belastung u. a. Im Vordergrund stehen bei Ausfall der Mineralokortikoide die schweren Störungen im Elektrolyt- u. Wasserhaushalt mit Hyponatriämie, Hypochlorämie, Hyperkalämie (Kammerflimmern u. Herzstillstand in Diastole), Hypovolämie, Störung der Nierenfunktion (Anstieg von Kreatinin u. Harnstoff). Daraus resultieren Blutdruckabfall, Kollaps, Bewußtlosigkeit, Hyperthermie u. Tod. Der Mangel an Glukokortikoiden imponiert klin. durch Hypoglykämie, Apathie u. Ausfall zentralnervöser Funktionen bis zum Tod durch Kreislaufkollaps. ↑Nebennierenrindeninsuffizienz, primäre.

Addis-Sediment: quantitatives Verfahren zur Ermittlung der Ausscheidung von Leukozyten, Erythrozyten u. Zylindern mit dem Harn. Als diagn. Methode eingeführt von Addis u. Hamburger. Untersuchungsmaterial ist meist 2- bis 3-h-Sammelharn, nach Möglichkeit am Morgen. Nach Resuspension des Sediments Zählung in der Neubauer-Zählkammer. Untersuchung muß innerhalb von 20 min erfolgen. Ausscheidung von 4,5 Mill. Leukozyten, 2,5 Mill. Erythrozyten u. mehr als 2 000 Zylinder in 24 h ist sicher pathol. Klin. von Bedeutung für Diagnostik u. Verlaufskontrolle bei aszendierenden Harnwegsinfekten, bei Pyelonephritis, chron. Nephritis u. nach antibiot. Ther.

Additionalwirt: Ersatzwirt; Wirt im Lebenszyklus von ↑Helminthen, der für die Entwicklung nicht unbedingt erforderl. ist, aber die Infektion des ↑Endwirts begünstigt. Häufigste Form: paratenischer ↑Wirt.

Additive: Zusatzstoffe; **1.** A. in Lebensmitteln: zugesetzte Stoffe, die im unveränderten o. veränderten Zustand mitgegessen werden. Einsatz von Lebensmittelzusatzstoffen muß stets mit erkennbarem Nutzen verbunden sein: Erhöhung des diätet. Wertes, Verlängerung der Haltbarkeit, Verbesserung des Geschmacks, Geruchs, Aussehens o. der Konsistenz. Am häufigsten ist die Einteilung nach Wirkungsarten. Man unterscheidet A. mit vorwiegend chem., physikal., sinnesphysiolog. u. ernährungsphysiolog. Wirkung. An A. sind hohe Anforderungen hinsichtl. ihrer lebensmitteltoxikolog. Unbedenklichkeit zu stellen (↑Acceptable daily intake). Die ↑Toxizität muß gering sein (z. B. LD_{50} > 1 g/kg); krebserregende, genverändernde o. embryotox. Wirkungen müssen ausgeschlossen sein. Einige Stoffe sind natürl. Ursprungs, andere synthet. Gleichgestellt sind techn. Hilfsstoffe (Katalysatoren bei der Fetthärtung, Trennmittel, Reifebeschleuniger). Der Einsatz der Stoffe ist gesetzl. geregelt (Tab.). **2.** A. in synthet. Werkstoffen (Kunststoffen): in Anteilen von jeweils 0,1–60 % beigegebene, i. d. R. niedermolekulare Substanzen, die den Hochpolymeren best. wünschenswerte Eigenschaften (Elastizität, Stabilität, Farbechtheit) verleihen. Lebensmittel-, Arzneimittel- u. andere Verpackungen (Blutbeutel) sowie Behältnisse u. Bedarfsgegenstände sind ohne derartige Zusätze nicht herstellbar. Bei der Berührung muß gesichert sein, daß die A. nicht o. nur in zumutbarer Menge durch ↑Migration aus den Bedarfsgegenständen in Lebensmittel o. Arzneimittel gelangen. Hochpolymere unterliegen keiner Migration, müssen jedoch frei von ↑Monomeren sein. Tab.

Adduktion ⟨*lat*⟩ *f*: seitl. Heranführen der Extremitäten an den Körper, Heben des Unterkiefers beim Schließen des Mundes o. Einwärtsbewegung des Auges. Ggs. ↑Abduktion.

Adduktion, okuläre: Einwärtsdrehung eines Auges durch den M. rectus medialis.

Adduktionsexzeß: überschießende Einwärtsbewegung des Auges, in Form von Impulsen beim Strabismus.

Adduktionskontraktur ↑Kontraktur.

Adduktionsschwäche: muskulär bedingte unzureichende Beweglichkeit der Augen nach innen.

Adduktor ⟨*lat*⟩ *m*: Heranzieher, Muskel, welcher eine ↑Adduktion bewirkt, z. B. Musculus adductor magnus.

Adduktorenfalten: quer verlaufende Falten der Haut u. Unterhaut an der Innenseite der Oberschenkel beim eutrophen Säugling. Unterschiede in der Ausprägung u. Höhe der Falten spricht für das Vorliegen einer ↑Hüftgelenkluxation.

Adduktorenkanal: Canalis adductorius; an der medialen Adduktorenseite des Oberschenkels gelegener Kanal, der die Vorderseite des Oberschenkels mit der Kniekehle verbindet. Er dient dem Durchtritt der A. u. V. femoralis sowie des N. saphenus.

Adduktorenkontraktur: Kontraktur der Adduktorenmuskeln vorwiegend bei spast. Paraplegie (zerebrale

Additive in Lebensmitteln

Hauptwirkung	Beispiele
sensor. (sinnesphysiolog.)	Lebensmittelfarbstoffe, Süßstoffe, Geschmacksstoffe, Aromastoffe, Geschmacksverstärker
ernährungsphysiolog.	Vitamine, Mineralstoffe, Aminosäuren, Ballaststoffe
chem. u. biochem.	Antioxydanzien, Synergisten, Enzyme, Konservierungsmittel, Schönungsmittel, farbkorrigierende Stoffe (Bleichmittel), farbstabilisierende Stoffe
physikal.	konsistenzverändernde u. konsistenzerhaltende Stoffe wie: Geliermittel, Dickungsmittel, Emulgatoren, Stabilisatoren, Antiklumpmittel, Schaumbekämpfungsmittel, Feuchthaltemittel

Kinderlähmung, ↑Little-Syndrom). Durch die spasmusbedingte Adduktionsstellung der Beine kommt es allmähl. zur fixierten Verkürzung der Adduktoren, ↑Kontraktur. Kann zur Überkreuzung beider Beine führen.

Adduktorenreflex: Eigenreflex der Oberschenkeladduktoren. Bei Schlag gegen den Condylus medialis femoris wird Adduktion des Oberschenkels ausgelöst. Bei Steigerung gekreuzter A. mögl., d.h. Reaktion (auch) an der kranken Seite bei Auslösung an der gesunden Seite.

Adduktorenschlitz: distale Öffnung des Adduktorkanals in die Kniekehle, wird begrenzt vom Femur u. der Endsehne des M. adductor magnus.

Adduktorensyndrom: Grazilissyndrom; schmerzhafter Zustand am Ursprung der Adduktoren bzw. Grazilissehne am Schambein vorwiegend im Kindes- u. Jugendalter. Ursache: Überlastung, ↑Tendinose. Gewaltsame Abduktion der kontrahierten A. (Sportunfall) kann zum Ausriß der Sehne aus ihrer knöchernen Verankerung bzw. vor Schluß der Apophysenfugen zum Abriß der Apophyse führen.

Adelmann, Georg F. B. (1811–1888), Chir., Dorpat.

Adelmann-Blutleere (nach Georg F. B. A.): Gefäßdrosselung durch max. Gelenkbeugung bei art. Blutungen.

A-Deltafasern: myelinisierte Nervenfasern des zerebrospinalen Systems mit einem Durchmesser von 2,5–4,0 μm, einer entsprechenden Leitungsgeschwindigkeit von 15–25 m/s (Einteilung nach Erlanger u. Gasser, nach Lloyd u. Hunt Typ-III-Fasern). Leiten vorwiegend afferente Impulse der Warm-, Kalt- u. Schmerzrezeptoren der Haut, Chemo-, Herzvorhofrezeptoren.

Adenin: 6-Aminopurin, Baustein von Nukleinsäuren, Nukleotiden (ATP, ADP, AMP) u. Coenzymen (NAD, NADP, Coenzym A, FAD, S-Adenosylmethionin) sowie einiger Antibiotika. Synthese erfolgt nicht als freie Base, sondern an Ribose-5-phosphat (↑Purinbiosynthese). Endprodukt des Abbaus von A. ist beim Menschen Harnsäure. Abb.

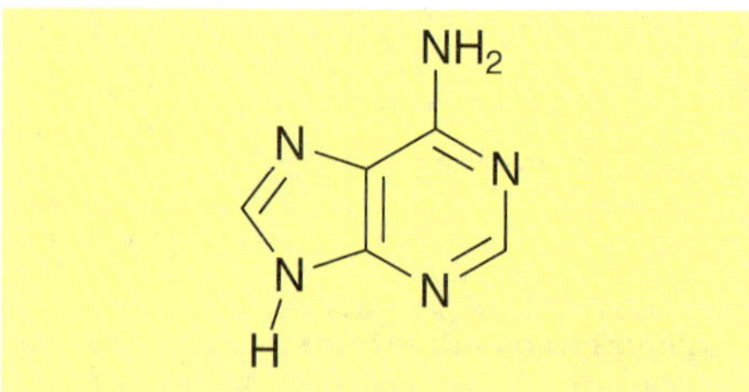

Adenin

Adeninarabinosid: *Abk* Ara-A; ↑Vidarabin.

Adeninnukleotide: 3'- o. 5'-Phosphorsäureester des ↑Adenosins. Biol. wichtig sind v.a. die 5'-Derivate. Vertreter der A. sind AMP, ADP, ATP, NAD, NADP, FAD. Über die Adenylatkinasereaktion sind diese drei Nukleotide direkt ineinander umwandelbar.

Adeninphosphoribosyltransferase: AMP-Pyrophosphorylase; eine ↑Nukleotidpyrophosphorylase, die die Verwertung von Adenin über den Salvage-Mechanismus katalysiert.

Adenitis ⟨*lat* + *gr*⟩ *f*: Entzündung von Drüsen o. Lymphknoten.

Adenoakanthom ⟨*gr*⟩ *n* ↑Adenokankroid.

Adenoameloblastom ↑Ameloblastom.

Adenofibrom: aus drüsigen u. bindegewebigen Anteilen bestehender gutartiger Tumor des Ovars. Solide Variante des ↑Zystadenofibroms.

Adenohypophyse: der aus 3 Abschnitten (pars tuberalis, pars intermedia, pars distalis) bestehende Hypophysenvorderlappen. ↑Hypophyse.

Adenoide: adenoide Vegetationen; lymphat. Hyperplasie der Rachentonsillen, häufig im Kindesalter, kann zur Behinderung der Atmung führen.

Adenokankroid ⟨*gr*⟩ *n*: Adenoakanthom; von Schleimhäuten mit zylindr. Epithel ausgehendes Adenokarzinom, das neben drüsigen Strukturen auch (verhornendes) Plattenepithel bildet. Vorkommen: bes. im Corpus uteri.

Adenokarzinom: Carcinoma adenomatosum; histol. drüsige Strukturen bildendes ↑Karzinom, Drüsenkrebs o. adenoides Karzinom.

Adenokarzinom, bronchioloalveoläres: Alveolarzellkarzinom; 1–2 % aller bösartigen Lungentumoren, bes. im höheren Lebensalter. Ausgehend von Bronchiolen u. Alveolen, die von zylindr. Zellen mit o. ohne Schleimbildung tapetenförmig ausgekleidet werden, nicht selten in Lungennarben. Makrosk. markigschleimige Herde, die konfluieren u. große Lungenanteile infiltrieren können.

Adenokystom ↑Zystadenom.

Adenolymphom: gutartiger Mischtumor der Glandula parotidea (sehr selten in anderen Speicheldrüsen), in dem drüsige Anteile mit lymphat. Gewebe vermischt sind.

Adenom ⟨*gr*⟩ *n*: Epithelioma adenomatosum, d.h. vom Drüsenepithel ausgehende gutartige Gewächse, ahmen die normale Drüsenstruktur weitgehend nach; tubulär (röhrenförmig) o. alveolär (follikulär, bläschenförmig) gestaltet. Auftreten im Inneren von Organen als umschriebene, meist abgekapselte, gut abgrenzbare Gewächse. Man unterscheidet reine A., Fibroadenome (reichl. bindegewebiges Stroma) u. Zystadenome (Ausweitung der Drüsenlichtungen durch retiniertes Sekret). Bei maligner Entartung Endung -karzinom o. -sarkom.

Adenoma malignum: trotz oft weitgehender Übereinstimmung mit dem typ. Gewebebild biol. bösartiger Drüsentumor. Vorkommen z.B. in der Schilddrüse (metastasierende Kolloidstruma).

Adenoma sebaceum: Pringle-Krankheit; dominant vererbbares Leiden. Lokalisation in Gestalt derber, gelbl. bis rotbrauner, stecknadelkopf- bis hirsekorngroßer Knötchen an den Nasenwangenfalten, der Nasenspitze u. den benachbarten Teilen der Oberlippe in reizloser Haut. Histol. hyperplast. Talgdrüsen, Bindegewebevermehrung u. Kapillarerweiterungen. Außerdem Papillome an Nagelwällen (Koenen-Tumoren) u. am Zahnfleisch sowie Pflastersteinnävus am Rumpf. Zum voll ausgebildeten Symptomenkomplex der Pringle-Bourneville-Krankheit gehört eine tuberöse Hirnsklerose, an der die Kranken meistens sterben. Abb.

Adenomatoidtumor: gutartiger Tumor aus irregulären Spalten u. drüsenähnl. Hohlräumen, die von mesothelartigen Zellen ausgekleidet sind. Interstitium reich an fibrösem Bindegewebe, glatter Muskulatur u. Lymphozyten. Ableitung vom Mesenchym der Müller-Gänge. Vorkommen hauptsächl. am Nebenhoden mit bevorzugter Lokalisation am unteren Pol, selten am Samenstrang o.

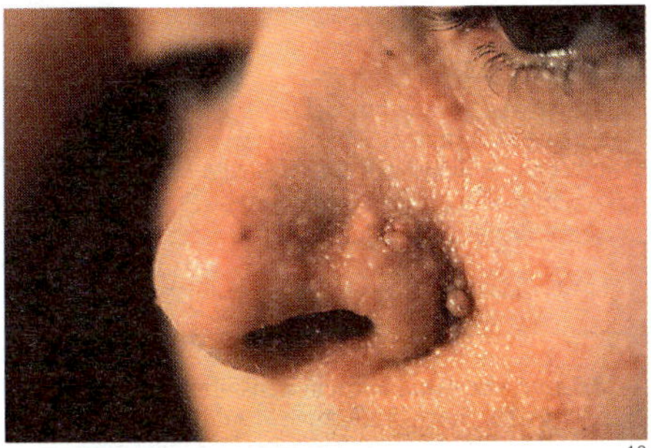

13

Adenoma sebaceum

in der Tunica albuginea. – Weitere, aber sehr seltene Lokalisationen: Ovar, Tube, Uterus u. Harnblase.

Adenomatose, multiple endokrine: Adenombildungen in versch. inkretor. Drüsen (Hypophyse, Nebenschilddrüse, Pankreas, Nebenniere), die nacheinander, aber auch simultan auftreten können. Mitunter steht anfangs die Überfunktion eines Organs im Vordergrund. Das Syndrom kommt gehäuft fam. mit einem autosomal dominanten Erbgang vor. Ein gehäuftes Vorkommen von Ulzera erklärt sich durch ↑Gastrinome bzw. ↑Hyperparathyreoidismus. ↑Wermer-Syndrom. ↑MEN-Syndrom.

Adenoma tubulare testiculare ovarii ↑Arrhenoblastom.

Adenoma umbilicale: Nabeladenom, enthält Reste des ↑Ductus omphaloentericus persistens.

Adenom, basophiles: allg. gebräuchl. Kurzform des basophilen ↑Hypophysenadenoms.

Adenomektomie: Ausschälung (Enukleation) u. Entfernung eines Adenoms; allg. Bez. für chir. Ther. bei benigner Prostatahyperplasie.

Adenom, eosinophiles: Kurzform des eosinophilen ↑Hypophysenadenoms.

Adenome, villöse: kommen am häufigsten im Kolon, seltener im Magen u. Duodenum sowie im übrigen Dünndarm vor. Breitflächig wachsende v. A. im Rektum u. Sigmoid können mit massiven Durchfällen sowie Eiweiß- u. Kaliumverlust einhergehen, so daß sich ein extrarenales Nierenversagen entwickeln kann, das zum Tode führt. ↑Adenome mit villösem Aufbau neigen häufiger zu Malignisierung.

Adenom, flaches: weniger als 1–1,5 cm große flache o. eingesenkte o. nur gering vorspringende Adenome mit einem leicht erhöhten Rand u. zentraler Einsenkung. Gegenüber den „üblichen" Adenomen enthalten sie häufiger schwere Dysplasien o. invasive Karzinome (Depressed colon cancer).

Adenom, hepatozelluläres: umschriebene Gewebebildung in der Leber, die zwischen Fehlentwicklung u. Neoplasie steht u. als mögl. Vorstufe eines Leberkarzinoms gilt. Sie wird als Folge der kontrazeptiven Hormontherapie häufiger gefunden. Nach Absetzen der Kontrazeptiva wird ihre Rückbildung durch Sonographie verfolgt. Laparoskopie gesichert werden. Möglichst keine Biopsie, da sehr gefäßreich, stark blutend u. Aussage begrenzt.

Adenom, hypophysäres ↑Hypophysenadenome.

Adenom-Karzinom-Sequenz: kennzeichnet malignes Entartungsrisiko von Adenomen des Darms abhängig vom Adenomtyp (tubuläres bzw. villöses Adenom) Grad der Epithelatypien u. der Adenomgröße.

Adenom, monomorphes: vom pleomorphen Adenom durch geordneten Aufbau unterschiedenes Adenom der Speicheldrüsen.

Adenom, pleomorphes: aus unterschiedl. differenzierten Epithelien mit myxoiden Anteilen (Speicheldrüsenmischtumor) aufgebaut. Selten Übergang in Malignität.

Adenomyom ⟨*gr*⟩ *n*: gutartiger Tumor aus glatter Muskulatur u. Epithelgewebe.

Adenomyosis *f* ↑Endometriose.

Adenomyosis uteri: diffuse u. knotige Wucherung endometrioiden Gewebes u. der glatten Muskulatur der Uteruswand. ↑Endometriose, ↑Myom.

Adenopathien: Viruskrankheiten, die sich überwiegend in den Lymphknoten abspielen (z. B. ↑Katzenkratzkrankheit, ↑Lymphopathia venerea).

Adenopharyngokonjunktivalfieber ↑Atemwegsinfektion.

Adenosarkom, embryonales: bösartiger Tumor mit drüsigen Strukturen u. sarkomatösem Stroma. Vorkommen: bes. als Nierentumor im Kindesalter, ↑Wilms-Tumor.

Adenose: knotenförmige Gangproliferation in der Brustdrüse, bei Kombination mit Fibrose u. Hyalinose als sklerosierende A. bezeichnet.

Adenosin: 9-β-D-Ribofuranosyladenin, Nukleosid aus ↑Adenin u. ↑D-Ribose, im ZNS hemmt es die exzitator. synapt. Transmission durch Glutamat u. Aspartat. Abb.

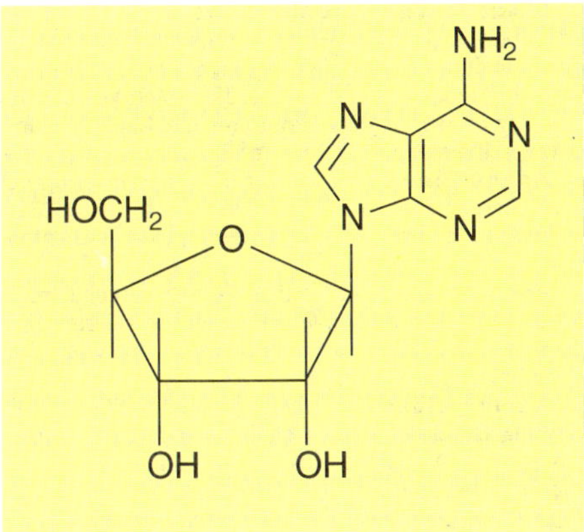

Adenosin

Adenosindesaminase: *Abk* ADA; ein beim ↑Purinabbau beteiligtes Enzym, das Adenosin zu Inosin unter Ammoniakfreisetzung umwandelt.

Adenosindesaminasemangel *m*: *Abk* ADA-M.; genet. bedingte Verminderung der ADA. Der A. tritt kombiniert mit Störungen der humoralen u. zellulären immun. Reaktion auf. ↑Immundefekt.

Adenosindiphosphat: *Abk* ADP; ein ↑Adeninnukleotid; entsteht aus AMP o. ATP durch Phosphorylierung bzw. Dephosphorylierung. A. enthält eine energiereiche Pyrophosphatbindung. Bei den energiekonservierenden ATP-Synthesen (↑Atmungskettenphosphorylierung, ↑Substratphosphorylierung) dient A. als Phosphatakzeptor.

Adenosinmonophosphat: *Abk* AMP; ein ↑Adeninnukleotid. Monophosphorsäureester des ↑Adenosins.

Adenosin-3',5'-monophosphat, zyklisches: *Abk* 3',5'-AMP, cyclo-AMP, cAMP; Phosphorsäurediester des Adenosins, wobei ein Phosphatrest sowohl mit der 5'- als auch mit der 3'-Hydroxylgruppe unter Ausbildung eines Ringsystems verestert ist. Die Bildung von z. A. erfolgt aus Adenosintriphosphat durch die ↑Adenylatzyklase; der Abbau zu 5'-AMP durch eine spezif. Phosphodiesterase. Z. A. verändert die Aktivität von Enzymen, insbes. von Proteinkinasen. Da das z. A. die Wirkung von einigen Hormonen auf den Zellstoffwechsel vermittelt, wird es auch als ↑Second messenger bezeichnet.

Adenosintriphosphat: *Abk* ATP; ein ↑Adeninnukleotid; wichtigste energiereiche Verbindung in der Zelle. A. enthält zwei energiereiche Pyrophosphatbindungen. Seine Synthese erfolgt aus ADP durch Substrat- o. Atmungskettenphosphorylierung u. bei grünen Pflanzen durch Photophosphorylierung. Aufgrund seines hohen Gruppenübertragungspotentials wird A. im Stoffwechsel häufig gekoppelt mit endergonen Reaktionen umgesetzt.

Adenosintriphosphatasen: Gruppe von Enzymen, die die Spaltung von ↑Adenosintriphosphat in Adenosindiphosphat u. Phosphorsäure katalysieren. Die freigesetzte Energie wird im Stoffwechsel für energiebedürftige Prozesse verwendet (Muskelkontraktion, Synthesen, Transport).

S-Adenosylmethionin: aktives Methyl; bei der Reaktion von ATP mit Methionin entsteht S-A., das eine durch Bindung an das Schwefelatom des Methionins aktivierte Methylgruppe enthält. S-A. dient Methylierungsreaktionen bei der Synthese von Adrenalin, Cholin, Kreatin u. a. Verbindungen. ↑Methionin, aktives.

Adenotom ⟨*gr*⟩ *n*: Messer (ring- o. fensterförmig) zur Entfernung der Rachentonsillen.

Adenotomie: operative Entfernung der Rachentonsillen.

adenotrop ⟨*gr*⟩ *Adj*: auf die Drüsen wirkend. I. e. S. für die vom Hypophysenvorderlappen sezernierten Hormone gebraucht, die auf Schilddrüse, Nebennieren u. Gonaden regulierend wirken.

Adenoviridae ⟨*gr* + *lat*⟩ *f pl*: Virusfamilie mit den Gattungen Aviadenovirus (vogelpathogen, u. a. Geflügelviren) u. ↑Mastadenovirus (humanpathogen). Sphär. Vibrion, Durchmesser 80–110 nm. DNA-Genom. Kub. symmetr. Kapsid ohne Envelope. Erstisolierung 1953 aus menschl. Lymphdrüsen. A. verursachen beim Menschen nach Schmier- u. Tröpfcheninfektion u. a. akute Erkrankungen der oberen Atemwege.

Adenovirus: Virusart der Gattung ↑Mastadenovirus mit 49 Serotypen. Weltweit verbreitetes Virus, das beim Menschen akute respirator. Erkrankungen, Pharyngokonjunktivalfieber, bei immun. vorgeschädigten Säuglingen u. Kleinkindern Adenoviruspneumopathie mit Generalisierung (Meningoenzephalitis, Myokarditis, Leberbeteiligung, Niereninsuffizienz), epidem. Keratokonjunktivitis, Enteritis bei Kindern, akute hämorrhag. Zystitis auslösen kann. Zurückbleibende Immunität nur serotypenspezif., deshalb mehrmals Erkrankungen mit anderen Serotypen mögl. Nach Primärinfektion Persistenz der A. im lymphat. Gewebe von Rachen, Darm u. Urogenitaltrakt mit intermittierender Ausscheidung mögl.

adental *Adj*: zahnlos.

Adenylatkinase: Myokinase; über die A. stehen die ↑Adeninnukleotide in einem metabol. Gleichgewicht: A. kommt in den meisten Zellen mit hoher Aktivität vor.

$$\text{Energieladung} = \frac{\text{ATP} + 0{,}5\ \text{ADP}}{\text{ATP} + \text{ADP} + \text{AMT}}$$

Adenylatzyklase: membranständiges Enzym, das die Synthese von zyklischem ↑Adenosin-3',5'-monophosphat aus ATP unter Pyrophosphatabspaltung katalysiert; kann durch Bindung von Hormonen (Glucagon, Adrenalin) an spezif. ↑Hormonrezeptoren (↑G-Protein) vermittelt reversibel aktiviert werden.

Adenylsäure: Adenosinmonophosphat (AMP); 3'- o. 5'-Monophosphorsäureester des Adenosins. 3'-AMP: Hefeadenylsäure 5'-AMP: Muskeladenylsäure 5'-AMP wird aus ↑Adenosin unter Beteiligung von ATP durch die Adenosinkinase o. bei seiner De-novo-Synthese aus Inosinmonophosphat gebildet. ↑Adeninnukleotide, zyklische ↑Nukleotide. Abb.

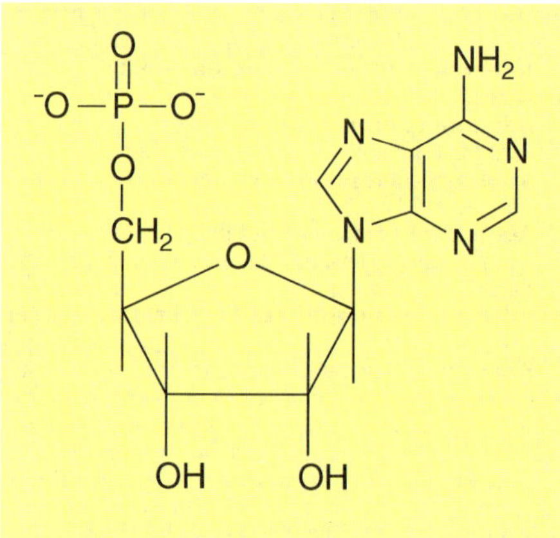

Adenylsäure

Adeps ⟨*lat*⟩ *m* ↑Fette.

Adeps cacao: Kakaofett, Kakaobutter, Oleum cacao; aus den reifen, gerösteten, von der Samenschale u. der Keimwurzel befreiten Samen von ↑Theobroma cacao durch Pressung erhaltenes Fett, das von mechan. Verunreinigungen befreit ist. Es ist ein Triglyzeridgemisch, das zu etwa 78 % aus Palmitooleostearin, 2-Oleodipalmitin u. 2-Oleodistearin besteht, den Rest bilden andersartig zusammengesetzte Triglyzeride. Verwendung als Zäpfchengrundlage.

Adeps lanae: Wollwachs, ↑Salben.

Adeps neutralis: Neutralfett, ↑Adeps solidus.

Adeps solidus: Adeps neutralis, Hartfett; Gemisch von Mono-, Di- u. Triglyzeriden gesättigter Fettsäuren, ↑Zäpfchen.

Adeps suillus ↑Schweineschmalz.

Ader: Blutader, ↑Vena; Schlagader, ↑Arteria.

Aderfigur: Purkinje-Aderfigur; durch eine helle, möglichst punktförmige Lichtquelle, die auf die Sklera aufgesetzt wird, läßt sich das Gefäßsystem der Netzhaut sichtbar machen, da deren Schatten auf sonst nicht betroffene Netzhautstellen fallen. Bei Trübungen der brechenden Medien spricht eine intakte A. für die Funktionstüchtigkeit der Netzhaut u. des Sehnerven.

Aderhaut ↑Choroidea.

Aderhautatrophie: Schwund der Aderhautgefäße u. der Chromatophoren, so daß bei der Ophthalmoskopie die weiße Sklera sichtbar wird. Die **peripapilläre A.** beobachtet man meist bei der Myopie. Die **essentielle A.** (↑Choroideremie) ist eine X-chromosomale progressive Heredodegeneration der Aderhaut, die bei Männern zur Erblindung führt, bei den Konduktorinnen jedoch nur zu geringfügigen Fundusveränderungen. ↑Atrophia gyrata choroideae et retinae.

Aderhauteffusion: periphere Form der Aderhautabhebung.

Aderhautentzündung ↑Choroiditis.

Aderhautkolobom: unterhalb der Papille liegender Aderhautdefekt. Entwicklungsstörung des Bulbus mit unvollständigem Verschluß der Augenbecherspalte. ↑Coloboma choroideae.

Aderhautmelanom: maligner Tumor der Choroidea mit Neigung zur Metastasierung. Ophthalmoskop. als grau-braune Prominenz, die bei diaskleraler Durchleuchtung einen Schatten wirft, erkennbar. Ther. in fortgeschrittenen Entwicklungsstadien durch Enukleation des betroffenen Auges o. Exzision des Tumors. Frühformen lassen sich durch Bestrahlung (Photonen-, Neutronen-, Betastrahlen) behandeln.

Aderhautruptur: bogenförmig die Papille umgebender Riß der Aderhaut infolge stumpfer Traumen des Bulbus, nicht selten durch das Makulagebiet ziehend. Kräftige Blutung, mit einer breiten Narbe ausheilend.

Aderhautsklerose: ophthalmoskop. erkennbare Sklerosierung der Aderhautgefäße, insbes. der Choriocapillaris.

Aderkuchen ↑Plazenta.

Aderlaß: im Altertum u. bes. im Mittelalter häufig unter falscher Ind. eingesetzte Heilmethode. Ehemals durch Schnitteröffnung einer Vene (Venae sectio), heute erfolgt Anwendung durch Punktion bei Siderophilie, Hämochromatose, Porphyria cutanea tarda, akutem Lungenödem, Austauschtransfusionen.

Aderlaßtherapie: eine Therapiemöglichkeit der Porphyria cutanea tarda, bes. bei Hypersiderinämie.

Adermin: Pyridoxin, ↑Vitamin B_6.

Adernegel ↑Schistosoma.

ad finem ⟨*lat*⟩: zum Ende, zum Tode führend.

ADH ↑Hormon, antidiuretisches.

Adhaesio interthalamica ⟨*gr* + *lat*⟩ *f*: sek. Ependymverklebung zwischen beiden Thalami im Bereich des III. Ventrikels.

adhärent ⟨*lat*⟩ *Adj*: anhaftend, verwachsen.

Adhärenz, bakterielle: ↑Adhäsion, ↑Adhäsine.

Adhäsine: in der Zytoplasmamembran lokalisierte Zelladhäsionsmoleküle; Glykoproteine, die für direkte Zelladhäsionsprozesse unter Ausbildung homo- u. heterotyper Zellverbände u. Wechselwirkungen mit extrazellulären Substraten verantwortl. sowie an der Aufnahme extrazellulärer Signale über die extrazelluläre Matrix beteiligt sind (↑Cadhärine, Integrine, Selektine, Zelladhäsionsmoleküle); Mangel an funktionsintakten Adhäsinen infolge Mutationen in den Genen von Tumorzellen begünstigt offenbar Metastasierung von Geschwülsten.

Adhäsion ⟨*lat*⟩ *f*: **1.** ***Chem./Physik:*** durch molekulare Anziehungskräfte bedingtes Aufeinanderhaften fester Stoffe o. von Flüssigkeiten an festen Stoffen. **2.** ***Pathol.:*** Verklebung von Organen untereinander durch Bindegewebe, i. d. R. nach Ablauf entzündl. Prozesse. **Peritoneale A.**: Verklebung in der Bauchhöhle. **Postoperative A.**: Verklebung im Gefolge operativer Eingriffe. **3.** ***Mikrobiol.:*** Haften von Bakterien an Epithelzellen, z. B. Darmzellen als Voraussetzung für deren Kolonisation (↑Adhäsine). **4.** ***Hämat.:*** A. der neutrophilen Granulozyten: Beim Haften auf nicht benetzbaren Oberflächen (Silikon, Teflon u. a.) breiten sich Granulozyten spontan aus, wobei ein breiter Rand von granulafreiem Hyaloplasma um die Zellzirkumferenz entsteht. Die A. ist als aktive, energieverbrauchende u. reversible Zelleistung zu verstehen. Beim extrakorporalen Kreislauf gehen durch A. viele Granulozyten verloren. ↑Zellsystem, granulozytäres.

Adhäsionsileus ↑Ileus.

Adhäsionsmoleküle: auf Zelloberflächen exprimierbare Membranstrukturen (Rezeptoren), die der Anheftung von Liganden (Gegenrezeptoren) dienen. Als Liganden kommen physiol. in Betracht: mobile körpereigene Zellen mit ihren Gegenrezeptoren, auf diesem Wege erfolgt Migration, z. B. durch die Kapillarwand; pathopyhsiolog. wirken best. Viren als Liganden (HIV heften an den Rezeptor CD4 u. a., vorhanden auf T-Helferzellen, Makrophagen, Gliazellen; Rhinoviren heften an CD54 an, vorhanden an Endothelien, Leukozyten u. a.). A. werden in drei Gruppen zusammengefaßt: Immunglobulinsuperfamilie, Selektine u. Integrine. Zur **Ig-Superfamilie** gehören alle Ig-Klassen, T-Zell-Rezeptoren, Klasse-I- u. -II-Antigene des MHC, CEA, CD2 (Leukozytenfunktionsantigen 2, LFA), LFA3, vorhanden auf Erythrozyten u. mit LFA2 reagierend, ferner CD4 u. CD8, CD54 (ICAM1, interzelluläres A.) sowie versch. andere zelluläre A. = CAM (N-CAM, V-CAM, PE-CAM). Das Gemeinsame der Ig-Superfamilien-Moleküle wird im Domänenaufbau analog den Immunglobulinen gesehen. Die **Integrine** bestehen aus zwei Grundketten (alpha u. beta) jeweils mit Ziffern zusätzl. nach weiterer Unterteilung beziffert, vorkommend auf Leukozyten u. nichthämatopoet. Zellen. Integrine erkennen als Gegenrezeptor die Tripeptidkombination Arg-Gly-Asp, die auch auf versch. Proteinen der extrazellulären Matrix vorkommt. **Selektine** sind einkettige A. auf versch. Zelltypen (Leukozyten, Thrombozyten, Endothelien), sie weisen N-terminal eine lektinhomologe Domäne auf. Bedeutung: Bindung von Zellen im Entzündungsgebiet, Rezirkulation von Zellen (Homing). ↑Lymphozytendifferenzierung.

Adhäsionsproteine: Proteine der extrazellulären Matrix u. des Blutes (↑Fibronektine, ↑Vitronektin, ↑Osteopontin, ↑Kollagen, ↑Thrombospondin, ↑Fibrinogen, ↑Willebrand-Faktor), die an best. Rezeptoren der Zelloberflächen gebunden werden (↑Integrine). Dadurch wird ein Kontakt der Zellen mit ihrer Umgebung hergestellt, was für die Ausbildung einer best. Zellform, die Aufrechterhaltung ihrer Funktion u. die Integrität des Zellverbands (Gewebe o. Organ) sehr wesentl. ist. Alle o. g. Proteine der extrazellulären Matrix binden an die Integrine durch eine gemeinsame Aminosäurensequenz ihrer Primärstruktur, näml. durch das Tripeptid Arginin-Glycin-Asparaginsäure. ↑ Adhäsionsmoleküle.

adhäsiv ↑ Adhäsion.

Adhäsivbrücke: Klebebrücke, Maryland-Brücke; spez. konstruierter festsitzender Zahnersatz (↑ Brücke) wird unter Verzicht auf konventionelle Verankerung (↑ Kronenprothese) nach ↑ Konditionierung der lückenbegrenzenden Zahnflächen u. Anrauhen o. ↑ Silanisierung der Ankerflächen mittels ↑ Composite befestigt.

Adhäsivprozeß: lokale Disposition der Mittelohr- u. Tubenschleimhaut zu rezidivierenden katarrhal. Entzündungen mit entzündl. Reaktionen der Paukenhöhlenschleimhaut sowie des Trommelfells u. narbigen Abheilungsformen in der Pauke. Weitere Ursachen: Allergien, Nasenrachenerkrankungen.

ADH-Verfahren ↑ Blutalkohol.

ADI *Abk* für ↑ Acceptable daily intake.

Adiadochokinese ⟨*gr*⟩ *f*: Unfähigkeit, koordinierte Bewegungen, z. B. Pronation u. Supination des Unterarms rasch aufeinanderfolgend auszuführen als Zeichen gestörter Kleinhirnfunktion. Bei gestörter aber nicht aufgehobener Koordination: Dysdiadochokinese.

Adiaspiromykose ⟨*gr*⟩ *f*: Lungenmykose durch Emmonsia-Arten, v. a. durch ↑ Emmonsia crescens, dessen große, runde Sporangien in befallenem Gewebe reichlich nachzuweisen sind. In Mitteleuropa wurden mehrfach Kleinnager, in Ausnahmefällen auch Menschen betroffen.

Adiasporen: bis 580 µm große Pilzsporangien (Sporangium) von Emmonsia crescens in der Lunge bei ↑ Adiaspiromykose.

Adie, William John (1886–1935), brit. Neurol.

Adie-Syndrom (nach William J. A.): Pseudo-Robertson-Syndrom, pupilloton. Pseudotabes, Pseudotabes pupillotonica; ↑ Pupillotonie in Kombination mit Areflexie der Beine; ohne Krankheitswert. Nicht zu verwechseln mit absoluter o. reflektor. Pupillenstarre bei Neurolues, insbes. Tabes dorsalis.

Adiphenin: ein ↑ Spasmolytikum.

Adipocire ⟨*lat* + *frz*⟩: Fettwachs- o. Leichenwachsbildung, Saponifikation. Umwandlung des Unterhautfettgewebes in eine gelblichweiße, körnige, mörtelartige, brüchige Masse. Tritt bei Leichen auf, die in feuchter Umgebung liegen (Wasserleichen, feuchtes Erdgrab). Hat Bedeutung für die Liegezeitbestimmung. Beginn örtl. u. zeitl. versch., meist nach 4–6 Wochen beginnend.

Adipokinese ⟨*lat* + *gr*⟩ *f*: Mobilisierung u. Abtransport von Fett aus dem Gewebe.

Adiponecrosis ⟨*lat* + *gr*⟩ *f*: Nekrose, Granulombildung u. Sklerose von Fettgewebe, z. B. A. multinodularis disseminata acuta.

Adiponecrosis subcutanea neonatorum: Unterhautfettgewebenekrose der Neugeborenen; umschriebene, blasse bis bläul. Infiltrate an den geburtsmechan. beanspruchten Körperstellen, wie Schulterblättern, Wirbelsäule u. Gesäß durch Fettsäurekristalle u. abakterielle Entzündungsreaktion, spontane Rückbildung.

Adipositas ⟨*lat*⟩ *f* ↑ Fettsucht.

Adipositas dolorosa: lokale Fettgewebewucherung bei adipösen Frauen. Lipomartige Knoten, die teils auf Druck, teils spontan schmerzhaft sind. Gesicht, Hände u. Füße bleiben frei. Häufig kombiniert mit muskulärer Adynamie u. psych. u. nervösen Störungen.

Adipositas-Hyperthermie-Oligomenorrhö-Parotis-Syndrom: AHOP-Syndrom; dienzephale Störung mit Adipositas (↑ Dystrophia adiposogenitalis), nicht obligater, häufig subklin. rezidivierender, intermittierender Hypothermie, Oligomenorrhö u. schmerzhafter, rezidivierender Schwellung der Parotis; Kalium- u. Phosphatkonzentration im Speichel erhöht; teilweise Schlafstörungen, melanchol. o. depressive Verstimmungen; Ätiol. unklar, wird aber im Bereich der Regio infundibularis hypothalami vermutet.

Adipositas hypogenitalis ↑ Dystrophia adiposogenitalis.

adiposus ⟨*lat*⟩ *Adj*: adipös; fettreich, verfettet. ↑ Fettsucht.

Adipozyt ⟨*lat*⟩ ↑ Fettzelle.

Adipsie ⟨*gr*⟩ *f*: Durstlosigkeit, Fehlen des Antriebs zur Wasseraufnahme bei Dehydratation. Charakterist. Zeichen bei Versuchstieren nach exp. Ausschaltung von nervalen Strukturen des Hypothalamus.

Adipsin: in Adipozyten synthetisierte, in das Blut sezernierte ↑ Serinprotease, die bei versch. Formen von Fettsucht vermindert auftritt.

Aditus ⟨*lat*⟩ *m*: Zugang, Eingang.

Aditus ad antrum: Verbindung des oberen Teils der Paukenhöhle zu Antrum mastoideum u. Warzenfortsatzzellen.

Aditus laryngis: Kehlkopfeingang, begrenzt von Epiglottis u. ↑ Plicae aryepiglotticae.

Aditus orbitalis: Eingang zur knöchernen Augenhöhle.

Adiuretika ⟨*gr*⟩ *n Pl*: Stoffe, die die Harnflut hemmen, z. B. bei Diabetes insipidus Adiuretin.

Adiuretin ⟨*gr*⟩ *n* ↑ Hormon, antidiuretisches.

Adjustierung: Kontrolle von Störfaktoren, ↑ Confoundern, Kovariablen mit Hilfe eines statist. Modells (i. d. R. Regressionsmodell). Das Ziel besteht darin, den eigenständigen (bereinigten) Effekt der Einflußgröße (Exposition) darzustellen.

Adjuvans ⟨*lat*⟩ *n*: *Pl* Adjuvanzien. **1.** Bestandteil einer Arznei, der die Wirkung des Hauptmittels verstärkt. Bes. günstig ist es, wenn das A. gleichzeitig unerwünschte Nebenwirkungen des Hauptmittels vermindert. **2.** Verstärker (Unterstützer) immunogener Wirkung von Antigenen. Als A. wirken Substanzen unterschiedl. Stoffklassen.

Adjuvansarthritis: ↑ Arthritismodell in der exp. Rheumatologie, bei Ratten vornehml. ausgelöst durch Injektion von komplettem Freund-Adjuvans, aber auch durch Adjuvanzien mit anderen Mykobakterien (u. a. M. butyricum) o. mit Mycoplasma arthritidis; letzteres gehört zur Gruppe der pleuropneumonia like organism (PPLO). Außer der A. gibt es eine Reihe weiterer Arthritismodelle.

ADL ⟨*engl*⟩: *Abk* für Activities of daily living; Selbstversorgungsfähigkeiten, die sich auf Aktivitäten des tgl. Lebens beziehen. Eine Einschätzung u. Bewertung der ADL erfolgt mit Hilfe des ↑ Barthel-Index.

Adler, Alfred (1870–1937), Neurol., Wien. Schüler Sigmund Freuds, wandte sich aber seit 1910 von diesem ab u. entwickelte seine eigene, bis heute existierende individualtherapeut. Schule. Zu seinen bekanntesten Konzeptionen gehört der Minderwertigkeitskomplex. ↑ Individualpsychologie.

ad libitum ⟨*lat*⟩: *Abk* ad lib, ad l; nach Belieben (Rezeptur).

Adminiculum lineae albae ⟨*lat*⟩ *n*: kaudaler, bindegewebiger Verstärkungszug der ↑ Linea alba, welcher an der Symphyse entspringt.

A-DNA: durch best. Geometrieparameter ausgezeichnete Strukturform der ↑Desoxyribonukleinsäure.

Adnexe: Anhänge. **1.** ***Gyn.:*** Anhänge der Gebärmutter, also Eierstöcke u. Eileiter. **2.** ***Urol.:*** Samenblase, Prostata, Nebenhoden u. Hoden.

Adnexektomie ⟨*lat* + *gr*⟩ *f*: Adnektomie, Adnexexstirpation. Operative Entfernung der Adnexe.

Adnexitis ⟨*lat*⟩ *f*: **1.** ***Gyn.:*** Entzündung der Gebärmutteranhänge, d. h. der Eileiter (↑Salpingitis) u. der Eierstöcke (↑Oophoritis). Klin. meist akut einsetzende heftige Schmerzen im Unterleib mit uncharakterist., u. U. monatelangem Fieber, schleimig-eitrigem Ausfluß u. Menstruationsstörungen, Krankheitsgefühl, Leukozytose u. Beschleunigung der Blutsenkungsgeschwindigkeit. Kann zur Verklebung der Tuben mit späterer ↑Sterilität führen. Breites Erregerspektrum. **2.** ***Urol.:*** Entzündung von Samenblasen, Prostata u. im erweiterten Sinne von Samenstrang, Nebenhoden u. Hoden.

Adnextumor: **1.** ***Gyn.:*** Vergrößerung des Eileiters u./o. des Eierstocks. Unterscheidung zwischen entzündl. Vergrößerung (entzündl. A.) u. echter ↑Geschwulst (gut- o. bösartig), die meist vom Eierstock ausgeht. **2.** ***Dermat.:*** gut- bzw. bösartiger Tumor, der von den Anhangsgebilden der Haut ausgeht. ↑Schweißdrüsentumoren, ↑Talgdrüsentumoren, ↑Haarwurzeltumor.

Adoleskarie: letztes Entwicklungsstadium einiger Trematoden, ↑Trematoda.

Adoleszent ⟨*lat*⟩ *m*: Heranwachsender.

Adoleszentenkrise: in der Pubertät auftretende psych. Veränderungen. ↑Pubertätskrise.

Adoleszentenkyphose ↑Scheuermann-Krankheit.

Adoleszentenstruma: Juvenilenstruma; zwischen Pubertät u. Wachstumsabschluß auftretende pathol. Schilddrüsenvergrößerung. Äußerl. sichtbarer Hinweis auf Iodmangel u. ineffiziente Schilddrüsenhormonsynthese, Behandlung durch Iodid u./o. Schilddrüsenhormonsubstitution.

Adoleszenz ⟨*lat*⟩ *f*: Lebensalter zwischen Pubertät u. Erwachsensein (ungefähr 13.–18. Lj.) mit den biol. Bezugspunkten Ausstoßung des ersten Eis bzw. der ersten Spermatozoen u. Abschluß des somat. Wachstums. Zeitl. Verhältnisse sind abhängig von hereditären Faktoren u. exogenen Faktoren (z. B. Lebensweise, Ernährung). Die A. wird in drei Phasen unterteilt: In der Vorpubertät besteht eine psychophys. Dysharmonisierung, u. zwar bei Mädchen im 12.–14., bei Jungen im 13.–15. Lj. Die 2. Phase, als eigentl. Pubertät, bringt eine psychophys. Reharmonisierung u. verläuft bei Mädchen zwischen 14. u. 16., bei Jungen zwischen dem 15. u. 16. Lj. In der dritten Phase, teilweise auch als A. i. e. S. bezeichnet, stabilisiert sich die psychophys. Persönlichkeit zwischen dem 16. u. 18. Lj.

Adonis vernalis ⟨*lat*⟩ *m*: Frühlingsadonisröschen, Krautdroge enthält ↑Herzglykoside, u. a. Adonitoxin (Adonitoxigenin-3-L-rhamnosid).

Adonitoxin: Herzglykosid, ↑Genin aus ↑Adonis vernalis.

Adontie ⟨*gr*⟩ *f*: angeborene Zahnlosigkeit, ↑Zahnunterzahl.

Adoption ⟨*lat*⟩ *f*: **1.** ***Med.:*** Reinnervation denervierter Muskelfasern durch kollaterale Aussprossung. **2.** ***Jura:*** gesetzl. geregelte Annahme an Kindes Statt.

Ädozephalie ⟨*gr*⟩ *f*: Edozephalie; seltene Form der ↑Zyklopie. Die „Rüsselnase“ (↑Proboszis) liegt unterhalb der medianen, unpaaren Orbita.

ADP ↑Adenosindiphosphat.

ADP-Freisetzung: Thrombozyten setzen während des Übergangs von reversibler zu irreversibler Aggregation im Verlauf der Freisetzungsreaktion die in Granula gespeicherten Stoffe (ADP, ATP, Serotonin, Adrenalin, hydrolyt. Enzyme, Fibrinogen, Elektrolyte, Plättchenfaktor 4) unter Energieverbrauch frei. Das freigesetzte ADP löst in der Umgebung des Aggregats die Aggregation weiterer Thrombozyten aus.

ADP-Ribose: Bestandteil von NAD; entsteht bei Abspaltung von Nikotinsäureamid aus diesem Coenzym. ADP-Ribose kann zur kovalenten Modifizierung von ↑G-Proteinen (Choleratoxin u. Pertussistoxin) u. anderen funktionell wichtigen Proteinen dienen.

ADP-Ribosylierung: posttranslationale Proteinmodifikation; durch ADP-Ribosyltransferasen katalysierte Übertragung von ADP-Ribosylresten von NAD^+ auf Proteine; von med. Interesse sind insbes. die Ribosyltransferaseaktivitäten von Diphtherie- sowie Pertussis- u. Choleratoxinen, die durch A. ↑Translationsfaktoren bzw. ↑G-Proteine inaktivieren.

Adrenalektomie ⟨*lat* + *gr*⟩ *f*: operative Entfernung der Nebennieren; beim Cushing-Syndrom mit Nebennierenrindenhyperplasie günstigste Behandlungsmethode. In den ersten Wochen nach A. progressives Absinken der glomerulären Filtration u. der effektiven Plasmadurchströmung der Niere. Unverhältnismäßig hoher Natrium-, Chlor- u. Wasserverlust führen zu Exsikkose u. Hypovolämie. Substitutionstherapie behebt die Ausfallerscheinungen. Der Verlust des Nebennierenmarks (Katecholamine) spielt untergeordnete Rolle, da genügend sympath. Wirkstoffe vom adrenosympath. System gebildet werden.

Adrenalin ⟨*lat*⟩ *n*: zusammen mit ↑Noradrenalin Hormon des ↑Nebennierenmarks; besitzt pos. chronotrope u. inotrope Wirkungen, wirkt gefäßerweiternd, steigert den ↑Grundumsatz u. die ↑Wärmebildung, erhöht den Glukose- u. Laktatspiegel im Blut infolge Steigerung der ↑Glykogenolyse in der Leber u. im Muskel (↑Glukose-Laktat-Zyklus), stimuliert die Lipolyse im Fettgewebe u. erhöht dadurch die Konzentration der unveresterten ↑Fettsäuren im Blutplasma. Ausschüttung nerval reguliert. A. wird aus ↑Tyrosin gebildet. A. steigert Pulsfrequenz, Minutenvolumen u. den systol. Blutdruck. **Adrenalinabbau** nach O-Methylierung u. oxidativer Desaminierung durch Monoaminooxidase Ausscheidung im Harn als Vanillinmandelsäure. Analoge: blutdruckwirksame Pharmaka, Analeptika. In Notfallsituationen wird A. ausgeschüttet, z. B. bei Schock, akutem Herzinfarkt u. Insulinhypoglykämie. Es kann auslösende Ursache des endokrinen Hochdrucks beim ↑Phäochromozytom sein.

Adrenalintest: von Athens et al. 1961 empfohlener Test zur Bestimmung des Rand-Pools (Marginated pool) der Granulozyten. ↑Zellsystem, granulozytäres.

Adrenalon *n*: 3,4-Dihydroxy-2-methylaminoacetophenon; ↑Alphasympathomimetikum, Vasokonstriktans, ↑Hämostyptikum. Unterscheidet sich durch geringere adrenerge Wirkung vom ↑Adrenalin.

Adrenarche ⟨*lat* + *gr*⟩ *f*: erstmalige Sekretion von männl. Keimdrüsenhormon (↑Androgene) aus der Nebenniere; bei der Frau im Gefolge der ↑Menarche.

adrenerg *Adj*: Art der Erregungsübertragung an Synapsen des sympath. Nervensystems. ↑Adrenalin u. ↑Noradrenalin dienen als Transmitter an Alpha- u. Betarezeptoren. Neben den natürl. Transmittern können synthet. Pharmaka mit adrenalinähnl. Struktur als Transmitter wirken o. solche freisetzen.

Adrenodoxin ⟨*lat*⟩ *n*: zu den Eisenschwefelproteinen gehörender u. in der Nebennierenrinde vorkommender Bestandteil des vom Zytochrom P 450 abhängigen endoplasmat. Hydroxylierungssystems. A. ist an der Biosynthese der ↑Nebennierenrindenhormone beteiligt.

Adrenoleukodystrophie ⟨*gr*⟩ *f*: Fanconi-Prader-Syndrom, Siemerling-Creutzfeldt-Syndrom, Schiller-Addison-Syndrom; X-chromosomal bedingte Lipidspeicherkrankheit; die neonatale Form folgt autosomal rezessivem Erbgang. Charakterisiert durch eine Atrophie der Nebennierenrinde u. herdförmige Entmarkung der Hirnsubstanz. Klin. Sympt. der primären ↑Nebennierenrindeninsuffizienz (Hautpigmentierungen häufig schon lange Zeit vor anderen Krankheitszeichen) u. der diffusen Hirnsklerose mit zunehmender Demenz. Beginn im späten Kindesalter, innerhalb weniger Jahre zum Tode führend. Außerdem gibt es eine neonatale Form u. eine das Rückenmark betreffende (Adrenomyeloneuropathie). Ursache ist eine Störung der Peroxisomenfunktion (4-Methyl-belliferyl-Esterase-Defekt) mit vermindertem Abbau sehr langkettiger Fettsäuren, die sich im Serum u. bes. in den betroffenen Organen anhäufen.

Adrenolutin: Adrenochrom; Abbau- bzw. Zersetzungsprodukt von ↑Adrenalin.

Adrenorezeptoren ⟨*lat*⟩ *m*: integrale Membranproteine (7-Helix-Proteine), die als Hormonrezeptoren Katecholamine (↑Adrenalin, ↑Noradrenalin) binden. Nach der Spezifität für best. Pharmaka unterscheidet man Alpha-1-, Alpha-2-, Beta-1- u. Beta-2-A. Die versch. A. nutzen auch unterschiedl. Wege der Signaltransduktion.

Adrenostatikum ⟨*lat*⟩ *n*: Adrenokortikostatikum, Steroidbiosynthesehemmer. Für die medikamentöse Behandlung des endogenen ↑Hypercortisolismus, wie Metopiron (2-Methyl-1,2-di-3-pyridyl-1-propanon, Metyrapon), das durch Blockierung der enzymat. 11-Beta-Hydroxylierung am Steroidring die Biosynthese von Cortisol, Corticosteron u. Aldosteron hemmt. Zur Behandlung hormonaktiver Metastasen bei ↑Nebennierenrindentumoren u. bei Mammakarzinom kann Aminoglutethimid (3-[4-Aminophenyl]-3-ethyl-2,6-piperidindion) mit stark tox. Wirkung auf den Magen-Darm-Kanal eingesetzt werden.

Adrenozeptorenblocker: Pharmaka, die an Adrenozeptoren binden u. so die Erregungsübertragung an diesen Synapsen blockieren (↑Sympatholytika). Einteilung in Alpha- u. Betarezeptorenblocker.

Adriamycin: Doxorubicin; antineoplast. ↑Anthrazyklin-Antibiotikum. ↑Zytostatika.

Adrian, Edgar Douglas (1889–1977), engl. Physiol., Liverpool. 1932 Nobelpreis für Med./Physiol. (mit C. S. Sherrington) „für ihre Entdeckungen zur Funktion der Neurone".

ADS: *Abk* für Arbeitsgemeinschaft Deutscher Schwesternverbände; Interessenvertretung für Pflegepersonen konfessioneller Verbände wie Caritas, Diakonie u. den Schwesternschaften des Roten Kreuzes.

Adson, Alfred (1887–1951), Neurochirurg, Rochester.

Adson-Funktionstest (nach Alfred A.): Funktionsprüfung zum Ausschluß eines ↑Skalenus-anterior-Syndrom. locker sitzende Haltung mit herabhängenden Armen, Kopf nach hinten gebeugt, Atem in Inspiration angehalten. Das Kinn wird zur sympt. Seite gedreht (pathol.: Abschwächung o. Fehlen des Radialispulses, bei normaler Haltung wieder normaler Puls).

Adsorbatimpfstoff: Impfstoff, der an eine Depotsubstanz, meist Aluminiumhydroxid (↑Aluminiumformoltoxoid) mit Adjuvanswirkung (↑Adjuvans), adsorbiert ist. (↑Präzipitatimpfstoff). Breite Anwendung in Toxoid- u. inaktivierten Virusimpfstoffen. Die erste Wiederholungsimpfung soll nicht vor Ablauf von 4–6 Wochen erfolgen (↑Impfkalender, ↑Impfung).

Adsorbenzien ⟨*lat*⟩ *n Pl*: *Sg* Adsorbens; Adsorptionsmittel; Pharmaka (Carbo medicinalis, Aluminiumhydroxid, Kaolin), die aufgrund ihrer bes. Oberflächenstruktur in der Lage sind, durch physikal. bzw. chem. Bindungskräfte andere Substanzen zu binden (↑Adsorption). Anwendung zur Resorptionsverminderung von Pharmaka (Intoxikationen) u. Bakterientoxinen aus dem Gastrointestinaltrakt. ↑Hämoperfusion.

Adsorption ⟨*lat*⟩ *f*: **1.** ***Biophysik:*** spezif. o. unspezif. Anlagerung einer Substanz an der Oberfläche eines anderen Stoffs, Voraussetzung für die Adsorptionschromatographie. Auf A. beruht die Anreicherung von Gasen o. Dämpfen an Oberflächen von Flüssigkeiten o. festen Körpern. Sie entsteht durch Anziehungskräfte (↑Van-der-Waals-Kräfte) zwischen den Gasmolekülen u. denen des Adsorbers. Die A. ist weitgehend reversibel (exothermer Vorgang). **2.** ***Immun.:*** Bindung in Lösung befindl. Bestandteile (Adsorbendum) an eine feste Phase (Adsorbens). Die Bindungskräfte sind physikochem. Natur. Optimale Bindungsbedingungen (Temperatur, pH-Milieu, Substanzkonzentrationen u. deren Struktur) sind für den Einzelfall empir. zu ermitteln. Als Adsorbendum kommen meist Proteine in Betracht, z. B. Impfantigene, die an ein Adsorbens (z. B. Aluminiumhydroxid ↑Adjuvans) gekoppelt u. dann als Adsorbatimpfstoff bezeichnet werden. Antikörper (↑Immunglobuline), als Adsorbendum an Latexpartikel gekoppelt (Adsorbens), ermöglichen nach Zugabe des korrespondierenden Antigens die eintretende antigenspezif. Reaktion durch Zusammenballung der Adsorbenspartikel sofort sichtbar zu machen: Latexagglutination. Weitere Verwendung in der Chromatographie zur Trennung von Proteingemischen. Als Adsorbenzien kommen versch. Trägermedien in Betracht, z. B. Zellulose, an die als Adsorbendum z. B. ein Protein (Immunglobulin) gekoppelt werden kann, an das sich dann im eigentl. Versuchsansatz durch spezif. Bindung das korrespondierende Antigen anlagert. **3.** Anheftung: **A. von Phagen**: Anheftung eines ↑Bakteriophagen an die Bakterienzellwand. **A. von Viren**: ↑Virusreplikationszyklus.

Adsorptionschromatographie ↑Chromatographie.

Adsorptivplasma: Plasma, das nach Kontakt mit Adsorbenzien nur noch einen Teil der Gerinnungsfaktoren enthält. $BaSO_4$, $Al(OH)_3$ u. $Ca_3(PO_4)_2$ adsorbieren die Faktoren II, VII, IX u. X. Das entsprechende Adsorptivplasma enthält die Faktoren I, V, VII u. in verminderter Konzentration XI, XII u. XIII. Es wird benötigt für die Untersuchungen ↑Thromboplastinbildungstest, ↑Prothrombin-Proconvertin nach Owren u. zur Herstellung der Mangelplasmen für die Bestimmung der Faktoren II u. VII. Durch andere Adsorbenzien können unterschiedl. Mangelplasmen für die Faktorenanalyse gewonnen werden.

Adstringenzien ⟨*lat*⟩ *n Pl*: Pharmaka, die auf Haut, Schleimhäuten u. Wunden eiweißfällend wirken u. dadurch unspezif. entzündungshemmend u. antisept. wirken. Stillung von Kapillarblutungen u. Begünstigung der Wundheilung.

adult ⟨*lat*⟩ *Adj*: adultus; erwachsen.

Adultizid: ↑Antiparasitikum, das die adulten Parasitenstadien abtötet.

Adult respiratory distress syndrome ⟨*engl*⟩ *n* ↑ARDS.

Adult-T-cell-Leukämie ↑T-Zell-Leukämie, adulte.

ad usum proprium ⟨*lat*⟩: *Abk* ad us. propr.; zum eigenen Gebrauch (Rezeptur).

ad usum veterinarium ⟨*lat*⟩: *Abk* ad us. vet.; zum Gebrauch in der Veterinärmedizin (Rezeptur).

Adventitia ↑Tunica adventitia.

Adventitialzellen ⟨*lat*⟩ *f Pl*: den Blutkapillaren außerhalb der Endothelbasalmembran aufliegende Makrophagen. Im Ggs. dazu liegen die ↑Perizyten in die Basalmembran eingebettet.

Adversivanfälle: anfallsweise Blickwendungen nach einer Seite, begleitet von ton. Wendung des Kopfs zur gleichen Seite; weisen auf eine Läsion des kontralateralen Adversivfelds der Stirnhirnrinde hin. Kommen als eigenständige Form der fokalen ↑Epilepsie vor.

Adynamia episodica hereditaria: Gamstorp-Syndrom; dominant erbl., hyperkaliäm. Form der period. (paroxysmalen) Lähmung. Während der Paroxysmen schlaffe Lähmung am Rumpf u. an den Extremitäten bei gleichzeitig erhöhtem Kaliumspiegel im Blutserum.

Adynamie ⟨*gr*⟩ *f*: Adynamia; allg. Schwäche, Kraftlosigkeit bei best. Krankheitsbildern, z. B. Addison-Krankheit, o. Bestandteil spez. Syndrombenennung.

Ae: *Abk* für Amount excreted; Menge des Arzneistoffs, der unverändert in den Urin ausgeschieden wird, ↑Urin-Recovery.

A. E.: *Abk* für ↑ Antitoxineinheit.

Aebrolinol: Sicherheitsindikator für die ↑Äthylenoxidsterilisation.

Aeby, Christoph Theodor (1835–1885), Schweizer Anat., Bern, Prag. Führte phylogenet. Untersuchungen zur Entwicklung des Tracheobronchialbaums durch u. prägte den Begriff des ↑Stammbronchus.

Aëdes ⟨*lat*⟩ *f*: Gattung der ↑Culicidae, Ordnung ↑Diptera, sog. „Freilandmücken" mit hämatophager Ernährungsweise. Bis 7 mm lang, Weibchen mit stark ausgebildeten zapfenartigen Gebilden (Cerci) am Abdomenende; die Eier werden einzeln am Boden abgelegt, die Larven besitzen ein mäßig langes Atemrohr. Bei Überschwemmungen im Frühjahr u. Sommer erfolgt ein Massenschlupf mit nachfolgender Mückenplage. A. ist die artenreichste Stechmückengattung Mitteleuropas. Med. bedeutsame Art: A. aegypti, in Afrika Überträger von ↑Gelbfiebervirus u. ↑Filarien.

AEDL: *Abk* für Aktivitäten u. existenzielle Erfahrungen des Lebens. Pflegekonzept der dt. Pflegewissenschaftlerin Monika Krohwinkel. Die 13 AEDL umfassen: kommunizieren; sich bewegen; vitale Funktionen des Lebens aufrechterhalten; sich pflegen, essen u. trinken; ausscheiden; sich kleiden; ruhen u. schlafen; sich beschäftigen; sich als Mann o. Frau fühlen u. verhalten; für eine sichere Umgebung sorgen; soziale Bereiche des Lebens sichern; mit existenziellen Erfahrungen des Lebens umgehen.

AEK-Modell: Modell in der Pflegeforschung zur Beschreibung aktionaler, emotional-affektiver u. kognitiver Bereiche pfleger. Prozesse, wie z. B. ↑Essenreichen, aus der Sicht von Pflegenden.

A-Enzephalitis, europäische: östl. Form der ↑Zeckenenzephalitis (russische ↑Frühsommerenzephalitis), verläuft oft schwer u. mit hoher Letalität. Westl. Form (mitteleuropäische Zeckenenzephalitis, ↑Frühsommermeningoenzephalitis) meist leichter o. mittelschwerer Verlauf, inapparente Infektionen häufig. Ther. sympt., Proph. durch Schutzimpfung. ↑Arbovirosen.

AEP: *Abk* für akustisch evozierte Potentiale. ↑Potential, evoziertes.

Aequorin: zur Bestimmung von Kalzium im Serum u. in Zellorganellen (↑Organellen) verwendetes biolumineszentes Protein aus Quallen (Aequorea sp).

Aerämie ⟨*gr*⟩ *f*: Aeroembolismus; Bildung von Gasbläschen bei Dekompression. ↑Caissonkrankheit, ↑Dekompressionskrankheit.

aerob ⟨*gr*⟩ *Adj*: Sauerstoff zum Leben benötigend; ↑Aerobier, ↑Anaerobier.

Aerobacter: veraltete Gattungsbezeichnung, gehört jetzt zu ↑Enterobacter.

Aerobier ⟨*gr*⟩ *m Pl*: Mikroorganismen, die ihren Energiebedarf unter Verwendung von Sauerstoff als Elektronen- bzw. Wasserstoffakzeptor unter Vermittlung der Enzyme der Atmungskette decken (↑Anaerobier).

Aerobierkultur: ↑Kultur von Mikroorganismen unter aeroben Bedingungen, d. h. unter Zutritt von Luftsauerstoff.

Aerodispersionen: A. sind disperse Systeme vom Typ fest/gasförmig o. flüssig/gasförmig, wobei im letzterem Falle die flüssige Phase den Arzneistoff darstellt o. ihn gelöst, emulgiert o. suspendiert enthält. Sie werden durch ein ↑Treibmittel aus spez. Behältnissen durch Betätigen eines geeigneten Ventils o. in anderer Weise für die Anwendung erzeugt. Zu ihnen gehören insbes. die Aerosole, Sprays u. Inhalate.

Aerodontalgie: Aerodontopathie, Barodontalgie; plötzl. einsetzende Schmerzen im Bereich der bezahnten Kiefer beim Aufstieg in mittlere Höhen während eines Flugs o. in einer ↑Unterdruckkammer. Die Schmerzen sind individuell unterschiedl. u. an einem Zahn, in einer Zahngruppe o. in einem Kieferquadranten lokalisiert. Beim Abstieg lassen sie gewöhnl. nach, ein wichtiges Merkmal zur Abgrenzung von der maxillären Barosinusitis. Ursache können Gasausdehnung bei geschlossener Gangrän der Zahnpulpa, Randundichtigkeiten von zahnärztl. Restaurationen o. Initialstadien einer akuten Pulpitis sein.

Aeroembolismus ⟨*gr*⟩ *m*: Aerämie; Form der Luftembolie mit Bildung von Gasbläschen (v. a. Stickstoff) bei zu rascher Dekompression. ↑Caissonkrankheit, ↑Dekompressionskrankheit.

Aeromonas ⟨*gr*⟩: Aeromonaden, Gattung gramnegativer Stäbchenbakterien der Fam. Vibrionaceae. Aeromonas-Arten sind Wasserbewohner u. Krankheitserreger von Fischen, Amphibien u. Reptilien.

Aeromonas hydrophila Subspezies hydrophila; kann Durchfallerkrankungen u. Sepsis beim Menschen verursachen.

Aerootitis ⟨*gr*⟩ *f*: Barotitis; durch ein ↑Barotrauma ausgelöste Otitis mit starken Ohrschmerzen, Geräuschempfindungen, Schwindelgefühl, Einziehung, Rötung u. petechialen Blutungen des Trommelfells, Verschlechterung des Hörvermögens durch Ödem u. Blutung im Innenohr. In seltenen Fällen Ruptur des Trommelfells.

Aerophagie: Luftschlucken; geringfügige A. zum Erhalt der Magenblase ist physiol. (verstärkt Kardiaschluß). Gesteigerte A. bei 1. anstrengender Saugleistung des Säuglings (Rhinitis), 2. neuropath. Säuglingen, 3. Verhaltensstörung des älteren Kindes, 4. organ. Magenerkrankungen des Erwachsenen, 5. psych. Störungen. Die A. führt zur Magenblähung mit Hochdrängung der li. Zwerchfellhälfte u. damit u.U. zum gastrokardialen ↑Symptomenkomplex.

Aerophobie: Widerwille gegen Luft bei phob. ↑Neurosen; Angst vor Luftbewegung.

Aerosil ↑Siliziumdioxid.

Aerosinusitis: durch ein ↑Barotrauma ausgelöste Sinusitis; am häufigsten ist die Stirnhöhle betroffen. Es kann zu Schleimhautablösungen u. Blutungen zwischen Schleimhaut u. Knochen kommen. Subjektiv wird dabei ein stechender Schmerz in Stirn u. Nasenwurzel empfunden.

Aerosol: nahezu stabile Suspension fester o. flüssiger Stoffe in einem Gas, meist in Luft (z.B. Nebel, Wolken, Rauch, Staub). Im med. Bereich werden der zu vernebelnden Flüssigkeit Medikamente zu diagn. u. ther. Zwecken beigemischt, die dann bei der Einatmung in die Luftwege gelangen u. sich im Mund-, Nasen- u. Rachenraum, der Luftröhre u. in den Lungen z.T. ablagern. Je größer die Tröpfchen, desto größer ist die Wahrscheinlichkeit, daß sie sich schon in den oberen Atemwegen abscheiden. Um in die Lunge u. bis in den Bereich der Alveolen zu gelangen, dürfen die Tröpfchendurchmesser nicht $>5 \cdot 10^{-3}$ mm sein; ↑Silizium.

Aerosolapplikation: zu diagn. (Sputumprovokation, pharmakodynam. Tests, Bronchospasmolysetest, Allergentestungen) o. ther. Zwecken o. zur Sterilisation erfolgende Anwendung von ↑Ultraschallaerosolen, Düsen-, u. Treibgasaerosolen aus Sprühdosen.

Aerosoldeposition: Ablagerung inhalierter Aerosole in den Atemwegen. Der Ort der A. wird wesentl. vom ↑Tröpfchengrößenspektrum des Aerosols u. der Atemtechnik bestimmt.

Aerosolgerät: Gerät zur Erzeugung von Aerosolen. Unterschieden werden Ultraschall- u. Düsenaerosolgerät sowie Treibgas- u. Zentrifugalzerstäuber. Der Gerätetyp entscheidet über die mittlere Tröpfchengröße u. damit über den Anwendungsbereich. Bei **Ultraschallaerosolgeräten** werden mit einem Hochfrequenzgenerator unter Ausnutzung des piezoelektr. Effekts mechan. Schwingungen einer polykristallinen Keramik (häufig Bleizirkonattitanat) erzeugt (Frequenz etwa 2,5 MHz). Kleinzerstäuber arbeitet mit Druckluft (Taschenvernebler) o. mit verflüssigten halogenierten Kohlenwasserstoffen (Spraydosen) als Treibgas.

Aerosolimpfstoff: in feindisperser Form (Tröpfchengröße 1–10 µm) versprühter Lebendimpfstoff, vorwiegend in der Veterinärmedizin angewendet.

Aerosol, infektiöses: Quasi stabile o. länger schwebfähige Suspensionen von flüssigen Partikeln der Luft, in denen Infektionserreger eingeschlossen sind. Schwebfähigkeit bei einem Gew. des Einzeltröpfchens unter 10^{-9} g bzw. dem Durchmesser von 5 µm o. kleiner. **Prim. i. A**: Sinusitis; durch Alterung Veränderung der Sedimentation in Abhängigkeit vom Gew. u. Agglomeration. **Dichte i. A.** neigen zum Zusammenstoßen u. Verkleben der Residualkerne; Verlust kleiner Residualkerne durch Agglomeration mit Vergröberung u. stärkerem Absetzen des A. **Sek. i. A.**: aufgewirbelter Staub, der von abgesetzten, weiter ausgetrockneten Residualkernen gebildet wird.

Aerosol, maritimes ↑Brandungsaerosol.

Aerosol, natürliches: fein disperse Nebel aus natürl. ↑Heilwässern o. ↑Meerwasser, die für ↑Inhalationen verwendet werden. Die Kerngrößen der n.A. werden in folgende Größenbereiche eingeteilt: Aitken-Kerne: $\leq 0{,}1$ µm; Große Kerne: 0,1–2,0 µm; Riesenkerne: $\geq 2{,}0$ µm.

Aerosol, sekundäres ↑Übertragung, aerogene.

Aerosoltherapie: Verfahren, das in der Anästhesiepraxis u. postoperativ angewandt wird zur intrabronchialen Verabreichung von Sekretolytika, Bronchodilatatoren, Antibiotika sowie anderen pulmonal resorbierbaren Pharmaka, z.B. Heparin.

Aerotaxis ⟨*gr*⟩ *f*: Ansammlung von bewegl. Mikroorganismen im Bereich der für sie optimalen Sauerstoffkonzentration in flüssigen Medien. Bei Deckglaskulturen sammeln sich aerobe Bakterien am Deckglasrand o. um eingeschlossene Luftblasen, mikroaerophile Bakterien in der Zone verminderter Sauerstoffkonzentration u. anaerobe Bakterien im Zentrum der Deckglaskultur an.

Aescin ↑Aesculus hippocastanum.

Aesculapius, Äskulap ↑Asklepios.

Aesculin: Esculin; aus Roßkastanien (↑Aesculus hippocastanum) gewonnene Substanz.

Aesculus hippocastanum ⟨*lat*⟩ *n*: Roßkastanie; die Samen enthalten u.a. Aescin, ein Estersaponingemisch vom Triterpentyp, mit antiexsudativen Eigenschaften.

Aesthesioneuroblastom ⟨*gr*⟩ *n*: Olfaktoriusblastom. Klin. Nasenbluten, einseitige Erschwerung der Nasenatmung. Histogenet. aus Neuroepithelien der Olfaktoriusplakode entstanden.

Aether pro narcosi: ↑Diäthyläther, farblose leicht flüchtige Flüssigkeit mit unangenehm reizendem Geruch. Seine Einführung (1846 durch W.T.G. Morton) als Narkotikum revolutionierte die operative Med. u. gilt als Geburtsstunde der ↑Anästhesiologie. Gemisch von Ätherdampf mit Luft führt zur Deflagration. Sauerstoffätherdampfgemische sind explosiv. Durch Licht- u. Wärmeentwicklung Zersetzungsgefahr zu Peroxiden. Ist als Mononarkotikum wegen seiner guten analget., hypnot. u. muskelrelaxierenden Wirkung sowie der relativ großen Narkosebreite geeignet, wegen der verhältnismäßig langen Einleitung- u. Aufwachphase sowie des häufigen postoperativen Erbrechens heute nicht mehr im Allgemeingebrauch.

AEU ↑Arbeitsenergieumsatz.

A-Fasern: Teilgruppe von markreichen Nervenfasern, hauptsächl. efferent zur Skelettmuskulatur, die sich durch relativ großen Durchmesser u. eine hohe Leitungsgeschwindigkeit auszeichnen. Diese Werte betragen bei der A-Untergruppe der Aα-Fasern (Typ-I-Fasern) etwa 20 µm u. 100 m/s, bei den Aβ-Fasern (Typ-II-Fasern) 10 µm u. 60 m/s, bei den Aγ-Fasern 6 µm u. 40 m/s u. den Aδ-Fasern (Typ-III-Fasern) 3 µm u. 20 m/s. ↑B-Fasern. ↑C-Fasern. Tab.

afebril ⟨*lat*⟩ *Adj*: fieberlos.

Affekt: intensive, in der Mehrzahl plötzl. als Reaktion auf einen Reiz auftretende hochgradige Veränderung der Gefühlslage, die mit körperl. Begleiterscheinungen einhergeht. Die Dauer des Anstaues, Form des Ausbruchs sowie das mehr o. weniger langsame Abklingen sind individuell versch. Ein **forens. bedeutsamer Affekt** (i.S. der tiefgreifenden Bewußtseinsstörung der § 20 u. 21 StGB) verläuft mit einer Einengung der deutl. gegliederten Wahrnehmungen, Vorstellungen u. Gedanken. Dadurch

A-Fasern: Kenngrößen für Nervenfaserarten A, B u. C

	A-Fasern	B-Fasern (präganglionär vegetativ)	C-Fasern (efferent vegetativ)
Faserdurchmesser (µm)	2,5-20	> 3	0,5-1,5
Leitungsgeschwindigkeit (m/s)	5-120	3-15	0,6-2,0
Spitzenpotential Dauer (ms)	0,4-0,5	1,2	2,0
neg. Potential Größe			
(in % des Spitzenpotentials)	3-5	0	3-5
Dauer (ms)	12-20	0	100-300
pos. Nachpotential Größe			
(in % des Spitzenpotentials)	0,2	1,5-4	
Dauer (ms)	40-130	1 000-3 000	
absolute Refraktärphase (ms)	0,4-1,0	1,2	20

werden der Überblick über die konkrete aktuelle Lebenslage u. die Möglichkeit, sich die Geschehnisse während des A. einzuprägen, zu behalten u. sich später zu erinnern, erschwert. Hierdurch kann die Aussagefähigkeit eines sich im A. befindl. Zeugen, z.B. bei einem Verkehrsdelikt, verringert sein. Häufigste kriminelle Handlungen sind Beleidigung, Sachbeschädigung, Brandstiftung, Fahrerflucht, Körperverletzung, Mord. Ein **asthen. A.** (Affektstau) bei, i.d.R. auch sonst zum Affekt neigenden Persönlichkeiten, führt zu einer Einengung der Fähigkeit, überlegt u. zielgerichtet zu handeln, obwohl die übl. Sympt. des Affekts mit ausfahrender, wenig gesteuerter Mimik, Pantomimik u. Stimmführung nicht zu erkennen sind (z.B. in Prüfungen).

Affekthandlung: Handlungen mit häufig kriminellem Inhalt, die im ↑Affekt geschehen. Zu unterscheiden sind Affekte, die erst im Verlaufe einer Handlung u. Affekte, die als wesentl. Vorbedingungen einer Handlung auftreten.

Affektinkontinenz: unzureichende Beherrschung der Affekte mit raschem unkontrolliertem u. inadäquaten Reagieren. Wichtiges Sympt. bei organ. ↑Psychosen u. psychischen ↑Belastungsreaktionen.

Affektion ⟨*lat*⟩ *f*: Ergriffensein von einer Krankheit.

Affektisolierung: Terminus der Psychoanalyse für den reifen ↑Abwehrmechanismus, bei dem ein bewußter Inhalt von einem unbewußten, verdrängten Affekt abgetrennt wird.

Affektivität: Gesamtheit der ↑Stimmungen, ↑Gefühle u. des ↑Affekts.

Affektkrampf: Steigerung einer affektiven Reaktion zu einem Wein- o. Schreikrampf; hat mit Krampfleiden (↑Epilepsie) nichts zu tun. **Respirator. A.**: kurzzeitiger Atemstillstand mit Zyanose bei Kleinkindern i.R. eines A.; die dramat. erscheinende Situation ist in aller Regel nicht lebensbedrohl.

Affektlabilität: pathol. Vergrößerung der affektiven Auslenkbarkeit. Die Affekte sind meist nur kurzdauernd u. unterliegen vielfachen Schwankungen. Vorkommen: ↑Affektinkontinenz.

Affektpsychosen: durch Affektivitätsveränderungen charakterisierte, endogene psych. Erkrankungen, hauptsächl. man.-depressiven Erkrankungen, z.T. auch schizoaffektive o. zykloide Psychosen.

Affektualisierung ↑Emotionalisierung.

Affenfurche ↑Vierfingerfurche.

Affenhand ↑Medianuslähmung.

Affenlücke ↑Primatenlücke.

Affenpocken: Virusinfektion bei Affen mit generalisiertem menschenpockenähnl. Hautausschlag; mit Ausnahme sehr junger betroffener Affen milder Verlauf. Erreger: ↑Affenpockenvirus.

Affenpockenvirus: Virusart der Gattung ↑Orthopoxvirus, Erreger der Affenpocken (↑Zoonose). Übertragung auf Menschen bei Tierkontakt. Krankheit: Knötchen, Bläschen, Geschwüre der Haut u. Unterhaut; evtl. Meningoenzephalitis mit bis zu 15% Letalität.

afferent ⟨*lat*⟩ *Adj*: afferens; zuführend, zutragend, z.B. Vas afferens, afferente Nerven.

Afferent-loop-Syndrom ⟨*engl*⟩ *n*: Syndrom der zuführenden Schlinge. Durch Abflußbehinderung (Abknickung, Bridenbildung, Stenose des Stomas, Torquierung, engen Mesokolonschlitz, Verlegung durch Stumpfkarzinom) o./u. übermäßige Auffüllung (zu tief angesetzte Schlinge) hervorgerufenes Beschwerdebild, das gleichzeitig durch Stase mit einem Syndrom der blinden Schlingen vergesellschaftet sein kann. Die Schmerzen treten vorwiegend nach Nahrungsaufnahme im re. Oberbauch auf u. verschwinden nach explosionsartigem Erbrechen. Abb.

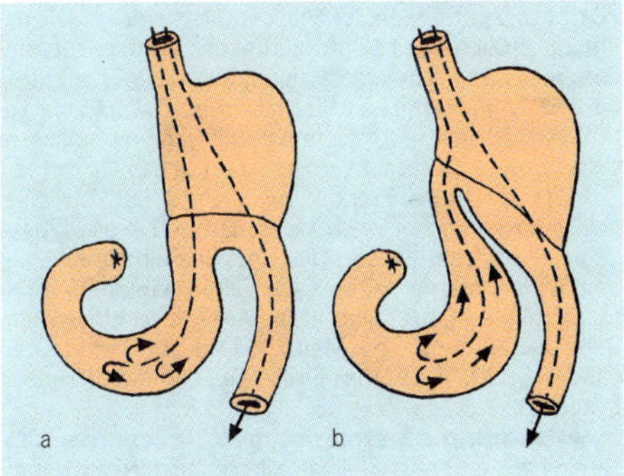

Afferent-loop-Syndrom.
Syndrom der zuführenden Schlinge
a: zu tief angesetzte Schlinge;
b: Abflußbehinderung aus der Schlinge

Afferenz, sensorische ⟨*lat*⟩ *f*: Gesamtheit der von einem Sinnesorgan sowie von anderen äußere Reize aufnehmenden Rezeptorengruppen zum Zentralnervensystem laufenden Erregungen bzw. ↑Aktionspotentiale.

Die s. A. wird ergänzt durch andere, z. B. aus den ↑ Interorezeptoren kommende Erregungen. ↑ Efferenz, ↑ Reafferenzprinzip.

Afferenzsynthese ⟨*lat* + *gr*⟩ *f*: im funktionellen ↑ System des russ. Physiol. u. Pawlow-Schülers P. K. Anochins Integration der auslösenden Afferenzen, der Umgebungsafferenzen, Motivationen u. im Gedächtnis gespeicherter Informationen als Voraussetzung für den Entscheidungsprozeß.

Affinität ⟨*lat*⟩ *f*: **1.** ***Chem.:*** Bestreben von Molekülen, miteinander eine chem. Bindung einzugehen. Pharmaka besitzen A. zu best. pharmak. ↑ Rezeptoren im Organismus. Voraussetzung für die Auslösung biol. Wirkungen durch Pharmaka. In der Immun. innere Assoziationskonstante eines Antikörperbindungsortes für das Antigen im Gleichgewichtszustand beider Reaktanden. Sie mißt Bindungsstärke u. Stabilität einer Antigen-Antikörper-Reaktion. A. setzt sich zusammen aus den an der Gesamtreaktion beteiligten chem. Bindungskräften, dem Grad der ster. Anpassung der Antikörperbindungsstelle (Combining site) an die Antigenbindungsstelle (Antigendeterminante), Spezifität u. den Wechselwirkungen zwischen den sich bindenden Komponenten mit dem Lösungsmilieu. Die durchschnittl. A. einer Einzelreaktion wird durch Assoziationskonstanten ausgedrückt. A. ist wesentl. Teil der Avidität. **2.** ***Infektologie:*** Eigenschaft best. Mikrobenarten, den Wirt durch das Eindringen (Invasivität), die Vermehrung (Infektiosität, Vitalität) bzw. die Giftbildung (Toxizität), d. h. aufgrund ihrer ↑ Virulenz, an best. Zellen, Geweben o. Organen spezif. zu schädigen. ↑ Tropismus, ↑ Adhäsion.

Affinor ⟨*lat*⟩ *n*: die Schubspannung in einem Körper (Knochen). Zu ihrer Beurteilung ist stets von einem dreiachsigen Spannungszustand auszugehen, bei dem 9 Koeffizienten existieren.

aFGF: *Abk* für saurer ↑ Fibroblastenwachstumsfaktor.

Afibrinogenämie ⟨*gr*⟩ *f*: Faktor-I-Mangel; seltene Koagulopathie mit autosomal rezessivem Erbgang, charakterisiert durch Fehlen o. extreme Erniedrigung (Hypofibrinämie) von Fibrinogen, wobei ein genet. Defekt der Fibrinogensynthese in der Leber wahrscheinl. ist. Die dadurch resultierende hämorrhag. Diathese entspricht klin. der einer mittelschweren Hämophilie. Diagn. kommt es bei Fehlen o. Mangel an Fibrinogen im Plasma zum pathol. Ausfall aller Blutgerinnungsanalysen im Einphasentestsystem ohne Zusatz von Substratplasma.

Aflatoxikose: Erkrankung durch ↑ Aflatoxine. Ausgelöst durch tox. Stoffwechselprodukte von Aspergillus u. Penicillium-Arten (Nüsse, Getreide). Für eine große Zahl von Wirbeltieren u. wirbellosen Tieren wirken die Aflatoxine tox. u. kanzerogen. Über das Tier ist eine potentielle Gefährdung des Menschen mögl. Die meisten Länder haben für Futtermittel Aflatoxinhöchstgrenzen festgelegt.

Aflatoxine: ↑ Mykotoxine mit stärkster tox. u. kanzerogener Wirkung (↑ Aflatoxikose); Stoffwechselprodukte der Stämme Aspergillus flavus u. Aspergillus parasiticus. Hauptkomponenten des Aflatoxinkomplexes sind die A. B_1 (stärkste Toxizität), B_2 (blaue Fluoreszenz unter UV-Licht), G_1, G_2 (grüne Fluoreszenz), die nicht tox. Hydroxyderivate B_{2a} u. G_{2a}, die Milchtoxine M_1 u. M_2 (Hydroxyderivate von B_1) u. die aus der Leber von Affen isolierten Abbauprodukte P. u. Q. Chem. sind es Furanocumarone, LD_{100} oral für B_1 bei männl. Ratten 7,5 ppm/kg KG. B_1-Toleranzen im Futter sind für die Tierarten versch. **Aspergillus flavus** u. **Aspergillus parasiticus** entwickeln sich nur bei genügend Feuchtigkeit, vorzugsweise auf Erdnüssen, aber auch auf vielen anderen Nahrungs- u. Futtermitteln. Nachweis: biol. (Kükenembryonen), chem. (Dünnschichtchromatographie) o. physikal. Die Zerstörung der A. durch Behandlung mit Hitze o. Chemikalien ist schwierig u. fragwürdig.

AFP: *Abk* für ↑ Alphafetoprotein.

AFP-Screening: Teil des Screeningprogramms zur pränatalen Diagnostik offener Neuralrohrdefekte (ONRD) beim Feten während der 16.–20. Schwangerschaftswoche. Die Alpha-1-Fetoproteinkonzentration im mütterl. Serum steigt bei Vorliegen eines ONRD, aber auch bei anderen Erkrankungen u. physiol. Zuständen an.

After: Anus; Austrittsöffnung des Enddarms. Künstl. A.: ↑ Anus praeternaturalis.

Afterbucht: Einstülpung des Ektoderms am hinteren Pol der Embryonalanlage.

Afterbürde: Plazentazeichen, welches von der Entbundenen in der Nachgeburtsperiode wie Stuhldrang empfunden wird. Der gelöste Mutterkuchen liegt in der Scheide.

Afterdrop ⟨*engl*⟩: weiterer Abfall der Körpertemperatur bei der kontrollierten Oberflächenhypothermie nach Beendigung der Kühlmaßnahmen durch Ausgleich zwischen der niedrigeren Temperatur der Körperperipherie u. der Körperkerntemperatur.

Afterdruck: typ. für Erkrankung der Vorsteherdrüse u. der Samenblasen.

After, künstlicher ↑ Anus praeternaturalis.

Afterload ⟨*engl*⟩: Nachbelastung. Derjenige diastol. Aortendruck, gegen den der li. Ventrikel das ↑ Herzschlagvolumen auswirft. Zu unterscheiden von ↑ Preload (Vorlast), was dem enddiastol. Füllungsdruck entspricht.

Afterloading ⟨*engl*⟩ ↑ Nachladetechnik.

Aftermade ↑ Madenwurm.

Afterverschluß, angeborener ↑ Atresia ani, ↑ Atresia recti.

Aftervorfall ↑ Prolapsus recti.

Ag: 1. chem. Symbol für ↑ Silber. 2. *Abk* für ↑ Antigen.

aga ⟨*gr*⟩ *Adj*: ungeschlechtl.

Agalaktie ⟨*gr*⟩ *f*: Fehlen der Milchproduktion bei Wöchnerinnen. ↑ Hypogalaktie.

Agammaglobulinämie ⟨*gr*⟩ *f*: Bruton-Syndrom; humorales Antikörpermangelsyndrom mit X-chromosomal rezessivem Erbgang. Nur bei Jungen auftretender prim. ↑ Immundefekt des B-Zellen-Systems mit hochgradiger Hypoplasie der B-abhängigen Zonen der lymphat. Organe. Völliges Fehlen von Plasmazellen u. Vorstufen, daher keine Antikörperbildung. Thymus u. T-Zell-abhängige Zonen der sek. Immunorgane normal, Zahl der zirkulierenden Lymphozyten weitgehend unauffällig, zellvermittelte Immunität nicht gestört. Die Erkrankung manifestiert sich um den 6. Lebensmonat u. ist durch rezidivierende schwere bakterielle Infektionen gekennzeichnet. ↑ Defektimmunopathien. Ther.: Substitution von Gammaglobulinpräparaten. Erhöhtes Tumorrisiko. Von A. unterscheidet sich graduell die Hypogammaglobulinämie (Konzentrationsverminderung). ↑ Defektproteinämien.

Agammaglobulinämie, lymphopenische: schwerer hereditärer prim. ↑ Immundefekt des B- u. T-Zellsystems (Schweizer Typ). Hochgradige Hypoplasie des gesamten lymphat. Systems einschl. des Thymus mit ausgeprägtem Mangel an Lymphozyten in Organen u. Blut. Völliges Versagen der Immunleistung: keine Antikörperbildung, keine zellvermittelte Immunität. Führt meist im 1. Lj. zum Tod durch sept. Infektionen. ↑Defektproteinämien, ↑Defektimmunopathien.

Agamogonie ⟨*gr*⟩ *f*: ungeschlechtl. Fortpflanzung durch sexuell nicht differenzierte Fortpflanzungszellen (Agameten), v. a. bei ↑Protozoa (z. B. ↑Kokzidien).

Aganglionose, kongenitale ⟨*gr*⟩ *f*: Fehlen der Ganglienzellen des Plexus myentericus u. submucosus im distalen Dickdarm mitunter auch im ganzen Kolon; führt zu intestinaler Obstruktion infolge beeinträchtigter Darmperistaltik (↑Hirschsprung-Krankheit). Diagnostik: hohe Aktivität der ↑Acetylcholinesterase in Rektumschleimhaut (Biopsie). Kommt häufig kombiniert mit intestinaler neuronaler Dysplasie (↑Dysplasia) vor.

Agangliose ⟨*gr*⟩ *f*: aganglionäres Segment; kongenitale ↑Aganglionose.

Agar-Agar ⟨*malai*⟩ *m*: Agar, Gelose; aus Meeresalgen (Rhodophyceae u. a.) gewonnenes Polysaccharid, dessen aus Galaktose u. 3,6-Anhydrogalaktose bestehende Einheiten 1,3-glykosid. verknüpft sind u. vereinzelt Schwefelsäure in veresterter Form enthalten. In kochendem Wasser ist A. lösl. u. bildet ein Gel, das bei 95 °C schmilzt u. bei etwa 40 °C erstarrt. A. wird u. a. zur Herstellung fester ↑Nährböden für Mikroorganismen u. als Geliermittel in der Nahrungsmittelindustrie verwendet.

Agar-Agar-Ersatzstoffe: ähnl. wie Agar-Agar gelierende Substanzen, z. B. Stärke.

Agardiffusionstest: bakt. Untersuchungsmethode für die Bestimmung der Empfindlichkeit von Bakterien gegenüber Chemotherapeutika u. Antibiotika durch Auflegen eines mit dem Therapeutikum getränkten Filtrierpapierscheibchens auf einen mit dem zu untersuchenden Erreger beimpften Agarspezialnährboden. Durch Diffusion des Therapeutikums entsteht je nach Empfindlichkeitsgrad des Erregers ein runder Hemmhof um das Testblättchen. ↑Antibiotikatestung, ↑Diffusionstest.

Agardoppeldiffusionstest: doppelte radiale Immunodiffusion (DRID) nach Ouchterlony. Klass. Verfahren zum Nachweis präzipitierender Antigen-Antikörper-Komplexe nach Geldiffusion (↑Antigen). In eine Platte von etwa 1%igem Agar werden Löcher gestanzt u. der Agarpfropf abgesaugt. Jeweils benachbarte Löcher werden mit Antiserum (Antikörper, Ak) bzw. mit Untersuchungsgut (Antigen, AG) beschickt. Ak u. AG diffundieren dann radial aus ihren Startlöchern u. treffen im Gel aufeinander. Bei geeigneten Konzentrationsverhältnissen kommt es zur Ausbildung spezif. Präzipitate des Immunkomplexes als Linien.

Agargel: ein 0,3- bis 1,5%iges, meist mit Barbitalpuffer zubereitetes Gel aus ↑Agar-Agar bzw. seinem Galaktanteil Agarose für die ↑Agargelpräzipitation.

Agargelelektrophorese: spez. Methode der ↑Trägerelektrophorese (meist als Mikromethode auf ↑Objektträgern ausgeführt). Agar-Agar wird in etwa 1 mm starker Gelschicht auf Objektträger gegossen. Im Startbereich wird die Analysenprobe mittels Mikropipette eingebracht. Zur Trennung der Serumeiweißkörper ist bei einer angelegten Gleichspannung von 10–15 V/cm Gellänge etwa eine Stunde erforderl. Die A. wird bevorzugt zur Auftrennung u. Darstellung von Protein- o. Isoenzymfraktionen benutzt. Hierbei werden im Gel direkt o. in einem Substrat-enthaltenden Deckgel (↑Sandwich-Methode) die Orte mit Enzymaktivität durch Anfärbung der Substrate o. der Reaktionsprodukte sichtbar gemacht.

Agargelpräzipitation: in ein ↑Agargel verlegte serol. Präzipitationsreaktion zum Nachweis von Antigenen u. Antikörpern. In vielfältigen Anwendungsformen durchgeführt. ↑Immundiffusion, ↑Immunelektrophorese.

Agarizinsäure: Acidum agaricinicum; Antihydrotikum.

Agarkulturtechnik: Das Prinzip der Methode beruht auf der Fähigkeit hämatopoet. Stammzellen, unter definierten exp. Bedingungen in Agar o. Methylzellulose Kolonien zu bilden, d. h. zu proliferieren u. sich zu differenzieren. Dabei entwickelt sich jeweils eine Kolonie aus einer einzelnen Stammzelle. Definitionsgemäß werden Zellen menschl. o. tier. Knochenmarks, des peripheren Blutes sowie der tier. Milz, die zur Bildung von Kolonien in vitro befähigt sind, als Koloniebildungszellen (in ↑Colony forming units) bezeichnet. Anzahl u. Größe der sich bildenden Kolonien sind ein Maß für die Leistungsfähigkeit des kultivierten hämatopoet. Gewebes. Dabei ist zu berücksichtigen, daß diese Parameter durch die verwendete Kulturtechnik u. koloniebildende Faktoren beeinflußbar sind. Im Durchschnitt entwickeln sich aus 10^6 menschl. Knochenmarkzellen bis zu 15–20 Kolonien. Mit Hilfe der A. lassen sich Beobachtung von Proliferation u. Differenzierung hämatopoet. Zellen auch nach Einwirkung prim. tox. Substanzen u. Strahlen auf das hämatopoet. System untersuchen. Darüber hinaus kommt die A. bei der Diagnostik, Therapie- u. Verlaufskontrolle versch. hämat. Erkrankungen sowie für die Prüfung der Proliferationsfähigkeit von kryokonservierten Knochenmarkzellen zum Einsatz.

Agarose: Hauptbestandteil des Agar-Agar, Kohlenhydrat aus versch. Rotalgenarten. A. ist ein linear aufgebautes Kohlenhydrat mit einem Disaccharid bestehend aus D-Galaktose u. aus 3,6-Anhydro-L-galaktose als Baustein.

Agarosegel: aus gequollener ↑Agarose hergestelltes (meist auf Objektträger gegossenes) Gel. Überwiegende Verwendung als Trennmedium für die semiquantitative Serumeiweißbestimmung bei der ↑Trägerelektrophorese.

Agastrie ⟨*gr*⟩ *f*: extrem seltene Fehlbildung mit Fehlen des Magens. Häufig aber auch syn. für agastrisches ↑Syndrom gebraucht.

agastrisch ⟨*gr*⟩ *Adj*: ohne Magen.

AGC: *Abk* für engl. automatic gain control. Automat. Verstärkungsregelung bei Hörgeräten mittels Verstärker mit gesteuerter Regelung vom Eingang (Mikrophon, AGC-I: Input) o. vom Ausgang (AGC-O: Output). ↑Hörgerät.

Agenesia patellae congenita: Fehlen der Kniescheibe, Teilsymptom des ↑Nagel-Patella-Syndroms.

Agenesie ⟨*gr*⟩ *f*: Agenesia; völliges Fehlen eines Organs infolge nicht vorhandener Organanlage. Extreme Form der Entwicklungshemmung, liegt zeitl. vor der ↑Aplasie. Unterscheidung von der Aplasie notwendig, da z. T. andere Fehlbildungskombinationen mögl.

Agenie ⟨*gr*⟩ *f*: angeborenes Fehlen des Unterkiefers. Meist Sympt. der ↑Kiemenbogensyndrome o. der ↑Otozephalie. Oft besteht totale ↑Synotie.

Agenitalismus ⟨*lat*⟩ *m*: Fehlen der ↑Genitalorgane, z. B. Agonadismus bei Overzier-Syndrom.

Agens ⟨*lat*⟩ *n*: *Pl* Agenzien; wirksames Prinzip, wirkendes Mittel, krankheitserregender Faktor.

Agensspezifität, Noxenspezifität: spezif. Wirkung chem. Teratogene. Werden zwei sichere Teratogene in der gleichen Entwicklungsphase bei derselben Versuchstierart angewandt, entstehen differente Fehlbildungsmuster.

Erhöhung der Dosis ändert nichts Entscheidendes an dem Ausfall. Die Chemikalie trifft unter allen zu diesem Zeitpunkt sensiblen Keimlingsblastemen eine Auswahl, wodurch die alleinige Bedeutung der krit. Phasen der Keimlingsentwicklung eingeschränkt wird.

Ageusie ⟨*gr*⟩ *f*: Ageusia; Fehlen der Geschmackswahrnehmung.

Agglomeration: Pseudoagglutination; unspezif. reversible Zusammenballung von (Blut-) Zellen. **A. der Erythrozyten** bewirkt ↑Geldrollenbildung, **A. der neutrophilen Granulozyten**: Zusammenballung von Granulozyten (↑Sludge) durch „Klebrigkeit", wodurch sie nicht nur miteinander, sondern auch am Gefäßendothel bei Bedarf haften bleiben. Infolge Ausbildung von Immunpräzipitaten durch Endotoxine gramnegativer Bakterien, entstehen Agglomerate, die im Kreislauf fortgeschwemmt werden u. die Lungenkapillaren obstruieren können. Entsprechende A. sind von Blutplättchen, Fibrin u. Blutfetten bekannt. ↑Zellsystem, granulozytäres.

Agglomerine ⟨*gr*⟩ *f*: best. Eiweißfraktionen des Blutes, insbes. aus den Globulinfraktionen von Haptoglobin 1–1 u. 2–2, von Cäruloplasmin sowie von Fibrinogen bewirken eine verstärkte Zusammenballung von Blutkörperchen, wodurch z. B. entsprechende quantitative Veränderungen zu beschleunigter Blutkörperchensenkung führen. Früher von Frimberger als Geline bezeichnet. ↑Agglomeration der neutrophilen Granulozyten.

Agglutination ⟨*lat*⟩ *f*: Zusammenballung, Verklebung, Verklumpung von partikulären Antigenen (z. B. Erythrozyten u. Bakterien) durch spezif. Antikörper, die Brücken zwischen den antigenen Determinanten bilden. Die hierbei beteiligten Antigene werden als ↑Agglutinogene, die entsprechenden Antikörper als ↑Agglutinine bezeichnet. Die leicht sichtbaren Agglutinationsreaktionen werden vielfältig in der Serol. eingesetzt. Sie werden auf Objektträgern, Tüpfelplatten, Mikrotiterplatten o. in kleinen Röhrchen ausgeführt. Bei der direkten A. tragen die zu agglutinierenden Partikel das Antigen direkt auf ihrer Oberfläche. Bei der indirekten bzw. passiven A. wird das Antigen auf inerte Träger, z. B. Erythrozyten, Latex aufgebracht; z. B. ↑Widal-Reaktion, ↑Gruber-Widal-Reaktion, ↑Hämagglutination.

Agglutinationshemmung: Hemmung eines Agglutinationssystems durch ein Antigen. Z. B. kann ein niedermolekulares ↑Hapten seine homologe Determinante vom Antikörper verdrängen u. so die Agglutination hemmen. ↑Hämagglutinationshemmtest.

Agglutinationslysisversuch: Standardreaktion zum Nachweis von Antikörpern gegen Leptospiren im Patientenserum. ↑Leptospira.

Agglutinationstiter: Verdünnungsstufe eines Immunserums, bei der in der Verdünnungsreihe des Agglutinationsversuchs gerade noch eine Agglutination sichtbar ist.

Agglutinine ⟨*lat*⟩ *n*: Antikörper bzw. Lektine, die mit Oberflächenantigenen von Partikeln (z. B. Erythrozyten, Bakterien) reagieren u. sie spezif. zusammenballen. ↑Konglutinin.

Agglutinogene ⟨*lat + gr*⟩ *n*: Agglugene; Antigene mit der Fähigkeit, den lebenden Organismus zur Bildung von Agglutininen anzuregen. A. sind vornehml. lebende o. tote Bakterien o. Teile von ihnen (z. B. Geißelantigene), aber auch aus Bakterien o. Zellen isolierte Eiweißsubstanzen. Auch die Erythrozytenmembran besitzt Agglutinogeneigenschaften. ↑Blutgruppen.

Aggravation ⟨*lat*⟩ *f*: Übertreibung subjektiv o. objektiv vorhandener Krankheitszeichen, um vermehrte Zuwendung o. Vorteile zu erlangen. Von der ↑Simulation zu unterscheiden.

Aggravationstest: Sehproben, mit denen ein vorgetäuschter Augenschaden unbemerkt geprüft werden kann.

Aggregan: zur Gruppe der ↑Proteoglykane gehörende extrazelluläre Matrixsubstanz.

Aggregat ⟨*lat*⟩ *n*: Zusammenlagerung von Molekülen, Partikeln o. Zellen in vitro durch physikal. Kräfte, bei Zellen vorwiegend durch spezif. ↑Adhäsionsmoleküle bewirkt. Zelluläre A. können organähnl. Strukturen bilden. **Heterologes A.** aus Zellen mehrerer Tierspezies, z. B. Leberzellaggregat aus Hühnchen- u. Mäuseembryonen. **Heterotypisches A.** aus Zellen mehrerer Organe, z. B. Leberzell-Herzzell-A. **Homologes A.**: A. einer Tierspezies. **Homotypisches A.**: A. eines Zelltyps. **Isotypisches A.** aus Zellen eines Organs, z. B. Leberzellaggregate können Gallengänge enthalten.

Aggregatio chondrocytica ⟨*lat + gr*⟩ *f*: Zusammenlagerung mehrerer Zellen in einer gemeinsamen Kapsel im ↑Knorpelgewebe. Abb.

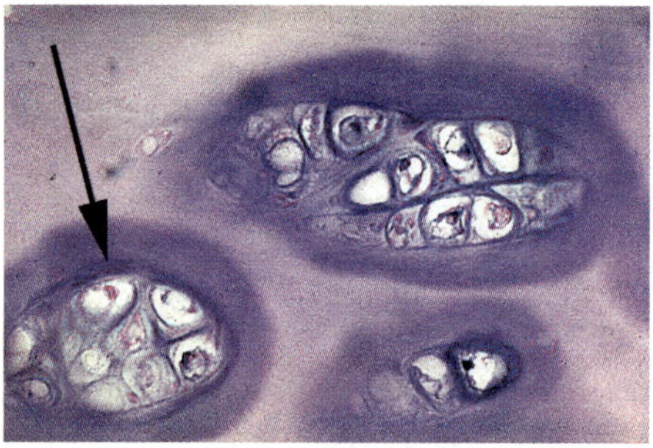

30

Aggregatio chondrocytica. Histologischer Schnitt durch einen Rippenknorpel, HE-Färbung; Chondrozyten in Höhlen der Matrix cartilaginea, umgeben von basophilem Knorpelhof (Pfeil)

Aggregation: **1.** unspezif. Zusammenlagerung von Polypeptidketten beim Aussalzen o. bei Denaturieren von Proteinen. Die immer größer werdenden Komplexe (Aggregate) fallen schließl. als Niederschlag aus. **2.** Vorgang i. R. der ↑Blutgerinnung, bei dem die Thrombozyten aneinander haften u. reversible o. irreversible Aggregate bilden. Als wichtigste Substanz zur Auslösung der A. ist Adenosindiphosphat (ADP) anzusehen, das nur in Gegenwart von bivalenten Kationen, insbes. Kalzium, wirksam ist. Die A. läuft in 2 Phasen mit unterschiedl. Kinetik ab, wenn zu plättchenreichem Plasma ADP zugegeben wird, wobei sich in der 1. Phase reversible, in der 2. Phase irreversible Aggregate ausbilden. Thrombin, Trypsin, biogene Amine, makromolekulare Eiweiße wie Kollagen o. Antigen-Antikörper-Komplexe u. gesättigte Fettsäuren fördern die A., indem sie vorwiegend endogene Thrombozyten-ADP freisetzen. Auch das Fibrinogen wirkt offenbar in dieser Weise auf die A. Das zykl. AMP hat für die Hemmung der A. eine zentrale Bedeutun,g. Die Transmitterfunktion des Kalziums u. die Aktivität einer Proteinkinase wird durch cAMP gehemmt, wobei durch versch. Substanzen die erforderl. Erholung der cAMP-Konzentration bewerkstelligt werden kann, so über die Aktivierung der Adenylatzyklase (z. B. Prostaglandine) o. über die Hemmung der cAMP-Phosphodiesterase. Durch die Proteinkinase werden Membranproteine dephosphoryliert, wodurch die Thrombozyten klebriger werden. Die Bestimmung der A. der Thrombozyten erfolgt in der Weise als Funktionstest, daß die Zeit gemessen wird, in der die Thrombozyten spontan o. nach Zusatz von ADP, Kollagen, Thrombin u. a. aggregieren. Photometr. Verfahren nach Born.

Aggregationsbias ↑Trugschluß, ökologischer.

Aggregationshemmer: Acetylsalicylsäure ist imstande, eine erhöhte Aggregation in vitro u. in vivo zu hemmen, wobei der Effekt in wenigen Stunden auftritt u. 2–10 Tage anhält. Der Wirkungsmechanismus ist im einzelnen noch ungeklärt. In der Praxis hat sich die Proph. thrombembol. Erkrankungen bes. bei Risikopatienten durchgesetzt, wobei sich Präparate der Acetylsalicylsäure bewährt haben, bei denen die einzelnen Wirkstoffkristalle mikroverkapselt sind, um die Verträglichkeit zu steigern u. die Freisetzung zu verlangsamen. Die Anwendung dieser A. umfaßt nicht nur die Proph., sondern auch die Ther. von Thrombosen. Mit A. kann eine verminderte Aggregation über Monate u. Jahre aufrechterhalten werden.

Aggregatkulturen: unter Ausnutzung der natürl. Tendenz isolierter, bes. embryonaler Zellen zur Aggregation erhaltene organoide Zellkulturen, oft von kugeliger Gestalt (Sphäroide), prakt. erzielt durch nichtadhäsive (z. B. silikonisierte) Kulturgefäße u. rotierende Bewegung der Gefäße.

Aggregatzustand: Zustandsformen der Stoffe. Man unterscheidet drei A.: fest, flüssig, gasförmig.

Aggressine ⟨*lat*⟩ *n Pl*: Virulenzfaktoren pathogener Mikroorganismen, die ihre Invasion, Ausbreitung u. Vermehrung im Körper sicherstellen. A. sind invasionsfördernde Exoenzyme (Hyaluronidase, Koagolase, Fibrinolysin, Kollagenase, Lecithinase, Leukozidine u. a.), immunreaktionshemmende Oberflächenkomponenten (Kapselpolysaccharide, M-Proteine u. a.) u. Toxine.

Aggression ⟨*lat*⟩ *f*: Gedanken, Gefühle u. Handlungen, die sich in einem Angriffsverhalten ausdrücken, das auf andere o. die eigene Person gerichtet sein kann. Die A. wird durch die ↑Frustration eines Bedürfnisses mobilisiert u. zielt auf die Beseitigung des Hindernisses.

Agitiertheit ⟨*lat*⟩: psychomotor. Unruhe mit erhöhter Erregbarkeit, z. B. bei endogenen u. organ. ↑Psychosen.

Aglossie ⟨*gr*⟩ *f*: Aglossia; angeborenes Fehlen der Zunge. Äußerst seltene Fehlbildung, tritt z. B. gemeinsam mit Peromelie, Hand-, Fußdefekten, Mikrogenie (↑Vogelgesicht), Gaumenspalte u. Minderwuchs auf (oroakrales Syndrom, ↑Aglossie-Adaktylie-Syndrom, ↑Hanhart-Syndrom).

Aglossie-Adaktylie-Syndrom: Fehlbildungssyndrom, möglicherweise Disruptionssequenz (↑Disruption) infolge intrauteriner Gefäßverschlüsse, genet. Ursache nicht eindeutig nachgewiesen, bisher ausschließl. sporad. Fälle beschrieben. Klin. bedeutsam durch Zungenhypoplasie, Mikrognathie, teilweise Syngnathie, Mandibulahypoplasie, Zahnanomalien u. schweren Fehlbildungen der Extremitäten mit Strahldefekten bis zur Peromelie; häufig asymmetr. Intelligenz im Normbereich. Abzugrenzen gegen andere Formen der Ektrodaktylie u. Zungenhypoplasie unsicher. Fragl. Identität zum ↑Hanhart-Syndrom.

Aglykon ⟨*gr*⟩ *n*: Genin; zuckerfreier Bestandteil eines Glykosids.

Agmatoploidie: durch Chromosomenbruch verursachte Form der ↑Pseudoploidie.

Agnathie ⟨*gr*⟩ *f*: Agnathia; angeborenes Fehlen eines Kiefers (i. e. S. des Oberkiefers, mitunter für Fehlen des Unterkiefers gebraucht). Tritt meist als Fehlbildungskomplex auf: die Ohren nähern sich der Mittellinie des Halses o. verschmelzen (↑Synotie). Diese ↑Otozephalie ist eng mit der Zyklopie-Arrhinenzephalie-Reihe verwandt.

Agnathozephalie ⟨*gr*⟩ *f*: ↑Agnathie, ↑Otozephalie.

Agnosie ⟨*gr*⟩ *f*: Nichterkennen bei intakter Wahrnehmung. Das mittels Sinnesorgan Wahrgenommene kann nicht mit dem Gedächtnisbesitz in Übereinstimmung gebracht werden. Eigentl. Störung des Wiedererkennens. Begriff der klin. Gehirnpathologie u. Neuropsychologie, auch als Werkzeugstörung bezeichnet. Existenz wird von einzelnen Autoren bestritten; z. B. **akust. A.**: „Seelentaubheit", Nichterkennen von akust. Wahrgenommenem (Bedeutung von Geräuschen), bei kortikalen Läsionen der Regio temporalis; **Anosognosie**: Nichtbewußtwerden eigener krankhafter Veränderungen, z. B. Lähmungen, **Autotopagnosie**: Störung des Körperschemas bei Läsionen des Gyrus supramarginalis; **Fingeragnosie**: Nichterkennen der Finger, bei Läsionen des Gyrus angularis (auch i. R. des ↑Gerstmann-Syndroms); **opt. Objektagnosie**: Nichterkennen von opt. (visuell) wahrgenommenen Gegenständen, bei Läsionen der Regio occipitalis, Sonderformen der opt. A. wie **Prosopagnosie** (Störung des Gesichtserkennens), **Simultanagnosie** (Nichterkennen von bildl. Darstellungen im Zusammenhang), Uhrzeitagnosie (Störung des Uhrzeiterkennens); **Raumagnosie**: gestörte räuml. Orientierung, **Somatoagnosie**: gestörte Orientierung am eigenen Körper mit unterschiedl. lokalisator. Zuordnung; **taktile A.**: ↑Astereognosie, Nichterkennen von taktil Wahrgenommenem, bei Läsionen der Regio parietalis.

Agonadismus ⟨*gr*⟩ *m*: Fehlen der Gonaden; ↑Ullrich-Turner-Syndrom.

Agonie ⟨*gr*⟩ *f*: Übergangsphase vom Leben in den Tod mit Dysregulation der Körperfunktionen ohne spontane Umkehrmöglichkeit. Bei Bewußtlosigkeit ist mit (teilweise) erhaltenem Wahrnehmungsvermögen zu rechnen. Betreuungsmaßnahmen sind dem Pat. auch in der A. zu erläutern; die ärztl. u. pfleger. Zuwendung sollte intensiviert werden.

Agonist ⟨*gr*⟩ *m*: **1.** ***Anat.:*** mitwirkender Muskel, ↑Antagonist. **2.** ***Pharmak.:*** meist körpereigener Wirkstoff mit ↑Affinität zu spezif. Rezeptoren u. max. ↑Wirkaktivität bei der Auslösung von biol. Wirkungen, z. B. ↑Acetylcholin an der glatten Muskulatur des Darms.

Ägophonie ⟨*gr*⟩ *f*: Ziegenmeckern. Bei Überprüfung der ↑Bronchophonie an der oberen Grenze großer Pleuraergüsse hört man mit dem ↑Stethoskop einen meckernden Beiklang.

Agoraphobie ⟨*gr*⟩ *f*: Platzangst; ↑Phobie.

Agrammatismus ⟨*gr*⟩ *m*: Unfähigkeit, die Sprache nach grammatikal. Regeln zu gebrauchen. **Physiol. A.**: entwicklungsbedingt bis zum 3. o. 4. Lj. **Pathol. A.**: grammat. Regeln (Sprechen im Telegrammstil) i. R. der Aphasie, v. a. der motor. Aphasie; bei sensor. Aphasie häufiger **Paragrammatismus**: unrichtige Anwendung der Grammatik. Logopäd. Behandlung bes. bei Kindern. Progn. abhängig von den Ursachen u. vom Schweregrad (z. B. Retardierung, geistige Behinderung, Schwerhörigkeit).

Agranulocytosis infantilis hereditaria ⟨*gr* + *lat*⟩ *f*: Kostmann-Syndrom; seltene angeborene erbl. Störung der Ausreifung der Granulozytopoese mit Arrest auf der Ebene der Promyelozyten u. Myelozyten; besteht bereits bei der Geburt; autosomal rezessiver Erbgang. Die Granulozyten fallen nach Tagen auf unter $3 \cdot 10^9/l$ ab, so daß chron. u. rezidivierend akute Infekte resultieren, an denen die Kinder meist sterben. ↑Granulozytopenie.

Agranulozytose ⟨*gr*⟩ *f*: völliges Fehlen von Granulozyten, schwerste Form einer Neutrozytopenie bzw. einer ↑Granulozytopenie.

Agraphie ⟨*gr*⟩ *f*: Unfähigkeit zu schreiben; der ↑Aphasie analoge, die Schriftsprache betreffende hirnpatholog. Störung; meist kombiniert mit Aphasie, ↑Alexie u. verwandten Sympt., in versch. Formen vorkommend, z. B. der ↑Apraxie nahestehend bei parietalen o. der ↑Agnosie nahestehend bei okzipitalen Rindenläsionen der sprachdominanten Hirnhälfte.

Agricola, Georgius, eigentl. Georg Bauer (1494–1555), humanist. Universalgelehrter der Renaissance, Begründer der Mineralogie, Geologie, Bergbau- u. Hüttenkunde. Bergarzt in Joachimsthal; ab 1533 Stadtphysikus, sächs.-kurfürstl. Hofhistoriograph u. mehrfacher Bürgermeister in Chemnitz. Sein Hauptwerk „De re metallica" (Basel 1556) setzt naturwissenschaftl. Wissen in technolog. Vorschriften u. Regeln um, die Produktivität fördern u. zugleich die Gesundheit von Berg- u. Hüttenarbeitern bewahren sollen. Es ist bis ins 18. Jh. Grundlage des Bergbaus geblieben.

Agrin: von Motoneuronen u. Muskelzellen gebildetes, in der Basallamina lokalisiertes Protein, das für Differenzierung u. Regeneration postsynapt. Strukturen von Bedeutung ist.

Agrobacterium: Gattung der Fam. ↑Rhizobiaceae mit den Arten A. tumefaciens, A. radiobacter, A. rhizogenes u. a. rubi. Mit Ausnahme von A. radiobacter verursachen die anderen Agrobacterium-Arten tumorartige Wucherungen an Pflanzenwurzeln, die aber nicht ident. mit denen der Knöllchenbakterien sind. A. fixiert molekularen Stickstoff nicht. Nur A. radiobacter wurde als Infektionserreger beim Menschen beschrieben.

Agrypnie ⟨*gr*⟩ *f*: Schlaflosigkeit, ↑Asomnie.

Ag-System: menschl. Serumgruppensystem, chem. ein Betalipoprotein. Die meisten Faktoren werden autosomal kodominant vererbt, z. T. in Komplexen bei Kopplung der Genorte. Das A. ist von Bedeutung für populationsgenet. Untersuchungen u. Vaterschaftsbegutachtungen.

Agyrie ⟨*gr*⟩ *f*: fehlende o. unzureichende Ausbildung der Windungen der Hirnrinde.

AHA: *Abk* für American Heart Association. Organisation zur Bekämpfung von Herzerkrankungen. Gibt Empfehlungen zu Klassifizierung u. Behandlung.

Ahämopexinämie ⟨*gr*⟩ *f*: Mangelzustand von ↑Hämopexin, symptomat. v. a. bei mit Hämolyse einhergehenden Erkrankungen bei starker Verminderung der Haptoglobinkonzentration, bei chron.-entzündl. Lebererkrankungen, bei nephrot. Syndrom, bei exsudativer Enteropathie.

Ahaptoglobulinämie ⟨*gr*⟩ *f*: Hypohaptoglobinämie; weitgehendes Fehlen bzw. Reduzierung von Haptoglobin im Serum. **Symptomat. A.**: Folge gesteigerter Hämolysen, wobei das aus den Erythrozyten ausgetretene Hämoglobin mit dem Haptoglobin einen Komplex eingeht, der nicht nierengängig ist. Auch Ausdruck von Leberzellschäden, da in der Leber Haptoglobin gebildet wird. **Genbedingte A.**: seltener hereditärer Proteindefekt von geringer Bedeutung.

AHF: **1.** *Abk* für ↑Arbeitsherzschlagfrequenz. **2.** *Abk* für argentinisches hämorrhagisches ↑Fieber.

Ahlfeld, Johann Friedrich (1843–1929), dt. Gyn., Leipzig, Marburg.

Ahlfeld-Lösungszeichen (nach Johann F. A.) ↑Nabelschnurzeichen.

Ahlfeld-Wiederbelebung (nach Johann F. A.): Methode zur Behandlung der Asphyxie von Neugeborenen.

Ahornrindenkrankheit: Towey-Krankheit; durch bei der Ahornholzverarbeitung aufgenommene Sporen bedingte mykot. chron. granulomatöse Pneumonie mit Sporen, Histiozyten, Riesenzellen. Ursache sind Pilze der Gattung Papilaria, Coniosporium corticale.

Ahornsirupkrankheit: Leucinose, Dekarboxylasemangel; autosomal rezessiv erbl. Mangel an Alphaketoazid-Dekarboxylase mit Störung des Abbaus der verzweigtkettigen Aminosäuren Valin, Leucin u. Isoleucin. Häufigkeit etwa 1 : 100 000. Durch die Anhäufung der gestauten u. den Mangel an anderen Aminosäuren sind die Kinder bereits in den ersten Lebenstagen u. -wochen hinsichtl. ihrer (zentralnervösen) Entwicklung gefährdet: Apathie, Krämpfe, Atemstörungen, Dezerebrationsstarre, Tod nach wenigen Monaten. Möglicherweise gibt es auch mildere Verlaufsformen mit allmähl. progredienter ↑Intelligenzminderung. Schicksal der Kinder entscheidet sich mit Diagn. in den ersten Lebenstagen: typ. Uringeruch nach Ahornsirup (wie Maggi-Würze), dünnschichtchromatograph. Nachweis der verzweigtkettigen Aminosäuren im Harn. Valin-, leucin-u. isoleucinarme Diät so früh wie mögl.

Ahylognosie ⟨*gr*⟩ *f*: Fehlen der Fähigkeit, beim Betasten das Material eines Gegenstands festzustellen.

Aicardi, J., zeitgen. frz. Päd.

Aicardi-Syndrom (nach J. A.): Agenesie des Corpus callosum mit Chorioretinopathie (Uveakolobom). 1969 von A. beschrieben. X-chromosomal dominanter Erbgang (Genort: Xp22.3).

Aichmophobie ⟨*gr*⟩ *f*: Zwangsvorstellung, sich o. andere mit einem spitzen Gegenstand zu verletzen.

Aids ⟨*engl*⟩ *Pl*: Hilfen; Bez. für techn. Hilfsmittel u. Funktionshilfen wie z. B. Hearing aids (↑Hörgerät) o. ↑Gehhilfen.

AIDS: *Abk* für engl. Acquired immune deficiency syndrome; erworbenes Immunschwächesyndrom; zuerst 1981 beschriebenes Krankheitsbild, das durch eine zunehmende Schwächung des körpereigenen Abwehrsystems bei Infektion des Immunsystems mit dem humanen Immundefizienzvirus (Human immunodeficiency virus, HIV, 2 Typen: HIV-1 u. HIV-2 mit versch. Subtypen) charakterisiert ist. Die Übertragung von HIV erfolgt heute v. a. durch (hetero- u. homosexuellen) Geschlechtsverkehr, durch gemeinsamen Gebrauch von Injektionskanülen bei Drogenverbrauchern (sog. Needlesharing), prä- u. perinatal von einer HIV-infizierten Mutter auf das Kind, selten durch infiziertes Blut u. Blutprodukte. Die

A

geograph. Verteilung ist unterschiedl. mit einer epidem.-pandem. Ausbreitung in best. Ländern Zentralafrikas, Asiens u. Lateinamerikas u. einer endem.-epidem. Ausbreitung in Europa u. den USA. Nach einer Infektion mit HIV kann es nach ca. 2–4 Wochen zur sog. Serokonversionskrankheit mit mononukleoseähnl. Sympt. (Fieber, Abgeschlagenheit, evtl. Hepatosplenomegalie) kommen. Im Blut sind Antikörper gegen HIV mit spezif. HIV-Antikörpertests i. d. R. 12–16 Wochen nach Infektion nachweisbar. Pos. HIV-Antikörpersuchtests müssen mit einem Bestätigungstest (z. B. Western blot) überprüft u. bestätigte pos. Ergebnisse nach der ↑Laborberichtsverordnung anonym gemeldet werden. Der klin. Verlauf der HIV-Infektion bis zur evtl. Entwicklung des Vollbildes AIDS ist u. a. abhängig von Immunzustand, Frequenz der HIV-Replikation (Virusvermehrung) im Körper, Alter, Übertragungsweg, Begleiterkrankungen, psych. u. sozial. Faktoren. Bei ca. 50 % der HIV-Infizierten kommt es zu einer klin. asymptomat. Phase, die 12 Jahre u. länger dauern kann u. während der sich HIV im Körper vermehrt (sog. Replikation). Im weiteren Verlauf kann es zu einem zunehmenden Verlust der körpereigenen Abwehrkräfte mit einer Schwächung insbes. der zellulär vermittelten Immunabwehr u. einer Abnahme der T-Lymphozyten (v. a. T4-Lymphozyten, CD4-Zellen, Helferzellen) kommen. Die Pathogenese von AIDS ist noch nicht abschließend geklärt; wahrscheinl. sind die zunehmende Virusreplikation (meßbar durch Bestimmung der Viruslast im Blut) u. die nachlassende Kontrolle von HIV durch das Immunsystem mit allg. Schwächung des Immunstatus (u. a. Lymphozytopenie, Verminderung der T4/T8-Ratio, kutane Anergie) Ursache für die Entstehung der klin. Sympt., die nach der amerik. CDC-Klassifikation in 4 Stadien eingeteilt wird. Im Vordergrund stehen opportunist. Infektionen (OI) wie z. B. Pneumocystis-carinii-Pneumonie (PcP, häufigste AIDS-definierende Erkrankung), Toxoplasmose, Zytomegalie (CMV), atyp. Mykobakteriose, Tumoren wie z. B. das Kaposi-Sarkom (KS, ↑Sarcoma idiopathicum multiplex haemorrhagicum), neurol. Erkrankungen wie HIV/AIDS-Enzephalopathie, Polyneuropathie, progressive multifokale Leukoenzephalopathie (PML), endokrin. u. metabol. Störungen mit Gewichtsverlust (Wasting-Syndrom). Als **päd. AIDS** wird die Manifestation von AIDS bei Kindern bis zum 13. Lj. bezeichnet. Häufigster Ansteckungsweg bei Kindern ist die prä- u. perinatale Infektion, die wahrscheinl. durch einen Übertritt HIV-infizierter mütterl. Lymphozyten während der Wehen erfolgt. Sympt. der HIV-Infektion im Säuglingsalter können u. a. Gedeih- u. Entwicklungsstörungen, rezidivierende bakterielle Infektionen, lymphoide interstitielle Pneumonie (LIP) o. Mundsoor sein. Eine **Behandlung von HIV-Infektion u. AIDS** ist mit der Kombination versch. antiretroviraler Medikamente mögl. (antiretrovirale ↑Chemotherapie). Die Ther. wird abhängig von der Zahl der im Blut nachweisbaren Viruskopien (Viruslast), der CD4-Helferzellenzahl u. der klin. Sympt. mit dem Ziel begonnen, die Viruslast unter die Nachweisgrenze zu senken. Durch antiretrovirale Behandlung u. Proph. bzw. Ther. HIV-assoziierter Erkrankungen kann eine Verlängerung der Überlebenszeit z. T. um mehrere Jahre erreicht werden; die antiretrovirale Ther. während der Schwangerschaft kann zu einer Reduktion der Übertragungsrate von der Mutter auf das Kind führen. Immuntherapeut. Ansätze wie Zytokine (Interferone, Interleukine) o. sog. ther. Vakzine werden z. Z. erprobt. Ein sicherer u. wirksamer präventiver Impfstoff (Schutzimpfung) ist nicht verfügbar. Eine Prävention der HIV-Infektion u. von AIDS ist durch Schutz vor Ansteckung (z. B. Benutzung von Kondomen u. Safer sex, Verzicht auf gemeinsamen Nadelgebrauch) u. durch HIV-Antikörpertest von Blut, Blutprodukten u. Organen (Transplantation) mögl. Abb.

AIDS-Phobie: pathol. Angst, sich mit HIV infiziert zu haben o. an AIDS erkrankt zu sein. ↑Phobie.

Ainhum: ringförmige Abschnürung der 5. Zehe, tritt bei Schwarzen auf, Ursache unbekannt, auch als Dactylosis spontanea s. essentialis bezeichnet.

AiP ↑Arzt im Praktikum.

Air-block-Methode: Aufschäumung eines Varizenverödungsmittels mit Luft u. Injektion in eine Varize. Erwartet wird ein Verbleiben des Verödungsmittels am Injektionsort.

Air-block-Syndrom: durch Eindringen von Luft in das Mediastinum u. interstitielle Lungengewebe bedingte

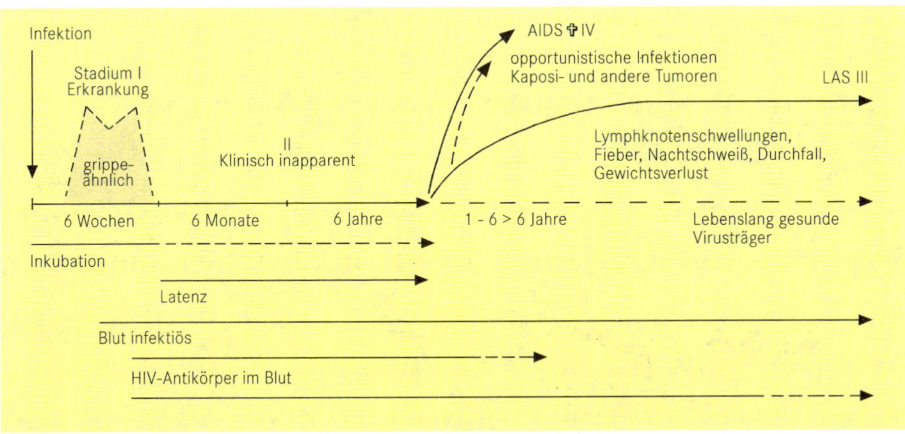

AIDS. HIV-Infektion u. klinischer Verlauf

Dyspnoe u. Zyanose, hervorgerufen durch Kompression der Vena cava cranialis.

Air-trapping ⟨*engl*⟩ *n*: durch Instabilität des peripheren Bronchialsystems (Kleinkinder; alte Menschen) o. entzündl. Bronchialerkrankungen verursachte Ausschaltung von Alveolarbezirken; die Luft in den betroffenen Alveolen wird resorbiert mit dem Resultat der disseminierten Atelektasen u. art. Hypoxämie.

Aitken-Kerne ↑Aerosol, natürliches.

Aitken-Schema: Einteilung epiphysärer Knochenverletzungen im Kindesalter nach progn. Gesichtspunkten, die auch auf die auszuwählende Behandlung hinweist (Aitken 1935) **Typ I**: a) Epiphyseolyse mit o. ohne Dislokation, b) partielle Epiphyseolyse mit einem der Epiphyse anhaftendem metaphysären Fragment. Ther.: konservativ, Progn.: gut. **Typ II**: Fraktur der Epiphyse mit Lyse der Epiphysenfuge im Bereich des dislozierten epiphysären Fragments (epiphysäre Fraktur). Progn. nur gut bei exakter Reposition u. Retention (Osteosynthese). **Typ III**: Fraktur der Epiphyse mit Durchkreuzung der Epiphysenfuge, weiterlaufend in die Metaphyse (epiphysär-metaphysäre Fraktur). Ther. u. Progn. analog Typ II. – Das A. erfaßt nicht die Crush-Fraktur: partielle Zertrümmerung der Epiphysenfuge. Folge: Verknöcherung Epiphyseodese, Wachstumsstörungen mit schweren Fehlstellungen. Ther.: Korrekturosteotomie. Die Crush-Fraktur berücksichtigt die exaktere Klassifikation nach **Salter u. Harris (1963)**: Typ I: reine Epiphyseolyse, Typ II: partielle Epiphyseolyse mit einem anhaftenden metaphysären Fragment, Typ III: Aitken II, Typ IV: Aitken III, Typ V: Crush-Fraktur. ↑Wachstumsfugenverletzung. Abb.

AITP: *Abk* für autoimmunthrombozytopenische Purpura; ↑Thrombozytopenie.

Ajellomyces: Pilzgattung, perfekte Form von Blastomyces dermatitidis, dem Erreger der ↑Blastomykose.

Ajellomyces capsulatus: perfekte Form des Pilzes ↑Histoplasma capsulatum, Erreger der ↑Histoplasmose.

Ajmalin: ↑Antiarrhythmikum aus der Droge Rauwolfia serpentina; Wirkungsmechanismus ähnl. dem Chinidin.

Ak: *Abk* für ↑Antikörper.

Akalkulie ⟨*lat*⟩ *f*: Rechenunfähigkeit; hirnpatholog. Störung, die durch Verlust der Rechenfähigkeit als abgrenzbare zerebrale Leistung, also nicht i. R. eines allg. intellektuellen Abbaus zustandekommt. Oft kombiniert mit ↑Aphasie o. anderen hirnpatholog. Ausfällen, z. B. im sog. ↑Gerstmann-Syndrom. Hirnlokalisator. Zuordnung unterschiedl. in Abhängigkeit von individuellen Rechengewohnheiten u. Beeinflussung durch Teilkomponenten der komplexen Rechenleistung, z. B. durch Ziffernalexie (↑Alexie) o. Ziffernagraphie (↑Agraphie).

Akanthokeratom ⟨*gr*⟩ *n*: hautfarbener, derber, von Teleangiektasien durchzogener, schnell wachsender halbkugeliger Tumor mit zentralem kraterförmigem Zerfall, meist Spontanheilung, jedoch auch Übergang in ↑Spinaliom mögl.

Akantholyse ⟨*gr*⟩ *f*: Verlust des Zusammenhalts der Epidermiszellen durch Auflösung der Interzellularbrücken, führt zu Spalten u. Blasen in der Epidermis, z. B. bei ↑Pemphigus.

Akanthom ⟨*gr* + *lat*⟩ *f*: Hauttumor aus Keratinozyten, benigne. ↑Akanthokeratom.

Akanthose ⟨*gr*⟩ *f*: Acanthosis; papilläre Verbreiterung der Stachelzellschicht der Haut.

Akanthosis nigricans ↑Acanthosis nigricans.

Akanthosomen: im Prozeß der Endozytose (↑Zytose) intrazellulär auftretende, clathrinhaltige Vesikel; wegen ihrer stachelförmigen Oberfläche auch Stachelsaumvesikel o. Mikropinozytosevesikel genannt; ↑Coated vesicles.

Akanthozyt ⟨*gr*⟩ *m*: farbstoffdichter Erythrozyt mit einigen irregulären, d. h. versch. breiten u. langen dornartigen Membranfortsätzen bzw. -ausziehungen (Stechapfelform), der vereinzelt als Artefakt vorkommt u. charakterist. für die A-Betalipoproteinämie (↑Hypolipoproteinämie) ist. Morphol. ist er nicht von der „spur cell" zu unterscheiden, jedoch bestehen Unterschiede in der Zusammensetzung der Membranlipide.

Akanthozytose ⟨*gr*⟩ *f*: vermehrtes Auftreten von Akanthozyten, erworben transitor. mit A-Betalipoproteinämie bei schweren Malabsorptionssyndromen u. angeboren bei der seltenen A-Alphaproteinämie, bei dem Bassen-Kornzweig-Syndrom kombiniert mit Fettmalabsorption, Retinitis pigmentosa, progressiver Neuropathie mit Ataxie u. leichter hämolyt. Anämie. ↑Hypolipoproteinämie.

Akardier ↑Acardiacus.

Akardius ↑Acardiacus.

Akarizide ⟨*gr* + *lat*⟩ *n Pl*: zur Abtötung von ↑Zecken u. ↑Milben eingesetzte Stoffklassen. ↑Organophosphate, ↑Pestizide.

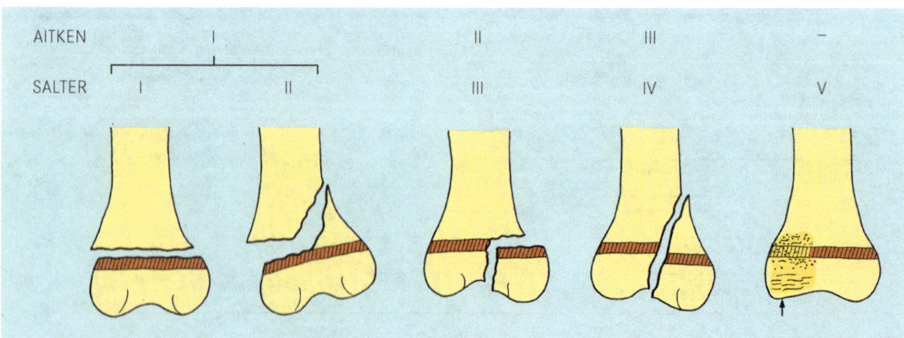

1

Aitken-Schema. Klassifikation der Wachstumsfugenverletzung

Akaroentomologie ⟨*gr*⟩ *f* ↑ Arachnoentomologie.

Akarophobie: krankhafte Angst, von der ↑ Skabies befallen zu sein. ↑ Phobie.

Akatalasämie: Akatalasie; Takahara-Krankheit; im Kindesalter auftretender Katalasemangel mit marginaler Parodontitis u. Ulzerationen im Mund u. Rachen, bedingt durch eine fehlende Spaltung des von Streptococcus viridans gebildeten H_2O_2. Autosomal rezessiver Erbgang. Fehlen o. abnorme Strukturen der ↑ Peroxisomen mit Fehlen der Katalase in versch. Organen. Katalasemangel in Erythrozyten nachweisbar. Schwarzbraune Verfärbung des Blutes bei Kontakt mit H_2O_2.

Akathexie ⟨*gr*⟩ *f*: Unfähigkeit, Ideen u. psych. Vorstellungen festzuhalten.

Akathisie ⟨*gr*⟩ *f*: qualvolles Unvermögen ruhig zu sitzen, bei Erkrankungen des extrapyramidalen Systems o. als Nebenwirkung v. a. unter konventionellen Neuroleptika. Ther.: Behandlung der Grundkrankheit, Dosisreduktion o. Umstellung auf atyp. Neuroleptika, evtl. Versuch mit ↑ Benzodiazepinen.

Åkerlund, Ake (1887–1958), schwed. Röntg., Stockholm.

Åkerlund-Hernie (nach Ake A.): nicht reponierbare Hiatushernie bei ↑ Brachyösophagus.

AKG ↑ Apexkardiogramm.

Akinese ⟨*gr*⟩ *f*: Akinesie; Unbeweglichkeit, Bewegungsstarre, in abgeschwächter Form: ↑ Hypokinese. **1.** ***Neurol.:*** als extrapyramidales Sympt. (↑ Parkinson-Syndrom), als Nebenwirkung von ↑ Neuroleptika, beim neuroleptischen malignen ↑ Syndrom. **2.** ***Kardiol.:*** fehlende Beweglichkeit, z. B. von Teilen der Herzmuskulatur (↑ Asynergie). ↑ Krise, akinetische.

Akinospermie ⟨*gr*⟩ *f*: Unbeweglichkeit sämtl. Spermien. Die Immobilität der Spermien kann durch äußere Einflüsse hervorgerufen sein, o. es liegt eine Nekrospermie vor.

Akklimatisation: Anpassungsreaktionen des Organismus an Klimaveränderungen (z. B. Anpassung an O_2-Mangel, Hitze, Kälte, UV-Strahlung u. a.). Die A. kann versch. Typen der Adaptation (Habituation, funktionelle Adaptation, troph.-plast. Adaptation u. a.) umfassen.

Akklimatisation, künstliche: Akklimatisation an Wärme o. Kälte durch mehrmalige Expositionen in einer warmen o. kalten Klimakammer. Bei k. A. an Kälte nimmt die Kälteerträglichkeit zu, Haut- u. Kerntemperatur steigen an, die Extremitäten werden besser durchblutet, das Ausmaß des Kältezitterns nimmt ab, der Umsatz in Kälte ist gesteigert, der kalor. Effekt des Adrenalins ist selbst an exzidierten Geweben erhöht. Bei k. A. an Wärme nimmt die Wärmeerträglichkeit zu, die Körperkerntemperatur stellt sich auf einen tieferen Wert ein, das Schwitzen beginnt bei niedrigerer Kerntemperatur u. bei geringerer Durchblutung der Haut, die Schweißmenge wird größer, der Schweiß wird hypotoner. Bes. die k. A. an Wärme, die sich schon nach wenigen Expositionen einstellt, führt zu annähernd gleichem Akklimatisationsgewinn wie ein Aufenthalt in warmen Klimazonen u. ist als Vorbereitung auf ein Leben unter Tropenbedingungen zu empfehlen.

Akklimatisation, natürliche: langsame, in Tagen bis Monaten sich vollziehende Veränderung in der Reaktion des Organismus auf länger wirkende Klimafaktoren, insbes. äußere Temperaturbedingungen, die für den Homoiothermen eine Verbesserung der Temperaturregulation bedeuten. Beim Menschen wird der Umfang an autonomen Umstellungen durch verhaltensbedingte Anpassung bes. an Kälte gering gehalten. Dennoch lassen sich einige physiol. Änderungen bei Wärme- u. Kälteakklimatisation nachweisen. Wärmeakklimatisation bedeutsam für jahreszeitl. Klimaschwankungen, für ein Leben unter Tropenbedingungen u. für die Anpassung an Tätigkeiten unter großer Hitze (Berg- u. Stahlwerk), betrifft beim Menschen hauptsächl. die Wärmeabgabe durch Evaporation. So kann die tgl. Schweißmenge verdoppelt werden, profuse Schweißausbrüche werden zugunsten einer wirksameren, über den ganzen Tag verteilten Schweißabsonderung vermieden. Die Elektrolyt- bzw. Kochsalzkonzentration sinkt von 0,3 auf 0,03 %, wodurch der Schweiß verdunstungsfähiger u. ein größerer Kochsalzverlust vermieden wird. Die Anzahl der Schweißdrüsen kann sich nach langem Hitzeaufenthalt erhöhen. Anstieg des Blutvolumens um 15–40 %, Erniedrigung der Wärmebildung um 5–10 % u. Herabsetzung des Muskeltonus ist mögl. Die Kälteakklimatisation des Menschen ist nur durch kleinere Umstellungen gekennzeichnet: leichte Grundumsatzerhöhung, geringe Verminderung des Blutvolumens, Neigung zu peripherer Vasokonstriktion, Nachlassen des Kältezitterns zugunsten der zitterfreien Wärmebildung. Hormonale Umstellungen lassen sich kaum nachweisen. Das deutl. Nachlassen des subjektiven Kältegefühls sowie des Frierens sind Vorgänge, die sich aufgrund unverminderter Aktivität peripherer ↑ Thermorezeptoren nur mit einer zentralnervösen Gewöhnung erklären lassen.

Akkommodabilität ⟨*lat*⟩ *f*: bei der Reizstromapplikation Anpassungsprozeß an langdauernde Stromimpulse mit langsam ansteigenden Anstiegsflanken (Dreiecksimpulse u. Impulse mit exponentiell ansteigender Flanke). Bei ungenügender Anstiegssteilheit der Impulse bleibt auch bei genügender Impulshöhe eine Erregung aus. ↑ Akkommodation, nervale.

Akkommodation ⟨*lat*⟩ *f*: **1.** ***Allg.:*** Angepaßt- o. Eingerichtetsein auf etwas bzw. Vorgang des sich auf etwas Einrichtens. **2.** ***Ophth.:*** Änderung der Krümmung der Augenlinse, insbesondere ihrer Vorderfläche, zur Scharfabbildung der gerade angesehenen Objekte auf der Netzhaut. Bei der Nahakkommodation nimmt aufgrund der elast. Rückstellkraft der Linse die Linsenkrümmung u. damit die Brechkraft des Auges zu. Diese Linsenbewegung wird ermöglicht durch Kontraktion des M. ciliaris, die eine Verkleinerung seines Durchmessers u. damit eine Erschlaffung der Zonulafasern (↑ Zonula ciliaris) herbei-

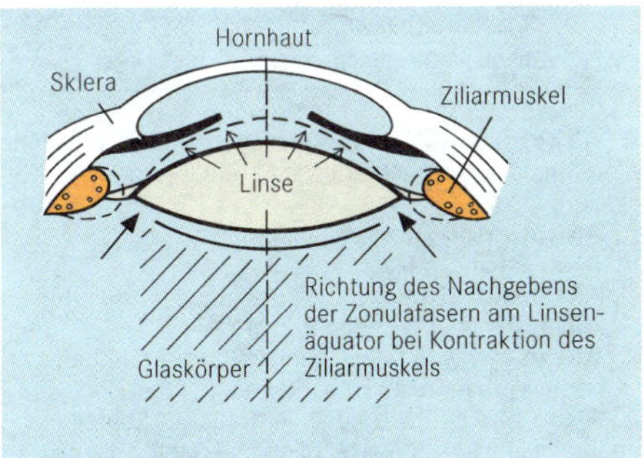

Akkommodation des Auges. Akkommodationsmechanismus; Zunahme der vorderen Linsenkrümmung bei Nahakkommodation

führt. Bei der akkommodativen Ferneinstellung wird die Linse durch Nachlassen der Ziliarmuskelkontraktion u. damit Erweiterung seines Durchmessers flach gezogen, so daß die Brechkraft abnimmt. Neben dieser passiven Fernakkomodation gibt es zusätzl. bei schnellem Wechsel von Nah- auf Fernsehen einsetzend, eine durch Kontraktion von radiär im Ziliarmuskel verlaufenden Brücke-Muskelfasern bewirkte aktive Fernakkommodation Außerdem verschieben sich bei der A. die Linsenfasern mit resultierender Indexzunahme (intrakapsuläre A.). Akkommodationszeit: normal ca. 0,5 Sek., verlängert bei Verlust der Linsenelastizität, Ermüdung, Intoxikation, ↑Pupillotonie. Abb.

Akkommodation, nervale: Ansteigen der Schwelle, d.h. der Mindestintensität eines Reizes (im Exp. meistens eines elektr.), für die Auslösung eines ↑Aktionspotentials eines Nervs, wenn dieser Reiz von der Intensität Null relativ langsam zunimmt u. damit die Auslöseschwelle quasi vor sich her schiebt, so daß durch diesen Einschleicheffekt Reizintensitäten resultieren, die weit über den normalen Schwellenintensitäten liegen.

Akkommodationsbereich: Bereich zwischen dem nächsten u. weitesten vom Auge scharf abzubildenden Detail. ↑Akkommodationsbreite.

Akkommodationsbreite: größtmögl. Brechkraftänderung zwischen Fern- u. Nahakkommodation, beim Kind u. Jugendlichen 10–14 dpt betragend, was einem Nahpunktabstand von 10–7 cm entspricht, d.h. von 58 auf 68–72 dpt gehend. Im mittleren Erwachsenenalter nimmt die A. noch wenig ab u. wird subjektiv kaum bemerkt. Ab dem 55. Lj. sinkt sie beträchtl. u. erreicht schließl. 2 dpt u. weniger, ↑Presbyopie.

Akkommodationslähmung: Akkommodationsparese; ein- o. beidseitiger mit o. ohne Pupillenerweiterung einhergehender Verlust der Akkommodation des Auges. Als ↑Ophthalmoplegia interna Teil einer Oculomotoriusparese. Sonstige Ursachen: Diphtherie u. Botulismus. DD: Vorgetäuschte A. durch Atropin o. Scopolamin, auch bei parenteraler Ther., ↑Pupillotonie.

Akkommodationsquotient: Beziehung der ↑Rheobasen der dreieck- zu rechteckförmigen Stromimpulses. Der gesunde Nerv bedarf bei elektr. Reizung mit Dreieckimpulsen bei einer Impulsdauer von 1 000 ms einer größeren Intensität als mit Rechteckimpulsen. Der erkrankte Nerv verliert diese Eigenschaft. ↑Elektrodiagnostik, konventionelle.

$$\alpha = \frac{\text{Rheobase-Dreieck}}{\text{Rheobase-Rechteck}} \quad \text{(Normalwert 3 bis 5)}$$

Akkommodationsspasmus: überschießende Akkommodationsinnervation mit entsprechender Myopisierung.

Akkommodometer ↑Optometer.

Akkretion: Anlagerung.

Akkumulation *⟨lat⟩ f*: Ansammlung, Anhäufung.

Aklasie *⟨gr⟩ f* ↑Enchondromatose.

Akme *⟨gr⟩ f*: Acme; Gipfelpunkt im Krankheitsverlauf o. im Verhalten der Fieberkurve.

Akne *⟨gr⟩ f*: Erkrankung der Haut mit Komedonen-, Knötchen-, Pustel- o. Abszeßbildung. ↑Acne vulgaris.

Aknekeloid *⟨gr⟩ n* ↑Folliculitis nuchae scleroticans.

Aknitis *⟨gr⟩ f*: ursprüngl. als Tuberkulose angesehene Hauterkrankung. ↑Tuberkulide.

Akoasma *⟨gr⟩ n*: undifferenzierte, elementare akust. Trugwahrnehmung, z.B. Heulen, Krachen, Donnern. Bei endogenen u. symptomat. ↑Psychosen auch in der epilept. ↑Aura.

AKOD: *Abk* für Arbeitsgemeinschaft krankenpflegender Ordensleute Deutschlands.

Akorie *⟨gr⟩ f*: Fehlen der ↑Pupille.

Akormus *⟨lat⟩ m*: Fehlbildung ohne Rumpf.

akquirieren *⟨lat⟩*: sich zuziehen.

Akranie *⟨gr⟩ f*: Acrania; völliges Fehlen des knöchernen Schädels überwiegend bei Monsterfehlbildungen (↑Holoacardiacus acephalus). Meist wird unter A. totales Fehlen der dorsalen Schädelkapsel (u. der Weichteile) bei verbildeter Schädelbasis verstanden (↑Holoakranie). Kombiniert mit Fehlbildung des Gehirns (↑Anenzephalie). Bei Anlagen der Belegknochen, ↑Merokranie genannt. Der gespaltene Schädel entspricht einer Kranioschisis totalis (↑Kranioschisis) u. kann mit ↑Rhachischisis kombiniert sein.

Akratopegen *⟨gr⟩ Pl* ↑Heilwässer, akratische.

Akratothermen *⟨gr⟩ Pl*: akratische ↑Heilwässer, die gleichzeitig ↑Thermalwässer sind.

Akrinor: oral u. i.v. applizierbares Mischpräparat (1:20) aus Theodrenalin u. Cafedrin zur Behandlung hypotensiver Situationen in Notfallmedizin u. Anästhesie.

Akroanästhesie *⟨gr⟩ f*: Gefühlslosigkeit, Taubheitsgefühl an den distalen Extremitätenabschnitten, den Akren. Unspezif. Sensibilitätsstörung u.a. bei Polyneuropathien u. peripheren Durchblutungsstörungen.

Akroasphyxie ↑Raynaud-Phänomen.

Akrocephalus pagus *⟨gr⟩ m* ↑Kraniopagus.

Akrochordom *n*: alte Bez. für filiformes ↑Papillom.

Akrocyanosis haemopathica *⟨gr⟩ f* ↑Kälteagglutininkrankheit, chronische idiopathische.

Akrodermatitis chronica atrophicans *⟨gr⟩ f*: *Abk* ACA; Akrodermatitis atrophicans Herxheimer; verursacht durch die infolge Zeckenbisses übertragene Spirochäte Borrelia burgdorferi. Geograph. Verteilung bevorzugt entspr. dem Ausbreitungsgebiet der Zecken (Zentraleuropa, Balkanstaaten, Osteuropa, Skandinavien). Syntropie mit ↑Erythema chronicum migrans u. ↑Lymphadenosis cutis benigna (Lyme-Borreliose). Chron. Entzündung, die mit ödematöser Schwellung beginnt u. an die sich später eine Atrophie der Haut u. des Unterhautfettgewebes anschließt. Im ausgeprägten Stadium Haut blau bis braunrötl. verfärbt, außerordentl. dünn, gefältelt, wie zerknittertes Zigarettenpapier aussehend mit durchscheinenden Venen. Prädilektionsstellen sind Hand- u. Fußrücken, Ellenbogen, Knie. Diagn. serol. durch hohe Antikörpertiter u. bakt. Kurative Antibiotikatherapie (Penicillin, Tetrazyklin).

Akrodermatitis chronica suppurativa: Hautkrankheit an den Fingern u. Zehen, die sich in paronychialen entzündl. eitrigen Prozessen äußert. Bes. kennzeichnend sind Eitersuggillationen im Bereich der Endphalangen; Ausgang in lokale Atrophie. Vermutl. Beziehungen zur Psoriasis pustulosa u. ↑Impetigo herpetiformis. Ätiol. ungeklärt.

Akrodermatitis enteropathica: chron. enterale Gedeihstörung mit Durchfällen u. Stomatitis sowie vesikulopapulöser A. mit Alopezie ab Säuglingsalter. Autosomal rezessiver Erbgang. Zinkmalabsorption, dadurch fehlt Zink als Katalysator von Enzymreaktionen in Haut u. Schleimhaut. Dünndarmschleimhaut morphol. unauffällig. Besserung bei ther. Normalisierung des Serumzinkspiegels. Ältere pathogenet. Vorstellungen: Anomalie im Tryptophanumsatz, Veränderung des Serumfettsäuremusters, angeborene Störung der zellulären immun. Abwehr. Abb.

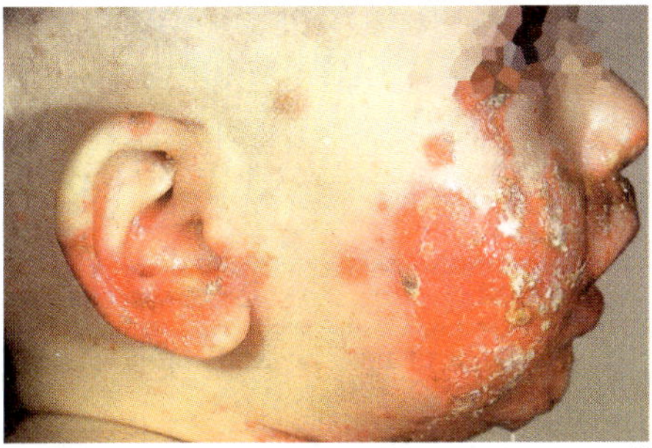

13

Akrodermatitis enteropathica

Akrodermatitis papulosa eruptiva infantilis: Gianotti-Crosti-Syndrom; Viruserkrankung, vermutl. Folge einer Hepatitis-B-Virusinfektion; bei Kindern im Vorschulalter plötzl. auftretender Hautausschlag mit sukkulenten, lichenoiden, nicht juckenden Papeln unter Aussparung der Schleimhäute, ferner Leber-, Milz- u. Lymphknotenschwellung. Zeichen einer anikter. Hepatitis, Hepatitis-B-Antigen pos.

akrodont ⟨*gr*⟩ *Adj*: Eigenschaft von Gebissen, in denen die Zähne nicht in einer Alveole befestigt sind, sondern dem Kieferkamm aufsitzen, z. B. bei Reptilien, ↑Zahnform.

Akrodynie ⟨*gr*⟩ *f*: Feer-Krankheit; Stammhirnenzephalopathie des frühen Kindesalters infolge Quecksilbervergiftung. Wesensveränderung (Reizbarkeit, Schlafumkehr), Hyperhidrosis („Mäusegeruch"), feuchte Akrozyanose (Pink disease) mit Juckreiz, Parästhesien bis Schmerzen (Akrodynie), eindrucksvolle Muskeladynamie (Kind „klappt wie ein Taschenmesser zusammen"), Tachykardie, Bluthochdruck, Hyperglykämie u. Lichtscheu.

Akrodysostosis ⟨*gr*⟩ *f*: Fehlbildungskomplex aus peripheren Dysostosen, Mittelgesichtshypoplasie u. Minderwuchs.

Akrodysplasie (Gideon 1973): Fehlentwicklung der distalen Anteile der Röhrenknochen, die an den Akren zur Ausbildung kurzer, breiter Knochen führt.

Akroerythrosis: schmerzhafte Rötung der Hände u. Füße, chron. Verlauf.

Akrogerie: Gottron-Syndrom; eine auf die Akren beschränkte abortive Form der ↑Progerie. Auffallende Kleinheit der Hände u. Füße u. eine vorzeitige Vergreisung der Haut der befallenen Gliedmaßen.

Akrohyperhidrosis: meist durch vegetative Dystonie hervorgerufene, an den Händen u. Füßen.

Akrokalzinose: Kalksalzablagerungen in Form von Knoten in o. unter der Haut der Akren, gelegentl. auch in der Muskulatur u. den Sehnen. Die Knoten können aufbrechen u. fisteln, wobei sich unter Schmerzen eine bröcklige Kalkmasse absondert. Abheilung mit charakterist. eingezogenen Narben. Meist Teilsymptom der Akrosklerose (↑Sclerodermia diffusa seu progressiva).

Akrokephalie: Spitz- o. Turmschädel bei vorzeitigem Verschluß der Kranz- u. Lambdanaht mit Offenbleiben der Sagittalnaht.

Akrokeratosis paraneoplastica: Bazex-Syndrom; keratot. Hautveränderungen an den Akren als obligate ↑Paraneoplasie, ↑Syndrome, kutane paraneoplastische.

Akrokeratosis verruciformis ↑Epidermodysplasia verruciformis.

Akrokranie ⟨*gr*⟩ *f*: Schädeldysmorphien, die in reiner Form o. in vielfältigen Kombinationen das Erscheinungsbild des ↑Turmschädels (Turrizephalie) i. w. S. bestimmen. Gemeinsame Kennzeichen sind die größere Schädelhöhe im Verhältnis zum Schädelumfang u. die allmähl. Einengung des Schädelinnenraums, die zum begrenzenden Faktor der Gehirnentwicklung wird (↑Stenozephalie). Verformung der Schädelbasis führt zur Einengung der Durchtrittsöffnungen für Hirnnerven. Der A. liegen vorzeitige Verknöcherungen der Schädelnähte in mannigfaltigen Kombinationen zugrunde. Es gibt viele Einteilungsversuche, die durch Überschneidungen kompliziert werden: **1.** Dolichozephaler Turmschädel: ↑Dolichozephalie, ↑Leptozephalie, ↑Klinozephalie, ↑Sphenozephalie mit der Sonderform der ↑Skaphozephalie. **2.** Brachyzephaler Turmschädel: ↑Oxyzephalie, ↑Pachyzephalie, ↑Platyzephalie mit der Sonderform ↑Trigonozephalie, ↑Trochozephalie, ↑Plagiozephalie.

Akromegalie: Marie-Syndrom; gesteigerte Sekretion von Wachstumshormonen (somatotropes ↑Hormon) mit inappropriativem Wachstum von Weichteilen u. Skelett nach Epiphysenfugenschluß. Führt zu ↑Gigantismus. 1884 von Fritsche u. Klebs erstmalig beschrieben; von Pierre Marie 1886 benannt. Ursache sind Adenome der endokrinen, azidophilen Zellen des HVL (↑Hypophyse). Klinik der A.: 1. Wachstum der Weichteile: Unterlippe, Nase, Ohren, Makroglossie, Makrogenie; 2. Appositionelles Knochenwachstum: Verdickung der supraorbitalen- u. Jochbeinwülste, Vergrößerung der Nasennebenhöhlen, Verdickung der Phalangen, die zu „tatzenartiger" Vergrößerung von Händen u. Füßen führt, Vergrößerung des Zahnabstands. 3. Wachstum innerer Organe: Kardio-, Hepato-, Splanchnomegalie, Hypertonie. 4. Endokrines Psychosyndrom mit Wesensveränderungen, Antriebsarmut, Betonung egozentr. Züge. Druckatrophie des Hypophysenvorderlappens infolge Tumorwachstums kann zu Hypophysenvorderlappeninsuffizienz (Ausfall von

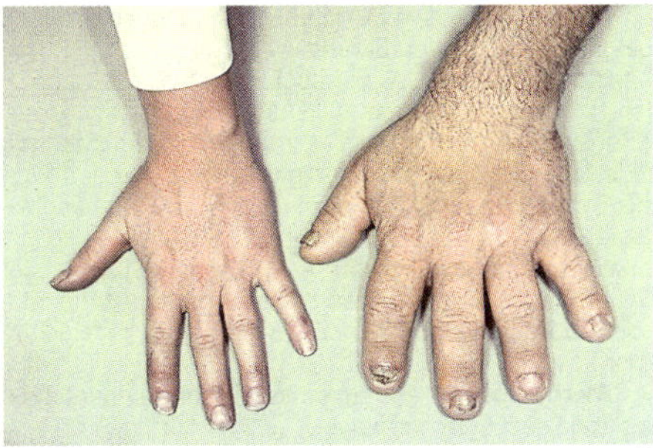

19

Akromegalie (Abb. 1). Vergrößerte neben normaler Hand

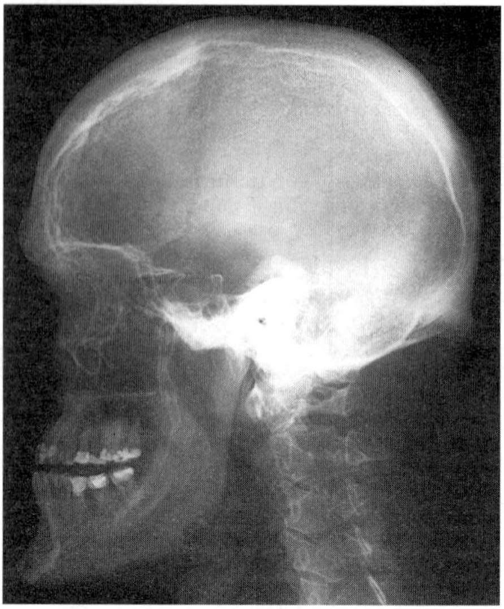

35

Akromegalie (Abb. 2). Die seitliche Röntgenausnahme des Schädels läßt eine Erweiterung der Sella turcica, der Stirnwülste, des Kinnsporns u. eine Verdichtung des Felsenbeins erkennen.

Gonadotropinen, TSH u. ACTH), Kopfschmerzen u. Sehstörungen führen. Diagnostik der A.: Messung des STH-Basalwertes im Serum bzw. STH-Suppressionstest; röntg. Beurteilung der Sellagröße u. der Knochenveränderungen des Skeletts; zum Adenomnachweis CT Sellaregion. Ther. der A.: Operative Entfernung des Adenoms o. Strahlentherapie; medikamentös Gabe von ↑Bromocriptin. Abb 1 u. 2.

Akromesomelie: Typ Maroteaux der mesomelen Dysplasie. Neben der Verkürzung von Unterarmen u. Unterschenkeln sind dabei auch die Röhrenknochen der Hände u. Füße betroffen. Autosomal rezessiver Erbgang.

Akromiale ⟨*gr*⟩ *n*: anthrop. Meßpunkt am äußersten Ende des Akromion am Schulterblatt bei aufrechter Körperhaltung u. hängendem Arm. ↑Biakromialbreite.

Akromikrie ⟨*gr*⟩ *f*: Kleinheit von Händen u. Füßen bei gleichzeitiger Verkürzung, Verschmälerung, Auftreibung der Skeletteile. A. wird bei hypophysär-dienzephalen Störungen beobachtet (Dystrophia osteogenitalis, ↑Brugsch-Syndrom), jedoch auch bei Erbkrankheiten: mit Sklerodermie, Katarakt u. vorzeitiger Vergreisung (↑Werner-Syndrom), mit Kleinwuchs, Alopezie, Zahnanomalien, Katarakt, Nägeldystrophie u. Poikilodermia congenita (↑Rothmund-Syndrom). A. ist Bestandteil folgender Syndrome: ↑Nonne-Milroy-Meige-Syndrom, ↑Hutchinson-Gilford-Syndrom, ↑Lorain-Syndrom, ↑Creveld-Syndrom.

Akromion ⟨*gr*⟩ *n*: Acromion, Schulterhöhe; laterales Ende der ↑Spina scapulae.

Akroosteolyse ⟨*gr*⟩ *f*: lokalisierte Knochenveränderungen bei der hyperparathyreot. Osteopathie, bes. für die subperiostalen Resorptionsherde der Mittel- u. Endphalangen der Hände u. Füße. Die Kortikalis scheint „wie von außen angepickt". Z. B. bei ↑Sclerodermia diffusa seu progressiva. Beim ↑Hyperparathyreoidismus finden sich Knochenveränderungen am Schultergürtel sowie Schwund der Alveolarkompakta.

Akroosteopathia ulceromutilans: Bureau-Barrière-Syndrom; mit Ulkusbildungen an Fußsohlen u. Zehen sowie mit Osteolysen an den Endphalangen der Zehen einhergehendes Syndrom. Vorkommen fam., jedoch auch bei Arbeitern in der PVC-herstellenden Industrie zu beobachten u. idiopath.

Akropachie: bei Hyperthyreose auftretende, die Endglieder der Finger u. Zehen I–III betreffende subperiostale Apposition von Knochen sowie Verdickung der Weichteile.

Akroparästhesie: Empfindungsstörungen an den Akren wie „pelziges Gefühl", Kribbeln, „Ameisenlaufen". Ursachen wie ↑Akroanästhesie.

Akropathie, ulzerös verstümmelnde: seltene Komplikation bei ↑Syringomyelie u. a. Myelodysplasien. Außer den v. a. an den Füßen auftretenden Ulzerationen bestehen dissoziierte ↑Empfindungsstörungen u. ↑Areflexie.

Akropigmentation: Spitzenpigmentation in den ersten Lj. Es findet sich hier eine stärkere Melanineinlagerung vorwiegend an den Fingerendgliedern. Als Akropigmentatio symmetrica Dohi wird eine nur bei Japanern beschriebene angeborene Überpigmentation an den Händen u. Füßen benannt.

Akropodion ⟨*gr*⟩ *n*: anthrop. Meßpunkt am Fuß, die bei Belastung am weitesten nach vorn ragende (1. o. 2.) Zehenkuppe.

Akrosarkom ⟨*gr*⟩ *n*: Kaposi-Unna-Sarkom; protrahiert verlaufendes Kaposi-Sarkom an Händen u. Füßen. ↑Sarcoma idiopathicum multiplex haemorrhagicum.

Akrosklerose: Teilsymptom der ↑Sclerodermia diffusa seu progressiva.

Akrosom ⟨*gr*⟩ *n*: Acrosoma; Kopfkappe des ↑Spermiums. Doppelmembran mit Enzymen (Hyaluronidase, saure Phosphatase, Trypsin) zur Auflösung der Eihülle.

Akrosomreaktion: Fusion der äußeren Membran des Akrosoms mit der Zellmembran der Eizelle. Dabei entweichen akrosomale Enzyme, die das Eindringen des Spermiums in die Eizelle ermöglichen. Die A. ist artspezif.

akrot ⟨*gr*⟩: ohne Puls.

Akrotismus ⟨*gr*⟩ *m*: Fehlen der Arterienpulse.

akrozentrisch ↑Chromosomen.

Akrozephalie ⟨*gr*⟩ *f*: hohe Kopfform, meist vorkommend bei Dyszephaliesyndromen. Abb.

Akrozephalosyndaktylie ↑Apert-Syndrom.

Akrozyanose: Zyanose von Fingern, Zehen, Ohren, Nase, Lippen infolge verlangsamter Blutzirkulation im entsprechenden Kapillargebiet bei gestörtem Vasomotorentonus. Kälte u. feuchtes Wetter verstärken die Sympt. Bes. bei jungen Mädchen auftretend.

Aktidion ↑Cycloheximid.

Aktin ⟨*gr*⟩ *n*: in allen Zellen vorkommendes globuläres Protein, das durch Polymerisation fadenförmige Mikrofilamente (↑Aktinfilamente) als Anteil des Zytoskeletts erzeugt. Assoziiert mit Myosin ergibt es die Grundlage der Kontraktilität in ↑Myofibrillen; ↑Myomerum.

Aktinfilamente ⟨*gr* + *lat*⟩ *f Pl*: Mikrofilamente; Fadenstrukturen von 5–7 nm Durchmesser, die zum ↑Zytoskelett zählen. Sie bestehen aus zwei helikal angeordneten Proteinfäden (↑Aktin). Assoziiert mit dem Polypeptid Myosin bilden A. die ↑Myofibrillen im Muskelgewebe als Substrat der Kontraktilität.

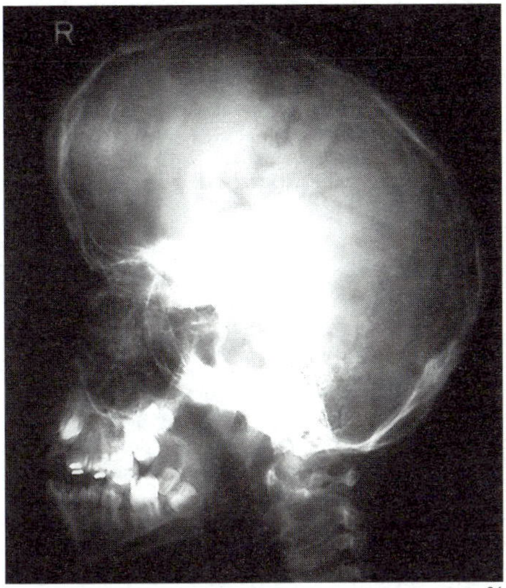

36

Akrozephalie. Prämature Nahtsynostose

Aktinität: Verhältnis der Empfindlichkeit eines Lichtempfängers bei einer beliebigen Strahlung zur Empfindlichkeit bei einer Bezugsstrahlung. ↑Wirkungskomplex, aktinischer.

Aktinokardiographie.

Aktinometer: Gerät zur Messung der von der direkten o. indirekten Sonnenstrahlung auf eine Fläche pro Zeiteinheit eingestrahlten Energie. Die Messung erfolgt entweder thermoelektr. (Thermosäule) o. kalorimetr. (z. B. geschwärzter Absorber, dessen Temperaturerhöhung gemessen wird).

Aktinomykose ⟨*gr*⟩ *f*: Strahlenpilzkrankheit; nichtansteckende, sporad. auftretende, spezif. granulomatöse, chron. fortschreitende Infektionskrankheit. Erreger: versch., fermentativ unterscheidbare Aktinomyzeten (↑Actinomycetaceae). Infektionsquelle: die verletzte Schleimhaut am natürl. Standort; Eindringen der Aktinomyzeten ins Gewebe meist als Leitkeim einer Mischinfektion durch Anaerobier (endogene o. ↑Autoinfektion). Eintrittspforte: 90 % der Fälle über die Mundhöhle (zervikofaziale Form); die thorakale Form stammt von bronchopneumon. Herden, die abdominale Form von der Ileozäkalregion o. vom Rektum. Die seltene generalisierte A. befällt alle Organe. Klin. imponiert die Ausbreitung brettharter Infiltrationen mit zentraler Nekrose u. Neigung zur Fistelbildung, Leukozyteneiter (häufig mit ↑Aktinomyzesdrusen). Diagn. bakt. (mikrosk. u. kultureller Erregernachweis).

Aktinomyzesdrusen: 0,5–2 mm große, schwefelgelbe, körnchenförmige, im Abszeßeiter gelegene Ansammlung von Aktinomyzesbakterien bei ↑Aktinomykose. Charakterist. histol. Aufbau der A. Im Zentrum granuläre eosinophile Massen (zerfallene Erreger), in der äußeren basophilen Zone radiäre Anordnung der Aktinomyzesfäden mit keulenförmigen Auftreibungen (sog. clubs).

Aktinomyzeten ↑Actinomycetaceae.

Aktinomyzetom: ↑Myzetom durch Aktinomyzeten (Actinomadura madurae, Actinomadura pelletieri, Streptomyces somaliensis, Nocardia brasilensis, Nocardia asteroides, Nocardia caviae).

Aktionsakzeptor ⟨*lat*⟩ *m* ↑System, funktionelles.

Aktionsmyoklonus: durch Willkürbewegungen gebahnte ↑Myoklonien, v. a. nach anox. Hirnschädigung vorkommend.

Aktionspotential: intrazellulär über die Membran des Zellkörpers (Drüsenzelle, Muskelzelle) o. der Zellfaser (Nervenfaser) ableitbare schnelle elektr. Spannungsschwankung, die Ausdruck einer Änderung des Erregungszustands ist. Das A. stellt eine vorübergehende Änderung des Membranpotentials aus dem Ruhezustand heraus dar. Am besten untersucht sind die A. der Nervenfasern, wo sie die Fortpflanzung der Erregung längs der Nervenfaser begleiten bzw. diese bedingen. Am jeweiligen Ort der Ableitung beträgt die Entstehungs- u. Passagezeit des A. um 1 ms (schnell-leitende Nervenfasern bei Warmblütern), bei Skelettmuskelfasern um 10 ms. Da die Ableitelektroden ortsfest sind, kann das A. nach elektron. Verstärkung als ein Kurvenverlauf dargestellt werden. Zunächst findet eine Verschiebung des Ruhepotentials um 30–50 mV (kleine Vorerregung, Vordepolarisation) statt, die, wenn der Membranreiz zu gering war (die A-Schwelle nicht erreicht hat), wieder auf das Ruhepotentials zurückfällt, ohne von einem A. gefolgt zu sein (lokale Erregung, lokale ↑Antwort). Meist geht dieses Präpotential in das A. über, wobei das Membranpotential sich sehr schnell verändert (steiler Aufstrich in der Abb.). Das an der Innenseite der Membran gegen außen neg. Potential verschwindet (Aufstrich erreicht die isoelektr. Linie), geht durch Null-Potential zwischen innen u. außen u. wird neg. von außen nach innen (Überschuß, Overshoot). Darauf folgt der Abstrich bzw. die dann langsamer werdende Rückkehr zum Membranruhepotential. Bei dieser Repolarisation treten Verzögerungen u. Überschwingungen (Nachpotential) auf. Verursacht wird das A. v. a. durch

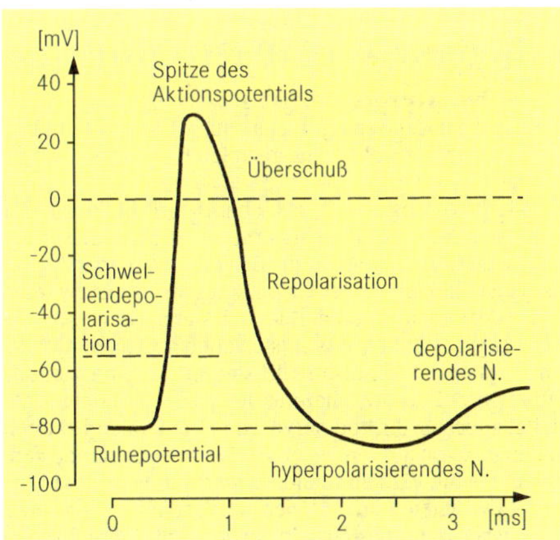

Aktionspotential. Verlauf an der Membran einer Nervenfaser; Nachpotential (N.) mit entsprechender sub- bzw. supernormaler Erregbarkeit

Verlagerung von Natrium-, Kalium- u. Chloridionen durch die Membran, ↑Ionentheorie. A. in der Anästhesie von Bedeutung bei der Beurteilung des Grades der Muskelrelaxation durch Muskelrelaxanzien. Abb.

Aktionspotential, kardiales: Bei der Erregung von Myokardfasern entsteht ein Aktionspotential durch Natrium-Kalium-Ionenaustausch an der Membran. Der Natriumeinstrom bewirkt eine Depolarisierung der Zellmembran, die das Nullpotential überschreitet. Dadurch entsteht der QRS-Komplex im EKG (↑Elektrokardiogramm). Die folgende Repolarisation der Muskelfaserzelle, die der ST-Strecke im EKG entspricht, ist durch den umgekehrten Kaliumausstrom aus dem intrazellulären in den extrazellulären Raum gekennzeichnet, der während der spätsystol. Phase abläuft. Depolarisation u. Repolarisation zusammen werden auch elektr. Systole genannt.

Aktionsstrom: der über die erregte Membran fließende Strom (Membranstrom). Beim fortgeleiteten Aktionspotential, z. B. einer Nervenfaser, fließt ein elektr. Strom stoßartig in das Faserinnere. Er erzeugt das Potential. Durch Einstrom von Natriumionen bei erhöhter Leitfähigkeit der Membran wird die Membrankapazität schnell entladen. Außerdem kann ein wenn auch geringer Strom während des Vorhandenseins des Aktionspotentials fließen (↑Ionentheorie). Dieser entsteht passiv als Folge der über der Membran liegenden elektr. Spannung u. hängt von den Widerstands- u. Kapazitätseigenschaften der Membran ab. Der Strom fließt also passiv durch das Faserinnere seitl. ab, was eine der Voraussetzungen für die Weiterleitung des ↑Aktionspotentials darstellt.

Aktivator ⟨*lat*⟩ *m*: **1.** ***Kieferorthopädie:*** in der ↑Funktionskieferorthopädie verwendetes Behandlungsgerät, das ursprüngl. von V. Andresen entwickelt wurde. Es entfaltet sowohl muskelaktivierende als auch mechan. Wirkungen, die zu Funktions- u. Formveränderungen im Kiefer-Gesichts-Bereich führen. ↑Monoblock. **2.** ***Biochem.:*** A. von Enzymen; anorgan. Substanzen (z. B. Metallionen, Ammoniumionen) o. niedermolekulare organ. Verbindungen (Hormone, Metabolite) die nicht Substrat des Enzyms sind, jedoch dessen katalyt. Aktivität durch Bindung an das Enzymprotein erhöhen. Ggs. ↑Inhibitoren.

Aktivatorproteine: Bez. für eine Gruppe von Proteinen, die die ↑Genexpression durch Wechselwirkung mit ↑Promotoren der Gene regulieren. ↑Genregulation, ↑Genaktivierung.

Aktivierung ⟨*lat*⟩ *f*: **1.** ↑Ionentheorie. **2.** Prozeß der Bereitstellung bzw. Intensivierung von Hirn- u. Körperfunktionen, der als unspezif. Begleitvorgang der ↑Informationsverarbeitung des Organismus angesehen werden kann. Der Organismus befindet sich ständig in versch. Aktivierungszuständen. Das aufsteigende retikuläre Aktivierungssystem (↑ARAS) im Hirnstamm hat eine zentrale Funktion bei der Regulierung des psychophysiolog. Aktivitätsniveaus, die von nervösen u. humoralen Faktoren abhängt. Die psycho-physiol. Aktivierungszustände können durch die Vigilanzstadien bezeichnet werden (↑Vigilanz). Zwischen dem Aktivierungszustand u. der Verarbeitungsleistung besteht ein umgekehrt U-förmiger Zusammenhang. Es gibt ein Optimum im mittleren Aktivierungsbereich, bei kleiner u. großer Reizdichte bleibt die A. durch das ARAS klein.

Aktivierung, kortikale: Erhöhung der Bereitschaft der Großhirnrinde zur Informationsverarbeitung u. Steigerung ihrer Fähigkeit, den Aktivitätszustand anderer Hirnregionen zu steuern. Bei der k. A. spielt das aufsteigende aktivierende System der ↑Formatio reticularis eine wichtige Rolle. ↑Desynchronisation des EEG, ↑ARAS.

Aktivierungsanalyse: nach Bestrahlung von Gewebeproben o. Körperflüssigkeiten mit therm. Neutronen im Reaktor o. ↑Zyklotron erfolgt über eine Gammareaktion eine Aktivierung stabil isotoper Elemente, die in radioaktive Elemente gleicher Ordnungszahl überführt werden. Vorteil des Verfahrens ist eine höhere Nachweisgrenze für viele Elemente gegenüber konventionellen chem. Verfahren; sie bewegt sich zwischen 10^{-6}–10^{-10}. (radioaktiver ↑Zerfall). Nach evtl. radiochem. Trennung (Ionenaustausch, Fällung u. a.) erfolgt die Analyse der Radionuklide durch Beta-, Gammaspektrometrie u. Bestimmung der physikalischen ↑Halbwertszeit.

Aktivierungsenergie: Summe der Translations-, Rotations-, Schwingungs- u. Elektronenanregungsenergien, die Teilchen aufnehmen müssen, um miteinander reagieren zu können. Unter gegebenen Bedingungen bestimmt die A. die Reaktionsgeschwindigkeit. Katalysatoren u. ↑Enzyme beschleunigen chem. Reaktionen durch Senkung der A.

Aktivierungswärme: nach D. K. Hill diejenige Wärmebildung des Muskels, die nach dessen Membrandepolarisation, aber vor dessen mechan. Verkürzung o. Spannungsentwicklung, also noch innerhalb der elektromechan. Latenz zu einer meßbaren Temperaturerhöhung im Muskel führt. Die Ursache der A. ist der durch Aktivierung der Myosin-ATPase einsetzende Zerfall von ATP in ADP, anorg. Phosphat u. Energie, die nur zum kleineren Teil in mechan. Energie durch Konformation der Aktinomyosinbrücken umgesetzt wird, zum größeren Teil als A. Die A. ist von der Ausgangsruhespannung des Muskels unabhängig. ↑Kontraktion.

Aktivine: Sammelbegriff für ↑Wachstumsfaktoren, die mit dem Tumorwachstumsfaktor TGF-beta verwandt sind. Aktivin A, auch als Erythrozyten-Differenzierungs-Faktor (EDF) bezeichnet, stimuliert Proliferation versch. Zelltypen, reguliert Synthese u. Freisetzung des follikelstimulierenden ↑Hormons (FSH), des adrenokortikotropen ↑Hormons (ACTH), von ↑Oxytocin sowie des FSH-freisetzenden Hormons u. induziert während der Embryonalentwicklung Ausbildung des Mesoderms.

Aktivität, chemische: In idealen Lösungen (starke Verdünnung) ändern sich physikochem. Parameter, wie Reaktionsgeschwindigkeit, elektr. Leitfähigkeit u. Beweglichkeit, proportional der Konzentration. Bei realen Lösungen, z. B. Blut- u. Zellplasma, beeinflussen sich die gelösten Teilchen durch elektrostat. o. Van-der-Waals-Kräfte, u. die physikochem. Parameter ändern sich nicht mehr proportional der Konzentration (c). Es wird eine scheinbar geringere Konzentration vorgetäuscht, die c. A. (a) genannt wird. Die c. A. bezeichnet den wirksamen Anteil der tatsächl. Konzentration. Es gilt für reale Lösungen $a < c$. Die c. A. einer Komponente wird aus deren Konzentration durch Multiplikation mit dem entsprechenden Aktivitätskoeffizienten (f) erhalten. $a = f\,c$.

Aktivitäten des täglichen Lebens ↑ATL.

Aktivität, enzymatische: bei enzymkatalysierten Reaktionen ein Maß für Substratverbrauch bzw. Produktbildung pro Zeiteinheit. Die e. A. wird von der Enzymkonzentration, den Konzentrationen der Substrate, Produkte, Coenzyme, Aktivatoren, Inhibitoren, der Temperatur u. dem pH-Wert beeinflußt (↑Enzymkinetik; spezifische ↑Aktivität von Enzymen). Maßeinheit der e. A. ist das ↑Katal.

Aktivität, exploratorische ⟨*lat*⟩ *f*: Erkundungsverhalten; aktives Verhalten des Tieres zur Gewinnung von Informationen über seine unmittelbare Umwelt. Die e. A. verschafft ihm eine seiner Evolutionsstufe entsprechende interne Repräsentation der Raum-Zeit-Beziehungen seines Lebensraums. ↑Orientierung, ↑Orientierungsreaktion.

Aktivität, katalytische: die die Enzymfunktion charakterisierende Größe. Die k. A. ist gleich der Reaktionsgeschwindigkeit in Anwesenheit einer definierten Menge Enzym. Sie hängt von der Temperatur, dem pH-Wert, den Konzentrationen von Substrat, Coenzym, Aktivatoren, Inhibitoren u. (bei assoziierenden o. dissoziierenden Enzymen) von der Enzymkonzentration ab.

Aktivität, natürliche: Maß der pro Zeiteinheit (dt) zerfallenden Atomkerne bzw. Kernumwandungen (dN): $A = dN \cdot dt^{-1}$. Die SI-Einheit der Aktivität ist ↑Becquerel (Bq): $1\ Bq = 1\ s^{-1}$, d. h. eine radioaktive Substanz der Aktivität 1 Bq erfährt den Zerfall eines Kerns pro Sekunde. Alte Einheit ↑Curie (Ci); $1\ Ci = 3{,}7\ 10^{10}$ Kernzerfälle s^{-1}; früher auf die Aktivität von 1 g Radium bezogen (1 g Radium = 0,98 Ci). 1 mCi = 37 MBq. Umrechnung: 37 µCi = 1 kBq; 37 mCi = 1 MBq; 37Ci = 1 GBq bzw. 0,02703 kBq = 1 µCi; 0,02703 MBq = 1 mCi; 0,02703 GBq = 1 Ci; Beispiel: 350 µCi = 12 950 kBq = 13 MBq. ↑Aktivität, spezifische.

Aktivität, optische: Fähigkeit asymmetr. strukturierter chem. Verbindungen, in Lösung die Schwingungsebene durchtretenden polarisierten monochromat. Lichts in charakterist. Weise (Richtung u. Winkelbetrag) zu drehen. Die mit Hilfe der Polarimetrie (↑Polarimeter) meßbare o. A. findet sich bes. bei zahlreichen Naturstoffen u. wird als physikal. Größe zur Charakterisierung der Struktur u. strukturbedingter biochem. Eigenschaften sowie zur Konzentrationsbestimmung verwendet.

Aktivität, physische: Intensität des Verhaltens eines Individuums je Zeiteinheit. Sie äußert sich in der zu beobachtenden Motorik u. setzt sich auch bei komplexeren bewußten Handlungen letzten Endes in Ausführungsbewegungen um. Dabei ist der situative Aktivitätszustand von der habituellen Aktivitätsform zu unterscheiden. Erstere ist bei jeder ärztl. Untersuchung in Haltung u. Ausdruck als ein Indikator des Allgemeinbefindens augenfällig u. kann durch körperl. Beschwerden ebenso herabgesetzt sein wie durch Sorgen o. Mißerfolgserlebnisse.

Aktivität, postheparinlipolytische: *Abk* PHLA, Lipoproteinlipase; Enzym, das für den hydrolyt. Abbau der Triglyzeride verantwortl. ist.

Aktivitätsniveau: Grad der allg. unspezif. Aktivierung des ZNS, der durch Antrieb, Motivation u. aktuelle Reizeinwirkungen bestimmt wird. Für jede Leistung des Organismus ist ein optimales A. des ZNS erforderl. ↑Formatio reticularis.

Aktivität, spezifische: gibt die Zahl der Atomkerne an, die pro Sekunde in der Maßeinheit einer Substanz zerfallen (ausgedrückt in kBq/g; kBq/ml). Die s. A. eines Radionuklids in einem ↑Radiopharmakon wird möglichst hoch angestrebt, um die Konzentration der inaktiven Trägersubstanz niedrig zu halten, die zu tox. o. pharmak. Nebenwirkungen führen kann.

Aktivitätszustand: Zustand der Bereitschaft u. Fähigkeit des Gehirns zur Verarbeitung u. Bereitstellung von Information zwecks Einwirkung auf alle Organe u. Gewebe des Körpers (allg. A.). Im traumlosen Tiefschlaf ist der A. des Gehirns u. der allg. A. niedrig. ↑Schlaf, ↑Vigilanz.

Aktivkohle ↑Carbo medicinalis.

Aktomyosin ⟨*lat* +*gr*⟩ *n*: Komplex aus ↑Aktin (F-Aktin) u. ↑Myosin; A. wird durch ATP in seine beiden Komponenten aufgespalten.

Akuität ⟨*lat*⟩ *f*: akuter Verlauf o. Situation einer Krankheit.

Akupressur: Verfahren, das auf den Akupunkturlehren fußt. Der Behandler preßt dabei die Akupunkturpunkte mit Fingerspitzen, um so den hypothet. Energieumlauf im Körper zu beeinflussen. Eine spez. Form der A. ist die Fußsohlenakupressur. An der Fußsohle sollen die einzelnen Organe des Menschen somatotop. geordnet ihre Repräsentationsstellen haben. Auch industriell verfertigte Schuheinlagen zur A. werden vertrieben.

Akupunktur: traditionelles chin. Heilverfahren, das 1 000–5 000 Jahre alt sein soll u. in den 60er Jahren des 20. Jh. in Europa eingeführt wurde. Es fußt auf der Annahme best. Akupunkturpunkte, die einen Durchmesser von wenigen mm bis über 1 cm haben u. nicht immer topostabil sind. Die einzelnen Akupunkturlehren sind sehr unterschiedl., wie auch die einzelnen Punktschemata für die 1 000–4 000 Punkte. Es gibt spez. Punktlehren u. Verfahren: Körperakupunktur, Nasen-, Gingiva- u. Zungenakupunktur, Fußsohlenakupunktur, Ohrmuschel- u. Hinterohrakupunktur, Vaginalakupunktur. Der elektr. Hautwiderstand soll hier herabgesetzt u. die Haut im Punktbereich auch wärmer o. kälter sein. Akupunkturpunkte werden mit der Hand getestet (aufgesucht) o. heute mit elektr. Punktsuchgeräten geortet. Die Punkte sollen auf unsichtbaren Leitlinien liegen, den Meridianen, die mit den einzelnen Organen zu best. Jahreszeit o. definierter Tageszeit in Korrespondenz stehen. In den Meridianen laufen die geschlechts- u. seitenabhängigen Kräfte „Yin" u. „Yang", die gegensätzl. Wirkung haben u. durch Anstechen mit Nadeln beeinflußt werden können. Auch ist eine Beeinflussung der Punkte u. Meridiane mit homöopath. Mitteln o. Einspritzungen selbst von Eigenurin, ja auch durch Beschickung mit Musik mögl. Verbreiteter hingegen ist die ther. Reizung der Punkte mit elektr. Strömen (Elektroakupunktur), Licht, Magneten o. Laser u. durch Einführung von Dauernadeln. Die A. wurde auch als Anästhesieverfahren erprobt. Ihre Wirkung wird mit Endorphinausschüttung erklärt. Bei intensiver Reizwirkung, die ein Schmerzgefühl voraussetzt, ist die A. neurophysiolog. als Hyperstimulation o.

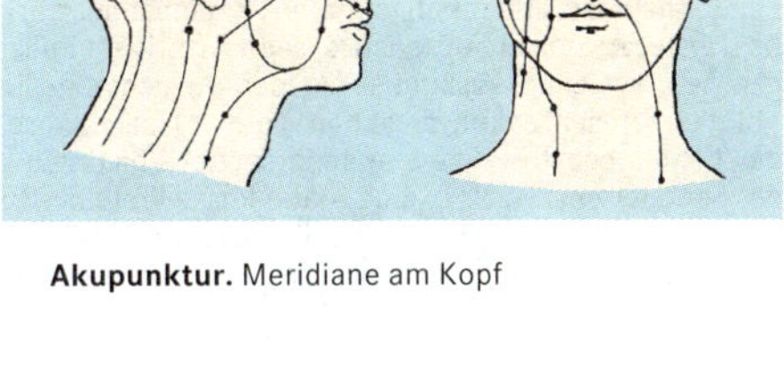

Akupunktur. Meridiane am Kopf

Gegenirritation zu erklären. Gegner der A. argumentieren, Endorphin werde bei allen Formen von Streß u. Verwundung, bei Plazebos o. beim Koitus freigesetzt. Die „Blockadetheorien" gelten als widerlegt, wie auch die Versuche, die Meridiane mittels radioaktiver Tracer szintigraph. nachzuweisen. Abb.

Akureyri-Krankheit: v. a. beim weibl. Geschlecht im Alter von 15–20 Jahren auftretende epidem. Muskelschmerzen mit meist aparalyt. Verlauf. Inkubationszeit ca. 7 Tage. 1948/49 zuerst in Island beobachtet.

Akustik: Lehre vom Schall.

Akustikusneurinom ⟨*gr*⟩ *n*: Akustikustumor. Vom distalen Teil des N. stato-acusticus ausgehender, von den Schwann-Zellen abzuleitender Tumor. Er führt zu Druckerscheinungen an den Hirnnerven, dem Kleinhirnbrückenwinkel, in späteren Stadien auch durch Kompression des Aquaeductus (Sylvii) zum Hydrocephalus internus occlusus; häufigster Kleinhirnbrückenwinkeltumor. ↑Kleinhirnbrückenwinkelsyndrom.

akut ⟨*lat*⟩ *Adj*: plötzl. beginnend, schnell verlaufend, z. B. akutes Abdomen o. akutes Nierenversagen.

Akute-Phase-Proteine: Plasmaproteine, die bei akuten Gewebezerstörungen u. entzündl. Prozessen vermehrt synthetisiert werden u. mit erhöhter Konzentration im Serum auftreten. Stimulation der Synthese durch ↑Interleukin-1. Zu den A. gehören auch Proteaseinhibitoren Alpha-1-Antitrypsin, Antithrombin III u. C1-Esterase-Inhibitor, welche einer Generalisierung proteolyt. Prozesse bei Freisetzung von Proteasen mit PMN-Elastase entgegenwirken. Nach Größenordnung u. zeitl. Ablauf der Reaktion sind die A. in 3 Gruppen einzuteilen: 1. Antwortzeit 48–75 h, Anstieg 50–100 % (↑Caeruloplasmin, C3, C4), 2. Antwortzeit 24 h, Anstieg zwei- bis fünffach (Alpha-1-Antitrypsin, saures Alpha-1-Glykoprotein, Fibrinogen, Haptoglobin), 3. Antwortzeit 6–10 h, Anstieg mehr als 1 000fach (CRP, Amyloid A). Kein organspezif. Reaktionsmuster der A. sowie keine Zuordnung zur Progn. mögl. In der Klinik bevorzugt verwendete A. sind das C-reaktive ↑Protein u. die Alpha-2-Globulin-Fraktion in der ↑Elektrophorese.

Akute-Phase-Reaktionen: unspezif. Allgemeinreaktion des Organismus bei akuten Gewebezerstörungen u. entzündl. Prozessen, erkennbar an serol. Parametern. ↑Akute-Phase-Proteine führen zu A. Nach heutigem Kenntnisstand sind mehr als 30 Plasmaproteine daran beteiligt. Neben dem Komplementsystem (↑Komplement) sind über den ↑Hageman-Faktor das Gerinnungssystem, das Kallikrein-System u. damit das fibrinolyt. System betroffen. Hohe diagn. Sensitivität, aber niedrige Spezifität der A. bei Entzündungen versch. Ätiopathogenese (Pneumonie, PCP u. a.), infektiösen Prozessen (Endokarditis u. a.), malignen Erkrankungen, nekrot. Prozessen u. in der postoperativen Phase. In der Rheumatologie von Bedeutung für die Abgrenzung entzündl.-rheumat. Erkrankungen von degenerativen Erkrankungen der Gelenke (u. a. ↑Arthrosen) u. der Wirbelsäule (u. a. ↑Spondylosis deformans) sowie zur Bestimmung der Prozeßaktivität der entzündl.-rheumat. Erkrankungen (u. a. ↑Rheumatoidarthritis, ↑Osteoarthropathia psoriatica, sept. Arthritis, ↑Kollagenosen, system. ↑Vaskulitis). Zu den A. gehören die ↑Blutkörperchensenkungsreaktion, die ↑Leukozytose, die ↑Thrombozytose, die ↑Anämie sowie Erniedrigung des Serumeisenspiegels u. die ↑Akute-Phase-Proteine. Zu beachten ist, daß bei klin. aktiven Kollagenosen wie dem systemischen ↑Lupus erythematodes oft ↑Thrombozytopenie u. ↑Leukozytopenie bestehen u. außerdem das C-reaktive Protein im Normbereich liegt o. erniedrigt ist. Die Leukozytenzahl u. das C-reaktive Protein sind hier bei der Differenzierung zwischen Aktivität des Lupus u. einer Infektion wertvoll. Zu den A. rechnen auch die Diphenylaminreaktion, die Hexosaminbestimmung u. die der Mukoproteinfraktion u. der Glykoproteide (durch Nachweis der proteingebundenen Hexosen Mannose u. Galaktose) sowie der N-Acetylneuraminsäure-Reaktion.

Akutkrankenhaus ↑Krankenhaus.

Akzeleration: Beschleunigung; i. e. S. der im Vergleich mit früheren Generationen heute feststellbar beschleunigter Ablauf von Wachstum u. biol. Entwicklung des Menschen. Der Begriff wurde 1935 von E. W. Koch eingeführt u. drückt aus, daß in der gleichen Zeiteinheit mehr Wachstum u. Entwicklung erfolgt. Mit dem Reifungsabschluß beträgt der Wachstums- u. Entwicklungsvorsprung gegenüber dem 19. Jh. etwa 2 Jahre. Die A. schließt die gesamte körperl. Entwicklung (Geburtsgewicht u. -größe, Körperhöhe u. Gewichtszunahme in Kindheit u. Jugend, Dentition, Ossifikation usw.) u. die sexuellen Reifungsvorgänge ein. Während die Ursachen für die körperl. A. heute v. a. in einer verbesserten Ernährung u. der abnehmenden Bedeutung von Kinderkrankheiten gesehen werden, dürften Veränderungen in der psych. u. sozialen Entwicklung auf andere Umweltfaktoren zurückzuführen sein. A. findet sich nicht bei Bevölkerungsgruppen, die unter gleichbleibend schlechten Lebensbedingungen existieren u. ist auch nicht nachweisbar in sozialen Schichten, die schon immer in sehr guten Verhältnissen lebten. Als **individuelle A.** bezeichnet man die Frühentwicklung eines Kindes gegenüber der Altersnorm, als **säkulare A.** die schnellere u. weitergehende Entwicklung der jüngeren Generation gegenüber einer älteren.

Akzelerationstrauma ↑Halswirbelsäulenschleudertrauma.

Akzeptorort: Bindungsort für ↑Aminoacyl-tRNA am Ribosom; Bindung zahlreicher Antibiotika im A. führt zur Hemmung der ↑Proteinbiosynthese.

Akzeptor-RNA ↑Transfer-RNA.

akzessorisch ⟨*lat*⟩ *Adj* ↑accessorius.

Akzessoriuslähmung: Lähmung der vom N. accessorius innervierten Muskeln (M. sternocleidomastoideus, unterer Anteil des M. trapezius) durch Läsion des Nerven: Schulterheben nicht mögl., Abstehen des Schulterblattes, Schiefhaltung des Kopfs.

akzidentell ⟨*lat*⟩ *Adj*: accidentalis; zufällig, nicht dem Krankheitsbild zugehörig.

Al: chem. Symbol für Aluminium.

Ala ⟨*lat*⟩ *f*: Flügel, Schwinge.

Alabasterhaut: weißl.-glasige, teigige, tiefer gelegene Verhärtung der Haut.

Ala cinerea ↑Trigonum nervi vagi.

Alagille, D., zeitgen. frz. Päd.

Alagille-Syndrom (nach D. A.): arteriohepat. Dysplasie; autosomal dominant erbl. Gallenganghypo- o. -aplasie mit Arterienstenosen (Pulmonalstenosen o. Nierenarterienstenosen), charakterist. fazialer Dysmorphie u. Defekten der Wirbelbögen (Schmetterlingswirbel). ↑Deletion möglicherweise im kurzen Arm des Chromosoms 20. Sympt.: Ikterus, Pruritus, evtl. Xanthome. Abb.

Alajouanine, Théophile (1890–1980), frz. Neurol.

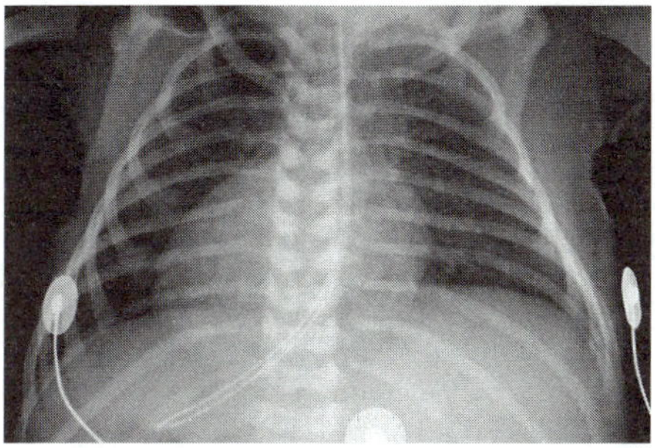
38

Alagille-Syndrom. Schmetterlingswirbel

Alajouanine-Foix-Krankheit (nach Théophile A. u. Charles F.) ↑Myelomalazie, angiodysgenetische.

Alajouanine-Syndrom (nach Théophile A.): angeborene beidseitige Fazialisparese (z. T. auch Abduzensparese) wegen Fehlens der entsprechenden Hirnnervenkerne.

Alakrimie ⟨*gr*⟩ *f*: angeborener o. erworbener Mangel der Tränensekretion. Angeborene, teilweise genet. bedingte Formen durch Aplasie der Sekretionskerne, der Tränendrüse o. Störung der nervalen Sekretionssteuerung. Tritt zusammen mit vegetativen Fehlsteuerungen o. bei anhidrot. ektodermaler Dysplasie auf. A. ist Sympt. bei chron.-entzündl. Veränderungen der Tränendrüse (↑Mikulicz-Krankheit o. in Kombination mit Arthritis u. Keratoconjunctivitis sicca ↑Sjögren-Syndrom, 1933).

Alaktasie ⟨*gr*⟩ *f*: Laktoseintoleranz. Genet. bedingter Mangel an Laktase in der Darmschleimhaut. Dadurch kann das Disaccharid Laktose nicht in Galaktose u. Glukose aufgespalten werden. Klin. besteht eine osmot. ↑Diarrhö u. durch bakterielle Zersetzung des Milchzuckers eine Gärungsenterokolitis. Behandlung durch laktosefreie Kost. Es gibt genet. versch. Typen der A., die sich durch den Zeitpunkt ihrer klin. Manifestation unterscheiden.

Alaktoflavinose ⟨*lat*⟩ *f*: ↑Ariboflavinose, Ausdruck für pathol. Erscheinungen des Vitamin-B_2-Mangels.

Alalie ⟨*gr*⟩ *f*: gestörte bzw. aufgehobene Lautbildung infolge Funktionsstörung im neuromuskulären Bereich. Bei Kleinkindern als Zeichen gestörter Sprachentwicklung: prim. sensor. A. (sensor. Hörstummheit), trotz intakten Hörvermögens werden akust. Wahrnehmungen nicht verarbeitet: prim. motor. A. (motor. Hörstummheit), Störung im expressiven Apparat meist in Form von Lähmungen. Abzugrenzen von Anarthrie bzw. ↑Dysarthrie u. ↑Aphasie.

Ala lobuli centralis: vorderer Hemisphärenabschnitt des Kleinhirns, seitl. des Lobulus centralis vom Wurm.

Ala major ossis sphenoidalis: großer Keilbeinflügel.

Ala nasi: Nasenflügel.

Alanin: Aminopropionsäure. **Alphaalanin**: 2-Aminopropionsäure; eine proteinogene ↑Aminosäure, die durch Transaminierung u. Desaminierung mit Pyruvat in Beziehung steht. Alphaalanin. ist ein wichtiges Substrat für die ↑Glukoneogenese in der Leber. **Betaalanin**: 3-Aminopropionsäure; eine nichtproteinogene Aminosäure, die beim ↑Pyrimidinabbau entsteht. Betaalanin. ist ein Baustein von Coenzym A sowie von ↑Carnosin u. ↑Anserin. Abb.

Alaninaminopeptidase: *Abk* AAP; zur Klasse der Peptidhydrolasen gehörendes membranassoziiertes Enzym mit ubiquitärer Verteilung, hohe Aktivitäten im proximalen Tubulusepithel der Niere, in Dünndarmmukosa, in Mikrovilli der Hepatozyten, besitzt Präferenz für N-terminales Alanin, streng abzugrenzen von der ↑Leucinaminopeptidase. Bestimmung kolorimetr. mit Alanylhydrazid o. kinet. mit chromogenem Substrat Alanin-pNA, diagn. relevant in Serum u. Harn. Erhöht im Serum bei biliären Obstruktionen unterschiedl. Ätiopathogenese (extrahepat. Verschlußikterus, Metastasenleber, Rechtsherzinsuffizienz, Cholelithiasis, Pankreaskopfkarzinom u. generalisiertem Ekzem), vermehrte Ausscheidung im Harn bei akuten Läsionen u. Alterationen des proximalen Tubulusepithels (akutes Nierenversagen, Pyelonephritis), dd bedeutungsvoll zur Abklärung von Erhöhungen der alkal. Phosphatase (AAP nur erhöht bei hepatogener Herkunft).

Alaninaminotransferase: *Abk* ALAT; früher Glutamat-Pyruvat-Transaminase (GPT); eine ↑Aminotransferase, die die reversible Übertragung der Aminogruppe des Alanins auf Alphaketoglutarat katalysiert. Dabei entstehen Pyruvat u. Glutaminsäure.

Ala ossis ilii: Darmbeinschaufel.

Alarmone: Kurzw. aus Alarm u. Hormone; Produkte zellulärer Prozesse (z. B. ↑cAMP), die unter Streßbedingungen (z. B. Aminosäuremangel) gebildet werden u. durch Regulation von Stoffwechselprozessen Streßeinflüssen entgegenwirken.

Alarmpheromone ↑Pheromone.

Alarmstoffe: olfaktor. wirksame ↑Pheromone, die Flucht- o. Angriffsverhalten bedingen.

Alarmsymptome: Sympt., die schon bei der ersten Arztkonsultation eine ausführl. Diagnostik indizieren (↑Dysphagia, Blutungen, Gewichtsverlust, Fieber, Ikterus, Anämie, tastbare Resistenz, zum ersten Mal aufgetretene Sympt. bei Pat. > 45 Jahre).

Alastrim ⟨*brasil*⟩ *f*: Allastrim, Variola minor, weiße Pocken; endem.-epidem., aerogene, seltener durch Kontakt übertragbare, meldepflichtige ↑Infektionskrankheit (pockenähnl. Erkrankungen). Erreger: Alastrimvirus, ein ↑Orthopoxvirus. Inkubationszeit 1–3 Wochen. Klin.: milder, kurzdauernder Pockenverlauf; Exanthem ohne Narbenbildung; keine länger anhaltende Immunität (im Ggs. zu ↑Pocken u. ↑Impfpocken). ↑Pockenschutzimpfung schützt gegen Pocken u. Alastrim.

Alastrimvirus: Virusspezies der Gattung ↑Orthopoxvirus in der Subfamilie ↑Chordopoxvirinae der Fam. ↑Poxviridae. Erreger der ↑Alastrim.

ALAT: *Abk* für ↑Alaninaminotransferase.

Alaun: Kaliumaluminiumsulfat, $[KAl(SO_4)_2] \cdot 12H_2O$.

Alaunwässer: veraltete Bez. für Aluminium-Sulfat-Heilwässer.

Ala vomeris: Flügel des Pflugscharbeins, liegt am Dach der ↑Choanae u. der Unterfläche des Keilbeinkörpers an.

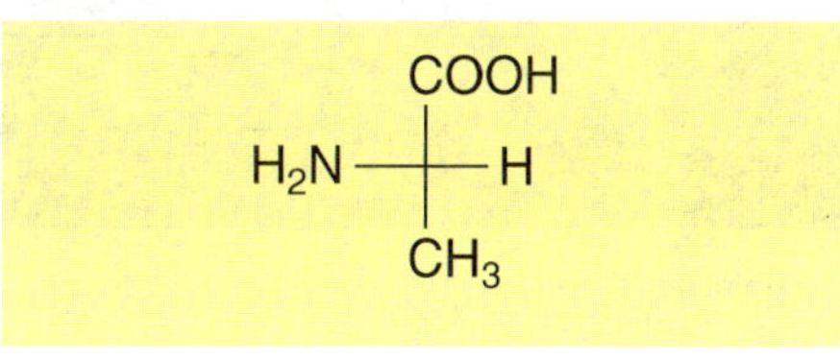

Alanin

Albarran-Hebel (nach Joaquin A. y Dominguez): bewegl. Hebel am blasenwärtigen Ende des ↑Zystoskops zum Dirigieren der ↑Ureterkatheter u. der flexiblen Operationsinstrumente.

Albarran-Ormond-Syndrom (nach Joaquin A. y Dominguez u. John K. O.) ↑Fibrose, retroperitoneale.

Albarran y Dominguez, Joaquin (1860–1912), kuban. Urol., Paris.

Albee-Operation: eine Modifikation der operativen Versteifung der spinalen Wirbelsäule mittels eines aus der Tibia (i. S. eines Autotransplantats) entnommenen Knochentransplantats.

Albers, F. H., zeitgen. Arzt, Niederlande.

Albers-Schönberg, Heinrich Ernst (1865–1921), dt. Chir. u. Röntg., Hamburg.

Albers-Schönberg-Krankheit (nach Heinrich E. A.-S.) ↑Marmorknochenkrankheit.

Albinismus ⟨*lat*⟩ *m*: Achromasie; genet. bedingte Störung der Melaninbildung. Beim Tyrosinase-neg. A. fehlt die kupferhaltige o-Diphenoloxidase (frühere Bez. Tyrosinase). Beim Tyrosinase-pos. A. liegt wahrscheinl. ein Transportdefekt für Tyrosin durch die Zellmembran vor. Beim **A. totalis** (A. universalis completus, okulokutaner Typ des A.) fehlt (bis auf mikrosk. Spuren) Melanin in Haut, Haaren, Wimpern, Brauen (dünn, weiß-gelbl.) u. Augen (rotleuchtende Pupillen, Photophobie). Die Haut ist blaß u. empfindl. gegen Sonneneinstrahlung. Dadurch Erythembildung, z. T. Keratosen bzw. Basaliome. Der Fundus des Auges ist orange-rot. Die Sehkraft ist eingeschränkt (gleichzeitige Makulahypoplasie), oftmals bestehen ↑Myopie, ↑Hyperopie, ↑Strabismus o. ↑Nystagmus. Seltener sind Nagelveränderungen. Meist autosomal rezessiver, aber auch dominanter Erbgang. Eine inkomplette Form wird ↑Albinoidismus genannt. **A. bulbi**: A. des Auges. Die Gesamtheit o. einzelne Strukturen der pigmenthaltigen Teile des Auges sind hell u. durchleuchtbar. Die Funktion des Auges ist beeinträchtigt: unzureichende Sehschärfe, Nystagmus, Lichtscheu. Der biochem. Defekt beim okulären A. ist nicht bekannt; es liegt statt eines autosomalen rezessiven Erbgangs ein X-chromosomaler vor. Vorkommen des A: 1 : 10 000–20 000. **A. partialis**: (A. circumscriptus) Pigment fehlt nur an umschriebenen Hautstellen (weiße Haarsträhne). Dominant erbl. A. wurde in Kombination mit Taubheit, Irishypoplasie, Verlängerung der Tränenröhrchen u. Lidanomalien beobachtet (↑Dysplasia palpebroiridolabyrinthica). Abb.

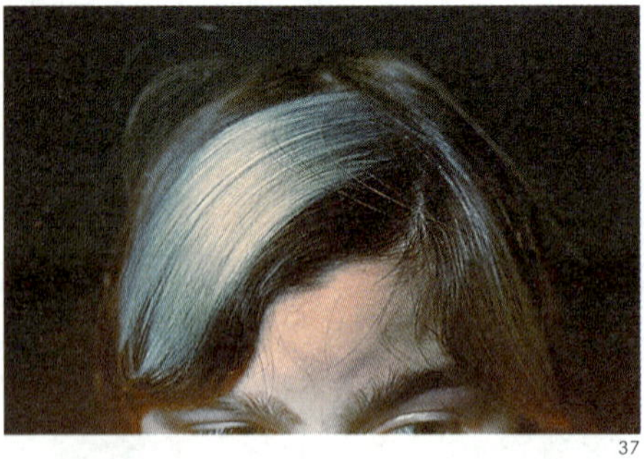

37

Albinismus. Weiße Haarsträhne bei partiellem Albinismus

Albino ⟨*lat*⟩: Individuum mit fehlender Farbstoffbildung (weiß-blonde Haare, weiße o. rosig gefärbte Haut, rote Pupille u. blaß blaue bis rötl. Iris); ↑Albinismus.

Albinoidismus ⟨*lat*⟩ *m*: Leuzismus, Albinismus universalis incompletus; genet. bedingte, autosomal dominante Pigmentbildungsstörung, bei der im Ggs. zum ↑Albinismus die Haut weniger pigmentlos ist u. mit zunehmendem Alter nachdunkelt o. die Iris Melanin enthält.

Albinoratte: seit unzähligen Generationen aus der ↑Wanderratte in Gefangenschaft gezüchtete weiße Ratte, ↑Wistar-Ratte.

Albomycin: Antibiotikum aus Streptomyces subtropicus, eisenhaltiges Heptapeptid, wirksam gegen Staphylokokken.

Albrecht, Wilhelm (1881–1960), dt. Oto-Rhino-Laryngologe, Tübingen. Maßgebl. an der Pneumatisationsforschung beteiligt.

Albright, Fuller (1900–1969), Int., Boston.

Albright-Butler-Bloomberg-Syndrom (nach Fuller A., Allen M. B. u. Esther B.): fam. Phosphatdiabetes, Hypophosphatämie, Vitamin-D-resistente Spätrachitis; rachit. Knochenveränderungen bis zum ossären Minderwuchs. Erstmanifestation nach dem ersten Lj. Bei Hypophosphatämie erhöhte alkal. Phosphatase, Hyperphosphaturie infolge nicht ausreichender Phosphatrückresorption in den funktionsgeminderten Nierentubuli; Albumin-, Aminoazid-, Isosthen-, Poly- o. Glukosurie nicht nachweisbar, mit Abschluß des Wachstums Verringerung rachit. Sympt., bei Frauen besteht während Schwangerschaft wegen Belastung des Phosphatstoffwechsels Gefahr der ↑Osteomalazie. Genet. bedingt, heterogen X-chromosomal rezessiver (Xp 11.22) o. dominanter (Xp 22.1), autosomal dominanter o. rezessiver (Rq 14) Erbgang. Ther.: Phosphatsubstitution.

Albright-Klassifikation (nach Fuller A.): Einteilung der Osteoporose. Typ I: postmenopausale Osteoporose, Typ II: senile Osteoporose, Typ III: sek. Osteoporose.

Albright-Syndrom (nach Fuller A.): Osteitis fibrosa disseminata, fibröse Dysplasie des Knochens, verursacht häufig Knochendeformitäten, verbunden mit Dyspigmentierung (Café-au-lait-Flecke) u. Pubertas praecox, zusätzl. kann ein Hyperthyreoidismus bestehen. Ther. evtl. Osteotomie, Kürettage u. Spongiosaauffüllung.

Albuginea ⟨*lat*⟩ *f*: Kurzw. für ↑Tunica albuginea.

Albumin-Bilirubin-Bindung: reversible Bildung des unkonjugierten ↑Bilirubins an Albumin. Das gebundene Bilirubin ist nicht frei diffusibel. Bei Verminderung der Bindungsfähigkeit des Albumins (molekular o. bei Verdrängung durch konkurrierende Pharmaka) Zunahme des frei diffusiblen, zelltox. Bilirubins (↑Bilirubinenzephalopathie).

Albumine ⟨*lat*⟩ *n Pl*: **1.** wichtige, formal definierte Gruppe von tier. u. pflanzl. Proteinen, die in Wasser lösl. u. durch Neutralsalzlösungen erst bei hoher Konzentration fällbar sind; wichtige tier. Vertreter sind z. B. Serum-, Milch-, Eieralbumin, ferner das Myogen der Muskulatur; wichtige pflanzl. Vertreter: Leukosin (in Weizen-, Roggen-, Gerstensamen enthalten), Legumelin (in Leguminosen), das stark giftige Ricin (im Rizinussamen). **2.** wichtige tier. Eiweiße mit einer relativen Molmasse zwischen 17 000–80 000, wasserlösl., stark hydratisierend u. schwer aussalzbar; bestehen aus reichl. S-haltigen Aminosäuren u. wenig Glycin; sind hauptsächl. für den onkot. Druck im Gefäßsystem verantwortl. u. zuständig für den Transport endo- u. exogener Stoffe im Blut. Albuminmangel führt zu ↑Ödemen u. Transsudaten in Körperhöhlen. Normalbereich im Serum des Menschen 536–580 µmol/l (3,7–4,0 g/l); außerdem in Milch, Lymphe u. a. Körperflüssigkeiten enthalten. **3.** ↑Plasmaderivate.

Albumintannat: Albumini tannas, Tannalbin; Adstringens, Antidiarrhoikum, Wirkung beruht auf der Gerbsäure ↑Tannin.

Albumintest: Nachweis eines erhöhten Proteingehalts im Mekonium bei Neugeborenen mit ↑Mukoviszidose; Ergebnisse nicht zufriedenstellend; ca. 20 % falsch neg. u. 1 % falsch pos. Resultate.

Albuminurie ⟨*lat* + *gr*⟩ *f*: ↑Proteinurie; Ausscheidung von mehr als 165 µg Albumin u. je mg Kreatinin im Urin. Die A. wird durch pathol. Störungen der glomerulären Filtration bzw. der tubulären Reabsorption der Nieren hervorgerufen.

Albuminurie ins Gewebe: Übertritt von Bluteiweiß ins Gewebe bei seröser Entzündung (Rössle, Eppinger); ↑Permeabilitätspathologie.

Alcaligenes ⟨*arab* + *frz*⟩: begeißelte, stäbchenförmige o. kokkoide Bakterien, natürl. Standort sind Wasser u. Boden. Die Subspezies A. faecalis u. a. xylosoxidans sind klin. bedeutsam gelegentl. aus Blut, Liquor cerebrospinalis, Urin, Sputum isoliert.

Alchemie ⟨*gr*⟩ *f*: Bez. vom Mittelalter bis zum 17. Jh. für chem. Lehren u. Tätigkeit, im 18. Jh. Begriff für „Goldherstellung" bzw. für die Herstellung von angebl. lebensverlängernden Substanzen.

Alclomethason: halogeniertes Glukokortikosteroid (↑Glukokortikoide); ↑Dermatikum.

Alcohol benzylicus ⟨*lat*⟩ *m*: Benzylalkohol $C_6H_5CH_2OH$, farblose Flüssigkeit von etwas aromat. Geruch. Anwendung als schwaches ↑Spasmolytikum, ↑Antiseptikum u. Anästhetikum (bei Zahnschmerzen).

Alcohol emulsificans ⟨*lat*⟩ *m*: früher zur Herstellung von wasserhaltiger emulgierender Salbe (Unguentum emulsificans aquosum) verwendeter Emulgator.

Alcoholes lanae ↑Wollwachsalkohole.

Alcuronium: ↑Muskelrelaxans, verhindert Depolarisierung der Muskelendplatte, wie Curare; Kontraktionshemmung von 20–30 min.

Aldarsone: 3-Amino-4-hydroxybenzenarsonsäure-N-methanalsulfoxylsäure; ein ↑Chemotherapeutikum.

Aldehyde: organ. Verbindungen R-CH=O mit R=H (↑Formaldehyd) o. org. Rest, z. B. $R=CH_3$ (Acetaldehyd), $R=CH_2=CH$ (Acrolein). A. bilden mit Oxidationsmitteln ↑Karbonsäuren, mit Alkoholen Halbacetale u. ↑Acetale. Zahlreiche ↑Monosaccharide besitzen Aldehydcharakter.

Aldehydoxidase ein zu den aeroben Dehydrogenasen gehörendes Enzym, das FAD (↑Flavinadenindinukleotid) enthält, in der Leber vorkommt u. die Dehydrierung von Aldehyden u. N-heterozykl. Substraten katalysiert.

Alder, Albert (1888–1980), Schweizer Int., Hämat., Zürich, Aarau.

Alder-Reilly-Anomalie (nach Albert A. u. W. A. R.): Alder-Granulationsanomalie; Speicherung von Mukopolysacchariden in Form grober Granula in Leukozyten infolge eines Hydrolasemangels, wobei sich bei panopt. Färbung in allen Leukozyten, aber auch isoliert nur in Lymphozyten o. Granulozyten große, intensiv violett gefärbte Granula finden. Es handelt sich um homozygote Merkmalsträger von Mukopolysaccharidosen, infolge lysosomaler Speicherung von Glykosaminoglykanen, bes. bei den Typen I–V u. VI. Ähnl. Granulationen gelegentl. (erworben) auch bei Panmyelopathien.

Aldohexosen ↑Monosaccharide.

Aldolase: das Enzym katalysiert die Spaltung von Fruktose-1,6-bisphosphat zu Dihydroxyacetonphosphat u. D-Glycerolaldehyd-3-phosphat (↑Glykolyse, ↑Glukoneogenese, ↑Fruktosestoffwechsel). Die Bestimmung der Aldolaseaktivität im Blutserum dient der Diagnostik von Muskelerkrankungen (Muskeldystrophie, Myoglobinurie).

Aldolreaktion: C-C-Aufbaureaktion durch Addition einer C-H-aziden Verbindung an die ↑Carbonylgruppe eines Reaktionspartners in Gegenwart einer Base (Labor) o. eines Enzyms (Zellmilieu).

Aldopentosen ↑Monosaccharide.

Aldosen ↑Monosaccharide.

Aldosteron: Steroidhormon; wichtigstes mineralokortikoides Hormon der ↑Glandula suprarenalis; es wird bei Erniedrigung der Na^+-Konzentration in der extrazellulären ↑Flüssigkeit ausgeschüttet, seine Abgabe an das Blut wird durch das ↑Renin-Angiotensin-Aldosteron-System reguliert. Fördernd auf die Aldosteronsekretion wirken auch ACTH (adrenokortikotropes ↑Hormon) sowie erhöhte K^+-Konzentration im Blutplasma. A. erniedrigt die Na^+- u. erhöht die K^+-Ausscheidung, indem im renalen Tubulussystem Na^+ verstärkt rückresorbiert u. K^+ im Austausch vermehrt sezerniert wird. Eine Überfunktion der Nebennierenrinde führt zu verstärkter Na^+-Retention (Bildung von ↑Ödemen) u. Entleerung der K^+-Speicher in den Zellen (Muskelschwäche, Lähmungen der Muskulatur). Ausfall des A. bei ↑Nebennierenrindeninsuffizienz führt zu Hyperkali-, Hyponatri- u. Hypovolämie, Überproduktion zum ↑Hyperaldosteronismus. Abb.

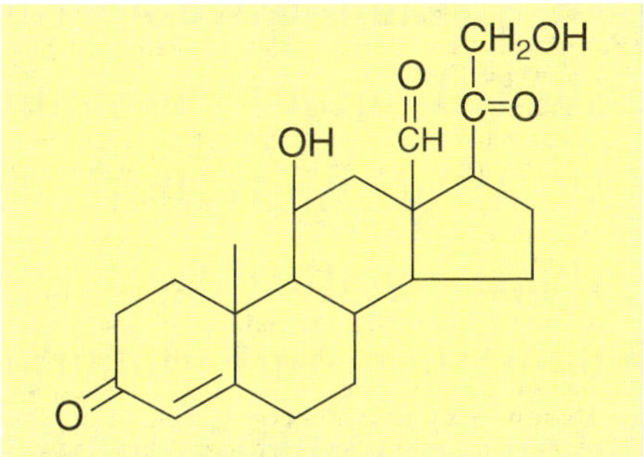

Aldosteron

Aldosteronantagonisten: Diuretika (z. B. Spironolacton, Triamteren), hemmen Aldosteronwirkung in distalen Tubuli kompetitiv. Folge ist gesteigerte Diurese durch Hemmung der aldosteronabhängigen Na^+- u. Cl^--Reabsorption.

Aldosteronom ⟨*gr*⟩ *n*: Hyperplasie o. Tumor der Nebennierenrinde mit erhöhter Produktion von ↑Aldosteron.

Aldrich, Robert (geb. 1917), amerik. Päd., Portland-Oregon. ↑Wiskott-Aldrich-Syndrom.

Aldrin: Insektizid vom Chlorbenzentyp. ähnl. Gammahexachlorcyclohexan (↑Hexachlorcyclohexan). Toxizität relativ gering.

Aleppobeule ↑Orientbeule.

Aleukie ⟨*gr*⟩ *f*: kongenitale retikuläre Dysgenesie, extrem seltenes Krankheitsbild mit nahezu völligem Fehlen von Granulozyten u. Lymphozyten im peripheren Blut bei normaler o. erhöhter Monozytenzahl aufgrund einer Aplasie der Granulozytopoese in Knochenmark u. lymphat. Gewebe. Tod in den ersten Lebenstagen. Die **alimentär-tox. A.** ist eine erworbene Krankheit mit schweren Infektionen, ausgeprägter Blutungsneigung als Folge einer Atrophie der Myelopoese u. aplast. Anämie, wobei der Genuß verdorbenen (verschimmelten) Getreides als auslösende Ursache angesehen wird. Die Erkrankung verläuft in mehreren Stadien u. kann innerhalb von Tagen zum Tode führen.

Aleuriosporen: terminal o. lateral angelegte ↑Sporen von Pilzen, die durch Abtrennung an ihrer Basis frei werden.

Aleuron ⟨*gr*⟩ *n*: meist in Samen u. trockenen Früchten von Pflanzen gespeichertes Reserveeiweiß aus der Gruppe der Globuline. In Getreidekörnern ist bes. viel A. in der äußeren Schicht des Kornes, dem Speicherparenchym, enthalten, die im Schwarzbrot mit verbacken wird. A. ist sehr wertvoll für die Ernährung.

Alexander, Franz (1891–1964), ungar.-amerik. Psychoanalytiker, Begründer der Chicagoer Schule der psychoanalyt. ↑Psychosomatik, bis in die neueste Zeit einflußreich durch sein Modell der Entstehung psychosomat. Erkrankungen (vegetative bzw. Organneurosen, Spezifitätshypothese).

Alexander, Stewart W., zeitgen. brit. Neuropathologe, London.

Alexander, William (1815–1902), brit. Chir.

Alexander-Adams-Operation (nach William A. u. James A.): Verkürzung der Ligamenta teres uteri vom Leistenkanal aus, um die Retroflexio o. Retropositio des Uterus zu beseitigen.

Alexander-Krankheit (nach Stewart W. A.): Megalobarenzephalie, fibrinoide Leukodystrophie, dysmyelinogenet. ↑Leukodystrophie im Kindesalter; diffuse Entmarkungserkrankung des Zentralnervensystems. Beginn im Kleinkindalter, führt nach Monaten o. einigen Jahren zum Tode.

Alexander-Test: ältere Bez. für ↑Suppressionstest.

Alexandritlaserlithotripsie: Stoßwellenerzeugung zur ↑Lithotripsie mit Hilfe eines Alexandritlasers. Intrakorporale Anwendung.

Alexandros von Tralles ⟨*gr*⟩: lat. Alexander Trallianus; im 6. Jh. n. Chr. lebender gr. Arzt, Autor der zwölfbändigen „Therapeutika".

Alexie ⟨*gr*⟩ *f*: Unfähigkeit zu lesen. Hirnpatholog. Störung im rezeptor. Anteil der Schriftsprache, in versch. Formen vorkommend, z. B. analog der sensor. ↑Aphasie bei gestörtem Sprachverständnis o. i. R. der opt. ↑Agnosie (Nichterkennen von Buchstaben). Meist kombiniert mit Aphasie o./u. ↑Agraphie. Lokalisator. Zuordnung der spez. Form entspr. bei Läsionen der Regio temporalis o. occipitalis, häufig im Übergangsgebiet beider Regionen, im Gyrus angularis der sprachdominanten Hemisphäre.

Alexine ⟨*gr*⟩ *n Pl*: nicht mehr gebräuchl. Bez. für ↑Komplement.

Alfentanil: i. v. Narkoanalgetikum.

ALG: *Abk* für ↑Antilymphozytenglobulin.

Algenextrakt: aus Meeresalgen entwickelte kolloide Volumenersatzlösung auf der Basis der Alginsäure (Hochpolymer der Mannuronsäure, z. B. Alginon).

Algenpilze: veraltete Bez. der ↑Phycomycetes.

Algesie ⟨*gr*⟩ *f*: Schmerz.

algidus ⟨*lat*⟩ *Adj*: kalt.

Alginate *n Pl*: Salze der Alginsäuren, die in den Algen zu etwa 10% enthalten sind. Sie sind wasserlösl., dienen als Emulgator (↑Tenside) sowie zur Herstellung von Kunststoffen in der Zahntechnik. Dienen auch als Entfettungsmittel; sie quellen im Magen auf u. rufen ohne nährenden Effekt ein Sättigungsgefühl hervor.

Alginsäure: ein hochmolekulares Heteropolysaccharid aus Beta-D-Mannuronsäure. u. Alpha-L-Guluronsäure, beide über Beta-1,4-Bindungen zu geraden Ketten verknüpft; Bestandteil der Zellwände von Braunalgen, aus denen es durch Extraktion mit Alkalien gewonnen wird. Meist als Natriumsalz (Na-Alginat) im Handel. Bildet im Wasser kein Gel (wie die ↑Pectine), sondern hochviskose Lösungen, wird verwendet in der Lebensmittelindustrie u. Pharmazie als Emulgier-, Binde- u. Dickungsmittel (Ersatz für Traganth, Agar, Gelatine usw.), bei Eisherstellung, fetthaltigen Salben u. Emulsionen, ferner als Klebstoff, Textilhilfsmittel, chir. Nahtmaterial. A. besitzt den Charakter eines ↑Ballaststoffs.

Algodystrophie ⟨*gr*⟩ *f*: Vasomotor. u. troph. Störungen im Bereich der oberen o. unteren Extremität, verbunden mit schmerzhafter Funktionsbehinderung, z. B. ↑Sudeck-Syndrom, führt zur Muskelatrophie u. zum Kalziumverlust des Knochens. Das Endstadium kann eine völlige Gelenkeinsteifung sein. ↑Hüftalgodystrophie, transitorische.

Algolagnie: sexuelle Lust am Erleiden o. Zufügen von Schmerzen; ↑Masochismus, ↑Sadismus.

Algometrie: Messung der Schmerzempfindung mit spez. Geräten.

Algopareunie: Schmerzen beim Geschlechtsverkehr. Oft psychogen bedingt, v. a. durch Angst vor Sexualität o. Koitus, innere Ablehnung des Partners. Organ. Ursachen bei der Frau u. a. Kolpitis, Soor, Trichomoniasis, Bartholinitis, Parametritis, Atrophie der Vaginalschleimhaut, Narben nach gyn. Operationen; beim Mann: Phimose, zu kurzes Frenulum, Induratio penis plastica. ↑Dyspareunie.

Algor ⟨*lat*⟩ *m*: Frost, Kälte.

Algorithmus ⟨*lat + gr*⟩ *m*: Vorschrift (System von Regeln) zur i. a. schrittweisen Umsetzung von math. Formeln o. allg. von Zeichenreihen (sog. Listen), wobei nach jedem Schritt festgelegt ist, welcher Schritt als nächster auszuführen o. ob das Verfahren abzubrechen ist. In der Med. sind u. a. A. zur Lösung von Aufgaben der rechnergestützten Entscheidungsfindung in der Diagnostik u. Therapieoptimierung wichtig.

Algor mortis: Totenkälte; unsicheres Zeichen des allg. Todes.

Algurie ⟨*gr*⟩ *f*: schmerzhaftes Harnlassen.

ALI: *Abk* für engl. Annual limit of intake; ↑Grenzwerte der Jahresaktivitätszufuhr.

Alibidimie ⟨*lat*⟩ *f*: Alibidinie; Libidostörung mit Fehlen von sexuellem Verlangen (↑Frigidität), oft durch psych. Fehlentwicklung verursacht, mitunter durch längere sexuelle Abstinenz o. hormonelle Störungen u. als ↑Arzneimittelnebenwirkung.

Alice-im-Wunderland-Syndrom: mit Illusionen verbundene Störung von opt. Wahrnehmung, Raum- u.

Zeiterkennung u. Depersonalisation bei Fieberdelirien u. zentralnervösen Störungen (↑Schizophrenie, ↑Epilepsie, ↑Vergiftungen, ↑Migräne).

Alienie ⟨*lat*⟩ *f* ↑Asplenie.

Alimemazin: ein ↑Phenothiazinderivat, das als ↑Neuroleptikum u. ↑Antihistaminikum eingesetzt wird.

Alimentary toxic aleukia ⟨*engl*⟩: Mykotoxikose; verursachte zahlreiche Todesfälle bei Menschen u. Haustieren in Osteuropa u. Asien. Ursache ist mit Trichothecenen kontaminiertes Getreide.

Alimentationsprozeß: Gerichtsverfahren zur Feststellung der Vaterschaft mit dem Ziel, den Vater zur Zahlung von Unterhalt zu veranlassen.

Aliquorrhö ⟨*lat* + *gr*⟩ *f*: Defizit in Liquor cerebrospinalis durch verminderte Liquorproduktion (auch als Hypoliquorrhö bezeichnet), z.B. durch Schädigung des Plexus choroideus o. infolge Liquorverlust bei Schädel-Hirn-Traumen, führt zu ↑Liquorunterdrucksyndrom.

Alius-Grignaschi-Anomalie: wahrscheinl. autosomal rezessiv erbl. Funktionsstörung der Granulozyten mit Fehlen der Myeloperoxidase in den Granulozyten, wodurch diese nicht in der Lage sind, best. Bakterien (Staphylococcus aureus u. a.) o. Pilze (↑Candida albicans u. a.) abzutöten. Die Merkmalsträger sterben an rezidivierenden Infektionen; es scheint aber auch klin. gesunde Merkmalsträger zu geben. Erstbeschreibung 1920.

Alizarinrot S: Farbstoff, der in die Mineralisationsfront des Knochengewebes eingebaut wird; geht beim Entkalken verloren, läßt sich in unentkalkten histol. Schnitten mit ultraviolettem Licht als rote Fluoreszenz zum Nachweis von Mineralisationsvorgängen darstellen.

Alizarolprobe: Schnellprobe zur Feststellung des Frischezustands von Milch: Vermischung von 2 ml Milch mit 2 ml Alizarol als gesättigte Lösung von Dioxyanthrachinon mit 68%igem Alkohol. Bewertung von Färbung u. Flockung nach Vergleichstafel.

ALK: *Abk* für Arbeitsgemeinschaft leitender Krankenpflegepersonen auf Landesebene.

Alkalämie ⟨*arab.* + *gr*⟩ *f*: Erhöhung des Blut-pH-Wertes über den Normalwert von pH 7,36.

Alkaleszensbakterien: veraltete Bez. auch Alkaleszens-Dispar-Gruppe, heute der Gattung ↑Escherichia zugeordnet.

Alkalibelastungsprobe: Nierenfunktionsprobe (nach Sellard) zum Nachweis einer metabolischen ↑Azidose. Bei Azidose wird zugeführtes Hydrogenkarbonat erst dann im Harn ausgeschieden, wenn ein best. Plasmaspiegel an Hydrogenkarbonat erreicht ist. Gemessen wird die Ausscheidung durch Anstieg des pH im Urin.

Alkalimetrie: quantitative maßanalyt. Bestimmung (↑Maßanalyse) von Basen mit einer starken Säure bekannter Konzentration. Nach der Gleichung:

$$H^+ + OH^- \rightarrow H_2O$$

läßt sich aus dem Säureverbrauch am ↑Äquivalenzpunkt die gesuchte Basenmenge errechnen. Der Äquivalenzpunkt wird am Farbumschlag eines Indikators o. an der sprunghaften Änderung best. Eigenschaften der Lösung (z.B. ↑Leitfähigkeit) erkannt.

Alkalireserve: Begriff, der mit einem nicht mehr gebräuchl. Laboratoriumsverfahren verknüpft ist, bei dem eine gewonnene Blutprobe bei einem CO_2-Partialdruck, von 5,3 kPa durch Beatmen von seiten des Untersuchers in ein Gleichgewicht gebracht u. dann der CO_2-Gehalt gasometr. bestimmt wird. Das Verfahren gibt Auskunft über Veränderungen des CO_2-Gehalts, die auf Abweichungen des HCO_3-Gehalts beruhen. Der in dieser Art gemessene CO_2-Gehalt wird auch CO_2-Bindungskapazität genannt u. gibt den Gehalt an Bikarbonat des Serums an, welches mit CO_2 bei einem Partialdruck von 5,3 kPa gesättigt wurde. Es wird bei Raumtemperatur gemessen u. auf 20 °C korrigiert.

Alkaliresistenz: Prüfverfahren zur Erfassung der normalen o. verminderten Pufferkapazität der Haut mittels 0,5 n NaOH-Lösung. Wichtig zur Diagnostik des ↑Berufsekzems. Hierbei deutl. verminderte A.

Alkalität: durch Anwesenheit von Alkalien bedingtes Reaktionsvermögen, das auf der Abspaltung von OH-Ionen beruht.

Alkalitest: Alkalizeit; Bestimmung der Zeit, in der die Säuresekretion des Magens 5 ml gesättigte Kaliumhydrogenkarbonatlösung neutralisiert hat, d.h. der vor der Hydrogenbikarbonatgabe bestimmte pH-Wert wieder erreicht wird (10–20 min Normalwert). Genauer als die A. ist die endogastrale ↑Titration zu werten.

Alkaloide ⟨*arab* + *gr*⟩ *n Pl*: stickstoffhaltige Pflanzenbasen. Werden nach der chem. Struktur eingeteilt (Tab.).

Alkalose ⟨*arab* + *gr*⟩ *f*: Stoffwechselstörung mit Verschiebung des Säure-Basen-Gleichgewichts im Plasma zur alkal. Seite. Der pH-Wert des Blutes steigt auf über 7,45 an.

Alkalose, hypochlorämische: komplizierte Stoffwechselstörung, z.B. nach gehäuftem Erbrechen. Gleichzeitig besteht intrazellulär eine Azidose, da infolge Kaliummangels H^+-Ionen zur Aufrechterhaltung des elektr. Gleichgewichts vermehrt in die Zelle einströmen.

Alkalose, metabolische: Alkalose infolge absoluter o. relativer Verminderung der fixen Säuren, hervorgerufen hauptsächl. durch HCl-Verlust (Erbrechen, Magenspülungen) u. H^+-Ionenwanderung in die Zellen bei Kaliummangel bzw. durch Hydrogenbikarbonatzufuhr (Infusionen). Bei der m. A. ist das Standardhydrogenbikarbonat stets erhöht. Die körpereigene Kompensation erfolgt durch ↑Hypoventilation u. kann unterschiedl. Ausprägung erfahren: 1. nicht kompensierte m. A. (pCO_2 normal), 2. teilweise kompensierte m. A. (pCO_2 erhöht), 3. kompensierte m. A. (pCO_2 erhöht, pH normal).

Alkalose, respiratorische: Alkalose infolge ↑Hyperventilation u. verstärkter CO_2-Ausscheidung. Bei der

Alkaloide

chem. Struktur	Alkaloid
Tropan	Atropin, Cocain
Pyridin	Nicotin, Lobelin
Chinolin	Chinin
Isochinolin	Morphin, Papaverin
Indol	Mutterkorn, Rauwolfia-, Cataranthusalkaloide
Phenylethylamin	Ephedrin, Mescalin
Purin	Coffein, Theophyllin
Imidazol	Pilocarpin
Terpenalkaloide	Aconitin
Chinolizidin	Spartein, Cytisin
Sonstige	Capsaicin u. a.

r. A. ist der pCO_2 stets vermindert. Die Kompensation der r. A. erfolgt überwiegend durch vermehrte Hydrogenbikarbonatausscheidung über die Niere u. erreicht folgende Grade: 1. nicht kompensierte r. A. (Standardhydrogenbikarbonat normal), 2. teilweise kompensierte r. A. (Standardhydrogenbikarbonat vermindert), 3. kompensierte r. A. (Standardhydrogenbikarbonat vermindert, pH normal).

Alkane: chem. Verbindungen C_nH_{2n+2} mit unverzweigten o. verzweigten C-Ketten. (C_nH_{2n+1} = Alkyl; z. B. C_2H_6 = Ethan, C_2H_5 = Äthyl) Wegen der kovalenten CC- u. CH-Bindungen (↑Bindung, chemische) sind die A. in Wasser u. polaren Lösungsmitteln unlösl. u. gegenüber Säuren u. Basen inert. In der Natur kommen A. im Erdgas u. Erdöl, Methan als Sumpfgas u. in den Darmgasen vor.

Alkaptonurie ⟨*arab* + *gr*⟩ *f*: autosomal rezessiv erbl. Enzymopathie, die zu einer Abbaustörung der aromat. Aminosäure Tyrosin führt. Infolge Fehlens von Homogentisinatoxidase, die den Benzenring der Homogentisinsäure sprengt, wird Homogentisinsäure im Urin ausgeschieden, wodurch sich dieser beim Stehen an der Luft u. durch Alkalisierung dunkel bis schwarz färbt. Die A. kann teilweise schon im Säuglingsalter manifest werden; meist beginnt sie mit Arthritis infolge Homogentisinsäureablagerungen im Gelenkknorpel mit gichtartigen Schmerzanfällen erst um das 40. Lj.; ↑Ochronose. Abb.

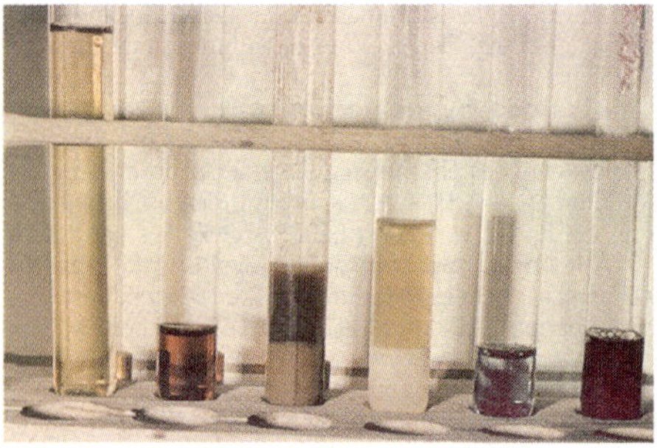

37

Alkaptonurie. Harnverfärbungen, links normaler Harn

Alkene: chem. Verbindungen, die in einer C-Kette mind. eine C=C-Doppelbindung besitzen. Die relativ hohe Elektronendichte im C=C-Bereich führt zur Addition elektronenarmer Teilchen (z. B. H^+, Kationen, Radikale) u. charakterist. Folgereaktionen (z. B. ↑Hydratation, ↑Polymerisation).

Alkine: chem. Verbindungen, die in einer C-Kette mind. eine C≡C-Dreifachbindung besitzen. Aufgrund der relativ hohen Elektronendichte im C≡C-Bereich sind A. reaktionsfähiger als Alkane (↑Alkene).

Alkoholabhängigkeit ↑Alkoholkrankheit.

Alkoholdehydrogenase: oligomeres, zinkhaltiges, wenig substratspezif. Enzym, das prim. u. sek. Alkohole zu den Aldehyden bzw. Ketonen oxidiert. Coenzym der A. ist NAD. Von bes. Bedeutung sind die A. aus Hefe, die die letzte Reaktion alkoholischen ↑Gärung katalysiert, die A. der Leber für den Abbau des ins Blut gelangten Äthanols u. die A. der Netzhaut (↑Sehvorgang).

Alkohole ⟨*arab* + *gr*⟩ *m Pl*: Alkanole, Hydroxyalkane. ↑Alkane mit mind. einer Hydroxygruppe. **Prim. A.**: $R\text{-}CH_2OH$; **sek. A.**: RR'CHOH; **tertiäre A.**: RR'R''C-OH. Die OH-Gruppe steigert in Abhängigkeit von der R-Größe Polarität u. Reaktivität des Alkoholmoleküls. Beispiele: C_2H_5OH (↑Äthanol) ist gut, C_4H_9OH (Butanol) weniger u. $C_{16}H_{33}OH$ (Cetylalkohol) nicht wasserlösl. Die Wirkungsstärke aliphat. A. nimmt mit Kettenlänge zu (Tab.). Med. Bedeutung von A. als ↑Rauschgifte (Äthylalkohol, Äthanol), Lösungs- u. Desinfektionsmittel, bes. ↑Methanol u. ↑Propanol. Man unterscheidet Wirkungen der Muttersubstanzen (z. B. narkot. Wirkung, Bakterizidie u. a. Effekte) von Metaboliten, z. B. tox. Effekte von Methanol (Ameisensäure), Propanol (Aceton), ↑Allylalkohol (Acrolein). Tab.

Alkoholembryopathie
↑Alkoholsyndrom, embryofetales.

Alkohol, emulgierender ↑Alcohol emulsificans.

Alkoholentzugsdelir ↑Delirium, ↑Abstinenzsyndrom.

Alkoholfettleber: durch chron. Alkoholkonsum hervorgerufene Leberzellverfettung. Die Verfettung kommt u. a. über die Hemmung der Fettsäureoxidation durch den konkurrierenden Entzug von NAD bei Oxidation des Äthanols zu Acetaldehyd u. Acetat zustande.

Alkoholhalluzinose: Form der ↑Alkoholpsychose mit meist akust., seltener taktilen u. opt. Halluzinationen bei ungetrübtem Bewußtsein. Wahnelemente im Zusammenhang mit den Halluzinationen sind mögl.; Schlafstörungen u. vegetative Störungen kommen vor.

Alkoholhepatitis: durch Alkoholkonsum entstandene akute o. (häufiger) chron. Leberentzündung, die sek. aus einer alkoholbedingten Fettleber o. aus alkohol.-tox. bedingten Leberzellnekrosen (verbunden mit Leukozyteninfiltration u. Fettinfiltration) entstehen kann. Eine A. entwickelt sich nicht immer bei chron. Alkoholkonsum. Ther.: Alkoholabstinenz. Progn.: Übergang in Leberzirrhose; oft tödl.

Alkoholintoleranz: Unverträglichkeit gegenüber kleinsten Mengen Alkohol; bedingt durch Abbauhemmung u. die dabei entstehenden Metabolite. Sympt. Hitzegefühl, Übelkeit, Herzklopfen, Blutdruckabfall, Kreislaufkollaps.

Alkoholkrankheit: Alkoholismus, Alkoholsucht, Alkoholkrankheit; körperl. u. psych. Abhängigkeit von Alkohol mit Auftreten von Entziehungs- bzw. Abstinenzerscheinungen (↑Abstinenzsyndrom) bei Entzug bzw. Verminderung der Alkoholaufnahme u. einem daraus ab-

Alkohole: Struktur-Wirkungs-Beziehungen

	Öl/Wasser Verteilungskoeffizient	LD_{50} i. v. Maus (mMol/kg)	hämolyt. Konzentration (mMol)
CH_3OH Methanol	0,0095	177	7,3
C_2H_5OH Äthanol	0,035	54	4,1
C_3H_7OH n-Propanol	0,155	18	0,8
C_4H_9OH n-Butanol	0,63	5	0,4
$C_5H_{11}OH$ n-Pentanol	2,3	2	0,2

geleiteten Wiederholungszwang zum Alkoholkonsum. Nach Jellinek unterscheidet man folgende Prägnanztypen: **Alphatrinker**: zeitweise psych. Abhängigkeit, Alkoholkonsum zur Bewältigung körperl. u. psych. Probleme u. Konflikte. Fähigkeit zur Abstinenz, kein Kontrollverlust. **Betatrinker**: Gewohnheitstrinker, nicht regelmäßiger exzessiver Alkoholkonsum, keine psych. o. phys. Abhänigkeit, aber evtl. körperl. Komplikationen. **Gammatrinker**: anfängl. mehr psych., später auch phys. Abhängigkeit, Kontrollverlust mit häufiger Volltrunkenheit. **Deltatrinker**: Unfähigkeit zur Abstinenz, betont phys. Abhängigkeit, kontinuierl. Trinken zur Erreichung eines relativ konstanten Blutalkoholspiegels, oft schwere Organschäden, z. B. von Leber, Pankreas, Herz, peripherem Nervensystem. Der seltene **Epsilontrinker**: period., zwanghaftes, exzessives Trinken, meist mit vorhergehenden Verstimmungszuständen, auch als Dipsomanie bezeichnet. Bei der A. führt der häufig jahrelange exzessive Alkoholgenuß zu somat. bzw. psych. Schäden u. a. mit Störungen in den sozialen Beziehungen. ↑Wernicke-Enzephalopathie, ↑Korsakow-Syndrom, ↑Delirium tremens.

Alkoholparanoia: sympt. paranoide Psychose, meist als Eifersuchts-, aber auch als Verfolgungswahn, bei chron. Alkoholgebrauch. Halluzinationen (akust., olfaktor.) kommen v. a. bei Krankheitsbeginn vor, später selten.

Alkoholpolyneuropathie: ↑Polyneuropathie mit Schädigung der peripheren Nerven nach chron. Alkoholkonsum. ↑Alkoholkrankheit.

Alkoholpsychosen: ↑Psychosen auf dem Boden eines langdauernden Alkoholkonsums mit akuten bis chron. Verlaufsformen. Alkoholdelir (↑Delirium tremens), ↑Alkoholhalluzinose, ↑Alkoholparanoia, ↑Alkoholpsychose.

Alkoholschmerz: bei 25–40 % der Pat. mit ↑Lymphogranulomatose wenige min nach dem Genuß kleinster Mengen Alkohol auftretender u. teilweise mehrere Stunden anhaltender, in seiner Intensität unterschiedl. Schmerz („Brennen") in dem pathol. veränderten Gewebe. Selten auch bei soliden Tumoren auftretend. 1950 erstmals von Hoster beschrieben, Ursache unbekannt.

Alkoholsyndrom, embryofetales: Alkoholembryopathie, Embryopathia alcoholica; Dysmorphiesyndrom nach chron. Alkoholkonsum der Mutter in der Frühschwangerschaft (bereits 80 g Alkohol/d werden als teratogen angesehen). In 30–50 % tritt der Fruchttod ein, die perinatale Sterblichkeit steigt auf 15 %. Es besteht ein prä- u. postnataler Minderwuchs mit erniedrigtem Geburtsgewicht. Mikrophthalmie, Ptosis, Strabismus, Mikrogenie, Hypoplasie der Maxilla, Gaumenspalte, Mikrozephalie, Herzfehler (30 % der Fälle), Streckhemmungen in Gelenken, Hypospadie, Virilisierungstendenz bei weibl. Embryonen u. Feten, geistige Entwicklungshemmung, Trichterbrust, Polythelie. ↑Embryopathien, ↑Teratogenese.

Alkoholvergiftung: akute Intoxikation durch Äthylalkohol, die in Abhängigkeit von der aufgenommenen Menge u. der Resorption bei 1–2 ‰ Blutalkohol ein Rauschstadium mit Gleichgewichts- u. Koordinationsstörungen, beginnender Analgesie, Kontrollverlust, bei 2–3 ‰ ein narkot. Stadium mit schweren Koordinationsstörungen, Bewußtseinseintrübungen, Lähmungen u. Aspirationsgefahr, bei 3–5 Promille ein asphykt. Stadium mit Areflexie, Zyanose, Hypoventilation u. Gefahr des tödl. Ausgangs hervorruft. In allen Stadien besteht die Gefahr der Unterkühlung bei Kälteexposition infolge peripherer Gefäßerweiterung u. gestörter Wärmeregulation. ↑Hypothermie, akzidentelle.

Alkylanzien: *Sg* Alkylans; alkylierende Substanzen; ↑Zytostatika, ↑Immunsuppressiva. Pharmaka, die in Wechselwirkung mit Enzymen Radikale bilden, welche mit nukleophilen Gruppen von körpereigenen Proteinen o. Nukleotiden eine kovalente Bindung eingehen. Die Alkylierung, d. h. der Ersatz eines H-Atoms durch eine Alkylgruppe ($R = CH_3$), führt über eine Störung der Depolymerisierung zu Veränderungen der DNA, der RNA u. von Proteinen, wo durch vielfältige Schädigungen der Zelltod erreicht wird. A. wirken kanzerogen. Ther. Nutzung zur Hemmung unkontrollierter Zellteilungen bei Krebs u. bei überschießenden Immunreaktionen. Chem. keine einheitl. Gruppe, z. B. ↑Epoxide, ↑N-Lost, Äthylenimine (↑Zytostatika). Bekannteste Zytostatika dieser Gruppe ↑Cyclophosphamid, Ifosfamid, Busulfan, Chlorambucil. Die A. wirken nicht zellzyklusspezif. (↑Radiomimetika). ↑Zytostatikatherapie, hämatologische.

Alkylfluorophosphate: synthet. Hemmstoffe von Esterasen u. Proteasen, die in ihrem aktiven Zentrum einen für die Katalyse notwendigen Serinrest aufweisen (↑Serinproteasen) ↑Cholinesterasehemmstoffe).

Alkylisothiocyanate: nach Spaltung glykosid. Vorstufen durch Enzym Betathioglukosidase (↑Myrosinase) erhaltene u. spontan zu A. umgelagerte Verbindungen. Vorkommen in Capparaceae (Blütenknospen von Capparis spinosa, Kapern), Brassicaceae, u. a. Schwarzer u. Weißer Senf, Meerettich (Kren) sowie Tropaeolanae, u. a. Kapuzinerkresse. Gebildete A. sind entweder stechend riechende, wasserdampfflüchtige Verbindungen (z. B. Allyl.- u. Benzylisothiocyanat) o. nichtflüchtige, geruchlose Substanzen (z. B. p-Hydroxybenzylisothiocyanat). Verwendung u. a. in hautreizenden Einreibungen.

Alkylphosphate: ein ↑Acetylcholinesterasehemmer; ↑Cholinesterasehemmstoffe.

Alkylrest ↑Alkane.

Alkylsulfonate: Sulfate langkettiger aliphat. Alkohole (C_{10}–C_{14}) mit oberflächen- u. waschaktiven Eigenschaften. ↑Tenside.

Allan-Syndrom ↑Argininbernsteinsäuresyndrom.

Allantiasis ⟨*gr*⟩ *f* ↑Botulismus.

Allantoin: 5-Ureidohydantoin; Endprodukt des ↑Purinabbaus bei Säugetieren außer beim Menschen u. Anthropoiden. A. entsteht aus Harnsäure durch das Enzym Uricase. In Dermatika zur Förderung der Wundheilung.

Allantoinase: Enzym des aeroben ↑Purinabbaus, das ↑Allantoin zu Allantoinsäure umsetzt. Tritt bei Säugern u. Insekten nicht auf.

Allantois ⟨*gr*⟩ *f*: embryonaler Harnsack der Amniota. Die A. wächst am 16. Tag (beim Menschen) als blinder Fortsatz vom Dottersack in den Haftstiel ein. Allantoisgefäße verbinden extra- u. intraembryonale Gefäßanlagen. Der intraembryonale Teil der A. ist an der Bildung der Harnblase beteiligt, er verlängert sich zum ↑Urachus.

Allantoisfehlbildungen ↑Urachuspersistenz.

Allästhesie ⟨*gr*⟩ *f*: qualitative Fehlwahrnehmung taktiler Stimuli bei Hinterstrangläsionen des Rückenmarks.

Allastrim ↑Alastrim.

Allel ⟨*gr*⟩ *n*: Zustandsform eines Gens. Ein ↑Gen kann unterschiedl. Mutationen unterliegen, die zu qualitativ unterschiedl. Zustandsformen führen.

Allele, hypermorphe: durch Mutation entstandene Allele, die im Vergleich zum ↑Wildtyp phänotyp. stärker zur Ausprägung gelangen.

Allele, hypomorphe: durch Mutation entstandene Allele, die im Vergleich zum ↑Wildtyp schwächer zur Ausprägung gelangen.

Allelie ⟨*gr*⟩ *f*: besteht für phänotyp. Eigenschaften, die auf unterschiedl. Allelen eines Gens beruhen.

Allelie multiple: Existenz mehrerer ↑Allele eines Gens.

Allemann, Richard (1893–1958), Schweizer Urol., Zürich.

Allemann-Syndrom (nach Richard A.): seltene, genet. bedingte Kombination von Fehlbildungen der Niere mit Trommelschlegelfingern.

Allen, Dudley Peter (1852–1915), Chir., Cleveland.

Allen, William M. (geb. 1904), Gyn., St. Louis.

Allen-Test (nach Dudley P. A.): Überprüfung der suffizienten Kollateralzirkulation über den Arcus volaris vor Punktion bzw. Kanülierung der A. radialis.

Allergenarmut: in der Behandlung allerg. Erkrankungen bedeutsamer Klimafaktor. Wird z. B. durch Seewinde, die naturgemäß arm an Blütenpollen u. Staubpartikeln sind, o. durch das Fehlen von Hausstaubmilben im Hochgebirge gegeben.

Allergene ⟨*gr*⟩ *n Pl*: allergieinduzierende Antigene. Man unterscheidet Inhalationsallergene (z. B. Pollen, Hausstaub, Haare) u. Ingestionsallergene (z. B. von Fisch, Krabben, Milch, Erdbeeren, Arzneimittel). A. können auch über die Haut o. über Injektionen wirksam werden (Kontaktallergene). ↑Allergie, ↑Antigene.

Allergenprovokation: Prüfung einer als ↑Allergen angeschuldigten Substanz auf ihre Fähigkeit, bei einem Probanden, die ↑Allergie auszulösen. Applikation je nach dem Manifestationsort durch Inhalation, orale Zufuhr o. Epikutanverabfolgung.

Allergenstandardisierung: Wertbemessung (Aktivitätsbestimmung) der für diagn. Zwecke einzusetzenden Allergenextrakte. Infolge wissenschaftl. unzureichender Charakterisierung der meisten ↑Allergene nur annähernd mögl. Noon-Einheiten: richten sich nach der Menge, die aus 1 μg allergenhaltigem Material extrahiert wird (Extraktion von 10 mg Material mit 1 ml Lösung ergibt 10 000 Noon-Einheiten/ml); TNU (total nitrogen units): Bestimmung des Gesamt-N im Extrakt, 1 TNU = 0,01 μg/ml; PNU (protein nitrogen units): 1 PNU = 0,01 μg Protein-N/ml Allergenextrakt. Zusätzl. ist biol. Testung durch Intrakutantest an einer Patientengruppe erforderl.

Allergentest, inhalativer: Bestimmung der bronchoobstruktiven Wirkung von allergisierenden Substanzen durch Einatmung eines Allergenaerosols u. anschließende Aufzeichnung eines ↑Spirogramms. Ein Abfall des Atemstoßtests von mind. 15 % gegenüber dem Wert vor Inhalation gilt als Beleg für eine spezif. inhalative Allergisierung. Als inhalative Allergene kommen u. a. in Frage: Getreideinhaltsstoffe, Hausstaub, Pollen, Epidermisbestandteile von Tieren, Chromate.

Allergie ⟨*gr*⟩ *f*: Überempfindlichkeit, Hypersensitivity; abnorme Abwehrreaktion auf Zufuhr eines Antigens (Allergen). Die A. setzt eine Sensibilisierung durch das spezif. ↑Allergen voraus, die im Laufe des Lebens erworben wird. Der Organismus kann gegen mehrere Allergene sensibilisiert sein. Eine A. kann als ↑Frühreaktion (Soforttyp, immediate type hypersensitivity) ablaufen u. beruht auf der Reaktion des Allergens mit Immunkomplexen bzw. mit zytophilen Antikörpern (vorwiegend der Klasse IgE, seltener IgM o. IgG), die zur Freisetzung biogener Amine führt, o. als ↑Spätreaktion (Spättyp, delayed type hypersensitivity) in Erscheinung treten, verursacht z. B. durch Nahrungsmittelallergene, die erst im Verdauungsprozeß freigesetzt werden. Nach Gell u. Coombs werden 4 Typen der Überempfindlichkeit unterschieden: Typ I, anaphylakt. Typ: Allergenbindung mit den an Mastzellen lokalisierten Antikörpern der IgE-Klasse (↑Reagine) mit anschließender Freisetzung von Histamin u. anderen vasoaktiven Substanzen. Klin. atop. Reaktion: ↑Heuschnupfen, Asthma, Urtikaria, einige Arznei- u. Nahrungsmittelallergien; anaphylakt. Schock. Typ II, zytotox. Typ: Antikörperbindung an zellständige Antigene, ↑Komplementaktivierung, Zellzerstörung. Klin.: allerg. Purpura, hämolyt. Anämie nach Arzneimittelsensibilisierung, Thrombozytopenie u. andere Immunzytopenien des Blutes, exp. Masugi-Nephritis. Typ III, Immunkomplextyp: Bindung von Antikörpern mit gelöstem Antigen (in Blut o. Gewebe), Komplementaktivierung, Thrombozytenaggregation, Freisetzung von Entzündungsmediatoren u. vasoaktiven Aminen. Klin.: ↑Serumkrankheit, ↑Arthus-Reaktion Immunkomplexnephritis, Penizillinallergie, allerg. Alveolitis. Typ IV, zellvermittelter Typ (Spättypreaktion): Reaktion von Antigen mit sensibilisierten ↑T-Lymphozyten u. Freisetzung von Mediatoren (Zytokine, Lymphokine). Klin.: verzögerte Hautreaktionen bei Infektionen (Tuberkulose), Kontaktdermatitis. ↑Unverträglichkeit gegenüber Nahrungsmitteln.

Allergiedegranulationstest: photometr. Test zum Nachweis allerg. Reaktionen vom Typ I. Basiert auf der Allergie- bzw. Anti-IgE-induzierten Degranulationsreaktion basophiler Leukozyten eines allerg. Pat.

Allergie, perenniale: an keine Jahreszeit gebundene Allergie, das ganze Jahr andauernde Allergie.

Allergisierung: Sensibilisierung. Veränderung der Reaktionsbereitschaft eines Organismus, auf die Zufuhr von Allergenen mit gesteigerter Abwehrbereitschaft zu reagieren. ↑Allergie.

Allergogastroenteropathie ⟨*gr*⟩ *f*: auf ↑Hyperimmunmechanismen beruhende Magen- bzw. Darmerkrankung, die nach einer infektiösen ↑Gastroenteritis auftreten kann. Es gibt eine akute, flüchtige u. eine chron. Verlaufsform, die beide mit einem erhöhten Eiweißverlust über den Magen-Darm-Trakt einhergehen (exsudative ↑Enteropathie). Bei der chron. Form besteht eine Intoleranz gegenüber roher Milch.

Allescheria ↑Pseudallescheria boydii.

Alles-oder-Nichts-Gesetz: Wiederholung bzw. Regeneration eines Erregungsvorgangs, der immer ähnl. Intensitäts- u. Zeitparameter hat, vorausgesetzt, daß der auslösende Reiz überschwellig ist. Zunahme der Reizstärke erhöht die Amplitude des Aktionspotentials u. verkürzt die Latenzzeit. Wird es während der relativen Refraktärzeit ausgelöst, sind Amplitude u. Dauer reduziert. So entsteht ein ↑Aktionspotential entweder in seiner vollen Ausprägung o. es entsteht überhaupt nicht. Die Fortpflanzung des Aktionspotentials über die gesamte Länge einer Nerven- o. Muskelfaser beruht auf seiner vollen Autoregeneration in den einzelnen aufeinanderfolgenden Faserabschnitten. Bei der Muskelfaser gehorcht außerdem die für die Kontraktion notwendige Freisetzung von Kalziumionen dieser Regel.

Allgemeinanästhesie ↑Narkose.

Allgemeininfektion: eine über den Lymph-Blutweg stattfindende Erregerausbreitung des Gesamtorganismus im Verlaufe einer ↑Sepsis o. einer zyklischen ↑Infektion (Ggs. ↑Lokalinfektion).

Allgemeinmedizin: Fachgebiet der Med.; umfaßt den gesamten Bereich der menschl. Gesundheit mit Krankheitserkennung, -vorsorge, -behandlung, außerdem Maßnahmen zur Gesundheitsführung u. Rehabilitation. Viele ↑Hausärzte sind Fachärzte für A.

Allicin ↑Allium sativum.

Allium sativum ⟨*lat*⟩ *n*: Knoblauch; Zwiebelgewächs, Droge enthält u. a. die Vitamine A, B_1, B_2 u. C, Adenosin (ca. 0,5 %) sowie ätherische ↑Öle mit schwefelhaltigen Bestandteilen (Lauchöle, Hauptkomponente Allicin); ferner cis- u. trans-Ajoen; bakterizide sowie fibrinolyt. u. thrombozytenaggregationshemmende Wirkungen. Verwendung u. a. bei Verdauungsstörungen u. zur Arterioskleroseprophylaxe.

allo- ⟨*gr*⟩ *Präfix*: all- (vor Vokalen); anders beschaffen, fremd; nicht zum Organismus gehörig, nicht von ihm kommend.

Alloalbumin ⟨*lat + gr*⟩ *n*: genet. Varianten des Albumins mit veränderter elektrophoret. Beweglichkeit, Stabilität u. Transporteigenschaften. Alloalbuminämien haben keinen Krankheitswert.

Alloantigen: Antigenstrukturen, deren Unterschiede zwischen den differenten Individuen derselben Spezies durch Allele gesteuert werden. A. beschreibt nicht die chem. Struktur eines Antigens, sondern die Tatsache der genet. Steuerung durch Allele u. drückt damit die genet. Differenz zwischen zwei Strukturen aus. A. können sowohl als lösl. Proteine vorliegen, als auf Zelloberflächen lokalisiert sein, z. B. Transplantationsantigene (↑Histokompatibilitätsantigene), ↑Allotypie.

Alloantikörper: Antikörper gegen ↑Alloantigene.

Alloarthroplastik: Ersatz eines defekten Gelenks durch ein künstl. (↑Endoprothese) mit dem Ziel der Wiederherstellung o. Verbesserung der Gelenkfunktion.

Allobarbital: Hypnotikum. ↑Barbiturate.

Allobiose: Prozeß der Verhaltensänderungen eines Organismus bei Veränderungen der Umwelt.

Allochezie: Entleerung aus dem Anus von nicht den ↑Fäzes zugehörenden Bestandteilen wie Blut o. Urin bzw. Stuhlentleerungen an atyp. Stelle, z. B. Anus preater.

Allocortex ⟨*lat + gr*⟩ *m*: Allokortex; stammesgeschichtl. alter Abschnitt der ↑Großhirnrinde, der aus ↑Palaeocortex u. ↑Archaeocortex besteht u. $^1/_{12}$ der Endhirnoberfläche des Menschenhirns umfaßt. Im Ggs. zum ↑Neocortex fehlt der Aufbau aus 6 Schichten. Zum A. gehören: Bulbus u. Tractus olfactorius, Gyrus semilunaris, Gyrus ambiens, Gyrus paraterminalis, Area subcallosa, Induseum griseum, Gyrus fasciolaris, Gyrus dentatus, Hippokampusformation.

Alloferin ↑Alcuronium.

allogen ⟨*gr*⟩ *Adj*: allogenet., homolog; Bez. für Individuen derselben Spezies, die unterschiedl. ↑Alloantigene besitzen. ↑Allotransplantation.

Allograft: Gewebetransfer von zwei genet. versch. Individuen der selben Spezies, wie z. B. zwischen nicht eineiigen Menschen.

Alloisomorphie: veraltete Bez. für Anwendung von Pharmaka, die den Krankheitssymptomen entgegenwirken (lat. „contraria contraribus curantur“), im Ggs. zu ↑Homöopathie u. ↑Isopathie.

Allokationsproblem: im Gesundheitswesen die Frage des bestmöglichen Einsatzes der med. Ressourcen. Hinter den konkreten Bemühungen, Mittel der Med. gerecht zu verteilen, stehen (oft unreflektierte) Wertentscheidungen: etwa die Verpflichtungen der Med. zur Wirtschaftlichkeit, zur Schonung ihrer Ressourcen auch für potentielle Pat., zur fairen Verteilung ihrer finanziellen, emotionalen u. sonstigen Ressourcen o. gar zur Beteiligung an Rationierung.

Allopathie: Anwendung von Pharmaka, die den Krankheitssymptomen entgegenwirken (lat. „contraria contraribus curantur“), im Ggs. zu ↑Homöopathie u. ↑Isopathie.

Allophlogistie: von Heilmeyer 1964 u. 1966 eingeführte Bez. für die stärkere Intensität u. Ausprägung eines Entzündungsvorgangs nach einer vorausgehenden immun. o. nicht immun. entzündl. Reizung. Zunächst als Parallergie bezeichnet.

Alloplastik: Einlagerung von Kunststoff, Keramik o. Metall in den Körper bei plast.-rekonstruktiven Eingriffen, z. B. Kunststoffe versch. Art zur Deckung von Kalottendefekten, zur Gestaltung von Nase-, Ohrmuschel-, Brustformen, als Gelenk- u. Blutgefäßersatz.

alloplastisch ⟨*lat*⟩ *Adj*: totes o. synthet. Material betreffend.

Alloplexbeeinflussung: ↑Renaturierung der Struktur eines denaturierten Proteins durch Wechselwirkung mit einem anderen Protein; auch ↑Chaperone, ↑Hitzeschockproteine.

Allopurinol: ↑Urikostatikum zur Langzeittherapie der Gicht. Durch Hemmung der ↑Xanthinoxidase verminderte ↑Harnsäure Synthese aus Purinen. Verwendung bei zytostat. Ther. in Kombination mit ↑Mercaptopurin, verstärkt dessen Wirkung u. Nebenwirkung.

Allorhythmie: Herzrhythmusstörung mit Extrasystolen, die in regelmäßiger Folge in den normalen Rhythmus einfallen. ↑Extrasystolen, ↑Bigeminus.

Allosterie: Eigenschaft best. oligomerer Proteine. Die Sättigung dieser Proteine mit einem spezif. Liganden folgt nicht einer Hyperbel (↑Enzymkinetik), sondern komplizierteren Funktionen u. wird von alloster. Effektoren (dem Liganden chem. meist nicht verwandte Substanzen wie Metabolite, Protonen) beeinflußt. Zu den alloster. Proteinen gehören sowohl Enzyme (z. B. Phosphofruktokinase) als auch Nichtenzymproteine (z. B. ↑Hämoglobin). Zur Beschreibung S-förmiger (sigmoidaler) Bindungsfunktionen bzw. Enzymkennlinien kann die ↑Hill-Gleichung verwendet werden. Strukturorientierte math. Modelle zur Beschreibung der A. sind das Monod-Modell u. das Koshland-Modell.

Allotopie ⟨*gr*⟩ *f*: Gewebeverlagerung; ↑Dystopie.

Allotransplantat ↑Allotransplantation.

Allotransplantation: allogene Transplantation; Transplantation, bei der Spender u. Empfänger derselben Spezies angehören, ohne genet. ident. zu sein.

Allotypen: die versch. ↑Phänotypen eines Genortes bei multipler Allelie.

Allotypie: durch allele Gene gesteuerte Differenzen in Proteinketten bei Individuen einer Spezies. Durch Austausch einer o. mehrerer Aminosäuren in best. Positionen von Immunglobulinketten sind beim Menschen als genet. Marker bekannt: 1. das Inv-System, bedingt durch Austausch von Aminosäuren in den Positionen 153 u. 191 der C-Region (konstante Region) der IgG L-Ketten vom K-Typ; an L-Ketten vom λ-Typ des Menschen ist keine A.

bekannt; 2. das Gm-System: Austausch mehrerer Aminosäuren an versch. Positionen in den H-Ketten des IgG (γ_1–γ_4); 3. Isf-Faktor, nur bei γ_1-Ketten nachweisbar; 4. Am-System: genet. Marker der Alpha-2-Kette des IgA. Bei Kaninchen sind ähnl. A. in der C- u. V-Region von H- u. L-Ketten ($\varkappa$ u. λ) von IgG, IgA u. IgM bekannt. Allotypbestimmungen werden in Paternitätsgutachten eingesetzt. ↑Immunglobuline, ↑Haptoglobin.

Alloxan: ⟨*gr*⟩ *n*: 2,4,5,6,-Tetraoxohexahydro-pyrimidinhydrat; Ureid der Mesoxalsäure. Die Wirkung besteht in Decarboxylierung u. Desaminierung der Alphaaminosäuren o. in der hohen Sulfhydrylgruppenaffinität (zu pathol. Veränderungen der Zellmembranfunktion führend). A. entsteht auch als Zwischenprodukt der ↑Murexidprobe.

Alloxandiabetes: Diabetesmodell; tierexperimentelle Diabetesform bei welcher durch einmalige Alloxaninjektion dosisabhängig eine selektive B-Zellschädigung mit nachfolgender pathol.-chron. Hyperglykämie u. Glukosurie ausgelöst wird. Drei Phasen: I. Phase: kurzzeitige ↑Hyperglykämie durch eine adrenalininduzierte ↑Glykogenolyse der Leber. II. Phase: eine ↑Hypoglykämie infolge eines passageren ↑Hyperinsulinismus durch Insulinfreisetzung aus den membrangeschädigten ↑B-Zellen der Langerhans-Inseln (↑Pankreas). III. Phase: Anhaltende Hyperglykämie durch chron. Insulinmangel.

Alloxanthin: Oxipurinol; ein Inhibitor der ↑Xanthinoxidase u. entsteht unter der Wirkung dieses Enzyms aus ↑Allopurinol.

Alloxazin: Ringsystem im Vitamin B_2, das dem Isoalloxazin isomer ist; es findet sich im Lumichrom u. in Alloxazinnukleotiden.

Allozephalie: Dyskranie; abweichende Schädelformen, z. B. Mikrozephalie.

Allylalkohol: Propen(2)-ol(1), $CH_2{=}CH{-}CH_2{-}OH$. Industrielles Lösungsmittel u. Zwischenprodukt; Herbizid; sehr schleimhautreizend u. lebertox. Modellsubstanz für Leberschäden in Tierversuchen.

Allylisothiocyanat ↑Allylsenföl.

Allylmorphin ↑Morphinantagonisten.

Allylsenföl: Allylisothiocyanat; wirksamer Bestandteil des natürl. Senföls, lokal stark reizend.

Almasilat: Aluminium-Magnesium-Verbindung; ein ↑Antazidum.

Almeida, Floriano Paulo de, zeitgen. brasil. Arzt.

Almeida-Krankheit (nach Floriano P. A. de): Lutz-Splendore-de-Almeida-Krankheit; südamerikan. ↑Blastomykose.

Aloe: aus Blättern versch. Aloe-Arten gewonnener, eingedampfter u. zu fester Masse erstarrter Saft. Hauptwirkstoff Aloin (10-C-Glukosylaloeemodinanthron). Abführmittel mit lokalen Reizwirkungen.

Alopecia ⟨*gr*⟩ *f*: Alopezie, Psilosis; angeborener o. erworbener reversibler o. irreversibler Haarmangel aus genet. o. krankhafter Ursache. Abb.

Alopecia androgenetica: unter dem Einfluß männl. Keimdrüsenhormone auftretender Haarausfall. Bei Männern oftmals schon kurz nach der Pubertät beginnend u. sich im Alter verstärkende Glatzenbildung, meist nur im Bereich des mittleren Kopfanteils. Bei der Frau in der Postmenopause in Form eines diffusen Haarausfalls, so daß das Haupthaar insges. schütter wird.

Alopecia areata: kreisförmiger Haarausfall; peripher fortschreitend, oft zusammenfließend bis zur völligen Kahlheit einschl. der gesamten Körperbehaarung (A. totalis o. A. maligna). Progn. bei kleineren Herden allg. gut, sonst sehr unsicher. Ausgefallene Haare haben keine Kolben, sondern sind kommaförmig zugespitzt. Befallen manchmal nur Augenbrauen, Barthaare o. Körperbehaarung. Ursache nicht geklärt. Abb.

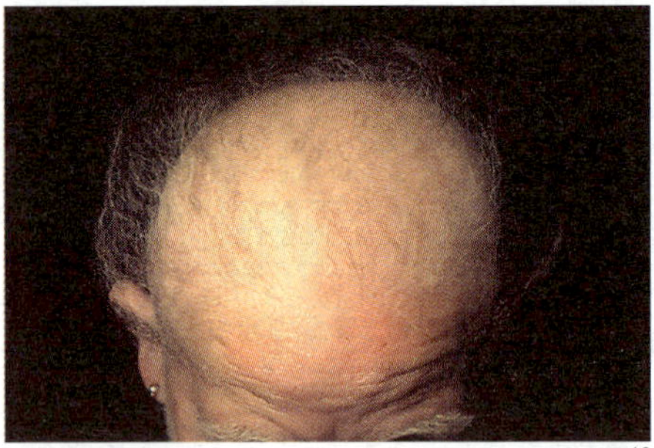

13

Alopecia

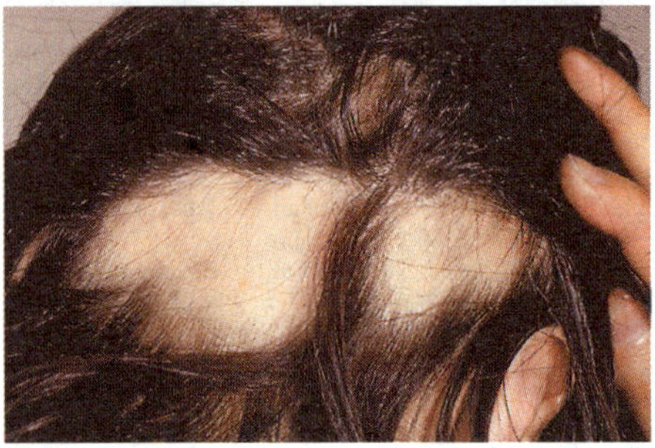

13

Alopecia areata

Alopecia atrophicans: A. pseudoareata; führt im Ggs. zu A. areata an den Herden zur Narbenbildung. Ursache unbekannt.

Alopecia congenita: angeborenes Fehlen der Kopfbehaarung. Es gibt totale (A. c. universalis) o. partiell-fleckförmige Formen; autosomal dominanter u. rezessiver Erbgang. Häufig kombiniert mit Nageldystrophie, Zahnfehlbildungen, Hyperkeratosen an Handtellern u. Fußsohlen, Syndaktylien. Teilsymptom des ↑Unna-Thost-Syndroms.

Alopecia pityrodes: Haarausfall bei Kopfschuppenbildung, oft mit Jucken verbunden. Die Kopfhaut kann dabei fettig (Seborrhoea oleosa) o. trocken sein. Führt bei Männern zur Glatzenbildung (oft erbl.).

Alopecia praematura: vorzeitiger Haarschwund.

Alopecia pseudoareata ↑Alopecia atrophicans.

Alopecia senilis: Altershaarausfall.

Alopecia symptomatica: Haarausfall bei gewissen Krankheiten, z. B. Infektionskrankheiten, Chemotherapie.

Alopecia totalis ↑Alopecia areata.

Alopecia traumatica: Haarausfall nach Verletzungen, Strahleneinwirkungen, Verätzungen.

Alopecia triangularis: scheinbare Glatzenbildung im Bereich des Scheitels bei jüngeren Mädchen, beruht nur auf einer etwas unregelmäßigen Stirnhaarbegrenzung.

Alopezie ↑Alopecia.

Alpdruck: Alpdrücken; beim Einschlafen o. im Traum auftretendes Angstgefühl. ↑Pavor nocturnus.

Alpers, Bernhard (geb. 1900), amerik. Neurochirurg, Philadelphia.

Alpers-Syndrom (nach Bernhard A.): erbl., im Kindesalter beginnende, progressive diffuse Hirnatrophie.

Alpha: Zeichen: α, A; 1. Buchstabe des griech. Alphabets; als Präfix u. wissenschaftl. Konstante gebraucht.

Alphaactinin ⟨*gr*⟩ *n*: Strukturprotein der quergestreiften Muskelzelle, das den Z-Streifen als Begrenzung eines Sarkomers aufbaut.

Alphaamylase ⟨*gr*⟩ *f*: Diastase; das Enzym spaltet alpha-1,4-glykosid. Bindungen der Amylose, des Amylopectins u. des Glykogens im inneren der Polysaccharidmoleküle (Endoamylase). Amylose wird zu Maltose abgebaut, Amylopectin u. Glykogen liefern darüber hinaus Isomaltose u. niedermolekulare ↑Grenzdextrine. Für die Polysaccharidverdauung des Menschen sind die A. des Speichels (Ptyalin) u. des Pankreas (Pankreasamylase) von Bedeutung (↑Stärke). Von den Isoenzymen der A. sind die aus der Parotis u. aus dem Pankreas zur DD von Pankreaserkrankungen wichtig. Die A. gehört zu den unverzichtbaren Parametern zur Abklärung eines akuten Abdomens. Erhöhte Aktivitäten in Serum u. Urin bei akuter Pankreatitis, Parotitis, perforiertem Ulcus ventriculi o. duodeni, auch bei Tumoren von Pankreas, Lunge u. Kolon. Anstieg im Serum bei normaler o. verminderter Ausscheidung im Harn bei Niereninsuffizienz u. ↑Makroamylasämie. Zur DD ist die ergänzende Bestimmung von Lipase (↑Lipasebestimmung) indiziert.

Alpha-1-Antichymotrypsin: zu den Alpha-1-Globulinen gehörender ↑Proteaseinhibitor des menschl. Plasmas, das die Chymotrypsinaktivität hemmt. Chem. ein Glykoprotein mit 25 % Kohlenhydratanteil. Im Ggs. zu anderen Proteaseinhibitoren im Plasma besitzt A. ein enges Wirkungsspektrum. Die Konzentration im Serum beträgt 0,5 g/l. ↑Alpha-1-Antitrypsin.

Alpha-1-Antitrypsin ⟨*gr*⟩ *n*: α-1-AT; im retikulohistiozytären System der Leber synthetisiertes Glykoprotein (Mol. Gew. 54 000) mit 12 % Kohlenhydratanteil, repräsentiert elektrophoret. überwiegend das Alpha-1-Globulin des Serums, hemmt als bedeutsamster Proteaseinhibitor (Pi) Trypsin, Chymotrypsin, Plasmin, Elastase, Kallikrein u. a. Serumspiegel erhöht bei akuten (u. chron.) Entzündungen, Tumoren, Gravidität, Antikonzeptivatherapie, nach großen Operationen u. a. Neunalleliges Pi-System charakterisiert genet. Marker mit kodominantem Erbgang, in Mitteleuropa herrschen Pi^{M}, Pi^{S}, Pi^{Z} vor. Homozygoter Pi^{ZZ}-Genotyp ist verbunden mit ↑Alpha-1-Antitrypsin-Mangel.

Alpha-1-Antitrypsin-Mangel: α-1-AT-Mangel; Verminderung des ↑Alpha-1-Antitrypsin im Serum; genet. bedingte Störung (Mangel an Sialyltransferase läßt in Leberzellen abnorm strukturiertes sialinsäurefreies nicht ausscheidungsfähiges Alpha-1-AT entstehen). Heterozygote haben ohne klin. Erscheinungen Reduktion des Alpha-1-AT bis 50 %, Homozygote (meist Genotyp Pi^{ZZ}) erkranken mit 2 Krankheitsbildern (Häufigkeit 1 : 1 000): 1. Infantile Leberzirrhose: ab den ersten Lebensmonaten progrediente cholestat. Hepatitis mit tödl. endender Leberzirrhose; histol. charakterist. zytoplasmat. Einschlußkörperchen. 2. chron. obstruktives Lungenleiden von Jugendl. u. Erwachsenen, panlobuläres Emphysem wegen unzureichender Inaktivierung von Lungenelastase durch A. Pulmonale Hypertonie u. Bronchiektasen steigern Hypoxie, Leberhistologie mit Cholestasezeichen ohne klin. Beschwerden.

Alphablockierung: Reduktion o. Verschwinden eines Alpharhythmus im EEG (durch opt. Schmerzreize). Auch als Berger-Effekt bekannt.

Alphafetoprotein ⟨*gr*⟩ *n*: *Abk* AFP; Alpha-1-Fetoprotein, α-1-FP; onkofetales ↑Antigen, nach seiner elektrophoret. Motilität charakterisiertes Protein, das normalerweise in fetalen Leberzellen u. Dottersackzellen gebildet wird. Im Neugeborenenalter rascher Abfall des Serumspiegels, im Erwachsenenalter erneuter Anstieg im Serum z. B. bei Erkrankungen der Leber (virale Hepatitis) u. malignen Tumoren (prim. Leberzellkarzinom, Teratoblastom, Myom u. a.). ↑Tumormarker, bes. für Verlaufskontrollen. A. hat Bedeutung in der pränatalen Diagnostik von Neuralrohrdefekten u. ä.

Alpha-Gamma-Koaktivierung: gekoppelte gleichzeitige Innervation von Motoneuronen des Alpha- u. Gammatyps bei Einleitung von Willkürbewegungen. Das lange gültige Konzept, wonach die Gamma- der Alphainnervation vorauseile u. die Rezeptoren der ↑Muskelspindel für die Impulse der Alphamotoneuronen sensibilisiere, ist durch die A. widerlegt.

Alphaglukosidase: Saccharase; von den Mukosazellen des Dünndarms gebildete ↑Disaccharidase, die die glykosid. Bindungen in Saccharose u. Maltose hydrolysiert. A. u. Alpha-1,6-Glukosidase (Isomaltase) sind in der Bürstensaummembran der Mukosazellen zu einem gemeinsam regulierten Komplex vereinigt (Saccharase-Isomaltase-Komplex).

Alpha-1,4-Glukosidase, saure: lysosomales glykogenabbauendes Enzym. Obgleich Glykogenabbau via s. A. nur einen Nebenweg der Glykogenolyse darstellt, führt der genet. bedingte Mangel an s. A. zur tödl. ↑Glykogenose Typ II (Pompe).

Alpha-1-Glykoprotein, saures: Orosomukoid; ein ↑Plasmaprotein mit sehr hohem Kohlenhydratanteil (38 %) u. niedrigem isoelektr. Punkt (2,7). Seine Konzentration erreicht 1 g/l Serum. In der Aminosäuresequenz zeigt es Gemeinsamkeiten mit Immunglobulinen. Die Synthese erfolgt v. a. in der Leber, aber auch in Lymphozyten, Granulozyten u. Monozyten. S. A. bindet einige Steroide (z. B. Progesteron) u. Arzneimittel, seine Funktion ist bisher aber unbekannt.

Alphagranula ⟨*gr + lat*⟩ *n Pl*: azidophile Körnchen in den Alphazellen des ↑Pankreas.

Alphahämolyse: charakterist. Hämolyseform vergrünender Streptokokken. Vergrünende Streptokokken bilden Wasserstoffperoxid, das mit dem Hämoglobin unter Methämoglobinbildung reagiert. Die Zellmembran der Erythrozyten bleibt erhalten. ↑Hämolyse, bakterielle.

Alphahelix: durch Wasserstoffbrücken zwischen CO- u. NH-Gruppen von Aminosäureresten bedingte u. stabilisierte, meist rechtsläufige, helikale Anordnung von Peptidketten mit 3,6 Aminosäureresten pro Helixwindung u. einer Ganghöhe von 0,54 nm; kommt v. a. in globulären Proteinen vor; ↑Proteine.

Alphaherpesvirinae ⟨*gr + lat*⟩ *f pl*: Virussubfamilie der Herpesviren mit den Gattungen Simplex-Virus u. Varicellovirus (Virusart ↑Varicella-Zoster-Virus). Variables natürl. Wirtsspektrum der einzelnen Virusarten (ausgenommen Varicella-Zoster-Virus), kurzer Replikationszyklus, schnelle Infektionsausbreitung von Zelle zu Zelle mit zytolyt. Infektion. Neigung zur Persistenz in sensor. Ganglien.

Alpha-L-Iduronidase: ein Proteoglykane abbauendes Enzym. Iduronidasemangel bedingt eine Abbaustörung von Dermatan- u. Heparansulfat (Pfaundler-Hurler-Syndrom); ähnl. bei Defekt der Iduronat-2-sulfatase; (Hunter-Syndrom, ↑Mukopolysaccharidose).

Alphakeratin ⟨*gr*⟩ *n*: Polypeptidketten in Tonofibrillen der Rindensubstanz des ↑Haars.

Alphaketoglutaratdehydrogenasekomplex: Multienzymkomplex des ↑Zitronensäurezyklus, der die oxidative ↑Decarboxylierung der Alphaketoglutarsäure zu Bernsteinsäure katalysiert. Alphaketoglutarsäure besteht aus Alphaketoglutaratdehydrogenase, Dihydrolipoyltranssuccinylase u. Dihydrolipoyldehydrogenase.

Alphaketoglutarsäure: $COOH\text{-}(CH_2)_2\text{-}CO\text{-}COOH$; ein zentraler Metabolit des Intermediärstoffwechsels. A. verbindet den ↑Zitronensäurezyklus mit dem Aminosäurestoffwechsel (↑Glutamatdehydrogenase, ↑Alaninaminotransferase, ↑Aspartataminotransferase). Abb.

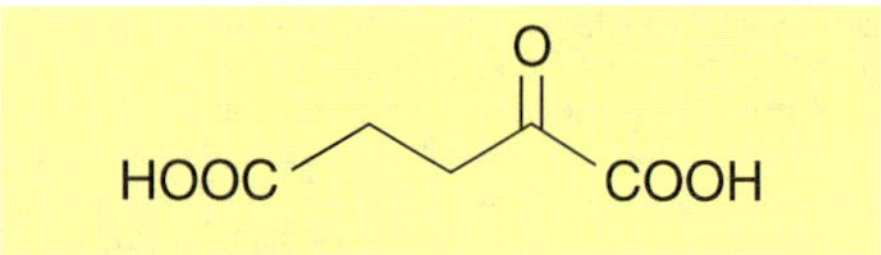

Alphaketoglutarsäure

Alphakettenkrankheit: Alphaschwerkettenkrankheit; immunproliferative Dünndarmerkrankung vorwiegend des Duodenums u. oberen Ileums mit Schleimhaut- u. Submukosainfiltraten aus B-Lymphozyten u. Plasmazellen i.S. eines B-immunoblast. Lymphoms. Im Serum Nachweis von H-Ketten des Alphatyps. Auftreten bes. im 2. u. 3. Dezennium bei schlechtem sozialökonom. Status in Entwicklungsländern. Die Ursachen sind multifaktoriell, Umweltfaktoren (Parasiten, infektiöse Darmerkrankungen) in Kombination mit genet. Faktoren. Klin. stehen chron. Diarrhö, Gewichtsverlust u. ↑Malabsorption im Vordergrund.

Alpha-2-Makroglobulin: ein zinkhaltiges tetrameres ↑Glykoprotein des Blutplasmas. A. ist mit einem Mol. Gew. von 725 000 eines der größten Plasmaproteine. Es wirkt als Inhibitor von Proteasen, z.B. für Plasmin, Trypsin, Chymotrypsin u. Thrombin. Mit den Proteasen bildet A. einen stöchiometr. Eins-zu-eins-Komplex, in dem die jeweilige Protease Eiweiße nicht mehr zu spalten vermag, aber esterolyt u. amidolyt. Aktivität gegenüber niedermolekularen Substraten behält. Die Untereinheiten des A. werden durch Bindung von Proteasen aufgespalten, was zu einer Konformationsänderung des Moleküls führt. Dabei neu an der Oberfläche von A. erschienene Strukturen werden von Makrophagenrezeptoren erkannt u. dadurch die Phagozytose des A.-Protease-Komplexes eingeleitet. Die Konzentration von A. erreicht 3 g/l Plasma.

Alphamethylnoradrenalin ↑Methyldopa.

Alphamethyltyrosin ↑Methyldopa.

Alphamikroglobulin: Glykoprotein, das z.T. glomerulär filtriert wird, bei Nierenfunktionseinschränkung schneller ansteigt als das Kreatinin. In der Routinediagnostik trotzdem selten bestimmt.

Alphamotoneuron: Vorderhornzelle des Rückenmarks, an der alle afferenten u. efferenten Impulse des motor. Systems konvergieren. Das A. bildet die gemeinsame motor. Endstrecke („final common pathway"), welche alle willkürl. u. unwillkürl. Bewegungen leitet. Das A. bestimmt durch spezif. troph. Einfluß die biochem. Eigenschaften der Muskelfasern in den motor. Einheiten: kleine A. innervieren langsam kontrahierende u. aerob arbeitende „rote" Muskelfasern, große A. innervieren schnell u. kräftig kontrahierende, vorwiegend anaerob arbeitende „weiße" Muskelfasern.

Alphanaphthylacetatesterase: zu den unspezif. Esterasen gehörendes Enzym. Nachweis im Blutausstrich basiert auf der hydrolyt. Abspaltung von Naphthol aus α-Naphthylacetat, wobei das Naphthol mit Echtblausalz BB o. Echtrotsalz TR zu einem Azofarbstoff gekoppelt wird. Die intrazelluläre Lokalisation des Farbniederschlags entspricht dem Ort der enzymat. Reaktion, Gegenfärbung mit Hämalaun. Echtrotsalz TR ergibt einen rotbraunen, Echtblausalz BB einen braunschwarzen Niederschlag; Zellkerne sind blau gefärbt. Beurteilung in Aktivität nach Reaktionsstufen 0–4 in Analogie zur alkalischen ↑Granulozytenphosphatase. Nachweis dient zur Charakterisierung von monozytären Zellelementen u. von phagozytosefähigen Zellen u. damit zur DD von akuten Leukämien u. lympho- u. retikulohistiozytären Neoplasien. Bei der Differenzierung der Zellarten kommt der unterschiedl. Hemmbarkeit mit Natriumfluorid Bedeutung zu.

Alpha-1-Proteaseinhibitor
↑Alpha-1-Antitrypsin.

Alpharezeptor *m*: α-Rezeptor; Rezeptortyp an adrenergen ↑Synapsen im Unterschied zu ↑Betarezeptoren. Das Verhältnis des Anteils beider Rezeptortypen an vegetativ innervierten Organen ist unterschiedl. alphaadrenerge Erregung äußert sich in starker Konstriktion von Haut- u. Mesenterialgefäßen, Mydriasiasis u.a. Da die versch. Sympathomimetika u. -lytika betont auf den einen o. anderen Rezeptortyp wirken, kommt es zu einer best. Organspezifität der Wirkung von Pharmaka, die auf das adrenerge System wirken. Noradrenalin wirkt betont auf Alpharezeptoren mimet., Dihydroergotamin lyt.

Alpharezeptorenblocker: sympathikolyt. wirkende, die Alpharezeptoren blockierende Substanzen, z.B. Mutterkornalkaloide, Dibenamin, Phenoxybenzamin, Phentolamin. A. werden zur Behandlung von Hochdruckformen mit vermehrter Katecholaminausschüttung (Hochdruckkrisen beim ↑Phäochromozytom) verwendet. Neuere Anwendung zur ↑Schockbehandlung (Durchbrechung „irreversibler" Vasokonstriktion u. verbesserte Organdurchblutung).

Alphaseromukoid: Gruppe von ↑Plasmaproteinen mit hohem Kohlenhydratanteil. Zum A. zählen saures Alpha-1-Glykoprotein, Hämopexin u. C1-Inaktivator. ↑Komplement.

Alphaspastizität: im Verlauf von Wochen bis Monaten zunehmende Spastizität (↑Spastik) nach akuten zentralen Läsionen durch Empfindlichkeitssteigerung (Hypersensitation) vorwiegend der Alphaneurone nach Degeneration der absteigenden Bahnen; schließl. Pyramidenzeichen nach Babinski pos.

Alphastrahlen: Korpuskularstrahlung aus zweifach pos. geladenen Heliumkernen, den Alphateilchen. Diese bestehen aus je 2 Protonen u. Neutronen. A. treten v.a. bei der natürl., selten bei der künstl. ↑Radioaktivität auf. A. können in ↑Teilchenbeschleunigern mit hohen

Teilchenenergien u. mit großer Flußdichte (Intensität) erzeugt werden. ↑Zerfall, radioaktiver.

Alphasympathomimetika: Pharmaka, die hauptsächl. mit den alphaadrenergen Rezeptoren in Wechselwirkungen treten, z. B. Noradrenalin, Pholedrin, Phenylephrin, Oxymetazolin. ↑Alpharezeptor. Hauptwirkungen: Konstriktion der Muskelarteriolen u. der Haut- u. Mesenterialgefäße mit Erhöhung des Blutdrucks, Kontraktion des Uterus, Erschlaffung der Längsmuskulatur des Magen-Darm-Trakts.

Alphavirus: früher als Alphagruppe bezeichnete Gruppe der ↑Arboviren. Virusgattung der Fam. ↑Togaviridae. Vorkommen bei Wirbeltieren. Übertragung auf Menschen durch Moskitos (↑Arbovirosen). Humanpathogene A. sind ↑Chikungunyavirus, ↑Igbo-ora-Virus, ↑Mayarovirus, ↑Ockelbo-Virus, ↑O'Nyong-nyong-Virus, ↑Pferdeenzephalitisviren, ↑Ross-River-Virus ↑Semliki-Forest-Virus u. ↑Sindbis-Virus.

Alphawellen ↑Elektroenzephalographie.

Alphazellen: **1.** azidophile Zellen im Vorderlappen der ↑Hypophyse, die Somatotropin (STH) u. Prolaktin (PRL) bilden. **2.** Endocrinocytus alpha; glucagonproduzierende Zellen der Langerhans-Inseln im Pankreas (↑A-Zellen).

Alphodermia ⟨*gr*⟩ *f* ↑Albinismus.

Alport-Syndrom: Nephropathie-Taubheits-Syndrom, hereditäre Nephritis. Fam. auftretende Erkrankung mit vorwiegend X-chromosomal dominantem (80 %), seltener autosomal dominantem o. rezessivem Erbgang. Kardinalsymptome: diffuse sklerosierende Nephritis, Innenohrschwerhörigkeit (50 % der Fälle) u. Augenfehlbildungen (15 %). Die glomerulären Basalmembranen sind verdickt u. aufgesplittert. Die Erkrankung verläuft bei Männern schwerer u. kann zur chron. Niereninsuffizienz führen.

Alprazolam: ein ↑Benzodiazepin. ↑Tranquilizer.

Alprenolol: ein ↑Betarezeptorenblocker.

Alprostadil: synthet. Prostaglandin E_1. ↑Prostaglandine.

Alptraum: unangenehmer Traum mit Ängsten. ↑Pavor nocturnus.

Alraune ↑Mandragora officinarum.

ALS: **1.** ***Immun.:*** *Abk* für ↑Antilymphozytenserum, ↑Antilymphozytenglobulin. **2.** ***Neurol.:*** *Abk* für amyotrophische ↑Lateralsklerose.

Alström, Carl Henry (geb. 1907), Humangenetiker, Schweden.

Alström-Syndrom (nach Carl H. A.): Degenerationen der Retina bes. der Zapfen mit weiteren Veränderungen des Auges, des Innenohrs, der Nieren sowie endokrinen Störungen. autosomal rezessiver Erbgang.

ALTE: *Abk* für engl. apparent life threatening event; ↑Beinahetodesfall.

Altenpflege: geriatr. Pflege; pfleger. Betreuung älterer Menschen, die sich nicht vom Konzept der Pflege jüngerer Menschen unterscheidet, jedoch Besonderheiten der Lebensspanne wie z. B. Einflüsse der Biographie auf den Alternsprozeß, verändertes Abhängigkeits-Unabhängigkeits-Kontinuum, Multimorbidität o. Auseinandersetzung mit Sterben u. Tod bes. berücksichtigt. „Staatl. anerkannte/r Altenpfleger/in" ist ein Ausbildungsberuf, dessen Ausbildungsinhalt u. -dauer in der BRD auf Länderebene geregelt ist. Die Ausbildungszeit beträgt 2–3 Jahre.

Alteplas: rekombinanter Plasminogenaktivator (↑Plasminogenaktivatoren), Fibrinolytikum bei akuten Thromben.

Alter: zeitl. Definition der Daseinsform von lebender u. anorgan. Materie; auch Bez. für das höhere Lebensalter (Senium). Häufig wird zwischen A. als Resultat einer lebenslangen Entwicklung u. ↑Altern als einem kontinuierl. Prozeß unterschieden.

Alteration ⟨*lat*⟩ *f*: alteratio; Veränderung. Ältere Bez. für die erste Phase einer ↑Entzündung.

Alter, biologisches: Bez. für Alterszustand eines Organismus o. von Organen, der dem funktionellen Entwicklungsstand entspricht u. nicht unbedingt mit dem kalendar. Alter ident. ist. Nicht exakt bestimmbar, da keine „Normwerte" aufstellbar sind u. Altern heterochron verläuft. ↑Altersbestimmung.

Alter, kalendarisches: Festlegung des Alters des Menschen in zeitl. Abhängigkeit vom Geburtstermin. Infolge individuell unterschiedl. schnellen Verlaufs des Alternsprozesses besteht häufig eine Diskrepanz zum biol. Alter. ↑Altersbestimmung.

Altern: irreversibler zeitl. Prozeß, der mit der Geburt beginnt u. mit Wachstum u. Differenzierung auch progressive Aspekte beinhaltet u. eine große Variabilität zeigt. Erst mit zunehmendem Alter führen strukturelle u. funktionelle Veränderungen an Zellen, Organen u. Geweben zu fortschreitender Leistungsminderung u. verringerter Adaptabilität. **Normales o. physiol. A.** als vorwiegend genet. bedingter Vorgang verläuft gleichmäßig progredient. **Pathol. A.** ist durch vorzeitiges Auftreten u. größere Intensität von Altersveränderungen gekennzeichnet u. kann durch äußere Faktoren begünstigt werden. **Vorzeitiges A.** bezeichnet die Beschleunigung des Alternsprozesses im Vergleich zu kalendar. Gleichaltrigen. Unter **prim. A.** versteht man Prozesse, die jedes „normale" A. kennzeichnen (z. B. Rückgang der sensor. Leistungen, allg. zentralnervöse Verlangsamung der Informationsverarbeitung). **Sek. A.** meint das Auftreten von pathol. Alternsprozessen.

alternans ⟨*lat*⟩ *Adj*: alternierend, wechselnd.

Alternaria: Pilzgattung mit ca. 50 Arten. Sehr selten Erreger von Mykosen (Hautulzerationen), wahrscheinl. nur nach Traumen. Einige A.-Arten sind Bildner von Mykotoxinen (A. tenuissima, A. radicina, A. alternata). A.-Arten sind als Bestandteil des Hausstaubs wichtige ↑Allergene.

Alternativhypothese: Symbol H_1, H_A; Arbeitshypothese; drückt eine Behauptung über spez. Parameter o. Eigenschaften der ↑Wahrscheinlichkeitsverteilung von gemessenen o. beobachteten Merkmalen (↑Zufallsvariablen) aus, die zumeist der Vermutung des Auswerters entspricht. Eine Entscheidung über die Gültigkeit der A. wird anhand von ↑Stichproben mit Hilfe statist. Tests getroffen. Ggs. ↑Nullhypothese.

Alternativmedizin: Sammelbegriff für alle Diagnose- u. Therapieverfahren, die nicht rational-naturwissenschaftl. i. S. der Schulmedizin begründet sind. A. wird von vielen Ärzten additiv angewandt (Komplementärmedizin) u. von Pat. vielfach angenommen o. sogar gefordert. Zur A. können u. a. Homöopathie, Naturheilkunde u. Phytotherapie gezählt werden. Begründung der Alternativen: „Wer heilt, hat recht." Spontanheilungen o. Änderungen im Umweltmilieu des Pat. begünstigen mitunter die Vorstellung von der Güte des Alternativverfahrens.

Alternativmethoden: Versuchsanordnungen. bei denen der Tierversuch durch schmerzfreie Materie (isolierte Organe, Organ-. Gewebe- u. Zellkulturen) voll aussagekräftig ersetzt wird.

Altern, primäres ↑ Altern.

Altern, sekundäres ↑ Altern.

Alternspsychiatrie ↑ Gerontopsychiatrie.

Alternspsychologie: psychol. Gerontologie; Zweig der ↑ Gerontologie, der sich mit Beschreibung, Erklärung u. den Veränderungen des Erlebens, der geistigen Leistungsfähigkeit u. des Verhaltens von älteren Menschen beschäftigt. Die empir. Forschungen der A. haben z. B. dem ↑ Defizitbild des Alters entgegenwirken können u. nachgewiesen, daß geistige Leistungsfähigkeit bis ins hohe Alter erhalten bleiben kann. ↑ Alternstheorien.

Alternssoziologie: soziale Gerontologie; Zweig der ↑ Gerontologie, der sich mit der sozialen Beeinflussung von Alternsprozessen beschäftigt. A. thematisiert Fragen der individuellen sozialen Bestimmtheit des Alterns ebenso wie Fragen der gesellschaftl. Prägung von Altern. ↑ Alternstheorien.

Alternstheorien: Theorien zum Phänomen des Alterns, die Ursachen u. Ablauf des Alterns erklären. **Biol. A.**: Prototyp. gehören hierzu die sog. Abnutzungs- u. Aufbrauchtheorie, die Mutationstheorie, die Theorie der freien Radikale sowie die Streßtheorie (Selye). **Ökolog. A.** betrachten den Prozeß des Alterns unter dem Aspekt der Person-Umwelt-Wechselbeziehung. Hierzu gehört die Vorstellung, daß mit zunehmendem Alter bes. der Einfluß der räuml.-dingl. Umwelt auf Verhalten u. Erleben anwächst (Lawton); ↑ Gerontologie, ökologische. **Psychol. A.**: Zu den A. aus einer prim. psychol. Perspektive gehören u. a. Theorien über das Altern der Person (Thomae), das Altern der geistigen Leistungsfähigkeit (Baltes) sowie die Kompetenztheorie des Alterns (Lehr, Kruse); ↑ Alternspsychologie. **Soziol. A.**: Disengagementtheorie (Cumming u. Henry), Aktivitätstheorie (Havighurst), Kontinuitätstheorie (Atchley) sowie der Altersstratifizierungsansatz (Neugarten, Riley); ↑ Alternssoziologie.

Altersabhängigkeit: Abhängigkeit biol. Parameter vom Lebensalter. Bes. merkl. Veränderungen sind im frühkindl. sowie im hohen Alter festzustellen. Eine evtl. A. muß bei der Festlegung eines ↑ Referenzbereichs beachtet werden.

Altersamyloidose: lokalisiert o. generalisiert auftretendes perikollagenes Amyloid, bevorzugt im Herzen, Gehirn, Langerhans-Inseln u. Samenblase. Die Vorläuferproteine des Altersamyloid (AS-Amyloid) u. ihre pathogenet. Herkunft sind noch unbekannt. ↑ Amyloidose.

Altersappendizitis: im höheren Lebensalter, oft larviert o. bes. rasch verlaufende ↑ Appendizitis mit frühzeitiger Perforation.

Altersarthrose: altersbedingte Gelenkveränderungen bes. am Gelenkknorpel, die fließende Übergänge zu den degenerativen Knorpelschäden zeigen u. einen Faktor im Pathogenesemechanismus der Arthrosis deformans (↑ Arthrose) darstellen können. Eine nur auf Altern zurückzuführende Arthrose existiert nicht.

Altersatrophie: altersbedingte „physiol." ↑ Atrophie, bevorzugt sind Herz, Gehirn, Haut, Leber u. Knochen.

Altersaufbau ↑ Bevölkerungszyklus.

Altersbestimmung: Feststellung des kalendar. o. Schätzung des individuellen biol. Alters. Die biol. A. erfolgt durch Vergleich des individuellen Entwicklungsstands mit für best. kalendar. Altersgruppen charakterist. Merkmalen wie Durchbruch, Abkauungsgrad o. Wurzeldentintransparenz der Zähne (Zahnalter), Verknöcherung der Schädelnähte u. der Epiphysenfugen der Knochen (Ossifikations- o. Skelettalter, ↑ Knochenalter), das Auftreten der sek. Geschlechtsmerkmale usw.

Altersbrand: ↑ Mumifikation o. ↑ Gangrän peripherer Körperteile im Alter, meist durch Arteriosklerose.

Alterschirurgie: den physiol. u. pathol. Besonderheiten des Alters gewidmete theoret. u. prakt. Arbeitsrichtung der Chirurgie.

Altersdepression: depressives Syndrom beim älteren Menschen; kein umschriebenes Krankheitsbild. ↑ Alterspsychosen.

Altersdiabetes: nach Nomenklatur der WHO Diabetes mellitus, der nach dem 65. Lj. auftritt. Übergewicht u. Fettsucht sind determinierende Faktoren des A. Gegenüber dem jugendl. Diabetes morphol. dadurch ausgezeichnet, daß die Zahl der B-Zellen in den Langerhans-Inseln gering o. gar nicht reduziert ist. Bei Verabreichung von Glukose fehlender o. verzögerter Anstieg der Insulinkonzentration im Serum (Sekretionsstarre). Beim A. oft über lange Zeit latente diabet. Stoffwechsellage.

Altersdisposition ↑ Disposition.

Altersemphysem: genuines (konstitutionelles), seniles Emphysem. Diffuses kleinblasiges vesikuläres Lungenemphysem durch Abnahme der elast. Lungenfunktion im Alter. Trotz eingeschränkter Atemreserve oft symptomlos u. kein Cor pulmonale. Rasche Erschöpfung der Atemreserve bes. bei Komplikationen, z. B. Pneumonien, Perfusionsstörungen.

Altershaut ↑ Cutis senilis.

Altersheilkunde ↑ Geriatrie.

Altersherz ↑ Presbykardie.

Altersimpotenz: altersbedingte Unfähigkeit des Mannes, Geschlechtsverkehr auszuüben (Impotentia coeundi), meist wegen ausbleibender Erektion o. verminderter Libido. Ther.: Sexualberatung unter Einbeziehung der Partner, evtl. Androgensubstitution. Ältere Männer bedürfen einer längeren u. intensiven Stimulation, um eine Erektion u. Ejakulation zu erreichen. ↑ Alterssexualität, ↑ Impotenz.

Alterskompetenz: Fähigkeiten, Erfahrungen u. Kompetenzen alter Menschen. In der Theorie der A. wird beispielsweise hervorgehoben, daß – auch wenn die Informationsverarbeitungskapazität im höheren Lebensalter zurückgehen kann – andere Leistungen der Intelligenz, insbes. die sog. prakt. Intelligenz, erhalten bleiben bzw. Steigerungen erfahren. ↑ Defizitbild des Alters.

Alterskrankheit: umgangssprachl. Bez. für Erkrankung, die im höheren Lebensalter auftritt.

Altersosteoporose ↑ Osteoporose, senile.

Alterspemphigus ↑ Pemphigus.

Alterspigment ↑ Abnutzungspigment, ↑ Lipofuszin.

Alterspsychosen: unspezif. Sammelbegriff für erstmals im höheren Lebensalters auftretende ↑ Psychosen.

Alterspyramide: epidemiol. Mittel zur Darstellung des Alters einer definierten Population. ↑ Bevölkerungszyklus.

Altersreflex ↑ Linse.

Altersrundrücken ↑ Rundrücken.

Altersschwerhörigkeit: Presbyakusis; reine Innenohr- bzw. Schallempfindungsschwerhörigkeit, ab 3. Lebensjahrzehnt langsam von den hohen Frequenzen her zunehmend. Die A. beruht auf einer peripheren Schädigung durch Ganglienzellschwund im Hörnervenbereich u. seinem Ganglion sowie Schädigung im Bereich der zentralen Hörbahn durch Ganglienzelluntergang in der 3.

Hirnrindenschicht, im Pallidum u. in der Olive. Mögl. Ursachen: zivilisator. bedingte Lärmeinwirkungen, vegetative Belastungen, Durchblutungsstörungen bei Herz- u. Kreislaufstörungen. Naturvölker weisen einen wesentl. geringeren altersbedingten Hörabfall auf.

Alterssexualität: Besonderheiten des Geschlechtslebens im höheren Lebensalter. Entgegen aus sexualrestriktiven Haltungen der Vergangenheit resultierenden Meinungen können sich Libido, Potenz u. Orgasmusfähigkeit bei beiden Geschlechtern bis ins hohe Lebensalter erhalten u. zwar um so länger u. besser, je regelmäßiger ein Sexualleben geführt wurde u. je harmon. die Partnerbeziehungen sind. A. ist nicht weniger erfüllend als Sexualität im jüngeren Alter. Ein altersbedingtes Nachlassen, jedoch nicht Schwinden sexueller Bedürfnisse, Aktivitäten u. Fähigkeiten wird durchschnittl. erst im 7. Lebensjahrzehnt deutl., häufig verursacht durch chron. Krankheiten, Desinteresse o. Tod des Partners. Besonderheiten der A.: beim Mann u. a. längere Refraktärphasen zwischen den Ejakulationen, schwächere u. labilere Erektion, Zahl der Kontraktionswellen beim Orgasmus u. Menge des Ejakulats sind reduziert; bei der Frau Verlangsamung u. Verringerung der Lubrikation der Scheide, allmähl. Atrophie der Scheidenwände, in der Menopause Erlöschen der Fertilität. Das Klimakterium der Frau bewirkt biol. keine Verringerung der sexuellen Reaktivität.

Alterssichtigkeit ↑Presbyopie.

Altersspeiseröhre ↑Presbyösophagus.

Altersstar: Cataracta senilis; ↑Katarakt.

Alterstod: Eintritt des Todes ohne Krankheit durch natürl. Verschleiß. Prakt. gibt es keinen A., da der Tod des alten Organismus immer durch (wenn auch häufig minimale) krankhafte Veränderungen verursacht wird. ↑Tod.

Alterstuberkulose: Lungentuberkulose bei Pat. über 60 Jahren. Die A. zeigt sehr variable Erscheinungsformen. Sie kann wie bei jüngeren Pat. auftreten, zeigt aber neben einem großen Anteil von schleichenden Verläufen auch stürm. Entwicklungen u. echte exogene ↑Reinfektion. Die Besonderheiten der A. sind aus der im Alter veränderten Resistenzlage des Organismus zu erklären. DD oft schwer vom Bronchialkarzinom abzugrenzen.

Altersveränderungen: als Ergebnis des Alterungsprozesses auftretende metabol. u. funktionelle Veränderungen des Organismus, die eine erhöhte ↑Morbidität u. ↑Mortalität bedingen können.

Alterswandel: hypothet. Umstellung psych. Funktionen u. des Verhältnisses der Persönlichkeit zu ihren Sozialbereichen im Lauf des Alterns. Der A. hat sich bislang in der empir. ↑Alternspsychologie nicht bestätigen lassen. Gefunden wurde vielmehr eine weitgehende Stabilität von Persönlichkeitseigenschaften im Erwachsenenalter u. Alter.

Alterszahnheilkunde: Gerontostomatologie; zahnärztl. Behandlung älterer Menschen, welche sowohl die konservierende prothet. Versorgung als auch die psychosoziale Betreuung beinhaltet.

Alterung: in der zahnmed. Werkstoffkunde Veränderung der physikal. u. mechan. Eigenschaften metall. u. nichtmetall. Werkstoffe; z. B. abnehmende Neigung der Silber-Zinn-Feilung, sich mit Hg zu ↑Amalgam zu legieren.

Altgedächtnis ↑Gedächtnisstörungen.

Althaea officinalis ↑Schleimdrogen.

Althesin: Alfadion; i. v. injizierbares Narkotikum, das aus 2 Steroidkomponenten besteht (Alphadolonacetat u. Alphaxalon). Führt infolge Vasodilatation u. Histaminfreisetzung zu zahlreichen Komplikationen u. hat nur begrenzte Verbreitung gefunden.

Altinsulin: Handelsbezeichnung für eine schnell u. kurz wirkende, gereinigte, saure o. neutrale Insulinzubereitung mit hoher Hautverträglichkeit u. langer Haltbarkeitsdauer. Es ist unverändertes extrahiertes Inselzellhormon vom Rind u./o. Schwein (↑Monospeziesinsulin) mit Zusätzen von Konservierungs- u. Wirkungsverzögerungsmitteln (↑Insulinarten). Der rasche Wirkungseintritt erfordert eine kohlenhydratreiche Mahlzeit 30 min post injectionem. Das Wirkungsmaximum ist etwa 2 h nach subkutaner Injektion erreicht; die Wirkungsdauer beträgt 5–6 h. Entspr. dem zirkadianen Rhythmus der Insulinsekretion u. -wirkung des gesunden Organismus sind beim diabet. Pat. sechsstündl. Altinsulininjektionen etwa im Verhältnis 4 : 2 : 3 : 1 notwendig. Insulin-Standardisierung: Internationale Einheit (IE); (mg) · 24 = (IE); (IE) · 7,241 = (nmol); ↑Insulin.

Altmenschen: Palaeanthropinae, ↑Anthropogenese.

Altruismus ⟨*lat*⟩ *m*: Bereitschaft zum uneigennützigen, selbstlosem Handeln mit persönl. Interessenverzicht zugunsten anderer o. dem Gemeinwohl.

Alttuberkulin: *Abk* AT; erstes, von R. Koch 1890 hergestelltes Tuberkulinpräparat. A. ist ein Glycerolextrakt von 6–8 Wochen alten, dampfsterilisierten Tuberkulosebakterienkulturen. 10^{-6} g A. entsprechen einer Tuberkulineinheit.

Aludrin: Isopropyladrenalin, ↑Alphasympathomimetika, ↑Betasympathomimetika.

Alumen ↑Alaun.

Aluminium: chem. Symbol Al, Ordnungszahl 13, relative Atommasse 26,98; nach Sauerstoff u. Silizium das dritthäufigste Element der Erdrinde (7,5 Gew.-%).

Aluminiumacetattartratlösung: Aluminii acetatis tartratis solutio; mit 3,5 % Weinsäure versetzte wäßrige Lösung von 7,8–9,6 % Aluminiumhydroxidacetat. Sie ist wegen der größeren Stabilität u. Wirksamkeit anstelle von Liquor Aluminii acetici (8,5 % bes. Aluminiumacetat) u. Liquor Aluminii acetico-tartarici (Gehalt etwa 45 % Aluminiumacetotartrat) in das ↑Arzneibuch aufgenommen worden. Wird aufgrund der lokalen Wirkungen lösl. Aluminiumsalze als ↑Adstringens u. schwaches ↑Antiseptikum auf der Haut, auf Schleimhäuten u. in Wunden angewandt (1 : 5 verdünnt).

Aluminiumacetobenzoat: Oxymors; ↑Anthelminthikum gegen Oxyuren.

Aluminiumchlorid: Aluminium chloratum $AlCl_3$. ↑Adstringens, ↑Desinfektionsmittel, verdünnt zur lokalen Ther. der ↑Hyperhidrose. Konzentrierte Ätzwirkung.

Aluminiumenzephalopathie: bei chron. Dialysepatienten auftretende geistige Störungen, oft letal endend. Ursache wahrscheinl. Erhöhung der Aluminiumzufuhr.

Aluminiumformoltoxoid: entgiftetes, aber immunogen wirksames Toxin. Die Behandlung durch Erwärmen bzw. mit Formaldehyd führt nach Adsorption an Aluminiumhydroxid bzw. Aluminiumphosphat (Adsorbat- bzw. Präzipitatimpfstoff) zu hochwirksamen Impfstoffen gegen Diphtherie u. Tetanus (↑Impfkalender).

Aluminiumgleichwert: die Dicke einer Aluminiumschicht, die bei best. Strahlenqualität die gleiche Aufhärtung o. Schwächung der Strahlung bewirkt, wie der betrachtete Stoff in der gerade vorliegenden Dicke. Der A. hängt von der Strahlenqualität ab u. ist ein Spezialfall des ↑Härtungsgleichwertes u. des ↑Schwächungsgleichwertes.

Aluminiumhydroxid: als kolloidales Gel Antazidum u. Adsorbens; ↑Adjuvans bei der Herstellung von Impfstoffen.

Aluminiumlunge ↑Aluminiumstaublunge.

Aluminiummagnesiumsilikat: ↑Antazidum u. Absorbens.

Aluminiumphosphat: Adjuvans in ↑Impfstoffen.

Aluminiumsilikat: Kaolin, Bolus alba, weißer Ton; bindet als Adsorptionsmittel vorwiegend bas. Stoffe mit elektronegativer Ladung. Bestandteil von ↑Pasten u. ↑Puder. Anwendung: innerl. wie ↑Carbo medicinalis bei Darmerkrankungen, äußerl. bei Hauterkrankungen.

Aluminiumstaublunge: durch Einatmung feinsten Aluminiumstaubs verursacht. Beschwerden meist trockener Husten, Bruststechen, Kurzatmigkeit, Mattigkeit. Lungenfunktion bei stärkerer Ausprägung zunehmend eingeschränkt. Im Röntgenbild symmetr. verstärkte Netzzeichnung mit vermehrten Strängen zum Hilus, später größere Schattenbildungen u. Ausziehungen des Zwerchfells mögl. Ursache ist Verdickung u. Verhärtung der Alveolarsepten durch kollagenfaseriges Gewebe, das eine hyaline Umwandlung erfährt (Gerüstsklerose). Häufig spontaner Pneumothorax. Krankheit bisher nur gesichert unter ungünstigen Bedingungen bei der Herstellung von Pyroschliff.

Aluminiumstearat: Aluminium stearinicum; zur Resorptionsverzögerung bei I.-m.-Applikation.

Aluminiumsulfat: Aluminium sulfuricum; Adstringens in verdünnter Lösung.

Aluminose: durch Aluminiumstaub bedingte Erkrankungen der tieferen Atemwege u. der Lunge (↑Pneumokoniose). Auftreten von Aluminiumkörperchen. ↑Berufskrankheiten.

Alupent ↑Orciprenalin.

Alusequenz: hochrepetitive DNA-Sequenz des menschl. Genoms mit zahlreichen sequenzspezif. Spaltorten für ↑Restriktionsendodesoxyribonukleasen, v.a. für Restriktionsendodesoxyribonuklease Alu I; repetitive ↑DNA.

Alveococcus ⟨*lat + gr*⟩ *m*: in einigen Ländern gebräuchl. Gattungsbezeichnung bei Echinococcus multilocularis (↑Fuchsbandwurm).

Alveokokkose ↑Echinokokkose.

alveolär ⟨*lat*⟩ *Adj*: alveolar; **1.** bläschenförmig (z.B. ↑Drüsen), **2.** ***Zahnmed.:*** zu den Zahnfächern (Alveoli dentales) gehörig, sie betreffend. **3.** ***Pulmologie:*** zu den Lungenbläschen (Alveoli pulmonis) gehörig, sie betreffend. ↑Alveolen.

Alveolar bone proper: Kortikalis der Alveoli dentales (↑Alveolen).

Alveolardruck: Differenzdruck zwischen Lungenalveolen u. umgebender Atmosphäre, atmungsabhängig. Im Inspirium beträgt der A. -196 bis -490 Pa (-2 bis -5 cm H_2O), im Exspirium 98–392 Pa (+1 bis +4 cm H_2O), bei Atemstillstand u. offener Glottis ist der A. = 0. Bestimmung mit ↑Ganzkörperplethysmographie o. Verschlußdruckmethode.

Alveolardysplasie, kongenitale: angeborene Entwicklungsstörung der Lungen, die kurz nach der Geburt zum Tode führt. Die Lungen reifer Neugeborener entsprechen im Differenzierungsgrad dem 6.–7. Fetalmonat. Vermehrung der Konsistenz durch Bindegewebereichtum u. Verringerung der Alveolenzahl. Rechtsherzdilatation, Überleitung zum respiratory distress syndrome (hyaline Membranen).

Alveolardysplasie, zystische: Fehlbildung des respirator. Lungenparenchyms mit Persistenz ungegliederter, schlauchförmiger Lungenazini vom Typus des 5.–6. Fetalmonats. Lungenoberlappen bevorzugt.

Alveolarepithel ⟨*lat*⟩ *n*: einschichtige Auskleidung der Lungenbläschen, Alveoli pulmonis (↑Alveolen), mit zwei Zellarten: 1. Alveolarepithelzelle Typ I (Epitheliocytus respiratorius, Deckzelle), flach ausgezogene Zelleiber („kernlose Platten"), die durch Tight junctions verknüpft sind; 2. Alveolarepithelzelle Typ II (Epitheliocytus magnus [granulosus], Nischenzelle), große Zellen mit Sekretgranula, sie sezernieren den ↑Surfactant, einen Proteinphospholipidfilm auf der Alveolarinnenseite, der die Oberflächenspannung herabsetzt u. das Kollabieren kleinerer Alveolen verhindert. Abb.

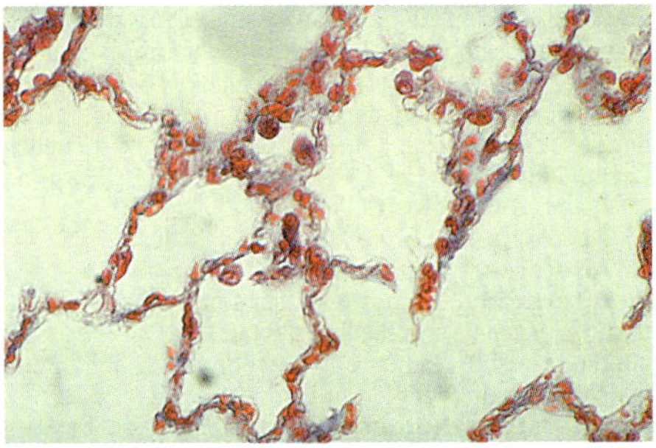

30

Alveolarepithel. Histologischer Schnitt, Azanfärbung; Lungenalveolen, deren dünne Wandung hauptsächlich aus A. besteht.

Alveolarfortsatz: Alveolarkamm; die Alveolen u. damit die Zähne tragender Knochenfortsatz der Maxilla u. Mandibula. Atrophie bei Zahnverlust.

Alveolarfüllungssyndrom: akutes Überfluten der Alveolarräume durch eiweißreiches Exsudat. Ursache ist eine Schädigung der alveolokapillären Membran, z.B. durch Medikamente (Phenylbutazon, Procainamid u.a.). Der linksventrikuläre enddiastol. Druck ist hierbei nicht erhöht, im Ggs. zum Lungenödem bei Linksherzinsuffizienz. Das A. verläuft meist flüchtig, Eosinophilie mögl.

Alveolargänge: Ductus alveolares; mit Lungenbläschen (Alveoli pulmonis) besetzte Gänge. ↑Lungen. Abb.

Alveolargas: Alveolarluft; Anteil der in den Alveolen u. Bronchioli respiratorii befindl. Lungenluft, die unmittelbar am alveolokapillären Gasaustausch teilnimmt. Partialdrücke des A.: pO_2 13,33 kPa (100 mmHg), pCO_2 5,33 kPa (40 mmHg), pH_2O 6,26 kPa (47 mmHg), pN_2 76,38 kPa (573 mmHg).

Alveolargasanalyse: Bestimmung der Zusammensetzung der Alveolarluft mit Gasanalysatoren. Ein Problem bildet die Abtrennung der aus den Atemwegen stammenden Totraumluft von der Alveolarluft. Verwendet werden die letzten 150 ml einer Exspiration. Wegen meßtechn. Probleme u. subjektiver Fehlerquellen wird die Alveolargaskonzentration meist rechner. aus gemessenen Blutgaswerten unter Benutzung des ↑Dalton-Gesetzes über die Partialdrücke ermittelt.

Alveolarluft ↑Alveolargas.

Alveolarmakrophagen: Alveolarphagozyten; aus dem Knochenmark stammende, über das Blut eingewanderte Monozyten (↑Monozyten-Makrophagen-System), die im Septum der Lungenalveole liegen u. in das Alveolarlumen gelangen. Sie phagozytieren den ↑Surfactant, auch Kohle u. Staub sowie Erythrozyten bei Stauung im kleinen Kreislauf (dann als ↑Herzfehlerzellen im Sputum nachweisbar). Abb.

Alveolar mucosa ‹*engl*›: den Alveolarfortsatz bedeckender Anteil der Mundschleimhaut zwischen Mukogingivallinie u. Vestibulum bzw. Mundboden, schließt mastikator. Schleimhaut aus.

Alveolarperiost: Knochenhaut, welche die Zahnfächer des Ober- u. Unterkiefers überzieht.

Alveolarplateau: Plateau im Konzentration-Zeit-Diagramm am Ende der Exspiration eines physiol. Atemgases. Das zu messende Gas ist z. B. O_2, N_2, CO_2. Das A. charakterisiert das ↑Alveolargas.

Alveolarporen: Öffnungen (Durchmesser 10–15 μm) im Alveolarseptum; dadurch Verbindung der Lumina benachbarter Lungenbläschen. ↑Alveolen.

Alveolarproteinose: alveoläre Lungenproteinose. Zustand vermehrter Absonderung von eosinophilem eiweißhaltigem Alveolarexsudat, das die Alveolen u. terminalen Bronchien allmähl. verstopft. Dadurch progressive Dyspnoe u. Zyanose bei produktivem Husten. Ursache noch unbekannt. Ther.: bronchoalveoläre Lavage.

Alveolarraum: anat.-physiol. Bereich, in dem der Gasaustausch stattfindet. Der A. wird gebildet aus Alveolen, Sacculi alveolares u. Ductus alveolares.

Alveolarsäckchen ↑Sacculus alveolaris, ↑Lunge.

Alveolarsteine ↑Lungensteine.

Alveolarvolumen: Gasvolumen der Lunge, das sich im ↑Alveolarraum befindet. A. nimmt normalerweise am Gasaustausch teil.

Alveolarzellkarzinom: seltenes Lungenkarzinom; bronchioloalveolares ↑Adenokarzinom.

Alveolen ‹*gr*› *f*: **1. *Zahnmed.:*** Alveoli dentales; Zahnfächer im Ober- u. Unterkiefer, in welchen die Zahnwurzeln verankert sind. **2. *Pulmologie:*** Lungenbläschen, Alveoli pulmonis; Durchmesser ca. 300 μm. Die etwa 600 Mill. A. ergeben eine Gasaustauschfläche von 100–140 m^2. Wandbau der A.: 1. ↑Alveolarepithel (Deckzellen, Nischenzellen), 2. Basalmembran, 3. elast. Fasernetze, 4. Blutkapillaren. Alveolarepithel u. Kapillarendothel haben eine verschmolzene, gemeinsame Basalmembran. Abb.

Alveoli dentales ‹*lat*› *m Pl* ↑Alveolen.

Alveoli pulmonis ‹*lat*› *m* ↑Alveolen.

Alveolitis ‹*lat*›:*f*: Alveolalgie; **1. *Zahnmed.:*** lat. dolor post extractionem. Entzündung der Zahnalveole infolge einer Zahnextraktion. **2. *Pulmologie:*** Entzündl. Reaktion der Alveolarwände; in akuten Phasen mit Ödem u. Entzündungszellen, in chron. Phasen mit Fibroblastenproliferation u. Faserbildung. Sek. Einbeziehung der Alveolarlichtung. Vorkommen i. R. von ↑Pneumonien, bes. interstitiellen Pneumonien.

Alveolitis, allergische: Form der allerg. Reaktion an der Lunge, meist bei sog. Nichtatopikern. Wird ausgelöst durch Inhalation von Antigenen über einen längeren Zeitraum u. ist durch präzipitierende Antikörper charakterisiert (Typ-III-Allergie). Als Allergene kommen organ. Partikel in Frage (Größe unter 1 μm). Pathol.-anat. kommt es zu zellulärer Infiltration der Alveolarwand, zu massiver entzündl. Exsudation in die Alveolen u. zu einem mäßigen interstitiellen Ödem mit lymphozytärer Begleitreaktion. Je nach Dauer der A. kann es zur Restitu-

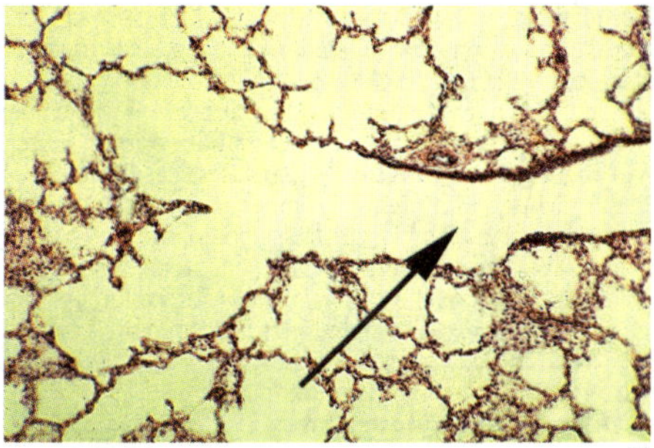

30

Alveolargänge. Histologischer Schnitt durch die Lunge, HE-Färbung; zwei Ductus alveolares als Fortsetzung eines Bronchiolus respiratorius (Pfeil) im Längsschnitt

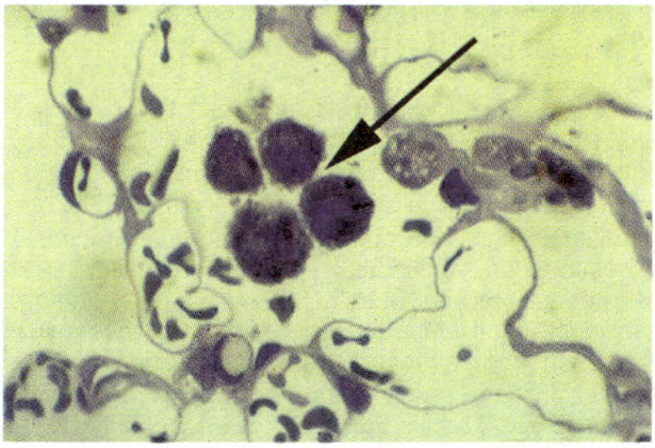

30

Alveolarmakrophagen. Histologischer Schnitt durch die Lunge einer Ratte, Semidünnschnitt, Methylenblaufärbung; Makrophagen (Pfeil) im Lumen der Alveole

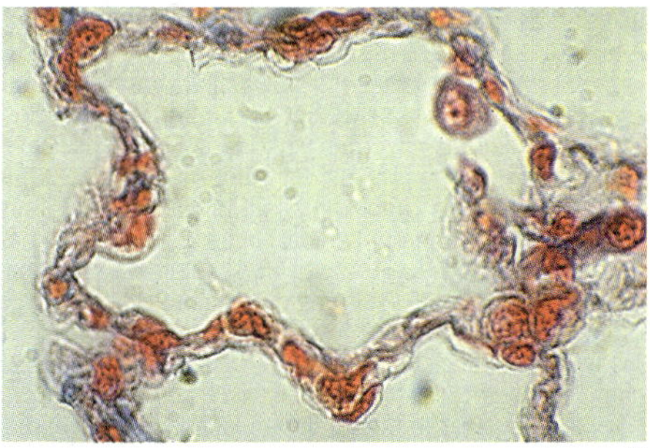

30

Alveolen. Histologischer Schnitt, Azanfärbung; Lungenalveole mit Alveolarepithel u. Alveolarmakrophagen

tio ad integrum o. zur interstitiellen Fibrose kommen. Röntg. finden sich im Frühstadium diffuse, weichfleckige Verschattungen, im Spätstadium fibrot. Verdichtungen bis zum Bild der Wabenlunge. Die Lungenfunktion ist bei der A. durch eine restriktive Ventilationsstörung, durch Verringerung der Diffusionskapazität u. der Compliance beeinträchtigt. Klin. stehen Dyspnoe, Zyanose, unproduktiver Husten u. feinblasige Rasselgeräusche im Vordergrund. Die Ther. besteht in Allergenkarenz, Kortikosteroid- u. Sauerstoffgabe. Typ. A. sind: ↑Farmerlunge, ↑Vogelzüchterlunge, ↑Champignonzüchterkrankheit, Paprikaspalterlunge, Sägearbeiterlunge, Befeuchterfieber. Anzeigepflichtige ↑Berufskrankheit.

Alveolokondylenebene: Broca-Ebene; Schädelebene, die durch das ↑Prosthion u. die beiden tiefsten Punkte der Hinterhauptkondylen bestimmt wird.

Alveus ⟨*lat*⟩ *m*: Schicht weißer Hirnsubstanz an der Wand des Seitenventrikels zwischen ↑Hippokampus u. Gyrus hippocampalis.

Alymphozytose ⟨*gr*⟩ *f*: Fehlen von Lymphozyten im Blut.

Alzheimer, Alois (1864–1915), dt. Psychiater, Breslau.

Alzheimer-Krankheit (nach Alois A.): progrediente Hirnatrophie unter Bildung seniler Plaques, sog. Alzheimer-Fibrillen u. Amyloid-Ablagerungen mit zunehmender dementieller Sympt. Nach der klass. Beschreibung präsenil im 5. o. 6. Lebensjahrzehnt beginnend; als ↑Demenz vom Alzheimer Typ Sammelbezeichnung für die mit entsprechenden pathol. Veränderungen einhergehenden Demenzen auch des Seniums. **Ursache.**: unklar, diskutiert werden für die seltenen fam. Formen Veränderungen auf den Chromosomen 11, 14 u. 21; für die häufigeren sporad. Formen Störungen des Amyloidmetabolismus. **Sympt.**: initial diskrete Gedächtnisstörungen, im weiteren Verlauf Störungen der Orientierung, des Kurz- u. Langzeitgedächtnisses sowie von Werkzeugfunktionen (insbes. aphas., agnost. wie Prosopagnosie u. aprakt. Störungen). In den Anfangsstadien häufig auch depressive Sympt.; paranoide Sympt. treten dagegen meist erst in fortgeschrittenen Stadien auf. **Diagnostik**: spezif. Befunde für die Demenz vom Alzheimer Typ sind z. Z. nicht bekannt; die klin. Diagn. erfordert deshalb den Ausschluß anderer wichtiger dementieller Erkrankungen. In neueren Untersuchungen werden veränderte Spiegel des Betaamyloids u. des Tauproteins im Liquor sowie eine Atrophie des Amygdala-Hippokampus-Komplexes im MRT als charakterist. Veränderungen bei Demenz vom Alzheimer Typ diskutiert. **Ther.**: Eine kausale Ther. ist z. Z. nicht bekannt. Symptomat. Gestaltung des Umfelds u. kognitives Training, Angehörigenberatung, Ther. mögl. depressiver o. paranoider Begleitsymptome. Nach neueren Untersuchungen beeinflussen cholinerg wirksame Substanzen, wie Cholinesteraseinhibitoren den Krankheitsprozeß bei einem Teil der Erkrankten.

Alzianblaufärbung: histol. Schleimfärbung. Ergebnis: Glykosaminoglykane im Schleim leuchtend blau. Abb.

Alz50-Protein: Protein (Mol Gew. 68 000), das bei der ↑Alzheimer-Krankheit in best. Hirnregionen (im ↑Hippokampus, in der ↑Temporalrinde u. in dem Nucleus basalis) auftritt u. im gesunden Gehirn nicht o. nur in geringen Mengen nachweisbar ist. Es ist mit denjenigen Neuronen vergesellschaftet, die neurit. Plaques u. das für diese Erkrankung typ. neurofibrilläre Geflecht ausbilden.

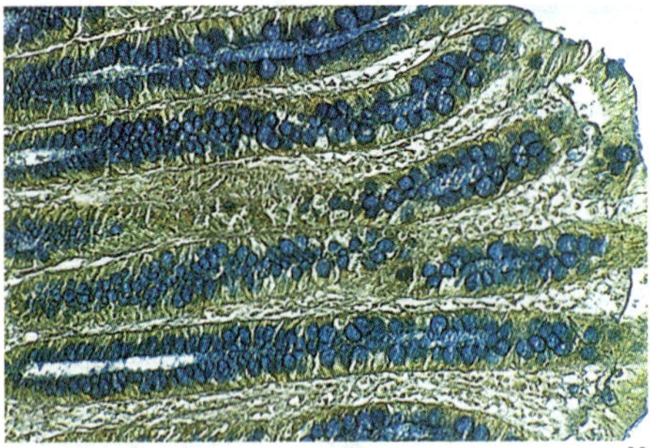

30

Alzianblaufärbung. Histologischer Schnitt durch die Krypten des Kolon mit Blaufärbung des Schleims in den Becherzellen

A. M.: *Abk* für lat. Artium Magister.

AMA: *Abk* für antimitochondriale ↑Antikörper (10 Subtypen).

Amalgam ⟨*gr*⟩: Mischung von Legierungspulver (Ag, Sn, Cu Zn, Ni, Cd) u. metall. Quecksilber. In der Zahnmed. wird durch Mischung (↑Amalgamator) der flüssigen (Quecksilber) u. der festen Phase (Zuschläge: Amalgampulver o. Alloy) etwa 1 : 1 eine erhärtende zähe Paste hergestellt, die seit Mitte des 19. Jh. zur ↑Restauration von Defekten der Zahnhartsubstanz verwendet wird. Nach der Spezifikation der ↑A. D. A. muß das Alloy mind. 65 Masse% Silber enthalten. Durch Erhöhung des Kupferanteils im Alloy bis zu 30 Masse% (Non-Gamma-2-A.) wird die Entstehung der korrosionsfördernden u. u. U. toxikol. bedenkl. Gamma-2-Phase im erhärteten A. verhindert. Die aus A. freigesetzten Hg-Mengen sind abhängig von Anzahl u. Qualität der Füllungen, von Mundhygiene, Speichelzusammensetzung sowie mechan. Belastung. Spez. für die modernen A. ist naturwissenschaftl. eine Intoxikation mit Quecksilber durch A. nicht nachweisbar. Für die Füllungstherapie bei Kindern, bei weibl. Pat. im gebärfähigen Alter, bei Pat. mit chron. Niereninsuffizienz u. bei nachgewiesener Amalgamallergie wird A. von Seiten der Kassenzahnärztlichen Vereinigungen nicht mehr empfohlen.

Amalgamator: Dosiergerät zur Herstellung des für die zahnärztl. ↑Restauration erforderl. knetbaren ↑Amalgams.

Amalgamfüllung: Wiederherstellung der Zahnform bei Defekten der Zahnhartsubstanz durch Kavitätenpräparation u. Ausfüllung mit ↑Amalgam. ↑Restauration.

amalgamieren: Vorgang der Legierung von Quecksilber mit anderen Metallen.

Amanita muscaria ⟨*lat*⟩ *f*: Fliegenpilz; giftig, Toxin Ibotensäure (α-Amino-3-hydroxy-5-isoxazol-Essigsäure) ist eine Rauschdroge u. wird durch Kochen in giftigeres Muscimol überführt. Sympt. treten $^{1}/_{2}$–2 h nach Genuß auf. Wirkstoff Ibotensäure instabil, enthaltenes Muscarin für Vergiftung unbedeutend; Warnfarben des Pilzes verhüten häufige Vergiftungen. Vergiftung ähnl. wie beim ↑Pantherpilz (Amanita pantherina). Vergiftungsbild: ↑Pantherina-Syndrom.

Amanita pantherina ↑Pantherpilz.

Amanita phalloides: grüner Knollenblätterpilz; gefährlichster Giftpilz Mitteleuropas, verantwortl. für 90 % der tödl. Pilzvergiftungen. Enthält: Amatoxine

(Alpha- u. Betaamanitin), Phallotoxine (z. B. Phalloidin) u. Phallolysine. ↑Amanitine. Latenz von 8–42 h zwischen Giftaufnahme u. ersten Sympt., Brechdurchfälle. Tod durch akutes Leberversagen. Bei Behandlung stehen Hämoperfusion, Substitution von Gerinnungsfaktoren u. Lebertransplantation im Vordergrund. **Amanita virosa** enthält zusätzl. Virotoxin.

Amanitatoxine ↑Amanitine.

Amanitine *n*: Gifte aus ↑Amanita phalloides; größte Bedeutung Alphaamanitine, ein zykl. Octapeptid. Wirkung: schnelle u. irreversible Bindung an Leberzellkern; in sehr geringer Konzentration Hemmung der DNA-abhängigen RNA-Polymerase; Auslösemechanismen für nachfolgende Leberzellverfettung u. -nekrose.

Amantadin: 1-Adamantylamin; Derivat von Adamantan, das als Medikament zur Behandlung des Parkinson-Syndroms (↑Antiparkinsonika) eingesetzt wird u. auch gegen Influenzaviren wirksam ist (Virostatikum zur Grippeprophylaxe). ↑Chemotherapie, antivirale.

Amara ⟨*lat*⟩ *n Pl*: Bittermittel mit appetitanregender Wirkung, z. B. Enzianwurzel, Chinarinde, Wermutkraut, Pomeranzentinktur.

Amarogentin ↑Gentiana-Arten.

Amastie ⟨*gr*⟩ *f*: angeborenes, einseitiges o. beidseitiges, Fehlen der Brustdrüse. Oft fehlt auch die Brustwarze. Tritt isoliert o. in Kombination mit weiteren ektodermal-dysplast. Erscheinungen (Fehlen von Haaren, Schweißdrüsen, Zahnanomalien) auf. Mitunter fehlt der gleichseitige M. pectoralis major. Auch Kombination mit Schwimmhautbildung zwischen Fingern derselben Seite. Teilerscheinung der anhidrot. ektodermalen Dysplasie (↑Dysplasia), der ↑Incontinentia pigmenti (Bloch-Sulzberger) u. der ↑Progerie.

Amaurose ⟨*gr*⟩ *f*: Amaurosis; vollständige Erblindung. ↑Blindheit.

Amaurosis congenita: angeborene tapetoretinale Degeneration der Netzhaut, autosomal rezessiver Erbgang. Der Augenhintergrund zeigt im 1. Lj. Pigmentverschiebungen (Marmorierung, Pfeffer-und-Salz-Fundus). Angeborene Amaurosen auch bei Systemkrankheiten: ↑Crouzon-Syndrom, Hippel-Lindau-Krankheit (↑zerebrale Gefäßtumoren). ↑Laurence-Moon-Bardet-Syndrom.

Amaurosis fugax: flüchtige amaurot. Attacken, anfallsartig auftretender, wenige Sekunden anhaltender Verlust des Sehvermögens. Frühsymptom der zerebrovaskulären Insuffizienz (zerebrale ↑Durchblutungsstörungen) insbes. der ↑Karotisstenose.

Amazie ⟨*gr*⟩ *f* ↑Amastie.

Amazonasleishmaniase: Haut-Leishmaniase in Südamerika, Erreger: Leishmania (mexicana) amazonensis. Übertragung von Waldnagetieren auf den Menschen nur sporad. Klin. Bild der ↑Espundia.

Ambazon: Ambazonum; Desinfektionsmittel zur Schleimhautdesinfektion bei Infektionen des Nasenrachenraums.

Ambenonium: ↑Acetylcholinesterasehemmer vom Carbamattyp (↑Carbamate); Anwendung bei Myasthenia gravis.

Amber: nach dem Entdecker Amber benannte Mutation, die zu einem UAG-Terminationscodon u. damit durch frühzeitige Termination der Proteinbiosynthese zur Bildung unvollständiger Proteine führt; ↑Amber-Codon.

Amber-Codon: durch Punktmutation aus UAU, UCG, UGG, UUG, AAG, GAG o. CAG entstehendes UAG-Terminationscodon bzw. ↑Nonsense-Codon; codiert für keine Aminosäure u. bedingt daher Synthese unvollständiger, funktionsinaktiver Proteine; Effekt kann durch ↑Amber-Suppressor unterdrückt werden. ↑Amber.

Amberlite ↑Hämoperfusion.

Amber-Mutante ↑Amber, ↑Amber-Codon.

Amber-Suppressor: mutierte tRNA-Gene (Transfer-RNA), deren Produkte die Effekte einer Amber-Mutation phänotyp. unterdrücken können; tRNAs mutierter tRNA-Gene können aufgrund von Basenaustauschen im ↑Anticodon, ↑Amber-Codon als aminosäurecodierendes Codon ablesen, so daß es bei der Proteinbiosynthese nicht zur frühzeitigen Termination kommt.

Ambidexter ⟨*lat*⟩ *m*: Beidhänder; Begriff der Händigkeit für Individuen, die nicht Rechts- o. Linkshänder, sondern mit beiden Händen geschickt sind, in Abhängigkeit von der funktionellen ↑Asymmetrie der Hirnhälften.

Ambiguität ⟨*lat*⟩ *f*: Mehrdeutigkeit; durch ein best. Codon bei der Translation (↑Proteinbiosynthese) determinierter Einbau versch. Aminosäuren in Peptidketten; A. kann durch Antibiotika bedingt werden, die am Ribosom angreifen.

ambiguus ⟨*lat*⟩ *Adj*: zwischen zweien schwankend, nach beiden Seiten geneigt.

Ambisexualität ⟨*lat*⟩: Zweigeschlechtlichkeit; alte Bez. für ↑Bisexualität.

Ambivalenz ⟨*lat*⟩ *f*: gleichzeitiges Bestehen von konträren Einstellungen, Haltungen, Motivationen, Reflexionen, Vorstellungen, Wünschen u. Gefühlen, auch Antrieben u. Gegenantrieben in bezug auf eine Situation, ein Objekt, einen Wertträger, eine Person o. Anschauung. Der Begriff wurde von E. Bleuler, der affektive A., intellektuelle A. u. Willensambivalenz unterschied, in das psychiatr. Schrifttum eingeführt. ↑Schizophrenie.

Amblyomma: Gattung der ↑Schildzecken, Überträger von Rickettsiosen.

Amblyopia ex anopsia: Schwachsichtigkeit durch Stimulusdeprivation, Deprivationsamblyopie.

Amblyopie ⟨*gr*⟩ *f*: Amblyopia; Schwachsichtigkeit, erniedrigte Sehschärfe eines Auges ohne erkennbare organ. Ursache. Die A. wird durch Strabismus, Anisometropien u. durch angeborene o. frühkindl. einseitige Augenerkrankungen hervorgerufen. Erfolgreiche Behandlung nur vor dem 6. Lj. mögl., deshalb Frühdiagnostik notwendig. Ther. hauptsächl. durch die Okklusion des besseren Auges.

Amboß ↑Incus.

Ambozeptor ⟨*lat*⟩ *m*: bivalenter, komplementbindender Antikörper, der in Gegenwart von Komplementzusatz zu einer Membranschädigung zellulärer Elemente (Erythrozyten, Bakterien) führt u. diese dadurch auflöst. Nach ↑Ehrlich-Seitenkettentheorie Rezeptoren dritter Ordnung. In der Laboratoriumspraxis wird als A. schafblutauflösendes Kaninchenimmunserum bezeichnet, das im hämolytischen ↑System bei der ↑Komplementbindungsreaktion verwendet wird.

Ambroxol: trans-4-(2-Amino-3,5-dibrombenzylamino)cyclohexanol; ↑Sekretolytikum, wichtig für die Behandlung der ↑Mukoviszidose bei bronchopulmonalen Infektionen i. R. der Intensivtherapie.

ambulant ⟨*lat*⟩ *Adj*: ohne stationäre Aufnahme.

Ambulanzen: Polikliniken; Einrichtungen der Krankenhäuser, in denen Pat. behandelt werden, ohne stationär aufgenommen zu werden. Hierzu gehört z. B. die Notfallambulanz. Die Krankenhausambulanzen rechnen ihre Leistungen nach dem ↑DKG-NT/BG-T ab.

AMCA: 4-Aminomethylcyclohexankarbonsäure, ein ↑Antifibrinolytikum.

Amcinonid: halogeniertes ↑Glukokortikoid. Dermatikum.

Ameisenfraß: unregelmäßige furchen-, streifen- u. fleckförmige Oberhautdefekte mit feinen gezackten Rändern bei Leichen, die im Freien (bes. Wäldern) gelegen haben.

Ameisensäure: Methansäure; einfachste ↑Karbonsäure, wirkt reduzierend u. geht dabei in ↑Kohlensäure über. Säurerest: Formyl-, Salze: Formiate.

Ameisensäure, aktive ↑Tetrahydrofolsäure.

amelanotisch ⟨*gr*⟩ *Adj*: frei von ↑Melanin; makrosk. herdförmig zu beobachten bei malignen ↑Melanomen u. Melanommetastasen. Allerdings ist Melanin hier mit Spezialfärbungen nachzuweisen.

Amelie ⟨*gr*⟩ *f*: Amelus; entwicklungsbedingtes Fehlen der Extremitäten; ↑Mikromelie. ↑Dysmelie.

Ameloblast ⟨*lat* + *gr*⟩ *m*: Ameloblastus; veraltet für ↑Enameloblast, Schmelzbildner.

Ameloblastom ⟨*gr*⟩ *n*: Adamantinom, Ganoblastom; nach den spezif. Zellen des embryonalen Schmelzorgans benannter Kiefertumor, unmittelbar von Epithelresten ausgehendes Neoplasma (A. solidum), meist jedoch zyst. wachsend u. U. aus radikulärer o. follikulärer ↑Kieferzyste (A. cysticum) hervorgehend. Onkolog. gehört es zu den ↑Basaliomen. Leicht infiltrierendes Wachstum, Rezidivneigung, keine Metastasierung, gelegentl. karzinomatöse Entartung. Hauptentwicklungszeit 3.–5. Lebensjahrzehnt, Überwiegen beim weibl. Geschlecht, bevorzugter Sitz Unterkieferwinkel u. Kieferast.

Amelogenese ⟨*gr* + *lat*⟩ *f*: Amelogenesis; Schmelzentstehung. ↑Odontogenese.

Amelogenesis imperfecta hereditaria: hochgradige Unterentwicklung des Zahnschmelzes von Milch- u. Dauergebiß. Gelbbraune Zahnfärbung durch verstärkt durchschimmerndes Dentin. Die bereits vor dem Zahndurchbruch beginnende Verödung von Dentinkanälchen erklärt die fehlende Sensibilität. Autosomal dominanter Erbgang. Häufigkeit etwa 1 : 20 000. **Hypoplast. Typ** mit geringer u. z. T. fehlender Schmelzschicht. **Hypomineralisierter Typ** mit Störungen der Mineralisation bei erhaltener Kronenform. ↑Schmelzhypoplasie.

Amelogenin ⟨*gr*⟩ *n*: ein in einem frühen Entwicklungsstadium des Zahnschmelzes auftretendes Protein mit 170 Aminosäuren.

Amenorrhö ⟨*gr*⟩ *f*: Ausbleiben der Regel. **Prim. A.**: Fehlen jeder Monatsblutung von der Geschlechtsreife an. **Sek. A.**: Aussetzen der Monatsblutung nach ein- o. mehrmaligem Auftreten, physiol. bei Schwangerschaft u. nach Eintreten der Wechseljahre. Pathol. bei Störungen der Eierstockfunktion bzw. übergeordneter endokriner Drüsen u. Zentren.

Amentia ⟨*lat*⟩ *f*: leichte Bewußtseinstrübung (↑Bewußtseinsstörung) mit Ratlosigkeit, auch mit illusionärer Verkennung der Umwelt, wahnhafter Wahrnehmungsverarbeitung u. oft Inkohärenz des Denkens bei körperl. begründbaren ↑Psychosen (exogene ↑Reaktionstypen).

Ametabolie ⟨*gr*⟩ *f*: Form der ↑Heterometabolie, verwandlungslose Entwicklung von Insekten (↑Insecta), bei denen die Larvenstadien sich vom ↑Imago im wesentl. nur durch die Körpergröße u. das Fehlen von Geschlechtsorganen unterscheiden. Beispiel: ↑Läuse.

Ametastasis ⟨*gr*⟩ *f*: gestörte o. fehlende Einwanderung best. Zellgruppen in Organe, woraus eine „Gewebemißbildung" (Deformitas telica) resultiert; z. B. aganglionäres Kolon durch Nichteinwanderung von Neuralleistenzellen (Auerbach-Plexus), „sterile" Keimdrüse durch Nichteinwanderung der Keimzellen (↑Keimbahn).

Amethopterin ↑Methotrexat.

Ametriodinsäure: iodiertes Benzoesäurederivat, Röntgenkontrastmittel zur Urographie.

Ametropie ⟨*gr*⟩ *f*: Fehlsichtigkeit (↑Hyperopie, ↑Myopie), im Gegensatz zur Emmetropie (Normalsichtigkeit).

Ameziniummetilsulfat: indirektes ↑Sympathomimetikum, Antihypotonikum.

Amfetaminil: Aponeuron; ↑Psychostimulans wie Amphetamin; Gefahr des Mißbrauchs; obsolet; Ind. „Appetitzügelung" umstritten.

Amidasen: Enzyme, die die Hydrolyse von Amiden zu entsprechenden Karbonsäuren u. Ammoniak katalysieren.

Amide: **1.** Metallsalze der „Säure" Ammoniak; z. B. Natriumamid, $NaNH_2$. **2.** acyliertes Ammoniak Acyl-NH_2 u. acylierte ↑Amine (Acyl); z. B. Sulfonamide, R-SO_2-NH_2, A. organ. Säuren wie Harnstoff, H_2N-CO-NH_2, u. ↑Peptide.

Amidinotransferasen ↑Transamidinasen.

Amidophenazon: ↑Aminophenazon; Analgetikum u. Antipyretikum.

Amidopyrin: ↑Aminophenazon; Analgetikum u. Antipyretikum.

Amidorphin ⟨*gr*⟩ *n*: ein opiatähnl. Peptid, das den Aminosäureresten 104–129 des Rinderproenkephalins entspricht u. an seinem C-Terminus amidiert ist.

Amidotriozoesäure: iodsubstituierte Benzoesäure; Kontrastmittel zur Urographie.

Amikacin: Aminoglykosid-Antibiotikum, halbsynthet. Derivat des Kanamycin A. Wirkt auch gegen Kanamycinresistente u. teilweise Gentamycin- u. Tobramycinresistente Enterobakterien u. gegen Pseudomonas.

Amilorid: Diuretikum; Hemmung des aldosteronunabhängigen Austauschs von Na^+ gegen H^+ u. K^+ im distalen Tubulus; kaliumsparende Wirkung, deshalb Kombination mit Benzothiadiazinen.

Amimie ⟨*gr*⟩ *f*: mim. Starre, Verlust des Mienenspiels. Geringergradige Störung: Hypomimie. Extrapyramidal bedingte ↑Akinese, Bestandteil des ↑Parkinson-Syndroms.

Amine: Derivate des Ammoniaks; **prim. A.**: R-NH_2, **sek. A.**: RR'NH, **tert. A.**: RR'R''N, mit R = organ. Rest. Beispiele: C_6H_5-NH_2 ↑Anilin, $(CH_3)_2NH$ Dimethylamin, $(C_2H_5)_3N$ Triäthylamin. Wie ↑Ammoniak reagieren A. bas., wobei ihre Basizität weitgehend von R abhängt.

Amine, aromatische: Aminogruppe am Benzenring; Stammverbindung ↑Anilin, außerdem Aminoanthrachinon, Dimethylaminoazobenzen, Dimethylanilin, Diphenylanilin, Naphthylamin, Nitranilin, Phenylendiamin, Toluidin. Ausgangs- u. Zwischenprodukte von Pharmaka u. Farbstoffen. Toxizität: kanzerogene Wirkung in ableitenden Harnwegen, Anilinkrebs, anzeigepflichtige Berufserkrankung.

Amine, biogene: prim. Amine mit vielfältigen physiol. Funktionen. B. A. entstehen enzymat. durch Decarboxylierung u. nachfolgende Reaktionen (z. B. Hydroxylierungen, Methylierungen) aus ↑Aminosäuren. Zu den b. A. zählen die Hormone u. ↑Neurotransmitter Adrenalin, Serotonin u. Histamin, die Coenzymbestandteile Betaalanin u. Cysteamin, der Phosphatidbaustein Äthanolamin u. das Propanolamin als Vorstufe des Vitamins B_{12}.

Von pharmak. Bedeutung sind ↑Dopamin, ↑Noradrenalin u. ↑Adrenalin, ↑Histamin, ↑5-Hydroxytryptamin (Serotonin). B. A. wirken über spezif. Rezeptoren an den Synapsen des Nervensystems u. an anderen Zellen, z. B. glatte Muskulatur. Hohe Gehalte an b. A. in Lebensmitteln (Fisch, Weine, Käse, fermentierte Würste, Südfrüchte), können bei individueller Prädisposition o. im Zusammenwirken mit ↑Monoaminooxidasehemmern zu Unverträglichkeiten führen.

Aminfluorid: Verbindung von aliphat. Amin mit Fluorwasserstoffsäure; Kariesprophylaktikum durch lokale Fluoridzufuhr, z. B. in Zahnpasten.

Aminierung: Übertragung der ↑Aminogruppe auf organ. Verbindungen im Stoffwechsel. Man unterscheidet die reduktive A. mittels Ammoniak u. einem Reduktionsmittel (z. B. NADH) u. die ↑Transaminierung.

Aminoacyladenylat: *Abk* Aminoacyl-AMP o. AA-AMP; aktivierte Aminosäure; durch ↑Aminoacyl-tRNA-Synthetasen katalysierte Umsetzung von Aminosäuren mit ATP zu A.; erstes energiereiches Zwischenprodukt für die Synthese von Proteinen am ↑Ribosom (↑Proteinbiosynthese); die Aminosäure ist über eine energiereiche Acylbindung mit der Phosphatgruppe des Adenosinmonophosphats (AMP) verbunden.

Aminoacyl-AMP ↑Aminoacyladenylat.

Aminoacyl-tRNA: *Abk* AA-tRNA; Reaktionsprodukt der durch ↑Aminoacyl-tRNA-Synthetasen vermittelten Übertragung des Aminoacylrests aus ↑Aminoacyladenylat auf ↑Transfer-RNA (tRNA); die Aminosäure ist über eine Esterbindung mit dem terminalen Adenosin am 3'-Ende der tRNA verbunden; A. wird als Substrat der Proteinbiosynthese im ↑Akzeptorort des ↑Ribosoms gebunden.

Aminoacyl-tRNA-Synthetasen: Enzyme, die in gekoppelter Reaktion spezif. natürl. Aminosäuren mittels ATP zu ↑Aminoacyladenylat umsetzen (Aminosäureaktivierung) u. anschließend die aktivierte Aminosäure unter Abspaltung von AMP auf ↑Transfer-RNA unter Ausbildung einer ↑Aminoacyl-tRNA übertragen (Beladung der tRNA mit Aminosäuren). Durch die hohe Spezifität der A. für die einzelnen proteinogenen Aminosäuren u. die tRNA-Moleküle wird die korrekte Translation der ↑Messenger-RNA am ↑Ribosom im Prozeß der ↑Proteinbiosynthese festgelegt.

Aminoadamantan ↑Amantadin.

Aminoadipinsäure: $HOOC-(CH_2)_3-CH(NH_2)-COOH$; eine nichtproteinogene ↑Aminosäure; Zwischenstufe bei der Lysinsynthese. A. kommt als seltene Aminosäure in Maisproteinen vor.

Aminoäthanol ↑Colamin.

Aminoazidurie ⟨*lat* + *gr*⟩ *f*: Hyperaminoazidurie; Ausscheidung von mehr als 1 g/d Aminosäuren im Urin. **Renale A.**: vermehrte pathol. Ausscheidung von Aminosäuren kann durch angeborene o. erworbene Störungen der tubulären Rückresorption der Niere bedingt sein. **Prärenale A.**: akute gelbe Leberatrophie o. andere Stoffwechselkrankheiten, die zu einer starken Erhöhung des Aminosäurespiegels im Blutplasma führen, werden aufgrund der Überschreitung der tubulären Rückresorptionskapazität ebenfalls von einer A. begleitet.

p-Aminobenzoesäure: *Abk* PAB; Folsäurebaustein. Folsäure ist ihrerseits als Coenzym für bakterielle Eiweißsynthese nötig. Die kompetitive Verdrängung von PAB durch ↑Sulfonamide erklärt deren chemotherapeut. Wirkung.

p-Aminobenzolsulfonamid: Sulfanilsäureamid, $p\text{-}H_2N\text{-}C_6H_4\text{-}SO_2NH_2$; Grundkörper der 1935 von Domagk entdeckten bakteriostat. wirkenden ↑Sulfonamide. Herstellung aus der Sulfonsäure über das Sulfonsäurechlorid (↑Amide).

Aminobenzylpenicillin ↑Ampicillin.

7-Aminocephalosporansäure: *Abk* 7-ACS; Grundstruktur der ↑Cephalosporine, prakt. ohne antibakterielle Aktivität.

Aminochinoline: **4-A.**: Chinin, Mepacrin, Chloroquin, Mefloquin. **8-A.**: Primaquin, Pamaquin. ↑Antimalariamittel.

4-Aminocyclohexankarbonsäure: ↑Antifibrinolytikum, AMCA; Wirkung u. Anwendung wie PAMBA u. EACA.

4-Aminodiphenyl: Kanzerogen aus der Gruppe der aromatischen ↑Amine.

2-Aminofluoren: Kanzerogen vom Typ der aromatischen ↑Amine.

Aminoglukophosphatdiabetes ↑Abderhalden-Fanconi-Syndrom.

Aminoglutethimid: Orimeten, Steroidbiosynthesehemmer; blockiert versch. Hydroxylasen bei der Synthese von Steroidhormonen, bes. die Umwandlung von Androstendion in Östron u. Östradiol durch Aromatase, dadurch Senkung des Östrogenspiegels. Anw.: Mammakarzinom, Endometriumkarzinom, Cushing-Syndrom, prim. Aldosteronismus.

Aminoglykosid-Antibiotika: A. besitzen eine tri- o. tetrasaccharidartige Struktur, gemeinsame Bestandteile sind das Streptidin o. Desoxystreptamin. Das erste 1944 von Waksman aus Streptomyces griseus isolierte A. war Streptomycin. Weitere A.: Gentamicin (Gentamycin), Tobramycin (Gernebcin), Sisomicin (Extramycin), Kanamycin (Kantrex), Amikacin, Netilmicin (Certomycin), Dibekacin (Orbicin), Neomycin, Paromomycin u. a. Vereinbarungsgemäß werden Streptomyces-Abkömmlinge einheitl. mit -mycin u. Mikromonosporaderivate mit -micin bezeichnet. Ihr Wirkungsmechanismus erfolgt über eine Hemmung der Proteinsynthese (Bindung an 30-S-Untereinheiten der Ribosomen). Das Wirkungsspektrum ist breit. Trotzdem empfiehlt sich ein spezif. Einsatz, z. B. gegen Tuberkelbakterien (Streptomycin), Pseudomonas aeruginosa (Gentamicin, Amikacin) usw., entspr. den Ergebnissen des Resistogramms. Resistenzentwicklungen können rasch erfolgen, wobei drei Mechanismen eine bes. Bedeutung haben: A.-inaktivierende Enzyme (Phospho-, Adenyl- u. Acetyltransferasen), Veränderungen der 30-S-Untereinheiten, Hemmung der aktiven Transportmechanismen. Nebenwirkungen: 1. irreversible ototox. Reaktionen, die abhängig sind von der Einzeldosis u. der Therapiedauer, da es zur Kumulation in der Perilymphe des Innenohrs, die als tiefes Kompartiment aufzufassen ist, kommen kann. 2. reversible Nephrotoxizität (beginnt schon mit der 1. Dosis, zunächst linear, nach dem 10. Behandlungstag exponentiell zunehmend). 3. neuromuskuläre Blockaden, 4. Allergien sehr selten. – Eine zurückhaltende, gezielte u. ggf. blutspiegelorientierte Anwendung ist geboten.

Aminogruppe: NH_2, funktionelle Gruppe in ↑Aminen, ↑Amiden u. ↑Aminosäuren. Wie der Grundkörper ↑Ammoniak reagiert die A. in Lösung bas.

p-Aminohippursäure: *Abk* PAH; Diagnostikum zur Untersuchung der Nierenfunktion. PAH wird beim Gesunden in der Niere durch Filtration u. Sekretion vollständig aus dem Blut entfernt. Die Bestimmung des Transportmaximums für PAH gibt Auskunft über die Sekretionsleistung der Tubuli. Die PAH-Clearance bildet die Grundlage zur Berechnung der Nierendurchblutung.

p-Aminomethylbenzoesäure: ↑Antifibrinolytikum, PAMBA, Hemmung der Plasminaktivierung u. -wirkung auf Fibrin.

p-Aminomethylbenzolsulfonamid: Chemotherapeutikum gegen Anaerobierinfektionen. Mafenid, Marfanil, nur noch geringe prakt. Bedeutung.

p-Aminomethylcyclohexankarbonsäure: *Abk* AMCA; ↑Antifibrinolytikum.

Aminooxidasen: Nach der Internationalen Enzymnomenklatur werden unterschieden: flavinenthaltende A. (auch bezeichnet als Monoaminooxidase, MAO, Tyraminoxidase, Adrenalinoxidase) u. pyridoxalenthaltende A. (auch bezeichnet als Diaminooxidase, DAO, Histaminase). A. sind am Abbau der „biogenen Amine" durch oxidative Desaminierung beteiligt. MAO besitzt dabei Bedeutung beim Abbau von Adrenalin u. Noradrenalin.

6-Aminopenicillansäure: *Abk* 6-APS; Grundstruktur der ↑Penicilline, charakterisiert durch den viergliedrigen Betalaktam- u. den Thiazolidinring. A. wird aus Kulturmedien von Penicillium chrysogenum gewonnen. Ausgangssubstanz für Synthese zahlreicher halbsynthet. Penicilline mit bes. antibiot. u. pharmakokinet. Eigenschaften.

Aminopeptidasen: Gruppe von hydrolyt. wirkenden Enzymen, die die Abspaltung der N-terminalen Aminosäuren aus Peptiden u. Polypeptiden katalysieren. Sie werden nach ihrer Substratspezifität unterschieden. Bedeutung besitzen sie v. a. beim Proteinprocessing, bei der ↑Eiweißverdauung u. analyt. für Sequenzbestimmungen von Proteinen u. Peptiden.

Aminophenazon: Pyramidon; Analgetikum, Antipyretikum aus der Gruppe der Pyrazolonderivate. Bei Überdosierung Krampfgift. Seltene, aber gefährl. Nebenwirkung Agranulozytose. Aufgrund von Bildung von kanzerogenem Dimethylnitrosamin nicht mehr verwendet.

Aminophosphatdiabetes ↑Abderhalden-Fanconi-Syndrom.

Aminophyllin: Additionsverbindung von ↑Theophyllin u. Äthylendiamin. Spasmolytikum u. Antiasthmatikum; ↑Vasodilatanzien.

Aminopterin: ↑Zytostatikum vom Typ der ↑Folsäureantagonisten, ↑Antimetabolite.

Aminopterinsyndrom: Embryopathie mit Fehlbildung im Bereich von Kopf- u. Achsenskelett einschl. der Akren sowie innerer Organe bei Kindern, deren Mütter in der (Früh-)Schwangerschaft mit dem Folsäurehemmer Aminopterin behandelt wurden.

p-Aminosalicylsäure: PAS, obsoletes ↑Tuberkulostatikum.

Aminosäureacylasen: Gruppe von Enzymen, die die hydrolyt. Spaltung von N-Acylaminosäuren zu freien Aminosäuren u. Fettsäuren katalysieren. Aufgrund der Stereospezifität der A. können sie zur Racematspaltung benutzt werden.

Aminosäureaktivierung ↑Aminoacyladenylat, ↑Aminoacyl-tRNA-Synthetasen.

Aminosäureanalysator: automat. arbeitendes Gerät zur Ermittlung der Aminosäurezusammensetzung von Proteinen.

Aminosäureaustausch: durch einen Basenaustausch in der DNA (↑Basenaustauschmutation) bedingter Austausch einer Aminosäure in dem von dem Gen codierten Protein.

Aminosäurecode ↑Code, genetischer.

Aminosäure, C-terminale: die endständige ↑Aminosäure eines Proteins o. Peptids, die nur mit ihrer Aminogruppe an der Bildung einer Peptidbindung beteiligt ist. Die C. A. wird durch ↑Carboxypeptidasen abgespalten.

Aminosäuredecarboxylasen: Gruppe von relativ substratspezif. Enzymen, die die Decarboxylierung von Aminosäuren zu prim. Aminen katalysieren. Coenzym dieser Enzyme ist das ↑Pyridoxal-5-phosphat. Bedeutung besitzen sie im Stoffwechsel v. a. bei der Bildung von biogenen ↑Aminen.

Aminosäuredehydratasen: desaminierende Enzyme, die best. Aminosäuren zu ungesättigten Verbindungen dehydratisieren. Nach Bildung von Iminosäuren aus den ungesättigten Aminosäuren kommt es durch Hydrolyse zur Ammoniakfreisetzung u. Ketosäurebildung.

Aminosäurediabetes: genet. bedingte Störung des proximalen Tubulusabschnitts der Niere mit einer ↑Aminoazidurie infolge einer Rückresorptionsstörung. Diese frühinfantile Erkrankung ist meist mit einer renalen Glukosurie u. Hyperphosphaturie kombiniert u. führt sek. zu ↑Azidose, häufig mit Kleinwuchs o. einer therapieresistenten ↑Rachitis einhergehend. Es treten Cystinablagerungen im Knochenmark, in Konjunktiva u. Kornea (Cystinose) auf. ↑Abderhalden-Fanconi-Syndrom.

Aminosäurelösung: Lösungen synthet. kristalliner essentieller Aminosäuren zur Eiweißsubstitution bzw. parenteralen Ernährung i. R. der Infusionstherapie (Alvesin).

Aminosäuren: ein- o. mehrwertige Karbonsäuren, die als zusätzl. funktionelle Gruppe eine o. mehrere Aminogruppen enthalten. A. sind daher Ampholyte. Im Kristall u. in wäßriger Lösung liegen A. als Zwitterionen vor. Den pH-Wert, bei dem in Wasser gelöste A. als Zwitterionen vorliegen, bezeichnet man als isoelektrischen ↑Punkt (pI). Nach der Stellung der Aminogruppe zur Carboxylgruppe unterscheidet man zwischen Alpha-, Beta-, Gammaaminosäuren usw. Biol. bedeutsam sind v. a. die Alphaaminosäuren als Bausteine der ↑Proteine. Die 20 proteinogenen A. gehören der L-Konfiguration an (Ausnahme: Glycin). D-A. treten in Mikroorganismen in geringen Mengen als Bestandteile von Antibiotika, Zellwänden u. Kapseln auf. Für den tier. Organismus sind einige A. unentbehrl. Nahrungsbestandteile (essentielle A.), da sie nicht o. in nicht ausreichender Menge synthetisiert werden. Die nichtessentiellen A. werden im Organismus gebildet. Die biol. Wertigkeit eines Eiweißes hängt von seinem Gehalt an essentiellen A. u. dem Verhältnis der essentiellen zu den nichtessentiellen A. ab. Der Gehalt an essentieller A. ist in pflanzl. Nahrungsproteinen geringer als in tier. Dem Stoffwechsel der A. liegen drei Reaktionstypen zugrunde: ↑Desaminierung, ↑Transaminierung u. ↑Decarboxylierung. Der Abbau der A. verläuft unter Trennung der Aminogruppe vom Kohlenstoffskelett; es entstehen Karbonsäuren, die entweder zu Kohlendioxid u. Wasser abgebaut werden o. für Biosynthesen Verwendung finden. Danach lassen sich glukoplast. A. u. ketoplast. A. unterscheiden. Das Kohlenstoffskelett der glukoplast. A. wird zur ↑Glukoneogenese verwendet, aus den ketoplast. A. entstehen ↑Ketonkörper.

Aminosäurenimbalance: bei Leberkoma (↑Coma hepaticum) u. ↑Bilirubinenzephalopathie ist infolge Stoffwechselinsuffizenz die Serumkonzentration der aromat. Aminosäuren (Tyr, Phe, Glu, Met u. Gys-S-S-Gys) erhöht, die der verzweigtkettigen Aminosäuren (Val. Leu. Ile) erniedrigt (Verhältnis 1 : 1 gegenüber 1 : 3 beim Gesunden). Die aromat. Aminosäuren sind im ZNS Ausgangspunkt für veränderte Neurotransmitteraktivität.

Aminosäurenmalabsorption: gestörte Aminosäurenresorption im oberen Darmtrakt. **1. Prim. genet. Störung** des carrierabhängigen aktiven Membrantransports in ↑Enterozyten u. Epithelien der proximalen Nierentubuli. Entspr. spezif. Enzymdefekten sind unterschiedl. Gruppen von A. betroffen u ergeben versch. Krankheitsbilder mit meist autosomal rezessivem Erbgang. Keine morphol. Veränderungen an Dünndarmschleimhaut. Beispiele: Tryptophanmalabsorption („blaue Windel-Syndrom"). Methioninmalabsorption (Resorptionsstörung für verzweigtkettige A.). Hyperlysinur. fam. Proteinintoleranz, Cystinurie u. a. (Diaminosäuretransportstörung). **2. Sek. reduzierte Aminosäurenresorption** bei intestinalen Malabsorptionssyndromen mit verkleinerter Resorptionsfläche: ↑Kurzdarmsyndrom nach Resektion, Zottenatrophie bei ↑Zöliakie.

Aminosäure, N-terminale: die endständige ↑Aminosäure eines Proteins o. Peptids, die nur mit ihrer Carboxylgruppe an der Bildung einer Peptidbindung beteiligt ist. In einigen Proteinen liegt die Aminogruppe der N. A. nicht frei vor, sondern ist z. B. durch Acetylierung o. Formylierung blockiert.

Aminosäureoxidasen: Gruppe von ↑Flavinenzymen, die die irreversible Bildung von Ketosäuren aus ↑Aminosäuren katalysieren. Als Zwischenprodukte entstehen Iminosäuren, die spontan unter Ammoniakfreisetzung hydrolysieren. Nach ihrer Spezifität unterscheidet man L- u. D-Aminosäureoxidasen. Niere u. Leber besitzen eine hohe D-Aminosäurenoxidasenaktivität, der eine Schutzfunktion beim Abbau mikrobieller D-Aminosäuren zugeschrieben wird.

Aminosäurepool: Bestandteil der labilen ↑Mischphase. In den A. gelangen ständig Aminosäuren, die im Stoffwechsel synthetisiert, durch ↑Proteolyse aus Eiweißen freigesetzt o. aus der extrazellulären Flüssigkeit aufgenommen werden.

Aminosäuresequenz: lineare Folge von Aminosäuren in einem Protein. In natürl. Proteinen ist die A. prim. durch die Nukleotidsequenz in dem für ein best. Protein codierenden Gen festgelegt, die im Ergebnis des Transkriptionsprozesses (↑RNA-Biosynthese) in die ↑Messenger-RNA übertragen wird, die als ↑Matrize für die ↑Proteinbiosynthese am ↑Ribosom fungiert.

Aminosäuretransport: transmembranaler ↑Carriertransport von Aminosäuren; beim A. ist ↑Pyridoxal-5-phosphat als prosthetische ↑Gruppe der Carrierproteine wirksam. Für best. Gruppen von Aminosäuren existieren versch. genet. festgelegte Transportsysteme. Genet. bedingte Störungen des A. betreffen häufig das intestinale u. tubuläre Transportsystem gleichzeitig (↑Cystinurie, ↑Hartnup-Krankheit).

Aminosäuretransportdefekte: genet. bedingte Transportstörung für einzelne o. mehrere Aminosäuren im Dünndarm bzw. im tubulären Transportsystem der Nieren. ↑Aminosäurenmalabsorption. Tab.

Aminostickstoff: Menge des in Aminogruppen–NH_2 enthaltenen Stickstoffs; quantitativ bestimmbar durch Reaktion der Amine $R{-}NH_2$ mit Natriumnitrit in essigsaurer Lösung u. Ermittlung der entstehenden Menge elementaren Stickstoffs N_2 (Methode nach van Slyke). Dies Verfahren wird z. B. in der Aminosäureanalytik angewendet.

Aminotransferasen: Transaminasen; Gruppe von Enzymen, die die Übertragung der Alphaaminogruppe einer Aminosäure auf eine Alphaketosäure katalysieren. Freies Ammonium tritt dabei nicht in Erscheinung. Als Coenzym der Aminotransferasen wirkt ↑Pyridoxal-5-phosphat. Fast alle Aminosäuren sind an Transaminierungsreaktionen beteiligt. Ausnahmen sind Lysin, Arginin u. Threonin. Die wichtigsten A. sind die ↑Aspartataminotransferase (ASAT, GOT) u. die ↑Alaninaminotransferase (ALAT, GPT). Die Bestimmung dieser A. im menschl. Blutserum ist in der klin. Diagnostik bei der Verlaufskontrolle von Leber- u. Herzerkrankungen ein wichtiges Hilfsmittel.

Aminozucker: Monosaccharide, bei denen eine Hydroxylgruppe durch eine Aminogruppe ersetzt ist. A. sind Bestandteil des Chitins, der Bakterienzellwände, der Blutgruppensubstanzen, Proteoglykane u. Glykoproteine. Dabei ist die Aminogruppe häufig acetyliert. Bekannte A. sind Glukosamin, Galaktosamin, Muraminsäure u. Neuraminsäure.

p-Aminphenol: Methämoglobinbildner aus der Gruppe der aromat. Amino- u. Nitroverbindungen. Stoffwechselprodukt von ↑Anilin u. ↑Phenacetin.

Amiodaron: (2-Butyl-3-benzofuranyl)- [4-(2-diethyl-aminoethoxy)-3,5-diiod-phenyl]-keton; koronardilatierendes u. antiarrhythm. wirkendes Arzneimittel.

Amiodaronepneumonitis: unspezif. interstitielle Pneumonie, tox. bedingt A. tritt bei 5–10 % der mit Amiodaronen behandelten Pat. auf. (↑Busulfan-Lunge).

Amithiozon: Thiosemicarbazonderivat obsoletes ↑Tuberkulostatikum, wirkt bakterizid.

Amitose ⟨*gr*⟩ *f*: direkte Kern- u. Zellteilung ohne Sichtbarwerdung von ↑Chromosomen u. Spindel wie in der ↑Mitose. Der Mechanismus der Chromosomenverteilung in der A. ist nicht geklärt. Nach Kernmessungen tritt die A. erst ein, wenn sich das Kernvolumen verdoppelt

Aminosäuretransportdefekte

Bezeichnung	beteiligte Aminosäure	beteiligtes Organ
Hartnup-Erkrankung	neutrale Aminosäuren	Dünndarm, Niere
Cystinurie 3 Typen	Cystein, Lysin, Arginin u. Ornithin	Dünndarm, Niere
Iminoglycinurie	Glycin, Prolin u. Hydroxyprolin	Niere
Histidinurie	Histidin	Niere
Dicarboxyaminoacidurie	Glutaminsäure Asparaginsäure	Niere
Lysinurie	Lysin, Ornithin, Arginin	Darm, Niere
HHH-Syndrom*	Ornithin, Homocitrullin, Ammonium	Lebermitochondrien

*Hyperornithinämie-Homocitrullinämie-Hyperammonämie-Syndrom

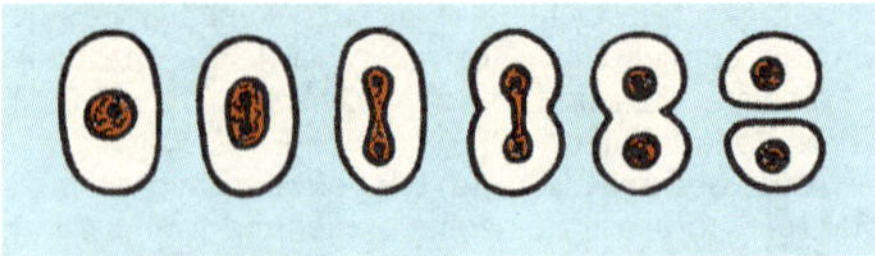

Amitose. Kern- u. Zytoplasmateilung ohne Ausbildung von Chromosomen u. Spindel

hat. A. findet sich häufig bei Mitosestörungen nach Colchicingabe, ionisierenden Strahlen u. in bösartigen Tumoren. Bei Ausbleiben der Zellteilung führt die A. zu mehrkernigen Zellen. Abb.

Amitriptylin ↑Antidepressiva.

Amitrol: Herbizid mit geringer akuter Toxizität.

AML: *Abk* für akute myeloische Leukämie.

Ammenwachstum: Wachstum von Hämatin- (X-Faktor) u. NAD- bzw. NADP- (V-Faktor) abhängigen Bakterien im Hämolysehof von ↑Staphylococcus aureus. Staphylococcus aureus setzt den X- u. V-Faktor aus Erythrozyten frei u. produziert auch selbst den V-Faktor. ↑Haemophilus.

Ammenzellen: *Abk* TND (für engl. thymic nurse cell); im Thymusgewebe (bei Mäusen u. Ratten nachgewiesene), etwa 50 µm große Zellen epithelialer Herkunft, in denen ↑Thymozyten vorhanden sein können bzw. aktiv ein- o. auswandern. Vorgang wird mit der T-Zellreifung im Zusammenhang gesehen.

Ammi visnaga *f*: am östl. Mittelmeer heim., bes. häufig im Nildelta vorkommende Pflanze. Früchte enthalten Pyranocumarine, u. a. Visnadin sowie Furano-gammachromone, insbes. Khellin. Spasmolyt., fragwürdige koronarerweiternde Wirkung. ↑Koronarmittel.

Ammoidin: Benzopyranderivat. Verwendung als Photosensibilisator.

Ammoniak: NH_3, farbloses Gas mit charakterist., zu Tränen reizendem Geruch. Läßt sich unter Druck verflüssigen. Die hohe Verdampfungswärme (1,26 kJ/g bei 0 °C) gestattet den Einsatz des flüssigen A. als Kühlungsmittel. A. löst sich sehr gut in Wasser (bei 20 °C löst 1 l Wasser 700 l A.); die wäßrige Lösung reagiert schwach bas. ($pK_b = 4{,}75$). Ein empfindl. Reagens für den qualitativen Nachweis des A. ist eine alkal. Lösung von $K_2(HgJ_4)$ (Nessler-Reagens: erzeugt orangebraune Lösung bzw. tiefbraune Fällung). Zur quantitativen Bestimmung ist u. a. auch die Alkalimetrie geeignet. A. entsteht im Darm durch Abbau von Eiweißen in beträchtl. Mengen, wird in der Leber über den ↑Harnstoffzyklus u. gering durch Kopplung an Glutaminsäure in der Niere, Muskulatur u. Gehirn entgiftet. Vermehrtes Eiweißangebot (Nahrung o. Blutungen in den Intestinaltrakt) u. Umgehung der Leber (durch spontan entstandene o. wegen einer portalen Hypertension (↑Pfortaderstauung) ther. angelegter Umgehungskreisläufe) führen zu einer Hyperammonämie (↑Coma hepaticum, Enzephalopathie). Je alkal. das Darm- bzw. Blut-pH, um so mehr freies A. entsteht, das Darmwand u. ↑Blut-Liquor-Schranke passieren kann. Die Höhe des venösen o. art. Ammoniakspiegels geht nicht immer der Schwere eines hepat. Komas parallel.

Ammoniaklösung: Salmiakgeist; konzentrierte A. enthält 24–28 %, verdünnte 10 % Ammoniak in Wasser gelöst. Ammoniak ist zwar eine schwache Base, da aber freies Ammoniak lipidlösl. u. ein kleines Molekül ist, durchdringt es Haut u. Schleimhäute relativ schnell. Auch verdünnte A. führt auf der äußeren Haut zu Reizerscheinungen (Rötung, Schmerzen u. bei längerem Verweilen Blasenbildung). Der Reizwirkung schließt sich eine Lähmung der sensiblen Nervenendigungen der Haut u. Schleimhäute an, so daß u. a. der Juckreiz auf Insektenstiche gemildert wird o. verschwindet. Verdünnte A. wird daher als hyperämisierendes Mittel angewandt. Konzentrierte A. ätzt (grauer Ätzschorf an Schleimhäuten). Inhalation von Ammoniak führt zu Husten, Dyspnoe u. gelegentl. Lungenödem. Bei oraler Aufnahme kann verdünnter Essig o. Zitronensäure gegeben werden. Reizungen der Atemwege lassen sich durch Einatmung von Wasserdampf lindern.

Ammoniaktagesprofil: Bestimmung des Ammoniakwertes im Blut während des Tagesverlaufs. Dadurch erhält man bessere Hinweise auf eine Gefährdung durch tox. enterogene Eiweißprodukte als durch Bestimmung des Nüchternwertes.

Ammonium: einwertiges Kation, NH^+_4; entsteht in wäßriger Lösung aus Ammoniak: $NH_3 + H_2O \rightarrow NH_4OH$ (Ammoniumhydroxid, Salmiakgeist). Biol. Wirkung von Ammoniumsalzen (z. B. NH_4Cl): Blutdruckanstieg nach initialer Senkung, Steigerung der Schleim- u. Speichelsekretion, Hämolyse auch in isotoner Lösung.

Ammoniumbasen, quarternäre: organ. Ammoniumverbindungen, die ein o. mehrere vierwertige N^+-Ionen besitzen, teils natürl. (Acetylcholin, Curare), teils synthet. Ursprungs (Neostigmin, Benzalkoniumchlorid). Eine Vielzahl hochwirksamer Pharmaka (kationaktive Tenside) sind q. A.

Ammoniumbituminosulfonat ↑Ammoniumsulfoichthyolicum.

Ammoniumbromid ↑Bromide.

Ammoniumchlorid: NH_4Cl (Salmiak); erzeugt in Grammdosen peroral eine metabol. Azidose; zur Ansäuerung des Urin genutzt, dadurch beschleunigte Elimination saurer Pharmaka im Urin; auch zur Behandlung metabol. Alkalosen verwendet.

Ammoniumhydroxid: Salmiakgeist, NH_4OH.

Ammoniumsulfoichthyolicum: Ammoniumbituminosulfonat, Ichthammolum, Ichthyol; aus schwefelhaltigen Ölschiefern durch Destillation u. Aufreinigung erhaltenes Gemisch von schwefelhaltigen Paraffinen u. zykl. Kohlenwasserstoffen, die nach Behandlung mit Schwefelsäure fett- o. wasserlösl. Ammoniumsalze bilden u. antisept. Eigenschaften mit milder Reizung verbinden.

Ammoniumthiosulfat: $(NH_4)_2S_2O_3$; farblose leicht wasserlösl. Kristalle, silberhalogenidlösend. A. findet daher als Schnellfixiermittel v. a. in der Röntgendiagnostik Verwendung.

Ammoniumtoleranztest: diagn. Verfahren zur Erkennung von portosystem. Shunts bei ↑Leberzirrhose. Nach Belastung mit Ammoniumacetat findet man bei Zirrhose mit Shunt einen hohen Anstieg des Ammoniums im Plasma. Dagegen wird bei kompensierter Zirrhose ohne Shunt der Normalbereich nur gering überschritten.

Ammoniumverbindungen, quartäre: *Abk* Quats; quarternäre Ammoniumverbindungen; ↑Desinfektionsmittel mit N^+-Atom als Merkmal, wirken nur gegen grampositive Bakterien.

Ammonnährböden: nährstoffarme bakt. Nährböden mit NH_4^+ als einziger Stickstoffquelle, zur Untersuchung enzymat. Leistungen bes. von Salmonellen für die bakt. Diagnostik.

Ammonshorn: zur Riechformation gehörender Teil des Großhirns, der als bogenförmiger Wulst in das Unterhorn des Seitenventrikels vorspringt u. mit den Hörnern

A

des ägypt. Gottes Amum Kneph verglichen wurde. ↑Hippokampus.

Ammonshornsklerose: reparator. Gliawucherung im Ammonshorn nach Nervenzellnekrosen durch Hypoxie im Gefolge zerebraler Krampfanfälle, bei etwa 40 % der Epileptiker.

Ammonsulfatreaktion
↑Nonne-Apelt-Schumm-Reaktion.

Amnesie ⟨*gr*⟩ *f*: vollständige o. partielle Erinnerungslücke, die zeitl. o. inhaltl. begrenzt im Gefolge von Bewußtseinsstörungen o. org. Psychosen auftritt. Bes. klin. Formen beziehen sich auf eine gestörte Merkfähigkeit u. Reproduktionsleistung. **Anterograde A.**: nach wieder aufgehelltem Bewußtsein u. geordnetem Verhalten ist für kürzere o. längere Zeit die Merkfähigkeit u. die Reproduktionsfähigkeit gestört. Abgrenzung gegenüber Bewußtseinstrübungen oft nicht mögl. **Retrograde A.**: das Erinnerungsvermögen ist vom Schädigungszeitpunkt an rückläufig für eine umschriebene Zeit aufgehoben. **Posthypnot. A.**: vom Hypnotiseur für die Erlebnisse während der Hypnose suggestiv erzeugte A. **Psychogene A.**: Verdrängung unangenehmer Erinnerungen ins Unterbewußte. **Kongrade A.**: Ausdruck für die Zeit der eigentl. Bewußtlosigkeit.

Amniofetographie ⟨*gr*⟩ *f*: radiol. Darstellung des Feten in utero sowie der Plazenta nach Kontrastmittelinjektion in die Amnionhöhle. Erhebl. Gefährdung des Feten, deshalb prakt. kaum angewandt u. durch Ultraschalluntersuchung abgelöst.

Amnion ⟨*gr*⟩ *n*: Schafhaut, Eihaut; zwischen Trophoblast u. Ektoderm gebildete Zellschicht im Stadium der zweiblättrigen Keimscheibe. Mit dem Ektoderm des Embryos bildet es die Amnionhöhle, in der sich der Embryo u. Fruchtwasser befinden.

Amnionbänder ↑Amnionstränge.

Amnionbändersyndrom: zirkuläre Schnürfurchen an Extremitäten (peripheres Lymphödem), die zu Amputationen von Gliedteilen führen können, Schädel-Plazenta-Verwachsungen (amniogene Exenzephalie), versch. Gesichtsspalten, Mikrophthalmie bzw. Anophthalmie, Ohrmuschelanomalien, Bauchspalten, umschriebene Hautdefekte (bes. Scheitel u. Hinterhaupt). Oft bestehen gleichzeitig Syndaktylien, Klumpfüße, Hüftgelenkluxation. A. können Ursache von sek. Fehlbildungen sein, wenn sich Extremitäten verfangen. Die Mehrzahl der Fälle u. die Kombination mit weiteren Fehlbildungen weist jedoch auf eine gemeinsame Noxe hin, die gleichzeitig Fetus u. Eihaut schädigt. Offenbar gibt es versch. Entstehungszeitpunkte: Störungen der Ausbildung der Amnionhöhle (Schizamnion) im Blastozystenstadium, Störungen während der Abfaltung der Keimscheibe, später Riß u. narbige Defekte des Amnions. Abb.

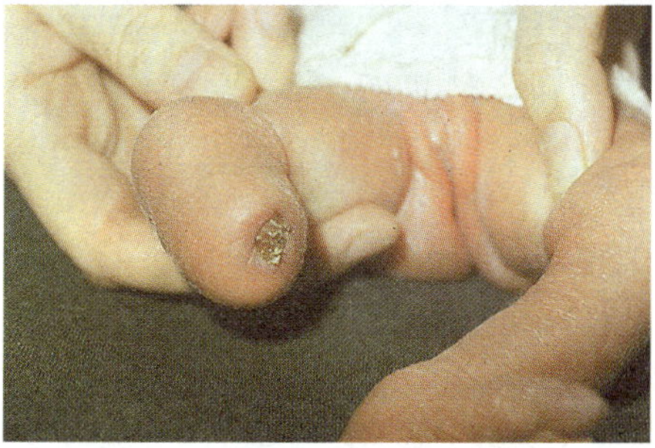

16

Amnionbändersyndrom. Intrauterine Amputation

Amnionepithel: einschichtiges kub. Epithel, welches die Amnionhöhle des Keimlings bei Amnioten (Reptilien, Aves u. Mammalia) auskleidet. Das A. ist zur Sekretion befähigt: Fruchtwasser (Amnionflüssigkeit).

Amnioninfektionssyndrom: bakterielle Infektion des Fruchtwassers im letzten Trimenon (meist nach vorzeitigem ↑Blasensprung); kann zur Allgemeininfektion bei der Mutter u. beim Feten führen (z. B. konnatale Pneumonie, Meningitis u. a.).

Amnionnabel: Fortsetzung des Amnion der Nabelschnur auf der Bauchhaut. Nach Abfall der Nabelschnur entstehen kleine Hautdefekte, spontan heilend.

Amnionstränge: Simonart-Bänder; strangförmige, fibröse Bänder o. Amnionfalten, die die Fruchtwasserhöhle durchziehen u. evtl. am Feten ansetzen; bedingen am Feten sek. Fehlbildungen o. Amputationen von Gliedteilen. ↑Amnionbändersyndrom. Abb.

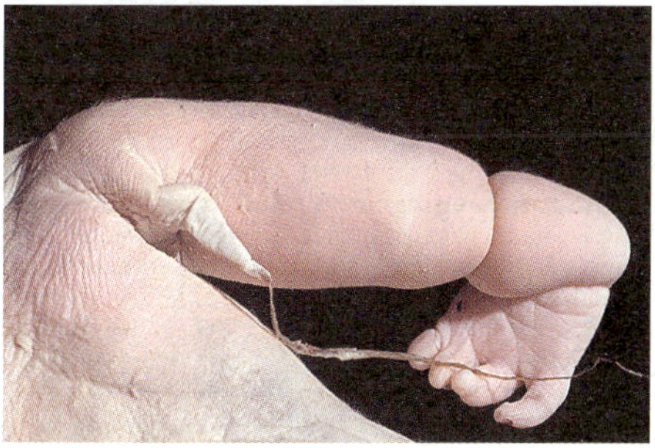

9

Amnionstrang

Amnionzellkultur: Kultivierung lebender, sich mitot. vermehrender Amnionzellen in Nährmedien unter sterilen Bedingungen. Die A. wird u. a. zur ↑Pränataldiagnostik von genetischen ↑Stoffwechseldefekten genutzt. ↑Amniozentese.

Amnioskopie ⟨*gr*⟩ *f*: Beurteilung des Fruchtwassers mit einem Spezialendoskop durch die intakten Eihäute zur Überwachung gefährdeter Feten in der Spätschwangerschaft. ↑Amniozentese. Abb.

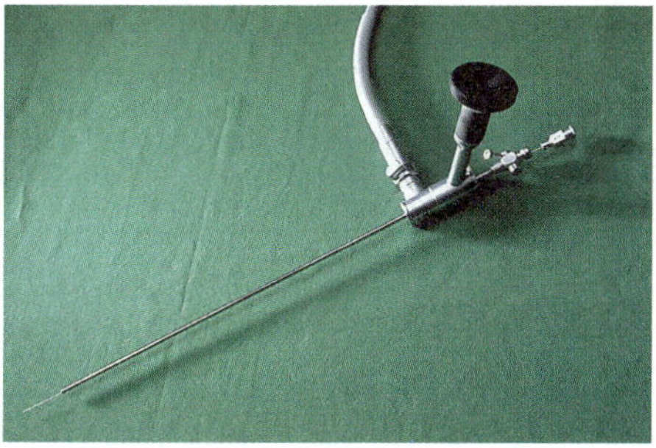

10

Amnioskopie. Spezialendoskop für die A. (Amnioskop)

Amniota ⟨*gr*⟩ *m Pl*: Wirbeltiere, die ihre embryonale Entwicklung im ↑Amnion durchlaufen (Reptilien, Vögel u. Säuger).

Amniozele ↑Omphalozele.

Amniozentese: Punktion der Fruchthöhle zur Gewinnung von Fruchtwasser für analyt. Zwecke. Die A. kann zwischen der 14. u. 16. Schwangerschaftswoche zur Erkennung genet. bedingter Fehlentwicklungen herangezogen werden (heute zu ersetzen durch die in der 8.–10. Schwangerschaftswoche durchzuführenden ↑Chorionbiopsie). In der 2. Schwangerschaftshälfte dient die Fruchtwasseranalyse zur Diagnostik blutgruppenbedingten Schädigungen des Feten. ↑Morbus haemolyticus fetalis.

Amöbe ⟨*gr*⟩ *f*: Amoeba, Einzeller (↑Protozoa); zur Klasse der Lobusea (Rhizopoda), Ordnung ↑Amoebida gehörend. Vorwiegend in Gewässern, aber auch im Darmtrakt des Menschen, ↑Entamoeba histolytica.

Amöbenabszeß: durch ↑Entamoeba histolytica verursachter ↑Abszeß der Leber, schwerste Komplikation der Amöbenruhr. Seltener auch Abszeßbildung in Lungen, Gehirn u. a. Organen. Abb.

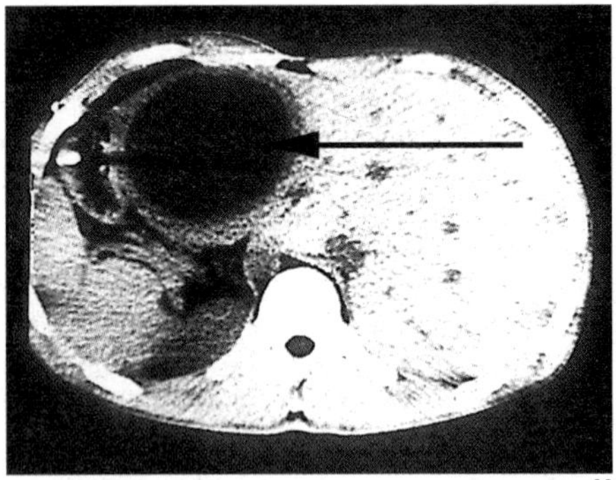
23

Amöbenabszeß der Leber (Pfeil) im Computertomogramm

Amöbendysenterie ↑Amöbiasis.

Amöbenenzephalitis ↑Amöbenmeningoenzephalitis, primäre.

Amöbenhepatitis ↑Amöbiasis.

Amöbenmeningitis ↑Amöbenmeningoenzephalitis, primäre.

Amöbenmeningoenzephalitis, primäre: seltene, sporad., nach Baden in Süßwasserbädern auftretende, vorwiegend junge Menschen befallende Amöbeninfektion der weichen Hirnhaut u. Hirnrinde mit oft tödl. Ausgang. Erreger: freilebende Arten der Amöbengattung ↑Naegleria u. ↑Acanthamoeba, Inkubationszeit 3–7 Tage.

Amöbenmeningoenzephalitis, sekundäre: Komplikation nach Infektion mit Entamoeba histolytica u. deren Verbreitung mit dem Blut- u. Lymphstrom.

Amöbenruhr ↑Amöbiasis.

Amöbiasis ⟨*gr*⟩ *f*: Amöbendysenterie, Amöbenruhr, Tropenruhr; klin. manifeste u. latente Infektionen mit ↑Entamoeba histolytica. In den Tropen weit verbreitete Protozoenerkrankung. Übertragung erfolgt fäkal-oral durch Aufnahme reifer Zysten (infektionsfähige Dauerform im Stuhl symptomloser Amöbenträger) mit verunreinigtem Trinkwasser o. Nahrungsmitteln. Direkte o. indirekte Kontagion (Fliegen). Disponierende Faktoren, Verminderung der Darmwandresistenz, lassen Darmlumenform (Minutaform) in Gewebeform (Magnaform) übergehen. Magnaform (Erreger der Amöbenruhr) dringt durch Zytolyse in das Gewebe ein. Differente Isoenzymmuster erlauben Rückschluß auf Pathogenität. Keine feste Inkubationszeit. Klin. schleichernder Beginn, meist Bild einer chron.-rezidiv. Amöbenkolitis, blutige Schleimauflagerungen (himbeergeleeartig); pathol.-anat.: Schleimhautulzera mit submukösen Mikroabszessen (Kragenknopfgeschwür). Komplikationen: Darmperforation, Blutung, Amöbom: tumorartige, entzündl.-granulomatöse o. fibröse Wandveränderung, kann Karzinom vortäuschen. Hepatitis amoebiana: infektiös-tox. Hepatose. Embol. Verschleppung: extraintestinaler Amöbenleberabszeß (Spätkomplikation). Meist im re. Leberlappen lokalisiert, solitär. Nachweis: Sonographie, Computertomographie. Abszeßpunktat enthält keine Amöben. Diagnostik: aus dem Stuhl: 1. mikrosk. Nachweis (nativ, Färbung, z. B. nach Heidenhain), 2. kulturell auf Spezialnährboden. Immun. (ELISA, KBR, Immunfluoreszenz, Latexagglutination) bes. wertvoll bei extraintestinaler A. Ther. der reinen Darmlumeninfektion mit Aminoglykosid-Antibiotikum

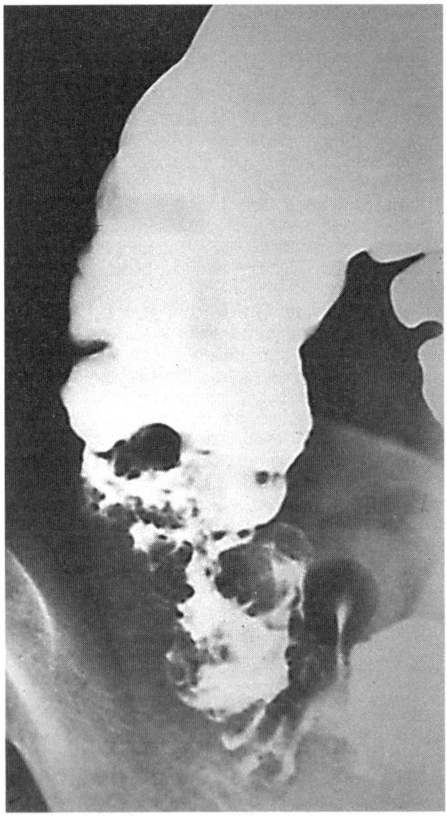
23

Amöbiasis. Amöbom in der Ileozäkalregion

(Paromomycin) o. Diloxanide furoate. Für alle Formen der invasiven A. gelten Imidazolderivate als Mittel der Wahl. Proph. durch hyg. Eß- u. Lebensgewohnheiten, Abkochen von Trinkwasser, Überbrühen von Obst u. Gemüse, sichere Chemoprophylaxe gibt es noch nicht. Meldepflicht bei Verdacht einer Erkrankung, Erkrankung u. Tod (↑ Infektionskrankheit). **A. der Lunge**: Amöbenpneumonie; Befall der Lunge mit Entamoeba histolytica, tritt stets sek. nach Darm- bzw. Leberbefall auf u. kann sich als Bronchitis, Pneumonie, Abszeß u. Pleuritis manifestieren. **A. intestinalis**: alle im Bereich des Dickdarms lokalisierten Formen der A. Abb.

Amöbizide: Chemotherapeutika mit vorwiegender Wirkung gegen Amöben. Gewebewirksame A.: Dehydroemetin (Mebadin), Chloroquin (Resochin); darmlumenwirksame A.: Chiniofon (Yatren), Phanquinon (Entronon), Paromomycin (Holomycin); gewebe- u. darmlumenwirksame A.: Metronidazol (Clont), Niridazol (Ambilhar).

Amöboidie ⟨*gr*⟩ *f*: deutl. Veränderlichkeit der Zellgestalt durch Plasmazerfließlichkeit bei instabiler Zellmembran. Eigenschaft wenig differenzierter Zellen bes. von undifferenzierten Karzinomen.

Amöboidismus ⟨*gr* + *lat*⟩ *m*: Umwandlung einer Zelle (z. B. Makrophage) in eine Cellula amoeboidea, die durch Ausbildung von ↑ Pseudopodien (Processus amoeboideus) u. Filopodien (Processus filiformis) amöboide ↑ Zellbewegungen zeigen.

Amodiaquin: 4-[(7-Chlor-4-chinolinyl)amino]-2-[(diethylamino)methyl]phenol, Amodiachin; ein ↑ Antimalariamittel, Miaquin.

Amoebiasis extraintestinalis: alle nicht im Bereich des Dickdarms lokalisierten Formen der A., z. B. in Lunge, Leber, Haut, Knochen, Urogenitaltrakt, Herz, ZNS. ↑ Amöbiasis.

Amoebiasis intestinalis: im Bereich des Dickdarms lokalisierte Form der ↑ Amöbiasis.

Amoebida ⟨*gr*⟩ *Pl*: Ordnung der ↑ Rhizopoda mit nacktem Kernplasma u. einem Zellkern, Fortpflanzung durch Zweiteilung, selten durch multiple Teilung, Zystenbildung verbreitet; freilebende Formen u. ↑ Parasiten.

amorph ⟨*gr*⟩ *Adj*: formlos, gestaltlos. Bez. der nicht kristallinen festen Stoffe. A. feste Stoffe gehen im Ggs. zu den kristallinen Stoffen bei Erwärmung unter ständiger Abnahme ihrer Zähigkeit kontinuierl. vom festen in den flüssigen Zustand über: Paraffin, Siegellack, Teer.

Amorphus ⟨*gr*⟩ *m*: Entwicklungsstörung mit hochgradiger Deformierung u. völligem Fehlen mensch. Gestalt, ↑ Acardiacus.

Amotio choroideae ⟨*gr*⟩ *f* ↑ Ablatio choroideae.

Amotio retinae ↑ Ablatio retinae.

Amoxicillin: Betalaktam-Antibiotikum, nicht penicillinasefest, Wirkungsspektrum ähnl. wie ↑ Ampicillin.

AMP: *Abk* für ↑ Adenosinmonophosphat.

Ampere, André M. (1775–1836), frz. Physiker, Paris.

Ampere (nach André M. A.): Zeichen A; Maßeinheit des elektr. Stroms. Das A. ist Basiseinheit des internationalen ↑ Einheitensystems.

Amperemeter: geeichte Geräte zur Strommessung. Geräte für die Messung von Strömen kleiner als ca. 1 μA heißen meist Galvanometer. Bes. Typen sind Drehspul- (häufigster Typ), Dreheisen-, Hitzdraht-, Nadel-, Spulen- u. Saitengalvanometer. Die kleinsten mit Galvanometern meßbaren Ströme liegen bei 10^{-12} A.

Amperesekunden: Zeichen As; Einheit der Elektrizitätsmenge. 1 As = 1 Coulomb. Ein Strom von 1 A transportiert in 1 s 1 As. In der Radiol. wird das mAs-Produkt (Milliamperesekundenprodukt) als Parameter für die Belichtung der Aufnahmen benutzt.

Amphetamin: Benzedrin; Psychoanaleptikum, indirekt wirksames ↑ Sympathomimetikum. Starke ZNS-Wirkungen: Antriebssteigerung, Verstärkung der Psychomotorik, Weckwirkung, Euphorie, Appetitszügelung u. a. Gefahr der ↑ Sucht; unterliegt deshalb dem Betäubungsmittelgesetz.

Amphiarthrose ⟨*gr*⟩ *f*: straffes Gelenk. Durch Vorhandensein einer straffen Kapsel u. starker kurzer Bänder ist nur eine geringfügige Beweglichkeit vorhanden (z. B. Kreuz-Darmbein-Gelenk).

amphibol ⟨*gr*⟩ *Adj*: schwankend, zweideutig; auch Fieber im Stadium decrementi des ↑ Typhus abdominalis mit morgendl. Remissionen u. hohen Abendtemperaturen.

Amphimixis ⟨*gr*⟩ *f*: Vereinigung der Erbanlagen zweier Geschlechtszellen bei der Befruchtung.

Amphiphilie ⟨*gr*⟩ *f*: Eigenschaft von Stoffen, v. a. von zahlreichen Lipiden (z. B. ↑ Phospholipide), die sich sowohl hydrophil als auch hydrophob verhalten. Der amphiphile Charakter der Phospholipide ist verantwortl. für deren Selbstorganisation zu Lipiddoppelschichten (↑ Membranen) in Lipid-Wasser-Systemen.

Ampholyt ⟨*gr*⟩ *m Pl*: chem. Verbindung, die sowohl als ↑ Säure als auch als ↑ Base reagieren kann. Beispiele: ↑ Wasser (H_2O), Aluminiumhydroxid ($Al(OH)_3$), ↑ Aminosäuren, R-CH(NH_2)-COOH.

Ampholytseifen: hochmolekulare amphotere Verbindungen mit großer Oberflächenaktivität (Waschmittelwirkung) u. desinfizierenden Eigenschaften.

Amphophilie ⟨*gr*⟩ *f*: unterschiedl. Anfärbung des Zellplasmas als Zeichen der Entzündung nach ↑ Papanicolaou-Färbung, perinukleär zyanophil u. peripher eosinophil.

Amphotenside ⟨*gr*⟩ *n Pl*: amphotere Tenside; grenzflächenaktive Stoffe, die sich aufgrund ihrer chem. Struktur gegenüber stärkeren Säuren als Basen u. gegenüber Basen als Säuren verhalten, mit guten waschaktiven u. desinfizierenden Eigenschaften, mit Seifen u. Invertseifen mischbar. Zusätze zu Wasch- u. Desinfektionsmitteln, med. Seifen u. a.

Amphotericin B: parenteral anwendbares Breitspektrum-Antimykotikum, das 1955 aus Streptomyces nodosus isoliert wurde. Chem. ein amphoteres Heptaen. Wirksam gegen Dermatophyten, Sproß- u. Schimmelpilze. Wegen mögl. Nebenwirkungen (Nieren-, Leberschäden, Anämie, gastrointestinale Symptome) strenge Ind. u. Therapiekontrollen (Urinsediment, Kreatinin, Kalium, Blutbild, Thrombozyten). Verwendung in Schwangerschaft u. Stillzeit nur nach strenger Indikationsstellung.

Amphoterie ⟨*gr*⟩ *f*: typ. Dissoziationsverhalten einer amphoteren chem. Verbindung (↑ Ampholyt).

Ampicillin: säurestabiles Breitspektrumpenicillin aus der Gruppe der Aminopenicilline, 1962 erstmals synthetisiert mit typ. Peptideigenschaften, spaltbar durch Staphylokokken-Penicillinasen, stabil gegenüber Escherichia-coli-Penicillinasen. Neben der typ. Penicillinallergie existiert eine spezif. Seitenkettenreaktion, die als Spätreaktion auftritt (6.–12. Behandlungstag) u. als morbilliformes Exanthem imponiert, trotzdem kann A. erneut angewendet werden. Bei Nierenfunktionsstörungen verlängern sich die Halbwertszeiten deutl. Nüchternapplikation ist dringend erforderl., da andernfalls die ↑Bioverfügbarkeit auf 20% reduziert werden kann. Penbritin, Penstabil. Wirkungsspektrum wie Penicillin G (↑Penicilline); zusätzl. Enterokokken, Listerien, Haemophilus influenzae, Shigellen, Salmonellen. Unterschiedl. empfindl. sind Escherichia coli, Proteus mirabilis (nicht penicillinasebildende Stämme), resistent sind Enterobacter, Pseudomonas aeruginosa, Proteus rettgeri, Proteus morganii, meist auch Proteus vulgaris.

Amplifikation ⟨*lat*⟩ *f*: Vervielfachung von Genen infolge selektiver DNA-Replikation insbes. im Verlauf zellulärer Differenzierungsprozesse. ↑Genamplifikation, ↑DNA, repetitive.

Amplitude: Scheitelwert, Schwingungsweite; Höchstwert, den eine period. veränderl. (schwingende) Größe im Laufe einer vollen Periode (Hin- u. Herschwingung) annimmt. Abb.

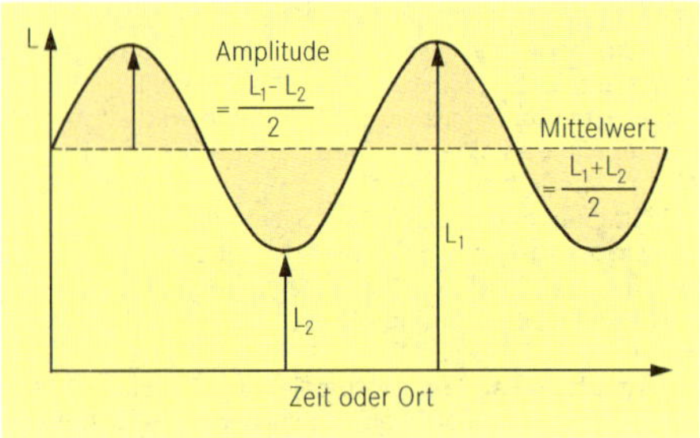

Amplitude. Graphische Darstellung einer Schwingung

Amplitudenfrequenzgang ↑Frequenzgang.

Amplitudenkontrast: durch unterschiedl. Lichtabsorption versch. Strukturen eines mikrosk. Präparats verursachte Verminderung der Amplitude der durch das Präparat gehenden Lichtwellen. Ein ausreichender A. ist Voraussetzung für die Erkennbarkeit der Strukturen mittels intensitätsproportionaler Empfänger (Auge, Photoplatte).

Ampulla ⟨*lat*⟩ *f*: **1.** Ampulle; erweiterter Abschnitt eines röhrenförmigen Hohlorgans. **2.** ***Pharmazie:*** Glasgefäß (1886 von Limousin erfunden) zur Aufnahme u. Aufbewahrung von Injektionslösungen. A. kommen in versch. Formen u. Bez. (Amphiole, Karpüle, Serüle, Majole u. a.) in den Handel.

Ampulla canaliculi lacrimalis: erweiterter, senkrecht stehender Anfangsabschnitt des Tränenkanälchens.

Ampulla ductus deferentis: spindelige Erweiterung des Samenleiters vor dessen Übergang zum ↑Ductus ejaculatorius.

Ampullae membranaceae: Erweiterungen der häutigen Bogengänge nahe dem Utrikulus.

Ampulla hepatopancreatica: Erweiterung innerhalb der ↑Papilla duodeni major, Einmündung des ↑Ductus choledochus u. ↑Ductus pancreaticus.

Ampulla ossea: Erweiterung der knöchernen Bogengänge im Felsenbein.

Ampulla recti: erweitertes kraniales Drittel des Mastdarms.

Ampulla tubae uterinae: erweiterter, senkrecht stehender, größter Abschnitt des Eileiters.

Amputation ⟨*lat*⟩ *f*: **1.** ***Chir.:*** Absetzung, Abtragung, Abtrennung eines Körperteils, z.B. der Mamma, des Mastdarms, des Penis, einer Gliedmaße. **2.** ***Zahnmed.:*** Entfernung der irreversibel entzündeten Kronenpulpa. **Mortalamputation**: Abtragung der Pulpa nach vorangegangener Devitalisation u. Mumifikation, heute nur noch für Milchzähne empfohlen. **Vitalamputation**: Abtragung der Pulpa unter Lokalanästhesie u. anschließender Wundverband der vitalen Wurzelpulpastümpfe mit ↑Kalziumhydroxid, Ind.: durchgehende kariöse Erweichung, Pulpitis acuta coronalis, traumatogene Freilegung der Pulpa, Pulpitis chronica granulomatosa. ↑Endodontie. **Wurzelamputation**: bei mehrwurzeligen Zähnen A. eines ganzen Wurzelastes bei nicht mehr mögl. endodont. Versorgung. **Wurzelspitzenamputation.** ↑Wurzelspitzenresektion.

Amputationsneurom ⟨*lat + gr*⟩ *n*: Narbenneurom, traumat. Neurom; geschwulstartiger Knoten aus Neurofibrillen u. Schwann-Zellen; entsteht beim Regenerationsversuch des zentralen Endes eines durchtrennten Körpernerven bes. an Amputationsstümpfen.

Amputierter: Person, der ein Körperteil wegen einer Erkrankung o. eines Traumas operativ entfernt werden mußte. Für die Rehabilitationsprognose ist die Unterscheidung kranke A. u. gesunde A. wichtig. **Kranke A.** sind solche, bei denen die Grundkrankheit, die zur Amputation geführt hat (z.B. Endangiitis obliterans, diabet. Gangrän), durch die Amputation nicht in ihrer Progredienz beeinflußt werden kann. **Gesunde A.** sind diejenigen, bei denen außer der Amputation kein weiterer krankhafter Zustand vorliegt, der ihre Leistungfähigkeit wesentl. beeinträchtigt.

Amrinon: Wincoram; nichtglykosid. am Herzen pos. inotrop wirksames Pharmakon; bei herzglykosidrefraktärer Insuffizienz.

AMS: *Abk* für ↑Antikörpermangelsyndrom.

Amsacrin: m-AMSA. Synthet. antineoplastische ↑Substanz, chem. Acridinderivat. Wirkt durch ↑Interkalation in die DNA sowie Wechselwirkungen mit der Zellmembran. Anwendung: akute myelo. u. lymphat. Leukämie.

Amsler, Marc, Schweizer Ophth.

Amsler-Gitter: Gitter- o. Linienfigur zur Testung des zentralen Gesichtsfelds; ↑Skotom.

Amstelodamensis ↑Lange-Syndrom.

Amtsarzt: Arzt, der nach Ablegung einer entsprechenden Prüfung als Landes- o. Kommunalbeamter im öffentl. Gesundheitswesen tätig ist.

Amunin: ident. mit Corticoliberin. Polypeptid bestehend aus 44 Aminosäuren.

Amusie ⟨*gr*⟩ *f*: Verlust der Musikalität als rezeptor. Leistung (Störung des Musikverständnisses, Tontaubheit, Melodientaubheit). Sensor. A. ist der Verlust der Fähigkeit zu singen o. ein Instrument zu spielen. Komplexe hirnpatholog. Störung. Je nach vorliegender Form unterschiedl. zerebrale Zuordnung, häufig zur nicht sprachdominanten Hemisphäre.

Amyelie ⟨*gr*⟩ *f*: angeborenes Fehlen des Rückenmarks.

Amygdalae: Mandelkörper; anat. Bez. für ↑Corpus amygdaloideum.

Amygdalin: zyanogenes Glykosid, u.a. in bitteren Mandeln, wird im Magen-Darm-Trakt in Glukose, Benzaldehyd u. Blausäure (HCN) gespalten. 5–10 bittere Mandeln können für Kinder letal sein.

Amygdalitis ⟨*gr*⟩ *f*: Mandelentzündung; Tonsillitis (↑Angina).

Amylasen: Verdauungsenzyme, die Glykogen u. Stärke abbauen. 1. ↑Alphaamylase; 2. Betaamylase: ↑Glykogenase; 3. Gammaamylase: ↑Glukoamylase.

Amylnitrit: Pharmakon gegen Angina-pectoris-Anfall aus der Gruppe der organ. Nitroverbindungen; Inhalation der verdampfenden Flüssigkeit im Anfall. ↑Nitrate.

Amylodextrin: durch best. Enzyme nicht abbaubarer Bestandteil der ↑Stärke. Besteht aus zykl. Oligosacchariden mit 6–8 Glukoseeinheiten. Verwendung als Klebemittel.

1,6-Amyloglukosidase: Debranching enzyme; das in Leber u. Muskulatur vorkommende Enzym spaltet durch Hydrolyse der 1,6-glykosid. Bindung ein Molekül D-Glukose aus Phosphorylasegrenzdextrinen ab (↑Grenzdextrine).

Amyloid ⟨*gr*⟩ *n*: Protein-Polysaccharid-Komplex, makrosk. glasige, homogene Substanz. Histol. als Balken u. Schollen vorliegend. A. stellt ein fast ausschließl. extrazellulär lokalisiertes lockeres Maschenwerk aus etwa 10 nm breiten röhrenförmigen Filamenten mit einer Länge bis 1 000 nm dar. Der tubuläre Protein-core wird von Polypeptidketten umgeben, die quer zur Längsachse gefältet angeordnet sind, worauf die Färbbarkeit mit Kongorot beruht. Diese Betafaltblattstruktur (↑Faltblattstruktur) ist niemals in gesunden Säugetierorganen zu finden. Es werden folgende Amyloidtypen unterschieden: AL-A.: Immunamyloid; AA-A.: Klass. A.; AE-A.: endokrine A.; AF-A.: fam. A.; AS-A.: Altersamyloid; AH-A.: Hämodialyseamyloid.

Amyloidose ⟨*gr*⟩ *n*: Ablagerung von extrazellulär gelegenem fibrillärem ↑Amyloid in verschiedenen Organen. Es werden folgende Amyloidosetypen unterschieden: AL-A. (Ablagerung von L-Ketten): idiopath. o. als Folge von Gammopathien. Mögl. Befall von Niere, Verdauungstrakt, Myokard u. periph. Nervensystem. AA-A. (Ablagerung von Akute-Phase-Protein), verbunden mit chron.-entzündl. Prozessen. Befall: Leber, Milz, Niere. AH-A. (hereditär): autosomal dominant. Befall: periphere Nerven, Herz, Niere. Beta-M-A. (Ablagerung von Beta-2-Mikroglobulin nach jahrelanger Hämodialysetherapie). AS-A. (Amyloidosis senilis): kaum klin. Bedeutung. Chem. nicht einheitl. (vorwiegend Glykoproteine), wird die Diagn. A. durch folgende Charakteristika des Amyloids gestellt: Azidophilie, Kongorotdoppelbrechung, teilweise PAS-pos. u. gelb-grüne Fluoreszenz mit Thioflavin S. Histol. Nachweis: Rotfärbung mit Kongorot, ↑Metachromasie mit Methylviolett. Pathogenese wahrscheinl. nicht einheitl., heute vielfach als Syntheseprodukt retikuloendothelialer Zellen aufgefaßt, diskutiert wird auch genet. Ursache: Das fibrilläre Glykoprotein soll bei der prim. A. aus dem variablen Teil eines monoklonalen Leichtketten-Bence-Jones-Proteins bestehen. ↑Atrophie. Tab. 1 u. 2 (S. 78).

Amyloidschrumpfniere: bei allg. „sekundärer" Amyloidose (↑Amyloidose) entwickelt sich selten eine Schrumpfniere mit Verödung der Glomeruli u. Harnkanälchenatrophie. Folgen sind ↑Hypertonie u. ↑Urämie.

Amylopectin: Baustein der ↑Stärken, der in heißem Wasser unlösl. ist (relative Molmasse 500 000–1 000 000). Es besitzt einen verzweigtkettigen Aufbau, wobei die D-Glukopyranose-Einheiten linear in Alpha-

Amyloidose (Tab. 1): Einteilung der Amyloidosen (nach Glenner)

System. Amyloidosen
Plasmazell-Dyskrasie mit Amyloidose
- Plasmozytom
- Primäre Makroglobulinämie Waldenström
- Schwere Kettenkrankheit
- monoklonale Gammopathie
- immunoblast. Lymphom
Sek.-reaktive Amyloidosen
- chron.-eitrige Entzündungen wie Osteomyelitis, Pleuraempyem, Bronchiektasen
- chron.-granulomatöse Entzündung wie Tbc
- chron. Entzündungen mit Autoimmuncharakter wie Rheumatoidarthritis
Hereditäre Amyloidosen
- polyneuropath. Amyloidose
- neuropath. Amyloidose (z. B. Mittelmeerfieber)
- kardiomyopath. Amyloidose
- dermatopath. Amyloidose
Lokalisierte Amyloidablagerungen
Senile Amyloidose
Zerebrale Amyloidose
Endokrine Amyloidose
- medulläres Schilddrüsenkarzinom
- Pankreasinsulinom
- Hypophysenvorderlappenadenom
- Parathyreoidademon
Hämodialyseamyloidose
Respirationstraktamyloidose
Urogenitaltraktamyloidose
Okuläre Amyloidose
Lichenoide Amyloidose
Kalzifizierender odontogener Tumor

1,4-Bindung verknüpft sind, an den Zweigstellen jedoch α-1,6-Bindungen aufweisen. Die Seitenketten enthalten meist 13–15 Grundeinheiten. Auf eine Kettenlänge von 25 Glukoseeinheiten entfällt etwa eine Verzweigungskette. A. reagiert mit ↑Lugol-Lösung unter rot-violetter Färbung.

Amylopectinsulfat: Sucralfat: Substanz, die durch Hemmung der Pepsinwirkung bzw. durch einen protektiven Effekt auf die Magenschleimhaut die Ulkusheilung fördert.

Amylose: wasserlösl. Anteil der ↑Stärke, ein lineares Molekül (relative Molmasse 10 000–50 000) aus D-Glukopyranoseeinheiten, die durch alpha-1,4-glukosid. Bindung verknüpft sind. A. wird durch Alpha-, Beta- bzw. Gammaamylase hydrolysiert zu Dextrinen, Maltose bzw. Glukose. A. zeigt Blaufärbung bei Reaktion mit ↑Lugol-Lösung.

Amylo(1,4 → 1,6)-transglykosylase: ↑Branching enzyme. Das in Leber u. Muskulatur vorkommende Enzym spaltet aus linearen alpha-1,4-glykosid. verbundenen Polyglukosidketten Oligosaccharide ab, die es auf die 6-OH-Gruppe eines Glukoserests der verbleibenden Polyglukosidkette überträgt (Teilschritt der ↑Glykogensynthese).

Amylum ⟨*gr*⟩ *n* ↑Stärke.

Amyloidose (Tab. 2): Einteilung der Amyloidosen nach dem Amyloidtyp (Kutkuhn et. al.)

Amyloidtyp	Assoziierte Grundkrankheit
Amyloid L	B-Zell Proliferationen (multiples Myelom, Waldenström-Krankheit) idiopath. Amyloidose
Amyloid A chron.-entzündl. Erkrankungen	Rheumatoidarthritis; juvenile rheumatoide Arthritis; ankylosierende Spondylitis; Osteoarthropathia psoriatica; Reiter-Krankheit; Behçet-Syndrom; Whipple-Krankheit; Crohn-Krankheit; Colitis ulcerosa; system. Lupus erythematodes u. andere Autoimmunerkrankungen
chron.-infektiöse Erkrankungen	Tuberkulose; Osteomyelitis; Bronchiektasen
neoplast. Erkrankungen	Hodgkin-Lymphom; Hypernephrom
hereditäre Amyloidose	familiäres Mittelmeerfieber; Muckle-Wells-Syndrom
Amyloid F	Amyloidose bei der port. familiären Polyneuropathie
Amyloid B	Langzeitdialysebehandlung
lokale Amyloide	
Amyloid S	senile Herz- u. Gehirnamyloide
Amyloid E	medulläres Schilddrüsenkarzinom, Insulinome, Gastrinome, Glucagonome, Hypophysentumoren
nicht klassifizierbar	Amyloidablagerungen in Haut, Kornea, Knorpel, Prostata, Lunge, Leber u. a.

Amyoplasia congenita ⟨*gr* + *lat*⟩ *f*: angeborene Fehlbildung der Muskulatur verbunden mit Gelenkversteifungen. ↑Arthrogryposis multiplex congenita.

Amyotonie ⟨*gr*⟩ *f*: Myatonie, reduzierter Muskeltonus; ↑Myatonia congenita.

Amyotrophie ⟨*gr*⟩ *f*: Myatrophie, ↑Muskelatrophie; amyotrophische ↑Lateralsklerose.

Amytal: Amyläthylbarbiturat; ein Narkotikum u. ↑Atmungsgift. Hemmt den Elektronentransport in der ↑Atmungskette u. damit die oxidative ↑Phosphorylierung.

ana ⟨*gr*⟩: ana partes aequales; zu gleichen Teilen, *Abk* aa (Rezeptur).

ANA: *Abk* für antinukleäre ↑Antikörper.

Anabasin: im Tabak vorkommende nikotinisomere u. auch ähnl. wirkende Verbindung aus Anabasis aphylla.

anabol ⟨*gr*⟩ *Adj*: den Aufbaustoffwechsel (↑Anabolismus) betreffend; Ggs. ↑katabol.

Anabolika ⟨*gr*⟩ *n Pl*: biol. wirksame Verbindungen, die den Stoffwechsel des Organismus i. S. eines bevorzugten Aufbaus von Gewebeprotein (Anabolismus) beeinflussen. A. können als Arzneimittel in der Rekonvaleszenz eingesetzt werden. Als Masthilfsmittel in der Nutztierhaltung unterliegen sie innerhalb der EU strengsten Anwendungsrichtlinien u. sind für diesen Zweck in Deutschland gänzlich verboten. Im Bereich des Sports werden sie zur Förderung des Muskelaufbaus eingesetzt (↑Doping).

Anabolismus ⟨*gr*⟩ *m*: Gesamtheit desjenigen Teils des Stoffwechsels, der dem Aufbau (Biosynthese) von Körpersubstanz dient: Entwicklung, Wachstum, Differenzierung (Ggs.: ↑Katabolismus).

Anachorese ⟨*gr*⟩ *f*: **1.** psych. Abschließen bzw. Abkapselung von der Umwelt. **2.** Absiedlung von Infektionserregern im Bereich eines sanierten Herds.

Anadenie ⟨*lat*⟩ *f*: fehlende Anlage o. Schwund von Drüsen.

Anaemia ↑Anämie.

Anaemia drepanocytaria ↑Sichelzellenanämie.

anaerob ⟨*gr*⟩: zur Charakterisierung von Lebensprozessen, die nur bei Abwesenheit von molekularem Sauerstoff ablaufen. ↑Anaerobier, ↑Aerobier.

Anaerobier ⟨*gr*⟩ *m Pl*: Bakterien, die nur in Abwesenheit von Sauerstoff bzw. bei einem Redoxpotential ≤ rH 13,0 (strenge A.) o. ≤ rH 19,0 (tolerante A.) lebensfähig sind. A. fehlt das Zytochromsystem, sie gewinnen ihre Energie durch ↑Gärung. Fakultativen A. fehlt auch das Zytochromsystem o. ist unvollständig, jedoch verfügen sie über Flavoenzyme, mit denen sie Sauerstoff als Elektronenakzeptor verwenden können. Fakultative A. sind sowohl unter Sauerstoffabschluß als auch bei Anwesenheit von Sauerstoff lebensfähig. ↑Aerobier. ↑Züchtungsverfahren, anaerobe.

Anaerobierkultur: Verfahren zur Züchtung anaerober Bakterien in Abwesenheit von Luftsauerstoff; ↑Fortner-Platte. ↑Pyrogallolverfahren, ↑Zeissler-Topf, ↑Gas-Pak-System, ↑Hungate-Technik, ↑Anaerobierkultur.

Anaerobiose ⟨*gr*⟩ *f*: Leben ohne Sauerstoff; verbreitet bei Mikroorganismen, Energiegewinnung erfolgt durch anaerobe Glykolyse (↑Glykolyse, ↑Gärung).

Anaerostat ↑Züchtungsverfahren, anaerobe.

Anaesthesia dolorosa ⟨*gr* + *lat*⟩ *f*: paradoxes Syndrom, das durch Schmerzempfindung in anästhet. Hautarealen (bei aufgehobener Berührungsempfindung) gekennzeichnet ist, meist postoperativ nach Wurzeldurchtrennung, z. B. bei Trigeminusneuralgie o. nach frischer Hinterwurzeldurchschneidung.

Anagenhaar ↑Haar.

Anakalziphylaxie: umgekehrte ↑Kalziphylaxie; durch längere Verabfolgung kleiner Dosen von Provokatoren läßt sich eine A. mit einer „relativen Immunität" gegenüber einer Gewebeverkalkung erzeugen.

Anakrotie ⟨*gr*⟩ *f*: erster Gipfel („Schulter") im aufsteigenden Teil der doppelgipfligen systol. Pulskurve, meist über den zweiten Gipfel hinausragend; kommt ausgeprägt bei Aortenstenose vor. Abb.

anal *Adj*: zum Anus gehörig, den Anus betreffend.

Analabstrich: Nachweis von Parasitenstadien (spez. Verdacht auf Madenwurm) in der Umgebung des Anus mittels Zellophanklebestreifen o. Wattewischer.

Analabszeß: Abszeß in der Umgebung des Anus.

Analatresie: angeborener Verschluß des Afters; oft gemeinsam mit weiteren Fehlbildungen (an Skelettsystem, Harnwegen, Verdauungstrakt, Herz). ↑Atresia ani, ↑Atresia recti. Abb.

Analbeutelentzündung
↑Analdrüsenentzündung.

Analbuminämie ⟨*gr*⟩ *f*: angeborene Defektpathoproteinämie mit Fehlen des Albumins, die ohne wesentl. klin. Sympt. verläuft, da die Funktion der Albumine anscheinend weitgehend durch andere Mechanismen ersetzt wird. Zunahme von Alpha- u. Betalipoproteinen. Meist liegt Neigung zu Ödembildung vor. ↑Hypoproteinämie.

Analdrüsen ↑Glandulae anales.

Analdrüsenentzündung: meist eitrige Entzündung der Zirkumanaldrüsen (Talg- u. Schweißdrüsen) bei allen Fleischfressers, bes. beim Hund. Durch Sekretverhaltung u. eitrige Infektion entstehen phlegmonöse Schwellungen, multiple Abszedierung, spontane Durchbrüche nach außen u. Fisteln. Hochgradige Fälle sind unheilbar.

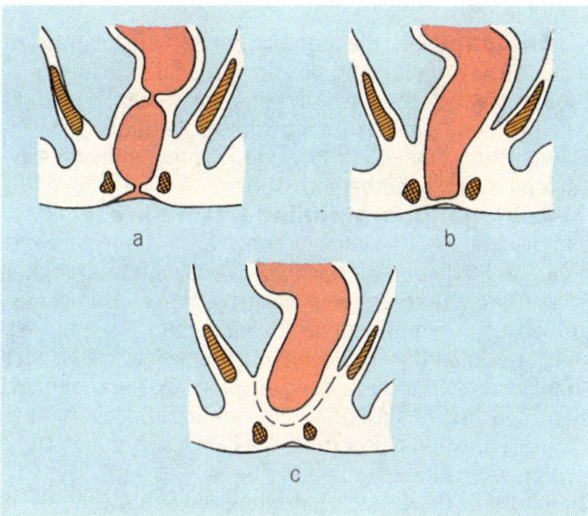

Analatresie. Formen
a: Anal- bzw. Rektumstenose; b: Analmembran; c: Analatresie

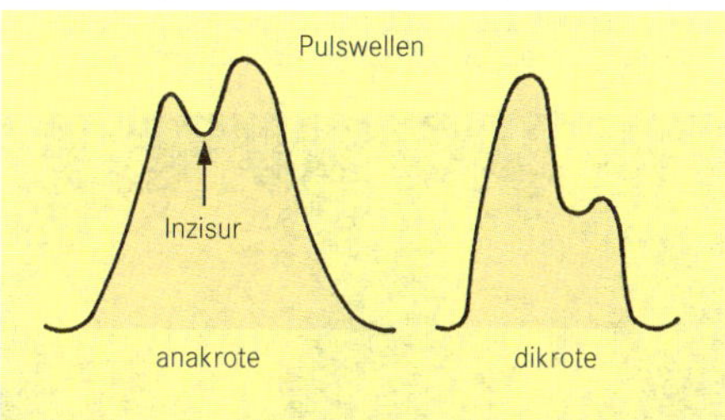

Anakrotie. Doppelgipflige Pulswellen (Anakrotie, Dikrotie)

Analektopie: angeborene Fehlmündung des meist verengten Afters. Form der ↑Atresia ani. Rektum durchdringt den Beckenboden u. endet oberhalb der vorhandenen Aftergrube (Analagenesie). Ein (klin. meist als Fistel bezeichneter) enger Gang mündet vor der Aftergrube am Damm (Covered anus) o. vestibulär (bei Mädchen) bzw. urethral (bei Jungen). Entstehung durch Entwicklungsarrest des Kloakenseptums u. bindegewebige Durchwachsung der Analmembran. ↑Covered anus.

Analekzem: Hautentzündung der Analregion auf allerg. Grundlage mit starkem Juckreiz. **Akutes A.**: Rötung mit Nässen u. meistens scharfer Abgrenzung zum Gesunden. **Chron. A.**: verdickte, trockene Haut, evtl. schuppend. Als Ursachen kommen Erkrankungen des Dick- u. Mastdarms (Analfissur, -rhagaden, -fisteln, -marisken, Hämorrhoiden), aber auch eine ↑Kontaktallergie auf Seifen, Körperpflegemittel, Toilettenpapier u. a. in Frage. Entscheidend für die Behandlung ist die Beseitigung der Grunderkrankung bzw. des Weglassens des Allergens. Kortikosteroidhaltige Salben evtl. mit ↑Antibiotika o. Antimykotika können rasch Linderung bringen.

Analeptika ⟨*gr*⟩ *n Pl*: Pharmaka, die in ther. Dosen die Aktivität des ZNS o. best. Abschnitte steigern, in höheren Dosen Wirkung als Krampfgifte. Ther. Bedeutung der A. ist sehr gering.

Analerotik ⟨*lat* + *gr*⟩ *f*: in der analen Entwicklungsphase entstandene, auf die Analregion gerichtete sexuelle Wünsche u. Handlungen einschl. des Analverkehrs. ↑Partialtrieb.

Analfissur: Einriß, klaffende Spaltbildung im Bereich des Anus, die bis zu den Fasern des M. sphincter internus reicht (im Ggs. zur Analrhagade). In etwa 90 % ist die hintere Kommissur betroffen. Heftigste Schmerzen beim Stuhlgang mit Blutauflagerungen u. einem Krampf der Sphinktermuskulatur sind typ. Zeichen der A. Die **akute A.** zeigt eine rötl. begrenzte Spaltbildung, auf deren Grund rötl. Muskelfasern zu sehen sind, die **chron. A.** hat verdickte Ränder, die oft unterminiert sind. Die A. liegt häufig hinter einer ↑Mariske (Vorpostenfalte).

Analfistel: Mastdarmfistel, Perianalfistel, Rektalfistel; röhrenförmige Gänge im Analbereich, die von kleinen Abszessen (infizierte Morgagni-Krypten, vereiterte Hämorrhoiden, Crohn-Krankheit u. seltener Colitis ulcerosa, Tuberkulose, Aktinomykose, Lues, Gonorrhö, Lymphogranuloma venereum u. inguinale) ausgehen. Bei einer Fistelöffnung handelt es sich um eine **inkomplette,** bei zwei Öffnungen um eine **komplette Fistel**. Nach der Lage zum Schließmuskel werden subkutane, intrasphinktäre, transsphinktäre u. extrasphinktäre Fistel unterschieden.

Analgesie ⟨*gr*⟩ *f*: Analgie, aufgehobene Schmerzempfindung; als Sympt. der dissoziierten ↑Empfindungsstörung o. i. R. umfassender Sensibilitätsstörungen.

Analgesiestadium: erstes Narkosestadium (Einteilung nach Guedel), das durch Analgesie, retrograde Amnesie bei erhaltener Ansprechbarkeit gekennzeichnet ist. Es wird in das Planum paraestheticum, hypoalgeticum u. analgeticum unterteilt. ↑Lachgasanalgesie.

Analgetika ⟨*gr*⟩ *n Pl*: schmerzstillende Mittel. **A. vom Morphintyp**: halbsynthet. u. vollsynthet. Stoffe, die morphinähnl. Wirkungen besitzen. Steht die analget. u. suchterzeugende Wirkung im Vordergrund, so besitzen sie in den meisten Fällen eine analgiphore ↑Gruppe. a) halbsynthet. Stoffe werden durch geringfügige struktu-

Analgetika vom Morphintyp

Internationale Bezeichnung	Wirkung	Wirkungsstärke	Suchtgefahr	Atemdepression
Morphin	analget.	1	stark	stark
Hydromorphon	analget.	7	stark	stark
Oxycodon	analget.	3	stark	stark
Codein	antitussiv	1	minimal	schwach
Hydrocodon	antitussiv	5	schwach	mittel
Thebacon	antitussiv	6	stark	stark
Heroin	analget.	3	sehr stark	stark

relle Veränderungen aus ↑Opiumalkaloiden gewonnen (Tab.). b) vollsynthet. Verbindungen, Levorphanol, drei- bis fünfmal stärker analget. wirksam, Pethidin fünffach schwächer wirksam als Morphin; geringe Erregung des Brechzentrums. Methadon hat gute Wirkung nach oraler Gabe. Cetobemidon ist wesentl. stärker wirksam als Pethidin. Dextromoramid, geringere Suchtgefahr als bei Morphin. Zyklazocin besitzt halluzinogenen Eigenschaften. Pentazocin wirkt gleichzeitig morphinagonist. u. antagonist. Fentanyl besitzt sehr starke analget. Wirkung mit kurzer Dauer, zur Neuroleptanalgesie verwendet. Tilidin hat keine antitussive Wirkung. **Antipyret. u. antiphlogist. wirkende A.**: Salicylate, wie Salicylsäure, Acetylsalicylsäure; p-Aminophenolderivate, wie Phenacetin, Paracetamol; Pyrazolonderivate, wie Propyphenazon; Codein; Dextropropyphen. **Migränemittel**: Dihydroergotamin, Dihydroergotoxin, Iprenazon, Ergotamin, Methylergometrin u.a.. Bei der Schmerzmittelapplikation sind analget. Mischpräparate von prakt. Bedeutung, d.h. A. in Kombination mit z. B. Sedativa, Spasmolytika, Coffein u.a., sie bergen jedoch das Risiko von ↑Drug dependence u. ↑Abusus. Risikoverminderung durch Monopräparatgabe. Tab.

Analgetikanephropathie: Phenacetinniere; nach jahrelangem Schmerzmittelmißbrauch, insbes. von phenacetinhaltigen Präparaten, entstehende chron. interstitielle ↑Nephritis. Die A. ist gekennzeichnet durch Anämie, tubuläre Insuffizienz (Elektrolytverlust, Azidose) u. Papillennekrosen. Selten hingegen sind Proteinurie u. Erythrozyturie. Hypertonus ist ein Spätsymptom. Typ. schmutziggraue Hautfarbe der Pat. Histol. finden sich eine lympho-plasma-histiozytäre Infiltration u. Fibrosefelder der Nierenrinde. Die Glomeruli sind meist erhalten (↑Glomerulus corpusculi renalis). Die ↑Tubuli renalis weisen verdickte ↑Basalmembranen auf u. sind teils atroph., teils herdförmig erweitert. Markkegel sind überwiegend sklerosiert u. kalkig inkrustiert. Die A. ist pathognomon. Bestandteil des Analgetikasyndroms.

Analgetikasyndrom: ↑Analgetikanephropathie (Phenacetinniere), Voralterung um 5–15 Jahre, Untergewicht, Zyanose, Arteriosklerose, art. Hypertonie, Gastritiden, Magenulzera, Pyelonephritis, Nierenbecken- u. Uretertumoren, Anämie.

Analgetikum ↑Analgetika.

Analgie ⟨*gr*⟩ *f* ↑Analgesie.

Analkarzinom ⟨*lat + gr*⟩ *n*: es wird zwischen Karzinomen am äußeren o. inneren Analrand u. solchen im Analkanal unterschieden, da diese, wegen der Lymphabflußbahnen, wesentl. ungünstiger sind. Blutige Absonderungen, dumpfe anhaltende Schmerzen in der Analregion sind Hinweiszeichen. Das A. wird häufig verkannt o. übersehen.

analog ⟨*gr*⟩ *Adj*: **1.** ***Biol.:*** entspr., ähnl., bezogen auf die gleiche Funktion von Organen o. Geweben, die jedoch unterschiedl. entwicklungsgeschichtl. Herkunft sind. **2.** ***Kybernetik:*** Größen, die in best. Grenzen jeden beliebigen Wert annehmen können, z.B. Zeigerausschlag auf einer Skala (im Ggs. zu ↑diskret bzw. ↑digital), auch für Objekte o. Vorgänge, bei denen a. Größen vorliegen sowie für ↑Signale, deren Informationsparameter eine a. Größe ist. Die Informationsübertragung im Organismus vollzieht sich grundsätzl. mittels a. Signale. ↑Impulsmuster.

Analogspeicher: Massenspeicher für analoge Signale. Die Signalaufzeichnung erfolgt entweder direkt o. mit Hilfe spez. Modulationsverfahren. Einsatz z.B. für Langzeit-EKG.

Analpapillen: die prominenten proximalen Ausläufer der Analschleimhaut, die sich als Schleimhautwülste (Columnae rectales) nach proximal fortsetzen, bilden die Analpapillen. Die zwischen ihnen befindl. gefaltete Schleimhaut sind die Morgagni-Krypten, die die perianalen Drüsen beherbergen. Abb.

Analphalipoproteinämie, familiäre ⟨*gr*⟩ *f*: Tangier-Krankheit; sehr seltenes, bisher nur in Nordamerika, England u. der Schweiz beobachtete Krankheit mit autosomal rezessivem Erbgang, Milz- u. Lebervergrößerung, Lymphknotenschwellungen, Polyneuropathie, fleckig-diffuser Hornhauttrübung sowie Hypertrophie u. Gelbfärbung der Tonsillen. In Knochenmark, Haut u. Schleimhaut Nachweis von Schaumzellen durch Cholesterinesterspeicherung. Diagnosesicherung durch Fehlen der Alpha-1-Lipoproteine o. der High-Density-Lipoproteine (HDL) u. Erniedrigung von Serumcholesterin u. Phospholipiden bei erhöhten o. normalen Neutralfetten. Behandlung eines evtl. bestehenden Hypersplenismus u. Substitution mit Alpha-1-Lipoproteinen.

Analpolypen: echte Polypen o. unter dem Erscheinungsbild eines Polypen im Analbereich auftretende benigne Tumoren (Fibrome, Lipome, spitze u. breite Kondylome, hypertrophe Analpapillen, Hämorrhoiden).

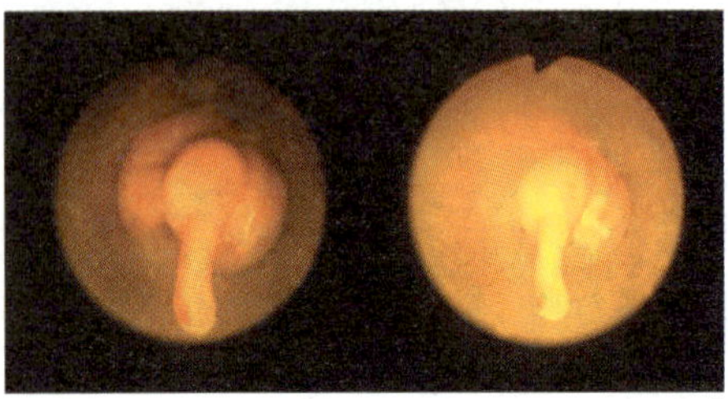

5

Hypertrophe **Analpapille**

Analprolaps: Vorfall von Analschleimhaut (inkompletter A.) o. ein alle Wandschichten betreffender Vorfall (kompletter Prolaps: Rektumprolaps). ↑Prolapsus recti.

Analpruritus: Pruritus ani; Juckreiz (quälend) in der Analregion. Er kann ohne erkennbare Lokalerkrankung (autonom) o. bei ↑Analekzem, Hämorrhoiden, Oxyuriasis o. als Sympt. eines Diabetes mellitus auftreten.

Analreflex: durch Berührungsreiz, z. B. rektale Untersuchung, ausgelöste Kontraktion des M. sphincter ani externus.

Analrhagade: radiärer oberflächl., strichförmiger Defekt der Afterschleimhaut, meist an der hinteren Kommissur, als Folge einer Verletzung bei der Entleerung von festem Stuhl o. ↑Analekzem, seltener als Folge von Kratzen bei Juckreiz durch Oxyuren (↑Oxyuridae).

Analsphinkterdehnung: digitale Dehnung des Analsphinkters in Narkose bei rezidivierenden ↑Analfissuren u. Sphinkterspasmus. Nicht mehr allg. akzeptiertes Verfahren.

Analsphinkterspasmus: Krampfzustand des Analsphinkters, der stets bei einer ↑Analfissur vorhanden ist.

Analstenose: angeborene Verengung der Analöffnung. Ein dünner Canalis analis mündet in normaler Position. Entwicklung eines sek. ↑Megakolon. Nicht zu verwechseln mit dem engen Analring vieler Säuglinge.

Analvenenthrombose: Thrombose einer Analvene. Nach Perforation u. Abstoßung des Thrombus kann eine ↑Analfissur entstehen.

Analverkehr: Geschlechtsverkehr, bei dem der Penis in den Anus eingeführt wird. ↑Koitus.

Analvorfall ↑Analprolaps.

Analysator: **1.** ***Physiol.:*** von I. P. Pawlow in die Physiol. eingeführter Begriff für den Komplex: Rezeptor (Sinnesorgan) – Verarbeitungsstationen im Gehirn – Rückwirkungen auf die Rezeptoren direkt o. indirekt über die z. B. die Umwelt absuchenden Bewegungen. Nach den versch. Sinnesorganen werden u. a. unterschieden: **visueller A.**, **akust. A.** nach Innervationsbereichen bzw. Steuerungen: **Interorezeptiver A.** (erfaßt u. verarbeitet in engem Zusammenwirken mit den übrigen A. alle von den Interorezeptoren im Innern des Organismus aufgenommenen Informationen) u. **kinästhet. A.** (umfaßt die rezeptor. afferenten u. zentralnervalen Gebilde, die der Wahrnehmung der eigenen Bewegungen zugrundeliegen). **2.** ***Nuklearmed.:*** ↑Impulshöhenanalysator.

Analyse: in der Chem. die qualitative u. quantitative Untersuchung einer Verbindung o. eines Gemischs mehrerer Verbindungen auf Art u. Menge der einzelnen Bestandteile. Die Summe aller Einzelbestandteile muß das Ganze, also 100 % ergeben. In diesem Sinne entspricht der Ausdruck A. log. dem Gegenteil einer Synthese.

Analyse, enzymatische: quantitatives Analyseverfahren, welches die Eigenschaft von zu bestimmenden Substanzen nutzt, Substrat einer enzymkatalysierten Reaktion zu sein.

$$E + S \rightleftarrows ES \rightleftarrows EP \rightleftarrows E + P$$

Analysegeräte, hämatologische: automat. Zähl- u. Analysegeräte zur quant. Bestimmung der Zellelemente im Blut, wobei sich zur Erfassung von Teilchen die bei der Untersuchung der elektr. Leitfähigkeit des Blutes gefundene Tatsache durchgesetzt hat, daß die Blutkörperchen prakt. nicht an der Stromleitung beteiligt sind, d. h. Isolatoren darstellen. Durch eine geeignete Düse werden die Blutkörperchen in Reihe hintereinander angeordnet. Der durch den Bereich dieser Düse gehende Stromweg wird durch die durchlaufenden Teilchen verengt. Dieses Verfahren nach Coulter hat versch. Modifikationen erfahren. Durch einen Diskriminator können die Teilchen nach ihrem Volumen erfaßt werden, so daß die voluminösen Leukozyten sich von den kleineren Erythrozyten u. von diesen wiederum die noch kleineren Blutplättchen abgrenzen u. getrennt in versch. Ansätzen zählen lassen. Auch eine Volumenverteilungskurve der Teilchen (z. B. der Erythrozyten, entspr. der Durchmesserverteilungskurve nach Price-Jones) kann erhalten werden. Von diesem Verfahren ist abzugrenzen die automat. Erkennung von Form- u. Farbvarianten im Blutausstrich zur Erfassung der versch. Leukozytenarten u. -reifestufen sowie der Erythrozytenvarianten. Derartige Analysenapparate sind durch die Kombination eines Mikroskops mit automat. Fokussierung u. schneller Bildabtastung mit einem Computer zur Zellklassifikation u. -zählung konstruiert worden, wobei das Grundprinzip auf der digitalen Bildverarbeitung beruht u. morphol. Zellmerkmale wie Kernform, -größe, -dichte, Zytoplasmafarbe, Zellgröße u. a. Kriterien zur Erkennung herangezogen werden. Unter diesen Bedingungen können vom Computer auch alle diejenigen Zellen registriert werden, die dieser aufgrund der eingegebenen Merkmale nicht unmittelbar identifizieren kann, so daß damit auch pathol. Zellformen registriert u. später gesondert erkannt werden können.

Analyse, harmonische: Fourier-Analyse. Darstellung eines beliebigen period. Vorgangs als Summe harmon. Schwingungen (d. h. Sinus- u. Kosinusfunktionen) unterschiedl. Amplitude u. Frequenz. Anwendung u. a. in Chronomedizin.

Analysenmeßtechnik: Meßverfahren, -methoden u. -einrichtungen zur kontinuierl. o. diskontinuierl. Messung von Konzentrationen o. Aktivitäten in Gasen, Flüssigkeiten o. festen Stoffen. Physikal. Methoden nutzen Eigenschaften wie Dichte, Brechzahl, Extinktionskonstante u. elektr. Leitfähigkeit, die den Konzentrationen proportional sind; chem. Methoden beruhen auf einer spez. chem. Reaktion.

Analysenwaage: frühere Bez. für eine spez. Art von ↑Feinwaagen, meist als Hebelwaage ausgeführt, mit einer Höchstlast von meist 200 g u. einem Skalenwert zwischen $0{,}5 \cdot 10^{-5}$ u. $2 \cdot 10^{-5}$ mal Höchstlast.

Analyse, radioenzymatische: quantitative radiochem. Analysemethode für kleinste Substratmengen. Innerhalb einer enzymat. Reaktion muß ein Reaktionspartner radioaktiv markiert sein. Es entsteht ein radioaktives Produkt. Bedingung für die Durchführbarkeit ist weitgehende Lenkung der enzymkatalysierten Reaktion zugunsten der Produkte u. anschließende vollständige Trennung zwischen Substrat u. Produkt. Die Radioaktivität des entstandenen Produkts ist ein Maß für die zu bestimmende Konzentration des Substrats. Eine radioenzymat. Analyse läßt sich auch auf dem Prinzip der kompetitiven Enzymhemmung durch Substratüberschuß aufbauen, wobei die enzymat. Umsetzung eines radioaktiv markierten Substrats mit u. ohne Zusatz einer unbekannten Probe nicht markierten Substrats vergleichend untersucht wird.

Anämie ⟨*lat*⟩ *f*: Anaemia, Blutarmut; Verminderung der Hämoglobinkonzentration, des Hämatokrit bzw. der Erythrozytenzahl im Blut unter die Altersnorm. Diese Definition entspricht den prakt. Erfordernissen, daß die Begriffe Oligämie (Verminderung der Gesamtmenge der Erythrozyten) u. Oligochromämie (Verminderung des Gesamtblutvolumens), Oligozythämie (Verminderung der Gesamtmenge am Blutfarbstoff Hämoglobin) die method. schwieriger realisierbare Bestimmung des Gesamtblutvolumens zur Voraussetzung hätten. Funktionell bedeutet das Vorliegen einer A. eine erniedrigte Sauerstoffkapazität des Blutes. Es handelt sich um ein Mißverhältnis zwischen Bedarf an Erythrozyten bzw. Hämoglobin im peripheren Blut u. der Bedarfsdeckung durch Nachlieferung aus der Knochenmarkproduktion, wobei das Defizit sowohl Hämoglobin als auch Erythrozyten betreffen kann. Eine Einteilung der Anämieformen nach Ätiol. bzw. Pathogenese ergibt sich aus der Tab. Die kardiozirkulator. Folgen einer A. werden im wesentl. durch die verminderte Viskosität des Blutes u. die Erhöhung des Herzzeitvolumens bestimmt, wobei eine Erhöhung des Herzzeitvolumens durch Erhöhung des Schlagvolumens erreicht wird. Die Diagnostik der A. wird aufgrund der Anamnese, des körperl. Befundes u. eines abgestuften Systems von Laboratoriumsuntersuchungen vorgenommen, wobei die Indizes von ↑MCH u. ↑MCHC Aussagen in Richtung hypo-, normo- o. hyperchrome A., die Feststellung des Volumens der Zellen (↑MCV) die Einteilung in mikro-, normo- u. makrozytäre A., die Retikulozytenzahl Hinweise über aregenerator. u. hyperregenerator. Anämieformen erlauben. Auch Formabweichungen der Erythrozyten können pathognomon. für best. A. sein (Sichelzellenanämie u. a.). Grundsätzl. wird eine Abgrenzung einer A. als Sympt. bei den verschiedensten Grundkrankheiten (u. a. Infektion, Tumoranämie) u. der A. als Leitsymptom bei eigentl. (prim.) Störung der Erythrozytopoese versucht. ↑Blutungsanämie. Tab.

Anämie, akute aregeneratorische: akut auftretende aregenerator. Anämieformen sind erworbene, zum Rückfall tendierende u. durch best. Ereignisse ausgelöste zeitl. begrenzte Störungen bei der Reifung der Erythrozytopoese, so die aregenerator. Krise bei hämolyt. Anämie (Owren) u. die akute Erythroblastopenie (Gasser).

Anämie, alimentäre: ernährungsbedingte Anämie, nutritive Anämie; A. infolge eines Mangels an einem o. mehreren essentiellen Nährstoffen, unabhängig von der Ursache eines solchen Mangels.

Anämie, aplastische: aplast. Knochenmarksyndrom, Panmyelophthise, aregenerator. Panmyelopathie, Knochenmarkinsuffizienz; Ausfall der gesamten Hämatopoese mit Ausnahme der Lympho(zyto)poese mit dadurch bedingter Panzytopenie u. ohne kompensator. extramedulläre Blutbildung. In Europa relativ seltene Erkrankung, die bei Frauen u. Männern etwa gleich häufig u. in allen Lebensaltern vorkommt, wobei das 2. u. 3. Lebensjahrzehnt bes. betroffen ist. Etwa die Hälfte aller aplast. Knochenmarksyndrome bleiben ätiol. ungeklärt („idiopathisch"), bei der anderen Hälfte kommen die verschiedensten Ursachen in Betracht (Tab.). Abgrenzung zur paroxysmalen nächtl. Hämoglobinurie wichtig. Überwiegend ungünstige Progn. Kennzeichnend ist die Verminderung der morphol. identifizierbaren Zellen der Hämopoese im Knochenmark, so daß eine Zellproduktionsstörung im vorgeschalteten Stammzellspeicher anzunehmen ist (am ehesten im Kompartiment der frühen undifferenzierten Stammzellen). Nicht für jeden Fall sind die 3 Zellreihen in gleicher Weise geschädigt, es können zunächst nur ein o. zwei Zellreihen betroffen sein. Tab.

Anämie, aplastische hereditäre: Fanconi-Anämie; den konstitutionellen Panmyelopathien zuzuordnendes Krankheitsbild mit Störung der Blutzellproduktion infolge eines angeborenen Defekts der Hämopoese; von Fanconi 1927 erstmals erkannt, wobei heute diejenigen konst. Panmyelopathien als Fanconi-Anämie bezeichnet werden, bei denen neben der Knochenmarkinsuffizienz typ. Fehlbildungen bzw. charakterist. Chromosomenveränderungen nachweisbar sind. Seltene Erkrankung mit Bevorzugung des männl. Geschlechts u. Manifestation zwischen dem 4.–10. Lj., langsam progredient o. schubweiser Verlauf u. mittlere Überlebenszeit von 2 Jahren.

Anämie, aregeneratorische: kongenitale o. erworbene Anämieformen, denen die isolierte Prolifera-

Anämie

Folgen	Ätiologie	Form der Anämie
1. Ungenügende Produktion von Erythrozyten bzw. Hämoglobin	1. Proliferations- u. Differenzierungsstörung der erythropoet. Stammzelle 2. Störung der Proliferation u. Reifung differenzierter Zellen der Erythrozytopoese	Aregenerator. Anämie - Megaloblastäre Anämie (DNA-Synthesestörung) - Hypochrome Anämie (Hb-Synthesestörung) - Anomale Hämoglobine mit verminderter O_2-Affinität
2. Vermehrter Untergang der Erythrozyten	Verkürzte Lebensdauer der Erythrozyten - Membrandefekte - Enzymdefekte - Hämoglobindefekte - Extraerythrozytäre Faktoren (u. a. Milz, Immunmechanismus, Gefäße)	
3. Verlust von Erythrozyten aus der Strombahn	Blutverlust	Akute Blutungsanämie

Aplastische Anämie: Ursachen des aplastischen Knochenmarksyndroms

Physikal. Faktoren	ionisierende Strahlung
Chem. Faktoren	Medikamente, Lösungsmittel (Benzen), Pestizide
Mikrobielle Faktoren	evtl. Virusinfektion (Syntropie mit Hepatitis)
Immun. Faktoren	Autoantikörperprozesse, Isoantikörperprozesse
Genet. Faktoren	Fanconi-Anämie, Estren-Dameshek-Syndrom, Dyskeratosis congenita mit Panzytopenie (Zinsser-Cole-Engman-Syndrom), amegakaryozytäre Thrombozytopenie
Dysplasia haemopoetica (Präleukämie)	

tionstörung der Erythrozytopoese gemeinsam ist, die sich in einer quantitativ nicht ausreichenden Neubildungsrate äußert. Den **chron. a. A.** werden zugerechnet die kongenitale hypoplast. A. vom Typ Blackfan-Diamond u. die erworbene a. A. Den **akuten a. A.** sind zuzuordnen die aregenerator. Krise bei hämolyt. A. (Owren) u. die akute Erythroblastopenie (Gasser). Die Ätiol. der a. A., die gelegentl. auch passager verlaufen können, ist zunächst ungeklärt. Virusinfekte sind mögl.

Anämie, autoimmunhämolytische: durch das Auftreten von gegen eigene Erythrozyten gerichteten Antikörpern bedingte Anämie. Unterschieden werden wärme-. u. kälteautoimmunhämolyt. A. Die Ther. der Autoimmunprozesse erfolgt meist durch Glukokortikoide bzw. durch Zytostatika. Bei der wärmeautoimmunhämolyt. A. ist die Splenektomie eine Therapieoption bei Versagen der Glukokortikoidbehandlung.

Anämie, endokrine: Anämie bei Endokrinopathie. Blutbildungsstörungen mäßigen Grades bei Erkrankungen der Keimdrüsen, der Schilddrüse, der Nebennierenrinde u. der Hypophyse, wobei der durch die entsprechenden Hormone direkt o. indirekt stimulierende Effekt auf die Erythrozytopoese wegfällt. So kommt es nach Ausfall der männl. Keimdrüsen (Kastration) regelmäßig zu mäßiger hypochromer mikrozytärer A. Durch Östrogene ist eine A. sowie eine Granulo- u. Thrombozytopenie bei Verabfolgung hoher Dosen provozierbar. Eine makrozytäre hyperchrome A. findet sich bei Hypothyreose. Die A. bei Hypophysenvorderlappeninsuffizienz ist normochrom u. mikrozytär. STH wirkt im Tierversuch auf die Erythrozytopoese stimulierend, ist jedoch als Therapeutikum nicht effektiv.

Anämie, erworbene aregeneratorische: erworbene Proliferations- o. Reifungshemmung der Erythrozytopoese, die diese isoliert betrifft, einen chron. Verlauf aufweist, bei 30–50 % dieser Kranken mit Thymustumoren einhergeht o. als Folge von Infektionen, Niereninsuffizienz, Intoxikationen o. Immunprozessen aufzufassen ist, sich klin. kaum von der Blackfan-Diamond-Anämie unterscheidet u. nur in begrenztem Umfang eine Remission zeigt, wobei diese von der Wirksamkeit der Glukokortikoide bzw. der Immunsuppression abhängig ist.

Anämie, hämolytische: Anämie infolge Hämolyse. Durch verkürzte Lebensdauer der Erythrozyten gekennzeichnete Anämie, die Mehrproduktion von Erythrozyten im Knochenmark vermag den aktuellen Erythrozytenuntergang nicht zu kompensieren. Der gesteigerte Erythrozytenabbau erfolgt überwiegend extravasal im Monozyten-Makrophagen-System. Es finden sich sowohl Hämolysezeichen (Erhöhung des Serumbilirubins, der Serumlaktatdehydrogenase, des Serumeisens, Verminderung des Haptoglobins u. a.) als auch Kompensationszeichen (gesteigerte Erythrozytenregeneration mit erhöhten Retikulozytenwerten, Ausschwemmung von Erythroblasten ins periphere Blut, Ausweitung der Blutbildung auf Kosten des Fettmarks u. a.). Klassifizierung der h. A. in korpuskuläre Anämie (überwiegend hereditäre h. A. mit Defekt im Erythrozyten selbst), serogene h. A. (durch immun. Prozesse mit Ausbildung spezif. Antikörper verursacht) u. tox. h. A. (durch exogene Faktoren bewirkte h. A., z. B. durch chem. u. physikal. Noxen o. durch Endotoxine).

Anämie, hämolytische mechanische: Anämie bei Herzklappenfehlern u. Herzklappenersatz. Durch Turbulenz des Blutes bei Herzklappenfehlern, -klappenersatz u. Gefäßprothesen auftretende mechan. Schäden der Erythrozyten, wobei durch deren Torquierung teilweise stark fragmentierte rote Blutkörperchen auftreten.

Anämie, immunhämolytische: immun. bedingte hämolyt. A. durch zirkulierende Isoantikörper (z. B. ↑ Morbus haemolyticus neonatorum) o. Autoantikörper (am häufigsten durch inkomplette Wärmeautoantikörper, weiterhin ↑ Kälteagglutininkrankheit mit Akrozyanose) sowie durch medikamentös bedingte Antikörper. ↑ Antihumanglobulintest.

Anämie, kongenitale dyserythropoetische: *Abk* CDA (für engl. congenital dyserythropoietic anemias); Gruppe von chron. hereditären Anämien mit ineffektiver Erythrozytopoese, Störung des Eisenstoffwechsels, pathognomon. zytomorpholog. Anomalien der Erythroblastenkerne, hämolyt. Syndrom u. unterschiedl. ausgeprägten qualitativen Störungen der Erythrozyten im Bereich von Hämoglobin, Enzymausstattung u. Oberflächenantigenen, wobei das Manifestationsalter in der frühen Kindheit liegt. ↑ Anämie. Tab. S. 84.

Anämie, kongenitale hypoplastische: Blackfan-Diamond-Anämie, Erythrogenesis imperfecta; kongenitale, möglicherweise hereditäre isolierte Aplasie bzw. Hypoplasie der Erythrozytopoese mit Ausprägung als chron. normozytäre Anämie, deren Ätiol. (Störung im Tryptophanstoffwechsel, Autoimmunisierung, tox. Schädigung, galaktoflavininduzierter Riboflavinmangel o. Ausreifungshemmung der Erythrozytopoese durch Thymusfaktoren) ungeklärt ist. Manifestation in früher Kindheit, nicht selten Kombination mit Organdefekten. Normale Zellularität im Blutbild. Diagn. ist Abgrenzung zur passageren aregenerator. Anämie u. erworbenen aregenerator. Anämie erforderl. Die k. h. A. spricht vielfach auf Steroidtherapie an. Progn. durch Hypersiderose u. Transfusionshepatitis beeinflußt.

Anämie, kongenitale sideroblastische: Anaemia hypochromica sideroachrestica hereditaria; sehr seltene angeborene Erkrankung, die bereits in früher Jugend manifest wird u. fast ausschließl. das männl.

Kongenitale dyserythropoetische Anämie

Typ (Erbgang)	Morphologie von Erythrozyten u. Erythroblasten	HEMPAS[1]-Antigen	Ham-Test	Agglutination	
				Anti-i	Anti-I
CDA Typ I (autosomal rezessiv)	Makrozytose, mäßige Mehrkernigkeit, Kernteilungsstörungen, Kernpyknose	neg.	neg.	neg.	pos.
CDA Typ II (autosomal dominant)	ausgesprochene Mehrkernigkeit u. Karyorrhexis, Zellteilungsstörung, oft Gaucher-Zellen	pos.	pos.	pos.	pos.
CDA Typ III	Mehrkernigkeit u. Gigantoblasten	neg.	pos.	pos.	pos.
CDA Typ IV	wie Typ II	neg.	neg.	neg.	pos.

[1] (Hereditary Erythroblastic Multinuclearity with a Positive Acid-Serum Test)

Geschlecht betrifft. Geringe Hepatosplenomegalie, deutl. Blässe, Hyperplasie der Erythrozytopoese mit Sideroblastenvermehrung (insbes. Rindsideroblasten) u. starke Siderose mit dadurch bedingten Komplikationen. Ätiol. liegt offenbar eine genbedingte enzymat. Störung der Hämsynthese vor.

Anämie, megaloblastische: Megaloblastenanämie, megalozytäre A. Blutbildungsstörungen, die durch das Auftreten von ↑ Megaloblasten im Knochenmark bzw. Megalozytose gekennzeichnet sind u. vielfach mit weiteren Störungen, so im Bereich der Thrombo- u. Leukozytopoese, des Nervensystems, des Gastrointestinaltrakts verbunden sind. ↑ Vitamin-B_{12}-Mangelanämie ↑ Folsäuremangelanämie.

Anämie, megaloblastische alimentäre: alimentäre megalozytäre Anämie, Megaloblastenanämie, durch alimentären Folsäuremangel, gelegentl. gemeinsam mit Vitamin-B_{12}-Mangel (Beispiel: Ziegenmilchanämie, megaloblast. Säuglingsanämie Gerbasi u. a.).

Anämie, megaloblastische symptomatische: symptomat. Megaloblastenanämie. bei versch. Defekten des Magen-Darm-Kanals (chron. Sprue, Syndrom der blinden Schlinge, Ileumresektion, Magenkarzinom, Gastrektomie u. a.), Fehlernährung, erhöhtem Bedarf (u. a. in der Schwangerschaft), tox. Schäden, bei Hämoblastosen sowie bei Vegetariern (Vegan-Anämie).

Anämie, neonatale: Anämie des Neugeborenen mit unterschiedl. Ursache, wie Blutverlust durch fetomaternales ↑ Transfusionssyndrom, intra- o. postnatalem Blutverlust, angeborene Erythropoesestörungen (Blackfan-Diamond-Anämie) o. gesteigerte Hämolyse (↑ Morbus haemolyticus neonatorum).

Anämie, nephrogene ↑ Anämie, renale.

Anämie, passagere aregeneratorische: erworbene transitor. Aplasie o. Reifungsstörung der Erythrozytopoese bei Säuglingen u. Kleinkindern mit Reduktion der Retikulozyten im peripheren Blut u. Ausbildung einer meist ausgeprägten Anämie bei intakten anderen Blutzellsystemen mit spontaner Remission. Am ehesten Infektion der Erythroblasten mit Parvovirus B19, aplast. Krise.

Anämie, perniziöse
↑ Vitamin-B_{12}-Mangelanämie.

Anämie, perniziöse juvenile: seltene Form der perniziösen Anämie, die schon im Kindesalter auftritt; Mögl. Ursachen: 1. Störung der Intrinsic-factor-Produktion bei normaler Morphol. u. Funktion der Magenschleimhaut. 2. Imerslund-Gräsbeck-Syndrom: angeborene (wahrscheinl. autosomal rezessiv) selektive Resorptionsstörung für Vitamin B_{12} im Dünndarm, meist mit Proteinurie.

Anämie, physiologische ↑ Trimenonanämie.

Anämie, pyridoxinsensible: Pyridoxinmangelanämie; als Vitamin-B_6-Mangelzustand den erworbenen sideroblast. Anämien zuzuordnende seltene Erkrankung, die durch den pathol. Ausfall des Tryptophanbelastungstests u. durch den Erfolg einer Vitamin-B_6-Behandlung gesichert werden kann, wodurch auch die anderen Sympt. der Avitaminose beseitigt werden.

Anämie, refraktäre: *Abk* RA; dem myelodysplastischen ↑ Syndrom zuzuordnende Erkrankung.

Anämie, renale: Anämie bei Pat mit chron. ↑ Niereninsuffizienz. Erste Zeichen treten meist dann auf, wenn die glomeruläre Filtrationsrate auf 30 % der Norm abgesunken ist. Es handelt sich überwiegend um eine normochrome Form. Eine hypochrome o. makrozytäre Form ist seltener. Ursächl. Faktoren sind eine verstärkte Hämolyserate in der ↑ Urämie (verkürzte Überlebenszeit der Erythrozyten auf 60 Tage) u. die verminderte Regeneration. Diese Hyporegeneration der Erythropoese nimmt eine Schlüsselstellung in der Pathogenese der r. A. ein u. ist durch einen Mangel an Erythropoetin u. eine Markdepression in der Urämie bedingt. Im juxtaglomerulären ↑ Apparat der Niere wird ein renaler erythropoet. Faktor gebildet, der auf das in der Leber synthetisierte Proerythropoetin einwirkt u. das Erythropoetin abspaltet. Mit zunehmender Verminderung des funktionstüchtigen Nierengewebes sinken die Serumspiegel des erythropoet. Faktors u. damit des Erythropoetins ab. Mit dem Fortschreiten der chron. Niereninsuffizienz verstärkt sich die r. A. Substitutionstherapie mit rekombinant hergestelltem Erythropoetin.

Anämie, sideroblastische: sideroachrest. Anämie; Sammelbezeichnung für meistens hypochrome Anämieformen mit hohem Serumeisenspiegel, Anhäufung siderophiler Granula, die überwiegend ringförmig um den Erythroblastenkern angehäuft sind (↑ Sideroblasten). Teilweise mit Leuko- u. Thrombozytopenie. Hinsichtl. Ätiol. u. Pathogenese werden idiopath. u. symptomat., kongenitale u. erworbene Formen unterschieden.

Allen sideroblast. Anämieformen ist eine Störung der Eisenverwertung bei der Hämsynthese gemeinsam. Das nicht verwertete Eisen wird in den Erythroblasten, dem Monozyten-Makrophagen-System u. in parenchymatösen Organen abgelagert.

Anämie, sideropenische ↑ Eisenmangelanämie.

Anämie, symptomatische: sek. Anämie bei chron. Krankheiten; normozytäre, meist hypochrome A. ohne Verminderung des Depoteisens als Begleiterscheinung von Infektionen, Nieren- o. Lebererkrankungen, Rheumatoidarthritis, bösartiger Neoplasien u. a. als Folge einer Eisenverteilungsstörung mit Abwanderung des Eisens in das Monozyten-Makrophagen-System, so daß es für die Blutbildung nicht mehr in vollem Umfang zur Verfügung steht.

Anämiesymptome: durch Verminderung der O_2-Überträger resultiert eine ↑ Hypoxie. Blässe von Haut u. Schleimhäuten ist kein obligates A. Bei schwerer A. kommt es zu Dyspnoe, Tachykardie u. Blutdruckabfall, im Extremfall zur Schocksymptomatik (Dagegen: bei akutem Blutverlust Schocksymptomatik eher durch Volumenmangel als durch Anämie provoziert.). Allg. A. sind Müdigkeit, Konzentrationsschwäche, Kältegefühl, Tachykardieneigung bei Belastung, Leistungseinschränkung.

Anamirta cocculus ↑ Picrotoxin.

Anamnese ⟨*gr*⟩ *f*: wörtl. Erinnerung. Aus Angaben des Kranken o. der Angehörigen bzw. der Kontaktpersonen zu erfragende Vorgeschichte des Kranken, die sich in derzeitige Beschwerden u. ihre Entwicklung (Eigenanamnese), Familienanamnese, bei Frauen gyn. Anamnese, Berufsanamnese., Genuß- u. Arzneimittelanamnese gliedert. Die A. steht i. a. am Anfang der Diagnostik u. ist zur Diagnosefindung von hervorragender Bedeutung. Als **vertiefte A.** bezeichnet man die Gesamtheit der Mitteilungen über Persönlichkeit, Lebensgeschichte, sozialen Bezüge, Erlebnisse, Handlungen, Einstellungen u. Wünsche des Pat. in allg. o. spez. Bereichen.

Anamnese, umweltmedizinische: Erfragung zur Sympt., Disposition u. Exposition des Erkrankten; besonderes Element der u. A. ist die potentielle Exposition; belastete Medien, Aufnahmepfad, Schadstoffkonzentration, zeitl. Muster u. Frequenz sind ggf. bei einer Ortsbegehung zu klären.

Anankasmus ⟨*gr*⟩ *m*: ↑ Zwang; in Form von Zwangsvorstellungen u. -handlungen mit o. ohne äußeren Anlaß. Vom Kranken ungewollt u. als unsinnig erkannt, jedoch nicht beherrschbar. Ätiol. unspezif. Als Sympt. bei Zwangserkrankungen, aber auch ↑ Psychosen.

anankastisch ⟨*gr*⟩ *Adj*: zwanghaft.

Anaphase ⟨*gr*⟩ *f*: Phase der Kernteilung, in der die mechan. Trennung der Chromosomen in die Tochterchromosomen u. deren Wanderung zu den Polen der Spindelfigur u. damit die Diasterbildung erfolgt; ↑ Mitose.

Anaphaseverlust, chromosomaler: Chromosomenverluste während der ↑ Anaphase; betrifft vorwiegend die Geschlechtschromosomen. ↑ Nondisjunction.

Anaphrodisiaka ⟨*gr*⟩ *n Pl*: Mittel zur Herabsetzung des (pathol. gesteigerten) Geschlechtstriebs (↑ Hypersexualität), z. B. das Antiandrogen ↑ Cyproteronacetat. ↑ Aphrodisiaka.

Anaphylaxie ⟨*gr*⟩ *f*: durch Antikörper der IgE-Klasse (Reagine) vermittelte Überempfindlichkeitsreaktion nach wiederholter Antigeninjektion. ↑ Allergie. Nach zweimaliger i. v. Injektion geringer Serummengen im Abstand von 15 Tagen kann sich eine generalisierte anaphylakt. Reaktion (anaphylaktischer ↑ Schock) entwickeln; wird die erste (präparierende) Injektion intradermal appliziert u. die zweite Injektion (Erfolgsinjektion) 24–72 h später intravenös, dann entwickelt sich eine lokale anaphylakt. Reaktion, die homologe passive kutane A. Sie ist durch eine erhöhte Gefäßpermeabilität an der Stelle der Erstinjektion des Serums gekennzeichnet (meßbar durch gleichzeitige i. v. Injektion von Evans-Blau o. Trypanblau mit der Zweitinjektion des Serums). Bei der generalisierten anaphylakt. Reaktion wird durch die Erstinjektion die Bildung von Antikörpern der IgE-Klasse (Reagine) gegen das Allergen induziert. Die IgE-Antikörper binden sich mit dem Fc-Stück (↑ Immunglobuline) an basophile Leukozyten u. Mastzellen. Erneute Allergenzufuhr führt zur Antigen-Antikörper-Reaktion an diesen Zellen, die dadurch degranulieren u. Mediatoren (Histamin, Serotonin, SRS-A, thrombozytenaktivierenden Faktor u. a. vasoaktive Amine) freisetzen, die Ursache für die klin. Erscheinungen sind. Die A. ist passiv übertragbar, indem Reagine enthaltendes Serum eines sensibilisierten Probanden einem zweiten injiziert u. nach einiger Zeit (notwendig für Bindung der IgE-Antikörper an Mastzellen u. Basophile) das Allergen verabreicht wird. **Inverse passive A.**: Injektion von Allergen i. v. o. intradermal, danach Injektion (i. v. o. intradermal) der IgE-Antikörper von einem sensibilisierten Probanden. Die A. ist durch gleichzeitig mit der Zweitinjektion erfolgende Gaben von Antihistaminika vermeidbar o. kann abgeschwächt werden.

Anaplasie ⟨*gr*⟩ *f*: Anaplasia; wörtl. Umbildung; für bösartige Gewächse charakterist. Verlust der Differenzierungsfähigkeit von Zellen, die Struktur- u. Funktionsbesonderheiten der Mutterzelle verlieren. Die entstehenden entdifferenzierten Strukturen erlauben keinen Rückschluß auf das Ursprungsgewebe; ↑ Metaplasie, ↑ Kataplasie, ↑ Prosoplasie.

anaplerotisch ⟨*gr*⟩ *Adj*: Reaktion, die der Aufrechterhaltung der stationären Konzentration eines Zwischenprodukts innerhalb eines Stoffwechselzyklus dient, wenn das Zwischenprodukt für anabol. Reaktionen auf den Stoffwechselzyklus abgezogen wird. Die ↑ Isozitratlyase u. ↑ Malatdehydrogenase füllen z. B. bei Mikroorganismen den Zitratzyklus mit C_4-Säuren auf; im tier. Organismus besorgen dies die ↑ Pyruvatcarboxylase u. die ↑ Malatdehydrogenase.

Anarthrie ⟨*gr*⟩ *f*: Artikulationsstörung, meist als ↑ Dysarthrie bezeichnet.

Anasarka ⟨*gr*⟩ *f*: verkürzt von Hydrops anasarca; Pathol. Flüssigkeitsansammlung in den Geweben, v. a. in der Haut u. im Unterhautbindegewebe.

Anaspadie ⟨*gr*⟩ *f*: abnorme Harnröhrenöffnung auf dem Rücken des Penis; ↑ Epispadie.

Anästhesie ⟨*gr*⟩ *f*: Schmerzunempfindlichkeit. **1.** seltene angeborene Schmerzunempfindlichkeit des ganzen Körpers o. einzelner Teile. **2.** reversible Ausschaltung der Schmerzempfindlichkeit als Allgemeinanästhesie (Narkose) o. ↑ Lokalanästhesie.

Anästhesiearbeitsplatz: Anästhesiegerät (↑ Narkosegerät) mit allen Möglichkeiten zum Patienten- u. Gerätemonitoring nach med. Geräteverordnung; einschl. Datenaufzeichnung, Narkoseprotokollerstellung.

Anästhesie, balancierte: Sammelbegriff für Kombinationsnarkosen mit i. v. Einleitung; Unterhaltung durch gas- bzw. dampfförmige Narkotika unter Muskelrelaxation u. Beatmung u. analget. Supplementierung mit Opioiden.

Anästhesie, dissoziative: Wirkprofil der Narkotika (z. B. Ketamine) mit kompletter Analgesie, dabei erhaltener bzw. gesteigerter Stammhirnaktivität (Reflexe; Sympathikotonus).

Anästhesiegerät ↑Narkosegerät.

Anästhesie, infiltrative: ↑Infiltrationsanästhesie.

Anästhesie, intraarterielle: Verfahren der Regionalanästhesie, bei dem das Lokalanästhetikum in ein art. Gefäß injiziert wird, sich in diesem Versorgungsbereich ausbreitet u. Schmerzunempfindlichkeit erzeugt. Gegenwärtig vorwiegend in der Radiol. angewandt bei Gefäßdarstellungen mit Kontrastmittel zum Vermeiden von Schmerzreaktionen u. Gefäßspasmen.

Anästhesie, intraligamentäre: spez. Form der Lokalanästhesie in der Zahnmed., bei der geringe Mengen Anästhetikum mit spez. Spritze u. feinster Kanüle unter hohem Druck direkt in den Parodontalspalt injiziert werden. Gefahr der Druckatrophie.

Anästhesie, intravenöse: Venenanästhesie, Bier-Anästhesie; Methode der Lokalanästhesie, bei der das Anästhetikum in das Venensystem der oberen o. unteren Extremität injiziert wird nach vorheriger Anlegung einer Blutleere u. Unterbrechung der Blutzirkulation durch Kompression. Das injizierte Lokalanästhetikum verbreitet sich nach kurzer Zeit in den blutleeren Körperteilen u. erzeugt eine komplette Schmerzunempfindlichkeit. Dieses Verfahren eignet sich für traumatolog. u. plast. Operationen an den Gliedmaßen. Vorsicht ist bei der Öffnung der Blutsperre geboten, da dann noch vorhandenes Anästhetikum in den gesamten Organismus gelangt.

Anästhesie, parametrane: lokale Schmerzausschaltung durch Injektion anästhesierender Mittel in das Parametrium bei intrauterinen Manipulationen, bei denen der innere Muttermund geweitet werden muß.

Anästhesiesprechstunde: Organisationsform zur Feststellung der Narkosefähigkeit bzw. zur Durchführung einer präoperativen Vorbehandlung, die bei feststehendem Operationstermin ambulant durchgeführt wird. Wichtige Einrichtung, die insbes. die präoperative Liegezeit reduziert u. der Verbesserung der Operationsvorbereitung dient.

Anästhesieverfahren: Methode, die zur Schmerzausschaltung im Einzelfall angewendet wird (Allgemein- u. Lokalanästhesieverfahren).

Anästhesievorbereitung: diagn. Maßnahmen, die die Beurteilung der ↑Narkosefähigkeit eines Pat. ermöglichen sowie Festlegung der ggf. erforderl. Ther., um den Pat. in den bestmögl. präoperativen Ausgangszustand zu bringen. Diese Maßnahmen werden zunehmend ambulant i. R. einer ↑Anästhesiesprechstunde realisiert. Unmittelbar vor der Anästhesie psych. Führung u. Vorbereitung des Pat. auf den Eingriff sowie Festlegung u. Verabfolgung der ↑Prämedikation, spez. pfleger. Maßnahmen, wie Blasenentleerung, Entfernung von Zahnprothesen sowie Schminke.

Anästhesiologie ⟨*gr*⟩ *f*: Wissenschaftsdisziplin, die die Methoden der Schmerzausschaltung (Allgemein- u. Regionalanästhesie); der Notfall- u. Intensivmedizin u. der Ther. chron. Schmerzzustände beinhaltet.

Anästhesist ⟨*gr*⟩ *m*: Anästhesiologe, ausgebildeter Arzt, der sich auf das Gebiet der ↑Anästhesiologie spezialisiert hat.

Anastigmat ⟨*gr*⟩ *m* u. *n*: Linsensystem, bei dem der Astigmatismus korrigiert wurde. A. werden insbes. als Photoobjektive eingesetzt. Sie bilden Objektpunkte in Bildpunkten ab, während bei vorliegendem Astigmatismus aus Objektpunkten im Bild längl. Bilddetails werden.

Anastomose ⟨*gr*⟩ *f*: **1.** ***Anat.:*** Verbindung von Blutgefäßen, Lymphgefäßen o. Nerven. **2.** ***Chir.:*** operativ geschaffene Verbindung zwischen ursprüngl. getrennten Hohlorganen o. Gefäßen. Nach Lage der Hohlorgane zueinander spricht man von End-zu-End-A., End-zu-Seit-A. o. Seit-zu-Seit-A. Abb.

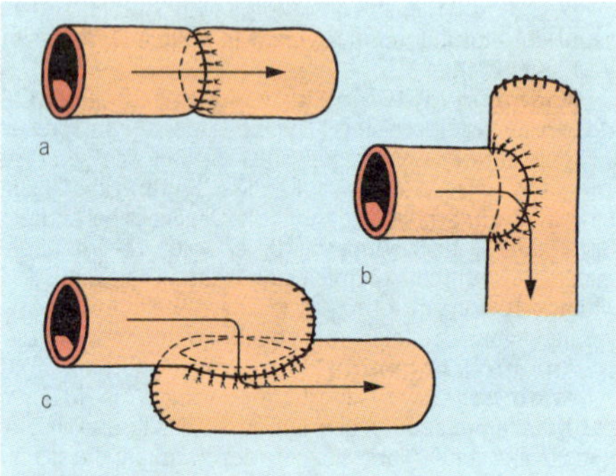

Anastomose.
a: End-zu-End-A.; b: End-zu-Seit-A.;
c: Seit-zu-Seit-A.

Anastomose, aortopulmonale: Shuntoperation zwischen Aorta u. A. pulmonalis bei kongenitalen Herzfehlern mit Minderdurchblutung der Lunge. ↑Palliativoperation. **A. A. nach Waterston**: Anastomose zwischen Hinterwand der Aorta ascendens u. dem re. Ast der A. pulmonalis. **A. A. nach Cooley**: modifizierte Form der a. A. nach Waterston.

Anastomose, arteriovenöse: direkte Verbindung zwischen Arterie u. Vene unter Ausschluß von Kapillaren. Besonderheit ihrer Wand: Epitheloid- o. Quellzellen in der Tunica intima. Bei „Brückenanastomose" geht die Arterie direkt in die Vene über. Kompliziert gebaute a. A. kommen in den Glomusorganen (z. B. Glomus caroticum) vor; alle stehen im Dienste der Kreislaufregulation. Abb.

Anastomose, biliodigestive: operativ geschaffene Verbindung zwischen Gallenwegen u. Magen-Darm-Trakt. Heute vorwiegend als palliativer Eingriff bei Tumoren, die die Gallenwege verlegen, Verletzungen der Gallenwege o. langstreckigen Papillen-Choledochus-Stenosen.

Anastomose, hepatodigestive: Implantation großer Gallengänge o. Annähen der Leberwundfläche an Magen o. Dünndarm nach meist linksseitiger Hemihepatektomie wegen prim. o. sek. Tumoren.

Anastomose, kolorektale: operativ angelegte Verbindung zwischen Kolon u. Rektum. Nach der Richtung der physiol. ↑Peristaltik der Hohlorgane unterscheidet man isoperistalt. u. anisoperistalt. k. A.

Anastomosenstenose: Verengung einer postoperativ geschaffenen Verbindung zwischen zwei Hohlorganen.

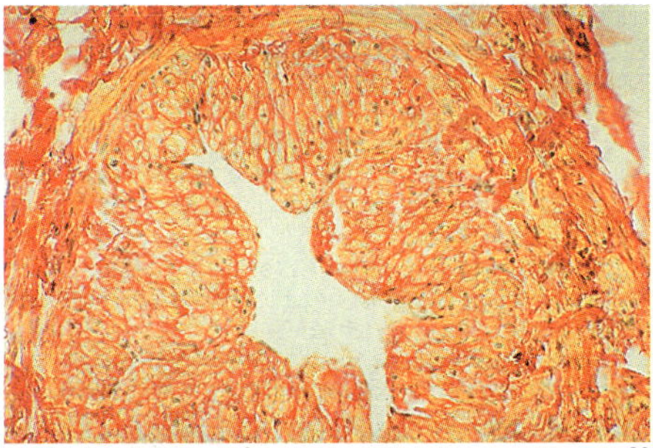

30

Arteriovenöse Anastomose. Histologischer Querschnitt (Färbung nach Domagk) mit Epitheloidzellen in der Tunica intima

Anastomosenulkus: in der Nähe einer operativen Anastomose zwischen Magen u. Dünndarm lokalisiertes Ulkus auftretend als Ulcus pepticum jejuni (in abführender, ganz selten in zuführender Schlinge), eigentl. A. (direkt an der Anastomose) u. Magenstumpfulkus. Am häufigsten ist das Ulcus pepticum jejuni. Ein zu langer Magenstumpf, Antrumreste, ↑Zollinger-Ellison-Syndrom u. Hyperparathyreoidismus sind mögl. Ursachen. Komplikationen: Blutungen, Penetrationen mit Entwicklung einer gastrokol. Fistel, seltener freie Perforationen.

Anastomose, portokavale: operativ angelegte Verbindung der Pfortader mit der V. cava inferior zur Drucksenkung bei portaler Hypertension verschiedenster Genese. Der lokale Stauungshochdruck wird nur wenig beeinflußt. Die p.A. dient v.a. der Beseitigung der Blutungsgefahr aus Ösophagusvarizen o. Kollateralkreisläufen. Gefahr der portosystem. Enzephalopathie.

Anastomose, splenorenale: Form der portokavalen Anastomose; operativ angelegte Ableitung des gestauten Venenblutes bei Pfortaderhochdruck durch Anastomose zwischen Milz- u. Nierenvene. Die Drucksenkung ist unsicherer als bei der portokavalen Anastomose, die Gefahr von Stoffwechselkomplikation geringer.

Anastomositis ⟨*gr*⟩ *f*: entzündl. Veränderungen im anastomosennahen Bereich einer Gastroenterostomie, die als Beginn einer sich nach proximal ausdehnenden ↑Gastritis o. Zunahme des Schweregrades einer vorbestehender Gastritis aufzufassen sind.

Anatomia animata: belebte Anat.; eine seit dem 17. Jh. v.a. morphol.-präparator. vorgehende Richtung in der Physiol. W. Harvey versuchte, aus dem morphol. Zusammenhang der Teile Schlüsse auf ihre Funktion zu ziehen. Das anat. Substrat wurde als Grundlage zur Erklärung der Funktion gebraucht u. die qualitativ-spekulative Betrachtungsweise trat in den Hintergrund. Erst seit dem zweiten Drittel des 19. Jh. tritt in der Physiol. die Anwendung quantitativer u. physikal.-chem. Methoden zunehmend an die Stelle der anat.-morphol. Betrachtungsweise. ↑Physiologie.

Anatomie ⟨*gr* + *lat*⟩ *f*: Anatomia; Lehre von der Form, der Struktur u. der Funktion des Körpers sowie seiner Bauteile. **Funktionelle A.**: Formfunktionslehre, Lehre von den Funktionen, zu deren Verständnis ein komplizierter morphol. Apparat erläutert werden muß. Gegenstände sind funktionelle Gestalten u. funktionelle Strukturen. Funktionen, die sich wenig formhaft äußern (z.B. Stoffwechselvorgänge), gehören zu Physiol., Biochem. etc. **Systemat. A.**: Darstellung von Bau. u. Funktion der Organe in systemat. Gliederung (z.B. Atmungssystem, Harnsystem u.a.). **Topograph. A.**: Lehre von den Körpergegenden (Regionen) u. den gegenseitigen Lagebeziehungen der darin befindl. Organe. **Mikrosk. A.**: Wissenschaft von der Struktur der Organe auf mikrosk. Ebene (Histologia specialis). ↑Histologie.

Anatomische Gesellschaft: internationale med.-wissenschaftl. Gesellschaft. 1886 vom dt. Anat. von Kölliker (1. Präsident) gegründet.

Anatoxin ⟨*gr*⟩ *n*: entgiftetes Toxin; von G. Ramon geprägter Begriff, Ramon entgiftete Diphtherietoxin durch vierwöchige Behandlung mit 0,4 % Formalin bei 38–40 °C. Glenny u. Südmersen steigerten die Wirksamkeit dieses von ihnen als Formalintoxoid bezeichneten Impfstoffs durch Adsorption an Alaun. Später wurde dafür Aluminiumhydroxyd benutzt (Adsorbatimpfstoffe). ↑Toxoide.

Anazidität ↑Achlorhydrie.

Anbaulinie: mikrosk. erkennbare, auf schichtweise Bildung hinweisende Strukturen der Zahnhartsubstanzen. ↑Odontogenese.

ANCA: *Abk* für engl. antineutrophil cytoplasmic antibodies; insbes. für system. Vaskulitiden charakterist. Autoantikörper, die mit zytoplasmat. Antigenen der Granulozyten reagieren (cANCA, pANCA). Die klass. Methode des ANCA-Nachweises ist die indirekte ↑Immunfluoreszenz. Als Substrat dienen äthanolfixierte humane neutrophile Granulozyten.

Anchipodie ⟨*gr*⟩ *f*: angeborene Engstellung beider Beine, die sich über ihre Rückseiten (Außenrotation) einander nähern, ohne zu verschmelzen. Die Kombination mit Defekten der Sakralregion, persistierender Kloake, Fehlbildungen der äußeren Genitalorgane u. häufigem Fehlen einer A. umbilicalis rechtfertigen Klassifizierung als leichter Grad einer ↑Sirenomelie (sireniforme Fehlbildung). Kreuzbeinagenesie des kaudalen Regressionssyndroms (kaudale ↑Dysplasie) unterscheidet sich durch Vorhandensein zweier Aa. umbilicales.

Anchorin ↑Ankyrine.

Anchorin cII ⟨*gr*⟩ *n*: ein hydrophobes ↑Glykoprotein (Mol. Gew. 31 000) der Chondrozytenmembran, das ↑Kollagen Typ II bindet.

anconeus ⟨*gr*⟩ *Adj*: zum Ellenbogen gehörend; M. anconeus.

Ancrod: Enzym aus dem Gift der malay. Grubenotter Agkistrodon rhodostoma; ↑Fibrinolytika.

Ancylostoma braziliense ⟨*gr* + *lat*⟩ *n*: Hakenwurmart im Dünndarm von Hund u. Katze, selten beim Menschen; Larven sind 7–12 mm lang, haben eine Mundkapsel mit 2 Zähnen u. verursachen im Unterhautgewebe stark juckende Veränderungen (↑Creeping eruption). ↑Ancylostomidae.

Ancylostoma duodenale: Hakenwurmart im Dünndarm des Menschen, auch bei Hunden, Katzen, Schweinen u. Affen auftretend; weltweit verbreitet, v.a. in Südeuropa, Nordafrika u. versch. Gebieten Asiens. 8–13 mm lang. ↑Ancylostomidae, ↑Necator americanus.

Ancylostomiasis ↑Ankylostomiasis.

Ancylostomidae: ↑Hakenwürmer, ↑Nematoda; med. wichtige Vertreter: ↑Ancylostoma duodenale, ↑Ancylostoma braziliense, ↑Necator americanus. Erreger der ↑Ankylostomiasis.

Andersen, Dorothy Hansine (1901–1963), Pathol., New York.

Andersen-Krankheit (nach Dorothy H. A.): zyst. Pankreasfibrose; ↑Mukoviszidose mit Bronchiektasen.

Andersen-Syndrom (nach Dorothy H. A.): Typ IV der ↑Glykogenose.

Andresen, Viggo (1870–1950), norweg. Zahnarzt, Oslo. Begründer des „Norwegischen Systems" der ↑Funktionskieferorthopädie.

Androgamet ⟨*gr*⟩ *m*: männl. Gamet; ↑Androspermium.

Androgamone ⟨*gr*⟩ *n Pl*: Wirkstoffe, die die Kopulationsfähigkeit der männl. Keimzellen bestimmen.

Androgenblockade: Testosteronentzug beim fortgeschrittenen ↑Prostatakarzinom durch: 1. plast. ↑Orchidektomie o. Gaben von Gonadotropinantagonisten; 2. zusätzl. Behandlung mit Antiandrogenen zur Hemmung der Androgenproduktion in der Nebenniere (komplette Androgenblockade); 3. intermittierende Androgenblockade mit LHRH-Antagonisten. Rhythmus richtet sich nach dem PSA-Serumwert.

Androgene ⟨*gr*⟩ *n Pl*: männl. Sexualhormone, Steroidhormone; Hauptvertreter sind ↑Testosteron u. Androstendion; Bildung in den Leydig-Zwischenzellen (↑Hodenzwischenzellen) des Hodens. Die Regulation ihrer Produktion u. Sekretion erfolgt durch das in der ↑Adenohypophyse gebildete Hormon, dessen Sekretion durch das entsprechende freisetzend wirkende Hormon bzw. Gonadoliberin (↑GnRh) des Hypothalamus (↑Hypothalamushormone) stimuliert wird. A. hemmen durch neg. Rückkopplung die Sekretion dieses Hypothalamushormons u. steuern so ihre eigene Ausschüttung. A. sind für die Ausbildung u. Entwicklung der inneren u. äußeren Geschlechtsmerkmale des Mannes verantwortl., sie fördern die Spermatogenese u. bewirken die Entwicklung u. Erhaltung der sek. männl. Geschlechtsmerkmale: Wachstum des Penis, spezif. Behaarung, Muskelentwicklung, Bau des Skeletts, tiefe Stimme, das Sexualverhalten des Mannes u. die Libido. Beim Abbau in der Leber entstehen die ↑17-Ketosteroide.

Androgenese ⟨*gr*⟩ *f*: Entwicklung eines Organismus ohne mütterl. Kernanteil. ↑Merogonie.

Androgenresistenz: Testosteronresistenz. Nichtansprechen der Peripherie auf das vom Hoden in ausreichender Menge gebildete Testosteron bei Pseudohermaphroditismus masculinus (↑Pseudohermaphroditismus) mit vorwiegend weibl. Aspekt (Hairless-woman-Syndrom); weibl. äußeres Genitale, jedoch Scheidenaplasie u. Leistenhoden (↑Feminisierung, testikuläre). Anabole Steroide sind im Stoffwechselversuch auf die Stickstoffretention ohne Effekt. Biochem. bisher bekannte Ursachen sind ungenügende Umwandlung des Testosterons zu Dihydrotestosteron bei 5-Alpha-Reduktasemangel u. erhöhte Testosteronbindungskapazität des Plasmas sowie Defekt der Aufnahme des Dihydrotestosterons in den Zellkern.

Androgenurie: Ausscheidung der adrenalen u. gonadalen Androgene bzw. ihrer aktiven o. inaktiven Metabolite, deren wichtigste Vertreter Androsteron u. Etiocholananon bzw. deren Derivate sowie Dihydroepiandrosteron sind. Nur ein kleiner Teil der Urinandrogene besteht aus Abbauprodukten des Cortisols. Die Bestimmung erfolgte früher überwiegend als ↑17-Ketosteroide (17-KS). Für die Diagnostik der Erkrankungen, die mit einer erhöhten Bildung u. Ausscheidung von gonadalen bzw. adrenalen Androgenen einhergehen, ersetzt die aussagefähige RIA-Bestimmung (↑Radioimmunoassay) hauptsächl. der Hormone ↑Testosteron u. Dehydroepiandrosteron bzw. -sulfat (↑Dehydroepiandrosteron) im Serum die Urinfarbreaktion der 17-Ketosteroide.

Andrologie ⟨*gr*⟩ *f*: Lehre von Bau, Funktion u. Erkrankungen der männl. Geschlechtsorgane, bes. von Störungen der Zeugungsfähigkeit.

Androspermium ⟨*gr*⟩ *n*: ↑Spermium, das ein das männl. Geschlecht bestimmendes ↑Y-Chromosom besitzt.

Androstendion: männl., zu den ↑Androgenen gehörendes, Sexualhormon, das in geringeren Mengen in ↑Testosteron umgewandelt wird. Abb.

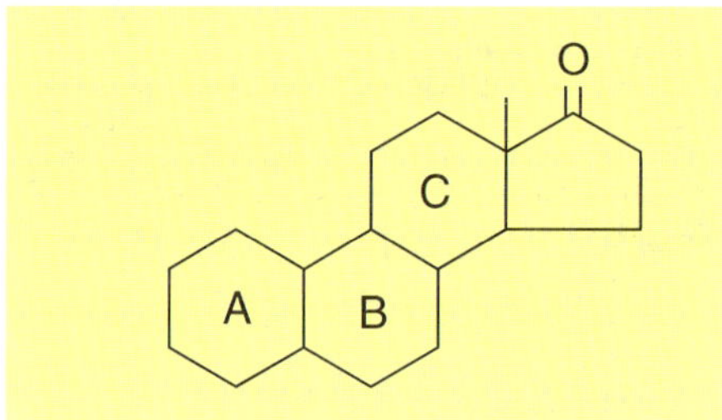

Androstendion

Androsteron: hormonell wenig aktives Abbau- u. Ausscheidungsprodukt des ↑Testosterons; es gehört zur Gruppe der ↑17-Ketosteroide.

Androtrichie: männl. Behaarungstyp bei der Frau; ↑Hirsutismus.

androtrop ⟨*gr*⟩ *Adj*: auf das männl. Geschlecht gerichtet.

Anelektrotonus ⟨*gr + lat*⟩ *m*: Zustand erregbarer Gewebe (Muskeln, Nerven) unter der Anode eines angeschlossenen Gleichstromkreises. Durch die elektr. Feldlinien werden die im Volumenleiter befindl. Dipole mit ihrer neg. Ladung zur Anode ausgerichtet, wodurch die erregende Wirkung von außen angelegter, depolarisierender Reize linear zum angelegten A. herabgesetzt wird. Die äußere Reizschwelle ist erhöht (Anodenblock). Wird der Gleichstromkreis geöffnet, entsteht unter der Anode durch die Dipolausrichtung ein umgekehrtes elektr. Feld (virtuelle Kathode), welches kurzfristig die äußere Reizschwelle erniedrigt bzw. selbst Ursache eines überschwelligen Reizes ist (↑Pflüger-Zuckungsgesetz).

Anemometer ⟨*gr*⟩: wörtl. Windmesser, Gerät zur Messung der Strömungsgeschwindigkeit bzw. der Durchflußmenge. In der Med. gebräuchl. A. verwenden einen im Luftstrom befindl. temperaturabhängigen Widerstand, z. B. einen Metalldraht (Hitzdrahtanemometer) o. einen ↑Thermistor. Er wird durch einen hindurchfließenden Strom erwärmt. Das vorbeiströmende Gas kühlt den Widerstand ab, u. es entsteht eine Stromänderung. Geräte mit Thermistoren haben nur eine geringe Trägheit u. werden in ↑Plethysmographen u. in Verbindung mit einer ↑Marey-Kapsel auch zur Pulsmessung eingesetzt.

Anemometrie: Messung der Strömungsgeschwindigkeit, z. B. in der Nase u. im Bereich der Kieferhöhlenostien u. damit der Ostiumfunktion der Kieferhöhlen nach vorheriger ↑ Sinuskopie. ↑ Rhinomanometrie.

Anemonismus: durch Anemonal (Alphaangelicazitron, Ranunculol aus Hahnenfußgewächsen) bedingte ↑ Vergiftung mit Erregungs- u. nachfolgend Lähmungszuständen des ZNS sowie Kreislauf- u. Atemlähmung.

Anenzephalie ⟨*gr*⟩ *f*: Krötenkopf, Froschkopf; schwere, nicht lebensfähige Fehlbildung des rostralen Abschnitts der Neuralplatte. Im Extremfall liegt auf der verformten, aber erhaltenen Schädelbasis eine aus Gliaresten, Blutgefäßen u. Ependym bestehende, hochrote Area cerebrovasculosa. Leichtere Grade haben erhaltenen Hirnstamm u. Kleinhirn. Dementsprechend wechselt auch der Aufbau der Schädelkapsel: Akranie (Fehlen fast aller Deckknochen) o. Merokranie (Teilschädelbildung). Flache Orbitae bedingen starken Exophthalmus. Form der Rhachischisis totalis (↑ Rhachischisis). Abb.

Aneosinophilie ⟨*gr*⟩ *f*: weitgehendes Fehlen von eosinfärbbaren Leukozyten; typ. für schwere Infektionen (u. a. Typhus, schwere sept. Zustände, Bauchfellvereiterung).

Anephrie ⟨*gr*⟩ *f* ↑ Nierenagenesie.

Anethol ↑ Pimpinella anisum.

Anethopathie ⟨*gr*⟩ *f*: herabgesetzte o. fehlende emotionale Bindung an Mitmenschen.

Anetodermie ⟨*gr*⟩ *f*: Dermatitis atrophicans maculosa; chron. fleckenförmig auftretende progressive Hautatrophie mit drei Stadien: 1. Stadium erythematosum; 2. Stadium atrophicum; 3. hernienartige Verwölbung. Ursache unbekannt, manchmal bei Akrodermatitis atrophicans.

Aneuploidie ⟨*gr*⟩ *f*: abnormer Chromosomensatz, bei dem die Zahl der Chromosomen bzw. ihr DNA-Gehalt um das ungeradzahlig Vielfache vermehrt bzw. vermindert ist. Einzelne Chromosomenabschnitte können völlig fehlen, andere unregelmäßig vervielfacht sein. ↑ Euploid.

Aneurin ⟨*gr*⟩ *n* ↑ Vitamin B_1.

Aneurysma ⟨*gr*⟩ *n*: umschriebene Erweiterung eines art. Gefäßes als Ergebnis einer Wandveränderung. Abzugrenzen von gleichmäßiger Erweiterung (↑ Ektasie). Einteilung in **A. verum** (echtes Aneurysma) mit Ausbuchtung aller Wandschichten u. **A. spurium** (falsches A.), das einem traumat. mit einer Arterie in Verbindung stehenden Hämatom entspricht (Arterienwand selbst nicht verändert). **A. verum** wird nach Form unterteilt in diffuse A. (spindelförmige, zylindr., serpentinöse u. razemöse A.) u. zirkumskripte A. (sack-, kahn-, zelt- o. trichterförmige A.). **A. dissecans** entspricht intramuralem Hämatom, bei dem Blut durch die Intima in die Gefäßwand eindringt. Sonderformen: **arteriovenöses A.**, meist traumat. verursachte Verbindung zwischen Arterie u. Vene. **Arteriovenöses A. der Lunge**: abnorme direkte Verbindung zwischen einer peripheren Lungenarterie u. einer Lungenvene ohne Zwischenschaltung von Kapillaren. Einzeln o. multipel vorkommend, angeboren (↑ Osler-Krankheit) o. erworben (Entzündungsfolge, posttraumat.). Bei großen A. ↑ Hypoxie, Zyanose u. Rechtsherzbelastung. Perforation mit Hämoptoe mögl. **Ätiol.**: Arteriosklerose, Syphilis, Medianekrose, Arrosionsaneurysma bei perivasaler Entzündung. Traumen (Schuß- u. Stichverletzungen). Weiter angeborene A. auf dem Boden einer Gefäßwandschwäche. **Herzwandaneurysma**: 1. akutes Herzwandaneurysma als Folge einer Myomalazie nach Infarkt (Gefahr der Wandruptur); 2. chron. Herzwandaneurysma: Ausbuchtung bindegewebig umgewandelter Herzwandanteile nach Infarkt. Abb.

Aneurysma, intrazerebrales: umschriebene, meist sackförmige Ausstülpung einer art. Gefäßwand im intrazerebralen Stromgebiet. Lokalisation: A. carotis interna, A. basilaris sowie an den Aufzweigungen in A. cerebri anterior, media u. posterior bzw. an den Verbindungsstellen der größeren Hirnarterien (Ramus communi-

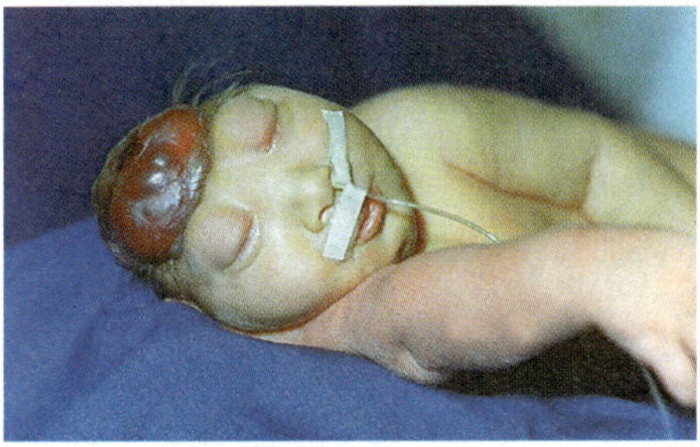

38

Anenzephalie. Fehlen des Großhirns und des Schädeldachs

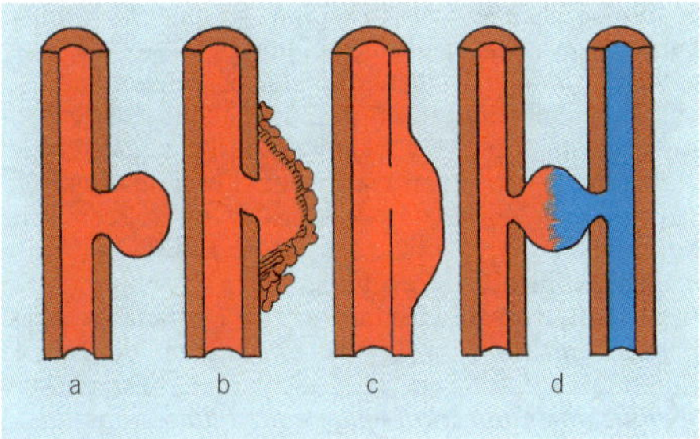

Aneurysma. Verschiedene Typen
a: A. verum; b: A. spurium; c: A. dissecans; d: arteriovenöses A.

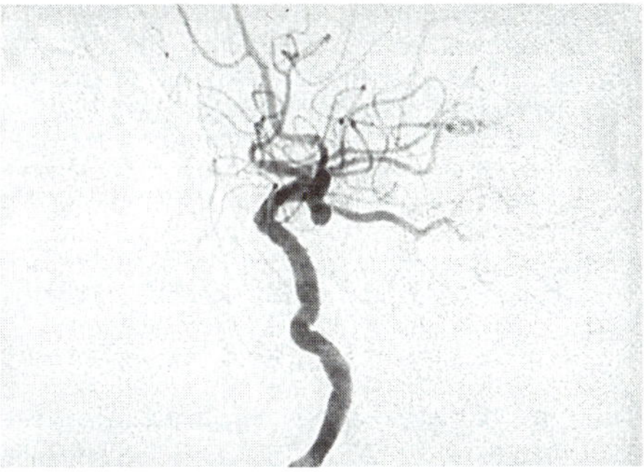

31

Intrazerebrales Aneurysma der Arteria carotis interna

cans anterior u. posterior). Lebensgefährl. Komplikation: Ruptur des A. Ther.: operativ. Operationsziel: Ausschaltung des i. A. unter Erhaltung der Blutzirkulation in der aneurysmatragenden Arterie. ↑Hirngefäßaneurysmabehandlung. Abb.

Aneurysmasymptomatik: klin. Zeichen bestehen in Schmerzen (je nach Lokalisation des Aneurysmas, wie ↑Angina pectoris, Ischialgie, Appendizitis, Cholezystitis u. a.), Kompression anliegender Organe, abnorme Pulsationen („Tumoren"), Gefäßgeräusche o. Bild der akute arterielle ↑Durchblutungsstörung (Thrombosierung des Aneurysmas selbst o. des ganzen Gefäßes, periphere Streuung als Embolie, Ruptur u. Blutung). ↑Aneurysma.

Aneurysmorrhaphie ⟨*gr*⟩ *f*: kaum noch angewendete operative Methode der Verkleinerung eines Aneurysmasacks durch Matratzennähte.

ANF: **1.** *Abk* für atrialer natriuret. Faktor, ↑Peptid, atriales natriuretisches. **2.** *Abk* für antinukleäre Faktoren. (antinukleäre ↑Antikörper).

Anfall: plötzl. auftretende, zeitl. begrenzte Krankheitszustände, die sich meistens in unregelmäßigen Abständen wiederholen, v. a. als Krankheitserscheinung der ↑Epilepsien aber auch bei zahlreichen anderen Krankheiten, z. B. ↑Narkolepsie, ↑Tetanie, synkopaler, vegetativer, extrapyramidaler, hyster., paralyt. A. bei progressiver ↑Paralyse, paroxysmaler ↑Lähmung, ↑Migräne, ↑Erythroprosopalgie, ↑Trigeminusneuralgie.

Anfälle, hypoxämische: Zyanoseanfälle; lebensbedrohl. Zustände von Unruhe mit Dyspnoe u. Verstärkung der Zyanose, die in Bewußtlosigkeit, Apnoe, seltener auch Krämpfe übergehen können bei Kindern mit zyanot. Herzfehlbildungen, insbes. bei Fallot-Krankheit. Im Anfall besteht eine Bradykardie. Das Pulmonalstenosegeräusch verschwindet. Wahrscheinl. besteht eine Kontraktion der Muskulatur des rechtsventrikulären Ausflußtrakts.

Anfälligkeit ↑Disposition.

Anfall, mastikatorischer: Variante eines Jackson-Anfalls (↑Epilepsie); Leitsymptom sind orale Automatismen (Schmatzen, Schlucken, Schmeckbewegungen) unter Mitbeteiligung der Mund-, Schlund- u. Larynxmuskulatur; Topik: untere Zentralwindung.

Anfallsäquivalent ↑Dämmerattacken.

Anfallsleiden: Krankheiten, deren Erscheinungsform durch den ↑Anfall gekennzeichnet ist.

Anfallsleiden, myoklonisch-astatisches ↑Lennox-Syndrom.

Anfallsrate: ein für Infektionen bzw. epidem. Krankheitsgeschehen benutzter Begriff für die Inzidenzrate einer Krankheit, bezogen auf einen kurzen Zeitraum unter sehr spez. epidem. Bedingungen.

Anfall, tetanischer ↑Tetanie.

Anfeuchter: Humidifier; techn. Vorrichtung an Beatmungsgeräten zur Anreicherung von Atemgasgemischen mit Wasserdampf bzw. -aerosolen, um bei intubierten u. tracheotomierten Pat. die physiol. Anfeuchtung der Atemluft zu ersetzen. Andernfalls droht eine Austrocknung der Schleimhäute sowie Eindickung des Bronchialsekrets mit der Gefahr der Pfropf- u. Atelektasenbildung. Gebräuchl. Prinzipien bilden Düsen, Ultraschallvernebler sowie Geräte, durch die Wasserdampf erzeugt u. der Atemluft zugesetzt wird.

Anflutungszeit: Zeitspanne, die bei der Einleitung einer Inhalationsnarkose benötigt wird, um eine narkot. wirksame Konzentration im zentralen Nervensystem zu erreichen. Sie ist abhängig von der Art des Narkotikums, seiner Blut- u. Gewebelöslichkeit, seiner Applikationsweise u. biol. Faktoren, wie Ventilation, Zirkulation u. Stoffwechsellage.

Anfrischung: Ausschneidung von Narben- o. ↑Granulationsgewebe, oft vor der Nahtvereinigung von Geweben.

Anfrischungsarthrodese ↑Arthrodese.

Angehörigenarbeit: psychotherapeut. Verfahren, bes. bei Depressionen, Schizophrenien u. Demenzen. **Psychoedukative A.**: Entlastung der Angehörigen durch Informationsvermittlung. **System. A.**: ther. Bearbeitung der Beziehung u. Interaktion zwischen Pat. u. Angehörigen.

Angelhakenharnleiter ↑Hörnchenphänomen.

Angelica archangelica ⟨*lat*⟩ *f*: Engelwurz, Staude, Wurzel enthält ätherische ↑Öle, Cumarin- u. Furocumarinderivate sowie Bitterstoffe, Stomachikum.

Angelman, Harry, brit. Päd., Warrington.

Angelman-Syndrom (nach Harry A.): Puppenkind-Syndrom; angeborene ↑Intelligenzminderung mit besonderen Verhaltensweisen (Lachanfälle) u. somat. Auffälligkeiten wie Brachy- u. Mikrozephalie. Ursache: Fehlen mütterl. Allele in der proximalen Langarmregion eines Chromosoms 15.

Anger, Hal O. (geb. 1920), amerik. Physiker, Berkeley, Kalifornien. Konstrukteur der ersten ↑Gammakamera mit einem stationären ↑Szintillationsdetektor, auch Anger-Kamera genannt.

Anger-Kamera (nach Hal O. A.) ↑Gammakamera.

Angiektasie ⟨*gr*⟩ *f*: Gefäßerweiterung; ↑Aneurysma, ↑Teleangiektasie.

Angiitis rheumatica ⟨*gr*⟩ *f*: seltene, bei rheumat. Fieber auftretende Arterienentzündung.

Angina ⟨*lat*⟩ *f*: Enge. **1.** Krankheitsbilder, die mit Einengungen einhergehen, z. B. Angina tonsillaris, ↑Angina pectoris, ↑Angina abdominalis. **2.** Tonsillitis acuta, Halsentzündung, Mandelentzündung. Akute infektiöse Entzündung des lymphat. Rachenrings, insbes. der Gaumenmandeln, mit Engegefühl u. Schmerzen beim Schlucken, Zungenbelag u. Mundgeruch sowie kloßiger Sprache. Meist fieberhafter Verlauf u. allg. Krankheitsgefühl. Mitunter ein wichtiges Leitsymptom für ↑Scharlach, ↑Mononucleosis infectiosa, Leukämie u. Syphilis.

Angina abdominalis: Schmerzzustände im Bauch, deren Ursache eine Ischämie des Dünndarms ist. Infolge meist arteriosklerot. Einengung des Truncus coeliacus u./o. der Angina mesenterica superior tritt nach den Mahlzeiten eine funktionelle Überforderung der noch mögl. Durchblutung auf. Die Schmerzen klingen nach der Darmpassage der Mahlzeiten ab. Pat. bekommen Angst vor der Nahrungsaufnahme.

Angina agranulocytotica: Angina necroticans; eine nekrotisierende Form der Mandelentzündung mit Fieber, Schüttelfrost bei Schwund der peripheren Granulozyten (↑Agranulozytose).

Angina aphthosa: multiple schmerzhafte Erosionen der Mund- u. Rachenschleimhaut (↑Stomatitis) mit starker Beeinträchtigung des Allgemeinbefindens; meist als Erstinfektion durch Herpes-simplex-Virus bei Kindern.

Angina catarrhalis: Angina simplex; eine leichte Form der Halsentzündung mit geringer Rötung u. Schwellung der Tonsillen, mäßigen Schluckbeschwerden u. geringer Temperaturerhöhung. Erreger meist Viren (↑ Atemwegsinfektion).

Angina diphtherica: grauweiße, festhaftende, fibrinöse Beläge der Tonsillen sowie meist der umgebenden Schleimhautregion wie weicher Gaumen u. Uvula mit Schwellung der regionären Lymphknoten (↑ Diphtherie).

Angina follicularis: Angina lacunaris; starke Rötung u. Schwellung der Tonsillen sowie stippchenartige o. zusammenfließende Beläge; plötzl. Beginn mit hohem Fieber u. starken Schluckbeschwerden sowie Lymphknotenschwellung. Erreger meist Streptokokken (↑ Streptococcus); gelegentl. als **Angina pseudomembranacea** mit der ↑ Angina diphtherica verwechselbare Form der Angina.

Angina herpetiformis: geschwürig zerfallende Bläschen v. a. der vorderen Gaumenbögen, eine ↑ Coxsackievirusinfektion (↑ Herpangina) des Kindesalters.

Angina lacunaris ↑ Angina follicularis.

Angina lateralis: Seitenstrangangina; Entzündung der Seitenstränge u. Lymphfollikel an der Hinterwand des Rachens bzw. nach ↑ Tonsillektomie.

Angina Ludovici (nach Wilhelm F. von Ludwig): Mundbodenphlegmone (Phlegmona colli profunda), meist von Zahnerkrankungen, Entzündung der Glandula submandibularis o. in der Nähe liegenden abszedierenden Lymphknoten ausgehend. Plötzl. Beginn mit starken Schluckbeschwerden, Kieferklemme u. Atemnot (Gefahr des Absteigens in die tiefen Halsfaszien, Mediastinitis, Larynxödem, Erstickung).

Angina monocytogenes: fieberhaft verlaufende, nekrotisierende Tonsillitis mit diphtherieähnl. Membranen bzw. Pseudomembranen sowie allg. Lymphknotenschwellungen u. ausgeprägter Lymphoidzellvermehrung im peripheren Blut (↑ Mononucleosis infectiosa, seltener ↑ Listeriose); bevorzugter Befall von Kindern u. jungen Erwachsenen. Erreger ↑ Epstein-Barr-Virus (↑ Listeria).

Angina necroticans ↑ Angina agranulocytotica.

Angina pectoris: Schmerzattacken im mittleren bis li. Thorax, die ätiol. mit dem Herz in Verbindung gebracht werden. Man bezeichnet als **definitive Belastungsangina** (typ.) einen im oberen o. mittleren Teil des Sternums auftretenden Schmerz (stechend, zusammenschnürend berstend, brennend), der in den li. (o. beide) Arm, um den Thorax herum, in den Nacken o. Unterkiefer ausstrahlen kann u. nach körperl. o. stärkerer seel. Belastung, Nahrungsaufnahme, Kälteeinfluß auftritt, wenige Minuten nach Ende der Belastung (o. Einnahme von Nitropräparaten) verschwindet. Als **wahrscheinl. Belastungsangina** werden Beschwerden bezeichnet, die entweder an einer der unter Fortleitung erwähnten Stellen, o. oberhalb der li. Brustwarze beginnen o. bei schwerster Belastung wieder verschwinden. Die Belastungsangina ist Ausdruck des klin. Stadiums II der KHK (Koronare o. ischämische Herzkrankheit); Stadium III: Auftreten pektanginöser Beschwerden auch in Ruhe o. erst nach längerer Zeit zurückgehend (Stadium IV: Herzinfarkt).

Angina phlegmonosa: sich meist einseitig aus einer ↑ Angina follicularis entwickelnder Tonsillarabszeß (auch Peritonsillar- o. Retrotonsillarabszeß) mit der Gefahr des Glottis- u. Larynxödems.

Angina Plaut-Vincenti: Angina ulceromembranacea, Angina ulcerosa; meist einseitiges, mit schmierigem Belag bedecktes Tonsillargeschwür (Tonsillitis ulcerosa) u. Lymphknotenschwellung bei auffallend niedrigen Temperaturen u. relativ gutem Allgemeinbefinden. Erregersymbiose zwischen Fusobacterium nucleatum u. Borrelia vincenti.

Angina pseudomembranacea ↑ Angina follicularis.

Angina retronasalis: Entzündung der Rachentonsille (Tonsilla pharyngica) bei Säuglingen mit noch ungenügend entwickelten Gaumentonsillen (Tonsilla palatina).

Angina septica: im Verlauf einer eitrigen Angina zur schweren sept. (ohne bakteriell-metastat. Embolien) o. pyäm. Erkrankung (mit bakteriell-metastat. Embolien) fortschreitende, bösartige Angina.

Angina specifica: Angina syphilitica; subakute o. rezidivierende Angina mit Schluckbeschwerden ohne Fieber u. mit gutem Allgemeinbefinden (Lues II pharyngis); grauweißl. konfluierende Plaques u. scharf konturierte Ulzerationen.

Angina ulceromembranacea ↑ Angina Plaut-Vincenti.

Angina ulcerosa ↑ Angina Plaut-Vincenti.

Angioarchitektonik ⟨*gr*⟩ *f*: räuml. Anordnung der Blutgefäße; im Bereich der Großhirnrinde Aufstellung angioarchitekton. Hirnkarten durch R. A. Pfeiffer. Abb.

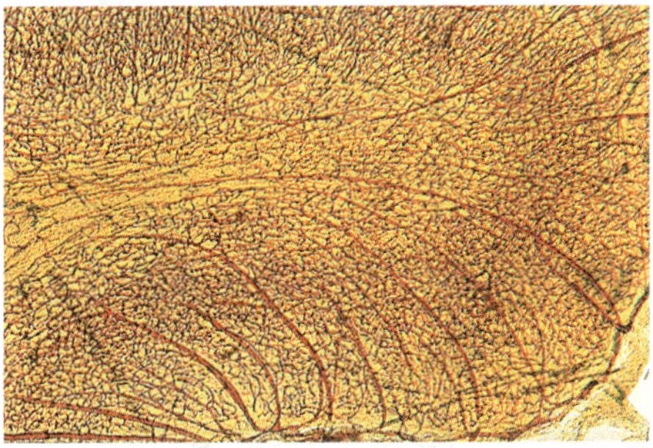

30

Angioarchitektonik. Histologischer Schnitt durch die Großhirnrinde, Gefäßinjektion; Vaskularisation sowohl vom Mark als auch von der Pia mater aus

Angioblasten ⟨*gr*⟩ *m Pl*: jugendl. Zellen mit der Fähigkeit, Kapillaren zu bilden, reichl. in ↑ Granulationsgewebe.

Angioblastom ⟨*gr*⟩ *n*: echtes Gewächs des Gefäßgewebes, Hämangioblastom (↑ Hämangiom), Lymphangioblastom.

Angiodensitometrie: Ermittlung der Durchblutung größerer Gefäße mittels röntgendensitometr. Methoden. Dabei werden röntgenkinematograph. Aufzeichnungen des Kontrastmitteldurchflusses angefertigt, die dann mit Photoelementen ausgemessen werden.

Angiodynographie: Darstellung der Blutgefäße im Ultraschall-B-Bild durch Überlagerung der übl. Grautondarstellungen mit den farbcodierten (blau, rot) auf der Dopplerfrequenzverschiebung beruhenden Signalen der Blutströmung. ↑ Ultraschall-Doppler-Technik.

Angiodysplasie: arteriovenöse Fehlbildung mit ektat., geschlängelt verlaufenden submukösen Venen u. erweiterten kapillären u. postkapillären Gefäßen der Mu-

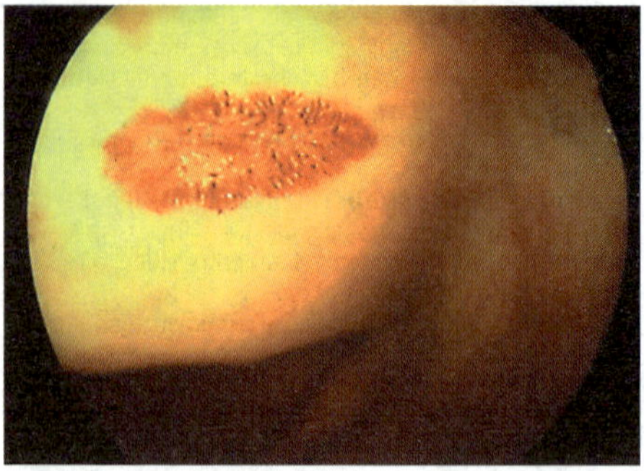

5

Angiodysplasie des Kolon

kosa. Es handelt sich um 2–10 mm große flache o. leicht erhabene hellrote Läsionen, die im gesamten Gastrointestinaltrakt, bes. im Kolon, vorkommen können. Abb.

Angiofibrom, juveniles: Nasenrachenfibrom; fast nur beim männl. Geschlecht bis zur Pubertät auftretender gutartiger mesenchymaler Pharynxtumor aus lockerem Bindegewebe mit Einschluß dünnwandiger, kavernös erweiterter Blutgefäße. Nach dem 20. Lj. meist spontane Rückbildung.

Angiogenese ⟨*gr*⟩ *f*: Entstehung von Blutgefäßen aus ↑Angioblasten; die Zellen formieren sich zu Endothelschläuchen, u. unter der Funktion werden die Schichten der Gefäßwand gebildet.

Angiographie ⟨*gr*⟩ *f*: Vasographie; röntgendiagnost. Methode zur Gefäßdarstellung nach Kontrastmittelinjektion nach Punktion o. Katheterisierung der darzustellenden Gefäße. Darstellung von Arterien u. den dazugehörigen Venen in einer Aufnahmeserie (Beispiel ↑Renovasographie) bzw. bevorzugte o. ausschließl. Abbildung der Arterien (↑Arteriographie) o. Darstellung der Venen (↑Phlebographie). Selektive, superselektive, semiselektive A.: isolierte Darstellung von Gefäßästen durch Vorschieben von spez. vorgeformten dünnkalibrigen Kathetern durch kaliberstärkere hindurch. Ebenfalls unter den Oberbegriff A. fallen die Darstellung der Lymphgefäße (↑Lymphographie) u. die Abbildung der Lymphknoten (Lymphadenographie). **Punktionstechnik**: 1. Direktpunktion des Gefäßes durch die Haut hindurch (perkutane Methode). 2. Gefäßpunktion nach operativer Freilegung (z. B. Lymphographie). 3. Punktion des Gefäßes u. Einführung von Spezialkathetern nach der ↑Seldinger-Methode unter Durchleuchtungskontrolle. Kontrastmittel: wasserlösl. triiodierte Kontrastmittel für Angio-, Arterio- u. Phlebographien; ölige Kontrastmittel zur Lymphographie. Manuelle Injektion (zur Darstellung von Gefäßen mit geringer Strömungsgeschwindigkeit). Überwiegend Injektion durch automat. Hochdruckkontrastmittelinjektionsgeräte.

Angiographie, spinale: röntg. Darstellung spinaler Gefäße unter Anwendung von Kontrastmitteln, insbes. selektive Katheterangiographie von der A. vertebralis o. Aorta aus.

Angiographie, zerebrale: röntg. Darstellung zerebraler Gefäße unter Anwendung von Kontrastmitteln, je nach Ind. wird die Karotisangiographie, die Vertebralisangiographie o. die globale Angiographie der Zervikobrachialgefäße durchgeführt. Das Kontrastmittel kann durch Direktpunktion o. mittels der Seldinger-Technik vom Aortenbogen her (↑BCAG) in das Gefäßsystem gebracht werden. Die Serienangiographie ermöglicht die Darstellung des Arteriogramms, der kapillaren Phase u. des Phlebogramms im sagittalen u. im seitl. Strahlengang.

Angiohämophilie ⟨*gr*⟩ *f*: vaskuläre Hämophilie, vaskuläre Pseudohämophilie, konstitutionelle Thrombozytopathie, Willebrand-Jürgens-Syndrom; Syndrom mit Verlängerung der Blutungszeit kombiniert mit Verminderung der biol. Aktivität des Gerinnungsfaktor-VIII-Komplexes u. mit sek. Defekten der Funktion der Thrombozyten bei Mangel o. Defekt der makromolekularen Untereinheiten des Faktor VIII-Moleküls. Heterogen. autosomal dominanter Erbgang, Vererbung mit stark wechselnder Penetranz u. Expressivität. Manifestation der A. fast stets vor dem 4. Lj. Blutungssymptomatik variiert von Pat. zu Pat. Gelenkblutungen selten. Blutungsintensität bei ein u. demselben Pat. stark wechselnd. Ther. mit Frischplasma, Cohnfraktion I o. Kryopräzipitaten.

Angiohelminthen: in den Blutgefäßen schmarotzende ↑Helminthen.

Angioid streaks ⟨*engl*⟩ *Pl*: gefäßähnl. Streifen, die am Augenhintergrund konzentr., aber unregelmäßig von der Papille ausgehend in der Peripherie verlaufen u. Verdünnungen in der ↑Bruch-Membran als Teilsymptom einer generalisierten Elastorrhexis (↑Groenblad-Strandberg-Syndrom) darstellen. Folge der A. s. sind nicht selten schwere Makuladegenerationen mit erhebl. Visusabfall.

Angiokardiographie: Röntgendarstellung des Herzens u. der großen Gefäße mittels Kontrastmittel zur Form- u. Größenbestimmung der Herzhöhlen u. ihrer Ausflußbahnen, zum Nachweis von Scheidewanddefekten u. anderen Fehlbildungen u. zur Beurteilung der Form u. Funktion der Herzklappen. Die Bildaufzeichnung erfolgt mit Rollfilm- o. Blattfilmwechsler im Großbildformat bis zu 35 · 35 cm, mit der Bildverstärkerausgangsseriographie (↑Bildverstärkerphotographie) o. der Röntgenkinematographie, evtl. in zwei Ebenen mit 35-mm-Kinokameras (Kineangiokardiographie). **Verfahren**: I. Venöse A.: nach Punktion der V. cubiti. II. Selektive A.: 1. Dextrokardiographie: Rechtsherzdarstellung mittels eines transvenös in den re. Vorhof o. den re. Ventrikel vorgeschobenen ↑Katheters. 2. Selektive Pulmonalarteriographie (Pneumangiographie) 3. Selektive Lävokardiographie (Linksherzdarstellung) als perkutane retrograde art. Lävokardiographie o. transseptale Lävokardiographie (transvenöse Kathetereinführung über die V. cava, den re. Vorhof nach Punktion des Vorhofseptums über den li. Vorhof in den li. Ventrikel). ↑Koronarangiographie.

Angiokardiopathie: Erkrankung des Herzens bzw. der großen Gefäße, oft i. S. von Fehlbildung des Herzens bzw.. der großen Gefäße.

Angiokeratoma ⟨*gr*⟩ *n*: Angiokeratom. **A. digitorum akroasphycticum** (Mibelli, 1889): Vorkommen bei Jugendlichen an den Akren in Form auf asphykt. Haut stehender dunkelroter bis blauschwarzer Pünktchen, die in warzige Effloreszenzen übergehen können. Erweiterung der papillären Kapillaren. Fam. Vorkommen mögl. **A. circumscriptum naeviforme**: meist einseitig auftretende Gefäßerweiterungen mit stärkerer Keratose der Epidermis. **A. corporis diffusum universale**: Fabry-Syndrom; Sphingolipidose, genet. bedingt, X-chromosomaler Erbgang. Der durch den Gendefekt verursachte Mangel an lysosomalen Galaktosidase-A-Isoenzymen führt zu einem Stoffwechselblock mit Anstau u. Ablagerung der Glykolipide Ceramidtri- u. -dihexosid generell in den Blutgefäßen, bevorzugt in denen von Haut, Niere, Myokard, Darmwänden u. Gehirn. Daraus leitet sich eine entsprechende klin. Sympt. ab: Erstmanifestation etwa ab 5. Lj. mit charakterist. progredienten Hautveränderungen aus Angiomen u. Hyperkeratosen. Ausgehend von den betroffenen Organen unspezif. klin. Sympt. durch zunehmende Funktionsbeeinträchtigung. Neigung zu Hypertonie, Ischämie u. Infarkten. Progrediente Organinsuffizienz, Tod durch Herz- u. Niereninsuffizienz. Durch den X-chromosomalen Erbgang ist die Sympt. bei Frauen selten ausgeprägt.

Angiokinematographie *⟨gr⟩ f*: Einsatz der ↑Röntgenkinematographie bei der ↑Angiographie. Die A. wird bei Hirngefäßen zur Erkennung von arteriovenösen Kurzschlüssen (Angiome), von Aneurysmen, Gefäßverschlüssen u. v.a. zum Studium der Hämodynamik des Herzens u. der Herzkranzgefäße eingesetzt. Die Technik wird teilweise durch Schnellserienaufnahmen (↑Bildverstärkerphotographie, Schnellserientechnik) u. die ↑Kernspintomographie ersetzt.

Angiokymographie: Rasterverschiebungsangiokymographie; kymograph. Verfahren (↑Kymographie) zur Darstellung der Strömungsverhältnisse in den Arterien.

Angiolipom: gutartiges mesenchymales Gewächs aus Fettgewebe u. Blutgefäßen von meist kapillärem Typ.

Angiologie *⟨gr⟩ f*: Lehre von den Gefäßen u. ihren Erkrankungen.

Angiolupoid *⟨gr + lat⟩ n*: seltene Erkrankung, vorwiegend bei Frauen. Befallen wird die Gesichtshaut in Form von kleinen blauroten, flach erhabenen Plaques mit zahlreichen Teleangiektasien an der Oberfläche. Gutartiger Verlauf, gehört zur Sarkoidose.

Angiom *⟨gr⟩ n*: Angioma; von Gefäßen ausgehendes Gewächs, ↑Hämangiom, ↑Lymphangiom.

Angioma arteriale racemosum: Rankenangiom, hauptsächl. im Kopfbereich auftretende gewächsähnl. Gefäßneubildung, deren Gefäße Arterien u. arteriovenösen Verbindungen entsprechen u. stark geschlängelt sind. Als ↑Hamartom zu deuten.

Angioma capillare et venosum calcificans ↑Sturge-Weber-Krankheit.

Angioma cirsoides ↑Rankenangiom.

Angioma teleangiectaticum: durch Erweiterung von Kapillaren entstanden.

Angiomatose *⟨gr⟩ f*: Angiomatosis; angiomatöse ↑Phakomatosen, genet. bedingte Systemerkrankung mit multiplen Angiomen, A. cerebri et retinae (Hippel-Lindau-Syndrom).

Angiomatose, bazilläre: Epitheloidangiomatose; durch Bartonella henselae verursachte Gefäßneubildungen (Angiomatose) der Haut u. an inneren Organen, die bei Pat. mit Immundefekt (z. B. bei AIDS) vorkommt.

Angiomatose, ossäre: Angiomatose des Knochens; seltene Erkrankung mit einer Kombination von Häm- u. Lymphangiomen der Knochen mit solchen der Weichteile u. innerer Organe. Die ersten Sympt. werden überwiegend von den viszeralen Angiomen verursacht. Vorkommen vorwiegend in den ersten beiden Lebensjahrzehnten.

Angiomatosis encephalotrigeminalis ↑Sturge-Weber-Krankheit.

Angiomatosis hepatis: kavernöse Hämangiome der Leber, evtl. mit Gefäßfehlbildungen u. Zysten in anderen Organen. ↑Angiomatosis retinae, Lindau-Krankheit, Hippel-Lindau-Krankheit (Gefäßtumoren, ↑zerebrale).

Angiomatosis placentae ↑Haemangiomatosis placentae.

Angiomatosis retinae: Hippel-Lindau-Syndrom, den ↑Phakomatosen zugehörig, autosomal dominanter Erbgang, Systemerkrankung, die durch Fehlbildungen von Kapillaren in versch. Organen, bes. in Retina, Kleinhirn u. a. Organen, gekennzeichnet ist. Am Augenhintergrund entwickeln sich Geschwülste, die durch starke Gefäßstauung zur Erblindung führen.

Angiom, eruptives ↑Granuloma teleangiectaticum.

Angiom, neurokutanes: Krankheitsgruppe, die durch nävusartige Gefäßfehlbildungen von Haut u. Nerven gekennzeichnet ist, häufig segmentaler Befall. Zur Gruppe gehören die ↑Sturge-Weber-Krankheit u. das Klippel-Trenaunay-Syndrom.

Angiom, ossäres ↑Knochenangiom.

Angiom, spinales ↑Rückenmarkangiome.

Angiomyolipom: gutartiger Nierentumor (↑Nierentumoren), oft beidseitig.

Angiomyoneurom *⟨gr⟩ n* ↑Glomustumor.

Angiom, zerebrales: Hirnangiom. ↑Angiom.

Angioödem, hereditäres: autosomal rezessiv erbl. Defekt im Komplementsystem (C1-Inaktivator); manifestiert sich durch anfallsartig, meist mehrtägig auftretende Ödeme in best. Körperregionen (↑Quincke-Ödem); bei Beteiligung der oberen Atemwege besteht Erstickungsgefahr. Soforttherapie: konzentrierter Serumfaktor-C1-Inaktivator.

Angioorganopathie, diabetische: Gefäßveränderungen der kleinen Arterien, Arteriolen (Mikroangiopathie) der Organe (Niere, Auge, ZNS) u. akralen Gefäße. Diabet. Angiopathie der Extremitäten: charakterisiert durch schnellen Übergang von Stadium I zu IV (↑Durchblutungsstörungen, chronisch arterielle); Neigung zur „feuchten Gangrän“. Morphol. Grundlage der diabet. Mikroangiopathie sind Endothelproliferationen, die von mukopolysaccharidreichen Fibrinnetzen umgeben sind; bei Makroangiopathie häufig Kombination mit Mediaverkalkungen. Pathogenet. Abgrenzung zur Arteriosklerose unklar. Abb.

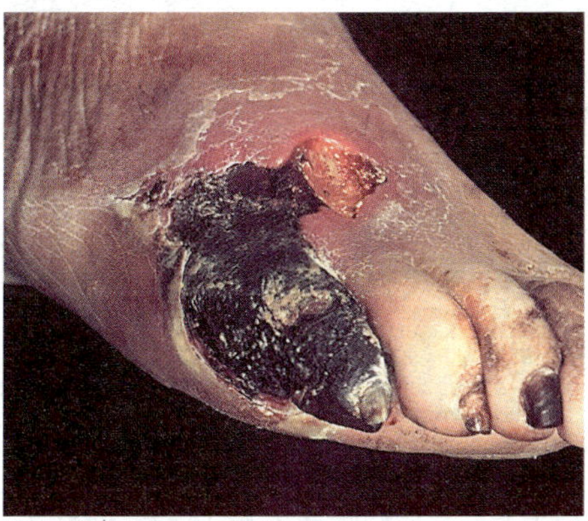

19

Diabetische Angioorganopathie mit Gangrän

Angioplastie, perkutane transluminale: *Abk* PTA; Methode der ↑Interventionsradiologie; Dilatation von Blutgefäßen u. Leitungsbahnen in Organen (z. B. Gallenwege) im Bereich von Stenosen u. kurzen Verschlußstrecken unter Röntgendurchleuchtung mittels druckbelastbarer Ballonkatheter (Gefäßwanddehnung); ergänzt z. T. durch Thrombektomie, selektive Thrombolyse, Laseranwendung; Implantation von Endoprothesen. Übl. ist die PTA im Bereich der Koronar-, Lungen-, Extremitäten-, Brachiozephal-, Nieren-, Abdominal- u. Beckenarterien sowie der Hohlvene. Die PTA supraaortaler Gefäße ist mögl., wird als risikobehaftet aber selten angewendet. Abb.

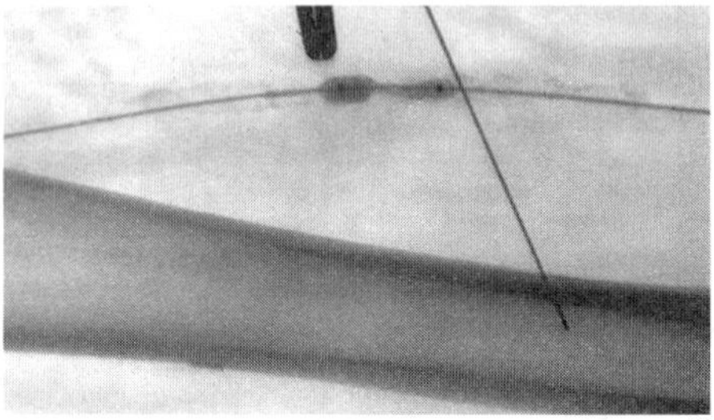

32

Perkutane transluminale Angioplastie.
Darstellung des entfalteten Ballons in der Arteria femoralis superficialis

Angiorezeptoren: nervale Reizempfänger in den Gefäßen, in welchen Impulse entstehen, die erregend o. hemmend auf den Tonus der Zentren des vasomotor. u. der Herznerven einwirken. Chemorezeptoren, Pressorezeptoren u. ↑Volumenrezeptoren (Dehnungsrezeptoren).

Angiosarkom: malignes von den Gefäßen ausgehendes Gewächs.

Angiosklerose: Gefäßwandverhärtung.

Angioskop: ↑Endoskop zur Betrachtung des Inneren von Blutgefäßen u. zur Durchführung von ther. Maßnahmen, z. B. Entfernung von Thromben. Mit dem A. wird entweder im Blutfluß bei pulsierender Injektion von Ringer-Lösung gearbeitet o. in durch Ballonkatheter abgeschlossenen Gefäßabschnitten. Die Einführung erfolgt nach operativer Freilegung u. Öffnung des Gefäßes.

Angiostrongylosis: durch Larven des Rattenlungenwurms Angiostrongylus cantonensis beim Menschen als „Fehlwirt" hervorgerufene eosinophile Meningoenzephalitis. Infektionsquelle: Zwischenwirte der Wurmlarven wie Schnecken u. Krebse, die zum Verzehr gelangen. Im Menschen erfolgt keine Larvenentwicklung zum adulten Wurm; die Larven gelangen ins Gehirn, wo temporär entzündl. Veränderungen entstehen.

Angiotensinasen: eine Gruppe proteolyt. wirkender Enzyme des Blutplasmas (Trypsin, Chymotrypsin, Leucinaminopeptidase) u. versch. Gewebe (Leber, Nieren, Milz, Muskulatur), die Angiotensin II zu inaktiven Peptiden bzw. zu Aminosäuren aufspalten.

Angiotensin converting enzyme ⟨*engl*⟩: *Abk* ACE. Die Peptidase wandelt durch Abspaltung von zwei Aminosäuren Angiotensin I in das blutdruckaktive Angiotensin II um. Angiotensin converting enzyme inaktiviert durch eine weitere Reaktion die blutdrucksenkenden ↑Kinine. Die Hemmung des Angiotensin converting enzyme stellt eine wichtige Möglichkeit zur Ther. best. Bluthochdruckformen dar. Diagn. relevant sind Erhöhungen der ACE-Aktivität bei Sarkoidose u. Verlaufskontrollen bei Hypertonietherapie mit ACE-Inhibitoren. Erniedrigte Werte wurden bei Fibrose u. Tumoren gefunden.

Angiotensine: drei Peptide, von denen eine die inaktive (Angiotensin I, Dekapeptid), die anderen die aktiven Formen (Angiotensin II, Oktapeptid; Angiotensin III, Heptapeptid) darstellen. A. I entsteht proteolyt. aus dem Alpha-2-Globulin-Angiotensinogen, durch das proteolyt. Enzym Renin vermittelt. A. I wird durch Abspaltung von zwei Aminosäuren in A. II umgewandelt, A. III wird aus A. II unter Einwirkung von Aminopeptidasen gebildet. A. II u. A. III stimulieren die Aldosteronproduktion u. Ausschüttung, A. II ist die stärkste blutdrucksteigernde Substanz mit vasokonstriktor. Wirkung auf die präkapillären Gefäße. A. II stellt einen bedeutsamen Wachstumsfaktor dar. Bildung von A. II u. A. III auch in den Endothelzellen versch. Organe (u. a. Herz, Gehirn, Gefäßwand, Niere). A. III besitzt besondere Bedeutung i. R. organgebundener Renin-Angiotensin-Systeme. Die Wirkung von A. II erfolgt über AT I u. AT II Rezeptoren.

Angiotensinogen: ein zu den Alpha-2-Globulinen gehörendes, in der Leber gebildetes Glykoprotein, das die Muttersubstanz von ↑Angiotensin darstellt.

Angle, Edward Hartley (1855–1917), amerik. Zahnarzt, Minneapolis, St. Louis. Veröffentlichte 1887 die erste Klassifikation der Gebißanomalien. Benutzte die Lagebeziehung der ersten Molaren als „Schlüssel der Okklusion" (key of occlusion). Seine Klassifikation beruht auf der Stellung u. Beziehung der Sechsjahrmolaren zu ihren Antagonisten.

Angle-Bogen (nach Edward H. A.): festsitzende orthodont. Apparatur zur Behandlung aller Klassen der Okklusionsanomalien. ↑Außenbogen.

Angle-Klassen (nach Edward H. A.): erste Klassifikation der Gebißanomalien. Klasse I: Die Zahnbögen in normalen mesiodistalen Beziehungen (Neutralbiß). Klasse II: Der untere Zahnbogen distal vom normalen in seiner Beziehung zum Oberkiefer (Distalbiß). Klasse II_1: Fälle mit vorstehenden oberen Schneidezähnen. Klasse II_2: Fälle mit invertierten Schneidezähnen. Klasse III: Der Unterkiefer in seiner Beziehung zum Oberkiefer mesial vom normalen (Mesialgebiß). Die Einteilung ist trotz einiger Mängel noch immer im internationalen Schrifttum am häufigsten übl.

Angophrasie ⟨*gr*⟩ *f*: Sprechstörung, die durch unartikulierte, gedehnte Laute zwischen den Wörtern gekennzeichnet ist.

Angst: unangenehm empfundene psychovegetative Reaktion auf reale o. antizipierte Gefahren, häufig mit Streß verbunden. A. kann bei konkreter Bedrohung o. als pathol. A. als Sympt. bei Phobien o. Angstneurosen auftreten. Als frei flottierende A. wird eine A. ohne realen Auslöser bezeichnet. Ther.: in der Akutsituation empath. Eingehen, Gewährung eines kontinuierl. persönl. Kontakts, evtl. Anxiolytika. Bei pathol. A. ggf. Psychotherapie. Die **A. vor dem Sterben** spielt in der Med. eine bes. Rolle für Ärzte u. Pat. Bei Ärzten ist es die A. vor Versagen, Schuldzuweisung u. eigener Betroffenheit, z. B. aufgrund fehlender Auseinandersetzung mit dem eigenen Tod, beim Pat. kann die A. versch. Gründe haben, u. a. A. vor Einsamkeit o. Schmerzen, A. um die Hinterbliebenen etc. **A. im Kindesalter**: Vorkommen häufig als Reaktion ohne pathol. Bedeutung. Im Säuglingsalter Fremdeln bzw. Acht-Monats-Angst (Unterscheidung vertrauter u. fremder Personen im Alter von 8 Monaten) mit Ablehnung gegenüber Fremden. Im Kleinkindalter A. vor konkreten opt. u. akust. Reizen (Schatten, Geräusche), Verlassenheitsangst. Kindergartenalter: A. vor Dunkelheit, Tieren, Verlassenwerden, eingebildeten Gefahren (Märchenfiguren), im Schulalter Schul- u. Prüfungsängste, A. vor sozialem Kontakt, Existenzängste. Übermäßige A. kann auf eine neurot. Fehlentwicklung hinweisen.

Angstattacken ↑Angst, ↑Angstneurose.

Angst-Glück-Psychose: zykloide ↑Psychosen mit ausgeprägten Affektstörungen: starke Angst o. ekstat. Glücksgefühl.

Angstneurose: Neurosenform, bei der exzessive Angstreaktionen im Vordergrund stehen.

Ångström: Zeichen Å; ältere, in der Optik u. Atomphysik gebrauchte Längeneinheit. $1\,Å = 10^{-10}$ m. Das Å. ist keine SI-Einheit (internationales ↑Einheitensystem). Es wird durch die Einheit Nanometer (nm) ersetzt (1 nm = 10 Å).

Anguillula intestinalis ⟨*lat*⟩ *f* ↑Strongyloides stercoralis.

Anguillulosis ⟨*lat*⟩ *f* ↑Strongyloidiasis.

Angularissyndrom ↑Gerstmann-Syndrom.

Angulus ⟨*lat*⟩ *m*: Winkel.

Angulus acromialis: tastbarer Knochenpunkt am Übergang vom ↑Akromion in die ↑Spina scapulae.

Angulus costae: Rippenwinkel, Abbiegung des Rippenkörpers nach vorn.

Angulus infectiosus oris ⟨*lat*⟩ *m*: Faulecke, Perlèche; entzündl. krustöse Herde an den Mundwinkeln. Sehr unterschiedl. Ursachen mögl.: Streptokokkeninfektion, bes. im Kindesalter, Soormykose, bes. bei älteren Menschen; Vitamin-B-Mangel, Eisenmangel. Auftreten bei Zahnwechsel, Tiefbiß, durch fehlende Zähne bedingte Mundfaltenbildung, schlecht sitzende Prothesen. Abb.

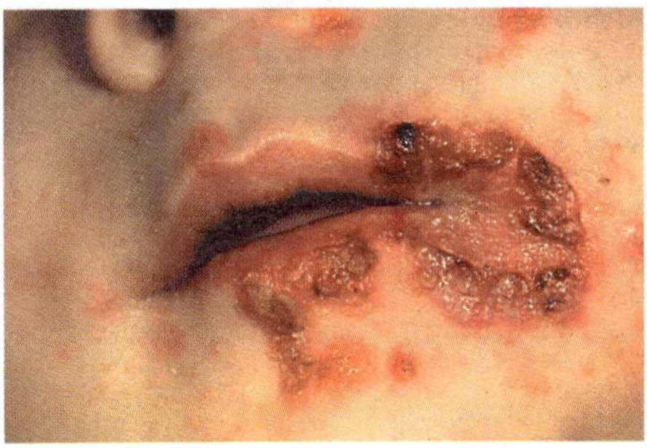

13

Angulus infectiosus oris

Angulus iridocornealis: Winkel zwischen Kornea u. Iris am Rande der vorderen Augenkammer.

Angulus mandibulae: Unterkieferwinkel, in welchem das Corpus gegen den Ramus mandibulae abgewinkelt ist.

Angulus oculi: innerer (A. o. medialis) bzw. äußerer (A. o. lateralis) Winkel der Lidspalten.

Angulus oris: Mundwinkel.

Angulus sterni: nach vorn vorspringender Winkel zwischen Manubrium u. Corpus des Brustbeins; Ansatz der 2. Rippe.

Angulus subpubicus: Winkel zwischen beiden Schambeinen unterhalb der Symphyse des Mannes.

Angulus venosus: Winkel zwischen ↑Vena jugularis interna u. ↑Vena subclavia an ihrer Vereinigung zur ↑Vena brachiocephalica.

Angulus ventriculi: Abwinkelung der Pars pylorica gegen das Corpus ventriculi an der großen Kurvatur des Magens.

Anguß: In der Zahnmed. Vereinigung von festen Metallteilen (Wurzelstift, Kronenring) mit flüssigem Metall. Der A. ist nur mögl., wenn der feste Metallteil sich bei höherer Temperatur nicht mit einer Oxidschicht überzieht, die einen A. verhindert. Daher sind nur inoxidable Legierungen zum A. geeignet.

Anhidrosis ⟨*gr*⟩ *f*: Fehlen der Schweißsekretion.

Anhidrosis hypotrichotica: anhidrot. Dysplasie; ektodermale, angeborene Anomalie, bei der die Schweißdrüsen fehlen. Die Behaarung ist erhebl. reduziert. Auch Entwicklungsstörungen der Zähne gehören zu dem ektodermalen Syndrom.

Anhydramnie ⟨*gr*⟩ *f*: abnorm verringerte Fruchtwassermenge. Meist handelt es sich um ein ↑Oligohydramnion, das zu „trockener Geburt" u. kindl. Fehlbildung führen kann. Kann heute durch ↑Fruchtwassersubstitution behandelt werden.

Anhydrid: chem. Verbindung, die durch Entzug von Wasser aus einer Säure gebildet wird. Beispiele für die intramolekulare Anhydridbildung: Phthalsäureanhydrid u. ↑Laktone; Beispiel für intermolekulare Anhydridbildung: Essigsäureanhydrid.

Anideus ⟨*gr*⟩ *m*: freie Doppelbildung (↑Duplicitas), bei der ein Zwillingspartner „formlos" ist.

Anilin: Aminobenzol $C_6H_5{-}NH_2$; schwache Base ($pK_b = 9{,}4$). Wichtiger Syntheseausgangsstoff u. a. für Azofarbstoffe u. best. Arzneimittel.

Anilinkrebs: Krebs der Harnblase bei Anilinarbeitern, entwickelt sich aus chron.-entzündl. Hyperplasien (Papillomen). ↑Kanzerogene, ↑Anilinvergiftung.

Anilinvergiftung: akute u. chron. Form durch Einatmung von Dämpfen bzw. Hautresorption. Bei A. neurovegetative Sympt., rauschartige Zustände, Hämiglobinbildung (↑Methämoglobinämie), hämolytische ↑Anämie. Die dem Anilin zugeschriebene Erzeugung von Harnblasenpapillomen u. -karzinomen beruht auf Verunreinigung des Anilins mit ↑Betanaphthylamin. Aktivierung durch Peroxidasen der Niere. Akute A. ggf. als ↑Arbeitsunfall, chron. A. als ↑Berufskrankheit anzeigepflichtig.

animalisch ⟨*lat*⟩ *Adj*: **1.** tier., dem Tierreich zugehörig. **2.** ***Physiol.:*** die das Zentralnervensystem, das periphere Nerven- u. Muskelsystem u. die Sinnesorgane bzw. Rezeptoren betreffenden Prozesse (Untersuchungsgegenstände der animal. Physiol.).

Animalkulisten ⟨*lat*⟩ *m Pl*: Vertreter der ↑Präformationstheorie, die annahmen, daß die Organismen als Miniaturgeschöpfe in den Samenfäden vorgebildet seien. Die Eizellen sollten demzufolge nur den Nährboden für die Entwicklung liefern. Vertreter dieser Theorie waren Leuwenhoek, Hartsoeker, Leibniz, Boerhaave u. a.

Animal protein factor 7 ↑Vitamin B_{12}.

Animismus: **1.** Denkweise, die Krankheitsentstehung durch das Eindringen von Geistern u. Dämonen in den Organismus erklärt. **2.** Belebte Natur, Annahme eines in allen Naturphänomenen wirkenden Geistes.

Anion ⟨*gr*⟩ *n*: neg. geladenes Teilchen, das in Salzen von ↑Kationen, in Säuren von ↑Protonen neutralisiert wird. In wäßriger Lösung liegen A. hydratisiert vor.

$$H\text{-}X + nH_2O \rightarrow H_3O^+ + X^-_{aq}$$

Anionenaustauscher: Stoffklasse mit der Fähigkeit zum Austausch von Anionen, enthalten in der Matrix pos. funktionelle Gruppen mit neg. Gegenionen. Ankergruppen sind meist aliphat. o. aromat. Aminogruppen. Einsatz als stationäre Phase in der ↑Ionenaustauschchromatographie. A. sind meist synthet. organ. Polymere auf Kunstharz-, Zellulose- u. Dextranbasis. ↑Austauscher, ↑Kationenaustauscher.

Anionentransporterprotein: Bande-3-Protein; Glykoprotein der Erythrozytenmembran; beteiligt am Transmembrantransport von Anionen.

Aniridie ⟨*gr*⟩ *f*: Aniridia congenita; Angeborenes Fehlen der Regenbogenhaut des Auges. Häufige Kombinationen: Kolobome, Aplasie der Macula lutea, Linsen- u. Hornhauttrübungen, Mikrophakie, Keratokonus, Buphthalmus, Embryotoxon, Megalokornea. Sympt.: starke Photophobie, erbl. Sehschwäche, Nystagmus. Später: Cataracta complicata, Sekundärglaukom. Heterogen, in der Mehrzahl autosomal dominanter Erbgang. Häufig bei klin. Syndromen: ↑Marfan-Syndrom, ↑Marfan-Madelung-Syndrom, ↑Stargardt-Erkrankung, ↑Klippel-Trenaunay-Syndrom, auch bei ↑Wilms-Tumor. Abb.

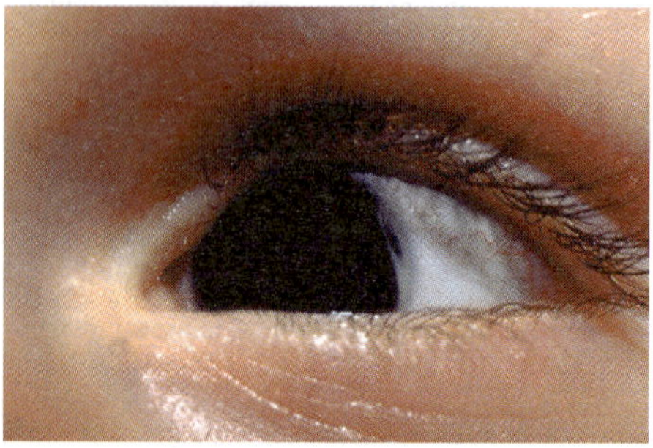

38

Aniridie. Fehlen der Iris

Anis ↑Pimpinella anisum.

Anisakiasis ↑Anisakidae.

Anisakidae ⟨*gr*⟩ *f Pl*: ↑Nematoden (Anisakis simplex u. Pseudoterranova decipiens) bei marinen Säugetieren (z. B. Wale o. Robben). Als ↑Zwischenwirte, die vermutl. die Zweitlarven beherbergen, fungieren Krebse, bei deren Aufnahme durch Meeresfische (bes. Heringe) die Larven in die Leibeshöhle u. Muskulatur gelangen. Beim Menschen (↑Fehlwirt) bohren sich die durch Verzehr von rohem o. ungenügend gekochtem Fischfleisch aufgenommenen Larven in die Magen- u. Dünndarmwand ein u. können allerg.-entzündl. Reaktionen, eosinophile Granulome, ↑Abszesse u. bisweilen Darmperforation verursachen (Anisakiasis o. Heringswurmkrankheit).

Aniseikonie ⟨*gr*⟩ *f*: ungleiche Netzhautbildgröße beider Augen, die zu Beschwerden führen u. das Binokularsehen unmögl. machen kann.

Anismus: paradoxe Kontraktion (statt Erschlaffung) des Beckenbodens u. der Puborektalisschlinge beim Pressen zur Stuhlgangentleerung.

Anisochromasie ⟨*gr*⟩ *f*: wechselnd starke Anfärbbarkeit der Zellkerne, bedingt durch unterschiedl. Chromatingehalt; ↑Malignitätskriterien, zelluläre.

Anisochromie: unterschiedl. Anfärbbarkeit u. versch. Farbqualitäten (zwischen blau u. rot) der Erythrozyten nach panopt. Färbung, bedingt durch unterschiedl. Hämoglobin- u. RNA-Gehalt der einzelnen Erythrozyten. Da bes. unter den Retikulozyten häufig noch Zellen mit sich bläul. anfärbender RNA enthalten sind, wird eine A. als Ausdruck der verstärkten Proliferation, d. h. einer erhöhten Ausschüttung von Retikulozyten in das periphere Blut gewertet.

anisodont ⟨*gr*⟩ *Adj* ↑heterodont.

Anisogamie ⟨*gr*⟩ *f*: geschlechtl. Vermehrung durch Verschmelzung eines kleineren männl. mit einem größeren weibl. Gameten.

anisognath ⟨*gr*⟩: Eigenschaft von Gebissen, bei denen der untere Zahnbogen innerhalb des oberen liegt, z. B. beim Menschen. Ggs. ↑isognath.

Anisokaryose ⟨*gr*⟩ *f*: Anisonukleose; unterschiedl. Größe der Zellkerne in einem Gewebe; ↑Malignitätskriterien, zelluläre.

Anisokorie ⟨*gr*⟩ *f*: Seitendifferenz in der Pupillenweite.

Anisokorie, angeborene: angeborene Seitendifferenz in der Pupillenweite; ursächl. für die a. A. werden Anomalien der vegetativen Innervation der Irismuskulatur o. Aplasien von M. sphincter bzw. dilatator pupillae angesehen. Dominant erbl. Kombination mit Syndromen: ↑Marfan-Syndrom, ↑Rose-Syndrom, ↑Krabbe-Syndrom.

anisolezithal ⟨*gr*⟩ *Adj*: ungleichmäßige Verteilung des Eidotters.

Anisometropie ⟨*gr*⟩ *f*: Seitendifferenz in der Refraktion beider Augen.

Anisometropie, gemischte ⟨*gr*⟩ *f*: Fehlsichtigkeit, bei der ein Auge myop, das andere hyperop ist.

Anisonukleose ⟨*gr + lat*⟩ *f* ↑Anisokaryose.

anisotrop ⟨*gr*⟩ *Adj*: Eigenschaft eines Stoffs, der in versch. Richtungen unterschiedl. Werte der gleichen physikal. Größe besitzt, z. B. versch. Brechzahlen bei der opt. Anisotropie.

Anisozytose ⟨*gr*⟩ *f*: wechselnde Größe der Zellen im gleichen Gewebe. **A. von Erythrozyten**: vermehrtes Vorliegen von Erythrozyten mit kleinen o. größeren bzw. kleinen u. größeren Durchmessern. Neben Abweichungen der Form u. der Farbe gehört die A. zu den ersten diagn. Hinweisen zur Klärung von Störungen der Erythrozytopoese, da der Durchmesser der Erythrozyten bei Normalpersonen nur geringe Abweichungen von 7,5 μm als Mittelwert (bis zum 3. Monat nach der Geburt 8,6 μm) aufweist. Die ↑Erythrozytendurchmesserverteilungskurve ist normalerweise schmal u. spitz. Eine Änderung der Verteilungskurve kann den Mittelwert als auch die Verbreiterung der Kurvenbasis betreffen.

Anitis ⟨*lat*⟩ *f*: Entzündung der Analschleimhaut, oft im Zusammenhang mit ↑Hämorrhoiden. Sympt.: Juckreiz u. vermehrte Sekretbildung.

Anitschkow, Nikolai Nikolajewitsch (1885–1964), russ. Pathol., Moskau.

Anitschkow-Zellen (nach Nikolai N. A.): für rheumat. Granulom charakterist., große basophile Zellen histiozytärer Genese. Der ovale Zellkern erhält durch zentralen hyperchromat. Balken eulenaugenähnl. Aussehen. Selten A. auch bei entzündl. Erkrankungen des Myokards.

Ankerband: auf Molaren mittels Zement befestigtes Metallband, das zur Aufnahme orthodont. Apparaturen bzw. Kieferbruchschienen dient.

Ankopplung, elektromechanische: Übermittlung des über die Muskelfaser laufenden, an der motorische ↑Endplatte entstandenen ↑Aktionspotentials zu den Myofibrillen (kontraktilen Elementen der Muskelfasern) als Startprozeß für deren Kontraktion. Dabei spielt die Freisetzung von Kalziumionen aus Vorratsbläschen (Terminalzisternen) des sarkoplasmatischen Retikulums (↑Muskel-ER) eine Rolle. ↑Tropomyosin, ↑Troponin.

Ankyloblepharon ⟨*gr*⟩ *n*: angeborene Verkürzung der Lidspalte durch Verwachsung der Lider im Bereich der Augenwinkel. **Totales A.**: Verwachsung der gesamten Lidspalten. **Partielles, laterales A.**: als dominantes Merkmal vererbt. **Partielles, mediales A.**: unregelmäßig dominanter Erbgang, mitunter begleitet von kongenitaler Ptosis. Abgrenzung: ↑Blepharophimosis, ↑Symblepharon.

Ankylochilie ⟨*gr*⟩ *f*: angeborene Verschmelzung beider Lippen. „Mundlosigkeit".

Ankylodaktylie ⟨*gr*⟩ *f*: angeborene Finger- bzw. Zehengelenkversteifung auf der Grundlage von Hypo- o. Aplasie der Interphalangealgelenke. An Fingern meist Mittelgelenke, an Zehen Endgelenke betroffen. Häufige Kombinationen: ↑Brachyphalangie, ↑Syndaktylie, ↑Polydaktylie, ↑Klinodaktylie. Dominant erbl.

Ankyloglosson ⟨*gr*⟩ *n*: Ankyloglossum; angeborene Verkürzung u. Verbreiterung des Frenulum linguae. Mitunter besteht fibröse Umwandlung. Einschränkung der Zungenbeweglichkeit, bes. des Herausstreckens. Starke Fixation an den Mundboden. Operative Korrektur meist nicht erforderl., selten Schluck- o. Sprachstörungen. Bestandteil des ↑Ankyloglossum-superius-Syndroms, ↑Dysplasia linguofacialis. Abb.

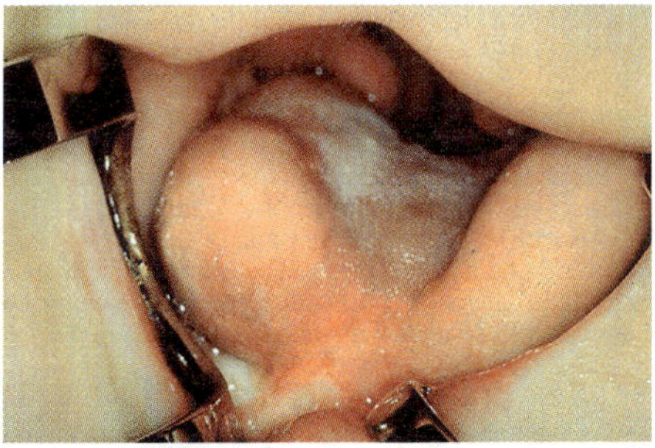

28

Ankyloglosson und Zungenlappung bei orofaziodigitalem Syndrom

Ankyloglossum-superius-Syndrom: Fehlbildungssyndrom, Zungenhypoplasie, Zungen-Munddach-Verwachsungen, Kieferhypoplasie u. Strahlhypoplasien im Hand- u. Fußskelett. Genet. o. exogen bedingt. Nicht sicher abgrenzbar vom Aglossie-Adaktylie-Syndrom u. vom Hanhart-Syndrom.

Ankylose ⟨*gr*⟩ *f*: **1.** ***Pathol.:*** Gelenkversteifung als Endzustand eines meist entzündl. Gelenkprozesses. **Fibröse A.**: Gelenkkörper sind bindegewebig miteinander verwachsen. **Knöcherne A.**: Gelenkkörper sind knöchern miteinander verwachsen. ↑Arthrodese. **2.** ***Zahnmed.:*** hartgewebige Verbindung zwischen Wurzelzement u. Alveolenkortikalis (Ankylodontie). Folge entzündl. Vorgänge in der Wurzelhaut, meist bei pulpatoten Zähnen.

Ankylose, kongenitale: Gelenkagenesie; Anlagestörung von Gelenken im Stadium der Differenzierung des Knorpelskeletts. Betrifft bes. kleine Extremitätengelenke. Stellungsanomalien. Systemhaftes Vorkommen: Syndrome nach Guérin-Stern u. Rossi.

Ankylostomiasis ⟨*gr*⟩ *f*: Tunnelkrankheit, Grubenkrankheit, Hakenwurmkrankheit; verbreitete Parasitose in feuchtwarmen Klimazonen. Wurmkrankheit der Bergleute. 3 med. wichtige Parasitenarten: ↑Ancylostoma duodenale, ↑Ancylostoma braziliense u. ↑Necator americanus. Aktive perkutane Invasion der Larven an unbedeckter Haut; Larven wandern auf dem Blutweg in Lungengefäße (Herz-Lungen-Passage), nach Verlassen derselben über Alveolen, Bronchien, Trachea u. Rachenraum in den Dünndarm. Dort Entwicklung zur Geschlechtsreife. Hakenwürmer setzen sich an Schleimhaut fest u. saugen Blut. Geringer Hakenwurmbefall bleibt symptomlos. Massiver Parasitenbefall (5 000–6 000 Würmer) führt zu Anämie, Abdominalbeschwerden, Müdigkeit u. Abgeschlagenheit. Perkutane Larveninfektion verursacht juckende Dermatitis. Larvenwandern hat allerg. Lungenerscheinungen, Eosinophilie, Eisenmangelanämie, Aszites u. Ödeme sowie Kachexie zur Folge. A. führt unbehandelt nach langdauerndem starken Befall zum Tod. Diagnostik: Nachweise der Hakenwurmeier im Stuhl. Behandlung: z.B. Mebendazol, Albendazole, Pyrantelpamoat, Levamisol.

Ankylotie ⟨*gr*⟩ *f*: Annäherung beider Ohrmuscheln o. deren Verschmelzung (↑Synotie). Tritt als teratolog. Reihe bei zunehmender Reduktion der Mandibula bis zu deren Fehlen (↑Agnathie) auf. ↑Otozephalie.

Ankypodie ⟨*gr*⟩ *f*: sirenoide Fehlbildungen mit medianen Defekten der Sakralregion: Kloakenpersistenz, fehlende äußere Genitalien, Extremitätenrotation ohne Verschmelzung. ↑Sirenomelie.

Ankyrine: Fam. intrazellulärer membranassoziierter Proteine, die die Bindung von Zytoskelettproteinen (z.B. ↑Spectrin im Erythrozyten) an die Zellmembran ermöglichen. Sie werden auch als Anchorine bzw. Syndeine bezeichnet.

Anlage: die ererbten u. angeborenen Entwicklungspotenzen im körperl. u. psych. Bereich. Dieser früher viel gebrauchte, heute als undifferenziert angesehene Begriff wurde im Ggs. zu den Begriffen Umwelt bzw. ↑Milieu benutzt u. sollte den Ggs. zwischen den ererbten u. umweltbedingten Entwicklungsvoraussetzungen zeigen.

Anmutung: erster Eindruck. In der Med. das Aufsichwirkenlassen des Gesamten der Erscheinung des Pat., um aufgrund dieses Ergebnisses zielgerichtet befragen o. erste Untersuchungen anstellen zu können.

Ann-Arbor-Klassifikation: Stadieneinteilung der ↑Lymphogranulomatose nach der anat. Ausbreitung gemäß den Festlegungen der Konferenz in Ann Arbor (USA) 1971.

Annelida ⟨*lat*⟩ *n Pl*: Ringelwürmer; Stamm der ↑Articulata. Med. bedeutsam: Vertreter der ↑Hirudinea, z.B. Hirudo medicinalis (Blutegel).

Annexine: unmittelbar unterhalb der Zellmembran lokalisierte Proteine, Ca^{2+}-bindend (z. B. Calelektrine, Calpaktine, Chromobindine, Endonexine, Lipokortine, Synesine); beteiligt an Prozessen der regulierten ↑Exozytose.

Anochin, Pjotr Kusmitsch (1898–1974), russ. Neurophysiologe, Moskau. Schüler I. P. Pawlows. A. entwickelte die Theorie von der höheren Nerventätigkeit durch Einbeziehung von Aspekten der Kybernetik u. Systemtheorie weiter. ↑System, funktionelles.

Anode: pos. Elektrode in Elektronenröhren, Gasentladungsröhren, ↑Röntgenröhren, elektrolyt. Zellen (Batterien) u. a. In Röntgenröhren ist die A. Träger des ↑Brennflecks u. muß daher die bei der Erzeugung der Röntgenstrahlung entstehende Wärme aufnehmen. Hohe max. Belastbarkeit erfordert einen hohen Schmelzpunkt des Anodenmaterials. Wolfram, für viele Röhrentypen mit Rhenium legiert, erfüllt diese Forderungen am besten. Bei Spezialröhren für die ↑Mammographie wird als Anodenmaterial Molybdän verwendet.

Anodenwirkungen: Wirkungen auf erregbare Strukturen (meistens auf Nervenfasern bezogen), die von einer im elektr. Reizstromkreis mit dem pos. Pol der Stromquelle verbundenen Elektrode ausgehen. Wenn der Reizstrom fließt, entsteht an der Nervenfasermembran ein Anelektrotonus, d. h. eine Zunahme der dem Anodenstrom entgegengerichteten Ruhemembranspannung (↑Hyperpolarisation) u. damit Abnahme der Erregbarkeit. Diese anod. Depression kann bis zur Blockierung der Erregungsweiterleitung an diesem Abschnitt der Faser führen: anod. Block. Wird der Reizstrom abgeschaltet, dann wirkt bis zum Abklingen der Gegenpolarisation die Anode wie eine Kathode (neg. Pol im Reizstromkreis) u. löst so eine Erregung aus. Dies beruht auf einer während der Hyperpolarisation angestiegenen Aktivierbarkeit des Natriumsystems u. damit Negativierung des Schwellenpotentials, so daß nach Rückkehr zum Ruhepotential der Membran das Schwellenpotential zur Auslösung einer Erregung erreicht werden kann. Es kommt zu einer Anodenöffnungserregung.

Anodontie ⟨*gr*⟩ *f*: Anodontia, Zahnlosigkeit; völliges Fehlen der Anlagen des Milch- u. des bleibenden Gebisses. Tritt als Zeichen einer universellen Keimblattstörung in Kombination mit anderen Fehlbildungen auf. ↑Hypodontie, ↑Oligodontie.

anomal ⟨*lat*⟩ *Adj*: von der Norm abweichend.

Anomalie ⟨*gr*⟩ *f*: Abnormalität; eine mehr o. weniger starke Abweichung von der Norm (kann geograph. o. bei versch. Populationen unterschiedl. sein). Geht mit Funktionsverlust o. -veränderung einher (Unterschied zur ↑Varietät). In der Morphol. „morphol. faßbare Entwicklungsstörung leichteren Grades mit Funktionsveränderung". Fließende Grenze zur ↑Fehlbildung.

Anomaloskop ⟨*gr*⟩ *n*: Gerät zur Diagnostik von Farbsinnstörungen, mit dem der Proband die Spektralfarben Lithiumrot u. Thalliumgrün so zu mischen hat, daß sie ihm gleichfarbig mit dem zugleich dargebotenen abdunkelbaren Natriumgelb erscheinen. Die am Gerät abzulesende Farbengleichung (Rayleigh-Gleichung) ermöglicht zusammen mit der Gelbhelligkeit die Diagn. der Farbsinnstörung.

Anomere: isomere Kohlenhydratstrukturen (alpha, beta); unterscheiden sich in der Konfiguration am anomeren Kohlenstoffatom in der Ringstruktur des Kohlenhydrats.

Anomie ⟨*gr*⟩: Normlosigkeit. ↑Norm, soziale.

Anonychie ⟨*gr*⟩ *f*: Anonychia congenita; Fehlen der Nägel an den Fingern u. Zehen. Selten fehlen die Nagelplatten vollkommen. Autosomal dominanter Erbgang. Meist in Kombination mit Haarmangel (↑Atrichia) o. weiteren Fehlbildungen: Aplasie der Patella (↑Nagel-Patella-Syndrom), ↑Curtius-Syndrom, ↑Creveld-Syndrom.

Anopheles ⟨*gr*⟩ *f*: Fiebermücken, Gabelmücken. Gattung der ↑Culicidae, Ordnung ↑Diptera; bis 8 mm lange Insekten mit schuppenlosem Abdomen. A. bevorzugt die Umgebung stehender, pflanzenreicher Gewässer mit geringem Verschmutzungsgrad, in denen die mit Schwimmeinrichtungen versehenen Eier einzeln abgelegt werden. Die Larven besitzen kein Atemrohr u. liegen parallel zur Wasseroberfläche. Die ↑Imago sitzt im Ggs. zu anderen Vertretern der Culicidae mit von der Unterlage weggestrecktem Abdomen, so daß Kopf, Brust u. Hinterleib eine Gerade bilden. In Europa sind die zum Kreis der Anopheles maculipennis gehörenden Formen am häufigsten. Große Bedeutung besitzt die Gattung in warmen Klimazonen, wo mehr als 50 der über 200 Arten als Überträger der Malariaerreger (↑Plasmodien) bekannt sind; einige Anopheles-Arten übertragen auch ↑Filarien.

Anophelesindex: Prozentzahl der Anophelesmücken, die unter natürl. Bedingungen Entwicklungsstadien von ↑Plasmodien enthalten.

Anophthalmus ⟨*gr*⟩ *m*: Anophthalmia; angeborenes o. erworbenes Fehlen des Augapfels. **Prim. A.**: Fehlen des Auges durch Agenesie bzw. Aplasie des embryonalen Augenbläschens. **Sek. A.**: Fehlen i. R. einer Entwicklungsstörung des gesamten Prosenzephalons. **Degenerativer A.**: Degeneration der Augenanlage. Mitunter besteht eine Orbitazyste durch Persistenz des embryonalen Bläschenstadiums. Autosomal dominanter u. rezessiver Erbgang. Oft kombiniert mit Skelettfehlbildungen u. Hasenscharte.

Anopie: Anopsie; Funktionsausfall des Gesichtssinns, ↑Hemianopsie.

Anoplura ⟨*gr*⟩ *Pl*: Läuse, Ordnung der ↑Insecta. Stationärpermanente, blutsaugende ↑Ektoparasiten bei Mensch (Fam. Pediculidae) u. Säugetieren (Fam. Haematopinidae). 1–8 mm lang, flügellos, mit schmalem Kopf u. stechend-saugenden Mundwerkzeugen; kräftige Klammerbeine mit gebogener Klaue am letzten Glied. Die Entwicklung verläuft als ↑Ametabolie. Erreger der ↑Pedikulose. Beim Menschen parasitieren 3 Läusearten: ↑Pediculus capitis, ↑Pediculus humanus u. ↑Phthirus pubis.

Anorchie ⟨*gr*⟩ *f*: Anorchismus; Fehlen beider Hoden durch pränatalen Untergang, ursprüngl. vorhandenen Hodengewebes. Ductus deferens u. Nebenhoden können als Rudimente vorhanden sein. Abb.

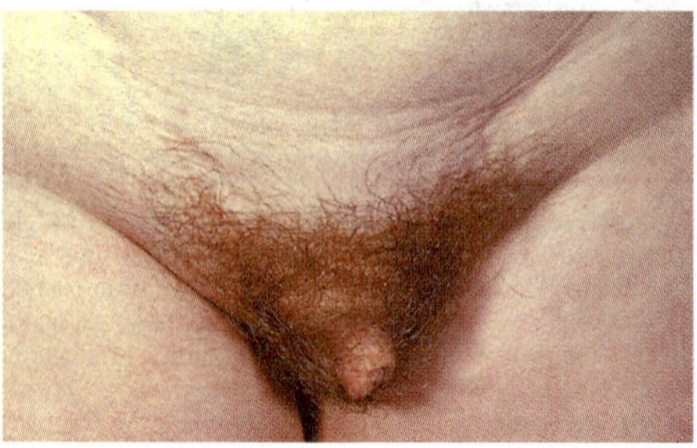

19

Anorchie

anorektal ⟨*lat*⟩ *Adj*: Anus u. Rektum betreffend.

Anorektika ⟨*gr*⟩ *n Pl*: Appetitzügler; vermindern Appetitgefühl. Wegen psychostimulierender Wirkung potentielle Suchtmittel, deshalb nur unterstützend bei Diät u. Psychotherapie zur Gewichtsreduktion. Indirekte ↑Sympathomimetika. Arzneimittel: Norpseudoephedrin, auch ↑Catha edulis (Exponcit), Phenylpropylamine, Fenfluramin (keine Psychostimulation).

Anorektoplastik, posterosagittale: *Abk* PSARP; 1983 von de Vries u. Peña inaugurierte Methode zur chir. Behandlung anorektaler Anomalien. Zugang in der Crena ani, Teilung der Levatormuskulatur in der Mittellinie, Mobilisation des atret. Darms, Einnähen in den ↑Musculus sphincter ani externus. Rekonstruktion der Schichten.

Anorexia nervosa ⟨*gr*⟩ *f*: Magersucht; zu den Eßstörungen gehöriges psychosomat. Krankheitsbild mit schonungslosem Streben nach immer stärkerem Schlanksein. Das bewußte Hauptziel ist die Körperkontrolle. Pathol. BMI (Body-Mass-Index) < 17,5. Häufige Folgen sind reduzierter Gesamtstoffwechsel und ↑Amenorrhö. Letalität: bis zu 10%. Ther.: Bei erhebl. Untergewicht, muß eine stationäre Kontrolle der Kalorienein- u. -ausfuhr erfolgen. Im weiteren wird eine psychoanalyt. orientierte Psychotherapie in Kombination mit verhaltenstherapeut. Modifikationen des Eßverhaltens und evtl. system.-familientherapeut. Ansätzen eingesetzt. ↑Bulimia nervosa, ↑Fettsucht.

Anorexika ↑Anorektika.

Anorgasmie ⟨*gr*⟩ *f*: Fehlen, Ausbleiben, Nichterleben des ↑Orgasmus, der sexuellen Befriedigung. Als **absolute o. prim. A.**: Orgasmus niemals u. mit keiner Methode erreichbar. **Koitale A.**: Orgasmus ist nicht beim Geschlechtsverkehr auslösbar, jedoch auf andere Art, z. B. durch Selbstbefriedigung (↑Masturbation), manuelle u. orale Stimulation. **Sek. (situative) A.**: nach Zeiten orgast. Erlebnisfähigkeit. Vorkommen bei Libidostörungen, Dyspareunie, sexuellen Hemmungen, neurot. Fehlhaltung, Störungen der Partnerbeziehung, ungeeigneter Stimulation, sexueller Technik o. Koitusposition, Ablenkung durch äußere Einflüsse bzw. persönl. Probleme, erhebl. Überarbeitung u. a. Ein gelegentl. Ausbleiben des Orgasmus hat keinen Krankheitswert. Ggf. Sexualberatung o. Ther. mit Einbeziehung des Partners. ↑Sexualstörungen.

Anormogenese ⟨*gr + lat*⟩ *f*: Dysgenese, Fehlentwicklung; nichtregelhafte Entwicklungsprozesse von Geweben, Organen o. Organismen. Führt zum Absterben des Organismus o. zu Defektbildungen, die als Agenesie, Aplasie, Hyperplasie, Hypoplasie, Atresie, Dystopie, Stenose, Retention, Ektopie u. a. beschrieben werden. Ggs.: Normogenese, Orthogenese.

Anoskop ⟨*gr + lat*⟩ *n*: kurzes röhrenförmiges Instrument zur Betrachtung des Analkanals.

Anosmie ⟨*gr*⟩ *f*: Fehlen des Geruchssinns, unterschiedl. Ätiol.: angeboren o. exogen bedingt durch intrakranielle Prozesse (Tumor, Infektion, Trauma), genet. bedingt als prim. isolierte Form mit Aplasie des Lobus olfactorius. Erbgang kann autosomal dominant o. rezessiv, auch X-chromosomal sein. Symptomat. bei ↑Kallmann-Syndrom.

Anosognosie ⟨*gr*⟩ *f*: Nosoagnosie; ↑Agnosie.

Anostosis ⟨*gr*⟩ *f*: Fehlen von einzelnen Knochen, selten isoliert, meist in Kombination mit multiplen Fehlbildungen.

Anotie ⟨*gr*⟩ *f*: angeborenes, ein- o. doppelseitiges Fehlen der Ohrmuschel. Sehr selten als alleinige Fehlbildung. Beteiligung von Gehörgang (↑Gehörgangstenose, ↑Gehörgangatresie) u. Mittelohr häufig. Innenohr intakt. Bestandteil (genet. bedingter) kraniofazialer Dysostosen mit Beteiligung des 1. Kiemenbogens, exogen i. S. einer Disruption bei der ↑Thalidomidembryopathie.

Anovarie ⟨*gr + lat*⟩ *f*: beidseitiges Fehlen des Ovars. ↑Ovarialagenesie.

Anoxie ⟨*gr*⟩: Absinken des O_2-Drucks im Gewebe auf 0. **A. des Neugeborenen** ↑Asphyxie. Komplette Unterbrechung der Sauerstoffzufuhr zum Gehirn nach Erliegen der zerebralen Blutzirkulation. Führt in wenigen Minuten zur ↑Bewußtlosigkeit u. bei längerer Dauer zu irreversibler Schädigung des Gehirns.

ANP: *Abk* für atriales natriuretisches ↑Peptid.

Anpassung: 1. ***Biol.***: ↑Adaptation. **2. *Psychol.***: die Änderung des Verhaltens von Individuen unter dem Druck äußerer Bedingungen, zum anderen die Bewältigung der objektiven gesellschaftl. Anforderungen durch tätige Auseinandersetzung. Dabei erfolgt die A. als Verhaltensänderung entspr. den vorherrschenden Verhaltenszielen infolge Informationsverarbeitung. Lernprozesse sind Voraussetzungen für die A. im Verlaufe der ↑Ontogenese. A. wird durch die Ausbildung bedingter Reaktionen bewirkt, andererseits aber durch gezielte, verändernde Eingriffe in die Umweltbedingungen über erworbene interne Außenweltmodelle. ↑Adaptation, ↑Plastizität. **3. *Math.***: a) Bestimmung der Parameter einer ↑Wahrscheinlichkeitsverteilung von vorgegebenem Typ, die einer empir. ↑Häufigkeitsverteilung mögl. nahe kommt. b) Bestimmung der Parameter einer Regressionsfunktion gegebenen Typs aus einer Folge von Meßwertpaaren bzw. Messungen zu best. Zeitpunkten. Häufigstes Anpassungsverfahren ↑Methode der kleinsten Quadrate. **4. *Rehabilitation***: Die **soziale A.** verfolgt u. a. das Ziel, den geistig Schwerbehinderten, aber auch den schwer Körperbehinderten an die Einhaltung von Mindestnormen des menschl. Umgangs, hyg. Normen, Eßgewohnheiten u. a. zu gewöhnen u. ihm ein Mindestmaß an Selbständigkeit u. Selbstsicherheit zu vermitteln. Eine **berufl. A.** kann durch techn. Hilfsmittel u./o. durch Umorganisation am Arbeitsplatz erfolgen (↑Arbeitshilfen). Die **A. der Umgebung** bezieht sich u. a. auf den Abbau bauliche ↑Barrieren u. auf allg. Zugängigmachen von Material, Geräten u. ä. für den in seiner Bewegungsfreiheit eingeschränkten Geschädigten.

Anpassung des Herzens, heterometrische ↑Frank-Starling-Mechanismus.

Anpassung des Herzens, homöometrische: füllungsunabhängige Veränderung der Herzarbeit nach Variation der Schlagfrequenz (Frequenzinotropie) o. Wirkung der ↑Herznerven. Ist zu unterscheiden von der füllungsabhängigen Änderung der äußeren Herzarbeit ohne Einfluß auf die Inotropie des Muskels, die als heterometr. Anpassung (↑Frank-Starling-Mechanismus) bezeichnet wird.

Anpassungsstörung: inadäquate passagere Reaktion auf psychosoziale Belastungssituationen mit emotionaler u. evtl. verhaltensbezogener Beeinträchtigung.

Anpassungssyndrom ↑Adaptationssyndrom.

Anpassungssyndrom, kardiopulmonales ↑Adaptationssyndrom, kardiopulmonales.

Anpassungstest: statist. Test zur Überprüfung der Hypothese, ob einer beobachteten ↑Häufigkeitsverteilung eine theoret. vorgegebene ↑Wahrscheinlichkeitsverteilung genügend gut angepaßt werden kann. Beispiel ist der ↑Chi²-Test.

Anreicherungsverfahren: Methode zur Herauszüchtung best. Mikroorganismen aus Untersuchungsmaterial; Prinzip beruht auf Hemmung der Begleitflora u./o. Wachstumsförderung der gesuchten Keime meist in flüssigen Nährböden (z. B. Salmonellen in Tetrathionatbouillon, Shigellen in Selenitbouillon, Choleravibrionen in Peptonwasser); Konzentrierung der gesuchten Keime durch Zentrifugation o. Filtration.

ANS: *Abk* für respiratory distress syndrom; ↑Atemnotsyndrom. ↑ARDS, ↑Hyaline-Membran-Krankheit.

Ansa ⟨*lat*⟩ *f*: Griff, Henkel; anat. Bez. für schlingenförmiges Gebilde.

Ansa cervicalis: Schlingenbildung zwischen N. hypoglossus u. Plexus cervicalis (C_1–C_3), bestehend aus Radix superior u. Radix inferior.

Ansa lenticularis: Faserbündel, welches vom inneren Teil des ↑Globus pallidum zu ventralen Kernen des ↑Thalamus zieht. Es ist Bestandteil einer Rückkopplungsschleife im extrapyramidalen ↑System.

Ansa nephroni: Henle-Schleife; Teil des ↑Tubulus renalis; ↑Niere.

Ansa subclavia: Nervenschlinge um die ↑Arteria subclavia zwischen ↑Ganglion cervicale medium u. ↑Ganglion cervicale inferius.

Anschlagzuckung: eine aus zwei Phasen bestehende Zuckung bzw. Kontraktion des Skelettmuskels. Der Muskel verkürzt sich zunächst ↑isotonisch. Bevor diese Verkürzung ihren Endpunkt im isoton. Maximum erreicht, wird sie durch ein Hindernis gestoppt, so daß der Muskel bei nunmehr gleichbleibender Länge nur noch Spannung entwickeln kann (isometr. Phase).

Anschlußheilbehandlung: *Abk* AHB; stationäre med. Rehabilitationsmaßnahme, die sich unmittelbar o. im engen zeitl. Zusammenhang an eine Krankenhausbehandlung anschließt. Mit der A. wird die Forderung nach möglichst frühzeitigem Beginn der Rehabilitation u. damit der besseren Verzahnung kurativer u. rehabilitativer Bemühungen verwirklicht. A. kann nur in hierfür zugelassenen Rehabilitationskliniken durchgeführt werden. Entsprechende Listen werden den Krankenhäusern von den Rentenversicherungsträgern zur Verfügung gestellt.

Anschoppung: erste Phase der Pneumonie mit starker Füllung der Kapillaren u. fibrinöser Exsudation in die Alveolen. Gewebeleukozytose gering. Dauer 1–2 Tage.

Anschütz, Alfred Willi (1870–1954), Chir., Kiel.

Anschütz-Zeichen (nach Willi A. A.): Blähung des Zäkums bei tiefer gelegenem Dickdarmverschluß.

Anserin: in der Muskulatur von Vögeln u. Fischen vorkommendes Dipeptid aus Betaalanin u. Methylhistidin.

anserinus ⟨*lat*⟩ *Adj*: in der Form eines Gänsefußes, ↑Pes anserinus.

Anspannungszeit des Herzens: Umformungszeit u. Druckanstiegszeit, d. h. Zeit von Beginn der Vorhoferregung (Q-Welle im EKG) bis zur Öffnung der Aortenklappe (erste große Amplitude des I. Herztons im PKG) in Sekunden. Zu errechnen durch Substraktion der linksventrikulären ↑Austreibungszeit von der totalen elektromagnet. Systole (↑QS_2-Zeit).

Anspruchsniveau: die Gesamtheit der mit jeder Einzelleistung sich verschiebenden Erwartungen, Zielsetzungen o. Ansprüche an die zukünftige eigene Leistung. Das A. ist abhängig vom Erfolg o. Mißerfolg einer konkreten Tätigkeit bzw. des bisherigen Lebensablaufs.

Anstalt ↑Krankenhaus.

Ansteckgoniometer ⟨*gr*⟩ *n*: Winkelmesser, der an Gleit-, Tast- o. Stangenzirkel angesteckt werden kann u. der auf einem Halbkreisbogen mit Gradeinteilung die Winkelwerte in bezug auf die Horizontale angibt. Das A. dient in der ↑Anthropometrie zu Winkelbestimmungen insbes. am Schädel.

Ansteckung: Übertragbarkeit von Infektionserregern aufgrund ihrer Haftfähigkeit im Wirtsgewebe (↑Kontagiosität, ↑Tenazität) als Voraussetzung für die ↑Infektion, ggf. die Infektionskrankheit. Direkte A.: ↑Kontaktübertragung, ↑Schmierinfektion, Schmutzinfektion. Aerogene A.: ↑Tröpfcheninfektion. Alimentäre A.: ↑Lebensmittelinfektion.

Ansteckung, psychische: Folie á deux; induzierte psychot. Reaktionen durch den Einfluß psych. Kranker (z. B. Hysteriker o. Schizophrene), die bei Angehörigen u. Menschen ihrer Umgebung krankhafte Vorstellungen hervorrufen können. U. U. wird das ganze Krankheitsbild für kurze o. längere Zeit übernommen.

Ansteckungsfähigkeit ↑Kontagiosität.

Anstrengungsasthma: anfallsartige Luftnot infolge Bronchialobstruktion, ausgelöst durch stärkere körperl. Belastung. Betroffen sind Pat. mit gesteigerter unspezif. bronchialer Hyperreagibilität. Als initialer Reiz wirkt beim A. die gesteigerte tracheobronchiale Luftströmung.

Anstrengungsdyspnoe ↑Belastungsdyspnoe.

ant- ⟨*gr*⟩ *Präfix*: anti-; gegen.

Antabus ↑Disulfiram.

Antacida ↑Antazida.

Antagonismus ⟨*gr*⟩ *n*: Gegensätzlichkeit. Man findet antagonist. Prinzipien auf allen Ebenen der biol. Organisation, z. B. bei antagonist. wirkenden Hormonen: Insulin versus Glucagon; Parathormon versus Calcitonin. (Ggs.: ↑Synergismus).

Antagonismus, kompetitiver: Verdrängung eines Wirkstoffs (Agonisten) durch einen anderen (Antagonisten) an Wirkstelle, insbes. Anlagerung eines Antagonisten an einen Rezeptor aufgrund höherer ↑Affinität u. Verdrängung des ↑Agonisten; verläuft im Ggs. zum nichtkompetitiven ↑Antagonismus nach dem ↑Massenwirkungsgesetz.

Antagonismus, nichtkompetitiver: Versch. Formen: 1. Anlagerung eines Pharmakons in der Nähe des Wirkortes o. Rezeptors, so daß seine ↑Konformation verändert werden kann, eine Rezeptor-Pharmakon-Bindung behindert wird u. die Wirkung abgeschwächt ist (alloster. Effekt). 2. Antagonist hemmt Effektuierung der biol. Wirkung. 3. Antagonist kann sich irreversibel, z. B. kovalent, an den Rezeptor binden. Erhöhte Agonistenkonzentration am Rezeptor kann im Unterschied zum kompetitiven Antagonismus Hemmung nicht aufheben.

Antagonist ⟨*gr*⟩ *m*: **1.** ***Physiol.:*** Gegenspieler. Muskel, dessen Wirkungsrichtung bzw. -weise derjenigen eines anderen Muskels (Agonist) entgegengerichtet ist. Einteilung ist abhängig von der Betrachtungsweise; so ist der Unterarmstrecker der A. für den Unterarmbeuger, wenn beide sich kontrahieren, letzterer aber die Bewegungsrichtung, das Heranbeugen des Unterarms, bestimmt. **2.** ***Pharmak.:*** Hemmstoff; ursprüngl. jeder Wirkstoff, der einem anderen entgegenwirkt; heute vornehml. Wirkstoff der sich entspr. der Rezeptortheorie über die Wirkung von Pharmaka an einen pharmakologischen ↑Rezeptor anlagert, aber selbst keinen rezeptoradäquaten biol. Effekt auslöst wie der Agonist. Der A. besitzt keine ↑Wirkaktivität, besetzt aber den Rezeptor o. verändert seine Eigenschaften, daß Agonisten keinen o. einen verringerten Effekt auslösen. **3.** ***Zahnmed.:*** Zähne, die bei ↑Okklusion miteinander im Kontakt stehen.

5-HT-Antagonisten ↑5-Hydroxytryptamin.

Antagonistenhemmung ↑Hemmung.

Antagonist, synaptischer ↑Antagonist.

Antazida ⟨*lat*⟩ *n Pl*: Pharmaka gegen Hyperazidität, z. B. Aluminiumhydroxidgel (Alugel), Aluminiummagnesiumsilikat, Magaldrat, Natriumhydrogenkarbonat (weniger geeignet).

Antebrachium ⟨*lat*⟩ *n*: Unterarm.

ante cibum ⟨*lat*⟩: vor den Mahlzeiten (Rezeptur); präprandial.

ante finem ⟨*lat*⟩: vor dem Ende, vor dem Tode.

Antefixationsgeburt: Geburt nach vorangegangener Fixationsoperation des Gebärmutterkörpers an die Bauchwand (↑Ventrifixatio uteri).

Antefixationsoperation: operative Anheftung des Uterus nach vorn; ↑Antefixatio uteri.

Antefixatio uteri ⟨*lat*⟩ *f*: lagekorrigierende Operationsmethode der Gebärmutter bei Retroflexio uteri. **Vaginofixatur**: Anheftung des Uteruas am vorderen Scheidengewölbe; **Ventrofixatur**: Vernähung des Uterus mit den Bauchdecken (nicht bei gebärfähigen Frauen), zu unterscheiden von Operationsmethoden, bei welchen der Uterus nicht unmittelbar angenäht wird, sondern mittelbar durch Verkürzung seines ihn haltenden Bandapparats. Methoden nach ↑Alexander-Adams (Kürzung der Ligamenta teres uteri), ↑Doléris u. ↑Baldy.

Anteflexio uteri ⟨*lat*⟩ *f*: physiol. Haltung des Uterus, bei der die Kollum- u. Korpusachse einen stumpfen Winkel nach vorn miteinander bilden. Es ist zu unterscheiden zwischen Torsio, Flexio u. Positio uteri.

Antektoparasitika: Sammelbegriff für kausal wirksame Arzneimittel gegen Ektoparasiten. ↑Akarizide, ↑Insektizide.

Antekurvation: unphysiolog. krankhaft verstärkte ventralkonvexe Verbiegung eines Röhrenknochens. Frakturfolge, Verminderung der Tragfähigkeit des Knochens, ↑Osteodystrophia deformans Paget.

Antemenstruum ⟨*lat*⟩ *n*: Zeitspanne kurz vor der Regel.

Antemetika ↑Antiemetika.

ante mortem ⟨*lat*⟩: vor dem Tode.

Antennulae microvillares ⟨*lat*⟩ *f Pl*: Mikrofilamente (2,5–5,0 nm dick, 0,1–0,5μm lang) der Glykokalyx an der Spitze von ↑Mikrovilli.

ante partum ⟨*lat*⟩: vor der Geburt. Wird für die Zeit unmittelbar vor der Niederkunft gebraucht.

Anteposition: Antizipation; Sinken des Erstmanifestationsalters fam. genet. bedingter Krankheiten bei Pat. aufeinanderfolgender Generationen. Bei Krankheitsbildern mit variabler Schwere u. variablem klin. Manifestationsalter, wenn Merkmalsträger mit relativ leichter Sympt. u. hohem Erstmanifestationsalter zur Fortpflanzung kommen, deren Kinder ein durchschnittl. niedriges Erstmanifestationsalter aufweisen. Neuerdings durch ↑Repeatsequenzexpansion erklärt.

Antepositio uteri ⟨*lat*⟩ *f*: Verlagerung der Gebärmutter im Beckenraum nach vorn, bauchdeckenwärts.

anterior ⟨*lat*⟩: nach vorn gelegen, vorderer; Ggs. posterior.

Anterior chamber cleavage syndrome ⟨*engl*⟩ ↑Peters-Anomalie.

Antesystolie ⟨*gr*⟩ *f*: im EKG sichtbare, vorzeitig einsetzende Erregung von Ventrikelanteilen infolge kongenitaler o. entzündl. degenerativer Veränderungen (↑WPW-Syndrom).

antethorakal ⟨*lat* + *gr*⟩: Gewebespalt zwischen Haut u. Brustbein, z. B. antethorakale Ösophagusplastik (Einlegen des mobilisierten Darms zum Speiseröhrenersatz vor dem Brustbein).

Antetorsion ⟨*lat*⟩ *f*: Verdrehung der Schenkelhalsachse gegenüber der Femurachse nach vorn. Pathol. verstärkter Antetorsionswinkel bei ↑Hüftgelenkluxation.

Antetorsionswinkel: röntg. Maß für die Torquierung des Schenkelhalses; er nimmt nach der Geburt laufend ab, von $>30°$ auf $<15°$. Messung mit der Rippstein-Aufnahme röntg. möglich.

Anteversion ↑Antetorsion.

Anteversio uteri: physiol. Neigung der Gebärmutter nach vorn. Die Anteversio flexio ist die häufigste physiol. Variante der Gebärmutterlage im kleinen Becken.

Anthelminthika ⟨*gr*⟩ *n Pl*: Wurmmittel, A. remedia; zum Abtöten (vermizid) bzw. Abtreiben (vermifug) von ↑Helminthen eingesetzte Arzneimittel. 1. Bandwurmmittel, Antizestoda: Niclosamid, Praziquantel, Mebendazol u. a. 2. Rundwurmmittel, Antinematoda: Mebendazol (Vermox), Piperazin (Piavermit), Pyrantel, Tiabendazol u. a., Niridazol, Piperazin, Pyrviniumpamoat. 3. Saugwurmmittel, Antitrematoda: Praziquantel u. a.

Anthracene *n Pl*: Derivate des aromat. Kohlenwasserstoffs Anthracen, $C_{14}H_{10}$.

Anthrachinon: Oxidationsprodukt des Anthracens. ↑Laxanzien.

Anthrachinonderivate: vom Anthracen sich ableitende Verbindungen, trizykl. Ringsystem, von dem die 1,8-dihydroxylierten Verbindungen die Genine zahlreicher abführend wirkender Glykoside darstellen. Sie sind, z. T. als dimere Verbindungen, die Wirkstoffe der Drogen Frangulae cortex, Rhei radix, Aloe, Sennae folium u. fructus.

Anthracosis cutis ⟨*gr* + *lat*⟩ *f*: Einsprengung von Kohlenpartikeln in die Haut.

Anthrakofibrose: Lungenfibrose mit gleichzeitig nachweisbarer Anthrakose.

Anthrakose ⟨*gr*⟩ *f*: Anthracosis, Kohlenstaublunge, A. pulmonum; Einlagerung von Stäuben aus Kohlenstoff (z. B. Ruß, Graphit, Kohle) in die Lunge. Der Staub liegt weitgehend reaktionslos in den perivaskulären interstitiellen Räumen u. führt allein zu keiner funktionellen Beeinträchtigung. Beimengungen fibrogenen Staubs führen zur ↑Anthrakosilikose, die als ↑Berufskrankheit anzeigepflichtig ist.

Anthrakosilikose ⟨*gr*⟩ *f*: mit reichl. Ablagerung von Kohlenstaub verbundene ↑Silikose anzeigepflichtige ↑Berufskrankheit, die nahezu ausschließl. im Steinkohlenbergbau vorkommt.

Anthranilsäurederivate: Abkömmlinge der Anthranilsäure. Flufenaminsäure o. Mefenaminsäure.

Anthrarobin: 3,4-Dihydroxyanthranol, Antiseptikum, Dermatikum, Reduktionsprodukt des Alizarins, wird anstelle von Chrysarobin benutzt.

Anthrasol: gelbl. ölige Flüssigkeit. Verunreinigt Haut u. Wäsche nicht. Anwendung als Lösung o. Salbe, wo Teerbehandlung indiziert ist.

Anthrax ⟨*gr*⟩ *m* ↑ Milzbrand.

Anthraxbazillen ↑ Bacillus anthracis.

Anthrazyklin-Antibiotika: Variationen ergeben sich aus der Anzahl u. der Art der vorkommenden Zucker u. der Anzahl u. der Art der Bindungsstellen mit dem Aglykon wie auch in der Stellung u. der Anzahl der Hydroxy- o. Methoxygruppen im Anthrachinongrundkörper. Die bekannten A. lassen sich nach ihrem Aglykon in Gruppen unterteilen, die sich vom 4,5- bzw. 1,4-Dihydroxyanthrachinon, vom 1,4,5,- bzw. 4,5,8-Trihydroxyanthrachinon o. vom 1,4,5,8-Tetrahydroxyanthrachinon ableiten. Die A. binden sich an die ↑ DNA template. Die Stärke der Komplexbindung ist von mehreren ster. Faktoren der A. abhängig. Die A. Daunorubicin u. Doxorubicin sind der Rhodomycingruppe zuzuordnen u. leiten sich vom 4,5,8-Trihydroxyanthrachinon ab. In letzter Zeit wurde versucht, die günstigen Therapieeffekte von Daunorubicin u. Doxorubicin durch Derivate zu ersetzen, die weniger unerwünschte Nebenwirkungen besitzen. So erbrachte Idarubicin u. Epirubin beträchtl. antineoplast. Aktivität bei geringerer Kardiotoxizität. Im Vordergrund der Nebenwirkungen steht die hohe Inzidenzrate kongestiver Kardiomyopathien. Bes. eine nach Monaten wiederholte Ther. mit A. kann zur Herzinsuffizienz führen.

Anthropogenese ⟨*gr*⟩ *f*: menschl. Stammesgeschichte. Die Trennung der zum Menschen führenden Entwicklungslinie von der der Affen hat wahrscheinl. vor ca. 25–30 Mill. Jahren stattgefunden. Von einer gemeinsamen Ausgangsgruppe der Schmalnasenaffen (Catarrhina) paßte sich ein Teil der Affen durch Mutation, Selektion u. a. Evolutionsfaktoren immer mehr an das Leben im trop. Urwald an u. entwickelte sich zu den heutigen Menschenaffen, während bei einem anderen Teil eine zunehmende Anpassung an das Bodenleben erfolgte, wodurch die Entwicklung zum Menschen eingeleitet wurde. Relativ frühe Stadien dieser beiden Entwicklungsrichtungen sind einerseits durch Fossilfunde von den Dryopithecinae (Baumaffen) u. andererseits von Ramapithecinae belegt. Letztere sind morphol. von den vor 5–0,7 Mill. Jahren lebenden Australopithecinae kaum zu unterscheiden, zumal diese sich in mehrere Formengruppen aufspalteten, innerhalb derer sich der Übergang vom Tier zum Menschen vollzogen hat. Eine bes. Rolle spielte hierbei offenbar der mit den Australopithecinae sehr nahe verwandte Homo habilis (Urmensch). Sehr wahrscheinl. ging aus ihm der in der alten Welt weit verbreitete Homo erectus (Frühmensch) hervor; aus ihm entstanden vor 300 000–200 000 Jahren Vorläuferformen des Homo sapiens, die sich in den ausgestorbenen Homo sapiens neanderthalensis (Altmensch) u. Homo sapiens sapiens (Jetztmensch, Neumensch) differenzierten. Auf der Grundlage der bei den Vorfahren des Menschen gegebenen biol. Voraussetzungen wie aufrechter Gang u. dadurch bedingtes Freiwerden der Hände, verlängerte Kindheits- u. Jugendentwicklung, Gehirnvergrößerung u. -differenzierung, veränderte sexuelle Verhaltensweisen sowie familienorientierte Sozialstrukturen entstanden die den Menschen auszeichnenden Beziehungen untereinander u. zur Natur, die nicht mehr nur durch biol., sondern zunehmend auch durch gesellschaftl. Gesetzmäßigkeiten beherrscht wurden (Anthroposoziogenese). Das Zusammenleben in Gruppen entstand vermutl. zuerst beim Homo habilis.

Anthropoidea ⟨*gr*⟩: Unterordnung der Primaten mit den Zwischenordnungen Platyrrhina (Affen der Neuen Welt) u. Catarrhina (Affen der Alten Welt). Zu den Catarrhina gehören die Überfamilien Cercopithecoidea (Hundsaffen) u. Hominoidea, letztere mit den Fam. Hylobatidae, Pongidae (Menschenaffen) u. ↑ Hominidae (Menschen).

Anthropologie ⟨*gr*⟩ *f*: von Immanuel Kant als Wissenschaft vom eigentl. Menschlichen charakterisiert u. als übergeordnete Wissenschaft vom Menschen über die Einzelwissenschaften gestellt, i. e. S. die Wissenschaft vom Menschen, die ausgestorbene u. gegenwärtige Formen des Menschen differenziert, charakterisiert, ihre zeitl. u. geograph. Verbreitung sowie ihre voraussichtl. künftige Entwicklung untersucht. Ferner hat die A. die verwandtschaftl. Beziehungen des Menschen zu den ihm nahestehenden Tierformen zu klären u. den Prozeß der Menschwerdung zu rekonstruieren sowie die Erbstrukturen des Menschen zu erforschen, um Einblick in die Ursachen zu gewinnen, die zu versch. Form- u. Funktionsausprägungen geführt haben. Dabei bedient sich die A. in erster Linie naturwissenschaftl. Methoden. Die A. hat prakt. Bedeutung v. a. für die Med. (u. a. Variabilität normaler biol. Merkmale, Konstitution der Lebensalter u. Geschlechter), Pädagogik (Zusammenhang zwischen körperl. u. psych. Entwicklung) u. Rechtswissenschaft (Identifikation unbekannter lebender u. toter Menschen, Vaterschaftsfeststellung). Der Mißbrauch der Rassenkunde im nationalsozialist. Deutschland schadete der A. ↑ Anthropometrie.

Anthropologie, medizinische: medizintheoret. Versuche im 20. Jh., mit Hilfe philosoph. u. psychol. Auffassungen vom Menschen (philosoph. u. theolog. Anthrop., Existenzialismus, Psychoanalyse) zu einem ganzheitl. Wesensverständnis des Menschen, der menschl. Gesundheit u. Krankheit u. der Beziehungen von Psyche u. Soma zu gelangen. Damit soll eine „Anthropologische Medizin“ (Viktor von Weizsäcker) begründet werden, die die Unzulänglichkeiten einer nur naturwissenschaftl. fundierten Med. überwindet. ↑ Menschenbild, ↑ Psychosomatik.

Anthropometer: Höhenmesser; Meßgerät aus Metall mit Millimetereinteilung von 0–2 100 mm zur projektiv. Feststellung der Höhenmaße des menschl. Körpers.

Anthropometrie: Somatometrie; Lehre von Maßen u. Maßverhältnissen des menschl. Körpers. A. liefert Arbeitsgrundlagen für Med., Sport, Bekleidungsindustrie u. Arbeitsplatzgestaltung.

Anthroponose ⟨*gr*⟩ *f Pl*: Infektionskrankheit, die nur beim Menschen vorkommt. ↑ Anthropozoonose, ↑ Zooanthroponose, ↑ Zoonose.

Anthroposophie ↑ Medizin, anthroposophische.

Anthroposoziogenese ⟨*gr* + *lat*⟩ *f* ↑ Anthropogenese.

Anthropozoonose ⟨*gr*⟩ *f Pl*: bei Tieren u. Menschen vorkommende Infektionskrankheit. ↑ Zooanthroponose, ↑ Zoonose.

anti- ⟨*gr*⟩ *Präfix*: ant-; gegen.

Anti-A_{HP}: Humanerythrozyten der Gruppe A agglutinierende Substanz aus der Eiweißdrüse der Weinbergschnecke Helix pomatia; reagiert (Agglutination, Präzipitation) auch mit Streptokokken der Gruppe C u. einigen anderen Keimen, deren immundeterminante Gruppe terminales, nichtreduzierendes alphaglykosid. gebundenes N-Acetyl-D-Galaktosamin ist. Von Prokop et al. 1965 als erste der bei Schnecken u. Fischen auftretenden, als Protektine bezeichneten Substanzen gefunden. Später wurden zahlreiche weitere derartige Protektine (↑ Lektine) entdeckt, die mit anderen Blutgruppen, Bakterien usw.

reagieren. Prakt. u. wissenschaftl. Anwendung zum Nachweis von Erythrozytenantigenen, Antigenlokalisationen, T-Lymphozytensortierung usw.

Antiallergika ↑Antihistaminika.

Antiallotypenserum ⟨*lat+gr*⟩ *n*: Antiserum, dessen Antikörper sich gegen Antigendeterminanten von Immunglobulinmolekülen richten, die eine ↑Allotypie darstellen. Antiseren entstammen der gleichen Spezies wie die erfaßte Immunglobulinallotypie. Im Humansystem existieren die Immunglobulinallotypien Gm, Km, Am, Oz u. IsF. Bez. der jeweiligen Antiseren erfolgt nicht als A. A., sondern als Anti-Km usw. Direkt als Anti-Allotyp werden Kaninchenseren bezeichnet, die eine Immunglobulinallotypie beim Kaninchen erfassen, gekennzeichnet durch A/a bzw. B/b u. nachfolgende Ziffern. Genet. Codierung erfolgt durch zahlreiche Allele.

Antianaphylaktika ↑Antihistaminika.

Antiandrogene ⟨*gr*⟩ *n Pl*: die periphere Wirkung von Testosteron u. a. Androgenen an Rezeptoren aufhebende Substanzen (↑Cyproteronacetat) verursachen irreversible Schäden am männl. Feten. Testes sind vorhanden, Prostata u. ableitende Samenwege nicht ausgebildet. Das äußere Genitale ist weibl., aber ohne Uterus. Durch A. wird wahrscheinl. die Kopplung des in der Zelle zu 5-Alpha-Dihydrotestosteron reduzierten Testosteron an zelluläre u. nukleäre Rezeptoren blockiert, A. heben die Wirkung von Androgenen am Rezeptor auf. Bei Männern Hemmung der ↑Libido. Anwendung bei Triebtätern, sexuellen Deviationen (↑Deviation) u. männl. ↑Pubertas praecox. Anwendung in niedriger Dosierung bei Androgenisierung von Frauen u. bei schwerer Akne.

Anti-Antikörper ⟨*lat*⟩ *m*: Immunglobulin mit Antikörperfunktion, deren Spezifität sich gegen ein anderes Immunglobulin richtet, dessen Antikörperfunktion bekannt u. testbar ist. Treffender ist die Bez. Anti-Immunglobulin. bzw. Anti-Idiotyp-Antikörper.

Antiarin: Gift aus dem Milchsaft der ostasiat. Droge Antiaris toxicaria. Pfeilgift der Ureinwohner von Borneo. Krampf- u. Herzgift mit digitalisähnl. Wirkung.

Antiarrhythmika ⟨*gr*⟩ *n Pl*: Pharmaka, die arrhythmogenen elektrophysiolog. Veränderungen des Reizbildungs- u. Erregungsleitungssystems entgegenwirken. Einteilung in IV Klassen (n. Vaughan Williams 1970). Klasse I: Spezif. Hemmung des raschen Natriumeinstroms, damit Abnahme der max. Anstiegsgeschwindigkeit. Klasse I A: Verlängerung des Aktionspotentials, Chinidin, Ajmalin/Prajmalin, Procainamid, Disopyramid. Klasse I B: Verkürzung des Aktionspotentials, Lidocain, Mexiletin, Tocainid, Phenytoin. Klasse I C: keine signifikante Wirkung auf die Aktionspotentialdauer, Propafenon, Flecainid, Lorcainid, Aprindin. Klasse II: ↑Betarezeptorenblocker. Klasse III: Zunahme der Repolarisationsphase, Amiodaron, Sotalol. Klasse IV: ↑Kalziumantagonisten, Verapamil, Gallopamil, Diltiazem.

Antiarthritika ⟨*gr*⟩ *n Pl*: Pharmaka zur Behandlung des akuten Gichtanfalls (Colchicin; Phenylbutazon, Indometacin, Glukokortikoide) sowie zur Intervalltherapie: 1. Urikostatika (Hemmung der Harnsäurebildung), z. B. der Xanthinoxidaseinhibitor Allopurinol; 2. Urikosurika (Steigerung der Harnsäureausscheidung), z. B. die Tubulusblocker Probenecid, Sulfinpyrazon u. Benzbromaron. Kombinationen zwischen den Pharmaka beider Gruppen in äußerst seltenen Einzelfällen, z. B. bei schwerer chron.-tophöser Gicht.

Antiasthmatika ⟨*gr*⟩ *n Pl*: Pharmaka gegen ↑Asthma bronchiale, Bronchospasmolytika (↑Broncholytika), z. B. Theophyllin (blutspiegelorientierte Dosierung empfehlenswert), Ipratropiumbromid (Atrovent) u. ↑Betasympathomimetika (Fenoterol, Salbutamol, Terbutalin), Cromoglicinsäure (Intal), Ketotifen (Zaditen). ↑Glukokortikoide, ↑Expektoranzien, Mukolytika (↑Sekretolytika), ↑Antihistaminika.

Antiatelektasefaktor: oberflächenaktive Substanz (engl. surfactant) der Lunge, Phospholipid. Wird in der Lunge selbst gebildet u. vermindert die Oberflächenspannung des die Alveole auskleidenden Flüssigkeitsfilms. Der A. setzt dadurch die atelektasefördernde Retraktionskraft der Lunge herab. Das Fehlen des A. beim Neugeborenen ruft die Hyaline-Membran-Krankheit hervor. Bei der ↑Schocklunge u. der ↑Respiratorlunge ist die Antiatelektasefaktorbildung beeinträchtigt.

Antibabypille ⟨*lat + engl*⟩: volkstüml. Bez. für Dragees zur oralen ovolationshemmenden ↑Antikonzeption.

antibakteriell ⟨*gr*⟩: gegen Bakterien gerichtet.

Antibasalmembranglomerulonephritis: Form der ↑Glomerulonephritis, bei der gegen Basalmembranantigen gerichtete Antikörper mit der Basalmembran der Glomeruluskapillaren reagieren. Immunfluoreszenzopt. lineare Fluoreszenz an den Glomeruluskapillaren. In der menschl. Pathol. selten, Vorkommen beim Goodpasture-Syndrom u. der rapid progressiven mesangioproliferativen Glomerulonephritis mit Halbmondbildung. In der exp. Pathol. als ↑Masugi-Nephritis bekannt.

Antiberiberivitamin ↑Vitamin B_1.

Antibiogramm ↑Antibiotikatestung.

Antibiose ⟨*gr*⟩ *f*: Hemmung der Entwicklung o. Abtötung einer Mikroorganismenart durch eine andere. Die A. beruht auf der Bildung von Stoffwechselprodukten, z. B. ↑Antibiotika, ↑Bakteriozine.

Antibiotika ⟨*gr*⟩ *n Pl*: Substanzen aus Mikroorganismen mit bakteriostat. bzw. bakterizider Wirkung. Erstes A. Penicillin 1929 von Fleming aus dem Schimmelpilz Penicillium notatum isoliert. Hauptgruppen: ↑Penicilline, ↑Cephalosporine, ↑Tetrazykline, ↑Chloramphenicol, ↑Aminoglykosid-Antibiotika, ↑Polypeptid-Antibiotika, ↑Makrolide, ↑Polymyxine, ↑Lincomycin, ↑Tuberkulostatika, ↑Antimykotika.

Antibiotikaantagonismus, kompetitiver: auf Konkurrenz beruhende gegenseitige Wirkung bei einer ↑Kombinationstherapie mit ↑Chemotherapeutika mit geringerer Wirkung als die Einzelkomponenten.

Antibiotikapolitik ↑Chemotherapeutikastrategie.

Antibiotikaresistenz: Resistenz von Mikroorganismen gegenüber ↑Antibiotika bei ther. erreichbaren Gewebespiegeln. Parameter dafür sind die Wirkungsintensität in vitro u. die Antibiotikakonzentration am Wirkort in vivo. Es werden unterschieden einerseits die **natürl. A.** der Bakterien, also die vorhandene genet. bedingte Resistenz best. Bakterien gegenüber best. Antibiotika, u. die **erworbene A.**, als prim. Resistenz eines Teil der Stämme einer Art vor dem Kontakt mit Antibiotika; sek. Resistenz tritt während der Antibiotikatherapie auf. Man unterscheidet chromosomale A. u. plasmiddeterminierte A. Die **chromosomale A.** beruht auf Spontanmutation mit nachfolgender Selektion der resistenten Mutanten im Antibiotikamilieu. Bei der **plasmiddeterminierten Resistenz** erfolgt die genet. Kontrolle der Resistenz durch ↑R-Plasmide, extrachromosomale DNA-Einheiten, die durch Zell-zu-Zell-Kontakt übertragen werden. Letzteres führt zur schlagartigen Resistenz sensibler Bakterienpopulationen bei Kontakt mit plasmidhaltigen Bakterienstämmen. Während die chromosomale A. meist nur ein Antibiotikum betrifft, kontrollieren Plasmide die Resistenz gegen mehrere Antibiotika. ↑Parallelresistenz.

Antibiotikatestung: Bestimmung der Empfindlichkeit von Mikroorganismen gegenüber Chemotherapeutika u. Antibiotika. Das Ergebnis mit mehreren Präparaten nennt man Antibiogramm.

Antibiotikatherapie: Behandlung mikrobieller Infektionen mit ↑Antibiotika, manchmal einschl. ↑Chemotherapeutika angewendet.

Antibiotikawirkung, nutritive ↑Fütterungsantibiotika.

Antibody dependent cell-mediated cytotoxicity ⟨*engl*⟩: *Abk* ADCC; Zerstörbarkeit von Zielzellen (z. B. Tumor-, Transplantatzellen o. Bakterien) durch spez. ↑T-Lymphozyten (↑Killerzellen), die jedoch von der Mithilfe spezif. Antikörper abhängig ist. Fc-Rezeptoren der Killerzelle verbinden sich mit dem Fc-Anteil der Immunglobuline (Antikörper) u. diese über ihre ↑Combining site mit dem Antigen auf der Oberfläche der Zielzelle.

Anticholinergika ↑Parasympatholytika.

Anticodon: Sequenz von drei Nukleotiden in der sog. Anticodonschleife der ↑Transfer-RNA (tRNA), die einem ↑Codon in der ↑Messenger-RNA (mRNA) basenkomplementär ist u. mit diesem über Wasserstoffbrücken Basenpaare ausbildet; Anticodonwechselwirkungen zwischen ↑Aminoacyl-tRNA u. mRNA am ↑Ribosom sind die Grundlage für codongerichtete Verknüpfung von Aminosäuren zu Peptidketten im Translationsprozeß der ↑Proteinbiosynthese.

Antidepressiva: Pharmaka mit antidepressiver Wirkung. **Trizykl. A.**: z. B. Amitriptylin, Imipramin (Tofranil), Clomipramin, Desipramin, Doxepin. **Monoaminooxidaseinhibitoren**: z. B. Tranylcypromin. **Serotoninwiederaufnahmehemmer**: z. B. Fluoxamine, Paroxelin. **Lithiumsalze**. Ther. Wirkung von Art der depressiven Sympt., Dauer u. Dosierung der Therapie mit A. abhängig; anticholinerge Nebenwirkung (v. a. bei trizykl. A.).

Antidermatitisvitamin ↑Vitamin B_6.

Anti-Desoxyribonuklease-B-Reaktion: serol. Reaktion zum Nachweis einer rezenten Infektion durch A-Streptokokken (Streptococcus pyogenes). Die Depolymerisierung von DNA durch die von A-Streptokokken gebildete Desoxyribonuklease B kann durch Anti-Desoxyribonuklease B gehemmt werden. Als zusätzl. Reaktion neben der ↑Antistreptolysinreaktion empfohlen, bes. bei Hautinfektionen durch A-Streptokokken (Impetigo), da in diesen Fällen das Streptolysin durch Cholesterin u. Hautlipide inhibiert wird u. die Antistreptolysinreaktion neg. ist. Anti-Desoxyribonuklease-B-Titer bis zu einer Serumverdünnung 1 : 320 liegen noch im Bereich der Normalwerte.

Antidiabetika ⟨*gr*⟩ *Pl*: Pharmaka gegen ↑Diabetes mellitus; Gruppen: 1. ↑Insulin. 2. orale ↑Antidiabetika.

Antidiabetika, orale: Pharmaka gegen ↑Diabetes mellitus, die in Tablettenform eingenommen werden. Unterteilung nach Stoffklassen: 1. blutzuckerwirksame ↑Biguanide. 2. ↑Sulfonylharnstoffe. 3. ↑Acarbose.

Antidiarrhoika: Stopfmittel, Pharmaka gegen Diarrhö. 1. Mittel zur Absorption von Toxinen u. Bindung von Wasser: Carbo medicinalis (Aktivkohle), Aluminiumsilikat, Tannalbin; 2. Mittel zur Hemmung der Darmmotorik: Opium, Loperamid; 3. Elektrolytersatz: perorale Hydratation; 4. ↑Spasmolytika.

Anti-D-Immunprophylaxe ⟨*lat + gr*⟩ *f*: Injektion von Humanimmunglobulin mit Anti-D-Spezifität an Rh-neg. Personen unmittelbar im Anschluß an eine Immunisierung durch Rh-pos. Erythrozyten, z. B. nach der Geburt eines Rh-pos. Kindes durch eine Rh-neg. Mutter, Fehlgeburt, Interruptio o. Fehltransfusion (↑Rh-Inkompatibilität). Die verabfolgten Antikörper behindern durch neg. Feed back die Synthese von Rhesusfaktorantikörpern.

Antidiurese: verminderter Harnfluß. Wenn bei geringer Wasserzufuhr im Nierenblut Vasopressin (antidiuretisches ↑Hormon) vorhanden ist, sind der distale Tubulus u. das Sammelrohr wasserdurchlässig. Deshalb wird im hypertonen Nierenmark dem Harn Wasser entzogen, so daß die Osmolarität des Harns gegenüber dem Plasma auf mehr als das Vierfache ansteigen kann. Ohne das antidiuret. Hormon tritt Wasserdiurese (↑Harnkonzentrierung) ein. Die hormonelle Kontrolle umfaßt etwa 15 % der Wasserreabsorption (fakultative ↑Wasserreabsorption). Abb.

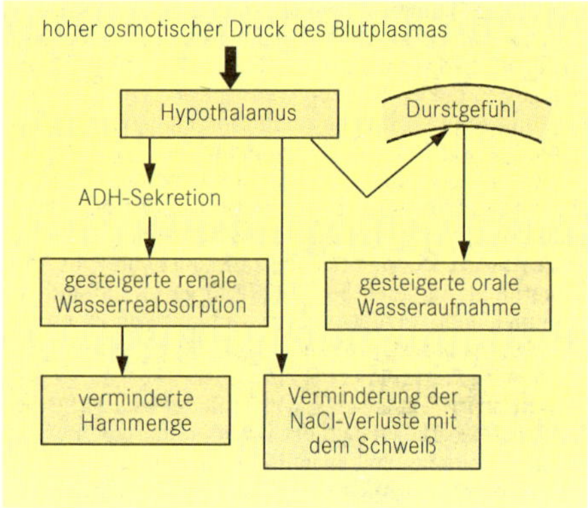

Antidiurese. Auslösung der Sekretion von ADH (=Vasopressin) u. ihre Folgen

Antidiuretika: Pharmaka, die die Harnbildung bzw. seine Ausscheidung hemmen, physiol. 8-Arginin-Vasopressin (ADH). Vasopressor. Peptidhormone: Desmopressin, Lyspressin, Argipressin.

Antidot ⟨*lat*⟩ *n*: Antidotum; Gegengift.

antidrom ⟨*gr*⟩ *Adj*: entgegen einer Bahnrichtung. In der Physiol. benutzt zur Bez. der Fortleitung von Erregungen (↑Aktionspotentialen) entgegen der natürl. Richtung, d. h., im motor. Nerven zum Zentrum statt zur Peripherie, im sensiblen Nerven zur Peripherie statt zum Zentrum. Diese Leitungsrichtung kann durch elektr. Reizung der Nervenfaser entfernt von ihrem Ursprungsort erzwungen werden: antidrome Reizung. Die a. Reizung dient zur Identifizierung von natürl. Erregungsquellen, indem man in den vermuteten Herkunftszentren die Ankunft von a. geleiteten Aktionspotentialen registriert.

Anti-dsDNA-Antikörper: Autoantikörper, die mit doppelsträngiger, nativer DNA reagieren. Beim Nachweis der antinukleären ↑Antikörper auf Hep-2-Zellen (humane Tumorzellinie) ist ein homogenes, nukleoplasmat. Immunfluoreszenzmuster hinweisend. Sie sind Markerantikörper des systemischen ↑Lupus erythematodes (bei

40–70 %), korrelieren mit der Aktivität u. sind mit schweren Organmanifestationen wie Nephritis u. neuropsychiatr. Lupus assoziiert. Nachweismethoden mit hoher diagn. Spezifität: Radioimmunoassay (FARR-Assay) u. indirekte Immunfluoreszenz mit Crithidia luciliae (apathogene Trypanosomenart, die in den Kinetoplasten native DNA enthält). Enzymimmunassays besitzen eine geringe diagn. Spezifität.

Antiemetika ⟨*gr*⟩ *n Pl*: Pharmaka gegen Übelkeit u. Erbrechen, z. B. bei ↑Kinetosen o. ↑Hyperemesis gravidarum. Substanzgruppen: 1. ↑Cholinolytika (Scopolamin); 2. ↑Antihistaminika (Meclozin), ↑Diphenhydramin; 3. Neuroleptika: Chlorphenethazin in Marophen; 4. Dopaminantagonisten: Metoclopramid in Cerucal; 5. Vitamin B6-Pyridoxinium.

Antienzyme: Antifermente; gegen Enzyme o. Enzymgruppen gerichtete Antikörper. 1. A. i. e. S.: gegen das die Substratspezifität bedingende Apoenzym gerichtete Antikörper, die die Bindung des Enzyms an sein homologes Substrat verhindern. Diese Bindung an das Substrat ist die Voraussetzung zur Aktivität des Coenzyms; dessen Wirkung wird durch diesen Vorgang mit aufgehoben. 2. A. i. w. S.: gegen die Coenzymgruppe eines Enzyms gerichtete Antikörper, die die Wirksamkeit des betreffenden Enzyms blockieren, können auf versch. Enzyme mit gleicher Coenzymgruppe wirken. Beispiele für A.: Antitrypsin, Antipepsin, Antiamylase.

Antiepileptika ⟨*gr*⟩ *n Pl*: Antikonvulsiva; Pharmaka zur Epilepsiebehandlung. Beispiele: Hydantoine, Oxazolidine, Succinimide, Barbiturate, Benzodiazepine, Glutarimide.

Antiepileptikaembryopathie: Bei Schwangerschaften mit Antiepileptikadauertherapie auftretendes Disruptionssyndrom mit kraniofazialer Dysmorphie, Hypoplasien der Finger u. Zehen, intrauteriner u. postnataler Wachstumsverzögerung sowie frühkindl. Entwicklungsverzögerung.

Antifebrilia remedia ⟨*lat*⟩ *n Pl* ↑Antipyretika.

Antifibrillarinantikörper: Autoantikörper, die zu den antinukleären ↑Antikörpern gehören. In der indirekten Immunfluoreszenz auf Hep-2-Zellen (humane Tumorzellinie) zeigen sie eine schollige Färbung der Nucleoli. Hohe Spezifität für die progressive systemische ↑Sklerose (6–8 %) mit Assoziation zur Beteiligung von Skelettmuskulatur u. Dünndarm sowie zur pulmonalen Hypertonie.

Antifibrinolytika ⟨*gr + lat*⟩ *n Pl*: Pharmaka zur Hemmung der gesteigerten Fibrinolyse aufgrund zu hoher Plasminaktivität; Hemmstoffe von Plasmin. ε-Aminocapronsäure (ACA), p-Aminomethylbenzoesäure (PAMBA), p-Aminomethylcyclohexankarbonsäure (Tranexamsäure, AMCA).

Antiformin ⟨*lat*⟩ *n*: stark alkal. Lösung von Natriumhypochlorit u. Natronlauge. Löst organ. Gewebe mit Ausnahme von Fett, Tuberkulosebakterien u. Milzbrandsporen auf. Wird zur Freisetzung von Tuberkulosebakterien aus Sputum, Eiter, Gewebeproben benutzt; ↑Antiforminverfahren.

Antiforminverfahren: Anreicherung von Tuberkulosebakterien aus mit ↑Antiformin verflüssigtem Sputum durch Zentrifugation.

antifungiell ⟨*lat*⟩ *Adj*: gegen Pilze gerichtet.

Antigen ⟨*gr*⟩ *n*: Kurzw. für Antisomatogen; molekulare Substanz, die nach parenteraler Applikation in einem Makroorganismus die Bildung von ↑Antikörpern anregt. Eigenschaften des A.: 1. Die Fähigkeit zur Anregung der Antikörperbildung ↑Immunogenität. 2. Die spezif. Reaktion mit dem entsprechenden Antikörper ↑Antigenität. Spezifiziertes Ausbleiben der Antikörpersynthese unter best. Voraussetzungen Tolerogenität (↑Immuntoleranz) ist keine Eigenschaft des A. sondern des Organismus. Ihrer Natur nach sind A. Moleküle mit einem Mol. Gew. über 10 000 meist Proteine. Aber auch Polysaccharide, Lipide o. Lipopolysaccharide können antigen wirksam sein. Es werden Vollantigene u. Halbantigene o. ↑Haptene unterschieden. Letztere können zwar für sich allein keine Antikörper induzieren, aber sie vermögen mit gebildeten Antikörpern zu reagieren. Viele Bakterien u. a. Mikroorganismen besitzen mehrere Teilantigene (↑Partialantigene), auf denen die immun. ↑Kreuzreaktionen beruhen.

Antigenämie ⟨*lat + gr*⟩ *f*: Anhäufung einer Antigenkomponente im zirkulierenden Blut; z. B. von körpereigenen Antigenen durch Freisetzung aus Zellen o. durch deren Zerfall bzw. von körperfremden Antigenen nach Applikation o. nach Invasion von Krankheitserregern. Antigennachweis kann in best. Fällen zur Diagnostik u. Verlaufskontrolle herangezogen werden. ↑CEA, AFP (↑Alphafetoprotein).

Antigen antibody crossed electrophoresis ⟨*engl*⟩: Form der zweidimensionalen Immunelektrophorese; 1. Dimension: Auftrennung eines Proteingemischs in Agar o. Agarose 2. Dimension: Angießen eines zweiten antikörperhaltigen Gels parallel zur ersten Laufrichtung, Anlegen der Gleichspannung um 90° verdreht zur ersten Elektrodenanordnung, Polung in der Weise, daß die Anode auf der Seite des neuen Gels liegt, dadurch wandert die Proteinfront in das zweite Gel ein u. bildet mit den korrespondierenden Antikörpern Immunkomplexe, deren Säulenhöhe mit der Antigenkonzentration korrespondiert.

Antigen-Antikörper-Komplex ⟨*lat*⟩ *m*: *Abk* AAK; Immunkomplex (IK); Verbindung aus Antigen- u. Antikörpermolekülen als Ergebnis der ↑Antigen-Antikörper-Reaktion. In vitro ist die Bildung sichtbarer AAK von optimalen Bedingungen abhängig (Antigen-Antikörper-Reaktion, Heidelberger Kurve). Von best. Größe an fallen die Komplexe aus u. werden als Präzipität sichtbar sowie unter geeigneten Verhältnissen meßbar. Diese zunehmend obsoleten Methoden dienen zur Quantifizierung des Antigens, seltener des Antikörpers. AAK können in vivo tox. u. pathogene Eigenschaften entfalten. Bei zahlreichen Krankheiten (IK-Krankheiten) kommt es zur Ablagerung von A. an best. Prädilektionsstellen mit den entsprechenden Folgen (z. B. Immunkomplexglomerulonephritis).

Antigen-Antikörper-Nephritis: Immunkomplexnephritis; Form der ↑Glomerulonephritis, bei der zirkulierende o. in situ entstandene Immunkomplexe an den Glomeruli abgelagert werden u. unter Komplementverbrauch die Glomerulonephritis auslösen. Immunfluoreszenzopt. je nach Ablagerungsart granuläre Fluoreszenz an den Glomeruluskapillaren o. im Mesangium. Die meisten in der menschl. Pathol. bekannten Glomerulonephritiden gehören zur A.

Antigen-Antikörper-Reaktion: *Abk* AAR; Bindung von ↑Antikörper (Ak) u. ↑Antigen (Ag). Beide reagieren in spezif. Weise, dem Massenwirkungsgesetz folgend, unter Bildung des ↑Antigen-Antikörper-Komplexes (AgAk-Komplex) nach der Gleichung:

$$Ag + AK \rightleftarrows AgAK$$

Der Reaktionsablauf kann durch versch. Methoden nachgewiesen werden: 1. bei den Präzipitationsmethoden wird der AgAk-Komplex als unlösl. Immunpräzipitat im Niederschlag o. im Gel dargestellt; 2. bei den Agglutinationsmethoden läuft die AAR an der antigenbeladenen Oberfläche großer Teilchen (Erythrozyten, Latex) ab; 3. bei der Komplementbindungsreaktion reagiert der AgAk-Komplex mit dem Komplement, das in freier Form sensibilisierte Erythrozyten hämolysiert. Neben diesen rein immun. Verfahren wird die AAR zunehmend in Kombination mit anderen Methoden eingesetzt (Immunelektrophorese, Radioimmunoassay, Enzymimmunoassay, Elektroimmunoassay, Immunfluoreszenz). AAR in vivo können dem Schutz u. der Abwehr des Organismus, z. B. gegen Toxine o. Bakterien, dienen. Sie können auch zu Krankheitserscheinungen führen. ↑Allergie, Anaphylaxie, ↑Idiosynkrasie.

Antigendeterminante ⟨*lat*⟩ *f*: Bindungsbereich eines Antigens zu seinem Antikörper. Häufig verfügt ein Antigen über mehrere ident. o. differente A. Bei A. wird zwischen ↑Sequenzdeterminante (wirksamer Strukturbereich innerhalb einer Peptidkette) u. ↑Konformationsdeterminante (wirksamer Bereich auf der Oberfläche eines räuml. angeordneten Antigens) unterschieden.

Antigendrift: partielle Veränderungen der Konfiguration von Antigenen (↑Hämagglutinin, ↑Neuraminidase) aus der Hülle (Envelope) von Viren, z. B. bei Influenzaviren Typ A u. B innerhalb eines Subtyps. Als Ursache wird die Selektion von Mutanten angesehen. Für ↑Influenzaviren mit A. besteht in der Bevölkerung nur eine Teilimmunität, es kommt zu Epidemien. ↑Antigenshift.

Antigene, heterogenetische ↑Antigenheterophilie.

Antigene, kreuzreaktive: Antigene, die sowohl bei Bakterien (Viren, Protozoen) als auch an o. in menschl. o. tier. Zellen vorkommen, ohne daß ein evolutionärer Zusammenhang besteht. ↑Kreuzreaktion.

Antigene, onkofetale: Tumorantigene fetaler Natur, in der frühen Ontogenese phasentyp. gebildete Glykoproteine unklarer Funktion, charakterisierbar als ↑Differenzierungsantigen.

Antigene, organspezifische: immunogen wirkende Strukturen auf der Oberfläche von Zellen, die nur in einem best. Organ vorkommen, O. A. stellen im Prinzip ↑Differenzierungsantigene dar, sind aber i. d. R. nicht speziesspezif. O. A. sind bisher nicht näher untersucht, durch xenogene Immunisierungsversuche aber nachgewiesen in: Augenlinse, Gehirn, Magen, Schilddrüse, Hoden u. Nebenniere.

Antigene, private: fam. Antigene; sehr selten vorkommende Blutgruppenantigene an menschl. Erythrozyten bei einer Fam. o. Sippe, die nach den Mendel-Regeln vererbt werden, z. B. die nach ihren Entdeckern benannten Becker, Levay, Webb. P. A. können, bedingt durch Schwangerschaft o. Transfusionen, Antikörper stimulieren, diese können Transfusionszwischenfälle bzw. ↑Morbus haemolyticus fetalis, ↑Morbus haemolyticus neonatorum verursachen.

Antigenerkennung ↑Antigenpräsentation.

Antigene, tumorassoziierte: *Abk* TA; ↑Tumormarker.

Antigen, familiäres ↑Antigen, privates.

Antigen, fetopankreatisches: zur Gruppe der karzinoembryonalen Antigene gehörig. Vorkommen bei ↑Pankreaskarzinom.

Antigenformel: in Buchstaben o. Zahlen ausgedrückte Zusammenstellung mehrerer ↑Partialantigene eines Bakteriums, mit denen der ↑Serotyp respektive Serovar des betreffenden Mikroorganismus festgelegt wird. Wird in praxi zur serol. Identifizierung u. Differenzierung von Bakterien; z. B. ↑Salmonella, Shigellen, Escherichia coli angewendet, ↑Kauffmann-White-Schema.

Antigenheterophilie: teilweise Antigenübereinstimmung bei nichtartverwandten Tieren, Pflanzen o. Mikroorganismen. Zuerst wurde das ↑Forssman-Antigen entdeckt. Diagn. wird die A. z. B. in der ↑Weil-Felix-Reaktion (partielle Antigengemeinschaft zwischen Rickettsien u. Proteus-Arten) eingesetzt.

Antigenhierarchie: Reihenfolge bezügl. immunogener Wirkungen einzelner, in einem Gemisch enthaltener Antigene bei der Ausbildung der ↑Immunantwort.

Antigenität: Gesamtheit der Eigenschaften eines Stoffs (↑Antigen, ↑Hapten), nach geeigneter Applikation in einen Makroorganismus eine ↑Immunabwehr zu induzieren. A. wird insbes. bedingt durch die Molmasse (i. a. gilt MG > 10 KD); Eiweiße u. Kohlenhydrate besitzen offenbar infolge ihrer weitreichenden Molekülstarrheit größere A. als Lipide. ↑Antigenhierarchie.

Antigen, karzinoembryonales ↑CEA.

Antigenmodulation: Verschwinden o. Veränderung von ↑Antigendeterminanten von der Zelloberfläche nach Verbindung mit den spezif. Antikörpern.

Antigenpräsentation: Darbietung immunogen wirkender Bruchstücke phagozytierter Antigene (Determinanten) auf der Oberfläche der phagozytierenden Zellen, so daß diese determinierenden Einheiten von anderen Zellen (T-Lymphozyten) erkannt werden können. Während die Phagozytose (durch Zellen der Makrophagenreihe) als Folge weitgehend unspezif. Reizverarbeitung anzusehen ist, wird die Wahrnehmung des immunogen wirksamen Bruchstücks auf ihrer Oberfläche durch T-Lymphozyten als Antigenerkennung bezeichnet. Die ein Antigenbruchstück präsentierende Zelle (APZ) exprimiert in unmittelbarer Nähe o. zusammen mit dem durch Phagozytose aufgeschlossenen Antigenbruchstück zugleich Genprodukte des MHC Klasse II (↑HLA-System), die im Prozeß der Erkennung mit dem Antigen zusammen erfaßt werden, bezeichnet als ↑MHC-Restriktion. Die Erkennung erfolgt durch einen sog. Ag-Erkennungsrezeptor (↑T-Zell-Rezeptor) auf der T-Lymphozytenoberfläche; nur die auf diese Weise (mit den Klasse-II-Produkten) erfaßten Antigenreize werden i. S. der Immunitätsentstehung weiter verarbeitet. Die Antigenerkennung durch B-Lymphozyten erfolgt nicht über gesonderte Rezeptoren, sondern spezif. über Oberflächenimmunglobuline.

Antigenprofil: Gesamtheit u. Anordnung aller antigenen Strukturen an Zellen o. in Geweben.

Antigen, prostataspezifisches: *Abk* PSA; eine Protease aus 240 Aminosäuren, die ausschließl. von epithelialen Prostatazellen synthetisiert wird. ↑Tumormarker für Adenokarzinom der Prostata. Geringe Spezifität, hohe Sensitivität. Erhöhte Werte auch bei benigner Prostatahyperplasie. Verbesserung der Aussage bei Werten in der Grauzone von 4–10 ng/ml durch einen Quotienten aus freiem u. Gesamt-PSA (über 0,25) u. der Prostatadichte (Beziehung zur Prostatagröße).

Antigenrezeptoren: spezif. Bindungsstellen, die Bestandteil der Zellmembran antigenreaktiver Zellen sind. Die Zunahme des immun. Reaktionspotentials mit einem Antigen beruht auf einer Proliferation der antigen reaktiven Zellklone u. auf einer durch die antigene Stimulation ausgelösten funktionellen Differenzierung (klonale ↑Selektionstheorie nach Burnet 1959).

Antigenschema: Zusammenstellung von bakteriellen Serovaren (↑Serotyp) mit ↑Antigenformeln, z. B. für Salmonellen, Shigellen, Escherichia coli o. Leptospiren.

Antigen, sequestriertes: in anat.-immun. „abgesonderter" Lage existierendes Antigen, das während der Fetalphase der Toleranzausbildung nicht mit den Zellen des Immunsystems in Berührung kommt u. daher bei späterem Kontakt ohne weitere Strukturveränderungen Anlaß zu Autoimmunvorgängen geben kann. Mögl. Ursachen der Sequestration: 1. ontogenet. Entstehung des s. A. nach Abschluß der Toleranzausreifung (z. B. I-Antigen auf Erythrozyten). I-Antigen-Pos. Erythrozyten (95 % der Fälle) stehen während des adulten Lebens in ständigem Kontakt mit dem Immunsystem (führt in Ausnahmefällen zu Autoimmunhämolysen, dann mit vorrangiger Beteiligung dieses Antigens). 2. „verborgen" liegende Struktur eines Antigens während der Toleranzreifung (evtl. Rheumafaktoren, Kollagen), aber Zutrittsmöglichkeiten der Immunzellen nach traumat. bedingter Zerstörung der Barriere. Infolge fehlender Toleranzbildung für diese Antigene (z. B. Augenlinse, Kornea) zwangsläufige Entstehung von Autoimmunität.

Antigenshift ⟨*engl*⟩ *m*: größere Veränderung des Aufbaus der Antigene (↑Hämagglutinin, ↑Neuraminidase) in der Hülle (Envelope) von Viren, z. B. bei Influenzavirus Typ A. Ein A. führt zum Auftreten eines neuen Subtyps mit nachfolgender pandem. Verbreitung, da für den neuen Subtyp noch keine Immunität in der Bevölkerung besteht. Der A. ist vermutl. die Folge einer Rekombination zwischen menschl. o. tier. Virusstämmen. ↑Antigendrift.

Antigen, thymusabhängiges: Antigen, das zur Ausbildung einer humoralen Immunität (Antikörperbildung) die Unterstützung von ↑Helferzellen benötigt. Als typ. t. A. gelten Serumproteine, Hapten-Proteinkonjugate sowie heterologe Erythrozyten u. Bakteriophagen.

Antigen, ubiquitäres: Public-Antigene; sehr häufig vorkommende Blutgruppenantigene an menschl. Erythrozyten, z. B. Colten, Cs^a. Wegen ihres hochfrequenten Auftretens ist eine Antikörperbildung nur selten beschrieben worden.

Antigenvariation: Veränderungen von Infektionserregerantigenen durch Selektion differenter Antigenkompositionen nach Antikörpereinwirkung in ihren Wirten. Nach Immunreaktion des Wirts überleben Mikroorganismen (Mutanten) mit differenter Antigenkomposition im Vergleich zu den Elternmikroorganismen. Die A. tritt insbes. bei Trypanosomen, Plasmodien, Borrelien, N. gonorrhoeae sowie bei Influenzaviren als ↑Antigendrift auf. Eine weitere Form der A. ist die ↑Antigenshift des Influenzavirus A.

Antiglobulin: Antiserum gegen Serumglobuline. Enthält Antikörper gegen die ↑Antigendeterminanten der Immunglobuline derjenigen Tierspezies, gegen die mit dem Globulinanteil des Serums immunisiert wurde. Wird im ↑Antiglobulinkonsumptionstest u. bei der indirekten ↑Immunfluoreszenz verwendet.

Antiglobulinkonsumptionstest: Steffentest; indirekter serol. Test zum Nachweis von i. d. R. inkompletten Antikörpern. Wird zum Nachweis zahlreicher Antikörper gegen körpereigene Gewebeantigene verwendet. Das auf Ak zu untersuchende Serum wird mit Zellen o. Zellmaterialien, die das entsprechende Antigen tragen, inkubiert. Nach dem Waschen wird den Zellen Antiglobulin zugesetzt. Die Zellen binden das Antiglobulin in dem Maße, wie sie mit Antikörpern bedeckt sind. Durch Zusatz von Erythrozyten wird die Menge des noch ungebundenen Anti-Antiglobulins bestimmt. Bleibt die Agglutination aus, dann wurde das Antiglobulin in der ersten Reaktion verbraucht (konsumiert, das untersuchte Serum enthielt Antikörper).

Antigonorrhoika ⟨*gr*⟩ *n Pl*: Chemotherapeutika gegen die Gonorrhö. Mittel der Wahl: Penicillin G; daneben Tetrazykline, Spectinomycin u. a., neuerdings ↑Gyrase-Hemmer, das Chinolonderivat, ↑Rosoxacin.

Anti-H: Kälteagglutinin bei A_1- u. A_1B-Personen mit einem Temperaturoptimum bei 0–4 °C. Beim Bombay-Typ wirkt A. im höheren Temperaturbereich hämolysierend. A. u. Anti-O wurden bei Tieren u. als blutgruppenspezif. ↑Lektine in Pflanzen nachgewiesen. Die Differenzierung erfolgt durch Hemmtest mit Sekretorspeichel.

Anti-HBc: Antikörper der IgG- u. IgM-Klasse gegen HBc-Antigen bei Hepatitis B. ↑Hepatitis-B-core-Antikörper.

Anti-HBe: Antikörper bei Hepatitis B gegen HBe-Antigen. ↑Hepatitis-B-e-Antikörper.

Anti-HBs: Antikörper bei Hepatitis B gegen HBs-Antigen. ↑Hepatitis-B-surface-Antikörper.

Antiheparinfaktor: Plättchenfaktor 4; Glykoprotein mit wahrscheinl. Lokalisation im Hyalomer der Thrombozyten. $10^7/\mu l$ Thrombozyten sind in der Lage, 0,02–0,04 µl ↑Heparin zu neutralisieren.

Antiherpetika: gegen Herpesviren (↑Herpesviridae) wirksame Virostatika, z. B. ↑Aciclovir, ↑Vidarabin.

Antihidrotika: Stoffe gegen vermehrte Schweißsekretion, z. B. ↑Aluminiumchlorid, ↑Salvia officinalis.

Antihistaminika ⟨*gr*⟩ *n Pl*: Pharmaka gegen Wirkungen des ↑Histamins u. der H-Substanzen, die bei allerg. Erkrankungen eingesetzt werden. **H_1-A.** (spezif. Antagonisten gegenüber H_1-Rezeptoren in der glatten Muskulatur u. den Gefäßen), z. B. Äthylendiamine: Meclozin, Promethazin, Mepyramin; Äthanolamine: Diphenhydramin, Clemastin, Chlorphenoxamin. Alkylamine: Dexchlorpheniramin, Dimetinden, Terfenandin, Astemizol. Andere: Mebhydrolin, Oxatomid, Astemizol. **H_2-A.** (spez. Antagonisten gegenüber H_2-Rezeptoren in der Magenschleimhaut, die die histamin- u. gastrinstimulierte Magensaftsekretion hemmen), z. B. Cimetidin (Tagamet), Ranitidin (Zantic). **Hemmer der Histaminfreisetzung**: Pharmaka, die die Histaminfreisetzung aus den Mastzellen verhindert, z. B. Dinatriumcromoglicat (Intal u. a.).

Anti-Histon-Antikörper: Autoantikörper, die zu den antinukleären ↑Antikörpern gehören. Beim Nachweis auf Hep-2-Zellen (humane Tumorzellinie) ist ein homogenes, nukleoplasmat. Immunfluoreszenzmuster hinweisend. Nachweisbar bei Pat. mit medikamenteninduziertem Lupus (<95 %), systemischem ↑Lupus erythematodes (50–70 %), ↑Rheumatoidarthritis (5–14 %, niedrige Titer) u. Lungenfibrose bei progressiver systemischer ↑Sklerose.

Antihormone ⟨*gr*⟩ *n Pl*: Hormonantagonisten, die die Wirkung eines best. ↑Hormons durch Hemmung der Biosynthese o. durch kompetitive Hemmung am Rezeptor aufheben. Bei den Steroidhormonen unterscheidet man Antigestagene, Antiandrogene, Antiöstrogene u. Antikortikoide (↑Methyltestosteron). Zwei versch. Angriffspunkte: 1. Zentrale Wirkungen mit Beeinflussung der

Hemmung der Hormonsynthese in endokrinen Drüsen. 2. Die peripheren Wirkungen beruhen auf einer Kompetition mit dem natürl. Hormon um zytoplasmat. Rezeptorbindungsorte.

Antihumanglobulinkonsumptionstest: Test zum Nachweis von Antikörpern gegen unlösl. Antigene. Antigene (Testzellen o. partikuläre Testantigene) werden mit dem Patientenantikörper beladen. Die Komplexe werden mit Antiserum gegen IgG (o. anderes Ig) versetzt, dessen Titer bekannt ist. Sie binden (konsumieren) Anti-IgG u. verringern dadurch den Titer des Anti-Serums. Verwendung: Nachweis von Autoantikörpern, antinukleären Faktoren, Kollagenantikörpern, Thrombo- u. Leukozytenantikörpern.

Antihumanglobulintest, Coombs-Test: Verfahren zum Nachweis inkompletter, nicht saliner Antikörper mit Hilfe von spezif., durch Tierimmunisierung gewonnenen Antihumanglobulinseren (Coombs-Seren). **1. Direkter A.**: Nachweis von erythrozytengebundenen inkompletten Antikörpern (z. B. Autoantikörper). Gewaschene Patientenerythrozyten werden mit dem Antihumanglobulinserum versetzt u. agglutinieren, wenn sie inkomplette Antikörper tragen. Der Test kann je nach Antiserum als Suchtest o. monospezif. ausgeführt werden, auch quantitative Auswertung ist mögl. **2. Indirekter A.**: Nachweis von inkompletten Antikörpern im Serum des Pat. (↑Kreuzprobe), Spendererythrozyten werden mit Patientenserum inkubiert u. dadurch mit inkompletten Antikörpern beladen. Der Nachweis erfolgt durch die Agglutination nach Zugabe des Antihumanglobulinserums.

Anti-Hyaluronidase-Reaktion: *Abk* AHR; serol. Nachweisreaktion einer bestehenden o. rezenten Infektion mit Streptokokken der Gruppe A. Ergänzung zur ↑Antistreptolysinreaktion.

Antihypertensiva ⟨*gr*⟩ *n Pl*: Pharmaka zur Behandlung der Regulationskrankheit art. Hypertonie. Einteilung nach antihypertensiven Wirkprinzipien: **Sympathikushemmstoffe**: ↑Betarezeptorenblocker Propranolol, Atenolol, Talinolol, Metoprolol, Celiprolol, Betaxolol, Bisoprolol u. a.; zentral wirksame Sympathikolytika, Clonidin, Alphamethyldopa, Moxonidin; ↑Alpharezeptorenblocker Prazosin, Doxazosin, Bunazosin; **Diuretika**: Thiazide, Xipamid, Indapamid, Schleifendiuretika; Kaliumsparende D. **Angiotensin-Converting-Enzyme-Hemmer**: Benazepril, Captopril, Cilazapril, Enalapril, Fosinopril, Lisinopril, Quinapril, Perindopril, Ramipril, Trandolapril; **ATI–ATII-Rezeptorantagonisten**: Losartan, Valsartan; **Kalziumantagonisten**: Dihydropyridine (Nifedipin, Nisoldipin, Nitrendipin, Felodipin, Nilvadipin u. a.), Phenylalkylamine (Verapamil), Benzothiazepine (Diltiazem); **Direkt wirkende Vasodilatatoren**: Dihydralazin, Minoxidil.

Antihypertonika ⟨*gr*⟩ *n Pl*: ↑Antihypertensiva; Pharmaka zur Senkung eines krankhaft erhöhten Blutdrucks.

Antihypoxidotika ↑Nootropika.

Antiinfektiva: Gruppe von Arzneistoffen, zu der Antibiotika, Chemotherapeutika, Antimykotika, Antiparasitika u. Virostatika gehören.

Anti-Jo-1-Syndrom ↑Anti-Synthetase-Antikörper.

Anti-Kardiolipin-Syndrom ↑Antiphospholipidsyndrom, primäres.

Antikarzinogen: Substanz o. Einwirkung, die eine durch ein ↑Kanzerogen bedingte Tumorentstehung hemmt.

Antikathode: früher übl. Bez. der Elektrode in Röntgenröhren, die Träger des ↑Brennflecks war. Die A. konnte mit der Anode ident. o. als 3. Elektrode neben dieser angeordnet sein.

antiketogen ⟨*lat*⟩ *Adj*: gegen die Bildung von ↑Ketonkörpern gerichtet; Kohlenhydrate verhindern normalerweise die Bildung der Ketonkörper, d. h. eine Hungerketonämie wird durch Glukosezufuhr beseitigt. Bei Insulinmangel (↑Diabetes mellitus) werden Ketonkörper in großem Umfang gebildet; Zufuhr von Insulin bewirkt eine Hemmung der Ketonkörpersynthese.

Antikoagulanzien: Stoffe zur Hemmung der Gerinnungsvorgänge. **Indirekte A.**: verdrängen das Phytomenadion (Vitamin K 1) kompetitiv, ↑Cumarine. **Direkte A.**: aktivieren entweder das körpereigene Antithrombin III (↑Heparin, Heparinoide) o. besitzen selbst Antithrombinaktivität (Hirudin, Humanplasmaantithrombin, Amidine, Diamidine). Heparin ist parenteral zu applizieren. Wirkung tritt sofort ein u. klingt innerhalb von Stunden ab. Plazentaschranke wird nicht passiert. Protaminsulfat hebt Wirkung des Heparins sofort auf. **A. i. w. S.**: Aggregationshemmende u. defibrinierend wirkende Medikamente.

Antikoagulanzienköder: zur Nagerbekämpfung eingesetzte Gifte, die die Blutgerinnung durch Blockierung der Prothrombinbildung hemmen u. zum Verbluten der Nager führen. ↑Gesundheitsschädlinge.

Antikoagulanzienüberwachung: richtet sich nach der Art des verwendeten Antikoagulans. Bei indirekten Antikoagulanzien wurden ↑Thromboplastinzeit nach Quick, Hepato-Quick eingesetzt, aber zunehmend durch INR (International Normalized Ratio) ersetzt, basierend auf einem von der WHO empfohlenen Referenzwert. Der geschulte Pat. kontrolliert seinen Wert selbst u. kann kurzzeitige Schwankungen in Absprache mit dem Arzt selbst korrigieren. Zur Kontrolle der hochdosierten Heparintherapie werden ↑Partialthromboplastinzeit, ↑Thrombinzeit u. Antithrombin-III-Bestimmung verwendet. Niedrigdosierte Heparintherapie wird i. d. R. nicht labortechn. überwacht.

Antikonzeption ⟨*lat*⟩ *f*: Kontrazeption, Empfängnisverhütung; Maßnahmen, die den Befruchtungsvorgang, das Zusammentreffen von Ei- u. Samenzellen o. die Einnistung des Eis, verhindern sollen. Bei der Frage der Ind., Kontraindikation, Empfehlung o. Verordnung von Maßnahmen zur A. ist stets der psychol. u. sexuolog. Aspekt mit zu beachten. Jene Methode ist am besten, die von beiden Partner akzeptiert u. richtig angewendet wird u. die sexuellen Interaktion des Paares nicht o. am wenigsten beeinträchtigt. Formen u. Methoden: 1. natürl. Methoden: ohne Anwendung von Mitteln durch ↑Coitus interruptus o. period. Enthaltsamkeit um die Zeit der ↑Ovulation, berechenbar nach sog. Kalendermethoden nach Ogino, Knaus, Marshall, Cameron o. Temperaturmethoden durch Messung der Basaltemperatur. Auch die Zervikalschleimkontrolle nach Billing wird zu den sog. natürl. Methoden gerechnet. Diese Verfahren, v. a. die Kalendermethode, gehören nicht zur sichersten A. 2. chem. Methoden: Anwendung von Tabletten, Zäpfchen, Ovula, Cremes. 3. mechan. Methoden: Verwendung des ↑Kondoms durch den Mann u. das heute nur noch von wenigen Frauen benutzte Scheidendiaphragma u. die Portiokappe kombiniert mit chem. Methoden. 4. intrauterine A.: Einsetzen von ↑Intrauterinpessaren (sog. Spirale) in die Gebärmutter. 5. hormonale Kontrazeption: sog. Antibabypille, sehr hohe Sicherheit, orale ↑Kontrazeptiva. 6. irreversible A.: operative Sterilisation.

Antikonzeptiva: Mittel zur Verhinderung der ↑Konzeption. ↑Kontrazeptiva, orale.

Antikörper: spezif. Eiweißkörper des Makroorganismus, entstanden nach Kontakt mit einem ↑Antigen, mit dem sie in vivo u. in vitro eine spezif. Bindung eingehen; ↑Antigen-Antikörper-Reaktion. A. sind ↑Immunglobuline (IgG, IgM, IgA, IgE, IgD). Sie werden von den zu Plasmazellen differenzierten ↑B-Lymphozyten gebildet (↑Antikörperbildungstheorien, ↑Immunisierung). Nach Antigenzufuhr treten bei erstmaligem Antigenkontakt i. d. R. zuerst A. vom Makroglobulintyp (IgM) auf, kurze Zeit später gefolgt von A., die gegen das gleiche Antigen gerichtet sind, aber der IgG-Klasse angehören. A. vom IgM-Typ sind kurzlebig. A. vom IgG-Typ persistieren über lange Zeit u. bieten u. U. Schutz vor Neuinfektionen. In menschl. Seren werden etwa 75 % der Immunglobuline von IgG gestellt, etwa 16 % von IgA u. etwa 8 % von IgM. Auch die sog. natürl. A., die ohne vorangehende Infektionskrankheit o. Immunisierung nachweisbar sind, müssen als Folge einer Antigeninduktion angesehen werden. Als Antigene kommen dabei Nahrungsmittel o. physiol. Normalflora in Betracht. Durch Kreuzreaktionen (z. B. Escherichia coli – Shigellen o. Fleisch – Blutgruppensubstanz A) werden A. gegen Antigene gebildet, die mit dem Organismus keinen Kontakt hatten. A. werden häufig nach der Form der Antigen-Antikörper-Reaktion bezeichnet: Agglutinine, Präzipitine, komplementbindende, neutralisierende A., Antitoxine, usw. A. binden das Antigen über die Antigenbindungsorte (Combining site); normalerweise besitzt ein Immunglobulin zwei Bindungsorte (Ausnahme IgM mit 5 Bindungsstellen, univalente A. nur 1 Bindungsort), die Voraussetzung für eine sichtbare Antigen-Antikörper-Reaktion sind. A. sind spezif. nur gegen das sie induzierende Antigen gerichtet. Durch Antigengemeinschaften bei versch. Bakterienarten o. zwischen Bakterien u. Zellen höherer Organismen kann es zu ↑Kreuzreaktionen kommen. A. können vor Infektionskrankheiten schützen: Antitoxine neutralisieren ungebundene Toxine, Opsonine steigern die Phagozytosefähigkeit, sie lysieren unter Mitwirkung von ↑Komplement Bakterien u. Zellen, sie neutralisieren Viren u. verhindern damit die Bindung an Zellen. Andererseits können A. krankheitserzeugend wirken (↑Allergie, ↑Autoimmunkrankheiten). In der Analytik nehmen polyklonale u. insbes. monoklonale ↑Antikörper in Form von ↑RIAs, ↑ELISAs, in der ↑Immunhistochemie, ↑Immunelektrophorese u. dem ↑Zellsortierer eine wichtige Stellung ein. Mit diesen Techniken können Zellen u. Mikroben nach ihren Oberflächenantigenen differenziert sowie lösl. Antigene mit hoher Sensitivität u. Spezifität nachgewiesen werden. Ther. werden poly- u. monoklonale A. zur passiven Immunisierung, als ↑Antitoxin, zur ↑Immunsuppression (↑Antilymphozytenglobulin, ALG, ↑OKT 3) u. neuerdings zur Tumortherapie (mAK gegen 17-1A-Zelloberflächenprotein bei kolorektalen Tumoren) eingesetzt.

Antikörper, antierythrozytäre: unterschieden werden ↑Isoantikörper u. Alloantikörper, bei denen spezif. gerichtete Antikörper gegen Blutgruppenantigene wirksam werden (klass. Beispiele sind die immunhämolyt. Anämien der Neugeborenen u. die durch Übertragung von Isoantikörpern bedingten Transfusionsreaktionen sowie die durch Fehltransfusion verursachten Formen) u. ↑Autoantikörper, die gegen die eigenen Erythrozyten gerichtet sind u. autoimmunhämolyt. Anämien verursachen. Erythrozytenautoantikörper.

Antikörper, antimikrosomale: gegen Leber- u. Nierenmikrosomen gerichtete Antikörper.

Antikörper, antimitochondriale: *Abk* AMA; zytoplasmat. Antikörper gegen Bestandteile der Mitochondrienmembran. AMA treten in IgM-, IgG- u. IgA-Struktur auf. Häufig alle drei AMA-Typen gleichzeitig u. jahrelang ohne nennenswerte Titerschwankung beim Pat. nachweisbar. Unterteilung nach Fluoreszenzmuster in 10 Subtypen (M1–M10). Markerantikörper bei prim. biliärer Zirrhose (bei 80–100 %), vorhanden bei chron. aktiver Hepatitis (ca. 25 %), kryptogener Zirrhose, Kollagenosen u. in geringem Maße bei gesunden Erwachsenen. Titerhöhe unabhängig vom Erkrankungsstadium. AMA treten häufig mit anderen Autoantikörpern auf.

Antikörper, antineuronale: Autoantikörper, die mit versch. Antigenen auf peripheren u. zentralen Neuronen, neuronalen u. Neuroblastomzellinien, Oligodendrozyten u. Astroglia reagieren können. Übl. Methoden zum Antikörpernachweis sind Bindungsteste an Hirngewebe o. Neuroblastomzellinien, ^{51}Cr-Freisetzungsteste o. Radioimmunoassays.

Antikörper, antinukleäre: *Abk* ANA; antinukleäre Faktoren (ANF); organunspezif. Autoantikörper, die mit versch. Zellkernbestandteilen reagieren u. insbes. für die Diagnostik u. Differenzierung von ↑Kollagenosen von Bedeutung sind. Die Suche nach den Ursachen für die Bildung von ↑LE-Zellen führte zur Entdeckung der ANA. Mittels der indirekten ↑Immunfluoreszenz können alle relevanten ANA erfaßt werden. Viele der nukleären Antigene sind phylogenet. hochkonserviert u. erfüllen Funktionen im ↑Zellzyklus, bei der ↑Transkription o. ↑Translation. Sie sind oft Bestandteile von funktionellen Partikeln (z. B. Nukleosomen, Splizeosomen) u. häufig an Nukleinsäuren gebunden. Bedeutsame Autoantigene sind DNA, Histone, Nicht-Histon-Proteine bzw. extrahierbare nukleäre Antigene (ENA: Sm, U1RNP, Ro/SS-A, La/-SS-B, Scl70/Topoisomerase I), nukleoläre Antigene (PM-Scl, Fibrillarin), Zentromer, mitot. Spindelapparat, perinukleäre Antikörper (APF) u. zyklusspezif. Antigene (PCNA/Zyklin), die zu unterschiedl. Mustern in der indirekten Immunfluoreszenz (↑Immunfluoreszenztechnik) führen, wie homogen, membranartig, grobgranulär, feingranulär, nukleäre Dots, nukleolär. Die Bez. der Autoantigene erfolgte entweder nach der biochem. Herkunft (z. B. DNA, Histone), den Anfangsbuchstaben von Pat., deren Serum erstmals zum Nachweis des Autoantigens diente (z. B. Sm), o. der Lokalisation (z. B. Zentromer). Hohe ANA-Titer finden sich beim systemischen ↑Lupus erythematodes mit einer Vielzahl von ANA-Spezifitäten (Markerantikörper sind ↑Anti-dsDNA-Antikörper, ↑Anti-Sm-Antikörper), ↑Mixed connective tissue disease (hohe ANA-Titer mit grobgranulärem Muster, ↑Anti-U1RNP-Antikörper), ↑Sjögren-Syndrom (häufig Anti-Ro- bzw. -SS-A- u. Anti-La- bzw. -SS-B-Antikörper in hohen Titern), progressiv system. Sklerose (Markerantikörper: Anti-Scl70- bzw. -Topoisomerase-I-Antikörper, ↑Anti-Zentromer-Antikörper), ↑Autoimmunhepatitis. Auch bei Gesunden über 60 Jahren u. vielen anderen chron. entzündl. Erkrankungen sind ANA meist in niedrigeren Titern nachweisbar, z. B. ↑Rheumatoidarthritis (bei ca. 30 %), entzündl. Darmerkrankungen, Dermatomyositis (↑Polymyositis), ↑Lungenfibrose, Infektionen, Neoplasien. Medikamente wie Procainamid, D-Penicillamin, Sulfasalazin, Hydralazin,

Isoniazid, Chlorpromazin u. Betablocker können ANA induzieren. Der Nachweis der ANA erfolgt mittels indirekter Immunfluoreszenz. Als Antigensubstrat haben die humanen Tumorzellinien (HEp2-Zellen) die Gewebeschnitte von Nagern (z. B. Rattenlebergefrierschnitte) abgelöst. Tumorzellen besitzen große, gut beurteilbare Zellkerne u. Nukleoli sowie eine hohe Teilungsrate. Mit diesen Zellen können außerdem Autoantikörper gegen zytoplasmat. Antigene wie ↑Anti-Synthetase-Antikörper, antiribosomale ↑Antikörper u. antimitochondriale ↑Antikörper erfaßt werden. Die weitere Differenzierung der ANA kann u. a. mittels ↑Ouchterlony-Technik, ↑Gegenstromelektrophorese (Kaninchen- o. Kalbsthymusextrakt als Antigenquelle), ↑Enzymimmunoassays unter Verwendung von gereinigten natürl. o. rekombinant hergestellten Antigenen u. ↑Immunoblot nach elektrophoret. Auftrennung eines Zellextrakts erfolgen.

Antikörper, antiribosomale: Autoantikörper, die mit den ribosomalen Phosphoproteinen P0 (15 kD), P1 (16 kD) u. P2 (38 kD) als Zielantigene reagieren. Beim Nachweis auf HEp-2-Zellen (humane Tumorzellinien) dichte zytoplasmat. Immunfluoreszenz u. homogene Fluoreszenz der Nucleoli. Nachweisbar bei 10–20 % der Pat. mit systemischem ↑Lupus erythematodes in Assoziation mit Psychosen u. Leberbeteiligung. Nachweis mittels Enzymimmunoassay u. Immunoblot.

Antikörperbildungstheorien: Theorien zur Bildung immunwirksamer spezif. Eiweißkörper. Es wird von selektiven sowie instruktiven o. Matrizentheorien ausgegangen. Erstere setzen voraus, daß das eingedrungene Antigen bereits vorhandene Rezeptoren o. „natürliche" Antikörper aussucht, die mit ihm spezif. reagieren. Nach dieser Bindung setzt die Regeneration ein, durch die neugebildete Rezeptoren (Antikörper) abgegeben werden. Letztere gehen von der Voraussetzung aus, daß Antikörper modifizierte Serumglobuline sind. Das Antigen setzt sich an den Ort der normalen Globulinsynthese u. formt die neugebildeten Globuline zu Antigenkörpern um. Die älteste „selektive" Theorie ist die ↑Ehrlich-Seitenkettentheorie. Danach existieren in jedem Zellprotoplasma ein „Leistungskern", der für die spez. Zelleistung verantwortl. ist, u. versch. Seitenketten o. Rezeptoren, die der Erfassung von Nährstoffmolekülen dienen. An Stelle des Nährstoffmoleküls kann sich auch ein Antigen mit seiner „haptophoren" Gruppe an die Seitenkette binden. Diese Bindung besetzt die haptophoren Gruppen. Dadurch werden als Regenerationsvorgang neue Seitenketten gebildet, die das Gegenstück zur haptophoren Gruppe des Antigens darstellen u. als Antikörper in die Blutbahn abgegeben werden. Bei der an diese Theorie anknüpfenden Selektionstheorie von Jerne wird die Anwesenheit von „natürlichen Antikörpern" vorausgesetzt, die ohne prim. Antigenreiz entstehen. Das eingedrungene Antigen sucht sich den passenden, präformierten Antikörper u. bindet sich an ihn. Die Antigen-Antikörper-Komplexe gelangen zu den antikörperbildenden Zellen u. sind die Muster für die neu zu bildenden Antikörper, die bei einem neuerl. Kontakt mit dem betreffenden Antigen vermehrt u. nicht mehr als natürl. Antikörper gebildet werden. Eine weitere Selektionstheorie ist die Klonselektionstheorie von Burnet. Danach ist in best. mesenchymalen Zellen, den „immunologisch kompetenten Zellen", die Fähigkeit zur spezif. Antikörperbildung genet. verankert. Sie binden ein best. Antigen u. werden dadurch zur schnellen Zellteilung veranlaßt. Dieser neu entstehende Zellklon produziert dann die gegen das best. Antigen gerichteten Antikörper. Ein Beispiel für die instruktiven A. ist die Matrizentheorie nach Pauling. Danach besteht das normale Globulinmolekül aus einer Kette aneinandergereihter Aminosäuren. Die gleiche Anordnung zeigt das Antikörpermolekül. Wenn nun am Ort der Gammaglobulinsynthese ein Antigen vorhanden ist, werden von diesem die freien Enden der Polypeptidketten angezogen u. zu spezif. Bindungsgruppen umgeformt. Die normale Gammaglobulinsynthese geht weiter, aber die freien Enden werden vom Antigen abgerissen, u. die Antikörper gelangen aus der Zelle in das Blut. Diese u. a. instruktive Theorie wurden nach der Strukturaufklärung der Immunglobuline unhaltbar. Daher sind die instruktiven bzw. Matrizentheorien als überholt anzusehen.

Antikörper, bivalente: komplette Antikörper; Antikörper mit zwei Antigenbindungsorten (↑Antikörper). Bivalente A. sind in der Lage, sich an 2 Antigene zu binden u. damit Brücken zwischen einer Vielzahl von Antigenen zu bilden. Je nach Art des Antigens (gelöst o. korpuskulär) tritt eine Netzwerkbildung ein u. damit eine der Beobachtung direkt zugängige ↑Antigen-Antikörper-Reaktion, z. B. in Form der ↑Präzipitation o. ↑Agglutination.

Antikörper, blockierende ↑Antikörper, inkomplette.

Antikörperdiversität: Vielfalt der genet. bedingten variablen Regionen der Antikörpermoleküle (der B-Lymphozyten) u. membranständigen Antigen-Rezeptoren (der T-Lymphozyten), erklärt die Mannigfaltigkeit der antigen- u. erregerspezif. ↑Immunreaktion u. ↑Immunität.

Antikörperhalbwertzeit: Maß der durchschnittl. Verweildauer im Organismus eines gegebenen Antikörpermoleküls nach seiner Synthese. In der Praxis wird als A. die Zeit bezeichnet, in der 50 % der gemessenen Antikörper aus dem Körper eliminiert sind. Die A. variiert mit der Immunglobulinklasse, mit der Testperson (gesund, krank mit unnormaler Plasma-IgG Konzentration) u. mit der Herstellungsart. Sie beträgt z. B. für unmodifiziertes IgG 4–28 Tage (18–23 nach älterer Lit.). Chem. modifizierte Präparationen reduzieren die A.-H. Enzymat. präparierte $(Fab)_2$ u. Fab-Fragmente haben die kürzeste A. (1 Tag), während die Fc-Portion eine A. von durchschnittl. 9 Tagen aufweist. Die A. für humane monoklonale ↑Antikörper beträgt wahrscheinl. nur wenige Tage. Heterologe ↑Immunglobuline, homologe ↑Immunglobuline.

Antikörper, inkomplette: blockierende Antikörper, Glutinine, konglutinierende Antikörper; bivalente Antikörper, die in physiol. Kochsalzlösung nicht zur Agglutination führen, sondern dazu ein Supplements (Gelatinelösung) benötigen o. mit dem Coombs-Test (↑Antihumanglobulintest) nachgewiesen werden. Nachweis auch mit dem Blocking-Test nach Wiener.

Antikörperinzidenz: Zu- o. Abnahme der Antikörper bei den Gruppen höheren Lebensalters. Die A. wird i. a. als Prozentsatz der Positiven angegeben. Anstrebung einer Aussage über den Immunschutz der Population. Sie stützt sich auf Ergebnisse, die nach der Titerhöhe eine Schutzsituation bei infektiösen Belastungen erwarten lassen o. mit Verfahren ermittelt werden, die eine spezif. Unempfänglichkeit anzeigen (z. B. ↑Neutralisationstest).

Antikörper, irreguläre: Immunglobuline mit nachgewiesener Antikörperfunktion im Serum eines Menschen, die regulärerweise nicht vorkommen. So sind sämtl. Autoantikörper als i. A. zu bezeichnen. Häufig nachweisbare o. an Erythrozyten bzw. andere Zellen gekoppelte Antigene. I. A. stellen eine mögl. Ursache best. Autoaggressionskrankheiten dar, z. B. hämolyt. Anämie. Ferner sind als irregulär auch solche Antikörper zu bezeichnen, die nach artifizieller Immunisierung entstanden sind; der Übergang zu regulär vorhandenen Antikörpern, z. B. nach Kontakt mit ubiquitären Bakterien, ist fließend.

Antikörperkataster: Antikörperverzeichnis bezogen auf ein Territorium o. eine Population zur Charakterisierung des Anteils der Personen-, Alters- u. Geschlechtsgruppen, die über die nachgewiesenen Antikörper verfügen. Der A. wird in ↑Querschnittsstudien an allen Altersgruppen durch labordiagnost. Tests gegen einen Infektionserreger ermittelt.

Antikörper, komplementbindende: Antikörper (zumeist IgG o. IgM), die nach Reaktion mit dem Antigen ↑Komplement binden.

Antikörper, komplette: Antikörper, die in physiol. Kochsalzmilieu zur ↑Agglutination führen. ↑Antikörper, inkomplette.

Antikörper, kreuzreaktive: Antikörper gegen kreuzreaktive ↑Antigene.

Antikörpermangelsyndrom: *Abk* AMS; Unfähigkeit, auf Antigenreiz mit einer hinreichenden Antikörperbildung zu reagieren. Ursächl. müssen die seltenen prim. (angeborenen) von den häufigen sek. (erworbenen) AMS unterschieden werden. Die ersteren sind die humoralen Immundefektsyndrome u. werden nach dem Mangel bzw. Fehlen der entsprechenden Ig-Klassen u. -Subklassen eingeteilt. Zu den Zuständen, die sek. mit einem AMS vergesellschaftet sind, zählen u. a. Neoplasien des lymphoretikulären Gewebes, Proteinverluste, Proteinmangel bei Unterernährung, Splenektomie im Vorschulalter u. a. Es kommt zur extremen Neigung zu bakteriellen Infektionen des Atem- u. Magen-Darm-Trakts (Bronchopneumonie, Sinusitis, Otitis, Enterokolitis u. a.), stark verminderte o. fehlende Gammaglobulinfraktion im Serum. ↑Agammaglobulinämie, ↑Defektproteinämien. ↑Immundefekt.

Antikörper, monoklonale: *Abk* mab, mAK, MAK; A., die von den Nachkommen eines B-Lymphozyten produziert werden. Sie sind hochspezif. nur gegen jeweils eine Immundeterminante eines Antigens gerichtet, auch wenn das Antigen mehrere versch. Immundeterminanten besitzt. Erstmals gelang Köhler u. Milstein 1975 das Verschmelzen eines antigenstimulierten B-Lymphozyten aus der Milz mit einer Tumorzelle (Myelomzelle). Die derart entstandenen Hybridzellen (↑Hybridom) besitzen aus den Tumorzellen die Eigenschaft der ständigen Vermehrungsfähigkeit, aus den Immunzellen die der Immunkörperbildung. Sie können in Mäusen (Aszites) o. in Zellkulturen unbegrenzt vermehrt werden. Nach der Klonierung erfolgt die Isolierung der gewünschten mAK. aus dem Überstand. **Vorteile** der mAK: hohe u. definierte Spezifität u. theoret. unbegrenzte Verfügbarkeit in gleichbleibender Qualität. **Nachteil** der mAK: aufwendige Herstellungstechnik. Jede mAK-Spezifität stellt nur eine in einer großen heterogenen Population von Antikörpern dar, die eine (physiol.) Immunantwort hervorbringt. Daher können mAK nicht in jedem Fall polyklonale Antikörper ersetzen. **Anwendung**: Diagn. zur Differenzierung von Zellen, Mikroben (einschl. Viren); zur immunchromatograph. Reinigung von Antigenen; zur ↑Immunszintigraphie. Ther. (vorerst exp.) zur Tumorbehandlung, indem mAK mit einer Spezifität

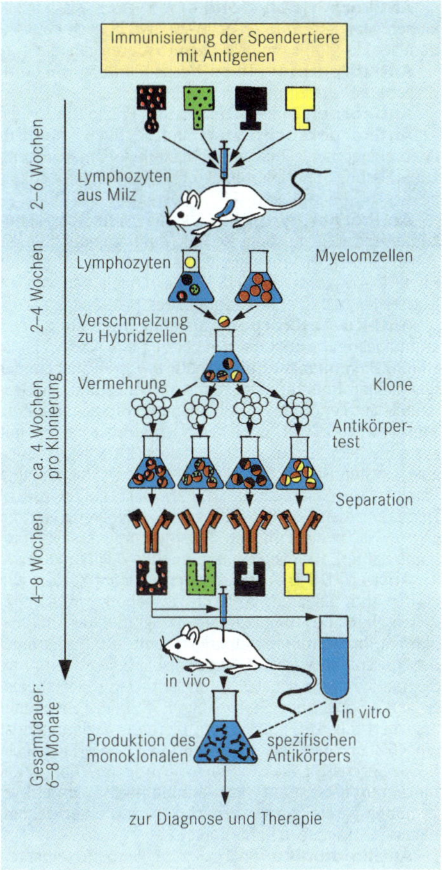

Monoklonale Antikörper.
Darstellung ihrer Produktion

gegen Tumorzellen als Träger von Zytostatika o. von natürl. Zellgiften (↑Diphtherietoxin, ↑Abrin) dienen u. direkt an die Tumorzelle gebunden werden. Abb.

Antikörper, natürliche: im Serum normaler Individuen vorkommende A., ohne daß eine Immunisierung mit dem entsprechenden Antigen bekannt ist. Beispiel ↑Isoagglutinine des AB0-Systems.

Antikörper, neutralisierende: nach einer Virusinfektion o. -immunisierung auftretende Antikörper, welche die Infektiosität der Viren hemmen. In den meisten Fällen wird durch den Immunkomplex Antikörper-Virus eine Bindung des Virus an den Zellrezeptor u. damit eine Penetration des Virus in die Zelle verhindert. Weitere Möglichkeiten: Lysis der Virushülle; Steigerung der Fähigkeit, Viren zu phagozytieren; Zytolyse virushaltiger Zellen in Gegenwart vom Komplement. Diagnostik zum Nachweis einer rezenten Virusinfektion. Viren werden mit Patientenserum inkubiert, die Verdünnungsstufe wird bestimmt, die eine Vermehrung der Viren in Gewebekulturen verhindert.

Antikörper, polyklonale: von versch. Plasmazellklonen gebildete Antikörper. Werden z. B. nach konventioneller ↑Immunisierung in Versuchstieren gebildet.

Antikörperprävalenz: Vorhandensein von Antikörpern pro Altersgruppe.

Antikörper, präzipitierende ↑Präzipitine.

Antikörpersuchtest: bei prospektiven Transplantatempfängern regelmäßig durchgeführte Untersuchung zur Erfassung präformierter, zytotox., humoraler Antikörper gegen HLA-Antigene (↑HLA-System).

Antikörper, zytophile: sessile Antikörper; Antikörper, die sich mit dem Fc-Teil (↑Immunglobuline) an Zellen binden. Makrophagen besitzen einen Fc-Rezeptor für IgG. Antikörper der IgE-Klasse binden sich v. a. an Mastzellen u. basophile Granulozyten (↑Allergie).

Anti-Ku-Antikörper: Autoantikörper, die zu den antinukleären ↑Antikörpern gehören. Beim Nachweis auf HEp2-Zellen (humane Tumorzellinie) führen sie zu einer homogenen Immunfluoreszenz von Nukleus u. Nukleolen. Zielantigene sind DNA-bindende Proteine mit einem Mol. Gew. von 70 kD u. 80 kD. Nachweisbar bei Pat. mit systemischem ↑Lupus erythematodes (1–19 %), progressiver systemischer ↑Sklerose (1–14 %), Überlappung Polymyositis/Sklerodermie (26–55 %), Polymyositis/Dermatomyositis (4–12 %), prim. Sjögren-Syndrom (20 %). Nachweismethoden: Enzymimmunoassay mit rekombinanten Antigenen u. Immunoblot. ↑Polymyositis.

Anti-La/SS-B-Antikörper: Autoantikörper, die zu den antinukleären ↑Antikörpern gehören. Auf Hep2-Zellen (humane Tumorzellinie) feingranuläres, nukleoplasmat. Immunfluoreszenzmuster mit leichter Färbung der Nucleoli hinweisend. Nachweisbar bei Pat. mit prim. Sjögren-Syndrom (71–87 %), system. Lupus erythematodes (9–35 %), neonatalem Lupus (75 %). Fast immer assoziiert mit Anti-Ro/SS-A-Antikörpern. Zielantigen ist ein 48 kD Protein. Nachweis mittels Ouchterlony-Technik o. Gegenstromelektrophorese (Antigen: Kalbs- o. Kaninchenthymusextrakt), Enzymimmunoassay unter Verwendung gereinigter o. gentechn. hergestellter, rekombinanter Antigene u. Immunoblot.

Antilipidämika: Pharmaka zur Senkung eines erhöhten Blutlipidspiegels. 1. A. zur Senkung von ↑Low-density-Lipoproteinen: ↑Cholestyramin, Colestipol, D-Thyroxin. 2. A. zur Senkung von VLDL (↑Very-Low-Density-Lipoproteins) u. LDL (↑Low-density-Lipoproteine): ↑Clofibrat. Nikotinsäurederivate: Inositolnikotinat. ↑Nikotinsäure. Xanthinolnikotinat, Nikotinylalkohol.

Antilymphozytenglobulin: gegen ↑Lymphozyten gerichtetes heterologes Antiserum. Wird gelegentl. mit gutem Erfolg nach Transplantation zur Immunsuppression proph. o. bei ↑Rejektion eingesetzt.

Antilymphozytenserum: *Abk* ALS; durch Tierimmunisierung gewonnenes Antiserum, dessen Antikörper gegen Oberflächenantigene xenogener Lymphozyten gerichtet sind. Durch Applikation von ALS wird Lymphozytopenie erzeugt u. damit eine unspezif. Immunsuppression erwirkt, die sich insbes. auf die zellulär vermittelte Abwehr erstreckt bzw. die in Ausbildung befindl. humorale Abwehr miterfaßt. Bereits zirkulierende Antikörper bleiben von der Wirkung unbeeinflußt, da sich die im ALS enthaltenden Antikörper gegen lymphozytäre Oberflächenantigene richten. Einer breiten klin. Anwendung von ALS stehen unerwünschte Nebenreaktionen entgegen. Durch Fraktionierung des ALS u. Verabfolgung nur der antikörperführenden Fraktionen (Anti-Lymphozytenglobulin) kann die Fremdeiweißbelastung (Anaphylaxiegefahr) gemindert werden.

Antimakrophagenserum: durch Tierimmunisierung gewonnenes Antiserum, dessen Antikörper gegen Oberflächenantigene xenogener Makrophagen gerichtet sind. Bedeutung wie ↑Antilymphozytenserum.

Antimalariamittel: Pharmaka gegen ↑Malaria. Chinolinderivate wie 8-Aminochinoline Primaquin o. Pamaquin u. 4-Aminochinoline Chloroquin. Acridinderivate wie Mepacrin. Biguanidinderivate wie Proguanil, Chlorproguanil. Diaminopyrimidine: Pyrimethamin, Trimethoprim. Versch. Entwicklungsstufen der Malariaerreger sind medikamentös unterschiedl. Beeinflußbar. Schizonten-Mittel: 8-Aminochinolin, Proguanil u. Pyrimethamin; sie besitzen auch gametozide Effekte u. hemmen die Bildung von Sporozoiten in der Mücke. Erythrozytäre Formen (Schizonten) in der Leber sind durch 8-Aminochinoline, Proguanil u. Pyrimethamin zu schädigen; diese Stoffe haben auch gametozide Effekte u. hemmen die Bildung von Sporozoiten nach dem sie mit dem Blut von der Mücke aufgenommen wurden. Chinin, 4-Aminochinoline u. Acridinderivate schädigen erythrozytäre Formen. Versch. Malariaformen (tertiana, quartana, tropica) sind medikamentös unterschiedl. beeinflußbar. Man unterscheidet in der medikamentösen Malariatherapie zwischen Proph., Suppressions- u. Radikalbehandlung. Bevorzugte Mittel derzeit Chloroquin u. Primaquin. Resistenzentwicklung erfordert zunehmend Einsatz von Chinin.

Antimeren ⟨*gr*⟩ *n Pl*: Gegenstücke; von E. Haeckel definierte Teilstücke symmetr. gebauter Lebewesen.

Antimetabolite: Substanzen, die durch strukturelle Ähnlichkeit o. Bindungsvermögen normale Stoffwechselwege beeinträchtigen o. hemmen. Man unterscheidet strukturähnl., strukturändernde u. indirekt wirkende A. **Strukturähnl. A.**: Sie treten aufgrund ihrer chem. Ähnlichkeit an die Stelle des Metaboliten, ohne jedoch dessen Funktion zu übernehmen (konkurrierender o. kompetitiver Antagonismus); so verhindern Sulfonamide die Vermehrung best. Bakterien durch die Verdrängung der p-Aminobenzoesäure bei der Synthese der lebensnotwendigen Folsäure (Enzymhemmungen). **Strukturändernde A.**: a) Der A. geht mit dem Metaboliten eine die Funktion blockierende Bindung ein; es werden z. B. Kohlenmonoxid o. Stickstoff an das Hämoglobin gebunden u. dadurch die Bildung von Oxyhämoglobin verhindert. b) Der A. blockiert durch chem. Bindung die Resorption; so bindet das Avidin des rohen Eiklars im Darmkanal das Vitamin Biotin zu einem nicht resorbierbaren Komplex. c) Der A. zerstört den Metaboliten (Spaltung, Oxidation usw.); z. B. spalten die in rohen Fischeingeweiden, Farnen u. an enthaltenen Thiaminasen das Vitamin B_1 in biol. unwirksame Thiaminbruchstücke. **Indirekt wirkende A.**: Das in Vollkornmehlen auftretende Phytin (Phytinsäure) kann im Darmkanal durch Bindung von Kalzium, Magnesium, Eisen zu sehr schwer lösl. Verbindungen deren Resorption verhindern (Mineralstoffmangel) u. dadurch im Organismus z. B. einen vermehrten Vitamin-D-Bedarf hervorrufen. In der Chemotherapie der malignen Tumoren werden A. verwendet, um den Nukleinsäurestoffwechsel der Tumorzellen zu blockieren, z. B. hemmt Fluorouracil die Thymidylatsynthase. Man verwendet Purin-, Pyrimidin- u. Folsäureantagonisten sowie Aminosäureantagonisten. ↑Zytostatika.

Anti-Mi-2-Antikörper: Autoantikörper, die zu den antinukleären ↑Antikörpern gehören u. eine Spezifität für die Dermatomyositis (bei 22% der adulten Form, 14% der juvenilen Form, auch bei paraneoplast. Formen) aufweisen. Selten bei der Polymyositis nachweisbar. In der indirekten Immunfluoreszenz auf HEp-2-Zellen (humane Tumorzellinie) zeigen die Antikörper eine deutl. feingranuläre Färbung des Nukleoplasmas mit Aussparung des Nukleolus, keine zytoplasmat. Fluoreszenz. Zielantigen ist ein 235–240 kD Protein. Der Nachweis erfolgt mittels Ouchterlony-Technik unter Verwendung von hochkonzentriertem Kalbsthymusextrakt. Enzymimmunoassays mit affinitätschromatograph. gereinigtem Protein zeigen häufiger falsch pos. Ergebnisse, die Spezifität wurde mit rekombinantem Antigen verbessert. Immunoblot ist nicht geeignet für Antikörpernachweis.

Antimikrobiogramm ↑Antibiotikatestung.

Antimikrobiotika ↑Antibiotika.

Antimitotika: Gruppe antineoplastischer ↑Substanzen unterschiedl. Struktur, die aus Inhaltsstoffen höherer Pflanzen isoliert wurden. Der Struktur nach gehören diese Verbindungen zu den Alkaloiden o. Lignanen. Sie hemmen den ↑Zellzyklus u. wirken bes. auf den Ablauf der ↑Mitose ein. Die Substanzen werden an mikrotubuläre Proteine gebunden, die für die Kernspindel notwendig sind. Häufig werden sie deshalb auch als Spindelgifte bezeichnet.

Antimon: Stibium, chem. Symbol Sb, Ordnungszahl 51, relative Atommasse 121,75. Existiert in einer metall. u. einer nichtmetall. Modifikation. Steht in der 5. Hauptgruppe des Periodensystems der Elemente.

Antimonverbindungen: seit der Antike als Heilmittel u. Gifte bekannt, z. B. Brechweinstein (Tartarus stibiatus), ↑Stibophen. Einsatz in der Homöopathie. Chem. u. biol. Eigenschaften ähnl. wie Arsen. Antimonchloride u. -sulfide haben toxikol. Bedeutung.

Antimonvergiftung: Vergiftung mit Antimon, das aus Glasuren o. Stäuben stammt; akute A. ist durch Erbrechen, Durchfälle, Exsikkose u. Leberschädigung gekennzeichnet. Chron. Form ähnelt der Arsen- bzw. Arsenwasserstoffvergiftung.

Antimutagene: Substanzen, die einer spontanen o. induzierten Mutationsauslösung entgegenwirken, z. B. Alkohole, reduzierende Agenzien.

Antimutatorgen: Gen, das die Mutationsrate anderer Gene vermindert; Produkte eines A. setzen offenbar die Fehlerquote bei der DNA-Replikation (↑DNA-Biosynthese) herab.

Antimycin A_1: Antibiotikum aus Streptomyces-Arten. A. hemmt Ubichinon-Zytochrom-C-Reduktase-Komplex der ↑Atmungskette u. damit indirekt auch die oxidative Phosphorylierung.

Antimykotika *⟨gr⟩ n Pl*: Chemotherapeutika mit spezif. Wirkung gegen Pilze (Dermatophyten, Sproß- u. Schimmelpilze). System. Applikation: ↑Amphotericin B, Flucytosin (↑5-Fluorcytosin), Miconazol, Ketoconazol, ↑Griseofulvin. Lokale Applikation: Nystatin, ↑Clotrimazol, Tolnaftat, dazu Farbstoffe, Phenolderivate u. organ. Säuren.

antimykotisch *⟨lat + gr⟩ Adj*: gegen eine Pilzerkrankung (↑Mykose) gerichtet.

Antineuralgika *⟨gr⟩ n Pl*: Pharmaka gegen Neuralgien. ↑Analgetika.

Antionkogene: Bez. für Gene, die normalerweise die Tumorbildung unterdrücken; Produkte der A. sind hauptsächl. Proteine, die die Transkription von Genen regulieren, die für Zellteilungsprozesse wichtig sind; Mutationen o. verminderte bzw. fehlende Expression dieser Gene begünstigen Zellteilung u. Tumorbildung; Beispiele sind ↑Rb-Gen u. ↑p53-Proteine codierendes Gen; ↑Tumorsuppressorgene.

Antioxidanzien *⟨gr⟩ n Pl*: Substanzen, die die Fähigkeit haben, die Oxidation o. ↑Autoxidation von Stoffen (z. B. Lipidperoxidbildung) zu verhindern. Insbes. werden von den A. tox. ↑Sauerstoffradikale abgefangen (Radikalfänger),wobei die A. im Ggs. zum Reaktionsweg der ↑Superoxiddismutase bei der Reaktion mit Sauerstoffradikalen selbst oxidiert u. damit verbraucht werden. Natürl. A. sind z. B. Tocopherol. (↑Vitamin E), ↑Carotine, ↑Vitamin A; synthet. A. sind ↑Butylhydroxyanisol u. ↑Butylhydroxytoluen, Gallussäureester (lipophile Substanzen), Ascorbinsäure u. ↑Schwefeldioxid (hydrophile Substanzen). A. sind als ↑Additive einsetzbar u. müssen dann gesundheitl. unbedenkl. sein.

Antioxygene ↑Antioxidanzien.

Antiparasitika *⟨gr⟩ n Pl*: kausal wirksame Arzneimittel zur Bekämpfung von ↑Parasiten, ↑Zwischenwirten u. zu den ↑Arthropoden gehörenden ↑Vektoren. Beim gezielten Einsatz am ↑Wirt werden Antiprotozoika, Anthelminthika, Antektoparasitika (↑Akarizide u. ↑Insektizide) unterschieden.

Antiparkinsonika *⟨gr⟩ n Pl*: Antiparkinsonmittel; Pharmaka zur Rückbildung der Sympt. (Tremor, Rigor u. Akinese) des ↑Parkinson-Syndroms: Anticholinergika wie Atropin, Benzatropinmesilat, Biperiden, Triperiden (Norakin), Trihexyphenidyl (Artane), Metixen, Bornaprin, Orphenadrin, Prozyklidin, Pridinol, Ethybenzhydramin (Antiparkin). Dopaminergika: Levodopa (Dopaflex), evtl. mit Zusatz von peripher wirksamen Dopa-Decarboxylasehemmern, wie Carbidopa (Nacom) o. Benserazid (Madopar), Amantadin (Symmetrel), Bromocriptin (Pravidel).

Anti-PCNA-Antikörper: Autoantikörper, die zu den antinukleären ↑Antikörpern gehören. Beim Nachweis auf HEp-2-Zellen (humane Tumorzellinie) ist ein polymorphes, vom Zellzyklus abhängiges Immunfluoreszenzmuster typ. Mit hoher Spezifität bei 3% der Pat. mit systemischem ↑Lupus erythematodes nachweisbar. Zielantigen ist PCNA (Proliferating cell nuclear antigen, entspricht dem Zyklin), ein Hilfsprotein der DNA-Polymerase d mit einem Mol. Gew. von 36 kD.

Antipellagravitamin: *Abk* PP-Faktor (für engl. Pellagra preventive factor); Faktor des ↑Vitamin-B-Komplexes, Nikotinsäureamid bzw. Nikotinsäure.

Antiperistaltik *⟨gr⟩ f*: der physiol. entgegengerichtete Muskelbewegung von Hohlorganen.

Antiperniziosafaktor ↑Vitamin B_{12}.

Antiperniziosaprinzip ↑Vitamin-B_{12}-Mangelanämie.

Antiphlogistika *⟨gr⟩ n Pl*: entzündungshemmende Pharmaka. Wirkungsweise aufgrund verschiedener Mechanismen: 1. Nichtsteroide Wirkungsmechanismen: ↑Acetylsalicylsäure bzw. Indometacin; ihr Wirkungsmechanismus besteht in der Hemmung der Synthese von ↑Prostaglandinen, ↑Prostazyklinen u. ↑Thromboxan infolge irreversibler Hemmung der ↑Cyclooxygenase. 2. Steroide Wirkungsmechanismen: ihr molekularer Wirkungsmechanismus besteht in der Hemmung der Synthese der Prostaglandine, des Prostazyklins u. des Thromboxans; im Unterschied zur Acetylsalicylsäure hemmen diese nicht die ↑Cyclooxygenase, sondern vermindern die Freisetzung von hochungesättigten Fettsäuren aus ↑Phospholipiden infolge Hemmung der Phospholipase A_2. 3. Beeinflussung der Lysosomenfunktion: ↑Goldsalze, ↑Chloroquin. 4. ↑Immunsuppressiva. 5. ↑Rubefazienzien.

Antiphospholipid-Antikörper: Anti-Kardiolipin-Ak, „Lupus antikoagulans"; Nachweis mit entsprechender klin. Sympt. bei ↑SLE mögl., Ursache aber auch eines eigenständigen Krankheitsbildes: primäres ↑Antiphospholipidsyndrom.

Antiphospholipidsyndrom, primäres: eigenständiges Krankheitsbild mit folgenden Sympt.: rekurrierende Thrombose, Thrombozytopenie, Aborte in der Mitte der Schwangerschaft, Livedo reticularis, hämolyt. Anämie, Herzklappenfehler, Chorea. Neuerdings gibt es Hinweise, daß beim p. A. nicht das Kardiolipin, sondern ein Komplex, bestehend aus dem Phospholipid u. dem Cofaktor Beta-2-Glykoprotein I, o. der Cofaktor allein das eigentl. Zielantigen der Autoantikörper darstellt. Andere neg. geladene Phospholipide, insbes. Phosphatidylserin, selten Phosphatidylinositol u. Phosphatidsäure können Zielantigene beim p. A. sein.

Antiplasmine: Proteine, die die Bildung von Plasmin (Plasminogenaktivatorinhibitoren, PAI) bzw. die proteolyt. Aktivität des Plasmins direkt hemmen (Plasmininhibitoren). Plasminogenaktivatorinhibitoren versch. Typen werden in den Organen des menschl. Organismus gebildet u. in Körperflüssigkeiten u. Blutplasma nachgewiesen. Sie hemmen spezif. den Gewebe- u. urinären Plasminogenaktivator. Wesentlichster Plasmininhibitor ist **Alpha-2-A.** (= Alpha-2-Plasmininhibitor, API); bindet freies Plasmin kovalent u. inaktiviert es; zirkuliert im Plasma als Komplex mit Plasminogen u. schützt dieses vor Aktivierung. Einen regulator. Einfluß auf die Fibrinolyse wird dadurch ausgeübt, daß es an Fibrinogen gebunden wird u. die Bindungsstellen für Plasmin u. Plasminogen blockiert. Das Alpha-2-Makroglobulin, eine unspezif. Serinprotease, wird als Plasmininhibitor erst wirksam, wenn Alpha-2-A. verbraucht wurde. Antithrombin III, C_1-Inaktivator u. Alpha-1-Antitrypsin sind schwache Plasmininhibitoren u. spielen keine wesentl. Rolle.

Antiplättchenfaktor: pathogenet. Prinzip bei der chron. idiopath. thrombozytopen. Purpura (ITP) mit verstärkter u. beschleunigter Elimination zirkulierender Blutplättchen, der im Plasma von ITP-Kranken auf gesunde Empfänger übertragbar ist u. einen über Tage anhaltenden Thrombozytensturz auslöst. Am ehesten ist eine Autoimmungenese mit Bildung thrombozytärer Autoantikörper anzunehmen, zumal ITP öfter kombiniert ist mit anderen autoimmunolog. bedingten Erkrankungen. ↑Werlhof-Krankheit.

Anti-PM-Scl-Antikörper: Autoantikörper, die zu den antinukleären ↑Antikörpern gehören. In der indirekten Immunfluoreszenz auf HEp2-Zellen (humane Tumorzellinie) führen sie zu einer schwach homogenen nukleoplasmat. Färbung u. einer starken homogenen Färbung des Nukleolus. Nachweisbar bei 2–5 % der Pat. mit progressiver systemischer ↑Sklerose, 24 % mit Überlappung von Polymyositis/Sklerodermie. Assoziation mit Kalzinose u. Arthritis sowie den „mechanic hands".

Antipoden, optische ↑Spiegelbildisomerie.

Antiport ⟨*lat + gr*⟩ *m*: Gegentransport über die Zellmembran, z. B. der Austausch von Na^+ aus dem Tubuluslumen gegen H^+-Ionen aus der Tubuluszelle.

Anti-Prothrombin-Antikörper: Autoantikörper, die mit Geweben des eigenen Körpers reagieren u. Gerinnungshemmungen verursachen. Nachweis im Serum von Pat. mit systemischem ↑Lupus erythematodes.

Antiprotozoika ⟨*gr*⟩ *n Pl*: ↑Chemotherapeutika gegen Protozoenerkrankungen. A. gegen Mastigophora (Flagellata) wie z. B. ↑Trichomonas vaginalis, Leishmania-Arten wie Giardia lamblia u. Trypanosomenarten: Metronidazol, Ornidazol, Tinidazol, Nimorazol, Suramin, Pentamidin, Tryparsamid (v. a. gegen ↑Trypanosoma brucei u. ↑Trypanosoma gambiense), Natrium-Stiboglukonat, Stibophen, Pentamidin (v. a. gegen ↑Leishmaniasen wie z. B. Kala-Azar).

Antipyretika: fiebersenkende Pharmaka, insbes. ↑Acetylsalicylsäure, ↑Paracetamol, ↑Pyrazolonderivate. ↑Analgetika, ↑Antiphlogistika.

Antipyrin: Phenazon; Phenyldimethylpyrazolon, ein ↑Analgetikum, ↑Antipyretikum, auch als Antirheumatikum einsetzbar.

Antipyrinide: nach Einnahme von Antipyrinen auftretendes masernartiges ↑Exanthem, das selten bis zur Blasenbildung geht.

Anti-Rabies-Gammaglobulin: Tollwutimmunglobulin; heterologes ↑Immunglobulin vom Pferd für die ↑Tollwutprophylaxe, das zur passiven Immunisierung stets als ↑Simultanimpfung bei dringendem Tollwutverdacht (Kontakt o. Biß durch Wildtiere) eingesetzt wird. ↑Tollwutimmunisierung, passive.

Antirefluxplastik: Operationsmethoden, die einen vesikourethralen Reflux beseitigen o. verhindern. ↑Ostiuminsuffizienz.

Antirheumatika: Pharmaka, zur Behandlung rheumat. Erkrankungen. ↑Antirheumatika, nichtsteroidale.

Antirheumatika, nichtsteroidale: *Abk* NSAR; analget.-antiphlogist. wirksame Arzneimittel, die am Ort der Entzündung durch Beeinflussung von Entzündungsmediatoren (Hemmung der Prostaglandinsynthese über Angriff an ↑Cyclooxygenase) wirksam werden u. pharmakochem. nicht zu den Glukokortikoiden o. deren Analoga gehören. Wichtige Substanzgruppen sind Salicylate (ASS), Phenylessigsäurederivate (Diclofenac), Acrylessigsäurederivate (Indometacin), Propionsäurederivate (Ibuprofen), Oxicame (Piroxicam). Sie sind, oral, rektal o. top. verabfolgt, bei entzündl. u. degenerativen rheumat. Erkrankungen indiziert. Die Nebenwirkungen der NSAR erklären sich größtenteils durch die Prostaglandinsynthesehemmung: gastrointestinale Nebenwirkungen (Übelkeit, erosive Gastritis, Ulcus ventriculi u. duodeni, gastrointestinale Blutungen), renale Nebenwirkungen (Ödeme durch Natriumretention, Wirkungsminderung von Diuretika, selten interstitielle Nephritis), Hepatotoxizität, Leuko- u. Thrombozytopenie, Thrombozytenaggregationshemmung bei ASS, Allergien, ZNS-Sympt. (Tinnitus bei hohen Dosen von ASS, Schwindel u. Kopfschmerzen bei Indometacin), Bronchokonstriktion (Acetylsalicylsäure-Asthma).

Anti-RNA-Polymerase-Antikörper: Autoantikörper, die zu den antinukleären ↑Antikörpern gehören u. eine hohe Spezifität für die progressiver systemischer ↑Sklerose (bei 4–24 %) aufweisen. Alle 3 RNA-Polymerasen (I, II u. III) können Zielantigen für Autoantikörper sein, die mittels Immunpräzipitation nachgewiesen wurden. Insbes. die gegen die Polymerase III gerichteten Antikörper weisen eine Assoziation mit der diffusen

Form der progressiv system. Sklerose (bei 45 % gegenüber 6 % bei der limitierten Form) auf.

Anti-Ro/SS-A-Antikörper: Autoantikörper, die zu den antinukleären ↑Antikörpern gehören. Auf Hep2-Zellen (Tumorzellinie) feingranuläres, nukleoplasmat. Immunfluoreszenzmuster mit leichter Färbung der Nucleoli hinweisend, teilweise auch feingranuläre zytoplasmat. Fluoreszenz. Die antinukleären Antikörpern können auf einigen Substraten neg. sein. Nachweisbar bei Pat. mit prim. Sjögren-Syndrom (88–96 %), systemischem Lupus erythematodes (24–60 %), subakut kutanem Lupus (70–90 %), neonatalem Lupus (90 %), Dermatomyositis (↑Polymyositis) (5–10 %), ↑Rheumatoidarthritis (3–10 %). Oft assoziiert mit Anti-La/SS-B-Antikörpern. Zielantigene sind ein 60-kD- u. ein 52-kD-Protein. Nachweis mittels Ouchterlony-Technik o. Gegenstromelektrophorese (Antigen: Kalbsthymus- o. -milzextrakt), Enzymimmunoassay unter Verwendung gereinigter o. gentechn. hergestellter rekombinanter Antigene u. Immunoblot.

Antiscabiosa ⟨*gr + lat*⟩ *n Pl*: Pharmaka gegen Skabies, Mittel der Wahl: Hexachlorcyclohexan (Lindane).

Antischockhose: MAST-Suite (military anti-shock trousers); Rettungsmittel zur Behandlung des Volumenmangelschocks. Durch Kompression der unteren Körperhälfte wird Blut in die überlebenswichtige zentrale Zirkulation verschoben.

Antischwärmplatte: Nährboden zur Hemmung des Schwärmvermögens von begeißelten Bakterien, z. B. Proteusbakterien, mit Zusatz versch. Hemmsubstanzen (Malachitgrün, Brillantgrün, Kochsalz in hyperton. Konzentration, Para-Nitrophenolglycerol) o. eines Antischwärmserums, das Antikörper gegen die H-Antigene der Bakterien enthält.

Anti-Scl-70-Antikörper: Autoantikörper, die zu den antinukleären ↑Antikörpern gehören. Beim Nachweis auf HEp2-Zellen (Tumorzellinie) sind eine schwach homogene bis dicht feingranuläre nukleoplasmat. Immunfluoreszenz, eine helle granuläre Färbung der Nucleoli u. eine homogene Färbung der Chromosomen in der Metaphase charakterist. Markerantikörper der progressiv system. Sklerose (bei 20–59 % pos.), Assoziation zu schweren, diffusen Verlaufsformen (70–76 %) mit schlechter Progn., seltener bei limitierten Formen wie ↑CREST-Syndrom (13 %) u. bei Überlappung von Polymyositis/Sklerodermie (12 %). Zielantigen ist die DNA-Topoisomerase I mit einem Mol. Gew. von 95–100 kD. Im Immunoblot Reaktion zusätzl. mit einem Degradationsprodukt von 70 kD.

Antisense-Nukleinsäuren: meist kurze, nichtcodierende Transkripte von Nonsense-Genen bzw. synthet. Oligonukleotide, die basenkomplementär zu best. Nukleotidsequenzen in DNA o. ↑Messenger-RNA (mRNA) sind u. über Hybridbildung mit diesen deren Expression, d. h. Transkription o. Translation u. damit die Proteinsynthese blockieren; Antisense-DNAs u. -RNAs werden zunehmend als „Antisense-Medikamente“ erprobt, z. B. als Virostatika.

Antisepsis ⟨*gr*⟩ *f*: ursprüngl. Wundbehandlung mit keimtötenden chem. Mitteln zur Bekämpfung einer Wundinfektion. Begriff geht auf Lister (1867) zurück. Später von Wunden auf andere infizierte bzw. kontaminierte Bereiche ausgedehnt, etwa gleichzusetzen mit ↑Desinfektion. Heute bedeutet A. Anwendung von ↑Antiseptika zur Verhinderung (↑Sanitation) o. Bekämpfung einer Infektion. ↑Asepsis.

Antisepsis, prophylaktische: ein- o. mehrmaliger, kurzzeitig o. langzeitiger proph. Einsatz von ↑Antiseptika zur mögl. weitestgehenden Keimzahlverminderung. Einmalige u. kurzzeitige p. A.: präoperative Schleimhautantiseptik; präoperative Handwaschung; Händewaschung bei Krankenbesuchen, in Sanitär- sowie Küchenbereichen; präoperative Ganzkörperwaschung; antisept. Mundspülung; Fußpilzprophylaxe in Bäderabteilungen. Wiederholte u. langfristige p. A.: bei Dauerkathetern; zur Pflege des Tracheostomas; antisept. Mundpflege bei beatmeten bewußtlosen, tracheotomierten Pat.; bei hämat.-onkolog. Pat.; bei der offenen Nabelpflege Neugeborener u. a.

Antiseptika ⟨*gr*⟩ *n Pl*: Mittel mit vorwiegend keimhemmender Wirkung, die auf inneren u. äußeren Körperoberflächen o. in Wunden angewendet werden. ↑Antisepsis.

Antiseptik, therapeutische: antisept. Ther. mikrobiell erkrankter Haut, Schleimhaut o. von Wunden durch ↑Antiseptika.

antiseptisch *Adj*: keimtötend; die ↑Antisepsis betreffend.

Antiserum: diagn. o. ther. einsetzbares antikörperhaltiges Serum.

Antiserum, monospezifisches: gegen ein einziges ↑Antigen o. eine einzige ↑Antigendeterminante gerichtetes Antiserum. ↑Antikörper, monoklonale.

Anti-Sm-Antikörper: Autoantikörper, die zu den antinukleären ↑Antikörpern gehören. Benannt nach der ersten Pat. (Smith), in deren Serum der Antikörper entdeckt wurde. Markerantikörper des system. Lupus erythematodes (in USA bei 15–30 % der Pat., in Mitteleuropa bei 5–10 %), assoziiert mit neuropsychiatr. Lupus u. Nephritis. Auf Hep2-Zellen (humane Tumorzellinie) grobgranuläres, nukleoplasmat. Immunfluoreszenzmuster mit Aussparung der Nucleoli hinweisend. Zielantigene sind die Hüllproteine B (28 kD), B' (29 kD), D (16 kD), F u. G der U1, U2, U4, U5 u. U6 snRNP. Nachweis mittels Ouchterlony-Technik (Antigen: Kalbs-o. Kaninchenthymusextrakt), Enzymimmunoassay unter Verwendung gereinigter o. gentechn. hergestellter, rekombinanter Antigene u. Immunoblot.

Antispasmodika ⟨*gr*⟩ *n Pl* ↑Spasmolytika.

Anti-Spindelapparat-Antikörper: Seltene antinukleäre ↑Antikörper, die in der Immunfluoreszenz mit den Spindelpolen (NuMA), Spindelfasern (MSA) u. Zentrosomen reagieren können. Können bei versch. ↑Kollagenosen gefunden werden.

Anti-SRP-Antikörper: Autoantikörper, die mit SRP (Signal recognition particle) reagieren u. bei einer Untergruppe von Pat. mit einer schweren Verlaufsform einer adulten Polymyositis auftreten. Charakterist. ist das Fehlen von interstitieller Lungenbeteiligung, kutaner Sympt., Arthritis o. Raynaud-Phänomen, eine Therapieresistenz u. hohe Mortalität. Nachweis bei 4–5 % der Polymyositis/Dermatomyositis Pat. In der indirekten Immunfluoreszenz auf HEp-2-Zellen führen die Antikörper zu einer nukleolären Färbung u. einer granulären Fluoreszenz des Zytoplasmas. Zielantigen ist ein 7SL RNA-Komplex, ohne daß eine Bindung an die RNA selbst erfolgt. Im Immunoblot Reaktion mit einem 54-kD-Protein.

Antistasin ⟨*gr*⟩ *n*: Protein (Mol. Gew. 17 000) des mexikan. Blutegels (Hementeria officinalis) mit antimetastat. u. blutgerinnungshemmender Aktivität.

Antistreptokinasereaktion: serol. Nachweisreaktion einer Infektion mit streptokinasebildenden Streptokokken (Gruppen A, C, G). Bei der A. wird die fibrinlösende Streptokinaseaktivität des Testsystems durch Antistreptokinase in Patientenserum gehemmt. Ergänzungsreaktion zur ↑ Antistreptolysinreaktion. Erforderl. vor Einleitung einer thrombolyt. Streptokinasetherapie.

Antistreptolysinreaktion: *Abk* ASR; weitgehend spezif. serol. Reaktion zum Nachweis einer bestehenden o. rezenten Infektion mit Streptokokken der Gruppen A, C u. G. Angabe der Titer in Antistreptolysin-Einheiten (ASE). Die Seren sind vor dem Test mit Dextransulfat zu absorbieren, um unspezif. Inhibitoren (in den Betalipoproteinfraktionen des Serums) zu eliminieren. Normalwerte sind altersabhängig (bis 5 Jahre 150 ASE, 6–59 Jahre 200 ASE, über 60 Jahre 160–180 ASE). Entscheidend für die Bewertung ist der Verlauf der Titerkurve (steigend o. fallend). Etwa 85 % der Pat. mit rheumat. Fieber haben erhöhte Antistreptolysin-Titer (AST). Frühzeitige antibiot. Behandlung unterdrückt die Antistreptolysinbildung. Erhöhungen auch bei Tonsillitis, Scharlach, Glomerulonephritis.

Antistreptolysintiter: *Abk* AST; ↑ Antistreptolysinreaktion.

Antisympathotonika ↑ Antihypertensiva; ↑ Sympatholytika.

Anti-Synthetase-Antikörper: Anti-Jo-1-Syndrom; Sonderform der ↑ Polymyositis, charakterisiert durch zusätzl. Auftreten von Arthralgien/Arthritis u. interstitieller Lungenbeteiligung (Alveolitis, Lungenfibrose) bei Nachweis von Autoantikörpern, die mit tRNA-Synthetasen reagieren. Das weitaus häufigste Zielantigen der im Zytoplasma lokalisierten tRNA-Synthetasen ist Jo-1 (Histidyl-tRNA-Synthetase). Die anderen tRNA-Synthetasen wie PL-7 (Threonyl-tRNA-Synthetase), PL-12 (Alanyl-tRNA-Synthetase), OJ (Isoleucyl-tRNA-Synthetase) u. EJ (Glycyl-tRNA-Synthetase) stellen sehr selten ein Target für Autoantikörper dar.

Antisyphilitika ⟨*gr*⟩ *n Pl*: Pharmaka gegen Syphilis. Mittel der Wahl: Penicilline, ggf. auch Tetrazykline, Erythromycin, Doxyzyklin.

Anti-T-Antikörper: ein hämolyt. Anämien auslösender erythrozytärer Autoantikörpertyp, der normalerweise jenseits des Säuglingsalters in jedem Serum nachweisbar ist, wobei seine Bildung durch Darmbakterien induziert wird u. gegen die T-Rezeptoren gerichtet ist, die als Kryptantigene T auf der Erythrozytenoberfläche maskiert sind. Diese werden durch die von Mikroorganismen gebildete Neuraminidase über die Abspaltung von Acetylneuraminsäure freigelegt, so daß dann eine Reaktion mit den A. erfolgen kann. Neuraminidaseinduzierte hämolyt. Anämie.

Antiterminator: Antiterminationsfaktor, Antiterminationsprotein; Proteine, die die Termination der Transkription (↑ RNA-Biosynthese) verhindern, wodurch die Transkription eines Gens über das Stopsignal hinaus erfolgt; A. spielen insbes. bei der Transkription der DNA von Viren eine Rolle.

Antitetanika ⟨*gr*⟩ *n Pl*: Pharmaka, die die versch. Formen der Tetanie (hypokalzäm., normokalzäm.) heilen, i. d. R. eine intravenöse Kalziumtherapie, Dihydrotachysterol, Vitamin D.

Antithrombine: Hemmstoffe der Thrombinwirkung. Sie wirken einer ungehinderten Ausbreitung der lokal aktivierten Gerinnung entgegen. Die hemmende Wirkung beruht auf der Bildung von Enzym-Inaktivator-Komplexen, die rasch vom RHS (↑ Monozyten-Makrophagen-System) phagozytiert werden. Die meisten A. sind nicht thrombinspezif., sondern hemmen mehrere proteolyt. Enzyme des Gerinnungs-, Fibrinolyse- u. anderer Systeme des Organismus. Antithrombin III (Komplexbildung mit allen Gerinnungsenzymen, v. a. Thrombin u. Faktor Xa, Heparin beschleunigt die Antithrombin III-Thrombin-Komplexbildung), Heparin-Cofaktor II (spezif. Komplexbildung mit Thrombin, Heparin aktiviert in hohen Konzentrationen), Alpha-2-Makroglobulin (Komplexbildung mit Thrombin u. Kallikrein), Alpha-1-Antitrypsin (Komplexbildung mit Thrombin, Faktor XIa, Kallikrein), Fibrinogenspaltprodukte hemmen Thrombinaktivität u. Fibrinmonomerpolymerisation.

Antithrombin-III-Bestimmung: 1. Messung der gerinnungsphysiolog. AT III-Aktivität: Dem Patientenplasma wird eine definierte Menge Enzym (Thrombin o. Faktor Xa) zugesetzt. Anschließend die verbleibende Aktivität bestimmt (Gerinnungszeitmessung o. photometr. Bestimmung mittels chromogener Substrate). Der Einfluß anderer Antithrombine (v. a. des Alpha-2-Makroglobulins) wird durch Heparinzusatz ausgeschaltet, wodurch sich außerdem die Inkubationszeiten verkürzen u. die Untersuchung heparinisierter Blutproben mögl. wird. 2. Immun. A.: erfolgt mit Hilfe monospezif., präzipitierender Antikörper mittels Laurell-Elektrophorese, Turbidimetrie, Nephelometrie o. radialer Immunodiffusion. Trotz ihrer hohen Spezifität ergibt sie nicht immer aussagekräftige Werte, weil die AT III-Aktivität trotz normaler Antigenstruktur vermindert sein kann.

Antithrombin-III-Mangel: **angeborener A.**: autosomal dominante Vererbung, AT III-Aktivität um 50 %, Typen I, Ib, II; stark erhöhtes Risiko für venöse Thrombosen u. Pulmonalembolien. **Erworbener A.**: Proteinmangel (Unterernährung, Dünndarmresektion), Proteinverlust (Proteinurie, Enteropathie), Verbrauchskoagulopathie, Hyperfibrinolyse, Heparintherapie (geringgradig u. passager), Traumata, große operative Eingriffe, Verbrennungen, Sepsis, Östrogenmedikation (orale Kontrazeptiva), Lebererkrankungen. **Physiol. A.**: bei Neugeborenen (etwa 50 % der Aktivität des Erwachsenen, dessen Werte werden nach 6 Monaten erreicht). Die AT-III-Syntheserate des Erwachsenen hängt stark vom Verhältnis Östrogene/Testosteron ab. Deshalb haben Frauen im gebärfähigen Alter u. alte Männer niedrigere Spiegel.

Antithrombotika ↑ Antikoagulanzien.

Antithymozytenglobulin ⟨*gr*⟩ *n*: gegen Thymozyten gerichtetes heterologes Antiserum. A. ist vielerorts ein Bestandteil einer Induktionsimmunsuppression direkt nach Organtransplantation u. wird häufig mit gutem Erfolg zur Behandlung akuter ↑ Rejektionen sowie gelegentl. zur Ther. von ↑ Autoaggressionen (aplastische ↑ Anämie) eingesetzt.

Antithymozytenserum: durch Tierimmunisierung gewonnenes Antiserum, dessen Antikörper gegen Oberflächenantigene xenogener Thymozyten gerichtet sind. Bedeutung wie ↑ Antilymphozytenserum.

Antithyreoidika ↑ Thyreostatika.

Anti-Topoisomerase-I-Antikörper ↑ Anti-Scl-70-Antikörper.

Antitoxine ⟨*gr*⟩ *n Pl*: Antikörper gegen Toxine, deren Giftwirkung sie neutralisieren. Durch die Bildung eines Toxin-Antitoxin-Komplexes wird die Bindung des Toxins an den Zellrezeptor u. damit eine Vergiftung der Zelle verhindert. Bereits an Zellen gebundenes Toxin kann durch A. nicht mehr neutralisiert werden. Für ther. Zwecke stehen A. gegen Diphtherie-, Tetanus-, Gasbrand-, Botulismus-, Schlangentoxine zur Verfügung. Nachweis der A. in vivo durch Schutzversuch am Tier, in vitro durch ↑Präzipitation.

Antitoxineinheit: *Abk* AE; drückt die Wirkungsstärke von antitox. Heilseren aus u. wird im Vergleich zu internationalen Standardseren gemessen. Für Diphtherieantitoxin gilt als 1 AE die Serummenge, die die 100fach tödl. Toxinmenge für ein Meerschweinchen von 250 g Gew. unwirksam macht.

Anti-Trendelenburg-Lage: Lagerung des Pat. zur Einleitung einer Narkose, wenn bes. Aspirationsgefahr besteht, wie bei nicht nüchternen Pat., Schwangeren u. Ileusfällen. Durch die Hochlagerung des Oberkörpers u. Kopfs ist das Aufsteigen von Mageninhalt in den Rachenraum erschwert. Abb.

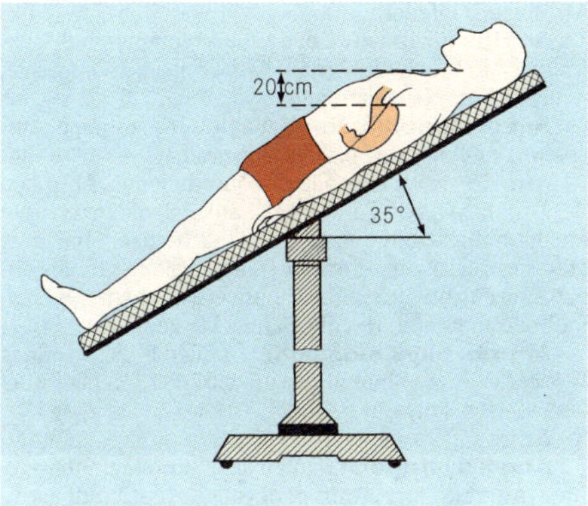

Anti-Trendelenburg-Lage

Antituberkulotika: alle gegen Mykobakterien bakterizid u. bakteriostat. wirkenden Medikamente; ↑Tuberkulostatika.

Antitumorogramm ↑Onkobiogramm.

Antitussiva ‹*lat*› *n Pl*: Hustenreflex o. -reiz hemmende Pharmaka. ↑Codein hemmt Hustenzentrum, geringe atemdepressive Wirkung u. geringes ↑Suchtpotential; Dihydrocodein wie Codein; Narkotin (Noscapin) keine Atemdepression u. kein Suchtpotential; Dextromorphan wie Narkotin; Bromhexin, antitussiver Effekt durch Mukolyse. ↑Expektoranzien.

Anti-U1RNP-Antikörper: Autoantikörper, die zu den antinukleären ↑Antikörpern gehören. Auf Hep2-Zellen (humane Tumorzellinie) grobgranuläres, nukleoplasmat. Immunfluoreszenzmuster mit Aussparung der Nucleoli hinweisend. Nachweisbar bei Pat. mit ↑Mixed connective tissue disease, MCTD (100 %), system. Lupus erythematodes (30–40 %), progressiv system. Sklerose (2–5 %), Überlappung Polymyositis/Sklerodermie (24 %), ↑Polymyositis (4–17 %). Assoziiert mit Raynaud-Phänomen u. milderem Verlauf beim system. Lupus erythematodes. Zielantigene sind die Proteine 70 kD, A (33 kD) u. C (22 kD) von U1 snRNP. Nachweis mittels Ouchterlony-Technik o. Gegenstromelektrophorese (Antigen: Kalbs- o. Kaninchenthymusextrakt), Enzymimmunoassay unter Verwendung gereinigter o. gentechn. hergestellter, rekombinanter Antigene u. Immunoblot.

Antivitamin: ↑Antimetabolit eines Vitamins, eine dem Vitamin strukturanaloge Substanz ohne Vitaminwirkung. Die Gabe von A. führt zum Erscheinungsbild des Vitaminmangels, da das A. das Vitamin an seinem Wirkort (z. B. einem Enzym) verdrängt. Beispiel für A.: Isonikotinsäurehydrazid (A. des Niacins, Tuberkuloseheilmittel), ↑Dicumarole (A. des Vitamins K, Blutgerinnungshemmstoffe), Hydroxythiamin (A. des Thiamins).

Anti-Zentromer-Antikörper: Autoantikörper, die zu den antinukleären ↑Antikörpern gehören. In der indirekten Immunfluoreszenz auf HEp2-Zellen (humane Tumorzellinie) 48 nukleäre Dots, in der Metaphase Färbung der Zentromere charakterist. Enge Assoziation zur limitierten Form der progressiv system. Sklerose (bei 57–82 % der Pat. mit CREST-Syndrom), selten bei der diffusen Form (8 %). Außerdem beim prim. Raynaud-Syndrom (25 %) u. bei der prim. biliären Zirrhose nachweisbar. Hauptzielantigene sind die Zentromerproteine A (15–16 kD), B (80 kD) u. C (120 kD). Neben charakterist. Immunfluoreszenzmuster auf Hep2-Zellen können die Autoantikörper mittels Enzymimmunoassay unter Verwendung rekombinanter Antigene u. mittels Immunoblot nachgewiesen werden.

Antizestoda ‹*gr*› *Pl*: Bandwurmmittel.

Antizipation ‹*lat*› *f*: gedankl. Vorwegnahme künftiger Handlungen u. Ereignisse. ↑Anteposition.

Anton, Gabriel (1858–1933), dt. Neurol. u. Psychiater, Graz, Halle.

Anton-Syndrom (nach Gabriel A.): Anton-Babinski-Syndrom; Hemiasomatognosie, Verlust der Sinnesempfindungen einer Körperhälfte.

Antrektomie ‹*lat*› *f*: operative Entfernung des distalen Magendrittels (des Antrums), i. d. R. nur in Kombination mit Eingriffen am N. vagus, ↑Vagotomie.

Antrieb: der überwiegend biol. determinierte Anteil der Persönlichkeit, der gleichsam als „psychische Energie" die Aktivität aller psych. Vorgänge in bezug auf Intensität, Tempo u. Ausdauer bewirkt. Der A. eines Menschen hat Einfluß auf dessen Gefühlsleben u. Temperament u. unterhält Lebendigkeit, Initiative, Schwung u. Tatkraft (Vitalität) einer Persönlichkeit. Er beeinflußt alle psychomotor. Leistungen u. auch Wahrnehmungs- u. Denkabläufe, z. B. in der qualitativen u. quantitativen Ausprägung von Interesse, Aufmerksamkeit u. Konzentration bzw. im perzeptiven u. kognitiven Tempo. Der Antrieb wird wesentl. von Stoffwechsel u. endokrinen Vorgängen bestimmt u. durch die Tätigkeit best. Steuerungssysteme des Gehirns (Frontalhirn, limb. System, Thalamus, Hypothalamus, striopallidäres System) reguliert. Die so gegebene Motivationslage als Grundlage für zielgerichtetes Denken u. Handeln des Individuums entsteht als Zusammenspiel somat. u. zentralnervös vermittelter, situativer u. biograph. Einflüsse.

Antriebsminderung: psych. Störung, die sich in einer allg. Schwunglosigkeit, einem Mangel an Spontanität u. Initiative, Entschlußlosigkeit, einem Bewegungsmangel, Verlangsamung von Denken u. Sprache zeigt. Der psychomotor. Ausdruck ist reduziert, alle Bewegungen sind i. d. R. verlangsamt. A. finden sich bes. bei gehemmten ↑Depressionen, bei zahlreichen organ. Hirnschäden (insbes. bei Befall des dorsalen Stirnhirns), im hohen Alter, bei best. Endokrinopathien, versch. Allgemeinerkrankungen, oftmals langzeitig anhaltend nach dem Abklingen der akuten Sympt. schizophrener Psychosen, ferner als Konstitutionsmerkmal sowie nach Intoxikationen u. Pharmakaeinwirkung.

Antriebssteigerung: verstärkte allg. Aktivität mit gesteigerter Unternehmungslust, die meist mit vielfältigen Formen motor. Überaktivtät gekoppelt ist. Gelegentl. motor. Unruhe, gesteigerter Rede- u. Betätigungsdrang. Zuweilen Erregungszustände. Pathol. gesteigerter Antrieb findet sich bes. bei man. Syndromen, aber auch bei der ängstl.-agitierten ↑Depression, bei organ. Hirnschädigungen (Orbitalhirnsyndrom), Endokrinopathien (Hyperthyreose) u. im Beginn der Alkoholintoxikation.

Antriebsstörungen
↑Antriebsminderung, ↑Antriebssteigerung.

Antroskop: Endoskop zur Betrachtung der Kieferhöhle.

Antrotomie: operative Eröffnung eines Antrums (Hohlraums), z. B. des ↑Antrum mastoideum (i. R. einer ↑Mastoidektomie).

Antrum ⟨*gr* + *lat*⟩ *n*: Höhle.

Antrum cardiacum: ampullärer Abschnitt des Ösophagus vor der Kardia.

Antrumempyem
↑Kieferhöhlenempyem, ↑Sinusitis.

Antrumfistel ↑Mund-Antrum-Verbindung.

Antrum Highmori ↑Sinus maxillaris.

Antrum mastoideum: größter Hohlraum des Mastoids.

Antrumperforation ↑Kieferhöhlenperforation.

Antrum pyloricum: kleine Erweiterung des Magens vor dem ↑Pylorus.

Antrumresektion ↑Antrektomie.

Antwort, lokale: auf den Ort der Reizeinwirkung begrenzte Änderung der Membranpolarisation entweder im Rezeptor (↑Generatorpotential), an der sub- bzw. postsynapt. Membran einer Nerven- o. Muskelfaser (↑Synapse) o. auf konduktilen, d. h. Erregungen leitenden Nerven- o. Muskelfasern bei unterschwelliger Reizung. Allg. sind l. A. ↑Depolarisationen des Membranruhepotentials. Ausnahmen sind Photorezeptoren, die auf Licht hyperpolarisieren, u. inhibitor. postsynapt. Potentiale der sog. synapt. Hemmung (↑Hyperpolarisation).

ANUG: *Abk* für engl. Acute necrotizing ulcerative gingivitis; ↑Parodontologie.

Anuloplastik ⟨*lat* + *gr*⟩ *f*: plast. korrigierender Eingriff unter Erhaltung des natürl. Klappenapparats bei ausgeprägter Herzklappeninsuffizienz. Teil der ↑Herzklappenrekonstruktion. Die Raffung des Anulus fibrosus erfolgt in extrakorporaler ↑Zirkulation durch spez. Nahttechnik; Vega-Plastik (an der Trikuspidalklappe) o. durch Einnähen von bes. geformten Ringen (Carpentier-Edwards-Ring an der Mitral- u. Trikuspidalklappe). Bei der Trikuspidalinsuffizienz dominiert die A. vor dem ↑Herzklappenersatz.

Anulozyt ⟨*lat* + *gr*⟩ *m*: Erythrozyt, der infolge Hämoglobinmangels (bei Sideropenie) eine Verminderung seiner Dicke erfahren hat, so daß in der Aufsicht eine Vergrößerung u. scheinbare Leere des zentralen Bezirks u. damit der Eindruck eines Rings entsteht.

Anulozytose: Auftreten von ↑Anulozyten im Blut. Ursache ist verminderte Hämoglobineinlagerung in die Erythrozyten bei Eisenmangel. A. geht mit erniedrigtem ↑MCH einher.

Anulus ⟨*lat*⟩ *m*: Annulus (PNA); kleiner Ring.

Anulus femoralis: Schenkelring; medial der V. femoralis gelegener Abschnitt der ↑Lacuna vasorum.

Anulus fibrocartilagineus: Faserknorpelring, über welchen das Trommelfell im ↑Sulcus tympanicus befestigt ist.

Anulus fibrosus: **1.** Bindegewebering um die Ostia atrioventricularia, Ursprung der Segelklappen, Ansatz der Herzkammermuskulatur. **2.** faserknorpeliger Außenbezirk der Zwischenwirbelscheibe.

Anulus inguinalis: innerer (A. i. profundus) bzw. äußerer (A. i. superficialis) Leistenring.

Anulus iridis: äußere Ziliarzone (A. i. major) bzw. innere (A. i. minor) Pupillarzone an der Vorderfläche der Iris.

Anulus migrans ↑Erythema chronicum migrans.

Anulus tendineus communis: aus straffem Bindegewebe bestehender Ring vor dem ↑Canalis opticus, Ursprung der äußeren Augenmuskeln mit Ausnahme des M. obliquus inferior.

Anulus tympanicus: nach oben offener, hufeisenförmiger Knochenstreifen als Pars tympanica des Schläfenbeins vom Neugeborenen.

Anulus umbilicalis: Nabelring, ringförmige Aussparung im Bindegewebe der ↑Linea alba.

Anurie ⟨*gr*⟩ *f*: fehlende Urinausscheidung. Absinken der Urinmenge unter 100 ml/24 Std. Folge: Intoxikation mit harnpflichtigen Substanzen. Tod nach 4–10 Tagen, falls Harnsekretion nicht wieder in Gang kommt o. der Organismus nicht durch eine Dialyse entgiftet wird. Häufigste Todesursachen: Hyperkaliämie, Lungenödem.

Anurie, physiologische: fehlende o. geringe Urinentleerung während der ersten 24–72 Lebensstunden, meist bei Jungen.

Anus ⟨*lat*⟩ *m*: Ring, After.

Anus, dystoper: nicht an anat. korrekter Stelle befindl. Afteröffnung. ↑Anus perinealis, ↑Anus vestibularis.

Anus imperforatus ↑Analatresie.

Anus perinealis: dystoper Anus mit Afteröffnung am Damm.

Anus praeternaturalis: Anus praeter; im Verlaufe des Dickdarms, vor dem natürl. Anus angelegter (künstl.) After, zumeist am Colon transversum: A. p. transversalis, o. am Colon sigmoideum: A. p. sigmoidalis.

Anus vestibularis: dystoper Anus mit Afteröffnung im Vestibulum vaginae.

Anwendung, kurmäßige: zeitl. begrenzte serielle Anwendung ther. Maßnahmen im Bereich der Balneologie mit dem Ziel der Auslösung u. Unterhaltung funktionell-adaptiver Prozesse.

Anxietas ⟨*lat*⟩ *f*: Angst.

Anxietas tibiarum ↑Restless legs.

Anxiolytika: Ataraktika, Minor tranquilizer; Pharmaka, die Angst- u. Spannungszustände lösen u. Zwangsvorstellungen dämpfen. Im Ggs. zu Neuroleptika u. Antidepressiva wirken A. nicht antipsychot. Das erste A. war Meprobamat, jetzt v. a. Pharmaka aus der Gruppe der Benzodiazepine: Diazepam (Valium), Chlordiazepoxid (Librium), Medazepam (Nobrium, Rudotel), Prazepam, Lorazepam (Tavor), Oxazepam, Flurazepam, Bromazepam, Nitrazepam (Mogadan), Clonazepam, Flunitrazepam (Rohypnol), Camazepam, Clobazam (Frisium) u. das Diphenylmethanderivat Hydroxyzin (Atarax).

Anzapfsyndrom ↑Steal-Effekt.

AO: *Abk* für Arbeitsgemeinschaft für Osteosynthesefragen; Arbeitsgemeinschaft von Chir. u. Orthop., die sich eine Vervollkommnung u. Standardisierung der Osteosynthese auf wissenschaftl. Basis zum Ziele stellten. Inzwischen weltweite Ausstrahlung u. Anerkennung. Die

AO ging aus der Schweizerischen Arbeitsgemeinschaft für Osteosynthesefragen (SAO) hervor, 1958 gegründet auf Initiative von M. E. Müller. Arbeitsprogramm: 1. Entwicklung von Implantaten u. Instrumenten, 2. biol., biomechan. u. metallurg. Grundlagenforschung, 3. laufende Nachkontrollen u. Dokumentation, 4. regelmäßige Zusammenarbeit zwischen Klinik, Grundlagenforschung (Forschungszentrum in Davos) u. Technik. Inzwischen auch in anderen Ländern Arbeitsgruppen, die i. R. der ↑AO-International bzw. ASIF (Association for the Study of Internal Fixation) zusammenarbeiten.

AO-Instrumentarium: von der ↑AO entwickelte zahlreiche Instrumentarien zur Lösung techn. u. mechan. Probleme bei der operativen Behandlung von Frakturen, Pseudarthrosen, bei Osteotomien u. Arthrodesen. Die Einzelinstrumentarien sind für die versch. Anwendungsgebiete konstruiert: 1. Instrumentarium für Verschraubung u. Verplattung der großen Knochen, 2. Winkelplatteninstrumentarium für gelenknahe Knocheneingriffe, 3. Kleinfragmentinstrumentarien (KFI), 4. Marknagelinstrumentarium, 5. Drahtinstrumentarium, 6. äußere Festhalter (Fixateurs externes), 7. Instrumentarium zur Entfernung abgebrochener Schrauben. Aufbau nach dem Baukastenprinzip mit Standardausrüstung (Instrumente u. Implantate) sowie zusätzl. Geräten wie Bohrmaschinen, Plattenbiegeinstrument, Preßluftschlauch u. ä.

AO-International: koordinierende Basis der ↑AO mit dem Ziel, Wissensgut u. Erfahrungsgut auf dem Gebiet der Osteosynthese im weitesten Sinne u. internationalen Maßstabe zu lehren u. weiterzugeben. Organisation u. Unterstützung von prakt.-theoret. Kursen sowie Hospitationen. Gegründet 1973, Sitz Davos (Schweiz). Zahlreiche Länderarbeitsgruppen sind Mitglied der A.

AO-Osteosynthese: ↑Osteosynthese nach den techn. Prinzipien der Arbeitsgemeinschaft für Osteosynthesefragen (↑AO). 1. Prinzip: anat. Rekonstruktion der Frakturfragmente, insbes. bei Gelenkbrüchen. 2. Prinzip: stabile Fixation durch interfragmentäre ↑Kompression bzw. Schienung. Überbrückende Schienung bei komplizierten Bruchformen. Innere Schienung mit intramedullären (Marknagel) u. extramedullären (Platten) Kraftträgern. Äußere Schienung mit dem ↑Fixateur externe. 3. Prinzip: Erhaltung der Blutversorgung von Knochen u. Weichteilen. 4. Prinzip: frühe, aktive Mobilisation der verletzten Extremität u. des Pat., kurzfristiger Klinikaufenthalt.

Aorta ⟨*gr*⟩ *f*: große Körperschlagader, entspringt aus der li. Herzkammer. Abschnitte: Aortenwurzel (Bulbus aortae) mit einer Erweiterung (Sinus aortae), aufsteigende A. (Pars ascensus aortae) mit Aortenbogen (Arcus aortae) u. Verengung am Ansatz des ↑Ligamentum arteriosum (Botallo), Isthmus aortae, absteigende A. (Pars descendus aortae), durch das Zwerchfell in Brustaorta (Pars thoracica aortae) u. Bauchaorta (Pars abdominalis aortae) geteilt. Die A. endet mit einer Aufzweigung (Bifurcatio aortae) in Höhe des vierten Lendenwirbels. Abb.

Aorta angusta ↑Aortenhypoplasie.

Aorta coarctata ↑Coarctatio aortae.

Aorta dextra ↑Arcus aortae dexter.

Aorta dextra circumflexa ↑Arcus aortae dexter circumflexus.

Aorta duplex ↑Arcus aortae duplex.

Aortae dorsales: paarige Körperschlagadern des Embryos, die den extra- u. intraembryonalen Kreislauf verbinden.

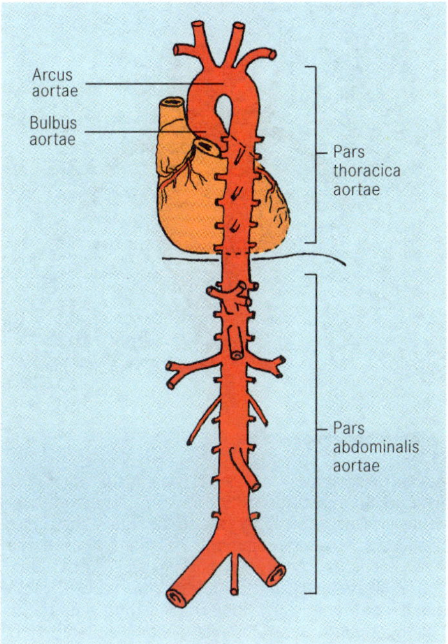

Aorta. Schematische Darstellung

Aorta, reitende: Ursprung der Aorta über einem hohen Ventrikelseptumdefekt, so daß venöses Blut aus dem re. Ventrikel in die Aorta fließt. R. A. ist Teilsymptom der Fallot-Krankheit (↑Fallot-Tetralogie) u. des ↑Eisenmenger-Komplexes. Formalgenet. liegen Spiralisierungsfehler des Septum aorticopulmonale zugrunde.

Aorta sinistra circumflexa ↑Arcus aortae sinister circumflexus.

Aortenaneurysma, angeborenes: umschriebene Aussackung der Aorta. Meist im Bereich des Arcus aortae o. der Aorta ascendens. Angeborene Aneurysmen begleiten oft Aortenisthmusstenosen. Ursächl. besteht eine Wandschwäche der Tunica media. Aortensinusaneurysma ist häufig von Ventrikelseptumdefekten begleitet. Häufige Kombination: ↑Marfan-Syndrom, ↑Ehlers-Danlos-Syndrom. ↑Aneurysma.

Aortenatresie: angeborener Verschluß des Aortenostiums durch Fehldifferenzierung der Aortenklappe o. bindegewebige Membran. Koronarien rückläufig durch offenen Ductus Botalli versorgt. Häufig gleichzeitig Mitralstenose o. ↑Mitralatresie. ↑Linksherzsyndrom, hypoplastisches.

Aortenbifurkationssyndrom ↑Leriche-Syndrom.

Aortenbogen ↑Aorta.

Aortenbogenagenesie: im Ggs. zur Aortenbogenatresie handelt es sich um die prim. Nichtanlage von Kiemenbogenarterien. Unterbrechung des Aortenbogens in 3 Lokalisationen bekannt: 1. zwischen li. A. subclavia u. Ductus Botalli (Aorta endet als li. A. subclavia; untere Körperhälfte aus Ductus Botalli versorgt). 2. zwischen li.

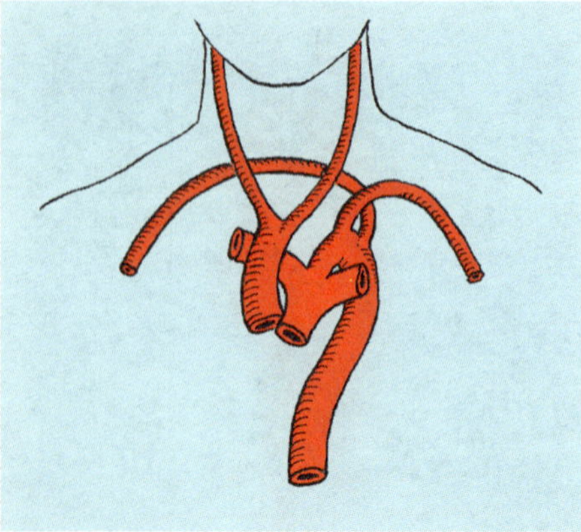

Aortenbogenagenesie

A. carotis communis u. A. subclavia sinistra (Kopf u. re. Arm erhalten aus Aorta Blut, li. Arm u. untere Körperhälfte aus Ductus Botalli). 3. zwischen Truncus brachiocephalicus u. A. carotis communis sinistra (seltenster Typ; Aorta endet als Truncus brachiocephalicus). Entwicklung von Kollateralkreisläufen. Blutdruckdifferenzen, Linksherzhypertrophie, Kopfschmerz, Sehstörungen, Nasenbluten, Aneurysmen. Kombination mit weiteren Herzfehlbildungen. Abb.

Aortenbogenanomalien: angeborene Fehlbildungen des Aortenbogens u. der brachiozephalen Arterien, die klin. erscheinungsfrei verlaufen, zu hämodynam. Störungen o. durch Druck auf Trachea, Ösophagus, N. recurrens zu Stridor, Schluckbeschwerden, Heiserkeit führen können. 1. der Aortenbogen ist re. neben der Wirbelsäule gelegen, hohe Rechtslage der Aorta. Klin. erscheinungsfrei, sofern nicht Begleiterscheinungen einer Herzfehlbildung (z. B. Fallot-Krankheit); 2. der Aortenbogen verläuft dorsal von Ösophagus u. Trachea nach li. Durch einen Ductus arteriosus persistens o. ein Ligamentum Botalli kann eine die Trachea (bzw. den Ösophagus) stenosierende Ringbildung entstehen, Arcus aortae circumflexus. Klin. Stridor mit u. ohne Schluckbeschwerden; 3. Doppelter Aortenbogen: ↑Arcus aortae duplex. 4. A. subclavia dextra geht distal vom Ursprung der A. subclavia sinistra von der Aorta descendens ab u. zieht dorsal von Ösophagus u. Trachea nach re., Dysphagia lusoria. Klin. Schluckbeschwerden; 5. Truncus brachiocephalicus ist mit seinem Ursprung nach li. verlagert; 6. fehlender Aortenbogen mit 3 anat. Varianten, je nachdem ob die Unterbrechung der Aorta distal vom Abgang der A. subclavia sinistra, der A. carotis communis sinistra o. des Truncus brachiocephalicus erfolgt. Die klin. Sympt. ähnelt der der präduktalen Isthmusstenose der Aorta. Abb.

Aortenbogen, doppelter ↑Arcus aortae duplex.

Aortenbogenstenosen ↑Aortenbogenanomalien.

Aortenbogensyndrom: *Abk* ABS; art. Erkrankung mit Stenosen o. Verschlüssen der vom Aortenbogen abgehenden Gefäße (Truncus brachiocephalicus, Karotis, Vertebralis, zentrale Subclavia); i. e. S. nur für Abgang der Gefäße vom Aortenbogen benutzt, i. w. S. auch für weiteren Gefäßverlauf gebräuchl. Auftreten von funktionellen zerebralen Störungen in Abhängigkeit von den Kompensationsmöglichkeiten durch Kollateralzirkulation. Gefahr: ↑Apoplexie. Ätiol. des ABS: entzündl. (Arteriitis der jungen Frauen, ↑Takayasu-Syndrom), Lues, Tuberkulose, Lupus erythematodes, Rheuma, Allergie u. degenerativ (in Europa meist Arteriosklerose). Abb. 1 u. 2.

Aortendextroposition: Herzfehlbildung mit Verlagerung des Aortenostiums nach re. Die Aorta „reitet" dabei über einem Septumdefekt.

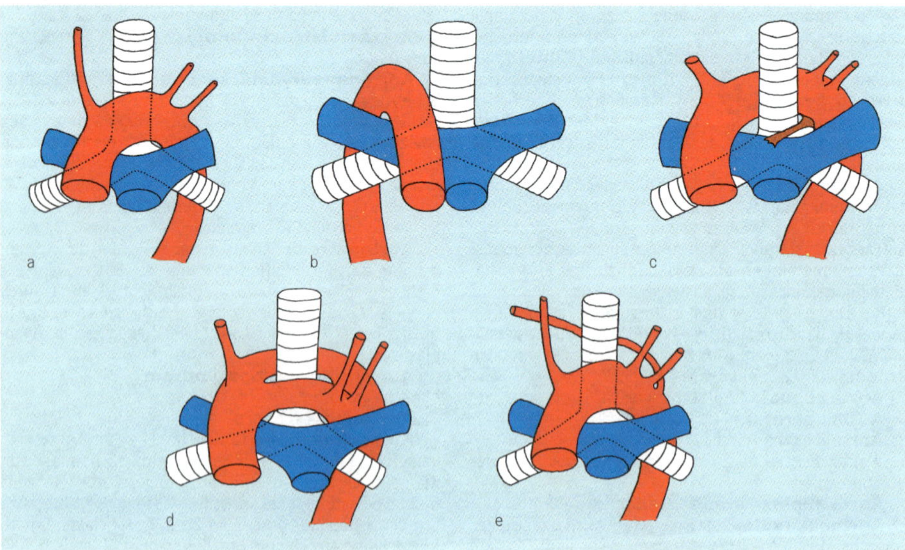

Aortenbogenanomalien. a: normal; b–e: anormale Formen

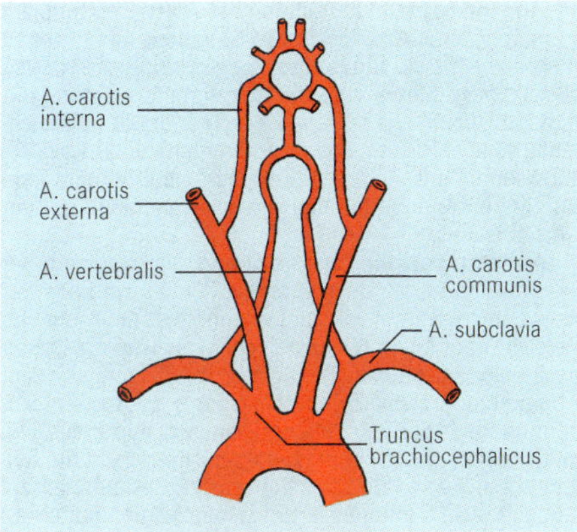

Aortenbogensyndrom (Abb. 1).
Prädilektionsstellen

Aortendruckkurve: Aufzeichnung des Drucks in der Aorta über die Zeit; repräsentiert im wesentl. den zentralen Druckpuls (↑Puls). Extremwerte während eines Herzzyklus als systol. u. diastol. Blutdruck bekannt (↑Blutdruck). Die Kurve zeigt einen steilen Druckanstieg nach der Öffnung der Aortenklappe u. eine kleine Schwankung in Richtung niedrigeren Drucks (Aorteninzisur) infolge kurzzeitiger Umkehr der Hauptstromrichtung in der Aorta unmittelbar vor dem Schluß der Aortenklappe. Der Druck ist bei Schluß der Aortenklappe höher als bei deren Öffnung. Zur Registrierung wird ein Katheter in die Aorta eingeführt (↑Seldinger-Methode), bei dem entweder in der Spitze ein Druckfühler (Kathetertip-Manometer) eingebaut ist o. an dessen äußerem Ende sich ein Druckabnehmer befindet. Abb.

Aortenenge ↑Isthmus aortae.

Aortenfenster: aortopulmonale Fistel; 1–2 cm große Öffnung zwischen Aorta u. Truncus pulmonalis oberhalb der Aortenklappe, Links-Rechts-Shunt. Oft besteht Zyanose, Dyspnoe bei großen Defekten u. Belastung, Herzvergrößerung. Mitunter rekurrierende pulmonale Infekte. Der Defekt stellt einen distalen Septierungsfehler des Septum aorticopulmonale (Trunkusseptum) dar.

Aortenhypoplasie: seltene Unterentwicklung der Aorta descendens u. ihrer Äste. Das Lumen kann auf ganzer Länge bis zu 1 cm Durchmesser eingeengt sein. Truncus pulmonalis normal. Es entsteht eine Linksherzhypertrophie, in den Armarterien herrscht hoher Blutdruck.

Aorteninsuffizienz: *Abk* AI; rheumat. (seltener bakterieller) Herzfehler mit Schlußunfähigkeit der Aortenklappe. Typ.: protodiastol. Decrescendogeräusch (↑Herzgeräusche) über 2R2 u. 3M (↑Phonokardiographie), große Blutdruckamplitude bei Pulsus celer et altus (↑Pulsformen), Kapillarpuls, hebender Herzspitzenstoß, Linksherzhypertrophiezeichen im EKG u. Röntgen (↑Aortenkonfiguration).

Aorteninzisur ↑Aortendruckkurve.

Aortenisthmusstenose: *Abk* AIS; angeborene Stenosierung (Einengung) o. Atresie (Verschluß) im Bereich des Aortenbogenisthmus oberhalb (kindl. Form) o. unterhalb (Erwachsenenform) des ↑Ductus arteriosus.

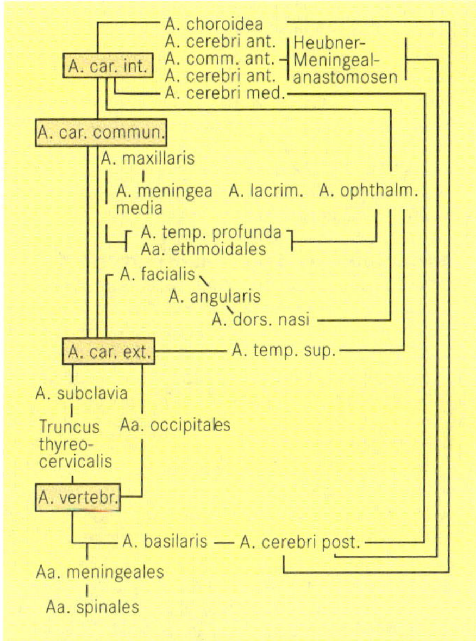

Aortenbogensyndrom (Abb. 2).
Auswahl wichtiger Anastomosen mit den hirnversorgenden Gefäßen

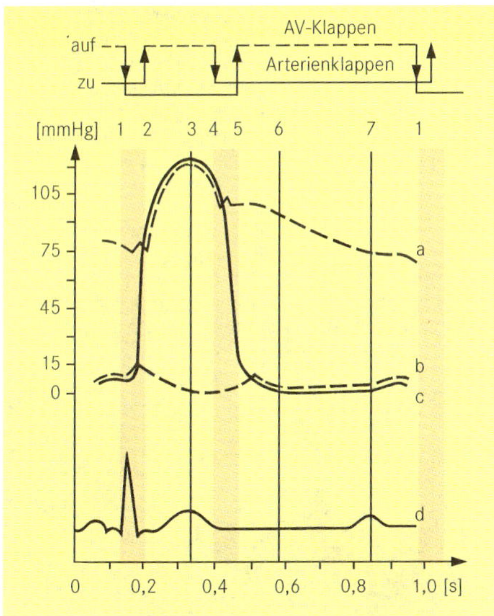

Aortendruckkurve. Druckverlauf im linken Ventrikel, in der Aorta u. im linken Vorhof während Systole u. Diastole des Ventrikels. Ordinate: Drücke in mmHg; Abszisse: Zeit in s; a: Aortendruck; b: Ventrikeldruck; c: Vorhofdruck; d: EKG, II. Ableitung, zum Zeitvergleich

Versorgung der unteren Körperhälfte über Kollateralen der oberen Körperhälfte (Erwachsenenform) o. offenem Ductus Botalli (kindl. Form). Typ.: warme Hände, kalte (zyanot. = kindl. Form) Füße, Hypertonie der oberen, Hypotonie der unteren Körperhälfte, endsystol. Geräusch 3L4 li. u. Rücken. Erwachsenenform: Linksherzhypertrophiezeichen (EKG, Röntgen), Kerbe am Aortenbogen u. Rippenusuren (Röntgen); infantile Form: Rechtsherzhypertrophiezeichen (EKG, Röntgen), keine Rippenusuren, Kerbe am Aortenbogen (Röntgen). Sehr schlechte Progn. der kindl. Form durch weitere Anomalien.

Aortenisthmusstenosenkorrektur: funktionelle Beseitigung der hämodynam. bedeutsamen Stenose im Isthmus aortae. In Abhängigkeit vom morphol. Substrat u. dem Alter des Pat. kommen prinzipiell 4 Verfahren zur Anwendung: Resektion u. End-zu-End-Vereinigung, Resektion u. Interposition eines Kunststoffgefäßes, plast. Verfahren nach Voßschulte u. Waldhausen, Umgehungsplastik mit einer Gefäßprothese.

Aortenkinking ⟨*engl*⟩ *n*: Aorta verläuft in Höhe des Ductus arteriosus in Schleifenfigur.

Aortenklappe ↑Herzklappen.

Aortenklappe, bikuspidale: aus zwei Taschen bestehende Aortenklappe. Häufigster angeborener Herzfehler ohne prim. Krankheitswert.

Aortenkompression: vorwiegend in der Geburtshilfe gegen tödl. Nachgeburtsblutung verwendete Hebelabdrosselung der Bauchaorta; lebensrettende Übergangsmaßnahme für die Vorbereitung operativer Eingriffe.

Aortenkonfiguration: röntg. sichtbare Vorwölbung der linksventrikulären Herzkontur (Schuhform, Aortenherz).

Aortennerv: nach seiner Morphol. ein Ast des ↑Nervus vagus. Es ist ein afferenzleitender Nerv der Aorta. Bei seiner Reizung kommt es reflektor. zu einem Absinken des Blutdrucks, weswegen er als N. depressor bezeichnet wurde (↑Depressor, ↑Blutdruckregulation).

Aortenringanomalie: Einengung von Trachea u./o. Ösophagus durch abnorme Gefäßverläufe bzw. -ursprünge im Bereich des Aortenbogens. Atemnot, Stridor, Schluckbeschwerden, stark überstreckte Kopfhaltung im Liegen. Versch. Anomalien rufen das klin. Bild hervor: 1. Dopplung des Aortenbogens: geteilter Arcus aortae (↑Arcus aortae duplex). 2. Re. Aortenbogen (↑Arcus aortae dexter) mit linksseitigem Ductus arteriosus (Botallo). 3. A. lusoria: abnormer Ursprung der re. A. subclavia aus der Aorta descendens. ↑Aortenbogenanomalien. Abb.

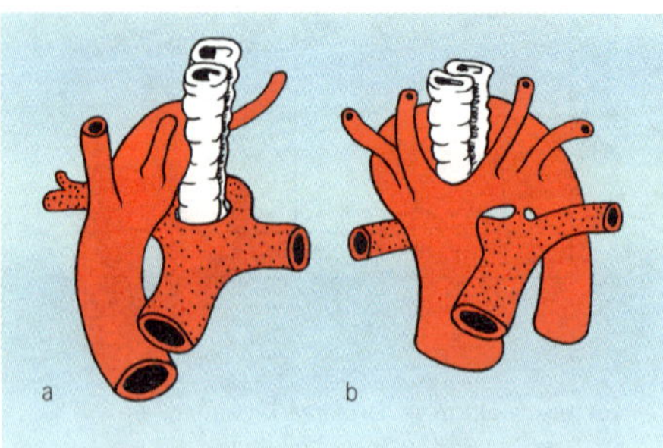

Aortenringanomalie.
a: Arcus aortae dexter u. linksseitiger Ductus arteriosus; b: Arcus aortae duplex

Aortenruptur: Zerreißung der Aorta bei Unfällen, ↑Aneurysmen, Arteriosklerose, Medionecrosis aortae (↑Medianekrose). **Einzeitige A.**: Kontinuitätstrennung aller Wandschichten mit sofortiger Verblutung. **Zweizeitige A.**: Durchtrennung nur eines Teils der Wandschichten u. völliger Riß erst nach beschwerdefreiem Intervall o. Ausheilung mit Entwicklung eines Aneurysmas. Typ. Rupturstelle nach Unfällen am absteigenden Teil der Aortenbogens.

Aortenstenose, angeborene: Einengungen der Aorta treten in der Umgebung der Klappe, am Ende des Arcus aortae (↑Aortenisthmusstenose) o. tiefer auf. Im Bereich der li. Ausflußbahn 3 Typen: valvuläre Aortenstenose (Ostiumstenose, häufigster Typ); supravalvuläre Aortenstenose: umschriebene Stenose der Aorta ascendens oberhalb der Ventilebene o. längeres hypoplast. Segment (hoher Blutdruck in Herzkranzarterien). Tritt teilweise als „supravalvuläres Aortenstenosesyndrom“ auf („Elfengesicht“, Pulmonalarterienstenose, psychomotor., geistige u. Wachstumsretardierung, Zahnanomalien, Kraniosynostose, Hernien, Kryptorchismus); subvalvuläre Aortenstenose: ↑Konusstenose. Hypertrophie, Dilatation des li. Ventrikels, Druckwerte bis 200 mmHg (26,7 kPa), poststenot. Dilatation.

Aortenstenose, erworbene: vorwiegend rheumat. bedingter Herzfehler mit Stenosierung im Bereich der Aortenausflußbahn des Herzens im bindegewebigen Bereich der Klappe (o. seltener im muskulären Teil, subvalvuläre A.). Häufig kombinierter Aortenfehler (Aortenbogeninsuffizienz).

Aortitis ↑Mesaortitis.

Aortographie: Röntgendarstellung der Aorta u. ihrer großen Seitenarterien nach Kontrastmittelinjektion. Thorakale A.: Darstellung der A. thoracica, Brustaorta u. ihrer Äste. Transseptale A.: Nach transseptaler Herzkatheterisierung Kontrastmittelinjektion in den li. Vorhof o. Ventrikel. Ind.: Erkrankungen u. Anomalien der Aorta u. ihrer Seitenäste, Tumordiagnostik. Abdominale A.: Darstellung der A. abdominalis, Bauchaorta u. ihrer Seitenäste. Methoden: Katheteraortographie. (transfemoral o. transaxillär); Subdiaphragmale A. mit Direktpunktion der Aorta. Ind.: Aneurysmen, Stenosen, Durchblutungsstörungen, Tumoren der Nieren, Nebennieren, des Abdomen u. des Retroperitoneum. Seit 1988 wird zunehmend auch die ↑Kernspintomographie zur bildl. Darstellung von Gefäßverläufen eingesetzt.

AP: *Abk* für engl. adult periodontitis, ↑Parodontologie.

Apalcillin: Acylureidopenicillin, mikrobiol. dem ↑Piperacillin ähnelnde, aber wesentl. höhere Eiweißbindung u. dadurch langsamere Elimination.

Apamin ⟨*lat*⟩ *n*: ein aus 18 Aminosäuren bestehendes Neurotoxin (Blockade von K^+-Kanälen) des Bienengiftes (↑Mellitin).

Aparathyreose ⟨*gr*⟩ *f*: Fehlen der Epithelkörperchen (↑Glandula parathyroidea).

Apathie ⟨*gr*⟩ *f*: Zustand der Teilnahmslosigkeit bzw. verminderten Gefühlserregbarkeit bei endogenen ↑Psychosen, schweren Erkrankungen, Intoxikation, organ. Hirnschädigungen u. psychogen.

Apathogenität ⟨*gr*⟩ *f*: genet. determinierte Eigenschaft von Mikroorganismen, nicht krankheitserregend zu wirken. Attenuierte Bakterien u. Viren können sich wie apathogene Mikroorganismen verhalten.

Apatit ⟨*gr*⟩ *m*: bes. Kristallform von Kalziumphosphat als mineral. Bestandteil von Knochen u. Zähnen; er kommt vorwiegend als Hydroxylapatit vor u. bildet rhomb. Prismen (Kristallite) in Größen von 5–10 nm. A. hat große innere Oberfläche, an der Austauschvorgänge von Ionen (Austausch von OH^- gegen Fluorid o. $^+CO_3^-$-Ionen unter Bildung von Fluorapatit bzw. Karbonatapatit) mögl. sind.

Apektomie ⟨*lat + gr*⟩ *f* ↑ Apikotomie.

Aperitiva ⟨*lat*⟩ *n Pl*: appetitanregende, „magenöffnende" Mittel. ↑ Amara.

Apert, Eugène (1868–1940), frz. Päd., Paris.

Apert-Syndrom (nach Eugène A.): Akrozephalosyndaktylie; unter dieser Bez. werden derzeit versch. Formen von Skelettfehlbildungssyndromen zusammengefaßt mit den Hauptmerkmalen Akrozephalie (Kraniostenose) u. Syn- bzw. Polysyndaktylie u. variablen Begleitfehlbildungen. Sie sind genet. bedingt, treten überwiegend sporad. auf, der Erbgang ist autosomal dominant mit Ausnahme des autosomal rezessiven Carpenter-Syndroms. Hauptsymptom ist die Kraniodysostose mit vorzeitigem Schädelnahtschluß, Ausmaß unterschiedl., auch asymmetr. Kranznahtaplasie, am häufigsten mit Turmschädel, flachem Gesicht, Papageiennase u. Hypertelorismus. Die Syndaktylie reicht von einfachen häutigen Formen bis zur ossären Verschmelzung (↑ Löffelhand). Die Polydaktylie kann Hände u. Füße betreffen. Begleitfehlbildungen in allen Organbereichen mögl. Typ I, Apert-Syndrom I: häufigste Form, Akrozephalie, Löffelhände. Typ II, Apert-Crouzon-Syndrom: Leichtere Form, Crouzon-artige Schädelkonfiguration. Typ III u. IV, Saethre-Chotzen-Syndrom: Leichte Form, asymmetr. Kraniostenose, zahlreiche Begleitfehlbildungen. Typ V, Pfeiffer-Syndrom: Kraniostenose, breite Daumen u. Großzehen. Akropolysyndaktylie Typ I, Noak-Syndrom: Akrozephalie u. präaxiale Polysyndaktylie. Typ II, Carpenter-Syndrom: Akrozephalie, Polydaktylie der Hände, Polysyndaktylie der Füße. Abb. 1 u. 2.

Apertura ⟨*lat*⟩ *f*: Öffnung.

Apertura externa aquaeductus vestibuli: an der Hinterfläche des Felsenbeins gelegene Öffnung, an welcher der ↑ Ductus endolymphaticus in den ↑ Saccus endolymphaticus übergeht.

Apertura externa canaliculi cochleae: Öffnung an der Unterfläche des Felsenbeins für den ↑ Ductus perilymphaticus.

Apertura lateralis ventriculi quarti: Foramen Luschkae; paarige Öffnung des IV. Hirnventrikels in die ↑ Cisterna cerebellomedullaris.

Apertura medialis ventriculi quarti: Foramen Magendie; mittlere unpaarige Öffnung des IV. Hirnventrikels in die ↑ Cisterna cerebellomedullaris.

Apertura pelvis: Apertura pelvica; untere Öffnung des kleinen Beckens (A. p. inferior) bzw. Beckeneingang (A. p. superior), Zugang zum kleinen Becken von kranial.

Apertura piriformis: birnenförmige Öffnung der knöchernen Nasenhöhle nach vorn.

Apertura sinus frontalis: paarige Öffnung der Keilbeinhöhle in die Nasenhöhle.

Apertura sinus sphenoidalis: Öffnung der Keilbeinhöhle in den oberen Nasengang.

Apertura thoracis: Öffnung des Brustkorbs nach unten (A. t. inferior) bzw. nach oben (A. t. superior).

Apertura tympanica canaliculi chordae tympani: knöcherne Öffnung für die Chorda tympani in die Paukenhöhle.

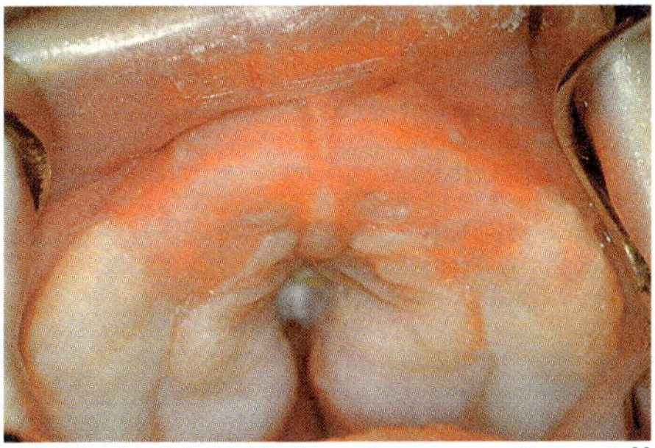

28

Apert-Syndrom (Abb. 1). Fibröse Gaumenhyperplasie, Pseudospalte

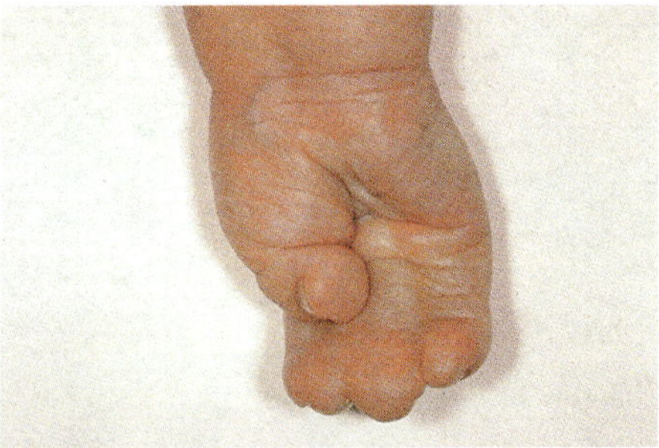

28

Apert-Syndrom (Abb. 2). Löffelhand

Aperturblende: Öffnungsblende; die in einem opt. Gerät vorkommende Blende (Lichtbündelbegrenzung), die das Licht begrenzt, das von einem auf der opt. Achse gelegenen Punkt ausgeht.

Apertur, numerische: Produkt aus Brechungsindex n des Mediums zwischen Objekt u. opt. System (Mikroskopobjektiv) u. dem Sinus des Winkels zwischen opt. Achse u. einem Randstrahl. In der Immersionsmikroskopie erreicht man durch Öl mit $n > 1$ eine Steigerung des ↑ Auflösungsvermögens.

Apex ⟨*lat*⟩ *m*: Spitze.

Apex auriculae: Darwin-Spitzohr; gelegentl. atavist. Bildung an der ↑ Helix der menschl. Ohrmuschel, entspricht der Ohrspitze bei Säugetieren mit spitzen Ohren.

Apex capitis fibulae: nach proximal weisende Spitze des Wadenbeinkopfs.

Apex cartilaginis arytaenoideae: obere Spitze des Geißbeckenknorpels vom Kehlkopf.

Apex cordis: Herzspitze von der li. Herzkammer gebildet.

Apexkardiogramm: *Abk* AKG; Verfahren zur Registrierung von Charakteristika des Herzspitzenstoßes mittels Pulsabnehmer von der Thoraxwand (Umwandlung mechan. in elektr. Spannungsänderung); Ziel ist die Beurteilung des Herzfunktionszustands; Beurteilung kurvenformal (relativ) o. absolut nach Kalibrierung (Eichung). Kurvenform: systol. Anstiegswelle (klin. palpabel), Abfall, rasche u. langsame Füllungswelle sowie Vorhofwelle (a).

Apex linguae: Zungenspitze.

Apex nasi: Nasenspitze.

Apex ossis sacri: nach kaudal weisende Spitze des Kreuzbeins.

Apex partis petrosae: Felsenbeinspitze, die nach medial vorn gerichtete Spitze der Felsenbeinpyramide.

Apex patellae: nach kaudal gerichtete Spitze der Kniescheibe.

Apex prostatae: nach unten gerichteter, zugespitzter Teil der Vorsteherdrüse.

Apex pulmonis: nach kranial weisende Lungenspitze.

Apex radicis dentis: Zahnwurzelspitze.

Apex-Syndrom ↑Orbitaspitzensyndrom.

Apex vesicae: nach vorn oben gerichtete Spitze der Harnblase.

Apfelsäure: Äpfelsäure; eine Hydroxydikarbonsäure (↑Dikarbonsäuren, ↑Malat). Abb.

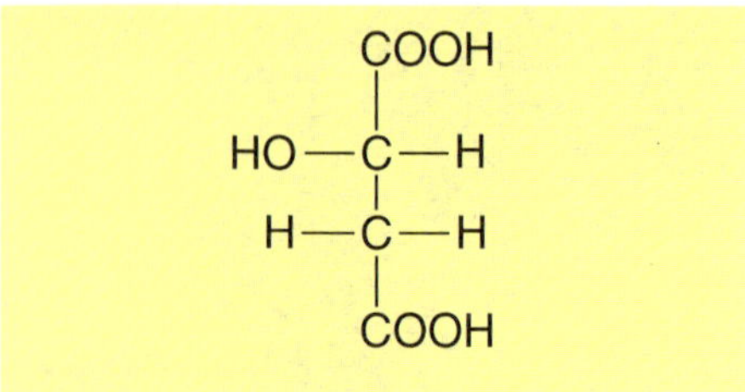

L-Apfelsäure

Apfelsinenileus: ungenügend zerkleinerte Apfelsinen können bei Magenresezierten zu einem Darmverschluß führen, der sich meist ohne Dünndarmöffnung durch Ausstreichen des „Fremdkörpers" beseitigen läßt.

Apgar, Virginia (1904–1974), amerik. Anästhesistin, entwickelte eine Klassifizierung des Zustands von Neugeborenen. ↑Apgar-Score.

Apgar-Score (nach Virginia A.): Apgar-Schema, Apgarwert; Punktsystem zur Vitalitätsbeurteilung des Neugeborenen nach der Geburt, bei dem fünf gut erfaßbare Sympt. zu definierten Zeitpunkten nach der Geburt Zahlen zugeordnet werden, die addiert den Apgarwert ergeben. Die Umwandlung mehrere klin. Sympt. in einen Summenwert erlaubt näherungsweise eine quantifizierte Zustandsdiagnostik. Der Begriff ↑Asphyxie wird häufig durch den Summenwert des A. ersetzt. Tab.

Aphagie ⟨*gr*⟩ *f*: Nichtessen (-fressen), keine Nahrungsaufnahme.

Aphakie ⟨*gr*⟩ *f*: Aphakia; angeborenes o. erworbenes Fehlen der Augenlinse. Angeborene A.: infolge fehlender Ausbildung der Linsenplakode (Linsenagenesie) o. durch fehlende Weiterentwicklung der Linsenanlage (Linsenaplasie). Mit groben Entwicklungsfehlern des Bulbus vergesellschaftet: ↑Anophthalmus, ↑Mikrophthalmus. Begleitfehlbildung des ↑Marfan-Syndroms. Erworbene A.: Zustand der Linsenlosigkeit der Augen, meist als Folge von Kataraktoperation. Bei der A. muß die Brechkraft der Augenlinse durch ein entsprechendes Brillenglas o. eine Kontaktschale ersetzt werden.

Aphakieglaukom: ein Sekundärglaukom als Komplikation nach Kataraktoperationen.

Aphaniptera ⟨*gr*⟩ *Pl*: veraltete Bez. für ↑Siphonaptera (Flöhe).

Aphasie ⟨*gr*⟩ *f*: Sprachstörungen auf der höchsten zerebralen Leistungsebene bei Intaktheit der Sprechwerkzeuge u. ihrer afferenten u. efferenten Innervation. Abzugrenzen von den ↑Dysarthrien. Die Aphasieformen gelten auch als Werkzeugstörungen mit verwandten Syndromen wie ↑Agraphie, ↑Alexie, ↑Apraxie, ↑Amusie, ↑Agnosie. Differenzierung u. lokalisator. Zuordnung der einzelnen Aphasieformen unterliegen unterschiedl. Auffassungen histor. entstandener Schulen u. Denkrichtungen. Übereinstimmung besteht hinsichtl. der engen Beziehung zur funktionellen ↑Asymmetrie der Hirnhälften, d.h. der Abhängigkeit der Aphasiesyndrome von der sprachdominanten Hemisphäre. Der aktuelle Erkenntnisstand entspricht weder der mechanist. Zentrenlehre noch der jede lokalisator. Zuordnung ignorierenden sog. Ganzheitsauffassung der „klassischen" Aphasielehre. Neben den aus der klass. Zeit übernommenen Bez. (Broca, Wernicke, Lichtheim) für einzelne Formen der A. werden von einzelnen Autoren versch. Termini verwendet. Die wichtigsten Formen der A. sind: **Broca-A., motor. A.**, nach der klass. Beschreibung als „Aphémie" durch Broca (1861): Verlust o. erhebl. Einschränkung des Sprechvermögens bei Läsion des hinteren Drittels der dritten li. Stirnhirnwindung des Rechtshänders. Bei den von Broca beschriebenen Fällen lagen jedoch größere frontoparietale Läsionen vor. Bei Schädigungen des Broca-Gebiets allein resultiert eine innervator. (Efferente) motor. A. (kortikale Anarthrie o. Dysarthrie). **Sensor. A.**, nach Wernicke (1874) Ausfall bzw. Beeinträchtigung des Sprachverständnisses bei Läsion der ersten Schläfenwindung der li. Hemisphäre. **Amnest. A.**: durch Wortfindungs-

Apgar-Score

Symptom			
Hautfarbe	blau o. weiß	Akrozyanose	rosig
Atmung	fehlt	langsam, unregelmäßig	regelmäßig
Herzaktion	fehlt	unter 100/min	über 100/min
Reaktion beim Absaugen	keine	Grimassieren	Husten, Niesen, Schreien
Muskeltonus	schlaff	spärlich	aktive Bewegungen
Apgarzahl	0	1	2

Apgarwert	Klinischer Zustand
8-10	normales, ungestörtes Neugeborenes
4-7	mäßige Asphyxie bzw. Depression
3-0	schwere Asphyxie bzw. Depression

störungen gekennzeichnetes Syndrom bei Läsion der mittleren u. hinteren Temporalregion. **Leitungsamnesie**: nach klass. Auffassung durch Unterbrechung der Verbindung zwischen senor. u. motor. „Sprachzentrum", durch ↑Paraphasien gekennzeichnet. **Semant. A.** nach Luria: umfassende Störung, bei der linguist. definierte Zusammenhänge sprachl. Äußerungen nicht mehr erkannt werden. **Ideokinet. motor. A.** (Leonhard): weitgehend ident. mit der afferent-kinästhet.-motor. A. (Luria) bei Läsionen der vorderen u. mittleren Anteile des unteren Parietalläppchens (H. A. F. Schulze); dem Wesen nach eine ↑Apraxie der Sprechwerkzeuge, gekennzeichnet durch Paraphasien, v. a. beim Nachsprechen (Nachsprechaphasie).

Aphémie ⟨*gr*⟩ *f*: Vorläufer der Bez. ↑Aphasie, von Broca für die Benennung seiner beiden Fälle von motor. Aphasie, von denen die klass. Aphasielehre ausging, benutzt.

Apherese ⟨*gr*⟩ *f*: Methode zur Entfernung nicht dialysabler Bestandteile des Vollblutes (Blutzellen o. Plasmaeiweißkörper), z. B. durch Zentrifugation des Vollblutes o. durch Plasmapherese über ein Plasmafilter, das für Plasmaeiweißkörper durchlässig ist.

Aphonie ⟨*gr*⟩ *f*: Stimmlosigkeit aus versch. Ursachen.

Aphrodisiaka ⟨*gr*⟩ *f Pl*: Mittel zur Anregung, Stärkung o. Steigerung von ↑Libido u. Potenz. Seit Urzeiten wird zahlreichen Drogen, Kräutern, Essenzen u. Nahrungsmitteln eine die Potenz o. das sexuelle Begehren fördernde Wirkung nachgesagt, u. bis heute werden sog. Liebesmittel im Handel angeboten. Bis auf wenige Ausnahmen (z. B. ↑Androgene) ist deren Wirksamkeit nicht erwiesen o. umstritten o. auf einen Plazeboeffekt zurückzuführen. Viele A. wirken nur harntreibend mit sek. Wirkung auf die erektile Potenz, einige haben z. T. lebensgefährliche Nebenwirkungen wie z. B. ↑Cantharidin u. Strychnin. Einen vorwiegend lokalen nervalen u. die Genitaldurchblutung fördernden Effekt soll ↑Yohimbin haben. In der Behandlung von Sexualstörungen ist der Einsatz von A. selten u. wenn überhaupt, dann nur unterstützend für andere verhaltens- u. partnertherapeut. orientierten sexualmedizin. Behandlungsmethoden indiziert. ↑Anaphrodisiaka.

Aphthae epizooticae ↑Stomatitis epidemica.

Aphthae tropicae: schmerzhafte Erosionen an der Mundschleimhaut, die im Gefolge der Sprue auftreten. Befallen werden Weiße, Mischlinge, seltener die dort ansässigen Bewohner u. Kinder in trop. o. subtrop. Gebieten. Der Erreger ist ein Soor-Pilz, häufig Monilia psilosis.

Aphthe: Aphthae; bis 0,5 cm große Erosion der Schleimhaut mit entzündl. Randsaum u. fibrösem Belag bes. im Mund. Chron. rezidivierende A.: kein sicherer Hinweis auf infektiöse Ätiol., Disposition erbl., oft Begleitsymptom allg. Störungen. Infektiöses Aphthoid: durch Viren der Herpes-simplex-Gruppe verursacht.

Aphthenkrankheiten: vagantes Aphthoid (↑Herpes simplex); ↑Maul-und-Klauen-Seuche, Stomatitis aphthosa (↑Stomatitis).

Aphthenseuche:
↑Stomatitis epidemica bei ↑Maul-und-Klauen-Seuche.

Aphthoid, vagantes ⟨*gr* + *lat*⟩ *n*: seltene Form einer Herpes-simplex-Infektion (↑Herpes simplex).

Aphthosis ⟨*gr*⟩ *f*: meist linsengroße, runde o. ovale, manchmal polyzykl. begrenzte Schleimhautdefekte gewöhnl. an der Mundschleimhaut. Virusbedingte A. tritt auch i. R. des ↑Behçet-Syndroms auf.

Aphthovirus: Virusgattung der Fam. ↑Picornaviridae. Vorkommen: bei ca. 200 paarhufigen Säugetierarten (Wild- u. Haustiere). Pathogen ist das ↑Maul-und-Klauen-Seuche-Virus.

API: *Abk* für Approximalraumplaqueindex.

Apicomplexa ⟨*lat*⟩ *n Pl*: Stamm Protozoa, repräsentieren die Klassen der ↑Sporozoea, benannt nach den an der Spitze (apical) liegenden submikroskop. Organellen, z. B. dem Polring.

apikal ⟨*lat*⟩ *Adj*: spitzenwärts.

Apikolyse ⟨*lat* + *gr*⟩ *f*: operative extrapleurale o. extrafasziale Herauslösung der Lungenspitze aus der Pleurakuppe. Heute nicht mehr angewendetes Operationsverfahren bei Lungentuberkulose; zur Schaffung eines mögl. vollständigen Kollapses der oberen Lungenabschnitte kombiniert mit einer ↑Thorakoplastik.

Apikotomie ⟨*lat* + *gr*⟩ *f*: Wurzelspitzenresektion o. -amputation; operatives Absetzen der Wurzelspitze eines marktoten Zahns mit gleichzeitiger Ausräumung periapikaler entzündl. Knochenveränderungen u. hermet. Verschluß des Wurzelkanals. Grundsätzl. an allen Zähnen ausführbar, jedoch vornehml. an den oberen u. unteren Frontzähnen. Abb.

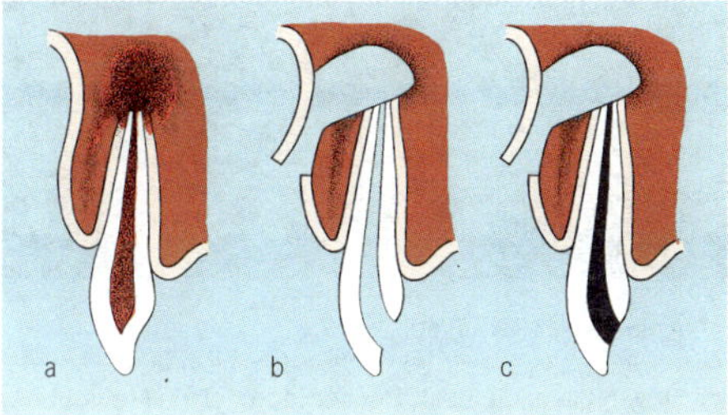

Apikotomie.
a: Parodontitis apicalis chronica;
b: gangränöses Pulpagewebe entfernt, Wurzelkanal erweitert u. geglättet, Resektion der Wurzelspitze; c: Wurzelkanal gefüllt, Schleimhautschnitt vor der Naht

Apisarthron: Antirheumatikum aus Bienengift, Methylsalicylat u. Senföl, äußerl. Anwendung.

Apis mellifera: Apis mellifica; Honigbiene, zählt zur Ordnung der Hautflügler (Hyemenoptera).

Aplanat: Linsensystem aus 2 symmetr. angeordneten Teilsystemen; verringert die ↑Abbildungsfehler, insbes. die opt. Asymmetriefehler, heute von ↑Anastigmaten verdrängt.

Aplanogameten: bewegungsunfähige ↑Gameten.

Aplasia cutis congenita: angeborene, umschriebene Hautdefekte unterschiedl. Ätiol. einschl. genet. bedingter Formen. Überwiegend intrauterin durch lokalexogene Faktoren ausgelöst (Disruptionssequenz). Ausmaß variabel, Beteiligung benachbarten Knochens mögl. Auffallend häufig in Mittellinie lokalisiert. Nach der Lokalisation werden Typ I–III unterschieden, Typ IV ist mit Epidermolysis bullosa kombiniert. Bestandteil vieler Syndrome. Abb. S. 126.

Aplasie ⟨*gr*⟩ *f*: Aplasia; fehlende Ausbildung eines Organs bei vorhandener Anlage. Es fehlen die Differen-

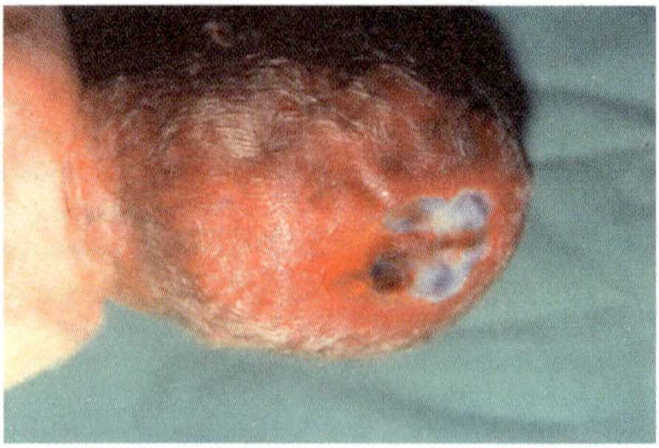

38

Aplasia cutis congenita.
Umschriebener Defekt der Kopfhaut

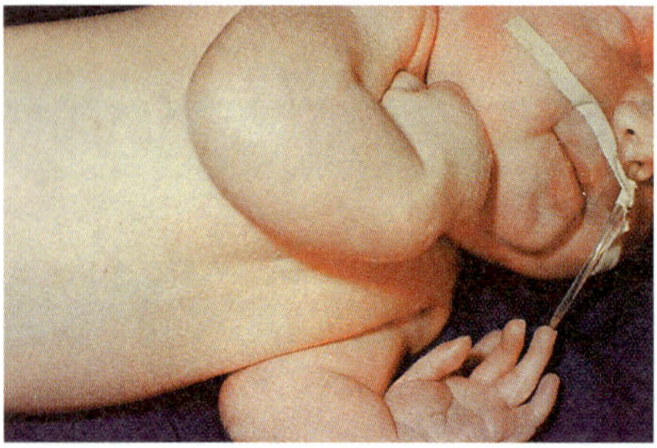

37

Aplasie mit Radiusdefekt.

zierungsreize o. die Reaktion der induzierten Gewebe. A. entsteht später als die ↑Agenesie eines Organs, ist aber gegen die ↑Hypoplasie nur quantitativ abzugrenzen. Unterscheidung von A. u. Agenesie oft nur schwer o. gar nicht mögl. Form der ↑Entwicklungshemmung. Beispiel: Nierenaplasie bei vorhandener, aber meist rudimentärer Ureteranlage (↑Nierenagenesie). A. kann partiell o. total sein (↑Radiusdefekte, ↑Tibiadefekte, ↑Fibuladefekte). Abb.

Apleys-Test: Provokationstest zum Nachweis von Meniskusläsionen. Der Pat. liegt auf dem Bauch mit 90° flektiertem Bein. Unter Kompression werden Rotationsbewegungen ausgeführt, wodurch man versucht, das freie Meniskusstück zwischen Femur u. Tibia einzuklemmen. Die Rotationsbewegung wird unter Distraktion wiederholt, um zu überprüfen, ob eine ligamentäre Verletzung vorliegt.

APN-Beatmung ⟨*engl*⟩: alternating positive-negative pressure breathing, Wechseldruckbeatmung, Druck-Sog-Beatmung; Beatmungsform, bei der pos. Druck die Einatmung u. durch einen Sog o. Unterdruck die Ausatmung bewirkt wird. Wegen der Gefahr des air-trapping (Bronchiolenkollaps) in der neg. Sogphase nur noch wenig gebräuchl.

Apnoe ⟨*gr*⟩ *f*: Atemstillstand. A. kann eintreten durch tox., traumat. u. entzündl. Schädigung des Atemzentrums u. durch Lähmung der Atemmuskulatur, z. B. durch Muskelrelaxanzien. Folgen der A. sind Hypoxie u. Zyanose. **A. der Frühgeborenen**: Atemstillstand, häufig bei Frühgeborenen mit extremer Unreife, Hirnblutungen u. anderen Schäden des Zentralnervensystems, auch bei Atemnotsyndrom, Hyperbilirubinämie, Hypoglykämie. Die A. ist von der period. Atmung abzugrenzen. **Blaue A.**: ↑Asphyxie, ↑Apgar-Score.

Apnoetest: Unterbrechung der maschinellen Beatmung um festzustellen, ob nach einer best. Wartezeit eine Spontanatmung einsetzt. Wichtig zur Prüfung des ↑Hirntodes.

Apnoezeit: Zeit, über die die Atmung willkürl. angehalten werden kann. A. ist abhängig vom Funktionszustand des Atmungsorgans, von der Art der Atmung vor A. u. von der Zusammensetzung des Atemgases vor A. Durch Training u. Sauerstoffvoratmung ist eine A. bis zu 20 min mögl.

Apochromat *n*: Linsensystem für die Mikrosk., bei dem die chromat. Aberration gegenüber den ↑Achromaten so weit verbessert ist, daß die Bildorte für 3 Spektralfarben übereinstimmen. A. erlauben für einen größeren Öffnungswinkel die sphär. Korrektur u. damit eine größere numerische ↑Apertur. Dadurch ist gegenüber den Achromaten das Auflösungsvermögen verbessert.

Apodie ⟨*gr*⟩ *f*: Apodia; angeborenes Fehlen eines Fußes o. beider Füße.

Apoenzym ⟨*gr*⟩ *n*: die Proteinkomponente eines komplexen Enzyms, von dem Coenzym bzw. prosthetische ↑Gruppe u. Metallionen entfernt wurden (↑Holoenzym).

Apoferritin ⟨*gr* + *lat*⟩ *n*: die eisenfreie Form des ↑Ferritins; Protein mit 24 Untereinheiten relative Molmasse 18 500). A. (relative Molmasse 45 000) vermag fast 5 000 Atome Eisen in Form einer Mizelle aus Eisen(III)-hydroxid-oxidphosphat im Molekülinneren zu binden.

Apolipoprotein-B-Synthesestörung: Störung der Synthese von Apolipoprotein B in der Leberzelle. Aufgrund der dadurch gestörten Feed-back-Kontrolle durch LDL-Partikel (↑Low-density-Lipoproteine) kommt es zur ↑Hyperlipoproteinämie.

Apolipoproteine ⟨*gr*⟩ *n Pl*: *Abk* Apo; Gruppe von Proteinen, die am Aufbau der ↑Lipoproteine des Blutplasmas beteiligt sind; sie sind untergliedert in Apo A (Apo A I, Apo A II), Apo B, Apo C (Apsto C I, Apo C II, Apo C III), Apo D u. Apo E, Apo B u. C findet man gemeinsam in den ↑Chylomikronen u. VLDL (↑Very-Low-Density-Lipoproteins), Apo B allein in ↑Low-density-Lipoproteinen u. Apo A in HDL (↑High-Density-Lipoproteine).

Apolipoproteinopathien: angeborene o. erworbene Defekte der Synthese von ↑Apolipoproteinen, die sich in Störungen des Lipoproteinstoffwechsels in Form von Hyper- o. Hypolipoproteinämien auswirken. Tab.

Apollonia: Schutzheilige der Zahnmed., der Zahnkranken, dargestellt mit Zange und Zahn. Im vorgerückten Alter wurden ihr während der Christenverfolgungen in Rom die Zähne ausgeschlagen, anschließend sprang sie von selbst auf den Scheiterhaufen.

Apomorphin ⟨*gr*⟩ *n*: Morphinderivat, löst zentrales Erbrechen aus, Erregung des Brechzentrums in der Medulla oblongata über Dopamin-Rezeptoren, besitzt keine analget. u. euphorisierende Wirkungen.

Aponeuron ↑Amfetaminil.

Aponeurosenfibrom, juveniles: gutartige bindegewebige Geschwulst mit Einschluß von Knorpelzellen, osteoklastenähnl. Riesenzellen u. amorphen Verkal-

Apolipoproteinopathien

Apo-LP	Defekt	Auswirkung	Befunde (Plasma)
A-I	Tangier-Krankheit	Hypolipoproteinämie	A-I ↓↓, HDL ↓↓
B	A-Betalipoproteinämie	Hypolipoproteinämie	B-48, B-100 ↓↓, Chylomikronen VLDL, LDL ↓↓
	normotriglyzeridäm. A-Betalipoproteinämie	Hypolipoproteinämie	B-100 ↓↓ (B-48 norm), VLDL, LDL ↓↓
C	Apolipoprotein C-II-Mangel	Hyperlipoproteinämie	Chylomikronen ↑↑
E	Apolipoprotein E-2-Homozygotie	Hyperlipoproteinämie (Typ III)	atyp. Prä-Betalipoprotein-Bande anstelle Apo E-3 bzw. E-4, Apo E-2 ↑↑

kungen. Bevorzugt an den Unterarmen, Händen u. Füßen von Jugendlichen. Häufig Rezidive.

Aponeurosis ⟨*gr*⟩ *f*: Aponeurose; flächenhafte Sehne, z. B. der breiten Bauchmuskeln.

Aponeurosis linguae: Zungenaponeurose; straffes Bindegewebeblatt unter der Schleimhaut des Zungenrückens, welches der Muskulatur der Zunge als Ursprung u. Ansatz dient.

Aponeurosis lumbalis: tiefes Blatt der ↑Fascia thoracolumbalis, spannt sich zwischen Rippen, Processus costarii der Lendenwirbel u. dem Darmbeinkamm aus.

Aponeurosis musculi bicipitis brachii: oberflächl. Teil der Ansatzsehne des zweiköpfigen Armmuskels, der in die ↑Fascia antebrachii einstrahlt.

Aponeurosis palmaris: Sehnenblatt unter der Haut der Hohlhand, gehört entwicklungsgeschichtl. zum M. palmaris longus.

Aponeurosis plantaris: Sehnenblatt unter der Haut der Fußsohle, gehört entwicklungsgeschichtl. zum M. plantaris.

Apopain: eine intrazelluläre Cysteinprotease (↑Proteasen), die an der Auslösung des programmierten Zelltodes (↑Apoptose) beteiligt ist.

Apophyse ⟨*gr*⟩ *f*: Knochenfortsatz (Processus, Spina, Crista usw.), der bei der endgültigen Formung der Knochen im Kindesalter aus bes. Ossifikationszentren entsteht.

Apophysenfuge, persistierende: Bestehenbleiben der knorpeligen Wachstumsfuge an Apophysen im Erwachsenenalter. Kein vermehrtes Wachstum. DD gegenüber Frakturen bzw. Pseudarthrosen von Bedeutung.

Apophysenlösung: Apophyseolysis; Abriß einer Apophyse vor Schluß der knorpeligen Wachstumsfuge im Jugendalter. Ausgesprochene Sportverletzung. Die Knorpelfuge bleibt dabei immer, evtl. mit zusätzl. Knochenlamelle, an der Apophyse haften (analog. Typ I des ↑Aitken-Schemas bei Epiphysenfrakturen). Bevorzugte Lokalisation: Trochanter minor (M. iliopsoas), Tuber ischiadicum (ischiokrurale Muskulatur), Spina iliaca anterior superior (Musculus sartorius) u. Tuberositas tibiae (Ligamentum patellae).

Apophysitis calcanei: aseptische ↑Knochennekrose der Kalkaneusapophyse.

apoplektiform ⟨*gr + lat*⟩ *Adj*: plötzl. einsetzend „wie aus heiterem Himmel". Kennzeichnung für entsprechenden Krankheitsbeginn. Die analoge Bez. „anfallsartig" wird vorwiegend für ein rezidivierendes Geschehen gebraucht.

Apoplexia papillae: vordere ischäm. Sehnervenerkrankung, z. B. bei ↑Arteriitis temporalis.

Apoplexia retinae: Thrombose der Netzhautzentralvene.

Apoplexie ⟨*gr*⟩ *f*: Apoplexia; apoplekt. Insult, Gehirnschlag, Schlaganfall, intrakranielle Blutung, intrazerebrale Ischämie, apoplekt. Insult; mit fokalen neurol. Ausfällen einhergehende zerebrovaskuläre Erkrankung, meist sekundär bei Arteriosklerose u. Hypertonie; wichtigste Arten werden aufgrund der Ätiol. unterschieden in: **1. ischäm. Hirninfarkt**: Schlaganfall; mit 85 % häufigste Ursache eines A. Stadium IV der zerebralen ↑Durchblutungsstörungen aufgrund der Minderdurchblutung eines Endarterienareals bei plötzl. Gefäßverschluß einer intra- o. extrakranialen Arterie; vorwiegend durch atheromatöse Veränderungen bedingt o. ohne nachweisbaren Gefäßverschluß durch Intimaödem, durch Embolie o. auch als intrazerebraler ↑Steal-Effekt durch stenosierende Läsionen anderer Gefäße; ereignet sich gehäuft während des Blutdrucktiefs gegen 3 Uhr nachts (Midnight stroke) o. während des zweiten Blutdrucktiefs am Nachmittag, was die Bedeutung des Systemdrucks u. dessen ther. Stabilisierung unterstreicht. Sympt.: akut einsetzend u. abhängig von der Lokalisation des Infarkts mit Sensibilitätsstörungen, Aphasie u. Hemiparese; es ist möglich aufgrund des Symptomenkomplexes das betroffene Gefäß zu bestimmen; am häufigsten ist das Versorgungsgebiet der A. cerebri media betroffen. Diagn.: klin. Bild, Anamnese u. neurol. Status; CT (DD zur Massenblutung), Doppler-Sonographie und EEG. Ther.: Stabilisierung des Kreislaufs (Bluthochdrucktherapie), der Atmung, Gewährleistung der Flüssigkeits- u. Nahrungsaufnahme, ggf. Behandlung eines Hirnödems, Krankengymnastik u. rehabilitative Maßnahmen. **2. Intrazerebrale Massenblutung**: verursacht 15 % der A., durch Ruptur eines intrazerebralen, meist arteriosklerot. Gefäßes. 60 % der Massenblutungen treten in Kombination mit chron. Hypertonie auf. Ursachen: Aneurysma- o. Angiomruptur (Subarachnoidalblutung), intrazerebrale Massenblutungen bei hyperton. Krisen (evtl. mit Ventrikeleinbruch), Hirntumoren, Störungen des Blutgerinnungsmechanismus o. spontane Änderungen der Gefäßwanddurchlässigkeit. Weiterhin kann der Austritt von Blut aus dem intrakraniellen Gefäßsystem traumat. bedingt sein (epidural, subdural o. intrazerebral). Akute Sympt.: plötzl. einsetzender Bewußtseinsverlust u. neurol. Ausfälle entspr. der jeweiligen Lokalisation; hohe Letalität (bis 50 %). Ther.: sofortige Ausräumung raumfordernder akuter traumat. Blutungen, sonst entspr. des jeweiligen Grundleidens aktiv o. konservativ. Die innerhalb des Schädelraums vorkommenden Blutungen werden unabhängig von der Ätiol. bezeichnet als: epidurale Blutung (↑Epiduralhämatom), Subduralblutung (↑Subdural-

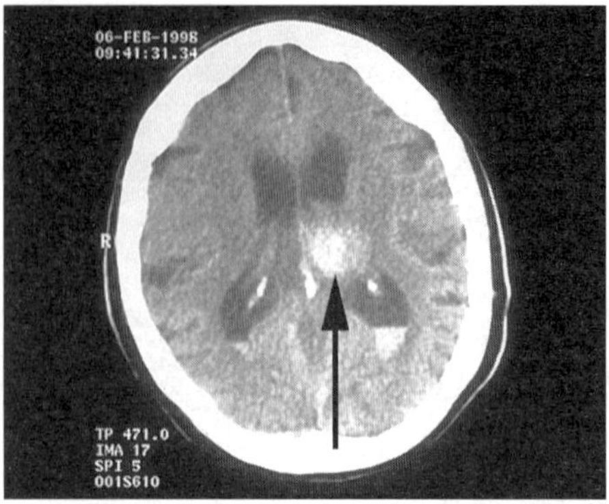

35

Apoplexie. Intrazerebrale Massenblutung im Bereich der linken Stammganglien (Pfeil) mit Ventrikeleinbruch (Seiten- u. 3. Ventrikel), Computertomographie (ohne Kontrastmittel) des Schädels

hämatom), ↑Subarachnoidalblutung u. intrazerebrale Blutung. ↑Durchblutungsstörungen, zerebrale. ↑Basilarisinsuffizienz. Abb.

Apoptose ⟨*gr*⟩ *f*: Bez. für einen spezif., physiol. programmierten Zelltod, der für Differenzierungs- u. Involutionsprozesse eine wichtige Rolle spielt u. somit zur Aufrechterhaltung der Homöostase des zellulären Aufbaus von Geweben u. Organen beiträgt. A. ist u. a. durch spezif. Abbau von DNA, Aggregation des Chromatins, Vernetzung von Membranproteinen, Auflösung von Kernstrukturen u. zuletzt Fragmentierung der Zellen unter Ausbildung membranumgrenzter apoptot. Körperchen gekennzeichnet, die durch Phagozytose durch benachbarte Epithelzellen sowie Makrophagen abgebaut werden. Im Ggs. zum passiv erfolgenden Zelltod durch Nekrose verläuft die A. auch ohne begleitende entzündl. Reaktionen. Durch A. werden z. B. autoreaktive Lymphozyten mit hochaffinen Rezeptoren für Eigenantigene sowie Zellen des Endometriums im Menstruationszyklus o. im Mammagewebe nach der Laktation abgebaut; in Tumorzellen ist möglicherweise das System des genet. gesteuerten Zelltodes zur Aussonderung defekter Zellen gestört.

Aporepressor: Protein, das infolge Bindung niedrigmolekularer ↑Corepressoren durch alloster. Beeinflussung in die aktive, d. h. an regulator. Operonbereiche der Gene bindende Form überführt wird u. damit die Transkription der Gene reguliert; ↑Repressor, ↑Genregulation, ↑Geninaktivierung.

Apparateinhalation: Einzelinhalationen von (natürl.) Aerosol an Inhalationsgeräten.

Apparat, juxtaglomerulärer: Complexus juxtaglomerularis; Sensor- u. Regulationssystem für Na^+-Gehalt des Harns u. Blutdruck, lokalisiert am Gefäßpol des ↑Corpusculum renale. Teile: 1. Macula densa: zell- u. damit kernreicher Teil des Tubulus distalis in Kontakt zum Gefäßpol; Sensor für die Na^+-Konzentration im Tubulusharn. 2. Endokrine Myoepithelzellen in der Tunica media der Arteriola afferens: Reninproduzenten. 3. extraglomeruläres Mesangium (Goormaghtigh-Zellen), enthaltend Angiotensinase.

Appelt, Hans (1919–1988), Päd., Eisenach.

Appelt-Gerken-Lenz-Syndrom (nach Hans A. u. Widukind L.): Roberts-Syndrom, Pseudothalidomid-Syndrom; schwere Reduktionsfehlbildungen der Extremitäten Lippen-Kiefer-Gaumen-Spalte, weitere Fehlbildungen. Seit 19. Jh. bekannt, Erstbeschreibung als Syndrom 1966. Autosomal rezessiver Erbgang.

Appendices epiploicae: kleine, Fett enthaltende Anhängsel der Serosa des Dickdarms.

Appendix ⟨*lat*⟩ *f*: Anhängsel; auch Kurzw. für A. vermiformis.

Appendix epididymidis, gestielte Hydatide; Nebenhodenanhang, Rest des oberen Abschnitts der ↑Urniere.

Appendix fibrosa hepatis: bindegewebiger Anhang des li. Leberlappens.

Appendixkarzinoid: im Wurmfortsatz lokalisierter, von den enterochromaffinen Zellen abgeleiteter Tumor aus ballenförmig gelagerten soliden Zellverbänden, die Serotonin produzieren können. ↑Karzinoid, ↑Flush-Syndrom.

Appendixmukozele: bei partieller Obliteration des Wurmfortsatzes nach chron. Appendizitis auftretende Auftreibung der A. durch übermäßig produzierten Schleim. Bei Platzen einer M. Entwicklung eines ↑Pseudomyxoma peritonei mögl.

Appendix testis: ungestielte Hydatide; Bläschen am oberen Pol des Hodens, entspricht dem abdominalen Teil des Eileiters; Rest des ↑Müller-Gangs.

Appendixtumoren: Gewächse des Wurmfortsatzes, meist ↑Karzinoide.

Appendix vermiformis: Wurmfortsatz; reich an lymphat. Gewebe, in Form, Lage u. Größe variabeler Fortsatz des Blinddarms (↑Zäkum). Im re. Unterbauch gelegen. ***Histol.:*** Die Wand der A. v. besteht von innen nach außen aus folgenden Schichten: 1. Tunica mucosa: a) einschichtiges Zylinderepithel mit Becherzellen, b) Lamina propria – retikuläres Bindegewebe, c) Lamina muscularis mucosae – glatte Muskulatur; 2. Tela submucosa – lockeres Bindegewebe; 3. Tunica muscularis: a) Stratum circulare, b) Stratum longitudinale – glatte Muskulatur; 4. Tunica serosa: a) Tela subserosa, b) Mesothel. Die Tunica mucosa hat einfach tubulöse Glandulae intestinales. Lymphat. Haufenknötchen (↑Noduli lymphoidei aggregati) liegen in der Schleimhaut u. der Tela submucosa. **Varietäten:** 1. Ursprung: 95 % posteromedial am Zäkum (adulter Typ). Infantiler Typ mit trichterförmigem Abgang am tiefsten Punkt des Blinddarms. 2. Länge: $^2/_3$ zwischen 6 u. 9 cm. Extreme von 0,3–33 cm. 3. Fehlen: selten. 4. Verdopplung: kommt als tubuläre Duplikation mit gemeinsamer Muskularis u. distaler Kommunikation der Lumina, als paarige Wurmfortsätze bds. der Valva ileocaecalis („Vogeltyp") in Kombination mit weiteren Fehlbildungen, als zusätzl. Anhängsel einer Tänie vor. 5. Appendixdivertikel: kleine Vorstülpungen der Schleimhaut durch Muskellücken (Prolaps). 6. Schleimhautheterotopie: als ortsfremde Mukosa tritt drüsiges Pankreas u. Magenschleimhaut mit Belegzellen auf. Abb.

Appendizismus: Sympt. der Appendizitis ohne entzündl. Veränderungen der Appendix.

Appendizitis ⟨*lat*⟩ *f*: Appendicitis acuta; akute bakterielle Entzündung des Wurmfortsatzes („Blinddarmentzündung"). Meist plötzl. beginnende rechtsseitige Unterleibsschmerzen (↑McBurney-Punkt) mit Übelkeit u. Erbrechen, Leukozytose 10 000–40 000. Gefahr der ↑Peritonitis. Erreger: Dickdarmflora, d. h. Mischinfektion mit

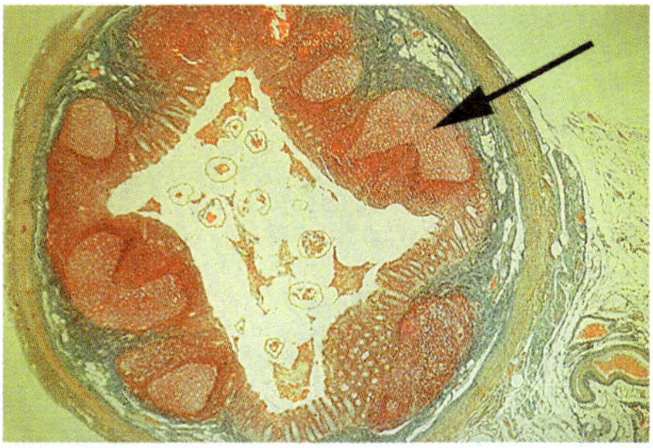

30

Appendix vermiformis. Histologischer Querschnitt, Azanfärbung; Schleimhaut mit Noduli lymphoidei aggregati (Pfeil)

(anaeroben) Streptokokken, Enterokokken, Koli- u. Proteusbakterien, Veillonellen, Bacteroides-Arten, Klostridien. Nach dem Verlauf werden die akute, subakute u. chron. A. unterschieden. Nach dem Grad der Entzündung können die **einfache** o. **katarrhal. A.**, die **phlegmonöse A.** u. die **gangränöse A.** unterschieden werden. Bei der **perforierenden A.** liegt eine Wandnekrose mit Entleerung des Inhalts der Appendix in die Bauchhöhle vor. Eine bes. rasch verlaufende A. wird als **foudroyante A.** bezeichnet. Die **Appendicitis oxyurica** ist eine durch Madenwurmbefall (↑Madenwurm) hervorgerufene A. Bei der (intrauterin entstanden) A. des Neugeborenen handelt es sich meist um eine gangränöse o. perforierende A. mit schwerem klin. Verlauf. Im höheren Lebensalter kommt es meist zu einer rasch verlaufenden A. mit frühzeitiger Perforation.

Apperzeption ⟨*lat*⟩ *f*: die aufmerksame ↑Wahrnehmung des sinnl. Gegebenen u. die gedankl. Einordnung in die vorhandenen Kenntnisse.

Appetenzverhalten: motor. Verhaltensweisen, die durch Änderungen im inneren Milieu des Organismus, z. B. Glukosemangel, Mangel an best. Aminosäuren, Fettsäuren, angetrieben werden (Nahrungssuche).

Appetit ⟨*lat*⟩ *m*: Verlangen nach Essen, häufig nach einer best. Speise. Insges. ein komplexes Geschehen, bei dem Sinneseindrücke, Sekretionsvorgänge, Bewegungsabläufe des Magens, Hypoglykämie u. a. eine Rolle spielen.

Appetitzügler: appetitmindernde Pharmaka; meist indirekte ↑Sympathomimetika u. ↑Psychostimulanzien; besitzen ↑Suchtpotential. ↑Norpseudoephedrin, ↑Catha edulis (Exponcit), ↑Phendimetrazin (Sedafamen). Ledigl. ↑Fenfluramin wirkt gleichzeitig sedierend.

Applanationstonometer ⟨*lat* + *gr*⟩ *n* ↑Tonometer.

Apple-peel-Syndrom ⟨*engl*⟩: Apfelschalensyndrom; spiralförmige Anordnung (wie die zusammenhängend abgeschälte Apfelschale) des Dünndarms um das meist geschrumpfte Mesenterium bei der Jejunal- u. Ileumatresie (↑Dünndarmatresie).

Applikation ⟨*lat*⟩ *f*: Art der Gabe von Arzneimitteln: peroral o. oral (in den Mund) parenteral (unter Umgehung des Magen-Darm-Trakts), subkutan (s. c., unter die Haut), intramuskulär (i. m., in den Muskel), intrakutan (i. c., in die Haut), intravenös (i. v., in die Vene), intraarteriell (i. a., in die Arterie), rectal (in das Rektum), nasal (in die Nase), bukkal o. sublingual (auf die Mundschleimhaut bzw. unter die Zunge), pulmonal (über die Lunge), vaginal (über die Vagina), kutan (über die Haut), lokal (direkt an den Ort der Erkrankung), system. (in das ↑Milieu intérieur).

Applikationsintervall: Zeitraum zwischen mehrmaliger Gabe von Pharmaka. Durch ↑Dosis u. a. kann die Konzentration von Pharmaka am ↑Wirkort gesteuert werden (↑Pharmakokinetik).

Applikationsort: Ort an dem eine ↑Applikation erfolgt, bei system. Applikation nicht ident. mit dem Wirkort, bei lokaler A. neben den erwünschten lokalen Effekten auch system. Nebenwirkungen mögl.

applizieren ⟨*lat*⟩: anwenden, verabfolgen (z. B. von Arzneimitteln).

Apposition ⟨*lat*⟩ *f*: Appositio; Auflagerung, Anbau, z. B. von Knochen.

Apprehensionstest: **1.** am Knie: durch Lateralisierung der Patella mit dem Daumen während der Knieflexion kommt es zur ungewollten Anspannung der Quadrizepsmuskulatur, um einer weiteren Flexion entgegenzuwirken; klass. bei Patellainstabilität. **2.** an der Schulter: Pat. sitzend o. liegend, Untersucher hebt vorsichtig den Arm in Abduktion u. Außenrotation u. beginnt zu extendieren, plötzl. Muskelanspannung, um eine Subluxation des Humeruskopfs nach anterior zu verhindern, klass. bei habitueller o. posttraumat. vorderer Schulterinstabilität.

Approbation ⟨*lat*⟩ *f*: staatl. Erlaubnis zur Ausübung des Berufs als Arzt, Zahnarzt, Apotheker o. Tierarzt. Wird nach erfolgreich beendetem Hochschulstudium Absolventen der Med., der Zahnmedizin, der Pharmazie o. der Veterinärmedizin auf ihren Antrag hin erteilt. Mit Erteilung der A. übernimmt der Arzt bzw. Zahnarzt folgende Berufspflichten: a) verantwortungsbewußte, sorgfältige u. gewissenhafte Ausführung der ärztl. bzw. zahnärztl. Tätigkeit; b) ständige Weiterbildung u. Vervollkommnung der ärztl. bzw. zahnärztl. Kenntnisse; c) Gewährung med. Betreuung in Notfällen; d) Gestaltung vertrauensvoller Beziehungen zum Pat.; e) Aufklärung des Pat. in angemessener Form; f) Wahrung der ärztl. Schweigepflicht. Diese Grundsätze bilden den Kern des ärztl. Berufsrechts. In ihnen sind eth.-moral. Anforderungen an das Verhalten der Ärzte u. Zahnärzte erfaßt. Die A. kann zurückgenommen o. eingeschränkt o. es kann ihr Ruhen angeordnet werden, insbes. wenn die für die Ausübung des ärztl. Berufs erforderl. Eignung o. Zuverlässigkeit fehlt o. schwere schuldhafte Verletzung der Berufspflichten nachgewiesen wird.

approximal ⟨*lat*⟩ *Adj*: benachbart.

Approximalfläche: bei Zahnkronen diejenige Fläche, die dem Nachbarzahn zugewandt ist o. war, ↑Zahnform.

Approximalkaries: kariöser Defekt einer Approximalfläche. ↑Karies.

Approximalraum: der Raum zwischen zwei benachbarten ↑Approximalflächen.

Approximalraumplaqueindex: einfacher Index zur Bestimmung der Plaquebesiedlung des Approximalraums.

Apraxie ⟨*gr*⟩ *f*: von Liepmann (1908) eingeführte Bez. für hirnpatholog. Störungen des Handelns, Bewegungsabläufe sind trotz intaktem Bewegungsapparat u. erhaltener Motilität nicht mögl. o. nicht folgerichtig: **Gliedkinet.** o. **innervator. A.**, gestörter Bewegungsablauf bei Läsionen der motor. Rinde der Präzentralregion

A

der kontralateralen Hirnhälfte, nicht von der zentralen motor. Lähmung abzugrenzen, stellt kein eigenständiges Syndrom dar. **Konstruktive A.**: Beeinträchtigung der Fähigkeit, geometr. Figuren zusammenzusetzen o. zu zeichnen, nimmt wegen ihrer Verbindung mit opt. räuml. Begriffen eine Sonderstellung ein u. muß gegen ähnl. Störungen auf elementarer o. allg. psych. Ebene abgegrenzt werden; oft bei parietalen Läsionen der nicht sprachdominanten Hemisphäre. **Ideator. A.**: gestörte Bewegungsfolge u. Zielgerichtetheit bei zusammengesetzten Handlungen (z. B. auch sog. Ankleideapraxie), komplexe, uneinheitl. Störung, deshalb als echte hirnpatholog. Störung umstritten. **Ideokinet. A.**, wichtigste u. häufigste Form, kinästhet. Störung, die bei Intaktsein des elementaren motor. Systems zu Fehlbewegungen bzw. Bewegungsentgleisungen der Hände o. des Gesichts (Sonderform: Gesichtsapraxie) bei nicht automat. ablaufenden willkürl. Aktionen, d. h. bei der Ausführung unmittelbar angeordneter (symbolhafter) Handlungen, führt (z. B. Winken, Drohen, Backenaufblasen); häufig kombiniert mit ideokinet. motor. ↑Aphasie bei parietalen Läsionen der sprachdominanten Hemisphäre. **Verbale A.**: Sprachstörung (↑Sprachauffälligkeit), bei der die Fähigkeit beeinträchtigt ist, sich die Lautbewegungsmuster zu merken u. zu produzieren. Störung in der sequentiellen Anordnung von Einzelbewegungen zu Bewegungsfolgen o. von Bewegungsfolgen zu Handlungsfolgen bei erhaltener elementarer Beweglichkeit.

Aprobarbital: langwirkendes Schlafmittel, ↑Barbiturate.

Aprosexia ⟨*lat*⟩ *f*: pathol. Verminderung der Aufmerksamkeit bei organ. Hirnschäden, psych. Erkrankungen o. Erschöpfungszuständen.

Aprosopie ⟨*gr*⟩ *f*: Aprosopia, Gesichtslosigkeit; schwerer, mit dem Leben nicht vereinbarer Entwicklungsdefekt der zentralen Gesichtsregion. Anstelle des Gesichts klafft ein großes Loch durch Entwicklungshemmung aller Gesichtswülste. Es fehlen Nase (↑Arhinie), Mund (↑Astomie), Augen (↑Anophthalmus) u. alle zentralen Gesichtsknochen. Unterentwicklung des Prosenzephalons. Gehört als extremer Grad in die Typenreihe von ↑Zyklopie u. ↑Arrhinenzephalie.

Aprotinin: aus 58 Aminosäuren bestehendes Protein, das versch. proteolyt. Enzyme inaktiviert, u. a. Trypsin, Chymotrypsin; hemmt auch ↑Kallikreine u. damit die Bradykininbildung (↑Bradykinin); wird bei der Ther. der Pankreatitis, als ↑Antifibrinolytikum sowie zur Proph. u. Ther. akuter Schockzustände verwendet.

A.-p.-Strahlengang: Anterior-posterior-Strahlengang; Durchstrahlung des Körpers von vorn (Bauchseite) nach hinten; in der ↑Röntgendiagnostik z. B. bei Aufnahmen des Abdomens, der Nieren u. des Beckens übl.

Apterygota ⟨*gr*⟩ *n Pl*: Urinsekten, prim. flügellos.

Aptyalismus ⟨*lat + gr*⟩ *m*: Asialie, Oligosialie, ↑Xerostomie.

Apudome: vom ↑APUD-Zellsystem sich ableitende endokrin-aktive Gewächse wie z. B. B-Zell-Tumoren des Pankreas (↑Insulinom), C-Zell-Tumoren der Schilddrüse, G-Zell-Tumoren des Magens (↑Gastrinom), ↑Karzinoid; ↑Zollinger-Ellison-Syndrom, Verner-Morrison-Syndrom (↑VIPom), ↑Wermer-Syndrom.

APUD-Zellsystem ⟨*engl*⟩: *Abk* für die gemeinsamen Eigenschaften dieses Zellsystems, **a**mine content, amine **p**recursor **u**ptake, aminoacid **d**ecarboxylase. Im A. sind Zellen neuralen Ursprungs mit der Eigenschaft zur Bildung von Polypeptidhormonen, best. Aminen, Adrenalin u. Noradrenalin zusammengefaßt. Im einzelnen gehören zum A. folgende Zellen mit ihrem zugehörigen Syntheseprodukt: B-Zelle Pankreas (Insulin), A-Zelle Pankreas (Glucagon), D-Zelle Pankreas bzw. Magenantrum (Gastrin), C-Zelle Schilddrüse (Calcitonin), G-Zelle Magen (Gastrin), A-Zelle Magen (Enteroglucagon), S-Zelle Duodenum (Secretin), enterochromaffine Zellen des Magens u. Darms (best. Amine, bes. 5-Hydroxytryptamin, Histamin), Zellen des Nebennierenmarks (Adrenalin, Noradrenalin). Die Pathol. des A. ist von endokrin-aktiven Tumoren geprägt, die in Abhängigkeit von ihrem Syntheseprodukt differente klin. Bilder hervorrufen. ↑Apudome.

Apurinsäure: Nukleinsäuren, insbes. DNA, aus denen durch milde Säurebehandlung die Purinbasen Adenin u. Guanin entfernt wurden; ↑Insertasen.

APV: *Abk* für Arbeitsgemeinschaft für Pharmazeutische Verfahrenstechnik; Verein galen. tätiger Apotheker u. Naturwissenschaftler.

Apyrimidinsäure: Nukleinsäuren, insbes. DNA, aus denen durch Behandlung mit Hydrazin die Pyrimidinbasen Cytosin, Thymin u. Uracil (RNA) entfernt wurden; ↑Insertasen.

APZ: *Abk* für antigenpräsentierende Zelle; ↑Antigenpräsentation.

Aqua ad iniectabilia ⟨*lat*⟩ *f*: Wasser für Injektionszwecke, zur Herstellung von Injektionslösung (Infusionslösung), zur Herstellung von Augenarzneien; wird aus Trinkwasser o. gereinigtem Wasser durch Destillation gewonnen. Aufbau der Apparatur u. Handhabung sind ebenso wie Aufbewahrung u. Haltbarkeit im ↑Arzneibuch (DAB) beschrieben.

Aquäduktdrainage: Das von Torkildsen angegebene Operationsverfahren zur Wiederherstellung der freien Liquorzirkulation bei Verlegung des Aquaeductus Sylvii infolge inoperabler o. nicht total entfernbarer, mittelhirnnaher Kleinhirntumoren, Tumoren der Mittellinie u. a. mit vorgeschaltetem Hydrocephalus occlusus. Technik: Unter Umgehung des Passagehindernisses verbindet ein subkutan o. subossal geführter Kunststoff- bzw. Gummikatheter den Seitenventrikel mit der Cisterna magna. Verschluß der Foramina Monroi erfordert die Anlage einer doppelseitigen Drainage.

Aquäduktstenose: entzündl. o. tumorbedingter Verschluß des Aquaeductus mesencephali mit nachfolgendem Hydrozephalus.

Aquäduktsyndrom: neurol. Krankheitsbild infolge Tumoren o. enzephalomalaz. Herde im Bereich des Aquaeductus Sylvii in der Vierhügelgegend mit Augenmuskelstörungen (Blicklähmungen u. Konvergenzspasmen), Nystagmus retractorius o. verticalis, Pupillenstörungen, evtl. Schlafstörungen.

Aquäduktverschluß: Verlegung der Durchgängigkeit des Aquaeductus cerebri durch stenosierenden Prozeß (Tumordruck, Ependymgranulation bei Ependymitis granularis, Narbenbildung, Fehlbildung), führt zu Hydrocephalus internus (↑Hydrozephalus) des vorgelagerten Ventrikelsystems (li. u. re. Seitenventrikel u. 3. Ventrikel) durch Störung bzw. Unterbrechung der Liquorzirkulation.

Aquaeductus ⟨*lat*⟩ *m*: Wasserleitung, anat. Bez. für flüssigkeitsgefüllten Kanal.

Aquaeductus cerebri: Verbindungsgang zwischen III. u. IV. Hirnventrikel im Mittelhirn.

Aquaeductus vestibuli: Knochenkanal, welcher vom ↑Vestibulum labyrinthi ossei zur Hinterfläche des

Felsenbeins zieht. Er enthält den ↑Ductus endolymphaticus.

Äquationsteilung: zweite Reifeteilung; ↑Meiose.

Äquatorialplatte: Anordnung der längsgespaltenen Chromosomen (↑Chromatiden) in der Äquatorebene während der Metaphase der ↑Mitose.

Äquidensiten ⟨*lat*⟩ *m Pl*: Linien gleicher Schwärzung. Ä. sind zur Bestimmung von Isodosenkurven in der Strahlentherapie, bei der Graukeilspektrometrie u. bei der Auswertung von Interferogrammen benutzt worden.

Äquifinalität ⟨*lat*⟩ *f*: Gleichgewichtsendzustand. Der Endzustand eines offenen Systems hängt nur von Ein- u. Ausstrom ab, nicht vom Anfangszustand. ↑Thermodynamik.

Äquilibration ⟨*lat*⟩ *f*: ins Gleichgewicht setzen, z. B. von chem. Lösungen.

Äquivalent ⟨*lat*⟩ *n*: gleichwertige Menge eines Arzneistoffs o. einer ↑Arzneizubereitung, die entweder den offizinellen chem. o. pharmaz. Standards entspricht bzw. denselben biol., tox. o. ther. Effekt ergibt. **Biol. Ä.**: chem. Ä., das nach Verabreichung beim gleichen Individuum unter gleichen Dosierungsbedingungen zu einer vergleichbaren biologischen ↑Verfügbarkeit führt. **Chem. Ä.**: Arzneizubereitung, die die gleiche Menge desselben ther. wirksamen Bestandteils in derselben Arzneiform enthält u. die den vorhandenen offizinellen Standards entspricht. **Klin. Ä.**: chem. Ä., das nach Verabreichung in gleicher Menge den gleichen ther. Effekt ergibt, gemessen durch Kontrolle eines Symptoms o. einer Krankheit. **Pharmaz. Ä.**: Arzneifertigware, die die gleiche Menge desselben ther. wirksamen Bestandteils in derselben ↑Arzneiform enthält u. die den vorhandenen Standards entspricht, welche unter Berücksichtigung der bestmögl. pharmaz. Technologie festgelegt wurden. **Ther. Ä.**: chem. Ä., das nach Verabreichung an dasselbe Individuum unter gleichen Dosierungsbedingungen die gleiche Wirksamkeit bzw. Toxizität ergibt. **Kalor. Ä.**: Ist die stöchiometr. Beziehung der Verbrennungsreaktion eines Stoffs bekannt, so läßt sich die verbrauchte Menge O_2 bzw. die anfallende Menge CO_2 der ↑Verbrennungswärme des Stoffs zuordnen.

Äquivalentdosis: Dosisäquivalent; Produkt aus einem Qualitätsfaktor (dimensionslos) u. der Energiedosis mal einem Faktor N, der Einflüsse wie Dosisleistung u. Fraktionierung berücksichtigt. Derzeit wird nach ICRP noch $N = 1$ gesetzt. Der Begriff der Ä. wurde für den Strahlenschutz eingeführt. Die Werte für den Qualitätsfaktor (Wichtungsfaktor) werden im Hinblick auf das Strahlenrisiko für versch. Strahlenarten u. Bestrahlungsbedingungen durch Vereinbarungen festgesetzt. Die Ä. ist eine Rechengröße u. nicht meßbar. Als Einheit wird anstelle des rad zur Unterscheidung das ↑rem u. neuerdings das ↑Sievert verwendet. Als kollektive Ä. wird die gesamte einem Kollektiv applizierte Ä. bezeichnet u. als Produkt der einzelnen Personendosen u. der Personenanzahl berechnet. ↑Dosimetrie.

Äquivalenteinzeldosis: Strahlendosis, die bei einer Einzelbestrahlung den gleichen biol. Effekt erzielt wie die Gesamtdosis bei fraktionierter Bestrahlung.

Äquivalent, elektrochemisches ↑Faraday-Konstante.

Äquivalenzpunkt: Endpunkt einer Titration (↑Maßanalyse), an dem sich äquivalente Mengen der quantitativ zu analysierenden Substanz u. des Reagenzes umgesetzt haben. Der Ä. wird mit Hilfe eines ↑Indikators o. mit physikal. Methoden deutl. gemacht.

Äquivalenzzone: Zone optimaler Konzentrationen von Antigen u. Antikörper einer Präzipitationsreaktion. Bei Überschuß von Antigen o. Antikörper lösen sich Präzipate wieder auf bzw. werden nicht gebildet. In der Ä. sind sämtl. Antigen- u. Antikörpermoleküle in die Reaktion einbezogen. Das optimale molekulare Antigen-Antikörper-Verhältnis ist meist 2,5 : 1. Dieses Verhältnis ist allerdings von der Valenz der Antigene abhängig.

Aquocobalamin ⟨*lat*⟩ *n*: Neben Cyanocobalamin ist A. o. Hydroxycobalamin wesentl. Therapeutikum bei ↑Vitamin-B_{12}-Mangelanämie. Anstelle der CN-Bindung am Kobaltatom bei Cyanocobalamin findet sich bei A. eine OH- bzw. H_2O-Gruppe. A. ist natürl. Depotform des Vitamin B_{12}, das durch eine stärkere Fixation an Serum- u. Gewebeproteine besser zur Dauertherapie geeignet ist.

Ar: chem. Symbol für Argon.

Ara-A: *Abk* für Adeninarabinosid; ↑Vidarabin.

Arabinose: zu den Pentosen gehörendes ↑Monosaccharid.

Ara-C: *Abk* für 1-Beta-D-Arabinofuranosylcytosin; ↑Cytarabin.

Arachidonsäure: Eicosatetraensäure, eine essentielle ↑Fettsäure. Abb.

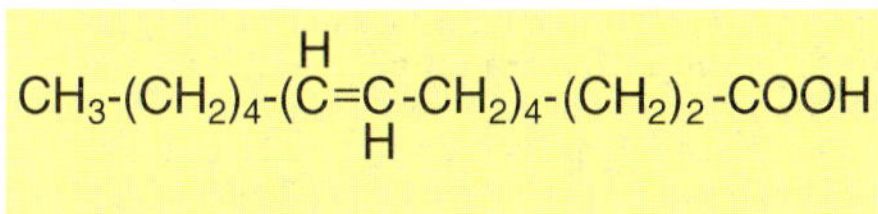

Arachidonsäure

Arachinsäure: Eicosansäure, z. B. in den Glyzeriden des Erdnußfetts (↑Arachis hypogaea) enthalten.

Arachis hypogaea ⟨*gr*⟩ *f*: Erdnuß, trop. Ölfrucht, liefert Erdnußöl (Arachidis Oleum) Salbengrundlage.

Arachnida ⟨*gr*⟩ *Pl*: Spinnentiere. Klasse des Tierstamms ↑Arthropoden, Gliederfüßer mit weitgehend verschmolzenen Körperabschnitten, erwachsene A. u. Nymphen mit vier, Larven mit drei Beinpaaren, Mundwerkzeuge sehr unterschiedl. gestaltet, meist mit Tracheensystem, Land- u. Wasserbewohner, vorwiegend räuber. o. parasit. lebend; postembryonale Entwicklung über Larve u. unterschiedl. Nymphenstadien. Med. bedeutsam: ↑Zecken u. ↑Milben.

Arachnodaktylie: Spinnenfingrigkeit; ↑Marfan-Syndrom, ↑Achard-Syndrom.

Arachnoentomologie: Zweig der Parasitologie, der sich mit parasitären Arthropoden beschäftigt.

Arachnoidalzyste: umschriebene zyst. Flüssigkeitsansammlung innerhalb entzündl. Verwachsungen der Arachnoidea, häufig mit Tumorsymptomatik verbunden.

Arachnoidea ⟨*gr*⟩ *f*: Spinnwebenhaut; Bestandteil der Leptomeninx, der weichen Hirn- u. Rückenmarkhaut aus Pia mater (innen) u. A. (außen). Zarte bindegewebige, mit Endothel bedeckte Membran, die über die Furchen des Gehirns hinwegzieht. Zwischen ihr u. der Pia mater der mit Liquor cerebrospinalis erfüllte Subarachnoidalraum. Zottige Auswüchse der A., Arachnoidalzotten, die aus gefäßreichem, mit Endothel bedecktem Bindegewebe bestehen, ragen in die Venensinus der Dura hinein.

Arachnoidea mater cranialis: Arachnoidea encephali; äußeres, zartes, gefäßloses Blatt der weichen Hirnhaut; begrenzt das flüssigkeitsgefüllte ↑Spatium subarachnoideum.

Arachnoidea mater spinalis: äußeres, zartes, gefäßloses Blatt der weichen Rückenmarkhaut.

Arachnoiditis: anat. falsche Bez. für chron. ↑Leptomeningopathie.

Arachnopathia cerebellaris: uncharakterist. Ausfälle dort verlaufender Hirnnerven.

Arachnopathia cerebralis sive spinalis ⟨*gr*⟩ *f*: Leptomeningitis cystica, Arachnopathia adhaesiva circumscripta cystica, umschriebene, seröse Meningitis; fibröse Verdickungen, Schwielenbildungen o. adhäsive Strang- bzw. Zystenbildungen sind nicht auf die Arachnoidea beschränkt, sondern greifen teilweise auf Pia mater, oberflächl. Anteile des Hirns bzw. Rückenmarks u. der Dura mater über. Umschrieben (Arachnopathia chronica circumscripta cystica) o. diffus (Arachnopathia chronica adhaesiva) vorkommend, kann die Arachnopathie raumfordernd wirken. Ätiol.: Folgezustände entzündl. Prozesse im Liquorraum, Allgemeininfekte, Traumen. Als Begleitarachnopathie bei Hirntumoren, Angiomen u. Aneurysmen. Vorzugslokalisationen: Chiasmaregion.

Arachnopathia opticochiasmatica: Adhäsionen o. Zysten lösen wechselnde Gesichtsfeldausfälle aus.

Arachnopathia pontocerebellaris: Sympt., die einem Kleinhirnbrückenwinkeltumor (↑Kleinhirnbrückenwinkelsyndrom) ähneln können.

Arachnopathia spinalis: Rückenmarksymptome entspr. der Segmenthöhe, teilweise einem Rückenmarktumor ähnelnd. Ther.: konservativ, bei Progredienz Operation.

ARA-Kriterien: Kriterien der American Rheumatism Association; 1958 aufgestellte Liste von 11 Kriterien, im Bestreben, die Diagnostik der ↑Rheumatoidarthritis international zu standardisieren durch subjektive, klin., labortechn., röntg. u. histol. Sympt. Ergänzung durch Ausschlußkriterien. Differenzierung nach „klass.", definitiver, wahrscheinl. sowie mögl. Rheumatoidarthritis. Revisionen 1963 (Röm. Kriterien), 1966 (New Yorker Kriterien) u. 1987; letztere heute meist verwendet.

Aran, François Amilcar (1817–1861), frz. Arzt, Paris.

Aran-Duchenne-Krankheit ↑Muskelatrophie, spinale.

Aran-Krankheit (nach François A. A.) ↑Muskelatrophie, spinale.

Arantius (latinisiert aus Aranzio), Giulio Gesare (1530–1589), ital. Anat., Bologna.

Arantius-Gang (nach Giulio G. A.): Ductus Arantii; ↑Ductus venosus.

Aräometer: Meßvorrichtung zur Bestimmung der Dichte von Flüssigkeiten. Die Eintauchtiefe eines schwimmenden Körpers ist um so größer, je kleiner die Dichte der Flüssigkeit ist. Abb.

ARAS: *Abk* für aszendierendes retikuläres System; umfaßt die zentralen tegmentalen Areale der Hirnstammachse, insbes. große Teile, von der Metulla bis zum thalamokortikalen System reichend. A. erfüllt seine aktivitätsregulierende Funktion durch die es charakterisierende netzartige (retikuläre) Verschaltung zahlreicher multipolarer Neurone mit kurzen Fortsätzen, von denen ein größerer Anteil exzitator. Natur ist u. dadurch das A. stark aktiviert (sog. energisierende Funktion), ↑Formatio reticularis. Die mehr rostral, thalamuswärts befindl. Zellen besitzen längere Axone, die die postsynapt. entstandenen Erregungen der retikulären Neurone entweder in den Thalamus o. extrathalam. in versch. Regionen des limbischen ↑Systems gelangen lassen.

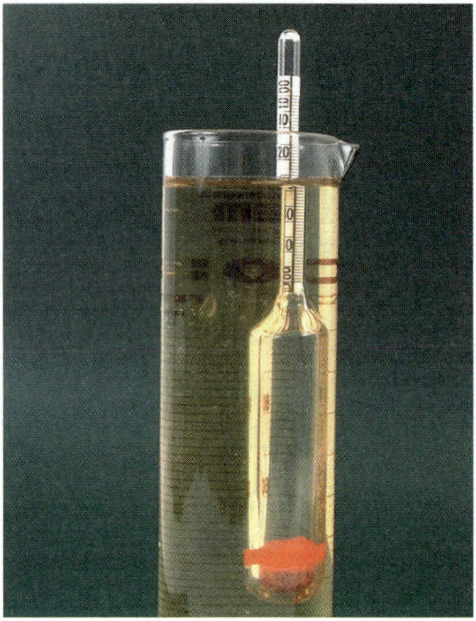

10

Aräometer

Arbeit: Zeichen W; im physikal. Sinne gleich dem Produkt aus Kraft F in Richtung des Wegs s multipliziert mit dem Weg:

$$W = F \cdot s$$

Ist dieses Produkt pos., so leistet die Kraft A. Im umgekehrten Fall wird gegen die Kraft A. geleistet. Ist die Kraft F längs des Wegs s nicht konstant, o. fallen Kraft- u. Wegrichtung nicht zusammen, so ist die Kraftkomponente in Wegrichtung zu benutzen u. das Integral zu berechnen.

$$W = \int_{s_0}^{s_1} F \cdot ds$$

Maßeinheiten der A. sind: Joule (J), Wattsekunde (Ws), Newtonmeter (Nm), ↑Elektronenvolt (eV). Es gilt:

$$1\,J = 1\,W \cdot s = 1\,N \cdot m = 6{,}25 \cdot 10^{18}\,eV$$

Formen der A. sind: Hubarbeit, Beschleunigungsarbeit, Spannarbeit. Bei der Hubarbeit muß die Gewichtskraft F eines Körpers längs eines Wegs s überwunden werden:

$$W = F \cdot s$$

Die Hubarbeit ist unabhängig von der Art des Wegs. Es kommt nur auf die lotrechte Hubhöhe s an. Beim Spannen einer Feder wird Spannarbeit

$$W = \frac{1}{2} D \cdot s^2$$

geleistet (D Federkonstante). Wird eine Masse m von Null auf die Geschwindigkeit v beschleunigt, so ist die Beschleunigungsarbeit

$$W = \frac{m}{2} \cdot v^2$$

aufzubringen. Verfahren zur Arbeitsmessung liefert die ↑Ergometrie.

Arbeit, dynamische: rhythm. Arbeit, Bewegungsarbeit; körperl. Arbeit, bei der ein rhythm. Wechsel zwischen Kontraktion u. Erschlaffung der Muskulatur erfolgt. O_2-Bedarf u. O_2-Versorgung des Muskels sind innerhalb best. Grenzen ausgeglichen.

Arbeit, geschützte: von phys. o. psych. Behinderten unter spezif. Bedingungen ausgeübte Berufstätigkeit überwiegend in Einrichtungen des besonderen ↑Arbeitsmarktes.

Arbeit, negativ-dynamische: Bremsarbeit; besteht dann, wenn die äußeren Kräfte die realisierte Muskelkraft übersteigen u. der Muskel gedehnt wird, z.B. beim Abstieg aus dem Gebirge. Der Muskel (z.B. M. quadriceps femoris) entwickelt Spannung bei gleichzeitiger Dehnung (exzentr. Arbeit).

Arbeit, positiv-dynamische: Bewegungsarbeit, bei welcher der Muskel Spannung entwickelt u. sich gleichzeitig verkürzt (konzentr. Kontraktion von Muskelgruppen). Für die Beinmuskulatur kann sie z.B. mit dem Fahrradergometer bestimmt werden. Auf die einzelne Muskelkontraktion bezogen ist die p.A. eine auxotonische ↑Kontraktion. negativ-dynamische ↑Arbeit.

Arbeitsallergosen: durch berufl. Allergene (Arbeitsallergene) verursachte allerg. ↑Berufskrankheiten insbes. der Haut (Kontaktdermatitis, Ekzem) u. der Atmungsorgane (Rhinitis, ↑Asthma bronchiale, obstruktive Bronchitis, allergische ↑Alveolitis.

Arbeitsanforderungen: werden von jeder Arbeitsaufgabe u. ihren Ausführungsbedingungen an die psychophys. Leistungsvoraussetzungen des arbeitenden Menschen gestellt. A. sind unabhängig von den individuellen Fähigkeiten u. Fertigkeiten des Arbeitenden, verlangen aber ein best. Qualifikationsniveau u. Eignung des Menschen für die Lösung seiner Arbeitsaufgabe. Die Erfüllung von A. bewirken die ↑Arbeitsbeanspruchung. Insges. werden sie vom Charakter des Arbeitsauftrags, den Arbeitsmitteln u. -verfahren, dem Arbeitsgegenstand, der Arbeitsorganisation sowie allen sonstigen materiellen, ökonom., hyg. u. sozialen Arbeitsbedingungen best. A. werden von den Arbeitswissenschaften analysiert u. klassifiziert.

Arbeitsbeanspruchung: Gesamtheit der psychophys. Vorgänge u. Reaktionen, die von Arbeitsbelastungen u. den Wechselwirkungen zwischen Mensch u. Umwelt in der Arbeitstätigkeit ausgehen. A. zeigt sich in morphol., funktionellen u. psych. Veränderungen, umfaßt objektiv meßbare Reaktionen des Organismus u. subjektive Empfindungen des Menschen. Jede Arbeitstätigkeit beansprucht psycho-phys. Regulationsprozesse u. stimuliert normalerweise die Entwicklung der Leistungsvoraussetzungen. Liegen Anforderungen, Belastungen u. Expositionen oberhalb der biol. u. psych. Anpassungs- u. Toleranzmöglichkeiten des Menschen, können Störungen des Wohlbefindens, der Leistungsfähigkeit u. Gesundheit auftreten. Erhöhte A. ist häufige Ursache von Arbeitsplatzwechseln.

Arbeitsbelastungen: sämtl. von der Berufsarbeit u. allen von ihr geprägten Bedingungen auf den Menschen wirkenden Einflüsse, die mit hyg., physiol., psychol., soziol. o. arbeitswissenschaftl. Methoden objektiviert werden können. Gleiche A. können individuell u. interindividuell objektiv u. subjektiv in unterschiedl. Maße beanspruchen. Die Belastungswirkung ist abhängig von Art, Grad u. Dauer wirkender Belastungsgrößen, der Arbeitszeit, den biol. u. psych. Verarbeitungsmechanismen (Eliminations-, Abwehr-, Kompensations-, Anpassungs- u. Lernprozesse) sowie von individuellen Faktoren wie Alter, Geschlecht, ↑Konstitution, ↑Disposition, Qualifikation u. Trainings- u. Übungszustand. Wichtig ist, die Gesundheitsrelevanz von A. zu erkennen.

Arbeitsbrille: Brille unter Berücksichtigung der jeweiligen Refraktion u. ↑Presbyopie für die Verwendung im jeweiligen Arbeitsabstand.

Arbeitsdiagramm des Herzens: Druck- u. Volumenveränderungen im li. Ventrikel während einer ↑Herzperiode mit Segel- u. Taschenklappenposition zu den markierten Zeitpunkten. Die umlaufende Kurve schließt als Fläche die Druck-Volumen-Arbeit der Kammer ein. Abb.

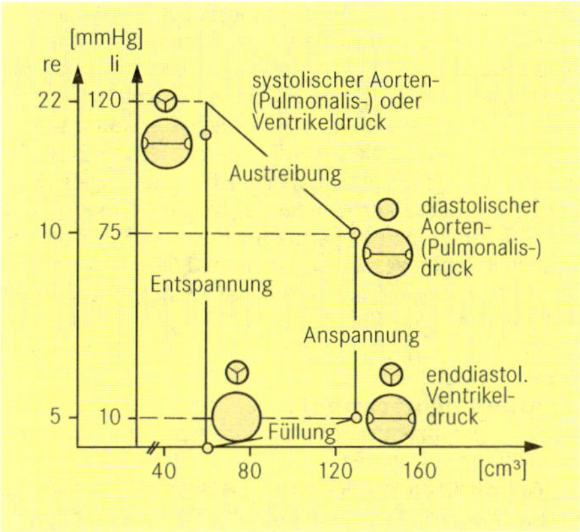

Arbeitsdiagramm des Herzens für den linken u. rechten Ventrikel; Ordinate: Drücke in mmHg; Abszisse: Füllungsvolumen der Ventrikel

Arbeitsenergieumsatz: *Abk* AEU; Nettoenergieumsatz; Differenz zwischen dem bei körperl. Arbeit gemessenen Energieumsatz u. dem ↑Grundumsatz (Ruhe-Nüchtern-Umsatz).

Arbeitsherzschlagfrequenz: AHF; Netto-Herzschlagfrequenz; Differenz zwischen der bei körperl. Arbeit gemessenen Herzschlagfrequenz u. dem Ausgangswert (Ruhewert) der Herzschlagfrequenz vor Beginn der Arbeit.

Arbeitshilfen: körperferne techn. Hilfsmittel, die Behinderten die Ausführung spez. Arbeiten ermöglichen, z.B. Einhand-Dosenöffner, Greifzange, aber auch angepaßte Arbeitsplätze, z.B. behindertengerechte Sitzgestaltung o./u. Technologie.

Arbeitshygiene: Disziplin der ↑Arbeitsmedizin u. dasjenige Gebiet der Hyg., das die Einflüsse der Arbeit auf den menschl. Organismus untersucht, die Gesetzmäßigkeiten dieser Einflüsse aufklärt u. daraus Bewertungskriterien u. Normen für eine hyg. u. physiol. Gestaltung der Arbeit herleitet. A. löst ihre Aufgaben in enger Kooperation mit Industrietoxikologie (↑Arbeitstoxikologie), Arbeitsphysiologie, Arbeitspsychologie, Berufspathologie (↑Berufskrankheiten), ↑Arbeitsschutz. Ihre Erkenntnisse gewinnt die A. aus Labor- u. Felduntersuchungen, wobei exp. u. epidemiol. Methoden eingesetzt werden.

Arbeitshyperämie: gesteigerte Durchblutung eines Muskels während seiner Tätigkeit; bewirkt durch eine cholinerge sympath. Vasodilatation u. durch eine Erweiterung der Gefäße infolge extrazellulärer Anhäufung von Stoffwechselprodukten (Metabolite wie CO_2, Milchsäure, Kalium o. Adenosinphosphate). Die gleichzeitig bestehende allg. Erhöhung des Vasokonstriktorentonus (↑Vasomotoren) wird hier nicht wirksam, wohl aber in der nichtarbeitenden Skelettmuskulatur (kollaterale Vasokonstriktion).

Arbeitshyperglykämie: passagere, physiol. Blutglukosesteigerung, die bei Beginn belastender Muskelarbeit infolge eines Anpassungsvorgangs zwischen Muskulatur, sympath. Nervensystem u. Leber (Adrenalinausschüttung, Glykogenolysebeginn) auftritt.

Arbeitshyperthermie: der mit der Schwere körperl. Arbeit korrelierte Anstieg der Körperkerntemperatur. Der Anstieg folgt linear proportional der steigenden O_2-Aufnahme u. ist innerhalb einer Raumtemperatur zwischen 5 u. 26 °C Umgebungstemperatur von klimat. Bedingungen unabhängig. Bei höheren Umgebungstemperaturen ist die A. schon bei geringer Belastung um so höher, je höher die gleichzeitige therm. Belastung ist. Ob es sich, wie beim Fieber, um eine Höherstellung des Sollwertes der Körperkerntemperatur handelt, ist strittig, da sich die Erhöhung der Kerntemperatur aus der nachhinkenden kutanen Vasodilatation u. somit aus der verzögerten Abgabe der Wärme an die Umgebung, d.h. aus der Abhängigkeit von Blutdruck- u. ↑Temperaturregulation erklären läßt. Übersteigt die A. 41 °C rektal, wird jede Arbeit abgebrochen.

Arbeitshypertrophie: Vermehrung des Gewebes durch Übung u. Anpassung des Organs an die geforderte Verrichtung u. Leistung.

Arbeitshypoglykämie: passagerer Glukosemangelzustand nach langanhaltender Muskelarbeit infolge Erschöpfung der Glykogen- u. Glukosevorräte u. Umschaltung auf die Energiegewinnung aus dem Fett- u. Proteinstoffwechsel.

Arbeitsmarkt, besonderer: Betriebe, in denen Behinderte unter spezif. Bedingungen arbeiten: Werkstätten für Behinderte, Sozial-, Integrations- u. Selbsthilfefirmen.

Arbeitsmedizin: die Lehre von der Wechselbeziehung zwischen Arbeit u. Beruf einerseits sowie dem Menschen, seiner Gesundheit u. seinen Krankheiten andererseits. (lt. Def. der Dt. Gesellschaft für Arbeits- u. Umweltmedizin).

Arbeitspausen: vom Gesetzgeber festgelegte, technolog. o. durch andere Umstände bedingte Unterbrechung der Arbeit. Die gesetzl. Pausen werden zur Erholung genutzt.

Arbeitsphysiologie: Wissenschaft, die sich mit den physiol. Funktionen des gesunden menschl. Organismus unter Arbeitsbedingungen befaßt. Teilgebiet der Arbeitsmedizin. Wesentl. Einflußfaktoren aus der Arbeitsumwelt (z.B. Hitze, Lärm) können die Beanspruchung des Arbeitenden verstärken u. sind somit ebenfalls Gegenstand arbeitsphysiolog. Forschungen, deren Ergebnisse die Basis von Empfehlungen u. Richtlinien für die wissenschaftl. begründete Analyse u. Bewertung berufl. Belastungen bilden, die eine gezielte Festlegung von Maßnahmen zur Anpassung der Arbeitsmittel, -gegenstände u. -bedingungen an die phys. Leistungsfähigkeit des Menschen unter Berücksichtigung der Leistungsgrenze ermöglichen.

Arbeitsplatzmaße: Abmessungen des Arbeitsplatzes. A. sind Arbeitshöhe, Tiefe, Breite u. Höhe des Greifraums, des Beinraums u. des Fußraums sowie die Höhe des Arbeitssitzes, der Fußauflage u. des Podestes. Die A. bestimmen die Körperhaltung im Bewegungsraum des Menschen während des Arbeitsvollzuges. Die A. sind aus anthropometr. Messungen sowie aus arbeitsphysiolog. u. ergonom. Erkenntnissen abgeleitet u. als Grundlage für die Arbeitsplatzgestaltung standardisiert worden.

Arbeitspsychologie: befaßt sich mit der Erforschung der Grundlagen, Vorgänge u. Einflußgrößen der psych. Regulation der Arbeitstätigkeit sowie mit der Entwicklung u. Förderung psych. Leistungsvoraussetzungen in der aktiven Auseinandersetzung der Persönlichkeit mit ↑Arbeitsanforderungen u. Arbeitsbedingungen. Die Analyse der Arbeitsaufgaben u. ihrer Durchführungsbedingungen im Betrieb u. im Exp. ist ihre wichtigste Arbeitsmethode.

Arbeitspulsfrequenz
↑Arbeitsherzschlagfrequenz.

Arbeitsschutz: alle Maßnahmen zum Schutz des Arbeitnehmers, die Arbeit, den Arbeitsplatz u. etwaige mit der Arbeit in Zusammenhang stehende Gefahren u. Unfälle betreffend. **Staatl. A.**: Auf Länderebene staatl. Gewerbearzt bzw. Landesgewerbearzt, zusammen mit Gewerbeaufsicht u. Werksaufsicht. Aufgaben: Überwachung der Arbeitsschutzvorschriften (Mutter- u. Jugendarbeitsschutz, Schwerbehinderten- u. Heimarbeitsgesetz sowie Arbeitsschutzbestimmungen i.R. des Arbeitssicherheitsgesetzes, der Berufskrankheiten-, Arbeitszeit- u. Gewerbeordnung). Erteilung von Ermächtigungen an Ärzte, z.B. nach Röntgen- o. Gefahrstoffverordnung. Mitwirkung bei der Ermächtigung von Ärzten durch die BGen nach deren Grundsätzen G 1–G 44, Begutachtung von Berufskrankheiten, arbeitsmedizin. Vorsorge, Fort- u. Weiterbildung sowie Forschung. **Öffentl.-rechtl. A.**: Unfallversicherungsträger, im gewerbl. Bereich die branchenorientierten Berufsgenossenschaften (BG), im öffentl. Bereich die Eigenunfallversicherungsträger (z.B. Gemeindeunfallversicherung); die BGen erlassen Unfallverhütungsvorschriften (UVV), haben das Durchgangsarztverfahren eingerichtet, unterhalten eigene Forschungsinstitutionen u. Kliniken, erteilen Ermächtigungen (Heilbehandlung, Verletztengeld, Umschulung, Rente) für anerkannte Berufskrankheiten sowie Arbeits- u. Wegeunfälle. **Betriebl. A.**: § 3 des Arbeitssicherheitsgesetzes (ASiG, 1974) regelt die Aufgaben der Betriebsärzte. Gemäß ASiG, Gefahrstoffverordnung u. UVVen ist der Unternehmer für den betriebl. A. verantwortl., er hat eine Unterweisungs- u. Aufklärungspflicht, muß Schutzausrüstungen bereitstellen u. arbeitsmedizin. Untersuchungen durchführen lassen u. dafür Betriebsärzte sowie Fachkräfte für Arbeitssicherheit beschäftigen, welche in ihrer Tätigkeit weisungsfrei sind. **Arbeitsschutz-**

maßnahmen: Aufklärungsmaterial, arbeitsmedizin. Untersuchungen, Motivation u. Überwachung der Arbeitnehmer, Kennzeichnungssysteme u. Gefahrensymbole, z. B. Ver- u. Gebotszeichen (rotumrandeter bzw. blauer Kreis), Warn- u. Rettungszeichen (gelbes Dreieck bzw. grünes Rechteck). Techn. A.: Zweihandbedienung von Maschinen (Einklemmprophylaxe), Anwendung geschlossener Systeme (Absaugung u. Kapselung), Absonderung (z. B. lärmender Maschinen), Freiluftanlagen (cave: Umweltbelastung), Wasserbesprenkelung bei Staubarbeiten, meßtechn. Überwachung von Arbeitsplätzen, Ersatz schädl. Arbeitsstoffe (z. B. Xylol statt Benzol). Pers. Schutzmaßnahmen: Arbeitsschutzkleidung (z. B. Röntgenschürzen) u. Körperschutzmittel wie Helme, Brillen, Sicherheitsschuhe, Lärm- u. a. Bundesdeutsche Rechtsgrundlage für den A. ist das Arbeitsschutzgesetz vom August 1996.

Arbeitsstättenverordnung: definiert Mindestanforderungen zur Gestaltung von Arbeits- u. angegliederten Nebenräumen (z. B. Ruhe-, Sanitär- u. Sanitätsräume, Sozialräume) einschl. Arbeitsstätten im Freien (z. B. Verkaufsstände, Binnenschiffe) o. auf Baustellen. Rechtsgrundlage ist die Gewerbeordnung u. das Arbeitsschutzgesetz, detaillierte Ausformulierung in den Arbeitsstättenrichtlinien.

Arbeit, statische: Haltearbeit. Gekennzeichnet durch einen Spannungszustand der Muskeln als Ausdruck einer Dauerkontraktion über längere Zeit ohne Erschlaffungsphasen. Während einer s. A. tritt weder eine Verkürzung noch eine Dehnung der Muskeln auf. Bei dieser Arbeitsform ergibt sich keine Arbeit als Produkt aus Kraft u. Weg. Durch s. A. werden starke Kreislaufreaktionen (Anstieg des systol. u. diastol. Blutdrucks) hervorgerufen, welche die Beanspruchung des menschl. Organismus im wesentl. bestimmen.

Arbeitstherapie ↑Ergotherapie.

Arbeitstoxikologie: Industrietoxikologie; Disziplin der Arbeitsmedizin, die aus Toxikol. u. Hyg. hervorgegangen ist. Hauptaufgaben der A. sind die Bestimmung der Toxizität chem. Substanzen am Arbeitsplatz (Risikoabschätzung), die Festlegung von ↑Grenzwerten (MAK-Werten); die Erarbeitung von Probenahme- u. Analyseverfahren für Schadstoffe/Metaboliten in der Luft bzw. im biol. Material sowie von frühdiagnost. Verfahren zur arbeitsmedizin. Überwachung schadstoffexponierter Personen; die Angabe von Arbeitsschutzregimen; die Entwicklung spezif. ther. Vorgehensweisen bei Intoxikationen. Die A. setzt zur Lösung ihrer Aufgaben exp. (In-vitro-Tests, Tierversuche, streng kontrollierte Studien an freiwilligen Probanden) u. epidemiol. Untersuchungsverfahren ein. Charakterist. ist die inhalative bzw. perkutane Substanzapplikation bei akuter bis chron. Exposition. Chem. Substanzen wirken am Arbeitsplatz vorwiegend in Kombination mit anderen Schadstoffen bzw. Umweltfaktoren auf den Arbeitenden. Die A. bezieht deshalb immer häufiger die Prüfung kombinierter Belastungen in die Risikobewertung ein.

Arbeitsunfähigkeit: als arbeitsunfähig (kurz „au") gilt, wer wegen seines Gesundheitszustands nicht in der Lage ist, die zuletzt verrichtete Arbeit auszuüben o. es besteht die Gefahr, diesen zu verschlimmern.

Arbeitsunfall: plötzl., vom Betroffenen unbeabsichtigtes, den Organismus von außen treffendes Ereignis (Arbeitsunfallereignis), das mit einer versicherten Arbeitstätigkeit in ursächl. Zusammenhang steht u. eine Körperschädigung o. den Tod eines Arbeitenden zur Folge hat (sog. doppelter Kausalzusammenhang). Der Gesetzgeber kann ausgewählte andere Unfälle (z. B. Wegeunfälle) dem A. versicherungsrechtl. gleichstellen.

Arber, Werner (geb. 1929), Schweizer Mikrobiol., Molekulargenetiker, Genf, Basel. 1978 Nobelpreis für Med./Physiol. (mit D. Nathans u. H. O. Smith) „für die Entdeckung der Restriktionsenzyme und deren Anwendung in der Molekulargenetik".

Arbor vitae ⟨*lat*⟩ *f*: Lebensbaum; Bez. für das Verzweigungsbild des Marklagers des Kleinhirns, wie es an Medianschnitten zutage tritt.

Arboviren: abgeleitet von engl. arthropod-borne viruses; von Arthropoden (Moskitos, Phlebotomen, Zecken) übertragene Viren. Zu den A. gehören ↑Alphavirus, Bunyavirus, ↑Coltivirus, ↑Flavivirus, Krim-Kongo-Fieber-Virus, ↑Orbiviren, ↑Phleboviren. Beim Blutsaugen nehmen Arthropoden als ↑Vektoren Viren von kalt- u. warmblütigen Wirbeltieren (natürl. Wirte) auf u. übertragen sie mit ihrem Speichel auf das nächste Tier. Im Vektor-Wirt-Kreislauf bleiben Arthropoden symptomlos, trotz Virusvermehrung im Darm (nichtzytolyt. Infektion), während die Wirte eine zytolyt. Infektion erleiden. Der Mensch ist ↑Nebenwirt u. meist Endglied dieser Kette, bei ihm verursachen humanpathogene A. ↑Arbovirosen. Wegen vertikaler Übertragung der Viren auf die nächstfolgende Arthropodengeneration bilden Arthropoden ein ständiges ↑Virusreservoir.

Arbovirosen: endem.-epidem., biphas. Infektionskrankheit, die je nach Immunitätslage in jedem Stadium abbrechen kann. Erreger sind ↑Arboviren. Inkubationszeit 3–12 Tage. Nach Mückenstich o. Zeckenbiß kommt es zu einer lokalen Hautrötung, Papel o. einem roten Knötchen mit Juckreiz u. lokaler Virusvermehrung. In diesem Stadium ist ein Abbruch als inapparente Infektion mögl. Prodromi: 2–7 Tage. Erste fieberhafte, unspezif. Krankheitsphase mit Virämie. In diesem Stadium ist ein Abbruch als abortive Infektion mögl. Nach einem fieberfreien Intervall von 2–5 Tagen folgt eine zweite fieberhafte Krankheitsphase mit Organmanifestation. Klin. Bild: Dauer 5–8 Tage. Grippeähnl. Erkrankung meist ohne symptomfreies Intervall. Weitere mögl. Sympt. sind myalgisches ↑Fieber, exanthemisch-myalgisches ↑Fieber, virale ↑Meningoenzephalitis (Letalität 5–50 %) o. hämorrhagisches ↑Fieber (Letalität 5–10 %). Diagnostik: anamnest.-klin., virol.-serol. Ther.: symptomat. Therapieversuche mit ↑Ribavirin. Krankenhauseinweisung, Kreislaufstabilisierung. Proph.: Ganzkörperbedeckende, helle Kleidung, geschlossenes Schuhwerk, Moskitonetze, Einreiben mit ↑Repellents zum Schutz vor Arthropodenkontakt. Insektenbekämpfung, z. T. aktive Schutzimpfung vor Reisen in Endemiegebiete. Evtl. Gabe von spezif. Humanimmunglobulin.

Arbutin ↑Arctostaphylos uva-ursi.

ARC ⟨*engl*⟩: *Abk* für AIDS-related complex; AIDS-assoziierter Komplex; ↑AIDS.

Arcanum ⟨*lat*⟩ *n*: Bez. für Heilmittel, dessen Wirksubstanz (wenn eine solche überhaupt vorhanden ist) o. Herstellungsverfahren geheim gehalten wird. ↑Baunscheidtismus.

Arc de cercle ⟨*frz*⟩: extreme dorsale Flexion des Körpers.

Archäbakterien: taxonom. Gruppe phylogenet. „alter" Bakterien, die sich von den phylogenet. „jungen" („echten") Bakterien aufgrund molekulargenet. Daten (charakterist. Oligonukleotid-Sequenzen der 16 S ribosomalen ↑RNA) in folgenden Haupteigenschaften unterscheiden: 1. Feste Zellwände ohne Peptidoglykan (↑Murein): „echte“ grampositive u. gramnegative Bakterien haben feste mureinhaltige Zellwände. 2. ↑Habitat in extremen ↑Ökosystemen: Methanogene Bakterien sind strikte Anaerobier in dissimilator. Prozessen der organ. Natur u. des Verdauungstrakts v. a. der ↑Herbivoren; die Methanbildung erfolgt über die CO_2-Reduktion durch molekularen Wasserstoff o. durch Acetat-Decarboxylierung. Halophile Bakterien wachsen obligat aerob in 20- bis 30%iger Kochsalzlösung (etwa 4,3 M NaCl) der Salzseen u. -quellen der Natur. Thermoazidophile Bakterien finden sich bevorzugt in schwefelhaltigen heißen Quellen zwischen 70 u. 90 °C; einige wachsen aerob, einige anaerob.

Archaeocortex ⟨*gr*⟩ *m*: stammesgeschichtl. alter Hirnrindenabschnitt, der eine nur dreischichtige Lamination aufweist. Der A. umfaßt: Gyrus paraterminalis, Area subcallosa, Induseum griseum, Gyrus fasciolaris, Gyrus dentatus, Hippocampus, Gyrus parahippocampalis. Der A. ist Hauptbestandteil des limb. Systems.

Archaeopsylla erinacei ⟨*gr*⟩ *f*: Igelfloh; zu den ↑Siphonaptera gehörender Parasit; 1,5–2,8 mm lang, 2 Stachelkämme am Unterrand des Kopfs u. am Vorderrücken; A. e. geht zum Blutsaugen auch auf den Menschen über.

Archanthropinen ⟨*gr*⟩ *m Pl*: ausgestorbene Menschengruppe, die weitgehend mit dem ↑Homo erectus ident. ist. Direkte Vorfahren des Homo sapiens. ↑Anthropogenese.

Archenteron ⟨*gr*⟩ *n*: der durch die Gastrulation entstandene Hohlraum, der sich nach außen durch den Urmund öffnet. ↑Urdarm.

Archetypen ⟨*gr*⟩ *m Pl*: nach C. G. Jung ubiquitär, transkulturell vorkommende ident. Urbilder, Symbole u. mytholog. Themen. Sie gelten als zentrale, bildhaft-themat. Inhalte des kollektiven Unbewußten, werden im Laufe der Menschheitsgeschichte genet. überliefert u. können durch symbol. Traumanalyse aufgedeckt werden. In Märchen, Mythen, Religion u. Kunst finden sie kulturübergreifend ihren vielfältigen Ausdruck.

Archicortex ⟨*gr*⟩ *m*: veraltet für ↑Archaeocortex.

Archimycetes ⟨*gr*⟩ *m Pl*: Urpilze. Frühere Bez. für in Wasser- u. Landpflanzen endoboint. lebende einzellige Pilze (sog. Schleimpilze) mit zellwandlosem Vegetationskörper (Thallus), der als Ganzes in ein Organ der ↑Fruktifikation übergeht. Unnatürl. Gruppierung von endoparasit. Pilzen, die sich allerdings durch ihre Begeißelung unterscheiden. Der Verlust der Zellwand ist eine Anpassung an die parasit. Lebensweise u. für versch. Pilzgruppen, die keine taxonom. Einheit bilden, typ.

Archipallium ⟨*gr*⟩ *n*: Vorläufer der Hippokampusformation bei der Entwicklung des Gehirns. ↑Archaeocortex, ↑Rhinenzephalon.

Arctostaphylos uva-ursi ⟨*gr*⟩ *f*: Bärentraube, Achelkraut; die Blattdroge (Uvae-ursi folium) enthält u. a. Hydrochinonglykosid Arbutin. Anwendung als Harndesinfiziens.

Arcus ⟨*lat*⟩ *m*: Bogen.

Arcus alveolaris: bogenförmige Anordnung der Zahnfächer des Unter- u. Oberkiefers.

Arcus aortae: Aortenbogen, ↑Aorta.

Arcus aortae dexter: Aorta dextra; rechtsseitiger Aortenbogen durch Entfaltung der vierten re. Kiemenbogenarterie u. Persistenz von Teilabschnitten der re. dorsalen Aorta. Tritt in drei Formen auf: **1. bei Situs viscerum inversus** aller Brusteingeweide als Spiegelbild eines normalen Bogens; **2. ohne Situs inversus**: Bogen re. von Ösophagus u. Trachea, Übergang in rechtsseitige Aorta descendens. Ductus Botalli re. o. li. mit Konstriktion von Ösophagus u. Trachea (↑Aortenringanomalie). Häufig Kombination mit Herzfehlbildungen u. abnormem Verlauf der li. A. subclavia hinter dem Ösophagus (↑Arteria lusoria). **3. mit Übergang in linksseitige Aorta descendens** (↑Arcus aortae dexter circumflexus).

Arcus aortae dexter circumflexus: Ausbildung eines re. Aortenbogens. Dieser kann präösophageal in eine rechtsseitige Aorta descendens übergehen o. der Bogen passiert den Ösophagus dorsal u. kann bei linksseitigem Ductus Botalli Kompressionsbeschwerden erzeugen (↑Aortenringanomalie). Die Abgänge der großen Gefäßstämme des Aortenbogens zeigen meist Varietäten.

Arcus aortae duplex: Aorta duplex; durch Dopplung des Aortenbogens durch Persistenz beider Aortenbögen, die Schenkel verlaufen vor bzw. hinter Ösophagus u. Trachea u. je nach Enge des Gefäßrings führen sie zu Kompressionserscheinungen (↑Aortenringanomalie). In mehr als 70% ist der re. hintere Bogen der größere. Der embryonale, re. Aortenbogen (4. re. Kiemenbogenarterie) verläuft hinter dem Ösophagus nach li., der li. Aortenbogen hat normale Lage vor der Trachea. Durch Verlust der prim. Symmetrie (Wachstum) erscheint ein doppelter Aortenbogen als Teilung der Aorta ascendens u. anschließender Wiedervereinigung. Meist ist der vordere Bogen verschmälert, mitunter zu einem Bindegewebestrang reduziert. Viele Variationen. Die brachiozephalen Gefäße entspringen meist unabhängig von den Aortenbögen. Ziel der Operation besteht in der Durchtrennung des einengenden Rings, um Trachea u. Ösophagus von der Kompression zu befreien. I. d. R. wird der schwächere li. vordere Aortenbogen durchtrennt.

Arcus aortae sinister circumflexus: Aorta sinistra circumflexa; nomotoper, linksseitiger Aortenbogen, der vor der Trachea nach li. läuft, um dann hinter dem Ösophagus in eine rechtsseitige Aorta descendens überzugehen. Hier Verbindung mit Ductus Botalli aus re. Lungenarterie. Evtl. von der Speiseröhre ausgehende Kompressionserscheinungen.

Arcus corneae ↑Embryotoxon corneae.

Arcus costalis: Rippenbogen; durch die bogenförmige Verbindung zwischen den vorderen Enden der 7.–10. Rippe gebildeter Rand des knöchernen Thorax nach kaudal-ventral; begrenzt die untere Thoraxapertur vorn.

Arcus dentalis: bogenförmig angeordnete Zahnreihe des Unter- (A. d. inferior) bzw. Oberkiefers (A. d. superior).

Arcus juvenilis ↑Embryotoxon corneae.

Arcus palatoglossus: vorderer Gaumenbogen, durch den M. palatoglossus bedingte Falte der Schleimhaut des Schlundes; liegt vor der ↑Tonsilla palatina u. begrenzt seitl. den ↑Isthmus faucium.

Arcus palatopharyngeus: hinterer Gaumenbogen, durch den M. palatopharyngeus bedingte Falte der Schleimhaut des Schlundes; liegt hinter der ↑Tonsilla palatina u. begrenzt seitl. den ↑Isthmus faucium.

Arcus palmaris profundus: tiefer Arterienbogen der Hohlhand; vornehml. aus der A. radialis gespeister Gefäßbogen; zieht quer über die Basen der Mittelhandknochen.

Arcus palmaris superficialis: oberflächl. Arterienbogen der Hohlhand; vornehml. aus der ↑Arteria ulnaris gespeister Gefäßbogen; liegt dicht unter der ↑Aponeurosis palmaris u. distal des A. palmaris profundus zwischen proximalem u. mittlerem Drittel der Hohlhand.

Arcus plantaris: Arterienbogen der Fußsohle; vornehml. von der A. plantaris lateralis gespeister Gefäßbogen in der Höhe der Basen der Mittelfußknochen.

Arcus pubis: Winkel zwischen den Schambeinen unterhalb der Symphyse der Frau; bogenförmiger u. weiter als der ↑Angulus subpubicus des Mannes.

Arcus Riolani: Anastomose zwischen A. mesenterica superior u. inferior bzw. A. colica media u. sinistra.

Arcus senilis: Greisenbogen der Hornhaut; ↑Gerontoxon.

Arcus superciliaris: bogenförmiger Knochenwulst an der Schuppe des Stirnbeins oberhalb des Rands der Augenhöhle, bedingt durch den ↑Sinus frontalis.

Arcus tendineus fasciae pelvis: Verstärkungszug der ↑Fascia pelvis, Grenze zwischen dieser u. der Fascia diaphragmatis pelvis superior; erstreckt sich von der Symphyse bis zur Spina ossis ischii.

Arcus tendineus musculi levatoris ani: Verstärkungszug der Faszie des M. levator ani.

Arcus tendineus musculi solei: Sehnenbogen, der die beiden Ursprünge des M. soleus an der Hinterfläche von Tibia u. Fibula miteinander verbindet.

Arcus venosus juguli: häufige Verbindung zwischen beiden Vv. jugulares anteriores oberhalb des Brustbeins.

Arcus vertebrae: Wirbelbogen, hinterer – beim Atlas auch vorderer – Abschnitt eines Wirbels. ↑Vertebra.

Arcus-vertebrae-Aplasie: Defekt von Wirbelbögen auf der Grundlage eines Fehlens der mesenchymalknorpeligen Anlage (Agenesie) o. der ausbleibenden Ossifikation (Aplasie).

Arcus zygomaticus: Jochbogen am seitl. Gesichtsschädel, gebildet von Processus zygomaticus des ↑Os temporale u. Processus temporalis des ↑Os zygomaticum.

ARD: *Abk* für engl. acute respiratory disease; ↑Atemwegsinfektion.

Ardor ⟨*lat*⟩ *f*: Hitze, Brennen.

ARDS: *Abk* für engl. adult respiratory distress syndrome. Zusammenfassender Begriff für das Atemnotsyndrom im Erwachsenenalter. A. ist ein akutes Lungenversagen, charakterisiert durch alveoläre ↑Hypoventilation u. ↑Hypoxämie., mit hoher Letalität. In der Frühphase zeigt sich ein interstitielles Ödem, das in eine ↑Lungenfibrose auslaufen kann. Ursachen können u.a. sein: schwerer Schock, Lungenkontusion, Thrombembolien u. Fettembolien der Lunge, akute bronchioläre Obstruktion, Lungenödem. ↑Atemnotsyndrom der Neugeborenen.

ARE: *Abk* für akute respirator. Erkrankungen. ARD (engl.), Erkältungskrankheiten. ↑Atemwegsinfektion.

Area ⟨*lat*⟩ *f*: *Pl* Areae; Fläche, anat. Bez. für best. Gebiete von Organen. **A. cerebrovasculosa**: bei ↑Anenzephalie u. ↑Akranie nachweisbare schwammige rötl. Gewebemasse, die der Schädelbasis aufliegt u. blutgefäßreiche Rudimente der Hirnanlage enthält. **A. cochleae**: vorderer Abschnitt am Grunde des inneren Gehörgangs (↑Fundus meatus acustici interni), durch welchen die Pars cochlearis des N. vestibulocochlearis tritt. **A. cribrosa**: siebartiges Feld an der Oberfläche des Nierenpapillen, bedingt durch die Mündungen der Nierenkanälchen. **A. entorhinalis**: im vorderen Gyrus hippocampi gelegene Hirnregion. **A. frontalis agranularis**: Feld 6 nach Brodmann in der Regio praecentralis der ↑Großhirnrinde, zum heterotyp. Neocortex gehörig, da die innere Körnerschicht (L IV) fehlt; sek. motor. Zentrum. **Areae gastricae**: als Höcker in Erscheinung tretende Untergliederung an der Oberfläche der Magenschleimhaut. **A. gigantopyramidalis**: Feld 4 nach Brodmann in der Regio praecentralis der ↑Großhirnrinde mit ↑Betz-Riesenpyramidenzellen in der LV; zum heterotyp. Neocortex gehörig, da die innere Körnerschicht (L IV) fehlt; prim. motor. Zentrum. **A. intercondylaris**: kleine Fläche vor (A. i. anterior) bzw. hinter (A. i. posterior) der Eminentia intercondylaris tibiae am proximalen Ende des Schienbeins; Ansatz des Ligamentum cruciatum anterius bzw. Ligamentum cruciatum posterius. **A. internasalis**: zwischen beiden medialen Nasenfortsätzen gelegene Vertiefungen. Hier bildet sich das Zwischenkiefersegment, aus welchem der mittlere Teil der Oberlippe, der Zwischenkiefer u. prim. Gaumen entstehen.

Areale, zonale: ↑Infektionserregerareale o. ↑Nosoareale mit Beschränkung der Ausdehnung auf gewisse Breitengrade, z. B. Malaria o. Pest.

Area nervi facialis: Durchtrittsstelle des VII. Hirnnerven im oberen Bereich des ↑Fundus meatus acustici interni. **A. parastriata**: Area 18; um die A. striata gelegener Rindenbezirk des Lobus occipitalis des Großhirns; dient z. B. der Zusammenfassung von Erregungen aus beiden Gesichtshälften zu einem Gesamteindruck. **A. peristriata**: Area 19; um die A. parastriata gelegener Rindenbezirk des Großhirns, u. a. im Dienste integrativer opt. Funktionen. **A. postcentralis**: Felder 3, 2, 1 nach Brodmann im Gyrus postcentralis der ↑Großhirnrinde; zum homotyp. Neocortex gehörig, da alle 6 Schichten ausgebildet sind; prim. sensibles Zentrum. **A. postrema**: am Boden des 4. Ventrikels zwischen Trigonum nervi vagi u. Taenia ventriculi quarti gelegenes Areal, in dem für die ↑Kreislaufregulation verantwortl. Strukturen lokalisiert sind. **A. striata**: Felder 17, 18 nach Brodmann im Lobus occipitalis der ↑Großhirnrinde; zum heterotyp. Neocortex gehörig, da die innere Körnerschicht (L IV) durch stark entwickelte Tangentialfasern (↑Vicq d'Azyr-Streifen) dreigeteilt ist; prim. u. sek. Sehzentrum. **A. subcallosa**: unter dem Anfangsabschnitt des Balkens gelegener Bezirk an der Medialfläche vom Lobus frontalis des Großhirns.

Area under the curve ⟨*engl*⟩: Blutspiegelkurve; Fläche zwischen der Blutspiegelkurve u. der Zeitachse. Sie entspricht der resorbierten Menge eines Stoffs. Erkennbare Verminderung durch vorzeitige Elimination, z. B. ↑First-pass-Effekt. Wichtiger Parameter der ↑Bioverfügbarkeit. Abb.

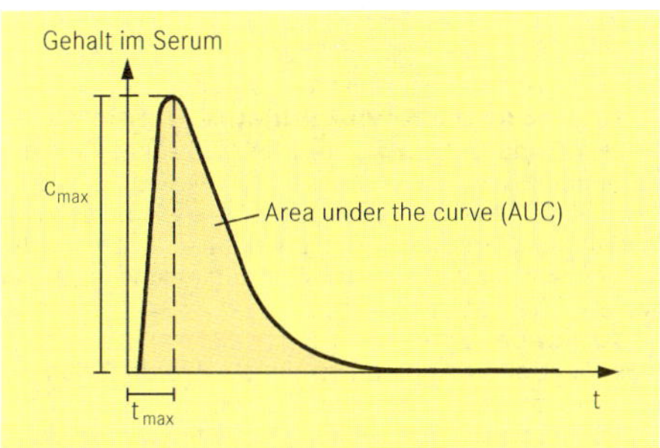

Area under the curve

Area vestibularis: seitl. Bezirk der Rautengrube, unteres (A. v. inferior) bzw. oberes (A. v. superior) Feld am Grund des inneren Gehörgangs, durch eine horizontale Leiste (Crista transversa) voneinander getrennt; Durchtrittsstelle der Pars verstibularis des N. vestibulocochlearis.

Areca catechu *f*: im trop. Ostasien heim. Baum, Droge (Arecae semen, Betelnuß) enthält Gerbstoffe u. Pyridinalkaloide u. a. Arecolin, reagiert mit muscarinergen u. nikotinergen Rezeptoren tox. auf Eingeweidewürmer. Vereinzelte Anwendung in der Veterinärmedizin, als Genußmittel (Betelkauen) insbes. in Indien.

Arecolin *n* ↑ Areca catechu.

Areflexie ⟨*lat*⟩ *f*: Fehlen aller Eigenreflexe, z. B. ↑ Tabes dorsalis, ohne Krankheitswert bei ↑ Adie-Syndrom o. als Anomalie.

Arenaviridae ⟨*lat*⟩ *f pl*: Virusfamilie mit der Gattung ↑ Arenavirus. Pleomorphes ↑ Virion, Durchmesser 110–130 nm. RNA-Genom. Helikal symmetr. Kapsid mit Envelope. A. zeigen elektronenmikroskop. im Innern sandkornähnl. Granula. Beim Menschen können A. ↑ Choriomeningitis lymphocytaria, ↑ Lassa-Fieber o. hämorrhag. Fieber verursachen.

Arenavirus ⟨*lat*⟩ *n*: Virusgattung der Fam. ↑ Arenaviridae. Vorkommen: persistierend bei Nagetieren (bes. Mäuse, Ratten), Virusausscheidung mit Urin, Kot u. Speichel der Tiere. Übertragung auf Menschen durch Tierkontakt, von Tieren kontaminierte Nahrungsmittel, Feldpflanzen o. Gegenstände. Humanpathogen sind ↑ Guanaritovirus, ↑ Juninvirus, ↑ Lassa-Virus, lymphozytäres ↑ Choriomeningitisvirus (LCM-Virus), ↑ Machupovirus, ↑ Sabiovirus.

Arenie ↑ Nierenagenesie.

Areola ⟨*lat*⟩ *f*: *Dim* zu Area; kleine Fläche.

Areola mammae: Warzenhof, pigmentierter Hautbezirk in der Umgebung der Brustwarze.

Areolitis ⟨*lat*⟩ *f*: Brustwarzenentzündung, meist im ↑ Puerperium.

ARF: *Abk* für akutes rheumatisches ↑ Fieber.

Argasidae ⟨*lat*⟩ *Pl*: Lederzecken, Fam. der ↑ Acari. Zecken mit lederartigem Integument, Mundwerkzeuge bei ↑ Nymphen u. adulten Formen ventral in einer Hautfalte. Blutsauger vorwiegend bei Vögeln, einige Arten auch bei Säugetieren u. Mensch. ↑ Vektoren von Bakterien, Rickettsien, Viren u. ↑ Helminthen; versch. Arten können bei Mensch u. Tieren Paresen u. Paralysen verursachen.

Argentaffinität ⟨*lat*⟩ *f*: Eigenschaft von Gewebe- o. Zellstrukturen, ammoniakal. Silberlösung auch ohne Anwendung eines zusätzl. Reduktionsmittels, zu reduzieren (z. B. plasmat. Granula der „Hellen Zellen" des Magen-Darm-Trakts u. der von ihnen abzuleitenden Karzinoide). A. ist abzugrenzen von ↑ Argyrophilie.

Argentum diacetylotannicum proteinicum: Diacetyltannin-Protein-Silber eine kolloidlösl. lockere Verbindung von Silbereiweiß u. Diacetyltannin mit einem Gehalt von 6,0–6,5 % Silber. Die adstringierende Wirkung u. die antisept. Tiefenwirkung ermöglichen die lokale Behandlung von Schleimhautentzündungen an Auge, Rachen, Magen u. Darm.

Arginase: Schrittmacherenzym des ↑ Harnstoffzyklus. A. katalysiert substratspezif. die Hydrolyse von Arginin zu Harnstoff u. Ornithin. A. ist vorwiegend im Zytosol der Leberparenchymzellen lokalisiert. ↑ Stoffwechselregulation.

Arginin: stark bas. proteinogene ↑ Aminosäure. A. wird als Intermediat im Harnstoffzyklus gebildet. Die bas. Proteine Histon und Protamin weisen einen hohen Gehalt an A. auf. Abb.

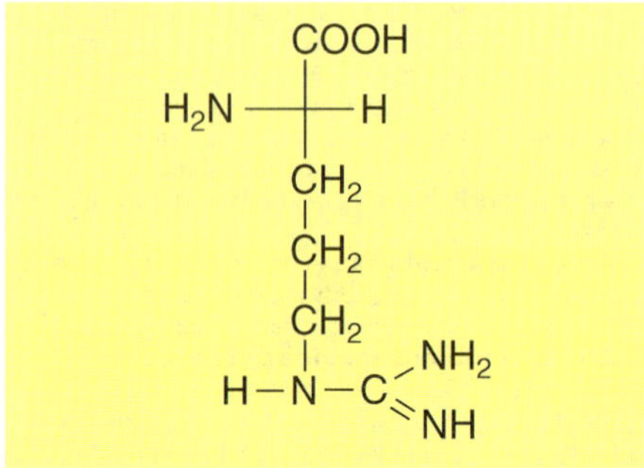

Arginin

Argininbernsteinsäuresyndrom: seltener, autosomal rezessiv erbl. Enzymdefekt mit Mangel an Argininosuccinase. Störungen im Abbau der Argininbernsteinsäure, Anstau derselben u. ihrer Metaboliten sowie Argininmangel bedingen die klin. Sympt.: bereits in den ersten Lebenswochen mangelhaftes Gedeihen, Krampfanfälle, Hepatomegalie, Hirnentwicklungsstörung u. Haardystrophie (Trichorrhexis nodosa). Erstmals 1958 von Allan beschrieben.

Argininosuccinatsynthetase: Enzym des ↑ Harnstoffzyklus, das die Bildung von Succinylarginin aus Citrullin u. Asparaginsäure unter ATP-Spaltung katalysiert.

Argininphosphat: energiereiche ↑ Verbindung, die in der Muskulatur von Wirbellosen als Energiereserve dient.

Argininprovokationstest: zum Nachweis des Mangels an hypophysärem Wachstumshormon (STH) bei hypophysärem Minderwuchs. Ausbleiben des STH-Anstiegs nach A. o. beim Insulintoleranztest beweisend.

Argipressin: 8-Arginin-vasopressin. Hypophysenhinterlappenhormon mit vasokonstriktor. Wirkung.

Argon ⟨*gr*⟩ *n*: chem. Symbol Ar; Ordnungszahl 18; relative Atommasse 39, 95; Edelgas; Verwendung u. a. im Argon-Laser.

Argon-Plasma-Koagulation: durch ionisiertes Gas (Argon-Plasma) übertragene Hochfrequenzenergie, die zur Koagulation des Gewebes führt (kontaktfrei). Die Eindringtiefe beträgt nur 2–3 mm.

Argyll-Robertson, Douglas M. C. L. (1837–1909), schott. Ophth., Edinburgh.

Argyll-Robertson-Phänomen (nach Douglas M. C. L. A-R.) ↑ Pupillenstarre.

Argyrie ⟨*gr*⟩ *f* ↑ Argyrose.

Argyrophilie: Eigenschaft von Gewebe- o. Zellstrukturen, sich bei Anwendung von Silberlösung erst dann zu schwärzen, wenn nachträgl. ein Reduktionsmittel (z. B. Formalin, Hydrochinon, Tannin u. a.) einwirkt (z. B. Neurofibrillen, retikuläre Fasern). A. ist abzugrenzen von ↑ Argentaffinität.

Argyrose ⟨*gr*⟩ *f*: blaugraue bis bräunl. Verfärbung der Haut durch Einlagerung von Silber (Silbersulfid) in die

Haut, wodurch gleichzeitig die Melaninsynthese angeregt wird. Die Verfärbung findet sich vornehml. an den belichteten Hautpartien, am häufigsten im Gesicht. Die A. entsteht nicht selten durch innerl. Verabreichung von Silbersalzen bei Gastritis (sog. Rollkuren) sowie bei der industriellen Herstellung u. Verarbeitung von Silbersalzen, vornehml. von Silberhalogeniden (Filme, Photopapiere) u. bei der Rückgewinnung solcher Salze aus alten Filmen. Die A. ist häufig kosmet. störend u. nicht reversibel.

Argyrosis conjunctivae: Silbereinlagerung in die Bindehaut, bes. unten, nach langem Medikamentengebrauch mit Silbergehalt.

Arhaphie ⟨*gr*⟩ *f*: angeborene Formbildungsstörung der ZNS-Anlage. Die Neuralplatte wird nicht zum Neuralrohr umgeformt. Geht mit Spaltung der dorsalen Achsenorgane einher (schwerster Grad: Kraniorhachischisis totalis).

Arhinenzephalie ⟨*gr*⟩ *f* ↑ Arrhinenzephalie.

Arhinie ⟨*gr*⟩ *f*: angeborenes, Fehlen der äußeren Nase. Kombination mit Defekten der Geruchszentren im Gehirn (↑ Arrhinenzephalie). A. ist stets Teil der ↑ Aprosopie.

Arias-Stella, Javier (geb. 1924), peruan. Gyn. u. Pathol.

Arias-Stella-Phänomen (nach Javier A-S.): Veränderung einzelner o. mehrerer Drüsen des Endometriums mit Schwellung eines hellzelligen Zytoplasmas u. Schrumpfung o. bizarrer Vergrößerung der chromatinreichen Kerne, die von der Zellbasis abgerückt sind, bedingt durch fortdauernde Gonadotropinproduktion bei abgestorbener Frucht. Morphol. Hinweis auf prim. Fruchttod bei intra- o. extrauteriner Gravidität o. Blasenmole bzw. Chorionepitheliom.

Arias-Syndrom: genet. bedingter partieller ↑ Bilirubinkonjugationsdefekt; ↑ Crigler-Najjar-Syndrom.

Ariboflavinose ⟨*gr*⟩ *f*: Syndrom der Vitamin-B_2-Avitaminose (Alaktoflavinose). Krankheitsbild beim Menschen: 1. Haut- u. Schleimhautsymptome (Rhagaden- u. Fissurenbildung, Cheilosis, Desquamation, Hyperkeratose, Schleimhautveränderungen der Zunge, im Mundwinkel, Schlund, Speiseröhre); 2. Augensymptome (Photophobie, Blepharitis, Konjunktivitis, Tränenfluß, Veränderungen an der Kornea, Linse, Iris); 3. hämat. Sympt. (Störung der Hämoglobinbildung, Prophyrinurie); Anämie; 4. Wachstumshemmung beim Säugling.

Arinkin, Michail (1876–1948), Int., St. Petersburg.

Arinkin-Knochenmarkpunktion (nach Michail A., 1929): intravitale Untersuchungsmethode des Knochenmarks durch Verwendung einer Punktionsnadel.

Aristoteles (384–322 v. Chr.), gr. Philosoph; größter Denker des Altertums, der die Ideenlehre seines Lehrers Platon (427–347 v. Chr.) kritisierte. Um 335 gründete er in Athen die peripatet. Schule. Die antike Med. hat durch die Verbindung mit der aristotel. Philosophie eine theoret. Ausrichtung erfahren, die bis in die Neuzeit nachgewirkt hat. Bes. wichtig sind die von A. in das biol. Denken eingeführte teleolog. Betrachtungsweise (↑ Teleologie) u. die Weiterentwicklung des ↑ Viererschemas.

Arizonagruppe: alte Bez. des Subgenus III des Genus ↑ Salmonella der Fam. Enterobacteriaceae. Heute als Salmonella arizonae bezeichnet.

Arkusstenosen: angeborene Stenosen des Arcus aortae zwischen A. carotis communis sinistra u. A. subclavia sinistra. Stenose liegt im Einmündungsgebiet der ursprüngl. 5. li. Kiemenbogenarterie, deshalb auch „Fünferstenose“ genannt. Treten unter den Aortenbogenstenosen am seltensten auf. Häufig prästenot. Aneurysmen. Gehören zum übergeordneten Begriff der ↑ Coarctatio aortae.

Armanni, Luciano (1839–1903), ital. Pathol.

Armanni-Ebstein-Zellen (nach Luciano A. u. nach Wilhelm E.): bei ↑ Diabetes mellitus nachweisbare glykogenreiche, im formalinfixierten Schnitt (Herauslösung des wasserlösl. Glykogens) pflanzenzellartige helle Tubulusepithelzellen in den Übergangsabschnitten der Harnkanälchen.

Armaturenbrettverletzung: typ. Verletzung bzw. Verletzungskombination an der unteren Extremität u. am Becken. Ursache ist der massive Anprall des im Knie- u. Hüftgelenk gebeugten Beins an das Armaturenbrett bei Auffahrunfällen. Charakterist. Traumen sind: Bänderverletzungen des Kniegelenks, Trümmerbrüche der Kniescheibe u. der Femurkondylen, Frakturen des Femurschafts u. Schenkelhalses, Abbruch des hinteren Hüftpfannenrands, zentrale Hüftgelenkluxation. Die Gefahr des Übersehens dieser Verletzungsfolgen ist groß, deshalb verpflichtet bereits der Verdacht auf den Unfallmechanismus einer A. zur gezielten Ausschlußdiagnostik.

Armbad, ansteigendes: nach Schwenninger u. Hauffe; in der Temperatur ansteigende Bäder mit einem o. beiden Armen (36–38,5 °C). Durch protrahierte Erwärmung des Organismus, Steigerung der peripheren Zirkulation; über kutiviszerale Reflexe wird Einfluß auf die Arbeit von Herz u. Lunge genommen, z. B. bei Angina pectoris, spast. Bronchitis. ↑ Teilbäder.

Armhalteversuch: Vorhalten beider Arme in Streckstellung u. Supination bei geschlossenen Augen. Bei latenter zentraler Parese: Pronation u. langsames Absinken, auch Beugung im Ellenbogengelenk.

Armillifer armillatus ⟨*lat*⟩ *m*: Vertreter der ↑ Pentastomida. 4–12 cm langer, bis 10 mm dicker Zungenwurm, ↑ Endoparasit im Luftsack größerer Schlangen im trop. Afrika. Als ↑ Zwischenwirte fungieren hauptsächl. Nagetiere, als inadäquater Zwischenwirt mit lokal verhältnismäßig hoher Prävalenz der Mensch (Fehlwirt), der sich über mit Eiern kontaminierte Nahrungsmittel (Salat) o. beim Abhäuten u. Zubereiten von Schlangen durch Aufnahme der Eier in Form einer oralen Schmutzinfektion infiziert; über Krankheitserscheinungen ist wenig bekannt, Zufallsbefunde bei chir. Eingriffen u. im Röntgenbild (kalzifizierte Nymphen).

Armlänge: geradlinige Entfernung des ↑ Akromion vom ↑ Daktylion der hängenden, gestreckten, re. oberen Extremität.

Armlösung: geburtshilfl. Handgriff bei Beckenendlagengeburt. Die **A. nach Müller** besteht darin, daß nach der Geburt des vorderen Schulterblattwinkels an den Füßen stark nach abwärts gezogen wird, bis sich der vordere Arm unter der Symphyse hervorstreifen läßt. Hiernach wird stark aufwärts gezogen, bis der hintere Arm über den Damm gestreift werden kann. Häufiger angewendet wird die **klass. A.** bei der die Füße des Kindes in die Schenkelbeuge der Mutter gezogen werden u. unter Schienung mit dem Daumen mit Zeige- u. Mittelfinger der in der Kreuzbeinhöhle befindl. kindl. Arm „herausgewischt“ wird. Dann wird mit stopfenden Bewegungen der 2. Arm in die Schenkelbeuge der Mutter gezogen u. der 2. Arm in gleicher Weise „herausgewischt“. Es folgt anschließend die Kopfentwicklung nach Veit-Smellie. ↑ Veit-Smellie-Handgriff.

Armoracia rusticana ↑ Alkylisothiocyanate.

Armorthese ↑ Gliedmaßenorthese.

Armplexuslähmung ↑ Plexuslähmung.

Armprothese: teilweiser o. vollständiger künstl. Ersatz der oberen Extremität, der abnehmbar am Armstumpf bzw. Körper befestigt wird. Zur Herstellung werden überwiegend glasfaserverstärkte ↑ Gießharze u. versch. Paßteile eingesetzt. Es ist zwischen Prothesen zu unterscheiden, die zu Tätigkeiten eingesetzt werden können u. aktiv bewegl. Gelenke enthalten, u. solchen, die den Gliedmaßendefekt nur opt. ausgleichen (↑ Armprothese, kosmetische).

Armprothese, kosmetische: Schmuckprothese. Teilweiser o. vollständiger künstl. Ersatz der oberen Extremität, der in Form u. Farbe der natürl. Extremität nachgebildet ist, aber keine Greifbewegungen zuläßt.

Armprothese, myoelektrische: teilweise techn. Ersatz der oberen Extremität mit aktiv bewegl. Gelenken, die durch elektromechan. Antriebe bewegt werden. Die Steuerung der Prothesenfunktion erfolgt durch Muskelaktionspotentiale, die durch Oberflächenelektroden abgeleitet u. elektron. verstärkt werden. Die Elektroenergie führt der Amputierte in aufladbaren Batterien am Körper o. in der Prothese mit.

Armprothese, pneumatische: Heidelberger Prothese; techn. Ersatz der oberen Extremität mit aktiv bewegl. Gelenken, die durch gasförmige Kohlensäure aktiviert werden. Die Kohlensäure wird in flüssiger Form in patronenartigen Vorratsbehältern am Körper mitgeführt. Nach Druckminderung erfolgt durch Ventilsteuerung Zuführung der Kohlensäure über Schlauchleitungen in Zylinder, wo über Kolben das Prothesengelenk bewegt wird.

Armspannweite: geradlinige Entfernung der beiden Daktylia (↑ Daktylion) voneinander bei gestreckten, horizontal nach beiden Seiten gehaltenen Armen.

Armstrong-Krankheit ↑ Choriomeningitis lymphocytaria.

Armtragetuch ↑ Mitella.

Armvorfall: meist bei Schräg- o. Querlage unter der Geburt erfolgtes Hervortreten des kindl. Arms aus dem Muttermund. Zur Seitendiagnose des vorgefallenen Arms reicht man dem Kind die Hand. Nur gleichnamige Hände passen ineinander. Höchste Gefahrensituation bei Quer- o. Schräglage für Mutter u. Kind

Arnica-Arten: Arnica montana u. Arnica chamissonis, Fam. Asteraceae Droge (Arnicae flos) enthält u. a. ätherische ↑ Öle. In Form der verdünnten Tinktur zur Wundbehandlung aufgrund antiphlogist. u. granulationsfördernder Wirkung, außerdem wegen vorhandener gefäßerweiternder Effekte zur Förderung der Resorption bei Blutergüssen.

Arning-Tinktur ↑ Anthrarobin.

Arnold, Julius (1835–1915), dt. Pathol., Heidelberg.

Arnold-Chiari-Syndrom (nach Julius A. u. Hans C.): Hemmungsfehlbildung; Medulla oblongata u. Anteile des Kleinhirns werden infolge Fixierung ihrer Häute durch das Foramen magnum in den Spinalkanal verlagert. Folge: Liquorzirkulationsstörungen mit entsprechenden neurol. Ausfällen. Operative Korrektur erforderl. Mit Keilwirbeln vergesellschaftet.

Arnold-Realy-Syndrom (nach Julius A.): extraglandulärer Hyperaldosteronismus; Hypertonie u. Azidose bei erhöhter Aldosteronsekretion, die durch renal tubulär bedingte Hyperkaliämie stimuliert wird.

Aromastoffe: natürl. vorkommende o. synthet. gewonnene Stoffe unterschiedl. chem. Struktur (z. B. Ester, Aldehyde, Ketone, Amine, Glykoside, Isothiocyanate), die Lebensmitteln sowie Arzneimitteln u. kosmet. Artikeln aromat. Geschmack o. Geruch verleihen. Das Aroma wird meistens durch das Zusammenwirken einer Vielzahl von Aromastoffen bewirkt (komplexe Aromen; z. B. Kaffee: über 700 Einzelsubstanzen). In Lebensmitteln entstehen solche Stoffe aus „Vorläufern" durch chem. (vielfach therm.) Prozesse sehr oft im Zusammenwirken mit enzymat. Reaktionen. Bei einigen Aromen bestimmen Einzelkomponenten (Schlüsselsubstanzen; best. Fruchtaromen) den Gesamteindruck wesentl. A. u. Aromastoffkonzentrate werden als ↑ Additive eingesetzt u. müssen in diesen Fällen auf gesundheitl. Unbedenklichkeit geprüft sein. *Abk* ↑ Acceptable daily intake.

Aromatasehemmer: medikamentöse Hemmung der intraprostat. Aromatase, die die Testosteronumwandlung in Östrogene bewirkt; zur Behandlung der benignen ↑ Prostatahyperplasie.

Aromaten, polyzyklische ↑ Kohlenwasserstoffe, aromatische polyzyklische.

Arousal ⟨*engl*⟩ *n*: Erwachen, Weckreaktion; allg. durch äußere u. innere Reize hervorgerufene plötzl. Erhöhung des Wachheitsgrades des Organismus. Das A. kann zur bloßen Erhöhung der Aufmerksamkeit o. zu sichtbaren Verhaltensakten (engl. behavioural arousal) führen. Das A. wird durch das aufsteigende aktivierende System der ↑ Formatio reticularis realisiert u. führt zur Desynchronisierung des EEG (↑ Elektroenzephalographie).

ARPA: *Abk* für Arbeitsgemeinschaft zur Erforschung der Paradontose; gegr. 1924 von Weski, Association pour la Recherche de la Paradontopathies (ARPA internationale), gegr. 1932. Besteht nicht mehr.

Arrector ⟨*lat*⟩ *m*: Aufrichter.

Arrector pili: glatter Muskel des Haars, ↑ Musculus arrector pili.

Arrested hydrocephalus ⟨*engl*⟩: fixierter Folgezustand eines chron. bestehenden Hydrozephalus, bei dem der Hirndruck auf Normalwerte zurückgekehrt ist u. keine progrediente neurol. Sympt. mehr besteht.

Arrestreaktion ⟨*lat*⟩ *f*: durch äußere o. innere Reize ausgelöstes plötzl. Erstarren des gesamten Organismus in der gerade eingenommenen Haltung. Die A. ist ein elementarer Verhaltensakt mit Elementen der Aufmerksamkeitszuwendung. Die A. kann sich nach Sekunden o. Minuten wieder lösen o. als **Arrestverhalten** zu längerer Unterbrechung der Umweltbeziehungen führen (beim Tier „Totstellreflex", „tierische Hypnose", beim Menschen als pathol. Erstarrung).

Arrhenoblastom ⟨*gr*⟩ *n*: seltener Tumor des Ovars. Histol. aus unreif gebliebenen männl. Keimepithelien entstanden, geht mit Virilismus einher; klin. Amenorrhö, Hypertrichose, Bartwuchs, tiefe Stimme.

Arrhinenzephalie ⟨*gr*⟩ *f*: Fehlbildung des Oberkiefer-Zwischenkiefer-Nasenbereichs mit Dysplasie des Riechhirns. Es besteht eine teratolog. Reihe steigender Schweregrade mit zunehmender Annäherung der Orbitae, die jedoch getrennt bleiben (Unterschied zur Zyklopiereihe). Grade: 1. Trigonozephalie mit schmaler, kielartig vorgewölbter Stirn (Abortivform). 2. ↑ Zebozephalie. 3. Ethymozephalie. 4. Vollform: Fehlen der Riechnerven u. Hypoplasie der Riechzentren, Fehlen von Zwischenkiefer, Siebbeinplatte u. Nasenseptum, Augenengstand, kielartig vorgewölbte Stirn, mediane, klaffende Lippenspalte

(Agenesie des Zwischenkiefers), die in die unpaare, abgeflachte Nasenhöhle übergeht.

Arrhythmie ⟨*gr*⟩ *f*: unregelmäßige Herzschlagfolge. Als **respirator. A.** physiol.: Zunahme der Herzfrequenz bei Inspiration, Abnahme bei Exspiration. Differenzierung der A. mit Hilfe des EKG. **absolute A.**: unregelmäßige Kammererregung infolge inkonstanter Überleitung bei Vorhofflimmern (-flattern).

Arrhythmiecomputer: Gerät zur Analyse von Herzrhythmusstörungen. Dabei werden die RR-Abstände u. QRS-Breiten der Herzaktionsspannung bestimmt u. mit patientenspezif. Grenzwerten verglichen. Z. B. bei Tachykardie, Bradykardie, Asystolie, abnorm geformten QRS-Komplexen. Das EKG wird dabei auf einem Oszilloskop dargestellt u. in krit. Situationen automat. zur Dokumentation auf einem Schreiber aufgezeichnet. Zur Überwachung des kardialen Langzeitverhaltens dient ein Trendschreiber. Opt. Alarmanzeige.

Arrilaga-Krankheit ↑ Pulmonalsklerose.

Arrosion ⟨*lat*⟩ *f*: Annagen, Anfressen, bes. von Gefäßwänden (durch Entzündung, Ulzera o. Geschwüre, Gewächse) o. von Knochen.

Arrosionsaneurysma: Erweiterung einer Arterie infolge Wandschädigung durch Entzündung o. Tumor.

Arrosionsblutung: Blutung aus Gefäßen infolge Zerstörung der Wand durch Entzündung o. Tumor.

Arsen: chem. Symbol As; Ordnungszahl 33; relative Atommasse 74,92. Existiert in einer stabilen metall. u. einer metastabilen nichtmetall. Modifikation. Der Nachweis der z. T. tox. Arsenverbindungen (z. B. Arsenik As_2O_3) erfolgt durch Reduktion zum Arsenwasserstoff, der durch Erhitzen in Wasserstoff u. metall. Arsen gespalten wird (Marsh-Probe). A. findet sich als Umweltschadstoff in Luft, Boden u. Wasser. Auftreten bei Metallgewinnung aus Erzen, Verbrennung von Kohle u. Erdöl u. a. Aufnahme über Magen-Darm-Trakt, Lunge u. Haut. Giftigkeit der Arsenverbindungen abhängig von Reduktion der weniger tox. fünfwertigen Arsenverbindungen zu dreiwertigem A. im Organismus. A. wurde in der Zahnmed. als metall. Modifikation, Scherbenkobalt früher zur Devitalisation der Pulpa von Milchzähnen verwendet. Arsenverbindungen früher ther. als ↑ Roboranzien verwendet (Arsentrioxidarsenik). Anwendung als Insektizid im Wein- u. Obstbau führte zu chron. Vergiftungen. Arsenik aufgrund von Geschmacks- u. Geruchslosigkeit bekanntes Mordgift. Große Bedeutung bei der Entwicklung der Chemotherapie, ↑ Salvarsan. Wirkungsweise: Blockade von SH-Gruppen, Glutathion wirkt antagonist. Kapillargift. Folge Ödeme u. Gefäßdilation. Chron. Wirkung auf Haut u. ZNS konzentriert. Arsenvergiftung: Antidot BAL, Dimercaprol; bis zum Zwanzigfachen der tödl. Dosis können inaktiviert werden.

Arsenhyperkeratose: Hypertrophie des Stratum corneum, v. a. an den Handinnenflächen u. den Fußsohlen, durch Aufnahme von Arsen, meist als Arsentrioxid (↑ Arsenmelanose), mit mögl. Übergang in Karzinom.

Arsenkeratose ↑ Arsenhyperkeratose.

Arsenkrebs: durch Einwirkung von Arsenverbindungen wie Arsentrioxid, Bleiarsenat, Kalziumarsenat hervorgerufene Krebserkrankung von Haut, Leber o. Lunge. Gefährdungsmöglichkeiten in der Metallurgie, durch arsenhaltige Farben o. Schädlingsbekämpfungsmittel (↑ Winzerkrebs). Früher auch außerberufl. durch arsenhaltige Medikamente. ↑ Berufskrankheiten.

Arsenmelanose: Braunverfärbung der Haut als Folge der Aufnahme von Arsen, meist als Arsentrioxid, das die natürl. Melaninsynthese steigert. Die häufigste Ursache ist heute die Einatmung arsenhaltiger Rauche u. Stäube bei der Verhüttung (Röstprozeß) von arsenhaltigen Erzen, z. B. Arsenopyrit, Nickelin, Smaltin, Realgar, Tennantit, Arsensilberblende. Früher wurde A. auch durch arsenhaltige Medikamente (Sol. Fowleri) u. Pestizide verursacht.

Arsenobenzene ↑ Verbindungen, arsenorganische.

Arsenvergiftung: bei akuter A. choleraartige Brechdurchfälle, Kreislaufkollaps, Nierenversagen, Herzlähmung. Bei chron. A. Schleimhautentzündungen, ↑ Polyneuropathie, Hautpigmentierungen, ↑ Hyperkeratosen, Haarausfall, Nageldystrophie, ↑ Leberfibrose. ↑ Arbeitsunfall, ↑ Berufskrankheiten.

Arsenwasserstoff: Arsin; hochgiftiges Gas von knoblauchartigem Geruch, ↑ Arsen.

Arsenwasserstoffvergiftung: entsteht durch Inhalation, z. B. bei Einwirkung von Säuren auf arsenverunreinigte Metalle. Die **akute A.** ist durch Hämolyse (Anämie, Ikterus, Hämoglobinurie) gekennzeichnet. Gefahr des akuten Nierenversagens (↑ Niereninsuffizienz). Bei **chron. A.** Sympt. in abgeschwächter Form (Kopfschmerz, Inappetenz, hämolyt. Anämie). ↑ Arbeitsunfall, ↑ Berufskrankheiten.

Arsonvalisation: älteste, heute nicht mehr gebräuchl. Form der Hochfrequenztherapie, erstmals von dem frz. Physiol. D'Arsonval 1892 angewandt. Elektromagnet. Wellen von sehr großer Wellenlänge ($\lambda \approx$ 1 000 m) erzeugen trotz hoher Spannung nur eine geringe Erwärmung im Körper.

Arsphenamin: ↑ Salvarsan; obsoletes Chemotherapeutikum. ↑ Verbindungen, arsenorganische.

Art ↑ Spezies.

Artdisposition ↑ Disposition.

Artefakt ⟨*lat*⟩ *m*: Kunstprodukt; kann bei der techn. Bearbeitung von Gewebe u. Zellen (Fixation, Einbettung, Färbung für histol. Untersuchungen) o. im Röntgenbild auftreten. **Pathol. A.**: vom Pat. selbst herbeigeführtes Trauma, z. B. Hautveränderungen. ↑ Selbstverstümmelung. Abb.

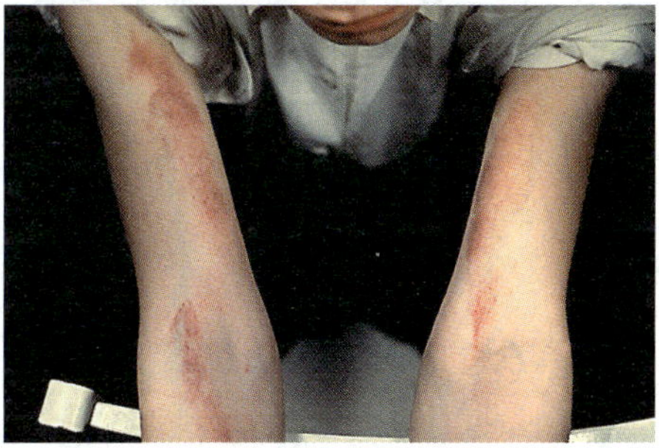

35

Artefakt. Durch Kneifen, Reiben u. Quetschen erzeugte pathologische A. täuschen eine Blutungsbereitschaft vor. Die A. fanden sich nur an der Vorderseite des Körpers.

Artemisia absinthium ⟨*lat + gr*⟩ *f*: Wermut; Krautdroge (Absinthii herba) enthält Bitterstoffe, u. a. Absinthin sowie ätherische ↑ Öle, das ↑ Thujon enthält. In Zubereitungen als aromat. Bittermittel.

Artemisia annua: einjähriger Beifuß; enthält u. a. Artemisinin (Qinghaosu), ein Sesquiterpenperoxolakton. Wirksam gegen Blutschizonten der Malariaplasmodien, auch gegen Chloroquinresistente. Verwendung in China seit etwa 2 000 Jahren als Malariamittel.

Artenschutzübereinkommen ↑Washingtoner Artenschutzübereinkommen.

Arteria ⟨*gr*⟩ *f*: *Abk Sg* A., *Pl* Aa; Puls- o. Schlagader; Gefäße mit vom Herzen wegführender Strömungsrichtung des Blutes. Wandschichten der A. vom muskulären Typ von innen nach außen: 1. Tunica intima mit Endothel, bindegewebigem Stratum subendotheliale, Membrana elastica interna, 2. Tunica media aus zirkulär angeordneten glatten Muskelzellen, 3. Tunica externa aus Bindegewebe, abgegrenzt zur Media durch eine unvollständige Membrana elastica externa. Herznahe A. vom elast. Typ besitzen in der Tunica media zahlreiche elast. Membranen, ↑Aorta. Die Tunica externa größerer Aa. enthält kleine Blutgefäße (Vasa vasorum) sowie Gefäßwandnerven. Abb. 1 u. 2. **Aa. alveolares superiores anteriores**: vordere Oberkieferschlagadern aus A. infraorbitalis; ziehen zu den vorderen Zähnen des Oberkiefers. **A. alveolaris inferior**: Unterkieferschlagader aus der A. maxillaris; zieht in die Mandibula u. versorgt die unteren Zähne. **A. alveolaris superior posterior**: Ast aus A. maxillaris; gelangt durch das ↑Tuber maxillae zu den oberen Mahlzähnen. **A. analis** ↑Arteria rectalis inferior. **A. angularis**: Endast der A. facialis; verläuft zum inneren Augenwinkel. **A. anonyma** ↑Truncus brachiocephalicus. **A. appendicularis**: Ast aus A. ileocolica für die Appendix vermiformis. **A. arcuata**: 1. bogenförmiger Gefäßast am Fußrücken als Fortsetzung der A. dorsalis pedis. 2. bogenförmige A. an der Basis der Nierenpyramide, ↑Niere. **A. auricularis posterior**: hinter das Ohr ziehender Ast der A. carotis externa. **A. auricularis profunda**: zum Trommelfell u. zum äußeren Gehörgang gelangendes Gefäß aus A. maxillaris. **A. axillaris**: Achselschlagader, Fortsetzung der A. subclavia beim Übertritt in die ↑Achselhöhle; setzt sich in A. brachialis fort. Astfolge: A. thoracica suprema, A. thoracoacromialis, A. thoracica lateralis, A. subscapularis, A. circumflexa humeri anterior u. A. circumflexa humeri posterior. **A. basilaris**: aus der Vereinigung beider Aa. vertebrales hervorgehendes Gefäß im Schädelinneren; liegt zwischen ↑Clivus u. ↑Pons.

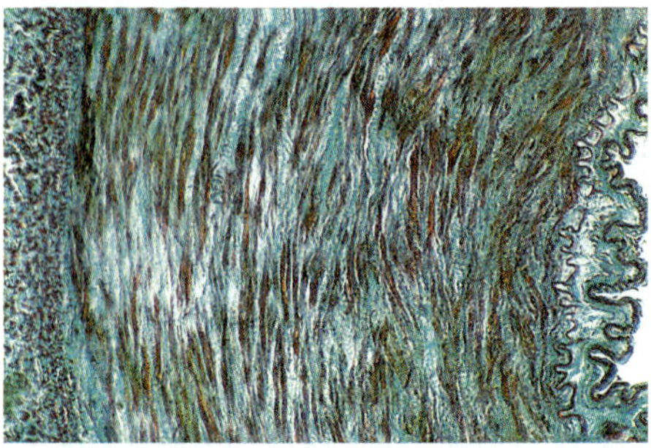

30

Arteria (Abb. 1). Histologischer Schnitt, Färbung nach Goldner; dünne Tunica intima, dicke Tunica media mit zirkulären Muskelzellen, dünne Tunica externa

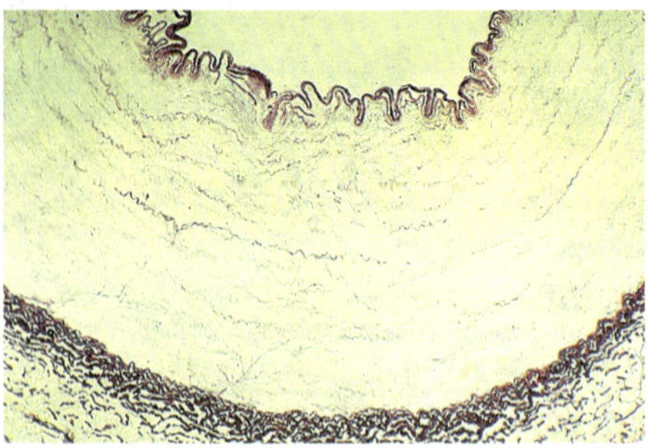

30

Arteria (Abb. 2). Histologischer Schnitt, Elastikafärbung; Membrana elastica interna u. elastische Fasern in der Tunica externa

Arteria-basilaris-Syndrom: Mangeldurchblutung der A. basilaris mit Schwindelanfällen, Kopfschmerzen (anfallsartig), Sehstörungen (Ataxie, Nystagmus), Depressionen; Auftreten meist nach dem 50. Lj. als Folge arteriosklerot. o. endangiit. Prozesse.

Arteria brachialis: Oberarmschlagader, Fortsetzung der A. axillaris im Bereich des Oberarms. **A. brachialis superficialis**: allein o. neben regelrecht verlaufender A. brachialis vorkommende, oberflächl. Oberarmarterie; mitunter als hoher Ursprung u. oberflächl. Verlauf der A. radialis o. A. ulnaris. **A. buccalis**: zur Wange ziehender Ast der A. maxillaris. **A. bulbi penis**: zum Harnröhrenschwellkörper ziehender Zweig der A. pudenda interna. **A. bulbi vestibuli**: Arterie des Schwellkörpers des Scheidenvorhofs aus A. pudenda interna. **A. canalis pterygoidei**: nach dorsal in den Canalis pterygoideus ziehender Ast der A. maxillaris. **A. carotis communis**: gemeinsame Kopfschlagader; entspringt re. aus Truncus brachiocephalicus, li. aus Arcus aortae. Sie teilt sich etwa in Höhe des 4. Halswirbels am Oberrand des Schildknorpels in A. carotis externa u. A. carotis interna. **A. carotis externa**: äußere Kopfschlagader aus A. carotis communis. Astfolge: A. thyreoidea superior, A. lingualis, A. facialis, A. sternocleidomastoidea, A. occipitalis, A. auricularis posterior, A. pharyngea ascendens. Endäste sind A. maxillaris u. A. temporalis superficialis. **A. carotis interna**: innere Kopfschlagader aus A. carotis communis; zieht ins Schädelinnere u. versorgt Auge u. Gehirn.

Arteria-carotis-interna-Syndrom: Verschluß o. Verengung der A. carotis interna mit plötzl. meist einseitig auftretender Amaurose, Hemiparese auf der der Sehstörung kontralateralen Seite; bei Verschluß der A. carotis interna auch Aphasie, Agraphie, Akalkulie u. a.; Folge thrombot. Prozesse auf der Basis von ↑Arteriosklerose u. Thrombangiitis obliterans (↑Endangiitis obliterans), embol. Gefäßverschluß ist selten.

Arteria centralis retinae: Ast der A. ophthalmica, der im N. opticus zur Retina gelangt.

Arteria-centralis-retinae-Embolie: Verschluß der A. centralis retinae vor o. nach dem Eintritt in das Augeninnere infolge einer echten Embolie o. eines arteriosklerot. Prozesses. Sie verursacht eine Unterbrechung der Perfusion der Retina u. meist einen fast vollständigen Funktionsverlust. Notfallsituation, da die Überlebenszeit der Netzhaut beschränkt ist (ca. 90–120 min in schweren Fällen).

Arteria cerebri anterior: vordere Hirnschlagader aus A. carotis interna; versorgt vordere u. mediale Abschnitte des Großhirns.

Arteria-cerebri-anterior-Syndrom: Verschluß o. Verengung der A. cerebri anterior mit spast. Hemiparese des kontralateralen Beins, kontralateraler Schwäche der zentralen Fazialisinnervation, Deviation der Augen (auch des Kopfs) zur Seite der Läsion, Petit-mal-Anfällen, Auftreten von Primitivreflexen (Saug- u. Greifreflexen); Pollakisurie.

Arteria cerebri media: mittlere Hirnschlagader, stärkster Ast der A. carotis interna; verläuft im Sulcus lateralis zu den umliegenden Regionen des Großhirns.

Arteria-cerebri-media-Syndrom: Verschluß o. Verengung der A. cerebri media mit kontralateraler Hemiparese der Gesichtsmuskeln, Hemianästhesie, homonyme Hemianopsie, Aphasie, Nosoagnosie.

Arteria cerebri posterior: hintere Hirnschlagader, Endast der A. basilaris.

Arteria-cerebri-posterior-Syndrom: Verschluß o. Verengung der A. cerebri posterior mit kontralateraler, homonymer Hemianopsie (auch Quadrantenanopsie), Nosoagnosie, zerebellarer Ataxie, Konvergenzlähmung, Unfähigkeit den Blick nach oben zu richten.

Arteria cervicalis ascendens: Ast des ↑Truncus thyrocervicalis; zieht auf ↑Musculus scalenus anterior aufwärts. **A. cervicalis profunda**: tiefe Halsarterie aus ↑Truncus costocervicalis. **A. cervicalis superficialis**: Ast des ↑Truncus thyrocervicalis im seitl. Halsdreieck. **A. choroidea anterior**: aus A. carotis interna entspringende Arterie, verläuft in die Seitenventrikel des Gehirn u. versorgt deren ↑Tela choroidea. **Aa. ciliares anteriores**: aus Gefäßen der äußeren Augenmuskeln entspringende Äste für Sklera, Bindehaut u. Ziliarkörper des Auges. **Aa. ciliares posteriores breves**: bis zur Choroidea ziehende Äste der A. ophthalmica. **Aa. ciliares posteriores longae**: zur Iris verlaufende Zweige der A. ophthalmica. **A. circumflexa anterior humeri**: vorn das ↑Collum chirurgicum des Humerus umgreifender Ast der A. axillaris. **A. circumflexa femoris lateralis**: lateral um das Femur ziehender Ast der A. profunda femoris. **A. circumflexa femoris medialis**: medial um das Femur ziehender Ast der A. profunda femoris. **A. circumflexa iliaca profunda**: auf dem Darmbeinkamm nach dorsal ziehender Ast der A. iliaca externa. **A. circumflexa iliaca superficialis**: entlang dem Leistenband verlaufender Ast der A. femoralis. **A. circumflexa posterior humeri**: hinten das ↑Collum chirurgicum des Humerus umgreifender Ast der A. axillaris. **A. circumflexa scapulae**: durch die mediale ↑Achsellücke nach dorsal gelangender Zweig der A. subscapularis. **A. clitoridis**: zur Klitoris ziehender Ast der A. pudenda interna. **A. coeliaca** ↑Truncus coeliacus.

Arteria-coeliaca-Syndrom: vorwiegend durch das Lig. arcuatum bedingte Einengung der A. coeliaca mit Sympt. der Angina abdominalis.

Arteria colica dextra: das Colon ascendens (↑Kolon) versorgender Ast der A. mesenterica superior. **A. colica media**: das Colon transversum (↑Kolon) versorgender Ast der A. mesenterica superior. **A. colica sinistra**: das Colon descendens (↑Kolon) versorgender Ast der A. mesenterica inferior. **A. collateralis media**: dorsal zum Ellenbogen verlaufender Zweig der A. profunda brachii. **A. collateralis radialis**: Endast der A. profunda brachii zur Radialseite des Ellenbogens. **A. collateralis ulnaris inferior**: im Septum intermusculare mediale zum Ellenbogen ziehender Ast der A. brachialis. **A. collateralis ulnaris superior**: im Septum intermusculare mediale zum Ellenbogen ziehender Ast der A. brachialis; Abgang proximal der A. collateralis ulnaris inferior. **A. comitans nervi ischiadici**: den N. ischiadicus begleitendes Gefäß aus ↑Arteria glutaea inferior. **A. communicans anterior**: kurzes Verbindungsstück zwischen beiden Aa. cerebri anteriores; Teil des ↑Circulus arteriosus cerebri. **A. communicans posterior**: paarige Verbindung zwischen A. carotis interna u. A. cerebri posterior; Teil des ↑Circulus arteriosus cerebri. **Aa. conjunctivales**: Gefäße zur Bindehaut des Augens aus A. ophthalmica. **A. coronaria dextra**: re. Herzkranzarterie; entspringt aus der Aorta u. versorgt re. Ventrikel sowie den dorsalen Teil des Ventrikelseptums u. der Wand des li. Ventrikels. **A. coronaria sinistra**: li. Herzkranzarterie; entspringt aus Aorta u. versorgt li. Ventrikel sowie den ventralen Teil des Ventrikelseptums u. der Wand des re. Ventrikels. **A. cremasterica**: zum ↑Musculus cremaster ziehender Ast der A. epigastrica inferior. **A. cystica**: zur Gallenblase ziehender Ast der A. hepatica propria. **A. descendens genicularis**: Ast der A. femoralis innerhalb des Adduktorenkanals; zieht zum Kniegelenk. **Aa. digitales dorsales manus**: bis zur Mittelphalanx am Fingerrücken ziehende Äste aus Aa. metacarpeae dorsales. **A. digitales dorsales pedis**: zu den einander benachbarten Seiten der Zehen ziehende Zweige der Aa. metatarseae dorsales. **Aa. digitales palmares communes**: Blutgefäße der Hohlhand aus ↑Arcus palmaris superficialis; teilen sich in Aa. digitales palmares propriae: eigentl. palmare Arterien der Finger. **Aa. digitales plantares propriae**: Arterien an der Plantarseite der Zehen aus Aa. metatarseales plantares. **A. dorsalis clitoridis**: Ast der A. pudena interna zur Klitoris. **A. dorsalis nasi**: Endast der A. ophthalmica zum Nasenrücken. **A. dorsalis pedis**: Fortsetzung der A. tibialis anterior am Fußrücken. **A. dorsalis penis**: Ast der A. pudenda interna an der Dorsalfläche des männl. Gliedes. **A. dorsalis scapulae**: Ast des ↑Truncus thyrocervicalis; zieht zu Mm. rhomboidei. **A. ductus deferentis**: Zweig der A. iliaca interna, welcher den Ductus deferens in den Samenstrang begleitet. **A. epigastrica inferior**: Ast der A. iliaca externa; verläuft hinter dem M. rectus abdominis in Richtung Nabel. **A. epigastrica superficialis**: oberflächl. Ast der A. femoralis am Unterbauch. **A. epigastrica superior**: Fortsetzung der A. thoracica interna nach deren Durchtritt durchs Zwerchfell. **A. ethmoidalis anterior**: Ast der A. ophthalmica für die oberen vorderen Siebbeinzellen, Nasen- u. Stirnhöhle, entläßt die A. meningea anterior zur harten Hirnhaut. **A. ethmoidalis posterior**: Ast der A. ophthalmica zu hinteren Siebbeinzellen u. zum hinteren Teil der Nasenhöhle. **A. facialis**: aus A. carotis externa entspringende Gesichtsarterie. **A. femoralis**: Oberschenkelschlagader; Fortsetzung der A. iliaca externa, zieht über ↑Fossa iliopectinea in den ↑Adduktorenkanal. **A. fibularis** ↑Arteria peronaea. **A. gastrica dextra**: Ast der A. hepatica communis, gelangt von re. unten zur kleinen Kurvatur des Magens. **Aa. gastricae breves**: kurze Äste aus A. lienalis zum Fundus-Corpus-Gebiet des Magens. **A. gastrica sinistra**: Ast des ↑Truncus coeliacus, legt sich re. oben der kleinen Kurvatur des Magens an. **A. gastroduodenalis**: Ast der

A. hepatica communis, teilt sich in A. gastroomentalis dextra u. A. pancreaticoduodenalis superior.

Arteria gastroomentalis dextra: Zweig der A. gastroduodenalis an der großen Kurvatur des Magens. **A. gastroomentalis sinistra**: Zweig der A. splenica (lienalis) an der großen Kurvatur des Magens. **A. glutaea inferior**: untere Gesäßschlagader, aus dem ventralen Stamm der A. iliaca interna. **A. glutaea superior**: obere Gesäßschlagader. Endast des dorsalen Stamms der A. iliaca interna. **Aa. helicinae**: schneckenartig gewundene Äste der A. profunda penis, münden in den Penisschwellkörper u. regulieren den Blutzustrom bei der Erektion. **A. hepatica communis**: gemeinsame Leberschlagader aus dem ↑Truncus coeliacus. **A. hepatica propria**: eigentl. Leberschlagader aus A. hepatica communis; verläuft im kleinen Netz zur Leberpforte u. teilt sich dort in Ramus dexter u. Ramus sinister. **A. hyaloidea**: embryonal vorhandener Ast der A. ophthalmica zur Linse; beim Erwachsenen zu einer strangförmigen Verdichtung zurückgebildete Arterie, die den Glaskörperraum durchzieht. **A. hyaloidea persistens**: Bestehenbleiben der die hinteren Linsenpartien u. den Glaskörper des Auges versorgenden A. hyaloidea Obliteration normalerweise ab sechstem Fetalmonat. Es persistiert mitunter ein frei bewegl. Strang im Glaskörper, der Zysten bilden kann. **Aa. ileales**: Äste aus A. mesenterica superior zum ↑Ileum. **A. ileocolica**: Schlagader mit je einem Ast zum Ileum u. Colon ascendens aus A. mesenterica superior. **A. iliaca communis**: gemeinsame Hüftschlagader; geht aus Aorta abdominalis hervor u. teilt sich in Höhe der Articulatio sacroiliaca in die A. iliaca externa u. interna. Abb. **A. iliaca externa**: äußere Hüftschlagader, Fortsetzung in A. femoralis. **A. iliaca interna**: innere Hüftschlagader; mit ihren Ästen versorgt sie u. a. Organe des kleinen Beckens u. die Gesäßregion.

Arteria-iliaca-interna-Embolisation: iatrogener Verschluß der A. iliaca interna über Angiographiekatheter mit körpereigenem o. -fremden Material als Alternative zur offenen Unterbindung bei unstillbarer Blutung aus der Harnblase wegen Tumor o. Strahlenläsionen.

Arteria iliolumbalis: Ast der A. iliaca interna, zieht hinter M. psoas major zum Darmbeinkamm. **A. inferior anterior cerebelli**: Ast zu unteren, vorderen Teilen des Kleinhirns aus A. basilaris. **A. inferior lateralis genus**: unterer lateraler Ast der A. poplitea. **A. inferior medialis genus**: unterer medialer Ast der A. poplitea. **A. inferior posterior cerebelli**: Ast zu unteren, hinteren Teilen des Kleinhirns aus A. vertebralis. **A. infraorbitalis**: am Boden der Augenhöhle verlaufender Ast der A. maxillaris. **Aa. intercostales posteriores**: segmentale Äste der Pars thoracica aortae zu III. bis XI. Interkostalraum. **A. intercostalis suprema**: zu den ersten beiden Interkostalräumen ziehender Zweig aus ↑Truncus costocervicalis. **Aa. interlobares renales**: Äste der A. renalis, die zwischen den Nierenpyramiden zur Markrindengrenze verlaufen. ↑Niere. Abb. **Aa. interlobulares renales**: radiär die Nierenrinde durchsetzende Äste der Aa. arcuatae. Abb. **A. interossea anterior**: aus der A. interossea communis entspringendes Gefäß auf der Beugeseite der Membrana interossea (↑Membrana interossea antebrachii) des Unterarms. **A. interossea communis**: Ast der A. ulnaris in der Ellenbeuge. **A. interossea posterior**: aus der A. interossea communis entspringendes Gefäß an der Streckseite des Unterarms. **A. interossea recurrens**: rückläufiger Zweig der A. interossea posterior am Ellenbogen. **Aa. jejunales**: das Jejunum versorgende Gefäße aus A. mesenterica superior. **A. labialis inferior**: zur Unterlippe ziehender Ast der A. facialis. **A. labialis su-**

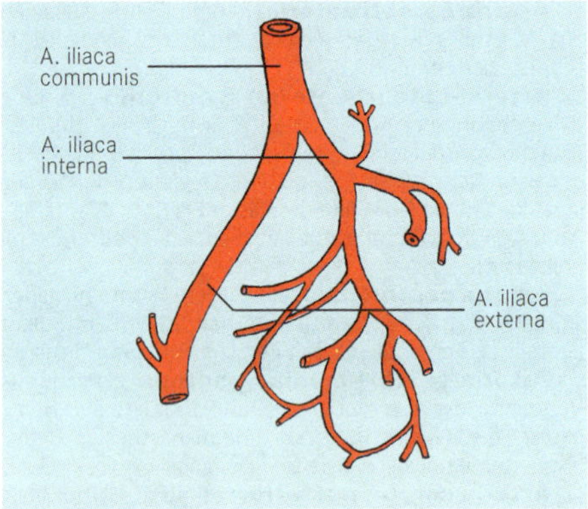

Arteria iliaca communis

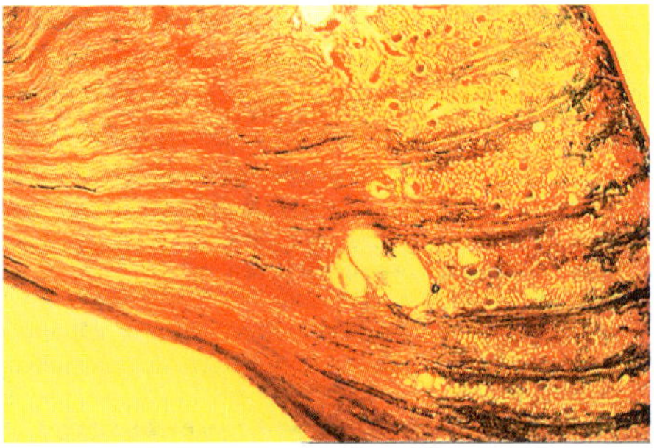

30

Arteriae interlobares renales.
Histologischer Schnitt durch die Niere, Gefäßinjektion; Lappen- u. Läppchenbegrenzung durch die Blutgefäße

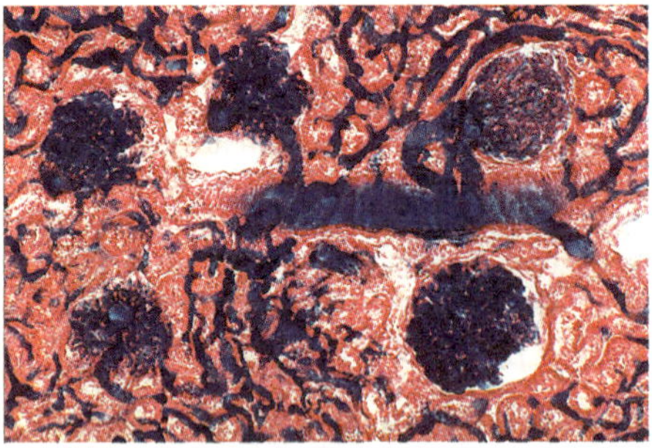

30

Arteriae interlobulares renales.
Histologischer Schnitt durch die Niere, Berliner-Blau-Injektion, Kernechtrotfärbung; Arteria interlobularis u. Glomeruli

perior: zur Oberlippe ziehender Ast aus A. facialis. **A. labyrinthi**: durch den Meatus acusticus internus zum Innenohr ziehender Ast der A. basilaris. ↑Gehörgang. **A. lacrimalis**: Ast zur Tränendrüse aus A. ophthalmica. **A. laryngealis inferior**: obere Kehlkopfschlagader aus ↑Arteria thyroidea inferior. **A. laryngealis superior**: obere Kehlkopfschlagader aus A. thyroidea superior. **A. ligamenti teretis uteri**: Gefäß des runden Mutterbands aus A. epigastrica inferior. **A. lingualis**: zur Zunge ziehender Ast der A. carotis externa.

Arterialisation: Herstellung der Gaspartialdrücke (↑Partialdruck), wie sie im arteriellen Blut vorliegen; sie erfolgt i. a. in den Kapillaren der Lunge.

Arteria lobi caudati: zum Labus caudatus der Leber ziehender Ast des R. dexter bzw. sinister der A. hepatica propria. **Aa. lumbales**: vierpaarig aus Aorta abdominalis entspringende segmentale Arterien; ziehen hinter M. psoas major zur seitl. Bauchwand. **A. lumbalis ima**: nach lateral ziehende unterste A. lumbalis aus ↑Arteria sacralis mediana. **A. lusoria**: abnormer Ursprung der A. subclavia dextra. Das Gesäß geht infolge Rückbildung der vierten re. Pharyngealbogenarterien u. der re. dorsalen Aorta (oberhalb der siebten Segmentarterie) distal der li. A. subclavia vom Aortenbogen ab. Passiert den Ösophagus von dorsal, um zum re. Arm zu gelangen. Kompressionserscheinungen sind mögl.: Schluckbeschwerden (↑Dysphagia lusoria). **A. malleolaris anterior lateralis**: zum vorderen äußeren Knöchel ziehender Ast der A. tibialis anterior. **A. malleolaris anterior medialis**: zum vorderen inneren Knöchel ziehender Ast der A. tibialis anterior. **A. mammaria interna** ↑Arteria thoracica interna. **A. masseterica**: den ↑Musculus masseter versorgender Ast der A. maxillaris. **A. maxillaris**: tiefer Endast der A. carotis externa. **A. media genus**: mittlerer Ast der A. poplitea. **A. meningea anterior**: zur vorderen harten Hirnhaut ziehender Zweig der A. ethmoidalis anterior. **A. meningea media**: zur mittleren harten Hirnhaut ziehender Zweig der A. maxillaris. **A. meningea posterior**: zur hinteren harten Hirnhaut ziehender Zweig der A. pharyngea ascendens. **A. mentalis**: zum Kinn laufender Endast der A. alveolaris inferior. **A. mesenterica inferior**: untere Gekröseschlagader aus Aorta abdominalis; versorgt Colon descendens, Colon sigmoideum u. oberen Teil des Rektums. **A. mesenterica superior**: obere Gekröseschlagader aus Aorta abdominalis; versorgt Dünndarm sowie Caecum, Colon ascendens u. Colon transversum. **Aa. metacarpales dorsales**: dorsale Mittelhandschlagadern aus Ramus carpalis dorsalis der A. radii. **Aa. metacarpales palmares**: palmare Mittelhandschlagadern aus ↑Arcus palmaris profundus. **Aa. metatarsales dorsales**: dorsale Arterien der Fußzehen mit Ausnahme des lateralen Rands der 5. Zehe. **Aa. metatarsales plantares**: plantare Mittelfußarterien aus ↑Arcus plantaris profundus. **A. musculophrenica**: zum Rippenursprung des Zwerchfells ziehender Endast der A. thoracica interna. **Aa. nasales posteriores laterales**: zur hinteren seitl. Nasenhöhlenwand ziehende Äste der A. sphenopalatina. **A. nasalis posterior septi**: zur hinteren Nasenscheidewand verlaufender Ast der A. sphenopalatina. **A. nutritia**: Arterie, über welche Blut in das Innere eines Knochens gelangt; ↑Foramen nutritium. **A. obturatoria**: zum ↑Canalis obturatorius ziehender Ast der A. iliaca interna. **A. occipitalis**: zum Hinterhaupt ziehender Ast der A. carotis externa. **A. ophthalmica**: Augenschlagader aus A. carotis interna; gelangt durch den ↑Canalis opticus in die Augenhöhle. **A. ovarica**: zum Eierstock ziehender Ast der Aorta abdominalis. **A. palatina ascendens**: zur Rachenwand u. zum weichen Gaumen aufsteigender Ast der A. facialis. **A. palatina descendens**: von der Flügelgaumengrube im ↑Canalis palatinus major zum Gaumen absteigender Ast der A. maxillaris. **Aa. palatinae minores**: kleine Zweige der A. palatina descendens zum weichen Gaumen. **A. palatina major**: Zweig der A. palatina descendens zum harten Gaumen. **Aa. palpebrales laterales**: zur seitl. Lidregion laufende Äste der A. lacrimalis. **Aa. palpebrales mediales**: die mediale Lidgegend versorgende Zweige der A. ophthalmica. **A. pancreaticoduodenalis inferior**: aus A. mesenterica superior entspringender Ast für Kopf des Pankreas u. das Duodenum. **A. pancreaticoduodenalis superior**: aus A. gastroduodenalis entspringender Ast für Kopf des Pankreas u. Duodenum. **Aa. perforantes**: 3 aus A. profunda femoris entspringende Äste; ziehen durch die Mm. adductores zur Beugeseite des Oberschenkels. **A. pericardiacophrenica**: Ast der A. thoracica interna; zieht mit N. phrenicus zum Zwerchfell. **A. perinealis**: den Damm versorgender Zweig der A. pudenda interna. **A. peronaea**: A. fibularis; auf der Rückfläche des Wadenbeins verlaufender Ast der A. tibialis posterior. **A. pharyngea ascendens**: zum Schlund aufsteigende Arterie aus A. carotis externa. **A. phrenica inferior**: aus Aorta abdominalis o. ↑Truncus coeliacus entspringende untere Zwerchfellarterie. **A. phrenica superior**: zum hinteren Zwerchfell ziehender Ast der Aorta thoracica. **A. plantaris lateralis**: zwischen den kurzen Muskeln der Fußsohlenmitte verlaufender stärkerer Endast der A. tibialis posterior. **A. plantaris medialis**: schwächerer Endast der A. tibialis posterior an der medialen Fußsohle. **A. poplitea**: Fortsetzung der A. femoralis in der Tiefe der Kniekehle. **A. princeps pollicis**: zur Beugeseite des Daumens ziehender Ast der A. radialis. **A. profunda brachii**: aus A. brachialis entspringendes Gefäß; läuft mit ↑Nervus radialis zur Streckseite des Oberarms. **A. profunda clitoridis**: Ast aus A. pudenda interna zur Klitoris. **A. profunda femoris**: starker Ast der A. femoralis; verläuft zwischen Streckern u. Adduktoren in die Tiefe des Oberschenkels. **A. profunda linguae**: bis zur Zungenspitze gewunden verlaufender Endast der A. lingualis. **A. profunda penis**: Ast der A. pudenda interna zum Penis. **Aa. pudendae externae**: zu äußeren Genitalorganen ziehende Äste der A. femoralis. **A. pudenda interna**: Damm, unteres Rektum u. äußere Geschlechtsorgane versorgender Endast des ventralen Stamms der A. iliaca interna. **A. pulmonalis**: ↑Truncus pulmonalis. ↑Bändelung. **A. radialis**: ein Endast der A. brachialis; verläuft mit M. brachioradialis am Unterarm, legt sich palmar dem distalen Radiusende an, wo sie beim Lebenden gefühlt werden kann (Puls). **A. radialis indicis**: Ast zur Speichenseite des Zeigefingers aus A. princeps pollicis. **A. radicularis magna**: wichtiges Gefäß von der Aorta zum Rückenmark. **A. rectalis inferior**: Zweig der A. pudenda interna zum unteren Mastdarm, versorgt die Sphinkteren u. Analhaut; zieht quer durch die ↑Fossa ischiorectalis. **A. rectalis media**: Ast der A. iliaca interna zum Mastdarm. **A. rectalis superior**: Endast der A. mesenterica inferior zum oberen Rektum. **A. recurrens radialis**: rückläufiger Ast der ↑Arteria radialis in der Ellenbeuge. **A. recurrens tibialis anterior**: vorderer, rückläufiger Ast der A. tibialis anterior nach deren Durchtritt durch die Membrana interossea.

Arteria recurrens tibialis posterior: oft fehlender Ast der A. tibialis posterior o. A. tibialis anterior zum Kniegelenk. **A. recurrens ulnaris**: rückläufiger Ast der A. ulnaris in der Ellenbeuge. **A. renalis**: Nierenschlagader aus Aorta abdominalis; teilt sich in vorderen Hauptast für die ventralen zwei Drittel u. in hinteren Hauptast für das hintere Drittel der Niere. **A. rolandica**: Ast der A. cerebri media. Das bei Verschluß dieses Gefäßes auftretende Syndrom beinhaltet motor., mitunter auch sensible Jackson-Anfälle u. Lähmungen der Körpergegenseite. **Aa. sacrales laterales**: an der seitl. Vorderfläche des Kreuzbeins nach unten ziehende Äste des dorsalen Stamms der A. iliaca interna. **A. sacralis mediana**: Fortsetzung der Pars abdominalis aortae an der Vorderfläche des Kreuzbeins. **Aa. sigmoideae**: Äste der A. mesenterica inferior zum Colon sigmoideum. **A. spermatica** ↑Arteria testicularis. **A. sphenopalatina**: Ast der A. maxillaris; zieht durch Foramen sphenopalatinum zur hinteren Nasenhöhle. **A. spinalis anterior**: Ast aus A. vertebralis; vereinigt sich mit dem der Gegenseite u. verläuft in ↑Fissura mediana anterior des Rückenmarks abwärts.

Arteria-spinalis-anterior-Syndrom ↑Spinalarteriensyndrom, vorderes.

Arteria spinalis posterior: paariger Ast der A. vertebralis; verläuft am Sulcus lateralis posterior des Rückenmarks abwärts. **A. splenica**: A. lienalis; Milzschlagader aus ↑Truncus coeliacus; verläuft am Oberrand des Pankreas zum Milzhilus. **A. stapedia persistens**: persistierende, embryonale Arterie, die sich bereits im dritten Fetalmonat zurückbildet. Sie stellt eine Gefäßanastomose zwischen dem ventralen Teil der ersten u. dem dorsalen Teil der zweiten Pharyngealbogenarterie dar. Um sie herum wird der knorpelige (später knöcherne) Stapes aufgebaut. **A. stylomastoidea**: Zweig der A. auricularis posterior; gelangt durch Foramen stylomastoideum in den ↑Canalis facialis u. zur Paukenhöhle. **A. subclavia**: Schlüsselbeinschlagader entspringt re. aus ↑Truncus brachiocephalicus, li. aus Arcus aortae. Astfolge: A. vertebralis, A. thoracica interna, Truncus thyrocervicalis, Truncus costocervicalis, A. transversa cervicis. **A. subclavia lusoria** ↑Arteria lusoria.

Arteria-subclavia-Stenose: Verengung o. Verschluß (Atresie) des Abgangs der li. A. subclavia vom Aortenbogen; kann angeboren Bestandteil einer ↑Aortenisthmusstenose sein, häufiger erworben. Läßt der Verschluß den Ursprung der A. vertebralis frei, kann die Versorgung des Arms durch rückläufige Durchströmung der Arterie aus dem Gehirn aufrechterhalten werden: Entzugserscheinungen.

Arteria subcostalis: unterste (12.) A. intercostalis posterior. **A. sublingualis**: Ast der A. lingualis zur unteren Seite des Mundbodens. **A. submentalis**: Zweig der A. facialis; verläuft im ↑Trigonum submandibulare zum Kinn. **A. subscapularis**: Ast der A. axillaris; teilt sich in Achselhöhle in A. circumflexa scapulae u. A. thoracodorsalis. **A. superior cerebelli**: zu den oberen Kleinhirnabschnitten ziehender Zweig der A. basilaris. **A. superior lateralis genus**: oberer lateraler Ast der A. poplitea. **A. superior medialis genus**: oberer medialer Ast der A. poplitea. **A. supraorbitalis**: Ast der A. ophthalmica: zieht am Dach der Augenhöhle u. um den ↑Margo supraorbitalis zur Stirn. **A. suprarenalis inferior**: unterer Ast zur Nebenniere aus A. renalis. **A. suprarenalis media**: mittlerer Ast zur Nebenniere aus Aorta abdominalis. **A. suprarenalis superior**: Bez. für Vielzahl von Zweigen aus A. phrenica inferior zur Nebenniere. **A. suprascapularis**: im seitl. Halsdreieck hinter dem Schlüsselbein zum Schulterblatt ziehender Ast des Truncus thyrocervicalis. **Aa. surales**: zu den oberflächl. Beugern des Unterschenkels ziehende Äste (2) der A. poplitea. **Aa. tarsales dorsales**: Arterien am Fußrücken aus A. arcuata. **Aa. tarsales mediales**: zum inneren Fußrand laufende Äste der A. dorsalis pedis. **A. tarsalis lateralis**: zur seitl. Fußwurzel ziehender Ast der A. dorsalis pedis. **Aa. temporales profundae**: vordere u. hintere tiefe Äste der A. maxillaris zum ↑Musculus temporalis. **A. temporalis media**: den ↑Musculus temporalis versorgender Ast der A. temporalis superficialis. **A. temporalis superficialis**: oberflächl. Endast der A. carotis externa zur Schläfe. **A. testicularis**: Zweig der Pars abdominalis aortae; zieht mit dem ↑Funiculus spermaticus zum Hoden. **A. thoracica interna**: A. mammaria interna; Ast der A. subclavia; läuft hinter den Rippenknorpeln, seitl. des Brustbeins, zum Zwerchfell. ↑Bypass, mammarokoronarer. **A. thoracica lateralis**: Ast der A. axillaris seitl. vom ↑Musculus pectoralis major. **A. thoracica superior**: variabler Ast der A. axillaris; zieht zum M. subclavius u. zu den Mm. intercostales I u. II. **A. thoracoacromialis**: Ast der A. axillaris; verzweigt sich im ↑Trigonum deltoideopectorale. **A. thyroidea ima**: seltener (5%) unpaarer Ast zum Isthmus der Schilddrüse mit wechselndem Ursprung vom Truncus brachiocephalicus, Arcus aortae u. a. **A. thyroidea inferior**: untere Schilddrüsenarterie aus ↑Truncus thyrocervicalis. **A. thyroidea superior**: obere Schilddrüsenarterie aus A. carotis externa. **A. tibialis anterior**: aus A. poplitea hervorgehende Arterie an der Streckseite des Unterschenkels.

Arteria-tibialis-anterior-Syndrom ↑Tibialis-anterior-Syndrom.

Arteria tibialis posterior: Ast der A. poplitea zwischen oberflächl. u. tiefen Beugemuskeln. des Unterschenkels. **A. trabecularis**: Balkenarterie der ↑Milz. **A. transversa cervicis**: in der Tiefe des seitl. Halsdreiecks verlaufender Ast der A. subclavia. **A. transversa facialis**: zwischen Jochbogen u. ↑Ductus parotideus nach vorn ziehender Ast der A. temporalis superficialis. **A. tympanica anterior**: Zweig der A. maxillaris zur Paukenhöhle. **A. tympanica inferior**: Zweig der A. pharyngea ascendens zur Paukenhöhle. **A. tympanica posterior**: Zweig der A. stylomastoidea zur Paukenhöhle. **A. tympanica superior**: Zweig der A. meningea media zur Paukenhöhle. **A. ulnaris**: ein Endast der A. brachialis am Unterarm; begleitet den ↑Musculus flexor carpi ulnaris u. läuft in den ↑Arcus palmaris superficialis aus. **A. umbilicalis**: Ast der A. iliaca interna; zieht während der Embryonalzeit durch Nabel u. Nabelschnur zur Plazenta, obliteriert nach der Geburt zum ↑Ligamentum umbilicale laterale. **A. urethralis**: Ast der A. pudenda interna zur Harnröhre. **A. uterina**: Ast der A. iliaca interna; erreicht in Höhe des ↑Isthmus uteri die Gebärmutter. **A. vaginalis**: Zweig der A. uterina zur Scheide. **A. vertebralis**: Ast der A. subclavia; läuft durch die ↑Foramina transversaria der Halswirbel 6–1 ins Schädelinnere. **Aa. vesicales superiores**: Fortsetzung des Abschnitts der A. umbilicalis, der nach der Geburt durchgängig bleibt, zum oberen Teil der Harnblase. **A. vesicalis inferior**: Ast aus A. iliaca interna zum Blasengrund. **A. zygomaticoorbitalis**: Zweig der A. temporalis superficialis; zieht zum äußeren Augenwinkel.

Arterie ↑Arteria.

Arteriektase ⟨*gr*⟩ *f*: diffuse Arterienerweiterung bei kaum veränderter Gefäßwandstruktur. Ggs. ↑Aneurysma.

Arterienagenesie: Nichtanlage best. Arterien ist meist gekoppelt mit dem Fehlen, der Unterentwicklung o. Dystopie des zu versorgenden Organs. Oft besteht ein akzessor. Ersatzgefäß.

Arteriengeräusche: auskultator. erfaßbare Strömungsgeräusche über Arterien, die an Stellen mit Wirbelbildungen entstehen (Stenosen, Aneurysmen, pathol. Teilungsstellen, externe Kompression, arteriovenöse Kurzschlüsse, atyp. Druck- o. Viskositätsverhältnisse). Bei Anwendung von Funktionsproben meist zwischen Strömungs- u. Stenosegeräuschen Unterscheidung mögl.

Arterienvarietäten: abartig verlaufende o. in Über- bzw. Unterzahl vorkommende Blutgefäße, die sich aus der plexusartigen, embryonalen Anlage des Gefäßsystems ableiten. Keine exakte Abgrenzung von Varietät, die die Funktion des Organismus nicht stört, u. Gefäßfehlbildung.

Arterienverkalkung: ↑Arteriosklerose, ↑Mediaverkalkung.

Arterienverletzung: Es werden unterschieden scharfe (Messer, Geschosse u. a.) u. stumpfe A. (Quetschungen, Gelenkluxationen u. Frakturen). Arbeits- u. Verkehrsunfälle sowie iatrogene Verletzungen sind die häufigsten Ursachen. Je nach Bedeutung der verletzten Arterie kann es zu einer akuten, mitunter organ. o. lebensbedrohenden Durchblutungsnot kommen. Bevorzugte Behandlungsmethode ist die chir. Gefäßrekonstruktion.

Arteriitis ⟨*gr*⟩ *f*: Entzündung der Arterien; Endarteriitis, Thrombangiitis, Endangiitis.

Arteriitis brachiocephalica ↑Takayasu-Syndrom.

Arteriitis gigantocellularis: A. temporalis sive cranialis; nur im höheren Alter vorkommendes, oft schweres Krankheitsbild mit schmerzhaft verdickter u. verhärteter Schläfenarterie. Bei Beteiligung der A. ophthalmica Amaurose mögl. Erhebl. beschleunigte Erythrozytensenkungsgeschwindigkeit.

Arteriitis nodosa ↑Periarteriitis nodosa.

Arteriitis rheumatica: als „spezif. rheumatisch“ angesehene Gefäßprozesse mit typ. Granulomen, ↑Aschoff-Geipel-Knötchen; nicht obligates Sympt. des rheumatischen ↑Fiebers.

Arteriitis syphilitica ↑Endarteriitis syphilitica obliterans.

Arteriitis temporalis: Horton-Magath-Brown-Syndrom, Magath-Syndrom; riesenzellhaltige segmentale Entzündung der Media kleinerer Arterien nach Elastikazerfall mit lokaler Verschlußsymptomatik, zu etwa 50 % auch die A. ophthalmica betreffend. Die meist vollständige Unterbrechung der Sehnervendurchblutung (vordere ischämische Sehnervenerkrankung) führt fast immer zur Erblindung, nicht selten auch doppelseitig. Oft Zeichen einer sonst asymptomat. generalisierten Arteriitis.

Arteriitis umbilicalis ↑Nabelinfektion.

Arteriographie: Röntgendarstellung der Arterien nach Injektion von ↑Kontrastmitteln zum Nachweis von Gefäßveränderungen u. Tumoren. Methodik: ↑Angiographie. Verfahren: **I. Aortographie. II. Aortaarteriographie**: Abbildung der Bauchaorta, der Beckenarterien u. der Beinarterien bds. **III. Brachiozephale A.**: Darstellung des Aortenbogens u. der extrakraniellen Kopf-, Hals- u. Schulterarterien nach transfemoraler o. transaxillarer Katheterisierung. **IV. Zerebrale A.**: Darstellung der Aa. carotides (Karotisangiographie) u. der Arteria vertebralis (Vertebralisangiographie), nach 1. transfemoraler Katheterisierung, 2. perkutaner Direktpunktion der A. carotis bzw. A. vertebralis (heute nicht mehr übl.), 3. transaxilläre Vertebralisarteriographie, 4. transbrachiale Vertebralisarteriographie. **V. Abdominale A.**: Darstellung der Bauchaorta u. ihrer großen Äste. Verfahren: 1. Transfemorale o. transbrachiale Katheterarteriographie: Einführung des Katheters über die A. femoralis bzw. brachialis axillaris; 2. Subdiaphragmale A. (wenn transfemoral nicht ausführbar): Direktpunktion der Aorta, 3. Transseptale A. nach Herzkatheterisierung. **VI. Selektive, abdominale A.**: Darstellung der großen Seitenarterien der Bauchaorta nach Sondierung mittels spez. dafür präparierter Katheter. Verfahren: 1. Zöliakographie (Angiographie der A. coeliaca); 2. superselektive Hepatographie (Angiographie der A. hepatica); 3. Lienographie (Angiographie der Aa. lienalis); 4. Angiographie der Aa. mesentericae (Mesenterikographie); 5. Angiographie der Nierenarterien (Renovasographie); 6. Angiographie der Nebennierenarterien; 7. Beckenarteriographie; 8. Bronchialisarteriographie. **VII. Beckenarteriographie**: Darstellung der Beckenarterie bzw. ihrer viszeralen u. parietalen Äste. 1. Globale Beckenarteriographie; 2. A. der viszeralen o. parietalen Äste der Beckenarterien; 3. Zur Diagnostik Kombination der Beckenarteriographie mit Pneumovesikographie **VIII. Pneumarteriographie**: Darstellung der Lungenarterien nach Kontrastmittelinjektion in den re. Ventrikel, den Truncus pulmonalis, in eine Lungenhauptarterie o. eine Lappen- o. Segmentarterie. Sie setzt immer eine Rechtsherzkatheterisierung voraus. Ind.: Gefäß- u. Lungenfehlbildungen, Mediastinal-, Bronchial- u. Lungentumoren. **IX. Extremitätenarteriographie**: transfemorale Katheterisierung evtl. Direktpunktion der A. axillaris.

Arteriola ⟨*lat*⟩ *f*: Arteriole; Stromgebiet zwischen Arterien (↑Arteria) u. ↑Kapillaren; Wandschichten: 1. Tunica interna [intima] mit a) Endothel, b) Rete elasticum, 2. Tunica media mit zirkulär angeordneten glatten Muskelzellen, 3. Tunica externa aus Bindegewebe. Die achsenparallelen Zellkerne des Endothels u. die zirkulären Kerne der Muskelzellen ergeben das „Kernkreuzphänomen“ (im Ggs. zu Kapillaren).

Arteriola glomerularis afferens ↑Corpusculum renale.

Arteriola glomerularis efferens ↑Corpusculum renale.

Arteriolith ⟨*gr*⟩ *m*: Arterienstein, Folge einer Verkalkung von Thromben.

Arteriolitis allergica: allerg. bedingte Entzündung kleiner Hautgefäße, meist an den Unterschenkeln lokalisiert, häufig durch Medikamente ausgelöst.

Arteriolonekrose ⟨*gr*⟩ *f*: fibrinoide ↑Nekrose der Media mit sek. Beteiligung von Intima u. Adventitia, bes. in Niere (maligne Nephrosklerose), Milz, Pankreas, Gehirn sowie der Netzhaut des Auges. Die A. wird heute als bes. Verlaufsform der malignen Hypertonie aufgefaßt, die durch extrem hohe Blutdruckwerte bedingt ist; seltener führen Vergiftungen (z. B. Blei) zur A.

Arteriolosklerose: Verdickung u. Verfestigung der Arteriolenwand durch Hyalin- u. Lipideinlagerung v. a. in die Media. Meist Teilerscheinung einer allg. ↑Arteriosklerose, vorwiegend in Niere (benigne Nephrosklerose), Gehirn, Pankreas, Milz u. Retina.

Arteriopathia pulmonalis: hyperplast. Arteriitis u. nekrotisierende Arteriolitis im Lungenkreislauf bei Herzerkrankungen u. angeborenen Herzfehlern, die zu Druckerhöhung im kleinen Kreislauf führen, auch nach Operation angeborener Herzfehler bei stärkerem Druckabfall.

Arteriosclerosis obliterans: chron.-degenerative Erkrankung des art. Gefäßsystems mit versch. kombinierten Intimaveränderungen in Form örtl. Ansammlungen von Lipiden, Mukopolysacchariden, Kalzium, fibrösem Gewebe, Auflagerungen von Blut u. Blutbestandteilen sowie begleitenden Mediaveränderungen (↑Arteriosklerose).

Arteriosklerose *⟨gr⟩ f*: häufigste Krankheit der Arterien, die sich im Ergebnis einer allg. Störung des Lipidstoffwechsels morphol. in der art. Intima lokalisiert. Mit ihren organbedingten Komplikationen stellt sie die häufigste Todesursache dar. Als chronische ↑Krankheit beginnt sie bereits im 1. u. 2. Lebensjahrzehnt u. manifestiert sich mit den klin. Komplikationen gehäuft ab 4.–5. Lebensjahrzehnt. Kausalpathogenet. sind sog. ↑Risikofaktoren zu beachten wie Hyper- u. Dyslipoproteinämie, Zigarettenrauchen u. Hypertonie. Begünstigend Diabetes mellitus, phys. Inaktivität u. Adipositas. Wichtig sind genet. Faktoren. Multifaktorielle Krankheit mit komplexem Ursache-Bedingung-Wirkung-Gefüge. Formalpathogenet. erhöhte Endothelpermeabilität durch atherogenen Reiz (LDL, Hypertonus, tox. Schaden u. a. m.) mit Eindringen von LDL u. Monozyten, die als fettspeichernde Makrophagen (Schaumzellen) in der Intima liegen. Modulation u. Proliferation glatter Muskelzellen mit Einwandern in die Intima. Ebenfalls Speicherung von Lipiden u. Bildung extrazellulärer Matrix (kollagene u. elast. Fasern, Proteoglykane). ***Anat.:*** Lipidöse Plaques (engl. fatty streaks), lipofibröse u. komplizierte Plaques mit Atherom- u. Ulkusbildung, dystroph. Verkalkung sowie Abscheidungsthromben. Befall v. a. der Bauchaorta u. wichtiger Organarterien. Komplikation durch Aneurysma mit Ruptur u. Verblutung, Embolie bei wandständigen Thromben u. Stenose peripherer Arterien mit ↑Ischämie. Wesentl. tödl. Komplikationen: 1. Koronararterien: chronisch ischämische ↑Herzkrankheit mit Folgen; 2. Hirnarterien: Hirnblutung u. -infarkt; 3. Nierenarterien: vaskuläre Schrumpfniere. 4. Mesenterialarterien: Angina abdominalis, hämorrhag. Darminfarkt bzw. ischäm. Kolitis; 5. Extremitätenarterien (A. femoralis): ↑Claudicatio intermittens, Nekrose mit ↑Mumifikation u. ↑Gangrän. Pulmonalarteriosklerose als Folge pulmonaler Hypertension (keine komplizierten Plaques). A. der kleinen Arterien ↑Arteriolosklerose bzw. -nekrose. **A. u. High density lipoproteine** (HDL): Alphalipoproteine mit hoher Dichte bewirken in höherer Konzentration im Plasma die Ausschleusung von Cholesterinestern aus der Arterienwand in das Blutplasma mit nachfolgendem Abbau in der Leber. Die HDL-Fraktion stellt somit im Ggs. zu den LDL- u. VLDL-Fraktionen einen gegen die A. schützenden Faktor, „neg. Risikofaktor" dar. Der Quotient LDL : HDL sollte deshalb mögl. klein gehalten werden. Körperl. Ausdauertraining erhöht, Rauchen erniedrigt signifikant den HDL-Anteil. Möglicherweise liegt in diesen molekularen Mechanismen die Begründung für die schützende Wirkung des körperl. Trainings gegen Arteriosklerose bzw. die negat. Wirkung des Risikofaktors Rauchen. **A. u. Lipidstoffwechsel**: Als Folge einer Hypoxie bei A. kommt es zu gesteigerter Fettsäuresynthese der Triglyzeride in der Arterienwand. LDL- u. VLDL-Lipoproteine des Plasmas werden subendothelial akkumuliert (z. T. verstoffwechselt), u. sie bewirken eine Proliferation. Dieses Sympt. ist bei Hyperlipoproteinämien bes. ausgeprägt. Epidemiol. Studien haben Hyperlipoproteinämien als Risikofaktor für A. nachgewiesen. Bisher nicht bekannt ist der ätiol. Zusammenhang zwischen Lipidstoffwechsel u. A. **A. u. Proteoglykanstoffwechsel**: Störungen des Proteoglykanstoffwechsels führen bei arteriosklerot. Prozessen frühzeitig zur Veränderung der Molekularsiebfunktion der Proteoglykane mit Erhöhung der Permeabilität für Thrombozyten, Fibrinogen, Lipoproteine u. a. Plasmaproteine. Der erhöhte Proteogykanstoffwechsel führt zu qualitativ veränderten Glykosaminoglykanen mit erhöhtem prozentualem Gehalt an Dermatansulfat bei Erniedrigung des Gehalts an Heparansulfat u. Hyaluronat. Dadurch werden auch die viskoelast. Eigenschaften der Arterienwand verändert. Nach Entstehung von Nekrosen kann es zu einer massiven Synthese, wahrscheinl. auch strukturell veränderter, Proteoglykane mit hohem hydrodynam. Volumen kommen. Durch die akute umschriebene Volumenzunahme der Intima können lebensbedrohl. Stenosen verursacht werden.

Arteriosklerose, extrakranielle
↑Durchblutungsstörungen, zerebrale.

Arteriosklerose, retinale: Netzhautarteriosklerose; typ. Augenspiegelbefund an den Gefäßen des Augenhintergrunds, der gewisse Rückschlüsse auf den generellen Wandumbau i. R. einer Arteriosklerose ermöglicht.

Arteriosklerosestoffwechsel: der unter den Bedingungen einer ↑Arteriosklerose veränderte Stoffwechsel der Arterienwand. Der Stoffwechsel der normalen Arterienwand ist durch eine hohe Glykolyserate, einen hohen Stoffumsatz der Proteoglykane (Halbwertszeit 5–15 Tage), einen aktiven Lipid- u. Kollagenstoffwechsel gekennzeichnet. Unter den Bedingungen einer Arteriosklerose kommt es zur weiteren Steigerung der Glykolyserate bei gleichzeitig weiterer Einschränkung des oxidativen Stoffwechsel; zu erhöhtem Einbau von Glykosaminen in Glykosaminoglykane mit qualitativen Veränderungen der Zusammensetzung der Proteoglykane. Der Einbau von Acetat in Triglyzeridfettsäuren ist erhöht, derjenige in Phospholipidsäuren dagegen erniedrigt. Die Konzentration der Gesamtlipide der Arterienwand steigt ebenso wie die der Kalziumionen an. Der Quotient Kollagen I : Kollagen III steigt bei nur geringgradiger Konzentrationserhöhung des Kollagengehalts deutl. an. Durch die Strukturänderung der Proteoglykane kommt es bereits in der Anfangsphase der A. zur Funktionsänderung der Molekularsiebfunktion der Proteoglykane mit Permeabilitätsstörungen. U. a. kommt es zur Aufnahme u. zur Verstoffwechselung von Lipoproteinen u. a. Proteinen des Plasmas sowie unter Beteiligung der Thrombozyten zur Fibrinbildung. Die zeitl. Folge u. der

Grad der Abweichung hängen von dem erreichten Stadium der A. ab.

Arteriosklerose, zerebrale: Arteriosklerose der Hirngefäße mit Enzephalomalazie, Blutungen, Nekrosen der Rinde, État lacunaire der Stammganglien, Hirnatrophie. Klin. Befund abhängig von Lokalisation u. Größe der Schädigung: Abbau der Persönlichkeit, Durchgangssyndrome, Demenz, psychot. Erscheinungen, Kopfschmerzen, Schwindel, Leistungsminderung.

Artesunat: gegen Schizonten wirksames ↑Antimalariamittel.

Arthralgie ⟨*gr*⟩ *f*: Arthralgia; Gelenkschmerz. Sympt. vieler entzündl.-rheumat., aber auch degenerativer Gelenkerkrankungen u. vieler anderer Erkrankungen. Charakterist. Nachtschmerz eher entzündl. bedingt, Anlauf- u. Belastungsschmerz bei degenerativer Arthrose.

Arthrektomie: operative Abtragung krankhaft veränderter Gelenkenden zwecks Sanierung u. Verhinderung einer mögl. Ankylose. Heute kaum noch angewendet wegen Gefahr des Schlottergelenks.

Arthritiden, reaktive: sterile, seronegative (Rheumafaktor neg.), meist oligoartikulär u. asymmetr. auftretende Arthritis der großen Gelenke der unteren Extremitäten mit Neigung zu extraartikulären Manifestationen nach einer urogenitalen (Chlamydien) o. enteralen Infektion (Yersinien, Shigellen, Salmonellen, Campylobacter). Diese Bakterien vermögen intrazellulär zu persistieren. Nach neueren Erkenntnissen lösen die Erreger vermutl. nicht am Ort der Ausgangsinfektion immunpathogenet. Mechanismen aus, sondern ein persistierendes Antigen im Gelenk selbst unterhält eine zelluläre Immunantwort, die zur r. A. führt. Aufgrund der HLA-B27-Assoziation in die Gruppe der HLA-B27-assoziierten ↑Spondylarthritiden eingeordnet. Eine Untergruppe stellt die ↑Reiter-Krankheit dar. Eine Arthritis wird bei etwa 3 % der Infizierten ausgelöst (Ausnahme: Yersinien-Arthritis bei 30 % der Infizierten). Hauptmanifestationsalter zwischen dem 20.–40. Lj. Bei Männern überwiegen insbes. r. A. nach Urogenitalinfektionen. Innerhalb von 30 Tagen nach der Infektion hochakute Monarthritis, rascher Befall weiterer Gelenke. Schleichender Beginn mit Arthralgien u. nachfolgender Arthritis mögl. Fersenschmerz o. Schwellung u. Rötung im Achillessehnenbereich Ausdruck einer ↑Enthesiopathie. Charakterist. ist die ↑Daktylitis (akute Schwellung eines Fingers o. eines Zehs), verursacht durch eine Tendovaginitis der Flexorsehnen. Extraartikuläre Manifestationen: Urethritis, Augenbeteiligung (Konjunktivitis, Iritis), mukokutane Beteiligung (Keratoderma blenorrhagicum, Balanitis erosiva circinata, orale Ulzerationen, Erythema nodosum) u. selten Aorteninsuffizienz, Pleuritis sowie Amyloidose. Dauer der Arthritis i. d. R. 2–6 Monate. Chronifizierung mit Gelenkdestruktionen (v. a. der Interphalangealgelenke der Großzehe, Kalkaneus u. Metatarsophalangealgelenke), Fersenspornbildung, periostale Knochenappositionen u. Stammskelettbefall ist selten (bei 10–20 %). Laborbefunde: BSG u. CRP erhöht, HLA-B27 in 80 % pos., direkter Erregernachweis in Urethralabstrich (50 % bei durch Chlamydien induzierten Arthritis), selten bei den postenterit. Infektionen im Stuhl. Aussagekraft der Antikörperdiagnostik ist eingeschränkt. Am verläßlichsten der Nachweis spezif. IgA-Antikörper. Die Ther. erfolgt mit nichtsteroidalen ↑Antirheumatika u. physikal. Maßnahmen, bei chron. Verläufen mit ↑Basistherapeutika. Von der r. A. sind andere postinfektiöse Arthritiden wie das akute rheumat. Fieber, die Poststreptokokken-Arthritis o. Arthritiden nach Infektionen mit anderen Bakterien, Viren o. Parasiten abzugrenzen, die nicht mit HLA-B27 assoziiert sind.

Arthritis ⟨*gr*⟩ *f*: Gelenkentzündung; charakterisiert durch die lokalen Entzündungssymptome Schwellung, Schmerz, Rötung, Überwärmung u. Funktionsbehinderung. Konstanz u. Identität wechseln abhängig davon, ob eine akute A. (akutes rheumat. Fieber, ↑Arthritis urica mit akutem Gichtanfall), eine chron. A. (↑Rheumatoidarthritis, ↑Osteoarthropathia psoriatica, ↑Reiter-Krankheit, system. Lupus erythematodes) o. eine symptomat. A. (u. a. ↑Kolitisarthropathie) vorliegt.

Arthritis, chlamydienassoziierte: relativ akute Mono- o. Polyarthritis mit Bevorzugung der Gelenke der unteren Extremitäten, ca. 10 – 30 Tage nach einer prim. Infektion mit Chlamydia trachomatis (bes. Urethritis, Prostatitis, Adnexitis, Zervizitis). Zu den reaktiven ↑Arthritiden gehörig; Beziehungen zum ↑Histokompatibilitätsantigen B27 bzw. zur ↑Reiter-Krankheit. I. d. R. spontane Remission erst nach mehreren Monaten, nur ausnahmsweise chron. erosive Verläufe. Rezidivhäufigkeit etwa 15 %. Diagnostik: Typ. Anamnese u. klin. Befund, Erregernachweis (i. d. R. urogenital, nicht im Gelenk), serol. Antikörpernachweis (IgG- u. IgM-Antikörper). Ther.: nichtsteroidale Antirheumatika, evtl. intraartikulär Glukokortikoide, bei pos. Erregernachweis zusätzl. Tetrazykline.

Arthritis, erosive: durch ↑Erosionen charakterisierte Gelenkveränderungen, wichtigstes u. diagn. bestimmendes Röntgenzeichen einer Rheumatoidarthritis (RA), nach korrekter Aufnahmetechnik am eindrucksvollsten an den kleinen Gelenken der Hände u. Füße nachweisbar, als wichtiges Sympt. einer RA auch am Processus styloideus. Erosionen auch bei anderen chron. Arthritiden mögl.

Arthritis, juvenile chronische: *Abk* JCA; juvenile chron. Polyarthritis, Still-Syndrom; umfaßt eine heterogene Gruppe von rheumat. Gelenkerkrankungen des Kindesalters, die aufgrund ihrer Erscheinungsform bei Krankheitsbeginn in eine system. Form, eine polyarthrit. Form ohne wesentl. viszerale Manifestationen u. in eine mono- o. oligoarthrit. Form, die oft mit einer ↑Iridozyklitis einhergeht, unterschieden werden kann. Häufigkeit zwischen 1 von 10 000 u. 1 von 1 000 Kindern bis zum 16. Lj. Die system. JCA beginnt als Allgemeinerkrankung mit remittierendem o. septisch. Fieber mit abendl. Temperaturen bis 40 °C, oftmals begleitet von einem flüchtigen, lachsrosafarbenen makulopapulösen Erythem mit einem Durchmesser von 2–5 mm an den Extremitäten, Gesicht o. gelegentl. am Stamm. Eine Arthritis kann sich erst nach Monaten einstellen. Als viszerale Manifestationen werden Lymphadenopathie u. Splenomegalie sowie Perikarditis beobachtet. Bei der polyartikulären JCA sind insbes. Kniegelenke, Handgelenke u. Sprunggelenke betroffen, frühzeitig kann es zu Halswirbelsäulenveränderungen kommen. Bei länger andauerndem Krankheitsverlauf entwickeln sich Schäden an den Hüftgelenken. Der Befall der Kiefergelenke verursacht eine ↑Mikrognathie. Bei starker Krankheitsaktivität subfebrile Temperaturen, die abends bis auf 38 °C ansteigen können. Bei der mono- o. oligoartikulären JCA bleibt die Erkrankung i. d. R. auf ein o. wenige Gelenke beschränkt, wobei häufig ein Kniegelenk betroffen ist. Eine Gruppe der Pat. (Alter meist unter einem Jahr) mit pos. antinukleären ↑Antikörpern weist ein großes Risiko für eine chronische Iridozyklitis auf. Die Diagn. erfolgt vorwiegend anhand des klin. Bildes u. dem Verlauf. Typ. Laborparameter existieren nicht. Die BSR ist im aktiven Stadium erhöht, kann bei einer monoartikulären JCA normal sein. Bei der system. JCA bestehen gewöhnl. ausgeprägte ↑Akute-Phase-Reaktionen (Leukozytose, normochrome, normozytäre Anämie, Thrombozytose). Die ↑Rheumafaktoren sind neg.; die antinukleäre Antikörper bei einem Drittel der Pat. pos., insbesondere häufig bei einer chron. Iridozyklitis. Wachstumsstörungen infolge der Glukokortikoidgaben u. Gelenkschädigungen sind typ. (rheumat. Kleinwuchs). Die Letalität beträgt 6 % infolge der Entwicklung einer Amyloidose. Die Ther. entspricht den Prinzipien der Behandlung der ↑Rheumatoidarthritis der Erwachsenen. ↑Subsepsis allergica Wissler.

Arthritismodelle: exp. unter Anwendung infektiöser, chem. u. immun. Agenzien bei Tieren erzeugte Arthritiden, vornehml. bei Ratten (Freund-Adjuvans, Kollagen II, Sulfanilamidoindazol), Schweinen (Rotlauf, Mykoplasmen) u. Kaninchen (Carragenin, Herpes simplex, autologes o. heterologes Fibrin in Freund-Adjuvans). Die ↑Adjuvansarthritis u. die Kollagen-II-induzierte Arthritis ähneln klin. u. pathomorpholog. der ↑Rheumatoidarthritis. Ein interessantes Modell ergibt sich durch die Xenotransplantation von rheumatoidem Synovialgewebe in SCID-Mäuse (Severe Combined Immunodeficient). Neue Modelle werden durch die Entwicklung von transgenen o. Knockout-Mäusen o. Ratten mögl. TNF-alpha-transgene Mäuse (↑Transgenom) bilden spontan frühzeitig eine Polyarthritis aus. HLA-B27-transgene Ratten stellen ein Modell der HLA-B27-assoziierten Spondylarthropathien dar.

Arthritis mutilans: Marie-Léri-Syndrom; mit schneller Destruktion der Gelenkflächen u. des gelenknahen Knochens einhergehende Arthritis, die zu Verkürzung der betroffenen Glieder führt. Keine Krankheitseinheit, sondern Verlaufsvariante definierter entzündl. Gelenkerkrankungen, bes. bei Rheumatoidarthritis u. Osteoarthropathia psoriatica.

Arthritis, mutilierende ↑Lorgnettenhand.

Arthritis neuropathica: Arthropathia neuropathica, Arthropathia tabica. Im Gefolge von Nervenschäden bei Tabes dorsalis, Diabetes mellitus o. Syringomyelie durch Verlust der Tiefensensibilität auftretende schwere Form der Arthrosis deformans (↑Arthrose). ↑Charcot-Gelenk.

Arthritis, primär chronische ↑Rheumatoidarthritis.

Arthritis psoriatica ↑Osteoarthropathia psoriatica.

Arthritis purulenta: traumat. o. von eitrigen Prozessen der Umgebung fortgeleitet, auch hämatogen-metastat. (z. B. bei Pyämie, Gonorrhö, Scharlach, Typhus abdominalis) entstandene, akute eitrige Gelenkentzündung. Erreger: meist Staphylokokken, seltener Streptokokken, Pneumokokken, Gonokokken, Meningokokken, Salmonellen; ferner Koli-, Enterobakter-, Klebsiella-, Pyozyaneusbakterien, Influenzabakterien; Diagnostik: mikrobiol. Untersuchung des Gelenkpunktats.

Arthritis, reaktive ↑Arthritiden, reaktive.

Arthritis, rheumatische ↑Fieber, rheumatisches.

Arthritis, rheumatoide ↑Rheumatoidarthritis.

Arthritis, seronegative: **1.** fehlender Nachweis des ↑Rheumafaktors bei der durch ihn bes. charakterisierten ↑Rheumatoidarthritis. **2.** Gruppenbezeichnung, bes. im englischsprachigen Schrifttum, für Polyarthritiden, bei denen der (die) Rheumafaktor(en) während des gesamten Krankheitsverlaufs fehlen können: ↑Spondylitis ankylosans, Osteoarthropathia psoriatica, ↑Kolitisarthropathie, ↑Reiter-Krankheit.

Arthritis, subakute juvenile: Krankheitsbilder, die weder einem akuten rheumat. Fieber noch einer juvenilen ↑Rheumatoidarthritis zuzuordnen sind. Bei geringer Aktivität leichte Arthralgien (in Knie-, Sprung- u. Hüftgelenken, auch in der Wirbelsäule) ohne viszerale Beteiligung. Nach wenigen Monaten ohne Residuen abklingend.

Arthritis tuberculosa: Gelenkentzündung durch Tuberkelbakterien. Entstehung hämatogen bei miliarer Streuung (prim. Form) u. fortgeleitet bei Osteomyelitis tuberculosa (sek. Form). Vorkommen als Hydrops tuberculosus serofibrinosus, Fungus tuberculosus articulationis u. Arthritis (Synovialitis) tuberculosa caseosa, am häufigsten in Knie-, Hüft- u. Ellenbogengelenken.

Arthritis, undifferenzierte: entzündl.-rheumat. Krankheit (auch mit Achsenskelettbefall), bei der weder eine reaktive infektiöse Genese zu eruieren, noch Klassifikation als definiertes Krankheitsbild mögl. ist.

Arthritis urica: Gicht, Kristallarthropathie; artikuläre u. extraartikuläre Veränderungen infolge einer Störung des Harnsäurestoffwechsels: **prim. Gicht**. Klin. Manifestation i. d. R. bei Harnsäurespiegeln im Serum von mehr als 420 μmol/l bei Männern u. 340 μmol/l bei Frauen u. Ausfällung von Harnsäurekristallen in der ↑Synovia u. in versch. mesenchymalen Geweben (insbes. Synovialis, Knorpel, Knochen). Nach dem **klin. Verlauf** werden unterschieden: 1. asymptomat. Stadium (essentielle o. fam. Hyperurikämie; Prägicht) 2. Stadium der Frühmanifestation (Anfälle von A. u. mit symptomfreien bzw. -armen Intervallen) 3. Stadium der chron. destruierenden o. Gelenkgicht. **Diagn. Kriterien** (WHO- u. andere internationale Empfehlungen, gekürzt): 1. typ. Anfälle akuter u. stark schmerzhafter Arthritis mit kompletter Remission innerhalb von 14 Tagen. 2. erhöhte Harnsäurekonzentration im Serum. 3. Nachweis von Harnsäurekristallen in der Synovia. 4. Nachweis von ↑Tophi. Diagn. bei Vorliegen von 2 dieser Kriterien gesichert, insbes. bei Nachweis von Harnsäurekristallen in der Synovia o. in Tophi mit Hilfe der Polarisationsmikroskopie. Typ. der anfangs meist monoarthrit. Anfall, vornehml. im Großzehengrundgelenk (Podagra), sonst, der Häufigkeit nach, im Mittelfuß, in den Sprung-, Knie-, Hand-, anderen Zehen-, Finger- u. Ellenbogengelenken. Auftreten starker, oft unerträgl. Schmerzen sowie von Schwellung u. Rötung. Bei ungenügender o. inkonsequenter Behandlung Wiederholung der Anfälle in immer kürzeren Abständen, Übergang in das chron. destruierende Stadium mit Bildung von Knochentophi u. Gelenkzerstörungen sowie -deformierungen (gelegentl. auch prim. chron. Verlauf). Organmanifestationen mit gesicherter pathogenet. Bedeutung der Harnsäure: Gichtniere (Uratnephropathie, häufig bei Hypertonikern, Harnsäurenephrolithiasis), Haut- u. Bindegewebetophi, Uratablagerungen im ophthalmol. Bereich. **Sek. Gicht**: klin. entspr. der prim. Form. Auftreten bei myeloproliferativen ↑Erkrankungen, anderen ↑Leukämien u. ↑Neoplasmen sowie bei verminderter Harnsäureausscheidung (prim. Nierenleiden), medikamentös (z. B. Thiazide) o. anderweitig bedingter Harnsäureretention. Abb.

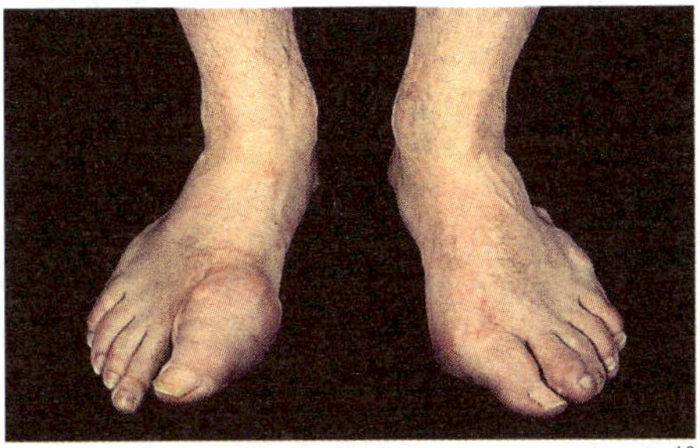

19

Arthritis urica. Podagra

Arthritis villonodularis pigmentosa: chron. gutartige Erkrankung von Gelenken (Arthritis großer Gelenke, in der Reihenfolge Knie-, Hüft-, Schulter-, Ellenbogen- u. Handgelenke), Sehnenscheiden u. Sehnen. Schmerzen, Schwellung, zunehmende Funktionsbehinderung; Entwicklung sek. Arthrosen. Pathol.-anat.: progrediente expansive Proliferation der Synovialis, Entwicklung tumoröser o. pseudotumoröser Zotten u. Knoten, rotbräunl. Verfärbung durch Hämosiderin, auch Einlagerung von cholesterinhaltigen Schaumzellen (ältere Bez. fibröses Xanthom).

Arthroderma: Pilzgattung, Teleomorph der Dermatophytengattung ↑Trichophyton.

Arthrodese: operative Versteifung eines Gelenks. Dazu vollständige Entfernung des Knorpels notwendig, um einen ossären Durchbau zu gewährleisten. **Anfrischungsarthrodese**: Anfrischung der Gelenkenden induziert die Verknöcherung. **Bolzungsarthrodese**: Induktion der Versteifung, bes. des Subtalargelenks nach Fersenbeinbrüchen, durch Einschlagen eines Knochenbolzens vom Tuber calcanei durch das Gelenk in den Talus.

Arthrofibrosis: Fibröse Ankylose; posttraumat. o. postoperativ bedingte fibrinöse Verklebungen am Gelenk, am häufigsten nach Kniearthroplastik (↑Arthroplastik), die meisten können unter Narkose durch Mobilisation gelöst werden.

arthrogen ⟨*gr*⟩ *Adj*: vom Gelenk ausgehend.

Arthrographie ⟨*gr*⟩ *f*: Röntgenkontrastdarstellung der Gelenkweichteile (Gelenkknorpel, Menisken, Kapsel) durch intraartikuläres Einbringen von neg. gasförmigem o. pos. iodhaltigem Kontrastmittel.

Arthrogryposis multiplex congenita ⟨*gr*⟩ *f*: Guérin-Stern-Syndrom; Sammelbegriff für eine Krankheitsgruppe mit Kontrakturen, Funktionseinschränkungen u. Formänderungen der Gelenke als Hauptsymptom. Ätiol. uneinheitl. Unspezif. Sympt., pathogenet. durch Einschränkung der fetalen Gelenkmobilität bedingt. Die klass. Form ist die amyeloplast. neurogene periphere A. m. c.: multiple Gelenkbeteiligung, Begleitfehlbildungen, nicht genet. bedingt. Neurogene Form: Neuroarthromyodysplasie mit pathol. Substrat in den spinalen Vorderhornzellen. Distale A. m. c.: Vorwiegend im Bereich der distalen Extremitätengelenke. Symptomat. Formen i. R. versch. Fehlbildungssyndrome. Myogene A. m. c. (Arthromyodysplasia congenita) bei allen kongenitalen Myopathien u. Muskelatrophien mögl. Abb.

Arthrolith ⟨*gr*⟩ *m*: Gelenkkörper, Gelenkmaus, Corpus liberum; frei bewegl., knorpeliger o. verkalkter, abgesprengter Gewebeteil bes. aus Gelenkknorpel. Ursache: Trauma, Arthrose, dissezierende Knochen-Knorpel-Erkrankung. ↑Gelenkkörper, freier.

Arthrolues tardiva: anfallsweise auftretende nächtl. Schmerzen in den Gelenken, meist im 3. o. 4. Stadium der Lues. Die Schmerzanfälle gehen mit Gelenkerguß einher. Gelenkfunktion erst sehr spät beeinträchtigt.

Arthrolyse ⟨*gr*⟩ *f*: Wiederherstellung der Gelenkfunktion bei einer fibrösen Ankylose durch Lösung der fibrösen Verwachsungen unter sorgfältiger Schonung des Gelenkknorpels.

Arthromyodysplasia congenita ⟨*gr*⟩ *f* ↑Arthrogryposis multiplex congenita.

Arthron: die Gesamtheit eines Gelenks mit seinen knöchernen u. umgebenden Weichteilstrukturen. Es bildet die kleinste Einheit des gesamten Bewegungssystems.

Arthroophthalmopathie ↑Stickler-Syndrom.

Arthroosteitis, pustulöse: SAPHO-Syndrom; artikuläre u. ossäre Manifestation einer palmoplantaren Pustulosis, mit sternokostoklavikulärer Hyperostose, letztere auch im Beckenbereich mögl.; periphere Arthritis, Sakroiliitis u. Spondylitis. Histol. Verdichtung der Trabekel. Klin. z. T. Ähnlichkeiten mit Osteoarthropathia psoriatica.

Arthropathia haemophilica ↑Arthropathie, hämophile.

Arthropathia psoriatica ↑Osteoarthropathia psoriatica.

Arthropathia tabica ↑Arthritis neuropathica.

Arthropathie ⟨*gr*⟩ *f*: Arthropathia; Gelenkleiden. Kein Diagnosebegriff, außer bei gelegentl. noch verwendeten Kombinationen, z. B. Arthropathia psoriatica für Psoriasisarthritis bzw. ↑Osteoarthropathia psoriatica.

Arthropathie, hämophile: Gelenkveränderungen bei klassischer ↑Hämophilie. Durch ausgeprägte Hämosiderinablagerungen in der hypertrophierten Synovialmembran charakterisiert. Zuerst entsteht eine akute Hämarthrose: akute Blutung in das Gelenk, spontan, durch mechan. Reiz o. Trauma. Gelenk heiß, stark geschwollen u. äußerst schmerzhaft. Dann folgen zunächst Sympt. chron. Arthritis bei rezidivierenden Blutungen, später degenerative Veränderungen mit Zerstörung des Gelenkknorpels, Verschmälerung des Gelenkspalts, Osteophyten, periartikuläre Fibrose mit Kontrakturen, gefolgt von bleibender Fehlstellung u. Funktionseinschränkung bis Versteifung, bei Kindern auch konseku-

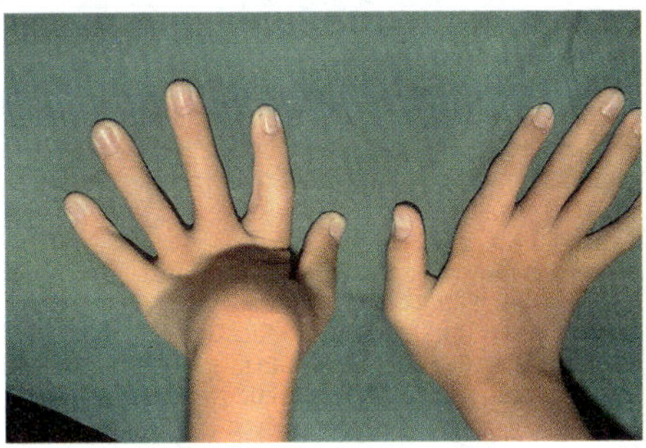

38

Arthrogryposis multiplex congenita. Weichteilbedingte Gelenkkontrakturen

tive Wachstumsstörungen. Bevorzugt befallen Knie-, obere Sprung- u. Ellenbogengelenke.

Arthrophthalmie ↑Stickler-Syndrom.

Arthroplastik: operativer Eingriff mit dem Ziel der Verbesserung bzw. Wiederherstellung der Funktion eines zerstörten o. knöchern versteiften Gelenks, wobei meist ein Gelenkkörper neu geformt wird. Zur Verhütung einer postoperativen knöchernen Versteifung kann ein Gelenkteil mit einer bindegewebigen autogenen o. allogenen Membran überzogen werden (↑Interpositionsplastik). Als Interpositionsmaterial dient Fascia lata, Spalthautlappen (autogen) o. lyophilisierte Fascia lata, lyophilisierte Dura mater (allogen). Anwendungsgebiet: Heute ausschließl. am Ellenbogengelenk, an anderen Gelenken durch ↑Alloarthroplastik verdrängt.

Arthropoden ⟨*gr*⟩ *Pl*: Arthropoda; Gliederfüßer. Artenreicher Tierstamm mit den med. bedeutsamen Klassen ↑Arachnida u. ↑Insecta, die zahlreiche als ↑Parasiten lebende bzw. als ↑Vektor fungierende Vertreter (Moskitos, Phlebotomen, Zecken) aufweisen. ↑Arbovirosen.

Arthropodenantigene: immunogen wirkende Substanzen von Arthropoden (Gliederfüßern); A. sind nicht mit taxonom. Kriterien ident. Toxine besitzen unterschiedl. starke Immunogenität; mit Extrakten lassen sich anaphylakt. Reaktionen auslösen. Agglutinine aus Avertebraten reagieren häufig mit humanem Immunglobulin u. Glykoproteinen.

Arthrorise ⟨*gr*⟩ *f*: operative Herstellung eines knöchernen Anschlags zur Einschränkung der Gelenkbeweglichkeit in einer Richtung durch entsprechendes Einpflanzen eines Knochenspans (z. B. bei schlaffem Lähmungsspitzfuß).

Arthrose ⟨*gr*⟩: Arthrosis deformans, Osteoarthrose, Osteoarthritis deformans; überwiegend degenerative Erkrankung nur der Gelenke. Pathogenese: Synthesestörung der aus Proteoglykanen u. Kollagen zusammengesetzten organ. Matrix des Gelenkknorpels (geringere Permeabilität, Behinderung des Substratnachschubs, Verschlechterung der nutritiven Situation, Absterben von Knorpelzellen), Nachlassen der Elastizität u. Demaskierung des kollagenen Fasergerüsts. Zugleich verstärkter Abbau durch Freisetzung u. Einwirkung lysosomaler Enzyme. Unter den degenerativen Knorpelveränderungen im gelenkbildenden Knochenabschnitt erfolgt subchondrale Sklerosierung als Kompensationsmaßnahme im belasteten Gelenkanteil, bei fortschreitendem Prozeß Bildung von Geröllzysten o. anderen Formen der Knochenerosion sowie unterschiedl. starke Ausprägung von Osteophyten. Es wird heute aus pathophysiolog. bzw. genet. Sicht wie unter diagn. u. ther. Aspekten zwischen 4 **Stadien** unterschieden: 1. ↑Präarthrose, Gelenkinkongruenz mit den Folgen einer unphysiolog. Belastung; keine Beschwerden. 2. Stumme o. latente Arthrose. Bei gezielter Exploration Nachweis klin. u. röntg. Zeichen mögl. 3. Aktivierte Arthrose; ausgeprägte Beschwerden im wesentl. durch Kapselentzündung, ausgelöst durch Überbeanspruchung des bereits arthrot. veränderten Gelenks bzw. das Wirken sog. Irritationsfaktoren, u. a. Übergewicht, persistierende stat. Fehlhaltung, mechan. Überbelastung durch Beruf u. Sport, endogene Stoffwechselstörungen, traumat. Läsionen, psych. Streß. 4. Schäden am Gelenk. Diagn. bestimmende **klin. Befunde**: Start-, Ermüdungs-, Belastungs- u./o. Endphasenschmerz, Bewegungseinschränkung, kapsuläre Verhärtung u. Druckschmerz, fühlbares Reiben u./o. Knarren, Muskelverspannungen, später auch Muskelatrophie, projizierte Fernschmerzen, nicht selten Gelenkergüsse (Reizerguß), Fehlstellung in fortgeschrittenen Fällen: Achsenabweichungen, Kontrakturen, Subluxationen. **Röntgenbefunde**: ↑Osteophyten, Gelenkspaltverschmälerung, subchondrale Spongiosaverdichtung u./o. Geröllzysten, Verplumpungen der gelenkbildenden Knochenteile. **Laborbefunde**: ↑Akute-Phase-Reaktionen neg., ↑Rheumafaktor neg. **Gelenkpunktat**: klares Aussehen, bernsteingelb, Viskosität normal, Leukozyten 2 000/µl. ↑Synovialanalyse: normale Verteilung der Zellarten. Bes. **Lokalisationen**: ↑Koxarthrose, ↑Gonarthrose, ↑Heberden-Arthrose, Bouchard-Arthrose ↑Rhizarthrose, ↑Omarthrose.

Arthrose, idiopathische: prim. Arthrose; Folge einer verminderten Resistenz des Gelenkknorpels, kongenital o. konstitutionell bedingt. ↑Arthrose.

Arthrose, sekundäre: Ist bei der prim. Arthrose das Gelenk vor Krankheitsbeginn soweit erkennbar normal, so liegen bei der s. A. eindeutig Abnormitäten vor, die das Ungleichgewicht zwischen den mechan. Eigenschaften eines Gelenks u. den auf das Gelenk einwirkenden Kräften verstärken. Dazu zählen Überlastungen (Gelenkdysplasien; angeborene o. erworbene Gelenk- u. Achsenfehlstellungen; Instabilitäten, Subluxationen; Adipositas, berufl. u. sportl. Überbelastungen), chron. Traumen (Frakturen, Meniskusläsionen, habituelle Luxationen, Gelenkblutungen, u. a. auch bei Hämophilie), erworbene Formstörungen der knöchernen Gelenkanteile (asept. Nekrosen, Osteochondrosis, Osteochondritis dissecans), Entzündungen (Rheumatoidarthritis, bakterielle Arthritiden) u. Stoffwechselerkrankungen (Arthritis urica, Chondrokalzinose, Ochronose). Ther.: Ruhigstellung.

Arthrosis deformans ↑Arthrose.

Arthroskop: Endoskop zur Betrachtung u. Photographie des Kniegelenkspalts nach Arthrotomie.

Arthroskopie: Methode zur Inspektion der Gelenkhöhlen (vornehml. des Kniegelenks) u. zur direkten Beurteilung pathol. Gelenkveränderungen. Breitere Anwendung insbes. durch Orthop. u. Rheumatologen nach Entwicklung neuer Instrumente (Faseroptik, kleinere Gerätedurchmesser, Biopsiemöglichkeiten, Photodokumentation). Einsatz bei diagn. ungeklärten Mon- o. Oligoarthritiden (↑Rheumatoidarthritis, andere chron. Arthritiden, ↑Arthritis urica, aktivierte ↑Arthrose), dadurch Vermeidung diagn. ↑Arthrotomien. Möglichkeit der Beurteilung des Schweregrades einer ↑Synovialitis u. der gezielten ↑Synovialisbiopsie, Entscheidung zwischen medikamentöser u. operativer Behandlung, Verlaufs- u. Therapieerfolgsbeurteilung. Erkennung auch traumat. bedingter Gelenkschäden, z. B. von Kreuzbandrissen u. Meniskusläsionen.

Arthrosporen: infektiöses Entwicklungsstadium von ↑Coccidioides immitis, einfache vegetative Sporen, die durch Zerfall von Pilzmycel in einzelne Zellen entstehen.

Arthrotomie: operative Gelenkeröffnung zwecks Diagnostik o. Ther.

Arthus, Nicolas Maurice (1862–1945), Schweizer Physiol. u. Mikrobiol.

Arthus-Reaktion (nach Nicolas M. A.): Arthus-Phänomen; entzündl. Reaktion mit Ödemen, Hämorrhagien u. Nekrose nach intradermaler Injektion eines Antigens bei sensibilisierten Tieren. Die A. wird in Gruppe III der Gell- u. Coombs-Klassifikation der ↑Allergie eingeordnet. Sie beginnt 1–6 h nach Antigenapplikation. In den Gefäßen der Haut kommt es zur Bildung von Immunkomplexen, die zur Aktivierung von ↑Komplement u. Freisetzung der Komplementkomponenten C3a u. C5a führen, die chemotakt. auf polymorphkernige Leukozyten wirken. Die lysosomalen Leukozytenenzyme sind die Ursache der Ödembildung u. der Induration. In den Arteriolen bilden sich Thromben, die schließl. zur Nekrose führen. Nach einigen Stunden verschwinden die klin. Erscheinungen. Eine **passive A.** kann durch gleichzeitige Injektion von Antikörper i. v. u. Antigen s. c. (direkte passive A.) o. Antikörper s. c. u. Antigen i. v. (umgekehrte passive A.) ausgelöst werden. Im Ggs. zur passiven kutanen ↑Anaphylaxie sind die Antikörper bei der A. nicht zellgebunden. Infolge des verlangsamten Eintretens der Reaktion wird die A. zwischen Früh- u. Spättyp gestellt u. als Intermediärtyp der Allergie bezeichnet. Beim Menschen kann eine A. nach Schutzimpfung u. Heilserumbehandlungen eintreten, sie ist an der allerg. Alveolitis beteiligt (Vogelzüchterlunge; Farmerlunge, durch Staubinhalation mit Proteinen aus Federn, Kot, verschimmeltem Heu).

Articulare ⟨*lat*⟩ *n*: ventraler Teil des prim. Kiefergelenks, aus dem sich bei den Säugetieren als Gehörknöchelchen der Malleus (Hammer) bildet.

Articulata ⟨*lat*⟩ *Pl*: Gliedertiere, Stammgruppe im Tierreich, deren Vertreter durch einen segmentierten Körper, eine sek. Leibeshöhle u. ein Strickleiternervensystem charakterisiert sind. Die ursprüngl. homogene Körpergliederung geht im Zuge der Höherentwicklung in eine heteronome über. Wichtige Stämme: ↑Annelida, ↑Arthropoden.

Articulatio ⟨*lat*⟩ *f*: *Pl* Articulationes; gelenkige Verbindung von Knochen. ↑Articulatio synovialis.

Articulatio acromioclavicularis: äußeres Schlüsselbeingelenk zwischen Akromion u. Klavikula.

Articulatio atlantoaxialis lateralis: seitl. unteres Kopfgelenk zwischen Atlas u. Axis.

Articulatio atlantoaxialis mediana: mittleres unteres Kopfgelenk, zwischen Zahn des Axis u. Atlas (vorn) bzw. ↑Ligamentum transversum atlantis (hinten) erfolgen Drehungen des Kopfs.

Articulatio atlantooccipitalis: oberes Kopfgelenk zwischen Atlas u. ↑Os occipitale; in ihm erfolgen Nickbewegungen.

Articulatio calcaneocuboidea: Fußwurzelgelenk zwischen Kalkaneus u. Os cuboideum.

Articulatio carpometacarpalis pollicis: Gelenk zwischen ↑Os trapezium u. Os metacarpale I; zweiachsiges Sattelgelenk, ermöglicht Adduktion u. Abduktion sowie Opposition u. Reposition des Daumens.

Articulatio cartilaginea: Knorpelfuge, ↑Synchondrose, ↑Symphysis.

Articulatio costotransversaria: Gelenk zwischen ↑Tuberculum costae u. ↑Fovea costalis transversalis der Brustwirbel.

Articulatio cotylica ↑Nußgelenk.

Articulatio coxae: Hüftgelenk; dreiachsige Enarthrose zwischen Kopf des Femurknochens u. Acetabulum.

Articulatio cricoarytaenoidea: gelenkige Verbindung zwischen Basis des Stellknorpels u. hinterem oberem Rand des Ringknorpels am Übergang des Arcus zur Lamina.

Articulatio cricothyreoidea: Gelenk zwischen Cornu inferius des Schildknorpels u. seitl. Außenfläche des Ringknorpels.

Articulatio cubiti: Articulatio cubitalis; Ellenbogengelenk; besteht aus Articulatio humeroulnaris, Articulatio humeroradialis u. Articulatio radioulnaris proximalis.

Articulatio cuneonavicularis: Gelenk zwischen dem Kahnbein u. den 3 Keilbeinen des Fußes.

Articulatio dentoalveolaris: Verankerung einer Zahnwurzel im Kiefer, ↑Gomphosis.

Articulatio fibrosa: Verbindung durch straffes Bindegewebe, ↑Gomphosis, ↑Sutura, ↑Syndesmosis.

Articulatio genus: Articulatio genualis, Kniegelenk; in ihm artikulieren die proximalen Gelenkflächen der Tibia mit den distalen Gelenkflächen des Femur. Zwischengelagert sind 2 Menisken. Die Patella schützt das Gelenk als größtes Sesambein des menschl. Körpers.

Articulatio humeri: Articulatio glenohumeralis; Schultergelenk, dreiachsiges Gelenk zwischen Caput humeri u. Cavitas glenoidalis der Scapula.

Articulatio humeroradialis: Scharniergelenk zwischen Humerus u. Radius, Teil des Ellenbogengelenks.

Articulatio humeroulnaris: Scharniergelenk zwischen Humerus u. Ulna, Teil des Ellenbogengelenks.

Articulatio incudomallearis: gering bewegl. gelenkige Verbindung zwischen Hammer u. Amboß im Mittelohr.

Articulatio incudostapedialis: gering bewegl. gelenkige Verbindung zwischen Amboß u. Steigbügel im Mittelohr.

Articulatio mediocarpalis: Gelenk zwischen proximaler u. distaler Reihe der Handwurzelknochen.

Articulatio membri: Gelenke der unteren (A. m. inferiores) bzw. oberen (A. m. superiores) Extremitäten.

Articulationes capitis costae: Gelenke zwischen Rippenkopf u. ↑Foveae costales der Brustwirbelkörper.

Articulationes carpometacarpales: straffe Gelenke zwischen Handwurzel- u. Mittelhandknochen.

Articulationes costovertebrales: übergeordnete Bez. für Gelenke zwischen Rippe u. Brustwirbel.

Articulationes intercarpales: straffe Gelenke zwischen Handwurzelknochen.

Articulationes interchondrales: gelenkige Verbindung zwischen den knorpeligen Teilen der 8., 9. u. 10. Rippe.

Articulationes intermetacarpales: Gelenke zwischen den einander zugekehrten Seitenflächen der Basen des Mittelhandknochens.

Articulationes intermetatarsales: Gelenke zwischen den einander zugekehrten Seitenflächen der Basen der Mittelfußknochen.

Articulationes interphalangeales: Scharniergelenke zwischen den Finger- bzw. Zehengliedern.

Articulationes intervertebrales: vom Axis bis zum Kreuzbein zwischen den Gelenkfortsätzen benachbarter Wirbel ausgebildete Schiebegelenke, deren Beweglichkeit durch Verwachsung der Wirbelkörper mit den ↑Disci intervertebrales u. durch Bänder eingeschränkt ist.

Articulationes metacarpophalangeales: Fingergrundgelenke; in Streckstellung vielachsig bewegl., in Beugestellung einachsig durch Anspannung der Ligamenta collateralis.

Articulationes metatarsophalangeales: Zehengrundgelenke.

Articulationes sternocostales: gelenkige Verbindung der 2.–5. Rippe zum Brustbein.

Articulationes synoviales cranii: Kopfgelenke; Articulationes atlantoaxialis lateralis bzw. mediana, Articulatio atlantooccipitalis, Articulatio temporomandibularis (↑ Kiefergelenk).

Articulationes tarsometatarseales: Fußwurzel-Mittelfuß-Gelenke zwischen Ossa cuneiformia bzw. Os cuboideum u. Basen der Mittelfußknochen.

Articulationes thoracis: Gelenke des Brustkorbs.

Articulationes vertebrales: Wirbelgelenke.

Articulatio ossis pisiformis: Gelenk zwischen Erbsen- u. Dreiecksbein der Handwurzel.

Articulatio radiocarpalis: Handwurzelgelenk zwischen Radius u. proximaler Fläche von ↑ Os scaphoideum, ↑ Os lunatum u. ↑ Os triquetrum; durch einen Discus von der Ulna getrennt.

Articulatio radioulnaris distalis: unteres Drehgelenk zwischen Elle u. Speiche.

Articulatio radioulnaris proximalis: oberes Drehgelenk zwischen Elle u. Speiche, gehört zum Ellenbogengelenk. In beiden Radioulnargelenken erfolgen ↑ Pronation u. ↑ Supination.

Articulatio sacroiliaca: Kreuz-Darmbein-Gelenk; straffes Gelenk zwischen einer ohrförmigen Seitenfläche des Kreuzbeins u. einer entspr. gestalteten Fläche des Darmbeins.

Articulatio sphaeroidea: Kugelgelenk.

Articulatio sternoclavicularis: vielachsiges Gelenk zwischen Extremitas sternalis der Klavikula u. Incisura clavicularis am Manubrium sterni. Ermöglicht Bewegungen des Schultergürtels gegen den Thorax.

Articulatio subtalaris: Articulatio talocalcanea; hinteres Sprunggelenk als Teil des unteren Sprunggelenks zwischen den hinteren Gelenkflächen von Talus u. Kalkaneus.

Articulatio synovialis: Diarthrose; bewegl. Verbindung benachbarter Knochen. Die Gelenkflächen (Facies articulares) sind von hyalinem Knorpel überzogen. Man unterscheidet Gelenkkopf (Caput articulare) u. Gelenkpfanne (Fossa articularis). Flache Gelenkpfannen haben evtl. am Rand eine faserknorpelige Gelenklippe (Labrum articulare). Zwischen den Gelenkflächen können faserknorpelige Gelenkzwischenscheiben (Disci bzw. Menisci articulares) auftreten. Der kapillare Spaltraum im Gelenkinneren heißt Cavitas articularis. Es wird von der Gelenkkapsel (Capsula articularis) umschlossen. Diese gliedert sich in eine äußere Membrana fibrosa sowie eine innere Membrana synovialis. Letztere sondert die Synovia, die Gelenkschmiere, ab. Im Bereich der Gelenke befinden sich Schleimbeutel (Bursae synoviales), welche vom Gelenkinnenraum getrennt o. mit ihm verbunden sind.

Articulatio talocalcaneonavicularis: vorderes Sprunggelenk als Teil des unteren Sprunggelenks; in ihm treten zusammen mittlere u. vordere Gelenkflächen von Talus u. Kalkaneus, Taluskopf mit ↑ Os naviculare u. ↑ Ligamentum calcaneonaviculare plantare.

Articulatio talocruralis: oberes Sprunggelenk zwischen Talusrolle u. ↑ Malleolengabel.

Articulatio temporomandibularis ↑ Kiefergelenk.

Articulatio tibiofibularis: straffes Gelenk zwischen Caput fibulae u. Tibia; in 20 % mit dem Kniegelenk verbunden.

Articulatio trochoidea: einachsiges Drehgelenk.

Artikulation ⟨*lat*⟩ *f*: **1.** ***Orthop.:*** Bewegung in einem Gelenk. ↑ Articulatio. **2.** ***Zahnmed.:*** Kontakte der Zahnreihen bei Bewegungen des Unterkiefers. Auch als exzentrische ↑ Okklusion bezeichnet.

Artikulationspapier: färbende, zumeist blaue Papierstreifen zur Feststellung von Zahnkontakten bei Artikulationsbewegungen.

Artikulator ⟨*lat*⟩ *m*: Gerät zur Simulation der Bewegungen der Zahnreihen gegeneinander mittels Gipsmodellen. **Individueller A.**: Simulation der individuellen Bewegungsbahnen, die vorher mit geeigneten Hilfsmitteln bestimmt werden. **Mittelwertartikulator**: nur eine Bewegungsmöglichkeit nach einer mittleren ↑ Gelenkbahnneigung von 34°.

Arugeenspray: aus Alkohol u. halogeniertem Phenol zusammengesetztes Gemisch zur Hautdesinfektion, insbes. für Massenimpfungen.

Arvin: gereinigtes Gift der Schlange Agkistrodon rhodostoma, das zur Defibrinierung des Blutes eingesetzt wird, wobei es durch Abspaltung des Fibrinopeptids A aus Fibrinogen zum Auftreten von Fibrinmonomeren kommt, die nicht zu Fibrin polymerisieren können u. über das RHS (↑ Monozyten-Makrophagen-System) aus dem Blut eliminiert werden (Fibrinmonomerämie).

arytaenoideus ⟨*gr*⟩ *Adj*: gießbeckenartig; ↑ Cartilago arytenoida.

Arznei: Medikament.

Arzneibuch ⟨*gr*⟩ *f*: Pharmakopöe; Verzeichnis der offizinellen ↑ Arzneimittel. Es enthält Vorschriften zur Standardisierung der ↑ Arzneistoffe der Herstellungsvorschriften für ↑ Arzneizubereitungen, deren Qualitätskontrolle u. Aufbewahrung. In der Bundesrepublik Deutschland gilt das Europäische Arzneibuch, Ph. Eur. Neben den nationalen A. gibt es internationale A.: Die Pharmacopoea Internationalis ist ein von der WHO herausgegebenes A. **Geschichte**: Altägypt. Vorschriftensammlungen sind bereits aus dem Jahre 1550 v. Chr. (Papyrus Ebers) u. aus dem Jahre 1250 v. Chr. (Berliner med. Papyrus Brugsch major) erhalten, dies sind Abschriften, deren Originale auf weit ältere Zeiten zurückgehen. Zwischen dem 6. u. 14. Jh. entstanden zahlreiche Rezeptsammlungen, die „Antidotarien". Das erste A. mit gesetzl. Kraft war das Ricettario Florentino für die Stadt Florenz (1498). In Deutschland gaben zunächst große Städte amtl. Vorschriftenbücher heraus, unter denen das Dispensatorium des Valerius Cordus (1546 für Nürnberg) bes. bekannt wurde. Das erste reichsdeutsche A. erschien 1872 in lat. Sprache (Pharmacopoea Germanica), dem 1882 die 2. Ausgabe folgte. Von der 3. Ausgabe ab (1890) erschien die Pharmacopoea Germanica in deutscher Sprache, nunmehr als „Arzneibuch für das Deutsche Reich".

Arzneiexantheme: Hautausschläge, die durch innerl. (perorale, intramuskuläre, intravenöse) Anwendung zahlreicher Medikamente auf dem Boden einer Allergie auftreten können. Die Erscheinungsbilder sind vielgestaltig: makulös, papulös, tumorös, urtikariell. Entweder treten sie monomorph o. mit versch. Morphen auf. Es gibt für best. Arzneimittel keine best. Ausschlagsform. Arzneimittel, die häufig Exantheme hervorrufen können, sind Antibiotika, Barbiturate, Antirheumatika, schmerzlindernde Mittel sowie zahlreiche andere Präparate, so daß bei jedem Ausschlag prim. an eine ↑Arzneimittelnebenwirkung gedacht werden muß.

Arzneiform: in den seltensten Fällen werden die Arznei- o. Wirkstoffe allein angewendet, i. d. R. müssen durch Zusatz von ↑Arzneiträgern o. Hilfsstoffen pharmaz.-technolog. zur A. verarbeitet werden. Die A. ermöglicht eine best. Applikationsart, ist aber auch geeignet, Wirkungseintritt, -dauer u. -stärke zu variieren. Sie muß die exakte Dosierung des Arzneistoffs ermöglichen. Die ↑Arzneistoffliberation soll der ther. Zielsetzung entsprechen.

Arzneiform, dermatologische ↑Linimentum, ↑Paste, ↑Puder, ↑Salben.

Arzneiform, einzeldosierte ↑Arzneizubereitung.

Arzneiformen, bioadhäsive: ↑Depotpräparate, die im Verdauungstrakt für einen längeren Zeitraum fest fixiert werden. B. A. enthalten Polymere, deren Ketten im gequollenen Zustand in die ↑Tunica mucosa eindringen u. so zur Haftung der Arzneiform führen.

Arzneiformen mit verlängerter Wirkung ↑Depotpräparate.

Arzneiform, homöopathische ↑Homöopathie.

Arzneiform, kutane ↑Paste, ↑Puder, Pflaster (↑Heftpflaster), ↑Salben.

Arzneiform, magensaftresistente ↑Magensaftresistenz.

Arzneiform, mehrfachdosierte ↑Arzneizubereitung.

Arzneiform, ophthalmologische: Augentropfen, ↑Augenwässer.

Arzneiform, parenterale ↑Injektion, ↑Infusion.

Arzneiform, perorale ↑Emulsion, ↑Dragees, ↑Lösung, ↑Mixtura, Kapsel, ↑Tabletten.

Arzneiform, rektale ↑Zäpfchen.

Arzneifuttermittel ↑Fütterungsarzneimittel.

Arzneimaße: 1. Wäßrige Zubereitungen: 20 Tropfen = 1 g, 1 Teelöffel = 5 g, 1 Eßlöffel = 15 g, 1 Tasse = 150 g. 2. Alkohol. Zubereitungen: 50 Tropfen = 1 g. 3. Blüten-, Blatt- u. Krautdrogen: 1 gehäufter Teelöffel = 1,5 g, 1 gehäufter Eßlöffel = 4 g. 4. Wurzel-, Holz- u. Rindendrogen: 1 gehäufter Teelöffel = 3 g, 1 gehäufter Eßlöffel = 8 g. 5. Magenpulver: 1 gestrichener Teelöffel = 1,5 g (bei Natriumhydrogenkarbonat 3,0 g u. Magnesiumoxid nur 0,7 g), 1 gestrichener Eßlöffel = 3–5 g, 1 Messerspitze = 0,1–0,5 g.

Arzneimittel: Stoffe o. Zubereitungen, die dazu bestimmt sind, durch Anwendung am o. im menschl. o. tier. Körper insbes. Krankheiten, Leiden o. Körperschäden zu verhüten, zu lindern o. zu beseitigen o. die Leistungsfähigkeit des Körpers o. seiner Organe zu erhalten o. zu beeinflussen. Nur solche A. dürfen in den Verkehr gebracht werden, die nach den Erkenntnissen u. Erfahrungen von Wissenschaft u. Praxis ausreichend erforscht, pharmaz. u. pharmak. geprüft sowie klin. erprobt worden sind. Die Wirksamkeit u. Unschädlichkeit der A. müssen nachgewiesen sein. Der Verkehr mit A. unterliegt der staatl. Überwachung. Bei der Abgabe von A. wird zwischen rezeptpflichtigen u. nichtrezeptpflichtigen unterschieden. Rezeptpflichtige A. dürfen nur nach Vorlage der Verschreibung eines Arztes, Zahnarztes o. Tierarztes abgegeben werden (Rezept), das mit Datum, Namensstempel u. eigenhändiger Unterschrift des Ausstellers versehen sein muß. Rezeptpflichtige A. müssen eine Gebrauchsanweisung enthalten, für den inneren Gebrauch auch Angaben, aus denen die Einzel- o. Tagesdosis ersichtl. ist.

Arzneimittelabhängigkeit ↑Drug dependence.

Arzneimittelallergie: beruht auf den prinzipiellen immunbiolog. Vorgängen der Sensibilisierung durch Antigene (Allergene) u. der konsekutiven Antikörperbildung (entspricht der klin. nicht erkennbaren Sensibilisierungsphase) bei Erstkontakt sowie der Antigen-Antikörper-Reaktion mit der typ. Sympt. bei wiederholten Kontakten. Immunogene Potenzen besitzen die unveränderten Arzneistoffe, bes. aber Metabolite (z. B. Penicilloylsäure), galen. Hilfsstoffe, Begleitstoffe aus dem Herstellungsprozeß, die als Haptene wirken. Vollantigene können eiweiß- o. polypeptidhaltige Arzneistoffe sein. Sensibilisierend können prakt. alle Arzneistoffe wirken, bes. hohe Sensibilisierungsindizes werden nachgewiesen bei Penicillinen, Phenothiazinen, Sulfanilamiden, Insulinen, Salicylaten, Phenacetin, Aminophenazon, Barbitalen, Antihistaminika, Streptomycin, Chinin, Iod, Röntgenkontrastmitteln, Lokalanästhetika, Gold- u. Quecksilbersalzen. Das Risiko der Allergisierung wird als Sensibilisierungsindex ausgedrückt (prozentuale Häufigkeit bei Pat.) u. hängt ab von der Applikationsart (oral < i. m./i. v. < lokal), der Anwendungsfrequenz (Booster-Effekt) u. Organschäden (Hautalterationen) o. Grundleiden (allerg. Diathese). Die klin. Sympt. ist vielgestaltig u. vom auslösenden Pharmakon relativ unabhängig (z. B. anaphylaktischer ↑Schock, Serumkrankheit u. a.). Der Verdacht auf eine allerg. Reak-

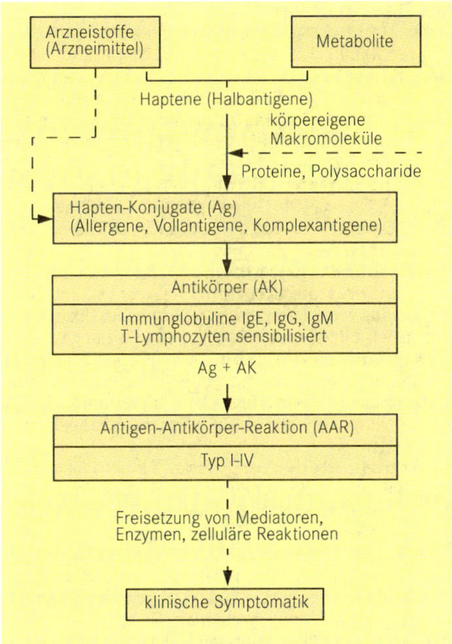

Arzneimittelallergie (Abb. 1).
Schematische Darstellung

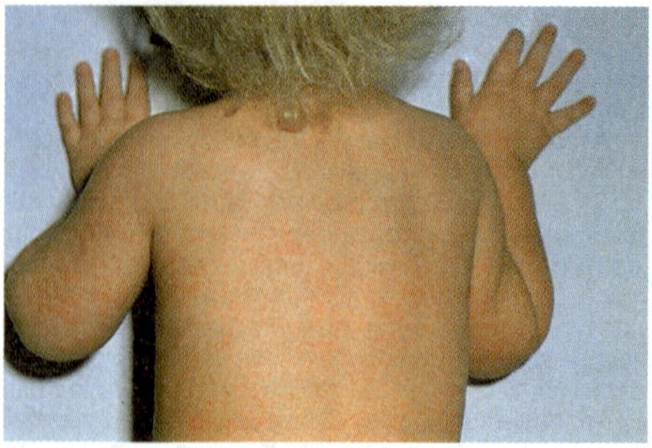

37

Arzneimittelallergie (Abb. 2).
Generalisiertes Exanthem

tion ist begründet, wenn unmittelbar nach Applikation Juckreiz, Atemnot u. Herzklopfen auftreten. ↑Parallergie. Abb. 1 u. 2.

Arzneimittel, antimonorganische: drei- u. fünfwertige Verbindungen des Antimons sind gut wirksame Chemotherapeutika gegen weitverbreitete Tropenerkrankungen wie Leishmaniosen (↑Kala Azar) u. Bilharziosen (↑Schistosomiasis), z.B. Stibophen, Neostibosan, Stiboglukonat.

Arzneimittel-Clearance, renale: Größe, die die renale Eliminationsgeschwindigkeit eines Pharmakons bestimmt. Bei der Filtration im Nierenglomerulus werden 130 ml Plasmawasser pro Minute mit dem darin enthaltenen Pharmakon in das Nephron abgegeben. Da das gesamte Wasser fast vollständig rückresorbiert wird, werden pro Minute 129 ml Plasma vom Pharmakon befreit. Dementsprechend ist die renale Clearance kleiner als 129 ml min^{-1}, wenn ein Teil der Pharmakonmenge in den Tubuli reabsorbiert wird, u. größer als 129 ml min^{-1}, wenn das P. zusätzl. aktiv in die Tubuli sezerniert wird. ↑Clearance.

Arzneimittelentgiftung: Verminderung der Toxizität von Pharmaka o. Giften erfolgt i.a. durch beschleunigte ↑Elimination o. durch eine Reaktion mit einem Antidot innerhalb des Organismus.

Arzneimittelexanthem ↑Arzneiexantheme.

Arzneimittelexkretion: Teil der ↑Elimination, Entfernung von Stoffen aus dem Organismus. Exkretionsorgane v.a. Niere, aber auch Leber, Haut u. Lunge.

Arzneimittelfreigabe: Terminus aus der Arzneizubereitung; Faktor, der die pharmaz.-technolog. Voraussetzung für die ↑Bioverfügbarkeit mitbestimmt. Die A. kann in vitro u. in vivo geprüft werden, entscheidend ist das Letztere.

Arzneimittelhaftung: Ersatz für Schäden, die infolge Prüfung o. Anwendung von Arzneimitteln beim Menschen eingetreten sind. Prüfung von Arzneimittel ist nur zulässig, wenn die Ergebnisse der pharmaz. u. pharmak.-toxikol. Prüfungen eine Anwendung am Menschen rechtfertigen u. begründen, daß das Arzneimittel einen wesentl. Fortschritt in der med. Betreuung erwarten läßt. Die Prüfung von Arzneimitteln erfolgt in versch. Stufen entspr. der jeweiligen Aufgabenstellung. Schäden, die im Ergebnis einer Arzneimittelprüfung eintreten, werden nach den Prinzipien der objektiven Haftung (Haftung ohne Verschulden) ersetzt: der kausale Zusammenhang zwischen der Prüfung des Arzneimittels u. dem eingetretenen Schaden begründet den Schadensersatzanspruch des Probanden o. Pat.

Arzneimittelhaltbarkeit: Die Veränderungen in einer ↑Arzneizubereitung, v.a. die Geschwindigkeit u. das Ausmaß, mit welcher sich diese abspielen, bezeichnet man als Haltbarkeit o. Stabilität. Die A. ist i.d.R. auf 5 Jahre begrenzt; kürzere Haltbarkeitszeiten sind zu deklarieren.

Arzneimittelikterus: durch Arzneimittel verursachter ↑Ikterus. Der A. kann auf Konkurrenz um Bindungsproteine (Ligandin), auf Störung der Bilirubinkonjugation bzw. der Bilirubinexkretion zurückgeführt werden.

Arzneimittelinteraktion: durch Medikation erzeugte Veränderung eines Meßwertes eines labordiagnost. Parameters. Zu unterscheiden ist dabei, ob die A. durch Interferenz des angewendeten Wirkstoffs mit der Methode (system. Fehler) o. durch die Veränderung des wahren Wertes des Parameters (z.B. durch ↑Enzyminduktion) zustande kommt. Im ersteren Fall kann durch Wechsel der Methode, im zweiten Fall durch Wechsel des Parameters die A. vermieden werden.

Arzneimittelkoergismus: Zusammenwirken mehrerer Pharmaka im Organismus, die gleichzeitig (kombiniert) o. aufeinanderfolgend (sukzessiv) appliziert werden u. in vivo zu pharmakokinet. u./o. pharmakodynam. Interferenzen führen. In-Vitro-Interaktionen werden als ↑Inkompatibilitäten bezeichnet. Pharmakokinet. Interferenzen: 1. Beeinflussung der Resorption durch Nahrungs-, Genuß- u. Arzneimittel über unspezif. Adsorption (z.B. Carbo medicinalis), spezif. Bindungen (z.B. Chelatbildung zwischen Tetrazyklinen u. Ca-Ionen), Hemmung (z.B. Atropin) o. Beschleunigung (z.B. Metoclopramid) der Magenentleerung. Unterbrechung des enterohepat. Kreislaufs durch Cholestyramin (z.B. Digitoxinvergiftungen), dadurch raschere Elimination. 2. Beeinflussung der Distribution, spez. der Eiweißbindung durch Konkurrenz versch. Arzneistoffe u./o. körpereigener Stoffe (z.B. Bilirubin, freie Fettsäuren) um Eiweißbindungsplätze. 3. Beeinflussung der Biotransformation über eine Enzyminduktion (z.B. durch Phenobarbital, Glutethimid, Phenytoin, Meprobamat, Rifampicin, Äthanol) o. Enzyminhibition (z.B. Chloramphenicol, INH, PAS u.a.). 4. Beeinflussung der Exkretion über eine pK- u. pH-abhängige Veränderung der tubulären Nonionic diffusion o. unspezif. bzw. spezif. Hemmung aktiv tubulärer Transportsysteme (Tubulusblocker). Pharmakodynam. Interferenzen resultieren aus kompetitiven o. nicht kompetitiven Wechselwirkungen von Arzneistoffen u. spezif. Rezeptoren, wodurch es zur Wirkungsverstärkung (Synergismus, Potenzierung) o. Wirkungsabschwächung (Antagonismus) des einen o. beider Kombinationspartner kommen kann. Qualitative Wirkungsänderungen sind sehr selten Kombination von Pethidin u. Monoaminooxidasehemmer).

Arzneimittelkontrolle: Lehrgebiet der Fachrichtung Pharmazie; behandelt die Prüfung der Arzneimittel unter Berücksichtigung des gültigen ↑Arzneibuches.

Arzneimittelmißbrauch: dauernder o. sporad. exzessiver Arzneimittelmißbrauch, der der med. Ind. widersinnig o. in seiner Dosis unangemessen ist (WHO-Definition). Im weiten Sinne handelt es sich auch dann um A., wenn vom Arzt verordnete Arzneimittel nicht in der verordneten Menge, im vorgeschriebenen Dosierungsintervall u. in der angewiesenen Behandlungsdauer genutzt o. wenn die verschriebenen Arzneimittel aus der Apotheke zwar bezogen, aber nicht angewendet werden. Die aus dem A. resultierenden Folgen werden in der Bevölkerung unterschätzt. Mißbrauch wird v.a. mit folgenden Arzneimittelgruppen getrieben: Analgetika, Hypnotika, Tranquilizer, Sedativa u. Laxanzien. Die Ursachen des Mißbrauchs sind vielschichtig u. liegen oft in einer mangelhaften Bewältigung individueller Konfliktsituationen. Häufig ist A. verbunden mit Mißbrauch von Alkohol, Nikotin u. Coffein (↑Genußmittelmißbrauch).

Arzneimittelnebenwirkungen: Arzneimittel besitzen neben erwünschter Hauptwirkung fast immer Nebenwirkungen. Neben stoffspezif. Nebenwirkungen werden unspezif. (Arzneimittelallergie) unterschieden. Beide Formen können schon in ther. Dosen auftreten; Allergie aber erst nach wiederholter Gabe.

Arzneimittelreabsorption, tubuläre: Die Halbwertszeit eines Pharmakons im Organismus wird durch die tubuläre Reabsorption in der Niere mitbestimmt, die Rückdiffusion aus den Nierentubuli in die Gefäße setzt sowohl Lipophilie als auch Hydrophilie voraus. Deshalb bestimmt der pH-Wert im Primärharn die Rückdiffusionsrate. Säuren werden bei pH-Werten im alkal. Bereich u. Basen im sauren Bereich besser ausgeschieden, da sie dann ionisiert vorliegen u. aufgrund ihrer Polarität die Tubulusmembran nicht durchdringen können u. nicht reabsorbiert werden. Durch medikamentöse Änderung des Harn-pH-Wertes läßt sich die Exkretion von polaren Pharmaka steuern. Ansäuerung mit Ammoniumchlorid beschleunigt die Exkretion von Basen (z.B. Amphetamin); Alkalisierung mit Natriumbikarbonat bewirkt eine beschleunigte Exkretion von Säuren (Barbiturate); umgekehrt läßt sich so ein Depoteffekt erreichen.

Arzneimittelresorption: Aufnahme von Pharmaka aus dem ↑Milieu extérieur o. umschriebenen Gebieten des ↑Milieu intérieur in die Blut- o. Lymphgefäße.

Arzneimittelscreening: Siebtestung (Suchtest, Vortests) von Stoffen an einer Hierarchie biol. Systeme zur Bestimmung der biol. Wirkung mit dem Ziel der Auffindung neuer Wirkstoffe.

Arzneimittelsynergismus: gleichartiges Zusammenwirken von zwei Pharmaka im Ggs. zum ↑Antagonismus. Der A. wird ther. genutzt, um Nebenwirkungen zu verringern.

Arzneimitteltoxikologie: Lehre von der akuten u. chron. Toxizität der Arzneimittel, insbes. bei Neuzulassungen. Die Arzneimittelgesetzgebung beschreibt method. Vorgehen zur Prüfung der Arzneimittel ausführl.

Arzneimittelüberwachung: Drug monitoring, Drug surveillance, Pharmacovigilance; systemat. Erfassung mögl. vieler ↑Arzneimittelnebenwirkungen. Methoden: Spontane Berichterstattung der Ärzte, Fallkontrollstudien, Kohortenstudien, randomisierte klin. Studien. Ziel: Erfassung des Gesundheitsrisikos bei Arzneimitteleinnahme.

Arzneimittelüberzüge: auf festen Arzneiformen aufgebrachte Außenschichten, die folgende Funktionen haben: Verbesserung des Aussehens, Verdecken eines schlechten Geschmacks u. Geruchs, Trennung inkompatibler Arzneistoffe in einer Arzneizubereitung, Schutz gegenüber zersetzenden Einflüssen wie Feuchtigkeit, Sauerstoff, Licht, Steuerung der Wirkstoffliberation (↑Depotpräparate), Schutz des Magens vor Arzneistoffen u. Schutz von Arzneistoffen gegenüber Magensafteinflüssen (↑Magensaftresistenz).

Arzneimittelverpackung: Aus Gründen der Sicherheit, des Schutzes vor äußeren Einflüssen, einer optimalen Lagerhaltung u. zur besseren Handhabung werden Arzneimittel verpackt. Packmittel, die direkten Kontakt mit den Arzneimitteln haben, werden als Primärpackmittel, solche, die der weiteren Umhüllung dienen (Faltschachteln, Kartons), werden als Sekundärpackmittel bezeichnet. Glas, Kunststoffe, Metalle u. Porzellan dienen als Primärpackmittel. Feste, einzeldosierte Arzneiformen werden häufig in Blisterpackungen verpackt. Das Bottlepack-Verfahren dient der Verpackung von Infusionslösungen, Augen- u. Nasentropfen. In einem Arbeitsgang werden durch Extrusion aus geeigneten thermoplast. Kunststoffen die entsprechenden Behälter hergestellt, die Lösungen abgefüllt u. abschließend verschlossen.

Arzneimittelverunreinigungen: Arzneizubereitungen müssen bei der Prüfung auf mikrobiol. Reinheit best. Forderungen entsprechen (Tab.). Außerdem wird die Abwesenheit von Pyrogenen (fiebererzeugenden Stoffen) insbes. bei Infusions- u. Injektionslösungen gefordert. Pyrogene sind dialysierbar u. z.T. hitzebeständig, so daß sie mit den übl. Sterilisationsverfahren nicht unschädl. gemacht werden können. Es ist deshalb notwendig, bei der Herstellung mit unbedingt keimfreien Substanzen u. Lösungsmitteln in keimfreien Räumen (↑Clean benches, Clean rooms) zu arbeiten. Prüfung auf pyrogene A. erfolgt tierexperimentell. Tab.

Arzneimittelwechselwirkungen ↑Koergismus.

Arzneimittelverunreinigungen: Forderung nach mikrobieller Reinheit in Arzneimitteln

Arzneizubereitungen	Forderungen
1. Injektions- u. Infusionszubereitungen sowie zur Anwendung in normalerweise keimfreien Körperhöhlen bestimmte Arzneizubereitungen	Sterilität
2. Arzneizubereitungen, die zur Anwendung am Auge u. zur Wundheilung bestimmt sind	Abwesenheit von Keimen in 1,0 g bzw. 1,0 ml Substanz
3. Arzneizubereitungen, die zur intravaginalen Anwendung, zur Anwendung im Ohr, in der Nase u. auf der Haut sowie zur Anwendung am Euter bestimmt sind	höchstens 10^2 Keime, Abwesenheit von Enterobacteriaceae, von Pseudomonas aeroginosa u. von Staphylococcus aureus in 1,0 g Substanz
4. sonstige Arzneizubereitungen	höchstens 10^3 Keime, jedoch höchstens 10^2 Pilze, Abwesenheit von Enterobacteriaceae in 1,0 g bzw. 1,0 ml Substanz

Arzneimittelwirkungen, organspezifische: Arzneimittel u. Gifte können Wirkungsunterschiede gegenüber versch. Organen aufweisen. Grund: spezif. Aufbau von Zellmembranen u. Gefäßendothelien, Stoffwechselbesonderheiten von Organen u. a. Z. B. beruht die relative Organspezifität von Zytostatika zu Krebszellen auf hoher Mitoserate u. damit intensiverem Nukleinsäurestoffwechsel.

Arzneimittelzubereitungsform ↑Arzneiform.

Arzneiöle: vorwiegend fette Öle o. ä. Flüssigkeiten enthaltende Lösungen, Auszüge o. Suspensionen von Arzneistoffen.

Arzneispiritus ↑Spiritus medicati.

Arzneistäbchen: Bacilli medicati; i. d. R. zylindr., formbeständige Zubereitungen von etwa 4 mm Durchmesser, die zum Einführen in Körperteile bestimmt sind. Sie können Arzneistoffe gelöst, emulgiert o. feinst suspendiert enthalten. Verwendung: Applikation von Arzneimitteln in Fistelgängen, im Zervikalkanal bzw. in der Harnröhre o. zum Ätzen.

Arzneistoff: biol. aktiver Bestandteil (Wirkstoff) des ↑Arzneimittels, der Arzneifertigware, der Standardrezeptur (↑Magistralformel) o. der Arznei, der den ther. Effekt erzeugen soll. Es handelt sich um chem. Elemente o. chem. Verbindungen o. Naturerzeugnisse in unbearbeitetem o. bearbeitetem Zustand.

Arzneistoffliberation: Freisetzung eines ↑Arzneistoffs aus einer ↑Arzneiform bzw. ↑Arzneizubereitung. Sie stellt die erste u. meist auch geschwindigkeitsbestimmende Stufe für ↑Resorption, ↑Distribution, Metabolisierung u. Elimination dar.

Arzneiträger: Vehikel, Konstituens; pharmaz. Hilfsstoffe zur Herstellung der ↑Arzneizubereitung wie Lösungsmittel bzw. der formgebende Bestandteil einer ↑Arzneiform, wie ↑Zäpfchen u. Salbengrundlage. Die Forderung nach Indifferenz des A. ist nur selten erfüllt, meist hat er einen Einfluß auf die Wirkung der Arzneizubereitung.

Arzneizubereitung: Arzneiform; pharmaz. Zubereitung, die ↑Arzneistoffe u. ↑Arzneiträger enthält, die notwendig sind, um ein ↑Arzneimittel mit der gewünschten Dosierung, Größe u. Anwendungsform herzustellen. Einzeldosierte A. (↑Tablette, Kapsel) enthält pro ↑Arzneiform eine applizierfertige dosierte Arzneistoffmenge, während bei mehrfach dosierter A. (↑Lösung, ↑Mixtura) die Dosierung z. B. tee- o. eßlöffelweise erfolgt.

Arzt: Absolvent des Medizinstudiums nach Erteilung der ↑Approbation.

Arztbrief: schriftl. Information eines Arztes über einen von ihm betreuten Pat. an einen überweisenden, mit- o. nachbehandelnden Arzt. Er enthält in kurzgefaßter Form Hinweise über Diagn., Ther., soziale Begleitumstände sowie Empfehlungen zur med. u. ggf. sozialen Weiterbetreuung. Der A. kann in einem ↑Krankenhausinformationssystem o. bei Anwendung der elektron. Datenverarbeitung in vielen Fällen rechnergestützt angefertigt werden.

Ärztekammer: Organisationsstruktur des Gesundheitswesens, der lt. Gesetz alle approbierten Ärzte angehören müssen. Ihre Aufgabe besteht in der Zulassung von Ärzten, Fort- u. Weiterbildung, Berufsgerichtsbarkeit u. a. In jedem Bundesland existiert eine Ä. (in NRW zwei), die alle unter dem Dachverband der ↑Bundesärztekammern zusammengeschlossen sind.

Arzt im Praktikum: *Abk* AiP; 18monatige Tätigkeit von Ärzten nach Ablegen dem dritten Staatsexamens im Praktikum (Krankenhaus, Praxis niedergelassener Ärzte u. ä.) zur Erlangung der Approbation.

As: chem. Symbol für ↑Arsen.

ASA-Scale ⟨*engl*⟩: *Abk* für Assessment of Selfcare Activities; Einschätzungs- u. Beurteilungsinstrument für die ↑Selbstpflegefähigkeiten einer Person.

ASAT: *Abk* für ↑Aspartataminotransferase.

Asbeste ⟨*gr*⟩ *n Pl*: natürl., faserige, silikat. Minerale. Schichtsilikat in gerollter Form als Serpentinasbest: Chrysotil. Bändersilikate als Amphibolasbest: Anthophyllit, Amosit, Tremolit, Aktinolith, Krokydolith. Mögl. Gemengeteil im ↑Talkum. Rohstoff zur Herstellung von etwa 3 000 Industrieprodukten, z. B. Asbestzement, Isolierstoffe, Dichtungen, Feuerschutzplatten. A. wirken fibrogen u. kanzerogen. Gravierende Synkanzerogenese mit Tabakrauch. Asbestbedingte Krankheiten: Asbestose (Pleura, Lunge), Bronchialkarzinom, Mesotheliom (Pleura, Perikard, Peritoneum), Larynxkarzinom; deshalb zunehmend Ersatz durch andere Stoffe. ↑Berufskrankheit.

Asbestfaserung: Demaskierung von Kollagenfasern im Hyalinknorpel als regressive Erscheinung in der Grundsubstanz infolge Wasserverarmung o. Ernährungsstörung des bradytrophen Knorpelgewebes. A. führt oft zu Erweichungsherden u. ist Frühveränderung bei Arthrosis deformans. Abb.

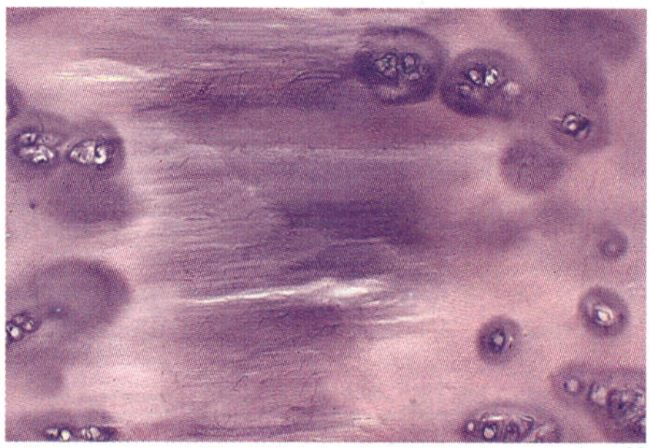

30

Asbestfaserung. Histologischer Schnitt durch einen Rippenknorpel, HE-Färbung; zellfreier Bezirk mit demaskierten Fasern

Asbestfilter: asbesthaltige Tiefenfilter, die zur Filtration von hitzeempfindl. Eiweißlösungen, Öl sowie Alkohol u. a. zur Beseitigung von ↑Pyrogenen eingesetzt, aber zunehmend durch asbestfreie Nylontiefenfilter mit Stützgewebe ersetzt werden. Filtration durch bakterienundurchlässige Filter mit sterilisierten Filtergeräten u. unter Bedingungen des asept. Zubereitung: aseptische ↑Bereitung. bakterienfreie ↑Filtration.

Asbestkörperchen: schlanke, zylinderförmige Gebilde mit einer transparenten eiweißhaltigen Hülle um Bruchstücke von Asbestfasern. A. finden sich nach Inhalation von Asbestfasern in der Lunge, im Bronchialsystem u. im Sputum. Größe ca. 10–100 μm.

Asbestose ⟨*gr*⟩ *f*: durch Einatmung von Asbestfasern entstehende Lungenfibrose (↑Lungenasbestose). Häufige Koinzidenz mit Bronchialkarzinom u. ↑Mesotheliom durch kanzerogene Wirkung der ↑Asbeste. ↑Asbestkörperchen nicht immer nachzuweisen. ↑Berufskrankheiten.

ASCA: Abk für engl. Autonomic Subject Citation Alert; automatisiert selektive ↑Informationsverbreitung des ↑Institute of Scientific Information.

A-Scan ↑Ultraschalldiagnostik.

Ascarididae ⟨*gr*⟩ *Pl*: Askariden; Fam. der Spulwürmer. Bis 50 cm lange, gelblichweiß bis grau gefärbte, drehrunde ↑Nematoda, mit relativ dicker Kutikula, an beiden Enden zugespitzt, Hinterende beim Männchen eingerollt. Mundöffnung mit gut entwickelten papillentragenden Lippen; Zwischenlippen können vorhanden sein; Eier dickschalig, ungefurcht. ↑Parasiten im Dünndarm von Vertebraten. Med. bedeutsame Gattungen; ↑Ascaris, Toxocara (Erreger ↑Larva migrans).

Ascaridine: tox. wirkende Stoffwechselprodukte der ↑Ascarididae.

Ascaris ⟨*gr*⟩ *f*: Gattung der Fam. ↑Ascarididae. 15–40 cm lang, Mundöffnung mit 3 am Innenrand gezähnten Lippen u. Zwischenlippen; ↑Parasiten im Darm bei Mensch u. Säugetieren.

Ascaris lumbricoides: Spulwurm des Menschen; Erreger der ↑Askariasis. Parasitiert im Dünndarm, Männchen etwa 15–17 cm mit eingerolltem Hinterende, Weibchen 20–25 cm lang. Dicke 4–5 mm. Ein Weibchen kann in 1 Jahr etwa 30 Mill. Eier legen. Die mit einer buckligdicken Schale umschlossenen, sehr widerstandsfähigen Eier werden mit dem Kot ausgeschieden u. müssen mind. 2 Wochen im Freien reifen, um infektiös zu werden. Autoinfektion ist deshalb nicht mögl. Infektion erfolgt oral mit Trinkwasser o. verunreinigter Nahrung (Typ der oralen Schmutzinfektion). Im Dünndarm schlüpft aus dem Ei eine Larve, die auf dem Blutweg über Leber u. Lunge die Luftröhre u. den Kehlkopf erreicht u. hier geschluckt wird. Anschließend im Dünndarm Entwicklung zum geschlechtsreifen A. Bei Massenbefall in der Zeit der Lungenpassage pneumonieähnl. Zustände u. allerg. Reaktionen. Später können Störungen in Leber u. Dünndarm, Organschäden o. ↑Obturation der Gallenwege u. des Pankreasgangs sowie ein Ileus eintreten.

Ascaris suum: Schweinespulwurm; morphol. nicht von Ascaris lumbricoides zu unterscheiden, jedoch nicht auf den Menschen übertragbar.

ascendens ⟨*lat*⟩ *Adj*: aufsteigend, z. B. Aorta ascendens, Colon ascendens.

Aschelminthes ↑Nemathelminthes.

Aschenbild: Spodogramm, Verteilung der anorgan. Bestandteile in einem Organ o. Gewebe, untersucht mit ↑Auflichtmikroskopie an einem Schnitt, dessen organ. Bestandteile im elektr. Ofen durch Mikroveraschung zerstört wurden.

Ascher, Karl W. (1887–1971), österreich. Ophth., Prag, Cincinnati.

Ascher-Syndrom (nach Karl W. A.): Erschlaffung der Lidhaut (↑Blepharochalasis) bei gleichzeitiger Struma u. Lippenschwellung; Beginn meist zwischen 10. u. 15. Lj., genet. bedingt.

Aschheim, Selmar (1878–1965), Gyn., Berlin. Entdecker der nach ihm benannten biol. Schwangerschaftsreaktion.

Aschheim-Zondek-Reaktion (nach Selmar A. u. Bernhard Z.): *Abk* AZR; diente früher im Tierversuch zum Nachweis von Choriongonadotropin (HCG) im Schwangerenharn u. ist heute ebenso wie der sog. „Krötentest“ nach Galli-Malnini durch immunologische ↑Schwangerschaftstests zu ersetzen (Gravimuntest).

Aschoff, Ludwig (1866–1942), dt. Pathol., Freiburg (Br.).

Aschoff-Geipel-Knötchen (nach Ludwig A.): rheumat. Knötchen, rheumat. Granulom; von Aschoff zuerst 1904 beschrieben, ein Jahr später von Geipel. Nur beim akuten rheumat. Fieber perivenös auftretende Granulome, bes. im Interstitium der Herzmuskulatur neben Venen. Histol. zentrale fibrinoide Nekrose mit umgebenden großen Makrophagen (Aschoff-Zellen u. Anitschkow-Zellen), Lymphozyten, Plasmazellen u. Neutrophilen, später Vernarbung. Als Ursache wird ein immunpatholog. Geschehen angenommen, wobei als Antigen das M-Protein von Streptokokken wirken soll.

Aschoff-Primäraffekt (nach Ludwig A.): bei akuter Appendizitis; stellt eine in einer o. mehreren Krypten o. auch an anderen Schleimhautstellen beginnende subepitheliale Leukozytenansammlung mit kleinem Epitheldefekt dar, in dem sich ein Leukozytenfibrinpfropf bildet.

Aschoff-Puhl-Reinfekt (nach Ludwig A.): aerogene Zweitinfektion bei tuberkulösen Pat. mit Ausbildung eines subpleuralen tuberkulösen Infiltrats (sog. exogene ↑Reinfektion).

Aschoff-Talajew-Knötchen (nach Ludwig A.): in der russ. Literatur verwendetes Syn. für ↑Aschoff-Geipel-Knötchen.

Aschoff-Tawara-Knoten (nach Ludwig A. u. Sunao T.) Nodus atrioventricularis (↑Atrioventrikularknoten).

Aschoff-Zellen (nach Ludwig A.): Glykogen- u. RNA-reiche Riesenzellen mit einem o. auch mehreren Kernen in ↑Aschoff-Geipel-Knötchen. ↑Eulenaugenzellen.

Ascites ↑Aszites.

Ascoli, Alberto (1877–1957), Serol. u. Veterinärmediziner, Mailand. Entdecker des Uracils u. der Ascoli-Reaktion.

Ascoli-Reaktion (nach Alberto A.) ↑Thermopräzipitation zur Milzbranddiagnostik. Verdächtiges Material (Fleisch, Tierhäute, Felle) wird 2 min in isoton. Kochsalzlösung gekocht u. nach Abkühlung filtriert. 1 ml des klaren Filtrats wird mit präzipitierendem Antimilzbrandserum überschichtet. Die Reaktion ist pos., wenn bei einwandfreien neg. Kontrollen (Normalserum u. Kochextrakt aus unverdächtigem Gewebe) alsbald eine ringförmige Trübung auftritt.

Ascomycetes: Schlauchpilze, durch den ↑Ascus als Hauptfruchtform charakterisierte größte Klasse der Pilze.

Ascorbate ↑Vitamin C.

Ascorbinsäure ↑Vitamin C.

Ascorbinsäureoxidase: in Pflanzen vorkommendes, kupferhaltiges Enzym, das die reversible Oxidation von L-Ascorbinsäure zu L-Dehydroascorbinsäure katalysiert. ↑Vitamin C.

ASCT: *Abk* für engl. autologos stem cell transplantation; Transplantation von ↑Blutstammzellen.

Ascus: Fruchtkörper von Schlauchpilzen (↑Ascomycetes). Im A. entstehen nach der ↑Meiose intrazellulär die (meist acht) Askosporen. Zwischen Meiose u. Ascusbildung können aber auch zahlreiche vegetativ gebildete Generationen liegen.

ASD: *Abk* für Atrial-Septum-Defekt, ↑Vorhofseptumdefekt; **ASD I**: Primumtyp. ↑Ostium-primum-Defekt. **ASD II**: ↑Ostium-secundum-Defekt.

Asepsis ⟨*gr*⟩ *f*: angestrebtes Ziel der Keimfreiheit zur Verhütung von Infektionen bzw. ↑Kontaminationen. Wird durch ↑Sterilisation u. ↑Distanzierung erreicht. Histor. auf Semmelweis (1847) zurückzuführen. ↑Antisepsis.

Aseptik ⟨*gr*⟩ *f*: Gesamtheit aller zur ↑Asepsis führenden Maßnahmen.

aseptisch: Asepsis betreffend; ↑steril.

Ashby-Testverfahren: veraltetes Verfahren zur Bestimmung der Erythrozytenlebensdauer in einem fremden Organismus, wie auch umgekehrt fremder Erythrozyten im Patientenkreislauf. Dabei kommen gruppendifferente, aber kompatible Erythrozyten zur Transfusion. In best. Abständen werden Blutproben entnommen, bei denen die körpereigenen Erythrozyten durch ein entsprechendes Serum agglutiniert u. die übrigbleibenden Erythrozyten gezählt werden. Die Bestimmung der Erythrozytenlebensdauer (↑Erythrokinetik) erfolgt heute mit isotopenmarkierten Erythrozyten. (Radionuklide: $Na_2{}^{51}CrO_4$, ^{15}N-Glycin, ^{32}P-Diisopropylfluorophosphat).

Asherman, Joseph G. (geb. 1889), Gyn., Tel-Aviv.

Asherman-Syndrom (nach Joseph G. A.): intrauterine ↑Synechien mit Störung der normalen Endometriumfunktion.

Ashman-Phänomene: intermittierender Leitungsblock im System von Schenkeln o. Faszikeln des Erregungsleitungssystems bei vorzeitig einfallenden supraventrikulären Extrasystolen bzw. Tachykardien. Das Phänomen basiert auf unterschiedl. Refraktäreigenschaften der genannten Strukturen.

ASHRAE-Skala: Skala zur Abschätzung der therm. Umgebungsbedingungen anhand einer psycho-phys. Skala (PMV = Predicted Mean Vote). Null bedeutet Behaglichkeit, d.h. minimale Anforderungen an die Thermoregulation, pos. Werte zunehmend warme, neg. Werte zunehmend kalte Bedingungen.

Asialoproteine ⟨*gr*⟩ *n Pl*: ↑Glykoproteine, denen durch Behandlung mit ↑Neuraminidase ihre endständigen Neuramin- bzw. Sialinsäurereste abgespalten wurden. Dadurch kommt es infolge Affinitätserhöhung des so modifizierten Glykoproteins am hepat. Membranrezeptor zu einer beträchtl. Steigerung der Aufnahme des A. in die Leber u. zu dessen rascherem Abbau. A. haben demzufolge höhere Umsatzraten als die unveränderten Glykoproteine.

Asibi-Impfstamm ↑Gelbfieberimpfstoff.

Askanazy, Max (1865–1950), Schweizer Pathol., Genf.

Askanazy-Rutishauser-Syndrom (nach Max A.): Adipositas, Hypertonie u. Osteoporose durch Störungen der Nebennierenfunktion.

Askariasis ⟨*gr*⟩ *f*: Askaridose Askaridiasis; durch Spulwürmer (↑Ascaris lumbricoides) verursachte ↑Helminthiasis. Verbreitung v. a. bei Kindern in Landregionen mit Abwasserverrieselung bzw. Kopfdüngung. Bei stärkerem Befall Krankheitserscheinungen: tox. Magen-Darm-Störungen mit nervösen Sympt. (hypoglykäm. Enzephalopathie), mechan. Verlegung der Gallen- u. Pankreasgänge, des Darms (Ileus verminosus), seltener der Nasennebenhöhlen. Wurmabszesse nach Einbohren in die Schleimhaut (Pankreatitis, Leberabszeß). Eosinophiles Infiltrat während der Leber-Lungen-Wanderung der Larven. Diagn. durch Wurmeiernachweis im Stuhl.

Askariden ↑Ascarididae.

Askaridose ↑Askariasis.

Askin-Tumor: maligner kleinzelliger Tumor neuroektodermaler Genese der thorakopulmonalen Region.

Asklepiadeneid ↑Eid des Hippokrates.

Asklepieion ⟨*gr*⟩ *n*: *Pl* Asklepieia; Tempel zur Ausübung des Asklepioskults. Eines der ältesten A. befand sich in Epidauros. Dort wurde der Asklepioskult bereits im 5. Jh. v. Chr. ausgeübt. Weitere bedeutende Kultstätten des Heilgottes bestanden z. B. auf Kos, Knidos, Rhodos, in Kyrene u. Pergamon. A. können als erste Heilstätten der Griechen angesehen werden.

Asklepios ⟨*gr*⟩ *m*: gr. Gott der Heilkunst, Sohn von Apollon u. dessen Geliebter Koronis. A., der durch den Kentaur Cheiron Unterricht in der Heilkunst erhielt, wurde später von Zeus in die Unterwelt verdammt, weil er versucht hatte, Tote zum Leben zu erwecken. Bei Homer u. Hesiod ist A. noch kein Gott, sondern Landesfürst u. berühmter Arzt. Göttl. Eigenschaften wurden ihm erst später zugeschrieben, als der Asklepioskult an Bedeutung zunahm. Die Römer übernahmen A. als Aesculapius.

Äskulap ↑Asklepios.

Äskulapstab: ein von einer Schlange umwundener Stab; Symbol der Med. u. des Arzttums.

Ask-Upmark-Niere: segmentale, unilaterale Hypoplasie mit atroph. Tubuli u. hyalinisierten Glomerula. Manchmal Ursache einer Hypertonie.

Ask-Upmark-Syndrom: segmentale ↑Nierenhypoplasie.

A. S. O.: *Abk* für American Society of Orthodontists.

Asomnie ⟨*lat*⟩ *f*: Agrypnie, Insomnie, Schlaflosigkeit; Störung der Schlaf-Wach-Regulation als aktive Leistung des Zentralnervensystems (Biorhythmen). Regelkreise in der ↑Formatio reticularis des Hirnstamms. Schlaflosigkeit meist als Einschlaf- u. Durchschlafstörungen. Dabei subjektiv unbemerkte Schlafzustände, die sich im EEG (↑Elektroenzephalographie) nachweisen lassen (u. a. bei exp. Schlafentzug über längere Zeit). Ursachen: Störung eines eingeschliffenen Biorhythmus bei unzweckmäßiger Lebensweise, u. a. Schichtarbeit, neurasthen. u. pseudoneurasthen. Bildern (beginnende Hirnarteriosklerose), nach Streßsituationen, affektiven Ausnahmezuständen, bei hirnorgan. u. psychot. Krankheitsbildern.

Asparagin: Monoamid der ↑Asparaginsäure. Abb.

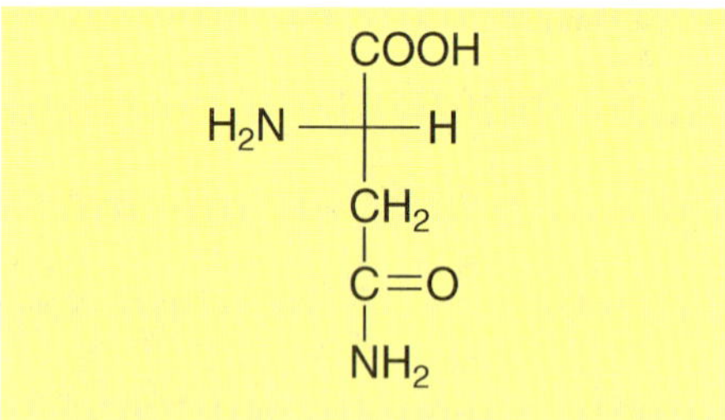

Asparagin

Asparaginase: eine ↑Amidase, die die Bildung von Asparaginsäure u. Ammoniak aus Asparagin katalysiert.

L-Asparaginase: Crasnitin; Enzympräparat, das L-Asparagin in Asparaginsäure abbaut, z. B. in Lymphomzellen. Behandlung von Tumoren (best. Formen von tier. u. menschl. Leukämien), Non-Hodgkin-Lymphomen hoher Malignität, insbes. bei lymphoblast. NHL. Wegen starker allerg. Reaktionen bis zum Schock, Blutgerinnungsstörungen infolge Synthesestörung von Gerinnungsfaktoren, Hypoproteinämie, Pankreatitis, Hyperglykämie u. starker Myelosuppression ist die Ind. insbes. in Form einer Kombinationstherapie begrenzt. ↑Zytostatikatherapie, hämatologische.

Asparaginsäure: $HOOC\text{-}CHNH_2\text{-}CH_2\text{-}COOH$; Aminobernsteinsäure. (↑Aminosäuren, ↑Dikarbonsäuren). Abb.

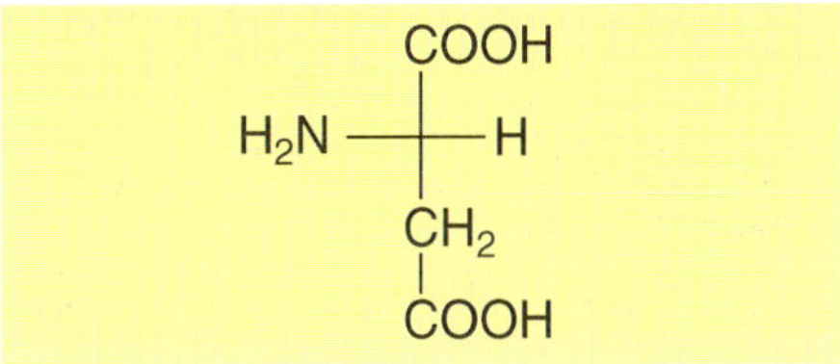

Asparaginsäure

Asparagyl[1]-Valyl[5]-Angiotensin II: synthet. Angiotensinderivat zur Blutdrucksteigerung, Antihypotonikum.

Aspartam: *Abk* APM; Alpha-L-Asparagyl-L-phenylalaninmethylester; synthet. ↑Süßstoff, der im Vergleich zu Saccharose eine 110- bis 180fache Süßkraft aufweist. In saurem Milieu ist A. wenig stabil.

Aspartase: Enzym, das die Desaminierung der ↑Asparaginsäure zu Fumarsäure katalysiert, findet sich v. a. in Pflanzen u. in Bakterien, z. B. in denen der Darmflora.

Aspartat: Salz der ↑Asparaginsäure.

Aspartataminotransferase: *Abk* ASAT; früher Glutamat-Oxalacetat-Transaminase (GOT); eine ↑Aminotransferase, die die reversible Übertragung der Aminogruppe der Glutaminsäure auf Oxalacetat katalysiert. Reaktionsprodukte sind Alphaketoglutarat u. Asparaginsäure.

Aspartattranscarbamylase: Aspartatcarbamyltransferase. Katalysiert bei der ↑Pyrimidinbiosynthese die Bildung von Carbamylaspartat aus Asparaginsäure u. Carbamylphosphat. In Bakterien unterliegt die A. einer neg. Rückkopplung durch Cytidintriphosphat, dem Endprodukt der Stoffwechselkette.

Aspergillom ⟨*lat* + *gr*⟩ *n*: bes. Form der ↑Lungenaspergillose. Myzetombildung in präformierten Hohlräumen der Lunge wie Bronchiektasen, Zysten, gereinigten Kavernen. Im Röntgenbild als rundherdartige Verschattung mit schmaler Luftsichel zwischen Myzetom u. Hohlraumwand imponierend. ↑Pilzball (Fungusball). Abb.

Aspergillose: Mykose durch Pilze der Gattung Aspergillus. Häufigste Erreger: Aspergillus fumigatus o. Aspergillus niger. Befall aller Organe mögl., oft als Komplikation bei schwerer Immunsuppression. Im Ggs. zum ↑Aspergillom neigt die diffuse disseminierte Lungenaspergillose zur Generalisation.

Aspergillus ↑Aflatoxine.

Aspermie ⟨*gr*⟩ *f*: Fehlen von Samenzellen o. Vorstufen im ↑Ejakulat.

Asphyxie ⟨*gr*⟩ *f*: wörtl. Pulslosigkeit; Erstickung. **A. des Neugeborenen:** Depression vitaler Funktionen des Neugeborenen, Kombination versch. klin. Sympt. (Zyanose o. Hautblässe, Atemstörungen bis Apnoe, Bradykardie, Muskelhypotonie bis Reflexlosigkeit). I. d. R. kommt es nach intrauteriner fetaler ↑Hypoxie o. intrapartalen Komplikationen mit Hypoxie zur A. Das zentrale Problem der A. ist die neonatale ↑Hypoxie mit ihren Folgen auf den Zellstoffwechsel u. Gesamtorganismus (perinatale ↑Azidose). Die klin. Einteilung der A. erfolgt nach dem ↑Apgar-Score o. als blaue Asphyxie (i. S. einer mäßigen Depression mit geringgradiger Hypoxie u. relativ guter Progn.) u. weiße Asphyxie (i. S. einer schweren Depression mit hochgradiger Hypoxie u. ungünstigerer Progn., bes. ZNS, frühkindliche ↑Hirnschädigung).

Asphyxiestadium: Stadium IV der Einteilung der ↑Narkosestadien nach Guedel, das bei einer kunstgerechten Anästhesie nicht erreicht werden sollte.

Aspiration ⟨*lat*⟩ *f*: Inspiration von flüssigem o. festem Material in die Trachea u. Lunge mit der Folge der Luftwegsverletzung, der Einschränkung der Atemfläche u. damit des Gasaustauschs sowie Entstehung einer Aspirationspneumonie. Bes. schwere Reaktion des peribronchialen Gewebes, wenn Mageninhalt aspiriert wird. Durch einen pH von $<2{,}5$ entsteht ↑Mendelson-Syndrom. Häufige u. folgenschwere Komplikation bei Bewußtlosigkeit u. Erbrechen ↑Fremdkörperaspiration mit akutem, subakutem (latente Periode) o. chron. Verlauf (Manifestation von Komplikationen).

Aspirationsbiopsie ↑Saugbiopsie, ↑Punktionsflüssigkeitzytologie.

Aspirationspsychrometer ↑Psychrometer.

Aspirationssyndrom: Krankheit des Neugeborenen nach der Aspiration von Fruchtwasser mit Mekonium u. Vernix-caseosa-Partikeln (↑Fruchtschmiere). Ursächl. führt eine intrauterine fetale ↑Hypoxie sowohl zur Entleerung von Mekonium in das Fruchtwasser als auch zu verstärkten intrauterinen Atembewegungen. Während Fruchtwasser reaktionslos von der Neugeborenenlunge resorbiert werden kann, entstehen durch das mekoniumhaltige Fruchtwasser Atelektasen u. lokale Entzündungsherde mit Störungen der Lungenfunktion. Die Neugeborenen zeigen klin. eine ↑Asphyxie o. nach dem Einsetzen der Spontanatmung eine Tachydyspnoe, u. U. mit Zyanose u. Schockzeichen.

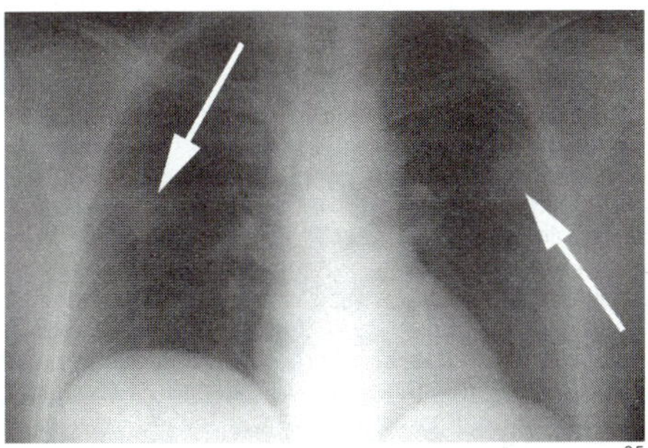

35

Aspergillom. Im Mittelfeld beider Lungenhälften je ein walnußgroßer Rundschatten (Pfeile) innerhalb einer Kaverne, von einer Luftsichel bzw. einem größeren Luftraum umgeben, 28jähriger Patient nach Knochenmarktransplantation wegen akuter myeloischer Leukämie

Asplenie ⟨*gr*⟩ *f*: Alienie, Milzagenesie; angeborenes Fehlen der Milz (↑Aspleniesyndrom). Häufig in Kombination mit angeborenen Herzfehlern u. Störungen der Körpersymmetrie (↑OPSI-Syndrom). Eine (erworbene) Milzhypoplasie findet sich gelegentl. bei Pat. mit Zöliakie. Unter **funktioneller A.** ist ein Verlust der retikulohistiozytären Aktivität der vergrößerten Milz zu verstehen, die z. B. durch Mikroinfarkte, Fibrosierung, Blutungen u. Involution bei Pat. mit Drepanozytose verursacht sein kann. Die Diagn. einer A. ist durch Sonographie mögl., die funktionelle A. ist durch ^{99m}Tc-kolloidalen Schwefel zu belegen.

Aspleniesyndrom: Alienie-Syndrom, Ivemark-Syndrom; angeborener Fehlbildungskomplex mit Milzagenesie, oft letalen Herzfehlern u. Störungen der Körpersymmetrie. Fehlen der Milz in $^1/_3$ der Fälle mit Dextrokardie kombiniert, in über 50 % mit Transposition der großen Arterien, Pulmonalstenose, gemeinsamem Atrioventrikularkanal. Oft besteht bds. eine V. cava superior. Symmetriedefekte: symmetr. Lungenlappung. Im peripheren Blut finden sich Erythrozytenanomalien, wie Targetzellen u. ↑Howell-Jolly-Körper.

ASR: **1.** *Abk* für Antistreptolysinreaktion. **2.** *Abk* für ↑Achillessehnenreflex.

Assembly ⟨*engl*⟩: Zusammenbau, z. B. eines Virions; ↑Virusreplikationszyklus.

Assessment, geriatrisches: Beurteilung u. Funktionsdiagnostik mit umfassender phys., psych. u. sozialer Befunderhebung bei alten Menschen unter besonderer Berücksichtigung funktioneller Fähigkeiten zur Identifikation typ. geriatr. Probleme. Beim g. A. werden versch. Funktionstests durchgeführt, z. B. der ↑Barthel-Index, der Motilitätstest nach Tinetti, der Timed-up-and-go-Test nach Podsiadlo u. Richardson zur Prüfung der Lokomotion o. als kognitiver Screeningtest die Mini-mental-state-Untersuchung nach Folstein. Die Ergebnisse des g. A. fließen ein in die individuelle Therapieplanung u. Rehabilitation.

Assimilatio atlantis ⟨*lat*⟩ *f*: Atlasassimilation; Variation, bei der Atlas u. Os occipitale ossär verwachsen sind.

Assimilation ⟨*lat*⟩ *f*: Aufnahme von Nahrungsstoffen u. deren Einbau in körpereigene Verbindungen. A. autotropher Lebewesen (Pflanzen): ↑Photosynthese. A. heterotropher Lebewesen (Mensch, Tiere, Pilze): Verdauung der Nahrungsstoffe u. Synthese körpereigener Verbindungen (↑Anabolismus, amphibole ↑Stoffwechselwege) mit Hilfe der Energie, die beim Abbau körpereigener Stoffe (↑Katabolismus, biologische ↑Oxidation) gewonnen wird.

Assimilationsbecken: anlagebedingte Formanomalie des Beckens bei abweichendem Aufbau des Kreuzbeins. Der letzte präsakrale Wirbel (24. Wirbel) nimmt die Form eines Kreuzbeinwirbels an u. verschmilzt mit dem Os sacrum (↑Sakralisation). Ähnl. Assimilation kann auf der Seite des Steißbeins stattfinden. Form des Beckens verändert (hohe, platte, niedrige, asymmetr. A.). Kann geburtshilfl. Bedeutung erlangen.

Assimilationshypophalangie: angeborene Verkürzung von Fingern o. Zehen durch Verringerung der Anzahl der Phalangen. Bei der A. geht eine Mittelphalanx in der Endphalanx auf. ↑Brachydaktylie.

Assimilationswirbel: Übergangswirbel, d. h. der Randwirbel einer Wirbelgruppe (z. B. Hals-, Brust-, Lendenwirbelsäule), der Merkmale des benachbarten Wirbelsäulenabschnitts trägt; z. B. ↑Atlasassimilation.

Assistenzarzt: ein dem Stationsarzt unterstellter Arzt.

Assistenzberufe, medizinische: staatl. ausgebildete Fachberufe in der Med., wie med.-techn. Laborassistenten bzw. -assistentinnen u. Röntgenassistenten bzw. -assistentinnen, Krankenschwestern u. -pfleger, Krankengymnasten bzw. -gymnastinnen u. a.

Assistenzherz: Hilfsherz; heterotrop transplantiertes Herz, Empfängerherz wird belassen.

Assmann, Herbert (1882–1950), Int. u. Tuberkuloseforscher, Königsberg.

Assmann-Frühherd (nach Herbert A.): Frühinfiltrat (Simon); infraklavikuläre, unscharf begrenzte, exsudative tuberkulöse Herdbildung am Beginn einer Lungentuberkulose. Pathogenet. Einordnung in das System der Tuberkulosestadien nicht sicher.

Assmann-Krankheit (nach Herbert A.) ↑Osteosklerose.

Assoziation: **1.** ***Biochem.:*** spezif. Zusammenlagerung von Proteinuntereinheiten zum oligomeren Protein, von ident. Proteinmolekülen zu höheren Assoziaten (selbstassoziierende Proteine) o. von unterschiedl. Proteinen (z. B. zu ↑Multienzymkomplexen o. zum ↑Aktomyosin). **2.** ***Genetik:*** statist. gehäufte Kombination verschiedener Merkmale ohne begründbare Annahme einer pathogenet. Beziehung der Einzelsymptome. Früher Syntropie genannt. ↑VATER-Syndrom.

Assoziation, freie ⟨*lat*⟩ *f*: der Pat. wird aufgefordert, alles zu sagen, was ihm gerade durch den Kopf geht. ↑Psychoanalyse.

Assoziationsbahnen: Nervenfasersysteme, welche best. Abschnitte der gleichen Seite des Gehirns miteinander verbinden; z. B. Fasciculus longitudinalis superior u. inferior.

Assoziationsfasern: Neuriten von Nervenfasern der Großhirnrinde, die Rindenareale miteinander verbinden.

Assoziationsfelder: Bereiche des Großhirns, bes. in der frontalen, temporalen u. parietookzipitalen Hirnrinde, die weder sensor. ↑Projektionsfelder noch Ursprungsgebiete motor. Bahnen sind. Die A. sind durch zahlreiche ↑Assoziationsfasern untereinander verbunden. Sie sind beim Menschen bes. stark ausgebildet u. wichtiger Bestandteil des materiellen Substrats seiner höheren psych. Funktionen.

Assoziationskerne: räuml. begrenzte Nervenzellverbände des ↑Thalamus, bes. die dorsalen Kerne der lateralen Kerngruppe u. das Pulvinar, die zu den sog. Assoziationsfeldern der Großhirnrinde gehören soll. Sie erhalten Erregungen aus den versch. ↑Relaiskernen des Thalamus u. üben integrative Funktionen höherer Ordnung aus, die eine Rolle in der Wahrnehmung komplexer akust. u. opt. Reize spielen.

Assoziationskonstante: **1.** ***Immun.:*** Konstante K, die das Gleichgewicht einer Antigen-Antikörper-Reaktion ausdrückt. Sie spiegelt die durchschnittl. ↑Affinität zwischen Antigendeterminante (Hapten) u. Antikörper wider. Wenn für die Determinante H (Hapten) u. für den Bindungsbereich des Antikörpers B gewählt werden, so gilt:

$$H + B \rightleftarrows HB$$

Die Konstante ergibt sich durch

$$\frac{[HB]}{[H] \cdot [B]} = K$$

Da Antigene i. d. R. über zahlreiche Determinanten verfügen, ist A. für derartige Antigene nicht exakt bestimmbar. **2. *Pharmak.:*** Die Wechselwirkung zwischen Pharmakon u. Rezeptor ist reversibel u. folgt dem Massenwirkungsgesetz. Sie kann als bimolekulare Reaktion aufgefaßt werden, die sich durch eine Gleichgewichtskonstante, die Assoziationskonstante, charakterisieren läßt:

$$K_A = \frac{[RP]}{[R]\,[P]}$$

R = Rezeptor-Konzentration, P = Pharmakon-Konzentration, RP = Konzentration des Pharmakon-Rezeptor-Komplexes.

Assoziationsprozesse: versch. informationsverarbeitende Prozesse im ZNS, die die integrativen Bindeglieder zwischen afferenten Eingängen u. efferenten Ausgängen darstellen. Sie dienen der Klassifizierung u. intermodalen Verarbeitung afferenter Informationen u. sind an der Zusammenstellung der efferenten Impulsmuster u. Handlungsprogramme beteiligt.

Assoziationsrinde ↑ Assoziationsfelder.

Assoziationszellen: Nervenzellen, die in einer Schicht der ↑ Großhirnrinde o. der ↑ Retina die Erregung auf benachbarte Zellen übertragen.

AST: Antistreptolysintiter. ↑ Antistreptolysinreaktion.

Astasie *⟨gr⟩ f*: Unfähigkeit zu stehen, auf organ. Grundlage bei Schädigung des Kleinhirns, bes. des Lobus flocculonodularis, auch bei Stirnhirnläsion u. als psychogene Gangstörung vorkommend.

Asteatosis *⟨gr⟩ f*: fehlende Talgdrüsenabsonderung.

Astereognosie *⟨gr⟩ f*: taktile ↑ Agnosie. Gegenstände werden bei Betasten mit geschlossenen Augen nicht erkannt (unabhängig von Sensibilitätsstörungen, aber von diesen schwer abzugrenzen), bei Läsionen der Regio parietalis.

Asterion *⟨gr⟩ n*: anthrop. Meßpunkt am Schädel; Ende der Sutura parietomastoidea.

Asterixis *⟨gr⟩ f* ↑ Flapping tremor.

Asteroid bodies ↑ Asteroidkörperchen.

Asteroidkörperchen: **1.** Sternförmige Eiweißkonzentrate im Zytoplasma mehrkerniger Riesenzellen bei Boeck-Krankheit (↑ Sarkoidose), selten bei Berylliose, Lues u. Mykosen. **2.** Massive Antikörperauflagerungen auf Hefezellen bei ↑ Candidosen.

Asthenie *⟨gr⟩ f*: Asthenia; allg. Schwäche, oft konstitutionell bedingt. ↑ Neurasthenie, ↑ Psychasthenie.

Asthenie, neurozirkulatorische: vasoregulator. Asthenie (= VA) o. vasoregulator. Dystonie; unpräzise Bez. für funktionelle Kreislaufstörungen unterschiedl. Ursache, wie hyperkinetisches ↑ Herzsyndrom, ↑ DaCosta-Syndrom u. ä.

Asthenie, vasoregulatorische ↑ Asthenie, neurozirkulatorische.

Astheniker ↑ Konstitutionstypen.

Asthenopie *⟨gr⟩ f*: unspezif. Beschwerden, die auf ein Mißverhältnis zwischen geforderten Sehleistungen u. der Funktionstüchtigkeit des Auges zurückzuführen sind. **Akkommodative A.**: für den Arbeitsabstand nicht ausreichende Akkommodation. **Muskuläre A.**: bei ↑ Heterophorie. **Nervöse A.**: bei belastenden Situationen, Erkrankungen o. Rekonvaleszenz.

Asthenozoospermie: Bewegungslosigkeit der Spermien.

Asthenurie *⟨gr⟩ f*: gestörte Harnkonzentrierung. Besteht im Unvermögen, den Harn über die minimale Harnkonzentration bei Wasserdiurese (Dichte: 1,001; Osmolalität: 50 mOsm/l) hinaus zu konzentrieren. ↑ Hyposthenurie, u. ↑ Isosthenurie. ↑ Diabetes insipidus.

Ästhesioneuroblastom: unreifer Tumor des vegetativen Gangliensystems im Gebiet der Riechschleimhaut. ↑ Neuroblastoma sympathicum.

Asthma bronchiale *⟨gr⟩ n*: akut auftretende, anfallsartige Luftnot mit vorwiegend exspirator. Ventilationsbehinderung. Die Bronchialobstruktion wird durch Hypersekretion u. Dyskrinie, durch entzündl. u./o. allerg. Schleimhautschwellung u. durch Spasmus der Bronchialmuskulatur bewirkt. Exogene (Inhalationsallergene, z. B. Hausstaub, Tierhaare, Pollen, Getreideinhaltsstoffe) o. endogene (Bakterien, Medikamente, Nahrungsmittel) Allergisierung (Typ-I-Allergie) stellen die Hauptursache des A. dar. A. kann auch durch chem. Reize (z. B. Lösungsmittel) o. mechan. Belastung (Staub, ↑ Anstrengungsasthma), durch Klimareize u. psychogen ausgelöst werden. Im Asthmaanfall finden sich neben schwerer Dyspnoe die Sympt. der Verteilungsstörung, der alveolären Hypoventilation mit Hyperkapnie, der schweren obstruktiven Ventilationsstörung mit akutem Emphysem. ↑ Compliance u. Vitalkapazität sind erniedrigt, der Druck im kleinen Kreislauf ist erhöht. Im Frühstadium des Asthmaleidens sind anfalls- u. symptomfreie Intervalle typ. Bei längerem Bestehen pfropft sich eine chron. obstruktive Bronchitis auf. Obstruktives Emphysem u. Cor pulmonale stellen Spätfolgen dar. Andere Einteilungsformen: **Extrinsic-A.** (atop. exogenes, konstitutionsallerg. A., A. bronchiale allergicum); **Intrinsic-A.** (nicht atop., endogenes, früher infektallerg. jetzt infektionsabhängiges A. bronchiale infectiosum); Mischform: „Heufiebertyp" u. Infekttyp, bes. im Kindesalter; **Chron. A. bronchiale**: psychogene Faktoren. Die Ther. des A. besteht in Allergenkarenz. ↑ Hyposensibilisierung u. medikamentöser Behandlung mit Kortikosteroiden, Bronchodilatatoren (Theophyllinderivate, Sympathikometika), Mukolytika, Dinatriumcromoglicat u. Sauerstoff. ↑ Status asthmaticus.

Asthma cardiale: Zustand akuter Linksherzinsuffizienz mit Lungenstauung. Tritt auf bei Leistungsüberforderung des Herzens. In liegender Position verstärken sich die Sympt. Luftnot, Husten, Herzjagen. A. häufig Ausdruck dekompensierter ↑ Hypertonie u. ↑ Koronarsklerose. Übergang in manifestes ↑ Lungenödem mögl.

Asthmolytika *⟨gr⟩ n Pl*: zur Asthmatherapie verwendete Medikamente mit bronchospasmolyt. bzw. sekretolyt. Wirkung (Theophyllinderivate, Sympathikomimetika bzw. Bromhexin, Guajacol, Iodkalium).

Astigmatismus *⟨gr⟩ m*: **1. *Physik:*** ↑ Abbildungsfehler von Linsen, bei dem die Brennweite für achsenferne Punkte in versch., durch die Linsenachse gehenden Ebenen unterschiedl. ist. A. bewirkt v. a. in den Randbezirken von Abbildungen Unschärfen u. Verzerrungen. **2. *Ophth.:*** Asphär. Refraktionsanomalie des Auges, bei der die Meridiane der Hornhaut o. (seltener) der Linse unterschiedl. Krümmungsradien aufweisen, so daß das Licht nicht in einem Punkt, sondern nur in einer Linie (=„Stabsichtigkeit") fokussiert werden kann. Ausgleich mit Zylindergläsern, die nur in einer Ebene lichtbrechend wirken.

Astigmatismus irregularis: Abweichungen von der sphär. Krümmung der Hornhaut durch Narben mit unregelmäßiger Oberfläche.

Astigmatismus schiefer Bündel: Treten Lichtbündel unter erhebl. Abweichung von der Senkrechten in ein opt. System ein, so werden Teile davon durch die Peripherie der Linsen gebrochen. Da diese den Fehler der sphär. Aberration aufweisen, ist das entstehende Bild unscharf, verzerrt. Abb.

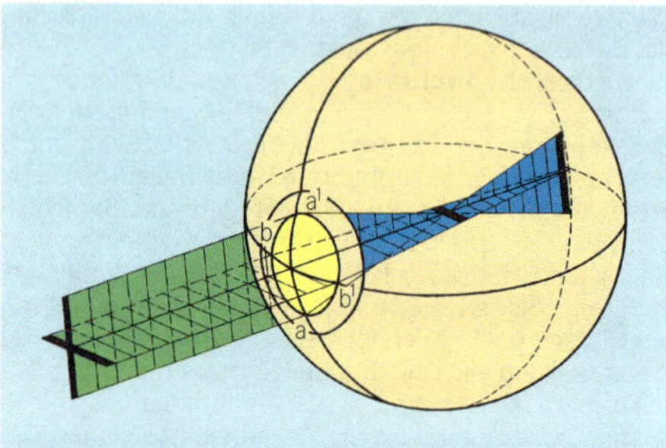

Astigmatismus schiefer Bündel.
a-a¹: schwach brechender Hauptschnitt;
b-b¹: stark brechender Hauptschnitt

Ästivoautumnalfieber ⟨*ital*⟩ ↑Malaria tropica.

Astomie ⟨*gr*⟩ *f*: Astomia; angeborenes Fehlen der Mundöffnung durch überschießende Verschmelzung der embryonalen Ober- u. Unterkieferwülste des 1. Kiemenbogens. Mit Fehlbildungen der Mundhöhle kombiniert.

Astragalus-Arten ↑Schleimdrogen.

A-Streifen: A-Band, Discus anisotropicus; ↑Myofibrille, ↑Myomerum.

Astroblastom: unreife Unterart der ↑Astrozytome des Großhirns.

Astrocytus ↑Astrozyten.

Astromedizin: Versuch, Ausbruch u. Verlauf von Krankheiten aus astrolog. Horoskopen je nach Sternzeichen vorauszusagen. In Japan z. T. weit verbreitet, z. B. in Form von Blutgruppenhoroskopen, wobei je nach AB0-Blutgruppe astrolog. Horoskope modifiziert verkauft werden. Horoskope jeder Art sind wissenschaftl. vollständig widerlegt.

Astrophie ⟨*gr*⟩ *f*: Astrophia; ausbleibende, durch Wachstum der Nabelschleife bedingte Darmdrehung (Nonrotation). Die einzelnen Darmabschnitte liegen in atyp. Positionen.

Astrosphäre: radiäre Mikrotubuli (Zytoplasmafaserung) um die beiden, zu den Zellpolen wandernden Zentriolen in der Prophase der ↑Mitose.

Astroviren: Virusgattung der Fam. ↑Astroviridae. Vorkommen bei Säugetieren u. Vögeln. Humanpathogen ist das humane Astrovirus, das 1975 im menschl. Stuhl erstmalig nachgewiesen wurde; weltweit verbreitet mit 7 Serotypen; Infektion führt zu Enteritis.

Astroviridae *f pl*: elektronenmikroskop. sternähnl. erscheinende Virusfamilie mit der Gattung ↑Astroviren. Virion sphär., Durchmesser 28–30 nm. RNA-Genom, kub. symmetr., Kapsid ohne Envelope.

Astrozyten: fortsatzreiche, dadurch sternförmige Zellart der ↑Neuroglia. Zelleib u. Zellfortsätze (letztere auch „Gliafasern" genannt) enthalten Gliafibrillen, Aggregate von Gliafilamenten, die GFAP (glial fibrillary acidic protein) aufweisen. Typen: 1. faserige A. (Astrocytus fibrosus) mit langen, dünnen Fortsätzen, Vorkommen: weiße Substanz, 2. protoplasmat. A. (Astrocytus protoplasmaticus) mit kurzen, dicken, verzweigten Fortsätzen, Vorkommen: graue Substanz. Die Fortsätze der A. bilden auf Kapillaren „Gefäßfüße" u. haben Kontakt zu Nervenzellen, beides im Dienste des Stoffaustauschs; weiter werden die perivaskuläre u. die oberflächl. Gliagrenzmembran zwecks schützender Isolierung der Nervenzellen gebildet. Abb.

Astrozytom: zu den Gliomen zählender Hirntumor, der sich von den ↑Astrozyten herleitet. Vorzugsweise im Stirnlappen lokalisiert. Neigen zu Rezidiven u. maligner Entartung.

Astrup-Methode: Mit Hilfe der von P. Astrup entwickelten Apparatur werden durch Messung des aktuellen pH-Wertes der Blutprobe u. des pH-Wertes nach Äquilibrierung der Blutprobe mit zwei versch. Eichgasen bekannten CO_2-Gehalts unter Benutzung des ↑Siggaard-Andersen-Diagramms die wesentlichsten Größen (pH, pCO_2, Basenexzeß) zur Beurteilung des Säure-Basen-Haushalts eines Pat. bestimmt.

ASW: außersinnl. Wahrnehmung; Bez. aus der ↑Parapsychologie.

Asyllabie ⟨*gr*⟩ *f*: Unfähigkeit, beim Sprechen Silben zu bilden.

Asymbolie ⟨*gr*⟩ *f*: Unfähigkeit, Zeichengebung zu verstehen.

Asymmetrie ⟨*gr*⟩ *f*: Ungleichmäßigkeit; **1.** ***Chem.:*** Fehlen eines Symmetriezentrums bei Molekülen. **2.** ***Anthrop.:*** physiol. A. des menschl. Körpers u. funktionelle A., die durch die unterschiedl. Beanspruchung einer Seite hervorgerufen wird.

Asymmetrie, funktionelle: Bez. für die Zuordnung höherer menschl. Hirnleistungen, die an eine der beiden Hirnhälften gebunden sind. Anstelle des früher gebräuchl. Begriffs der Hemisphärendominanz (Jackson 1874), berücksichtigt die f. A. die Erkenntnis, daß nicht alle Leistungen der sprachdominanten Hemisphäre zuzuordnen sind, so z. B. musikal. Leistungen, geometr.-räuml.

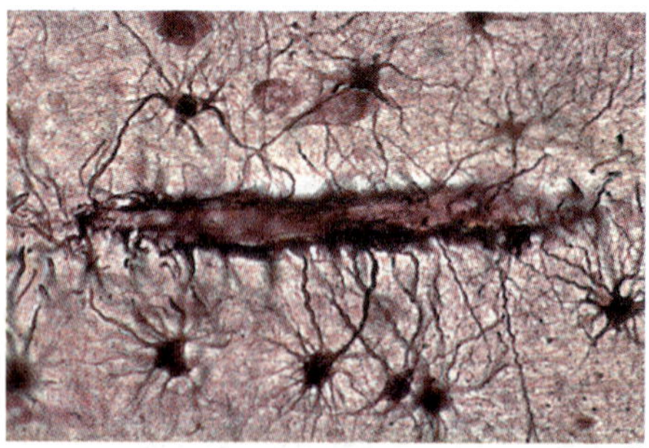

30

Astrozyten. Histologischer Schnitt durch die Großhirnrinde, Goldimprägnation; A., deren Fortsätze an ein Blutgefäß heranreichen.

Orientierung u. a. in der re. Hemisphäre (bei Linkshändern). Enge Beziehung zur Sprachentwicklung u. Händigkeit (↑ Aphasie). Als ursächl. für die überwiegende Rechtshändigkeit bei sprachdominanter li. Hemisphäre (93 %) der europ. Population) werden genet. u. Umweltfaktoren diskutiert.

asymptomatisch ⟨*gr*⟩ *Adj*: symptomlos, ohne Krankheitszeichen.

Asynchronie, biliopankreozibale: in der zeitl. Abfolge der Verdauungsvorgänge unzeitgerechte Abgabe von Galle u. Pankreassaft durch im Nebenschluß liegendes Duodenum nach Billroth-II-Operation o. Gastrektomie.

Asynergie ⟨*gr*⟩ *f*: **1.** zerebellare ↑ Ataxie; Koordinationsstörung, die das reflektor. Zusammenwirken von Agonisten, Antagonisten u. Synergisten verhindert, z. B. fehlendes ↑ Rebound-Phänomen. **2.** Teile der Ventrikelwand u. des Herzens betreffende Störung der Kontraktionsfunktion hinsichtl. zeitl. Koordinierung (Asynchronie) u. Stärke der Kontraktion: verminderte Bewegung (Asynerese), fehlende Bewegung (Akinese) u. systol. aneurysmat. Ausbuchtungen (Dyskinesie).

Asynklitismus ⟨*gr*⟩ *m*: Abweichung der Pfeilnaht aus der Beckenführungslinie bei der Geburt; 1. nach vorn, symphysenwärts, wodurch die hintere Scheitelbeinschuppe in Führung kommt (Hinterscheitelbeineinstellung, Litzmann-Obliquität, hinterer A.), ungünstig (gewöhnl. gebärunfähig); 2. nach hinten, promontoriumwärts; wodurch die vordere Scheitelbeinschuppe in Führung kommt (Vorderscheitelbeineinstellung, Naegele-Obliquität, vordere A.); günstiger, weil Ausweichmöglichkeit in die Kreuzbeinhöhle.

Asystolie: Ausbleiben der Herzkontraktion (Systole), Form des ↑ Herzstillstands, z. B. infolge von Herzrhythmusstörungen, Herzinfarkt, Vagusreizung u. Elektrolytstörungen. Vollständiger Aktivitätsverlust im EKG. Ther.: ↑ Reanimation.

Aszendodeszendostomie ⟨*lat*⟩ *f*: operativ angelegte ↑ Anastomose zwischen Colon ascendens u. Colon descendens.

Aszendorektostomie ⟨*lat*⟩ *f*: operativ angelegte ↑ Anastomose zwischen Colon ascendens u. dem Rektum.

Aszites ⟨*gr*⟩ *m*: Ascites; Flüssigkeitsansammlung in der freien Bauchhöhle bei portaler Hypertension, kardialer Insuffizienz, Hypoproteinämie (bes. bei exsudativer ↑ Enteropathie), ↑ Polyserositis, tuberkulöser Peritonitis, Ruptur einer Pankreaspseudozyste o. des Pankreasgangs. Chylöser A.: bei Ruptur intraabdominaler Lymphgefäße durch Trauma o. Erkrankung (intestinale Lymphangiektasie, Whipple-Krankheit). Blutiger A.: ↑ Hämaskos, galliger A.: ↑ Cholaskos.

Aszitesagar: Spezialnährboden mit Zusatz von Aszites zur Anzüchtung best. anspruchsvoller Bakterienarten.

Aszitestumoren: Manche exp. Impfgeschwülste wachsen bei intraperitonealer Impfung als im Aszites schwimmende Zellen, z. B. Ehrlich-Karzinom der Maus; bes. bei zytolog. u. ther. Fragestellungen verwendet.

Aszitesultrafiltration ↑ Ultrafiltration.

Asziteszellinien: aus in Peritonealflüssigkeit enthaltenen Zellen gezüchtete ↑ Zellinien.

AT III: *Abk* für Antithrombin III. ↑ Plasmaderivate, ↑ Plasmafraktionierung.

A. T. 10: ölige Lösung von 250 µg/ml Dihydrotachysterol. ↑ Antitetanika.

ATA *Abk* für ↑ Alimentary toxic aleukia.

ataktisch ↑ Ataxie.

Ataraktika ⟨*gr*⟩ *n Pl* ↑ Anxiolytika.

Ataranalgesie ⟨*gr*⟩ *f*: kombinierte Anwendung von Ataraktika u. Analgetika als intravenöse Basisnarkose, zu der Lachgas u. Muskelrelaxanzien gegeben werden.

Ataraxie ⟨*gr*⟩ *f*: Unerschütterlichkeit, Gleichmut, Seelenruhe, Gemütsruhe.

Atavismus ⟨*lat*⟩ *m*: von Atavus (Urahn) abgeleitete Bez. für das Auftreten eines best. Merkmals (bei einem Individuum), das den Artgenossen fehlt, in der Ahnenreihe aber vorhanden war. Betrachtung als phylogenet. Rückschlag nicht korrekt.

Ataxie ⟨*gr*⟩ *f*: Ataxia; beeinträchtigte Koordination von Bewegungsabläufen; Manifestationsform der infantilen ↑ Zerebralparese. Bewegungen ausfahrend u. überschießend; gezielte Bewegungen durch ↑ Intentionstremor erschwert; die aufrechte Körperhaltung (Stand u. Gang) kann beeinträchtigt sein. Im schwersten Fall führt die allg. Muskelhypotonie zum extrem schlaffen Kind (↑ Floppy infant). Prüfung durch ↑ Finger-Nase-Versuch o. ↑ Knie-Hacken-Versuch. **Zerebellare A.**: prim. Koordinationsstörung durch Kleinhirnschädigung, bei Läsion des Lobus anterior häufig Gangataxie, bei stärkerer Beteiligung des Kleinhirnwurms o. Läsion des Lobulus floccondularis Rumpfataxie in der gleichseitigen Körperhälfte, bei Schädigung des Lobus posterior v. a. A. der Extremitäten, neben weiteren zerebellaren Sympt. **Spinale o. Hinterstrangatraxie** (sensible A.): sek. Störung der Koordination aufgrund gestörter Tiefensensibilität bei Hinterstrangläsion, durch Wegfall der sensiblen Kontrolle vorwiegend lokomotor. A., durch opt. Kontrolle weitgehend ausgleichbar (im Ggs. zur zerebellaren A.). Sensible A. kommt auch bei Läsionen der medialen Schleife, des Thalamus u. des Gyrus postcentralis vor. A. als Leitsymptom bei ↑ Heredoataxia cerebellaris, ↑ Heredoataxia spinalis, ↑ Tabes dorsalis, funikulärer ↑ Myelose.

Ataxie, intrapsychische: Dissoziationen zwischen krankhaften Gedanken u. den zugehörigen Affekten, z. B. Pat. schildert mit stiller Heiterkeit, daß naher Angehöriger schreckl. gequält werde. Vorwiegend bei Schizophrenie. ↑ Parathymie.

Ataxie-Teleangiektasie-Syndrom: Louis-Bar-Syndrom, Dysgammaglobulinämie Typ III; seltenes ↑ Chromosomenbruchsyndrom auf der Grundlage einer Genmutation, autosomal rezessiver Erbgang. Erstmanifestation im Kleinkindalter: progrediente Ataxie u. Choreoathetose, Artikulations- u. Augenbewegungsstörung, Tremor u. zunehmende Beeinträchtigung der geistigen Entwicklung; Teleangiektasien ab 5. Lj. an Konjunktiva u. lichtexponierten Hautarealen; Rezidivierende Atemwegsinfektionen u. Leukämieneigung.

atd-Winkel: Winkel zwischen Triradius a, distalem Triradius t u. Triradius d der ↑ Papillarleisten der Handfläche. Ergibt ein Maß für die Position des distalen Triradius. ↑ Daktyloskopie.

Atebrin: Mepacrin, ein ↑ Acridinfarbstoff, der als ↑ Antimalariamittel eingesetzt wird.

Ateleiosis ⟨*gr*⟩ *f*: hypophysärer ↑ Kleinwuchs, häufig mit Gonadeninsuffizienz.

Atelektase ⟨*gr*⟩ *f*: verminderter o. völlig fehlender Luftgehalt der Lungen, örtl. o. diffus auftretend. Folgende Formen werden unterschieden: **Fetale A.** (klin. Atemnotsyndrom): fehlende Entfaltung der Lungen bei Störung der zentralen Atemregulation (Hirnblutungen), bei Entwicklungsstörungen der Atemwege u. des Zwerchfells, Verlegung der Atemwege durch Blut, Schleim, Fruchtwasseraspiration. Wichtig oberflächenaktive Substanzen ↑Antiatelektasefaktor. **Kompressionsatelektase**: Erhöhter Druck im Pleuraraum, z.B. Lungenkollaps bei Ergüssen. **Entspannungsatelektase**: bei Druckausgleich im Pleuraraum bei Verletzung der Thoraxwand o. Ruptur von Emphysemblasen. **Obstruktionsatelektase**: Resorptionsatelektase; bei Einengung o. völligem Verschluß der Bronchien durch Schleim, Exsudat, Tumoren, Fremdkörper o. bei ↑Epituberkulose.

Ateliose ⟨*gr*⟩ *f*: Ateliosis; ↑Infantilismus.

Atemalkohol: Alkohol, der mit der Atemluft ausgeschieden wird. Beträgt etwa 3–5 % der aufgenommenen Alkoholmenge. Da eine Korrelation zwischen Blut- u. Atemalkohol besteht, kann die Prüfung des A. mittels Prüfröhrchen als (halbquantitative) Vorprobe angesehen werden. Zur sicheren Feststellung der Blutalkoholkonzentration ist eine Blutentnahme notwendig.

Atemäquivalent ↑Ventilation, spezifische.

Atemarbeit: für die Atembewegungen notwendiger Energieaufwand des Körpers. ↑Atemmechanik.

Atembalg: ziehharmonikaartiger Gummibalg der ↑Beatmungsgeräte (↑Atembeutel).

Atembeutel: luftdichter, elast. Gummibeutel, der als Reservoir für Atemgas dient u. durch äußere Kompression zur Beatmung benutzt wird.

Atembewegungen, intrauterine: oberflächl. Ausdehnungen u. Zusammenziehungen des Brustkorbs des Feten, wobei geringe Mengen Fruchtwasser in den Atemwegen bewegt werden. A. sind durch Ultraschalluntersuchungen nachgewiesen u. gut zu erkennen, sind in den einzelnen Schwangerschaftswochen unterschiedl. in Art u. Ausdehnung u. können zu Zustandsdiagnostik der Feten herangezogen werden. Unter der Geburt können massive Atemzüge des Feten zur Fruchtwasseraspiration (↑Aspirationssyndrom) führen, die unter ungünstigen Bedingungen schwere Komplikationen beim Kind verursachen kann. A. werden heute im Ultraschallbild beobachtet.

Atemdepression: Verminderung des physiol. Atemminutenvolumens durch Erkrankungen (insbes. intrakranielle Raumforderung) u. Medikamente, die die Reagibilität des Atemzentrums senken, wie Analgetika u. Narkotika, aber auch infolge einer ↑Hypoxidose des ZNS.

Atemdruckmesser: Manometer zur Einstellung u. Überwachung des Beatmungsdrucks bei Narkose- u. Beatmungsgeräten meist als Membranmanometer mit mechan. Übertragung der Membranbewegung auf einen Zeiger vor einer Skala ausgebildet. Der Meßbereich liegt bei etwa ± 500 Pa (± 50 cm H_2O).

Atemdüse: rohrförmiger Strömungsmesser zur Messung der Atemstromgeschwindigkeit am Mund unter Ausnutzung der ↑Bernoulli-Gleichung. Dabei wird der Druckabfall an einem in der A. befindl. Hindernis gemessen. Bei entsprechender Konstruktion ergibt sich ein linearer Zusammenhang zwischen Druckabfall u. Strömungsgeschwindigkeit (Fleisch-Düse).

Atemexkursion: Strecke, die die Zwerchfellkuppel zwischen max. Exspiration u. max. Inspiration in kraniokaudaler Richtung zurücklegt. Bei Normalpersonen 10–15 cm. Direkt bei Durchleuchtung bestimmbar, indirekt durch Thoraxperkussion. Bei Emphysem A. bei tiefstehendem Zwerchfell, bei Adipositas bei hochstehendem Zwerchfell eingeschränkt. Eingeschränkt auch bei Verwachsungen des Zwerchfells an der Brustwand.

Atemfrequenz: Anzahl der In- bzw. Exspirationen eines Pat. pro Minute.

Atemgasanalyse ↑Gasanalyse.

Atemgaskonditionierung: in der Narkose- u. Langzeitbeatmung erforderl. Anwärmung u. Anfeuchtung der Atemgase zur Vermeidung von Atemwegskomplikationen durch passive Wärme-Feuchtigkeits-Austauscher („künstl. Nase") o. aktive Systeme (↑Ultraschallvernebler).

Atemgeräusch: vom Untersucher bei der Auskultation wahrnehmbarer, durch die Atmung entstehender Schall. Es werden unterschieden: **Vesikuläratmen**, entsteht durch Entfaltung der Alveolen im Inspirium, Resonanz im Lungengewebe, Obertöne aus den Bronchien kaum zu hören. Das Vesikuläratmen stellt das normale A. dar. **Bronchialatem**, entsteht als Strömungsgeräusch an der Stimmritze u. an den Verzweigungsstellen der Bronchien. Tracheal- u. Bronchiallumen bilden Resonator. Bronchialatmen ist charakterisiert durch Obertöne bis 4 000 Hz, die zu einem „scharfen" A. führen. Bronchialatmen ist normalerweise über die Trachea zu hören, bei Infiltration der Lunge auch über dem entsprechenden Thoraxabschnitt. **Rasselgeräusche** entstehen endobronchial durch atmungsbewegtes Sekret. Durch zwischen Lunge u. Thoraxwand eingelagerte Medien (Ergüsse, Schwarten, Pneumothorax) wird das A. abgeschwächt.

Atemgeräusch, amphorisches ⟨*gr*⟩: Auskultationsphänomen über großen Lungenhohlräumen, z.B. Kavernen, u. über einem Teilpneumothorax. Im In- u. Exspirium ist ein Geräusch zu hören, wie es beim Blasen über eine leere Flasche hinweg entsteht.

Atemgeräuscholfaktometrie: Registrierung von Atemgeräuschveränderungen als Riechreizfolge mit Mikrophon u. elektron. Auswertung; keine Geräuschveränderung bei Ausfall von Chemosensibilität (N. V) u. -sensorik (N. I), Reaktion bei normalriechenden Personen sowie Störung einer der beiden Teilfunktionen.

Atemgrenzwert: max. willkürl. Ventilation; dasjenige ↑Atemminutenvolumen, das bei optimaler Abstimmung zwischen Atemtiefe u. Atemfrequenz max. bei willkürl. ↑Hyperventilation gefördert werden kann. Bestimmung erfolgt in 6 o. 10 s u. Umrechnung auf Minute. Ergebnis wesentl. von Strömungswiderstand der ↑Atemwege u. Kraft der Atemmuskulatur abhängig.

Atemhilfe ↑Continuous positive airway pressure.

Ateminsuffizienz: Unvermögen der Lunge, den Gasaustausch aufrechtzuerhalten. Die O_2-Aufsättigung des Blutes u. die CO_2-Elimination können nicht mehr den Erfordernissen angepaßt werden (Belastungs- bzw. Ruheinsuffizienz).

Atemkalk: granuliertes Natrium- u. Kalziumhydroxid zur Absorption von CO_2. Erforderl. für die Wiederverwendung von Ausatemluft zur Beatmung in halbgeschlossenen u. geschlossenen Narkosesystemen. Als Indikatorkalk bezeichnet, wenn durch Zusätze ein Farbumschlag sichtbar wird, der die Erschöpfung des Absorptionsvermögens anzeigt.

Atemlage: charakterisiert das Verhältnis von Atemzugvolumen zur funktionellen Residualkapazität. Bei hoher A. (z.B. beim obstruktiven Emphysem) besteht eine über die Norm erhöhte, bei niedriger A. (z.B. bei restriktiver Ventilationsstörung u. beim Schwimmen) eine unter der Norm liegende funktionelle Residualkapazität. ↑Spirogramm.

Atemlähmung: Ausfall der Atmungsfunktion infolge zentraler Läsion des Atemzentrums in der Medulla oblongata, durch Tumoren, Blutungen, Traumen, entzündl. o. degenerative Prozesse, insbes. bei ↑Poliomyelitis acuta anterior, ↑Guillain-Barré-Syndrom infolge peripherer Schädigung der Atemmuskulatur, z. B. bei Myasthenie, ↑Polyneuropathien, Poliomyelitis.

Atemmechanik: funktionsanalyt. Beschreibung der für die Ventilation notwendigen mechan. Vorgänge des Thorax in Form von Druck-Volumen-Beziehungen. Zur Erzeugung von Druckdifferenzen zwischen Alveolarraum u. umgebender Atmosphäre werden durch die Atemmuskulatur folgende Widerstände überwunden: 1. der elast. Widerstand (engl. elastance) der Lunge u. der Thoraxwand, 2. der Deformationswiderstand der Lungen, 3. der tracheobronchiale Strömungswiderstand der Luftsäule, 4. der Trägheitswiderstand der bewegten Massen. Atemmechan. Untersuchungen erlauben Rückschlüsse auf die Atemarbeit u. dienen zur Messung des Atemwegswiderstands (↑Resistance), der Dehnbarkeit der Lunge (↑Compliance) u. der Ventilationsgrößen u. Volumina der Lunge. Zur Messung dienen Pneumotachograph, Ösophagusdrucksonde u. Ganzkörperplethysmograph. Nach der Art des Zusammenwirkens von Thorax, Rippen-, Wirbelgelenken, Brust- u. Bauchmuskeln sowie Zwerchfell bei der aktiven Erweiterung u. Verengung des Brustraums unterscheidet man u. a. Brustatmung, Bauchatmung u. Flankenatmung.

Atemminutenvolumen: das in einer Minute geatmete Luftvolumen (= Produkt aus Atemfrequenzen u. Atemzugvolumen). Volumenwert ist auf Körperbedingungen (↑BTPS-Bedingungen) zu korrigieren. Unter Ruhebedingungen etwa 8 l, bei Arbeit bis über 100 l.

Atemmittellage: pulmonale Mittelkapazität; Summe von funktioneller Residualkapazität (↑Lungenvolumina) + $^1/_2$ Atemvolumen (↑Atemzugvolumen), je nach den Funktionsbedürfnissen verschiebl.

Atemmonitor: Gerät zur kontinuierl. Überwachung der Atmung durch Impedanzmessung am Thorax o. Registrierung der atemsynchronen Temperaturschwankungen im Luftstrom der Atemwege (Thermistorprinzip).

Atemmuskulatur: Muskelgruppen im Stamm (Brust u. Bauch), durch die eine rhythm. Volumen- u. Druckänderung in der Brusthöhle als Voraussetzung für die Ein- u. Ausatmung bewirkt wird.

Atemnot: subjektives Empfinden des Pat. in einer best. Situation, z. B. bei Belastung, „nicht genügend Luft zu bekommen". Ein einheitl. Maß für die Stärke der A. ist nicht vorhanden. ↑Dyspnoe.

Atemnotsyndrom: *Abk* ANS; Respiratory distress syndrom (RDS, IRDS); 1. A. des Neugeborenen: ↑Hyaline-Membran-Krankheit. 2. A. des Erwachsenen: ↑ARDS.

Atemphasen: Eine Atemperiode setzt sich aus 3 Phasen zusammen: Einatmung, Ausatmung, Ruhepause. Während des Tages ist die Ruhepause kurz, so daß die Ausatmung ohne wesentl. Pause in die nächstfolgende Einatmung übergeht. Während des Schlafs ist die Ruhepause stark ausgeprägt. Es hängt dies mit der Verminderung der Erregbarkeit des Atemzentrums gegenüber dem CO_2-Gehalt des Blutes zusammen.

Atemreflexe: Auswirkungen von Zustandsänderungen an peripheren Rezeptoren auf die Atembewegungen (↑Hering-Breuer-Reflex, Atemschutzreflexe) o. die Durchblutung der Lungenkapillaren (alveolovaskulärer Reflex). Außerdem bestehen Verbindungen von fast allen afferenten Nerven zum ↑Atemzentrum, so daß mannigfaltige Beeinflussungen der Atmung von vegetativen u. somat. Rezeptoren her vorkommen.

Atemregulation: Atemreize sind Erhöhung des pCO_2, Verminderung des pO_2 u. Abnahme des pH-Wertes im art. Blut sowie Muskelarbeit. Die Rezeptoren für die chem. Atemreize liegen im Aortenbogen u. im Verzweigungsgebiet der Karotiden sowie im ↑Atemzentrum selbst. Die Afferenzen von den peripheren Rezeptoren werden dem Atemzentrum in der Medulla oblongata zugeführt. Von dort wird die Frequenz u. das Ausmaß der Bewegungen der Atmungsmuskulatur beeinflußt.

Atemreserve: Differenz aus den ↑Atemminutenvolumina bei max. Belastung u. in Ruhe.

Atemschläuche: flexible Schläuche aus Gummi o. Plastik, durch die Respiratoren u. Anästhesiegeräte mit den Luftwegen des Pat. verbunden werden.

Atemschleife: ↑Druck-Volumen-Diagramm bei der Atmung.

Atemschmerz: atmungsabhängiger Schmerz. Entsteht bei pathol. Prozessen der Pleura (Entzündung, Pneumothorax, Tumoren, Verletzung), des Zwerchfells (Verletzung, subphren. Abszeß), der Brustwand (Rippenfrakturen, Tumoren) u. des Mediastinums (Entzündung, Tumoren). Das Lungenparenchym u. die Bronchien haben keine schmerzsensiblen Nerven.

Atemschule: Aspekt der ↑Atemtherapie mit dem bes. Ziel Fehler im Atemablauf zu lösen u. zu einer harmon. Vollatmung anzuleiten.

Atemschutzfilter: bilden zusammen mit einem entsprechenden Atemanschluß die Atemschutzfiltergeräte. Sie befreien die Einatemluft – je nach Filterart – von Luftverunreinigungen durch Filtration, Absorption, Adsorption o. katalyt. Umwandlung.

Atemschutzreflexe ↑Husten, ↑Niesen.

Atemsekundenkapazität ↑Atemstoßtest.

Atemspende: Maßnahmen der Ersten Hilfe, bei denen ein Spender seine Ausatemluft in die Luftwege des Pat. als Mund-zu-Mund-, Mund-zu-Nase- o. bei Kindern Mund-zu-Mund-u.-Nase-Beatmung einbläst. Durch die Verwendung von einfachen Hilfsmitteln, wie Guedel-Tubus (↑Oropharyngealtubus), ↑Safar-Tubus wird dieses Verfahren erleichtert.

Atemstillstand ↑Apnoe.

Atemstimulation: Beeinflussung der Atemtätigkeit mit dem Ziel der Verstärkung der Atmung. A. kann durch Erhöhung des CO_2-Anteils in der Atemluft (Blutgasanalyse erforderl.) u. medikamentös, z. B. mit Theophyllinpräparaten, erreicht werden. ↑Theophyllin.

Atemstörungen: Veränderung von Rhythmus u. Frequenz der Atmung. ↑Dyspnoe, ↑Tachypnoe. Einteilungen: 1. A. durch Erkrankungen im Respirationstrakt mit u. ohne inspirat. u. exspirat. ↑Stridor. 2. A. durch Störung der Atemregulation. a) hypoventilat. bedingte A. bei Neugeborenen durch zerebrale Blutungen, ↑Meningitis, Atemnotsyndrom (↑Hyaline-Membran-Krankheit), muskuläre Insuffizienzen der Atemmuskulatur; b) zerebral bedingte A.: Meningitis, ↑Enzephalitis, ↑Hirnödem, ↑Hyperpyrexie, dekompensierter raumfordernder Prozeß im Schädel, ↑Schock, Intoxikationen (Medikamente, Gift), spez. Neugeborenenursachen; c) metabol. bedingte A.: Azidoseatmung, Alkaloseatmung. 3. kardiovaskulär bedingte A. 4. A. durch Erkrankungen, Anomalien o. Verletzungen des Thorax-Lungen-Systems.

Atemstoßtest: Bestimmung des Anteils der ↑Vitalkapazität, der in 1 s ausgeatmet werden kann. Ergebnis:

Atemstoßwert; Sollwert abhängig von Alter u. Geschlecht; es gilt: für Männer: A. = 86 – 0,25 · a (%VK), für Frauen: A. = 80 – 0,25 · a (%VK), wobei a = Alter in Jahren, VK = Vitalkapazität. Das Ergebnis wird wesentl. vom Strömungswiderstand der ↑Atemwege bestimmt.

Atemtest ↑Breath-Test.

Atemtherapie: Komplexe, vorwiegend krankengymnast. Behandlungsverfahren zur Beeinflussung des Atemablaufs, daher auch Atemgymnastik genannt. Sie hat das Ziel, Widerstände der Atemmechanik zu lösen, den Einsatz der Atemmuskeln zu schulen, die Sekretabgabe zu fördern u. den Atemablauf zu optimieren; damit verbunden ist eine psycho-phys. Entspannung. Bedeutsam bei Ventilationsstörungen, bei Erkrankungen der Atemwege, vor u. nach Thoraxoperationen, Brustkorbverletzungen.

Atemtiefe: Atemzugvolumen, Grad der Inspiration. Tiefe Atmung ist gekennzeichnet durch Inanspruchnahme des inspiratorischen ↑Reservevolumens u. durch große ↑Atemexkursionen.

Atemtraktallergose: durch inhalative Allergene ausgelöste u. unterhaltene Erkrankung der oberen u. tieferen Luftwege. Charakterisiert durch Fließschnupfen, Niesattacken u. Bronchialobstruktion. Typ. A. ist die Pollenallergose mit Heuschnupfen u. Asthma bronchiale.

Atemtyp, abdominaler: stärkeres inspirator. Herabziehen des Zwerchfells mit Vorwölbung u. Tonusverminderung der Bauchmuskeln; vorwiegend dem männl. Geschlecht eigener Atemtyp.

Atemtyp, kostaler: thorakaler Atemtyp; die Erweiterung des Thorax wird vorwiegend durch die Interkostalmuskeln u. die Mm. scaleni besorgt; ist vorwiegend der Atemtyp des weibl. Geschlechts.

Atemventil: Ventil zur Steuerung im Beatmungssystem, z. B. Nichtrückatemventil (Ruben), Ambu-Ventil für halboffene Systeme sowie Domglas-Ventile für halbgeschlossene Systeme. Abb.

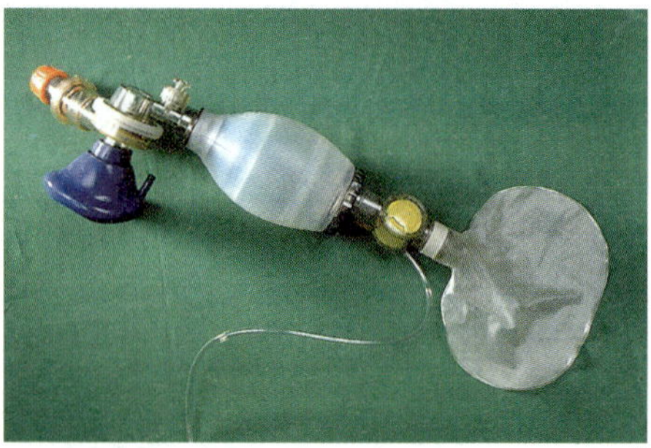

10

Atemventil. Ambubeutel

Atemvolumen ↑Atemzugvolumen.

Atemvolumeter: Volumeter, Gerät zur Messung der pro Atemzug bzw. in einer Zeiteinheit ventilierten Gasmenge.

Atemwege: die luftleitenden Teile des Atemtrakts (Nase, Kehlkopf, Luftröhre, Bronchien) zwischen Außenwelt u. Lungenalveolen.

Atemwegsdruck, kontinuierlicher positiver ↑Continuous positive airway pressure.

Atemwegsinfektion: akute respirator. Erkrankung (ARE), Erkältungskrankheit; häufigste endem.-epidem., akute bis subakute katarrhal. ↑Infektionskrankheit. Bis zu 50 % Gesamtmorbidität der Bevölkerung, wovon mind. 70 % virusbedingt ist. Epidemiol. wichtig die Abgrenzung der ↑Grippe von der banalen Erkältungskrankheit. Übertragung der A. erfolgt häufiger aerogen durch Tröpfcheninfektion (Husten, Sprechen, Niesen) als durch Kontakt- u. Schmierinfektion (Autoinfektion durch gebrauchte Taschentücher, Händegeben). Die Inkubationszeit beträgt einige Stunden bis Tage. Lokale Vermehrung der Erreger an der Eintrittspforte, daher meist temporäre, virustypenspezif. Immunität gegen den ursächl. Erreger. Komplikationen durch bakterielle ↑Sekundärinfektion. Verbreitung durch Virusträger, Pat. in der Inkubationszeit u. akut Erkrankte. **Obere u. mittlere Atemwege:** ↑Virusschnupfen, Adenovirusinfektion, Rhinopharyngitis, Laryngotracheobronchitis. Klin.: Abgeschlagenheit, Schnupfen, Heiserkeit, Husten, Auswurf; oft fieberhafter Verlauf. Häufige Erreger: humanes Rhinovirus, Adenoviren, Coronaviren, Influenzaviren (↑Grippe), Parainfluenzaviren, RS-Virus; Mykoplasmen. Komplikationen durch bakterielle Misch- u. Sekundärinfektion. **Tiefe Atemwege:** ↑Bronchitis, ↑Bronchiolitis, ↑Bronchopneumonie, ↑Pneumonie, ↑Viruspneumonie. Klin. unterschiedl., z. T. schwere Beeinträchtigung des Allgemeinbefindens u. fast stets fieberhafter Verlauf; Glieder- u. Kopfschmerzen, Neigung zu Kreislaufkomplikationen, Husten, Auswurf (mit purulentem Sputum), Atemnot. Häufige Erreger: Influenza- u. Parainfluenzaviren, RS-Virus, Adenoviren, Mycoplasma pneumoniae, Chlamydia psittaci u. Chlamydia pneumoniae; Pneumokokken Typen 1 u. 2. Diagnostik: bakt., serol., ↑Virusdiagnostik.

Atemwegsobstruktion: Einengung o. Verschluß der peripheren Bronchien. Hervorgerufen durch Bronchospasmus, Schleimhautschwellung o. Hypersekretion u. Dyskrinie. Die A. beruht meist auf einer Kombination aller drei Faktoren. A. kommt vor bei obstruktiver Bronchitis u. Asthma bronchiale. Ther. entspr. den Teilfaktoren: Bronchospasmolyse, Schleimhautabschwellung u. Sekretolyse. Die A. ist klin. am verlängerten Exspirium, auskultator. als Giemen u. Pfeifen u. spirograph. als obstruktive ↑Ventilationsstörung zu diagnostizieren.

Atemwegsverlegung: Verschluß der oberen Luftwege durch Zurücksinken der Zunge bei bewußtlosen narkotisierten o. intoxikierten Pat. mit akuter Erstickungsgefahr sowie durch Aspiration von Fremdkörpern o. durch Tumorwachstum, Frakturen, Strangulation etc.

Atemwiderstände: Widerstände, die zur Förderung des Atemvolumens durch die Kraft der Atemmuskulatur überwunden werden müssen; werden unterteilt in: elast. Widerstände von Lunge u. Thorax (Kenngrößen ↑Compliance, ↑Elastance) mit ca. 60 % Anteil am Gesamtatemwiderstand u. visköse A. (ca. 40 %). Zu letzteren gehören: der Atemwegswiderstand (Kenngrößen ↑Resistance, ↑Conductance) mit ca. 67 % Anteil, der Gewebedeformationswiderstand mit ca. 30 % Anteil u. der Trägheitswiderstand (Kenngröße ↑Inertance) mit ca. 3 % Anteil am Gesamtatemwiderstand. Die A. werden bestimmt durch Druck- u. Volumen- bzw. Flußmessung.

Atemzeit: Summe aus Inspirationszeit u. Exspirationszeit in Sekunden.

Atemzeitquotient: Verhältnis von Inspirationszeit zu Exspirationszeit. Die postrespirator. Atempause bleibt unberücksichtigt. Der A. beträgt bei Normalpersonen 0,83–0,66. Er ist bei obstruktiver ↑Ventilationsstörung verringert.

Atemzeitvolumen: ventiliertes Luftvolumen pro Zeiteinheit, meist auf 1 min bezogen: ↑Atemminutenvolumen. ↑Ventilation. Wegen unterschiedl. Wasserdampfgehalts u. bei RQ (respiratorischer ↑Quotient) ungleich 1 sind in- u. exspirator. A. versch.

Atemzentrum: an der Atemregulation maßgebl. beteiligte Abschnitte des ZNS. Es werden mehrere Anteile mit unterschiedl. Aufgaben in der Medulla u. in der Brücke darunter verstanden. Man findet bes. in der rostralen Medulla Gebiete, die bevorzugt bei Inspiration, u. im dorsalen Teil solche, die bes. bei Exspiration aktiv sind. Hier entstehen die Impulse, die über die motor. Bahnen die Atemmuskulatur rhythm. antreiben. Daneben gibt es in der retikulären Substanz des Hirnstamms Gebiete, von denen aus die Atemmittellage ton. beeinflußt wird. Die medullären Zentren unterliegen außerdem hemmenden Einflüssen aus rostralen Teilen der Brücke u. den Beeinflussungen von sämtl. Hirnnerven. Durch den ↑Hering-Breuer-Reflex erfolgen Rückmeldungen über den jeweiligen Dehnungszustand der Lungen an die medullären Zentren. ↑Atemregulation, ↑Atemstimulation, ↑Atemlähmung.

Atemzugvolumen: das bei einem Atemzug geförderte Luftvolumen. Unter Ruhebedingungen 400–700 ml, bei Arbeit bis $^2/_3$ der ↑Vitalkapazität; ↑Lungenvolumina.

Atenolol: ein ↑Betarezeptorenblocker.

Äthanol: Ethanol, Spiritus, Weingeist. Prim. ↑Alkohol, der durch Gärung aus Kohlenhydraten entsteht u. techn. nach versch. Methoden hergestellt werden kann. Mit Wasser vollständig mischbar. Ä. bildet mit Wasser ein bei 78,2 °C konstant siedendes (azeotropes) Gemisch mit 4,4 % Wasser (Siedepunkt des wasserfreien absoluten Ä. 78,4 °C). Alkohol. Getränke enthalten bis zu 80 % Ä. (Bier 3–5 %, Wein 8–10 %, Weinbrand 30–50 %, Rum 80 %). Im menschl. Blut wirkt Ä. je nach Gehalt anregend (bis ~ 1 ‰), narkot. (~ 2 ‰) o. tox. (≥ 3 ‰). Ä. dient als ↑Lösungsmittel, chem. Syntheseausgangsstoff u. mit vergällenden Zusätzen als Brennstoff (Brennspiritus). Ä. wirkt bakterizid. Als benzinvergälltes Ä. ↑Desinfektionsmittel zur hyg. (70 Vol.-%) u. chir. (80 Vol.-%) ↑Händedesinfektion, zur ↑Hautdesinfektion (70 Vol.-%) sowie ↑Instrumentendesinfektion (70 Vol.-%) zugelassen.

Äthanolstoffwechsel: Aufgenommenes Ä. wird hauptsächl. in der Leber enzymat. über Acetaldehyd zu Essigsäure oxidiert (~ 0,1 g Ä./kg Körpergewicht · h). Der Acetaldehyd ist giftiger als das Ä. selbst (Chromosomenschäden, Hemmung der Testosteronbildung, Störungen des Katecholaminstoffwechsels).

Äthanolamine: Gruppe von ↑Antihistaminika, H_1-Rezeptorenblocker, z. B. ↑Diphenhydramin.

Äthanoltest: labordiagnost. Test zur Erkennung von Fibrinmonomeren im Plasma. Bei Anwesenheit von Fibrinmonomeren kommt es nach Äthanolzugabe ohne Thrombin zur Ausflockung eines Gerinnsels im Zitratplasma. Der Äthanoltest ist sehr empfindl., nicht spezif. Geringste Thrombinspuren (schwierige Venenpunktion) führen zu falsch pos. Ergebnissen. ↑Protaminsulfattest.

Athelie ⟨*gr*⟩ *f*: angeborenes Fehlen der Brustwarze. Meist mit Fehlen des Drüsenkörpers (↑Amastie) kombiniert. Häufig bei ↑Mamma aberrata.

Äther: chem. Verbindung der allg. Formel R–O–R' (R u. R' = organ. Reste). Darstellung u. a. aus Alkoholen mit wasserentziehenden Mitteln (z. B. H_2SO_4, Al_2O_3). Mit Wasser wenig mischbar. Dialkyläther (Alkylrest, ↑Alkane) werden als Lösungsmittel verwendet. Am bekanntesten ↑Diäthyläther. ↑Aether pro narcosi.

Atherogenese: Summe ätiol. u. pathogenet. Mechanismen, die zum morphol. Bild der ↑Arteriosklerose führen.

Atherom ⟨*gr*⟩ *n*: **1.** Grützbeutel, Haarbalgtumor der Haut; zwei Formen: a) echtes A., abgesprengte Talgdrüsenepithelien können den produzierten Talg bei Fehlen eines Ausführungsgangs nicht nach außen entleeren, b) falsches A. (Retentionsatherom), Retentionszyste einer Talgdrüse infolge Verstopfung des Ausführungsgangs. Histol. stellen beide Formen Talgzysten dar, die man von den ebenfalls zu den A. zu rechnenden c) Epithelzysten, die abgeschilferte Hornmassen enthalten, abtrennt. **2.** Angeborenes Epidermoid- u. Dermoidatherom: von welchen erstere aus versprengten Epidermiskeimen allein, letztere aus solchen der Anhangsgebilde der Haut entstehen, werden als echte Gewächse angesehen; besser als Epidermoid- u. Dermoidzysten bezeichnet. **3.** A. der großen Gefäße: ↑Atheromatose. **4.** A. des Hodens o. Nebenhodens: fibrös abgekapselter Abszeß als Folge einer akuten Entzündung. Abb.

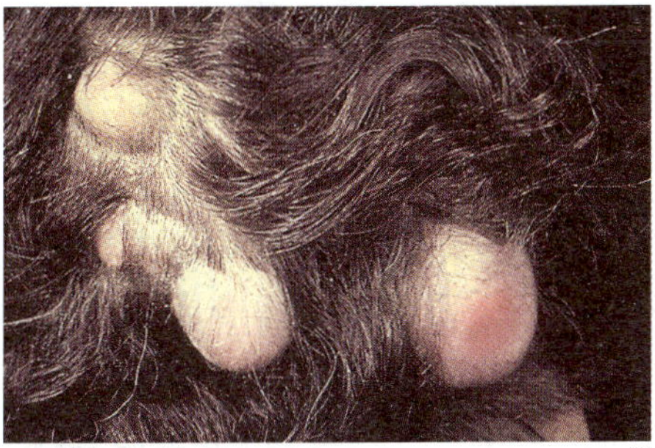

13

Atherome

Atheromatose ⟨*gr*⟩ *f*: wichtiges Teilbild der arteriosklerot. Gefäßwandveränderung im Ergebnis der Depolymerisation von Glykosaminoglykanen mit umschriebenen Erweichungen unter Ablagerungen von Lipiden u. Detritus. Ausbildung mit entsprechendem Material angefüllter Hohlräume, die bindegewebig gegenüber Gefäßlumen u. Media abgegrenzt sind (Atherome). Bei Ruptur der Deckplatte Bildung atheromatöser Geschwüre, ↑Arteriosklerose.

Atherosklerose: nach der WHO-Definition eine variable Kombination von Veränderungen der Intima, bestehend aus herdförmigen Ansammlungen von Lipiden, komplexen Kohlenhydraten, Blut u. Blutbestandteilen, Bindegewebe u. Kalziumablagerungen, verbunden mit Veränderungen der Media. ↑Arteriosklerose.

Ätherprobe: **1.** Test auf das Vorliegen eines Krebses der Gallenausführungswege bei Ikterus. Nicht zuverlässig, nur diagn. Hinweis im pos. Ausfall. **2.** nach Abreiben der Haut mit dem mit Äther getränkten Tupfer kommen die einzelnen Hauteffloreszenzen besser zum Vorschein.

Ätherverdampfer: kalibriertes Gerät, mit dem ↑Aether pro narcosi dem Narkosegasgemisch in wählbarer Dosierung zugesetzt wird. Nicht mehr gebräuchl.

Athetose ⟨*gr*⟩ *f*: extrapyramidale hyperkinet. Bewegungsstörung, distal betonte, schraubende, „wurmförmige", bizarre Bewegungsunruhe der mim. u. Extremitätenmuskulatur; als Hemiathetose meist infolge frühkindl. Schädigungen des striopallidären Systems, aber auch i. R. extrapyramidaler Erkrankungen, z. B. Huntington Chorea (↑Chorea), ↑Torsionsdystonie, ↑Torticollis spasticus, hepatozerebrale Degeneration (↑Wilson-Krankheit).

Athetose double ⟨*frz*⟩ *f*: seltenes Krankheitsbild bei Status marmoratus des Striatum (C. Vogt). Oft stationärer Zustand, auch Rückbildung mögl. Beidseitige athetot. Hyperkinesen. Athetot. Störungen kommen auch beim Status dysmyelinisatus (C. u. O. Vogt) vor.

Athletiker ↑Konstitutionstypen.

Athrozytose ⟨*gr*⟩ *f*: Speicherung kolloidaler o. kristalliner Proteinsubstanzen durch Zellen des ↑Monozyten-Makrophagen-Systems, die dann als Athrozyten bezeichnet werden.

Äthylacetat: Essigsäureäthylester; organ. Lösungsmittel; zum ↑Schnüffeln mißbraucht; Gefahr der Suchtbildung; Herztod bei akuter Überdosierung.

Äthylalkohol: Spiritus, Weingeist, ↑Äthanol.

Äthylbarbital: obsoletes ↑Barbiturat, histor. erstes Barbituratschlafmittel.

Äthylbenzhydramin: cholinolyt. wirksames ↑Antiparkinsonikum.

Äthylbiscumarine: indirekte ↑Antikoagulanzien, ↑Cumarine.

Äthylchloratur: Aether chloratus, ↑Chloräthyl.

Äthylchlorid: Chlorethan; chem. Verwendung als Äthylierungsmittel, z. B. bei der Herstellung von Bleitetraäthyl (Antiklopfmittel). E. besitzt eine hohe Verdampfungswärme. Einsatz als kurzzeitig wirkendes Lokalanästhetikum. Früher zur Narkoseeinleitung als Spray. Wegen starker Toxizität (chloroformähnl.) nur noch zur lokalen Kälteanästhesie.

Äthylcrotylbarbitursäure: Barbiturate, Durchschlafmittel.

Äthylenchlorid: chloräthyl. ↑Lösungsmittel.

Äthylendiamin: Lösungsvermittler für Pharmazeutika u. Kosmetika.

Äthylendiamintetraessigsäure ↑EDTA.

Äthylenglykol: $HO\text{-}CH_2\text{-}CH_2\text{-}OH$; tox. zweiwertiger Alkohol; v. a. als Frostschutzmittel verwendet. Mißbräuchl. zur Verfälschung von Wein. Durch Alkoholdehydrogenase zu Oxalsäure metabolisiert. Schlecht lösl. Kalziumoxalat fällt in Nierentubuli aus. Hemmung, der ↑Giftung durch Äthanol, kompetitive Verdrängung des Ä. von der Alkoholdehydrogenase.

Äthylenimine ↑Zytostatika.

Äthylenoxid: keimtötendes Gas.

Äthylenoxidsterilisation: dient der ↑Sterilisation von hitzeempfindl. ↑Sterilisiergut, z. B. Herz-Lungen-Maschinen, Endoskopen, Kunststoffkathetern, in keimdichten Folien mit dem keimtötenden mit Luft explosiven, giftigen Gas Äthylenoxid. Vor der Ä. muß das Sterilisiergut keimarm sein u. ggf. vorbereitet werden. In der Ä. sollten nur Materialien sterilisiert werden, für die eine ↑Sterilisation durch trockene Hitze o. eine ↑Dampfsterilisation nicht in Frage kommt. Im ↑Pränatitest wird die Ä. überprüft (↑Sterilisationsindikator). Als ↑Sicherheitsindikator wird Aebrolinol verwendet. Nach der Ä. sind die Stoffe, Zubereitungen u. Gegenstände als steril zu bezeichnen, wenn sie vor Rekontamination geschützt u. in verschweißten Folien nicht länger als 12 Monate gelagert wurden (↑Sterilgut).

Äthylmorphin: halbsynthet. ↑Morphinderivat. Analget. Wirkung u. Suchtpotential im Vergleich zu Morphin geringer; starke antitussive Wirkung.

Äthylurethan ↑Urethan.

Athyreose ⟨*gr*⟩ *f*: Athyreosis; angeborenes Fehlen, operative Entfernung o. krankheitsbedingter Funktionsverlust der Schilddrüse. Abb.

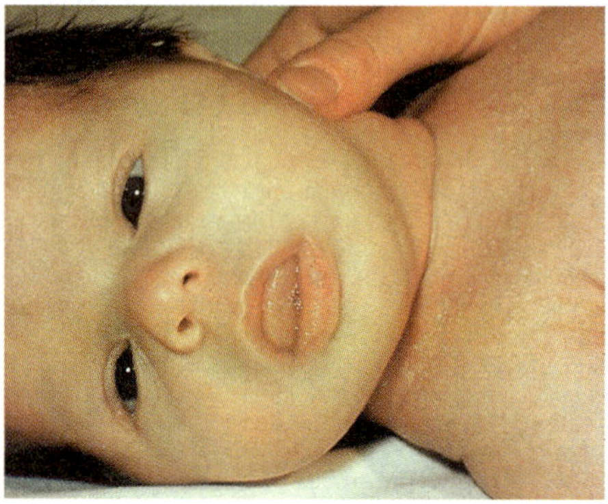

37

Athyreose. Typische Fazies mit großer Zunge u. gelbem Kolorit

Ätiologie ⟨*gr*⟩ *f*: Lehre von Ursachen u. Entstehung der Krankheiten. Fälschlicherweise häufig mit Krankheitsursachen gleichgesetzt. Gegenstand der Ä. ist die kausale u. formale Pathogenese.

ätiotrop ⟨*gr*⟩ *Adj*: auf Krankheitsursachen einwirkend.

ATL: *Abk* für Aktivitäten des täglichen Lebens; Pflegekonzept der Schweizer Ordensschwester Sr. Liliane Juchli, das Grundbedürfnisse des Menschen beschreibt, die in der alltägl. Wirklichkeit erfüllt werden wollen. Die 12 ATL umfassen: 1. wach sein u. schlafen, 2. sich bewegen, 3. sich waschen u. kleiden, 4. essen u. trinken, 5. ausscheiden, 6. Körpertemperatur regulieren, 7. atmen, 8. sich sicher fühlen u. verhalten. 9. Raum u. Zeit gestalten, arbeiten u. spielen, 10. kommunizieren, 11. Kind, Frau, Mann sein, 12. Sinn finden im Werden, Sein, Vergehen.

Atlas ⟨*gr*⟩ *m*: erster Halswirbel, dem der Schädel bewegl. aufsitzt; unterscheidet sich von den folgenden Halswirbeln durch das Fehlen eines Corpus, an dessen Stelle Arcus anterior.

Atlasassimilation: angeborene Variation im atlantookzipitalen Übergangsgebiet von Schädel u. Wirbelsäule anzusprechende, einseitige o. totale knöcherne Verschmelzung von Atlas u. Basiokzipitale im oberen Kopfgelenk.

Atlasbogenresektion ↑Cerebellum.

Atlasfraktur: Fraktur des ersten Halswirbels durch axiale Gewalteinwirkung. Schwerste Form Berstungsbruch nach Jefferson. Selten neurol. Ausfälle. Ther. der Wahl: ↑Halo-Fixateur.

Atmen: reflektor. o. willkürl. realisierte äußere ↑Atmung.

Atmen, meningitisches: schnelle kurze Atemzüge mit plötzl. Unterbrechungen (↑Biot-Atemtyp).

Atmokausis ⟨*gr*⟩ *f*: Verkochen der Gebärmutterschleimhaut mittels Wasserdampf. Wird heute nicht mehr angewendet. Gleicher Effekt kann durch Laser-Operationen erreicht werden. ↑Laser.

Atmosphäre: Zeichen atm, at; ältere Einheiten des Drucks. 1 techn. Atmosphäre (at) = 1 kp/cm^2 ~ 10^5 Pa; 1 physikal. Atmosphäre (atm) = 760 mmHg = 101 325 Pa.

Atmung, äußere: Vorgänge des ↑Gastransports aus der umgebenden Atmosphäre über die oberen u. tiefen Luftwege durch Inspiration bis in die Alveolen u. der Diffusion von O_2 in das Kapillarblut mit Bildung von Oxyhämoglobin sowie der Diffusion von CO_2 aus dem Kapillarblut in die Alveolen u. des Gastransports in die umgebende Atmosphäre.

Atmung, innere: physikal. u. chem. Prozesse des Gasaustauschs der Zellen mit dem umgebenden Medium u. Oxidation von coenzymgebundenem Wasserstoff mit Sauerstoff in der ↑Atmungskette.

Atmung, paradoxe: im Vergleich zur normalen Atmung gegensinnige Atembewegung von Brustwandabschnitten beim instabilem ↑Thorax, d. h., bei Inspiration wird der betreffende Abschnitt nach dem Brustkorbinneren gesaugt u. sinkt ein. Die paradoxe Atembewegung verursacht eine Störung der Lungenventilation, da sie ein Pendeln der Atemluft in der Lunge zwischen der verletzten u. der gesunden Seite bedingt (Pendelluft).

Atmungsenzyme: die an der ↑Atmungskette beteiligten Enzyme.

Atmungsfermente ↑Atmungsenzyme, ↑Atmungskette.

Atmungsgifte: Substanzen, die die ↑Atmungskette o. die oxidative ↑Phosphorylierung blockieren. Sie werden eingeteilt in 1. Inhibitoren des Elektronentransports (Malonat, Rotenon, Amytal, Antimycin A, Cyanid, Kohlenmonoxid, Schwefelwasserstoff). 2. Inhibitoren des phosphorylierenden Elektronentransports (Guanidin, Natriumazid, Oligomycin). 3. Echte Entkoppler (Entkopplung der ↑Atmungskettenphosphorylierung).

Atmungskette: an der Innenseite der Innenmembran der Mitochondrien lokalisierter, aus Redoxsystemen aufgebauter Multienzymkomplex, der die stufenweise biol. Oxidation des Wasserstoffs (aus dem Intermediärstoffwechsel) mit Sauerstoff (aus der Luft) zu Wasser katalysiert. Durch die Reaktionsfolge der A. wird die Energie der Knallgasreaktion nicht explosionsartig, sondern stufenweise freigesetzt. Ein großer Teil dieser Energie wird mit Hilfe der oxidativen ↑Phosphorylierung zu für den Organismus nutzbarer chem. Energie umgewandelt (ATP-Synthese).

Atmungskettenphosphorylierung: ATP-Synthese mit Hilfe der an die Atmungskette gekoppelten oxidativen ↑Phosphorylierung. Als Entkopplung der A. wird der Verlust der Atmungskontrolle durch Blockierung der oxidativen Phosphorylierung bei gesteigerter o. unveränderter Zellatmung (↑Atmungskette) bezeichnet, hervorgerufen durch Entkoppler (↑2,4-Dinitrophenol, Dicumarol, Arsenat, Gramicidin D). ↑Atmungsgift.

Atmungssyndrom, nervöses: Dysfunktion der Atmung (↑Hyperventilation u. Dysventilation), des Kreislaufs u. andere vegetative Störungen, psychosomat. bedingt.

Atmungstetanie: durch Hyperventilation ausgelöster tetanischer Anfall (↑Tetanie).

Atom ⟨*gr*⟩ *n*: kleinster Baustein eines Elements. Das A. besteht aus Kern (Durchmesser etwa 10^{-14} m) u. Hülle (Durchmesser etwa 10^{-10} m). Die Bausteine des A. sind die ↑Elementarteilchen. Die Hülle wird durch Elektronen gebildet, der Kern besteht aus Neutronen u. ↑Protonen. Die Zahl der Protonen ist gleich der Ordnungszahl des Elements. Sie stimmt im neutralen A. mit der Zahl der Hüllenelektronen überein. Als Massenzahl wird die Summe von Protonen u. Neutronen im Kern des A. berechnet. A. mit gleicher Ordnungszahl, aber unterschiedl. Massenzahl heißen Isotope. Die Massenzahl wird li. oben vor das chem. Symbol des Elements gesetzt (z. B. ^{131}I), die Ordnungszahl li. unten wird meist weggelassen ($^{131}_{53}I$) A. mit gleicher Massenzahl nennt man Isobare. Nach dem Bohr-Atommodell gibt es für jedes A. eine Anzahl stationärer Zustände, in denen keine Energie abgestrahlt wird. Energieabgabe o. -aufnahme erfolgt nur beim Übergang von einem stationären Zustand in einen anderen. Die Frequenz ν der dabei emittierten bzw. absorbierten Strahlung ist:

$$\nu = \frac{E}{h}$$

h = Planck-Wirkungsquantum. Zur graph. Darstellung der zu den einzelnen Zuständen gehörenden Energien dient ein ↑Termschema. Mit Hilfe von vier Quantenzahlen n, l, m u. s lassen sich weitere Eigenschaften eines A. beschreiben. Nach dem Pauli-Prinzip müssen sich die Elektronen eines A. in mind. einer der vier Quantenzahlen voneinander unterscheiden. Die Hülle eines Atoms besteht aus Schalen. Die erste Schale (K-Schale) ist mit 2 Elektronen, die zweite (L-Schale) mit 8 Elektronen, die dritte (M-Schale) mit 18 Elektronen abgeschlossen. Von der Zahl der auf der äußeren noch nicht abgeschlossenen Schale vorhandenen Elektronen hängen die chem. Eigenschaften eines A. ab.

Atomabsorptionsspektrometrie: *Abk* AAS; Verfahren zur Bestimmung von Metallen u. Halbmetallen durch Messung der Resonanzabsorption in der Atomgaswolke. Die Analysenprobe wird mittels Flamme o. elektrotherm. erhitzt, wobei freie Atome im Gaszustand entstehen. Durch diese Atomgaswolke wird aus einer elementspezif. Lichtquelle eine Wellenlänge geschickt, die der Eigenstrahlung des zu bestimmenden Elements entspricht. Ein Teil der Energie (ΔE = hν) wird dazu verbraucht, Elektronen zu Quantensprüngen anzuregen (Resonanzenergie). Die Schwächung der eingetretenen Strahlung ist proportional der Konzentration des zu bestimmenden Elements u. gehorcht dem ↑Lambert-Beer-Gesetz (↑Kolorimetrie). Die AAS wird bes. zur Analyse von Spurenelementen vorteilhaft eingesetzt.

Atombindung ↑Bindung, chemische.

Atomgewicht ↑Atommasse, relative.

Atomkern: Nuklid; Sitz von Masse u. pos. Ladung eines Atoms. Der A. besteht aus ↑Protonen u. Neutronen. Die ↑Kernladungszahl (Ordnungszahl) eines Elements ist gleich der Summe der Protonen, die Massenzahl gleich der Summe von Protonen u. Neutronen. Beispiel: $^{12}_{6}C$ Kohlenstoff mit 6 Protonen u. 6 Neutronen. Es gibt stabile u. instabile A. (Nuklide, Radionuklide). Beim radioaktiven Zerfall gehen instabile A. unter Abgabe von Energie- u. Teilchenstrahlung in andere stabile A. über.

Atommasse, relative: dimensionslose Masseneinheit, die durch das Verhältnis der Atommasse eines Atoms zu $^1/_{12}$ der Masse des Kohlenstoffisotops $^{12}_{6}C$ gebildet wird. Da $^1/_{12}$ der Masse dieses Isotopes $1{,}659 \cdot 10^{-27}$ kg beträgt, hätte ein Atom dieser Masse die r. A. 1. Das Isotop $^{12}_{6}C$ selbst die r. A. 12.

Atomnummer ↑ Kernladungszahl.

Atonia ⟨*gr*⟩ *f*: Atonie; hochgradig herabgesetzter Tonus der Muskulatur; Myatonie, Amyotonie.

Atonia uteri: mangelhafte Kontraktion der Gebärmutter nach der Geburt; tritt auf bei Wehenschwäche, starker Überdehnung der Uterusmuskulatur (↑ Zwillinge, ↑ Hydramnion) o. konstitutionell bedingt. Gefahr starker Blutung in der ↑ Nachgeburtsperiode.

Atopie ⟨*gr*⟩ *f*: von Coca geprägter Begriff für allerg. Überempfindlichkeitsreaktion vom Soforttyp (durch Reagine = IgE vermittelt), die auf einer konstitutionellen o. hereditären Anlage beruht. Dazu gehören folgende Krankheitsbilder: ↑ Asthma bronchiale, ↑ Neurodermitis u. allergische ↑ Rhinitis; i. w. S. auch: ↑ Migräne u. möglicherweise ↑ Urtikaria.

atopisch *Adj*: versetzt, verlegt (z. B. auf die Lage von Organen bezogen); ↑ Reaktionen, atopische.

Atovaquon: Medikament gegen Protozoen (↑ Antiprotozoika); Hydroxynaphthochinon, das zur Ther. der Pneumocystis-carinii-Pneumonie u. der Toxoplasmose eingesetzt wird.

ATP: *Abk* für ↑ Adenosintriphosphat.

ATPase: *Abk* für ↑ Adenosintriphosphatase.

ATPS-Bedingungen: *Abk* für engl. „ambient temperature and pressure saturated with water vapour". Beschreibt Laborbedingungen, unter denen ein Gasvolumen bei Umgebungstemperatur, aktuellem Barometerdruck u. 100%iger Wasserdampfsättigung gemessen wird. A. existieren z. B. im Glockenspirometer. ↑ BTPS-Bedingungen.

ATP-Zitratlyase: das im Zytosol lokalisierte Enzym katalysiert die Reaktion von Zitronensäure, ATP u. Coenzym A zu Acetyl-CoA, Oxalessigsäure u. anorgan. Phosphat. Die Existenz der A. ist Voraussetzung für die ↑ Glukoneogenese aus ursprüngl. intramitochondrialer Oxalessigsäure sowie für die Fettsäurenbiosynthese aus ursprüngl. intramitochondrialen Acetylresten.

Atransferrinämie ⟨*lat + gr*⟩ *f*: Mangel an ↑ Transferrin. Die **erworbene A.** findet sich bei allen Eiweißverlustsyndromen, so z. B. bei nephrot. Syndrom. Seltener sind schwere Infektionen o. neoplast. Erkrankungen Ursache erworbener A. Dabei sind Transferrin u. Serumeisen sowie die Eisenabsorption erniedrigt. Die sehr seltene **kongenitale A.** weist autosomal rezessiven Erbgang auf u. ist gekennzeichnet durch eine schwere hypochrome Anämie, stark erniedrigtes Serumeisen, fehlendes Transferrin u. fehlendes Speichereisen in Knochenmark u. Milz, bei Siderose fast aller anderen Organe. Die Eisenabsorption ist auf etwa 30 % reduziert.

atraumatisch ⟨*gr*⟩ *Adj*: ohne Gewebeverletzung.

Atrazin: Herbizid aus der Gruppe der Triazine.

Atresia ani: Analatresie; angeborener Verschluß der Afteröffnung. Dabei kann eine dünne Membran den nomotopen After bedecken (Anus imperforatus). Oft vergesellschaftet mit weiteren Fehlbildungen: kaudale Wirbelsäule (Beziehungen zum kaudalen Regressionssyndrom), Harntrakt, Herz, Verdauungstrakt. Ösophagusstenosen, Ösophagotrachealfisteln u. Fisteln des Darms, ↑ Atresia recti. Abb. 1 u. 2.

Atresia auris: angeborener Verschluß des Gehörgangs, isolierte o. kombinierte Fehlbildungen des äußeren Ohrs, Mittel- u. Innenohrs, Fehlbildungen o. Fehlen der Gehörknöchelchen, Facialisverlaufsanomalien, Innenohrbeteiligung.

Atresia choanae: Choanalatresie; angeborener Verschluß der hinteren Nasenöffnungen in den Rachen.

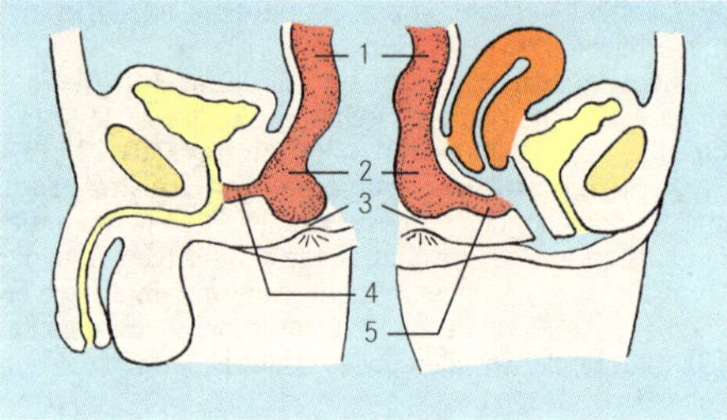

Atresia ani (Abb. 1). Anorektale Atresie
1: Colon descendens; 2: Rektum;
3: Anus imperforatus; 4: Fistel zur Urethra;
5: Fistel zur Vagina

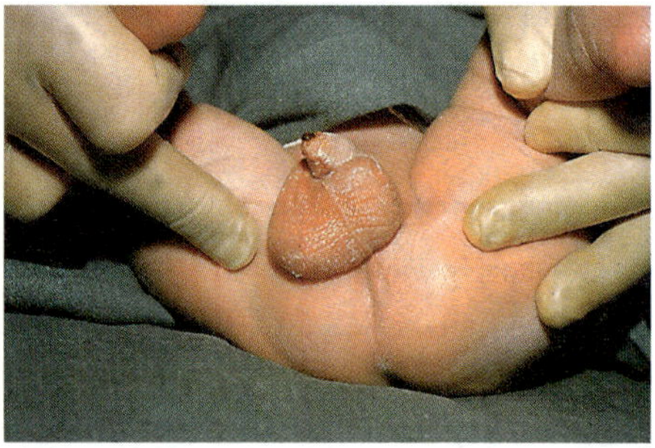

4

Atresia ani (Abb. 2) beim Neugeborenen

Meist rechtsseitig, seltener doppelseitig. Die Verschlußmembran besteht aus bds. von Epithel überzogenem Bindegewebe, in das auch eine Knochenplatte eingelagert sein kann. Atem- u. Trinkschwierigkeiten, Aspirationspneumonie. Fam. Auftreten, jedoch auch peristat. (↑ Thalidomidembryopathie) bedingt.

Atresia folliculi ↑ Follikelatresie; ↑ Ovar.

Atresia hymenalis ↑ Hymen imperforatus.

Atresia nasi: membranöser Verschluß des Naseneingangs, zumeist einseitig, in 1–1/2 cm Tiefe, seltener im mittleren Nasengangsbereich.

Atresia recti: Rektumatresie. Angeborener Verschluß des Mastdarms versch. Ausmaßes. u. in versch. Höhe. Formen: 1. Hohe Rektumatresie: Rektum endet oberhalb des Beckenbodens. Es besteht ein normaler After mit vorhandenem Analkanal. Entstehung wie andere ↑ Darmatresien durch Rekanalisationsfehler o. fetale Unterbrechung der Blutzufuhr. 2. Atresia ani et recti: Rektum endet oberhalb des Beckenbodens, Anus als Grube angedeutet, ↑ Atresia ani. Normaler äußerer Analsphinkter. 3. Rektum endet durch Fisteln, ↑ Rektourethralfistel, ↑ Rektovesikalfistel, ↑ Rektovaginalfistel, ↑ Rektovestibulärfistel. Abb.

Atresie ⟨*gr*⟩ *f*: Atresia; **1.** angeborener Verschluß von Hohlorganen o. Körperöffnungen. Wenn lebenswichtige Organe betroffen sind, ist diese Fehlbildung für Neugeborene bzw. junge Säuglinge eine dringl. Ind. zur Operation, z. B. ↑ Ösophagusatresie, ↑ Dünndarmatresie, ↑ Atresia ani, ↑ Atresia recti, ↑ Gallengangatresie. **2.** Rückbildung von Organteilstrukturen, Atresia folliculi (↑ Ovar).

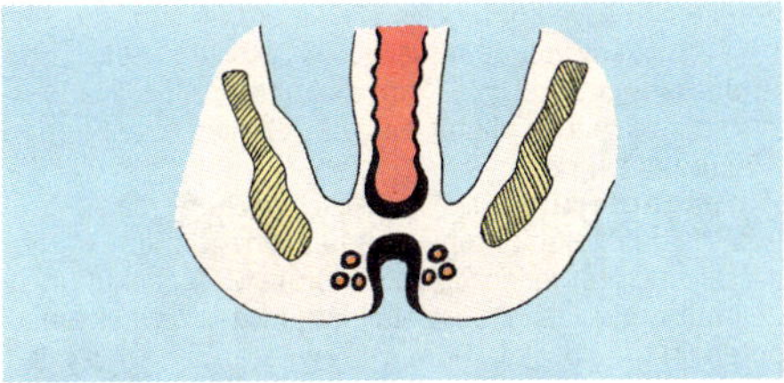

Atresia recti. Schematische Darstellung

Atrichia: Atrichosis, Atrichose; vollkommenes Fehlen der Haare. Bei angeborener Kahlheit handelt es sich um erbl. Haarlosigkeit, die den gesamten Körper betrifft (totale A. congenita). Ektodermale Hemmungsfehlbildung. Häufig Kombination mit anderen Formen ektodermaler Hautdysplasien: Fehlen der Schweißdrüsen, Nageldysplasie, Störungen der Zahnentwicklung. Hypoplasie der Behaarung, ↑Hypotrichose. A. kann auch durch Erkrankung entstanden sein.

Atriopeptin ⟨*lat* + *gr*⟩ *f* ↑Peptid, atriales natriuretisches.

Atrioseptostomie ⟨*lat* + *gr*⟩ *f*: künstl. Schaffung einer Verbindung zwischen den beiden Herzvorhöfen. Sie erfolgt ohne Thorakotomie (perkutane, transluminale A., PTAS): ein Ballonkatheter wird über eine V. femoralis ein- u. über die V. cava caudalis, den re. Vorhof u. durch das Foramen ovale bis in den li. Vorhof vorgeführt u. hier entfaltet. Beim Zurückziehen desselben entsteht eine Erweiterung des Foramen ovale durch Einriß seines Rands. Lebensrettende Pallitivmaßnahme bei Säuglingen mit Transposition der großen Gefäße, aber auch bei Trikuspidalatresie u. kompletter Lungenvenenfehlmündung.

Atrioventrikularkanal ⟨*lat*⟩ *m*: beim Keimling Durchgang vom gemeinsamen Vorhof zur gemeinsamen Kammer. Ein persistierender AV-Kanal, Endokardkissendefekt, totaler AV-Kanal: Hemmungsfehlbildung der Kammerscheidewand u. des Endokardkissens. Die Verwachsung des Septum primum u. des Ventrikelseptums mit dem Endokardkissen u. die vollständige Ausbildung von Mitral- u. Trikuspidalklappen erfolgt nicht. Daraus resultiert ein tiefer Vorhofseptum- u. ein hoher Ventrikelseptumdefekt mit fehlgebildeten Atrioventrikularklappen. Schwerer angeborener Herzfehler.

Atrioventrikularklappe: zwischen Vohöfen u. Herzkammern befindl., abschlußfähige, von Endokard überzogene Klappenapparate, die re. aus drei (Valvula tricuspidalis), li. aus zwei Segeln (Valvula bicuspidalis o. mitralis) bestehen.

Atrioventrikularknoten: *Abk* AV-Knoten; von Aschoff u. Tawara entdeckt; als sek. Erregungsbildungszentrum an der Vorhofkammergrenze gelegen u. zum Erregungsleitungssystem des Herzens (↑Erregungsleitung des Herzens) gehörig. Leitet die Erregung bes. langsam u. unter normalen Bedingungen nur einseitig, was für die Koordination der Herzbewegung von Bedeutung ist (↑Herzautomatiezentrum).

Atriplizismus: Lebensmittelvergiftung durch Ufermelden (als Salate). Vorkommen in China u. Mongolei (Atriplex littoralis), einige Stunden nach Giftaufnahme klin. Bild einer Lichtdermatose. Ther. besteht in Ausschaltung der Giftzufuhr. Schutz vor Sonneneinwirkung.

Atrium ⟨*lat*⟩ *n*: Vorhof; z. B. A. cordis dextrum bzw. sinistrum (re. bzw. li. Vorhof des Herzens).

Atrium commune: gemeinsamer Vorhof bei vollständigem Fehlen der Vorhofscheidewand.

Atropa belladonna ⟨*gr* + *ital*⟩ *f*: Tollkirsche; Kraut- u. Wurzeldroge (Belladonna folium et radix) enthält Tropaalkaloide ↑Atropin (L-Hyoscyamin) u. ↑Scopolamin (L-Hyoscin), ↑Cholinolytika.

Atrophia blanche ⟨*frz*⟩: Capillaritis alba; spontan auftretende porzellanweiße atroph. Areale bes. in der Knöchelregion, gelegentl. ulzerierend. Ausdruck einer ↑Vaskulitis im Bereich der Endgefäße.

Atrophia fusca: braune Atrophie; im Alter u. bei Kachexie v. a. an Herz u. Leber zu beobachtende Atrophie.

Atrophia gyrata choroideae et retinae: Genet. bedingte Atrophie der ↑Choroidea u. der ↑Retina sowie des Pigmentepithels; autosomal rezessiver Erbgang. Ab 2. Dezennium progrediente Sympt.: Nachlassen der Sehschärfe, Gesichtsfeldeinengung, Kurzsichtigkeit, Hemeralopie, häufig erhöhter Ornithinspiegel.

Atrophia senilis: physiol. Alterungsvorgang der Haut, im 4. Dezennium beginnend, mit Verminderung des subkutanen Fettgewebes, Verdünnung des Koriums (↑Dermis) u. Rarefizierung der Hautanhangsgebilde. Dieser Vorgang kann durch langdauernde aktin. Reize zeitl. vorverlegt werden.

Atrophia tardive: seltene heredodegenerative Krankheit mit Spätmanifestation einer Kleinhirnrindenatrophie, abzugrenzen von der olivopontozerebellären ↑Atrophie.

Atrophia vermiculata
↑Atrophoderma neuroticum.

Atrophie ⟨*gr*⟩ *f*: Atrophia; **1.** ***Innere Med.:*** allg. Abmagerung bei chron. Ernährungsstörungen (Hunger, chron. Darmerkrankungen) o. zehrenden Erkrankungen (bösartige Gewächse, Tuberkulose). **2.** ***Pathol.:*** Verkleinerung von Organen bzw. Organteilen. **Ätiol.**: 1. passive (exogene, nutritive o. sek.) A. wie Hungeratrophie, Gallertatrophie des epikardialen Fettgewebes u. des Fettmarks des Knochens, Druckatrophie (Amyloidose von Leber, Milz u. Nieren, Sternum u. Wirbelsäule bei Aortenaneurysmen, Schädeldach bei Meningiomen, Schnürfurchen der Leber) u. Stauungsatrophie (auch zyanot. A.), z. B. Stauungsleber. 2. Aktive (endogene, zelluläre o. prim.) A. bei Aufnahme- u. Verwertungsstörungen der Zelle bei ausreichendem Substratangebot. Dazu gehört die physiol. A. (Thymusinvolution), die Altersatrophie (Leber, Herz), die Inaktivitätsatrophie (z. B. li. Ventrikelmuskulatur bei Mitralklappenstenose, Skelettmuskulatur bei Bettlägerigkeit, Kiefer bei Zahnlosigkeit), die neurot. A. (Hemiatrophia faciei) u. die hormonell bedingte A. (Simmonds-Kachexie). Formale Pathogenese der A.: 1. einfache A. = Verkleinerung der einzelnen Zellen, 2. numer. A. = Abnahme der Zellzahl (Blut, Haut, Darm, Knochen, lymphat. Gewebe), 3. degenerative A. = Untergang von Zellen durch Nekrose. **3.** ***Zahnmed.:*** Alveolaratrophie: progressiver Höhenabbau des Alveolarfortsatzes. Alveolarfortsatzatrophie: u. U. totaler Schwund des Alveolarfortsatzes nach Zahnverlust, bes. bei totaler Zahnlosigkeit. Gingivaatrophie: leichte Form der Parodontatrophie, scheinbar entzündungsfreier ↑Abbau des marginalen Parodonts. Pulpaatrophie: eine Form der regressiven ↑Metamorphose der Pulpa.

Atrophie, olivopontozerebelläre: seltenes hereditäres Leiden in der zweiten Lebenshälfte auf der

Grundlage einer Systematrophie, atakt. Gangstörung, später zusätzl. ↑ Parkinson-Syndrom u. Demenz.

Atrophoderma neuroticum *⟨gr⟩ n*: Atrophia vermiculata (Darier, 1921); sehr seltene Erkrankung der Kinder vor der Pubertät. Befällt symmetr. beide Wangen u. gibt ihnen wurmstichiges Aussehen infolge Komedonen, erweiterten Follikeln u. netzartiger Hautatrophie.

Atropin *⟨gr⟩ n*: Atropinum; Alkaloid aus Solanaceen (Nachtschattengewächse) wie ↑ Atropa belladonna (Tollkirsche), Hyoscyamus niger (Bilsenkraut), Datura stramonium (Stechapfel), d,l-Hyoscyamin, ↑ Parasympatholytikum. Kompetetiver ↑ Antagonist von Acetylcholin am muscarinergen ↑ Rezeptor. Verwendung als ↑ Spasmolytikum, ↑ Mydriatikum. A. beeinflußt in unterschiedl. Ausmaß alle parasympath. innervierten Organe. Am empfindlichsten reagieren sekretor. Drüsen, z. B. die Speicheldrüsen, die glatte Muskulatur des Magen-Darm-Trakts, der Gallenwege u. der Harnwege bes. bei Spasmen. Wirkung am Auge: durch Lähmung der Mm. ciliaris u. sphincter pupillae Akkommodationsstörungen bzw. Mydriasis. In tox. Dosen, z. B. nach Vergiftung mit Tollkirschen, treten neben peripheren cholinolyt. Effekten ZNS-Wirkungen auf (motor. Erregung, psych. Störungen, z. B. Halluzinationen) Vergiftungsbild: Hochgerötete, trockene Haut u. Schleimhaut, Hyperthermie, Verwirrungszustände; bei Kindern u. U. mit Infekt zu verwechseln. Abb.

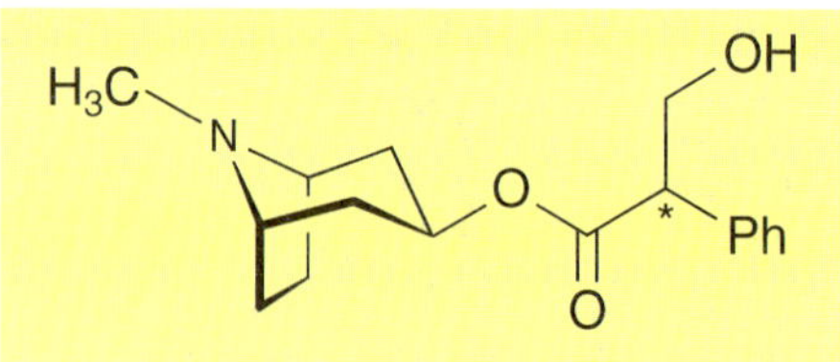

Atropin

Atropinisierung: lokale Anwendung von ↑ Atropin in Form von Augentropfen zur Akkommodationslähmung. Sie wird zu diagn. wie zu ther. Zwecken eingesetzt.

Attachment *⟨engl⟩ n*: Befestigung, In der Zahnmed. Verbindung zwischen Zahn u. Zahnhalteapparat. **Epitheliales A.**: der biol. Mechanismus, der die Epithelzellen des Verbindungsepithels mit der Zahnoberfläche vereinigt. Histomorpholog. sind das ↑ Hemidesmosomen u. die ↑ Basalmembran; gewährleistet im koronalen Anteil des Parodonts die Integrität der Körperoberfläche, Schutzfunktion. **Bindegewebiges o. fasriges A.** sichert über die Verbindung der ↑ Sharpey-Fasern mit dem Wurzelzement die Befestigung des Zahns in der Alveole, Haltefunktion. ↑ Parodontologie.

Attapulgit: Aluminium-Magnesiumsilicat-Mineral; ein ↑ Antazidum.

ATTC: *Abk* für American Type Culture Collection; Sammlung von ↑ Zellinien in Rockville (Maryland, USA).

Attenuation: Kontrollmechanismus der Transkription (↑ RNA-Biosynthese) in Bakterien, durch den es unter best. Stoffwechselsituationen (z. B. Aminosäuremangel) zu einer frühzeitigen Termination der Transkription von Genen kommt, die für Enzyme der Aminosäurebiosynthese codieren. Verantwortl. dafür ist ein Stopsignal (Attenuator) im Operonbereich (↑ Operon), der für die sog. Leadersequenz der ↑ Messenger-RNA codiert, die unter Aminosäuremangel mit Komponenten des Translationssystems reagiert u. damit die vollständige Transkription unterbindet.

Attenuierung *⟨lat⟩ f*: Abschwächung der ↑ Virulenz (↑ Pathogenität) von Krankheitserregern durch Tierpassagen, Nährboden- bzw. Eikultur-, Gewebekultur- o. Zellkulturpassagen unter Beibehaltung der Vermehrungspotenz (↑ Infektiosität) im Wirtsgewebe u. der Antigenität (↑ Immunogenität). Grundlegende Methode zur Gewinnung von bakteriellen u. viralen ↑ Lebendimpfstoffen.

Attest *⟨lat⟩ n*: ärztl. Bescheinigung über einen Befund. Muß gewissenhaft u. sorgfältig ausgestellt sein u. objektiv den erhobenen Befund wiedergeben. Sog. Gefälligkeitsatteste sind u. U. strafbar.

Attikantrotomie: Attikoantrotomie; funktionserhaltende Operation bei chron. Mittelohrprozeß mit Schonung des ↑ Recessus epitympanicus (Attikus).

atto- *Präfix*: *Abk* a; vor physikal. Einheiten zur Bez. der 10^{-18}fachen Menge einer Einheit.

Attraktionstheorie *⟨lat + gr⟩ f*: Theorie, nach der der Entzündungsreiz einen attraktiven Reizzustand von Parenchymzellen mit Anziehung von Flüssigkeit u. Entzündungszellen bewirkt. Entspricht moderner Vorstellung von erhöhter Stoffwechselaktivität im Entzündungsgebiet.

Attrition *⟨lat⟩* ↑ Abrasion.

AT-Winkel ↑ Antetorsionswinkel.

Atypie: Abweichung vom Typischen.

Atypie, zytologische: morphol. Strukturveränderungen von Kern u. Zytoplasma als zelluläre ↑ Malignitätskriterien, die in ihrer Gesamtheit die Unterscheidung zwischen reaktiven Zellveränderungen u. denen bei bösartigen Tumoren u. ihren Vorstadien zulassen.

atypisch *⟨gr⟩ Adj*: vom Typischen (Durchschnitt) abweichend.

Ätzgifte: Substanzen, die zur lokalen Eiweißfällung u. damit zum Gewebedefekt (Nekrose) führen: konzentrierte Säuren (Schwefel-, Salz-, Salpeter-, Essigsäure, verflüssigtes Phenol) erzeugen ↑ Koagulationsnekrose; ebenso Schwermetallsalze wie Silbernitrat, Quecksilberchlorid, Kupfersulfat, Zinkchlorid in konzentrierter Lösung. Konzentrierte Laugen (Natronlauge, Kalilauge, gelöschter Kalk) erzeugen ↑ Kolliquationsnekrosen.

Ätzmittel: Mittel mit gewebezerstörender (nekrotisierender) Wirkung. ↑ Ätzgifte.

Ätzstifte: Styli caustici; werden entweder aus ätzenden Chemikalien (Kupfersulfat, Silbernitrat), durch Schleifen o. Ausgießen der geschmolzenen Salze hergestellt.

Au: chem. Symbol für ↑ Gold.

AUC: *Abk* für engl. ↑ Area under the curve.

Auchmeromyia: Blutsauger bei Mensch u. Säugetieren. Vorkommen: Afrika, südl. der Sahara. Med. bedeutsam: A. luteola, deren Larven als „Congo floor maggot's" bezeichnet werden u. durch Einstich Blutentzug, Schmerzen, lokale Hautreaktionen u. Sekundärinfektionen verursachen.

Audiogramm: graph. Darstellung der ↑ Hörschwelle in Abhängigkeit von der Frequenz eines im ↑ Audiometer erzeugten Tons. Dabei ist eine Trennung der Hörschwelle für Luftleitung u. Knochenleitung mögl.

Audiologie *⟨lat + gr⟩ f*: Erforschung u. Lehre vom Hören.

Audiometer: Gerät zur Ermittlung des Hörvermögens. Es besteht aus einem Signalgenerator (Töne, Geräusche o. Sprache), Lautstärkereglern für ein Ohr o. beide Ohren, Kopfhörern u. einer manuell betätigten Registriereinrichtung. Soll die ↑Hörschwelle über die Knochenleitung bestimmt werden, wird die Schallquelle in Kontakt mit dem Schädelknochen gebracht.

Audiometrie: Ermittlung des Hörvermögens mit einem ↑Audiometer. Das Verfahren ist halbobjektiv, enthält also eine subjektive Komponente, da der Pat. die Registrierung selbst auslöst. Die A. wird zu Diagnostik angeborener Hörfehler u. erworbener Schädigungen (z.B. Lärmschäden) eingesetzt. **Schwellenaudiometrie**: Absolute o. relative Bestimmung der frequenzabhängigen ↑Hörschwelle, d.h. des minimalen Schalldrucks, bei dem ein Ton gerade noch hörbar ist. Bei der absoluten Schwellenaudiometrie wird der Schalldruck gemessen, bei der relativen erfolgt ein Vergleich mit einem Normalhörenden. **Überschwellige A.**: vergleichende Untersuchung beider Ohren mit Schallintensitäten oberhalb der Hörschwelle. **Sprachaudiometrie**: Bestimmung der zum Hören erforderl. Lautstärke mit Tonbandwiedergaben von Texten o. Silben. **Objektive A.**: *Abk* ERA (für engl. evoked response audiometry); auch als evozierte Potentialaudiometrie bezeichnet; akust. evozierte Potentiale aus 3 Ebenen des Hörsystems werden registriert: Schnecke, Hirnstamm, Hirnrinde (Kochlea-, Hirnstamm-, Zerebroaudiogramm), dabei zeigen die Zeitmuster ein ganz best. Verhalten. Abweichungen weisen auf Erkrankungen, z.B. Akustikusneurinome, hin. EEG-Computer-Audiometrie ist eine objektive Funktionsprüfung, die elektroenzephalograph. Antworten bis an die Hörschwelle registriert durch Mitteilung im EEG. Klin. Einsatz: ↑Pädoaudiologie, ärztliche ↑Begutachtung.

auditivus *Adj*: zum Gehörorgan gehörig, dem Hören dienend.

Auditus ⟨*lat*⟩ *m*: Gehör, Hörsinn.

Auenbrugger, Joseph Leopold (1722–1809), österreich. Arzt, Primararzt am Spanischen Hospital in Wien. A. gab 1761 die von ihm entwickelte Methode zur Erkennung krankhafter Veränderungen der Brusthöhle durch Beklopfen (Perkussion) der Brustwand bekannt. Dieses Verfahren erfuhr erst durch die von dem Int. J.-N. Corvisart kommentierte Übersetzung (1808) des Werkes allg. Anerkennung.

Auer, John (1875–1948), amerik. Pharmak., St. Louis.

Auerbach, Leopold (1828–1897), dt. Anat., Breslau.

Auerbach-Plexus (nach Leopold A.): Plexus myentericus; vegetatives Geflecht zwischen Ring- u. Längsmuskulatur des Magen-Darm-Kanals, bestehend aus Ganglien mit multipolaren Nervenzellen u. Nerven mit marklosen Nervenfasern. Funktion: Regulation der Darmmotorik. Abb.

Auer-Körper (nach John A.): von A. 1900 beschriebene rotviolette (bei panopt. Färbung), stäbchen-, seltener kugelförmige Zytoplasmaeinschlüsse in Zellen der Pat. mit akuter myelo. Leukämie, die als abnorme Lysosomen zu werten sind. Pathognomon. für die akute myelo. Leukämie der Subtypen M2–M4 der ↑FAB-Klassifikation. Abb.

Aufbaueffekt: Tritt eine Quantenstrahlung von Luft in ein dichteres Medium ein, so kann unter dessen Oberfläche ein Dosismaximum entstehen, dessen Lage durch die mittlere Reichweite der ausgelösten Sekundärelektronen, also durch die Quantenenergie bestimmt wird. Ursache für den Effekt ist die Bevorzugung der Vorwärtsstreuung der erzeugten Compton-Elektronen. Für ^{137}Cs u. ^{60}Co liegt das Dosismaximum in Wasser in etwa 1,5 bzw. 4 mm Tiefe. Diese Werte hängen von der Feldgröße u. vom Strahlerabstand ab. Der A. ist an Grenzflächen Luft/Gewebe u. Gewebe/Knochen von prakt. Bedeutung in der Strahlentherapie.

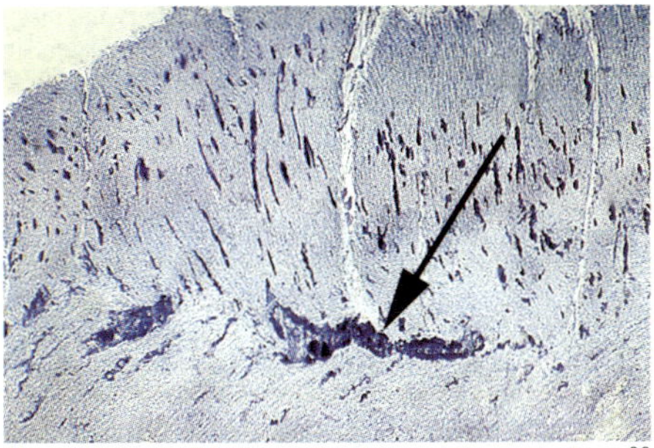

30

Auerbach-Plexus. Histologischer Schnitt durch den Magen einer Ratte, Diaphorase-Reaktion; Darstellung von Ganglien (Pfeil) u. Nerven des A. in der Tunica muscularis

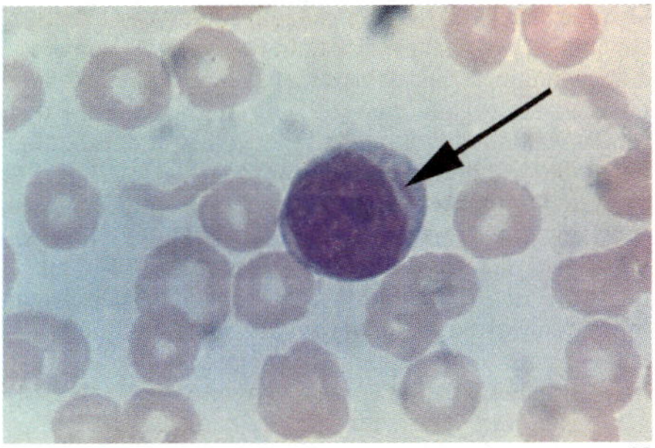

35

Auer-Körper in Stäbchenform (Pfeil), Pappenheim-Färbung

Aufbauernährung: Spezialkostform; darauf ausgerichtet, den untergewichtigen Körper (Magersucht, Magerkeit, Zustand nach konsumierenden Erkrankungen usw.) zur Norm zu bringen (↑Regenerationsstoffwechsel). Die Diät muß kalorienreich sein. Welcher Nährstoff zu bevorzugen ist, hängt von der durch den Körperzustand gegebenen Stoffwechsellage ab.

Aufbauprothese: Erweiterung einer getragenen Prothese entspr. den verlorengegangenen Zähnen. Die A. hat den Vorteil, daß die Gewöhnung an den neuen Zustand leichter erfolgt. Sie ist daher bei älteren Menschen mit nachlassendem Leistungsvermögen der oralen Muskulatur beim Übergang zur völligen Zahnlosigkeit indiziert.

Aufbauverhältnis ↑Build-up-Verhältnis.

Aufbereitung: Präparation des Wurzelkanals für eine Wurzelfüllung im Zuge der ↑Wurzelkanalbehandlung. ↑Endodontie.

Aufbewahrungsfrist: gesetzl. o. anderweitig festgelegte Zeitdauer für die Aufbewahrung von Daten, in einem Krankenhausinformationssystem, z. B. von Patientendaten.

Aufbiß: Prothesenteile, die sich auf Schneidekanten o. Kauflächen der eigenen Zähne erstrecken u. isoliert die Kaubelastungen aufnehmen.

Aufbißplatte: Gerät zur isolierten Belastung von einzelnen Zähnen o. Zahngruppen bei Kieferschluß zum Zwecke einer kieferorthopäd. Behandlung o. der Bißerhöhung bei Kiefergelenkbeschwerden.

Aufbißschiene: alle Zähne eines Kiefers bedeckende Kunststoffschiene zur Entlastung des Kiefergelenks o. der Parodontien bei Parafunktionen (Knirscherschiene).

Aufbrauchperniziosa: Auftreten ausgeprägter megaloblast. Zellveränderungen unterschiedl. Ausprägung in der Initialphase akuter Leukämien bes. des Subtyps M6 der ↑FAB-Klassifikation sowie in begrenztem Maße bei chron. Leukämien, Plasmozytomen, aplast. Anämien u. malignen Lymphomen mit guter Abgrenzbarkeit gegenüber der „echten" Vitamin-B_{12}-Mangelanämie. Bei den symptomat. Megaloblastosen besteht die Vorstellung eines vermehrten Verbrauchs von blutbildenden Faktoren infolge starker Proliferation der betroffenen Zellen durch die Grundkrankheit.

Aufbrennkeramik: Metallkeramik. Auf Kronen- u. Brückengerüste aus Gold-Platin-, Spargold- o. Nichtedelmetallegierungen werden spez. keram. Massen aufgebrannt. Durch Haftoxide, Assoziationskräfte u. mechan. Retention wird eine feste Bindung erreicht. Den sehr guten ästhet. u. funktionellen Ergebnissen mit der A. stehen ein hoher Arbeits- u. Materialaufwand bei ungünstigen Reparaturmöglichkeiten gegenüber.

Aufdecktest ↑Abdecktest.

Auffädelungsverfahren: Fixierung mehrerer Röhrenknochensegmente durch einen Küntschernagel. Erforderl. bei der Korrekturosteotomie stark verkrümmter langer Röhrenknochen, zur Fixierung eines Diaphysentransplantats bei Verlängerungsosteotomie, Fixierung von Stückbrüchen langer Röhrenknochen.

Auffrischungsimpfung ↑Booster-Dosis, ↑Booster-Effekt.

Aufguß: Infusum, Tee; durch Übergießen der zerkleinerten ↑Droge mit kochendem Wasser u. 5 min langes Erhitzen im Wasserbad hergestellter Auszug. Nach dem Erkalten wird die Flüssigkeit durchgeseiht. Bei fehlenden Angaben im Rezept wird 1 Teil Droge auf 10 Teile Wasser genommen. A. entspricht modernen Anforderungen an ↑Arzneizubereitungen nicht mehr, daher nahezu obsolet.

Aufhängenähte: Nahtbefestigung der zuführenden Schlinge einer ↑Gastroenterostomie nach Magenresektion an der kleinen Kurvatur zur Verhütung der Afferentopathie.

Aufhellung: dunkler, strahlendurchlässiger Bezirk im Negativ des Röntgenbildes, im Ggs. zu ↑Verschattung.

Aufhellungsbehandlung: bei atroph. Zellbildern in Vaginalausstrichen, die zusätzl. noch durch reaktive Veränderungen bei Entzündungen eine sichere Beurteilung unmögl. machen, werden Östrogene lokal o. oral verabreicht, um einen Epithelaufbau zu erreichen. Dadurch kann das Zellbild sicher beurteilt werden, da maligne Zellen durch diese A. unbeeinflußt bleiben.

Aufhellungswirkung: Bildstellen mit physikal. gleicher Leuchtdichte werden unterschiedl. hell empfunden, je nach der Bildstruktur u. Leuchtdichte der Umgebung. Bei hellen Details in dunkler Umgebung spricht man von A., bei dunklen Details in heller Umgebung von Verdunklungswirkung.

Aufholwachstum: Beschleunigung einer anfängl. verlangsamten Entwicklung bis zum Normbereich. Ein Teil der nach fetaler ↑Mangelernährung hypotroph geborenen Kinder (↑Klassifikation der Neugeborenen) zeigt ein A. bezügl. des Gewichts, gleichsinniges Verhalten kann auch beim Schädelwachstum (Kopfumfang) beobachtet werden.

Aufklapp-Phänomen: Aufklappbarkeit eines Gelenks infolge Ruptur des Seitenbands. Vorwiegend am Knie-, Sprung- u. Ellenbogengelenk.

Aufklappung: in der Zahnmed. gebräuchl. Ausdruck für operative Freilegung des Alveolarfortsatzes zur Entfernung von Wurzelresten o. ä.

Aufklärung: Sie beinhaltet die vom Arzt an den Pat. o. auf dessen Wunsch an konkrete Personen gegebene Mitteilung über Diagn. u. Progn. sowie die daraus notwendig werdenden ther. Konsequenzen, einschl. evtl. wesentl. Komplikationen. Die A. ist ein Prozeß, der mit einem Gespräch nicht beendet ist, sondern den Umständen entspr. wiederholt werden muß. Wichtig ist die Dokumentation.

Aufklärungspflicht, ärztliche: gehört zu den in der Approbationsordnung enthaltenen ärztl. Berufspflichten. Der behandelnde Arzt ist verpflichtet, den Pat. v. a. über die notwendig gewordenen diagn. u. ther. Maßnahmen u. über das Risiko angemessen u. in schonender Form aufzuklären. Dabei sollen Ängste u. Befürchtungen möglichst reduziert werden. Das setzt ein verständnisvolles u. einfühlsames Gespräch des Arztes mit seinem Pat. voraus. So trägt die Aufklärung des Pat. dazu bei, das Vertrauen des Pat. zu seinem Arzt zu festigen. Zugleich soll durch die Aufklärung erreicht werden, daß der Pat. in die Weiterführung der Behandlung in Kenntnis der Absichten u. Zusammenhänge einwilligen u. selbständig entscheiden kann. Die Aufklärung des Pat. darf nie rücksichtslos, hoffnungslos u. vernichtend sein; psychol. Anforderungen sollen beachtet werden. In Anwesenheit des Pat., z. B. während der Visite, sollte der Arzt so sprechen, daß der Kranke sich nicht isoliert u. ausgeschlossen fühlt. Für die A. gegenüber Pat. mit infauster Progn. gilt: Der Pat. hat ein Recht auf die Wahrheit. Die Wahrheit darf aber nicht töten; es muß Hoffnung bleiben (z. B. auf Linderung von Beschwerden, auf Besuche u. ä., dabei gilt: je näher der Tod, um so kleiner die Ziele). Die A. muß in Abstimmung mit dem Betreuungsteam u. den Angehörigen erfolgen.

Aufladung, elektrostatische: Ansammlung von elektr. Ladungen auf gut isolierten leitenden Gegenständen o. auf der Oberfläche von hochwertigen Isolatoren. Wird meist durch mechan. Ladungsübertragung („Reibungselektrizität") o. Influenz starker elektrischer ↑Felder verursacht. Bei Berührung von elektrostat. aufgeladenen Gegenständen kann es zu schmerzhaften (Muskelkontraktion, Schreckreaktion), aber prim. ungefährl. Entladungen über den menschl. Körper kommen. Für Bereiche, in denen explosible Gemische (z. B. Äther-, Benzin- o. diverse Staub-Luft-Gemische) auftreten können, gelten bes. Bestimmungen zur Vermeidung elektrostat. Aufladungen (z. B. für leitfähige Fußbodenbeläge, Gummigaloschen u. Elektroinstallationen in OP-Sälen).

Auflagerung: Niederschlag (Belag), mehr o. weniger fest haftend, auf der Zahnoberfläche während der Funktionsperiode o. die Gingiva bedeckend. Abhängig von Ernährungsgewohnheiten, Gesundheitsverhalten u. vom individuellen Mundmilieu. Unterschiedl. pathogenet. Bedeutung (Tab.) **1. Tertiäres Schmelzoberhäutchen**: wenige Mikrometer starker filmartiger Belag aus Glykoproteinen des Speichels direkt auf der Zahnoberfläche, sichtbar nur bei Pigmentierung infolge Tee- o. Tabakgenuß, bei Kindern häufig durch chromogene Mikroorganismen. Wenn aus ästhet. Gründen erforderl., nur maschinell entfernbar. Schutzschicht der Zahnhartsubstanzen. **2. Dentalplaque**: weniger als einen Millimeter starke, ohne Anfärbung (Gesundheitserziehung) kaum sichtbare, fast zahnfarbene Auflagerung aus Polysacchariden, Glykoproteinen, vitalen u. abgestorbenen Mikroorganismen bes. auf den von der physiol. Selbstreinigung u. Zahnpflege ausgeschlossenen Bereichen der Zahnkronen, ↑Prädilektionsstelle, u. auf der Gingiva. Sehr variable, aber typ. Mikrostruktur. Mechan. mittels Zahnbürste auf zugängl. Flächen entfernbar. Auslösender Faktor bei Karies u. Gingivitis. **3. Materia alba**: oft über einen Millimeter starke, weiche, weißl. A. auf Zahnoberflächen, Gingiva, Dentalplaque o. Zahnstein; Mikroorganismen, Epithelzellen u. Blutzellen, sonst nicht strukturiert. Mit scharfem Wasserstrahl entfernbar, Vorstufe für Dentalplaque u. Zahnstein. **4. Detritus**: bei mangelhafter Mundhygiene massenhaft abgelagerte deutl. erkennbare weiche Nahrungsreste mit einigen Mikroorganismen durchsetzt. Bloßes Mundspülen führt bereits zur Abschwemmung. Pathogenet. Bedeutung durch krankheitsfördernde Veränderung des Mundmilieus. **5. Zahnstein**: bevorzugt an den Lingualflächen der unteren Frontzähne u. an den Bukkalflächen der oberen ersten Molaren u. U. mehrere Millimeter stark auftretende Mineralisation (Brushit, Whitlockit) von Dentalplaque u./o. Materia alba, überschichtet von Dentalplaque. Bei starkem Tee- o. Tabakgenuß bräunl. bis schwärzl. sonst. gelbl. Entfernung nur mit spez. Hand- o. Maschineninstrumenten mögl. u. erforderl. Zahnstein schützt die bedeckten Stellen vor Karies, fördert aber entscheidend die Entstehung von Gingivitis. **6. Konkrement**: sehr harte bräunl.-schwärzl. punkt- o. bandförmige, selten flächenhafte Auflagerung auf der Wurzeloberfläche innerhalb von Zahnfleischtaschen. Nur bei massiver Ausbildung durch die Gingiva schimmernd o. nach Rezession der Gingiva sichtbar, Kalziumphosphat-Kristalle anderer Struktur als beim Zahnstein, Reste von Mikroorganismen u. Blutzellen, zerfallene Blutfarbstoffe. Mit Dentalplaque überschichtet. Entfernung mit spez. Handinstrumenten o. Ultraschallgeräten mögl. u. erforderl. Begleiterscheinung der Parodontitis. Tab.

Auflichtmikroskopie: mikrosk. Untersuchungsverfahren, bei dem das Objekt im Unterschied zur in Med. u. Biol. meist angewendeten Durchlichtmikroskopie im reflektierten Licht beobachtet wird. Die A. wird vorwiegend zur Untersuchung von undurchsichtigen Stoffen wie Metallen u. Erzen, aber auch für Oberflächenuntersuchungen im biol.-med. Bereich u. für die Auswertung von ↑Autoradiographien eingesetzt.

Auflösung: Die Zerfallbarkeitsbestimmung von Arzneiformen, wie Tabletten, Dragees, Kapseln u. a. m. gestattet kaum eine Aussage über die **Lösungsgeschwindigkeit** des Arzneistoffs aus den Arzneiformen bzw. Zerfallsprodukten u. ist für Rückschlüsse auf die physiol. Verfügbarkeit des Arzneistoffs wenig geeignet. Aussagekräftiger ist hier der Dissolutionstest. Hierbei wird in zeitl. Intervallen die Menge an Arzneistoff, die aus der ganzen o. zerfallenden Arzneizubereitung in die Prüfflüssigkeit (künstl. Verdauungssäfte) diffundiert, analyt. erfaßt. Die Beziehung des gelösten Arzneistoffs (%) z. Z. wird durch „Auflösungskurven" graph. dargestellt. Die Auflösungsgeschwindigkeit wie auch die Zerfallsgeschwindigkeit hängen von zahlreichen Faktoren ab, ihre Bestimmung ist insbes. bei ↑Depotpräparaten unerläßl.

Auflösungsvermögen: 1. *Physiol.:* Fähigkeit, zwei räuml. o. zeitl. getrennte Einwirkungen entspr. ge-

Auflagerung: Übersicht über die erworbenen Auflagerungen auf den Zähnen u. der Gingiva

Bezeichnung	Lokalisation	Charakteristik	Pathologische Bedeutung
tertiäres Schmelzoberhäutchen	gesamte Zahnoberfläche	farbloser Film, Glykoproteine evtl. pigmentiert	Schutzschicht auslösender Faktor
Dentalplaque	Prädilektionsstellen, Gingiva, Zahnstein, Konkrement	dünne Schicht, Mikrostruktur, Glykoproteine, Polysaccharide, Mikroorganismen	für Karies u. Gingivitis
Materia alba	Zahnoberhäutchen bes. Glattflächen, Gingiva, Zahnstein	keine Mikrostruktur, Mikroorganismen, Epithelzellen, Blutzellen	Vorstufe für Dentalplaque o. Zahnstein
Detritus	Glattflächen, Interdentalräume, Gingiva, Zahnstein	oft massiv, deutl. erkennbare weiche Nahrungsreste, einige Mikroorganismen	krankheitsfördernde Veränderung des Mundmilieus
Zahnstein	Unterkieferfrontzähne lingual, 1. Molaren Oberkiefer bukkal	Mineralisation von Dentalplaque o. Materia alba	Schutz vor Karies, ursächl. beteiligt bei Gingivitis
Konkrement	Wurzeloberfläche in der Zahnfleischtasche	hart, festhaftend. Minerale, Mikroorganismen, Blutzellen, Zerfallsprodukte von Blutfarbstoff	Folge von Parodontitis

trennt aufzunehmen bzw. wahrnehmen zu können. Es sind periphere, an der Sinneszellenfläche (z. B. Netzhaut) wirkende, u. zentrale Mechanismen beteiligt. Das räuml. A. des Sehorgans beträgt 0,3 mrad (ca. 1' = 1 Bogenmin ≈ 0,3 mm in 1 m Entfernung). Einzelheiten, die unter diesem Winkel entfernt voneinander sind – vom Auge als dem Ort des Winkelscheitels aus gesehen – werden als voneinander getrennt wahrgenommen, ↑Sehschärfe. Das A. des Gehörs (Tonunterscheidung) ist analog dem räuml. A. Ein Kriterium für das zeitl. A. des Sehorgans ist die ↑Flimmerverschmelzungsfrequenz, beim Tastsinn ist es die Verschmelzung von Vibrationen zu einer gleichmäßigen Druckempfindung. **2.** ***Mikrosk.:*** I. a. wird als A. die Trennbreite *d*, das ist der Abstand zweier gerader noch getrennt darstellbarer Details angegeben. Es gilt:

$$d = \lambda/(2\,n\,\sin\alpha)$$

λ: Wellenlänge des zur Abbildung benutzten Lichts, n: Brechungsindex zwischen Objekt u. Objektiv, α: objektivseitiger Winkel zwischen opt. Achse u. einem Randstrahl; $n \cdot \sin\alpha$ heißt numer. Apertur u. liegt max. bei etwa 1,4. Es können also mit Mikrosk. nur Details dargestellt werden, die nicht wesentl. kleiner sind als die halbe Wellenlänge des abbildenden Lichts, im Sichtbaren also etwa 0,2–0,3 μm. **3.** ***Radiol.:*** Das A. sagt etwas über kleine Details u. über die Bildschärfe auch bei den großen Details aus. In der Radiol. hängt das A. wesentl. von der Brennfleckgröße u. den Abständen des Objekts vom Brennfleck u. von der Filmebene ab. Das A. photograph. Systeme einschl. Röntgen liegt zwischen etwa 1 Lp/mm u. mehr als 100 Lp/mm. Spektrometr. A.: bei Spektralapparaten für sichtbares Licht u. die angrenzenden Wellenlängenbereiche heißt der Quotient $\lambda/\Delta\lambda$ A. Dabei ist λ die Wellenlänge u. Δλ der kleinste noch trennbare Abstand zweier scharfer Spektrallinien bei dieser Wellenlänge.

Aufmerksamkeit: Konzentration; auswählendes Gerichtetsein. Bei der unwillkürl. A. gelingt es Dingen, Vorstellungen u. Gedanken sich aufzudrängen (Reklame), die willkürl. A. richten wir auf solche Gegenstände, deren genaue Wahrnehmung beabsichtigt ist. Störung bei ↑Neurasthenie, manisches ↑Syndrom, ↑Psychosen.

Aufmerksamkeitsreflex: bei plötzl. konzentrierter Zuwendung eintretende passagere Pupillenerweiterung.

Aufmerksamkeit und Vernachlässigung, selektive: allgemeinmedizin. Betreuungsstrategie bei Vorliegen multipler, voneinander unabhängiger Beratungsursachen bei einem Pat. (↑Multimorbidität). Beratungsursachen mit größter Bedeutung für Progn. (abwendbar gefährl. Verlauf) o. subjektive Beschwerden rangieren dabei vor progn. unbedeutenden o. Bagatellbeschwerden. ↑Problemlösung, allgemeinmedizinische.

Aufnahme: Annahme u. stationäre Unterbringung eines Pat., der von einem Arzt mit der Forderung nach stationärer Betreuung in eine entsprechende Einrichtung überwiesen wurde. Im Notfall erfolgt die A. als Notaufnahme direkt. Die A. kann bei fehlender Ind. abgelehnt werden.

Aufnahmeanlaß: med. u. soziale Gründe, die eine stationäre Betreuung erfordern bzw. sinnvoll erscheinen lassen. Für die Statistik werden auch Überweisung, Unfall, Notaufnahme u. a. als A. erfaßt.

Aufnahmearzt: Arzt, der die Entscheidung zur ↑Aufnahme trifft. Aus organisator. Gründen wird häufig ein best. Arzt mit dieser Funktion betraut.

Aufnahmezeit ↑Schaltzeit, ↑Belichtungszeit, photographische.

Aufprallverletzung: sek. Verletzung des Körpers beim Verkehrsunfall (z. B. Aufschlagen des Kopfs o. des Rumpfes auf die Straße nach dem Anfahren durch ein Fahrzeug).

Aufrichten: Bewegung zur sitzenden o. stehenden Haltung; statomotor. Entwicklungsvorgang eines 6–8 Monate alten Säuglings.

Aufrichtung: unfallchirurg. Behandlungskonzept für den traumat. ↑Keilwirbel gemäß den von L. Böhler postulierten Grundsätzen der konservativen Knochenbruchbehandlung: einrichten, festhalten, üben. Technik: Extreme Lordosierung der Lendenwirbelsäule durch ventralen (Bauchlage) o. dorsalen (Rückenlage) Durchhang des Körperstamms. Das Repositionsergebnis wird mittels Gipskorsett mit Dreipunktfixierung (Manubrium sterni, Symphyse, Lendenwirbelsäule) gesichert, welches die Frakturregion stabilisiert u. die Belastung des gesamten Körpers erlaubt. Anwendungsgebiet: untere Brust- u. Lendenwirbelsäule. Die Spätergebnisse der konservativen A. sind durch das sek. Zusammensintern des aufgerichteten Wirbelkörpers belastet, deshalb wird heute die operative A. mit Spongiosatransplantation u. Fixierung des verletzten Bewegungssegments bevorzugt. ↑Fixateur interne.

Aufschlagstelle, anämische: anäm. Hautbezirke mit einem hyperäm. Randsaum, die bei Sturz aus der Höhe, bes. bei Aufschlag auf eine Wasseroberfläche entstehen. Zeigen mitunter die Form der darunter liegenden Knochen. Ähnl. Erscheinungen finden sich bei Stockschlägen. Sind als vitale Reaktion anzusehen.

Aufschluß: **1.** im Laboratorium: vorbereitende Maßnahmen für Nachweis u. Bestimmung gewisser Inhaltsstoffe von Lebensmitteln (Kjeldahl-A. für Eiweißbestimmung, Säureaufschluß u. Veraschung zum Nachweis von Mineralstoffen, A. von Käse, Fleisch usw. zur Fettbestimmung usw.); **2.** in der Lebensmittelindustrie, Küche: Maßnahmen für den beginnenden Abbau bzw. zur Freilegung der Nährstoffe aus der organ. Substanz der Lebensmittel (Garkochen der Speisen, Vermahlung des Getreides zu Mehl); Ziel ist in erster Linie die Steigerung der Ausnutzung der Nahrung (Vorbereitung auf die Verdauung).

Aufspaltung: Entstehung genotyp. u. phänotyp. unterschiedl. Individuengruppen in der Nachkommenschaft Heterozygoter. ↑Mendel-Gesetze.

Aufstehschmerz: Initialschmerz. Gelenkschmerz bei den ersten Bewegungen nach längerer Ruhepause (Nachtruhe, Sitzen). Charakterist. für Arthrosis deformans.

Aufstoßen ↑Eruktation.

Aufteilungsgrad: Feinkörnigkeit natürlicher ↑Peloide.

Auftrieb: beim Eintauchen in eine Flüssigkeit auf den Körper wirkende Kraft. Die hierdurch entstehende scheinbare Gewichtsverminderung (entspr. dem Gew. der verdrängten Flüssigkeit) führt beim Menschen u. a. zu Gelenkentlastungen u. Muskelentspannung. Der A. nimmt mit der Dichte des Bademediums zu.

Aufwachepilepsie: Variante der Grand-mal-Epilepsie (↑Epilepsie). Anfälle treten am frühen Morgen o. nach dem Mittagsschlaf auf. Ther. vorwiegende Ansprechbarkeit auf Phenobarbital u. Primidon.

Aufwachraum: Raum im Anschluß an Operationssäle, in den die Pat. für den Zeitraum gebracht werden, der nach Beendigung der Narkose bis zur vollen Erlangung des Bewußtseins u. der Schutzreflexe sowie bis zur Stabilisierung der vitalen Funktionen erforderl. ist. Sorgfältige Überwachung während dieser Zeit notwendig.

Aufwachstechnik: individuelle Gestaltung der Kaufläche von gegossenen Kronen im Artikulator, wobei in der 1. Phase die Höcker in Form konusförmiger Wachsteile aufgetragen u. anschließend unter Berücksichtigung der individuellen Kieferbewegungen die übrigen Teile meistens in andersfarbigem Wachs ausmodelliert werden.

Augapfel ↑Auge.

Auge: Oculus, Sehorgan (↑Gesichtssinn); besteht neben versch. Schutz- u. Hilfseinrichtungen (Augenlider, Tränenorgane, äußere Augenmuskeln, Gefäße, Nerven) aus dem eigentl. opt. Apparat, dem Augapfel (Bulbus oculi) mit dreischichtiger Wand: 1. Tunica fibrosa bulbi mit a) harter Augenhaut (↑Sklera) u. b) durchsichtiger Hornhaut (↑Kornea), 2. Tunica vasculosa bulbi mit a) Aderhaut (Choroidea), b) Ziliarkörper (Corpus ciliare) mit glattem Akkommodationsmuskel u. Epithel als Kammerwasserbildner, c) Regenbogenhaut (↑Iris) mit glatten Muskeln für Größenänderung der Pupille, 3. Tunica interna bulbi mit a) lichtempfindl. Netzhaut (Pars optica retinae) im hinteren Bulbusteil bis zur ↑Ora serrata, b) blinder Netzhaut (Pars caeca retinae) auf der Rückseite der Iris u. auf dem Corpus ciliare. Die gesamte ↑Retina besteht aus zwei Schichten: dem äußeren Pigmentepithel (Stratum pigmentosum) u. der Sinnes-/Nervenschicht (Stratum nervosum). Letztere ist in der Pars caeca einschichtig u. ebenfalls pigmentiert, in der Pars optica vielschichtig mit Sinneszellen (Stäbchen- u. Zapfenzellen) u. Nervenzellen. Pigmentepithel u. Stratum nervosum sind nur an der Ora serrata u. am Austritt des N. opticus (Discus nervi optici) miteinander verwachsen, sonst liegen beide Netzhautschichten lose aufeinander (Möglichkeit der Netzhautablösung). Zwischen Hornhaut, Iris u. Linsenvorderfläche befindet sich die vordere Augenkammer, seitl. der Linse u. zwischen Ziliarkörper, Zonulafasern u. Irisrückseite die hintere; beide enthalten Kammerwasser, das in der hinteren gebildet wird, in der vorderen im Angulus iridocornealis über den Schlemm-Kanal abfließt (bei Abflußbehinderung: Glaukom). Hinter Linse, Zonula u. Ziliarkörper liegt die Glaskörperkammer mit dem ↑Glaskörper (Corpus vitreum). Die Stelle des schärfsten Sehens ist der gelbe Fleck (↑Macula lutea), der Discus nervi optici stellt den blinden Fleck dar. Hier tritt auch die A. centralis retinae ein, deren Äste sich auf der Retina verzweigen u. auf sie Schatten werfen. Retinagefäße: Arteriola temporalis retinae, nasalis retinae, macularis retinae, jeweils superior et inferior, Arteriola medialis retinae. Diese Netzhautarteriolen werden von gleichnamigen Venolen begleitet. Abb. 1 u. 2.

Augenabstand: Abstand zwischen den beiden Augen von u. bis zur Pupillenmitte gemessen. Wichtig für die Justierung aller binokular verwendeten opt. Geräte, einschl. der Brille.

Augenarzneien: stellen keine einheitl. ↑Arzneiform dar, doch sind best. gleichbleibende Anforderungen zu stellen, z. B. Herstellung unter asept. Bedingungen. Sie müssen weitgehend reizlos u. steril sein. Reizlos werden A. vom Auge aufgenommen, wenn sie körperwarm sind, ihr pH-Wert u. ihre Toxizität der Tränenflüssigkeit entsprechen u. sie keine festen Partikel enthalten. ↑Augentropfen, ↑Augensalben, ↑Augenwässer.

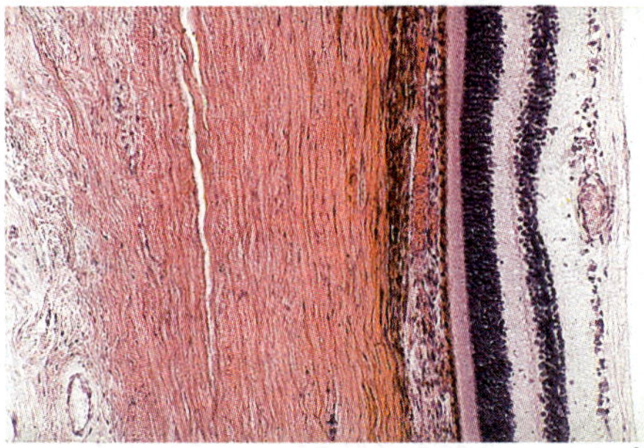

30

Auge (Abb. 1). Histologischer Schnitt durch die Augenhäute, HE-Färbung; von rechts: Retina mit regelmäßiger Schichtung, Choroidea mit Gefäßen, Sklera als derbe bindegewebige Hülle

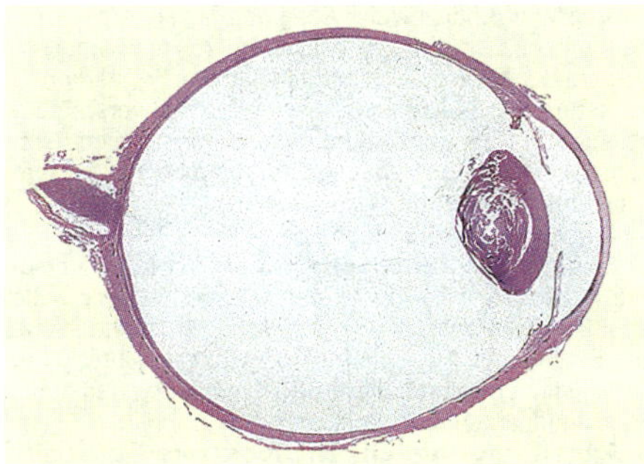

30

Auge (Abb. 2). Histologischer Schnitt durch den Bulbus oculi (HE-Färbung) mit Hornhaut, Iris, Corpus ciliare, Linse u. Nervus opticus

Augenbäder: Anwendungsform iodhaltiger ↑Heilwässer zur Behandlung von Augenkrankheiten.

Augenbecher: Teil der embryonalen Augenanlage. Aus dem äußeren Blatt entsteht das Pigmentepithel, aus dem inneren die übrigen Teile der Netzhaut.

Augenbecherspalte: physiol. Spaltbildung im ventralen Teil des Augenbechers; dient dem Eintritt der A. hyaloidea in den Glaskörper. Die A. schließt sich in der 4.–6. Embryonalwoche. Unzureichender Verschluß der A. ist die Ursache von Kolobombildungen in der Uvea (↑Kolobom).

Augenbewegungen: Okulomotorik. Die A. sind auf die Ziele der opt. Sensorik abgestimmt. Beide Augen werden gleichzeitig u. gleichsinnig durch die Aktivität der 6 äußeren Augenmuskeln jeden Auges bewegt, wobei das Hauptziel verfolgt wird, die Netzhautareale mit dem höchsten Funktionsniveau (Fovea centralis) auf die interessierenden Objekte der Außenwelt zu richten. Gleichzeitig werden periphere Netzhautstellen mit gleichem Raumwert koordiniert ausgerichtet. **Willkürl. A.** sind: Blickbewegungen, Kommandobewegungen, Spähbewegungen. Sie erfolgen stets ruckweise (↑Sakkaden). **Unwillkürl. A.** sind die Folgebewegungen, die Fusionsbewegungen sowie die Formen des physiol. Nystagmus (optokinet. Nystagmus, labyrinthärer Nystagmus, Endstellnystagmus) u. des pathol. Nystagmus infolge von Erkrankungen des visuellen, des labyrinthären Systems o. des ZNS. Konvergenzbewegungen sind disjungiert, alle anderen konjungiert. Die Augenbewegungen erfolgen aus der Primärposition (Blick geradeaus) u. gelangen bei einfachen Horizontal- o. Vertikalbewegungen in Sekundärpositionen. Einwärtsbewegungen heißen Adduktionsbewegungen, A. nach außen Abduktionsbewegungen. Bei den A. wird das Hering-Gesetz wirksam, nach dem jedem Auge die gleiche Quantität u. Qualität an Innervationsimpulsen zuströmt. Nach dem Gesetz von der reziproken Innervation (Sherrington) wird der Agonist jeden Auges um den gleichen Betrag aktiviert, wie der jeweilige Antagonist gehemmt wird.

Augenbinnendruck ↑ Augeninnendruck.

Augenblennorrhö ↑ Blennorrhö.

Augendermoide: gutartige Geschwülste in der Umgebung des vorderen Augenpoles. Sie sind von verhorntem Plattenepithel überzogen u. enthalten im daruntergelegenen Bindegewebe Abkömmlinge der Epidermis (Haarfollikel, Talg-, Schweißdrüsen). Sitzen meist am Limbus corneae. Kombination mit Lidkolobom. Bei stärkerem Wachstum: Astigmatismus. Dermolipome: verschiebl., weich, fettreich, subkonjunktival, temporal-oben (epibulbäres ↑ Dermoid). Gehäuftes Vorkommen von A. beim ↑ Goldenhar-Syndrom.

Augendiagnose ↑ Irisdiagnose.

Augendurchleuchtung, diasklerale: Untersuchungsmethode der Augenheilkunde, bei der eine helle punktförmige Lichtquelle (z. B. Glaskegel) auf die Sklera aufgesetzt u. das Augeninnere diffus durchleuchtet wird. Große, pigmentierte Tumoren (Melanome) werfen dabei einen deutl. erkennbaren Schatten.

Augenempfindlichkeit, spektrale: spektraler Hellempfindlichkeitsgrad $V(\lambda)$ des menschl. Auges. Relative spektrale Empfindlichkeit, die für Grün bei 555 nm gleich eins gesetzt wird (Tagessehen $V[\lambda]$). Für Nachtsehen ($V'[\lambda]$) liegt das Empfindlichkeitsmaximum bei 510 nm, ist also in Richtung Blau verschoben. Die Werte stellen Mittelwerte von zahlreichen Personen dar, die entspr. internationaler Abmachung den Normalbeobachter definieren. Abb.

Augenfarbe: Tönung der Regenbogenhaut. Die Augen des Neugeborenen wirken zunächst blau; entspr. dem Maß, in dem sich später Pigmente ablagern, treten grüne, graue o. braune Augenfarben auf.

Augenfarbentafel: zur Bestimmung der Augenfarbe des Menschen in der Anthrop. gebräuchl. Farbtafel mit 8–20 Augenprothesen entsprechenden Glasaugen in versch. Farben.

Augenhäute ↑ Auge.

Augenhintergrund: Fundus oculi; Gesamtheit der mit dem Augenspiegel zu erkennenden Teile des hinteren Bulbusabschnitts insbes. der Netzhaut, der Papille u. der Aderhaut.

Augenhöhle ↑ Orbita.

Augenhypotonie: ständige Erniedrigung des Augendrucks (10 mmHg) < 1,3 kPa als Zeichen einer Phthisis bulbi, einer perforierenden Verletzung o. Fistulation nach intraokularen Eingriffen.

Augeninfektion: mikrobielle Entzündung des äußeren u./o. inneren Auges mit Meldepflicht der spezif., d. h. übertragbaren Form sowie der allg. übertragbaren Krankheit mit A. als Hinweissymptom. Klin. bei akuter Entzündung meist Rötung, Schwellung, Druck- u. Fremdkörpergefühl, Lichtscheu, Tränenfluß, ggf. Eiterung. Bei chron. Entzündung geringere Absonderung u. samtartige „Körnchenbildung“. Allg. Gefährdung des Sehvermögens u. Bedeutung der Nähe zum ZNS. **Lidinfektion**: Blepharitis, Hordeolum, Abszeß, Furunkel, Impetigo (Eiterkokken, Herpes-simplex-Virus, Varicella-Zoster-Virus, Vakzinevirus, Molluscum-contagiosum-Virus). **Tränenorgane**: Dakryoadenitis, Dakryozystitis (Eiterkokken). **Bindehautinfektion**: akute unspezif. Konjunktivitis (Eiterkokken, Influenzabakterien, Koli-, Proteus-, Pyozyaneusbakterien); Einschlußkonjunktivitis des Neugeborenen, Schwimmbadkonjunktivitis des Erwachsenen (Chlamydia trachomatis); Herpeskeratokonjunktivitis (Herpes-simplex-Virus); akute spezif. Konjunktivitis: ↑ Gonoblennorrhö, Augentripper (Gonokokken); Conjunctivitis diphtherica, Augendiphtherie (Diphtheriebakterien); epidem. Koch-Weeks-Konjunktivitis (Haemophilus conjunctivitidis seu aegyptius); Blepharoconjunctivitis angularis, Lidwinkelkonjunktivitis (Moraxella lacunata); Parinaud-Konjunktivitis, okuloglanduläre Tularämie (Francisella tularensis); Conjunctivitis trachomatosa seu granulosa, Trachom (Chlamydia trachomatis); Keratoconjunctivitis epidemica (Adenovirus Typ 8; ferner 3, 11, 19, 37); Newcastle-Keratokonjunktivitis (↑ Newcastle-disease-Virus). **Konjunktivitis u. Uveitis bei Allgemeininfektion**: Keratoconjunctivitis phlyctaenulosa seu scrophulosa (Tuberkulosebakterienallergie); Iridocyclitis syphilitica (Treponema pallidum), Iridocyclitis leptospirosa (↑ Leptospira), Iridocyclitis toxoplasmotica (↑ Toxoplasma gondii); Iridocyclitis rheumatica (Streptokokkenallergie). Ferner Konjunktivitis bei Masern. Röteln, Pappatacifieber („Hundsfieberkonjunktivitis“).

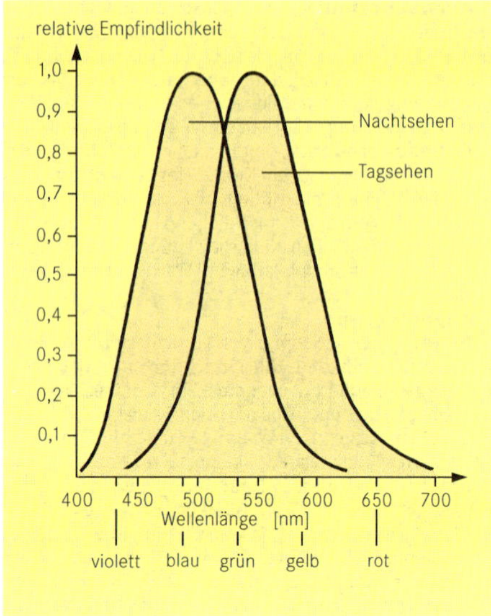

Spektrale Augenempfindlichkeit.
Relativer spektraler Hellempfindlichkeitsgrad des menschlichen Auges (y-Achse)

Augeninnendruck: intraokularer Druck, Augenbinnendruck; Druck, der im Augeninneren besteht. Die physiol. Bedeutung des A. liegt in der Aufrechterhaltung der Form des Auges u. der Regelmäßigkeit seiner opt. Grenzflächen. Metabol. Vorgänge im Augeninneren (z. B. Linse) sind entspr. adaptiert. Regulation des A.: Bildung des Kammerwassers im Ziliarkörperepithel durch Ultrafiltration u. aktive Sekretion; Strömung aus der Hinterkammer durch die Pupille in die Vorderkammer. Abfluß aus dem Winkel der Vorderkammer über die Trabekel, den Schlemm-Kanal u. die Kammerwasservenen (Ascher) in den episkleralen venösen Plexus. Der A. wird durch die ↑Tonometrie bestimmt.

Augenkammer: Räume im Augeninneren, in denen das Kammerwasser zirkuliert. Die **hintere A.** wird vom Ziliarkörper, von der Linse u. der Irisrückfläche begrenzt. Die **vordere A.** ist der Raum zwischen Hornhauthinterfläche u. Irisvorderfläche, ihre Peripherie wird vom ↑Kammerwinkel gebildet. Eine flache o. aufgehobene vordere A. ist ein wichtiges Krankheitssymptom. Abb.

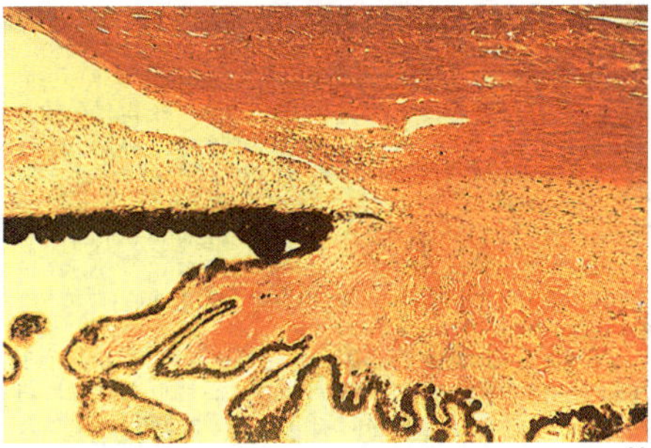

30

Augenkammer. Histologischer Schnitt, Färbung nach Domagk; unten: hintere A. zwischen Ziliarfortsätzen u. pigmentierter Irisrückseite; oben: vordere A. zwischen Irisvorderseite u. Kornea

Augenkrankheit, ägyptische ↑Trachom.

Augenkrisen: Variante der bei ↑Tabes dorsalis vorkommenden Schmerzanfälle, die Augen betreffend u. mit Tränenfluß einhergehend.

Augenleuchten: Reflexion einfallenden Lichts aus den Augen nachtaktiver Raubtiere; auf das ↑Tapetum lucidum zurückzuführen.

Augenlid ↑Palpebra.

Augenlidektropium: Stellungsanomalie der Lider, bei der der Unterlidrand u. die Lidbindehaut auswärts gekippt sind, Tränenträufeln (↑Epiphora) u. ein chron. Entzündungszustand des vorderen Augenabschnitts besteht. Nach der Ursache unterscheidet man ein. Ektropium senile, ein Ektropium cicatricium u. ein Ektropium paralyticum. Operative Behandlung erforderl.

Augenmagnet ↑Riesenmagnet.

Augenmigräne ↑Migraine ophtalmique. ↑Migräne.

Augenmuskellähmung: Lähmung eines o. mehrerer der 6 äußeren u./o. der 2 inneren Augenmuskeln. Leitsymptom ist die ↑Diplopie.

Augenmuskellähmung, konjugierte: Blicklähmung; gleichsinnige (konjugierte o. assoziierte Ablenkung der Augen, Deviation conjuguée). Bei Großhirnerkrankungen (z. B. Blutungen in die Capsula interna) nach der Seite des Herds. Bei Brückenerkrankungen nach der entgegengesetzten Seite.

Augenmuskeln: Muskeln im Inneren des Augapfels zur Akkommodation u. Pupillenbewegung, M. dilatator pupillae u. M. Sphinkter pupillae, sowie die äußeren A., welche den Augapfel bewegen: M. rectus superior, M. rectus inferior, M. rectus lateralis, M. rectus medialis, M. obliquus superior, M. obliquus inferior, M. levator palpebrae superioris.

Augenpflege: Pflegeintervention zur Vorbeugung o. Minderung von Schädigungen des Auges o. der Sehfähigkeit. Die A. umfaßt die Beobachtung des Auges hinsichtl. Rötungen, Schmerzen, vermehrter Sekretion o. Ulzerationen; die Entfernung von Verkrustungen u. Verklebungen; die Anleitung von Pat. u. Angehörigen zur A.; die Beobachtung des (fehlenden) Lidschlags; das Einsetzen u. Entfernen von Augenprothesen u. Kontaktlinsen; die Anlage von Augenklappen, -kompressen o. Uhrglasverbänden u. die Applikation von verordneten Augentropfen o. -salben.

Augenprothese: gläsernes Kunstauge, das nach dem Vorbild des noch vorhandenen gegenseitigen Auges geschaffen u. beim Anophthalmus in die Augenhöhle gesetzt werden kann. Günstigerweise auf einer in die Augenhöhle eingepflanzten Kugel mit angenähten Muskeln bewegl. ruhend.

Augenrefraktometer: Gerät zur objektiven Bestimmung der ↑Refraktion, also der Lichtbrechung durch den gesamten opt. Teil des Auges. Beispiele sind Koinzidenzrefraktometer, Prismenrefraktometer u. Skiaskop.

Augenreizstoffe: chem. Kunststoffe mit überwiegend augenreizender Wirkung; hauptsächl. Halogenverbindungen (halogenierte Aldehyde u. Ketone, halogenierte substituierte aliphat. u. zykl. Kohlenwasserstoffe, halogenierte Oxime, Karbonsäureester, halogenierte Äther u. Nitrile), Wirkung auf sensible Nervenendigungen der Augenschleimhäute durch Enzymhemmung. A. verursachen Brennen u. Stechen in den Augen, Tränenfluß, Fremdkörpergefühl, Lidschluß, in hohen Konzentrationen zeitweilige Blindheit u. Bindehautentzündungen. Wichtigste Vertreter: Bromaceton; Chloracetophenon o-Chlorbenzalmalodinitril, Dibenz-1,4-oxazepin.

Augensäcke: Tränensäcke; Bruchsackbildung u. Vorwölbung der Unterlider wegen – vorwiegend altersbedingter – Erschlaffung des bindegewebigen u. muskulären Stützgewebes.

Augensalben: Oculenta; Salben zur Applikation im Konjunktivalsack o. an den Lidrändern. Sie enthalten meist Substanzen mit antisept., entzündungshemmender, antibakterieller, mydriat. o. miot. Wirkung. Herstellung u. Anwendung sollen unter Vermeidung von Kontamination erfolgen, am besten aus der Tube o. mit Hilfe eines sauberen (sterilen) Glasstäbchens.

Augenschädigung, berufsbedingte: Mit den Schädigungen des Sehorgans durch die berufl. Tätigkeit beschäftigt sich die ERG-Ophthalmologie (↑Elektroretinogramm). Physikal. Ursachen berufsbedingter Augenschädigung: Infrarotstrahlen (Glasbläserstar, Feuerstar) u. Mikrowellen verursachen Linsentrübungen am hinteren Augenpol, ionisierende Strahlen bewirken ebenfalls Trübungen der Augenlinse. Laserstrahlen ziehen Mikrokoagulationen im Pigmentepithel der Netzhaut nach sich. ↑Berufskrankheiten.

Augenschlafstellung: im Schlaf wandern die Bulbi nach oben u. außen. Schon beim Lidschluß allein gehen die Bulbi etwas nach oben. ↑Bell-Phänomen. ↑Schlafmiosis.

Augenspiegel: ophthalmoskop. Gerät zur Untersuchung des Augenhintergrunds, von H. von Helmholtz 1850 erfunden. Damit wurden die hinter der Linse des Auges liegenden Strukturen der Inspektion zugängl. u. ihre Erkrankungen, die bis dahin als „Schwarzer Star" zusammengefaßt wurden, diagn. unterscheidbar. Damit war gleichzeitig die Grundlage für eine rationelle Ther. der Funduserkrankungen gegeben. Für den modernen A. wird eine elektr. Lichtquelle benutzt, deren Licht um 90° abgelenkt u. in das Patientenauge geworfen wird. Korrigierende kleine Linsen, die auf einem endlosen Band angebracht sind, können mit der Recoss-Scheibe vorgeschaltet werden. Der A. kann für die direkte Ophthalmoskopie im aufrechten Bild (Vergrößerung vierzehn- bis sechszehnfach) o. für die indirekte Ophthalmoskopie im umgekehrten Bild (Vergrößerung vier- bis fünffach) verwendet werden. Abb.

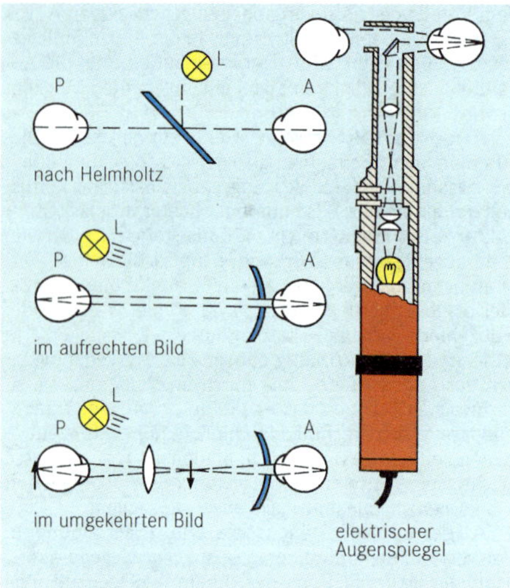

Augenspiegel.
A: Auge des Untersuchers; L: Lichtquelle;
P: Auge des Patienten;
rechte Bildhälfte: schematische Darstellung eines elektrischen Augenspiegels

Augentabletten: sehr kleine, zum Einlegen in die ↑Fornix conjunctivae bestimmte Tabletten, die den an Implantationstabletten gestellten Anforderungen entsprechen müssen. Sie stellen eine heute nicht mehr gebräuchl. Depotarzneiform dar.

Augentropfen: Oculoguttae; sterile, ölige o. wäßrige Lösungen, die den Wirkstoff gelöst o. suspendiert enthalten, die zur Anwendung am Auge bestimmt sind, tropfenweise dosiert werden u. die vorrangig in Mehrdosenbehälter abgegeben werden. Wäßrige A. werden auf ↑Isotonie u. Isohydrie eingestellt. Bei Abgabe von Mehrdosenbehältern müssen sie konserviert sein. Wäßrigen Suspensionsaugentropfen können viskositätserhöhende Stoffe (z. B. 2 % Hydroxyäthylzellulose) zugesetzt werden. Zur Herstellung öliger Lösungen wird Rizinusöl, für ölige Suspensionen Erdnußöl verwendet. Die Teilchengröße der suspendierten Arzneistoffe muß $<30\,\mu m$ sein. A. sind in keimdicht verschlossenen Behältnissen, vor Licht geschützt u. erforderlichenfalls „kühl" aufzubewahren. Die Haltbarkeit von A. ist meist begrenzt. ↑Augenarzneien. Med. Anwendung: als Mydriatika, Miotika, Antiphlogistika, zur Bekämpfung infektiöser Prozesse, zur Behandlung von Schmerzzuständen am Auge u. a. m.

Augentuberkulose: i. d. R. als postprimäre, hämatogene Infektion auftretende Tuberkulose. Kann Kornea, Uvea u. Retina befallen. Kontaktinfektionen (Schmier- o. Tröpfcheninfektion) selten.

Augenverätzung: meistens durch Spritzer von Kalk, Laugen o. Säuren hervorgerufen. Sofortiges Spülen mit reichl. Wasser, bis alles Ätzende aus den Augen entfernt ist. Auch jede leichte A. sollte unverzügl. dem Augenarzt vorgestellt werden.

Augenverletzungen, fremdkörperbedingte: Verletzungen durch intraokuläre Fremdkörper. F. A. können nicht perforierend (Bindehautfremdkörper, Hornhautfremdkörper) o. perforierend sein, jedoch muß grundsätzl. bei jeder Augenverletzung (auch bei Bagatellverletzungen) ein Fremdkörper ausgeschlossen werden. Die Häufigkeit von f. A. nimmt infolge der Zunahme der Bearbeitung metall. Werkstoffe zu, im Kriege infolge der sich immer mehr ausbreitenden Anwendung von Splitterwaffen (Minen, Handgranaten) auch beidseitig. F. A. erfordern eine hochspezialisierte Behandlung, auch zur Vermeidung von Spätkomplikationen.

Augenwässer: Collyria; wäßrige sterile Lösungen, die zur Anwendung am Auge bestimmt sind. Die Arzneibücher fordern ↑Isotonie u. häufig auch Isohydrie. A. müssen – außer in Einzeldosenampullen – konserviert sein. A. sind in keimdicht verschlossenen Behältnissen, erforderlichenfalls lichtgeschützt, mit höchstens 200 ml Inhalt aufzubewahren.

Augenwimpernreflex ↑Lidrandreflex.

Augenwinkelindex: Abstand der inneren Augenwinkel in cm · 100 im Verhältnis zum Abstand der äußeren Augenwinkel in cm; Normalwert ist kleiner als 6,8. ↑Greig-Syndrom.

Augenwurmbefall: eine durch den westafrikan. Augenwurm (Loa-Loa) hervorgerufene ↑Filariosen.

Augenwurm, westafrikanischer: Wanderfilarie, Loa loa; zu den ↑Nematoda gehörender viviparer Fadenwurm (Männchen 3 cm, Weibchen 5,5 cm lang, ca. 0,4 mm dick), der im subkutanen Bindegewebe des Menschen parasiert u. zur Körperwanderung neigt, Erreger der ↑Loiasis; wird häufig unter dem Augenlid o. unter der Bindehaut gefunden. Der w. A. ist nur in Afrika verbreitet. Die Larven (Mikrofilarien, Mikrofiliaria diurna) leben im Blut. Überträger sind blutsaugende Blindbremsen (Chrysops, ↑Tabanidae). Befall verursacht Entzündungen der Haut, juckende Schwellungen, meist gutartig. Die Entwicklung des w. A. kann im Menschen Monate u. Jahre dauern, Ausbruch der Erkrankung deshalb lange nach Rückkehr von Tropenreise mögl.

Augenzahn: umgangssprachl. für ↑Eckzahn.

Augenzittern ↑Nystagmus.

Auge, reduziertes: näherungsweise Darstellung des opt. Systems eines auf Unendlich akkommodierten Auges. Beim r. A. fallen beide Hauptpunkte H u. H' sowie beide Knotenpunkte K u. K' zusammen (optische ↑Kardinalpunkte). Der gemeinsame Hauptpunkt H liegt 1,4 mm hinter dem Scheitel der Kornea, der gemeinsame Knotenpunkt 5,7 mm hinter dem Hauptpunkt. Die objektseitige Brennweite beträgt f = 17,1 mm, die bildseitige f' = 22,8 mm. Im Objektraum ist die Brechzahl n = 1, im Bildraum n' = 1,33. Für die ↑Brechkraft des r. A. gilt:

$$\frac{n}{f} = \frac{n'}{f'} = 58\ \text{dpt}$$

Auge, trockenes ↑Sicca Syndrom.

Äugigkeit: monokulare Dominanz. Infolge Hemisphärendominanz (↑Lateralisation) physiol. Überwiegen des von einem Auge wahrgenommenen Bildes meist gleichseitig mit der ↑Händigkeit. Pathol. tritt Ä. bei stärkerer einseitiger Sehschwäche u. beim Schielen auf (Unterdrückung des unterwertiges Bildes). ↑Amblyopie.

Augmentationsplastik: 1. *Plast. Chir.:* Aufbau der unterentwickelten Brust. 2. *Unfallchirurgie:* Sicherung einer Bandnaht (z. B. Kreuzband) durch eine zusätzl. Bandplastik.

Augmenting ⟨*engl*⟩ *n*: rhythm. Schwankungen des kortikalen elektr. Potentials (↑Elektroenzephalographie) auf wiederholte elektr. Reizungen des Thalamus, die sich im Laufe der Reizung verstärken.

Augmenting-Reaktion: Amplitudenzunahme elektr. Summenpotentialschwankungen (EEG-Potentialwellen) der Hirnrinde, die auftritt, wenn kurz hintereinander spezif. sensor. Nervenbahnen, die zur Hirnrinde führen, elektr. gereizt werden.

Aujeszky, Aldár (1869–1933), ungar. Arzt.

Aujeszky-Krankheit (nach Aldár A.) ↑Pseudolyssa.

A-und-V-Syndrom: Störungen der Augenmuskeln mit unterschiedl. ↑Schielwinkel. **A-Syndrom**: Winkelzunahme nach außen beim Schielen mit Senken des Blicks o. nach innen beim Heben des Blicks. **V-Syndrom**: Winkelzunahme bei Schielen nach außen mit Heben des Blicks o. nach innen beim Senken des Blicks.

A-Untergruppen: Formen der Blutgruppe A, die quantitativer Natur sind. Die Bestimmung von A_1 u. A_2 erfolgt mit spezif. Testseren. Durch aufwendige serol. Untersuchungen (Absorption, Elution, vergleichende Titration, Speicheluntersuchungen) können weitere seltene Formen bestimmt werden: A_3, A_x(A_4, A_5, A_z, A_0), A_m, A_y, A_{int} usw., die vorwiegend von wissenschaftl. u. forens. Interesse sind. Konsequenzen für die Transfusionspraxis: wenn irreguläre Anti-A_1-Antikörper auftreten, muß Blut der gleichen A. ausgewählt werden.

Aura ⟨*lat*⟩ *f*: 1. *Neurol.:* dem epilept. Anfall in einem Teil der Fälle unmittelbar vorangehendes, subjektiv erlebtes Phänomen, Gefühl des Angehauchtwerdens (Galen), unbestimmte Erregung, affektive Veränderung, vegetative Sympt., Parästhesien, sinnesphysiolog. Eindrücke, z. B. akust. (Glockenläuten), opt. (Photismen), Geruchs- u. Geschmackswahrnehmungen u. a. Aus der Art der Erscheinungen können z. T. lokalisator. Rückschlüsse gezogen werden. So sind unangenehme Geruchshalluzinationen charakterist. für die psychomotor. ↑Epilepsie (Uncinatusanfälle) o. entsprechende motor. Reizerscheinungen für das extrapyramidale System. Die Bez. A. wird zuweilen auch für Prodromalerscheinungen der ↑Migräne gebraucht. 2. *Paramedizin:* Vorstellung einer psychophys. Emanation (früher Od), die in wechselnder Stärke (krankheitsabhängig) vom menschl. Körper ausgestrahlt wird u. angebl. durch Hormone, aber auch homöopath. Medikamente u. andere psychotrope Maßnahmen, zu beeinflussen ist. Laut Heilern mittels ↑Kirlian-Photographie nachzuweisen. Es handelt sich um paranormale Vorstellungen. Keinerlei Bioeffekt, sondern einfache Entladungen, wie sie auch an menschl. Leichenteilen nachgewiesen wurden.

Auranofin: Goldpräparat zur antirheumat. Ther.

Aurantiasis cutis ⟨*gr* + *lat*⟩ *f*: Karotinikterus; orangegelbe Hautfärbung nach reichl. Genuß von Karotten, Orangen o. ä.; bisweilen bei Säuglingen u. Vegetariern.

Aureobasidium: Pilzgattung, früher Pullularia, selten als Erreger von Mykosen nachgewiesen.

Aureomycin: Handelsname für Chlortetrazyklin.

Aureopalpebralreflex: Neugeborene u. junge Säuglinge reagieren auf Schallreize (Händeklatschen, Klingeln) z. B. mit Lidschlag; Möglichkeit für eine orientierende Hörprüfung.

Auriasis ↑Chrysose.

Auricula ⟨*lat*⟩ *f*: anat. Bez. für Ohrmuschel sowie re. u. li. Herzohr.

Aurikularanhänge: Ohranhänge, Präaurikularanhänge; angeborene, meist einseitige, oft autosomal dominant vererbte läppchenartige Anhängsel dicht vor dem Tragus bzw. in einem dreieckigen Feld vor dem Ohr. Sie bestehen aus Haut u. Bindegewebe o. enthalten Knorpel. Kombination bes. mit ↑Fistula auris congenita, ↑Mikrotie. Formalgenet. handelt es sich offenbar um zusätzl. Ohrhöcker bei der Entstehung der Ohrmuschel. A. gehören häufig zum Bild kraniomandibulofazialer Dysmorphien, ↑Dysmorphia cervicooculofacialis (Franceschetti-Klein), ↑Dysplasia oculoauricularis (Goldenhar), ↑Dyskraniopygophalangie (Ullrich-Feichtiger), ↑Dysostosis mandibulofacialis.

Aurikularfistel, angeborene ↑Fistula auris congenita.

Aurintrikarbonsäure: Komplexbildner für mehrbindige Metalle. Einsatz bei Schwermetallvergiftungen.

Auris ⟨*lat*⟩ *f*: das Ohr; ↑Gehörorgan.

Auris externa: äußeres Ohr; bestehend aus äußerem ↑Gehörgang (Meatus acusticus externus) u. der Ohrmuschel (Auricula); ↑Gehörorgan.

Auris interna: Innenohr; Schneckenteil (↑Kochlea) des knöchernen Labyrinths, in dessen häutigem Anteil das Corti-Organ (↑Organum spirale) als Audiorezeptor sitzt. Abb. S. 184.

Auris media: Mittelohr; leitet den Schall vom äußeren Ohr zum Innenohr; ↑Cavitas tympanica. ↑Gehörorgan.

Aurothioglukose: ein Antirheumatikum. ↑Goldsalze.

Aurovertin: hochtox. Antibiotikum, das die oxidative ↑Phosphorylierung in der Mitochondrienmembran hemmt, indem es die Synthese von ATP aus ADP u. Phosphat blockiert (↑Oligomycin).

Ausarbeitung: Methode zur Schaffung von bedingten ↑Reflexen durch Kombination eines unbedingten ↑Reflexes mit der Gabe eines Reizes, der mit dem unbedingten Reflex ursprüngl. nichts zu tun hat.

Ausbrecherkarzinom: bes. Form des peripheren Bronchialkarzinoms, gekennzeichnet durch direktes Einwachsen des Tumors in die die Lunge umgebenden Organe u. Gewebe, Pleura parietalis, Brustwand, Zwerch-

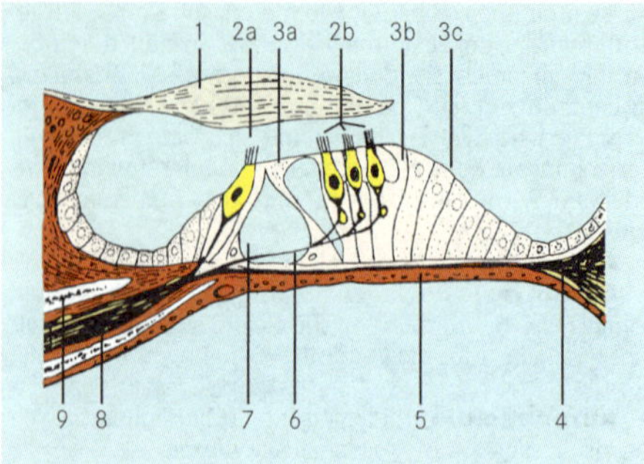

Auris interna. Schematische Darstellung des Corti-Organs.
1: Membrana tectoria (Dachmembran);
2a: innere-; 2b: äußere Haarzelle (Hörzellen, Sinneszellen); 3a, 3b, 3c: Pfeiler-, Stütz- u. Nährzellen; 4: Ligamentum spirale;
5: Membrana basilaris (Basilarmembran);
6: Fasern des N. cochlearis (Hörnervenfasern);
7: Tunnelraum; 8: N. cochlearis (Hörnerv);
9: Lamina spiralis ossea

fell, Mediastinum. Sonderform des A. ist das ↑Pancoast-Syndrom. A. ist mit T_4 im TNM-System zu beschreiben.

Ausbreitungsfaktor ↑Spreading-factor, ↑Hyaluronidase.

Ausdauer: Widerstandsfähigkeit gegenüber Ermüdung bei sportl. Belastung. A. gilt als konditionelle Fähigkeit.

Ausdauertraining: systemat. Steigerung von Dauer u. Intensität phys. Belastung führt zur Verbesserung der Leistungsfähigkeit des menschl. Organismus, insbes. des Herz-Kreislauf-Systems; unter bes. Voraussetzungen in der Ther. u. Rehabilitation von Herz-Kreislauf- u. Atemwegserkrankungen eingesetzt.

Ausdruck: In der Psychol. Erscheinungen an einem Lebewesen, durch die ein anderes Informationen über das erste entnehmen kann. Ausdruckserscheinungen informieren über den inneren Zustand u. über Motivationsgrundlagen der Person. Phylogenet. ist das Ausdrucks- u. Eindrucksgeschehen weitgehend eingebunden in angeborene Verhaltens- u. Auslösemechanismen u. dient der Arterhaltung. Ausdrucksverstehen gibt es auch zwischen Tier u. Mensch. Beim Menschen kommt hinzu, daß das eigene Ausdrucksverhalten teilweise erlebt wird. So bemerkt er die eigene Verlegenheit u. daß sein Partner diese registriert, was wiederum die eigene Verlegenheit steigert. A. kann nur unvollkommen verstellt werden, ist also weitgehend echt. Zum A. gehört der Gesichtsausdruck, die Mimik, Pantomimik, Gestik. Als vegetativer A. wird z.B. Erröten u. Erblassen bezeichnet. Menschl. A. ist Teil einer ↑Kommunikation.

Auseffekt ↑Off-Effekt.

Ausfallnystagmus: horizontal bzw. horizontal-rotator., peripherer Spontannystagmus mit Schlagrichtung zum gesunden Labyrinth infolge Ausfall des anderen Labyrinthes.

Ausflußkammer, rudimentäre: charakterist. Fehlbildungen i.R. des singulären Ventrikels (↑Cor triloculare biatriatum). Im Bereich des rechtsventrikulären Ausflußtrakts gelegener kleiner Hohlraum, aus dem meistens die Aorta entspringt.

Ausgangsblock, sinuatrialer: i.R. des Syndroms des kranken Sinusknotens auftretende Störung der intrakardialen Erregungsausbreitung.

Ausgangsgröße: die Größe (bzw. das Signal) am Ausgang eines Übertragungsglieds o. Systems; sie stellt ein Ergebnis der Verarbeitung der ↑Eingangsgröße dar. Im Falle einer ↑Steuerung ist die A. die gesteuerte Größe, im Falle einer ↑Regelung die ↑Regelgröße.

ausgebrannt ↑Burned out.

Ausgleichsfilter: in der Radiol. ein Schwächungsfilter, dessen Dicke sich im Nutzstrahlenbündel ändert (Keilfilter, Stufenfilter, Plateaukeilfilter). A. bestehen meist aus Pb, seltener aus Al, Cu, Messing o. anderen Materialien. A. dienen in der Strahlentherapie zur Homogenisierung von Dosisverteilungen bei Stehfeldbestrahlungen, zur Vergrößerung des Dosismaximums bei der Bewegungsbestrahlung, zum Ausgleich schräger Oberflächen u. unterschiedl. absorbierender Gewebe (Lunge) u. zur Aussparung bereits mit hoher Dosis vorbelasteter Gebiete.

Ausgleichsfolien: Verlaufsfolien, Differentialfolien, Röntgenverstärkerfolien (↑Verstärkerfolie), bei denen die Leuchtstoffmenge/cm^2 nicht auf der ganzen Fläche konstant ist, sondern nach einer Richtung hin einen sich ändernden Wert hat.

Ausgußstein: großer, die Nierenkelche o. das Nierenbecken ausfüllender Nierenstein. Abb. 1 u. 2.

Aushebern: Entfernen des Mageninhalts durch Legen eines Magenschlauchs. Ehemals nach Probemahlzeit (Boas-Ewald) zur Funktionsprüfung des Magens, heute vorwiegend bei Vergiftungen (↑Magenspülung) u. bei postoperativen Entleerungsstörungen.

Auskühlung: Unterkühlung des Körpers, Absinken der Eigenwärme unter 30 °C; ↑Hypothermie.

Auskultation ⟨*lat*⟩ *f*: Abhorchen von Organen (Lungen, Herz, Abdomen, Gefäße, Schilddrüse) mit einem ↑Stethoskop, um durch die Feststellung abnormer Schallerscheinungen diagn. Aussagen zu machen. Die A. in ihrer unmittelbaren Form war bereits im Altertum bekannt. Die älteste diesbezügl. Stelle findet sich in der Schrift „Die Krankheiten" des ↑Corpus Hippocraticum. Mit der 1761 von J. L. Auenbrugger gemachten Entdeckung der ↑Perkussion wurde der Weg für die Methode der mittelbaren Auskultation geebnet, die H. Laënnec 1816 bekanntgab. Mit dem Verfahren der A. auf das engste verbunden war die Entwicklung des Stethoskops. Zunächst wurden so-

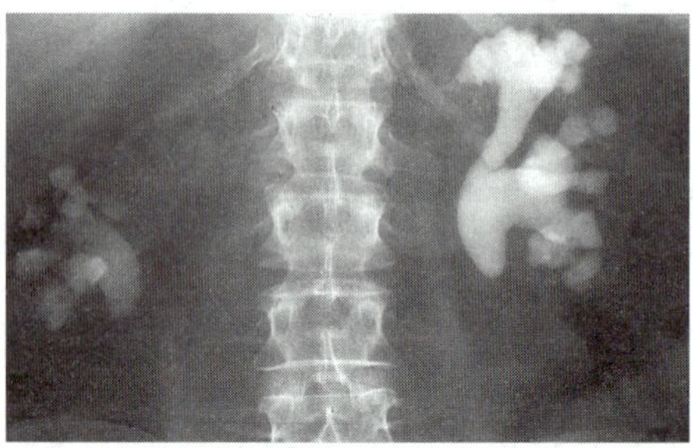
35

Ausgußstein (Abb. 1) in beiden Nierenbecken, Nativaufnahme

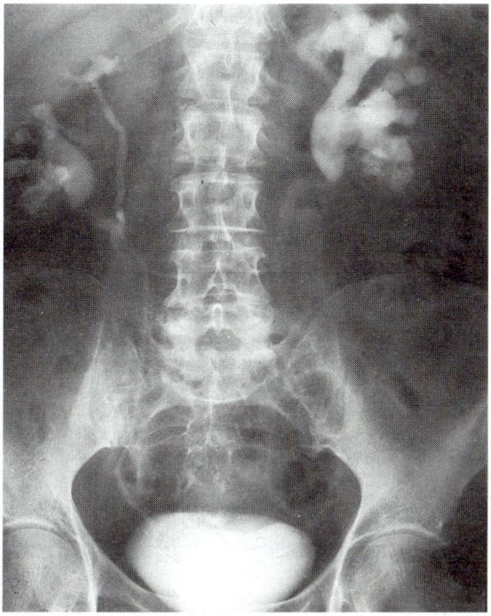

35

Ausgußstein (Abb. 2) in beiden Nierenbecken 40 min nach Kontrastmittelinjektion, Darstellung der Harnleiter bds., Kontrastmittelfüllung der Harnblase

lide zylinderförmige Hörrohre verwandt. 1859 wurde erstmals ein Schlauchstethoskop entwickelt, das aber erst Ende des 19. Jh. das hölzerne Hörrohr endgültig verdrängen konnte.

Auskunftsanspruch: Neben dem ↑Einsichtsrecht des Pat. in dessen Krankenunterlagen hat dieser das Recht über ihn gespeicherte Daten u. die Tatsache der Speicherung zu erfahren.

Auskunftsdienst, toxikologischer: gibt telefon. Auskünfte über Zusammensetzung u. Wirkung von Giften, Diagnostik, Ther. u. Progn. bei Vergiftungen. ↑Giftinformationszentrale.

Auslese ↑Selektion.

Auslesekrankheiten: Infektionskrankheiten mit niedrigem ↑Kontagionsindex. Gefahr der unbemerkten Erregerverbreitung aufgrund der zahllosen inapparenten u. abortiven Infektionen, verglichen mit solchen, die einen hohen Kontagionsindex haben (z. B.: ↑Poliomyelitis acuta anterior).

Auslöschphänomen ↑Schultz-Charlton-Auslöschphänomen.

Auslösemechanismus, angeborener: *Abk* AAM; von der Verhaltensforschung postuliertes, genet. fixiertes zentralnervales Aktionssystem, das auf spezif. Schlüsselreize der Außenwelt anspricht u. einem festen Ablaufplan folgt. Ein AAM ist artspezif. u. hat sich in der Phylogenese herausgebildet. Er wird bei den höheren Säugern durch komplizierte Umweltbedingungen überlagert.

Auslöser: Signal- o. Schlüsselreiz; Reiz o. -kombination, die beim Tier best. Reaktionen hervorrufen o. eine angeborene Handlungskette in Gang setzen. Begriff aus der ↑Verhaltensforschung.

Ausnutzungsgrad: gibt den Grad der Ausnutzung der vorhandenen Planbettenkapazitäten im Krankenhaus an. Bei den meisten Disziplinen geht man von einer jährl. Auslastung von 85 % aus.

Auspitz-Phänomen: bei der ↑Psoriasis vulgaris kann man nach Abkratzen der parakeratot. Hornschicht u. Eröffnung der dicht unter der verdünnten Epidermis liegenden Kapillaren eine punktförmige Blutung beobachten („Zeichen des blutigen Taues").

Ausräumung: Entfernung von Kinds- u. Nachgeburtsteilen aus der Gebärmutter bei einem Abortus incompletus (↑incompletus).

Ausreißer: auffälliger, gegenüber dem Gros der Merkmalswerte atyp. Zahlenwert (einer Beobachtungseinheit). Ursachen können Inhomogenitäten in der beobachteten Population, Meß- bzw. Übertragungsfehler sein. A. lassen sich mit Hilfe von graph. Methoden der statist. Datenanalyse sichtbar machen. Der Ausschluß eines A. sollte nicht ohne Kenntnis der Ursachen erfolgen. Im Zweifelsfall ist eine Analyse sowohl mit als auch ohne den fragl. Wert durchzuführen.

Ausrenkungsphänomen: deutl. hör- u. sichtbares Schnappen bei passiver Ausrenkung des Hüftkopfs bei angeborener Pfannendysplasie o. bei Nachlassen der Retention nach Einrenkung einer sog. angeborenen Hüftluxation.

Aussaat, miliare: hämatogene Ausbreitung von Infektionserregern im Organismus, die zum disseminierten Auftreten von hirsekornartigen Knötchenbildungen (Granulomen) in Geweben u. Organen führt.

Aussagefähigkeit: entwicklungs- u. persönlichkeitbedingte Fähigkeit, eine spezif. (im allg. forens.) Tat in ihrem wesentl. Gehalt richtig wahrzunehmen, sich zu merken u. ohne wesentl. Beeinflussungen wiederzugeben. Hiervon wird unterschieden die Aussageanalyse. Diese führt zur Frage der Aussageehrlichkeit u. Aussagewilligkeit. Die Aussagefähigkeitsanalyse prüft die Einstellung des Zeugen zum Produkt seiner Wahrnehmung u. seines Gedächtnisses hinsichtl. der konkreten Tatgeschehnisse. Die Analyse der Geschichte der Anzeige u. der Anzeigesituation sowie die Analyse der Anzeigenmotivationen u. die Analyse der Widersprüche in den Aussagen (Aussagenveränderung) aufgrund der Regeln der Aussagepsychologie bilden die übrigen Momente, zusammengefaßt als Glaubwürdigkeitsuntersuchung. Hiermit soll festgestellt werden, wie weit z. B. ein Kind, das einen Menschen beschuldigt, die Wahrheit sagen will, aber auch kann. Weitere Fragestellungen bilden die A. unter Alkohol o. Drogen bzw. die eines Psychotikers, geistig Behinderten u. ä.

Aussagepsychologie: um 1900 bes. durch die Arbeiten von W. Stern u. Binet begründetes Teilgebiet der wissenschaftl. Psychol. Beide wiesen nach, daß der bis dahin gültige Glaube an die Unfehlbarkeit der mit gutem Gewissen gegebenen Zeugenaussagen falsch war. Die A. beschäftigt sich v. a. mit: den in der Persönlichkeit liegenden Voraussetzungen für das Zustandekommen von Aussagen u. den Veränderungen dieser Aussagen in Abhängigkeit von der Zeit u. anderen Faktoren, dem Zusammenhang zwischen der Aussage u. dem Aussagegegenstand, der Explorations- bzw. Gesprächssituation, in der eine Aussage stattfindet, womit sie zur Kommunikationsforschung gehört, u. der Abhängigkeit von den Personen, denen gegenüber ausgesagt wird. Die konkrete Aussage ist abhängig von der überdauernden Gerichtetheit, also den durch Entwicklung, Erziehung, Erfahrungen bestimmten

Einstellungen u. Bedürfnissen des Menschen u. von seiner aktuellen Gerichtetheit (was der Mensch in einer Situation wahrnimmt u. wie er es tut, spiegelt seine Einstellung wider). Für die Praxis der Aussage im forens. Bereich sind wesentl.: Ein nicht vollverstandenes Tatgeschehen wird in Abhängigkeit von der eigenen Lebenserfahrung uminterpretiert; ein unvollkommen gesehenes Tatgeschehen wird in Richtung des Erwarteten als ausgeführt wahrgenommen; ein wahrgenommener Tatablauf wird entspr. des Rufes, den der vermeintl. Täter hat, interpretierend beurteilt.

Aussalzung: Löslichkeitserniedrigung von Proteinen durch Neutralsalze. Ursache dafür ist die Konkurrenz der gelösten Teilchen um Wassermoleküle, was bei höheren Salzkonzentrationen zu einer Verkleinerung der Hydrathülle der Proteine u. erhöhter elektrostat. Wechselwirkung zwischen den Eiweißmolekülen führt.

Aussatz: ausgesetzter isolierter Kranker. ↑Lepra.

Ausschaltungsresektion: Ausschaltungsoperation; Belassung eines hohen Magenulkus (A. nach Madlener) o. tiefen Duodenalulkus (A. nach Finsterer) bei einer Magenresektion. Das Ulkus wird durch Reduzierung der Azidität der Spontanheilung überlassen.

Ausscheider: **1.** Personen, die Krankheitserreger best. Zeit nach Krankheitsbeginn bzw. nach der ersten Erregerfeststellung temporär o. permanent in best. Intervallen o. kontinuierl. ausscheiden (↑Dauerausscheider, ↑Infektionserregerausscheidung, ↑Keimträger). Meldepflicht für A. von Erregern der ↑Amöbiasis, ↑Cholera, ↑Diphtherie, ↑Kolienteritis, Paratyphus A,B,C (↑Paratyphus), Salmonellosen (einschl. ↑Typhus abdominalis), Shigellosen (bakterielle ↑Ruhr) u. ↑Hepatitis B. **2.** ↑Sekretor (Nonsekretor).

Ausscheidungstuberkulose: durch Ausscheidung von Tuberkulosebakterien in Kanälchensysteme (z. B. Nierenkanälchen) entstehende Tuberkulose.

Ausscheidungsurogramm ↑Urographie, intravenöse.

Ausscheidungsurographie ↑Urographie, intravenöse.

Ausschleusung ↑Virusreplikationszyklus.

Ausschlußchance: aufgrund der Verteilung der Erbeigenschaften in einer Bevölkerung errechenbare Wahrscheinlichkeit, mit der ein zu Unrecht als Vater in Anspruch genommener Mann ausgeschlossen werden kann. Hat v. a. i. R. eines ↑Blutgruppengutachtens Bedeutung. Je mehr erbl. Systeme einbezogen werden, um so größer ist die A.

Ausschlußwahrscheinlichkeit: neg. ↑Vorhersagewert eines Tests, einer Untersuchung, ↑Screening.

Ausschußöffnung: Schußloch, aus dem das Projektil den Körper verläßt. Wichtig ist Unterscheidung vom ↑Einschuß, da hierdurch Schußrichtungsbestimmung mögl. Es fehlen die sog. Einschußzeichen, jedoch kann auch beim Ausschuß ein Dehnungssaum auftreten, der jedoch zumeist größer u. unregelmäßiger ist als beim Einschuß.

Außenband ↑Ligamentum collaterale fibulare.

Außenbandschaden: vorwiegend als Sportverletzung auftretende traumat. Schädigung des Ligamentum collaterale fibulare des Kniegelenks.

Außenbogen: auch Expansionsbogen; gehört zu den festsitzenden orthodont. Apparaturen u. wird als erstes Einheitsgerät bezeichnet, mit dem transversale, sagittale u. vertikale Zahnbewegungen sowie Bißverschiebungen durchgeführt werden konnten, dessen Hauptleistung aber die Dehnung des Zahnbogens war.

Außenpfeiler: Epitheliocytus pilaris externus; Stützzelle im ↑Organum spirale, die den inneren Tunnelraum (Cuniculum internum) begrenzt.

Außenventil: enger Kontakt der Prothesenaußenfläche mit der Wangen- u. Lippenschleimhaut, der mittels einer dünnen Speichelschicht eine Saugwirkung der Prothese bewirkt. ↑Ventilrand.

Ausstich: Wunden, die beim Durchstechen der meisten schmalen Körperteilen entstehen. Unterscheidung von Ein- u. Ausstich mitunter schwierig.

Ausstrichpräparat: gleichmäßige, sehr dünne Verteilung des Untersuchungsmaterials (Blut, versch. Sekrete, Abstriche von Schleimhäuten usw.) auf einem Objektträger mit anschließender Färbung. ↑Blutausstrich.

Austausch ↑Crossing over.

Austauscher: med. u. pharmaz. verwendete A. sind synthet. Kunstharze, die durch Polykondensation bzw. Polymerisation, ausgehend von Phenol, Styrol, Methacrylsäure u. aromat. Aminen, gewonnen werden, auch auf Zellulose- u. Dextranbasis. A. sind befähigt, einen Teil der in ihnen als austauschaktive Gruppen gebundenen Ionen gegen andere Ionen reversibel auszutauschen. Als **Kationenaustauscher** können sie H^+-Ionen gegen Kationen austauschen (funktionelle Gruppen $-SO_3H$, -OH u. -COOH), als **Anionenaustauscher** -OH Gruppen gegen Anionen. (funktionelle Gruppen prim., sek-, tertiäre, auch quarternäre Aminogruppen). Sie dienen zur Herstellung von Depotarzneiformen u. werden ferner eingesetzt gegen Magen- u. Zwölffingerdarmgeschwüre mit Übersäuerung, Vaginitis u. Pruritus, zur Adsorption von Toxinen, Na-Entzug bei Hypertonie u. kardialen Ödemen, K-Entzug bei Niereninsuffizienz, Säureindikator bei Magenerkrankungen, Vitamin-B_{12}-Stabilisierung, als Quellmittel zur Senkung des Cholesterinspiegels (z. B. Cholestyramin).

Austauschkonserve: ↑Blutpräparat für die ↑Austauschtransfusion bes. bei ↑Morbus haemolyticus fetalis; wird als Mischblutkonserve im Blutspendedienst hergestellt aus hämolysinfreiem Erythrozytenkonzentrat der Blutgruppe 0 mit AB-Plasma.

Austauschtransfusion: Bluttransfusion bei gleichzeitiger Entnahme von Empfängerblut. Ther. Ziel der A. ist die Entfernung schädigender Bestandteile aus dem Patientenblut aufgrund unterschiedl. Ind. So verfolgt die A. als Ther. der isoimmunhämolyt. Anämie des Neugeborenen sowohl das Ziel einer Entfernung der mütterl. Antikörper, als auch der dadurch hämolysierbaren kindl. Erythrozyten, den Ausgleich der Anämie, die Senkung des Bilirubinspiegels in Serum u. Gewebe sowie die Zufuhr von Eiweiß. Durch Einführung der Enzyminduktion u. der Phototherapie konnte die Ind. zur A. eingeengt werden. Ausgetauscht wird mit der Austauschkonserve bei Rh-Inkompatibilität mit Rh-neg. (D-neg.) Blut. Bei AB0-Inkompatibilität Austausch mit Blut der Gruppe 0 o. bei A/0-Konstellation mit A_2-Blut. Unverträglichkeiten zwischen dem Spenderblut u. dem der Mutter u. des Kindes sind serol. auszuschließen. Weitere Ind. einer A. ergeben sich bei hämolyt. Heinz-Körperanämie, bei Überschreitung gefährl. Bilirubinkonzentrationen, bei schwersten Intoxikationen mit neg. Hämoglobinämie, bei infektiös-tox. hämolyt. Anämie. Als effektivste Maßnahme der Ther. der Krisen bei der Sichelzellenkrankheit gilt im Kindesalter die partielle Austauschtransfusion. Weitere Ind.: Transfusionszwischenfall, lebensgefährl. Intoxikationen

u. tox. Krankheitszustände wie Coma hepaticum. Ein idealer Austauscheffekt wird mit der 2,3fachen Menge des Patientenblutes erreicht.

Austauschwert ↑Crossing over.

Austin-Flint-Geräusch, präsystolisches: funktionelles ↑Herzgeräusch infolge relativer Atrioventrikularklappenstenose.

Australia-Antigen: 1964 im Blut eines Australiers mit Hepatitis B entdecktes HBs-Antigen. ↑Hepatitisantigene.

Australide ↑Rassen.

Australopithecinae ⟨*lat + gr*⟩ *f Pl*: fossile Formengruppe aus der Tier-Mensch-Übergangsperiode. ↑Anthropogenese.

Austreibungsgeräusch: systol. Geräusch, das nach dem ersten Herzton einsetzt u. vor dem Schluß der entsprechenden Semilunarklappe endet. Das Geräuschmaximum in der frühen, mittleren u. späten Systole erlaubt Rückschlüsse auf den Schweregrad der Stenose.

Austreibungsphase: 1. *Gyn.:* Austreibungszeit, Austreibungsperiode. Zeitabschnitt von der vollständigen Eröffnung des Muttermundes bis zur Geburt des Kindes; gekennzeichnet durch ↑Preßwehen. **2.** ***Kardiol.:*** ↑Austreibungszeit des Herzens.

Austreibungsrate, mittlere systolische ↑MSER.

Austreibungszeit: Austreibungsphase des Herzens; die Zeit, die im Anschluß an die Anspannungszeit benötigt wird, einen Teil des Blutvolumens der Herzkammern auszuwerfen (↑Herzschlagvolumen). Dieses Volumen verläßt das Herz zur Hälfte im ersten Drittel der A. u. fließt zu deren Ende aufgrund seines Impulses gegen ein Druckgefälle. Während der A. beschreibt der Ventrikeldruck die ↑Ventrikeldruckkurve. Die A. ist abhängig von Herzfrequenz (HF), Schlagvolumen, Kontraktilität u. Afterload. Frequenzkorrektur nach Weissler; Normwerte (in Millisekunden): 413–1,7 HF (Männer), 418–1,6 HF (Frauen).

Austrittsblock: Block eines physiol. o. pathol. innerhalb eines elektr. Automatiezentrums des Herzens gebildeten Impulses im umgebenden Arbeitsmyokard.

Austrittsdosis: Dosis, die an der Oberfläche der der Strahlenquelle abgewandten Seite des Objekts gemessen werden kann. Die Pat.- o. Objektaustrittsdosis ist in der ↑Röntgendiagnostik im allg. nach Durchgang durch den Streustrahlenraster zugleich ↑Einfallsdosis für den Leuchtschirm, die Filmkassette o. den Bildverstärker.

Austrittspupille: Bild der ↑Aperturblende im Bildraum eines opt. Systems. Engste Einschnürung der abbildenden Strahlenbündel.

Auswanderverfahren: Verfahren der koproskop. Untersuchung, bei dem Nematodenlarven (↑Nematoda) aufgrund ihrer Hydrophilie aus den ↑Fäzes ins Wasser auswandern.

Auswärtsschielen: Exotropie; ↑Strabismus.

Auswurf: das Ausgehustete, Sputum. A. kann aus dem Tracheobronchialbereich (Sekret, Eiter, Blut, Fremdkörper), aus pathol. Lungenprozessen (Abszeß- u. Kaverneneiter u. -blut, Zystenflüssigkeit, Lungenparenchym bei Lungengangrän) o. aus dem Pleuraraum bei pleurobronchialer Fistel (Eiter, Nekrosen) stammen. Konsistenz, Form u. Geruch des A. können auf Entstehungsort bzw. bakterielle Infektion hinweisen: zäher A. bei Asthma bronchiale, schaumiger, blutig-tingierter A. bei Lungenödem, geballter A. bei Bronchiektasen, fötider A. bei Lungengangrän. Untersuchung des A. zur Diagnostik von Bakterien, v. a. Tuberkulosebakterien, Pilzen, Parasiten u. Tumorzellen gebräuchl. Der gesunde Mensch hat keinen A. **Linsen im A.**: aus tuberkulösen Nekrosegebieten der Lunge stammende feste, linsenförmige Bestandteile des A., enthalten reichl. Tuberkulosebakterien.

Autismus ⟨*gr*⟩ *m*: wirklichkeitsferne, unzulängl., Kontaktfähigkeit, Teilnahmslosigkeit durch Zurückziehen in die eigene Ideenwelt u. Absperrung gegenüber der Außenwelt. Sympt. v. a. für ↑Schizophrenie. Autist. Denken ist ein an der Wirklichkeit nicht überprüftes Denken, das in seinen Ergebnissen von den Resultaten streng wissenschaftl. Erfahrung abweicht; i. e. S. das Denken von Personen, die eigensinnig, ungesellig, verschlossen u. weltfremd eine Vorliebe für spekulative Betrachtungen haben.

Autoagglutination ⟨*gr + lat*⟩ *f*: Agglutination von Blutkörperchen durch das eigene, Autoagglutinine enthaltende Serum. I. w. S. Bez. für unspezif. Spontanagglutination von partikulären Antigenen (z. B. Bakterien, Erythrozyten) beim Einreiben in isoton. Kochsalzlösung. Ursache für falsch pos. Ergebnisse.

Autoagglutinine: Antikörper, die im eigenen Serum vorhanden sind u. die eigenen Erythrozyten agglutinieren. Sind meist ↑Kälteagglutinine, die mit ihren Antigenen bei 4 °C reagieren.

Autoaggression ⟨*lat*⟩ *f*: gegen körpereigene Eiweiße o. Gewebestrukturen gerichtete immun. Abwehrreaktion (Autoimmunität), mit prim. o. sek. pathol. Folgen, ↑Autoimmunkrankheiten. Ätiol. von A. ist meist unbekannt. Als wesentl. Hypothesen gelten: antigenbedingte Möglichkeiten: Anlagerung von Fremdstoffen, z. B. Arzneimitteln, an Körperzellen u. dadurch meist Entstehung neuer Antigenqualitäten, die bei normaler Abwehr zur Antigenbeseitigung führen, aber die Zelle mitschädigen. Kontakt sequestrierter Antigene mit dem Immunsystem; Bildung von Immunkomplexen i. R. regulärer Abwehr u. Entstehung neuer Antigendeterminanten. Dysregulation der Abwehr: Existenz sog. Forbidden clons, die der Hypothese zufolge nach Kontakt mit körpereigenem Antigen eliminiert würden, ihr Fortbestehen entspräche einem Bruch der ↑Immuntoleranz. Ausbildung von Abwehrprozessen gegen körperfremde Antigene, deren Determination körpereigenen so ähnl. ist, daß Kreuzreaktivität resultiert. Durch genet. Einflüsse bedingte Abwehrsteigerung (im Tiermodell z. B. bei New-Zealand-Black-Mäusen nachweisbar). Beim Menschen weist die Häufung best. HLA-Haplotypen bei Pat. mit versch. Autoimmunkrankheiten auf einen genet. Hintergrund hin. Eine Abstufung zwischen Autosensibilisierung, Autoimmunphänomen bzw. u. A., ist kaum vorzunehmen.

Autoakkusatoren ⟨*gr + lat*⟩ *m Pl*: falsche Selbstankläger, meist bei sensationellen Taten.

Autoantigene ⟨*gr + lat*⟩ *f Pl*: körpereigene Antigenstrukturen (↑Antigen), die im Organismus, in dem sie entstanden sind, zur Ausbildung immun. Abwehrreaktionen, führen. Folgen: ↑Autosensibilisierung, ↑Autoimmunkrankheiten, sequestrierte Antigene.

Autoantikörper ⟨*gr*⟩ *m*: Antikörper gegen körpereigene ↑Antigendeterminanten. Nach dem von Paul Ehrlich 1900 postulierten „horror autotoxicus“ sollten derartige A. nicht gebildet werden. Der Makroorganismus kann in diesen Fällen körpereigene Substanz nicht als

„selbst" (self) erkennen. Ursachen einer Autoantikörperbildung ist u. a. die bei Entzündungen, durch chem. Einflüsse entstehende geringfügige Konformationsänderung körpereigener Antigene, die damit als „fremd" (non-self) erkannt werden. Die Antigeneigenschaften bleiben aber weitgehend erhalten, so daß der A. auch mit dem nativen Antigen reagieren kann. Eine weitere Ursache der Autoantikörperbildung kann ein defektes Immunsystem sein. A. sind für einige ↑Autoimmunkrankheiten verantwortl. Zu den A. werden (fälschl.) auch solche Antikörper gerechnet, die gegen Antigene von Bakterien, Protozoen, Nahrungsmitteln usw. gerichtet sind, die eine gleiche o. ähnl. Struktur wie körpereigene Antigene besitzen. Derartige kreuzreaktive ↑Antigene induzieren die Bildung kreuzreaktiver ↑Antikörper, die gegen das (z. B. bakterielle) Antigen u. das körpereigene Antigen gerichtet sind u. damit wie A. wirken. Von Bedeutung sind A. gegen körpereigene Blutzellen: **Erythrozytäre A.**: führen zur erworbenen hämolyt. Anämie. Man unterscheidet Wärme-, Kälte- u. bithermische A. **Leukozytäre A.**: Immunreaktion gegen Leukozyten, führt zu ↑Granulozytopenie u. ↑Agranulozytose. A. gegen Leukozytenkernbestandteile (antinukleäre ↑Antikörper) bei systemischem ↑Lupus erythematodes. **Neutrophile zytoplasmat. A.** gegen Zytoplasmastrukturen von neutrophilen Granulozyten u. Monozyten, bei 60 % der Pat. mit Wegener-Granulomatose nachweisbar. **Thrombozytäre A.** bewirken Thrombozytopenie im peripheren Blut durch immun. bedingte Zerstörung der Thrombozyten. Nachweis der A. evtl. bei hoher Beladung aussagekräftig. Immundiagnostik bei Thrombozytopenie i. a. schwierig u. unergiebig.

autochthon ⟨*gr*⟩ *Adj*: am Ort selbst, ohne äußeren Einfluß (endogen) entstanden.

Autodestruktionstheorie: unphysiolog. Belastungen der Zähne durch Parafunktionen (Knirschen, Pressen) können zu Abbau der Alveolen, Lockerung der Zähne u. unter dem Einfluß bakterieller Beläge zu Zahnfleischtaschen u. schließl. zu Zahnverlust führen.

Autodigestion ⟨*gr* + *lat*⟩ *f*: Selbstverdauung, meist durch Autolyse (Ausnahmen: hämorrhag. Pankreasnekrose, akute gelbe Leberatrophie). ↑Autolyse.

Autoerotik ⟨*gr*⟩ *f*: Autoerotismus; wörtl. Verliebtheit in die eigene Person. Sexualverhalten, bei dem Lustgewinn durch dominierendes o. ausschließl. Interesse an der eigenen Person als Sexualobjekt im Vordergrund stehen. A. kann in ausgeprägten Fällen Sympt. einer psych. Fehlentwicklung sein. ↑Narzißmus.

Autofluoreszenz: Fluoreszenzverteilung in der normalen Mukosa von stärkster Intensität in der Lamina propria, bei Adenomen am stärksten in dem Zytoplasma der Epithelien, wobei bes. dysplast. Zellen hervortreten, so daß die A. möglicherweise zur Erkennung von Dysplasien (in einer flachen Mukosa, bei Colitis ulcerosa o. beim Barrett-Ösophagus) eingesetzt werden könnte.

Autofluoroskop: spez. Typ einer Szintillationskamera (↑Gammakamera) zur Registrierung von Aktivitätsverteilungen in der Nuklearmed. Die Wiedergabe der Ergebnisse erfolgt digital durch Zahlendruck o. analog durch Steuerung der Helligkeit eines Bildschirms.

autogen ⟨*gr*⟩ *Adj*: **1.** autolog; Eigenschaft eines Transplantats, bei dem Spender u. Empfänger identisch sind. **2.** ↑Training, autogenes.

Autograft: Transplantation von Gewebe von einem Ort des Körpers zu einem anderen desselben Individuums, z. B. autogene Spongiosaauffüllung bei Knochendefekten.

Autohämagglutinin ⟨*gr*⟩ *n*: kompletter o. inkompletter Autoantikörper, durch welchen Blutkörperchen des gleichen Organismus agglutiniert werden.

Autohämolyse ⟨*gr*⟩ *f*: gesteigerte Lyse von Erythrozyten, die unter Verwendung defibrinierten Blutes inkubiert werden; findet sich bei einer Reihe hämolyt. Anämien. Als Test kommt der Grad der Hämolyse nach 48 h Inkubation defibrinierten Blutes mit u. ohne Glukosezusatz zur Anwendung. Der Effekt von Glukose auf die In-vitro-Hämolyse erlaubt eine Differenzierung erworbener hämolyt. Anämien in solche von Typ I (Verminderung der gesteigerten A.) u. Typ II (fehlender Glukoseeffekt).

Autohämolysin: Autoantikörper, der in der Lage ist, die eigenen Erythrozyten zu hämolysieren; u. a. spez. Anti-A- o. Anti-B-Hämolysin.

Autohistoradiographie ↑Autoradiographie.

Autohypnose: im Ggs. zur Fremdhypnose führt bei der A. der Pat. die ↑Hypnose selber ein. ↑Training, autogenes.

Autohypophysektomie: Ausfall der hormonellen Funktionen des Hypophysenvorderlappens durch lokale Blutung; HVL-Apoplexie. ↑Sheehan-Syndrom.

Autoimmunadrenalitis: mit hochgradiger Atrophie der Nebennierenrinde u. geringer Lymphozyteninfiltration einhergehende seltene Erkrankung der Nebenniere, bei der zirkulierende Antikörper gegen Nebennierenrindengewebe auf eine Autoimmunität hinweisen. Oft kombiniert mit Hypothyreose, Diabetes mellitus u. perniziöser Anämie als Hinweise auf eine übergeordnete immun. Störung.

Autoimmungranulozytopenie ⟨*gr* + *lat*⟩ *f*: Autoimmunneutropenie; durch Autoantikörper hervorgerufene Granulozytopenien. Die Bildung der entsprechenden Autoantikörper ist ursächl. noch unklar. Die Existenz von A. ist nicht generell anerkannt, da der Nachweis der Antikörper Schwierigkeiten bereitet. Das klin. Bild der A. entspricht der chron. benignen Granulozytopenie; schwere Infektionen sind selten, der Verlauf meist gutartig, jedoch langwierig.

Autoimmunhepatitis: *Abk* AIH; autoimmune Hepatitis; Leberentzündung, die durch Autoantikörper (ANA, SMA, LKM-1 mehr als 1 : 80), eine IgG-Erhöhung u. das Fehlen hepatotox. Noxen sowie einem neg. HCV-RNA gekennzeichnet ist u. vorwiegend bei jungen Frauen sowie in Kombination mit system. Veränderungen (Kolitis, Thyreoiditis, renotubulärer Azidose) einhergehen kann.

Autoimmunisierung ↑Autosensibilisierung.

Autoimmunkrankheiten: Gruppe von Krankheiten mit versch. Organ- o. Gewebemanifestation, bei denen sich immun. Abwehrreaktionen gegen körpereigene Strukturen richten. Die Immunpathogenese ist in den meisten Fällen ungeklärt. Einteilung von A. nach versch. Gesichtspunkten: Unterscheidung zwischen gesicherten u. wahrscheinl. A. bzw. den jeweiligen Gewebe- o. Organmanifestationen. Wesenszug aller A. ist die ↑Autoaggression. Erfüllungskriterien werden als ↑Witebsky-Postulate zusammengefaßt. Zur Aufklärung der Ätiopathogenese werden exp. Tiermodelle herangezogen: Autoimmunnephritis, Autoimmunnephrose, Autoimmunorchitis, allerg. Enzephalomyelitis u. Neuritis, Adenohypophysitis, Thyreoiditis, Parathyreoiditis, Insulitis, Adrenalitis, Endophthalmitis, Uveitis, Gastritis, Kolitis. Die an Tiermodellen gewonnenen Erkenntnisse haben wesentl. zur Klärung best. Details beigetragen. Als

A. mit gesicherter o. vermuteter Autoimmunpathogenese gelten hämolyt. Anämie (teilweise mit Panzytopenie). Thrombozytopenie (versch. Formen), Hemmkörperhämophilie (Autoantikörper gegen Anti-hämophiles Globulin), Thyreoiditis (fam. gehäuftes, meist Frauen betreffendes Auftreten zellulär vermittelter Immunität gegen Schilddrüsenantigene), Glomerulonephritis (Goodpasture), Autoantikörper gegen Basalmembranstrukturen, begleitet von Lungenblutungen, Autoimmunhepatitis; sympath. Ophthalmie, perniziöse Anämie (Autoantikörper gegen intrinsic factor o. Antigenstrukturen von Epithelzellen des Magens), Erkrankungen des rheumatoiden Formenkreises; Autoimmuninfertilität des Mannes; Myasthenia gravis (komplementbindende u. nichtkomplementbindende Autoantikörper gegen Antigendeterminanten der quergestreiften Muskulatur sowie Störungen der Muskelkontraktion), Colitis ulcerosa.

Autoimmunnephritis: durch ↑Autoantikörper hervorgerufene ↑Glomerulonephritis. Durch Antikörper gegen Bestandteile der ↑Glomerulusbasalmembran (disaccharidhaltiges Glykoprotein) kommt es bei 5% aller Glomerulonephritiden zur A., zumeist handelt es sich um eine rapidprogressive Glomerulonephritis (50%) o. ein ↑Goodpasture-Syndrom. Die Diagn. wird durch den Nachweis spezif. zirkulierender Antikörper o. durch den immunhistolog. Befund linearer Immunglobulinablagerungen an den Glomerulusbasalmembranen erbracht.

Autoimmunnephritis, experimentelle: durch tierexperimentelle Immunisierung mit allo- o. xenogenen Basalmembranantigenen unter Verwendung kompletten Freund-Adjuvans erzeugte Glomerulonephritis. Basalmembran bewirkt Bildung von Antikörpern, die mit Basalmembranen des Glomeruli des immunisierten Tieres kreuzreagieren u. Glomerulonephritis verursachen.

Autoimmunorchitis, experimentelle: durch tierexperimentelle Immunisierung mit auto-, allo- o. xenogenem Sperma- o. Hodenantigen (↑Spermaantigene) erzeugbare Orchitis mit irreversibler Degeneration des Keimepithels. Analoger Prozeß wird für die Entstehung des Aspermatogenesesyndroms des Mannes vermutet.

Autoimmunpanzytopenie: Bei einem Teil der Pat. mit ↑Panmyelopathien bzw. anaplast. Knochenmarksyndrom bestehen Anhaltspunkte für eine Verursachung durch Autoimmunmechanismen. Die günstige ther. Beeinflussung von A. durch Antithymozytenglobulin o. durch immunsuppressive Zytostatika ist damit erklärbar.

Autoimmunreaktion: Immunreaktion gegen körpereigene Substanzen. ↑Autosensibilisierung.

Autoimmunthrombozytopenie: Verminderung der Blutplättchen durch antithrombozytäre Serumfaktoren mit Autoantikörpereffekt (↑Autoimmunkrankheiten).

Autoimmunthyreoiditis ↑Hashimoto-Thyreoiditis.

Autoinfektion ⟨*gr* + *lat*⟩ *f*: Eigeninfektion; Selbstinfektion durch Keime, die zur eigenen mikrobiellen Flora (z. B. Hautflora) des Organismus gehören, insbes. als Folge von Abwehrschwäche.

Autoinokulation ⟨*gr* + *lat*⟩ *f*: spontane Verbreitung von Krankheitserregern o. Tumorzellen im Körper durch Verschleppung auf dem Lymph- o. Blutweg. ↑Impfmetastase.

Autointoxikation ⟨*gr*⟩ *f*: sog. Selbstvergiftung; Anreicherung von Stoffwechselprodukten, die im Organismus entstehen u. bei Leber- o. Nierenerkrankungen nicht ausgeschieden werden können.

Autokaide ⟨*gr*⟩ *f*: für die formale Pathogenese der Entzündung wichtige Gewebehormone, wirken als Mediatoren, Modulatoren u. Inhibitoren. Man unterscheidet zytogene A. (Granulozyten, Lymphozyten, Mastzellen, Endothelzellen) u. serogene A. (Histamin, Serotonin, Leukotriene, Prostaglandine u. a.).

Autokatalyse ⟨*gr*⟩ *f*: Beschleunigung einer chem. Reaktion durch das Reaktionsprodukt. Viele ↑Proteasen werden durch A. aktiviert (Trypsin, Chymotrypsin, Carboxypeptidasen, Pepsin, einige Blutgerinnungsfaktoren). Dabei spaltete eine aktive Protease aus einer inaktiven Vorstufe (Proenzym) ein o. mehrere Peptide ab, wodurch ein weiteres aktives Proteasenmolekül entsteht. Die Zahl aktiver Enzymmoleküle wächst kaskadenartig an.

Autoklav ⟨*gr* + *lat*⟩ *m*: Gerät für ↑Dampfsterilisation mit gespanntem, gesättigtem Wasserdampf i. d. R. von 120 °C (2 kp/cm^2) bzw. von 134 °C (3 kp/cm^2). Bauprinzip ist der doppelwandige heizbare Druckkessel mit verschließbarem Deckel, Manometer, Temperaturanzeiger u. Sicherheitsventil. Die Betriebszeit eines A. (Zeit zwischen dem Ein- u. Ausschalten) setzt sich aus der Anheizzeit (vom Einschalten bis zum Sieden des Wassers), der Ausströmungszeit (in der die Luft durch den Dampf verdrängt wird), der Steigezeit (vom Schließen des Ventils bis zum Temperaturanstieg auf 110–140 °C), der Ausgleichszeit (Erreichen der Einwirkungszeit an therm. ungünstigen Stellen), der Einwirkungszeit (Abtötungszeit + 50% Sicherheitszuschlag) u. der Fallzeit (Druckentlastung, Abkühlen des Sterilgutes, in größeren A. durch Trockenzeit, Kühlzeit u. Belüftungszeit reguliert) zusammen. Der A. muß regelmäßig überwacht werden, ↑Sterilisatorenprüfung.

Autoklavieren: Verfahren zur physikal. ↑Sterilisation im Autoklav (120 °C) bzw. im „Blitzautoklav" (134 °C), insbes. für chir. Instrumentarium, Gummihandschuhe (120 °C), hitzestabile Flüssigkeiten (Injektionslösungen u. Nährlösungen), Glasgeräte im pharmaz. u. mikrobiol. Bereich.

Autokrankheit ↑Kinetose.

autokrin ⟨*gr*⟩ *Adj*: Bildung von Hormonen u. hormonähnl. Substanzen, die auf die produzierende Zelle selbst zurückwirken.

autolog ⟨*gr*⟩ *Adj* ↑autogen.

Autolyse ⟨*gr*⟩ *f*: postmortale u. intravitale Selbstauflösung von toten Zellen durch lysosomale hydrolyt. Enzyme (Proteasen). ↑Organellen der Zelle zeigen eine unterschiedl. Schnelligkeit der Auflösung nach dem Tode des Gesamtorganismus. Eine Bedeutung der an hydrolyt. Enzymen reichen ↑Lysosomen für den Prozeß ist fragl. Makrosk. zeigen die Organe bei der A. ein trübes Aussehen u. später meist eine Auflösung, z. B. Gastromalazie.

Autolysosom ⟨*gr*⟩ *n* ↑Autophagosom.

Automat ⟨*gr*⟩ *m*: Maschine o. Vorrichtung, die ihr Verhalten in best. Grenzen unabhängig vom Menschen steuern kann. In der Kybernetik System, das Informationen aus der Umgebung aufnimmt, speichert, verarbeitet u. Informationen an die Umgebung abgibt. Die Automatentheorie untersucht math. ↑Modelle von A. In Abhängigkeit vom Charakter der ↑Signale, mit denen A. operieren, unterscheidet man ↑analoge bzw. digital A. Ist das Verhalten eines A. genau definiert, handelt es sich um einen **determinierten A.**, andernfalls spricht man von einem **stochast. A.** Ein wichtiges Teilgebiet der Automatentheorie ist die Theorie der neuronalen Netze, die durch Abstraktion aus neurophysiolog. Überlegungen u. Untersuchungen hervorgegangen ist u. deren Ergebnisse prakt. Bedeutung für die ↑Neurophysiologie, die Konstruktion von Computern, Industrierobotern u. ä. haben.

Automatie: **1.** Fähigkeit einer Herzmuskelzelle zur rhythm. elektr. Impulsbildung. **Prim. A.**: Impulsbildung innerhalb des Sinusknotens, dem Zentrum mit der höchsten Automatiefrequenz. **Sek. A.**: Reizbildung innerhalb eines supraventrikulären Zentrums (Vorhof, Sinus coronarius, AV-Knoten, His-Bündel) mit einer Entladungsrate um 40/min. **Tertiäre A.**: Impulsbildung innerhalb des Ventrikelmyokards; ↑Ersatzrhythmus. **2.** Fähigkeit zur unabhängigen, selbständigen Impulsbildung zeigen auch die Magen-Darm-Muskulatur sowie sämtl. übrigen glattmuskulären Organe u. Nervenzentren, z. B. ↑Atemzentrum.

Automatismen: Handlungen, die ohne willentl. bzw. bewußte Steuerung ablaufen. Aus ursprüngl. willkürl. Handlungsformen durch Übung entstanden. Physiol. Grundlage sind dynamische Sterotype nach Pawlow. Sie ermöglichen die schnellen u. ökonom. Ausführungen von Handlungsabläufen in bekannten Situationen.

Automatismen, spinale: durch Berührungen, passive o. aktive Eigenbewegungen der Gliedmaßen, auch durch Blasenfüllung ausgelöste Beuge- u. Streckensynergien bei partieller Querschnittslähmung, wichtig für die dd Abgrenzung vom ↑Mantelkantensyndrom.

Automaton ⟨*gr*⟩ *n*: Hilfsmittel in der zahnärztl. Praxis zur Fixierung der Zunge u. von Watterollen im Unterkieferbereich. ↑Trockenlegung.

Automatose ⟨*gr*⟩ *f*: bei subkortikalen Schäden selten auftretender anfallsweiser Streckkrampf der gesamten Körpermuskulatur ohne Bewußtseinsverlust.

Autonephrektomie ⟨*gr*⟩ *f*: Selbstausschaltung der Niere. Bei totalem Verschluß des Harnleiters tuberkulöser Genese kann klin. Besserung bzw. scheinbare Heilung vorgetäuscht werden, da Harn u. Tuberkulosebakterien nicht mehr in die Blase gelangen. ↑Urogenitaltuberkulose.

Autonomie ⟨*gr + lat*⟩ *f*: Unabhängigkeit, Selbständigkeit. **1.** ***Physiol.:*** Bez. für Prozesse, die nach eigenen Gesetzmäßigkeiten ablaufen. **2.** ***Medizinethik:*** v. a. in der Aufklärungsphilosophie zentrale Bestimmung des Sittlichen als Fähigkeit, sich selber (autòs) Gesetze u. Ziele (nómos) zu geben. A. ist eines der wichtigsten Prinzipien der aktuellen medizinischen ↑Ethik. A. soll in Zusammenhang med. Handelns sowie Forschens die Möglichkeit der Selbstbestimmung der Pat. sichern. ↑Einwilligung, aufgeklärte.

Autophagie ⟨*gr*⟩ *f*: Autophagozytose; Auflösung sequestrierter Zellteile durch Verschmelzung mit einem prim. Lysosom zum ↑Autophagosom. Abb.

Autophagosom: Zytolysosom; sek. Lysosom, das durch Verschmelzung von einem prim. Lysosom mit zelleigenem Material entsteht. Ggs.: Heterolysosom. ↑Lysosomen.

Autophagozytose ⟨*gr*⟩ *f* ↑Autophagie.

Autophonie ⟨*gr*⟩ *f*: Resonanz der eigenen Stimme im Ohr, z. B. bei Zerumenansammlung im Gehörgang o. bei Tuben- bzw. Mittelohrkatarrhen.

Autophosphorylierung: Eigenphosphorylierung von Proteinen, die demzufolge Proteinkinasen sind; Beispiele sind Rezeptoren für Wachstumsfaktoren, z. B. für ↑Epidermiswachstumsfaktor (EGF) o. Insulin, die sich nach Bindung der Liganden selbst an Tyrosinresten phos-

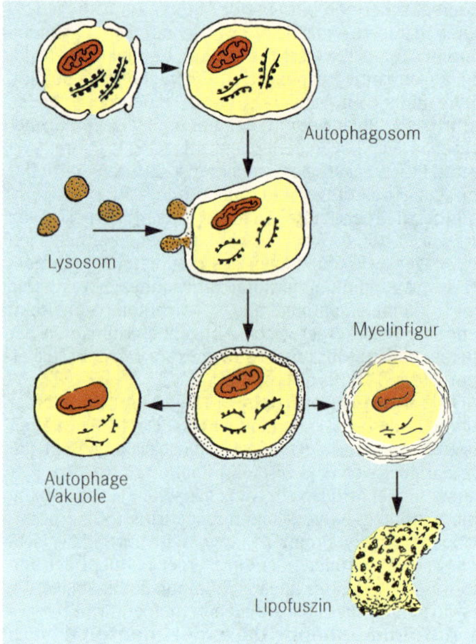

Autophagie. Ablauf der Autophagozytose

phorylieren, wodurch eine Kaskade weiterer Phosphorylierungen anderer Proteine ausgelöst wird, die der intrazellulären Signalübertragung dienen; ↑Kinasen, ↑Phosphoproteine.

Autopodium: Gesamtheit der Handwurzel-, Mittelhand- u. Fingerknochen der oberen bzw. vorderen Extremität sowie der Fußwurzel-, Mittelfuß- u. Zehenknochen an der unteren bzw. hinteren Extremität. Der Begriff stammt aus der vergleichenden Anat.

Autopolymerisat: Die Polymerisation des zur Anfertigung von Zahnersatz verwendeten Methacrylsäuremethylesters kann durch Wärme (Heißpolymerisat) o. durch Katalysatoren (Kaltpolymerisat) eingeleitet werden. Letztere werden häufig fälschlicherweise als A. bezeichnet.

Autoprothrombin: Es werden versch. Arten von A. unterschieden u. mit röm. Ziffern belegt; dabei handelt es sich bei A. I um Blutgerinnungsfaktor VII bzw. ↑Proconvertin, bei A. II um Blutgerinnungsfaktor IX bzw. antihämophiles Globulin B bzw. ↑Christmas-Faktor bei A. III um Blutgerinnungsfaktor X bzw. ↑Stuart-Prower-Faktor. ↑Gerinnung.

Autoprotolyse: Eigendissoziation einer chem. Verbindung HX gem.:

$$H_2O + H_2O \rightleftarrows H_3O^+ + OH^-$$

Wichtigstes Beispiel: A. des Wassers. Die Lage des Autoprotolysegleichgewichts hängt von der Temperatur ab.

Autopsie ⟨*gr*⟩ *f*: Sichtbarmachung; Leichenöffnung (Sektion) zum Nachweis morphol. manifestierter krankhafter Prozesse. Dient der Erkennung der Todesursache als Grundlage für die Todesursachenstatistik, der Unterscheidung von Grund- u. Begleitkrankheiten sowie der Beurteilung der Validität von Diagnostik u. Ther. Entnahme von Gewebe für ther. u. diagn. Zwecke. Wichtig für die Ausbildung von Ärzten u. med. Mitarbeitern. A. dient auch der wissenschaftl. Forschung. Daneben gibt es die gerichtl. A. (↑Sektion, gerichtliche).

Autoradiographie ⟨*gr*⟩ *f*: Autohistoradiographie; Nachweismethode für radioaktive ↑Isotope, insbes. von deren Verteilung in Objekten, meist unter Verwendung spez. Filme. Die Hauptanwendung erfolgt zur licht- o. elektronenmikroskop. Bestimmung der Verteilung radioaktiv markierter Substanzen in biol. Objekten (z.B. Gewebeschnitte, ganze Tiere o. Pflanzen). Verfahren: 1. Kontaktmethode: Die Objekte werden auf eine photograph. Emulsion aufgebracht u. eine dünne Zellophanfolie zwischengelegt. Nach Belichtung Trennung von Probe u. Film. 2. Fink-Methode: Präparat wird mit einer Bleifolie ausgewalzt u. danach mit der Emulsion in Kontakt gebracht. 3. Stripping-Film-Verfahren: photograph. Emulsion, die mit Gelatineschicht geschützt ist, wird von Unterlage getrennt, mit Emulsion nach unten auf Wasser gelegt, Gewebeschnitt von unten an Emulsion herangebracht u. aus Wasser genommen. 4. Coated-Methode. 5. Einsatz flüssiger Emulsionen. Nachweis der Radioaktivität durch Vergleichsmessung mit Autoradiogrammen von bekannter Strahlung, durch mikroskop. Auszählen der gebildeten Ag-Körner pro Fläche u. durch photometr. Auswertung der Schwärzung. Die ↑Modulationsübertragungsfunktion von Filmen zur Autoradiographie reicht bis zu 500 Lp/mm. A. gestattet die zeitl. u. räuml. Darstellung der Verteilung radioaktiv markierter Substanzen in Untersuchungsmaterial zur Beobachtung von Stoffwechselreaktionen. Meist werden tritiummarkierte Substanzen appliziert u. deren Einbau in Organe, Zellen u. subzelluläre Strukturen untersucht. Abb.

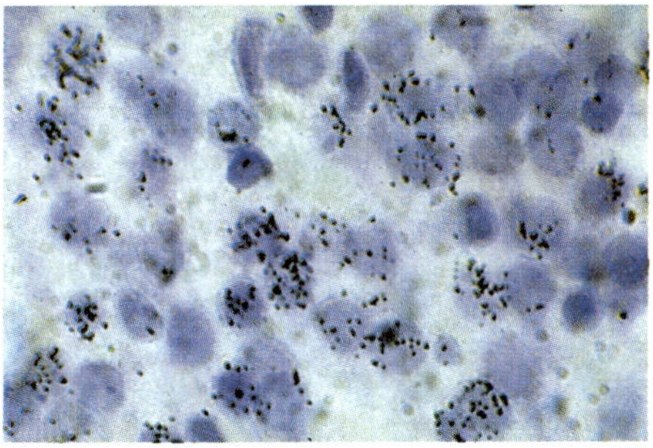

30

Autoradiographie. ^{3}H-Thymidin, HE-Färbung; Silberkornmarkierung über Zellkernen im Großhirn nach Injektion im Embryonalstadium (Ratte)

Autoradiolyse: Zersetzung von ↑Radiopharmaka. Durch Absorption von Strahlung kurzer Reichweite (Alphapartikel, niederenerget. Strahlung, Konversionselektronen), die beim radioaktiven Zerfall des an das Radiopharmakon gebundenen Strahlers ausgeht, im Molekül erfolgt ein Molekülbruch. Die A. steigt mit der Erhöhung der spezif. Aktivität an, sie wird durch pH-Wert der Lösung, Außentemperatur u. Lichteinfall beeinflußt. Neben prim. Strahlenwirkung als Folge der Energieabsorption im Molekül wird eine sek. Strahlenwirkung unterschieden, bei der durch Radiolyse des Lösungswassers freie Radikale u. reaktive Gruppen (HO_2, OH, H_2O_2 u. a.) entstehen.

Autoreduplikation: ident. Replikation von Nukleinsäuren; ↑DNA-Biosynthese, RNA-abhängige ↑RNA-Biosynthese.

Autoregulation der Gefäße: ↑Bayliss-Effekt; reaktive Kontraktion der glatten Gefäßmuskeln bei stärkerer Dehnung der Gefäßwand durch steigenden Innendruck. Bes. ausgeprägt bei Nieren- u. Hirngefäßen, fehlt in Hautgefäßen. A. bewirkt weitgehende Unabhängigkeit der Durchblutung von Blutdruckänderungen. ↑Hirndurchblutung, ↑Nierentypgefäße, ↑Vasokonstriktion, barinogene.

Autoregulation der Gehirndurchblutung: Konstanz der Gehirndurchblutung über weite Strecken der allg. u. lokalen Blutdruckskala; Abfall der Gehirndurchblutung beim Gesunden erst bei Unterschreitung des krit. arteriellen Mitteldrucks von 70 mmHg (= 9,3 kPa), beim Arteriosklerotiker u. chron. Hypertoniker evtl. schon früher (bis 120 mmHg = 16 kPa). Wichtige Mechanismen: glatte Muskulatur (myogener Faktor) u. pH-Wert, pCO_2, Laktat, pO_2 im Gewebe (metabol. Faktor). Aufgrund der A. d. G. ist die Gehirndurchblutung pharmak. direkt kaum beeinflußbar. ↑Hirndurchblutung.

Autoregulation der Herzleistung: Die Herzleistungsfähigkeit reguliert sich nach den Anforderungen. Wichtigste Mechanismen: 1. gleichbleibende Auswurfleistung u. Steigerung der Kontraktionskraft (bei gleichbleibender Muskelfaserlänge) durch größeren Aortendruck (↑Afterload), 2. Kontraktionskraftsteigerung (bei vorgedehnter Faserlänge) durch größeren venösen Rückstrom u. größeres enddiastol. Volumen (↑Frank-Starling-Mechanismus; ↑Preload), 3. Leistungszunahme über Steigerung der Frequenz.

Autoregulation der Nierendurchblutung: Bei Änderung des zentralen Blutdrucks zwischen 75 u. 180 mmHg bleibt die Nierendurchblutung konstant, weil eine barinogene Konstriktion der Nierenarteriolen (↑Bayliss-Effekt) den renalen Gefäßwiderstand erhöht. Außerdem wird für die Feineinstellung ein intrarenaler Rückkopplungsmechanismus über die verstärkte Reninproduktion des juxtaglomerulären ↑Apparats angenommen. Als Folge der A. bleiben der effektive ↑Filtrationsdruck u. die Primärharnmenge im angegebenen Blutdruckbereich ebenfalls unverändert.

Autorezeptoren: an Nervenendigungen, d.h. deren präsynapt. Membran eingelagerte organ. Molekülverbände, die den in den Synapsenspalt freigesetzten chem. Transmitter rückbinden u. damit seine Wirkung zeitl. begrenzen.

Autorhythmizität ⟨*gr*⟩ *f*: rhythm. Erregungen u. Kontraktionen denervierter Skelettmuskelfasern.

Autorität: Führungseigenschaft eines Leiters, die von seinem fachl. Können u. den zwischenmenschl. Beziehungen zu seinen Mitarbeitern geprägt wird. A. führt zu williger Befolgung von Anordnungen u. erleichtert die funktionelle u. soziale Kooperation einer Gruppe, was in der Med., bei der notwendigen Präzision, Schnelligkeit u. hohen Verantwortung berufl. Handelns, eine wichtige Voraussetzung für die Betreuung von Pat. ist.

Autosensibilisierung: Autoimmunisierung; Prozeß, der nach Antigeneinwirkung eintretenden immun.

A

Zustandsänderung des Organismus mit Ausbildung von Immunität gegen körpereigene Antigene, ↑Autoantigene. A. führt i. d. R. zur ↑Autoaggression u. bei entsprechender Manifestation zur Autoaggressionskrankheit. Die sich ausbildenden Abwehrprozesse (Zustandsänderung des Organismus) können auf humoraler o. zellulärer Ebene bzw. auf beiden ablaufen. Die Häufigkeit von A. steigt mit zunehmendem Lebensalter (Ansteigen der Wahrscheinlichkeit von Autoantigenentstehung o. -freisetzung). Autosensibilisierungsvorgänge ohne pathol. Bezug spielen offenbar bei Senescense-Vorgängen eine Rolle (nachgewiesen z. B. Abräumen gealterter Erythrozyten).

Autosit ⟨*gr*⟩ *m*: Teil einer unfreien, nicht gesonderten, asymmetr. Doppelfehlbildung (↑Duplicitas). Der annähernd „normal" ausgebildete Partner wird A. genannt. Ihm hängt der asymmetr. Partner als ↑Parasit an. Der Ort der Verbindung mit dem Autositen entscheidet die Namensgebung, z. B. ↑Janus parasiticus, ↑Epigastrius, ↑Pygopagus parasiticus, ↑Epignathus.

autosomal: zu den ↑Autosomen gehörig, von autosomalen Genen bedingt.

Autosomen: Chromosomen des ↑Karyotyps, die im Ggs. zu den ↑Gonosomen keine morphol. o. funktionellen Geschlechtsunterschiede zeigen. Beim Menschen die Chromosomen Nr. 1–22, d. h. der Mensch hat 22 Autosomenpaare.

Autospleißen: Selbstspleißen; durch autokatalyt. Eigenschaften verursachte Entfernung von Nukleotidsequenzen aus RNA-Molekülen, wodurch z. B. präribosomale RNA in Tetrahymena, RNA-Moleküle der pflanzenpathogenen Viroide u. Virusoide sowie RNA des Hepatitis-Delta-Virus prozessiert (d. h. in die „reifen" Formen überführt) werden. ↑Spleißen, ↑Ribozym.

Autosterilisation ⟨*gr* + *lat*⟩ *f*: Selbstreinigung, Selbstentkeimung der Gewebe u. Körpersäfte von Fremdmikroben durch Faktoren der ↑Resistenz, z. B. Komplement, Properdin, Lysozym, Interferon, Phagozytose.

Autostimulation ⟨*gr* + *lat*⟩ *f*: Methode zum Studium sog. instrumenteller o. operanter, bedingter Reflexe i. R. der Verhaltenspsychologie. Das Versuchstier drückt dabei z. B. einen Hebel nieder, wodurch es sich durch Aktivierung eines Schaltmechanismus selbst elektr. Hirnreize gibt (über vorher implantiert eingeheilte Elektroden). Als A. wird auch das entsprechende Verhalten bezeichnet. Die A. eignet sich bes. für die Untersuchung von Hirnregionen, die für die biol. ↑Motivation wichtig sind.

Autotoleranz: die natürlicherweise bestehende Unfähigkeit des Organismus, gegen körpereigene Strukturen Antikörper o. sensibilisierte Lymphozyten zu bilden. Diese Form der natürl. ↑Immuntoleranz wird i. d. R. während der Embryonalzeit erworben.

Autotomie ⟨*gr*⟩ *f* ↑Selbstverstümmelung.

Autotopagnosie ⟨*gr*⟩ *f* ↑Agnosie.

Autotransfusion: **1.** Autologe Transfusion; präoperativ als Eigenblutentnahme o. als normovoläm. ↑Hämodilution bzw. intra- u. postoperativ als maschinelle A. mittels Cell saver o. Retransfusion von Wund- u. Drainageblut. **2.** Methode i. R. der Ersten Hilfe, bei Schockzuständen infolge Blutverlust: durch Hochlagern u. ggf. durch Auswickeln der Beine wird dem zentralen Gefäßabschnitt des Organismus Blut zugeleitet.

Autotransplantation ⟨*gr* + *lat*⟩ *f*: Gewebeverpflanzung von einer Körperstelle auf eine andere beim gleichen Individuum; ↑Transplantation.

Autotrophie ⟨*gr*⟩ *f*: Assimilation einfacher anorgan., Verbindungen bei Pflanzen u. Mikroorganismen zum Aufbau körpereigener, organ. Verbindungen. Ggs.: ↑Heterotrophie.

Autovakzine ⟨*gr* + *lat*⟩ *f*: Impfstoff aus abgetöteten, patienteneigenen Infektionserregern, z. B. Staphylokokken bei chron. rezidivierender Furunkulose. Herstellung u. Anwendung nur nach entsprechendem Genehmigungs- u. Kontrollverfahren.

Autoxidation ⟨*gr*⟩ *f*: direkte Oxidation organ. Verbindungen durch Sauerstoff. Autoxidable Substanzen sind die Flavinenzyme (↑Aminosäureoxidase), die Zytochromoxidase (↑Atmungskette) u. die ungesättigten Fettsäuren. Letztere werden im Organismus durch ↑Antioxidanzien (↑Vitamin E) vor der A. geschützt.

Autozidtechnik: Verfahren zur Selbstvernichtung einer Insektenart, z. B. durch Einsatz von Chemosterilanzien.

Auward-Kephalokranioklast ⟨*gr*⟩ *m*: Instrument zur Verkleinerung u. Extraktion des kindl. Schädels bei intrauterinem Fetaltod, ↑Kranioklast, Kephalothryptor.

Auxochrome: auxochrome Gruppen, rufen selbst keine Farbigkeit hervor, verstärken aber durch ihren Eintritt in Chromophore (chromophore, chromogene Gruppen) die Intensität u. Tiefe der Farbe. Bas. A. sind $-NH_2$, $-NH-CR_3$; $R=CH_3$ saure A. sind $-OH$, $-OCH_3$. Unter ihrem Einfluß erfolgt eine Verschiebung der Absorptionsbanden zum langwelligen Spektralbereich. Reaktionsprinzip u. a. der panopt. Färbung in der Hämat.

auxotonisch ⟨*gr* + *lat*⟩ *Adj*: eine Zuckungs- bzw. Kontraktionsform der Muskulatur, bei der der Muskel sich sowohl verkürzt, als auch Spannungen entwickelt.

avA: *Abk* für arteriovenöse ↑Anastomose (↑Mikrozirkulation).

AVACH: *Abk* für Allgemeine Vaterschaftsausschlußchance. ↑Ausschlußchance, ↑Vaterschaftsfeststellung.

AV-Block: atrioventrikulärer Block; Verlängerung der atrioventrikulären Überleitungszeit (PQ-Zeit): I. Grad über 0,2 s, II. Grad mit Ausfall von Kammererregungen (Wenckebach-Periodik o. gleichmäßiger Ausfall mit 1, 2, 3 usw. P–P-Intervallen = 2 : 1, 3 : 1, 4 : 1-Block usw)., III. Grad totaler A. mit unabhängigem Rhythmus von Vorhöfen u. Kammern.

AVC: *Abk* für engl. Automatic volume control. Automat. Lautstärkeregelung beim ↑Hörgerät.

AV-Dissoziation: durch Abfall der Sinusfrequenz bedingte zeitweilige Übernahme der Erregung durch den AV-Knoten (↑Ersatzrhythmus), bei längerfristigem AV-Knochenrhythmus komplette A. ↑Differenz, arteriovenöse.

Avellis, Georg (1864–1916), dt. Laryngologe.

Avellis-Syndrom: ↑Hemiplegia alternans infolge Schädigung des Nucleus ambiguus u. der Pyramidenbahn. Läsion zwischen Vaguskern u. Gegend unter dem Foramen jugulare, kontralaterale Halbseitenlähmung u. homolaterale Gaumensegel- u. Stimmbandparese.

Avenin ↑Gliadin des Hafers.

Averaging ⟨*engl*⟩ *n*: Durchschnitt, Mittelwert; Mittelwertbildung von evozierten Potentialen, die als Folge einer Serie von einzelnen akust., Licht- o. anderen Reizen an der Kopfoberfläche, kortikal o. subkortikal mit Hilfe von Elektroden elektroenzephalograph. abgeleitet wurden. Durch schnelle Analog-Digital-Wandlung u. reizgetriggerte Aufsummierung im Kernspeicher eines Computers werden die vom Reiz unabhängigen Potentialschwankungen (Rauschen, Spontanaktivität, EEG) unterdrückt, während die reizabhängigen Signale verstärkt werden. Die Anwendung des A. setzt normalverteilte Meßwerte u. eine Stationarität der reizunabhängigen Signale voraus.

Aversionskur ⟨*lat*⟩ *f*: obsolete Form der Alkoholentwöhnungskuren, bei der eine kombinierte Gabe von Alkohol mit Pharmaka (z. B. Emetika) erfolgt, wodurch Erbrechen u. Ekelgefühl gegen Alkohol hervorgerufen wird. Aversion dauert i. a. einige Monate.

Aversionstherapie: Methode der Verhaltenstherapie, die eine Beziehung zwischen unerwünschten Verhaltensmustern u. unangenehmen Situationen herstellt (klass. Konditionieren), o. es folgen unangenehme Reize auf unerwünschtes Verhalten (operantes Konditionieren) mit dem Ziel, unerwünschtes Verhalten zu unterbinden.

Avertin: Tribromethanol; obsoletes Narkotikum zur rektalen Applikation.

aVF: *Abk* der ↑Goldberger-Ableitungen.

Avicenna, lat. Form seines arab. Namens Abu Ali Ibn Sina (980–1 037); einer der bedeutendsten Universalgelehrten des arab.-islam. Mittelalters. Für die Med. erlangte sein „Kanon der Heilkunst" große Bedeutung. Das in fünf Büchern die gesamte Med. seiner Zeit umfassende Werk war für Jahrhunderte das grundlegende Lehrbuch der Heilkunst für das mittelalterl. Europa.

Avidin: ein Glykoprotein im Eiklar. Bindet u. inaktiviert damit ↑Biotin. Diese Bindung wird durch ↑Verdauungsenzyme nicht gelöst, somit Biotin der Resorption entzogen, wodurch trotz Biotinzufuhr Erscheinungen des Mangels auftreten. Übermäßiger Genuß von rohen Eiern ruft bei Haustieren u. vermutl. auch bei Menschen Biotinmangel hervor. Die Biotinbindung des A. geht durch Kochen verloren. Die Bindung von Biotin an A. erfolgt stöchiometr. (4 Moleküle Biotin/Avidinmolekül). Dies u. die sehr feste Bindung führten zum Einsatz von A. beim Enzymimmunoassay.

Avidität ⟨*lat*⟩ *f*: Bindungsstärke zwischen Antigen- u. Antikörpermolekülen. Maßgebend für eine niedere o. höhere A. (meist bezogen auf die Antikörpermoleküle) sind ↑Affinität u. die Antikörpervalenz. A. ist ein Maß für die Geschwindigkeit der Antigen-Antikörper-Reaktion (Agglutination, Flockung). Die Reaktionsgeschwindigkeit wird ferner durch physikochem. Reaktionsbedingungen beeinflußt (pH, Temperatur, Ionenmilieu, Konzentration), die ihrem Wesen nach nicht Bestandteil der A. sind. I. d. R. führen Hyperimmunseren (nach langzeitiger Immunisierung z. B. bei Pferden, nicht bei allen Tieren) zu schneller präzipitierenden (höher aviden) Antikörpern, Alphatyp, als nach kürzerer Immunisierungsdauer, Betatyp.

Aviophobie: phob. Angst vor dem Fliegen, Flugangst. ↑Phobie.

Avirulenz: Verlust pathogener Eigenschaften bei Infektionserregern durch spontanen o. durch äußere Einflüsse bedingten Verlust von ↑Pathogenitätsfaktoren.

Avitaminosen: Mangelkrankheiten infolge Fehlens eines o. mehrerer Vitamine. Ursachen: 1. ungenügende Zufuhr bei einseitiger Ernährung, Zerstörung bei der Verarbeitung u. Zubereitung der Lebensmittel, Alkoholmißbrauch; 2. Verdauungs- bzw. Resorptionsstörungen; 3. Stoffwechselstörungen, z. B. gesteigerter Vitaminbedarf (Schwangerschaft), tox. u. infektiöse Störungen, Funktionsstörungen der Leber u. a.; 4. Wirkung von ↑Antivitaminen (native ↑Schadstoffe; best. Arzneimittel). A. leichterer Form werden als Hypovitaminosen bezeichnet. Die klass. A. haben bei der Entdeckung der Vitamine eine Rolle gespielt: Xerophthalmie (Xeratomalazie, Vitamin-A-Mangel), Beri Beri (Vitamin-B_1-Mangel), Pellagra (Nikotinsäureamidmangel), Skorbut (Vitamin-C-Mangel). Reine A., durch Fehlen nur eines Vitamins hervorgerufen, treten selten auf. A. der Praxis beruhen meist auf gleichzeitigem Mangel an mehreren Vitaminen, oft begleitet von Mangel an anderen lebensnotwendigen Stoffen, z. B. an ↑Mineralstoffen u. ↑Spurenelementen, an essentiellen Aminosäuren u. a.

AV-Knoten: *Abk* für ↑Atrioventrikularknoten.

aVL: *Abk* der ↑Goldberger-Ableitungen.

Avline: *Abk* für engl. Audio Visual Catalog On Line. Datenbasis der ↑National Library of Medicine, die für Online-Recherchen genutzt werden kann. Sie enthält Angaben (Schlagwörter, Referat, Produzent u. a.) zu audiovisuellen Materialien für die med. Fortbildung in den USA.

Avogadro, Amadeo von (1776–1856), ital. Physiker u. Chem., Turin.

Avogadro-Konstante (nach Amadeo von A.): die in 1 mol enthaltene Teilchenzahl $N_A = 6\,022 \cdot 10^{23}\,\text{mol}^{-1}$. In der älteren dt. Lit. dafür ↑Loschmidt-Konstante.

Avogadro-Zahl (nach Amadeo von A.): gelegentl. Bez. für den (dimensionslosen) Zahlenwert der ↑Avogadro-Konstanten.

Avoidance reaction ⟨*engl*⟩ ↑Vermeidungsreaktion.

aVR: *Abk* der ↑Goldberger-Ableitungen.

Avulsio ⟨*lat*⟩ *f*: Herausreißen eines Körperteils.

Avulsio bulbi: Herausreißen des Augapfels, z. B. bei Psychosen o. als Unfallfolge

Avulsio nervi optici *f*: Ausriß des Sehnerven aus dem Augapfel.

Awareness ⟨*engl*⟩ *f*: Wachheit bei unzureichender Narkosetiefe durch die Verwendung ungeeigneter Narkoseverfahren (↑Neuroleptanästhesie) bzw. bei erzwungener vorsichtiger Narkotikazufuhr (Risiko bei Sectio caesarea).

a-Welle ↑Elektroretinogramm.

AWI: *Abk* für ↑Acceptable weekly intake.

Axelrod, Julius (geb. 1912), amerik. Biochem. 1970 Nobelpreis für Med./Physiol. (mit U. S. Euler u. B. Katz) „für die Aufklärung der Erregungsübertragung in Nervensynapsen mit Hilfe chemischer Mediatoren". A. konnte nachweisen, wie die Überleitungsubstanzen an den Synapsen gebildet u. freigesetzt werden.

Axerophthol: veralteter Name für ↑Vitamin A.

axial ⟨*lat*⟩ *Adj*: axialis; in Richtung einer Achse, eine Achse bildend.

Axialaufnahme: Röntgenaufnahme in der Längsrichtung des Körpers bzw. eines Körperabschnitts. Bei der Computertomographie entstehen A., also Bilder, die einer axialen Blickrichtung bzw. einem axialen Strahlengang entsprechen, bei einer zur Körperlängsachse senkrechten Durchstrahlung des Objekts.

Axialfilament ↑Achsenfaden.

Axilla ⟨*lat*⟩ *f*: Achsel, Schulter, Schultergewölbe.

Axillarbehaarung: Bestandteil der sek. ↑Geschlechtsmerkmale; entwickelt sich in der Zeit der ↑Pubertät.

Axillardrüsen: Glandulae axillares, ↑Achselhöhlenschweißdrüsen.

Axillarislähmung: Lähmung der vom N. axillaris versorgten Mm. deltoides u. teres minor. Sensibilitätsausfall an der Außenseite des Oberarms. Funktionsausfall: Armheben vorwärts, seitwärts u. z. T. rückwärts.

A

Axillarlinien: Hilfslinien, die der Orientierung an der seitl. Brustwand dienen. Die vordere A. markiert die Plica axillaris anterior, die hintere A. die Plica axillaris posterior (↑Plica axillaris). Zwischen beiden liegt die mittlere A.

Axis ⟨*lat*⟩ *m*: 1. Achse. 2. anat. Bez. für den zweiten Halswirbel (früher Epistropheus). Besonderheit des A. ist der Zahn (Dens axis), welcher dem eigentl. Wirbelkörper aufsitzt.

Axis bulbi: äußere (A. b. externus) bzw. innere (A. b. internus) Augenachse; Verbindung zwischen vorderem u. hinterem Pol des Augapfels. Der hintere Pol liegt temporal der Austrittsstelle des Sehnerven. Die äußere Augenachse ist etwa 24,3 mm, die innere 21,7 mm lang.

Axis lentis: Linsenachse; Verbindung zwischen vorderem u. hinterem Linsenpol. Länge 4 mm.

Axis opticus: Sehachse; Linie durch den Mittelpunkt der Hornhaut zur Stelle des schärfsten Sehens (Fovea centralis) der Netzhaut.

Axis pelvis: Beckenachse, Beckenführungslinie; Verbindungslinie aller Mittelpunkte der medianen Durchmesser des kleinen Beckens. Nach vorn konkav gekrümmt.

Axolemm ⟨*gr*⟩ *n*: veraltet für Plasmalemm des Axon, ↑Achsenzylinder.

Axon ⟨*gr*⟩ *n* ↑Achsenzylinder.

Axonema ⟨*lat* + *gr*⟩ *n* ↑Achsenfaden.

Axonhügel: Colliculus axonis; Ursprungsstelle des Axon vom Zelleib der Nervenzelle, ohne Nissl-Schollen. An dem anschließenden, noch myelinfreien Initialsegment werden bevorzugt ↑Aktionspotentiale generiert. Abb.

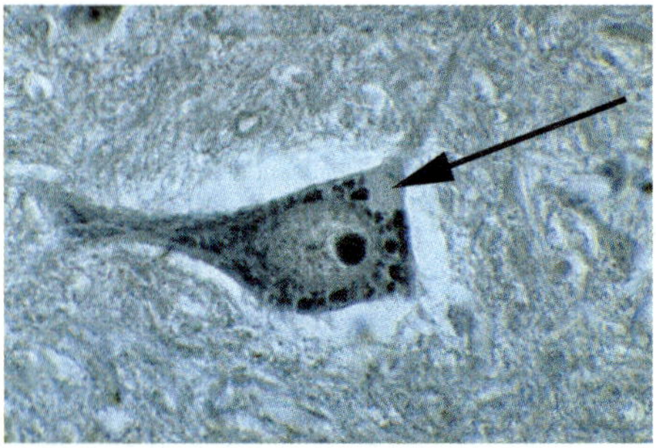

30

Axonhügel. Histologischer Schnitt durch das Rückenmark, Methylenblaufärbung; Nervenzelle mit A. (Pfeil, frei von Nissl-Schollen)

Axonotmesis: unvollständige Unterbrechung eines peripheren Nerven (das Axon ist betroffen, die Hüllstrukturen sind erhalten), volle Ausprägung der peripheren Lähmung, aber günstige Rückbildungsprognose trotz totaler ↑Entartungsreaktion im Ggs. zur ↑Neurotmesis.

Axonreflex: Dilatation von präkapillären Hautgefäßen bei Schmerzreizen derselben Hautpartie. Die nozizeptiven afferenten Hautnerven u. die Nervenverbindungen zu den Gefäßen sind Verzweigungen eines Axons. Die Erregungsübertragung erfolgt damit von der Verzweigungsstelle zum Gefäß in einem Axonabschnitt eines sensiblen Neurons rückläufig. Wegen des Fehlens von synapt. Umschaltung kein Reflex im klass. Sinn. ↑Dermographismus.

Axonsprouting ⟨*engl*⟩ *n*: im Gehirn an aminergen u. cholinergen Fasersystemen nachgewiesene ↑Regeneration von Nervenzellverbindungen, insbes. von sich aufzweigenden Axonen.

Axonterminal ↑Synapse.

Axoplasma ⟨*gr*⟩ *n*: veraltet für Zytoplasma des Axon; ↑Achsenzylinder.

Ayerza, Abel (1861–1918), Int., Buenos Aires.

Ayerza-Syndrom (nach Abel A.): Sklerose der Arteria pulmonalis u. chron. embolisierende u. arteriit. Veränderungen der Lungenstrombahn mit chron., flächenhafter (schwarzer) Zyanose, Polyglobulie, Trommelschlegelfingern, Dyspnoe (teilweise Emphysem, chron. Bronchitis), häufige Rechtsherzhypertrophie, Leber- u. Milzvergrößerung, charakterist. Röntgenzeichen (Verdichtungen im Hilus u. Lungenbereich, Rechtsherzhypertrophie) u. EKG-Zeichen (P-dextro-cardiale).

Ayre-Oberflächenbiopsie: oberflächl. Entnahme von verdächtigem Gewebe im Bereich des äußeren Muttermundes zur histol. Untersuchung; durch ↑Konisation ersetzt.

Ayre-Spatel: bes. geformter Holzspatel zur Zellentnahme von der Zervixoberfläche u. aus der Muttermundgrube.

Ayre-T-Stück: Bestandteil von ventillosen Narkosesystemen für die Kinderanästhesie, bei dem durch einen hohen Frischgasstrom der Pat. beliebig einatmen kann u. bei dem die Ausatmung durch einen leichten Sog unterstützt wird (Venturi-Prinzip).

Ayurveda: wörtl. Wissen vom Leben; Form der traditionellen ind. Med. Älteste bekannte Form der Naturheilkunde, die ausgehend von einer Körper-Geist-Einheit versucht, den Menschen durch einen ausgewogenen Wechsel zwischen Ruhe u. Aktivität an natürl. Lebensrhythmen heranzuführen. Krankheiten werden als Störung dieses Gleichgewichts interpretiert. Wichtige ther. Mittel sind u. a. Ernährung, pflanzl. u. mineral. Substanzen, Meditation, Yoga- u. Atemübungen. ↑Naturheilverfahren.

5-Azacytidin: 4-Amino-1-ribofuranosyl-1,3,5,-triazin-2-on; antineoplast. Antibiotikum.

Azaguanin: ein ↑Antimetabolit, ↑Zytostatika.

Azamethonium: ein obsoletes ↑Ganglioplegikum.

Azanfärbung: histol. Färbemethode mit **Az**okarmin u. **An**ilinblauorange. Ergebnis: Zellkern rot, Zytoplasma rosa, Interzellularsubstanz blau. Abb.

Azapurin: ein ↑Antimetabolit; ↑Zytostatikum.

Azapyrimidin: ein ↑Antimetabolit, ↑Zytostatikum.

Azaserin: O-Diazoacetyl-L-serin, Strukturanalogon des L-Glutamins, wirkt als ↑Antimetabolit, ↑Zytostatikum.

Azathioprin: Imidazolderivat des Antimetaboliten 6-Mercaptopurin (6-MP); wird unter Abspaltung des Imidazolrings zu 6-MP abgebaut, das in die Zelle eindringt, wobei es in ein Ribosidtriphosphat u. Thioinosinsäure übergeführt wird. In dieser Form erfolgt Interferenz an versch. Stellen der DNA-Synthese. 6-MP u. A. sind im Prinzip wirkungsgleich, doch erwies sich A. unter exp. Bedingungen überlegen. In der Klinik kein Unterschied bei Gabe der beiden Medikamente in äquimolaren Mengen (100 mg A. entsprechen 55 mg 6-MP). Wirkung auf die zelluläre Immunantwort u. antiinflammator., bes. bei antikörperübermittelten entzündl. Reaktionen. A. hat sich deshalb als immunsuppressive Substanz bewährt.

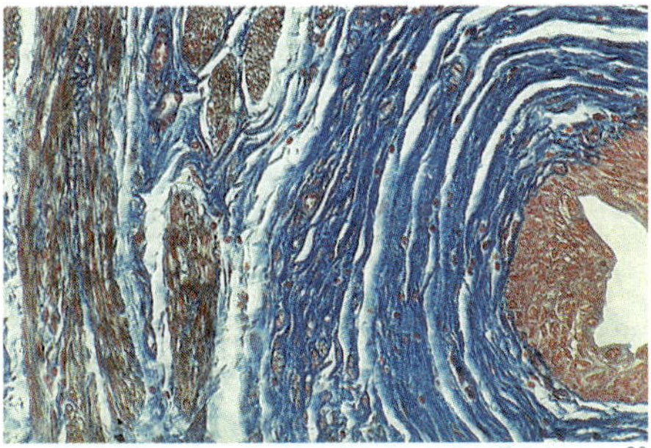

30

Azanfärbung. Histologischer Schnitt durch die Wand des Harnleiters. Epithel u. Muskelgewebe rot, da zellreich; Bindegewebe blau, da reich an Interzellularsubstanz

Azauracil: 1,2,4-Triazin-3,5-diol; wirkt nach Umwandlung in das entsprechende Ribotid auf die Decarboxylierung der ↑Orotsäure hemmend. Durch die Bildung von Uridin-5'-phosphat kommt es schließlich zu einer Störung der Biosynthese von Pyrimidinnukleotiden. Weniger bedeutungsvoll, antineoplast. Antimetaboliten.

Azelainsäure: Nonandisäure; Aknemittel.

Azelastin: ein ↑Antihistaminikum.

A-Zellen: 1. Alphazellen, Endocrinocytus alpha; endokrine Zellen in der Peripherie der Langerhans-Inseln des ↑Pankreas, die ↑Glucagon produzieren. 20 % aller Inselzellen sind A-Zellen. 2. Form von Pseudo-LE-Zellen; phagozytierende neutrophile Granulozyten, beladen mit einem selten voluminösen Sekundärkern. Farbunterschied zwischen basophilem Kern u. hellerem azidophilen Einschlußkörper fehlt (im Ggs. zu ↑LE-Zellen). Durch intrazelluläre Nukleolyse am Sekundärkern entstehen aus A-Zellen die B-Zellen. 3. akzessor. Zelle. ↑Makrophagen.

A-Zell-Tumoren: von den A-Zellen der Pankreasinseln abgeleitete seltene Adenome o. Karzinome, die mit einer Überproduktion von Glucagon einhergehen können u. z. T. einen Diabetes mellitus auslösen.

azeotrop ↑Gemisch, azeotropes.

Azephalozyste: sterile Blase von ↑Echinococcus.

Azephalus ⟨*gr*⟩ *m*: Entwicklungsstörung mit fehlendem Kopf, meist mit weiteren Fehlbildungen kombiniert; ↑Acardiacus.

Azidamfenicol: wasserlösl. Chloramphenicolderivat, Antibiotikum, als 1 %ige wäßrige Lösung z. B. in Augentropfen.

Azidämie ⟨*lat* + *gr*⟩ *f*: Zustand des Blutes unterhalb des Normal-pH-Wertes von 7,36.

Azide: Salze der Stickstoffwasserstoffsäure. Sehr explosiv., neurotox. Wirkung, wahrscheinl. durch Hemmung der ↑Zytochromoxidase bedingt.

Azidimetrie: quantitative maßanalyt. Bestimmung (↑Maßanalyse) von Säuren mit einer starken Base bekannter Konzentration. Nach der Gleichung

$$H^+ + OH^- \rightarrow H_2O$$

läßt sich aus dem Basenverbrauch am ↑Äquivalenzpunkt die gesuchte Säuremenge errechnen. Der Äquivalenzpunkt wird am Farbumschlag eines Indikators o. an der sprunghaften Änderung best. Eigenschaften der Lösung (z. B. ↑Leitfähigkeit) erkannt.

Azidität: 1. *Chem.*: Fähigkeit einer chem. Verbindung H-X, ein Proton H^+ auf eine bas. Verbindung zu übertragen u. das Anion X^- zu bilden. Gegenüber dem Wasser als Bezugsbase wird die unterschiedl. A. z. B. von H-X, H-Y u. H-Z durch die Aziditätskonstanten K_a bzw. deren neg. dekad. Logarithmen pK_a quantitativ ausgedrückt. Beispiele: Blausäure: pK_a 8,7; Essigsäure: pK_a 4,8. 2. *Gastrol.*: Säuregrad des Magensafts, Wasserstoffionenkonzentration berechnet in (mmol/h). Bestimmung sondenlos o. durch Titration des Magensafts bzw. Messung mit der Glaselektrode.

Azidität, titrierbare: Titrationsazidität; Ausscheidung von potentiell ionisierbaren Wasserstoffionen im Harn, normalerweise 10–30 mmol pro 24h (bei gemischter Kost).

Azidocillin: chem. Kurzw. für halbsynthet. orales ↑Penicillin.

Azidogenese ⟨*lat* + *gr*⟩ *f*: Austausch von aus dem Urin stammenden Basen gegen H-Ionen im distalen Tubulusabschnitt der Nieren zur Regulation des Säure-Basen-Gleichgewichts des Organismus bzw. zur Konstanterhaltung des pH-Wertes im Blut. ↑Azidose.

azidophil: säureliebend; Eigenschaft von Strukturen, die bas. reagieren u. sich dadurch mit sauren Farbstoffen anfärben (z. B. Zytoplasma).

Azidophilie ⟨*lat* + *gr*⟩: Eosinophilie; von P. Ehrlich eingeführte Bez. für das Verhalten alkal. reagierender Zell- bzw. Gewebeanteile durch Farbsalzbildung mit sauren Farbstoffen. ↑Basophilie.

Azidose ⟨*lat* + *gr*⟩ *f*: Stoffwechselstörung mit Verschiebung des Säure-Basen-Gleichgewichts im Plasma zur sauren Seite mit einem pH-Wertabfall auf unter 7,35. Überschuß an Kohlensäure o. nichtflüchtigen Säuren u./o. Basenverlust im Blut o. Gewebe. Der pH-Wert kann auch infolge Kompensation (Abfall des pCO_2 durch ↑Hyperventilation bzw. Anstieg der Bikarbonatkonzentration) unverändert sein. ↑Henderson-Hasselbalch-Gleichung.

Azidose, hyperchlorämische: Übersäuerung des Organismus durch vermehrten Gehalt an Chlorionen, zu beobachten nach unsachgemäßer Infusionstherapie.

Azidose, metabolische: Azidose infolge einer Zunahme der fixen Säuren, z. B. bei Diabetes, Hunger (Alphaoxybuttersäure, Acetessigsäure), hypox. Stoffwechselsituation (Milchsäure), verstärktem Eiweißabbau (Schwefelphosphorsäure) u. bei Niereninsuffizienz mit Verminderung der H^+-Ionenausscheidung, o. infolge renaler o. extrarenaler Bikarbonatverluste (gestörte HCO_3^--Rückresorption bei Tubulusschaden bzw. Dünndarm-, Gallen-, Pankreasfistel). Das ↑Standardbikarbonat ist stets vermindert. Kompensation der Azidose ist durch vermehrte CO_2-Abatmung in unterschiedl. Umfang mögl.: 1. nicht kompensierte Azidose (pCO_2 nicht vermindert), 2. teilweise kompensierte Azidose (pCO_2 vermindert), 3. kompensierte Azidose (pCO_2 vermindert, pH normal). Unbehandelt führt diese Störung bei längerem Bestehen zur bedrohl. Einschränkung der Zellfunktion, da die enzymat. Reaktionen an ein pH-Optimum gebunden sind. Die Therapie besteht in einer Verbesserung der Gewebeoxygenierung (Beatmung, Stabilisierung der Kreislauffunktion, Schockbekämpfung) sowie einer symptomat. Sofortmaßnahme (Verabreichung von Pufferlösungen) zur Bindung der H^+-Ionen.

A

Azidose, nephrogene ↑Azidose, renale.

Azidose, perinatale: Störung der Säure-Basen-Homöostase des Neugeborenen mit einem pH-Wert unter 7,10 im Nabelarterienblut bzw. unter 7,20 im Kopfschwartenblut, der pH-Wert wird mit dem ↑Apgar-Score zur postnatalen Zustandsdiagnostik des Neugeborenen verwandt.

Azidose, renale: Tubulusfunktionsstörung. Bedingt entweder durch eine gestörte Bikarbonatrückresorption im proximalen Tubulus o. durch eine verminderte Harnansäuerung im distalen Tubulus. Bei chron. Niereninsuffizienz auch ohne eigenständigen tubulären Defekt durch reduzierte NH^{4+}-Ausscheidung.

Azidose, renal tubuläre: Butler-Albright-Syndrom, Lightwood-Albright-Syndrom. Heterogen, x-chromosomal o. autosomal rezessiver Erbgang. Prim. gehäuft auftretende eingeschränkte Bikarbonatrückresorption (proximale Form) bzw. Insuffizienz der Tubuluszellen zur Bildung eines genügend großen Gradienten der H-Ionen-Konzentration zwischen Tubuluslumen u. Tubuluszellen (distale Form). Die r. t. A. tritt meist zwischen dem 2. u. 11. Lj. auf. Charakterist. ist, daß bei ausgeprägter metabol. Azidose der pH-Wert des Urins wegen der Insuffizienz der Tubuluszellen zur Ansäuerung des Urins bzw. verminderter Bikarbonatrückresorption nicht unter 6,5 absinkt. Unbehandelt führt die r. t. A. über Nephrokalzinose u. Nephrolithiasis zur chron. Niereninsuffizienz.

Azidose, respiratorische: Azidose infolge ungenügender CO_2-Abatmung durch die Lunge. Ursachen können in der Lunge selbst (Obstruktion zentraler o. peripherer Bronchien, Lungenparenchymerkrankungen), am Brustkorb (Rippenfrakturen, Pleuraerguß), in der Atemmuskulatur (Relaxation, Lähmungen) o. im Atemzentrum (Intoxikation, Entzündungen) liegen. Das pCO_2 ist stets erhöht. Die Kompensation der Azidose erfolgt durch vemehrte H^+-Ionenausscheidung u. HCO_3-Rückresorption in der Niere in unterschiedl. Maße: 1. nicht kompensierte Azidose (Standardbikarbonat normal), 2. teilweise kompensierte Azidose (Standardbikarbonat erhöht), 3. kompensierte Azidose (Standardbikarbonat erhöht, pH normal).

Azidothymidin: *Abk* AZT; frühere Bez. für ↑Zidovudin.

Azinus *⟨lat⟩ m*: beerenförmiges Drüsenendstück, bes. in serösen ↑Drüsen. ↑Glandula parotidea. Abb.

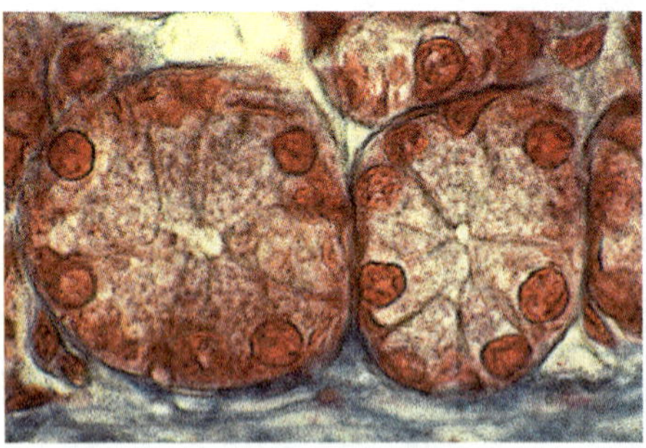

30

Azinus. Histologischer Schnitt durch die Glandula parotidea, Azanfärbung; seröse Azini (rund, englumig, mit runden Zellkernen)

Azinuszelltumoren: an den Kopfspeicheldrüsen auftretende epitheliale Tumoren, welche die Azini seröser Drüsenendstücke imitieren. Infiltratives Wachstum, Rezidivneigung u. die sehr seltene Metastasierung begründen die Zuordnung der A. zu den malignen Speicheldrüsentumoren.

Azithromycin: Makrolid-Antibiotikum mit erhöhter Säurestabilität u. langer HWZ (12h), bes. geeignet zur Behandlung der Chlamydienurethritis.

Azlocillin: intravenös anwendbares Acylureidopenicillin (↑Apalcillin) mit breitem Wirkungsspektrum gegenüber grampositiven u. -negativen Keimen mit bes. Bevorzugung von Pseudomonas aeruginosa. Kontraindikation: Penicillinallergie. Ther. Anwendung gezielt nach Resistogramm. Kombinationen mit ↑Aminoglykosid-Antibiotika sind mögl.

Azofarbstoff: chem. Verbindungen R-N=N-R' (R u. R' = aromat. Reste) mit ausgeprägten Eigenfarben. Je nach der neutralen, sauren o. bas. Natur der A. ist eine Vorbehandlung des zu färbenden Materials Voraussetzung für Licht- u. Waschechtheit.

Azoospermie *⟨gr⟩ f*: Fehlen von Spermien im ↑Ejakulat.

Azotämie: Anreicherung des Blutes mit stickstoffhaltigen Endprodukten des Stoffwechsels aufgrund der Retention von harnpflichtigen Substanzen infolge der renalen Ausscheidungsinsuffizienz bei gutem Allgemeinbefinden. Im Ggs. zur Urämie sind bei der A. noch keine o. nur geringe klin. Zeichen der uräm. Intoxikation nachweisbar. Die ↑Niereninsuffizienz befindet sich im Stadium der kompensierten Retention. Beim akuten Nierenversagen wird die A. auch durch den gesteigerten Katabolismus zusätzl. zu der renalen Insuffizienz hervorgerufen. Die A. kann auch extrarenal bedingt sein (Überschreitung der Ausscheidungskapazität für die Abbauprodukte des Eiweißstoffwechsels durch ein zu hohes orales Eiweißangebot o. durch einen erhöhten endogenen Proteinabbau). Die Nierenfunktion ist bei der extrarenalen A. normal.

AZT: *Abk* für Azidothymidin; frühere Bez. für ↑Zidovudin.

Aztekenschädel: kleiner Schädel mit Vogelgesicht. Vorkommen z. B. bei ↑Hallermann-Streiff-Syndrom o. ↑Seckel-Syndrom.

Aztreonam: ein ↑Betalaktam-Antibiotikum.

Azulen: ätherische ↑Öle aus Kamillenblüten mit antiphlogist. Eigenschaften, durch Wasserdampfdestillation aus Kamillenblüten zu gewinnen.

Azur-Eosin-Methylenblaufarbgemisch: zur Färbung von Blut- u. Knochenmarkpräparaten herangezogene standardisierbare Farbstoffmischung mit panopt. Färbeergebnis (nach Giemsa).

Azurgranula *⟨pers, ind + lat⟩ f*: mit dem Farbstoff Azur (enthalten in Methylenblaulösungen) dunkelrot sich anfärbende Granula unterschiedl. Größe (0,3–0,6 μm) in versch. Leukozytenarten bzw. ihren Vorstufen u. a. in den Promyelozyten („grobe" Promyelozytengranulation), in den Monozyten („feinstäubig"), in den Lymphozyten (in 5–30 %). Offenbar trotz gleichartiger Anfärbung unterschiedl. funktionelle Zuordnung.

azurophil ↑Auer-Körper.

Azyanoblepsie *⟨lat⟩ f*: Blaublindheit, ↑Farbensinn.

Azygoslappen ↑Lobus venae azygos.

B

b: *Abk* für ↑ Bar.

B: chem. Symbol für Bor.

Ba: chem. Symbol für Barium.

BA: *Abk* für Bundesausschuß der Länderarbeitsgemeinschaften der Lehrer(innen) für Pflegeberufe; Interessenvertretung.

B. A.: *Abk* für engl. Bachelor of Arts. ↑ Bachelor.

Baader, E. W. (1892–1962). Gründete 1925 die erste klin. Abteilung für Berufskrankheiten in Deutschland am damaligen Kaiserin-Auguste-Viktoria-Krankenhaus in Berlin-Lichtenberg, 1930 als Institut für Berufskrankheiten von der Berliner Universität übernommen u. später mit Klinik u. Poliklinik ins Krankenhaus Berlin-Neukölln verlegt. Lehrbuch über Berufskrankheiten in mehreren Auflagen.

Baastrup, Christian I. (1885–1950), Röntg., Kopenhagen.

Baastrup-Syndrom (nach Christian I. B.): interspinale Neoarthrose zwischen Dornfortsätzen, namentl. L_3–S_1, bei Höhenabnahme der Bandscheiben u. Hyperlordose u. nach schmerzhafter Kompression des zwischen den Dornfortsätzen gelegenen Bindegewebes. Führt im Laufe der Zeit zu röntg. nachweisbarer Knochenapposition (kissing spine).

Babcock, William W. (1872–1963), amerik. Chir.

Babcock-Operation (nach William W. B.): Extraktion von Krampfadern mit biegsamen Metallsonden. ↑ Venenstripping.

Babes, Victor (1854–1926), rumän. Pathol., Bukarest.

Babes-Ernst-Polkörperchen (nach Victor B. u. Paul E.): intrazellulär meist an beiden Enden der Bakterien liegende, gut anfärbbare (Pol-)Körnchen, insbes. bei Diphtheriebakterien, die aus Ribosephosphaten bestehen u. als Energiereserve aufgefaßt werden.

Babesia: Gattung der Fam. Babesiidae, Ordnung Piroplasmida, Klasse Sporozoea. ↑ Blutparasiten, die sich in den Erythrozyten durch Zwei- o. Vierfachteilung vermehren u. bei Säugetieren v. a. bei Haustieren verlustreiche, bei Menschen selten auftretende Babesiosen verursachen; B. sind weltweit verbreitet u. werden durch ↑ Schildzecken übertragen.

Babesiidae *Pl*: Fam. der Sporozoea mit ungeschlechtl. Vermehrung u. Wirtswechsel. Intrazelluläre ↑ Blutparasiten bei Säugetieren mit großer ökonom. Bedeutung.

Babesiose: ↑ Piroplasmose. Tierseuche, die durch Zecken auf den Menschen übertragen wird. Babesia microti ruft eine selten schwer verlaufende Erkrankung hervor. Malariaähnl. Verläufe mit hoher Letalität durch Leber- u. Niereninsuffizienz bei Infektion mit Babesia bovis u. Babesia divergens, selten beim Menschen. Diagn. durch Erregernachweis in Erythrozyten.

Babinski, Joseph François Felix (1857–1932), poln. Neurol., Paris.

Babinski-Reflex (nach Joseph F. F. B.): für die neurol. Untersuchung wichtigster pathol. Fremdreflex zum Nachweis einer Pyramidenbahnschädigung: träge Dorsalflexion der Großzehe bei Bestreichen des lateralen Fußsohlenrands mit spitzem Gegenstand.

Babkin, P. S., zeitgen. russ. Neurol.

Babkin-Reflex (nach P. S. B.): Öffnung des Mundes mit gelegentl. Kopfdrehung bei Ausübung eines Drucks auf die Handflächen.

Babygramm: Ganzaufnahme von Säuglingen mit Hilfe bildgebender Verfahren; bei Verdacht auf Systemerkrankungen o. Fehlbildungen.

Bacampicillin: Breitbandpenicillin.

Bach, Edward (1886–1936), brit. homöopath. orientierter Arzt.

Bach-Blütentherapie (nach Edward B.): Heilverfahren, bei dem von 38 versch. Blüten wäßrige Extrakte hergestellt werden, die nun „feinstofflich" angereichert sind. Nach vorgeschriebenem Ritus werden die Auszüge, homöopath. ↑ Hochpotenzen ähnl., mit Alkohol verdünnt u. mit Wasser hochverdünnt. Das Produkt muß tropfenweise genommen werden. Jede Blüte entspricht angebl. jeweils einem Seelenzustand (z. B. Arroganz, Schreck, innere Spannung, Schuldgefühl, Schwermut, mangelndes Selbstvertrauen, Haß, Neid, Eifersucht usw.). Hohe Handelspreise, keinerlei Wirksamkeitsnachweis (unspezif. Plazeboeffekt).

Bachelor ⟨*engl*⟩: abgeleitet von Bakkalaureus (lat., auch Baccalaureus). In englischsprachigen u. Commonwealth-Ländern übl., meist unterster akadem. Grad, der Studienabschnitte o. das Studium best. Fächer abschließt. Die Bez. variieren nach Fakultäten, Fächern u. a.: Bachelor of Arts (B. A.) (arts, engl. = Künste, hier aber i. S. von allg. Studienfächern gemeint), B. of Education (B. Ed.), B. of Science (B. Sc.), B. of Medicine (B. M., M. B.), B. of Surgery (B. Surg.) u. a.

Bachmann-Bündel: spezif. Leitungsfaser zwischen re. u. li. Vorhof, über welche die Erregung des re. Vorhofs mit einer Verzögerung von 20–40 ms auf das li. Atrium übertragen wird.

Bacillaceae: Fam. stäbchenförmiger, sporenbildender grampositiver Bakterien. Med. wichtig sind die Gattungen Bacillus u. Clostridium.

Bacille bilié Calmette-Guérin (nach Albert C. u. Camille G.) ⟨*frz*⟩ ↑ Bacillus Calmette-Guérin.

Bacilli medicati ⟨*lat*⟩ *m Pl* ↑ Arzneistäbchen.

Bacillus ⟨*lat*⟩ *m* ↑ Bazillus.

Bacillus anthracis: Milzbrandbazillen, zuerst entdeckte u. erforschte Seuchenerreger. Unbewegl. grampositive sporenbildende, aerob wachsende Stäbchen der Gattung Bacillus. Durch Schrumpfung nach Fixierung typ. „Bambusform". Erreger des ↑ Milzbrands. Erste Reinkultur durch Robert Koch (1876) u. Klärung des Entwicklungszyklus des Erregers bei der Erkrankung. Ubiquitäres Vorkommen in allen Erdteilen in tier. Ausscheidungen, Häuten, Tierkadavern, auf Weideplätzen infizierter Tiere u. in Futtermitteln.

Bacillus Calmette-Guérin (nach Albert C. u. Camille G.): *Abk* BCG; von C. u. G. auf galleglycerolhaltigen Nährboden 13 Jahre lang fortgezüchtete, abgeschwächte Variante des Mycobacterium bovis (↑ Mycobacterium), gekennzeichnet durch seine **lokale** Vermehrung im (tuberkulösen) Primärkomplex; daher als Lebendimpfstoff für die ↑Tuberkuloseschutzimpfung verwendbar.

Bacillus cereus: grampositives, sporenbildendes, bewegl., hämolysinbildendes Stäbchen der Gattung Bacillus. Bedeutung als Nahrungsmittelvergifter, bei Hornhautverletzungen des Auges durch Stroh Entzündungen bis zur Erblindung.

Bacillus subtilis: Heubazillus; grampositives, sporenbildendes Stäbchen der Gattung Bacillus. Med. Bedeutung bei Lebensmittelvergiftungen. Bei Hornhautverletzungen des Auges durch Stroh Entzündungen bis zur Erblindung.

Bacillus thuringiensis: insektenpathogener Sporenbildner, der zur biologischen Schädlingsbekämpfung (↑Desinsektisation) eingesetzt wird, z. B. als ↑Larvizid für Stech- u. Kriebelmücken sowie Fliegen.

Bacitracin: lokal anwendbares Polypeptid-Antibiotikum, 1943 aus Bacillus licheniformes isoliert; besteht aus den Komponenten A bis F, wobei A mit 70 % überwiegt. Schmales Wirkungsspektrum, v. a. gegen grampositive Bakterien u. Kokken. Kombination mit Neomycin mögl.

Backenzahn: umgangssprachl. für ↑Molar. Kleiner B.: ↑Prämolar. ↑Zahnform.

Bäckerasthma: berufsbedingtes allerg. ↑Asthma bronchiale bei Bäckern, seltener bei Konditoren. Überwiegend durch Mehl u. Backzusatzstoffe, z. B. Amylase, seltener durch Kleie u. Schrote sowie durch darin enthaltene ↑Schimmelpilze u. ↑Mehlinsekten verursacht. Meistens geht dem B. eine allergische ↑Rhinitis voraus. Häufigste allerg. Berufskrankheit (↑Arbeitsallergosen) des Atmungsorgans.

Bäckerekzem: Berufsekzem an Händen u. Unterarmen bei Bäckern, hervorgerufen durch Überempfindlichkeit gegen Mehlproteine o. Mehlverbesserungsmittel (z. B. Ammoniumpersulfat).

Bäckerkaries: atyp. zirkulärer Kariesbefall bei berufl. Exposition gegenüber kohlenhydrathaltigen Stäuben u. daraus durch Gärung im Mund entstehende organ. Säuren. ↑Karies.

Bäckerkrätze: Getreidekrätze; juckender Hautausschlag v. a. bei Personen, die Umgang mit Getreide u. Getreideprodukten haben. Die B. wird verursacht durch die Getreidekrätzmilbe, Pyemotes tritici, die i. d. R. auf Insekten, v. a. Getreideschädlingen, schmarotzt u. auf den Menschen übergehen kann.

Background, genetischer ⟨*engl*⟩: genotyp. Milieu; durch das Zusammenwirken einer Vielzahl nicht direkt beteiligter Gene bedingter Hintergrund, der die spez. Wirkung eines Gens beeinflussen kann.

Backward conditioning ⟨*engl*⟩: im Ggs. zur klass. Methode der Konditionierung von bedingten ↑Reflexen wird beim B. der unbedingte, bekräftigende Reiz, z. B. Futtergabe, vor der Gabe des Reizes, z. B. eines Tons, der zum bedingten Reiz werden soll, gegeben. Das B. ist nur in Ausnahmefällen erfolgreich, da der unbedingte, meist stärkere Reiz die Wirkung des bedingten Reizes blockiert.

Backward failure ⟨*engl*⟩ *m*: Rückwärtsinsuffizienz des re. Herzens, klin. mit Leberstauung, peripheren Ödemen einhergehend. ↑Herzinsuffizienz.

Backwash-Ileitis ⟨*engl*⟩ *f*: Rückflußileitis. Oberflächl., nicht stenosierende Entzündung der terminalen Ileumschlinge bei ↑Colitis ulcerosa.

Baclesse-Huc-Syndrom: akut auftretende Osteolysen bei myeloplast. Knochentumoren.

Baclofen: 4-Amino-3-(4-chlorphenyl)buttersäure. Myotonolytikum. ↑Myotonie.

Bacteroidaceae: Fam. gramnegativer, sporenloser, obligat anaerober, teils bewegl., teils unbewegl. Bakterien; Einteilung in 13 Gattungen: ↑Bacteroides, ↑Fusobacterium, ↑Leptotrichia sind die med. wichtigen Gattungen.

Bacteroides: Bakteriengattungen der Fam. ↑Bacteroidaceae; ein Teil der B.-Arten hat med. Bedeutung, z. B. B. fragilis, B. theataiotaomicron gehört zur normalen Mikroflora des Menschen u. kann aus den verschiedensten Krankheitsprozessen isoliert werden. B. melaninogenicus wird heute Prevotella u. Porphyromonas zugeordnet u. ist für die Zahnmed. von bes. Bedeutung. Vermehrtes Vorkommen von B. m. in der subgingivalen Plaque (↑Dentalplaque) bei marginaler ↑Parodontitis o. als Begleitkeim bei ↑Fusospirochätose u. ↑Aktinomykose.

Bacteroides-Infektion: durch Erreger der Bakteriengattung ↑Bacteroides hervorgerufene Infektion. ↑Hirnabszeß, ↑Lungenabszeß, ↑Peritonitis, ↑Cholezystitis, ↑Appendizitis, ↑Pleuraempyem, ↑Douglas-Abszeß, ↑Sepsis.

Badearzt: Arzt mit Weiterbildung in Balneologie u. med. Klimatologie sowie Erfahrungen mit den ortsgebundenen Heilmitteln eines Kurortes (Zusatzbezeichnung in der ärztl. Weiterbildungsordnung: „Balneologie u. medizinische Klimatologie").

Badedermatitis: 1. ***Balneologie:*** im Verlauf von Bäderkuren eintretender Reizzustand der Haut, der als direkte Einwirkungen von Badeinhaltsstoffen interpretiert werden kann, vermutl. aber Folge vegetativer Umstellungen im Kurverlauf ist. ↑Kurreaktion. **2. *Tropenmedizin:*** ↑Zerkariendermatitis.

Badedermatitis, bullöse: Wiesen- o. Stranddermatitis (Dermatitis pratensis); entsteht durch Berührung der wasser- o. schweißfeuchten Haut mit furocumarinhaltigen Pflanzen bei gleichzeitiger Sonneneinwirkung; phototox. Vorgang.

Badediurese: im Vollbad eintretende Ausscheidungssteigerung der Nieren (Wasser- u. Natriurese), ist v. a. Folge der durch den hydrostatischen ↑Druck entstehenden Kompression des peripheren Niederdrucksystems. Die B. wird hormonell (atriales natriuretisches ↑Peptid, antidiuretisches ↑Hormon, ↑Renin-Angiotensin-Adosteron-System) gesteuert.

Badekonsistenz ↑Normalkonsistenz.

Badekur: komplexe Heilbehandlung in einem ↑Kurort (Bad) für 3–6 Wochen unter bevorzugter Nutzung natürl. Heilmittel, insbes. von ↑Heilwässern.

Bäder, absteigende: zumeist Vollbäder, deren Anfangstemperatur innerhalb einer best. Zeit u. eines begrenzten Bereichs durch Zugabe kalten Wassers gesenkt wird (z. B. von 38 °C auf 27 °C), zweckmäßigerweise noch durch Bürstungen des Badenden unterstützt.

Bäder, ansteigende: Voll- o. Teilbäder, deren Anfangstemperatur innerhalb einer best. Zeit u. eines begrenzten Bereichs durch Zugabe heißen Wassers erhöht wird. Am häufigsten als ansteigende Armbäder nach Hauffe in Anwendung. Während temperaturansteigende Vollbäder zur Ganzkörperhyperthermie führen, bewirken ansteigende Teilbäder v. a. reflektor. Kreislaufumstellungen (z. B. Hautdurchblutungssteigerung, Blutdrucksenkung).

Bäder, dermatologische: heterogene Gruppe med. Bäder mit rückfettenden, keratolytischen o. entzündungshemmenden Wirkungen. Wirksame Substanzen können u. a. Gerbstoffe (Eichenrindenbäder), Bisabolol (Kamillenbäder), Salicylsäure o. Ölsubstanzen sein.

Badereaktion ↑Kurreaktion.

Bäderheilkunde ↑Balneologie.

Bäder, hyperthermale: hypertherme Bäder; Bäder, deren Temperatur über dem ↑Thermoindifferenzpunkt für Wasser liegt u. die dem Organismus Wärme zuführen. Bäder zwischen 35 u. 38 °C werden als warme, Bäder über 38 °C als heiße Bäder bezeichnet. In Japan werden Badetemperaturen bis 47 °C verwendet.

Bäder, hypothermale: hypotherme Bäder; Bäder, deren Temperatur unter dem ↑Thermoindifferenzpunkt für Wasser liegt u. die dem Organismus Wärme entziehen. Sie werden meist als Bewegungsbäder (28–34 °C) o. Tauchbäder (↑Hydrotherapie) angewendet.

Bäder, isothermale: Bäder, deren Temperatur im Thermoindifferenzbereich liegt u. die somit keine therm. Wirkungen haben. I. B. werden angewendet, wenn chem. o. mechan. Wirkungen von Bädern allein genutzt werden sollen o. das Bad als Träger anderer physikal. Therapieformen (Strom, Ultraschall) dienen soll.

Bäder, medizinische: mittels med. Badezusätze hergestellte Bäder, die zur Vorbeugung, Linderung o. Behandlung versch. Krankheiten dienen. (↑Beruhigungsbäder, dermatologische ↑Bäder, ↑Erkältungsbäder, ↑Rheumabäder, ↑Meerwasserbäder).

Bädertechnik ↑Balneotechnik.

Bäder- und Klimaheilkunde ↑Balneologie, ↑Klimatologie, medizinische.

Bäderwirkungen, chemische: durch Badeinhaltsstoffe (Elektrolyte, gelöste Gase o. pflanzl. bzw. pharmak. Zusätze) bedingte Wirkungen von Bädern. C. B. können durch ↑Resorption, ↑Deposition o. ↑Elution vermittelt werden.

Bäderwirkungen, physikalische: durch physikal. Mechanismen (↑Auftrieb, dynamische ↑Viskosität, hydrostatischen ↑Druck, Temperatur) bedingte Wirkungen von Bädern.

Badetod: plötzl. Tod beim Aufenthalt im Wasser, nicht unmittelbar durch Ertrinken, sondern durch Schocktod. Ursächl. spielen versch. Reflexmechanismen eine Rolle, u. a. kann Kältereiz, Magendruck, Magenfüllung mit Zwerchfellhochstand usw. hierbei von Bedeutung sein; ↑Ertrinken.

Badetorf: durch Sedimentation u. Zersetzung unter Luftabschluß in Mooren entstandenes ockersediment, das zu den natürlichen ↑Peloiden gehört u. zur Herstellung von ↑Moorbädern verwendet wird. ↑Moorpackungen.

Badewasserhygiene ↑Wasserhygiene.

Badezusätze, medizinische: pflanzl. o. chem. hergestellte Substanzen zur Herstellung von medizinischen ↑Bädern. Sie können direkte Wirkungen auf die Haut, indirekte (reflektor.) Wirkungen, system. (pharmakodynam.) Wirkungen nach Resorption o. direkte Wirkungen auf die Schleimhäute (z. B. durch Inhalation flüchtiger Bestandteile) entfalten. In der Bundesrepublik Deutschland unterliegen sie dem Arzneimittelrecht.

Baer, Joseph Louis (1880–1954), amerik. Gyn., Chicago.

Baer, Karl Ernst von (1792–1876), dt. Anat. u. Embryol., Königsberg u. St. Petersburg. B. entdeckte 1827 das Säugetierei u. bestätigte damit die von W. Harvey aufgestellte Hypothese „omne vivum ex ovo". Er gilt auch als Begründer der vergleichenden Embryol.

Baer-Handgriff (nach Joseph L. B.): Handgriff, durch den in der Nachgeburtsperiode vom Geburtshelfer die Bauchdecken gerafft werden, so daß die physiol. Rektusdiastase ausgeglichen wird u. eine breite Längsfalte entsteht. Die Kreißende wird in die Lage versetzt, die Plazenta herauszupressen. Heute vielfach durch kontrollierten Zug an der Nabelschnur (↑Cord traction) ersetzt.

Baermann-Methode: parasitolog. Verfahren zum Nachweis von Nematoden-, spez. Hakenwurm-Larven, aus Stuhl- u. Bodenproben. ↑Nematoda.

Bäfverstedt, Bo Erik (geb. 1905), schwed. Dermat.

Bäfverstedt-Krankheit ↑Lymphadenosis cutis benigna.

Bagassose ⟨*frz* + *gr*⟩ *f*: allergische ↑Alveolitis durch Zuckerrohrrückstände (Bagasse), die mit thermophilen Aktinomyzeten (↑Actinomycetaceae) kontaminiert sind.

Bagatellkrankheit: med. unerhebl. Krankheit.

Bagdad-Geschwür ↑Orientbeule.

Baglivi, Giorgio (1668–1707), ital. Arzt, Rom. B. war als Theoretiker ein Vertreter der ↑Iatrophysik (die mit ihm in Italien ihren Höhepunkt erreichte), in der Praxis allerdings ein vorurteilsfreier Beobachter. Obwohl B. in seiner auf Präparation u. Exp. gestützten Faserlehre eindeutig die Bedeutung der festen Bestandteile für die Erklärung physiol. u. pathol. Vorgänge über die der flüssigen stellte, ist er noch nicht zum Begründer der ↑Solidarpathologie geworden.

Bahia-Beule ↑Espundia.

Bahima-Krankheit: durch einseitige Milchnahrung bedingte Eisenmangelanämie in West-Uganda verbunden mit Bürstenschädel, zirkulären Narben der behaarten Kopfhaut u. Hochwuchs.

Bahnsysteme, cholinerge: mit Hilfe histochem. AChE-Darstellung (↑Acetylcholinesterase) im Gehirn nachgewiesene Fasersysteme cholinerger Neurone. Aszendierendes retikuläres System: 1. dorsales tegmentales System, Zellkörper, Area cuneiformis innervieren Corpora quadrigemina u. thalam. Kerne, 2. ventrales tegmentales Bündel, Zellkörper, Substantia nigra u. ventrales Tegmentum, versorgen sub- u. hypothalam. Gebiete u. ventrales Vorderhirn. Magnozelluläre Zellen der Nuclei basalis projizieren in den Cortex cerebri, die laterale präopt. Region, innervieren olfaktor. Rindengebiete u. über die medialen Septumkerne den Hippokampus. Neurone aus Kern des Broca-Diagonalbands strahlen in den medialen limb. Kortex.

Bahnung: Fazilitation; vorübergehende Erleichterung der Übertragung von Aktionspotentialen von einer Nervenzelle auf eine andere über die ↑Synapsen, wenn präsynapt. viele kurze elektr. Reize in rascher Folge, z. B. alle 30 ms, gegeben werden. Es kommt dabei neben der vermehrten Freisetzung von chem. Überträgerstoffen in den Synapsenspalt zu einer Hyperpolarisation der erregbaren Membran der nachgeschalteten Zelle, d. h. zur sog. post- o. subsynapt. B., wobei in die Präsynapse zusätzl. Kalziumionen einströmen. Man unterscheidet zeitl. B. (Übertragung mehrerer Potentiale innerhalb kurzer Zeit) u. räuml. B. (Erregung der postsynapt. Membran über mehrere Synapsen zugleich).

Baillarger-Streifen: horizontale Faserlagen in der vierten u. fünften Schicht der ↑Großhirnrinde (Stria Baillargeri interna et externa).

Bainbridge-Reflex: von Rezeptoren in den Herzvorhöfen (sog. A-Rezeptoren) ausgelöste Reaktionen des Herz-Kreislaufsystems; Herzfrequenzzunahme, Erhöhung des peripheren Widerstands, Blutdruckanstieg.

Bain-System: Low-flow-System, bei dem durch ein enges Rohr geringe Frischgasmengen in einen gefalteten Exspirationschlauch eingeleitet werden; relativ störanfällig, daher nicht sehr verbreitet.

Bajonettfinger: Subluxation der Fingergelenke mit Überstreckung im Mittel- u. Beugung im Endgelenk, meist als Folgeerscheinung bei ↑Athetose, auch bei Hirnstammläsionen beschrieben.

Bajonettierknochen: Verkalkung u. Verknöcherung von Muskeln u. Sehnen durch chron. Traumen, z. B. früher bei Soldaten durch das Exerzieren u. Bajonettieren. Pathogenet. Myositis ossificans circumscripta.

Bajonettzange: Extraktionszange für Wurzeln der Zähne des Oberkiefers. Das Zangenmaul ist bajonettförmig abgebogen u. ermöglicht dadurch eine bessere Übersicht u. eine Beurteilung, ob Zahnachse u. Zangenachse übereinstimmen.

Bakandya: durch Rickettsia typhi bedingtes endem. ↑Fleckfieber im Kongogebiet.

Baker, William Morrant (1839–1896), brit. Chir., London.

Baker-Zyste (nach William M. B.): Arthrozele in der Kniekehle; Ausstülpung der Synovialis. Bei Ruptur (selten) Sympt. akuter tiefer Thrombose. ↑Ganglion.

Bakkalaureus ⟨*lat*⟩: Baccalaureus; unterster akadem. Grad an den Universitäten u. Hochschulen des Mittelalters, heute v. a. in englischsprachigen Ländern als ↑Bachelor übl.

Bakteriämie ⟨*gr*⟩ *f*: Vorhandensein von Bakterien im strömenden Blut, singulär-passager z. B. nach Zahnextraktion o. Tonsillektomie, rezidivierend-temporär bei ↑Herdinfektion. Als Ausdruck für bakterielle Allgemeininfektionen im Generalisationsstadium zykl. Infektionen, ferner nach Herdeinbruch in Lymph- u. Blutbahn mit permanentem (↑Sepsis) bzw. schubweise intermittierendem (↑Pyämie) Bakterienbefall des Blutes. Bedeutung der (wiederholten) ↑Blutkultur für die bakt. Diagnostik.

Bakterien ⟨*gr*⟩ *n Pl*: erstmals von Leeuwenhock 1683 beschriebene, von Cohn 1872 charakterisierte Mikroorganismen. Einzellig, 0,2–80 μm groß, kugelförmig, stäbchenförmig o. schraubenförmig. Aufbau aus Kernäquivalenten, Ribosomen, einer Zellwand mit spez. Differenzierungen wie Geißeln u. Fimbrien.

Bakterienagglutination ↑Agglutination von Bakterien durch Antikörper. Bei der qualitativen B. wird ein unbekanntes Bakterienantigen mit einem bekannten Testserum untersucht. ↑Widal-Reaktion.

Bakterienantagonismus: gegenseitige Wachstumshemmung der Bakterien in vivo u. in vitro, z. B. durch ↑Bakteriozine; reguliert die Zusammensetzung der normalen Keimflora.

Bakterienart: Spezies; Glied des hierarch. Systems der Einteilung der Bakterien. Die Artbezeichnung ist binär u. setzt sich aus dem Gattungsbegriff u. dem Artbegriff zusammen, z. B. ↑Salmonella typhi.

Bakterienausscheider ↑Dauerausscheider, ↑Keimträger.

Bakterienbesiedlung ↑Besiedlung, bakterielle, ↑Darmflora.

Bakterien, coryneforme: veraltete u. z. T. irreführende Bez. für Bakterien versch. Gattungen u. Arten, die morphol. dem ↑Corynebacterium ähnl. sind.

Bakterienfilter: ↑Filter, bakterienundurchlässige, bakterienfreie ↑Filtration, aseptische ↑Bereitung durch bakterienfreie Filtration.

Bakterienflora: Gesamtheit der Bakterienpopulationen; in der Med. meist auf einen Körperteil bezogen, z. B. ↑Darmflora.

Bakterien, halophile: Bakterien, die ein salzhaltiges Milieu bevorzugen. ↑Archäbakterien.

Bakterienisolierung: Herauszüchtung von best. Bakterien zur Gewinnung von Reinkulturen o. Mischkulturen aus Untersuchungsmaterial (z. B. Stuhl).

Bakterienkapsel: Schleimsubstanz, aufgelagert auf die Zellwand versch. Bakterienarten; Bildung milieuabhängig; chem. unterschiedl., z. B. Polysaccharide bei Streptococcus pneumoniae, Klebsiella pneumoniae, Haemophilus influenzae, Polypeptid bei Bacillus anthracis, Hyaluronsäure bei Streptokokken. Kapseln schützen Bakterien vor phagozytierenden Zellen u. haben diagn. Bedeutung für Klinik u. Epidemiol. ↑Kapselquellungsreaktion, ↑Kapselantigene.

Bakterienklassifizierung: Ordnungsprinzipien der Bakterien aufgrund morphol., physiol., biochem. u. a. Merkmale. Die Kategorien sind Reich, Division, Klasse, Ordnung, Fam., Gattung u. Art. Für die klin. u. epidemiol. Mikrobiol. sind die Bez. der Gattungen, Arten u. – insbes. für die Epidemiol. – der Varietäten, z. B. Serovar (Serotyp), Phagovar (Lysotyp), Biovar (Biotyp), wichtig.

Bakterienkonjugation: Übertragung genet. Informationen durch direkten Zell-zu-Zell-Kontakt zwischen Donorzelle u. Rezeptorzelle.

Bakterien, methanogene ↑Archäbakterien.

Bakterienruhr ↑Ruhr, bakterielle.

Bakterienserotyp ↑Serotyp.

Bakteriensteine: weiche Steine (Schlammsteine), die sich bei starker Eiterung aus Eiweißmassen u. Bakterien im Nierenbecken bilden können. ↑Harnsteine.

Bakterientoxine: biol. Giftstoffe von Bakterien. Im Unterschied zu chem. Giften haben sie eine best. Inkubationszeit u. meistens eine typ. Wirkung im menschl. o. tier. Organismus. Es werden Exo- u. Endotoxine unterschieden. **Exotoxine (Ektotoxine)** sind extrazelluläre bakterielle Gifte, die von den lebenden Bakterien abgegeben werden. Sie sind antigen, meist thermolabil u. haben Eiweißcharakter. Zu den Exotoxinen gehören: Diphtherietoxin, Tetanustoxin, Gasbrandtoxine, Botulinustoxin, Staphylokokkenenterotoxin u. a. **Endotoxine** werden nach dem Zelltod der Bakterien freigesetzt. Es handelt sich dabei um hochmolekulare Verbindungen, die aus einer Polysaccharid- u. Lipoidkomponente bestehen. Sie sind weniger antigenwirksam als die Exotoxine. Häufig wird der Ausdruck Endotoxin auch als Syn. für die Lipopolysaccharide gramnegativer Bakterien gebraucht. Biol. Manifestationen sind Pyrogenwirkung u. ↑Endotoxinschock.

Bakterientypisierung: Feststellung des Typs einer Bakterienart unter Anwendung versch. Methoden, meist zur weiteren Differenzierung der Arten durch ↑Agglutination (Serotyp), ↑Lysotypie, ↑Bakteriozinotypie, ↑Biochemotypie, Tierversuche, Wachstumsunterschiede auf best. Nährböden.

Bakterienviren ↑Bakteriophagen.

Bakterienzylinder ↑Pseudozylinder.

Bakteriolyse ⟨*gr*⟩ *f*: Zerstörung von Bakterien durch Auflösung (Lyse) der Zellwand, meist durch spezif. Antikörper (↑Bakteriolysine) bedingt.

Bakteriolysine: Antikörper, die während u. nach einer Infektionskrankheit im Blut auftreten u. unter Aktivierung des ↑Komplements eine Auflösung von Bakterien bewirken. Auch Enzyme (↑Lysozym) können als B. wirken.

bakteriolytisch ⟨*gr*⟩ *Adj*: bakterienauflösend; ↑Bakteriolyse.

Bakteriophagen: Bakterienviren, Phagen; Viren, deren Wirte Bakterien sind. B. haben eine vielgestaltige Morphol. Sie bestehen aus Nukleinsäuren (DNA, RNA), die von einer Proteinhülle umgeben sind. Virulente B. vermehren sich nur innerhalb von Bakterienzellen, die dabei abgetötet u. lysiert werden; die B. werden in die Umgebung abgegeben. Temperente B. werden von der Bakterienzelle aufgenommen u. können diese lysieren o. lysogenisieren (↑Prophagen, ↑Lysogenie). Die Nukleinsäure wird in das Chromosom integriert o. verbleibt extrachromosomal. Ther. haben B. bisher keine große Bedeutung erlangt, ihre lyt. Wirkung wird zur epidemiol. Differenzierung von Bakterien verwendet (↑Lysotypie). Best. temperente Phagen vermitteln der Bakterienzelle im Prophagenzustand neue Eigenschaften (↑Phagenkonversion), z. B. Diphtherietoxinbildung, Veränderung der Antigenstruktur bei Salmonellen. Besonders gut untersucht wurden die Bakteriophagen der sog. T-Reihe, das sind solche mit doppelsträngiger DNA. Abb.

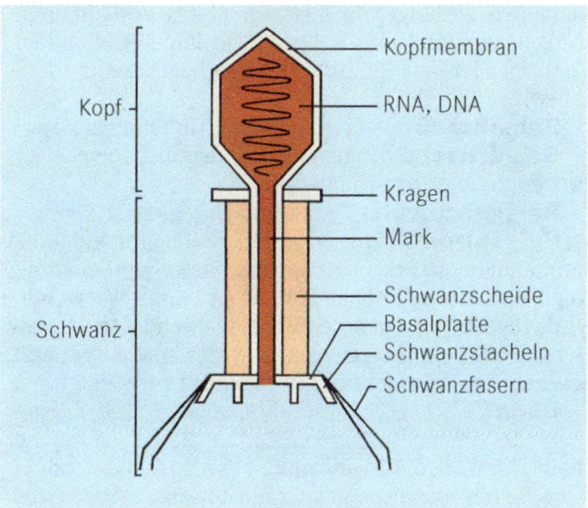

Bakteriophagen. Schematische Darstellung eines geradzahligen T-Phagen

Bakteriorrhö: Bakterienausfluß; Klin.: stetige wäßrig-schleimige Absonderung aus der Harnröhre, unabhängig von Miktion u. Defäkation. Morgens am stärksten. Im Ausstrich finden sich kaum Zellen, aber massenhaft Bakterien versch. Art. Wird oft bei Gonorrhö, aber auch unspezif. Entzündungen beobachtet.

bakteriostatisch ⟨*gr + lat*⟩ *Adj*: bakterienhemmend; reversible Hemmung des Bakterienwachstums u. der Bakterienvermehrung. ↑bakterizid.

Bakteriozine: hochspezif. antibiot. wirkende Proteine, die von gramnegativen u. -positiven Bakterien gebildet werden. Sie töten nur dem Produzentenstamm nahe verwandte Bakterien u. besitzen somit ein enges Wirkungsspektrum. Der produzierende Stamm entwickelt einen Selbstschutzmechanismus. Vielfach wird durch Anhängen der Silbe „cin" bzw. „zin" die Bakterienart o. die Gattung, von der sie gebildet wird, bezeichnet, z. B. Kolizin, Pyozin, Staphylokokzin.

Bakteriozinogenie: B. ist das Freisetzen von ↑Bakteriozinen durch Bakterien; wird für die ↑Bakteriozinogenotypie verwendet; epidemiol. Marker.

Bakteriozinogenotypie: auf der Bakteriozinogenie beruhende Methode zur Unterteilung von Bakterienstämmen; dabei prüft man die Empfindlichkeit festgelegter Teststämme mit dem ↑Bakteriozin des zu untersuchenden Stamms.

Bakteriozinotypie: Typisiermethode von Bakterien auf der Grundlage des unterschiedl. Wirtsspektrums der ↑Bakteriozine.

Bakteriozintyp: Feststellung eines Subtyps einer Bakterienart o. Gattung mit Hilfe der ↑Bakteriozinotypie für epidemiol. Untersuchungen.

Bakteriurie ⟨*gr*⟩ *f*: Ausscheidung von Bakterien mit dem Harn. Bei der asymptomat. B. werden Bakterien im Urin gefunden, ohne daß klin. Hinweise für das Vorliegen einer Harnwegserkrankung existieren. Aus der asymptomat. B. kann sich eine ↑Pyelonephritis entwickeln (bes. bei Schwangeren beobachtet, ↑Pyelonephritis gravidarum). Die symptomat. B. liegt vor, wenn aus dem Urin Keime isoliert werden können u. klin. Zeichen einer Harnwegserkrankung vorliegen. Die symptomat. B. wird in 96–100 % bei der akuten Pyelonephritis gefunden. Eine signifikante B. liegt vor, wenn 100 Megapartikel pro Liter (Mpt) gefunden werden können. Die quantitative Bestimmung erfolgt mittels Urinkultur. Die Anzahl der Keime pro Liter Urin ergibt sich aus der entwickelten Anzahl der Kolonien, die die Bakterien auf dem Nährboden hervorgebracht haben, multipliziert mit dem Verdünnungsfaktor. Die Differenzierung der Bakterienarten (qualitativer Erregernachweis) erfolgt durch Überprüfen biochem. Stoffwechselleistungen. Eine symptomat. B. weist auf eine Pyelonephritis hin u. ist behandlungsbedürftig. ↑Pyurie.

bakterizid ⟨*gr + lat*⟩ *Adj*: bakterientötend, irreversibel im Ggs. zu ↑bakteriostatisch.

Bakterizidie, intrazelluläre: Eigenschaft, Fähigkeit der Zelle, Bakterien abzutöten. Nach Bildung des Phagosoms kommt mit dem Vorgang der Phagozytose eine Reihe von Stoffwechselschritten in Gang, die gemeinsam mit dem Granulainhalt zur intrazellulären Abtötung der aufgenommenen Mikroorganismen führen. Zu den Faktoren, die i. R. der i. B. eine Rolle spielen, zählen NADH-Oxidase, Glukose-6-phosphatdehydrogenase, Glutathionperoxidase, Hexosemonophosphat-Shunt, Myeloperoxidase, H_2O_2, Lysozym (Muramidase) u. proteolyt. Enzyme. Störungen best. Stoffwechselschritte bzw. Fehlen o. Reduktion von Enzymaktivitäten führen zu einem Defekt der B., wie dies z. B. bei der progressiven septischen ↑Granulomatose der Fall ist. Mit standardisierten Tests („bacterial killing test") ist der Grad des Defekts der B. meßbar.

Bakwin-Krida-Syndrom ↑Dysplasie, kraniometaphysäre.

BAL: *Abk* für engl. British Anti-Lewisite. Dithioglycerol, $HSCH_2$-CH(SH)-CH_2OH. Guter ↑Komplexbildner für Schwermetallionen (↑Komplexe), daher wichtiges Antidot bei Schwermetallvergiftungen, z. B. früher gegen arsenhaltige Kampfstoffe wie Lewisit.

Balance, glomerulotubuläre: Gleichgewicht zwischen glomerulärem Filtratvolumen u. tubulärer Reabsorption. Unabhängig von der Filtrationsrate (↑glomeruläre Filtrationsrate) werden im proximalen Tubulus $^{2}/_{3}$ des Primärharns resorbiert. Für die Anpassung der Resorption spielt eine Rolle, daß die Größe der Resorptionsfläche von der Tubulusfüllung u. der kolloidosmot. Druck in den peritubulären Kapillaren von der ↑Filtrationsfraktion abhängt.

Balanceseite: bei Laterotrusion des Unterkiefers der Bewegungsrichtung u. der Arbeitsseite gegenüberliegende Kieferhälften mit i. d. R. geringen o. gar keinen Zahnkontakten. Bedeutsam für ↑Einschleiftherapie u. für die Konstruktion totaler Zahnprothesen.

Balanitis ⟨*gr*⟩ *f*: Entzündung der Eichel (u. meist auch der Vorhaut) mit Rötung, Juckreiz. Vorkommen bei ↑Phimose, ↑Diabetes mellitus, ↑Candidose (Hefepilzinfektion). ↑Balanoposthitis. Abb.

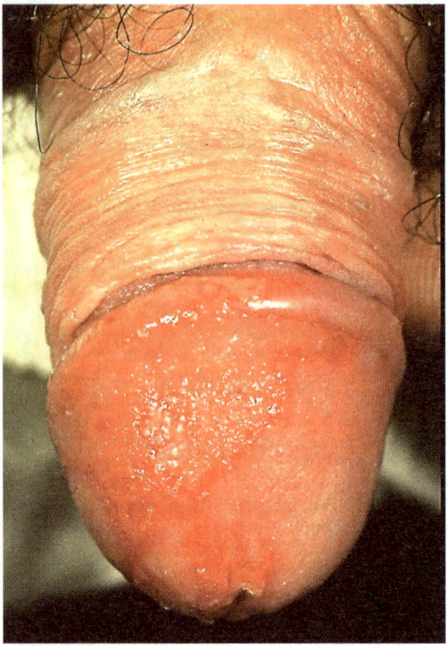

13

Balanitis

Balanitis gangraenosa: gangränöse Entzündung der Vorhaut.

Balanitis herpetica: Entzündung der Eichel des Penis bei ↑Herpes genitalis.

Balanitis plasmacellularis: umschriebene rote, samtartige Veränderung der Eichel, die durch eine plasmazelluläre Entzündung hervorgerufen wird. Gutartig.

Balanitis xerotica obliterans: der Kraurosis vulvae („Kraurosis penis") ident. Verhärtung der Glans penis mit Einengung der Urethralmündung.

Balanolith ⟨*gr*⟩ *m*: unter der Vorhaut gebildeter Stein; Präputialstein.

Balanoposthitis: Entzündung von Eichel u. innerem Vorhautblatt; ↑Balanitis. Ursache im Kindesalter meist ↑Phimose mit Retention von Harn in der rüsselförmigen Vorhaut u. nachfolgender Infektion.

Balantidienruhr ↑Balantidiose.

Balantidiose ⟨*gr*⟩ *f*: Balantidienruhr; in warmen Ländern durch den Erreger ↑Balantidium coli hervorgerufene Dickdarmerkrankung; klin. Verlauf ähnl. wie bei Amöbenruhr, Mensch nur gelegentl. befallen. Hauptwirt sind Hausschweine. Ther.: Tetrazykline, Imidazole, Paromomycin.

Balantidium coli: zu den ↑Ciliophora (frühere Bez. Ciliata), Wimpertierchen, gehörende Protozoenart (↑Protozoa), Erreger der ↑Balantidiose; vegetative Form eiförmig mit zwei pulsierenden Vakuolen, nierenförmigen Makronukleus u. Mikronukleus. Vermehrung durch Querteilung u. Konjugation; es werden kugelige, dickschalige Zysten gebildet, die mit den ↑Fäzes ausgeschieden werden. Parasit in Dick- u. Dünndarm von Schweinen, Affen, Ratten, gelegentl. auch beim Menschen.

Balaties ⟨*lat*⟩ *f* ↑Stottern.

Balbiani-Ringe: lichtmikroskop. sichtbare Auflokkerungen (Puffbildung) in den ↑Riesenchromosomen der Dipteren, Orte der RNA-Synthese.

Baldrianwurzel ↑Valeriana officinalis.

Baldy, John Montogomery (1860–1934), amerik. Gyn., Philadelphia.

Baldy-Franke-Operation (nach John M. B.): Antefixationsoperation zur Behebung der fixierten ↑Retroflexio uteri, bei der die Plica lata dicht an der Uteruskante beidseitig durchstoßen wird u. bei der durch die so entstandenen Öffnungen die Ligamenta teres uteri hindurchgezogen werden, um die beiden Schlingen der runden Mutterbänder auf die Hinterfläche des Uterus aufzunähen.

Balgabszeß: alter Abszeß mit ↑Abszeßmembran.

Balgdrüsen: Zungenbälge; lymphat. Gewebe am Zungengrund, ↑Tonsilla lingualis.

Balggeschwulst ↑Atherom.

Balgspirometer: wasserloses ↑Spirometer, bei dem, anders als beim Glockenspirometer, ein leicht bewegl. Atembalg als Speicher der Atemluft verwendet wird. Die Bewegungen des Balgs während der Atmung werden über ein Hebelsystem zur Messung ausgenutzt. B. werden auch in elektron. Spirometern verwendet.

Balint, Michael (1896–1970), ungar. Arzt u. Psychoanalytiker, Budapest, London. Zahlreiche für die psychoanalyt. Klinik u. die angewandte ↑Psychoanalyse bedeutsame Beiträge u. a. zur sog. Grundstörung, zur Fokaltherapie u. zur Arbeit mit Allgemeinärzten (↑Balint-Gruppe). Populärstes Werk: „Der Arzt, der Patient u. die Krankheit" (1957). B. ist der neben Sigmund Freud für die ärztl. Praxis bedeutsamste Psychoanalytiker geworden.

Balint, Rudolph (1874–1929), ungar. Neurol., Budapest.

Balint-Gruppe (nach Michael B.): Arbeitsgruppe, bestehend aus einem Psychoanalytiker u. 8–10 Ärzten, in der die Arzt-Patient-Beziehung unter psychodynam. Gesichtspunkten diskutiert wird. Auch in anderen Berufsgruppen im sozialen Bereich angewandt.

Balint-Syndrom (nach Rudolph B.): „Seelenlähmung des Schauens". Simultanagnosie (↑Agnosie), ↑Ataxie, Blickapraxie (↑Apraxie) bei Erkrankungen der parietookzipitaler Leitungsbahnen.

BALK: *Abk* für Bundesausschuß leitender Krankenpflegepersonen; Interessenvertretung.

Balkanfieber ↑Q-Fieber.

Balkangrippe ↑Q-Fieber.

Balkan-Nephropathie: Balkan-Nephritis; endem., wahrscheinl. durch Ochratoxin erzeugte, chron. interstitielle Nephritis mit Ausbildung einer Schrumpfniere u. Übergang in die chron. Niereninsuffizienz. Die B. kommt in best. Gebieten Bulgariens, Rumäniens u. Jugoslawiens vor. Klin. ähnl. fam. juveniler Nephronophthise.

Balken ↑Corpus callosum.

Balkenapraxie: einseitige ↑Apraxie infolge einer Unterbrechung von Kommissurenfasern, die die dominante u. nichtdominante Hemisphäre miteinander verbinden.

Balkenarterie: A. trabecularis; innerhalb der Milzbalken (Trabekel) verlaufender Ast der A. splenica. ↑Milz.

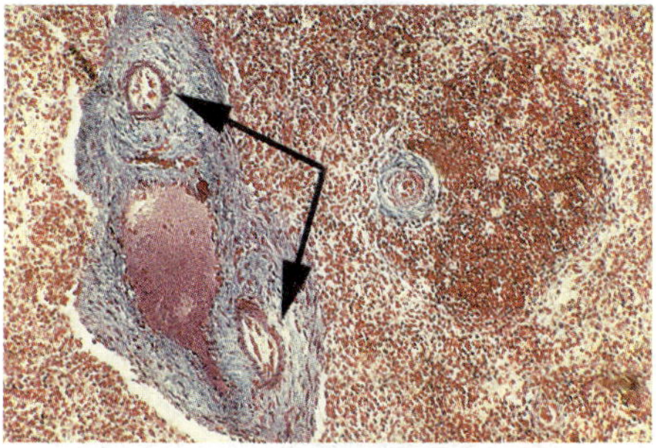

30

Balkenarterie. Histologischer Schnitt durch die Milz, Azanfärbung; in einem Trabekel zwei Balkenarterien (Pfeil) u. eine Balkenvene, rechts ein Malpighi-Körperchen der Milz mit Arterie

Balkenblase: Trabekelblase; durch Hypertrophie der netzartig angeordneten Muskelfaserbündel bei einem subvesikalen Abflußhindernis (benigne ↑Prostatahyperplasie, ↑Sphinktersklerose, ↑Prostatakarzinom, ↑Urethrastriktur) hervorgerufenes klass. Bild bei der Zystoskopie. Bis zu einem gewissen Grade als physiol. Kompensation anzusehen.

Balkendegeneration: meist durch chron. Alkoholabusus hervorgerufener progredienter Abbau des Corpus callosum mit Demenz u. Muskelstarre einhergehend.

Balkenmangel: Azygie; angeborenes Fehlen des Corpus callosum. Mitunter kombiniert mit Agenesie der Riechkommissuren. Kommt isoliert o. mit weiteren Fehlbildungen des Gehirns vor (monoventrikuläre Hirne der ↑Zyklopie u. ↑Arrhinenzephalie). Häufig asymptomat., sonst geistige Retardierung o. zerebrale Anfälle.

Balkenstich: neurochirurg. Schaffung einer Liquorpassage zwischen Ventrikelsystem u. Subduralraum beim angeborenen, tumorbedingten o. infolge narbiger Verklebungen entstandenen Hydrozephalus occlusus. Heute durch erfolgreichere Operationsmethoden verdrängt.

Balkenstrahlung ↑Radiatio.

Balkenvene: V. trabecularis; innerhalb der Milzbalken (Trabekel) verlaufender Zuflußast zur V. splenica. ↑Milz.

Ballantyne-Runge-Syndrom ↑Clifford-Syndrom.

Ballard-Score: Punktsystem zur Bestimmung des neuromuskulären Entwicklungsniveaus beim Neugeborenen. ↑Reifezeichen.

Ballaststoffe: Gesamtheit der unverdaul. Anteile der Nahrung; dazu gehören best. Kohlenhydrate (Zellulose, Lignin, Hemizellulosen, Hexosane, teilweise Pentosane) sowie einige Eiweißstoffe (Keratine); wichtig für den Verdauungstrakt als Füllstoff; fördern die Magen- u. Darmbewegung (Peristaltik) u. damit den Stofftransport. Eine zu geringe Aufnahme an B. führt zu Stuhlverstopfung. Geringe Gehalte an B. in der Nahrung werden mit erhöhtem Darmkrebsrisiko in Verbindung gebracht. B. können die ↑Elimination tox. Stoffe (↑Schwermetalle) fördern. Die analyt. Erfassung des Ballaststoffgehalts der Nahrung erfolgt heute infolge der Heterogenität der Stoffe noch nach uneinheitl. Methoden. Als Rohfaser wird dabei die Summe jener Kohlenhydrate u. verwandter Stoffe, die bei einer best. Behandlung der Lebensmittel mit verdünnten Säuren u. Alkalien in der Hitze nicht lösl. gemacht werden u. als Rückstand verbleiben, verstanden.

Ballenhohlfuß ↑Hohlfuß.

Ballenrolle: Form einer orthopädischen ↑Rolle, die fehlende o. schmerzhafte Beweglichkeit in den Zehengrundgelenken kompensiert.

Ballismus ⟨*gr*⟩ *m*: extrapyramidale hyperkinet. Bewegungsstörung, blitzartig ausfahrende, schleudernde Bewegungen mehrerer Extremitätenglieder, meist als Hemiballismus, z. B. bei kontralateraler (hämorrhag.) Nekrose des Corpus Luysi hypothalami o. seiner Verbindungen zum Corpus striatum o. Globus pallidus.

ballistisch ⟨*gr*⟩ *Adj*: Bewegungen betreffend, die schnell u. als Gesamtheit vorprogrammiert (z. B. Stoß, Wurf) mit kurzer Startzeit ohne Korrekturmöglichkeit während des Ablaufs, passieren.

Ballistokardiogramm: *Abk* BKG; Aufzeichnung der Körperbewegung in Längsrichtung mittels eines geeignet gelagerten Untersuchungstisches (Elongationsballistokardiogramm) infolge der Massenverschiebung bei der Herztätigkeit. Es gestattet unter Vorbehalt die Bestimmung charakterist. Zeitpunkte während der ↑Herzperiode (Beginn der ↑Austreibungszeit). Wegen der unkontrollierbaren Verschiebung der gesamten Herzmuskelmasse zur exakten Bestimmung des Schlagvolumens des Herzens (↑Herzschlagvolumen) nicht geeignet.

Ballistokardiographie ↑Ballistokardiogramm.

Ballonbougie: hydraul. Dilatation der Harnröhre bei Striktur durch einen über die gesamte Harnröhrenlänge aufblasbaren Gummischlauch um einen dünnen Katheter.

Ballondilatation: perkutan durchführbare Technik zur Erweiterung von Gefäßlumina durch spez. ↑Ballonkatheter; 1974 von Grüntzig entwickelt. Vorwiegend an art. Gefäßen, z. B. Becken-, Nieren o. ↑Koronararterien, angewandt.

Ballongegenpulsation, intraaortale: *Abk* IABP. Verfahren der Wahl zur mechanischen ↑Herzentlastung. Ein aufblasbarer Ballonkatheter wird in der Aorta descendens unterhalb der A. subclavia positioniert. Durch ein herzsynchron arbeitendes Pumpaggregat wird der Ballon diastol. aufgeblasen u. systol. entleert. Daraus resultiert eine biphas. diastol.-systol. Veränderung der existierenden Kreislaufverhältnisse. Die diastol. Augmentation erhöht den Perfusionsdruck in den Koronargefäßen, wodurch eine verstärkte Myokarddurchblutung erreicht wird. In der Systole erfolgt eine Verringerung der Nachlast u. damit eine Reduzierung des Sauerstoffbedarfs in den Myokardzellen. Die IABP wurde 1968 durch Kantrowitz in die Klinik eingeführt. Die Domäne der IABP stellt die ischäm. Herzkrankheit mit ihren Komplikationen dar. Abb.

Ballonierung ⟨*frz*⟩: akute Blähung der Lungen, z. B. beim Erstickungstod, aber auch bei anderen zentralen Todesfällen, bes. beim Ertrinken.

Ballonisierung: Vergrößerung u. Abrundung der Plattenepithelzelle durch Plasmavakuolisierung, z. B. ↑Koilozytose u. Paget-Zellen.

Ballonkatheter: Harnröhrendauerkatheter aus Weichgummi, Latex o. Plastik mit einem am blasenwärtigen Ende befindl., durch in der Katheterwand verlaufenden dünnen Kanal aufblasbaren Gummiballon. Der mit Wasser o. Luft aufgefüllte Ballon verhindert das Herausgleiten des Katheters aus der Blase (Dauerkatheter). ↑Tiemann-Katheter, ↑Nélaton-Katheter, ↑Millin-Katheter. Mit bes. großem Ballon (75–100 ml) zur Tamponade der blutenden Prostataloge nach Ektomie der Prostatahyperplasie o. transurethraler ↑Prostataresektion. **B. nach Fogarty**: längengraduierter Kunststoffschlauch mit an der Spitze fest aufgebrachtem, auffüllbarem Gummiballon zur Entfernung von Blutgerinnseln aus Arterien u. Venen. Der Vorteil gegenüber starren Instrumenten liegt in der Anpassungsfähigkeit des Ballons an die (arteriosklerot. veränderte) Arterienwand. **B. nach Grüntzig**: in versch. Längen u. Durchmessern erhältl. Doppel-Lumen-Plastikkatheter, mit an der Spitze aufgebrachtem Plastikballon zur meist perkutanen Erweiterung von Stenosen u. Verschlüssen des Gefäßsystems (art., venös, biliär), auch der ↑Koronararterien. **B. nach Serbinenko**: endovasales Katheterverfahren zum künstl. Verschluß zerebraler u. spinaler Gefäßfehlbildungen (Aneurysmen, art. Angiomzuflüsse, Sinus-Cavernosus-Fisteln o. speisende Tumorgefäße).

Ballonseptostomie, atriale: Verfahren zur künstl. Schaffung einer Verbindung zwischen den beiden Herzvorhöfen. ↑Atrioseptostomie.

Ballonsonde: Sonde, die mit einem o. mehreren aufblasbaren Ballons versehen ist, um ein Abblocken best. Intestinalabschnitte (z. B. Barthelheimer-Sonde) einer Kompression blutender Gefäße (z. B. ↑Sengstaken-Blakemore-Sonde o. ↑Linton-Nachlas-Sonde) o. eine pneumat. Dilatation von Stenosen zu ermöglichen.

Ballooning-Phänomen ⟨*engl*⟩ *m*: zu weites inneres Nasenloch mit ballonförmigem Abstehen der Nasenklappe bei abgesunkener knorpeliger Nase. ↑Septumplastik.

Ballottement ⟨*frz*⟩ *n*: **1.** ***Geburtshilfe:*** charakterist. passive Beweglichkeit des kindl. Kopfs im Uterus, die der Steiß nicht besitzt. Wird bei Schädellänge mit dem ↑Leopold-Handgriff geprüft. **2.** ***Orthop.:*** „Tanzen der Patella"; bei Vorliegen eines Kniegelenkergusses läßt sich die vom Femurkondylus abgehobene Patella durch Fingerdruck wieder mit dem Femurkondylus in Kontakt bringen u. hebt sich bei Nachlassen des Drucks wieder ab. **3.** ***Urol.:*** a) pathol. Beweglichkeit (fest o. schwappend) der vergrößerten Niere, z. B. bei Tumor, großer Zyste o. Hydronephrose; b) Erschütterungsschmerz der Nierenlager bei Beklopfen (Handkante, Faust), der bei gesunden Nieren nicht auslösbar ist.

Balneobiologie: Lehre von der Flora u. Fauna der Mineralquellen u. Peloidlager, umfaßt auch balneolog. Modellversuche an Pflanzen u. Tieren.

Balneogeologie: Lehre von den geolog. Gegebenheiten der Lagestätten der natürl. ↑Heilwässer, Heilgase (natürliche ↑Heilmittel) u. ↑Heilpeloide.

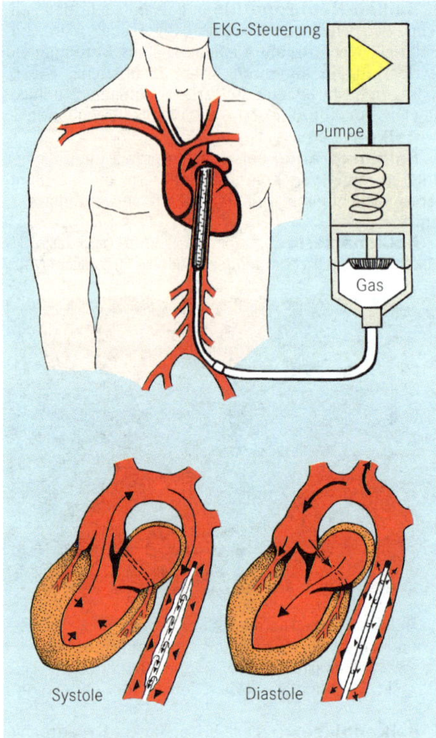

Intraaortale Ballongegenpulsation

Balneohydrologie: Lehre von den hydrolog. Gegebenheiten der Lagestätten der natürl. ↑Heilwässer, Heilgase (natürliche ↑Heilmittel) u. ↑Heilpeloide.

Balneologie: Lehre von der Nutzung der ortsgebundenen natürlichen ↑Heilmittel (↑Heilwässer, Heilgase, ↑Heilpeloide), die neben dem med. Bereich (Balneotherapie) auch die Balneogeologie u. Balneohydrologie sowie die ↑Balneobiologie, ↑Balneotechnik u. Heilmittelanalytik umfaßt.

Balneotechnik: Lehre von der sachgerechten techn. Behandlung (Lagerung, Leitung, Speicherung, Temperierung) der balneolog. Heilmittel. Die B. umfaßt auch die techn. Gestaltung von Badewannen, Gasbädern, Trinkheilwasserausgabeeinrichtungen sowie die Inhalationstechnik (↑Inhalationsbehandlung) u. die Herstellung von ↑Peloidpackungen.

Balneotherapie: Lehre von der ther. Anwendung der natürl. ortsgebundenen Heilmittel (natürliche ↑Heilmittel) in ihren Anwendungsformen Bäder, ↑Trinkkuren u. ↑Inhalationen.

Baló-Sklerose ↑Sklerose, konzentrische.

Balsam ⟨*semit*⟩: Balsamum; natürl. vorkommende Lösung von Harzen in ätherischen ↑Ölen o. nichtflüchtigen, flüssigen, lipophilen Stoffgemischen. Gewinnung aus Interzellular- u. Harzgängen von Stämmen meist süd- u. zentralamerikan. Bäume. Arzneigemische von balsamartiger Konsistenz werden als **Balsamum artificiale**, künstl. B., bezeichnet. **Balsamum copaivae:** Copaivabalsam; gelbbraune, ölige Flüssigkeit aus den Balsamgängen versch. Copaifera-Arten, enthält äther. Öle u. Harzsäuren. Wurde wegen einer leicht desinfizierenden Wirkung früher bei Infektionen der Harnwege verwendet. **Balsamum peruvianum:** Perubalsam, Chinaöl; aus Myroxylon balsamum varietas pereirae gewonnenes Produkt. Gehalt an Zinnamein: 55–65 %. Auch als **Balsamum peruvianum artificiale** offizinell. Anwendung: früher innerl. als Expektorans, in der Dermat. als Antiseptikum für Pinselungen.

BALT: *Abk* für engl. bronchus associated lymphoepithelial tissue; Teil des ↑ MALT.

Baltimore, David (geb. 1938), amerik. Virol., Cambridge, Mass. 1970 Nachweis der RNA-abhängigen DNA-Polymerase (reverse ↑ Transkriptase o. Revertase), gleichzeitig, aber unabhängig von H. W. Temin. 1975 Nobelpreis für Med./Physiol. (mit R. Dulbecco u. H. W. Temin) „für ihre Entdeckungen auf dem Gebiet der Wechselwirkungen zwischen Tumorviren und dem genetischen Material der Zellen".

Bamberger, Eugen (1858–1921), österreich. Arzt, Wien. ↑ Marie-Bamberger-Syndrom.

Bambushaare: auf ektodermalem Defekt beruhende Brüchigkeit u. gelenkähnl. Knotenbildung der Haare. ↑ Netherton-Syndrom.

Bambusstabwirbelsäule: Endstadium der Verknöcherung der Wirbelsäule bei ↑ Spondylitis ankylosans. Überbrückung der Zwischenwirbelsäume durch ↑ Syndesmophyten ergibt bei gleichzeitiger Einziehung der Wirbelkörper das Bild eines Bambusstabs.

Bamethan: 2-n-Butylamino-1-(p-hydroxyphenyl)-ethanol Sympathomimetikum mit vorwiegend betastimulierender Wirkung.

Bamipin: Baminpinum; 4-(N-Benzyl)-anilino-1-methylpiperidin. Antihistaminikum.

Bancroft-Filarie ↑ Wuchereria bancrofti.

Band ↑ Ankerband. ↑ Ligamentum.

Bandage ⟨*frz*⟩ *f*: Verband zum Schutz o. zur Stützung, aus halbsteifem o. elast. Material, z. T. klebend.

Bändelung: operative Drosselung der A. pulmonalis peripher der Pulmonalklappe zur Reduzierung des systol. Pulmonalarteriendrucks auf die Hälfte des Systemdrucks (Muller-Damman, 1952). B. ist bei vermehrter Belastung des Lungen-Kreislaufs zur Verhinderung der Pulmonalsklerose indiziert (Truncus arteriosus communis, großer Ventrikelseptumdefekt). Wird heute nur bei inoperablen Herzfehlern noch durchgeführt.

Banden ↑ Chromosomenbanden.

Bänderriß: Ligamentruptur; völlige Kontinuitätsdurchtrennung eines Bands o. einer Band-Kapsel-Gruppe. Komplexe Band-Kapsel-Rupturen führen meist zu ↑ Luxation bzw. Subluxation. Riß oft am Knochenansatz lokalisiert, evtl. mit Ausriß eines kleinen Knochenfragments. Diagn. eines B. durch gehaltene Röntgenaufnahmen („Aufklappung" des Gelenks, Vergleich mit der Gegenseite). Ther. je nach Schweregrad u. Lokalisation funktionell im ↑ Brace (z. B. oberes Sprunggelenk) o. operativ (z. B. Kreuzbänder). Der veraltete (übersehene) B. verlangt plast.-rekonstruktive Maßnahmen.

Bandhaft ↑ Synarthrose.

Bandhemmung: Einschränkung der Beweglichkeit eines Gelenks durch Bänder. Z. B. verhindert das Ligamentum coracoacromiale eine Abduktion des Oberarms im Schultergelenk über 90°.

Bandhülsenkrone: veraltete Form einer Metallkrone, bei der ein Metallring dem beschliffenen Zahn angepaßt u. eine individuell geformte Kaufläche aufgelötet wird. Die ungenaue Anlage am Gingivarand führt häufig zur Parodontitis.

Banding ↑ Bändelung, ↑ Chromosomenbanden.

Bandkeratitis: bandförmige Hornhauttrübung im Lidspaltenbereich mit Kalkeinlagerung im ausgeprägten Falle, z. B. bei chron. Iridozyklitis.

Bandl, Ludwig (1842–1892), Gyn., Wien, Prag. Hat die Uterusruptur klass. beschrieben.

Bandl-Kontraktionsring (nach Ludwig B.): fühlbarer Muskelwulst an der Grenze von Isthmus u. corpus uteri, steigt bei drohender Ruptur gegen den Nabel an u. verläuft dann meist schräg.

Bandscheibe ↑ Discus intervertebralis.

Bandscheibendegeneration ↑ Osteochondrose.

Bandscheibenprolaps ↑ Nucleus-pulposus-Hernie.

Bandwurmanämie ↑ Diphyllobothriose.

Bandwurmbefall: durch adulte, im Dünndarm sitzende ↑ Bandwürmer hervorgerufene Erkrankung. ↑ Bandwurmerkrankungen, ↑ Diphyllobothriose, ↑ Dipylidiose, ↑ Echinokokkosen, ↑ Hymenolepiasis, ↑ Taeniasis.

Bandwurm, bewaffneter ↑ Taenia solium.

Bandwürmer: Cestoda, Zestoden; Bandförmige abgeplattete Würmer von wenigen Millimetern bis mehreren Metern Länge. Etwa 1 500 Arten. Im Bau extrem der parasitären Lebensweise angepaßt. Kopf (Skolex) mit Sauggruben o. Saugnäpfen mit o. ohne Haken; Körper aus einzelnen miteinander verbundenen Gliedern (↑ Proglottiden) bestehend. Jede Proglottide enthält einen zwittrigen Geschlechtsapparat. Darmsystem fehlt, Nahrungsaufnahme erfolgt durch die gesamte Oberfläche. Reife Eier werden mit den ↑ Fäzes des Wirts ausgeschieden u. vom Zwischenwirt aufgenommen. Aus dem Ei schlüpft eine Larve (Oncosphaera, Sechshakenlarve), die sich meist im Muskel- o. Bindegewebe zu einer Finne entwickelt. Nach dem Verzehr finnenhaltigen Fleischs gelangt die Finne in den Darm des Endwirts u. wächst zum geschlechtsreifen B. heran. Klin. Sympt. bei Befall indifferent: Übelkeit, Leibschmerzen, Hungergefühl, evtl. Abmagerung. Sichere Diagn. durch Nachweis von Proglottiden o. Bandwurmeiern im Stuhl. Med. wichtige Arten sind: Rinderfinnenbandwurm (↑ Taenia saginata), Schweinefinnenbandwurm (↑ Taenia solium), ↑ Hundebandwurm, ↑ Fuchsbandwurm, Fischfinnenbandwurm (↑ Diphyllobothrium latum).

Bandwurmerkrankungen: häufigste Ursache der B. des Menschen ist der Rinderfinnenbandwurm (Taenia saginata), seltener Schweinefinnenbandwurm (Taenia solium) u. Fischfinnenbandwurm (Diphyllobothrium latum). Uncharakterist. Allgemeinerscheinungen, evtl. tox. Schäden, Diagn. durch Nachweis von Proglottiden o. Eiern im Stuhl sowie immundiagnostisch. Bandwurmentwicklung mit Wirtswechsel. Rind bzw. Schwein als Zwischenwirt. Nach Aufnahme der Eier bzw. Larven durch Rind, Schwein u. Fisch Bildung von Finnen. B. durch Genuß von rohem finnigen Fleisch u. Fisch. Proph.: Fleischuntersuchung. Ausgiebiges Kochen u. Braten von Fleisch. Kein Genuß von rohem Fleisch (Schabefleisch, Hackepeter). Erfassung der Bandwurmträger, Medikamentöse Behandlung. In einigen Ländern Meldepflicht bei Bandwurmbefall.

Bandwurmfinne: Entwicklungsstadium der ↑Bandwürmer im Zwischenwirt. Meist mit einem ↑Skolex, beim Hunde- u. Fuchsbandwurm eine große Blase mit sehr vielen Köpfen, die im Endwirt zu jeweils einem Bandwurm auswachsen können. Finnen von Taenia solium (Schweinefinnenbandwurm) verursachen beim Menschen auch ↑Zystizerkose; Finnen des Hundebandwurms: ↑Hydatiden.

Bandwurmglied: Proglottide; Zahl der B. schwankt je nach Art u. Alter der Bandwürmer zwischen 3 (dreigliedriger Hundebandwurm) u. ca. 2 000. Die letzten B. enthalten die reifen Eier u. werden abgestoßen.

Bandwurmmittel ↑Anthelminthika.

Bandwurm, unbewaffneter ↑Taenia saginata.

Bang, Bernhard L. (1848–1932), Arzt u. Veterinärmediziner, Kopenhagen.

Bang-Granulom (nach Bernhard L. B.): für die sog. Abortus-Bang-Infektion (Erreger: Brucella abortus) spezif. Zellknötchen. Vorkommen bes. in der Leber; schwer abgrenzbar gegenüber produktiver Tuberkulose u. anderen Granulomatosen.

Bang-Krankheit: Morbus Bang, ↑Brucellose.

Bang-Rheumatoid (nach Bernhard L. B.) ↑Brucellaarthropathie.

Bankart, Arthur Syndey (1879–1951), Chir., London.

Bankart-Läsion (nach Arthur S. B.): traumat. Abriß des Labrum-Kapsel-Komplexes am vorderen unteren Pfannenrand, wodurch das mittlere u. das inferiore glenohumerale Band ihren Ursprung verlieren. Daraus resultiert eine vordere Schulterinstabilität.

Bannwarth, Alfred (1903–1970), dt. Neurol., München.

Bannwarth-Syndrom: Garin-Bujadoux-Bannwarth-Syndrom; lymphozytäre Meningoradikulitis, gekennzeichnet durch Areflexie, Extremitätenlähmung, Fazialisparese, seltener Sympt. der langen Rückenmarkbahnen, i. R. der ↑Erythema chronicum migrans; ↑Lyme-Borreliose.

Banti, Guido (1852–1925), ital. Pathol., Florenz.

B-Antigen ↑Kapselantigen.

Banting, Frederick Grant (1891–1941), kanad. Chir. u. Physiol., Toronto. 1921 mit C. Best Isolierung des Insulins, 1922 ther. Anwendung des Insulins, 1923 Nobelpreis für Med./Physiol. (mit J. J. R. Macleod) „für ihre Entdeckung des Insulins".

Banti-Syndrom (nach Guido B.): Milzfibrose u. Hypersplenie, mit anfallsartigen Schmerzen in der Milz, Seitenstechen, Druck- u. Völlegefühl im Oberbauch, Verdauungsstörungen, rezidivierenden Magen- u. Darmblutungen; während anäm. Stadium hypochrome Anämie, mäßige Leuko- u. Thrombopenie, relative u. absolute Lymphopenie; Entstehung eines Subikterus (Haut u. Skleren); Urobilinurie; später (aszit. Stadium) Leberschrumpfung, verstärkter Ikterus, erhöhte Temperaturen (abends), Kachexie.

B. A. O.: *Abk* für engl. Bachelor of the Art of Obstetrics. ↑Bachelor der Geburtshilfe.

Bar: ältere Einheit des Drucks. Im SI durch Pascal (Pa) ersetzt. 1 bar $= 10^5$ Pa; bes. bei Luftdruckangaben verwendet. 1 atm = 760 mmHg (Torr) = 1 013 mbar = 101 325 Pa. ↑Einheitensystem, internationales.

Baranowski-Enzym ↑Glycerol-1-phosphatdehydrogenase.

Bárány, Robert (1876–1936), österreich.-ungar. Otologe, Wien, Uppsala. 1914 Nobelpreis für Med./Physiol. „für seine Arbeit über die Physiologie und Pathologie des Vestibularapparats". B. konnte erstmals eine exakte Funktionsprüfung des Vestibularapparats darstellen.

Bárány-Trommel (nach Robert B.): drehbares, zylindr. Gerät mit Vertikalstreifen zur Auslösung des optokinet. Nystagmus.

Bárány-Zeigeversuch (nach Robert B.): Pat. senkt langsam den gehobenen Arm, bis der Zeigefinger dem waagerecht vorgestreckten Zeigefinger des Untersuchers gegenübersteht, zuerst mit offenen, dann mit geschlossenen Augen. Abweichen weist auf gleichseitige vestibuläre o. zerebelläre Schädigung hin.

Barba ⟨*lat*⟩ *f*: Bart.

Barbagallo-Lösung: Fixiermedium für ↑Plathelminthes u. ↑Acanthocephala; Zusammensetzung: 30 g Formalin, 7,5 g NaCl auf 1 000 ml Wasser.

Barbital: 5,5-Diethylbarbitursäure, ↑Barbiturate. Abb.

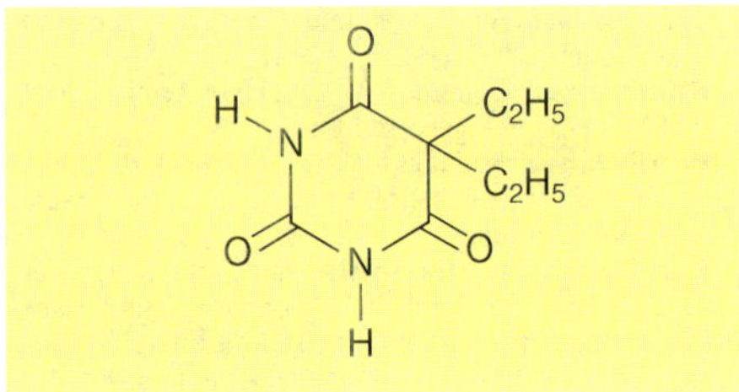

Barbital

Barbiturate *Pl*: Salze der ↑Barbitursäure, die immer in Stellung C_5, teilweise am N_1, substituiert sind. Dosisabhängig rufen sie Sedierung, Hypnose u. Narkose hervor. Einteilung in lang- (Phenobarbital), mittellang- (Pentobarbital) u. kurzwirksame (Hexobarbital) B., Durchschlaf- u. Einschlafmittel. Einige B. wirken in nicht hypnot. Dosen antikonvulsiv, z. B. Phenobarbital. Die Na-Salze N_1-substituierter Barbiturate (Hexobarbital-Na) u. Thiobarbiturate (Thiopental-Na) eignen sich bes. für i. v. Kurznarkosen. Barbiturate sind die am häufigsten zum Suizid verwendeten Arzneimittel, Tod durch Lähmung des Atemzentrums.

Barbitursäure: 6-Hydroxy-1,2,3,4-tetrahydropyrimidin-2,4-dion, darstellbar aus Malonsäureester u. Harnstoff. In 5-Position doppelt substituierte B., z. B. 5,5-Diethyl-B., werden auch Barbitale genannt (Beispiel: Cyclobarbital). Abb.

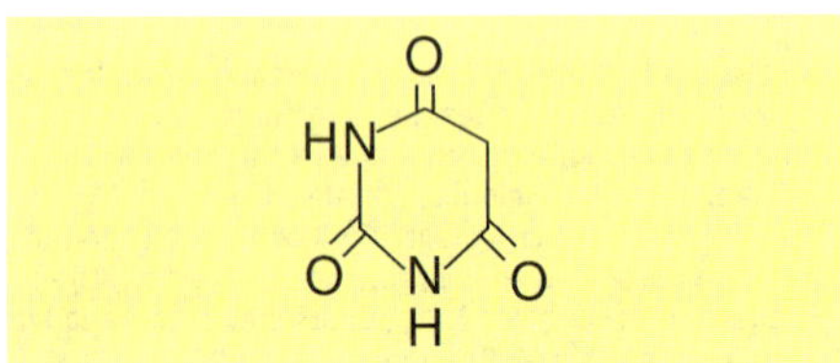

Barbitursäure

Barbotage ⟨*frz*⟩ *f*: wiederholte Liquoraspiration bei der Spinalanästhesie zur besseren Verteilung des Lokalanästhetikums im Liquorraum.

Barcoo-Krankheit: vorwiegend die Haut des Gesichts u. der Extremitäten befallende Diphtherie in Australien.

Bard, Louis (1857–1930), frz. Arzt, Lyon.

Bardenheuer, Bernhard (1839–1913), dt. Chir., Köln.

Bardenheuer-Bogenschnitt (nach Bernhard B.): Schnitt in der unteren Falte zwischen Mamma u. Thorax zum Hochklappen der Mamma u. Eröffnung von Abszessen o. Entfernung von Tumoren.

Bardenheuer-Extension (nach Bernhard B.): Heftpflasterverband zur Vertikalextension bes. der Beine bei kindl. Oberschenkelfrakturen. Heute wegen Gefahr der Hautschädigung weitgehend verlassen.

Bardet, Georges (geb. 1885), frz. Arzt. ↑Laurence-Moon-Bardet-Syndrom.

Bard-Pic-Syndrom (nach Louis B. u. Adrien P.): Pankreaskopfkarzinom mit Dyspepsie, Oberbauchschmerzen (li.), leichten Diabetes mellitus u. Leberschwellung, chron.-progredientem Ikterus, Acholie, Gallenblasenhydrops; Krankheitsbild infolge des Pankreaskopfkarzinoms mit Papilla-Vateri-Verschluß u. Gallerückstau.

Bärenklau: Heracleum sphondylium. Kann Wiesendermatitis auslösen; Wirkstoffe ↑Furanocumarine.

Bärentraubenblätter ↑Arctostaphylos uva-ursi.

Barium: chem Symbol Ba, Ordnungszahl 56, relative Atommasse 137,34. Erdalkalimetall. Kommt im Schwerspat. ($BaSO_4$) u. in Witherit ($BaCO_3$) in der Natur vor. Biol. Wirkung: Bariumionen bzw. wasserlösl. Salze wie Bariumchlorid o. -nitrat wirken spasm.; digitoxinähnl. Wirkung am Herzen. Letale Dosis für Menschen 1 g. Bariumsulfat dient als Röntgenkontrastmittel zur Darstellung des Magen-Darm-Kanals.

Bariumbleisulfat: selten verwendeter, violett lumineszierender Leuchtstoff für Röntgenverstärkerfolien, der aus Mischkristallen von 10 % Blei u. 90 % Bariumsulfat besteht.

Bariumgranulom: durch Eindringen von Barium in Verletzungsstellen (z. B. Darmrohr beim Kontrasteinlauf) der Dickdarmschleimhaut bedingte Granulome, die ein Karzinom vortäuschen können.

Bariumperitonitis: durch Austritt von Bariumkontrastmittel in die freie Bauchhöhle (z. B. beim Kontrasteinlauf u. perforierendem Kolondivertikel) hervorgerufene Bauchfellentzündung, die progn. ungünstig ist u. einer umgehenden Operation bedarf.

Bariumsulfat: in der Natur als Baryt (Schwerspat) in Form von rhomb., tafeligen o. säuligen Kristallen vorkommend. Wegen seiner Unlöslichkeit in Wasser, Alkalien u. Säuren ist es das ideale ↑Kontrastmittel für die Röntgendiagnostik des Magen-Darm-Kanals.

Bariumvergiftung: lösl. Bariumsalze sind hochtox, da gut resorbierbar (Ausnahme: das unlösl. Röntgenkontrastmittel Bariumsulfat) Wirkung: Schleimhautreizung, Spasmen der glatten Muskulatur. Beeinflussung von Erregungsbildung u. -leitung des Herzens analog zu Digitalis. Herz- u. ZNS-Sympt. Exitus durch Herz-Kreislauf-Versagen. Bei leichteren Intoxikationen Restitutio ad integrum. Ther.: symptomat. Resorptionsverminderung.

Barlow, Sir Thomas (1845–1945), engl. Int., London. ↑Möller-Barlow-Krankheit.

Barlow-Zeichen (nach Sir Thomas B.): Test zum Nachweis von ↑Hüftgelenkdysplasien bei Neugeborenen. Untersucher legt Daumen in die Leiste u. umfaßt mit der Hand den Oberschenkel. Durch Abduktion u. Adduktion versuchtes Ein- u. Auswärtshebeln des Femurkopfs.

barn: Flächenmaß der Größe $10^{-24}\,cm^2$. Wird zur Größenangabe bei Wirkungsquerschnitten in der Kernphysik benutzt. Die Wahl des Wertes hängt mit der Größenordnung von Atomquerschnitten zusammen.

Barnard, Christiaan, zeitgen. südafrikan. Chir., Kapstadt. Führte 1967 die erste erfolgreiche Herztransplantation durch.

Barnard-Operation (nach Christiaan B.): Transplantation eines Leichenherzens bei Pat. mit irreparabler Herzinsuffizienz.

Barnett-Nordin-Index: Maß der röntg. Kompaktadicke in Prozent des Gesamtdurchmessers eines Knochens. Auf Röntgenogrammen wird die mediale u. laterale Kompaktadicke gemessen, die Summe der Werte wird durch den Schaftdurchmesser geteilt u. dieser Wert mit 100 multipliziert. AB = Schaftdurchmesser, CD = laterale Kompaktadicke, XY = mediale Kompaktadicke.

$$B - N - J = \frac{CD + XY}{AB} \cdot 100$$

Man unterscheidet **Femurindex,** Messung der Kompakta des Femur zwischen mittlerem u. kranialem Schaftdrittel, beim gesunden Erwachsenen liegt der unterste Normwert bei 45 %; **Handindex,** Messung der Kompakta des 2. Mittelhandknochens in Diaphysenmitte, unterster Normwert 43 %; **peripherer Index,** Summe des Femurindex u. des Handindex, Normwerte über 88 %.

Barockengelgesicht: typ. Physiognomie bei ↑Cherubismus.

Barodontalgie ⟨*gr*⟩ *f* ↑Aerodontalgie.

Barofunktion: Vorgang des Druckangleichs der in Körperhohlräumen eingeschlossenen Gase an den jeweiligen Umgebungsdruck. Damit verbundene Volumenänderungen gemäß dem Boyle-Mariotte-Gesetz (p · v = konstant) werden über die Öffnungen der jeweiligen Körperhöhlen ausgeglichen. Aufgrund anat.-physiol. Gegebenheiten (Ventilfunktion) bei der ↑Tuba auditiva ist der Luftaustritt erleichtert, der Lufteintritt erschwert. Daher treten beim Druckanstieg (Höhenabstieg) häufiger Beschwerden auf als beim Druckabfall (Höhenaufstieg). Die B. kann bei Katarrhen der oberen Luftwege behindert sein.

Barorezeptoren: Druckrezeptoren, die in den verschiedensten Organsystemen druckbedingte Formveränderungen registrieren u. als Meßfühler diese als elektrobiolog. Signale codieren. B. sind so in die dehnbaren Wände des Gefäßsystems, des Respirationssystems, des Verdauungstrakts u. a. glattmuskulärer Organe wie Urogenitalsystem eingelagert, daß eine bestmögl. Empfindlichkeit erreicht wird, d. h. kleine Druck- u. Volumenänderungen in den Wandstrukturen als verformbare Dehnungsreize erfaßt werden. Je nach Rezeptortyp werden als frequenzmodulierte Dauererregung stat. Drücke bzw. Volumenzustände o. nur Veränderungen der beiden Größen erfaßt. B. des Kreislaufs im Aortenbogen, im Karotissinus, im Lungenkreislauf, in den herznahen Venen u. im Herzen sind Voraussetzung für die ↑Blutdruckregulation. ↑Pressorezeptoren.

Barosinusitis: durch ein Barotrauma ausgelöste Sinusitis. ↑Aerosinusitis.

B

Barotitis: durch ein Barotrauma ausgelöste Mittelohrsymptomatik. ↑Aerootitis.

Barotrauma: Druckkrankheit; durch plötzl. Luftdruckwechsel mit Druckabfall (↑Caissonkrankheit) o. Druckanstieg (Explosions- o. Beatmungsfolge an der Lunge) ausgelöste Gesundheitsstörungen. Bes. betroffen sind Mittelohr (↑Aerootitis), Nasennebenhöhlen (↑Aerosinusitis), Lunge u. der Magen-Darm-Trakt. ↑Dekompressionskrankheit.

Barr, Murray L. (geb. 1908), kanad. Anat., Ontario. 1949 Erstbeschreibung (mit E. Bertram) des später nach ihm benannten ↑X-Chromatins.

Barr, Yvonne M. zeitgen. engl. Virol.. ↑Epstein-Barr-Virus.

Barré, Jean Alexandre (1880–1967), frz. Neurol., Straßburg, ↑Guillain-Barré-Syndrom.

Barrett-Syndrom: Endobrachyösophagus. Erworbener, meist refluxbedingter Ersatz des Plattenepithels des Ösophagus durch Zylinderepithel, zirkulär in einer Breite von mind. 2–3 cm (weniger = Mini-Barrett). Aufbau der Areale kann der Schleimhaut von Cardia, Corpus o. Antrum des Magens o. des Darms ähnl. sein. Auf diesem Boden entsteht das Barrett-Ulkus. Klin. steht eine zunehmende Behinderung der Nahrungsaufnahme im Vordergrund. Das B. gilt als Präkanzerose mit Ausbildung von Adenokarzinomen.

Barré-Versuch ↑Beinhalteversuch.

Barriere: Schicht der Epidermis, die für die chem. Abwehrleistung der Haut bes. wichtig ist (Pars conjuncta der Hornschicht).

Barrieren, bauliche: baul. Gegebenheiten, die die Teilnahme Körperbehinderter am gesellschaftl. Leben erschweren o. verhindern. Es sind v. a. zu geringe Türbreite, Treppen u. Stufen, zu geringe Bewegungsflächen in Räumen (z. B. in Toiletten), nicht abgesenkte Bordsteine. Ähnl. Barrieren können in öffentl. Verkehrsmitteln, Fernsprechzellen u. a. bestehen. Einrichtungen, die frei von B. sind, d. h. auch für Rollstuhlfahrer nutzbar, werden international durch ein Piktogramm gekennzeichnet. In Neubauten u. rekonstruierten Häusern gibt es spez. für Rollstuhlfahrer vorgesehene Wohnungen. ↑Behindertenfahrzeug. Abb.

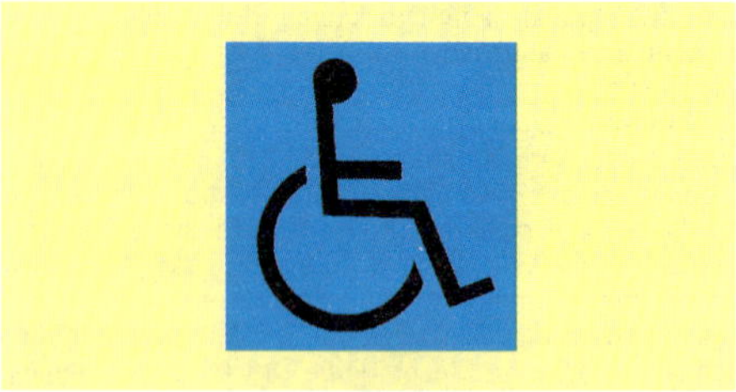

Bauliche Barrieren. Piktogramm für behindertengerechte Einrichtungen

Barr-Körperchen (nach Murray L. B.): mikrosk. nachweisbares, heterochromat. ↑X-Chromosom in Zellkernen weibl. Säugetiere.

Barsony, Theodor (1887–1942), ungar. Röntg., Budapest.

Barsony-Divertikel (nach Theodor B.): Pseudodivertikel bedingt durch Spasmen bei vegetativen Dysfunktionen.

Bar-Syndrom ↑Louis-Bar-Syndrom.

Bartelheimer-Sonde: dreikanalige Sonde mit zwei Ballons zum Abblocken des Pylorus bzw. eines Duodenalsegments, um mögl. den Zufluß von Magensaft zum Pankreas-Gallesekret zu verhindern u. um möglichst viel Sekret abzusaugen. Abb.

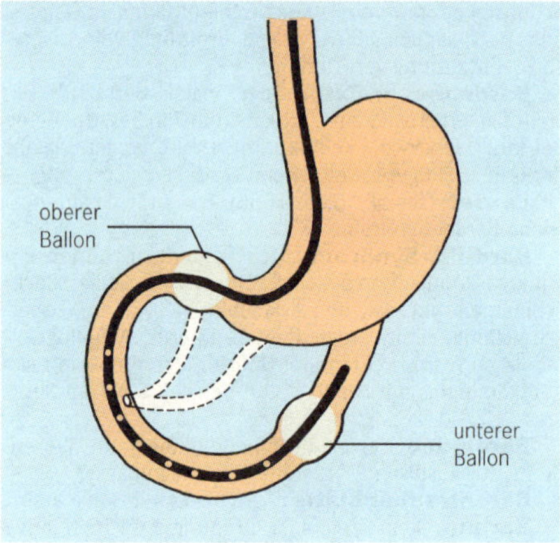

Bartelheimer-Sonde. Lage der Sonde im Duodenum

Bartenwerfer, Kurt (1892–1946), dt. Orthop., Görlitz.

Bartenwerfer-Syndrom (nach Kurt B.): Dysostosis enchondralis im metaphysären Bereich. Dysproportionärer Minderwuchs, Überstreckbarkeit der kleinen Gelenke, mongoloide Lidspalten, Hypertelorismus, Epikanthus.

Bartfinne: Bartflechte; 1. ↑Folliculitis barbae. 2. Trichophytia profunda (↑Trichophytie) .

Barthel-Index: Einschätzungs- u. Beurteilungsinstrument für Aktivitäten des tgl. Lebens (↑ADL), das zur Einschätzung von Selbstversorgungsfähigkeiten i. R. der Pflegeversicherung eine bedeutende Rolle spielt. Zu den Selbstversorgungsfähigkeiten zählen: selbständiges Essen, Baden, Waschen, Ankleiden, Treppensteigen, ferner selbständige Stuhl- u. Urinkontrolle sowie selbständiger Transfer vom Bett zum Stuhl u. umgekehrt. Eine Erweiterung des B. stellen die sog. Instrumental Activities of Daily Living (↑IADL) dar, bei denen es um die instrumentelle Benutzung von Telefon, Transportmitteln u. Geld zum Zwecke der Selbstversorgung, selbständiges Einkaufen, Kochen, Führen des Haushalts, Wäsche waschen u. selbständige Einnahme von Medikamenten zum Erhalt der Selbstversorgung geht.

Bartholin, Caspar (1655–1738), Anat., Kopenhagen.

Bartholin-Drüsen (nach Casper B.): Glandulae vestibulares majores; zwei reichl. erbsengroße, tubulöse, muköse Drüsen, die auf die Innenfläche der kleinen Schamlippen münden u. diese befeuchten. Sie gleichen histol. völlig den männl. ↑Glandulae bulbourethrales (Cowper).

Bartholinitis: ein- o. doppelseitige Entzündung der Bartholin-Drüsen o. ihrer Ausführungsgänge; gelegentl.

durch Gonorrhö verursacht. Es kann durch Verklebung des Ausführungsgangs zu einer Rückstauung des Sekrets mit sek. Infektionen, zur Abszedierung, kommen, Bartholin-Abszeß.

Bartholin-Zyste (nach Casper B.): an den kleinen Schamlippen lokalisierte zyst., mit wäßrigem Inhalt angefüllte Ausweitung eines Ausführungsgangs einer Bartholin-Drüse (Glandula vestibularis major) durch herdförmige Gangobliterationen nach Entzündung.

Barton, Alberto L. (1871–1950), peruan. Arzt, Lima.

Bartonella (nach Alberto L. Barton): Gattung gramnegativer Bakterien mit den Spezies B. bacilliformis, B. quintana (früher Rochalimea quintana) u. B. henselae (früher Rochalimea henselae). B. bacilliformis: Oroya-Fieber (↑Bartonellose). System. Erkrankung, Verruga peruana. Spätstadium. Bakterien befallen Erythrozyten. B. quintana: Trench fever (Schützengrabenfieber), 5-Tage-Fieber. B. henselae: bazilläre ↑Angiomatose bei HIV-Infektion, evtl. Zusammenhang mit Katzenkratzkrankheit.

Bartonellose (nach Alberto L. Barton): Carrión's disease, Verruga peruana; durch Bartonella bacilliformis hervorgerufene fieberhafte Erkrankung mit progredienter, hypochromer, makrozytärer, hämolyt. Anämie (Oroya-Fieber), Hepatosplenomegalie, unbehandelt tödl. Verlauf innerhalb 2–3 Wochen. Wochen bis Monate nach einer B. bzw. prim. tritt Verruga peruana auf: hämangiomatöse Knoten an Haut, Magen-Darm-Trakt, Urogenitalsystem mit starker Blutungstendenz. Progn. günstige Verlaufsform. Vorkommen in Südamerika (Anden), Überträger: Sandfliegen der Spezies Lutzomyia verrucarum. Diagnostik durch Erregernachweis. Behandlung mit Chloramphenicol, Penicillin, Streptomycin, symptomat. Maßnahmen. Proph.: Mückenbekämpfung, aktive Schutzimpfung.

Bärtschi-Rochaix-Syndrom ↑Migräne (Migraine cervicale).

Bart-Syndrom: dominantem Erbgang folgende Epidermiolysis bullosa hereditaria. 1966 von E. Bart beschrieben.

Bartter, Frederic C. (1914–1983), amerik. Endokrin., Bethesda.

Bartter-Syndrom (nach Frederic C. B.): Krankheitsbild, das charakterisiert ist durch ein max. stimuliertes ↑Renin-Angiotensin-Aldosteron-System, einen sek. ↑Hyperaldosteronismus mit ↑Hypokaliämie, renalen Kaliumverlust u. Alkalose. Bereits im Säuglingsalter kommt es zu Polyurie, Polydipsie, Erbrechen, Schockgefahr, Gedeihstörung mit ungünstiger Progn. Der Blutdruck ist infolge fehlender Ansprechbarkeit für pressor. Hormone (Angiotensin II, Noradrenalin) nicht erhöht. Als Ursache wird eine pathol. gesteigerte renale Prostaglandin-E-Synthese angesehen. Durch pharmak. Blockade der Prostaglandinsynthese kann die extrem hohe Aktivität des Renin-Angiotensin-Systems vermindert u. die Sympt. des sek. Hyperaldosteronismus beseitigt werden. Das **Pseudo-Bartter-Syndrom** der Erwachsenen mit Kaliummangelödem, metabol. Alkalose, Hypotonie sowie erhöhter Reninaktivität u. Aldosteronsekretion ist Folge von chron. Laxanzien- o. Diuretikaabusus bei ↑Anorexia nervosa.

Barythmie ⟨*gr*⟩ *f*: Schwermut, ↑Depression.

Barytose ⟨*gr*⟩ *f*: Staublungenerkrankung durch Einatmung von Baryt (Bariumsulfat). Im Röntgenbild streifignetzförmige Verdichtungen. Baryt wird als inerter Staub reaktionslos abgelagert, die B. bleibt deshalb ohne Funktionseinbuße der Lunge.

Barytstaublunge ↑Barytose.

Basal acid output ⟨*engl*⟩ ↑Basalsekretion.

Basalbogen: parabol. Bogen, den das Corpus mandibulae zusammen mit den Rami mandibulae bildet. Der massive B. des Unterkiefers verjüngt sich nach oben zum Alveolarbogen.

Basalfibroid ↑Nasenrachenfibrom.

Basalfortsätze ↑Pyramidenzellenfortsätze.

Basalfrequenz: kindl. Herzfrequenz am Ende der Schwangerschaft in Ruhe vor Einsetzen der Wehentätigkeit bzw. in den Wehenpausen. Norm zwischen 120 u. 160 Schlägen pro Minute; wird durch die Kardiotokographie (↑Kardiotokogramm), einem wichtigen Bestandteil der Zustandsdiagnostik des Kindes vor u. unter der Geburt, überwacht.

Basalganglien: die grauen Kerne des Großhirns. Dazu gehören ↑Nucleus caudatus u. ↑Nucleus lentiformis, ↑Claustrum u. ↑Corpus amygdaloideum.

Basaliom ⟨*gr*⟩ *n*: Basalioma, Basalzellenkarzinom; von den Basalzellen der Haut, bes. denen der Haarfollikel, ausgehender Tumor, dessen Zellen sich nicht weiter differenzieren. Das gewöhnl. B. sitzt im Kopfbereich, vorwiegend im Gesicht. Beginn mit kleiner Papel, die bald zentral ulzeriert u. leicht blutet. Wallartiger Randsaum bei größeren Geschwülsten. Langsames Wachstum ohne Metastasenbildung. Verschiedene Formen: 1. Basalioma planum, flaches, zu zentraler Vernarbung neigendes B. 2. Basalioma cicatricans, mit Sklerosierungen einhergehend. 3. Ulcus rodens, exulzerierendes Wachstum, 4. Ulcus terebrans, in die Tiefe wachsendes u. u. U. wichtige Strukturen zerstörendes B. Abb.

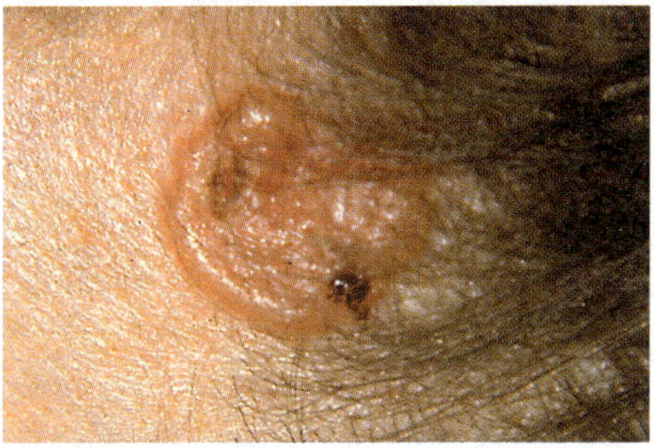

13

Basaliom

Basalis: Kurzw. für Stratum basale endometrii. Tiefer Teil der Schleimhaut des ↑Uterus, der bei der ↑Menstruation nicht abgestoßen wird.

Basalkörperchen: Kinetosom; intensiv anfärbbare Partikel unter dem apikalen Plasmalemm von Flimmerzellen; ↑Zilie.

Basallamina ↑Basalmembran.

Basalmedium ↑Nährmedium.

Basalmembran: Basallamina; Grenzschicht zwischen Epithel u. Bindegewebe, dreigeteilt in Lamina lucida, Lamina densa, Lamina fibroreticularis. Letztere besteht aus retikulären Fasern u. wird vom Bindegewebe gebildet; die beiden anderen Schichten entsprechen der Grundsubstanz (Glykoproteine, Proteoglykane) u. entstammen dem Epithel. Die B. ist Interzellularsubstanz u.

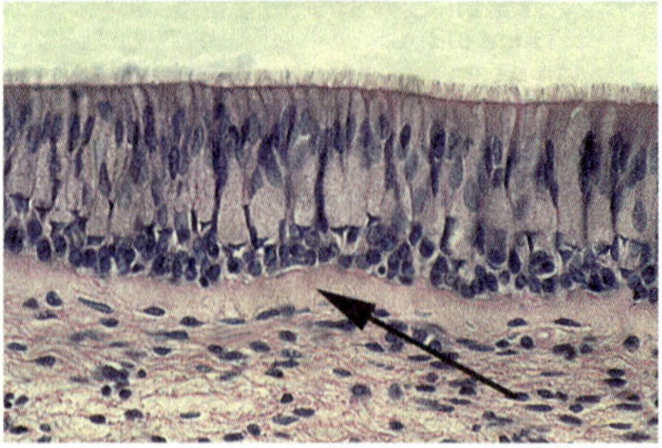

30

Basalmembran. Histologischer Schnitt durch die Schleimhaut der Nasenmuschel, HE-Färbung; breite B. (Pfeil) unter dem Epithel

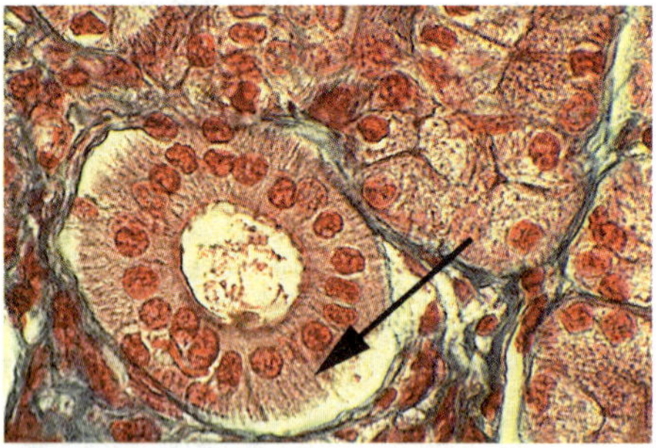

30

Basalstreifung. Histologischer Schnitt durch die Glandula parotidea, Azanfärbung; Sekretrohr o. Streifenstück mit B. (Pfeil) der Zellen

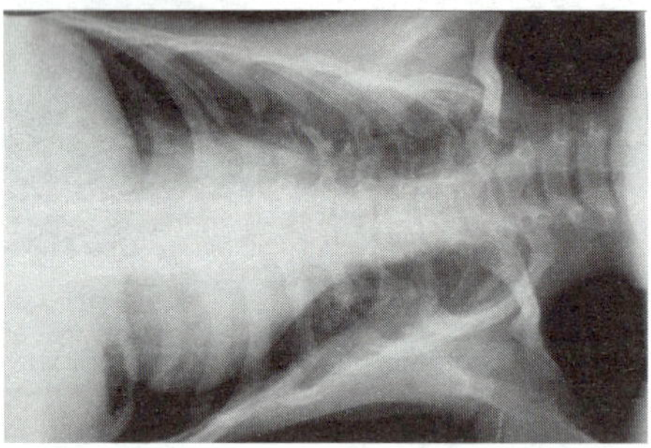

36

Basalzellnävussyndrom. Gabelrippen

wird bis zu 1 µm dick. Sie ist keine Biomembran im eigentl. Sinn. Abb.

Basalmeningitis: Basilarmeningitis; Entzündung der weichen Hirnhaut im Bereich der Hirnbasis; charakterist. Lokalisation der ↑Meningitis tuberculosa.

Basalöstrogene: kontinuierl. Sekretion der beiden genuinen ovariellen Östrogene Östron u. Östradiol in den Thekaformationen des Ovarstromas, im Ggs. zur zyklusabhängig stark wechselnden Östrogensekretion aus den Thekazellen des wachsenden Follikels o. des Gelbkörpers.

Basalsekretion: basal acid output (BAO); Gesamtsäuremenge, die in einer Stunde bei Ausschaltung jegl. Reize vom Magen sezerniert wird. Werte sind alters- u. geschlechtsabhängig. B. gibt Auskunft über die H-Ionenproduktion unter Ruhebedingungen zur Erfassung endogener Faktoren, die die H-Ionenproduktion beeinflussen können.

Basalstreifung: lichtmikroskop. sichtbare Streifen im Basalteil der Epithelzellen von Drüsenabschnitten (↑Streifenstück) u. Teilen des Nierentubulus, hervorgerufen durch Einfaltungen des basalen Plasmalemms (basales ↑Labyrinth), zwischen denen Mitochondrien in parallelen Reihen angeordnet sind. Abb.

Basaltemperatur: vor dem morgendl. Aufstehen rektal o. vaginal gemessene Temperatur zur Bestimmung des Zeitpunkts des Follikelsprungs. Am Vortage der Ovulation leichter Temperaturabfall. Nach der Ovulation steigt unter dem Einfluß des Progesterons die Temperatur über das Niveau der Follikelphase u. verbleibt in dieser Höhe bis zur Menstruation bzw. bis zur 14.–16. Schwangerschaftswoche.

Basalumsatz ↑Grundumsatz.

Basalzellen: Zellen des Stratum basale von mehrschichtigen Epithelien, die teilungsaktiv sind. ↑Plattenepithelien.

Basalzellenkarzinom ↑Basaliom.

Basalzellnävussyndrom: genet. bedingter Symptomenkomplex mit multiplen Basaliomen, Knochenanomalien, z.B. der Wirbelsäule, Kieferknochenzysten, Gesichtsdeformierungen, reduzierte Ansprechbarkeit auf Parathormon. Autosomal dominanter Erbgang (Genort 9q22.3). Abb.

Base: chem. Verbindung mit Protonenakzeptoreigenschaft:

$$B + H^+ \rightleftarrows BH^+$$

Die Stärke einer B. wird gewöhnl. mit dem ↑pK_a-Wert der „korrespondierenden“ Säure BH^+ angegeben.

Basedow, K. Adolf von (1799–1854), dt. Arzt, Merseburg. Beschrieb 1840 die Merseburger Trias (Struma, Exophthalmus u. Tachykardie) bei Schilddrüsenüberfunktion.

Basedow-Krankheit (nach K. Adolf von B.): Morbus Basedow; ↑Hyperthyreose mit o. ohne ↑Struma, mit o. ohne endokrine ↑Ophthalmopathie. Genet. determinierte Autoimmunerkrankung der Schilddrüse mit Nachweis von Thyreotropin-Rezeptor-Antikörpern (↑TRAK), die eine diffuse Hyperplasie u. erhöhte funktionelle Aktivität der Schilddrüsenfollikelzellen hervorrufen. Auch Nachweis von mikrosomalen (↑MAK) u. antinukleären Antikörpern (↑DNA-Antikörper). Gelegentl. Koinzidenz mit Hashimoto-Thyreoiditis o. anderen Autoimmunerkrankungen, wie z.B. Diabetes mellitus Typ 1, Myasthenia gravis o. perniziöser Anämie. Klin. resultiert das Bild einer ↑Hyperthyreose, ohne daß die Merseburger Trias immer vollständig vorhanden ist. Die Einteilung der Hyperthyreosen orientiert sich aus ther. Gründen an den verschiedenartigen pathogenet. Besonderheiten u. der klin. Sympt.

Base excess ⟨*engl*⟩ ↑Basenexzeß.

Baseler Nomina Anatomica: *Abk* BNA, ↑Nomenklatur, anatomische.

Basenabweichung: Meßwert zur Beurteilung der metabolische ↑Azidose (neg. B.) u. der metabolische ↑Alkalose (pos. B.). Gibt die Menge Base o. Säure in mol l^{-1} an, die zur Titration von 1 l Blut bei einem pH-Wert von 7,4 notwendig ist. Die Titration erfolgt bei 37 °C (=274,15 K), einem pCO_2 von 40 mmHg (5,3 kPa) u. voller Sauerstoffsättigung entspr. Luftatmung.

Basenanaloga: Substanzen, die mit Purinbasen o. Pyrimidinbasen (↑Nukleinsäurebasen) chem. verwandt sind; werden bei der Replikation (↑DNA-Biosynthese) o. Transkription (↑RNA-Biosynthese) anstelle der natürl. Basen in DNA o. RNA eingebaut; können so zu Basenaustauschmutationen führen; in Form ihrer Nukleoside von Bedeutung als Virostatika u. Zytostatika.

Basenaustauschmutation: Veränderungen der genet. Information von DNA durch Austausch von Basen; Genmutation (↑Mutation), ↑Transition, ↑Transversion.

Basendefizit: neg. Wert des Basenüberschusses. ↑Basenexzeß.

Basenexzeß: *Abk* BE; Basenüberschuß; relative Größe zur Charakterisierung der Abweichung der aktuellen Konzentration der Pufferbasen (PB) des Blutes vom Normalwert der Pufferbasen (NPB). BE = PB − NPB. Bedingung der NPB: pH = 7,4; 38 °C; O_2-gesättigtes Blut; pCO_2 = 40 mmHg (5,3 kPa). Der BE hat einen Normalwert von 0 ± 2,5 mmol/l. Veränderter BE zeigt nichtrespirator. Störungen des Säure-Basen-Status an.

Basenmodifikationen: Veränderungen von DNA- u. RNA-Purin- u. Pyrimidinbasen durch enzymkatalysierte Methylierungen, Phosphorylierungen, Glykosylierungen, Hydrierungen; B. sind insbes. in der ↑Transfer-RNA für Strukturbildung, in eukaryont. ↑Messenger-RNA für Ausbildung der ↑Cap-Struktur sowie in der DNA für Regulation der ↑Genaktivierung (↑Genregulation) u. in Form von Methylierungen als Schutz gegen ↑Restriktionsendodesoxyribonukleasen wichtig.

Basenpaarung ↑Desoxyribonukleinsäure.

Basen, seltene: neben Adenin, Guanin, Thymin, Uracil u. Cytosin in Nukleinsäuren vorkommende Nukleobasen, v. a. verschiedenartig methylierte Basen, z. B. 1-Methyladenin, 2-Methylguanin, 5-Methylcytosin, 5-Methyluracil.

Basenüberschuß ↑Basenexzeß.

Bashford-Karzinom: Karzinom, das bei 52 % der erkrankten Mäuse durch Salvarsaninjektion geheilt wurde.

BASIC: *Abk* für engl. Beginners all-purpose symbolic instruction code. Programmiersprache, die das Prinzip der Einfachheit u. Nutzerfreundlichkeit gut erfüllt. In der Med. hat B. umfangreiche Anwendung gefunden, z. B. zur Programmierung von statist. Verfahren, in der Forschung, für die Laborautomatisierung u. für den Mensch-Maschine-Dialog (rechnergestützte ↑Entscheidungsfindung, ↑Computerdiagnostik); ↑Problemlösedialog.

Basidie: Hyphenzelle der Basidiomyzeten (↑Basidiomycetes), die nach der ↑Meiose durch Abschnürung 4 Sporen bildet.

Basidiobolus: Erreger einer seltenen ↑Systemmykose (Entomophthoramykose) aus der Gruppe der ↑Phykomykosen.

Basidiomycetes: Klasse der Ständerpilze, deren sexuelle Vermehrung durch exogen gebildete ↑Basidiosporen charakterisiert ist. In diese Klasse gehören die meisten Hutpilze (Steinpilz, Fliegenpilz u. a.).

Basidiosporen: von einer ↑Basidie nach ↑Meiose durch Abschnürung gebildete exogene, haploide Sporen der Basidiomyzeten. ↑Basidiomycetes.

Basilarisinsuffizienz: Durchblutungsstörungen im Versorgungsgebiet der Aa. vertebrales bzw. der A. basilaris als Teilsyndrom der zerebrovaskulären Insuffizienz (zerebrale ↑Durchblutungsstörungen), die etwa 15 % der zerebralen Insulte darstellen, führen zu einer komplexen klin. Symptomatologie. Charakterist. sind bei **intermittierender B.**: kurzdauernder Bewußtseinsverlust, Gleichgewichtsstörungen, Schwindel, diffuse Sehstörungen, Mißempfindungen im Gesicht, Dysarthrie, Syndrome der kaudalen Hirnnerven (↑Hemiplegia cruciata), Hörsturz, plötzl. Nackenschmerz, wechselnde Parese der Extremitäten, zerebellare Sympt., Gefühlsstörungen im Repräsentationsgebiet des Nucleus u. Tractus spinalis trigemini des Gesichts, amnest. Episoden von Stunden o. Tagen (Merkfähigkeitsstörung u. retrograde Amnesie für Tage bis Wochen), ↑Drop attacks. Auslösung der Sympt. durch Blutdruckabfall o. Dorsalflexion des Kopfs; **bei akuter, schwerer B.**: Kombination von Blicklähmungen, Hirnnervenausfällen u. Para- bzw. Tetraplegie. Entwicklung bis zum apallischen ↑Syndrom mögl.

Basilaristhrombose: Einengung o. Verschluß der ↑Arteria basilaris an der Hirnbasis bei Arteriosklerose ohne o. mit Thrombose o. nach Trauma. ↑Arteria-basilaris-Syndrom.

Basilarmembran ↑Lamina basilaris.

Basilarmembranfunktion: Schwingungsweise der Basilarmembran, wenn durch das Foramen ovale die Schwingungen des Steigbügels Schlauchwellen erzeugen, die über die Basilarmembran hinweglaufen u. an best. Orten des Schneckengangs aufgestaut werden, wodurch es zur Erregung der Hörsinneszellen kommt. ↑Ortstheorie des Hörens.

Basion ⟨*gr*⟩ *n*: anthrop. Meßpunkt am Schädel, an dem der Vorderrand des Foramen magnum von der Mediansagittalebene geschnitten wird.

Basion-Bregma-Höhe: geradlinige Entfernung des ↑Basion vom ↑Bregma.

Basiothryptor ⟨*gr*⟩ *m*: nach C. J. Gauss modifizierter ↑Kranioklast. Instrument zur Verkleinerung abgestorbener Feten, bei dem das Mittelstück des dreiteiligen Instruments in die Schädelbasis eingeschraubt wird, so daß die beiden äußeren Blätter die schwer zu verkleinernde Schädelbasis zerdrücken können, ↑Auward-Kephalokranioklast.

Basis ⟨*gr*⟩ *f*: Grund, Grundfläche.

Basis, apikale: Wurzelgrund. Kieferabschnitt, in dem die Wurzeln der Zähne eingebettet sind; Länge des Wurzelgrunds durch Tastbefund, aber exakter durch das Fernröntgenseitenbild zu bestimmen. Die Größe der a. B. steht im Zusammenhang mit der Achsenneigung der Zähne u. bestimmt den kieferorthopäd. Behandlungsplan.

Basisbrücke: festsitzender Zahnersatz, bei dem die Zwischenglieder der Schleimhaut breitbasig anliegen, unzureichende Reinigungsmöglichkeit, daher abzulehnen.

Basis cerebri: Hirnbasis; Unterfläche des Gehirns, welche der Schädelbasis aufliegt.

Basis cordis: Herzbasis; der Herzspitze gegenüberliegender breiter Teil des Herzens, an welchem die großen Gefäße ein- bzw. austreten.

Basis cranii: äußere (B. c. externa) bzw. innere (B. c. interna) Schädelbasis.

Basisdefekt: der den klin. Störungen zugrundeliegende Defekt des prim. Genprodukts (Polypeptid).

Basisgestaltung: die den zahnlosen Gebieten aufliegenden Unterflächen von annehmbarem Zahnersatz werden als Basis bezeichnet. Ihr Umfang muß den funktionellen Räumen entspr. u. ihre Oberfläche für die Mukosa mögl. reizlos gestaltet werden.

Basis mandibulae: unterer Teil des Corpus mandibulae.

Basisnarkotika: vorwiegend i. v. o. rektal zugeführte Narkotika mit Langzeitwirkung, meist zur Einleitung einer Narkose eingesetzt.

Basis ossis sacri: obere verbreiterte Fläche des Kreuzbeins, welche an den 5. Lendenwirbel angrenzt.

Basis patellae: oberer Rand der Kniescheibe.

Basispflegesatz: Entgelt für nicht durch ärztl. u. pfleger. Tätigkeit veranlaßte Leistungen des Krankenhauses. Zum Basispflegesatz, der pro Tag u. Pat. veranschlagt wird, ist auch ein pauschales Entgelt für Unterkunft u. Verpflegung vereinbart. Bei Abdeckung über eine ↑Fallpauschale ist der Basispflegesatz in die Pauschale eingerechnet worden.

Basisphenoid ⟨*gr*⟩ *n*: hinterer Teil des Keilbeinkörpers.

Basisplatte: dem Gipsmodell anzupassende Platte aus Kunststoff o. Schellack zur Aufnahme von Wachswällen für die ↑Bißnahme o. zur Einprobe der in Wachs aufgestellten Zähne.

Basis prostatae: oberer, dem Blasengrund anliegender Teil der Vorsteherdrüse.

Basis pulmonis: Grundfläche der Lunge, welche dem Zwerchfell aufsitzt.

Basis stapedis: Fußplatte des Steigbügels, über ↑Ligamentum anulare stapedis am Rand des ovalen Vorhoffensters befestigt.

Basistherapeutika: Gruppe untereinander chem. versch. Substanzen, die zu einer langanhaltenden Besserung o. Remission der Arthritis führen können. Charakterist. ist der verzögerte Wirkungseintritt nach 2–6 Monaten. Sie werden deshalb auch als langfristig krankheitsmodifizierende Pharmaka o. Disease modifying antirheumatic drugs (DMARD) bezeichnet. Zu den B. gehören: ↑Antimalariamittel, Sulfasalazin, ↑Goldsalze, D-Penicillamin, ↑Immunsuppressiva. Die Wirksamkeit dieser Medikamente wurde empir. gefunden u. in kontrollierten Studien belegt. Die ther. Angriffspunkte sind teilweise unklar. Die Ind. zu einer Basistherapie besteht bei einer gesicherten Rheumatoidarthritis sowie bei anderen chron. destruierenden Arthritiden. Die Wahl des Medikamentes richtet sich v. a. nach der Aktivität der Gelenkerkrankung.

Basistonus: Aktivität der glatten Muskulatur der Gefäße, insbes. der Sphinktergefäße, die sich nach Denervierung einstellt. Beruht auf Spontandepolarisation in den glatten Muskelzellen. Die normale Innervation führt zum höheren Ruhetonus.

Basizität: Alkalität; durch Anwesenheit von OH^--Ionen bedingtes chem. Reaktionsvermögen einer Lösung. Die B. hängt vom pH-Wert ab (pH > 7).

Basophilenleukämie: sehr seltene Leukämieform, die entweder als Variante der chron. myelo. (granulozytären) Leukämie, dabei auch als progn. bes. ungünstig zu bewertender Basophilenschub, o. als Variante bzw. im Verlauf akuter unreifzelliger Leukämien (FAB-M2 Baso, ↑FAB-Klassifikation) auftritt, wobei stets der relative Anteil der basophilen Granulozyten im Blut mehr als 50 % betragen sollte.

Basophilie ⟨*gr*⟩ *f*: Affinität zu bas. reagierenden Farbstoffen, z. B. des endoplasmatischen ↑Retikulums, das selbst sauer ist. Grundlage der panopt. Färbungen.

Basophobie ⟨*gr*⟩ *f*: organ. o. psych. bedingte Angst vor dem Gehen.

Bass, Harold N., zeitgen. amerik. Päd., San Bernardino.

Bassen, Frank A., zeitgen. amerik. Arzt.

Bassen-Kornzweig-Syndrom ↑Hypolipoproteinämie.

Bassini, Edoardo (1844–1924), ital. Chir., Padua.

Bassini-Operation (nach Edoardo B.): typ. Operationsmethode zur Beseitigung des männl. Leistenbruchs. Verstärkung der Hinterwand des Leistenkanals durch Naht (Bassini-Nähte) der unteren Ränder von M. obliquus internus u. M. transversus abdominis an das Leistenband.

Bassorin: mildes Laxans, Hauptkomponente des Tragants, stark quellend. ↑Schleimdrogen.

Bass-Syndrom (nach Harold N. B.): genet. bedingte Brachydaktylie mit Aplasie der Mittelphalangen u. Verdopplung der Endglieder von Daumen u. großer Zehe. Außerdem Dysplasie der Ohrmuscheln. Kein Intelligenzdefekt.

Bass-Technik: Technik zur Zahnreinigung, bei der kleine lokale Rüttelbewegungen zur Lockerung der Plaque mit Wischbewegungen zur Zahnbelagsentfernung kombiniert werden. Leicht erlernbar u. effizient.

Bastard ↑Heterozygotie.

BAT: *Abk* für biologischer Arbeitsstofftoleranzwert; gibt die beim Menschen höchstzulässige Quantität eines Arbeitsstoffs bzw. Arbeitsstoffmetaboliten an o. die dadurch ausgelöste Abweichung eines biol. Indikators, die auch bei regelhafter Einwirkung am Arbeitsplatz nach gegenwärtigem arbeitsmedizin. Kenntnisstand nicht als gesundheitsschädl. gilt. ↑BAT-Werte.

Bataifieber: durch ein ↑Bunya-Virus verursachtes Fieber, das von Anophelesmücken übertragen wird u. in Indien u. Malaysia vorkommt.

Bateman-Funktion: Konzentrationszeitverlauf eines Pharmakons im Blut von der Applikation bis zur Elimination bei einem vorgeschaltenen ↑Kompartiment. Gilt näherungsweise bei subkutaner, intramuskulärer u. peroraler Applikation, ↑Pharmakokinetik

$$y = a\frac{k_1}{k_1 - k_2}(e^{-k_2 \cdot t} - e^{-k_1 \cdot t})$$

y = Blutspiegel z. Z. t, a = Dosis als Konzentration, k_1 = Invasionskonstante, k_2 = Evasionskonstante.

Bates-Methode: paramedizin., unwissenschaftl. Methode zur angebl. Behandlung von Refraktionsanomalien ohne opt. Hilfsmittel.

Bathmophobie ⟨*gr*⟩ *f*: krankhaftes Angstgefühl vor dem Begehen von Treppen u. Stufen.

bathmotrop ⟨*gr*⟩ *Adj*: Erregbarkeit beeinflussend; Herzglykoside z. B. wirken pos. b.

Bathmotropismus ⟨*gr*⟩ *m*: Fähigkeit der Herznerven, die Reizschwelle des Herzens durch Beeinflussung der Membranpermeabilität zu ändern. Reizung des Sympathikus wirkt pos. bathmotrop, Reizung des Vagus neg.

Bathometer: Instrument für osteometr. Untersuchungen am Unterkiefer.

Bathophobie ⟨*gr*⟩ *f*: Angst vor dem Blick in die Tiefe, verbunden mit Schwindelgefühl.

Bathrozephalie ⟨*gr*⟩ *f*: Stufenschädel. Schädelformation durch Stufenbildung zwischen Os occipitale u. den Ossa parietalia. Die Schuppe des Hinterhauptbeins überragt beide Scheitelbeine. Häufig bei Brachyzepahlie u. bei ↑Turmschädel. Entsteht auch durch Nahtknochen in der Lambdanaht.

Batiochromie ⟨*gr*⟩ *f*: durch Methämoglobin bedingte graue Zyanose.

Batophobie ⟨*gr*⟩ *f*: Angstgefühl beim Betrachten von Bergen u. hohen Gebäuden aus der Nähe.

Batroxobin: Schlangengiftprotease aus Bothrops atrox. ↑Fibrinolytika; fördert die Durchblutung.

Batten, Frederic Eustache (1865–1918), engl. Neurol. u. Päd. ↑Spielmeyer-Vogt-Batten-Syndrom.

Battered child syndrome ⟨*engl*⟩: mechan. Kindesmißhandlung mit mehr o. weniger ausgeprägten Hinweiszeichen für die Einwirkung stumpfer Gewalt wie Hämatome, Crushniere, Muskelödem, Leberverfettung, Fettembolie, Knochenschäden u. mitunter Pachymeningeosis haemorrhagica. Abb.

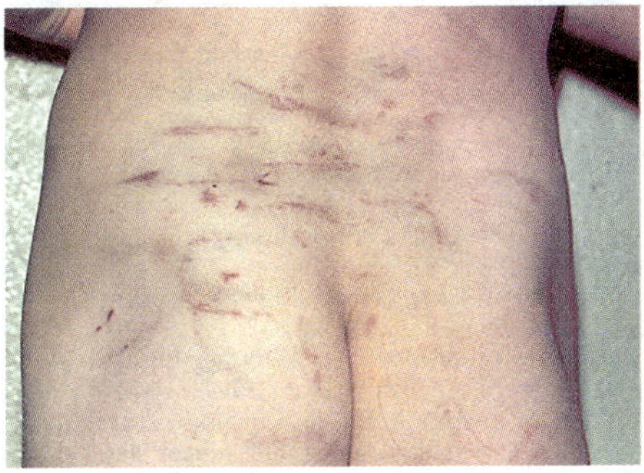

37

Battered child syndrome.
Zustand nach Kindesmißhandlung

Battered parents syndrome ⟨*engl*⟩: mechan. Mißhandlung von Erwachsenen durch ihre meist jugendl. Kinder.

Batterie: Reihenschaltung mehrerer galvan. Elemente als Stromquelle für elektron. Geräte (z.B. Kleinrechner, Herzschrittmacher, Hörhilfen).

Battey-Krankheit: durch atyp. Batteystämme der Mykobakterien verursachte tuberkuloseähnl. Lungenkrankheit, therapieresistent gegen typ. Pharmaka. Nicht von Mensch zu Mensch übertragbar.

BAT-Werte: Biol. Arbeitsstofftoleranzwerte. Aus biol. Daten erhobene Grenzkonzentrationen von in den Körper aufnehmbaren Stoffen am Arbeitsplatz, wobei ein Achtstundentag u. eine 40-Stunden-Woche zugrundegelegt werden.

Bauch ↑Abdomen. ↑Venter.

Bauchatmung: Zwerchfellatmung, basale Atmung; Vorgang der Lungenatmung, bei welchem das Zwerchfell sich durch Kontraktion während der Inspiration abflacht u. die Baucheingeweide nach unten verlagert. Bei der folgenden Exspiration bewirken Erschlaffung des Zwerchfells u. Kontraktion der Bauchmuskeln das Gegenteil.

Bauchdecken: Gesamtheit, der die Bauchhöhle ventral begrenzenden Gewebe (Haut, Subkutangewebe, Muskeln, Faszien, Aponeurosen).

Bauchdeckenaplasiesyndrom ↑Bauchmuskeldefekt, kongenitaler.

Bauchdeckenplastik: operative Methode zur Reduzierung von Haut- u. Fettgewebeüberschuß bei erschlaffter u. o. fettreicher Bauchdecke, wobei falls erforderl. ↑Dehiszenzen o. Brüche der vorderen Bauchwand mit verschlossen werden. 1. Methode nach Pitanguy, wellenförmiger suprapub. Schnitt (Bikinischnitt) mit Nabeltransposition, Straffung hauptsächl. in kraniokaudaler Richtung. 2. Ankerförmige Schnittführung mit Mobilisierung vom Mons pubis bis zum Xyphoid u. Nabeltransposition ermöglichen zusätzl. horizontale Reduktion u. Straffung, Taillenbetonung. 3. Obere Bauchdeckenplastik. Querschnitt, oberhalb des Nabels, bes. bei älteren Pat.

Bauchdeckenreflex ↑Bauchhautreflex.

Bauchdeckenspannung ↑Abwehrspannung.

Bauchfell ↑Peritoneum.

Bauchfellentzündung ↑Peritonitis.

Bauchglatze: weibl. Behaarungstyp beim männl. Geschlecht, angeboren, aber auch bei ↑Leberzirrhosen auftretend.

Bauchhautreflex: *Abk* BHR; physiol. Fremdreflex; einseitige Herabsetzung o. Nichtauslösbarkeit weist auf Pyramidenbahnschädigung hin. Beidseitiges Fehlen ist charakterist. für multiple ↑Sklerose. Nichtauslösbarkeit ohne pathol. Bedeutung kann bei schlaffen Bauchdecken gegeben sein. Prüfung der BHR durch Bestreichen der Bauchhaut in 3 Etagen li. u. re. des Nabels. Die häufig benutzte Bez. Bauchdeckenreflex ist nicht exakt.

Bauchhoden: infolge Ausbleibens des Deszensus eines o. beider Hoden aus der Bauchhöhle in das Skrotum nicht tastbarer, weil in der Bauchhöhle lokalisierter Hoden. Führt zu irreversiblen Schädigungen des Samenepithels. ↑Hodenfehllagerung.

Bauchhöhle ↑Cavitas abdominalis.

Bauchhöhlenschwangerschaft ↑Extrauteringravidität.

Bauchhöhlenspülung ↑Peritonealspülung.

Bauchlage: beim gesunden Säugling dient der Wechsel von Rücken-, Seiten- u. B. einer harmon. Skelettentwicklung. Kranke Säuglinge sollen nicht in die B. gebracht, sehr junge Säuglinge dabei beaufsichtigt werden.

Bauchlunge: angeborene, sehr seltene Lokalisation funktionsuntüchtigen, zyst. Lungengewebes subdiaphragmat. in der Umgebung der Nieren (meist li.). Meist besteht keine Verbindung zum Bronchialsystem, weshalb Bez. „Lunge" nur den histol. Bau anspricht. B. ist eine Form extralobärer ↑Lungensequestration.

Bauchmuskeldefekt, kongenitaler: Prunebelly-Syndrom; angeborenes Fehlen o. Unterentwicklung der Bauchwandmuskulatur. Häufig ist nur die untere Bauchwand betroffen. Oft kombiniert mit Harnblasenhypertrophie, Hydroureter, Hydronephrose, Hodendystopie (↑Fröhlich-Obrinsky-Syndrom). Gleichzeitig können Fehlrotationen des Darms u. Klumpfuß bestehen. Es liegt eine Störung der Muskeldifferenzierung o. der Auswanderung aus den Myotomen zugrunde.

Bauchnarbenbruch ↑Narbenbruch. ↑Hernia abdominalis.

Bauchpresse: Erhöhung des Drucks im Bauchraum durch Kontraktion der Bauchmuskeln u. Ruhigstellung des Zwerchfells. Letzteres wird durch Verschluß der Stimmritze erreicht. Die B. ist wirksam bei Stuhl- u. Harnentleerung sowie bei Preßwehen unter der Geburt.

Bauchschnitt ↑ Laparotomie.

Bauchseitenlage, stabile: Position des Körpers, in der der Thorax, einen Winkel von 45° zur Unterlage bildet u. in der der Pat. aufgrund geeigneter Arm- u. Beinhaltung verbleibt. Bildet ein wichtiges Verfahren zur Freihaltung der oberen Luftwege bei bewußtlosen u. verunfallten Pat. Darüber hinaus besteht in der s. B. ein Aspirationsschutz. Abb.

Bauchspalte: Hemmungsfehlbildung mit mangelhaftem Schluß der vorderen Schließungslinie im Bereich des Bauchs. ↑ Gastroschisis.

Bauchspeicheldrüse ↑ Pankreas.

Bauchspiegelung ↑ Laparoskopie.

Bauchtrauma: Verletzungsfolgen aller Schweregrade an Organen u. Geweben der Bauchhöhle sowie der Bauchdecken durch scharfe o. stumpfe Gewalt. Das **offene** (scharfe, penetrierende bzw. perforierende) **B.** hat meist Hieb-, Stich- u. Schußverletzungen zur Ursache. Eindeutigkeit der Befunde führt zur schnellen Diagn. u. operativen Behandlung. Das **stumpfe B.** hat eine diagn. Problematik, da häufig äußere Spuren fehlen u. Zusatzverletzungen die abdominelle Symptomatologie überlagern. Ursachen: oft Polytrauma, Verletzung durch Lenksäule u. Sicherheitsgurt bei Auffahrunfällen, Fahrradlenker. Typ. Traumen: häufig ↑ Milzruptur, ↑ Leberruptur, ↑ Nierenruptur u. ↑ Darmruptur, Netz- u. Mesenterialeinrisse, Bauchdeckenhämatome. Seltener ↑ Zwerchfellruptur, Eröffnung der ableitenden Harnwege, Ruptur großer Gefäße, Magenruptur, Pankreasverletzung über der Wirbelsäule. Diagn. in erster Linie durch Ermittlung von Unfallhergang, Prellmarken, Sonographie, ggf. ↑ Peritonealspülung, von hoher Sensitivität u. Spezifität ist die ↑ Computertomographie, evtl. Laparotomie.

Bauchtuch: bei ↑ Laparotomien verwendetes textiles Tuch zum Schutz der Eingeweide o. zur Aufsaugung von Flüssigkeiten.

Bauchtyphus ↑ Typhus abdominalis.

Bauchumfang: Bestimmung des Umfangs in Nabelhöhe; die regelmäßige Kontrolle des B. hat diagn. Bedeutung bei akuten o. chron. raumfordernden Prozessen im Bauchraum (Meteorismus, Aszites, Tumor u. a.).

Bauchwanddefekte: angeborene Entwicklungsfehler der vorderen Bauchwand. Treten als Spalten auf (↑ Bauchwandspalte) o. als Differenzierungsfehler der Muskulatur (kongenitaler ↑ Bauchmuskeldefekt).

Bauchwandspalte: Fissura abdominalis; angeborener Defekt der vorderen Bauchwand mit Austreten von Eingeweiden. Schwerste Form ist eine Spaltung der vorderen Bauchwand, die sich in die Nabelschnur fortsetzt: ↑ Zölosomie. Kleinere Spalten außerhalb des Nabelrings ↑ Gastroschisis. ↑ Ecstrophia vesicae.

Bauchwassersucht ↑ Aszites.

Baudelocque-Diameter ↑ Beckendiameter.

Bauernbein ↑ Epiphyseolysis capitis femoris.

Bauernwurstmilz ↑ Porphyrmilz.

Bauhin, Caspar (1560–1624), Anat., Basel.

Bauhin-Klappe (nach Caspar B.): Valva ileocaecalis; Valvula Bauhini; Übergang des Dünndarms (Ileum) in den Dickdarm (↑ Zäkum). Die Öffnung des Übergangs wird durch zwei Schleimhautlippen begrenzt. Abb.

Bauhygiene: techn. B. befaßt sich mit den Möglichkeiten, gesunde Wohn- u. Arbeitsstätten zu schaffen u. zu erhalten. Die techn. B. behandelt Abwehr u. Förderung von Umwelteinflüssen, z. B. Wärmeschutz u. Wärmeversorgung; Lüftung, Klimatisierung u. Kühlung; Feuchtigkeitsschutz; Besonnung; Beleuchtung; Schall- u. Erschütterungsschutz.

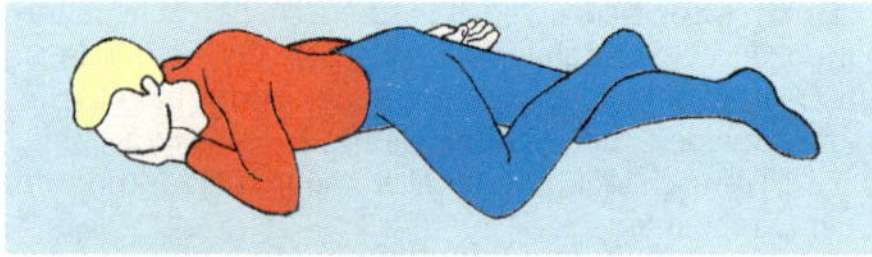

Stabile Bauchseitenlage

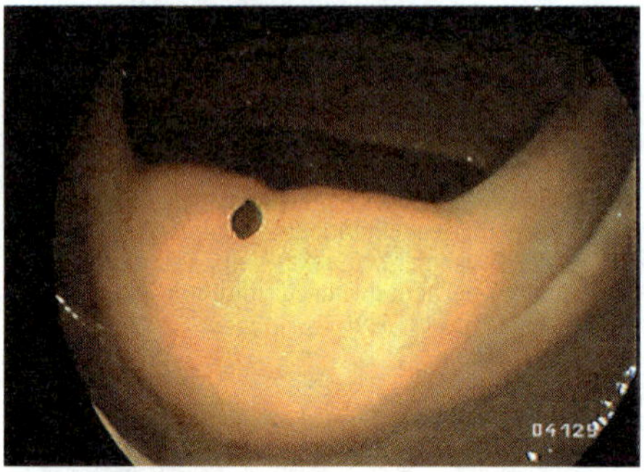

5

Bauhin-Klappe. Im Ostium ist ein Leinsamenkorn erkennbar.

Baumann-Extension: Dreier-Zug-Extension bei suprakondylärer Humerusfraktur.

Baumann-Winkel: radiol. Zeichen für Achsenfehlstellung nach suprakondylären Humerusfrakturen bei Kindern. Diaphysäre Achse des Humerus u. transversale Achse der Epiphyse des Capitulum humeri besitzen im ↑ A.-p.-Strahlengang normalerweise einen Winkel bis 80°.

Baumgarten, Paul Clemens von (1848–1928), dt. Pathol., Tübingen. ↑ Cruveilhier-Baumgarten-Krankheit.

Baum-Handgriff: geburtshilfl. Handgriff zur Orientierung über Beschaffenheit u. Ausmaße des Beckens. Es werden bds. die Darmbeinschaufeln abgetastet.

Baunscheidtismus: nach dem Bonner Mechaniker C. Baunscheidt benanntes, der ↑ Paramedizin zugehöriges Verfahren, bei dem mit einem Stichelgerät („Lebenswecker") mehrere oberflächl. Hautstiche gesetzt werden, in die Baunscheidt-Öl eingerieben wird, das entweder Krotonöl als starken Hautreizstoff enthält o. als ↑ Arcanum in der Zusammensetzung unbekannt bleibt. Wird von Anhängern auch mit Akupunkturvorstellungen verbunden.

Bauru: ↑ Leishmaniase der Haut u. Schleimhäute bes. in Brasilien.

Bayes, Thomas (1702–1761), brit Theologe, Math. u. Statistiker.

Bayes-Theorem (nach Thomas B.): Satz von Bayes, Bayes-Formel; math. Regel der ↑ Wahrscheinlichkeitsrechnung, die angibt, wie man aus A-priori-Wissen [Wahrscheinlichkeit P(A)] u. durch Lernen (Beobachtung des Eintretens des Ereignisses B) zu A-posteriori-Aussagen [bedingte Wahrscheinlichkeit P (A|B)] gelangen kann. Das B. wird zur Wahrscheinlichkeitsdiagnostik einer Krankheit A aufgrund der Beobachtung von Sympt. B verwendet. Dazu ist die Kenntnis der A-priori-Häufigkeit der Krankheit in der Grundmenge, P(A), u. der Häufigkeit des Auftretens des Symptoms sowohl bei den Kranken,

P(B|A), als auch bei den Gesunden, P(B|A quer), erforderl. Es ist

$$P(A/B) = \frac{P(B/A) \cdot P(A)}{P(B/A)\,P(A) + P(B/\bar{A})\,P(\bar{A})}$$

Bayliss, Sir William M. (1860–1924), Physiol., London.

Bayliss-Effekt (nach Sir William M. B.) Autoregulation der Gefäße; ↑Vasokonstriktion, barinogene.

Bazex-Syndrom: psoriasisähnl. Keratose der Akren bei Karzinom des Nasenrachenraums. ↑Akrokeratosis paraneoplastica.

Bazillämie ⟨*lat + gr*⟩ *f* ↑Bakteriämie.

Bazillen: ↑Bazillus; im allg. Sprachgebrauch oft auch falsch für nichtsporenbildende Bakterien verwendet.

Bazillenruhr ↑Ruhr, bakterielle.

Bazillenträger ↑Keimträger.

Bazillus ⟨*lat*⟩ *m*: stäbchenförmige, sporenbildende grampositive Bakterien, die aerob o. fakultativ anaerob wachsen. Gattung der Fam. ↑Bacillaceae. Med. wichtig sind ↑Bacillus anthracis, ↑Bacillus cereus, ↑Bacillus subtilis. B. polymyxa bildet ↑Polymyxine.

BBB-Syndrom: genet. bedingter Fehlbildungskomplex mit Hypertelorismus, Hypospadie u. Spaltbedingungen im Lippen-Kiefer-Gaumenbereich, überwiegend X-chromosomaler Erbgang.

B-Bild: B-Scan, B-Mode-Darstellung, Ultraschall-Schnittbild, Ultraschalltomogramm, Sonogramm. Auf der Aussendung von Ultraschallimpulsen (einige Megahertz) in den Körper u. der Registrierung der von akust. wirksamen Grenzflächen zurückgeworfenen Echos basierendes Impuls-Echo-Verfahren in der ↑Ultraschalldiagnostik.

B. C.: *Abk* für Baccalaureus chirurgiae, Bachelor der Chirurgie (B. Chir). ↑Bachelor.

BCAG: *Abk* für brachiozephale Angiographie; röntg. Methoden zur gleichzeitigen Darstellung der morphol. Struktur (Stenose, Verschluß) der 4 vom Aortenbogen abgehenden großen extrakraniellen Gefäße einschl. zentraler Subklaviaveränderungen mit Hilfe der Seldinger Kathetertechnik (Arteriographie mit femoraler u. axillärer Punktion; intrakranielle Gefäßdiagnostik Hirnarteriographie (zerebrale ↑Angiographie), direkte, Karotis- o. Vertebralisangiographie). Angiograph. Untersuchung i. d. R. nur bei geplantem gefäßchirurg. Vorgehen erforderl.

BCG: *Abk* für ↑Bacillus Calmette-Guérin.

BCG-Behandlung: zur top. Behandlung bzw. Rezidivprophylaxe des Blasenkarzinoms (↑Harnblasentumoren). Vermuteter Wirkungsmechanismus ist ein unspezif. Effekt durch eine erodierende Zystitis u. eine Beteiligung des Immunsystems.

BCG-Histiozytose ⟨*gr*⟩ *f*: sog. BCGitis. Werden Pat. mit angeborenen Defekten der zellulären Immunität o. mit schwerer Immunschwäche (z. B. bei ↑AIDS) einer ↑BCG-Schutzimpfung unterzogen, besteht die Gefahr einer ungehinderten Vermehrung u. Ausbreitung der BCG-Erreger mit tödl. Ausgang.

BCG-Schutzimpfung: aktive Immunisierung gegen ↑Tuberkulose mit ↑BCG-Vakzine. Die Wirkung beruht auf dem Prinzip des ↑Koch-Grundversuchs. Anwendung erfolgt in Form der intrakutanen Injektion attenuierter BCG-Bakterien in der ersten Lebenswoche u. für tuberkulinnegative Personen bei ↑Tuberkulosegefährdung. Dauer des Impfschutzes 5–10 Jahre.

BCG-Test: intrakutane Injektion von lebenden o. abgetöteten BCG u. Bestimmung der Lokalreaktion zur Feststellung der Tuberkuloseallergie. Hat sich der getestete Organismus bereits mit Mykobakterien anläßl. einer Tuberkulose o. BCG-Impfung auseinandergesetzt, so entsteht an der Teststelle innerhalb von 7 Tagen eine Infiltration (= pos. B.). Personen, die eine Tuberkuloseinfektion noch nicht durchgemacht haben u. noch nicht BCG-geimpft sind, reagieren erst 4–6 Wochen nach der Injektion mit einer Infiltration (= neg. B.). Durch den B. können der Grad der Tuberkulosedurchseuchung in der Bevölkerung u. der Erfolg der BCG-Impfung festgestellt werden. ↑Tuberkulinreaktion.

BCG-Vakzine: parenteraler Lebendimpfstoff gegen ↑Tuberkulose mit attenuierten BCG-Bakterien, d. h. abgeschwächten bovinen Tuberkulosebakterien.

B. Ch.: *Abk* für Bachelor der Chirurgie, ↑Bachelor.

B. Chir.: B. C., B. Ch.; Baccalaureus chirurgiae, Bachelor der Chirurgie, ↑Bachelor.

BCNU: *Abk* für Bis-Chlorethylnitrosourea; ↑Carmustin.

B. D. A. ⟨*engl*⟩: British Dental Association.

BDGF-2 ⟨*engl*⟩: *Abk* für bone derived growth factor 2; Wachstumsfaktor; regt DNA- u. Kollagensynthese im Knochen an; ident. mit ↑Beta-2-Mikroglobulin.

B-DNA: durch bestimmt Geometrieparameter ausgezeichnete Strukturform der ↑Desoxyribonukleinsäure.

BDR: *Abk* für Bauchdeckenreflex.

B. D. S. ⟨*engl*⟩: *Abk* für Bachelor of Dental Surgery; Bachelor der Zahnchirurgie.

B. D. Sc. ⟨*engl*⟩: *Abk* für Bachelor of Dental Science. Bachelor der Zahnmed.

Be: chem. Symbol für ↑Beryllium.

BE: in der Geburtshilfe *Abk* für ↑Beckenendlage.

Beadle, George Wells (1903–1969), amerik. Biol., Genetiker, Pasadena, Chicago. 1958 Nobelpreis für Med./Physiol. (mit J. Lederberg u. E. L. Tatum) „für die Entdeckung, daß die Gene wirksam werden, indem sie bestimmte chemische Vorgänge regulieren".

Beals, Rodney K., zeitgen. Orthop., USA.

Beals-Hecht-Syndrom (nach Rodney K. B. u. Frederick H.): Arachnodaktylie mit Kontrakturen; autosomal dominanter Erbgang, Genort 5q23–31, Fibrillin-2-Defekt, Meso- u. Ektoderm betroffen. Abgrenzung vom ↑Marfan-Syndrom durch angeborene Flexionskontrakturen bes. an Fingern.

Beals-Syndrom (nach Rodney K. B.): autosomal dominant erbl. Oto-Osteodysplasie mit Fehlbildung der Ohrmuscheln, der Hüft- u. Ellenbogengelenke.

Bean, William (geb. 1909), amerik. Int., Iowa.

Bean-Syndrom (nach William B.): Malabsorptionssyndrom, Steatorrhö, Ophthalmoplegie, vaskuläre Lipomatose u. Phlebektasien.

Beard, George Miller (1839–1883), amerik. Neurol., New York.

Beard-Syndrom (nach George M. B.) ↑Neurasthenie.

Beatmung: Verfahren einer künstl. Lungenbelüftung zur Aufrechterhaltung eines ausreichenden alveolären Gasaustauschs. **Assistierende B.**: wird angewendet bei noch vorhandener, aber nicht ausreichender Spontanatmung. Durch spez. Vorrichtungen (Trigger-Mechanismus) lassen sich die Beatmungsgeräte durch den bei der Einatmung vom Pat. ausgelösten Unterdruck steuern. Vorteil: Über die Atemfrequenz kann der Pat. das

Atemminutenvolumen beeinflussen, keine Inaktivität der Atemmuskulatur. **Kontrollierte B.:** Beatmungsgerät übernimmt völlig die Steuerung der Beatmung (auch der Frequenz). IMV-Beatmung (für engl. intermittent mandatory ventilation), Mischform von Spontanatmung u. intermittierender Beatmung, günstig für die Übergangsphase der Entwöhnung. **Manuelle B.:** Die für die Gasbewegungen erforderl. Druckschwankungen werden per Hand erzeugt.

Beatmungsdruck: Luftwegsdruck während eines Atemzyklus, wechselt während der Atemphasen (Einatmen, Ausatmen, exspirator. Pause) in charakterist. Weise u. ist vom elast. Widerstand der Lungen sowie des Thorax (Compliance), vom Widerstand in den Luftwegen u. von der alveolären Oberflächenspannung abhängig.

Beatmungsentwöhnung: Maßnahmen zur Stabilisierung der Eigenatmung nach einer Beatmungsperiode.

Beatmungsfrequenz: Anzahl der Ein- u. Ausatemphasen pro Minute während der automat. o. manuellen Beatmung der Lungen. Bei der automat. Beatmung wird die B. durch Druck-, Volumen- o. Zeitsteuerung des ↑Beatmungsgeräts bestimmt. Der einstellbare Frequenzbereich beträgt etwa 5–60 pro Minute.

Beatmungsgerät: Elektr. o. mechan. angetriebene Geräte, durch die Beatmungsgasgemische (Luft, Sauerstoff) mit wählbaren Druckabläufen, Volumina u. Frequenzen in die Alveolen des Pat. zum Gasaustausch gebracht werden. ↑Beatmungssysteme.

Beatmungsgerät, druckgesteuertes: Respirator, der pneumat. betrieben wird u. den Atemzyklus nach vorgegebenen Druckwerten steuert. So wird z. B. die Inspiration beendet, wenn der gewählte Einatmungsdruck erreicht ist. Universell anwendbare Respiratoren für unkomplizierte Beatmungspatienten. Bei erhöhtem Atemwiderstand ungeeignet.

Beatmungsgerät, volumengesteuertes: Respirator, bei dem das wählbare Inspirationsvolumen die zentrale Steuergröße darstellt. Die Inspiration wird beendet, wenn dieses Volumen gefördert wurde. Die Geräte sind in der Lage, in einem best. Bereich bei zunehmendem Atemwiderstand (z. B. Asthma) den Beatmungsdruck automat. so zu steigern, daß dieses Volumen insuffliert wird.

Beatmungslaryngoskopie ↑Laryngoskopie.

Beatmungsnomogramm: Nomogramm, aus dem nach Gew., Größe u. Körperoberfläche die erforderl. Beatmungsparameter (v. a. das Atemminutenvolumen) ablesbar sind.

Beatmungssysteme: Respiratoren; mit dem Trachealllumen verbundene Systeme, die den Atemgastransport übernehmen. Die Inspiration erfolgt durch Erhöhung des intratrachealen Drucks um 10–20, selten 40 cm H_2O (0,98–1,96–3,92 kPa) gegenüber dem Druck in der umgebenden Atmosphäre (IPPB, engl. intermittent positive pressure breathing, intermittierende Überdruckbeatmung). Die Exspiration geschieht durch Retraktionskräfte der Lungen u. des Thorax o. wird durch Verminderung des intratrachealen Drucks um 5–10 cm H_2O (0,49–0,98 kPa) gegenüber dem Atmosphärendruck unterstützt (APNB, alternating positive negative breathing), Wechseldruckbeatmung obsolet, da mit der Gefahr des ↑Air-trapping verbunden. Durch die Übernahme der Atemarbeit (z. B. durch Beatmungsgerät) kommt es gegenüber der Spontanatmung zu einer Druckumkehr u. Druckerhöhung in den Atemwegen während der Atemphase. Es resultiert aus der Beatmung eine mit dem Beatmungsdruck zunehmende Behinderung der Lungenperfusion. Zur ausreichenden Sauerstoffaufsättigung des Kapillarblutes wird deshalb der Sauerstoffanteil in der Beatmungsluft erhöht (↑Respiratorlunge). Die **Mund-zu-Mund-Beatmung** entspricht einer intermittierenden Überdruckbeatmung u. kann eine ausreichende Ventilation bewirken. Die **Rumpfbeatmung** durch rhythm. manuelle Thoraxkompression (Schäfer, Silvester) ist unzureichend. Die maschinelle Rumpfbeatmung (Eiserne Lunge, Küraß) ermöglicht eine suffiziente Ventilation, hat ihr Anwendungsgebiet, die monatelange Dauerbeatmung bei Kinderlähmung, verloren bzw. ist zu aufwendig. Die **elektr. Reizung** des N. phrenicus gestattet keine Beatmung von längerer Dauer, sie hat nur unterstützenden o. Trainingscharakter. Die Ind. zur Beatmung wird gestellt beim Atemstillstand u. bei insuffizienter Spontanatmung mit art. Blutgaswerten von $pO_2 < 70$ mmHg (9,33 kPa) u. $pCO_2 > 60$ mmHg (8 kPa).

beat-to-beat-Analyse ⟨*engl*⟩: Methode instrumenteller Herzfrequenzberechnung aus den Abständen der R-Zacken im EKG.

Beaufort-Skala ↑Windstärke.

Beau-Reil-Querfurchen: Querfurchen auf der Nagelplatte; treten manchmal nach Infektionskrankheiten u. Arzneiausschlägen infolge vorübergehender Verhornungsstörungen auf. Physiol. Querfurche bei Säuglingen am Ende der 4. Woche.

Bebarufieber: durch ein Arbovirus verursachte fieberhafte Erkrankung mit Myalgien, Gelenk- u. Kopfschmerzen. Überträger: ↑Moskitos. Vorkommen in Australien u. Malaysia. ↑Arbovirosen.

Bebrütungszeit: die für Mikroorganismen festgelegte Zeit der Einwirkung eines Temperaturoptimums.

Bec-de-lièvre ⟨*frz*⟩ *m*: von dem frz. Chir. Ambroise Paré (1510–1590) stammender, in Frankreich heute noch übl. Ausdruck für Lippenspalten.

Becherohr ↑Katzenohr.

Becherzellen: Exocrinocytus caliciformis; einzellige intraepitheliale Drüse, merokriner Sekretionstyp. Bauchige Zelle, Zellkern nach basal verdrängt durch Sekreteinlagerung (Schleim). Vorkommen: Epithel des Dünn- u. Dickdarms sowie des Respirationstrakts. Abb.

Becherzellinseln ↑Helle-Zellen, renale.

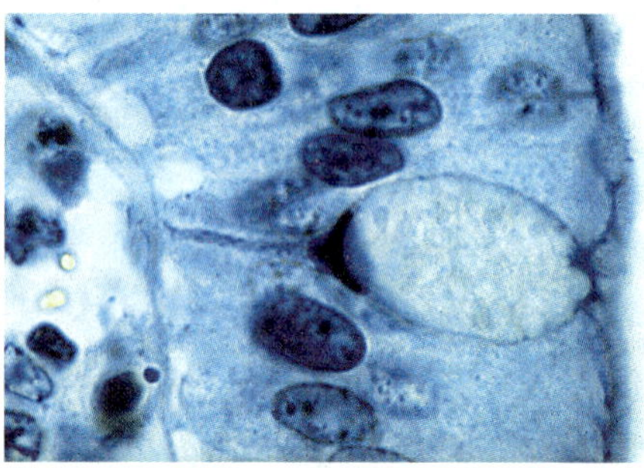

30

Becherzellen. Histologischer Schnitt durch das Jejunum, Eisenhämatoxylin-Färbung; im Epithel eine B. mit aufgetriebenem Zelleib u. basalverdrängtem Zellkern

Becherzellkarzinoid: muzinöses Karzinoid, Adenokarzinoid. seltener Tumor der ↑Appendix vermiformis von solider Struktur, dessen Zellen an Becherzellen erinnern; enthalten Schleimtröpfchen. Niedrige Malignität.

Becherzellmetaplasie: Schleimvakuolen in Bronchialepithelien, auch in Flimmerzellen, die sonst keinen Schleim enthalten. Die B. kommt bei versch. Formen der chron. Bronchitis vor.

Bechterew, Wladimir Michailowitsch (1857–1927), russ. Neuropathologe, Psychiater u. Psychol., Schüler von I. P. Merschejewski. Nach Tätigkeit in Leipzig bei Wilhelm Wundt u. Paul Emil Flechsig sowie in Paris bei Jean-Martin Charcot Prof. in Kasan u. St. Petersburg. B. war einer der ersten, die versuchten, die Forschung auf dem Gebiet der Anat. u. Physiol. des Nervensystems, der Neuromorphologe, Neuropathologe u. Psychiatrie exp. u. auf wissenschaftl. Grundlage durchzuführen. Der dorsale Vestibulariskern, der Tractus thalamoolivaris, die ↑Spondylitis ankylosans (Bechterew-Krankheit) sowie versch. neurol. Phänomene u. Reflexe tragen seinen Namen.

Bechterew-Strümpell-Marie-Krankheit (nach Wladimir M. B., Adolf G. von S. u. Pierre M.) ↑Spondylitis ankylosans.

Beck, Alfred (geb. 1889), dt. Chir., Kiel.

Beck-Bohrung (nach Alfred B.): Stirnhöhlenpunktion von außen zur Diagnostik u. Ther. mit Durchgängigkeitsprüfung des Ausführungsgangs o. Füllung mit Antibiotika unter Belassung der Kanüle über Tage nach vorheriger Röntgenaufnahme.

Becken ↑Pelvis.

Beckenbauchfellentzündung ↑Pelviperitonitis.

Beckenboden: muskulöser Abschluß der unteren Beckenöffnung, besteht aus dem trichterförmigen um den After angeordneten ↑Diaphragma pelvis, das vorn in der Mittellinie Rektum, Harnröhre u. Vagina durchtreten läßt u. dem außen das muskulöse ↑Diaphragma urogenitale vorgelagert ist.

Beckenbreite: größte Breite zwischen den Darmbeinkämmen. Geradlinige Entfernung derjenigen Punkte der Darmbeinkämme, die bei aufrechter Körperhaltung am meisten seitl. vorspringen.

Beckenbruch: Begriff für alle Frakturen am knöchernen Becken. Vorwiegend Folge massiver direkter, seltener indirekter (Hüftpfannenbrüche) Gewalteinwirkung.

Beckendiameter: Conjugata externa; geburtshilfl. Maß, wobei äußerl. mit dem Beckenzirkel von der Grube unter dem Dornfortsatz des letzten Lendenwirbels bis zum äußeren oberen Rand der Schambeinfuge gemessen wird. Hieraus ergeben sich Rückschlüsse auf das Maß der ↑Conjugata vera. Die Beziehungen beider Maße zueinander sind zu ergänzen durch Zusatzhandgriff, Betrachtung der Michaelis-Raute u. evtl. durch Röntgen- o. Ultraschallpelvimetrie.

Beckenebenen: gedachte Ebenen parallel zum Beckeneingang, welche der Beschreibung des Geburtsvorgangs dienen: obere Schoßfugenrandebene (= Beckeneingang), untere Schoßfugenrandebene, Sitzbeinstachelebene, Beckenbodenebene. B. geben Informationen über Form u. Größe des kleinen Beckens: wichtig für den Geburtsvorgang.

Beckenendlage: *Abk* BE; gebärfähige Längslage des Kindes in der Gebärmutter mit vorangehendem Beckenende. Man unterscheidet: 1. reine Steißlage, bei der die Schenkel des Kindes ausgestreckt am Bauch emporgeschlagen sind. Ferner unvollkommene u. vollkommene Steißfußlagen. Bei letzterer Position am günstigsten, weil der Umfang des vorangehenden Teils dem Kopfumfang entspricht u. eine gute Weichteildehnung ermöglicht. 2. Knie- u. Fußlagen. Der Steiß kann dabei sehr hoch stehen u. abgewichen sein u. zur Schräg- o. Querlage führen. Ursache der BE beim reifen Kind sind Beckenveränderungen, tiefer Plazentasitz, Anomalien in der Cavitas uteri, Mehrlingsschwangerschaften. Progn. schlechter als bei Schädellage, deshalb erweiterte Ind. zur Schnittentbindung, insbes. bei Erstgraviden o. unreifen, mangelentwickelten, untergewichtigen Feten.

Becken, enges: Verengung des knöchernen Geburtskanals; anat. Einteilung, für die Praxis der Geburtshilfe nur bedingt brauchbar, da erst das Verhältnis zur Größe des Kindes die Beckenverengung bewerten läßt. Unterteilung in fünf Grade: 1. Conjugata vera 9,0–10 cm; 2. Conjugata vera 8,0–9 cm, 3. Conjugata vera 6,0–8 cm; 4. Conjugata vera unter 6 cm, beim allg. verengten Becken jeweils 1 cm mehr; 5. absolutes Schnittentbindungsbecken. Die funktionelle Beckendiagnostik, die die Größe des Kindes, Verformbarkeit des Kindskopfs u. die Wehenkraft mit einbezieht, spricht vom Mißverhältnis zwischen Kopf u. Becken u. läßt den absoluten Begriff des e. B. außer Betracht.

Beckenformen: Beschreibung von geburtsmechan. wichtigen Abweichungen der Weite des Beckeneingangs (allg. verengtes o. Miniaturbecken; gerades, verengtes o. plattes, meist rachit. Becken), der Form der Beckenhöhlung (Assimilationsbecken, langes Becken), des Beckenausgangs (Trichterbecken, einspringendes Steißbein) u. der Weite des Schambogens. Alle Anomalien sind durch spez. Röntgenaufnahmen zu klären. Äußere Beckenmessung versagt. Betrachtung der ↑Michaelis-Raute u. allenfalls digitale Austastung geben groben Anhalt.

Beckenhochlagerung: geburtshilfl. Maßnahme unter der Geburt, um den Druck des knöchernen Beckens gegen den vorangehenden Kindsteil zu vermindern. Nur als Überbrückungsmaßnahme bis zum operativen Eingreifen aufzufassen.

Beckenkammbiopsie: Knochenmarkbiopsie an der Crista iliaca. ↑Cristapunktion.

Beckenkorb: starr o. bewegl. Teil einer Beinprothese o. -orthese. Er umschließt das Becken flächenhaft zirkulär u. ist erforderl., wenn das Hüftgelenk techn. ersetzt (Prothese) o. mechan. geführt bzw. entlastet (Orthese) werden muß.

Becken, kyphotisches: Beckenanomalie bei Kyphose der Lendenwirbelsäule, meist nach Tbc. Nicht zu verwechseln mit dem Becken der rachit. Kyphoskoliose, das meist kein wesentl. Geburtshindernis bildet.

Beckenmaße: Äußere B. sollen eine Vorstellung über den knöchernen Geburtskanal vermitteln. Ergeben Näherungswerte u. sollen durch weitere Untersuchungen ergänzt werden (Röntgenaufnahme, Ultraschallmessung). Abnahme der Conjugata externa unter 18 cm läßt ein enges Becken (↑Pelvis) vermuten.

Beckenmessung: Röntgenpelvimetrie; auf der Ausmessung von Röntgenaufnahmen beruhendes Meßverfahren zur Ermittlung der bei der Geburtshilfe wichtigen Abmessungen des Beckeneingangs, der Beckenmitte u. des Beckenausgangs im frontalen Durchmesser.

Beckenneigung ↑Inclinatio pelvis.

Beckenniere: Ren pelvicus; angeborener Tiefstand einer Niere im Becken (vor der Articulatio sacroiliaca) infolge Hemmung des normalen Nierenaszensus. Häufigste Form (60 %) der ↑Nierendystopie.

Beckenrandbrüche: isolierte Fraktur des Sitz- o. Schambeins, der Darmbeinschaufel ohne Kontinuitätsunterbrechung des Beckenrings, dessen Statik erhalten bleibt. Außerdem ↑Abrißfrakturen (z. B. beim Sport) der Spina iliaca anterior superior (M. sartorius) u. inferior (M. rectus femoris), Tuber ischiadicum (Mm. biceps femoris, semitendinosus, semimembranosus), Kreuz- u. Steißbeinbrüche.

Beckenringbrüche: durch starke Kompressionskräfte bricht o. reißt der Beckenring an seinen labilen Stellen. Drei Schweregrade. Typ A: stabile Verletzung des vorderen Beckenrings, Fraktur von Sitz- u. Schambein. (bds. = „Schmetterlingsbruch"), ↑Symphysensprengung. Typ B: wie Typ A mit zusätzl. inkompletter Verletzung der Iliosakralfuge u./o. des Kreuzbeins u. Darmbeins. Dadurch Rotationsinstabilität (Körperlängsachse). Bes. Form „Open-book-Fraktur" = Symphysensprengung mit ventraler Bandruptur der Iliosakralfuge. Typ C: rotator. u. vertikale Instabilität als Folge kompletter Durchtrennung des vorderen u. hinteren Beckenrings, Verschiebung der verletzten Beckenhälfte nach kranial (Beckenluxation = Malgaigne-Fraktur). Typ. Komplikationen: Schwere Blutungen. Rupturen von Mastdarm, Harnblase, großen Beckengefäßen, bei Männern der Harnröhre. Ther.: Typ A konservativ-funktionell. Typ B u. C vorwiegend operativ (↑Osteosynthese).

Beckenschiefstand: Ursache meist einseitige Beinverkürzung, seltener Adduktions- o. Abduktionskontraktur im Hüftgelenk. B. in der Frontalebene kann Ursache für eine statische ↑Skoliose sein u. ist daher korrekturbedürftig.

Beckenspalte ↑Pelvis fissa.

Beckenvenensperre, chronische: durch intra- o. extravasale Obstruktion bedingter Venenverschluß im Becken: Thrombose, sklerot. Veränderungen der Gefäßscheide bei Koxitis, Osteomyelitis, paranephrit. Abszeß, Lymphadenitis etc. Kompensator. treten oberflächl. Venengeflechte in der Leistengegend u. im Unterbauchbereich auf.

Beckenvenenthrombose: thrombot. Verschluß der Beckenvenen, häufig im Wochenbett, nach Operationen, seltener unter hormoneller Antikonzeption.

Beckenzirkel: zirkelähnl. Meßinstrument zur Bestimmung der Beckenmaße. Abb.

Becker-Erkrankung: in Südafrika beschriebene Endomyokardfibrose (-sklerose) mit Thrombusbildung.

Becker-Kiener-Typ ↑Dystrophia musculorum progressiva.

Becker-Melanose ⟨*gr*⟩ *f*: handtellergroße Hyperpigmentierung, die gelegentl. eine periphere ↑Hypertrichose aufweist. Bes. gesteigerte physiol. Aktivität des epidermalen u. korialen ↑Melanins.

Beckwith-Wiedemann-Syndrom ↑Exomphalos-Makroglossie-Gigantismus-Syndrom.

Beclard, Pierre Augustin (1785–1825), frz. Anat. u. Chir., Paris.

Beclard-Knochenkern (nach Pierre A. B.): beim reifen Neugeborenen mind. 5 mm großer Knochenkern der distalen Femurepiphyse = Reifezeichen.

Beclomethason: Methylprednisolonderivat. Glukokortikosteroide (↑Glukokortikoide). Anwendung u. a. bei Asthma.

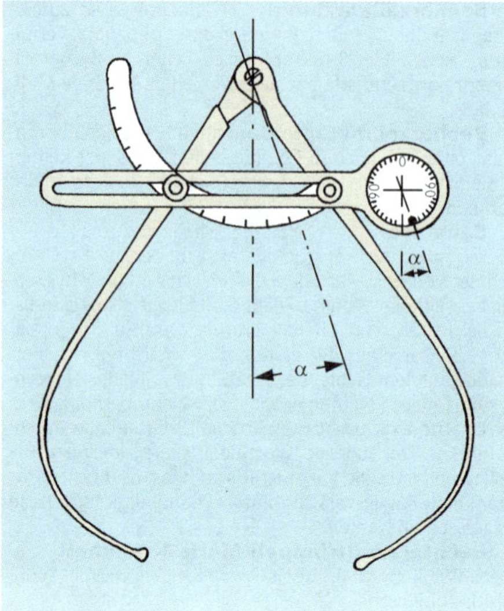

Beckenzirkel mit Schwerkraftwinkelmesser

Becquerel, Henri-Antoine (1852–1908), frz. Physiker, Paris. Entdecker der natürl. Radioaktivität des Urans (1896), Nobelpreis für Physik (1903).

Becquerel (nach Henri-A. B.): Zeichen Bq. SI-Einheit der Radioaktivität. Es gilt 1 Curie (Ci) $= 3{,}7 \cdot 10^{10}$ Bq (exakt) bzw. 1 Bq $\approx 2{,}7027 \cdot 10^{-11}$ Ci. Das Bq stellt eine sehr kleine Aktivitätseinheit dar. 1 kBq (Kilobecquerel) $= 10^3$ Bq; 1 MBq (Megabecquerel) $= 10^6$ Bq; 1 GBq (Gigabecquerel) $= 10^9$ Bq.

Bedampfung: Aufdampfen einer dünnen Metallschicht (Gold, Platin) auf Präparate für die Rasterelektronenmikroskopie.

Bedarfsprognose: Methoden der ↑Bettenbedarfsplanung. Dabei werden die morbiditäts-, die mortalitäts-, die angebots-, die ressourcen- u. die inanspruchnahmeorientierte B. unterschieden. Die inanspruchnahmeorientierte B., auch analyt. Methode genannt, verbindet die Determinanten Bevölkerungszahl (E), Krankenhaushäufigkeit (KH), Verweildauer (VD) u. Belegungsgrad (BN) miteinander, um den disziplinbezogenen Bettenbedarf zu errechnen. Bettenbedarf $= (E \cdot KH \cdot VD \cdot 100) / (1\,000 \cdot 365 \cdot BN)$.

Bedeutungsbewußtsein: belanglose Ereignisse o. Gegenstände der Umgebung erhalten für den Kranken eine besondere, meist auf ihn bezogene Bedeutung. Bei endogenen u. symptomat. ↑Psychosen.

Bedingungen, aseptische: Einhaltung der geforderten u. notwendigen Reinheitsstufe für die aseptische ↑Bereitung in der Pharmazie u. Med.

Bedingungskomplex: ein aus äußeren u. inneren, sich wechselseitig beeinflussenden Krankheitsfaktoren u. -bedingungen bestehender Komplex, der ein Möglichkeitsfeld von Wirkungen (Krankheiten) eröffnet.

Bednar, Alois (1816–1888), österreich. Päd., Wien.

Bednar, Blahoslav, zeitgen. tschech. Pathol., Prag.

Bednar-Aphthe (nach Alois B.): keine ↑Aphthe i. e. S., sondern traumat. bewirktes Ulcus im Mund von Säuglingen.

Bednar-Tumor (nach Blahoslav B.): melaninhaltiges Neurofibrom der Haut.

Bed-side-Diagnostik *(engl)*: labor-diagn. Untersuchung unmittelbar „am Bett", im stationären Bereich, bei Hausbesuchen, vorrangig bei Notfällen. Anwendung zur Entscheidung uräm. o. diabet. Koma mittels Schnelltest (Teststreifen) auf Glukose u. Harnstoffstickstoff.

Bed-side-Test *(engl)*: AB0-Identitätstest; Überprüfung vor einer Bluttransfusion mit Anti-A u. Anti-B-Seren, ob die AB0-Blutgruppen zwischen Spender (Konservenblut) u. Empfänger übereinstimmen.

Bedsonien ↑Chlamydia.

Bedürfnis: dynam.-aktiver Zustand des Ungleichgewichts zwischen Bedürfnislage des Individuums u. den Befriedigungsmöglichkeiten, der durch zielgerichtete Aktion aufgehoben wird u. zur ↑Befriedigung o. Sättigung führt. Bei Ausbleiben der Befriedigung (↑Frustration) entstehen Unlustgefühle; aggressives u. neurot. Verhalten. B. gehören zu den Aktionsvoraussetzungen jeder Handlung. Sie lassen sich nach versch. Gesichtspunkten einteilen, z. B. die Unterscheidung vital-biol., materieller, sozialer u. geistig-kultureller B. Die spezif. individuelle Ausformung der genannten Interessengruppen ist abhängig von zahlreichen sozialen Faktoren wie Bildung, Schicht- o. Subgruppenzugehörigkeit, techn. Fortschritt usw.

Beeinflussungsideen: psychot. Störungen des Gedankeninhalts, bei denen die Kranken das Gefühl haben, ihr Denken, Handeln u. Befinden werde von außen gelenkt.

Beeinträchtigung: Handicap; im Zusammenhang mit der Beschreibung des ↑Gesundheitszustands ist eine B. eine sich aus einer ↑Schädigung o. ↑Fähigkeitsstörung ergebende Benachteiligung des betroffenen Menschen, die die Erfüllung einer Rolle einschränkt o. verhindert, die (abhängig von Geschlecht, Lebensalter sowie sozialen u. kulturellen Faktoren) für diesen Menschen normal ist (WHO 1980, 1993). B. ist der dritte Aspekt des Behinderungsbegriffs der WHO u. ist in der ↑Internationalen Klassifikation der Schädigungen, Fähigkeitsstörungen und Beeinträchtigungen klassifiziert. B. ist das Ergebnis des Zusammenspiels von Krankheit, Schädigungen o. Fähigkeitsstörungen u. Hemmnissen o. Widerständen in der sozialen o. physikal. Umwelt, in der der Betroffene lebt. B. ist daher ein relationaler Begriff. B. äußert sich in einer Desintegration aus einem o. mehreren für die betroffene Person wichtigen Lebensbereichen (z. B. Erwerbsleben). Eine aktuelle B. kann ↑Sekundärprozesse auslösen. Die wichtigsten Arten sind (ICIDH 1980) die B. der Orientierung, der phys. Unabhängigkeit, der Mobilität, der Beschäftigung, der sozialen Integration, der ökonom. Eigenständigkeit. ↑Krankheitsfolgenmodell, ↑ICIDH.

Beeinträchtigungserleben: psych. Zustandsbild mit Gefühl des Mißtrauens, des Zurückgesetztseins, des Nichtbeachtetwerdens usw.; bei Persönlichkeitsstörungen u. körperl. Erkrankungen; kann in paranoides Syndrom übergehen.

Befallsextensität: Prozentsatz der von Parasiten befallenen Wirte in einer best. Population.

Befallsintensität: Anzahl der Parasitenindividuen in bzw. auf einem befallenen Wirtsindividuum (Befallsstärke) bei Helminthen u. parasit. Arthropoden.

Befehlsautomatie *(gr) f*: willenlose Zugänglichkeit des Kranken äußeren Einflüssen gegenüber. Befehle u. Aufforderungen, z. B. des Untersuchers, werden kritiklos automatenhaft ausgeführt; häufig Bestandteil des katatonen Syndroms.

Befeuchterfieber: allergische ↑Alveolitis durch Luftverunreinigungen mit Bakterien, Schimmel- o. Strahlenpilzen nach Einsatz von unzureichend gereinigten Aerosolgeräten (Raumluftbefeuchter, Klimaanlagen, seltener Inhalations- u. Beatmungsgeräte). Durch Einsatz von patientennahen Beatmungsfiltern weitgehend vermeidbar. Möglicherweise spielen auch bakterielle Endotoxine eine Rolle. Als ↑Berufskrankheit selten.

Befriedigung: Reduktion einer Verhaltensmotivation nach Erreichen des Ziels, pos. Abschluß der zielgerichteten Aktivität motivierten Verhaltens. Subjektiv wird Sättigung erlebt, es treten Entspannung, Lustgefühle (Zufriedenheit, Freude) o. auch Gleichgültigkeit auf.

Befruchtung: Konzeption; besteht in dem aktiven Eindringen eines Samenfadens (Spermatozoon) in die Eizelle u. der Vereinigung beider Zellkerne, die nach der Reduktionsaufteilung nur noch je eine halbe Chromosomengarnitur besitzen (haploide Kerne), zu einem vollständigen, diploiden Kern. Wegen der kurzen Lebensdauer des Eis nur wenige Stunden nach dem Follikelsprung während der Eiwanderung durch den Eileiter mögl.

Befruchtung, extrakorporale ↑Embryonentransfer.

Befruchtung, künstliche ↑Insemination, artifizielle.

Befruchtungsmembran: Verfestigung der Eioberfläche durch kortikale Reaktion. Sie erfolgt nach Spermienkontakt bei der Befruchtung, führt zur Schrumpfung der Eizelle u. zur Entstehung des perivitellinen Raums. Letzterer verhindert das Eindringen weiterer Spermien in die Eizelle.

Befruchtungsoptimum: der günstigste Zeitpunkt für die Vereinigung von Samenfaden u. Eizelle. Da die Eizelle 12 h, das Sperma etwa 48 h befruchtungsfähig bleiben u. der Ovulationstermin bei vierwöchentl. Zyklus etwa um den 13. Tag liegt, ergibt sich als optimale Wahrscheinlichkeit der 11.–15. Zyklustag (Knaus), nach anderen Autoren der 12.–19. Tag post menstruationem.

Befruchtungspessimum: der ungünstigste Zeitpunkt für eine Befruchtung. Entweder ist das Ei noch nicht aus dem Follikel freigegeben, etwa 1.–9. Zyklustag, o. der Follikelsprung liegt so lange zurück, daß es nicht mehr befruchtungsfähig ist, etwa 18.–28. Tag. Es ist zu berücksichtigen, daß 1. der Ovulationstermin nicht auf den Tag genau festliegt, 2. provozierte, d. h. durch sexuelle Erregung ausgelöste Ovulationen vorkommen; 3. unter psych. Erschütterungen eine parazykl., d. h. zusätzl. Ovulation im Zyklus vorkommen kann (Stieve); 4. die Lebensdauer von Ei u. Sperma beim Menschen bisher nicht absolut sicher feststellbar ist u. 5. die Erfahrung lehrt, daß Befruchtung zu jeder Zeit des Zyklus vorkommt.

Befundbericht, rechnergestützter: durch eine elektr. Datenverarbeitungsanlage auf der Grundlage rechnerintern gespeicherter Daten angefertigter Bericht über Befunde aus den versch. diagn. Spezialabteilungen. Der Vorteil besteht darin, daß die Befunddaten weiterhin gespeichert bleiben u. mit neuen Daten verknüpft zu neuen Befunden zusammengestellt bzw. für Forschungszwecke genutzt werden können.

Befundträger, gesunde: Personen mit klin. symptomlosen Herden der Lunge (engl. fibrotic lesions), die im Röntgenbild eine Fläche von 2 cm^2 meist nicht überschreiten. Diese Herde sind Folge einer abortiv verlaufenden Tuberkulose nach Primär- o. Superinfektion. Die B. stellen eine Risikogruppe dar, deren Erkrankungshäufigkeit an Tuberkulose etwa fünfzehnmal größer ist als die der lungengesunden Bevölkerung.

Begabung: nach Hiebsch sind B. auf den angeborenen Anlagen fußende, im Leben entwickelte innere Dispositionen, denenzufolge ein Mensch best. Leistungen auszuführen in der Lage ist, sofern ihn nicht andere Persönlichkeitseigenschaften daran hindern. Spezialbegabungen wie musikal. B., techn. B., math. B. entwickeln sich auf der Grundlage anlagebedingter, wahrscheinl. neurophysiolog. Voraussetzungen in Abhängigkeit von gesellschaftl. Entwicklungsmöglichkeiten.

Begattung: Vereinigung der Geschlechtsorgane beider Geschlechter zur Besamung. ↑Koitus.

Begleitbakterien: Bez. für synergist. ↑Mischinfektion, z. B. ↑Aktinomykose.

Begleitglukosurie: Glukoseausscheidung im Urin bei versch. krankhaften Zuständen, wie Diabetes mellitus, ↑Diabetes renalis; Intoxikationen, Hypoxie, kongenitale Tubulopathien, Nephropathien, Hyperthyreosen, Akromegalie, Cushing-Syndrom, Phäochromozytom, A-Zell-Tumoren, Arbeitshyperglykämie.

Begleithepatitis: Sammelbegriff für nichteitrige Leberentzündung bei allg. viralen Infektionen (z. B. Gelbfieber, Herpes simplex, infektiöse Mononukleose, Coxsackie-Fieber, Zytomegalie) u. nichtviralen Infektionen (z. B. Icterus infectiosus Weil, Amöbenruhr). Schwere u. Ausmaß sehr versch., beim Gelbfieber mit ausgedehnten Parenchymnekrosen der Leber.

Begleitmyopathie: nicht scharf abgegrenzte Bez. für unspezif. Veränderungen des Muskelgewebes bei der biopt. Untersuchung, die weder einer ↑Myositis noch einer anderen nosolog. abgrenzbaren ↑Myopathie zugeordnet werden kann. Ursächl. kommen endokrine, tox., paraneoplast. u. a. Faktoren in Frage.

Begleitpankreatitis: reaktive Pankreatitis. Pankreatitis, die im Gefolge anderer Erkrankungen auftritt (Gallenwegserkrankung, penetrierende Ulzera, Peritonealkarzinome, Crohn-Krankheit, Whipple-Krankheit, Colitis ulcerosa, Giardiasis, Mumps).

Begleitschielen ↑Strabismus.

Begriffsbestimmungen für Kurorte, Erholungsorte und Heilbrunnen: vom Deutschen Bäderverband u. Deutschen Fremdenverkehrsverband herausgegebenes Regelwerk mit Kriterien zur Anerkennung von ↑Kurorten, ↑Heilwässern, Heilgasen (natürliche ↑Heilmittel) u. ↑Heilpeloiden sowie den Überwachungsrichtlinien.

Begutachtung, ärztliche: dient der Beurteilung des Gesundheitszustands eines Menschen, seines phys. u. psych. Leistungsvermögens, wird in der Einheit von proph., diagn., ther., rehabilitativen u. sozialen Maßnahmen auf der Grundlage anerkannter med.-wissenschaftl. Erkenntnisse u. der Rechtsvorschriften durchgeführt. Die ä. B. bildet künftig die Grundlage für Entscheidungen über die Verwirklichung von Rechtsansprüchen, z. B. wegen Invalidität, Ersatz für Körperschäden. B. gehören zum Aufgabenbereich der Ärzte. Ä. B. müssen zuverlässig, unmißverständl. u. richtig sein; sie sollen Angaben über die zur Anwendung gelangten Methoden u. Verfahren enthalten. Durch die ä. B. nicht ausgeräumte Zweifel sind darzustellen. Sichere u. zweifelsfreie Kausalzusammenhänge zwischen schädigendem Ereignis u. Gesundheitsschaden sind bei gutachterl. Fragestellungen selten. Ein med. Sachverhalt gilt als bewiesen (Gewißheit, Vollbeweis), wenn eine an Sicherheit grenzende Wahrscheinlichkeit vorliegt. Beweiserleichternd wirkt im Unfallversicherungsrecht die einfache Wahrscheinlichkeit, d. h. mehr Gründe sprechen für als gegen einen kausalen Zusammenhang. Die bloße Möglichkeit eines ursächl. Zusammenhangs schließt die Anerkennung jedoch aus. In den versch. Rechtsgebieten gelten unterschiedl. Rechtsbegriffe. So gilt im Sozialrecht die Theorie der wesentl. Bedingung: Nur solche Ursachen sind als rechtserhebl. anzusehen, die wegen ihrer besonderen Beziehung zum Erfolg zu dessen Eintritt wesentl. mitgewirkt haben. Die Äquivalenztheorie im Strafrecht besagt, daß Ursache jeder Umstand ist, der nicht hinweggedacht werden kann, ohne daß damit der Erfolg entfiele (Conditio sine qua non). Jede Einzelbedingung ist damit gleichwertig. Im Zivilrecht hingegen gilt die Adäquenztheorie: Ursache ist nur die Bedingung, die mit dem Erfolg, wie er eingetreten ist, in einem adäquaten Zusammenhang steht, d. h. der Erfolg war bei Vorliegen der Bedingung zu erwarten.

Begutachtung, flugmedizinische: Beurteilung der Eignung für flieger. Tätigkeit auf somat. u. psych. Grundlage u. Beurteilung der ↑Flugtauglichkeit.

Behaarung, abnorme: 1. Überbehaarung; ↑Hypertrichose, ↑Hirsutismus; 2. Unterbehaarung (angeborene), ↑Hypotrichose.

Behaarung, ambisexuelle: Behaarung, die den geschlechtsspezif. Haartyp prägt. Bei Plasmatestosteronkonzentrationen, die für das weibl. Geschlecht typ. sind, wird das „nichtsexuelle“ Haarkleid (Kopfhaare, Augenbrauen, Wimpern u. ein Teil der Extremitätenbehaarung) durch Haarwuchs an Achsel u. pubischem Dreieck sowie Weiterentwicklung der Extremitätenbehaarung bei Frauen komplettiert. Der typ. „männl.“ Haarwuchs (Bart, Behaarung der Ohren u. Nase, Stammbehaarung u. Ausbildung einer Haarstraße von den Pubes zum Nabel) setzt einen männl. Testosteronspiegel im Plasma voraus.

Behaglichkeitsklima: Klimabedingungen, die minimale Anforderungen an die Thermoregulation stellen (↑ASHRAE-Skala).

Behandlung: Ther.; Zusammenfassung aller Maßnahmen zur Besserung o. Heilung einer Krankheit. **Exspektative B.**: abwartende B., die sich ledigl. auf Allgemeinmaßnahmen stützt, **kausale B.**: B. der Ursache einer Krankheit, **kurative B.**: B. mit dem Ziel der Heilung, **palliative B.**: zur Linderung der Krankheitsbeschwerden, ohne daß die Krankheit selbst entscheidend bekämpft wird, **spezif. B.**: B. mit spezif. gegen die Erkrankung gerichteten Maßnahmen (medikamentös, operativ usw.), **symptomat. B.**: Es werden die Sympt. einer Erkrankung, nicht deren Ursache behandelt. Es besteht eine Behandlungspflicht des Arztes bzw. Facharztes, die sich sowohl aus der Approbationsordnung als auch aus der allg. Hilfeleistungspflicht des Bürgers herleitet, dabei sind dem Arzt aufgrund seiner Berufung u. wegen seiner Sachkunde erhöhte Pflichten auferlegt. ↑Behandlung, medizinische.

Behandlung, medizinische: unmittelbar auf den Pat. gerichtete Form der med. Betreuung, die das Ziel besitzt, vorliegende Gesundheitsstörungen überwinden zu helfen. Im Zentrum der m. B. stehen Diagn. u. Ther. In Abhängigkeit vom Ort der m. B. wird zwischen ambulanter u. stationärer m. B. unterschieden.

Behandlungsabbruch: Beendigung einer med. Ther. ↑Behandlungsverzicht.

Behandlungspflege: pfleger. Tätigkeiten, die sich aus den ärztl. Anordnungen ergeben. Die Behandlungspflege steht in unmittelbarem Zusammenhang mit dem Krankheitsbild des Pat.

Behandlung, stationäre
↑Behandlung, medizinische.

Behandlungsverzicht: Entscheidung, eine Behandlung nicht aufzunehmen; kann ebenso, wie die Entscheidung zum Behandlungsabbruch aufgrund einer – in Deutschland jedoch noch nicht bindenden – Patientenverfügung bzw. aufgrund des ausdrückl. Wunsches eines (bewußtseinsklaren) Pat. vorgenommen werden. Als problemat. gelten Verzicht bzw. Abbruch einer Behandlung, wenn der Arzt aufgrund seiner eigenen Entscheidung bei bewußtlosen Pat. über die weitere Behandlung bestimmen muß. Bei einer solchen Entscheidung gelten mit Einschränkung Verwandte u. Freunde des Pat. als hilfreiche Interpreten seines „mutmaßl. Willens", med. Aussichtslosigkeit u. wahrscheinl. irreversibler Krankheitsverlauf.

Behaviorismus: amerik. Richtung der Psychol., die die Rolle der Umweltfaktoren u. die Anpassung an sie in den Vordergrund stellt, bes. in der Verhaltensforschung angewandt.

Behaviortherapie ⟨*engl*⟩ ↑Verhaltenstherapie.

Behçet, Hulushi (1889–1948), türk. Dermat., Istanbul.

Behçet-Syndrom (nach Hulushi B.): Iritis septica, Morbus Behçet, Behçet-Krankheit; chron.-rezidivierende Immunvaskulitis mit Lichtscheu, Hypopyoniritis, Zyklitis u. Hämorrhagien des Glaskörpers u. des Fundus. Im Verlauf der Erkrankung nimmt die Sehkraft ab (bis zur Amaurose); Krankheit wird von schmerzhaften Mundschleimhautaphthen (schnell u. narbenlos abheilend), rezidivierenden Erythemen der Haut, Epididymitiden u. rheumatoiden Weichteil- u. Gelenkbeschwerden begleitet; oft Hämorrhagien der Haut u. Schleimhaut, rezidivierende Thrombosen u. Thrombophlebitiden; Hämaturie, Hämoptoe u. Blutungen des Magen-Darm-Trakts. Seltener entwickelt sich eine Meningoenzephalitis u. Speichel- u. Tränendrüsenschwellung. Es erkranken fast ausschließl. Männer in mittlerem Alter.

Behindertenfahrzeug: zur Gruppe der körperfernen technischen ↑Hilfen gehörendes Hilfsmittel, das zu Transport bzw. Fortbewegung Körperbehinderter dient. Man unterscheidet: Schiebewagen (spez. Kinderwagen o. Erwachsenen-Transportfahrzeuge), manuell getriebene B. (Rollstuhl), elektr. getriebene B. (hand-, fuß- o. kopfgesteuert), mit Verbrennungsmotor betriebene B. (auf Handbedienung eingerichtete spez. B. o. auch angepaßte o. umgebaute Pkws). Die größte Bedeutung hat der sog. Handradwagen erlangt, der, über Greifreifen vom Behinderten angetrieben, die unabhängige Fortbewegung des Gehunfähigen in der Wohnung u. auf der Straße ermöglicht.

Behinderter: Person, bei der infolge einer körperl., geistigen o. seel. Regelwidrigkeit (↑Behinderung) die Fähigkeit zur Eingliederung in die Gesellschaft in erhebl. Umfang beeinträchtigt ist. ↑Rehabilitation.

Behinderung: Oberbegriff zu ↑Schädigung, ↑Fähigkeitsstörung u. ↑Beeinträchtigung. Auf diesem Behinderungsbegriff bauen die modernen Definitionen der ↑Rehabilitation auf. B. ist die Auswirkung einer nicht nur vorübergehenden Funktionsbeeinträchtigung, die auf einem regelwidrigen körperl., geistigen o. seel. Zustand beruht. Regelwidrig ist der Zustand, der von dem für das Lebensalter typ. abweicht. Als „nicht vorübergehend" gilt ein

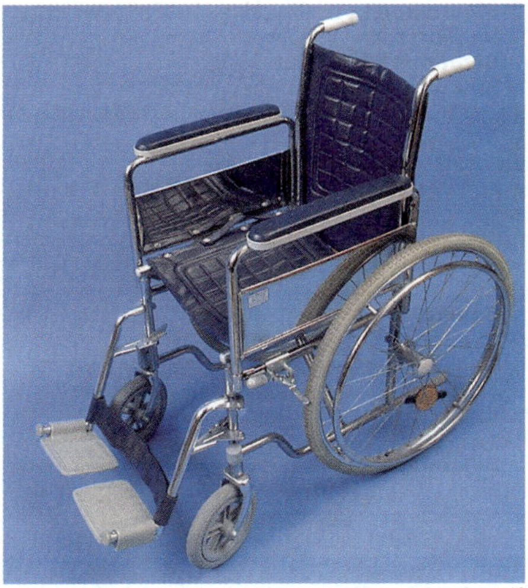

10
Behindertenfahrzeug. Handradwagen

Zeitraum von 6 Monaten. (§ 3 SchwbG). Es wird unterschieden zwischen körperl. wesentl. Behinderten, geistig wesentl. Behinderten, seel. wesentl. Behinderten. Im allg. Verständnis ist B. die Unfähigkeit bzw. Einschränkung, eine o. mehrere Tätigkeiten auszuüben, die entspr. Alter, Geschlecht u. sozialer Rolle des Betroffenen i. a. als wesentl. bzw. grundlegende Bestandteile des tgl. Lebens angesehen werden, wie z. B. Selbstversorgung, gesellschaftl. Beziehungen u. wirtschaftl. Aktivität. Der Arzt darf nicht über den Wert konkreten Lebens, u. sei es behindert, urteilen, sondern muß Hilfen (Prothetik, Funktionserhalt usw.) zur weitestgehenden Integration von behinderten Menschen ins soziale Leben vermitteln. Lebensqualität ist kein Entscheidungskriterium der Med. für Leistungsbegrenzung, ihre Steigerung ist jedoch Ziel ihrer Maßnahmen.

Behinderung, geistige ↑Intelligenzminderung.

Behinderung, sterische: durch Konformationsveränderungen bedingter gehinderter Zugang eines Substrats an ein Enzym, eines Hormons an einen Rezeptor o. eines Antikörpers an ein Antigen.

Behring, Emil A. von (1854–1917), dt. Med., Bakt., Berlin, Halle, Marburg. 1890 Entdeckung des Tetanus- u. Diphtherie-Antiserums, 1891 Anwendung des Diphtherieserums beim Menschen. 1901 Nobelpreis für Med./Physiol. „für seine Arbeiten über Serumtherapie und besonders für die Anwendung bei Diphtherie".

Behring-Heilserum (nach Emil A. von B.): Diphtherie-Heilserum.

Behr-Optikusatrophie: hereditäre beidseitige Optikusatrophie mit Makuladegeneration, Ataxie, ↑Intelligenzminderung. ↑Leber-Optikusatrophie.

BEI: **1.** *Abk* für engl. biological exposure index; Indikator für die individuelle Exposition gegenüber chem. Noxen, der von der ACGIH (American Conference of Governmental Industrial Hygienists) festgesetzt wird. Grenzwerte für chem. Noxen o. ihre Metaboliten in biol. Flüssigkeiten (Blut, Harn), die mit den BAT-Werten der BRD vergleichbar sind. **2.** *Abk* für butanol-extrahierbares ↑Iod.

Beidhändigkeit ↑ Seitigkeit, ↑ Linkshändigkeit.

Beieierstock ↑ Paroophoron.

Beihoden ↑ Paradidymis.

Beikost: Lebensmittel, die dem Säugling von einem best. Lebensalter an neben der Brustmilch, Kuhmilch o. den Milchnahrungen zugeführt werden. Ziel ist es, seine Ernährung nährstoff-, insbes. vitamin- u. mineralstoffreicher sowie kalorienreicher zu gestalten u. ihn an breiförmige u. feste Speisen zu gewöhnen. Als B. kommen in Frage: Brühgrieß, Grieß-, Mehl- o. Zwiebackbrei, Gemüse- u. Fruchtsaft bzw. -brei sowie manche Fleischsorten in geeigneter Zubereitung.

Beileid: Kondolenz; Ausdruck des Mitgefühls für die Hinterbliebenen eines Verstorbenen in mündl. o. schriftl. Form. B. sollte unmittelbar nach Erhalt der Todesnachricht erfolgen, wobei das Angebot von tätiger Hilfe für die Hinterbliebenen oft wichtiger ist als das Spenden von Trost.

Beinahetodesfall: near event, near miss event, apparent life threatening event (ALTE); rechtzeitig entdeckter Säugling in einem sterbeähnl. Zustand bei sofortiger erfolgreicher Manipulation (Hochnehmen, Rütteln) o. Mund-zu-Mund-Beatmung. SIDS (plötzlicher ↑ Kindstod).

Beinhalteversuch: Provokationsmethode zum Nachweis latenter Beinlähmungen analog dem ↑ Armhalteversuch. Einseitiges Absinken des Unterschenkels weist auf Parese hin.

Beinlänge: **1. Anat. B.**: Messung von der Spitze des Trochanter major zur Spitze des inneren Knöchels bei Mittelstellung des im Knie gestreckten Beins. Schließt funktionelle Verkürzung bei starkem O- o. X-Bein nicht aus, daher besser Messung von Spitze des Trochanter major zum äußeren Kniegelenkspalt u. vom inneren Kniegelenkspalt zur Spitze des medialen Malleolus. **2. Funktionelle B.**: Messung von Spina iliaca anterior superior zum inneren Knöchel bei mittlerer Stellung des gestreckten Beins. Abduktionskontraktur im Hüftgelenk führt zu einer funktionellen Beinverlängerung, Adduktionskontraktur zu einer funktionellen Beinverkürzung. Trotz gleicher anat. Länge beider Beine kann die funktionelle seitendifferent sein.

Beinorthese ↑ Gliedmaßenorthese.

Beinprothese: künstl. Ersatz der unteren Extremität o. eines Teils derselben, der abnehmbar am Beinstumpf bzw. Becken befestigt wird. Je nach Amputationshöhe werden Hüft-, Knie- bzw. Fußgelenk durch vereinfachte techn. Gelenke ersetzt. Zur Herstellung finden überwiegend Holz, glasfaserverstärktes ↑ Gießharz u. versch. Paßteile Verwendung.

Beischilddrüsen ↑ Glandula parathyroidea.

Beischlaf: Geschlechtsverkehr, Kohabitation, ↑ Koitus.

Beißstäbchen: Holz- o. Metallspatel als kieferorthopäd. Hilfsmittel zur Überstellung progener Einzelverzahnungen.

Beitragsstabilität: gesetzl. Vorgabe, die Beitragssätze bei den Sozialversicherungen (z. B. Krankenkassen) nicht zu erhöhen. Ziel ist es, die Lohnnebenkosten der Unternehmen nicht weiter zu belasten. Zur Umsetzung der Beitragsstabilität werden die Ausgaben der Krankenkassen für die Leistungsbringer (z. B. Krankenhäuser, Arztpraxen) an die Entwicklung der ↑ Grundlohnsummen angekoppelt (einnahmenorientierte Ausgabepolitik). Bei den Leistungsanbietern führt dies zur Budgetdeckelung (↑ Gesundheitsstrukturgesetz).

Beize: Vorbehandlung eines mikrosk. Präparats mit einer nicht färbenden Flüssigkeit zur Vorbereitung o. Verbesserung der eigentl. Färbung.

Bejel ⟨*arab*⟩: nichtvenerische ↑ Treponematose, ↑ Syphilis; endem., nichtvener. Auftreten bei nomadisierenden Beduinen.

Bekanntennetzwerk: Gruppe von Personen in Kontakt o. in Kommunikation, zwischen denen Infektionserreger durch die sozialen Beziehungen übertragen werden können.

Békésy, György von (1899–1972), Biophysiker, Budapest, Boston. 1961 Nobelpreis für Med./Physiol. „für seine Entdeckungen über die physikalischen Stimulationsmechanismen in der Kochlea".

Békésy-Audiometer (nach György v. B.): Gerät zur Bestimmung der ↑ Hörschwelle bei zu- u. abnehmender Lautstärke in Abhängigkeit von der Schallfrequenz.

Békésy-Audiometrie (nach György v. B.): Untersuchung der einzelnen Frequenzen mittels Dauer- u. Impulston vom unterschwelligen zum überschwelligen Intensitätsbereich ansteigend zur Beurteilung von Adaptation u. Hörermüdung bei pathol. Prozessen.

Bekleidungshygiene: Funktion der Kleidung ist Mitwirkung an der Thermoregulation des Organismus, um den Körper auf konstantem Temperaturniveau zu halten (Verringerung der Wärmeverluste). Wichtigste bekleidungshygien. Grundelemente sind daher das Wärmerückhaltevermögen, der Schweißtransport u. der Luftaustausch. Die Gewebestruktur ist hyg. bedeutsamer als die Fasereigenschaften.

Bekräftigung: Aufrechterhaltung u. Festigung eines Reiz-Reaktions-Zusammenhanges, einer erwünschten Verhaltensweise durch Verstärker. Man unterscheidet zwischen pos. (z. B. Nahrung zur Aufrechterhaltung des Verhaltens) u. neg. Verstärkern (z. B. Schmerzreiz zum Löschen eines unerwünschten Verhaltens) u. zwischen prim. u. sek. Verstärker, je nachdem ob es sich um einen unbedingten o. bereits konditionierenden ↑ Reiz handelt. ↑ Verhaltenstherapie.

Bel: nur als Dezibel gebräuchl. Einheit der Dämpfung bzw. Verstärkung. ↑ Dezibel (dB).

Belag ↑ Auflagerung.

Belastbarkeit, physische: individuell unterschiedl. ausgeprägte Fähigkeit, hohe u. höchste Belastungen durch Arbeit u. Sport zu erreichen. Die p. B. schließt die Fähigkeit zur schnellen Erholung u. Wiederherstellung nach hohen Belastungen ein. Sie ist abhängig vom vorhandenen Adaptationsniveau (kardiopulmonal, neuromuskulär, metabol.), der Lebensweise u. Ernährung. Steigerung der p. B. durch systemat. sportl. Training. Der Grad der p. B. äußert sich in der über die Handlungsreaktion verwirklichten Verarbeitung u. Beantwortung von Belastungsreizen. Die p. B. ist phys. u. psych. determiniert.

Belastung: Summe aller Einflüsse, die auf einen Menschen einwirken. Die Wirkung der B. führt zur Beanspruchung. In Abhängigkeit von Belastungsform, Intensität u. Dauer werden Teilsysteme wie z. B. Herz-Kreislauf-System, Stoffwechsel, Bewegungsapparat etc. grenzwertig belastet. Ein andauerndes Mißverhältnis zwischen äußerer B. u. innerer Belastbarkeit können zu psychophys. Störungen u. Krankheiten führen. ↑ Streß, ↑ Arbeitsbelastungen.

Belastung, genetische: genet. Bürde; Gesamtheit in einer Population vorhandener, potentiell neg. wirksamer Gene. Steht beim Menschen nur im indirekten

Zusammenhang mit Krankheitshäufigkeiten u. ist ledigl. für einen Teil der bekannten Gene einschätzbar. Alle Theorien zur gezielten Verringerung der g. B. haben sich als nicht haltbar erwiesen. ↑Eugenik.

Belastungs-Beanspruchungs-Konzept: Der arbeitende Mensch unterliegt äußeren, aber auch inneren Belastungen, z. B. durch Inkorporation von Schadstoffen, die zu einer intra- o. interindividuell unterschiedl. Beanspruchung des Organismus führen (Analogie ↑Streß). Die Belastungsarten können nach Arbeitsaufgabe (aktive Handlung) u. Arbeitsumgebung (i. S. e. passiven Reaktion) gegliedert werden, einige sind quantifizierbar, z. B. Lärm, Licht, Temperatur, andere nicht, z. B. Monotonie, Zeitdruck, Mobbing. Grenzwerte wurden zur Beurteilung u. Limitierung des Belastungs- (MAK/TRK) u. Beanspruchungsgrades (BAT/EKA) etabliert. Die Beanspruchung variiert von der Fraktur bis zum Karzinom, entspr. unterschiedl. sind die Latenzzeiten. Die Abwehrmechanismen i. R. der Beanspruchung können sinnvoll, überschießend (Allergie) o. teleologisch sein (z. B. Giftung von Lösemitteln). Abweichungen von Laborwerten als Beanspruchungsparameter sind nicht immer pathol., sondern weisen mitunter ledigl. auf Umstellungs- bzw. Adaptationsreaktionen ohne Krankheitswert hin. Die überwiegend quantitative Dosis-Wirkungs-Beziehung best. Noxen (z. B. Lärm) kann bei stark dispositionell beeinflußten Beanspruchungsparametern völlig fehlen (z. B. Sensibilisierung, Kanzerogenese). Eine Belästigung tritt häufig schon unter dem Belastungsgrad auf, bei dem mit einer Schädigung zu rechnen ist, kann jedoch durch die subjektive Beeinträchtigung u. sympathikotone Reaktionen unspezif. pathogen wirksam werden (z. B. extraaurale Lärmwirkung).

Belastungsclaudicatio: klin. Stadium II der organ.-art. Durchblutungsstörungen mit Muskelschmerzen nach einer best. Laufstrecke, die in Ruhe zurückgehen. ↑Fontaine-Stadieneinteilung.

Belastungsdyspnoe: subjektive Empfindung o. objektive Zeichen von Atemnot bei körperl. Belastung. ↑Dyspnoe, ↑Ruhedyspnoe.

Belastungs-EKG: während u. nach kontinuierl., stufenweise o. intervallartig ansteigender Ergometerbelastung (bis zur Erfüllung eines Abbruchkriteriums: Leistungsunfähigkeit, starke Herzschmerzen, Infarktzeichenausbildung, extremer Blutdruckanstieg, Erreichung der Ergostase) wird nach pathol. Belastungsreaktionen des EKG i. S. der IHK (koronare ↑Herzkrankheit) gesucht: neue Infarktzeichen, horizontale, deszendierende o. muldenförmige ST-Senkungen über 0,15 mV in den Extremitäten- u. 0,2 mV in den Brustwandableitungen (keine aszendierende), neg. U-Wellen in V_3–V_5, II, ↑Herzrhythmusstörungen. Die Registrierung sollte 5–10 min nach Belastungsende fortgeführt werden. In $^1/_3$ bis $^1/_4$ der Fälle können falsch pos. o. neg. Diagn. auftreten.

Belastungsinfektion: exp. Infektion von immunisierten Individuen zur In-vivo-Bestimmung des erreichten Schutzwertes einer Schutzimpfung. Grundlage ist der Tierversuch zur Prüfung von Impfstoffen o. a. proph. u. ther. Maßnahmen. In-vitro-Bestimmungen des erreichten Schutzwertes mit serol. Untersuchungen erlauben keine eindeutigen Bewertungen (↑Antikörperkataster). Am Menschen durchgeführte B. gelten als Exp. am Menschen u. unterliegen jurist. sowie ärztl.-eth. Regeln.

Belastungsinsuffizienz ↑Herzinsuffizienz.

Belastungsklima: Klima, das überwiegend belastende Faktoren enthält (z. B. ↑Schwüle, verringerte ↑UV-Strahlung, verunreinigte Luft, nasse Kälte, Nebel).

Belastungsphonographie: wird durchgeführt zur Einschätzung der Belastbarkeit der Stimme bei Tauglichkeitsuntersuchungen für Sprechberufe u. bei Stimmkrankheiten, zur Erfolgsbeurteilung bei operativer u. übender Behandlung. Stimml. Belastung durch mittellautes Lesen eines Textes vor Meßmikrophon mit Registrierung des Gesprochenen durch Tonband u. Pegelschreiber, zuvor u. danach phoniatr. Untersuchung. Künftig zusätzl. Analyse des komplexen Stimmschalls u. Aufzeichnung des Schwingungsablaufs beim Belastungstest.

Belastungsproben: in der Augenheilkunde gebräuchl., ihrer Natur nach sehr unterschiedl. Belastungen der intraokularen Druckregulation.

Belastungsreaktion, psychische: akute Belastungsreaktion; überschießende psych. Reaktion, die unter äußerer Belastung (Tod einer geliebten Person, Verbrechen, Vergewaltigung) auftritt u. nach Wegfall der Belastung allmähl. wieder verschwindet. Manifestation als pan. ↑Angst, Tachykardie, Schwitzen, psychogener Schock.

Belastungsstörung, posttraumatische: zu den Anpassungsstörungen zählende, innerhalb von sechs Monaten auftretende Reaktion auf ein schwerwiegendes belastendes Ereignis (Naturkatastrophe, Kriegszustand, schwerer Unfall, Opfer o. Zeuge eines Verbrechens). Sympt. sind das wiederholte Erleben des Ereignisses mit sich aufdrängenden Erinnerungen, Träumen o. Alpträumen, Gefühl der emotionalen Gleichgültigkeit gegenüber anderen Menschen, Antriebsschwäche, vegetative Dysregulation, Angst, Depression u. nicht selten Suizidalität.

Belastungsurographie: Form der intravenösen ↑Urographie. Bei minderdurchbluteter Niere (Arterienstenosen) bleibt das Kontrastmittel trotz vermehrter Flüssigkeitszufuhr länger im Nierenbeckenkelchsystem als bei normal durchbluteter Niere (washout-Urographie), wo es rasch ausgeschwemmt wird.

Belebungsreaktion: angeborene pos. Ausdrucksreaktion des Säuglings auf Schlüsselreize des menschl. Gesichts. Sie beginnt im 1. u. 2. Lebensmonat als Lächeln u. entwickelt sich allmähl. zu lebhaften allgemeinmotor. u. akust. Ausdrucksbewegungen. Die B. stellt eine biol. Ausgangskomponente des sozialen Umweltkontakts dar. Als Auslöser (angeborener ↑Auslösemechanismus, AAM) genügt im 1. Monat ein mittelgroßer Punkt o. Winkel (auch als Attrappe), später sind zunehmend flächenhafte Einzelmerkmale des menschl. Gesichts (Augenpartie, Gesichtskontur) u. schließl. das räuml. Gesamtgesicht erforderl.

Belegarzt: in der ambulanten Krankenversorgung tätiger niedergelassener Arzt, der das Recht hat, in einem Krankenhaus seine Pat. (teil)stationär zu behandeln.

Belegung ↑Bettenauslastung.

Belegungsgrad ↑Ausnutzungsgrad.

Belegzellantikörper: Parietalzellantikörper. Antikörper gegen ein spezif. Antigen der ↑Belegzellen. Vorkommen: Perniciosa, chron. atroph. ↑Gastritis, etwa 30 %, Nachweis durch Immunfluoreszenztest.

Belegzellen: Parietalzellen, Exocrinocytus parietalis; relativ große (~ 20 μm) kon. Zellen der Drüsen des Magenkorpus mit zahlreichen Mitochondrien (ATP-Bildung), einem ausgeprägten zytoplasmat. Membransystem (tubulovesikulärer Komplex) u. einem wenig ausge-

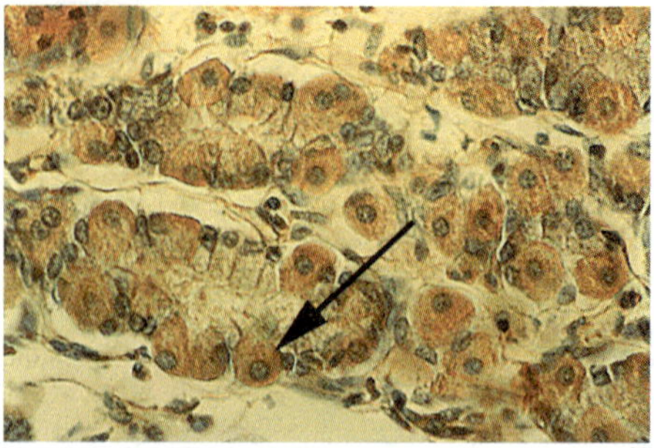

30

Belegzellen. Histologischer Schnitt durch das Magenkorpus, Hämatoxylin-Kongorot-Färbung; B. (Pfeil) zeigen orange gefärbtes Plasma.

prägten Golgi-Apparat. Sie sind die salzsäurebildenden Zellen der Magenmukosa, die nach Stimulation die Tubulovesikel in den riesig expandierenden sekretor. Canaliculus einbauen. Damit wird die Säurepumpe (H^+/K^+AT-Pase) in die Mikrovilli der sezernierenden Zelloberflächen eingebaut. Abb.

Belegzellmasse: Anzahl aller in einem Magen vorhandenen Belegzellen. Die B. ist vom Alter u. Geschlecht abhängig u. nimmt im Laufe einer chron. Gastritis ab. Durchschnittl. hat ein Mensch etwa 1 Mrd. Belegzellen, die 20 mmol HCl/Stunde produzieren. Beim ↑Zollinger-Ellison-Syndrom u. beim Ulcus duodeni ist die B. vergrößert.

Belemnophobie ⟨*gr*⟩ *f*: übersteigerte Angst vor spitzen Gegenstände.

Beleuchtung: Quelle der **natürl. B.** (Tageslichtbeleuchtung) ist die Sonnenstrahlung. Die Globalstrahlung (Summe von direkter Sonnenstrahlung u. diffusem Himmelslicht) schwankt tages- u. jahreszeitl.; in Ballungsgebieten mit hoher Luftverunreinigung oft quant. u. qual. verändert. Alle Komponenten der Sonnenstrahlung einschl. des sichtbaren ↑Lichts, der infraroten u. ultravioletten Strahlen wirken biol. nicht einfach additiv, sondern veränderbar durch Antagonismus o. Synergismus zwischen den versch. Anteilen des Spektrums. Tageslichtbeleuchtung von Räumen ist bestimmt durch Licht- u. Strahlungsklima des gegebenen Ortes, Orientierung, Verbauungswinkel, Größe u. Konstruktion der Fenster u. Abmessungen des Raums. Tageslichtquotient (T) gleich Verhältnis der B. an einem definierten Punkt zu der gleichzeitig im Freien herrschenden Beleuchtungsstärke in Prozent. **Künstl. B.** in Räumen durch Lichtquellen (Temperaturstrahler u. Entladungslampen). Farbanstriche von Raumumschließungsflächen haben unterschiedl. Reflexionsgrade u. Farbtonwirkungen; weiße o. lichtcremefarbige Wände reflektieren 70–80 % des auffallenden Lichts. **Zwielicht** (Vermischen von Tages- u. Kunstlicht) bewirkt infolge stark unterschiedl. spektraler Zusammensetzung Sehstörungen u. Augenschmerzen, da stabile Akkommodation nicht mehr mögl.

Beleuchtung, fokale: Untersuchung der vorderen Augenabschnitte im gebündeltem Licht, z. B. bei Hornhautfremdkörpern, -trübungen o. ↑Katarakt.

Beleuchtungsgüte: charakterisiert die komplexe Wirkung der Beleuchtung für optimales Sehen. Bewertung berücksichtigt die Einhaltung von Forderungen bzw. Grenzwerten zu einzelnen Faktoren der B. wie: ↑Beleuchtungsstärke, Blendungsbegrenzung, Lichtstrompulsation (Flimmerbegrenzung), ↑Schattigkeit, Reflex, Kontrast, Modelling-Effekt, Glanz, Lichtfarbe, Tageslichtanteil, Farbgestaltung.

Beleuchtungsstärke: Quotient aus Lichtstrom u. Fläche, auf die der Lichtstrom auffällt. In Normen wichtiger Faktor der Beleuchtungsgüte, dessen Wert vom Grad der Sehanforderung abhängt.

Belichtung: Produkt aus Beleuchtungsstärke u. Dauer des Beleuchtungsvorgangs. Die B. wird in Luxsekunden gemessen. Die B. ist die Ursache der entwickelbaren photograph. Dichte (Schwärzungs- o. Farbdichte). Der Begriff B. wird auch in der Radiol. benutzt, obwohl er entspr. den genormten lichttechn. Größen die Helligkeitsempfindung des Auges einschließt; lichttechn. Größen (↑Strahlungsgrößen), ↑Beleuchtung.

Belichtungsautomat: Zusatzgerät für die automat. Begrenzung der für eine vorgewählte Schwärzung erforderl. Belichtung. B. werden überall dort eingesetzt, wo größere Aufnahmeanzahlen anfallen u. es auf eine optimale u. gleiche Schwärzung ankommt. Das ist insbes. bei der Mikrophotographie, in der Röntgendiagnostik u. an einigen Kopiergeräten der Fall.

Belichtungsdaten, elektrische: in der Röntgendiagnostik Bez. für die Röhrenspannung u. das mAs-Produkt bzw. den Röhrenstrom u. die Belichtungszeit.

Belichtungsmesser, photoelektrischer: Selenphotoelement, das mit einem Mikroamperemeter zu einem Stromkreis verbunden ist u. bei Belichtung einen Photostrom erzeugt.

Belichtungsspielraum: Belichtungsumfang, Belichtungsbereich, engl. latitude; Differenz der Logarithmen der Belichtungswerte (der Logarithmus des Verhältnisses), die der größten u. kleinsten auf einem Film registrierbaren Schwärzung zugeordnet sind.

Belichtungstabellen: Grundbelichtungstabellen für Röntgenaufnahmen; Zusammenstellungen von kV- u. mAs-Werten für die übl. Röntgenaufnahmen. Diese Daten beziehen sich auf Standardaufnahmetechnik u. Normalpatienten.

Belichtungszeit, elektrische: in der Röntgentechnik gelegentl. gebrauchte Bez. für die ↑Schaltzeit, also die Zeit, während der der Röntgenröhre elektr. Energie zur Strahlungserzeugung zugeführt wird.

Belichtungszeit, photographische: Aufnahmezeit; in der Röntgentechnik die Zeit, während der die Röntgenröhre bildwirksame Strahlung abgibt; das ist bei Röntgenaufnahmen die Zeit, die zwischen dem ersten u. letzten Durchschreiten von 75 % des Scheitelwertes der Röhrenspannung verstreicht.

Bell, Sir Charles (1774–1842), brit. Chir., London.

Belladonna: Kurzw. für ↑Atropa belladonna; ↑Atropin.

Belladonnin: Dimerisationsprodukt (↑Dimerisation) aus Atropin.

Bell-Lähmung (nach Sir Charles B.): periphere ↑Fazialislähmung.

Bell-Magendie-Gesetz (nach Charles B. u. François M.): Zugehörigkeit der vorderen Wurzeln des Rückenmarks zum motor. u. der hinteren Wurzel zum sensiblen Neuron.

Belloq-Tamponade: Nasentamponade zur Abdichtung des Nasenrachens bei Blutungen aus der hinteren Nase (Muscheln, Nasenboden), immer zusammen mit der vorderen Tamponade beider Nasengänge. Auch bei Blutung aus dem Nasenrachen (Tumoren, Frakturen, Adenotomien). Möglichst kurze Verweildauer des B. wegen Gefahr der Mittelohrentzündung infolge Tubenverschluß.

Bell-Phänomen (nach Sir Charles B.): Sichtbarwerden der Rotation des Augapfels nach oben beim Versuch, die Augen zu schließen. Zeichen der peripheren ↑ Fazialislähmung.

Bell-Syndrom (nach Sir Charles B.): unilaterale periphere ↑ Fazialislähmung.

Belski-Filatow-Symptom ↑ Koplik-Flecken.

Belzer-Lösung: UW-Lösung; Perfusions- u. ↑ Konservierungslösung, die zunehmend bei der ↑ Multiorganentnahme für die ↑ Transplantation, insbes. von Leber u. Pankreas, zur Anwendung kommt.

Bemegrid: 4-Ethyl-4-methylpiperidin-2,6-dion; Analeptikum (obsolet) u. Krampfgift. Erregungssteigerung im ZNS, v. a. in der Medulla oblongata. Weckeffekt bei Schlafmittelvergiftungen. In hohen Dosen ton.-klon. Krämpfe.

Benacerraf, Baruj (geb. 1920), Pathol., Immun., Bethesda, Harvard/Boston. 1980 Nobelpreis für Med./Physiol. (mit J. Dausset u. G. Snell) „für ihre Entdeckungen über genetisch determinierte Strukturen an der Zelloberfläche, welche Immunreaktionen steuern". ↑ Histokompatibilitätsantigene.

Benactycin: 2-Diethylaminoethylbenzilat. Tranquilizer, der wegen cholinolyt. Nebenwirkungen durch bessere Präparate verdrängt wurde. ↑ Cholinolytika.

Bence-Jones, Henry (1813–1873), brit. Arzt, London.

Bence-Jones-Plasmozytom (nach Henry B.-J.): Leichtkettenkrankheit, ↑ Plasmozytom.

Bence-Jones-Proteine (nach Henry B.-J.): *Abk* BJP; Proteine, die aus monomeren o. dimeren Leichtketten (Mol. Gew. 20 000 bzw. 40 000) der IgG-Globuline bestehen. Pat. mit ↑ Paraproteinen. BJP finden sich bei 25–50 % der Plasmozytompatienten. Infolge seiner geringen Molmasse ist es nierengängig, wandert serumelektrophoret. zwischen Gamma- u. Alphaglobulinbereich. BJP werden beim Plasmozytom-Pat. mit dem Urin ausgeschieden. Beim Erwärmen des Urins fallen die BJP bei 56 °C aus u. lösen sich oberhalb 80 °C wieder auf. BJP sind bedingt durch die Unfähigkeit der pathol. Plasmazellen, ein komplettes Immunglobulin zu synthetisieren (nicht um einen Zerfall hochmolekularer Proteine). Fragmente von Leichtketten finden sich im Amyloid. ↑ Amyloidose. BJP-Urie ist häufig mit Niereninsuffizienz u. Hyperkalzämie verbunden.

Bends ⟨*engl*⟩: Glieder- u. Gelenkschmerzen bei ↑ Dekompressionskrankheit.

Benedict-Probe: Methode zum qualitativen bzw. halbquantitativen Nachweis von Zucker im Harn; Durchführung mit Benedict-Reagens, bestehend aus Kupfer(II)-sulfat in alkal. Lösung von Natriumkarbonat u. Natriumzitrat. Glukose reduziert dabei in der Hitze Kupfer(II)-Ionen zu rotem Kupfer(I)-oxid. Färbung des Niederschlags in Abhängigkeit von der Glukosekonzentration von grün über orange bis rot. Pos. Reaktionen zeigen auch Glukuronsäure, Homogentisinsäure, Streptomycin. Vorteilhafte Methode bei Reihenuntersuchungen von Zuckerharnen. Nachweis spezif. empfindl. u. einfacher als andere qualitative Reduktionsproben (Fehling, Moore, Nylander).

Benedikt, Moritz (1835–1920), österreich. Neurol., Wien.

Benedikt-Syndrom (nach Moritz B.): Nucleus-ruber-Syndrom mit homolateraler Okulomotoriusparese u. kontralateralen Hyperkinesen (↑ Chorea, ↑ Athetose, ↑ Tremor).

Benennungsstörung: Unfähigkeit, vorgezeigte Gegenstände zu benennen. Bei Ausschluß von ↑ Intelligenzminderung u. Psychogenie ist zu klären, ob eine opt. ↑ Agnosie o. eine Wortfindungsstörung bei ↑ Aphasie vorliegt.

Benetzungsmittel ↑ Netzmittel.

Benetzungsstörungen ↑ Sicca Syndrom.

benigne ⟨*lat*⟩ *Adj*: gutartig.

Benignität ⟨*lat*⟩ *f*: Gutartigkeit.

Benjamin, Erich (geb. 1880), dt. Päd., München.

Benjamin, Georg (1895–1942), Sozialhygieniker; Schüler von A. Grotjahn. B. wirkte als Stadtschularzt in Berlin insbes. auf dem Gebiet der Schulhygiene. Darüber hinaus nahm er in zahlreichen Veröffentlichungen zu Problemen der Sozial- u. Arbeitshygiene u. zu allg. Fragen des Gesundheitswesens Stellung. Am 26. August 1942 wurde B. im Konzentrationslager Mauthausen ermordet.

Benjamin-Syndrom (nach Erich B.): Fehlbildungskombination mit Minderwuchs, graziler Knochenbau, hydrozephale Schädelform mit verzögertem Schluß der Fontanellen, Gabelnase, Epikanthus, Ohrmuscheldysplasie, Genitalhypoplasie. Gleichzeitig bestehen eine hypochrome Anämie sowie eine psych.-motor. Retardierung.

Bennet, Sir Norman Godfrey (1870–1947), engl. Kieferchirurg, London.

Bennet-Bewegung (nach Sir Norman Godfrey B.): Ergebnis der Rotation u. lateralen Translation des Kondylus auf der Arbeitsseite.

Bennett, Edward H. (1837–1907), ir. Chir., Dublin.

Bennett-Fraktur (nach Edward H. B.): intraartikulärer Schrägbruch in der Basis des 1. Mittelhandknochens mit Luxation des größeren Fragments nach dorsalproximal. Exakte Reposition im Interesse der Gelenkfunktion erforderl., bevorzugte Ther. ↑ Osteosynthese.

Bennet-Winkel (nach Sir Norman Godfrey B.): wird durch die Sagittalebene u. die Gerade, durch Anfang u. Ende der ↑ Kondylenbahn der Mediotrusionsseite (↑ Mediotrusion) gebildet u. wird durch Projektion auf die Frankfurter Horizontale (↑ Ohr-Augen-Ebene) dargestellt.

Bennhold, Hans Hermann (1893–1976), dt. Int., Hamburg, Tübingen.

Bennhold-Probe (nach Hans H. B.): veraltetes diagn. Verfahren zum Nachweis einer Amyloidose durch Kongorot.

Benninghoff, Alfred (1890–1953), dt. Anat., Kiel, Marburg.

Benninghoff-Spannmuskel (nach Alfred B.): glatte Muskelzellen zwischen den gefensterten elast. Membranen der Tunica media von Arterien des elast. Typs, z. B. Aorta. Reguliert die Wandspannung.

Benommenheit ↑ Bewußtseinsstörungen.

Bentonit: Aluminiumsilikate; haben die Fähigkeit, mit Wasser bis zum 10fachen ihres Rauminhalts aufzuquellen u. hohe Adsorptionsfähigkeit zu entfalten. Verwendung zur Herstellung von fettfreien Hydrogelen (↑ Salben), zur Stabilisierung von ↑ Suspensionen, Füllmittel für Zahnpasten u. Seifen.

Bentonit-Flockungstest: Test zum Nachweis humoraler Antikörper. Bentonit wird als Träger für die Adsorption von ↑Antigenen verwendet. Nach Zugabe der Antikörper erfolgt die Agglutination der beladenen Partikel.

Bentontest: Test zur Prüfung der visuellen Merkfähigkeit.

Benzacridine: Kanzerogene, Derivate des 1,2-Benzacridins.

Benzaldehyd: einfachster aromat. Aldehyd (↑Aldehyde), farblose, nach bitteren Mandeln riechende Flüssigkeit, Siedepunkt 179 °C. Geht durch Oxidation leicht in Benzoesäure über. In der Natur in gebundener Form in bitteren Mandeln u. einigen Pflanzenölen.

Benzalkonium: Desinfektions- u. Netzmittel vom Typ der ↑Invertseifen. Gemisch hochmolekularer Alkyl-dimethylbenzylammonium-chloride bzw. -bromide. Oberflächenaktive Stoffe mit bakterienschädigender Wirkung. Sporen, Pilze, Viren u. Mycobacterium tuberculosis werden nicht sicher abgetötet. Unverdünntes B. peroral sehr tox.

Benzalkoniumchlorid ↑Benzalkonium.

Benzanthracen: 1,2-B; Kanzerogen vom Typ der polyzyklischen ↑Kohlenwasserstoffe. Grundsubstanz vieler Kanzerogene. Vorkommen: Erdöl-, Kohleprodukte u. Tabakrauch.

Benzbromaron: Benzofuranderivat. ↑Urikosurika.

Benzen ↑Benzol.

B-Enzephalitis, japanische: Encephalitis japonica, Japan-B-Enzephalitis; ident. mit russ. Herbstenzephalitis. Arbovirose in Ostasien (China, Indien, Kambodscha, Laos, Vietnam). Durch Japan-Enzephalitis-Virus verursachte ↑Virusenzephalitis, die mit Somnolenz, epilept. Anfällen u. psychiatr. Sympt. einhergeht.

B-Enzephalitisvakzine, japanische: aus Mäusehirnemulsion gewonnene Virussuspension des Stamms Nakayama. Formalininaktivierter Virusimpfstoff in flüssiger o. lyophilisierter Form. Bei längerem Aufenthalt in Ostasien, wo japan. B-Enzephalitis gehäuft vorkommt, ist eine Schutzimpfung indiziert. Die Schutzdauer beträgt ca. 4 Jahre. Bei bes. Gefährdung Wiederholungsimpfung in kürzerem Abstand.

Benzethonium: Desinfektions- u. Netzmittel vom Typ der ↑Invertseifen, ↑Benzalkonium.

Benzhydrylderivate: ↑Antiemetika aus der Gruppe der ↑Antihistaminika.

Benzidinprobe: qualitative Methode zum Nachweis von Hämoglobinspuren in Harn, Stuhl u. Liquor. Beruht auf der pseudo-peroxidat. Wirkung des Häms, das Sauerstoff aus Wasserstoffperoxid auf Benzidin überträgt, wodurch dieses zu Benzidinblau oxidiert wird (Benzidin-Reaktion). Anwendung zur Vorfelddiagnostik okkulter Blutungen.

Benzidinreaktion ↑Benzidinprobe.

Benzimidazole: substituierte B. repräsentieren eine große Gruppe antifungieller Verbindungen, die z. T. in gut verträgl. Antimykotika mit breitem Wirkungsspektrum eingesetzt werden (Clotrimazol, Econazol, Ketoconazol, Miconazol).

Benzin: Gemisch niedrig siedender, flüssiger Kohlenwasserstoffe. Neben Pentan, Heptan, Oktan, Hexan auch Naphthene u. Aromaten enthaltend. Versch. Zusätze entspr. der Anwendungsart, z. B. Antiklopfmittel wie ↑Bleitetraäthyl im verbleitem Vergaserkraftstoff. Einteilung in Leichtbenzin (Siedepunkt: 40–100 °C), Mittelbenzin (100–150 °C) u. Schwerbenzin ist toxikol. wenig aufschlußreich. Anwendung als Vergaserkraftstoff, Lösungsmittel, Entfettungs-, Reinigungs- u. Extraktionsmittel, Wasch- u. Wundbenzin. Letale Dosis (Mensch) 20–50 ml oral.

Benzinismus: Einatmen von Benzindämpfen; führt zu euphor. Rauschphase mit anschließender Schlafphase. Folgen: ↑Polyneuritis, retrobulbäre Neuritis, zwanghaftes Lachen, Schäden der Koronararterien sowie möglicherweise Bleischäden. ↑Benzinvergiftung.

Benzinvergiftung: Sympt. bei akuter B.: Kopfschmerzen, Schwindel, rauschartige bis narkot. Zustände. Inhalation gefährl. als orale Aufnahme. Ther.: Bei Ingestion von mehr als 1 ml/kg Giftentfernung durch Auslösen von Erbrechen u./o. Gabe von Kohle u. Glaubersalz. Chron. Einwirkung führt zum Benzinrausch (↑Euphorie), Benzinsucht mögl., ebenso chron. Reizung der Schleimhäute sowie Dermatosen. ↑Benzinismus.

Benzocain: Ethyl-4-aminobenzoat; ein ↑Lokalanästhetikum.

Benzodiazepinantagonisten: Derivate des Imidazodiazepin, z. B. Flumazenil, partiell kompetitive Antagonisten, antagonisieren sedativ-hypnot. (ther. nutzbar in der Anästhesie o. bei Intoxikationen), anxiolyt. u. skelettmuskelrelaxierende Wirkungen der Benzodiazepine, nicht aber die antikonvulsive Wirkung.

Benzodiazepine: Psychopharmaka aus der Gruppe der ↑Psychosedativa o. Tranquilizer. Hauptvertreter Chlordiazepoxid, Diazepam, Lorazepam, Triazolam, Oxazepam, Clonazepam, Nitrazepam. Hauptwirkung: Sedierung, verbunden mit einer Lösung von Angst- u. Spannungszuständen (Anxiolyse). Einige Verbindungen sind bes. schlaffördernd, antikonvulsiv u. muskelrelaxierend. Potenzierung der Wirkung von Alkohol, Narkotika u. Hypnotika. Nutzung zur Narkosevorbereitung u. Kombinationsnarkose. Beeinträchtigung der Fahrtauglichkeit. Nicht nebenwirkungsfrei. Entstehung von Gewöhnung u. Abhängigkeit mögl. Da Metabolite ebenfalls wirksam sein können, lange Halbwertszeit. Kumulationsgefahr. Hauptwirkort im ZNS ist das limb. System.

Benzoesäure: Acidum benzoicum; in farblosen Blättchen o. Nadeln kristallisierende, organ. Säure; in Äthanol u. Äther leicht, in Wasser schwer lösl. Derivate der B., Methyl-, Äthyl- o. Propylhydroxybenzoat werden als Konservierungsmittel insbes. bei Arzneizubereitungen eingesetzt. Gegen B. können ↑Allergien auftreten.

Benzoesäurederivate, triiodierte: Röntgenkontrastmittel mit hoher Strahlungsabsorption u. sehr guter Verträglichkeit, die v. a. zur ↑Angiographie u. intravenösen ↑Urographie verwendet werden. ↑Kontrastmittel.

Benzol: Benzen; einfachster aromat. Kohlenwasserstoff, farbloses, brennbares, sehr tox. Lösungsmittel. Seine Flüchtigkeit begünstigt die pulmonale, seine Lipoidlöslichkeit die kutane Resorption.

Benzolismus: durch suchtartiges Einatmen von Benzendämpfen hervorgerufene euphor. Rauschphase. ↑Benzinismus, ↑Benzinvergiftung.

Benzolpyren: Benzolapyren; Benzpyren; aromat. Kohlenwasserstoff. Von J. W. Cook 1933 aus Steinkohlenteer, der etwa 1,5 % B. enthält, isoliert. B. ist das Benzanthracenderivat mit der bisher höchsten bekannten karzinogenen Wirkung. Häufig zur Erzeugung tierexperimenteller Tumoren verwendet. Der Benzolpyrengehalt der Luft in Großstädten soll für die Zunahme des Bronchialkarzinoms neben anderen Faktoren verantwortl. sein. B. findet sich auch im Tabakteer. Abb.

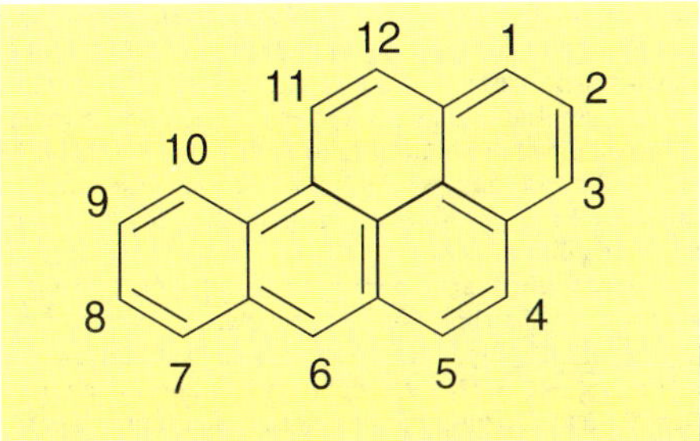

Benzolpyren

Benzolvergiftung: Benzol wird inhalativ u. über die Haut aufgenommen. Bei massiver akuter B. Narkose bis zur zentralen Atemlähmung. Abgeschwächte Sympt. bei leichter Vergiftung (Benommenheit, Rauschzustände, Kopfschmerzen). Bei chron. B. Entwicklung einer Panzytopenie (zunächst Leukopenie, dann Thrombopenie u. Anämie), einer hämorrhag. Diathese u. Infektanfälligkeit. Leukämien u. Osteomyelosklerosen können noch nach jahrelanger Latenz auftreten. ↑Arbeitsunfall, ↑Berufskrankheiten.

Benzomorphangruppe: vollsynthet. Analgetika (z. B. Pentazocin) vom Morphin-Typ (↑Morphin).

Benzothiadiazinderivate: Thiazide; Diuretika, die über eine Hemmung der Rückresorption von Cl^- u. Na^+-Ionen im distalen Tubulus wirken. Pharmaka wie z. B. Hydrochlorothiazid (Esidrex) o. Cyclopenthiazid bezeichnet man daher auch als Saluretika. Eine gleichzeitige Steigerung der Kaliumausscheidung kann bei chron. Gabe zum Kaliummangel führen.

Benzoxoniumchlorid: ein ↑Antiseptikum.

Benzoylchlorid: Flüssigkeit, die dampfförmig auf Schleimhäute, bes. der Bronchien u. Konjunktiva durch Chlorabspaltung eine Reizwirkung (entzündl. Schädigung) ausübt. ↑Reizgase.

Benzoylglycin: N-Benzoylaminoessigsäure; von J. v. Liebig 1829 aus Pferdeharn isoliert (daher auch Hippursäure).

Benzoylperoxid: Dibenzoylperoxid. Verwendung als Keratolytikum u. Antiseptikum in der Akne-Behandlung.

3,4-Benzphenanthren: aromatischer ↑Kohlenwasserstoff mit kanzerogener Wirkung.

Benzylalkohol: Alcohol benzylicus; Hautdesinfektionsmittel u. Antimykotikum.

Benzylbenzoat: Benzoesäurebenzylester; antiparasitäre, antisept. u. granulationsfördernde Wirkung.

Benzylmandelat: Benzyl-DL-phenylglykolat; ein ↑Spasmolytikum.

Benzylnikotinat: Nikotinsäurebenzylester, Benzylium nicotinicum. Besitzt pharmak. Eigenschaften von ↑Nikotinsäure. Hauptanwendung in Externa zur lokalen Durchblutungssteigerung („Rheumaeinreibungen").

Benzylpenicillin: Penicillin G; gewonnen aus Penicillium notatum, gehört zu den Betalaktamring-Antibiotika, säurelabil, penicillinaselabil. Antibakterielle Wirkung auf grampositive Bakterien u. Kokken. Trotz Zunahme der Resistenzen nach wie vor günstige Wirkung auf Streptokokken, Pneumo- u. Gonokokken. Wegen der kurzen Halbwertszeit von 30–60 min Entwicklung von Depotpräparaten. Hauptnebenwirkung: Allergie durch Metabolit Penicilloinsäure.

Benzylsenföl ↑Alkylisothiocyanate.

Beobachterfehler ↑Reliabilität.

Beobachtervarianz ↑Reliabilität.

Beobachtung: B. des Pat. durch den Arzt; trotz aller diagn. Technik ist die B. eine der wesentl. Methoden innerhalb der Med. geblieben. Sie wird wenig gelehrt, da es für ihre Ergebnisse keine Objektivität hinsichtl. Zahl o. Messung gibt, die Ergebnisse also nicht vergleichbar sind. Sie ist damit ein intuitives Verfahren (↑Intuition). Man unterscheidet den ersten **Eindruck** bzw. die Anmutung, die ein Arzt von einem Pat. in der ersten Begegnung hat. Die **Dauerbeobachtung** als klass. Methode dient dazu, nicht nur die Angaben des Pat., der Angehörigen u. die ersten Befunde auf sich wirken zu lassen, sondern den Ablauf im Verhalten des Pat. u. seines Beschwerdebildes. Der Arzt erwartet nicht nur gleichbleibende o. wellenförmig sich verändernde Sympt., sondern er läßt das Verhalten des Pat. auf sich wirken, so daß er auf dem Wege des Vergleiches mit beschriebenen o. häufiger gesehenen Krankheitsbildern zu einer Einengung der dd Möglichkeiten u. schließl. zur Diagn. kommt. In der **Selbstbeobachtung** teilt der Pat. das, was er erlebt, empfindet o. an sich wahrnimmt, dem Arzt mit. In einer **gezielten Verhaltensbeobachtung** bringt man den Pat. in eine mehr o. weniger standardisierte Beobachtungssituation, z. B. in der Päd. o. in der Kinderneuropsychiatrie das Kind in eine Gruppe bekannter Kinder, um anhand des Verhaltens des Pat. Rückschlüsse ziehen zu können.

Beobachtungsstudie: Studie, bei der die Beobachtungseinheiten in ihrem natürl. Vorkommen, ihrer natürl. Gruppenzugehörigkeit (z. B. Raucher verglichen mit Nichtrauchern) beobachtet u. miteinander verglichen werden (Ggs.: Interventionsstudie, Exp.). B. sind im Ggs. zu Exp. u. randomisierten Studien bes. anfällig gegenüber Einflüssen von Hintergrundmerkmalen u. gegenüber Verzerrungen infolge Fehlern bei der Stichprobenerhebung (↑Bias).

Bepti: Kurzw. für engl. **b**ionomics, **e**nvironment, **p**lasmodium, **t**reatment, **i**mmunity; in der Epidemiol. der ↑Malaria verwandt.

Berardinelli, W. (1903–1956), brasil. Endokrin., Rio de Janeiro.

Berardinelli-Syndrom (nach W. B.): kongenitales, konstitutionell-hormonell-metabol. Krankheitsbild mit Hypophysenüberfunktion, neben akromegaloidem Gigantismus (athlet. Körperbau), Hypergenitalismus bei fehlenden sek. Geschlechtsmerkmalen, Hypertrophie der Skelettmuskulatur, Hepatosplenomegalie mit Fetteinlagerungen (Zirrhoseentwicklung), Hyperhidrosis treten Hornhauttrübungen u. erhöhte Ausscheidung von 17-Ketosteroiden auf; Manifestation meist im frühen Kindesalter.

Beratung: Arbeiten im Vorfeld eigentl. ärztl. o. klin. Tätigkeit, soll eine Führung nicht nur des Kranken, sondern des sich in einer Konfliktsituation befindl. Menschen übernehmen u. dann eingreifen, wenn es noch nicht zu erhebl. Veränderungen des Verhaltens u. Erlebens gekommen ist.

Beratung, humangenetische: wird als Hilfe zur Entscheidungsfindung bei der ↑Familienplanung u. zur Einleitung genet. Untersuchungen u. proph. Maßnahmen bei vermuteter o. tatsächl. Gefahr für die Nachkommen durchgeführt.

Beratungsdienst, funkärztlicher: Sonderfunkdienst zur Übermittlung von funktelefon. o. telegraf. Anfragen med. Personals o. von Laienhelfern an Bord von Seeschiffen bei Krankheiten u. Unfällen an Funkberatungsärzte.

Berberin ↑ Berberis vulgaris.

Berberis vulgaris ⟨*arab*⟩ *f*: Berberitze (Sauerdorn); Strauch, Fam. Berberidaceae: Wurzelrinde enthält etwa 8 % Alkaloide, Hauptalkaloid Berberin, ein Choleretikum.

Bereiche, intercistronische: Bereiche in der DNA o. RNA zwischen benachbarten Genen bzw. ↑ Cistronen eines polycistron. ↑ Operons bzw. einer polycistron. RNA, i. d. R. einer ↑ Messenger-RNA (mRNA); enthalten häufig Kontrollelemente der Translation von mRNA o. der ↑ Prozessierung von ribosomaler ↑ RNA o. ↑ Transfer-RNA (tRNA).

Bereich, mesopischer: Zone mittlerer Helligkeit zwischen Tages- u. Dämmerungssehen, bei der eine Empfindlichkeitssteigerung der für das Tagessehen verantwortl. Zapfen der Netzhaut eingetreten ist u. auch die Stäbchen begonnen haben, ihre Empfindlichkeit zu steigern. Das Erkennen von auch nicht selbstleuchtenden Farben ist dabei mögl.

Bereich, prämorbider: präsymptomat. Bereich, Latenzbereich; erstes Stadium der dynam. Entwicklung einer Krankheit. Die äußeren Normbereichsgrenzen sind für einzelne Parameter bereits durchbrochen, es bestehen jedoch noch keine klin. Sympt., es besteht noch keine Krankheit im klass. Sinne. Es ist Ziel der modernen med. Wissenschaft, den p. B. so weit zu charakterisieren, daß seine diagn. Erfassung u. ther. Beeinflussung mögl. wird. Auf dem Gebiet genetischer ↑ Enzymdefekte sowie bei der Erkennung des latenten Diabetes werden erste Erfolge dieses Konzeptes sichtbar.

Bereich, präsymptomatischer: erstes Stadium im Verlauf der Entstehung von Krankheiten. ↑ Bereich, prämorbider.

Bereichseinstellung: in der Sinnesphysiologie Anpassung der Empfindlichkeit der Wahrnehmung bzw. der Sinnesrezeptoren (↑ Sensoren) an die jeweils herrschende Situation, z. B. Ausgangslänge eines Muskels (↑ Muskelspindel), Umgebungshelligkeit (↑ Adaptation).

Bereichspflege: Pflegesystem, das auch als Gruppen- o. Zimmerpflege bezeichnet wird. Bei der B. erfolgt die Arbeitsorganisation für pfleger. Dienstleistungen durch die Einteilung einzelner Patientengruppen nach Patientenzimmern o. abgrenzbaren Bereichen in der jeweiligen Institution. Jede Pflegeperson übernimmt für Ihren Pflegebereich die umfassende Verantwortung für die Bedarfseinschätzung, Organisation, Planung, Durchführung u. Bewertung der Pflege. Administrative, nicht zum Bereich der direkten Pflege gehörige, Aufgaben sollten i. R. dieses Pflegesystems von einer Stationssekretärin, einem Springer o. der Stationsleitung übernommen werden. Die Zahl der Pat. für einzelne Bereiche sollte nicht mehr als 6 (Innere) bis 9 (Chirurgie) umfassen u. ist abhängig von der Pflegeintensität der jeweiligen Pat. Die einzelnen Bereiche u. Zimmer sollten aus organisator. Gründen en bloc verteilt werden, um lange Arbeitswege einzusparen.

Bereifen: weißl., mehlartiger, trockener Belag auf der Oberfläche von Fleisch o. Fleischerzeugnissen. v. a. bei Lagerung in zu feuchter Umgebungsluft. Erzeugt durch Hefen o. Kokken. Schwach stickiger Geruch des Fleischs. Nach Entfernung der verdorbenen u. genußuntauglichen Oberflächenschicht kann das übrige Fleisch zum Verbrauch freigegeben werden.

Bereitschaft: psychophysiolog. Zustand, aus dem heraus best. Handlungen bevorzugt ausgeführt werden. Die physiol. Voraussetzungen liegen in der Aktivität best. Hirnstrukturen, aus psychol. Sicht spielen das Einstellungssystem u. die Motivationshierarchie des Individuums eine Rolle.

Bereitschaftsdienst: ärztl. u. pfleger. Personal, das nach dem örtl. übl. Tagesdienst bzw. am Wochenende o. an Feiertagen für Notaufnahmen u. -behandlungen zur Verfügung steht. Neben dem **Präsenzbereitschaftsdienst,** dem **Vordergrundbereitschaftsdienst,** der in der Einrichtung selbst verfügbar ist, gibt es den **Hintergrundbereitschaftsdienst,** der sich auf Abruf (in der Wohnung) aufhält.

Bereitschaftsinnervation: Vorinnervation. Dem Auftreten automatisierter u. willkürl. Bewegungen geht eine Bereitschaftsinnervation der Muskulatur voraus, die antizipierten ↑ Bewegungsprogrammierungen entspricht. Regulierende Reflexe würden für die Sicherung des Bewegungszieles zu spät kommen. ↑ Bereitschaftspotential.

Bereitschaftspotential: Erwartungswelle; geringe neg. Potentialverschiebung bilateral über parietaler, motor. u. frontaler Hirnrinde bei Handlungsbereitschaft, das etwa 1 s vor Willküraktionen einsetzt. Die Negativität ist um so größer, je bewußter die Willküraktion vom Subjekt intendiert wird. Dagegen verringert sie sich vor automat. Handlungsabläufen. Es wird etwa 80 ms vor Bewegungsbeginn von einer pos. Potentialschwankung (prämotor. Positivierung) abgelöst. Das B. ist ein Ausdruck zentraler Antizipations-, Entscheidungs- u. Antriebsprozesse der Willkürmotorik. ↑ Motorpotential, ↑ Contingent negative variation.

Bereitung, aseptische: Arzneimittel, für die Sterilität gefordert wird, bei denen aber eine Hitze- o. Strahlensterilisation nicht mögl. ist, müssen unter asept. Bedingungen hergestellt werden. Während des gesamten Herstellungsprozesses muß auf ständiges Fernhalten von Mikroorganismen geachtet werden, um ein steriles Produkt zu erhalten.

Berentung: Einsetzen einer regelmäßig wiederkehrenden Zahlung eines festen Betrages aufgrund allg. gesetzl. Regelungen, z. B. Alters-, Invaliden-, Unfall-, Witwen- u. Waisenrenten.

Bergabtransport: bildhafte Bez. für passiven ↑ Transport von Pharmaka auf der Grundlage von Konzentrationsungleichgewichten, die entspr. thermodynam. Gesetzen nach Ausgleich streben, z. B. die Membrandiffusion bei der ↑ Resorption o. ↑ Verteilung von Pharmaka.

Bergamotteöl: ätherische ↑ Öle aus den frischen Fruchtschalen des ↑ Citrus aurantium subspec. bergamia; Bindemittel für Zahnfleischverbände aus Zinkoxid, ↑ Parodontologie.

Bergarbeiternystagmus: Augenzittern; frühere Berufserkrankung der Bergleute.

Bergauftransport: bildhafte Bez. für aktive Transportvorgänge von Pharmaka im Organismus auf der Basis von an den Zellstoffwechsel geknüpften energieabhängigen Prozessen. B. kann gegen Konzentrationsgradienten stattfinden. Formen: ↑ Carriertransport, ↑ Pinozytose u. a.

Berger, Hans (1873–1941), Psychiater, Schüler von O. Binswanger. B. entwickelte 1938 die klin. ↑ Elektroenzephalographie zur Darstellung bioelektr. Erscheinungen am lebenden Gehirn des Menschen durch Ableitung der örtl. Potentialschwankungen.

Berger-Krankheit (nach Hans B.) ↑IgA-Nephropathie.

Bergey, David Henricks (1860–1937), amerik. Bakt., Autor der „Klassifikation von Bakterien".

Bergkrankheit: Höhenkrankheit; bei Bergsteigern auftretende Müdigkeit, Abschlaffung, Atemnot, Herzklopfen, Schlaflosigkeit, Stirnkopfschmerz, Übelkeit, Erbrechen, Schüttelfrost, Temperaturerhöhung.

Bergmann, Ernst von (1836–1907), dt. Chir., Dorpat, Berlin. Führte zahlreiche Operationsmethoden ein, z. B. Mundbodenfistel, Hydrozele, Inzision, -Handgriff, -Klemme, -Nadelhalter u. a.

Bergmann, Gottlieb Heinrich (1781–1861), dt. Psychiater, Hildesheim.

Bergmann, Gustav von (1878–1955), dt. Int., Schüler von F. Kraus, Marburg, Frankfurt/M., Berlin, München. B. befaßte sich insbes. mit der Pathogenese des Ulkus, der Cholezystopathie, der Hepatopathie, dem Hypertonus u. dem vegetativen Nervensystem.

Bergmann-Gliafasern (nach Gottlieb H. B.): senkrecht zur Oberfläche des Kleinhirns emporsteigende Gliazellfortsätze, die sich zur Membrana limitans (Grenzmembran) vereinigen. Von Bergmann zuerst erwähnt, aber erst Golgi hat 1886 den Ursprung der radiären Gliafasern in den zwischen den Purkinje-Zellen liegenden Gliazellen erkannt u. die gabelförmigen Ausläufer klar gesehen.

Bergmann-Gliazellen (nach Gottlieb H. B.): Sonderform der Makroglia in der Molekularschicht des Kleinhirns. ↑Epithelialzellen. Abb.

Bergmann-Syndrom (nach Gustav v. B.): kardioösophagealer Symptomenkomplex bei ↑Hiatushernie des Zwerchfells.

Bergonié, Jean Alban (1857–1925), frz. Arzt, Bordeaux.

Bergonié-Tribondeau-Gesetz (nach Jean A. B. u. Louis M. T.): bereits 1906 formulierter Zusammenhang zwischen der biol. Wirkung von Röntgenstrahlen u. einigen Zelleigenschaften. Danach ist die Strahlenwirkung der reproduktiven Aktivität der Zellen (Zellvermehrung) direkt u. dem Grad ihrer Differenzierung umgekehrt proportional.

Bergrettungsdienst ↑Deutsches Rotes Kreuz.

Bergson-Düse: Druckluftverneblerdüse; Düse zur pneumat. Zerstäubung von Flüssigkeiten zur Inhalation, bei der die zu zerstäubende Flüssigkeit in eine Unterdruckzone gebracht wird, die entsteht, wenn ein Gasstrom mit hoher Geschwindigkeit aus einer engen Düse ausströmt. Abb.

Bergstrand, Hilding (geb. 1886), schwed. Int. u. Pathol., Stockholm.

Bergstrand-Syndrom (nach Hilding B.): osteoblast. Krankheit, Kortikalisosteoid; kortikale Form des ↑Osteoidosteom (Jaffé). Schalenförmige Verdickung der Kompakta eines langen Röhrenknochens, bes. Tibia, ausgelöst durch einen kleinen, zentral gelegenen Tumor, nidus, das eigentl. Osteoidosteom. Lokalisierte Knochenschmerzen, zunächst bei Belastung, später anhaltend, bei gleichzeitiger Entwicklung einer Weichteilschwellung.

Bergström, Sune K. (geb. 1916), schwed. Biochem., Lund, Stockholm. 1982 Nobelpreis für Med./Physiol. (mit B. I. Samuelsson u. J. Vane) „für Arbeiten auf dem Gebiet der Prostaglandine und nahe verwandter biologisch aktiver Substanzen".

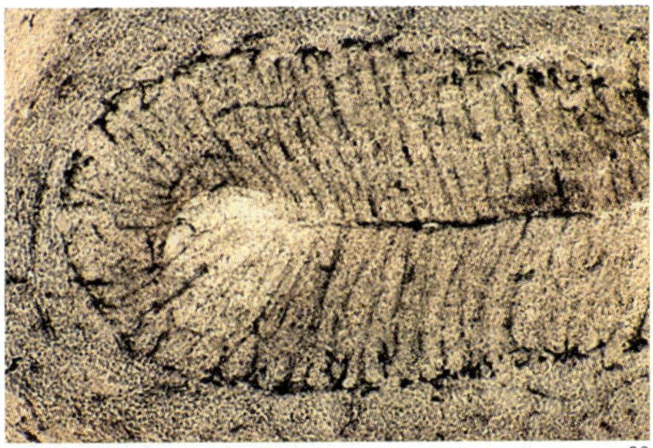

30

Bergmann-Gliazellen. Histologischer Schnitt durch die Kleinhirnrinde, Monoaminoxidasereaktion; Zelleiber u. radiär zur Oberfläche ziehende Fortsätze sind positiv.

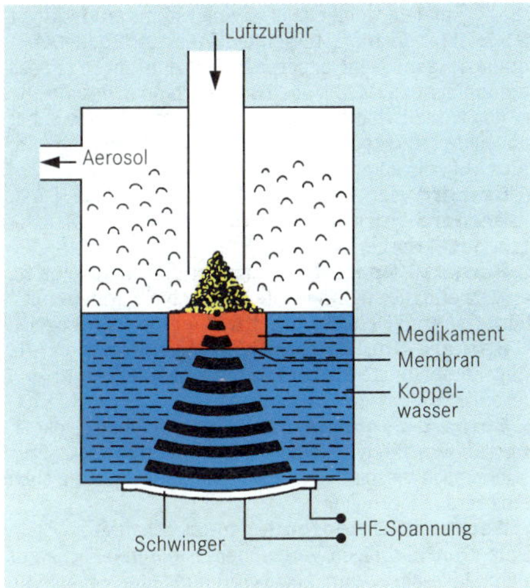

Bergson-Düse. Schematische Darstellung einer B. mit Abscheidevorrichtung (Sichter) für zu große Tropfen (nach Dirnagl 1962, verändert)

Bergwind: überwiegend nachts vom Berg abwärts wehender i. d. R. kühler Wind, der bioklimat. als schlaffördernd gilt.

Beri Beri ⟨*singhales*⟩ *f*: klass. Vitamin-B_1-Avitaminose des Menschen; ↑Vitamin B_1, z. B. bei einseitigem Verzehr von poliertem Reis auftretend.

Berkefeld-Filter ↑Filter, bakterienundurchlässige.

Berlese-Apparat: Vorrichtung zur quantitativen Erfassung kleiner ↑Arthropoden aus versch. Substraten, z. B. aus Bodenproben.

Berlese-Gemisch: Gemisch zur Einbettung von Insekten (↑Insecta) in mikrosk. ↑Dauerpräparate.

Berlin, Rudolf (1835–1897), Ophth., Rostock.

Berliner Blau ↑Färbeverfahren, hämatologische.

Berlin-Ödem (nach Rudolf B.): Nezthautödem nach Contusio bulbi, Commotio retinae durch Contrecoup. Tritt nach einigen Stunden ein. Kann in der Makula zu dauerhaftem Visusverlust führen.

Berloque-Krankheit: Dermatitis phototoxica; äußert sich in streifenförmiger Braunfärbung der Haut nach Einreiben mit Kölnisch Wasser (Bergamotteöl) o. ähnl. parfümierten Alkoholen u. Einwirkung von Licht u. Wärmestrahlen.

Bernard, Claude (1813–1878), frz. Physiol., Schüler von François Magendie; Prof. an der Sorbonne u. dem Collège de France in Paris. B. zählt zu den ersten Experimentalphysiologen im modernen Sinne. Durch ihn wurde die Physiol. als selbständige biol. Grundlagenwissenschaft begründet. B. bearbeitete fast alle Gebiete der Physiol., wobei er sich bes. dem Blut- u. Nervensystem widmete. Er erkannte die Rolle des Pankreassafts für die Fettverdauung (1849), entdeckte das Glykogen u. wies nach, daß die Zuckerbildung in der Leber erfolgt (1855). Im Zusammenhang mit letzterer Entdeckung prägte er den Begriff der „secrétion interne" (innere Sekretion), den er noch nicht in dem uns heute geläufigen Sinne verwendet hat. Durch seine Untersuchungen zur Wirkung von Kohlenmonoxid u. Curare begründete er die exp. Toxikol. (1857). Auf dem Gebiet des Nervensystems entdeckte er die Gefäßinnervation. In seinem Werk „Introduction à l'étude de la médicine expérimentale" (Einführung in das Studium der exp. Med.), das 1865 erschien u. das die „Bibel der wissenschaftl. Medizin" (Rothschuh) wurde, hat B. auch den fruchtbaren Begriff des „milieu interieur" (inneres Milieu) geprägt.

Bernard, Jean (geb. 1907), frz. Hämat. u. Päd., Paris.

Bernard-Horner-Syndrom (nach Claude B. u. Johann F. H.) ↑Horner-Syndrom.

Bernardi-Operation: Ligatur u. Durchtrennung der V. spermatica u. ihrer Äste oberhalb des inneren Leistenrings. Angewendet zur Behandlung der ↑Varikozele.

Bernard-Soulier-Syndrom (nach Jean B. u. J. P. S.): genet. bedingte Thrombozytopathie mit Bildung von Riesenthrombozyten.

Bernard-Syndrom (nach Jean B.): akute, passagere, fam. auftretende hämolytische ↑Anämie mit Ikterus u. ohne nachweisbare Erythrozytenveränderungen, auch keine serol. Störungen.

Bernbeck-Osteotomie: intertrochantere Osteotomie. Durch schrägen Verlauf der Osteotomiefläche zur Femurlängsachse wird bei Verdrehung der Fragmente zum Ausgleich einer verstärkten Antetorsion gleichzeitig der Schenkelhalsschaftwinkel beeinflußt (Varisation bzw. Valgisation).

Berndorfer, Alfred, zeitgen. ungar. Kinderchirurg, Budapest.

Berndorfer-Syndrom (nach Alfred B.): EEC-Syndrom (nach engl. extraodactyloe ectodermal dysplasia clefting syndrome); Lippen-Kiefer-Gaumen-Spalte mit Spalthand u. Spaltfuß. Fehlbildungskombination mit autosomal dominantem Erbgang.

Berne, Eric (1910–1970), kanad.-amerik. Psychoanalytiker, Montreal, New York, Carmel (Kalifornien). Begründer der ↑Transaktionsanalyse.

Bernhardt, Martin (1844–1915), dt. Neurol., Berlin.

Bernhardt-Syndrom (nach Martin B.) ↑Meralgia paraesthetica.

Bernhart-Nocht-Institut: von dem Tropenarzt Bernhard Nocht (1857–1945) in Hamburg 1900 gegründetes Institut für Schiffs- u. Tropenkrankheiten.

Bernheim, Bertram M. (geb. 1880), Chir., USA.

Bernheim, H. (1837–1919), frz. Neurol. Mit Liébault maßgebl. Vertreter der Hypnoseschule von Nancy.

Bernheim-Krankheit (nach Bertram M. B.): Verdrängung des Kammerseptums nach re. durch Linksherzhypertrophie mit folgender Rechtsherzbelastung. Prim. Kardiomyopathie mögl.

Bernoulli-Gleichung: In einer reibungsfrei strömenden Flüssigkeit herrscht in Gebieten zusammengedrängter Stromlinien eine höhere Strömungsgeschwindigkeit v u. ein niedrigerer stat. Druck p als in der Umgebung. Quantitativ gilt:

$$\frac{1}{2}\,\varrho v^2 + p = p_0$$

ϱ Dichte der Flüssigkeit. Der erste Term heißt ↑Staudruck, p_0 ist der Gesamtdruck. Die B. findet z.B. Anwendung beim Zerstäuben u. bei der passiven Bewegung der Stimmlippen. Im Blutkreislauf ist das Verhältnis von Staudruck zu Wanddruck selbst bei der Spitzengeschwindigkeit in der Aorta unter 1 : 10; in verengten Stromgebieten (Stenosen) ist durch die dort erhöhte Strömungsgeschwindigkeit der Staudruck gering.

Bernoulli-Prinzip: energet. Beziehung bewegter Flüssigkeiten, die für die Verhältnisse bei der Fortbewegung des Blutes im Gefäßsystem dort gültig ist, wo der Energieverlust durch die Wandreibung zu vernachlässigen ist.

$$E = P + \frac{1}{2}\,\rho V^2 + \rho g h$$

Dabei ist die Energie E die totale Energie zur Fortbewegung des Blutes, P ist der Druck in der Aorta, $^1/_2\,\varrho V^2$ die kinet. Energie des Blutes, wobei ϱ die Dichte u. V die Strömungsgeschwindigkeit u. ϱgh die Gravitationsenergie sind. Bei horizontaler Lage kann die Gravitation vernachlässigt werden, u. es ist zu erkennen, daß die Summe des intravasalen Drucks u. der kinet. Energie konstant bleibt, d.h. daß bei Zunahme der Strömungsgeschwindigkeit (z.B. Arterienstenosen) der stat. Seitendruck verringert wird u. umgekehrt.

Bernstein, Lionel M. (geb. 1923), amerik. Int.

Bernsteinsäure: Butandisäure; ↑Dikarbonsäuren, ↑Succinat.

Bernsteinsäure-bis-cholinester: ↑Suxamethonium.

Bernstein-Test (nach Lionel M. B.): Säureperfusionstest als diagn. Hilfe bei einer Refluxösophagitis, der darauf beruht, daß Salzsäure bei entzündl. Ösophagusschleimhaut Schmerzen erzeugt. Der Test ist wegen häufig falsch neg. Ergebnissen von begrenztem Wert, so daß er in Form der Säure-Clearance durchgeführt wird (bei liegender pH-Sonde werden in die mittlere Speiseröhre 15 ml 0,1 n Salzsäure instilliert u. die zur Selbstreinigung notwendigen Schlucke gezählt).

Berry, Sir Georges Andrews (1853–1940), brit. Ophth., Edinburgh.

Berry-Syndrom (nach Sir Georges A. B.) ↑Dysostosis mandibulofacialis.

Berstungsbruch: Schädelbruch durch zwei- o. mehrseitig einwirkende Kräfte, die zu einer die Elastizitätsgrenze überschreitenden Deformierung mit parallel zur Pollinie verlaufender Bruchlinie führen.

Berthelot, Pierre Eugene Marcellin (1872–1907), frz. Chem.

Berthelot-Reaktion (nach Pierre E. M. B.): Farbreaktion; beruht auf der Reaktion von Ammoniak mit Hypochlorit unter Bildung von Chloramin, das mit Phenol u. Sauerstoff zu p-Chinon-Chlorimin reagiert, das wiederum mit Phenol oxidativ einen blauen Indophenolfarbstoff bildet (Extinktionsmaximum 550 nm). Katalysator der Reaktion ist Dinatriumpentacyanonitrosylferrat. Heute wird Phenol besser durch Salicylsäure ersetzt. Farbreaktion ist Grundlage der kolorimetr. Bestimmungsmethode für Ammoniumionen (in freier Form als Ammonium in Serum u. Harn, als Produkt enzymat. Reaktion bei der Bestimmung von Harnstoff mittels Urease).

Bertin, Exupère Joseph (1712–1781), frz. Anat., Paris.

Bertin-Band (nach Exupère J. B.) ↑Ligamentum iliofemorale.

Berufsanamnese: Erhebung aller bisher ausgeübten Tätigkeiten eines Beschäftigten, um mit ihnen verbundene ↑Belastungen u. ↑Expositionen gegen physikal., chem. u. mikrobielle Einflußfaktoren erfassen zu können. Unerläßl. für jede Aufklärung der berufl. Verursachung von Krankheiten.

Berufsasthma: Asthma bronchiale als ↑Berufskrankheit durch Einatmung von Arbeitsallergenen pflanzl., tier. o. chem. Herkunft o. von chem. irritativ wirkenden Schadstoffen (irritative ↑Lungenkrankheiten, o. tox. ↑Pyrolyseprodukte). Bei den Allergenen stehen Getreidemehle (Bäckerasthma) im Vordergrund.

Berufsdermatologie: Spezialgebiet der ↑Dermatologie, das die Epidemiol., Pathol., Ätiol., Ther., Begutachtung u. Proph. der bei Berufsarbeit entstehenden Hautkrankheiten zum Inhalt hat; umfaßt die Prüfung von Industriemateralien u. -produkten auf Hautverträglichkeit im Tierversuch, die Entwicklung von Hautschutzpräparaten, Körperschutzmitteln u. arbeitshygien. Normativen sowie die Beurteilung der Tauglichkeit, insbes. i. R. der Berufsberatung.

Berufsdermatosen: Hautkrankheiten, die durch Arbeitseinflüsse entstehen. Wichtige u. häufige B. sind das ↑Berufsekzem u. die ↑Acne professionalis (↑Chlorakne, ↑Ölakne, ↑Acne picea). Arbeitsbedingte Ekzem- u. Akneformen haben allenfalls bei konsequenter Meidung der ursächl. Noxe eine günstige Progn. Als Voraussetzung zur Anerkennung dieser arbeitsbedingten Hautkrankheit als Berufskrankheit wird deshalb vom Gesetzgeber Schadstoffkarenz gefordert. Weitere B. sind einige Zooanthroponosen (z. B. ↑Erysipeloid) sowie best. ↑Hautkarzinome u. Schädigungen der Haut durch ionisierende Strahlen. ↑Berufskrankheiten.

Berufsekzem: Ekzem unterschiedl. Pathogenese (allerg. o. irritativ), das durch meist chem. definierte Noxen der Arbeitswelt verursacht wird. Häufige Allergene sind best. Metalle (Nickel, Kobalt, Quecksilber) o. Metallsalze (Chromiumverbindungen), ferner mono- u. oligomere Kunstharzchemikalien, zahlreiche Gummichemikalien, Arzneimittel, manche Desinfektionsmittel (z. B. Formaldehyd), ↑Terpene (in Terpentinöl, äther. Ölen) u. in Parastellung substituierte aromat. Amino- u. Nitroverbindungen, die u. a. als Arzneimittel, Gummi- u. Photochemikalien, Sprengstoffe weit verbreitet sind. Die meisten Lösungsmittel, wie Benzin, Benzol, Toluol, Xylol, aber auch unlegierte Mineralöle u. Waschmittel sind keine Allergene, sondern Irritanzien. ↑Berufskrankheiten.

Berufsförderungswerk: überbetriebl. Einrichtung zur Förderung der berufl. Umschulung erwachsener ↑Behinderter, die ihren bisherigen Beruf nicht mehr ausüben können, u. die ausbildungsbegleitende, med., psychol. u. soziale Fachdienste benötigen o. die aus sonstigen Gründen zur Sicherung des Rehabilitationserfolgs auf ein B. angewiesen sind.

Berufsgeheimnis: Schweigepflicht des Arztes u. seiner Mitarbeiter bezügl. der Tatsachen, die ihnen i. R. der berufl. Tätigkeit anvertraut o. bekannt geworden sind.

Berufsgenossenschaft: *Abk* BG; Pflichtvereinigung von Unternehmern von gleichen Gewerbezweigen als Träger der gesetzl. Unfallversicherung.

Berufskrankheiten: *Abk* BK; gemäß Rechtsverordnung der Bundesregierung (mit Zustimmung durch den Bundesrat) eine Krankheit, die nach den Erkenntnissen der med. Wissenschaft durch besondere Einwirkungen verursacht wird, denen best. Personengruppen durch ihre Arbeit in erhebl. höherem Grad als die übrige Bevölkerung ausgesetzt sind. Eine BK ist dem Arbeitsunfall rechtl. gleichgestellt u. kann nur von Versicherten i. R. ihrer unfallversicherten Tätigkeit erworben werden (§ 91 SGB VII). Eine BK kann verursacht worden sein i. S. der Entstehung (aus voller Gesundheit) o. i. S. der Verschlimmerung (im Fall eines gleichgerichteten Grundleidens bzw. Vorschadens). Im ersten Fall ist der Gesamtschaden zu entschädigen, im zweiten nur der Verschlimmerungsanteil. Die Verschlimmerung kann vorübergehend, anhaltend begrenzt (dauernd höherer Krankheitswert) o. richtunggebend sein (z. B. beschleunigter o. schwerer Verlauf der Erkrankung). Gemäß § 9.2 SGB VII sollen die Träger der Unfallversicherung (z. B. Berufsgenossenschaften) im Einzelfall eine Krankheit, auch wenn sie nicht in der Rechtsverordnung bezeichnet ist, wie eine BK entschädigen, sofern nach neueren Erkenntnissen die übrigen Voraussetzungen des § 9.1 SGB VII erfüllt sind (arbeitsbedingte ↑Erkrankungen). Die Anlage 1 der ↑Berufskrankheitenverordnung (BeKV) enthält die Liste der Berufskrankheiten, nachfolgend in der Fassung vom 18.12.1992. Tab. S. 232 u. S. 233.

Berufskrankheitenverordnung: *Abk* BeKV; regelt die Pflichten der Unfallversicherungsträger. Diese haben mit allen geeigneten Mitteln der Gefahr entgegenzuwirken, daß beim Versicherten eine Berufskrankheit entsteht, wiederauflebt o. sich verschlimmert (§ 3.1). Wird die Aufgabe der Tätigkeit erforderl., hat der UV-Träger ggf. Übergangsleistung zu zahlen (§ 3.2). Diese sind neben einer etwaigen Rente wegen Minderung der Erwerbsfähigkeit (MdE) zu gewähren (§ 3.3).

Berufskrebs: Krebserkrankung, deren berufl. Verursachung wissenschaftl. gesichert ist. Ursächl. kommen Asbeststäube, Arsen, Chrom-VI, Nickel, Benzol, aromat. Amine wie Benzidin, die Harthölzer Buche u. Eiche u. physikal. Faktoren (z. B. ionisierende Strahlen) in Frage. Nachweis im Tierversuch u. epidemiol. nachgewiesen. Die Einwirkung mehrerer kanzerogener Schadstoffe kann den krebserzeugenden Effekt additiv o. potenzierend erhöhen (↑Berufskrankheiten). Gemäß der MAK- u. BAT-Wertliste der Deutschen Forschungsgesellschaft (DFG) werden die kanzerogenen Stoffe eingeteilt in Stoffe, die beim Menschen erfahrungsgemäß bösartige Geschwülste zu verursachen vermögen (III-A1), z. B. Asbest, Benzol, Eichen- u. Buchenholzstäube, Nickel, Vinylchlorid, Stoffe, die sich bislang nur im Tierversuch unter vergleichbaren menschl. Arbeitsplatzbedingungen als kanzerogen erwiesen haben (III-A2), z. B. Chrom-VI-Verbindungen, Kobalt, diverse Nitrosamine, 2,3,7,8-TCDD („Dioxin“) u. Stoffe

B

Berufskrankheiten (laut BeKV)

BeKV-Nr.	Krankheiten
	Durch chem. Einwirkungen verursachte Krankheiten
11	Metalle u. Metalloide
	Erkrankungen durch
1101	Blei o. seine Verbindungen
1102	Quecksilber o. seine Verbindungen
1103	Chrom o. seine Verbindungen
1104	Kadmium o. seine Verbindungen
1105	Mangan o. seine Verbindungen
1106	Thallium o. seine Verbindungen
1107	Vanadium o. seine Verbindungen
1108	Arsen o. seine Verbindungen
1109	Phosphor o. seine anorgan. Verbindungen
1110	Beryllium o. seine Verbindungen
12	Erstickungsgase
1201	Erkrankungen durch Kohlenmonoxid
1202	Erkrankungen durch Schwefelwasserstoff
13	Lösungsmittel, Schädlingsbekämpfungsmittel (Pestizide) u. sonstige chem. Stoffe
1301	Schleimhautveränderungen, Krebs o. andere Neubildungen der Harnwege durch aromat. Amine
	Erkrankungen durch
1302	Halogenkohlenwasserstoffe
1303	Benzol, seine Homologe o. Styrol
1304	Nitro- o. Aminoverbindungen des Benzols o. seiner Homologe o. ihrer Abkömmlinge
1305	Schwefelkohlenstoff
1306	Methylalkohol (Methanol)
1307	organ. Phosphorverbindungen
1308	Fluor o. seine Verbindungen
1309	Salpetersäureester
1310	halogenierte Alkyl-, Aryl-, o. Alkylaryloxide
1311	halogenierte Alkyl-, Aryl-, o. Alkylarylsulfide
1312	Erkrankungen der Zähne durch Säuren
1313	Hornhautschädigungen des Auges durch Benzochinon
1314	Erkrankungen durch para-tertiär-Butylphenol
1315	Erkrankungen durch Isozyanate (Unterlassungsbedingung)
1316	Erkrankungen der Leber durch Dimethylformamid (Empfehlung von Februar 1996)

BeKV-Nr.	Krankheiten
1317	Polyneuropathie o. Enzephalopathie durch organ. Lösungsmittel o. deren Gemische (Empfehlung von Juni 1996). Zu den Nummern 1101 bis 1110, 1201 u. 1202, 1302 bis 1309 u. 1315: Ausgenommen sind Hauterkrankungen. Diese gelten als Krankheiten i. S. dieser Anlage nur insoweit, als sie Erscheinungen einer Allgemeinerkrankung sind, die durch Aufnahme der schädigenden Stoffe in den Körper verursacht werden, o. gemäß Nummer 5101 zu entschädigen sind.
	Durch physikal. Einwirkungen verursachte Krankheiten
21	Mechan. Einwirkungen
2101	Erkrankungen der Sehnenscheiden o. des Sehnengleitgewebes sowie der Sehnen- o. Muskelansätze (Unterlassungsbedingung)
2102	Meniskusschäden nach mehrjährigen andauernden o. häufig wiederkehrenden, die Kniegelenke überdurchschnittl. belastenden Tätigkeiten
2103	Erkrankungen durch Erschütterung bei Arbeit mit Druckluftwerkzeugen o. gleichartig wirkenden Werkzeugen o. Maschinen
2104	vibrationsbedingte Durchblutungsstörungen an den Händen (Unterlassungsbedingung)
2105	chron. Erkrankungen der Schleimbeutel durch ständigen Druck
2106	Drucklähmungen der Nerven
2107	Abrißbrüche der Wirbelfortsätze
2108	bandscheibenbedingte Erkrankungen der Lendenwirbelsäule durch langjähriges Heben o. Tragen schwerer Lasten o. durch langjährige Tätigkeiten in extremer Rumpfbeugehaltung (Unterlassungsbedingung)
2109	bandscheibenbedingte Erkrankungen der Halswirbelsäule durch langjähriges Tragen schwerer Lasten auf der Schulter (Unterlassungsbedingung)

mit begründetem Verdacht auf krebserzeugendes Potential (III B), z. B. Formaldehyd. Die allein rechtsverbindl., inhaltl. weitgehend analoge Einteilung der kanzerogenen Arbeitsstoffe in der Gefahrenordnung lautet K 1–3.

Berufskunde, ärztliche: ärztl. Prüfungsfach, das sich mit Aufgaben, Pflichten u. Stellung des Arztes beschäftigt.

Berufspathologie: Lehre von den ↑Berufskrankheiten. ↑Arbeitsmedizin.

Berufspflichten: komplexe Anforderungen an die Ausübung der berufl. Tätigkeit im Gesundheitswesen, spez. an die Behandlung des Pat. (Vorsorge, Diagn., Ther., Rehabilitation u. Nachsorge). Das pflichtgemäße Handeln des Arztes ist i. R. der bestehenden Möglichkeiten darauf

Berufskrankheiten (Fortsetzung)

BeKV-Nr.	Krankheiten
2110	bandscheibenbedingte Erkrankungen der Lendenwirbelsäule durch langjährige, vorwiegend vertikale Einwirkung von Ganzkörperschwingungen im Sitzen (Unterlassungsbedingung)
22	Druckluft
2201	Erkrankungen durch Arbeit in Druckluft
23	Lärm
2301	Lärmschwerhörigkeit
24	Strahlen
2401	grauer Star durch Wärmestrahlung
2402	Erkrankung durch ionisierende Strahlen
	Durch Infektionserreger o. Parasiten verursachte Krankheiten sowie Tropenkrankheiten
3101	Infektionskrankheiten, wenn der Versicherte im Gesundheitsdienst, in der Wohlfahrtspflege o. in einem Laboratorium tätig ist o. durch eine andere Tätigkeit der Infektionsgefahr in ähnl. Maße bes. ausgesetzt war
3102	von Tieren auf Menschen übertragbare Krankheiten
3103	Wurmkrankheit der Bergleute, verursacht durch Ancylostoma duodenale o. Strongyloides stercoralis
3104	Tropenkrankheiten, Fleckfieber
	Erkrankungen der Atemwege u. der Lungen, des Rippenfells u. des Bauchfells
41	Erkrankung durch anorgan. Stäube
4101	Quarzstaublungenerkrankung (Silikose)
4102	Quarzstaublungenerkrankung in Verbindung mit aktiver Lungentuberkulose (Siliko-Tuberkulose)
4103	Asbeststaublungenerkrankung (Asbestose) o. durch Asbeststaub verursachte Erkrankung der Pleura
4104	Lungen- o. Kehlkopfkrebs in Verbindung mit Asbeststaublungenerkrankung (Asbestose) o. mit durch Asbeststaub verursachter Erkrankung der Pleura o. bei Nachweis der Einwirkung einer kummulativen Asbeststaubdosis am Arbeitsplatz von mind. 25 Faserjahren $25 \cdot 10^6$ [(Fasern/m^3) · Jahre]
4105	durch Asbest verursachtes Mesotheliom des Rippenfells, des Bauchfells o. des Perikards
4106	Erkrankungen der tieferen Atemwege u. der Lungen durch Aluminium o. seine Verbindungen
4107	Erkrankungen an Lungenfibrose durch Metallstäube bei der Herstellung o. Verarbeitung von Hartmetallen
4108	Erkrankungen der tieferen Atemwege u. der Lungen durch Thomasmehl (Thomasphosphat)
4109	bösartige Neubildungen der Atemwege u. der Lungen durch Nickel o. seine Verbindungen
4110	bösartige Neubildungen der Atemwege u. der Lungen durch Kokereirohgase
4111	chron. obstruktive Bronchitis o. Emphysem von Bergleuten im Steinkohlenbergbau bei Nachweis der Einwirkung einer kummulativen Feinstaubdosis von der Regel 100 [(mg/m^3) · Jahre]
42	Erkrankungen durch organ. Stäube
4201	exogen-allerg. Alveolitis
4202	Erkrankungen der tieferen Atemwege u. der Lungen durch Rohbaumwoll-, Rohflachs- o. Rohhanfstaub (Byssinose)
4203	Adenokarzinome der Nasenhaupt- u. Nasennebenhöhlen durch Stäube von Eichen- o. Buchenholz.
43	Obstruktive Atemwegserkrankungen
4301	durch allergisierende Stoffe verursachte obstruktive Atemwegserkrankungen (einschl. Rhinopathie, Unterlassungsbedingung)
4302	durch chem. irritativ o. tox. wirkende Stoffe verursachte obstruktive Atemwegserkrankungen (Unterlassungsbedingung)
	Hautkrankheiten
5101	schwere o. wiederholt rückfällige Hauterkrankungen (Unterlassungsbedingung)
5102	Hautkrebs o. zur Krebsbildung neigende Hautveränderungen durch Ruß, Rohparaffin, Teer, Anthracen, Pech o. ä. Stoffe
	Krankheiten sonstiger Ursachen
6101	Augenzittern der Bergleute

gerichtet, dem Kranken die notwendige u. mögl. Hilfe zu gewähren, um so den Heilungsprozeß zu fördern, dauernde o. vorübergehende Leistungsminderugen o. Beschwerden zu begrenzen. Im Vordergrund steht die Erhaltung o. Wiederherstellung der Gesundheit als Ziel ärztl. Betreuung. B. umfassen: 1. Die grundsätzl. Pflicht zur Übernahme der Behandlung unter bes. Berücksichtigung der fachl. Ausbildung u. Weiterbildung. 2. Die Pflicht zur Durchführung einer sorgfältigen u. verantwortungsbewußten Behandlung, entspr. den wissenschaftl. Erkenntnissen des Fachgebiets, den anerkannten Grundsätzen der Moral u. Ethik, den zugängl. prakt. Erfahrungen u. der Einwilligung des Kranken, unter weitgehender Beherrschung u. Begrenzung der Risiken der Behandlung. 3. Die Pflicht, sich mit anderen Spezialisten über Besonderheiten des Krankheitsbildes u. -verlaufs u. über die weitere Behandlung zu beraten u. den Pat., wenn notwendig u. zweckmäßig, mit dessen Einwilligung zu überweisen. 4. Die Pflicht, über die während der Behandlung anvertrauten o. anders bekanntgewordenen Tatsachen, an deren Geheimhaltung ein persönl. Interesse besteht, zu schweigen (u. a. durch Wahrnehmung des Rechts auf Zeugnisverweigerung), sofern Meldungen nicht gesetzl. vorgeschrieben sind o. sofern der Arzt von seinem Pat. von dieser Pflicht nicht befreit wird. 5. Die Pflicht, in Unglücksfällen (o. spez. bei einem Einsatz in der schnellen med. Hilfe) zu helfen, wobei u. a. wegen der Dringlichkeit eine ausdrückl. Einwilligung des Pat. nicht erforderl. ist. Die Hilfeleistung ist auf die fachl. Spezialisierung nicht beschränkt; 6. Die Pflicht, alle wesentl. Einzelheiten über die Aufnahme, den Ablauf u. den Abschluß der Behandlung sorgfältig u. nach bestem Gewissen zu dokumentieren, um darüber jederzeit – etwa bei einer Übernahme der Behandlung durch einen anderen Arzt, bei einer Kontrolle der Leistung o. bei der Prüfung von Ansprüchen – zuverlässige Informationen zu erhalten o. geben zu können. Zu den B. gehört weiterhin die Weiterbildungspflicht u. die Pflicht, die Behandlung sowie deren Resultate zu analysieren u. einzuschätzen, um daraus zur weiteren Qualifizierung neue Erkenntnisse zu gewinnen o. die bisherige Praxis bestätigt zu finden.

Berufsstigma: Zeichen ohne pathol. Bedeutung, das auf eine best. berufl. Belastung o. Exposition hinweist, z. B. Ablagerung von reduziertem Silber in der Haut, Schwielen an den Händen, Einsprengungen von Kohle- u. Metallteilchen in die Haut.

Berufsunfähigkeit: Einschränkung der Erwerbsfähigkeit eines Versicherten infolge Krankheit o. anderer Gebrechen o. Schäden seiner körperl. o. geistigen Kräfte auf weniger als die Hälfte derjenigen eines körperl. o. geistig Gesunden mit ähnl. Ausbildung u. gleichwertigen Kenntnissen u. Fähigkeiten.

Berufsverbände, ärztliche: für jede Facharztrichtung existiert ein eigenständiger Berufsverband, der die Interessen u. Organisation der Gruppe wahrnimmt.

Berufung: Übernahme eines akadem. Lehrstuhls.

Beruhigungsbäder: med. Bäder mit beruhigender u. schlaffördernder Wirkung. Wirksame Substanzen können z. B. Baldrian-L-bornylester (Baldrianbäder), Zitronellöl (Melissenbäder), Hopfenextrakte enthalten.

Berylliose ⟨*lat* + *gr*⟩ *f*: Staublungenerkrankung; entsteht bei Einatmung der Dämpfe des Metalls Beryllium u. seiner Verbindungen. Die Berylliumlunge kann als akute (Berylliosepneumonie) o. chron. Form (sarkoidoseähnl. Systemerkrankung) auftreten. ↑Berufskrankheit.

Beryllium: chem. Symbol Be; Ordnungszahl 4; relative Atommasse 9,012. Erdalkalimetall, zunehmender techn. Einsatz, z. B. in der Kernkraft-, Raumfahrt- u. Flugtechnik sowie als Legierungsmetall, als Neutronenquelle u. beim Bau von best. Röntgenröhren (Grenzstrahlungsgeräte). Vergiftungen vorwiegend durch Inhalation von Staub, der B. o. Berylliumverbindungen enthält. Durch Speicherung in Organen u. Knochen Halbwertszeit von Jahren. Vergiftungsbilder: 1. akutes ↑Metalldampffieber. 2. Berylliumlunge (↑Berylliose). 3. Berylliumgranulome der Haut. Chron. Wirkungen haben wahrscheinl. immun. Ursachen.

Besamung ↑Insemination.

Beschäftigungskrampf: Muskelkrampf durch unökonom. Krafteinsatz, tätigkeitsbedingte Überbeanspruchung des Nerv-Muskel-Bandapparats o. Erwartungsangst.

Beschäftigungsneuritis: Drucklähmungen der Nerven; periphere Nervenschädigung durch tätigkeitsbedingte, direkte mechan. Beeinträchtigung wie Druck, Dehnung o. Reibung. ↑Berufskrankheiten.

Beschäftigungsneurose: psychogene Störungen von häufig, langzeitig u. einförmig beanspruchten Muskelgruppen (z. B. Unterarmmuskeln bei Streichinstrumentalisten, M. orbicularis oris bei Blasinstrumentsolisten), meist in Form von krampfartigen o. ziehenden Schmerzen. Vorkommen gehäuft bei übergenauer, evtl. ängstl. Persönlichkeitsstruktur (Erwartungsangst, Zwangsbefürchtungen).

Beschäftigungstherapie ↑Ergotherapie.

Beschlagen ↑Bereifen.

Beschleifen: präparator. Veränderung der Zahnform. 1. Präparation für Kronenprothesen (↑Restauration), 2. Behebung von ↑Frühkontakten (↑Einschleiftherapie), 3. ther. B. der Milcheckzähne bei Distalbiß.

Beschleuniger: ↑Betatron (↑Linearbeschleuniger, ↑Zyklotron).

Beschleunigungsarbeit des Herzens: Teil der Gesamtarbeit des Herzens, der für die Beschleunigung des ausgeworfenen Blutes auf die Strömungsgeschwindigkeit in der Aorta aufgewendet werden muß. Bei ungünstigen pathol. Bedingungen kann dieser Anteil bis zu 50 % betragen, was einem stark verringerten Wirkungsgrad der Herzarbeit entspricht. Ihre Berechnung führt je nach Methode (kinet. Energie der beschleunigten Blutmasse o. Energie der Pulswelle) zu sehr unterschiedl. Werten. Unter Normalbedingungen beträgt der Anteil der als kinet. Energie berechneten B. an der Gesamtarbeit des Herzens nur 1 %. ↑Arbeit.

Beschneidung ↑Zirkumzision.

Besenreiservarizen ↑Varizen.

Besenreiservenen: feine oberflächl. Venenerweiterungen an den Beinen meist bei Frauen im mittleren Lebensalter.

Besiedlung, bakterielle: Kolonisation best. Körperstellen mit Mikroorganismen; meist erste Phase für die pathogene Wirkung der Bakterien. ↑Kolonie, bakteriologische.

Besnier, Ernest (1831–1909), frz. Dermat., Paris. Beschrieb ↑Sarkoidose u. Pityriasis ruba pilaris (Besnier-Flecke).

Besnier-Boeck-Schaumann-Krankheit (nach Ernest B., Caesar B. u. Jörgen S.): ↑Sarkoidose. Epitheloidzellige Granulome in allen Organen mögl., bes. Leber, Lunge, Nieren, Lymphknoten, ZNS, Augen, polymorphe Hautveränderungen, Chorioretinitis, Iridozyklitis, Polyarthritis. Häufige Remissionen. Kveim-Test pos. Ther. mit Kortikosteroiden.

Besonnenheit: Bewußtseinszustand, in dem bei Abwesenheit eines intensiveren Affekts die Bewußtseinsinhalte durchschnittl. Klarheit u. Deutlichkeit besitzen, der Ablauf des seel. Lebens geordnet u. an Zielvorstellungen orientiert ist.

Besredka, Alexandre (1870–1940), Serol. u. Bakt., Odessa, Paris.

Besredka-Antigen (nach Alexandre B.): aus Tuberkelbakterien gewonnenes Antigen zur Komplementbindung für den (heute nicht mehr gebräuchl.) serol. Nachweis einer Tuberkulose.

Besredka-Nährboden (nach Alexandre B.): Ei-Nährlösung zur Anzüchtung von Tuberkulosebakterien.

Besserungsphase, diabetische ↑ Remissionsphase, diabetische.

Best, F., dt. Augenarzt, Gießen.

Best, Franz (1878–1920), dt. Pathol., Rostock.

Bestallung ↑ Approbation.

Bestandspotential: über lange Zeit konstant bleibende elektr. Spannung an Gewebeschichten, Organoberflächen (z. B. an Drüsenoberflächen, in Lymphräumen des Innenohrs als kochleäres B., in der Haut, der Netzhaut als korneoretinales B. Die von der Hirnrinde ableitbare, nicht mit dem EEG (↑ Elektroenzephalographie) zu verwechselnde Gleichspannung ist ebenfalls ein B. Mitunter wird das B. unrichtigerweise mit dem Membranruhepotential einer Zelle o. Faser gleichgesetzt.

Bestandspotential, korneoretinales: Bestandspotential der Netzhaut; korneoretinale Potentialdifferenz, die sich unter Belichtung u. Verdunklung des Auges langsam, aber sehr charakterist. ändert u. daher als objektive Untersuchungsmethode in Form der ↑ Elektrookulographie verwendet werden kann. Das B. verleiht dem Auge andererseits den Charakter eines elektr. Dipols, so daß Augenbewegungen als Potentialänderungen registriert werden können.

Bestandteil, aktiver ↑ Arzneistoff.

Bestattung: Beisetzung von Toten. **Erdbestattung:** in ausreichend luft- u. wasserdurchlässigem Boden, um normale Fäulnis- u. Verwesungsvorgänge zu gewährleisten. Zunehmender Trend zur **Feuerbestattung** (Krema tion): die Einäscherung der Leiche in einem Krematorium erfordert eine zweite Leichenschau durch den Krematoriumsarzt o. einen vom Amtsarzt beauftragten Arzt; die Todesursache muß geklärt sein. Einäscherungsdauer 1–2 h bei 800–1 000 °C. Die Leichenkremation erfolgt stets mit Sarg.

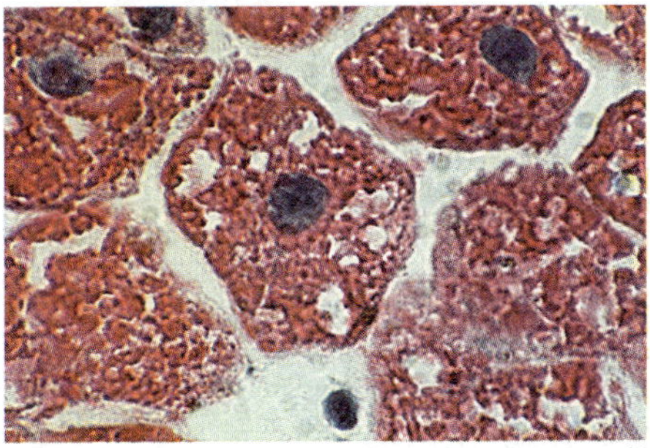

30

Best-Karminfärbung. Histologischer Schnitt durch die Leber eines Axolotl, Darstellung des Glykogens in den Leberzellen (rot)

Besteck, orthodontisches: kieferorthopäd. Hilfsmittel nach Korkhaus zur metr. Auswertung der Gebißanomalien am Pat. u. Modell. Enthält das ↑ Orthokreuz, das ↑ Orthometer mit Pont-Index-Tabelle sowie Stechzirkel mit einer millimetergraduierten Steckhülse.

Bestfrequenz: Frequenz der Schallschwingungen, auf die innerhalb der Hörbahn gelegene Neurone am stärksten, d. h. mit hoher Entladungsrate ihrer Aktionspotentiale, reagieren (Abstimm- o. Tuning-Kurven der neuronalen Antwortfähigkeit). Dabei besteht eine räuml. Anordnung der Neurone (Tonotopie).

Bestimmungsrecht: Einwilligungsrecht; das Recht des Kranken, einen geplanten Eingriff abzulehnen; ↑ Berufspflichten.

Bestiophilie ⟨*gr*⟩ *f*: geschlechtl. Zuneigung zu Tieren; ↑ Sodomie.

Best-Karminfärbung (nach Franz B.): zuverlässige Färbemethode zur Darstellung von Glykogen, welches sich intensiv rot färbt. Schleimstoffe ebenfalls rot, dgl. Fibrin. Abb.

Best-Krankheit (nach Franz B.): vitelliforme Makuladegeneration. In der Kindheit auftretende Heredodegeneration des Netzhautpigmentepithels.

Bestrahlung, fraktionierte: Fraktionierung. In der Strahlentherapie Applikation der gesamten Strahlendosis in mehreren, zeitl. getrennten Einzeldosen. Die Höhe der Einzeldosen, die Anzahl der Fraktionen u. die Pausen zwischen den einzelnen Bestrahlungen können versch. sein. In den Bestrahlungspausen klingt die Strahlenwirkung teilweise wieder ab. Die teilweise ungeklärte strahlenbiolog. Grundlage der Fraktionierung liegt am unterschiedl. schnellen Ablauf der Erholprozesse im Tumor u. Normalgewebe, so daß eine Tumorvernichtung vor einer Totalschädigung des Nachbargewebes eintreten kann.

Bestrahlungsdosis: gelegentl. benutzte Bez. für eine von der ICRU (Report 19) eingeführte u. als Exposure bezeichnete Dosisgröße für ionisierende Strahlung, ↑ Expositionsdosis.

Bestrahlungsfolgen: Veränderungen in einem von Strahlung getroffenen Objekt. Solche Veränderungen in biol. Objekten sind prim. Ionisationen, Molekülanregungen, Zerstörung von Wasserstoffbrücken, chem. Veränderungen der Moleküle u. die daraus resultierenden Veränderungen der Zellen o. deren Bausteine (z. B. Mutationen). B. sind auch alle makrosk. sichtbaren Veränderungen an biol. Objekten als Folge einer (ther.) Bestrahlung (z. B. Erythembildung, Tumorrückbildung, Strahlenschäden aller Art).

Bestrahlungsmethoden ↑ Bestrahlungstechniken, strahlentherapeutische.

Bestrahlungsnachweis: bei einer Strahlentherapie die Aufzeichnung der Daten, aus denen sich die Bestrahlung eindeutig reproduzieren läßt. Zum B. gehören der ↑ Bestrahlungsplan u. das ↑ Bestrahlungsprotokoll.

Bestrahlungsplan: in der Strahlentherapie Angabe der für eine Bestrahlung erforderl. Daten einschl. der für die Bestrahlung Verantwortl., die es ermöglicht, eine durchgeführte Bestrahlung zu rekonstruieren. Neben den allg., den gerätetechn., den geometr. u. den dosimetr. Daten enthält der B. auch einen Patientenquerschnitt mit der entsprechenden Dosisverteilung. Über die einzelnen Bestrahlungen muß ein ↑ Bestrahlungsprotokoll geführt werden.

Strahlentherapeutische Bestrahlungstechniken

I. Bestrahlungen unterschiedl. Strahlenqualität:	
A. Elektromagnet. Strahlungen	1. Ther. mit Röntgenstrahlungen (bis 42 MeV) 2. Radiumtherapie mit Gammastrahlung 3. Strahlentherapie mit Gammastrahlung künstl. Radioisotope (^{60}Co, ^{137}Cs, ^{198}Au u. a.)
B. Strahlentherapie mit Korpuskularstrahlung	1. Elektronentherapie (bis 42 MeV) 2. Neutronentherapie
II. Bestrahlungen mit unterschiedl. Gewebehalbwerttiefen:	
A. Oberflächentherapie (Dermoröntgentherapie)	1. Grenzstrahlentherapie. (8–10 kV), Gewebehalbwerttiefe (GHWT) etwa 0,3 mm; kaum mehr angewendet 2. Weichstrahlentherapie (10–50 kV), GWHT 0,4–12,5 mm 3. Nahbestrahlung nach Chaoul: 60 kV, auch als Körperhöhlenbestrahlung
B. Halbtiefentherapie, (GWHT etwa 3 cm)	1. Röntgenstrahlentherapie 80–110 kV, 2. Gammastrahlung des Radium, ^{60}Co o. ^{137}Cs 3. Elektronentherapie für Gewebetiefen von 2–8 cm (6–20 MeV)
C. Tiefentherapie (GWHT etwa 7 cm)	1. Röntgentiefentherapie mit 180–300 kV 2. Röntgenhartstrahltherapie mit 300–400 kV 3. Röntgenhochvolttherapie 400–1 000 kV 4. Elektronentherapie über 20 MeV 5. Tiefentherapie mit ultraharter Röntgenstrahlung mit 15–40 MeV 6. Telecurie-Therapie mit ^{60}Co-Bestrahlungsgeräten
III. Bestrahlungen mit unterschiedl. techn. Applikation der Strahlung	
1. Stehfeld-Röntgentherapie	a) Einzelfeldbestrahlung b) Kreuzfeuertechnik c) Fernbestrahlung zur Ganzkörperbestrahlung.
2. Siebbestrahlung	als Röntgentiefentherapie o. Elektronentherapie
3. Kontakttherapie mit umschlossenen radioaktiven Stoffen	a) mit Betastrahlern (^{90}Sr, ^{90}Y) b) mit Gammastrahlern: ^{22b}Rd, ^{60}Co, ^{137}Cs, ^{192}Ir, als Oberflächentherapie, intrakavitäre Ther. (Uterus, Epipharynx, Nasennebenhöhlen, Bronchus) u. interstitielle Strahlentherapie, auch als Nachladetechnik (Afterloading).
4. Kontakttherapie mit offenen inkorporierten Radioisotopen	wie ^{130}I u. ^{131}I, ^{32}P, ^{198}Au als Kolloid u. ^{32}Cr-Suspension als selektive, als infiltrative u. als intrakavitäre Ther.
5. Bewegungsbestrahlung für die Tiefen- u. Halbtiefentherapie	als Rotationsbestrahlung, Pendelbestrahlung, Konvergenzbestrahlung u. Pendelkonvergenzbestrahlung
6. Satellitentechnik	supra- u. infradiaphragmale Großfelderbestrahlung des lymphat. Systems
IV. Bestrahlung mit unterschied. zeitl. Dosisverteilung	
1. Einzelbestrahlung	
2. Fraktionierte Bestrahlung	
3. Protrahierte Bestrahlung	
4. Fraktionierte Bestrahlung	mit umschlossenen Radionukliden (z. B. ^{192}Ir) mit hoher Dosis leistung kurzzeitig nach dem Afterloading-Verfahren

Bestrahlungsplanung: Aufstellung eines Bestrahlungskonzepts, das eine mögl. vollständige Vernichtung der Tumorzellen bei mögl. großer Schonung des Nachbargewebes zum Ziel hat. Die B. hat zwei Komponenten: die biol.-med. mit der Aufgabe, aus Lage, Art usw. des Tumors die Gesamtdosis u. die zeitl. Dosisverteilung festzulegen. Die physikal.-techn. B. legt Strahlenart, Strahlenqualität, Bestrahlungstechnik u. die räuml. Dosisverteilung fest.

Bestrahlungsprotokoll: in der Strahlentherapie die Aufzeichnung der Daten für die einzelnen Bestrahlungen (gerätetechn. Daten, die eine Kontrolle der durchgeführten Bestrahlung gewährleisten), die von der Röntgenassistentin u. dem Arzt zu bestätigen sind.

Bestrahlungsschäden: ↑Strahlenschäden, die nach ther. Anwendung von Strahlung auftreten. Dazu gehören z. B. als Frühschäden Haarausfall, Erytheme, Hautatrophie u. Ulcera, als Spätschäden Katarakte, Strahlenkrebse u. Leukämien.

Bestrahlungssieb: bei der Strahlentherapie benutzte Blei- o. Bleigummiabdeckung mit Löchern von etwa 10 mm Durchmesser. B. dienen der Gewebeschonung, bes. der oberflächennahen Bereiche. Sie können bei der Ther. mit Röntgen-, Kobalt- u. Elektronenstrahlung eingesetzt werden. ↑Siebbestrahlung.

Bestrahlungsstärke: bei opt. Strahlung das Verhältnis aus der je Zeiteinheit auf einer Fläche auftreffenden Strahlungsenergie u. der bestrahlten Fläche. Besitzt der Strahlungsempfänger die spektrale Empfindlichkeit des menschl. Auges, tritt an die Stelle der B. die Beleuchtungsstärke. ↑Strahlungsgrößen.

Bestrahlungssyndrom ↑Strahlenkater.

Bestrahlungstechniken, strahlentherapeutische: B. werden hinsichtl. der Strahlenqualität, der Gewebehalbwerttiefe, der techn. Applikation u. der zeitl. Dosisverteilung unterschieden. Die Strahlenqualität bestimmt die räuml. Dosisverteilung wesentl. Tab.

Bestrahlungstubus: in der radiol. Technik Geräteteil zur Begrenzung des Nutzstrahlungsbündels u. zur Komprimierung des Pat. im Bereich des Bestrahlungsfelds. B. sind für best. Abstände zwischen Strahlenquelle u. Patientenoberfläche sowie für best. Feldabmessungen standardisiert.

Beta: Zeichen: β, B; 2. Buchstabe des griech. Alphabets; als Präfix u. wissenschaftl. Konstante gebraucht.

Betaadrenolytika ↑Sympatholytika.

Betaamyloid: Betaamyloidpeptid, Amyloid-betaprotein; aus 42 Aminosäuren bestehendes, abnormales Abbauprodukt des ↑Betaamyloid-Vorläuferproteins; das in senilen Plaques gefunden u. mit der Alzheimer-Krankheit in Verbindung gebracht wird.

Betaamyloid-Vorläuferprotein: Betaamyloid-Precursorprotein; integrales Membranglykoprotein aller Säugerzellen mit großem extrazellulären Anteil, das bei inkorrektem Abbau im Gehirn u. a. Betaamyloid liefert.

9-Betaarabinofuranosyladenin ↑Vidarabin.

Beta-ARK: *Abk* für betaadrenerge Rezeptorkinase. Sie ist eine cAMP-unabhängige ↑Proteinkinase, die den betaadrenergen ↑Rezeptor phosphoryliert, wenn er einen Agonisten gebunden hat.

Betablocker ↑Betarezeptorenblocker.

Betacarotin: Provitamin A. ↑Carotinoide. Dermatikum mit Lichtschutzeigenschaften.

Betafruktosidase: Saccharase, Invertase; das Enzym spaltet Saccharose hydrolyt. zu Glukose u. Fruktose. B. ist ein Glykoprotein, das zu 50 % aus Kohlenhydraten besteht.

Betagalaktosidase: von den Mukosazellen des Dünndarms gebildete ↑Disaccharidase, die die betaglykosid. Bindung der ↑Laktose hydrolysiert. B. kommt in den ↑Lysosomen aller Zellen vor. Der erbl. Mangel an B. führt zu einer ↑Sphingolipidose (Fabry).

Betaglukuronidase: das lysosomale Enzym spaltet hydrolyt. Glukuronsäure aus Betaglukuroniden ab. B. ist am Abbau der ↑Mukopolysaccharide, der Betaglukuronide der Steroidhormone, des Bilirubins, einiger Arzneimittel u. Gifte beteiligt. Der zytochem. Nachweis der B. wird mit der Methode nach Hayashi geführt. Geringe Aktivität mit dieser Methode in Myeloblasten, reifen neutrophilen Granulozyten u. Monozyten feststellbar.

Beta-1-Glykoprotein, schwangerschaftsspezifisches: *Abk* SP_1; ↑Tumormarker. Synthese erfolgt durch trophoblastäre Tumorstrukturen, Bestimmung im Serum mittels ↑Enzymimmunoassay, hohe Sensitivität bei malignen Hodentumoren mit chorialen Anteilen bzw. ·Chorionkarzinomen. Keine Übereinstimmung in diagn. Aussage von SP_1 u. ↑Alphafetoprotein (unterschiedl. Syntheseorte), gleichsinniges Verhalten aber von SP_1 u. ↑Beta-HCG.

Betahämolyse: vollständige Auflösung der Erythrozyten im ↑Blutagar um die gewachsenen Bakterienkolonien in Form relativ großer, scharf begrenzter Höfe. ↑Hämolyse, ↑Hämolysezone, ↑Hämotoxin.

Beta-HCG: Form des menschl. Choriongonadotropins, relative Molmasse 38 000. Bedeutung als ↑Tumormarker bei ↑Hodentumoren. (bei Seminomen nur in ca. 10 % pos.) sowie bei bei Magen-, Mamma- u. Leberkarzinomen.

Betaherpesvirinae ⟨*gr + lat*⟩ *f pl*: Virussubfamilie der Herpesviren (↑Herpesviridae) mit den Gattungen Cytomegalovirus (Virusart ↑Zytomegalievirus o. Human Cytomegalovirus), dem (mäusepathogenen) Muromegalovirus u. ↑Roseolovirus. Stark eingeschränktes natürl. Wirtsspektrum der einzelnen Virusarten, langer Replikationszyklus, langsame Infektionsausbreitung von Zelle zu Zelle mit Riesenzellbildung (↑Riesenzellen) u. ↑Einschlußkörperchen („Eulenaugenzellen"), Latenz in lymphoretikulären Zellen (Monozyten, Makrophagen), Nierenzellen, sekretor. Drüsenzellen.

Betahistin: Histaminderivat, das als ↑Antiemetikum wirkt.

Betahydroxy-beta-methyl-glutaryl-Coenzym A: 3-Hydroxy-3-methyl-glutaryl-Coenzym A; wichtiges ↑Intermediat der Biosynthese der ↑Ketonkörper u. der ↑Steroide.

Betahydroxybuttersäure: 3-Hydroxybuttersäure; ein ↑Ketonkörper.

Betahydroxybuttersäure-Dehydrogenase: das in den Mitochondrien der Leber lokalisierte Enzym katalysiert die Umwandlung (Gleichgewichtseinstellung) von Acetessigsäure u. $NADH_2$ zu Betahydroxybuttersäure u. NAD (↑Ketonkörper).

Betahydroxylmethylglutaryl-CoA: bedeutsamer Metabolit des Intermediärstoffwechsels. B. entsteht aus Acetoacetyl-CoA u. kann zu ↑Mevalonsäure (Intermediat der Biosynthese der Steroide, Carotinoide, Vitamin D) o. zu Acetessigsäure (↑Ketonkörper) umgewandelt werden. B. ist auch Intermediat des Leucinabbaus.

Betaine: Zwitterionen $R_3N^+\text{–}(CH_2)_n\text{–}COO^-$, z. B. Trimethylammoniumacetat ($R = CH_3$ u. $n = 1$) in der Zuckerrübe (Beta vulgaris).

Betaketothiolase: β-Ketoacylthiolase; das Enzym katalysiert den letzten Schritt des ↑Fettsäureabbaus, die thiolyt. Spaltung von Betaketoacyl-CoA durch Coenzym A zu Acetyl-CoA u. einem um zwei C-Atome verkürzten Acyl-CoA.

Betalaktam-Antibiotika: Betalaktamring-Antibiotika; Antibiotika, deren wirksames Prinzip auf dem Betalaktamring beruht, dem bei den ↑Penicillinen ein Thiazolidinring, bei den ↑Cephalosporinen ein Dihydro-1,3-thiazinring benachbart ist. B. haben i. a. folgende Eigenschaften: prim. Bakterizide, größte Wirksamkeit gegenüber grampositiven Keimen, keine prim. Toxizität, Beschränkung der Wirkung auf proliferierende Keime.

Betalaktamase: ↑Penicillinase, Cephalosporinase; penicillinspaltendes Enzym, das den viergliedrigen Betalaktamring des ↑Penicillins aufbricht u. dieses dadurch unwirksam macht. Sie ist die Ursache der Resistenz von Bakterien gegenüber diesem Antibiotikum. B. wurden 1940 von Abraham u. Chain entdeckt. Eine Differenzierung kann nach ihrer Substratspezifität erfolgen: Penicillinbetalaktamase (Penicillinasen) werden von Staphylococcus aureus, Bacillus cereus, Bacillus licheniformes, Klebsiella-Arten, Proteus mirabilis u. Aerobacter cloacae gebildet u. können den Betalaktamring der Penicilline spalten, während Cephalosporine weitgehend stabil sind. Cephalosporinbetalaktamasen (Cephalosporinasen) werden z. B. von Citrobacter, Escherichia coli, Proteus-Arten, Pseudomonas aeruginosa, Providencia- u. Yersinia-Arten gebildet u. können den Betalaktamring der Cephalosporine spalten, während Cephamycinderivate (Cefamandol,

Cefoxitin, Cefuroxim u. a.) stabil sind. Diese Ringspaltungen sind wesentl. Resistenzmechanismen u. können durch die Einwirkung der Antibiotika auf die Keime mehr o. weniger stark induziert werden.

Betalaktamring: Strukturelement von Penicillinen u. Cephalosporinen; Angriffsort für Betalaktamasen; labilster Teil der Moleküle, verantwortl. für Alkali-, Säure- u. Penicillase- bzw. Cephalosporinaseempfindlichkeit sowie für Antigenität.

Betalaktamring-Antibiotika ↑Betalaktam-Antibiotika.

A-Betalipoproteinämie ↑Hypolipoproteinämie.

Betamethason: 16β-methyl-9α-fluorprednisolon; synthet. Kortikosteroid, das vorwiegend entzündungshemmend u. antiallerg. wirkt.

Beta-2-Mikroglobulin: Protein der Zellmembran, relative Molmasse 12 000, nichtkovalent assoziiert mit MHC I; wird auch frei im Serum gefunden; das B. ist ein phylogenet. altes Mitglied der Superfamilie der ↑Immunglobuline. Wird nahezu ausschließl. renal metabolisiert. Serumkonzentration von B. korreliert eng mit der glomerulären Filtrationsrate (GFR). Erhöhte Werte von B. im Serum bereits bei geringer Reduktion der GFR. Bestimmung von B. gegenwärtig Methode der Wahl zur indirekten GFR-Ermittlung. Vorteil gegenüber Kreatinin im früheren Anstieg, da B. nicht durch den Nierentubulus sezerniert wird. Klin. Relevanz bei diabet. Nephropathie.

Betanaphthylamin: aromat. Amin mit stark karzinogener Wirkung. Entwicklung von Blasenkarzinomen nach zwanzig- bis dreißigjähriger Latenzzeit (vereinzelt Nieren- u. Pankreastumoren). Farbstoffvorprodukt.

Betaoxidation ↑Fettsäureabbau.

Betapropiolakton: Lakton der Betahydroxypropionsäure. Entwickelt in flüssiger u. gasförmiger Phase bei Zimmertemperatur ein breitwirksames Keimtötungsspektrum. Wegen seiner viruziden Wirkung zur Inaktivierung von Impfstoffen verwendet.

Betarezeptor: Rezeptortyp an adrenergen ↑Synapsen, im Unterschied zum ↑Alpharezeptor. Die Verteilung von Alpha- u. Betarezeptoren an vegetativ innervierten Organen ist unterschiedl. Die kardialen Betarezeptoren weisen gegenüber Noradrenalin eine höhere Sensitivität auf, weshalb die kardialen Rezeptoren als Beta-1-, die übrigen als Beta-2-Rezeptoren bezeichnet werden. Sympathomimetika u. -lytika können betont auf einen der Rezeptortypen wirken, z. B. ↑Betarezeptorenblocker. Arzneimittel mit betont betamimet. Wirkung: ↑Isoproterenol (Isoprenalin), mit betalyt. Wirkung: Propranolol. Tab. 1 u. 2.

Betarezeptorenblocker: Betablocker, Betaadrenozeptorenblocker. N-alkylierte Phenoxypropanolaminderivate mit hoher Affinität zu Betaadrenozeptoren, aber fehlender o. nur geringer partiell agonist. Aktivität (z. B. Pindolol). 1. Relativ selektive Hemmung von Beta-1-Rezeptoren durch Atenolol, Acebutolol, Metoprolol, Talinolol führt zu einer gewissen Kardioselektivität. 2. Nicht selektiv wirkende B.: Propanolol, Nadolol, Pindolol, Oxprenolol, Alprenolol u. a.; Timolol spezif. bei Glaucoma simplex. 3. Relativ selektive Hemmung von Beta-2-Rezeptoren durch Butoxamin.

Betastrahlen: β-Strahlen; Art der Kernstrahlung, bei der Elektronen (β^-) o. Positronen (β^+) vom ↑Atomkern emittiert werden (↑Elementarteilchen). Da sich im Kern keine β^- o. β^+ Teilchen befinden, werden diese im Augenblick der Emission durch Umwandlung eines Neutrons in ein Proton bzw. eines Protons in ein Neutron gebildet. Bei diesem Prozeß entsteht gleichzeitig ein Antineutrino bzw. Neutrino. Mit den β^+-Strahlen erfolgt eine inverse Betaumwandlung, bei der der Kern ein Hüllenelektron absorbiert u. gleichzeitig ↑Röntgenstrahlung entsteht. ↑Zerfall, radioaktiver, ↑Korpuskularstrahlung.

Betastruktur ↑Faltblattstruktur.

Betasympathikolytika ↑Betarezeptorenblocker.

Betasympathomimetika: Pharmaka, die hauptsächl. mit dem betaadrenergen Teil des Rezeptors reagieren, z. B. Terbutalin, Isoprenalin. ↑Betarezeptor. Hauptwirkungen sind Intensivierung der Herzarbeit, Erschlaffung von Bronchien u. Uterus, Erweiterung der Blutgefäße, Steigerung des Stoffwechsels. Man differenziert in Arzneimittel mit überwiegender Wirkung an Beta-1-Rezeptoren (Herz) u. an Beta-2-Rezeptoren (Bronchien, Uterus, Arteriolen).

Betarezeptor (Tab. 1): Wirkung von Sympathomimetika auf Alpha- u. Betarezeptoren

Name	überwiegende Wirkung
Noradrenalin	alpha
Norfenefrin	alpha
Adrenalin	alpha + beta
Isoprenalin	beta
Orciprenalin	beta
Terbutalin	beta-2
Terbutalin	beta-2
Fenoterol	beta-2
Salbutamol	beta-2

Betarezeptor (Tab. 2): Ausgewählte alpha- u. betasympathomimetische Wirkungen

Angriffspunkt	Alpharezeptoren	Betarezeptoren
Herz	-	pos. inotrop pos. chronotrop pos. dromotrop pos. lusitrop
Stoffwechsel	Glykogenolyse	Glykogenolyse
Bronchien	Kontraktion	Erschlaffung
Uterus	Kontraktion	Erschlaffung
Arteriolen	Kontraktion	Erschlaffung
Magen-Darm-Trakt		
- Längsmuskeln	Erschlaffung	Erschlaffung
- Sphinkteren	Kontraktion	Erschlaffung

Betatron: Elektronenschleuder; Apparat zur Erzeugung von Elektronen mit sehr hoher kinet. Energie. Ein B. besteht aus einem kräftigen wechselstromerregten Elektromagneten, zwischen dessen Polen eine kreisförmige Vakuumröhre angeordnet ist. Jedesmal, wenn das Magnetfeld von Null auf seinen Scheitelwert ansteigt, werden die in die Vakuumröhre mit Hilfe eines Injektors eingeschossenen Elektronen durch das nach dem Induktionsgesetz entstehende elektr. Feld beschleunigt. Die Elektronen, welche nach einigen 100 000 Umläufen eine kinet. Energie von mehr als 100 MeV besitzen, werden entweder auf eine Anode gelenkt, wo sie sehr harte Röntgenstrahlen erzeugen, o. gelangen als ↑Betastrahlen durch ein dünnes Metallfenster ins Freie. Die erzielten Dosisleistungen liegen in der Größenordnung 50–100 rd/min = 0,5–1 Gray/min in 1 m Fensterabstand.

Betatronstrahlen: ultraharte Strahlen, Anwendung als Tiefenbestrahlung in der Krebstherapie mit hoher Tumorelektivität.

Betäubungsmittel: Substanzen unterschiedl. Zusammensetzung, die eine suchterzeugende Wirkung haben u. vorwiegend analget., zentralerregend u./o. psychoanalept. wirken. Dazu gehören Opiumalkaloide, Morphinderivate, Cocain, Amphetamine u. weitere synthet. z. T. noch neugebildete Stoffe. ↑Suchtmittel.

Betäubungsmittelgesetz: regelt die Herstellung, Verarbeitung, Aufbewahrung u. Abgabe (z. B. durch den Arzt) sowie Ein-, Durch-, u. Ausfuhr von Betäubungsmitteln; zuletzt geändert 04.04.1996.

Betawellen ↑Elektroenzephalographie.

Betaxolol: ein ↑Betarezeptorenblocker.

Betazellen: **1.** basophile Zellen des Vorderlappens der ↑Hypophyse, die gonadotrope Hormone sowie Cardiodilatin u. ACTH bilden. **2.** ↑B-Zellen des ↑Pankreas.

Betazerfall ↑Betastrahlen.

Betelnuß ↑Areca catechu.

Beteltumoren: Kauen von Betelblättern führt zur Reizung der Mundschleimhaut, Ulzeration, Bildung von gutartigen Tumoren. Schließl. entstehen Plattenepithelkarzinome an Unterlippe, Gingiva, Zunge, Wangenschleimhaut. In Südostasien u. Polynesien häufige Krebsursache.

Bethesda-Gruppe: veraltet für ↑Citrobacter.

Betreuung: durch das Vormundschaftsgericht eingeleitetes Verfahren hinsichtl. eines Volljährigen, der wegen Krankheit o. Behinderung die ihn selbst betreffenden Angelegenheiten ganz o. teilweise nicht besorgen kann. Die Einwilligung des Betreuers in eine med. Maßnahme bedarf zusätzl. der Genehmigung des Vormundschaftsgerichts, wenn begründete Gefahr besteht, daß der Betreute aufgrund der Maßnahme stirbt o. einen schweren bzw. längerdauernden gesundheitl. Schaden erleidet. Derartige Maßnahmen bedürfen nur dann keiner Genehmigung, wenn mit dem Aufschub Gefahr verbunden ist (vgl. auch BGB §§ 1896–1907).

Betreuung, halbstationäre: Organisationsform des Krankenhauses, bei der der Pat. entweder nur nachts betreut wird (Nachtklinik) o. nur am Tage (Tagesklinik, Tagesstation). Eine bes. Form der h. B. ist das Hostel. Außerhalb der med. Betreuung lebt der Pat., sofern med.-fachl. vertretbar, in einer benachbarten hotelähnl. Unterkunft. Das kosten- u. personalmäßig wesentl. aufwendigere Klinikbett steht damit dem akut kranken Pat. zur Verfügung.

Betreuung, medizinische: auf die Erhaltung, Festigung u. Wiederherstellung von ↑Gesundheit u. ↑Leistungsfähigkeit des Bürgers gerichtete Arbeitsprozesse der Institution ↑Gesundheitswesen.

Betreuungsbedürfnis: ein aus der subjektiven Einschätzung des eigenen Befindens u. der Wertung krankhafter Zeichen u. Sympt. entstehender Antrieb, med. Betreuung in Anspruch zu nehmen.

Betreuungsperson: Person, die eine andere Person über einen Zeitraum bei der Bewältigung lebenswichtiger Aufgaben unterstützt. Insbes. wird die B. bei der Versorgung Schwerkranker o. Sterbender (↑Sterbebetreuung) in der ther. Gemeinschaft eingesetzt. Wichtiger als eine anspruchsvolle Qualifizierung ist oft die einfühlsame Haltung der B. gegenüber dem zu Betreuenden. Das Engagement der B. hängt mehr von der Motivation, Information u. Anerkennung der Leistung ab als vom phys. Leistungsvermögen. Eine der schwierigsten Aufgaben für die B. ist das Verstehen u. Reagieren auf psych. Veränderungen der betreuten Person. Insbes. die Betreuung Sterbender ist nur als wechselseitiges Verhältnis zwischen B. u. Betreutem menschenwürdig gestaltbar.

Betreuung, stationäre: med.-pfleger. Maßnahmen für Pat., die an eine Krankenhausaufnahme gebunden sind.

Betriebsarzt: in Betrieben für die med. Betreuung der Mitarbeiter tätiger Arzt; meistens Facharzt für Arbeitsmedizin o. Arzt mit der Zusatzbezeichnung Betriebsmedizin o. der „kleinen" arbeitsmedizinischen Fachkunde.

Betriebskosten: Kosten, die beim Betreiben eines Krankenhauses entstehen. Die B. gehören zu den pflegesatzfähigen ↑Kosten.

Betriebsunfall ↑Arbeitsunfall.

Betriebsziel: Aussage über erwünschtes Ergebnis des Betriebsprozesses im Krankenhaus. Grundlage für Entscheidung zwischen Handlungsmöglichkeiten.

Bett-Bevölkerungs-Rate: Planungs- bzw. Orientierungsziffer für den Bedarf an Krankenhausbetten, i. a. Anzahl Betten/1 000 Einwohner.

Bettenaufbereitung: Säuberung, Desinfektion des Bettes u. Beziehen mit Bettwäsche. In größeren Einrichtungen werden diese Arbeiten in **Bettenzentralen** ausgeführt. Von dort wird das Krankenbett bei Bedarf auf die Station geliefert.

Bettenauslastung: Krankenhausbelegung; Bemühen um eine med.-fachl. u. ökonom. vertretbare Nutzung der verfügbaren Bettenkapazitäten. Wesentl. Methoden sind die Aufnahme planbarer Pat. in Zeiten einer erfahrungsgemäß minimalen Belastung durch akute Fälle u. die **flexible Belegung,** d. h. die zeitweilige Nutzung freier Kapazitäten anderer Fachabteilungen, wenn eine best. Fachabteilung den z. Z. bestehenden Bedarf nicht abdecken kann.

Bettenbedarfsplanung: Planung der benötigten Krankenhausbetten auf der Grundlage des zukünftig zu erwartenden Bedarfs an Krankenhausleistungen u. seiner regionalen Verteilung durch die jeweiligen Bundesländer. Der ermittelte Bedarf geht in die Krankenhauspläne der Länder ein. In der Bundesrepublik wird zur Ermittlung die inanspruchnahmeorientierte ↑Bedarfsprognose eingesetzt.

Bettenkapazität: Zahl der Krankenhausbetten, die im Landesbedarfsplan festgeschrieben sind.

Bettenplanung: Planung der Bettenkapazität eines Krankenhauses, aufgeschlüsselt auf die einzelnen Struktureinheiten (i. d. R. für ein Jahr). ↑Krankenhausinformationssystem.

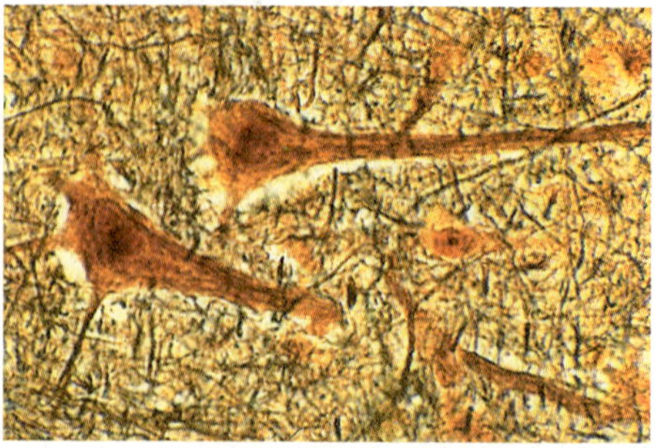

30

Betz-Riesenpyramidenzellen. Histologischer Schnitt durch die Großhirnrinde, Silberimprägnation nach Ranson; B. mit einigen Basaldendriten u. einem apikalen Hauptdendriten

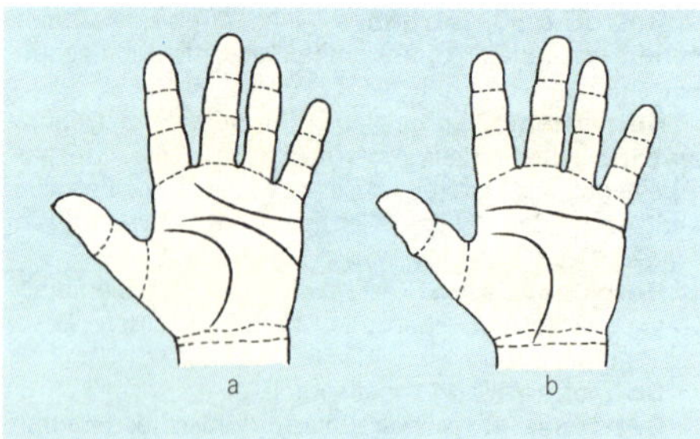

Beugefurchen. a: Hand mit normaler Dreifinger-, Fünffinger- u. Daumenfurche;
b: Hand mit Vierfinger- u. Daumenfurche

Bettmann, Adalbert G. (geb. 1883), Chir., Portland, USA.

Bettmann-Zeichen (nach Adalbert G. B.): bei angeborener Hüftgelenkluxation erkennbare Verkürzung des betroffenen Beins bei rechtwinkliger Hüftbeugung.

Bettnässen ↑Enuresis.

Bettwanzen ↑Cimicidae.

Betula-Arten ⟨*lat*⟩ *f Pl*: Hängebirke (B. pendula) u. Moorbirke (B. pubescens); die Blattdroge (Betulae folium, Birkenblätter) enthält Flavonoide, u. a. Hyperosid; Anwendung z. B. als Diuretikum.

Betz, Wladimir A. (1834–1894), Anat., Kiew.

Betz-Riesenpyramidenzellen (nach Wladimir A. B.): große Neurone in der L V (Lamina pyramidalis interna) der Area 4 (Brodmann) der motor. Großhirnrinde; Durchmesser > 130 µm. ↑Area gigantopyramidalis. Abb.

Beuermann-Gougerot-Krankheit ↑Sporotrichose.

Beugefurchen: Querfurchen der Handinnenfläche. Normalerweise handelt es sich um zwei Furchen, die von der Handinnen- bzw. Handaußenkante zum Zentrum laufen u. zentral parallel liegen (Drei- u. Fünffingerfurche). Abweichend davon tritt bei etwa 3 % der Normalbevölkerung u. bei einem Teil chromosomal o. andersartig pränatal geschädigter Individuen eine Vierfingerfurche auf. Kann als diagn. Hinweis dienen, wird in ihrer diesbezügl. Bedeutung jedoch häufig überschätzt, da sie auch bei Normalpersonen vorkommt. Abb.

Beugekontraktur ↑Kontraktur.

Beugesehnenreflex: Eigenreflex der Fingerbeuger. Auslösung durch Beklopfen der Sehnen am Handgelenk.

Beugesynergie: automat. ablaufende Mitbewegung in gelähmten Muskelgruppen bei kortikospinalen Lähmungen, z. B. in den Armen beim Gähnen o. Husten.

Beugung: In der Physik die Veränderung eines Wellenfelds durch Hindernisse, wobei die geometr. Bündelgrenzen überschritten werden. B. ist eine untrennbare Eigenschaft jeder Bündelbegrenzung u. tritt bes. deutl. in Erscheinung, wenn die geometr. Abmessungen der Hindernisse vergleichbar werden mit der Wellenlänge u. der Beobachtungsort weit vom Hindernis entfernt liegt. Die B. begrenzt das physikal. ↑Auflösungsvermögen eines opt. Systems. Im Gebiet der B. wird eine period. Verteilung der Strahlungsstärke beobachtet. Bei monochromat. Licht wechseln Stellen max. Helligkeit mit solchen absoluter Dunkelheit ab.

Beugungsspektrum: spektrale Zerlegung von Licht aller Wellenlängen (Glühlicht, weißes Licht) infolge der ↑Beugung an einem gitterförmigen Hindernis (Beugungsgitter), wobei das rote Licht am stärksten gebeugt wird. Bei Verwendung von monochromat. Licht kann aus der Winkellage des Beugungsmaximums bei bekannter Gitterkonstante die Wellenlänge des Lichts ermittelt werden.

Beulenkrankheit ↑Leishmaniasen, ↑Orientbeule.

Beulenpest ↑Pest.

Beuren, Alois J. (1919–1984), Kardiol., Göttingen. ↑Williams-Beuren-Syndrom.

Beutelrock, Isidor (1847–1914), Zahnarzt, München.

Beutelrock-Bohrer (nach Isidor B.): maschinengetriebenes Werkzeug zur Wurzelkanalbehandlung. ↑Endodontie.

Beutler-Test: labordiagnost. Test zur Messung der Aktivität der Galaktose-1-phosphat-uridyltransferase. Geeignet als Screening-Untersuchung zur Erfassung von Trägern des Galaktosämiegens. Homozygote Träger dieses Defektgens zeigen keine Enzymaktivität (Galaktosämie), Heterozygote 50 % der Norm. Zur Abklärung des Vorkommens anderer Varianten sind weitergehende Untersuchungen notwendig (Elektrophorese, Familienuntersuchungen).

Bevölkerung: Gesamtheit der Einwohner eines staatsrechtl. (Land), administrativ (Gemeinde, Bezirk usw.) o. geograph. (Erdteil, Insel usw.) abgegrenztes Gebiets. Die Bevölkerungszahl wird in best. Abständen durch die Bevölkerungszählung (Volkszählung) ermittelt. Zur verallgemeinernden Charakteristik der B. werden best. Verhältniszahlen verwendet. So spiegelt z. B. die arithmet. Bevölkerungsdichte den Bezug der Gesamtbevölkerung auf die Gesamtfläche einer geograph. Einheit in der Dimension Einwohner je km^2 wider.

Bevölkerungsbewegung: In die natürl. B. gehen Geburten, Sterbefälle, Eheschließungen u. Scheidungen ein. Die räuml. B. o. Wanderung ist Ausdruck für die sich in einem best. Zeitraum vollziehenden Veränderungen des Wohnsitzes von Personen.

Bevölkerungsimmunität: Grad der spezif. Immunität der Einwohner eines geograph., staatsrechtl. o. verwaltungspolit. definierten Gebiets bzw. einer Flächeneinheit gegen einen Infektionserreger. Bildung durch natürl. Infektionen mit den spez. Erregern o. durch entsprechende spezif. Immunisierung u. Charakterisierung mit dem ↑Antikörperkataster. Überwachung der B. ist Gegenstand der Immunepidemiologie u. erlaubt die Planung u. Auswertung von Impfprogrammen sowie die Erkennung von Seuchengefahren.

Bevölkerungsstand: Charakteristik einer ↑Bevölkerung nach Zahl, Geschlecht, Alter, Familienstand, Beruf u. a. interessierenden Größen.

Bevölkerungsstatistik: quantitative Beschreibung der Struktur (z. B. nach Alter, Geschlecht) u. der Entwicklung (durch Geburten, Sterbefälle, Wanderung, Personenstandsänderung) der Bevölkerung eines Territoriums. ↑Demographie.

Bevölkerungsstrategie ↑Präventionsprogramme.

Bevölkerungsstruktur: Gliederung einer ↑Bevölkerung nach best. Merkmalen (z. B. Geschlechtsstruktur, Altersstruktur).

Bevölkerungsuntersuchung: epidemiol. Untersuchungen an einer definierten Bevölkerungsgruppe o. Stichprobe. Durchführung als Vollerhebung, Stichprobenerhebung o. Fall-Kontrollstudie. Bezug der Vollerhebung entweder auf natürl. Gesamtheiten (z. B. Gesamtbevölkerung eines definierten Gebiets, alle Angehörigen eines Betriebs o. eine Altersgruppe) o. auf willkürl. abgegrenzte Gesamtheit (z. B. innerhalb eines Jahres vorkommende Neuaufnahme an ↑ARE in einer Klinik, Studenten eines Semesters). Willkürl. abgegrenzte Gesamtheiten sind jedoch gut verwendbar, wenn die entsprechende Krankheit häufig ist. Die Vollerhebung kann entweder eine Zählererhebung (Krankheitsfälle, Neuaufnahmen) mit Beziehung zu einem bereits bekannten Nenner sein o. eine Zähler-Nennererhebung. Stichprobenerhebung, wenn durch Untersuchung einer kleineren Zahl die gestellte Frage beantwortet werden kann, vorausgesetzt, die Stichprobe stellt die Bevölkerung im verkleinerten Maßstab dar. In der Fallkontrollstudie werden alle Pat. mit einer best. Krankheit o. eine repräsentative Stichprobe in einem best. Gebiet im Vergleich zu einer ↑Kontrollgruppe erfaßt. Bei der Erfassung von Krankheitsgruppen o. aller vorkommenden Krankheiten ist die Qualität der Studie geringer, da die Diagnosen oft zu heterogen u. ungenügend definiert zusammengefaßt werden.

Bevölkerungszyklus: Entwicklungszyklus der Bevölkerungsdichte in Abhängigkeit von Geburtenrate u. Sterberate. Gliederung in 4 Phasen: **Phase 1**: ursprüngl. Zustand aller Völker mit hoher Geburten- sowie Sterberate, entspr. geringer Bevölkerungszuwachs. **Phase 2**: Entwicklungsabschnitt mit stark sinkender Sterberate bei gleichbleibender Geburtenrate, lokalisierte Bevölkerungsexplosion. **Phase 3**: Angleichung von Sterbe- u. Geburtenrate, Senkung der Zuwachsrate. **Phase 4**: gering bleibende Sterbe- sowie Geburtenrate, Konstantbleiben o. Rückgang der Bevölkerungszahlen. Die Senkung der Sterberate in Europa im 18. u. 19. Jh. u. gegenwärtig in den Entwicklungsländern, insbes. durch die Erfolge bei der Bekämpfung von Infektionskrankheiten, führten u. führen zur Phase 2 im B. mit entsprechendem Strukturwandel der Morbidität bis hin zur Phase 4: geringe Sterblichkeit, insbes. im Säuglings- u. Kindesalter, Erhöhung der Lebenserwartung, Zunahme degenerativer Krankheitszustände. Die Infektionskrankheiten treten von der ersten Stelle der Todesursachen zurück, ohne ihre Bedeutung o. Problematik zu verlieren.

Bewältigungsformen: Coping; im Ggs. zu den ↑Abwehrmechanismen bewußte Formen der Auseinandersetzung mit Krankheiten u. Leiden bes. mit chron. Formen. Bewußtsein wird hier als das unmittelbare Gegenwärtighaben psych. Vorgänge verstanden.

Beweglichkeit, funktionelle ↑Labilität.

Bewegung: stellt in der Physiotherapie einen spezif. ther. nutzbaren Reiz dar, der durch andere Verfahren, wie z. B. Massage nicht ersetzbar ist. Die Harmonie der Bewegungsabläufe wird v. a. von Kraftübertragung, Bewegungsfluß, Bewegungselastizität u. Rhythmus bestimmt.

Bewegungsapparat: anat. übl. Zusammenfassung von Knochen, Bändern, Gelenken u. Skelettmuskeln.

Bewegungsbad: krankengymnast. Behandlung in Spezialwanne o. Bewegungsbecken erleichtert durch Auftrieb u. Wärme das Üben; wichtige Maßnahme bei allen mit gestörten Bewegungsabläufen einhergehenden Erkrankungen u. Körperschäden u. a. Kontrakturen, Lähmungen u. Versteifungen.

Bewegungsbehandlung ↑Kinesitherapie.

Bewegungsbestrahlung: strahlentherapeut. Technik, bei der durch Bewegung des Strahls während der Bestrahlung die Lage des Nutzstrahlungsbündels relativ zur Lage des Pat. kontinuierl. geändert wird. Das Nutzstrahlungsbündel geht dabei durch den Herd. Man kann so eine Konzentration der Dosis auf den Herd, bei Schonung der Nachbargewebe u. der Körperoberfläche erreichen. Spez. Formen der B. sind: ↑Konvergenzbestrahlung, ↑Pendelbestrahlung, ↑Pendelkonvergenzbestrahlung, ↑Rotationsbestrahlung, ↑Spiralkegelkonvergenzbestrahlung. Die Dosisverteilung wird in der Praxis mit Hilfe elektron. Rechenmaschinen ermittelt.

Bewegungsdrang: ständiges ungerichtetes Bewegungsbedürfnis; bei endogenen Psychosen, Hirnläsionen u. Herzkrankheiten.

Bewegungsempfindung ↑Kinästhesie.

Bewegungsentwurf: neurophysiolog. Begriff, ↑Bewegungsprogrammierung.

Bewegungsfunktionstest: *Abk* BFT; Angabe des Ausmaßes bzw. Grades der Bewegungsbehinderung in einer Zahl. Der BFT umfaßt 24 Aufgaben (Gelenkbeweglichkeit, Treppensteigen u. a.), deren Erfüllung entspr. ihrer unterschiedl. Bedeutung mit jeweils 2 bis max. 6 Punkten bewertet wird. Die max. Punktzahl beträgt 100 (52 für die obere, 48 für die untere Extremität).

Bewegungsgleichung: zweites Newton-Axiom; ein Grundgesetz der Mechanik, wonach die Änderung der Bewegung der einwirkenden Kraft F proportional ist u. in Richtung der Kraft wirkt. Bewegung o. Bewegungsgröße ist das Produkt aus Masse m u. Geschwindigkeit ϑ. Math. Form der B.:

$$F = \frac{d}{dt}(m \cdot \vartheta)$$

Häufig bleibt bei dem Bewegungsvorgang die Masse konstant. In diesem Fall ist die Kraft gleich dem Produkt aus Masse u. Beschleunigung. Die B. dient z. B. in der Unfallmedizin zur Abschätzung der bei einer Verzögerung entstehenden Trägheitskräfte.

Bewegungsindex: Wanderungsraten. Maß der registrierten räuml. Bewegungen o. Wanderungen einer Population. Charakterisierung der Aktivität der Population u. ihrer Gruppen in versch. Zeiten mit ihrer Bedeutung für epidem. Entwicklungen. Die Wanderungen von Tieren könne je nach den Veränderungen im Lebensraum period. (tgl. u. saisonbedingte Wanderungen, Fortpflanzung) o. aperiod. (Trockenheit, Regen, Populationsdichte u. a.)

sein. Die Migration des Menschen umfaßt insbes. Umzug (Wohnsitzwechsel innerhalb einer Gemeinde), Binnenwanderung (Zu- u. Wegzug nach u. von Gemeinden innerhalb eines Staates) u. Ein- u. Auswanderung (Verlagerung des Wohnsitzes nach einem anderen Staat). Laufende Bevölkerungsfluktuationen vom Wohn- zum Arbeits- o. Ferienort sind epidemiol. bes. wichtig. Die allg. Binnenwanderungsrate ist das Verhältnis der Anzahl der Binnenwanderungen (Zu- u. Wegzüge) während eines Jahres zur mittleren Bevölkerung desselben Jahres multipliziert mit 1 000.

Bewegungskrankheit ↑Kinetose.

Bewegungslehre: Kinesiologie; theoret. Grundlagen u. method. Praxis der Lehre von Haltung u. Bewegung. Basis für alle auf B. beruhenden Richtungen der Bewegungsbehandlung (↑Kinesitherapie), Sport u. Tanz.

Bewegungsmuster: ↑Pattern, Bewegungsstereotyp (↑Stereotypien); im ZNS gespeicherte, zeitl. u. räuml. abgestimmte Programme für den Einsatz mehrerer Muskelgruppen zur Ausführung typ. Bewegungsabläufe.

Bewegungsprogrammierung: alle aktiven, durch Innervation von ↑Motoneuronen ausgelösten Bewegungen erfolgen nach im ZNS vorhandenen Pogrammen (Impulsmustern). Beim ↑Reflex ist die Programmierung starr u. auf angeborene Schaltverbindungen beschränkt. Er wird durch Sinnesafferenzen über einen ↑Reflexbogen ausgelöst. Die höheren sensomotor. Leistungen sind demgegenüber plast. (↑Plastizität) u. durch Üben u. ↑Lernen modifizierbar. Der Auslösung der ↑Willkürbewegungen über die Pyramidenbahn geht im inneren ↑Modell die Vorprogrammierung der Zielhandlung als Bewegungsentwurf mit Aktivierung der ↑Stützmotorik über spinale, extrapyramidale u. zerebellare Regelungen voraus. Das extrapyramidale ↑System steht mit zahlreichen ↑Automatismen zwischen Reflex- u. Willkürmotorik. Daher sind extrapyramidale Störungssymptome nicht Lähmungen, sondern abnorme unwillkürl. Bewegungen (↑Parkinson-Syndrom, ↑Chorea, ↑Athetose).

Bewegungsschiene ↑Schiene.

Bewegungssegment: umfaßt alle zwei Wirbel bewegl. miteinander verbindenden Elemente: Längsbänder, Bandscheiben, kleine Wirbelgelenke, Bandverbindungen zwischen Bögen u. Dornen, segmentale Muskulatur. Krankhafte Veränderungen, insbes. Lockerungen sind häufig Ursache für Rückenschmerzen.

Bewegungssinn ↑Tiefensensibilität.

Bewegungsstereotypien ↑Stereotypien.

Bewegungsstörungen, choreiforme ↑Chorea.

Bewegungsstörungen, extrapyramidale: durch Läsionen des sog. extrapyramidalen Systems hervorgerufene Hyperkinesen u. Akinesen, die auf antagonist. Wirkungen hemmender u. erregender Anteile der extrapyramidalen Regelkreise beruhen: ↑Parkinson-Syndrom, ↑Chorea, ↑Athetose, ↑Ballismus, ↑Torsionsdystonie, ↑Torticollis spasticus.

Bewegungsstörung, zerebrale infantile ↑Zerebralparese.

Bewegungstherapie: Behandlung von Erkrankungen mittels aktiver u. gezielter muskulärer Beanspruchung, z. B. zur Vermeidung bzw. Behandlung von Funktionseinbußen nach längerer Bettlägerigkeit o. nach Operationen. ↑Krankengymnastik.

Bewertungsmaßstab, einheitlicher: *Abk* EBM; best. den Inhalt der abrechnungsfähigen ambulanten ärztl. Leistungen u. ihr wertmäßiges, in Punkten ausgedrücktes Verhältnis zueinander. Die Bewertungsmaßstäbe werden durch einen Bewertungsausschuß in best. Zeitabständen geprüft u. ggf. überarbeitet. Der Bewertungsmaßstab kommt im Krankenhausbereich für die Abrechnung von ambulanten Operationen zum Tragen.

Bewußtes: Teil des Schichtenmodells von S. Freud. ↑Unbewußtes, ↑Vorbewußtes.

Bewußtlosigkeit: Verlust des Bewußtseins, Koma (↑Bewußtseinsstörungen); reflektor. Abwehrreaktionen (Tiefschlaf). Die B. hat versch. Schweregrade.

Bewußtsein: aus psychiatr. Sicht die Gesamtheit u. der Ausdruck der empfundenen psych. Prozesse. Bewußtseinsstörungen bilden deshalb wichtige psychopatholog. Sympt.

Bewußtseinsstörungen: man unterscheidet quantitative (auch skalare) u. qualitative B. Die **quantitative** Seite des Bewußtseinszustands kann am einfachsten als Bewußtseinshelligkeit verstanden werden. Im med. Sprachgebrauch verwendet man dafür den Begriff Bewußtseinslage. Sie kann pathol. durch ein Zuwenig o. Zuviel an ↑Vigilanz verändert sein. **Gesteigerte Bewußtseinshelligkeit** kommt u. a. nach Einnahme von Weckaminen, bei tox. Stoffwechsellagen (M. Basedow), bei epilept. Aurazuständen u. beim man. Syndrom vor. Diese äußern sich in gesteigerter Aufmerksamkeit, schnellem Auffassen, Verschärfung der Wahrnehmungen u. Erweiterung des Wahrnehmungsfelds. Krankhafte Zustände **verminderter Bewußtseinshelligkeit** sind die Bewußtseinstrübung u. die Bewußtlosigkeit. Sie sind Zeichen prim. (organ. Hirnkrankheiten, Intoxikationen) o. sek. (bei Allgemeinkrankheiten) geschädigten bzw. gestörten Hirnfunktionen. Die versch. Stadien der Bewußtseinstrübung bis hin zum Koma können ineinander übergehen. Progrediente Bewußtseinstrübung deutet deshalb auf eine Zuspitzung der Grundkrankheit hin. **Benommenheit**: leichtestes Stadium der Bewußtseinstrübung mit: Schwerbesinnlichkeit, Teilnahmslosigkeit, verzögerter Reagibilität, erschwerter Wortfindung, Denkverlangsamung u. -einengung, Auffassungserschwerung u. psychomotor. Verlangsamung. Ferner bestehen Störungen von Konzentration u. Merkfähigkeit. **Somnolenz**: nächsttieferes Stadium der Bewußtseinstrübung. Hier besteht eine schläfrige Teilnahmslosigkeit; die unter Benommenheit aufgezählten Erscheinungen finden sich in stärkerer Ausprägung. **Sopor**: schlafartiger Zustand, aus dem der Pat. nur durch stärkere Reize partiell u. vorübergehend, jedoch nur bis zum Stadium der Benommenheit, „erweckbar" ist. **Koma**: stärkster Grad der Bewußtseinstrübung. Es besteht Bewußtlosigkeit, aus der der Pat. auch bei Anwendung starker (Schmerz-) Reize nicht erweckt werden kann, sondern allenfalls mit unkoordinierten Abwehrbewegungen reagiert. Das Koma, gleich welcher Ätiol., ist immer ein ernster, oft lebensbedrohl. Zustand. Entscheidend für den klin. Verlauf eines mit Koma einhergehenden Krankheitsprozesses, ist die Beurteilung der Komatiefe u. die Einschätzung der Entwicklungsrichtung des Koma (↑Glasgow Coma Scale). Im Vergleich zu den quantitativen, aus einer Veränderung der Vigilanz leicht verstehbaren Störungen des Bewußtseinszustands stellen die **qualitativen B.** komplexe Phänomene dar. ↑oneiroides Bewußtsein: traumhafte Veränderung des Erlebten bei erhaltener Wachheit u. ansonsten formal geordneten Denk- u. Handlungsvollzügen. Der Zustand wird vom Pat. oft als „wie ein Traum", „so unwirklich" beschrieben, obgleich volle Erinnerung besteht. Vorkommen: exo- u. endogene ↑Psychosen. Pathol. **Bewußtseinseinengung**: abgesehen von der bei starker Konzentration auftretenden Einengung der Aufmerksamkeit, durch psychot. Verhaftetsein in best. Gedankengängen bzw. Denkschablonen charakterisiert. Einengungen des Bewußtseinsfelds stärkeren Ausmaßes werden ther. im hypnot. Zustand erzeugt. Sie finden sich auch bei den sog. hyster. Ausnahmezuständen. **Dämmerzustand**: klin. heterogene Erscheinung, die oft plötzl. eintritt u. ebenso abrupt aufhört. Charakterist. ist eine starke Einengung auf ein best. inneres Erlebenselement o. einen entsprechenden Erlebnisbereich u. eine nachfolgende Erinnerungslosigkeit. Das Verhalten kann formal geordnet sein (geordneter Dämmerzustand) o. schwerwiegend gestört, bis hin zu raptusartigem Verhalten mit Fremd- u. Selbstbeschädigungen. Unter **normalpsycholog. B.** versteht man Beeinträchtigungen des Bewußtseins, die nicht von definierten Krankheiten ableitbar sind, z. B. Zustände von Schlaftrunkenheit, Übermüdung, Erschöpfung, auch Zorn, Haß, Schreck in stark belastenden Situationen.

Beyer, Alfred (1885–1961), Sozialhygieniker, Vizepräsident der Deutschen Zentralverwaltung für das Gesundheitswesen, Berlin. B. führte 1920 als Ministerialrat in der preuß. Gesundheitsverwaltung die ärztl. Gewerbeaufsicht ein. 1947 baute er den wiedereröffneten Lehrstuhl für Sozialhygiene an der Berliner Universität auf.

Bezafibrat: Methylpropionsäurederivat; Verwendung zur Absenkung des Lipidspiegels im Blut. ↑Antilipidämika.

Beziehungen, extramatrimonielle ⟨*lat*⟩: veraltete Bez. für außerehel. Sexualkontakte.

Beziehungen, intermaxilläre: Verhältnisse innerhalb der Zahnbögen u. zwischen diesen. Sind auch normalerweise in Wachstums- u. Entwicklungsphasen des Gebißsystems vielfältigen Veränderungen unterworfen.

Beziehungssyndrom: psychol. Krankheitsbild mit der Tendenz, Vorkommnisse auf die eigene Person zu beziehen. I.S. des Beeinträchtigtseins; kann Wahncharakter (↑Wahn) annehmen im Ggs. zur Beziehungsreaktion. Bei sensitivem Beziehungswahn, Schizophrenie, Hirnläsionen u. man.-depressiver Erkrankung.

Bezoar ⟨*pers*⟩: Magenbezoar; sich im Magen selbst bildender Fremdkörper durch Konglomeratbildung aus unverdaul. Substanzen, pflanzl. Faserresten (Phytobezoar, Sonderform der Phytobezoare: ↑Persimmonbezoare), Haare bei psychopath. Haarkauern (Trichobezoar), durch Pilzbesiedlung (↑Mykobezoar). Komplikationen: ↑Obstruktion, Ulkusbildung, Perforation. Diagn.: Röntgenuntersuchung, Endoskopie. Ther.: endoskop. Entfernung, Operation.

Bezold-Jarisch-Reflex: Blutdruckabfall- u. Bradykardie vermittelnder vagovasaler Reflex, der bei Stimulation von myokardialen Dehnungs- u. Chemorezeptoren auftritt.

Bezugspflege: Pflegesystem, das sich eng am System des ↑Primary nursing orientiert. Wie bei diesem liegt die volle Verantwortlichkeit für die Pflege einer kleinen Gruppe von max. 5 Pat. bei einer Pflegeperson, der/m sog. Bezugsschwester/-pfleger. Im Ggs. zum Primary nursing gibt es in der Bezugspflege keine detaillierte individuelle Pflegeplanung. Die Bezugspflege geht mit einem intensiven Beziehungsprozeß zwischen Pat. u. der Bezugspflegeperson einher. Als Vorteile der B. werden die umfassende Verantwortlichkeit für alle pfleger. Dienstleistungen am Pat., verbunden mit einer stärkeren berufl. Identifikation u. größeren Arbeitszufriedenheit angeführt. Des weiteren die Förderung von Eigenständigkeit, Verantwortung, fachl. u. kommunikativer Kompetenz u. die Schulung von Koordinations- u. Abstraktionsfähigkeit. Als Probleme werden die Beibehaltung des Schichtdienstes (anstelle von Kernarbeitszeit für Bezugsschwestern/-pfleger), eine hohe Zahl von Teilzeitbeschäftigten u. das Gefühl von allg. Überforderung angeführt. Überforderung entsteht durch die Isolation vom Team i. R. der alleinigen Zuständigkeit für den Pat., die große emotionale Nähe zum Pat., bedingt durch eine intensive Schwestern-Patientenbeziehung u. der hohe selbsterzeugte Leistungsdruck.

B-Fasern: Teilgruppe von markarmen Nervenfasern. Zu ihnen gehören Fasern von viszeralen Nerven. Zu den Kenngrößen der Nervenfaserarten: ↑A-Fasern. ↑C-Fasern.

bFGF: *Abk* für bas. ↑Fibroblastenwachstumsfaktor.

BGA ↑Bundesgesundheitsamt.

B-Galle: nach Auslösung des Gallenblasenreflexes aus der Gallenblase ins Duodenum abfließende Galle; durch Sonde gewinnbar.

BGF: *Abk* für engl. bone growth factor; ↑BMP.

BGP ↑Osteocalcin.

BHA: *Abk* für ↑Butylhydroxyanisol.

BHC: *Abk* für engl. benzene hexachloride.

BHF: *Abk* für bolivianisches hämorrhagisches ↑Fieber.

BHR ↑Bauchhautreflex.

BHT: *Abk* für ↑Butylhydroxytoluen.

B. Hyg.: *Abk* für engl. Bachelor of Hygiene, Bachelor (Baccalaureus) der Hyg., ↑Bachelor.

Bi: chem. Symbol für Wismut.

Biakfieber: durch ein ↑ECHO-Virus hervorgerufene akute Erkrankung mit Fieber, Übelkeit, Erbrechen, Kopf- u. Nackenschmerzen, Liquorlymphozytose. Vorkommen in Indonesien.

Biakromialbreite ⟨*gr*⟩ *f*: Schulterbreite; geradlinige Entfernung zwischen dem re. u. li. ↑Akromion bei aufrechter Körperhaltung. ↑Akromiale.

Bianchi, Cesa, zeitgen. ital. Arzt, ↑Eppinger-Bianchi-Syndrom.

Bias: systemat. Verzerrung der Ergebnisse einer Studie o. eines Exp. I. e. S. (Statistik) systemat. Verzerrung bei einer Schätzung des Parameters einer Wahrscheinlichkeitsverteilung. B. beeinträchtigt die interne Validität. In ↑Beobachtungsstudien systemat. Fehler, der durch die Anlage o. die Art der Durchführung der Studie erzeugt wird. B. muß in Beobachtungsstudien stets als alternative Erklärungsmöglichkeit für einen beobachteten Effekt bewertet werden. ↑Selektionsbias, ↑Informationsbias, ↑Recall-Bias, ↑Lead-time-Bias, ↑Length-Bias. ↑Confounder.

Bibliotherapie ⟨*gr*⟩ *f*: Unterstützung einer Psychotherapie durch geeigneten Lesestoff.

Bibrocathol: Antiseptikum zur Anwendung am Auge.

BICAP: Bipolare elektr. Koagulationssonde (bipolare electrocoagulation probe); zur Koagulation blutender Läsionen im Intestinaltrakt.

biceps ⟨*lat*⟩ *Adj*: zwei-, doppelköpfig.

Biceps ↑Musculus biceps brachii.

Bichat, Marie François Xavier (1771–1802), frz. Anat., Pathol. u. Chir., Prof. am Hotel Dieu in Paris. B. sah in den Geweben die Träger der physiol. u. pathol. Funktionen. Damit leitete er zur später von R. Virchow inaugurierten ↑Zellularpathologie über. Er unterschied makrosk. 21 Gewebearten u. wurde zum Begründer der Histol. Auf physiol. Gebiet war B. überzeugter Vitalist.

Bichat-Fettpfropf (nach M. François X. B.): Corpus adiposum buccae; Wangenfettpfropf zwischen M. masseter u. M. buccinator.

bicornis ⟨*lat*⟩ *Adj*: zweihörnig, z.B. Uterus b. als Fehlbildung der menschl. Gebärmutter.

Bicucullin: Phthalidisochinolin-Alkaloid aus Fumariaceen.

Bicuspis ⟨*lat*⟩ *m* ↑Bikuspidat.

Bidermom ⟨*lat* + *gr*⟩ *n*: zweiblättriges Gewächs.

Biedl, Arthur (1869–1933), österreich. Pathol., Endokrin., Wien, Prag. ↑Laurence-Moon-Bardet-Syndrom.

Biegung: physiol. wichtige Beanspruchungsform des Skelettsystems, wobei durch äußere, zur Knochenlängsachse senkrecht wirkende Kräfte, in jedem Querschnitt infolge der Durchbiegung der Knochen Zug-, Druck- u. Tangentialspannungen entstehen. Die Zug- bzw. Druckspannungen sind in den Randzonen des Querschnitts am stärksten. Dazwischen gibt es eine gedachte Linie (neutrale Faser), auf der die Zugbeanspruchung in eine Druckbeanspruchung übergeht u. keine Längenänderung erfolgt. Die Durchbiegung der Knochen hängt von der Kraft, dem ↑Elastizitätsmodul der Knochensubstanz, von der Knochenlänge u. der geometr. Form des Querschnitts (Widerstandsmoment) ab.

Biegungsbruch: typ. Fraktur der Diaphyse langer Röhrenknochen infolge übermäßiger Biegungsbeanspruchung. Auf der Zugseite reißt der Knochen ein, auf der Druckseite bricht durch Druckspannung ein drittes Fragment, der Biegungskeil heraus. Abb.

Biegungsdiffizillimum ⟨*lat*⟩ *n*: Richtung der schweren Abbiegbarkeit (Ggs. ↑Biegungsfazillimum). In der Geburtshilfe angewendet für den Austrittsmechanismus des Kindes durch den knöchernen Geburtskanal. Beugung u. Streckung des Kopfs entspr. dem Biegungsfazillimum, seitl. Abbiegen des Kopfs zur Schulter nach re. o. li. entspricht dem B.

Biegungsfazillimum: Richtung der leichten Abbiegbarkeit der kindl. Wirbelsäule beim Geburtsmechanismus (Ggs. ↑Biegungsdiffizillimum).

Bielschowsky, Alfred (1871–1940), dt. Ophth., Basel, Breslau, USA.

Bielschowsky, Max (1869–1940), dt. Neuropathologe, Berlin.

Bielschowsky-Syndrom (nach Max B.): ältere Bez. spätinfantile amaurot. Idiotie; ↑Gangliosidose, die im Unterschied zur infantilen Verlaufsform (↑Tay-Sachs-Syndrom) jenseits des Säuglingsalters klin. manifest wird (↑Lipidspeicherkrankheiten). Erstbeschreibung 1914.

Bielschowsky-Test (nach Alfred B.): Kopfneigung in ipsilaterale Richtung verstärkt bei ↑Trochlearislähmung das vertikale Doppeltsehen durch Schwäche des M. obliquus superior.

Bienengift: Apisinum; flüssiges Sekret aus der Giftblase der Honigbiene, Apis mellifica (pro Biene etwa 0,07 mg). B. enthält drei Typen von Wirkstoffen: biogene Amine (z.B. ↑Histamin: schmerzerzeugend, gefäßerweiternd, permeabilitätssteigernd); biol. aktive Peptide: ↑Mellitin (Haupttoxinanteil, zerstört biol. Membranen); Enzyme: ↑Hyaluronidase, ↑Phospholipasen. Das B. wird intrakutan o. perkutan zur Behandlung von Neuralgien sowie von rheumat. u. allerg. Krankheiten verwendet.

Bienenwabenstruktur: Zellverband von Zylinderzellen in der Aufsicht; durch die sechseckige scharfe Zellbegrenzung entsteht ein B., bes. deutl. bei sezernierenden ↑Zervixzellen.

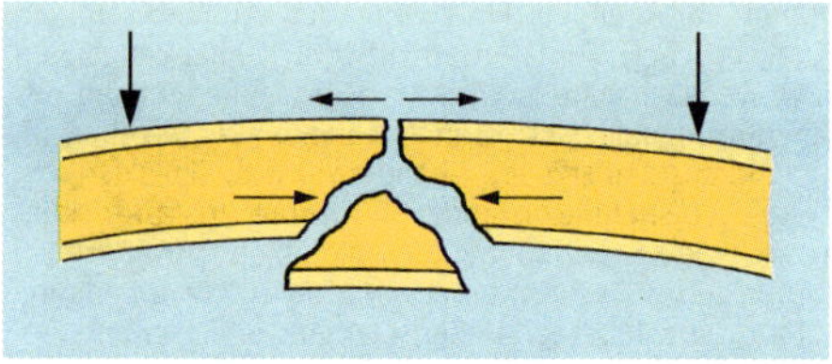

Biegungsbruch

Bienenwachs: durch bes. Drüsen der Arbeitsbiene zum Wabenbau ausgeschiedenes Stoffwechselprodukt. Durch Ausschmelzen der entleerten Waben u. durch Waschen u. Filtrieren von allen Fremdkörpern befreites Produkt; hellgelb bis braunrotes, amorphes, sprödes Produkt mit honigartigem Geruch (Cera flava), als gebleichtes Erzeugnis weiß bis gelbl. weiß (Cera alba); charakterist. Wachskomponenten sind v.a. Myricylpalmitat (Myricin), freie Melissin- u. Kreatinsäure, Kohlenwasserstoffe.

Bier, August Karl (1861–1949), dt. Chir., Greifswald, Bonn, Berlin. (Regionalanästhesie, i.v. ↑Lokalanästhesie, Bier-Anästhesie, Lumbalanästhesie).

Bierherz: Herzmuskelinsuffizienz mit massiver beidseitiger Dilatation, erworbene dilatator. Kardiomyopathie.

Biermer, Anton (1827–1892), dt. Int., Breslau Bern. Beschrieb erneut Anaemia perniciosa progressiva.

Biermer-Anämie (nach Anton B.): perniziöse Anämie infolge Vitamin-B_{12}-Mangels, ↑Vitamin-B_{12}-Mangelanämie.

Biermer-Schallwechsel (nach Anton B.): über größerer Abszeßhöhle o. ↑Pneumothorax mit Erguß feststellbare Schallveränderungen bei Lagewechsel: im Liegen tiefer, im Sitzen hoher Klang.

Biertripper: unspezif. akute Urethritis des Mannes. Harnröhrenausfluß, nach reichl. Genuß von kaltem frischem Bier o. Most. Möglicherweise auch hervorgerufen durch stärkere Empfindlichkeit der (vorgeschädigten) männl. Harnröhrenschleimhaut gegenüber der bakteriellen Flora der weibl. Genitalien, da Auftreten nach Koitus nicht selten. Mikrosk. Kokken u. Stäbchen, keine Gonokokken.

Bifidobacterium: Bifidusbakterien; Gattung der Fam. Actinomycetaceae, unbewegl., grampositive, morphol. variable, vorwiegend anaerob wachsende Stäbchen. Zur Normalflora des Menschen (Intestinaltrakt, Appendix, Vagina u.a.) gehörend.

Bifidus-Faktor ↑Lactobacillus-bifidus-Faktor.

Bifidusflora: im Dünndarm von gestillten jungen Säuglingen angesiedelte Lactobacterium bifidum (↑Lactobacillus), Corynebacterium bifidum, säurefeste grampositive Stäbchen. B. verstoffwechselt die überschüssige Betalaktose der Frauenmilch zur Milchsäure, so daß bas. Valenzen der Darmsäfte neutralisiert werden, wodurch fakultativ pathogene Mikroorganismen gehemmt werden.

Bifokalglas: gebräuchlichste Form des ↑Mehrstärkenglases. Es handelt sich um Brillengläser, deren oberer Teil für die Fernkorrektur u. deren unterer Teil für die jeweilige Nahkorrektur verwendet wird.

Bifokalkontaktglas: Hornhautkontaktschale mit zwei Brennweiten für Fern- u. Nahkorrektur.

Bifonazol: Imidazolderivat, das als ↑Antimykotikum wirkt.

Bifurkation ⟨*lat*⟩ *f*: Bifurcatio, Gabelung; 1. Gabelung in zwei Äste, z. B. Trachealbifurkation = Gabelung der Luftröhre in Bronchus principalis dexter u. sinister. 2. Aufteilung der Zahnwurzel in zwei Äste, ↑Zahnform. 3. Verhaltensweise eines Systems zur Vermeidung einer Strukturinstabilität, wobei im gestörten System ein neues asymptot. Verhalten auftritt o. ein altes verschwindet. B. entsteht bei Hysteresevorgängen (↑Hysterese) u. bei Phasenübergängen.

Bigemini ⟨*engl*⟩ *m Pl*: Gemini, ↑Zwillinge.

Bigeminus ⟨*lat*⟩ *m*: einem Normalschlag des Herzens (= normale Erregung) regelmäßig folgende ↑Extrasystole (↑Allorhythmie).

Bigler-Hsia-Syndrom: genet. bedingte Lipidose; autosomal rezessiver Erbgang. Hyperglyzeridämie, Phospholipämie, Hepatomegalie, geistige Retardierung. ↑Lipidspeicherkrankheiten.

Biglieri-Syndrom: genet. bedingter Defekt der Steroidsynthese der Nebenniere; von Biglieri u. Mitarbeitern als Störung der 17-Alpha-Hydroxylation mit verringerter Cortisolbildung bei ungehemmter ACTH-Produktion erkannt. Gleichzeitig Defekt der Aldosteronsynthese mit ↑Hypoaldosteronismus u. entsprechenden klin. Störungen.

Bignami, Amico (1862–1929), ital. Pathol.

Big-particle-Biopsie ⟨*engl*⟩ *f*: Probeentnahme einer großen Partikel. Wird vorwiegend im Magen als endoskop. Schlingenbiopsie bei Verdacht auf Schleimhauthyperplasien, Magenszirrhus, Lymphome o. bei der sog. Riesenfaltenbildung durchgeführt.

Biguanide, blutzuckerwirksame: alkylsubstituierte B. (N^1, N-Butylbiguanide), Verbindungen, Phenformin [1-(β-Phenylethyl)-b.], Buformin. Die pharmak. Wirkung der B. beruht auf einer Steigerung der Glukoneogenese u. der Glykogenolyse der Leber, einer Verzögerung der Kohlenhydratresorption im Dünndarm mit gleichzeitiger Hemmung der Magenentleerung.

Bikarbonatdialyse ↑Dialysat.

Bikarbonatschwelle: Bikarbonat [HCO_3^-] erscheint erst im Urin, wenn die Schwellenkonzentration im Blutplasma von 28 mmol/l überschritten wird. Die Nierenschwelle liegt also nur wenig über der physiol. HCO_3^--Konzentration bei normalem Säure-Basen-Status. Ausscheidung ist demnach erst bei metabolische ↑Alkalose mögl.

Bikolorfärbung: modifizierte ↑Feulgen-Reaktion nach van Duijn mit Thionin-SO_2-Reagens anstatt fuchsinschwefliger Säure, ergibt tiefblau gefärbte Zellkerne u. kann bes. zum Nachweis von Pilzen im Gewebe mit der PAS-Färbung kombiniert werden.

Bikonkavlinse: Zerstreuungslinse mit beidseitig konkav gekrümmten Flächen.

Bikonvexlinse: Sammellinse mit beidseitig konvex gekrümmten Flächen.

bikuspidal ⟨*lat*⟩ *Adj*: bicuspidalis; **1.** zweizipflig, z. B. Valvula bicuspidalis (BNA) des Herzens. **2.** zwei Höcker aufweisend, zu einem zweihöckerigen Zahn gehörig, ↑Zahnform.

Bikuspidat ⟨*lat*⟩ *m*: Bikuspis; zweihöckeriger Zahn (Praemolar), ↑Zahnform.

Bilanzselbstmord ↑Suizid.

Bilanztest: Methode zur Prüfung der Resorptionsfunktion des Dünndarms, wenn eine Digestionsstörung ausgeschlossen ist. Es wird die Ausscheidung einer Substanz im Stuhl im Vergleich zur peroralen Zufuhr gemessen.

bilateral ⟨*lat*⟩ *Adj*: bilateralis; zweiseitig, beidseitig.

Bilddigitalisierung: in der automatischen ↑Bildverarbeitung die Unterteilung der Bilder in viele kleine Bildpunkte (sog. Pixel) u. die Einteilung ihrer Grauwerte in mehrere Stufen.

Bilderleben, katathymes ⟨*gr*⟩: von Leuner entwickelte erlebniszentrierte Psychotherapiemethode, sog. Tagtraumtechnik. Der Pat. wird in einen tranceähnl. Zustand versetzt, in dem ihm best. Imaginationen vorgegeben werden. Bei diesen katathymen Bildern handelt es sich um Szenen von Symbolcharakter, die Zugang zu latenten Affekten u. Konflikten ermöglichen sollen.

Bildfeldwölbung: Abbildungsfehler bei Linsen.

Bildgröße: die B. auf der Netzhaut ist von anat. u. opt. Faktoren abhängig u. kann deshalb im re. u. li. Auge unterschiedl. sein. Der Zustand heißt ↑Aniseikonie u. führt zu Fusionsbeschwerden o. zu einer völligen Störung des Binokularsehens.

Bildgüte: wegen der subjektiven (physiol. u. psychol.) Faktoren, die in die Bildauswertung eingehen, ein schwer zu definierender Begriff. Häufig gebraucht i. S. von ↑Abbildungsgüte eines Bilderzeugnissystems.

Bildkonstruktion: geometr. Konstruktion der bei einer optischen ↑Abbildung entstehenden Bildpunkte mit Hilfe der Kardinalpunkte (optische ↑Kardinalpunkte) des opt. Systems.

Bildkontrast: subjektiv empfundene o. objektiv gemessene Farb-, Leuchtdichte- o. Schwärzungsunterschiede im Bild. Welche B. wahrgenommen werden können, hängt von den Betrachtungsbedingungen u. der Detailform ab.

Bildleitkabel: Faseroptik mit geordneter Lage der einzelnen Glasfasern (zur Lichtleitung genügt eine beliebige Lage der Einzelfasern). In ↑Endoskopen dient ein Lichtleitkabel der Beleuchtung u. ein B. der Abbildung.

Bildpunkt: in der automat. Bildverarbeitung kleinster auflösbarer Bildausschnitt.

Bild, reelles: Schneiden sich bei der Abbildung durch ein opt. System die Lichtstrahlen in einem Punkt, so ist in einer Ebene durch diesen Punkt ein r. B. auf einer Mattscheibe aufzufangen. Es gibt Fälle, wo die in das Auge fallenden Strahlen von einem Punkt auszugehen scheinen, indem sich nicht die Strahlen selbst, sondern nur deren Verlängerungen schneiden (ebener Spiegel). Solche Bilder sind nicht auf Schirmen aufzufangen u. heißen virtuell.

Bildrekonstruktion: Bei einigen modernen opt. u. radiol. Bilderzeugungsverfahren liegt das Bild nicht in unmittelbar auswertbarer Form, sondern als Überlagerung mehrerer Bilder (codierte Abbildung) o. wie bei der ↑Computertomographie in Form von Schwächungsprofilen (Projektionen) vor. Das Bild muß aus diesen Informationen durch B. aufgebaut werden. Dazu bedient man sich holograph. Methoden o. verwendet Computer. Die gegenwärtig bedeutsamste Anwendung für die B. ist die Computertomographie, die die Rekonstruktion eines Bildes aus seinen seitl. Projektionen erfordert.

Bildspeicher: in der automatischen ↑Bildverarbeitung ein elektron. Gerät zur Speicherung digitalisierter Bilder.

Bildsprung: störende Eigenschaft der ↑Bifokalgläser, die auf der unterschiedl. prismat. Wirkung des Fern- u. Nahteils der Gläser beruht.

Bildumfang: Schwärzungsumfang. Differenz des größten u. kleinsten Schwärzungswertes auf einer Aufnahme.

Bildumkehrung: Schwarz-Weiß-Vertauschung (Neg.-Pos.) bei photograph. o. Fernsehbildern. In der Photographie bedingt – von der Anwendung spez. Umkehrfilme abgesehen – jede Aufnahme u. der Übergang zur Kopie auf Film o. Papier eine B. Beim Röntgenfernsehen erfolgt die B. im Videoverstärker, wo durch ein Relais umschaltbar das Videosignal wahlweise von der Anode o. Kathode einer Röhre abgegriffen wird.

Bildungsplasma: im animalen Bereich anisolezithaler Eizellen gelegener Teil, hier erfolgen die Furchungen u. erste Formbildungsprozesse.

Bildverarbeitung, automatische: wichtige Anwendung der Rechentechnik, insbes. für Reihenuntersuchungen, wobei erst durch die Automatisierung die umfassende gesundheitsvorsorgl. Zielsetzung erreicht werden kann. Das zu analysierende Bild wird scharf auf der Empfängerfläche eines optoelektron. Bildwandlers abgebildet, der das Bild nach Ort u. Farbwert digitalisiert. Diese Daten werden in den Speicher eines Computers eingelesen u. danach mit Hilfe spez. ↑Algorithmen gemäß der jeweiligen Aufgabenstellung ausgewertet. Mögl. Anwendungen der a. B. in der Med. sind die zytolog. Früherkennung des Portiokarzinoms, die Analyse des normalen weißen Differentialblutbildes, die automat. Morphometrie u. Densitometrie an histol. Schnitten sowie die automat. Auswertung elektronenmikroskop. Bilder.

Bildverstärker: Bildwandler; Geräte, die Lichtverteilungen (Bilder) beliebiger spektraler Zusammensetzung in sichtbares Licht umsetzen. Bildverstärkerröhren sind Vakuumröhren, die auf der Bildeingangsseite eine Photokathode besitzen u. auf der Ausgangsseite einen Leuchtschirm. Der Gewinn an Leuchtdichte (10^3–10^4) auf dem Ausgangsschirm gegenüber der Eingangsebene beruht 1. auf der Energiezufuhr durch das elektr. Feld u. 2. auf der elektronenopt. Bildverkleinerung. B. finden für den ultraroten Spektralbereich in Nachtsichtgeräten eine militär. u. als ↑Röntgenbildverstärker eine verbreitete med. Anwendung.

Bildverstärkerfernsehkette: Kombination eines ↑Röntgenbildverstärkers mit einer Fernsehkette. Die Übertragung des Bildes vom Bildverstärker auf die Eingangsfläche der Kameraröhre erfolgt meist mit einer Tandemoptik. Der häufigste Typ ist die Kombination eines Röntgenbildverstärkers mit einer Tandemoptik u. einer Fernsehkameraröhre vom Vidikontyp. ↑Röntgenfernsehen.

Bildverstärkerkamera: Kamera zur ↑Röntgenkinematographie.

Bildverstärkerkinematographie ↑Röntgenkinematographie.

Bildverstärkerphotographie: BV-Ausgangsphotographie; in der Röntgendiagnostik Photographie des Bildverstärkerausgangsbildes auf 70 · 70-mm-, 100 · 100-mm- o. 105 · 105-mm-Film. Hauptanwendungsgebiet ist die Diagnostik des Magen-Darm-Kanals.

Bild, virtuelles: Schneiden sich bei der Abbildung durch ein opt. System die Lichtstrahlen in einem Punkt, so ist in einer Ebene durch diesen Punkt ein reeles Bild auf einer Mattscheibe aufzufangen. Es gibt Fälle, wo die in das Auge fallenden Strahlen von einem Punkt auszugehen scheinen, in dem sich nicht die Strahlen selbst, sondern nur deren Verlängerungen schneiden (ebener Spiegel). Solche Bilder sind nicht auf Schirmen aufzufangen u. heißen virtuell. Abb.

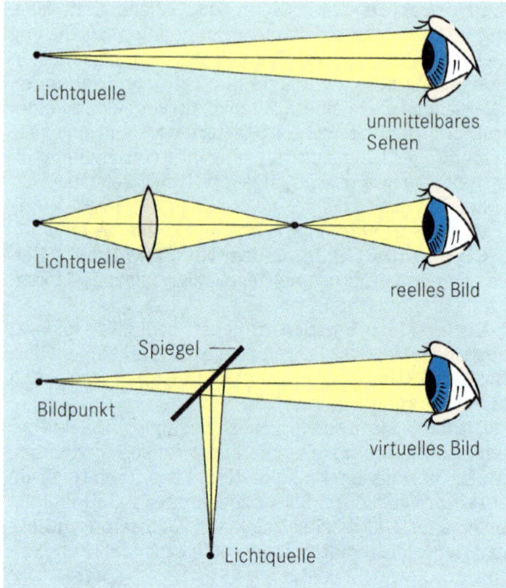

Virtuelles Bild. Entstehung

Bildwahrnehmungshemmung: zentralnervöser Vorgang, der zur Unterdrückung des Bildes eines Auges bei Erkrankungen führt, die eine ↑Fusion verhindern (↑Strabismus, ↑Aniseikonie, ↑Katarakt usw.). ↑Amblyopie. Meist wird nicht das Bild des ganzen Auges, sondern nur das des Zentralgebiets gehemmt; das gehemmte Areal weist im Gesichtsfeld ein Hemmungsskotom auf.

Bildwandler: **1.** ↑Bildverstärker. **2.** Der Teil von Bilderzeugungssystemen, in dem eine beliebige Strahlungsverteilung (z. B. Infrarot- o. Röntgenstrahlung) in ein für das menschl. Auge wahrnehmbares Bild (Leuchtdichteverteilung) umgewandelt wird. Beispiele: Röntgenbildverstärker, Leuchtschirme, ↑Film-Folien-Kombination (einschl. Entwickler).

Bildwandler, optoelektronischer: Gerät, das Lichtenergie in elektr. Signale umwandelt; wird z. B. in der automatischen ↑Bildverarbeitung verwendet.

Bildweite: bei der Abbildung durch opt. Systeme der Abstand eines Bildpunkts von der Mittelebene einer Linse (bzw. dem Scheitel eines Spiegels), ↑Spiegelgesetz.

Bilhämie ⟨*lat* + *gr*⟩ *f*: Eindringen von Galle in die Blutbahn. ↑Bilihämie.

Bilharz, Theodor M. (1825–1862), dt. Arzt u. Naturforscher, wirkte von 1851 (seit 1856 als Prof.) bis zu seinem Tod an der Medizinschule in Kairo. B. machte sich bes. als Helminthologe verdient. Auf ihn geht u. a. die Beschreibung (1852) eines Wurms zurück, den er Distomum haematobium nannte. 1856 benannte H. Meckel von Helmsbach (1821–1856) den Wurm Bilharzia haematobia (Krankheitsbild Bilharziose; ↑Schistosomiasis). Heutige Bez. ↑Schistosoma haematobium.

Bilharzia (nach Theodor M. B.) ↑Schistosoma.

Bilharziose (nach Theodor M. Bilharz) ↑Schistosomiasis.

Bilharziose, hepatolienale (nach Theodor M. Bilharz): Katayama-Syndrom, Yangtse-Flußfieber, ägyptische Splenomegalie. Schwerste der typ. Verlaufsformen der ↑Schistosomiasis.

Bilharziose, japanische (nach Theodor M. Bilharz): Schistosomiasis japonica, hervorgerufen durch ↑Schistosoma japonicum. ↑Schistosomiasis.

Bilharziose, kardiopulmonale (nach Theodor M. Bilharz) ↑Schistosomiasis.

Bilharziose, pulmonale (nach Theodor M. Bilharz) ↑Lungenbilharziose.

biliär ⟨*lat*⟩ *Adj*: biliosus, biliaris, biliös; gallig, mit Gelbsucht verbunden, z. B. biliäre Pneumonie.

Bilihämie ⟨*gr*⟩ *f*: iatrogen o. traumat. entstandene Verbindung zwischen Venen u. Gallengängen mit exzessiver, zumeist kurzfristiger Hyperbilirubinämie.

biliös ⟨*lat*⟩ *Adj* ↑biliär.

Bilirubin ⟨*lat*⟩ *n*: ein ↑Gallenfarbstoff, Abbauprodukt des Porphyrins; entsteht beim Abbau des ↑Hämoglobins im retikuloendothelialen System, im Knochenmark u. in der Leber durch Reduktion von Biliverdin. B. wird im Blut an Albumin gebunden transportiert (indirektes B., da es dem Nachweis mit diazotierter Sulfanilsäure erst nach Denaturierung des Albumins zugängl. ist). In der Leber entsteht durch enzymat. Konjugation von B. mit ↑Glukuronsäure (Enzym: ↑UDP-Glukuronyltransferase) das wasserlösl. Bilirubindiglukuronid (direktes B. des Blutplasmas), das mit der Gallenflüssigkeit in das Duodenum abgegeben wird. Bei Verschluß des Gallengangs gelangt vermehrt Bilirubindiglukuronid aus der Leber in das Blut. Dieses B. kann im Urin ausgeschieden werden. Bei Schädigung des Leberparenchyms o. Bilirubinüberproduktion erhöht sich im Blut die Konzentration des indirekten B. Die Bestimmung des Gesamtbilirubins u. des direkten u. indirekten B. ist von großer diagn. Bedeutung.

Bilirubinenzephalopathie: Kernikterus; Schädigung des Zentralnervensystems durch eine ↑Hyperbilirubinämie. Das Bilirubin wirkt bei erhöhter Konzentration intrazellulär tox., so daß die Ganglienzellen des Hirnstamms u. U. bis zur Nekrose geschädigt werden, dabei kommt es zur Gelbfärbung dieser Kerngebiete des Hirnstamms.

Bilirubinglukuronid: direktes ↑Bilirubin.

Bilirubinkonjugationsdefekt: genet. bedingter vollständiger (↑Crigler-Najjar-Syndrom) o. partieller (↑Arias-Syndrom) Mangel an der UDP-Glukuronyltransferase. Das Enzym katalysiert die Bildung des Bilirubinglukuronids. ↑Hyperbilirubinämie.

Bilirubinurie: Vorkommen von Bilirubin im Urin, z. B. bei Verschlußikterus, Hepatitis, intrahepat. Cholestase, wenn der Serumwert des konjugierten (direkten) Bilirubins über 34 μmol/l (2 mg/dl) liegt.

Biliverdin: ein ↑Gallenfarbstoff; entsteht durch Aufspaltung des Porphyrinringsystems durch die Hämoxigenase beim ↑Hämoglobinabbau.

Billroth, Christian Albert Theodor (1829–1894), Chir., Zürich, Wien. Schüler von B. von Langenbeck; Begründer der modernen Bauchchirurgie. Er entwickelte u. a. zwei Magenoperationsformen, die noch heute am häufigsten angewendet werden. B. gehört ferner zu den Pionieren der Kehlkopf- u. Kropfchirurgie. Auf B. geht auch der Begriff ↑Streptococcus zurück.

Billroth-II-Resektion (nach Christian A. T. B.): B-II-Resektion; ↑Magenresektion.

Bi-lobed flap ⟨*engl*⟩ *m*: differenziert gestalteter Lappen zur Hautdefektdeckung.

bilophodont ⟨*gr*⟩ *Adj*: zwei Furchen in der Okklusalfläche der Seitenzähne aufweisend, z. B. beim Känguruh. ↑Zahnform.

Bilsenkraut: Hyoscyamus niger; enthält ↑Atropin u. ↑Scopolamin.

Bimastoidlinie: Verbindungslinie zwischen den Warzenfortsatzspitzen bds. im Anterior-posterior-Röntgenbild des Schädels. Der ↑Dens axis liegt normalerweise unterhalb dieser Linie. Er überschreitet sie aber bei der basilären Impression.

Bimetall: ein aus zwei zusammengeschweißten Metallstreifen mit unterschiedl. therm. Ausdehnungskoeffizienten bestehendes System, welches sich bei Erwärmung krümmt, wobei das Metall mit der größeren therm. Ausdehnung außen liegt. Das B. dient als Temperaturmeßfühler in elektr. Anlagen, zur Temperaturregelung o. als Temperaturmeßgerät (↑Thermometer).

Bimiti-Virus: Virusart der Gattung ↑Bunya-Virus, das in Brasilien u. Trinidad vorkommt u. ein myalgisches ↑Fieber auslösen kann.

Bimler, Hans-Peter (geb. 1916), Kieferorth., Wiesbaden, unterscheidet bei der Einteilung der Gebißanomalien den prognathen, den orthognathen und den progenen Formenkreis u entwickelte für jeden Typ federnde Geräte, die elast. Gebißformer.

binär ⟨*lat*⟩ *Adj*: aus zwei Einheiten bestehend; b. nennt man diskrete bzw. digitale Größen, die nur zwei Werte annehmen können. Auf solchen Größen basiert die digitale elektron. Rechentechnik. Bei der Informationsübertragung im Organismus erscheint die Amplitude der Nervenaktionspotentiale als eine b. Größe (sie kann nur 2 Werte: 0 o. Maximalwert annehmen, Alles-o.-Nichts-Impuls), jedoch ist der Informationsparameter, das Impulsintervall, u. somit die Signalart analog. ↑Alles-oder-Nichts-Gesetz.

Bindearmchorea: choreat. ↑Hyperkinese bei Läsion des Brachium conjunctivum.

Bindegewebe: Textus connectivus; weitmaschige Zellverbände mit viel Interzellularsubstanz; letztere ist bei Stützgeweben halbfest (Knorpel) o. fest (Knochen). Das B. beseht aus ortsständigen Zellen (↑Fibroblast, ↑Fibrozyten, ↑Fettzellen, ↑Retikulumzellen, ↑Chondrozyten, ↑Knochenzellen u. a.) u. mobilen Zellen (↑Makrophagen, ↑Monozyten, ↑Histiozyten, ↑Mastzellen, ↑Plasmazellen, ↑Lymphozyten u. a.). Seine Interzellularsubstanz enthält eine amorphe Grundsubstanz sowie kollagene, elast. u. retikuläre Bindegewebefasern. Einteilung der B.: 1. Mesenchym (embryonales B.), 2. gallertiges ↑Bindegewebe, 3. retikuläres B., 4. Fettgewebe, 5. lockeres B., 6. straffes ↑Bindegewebe (parallelfasriges straffes B. = Sehne), 7. Knorpelgewebe: a) hyaliner, b) elast., c) Faserknorpel, 8. Knochengewebe, 9. Zahnbein, Dentin.

Bindegewebe, embryonales ↑Mesenchym.

Bindegewebefasern: Fasern des Bindegewebes.

Bindegewebe, gallertiges: Wharton-Sulze; in der Nabelschnur vorkommendes Bindegewebe, das sehr dem embryonalen Bindegewebe ähnelt, aber bereits einige kollagene Fasern enthält. Die Zahnpulpa im Jugendalter ähnelt dem g. B. Abb. S. 248.

Bindegewebe, lockeres: faserarmes Bindegewebe (überwiegend kollagene Fasern) mit allen Zellarten (überwiegend Fibrozyten). Typ. Füllgewebe als interstitielles Bindegewebe.

Bindegewebemassage: Massagemethode, bei der durch tangential an Unterhautbindegewebe u. Fas-

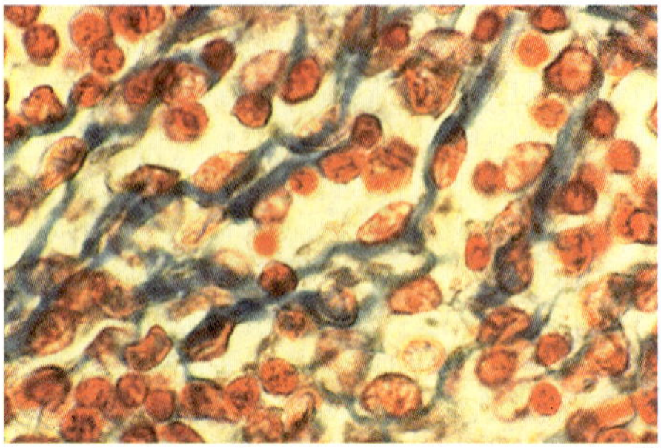

30

Retikuläres Bindegewebe. Histologischer Schnitt durch einen Lymphknoten, Azanfärbung; Marksinus mit Retikulumzellen (helle Zellkerne) u. retikulären Fasern (blau)

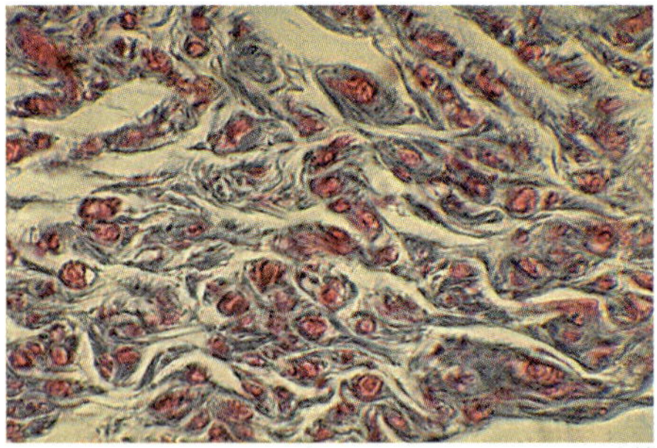

30

Gallertiges Bindegewebe. Histologischer Schnitt durch die Nabelschnur, Azanfärbung; zahlreiche Zellen, Interzellularsubstanz grundsubstanzreich mit einigen Kollagenfasern

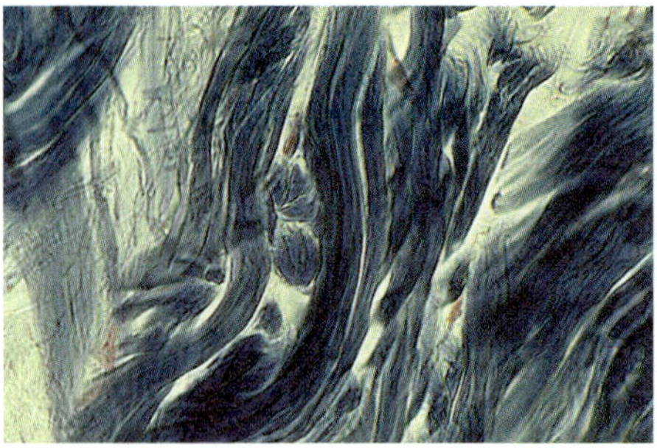

30

Straffes Bindegewebe. Histologischer Schnitt durch die Lederhaut, Hämatoxylinfärbung; derbe Bündel von Kollagenfasern, dazwischen wenige Zellen

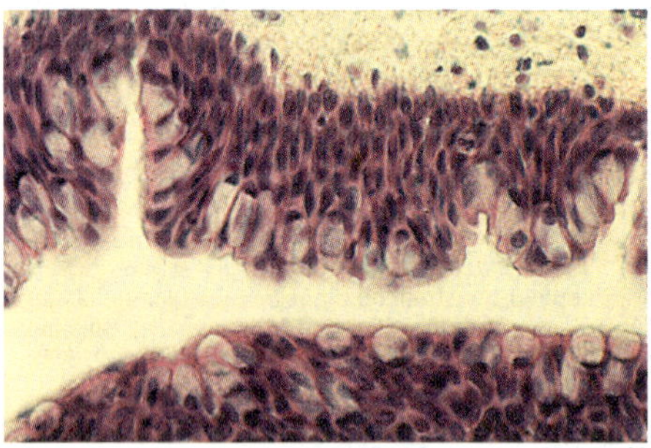

30

Bindehaut. Histologischer Schnitt durch die Fornix conjunctivae des Auges, der Umschlagfalte der B. HE-Färbung; mehrschichtiges hochprismatisches Epithel mit Becherzellen

zien ansetzenden Zugreiz mit intensiv empfundenem Oberflächenschmerz verbunden eine starke vegetative Reaktion ausgelöst wird. Schmerzlösung beruht auf ↑Hyperstimulationseffekt; Einfluß auf innere Organe durch segmentale Verschaltung ist anzunehmen. Angewendet z. B. bei art. Durchblutungsstörungen, Schmerzsyndromen der Wirbelsäule.

Bindegewebenävus ↑Nävus.

Bindegewebe, retikuläres: zellreiches Bindegewebe mit einem „Doppelretikulum“ aus ↑Retikulumzellen u. retikulären Fasern. Grundgerüst lymphoider Organe (Milz, Lymphknoten, Tonsillen, Thymus) u. des Knochenmarks (Blutbildung im r. B.). Abb.

Bindegewebe, straffes: faserreiches Bindegewebe (überwiegend kollagene Fasern), Zellen fast nur Fibrozyten. Formen: 1. geflechtartiges s. B.: Bündel von Kollagenfasern sind in allen Raumrichtungen angeordnet (Organkapseln, Sklera des Auges, Lederhaut, Dura mater). 2. parallelfasriges s. B.: Kollagenfaserbündel parallelisiert (Bänder, Sehnen, Aponeurosen), Sehnenzellen (Tendinozyten) mit bes. Fortsätzen, Flügelzellen. Abb.

Bindegewebeverknöcherung ↑Osteogenesis membranacea.

Bindegewebezellen ↑Bindegewebe.

Bindehaut: Tunica conjunctiva; Schleimhaut auf der Innenfläche der Augenlider (Tunica conjunctiva palpebrae) u. auf der Vorderfläche des Augapfels bis zum Rand der Hornhaut (Tunica conjunctiva bulbi). Die Umschlagstelle zwischen beiden ist der Fornix conjunctivae. Die B. besteht aus lockeren Bindegewebe u. mehrschichtigem Epithel, das am Fornix säulenförmig o. hochprismat. ist (einzige Stelle des Organismus mit mehrschichtigem hochprismat. Epithel) u. zahlreiche ↑Becherzellen besitzt. Abb.

Bindehautblutungen: Hyposphagma; Punktblutungen in den Augenbindehäuten, die häufig beim gewaltsamen Ersticken (Strangulation) vorkommen. Werden deshalb auch nicht ganz exakt als Erstickungsblutungen bezeichnet, obwohl sie bei Strangulationstodesfällen fehlen können, andererseits aber gelegentl. bei anderen Todesursachen auftreten können.

Bindehautdeckung: Überdeckung durchbrechender Hornhautgeschwüre o. seltener auch perforierender Verletzungen der Kornea mit einer Bindehautplastik.

Bindehautentzündung ↑Konjunktivitis.

Bindemittel: Gruppe von Granulations- bzw. Plastifiziermitteln zum Zusammenkitten von Pulverpartikeln zu Granulatkörnern (↑Granulate) bzw. zur Herstellung von ↑Tabletten. Typ. B. sind Gelatine, Zellulosederivate, Stärkekleister, Arab. Gummi u. Tragant sowie Polyäthylen. Bukkal-, Sublingual- u. Depottabletten.

Bindenverbände: in Kreisgängen angelegte Verbände, die durch vielfache Modifikationen unterschiedl. Aufgaben u. Lokalisationen angepaßt werden können. B. dienen der Fixierung von sterilem Verbandmaterial bei Wunden, außerdem der Ruhigstellung einer Körperregion, ↑Verband. Die **klass. B.** (Dolabra, Testudo, Spica, Stella, Mitra) sind infolge neuer Verbandsmaterialien u. -techniken z. T. verdrängt worden.

Bindung, chemische: Wechselwirkung der kleinsten Teilchen in chem. Verbindungen u. Metallen, die durch Herabsetzung der Gesamtenergie um die ↑Bindungsenergie den Zusammenhalt garantiert. Die heteropolare Bindung (Ionenbeziehung) zwischen pos. u. neg. geladenen Ionen kommt durch Elektronenaustausch zwischen Partnern unterschiedl. Elektronegativität zustande, die auf diese Weise eine energet. stabile Konfiguration der Außenschalen in Kation bzw. Anion anstreben. Die kovalente Bindung (Atombindung) resultiert bei Ausbildung eines gemeinsamen Elektronenpaares (Bindungselektronenpaar) zwischen 2 Teilchen annähernd gleicher Elektronegativität, wobei jedes ein Elektron beisteuert. Im Ggs. zu heteropolaren Bindungen treten dabei keine geladenen Teilchen auf. Bei der koordinativen Bindung stellt der eine Partner eine Lücke in seiner Valenzschale, der andere 2 Elektronen für das Bindungselektronenpaar zur Verfügung. Der Zusammenhalt der Atome in Metallen (metall. Bindung) setzt die Abgabe von Außenelektronen durch alle Teilchen voraus. Die dabei entstehenden Kationen werden durch die nun relativ frei bewegl. Elektronen als „Elektronengas" umhüllt u. an der gegenseitigen Abstoßung gehindert. Eine schwächere Wechselwirkung zwischen Teilchen X-H u. Y kann entstehen, wenn Y über Elektronen verfügt, die das H-Atom in eine Zwischenstellung X··H··Y bringen (↑Wasserstoffbrückenbindungen). Sie spielt in großen Teilchenverbänden eine herausragende Rolle. Beispiele: Wasser $(H_2O)_n$, Proteine, Nukleinsäuren.

Bindung, heteropolare ↑Bindung, chemische.

Bindung, hydrophobe: Assoziation unpolarer Moleküle u. Molekülgruppen in polaren Lösungsmitteln. Die h. B. beruht auf einem Entropieeffekt: Bei Zusammenlagerung hydrophober Teilchen tritt eine Abnahme der strukturellen Ordnung des polaren Lösungsmittels ein. Die Erhöhung der Gesamtentropie liefert die Triebkraft für die Wechselwirkung der unpolaren Teilchen.

Bindung, koordinative ↑Bindung, chemische.

Bindung, kovalente ↑Bindung, chemische.

Bindung, metallische ↑Bindung, chemische.

Bindung, personale: emotionale Bindung eines Kindes an eine Bezugsperson, von der es gepflegt, erzogen u. gebildet wird, z. B. Bindung an die Mutter, eine Mutterperson, Krankenschwester, Erzieherin usw.

Bindungsenergie: Energie, die formal bei der Ausbildung einer chemischen ↑Bindung zwischen zwei Teilchen frei wird bzw. bei Trennung von zwei gebundenen Teilchen von außen aufgebracht werden muß.

Bindungsfähigkeit: das Vermögen eines Menschen, im Sozialbereich mit anderen in kürzere o. länger dauernde Kontakte u. darüber hinaus in emotionelle Wechselbeziehungen zu treten. Mangel an B. kann neurot. verursacht, aber auch Sympt. psychopatholog. Störungen sein, z. B. bei schweren Formen der Intelligenzminderung.

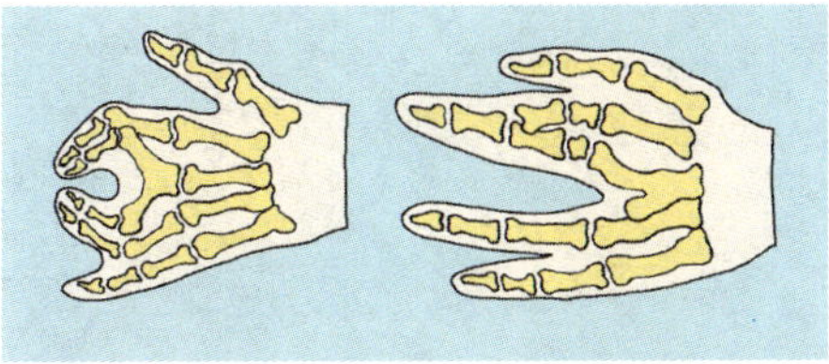

Binnenstrahlenanomalie

Bindungslosigkeit: eingeschränkte Fähigkeit zur sozialen u. emotionalen Kontaktaufnahme. Häufig bei Kindern o. Jugendlichen aus dissozialen Fam., bei Heimkindern mit häufigem Heimwechsel u. bei Alkoholikern zu beobachten.

Bing, Albert (1844–1922), österreich. Otol., Wien.

Bing, Jean (geb. 1906), dän. Int., Kopenhagen.

Bing, Richard J. (geb. 1909), amerik. Chir. ↑Taussig-Bing-Syndrom.

Bing, Robert (1878–1956) Schweizer Neurol., Basel.

Bing-Horton-Neuralgie (nach Robert B. u. Bayard T. H.) ↑Erythroprosopalgien.

Bing-Neel-Syndrom (nach Jean B. u. Axel von N.): bes. Form der ↑Makroglobulinämie Waldenström mit psych. u. neurol. Veränderungen.

Bing-Zeichen (nach Albert B.): durch Schädigung der Gehörknöchelchen aufgehobene Hörfähigkeit über die äußeren Hörwege, nicht über einen Tubenkatheter.

Binnenohrmuskelreflex: reflektor. Kontraktion der Binnenohrmuskeln (M. tensor tympani, M. stapedius) durch Schallreize zur Anpassung an unterschiedl. Schallstärken zum Schutz des Innenohrs.

Binnenstrahlenanomalien: angeborene, genet. bedingte Anomalien des 2., 3. o. 4. Strahls an Händen o. Füßen. B. sind seltener als Anomalien der Randstrahlen (↑Präpollex, ↑Postminimus). **Verdopplung der B.**: an der Hand am häufigsten 3. Strahl betroffen (Gabelung des Os metacarpale III u. Verdopplung des 3. Fingers), 2. Strahl an Hand u. Fuß am seltensten verdoppelt, 4. Strahl am Fuß häufiger als an der Hand. ↑Syndaktylie gehört regelmäßig zum Bild. **Reduktion der B.**: häufig Verschmelzung von 2. u. 3. Strahl mit Ergebnis von Spalthand o. Spaltfuß (↑Ektrodaktylie). Abb.

Binnenzellen: Neurone, deren Axone sich nur in der grauen Substanz des Rückenmarks ausbreiten. B. sind Schaltzellen (Interneurone) zwischen afferentem u. efferentem Neuron o. zwischen Bahn (Tractus) u. Wurzelzelle. Eine bes. Form der Interneurone sind die ↑Renshaw-Zellen.

Binokularmikroskop: ↑Mikroskop, das über zwei Okulare beidäugiges Sehen ermöglicht. Abb. S. 250.

Binokularsehen ↑Sehen, binokulares.

Binokulus ⟨*lat*⟩ *m*: beidseitiger Augenverband.

Binomialverteilung: Wahrscheinlichkeitsverteilung eines Merkmals, das die Anzahl (Häufigkeit) des Eintreffens eines Ereignisses ausdrückt. B. wird durch die Eintrittswahrscheinlichkeit p charakterisiert. Voraussetzungen der B. sind Unabhängigkeit der Einzelereignisse u. konstantes p.

Binswanger, Otto Ludwig (1852–1929), dt. Psychiater, Jena.

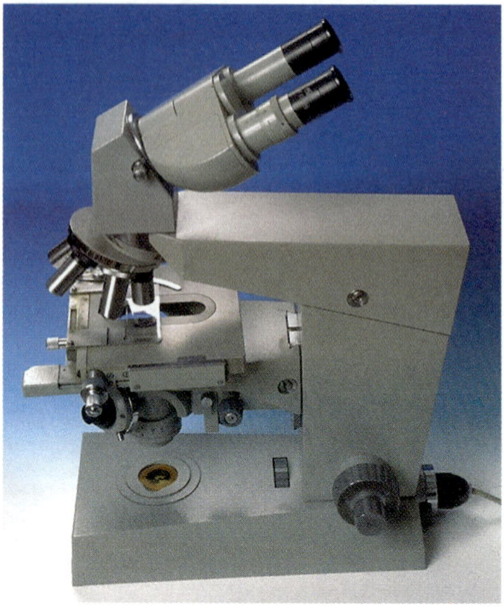

10

Binokularmikroskop

Binswanger-Krankheit (nach Otto L. B.): Encephalopathia chronica progressiva subcorticalis; Schädigungsform des Gehirns bei Atherosklerose u. (nicht obligater) Hypertonie mit multiplen Mikronekrosen im Marklager unter weitgehender Verschonung der Rinde.

Bioäquivalenz: Übereinstimmung in der ↑Bioverfügbarkeit von Präparaten mit gleicher Zusammensetzung u. Dosierung bei gleicher ↑Arzneiform. Unterschiede in der Wahl der Hilfsstoffe u. in der Herstellung der Arzneiform können trotz gleicher Dosierung zu Änderungen in der Bioverfügbarkeit führen.

Bioassay: vorwiegend biol. u. biochem. Reaktionen von Organismen, Geweben u. Zellen ausnutzende Verfahren zur Erfassung der Wirksamkeit chem. Stoffe. B. sind u. a. dort einsetzbar, wo es keine geeigneten chem. Analysenmethoden gibt, diese techn. aufwendig sind o. zu lange Bearbeitungszeit erfordern. ↑Dosis-Wirkungs-Analyse, ↑Rückstandsuntersuchungen, ↑Hemmstofftest, toxikologische ↑Tests.

Bioavailability ⟨*engl*⟩ ↑Bioverfügbarkeit.

Bioblock ⟨*gr*⟩ *m*: Biostack; Anordnung zum Nachweis der biol. Wirkung von Teilchenstrahlung (ionisierende ↑Strahlung). B. besteht aus mehreren miteinander abwechselnden Schichten von Spurendetektoren u. biol. Objekten. Durch räuml. Zuordnung des Teilchendurchgangs in den Spurendetektoren u. den dazwischen liegenden biol. Objekten wird deren Bestrahlung u. danach die biol. Wirkung analysiert.

Biochemie ⟨*gr*⟩ *f*: Wissenschaft von der chem. Zusammensetzung der Lebewesen u. der in ihnen stattfindenden Stoffwandlungen. Im Mittelpunkt der B. steht die Erforschung des Stoffwechsels. Die B. ist eine Basiswissenschaft der Med. Sie gliedert sich in die Allg. B., B. des Menschen, Pathobiochemie, Klin. B., Ernährungsbiochemie, B. der Nutztiere, B. der Pflanzen, B. der Mikroorganismen u. Techn. B.

Biochemotypie: Differenzierung meist von Bakterienarten mit Hilfe der Vergärung von Zuckern u. Alkoholen, aber auch anderer physiol. Eigenschaften der Bakterien für epidemiol. Untersuchungen. Biochemotyp auch als Biotyp bezeichnet. ↑Reihe, bunte.

Bioelektronik: biomedizin. u. med. Elektronik. Bez. für ein physikal.-techn. Spezielgebiet u. für Geräte u. Meßmethoden der Elektronik zur Anwendung in der Med. u. Biol.; besser medizinische ↑Elektronik.

Bioengineering ⟨*engl*⟩: Technologie zur Nutzung biol. Vorgänge, z. B. zur gezielten Produktion von Hormonen o. Antibiotika.

Bioethik: Richtung der Ethik, die sich mit eth. Fragen auf dem Gebiet der Biol., biol. Forschung u. Med. befaßt. Bezeichnet v. a. in angelsächs. Ländern auch die medizinische ↑Ethik.

Biofeedback ⟨*engl*⟩ *n*: Verfahren der Rückmeldung über den Aktivitätszustand versch. Körperfunktionen (Hirnströme, Herzfrequenz, elektrogalvan. Hautreflex, Atemfrequenz, elektr. Muskelaktivität u. a.) über opt. o. akust. Signale mit dem Ziel, autonome bzw. vegetative körperl. Vorgänge erfahrbar zu machen u. zu beeinflussen. Das B. findet seine Anwendung i. R. psychotherapeut. Behandlung von funktionellen Störungen (z. B. Kopfschmerzen, Schlafstörungen). ↑Rückkopplung.

Biofeedbacktraining: Behandlung, bei der Pat. lernen, Funktionen des vegetativen Systems bewußt zu steuern.

Biogastrone: Carbenoxolon; Natriumhemisuccinat der Glycyrrhetinsäure, die in Liquiritiae radix enthalten ist. Einsatz zur Ausheilung von Magengeschwüren.

Biogenese ⟨*gr*⟩ *f*: Entstehung von Lebendem aus Lebendem; Entstehung u. Entwicklung des Lebens.

Biograviplan-System ↑Systeme, therapeutische.

Biohelminthen ⟨*gr*⟩ *Pl*: Helminthen mit indirekter Entwicklung, d. h. über einen o. mehrere ↑Zwischenwirte, z. B. ↑Opisthorchis felineus.

Bioindikatoren: biol. ↑Sterilisationsindikatoren aus Zubereitungen von Mikroorganismen, durch die der ordnungsgemäße Sterilisationsablauf erkennbar ist, wie Sporenerde (Kultursporen von aeroben Bakterien, z. B. Bacillus stearothermophilis) o. auch native Keime (Mischflora einschl. Bakteriensporen) aus der Umgebung, in der sterilisiert wird, für die therm. ↑Sterilisation, Bacillus-cereus-Sporen (↑Pränatitest) für die ↑Äthylenoxidsterilisation. B. dienen der Überprüfung der Sterilisation.

Bioinsektizide: Substanzen zur biologischen ↑Schädlingsbekämpfung, z. B. Bakterienpräparate; ↑Bacillus thuringiensis.

Biokatalysatoren ↑Enzyme.

Biokeramik: Implantate für den Ersatz der Gehörknöchelchenkette (↑Gehörknöchelchen) mit optimaler ↑Biokompatibilität, guter Modellierbarkeit, körpergerechter Formgebung, hoher Korrosions- u. Formbeständigkeit. ↑Tympanoplastik.

Bioklimatologie ⟨*gr*⟩ *f* ↑Klimatologie, medizinische.

Biokompatibilität ⟨*gr*⟩ *f*: „Verträglichkeit", Fähigkeit eines implantierten o. in einem extrakorporalen System eingesetzten Materials (häufig Polymere, Metall), in der Anwendungszeit keine schädigenden Einflüsse (lokale Gewebereaktion, tox. o. allerg. Systemreaktion, karzinogene u./o. mutagene Reaktion) auf das biol. System auszuüben.

Biokybernetik ⟨*gr*⟩ *f*: Anwendung der ↑Kybernetik auf biol. Systeme unter Einbeziehung der klass. biol.

Verfahren der Struktur- u. Funktionsanalyse. Durch Vergleich der System- u. Modelleigenschaften gelangt man sukzessive zu einer Optimierung des Modells u. damit zu einer qualitativen u. quantitativen Beschreibung des Systems im Hinblick auf die untersuchten Eigenschaften.

Biological response modifier: *Abk* BRM; Immunmodulatoren, die die biol. Reaktion der Pat. auf einen Tumor unterstützen, z. B. durch Stärkung der ↑Immunantwort o. direkten Angriff an der Tumorzelle (Interleukine).

Biologie ⟨*gr*⟩ *f*: Wissenschaft vom Leben, die die Erscheinungen des Lebens, seiner Strukturen, Voraussetzungen u. Interaktionen mit der Umwelt beschreibt u. erforscht.

Biologie, pharmazeutische: Lehrgebiet der Fachrichtung Pharmazie; beinhaltet die biol. Grundlagen sowie Gewinnung u. Eigenschaften der biogenen Arzneimittel.

Biolumineszenz ⟨*gr + lat*⟩ *f*: Lichtaussendung durch Lebewesen (z. B. Glühwürmchen). Dabei wird ein reduziertes Substrat (Luciferin) mit Hilfe des Enzyms Luciferase zunächst durch ATP aktiviert u. danach mit molekularem Sauerstoff oxidiert. Das oxidierte Luciferin durchläuft einen angeregten Zustand, der unter Lichtaussendung in den Grundzustand übergeht.

Biomagnetismus: Durch Stromflüsse bei der Tätigkeit des Gehirns, des Herzens u. der Nerven entstehen im menschl. Körper schwache magnet. Gleich- u. Wechselfelder (Flußdichten 10^{-11}–10^{-13} T, zum Vergleich: magnet. Erdfeld $5 \cdot 10^{-5}$ T), die mittels geeigneter Spulenanordnung gemessen werden können. Man verwendet eine einzelne Spule, die die Magnetfeldkomponente in einer Richtung mißt (Magnetometer) o. zwei benachbarte Spulen zur Messung des Gradienten, d. h. der Feldstärkedifferenz benachbarter Punkte (Gradiometer). Um das therm. Rauschen klein zu halten, werden die Spulen auf Temperaturen nahe dem absoluten Nullpunkt (flüssiges He, 4,2 K) gekühlt, ebenso der angeschlossene Spezialverstärker, ein sog. supraleitendes Quanteninterferometer (SQUID). Das SQUID ist im wesentl. eine supraleitende Spule, aus der ein Signal mittels eines spez. elektr. Anschlusses abgeleitet wird. Eine zusätzl., stromdurchflossene Spule im Meßkopf ermöglicht die Messung der magnet. Suszeptibilität des Körpers (Suszeptometrie). Entspr. dem untersuchten Organ unterscheidet man ähnl. wie bei den elektr. Phänomenen Magnetopneumographie, -kardiographie, -okulographie, -enzephalographie u. Vektor-Magnetokardiographie. Ein weiteres Einsatzgebiet ist die Diagnostik der Eisenüberladungszustände (↑Hämochromatose, ↑Hämosiderose), wo der Eisengehalt der Gewebe gemessen wird. Da bei der Registrierung von Magnetogrammen kein Hautkontakt der Meßfühler erforderl. ist, entfallen Beeinflussungen der Meßgröße wie sie durch den elektr. Hautwiderstand bei der Messung elektr. Größen auftreten.

Biomasse: **1.** Gesamtheit aller lebenden, toten u. zersetzten Substanzen. **2.** I. w. S. als Futter zur Ernährung u./o. industriellen Verwertung gewonnene tier., pflanzl. u. mikrobielle Naturstoffgemische mit höherem Anteil energieliefernder Nährstoffe. **3.** I. e. S. mikrobiol. (durch Bakterien, Hefen, Pilze, Algen usw.) gewonnene nährstoffreiche Produkte, z. B. Einzellereiweiß. B. können auch gesundheitsbedenkl. Begleitstoffe enthalten. Durch Auswahl geeigneter Organismen u. entsprechende Reinigungsverfahren können jedoch tox. Stoffe ausgeschlossen werden, so daß es in Spezialfällen prinzipiell mögl. ist, auch für die menschl. Ernährung unbedenkl. B. zu gewinnen.

Biomaterialien: für den zeitweiligen o. dauernden Verbleib am Körper bestimmte prothet. Materialien, z. B. für Endoprothesen o. Implantate (Keramik, Kunststoff, Metallegierungen) o. biokompatible Kontaktstoffe (Schlauchmaterial) für Dialysemembranen. **Bioinerte** B. sind z. B. Kalziumphosphatkeramiken, **biotolerable** B. sind Stahl, Knochenzemente.

Biomathematik: Anwendung math. Betrachtungsweisen u. Methoden auf Probleme der Biowissenschaften einschl. der Med. Bekanntestes Teilgebiet ist die Biostatistik (oft gleichgesetzt mit ↑Biometrie) auf der Basis der math. Statistik. Zunehmend werden Lebensprozesse u. Biostrukturen mit Methoden aus allen Teilgebieten der Math. modelliert bzw. simuliert.

Biomechanik: Teilgebiet der ↑Biophysik, das sich mit der Körperbewegung v. a. der Menschen unter dem Gesichtspunkt ihrer Beschreibung durch die Gesetze der klass. Mechanik befaßt. Die festen, flüssigen o. gasförmigen Teile der Organismen werden als Systeme von Massenpunkten, starrer Körper o. als Kontinuum aufgefaßt u. fallen damit in den Gültigkeitsbereich der Newton-Mechanik, der Elastizitätstheorie o. der Hydro- bzw. Aerodynamik.

Biomembran ⟨*gr + lat*⟩ *f* ↑Membran.

Biometeorologie: Lehre vom Einfluß meteorolog. Faktoren auf Pflanzen, Tiere u. Menschen. Teilgebiete der B. sind Agrarmeteorologie u. Medizinmeteorologie (medizinische ↑Klimatologie).

Biometrie: ursprüngl. Gewinnung biol. Erkenntnisse aus vorwiegend morphol. Messungen mit math. Mitteln. Z. Z. meist nahezu syn. zu ↑Biomathematik o. auch Biostatistik gebraucht.

Biomineralisation: in der belebten Natur einsetzende Mineralbildung (z. B. Knochen, Zahn).

Biomonitoring ⟨*engl*⟩: Human biomonitoring, innere Belastung; systemat. Überwachung von Schadstoffen im Organismus einzelner Personen o. Bevölkerungsgruppen; beim B. werden die Substanzen, ihre Metaboliten o. substanzspezif. Reaktionen des Organismus analysiert. Untersucht werden im B. v. a. Blut, Urin, Haare, Speichel, Muttermilch, Fettgewebe ggf. Ausatemluft. Zur Bewertung werden Referenzwerte (↑Referenzbereich) herangezogen.

Biomorphose ⟨*gr*⟩ *f*: nach M. Bürger im Laufe des Lebens eines Organismus eintretende physikal., chem. u. morphol. Wandlungen. Zur B. gehören durch ↑Wachstum u. ↑Differenzierung bewirkte Veränderungen sowie die durch Altern u. Seneszenz ausgelösten. Die B. stellt sich in ihrer Gesamtheit als die zeitl. Änderung der Vitalität eines Organismus dar.

Bion, Wilfred R. (1897–1979), brit. Psychoanalytiker mit großem Einfluß auf die Theorie der Psychoanalyse. Seine Vorstellung von der Bedeutung der Mutter als „Container" in entscheidenden Phasen der Frühentwicklung fand breiten Eingang in die Behandlungstechnik.

Bionator: Therapiemittel der ↑Funktionskieferorthopädie aus mehreren Bügeln bestehend, je nach Fehlstellung des Gebisses.

Bionik ⟨*gr*⟩ *f*: Wissenschaft von der Übertragung biol. Funktions- u. Gestaltungsprinzipien auf techn. Systeme. Voraussetzung ist die strukturelle u. funktionelle Analyse biol. Systeme. Durch die B. sollen neue, verbesserte o. ökonomischere Lösungen für techn. Systeme geschaffen werden.

Biophagie ⟨*gr*⟩ *f*: Ernährung durch Aufnahme lebender organ. Substanzen. ↑Saprophagie.

Biopharmazie: Wissenschaft (meist interdisziplinär) zum Studium der Zusammenhänge zwischen den physikal. u. chem. Eigenschaften des ↑Arzneistoffs u. seinen Arzneiformen. ↑Bioverfügbarkeit.

Biophase ⟨*gr*⟩ *f*: in der Pharmak. unmittelbare Umgebung eines Rezeptors für Pharmaka, auch Wirkort. Konzentration eines Pharmakons in der B. entscheidend ist für Pharmakon-Rezeptor-Wechselwirkung. In-vivo-Konzentration in der B. von Pharmakokinetik i. w. S. abhängig (↑Verteilung, ↑Resorption, ↑Elimination). Bei pharmak. Untersuchungen an isolierten Organen ist die B. mit der Badflüssigkeit gleichzusetzen.

Biophysik: Wissenschaft von der physikal. Analyse biol. Strukturen, Funktionen u. Verhaltensweisen. Die B. hat zahlreiche Berührungspunkte zu benachbarten Disziplinen, wie z. B. der Biol. u. der Med. Da sich die biophysikal. Analyse biol. Objekte auf die versch., durch die strukturelle o. funktionelle Hierarchie dieser Objekte gegebenen Ebenen erstreckt, findet sich oft eine Gliederung der B. in molekulare, zelluläre u. organism. B. Eine weitere Einteilung ist durch das biol. Objekt selbst gegeben, welches vorzugsweise Gegenstand der biophysikal. Forschungsrichtung ist. So gibt es z. B. die B. pflanzl. Systeme, die Umweltbiophysik o. die B. des menschl. Organismus, die in enger Beziehung zur medizinischen ↑Physik steht.

Biopolymere: Biomakromoleküle; hochmolekulare, natürl. vorkommende Polymere. Zu den B. zählen die ↑Proteine u. Nukleinsäuren (↑Desoxyribonukleinsäure, ↑Ribonukleinsäure) sowie tier. u. pflanzl. ↑Polysaccharide u. einige gemischte Polymere (Lignin, Murein u. a.). B. nehmen eine charakterist. native Raumstruktur ein, an die die biol. Aktivität gebunden ist.

Bioprothese ⟨*gr*⟩ *f*: Prothese aus biol. Material, z. B. Venen als Gefäßersatz, Herzklappenersatz.

Biopsie ⟨*gr*⟩ *f*: Gewebeentnahme beim Lebenden durch Exzision o. Punktion zum Zwecke der histol. o. histochem. (Nachweis von Enzymen) Diagnostik. Gezielte B.: unter Sichtkontrolle durchgeführte Probeentnahme. Blindbiopsie: Probeentnahme ohne Sichtkontrolle. Je nach Instrument o. Vorgang: Nadel-, Zangen-, Saug-, Stanzbiopsie, neuerdings auch Schlingenbiopsie.

Biopsie, präskalene: Entfernung u. histol. Untersuchung nicht tastbarer Lymphknoten durch Ausräumung des vor dem M. scalenus anterior gelegenen Fettkörpers (Daniels-Biopsie). Angewendet zur Aufdeckung von Lymphknotenmetastasen bei Bronchialkarzinom o. zur Diagnostik von lymphat. Systemerkrankungen. Heute weitgehend durch die ↑Mediastinoskopie verdrängt.

Biopsie, zervikomediastinale: erweiterte präskalene ↑Biopsie. Heute weitgehend durch ↑Mediastinoskopie verdrängt.

bioreaktiv: Eigenschaft von Implantatmaterialien, die mit dem umgebenden vitalen Knochen chem. Reaktionen eingehen, welche zum Abbau des Implantatmaterials führen (Degradation).

Bioresonanztherapie: Mittels geeigneter Geräte werden spez. körpereigene elektromagnet. Schwingungen registriert, so z. B. bei Allergien, chron. Erkrankungen, die dann durch Applikation körpereigener o. anderer Schwingungen verstärkt o. ausgelöscht werden. Kein Wirksamkeitsnachweis.

Biorheologie ⟨*gr*⟩ *f*: aus der ↑Rheologie hervorgegangene Lehre von den elast. u. den Fließeigenschaften biol. Objekte.

Biorheuse ⟨*gr*⟩ *f*: Lebensablauf (wörtl. Lebensfluß) von der Geburt bis zum Tod.

Biorhythmen: biol. Rhythmen; period. Zustandsänderungen von Lebewesen bzw. Populationen. Das Spektrum der B. überstreicht einen weiten Zeitbereich. Die schnellsten Rhythmen finden sich bei den Aktionspotentialen der Nerven (Periodendauer etwa 10^{-3} s); die versch. Wellen des Elektroenzephalogramms weisen Periodendauern um 0,1 s, Herzschlag von etwa 1 s sowie Tonusschwankungen der glatten Muskulatur von etwa 1 min auf. Von bes. Bedeutung sind die tagesperiod. Vorgänge (zirkadiane ↑Rhythmen). Noch langsamere B. sind der Menstruationszyklus (etwa 28 Tage), der Vogelzug u. die Dynamik von Tierpopulationen (häufig Periodendauer von mehr als einem Jahr). Während der endogene Ursprung der schnellen B. kaum umstritten war, wurden die langsamen B. (zirkadiane Rhythmen u. ä.) lange Zeit für umweltgesteuert gehalten. Exp. in Abwesenheit äußerer Zeitgeber (z. B. bei der Raumfahrt) belegen jedoch, daß die B. ein Ergebnis der Phylogenese u. Selektion erbl. fixierter Zeitmuster sind, die an die wahrscheinlichsten Bedingungen der geophysikal. Umwelt optimal angepaßt sind. B. z. B. der Insulinsekretion werden bei der Insulintherapie genutzt. Es werden folgende Zyklen unterschieden: infradianer (24 h), dianer ($24 \pm 0{,}1$ h), zirkadianer (24 ± 4 Tage), zirkaseptaner (7 ± 3 Tage), zirkadistaner (14 ± 3 Tage), zirkavigintaner (21 ± 3 Tage), zirkatrigintaner (30 ± 5 Tage), zirkaanualer (1 Jahr $\pm$ 2 Monate).

Bios ⟨*gr*⟩ *m*: histor. Begriff für ein Gemisch von Wuchsstoffen für Hefe aus Hefeextrakt.

Biose: **1.** ↑Disaccharide. **2.** Zucker mit 2 Sauerstoffatomen im Molekül. **3.** Veraltete Bez. für organ. Krankheit des Nervensystems im Ggs. zur Psychose o. Neurose.

Biosemiotik: Anwendung der Zeichenlehre (Semiotik) auf biol. Prozesse. Biol., psychol. u. soziol. Informationen werden auf allen Ebenen in Systemen u. Subsystemen integriert. Auf höheren bzw. komplexeren Ebenen tauchen neue Qualitäten auf, die auf der niedrigeren Ebene noch nicht vorhanden sind (Emergenz). B. ermöglicht eine einheitl. biopsychosoziale Theorie, in der sich der Organismus als ein komplexes, sich selbst regulierendes Kommunikationssystem darstellt.

Biosensoren: aus der Zusammenarbeit von Bioelektrochemie, Elektronik u. Biotechnologie entwickelte In-vivo-Meßfühler, die Rezeptoren, Antikörper, Enzyme, Organellen u. ganze Zellen erkennen u. implantierbare Pumpen steuern können, z. B. Glukosesensor u. Insulinpumpe.

Biosignal ⟨*gr*⟩: physikal. Meßgrößen, die vom menschl. bzw. tier. Körper mittels Elektroden bzw. ↑Meßwandlern abgeleitet werden. Zu unterscheiden sind u. a. elektr. (Biopotentiale, EKG, EEG usw.) u. nichtelektr. B. (z. B. herzmechan. Parameter).

BIOSIS: *Abk* für Biosciences Information Service of Biological Abstracts. Biowissenschaftl. Recherchesystem (Sitz: Philadelphia, USA), das seit 1926 den Referatedienst Biological Abstracts herausgibt. BIOSIS wird von mehreren wissenschaftl. Organisationen getragen. Pro Jahr werden aus 9 000 biol. einschl. biomedizin. Zeitschriften 175 000 Arbeiten referiert (engl.) u. weitere 140 000 Arbeiten als Titel erfaßt.

B

Biosphäre ⟨*gr*⟩ *f*: Teil der Atmosphäre der Erde, in der sich, das Leben abspielt (etwa die unteren 5 000 m der Troposphäre).

Biostack ↑Bioblock.

Biostatistik: Zweig der ↑Biomathematik. Beschäftigt sich auf der Grundlage der math. Statistik mit Methoden u. Verfahren zur Beschreibung, Analyse u. Modellierung von Gegenständen u. Prozessen der lebenden Materie.

Bioströme ↑Potential, bioelektrisches.

Biosynthese ⟨*gr*⟩ *f*: Bildung einer Substanz auf biol. Wege, d. h. mit Hilfe von Enzymen, natürl. Substraten u. mit ATP als Energiedonator. Die Prozesse der Biosynthese sind endergon. Die B. kann entweder in vivo o. exp. in vitro erfolgen, z. B. die enzymat. Synthese von Glykogen, von Nukleinsäuren o. von Proteinen (↑Anabolismus).

Biot, Camille (1774–1862), frz. Physikerin, Lyon.

Biot-Atemtyp (nach Camille B.): period. Wechsel von Tachypnoe u. Bradypnoe mit Schwankungen des Atemzugvolumens, zwischengeschaltet sind unterschiedl. lange Apnoeintervalle. B. kann auftreten bei entzündl. Erkrankungen (Meningitis) des Zentralnervensystems u. als sog. chaot. Atmung bei Frühgeborenen.

Biotechnologie: Einsatz biol. Prozesse o. Systeme zur Produktion von Substanzen o. zur Elimination von Schadstoffen.

Biotelemetrie: Biofernmeßtechnik; Übertragung von med. Meßgrößen, die meist kontinuierl. über best. Zeiträume u. Entfernungen (extremes Beispiel: Astronautenüberwachung) von Probanden bzw. Pat. zu einer Auswertungsstelle übertragen werden. Med. Anwendungen der B. finden sich neben der Forschung bes. in der Arbeitsmedizin, Rehabilitation, Sportmedizin.

Biotherapie: Ther. mit biol. Substanzen wie Serum u. a.

Biotin: Vitamin H; schwefelhaltiges zykl. Harnstoffderivat. B. ist als prosthetische ↑Gruppe von Enzymen an ↑Carboxylierungen (↑Fettsäurenbiosynthese, ↑Leucinstoffwechsel, ↑Pyruvatcarboxylase) beteiligt. Den energiereichen Enzym-Biotin-CO_2-Komplex bezeichnet man als aktives Kohlendioxid. Biotinquellen sind: Lebertran, Eigelb, Hefe, Gemüse, Hafer, Molke, Leber, Niere, Gehirn. Das im Eiklar vorkommende Glykoprotein ↑Avidin kann B. binden, der Avidin-Biotin-Komplex ist sehr stabil u. nicht resorbierbar, da er durch pH-Milieu o. Verdauungsenzyme des Intestinaltrakts nicht gespalten wird. Der Biotinbedarf wird auf 150–300 µg geschätzt. Abb.

biotolerant: Bez. für Implantatmaterialien, die von Bindegewebe umscheidet werden.

Biotom ⟨*gr*⟩ *n*: Biopsiezange (nach Caves-Schulz), mit der transvenös Herzmuskelgewebe für die Abstoßungsdiagnostik nach Herztransplantation gewonnen werden kann.

Biotop ⟨*gr*⟩ *m*: Lebensraum einer Art o. einer Lebensgemeinschaft (↑Biozönose), der in seiner Gesamtheit durch alle vorhandenen abiot. u. biot. Faktoren charakterisiert wird.

Biotransformation: aktive Stoffumwandlung körperfremder Stoffe im menschl. Organismus durch enzymat. katalysierte chem. Reaktionen. B. erfolgt i. d. R. in zwei aufeinanderfolgenden Phasen: Phase-I-Reaktionen betreffen Oxidation, Reduktion u. Hydrolyse; Phase-II-Reaktionen betreffen Konjugation, z. B. die Kopplung des Moleküls o. eines in Phase I entstandenen Metaboliten mit einer körpereigenen Wirksubstanz, z. B. Glukuronsäure zu Glukuronid. Durch B. wird ein lipidlösl. Stoff wasserlösl. u. somit ausscheidungsfähig gemacht. Der Metabolismus erfolgt mit Hilfe von Enzymen, die vorwiegend in der Leber produziert werden.

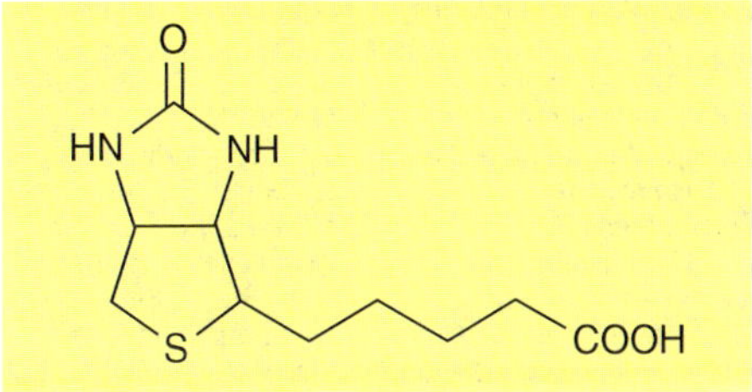

Biotin

Biotropie: Beeinflussung des Organismus durch die physikal. Vorgänge in der Atmosphäre. Die B. schließt sowohl physiol. Reaktionen einschl. der Akklimatisations- u. Adaptationsvorgänge als auch den Zusammenhang zwischen best. Wetterlagen u. dem gehäuften Auftreten bzw. der Verstärkung von Krankheiten o. Sympt. (Meteoropathologie) ein. Zur Beurteilung der Biotropie best. Wetterlagen wurden versch. ↑Wetterklassifikationen entwickelt, die sowohl die Wetterphasen als auch das sog. ↑Temperatur-Feuchte-Milieu berücksichtigen.

Biotropismus ⟨*gr*⟩ *m*: **1.** Affinität von Viren zu lebenden Zellen; **2.** durch Reize bewirkte Aktivierung von latenten Erregern im Organismus.

Bioverfügbarkeit: engl. Bioavailability. Anteil des in einer Arzneiform verabreichten ↑Arzneistoffs o. im Verband eines Lebensmittels aufgenommenen Inhaltsstoffs, der in den Blutkreislauf gelangt, u. die Geschwindigkeit, mit der dieser Vorgang vor sich geht. Bei Mineralstoffen, Spurenelementen, Vitaminen aber auch Aminosäuren u. Fettsäuren ist die chem. Struktur, in die die Wirkkomponenten eingebaut sind, entscheidend für die B. Die Wahl geeigneter Angebotsformen (z. B. bei ↑Eisen) erhöht die B. mitunter stark. Absolute B. ist dabei der Anteil der applizierten Dosis eines Arzneistoffs in einer Arzneiform, die ohne „first pass effect“ den Blutkreislauf erreicht u. die Geschwindigkeit, mit der dies geschieht. Beim Vorliegen eines „first pass effect“ errechnet sich die absolute B. nach Eliminierung dieses Effekts. Relative B. ist der Anteil des in einer Arzneiform verabreichten Arzneistoffs, der in den Blutkreislauf gelangt, u. die Geschwindigkeit, mit der dieser Vorgang vor sich geht, wenn der gleiche Arzneistoff demselben (menschl. o. tier.) Organismus in zwei o. mehreren verschiedenartigen Arzneiformen in einer vergleichenden Bioverfügbarkeitsprüfung verabfolgt wird.

Biowissenschaft: jede an der Erforschung der lebenden Materie (↑Leben) beteiligte Wissenschaftsdisziplin.

Biozide ⟨*gr*⟩ *Pl*: Gifte, die für best. Lebewesen bedeutend toxischer sind als für Menschen sowie Haus-, Nutz-, Zoo- u. Wildtierarten; können somit zur Vernichtung schädl. Organismen (Krankheitserreger, Pflanzenschädlingen usw.) zielgerichtet angewendet werden. Nach Art der Lebewesen, die die B. bevorzugt schädigen, unterscheidet man versch. Anwendungsgebiete. Einige B. werden als ↑Arzneimittel (↑Antibiotika, ↑Sulfonamide, ↑Antiparasitika), andere als ↑Pestizide eingesetzt. Neben der selektiven ↑Toxizität gegenüber schädl. Organismen besitzen B. auch eine unspezif. allg. Toxizität. Eine Gefährdung anderer Lebewesen kann deshalb nur durch sorgfältige Auswahl von B. für einen best. Zweck u. durch streng kontrollierte Anwendungsvorschriften auf ein vertretbares Minimum (Restrisiko) reduziert werden.

Biozönose ⟨*gr*⟩ *f*: Lebensgemeinschaft, die alle lebenden Organismen (Mikroorganismen, Pflanzen, Tiere) eines Lebensraums umfaßt. Die Mitglieder einer B. sind gemeinsam von den Gegebenheiten ihres ↑Biotops abhängig u. in ihren Lebensansprüchen aufeinander abgestimmt, z. B. durch Nahrungsketten.

Bipara ⟨*lat*⟩ *f*: Zwillinge geboren habende o. gebärende Frau.

Bipedie ⟨*lat*⟩ *f*: Zweifüßigkeit.

Biperiden: 1-Bicyclo[2,2,1]hept-5-en-2-yl)-1-phenyl-3-piperidinopropan-1-ol. Antiparkinsonmittel v. a. gegen Rigor wirksam. Zentral cholinolyt. Wirkung überwiegt.

biphasisch *Adj*: Bei ↑Aktionspotentialen hängt deren zeitl. Verlauf von der Art der Messung (Lokalisation der Ableitelektroden) ab. Wird das Potential einer Zelle bei Erregung gegen ein konstantes Potential (entfernterer Körperteil) gemessen, ergibt sich ausgehend vom Ruhepotential ein monophas. Verlauf. Die Registrierkurve zeigt einen Ausschlag nur in einer Richtung mit langsamem Rückgang auf den Ausgangswert. Ein b. Aktionspotential ergibt sich, wenn beide Elektroden einer Nerven- o. Muskelfaser anliegen. Die Erregung erreicht die Elektroden zu unterschiedl. Zeiten. Die Potentialdifferenz (Spannung ohne Erregung = 0) zwischen beiden Punkten wechselt das Vorzeichen. Es ergibt sich eine pos. u. eine neg. Halbwelle.

Biphenyl: Diphenyl; Konservierungsmittel für Zitrusfrüchte gegen Schimmel u. Pilze. In das Fruchtfleisch gelangen dabei meist unter 1 %. Die Substanz ist sehr leicht flüchtig, so daß mit Diphenyl imprägniertes Verpackungsmaterial bereits eine hohe Wirksamkeit zeigt.

Biphenyle, polychlorierte: *Abk* PCB; zu den chlorierten Kohlenwasserstoffen gehörender Stoff; durch die chem. Grundformel $C_{12}H_{10-n}Cl_n$ sind 209 PCB-Kongenere mögl.; PCB sind lipophil, mit hoher therm. Stabilität u. Resistenz gegenüber Säuren, Alkalien, Oxidation u. Hydrolyse. Anwendungsgebiete der PCB als Weichmacher in Kunststoffen, in Isolierstoffen, Imprägniermittel für Holz u. Papier, Stabilisator in Farben u. Lacken, Flammenschutzmittel. PCB können mit der Nahrung, der Atemluft o. durch die Haut in den Organismus gelangen; chron. Vergiftungserscheinungen sind u. a. Chlorakne, Ödeme der Augenlider, neurotox. u. immuntox. Wirkungen dazu Kopf- u. Gliederschmerzen, Müdigkeit, erhöhte Infektanfälligkeiten, Hypertrophie der Leberzellen, Leberverfettung, Herzrhythmusstörungen, Veränderung im Blutbild; MAK-Wert: für PCB mit 42 % Chlorgehalt 1 mg/m^3 Luft, für PCB mit 54 % Chlorgehalt 0,5 mg/m^3 Luft.

Biphenylol: 2-Phenylphenol. Desinfektionsmittel.

Birbeck-Granulum ↑Langerhans-Granulum.

Birkenteer ↑Pix betulina.

Bisalbuminämie: Doppelgipfligkeit des ↑Albumins bei der Elektrophorese des Blutplasmas. Die Ladungsänderung kann genet. (stabile B.) o. durch Bindung von Bilirubin, Penicillin u. andere Substanzen (reversible B.) bedingt sein.

Biscacodyl: synthet. Abführmittel; durch Deacetylierung entstehende Diphenole hemmen den Ionentransport u. damit die Wasserresorption aus dem Dickdarm. B. unterliegt dem enterohepat. Kreislauf. ↑Laxanzien.

Bis-Chlorethylnitrosoharnstoff: Bis-Chlorethylnitrosourea; ↑Carmustin.

Bisexualität ⟨*lat*⟩ *f*: Ambisexualität, Zweigeschlechtigkeit. Phylogenet. haben Menschen u. a. höher entwickelte Lebewesen Anlagen beider Geschlechter, die sich in der Embryogenese u. Fetalentwicklung zugunsten der Dominanz männl. o. weibl. Merkmale fort- bzw. zurückbilden. Trotz eindeutiger Zugehörigkeit zu einem der beiden Geschlechter können sich im Lauf des Lebens bisexuelle Neigungen in Form eines erot.-sexuellen Hingezogenseins zu beiden Geschlechtern bemerkbar machen, wobei auch psychosoziale Faktoren eine Rolle spielen. Nur selten sind jedoch die sexuellen Bedürfnisse konstant gleichgewichtig auf beide Geschlechter orientiert.

Bishop, J. Michael (geb. 1936), amerik. Immun., San Francisco. 1989 Nobelpreis für Med./Physiol. (mit H. E. Varmus) „für die Aufklärung grundlegender Mechanismen, die zur Krebsentstehung führen".

Bishop-Koop-Anastomose (nach J. Michael B.): Dünndarmanastomosierung in Y-Form; Zur Behandlung des ↑Mekoniumileus, mit Erfolg auch bei ↑Dünndarmatresien u. anderen Obstruktionen im Dünndarm bei Neugeborenen. Technik: End-zu-Seit-Anastomose 4–5 cm aboral des Schnittrands des aboralen Schenkels, der als Stoma in die Bauchdecke eingepflanzt wird. Dieses dient als Überlaufventil bei Stauungen. ↑Santulli-Anastomose.

Bishydroxycumarin: 3,3'-Methylen-bis-(4-hydroxycumarin), Dicumarol; ↑Antikoagulans, indirekte Wirkung über Hemmung der Prothrombinsynthese in der Leber durch kompetetive Verdrängung von Vitamin K.

Biskra-Beule ↑Leishmaniasen, ↑Orientbeule.

Bismutum nitricum: Bismutnitrat, farblose Kristalle; obsoletes Ulkustherapeutikum (Adstringens).

Bismutum subcarbonicum: bas. Bismutkarbonat, weißes unlösl. Pulver, als Adsorbens u. Adstringens.

Bismutum subgallicum: bas. Bismutgallat, gelbes unlösl. Pulver, als Absorbens bei Diarrhöen, Wundstreupulver mit desinfizierenden Eigenschaften.

Bismutum subnitricum: Adstringens u. Absorbens in Pulvern u. Salben, bas. Bismutnitrat, weißes wasserunlösl. Pulver.

Bismutum subsalicylicum: bas. Bismutsalicylat, unlösl. weißes Pulver, als Adstringens, Absorbens. Früher auch in öliger Suspension zur Ther. der Lues i. m. gespritzt. Röntgendichte Schatten im Muskel noch nach Jahren sichtbar.

Bisoprolol: ein ↑Betarezeptorenblocker.

2,3-Bisphosphoglycerat: 2,3-BPG, 2,3-Diphosphoglycerat, 2,3-DPG; in allen Zellen in mikromolaren Konzentrationen vorkommender Cofaktor der ↑Phosphoglyceratmutase. In Erythrozyten in millimolaren Konzentrationen als Energiespeicher u. alloster. Effektor des ↑Hämoglobins (verringert dessen Sauerstoffaffinität).

Biß ↑Gebiß.

Bißanomalie ↑Gebißanomalie.

Bißebene: orientierende Ebene für die richtige schädelbezogene Anordnung der Zähne bei totalen Prothesen parallel der ↑Camper-Ebene.

Bißerhöhung: Vergrößerung der gegebenen ↑Bißhöhe durch restaurative o. prothet. Maßnahmen, ↑Bißsenkung.

Bißflügelaufnahme: Methode der ↑Röntgendiagnostik der Zahnkronen mittels eines Bißflügelfilms, dessen Flügel von den Zähnen durch Biß gehalten werden.

Bißhöhe: Vertikalabstand des Unterkiefers vom Oberkiefer bei ↑Okklusion der eigenen o. künstl. Zähne.

Bißinfektion: Übertragung von Krankheitserregern durch Biß u. Speichelkontakt der Wunde, z. B. bei ↑Tollwut, ↑Tetanus, ↑Gasödem, ↑Rattenbißfieber, ↑Tierbißphlegmone, ↑Choriomeningitis lymphocytaria.

Bißlage: sagittale u. transversale Beziehungen der natürl. o. künstl. Zahnreihen.

Biß, lutschoffener: alveolär-offener Biß; Kieferanomalie bei Kindern mit pos. Lutschanamnese. Ist durch fehlenden Überbiß in vertikaler Richtung gekennzeichnet u. für Milchgebiß u. frühes Wechselgebiß typ. Meist auf das Frontzahngebiet beschränkt. Wenn nicht Zunge, Wange o. Lippe an der Entstehung u. Fortdauer des l. B. beteiligt sind, ist Ausheilung im Milchgebiß nach Abgewöhnen des Lutschens mögl. Proph. Maßnahmen ratsam.

Bißnahme: Feststellung der vertikalen u. horizontalen Relationen von Oberkiefer zu Unterkiefer.

Biß, offener: Gebißanomalie, die durch fehlenden Überbiß in vertikaler Richtung gekennzeichnet ist. Die Störung kann im dentoalveolären Bereich liegen o. den Kieferkörper betreffen. Morphol. unterscheidet man daher zwischen dem alveolär o. dental o. B. Das ↑Fernröntgen gibt dd. Hinweise. Neben einer mangelhaften Kaufunktion sind meist die Mundschluß-, Zungen- u. Schluckfunktion gestört sowie ↑Sigmatismus vorhanden.

Bißring: ellipsenförmig angeordnete Bißmarken in der Haut, die nur sehr ungefähr die Zahnanzahl u. -stellung des Spurenverursachers wiedergeben. Z. T. erhebl. Verzerrungen durch Hautturgor, -dicke, Unterhautfettgewebe sowie Art u. Intensität des Bisses. Kontinuitätstrennung bei Menschenbiß selten. Anzahl, Deutlichkeit, Lage u. Lokalisation der Bißringe geben eher Hinweise auf Tathergang u. Tatmotiv als auf den Spurenverursacher. Täteridentifizierung am ehesten mögl., wenn durch mehrere übereinstimmende Bißringe eine relativ hohe Ausbildungstreue wahrscheinl. ist u. die Spuren auf Zahnstellungsanomalien, Anomalien der Zahnanzahl o. -form o. auf charakterist. Zahnlücken, evtl. auch auf Zahnersatz hinweisen.

Bißschablone: Basisplatte mit Wachswällen für die ↑Bißnahme.

Bißsenkung: Verringerung der ↑Bißlage durch Abrasion im ↑Abrasionsgebiß, durch Zahnverlust o. ↑Wanderung von Zähnen.

Bißverletzung: kann vom Menschen o. Tier stammen; Abdruck evtl. beider Zahnbögen. Im Säugetiergebiß breite Lücke zwischen seitl. Schneidezahn u. Eckzahn. Zubiß o. Kombination mit Reißbewegung. Biß- o. Rißquetschwunden, Hunde-, Wolfs-, Katzenbisse, Pferdebisse (breite Quetschwunden), Rattenbisse (Leichen), Schnabelhiebe der Vögel (können wie Stichverletzungen aussehen); Gefahr der Tollwutübertragung, der Tetanus- u. Gasödeminfektion; ↑Rattenbißfieber.

Bißverschiebung: Veränderung der ↑Bißlage. **1.** pathol. im ↑Abrasionsgebiß, **2.** ther. zur Wiederherstellung der ursprüngl. o. zur Erzielung einer normgerechten ↑Bißlage.

Bißwall: den späteren Zahnreihen entsprechender Wachswall, der die Durchführung der ↑Bißnahme ermöglicht.

Bite-wing ⟨*engl*⟩ ↑Bißflügelaufnahme.

Bitot, Pierre (1822–1888), Bordeaux, Frankreich.

Bitot-Flecken: von Bitot 1863 beschriebene weiße Flecken der Bindehaut in der Nähe des Limbus corneae, aus Sekret u. einer Hyperplasie des Epithels bestehend, Zeichen eines Vitamin-A-Mangels.

Bitterstoffe ↑Amara.

Bitterwässer: veraltete Bez. für Magnesium-Sulfat-Heilwässer.

Bitterwert: ist der reziproke Wert derjenigen Konzentration eines ↑Arzneimittels (↑Amara), in der es „eben noch“ bitter schmeckt. Zum Vergleich dient Chininhydrochlorid, dessen B. mit 200 000 eingesetzt wird. Da die Beurteilung sehr individuell ist (Raucher nicht geeignet), werden die Testpersonen zuvor eingestuft.

Bittner, John Joseph (1904–1961), amerik. Onkologe u. Biochem.

Bittner-Milchfaktor (nach John J. B.): Mammatumorvirus in der Muttermilch von Mäusen, die mit dem „erblichen“ Mammakarzinom behaftet sind; eine der Stützen der Virustheorie der Krebsentstehung. Verwandte Partikel wurden in der Milch von Mammakarzinom-Pat. gefunden.

Bitumen ⟨*lat*⟩: Gemisch aus flüssigen o. festen Kohlenwasserstoffen, Wachsen, Harzen u. a., die in der Natur in Sedimenten vorkommen o. ohne Zersetzung aus organ. Naturstoffen (Erdöl, Braunkohle) gewonnen werden (von Pix tumens = Gräberpech). Antiphlogist. u. antiekzematöse Wirkung, Anwendung in der Dermat.

Biuret-Reaktion: für die Analytik von Peptiden u. Proteinen nutzbare Bildung eines violettgefärbten Komplexes (↑Komplexe) aus einem Kupfer(II)-Ion u. vier Peptid-N-Atomen in alkal. Milieu (Extinktionsmaximum bei 456 nm).

bivalent ⟨*lat*⟩ *Adj*: zweiwertig. In der Immun. bezieht sich der Ausdruck auf die beiden Bindungsstellen des Antikörpermoleküls.

Bizarrerien ⟨*span* + *frz*⟩: eckige, verschrobene u. gezierte Bewegungsabläufe der Mimik u. Gestik unabhängig von den Denkinhalten bei Schizophrenie.

Bizeps-femoris-Reflex: Fibulareflex; Eigenreflex, der durch Beklopfen der Sehnen des M. biceps femoris o. deren Ansatz am Fibulaköpfchen ausgelöst wird u. sich als Muskelkontraktion äußert.

Bizeps-longus-Syndrom: Krankheitsbild der ↑Periarthropathia humeroscapularis mit Schmerzlokalisation in der vorderen Schulterpartie. Schmerz bei Bizepsanspannung u. komb. Abduktion, Streckung u. Innenrotation. Druckschmerz im Sulcus intertubercularis mit Krepitation.

Bizepssehnenreflex: Eigenreflex des M. biceps brachii. Auslösung durch Beklopfen der Bizepssehne.

Bizepssehnenruptur ↑Sehnenruptur.

Bizzozero, Guilio (1846–1901), ital. Pathol., Turin. Beschreibt 1883 die Blutplättchen.

Bizzozero-Knötchen (nach Guilio B.): Desmosom; ↑Zellverbindungen.

Bjerrum-Schirm: Gerät zur Prüfung des zentralen Gesichtsfelds.

Bjerrum-Skotom: Gesichtsfeldausfall im Zentrum, der vom blinden ↑Fleck ausgehend bogenförmig den Fixationspunkt umgreift. Zeichen eines fortgeschrittenen Glaukoms.

Björnstadt, Roar T., zeitgen. norweg. Dermat.

Björnstadt-Syndrom (nach Roar T. B.): erbl. Innenohrschwerhörigkeit bei regelrecht entwickelter Intelligenz; autosomal rezessiver Erbgang.

BK: *Abk* für ↑Berufskrankheit.

BK-mole syndrome: dysplast. Nävuszellnävussyndrom, zahlreiche Pigmentmäler auf genet. Basis. Melanomalignomentwicklung mögl.

BKS: *Abk* für ↑ Blutkörperchensenkungsreaktion.

BK-Virus: Virusart der Gattung ↑ Polyomavirus. Erstisolierung 1971 aus Urin eines Pat. mit den Initialen B. K. Weltweit beim Menschen verbreitet, aber ohne Krankheitsbedeutung.

Black, Green Vardiman (1836–1915), Zahnarzt, Chicago, Begründer der noch heute gültigen Lehre der Kavitätenklassen (↑ Kavität) und ↑ Kavitätenpräparation, ↑ Restauration.

Black, Sir James Whyte (geb. 1924), brit. Pharmak., Beckenham/Kent, London. 1988 Nobelpreis für Med./Physiol. (mit G. B. Elion u. G. H. Hitchings) „für die Entdeckung wichtiger Prinzipien der Pharmakotherapie". B. entwickelte den Betarezeptorenblocker Propranolol.

Black-box-Methode ⟨*engl*⟩ ↑ Kasten, schwarzer.

Blackfan, Kenneth Daniel (1883–1941), amerik. Päd., Boston.

Blackfan-Diamond-Anämie (nach Kenneth D. B. u. Louis K. D.) ↑ Anämie, kongenitale hypoplastische.

Blackflies ⟨*engl*⟩ ↑ Simuliidae.

Black liver disease ↑ Dubin-Johnson-Syndrom.

Black out ⟨*engl*⟩: vorübergehender Ausfall des Gesichtsfelds bei Anämie u. Hypoxie der Retina infolge Versackens des Blutes in die Extremitäten beim Fliegen unter Wirkung hoher G-Kräfte in Richtung Kopf-Fuß. Klin. wird der Begriff für gleichartige Zustände bei akutem Ausfall der Hirntätigkeit angewandt. Psychol. Bez. für plötzl. Unterbrechung kognitiver Fähigkeiten.

Blaesitas ⟨*lat*⟩ *f* ↑ Sigmatismus.

Blähbauch ↑ Meteorismus.

Blähkaverne: Größenzunahme einer tuberkulösen Kaverne durch inspirator. Erweiterung bei exspirator. Ventilstenose des ↑ Ableitungsbronchus.

Blähung ↑ Flatulenz.

BLAISE: *Abk* für British Library Automated Information Service; Seit 1977 bestehendes automatisiertes Informationssystem der British Library. Es stellt für On-line-Recherchen neben eigenen Datenbanken (British National Bibliography) auch solche der ↑ National Library of Medicine (MEDLINE u. a.) bzw. der Library of Congress der USA bereit.

Blalock, Alfred (1899–1964), amerik. Herzchirurg, Johns-Hopkins-Universität, Baltimore. Führte 1944 erstmalig bei Kindern mit Fallot-Tetralogie die ↑ Blalock-Taussig-Operation durch.

Blalock-Hanlon-Operation (nach Alfred B.): Atrioseptektomie; Schaffung eines künstl. Vorhofseptumdefekts zur besseren Durchmischung des Blutes bei ↑ Transposition der großen Arterien.

Blalock-Taussig-Operation (nach Alfred B. u. Helen T.): Anastomosierung zwischen A. subclavia u. der A. pulmonalis zur Verbesserung der Lungendurchblutung.

Bland, Edward Franklin (geb. 1901), amerik. Kardiol.

blande ⟨*lat*⟩: bland; reizlos (z. B. Diät), mild, ruhig verlaufend (Entzündung), nicht infektiös (Thrombose; Embolie).

Blandin, Philippe Fréderic (1798–1849), frz. Anat. u. Chir., Paris.

Blandin-Nuhn-Drüsen (nach Philippe F. B. u. Anton N.): Glandula lingualis anterior (↑ Glandula lingualis apicalis).

Bland-White-Garland-Syndrom (nach Edward F. B., Paul D. W. u. Hugh G.): Fehlabgang der li. Koronararterie aus dem Truncus pulmonalis. Beim infantilen Typ erhält das Myokard des li. Ventrikels postnatal schlecht oxygeniertes Blut mit zunehmend niedrigem Perfusionsdruck. Resultat: anterolateraler Myokardinfarkt, schlechte Progn. Als operative Maßnahme werden die Ligatur, der aortokoronare Venenbypass u. die manschettenförmige Einpflanzung der fehlabgehenden li. Koronararterie in die Aorta ascendens durchgeführt. Adulter Typ, gute Progn. Bei Entwicklung von interkoronaren Anastomosen entsteht ein Links-Rechts-Shunt von der Aorta über die re. Koronararterie zur li. u. zum Truncus pulmonalis, gute Progn.

Bläschen ↑ Vesicula.

Bläschendrüse: akzessor. männl. Geschlechtsorgan (↑ Vesicula seminalis).

Bläschenflechte ↑ Herpes simplex.

Bläschenfollikel ↑ Tertiärfollikel.

Bläschenkrankheit: infektiöses polymorphoses Exanthem. 1959 erstmals beobachtete leichte Erkrankung mit sehr versch. Hautmanifestationen (morbilliformes, rubeoliformes, urtikarielles bis vesikuläres Exanthem im Gesicht, an Extremitäten, z. T. auch am Rumpf). Juckreiz, ferner insbes. bläschenartige Schleimhauteffloreszenzen. Erreger vermutl. ↑ Coxsackievirus o. ↑ ECHO-Virus.

Blaschko-Linien: Hautlinien, in denen best. Dermatosen (z. B. Nävi) angeordnet sein können.

Blase ↑ Harnblase.

Blasenatonie: niedrige Druckwerte bei zunehmender Füllung u. im Preßversuch bei der ↑ Zystometrie. Oft mit erhebl. Dilatation verbunden. Typ. bei neurogenen Störungen (v. a. Querschnittsläsionen), wenn es durch nicht regelmäßige Entleerung der Blase, durch Überdehnung der Muskelfasern zum Verlust der Kontraktivität gekommen ist (zumeist in der Phase des spinalen Schocks).

Blasenbilharziose ↑ Schistosomiasis.

Blasenblutung: blutiger Harn vor, während o. nach dem Wasserlassen ist Alarmsymptom u. bedarf sofortiger Klärung des Blutungsortes mittels Zystoskopie, bes. zur Seitenlokalisation eines evtl. Nierenherds. Im blutungsfreien Intervall schwierige Diagnosestellung außer bei Erkrankung der Harnblase (Tumor, Stein, Ulkus). Ist die Blutung so stark, daß der gebildete Harn nicht mehr zur Verdünnung des Blutes ausreicht, kommt es zur Koagelbildung u. ↑ Blasentamponade.

Blasendarmfistel ↑ Vesikorektalfistel.

Blasendickdarmfistel: Auftreten bei Dickdarmdivertikulitis durch Perforation entzündl. veränderter Divertikel in die Blase mit Ausbildung von Haarfisteln. Klin.: Pneumaturie, Blasenschmerzen. Zystoskop.: bullöses Ödem der Blasenschleimhaut wie bei Tumoreinbruch. Diagn. schwierig, weil Fisteln zystoskop. fast nie, röntg. nur selten nachweisbar. Nachweis von Dickdarmdivertikulose bei Trochoskopie deutet auf die richtige Diagn. hin.

Blasendivertikel: ↑ Divertikel der Harnblase.

Blasendreieck ↑ Trigonum vesicae.

Blasendruckmessung ↑ Zystometrie.

Blasenekstrophie ↑ Ecstrophia vesicae.

Blasenendometriose: ↑ Endometriose der Harnblase.

Blasenentzündung ↑ Zystitis.

Blase, neurogene: nervale Harnblasenstörungen versch. Ursache, z. B. Entleerungsstörung infolge Querschnittslähmung nach Unfall u. ä. ↑ Blasenlähmung. Komplikationen: vesikoureteraler Reflux, Harnstauung in den oberen Harnwegen infolge Detrusorhypertrophie, Harnwegsinfektion, fortschreitende renale Schädigung, Enuresis. Ther.: künstliche ↑Harnableitung zum Schutze der Nieren in manchen Fällen unumgängl.

Blasenfistel: **1.** Fistelbildung zwischen Blase u. den Nachbarorganen (Scheide, Darm) bzw. nach außen als Folge einer Verletzung, Entzündung o. eines Tumordurchbruchs; ↑Blasenscheidenfistel, ↑Blasendickdarmfistel. **2.** ↑Harnblasenstichfistel.

Blasengeschwür ↑Ulcus simplex vesicae.

Blasengrund ↑Fundus vesicae.

Blasenhals: Harnblasenausgang u. hintere Harnröhre (beim Mann Pars prostatica urethrae bis zum Colliculus seminalis bzw. „äußeren Schließmuskel" reichend).

Blasenhalsatrophie: Verkürzung u. Verengung der hinteren Harnröhre durch Schrumpfungsprozesse der glandulären Prostatateile (sog. Prostataatrophie, „prostatisme sans prostate", ↑Blasenhalsobstruktion).

Blasenhalsbarre ↑Blasenhalsobstruktion.

Blasenhalskontraktur ↑Prostatabettkontraktur, ↑Blasenhalsobstruktion.

Blasenhalsobstruktion: Sammelbegriff für alle Hindernisse des Blasenhalses, die zu Harnentleerungsschwierigkeiten (↑Restharn) führen, gleich welcher Ursache. Verengung des Blasenhalses durch a) angeborene Klappen, b) angeborene Blasenhalsstenosen, c) ↑Blasenhalsatrophie, d) Prostatahyperplasie (benigne ↑Prostatahyperplasie), e) vernarbte Entzündungen, f) Narbenkontraktur nach Adenomektomie der Prostata (↑Prostatabettkontraktur), g) ↑Prostatakarzinom, h) Blasenhalsstarre, i) ↑Sphinktersklerose, j) idiopath. Sphinkterhypertonie. Klin. ähnl. Erscheinungsbild wie bei Prostatahyperplasie.

Blasenhalsplastiken: urol. Operationen a) zur Erweiterung des verengten Blasenhalses, z. B. Y-V-Plastik bei Kindern, b) zur Behebung von Inkontinenz, z. B. Stoeckel-Plastik, Faszien- o. Muskelumschlingung, Fixation des Blasenhalses an die Symphyse, Unterpolsterung mit gestielten Muskel- o. Fettlappen u. a.

Blasenhalsresektion ↑Prostataresektion, transurethrale.

Blasenhalsschneidegerät ↑Resektoskop.

Blasenhalssklerose ↑Sphinktersklerose.

Blasenhalsstenose, angeborene: Marion-Krankheit; angeborene Unfähigkeit des unwillkürl. Schließmuskels der Harnblase (M. sphincter vesicae) zur Erschlaffung während der Miktion. ↑Blasenhalsobstruktion.

Blasenhernie: Ausziehung eines Blasenzipfels, der dem Bruchsack extraperitoneal anliegt. Auch intraperitoneale Blasenausziehungen kommen vor, bei denen die Blase bis ins Skrotum hinunterreicht. ↑Hernia inguinalis congenita.

Blasenhirn: Zystenzephalie; ↑Hydranenzephalie.

Bläseninstillation: Einbringen von Medikamenten mit dünnem Harnröhrenkatheter o. Tripperspritze in die Blase, z. B. bei ↑Zystitis o. bei entzündl. ↑Schrumpfblase.

Blasenkapazität: Fassungsvermögen der Harnblase; normalerweise bei Frauen 200–400 ml, bei Männern 300–500 ml.

Blasenkatarrh ↑Zystitis.

Blasenknorpel: die zwischen der Zone des Säulenknorpels u. der Eröffnungszone gelegene Knorpelzellschicht im Epiphysenfugenknorpel. Die starke Vergrößerung der Zellen entsteht durch Flüssigkeitsaufnahme.

Blasenkrankheit, ägyptische ↑Schistosomiasis.

Blasenkrebs ↑Harnblasentumoren.

Blasenlähmung: partielle o. totale Unmöglichkeit, die Blase willkürl. zu entleeren. Klin. am häufigsten nach Querschnittslähmungen. Im Initialstadium (Stunden des spinalen Schocks) wird unabhängig von der Höhe des Läsion eine schlaffe Lähmung registriert. Keine spinale Reflextätigkeit. Exogene u. endogene Reize werden nicht beantwortet, die willkürl. Blasenfunktion ist unterbrochen. Gefahr der Überdehnung (↑Blasenatonie), die durch sachgemäße Behandlung (intermittierende ↑Katheterisierung) vermieden werden kann. Nach Abklingen des spinalen Schocks unterscheidet man im Sekundärstadium 2 Formen: Liegt die Läsion oberhalb des Blasenzentrums (oberhalb von S2), spricht man von der supranukleären Form, automat. Blase, neurogenen Reflexblase o. spast. Blasenlähmung. Der spinale Reflexbogen ist erhalten. Es fehlt die willkürl. Kontrolle. Der Miktionsvorgang ist unkontrolliert. Liegt die Läsion im Bereich des Blasenzentrums (S2–S4) o. darunter, kommt es zur Unterbrechung des Reflexbogens. Es resultiert die autonome Rückenmarkblase. Die einzige Innervation des Detrusors erfolgt durch den in der Blasenwand liegenden Nervenplexus. Durch mangelhafte Detrusorkontraktionen kommt es zu erhebl. Resturinmengen, der Gefahr des Refluxes in die Nieren mit der Ausbildung von ↑Hydronephrosen u. ↑Niereninsuffizienz. Das Training der Bauchpresse kann eine ausreichende Entleerung ermöglichen u. die Gefahren vermindern. Neben diesen typ. Blasenstörungen bei Querschnittslähmungen gibt es zahlreiche Mischformen, bes. bei unvollständiger Läsion.

Blasenlappenplastik ↑Boari-Plastik.

Blasenmanometrie ↑Zystometrie.

Blasenmastdarmfistel ↑Vesikorektalfistel.

Blasenmastdarmkrisen: anfallsartig auftretende schmerzhafte Sensationen im Organbereich bei ↑Tabes dorsalis.

Blasenmole: Mola hydatidosa; partielle o. die ganze Plazenta erfassende Entartung der Chorionzotten mit blasiger Auftreibung bis zu Kirschkerngröße. Die Stromazellen sind bis auf randständige Reste geschwunden u. das Stroma durch eine ödematöse, sulzige Masse ersetzt. Die Chorionephithelien (Synzytium u. Langhans-Zellen) sind hochgradig gewuchert, verbunden mit einer erhöhten Produktion von Choriongonadotropin (quantitative Schwangerschaftsreaktion stark pos.). B. entstehen aus dem Verschmelzungsprodukt zweier Spermienkerne u. einer prim. o. sek. kernlosen Eizelle. Infolge fehlender Imprintings durch ein mütterl. Genom entwickeln sich nur die Eihäute.

Blasenpapillom ↑Harnblasentumoren.

Blasenpärchenegel ↑Schistosoma haematobium.

Blasenplastik ↑Ersatzblasen.

Blasenpunktion: Entleerung einer vollen Harnblase durch senkrechtes Einstechen einer dünnen ca. 10–15 cm lange Kanüle 1,5 cm oberhalb der Symphyse in der Mittellinie beim flach auf dem Rücken liegenden Pat. Ind.: 1. bei für den Katheter nicht durchgängiger Harnröhre, 2. zur sterilen Entnahme von Harn (umstritten); ↑Harnblasenstichfistel.

Blasenruptur: Zerreißung der Blase; **Intraperitoneale B.**: fast ausschließl. bei Traumen, die den Unterbauch bei stark gefüllter Harnblase treffen. **Extraperitoneale B.**: meist bei Beckenbrüchen. Hauptsymptom bei beiden Formen starker Harndrang, aber Unvermögen Harn zu entleeren. Manchmal Abtropfen von Blut o. blutig tingiertem Harn. Diagnostik: Zystogramm (↑Zystographie) in 2 Ebenen.

Blasenscheidenfistel: Fistula vesicovaginalis; direkte Kommunikation zwischen der Harnblase u. der Scheide. Folge ist ständiger Urinabgang aus der Scheide. Häufigste Ursachen sind vorangegangene Operationen, bösartige Tumoren, Röntgen- u. Radiumbestrahlung, Traumen, gelegentl. auch nach Geburten.

Blasenschnitt ↑Sectio alta.

Blasenspalte ↑Ecstrophia vesicae.

Blasenspiegelung ↑Zystoskopie.

Blasensprengung: künstl. Eröffnen der Fruchtblase, wenn diese unter der Geburt nicht rechtzeitig von selbst einreißt („springt"), bzw. zu Geburtsbeginn, um Instrumente für die Intensivüberwachung des Kindes anzulegen.

Blasensprung: Einreißen der Eihäute des Fruchtsacks, wonach Fruchtwasser abgeht. Man spricht vom **falschen B.**, wenn zwischen die Eihäute Fruchtwasser diffundiert ist u. diese nacheinander reißen. Beim **vorzeitigen B.** reißen die Eihäute vor Wehenbeginn, beim **frühzeitigen B.** vor vollständiger Muttermunderöffnung. **Rechtzeitiger B.** findet bei vollständig eröffnetem Muttermund statt, der **verspätete B.** nach vollständiger Muttermunderöffnung.

Blasenspülung: zur mechan. Reinigung u. damit zur Bekämpfung von entzündl. Erscheinungen der Harnblase. Durchführung: Einführen eines Katheters durch die Harnröhre bis in die Blase; nach Ablassen des Blaseninhalts Ausspülen des Hohlorgans mit Hilfe der Blasenspritze o. des Irrigators.

Blasenstein: Calculus vesicae; **1.** prim. in der Blase sich bildende Steine, fast ausschließl. bei Abflußbehinderung durch Blasenhalsbarre, Sphinktersklerose, Prostatavergrößerung, Harnröhrenstriktur u. ä. mit Begleitinfektion; **2.** von oben (Nieren, Harnleiter) herabgewanderte Steine, die in der Blase liegenbleiben (u. sich dort meistens durch Anlagerung von ausgefällten mineral. Salzen vergrößern); **3.** Fremdkörpersteine, die sich um in die Blase hineingelangte Fremdkörper durch Anlagerung bilden, z. B. nicht resorbierbare Fäden von Operationen, abgebrochene o. abgerissene Katheterstücke, zurückgebliebene Gewebeschnitzel nach Elektroresektion, inkrustierte Blutgerinnsel o. Nekrosen, abgebrochene Stücke von Blasentumoren u. ä. Größe: 0,5 cm (dann häufig multipel) bis etwa 10 cm (kompletter Ausguß der kugeligen Harnblase). Entfernung durch offene chir. Operation (Sectio alta), durch Zertrümmerung (↑Lithotripsie u. perkutane ↑Litholapaxie), durch elektrohydraul. Schlagwellen o. Ultraschall. Bis auf Fremdkörpersteine sind B. immer mit einer subvesikalen Abflußstörung verbunden, die ebenfalls operativ (gleichzeitig) beseitigt werden muß (↑Elektroresektion). ↑Harnsteine.

Blasenstichfistel ↑Harnblasenstichfistel.

Blasenstottern: Harnstottern; wiederholte plötzl., meist schmerzhafte Unterbrechung des sonst kräftigen Harnstrahls, z. B. bei (kleinem) Blasenstein, gestielten Blasentumoren, sehr bewegl. Prostatamittellappen (Ventillappen).

Blasentamponade: Auffüllung der Blase durch geronnenes Blut (aus Niere, Blase, Prostata, ↑Hämaturie). Zunehmende quälende Schmerzen. Durch Peritonealreizung kann Schocksymptomatik auftreten. Ther.: symptomat. Drainage durch einen Zystoskopschaft mit einer geeigneten Blasenspritze. Diagnostik bzw. Lokalisation mit Hilfe des Zystoskops. Ther. der Grundkrankheit. In bes. Fällen kann suprapub., transvesikale, manuelle Ausräumung notwendig werden.

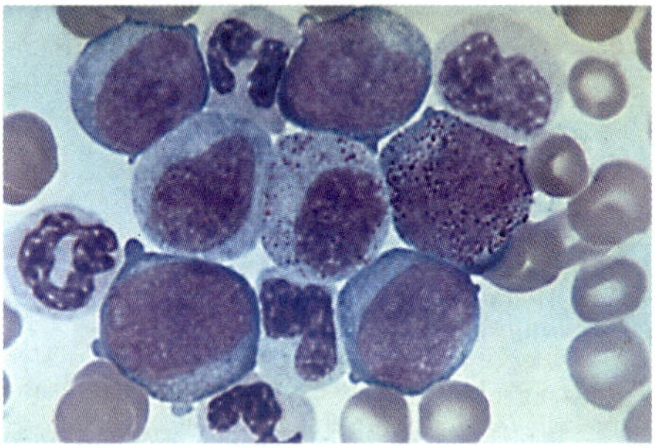

35

Blastenschub bei chronischer myeloischer Leukämie, Blutausstrich, Pappenheim-Färbung

Blasentenesmus ↑Tenesmus vesicae.

Blasentuberkulose ↑Urogenitaltuberkulose.

Blasentumor ↑Harnblasentumoren.

Blasenulkus ↑Ulcus simplex vesicae.

Blasenwurm ↑Echinococcus hydatidosus, ↑Zystizerken.

Blasenzange: Yung-Zange; stabiles zystoskop. Gerät, mit dem unter Sicht u. unter gleichzeitiger Spülung Fremdkörper in der Blase gesehen, gefaßt u. herausgezogen werden sowie kleinere, nicht zu harte Steine zerkleinert (zerknabbert) werden können.

Blase, tabische: Tabikerblase; durch ↑Tabes dorsalis hervorgerufene Dystonie der Harnblase mit Sensibilitäts- u. Muskeltonusstörungen (Neurodystroph. Veränderungen der Muskulatur), schwachem, kraftlosem Harnstrahl, Nachträufeln (Sympt. wie benigne ↑Prostatahyperplasie).

Blässe, periorale: Hautblässe um den Mund herum bei gleichzeitig ausgeprägter Rötung des Gesichts (z. B. beim Scharlach).

Blast ⟨*gr*⟩ *m*: zytolog. Sammelbegriff, für mittelgroße Zellen mit basophilem Zytoplasma, einem Kern mit lockerem Chromatingerüst u. 1–3 relativ großen Kernkörperchen, ohne eine Zugehörigkeit zu einem Zellsystem bzw. eine entsprechende Proliferationstendenz zu präjudizieren, deshalb meist ohne präzisen Aussagewert.

Blastem ⟨*gr*⟩ *n*: Zusammenschluß von Stammzellen zu Zellgruppen o. -schichten. Sie bilden die Vorstufe der differenzierten Gewebe in der Embryonalentwicklung o. bei Regenerationsvorgängen.

Blastenschub: Blastenphase, Blastenkrise: bei 89 von 100 Pat. mit chron. myelo. Leukämie im Krankheitsverlauf auftretende exzessive Vermehrung von Myeloblasten (seltener Lymphoblasten), womit das Krankheitsbild einer unreifzelligen Leukämie entspricht, jedoch sich durch ausgeprägte Therapieresistenz auszeichnet. B. ist als terminales Geschehen aufzufassen. Die Diagn. B. ist dann zu stellen, wenn Myeloblasten, Promyelozyten u. Blutbasophile zusammen 30 % der Zellen bei der Leukozytendifferentialzählung überschreiten. Abb.

Blast injury ⟨*engl*⟩: Explosionsdruckverletzung; gefährdet sind luftgefüllte Organe. Schwere Schäden an der Lunge: Kontusionen, Rupturen des Gewebes, Blutungen. Gefürchtete Komplikationen sind respirator. Insuffizienz (Ödem), art. Luftembolie (Koronararterien, Hirnarterien).

Blastogenic factor ⟨*engl*⟩: *Abk* BF; ↑Lymphokin, das die Blastogenese allogener Lymphozyten fördert. Davon abzugrenzen ist ein Lymphokin, das neben allogenen auch autologe Lymphozyten zur Blastogenese anregt. Nachweisbar im Überstand von ↑Lymphozytenmischkulturen, höchste Konzentrationen nach mehrtägiger Kokultivierung. Synthesehemmung durch Aktinomycin D u. Endotoxin aus Escherichia coli.

Blastom ⟨*gr*⟩ *n*: Gewächs, echte Neubildung.

Blastomeren ⟨*gr*⟩ *f Pl*: Furchungszellen der Zygote; teilen sich mitot. ohne Wachstum u. werden daher mit jedem Teilungsschritt kleiner.

Blastomyces: Pilzgattung, B. dermatitidis Erreger der nordamerikan. ↑Blastomykose (B. brasiliensis gehört jetzt zur Gattung Paracoccidioides).

Blastomycin: Antigen von Blastomyces-dermatitidis-Kulturen, mit dem im Hauttest eine im Verlauf der Erkrankung auftretende Allergie nachgewiesen werden kann. Der diagn. Wert des Blastomycin-Hauttests wird durch Kreuzreaktionen mit Histoplasma- u. Coccidioides-Infektionen eingeschränkt.

Blastomykose ⟨*gr*⟩ *f*: Zu den Systemmykosen gehörige Pilzinfektion, bei der verschiedene Formen unterschieden werden: **Europäische B.**: ↑Kryptokokkose. **Nordamerikan. B.**: Vorkommen vorwiegend USA, Erreger Blastomyces dermatitidis. Infektion erfolgt über Respirationssystem, Lungenbefall, metastat. Absiedlung in versch. Organe, bes. an der Haut, granulomatöse exulzerierende u. abszedierende Veränderungen. Prim. u. isolierte kutane Formen kommen vor. Diagn. durch Pilznachweis aus Organmaterial, kulturelle u. immun. Verfahren. Behandlung mit Ketoconazol, Amphotericin B. **Südamerikan. B.**: Vorkommen vorwiegend Brasilien, Erreger Blastomyces (Paracoccidioides) brasiliensis. Infektion vorwiegend über Mundhöhle u. Atemwege u. beginnt mit Ulzerationen an Haut u. Schleimhaut; lymphogene Aussaat in Lungen, von dort hämatogen in andere Organe. Diagn. durch Pilznachweis aus Organmaterial, kulturelle u. immun. Verfahren. Ther. Ketoconazol.

Blastomyzeten: veraltete Bez. für humanpathogene Hefen.

Blastopathien ⟨*gr*⟩ *Pl*: Blastematosen, Blastematopathien; angeborene Entwicklungsfehler durch exogene o. endogene Schädigung während der Frühentwicklung (Blastogenese; Mensch: Befruchtung bis etwa 15./16. Tag, umfaßt die Stadien von Furchung, Blastozystenbildung, Implantation, Bildung der zweiblättrigen Keimscheibe). Störungen führen durch hohes Reparationsvermögen oft zur Restitutio ad integrum o. aber zum Fruchttod. ↑Embryopathien, ↑Fetopathien.

Blastosporen: junge Sproßzellen von ↑Hefen.

Blastozyste ⟨*gr*⟩ *f*: Keimblase, Blastula. Vom Trophoblasten umschlossener, mit Flüssigkeit gefüllter Hohlraum, der den ↑Embryoblasten enthält. Sie entwickelt sich 4 Tage nach der Befruchtung aus der ↑Morula.

Blasttransformation ↑Lymphozytentransformation.

Blatta orientalis: oriental. Schabe, Küchenschabe, Kakerlake, Ordnung ↑Blattariae (↑Insecta). 19–26 mm lang, schwarz; verbreitet in gutgeheizten Räumen, bes. in Backstuben o. Großküchen. B. o. lebt von Nahrungsmittelresten u. Abfällen u. verschleppt Krankheitserreger. Versteckt sich in schwer zugängl. Ritzen u. ä. Bekämpfung deshalb zweckmäßig durch Begasung der befallenen Räume.

Blattariae ⟨*lat*⟩ *Pl*: Schaben, Ordnung der ↑Insecta. Körper abgeflacht, 2–110 mm lang mit körperlangen Fühlern u. Halsschild, Flügel bei vielen Arten mehr o. weniger zurückgebildet, verbreitet sind sog. „Stinkdrüsen" zur Abwehr von Feinden. Entwicklung in Form von ↑Hemimetabolie bzw. ↑Paurometabolie. Einige Arten, die an Wohnstätten des Menschen mit gleichbleibender Temperatur gebunden sind, z. B. ↑Blattella germanica, ↑Periplaneta americana u. ↑Blatta orientalis, schaden durch Verschmutzung von Lebensmitteln mit Kot, als Überträger von Krankheitserregern u. als ↑Zwischenwirte von ↑Parasiten.

Blättchentest ↑Agardiffusionstest.

Blattella germanica ⟨*lat*⟩ *f*: deutsche Schabe; Ordnung ↑Blattariae (↑Insecta). 11–15 mm lang, gelbbraun gefärbt, mit 2 dunklen Längsstreifen auf dem Halsschild, beide Geschlechter mit voll ausgebildeten Flügeln. Häufig in zentralbeheizten Gebäuden, in denen auch Lebensmittel gelagert o. verbraucht werden, wie Hotels, Krankenhäuser, Heime, Gaststätten, Lebensmittelbetriebe, Wohnungen. Wird durch Verschleppen von Krankheitserregern aus med. u. lebensmittelhygien. Sicht gefährl. Bekämpfung erfolgt am besten durch Begasung der betroffenen Gebäude bzw. Einrichtungen.

Blattern: echte Menschenpocken; ↑Pocken.

Blattern, schwarze: Variola pustulosa haemorrhagica; hämorrhag. Verlaufsform der ↑Pocken.

Blau, Berliner ↑Färbeverfahren, hämatologische.

Blaue Liste: EU-weit anerkannte, systemat. Erfassung von Inhaltsstoffen in Kosmetika, z. B. Konservierungsstoffe, Farbstoffe, Ultraviolettfilter u. a., grundsätzl. sind alle Inhaltsstoffe auf ihre gesundheitl. Unbedenklichkeit von den entsprechenden Beurteilungsgremien geprüft worden, dennoch können bei empfindl. Personen Reaktionen auftreten.

Blaue-Windel-Syndrom: Tryptophanmalabsorptionssyndrom; fam. mangelhafte Resorption von ↑Tryptophan mit bakterieller Indolsynthese im Darm, das nach Metabolisierung zu Indikan in der Leber im Urin ausgeschieden wird; außerdem Hyperphosphaturie, Hyperkalzämie u. Nephrokalzinose.

Blaugel ↑Silikagel.

Blaugelbstörung ↑Farbensinnstörungen.

Blaukeime: histor. Begriff für auf Lackmus-Milchzucker-Nährboden ohne Farbumschlag (blau) wachsende „enzymschwache" Kolibakterien.

Blaukreuz: als Kampfgase eingesetzte Arsenverbindungen mit Reizung von Nasen- u. Rachenschleimhaut.

Blaulichtbehandlung ↑Phototherapie.

Blaupapier: Artikulationspapier. Mit blauem Farbstoff belegter Papierstreifen, der, zwischen die Zahnreihen gelegt, Kontaktstellen zwischen antagonist. Zähnen anzeigen.

Blausäure: Cyanwasserstoffsäure; leicht flüchtig, Salze der B. sind Cyanide, Kaliumcyanid, Cyankali, Natriumcyanid. Säure u. Salze sehr giftig (↑Blausäurevergiftung). Cyanide werden in Industrie u. Labors vielseitig verwendet. ↑Nitrile durch Verunreinigung mit B. u. Freisetzung von B. tox. ↑Cyanwasserstoff.

Blausäurevergiftung: rasche Resorption von Säure u. Salzen über Schleimhäute u. Haut. Wirkung durch Hemmung intrazellulärer Atmungsenzyme (Zytochromoxidase). Blutsauerstoff kann nicht mehr genutzt werden. Gewebeanoxie, Schädigung des ZNS; bei massiver Aufnahme apoplektiformer Verlauf, Tod nach Sekunden bis Minuten. Bei geringen Mengen protrahierter Verlauf, allmähl. Zeichen des O_2-Mangels im ZNS u. im Myokard. Atemstillstand oft lange vor Herzstillstand. Antidottherapie mit Methämoglobinbildnern, am besten mit p-Dimethylaminophenol (notfalls CO_2-EDTA) u. nachfolgend mit Natriumthiosulfat neben allg. Reanimation. Anoxiebedingte Spätschäden mögl. Blausäure wird auch als chem. Kampfstoff eingesetzt. Tödl. Dosis von Blausäure: oral 1–2 mg/kg, Inhalation: 200–500 ppm wenige Minuten, Natrium-, Kalium-, Kalziumcyanid (tödl. Dosis 2–3 mg/kg), komplexe Cyanide (gelbes u. rotes Blutlaugensalz, Nitroprussidnatrium), Cyanhalogenide u. Cyanderivate organ. Säuren, sog. Nitrile.

Blausucht ↑ Zyanose.

Blegvad, Olaf (1888–1961), dän. Ophth.

Blegvad-Haxthausen-Syndrom (nach Olaf B. u. Holger H.): zum Syndrom der blauen Skleren gehörende Kombination von Veränderungen: Osteogenesis imperfecta, blaue Skleren, Anetodermie, zonuläre Katarakte.

Blei: chem. Symbol Pb, Ordnungszahl 82, relative Atommasse 207,19. Bläul.-graues, weiches u. dehnbares Schwermetall; spez. Gew. 11,34; Schmelzpunkt 327,44 °C. Inert gegenüber destilliertem u. luftfreiem Wasser. In hartem Wasser ist B. durch Bildung von schwerlösl. bas. Karbonat bzw. Sulfat geschützt. Kohlensäurehaltiges Wasser löst B. allmähl. zu Bleihydrogenkarbonat auf. B. wird von Salzsäure u. Schwefelsäure wegen der Bildung schwer lösl. Überzüge nicht, aber von oxidierenden Säuren u. von Essigsäure bei Luftzutritt angegriffen. Bleisalze leiten sich von Oxiden o. Hydroxiden des B. mit versch. Säuren ab. Beispiel: Bleiacetat, Bleisalze der Essigsäure (Nachweisreagenz für ↑ Schwefelwasserstoff u. lösl. Sulfide). In Wasser lösl. Bleisalze sind tox.

Bleianämie: tox. bedingte hämolyt. Anämie mit durch Bleiintoxikation bedingter Hämsynthesestörung, die als Prototyp einer erworbenen sideroblast. ↑ Anämie gilt. Neben anderen Sympt. der Bleiintoxikation findet sich eine Hyperplasie der Erythrozytopoese mit Sideroblastenvermehrung, ein hämolyt. Syndrom, basophil punktierte Erythrozyten, extrem erhöhte Deltaaminolävulinsäureausscheidung im Harn u. Erhöhung der Ausscheidung von Koproporphyrin III in Harn u. Stuhl. Auch der Gehalt der Erythrozyten an Protoporphyrin, Deltaaminolävulinsäure, ist deutl. erhöht, der von Uro- u. Koproporphyrin geringgradig erhöht. Die Bleiintoxikation bewirkt eine Blockierung versch. an der Häm- bzw. Porphyrinsynthese beteiligter Enzyme, insbes. kommt es zu einer Hemmung der Hämsynthetase, Koproporphyrinogenase, Deltaaminolävulinsäuredehydrogenase u. des decarboxylierenden Enzymsystems zwischen Uroporphyrin u. Protoporphyrin. Durch die auftretende Hämolyse wird offenbar die Erythrozytopoese angeregt, infolge der Hämsynthesestörung jedoch unzureichend beantwortet, so daß die Anflutung von Hämpräkursoren noch verstärkt wird.

Bleiäquivalent ↑ Bleigleichwert.

Bleichbad: wäßrige Lösung von Oxidationsmitteln (Kaliumferricyanid, Kaliumdichromat), die in entwickelten photograph. Schichten das bildaufbauende Silber in wasserlösl. o. unlösl. Silbersalze überführt.

Bleichen: in der Zahnmed. Aufhellung verfärbter Zähne mittels Wasserstoffsuperoxid o. Hypochlorit, ästhetischen ↑ Zahnheilkunde.

Bleichlorid: $PbCl_2$, wasserlösl. tox. Pb-Verbindung. LD 5–30 g, ↑ Bleivergiftung.

Bleichsucht ↑ Chlorose.

Bleienzephalopathie: schwere Form der Bleivergiftung mit hoher Mortalität, mit Krampferscheinungen, Delir u. Koma einhergehend.

Bleifarben: Bleisalze enthaltende Farben, deshalb Vergiftungsgefahr. Bleiweiß, oral weniger tox. als Pb-Acetat. Mennige, Pb_3O_4, in Rostschutzfarben, oral nicht tox., Vergiftung beim Schweißen von mit Bleifarben gestrichenem Metall. Chromgelb, $PbCrO_4$, Resorption über die Haut mögl.

Bleigleichwert: die Bleidicke, die zur gleichen Schwächung der Dosisleistung einer Strahlung führt wie der betrachtete Stoff in der gerade vorliegenden Dicke. Der B. hängt von der Strahlenqualität ab. Beispiele von B. von Strahlenschutzvorrichtungen: Bleiglasscheiben am Leuchtschirm von Zielgeräten 2 mm Pb, ortsveränderl. Strahlenschutzwände 1 o. 2 mm Pb, leichte (schwere) Mantelschürze u. Handschuhe 0,25 (0,5) mm Pb, Hodenschutzkapseln 1,0 mm Pb.

Bleigummihandschuhe: bei Röntgendurchleuchtungen zu tragende Spezialhandschuhe mit Bleigummieinlage zum Schutz der Hände u. Teile der Unterarme vor Strahlenschäden. ↑ Strahlenschutzkleidung.

Bleikolik: durch Bleivergiftung hervorgerufene Beschwerden mit Übelkeit, Leibschmerzen, Erbrechen, Koliken, passageren Obstipationen, Diarrhö.

Bleikolorit: deutl. zunehmende Blässe durch Anämie, Subikterus u. mangelhafte Hautdurchblutung (Kapillarspasmen).

Bleikrankheit ↑ Bleivergiftung.

Bleilähmung: Nach chron. Exposition kommt es zu einer allmähl. beginnenden Schwäche der Armstreckermuskulatur bis zur peripheren Lähmung. Ursache ist die segmentale Entmarkung u. Waller-Degeneration bes. am N. radialis, seltener am N. medianus u. N. ulnaris.

Bleinachweis: seit Einführung der Sinoxidmunition ist der Bleinachweis bei Schußverletzungen in der gerichtl. Med. bei Nahschüssen erforderl. (auch zur Unterscheidung von Ein- u. Ausschuß). Als Reagens wird der Farbstoff Dithizon verwendet bzw. B. quantitativ mit versch. Methoden.

Bleioxide: tox. Bleiverbindungen; Blei(II)-oxid, PbO, Bleiglätte. Bleidioxid; Blei(IV)-oxid, PbO_2; Mennige, Pb_3O_4, rotes Pulver (↑ Bleifarben). B. in reiner Form sind oral nicht tox. Pulmonale Resorption u. Toxizität bei Pyrolyse, z. B. beim Schweißen.

Bleipflaster: Emplastrum Plumbi, Emplastrum Lithargyri; durch Verseifung von Erdnußöl mit Bleioxid hergestelltes Bleisalz höherer Fettsäuren, desinfizierend, adstringierend.

Bleipflastersalbe: Unguentum Emplastri Plumbi, Unguentum diachylon; aus 40 Teilen ↑ Bleipflaster u. 60 Teilen ↑ Vaselinum bestehende Salbe, Dermatikum.

Bleiplattennaht ↑ Naht.

Bleisalze: teilweise tox. Verbindungen, die zur chron. ↑ Bleivergiftung führen können. ↑ Bleifarben, Pb-chlorid, -iodid, -nitrat, -acetat. Pb-sulfat kaum tox.

Bleisaum: bläul.-schwärzl. Pigmentierung der marginalen Gingiva durch Ausfällung von Bleisulfat aufgrund von Gefäßwandschäden infolge chron. Bleiintoxikation. Irreversibel; dd abzugrenzen von einer physiol. Pigmentierung der Gingiva, bei der gerade die marginale Gingiva pigmentfrei bleibt.

Bleistearat: Bleisalze. Zur Konsistenzerhöhung von Schmierfetten u. -ölen; als Stabilisator in Kunststoffen. Toxizität geringer als bei Bleiacetat.

Bleitetraäthyl: Tetraäthylblei; als Antiklopfmittel zu 0,4–0,6 % in verbleitem Benzin. 0,1 mg/m^3 Luft des flüchtigen B. sind bereits gefährl. Wirkung als Nervengift u. a. mit Unruhe, Krämpfen, Delir.

Bleitetraäthylvergiftung: bei akuter Vergiftung zentralnervöse Sympt. im Vordergrund (Kopfschmerzen, Erregungszustände, Schlaflosigkeit, Delirien, epileptiforme Krämpfe). Bei chron. Intoxikationen Erscheinungsbild der ↑Bleivergiftung. Akute B. ggf. als Arbeitsunfall, chron. B. als Berufskrankheit anzeigepflichtig.

Bleivergiftung: entsteht durch inhalative Aufnahme von bleihaltigen Dämpfen o. perorale Aufnahme von Bleistäuben. Bei der seltenen akuten B. abdominelle Sympt. (Erbrechen, Bauchschmerzen, Obstipation), auch tox. Leber- u. Nierenschäden mögl. Chron. Vergiftungen (Saturnismus) mit vielfältiger Sympt.: ↑Bleikolorit (durch Anämie u. Gefäßspasmen), graublauer Bleisaum am Zahnfleisch, ↑Polyneuropathie, Enzephalopathie, Bleikoliken (durch Gefäßspasmen u. Obstipation). Hypertonie u. Schrumpfniere werden heute nicht mehr beobachtet. Laborbefunde: Anämie, basophile ↑Tüpfelung, Erhöhung des Blutbleispiegels sowie von Erythrozytenprotoporphyrin u. ↑Deltaaminolävulinsäure im Harn, erhöhte renale Bleiausscheidung durch ↑EDTA (Kalzium-Dinatrium). Chron. B. als Berufskrankheit anzeigepflichtig.

Blencke, August (1868–1937), Orthop., Magdeburg.

Blencke-Syndrom (nach August B.): Apophysitis des Fersenbeins mit sek. Ossifikationskernen im Ansatz der Achillessehne.

Blende, optische: meist verstellbare Öffnung in opt. Geräten, die der Begrenzung des wirksamen Strahlenbündels dienen.

Blendung: Störung der Adaptation des Auges durch zu hohe, zeitl. (sukzessiv) stark wechselnde o. örtl. (simultan) sehr ungleiche ↑Leuchtdichten im Gesichtsfeld. Bei **Sukzessivblendungen** unterscheidet man die Adaptationsblendung, die die Sehfähigkeit zunächst für mehrere Sekunden o. Minuten (Extremfall 30 min) stark einschränkt, bis das Sehvermögen ein der neuen Leuchtdichte entsprechendes Leistungsniveau erreicht von der Absolutblendung, die aufgrund zu hohen Leuchtdichteniveaus keine Adaptation des Auges mehr ermöglicht, Blendschmerz hervorruft u. evtl. zu irreversiblen Schädigungen führen kann (z. B. bei Blick in Sonne o. Xenonhöchstdrucklampe.) Bei **Simultanblendungen** (auch Relativblendungen) ist die Fähigkeit des Auges zur Lokaladaptation überfordert. Als Ursachen kommen in Betracht: 1. direkte B. durch Lichtquellen, 2. indirekte B. durch Reflexbilder von Lichtquellen, 3. Infeldblendung, bei der entweder das gesamte Infeld o. Teile davon im Vergleich zum Umfeld eine zu große Leuchtdichte aufweisen, 4. Umfeldblendung, bei der das gesamte Umfeld o. Teile davon im Vergleich zum Infeld eine zu große Leuchtdichte aufweisen. Man unterscheidet physiol. Blendbewertung (meßbare Beeinträchtigung von Sehleistungskomponenten wie Sehschärfe, Unterschiedempfindlichkeit usw.) u. psychol. Blendbewertung (Maßstab: subjektive Empfindung hinsichtl. Unbehagen, Belästigung usw.).

Blennorrhö ⟨*gr*⟩ *f*: ausgeprägte, eitrig seröse Konjunktivitis.

Blennorrhoea gonorrhoica ↑Gonoblennorrhö, ↑Augeninfektion.

Bleomycin: antineoplast. Antibiotikum aus der Gruppe der Glykopeptid-Antibiotika. Klin. angewendet als Gemisch versch. B., vorwiegend A_2 u. B_2, aber auch als Einkomponentenpräparat aus B. A_5 (Bleomycetin). B. wirken auf die DNA u. verursachen Strangbrüche u. Fragmentierungen, hemmen außerdem DNA-Reparaturenzyme u. die RNA-Polymerase u. a. durch Bildung von Sauerstoffradikalanionen. Anwendung: Plattenepithelkarzinome, Hodenkarzinome, maligne Lymphome.

Bleomycin, markiertes: Zytostatikum, mit ^{111}In bzw. ^{57}Co o. ^{131}I markiert als Radiopharmakon für pos. Tumorszintigraphie angewandt.

Blepharitis ⟨*gr*⟩ *f*: Lidrandentzündung, meist chron.-rezidivierend. **B. squamosa**: mit Schuppenbildung einhergehende B. **B. ulcerosa**: B. mit multiplen, ulzerierenden Abszessen des Lidrands u. Ausfall der Zilien (Madarosis).

Blepharochalasis ⟨*gr*⟩ *f*: angeborene o. im Alter erworbene Erschlaffung der Oberlidhaut, die wie ein Sack über den Lidrand hängt.

Blepharophimosis: angeborene Verkleinerung der Lidspalte in horizontaler u. vertikaler Richtung (davon abgrenzbar ↑Ankyloblepharon). Meist in Kombination mit: Anophthalmus, Mikrophthalmus, Epikanthus, Kleinwuchs, o. in Syndromen: ↑Down-Syndrom, ↑Hoeve-Syndrom, ↑Waardenburg-Syndrom, ↑Dysplasia palpebroirido-labyrinthica.

Blepharoplastik: plast. Augenlidoperation.

Blepharospasmus: Lidkrampf; heftige, meist sek.-reflektor. (Entzündungen, Fremdkörper) Innervation des M. orbicularis oculi, selten neurot.

Bleuler, Eugen (1857–1939), Schweizer Psychiater, Zürich. Prägte den Begriff ↑Schizophrenie, worunter er eine Krankheitengruppe verstand u. von der er 1911 eine international anerkannte Beschreibung gab.

Blickbewegung: willkürl., schnelle Bewegung beider Augen von einem Fixationsobjekt zu einem anderen. In Form der Kommandobewegungen zur Untersuchung der Okulomotorik verwendet.

Blickfeld: die Form des ↑Gesichtsfelds, die durch die Gesamtheit aller aufeinanderfolgenden ↑Blickbewegungen in allen Richtungen bei fixiertem Kopf erzielt werden kann.

Blickkontakt: Form der nichtverbalen Kommunikation, bei der Individuen mit Hilfe des Blicks Informationen übermitteln, z. B. Aufmerksamkeit für den Blickpartner, Anteilnahme, Sympathie, Einverständnis. B. ist wichtig für Vertrauensbildung.

Blickkrampf ↑Schauanfall.

Blicklähmung: durch Läsion supranukleärer Zentren bedingte Bewegungseinschränkung beider Augen. **Horizontale B.**: durch Läsionen des pontinen Blickzentrums, d. h. der Formatio reticularis der Brückenhaube bedingte B. zur Seite des Herds o. durch kortikale bzw. subkortikale Läsionen des Frontal- o. Okzipitallappens bedingte B. zur Gegenseite, durch Überwiegen der Antagonisten Déviation conjuguée. **Vertikale B.**: durch Läsion der Mittelhirnhaube.

Blicklähmung, supranukleäre: Resultat der Störung der kortikalen o. subkortikalen okulomotor. Zentren o. ihrer Verbindungsbahnen oberhalb der okulomotor. Mittelhirnkerne. Es resultiert kein Lähmungsschielen, sondern Defekte der ↑Versionen entstehen. Ausnahme: ↑Ophthalmoplegia, internuclearis.

Blickrichtungsnystagmus: in einer Blickrichtung auftretender Nystagmus bei zentraler Vestibularisstörung.

Blinddarm: Typhlon, ↑ Zäkum.

Blinddarmentzündung: umgangssprachl. für Entzündung des Wurmfortsatzes. ↑ Appendizitis.

Blindenpunktschrift: von Louis Braille 1829 erfundene tastbare Schrift aus Anordnungskombinationen von 6 Punkten.

Blindheit: Amaurose. Völliger Verlust der Lichtwahrnehmung. Der Begriff der B. wird jedoch auch für hochgradige Einschränkungen der Sehschärfe u. des Gesichtsfelds verwendet. Drei Abstufungen: 1. hochgradig Sehschwache mit einer Sehschärfe von $^1/_{25}$ u. weniger; 2. prakt. Blinde mit $^1/_{50}$ u. weniger; 3. Blinde: $^1/_{200}$ u. weniger.

Blind-loop-Syndrom ⟨*engl*⟩ ↑ Blindsacksyndrom.

Blindpufferung ↑ Puffertherapie.

Blindsacksyndrom: im Nebenschluß liegende Darmanteile (nach Seit-zu-Seit-Anastomose, große Divertikel, ↑ Syndrom der zuführenden Schlinge) werden zu einer Brutkammer von Bakterien, die zu Anämie, Dyspepsie u. Malassimilation führen können (Vitamin-B_{12}-Verbrauch, Dekonjugation der Gallensäuren usw.). Umfaßt das Syndrom der blinden Schlinge u. Overgrowth-Syndrom.

Blindversuch: Versuch zur Prüfung der Wirkung eines Medikamentes, bei dem der Pat. (**einfacher B.**) bzw. auch der Versuchshelfer u. der die Wirkung beurteilende Arzt (**doppelter B.**) über die Art des verabreichten Medikamentes (Wirksubstanz, ↑ Plazebo) nicht aufgeklärt werden. Sichert die Vergleichbarkeit durch Ausschaltung von Faktoren der unbewußten u. ungewollten Täuschung.

Blinzelreflex: durch Schall- o. Lichtreize sowie bei Berührung der Augenwimpern o. der Hornhaut kommt eine Kontraktion der Augenlider i. S. einer Blinzelbewegung zustande; bes. im frühen Säuglingsalter.

Blisterpackungen ↑ Arzneimittelverpackung.

Blitzfiguren: durch Blitzschlag entstandene, mitunter baumartig verästelte Zeichnungen auf der Haut, aus Rötung u. Nekrose bestehend, Verbrennung 1.–4. Grades.

Blitz-Nick-Salaam-Krämpfe ↑ Epilepsie.

Blitzschlagsyndrom: nach Erleiden eines Blitzschlags auftretende Symptomatik, wenn nicht ohnehin Tod durch Atemlähmung o. Herzstillstand eintritt. Der menschl. Körper schließt dabei den Stromkreis, Strom fährt durch ihn hindurch. Neurol. Ausfälle, Ohnmacht, ↑ Blitzfiguren u. Verbrennungen der Haut, Frakturen.

Blitzsehen ↑ Photopsie.

Blitzstar ↑ Katarakt.

BLLD: *Abk* für engl. British Library Lending Division. Teil der British Library, der für die Bereitstellung wissenschaftl. Lit. (meist als Kopien) zuständig ist. Die BLLD (Sitz: Boston Spa, Yorkshire) ist außerdem das brit. MEDLARS-Zentrum (↑ MEDLARS).

Bloch, Bruno (1878–1933), Schweizer Dermat., Basel, Zürich.

Bloch, Konrad Emil (geb. 1912), Biochem., Chicago, Cambridge/Mass., USA. 1964 Nobelpreis für Med./Physiol. (mit F. Lynen) „für die Aufklärung des Mechanismus und der Regulation des Cholesterin- und Fettsäurenmetabolismus".

Bloch-Sulzberger-Krankheit (nach Bruno B. u. Marion B. S.) ↑ Incontinentia pigmenti.

Blockade: Unterbrechen von Leitungen u. derer Funktionen, z. B. Gefäßblockade, Nervenblockade, ↑ Reischauer-Blockade.

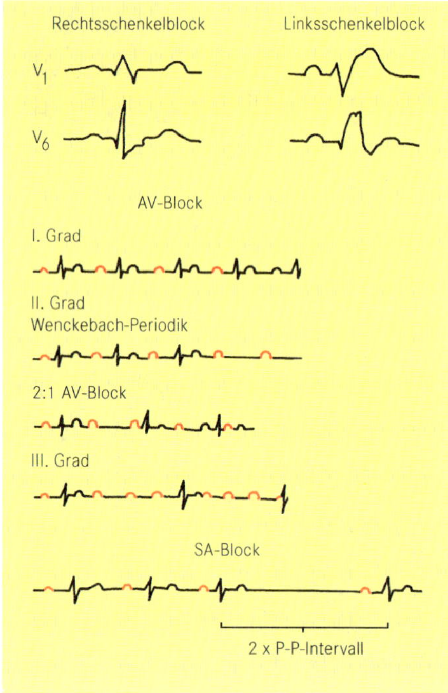

Blockformen. Schematische Darstellung der verschiedenen Blockformen im EKG (P-Welle rot)

Block, alveolokapillärer: Unterbrechung des Gasaustauschs zwischen Alveole u. Kapillare, Lungendiffusionsstörung in mehr o. weniger ausgedehnten Alveolarbezirken durch Verdickung der „Membran" o. Einschränkung der Oberfläche bei Sklerodermie, Fibrose, Sarkoidose, Asbestose, chron. Lungenstauung u. a.; in vielen Fällen auch Ventilations-Perfusions-Ungleichheiten, die eine echte Diffusionsstörung vortäuschen.

Block, anodischer ↑ Anodenwirkungen.

Blocker, kompetitiver: nichtdepolarisierendes Muskelrelaxans. Pharmakon, das einen kompetitiven ↑ Block hervorruft.

Blockformen: intermittierende bzw. totale Leitungsunterbrechung eines elektr. Impulses innerhalb des Erregungsleitungssystems. **Sinuatrialer Block**: Block eines regelrecht im Sinusknoten gebildeten Impulses innerhalb der sinuatrialen Grenzregion am Übergang zum Vorhofmyokard. **Atrialer Block**: sehr selten. Block eines elektr. Reizes im Vorhofmyokard. **AV-Knoten-Block**: häufigster Leitungsblock am Übergang zwischen Erregung von Vorhöfen u. Kammern. **Faszikelblock**: intraventrikulärer Leitungsblock in Anteilen des li. Schenkels als li.-anteriorer bzw. li.-posteriorer Faszikelblock. **Schenkelblock**: Leitungsunterbrechung innerhalb des re. bzw. li. Schenkels (↑ Erregungsleitung des Herzens, kardiale ↑ Reizbildungszentren u. ↑ Erregungsleitung des Herzens). Abb.

Blockierung: 1. *Psychol.:* Hemmung, Sperre o. Handlungsunterbrechung. Mentale B.: unbewußte Unterbrechung einer Gedankenkette ohne Vorhandensein eines äußeren Reizes. Affektive B.: psychopatholog. Emotionshemmung. Erinnerungsblockierung: momentane Nichtverfügbarkeit erlernter Inhalte. Emotionale B.: kurzzeitige Leistungshemmung, Hemmung des Wahrnehmens u. Denkens durch emotionale Erregung. **2.** ***Orthop.:*** reversible, hypomobile Funktionsstörung eines Gelenks. Ursache kann eine Fehlbelastung, ein Gelenktrauma o. eine strukturelle Gelenkveränderung sein.

Blocking-Test ⟨*engl*⟩ *m*: Test, bei dem die spezif. Reaktion zwischen Antigen u. Antikörper dadurch blockiert wird, daß Antikörper der gleichen Spezifität o. unterschiedl. biol. Aktivität zugesetzt wird. Beispiel: inkomplette ↑Antikörper verhindern, wenn sie einer Erythrozytensuspension zugesetzt werden, die Agglutination durch spezif. Agglutinine.

Block, intraatrialer ↑Blockformen.

Block, kathodischer: Verschwinden o. Abnahme (kathod. Depression) der Reaktionsfähigkeit einer erregbaren Zelle, bes. Nervenzelle u. deren Axon, bei langanhaltender Depolarisation der Zellmembran unter der Kathode.

Block, kompetitiver: Nichtdepolarisationsblock, Zustand, der durch die Verabfolgung von nichtpolarisierenden Relaxanzien hervorgerufen wird. Hierbei befindet sich die motor. Endplatte in polarisiertem Zustand. Ihre Depolarisation u. damit Erregung wird durch die kompetitiven Blocker verhindert. In diesem Zustand völlige Erschlaffung u. Lähmung der quergestreiften Muskulatur, einschl. der Atemmuskeln.

Blockmutation: Segmentmutation; Mutation, die längere DNA-Abschnitte betrifft, meist ↑Deletionen; entsteht wahrscheinl. durch Fehler bei der ↑Rekombination o. ↑Replikation.

Block, sinuaurikulärer: Leistungsstörung zwischen dem Sinusknoten u. dem re. Vorhof (Austrittsblock), auch in Kombination mit Störungen der Impulsbildung im Sinusknoten mögl. Klin. bedeutsam beim Sinusknotensyndrom. Unter medikament. Ther. zu beobachten bei Gabe von Digitalis-Präparaten (Überdosierung), Betablockern, Amiodaron u. Klasse-I-Antiarrhythmika. Einteilung nach elektrokardiographischen Kriterien in drei Schweregrade. Beim totalen s. B. (III. Grades) Auftreten von Pausen ohne Beziehung zum Sinusgrundrhythmus, dabei häufig Ersatzsystolen aus sek. (AV-Knoten) o. tertiären Zentren (Hiss-Purkinje-System). Gefahr eines ↑Adams-Stokes-Anfalls.

Blockwirbel: Wirbelverschmelzung. Blockbildung von 2 o. mehreren Wirbeln. **Erworbene B.** Zustand nach ↑Spondylitis tuberculosa. **Angeborene B.** ausbleibende Segmentierung der prim. Wirbelsäulenanlage. Bandscheibe fehlt o. ist partiell angelegt. Bestandteil von Fehlbildungssyndromen: Kurzhals bei ↑Klippel-Feil-Syndrom, Eulenburg-Sprengel-Syndrom (angeborener ↑Schulterblatthochstand), ↑Ullrich-Nielsen-Syndrom.

Blodi, Frederick (1917-1996), amerik. Ophth., New York, Iowa. ↑Dysplasia retinoencephalosplanchnica.

Blood sludge ⟨*engl*⟩ ↑Sludge.

Bloom, David, zeitgen. Dermat, New York.

Bloomberg, Esther, zeitgen. amerik. Ärztin, Boston.

Bloom-Klippel-Trenaunay-Syndrom (nach David B. u. Paul T.) ↑Klippel-Trenaunay-Syndrom. Abb.

Bloom-Syndrom (nach David B.): seltene, autosomal rezessiv erbl. Krankheit mit Minderwuchs, „spitzem Gesicht“, teleangiektat. Rötung der Gesichtshaut u. der Arme, UV-Licht-Überempfindlichkeit. Auffällig sind

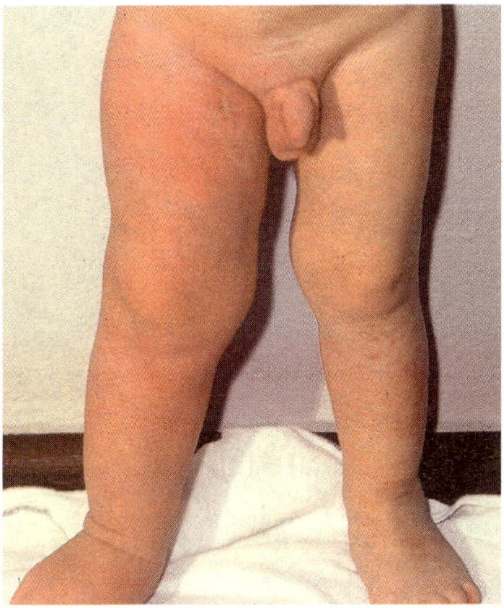

37

Bloom-Klippel-Trenaunay-Syndrom. Unilaterale Weichteil-, Gefäß- und Knochenhyperplasie

Chromosomenbrüchigkeit u. Neigung zu Tumorerkrankungen. ↑Louis-Bar-Syndrom.

Blot-Perforatorium ↑Kranioklast.

Blotting-Techniken: Verfahren zur Analyse von DNA (Southern blotting), RNA (Northern Blotting), Proteinen (Western blotting; Immune blotting); hierbei werden elektrophoret. getrennte Moleküle durch Diffusion o. abermalige Elektrophorese auf eine feste Phase übertragen u. danach durch Färbung, Autoradiographie o. Reaktion mit markierten Antikörpern (Immune blotting) sichtbar gemacht.

Blount, Walter Putnam (geb. 1900), Orthop., USA.

Blount-Korsett (nach Walter P. B.): Milwaukee-Korsett; Form eines ↑Extensionskorsetts.

Blount-Syndrom (nach Walter P. B.): Osteochondrosis deformans tibiae; asept. juvenile Knochennekrose des posteromedialen Tibiaplateaus; infantile Form häufig beidseits auftretend, juvenile Form eher einseitig u. weniger stark ausgebildet, Ursache für die Entstehung von Genua vara (↑O-Bein).

Blow out fracture ⟨*engl*⟩ *f*: Überdruckfraktur des Orbitabodens, durch stumpfe Gewalteinwirkung auf Bulbus u. Orbita; Gefahr der Infektion des Orbitainhalts bei Nasennebenhöhlenentzündung u. Absinken des Augapfels (↑Enophthalmus) mit Auftreten von Doppelbildern. Baldige Reposition u. Stützung des Orbitabodens (Tamponade, Plastik) nötig. Abb. S. 264.

Blue babies ⟨*engl*⟩ *n*: Säuglinge mit Zyanose bei angeborenen ↑Herzfehlern mit ↑Shunt (Rechts-Links-Shunt) o. bei ↑Methämoglobinämie durch erhöhte Nitrataufnahme mit der Nahrung.

Blue bloater type ⟨*engl*⟩: auch als Typ B o. zyanot.-plethor.-bronchialer Typ des Emphysematikers; Bez. für Patientengruppe, bei der Husten u. Auswurf die Hauptsymptome darstellen. Grundleiden ist meist eine chron.

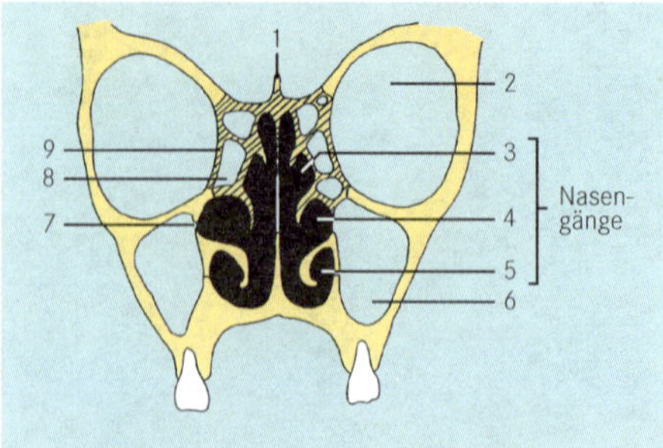

Blow out fracture. Schematische Übersicht der Lagebeziehung von Nase, Nasennebenhöhlen u. Orbita.
1: Crista galli; 2: Orbita; 3: Meatus nasi superior; 4: Meatus nasi medius; 5: Meatus nasi inferior; 6: Sinus maxillaris (Kieferhöhle); 7: Hiatus semilunaris (Ausführungsgänge von Kieferhöhle u. vorderem Siebbein); 8: Bulla ethmoidalis (Siebbeinzelle); 9: Lamina orbitalis (papyracea)

obstruktive Bronchitis. Der B. wird überwiegend im mittleren Lebensalter angetroffen. ↑Pink-puffer-Typ.

Blue rubber-bleb nevus disease ⟨*engl*⟩ *f*: multiple ausdrückbare, subkutane, teils kapilläre, teils kavernöse Hämangiome, die auch im Intestinaltrakt vorkommen können.

Blumberg, Baruch Samuel (geb. 1925), amerik. Genetiker, Virol., Philadelphia. Seine Entdeckung des ↑Australia-Antigens führte zu einem Aufschwung der Hepatitisforschung. 1976 Nobelpreis für Med./Physiol. (mit D. C. Gajdusek) „für ihre Entdeckung von neuen Mechanismen für die Entstehung und Verbreitung von Infektionskrankheiten".

Blumberg, Jakob Moritz (1873–1954), dt. Chir., Berlin, London.

Blumberg-Zeichen (nach Jakob M. B.): Schmerzen im re. Unterbauch bei plötzl. Nachlassen einer tiefen Kompression des li. Unterbauchs, Zeichen für ↑Appendizitis.

Blumenkohlgewächs: Papillom o. papillomatös wachsendes Karzinom mit blumenkohlartig gestalteter Oberfläche.

Blut: Sanguis; die im Blutkreislauf zirkulierende Suspension von Blutzellen (Erythrozyten, Leukozyten, Blutplättchen) im Plasma mit für den Organismus vielfältigen, nicht anderweitig ersetzbaren Funktionen. Vielfach als „flüssiges Gewebe" bezeichnet. Zahlreiche Aufgaben im Wärmehaushalt sowie im Stofftransport für Gase, Nährstoffe, Intermediärprodukte, Abwehrstoffe, Abbauprodukte, Wirkstoffe, Hormone, gerinnungsaktive Substanzen, Zellen u. a. **Gesamtblutvolumen** wird je nach Bestimmungsmethode zwischen 65,6 u. 71,4 ml/kg Körpermasse mit einer Schwankungsbreite von 51–87 ml/kg Körpermasse angegeben. Dabei beträgt das gesamte Erythrozytenvolumen 25,8 ml/kg (w.) Körpermasse bzw. 30,3 ml/kg Körpermasse (m). Die Gesamtblutmenge ist bei Bezug auf das Körpergewicht bei Männern durchschnittl. etwas größer als bei Frauen. Bei der Geburt beträgt das Gesamtblutvolumen um 300 ml. Es verdoppelt sich im 1. Lj. Sportl. Betätigung führt zur Vermehrung des Gesamtvolumens. Der physiol. Zustand des B. ist größtenteils durch physikal. Faktoren bestimmt. Eine der Hauptfunktionen, der Stofftransport, nutzt die physik.-chem. Eigenschaften der Eiweißstoffe („Trägerproteine"), ↑Plasmaproteine. Die elektr. Ladung einzelner Plasmabestandteile u. die elektr. Oberflächenladung der Blutzellen sind Voraussetzung für ihre Wanderung im elektr. Feld (↑Elektrophorese, ↑Blutkörperchensenkungsreaktion). Wasser ist der Hauptbestandteil des B. mit 90 % im Plasma u. 65 % in den Blutzellen. Der normale kryoskop. Punkt des Blutplasmas liegt bei −0,56 °C (±0,01). Die Niere ist vorwiegend für die Aufrechterhaltung der **Isotonie** des Blutes verantwortl. Der onkot. Druck der Plasmaproteine beeinflußt wesentl. den Wasseraustausch im Kapillarsystem. Die Konstanz der **Isohydrie** ist für den Ablauf aller biol. Vorgänge Vorbedingung. Der normale **pH-Wert** liegt zwischen 7,37–7,45. Puffersysteme des Plasmas u. der Blutkörperchen steuern die Erhaltung des Säuren-Basen-Gleichgewichts, wobei das Kohlensäurehydrogenkarbonatsystem den wichtigsten Puffer darstellt. Die Fähigkeit des B., Kohlensäure in Form von Hydrogenkarbonat zu binden, hängt von der Menge des nicht fest gebundenen Alkalis ab. Der Wert dieser ↑Alkalireserve beträgt 55–56 Vol. % gebundener Kohlensäure. Die Konstanz des Säuren-Basen-Gleichgewichts wird weiterhin durch das System NaH_2PO_4–Na_2HPO_4, die Plasmaproteine u. die Erythrozyten aufrechterhalten. Blutviskosität, Berechnungsindex des Serums sowie die Oberflächenspannung des Plasmas sind weitere physikal. Kriterien des B. Bereits unter physiol. Bedingungen findet im Ablauf der Lebensvorgänge ein dauernder Zustrom in die u. ein Abstrom von Stoffen aus der Blutbahn statt. Enge Wechselbeziehungen bestehen zwischen der Zusammensetzung des Plasmas u. den versch. Organfunktionen. Größe des Einstroms in die Blutbahn, Transportmöglichkeit bzw. -kapazität u. Größe des Ausstroms aus der Blutbahn sind bestimmend für die jeweilige Konzentration eines Stoffs im B. Veränderungen dieser Stoffkonzentration, d. h. der Zusammensetzung des B. können wichtige diagn. Hinweise erlauben, wenn der entsprechende Blutspiegel, der normalerweise nur in engen Grenzen schwankt, i. S. einer Verminderung o. Vermehrung abweicht. Das Volumenverhältnis von Blutzellen u. Plasma beträgt bei Männern 44–48 zu 56–52. Das ↑Zellpackungsvolumen (PCV für engl. packed cell volumen), wird in der med. Praxis meist mittels des Hämatokritverfahrens bestimmt, bei dem Blutkörperchen mittels Zentrifugalkraft in einem Röhrchen zusammengepreßt werden.

Blutabnahme ↑Blutentnahme.

Blutader ↑Vena.

Blutagar: bluthaltiger Nähragar für bakt. Untersuchungen; enthält 5–10 % defibriniertes o. Zitratblut von Tieren o. Menschen für anspruchsvollere Keime. ↑Blutkultur.

Blutalkohol: Äthylalkoholgehalt des Blutes, normal bis 0,03 mg/g, erhöht nach Alkoholgenuß. Nachweis durch Feststellung reduzierender Substanzen im Blut (Widmark, 1922), durch pyrogene Zersetzung (Schifferli), durch spezif. Enzymmethode (ADH-Methode) u. gaschromatograph. Kriminalist. wichtig. Fehlerquellen: 1. falsche Desinfektion mit reduzierend wirkenden Substanzen (Alkohol, Äther, Iodtinktur u. a.). Desinfektion daher z. B. nur mit Quecksilber(II)-chlorid-Lösung. 2. vorangegangene Äthernarkose, Acetonämie (Diabetes), Genuß von Methylalkohol (verfälschen u. U. Widmark-Werte).

Blutaltersbestimmung: Feststellung des Alters einer Blutspur. Genaue Angaben sind nur unter best. Bedingungen mögl. da die Veränderungen von Blutspuren sehr stark von den Umgebungsbedingungen (z. B. Sonnenbestrahlung) abhängig sind. In günstigen Fällen kann das Chloridbild Hinweise auf das Alter einer Blutspur geben.

Blutarmut ↑Anämie.

Blutart: Spezieszugehörigkeit einer Blutprobe (Blutspur). Nachweis erfolgt mit Hilfe der Uhlenhuth-Präzipitinreaktion o. deren Modifikation nach Ouchterlony (↑Agargelpräzipitation). Die bekannte Spezifität des mit der Blutspur reagierenden Antiserums läßt auf die gesuchte Spezieszugehörigkeit der Untersuchungsprobe schließen.

Blutaspiration: Ansaugen von Blut in die Bronchien, z. B. bei Schädelbasisbruch, der die Nebenhöhlen betrifft, Halsstich, Lungen-Bronchial-Blutung (Tbc usw.), Aneurysma, welches in die Luftröhre einbricht. Folge: Lungenblähung mit blauroten Blutaspirationsinseln, die durch die Pleura hindurchschimmern; führt bei größerem Ausmaß zur Erstickung.

Blutaufkommen: Anzahl der Blutspenden, ↑Plasmapheresen u. ↑Zellapheresen in Blutspendediensten u. Plasmapheresezentren einer Region bzw. eines Landes zur Deckung des Bedarfs an ↑Blutpräparaten, ↑Plasmapräparaten u. Plasmafraktionen. Etwa 6 % der Bevölkerung müssen spenden, um ausreichend Albumin u. Faktor VIII fraktionieren zu können.

Blutausstrich: dient zur Beurteilung der Leukozyten, der Erythrozyten u. der Blutplättchen nach qualitativen u. quantitativen Gesichtspunkten, wobei geringe Blutmengen (Nativ-, EDTA- o. Heparinblut) entweder auf Objektträger aus Glas o. durchsichtigem Kunststoff bzw. auf Glasdeckgläschen derart ausgestrichen werden, daß sich die zellulären Bestandteile mögl. gleichmäßig verteilen u. bes. am Ausstrichende (sog. Ausstrichbürste) nebeneinander zu liegen kommen. Außer der übl. manuellen Herstellung eines B. ist auch der Einsatz von Blutausstrichautomaten (Spinner) mögl. u. erleichtert eine automatisierte Auswertung des B. Ein wesentl. Vorteil des luftgetrockneten, fixierten u. gefärbten B. gegenüber histol. Schnittpräparaten ist die äußerst geringe Schrumpfung der flach ausgebreiteten kompletten Zellen. Ein B. eignet sich zur Differenzierung der in relativen Zahlenwerten angegebenen Leukozytenarten (neutrophile, eosinophile, basophile Granulozyten, Monozyten, Lymphozyten) nach deren Fixierung u. Anfärbung. Die neutrophilen Granulozyten werden als einzige Zellart außerdem noch nach ihrer Reifestufe eingeordnet (Myeloblast, Promyelozyt, Myelozyt, Metamyelozyt, Stabkerniger, Segmentkerniger). Die Dokumentation erfolgt nach Differenzierung einer Stichprobe von 100, nur bei bes. Fragestellungen von 250 o. mehr Leukozyten (↑Leukozyten) in einem ↑Hämogramm. Die Beurteilung der versch. Zellen erfolgt in konventioneller Weise mit Ölimmersion im Hellfeldmikroskop o. automatisiert nach versch. Prinzipien. ↑Bildverarbeitung, automatische, ↑Blutzelldifferenziergerät.

Blutaustausch ↑Austauschtransfusion.

Blutaustauschbestrahlung, extrakorporale: klin.-exp. Verfahren zur Bestrahlung von Tumorzellen im Blut außerhalb des Körpers bei Hämoblastosen (z. B. chronische lymphatische ↑Leukämie) u. zur Erzielung einer selektiven Lymphopenie in der Frühphase nach Organtransplantation. Verwendet wird die Gammastrahlung des ^{60}Co, ^{137}Cs u. des ^{90}Sr. Bei der e. B. wird eine subkutane arteriovenöse Fistel am Unterarm (Cimino-Shunt wie bei der Hämodialyse) angelegt.

Blutbild: von Schilling eingeführte Bez., wobei allg. das **kleine B.** das Minimal- bzw. Grundprogramm hämat. Laboratoriumsmethoden (mit Leukozyten u. Hämoglobin in der Volumeneinheit Blut o. PCV bzw. Hämatokrit) u. das **große B.** zusätzl. die Leukozytendifferentialzählung umfaßt.

B

Blutbildung: Die ontogenet. Entwicklung unterscheidet beim Menschen drei Blutbildungsperioden: die **mesenchymale Blutbildungsperiode** (megaloblast. Blutbildungsperiode) vom Ende der 2. Entwicklungswoche beim 0,3 mm langen Embryo, wobei im Mesenchym des Dottersacks sog. ↑Blutinseln aus primitiven Erythroblasten entstehen u. im peripheren Blut Megaloblasten nachweisbar sind. In der **hepatolienalen Blutbildungsperiode** werden ab 2. Entwicklungsmonat erste Blutherde in der Leber u. ab 3. Entwicklungsmonat in geringem Ausmaß auch in der Milz beobachtet, wobei erstmals neben Erythroblasten auch Vorläuferzellen der Granulo- u. Thrombozytopoese auftreten. Im 3. u. 4. Fetalmonat wird das Maximum der Hämatopoese in der Leber erreicht. Im peripheren Blut haben fast alle roten Blutzellen ihren Kern bereits verloren. Z. Z. der Geburt ist eine extramedulläre B. beim Menschen nicht mehr vorhanden, nachdem bereits (nicht vor der 26. Schwangerschaftswoche) das Knochenmark diese Aufgabe übernommen hat (**medulläre Blutbildungsperiode**). Der Ursprung der B. im Knochenmark ist auf die Ansiedlung frei zirkulierender ↑Blutstammzellen zurückzuführen, die von der Leber aus über das periphere Blut in die primitive Knochenmarkhöhle einwandern. Die Relation Granulo- zu Erythrozytopoese im Knochenmark verschiebt sich laufend: bei der Geburt (1,5 : 1), in der 2. Lebenswoche (11 : 1), nach dem 1. Jahr (3 : 1) u. im Erwachsenenalter auf 3–4 : 1. Eine **extramedulläre B.** liegt demnach physiol. in embryonaler Zeit vor u. tritt postnatal nur unter pathol. Bedingungen auf. So kann als Folge schwerer Schädigungen o. Reduktion der intraossalen B. diese weitgehend in die Milz als potentiell hämatopoet. Organ verlagert werden u. zu deren Größenzunahme (z. B. bei Osteomyelofibrose) führen. Auch andere Organe (Leber, Lunge u. a.) kommen für eine extramedulläre B. in Betracht. Die B. bei myeloproliferativen Erkrankungen erweitert sich zur extramedullären B. Dabei ist das Fehlen der Knochenmark-Blut-Schranke kennzeichnend, so daß kernhaltige Vorstufen der Erythrozytopoese u. alle Reifestufen der Granulo-, Mono- u. Thrombozytopoese im peripheren Blut erscheinen können.

Blutchimären ↑Chimäre.

Blutdepot: Blutbank; organisator. Einheit im Krankenhaus mit Aufgaben der Beschaffung, fachgerechten Aufbewahrung u. Ausgabe von Blutpräparaten nach den prätransfusionellen Untersuchungen.

Blutdruck: der in den Gefäßen des Körper- u. Lungenkreislaufs herrschende Druck über Atmosphärendruck. Er beruht auf der Pumpleistung der Ventrikel (Schlagvolumen mal intraventrikulärer Druck mal Frequenz) u. ist von der Intaktheit der Klappen u. den elast. u. viskösen Widerständen der Gefäße abhängig. I. e. S. versteht man unter dem art. B. den in einer Arterie des Körperkreislaufs auf Herzhöhe gegenüber Atmosphäre gemessenen Druck. Infolge der diskontinuierl. Herztätigkeit u. der elast. Gefäßeigenschaften verläuft der Blutdruck wellenförmig (Pulswelle). Seinen höchsten Wert von 120 mmHg (16 kPa) in zentralen Gefäßen erreicht er während der Austreibungszeit. Da die Herzmuskulatur sich im angespannten Zustand befindet, spricht man dabei auch vom systol. Blutdruck. Seinen niedrigsten Wert von 80 mmHg (10,6 kPa) im entspannten Zustand des Herzens hat er kurz vor Beginn der Austreibungszeit (diastol. Blutdruck). Infolge der Pulswellenüberlagerung durch Reflexion kann der periphere Blutdruck um knapp 20 mmHg (3 kPa) höher sein als in der Aorta. Der B. wird durch Veränderung des Gefäßwiderstands mittels der Gefäßmuskulatur u. der Variation der Herztätigkeit geregelt (Blutdruckregulation). Er steigt mit zunehmendem Alter u. ist stark von Umwelt, Psyche u. Tätigkeitszustand des Organismus abhängig. U. a. sind Schwankungen mit der Atmung u. dem Tagesrhythmus zu verzeichnen (↑Rhythmus; ↑Mayer-Blutdruckwellen).

Blutdruckamplitude: Differenz zwischen systol. u. diastol. ↑Blutdruck.

Blutdruck, basaler: der unter optimalen Ruhebedingungen (Grundumsatzbedingungen) unblutig (Riva-Rocci) gemessene Blutdruck (z. B. während o. kurz nach Schlaf 15 min lang alle 30 s Registrierung u. Mittelwertbildung aus den beiden niedrigsten Werten).

Blutdruckkrisen: krisenhafte Blutdruckanstiege durch Ausschüttung von Katecholaminen (Adrenalin, Noradrenalin) bei Tumoren des chromaffinen Systems der ↑Glandula suprarenalis (↑Phäochromozytom). Auch bei zentralnervösen Prozessen vorkommend.

Blutdruckmessung, direkte: Messung des Blutdrucks direkt im Kreislauf an versch. Gefäßabschnitten bzw. im Herzen. Dazu wird ein Katheter eingeführt, der unmittelbar Kontakt zum fließenden Blut hat u. mit einem Manometer verbunden ist. Man unterscheidet Membranmanometer, die aus einer Kammer bestehen, welche an einem Ende eine elast. Membran u. am anderen Ende eine Kanüle tragen u. Katheter-Tip-Manometer, die an ihrer Spitze ein Manometer tragen. Die direkten Methoden werden z. B. zur Untersuchung der Hämodynamik bei kardiochirurg. Eingriffen u. in der Intensivtherapie eingesetzt. Die direkte B. bedarf bei Einsatz von ↑Schwemmkathetern keiner Röntgenkontrolle u. ist wenig belastend (ambulante Durchführung).

Blutdruckmessung, indirekte: Sphygmomanometrie nach Riva-Rocci (1896). Messung des Blutdrucks mit Hilfe einer aufblasbaren Gummimanschette. Ihre Breite ist dem Extremitätendurchmesser anzupassen, ↑Manschettenbreite. Der äußere Umfang muß konstant bleiben. Meßtechnik: Arm in Herzhöhe, luftleere Manschette 2 cm oberhalb der Ellenbeuge anlegen. Rasch unter palpator. Radialispulskontrolle aufpumpen bis mind. 30 mmHg oberhalb des palpator. ermittelten systol. Drucks. Aufsetzen des Stethoskops über der A. brachialis. Ablassen des Manschettendrucks mit einer Geschwindigkeit von 2–3 mmHg/s. Systol. Blutdruck = erster hörbarer klopfender Ton, Phase I des Korotkow-Phänomens, diastol. Druck = leiser u. tiefer werdendes ↑Korotkow-Geräusch, Phase IV u. Verschwinden des Schallphänomens, Phase V. Seine Übereinstimmung mit den systol. u. diastol. Druckextrema im Gefäß zeigen das beginnende u. das endende Durchschlagen der Pulswelle durch die gestaute Arterie an. Als Kriterien dafür gelten: 1. Pulsator. Druckschwankungen in der Manschette infolge Kompression der Manschettenluft durch den Volumenpuls (Oszillometr. Blutdruckmessung (↑Oszillogramm); 2. Geräusche, die sich in Blutstromrichtung ausbreiten u. 3. das subjektive Gefühl des Klopfens. Zusätzl. kann beim systol. Blutdruck der wiederauftretende Puls getastet werden. Bei der automat. Messung wird unter der Manschette ein Mikrophon angebracht, das die Korotkow-Geräusche in elektr. Signale umwandelt, o. das Fühlen des Pulses mit photoelektr. Durchlichtrezeptoren o. Reflexabnehmern durchführt. Die Messung erfolgt im Sitzen nach längerer Ruhe unter Ausschaltung stärkerer innerer u. äußerer Einflüsse (Lärm, Kälte, Emotionen, körperl. Belastungen: 15 min Ruhe). Abb.

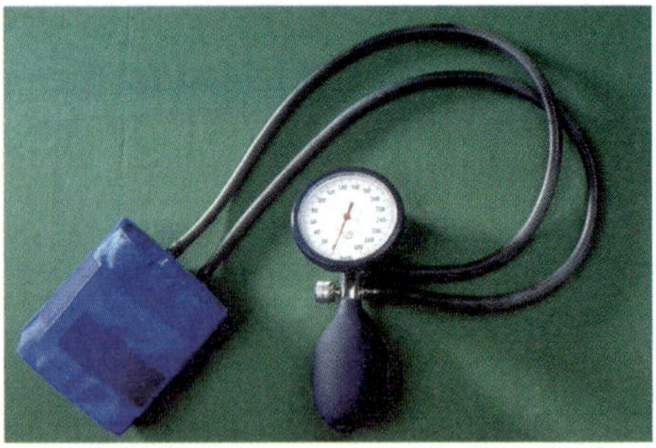

10

Indirekte Blutdruckmessung.
Meßgerät zur i. B

Blutdruck, mittlerer: repräsentativer Wert für die treibende Kraft des Kreislaufs. Die mittlere Stromstärke (i) ist direkt proportional dem m. B. (p) u. indirekt proportional dem Widerstand (W). Der m. B. ist gleich dem Flächenintegral unter der Druckpulskurve dividiert durch die Pulsdauer. Beim zentralen Puls annähernd gleich dem arithmet. Mittel aus systol. u. diastol. Blutdruck.

Blutdruckregulation: i. S. der biol. Regelung ist der arterieller ↑Mitteldruck als Regelgröße zu verstehen, deren Sollwert im wesentl. konstant gehalten wird. Der ↑Istwert wird von den Meßfühlern (auf Druckerhöhung ansprechende Dehnungsrezeptoren in der Wand des Aortenbogens u. des Karotissinus (↑Sinus caroticus), auch als Baro- o. Pressorezeptoren bezeichnet) aufgenommen u. über den ↑Karotissinusnerven u. den ↑Aortennerven zum Regelzentrum (↑Kreislaufzentren) gemeldet. Hier findet die Ermittlung desjenigen Impulsmusters statt, das als Stellgröße über die Gefäß- u. Herznerven zu den Effektoren (Herzventrikel, glatte Gefäßmuskulatur) geleitet eine Korrektur der Abweichung des Istwertes vom Sollwert (sog. neg. Rückkopplung) bewirkt. Z. T. sind Hormone in den efferenten Schenkel dieses Regelkreises eingeschaltet (Nebennierenmark). Wird die Meldung von den Barorezeptoren zum Zentrum unterbrochen, resultiert eine erhebl. Druckzunahme, da normalerweise eine dauernde Grundaktivität der Rezeptoren einer Blutdrucksteigerung entgegenwirkt. (Entzügelungshochdruck). Reizung der obengenannten afferenten Nerven (Depressornerven) u. zugehöriger Blutdruckabfall wurden früher als Reflex behandelt (Depressorreflex). Bei einer depressor. Blutdruckzüglerleistung wird über die Kreislaufzentren der Sympathikustonus am Herzen verringert u. der Parasympathikustonus erhöht (Herzkontraktionskraft abgeschwächt, ↑Bradykardie), der sympath. Vasokonstriktorentonus (Gefäßverengung) wird gesenkt, die vasodilatator. Nerven (Gefäßerweiterung) sind unbeteiligt. Über Erweiterung der Venen sinkt die diastol. Füllung des Herzens. Bei pressor. Wirkung der Barorezeptoren verlaufen alle Vorgänge umgekehrt. Die Meßfühler zeigen ein deutl. PD-Verhalten (besseres Ansprechen auf Wechsel- als auf

Gleichdruck). Sie wirken bei starker Erregungsimpulsaussendung auch depressor. auf die Atmung u. können den Tonus der Skelettmuskulatur herabsetzen sowie zu Bewußtseinsverlust führen. Andererseits können durch hohen CO_2- u. niedrigen O_2-Partialdruck im Blut über Erregung der den Barorezeptoren benachbarten ↑Chemorezeptoren pressor. u. bei umgekehrten Verhältnissen depressor. Kreislaufeffekte ausgelöst werden.

Blutdrucksenkung ↑Hypotension, kontrollierte.

Blutdruck, statischer: Druckwert im Gefäßsystem, der sich nach Stillegung der Zirkulation einstellt. Er liegt nur wenige cm Wassersäule über dem normalen mittleren venösen Blutdruck u. repräsentiert bei gegebenem Blutvolumen die Gesamtelastizität des Kreislaufs. Er kann durch Veränderung des Gefäßtonus (Spinalanästhesie) u. des Blutvolumens (Infusion) modifiziert werden.

Blutdruckzügler
↑Blutdruckregulation, ↑Depressor.

Blutegel ↑Hirudinea.

Blutegel, medizinischer ↑Hirudo medicinalis.

Bluteindickung: Hämokonzentration, Pseudopolyglobulie. Vermehrung der Erythrozyten in der Volumeneinheit Blut aufgrund einer Plasmaverminderung bei normalem Erythrozytengesamtvolumen (u.a. bei Lungenödem). B. wird bedingt durch Flüssigkeitsverlust u. verminderte Flüssigkeitsaufnahme. Bei der Pseudopolyglobulie ist das Erythrozytengesamtvolumen normal, das Plasmavolumen vermindert u. damit auch die Blutmenge vermindert. Die Entscheidung, ob eine Pseudopolyglobulie o. eine „echte" Polyglobulie vorliegt, kann nur durch die Bestimmung der absoluten Werte des Erythrozytengesamtvolumens u. des Plasmavolumens getroffen werden. Die Bestimmung des relativen Zellpackungsvolumens (PCV) ist zur Abgrenzung nicht geeignet.

Blutentnahme: Gewinnung von Patientenblut; geschieht nach Reinigung u. Desinfektion der für die Entnahme vorgesehenen Körperstelle unter asept. Bedingungen. Für klin.-chem. Routineuntersuchungen kommen dafür fast ausschließl. Venen- o. Kapillarblut in Frage. Nur für bes. Problemstellungen (z.B. Blutgasanalysen) besteht die Notwendigkeit, art. Blut für Untersuchungen zu gewinnen. Bei der B. ist zu beachten, daß die Konzentration der korpuskulären Bestandteile des Blutes sowie die Konzentration hochmolekularer Bestandteile des Plasmas u.a. von der Körperlage des Pat. u. der Dauer u. Höhe des angelegten Staudrucks abhängen. Weiterhin ist für die Untersuchung einiger Blutbestandteile die Tageszeit der Entnahme u. der Ernährungszustand von Bedeutung (präanalytische ↑Faktoren). Die Entnahme von Venenblut erfolgt nach kurzer Stauung der Vene mit einer entspr. weitlumigen Kanüle. Das Blut soll mögl. direkt aus der Kanüle unter Vermeidung von Schaumbildung in das Aufnahmegefäß fließen. Die Entnahme von Kapillarblut geschieht durch Einstich mit einer Lanzette in die Fingerbeere, Ferse (beim Säugling) o. das Ohrläppchen u. Aufnahme des austretenden Blutes mittels Kapillare, Kapillarpipette o. einem anderen geeigneten Aufnahmegefäß.

Bluter: Pat., der an klassischer ↑Hämophilie leidet.

Bluterbrechen ↑Hämatemesis.

Blutergelenk: als Folgen wiederholter, meist bereits zwischen 3. u. 8. Lj. erstmals auftretender Gelenkblutungen, bei Blutern auftretende degenerative Veränderungen an den versch. Gelenken, die bereits in der Jugend zu schwerer Körperbehinderung führen können; insbes. Knie- u. Ellenbogenarthropathien sind bei unbehandelten Hämophilien bei 90% der Pat. bis zum 15. Lj. schon nachweisbar. B. sind durch Drehung, Infiltration der Gelenkkapsel, der perikapsulären Weichteile u. durch Schmerzkontraktion der das Gelenk bewegenden Muskeln sowie durch Blutablagerungen in der Synovialis, im kapsulären u. perikapsulären Bereich mit nachfolgender Synovialitis sowie fibröser Umwandlung u. Schrumpfung des Kapselgewebes gekennzeichnet. Im Kniegelenk kommt es zur Subluxationsstellung der Tibia, zur Atrophie der Beinmuskulatur, an den Gelenkflächen zur Zerstörung des Knorpels u. des Knochens. Röntg. ist das B. durch Deformierung der Kondylen, durch irregulär begrenzte Gelenkkonturen, durch Pseudoosteophyten sowie Zysten u. Osteoporose der betroffenen Knochen charakterisiert.

B

Bluterguß ↑Hämatom.

Blutersatz: Ersatz der Flüssigkeit bei plötzl. starken Blutverlusten zur Vermeidung eines Volumenmangelschocks, wobei die Menge des verlorengegangenen Blutes zu berücksichtigen ist. Blutverluste bis zu 1,5 l können ausschließl. mit Blutersatz kompensiert werden, der schneller, weil ohne Blutgruppenbestimmung u. Kreuzprobe verabfolgt werden kann u. auch gefahrloser (z.B. hinsichtl. Übertragung von Krankheitserregern) ist. Verluste über 1,5 l erfordern Vollbluttransfusion, jedoch können auch Blutersatzmittel im Verhältnis 1 : 1 mitverwendet werden. Als B. kommen organ. u. anorgan. Stoffe in wäßrigen isotonen Lösungen in Betracht. Elektrolytlösungen werden rasch aus dem Blutkreislauf wieder eliminiert u. sind deshalb kein B. im eigentl. Sinne, können jedoch als Notmaßnahme gegeben werden. Kolloidale Lösungen mit einer molekularen Masse zwischen 25 000–150 000 verweilen länger in der Blutbahn, so u.a. Polyvinylpyrrolidon (PVP), Dextranlösungen (die abgebaut u. nicht gespeichert werden) sowie Gelatinelösungen versch. Art. Die versch. Blutpräparationen (Humanalbumin, Trockenplasma u.a.) sind im eigentl. Sinne keine Blutersatzstoffe.

Blutersatz, zellulärer: nicht korrekte Bez. für Leukozyten- o. Plättchenkonzentrat.

Blutfadenwurm ↑Wuchereria bancrofti.

Blutfarbstoff ↑Hämoglobin.

Blutgallekultur: älteres Verfahren zum Nachweis von ↑Salmonella typhi u. paratyphi aus dem Blut während der septikäm. Phase der Erkrankung durch Einbringen von 2–3 ml Blut (sofort nach der Entnahme) in 6–9 ml Gallebouillon. ↑Blutkultur.

Blutgasanalyse ↑Gasanalyse.

Blutgase: in gebundener o. physik. gelöster Form im Blut vorkommende Gase, unter physiol. Bedingungen O_2, CO_2, N_2; unter pathophys. Bedingungen u.a. CO, HCN. Die Senkung der Bluttemperatur bei Unterkühlung (↑Hypothermie, ↑Sauerstoffbindungskapazität) verlagert die O_2-Bindungskurve unter 28 °C nach li., u. die O_2-Abgabe an das Gewebe wird verschlechtert. Der pH-Wert ändert sich durch Verminderung der Hämoglobin- u. Proteinanionen.

Blutgefäße: Röhren, in deren Inneren das Blut geleitet wird; sie gliedern sich in Schlag- o. Pulsadern (↑Arteria), kleinere Pulsadern (↑Arteriola), Blutadern (↑Vena), kleinere Blutadern (↑Venula) u. Haargefäße (↑Kapillaren).

Blutgefäßsysteme: morphol. Substrat i.S. eines Rohrsystems, in dem sich der Kreislauf des Blutes mit seinen Funktionen des Gas-, Stoffwechselprodukte-, Wärme- u. Energiestofftransports u. der Verteilung von Hormonen u. Abwehrstoffen über das Vehikel Blut abspielt.

Blut, gemischtes: Mischblut; pulmonalvenöses Blut, das aus einer Mischung von gut o. weniger gut oxy-

Blutgerinnung: Eigenschaften von Blutgerinnungsfaktoren

Faktor	Name	Eigenschaften bzw. Funktion	Bildungsort	Biol. Halbwertszeit (h)
I	Fibrinogen	Beta-2-Glykoprotein	Leber	110
II	Prothrombin	Endopeptidase, durch Faktor Xa aktivierbar	Leber	50-60
III	Thromboplastin	Lipoprotein, wird bei Verletzungen freigesetzt	Zellen	
IV	Kalzium	in Blut u. Gewebe in konstanter Konzentration vorhanden		
V	Proaccelerin	durch Kalzium stabilisiertes Protein	Leber	15-35
VII	Proconvertin	durch Kontakt mit Zellfragmenten aktivierbares Enzym	Leber	2-6
VIII	Antihämophiles Globulin	durch Kalzium stabilisiertes Beta-2-Globulin	Milz, RES	6-20
IX	Plasmathromboplastinkomponente (Christmas-Faktor)	Beta-2-Globulin, bildet zusammen mit Faktor VIII, Kalzium u. Phospholipiden den Aktivator von Faktor X	Leber	20-30
X	Stuart-Prower-Faktor	Arginin-Esterase durch endogene o. exogene Faktoren aktivierbar	Leber	30-60
XI	Plasmathromboplastinantezedent	Substrat von Faktor XIIa, an Aktivierung von Faktor XI beteiligt	RHS	15-60
XII	Hageman-Faktor	Arginin-Esterase, durch Kontakt mit Fremdoberflächen aktivierbar	RHS	50-70
XIII	Laki-Lorand-Faktor (fibrinstabilisierender Faktor)	Transglutaminase durch Thrombin aktiviert; verbindet Fibrinmonomere über Peptidbindungen zum Polymer	Leber	70-100

geniertem pulmonalem Kapillarblut (alveoloarterielle ↑Gasdruckdifferenz, von-Euler-Liljestrand-Reflex), intrapulmonalem Shuntblut u. venösem Blut des bronchopulmonalen nutritiven Kreislaufs besteht. Entspricht dem peripheren art. Blut.

Blutgerinnsel: Blutkoagulum; geronnenes Blut, das aus einem dichten Fibrinnetz besteht, in welchem die Erythrozyten fixiert sind. Seine intravasale Bildung in den Gefäßen wird als ↑Thrombus bezeichnet. I. R. eines langsamen Gerinnungsvorgangs bilden sich postmortal Leichengerinnsel.

Blutgerinnung: plasmat. Teil der Blutstillung, gehört zum Schutzmechanismus des Organismus gegen den Verlust von Blut. Nach endogener (intravaskulärer) o. exogener (extravaskulärer) Auslösung der B. wird über eine Kaskade versch. proteolyt. Enzyme (Gerinnungsfaktoren: Tab.) Prothrombin (II) in die Protease Thrombin umgewandelt. Diese bildet durch limitierte ↑Proteolyse aus dem lösl. Faserprotein Fibrinogen unter Mitwirkung des Enzyms XIIIa vernetztes unlösl. Fibrin zur Abdichtung verletzter Gefäße. Der komplexe Vorgang der B. wird durch spezif. Hemmstoffe, z. B. ↑Antithrombine, u. Wechselwirkung mit proteolyt. Systemen (↑Protein C, ↑Protein S, ↑Thrombomodulin, ↑Kallikrein-Kinin-System, ↑Fibrinolyse) in Form eines labilen Gleichgewichts gesteuert. Erworbene u. genet. bedingte Störungen der B. sind Anlaß der ↑Koagulopathien. Tab. Abb.

Blutglukosespiegel: Konzentration der Glukose im Blut. Er beträgt 5 mmol/l (90 mg/dl) u. wird durch die homöostat. Funktion der ↑Leber (Anpassung der hepat. Glukoseaufnahme bzw. Glukoseproduktion an den jeweilig herrschenden Glukosespiegel) sowie durch ↑Insulin u. dessen Antagonisten (↑Glucagon, ↑Glukokortikoide) innerhalb enger Grenzen konstant gehalten (↑Homöostase, ↑Hypoglykämie, ↑Hyperglykämie).

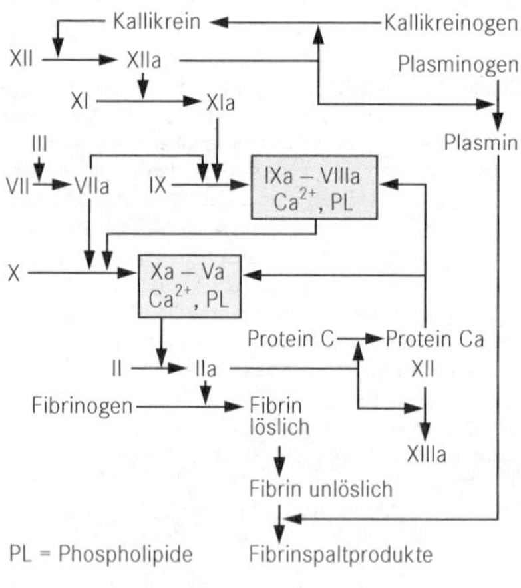

Blutgerinnung. Kaskade

Blutgranulozyten-Clearance: quantitativer Parameter zur Erfassung der lokalen zellulären Abwehrreaktion. Der Entzündungsreiz wird durch ↑Skarifikation gesetzt, die Leukozytenemigration erfolgt in eine über die Hauptläsion gesetzte Gewebekulturkammer hinein. Der Kammerinhalt wird in best. Zeitintervallen gespült, gemessen u. die Zellzusammensetzung in einer Neubauer-Zählkammer quantitativ beurteilt. Die Leukozytenmobilisation kann als B. in ml/cm² u. 24 h im Vergleich zur jeweiligen Granulozytenzahl im peripheren Blut angegeben werden. Dieses Verfahren nach Senn baut auf der ↑Hautfenstertechnik nach Rebuck auf, die nur qualitative Aussagen zuläßt.

Blutgruppen: Eigenschaften der Erythrozytenmembran, die durch spezif. Antigene bedingt sind u. mit serol. Methoden eine natürl. Gruppenbildung zulassen. Die „Blutindividualität" ergibt sich aus den Blutgruppenantigenen, den Serum-, Leukozyten- u. Thrombozytengruppen sowie erythrozytären Enzymmerkmalen. Die B. sind von bes. Bedeutung für Bluttransfusion, Transplantation u. forens. Med. ↑Isoagglutinin.

Blutgruppengutachten: Untersuchung der Blutformel aller Prozeßbeteiligten im Unterhalts- o. Ehelichkeitsanfechtungsprozeß. Es handelt sich ledigl. um ein Ausschlußverfahren. In Ausnahmefällen beim Vorliegen seltener Merkmale o. Merkmalskombinationen ganz sicher unter Verwendung von DNA-Fingerprint auch pos. Vaterschaftshinweise (biostatistisches ↑Gutachten).

Blutgruppeninkompatibilität ↑AB0-Inkompatibilität, ↑Rh-Inkompatibilität.

Blut-Hirn-Schranke: Blut-Liquor-Schranke; Permeationssperre für makromolekulare, hydrophile Stoffe zum Schutz der Hirnzellen. Wichtigste Komponente der B. sind Tight junctions (↑Zellverbindungen) der Endothelzellen in Hirnkapillaren, ergänzt durch die Membrana limitans gliae perivascularis, die aus den „Gefäßfüßen" von Zellfortsätzen der ↑Astrozyten gebildet wird. Die B. fehlt im Bereich der zirkumventrikulären Organe (Area postrema, Epiphyse, Infundibulum der Neurohypophyse, Organum vasculosum laminae terminalis, Subkommissuralorgan, Subfornikalorgan) u. z. T. im Plexus choroideus. Für Pharmaka funktionell kein Unterschied zwischen Blut-Hirn-Schranke u. ↑Blut-Liquor-Schranke.

Bluthistiozyten ↑Monozyten.

Blut-Hoden-Schranke: durch Tight junctions am lateralen Plasmalemm benachbarter ↑Sertoli-Stützzellen wird das Keimepithel im ↑Hodenkanälchen in ein basales Kompartiment (Spermatogonien) u. ein adluminales Kompartiment (Spermatozyten u. Spermatiden) unterteilt u. so die letzteren, hochempfindl. Zellen geschützt.

Blutindex: gibt den Durchseuchungsgrad einer Bevölkerung mit Malaria an. Beruht auf dem Erregernachweis nach Giemsa-Färbung im Blut.

Blutinfektion: dauernde Überschwemmung des Organismus mit Bakterien u. Toxinen auf dem Blutwege. ↑Sepsis, ↑Pyämie.

Blutinseln: am Ende der 2. Entwicklungswoche beim 0,3 mm langen Embryo entstehende herdförmige Bezirke von Mesenchymzellen, die sich zu Blutstammzellen (↑Hämozytoblasten) u. Gefäßwandzellen (↑Angioblasten) umwandeln. ↑Blutbildung.

Blutkammerwasserschranke: fiktive Schranke, die den Eintritt von Elektrolyten u. Metaboliten in das Kammerwasser des Auges steuert. Kann z. B. nach Elschnig mit Fluoreszein-Natrium geprüft werden.

Blutkoagulum ↑Blutgerinnsel.

Blutkonserve: Vollblut, Vollblutkonserve; durch Zusatz eines Blutstabilisators (ACD, CPD) im Blutbeutelsystem abgenommenes Spenderblut, aus dem ↑Blutpräparate gewonnen werden. Als B. wird meist das ↑Erythrozytenkonzentrat bezeichnet, das bei 4 °C im Blutdepot aufbewahrt u. bis zu 35 Tagen verwendet werden kann.

Blutkonservierung: Verfahren, die gestatten, zelluläre (Erythrozyten, Thrombozyten, Lymphozyten, Stammzellen usw.) o. azelluläre Blutbestandteile (Plasma, Gerinnungsfaktoren, Gammaglobulin usw.) unter Erhaltung der Vitalität bzw. best. spezif. Funktionen für ther. (Blutpräparate) o. diagn. (Testzellen, Referenzmaterial) Zwecke über eine best. (möglichst lange) Zeit zu deponieren. Prakt. Bedeutung haben v. a.: 1. **Flüssigkonservierung** von Erythrozytenkonzentrat unter hypothermen Bedingungen bei 4 °C in einem ACD- (Natriumzitrat, Zitronensäure u. Glukose enthaltenden) o. CPD-Medium (zusätzl. Natriumphosphat enthaltend, ↑Blutstabilisator) bis zu 3 Wochen, in einem außerdem mit Adenin versetzten Medium bis zu 5 Wochen; 2. **Kryokonservierung** von Erythrozyten unter Verwendung eines ↑Kryoprotektivums als Gefrierkonservierung bei −80 °C bzw. als ↑Tieftemperaturkonservierung (TTK) in flüssigem Stickstoff (LN_2) o. der Dampfphase über ihm bei −196 bis etwa −160 °C über Jahre; 3. **Gefrierkonservierung** bei −30 bis −40 °C von Blutplasma sowie Lyophilisation von ↑Plasmaderivaten (Fibrinogen-, Faktor-VIII- u. andere gerinnungsaktive Präparate; Gammaglobulin- u. spezif. Hyperimmungammaglobulinpräparate) mit einer vom Konservierungsverfahren u. von der zu erhaltenden Funktion abhängigen Lagerfähigkeit zwischen 6 Monaten u. 5 Jahren; 4. **Flüssigkonservierung von Thrombozyten** in kontinuierl. bewegten Kunststoffoliebeuteln bei 22 °C über 3–5 Tage; 5. **Tieftemperaturkonservierung** von Erythrozyten, Thrombozyten, Lymphozyten u. Stammzellen über 5 Jahre.

Blutkörperchen ↑Blut.

Blutkörperchensenkungsreaktion: *Abk* BSR; Erythrozytensenkungsreaktion (ESR), Blutkörperchensenkungsgeschwindigkeit (BKS); komplexer Vorgang der Phasentrennung der zellulären Bestandteile des antikoagulierten Blutes vom Plasma mit bisher nicht völlig aufgeklärtem Mechanismus. Zentrales Phänomen ist die Aggregation. Sedimentation erfolgt in 3 Phasen: langsame Sedimentation der Einzelzellen, beschleunigte Senkung der Erythrozyten durch Aggregation, langsame Sedimentation der Aggregate. Aggregation kommt durch eine unspezif. Brückenbildung zwischen den Erythrozytenmembranen zustande. Die Aggregation bewirken versch. Plasmaproteine in physiol. u. pathol. Konzentration: Fibrinogen, Alpha-2-Makroglobulin, IgM. Haptoglobin u. Caeruloplasmin erst in hochpatholog. Konzentrationen. Die BSR hängt als komplexe Größe von vielen Faktoren ab, die sich auch gegenseitig beeinflussen (Abb.). Die BSR gibt nur Auskunft über eine globale Änderung der Komposition der Plasmaproteine, die u. a. zur Gruppe der ↑Akute-Phase-Proteine gehören. Bedeutsamste Störparameter sind Hämatokritwert u. Temperatur, method. Fehlerquellen ungenaues Mischungsverhältnis u. langes Aufbewahren vor Durchführung. Verfahren der Bestimmung der BSR geht auf Westergren zurück. Standardisierte Bedingungen der Verdünnung des Blutes u. genormte Geometrie der Säule werden eingehalten. Die entmischte, zellfreie Plasmasäule wird nach 1 u. 2 h in Millilitern ermittelt. Die BSR ist eine einfache, unspezif., dennoch unverzichtbare gruppendiagnost. Suchmethode. Stark erhöhte BSR bei Plasmozytom (bei 2/3 der Pat.), Kollagenosen, rheumat. Fieber; erhöhte BSR bei akuten u. chron. Infektionen, Tumoren, Nekrosen. Mäßige Erhöhung bei allen vorher genannten Erkrankungen in nicht fortgeschrittenen Stadien, bei Tuberkulose, Schock, Anämie, Leberkrankheiten. Stark verlangsamtes BSR bei Polyglobu-

B

lie u. Polyzythämie. Referenzbereiche: Frauen 6–11 mm, Männer 3–8 mm, Säuglinge 1–4 mm. Abb.

Blutkreislauf: 1. ***Medizingeschichte:*** Im Altertum u. im Mittelalter hatte man keine Kenntnis vom B. Bis zu seiner Entdeckung durch W. Harvey (1628) war die Lehre Galens von den drei Digestiones (Verdauungen) vorherrschend. Danach entsteht aus der aufgenommenen Nahrung bei der 1. Digestion im Magen der Speisebrei (chylos). Dieser wird durch das Pfortadersystem zur Leber gebracht, wo bei der 2. Digestion das Blut gebildet wird. Der größte Teil des Blutes geht über die Lebervenen u. die V. cava inferior zum Herz. In der re. Herzhälfte macht das Blut einen Reinigungsprozeß durch. Dann fließt es durch feine Poren – die man sich im Septum interventriculare dachte – in die li. Herzhälfte, wo das Blut verfeinert wird, indem es sich mit dem Pneuma vermischt. Vom li. Herzen aus fließt das Blut über Arterien u. Venen in unmittelbare Nähe des zu ernährenden Gebiets, wo es verbraucht wird (3. Digestion). Das Galenische System kannte ledigl. einen zentrifugalen Blutfluß. Während des arab.-islam. Mittelalters hat Ibn an-Nafis als erster die Überleitung des Blutes durch die Lungengefäße postuliert u. kann daher als Entdecker des kleinen Blut- o. Lungenkreislaufs gelten. Da dieser Entdeckung aber eine neue physiol. Deutung fehlte, blieb die Galen. Vorstellung weiterhin bestehen. Diese Neubetrachtung ist mit dem Namen des italien. Arztes Realdo Colombo (1516–1559) verbunden, der deshalb auch zum eigentl. Entdecker des kleinen Blutkreislaufs wurde. Die Entdeckung des Lungenkreislaufs u. die von dem ital. Anatomen Hieronymus Fabricius Aquapendente (1537–1619) erkannte hydraul. Funktionsweise der Venenklappen waren ausschlaggebende Voraussetzungen für W. Harveys Erkenntnis der Zusammenhänge des Blutkreislaufs. Harvey stelle unter dem Einfluß der mechanist. u. quantitativen Denkweise seiner Zeit die Frage nach dem Verbleib der bei jeder Kontraktion ausgestoßenen Blutmenge. Harveys Kreislauftheorie fehlte noch als wesentl. Bindeglied die Kenntnis der Lungenkapillaren. Diese wurden (1661) von Malpighi entdeckt. 2. ***Anat./Physiol.:*** Die Blutstrombahn besteht anat. aus zwei hintereinander geschalteten Teilen, die jeweils mit einem der beiden Herzventrikel beginnen. Der kleine o. Lungenkreislauf erhält seinen Antrieb vom re., der große o. Körperkreislauf wird energet. vom li. Ventrikel gespeist. In jedem Kreislauf trennen Arteriolen, Kapillaren u. Venolen den art. vom venösen Schenkel. Abgesehen davon können zwischen art. u. venösem Gebiet arteriovenöse Kurzschlüsse wirksam werden. Während im Lungenkreislauf in den art. Gefäßen sauerstoffarmes Blut fließt, führen die entsprechenden Strombahnen des Körperkreislaufs sauerstoffreiches Blut. Die Blutumlaufgeschwindigkeit im großen Kreislauf übertrifft die im kleinen B. Umlaufzeiten im großen u. kleinen Kreislauf können als ↑Kreislaufzeit unabhängig voneinander gemessen werden. In funktioneller Hinsicht ist es günstiger, das art. System, in dem Druck, Stromstärke u. Blutverteilung nach rein hämodynam. Gesichtspunkten reguliert werden, von dem Kreislaufniederdrucksystem mit hämostat. Regulationsmerkmalen zu trennen. ↑Blutgefäßsysteme; ↑Kontinuitätsbedingung des Kreislaufs; ↑Kreislaufniederdrucksystem.

Blutkreislauf, fetaler: Das Blut des Fetus wird in der Plazenta arterialisiert. Es fließt durch die li. Nabelvene in die untere Hohlvene, dabei umgeht ein Teil die Leber durch den ↑Ductus venosus (Arantii), ein anderer durchströmt die Leber, wo eine Vermischung mit dem Pfortaderblut erfolgt. Die untere Hohlvene führt das Blut in den re. Herzvorhof, von hier fließt der größte Teil durch das ↑Foramen ovale in den li. Vorhof, von diesem in die li. Herzkammer u. in die Aorta. Sodann gelangt es vorwiegend in die Herzkranzarterien, die Arterien des Kopfs u. der oberen Extremitäten. Das sauerstoffarme Blut verläßt die obere Körperhälfte durch die obere Hohlvene, die in den re. Vorhof mündet, von hier strömt das Blut in die re. Herzkammer u. wird in die Lungenschlagadern gepumpt. Da die Lungen aber noch nicht eröffnet sind, gelangt der größte Teil des Blutes über den Ductus arteriosus (Botalli) zur Versorgung der unteren Körperhälfte in die absteigende Aorta. Der Rückfluß des venösen Blutes zur Plazenta erfolgt über die paarigen Umbilikalvenen. Abb.

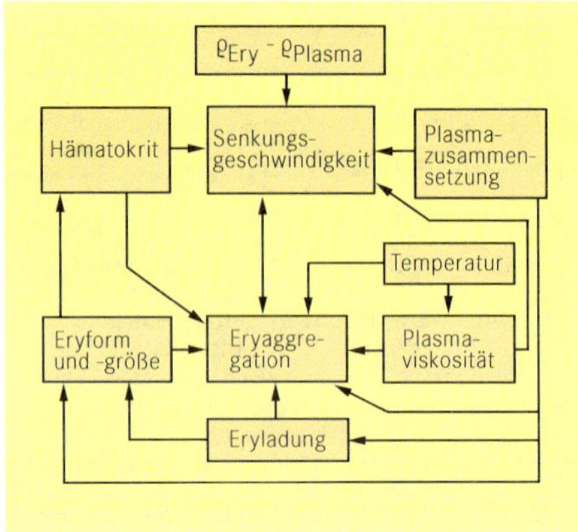

Blutkörperchensenkungsreaktion.
Einflußparameter

Blutkultur: Methode zur direkten Anzüchtung von ↑Bakterien aus Blut; optimal 10–20 ml Blut, mögl. zu Beginn des Fieberanstiegs, steril entnehmen u. sofort am Krankenbett bakt. weiter bearbeiten, ggf. Transportmedium, z. B. Liquoid-Venüle verwenden. Oft mehrfache Wiederholung durch Entnahmeserien gleichmäßig über 24 h verteilt, nützl. Anwendung bei sept. o. zykl. Infektionskrankheiten.

Blut-Leber-Schranke:
Sperreffekt zwischen Pfortaderblut u. Lebergewebe.

Blutleere ↑Blutsperre.

Blutleiterblutungen: Sinusblutungen.

Blut-Liquor-Schranke: durch Tight junctions im Kapillarendothel u. die Membrana limitans gliae perivasculosa gebildete Barriere für den Übertritt von makromolekularen Stoffen aus dem Blut in den Liquor zum Schutz der Nervenzellen im ZNS. Für Pharmaka funktionell kein Unterschied zur ↑Blut-Hirn-Schranke. Stoffe penetrieren im ↑Plexus choroidei durch Kapillarmembran u. Zellmembran des Plexusepithels in den Liquor. Die Geschwindigkeit des Übertritts eines passiv penetrierenden Stoffs (P) aus dem Plasmawasser (Pl) in den Liquor (L) im ↑Steady state folgt der Funktion

$$P = \frac{1}{t} \cdot \ln \frac{C_{Pl} - C_L}{C_{Pl}}$$

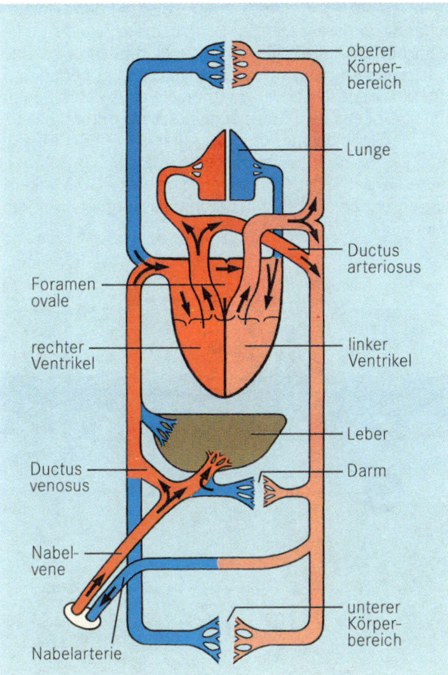

Fetaler Blutkreislauf. Schematische Darstellung

Die Permeation erfolgt um so besser, je lipidlösl. ein Stoff ist, Eiweißbindung behindert die freie Diffusion. Allerdings kann sich während der transkapillären Passage das Gleichgewicht zwischen Ligand u. Ligand-Protein-Komplex ändern (evtl. Konformationsänderung der Plasmaproteine), so daß nicht mehr davon ausgegangen werden kann, daß nur die in vitro bestimmten freien Anteile liquorgängig sind. Daneben existiert eine gesteuerte (trägerabhängige) Durchlässigkeit für körpereigene Stoffe u. einige Arzneistoffe: 1. rezeptorabhängiger Transport für Insulin, Transferrin, Angiotensin II, insulinähnliche ↑Wachstumsfaktoren u. a., 2. Carriermechanismen für Glukose, Monokarbonsäuren (Laktat), Nukleoside (Adenosin), Amine (Cholin), Aminosäuren, Na^+, K^+, Valproat, GABA, Probenecid u. a. Muskelrelaxanzien, Ganglienblocker u. a. Ammoniumbasen permeieren prakt. nicht in das ZNS. Die Schrankenfunktion ist altersabhängig, bei Feten u. Neugeborenen weniger stark ausgeprägt, u. abhängig von pathol. Zuständen, z. B. Entzündungen. Im Bereich der zirkumventrikulären Organe (Area postrema, Epiphyse, Subfornikalorgan, Organum laminae terminalis, Neurohypophyse) ist die Schranke für Fremdstoffe vermutl. offen.

Blut-Lungen-Weg: Wanderung der Larvenstadien einiger Darmparasiten im ↑Wirt, der nach Durchbohren der Darmwand entweder über Pfortader, Leber u. hintere Hohlvene o. über Lymphgefäße, Ductus thoracicus u. vordere Hohlvene in die re. Herzkammer u. schließl. in die Lungen führt. Während der Wanderung laufen Wachstums- u. Häutungsprozesse der Larven sowie Gesundheitsstörungen ab. Beispiel: ↑Ascaris lumbricoides.

Blutlymphknoten ↑Hämolymphknoten.

Blutmole: seltene Fehlbildung der Plazenta; ↑Blasenmole.

Blutnachweis ↑Blutspuren, ↑Guajakprobe.

Blutnährboden ↑Blutagar.

Blut, okkultes: latente, nicht sichtbare Beimengung von Blut im Stuhl, Harn bzw. Liquor. Bedeutende klin. Relevanz besitzt der Nachweis von o. B. im Stuhl mit ↑Guajakprobe mit vorgefertigten Testbriefen. Ausscheidung von o. B. bei Gesunden etwa 1–1,5 ml Blut/Tag. Erhöhte Konzentrationen von Hämoglobin o. Häm bei Blutungen maligner Tumoren von Kolon u. Rektum. Nachweis von o. B. bei höher gelegenen Darmbereichen nur bei massiven Blutungen mögl., da liberiertes Häm während Darmpassage bakteriell abgebaut bzw. rückresorbiert wird. Untersuchung nach ballaststoffreicher Diät an 3 aufeinanderfolgenden Tagen.

Blutparasiten: Sammelbezeichnung für im Blutplasma o. in -körperchen parasit. lebende Protozoen o. Larvenstadien von Helminthen: ↑Plasmodium, ↑Trypanosoma, ↑Schistosoma, ↑Filarien.

Blutparasitosen: Sammelbezeichnung für Krankheiten, die durch Blutparasiten ausgelöst werden.

Blutpfropf ↑Thrombus.

Blutpfropfembolie: Thromboembolie.

Blutplasma: zellfreie Blutflüssigkeit; im Unterschied zum Blutserum (↑Serum) enthält B. noch ↑Fibrinogen u. andere Vorstufen von Gerinnungsfaktoren. Sein Anteil am Körpergewicht beträgt 5 %; es enthält 7–8 g Protein/100 ml u. zahlreiche niedermolekulare Substanzen. Im B. werden versch. Substrate sowie Metallionen, Vitamine u. Hormone transportiert. Viele ↑Plasmaproteine haben Enzymcharakter. Hauptort der Synthese der Plasmaproteine ist die Leber (Ausnahme Gammaglobuline). Best. Plasmaproteine spielen eine Rolle bei der Blutsenkung (Agglomerine). Zu den Agglomerinen gehören Fibrinogen, Haptoglobin, Coeruloplasmin u. a. Diese werden an einen Senkungsrezeptor der Erythrozyten gebunden. Wichtiger Bestandteil des Blutplasmas ist das aus mind. neun versch. Proteinen aufgebaute Komplementsystem.

Blutplättchen: Thrombozyten, Platulozyten. ↑System, thrombozytäres.

Blutpoolszintigraphie: nuklearmed. Untersuchungsverfahren zur Funktionsdiagnostik von Gefäß-Kreislauf-Kompartimenten (↑Herzszintigraphie, ↑Skelettszintigraphie).

Blutpräparate: Blutkomponentenpräparate aus menschl. Spenderblut zur Transfusion o. Infusion. Dazu gehören Erythrozytenkonzentrate, Thrombozytenkonzentrate, Granulozytenpräparate, Plasmaderivate, Plasmafraktionen.

Blutpufferkapazität: max. Menge von Wasserstoffionen, die sich in einem Liter Blut binden lassen. Die Blutpufferung ist eine der Möglichkeiten des Organismus zur Gewährleistung des physiol. pH-Wertes.

Blut-Retina-Schranke: fiktive Schranke, die den Stoffaustausch zwischen Blut u. Netzhautgewebe reguliert. Wahrscheinl. Funktion der retinalen Kapillarendothelien.

Blutschande ↑Inzest.

Blutschwamm ↑Hämangiom.

Blutschwitzen ↑Hämhidrose.

Blutsenkungsreaktion ↑Blutkörperchensenkungsreaktion.

Blutserum ↑Serum.

Blut-Speichel-Schranke: Schaltstücke o. Isthmen des Pankreasgangsystems, an denen Austauschvorgänge zwischen den Drüsen u. den Blut- u. Lymphgefäßen stattfinden.

Blutspendedienste: System von Einrichtungen mit Aufgaben der Spenderbetreuung, der Herstellung u. des Vertriebs von Blutpräparaten sowie immunhämatolog. u. blutgruppenserolog. Untersuchungen. ↑Blutdepots.

Blutsperre: Drosselung der art. Blutzufuhr in die Gliedmaßen zwecks Blutstillung am Unfallort bzw. übersichtl. Operationsverhältnisse (Esmarch). Die Abschnürung mit Gummibinden o. -schläuchen ist wegen der Gefahr von Nervenschäden verlassen. Schonender ist die druckkontrollierte pneumat. B. mit zirkulärer Manschette. **Blutleere:** Gleiche Technik, jedoch erfolgt vor der Drosselung das Auswickeln der venösen Gefäße. Vorteil: bessere Operationsübersicht, Nachteil: kürzere Ischämietoleranz.

Blutspiegel: Konzentration eines körpereigenen o. -fremden Stoffs im Blut.

Blutspiegelkurve: Die B. eines Stoffs (Pharmakon) beschreibt die Konzentration im Blut, in Abhängigkeit von der Zeit der ↑Applikation bis zur Elimination. Sie umfaßt eine ansteigende Phase ↑Invasion u. eine abfallende Phase ↑Evasion. Modelle solcher Konzentrationszeitverläufe, Kompartiment-Modelle (↑Kompartimentierung), denen Blutspiegelkurven näherungsweise entsprechen, lassen sich math. beschreiben, ↑Pharmakokinetik.

Blutspiegel, therapeutischer: B. eines Arzneimittels, der erforderl. ist, um einen ther. Effekt zu garantieren. Zur initialen Erreichung des t. B. ist eine höhere Dosis nötig (↑Stoßdosis, ↑Initialdosis) als zur Aufrechterhaltung (↑Erhaltungsdosis).

Blutspucken: Bluthusten, Hämoptysis, ↑Hämoptoe.

Blutspuren: gerichtsärztl. u. kriminalist. wichtig, da aus ihrer Form u. Beschaffenheit Hinweise auf die Art ihrer Entstehung (Wischspuren, Spritzer, Blutstraßen) einschl. Beurteilung der Fallhöhe (bei Blutstropfen) u. durch Bestimmung der Bluteigenschaften Hinweise auf ihren Verursacher erhalten werden können. Zur Suche von versteckten Blutspuren können zunächst unspezif. Vorproben (H_2O_2, Benzidin) herangezogen werden, der Blutnachweis muß mit einer spezif. Untersuchungsmethode erfolgen (z. B. Kristallnachweis, spektroskop. Nachweis). Weiter ist der Nachweis der ↑Blutart u. der Blutgruppeneigenschaften erforderl.

Blutstabilisator: Stabilisator; wäßrige Lösung zur Herstellung von ↑Blutkonserven. Enthält neben einer die Blutgerinnung verhindernden Substanz Zusätze zur Aufrechterhaltung des Erythrozytenstoffwechsels. Je nach Zusammensetzung werden unterschieden: ACD (Acidum Citricum Dextrose) u. CPD (Citrat Phosphat Dextrose). B. erlauben eine Lagerung der Erythrozytenkonzentrate für 21 Tage. I. d. R. wird die Verwendbarkeit durch additive Lösungen (↑Konservierungslösung) verlängert.

Blutstammzellen: hämatopoet. Stammzellen, hämatopoet. Progenitorzellen; Diese vor allem im Knochenmark liegenden Zellgruppen sind für die Blutbildung verantwortl. B. können anhand der Expression eines Oberflächenantigens, des CD34-Antigens, identifiziert werden (1–4 % der mononukleären Knochenmarkzellen). Besitzen die Fähigkeit zur vollständigen Rekonstitution aller Blutzellinien, während den sog. determinierten (mehr als 90 %) B., dieses große Potential der Selbsterneuerung verlorengegangen ist, d. h. diese Zellen sind jeweils nur für die Differenzierung u. Reifung ihrer Zellinie zuständig. B. finden sich in geringer Zahl im peripheren Blut u. lassen sich mit Chemotherapie bzw. Zytokinen in hoher Zahl aus dem Knochenmark in das Blut mobilisieren. Die Verabfolgung von B. verkürzt die Zeit der Myelosuppression nach Hochdosischemotherapie. B. können aufgrund der Oberflächenexpression von CD-Markern der unterschiedl. Differenzierung zugeordnet werden. Abb.

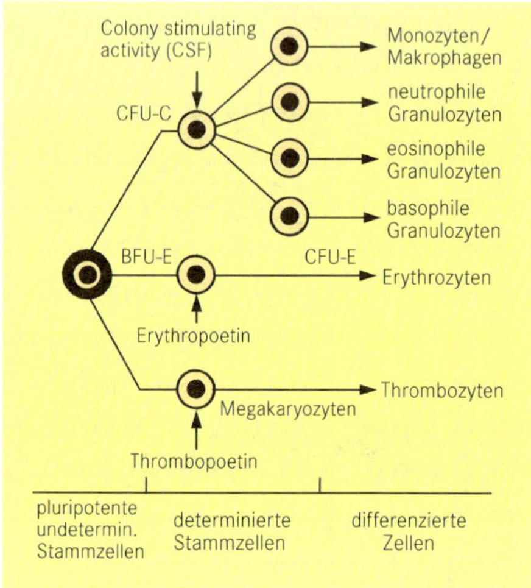

Blutstammzellen. Klassifizierung
CFU-S: Colony forming unit spleen;
CFU-C Colony forming unit culture;
BFU-E: burstforming unit erythroid

Blutstauung: venöse Hyperämie, passive Hyperämie, Stauungshyperämie, Stauungsblutfülle. Vermehrte Füllung eines Organs o. Körperteils mit sauerstoffarmem Blut durch Beschränkung des Abflusses bei unbehindertem Zufluß, so bei dekompensierten Herzfehlern.

Blutstillung: **1.** Hämostase: System des Organismus zum Schutz gegen Blutverluste nach Verletzungen. Es wirken vaskuläre u. zelluläre Komponenten mit der plasmat. ↑Blutgerinnung zusammen. Nach Verletzung kommt es in der prim. Phase der B. zur reflektor. Kontraktion der Blutgefäße, die durch vasokonstriktor. Mediatoren (Katecholamine, Thromboxan A2, Serotonin) unterstützt wird. An der zellulären Reaktion sind insbes. Thrombozyten im Wechselspiel mit Endothelzellen beteiligt: Adhäsion von Thrombozyten über Willebrand-Faktor an Kollagenfasern mit Aktivierung der Thrombozyten u. Freisetzung von ADP, Thromboxan A2, plättchenaktivierendem Faktor, was eine irreversible Aggregation der Thrombozyten mit Bildung eines Thrombozytenthrombus bewirkt. Gleichzeitig erfolgt durch Kontaktaktivierung mit geschädigtem Endothel u. Freisetzung von Gewebethromboplastin die Einleitung der sek. Phase der B., der plasmat. Blutgerinnung. **2.** Maßnahmen zur Beherrschung einer Blutung aus Unfall- o. Operationswunden u.

krankhaft veränderten Geweben (z. B. Magenulkus); notfallmäßige (vorläufige) B. am Unfallort durch ↑ Blutsperre, gezieltes Abklemmen des Gefäßes (Gefahr der Zusatzverletzung), bei leichten Blutungen ↑ Kompressionsverband. Operative B. durch chir. Maßnahmen: Abklemmung u. Unterbindung des Gefäßstumpfes (Gefäßligatur), Umstechung, ↑ Koagulation, Gefäßnaht. Bei Blutungen aus Tumoren o. Ulzera auch Resektion des Gewebeabschnitts. Bei flächenhaften, diffusen Blutungen: Fibrin- u. Thrombinpräparate lokal, Tamponadenkompression für 48 Stunden. B. durch bipolare Elektrokoagulation bes. in Mikro-, Hand-, Neuro- u. rekonstruktivplast. Chirurgie. Infrarotkoagulation an parenchymatösen Organen (Leber, Milz). Endoskop. B.: Laserkoagulation (Neodym-YAG-Laser) o. Adrenalin-Unterspritzung bei Magenblutung. Intravasale B.: durch Katheterembolisation: Einbringen von Muskelbröckeln, Kunststoffkügelchen, Polymerisaten o. Fibrinschwämmchen mittels Gefäßkatheter; indiziert bei Blutungen in schwer zugängl. Regionen (z. B. Gehirn).

Blutstraße ↑ Blutspuren.

Blutstromstärke: Zeichen I; bei stationärer Strömung das Verhältnis des Blutvolumens *V*, welches in der Zeit *t* ein Gefäß von konstantem Querschnitt u. Länge durchströmt:

$$I = \frac{V}{t}$$

Im instationären Fall ist der Momentanwert der B. durch die zeitl. Änderung dV/dt des Blutvolumens gegeben. Zwischen der B. u. der antreibenden Druckdifferenz besteht ein durch das ↑ Hagen-Poiseuille-Gesetz näherungsweise gegebener Zusammenhang. Mit Hilfe der Beziehung:

$$I = A \cdot \bar{v}$$

(A-Gefäßquerschnitt) kann durch Messung der mittleren Strömungsgeschwindigkeit mittels Ultraschall-Doppler-Effekt die B. ermittelt werden.

Blutsturz: ältere Bez. für zumeist plötzl. u. starke Blutentleerungen über die Körperöffnungen (After, Scheide, Nase, Mund). ↑ Hämoptoe, ↑ Hämatemesis, ↑ Hämatorrhö, ↑ Metrorrhagie.

Bluttelluritagar: Nährboden zur Diphtheriediagnostik (nach Schröer), enthält außer Serum Hammelblut, Cystin, Kaliumtellurit u. Natriumthiosulfat.

Blutthrombokinase: Blutthromboplastin; bildet zusammen mit Kalzium bei Anwesenheit der Faktoren V, VII u. X im Blutplasma aus Prothrombin aktives Thrombin. Die Bildung von aktiviertem Faktor XII (durch Kontakt mit blutfremden Oberflächen wie Kunststoff, Glas) ist zunächst erforderl., außerdem das Vorliegen der Faktoren X, IX, VIII, V u. von Kalzium. Die Wirkung des Thrombins dürfte bei der Bildung eine weitere Rolle spielen.

Blut-Thymus-Schranke: Von Kapillaren gebildet, um Antigen von T-Lymphozyten in der Phase der Prägung fernzuhalten; ↑ Thymus.

Bluttransfusion: Blutübertragung, Transfusion; Gesamtheit aller Vorgänge der Abnahme, Herstellung u. Übertragung von Blutpräparaten, heute meist als indirekte, intravenöse, gezielte Übertragung von ↑ Blutpräparaten (↑ Transfusionstherapie).

Bluttrichine: im Blutkreislauf befindl. Larvenstadium von ↑ Trichinella spiralis, auf dem Weg vom Darm in die Muskulatur.

Blutung: Abfließen des Blutes aus verletzten o. zerstörten Blutgefäßen. Nach Art der Gefäße werden **art. B.**, **venöse B.** u. **kapilläre B.** unterschieden. Bei einer **äußeren B.** fließt das Blut nach außen ab, bei **inneren B.** in die Körperhöhlen o. Gewebe.

Blutung, expulsive ↑ Expulsivblutung.

Blutung, intrakranielle
↑ Epiduralhämatom, ↑ Subduralhämatom. ↑ Apoplexie.

Blutung, intrakranielle des Neugeborenen: durch Hypoxie u. nachfolgende Zirkulationsstörungen, bes. am unreifen Gefäßsystem u. durch geburtsbedingte Traumatisierungen ausgelöste Hirnblutung bei neugeborenen Kindern; ist mit dem ↑ Gestationsalter korreliert u. bei Frühgeborenen wesentl. häufiger. Die Lokalisation zeigt Beziehungen zur Reife Nach Lokalisatioin u. Ausdehnung Einteilung in Grad 1–4: 1. subependymaler Blutungsherd ohne Ventrikelbeteiligung; 2. subependymaler Blutungsherd mit Ventrikelbruch, aber ohne Ventrikelerweiterung; 3. Blutung mit Ventrikelbruch u. -erweiterung; 4. Blutung bis in das Hirngewebe u. Defektbildung, bes. periventrikulär.

Blutung, intrazerebrale ↑ Apoplexie.

Blutung, juvenile: eine auf einer Follikelpersistenz beruhende Dauerblutung bei Mädchen in der Pubertät. Infolge anhaltender Östrogenwirkung kommt es zu einer überschießenden Proliferation der Gebärmutterschleimhaut u. zu deren Einreißen in den oberen Schichten.

Blutung, präklimakterische: verlängerte Blutung, als Zeichen einer beginnenden Ovarialinsuffizienz, o. unregelmäßige Menstruationsblutungen, welche das ↑ Klimakterium einleiten.

Blutungsanämie: Anämie durch starken Blutverlust; nach äußeren o. inneren Verletzungen (hämorrhag. Diathese u. a.). Mit mehr o. weniger schweren Allgemeinsymptomen einhergehende Anämieform, wobei bei raschem Blutverlust max. 1/3 der Gesamtblutmenge eben noch toleriert, bei Blutungsdauer von etwa 24 h noch ein Verlust der Hälfte des Gesamtblutvolumens vertragen wird. Akuter Blutverlust kann Schäden an Organen (Herz, Niere, Gehirn u. a.) zur Folge haben. Ausmaß der Anämie unmittelbar nach Blutung nicht in vollem Umfang durch Bestimmung von Blutfarbstoffwert, Hämatokrit bzw. Erythrozytenzahl erkennbar. B. bildet sich erst nach 1–3 Tagen durch Einströmen extrazellulärer Flüssigkeit in die Blutbahn voll aus. Die posthämorrhag. B. ist zunächst normozytär u. normochrom, bei Ausbildung eines Eisenmangels infolge des akuten Blutverlusts kann es zum Übergang in eine ↑ Eisenmangelanämie kommen.

Blutungsbereitschaft
↑ Diathese, hämorrhagische.

Blutungsschock ↑ Schock.

Blutungstyp, thrombozytopenisch bedingter: gekennzeichnet durch spontan auftretende, kleinste (flohstichartige) bis linsengroße Blutungsherde (Petechien) an Haut, Schleimhäuten, Serosa, Meningen u. parenchymatösen Organen. Sympt. deutet auf qualitative o. quantitative Thrombozytenstörungen hin. Nasenblutungen, Zahnfleischblutungen, Blutungen aus dem Rachenraum, Menorrhagien u. Metrorrhagien sowie Hämaturien u. Meläna sind dabei die häufigsten Blutungslokalisationen. Hautblutungen treten an den abhängigen Partien des Körpers, die Orte erhöhter mechan. Belastungen darstellen (u. a. Schienbeine), bevorzugt auf. Zum t. b. B. rechnen Augenhintergrundsblutungen u. intrazerebrale Hämorrhagien.

Blutungsübel ↑Diathese, hämorrhagische.

Blutungszeit: Zeit von der Durchtrennung kleiner Blutgefäße durch eine stichartige Verletzung der Haut der Fingerkuppe bis zur Blutstillung durch Bildung eines Plättchenthrombus. Mit der B. werden alle diejenigen Faktoren erfaßt, die für das Entstehen des Plättchenthrombus erforderl. sind. So ergibt sich eine Verlängerung der B. gegenüber der Norm bei Thrombozytopenie, bei Thrombozytopathie u. generalisierten Gefäßfunktionsstörungen. Methoden nach Duke, nach Ivy, nach Marx, nach Schulz ergeben unterschiedl. B.

Blutunterlaufung: ↑Petechien, Sugillationen.

Blutvergiftung: Ausbreitung einer bakteriellen ↑Lokalinfektion auf dem Lymph-Blut-Weg zur Allgemeininfektion (↑Sepsis, ↑Pyämie).

Blutverlust: Verminderung von Blutzellen u. Blutflüssigkeit im Kreislaufsystem, wobei die dadurch bedingte klin. Sympt. abhängig ist von der Größe des B. u. der Zeit, indem der B. erfolgt. Der **akute B.** entspricht dem Volumenverlustsyndrom, wobei die Stärke der Körperreaktionen abhängig ist von der Höhe des Volumenverlusts. Über 20 % B. führen zu kardiovaskulärer Beeinträchtigung, ab 30 % entwickelt sich ein Schock, der bei Erwachsenen über 40 % irreversibel ist, falls nicht umgehend eine Volumensubstitution erfolgt. Die Reihenfolge der auftretenden Sympt. ist: Tachykardie, Tachypnoe, Abnahme des Herzzeitvolumens, des zentralen Venen- u. des art. Blutdrucks. Bei akutem B. ist das PCV anfangs unverändert. Der sich nach B. einstellende Volumenersatz durch Albumineinstrom aus extravasalen Speichern führt zu einem Abfall des PCV bis ein Ausgleich erfolgt ist. Die Ther. des hypovoläm. Schocks (↑Schock) besteht im Volumenersatz mit kolloidalen Lösungen mit mögl. längerer intravasaler Verweildauer. Eine Erythrozytensubstitution ist nur dann indiziert, wenn die Sauerstoffversorgung problemat. wird. Als 1. Notfallmaßnahme ist diese wegen mögl. Zeitverlust (Blutgruppenbestimmung) unzweckmäßig. Ein **chronischer B.** liegt vor, wenn bei Erwachsenen ein dauernder Verlust von Erythrozyten das Ausmaß des **physiol. B.** von etwa 1,0 ml/Tag überschreitet, wodurch sich im Gefolge einer Sideropenie eine ↑Eisenmangelanämie entwickelt. Die Ursachen des akuten B. liegen im Ausmaß der Verletzung von Blutgefäßen sowie in der Funktion der Blutstillung. B. kann nach außen über Haut- u. Schleimhautdefekte sowie nach innen (Körperhöhlen, Weichteile) erfolgen. Chron. B. findet sich bei zahlreichen Organerkrankungen, insbes. bei solchen des Magen-Darm-Trakts.

Blutverteilungsstörungen, kardiale: funktionell bedingte Störung der Durchblutung der inneren Wandschichten des linksventrikulären Myokards. Physiol. Durchblutung dieser Wandschichten nur in der Diastole (höherer intramyokardialer Druck in der Systole) mit Blutumverteilung zur epikardnahen Muskulatur. Ausgleich in Diastole durch Erweiterung der terminalen Strombahn u. Herabsetzung des peripheren Strömungswiderstands u. verstärkter Durchblutung. Bes. Gefährdung dieser Wandschichten bei O_2-Mangel bis zur Infarktbildung, da infolge der jetzt nur noch beschränkten Erweiterungsmöglichkeit der terminalen Strombahn in der Diastole eine Blutumverteilung mit stärkerer Durchblutung der epikardnahen Muskulatur erfolgt (= O_2-Mangel der inneren Wandschichten). Ähnl. Mechanismen bei ↑Coronary-steal-Syndrom. Begünstigt werden B. durch Herzmuskelhypertrophie, Hypertonie sowie Steigerung der Herzfrequenz mit Verkürzung der durchblutungswirksamen Diastole bei gleichzeitiger Koronararteriensklerose. Abb.

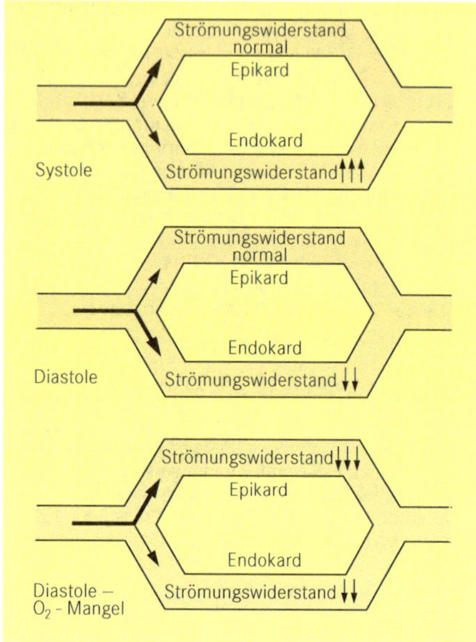

Kardiale Blutverteilungsstörungen

Blutviskosität: wird bestimmt durch die Zahl u. Art der Blutkörperchen in der Volumeneinheit, den Proteingehalt des Plasmas nach Menge u. Zusammensetzung u. weitere Faktoren. So beeinflussen Größe u. Form der Erythrozyten (Vorliegen von Sichelzellen, Makrozyten), Zahl der Erythrozyten (Polyglobulie, Polyzythämie), Größe, Form u. Menge der Proteinmoleküle (Fibrinogen, Makroglobulin), das Vorliegen einer ↑Kryoglobulinämie, einer Hypercholesterinämie u. die Leukozytenvermehrung bei einer Leukämie die B. Mit zunehmendem CO_2-Gehalt des Blutes steigt die B. Bezogen auf Wasser (1) beträgt die relative B. normalerweise 3,6–5,4. Die relative Viskosität des Plasmas beträgt 1,9–2,3, die des Serums 1,7–2,0.

Blutvolumen: Gesamtblutmenge im Organismus, normal 75–80 cm^3/kg Körpergewicht (6–8 % des Körpergewichtes).

Blutvolumen, alveolokapillares: das während des Gasaustauschs in den ↑Alveolen stehende Blutvolumen.

Blutvolumenbestimmung: genaueste Bestimmung des Blutvolumens (Gesamtblut- bzw. Vollblutvolumen) durch simultane Bestimmung des zellulären u. des flüssigen Anteils, des Erythrozyten- u. des Plasmavolumens mit zwei versch. Radionukliden. Das Erythrozytenvolumen wird meist mit $Na_2\,^{52}CrO_4$ o. dem kurzlebigen

^{99m}Tc-Natriumtechnetat bestimmt. Eine Erythrozytenprobe wird gewaschen, in vitro markiert u. danach reinjiziert. Die Markierung mit ^{51}Cr kann auch im Vollblut erfolgen, das überschüssige Chromat wird mit Ascorbinsäure reduziert, um eine Nachmarkierung im Kreislauf zu verhindern. Nach einer definierten Mischungszeit wird eine Blutprobe entnommen, die Radioaktivität bestimmt u. das Erythrozytenvolumen nach dem Isotopenverdünnungsprinzip ermittelt. Das Plasmavolumen wird mit markierten Plasmasubstanzen bestimmt (^{131}I- o. ^{125}I-Serumalbumin o. Indiumnuklid ^{113m}In, gebunden an Transferrin). Bei Bestimmung mit markiertem Albumin muß der Austausch von intra- u. extravasalem Albumin während der Mischungszeit korrigiert werden. Ermittlung des Plasmavolumens gleichfalls nach der Isotopenverdünnungsmethode. In der klin. Praxis wird meist nur das Erythrozytenvolumen (EV) gemessen u. das Plasmavolumen (PV) bzw. Blutvolumen (BV) mittels Hämatokrit (HK) errechnet:

$$PV = EV \times (1 - HK)/HK$$
$$BV = EV \times 1/HK$$

Bei Berechnung des PV aus dem EV werden nicht das bei der Ermittlung des HK durch Zentrifugation verbleibende Restplasma von 2–3 % u. die Unterschiede im Verhältnis von zellulärem u. Plasmaanteil zwischen Gesamtgefäßsystem u. Blut der großen Venen berücksichtigt. Korrektur durch folgende Formel mögl.: HK (korrigiert) = HK (venös) · 0,91 · 0,97. Auf Korrektur wird meist verzichtet, da Blutvolumenwerte als Vergleichswerte verwendet werden. Entscheidungen über Messung von EV u. PV von klin. Fragestellung abhängig. Bei Erythrozytosen, Splenomegalie, Herzinsuffizienz erfordert die starke Änderung der Verteilung von zellulärem u. plasmat. Anteil des Blutes in best. Gefäßregionen die simultane Bestimmung von EV u. PV. Für Schätzungen von EV, PV u. BV eignen sich Nomogramme, welche die Werte aus Alter u. Körpermasse ermitteln lassen.

Blutvolumen, pulmonal-kapilläres: Blutvolumen, das am Gasaustausch mit dem ↑Alveolargas teilnimmt.

Blutvolumen, zentrales: Blutvolumen, das zwischen Pulmonal- u. Aortenklappen liegt u. etwa 500–1 000 cm^3 (= 10 Schlagvolumina) mißt. Kann bei einer Diskrepanz von venösem Rückstrom u. Förderleistung des li. Ventrikels infolge plötzl. erhöhter Anforderung an den Kreislauf zur Hälfte vom li. Herzen ausgeschöpft werden u. dient damit als Volumenpuffer.

Blutzelldifferenziergerät: automatisierte Systeme zur Erstellung des Differentialblutbildes. Die elektron. Bildanalyse berücksichtigt die Zellgröße, Kernform, Granulagröße, Kern-Plasma-Relation, Vakuolisierung u. a. Durch zytochem. Reaktionen können zusätzl. Informationen gewonnen werden.

Blutzellen: feste Bestandteile des Blutes, ↑Erythrozyten, ↑Leukozyten, Thrombozyten (thrombozytäres ↑System).

Blutzellenisolierung: erforderl. zum Nachweis, zur Bestimmung u. zur Isolierung von Intermediaten u. Enzymen in u. aus den Formelementen des Blutes. Erythrozyten können aus antikoaguliertem venösem Blut, das bei 800–1 000 g zur Entfernung von Plasma u. der übrigen Zellen zentrifugiert wird, gewonnen werden. Gute Abtrennung der Leukozyten von den Erythrozyten erreicht man durch Schrägsedimentation mit einer definierten Dextranlösung. Auftrennung der Erythrozyten nach Alter u. Reife gelingt durch Dichtegradientenzentrifugation. Leukozytenpopulationen werden von Erythrozyten durch Schrägsedimentation in EDTA-K_2-Mg-Lösung getrennt. Überstand wird mit NH_4Cl-Lösung zur Hämolyse von Resterythrozyten versetzt u. zur Abtrennung von Thrombozyten bei 100–200 g zentrifugiert. Eine Trennung von Leukozyten in Lymphozyten, Granulozyten u. Monozyten gelingt durch selektive Adsorption an Glasperlen, durch Filtration über Dederongewebe o. Baumwolle. Neuere Verfahren nutzen Oberflächenantigene der Blutzellen. Durch spez. Antikörper können diese mittels immunomagnet. Biotin-Avidin- o. anderer Trennverfahren selektioniert werden. Weitere Auftrennung der einzelnen Zellklassen der Leukozyten ist durch definierte Zentrifugation im Zweiphasensystem Dextran/N-Methyl-3,5-diazetamido-2,4,6-triiodbenzoat-Natrium mögl. B-Lymphozyten können durch Immunoadsorption isoliert werden. Die Isolierung von Thrombozyten setzt silikonisierte Materialien voraus. Ältestes Verfahren ist die Zentrifugation von ↑EDTA-Blut unter definierten Bedingungen (Blut 40 min bei 100 g, Überstand 15 min bei 1 040 g). Isolierung ist auch mittels Gelchromatographie (↑Chromatographie) mögl. Thrombozytenreiche Plasmen für den Thrombozytenfunktionstest werden durch Mischen von 1,0 ml einer 3,13%igen Natriumzitratlösung mit 9,0 ml venösem Blut u. anschließender Spontansedimentation für 60 min gewonnen.

Blutzellseparator: zur Komponentenseparation des Blutes geeignetes Gerät, dessen klin. Anwendung umfaßt die ↑Leukapherese, die Thrombopherese, die Blutstammzellseparation, die ↑Plasmapherese u. die Erythropherese (↑Zellapherese). Dabei kann die eigentl. Separation ther. Intention haben (z. B. bei Leukämien mit hohen Zellzahlen), o. die gewonnenen Blutkomponenten werden zur Substitution an Empfänger übertragen. Das Prinzip des B. beruht darauf, daß das Blut über einen venovenösen Shunt eine bes. konstruierte Zentrifuge passiert, in der es bei einer G-Zahl von 40–110 in seine Bestandteile Plasma, Leukozyten u. Thrombozyten sowie Erythrozyten aufgetrennt wird. Die Blutfraktionen können wahlweise entnommen werden, das übrige Blut wird dem Spender bzw. dem Pat. wieder zurückgeführt. So kann z. B. bei einer Durchflußgeschwindigkeit von 40–150 ml/min u. einer Separationsdauer von 4 h das gesamte Blut des Pat. ein- bis dreimal die Zentrifuge passieren. Für autologe u. allogene Blutstammzelltransplantationen lassen sich von einem Spender meist in einer Separation ausreichend ↑Blutstammzellen (CD34+ hämatopoet. Stammzellen) gewinnen. Die Möglichkeit, effektiv Leukozyten aus dem Blut von Gesunden zu sammeln, ist durch die Stimulation mit Wachstumsfaktoren gegeben. Der B. bietet sich als symptomat. Ther. an, wenn qualitative u. quantitative Modifikationen der Plasmazusammensetzung notwendig sind (Verminderung der Hyperviskosität, Entfernung von zirkulierenden Immunkomplexen, tox. Antikörper u. proteingebundener Toxine). Tab. S. 276.

Blutzucker: ↑D-Glukose (Traubenzucker, Dextrose). ↑Blutglukosespiegel.

Blutzucker, postprandialer: Glukosewerte, die etwa 30 min nach Mahlzeitenbeginn aus dem peripheren

Blutzellseparator: Indikationen zur Blutkomponentenseparation

Indikationen zur Blutzellenseparation (indirekt)	Akute u. chron. Leukämien mit hoher Zellzahl: zum Senken der Leukozyten vor Einleitung einer Chemotherapie sowie Gewinnung von Zellen für therapeut. Zwecke, Gewinnung von Blutzellen zur supportiven Therapie u. Transplantation von Blutstammzellen (Substitution von Granulozyten, Thrombozyten, Transplantation hämatopoet. Stammzellen).
Indikationen der Plasmaseparation (direkt)	Intensivmedizin. Indikationen: akute Vergiftungen zum Austausch schwer dialysierbarer Toxine u. Metaboliten (einschl. Thyreotoxikose u. Leberkoma) Transitor. Hyperhydratationen mit Hochdruck u. Eklampsie bei renaler Insuffizienz, wenn vorübergehend eine Dialysebehandlung nicht möglich ist, so bei: Präkoma u. Coma paraproteinaemicum, Hyperviskosität bei Hyper- bzw. Dysproteinämie, akuten Immunkomplexkrankheiten u. Krankheitsbildern auf der Basis tox. Antikörper.
Indikationen der Plasmaseparation (indirekt)	Verschiedene Indikationen zur Substitution von Antikörpern u. Komplement
Verschiedene Indikationen im Rahmen des Allgemeinspenderwesens (Albumin-Antikörper-Gerinnungsfaktoren im Pool)	

Venenblut bestimmt werden u. der Diagnostik pathol. Kohlenhydrattoleranzformen dienen. Physiol. Grenzwert 7,20 mmol/l.

Blutzucker-Tag-Nacht-Profil: Blutzucker-Tagesprofil, Glykämieprofil: Aquidistante (2–3 h) Glykämiebestimmungen über 24–36 h zur Erfassung der zirkadianen ↑Rhythmen u. individuellen Stoffwechselveränderungen bei Diabetikern in Abhängigkeit von Nahrungsaufnahme, Insulinapplikationen u. Muskelarbeit.

Blutzysten ↑Angiokeratoma.

B-Lymphozyten: B-Zellen; Bez. rührt von der Bursa Fabricii der Vögel, die neben dem Thymus ein zweites zentrales lymphoepitheliales Organ darstellt u. in der die immun. Prägung der B. erfolgt. Bei Säugetieren ist Ort der Prägung das Knochenmark (↑Bursa-Äquivalent). B. sind eine durch Oberflächenmarker charakterisierbare Lymphozytensubpopulation. Zu diesen Markern gehören: 1. IgM, 2. IgD, 3. Fc-Rezeptor für IgG, 4. Bindungsstelle für Mauserythrozyten, 5. Rezeptor für die dritte Komplementkomponente (HLA-Oberflächenantigene, B-Zell-Typisierung). Wesentl. ist die Fähigkeit der B., nach Kontakt mit Antigenen eine Differenzierung zu antikörperbildenden Zellen (↑Plasmazellen) einzuschlagen o. in Gedächtniszellen vom B-Typ überzugehen (↑Memory cell).

B. M.: *Abk* für engl. Bachelor of Medicine; Bachelor (Bakkalaureus) der Med., ↑Bachelor.

BMI: *Abk* für engl. Body mass index, ↑Körperbauindex.

BMP: *Abk* für engl. bone morphogenetic proteins; als ↑Zytokine wirkende Proteine des Knochens; fördern Differenzierung von Chondroblasten zu Osteoblasten; zur Behandlung von Knochenbrüchen eingesetzt.

BNA: *Abk* für Baseler Nomina Anatomica.

BNS: *Abk* Blitz-Nick-Salaam-Krämpfe; ↑Epilepsie.

Boari-Plastik: plast. urol. Operation zur Überbrückung ein- o. beidseitiger terminaler Harnleiterdefekte. Dabei wird aus der Harnblasenwand ein gestielter Lappen gebildet, der nach kranial geschlagen zum Rohr geformt wird, in das man den Harnleiter einpflanzen kann. ↑Antirefluxplastiken. Abb.

Boas, Ismar Isidor (1858–1938), dt. Int., Berlin.

Boas-Druckpunkte (nach Ismar I. B.): auf Druck empfindl. Körperstellen li. vom Nabel beim Magengeschwür, re. vom Nabel beim Duodenalgeschwür o. einer Gallenblasenerkrankung.

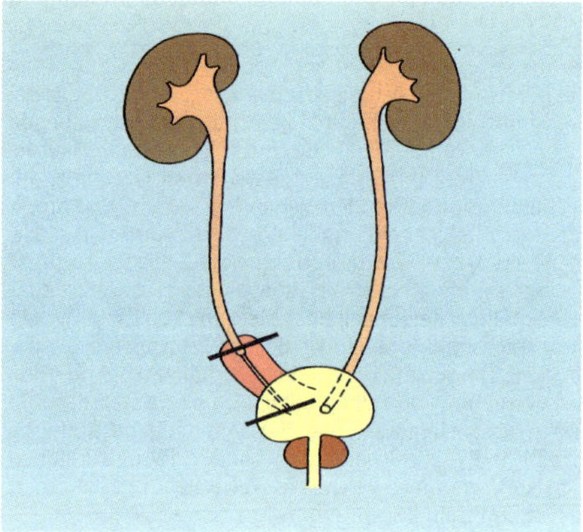

Boari-Plastik

Bobath, Berta (1907–1991) u. Karel (1905–1991), Physiotherapeutin u. Arzt, Großbritannien, entwickelten ein neurophysiolog. begründetes Behandlungskonzept.

Bobath-Methode (nach Berta u. Karel B.): entwicklungsphysiolog. begründete krankengymnast. Methode zur Behandlung von Bewegungsstörungen bei Kindern mit frühkindl. Hirnschäden, später auch bei Erwachsenen mit Hemiplegie, die von neurophysiolog. Grundlagen ausgeht u. in umfassender Weise sensor., motor. u. psychol. Gesetzmäßigkeiten berücksichtigt.

Bobble-head-doll-Syndrom ⟨*engl*⟩: bei chron. Hydrozephalus auftretende tick-artige Wackelbewegung von Kopf u. Rumpf. Nicht im Schlaf u. willkür. unterdrückbar.

Bochdalek, Vincent Alexander (1801–1883), österreich. Anat., Prag.

Bochdalek-Dreieck (nach Vincent B.) ↑Trigonum lumbocostale.

Bochdalek-Hernie (nach Vincent B.): Form der ↑Hernia diaphragmatica congenita. Ausstülpung von Baucheingeweiden in den Thorax durch einen posterolateralen Defekt des Zwerchfells (Foramen Bochdaleki), der in 90 % li. liegt. Bez. Hernie trifft nur in 10–15 % zu, wenn ein peritonealer Bruchsack vorhanden ist, sonst Prolaps. Abb.

Bochdalek-Lücke (nach Vincent B.): Foramen, Hiatus pleuroperitonealis.

Bochdalek-Zyste (nach Vincent B.): angeborene Zyste am Zungengrund mit Flimmerepithel von Drüsenschläuchen u. Resten des ↑Ductus thyroglossalis abstammend: unechte Ranula.

Bodenhygiene: Teilgebiet der ↑Umwelthygiene u. der ↑Kommunalhygiene, das sich mit den Wechselwirkungen zwischen dem Umweltmedium Boden u. dem Menschen (Umwelt-Mensch-Beziehungen) mit dem Ziel der Gesunderhaltung der Bevölkerung befaßt; wichtigstes Arbeitsziel ist die Erhaltung des Puffer- bzw. Selbstreinigungsvermögens des Bodens durch Schutz vor Überbelastung (↑Umweltbelastung) zur Verhinderung von Infektions- u. Schadstoffketten. Der Boden ist als Teil der Biosphäre in seiner Reaktorfunktion mit dem Wasser eng verflochten (Niederschläge, Bewässerungswasser, Abwasserlandbehandlung, Sickerwasser, Grundwasser); daher erfolgt die Lösung von Teilfragen in funktioneller Einheit mit der ↑Wasserhygiene. Bezügl. anderen Teilfragen (Siedlungsabfälle u. Müllbehandlung, Güllewirtschaft u. Agrochemikalien, Abwasserbelastung u. Weideland, Gemüseanbau u. Reinfektion, Bodenabspülungen u. Grundwasseranreicherung, Pflanzenernährung u. Bodengare, Staubbildung u. Geruchsentwicklung, Bodenstruktur u. Rückhaltevermögen) ist die Zusammenarbeit mit anderen Disziplinen bzw. Institutionen erforderl. (Kommunalwirtschaft, Landwirtschaft, Veterinärhygiene, ↑Ernährungs- und Lebensmittelhygiene, Wasserwirtschaft, Phytohygiene, Lufthygiene, Bodenkunde u. Hydrogeologie). Hauptaufgaben der B.: hyg. Beurteilung des Bodens aufgrund physikal., chem., toxikol., bakt., virol. u. parasitolog. Befunde als Grundlage hyg. Kennwerte u. Standortkriterien für die Bodenklassifizierung; Erarbeitung u. Kontrolle bodenhygien. Standortkriterien u. Normative bei der Ablagerung von Abfallstoffen (Siedlungsabfälle, Industrieabfallprodukte usw.) in Deponien; Durchsetzung hyg. Forderungen bei der Abfallkompostierung u. -verbrennung; Schutz landwirtschaftl. u. gärtner. Nutzflächen vor Überbelastung durch Fäkalstoffe (Gülle, Jauche, Abwasser, Klärschlamm) u. Agrochemikalien (Mineraldünger, Pflanzenschutzmittel, Wachstumsregulatoren, Bodenverbesserungsmittel) wegen Gefahr von Infektions- u. Schadstoffketten über Ernteprodukte (Lebensmittel- u. Ernährungshygiene), Futterpflanzen (Veterinärhygiene) u. Grundwasser (Wasserhygiene); Ausarbeitung bodenhygien. Normative zur Rückführung überbelasteter Böden in einem best. bodenhygien. Gütezustand (Belastungslimitierung, Karenzzeiten, Bodensanierung); bodenhygien. Beurteilung (bodenhygien. Katastrophenmaßnahmen) bei Umweltkatastrophen mit Wasserschadstoffen auf o. in Böden wegen Gefahr der Grundwasserverunreinigung; bodenhygien. Beurteilung (bodenhygien. Standortkriterien) bei der Anlage von Wasenplätzen u. der Klärschlammverwertung im Zusammenhang mit der Tierkörperbeseitigung u. bei der Anlage von Friedhöfen.

Body building ⟨*engl*⟩: Training zur Bildung eines muskulären Körpers als Schönheitsideal.

Bodyplethysmographie ⟨*engl* + *gr*⟩ ↑Ganzkörperplethysmographie.

Boeck, Caesar Petrus (1845–1917), Dermat., Oslo. ↑Besnier-Boeck-Schaumann-Krankheit. ↑Sarkoidose.

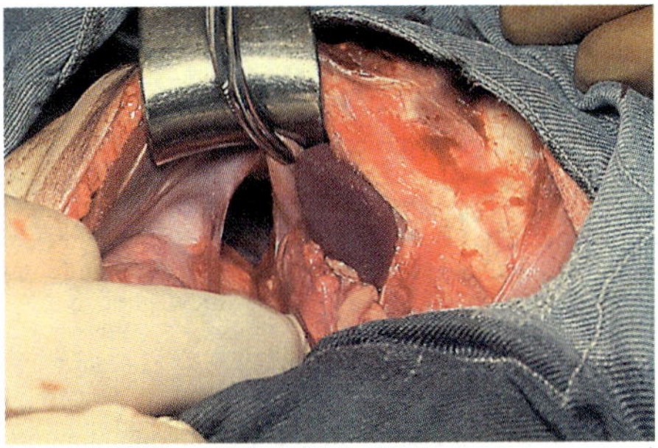

4

Bochdalek-Hernie. Blick vom Bauch in den Thorax durch einen posterolateralen Zwerchfelldefekt; rechts Milz, links Ösophagus; hier kein Bruchsack

Boeminghaus, Hans (geb. 1893), dt. Urol., Düsseldorf.

Boeminghaus-Katheter (nach H. B.): durchgehender Katheterschlauch, der durch suprapub. Fistel, Blase u. Harnröhre reicht (Durchzugskatheter, auch „Katheter ohne Ende") mit mehreren seitl. Öffnungen. ↑Harnableitung nach beiden Seiten, verbesserte Spülmöglichkeit.

Boerhaave, Herrmann (1668–1738), holländ. Arzt, Botaniker u. Chem.; Prof. in Leiden, zählt neben G. E. Stahl u. F. Hoffmann zu den drei großen Systematikern der Med. der 1. Hälfte des 18. Jh. B. suchte die Lebensvorgänge durch physikal. u. chem. Reaktionen zu erklären. Er nahm an, daß Spannungs- bzw. Erschlaffungszustände der Fasern Krankheiten bedingen können.

Boerhaave-Syndrom (nach Herrmann B.): submuköse Zerreißung der Speiseröhre in Längsrichtung u. nachfolgende Kontinuitätsunterbrechung der Schleimhaut (↑Mallory-Weiss-Syndrom).

Bogaert, Ludo van (1897–1989), belg. Neurol., Antwerpen.

Bogaert-Bertrand-Syndrom (nach Ludo van B.): Canavan-Syndrom, zerebrale Ödemkrankheit; autosomal rezessiv erbl. spongiöse Degeneration des Zentralnervensystems, Beginn zwischen 2. u. 6. Lebensmonat; führt innerhalb von 1–2 Jahren unter massiver Entwicklungsstörung zum Tode.

Bogaert-Scherer-Epstein-Syndrom (nach Ludo van B., Hans J. S. u. Emil E.): zerebrotendinäre Xanthomatose, Cholesterinose; genet. bedingte Peroxisomopathie mit Defekt im Gallensäuremetabolismus. Anstau von Cholestanol im Plasma u. Ablagerung von Cholesterin u. Cholestanol im Gewebe, bevorzugt Cerebellum, Lunge u. große Sehnen. Erstmanifestation im späten Kindesalter durch Xanthelasmen u. Xanthome, bes. in den Achillessehnen. Progredient neurol. Dysfunktion mit Ataxie, Epilepsie, spast. Parese u. Demenz. Katarakt. Lebenserwartung verkürzt. Autosomal rezessiver Erbgang.

Bogen: Zahnbogen; die Anordnung der Zähne eines Kiefers entspricht beim Menschen fast stets einer Parabel dritten Grades. Auch als Syn. für Zahnreihe eines Kiefers verwendet.

Bogengänge: Teile des Labyrinths im Innenohr. Man unterscheidet 3 knöcherne (Canales semicirculares anterior, posterior u. lateralis) u., in diesen gelegen, 3

häutige B. (Ductus semicirculares anterior, posterior u. lateralis), jeweils einen vorderen, einen hinteren u. einen seitl. Die B. besitzen 2 Schenkel, von denen einer eine Erweiterung (Crus ampullare) aufweist, in der auf einer ins Innere vorspringenden Leiste das Sinnesepithel liegt. Vordere u. hintere B. bzw. deren Crus simplex laufen zusammen zu einem gemeinsamen Schenkel (Crus commune). Die Ebenen der 3 B. bilden eine nach oben u. außen sich öffnende Pyramide. Die B. dienen der Feststellung von Änderungen der Progressiv- u. Drehbewegungen (Beschleunigungen) des Kopfs bzw. Körpers.

Bogen, gotischer: Aufzeichnung der Seitwärtsbewegung des Unterkiefers mit Schreibstift u. Registrierplatte ergibt einen g. B. Grundlage der extra- o. intraoralen Registriermethoden zur Bestimmung der zentralen Relation der zahnlosen Kiefer.

Bogenskotom ↑Bjerrum-Skotom.

Bogomelez, Alexander (1881–1946), russ. Pathophysiologe, Moskau.

Bogomolez-Serum: Immunglobulin gegen Kaninchen-Serum, das menschl. retikuloendotheliale Zellen enthält.; zur (Re)Aktivierung des retikuloendothelialen Systems.

Böhler, Lorenz (1885–1973), österreich. Unfallchirurg, Wien: B. hat die moderne Unfallchirurgie, insbes. Knochenbruchbehandlung, wesentl. mitgeprägt.

Böhm, Gottfried (1880–1952), Röntg., München.

Bohn, Heinrich (1832–1888), Päd., Königsberg.

Bohnengifte: Ursache von Lebensmittelvergiftungen. 1. Phaseolus vulgaris, weiße o. grüne Garten- o. Buschbohne. Führt roh in großer Menge verzehrt zu Gastroenteritis, laxierende Wirkung. 2. Phaseolus coccineus, Feuerbohne. gefährlicher als Phaseolus vulgaris, enthält Toxalbumin, Phasin, ähnl. wirksam wie Rizin. 3–10 Bohnen schon tox. 3. Vicia faba, Sau- o. Pferdebohne. Frisch wie Phageolus vulgaris, bei Glukose-6-phosphatdehydrogenasemangel, insbes. bei gleichzeitiger Einwirkung best. Arzneimittel wie Analgetika u. Sulfonamide, hämolysierend, ↑Favismus. 4. Vicia sativa, Saat- o. Futterwicke, wie Saubohne. Ähnl. Wirkungen durch Sojabohne u. Lupine mögl.

Bohn-Knötchen (nach Heinrich B.): kleine Retentionszysten von Schleimdrüsen in der Mittellinie des harten Gaumens bei Neugeborenen (etwa 35%), ohne Krankheitswert, spontane Rückbildung.

Bohn-Zeichen (nach Heinrich B.): Zunahme der Blutdruckamplitude am Ductus Botalli nach körperl. Belastung (bei Abfall des Blutdrucks bei Aortenklappeninsuffizienz).

Bohr, Christian (1855–1911), Physiol., Kopenhagen. Physiol. Gasaustausch, Blutgas, Entdeckung der Wirkung der CO_2-Spannung auf die O_2-Dissoziationskurve des Hämoglobins (↑Bohr-Effekt).

Bohr-Effekt (nach Christian B.): Verschiebungen der ↑Sauerstoffdissoziationskurve durch unterschiedl. CO_2-Partialdruck. Verminderung der Sauerstoffaffinität des Hämoglobins durch Erhöhung des CO_2-Partialdrucks (Rechtsverschiebung der Sauerstoffdissoziationskurve des Blutes).

Bohren: umgangssprachl., jedoch techn. unzutreffende Bez. für zahnärztl. ↑Präparation der Hartsubstanz.

Bohr-Formel (nach Christian B.): Beziehung zur Berechnung des Totraumvolumens (respiratorischer ↑Totraum) aus art. u. exspirator. Gaskonzentrationen.

Bohrlochkristall: Szintillationskristall aus NaI(Tl), auch Plastikszintillator mit axialer Bohrung zur Probeaufnahme u. Messung von Gammastrahlung aus festen o. flüssigen Materialien zur Erhöhung der Meßempfindlichkeit. Der Kristall ist Teil eines Szintillationsdetektors von Hand- o. automat. ↑Probenwechslern für die Nuklearmed.

Bohrlochostitis: Bohrkanalinfektion nach eitriger Infektion des Weichteilkanals eines ↑Kirschner-Drahts o. einer Schanz-Schraube des ↑Fixateur externe; Übergreifen auf den Knochen (↑Osteomyelitis).

Bohrschablone: in der zahnärztl. Implantologie (↑Implantat) Vorrichtung zur Positionierung von Bohrloch u. -richtung.

Bollinger-Spätblutung: bei Schädelverletzungen mitunter auftretende Blutung vom Charakter eines Schlaganfalls.

Bolometer ⟨*gr*⟩ *n*: Meßgerät für infrarote Strahlung. Es besteht aus einer einseitig geschwärzten Metallfolie, die sich durch die bei der Bestrahlung zugeführte Energie erwärmt. Die entstehende Widerstandsänderung ist der auffallenden Bestrahlungsstärke proportional.

Boltzmann-Konstante: Verhältnis aus Gaskonstante R u. ↑Avogadro-Konstante N_A

$$k = R/N_A = 1{,}381 \cdot 10^{-23}\ \text{Ws/Grad}$$

Bolus ⟨*lat*⟩ *m*: große Pillen o. Bissen; Arzneiform ausschließl. für Tiere, je nach Tierart Masse 2–50 g.

Bolus alba: Argilla alba, Porzellanerde, weißer Ton; wasserhaltiges ↑Aluminiumsilikat von wechselnder Zusammensetzung, fast weißes Pulver, findet wegen seiner absorbierenden Eigenschaften auch bei infektiösen Erkrankungen des Magen-Darm-Trakts Anwendung. Äußerl. (steril) bei nässenden Hauterkrankungen u. Wunden austrocknend.

Bolustod: reflektor. Herz- u. Atemstillstand durch Verschlucken eines größeren „Bissens" (ungekautes Fleisch, Gebiß in der Narkose, Fremdkörper, Spielzeug bei Kindern) mit Verlegung der Atemwege. Schocktod durch Reizung des nervösen Kehlkopfgeflechts. Bei Schwinden anfängl. Schockwirkung kann selten typ. Erstickungstod eintreten. Quellende Fremdkörper bewirken ventilartigen Verschluß mit langsamer Erstickung (max. Lungenblähung).

Bolzung: Stabilisierung einer Querfraktur bzw. Pseudarthrose der langen Röhrenknochen mit autogenem o. allogenem Kortikalisspan (Bolzen), der in die Markhöhle beider Fragmente eingebracht wird, die Fraktur also intramedullär überbrückt. ↑Arthrodese.

Bombage ⟨*frz*⟩ *f*: Aufwölbung des Bodens u./o. Deckels an ungeöffneten Lebensmittelbehältnissen, zumeist bedingt durch bakterielle Zersetzungserscheinungen des Konserveninhalts, der organolept. wahrnehmbare Veränderung zeigt. Ursache sind meistens anaerobe (z.B. Klostridien) u. aerobe Sporenbildner (z.B. Bacillus subtilis, Bacillus cereus u. a.), gelegentl. auch nichtsporenbildende Bakterienarten, wie Proteus species, Escherichia coli, Pseudomonas species u. a. B. kann außerdem physikal. bedingt sein (Quellung des Füllgutes, Stauchungen, Frosteinwirkung, Lufteinschluß); chem. bedingte B. entsteht durch Reaktionen des Füllgutes mit dem Behältnismaterial. Füllgut grundsätzl. genußuntaugl. Nicht aufkochen, sondern beseitigen. ↑Lebensmittelvergiftungen.

Bombesine ⟨*lat*⟩ *Pl*: Ursprüngl. in der Haut von Amphibien gefundene Peptide, die der ↑Substanz P strukturell ähnl. sind. Sie kommen auch im ZNS vor u. beteiligen sich als Modulatoren an der synapt. Transmission.

Bombieren ↑Bombage.

Bombilitin *⟨lat⟩ n*: ein Vertreter von fünf strukturell ähnl. Oligopeptiden (bestehend aus 17, vorwiegend hydrophoben Aminosäuren) aus dem Gift der Hummel Megabombus pennsylvanicus. Sie verursachen Hämolyse, Histaminfreisetzung aus ↑Mastzellen u. aktivieren die Phospholipase A_2 (↑Phospholipasen). Ihre Wirkungen sind denen des ↑Mellitins ähnl.

Bongiovanni-Syndrom ↑Syndrom, adrenogenitales.

Bonhoeffer, Karl (1868–1948), dt. Psychiater, Schüler von Carl Wernicke; Königsberg, Heidelberg, Breslau u. Berlin. Durch B. wurde ein Wendepunkt in der Psychiatrie erreicht, als er erstmals die Persönlichkeit des psychiatr. Erkrankten in den Mittelpunkt der psychiatr. Betrachtungsweise rückte. Er arbeitete vorrangig über die Beziehungen zwischen sozialem Verhalten u. Psychoseentstehung, über Aphasie sowie forens. Probleme der Psychiatrie. ↑Reaktionstypen, exogene.

Bonjourtröpfchen *⟨frz⟩*: der beim Tripper frühmorgens aus der Harnröhre kommende erste Sekrettropfen; ↑Gonorrhö.

Bonner System: **1.** Einteilung der ↑Gebißanomalien nach ätiol. u. genet. Gesichtspunkten durch Kantorowicz u. Korkhaus (1926), später von Reichenbach modifiziert. Enthält 7 Hauptgruppen: 1. ↑Schmalkiefer a) mit Spitzfront (eng o. lückig), b) mit engstehender Front, 2. Kreuzbiß, 3. Progenie, 4. ↑Deckbiß, 5. offener Biß, a) lutschoffener Biß, b) echter offener Biß, 6. Folgen vorzeitigen Zahnverlusts, 7. Sonstige einfach bedingte Anomalien wie Über- o. Unterzahl der Zähne, Zahnretention u. Diastema. Reichenbach empfiehlt die Bißlage hinzuzufügen. **2.** Form der ↑Jugendzahnpflege, regelmäßige Reihenuntersuchungen in Kindergärten u. Schulen sowie zahnärztl. Behandlung durch hauptamtl. Jugendzahnärzte.

Bonnet, Paul (1884–1959), frz. Ophth.

Bonnet-Syndrom (nach Paul B.): Durchblutungsanomalie der Netzhaut bei angeborener Aortenisthmusstenose; abnorme Schlängelung u. Füllung aller Gefäße der Netzhaut infolge Hypertension im Bereich der oberen Körperhälfte, troph. Störungen an den Beinen (intermittierendes Hinken) infolge Mangeldurchblutung.

Bonnevie, Kristine (1872–1950), norweg. Zool., Oslo.

Bonnevie-Ullrich-Syndrom (nach Kristine B. u. Otto U.): Pseudo-Turner-Syndrom, XX-Turner-Phänotyp, ↑Noonan-Syndrom.

Bonnier, Pierre (1861–1918), frz. Otol., Paris.

Bonnier-Syndrom (nach Pierre B.): infolge Trauma o. Degeneration des Vestibulartrakts o. Läsion des Deiters-Kerns auftretende Vestibularis- (Schwindel, Nausea) u. Hörstörungen, Okulomotoriusausfälle.

Bonwill, William G. A. (1833–1899), amerik. Zahnarzt.

Bonwill-Dreieck (nach W. G. A. B.): gleichseitiges Dreieck von etwa 10 cm Seitenlänge zwischen dem Kontaktpunkt der mittleren Schneidezähne o. der Mittellinie des zahnlosen Alveolarfortsatzes u. den Mittelpunkten der beiden Kiefergelenkköpfchen; Hilfsmittel für die Fixation der Kiefermodelle im ↑Artikulator.

Böök, J. A. (geb. 1915), schwed. Humangenetiker, Stockholm.

Booster-Dosis *⟨engl⟩*: Auffrischungsdosis; diejenige Antigenmenge, die nach der Sensibilisierungsdosis von einem Impfstoff verwendet wird, um die Antikörperbildung zu beschleunigen u. zu verstärken.

Booster-Effekt: Erinnerungsreaktion, anamnestische ↑Reaktion; vermehrte u. beschleunigte Antikörperbildung nach erneuter Einwirkung des spezif. Antigens auf den Organismus. Ist der erstrebte Effekt einer Booster-Dosis (Auffrischungsdosis) bei einer Schutzimpfung. Verantwortl. dafür sind die ↑Memory cells aufgrund ihrer Gedächtnisfunktion. Bewirken unmittelbar nach wiederholtem Antigenkontakt die rasche Proliferation u. Transformation zu Plasmazellen, diese wiederum die IgG-Synthese. Wiederholte Antigenzufuhr kann auch Komplikationen zur Folge haben (allerg. Reaktionen, Immunhämolyse bei Neugeborenen).

Booster-Impfung: Auffrischungsimpfung, die zur verstärkten u. beschleunigten Antikörperbildung nach zweiter bzw. wiederholter Einwirkung des homologen Antigens (Immunogens, Impfantigens) führt (Impfkalender). Grundlage für eine langanhaltende ↑Immunität nach Schutzimpfungen (↑Impfung).

Bor: chem. Symbol B, Ordnungszahl 5, relative Atommasse 10,81, Schmelzpunkt 2 300 °C. Kommt in der Natur nur in gebundener Form vor. Beispiele: Borax $Na_2B_4O_7 \cdot H_2O$, Borsäure H_3BO_3. Techn. hergestelltes B. ist nach dem Diamant das zweithärteste aller Elemente.

Borax: Natriumtetraboricum, Natriumtetraborat, $Na_2B_4O_7 \cdot H_2O$. Wegen der chron. u. akuten Giftigkeit (Elektrolythaushaltsstörungen) der ↑Borsäure sollten auch ihre Na-Salze nur in bes. Fällen (Augenspülungen) angewendet werden.

Borborygmus *⟨gr⟩ m*: Darmgeräusch, Bauchknurren; entsteht bei der Darmperistaltik.

Borderline lesion *⟨engl⟩ f*: Grenzfalläsion. Pathol. Zell- u. Gewebeveränderungen, die an der Grenze zur ↑Malignität liegen, deren ↑Dignität u. weitere Entwicklung aber nicht endgültig bestimmt werden kann.

Borderline-Syndrom: **1.** aus psychoanalyt. Sicht Erkrankung, bei der (alternierend) neurot. u. psychot. Sympt. auftreten. **2.** Bez. für ↑Persönlichkeitsstörungen mit ausgeprägter Instabilität im sozialen u. affektiven Bereich u. Impulsivität, die regelmäßig auch zu suizidalen o. anderen selbstschädigenden Handlungen führt.

Bordet, Jules Lean Babtiste Vincent (1870–1961), belg. Bakteriologe, Immun., Brüssel. 1901 (zusammen mit Octave Gengou) Ausarbeitung der Komplementbindungsreaktion. 1919 Nobelpreis für Med./Psychol. „für seine Arbeiten über die Immunität".

Bordetella (nach Jules B.): Bakteriengattung mit kurzen, kokkoiden, gramnegativen Stäbchenbakterien; keiner Bakterienfamilie zugeordnet. **B. bronchiseptica**: meist Erkrankung bei jungen Hunden. Gelegentl. bei Menschen keuchhustenähnl. Krankheitsbilder. **B. parapertussis**: Erzeugt etwa 25 % der klin. als Keuchhusten diagnostizierten Erkrankungen. Bakt. DD gegenüber B. pertussis. **B. pertussis**: Erreger des Keuchhustens (↑Pertussis).

Bordet-Gengou-Agar (nach Jules L. B. V. B. u. Octave Gengou): bakt. Nährboden zum Nachweis von ↑Bordetella pertussis, wird während eines Hustenstoßes etwa 15–20 cm vor den Mund des Kindes gehalten, auch Rachenabstrich im Stadium convulsivum erfolgreich.

Bordet-Gengou-Bakterien (nach Jules L. B. V. B. u. Octave Gengou) ↑Bordetella.

Borell-Strahl: strahlenförmiger Austritt des mütterl. Blutes aus den basalen Mündungen der Spiralarterien der Plazenta gegen die Chorionplatte im intervillösen Raum; ↑ Plazentakreislauf.

Borggreve-Plastik: Rotationsarthrodese an der unteren Extremität aufgrund z. B. tumorbedingter Resektion des Kniegelenks mit deutl. Beinverkürzung. Der Unterschenkel wird um 180° gedreht, so daß das obere Sprunggelenk bei der prothet. Versorgung funktionell als Kniegelenk fungiert.

Börjeson, Mats (geb. 1922), schwed. Arzt, Stockholm.

Börjeson-Forssman-Lehmann-Syndrom (nach Mats B., Hans F. u. J. O. O. L.): Form der genet. bedingten ↑ Intelligenzminderung mit bevorzugter Manifestation im männl. Geschlecht mit Epilepsie, Hypogonadismus, Adipositas u. charakterist. kraniofazialer Dysmorphie (volles rundes Gesicht, große Zunge, große Ohren, Ptosis). X-chromosomaler Erbgang, Genort: Xq26–27.

Borkenflechte ↑ Impetigo contagiosa.

Borkenkrätze ↑ Scabies norvegica.

Bornholm-Krankheit ↑ Pleurodynia epidemica.

Bornylisovalerianat ↑ Valeriana officinalis.

Bornylsalizylat: Mittel zur Verbesserung der Durchblutung, Hyperämikum.

Borowsky, Peter Fokitsch (1863–1932) russ. Arzt, Taschkent. Beschrieb als erster den Erreger der Orientbeule.

Borrel, Amédée (1867–1936), frz. Bakteriologe im Pasteur-Institut Paris.

Borrelia: Gattung mit derzeit 28 Spezies, von denen einige (B. recurrentis, B. hermsii) durch Läuse o. Zecken übertragen werden u. das Rückfallfieber verursachen. B. burgdorferi, B. afzelii, B. garinii Erreger der Lyme-Borreliose mit teilweise unterschiedl. klin. Verläufen.

Borrelienarthritis: Manifestation von ↑ Borrelia beginnend mit wandernden Arthralgien u. späteren Entzündungen, insbes. im Kniegelenk bei ↑ Lyme-Borreliose. Diagn. serol. durch hohe Antikörpertiter; Nachweis von Borrelien-DNA mittels ↑ Polymerasekettenreaktion mögl. Ther. mit Penicillin o. Tetrazyklinen.

Borrelienkarditis: kardiale Komplikation bei der ↑ Lyme-Borreliose durch Borrelia burgdorferi (↑ Borrelia). Ätiol. Diagn. serol. durch hohe Antikörpertiter. Ther. mit Penicillin o. Tetrazyklin.

Borreliosen: durch Borrelien (↑ Borrelia) hervorgerufene Infektionskrankheiten; 1. durch Borrelia recurrentis hervorgerufenes, durch Kleiderläuse übertragbares, quarantäne-, melde- u. hospitalisierungspflichtiges epidem. Rückfallfieber. 2. Durch Borrelia duttoni hervorgerufenes, durch Zecken übertragbares endem. Zeckenrückfallfieber (↑ Rückfallfieber). 3. Durch Borrelia burgdorferi hervorgerufene, durch Zecken übertragbare, in Stadien verlaufende, klin. vielfältige ↑ Lyme-Borreliose (↑ Erythema chronicum migrans, ↑ Lymphadenosis cutis benigna, ↑ Akrodermatitis chronica atrophicans u. ↑ Sclerodermia circumscripta).

Borrmann-Klassifikation: Einteilung der Magenkarzinome nach der Wachstumsform in 4 Typen. Typ I: polypoid, exophyt.; Typ II: in Form eines relativ scharf begrenzten Ulkus (Schüsselform); Typ III: wie Typ II, aber in die Umgebung infiltrierend; Typ IV: diffus infiltrierend, entspricht einem szirrhösen Karzinom. Abb.

Borsäure: sehr schwache Säure, kristallisiert in weißglänzenden Blättchen; in kaltem Wasser wenig lösl.

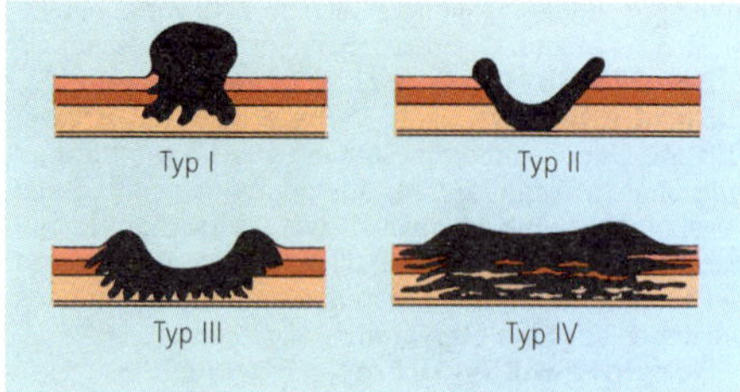

Borrmann-Klassifikation
der Magenkarzinom-Wachstumsformen

(39,9 g/l bei 20 °C), in wäßriger Lösung schwaches Antiseptikum. Wegen ↑ Kumulation, Anti-Vitamin-B_6-Wirkung u. kindl. Todesfällen wird B. nicht mehr als Konservierungsmittel in Lebensmitteln o. Antiseptikum eingesetzt.

Bor-Syndrom ↑ Syndrom, branchiootorenales.

Boskop: Röntgenuntersuchungsgerät zur intraoperativen Fremdkörperlokalisation während einer Durchleuchtung.

Boston-Korsett: ↑ Rumpforthese zur konservativen Skoliosebehandlung.

Botallo, Leonardo (um 1530–1600), ital. Militärarzt in Paris. ↑ Ductus arteriosus nach ihm auch Ductus botalli genannt.

Boten-RNA ↑ Messenger-RNA.

Boten, sekundäre ↑ Second messenger.

Bothrien ⟨*gr*⟩ *f Pl*: Sauggruben; längl., chitinös ausgekleidete Gebilde des Bandwurms; geformt als Gruben am ↑ Skolex der ↑ Pseudophyllidea (↑ Cestoda) zur Anheftung an der Darmschleimhaut.

Bothriocephalusanämie: Bandwurmanämie vom Megaloblastentyp infolge Vitamin-B_{12}-Entzugs (↑ Diphyllobothriose).

Bothriocephalus latus ⟨*gr* + *lat*⟩ *m*: alte Bez. für ↑ Diphyllobothrium latum.

Botkin, Sergei Petrowitsch (1832–1889), russ. Kliniker, St. Petersburg. Russ. Erstbeschreibung der Hepatitis infectiosa (Botkin-Krankheit, ↑ Hepatitis A).

Botryomykose: durch Eubacteriaceae verursachte chron. Wundinfektionskrankheit, vorwiegend bei Pferden; dd schwer gegen ↑ Aktinomykosen u. ↑ Mycetome abgrenzbar.

Botschafterribonukleinsäure ↑ Messenger-RNA.

Bottle-pack-Verfahren ↑ Arzneimittelverpackung.

Botulinumantitoxin ↑ Botulismusantitoxin.

Botulinumklostridien: Botulinusbazillen. ↑ Clostridium botulinum.

Botulinustoxin: durch ↑ Clostridium botulinum unter anaeroben Bedingungen gebildetes Neurotoxin. U. a. in infizierten Nahrungsmitteln (Konserven, Wurst, Schinken u. ä.) gebildet, führt B. zu Vergiftungen bei Mensch u. Tier (↑ Botulismus). Wirkt auf cholinerge neuromuskuläre Synapse über Hemmung der Acetylcholinfreisetzung in synapt. Spaltung. Dadurch Lähmung der Muskulatur.

Botulinustoxintherapie: Anwendung von Botulinustoxin in exakten, äußerst geringen Mengen bei der Behandlung best. extrapyramidaler ↑ Bewegungsstörungen (Torticollis spasticus, Blepharospasmus, Hemispasmus facialis).

Botulismus ⟨*lat*⟩ *m*: Allantiasis, Wurstvergiftung; meist als Gruppenerkrankung auftretende, meldepflichtige spezif. Nahrungsmittelintoxikation. Ursache das enteral resorbierbare, außerhalb des Körpers gebildete Botulinustoxin (Clostridium botulinum Typen A–G). Bei Säuglingen der ersten Lebensmonate eigenes Krankheitsbild des **Säuglingsbotulismus**. Inkubationszeit 12–72 h. Klin. Zeichen der akuten ↑Bulbärparalyse mit Seh-, Schluck- u. Atmungsstörung. Letalität bis zu 50 % infolge Atemlähmung (bei vollem Bewußtsein), selten auch B. als Wundinfektion: **Wundbotulismus** beobachtet. Bakt. Diagnostik: Toxinnachweis im Blut, Erbrochenem u. in Nahrungsmittelresten. Passive Immunisierung mit ↑Botulismusantitoxin schützt bei rechtzeitiger Gabe vor tödl. Verlauf (proph. u. ther. Anwendung). Erkrankungen bei Haustieren relativ selten, bei Rind u. Schaf überwiegend in Ländern subtrop. u. trop. Gebiete (Lahmkrankheit), bei Pferden (Spinaltyphus), Rindern (infektiöse Bulbärparalyse) u. Geflügel auch in Europa beobachtet, Gegen die 7 Toxintypen von ↑Clostridium botulinum sind die einzelnen Tierarten unterschiedl. empfängl. Pelztiere u. Geflügel sind v. a. durch rohes Futterfleisch gefährdet. Die ersten klin. Sympt. treten 12–14 h nach der Toxinaufnahme auf, die Progn. ist ungünstig.

Botulismusantitoxin: wird zur proph. u. ther. passiven ↑Immunisierung gegen das Ektotoxin von Clostridium botulinum Typ A, B u. E (↑Botulinustoxin) als Botulismus-ABE-Antitoxin vom Pferd verabreicht: heterologe ↑Immunglobuline.

Bouba ⟨*brasil*⟩ *f*: Leishmaniasis ulcerosa cutis et mucosae; in Indien, Klein- u. Mittelasien, Afrika u. Südamerika endem. auftretende, durch Leishmania tropica verursachte, chron.-ulzerierende Haut- u. Schleimhauterkrankung; Aleppobeule (↑Orientbeule).

Bouchard, Charles Jaques (1837–1915), frz. Kliniker, Paris.

Bouchard-Knoten (nach Charles J. B.): ↑Arthrose (Bouchard-Arthrose) der Fingermittelgelenke mit knöcherner Auftreibung durch ↑Osteophyten.

Bougie ⟨*frz*⟩ *f*: stabförmige Sonden, früher aus wachsüberzogenem Docht, heute aus Seidengespinst, Kunststoff o. Metall von unterschiedl. Stärke (1–30 Charrière) zur Dehnung enger o. verengter Kanäle, z. B. Harnröhre, Harnleiter, Punktionskanäle ↑Nephrostomie, Speiseröhre, Mastdarm. **B. à Boule**: Bougierungs- u. Meßsonde aus Kunststoff o. Edelstahl zur Bougierung u. Kaliberbestimmung der Harnröhre bei Mädchen. **May-B.**: gerade Stahlröhren in ansteigender Stärke (mit abgeschliffenen Kanten), die über einen in die Harnblase eingeführten Harnleiterkatheter in die Blase vorgeschoben werden zum Aufweiten von Harnröhrenstrikturen. **Filiforme B.**: aus Seidengespinst o. Kunststoff zum Passieren von hochgradigen Harnröhrenstrikturen. Evtl. werden mehrere filiforme B. gleichzeitig eingeführt, wobei man mit den einzelnen vorsichtig tastet, bis der Weg gefunden wird, sog. Bougieren im Bündel, bes. bei sehr narbigen, rauhen Harnröhrenstrikturen. ↑LeFort-Bougie. Numerierung der Bougies meist nach ↑Charrière o. mm Durchmesser. Abb.

Bougierung: Dehnungsbehandlung mit Hilfe eines ↑Bougies (Dehnsonde).

Bouin-Flüssigkeit: aus gesättigter Pikrinsäure, Eisessig u. Formaldehydlösung (15 : 1 : 5) schnell in das Gewebe eindringende Fixierlösung. Bes. geeignet zur Fixierung von Embryonalgewebe u. zur Präparation des Sediments von Körperhöhlenergüssen zur Paraffineinbettung.

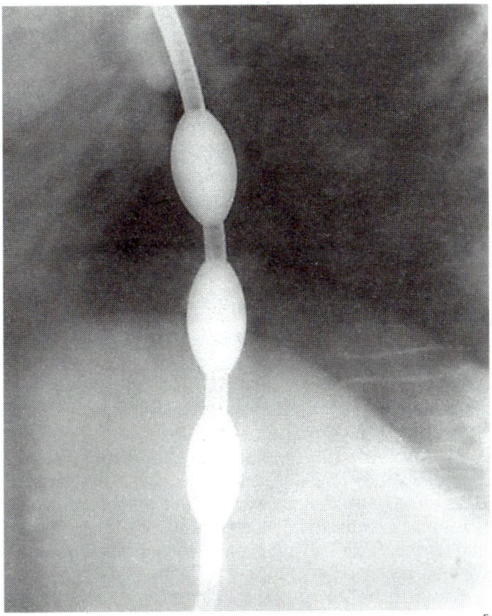

5

Bougie. Bougierung einer Ösophagusstenose mit Tri-Dilatator

Bound-Syndrom: häufig letal verlaufende komplexe Lungenveränderungen mit Emphysem, Atelektasen, hyalinen Membranen u. Pneumothorax, hervorgerufen durch Störung der Kehlkopffunktion, Aspiration, verminderte Entfaltung der Lungen, Bronchopneumonien. 1956 beschrieben.

Bourneville, Désiré-Magloire (1840–1909), frz. Neurol.

Bourneville-Syndrom (nach Désiré-Magloire B.) ↑Hirnsklerose, tuberöse.

Boutonneuse-Fieber ⟨*frz*⟩: Fièvre boutonneuse, Mittelmeerfieber, Marseille-Fieber, afrikan. u. ind. Zekkenbißfieber, Tickborne Typhus, Tickbite fever; von ↑Schildzecken übertragene, durch Rickettsia conorii verursachte fieberhafte Infektionskrankheit mit Kopf- u. Gliederschmerzen. Ab 3.–5. Tag makulopapulöses Exanthem. Im Bereich der Primärinfektion bildet sich ein spätes schwarzkrustiges Ulkus, schmerzhafte Lymphadenitis. Vorkommen in Mittelmeerländern, an der Schwarzmeerküste, in Nordafrika u. Indien. ↑Rickettsiosen.

Boutonniere ⟨*frz*⟩ *f*: operatives Anlegen einer äußeren Harnröhrendammfistel mit kleinstem Schnitt (auf eingeführter Kornzange o. Metallkatheter), zur Ableitung des Harns, z. B. vor Hypospadieoperation. (kaum noch angewandt).

Bouton terminal ↑Synapse.

Bouvardin *n*: zykl. Hexapeptid aus der Pflanze Bouvardia ternifolia; in Mexiko gegen Dysenterie benutzt. Es hat Antitumoraktivität u. hemmt die ↑Proteinbiosynthese.

Bouveret-Hoffmann-Krankheit: essentielle paroxysmale ↑Tachykardie ohne ↑Extrasystolen.

Boveri, Theodor (1862–1932), Biol., Würzburg.

Boveri-Theorie (nach Theodor B.): medizinhistor. interessante Theorie, nach der die Tumorentstehung ein

Zellproblem ist. Der Zelle des malignen Tumors fehlen Teile einer Normalzelle, ohne daß die Lebensfähigkeit beeinträchtigt wird. Die Krebszelle enthält einen best. abnormen Chromatingehalt, der sich auf Tochterzellen vererbt. Als Vorläufer der Mutationstheorie aufzufassen. Angesichts moderner Vorstellungen über Beziehungen Mutagenese/Kanzerogenese von bes. Relevanz.

Bovet, Daniel (1907–1992), Schweizer Pharmak., Paris, Rom. 1957 Nobelpreis für Med./Physiol. „für die Entdeckung synthetischer Substanzen, die die Wirkung körpereigener Stoffe (Katecholamine, Histamin, Acetylcholin u. a.) besonders auf Gefäßsysteme und Skelettmuskulatur hemmen".

Bovine spongioforme encephalopathy ⟨*engl*⟩: ↑Enzephalopathie, bovine spongiforme.

Bovotuberkulin: aus Kulturen von Mycobacterium bovis hergestelltes Tuberkulin zur Diagnostik der Rindertuberkulose. B. gestattet keinen Hinweis auf die Infektion verursachende Mykobakterienart.

Bovovakzin: durch Emil von Behring entwickelter, nicht bewährter Impfstoff gegen die Rindertuberkulose, der aus noch lebenden Erregern des für Rinder wenig pathogenen Mycobacterium tuberculosis bestand. Wurde auch wegen der ständigen Infektionsgefahr für den Menschen aufgegeben.

Bowditch-Treppe ↑Herztreppe.

Bowen, John Templeton (1857–1941), amerik. Dermat., Boston.

Bowen, Rafael Lee, zeitgen. amerik. Chem., Washington.

Bowen-Formel (nach Rafael L. B.): aromat. Diacrylat Bisphenol-A-Glykidylmethacrylat. Organ. Grundsubstanz einer Gruppe von kombinierten Zahnfüllungsmaterialien (Composites), der bis 80% anorgan. Zusätze beigefügt werden.

Bowen-Karzinom (nach John T. B.): auf dem Boden einer ↑Bowen-Krankheit entstehendes Plattenepithelkarzinom der Haut, das durch ausgeprägte Zellatypien u. eine nur geringe Verhornungsneigung charakterisiert ist.

Bowen-Krankheit (nach John T. B.): meist bei älteren Menschen in Einzahl auftretender scheibenförmiger, braunroter, schuppender Herd mit typ. histol. Veränderungen als „corps ronds" u. „clumping cells". Übergang in echtes Karzinom nicht sicher.

Bowlby, John (1907–1990), brit. Psychoanalytiker. Entwickelte das Konzept der Bindungstheorie. ↑Entwicklungspsychologie.

Bowman, Sir William (1816–1892), brit. Anat. u. Physiol., später Augenarzt, London.

Bowman-Birk-Inhibitor: chem. ein Protein mit einer relative Molmasse von 8 000; ↑Proteaseinhibitor aus Sojabohnen. B. ist ein „zweiköpfiger" Inhibitor, da er unabhängig u. gleichzeitig zwei proteolyt. Enzyme, z. B. ↑Trypsin u. ↑Chymotrypsine hemmen kann.

Bowman-Drüsen (nach Sir William B.): Glandulae olfactoriae in der Lamina propria der Riechschleimhaut. Abb.

Bowman-Kapsel (nach Sir William B.): becherförmige Einstülpung des Nierenkanälchens (Tubulus renalis) um die Kapillaren des Glomerulus. Innere Wand: Deckzellen (↑Podozyten), äußere Wand: flache Epithelzellen. Das Lumen der B. setzt sich in den proximalen Tubulus fort.

Bowman-Membran (nach Sir William B.): Lamina limitans anterior corneae; Basalmembran des vorderen Hornhautepithels, ca. 30 µm dick, bestehend aus Kollagenfibrillen u. Grundsubstanz, durchsichtig.

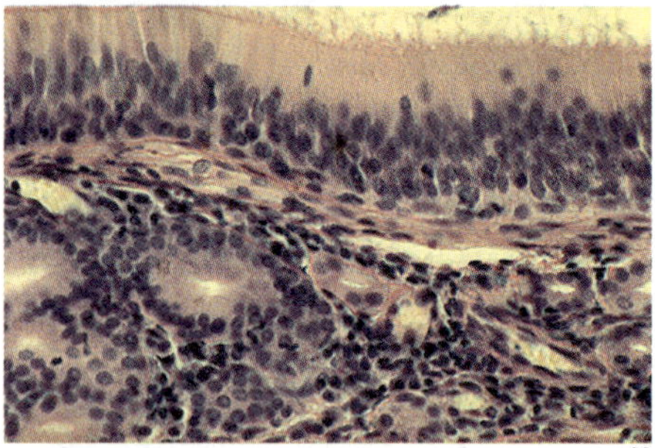

30

Bowman-Drüsen. Histologischer Schnitt durch die Nasenschleimhaut, HE-Färbung; oben: Riechepithel, B. im Bindegewebe

Boxerdemenz: Boxerkrankheit, Encephalopathia pugilistica; umreißt die mögl. Folgen der dem Boxsport eigenen Zielsetzung, durch Schläge an den Kopf das Integrationsorgan Gehirn zeitweilig auszuschalten (Kopf-KO). Es kommt zu einer chron. Enzephalopathie mit diffuser Hirnatrophie u. multilokulären Ganglienzelluntergängen, fortschreitender Demenz u. extrapyramidalen Sympt., vorwiegend bei Berufsboxern. ↑Groggy-Zustand.

Boxerstellung: (schräger) Strahlengang bei Röntgenuntersuchungen, bei der, vom Betrachter aus gesehen, der Pat. die li. Schulter vorn (am Leuchtschirm) hat. ↑Fechterstellung.

Boxplot ⟨*engl*⟩ *m*: box-and-whiskers-plot; graph. Darstellung der wesentl. Charakteristika der ↑Häufigkeitsverteilung eines meßbaren Merkmals. Findet bei Datenmengen geringen Umfangs Anwendung. Die Box stellt unter Kennzeichnung des ↑Medians die mittleren 50% einer Datenmenge dar. Nach außen werden die Whiskers bis zum kleinsten bzw. größten Wert abgetragen. ↑Ausreißer werden gesondert gekennzeichnet.

Boyd, Julia Deigh (geb. 1894), amerik. Pädiaterin.

Boyd, John S. K. (geb. 1889), brit. Bakteriologe, London.

Boyden, Edward Allen (geb. 1886), amerik. Anat.

Boyden-Technik (nach Edward A. B.): passive o. indirekte Agglutinationsreaktion. Das gelöste Antigen wird an Partikel (Erythrozyten, Latex u. a.) gebunden. Nach Zusatz des Antikörpers wird die Antigen-Antikörper-Reaktion durch Agglutination der an der spezif. Reaktion unbeteiligten Partikel sichtbar. Abb.

Boyd-Gruppe (nach John B.) ↑Shigella.

Boyd-Stearns-Syndrom (nach Julia Deigh B. u. Genieve S.): Stoffwechselstörung unbekannter Ätiol.; tubuläre Niereninsuffizienz bei gleichzeitigem Bestehen einer hypochloräm. Azidose u. Spätrachitis; meist im Säuglingsalter beginnend, führt zu Minderwuchs, Auftreten von Poly-, Isosthen- u. Albuminurie, Glykos- u. Hyperphosphaturie selten.

Boyle, Sir Robert (1627–1691), brit. Physiker.

Boyle-Mariotte-Gesetz: (nach Sir Robert B. u. Edme M.) Bei gleichbleibender Temperatur ist das Produkt aus Druck u. Volumen von idealen Gasen gleich.

Bozeman, Nathan (1825–1905), amerik. Gyn.

Bozeman-Tamponzange (nach Nathan B.): Zange zur Einlage einer Tamponade in den Uterus.

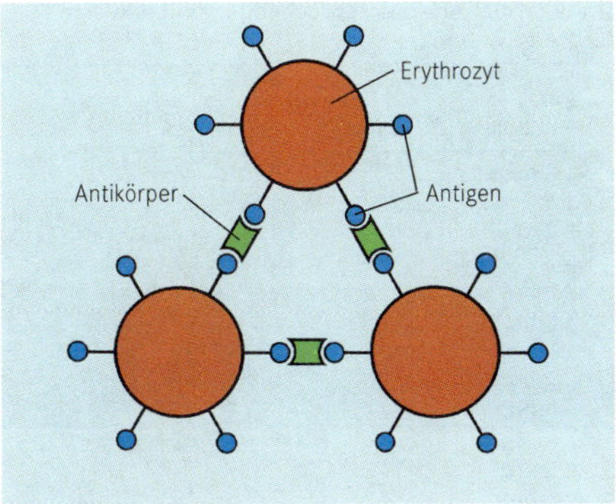

Boyden-Technik

Bozeman-Uteruskatheter (nach Nathan B.): doppelläufiger Katheter zur Uterusspülung.

BP ⟨*engl*⟩: 1. *Abk* für engl. blood pressure; Blutdruck. 2. *Abk* für Basenpaarung bzw. Basenpaare; ↑Desoxyribonukleinsäure.

B. Pharm.: *Abk* für engl. Bachelor of Pharmacy; Bachelor (Baccalaureus) der Pharmazie, ↑Bachelor.

Br: chem. Symbol für ↑Brom.

Brace ⟨*engl*⟩ *m*: Gurt, auch Stützkorsett; entspricht dem Prinzip der ↑Orthese. Vorwiegend aus thermoplast. synthet. Material. Anwendung bevorzugt bei konservativer frühfunktioneller Behandlung von Frakturen u. Bandverletzungen.

Bracherium ⟨*lat*⟩ *n* ↑Bruchband.

Brachialbögen ↑Kiemenbögen.

Brachialgia paraesthetica nocturna: nachts auftretende Schmerzen im Armbereich, mit Mißempfindungen u. vasomotor. Störungen verbunden. Ausgelöst durch Kompressionen von Teilen des Plexus brachialis (↑Zervikobrachialsyndrom), auch beim ↑Karpaltunnelsyndrom.

Brachialgie ⟨*gr*⟩ *f*: Brachialgia; schmerzhafte Parästhesien der Arme auf der Grundlage von Plexusschädigungen u. radikulären Reizerscheinungen von seiten der Halswirbelsäule; bes. charakterist.: Brachialgia nocturna als pathognomon. Sympt. des ↑Karpaltunnelsyndroms.

brachialis ⟨*gr*⟩ *Adj*: brachial, zum Arm (Oberarm) gehörig; z. B. ↑Arteria brachialis, ↑Plexus brachialis.

Brachialneuralgie ⟨*gr*⟩ *f*: Neuralgie des Plexus brachialis, ↑Plexusneuralgie.

Brachioradialisreflex ↑Radiusperiostreflex.

Brachium ⟨*gr*⟩ *n*: Arm, Oberarm.

Brachium colliculi: vom unteren (B. c. inferiores) bzw. oberen (B. c. superiores) Paar der Vierhügel des Mittelhirns nach lateral vorn verlaufender Wulst. Im oberen B. c. ziehen Nervenfasern von den ↑Colliculi superiores zum ↑Corpus geniculatum laterale, im unteren B. c. Nervenfasern von den ↑Colliculi inferiores zum ↑Corpus geniculatum mediale.

Brachium conjunctivum ↑Pedunculus cerebellaris.

Bracht, Erich Franz (geb. 1882), Gyn., Berlin.

Bracht-Handgriff (nach Erich F. B.): geburtshilfl. Handgriff bei Beckenendlage; Nachahmung u. Unterstützung der Spontanentwicklung. Grundvoraussetzungen sind: keine Mißverhältnisse, gute Wehen (↑Kristeller-Handgriff), nicht hochgeschlagene Arme. Prinzip: Abwarten der Geburt des Steißes, Umfassen des Kindes mit beiden Händen (Daumen auf den hochgeschlagenen Oberschenkeln, Finger auf dem Rücken), Drehung des Rückens nach vorn unter die Symphyse. Unter beständigem Druck von oben wird das Kind ohne Zug von unten so um die Symphyse geführt, daß es zuletzt rücklings auf dem Mons pubis der Mutter liegt. Heute in differenzierter Form u. in Kombination mit Armlösung u./o. Kopfentwicklung ohne Kristeller-Handgriff als sog. assistierte Spontangeburt in Anwendung.

brachy ⟨*gr*⟩: Vorsilbe für „kurz".

Brachybasie: Kurzschrittigkeit, beim ↑Parkinson-Syndrom u. im Senium infolge degenerativer Veränderungen im striopallidären System.

Brachybasophalangie: Kurzfingrigkeit infolge Hemmungsbildung der Grundphalangen.

Brachycera ↑Fliegen.

Brachydaktylie: Kurzfingrigkeit, meist doppelseitige Verkürzung einzelner Finger o. Zehen durch 1. Verkürzung von Phalangen (↑Brachyphalangie), 2. Ineinanderaufgehen benachbarter Phalangen (Assimilationshypophalangie), 3. Verkürzung von Mittelhand- bzw. Mittelfußknochen (↑Brachymetakarpie, ↑Brachymetatarsie). Grundlage ist Störung der Epiphysenentwicklung. Autosomal dominanter Erbgang. Häufige Kombinationen: Symbrachydaktylie, Trichterbrust, Muskelaplasien. Bestandteil von Syndromen: ↑Marfan-Syndrom, ↑Down-Syndrom, ↑Marchesani-Syndrom.

Brachygenie ⟨*gr*⟩ *f* ↑Mikrogenie.

Brachygnathie ↑Mikrognathie.

Brachyhyperphalangie: Verkürzung eines Fingers o. einer Zehe (meist 3. Strahl) trotz scheinbaren Vorkommens einer 4. ↑Phalanx (↑Hyperphalangie).

Brachykephalisation: Verrundung des Hirnschädels. B. ist seit dem frühen Mittelalter zu beobachten. Etwa seit Mitte des 19. Jh. erfolgt wieder eine Entrundung (Debrachykephalisation), d. h. eine Abnahme des Längen-Breiten-Index des Kopfs. Ursache unbekannt.

Brachymelie: Kurzgliedrigkeit. Die ansonsten normal gestaltete Extremität ist verkürzt. Wegen mitunter unscharfer Abgrenzung oft syn. mit ↑Mikromelie gebraucht. Fließende Übergänge zu ↑Peromelie, ↑Phokomelie.

Brachymesophalangie: Kurzfingrigkeit infolge Hemmungsbildung der Mittelphalangen; ↑Phalanx.

Brachymetakarpie: Verkürzung einzelner o. mehrerer Mittelhandknochen durch Störung der Epiphysenentwicklung. Kann als isoliertes Erbmerkmal auftreten. Bestandteil der ↑Münchmeyer-Krankheit u. des ↑Rotter-Erb-Syndroms.

Brachymetapodie: angeborene Verkürzung der Mittelfußknochen.

Brachymetatarsie: Verkürzung eines o. mehrerer Mittelfußknochen durch Störung der Epiphysenentwicklung. Form der Brachymetapodie. Fam. Vorkommen beobachtet. Abb. S. 284.

Brachymyonie-Syndrom: im 6.–7. Lj. auftretende allg., schmerzhafte Verkürzung der Muskeln mit Kyphose, in Beugehaltung fixierten Ellenbogen- u. Kniegelenken u. Versteifung der Sehnen unbekannter Ursache.

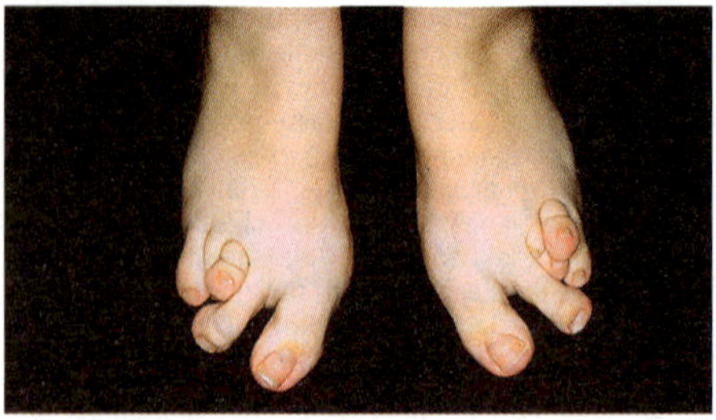

19

Brachymetatarsie im 3. und 4. Strahl

brachyodont ⟨*gr*⟩ *Adj*: Zähne mit niedriger Krone u. einem engen ↑Foramen apicale, z. B. beim Menschen. Ggs.: hypsodont, ↑Zahnform.

Brachyösophagus: Brachyoesophagia; angeborene Kürze der Speiseröhre, so daß der obere Teil des Magens im Thoraxraum liegt. Oft schwierige Unterscheidungen von der Hiatushernie: beim B. wird der verlagerte Teil des Magens von Segmentarterien versorgt u. ist nicht von Peritoneum umgeben. Häufig ist der B. Folge einer Refluxkrankheit (↑Barrett-Syndrom).

Brachyphalangie: Verkürzung von Fingern o. Zehen (↑Brachydaktylie); 1. durch Verkürzung einer Grund-, Mittel- o. Endphalanx (↑Brachybasophalangie, ↑Brachymesophalangie, ↑Brachytelephalangie); 2. durch Aufgehen der Mittelphalanx in der Endphalanx. ↑Phalanx. Häufig Kombination mit anderen Fehlbildungen.

Brachytelephalangie: Kurzfingrigkeit infolge Hemmungsbildung der Endphalangen; ↑Phalanx.

Brachyzephalie: Kurzkopf, Rundkopf; breite Kopfform im Verhältnis zur Kopflänge. Je nach Wahl der Meßpunkte unterschiedl. Angaben des Längen-Breiten-Index. Vornehml. durch prämature Synostose der Quernähte entstehen brachyzephale Turmschädel (↑Akrokranie). Häufig bei vielen kraniofazialen Dysmorphiesyndromen.

Bracket ⟨*engl*⟩ *n*: Aufschweißteil am Band einer orthodont. Apparatur.

Braden-Skala: Skala zur Einschätzung u. Beurteilung der Dekubitusgefährdung eines Pat. Die Skala umfaßt sechs Variablen: 1. Beweglichkeit, i. S. der Fähigkeit Körperpositionen zu verändern u. zu kontrollieren; 2. Aktivität; 3. Reibungs- u. Scherkräfte; 4. sensor. Wahrnehmung, verstanden als die Fähigkeit, sinngemäß auf durch Druck hervorgerufenes Unbehagen zu reagieren; 5. Ernährung 6. Feuchtigkeit, verstanden als der Grad, in dem die Haut Feuchtigkeit ausgesetzt ist. Ein erhöhtes Dekubitusrisiko besteht bei 15 Punkten o. weniger.

brady- ⟨*gr*⟩ *Präfix*: langsam.

Bradydiadochokinese ⟨*gr*⟩ *f*: verlangsamte Ausführung aufeinanderfolgender antagonist. Bewegungen von Gliedmaßenabschnitten, z. B. Pro- u. Supination des Unterarms.

Bradykardie ⟨*gr*⟩ *f*: Bradycardie; langsame Herzschlagfolge, die den altersentsprechenden Minimalwert unterschreitet. Physiol. bei Vagotonikern u. trainierten Sportlern. Pathol. als Folge von Vagusreizung bei Meningitis cerebrospinalis, erhöhtem Hirndruck (Hirntumor, Hirnblutung), Halslymphknotenvergrößerung, bei Intoxikationen durch Parasympathikomimetika u. Digitalisglykoside, bei Ikterus mit Vermehrung von Gallensäuren im Blut, als Ausdruck eines Herzblocks (Adams-Stokes-Syndrom) u. bei Hypothyreose. Bei dystrophen Säuglingen ist B. Zeichen eines lebensgefährl. Zustands. **Relative B.**: beschleunigte, der erhöhten Körpertemperatur, aber nicht entsprechende (zu langsame) Herzschlagfolge, z. B. bei Typhus abdominalis u. Grippe. Tab.

Bradykardie: Altersentsprechende Minimalwerte der Herzfrequenz

Alter	Minimalwert männl.	weibl.
1. Woche	110	
1. Monat	115	
3. Monat	115	
4.-12. Monat	108	
2 Jahre	90	
3 Jahre	85	87
4 Jahre	83	83
5 Jahre	80	83
6 Jahre	77	82
7 Jahre	74	80
8 Jahre	72	74
9 Jahre	72	77
10 Jahre	72	77
11 Jahre	72	72
12 Jahre	69	72
13 Jahre	69	66
Erwachsene	56	

Bradykardie-Tachykardie-Syndrom: alternierend auftretende bradykarde u. tachykarde Störung der supraventrikulären Reizbildung u. Reizleitung wegen Ausfalls o. Funktionsstörung des Sinusknotens mit Synkopen, Schwindel u. Ohnmachtsanfällen u. Herzklopfen.

Bradykinin: Oligopeptid aus neun Aminosäuren, das mit Kallidin u. Methylkallidin zu den Kininen (↑Gewebehormone) zusammengefaßt wird. B. entsteht durch proteolyt. Spaltung (Kallikrein) aus einem Alpha-2-Globulin des Blutplasmas (↑Kininogen). Schneller Abbau durch Carboxypeptidase N (Kininase I). B. ist ein biogenes ↑Peptid u. wirkt auf glattmuskuläre Organe. Vasodilatation, Erhöhung der Kapillarpermeabilität, Schmerzauslösung. ↑Aprotinin, ↑Angiotensin-converting-enzyme, ↑Kallikrein-Kinin-System.

Bradypnoe: langsame Atmung.

Bradyurie: langsames Wasserlassen; stark verspätete Harnentleerung (Harnflut) nach reichl. Flüssigkeitszufuhr bei Lebererkrankungen, endokrinen Störungen, Stoffwechselerkrankungen, Herzdekompensation u. a.

Bragard, Karl (1890–1973) dt. Orthop. München.

Bragard-Zeichen (nach Karl B.): Modifikation des Lasègue-Phänomens. Das erkrankte Bein wird bei Rückenlage des Kranken im Kniegelenk gebeugt u. in Beugestellung von 90° im Hüftgelenk geführt, dann langsam Streckung des Kniegelenks bis eben an die Schmerzgrenze (meist etwa 150°); jetzt passive Streckung (Dorsalflexion) im Fußgelenk bzw. der großen Zehe. Der nun eintretende Schmerz soll für Reizung des N. ischiadicus (↑Ischialgie) typ. sein. Da aber gleichzeitig auch die übrigen Weichteile gedehnt werden, genau wie beim Lasègue-Zeichen, ist es nicht absolut beweisend.

Braham-Zeichen: durch Kompression der versorgenden Arterie eines arteriovenösen Aneurysmas bedingte Bradykardie u. Blutdruckanstieg.

B

Braille, Louis (1809–1852) frz. Blindenlehrer.

Braille-Schrift (nach Louis B.) ↑Blindenpunktschrift.

Brailsford, James Fred (1888–1961), Radiol., Birmingham.

Brailsford-Syndrom (nach James F. B.): metaphysäre periphere Dysplasie der Röhrenknochen; Form der ↑Akrodysplasie.

Brain-fag-Syndrom ⟨*engl*⟩: als Folge sozialer Adaptationsstörungen, z. B. bei ausländ. Arbeitnehmern, auftretende Reduktion von Auffassungen- u. Konzentrationsfähigkeit u. Gedächtnisleistungen.

Branche ⟨*frz*⟩ *f*: Arm einer Schere o. Klemme.

Branchialbögen ↑Kiemenbögen.

Branchialspalten ↑Kiemenspalten.

Branching enzyme ⟨*engl*⟩ *n*: ↑Amylo-(1,4→1,6)-transglykosylase. Erbl. Mangel an B. e. führt zu ↑Glykogenose (Typ IV, Anderson).

Brandes, Max A. L. (geb. 1881), Orthop., Dortmund.

Brandes-Operation: Zweidrittelresektion des Großzehengrundgliedes als Hallux-valgus-Korrektur. Abb.

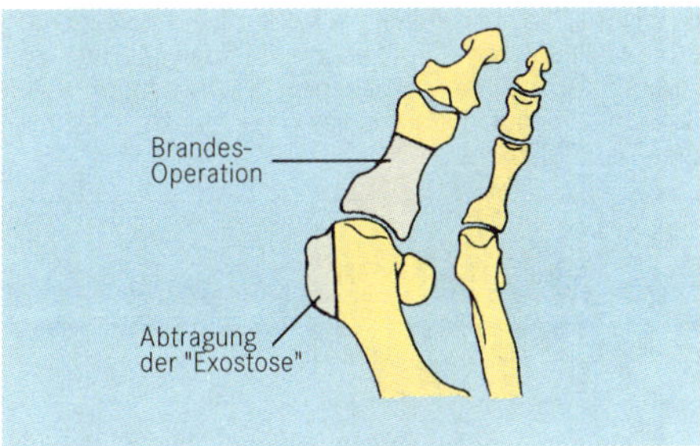

Brandes-Operation. Zweidrittelresektion des Großzehengrundgelenks

Brand, feuchter ↑Gangrän.

Brandhämatom: ein dem ↑Epiduralhämatom ähnl. sehendes postmortales „Hämatom" durch Auspressen von Blut u. Fett zwischen Schädelknochen u. harter Hirnhaut infolge Hitzeeinwirkung.

Brandnarbenkrebs: relativ häufig bilden sich nach Jahren u. Jahrzehnten Plattenepithelkarzinome in alten Verbrennungsnarben.

Brandsaum: Verbrennungsspuren beim ↑Nahschuß. Kommt heute bei moderner Munition kaum noch vor.

Brandtorso: verbrannter Rumpf mit in sog. Fechterstellung stehenden Gliedmaßenstümpfen.

Brand, trockener ↑Mumifikation.

Brandungsaerosol: durch die Meeresbrandung entstehendes Meerwasseraerosol, das Partikelmengen bis 10 mg/m^3 erreichen kann u. in der Thalasso-Therapie zur ↑Freiluftinhalation genutzt wird.

Brandwundeninfektion: gefürchtete Komplikation nach ↑Verbrennungen höheren Grades durch Eitererreger, häufig durch gramnegative Bakterien wie Koli-, Proteus-, Pyozyaneusbakterien. Meist schwer beherrschbare Allgemeininfektion wegen Resistenzschwäche u. Immuninsuffizienz. Ferner Gefahr des Wundstarrkrampfes (↑Tetanus).

Branham, Sarah Elizabeth (1888–1962), amerik. Mikrobiol. Wichtige Arbeiten zur Differenzierung der ↑Meningokokken.

Brassica-Arten ↑Alkylisothiocyanate.

Braun, Heinrich (1847–1911), dt. Chir., Göttingen.

Braun, Heinrich F. (1862–1934), dt. Chir., Zwickau.

Braun, Carl von Fernwald (1822–1891), Gyn., Wien.

Braun, Wilhelm (1871–1940), dt. Chir., Berlin.

Braun-Anastomose (nach Heinrich B.): Anastomose zwischen zu- u. abführender Schlinge bei einer ↑Gastroenterostomie.

Bräune: Mandel- o. Rachenentzündung.

Braun-Kranioklast (nach Carl B.) ↑Kranioklast.

Braunnesseln: Urticaria pigmentosa o. xanthelasmoides; ↑Mastozytose, kutane.

Braun-Pfropfung (nach Wilhelm B.): Methode der Epidermistransplantation. Kleine, bis zu 5 mm Durchmesser große autogene Epidermistransplantate werden in ↑Granulationsgewebe eingepfropft. Nach Einheilung Epithelisation mögl. Veraltete Methode. ↑Hautersatz, ↑Hautplastik.

Braun-Schiene (nach Heinrich F. B.): Metallrohrschiene zur Lagerung u. Ruhigstellung der unteren Gliedmaßen.

Braun-Spritze (nach Carl B.): Uterusspritze.

Braunstein: Mangandioxid MnO_2, amphoter (↑Amphoterie). Wirkt bei höheren Temperaturen oxidierend.

Bräunung, enzymatische: Umwandlung von pflanzl. Phenolen unter Mitwirkung von Polyphenoloxidasen (↑Phenoloxidasen) zu braun gefärbten Folgeprodukten (↑Melanine). Die e. B. verändert empfindl. Lebensmittel bis zur Unansehnlichkeit; es können best. ↑Additive (↑Schwefeldioxid, Ascorbinsäure) vorbeugend gegen diese Beeinträchtigung eingesetzt werden. Der Gehalt an Ascorbinsäuren wird bei der e. B. deutl. gemindert.

Bräunung, nichtenzymatische: Maillard-Reaktion; komplexe chem. Reaktion, bei der sich freie Aminogruppen (aus Aminosäuren, Peptiden, Eiweißen) bei Wärme- u. Hitzeeinwirkung mit Carbonylgruppen umsetzen. So entstehen geruchs- u. geschmackswirksame, gelb bis braun gefärbten Substanzen (↑Melanoidine, ↑Aromastoffe), die gesundheitl. nicht unbedenkl. sind.

Brausetabletten: durch Zusatz von wasserfreier Zitronensäure u. Natriumhydrogenkarbonat unter CO_2-Entwicklung in Wasser sehr schnell zerfallende ↑Tabletten.

Breakpoint-cluster-Region ⟨*engl*⟩: Bez. für den Bereich des Chromosoms 22, in dem die DNA bricht u. ein Stück des langen Arms des Chromosoms 9 angefügt wird (↑Philadelphiachromosomen). Die Konsequenz dieser reziproken Chromosomentranslokation ist die Zerstörung des Gens auf dem Chromosom 22 sowie die Anlagerung des fast vollständigen c-ABL-Onkogens (↑Onkogene). Diese chimäre ↑DNA wird in eine ↑Messenger-RNA transkribiert u. führt zu einem funktionsfähigen ↑Fusionsprotein, das in den leukäm. Zellen von Pat. mit chron. myelo. Leukämie nachweisbar ist.

Break up time: *Abk* BUT; ↑Tränenfilmaufrißzeit.

Breath-Test: Atemtest zur Erfassung der bakteriellen Fermentation von nicht im Dünndarm resorbierten Substanzen bzw. von frühzeitig durch bakterielle Überwucherung im Dünndarm abgebauter Stoffe. Dabei kann die Abatmung von $^{14}CO_2$ nach Gabe von ^{14}C-markierten

Substanzen o. von H_2 nach Verabfolgung von Kohlenhydraten für diagn. Fragestellungen benutzt werden, z. B. Fett-Breath-Test: ^{14}C-Triglyzeride werden mit einer Mahlzeit zusammen verabfolgt u. der $^{14}CO_2$-Output gemessen; H_2-Exkretion zur Überprüfung der Kohlenhydratabsorption: Anstieg der H_2-Exkretion, wenn nicht absorbierte H_2-markierte Kohlenhydrate im Kolon den Bakterien ausgesetzt werden (Hinweis auf Malabsorption der Kohlenhydrate), zur Überprüfung der Ileumfunktion u. als Hinweis auf ein Blindsacksyndrom. Durch verminderte Absorption der konjugierten Gallensäuren im Ileum gelangen größere Mengen ins Kolon u. werden hier dekonjugiert (Anstieg des freigesetzten $^{14}CO_2$), bzw. bei Vorliegen einer blinden Schlinge erfolgt hier die Dekonjugation. Heute werden meistens ^{13}C-markierte Substanzen eingesetzt, wie auch beim Nachweis von ↑Helicobacter pylori.

Brechampulle: Kapillarampulle; mit einem Gespinst umhüllte Kapillaren von 3–4 cm Länge u. einem Durchmesser von nur wenigen Millimetern. Sie enthalten leicht verdampfende einzuatmende Flüssigkeit u. werden z. B. bei Angina-pectoris-Anfällen u. in der Militärpharmazie eingesetzt.

Brechdurchfall ↑Lebensmittelvergiftungen.

Brechkraft: D; Verhältnis der ↑Brechzahl n des Objektraums zur in m gemessenen objektseitigen Brennweite f einer Linse bzw. der Brechzahl n' des Bildraums zur bildseitigen Brennweite f'. Für die B. gilt:

$$D = \frac{n}{f} = \frac{n'}{f'}$$

Grenzt die Linse an Luft, so ist n = 1 u. damit die B. gleich dem reziproken Wert der in m gemessenen Brennweite f. Die Maßeinheit der B. ist m^{-1} o. Dioptrie (dptr.). Die B. einer Linse hängt von den Krümmungsradien der die Linse begrenzenden Kugelflächen u. dem Unterschied zwischen der Brechzahl der Linsensubstanz u. ihrer Umgebung ab. Sammellinsen besitzen eine pos., Zerstreuungslinsen eine neg. B. Mittels der B. wird in der Augenoptik die Stärke der Brillengläser charakterisiert.

Brechmittel ↑Emetika.

Brechnuß ↑Strychnos nux-vomica.

Brechreflex ↑Brechzentrum.

Brechungsfehler ↑Refraktionsanomalie.

Brechungshyperopie ↑Hyperopie.

Brechungsmyopie ↑Myopie.

Brechweinstein: Tartarus stibiatus; ↑Antimonverbindungen.

Brechwurzel ↑Cephaelis-Arten.

Brechzahl: Brechungsindex, Brechungsexponent. Die B. eines Stoffs gibt das Verhältnis der Ausbreitungsgeschwindigkeit von Licht im Vakuum (c_0) zu der in diesem Stoff (c) an. $n = c_0/c$ (z. B. Luft: ~ 1; Wasser: 1,33; Glas: 1,5–1,6; Diamant: 2,4). Die B. zweier Stoffe verhalten sich umgekehrt wie die entsprechenden Lichtgeschwindigkeiten $n_1 : n_2 = c_2 : c_1$. Die B. hängt von der Wellenlänge des Lichts ab. Diese Abhängigkeit wird ↑Dispersion genannt.

Brechzentrum: im Rhombenzephalon im Bereich des ↑Nucleus tractus solitarii, d. h. in der Nähe von Atem- u. Kreislaufzentrum, gelegene Nervenzellverbände, durch deren Erregung der Brechakt gesteuert wird. Auslösung des Brechreflexes durch starke Reizung von Rezeptoren des Rachens, Magens, Peritoneums u. a. Eingeweidebezirke sowie des Labyrinths. ↑Erbrechen kann durch zentrale Erregungen, versch. Erkrankungen, aber auch durch ↑Emetika ausgelöst werden. Brechneigung kann durch tiefes Atmen vermindert werden. Der Brechakt wird meist von Nausea begleitet.

Bregma ⟨*gr*⟩ *n*: anthrop. Meßpunkt am Schädel, an dem die Sutura sagittalis auf die Sutura coronaris trifft. Biegt der vorderste Abschnitt der Sutura sagittalis nach der Seite ab, wird der Vereinigungspunkt der beiden Nähte in die Mediansagittalebene projiziert.

Breibäder ↑Peloidbäder.

Breitbandantibiotika: Antibiotika (besser: antibakterielle Chemotherapie) mit breitem Wirkungsspektrum gegenüber grampositiven u. gramnegativen Bakterien, z. B. Sulfanilamide, Breitspektrumpenicilline (Ampicillin, Mezlocillin u. a.) Cephalosporine, Tetrazykline, Chloramphenicol, Chinolone (Gyrase-Hemmer). Ggs.: Antibiotika mit begrenztem Wirkungsbereich, z. B. Tuberkulostatika u. a.

Breiten-Ohrhöhen-Index: prozentualer Anteil der Ohrhöhe des Kopfs an der Kopfbreite.

Breite, therapeutische: chemotherapeut. Index, z. B. Narkosebreite; Sicherheitsabstand zwischen der minimalen Dosis, die noch einen ther. Effekt aufweist, u. der max. Dosis, die noch keine tox. Wirkungen zeigt. Quantitative Maßzahlen werden tierexperimentell mit Hilfe sog. Dosis-Wirkung-Kurven erhalten u. als ther. Index (T. I.) bezeichnet, dem Quotienten aus der letalen (LD) u. effektiven Dosis (ED).

$$T.I. = \frac{LD_{50}}{ED_{50}}$$

$$\text{besser: } T.I. = \frac{LD_5}{ED_{95}}$$

Breitspektrumanthelminthika *Pl*: Wurmmittel mit breitem Wirkungsspektrum, z. B. Levamisol, Thiabendazol, Luxabendazol, Fenbendazol, Oxybendazol, Mebendazol u. a. sowie Avermectine (Streptomyces avermitilis-Abkömmlinge).

Breitspektrumantibiotika ↑Breitbandantibiotika.

Breitspektruminsektizide: Insektizide mit breitem Wirkungsspektrum, z. B. die ↑Organophosphate Metrifont u. Dichlorfos, ↑Pyrethroide o. Insektizide auf HCH-Basis.

Bremsen ↑Tabanidae.

Bremsspektrum: kontinuierl. Spektrum der Röntgenstrahlung, das bei hinreichend hoher Spannung an der Röntgenröhre von einigen Linien der charakterist. Röntgenstrahlung überlagert wird. ↑Bremsstrahlung.

Bremsstrahlung: Röntgenröhren emittieren ein kontinuierl. Spektrum, dem sich Spektrallinien der charakterist. Röntgenstrahlung überlagern können. Die dem kontinuierl. Spektrum entspr. Strahlung heißt B. Die B. entsteht, wenn von der Kathode ausgesendete Elektronen im elektr. Feld der Röntgenröhre beschleunigt werden u. mit hoher Geschwindigkeit auf die Anode treffen, wo sie stark abgebremst werden. Die dabei freiwerdende Energie wird größtenteils in Wärme (~ 99 %), ein Restbetrag in Strahlungsenergie verwandelt.

Brenneman, Joseph (1872–1944), amerik. Päd., Chicago.

Brenneman-Syndrom (nach Joseph B.): bei Infektionen des Respirationstrakts, bei Tonsillitis u. Sinusitis auftretender abdominaler Symptomenkomplex mit akutem Bauchschmerz u. diffuser Bauchdeckenspannung („Pseudoappendizitis"), fast nur bei Kindern auftretend; obsolet.

Brenner, Fritz (geb. 1877), dt. Pathologe, Frankfurt/M.

Brenner-Tumor (nach Fritz B.): Oophorom; gutartiger makrosk. kleiner Tumor des Ovars. Histol.: in thekazellartigem Stroma epitheliale glykogenreiche Zellnester, die sich von den Walthard-Zellnestern ableiten sollen. Oft follikelähnl. Bau. Der B. ist hormonell inaktiv.

Brennessel ↑ Urtica dioica.

Brennfleck: die Stelle der Anode einer Röntgenröhre, auf die das von der Kathode ausgehende Elektronenstrahlbündel auftrifft (**elektron. B.**). Bei Drehanodenröhren versteht man unter **therm. B.** den ringförmigen Teil des Anodentellers, der von den Elektronen getroffen wird. Bei Festanodenröhren fallen elektron. u. therm. B. zusammen (früher wahrer B.). Für die Abbildung ist allein der **opt. B.** von Bedeutung, also die rechtwinklige Parallelprojektion des elektron. B. auf eine Ebene senkrecht zum Zentralstrahl. Die Größe 2 des opt. B. hängt also vom Anodenneigungswinkel ab (↑ Strichfokus). In der ↑ Röntgendiagnostik liegen die kleinsten opt. Brennfleckgrößen bei 0,1 · 0,1 mm o. 0,3 · 0,3 mm, die gebräuchlichsten um 1 · 1 mm, die größten um 2 · 2 mm.

Brennfleckpunkt: bei opt. Systemen der auf der opt. Achse gelegene Punkt der Brennebene, in der alle im Abstand ∞ vor dem System gelegenen Objekte abgebildet werden. ↑ Brennfleck.

Brennspiritus ↑ Äthanol.

Brennweite: Abstand der Brennpunkte eines opt. Systems von den jeweils zugeordneten ↑ Hauptebenen. Linsensysteme haben eine objektseitige B. (f) u. eine bildseitige B. (f'). Ist n die ↑ Brechzahl des Objektraums u. n' die des Bildraums, so gilt:

$$\frac{f}{f'} = \frac{n}{n'}$$

(reduziertes ↑ Auge). Bei Brillen handelt es sich oft um dünne Linsen. In diesem Fall gibt es nur eine Hauptebene. Außerdem ist n' = n = 1, u. beide Brennweiten sind gleich groß.

Brennwert: **1.** von Nahrungsstoffen: kalorischer ↑ Wert. ↑ Verbrennungswärme. **2.** von Sauerstoff: kalor. Äquivalent des Sauerstoffs; die Wärmemenge, die im Organismus beim Verbrauch von einem Liter Sauerstoff freigesetzt wird. Seine Größe ist bei Verbrennungen der einzelnen Nahrungsstoffe unterschiedl.: Bei Kohlenhydraten beträgt er 21,1 kJ, bei Fetten 19,7 kJ u. bei Eiweißen 18,8 kJ.

Brenzcatechin: 1,2-Dihydroxybenzol. Kann wegen der reduzierenden Wirkung als photograph. Entwickler eingesetzt werden.

Brenztraubensäure: Alphaketopropansäure. $CH_3CO{-}COOH$. Wichtiges Intermediärprodukt des Kohlenhydrat- u. Aminosäurenstoffwechsels ↑ Ketokarbonsäuren. ↑ Glykolyse. Abb.

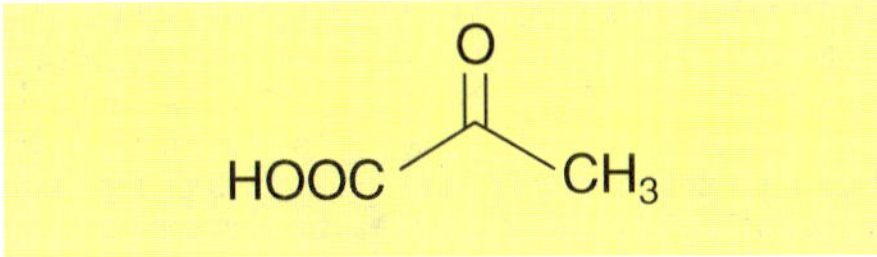

Brenztraubensäure

Breschet, Gilbert (1774–1845), frz. Anat., Paris.

Breschet-Venen (nach Gilbert B.): **1.** die Venen der Diploë der Schädeldachknochen (Vv. diploicae). **2.** Venennetz aus meist paarigen Venen, die die Wirbelkörper radiär, horizontal von vorn nach hinten durchsetzen (Vv. basivertebrales). Sie anastomosieren mit dem äußeren Venenplexus der Wirbelsäule u. mit denen des Wirbelkanals. Diese Venen sind alle klappenlos, so daß bei erhöhtem intraabdominalen Druck ein Blutabfluß von den paravertebralen Organen in die Wirbelkörper erfolgen kann (vertebraler Metastasierungsvorgang).

Breslau, Bernhard (1829–1867), Gyn., Zürich.

Breslau-Bakterien: alte Bez. für Salmonella typhimurium. ↑ Lebensmittelvergiftungen.

Breslau-Probe (nach Bernhard B.) ↑ Magen-Darm-Schwimmprobe.

Bretschneider-Lösung: HTK-Lösung; bei der Organentnahme für die Transplantation Lösung zur Organkonservierung, kardioplegische Perfusions- u. Konservierungslösung.

Brettsymptom ↑ Hüftlendenstrecksteife.

Bricker-Blase ↑ Harnableitung, künstliche.

Bride ⟨*frz*⟩ *f*: Verwachsungsstrang aus Bindegewebe in der Bauchhöhle, der meistens postoperativ o. nach Entzündung entstanden, zur Ursache eines ↑ Ileus werden kann. ↑ Adhäsion.

Brideníleus ↑ Ileus.

Brieger, Ludwig (1849–1919), Int., Infektionskliniker; Schüler von J. Cohnheim, Nencki, Frerichs. B. entdeckte durch systemat. Untersuchungen die Ptomaine u. Skatol u. mit Fraenkel die Bakteriengifte (Toxinbegriff). Wesentl. Beiträge zur Immunität mit Ehrlich u. Wassermann. 10 Jahre Vorsteher der Krankenabteilung unter Robert Koch. 1900 Direktor d. Hydrotherapeut. Anstalt d. Charité Berlin. Bedeutende Arbeiten zur Wirkung der Hydrotherapie.

Bries: Briesel; ↑ Thymus.

Briggs-Haldane-Theorie:(nach John B. S. H.) Sie leitet die Gesetzmäßigkeiten der ↑ Enzymkinetik aus einer dynam. Betrachtungsweise der Enzymreaktion ab. Dabei wird die Existenz eines Stationär-Zustands während der Enzymreaktion (konstante Konzentration des Enzym-Substrat-Komplexes) vorausgesetzt.

Bright, Richard (1789–1858), brit. Int., London.

Bright-Krankheit (nach Richard B.): histor. Bez. für alle mit Albuminurie u. Ödemen einhergehenden Nierenerkrankungen. ↑ Glomerulonephritis.

Brill, Nathan Edwin (1860–1925), amerik. Int., New York.

Brillantgrün: bakterienwachstumshemmender Farbstoff (bes. gegenüber Kolibakterien), wird verwendet als Zusatz zu Anreicherungs- u. Elektiv-Nährböden zur Diagnostik der ↑ Enterobacteriaceae.

Brillantkresylblaufärbung: als ↑ Supravitalfärbung in der Hämat. zur Darstellung von Retikulozyten, Heinz-Körperchen, HbH-Innenkörpern hilfreich in der Diagnostik. ↑ Färbeverfahren, hämatologische.

Brille: Instrument aus zwei Gläsern u. einer Fassung mit Bügeln, das entweder der Korrektur von Brechungsfehlern o. dem Schutz der Augen dient. Eine B. muß in opt. Hinsicht (Zentrierung) gut angepaßt sein, der Anat.

des Gesichtsschädels entsprechen u. bequem sein u. soll zugleich auch ästhet. Ansprüchen genügen. Die Anpassung einer B. ist Aufgabe des staatl. geprüften Augenoptikers u. setzt v. a. bei höheren Refraktionsanomalien, Augenerkrankungen u. Mehrstärkengläsern Präzision voraus. **B. bei Fehlsichtigkeit der Augen**: Die Brillengläser werden den individuellen Refraktionsanomalien angepaßt u. können zusätzl. als Blendschutzgläser ausgebildet sein. Zur Korrektur der ↑Myopie (Kurzsichtigkeit) dienen Zerstreuungslinsen (Minus-Linsen), zu der der ↑Hyperopie (Übersichtigkeit) u. Aphakie (Linsenlosigkeit des Auges) Sammellinsen (Plus-Linsen), zur Korrektur des ↑Astigmatismus Zylinderlinsen. Bei Alterssichtigkeit können Bifokalgläser (Kombination aus 2 Teilgläsern unterschiedl. Brennweite) zur Korrektur des Nah- u. Fernsehens eingesetzt werden. **Med. B.**: dienen der Behandlung von Erkrankungen o. dem Ausgleich von Funktionsausfällen (bei Augenmuskellähmungen, zur Behandlung des kindl. Schielens, bei Hemianopsie usw.). **Schutzbrille** gegen mechan. o. chem. Einflüsse o. gegen Strahlung. **Rotfilterbrille** zur Dunkeladaptation o. zur Aufrechterhaltung der Adaptation bei Aufenthalt im Hellen.

Brillenglas: geschliffene opt. Gläser zur Korrektur von Fehlsichtigkeiten des Auges u./o. absorbierender Färbung zum Schutz gegen schädl. Strahlung. Man unterscheidet Bi-Gläser (deren Begrenzungsflächen gleiche Krümmungsradien aufweisen), Plankonkav- o. Plankonvexgläser (eine Grenzfläche plan, die andere mit brechender Wirkung) u. durchgebogene B. (beide Grenzflächen vom Auge weggekrümmt). B. mit punktueller Abbildung sind spez. berechnet u. geschliffen, um den ↑Astigmatismus schiefer Bündel zu beseitigen. Ihrer opt. Wirkung nach unterscheidet man Plus- u. Minusgläser (Konvex- bzw. Konkavbrillengläser), Zylindergläser u. Prismengläser. Neben Einstärkengläsern gibt es ↑Bifokalgläser o. Mehrstärkengläser.

Brillenglasbestimmung: Refraktionsbestimmung; Bez. für die Untersuchung der Augen auf Fehlsichtigkeit mit objektiver u. subjektiver B., Bestimmung der Sehschärfe mit u. ohne Gläser für Ferne u. Nähe, Bestimmung der Akkommodationsfähigkeit (↑Akkommodationsbreite) u. evtl. der ↑Heterophorie.

Brillenhämatom: subkutanes ↑Hämatom in der lockeren Subkutis beider Lider. Meist Zeichen einer Schädelbasisfraktur bei zentralen u. zentrolateralen Mittelgesichtsfrakturen. ↑LeFort-Bruchlinie.

Brille, stenopäische: bis auf ein kleines Loch undurchsichtige Brille, vermeidet Zerstreuungskreise u. erhöht Schärfentiefe, vermindert Blendung. ↑Lochbrille, ↑Siebbrille.

Brill-Krankheit (nach Nathan E. B.): Brill-Zinsser-Krankheit; Spätrezidiv einer früher überstandenen Rickettsia-prowazekii-Infektion, endogene Reaktivierung. ↑Rickettsiosen.

Brill-Symmers-Krankheit (nach Nathan E. B. u. Douglas S.): Lymphoblastoma gigantofolliculare, Riesenkeimzentrumhyperplasie, großfollikuläre Lymphadenopathie, Riesenfollikelhyperplasie; heute den ↑Non-Hodgkin-Lymphomen (NHL) zugeordnet. Die der B. weitgehend ident. Entität wird in der Kiel- u. Real-Klassifikation als zentrozyt.-zentroblast. NHL bezeichnet. Es handelt sich um eine generalisierte Lymphadenopathie niedriger Malignität, die sich vorwiegend durch Follikelhyperplasie auszeichnet u. mit Leber- u. Milzvergrößerung, Pleuraergüssen, Aszites, Infiltration der parenchymatösen Organe u. des Skelettsystems einhergehen kann u. oftmals erst nach Jahren in eine sarkomartige Verlaufsform mit schlechter Progn. umschlägt. Histol. durch Riesenfollikel mit Wucherungen von Zentrozyten bzw. Zentroblasten charakterisiert. Oftmals kein ausgesprochen typ. Substrat. Ätiol. unklar.

Brinase: fibrinolysinähnl. Protease aus Aspergillus oryzae; geeignet zur Hydrolyse von Fibrin u. Fibrinogen.

Brisement forcé ⟨*frz*⟩ *n*: passive Bewegung fibrös versteifter Gelenke, wobei es unter Lösung von Kapselverklebungen u. Zerreißung von bindegewebigen Verwachsungen der Gelenkkörper zur Verbesserung des Bewegungsausmaßes kommt. Muskeltonus muß durch Narkose ausgeschaltet werden, dabei Gefahr der Fraktursetzung.

Broca, Pierre Paul (1824–1880), frz. Anthrop. u. Chir., Paris.

Broca-Aphasie (nach Pierre P. B.): efferente motor. ↑Aphasie.

Broca-Zentrum (nach Pierre P. B.): Fuß der 3. Stirnhirnwindung in der sprachdominanten Hirnhälfte. ↑Aphasie.

Brocq, Louis A. J. (1856–1928), frz. Dermat, Paris.

Brocq-Krankheit (nach Louis A. J. B.) ↑Parapsoriasis.

Brodie, Sir Benjamin Collins (1783–1862), brit. Chir., London.

Brodie-Abszeß (nach Sir Benjamin C. B.): abgekapselter zentral liegender Eiterherd in den Metaphysen der Röhrenknochen als Sonderform der ↑Osteomyelitis. Kann jahrelang symptomlos bleiben.

Brodmann, Korbinian (1868–1918), dt. Hirnforscher u. Neuropathologie, Berlin, München. Begründer der auf zytoarchitekton. Untersuchung basierenden Feldergliederung der ↑Großhirnrinde; Hirnkarten mit Numerierung der Areae. Hauptwerk: „Vergleichende Lokalisationslehre der Großhirnrinde in ihren Prinzipien dargestellt auf Grund ihres Zellenbaus“ (1909).

Brom: chem. Symbol Br, Ordnungszahl 35, relative Atommasse 79,91. Tiefbraune, schwere Flüssigkeit (spez. Gew. 3,12 bei 20 °C), Siedepunkt 58,8 °C, Schmelzpunkt −7,3 °C. In Wasser etwas lösl. (3,55 g B. in 100 g Wasser bei 20 °C, „Bromwasser“), in Tetrachlormethan gut lösl. Als ↑Halogen sehr reaktionsfähig. Ätzgift.

Bromakne: akneartiger Hautausschlag (ohne Komedonen) nach Einnahme von Brom, meist stärker entzündl. als bei der ↑Acne vulgaris.

Bromatik ⟨*gr*⟩ *f* ↑Kochwissenschaft.

Bromazepam: Benzodiazepin; ↑Tranquilizer.

Brombenzen: Lösungsmittel für Synthesezwecke, toxikol. ähnl. ↑Chlorbenzen, Leberzellnekrosen, Lebergift.

Bromelaine: proteolyt. Enzyme aus den Stämmen bzw. den Früchten der Bromeliaceae. Wie das ↑Papain, dem sie strukturell ähnl. sind, gehören die B. zu den Thiolproteasen.

Bromergocryptin ↑Bromocriptin.

Bromhexin: 2-Amino-3,5-dibrom-N-cyclohexyl-N-methylbenzylamin. Bronchosekretolytikum.

Bromhidrosis ⟨*gr*⟩ *f*: durch freie Fettsäuren bakterielle Zersetzung der Hornzellen u. im Schweiß hervorgerufenes übelriechendes Sekret.

Bromide: Salze der Bromwasserstoffsäure. Br-Ionen sind schwache ↑Sedativa. Kumulationsgefahr bei chron. Gabe. ↑Bromvergiftung.

Bromismus ⟨*gr*⟩ *m*: Symptomenkomplex bei chron. ↑Bromvergiftung.

Bromisovalerianylcarbamid: Bromisoval, Sedativum (↑Sedativa), Hypnotikum, Ureid. LD für den Menschen 15–30 g. Vergiftungssymptome wie bei ↑Barbituraten.

Bromisovalerianylharnstoff: Sedativum, mildes Hypnotikum.

Bromocriptin: 2-Brom-alpha-ergocriptin; dopaminerger Prolaktinhemmer. Anwendung bei Erkrankungen, bei denen eine Senkung des Prolaktinspiegels angezeigt ist (↑Prolaktinom). Bei ↑Akromegalie allein o. zusätzl. zur chir. u./o. Strahlentherapie.

Bromoderma tuberosum ⟨*gr* + *lat*⟩ *n*: durch längere innere Anwendung von Bromverbindungen entstehende dunkelrot bis bräunl. gefärbte Knoten auf der Haut, die unter Pigmentierung u. Narbenbildung abheilen.

Bromoprid: Dopaminantagonist; regt Darmperistaltik an.

Bromperidol: Butyrophenonderivat; Neuroleptikum (↑Neuroleptika).

Bromsalicylchloranilid: Antimykotikum zur lokalen Ther. aus der Gruppe der aromat. Halogenderivate.

Bromsilber ↑Silberbromid.

Bromsulfaleintest ↑Bromsulfophthaleintest.

Bromsulfanprobe: Bestimmung der Retention i. v. verabfolgten Bromsulfans. Mehr als 5 % Retention nach 45 min sind pathol. Veraltet u. nicht ungefährl.

^{131}I-Bromsulfantest: *Abk* ^{131}I-BSP-Test; Funktionsprüfung des Leberparenchyms, heute obsolet.

Bromsulfophthaleintest: diagn. Methode zur Bestimmung der Ausscheidungsfunktion der Leber mit Brolsulfalein (chem. Di-Natriumsalz der Phenoltetrabromphthaleindisulfonsäure). I. v. injiziertes B. wird in Abhängigkeit von der Funktionstüchtigkeit der Leber mit unterschiedl. Geschwindigkeit aus dem Blut geschieden. Die nach best. Zeit noch im Blut vorhandene B.-Konzentration wird photometr. bestimmt.

Bromvergiftung: akute Vergiftungen selten, nur bei hohen Dosen (<20,0 g) u. bei Eliminationsstörungen. Chron. Vergiftungen nach Selbstmedikation mit Bromiden u. Verbindungen, die im Körper Bromid abspalten mögl. Normaler Bromidgehalt im Plasma 12,5–672,5 mmol/l, bei Überschreitung dieses Grenzbereichs Sympt. des Bromismus: Abnahme der Konzentrationsfähigkeit, Schläfrigkeit, Sprachstörungen, Verwirrtheitszustände, Halluzinationen, Bromkachexie, selten Hautveränderungen, wie Bromakne u. Bromoderma tuberosum. Ther.: Zufuhr von Flüssigkeit u. Kochsalz, Diuretika, notfalls Sedativa, um Entzugssymptome zu mildern.

Bronchialadenom ⟨*gr*⟩ *n*: eindeutig gutartige, epithelialdrüsige Tumoren der Bronchialschleimhautdrüsen entspr. histol. Klassifikation der Lungentumoren (WHO 1981). Die früher ebenfalls zu den B. gezählten Karzinoide, Zylindrome u. Mukoepidermoidtumoren werden in eigenen histol. Gruppen geführt. ↑Bronchusadenom.

Bronchialasthma ↑Asthma bronchiale.

Bronchialatmen: bes. Form des ↑Atemgeräuschs.

Bronchialausgüsse: durch Koagulation u./o. Eindickung entstandene Auffüllung der Bronchiallumina aus Blut u. Sekret. B. können ausgehustet o. bronchoskop. extrahiert werden. Sie haben oft größeren Umfang u. vermitteln dann den Eindruck eines „Bronchialbaums“. Vorkommen bei endobronchialer Blutung, Asthma bronchiale, Chyloptoe u. Bronchitis fibroplastica. B. können erhebl. Ventilationsbehinderung verursachen.

Bronchialbaum: baumartige Verästelung des Hauptbronchus, der sich bis zu den Lungenbläschen etwa 25mal aufzweigt. Abb.

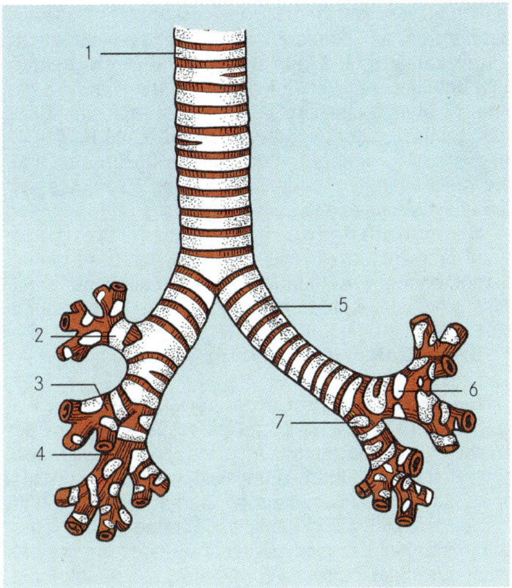

Bronchialbaum. Trachea, Haupt- u. Lappenbronchien.
1: Trachea; 2: Bronchus lobaris superior dexter; 3: Bronchus lobaris medius dexter; 4: Bronchus lobaris inferior dexter; 5: Bronchus principalis sinister; 6: Bronchus lobaris superior sinister; 7: Bronchus lobaris inferior sinister

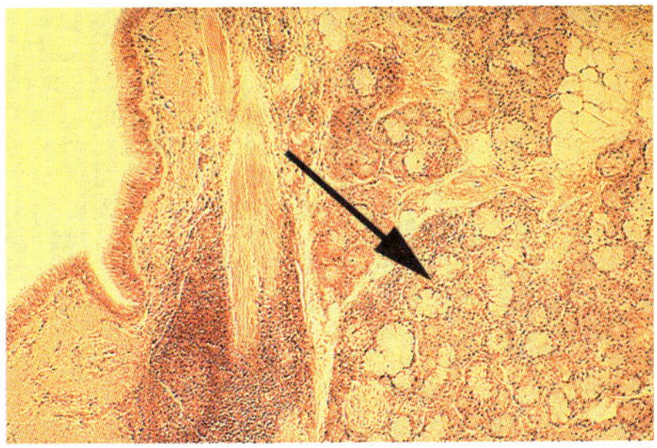

30

Bronchialdrüsen. Histologischer Schnitt durch die Lunge, HE-Färbung;
Wand eines Bronchus mit ausgedehnten B (Pfeil)

Bronchialdrüsen: Glandulae bronchiales; Drüsen in der Wand der Bronchien; ↑Bronchus. Abb.

Bronchialdrüsentuberkulose ↑Bronchiallymphknotentuberkulose.

Bronchialfistel: angeborene o. erworbene (Entzündungen, Tumoren, Verletzungen) kanalartige Verbindung des Bronchiallumens zu benachbarten Organen (Lymphknoten, Ösophagus, Blutgefäße, Pleuraraum, Gal-

B

lenwege) o. zur Körperoberfläche. Als Komplikation am ↑Bronchusstumpf nach Lungenresektion.

Bronchialfremdkörper: durch Aspiration in das Tracheobronchiallumen gelangte feste Körper. Aspiration kann bei Nahrungsaufnahme, Arbeit, Spiel erfolgen. Schluckstörungen begünstigen die Aspiration. An B. kommen u.a. vor: Knochenstücke, Früchte o. Teile davon, Bonbons, Nägel, Zwecken, Schrauben, Spielzeugteile, Zähne, Zahnersatz. **Akute B.** lösen heftigen Hustenreiz aus. Bei längerem Verweilen werden die B. fest in das Bronchiallumen eingepreßt u. sind dann für einige Zeit symptomlos, später folgt diesen **chronischen B.** die Obstruktionspneumonie. Entfernung der B. z.T. spontan durch Aushusten, meist ist bronchoskop. Extraktion, selten Thorakotomie nötig.

Bronchialfremitus: mit der aufgelegten flachen Hand fühlbare, schwirrende Erregung der Thoraxwand, hervorgerufen durch Fortleitung von massiven Rasselgeräuschen der Lunge. ↑Stimmfremitus, ↑Bronchophonie.

bronchialis ⟨*gr*⟩: bronchial; zu den Bronchien gehörig, ziehend.

Bronchialkarzinom: Lungenkrebs, Bronchialkrebs; epithelialer bösartiger Tumor, ausgehend von der Trachea, den Bronchien o. Alveolen. Entspr. der Matrix bzw. dem histol. Erscheinungsbild werden unterschieden: Plattenepithelkarzinom (verhornendes u. nichtverhornendes), kleinzelliges anaplast. Karzinom (auch Haferzell- o. Oat-cell-Karzinom), Adenokarzinom (unterteilt in azinäre, papilläre u. solide Form mit Muzinproduktion u. das bronchoalveoläre Karzinom), großzelliges Karzinom (vom Oberflächenepithel der Bronchien u. Bronchiolen abgeleitet), Karzinome mit gemischtem Differenzierungsmuster u. andere, weniger häufig vorkommende Karzinome, z.B. Bronchialdrüsenkarzinom, adenosquamöses Karzinom u. Karzinoid. Das B. ist der häufigste maligne Tumor bei Männern, die fünf- bis zehnmal häufiger erkranken als Frauen. Der Erkrankungsgipfel liegt zwischen dem 55. u. 70. Lj. Das B. zeigt eine absolute u. gegenüber anderen Tumoren auch eine relative Häufigkeitszunahme. Die Ursache des B. ist unbekannt, zu den prädisponierenden Faktoren werden gerechnet: Tabakrauchen, allg. Luftverunreinigung, berufl. inhalative Schadstoffbelastung (Asbest, Nickel, Chrom, Teerprodukte, radioaktive Gase). Die klin. Sympt. (Husten, Hämoptysen, Schmerzen, Fieber) sind abhängig vom Sitz des B. u. vom Tumorstadium, sie fehlen bei Frühformen oft u. treten bei **zentralen B.** (↑Obstruktionspneumonie) früher u. stärker auf als beim **peripheren B.** (Abb.). Chir. Behandlung je nach Sitz durch Lappenresektion (peripheres B.), Pneumonektomie (zentrales B.), bei älteren Pat. mit eingeschränkter kardiorespirator. Funktionsbreite auch durch sog. atyp. Keilresektion, o. ↑Bronchusplastik (Sleeve resection), um möglichst viel Lungenparenchym zu erhalten. Die Ther. des Bronchialkarzinoms richtet sich nach Stadium, ↑TNM-Klassifikation u. histol. Typ (Unterscheidung in nichtkleinzellige [NSCC] u. kleinzellige [SCC]) (Staging, Typing, Grading). Bei nichtkleinzelligen Karzinomen sind die Stadien bis T3 N2 MO zu operieren, sofern nicht Kontraindikationen bestehen. Bei kleinzelligen Karzinomen ist die Ind. für den chir. Eingriff weniger breit; statt dessen Chemotherapie u. Strahlentherapie kombinieren. Die Langzeitergebnisse sind ungünstig. Progn. am günstigsten bei durch Reihenuntersuchung erfaßten Fällen. Angestrebt wird die Früherfassung durch Vorsorgeuntersuchung von Risikogruppen. Abb.

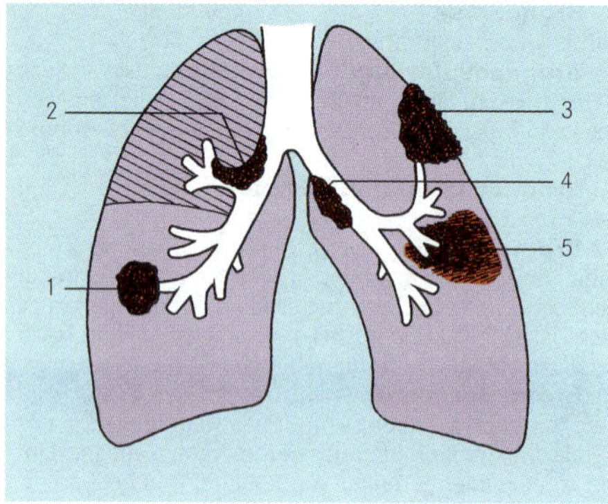

Bronchialkarzinom. Wachstumsformen
1: peripherer Rundherd; 2: exophytisches B. mit Oberlappenatelektase; 3: Ausbrechtyp (Pancoast); 4: zentrales, intramural wachsendes B; 5: „pneumonische" Form

Bronchialkompression, dynamische: exspirator. Kompression der peripheren knorpelfreien Bronchien durch einen über dem intrabronchialen Druck liegenden intrathorakalen Druck. Die d.B. tritt bei Gesunden nur bei forcierter Exspiration auf, bei der obstruktiven Bronchitis bereits bei geringen Exspirationsdrucken.

Bronchialkrampf ↑Bronchospasmus.

Bronchialkrebs ↑Bronchialkarzinom.

Bronchiallavage: *Abk* BAL, bronchoalveoläre Lavage, Lungenspülung; Methode für die diagn. o. ther. Ausspülung des Bronchial- u. Alveolarraums mit differenten Flüssigkeiten zur Gewinnung von Tracheobronchialsekret.

Bronchiallymphknoten: Nodi lymphatici bronchopulmonales; Lymphknoten an der Lungenwurzel neben Ästen der Aa. u. Vv. pulmonales sowie Hauptbronchien.

Bronchiallymphknotentuberkulose: Bronchialdrüsentuberkulose, Hilustuberkulose. Tuberkulöse Entzündung der parabronchial u. paratracheal im Hilus bzw. im Mediastinum gelegenen Lymphknoten i.R. eines ↑Primärkomplexes o. in Form einer Reaktivierung, z.B. als Alterstuberkulose.

Bronchialsteine ↑Broncholithiasis.

Bronchialtoilette: Absaugen von Sekret durch Katheter aus dem Tracheobronchialsystem. Erforderl. bei intubierten u. tracheotomierten Pat., da bei ihnen kein effektives Abhusten mögl. ist.

Bronchialtuberkulose ↑Bronchustuberkulose.

Bronchialwaschung ↑Bronchiallavage.

Bronchiektasen ⟨*gr*⟩ *Pl f*: irreversible Erweiterung von Bronchien infolge angeborener o. erworbener Wandschwäche bzw. Wanddestruktion. **Angeborene B.** zählen zu den Fehlbildungen u. können auf ein Segment o. einen Lappen begrenzt sein o. generalisiert vorkommen, z.T. mit Polyposis nasi, Sinusitis frontalis u. Situs viscerum inversus (↑Kartagener-Syndrom) o. ↑Mukoviszidose kombiniert. **Erworbene B.** entstehen durch chron. Entzündungsvorgänge, z.B. distal von einem chron. Fremdkörper o. langsam wachsenden Tumor. Ebenso kann initiale akute Entzündung (Masern, Keuch-

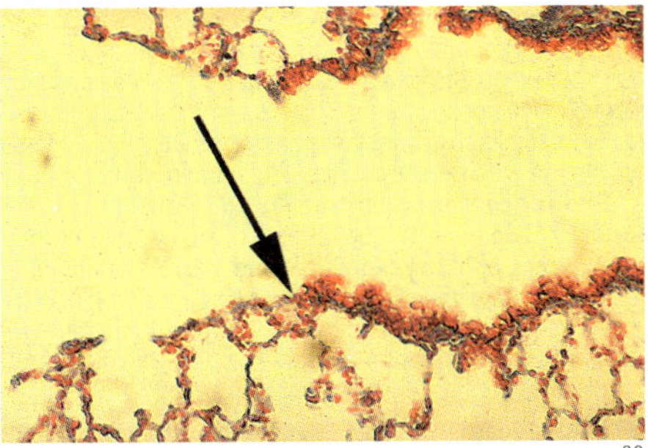

30

Bronchiolus respiratorius. Histologischer Längsschnitt (Azanfärbung) mit Übergang (Pfeil) vom Bronchiolus terminalis zum B. r., der bereits Alveolen besitzt.

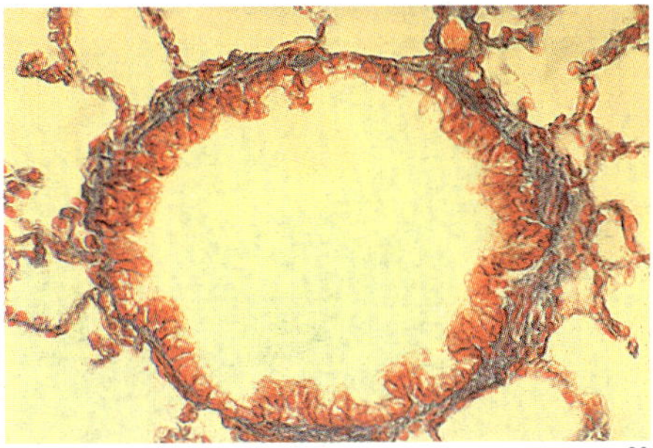

30

Bronchiolus terminalis. Histologischer Querschnitt (Azanfärbung) eines B. t. mit gefalteter Wandung

husten) eine hochgradige Zerstörung der Bronchialwand bewirken, die in einen chron. Prozeß u. in B. übergeht. B. in den kranialen Lungenabschnitten sind meist gut drainiert u. symptomarm, B. in den abhängigen Lungenpartien führen zu chron. Auswurf („maulvolle“ Expektoration, geschichtetes Sputum). Bei bronchiektat. Umwandlung großer Bereiche kann es zur respirator. Insuffizienz kommen. Mögl. Komplikationen der B. sind ↑Hämoptoe, ↑Amyloidose.

Bronchien ↑Bronchus.

Bronchiolith ⟨*gr*⟩ *m* ↑Broncholithiasis.

Bronchiolitis ⟨*gr*⟩ *f*: Kapillarbronchitis; durch Infektion hervorgerufene akute, schwere entzündl. obstruktive Veränderung der kleinen u. kleinsten Bronchien in den ersten drei Lj. Erreger: RS-Viren, Parainfluenza-Viren, Influenza A- u. B-Viren, Mycoplasma pneumoniae. Lebensbedrohl. Krankheitsbild.

Bronchiolus ⟨*gr*⟩ *m*: *Dim* zu Bronchus; Bronchienast von etwa 1 mm Durchmesser, der sich aufzweigt in Bronchioli respiratorii.

Bronchiolus respiratorius: luftleitender Gang in der ↑Lunge mit kub. Epithel, der bereits Lungenbläschen (↑Alveolen) besitzt. Abb.

Bronchiolus terminalis: luftleitender Gang in der ↑Lunge mit kub. o. hochprismat. Epithel u. glatter Muskulatur. Im histol. Präparat starke Faltung der Wandung, deshalb Sternbronchus. Abb.

Bronchiom ⟨*gr*⟩ *n*: angeborene Fehlbildung des Bronchus mit knotiger, unregelmäßiger Zusammenballung der Bronchialgewebe, wobei die einzelnen Anteile in unterschiedl. Verhältnis vorkommen können. Meist kombiniert mit Bronchiektasen. ↑Hamartie.

Bronchitis ⟨*gr*⟩ *f*: meist im Gefolge von saisonbedingten ↑Atemwegsinfektionen auftretende akute Entzündung der Bronchialschleimhaut; auch als Sekundärinfektion bei Masern, Grippe, Keuchhusten. **Akute B.**: Husten, Auswurf (zuerst schleimig, später schleimig-eitrig), mäßiges Fieber, Brustschmerz. Neben Viren Eitererreger (Pneumokokken Typ 4, Staphylokokken, Streptokokken, Influenzabakterien). Komplikationen: ↑Bronchopneumonie; rezidivierend chron. Verlauf: **Chronische B.**: Mukopurulente Form im Anschluß an akute B., insbes. bei chron. anhaltendem Reiz (↑Raucherkatarrh). Die Sympt. sind unterschiedl. ausgeprägt: Husten, Auswurf, Dyspnoe, retrosternaler trachealer Schmerz, ebenso der Auskultationsbefund: Rasselgeräusche, Giemen, Pfeifen, Brummen. Eine chron. B. liegt vor, wenn die B. bereits zwei Jahre lang besteht u. die Sympt. mind. drei Monate im Jahr auftreten. Weitere Einteilung der B. entspr. der Sympt. in produktive, unproduktive, muköse, mukopurulente, purulente, hämorrhag., obstruktive, nicht obstruktive B. Bei chron B. kommt es meist zur Ausbildung eines Emphysems u. Cor pulmonale. Folgekrankheiten: ↑Bronchitis deformans, Bronchiektasen, ↑Asthma bronchiale, ↑Lungenabszeß, ↑Lungengangrän. Die **spast. (asthmoide) B.**: stellt eine bes. Reaktionsform der Säuglinge u. Kleinkinder, teilweise mit erhebl. (exspirator.) Dyspnoe dar; ↑Bronchiolitis.

Bronchitis deformans: deformierende Bronchitis, deformierende Bronchopathie; sek. Zerstörung der normalerweise glatten Innenkonturen der Bronchialwand durch Bronchitis o. Peribronchitis u. Lungenfibrosen, oft die Vorstufe von Bronchiektasen.

Bronchoblennorrhö ⟨*gr*⟩ *f*: massive eitrige Sekretion aus einzelnen o. mehreren Bronchien. Ursachen: Bronchitis, Bronchiektasen u. eitrige Lungenprozesse. B. kann ↑Bronchialtoilette erforderl. machen.

Bronchodilatatoren ↑Broncholytika.

Bronchographie ⟨*gr*⟩ *f*: röntg. Darstellung des Bronchialbaums durch Einbringen eines Kontrastmittels über einen Katheter in den Tracheobronchialbaum. Ind.: 1. Nachweis u. Abklärung der Ausdehnung von Bronchiektasen; 2. Abklärung unklarer Lungenverschattungen in ihrer Zuordnung zu den Lungensegmenten; 3. zur Ermittlung der Bronchialanatomie vor Lungenoperationen. Die B. wird in Lokalanästhesie o. Narkose ausgeführt.

Bronchokonstriktion: Verengung der peripheren Bronchien mit funktionellen Folgen. ↑Ventilationsstörung, obstruktive.

Broncholith ⟨*gr*⟩ *m* ↑Broncholithiasis.

Broncholithiasis: Broncholith, Bronchiolith, Bronchialsteine, Lungensteine; Konkremente, die 1. durch Verkalkung von abgestorbenen Zellen, Schleimmassen u. Bakterienhaufen in erweiterten Luftröhrenästen entstanden sind u. 2. Kalkkonkremente, die aus alten tuberkulösen parabronchialen Lymphknoten in das Bronchiallumen perforieren u. meist ausgehustet werden. Ursachen der Spätperforation des Lymphknoteninhalts können Reaktivierung des tuberkulösen Prozesses o. mechan. Vorgänge der Atembewegungen sein. Im Röntgenbild finden sich bei der B. oft multiple hiläre u. mediastinale Lymph-

B

knotenverkalkungen. Nicht zu verwechseln mit der ↑Mikrolithiasis alveolaris miliaris pulmonum.

Bronchologie: mehrere Fachgebiete integrierender Wissenschaftsbereich innerhalb der Med., der sich mit der Erforschung med.-naturwissenschaftl. Grundlagen, pathogenet. Zusammenhänge, klin. Zustände u. mit der Ausarbeitung diagn. u. ther. Verfahren bei Bronchialerkrankungen beschäftigt (von Killian begründet).

Broncholysetest: Test, bei dem geprüft wird, ob eine vorhandene Bronchialobstruktion durch Inhalation eines Anticholinergikums o. eines Beta-2-Mimetikums gebessert wird. Durchführung: Messung der ↑Sekundenkapazität, Pat. inhaliert anschließend 1–2 Hübe aus einem broncholyt. wirkenden Dosieraerosol, u. die Messung wird nach 10 min wiederholt. Normalisiert sich die Sekundenkapazität, liegt eine reversible Obstruktion vor.

Broncholytika: Medikamente, die den Tonus der Bronchialmuskulatur herabsetzen; gehören folgenden Gruppen an: Sympathikomimetika (Adrenalinabkömmlinge wie Isoprenalin, Orciprenalin, Salbutamol u. Terbutalin; Ephedrin, Ephetonin), Theophyllinderivate (Aminophyllin, Oxyäthyltheophyllin) Acetylcholinantagonisten (Ipratropiumbromid). B. werden eingesetzt bei obstruktiver Bronchitis u. Asthma bronchiale.

Bronchomalazie: angeborener o. erworbener Verlust der Wandsteifigkeit des Tracheobronchialbaums. Ursachen sind Knorpeldysplasie o. -aplasie bzw. entzündl. o. tumoröse Zerstörung des Knorpelgerüsts. Aus der B. resultiert eine Stenose infolge Bronchialkollaps. Klin. vorwiegend inspirator. Ventilationsbehinderung.

Bronchomotorik: passive Beweglichkeit des Tracheobronchialbaums mit Querschnitts- u. Längenänderung bei Atmung u. Hustenstoß. Physiol. ist eine Erweiterung u. Längenzunahme im Inspirium u. Verengung u. Verkürzung im Exspirium u. beim Hustenstoß. Pathol. B. bei ↑Bronchomalazie u. tracheobronchialem Kollapssyndrom. Aktive B. durch die längsgestreifte Bronchialmuskulatur ist prakt. nicht nachweisbar. ↑Bronchospasmus.

Bronchophonie: Auskultationsphänomen, bei dem die Fortleitung hochfrequenter Atemgeräusche bzw. Sprechlaute durch das Lungenparenchym geprüft wird. Der Pat. spricht dabei mit Flüsterstimme das Wort „Sechsundsechzig". Über infiltriertem Lungengewebe, z. B. bei Pneumonie, ist die Phonation stärker zu hören als über normal lufthaltigem Gewebe.

Bronchopneumologie: mehrere Fachgebiete integrierender Wissenschaftsbereich innerhalb der Med., baut auf der Tradition der Lungen- u. der Tuberkuloseheilkunde auf, schließt die ↑Bronchologie mit ein.

Bronchopneumonie: häufigste Form der ↑Pneumonien beim Erwachsenen, die aus einer absteigenden Infektion der Luftwege entsteht (Tracheobronchitis) u. eine intraalveoläre Herdpneumonie darstellt. Die dorsalen u. basalen Anteile der Lungen sind bevorzugt. Da die Herde nicht gleichzeitig entstehen, histol. wechselnd eitriges, fibrinöses o. serözelliges Exsudat. Meist fibrinöse o. fibrinös-eitrige Begleitpleuritis. Erreger meist Pneumokokken, Streptokokken o. Staphylokokken, Haemophilus influenzae. B. ist röntg. durch multiple weichfleckige Infiltrate darstellbar. Die B. ist meist ein sek. Leiden. Kann sich entwickeln aus akuter o. chron. Bronchitis, bei schlechtem Allgemeinzustand mit Infektabwehrschäden, bei chron. Linksherzinsuffizienz (hypostat. B.) u. bei direkter Schädigung (Aspirationsbronchopneumonie, Respiratorbeatmung) des Bronchialsystems.

Bronchopneumonie, verminöse: eosinophiles Lungeninfiltrat mit pneumon. Sympt., hervorgerufen durch Lungenpassage bzw. -ansiedlung von Würmern o. deren Entwicklungsstufen, z. B. Ascaris lumbricoides, Toxocara cati u. canis, Ancylostoma duodenale, Taenia saginata, Strongyloides stercorales, Trichiuris trichiura u. a.

Bronchoskop: Instrument zur Ausführung der ↑Bronchoskopie (z. T. auch der Tracheoskopie u. der Laryngoskopie, ↑Endoskop). Es kann starr o. flexibel (Fiberskope) sein u. in Lokalanästhesie (Schleimhaut) o. Narkose eingeführt werden. Ein opt. System dient der Inspektion u. der Endophotographie, eine Lichtquelle mit Glasfaserlichtleiter der Beleuchtung. Die Spitze des distalen Endes ist bei Fiberskopen in einem großen Winkelbereich abwinkelbar. Sie trägt 1 bis 2 Lichtleiterenden, ein Objektiv u. das Ende des Arbeitskanals für Biopsie, Spülung, Absaugung. Als Instrumente für die broncholog. Arbeit dienen Greifer, Zangen, Scheren, Bürsten, Katheter (z. B. für die Saugbiopsie) u. Kanülen für Punktion, Absaugung u. Injektion. Abb.

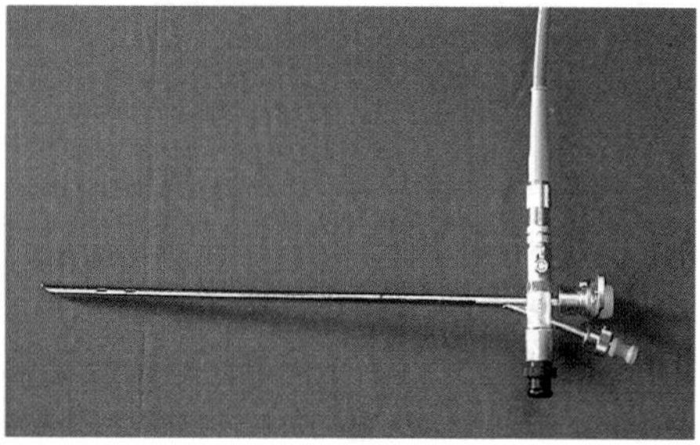

10

Bronchoskop

Bronchoskopie: direkte Betrachtung des Bronchialsystems mittels eines ↑Bronchoskops. **Diagn. B.**: Probeexzision, Saugbiopsie, transbronchiale Punktion, bakt.-zytolog.-mykolog.-immun. Sekretuntersuchung. **Ther. B.**: Fremdkörperentfernung; Koagulation.

Bronchoskopie, flexible ↑Fiberbronchoskopie.

Bronchospasmolytika ↑Broncholytika.

Bronchospasmus: Zustand generalisierter Einengung der kleinen, knorpelfreien Bronchien infolge erhöhten Tonus der Bronchialmuskulatur. Tritt auf bei Asthma bronchiale u. obstruktiver Bronchitis. ↑Broncholytika.

Bronchospirometrie: funktionsanalyt. Verfahren zur isolierten Aufzeichnung von Spirogrammen der re. u. li. Lunge.

Bronchotomie: operative Eröffnung eines Bronchus zur Entfernung von Tumoren o. Fremdkörpern.

Bronchotomographie: 1. Abbildung des Verlaufs u. der Konturen der Bronchien bis in den Subsubsegmentbereich mittels Röntgenschichtverfahren (↑Tomographie). 2. Kombination von 1. mit der ↑Bronchographie.

Bronchus ⟨*gr*⟩ *m*: *Pl* Bronchi; Fortsetzung der Trachea vor u. in der Lunge; **B. principalis dexter u. sinister**: re. u. li. Hauptbronchus; **B. lobaris**: Lappenbronchus; **B. segmentalis**: zu einem Lungensegment ziehender B. ***Histol.:*** luftleitender Gang in der ↑Lunge, dessen Wand aus drei Schichten besteht: 1. der Tunica mucosa mit mehrreihigem hochprismat. Flimmerepithel u. Glandulae bronchiales in der Lamina propria, 2. der Tunica musculocartilaginea mit glatter Muskulatur u. Knorpel

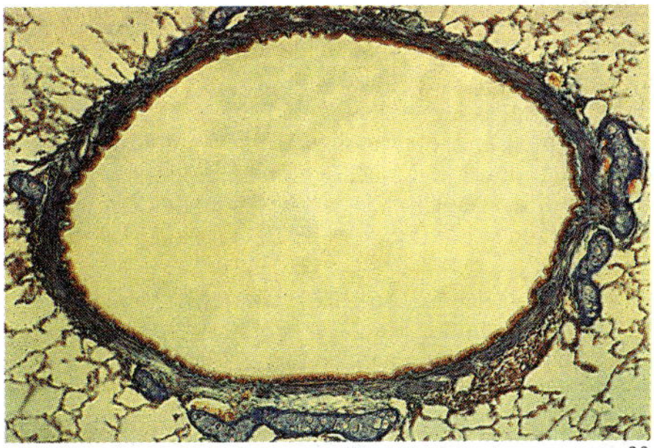

30

Bronchus. Histologischer Querschnitt (Azanfärbung) eines B. mit Knorpel in der Wandung

(teils hyalin, teils elast.), 3. der Tunica adventitia aus lockerem Bindegewebe. Abb.

Bronchusadenom: Tumor der Bronchien, der sich bei gewöhnl. zentralem Sitz endobronchial, intramural o. als „Eisberg"-Tumor (endo- u. zum größeren Teil extrabronchial) entwickelt. ↑Bronchialadenom. Chir. Behandlung durch Exzision nach ↑Bronchotomie, Bronchusresektion (sog. parenchymerhaltende Eingriffe), Lobektomie o. in Ausnahmefällen Pneumonektomie. Progn. i. d. R. gut.

Bronchusblockade: Bronchusblockierung; Verfahren, durch das größere Bronchialabschnitte (Hauptbronchus, Lappenbronchus) blockiert werden. Zur Blutstillung u. zur Vermeidung der Verbreitung von Blut o. Eiter im gesamten Bronchialsystem. Durchgeführt mit aufblasbaren Spezialkathetern bzw. sterilen armierten Mulltupfern. Eine B. ist nur unter bronchoskop. Sicht mögl.

Bronchusblocker: Katheter mit aufblasbarer Manschette zur ↑Bronchusblockade.

Bronchus cardiacus accessorius: Bronchialanomalie, bei der im re. Hauptbronchus ein meist rudimentärer Bronchus nach medial abgeht. Selten ist ein zugehöriges Lungensegment ausgebildet.

Bronchusdystopie: angeborene Fehlbildung. Verlagerung des Abgangs untergeordneter Bronchien auf die Stammbronchien o. die Trachea. Folge kann mangelhafte Belüftung einzelner Lungenlappen sein (umschriebene Atelektasen). ↑Trachealdivertikel, ↑Tracheallappen.

Bronchusepithel: Bronchialepithel; mehrreihiges hochprismat. Flimmerepithel mit Becherzellen. Zellarten: 1. zilientragende Zellen, 2. basale Ersatzzellen, 3. Becherzellen, 4. ↑Bürstensaumzellen.

Bronchusfistel ↑Bronchialfistel.

Bronchuskarzinom ↑Bronchialkarzinom.

Bronchuslavage ↑Bronchiallavage.

Bronchusnähapparat: zum Bronchusverschluß bei Lungenresektionen verwendetes Gerät. Dabei wird der Bronchus durch Metallklammern verschlossen. Vorteil: Verschluß des Bronchus vor Abtrennung des zu entfernenden Lungenabschnitts, damit weniger Infektionsgefahr für den Pleuraraum.

Bronchusperforation ⟨*gr + lat*⟩ *f*: artifizielle Durchstoßung der Bronchialwand i. R. eines bronchoskop. Eingriffs, seltener bei Katheterabsaugung. Komplikationen sind endobronchiale Blutung, Mediastinalemphysem u. Mediastinitis.

Bronchusplastik: operative Entfernung von Abschnitten größerer Bronchien unter Wiederherstellung der Kontinuität durch Anastomose mittels Naht, insbes. angewendet als parenchymerhaltende Operation bei Geschwülsten der Bronchien, wodurch der entsprechende periphere Lungenabschnitt in Funktion bleibt. Techn. Varianten: 1. Keilexzision der Bronchuswand, 2. manschettenförmige Bronchusresektion (Sleeve resection).

B

Bronchusresektion ↑Bronchusplastik.

Bronchusruptur: Bronchusabriß; Verletzungsfolge bei stumpfem o. offenem Thoraxtrauma (z. B. Einklemmung, Überfahrung), vorwiegend bei Kindern u. Jugendlichen mit elast. Thorax, auch bei unsachgemäßer Bronchoskopie. Sympt.: Husten, Dyspnoe, Hämoptoe u. schnell einsetzendes Mediastinal- u. Hautemphysem. Die dem rupturierten Bronchus zugehörige Lunge wird atelektat. Begleitender Pneumothorax häufig. Notwendige Ther. besteht in Thorakotomie mit Bronchusnaht, Bronchusanastomose o. Lungenresektion. Unbehandelt Gefahr der Bronchusstenose.

Bronchusstenose: Verengung des Bronchus; mögl. Ursachen: Bronchialwandentzündung mit Schwellung, später Narbenbildung, tumoröse Granulationen, Kompressionen des Bronchus durch Lymphknoten o. Tumoren, endobronchiale Fremdkörper. Mit zunehmender Stenose kommt es zu Sekretverhaltung, Dystelektase, Atelektase u. Obstruktionspneumonie.

Bronchusstumpf: durch Naht verschlossenes, blindes Ende eines Bronchus nach Resektion eines Lungenabschnitts.

Bronchustamponade, bronchoskopische: bronchoskop. Ausstopfung eines Lappen- o. Hauptbronchus mit Gazetupfern zur Blutstillung bei starker endobronchialer Blutung. Abb.

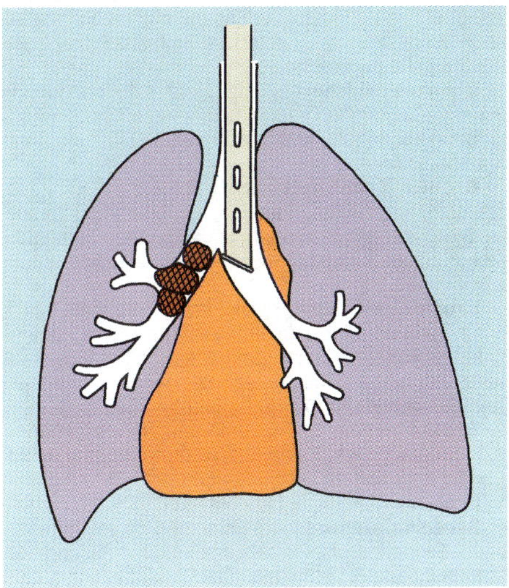

Bronchoskopische Bronchustamponade

Bronchustuberkulose: Form der ↑Abseuchungstuberkulose. Tuberkulöse Entzündung der Bronchialschleimhaut u. oft der gesamten Bronchialwand in granulomatöser o. ulzeröser Form. B. ist Folge einer kavernösen Lungentuberkulose o. einer ↑Lymphknotentuberkulose. Ausheilung meist mit narbiger ↑Bronchusstenose.

Bronchuszysten: angeborene, oft in der Umgebung der Bifurcatio tracheae liegende, von Flimmerepithel ausgekleidete, abgeschlossene o. durch Fistelgänge mit den Luftwegen (Infektionsgefahr) verbundene, kleinere Hohlräume. Zählen wie die ↑Paratrachealzysten zu Duplikationen des embryonalen Vorderdarms. Mitunter auch als bronchogene Zysten bezeichnet, worunter meist eine Form der angeborenen ↑Lungenzysten verstanden wird.

Brönsted-Säuren-Basen-Konzept: vom dän. Physiker Johannes N. Brönsted (1879–1947) ausgearbeitete Theorie der „korrespondierenden Säuren-Basen-Paare", in der Säuren als Protonendonatoren u. Basen als Protonenakzeptoren aufgefaßt werden, die über den Protonenaustausch miteinander korrespondieren. Beispiel:

$$\underset{\text{Base}}{CH_3COO^-} + H^+ \rightleftarrows \underset{\text{Säure}}{CH_3COOH}$$

Dieses Konzept erklärt zahlreiche chem. Reaktionen zwanglos als Einwirkung eines korrespondierenden Säure-Base-Paars auf ein anderes entspr. der jeweiligen Lage der Protolysegleichgewichte.

Bronx-Skala: Skala, die die Funktionsausfälle bei multipler ↑Sklerose berücksichtigt.

Bronzebabysyndrom: Dunkelfärbung der Haut Neugeborener unter ↑Phototherapie. Das B. entsteht bei Anwesenheit von direktem Bilirubin (↑Bilirubin), bes. bei Leberparenchymschäden.

Bronzediabetes: Troisier-Hanot-Chauffard-Syndrom; flächenhafte o. fleckige, blaugraue bis braungelbl. Pigmentierung der Haut, bevorzugt Gesicht u. Extremitäten, hier bes. Hände, in Verbindung mit Leberzirrhose, Diabetes mellitus u. Herzinsuffizienz als Folge einer primären ↑Hämochromatose.

Bronzekrankheit ↑Nebennierenrindeninsuffizienz.

Brooke, Henry Ambrose (1854–1919), brit. Dermat., Manchester.

Brooke-Krankheit (nach Henry A. B.): **1.** Keratosis follicularis contagiosa; zum Lichen pilaris gehörende Krankheit, bei der es zu multiplen follikulär gebundenen Verhornungen kommt. **2.** ↑Epithelioma adenoides cysticum.

Broteinheit: *Abk* BE; prakt. brauchbare Maßeinheit in der Diabetes-Diätbehandlung zur Angabe des Kohlenhydratgehalts aller Nahrungsmittel entspr. der Gewichtsmenge, die zu 12 g Glukose verwertet werden kann, z. B. 20 g Weißbrot = 1 BE, 60 g Kartoffeln = 1 BE.

Brotkäfer: Stegobium paniceum; Haushalts-, Speicher- u. Materialschädlinge, v. a. in Brot, Suppenwürfeln u. anderen geformten Lebensmitteln.

Broussais, François (1772–1838), frz. Arzt, Paris.

Broussaisismus (nach François Broussais): histor. med. Theorie, die alle Krankheiten auf Überreizung von Geweben bes. der Darmschleimhaut zurückführte u. darauf eine Ther. mit abschwächenden Mitteln wie Fasten o. Aderlaß aufbaute.

Brow-lift ⟨*engl*⟩ *m*: Korrektur der Falten zwischen Augenbrauen, oft Kombination mit Face-lifting u. ↑Forehead lift (↑Gesicht-Halshaut-Straffung).

Brown, George Elgie (1885–1935), amerik. Chir., Rochester.

Brown, John (1735–1788), schott. Arzt u. Philosoph; B. sah den Reiz als entscheidend für die Gesundheit u. Krankheit an („Elementa medicinae", 1780). Die als Brownianismus bzw. Brunonianismus bekanntgewordene Lehre fand insbes. im deutschsprachigen Raum außerordentl. Echo. Danach werden alle Krankheiten auf ein gestörtes Gleichgewicht zwischen der Umwelt u. Körperreizen u. der Erregbarkeit des Organismus zurückgeführt.

Brown, Michael (geb. 1941), amerik. Med., Dallas. 1985 Nobelpreis für Med./Physiol. (mit J. L. Goldstein) „für ihre Arbeit über die molekularen Grundlagen der Regulation des Cholesterinstoffwechsels und dessen Rolle bei Erkrankungen wie Arteriosklerose und Herzinfarkt".

Browne, Sir Denis J. (1892–1967), brit. Kinderchirurg, London.

Browne-Darmanastomose (nach Sir Denis J. B.): End-zu-schräg-Anastomose zwischen postatret. Mikrodarm u. dilatiertem präatret. Darm bei Dünndarmatresie des Neugeborenen.

Brown-Molekularbewegung: von dem Botaniker Brown 1827 entdeckte unregelmäßige, zitternde Bewegung suspendierter Teilchen. Ursache der B. M. sind die durch die Temperaturbewegung der Moleküle der umgebenden Flüssigkeit verursachten Stöße.

Brown-Pearce-Karzinom: der exp. Chemotherapie von Geschwülsten dienendes, transplantables u. stark metastasierendes ursprüngl. Hodenkarzinom, das 1923 bei einem (syphilit.) Kaninchen spontan entstand.

Brown-Séquard, Charles Edouard (1817–1894), frz. Physiol. u. Neurol., Paris.

Brown-Séquard-Syndrom (nach Charles E. B.-S.): Halbseitenläsion des Rückenmarks bei Leitungsunterbrechung einer Rückenmarkhälfte. Resultat: 1. im von der Schädigung betroffenen Segment homolateral periphere motor. Lähmung u. Ausfall der Sensibilität aller Qualitäten; 2. unterhalb der Läsion spast. Lähmung u. Ausfall der epikrit. u. Tiefensensibilität durch Unterbrechung der Pyramidenbahn u. der Hinterstränge; 3. kontralateral unterhalb des betroffenen Segments Ausfall der Schmerz- u. Temperaturempfindung infolge Unterbrechung der bereits gekreuzten Fasern für die protopath. Sensibilität. Auf beiden Seiten bildet sich unmittelbar über dem betroffenen Segment eine Hyperalgesie aus. Abb.

Brown spot caries ⟨*engl*⟩: bräunl. gefärbtes, i. d. R. sistierendes ↑Kariesinitial, meist an einer ↑Approximalfläche u. erst nach Extraktion des Nachbarzahns sichtbar.

Bruce, Alexander (1854–1911) Neuropathologe, Edinburgh.

Bruce, David (1855–1931), brit. Arzt, London. Erkannte Natur u. Infektionsweg des Maltafiebers, klärte Ätiol. der Schlafkrankheit auf.

Bruce-Bündel: (nach Alexander B.) ↑Fasciculus septomarginalis.

Brucella (nach David Bruce): Bakteriengattung ohne Zuordnung zu einer Fam. Gramnegative., kleine, oft kokkoide, unbewegl. sporenlose Stäbchenbakterien. Die Arten B. melitensis (Ziege, Schaf), B. abortus (Rind), B. suis (Schwein, Hase, Rentier) sind menschenpathogen fragl. Bei B. ovis (Schaf) apathogen, B. neotomae (Wüstenratte) Menschenpathogenität unbekannt.

Brucellaarthropathie: Im Laufe einer ↑Brucellose kann es auf zweifache Weise zur Manifestation am Bewegungsapparat kommen. **Brucellaarthritis**: Form ei-

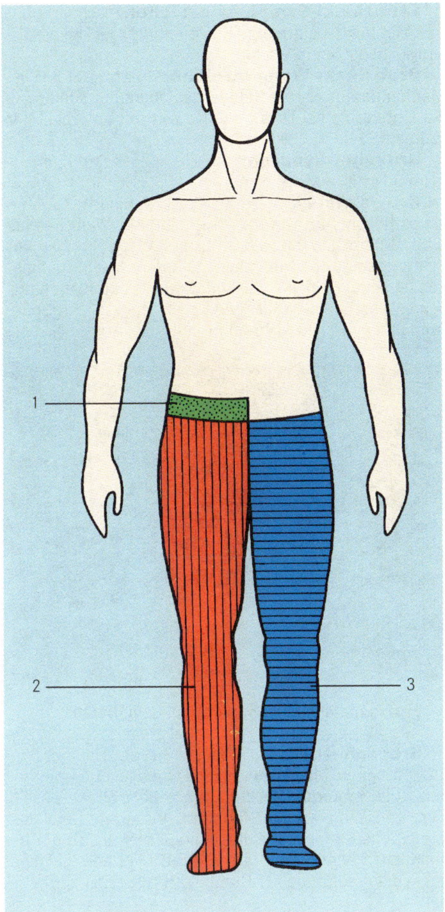

Brown-Séquard-Syndrom

ner bakteriellen, metastat. Infektarthritis. Klin. Bild einer akuten Arthritis, insbes. der Hüft- u. Kniegelenke, mit eitrigem Gelenkpunktat u. unbehandelt dem Auftreten destruktiver Veränderungen. Befall auch der subchondralen Spongiosa der gelenkbildenden Knochen (↑Osteomyelitis) u. der Spongiosa der Wirbelkörper, übergreifend auf die Bandscheibe (Spondylodiszitis). Gelegentl. gelingt Anzüchtung der Bakterien, vielfach nur Agglutinationstest auf Brucellen pos. **Bang-Rheumatoid:** exsudative Polysynovialitis, zumeist in Form von ↑Arthralgien u. Morgensteifigkeit, gelegentl. monartikuläre o. multiple zellarme Gelenkergüsse, manchmal schmerzhaft, spontane Rückbildung mit Neigung zu Rezidiven. Am häufigsten in Knie- u. Sprunggelenken. Gute Progn., Abheilung ohne Residuen.

Brucellin: gereinigter Extrakt aus Kulturen von Brucella abortus o. Brucella melitensis (↑Brucella) für intrakutane Hautteste auf ↑Brucellose.

Brucellose: **1. B. des Menschen:** Febris undulans abortus (Bang-Krankheit, Erreger Brucella abortus), Febris undulans melitensis (Maltafieber, Erreger Brucella melitensis), Febris undulans suis (Erreger Brucella suis); Enzoot. epizoot., durch Kontakt o. Milchgenuß auf Menschen übertragbare zykl. ↑Infektionskrankheit mit Meldepflicht (↑Brucella). Inkubationszeit 1–3 Wochen. Klin. wochen- bis monatelanger Verlauf mit „Wellenfieber“, Leber- u. Milzschwellung. Pathol. anat. generalisierte Granulomatose („Brucellome“, Bang-Granulome); aufgrund des intrazellulären Befalls durch Brucellen erklärt sich der schleichende Verlauf mit Fieberzyklen nach Zellzerfall u. die Schwierigkeit einer wirksamen antibiot. Ther. Diagn. bakt.-serol., Erregerisolierung (↑Blutkultur, Sternalpunktat, Lymphknoten- o. Milzpunktat), Bang-Widal. **2. B. der Haustiere:** Durch Brucella spp. verursachte, weltweit vorkommende chron. Infektionskrankheit der Tiere (Abortus-Bang-Infektion). Am meisten verbreitet ist die überwiegend enzoot. auftretende **Rinderbrucellose**, v. a. der weibl. Tiere, deren Erreger (Brucella abortus mit neun Biovaren) auch zu Infektionen bei Pferd, Schaf, Hund, Mensch u. a. führen kann. Beim Rind treten Aborte im 6. bis 7. Trächtigkeitsmonat auf. Die Einschleppung des Erregers erfolgt meist beim Zukauf infizierter Kühe. Verdachtsdiagnose klin. u. epizoot., Absicherung der Diagn. bakt. u. serol., häufig unter Verwendung mehrerer Untersuchungsverfahren (direkter Nachweis sowie indirekt mittels Agglutination, KBR, Coombs-Test, Phagozytoseindex o. intrakutanem Hauttest). Ther. mit Breitbandantibiotika, Proph. durch Seuchenschutzmaßnahmen, zunehmend in vielen Staaten erfolgreich bekämpft. Die **Schweinebrucellose** (3 Biotypen von Brucella suis) ist gleichfalls in vielen Ländern verbreitet, verläuft klin. etwa analog der Rinderbrucellose (Aborte zwischen 4. u. 12. Trächtigkeitswoche) u. wird meist durch andere Schweine o. bei Auslaufhaltung (Weide) durch Kontakt mit infizierten Wildschweinen übertragen. Die **Brucellose der Schafe u. Ziegen** (3 Biotypen von Brucella melitensis) verläuft oft symptomlos. Nur bei Neuausbrüchen gehäuftes Auftreten von Aborten o. Frühgeburten. Ansteckungen bes. häufig bei Beschäftigten in der Landwirtschaft u. Nahrungsmittelproduktion (Melker, Tierärzte, Tierarzthelfer, Fleischer u. a.). ↑Zoonose.

Bruch, Carl Wilhelm Ludwig (1819–1884), dt. Anat. u. Physiol., Basel, Gießen.

Bruch: **1.** Knochenbruch, ↑Fraktur. **2.** Eingeweidebruch, ↑Hernia.

Bruchanlage: Gesamtheit der anat. Vorbedingungen für die Entstehung einer ↑Hernia.

Bruchband: individuell angefertigte Bandage zur Retention einer Hernie (↑Hernia).

Brucheinklemmung ↑Hernia.

Bruchgeschwulst: äußerl. erkennbare Vorwölbung einer Hernie (↑Hernia).

Bruchhüllen: die den Bruchsack umgebenden Gewebe. ↑Hernia.

Bruchinhalt: die in einem Bruchsack ggf. liegenden Eingeweide. ↑Hernia.

Bruch-Membran (nach Carl W. L. B.): Lamina basalis, Complexus basalis; Grenzschicht zwischen Pigmentepithel der ↑Retina u. der Kapillarschicht (Lamina choroidocapillaris) der ↑Choroidea. Bestandteile: subepitheliale Lamina basalis, kollagenes Stratum fibrosum, elast. Stratum elasticum.

Bruchoperation: operative Beseitigung einer Hernie (↑Hernia) mit Beseitigung des Bruchsacks u. Verschluß der Bruchpforte.

Bruchpforte: Durchtrittsstelle einer Hernie (↑Hernia) durch die Bauchwand.

Bruchreposition: Manipulation zur Zurückdrängung des ↑Bruchinhalts in die Bauchhöhle.

Bruchsack: mit dem Peritoneum der Bauchhöhle zusammenhängende, vom parietalen Blatt des Peritoneums gebildete Aussackung, in die sich Baucheingeweide verlagern können. ↑Hernia.

Bruchwasser: die in einem ↑Bruchsack sich ansammelnde Flüssigkeit.

Bruchzufälle: Komplikationen bei einer bestehenden Hernie (↑Hernia), insbes. Entzündung, Kotstauung u. Inkarzeration.

Brucin ↑Strychnos nux-vomica.

Brücke, Ernst Wilhelm von (1819–1892), Physiol., Königsberg, Wien.

Brücke: 1. *Anat.:* ↑Pons. 2. *Zahnmed.:* festsitzender Zahnersatz, der mittels Kronen (Brückenanker) auf präparierte Zähne (Brückenpfeiler) fest aufzementiert wird.

Brücke-Muskel (nach Ernst Wilhelm von B.): meridionale Muskelzellen des ↑Musculus ciliaris.

Brückenbeuge: Krümmung des ↑Neuralrohrs zwischen Met- u. Myelenzephalon als Folge starken Wachstums der Hirnbläschen.

Brückenfuß: stammesgeschichtl. junger (neoenzephaler) Teil der Brücke, welcher über die mittleren Kleinhirnstiele mit dem ↑Cerebellum in Verbindung steht.

Brückengips: aus zwei Teilen bestehender Extremitätengipsverband, die durch Gips- o. Metallbrücken miteinander verbunden sind. Gewährleistung offener Wundbehandlung.

Brückenhaube: stammesgeschichtl. alter (paläoenzephaler) Teil der Brücke.

Brückenkallus: knöcherne Überbrückung des Zwischenraums nebeneinander liegender Knochen, meist im Ergebnis der Frakturheilung (überschießende Kallusbildung, heterotrope Ossifikation, ungenügende Reposition, brüske Weichteilbehandlung bei Osteosynthesen). Vorkommen bes. am Unterarm (operative Korrektur wegen Behinderung der Pro- u. Supination) u. am Unterschenkel.

Brückenkolobom: Form des Aderhautkolobomes. Der Aderhautdefekt, wird von Streifen mehr o. weniger normalen Gewebes überbrückt. ↑Coloboma choroideae.

Brückenlappen: doppelseitig gestielter ↑Lappen; ↑Hautplastik, ↑Muffplastik, ↑Visierlappen.

Brückenlappenplastik: operative Methode, bei der ein Brückenlappen zum Defektverschluß verwendet wird. ↑Hautplastik, ↑Muffplastik.

Brückennekrose: Brückenförmige Nekrosezonen des Leberparenchyms (portoportal, zentro-zentral u./o. zentro-portal), die durch Bindegewebe ersetzt sind.

Brückensymptom: Zeichen, das gestattet, zwischen einem best. Ereignis (etwa Trauma) u. einer später auftretenden Erkrankung eine kausale Verbindung herzustellen; ein bes. in med. Gutachten viel verwendeter Begriff.

Brudzinski, Josef (1874–1917), poln. Kliniker, Warschau.

Brudzinski-Kontralateralreflex (nach Josef B.): bei Meningitis auftretende reflektor. Beugung eines Beins bei passiver Beugung des anderen Beins im Hüft- u. Kniegelenk.

Brudzinski-Nackenzeichen (nach Josef B.): bei Meningitis auftretende reflektor. Beugebewegung der Arme u. Beine bei passiver Ventralflexion des Kopfs.

Brudzinski-Symphysenzeichen (nach Josef B.): bei Meningitis auftretende Krümmung der Beine bei Druck auf die Symphyse.

Brudzinski-Wangenzeichen (nach Josef B.): bei Meningitis auftretende Hebung der Oberarme u. Beugung der Unterarme bei Druck auf die Wangen unterhalb der Jochbeine.

Brueghel-Syndrom
↑Nonne-Milroy-Meige-Syndrom.

Brugia malayi: Vertreter der ↑Filarioidea; ein obligat pathogener Erreger der ↑Elephantiasis. Weibchen bis 6 cm, Männchen bis 2,5 cm lang. Adulte Formen im Lymphsystem des Menschen; 2 unterschiedl. Stämme, von denen der eine nächtl. auftretende Mikrofilarien nur beim Menschen zeigt, der andere ein breites ↑Wirtsspektrum hat. Zwischenwirte sind ↑Culicidae. Abb.

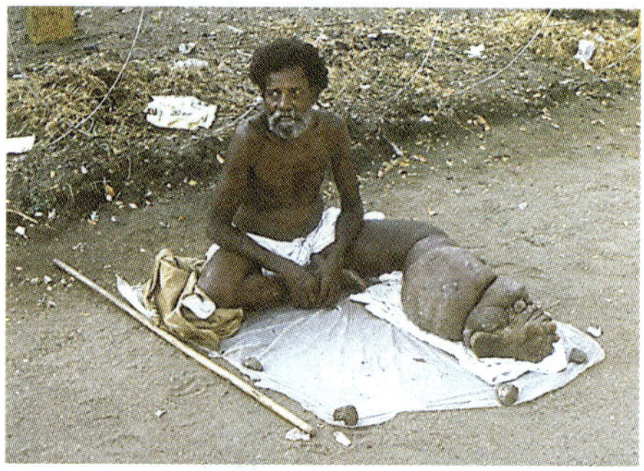

23

Brugia malayi. Elephantiasis bei B. m.-Befall

Brugsch, Theodor (1878–1963), Int., Halle u. Berlin. B. arbeitete über Diätetik, klin. Untersuchungsmethoden u. Laboratoriumstechnik sowie über Stoffwechsel-, Herz-Kreislauf-Erkrankungen. Gemeinsam mit Kraus hat er die Konstitutionslehre durch die Hervorhebung des Individuellen bereichert. Nach 1945 trug er entscheidend zur Wiedereröffnung der Humboldt-Universität zu Berlin bei.

Brugsch-Syndrom (nach Theodor B.): Akromikrie; Insuffizienz des Hypophysenvorderlappens, führt an den Extremitätenakren zu Umbauprozessen (Ggs. zu Akromegalie) wie Verkleinerung der Endphalangen, Umbildung der Mittel- u. Grundphalangen. Krankheitsbild hat keine Anerkennung gefunden, obsolet.

Bruit ⟨*frz*⟩ *m*: Geräusch; oft als Strömungsgeräusch bei Gefäßeinengungen zu hören.

Bruit de pot fêlé: eigenartiges Geräusch wie Scheppern eines leeren Topfes bei Schädelperkussion infolge nicht geschlossener o. klaffender Suturen bei intrakranieller ↑Drucksteigerung.

Brünieren: Glätten einer Amalgamfüllung nach der Applikation, ↑Amalgam, ↑Restauration.

Brünings, Wilhelm (1876–1958), HNO-Arzt, Freiburg, Greifswald, Schüler von G. Kilian. Nach B. sind mehrere HNO-ärztl. Instrumente benannt.

Brunkow-Stemmführung: krankengymnast. Methode, die auf isometr. Kontraktion langer Muskelketten beruht u. damit zur Stabilisierung von Haltung u. Bewegung führt.

Brunnenkur ↑Trinkkur.

Brunnenwassermethämoglobinämie: Zisternenwassermethämoglobinämie, Wellwater-Methämoglobinämie, Comly-Syndrom; kann bei Säuglingen auftreten, die künstl. ernährt werden, wenn die Nahrung mit nitrit- o. nitrathaltigem Brunnenwasser (etwa 20–40 mg Nitrat/l) zubereitet wurde, da u. a. Nitrite u. Nitrate zu den direkten Methämoglobinbildnern gehören. Sympt.: Zyanose, Kopfschmerzen, Atemnot, schokoladenbraune Blutfarbe. Säuglinge in den ersten drei Lebensmonaten sind bes. empfindl., da das noch vorhandene fetale Hämoglobin bes. leicht oxidierbar ist u. zusätzl. ein relativer Mangel an $NADPH_2$-Methämoglobinreduktase besteht.

Brunner, Alfred (1890–1972), dt. Chir., Zürich.

Brunner, Johann Conrad (1653–1727), dt. Anat., Heidelberg.

Brunner-Drüsen (nach Johann Conrad B.) ↑Glandulae submucosae.

Brunneriom: Adenom, noduläre Hyperplasie bzw. diffuse Hyperplasie der Brunner-Drüsen; vorwiegend im Bulbus duodeni, seltener in Magenantrum u. tieferen Dünndarmabschnitten lokalisiert, meistens keine Beschwerden, röntg. u. endoskop. imponiert ein Pflastersteinrelief. Nur selten Blutungen durch größere B. Abb.

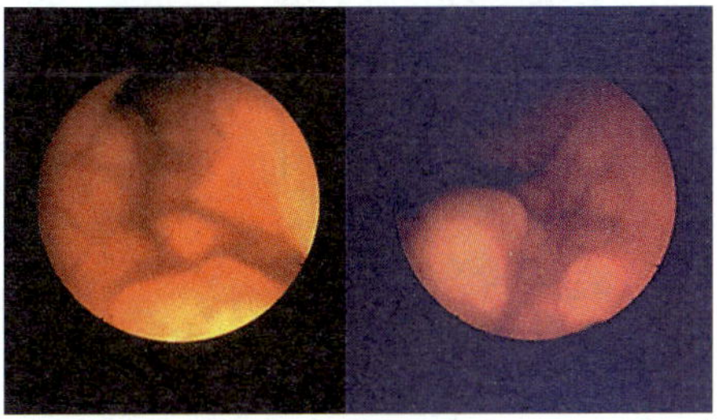

5

Brunneriome

Brunner-Trichterbrustoperation (nach Alfred B.): Operationsverfahren zur Beseitigung einer Trichterbrust (↑Pectus excavatum), wobei das Brustbein T-förmig durchtrennt wird u. die Rippenknorpel am Rande des Trichters keilförmig entfernt werden.

Brush border membrane ⟨*engl*⟩ ↑Bürstensaum.

Brushit: sek. Kalziumorthophosphatdihydrat; kommt in geringen Mengen im mineralisierten Knochengewebe sowie im Zahnstein vor.

Brushitstein: Magnesiumammoniumphosphathexahydrat; ↑Harnsteine, meist mit Oxalat u. Apatit gemischt bei saurer Harnreaktion vorkommend.

Brustatmung: Vorgang der Lungenatmung, bei welchem sich das Volumen des oberen Thorax durch Bewegung der Rippen in sagittaler Richtung ändert.

Brustbein ↑Sternum.

Brustdrüse ↑Glandula mammaria.

Brustdurchmesser, sagittaler: geradlinige Entfernung des ↑Mesosternale von der in gleicher Horizontalebene gelegenen Dornfortsatzspitze des entsprechenden Brustwirbels bei ruhiger Atmung u. locker herabhängenden Armen.

Brustdurchmesser, transversaler: geradlinige Entfernung der beiden am meisten seitl. ausladenden Rippenpunkte in der Höhe des ↑Mesosternale bei ruhiger Atmung.

Brustepithese: äußerl. künstl. Ausgleich (↑Epithese) für die operativ entfernte Brustdrüse. Die B. ist in Form u. Größe der gesunden Seite angepaßt u. wird mit Hilfe eines Büstenhalters fixiert.

Brustfell ↑Pleura.

Brustgang ↑Ductus thoracicus.

Brusthöhle: Innenraum des Thorax, Cavitas thoracis.

Brustkorb ↑Thorax.

Brustkrebs ↑Mammakarzinom.

Brustkyphose ↑Kyphose.

Brustmilchernährung: Ernährung mit ↑Frauenmilch. Ideale Form der Säuglingsernährung in den ersten 3–5 Lebensmonaten ist das ↑Stillen. Vorteile: biochem. u. immun. überlegen gegenüber künstl. Nahrung; hyg. einfach u. sicher; Förderung der Mutter-Kind-Bindung; Saugvorgang kräftigt das Kind. Stillhindernisse bei der Mutter: Hohlwarzen, Rhagaden u. a.; beim Kind: Spaltbildung des Rachens, Rhinitis, Saugschwäche bei schweren Erkrankungen o. Unreife.

Brustmilchgang ↑Ductus thoracicus.

Brustmilchikterus ↑Frauenmilchikterus.

Brustniere: Thoraxniere; Form der ↑Nierendystopie. Seltene Verlagerung einer Niere in den Thoraxraum. Der Ureter verläuft durch einen gesonderten Hiatus o. ein offenes Foramen Bochdaleki. Kombination mit weiteren Fehlbildungen u. Trisomien bekannt.

Brustumfang: *Abk* BU; Umfangsmessung das Bandmaß wird direkt unter den unteren Schulterblattwinkeln u. bei Männern u. Kindern unmittelbar oberhalb der Mamillen, bei Frauen im Bereich des oberen Brustansatzes angelegt. Der B. wird bei ruhiger Atmung, tiefster Inspiration u. größtmögl. Exspiration gemessen. Der BU stellt eine wichtige Vergleichsgröße zum Schädelumfang (SU) im frühen Kindesalter dar; im 1. Lj. SU < BU, nach dem 1. Lj. SU > BU.

Brustwand: Begrenzung des Brustkorbs, aus Knochen (Rippen, Brustbein, Wirbelsäule) u. Weichteilen (Muskulatur, Haut).

Brustwandableitungen: auf Wilson zurückgehende sechs ↑Standardableitungen bei der Aufzeichnung eines ↑Elektrokardiogramms. Als Ableitpunkte dienen der durch Zusammenschaltung von drei Extremitäten erzeugte Wilson, Sternpunkt u. je ein Punkt auf der li. vorderen Brustwand im Bereich IV.–VI. Interkostalraum.

Brustwanddefekt: **1. angeborener B.**: Hemmungsfehlbildung im Bereich der Brustwand. Isoliert, auch in Kombination mit Fehlbildungen anderer Organsysteme. Am häufigsten Aplasie des M. pectoralis major, meist mit Hypoplasie der darunterliegenden Rippen u. Rippenknorpel. Seltener Rippendefekte, sowohl echte als auch vorgetäuschte durch Verschmelzung von Rippen o. deren Anteilen. Sternumspalte infolge unvollständiger Vereinigung der Sternalleisten in der Embryonalzeit. Als Fissura sterni wird ein Defekt im Bereich des Manubrium, als Sternum bifidum eine durchgehende Spalte bezeichnet. **2. traumat. B.** (Rippenstückbrüche) o. nach Resektion eines Brustwandtumors. Chir. Bedeutung haben nur ausgedehnte Defekte mit paradoxer ↑Atmung. Operativer Verschluß der Lücke mit Stabilisierung der Brustwand ist anzustreben.

Brustwandphlegmone: phlegmonöse Entzündung der Brustwand; prim. ausgehend von Karbunkeln, durchgebrochenen ↑Pleuraempyemen, infizierten Wun-

B

den, ausgedehnte Eröffnung u. Drainage erforderl. Dagegen geht die ↑Subpektoralphlegmone von abszedierten Lymphknoten in der Achselhöhle aus mit ausgesprochener Druckschmerzhaftigkeit an u. unter dem Rand des M. pectoralis major.

Brustwandresektion: Entfernung von Abschnitten der Brustwand, insbes. wegen Tumoren. Größere Defekte müssen plast. gedeckt werden.

Brustwandstabilisator: Metallspange bei Trichterbrustoperation, Sternumfraktur, Rippenstückbrüchen (instabiler ↑Thorax). Die Spangen werden an Sternum u. Rippen fixiert.

Brustwandstabilisierung ↑Thorax, instabiler.

Brustwandtumor: kann von den Weichteilen o. vom Thoraxskelett ausgehen, am häufigsten ↑Chondrome. Bei intra- u. extrathorakaler Entwicklung Sanduhrgeschwülste. Auch bei Ausbrecherkrebsen der Lunge (↑Pancoast-Syndrom) Destruktion der Brustwand.

Brustwirbel: Vertebrae thoracicae. Insges. 12, bilden die Brustwirbelsäule; Besonderheiten der B. sind die Frontalstellung der Gelenkflächen der Gelenkfortsätze, dachziegelartige Überlagerung der Dornfortsätze u. Gelenkflächen für die Articulationes costovertebrales. ↑Vertebra.

Brutkapseln ↑Echinococcus hydatidosus.

Brutofen ↑Brutschrank.

Bruton-Krankheit ↑Agammaglobulinämie.

Brutplatzbekämpfung: Bekämpfung von Parasitenstadien u. Vektoren an ihren Brutstätten, durch Veränderung des Biotops, o. mit chem. Mitteln. Spez. bei der Malariabekämpfung Eingriffe in die Ökologie der Brutgewässer der Anophelesmücken zur Verhinderung der Larvenentwicklung (z. B. durch Trockenlegung).

Brutschrank: zur Züchtung von Mikroorganismen u. Zellen verwendeter, elektr. beheizter u. gut wärmeisolierter Schrank, dessen Innentemperatur genau eingestellt werden kann. Versch. B.-Typen besitzen eine zusätzl. Wasserkühlung für Züchtungstemperaturen zwischen 20 u. 25 °C sowie Vorrichtungen zur Züchtung in spez. Gasatmosphären (CO_2, Stickstoff u. a.).

Bruttoproduktionsziffer ↑Reproduktionsziffer.

Bruxismus ⟨*gr*⟩ *m*: im amerik. Schrifttum gebräuchl. Bez. für nächtl. Zähneknirschen. Parafunktionelle Unterkieferbewegung unter Zahnkontakt u. gleichzeitiger, vorwiegend isometr. Muskelkontraktion mit daraus sich ergebenden dumpfen Schmerzen an den Kiefermuskelansatzstellen als Folge gesteigerter muskulärer Aktivität. Folge zervikale ↑Abrasion. Defekte im Bereich der Zähne.

Bruxomanie ⟨*gr*⟩ *f*: im amerik. Schrifttum gebräuchl. Bez. für Zähneknirschen am Tage als neurot. Sympt.

Bryant-Dreieck: rechtwinkliges, gleichschenkliges Dreieck, dessen Hypotenuse die Verbindung von der Spina iliaca anterior superior zur Spitze des Trochanter major des gestreckten Beins ist. Die Spitze bildet der Schnittpunkt zwischen der verlängerten Femurschaftachse u. der senkrecht dazu auftreffenden Verbindungslinie zur Spina iliaca anterior superior. Durch Höhertreten des Trochanter major bei Hüftluxation o. Coxa vara wird das Dreieck ungleichschenklig. Abb.

Brygmus ⟨*gr*⟩ *m*: Zähneknirschen; ↑Bruxismus.

Bryostatin: Aktivator der kalzium- u. phospholipidabhängigen ↑Proteinkinase (Proteinkinase C).

B. S.: *Abk* für engl. Bachelor of Science; Bachelor (Bakkalaureus) der Wissenschaft, ↑Bachelor.

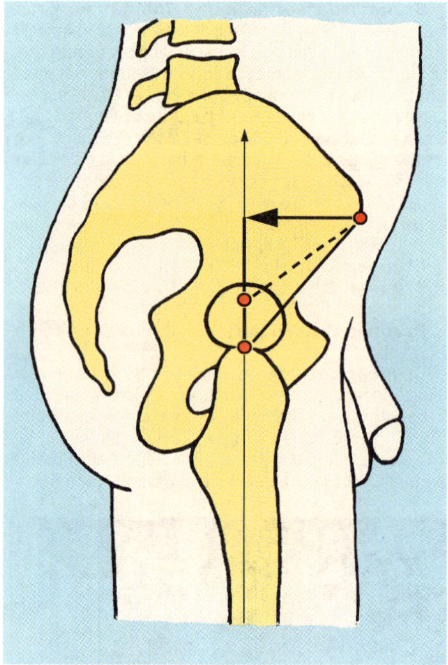

Bryant-Dreieck

B-Scan ↑B-Bild.

B-Scan-Methode: durch mehrere nebeneinander ausgesendete Ultraschallstrahlen entstehende Schnittbilder aus dem Körperinneren.

B-Scanning ↑Ultraschalldiagnostik.

BSE: *Abk* für bovine spongiforme ↑Enzephalopathie.

BSF: *Abk* für engl. B-cell stimulatory factor; Bez. für Zytokine, die B-Zellen aktivieren; hierzu gehören ↑Interleukine (IL-4, 5, 6).

BSR: **1.** *Abk* für ↑Blutkörperchensenkungsreaktion. **2.** *Abk* für ↑Bizepssehnenreflex. **3.** *Abk* für engl. basal skin response; ↑Hautwiderstand, elektrischer.

B-Streptokokken: Streptokokken mit Gruppenantigen.

B-Streptokokkeninfektion: seltene, sporad. vorkommende Infektion von Wöchnerinnen u. Säuglingen mit Streptococcus agalactiae, dem Erreger des gelben ↑Galt, der häufigsten Mastitisform des Rindes: Harnwegsinfektionen, Puerperalerkrankungen, Aborte, Frühgeburten, Säuglingsmeningitis. B. werden zunehmend auch von gesunden Menschen isoliert (Saprophyten der Rachenschleimhaut). Das Ausmaß der Bedeutung galtstreptokokkenhaltiger Rohmilch für die Infektion des Menschen ist noch nicht mit Sicherheit geklärt, wahrscheinl. ist auch Kontaktinfektion (Rind zu Mensch, Mensch zu Mensch, Mensch zu Rind) mögl. Ther.: Penicillin; Proph.: Pasteurisierung, entsprechende Arbeits- u. Gesundheitsschutzbestimmungen für Rinderbestände mit Galtinfektionen u. Betriebe der Milchbe- u. -verarbeitung.

BŠ-Tumor: bei einer männl. Ratte 1950 in Brno gefundene walnußgroße, derbe, in einer Gewebekapsel liegende Neubildung, die von ihren Entdeckern zunächst als bösartiges Hamartom aus Fettdrüsen identifiziert wurde, sich von der 12. Generation an als Spindelzellsarkom differenzierte u. später wieder epithelialen Charakter annahm.

B. Sur: *Abk* für engl. Bachelor of Surgery. ↑Bachelor.

BTM: BtM; *Abk* für ↑Betäubungsmittel.

BtMG: *Abk* für ↑Betäubungsmittelgesetz.

BTPS-Bedingungen: *Abk* für engl. body temperature ambient barometric pressure and saturated with vapour; beschreibt Meßbedingungen, unter denen im Gasvolumen bei Körpertemperatur, aktuellem Barometerdruck u. 100%iger Wasserdampfsättigung untersucht wird. B. existieren z. B. im Alveolarraum. ↑ATPS-Bedingungen.

Bubas ⟨*span*⟩ *f Pl*: Framboesia tropica, ↑Frambösie.

Bubo ⟨*gr*⟩ *m*: *Pl* Bubonen; entzündl. Schwellung der Leisten- u. anderer äußerer Lymphknoten, bes. bei vener. Erkrankungen u. bei Pest. **Indolenter B.**: schmerzlose, harte Leistenlymphknotenschwellung bei Syphilis. **Klimat. B.**: entzündl.-eitrige Leistenlymphknotenaffektion bei ↑Lymphopathia venerea. **B. bei Prurigo**: Anschwellung von Lymphknoten in der Leistenregion als Folge infizierter Kratzeffekte bei starkem Juckreiz.

Bubonenpest: Beulenpest, ↑Pest.

Bubonulus ⟨*gr* + *lat*⟩ *m*: kleine, bei akuter Entzündung des dorsalen Lymphgefäßes des Penis auftretende Abszesse, die nach außen durchbrechen können u. schankerartige Geschwüre bilden (Nisbet-Schanker bei Ulcus molle).

Bucca ⟨*lat*⟩ *f*: Backe, Wange.

buccal ⟨*lat*⟩ *Adj*: bukkal, zur Wange gehörig.

Buccinator ⟨*lat*⟩ *m*: Hornbläser, Trompeter; ↑Musculus buccinator.

Buchem-Syndrom ↑Hyperostose, endostale.

Buchenholzteer ↑Pix fagi.

Buchheim, Robert (1820–1879), Pharmak.; Dorpat, Gießen. B. schuf in Dorpat aus Privatmitteln das erste Institut für exp. Pharmak. Mit Schmiedeberg begründete B. das Archiv für exp. Pathol. u. Pharmak.

Büchner, Franz (1895–1993), dt. Pathologe, Berlin, Freiburg/Br. Vertrat prim. Rolle der allg. Pathol., bewertete den zellulären O_2-Mangel als ein pathogenet. Prinzip u. befaßte sich v. a. mit dessen Folgen für den Herzmuskel, seine Bedeutung für die Entstehung von Fehlbildungen sowie der Hypertrophie u. Insuffizienz des Herzmuskels.

Buckel ↑Gibbus.

Bucky, Gustav (1880–1963), Röntg., Berlin, New York.

Bucky-Aufnahmen (nach Gustav B.): ältere Bez. für Röntgenaufnahmen mit bewegten Streustrahlenrastern am Rasteraufnahmetisch o. Wandstativ.

Bucky-Faktor (nach Gustav B.): in der Röntgentechnik bei ↑Streustrahlenrastern das Verhältnis der einfallenden Gesamtstrahlung zur insges. durchgelassenen Strahlung.

Bucky-Raster (nach Gustav B.): ältere Bez. für ↑Streustrahlenraster.

Bucky-Tisch (nach Gustav B.): ältere Bez. für ↑Rasteraufnahmetisch.

Budd, George (1808–1882), brit. Int., London.

Budd-Chiari-Syndrom (nach George B. u. Hans C.): **1.** I. w. S. durch Verschluß der Lebervenen ausgelöstes Krankheitsbild. Dazu führen intra- u. extrahepat. Veränderungen, bes. Tumoreinbrüche u. Thrombosen; selten in akuter Form mit Übelkeit, Erbrechen, Ikterus; häufiger in chron. Form mit Oberbauchschmerzen, Lebervergrößerung, Aszites. **2.** I e. S. Endophlebitis hepatica obliterans, eine ätiol. unklare chron. Entzündung der Lebervenen mit sek. Thrombosen, narbiger Einengung u. entsprechender klin. Sympt.

Budding ⟨*engl*⟩: Knospung; z. B. B. reifer Viren im ↑Virusreplikationszyklus.

Budesonid: nichthalogeniertes Pregnandienderivat. ↑Glukokortikoide.

Budget: Ein Geldbetrag, der im Krankenhaus für einen zukünftigen Zeitraum (Pflegesatzzeitraum) zwischen den Pflegesatzparteien vereinbart wird. Grundlage für die Budgetbemessung sind die allgemeinen ↑Leistungen i. R. des Versorgungsauftrags eines Krankenhauses. Es lassen sich das flexible u. das starre B. unterscheiden. **Flexibles B.**: Anpassung der Summe der auf den Pflegesatzzeitraum entfallenden Gesamterlöse eines Krankenhauses aus den ↑Abteilungspflegesätzen u. dem ↑Basispflegesatz an die Belegung. Die durch die abweichende Belegung entstandenen Mehr- o. Mindererlöse des Krankenhauses werden i. d. R. zu 75% ausgeglichen. **Starres B.**: Ein mit den Krankenkassen vereinbartes Budget für eine Abrechnungsperiode, das nicht durch eine Veränderung der Belegung angepaßt werden kann.

Buerger, Leo (1879–1943), amerik. Int., New York. Arteriitis obliterans o. ↑Winiwarter-Buerger-Syndrom.

Bufadienolide: Gruppe von Herzglykosiden, die im Ggs. zu den Cardenoliden einen sechsgliedrigen zweifach ungesättigten Laktonring besitzt, z. B. ↑Scillaren A; kommen auch im Sekret von Kröten (Bufo bufo) vor.

Bufexamac: 2-(4-Butoxyphenyl)acetohydroxamsäure; ein ↑Antiphlogistikum.

Büffelnacken: Verdickung der subkutanen Fettpolster am Hals, z. B. als ↑Madelung-Fetthals.

Buffy coat ⟨*engl*⟩: Krötenhaut; vorwiegend aus Thrombozyten u. Leukozyten bestehende Zellschicht, die sich in Vollblutkonserven (↑Blutkonserve) bei der Sedimentation an der Grenze zwischen Erythrozyten u. Plasma ablagert, z. T. Ausgangsmaterial zur Herstellung von Thrombozytenpräparaten, für den Leukozytenersatz ist die Ausbeute zu gering. Bei Entzündungen u. Leukämien vermehrt; ↑Crusta phlogistica.

Buflomedil: ↑Vasodilatans; fördert die Durchblutung.

Buformin ↑Antidiabetikum, orales. ↑Biguanide, blutzuckerwirksame.

Bufotenin: Alkaloid im Sekret von Kröten (Bufo bufo), Indolalkylaminderivat mit halluzinogener Wirkung wie ↑Mescalin o. ↑Lysergsäurediäthylamid. Psychodysleptikum.

Bufotoxine: im Hautsekret von Kröten (Bufo bufo) vorkommendes Gift; Ester der ↑Bufadienolide mit herzglykosidähnl. Struktur u. Wirkung.

Bügeleisengang: fehlendes Abrollen des Fußes bei ↑Tibialislähmung o. Spastik.

Bügelschnitt ↑Henkelkorbschnitt.

Bühler-Hetzer-Test: Entwicklungstest, bei dem in mehreren Dimensionen der Persönlichkeit der Entwicklungsstand eines Kindes, gemessen am ↑Entwicklungsalter u. ↑Entwicklungsquotienten, bestimmt werden soll.

Bühlmann, A., zeitgen. Kliniker u. Pathophysiologe, Zürich. Grundlegende Arbeiten auf dem Gebiet der Pathophysiologie der Atmung.

Building illness syndrome ⟨*engl*⟩: Sick building syndrome; in klimatisierten Räumen auftretende Beschwerden, Zugluft- Trockenheits- u. Kühlempfindungen, Reizerscheinungen der Schleimhäute, starke Ermüdbarkeit, rheumat. Beschwerden, Konzentrationsschwierigkeiten, Kopfschmerzen. Ursachen nicht bekannt.

Build-up-Verhältnis ⟨*engl*⟩: Aufbauverhältnis; Verhältnis der Dosis im Maximum einer Tiefendosiskurve zur Dosis an der Oberfläche des bestrahlten Körpers. Der Kehrwert wird auch als relative Oberflächenionisation bezeichnet.

Bukardie ⟨*gr*⟩ *f*: Cor bovinum; hochgradige Herzvergrößerung unterschiedl. Ursache.

bukkal ⟨*lat*⟩ *Adj*: zur Wange gehörig, wangenwärts.

Bukkalreflex: Berührung der Oberlippe mit einem Gegenstand löst rüsselartiges Vorwölben der Lippen aus. ↑Automatismen.

Bukkaltabletten ↑Tabletten.

Bülau, Gotthard (1835–1900), dt. Int., Hamburg.

Bülau-Drainage (nach Gotthard B.): zur fortlaufenden Entleerung von Pleuraempyemen. Durch einen interkostal in den Pleuraraum eingestochenen ↑Trokar wird ein Gummischlauch eingeführt u. die Trokarhülse über dem liegenden Gummirohr entfernt. Drainage erfolgt nach dem Heber-Prinzip. Abb. 1 u. 2.

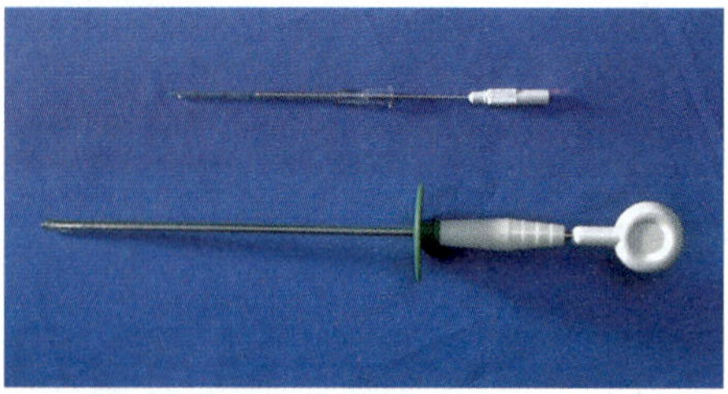

10

Bülau-Drainage (Abb. 1)

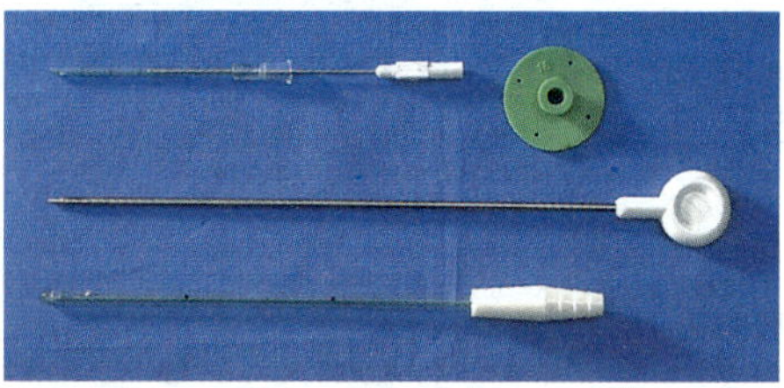

10

Bülau-Drainage (Abb. 2)

bulbär ⟨*lat*⟩ *Adj*: bulbaris; zum Bulbus gehörig, den Bulbus (z. B. Bulbus oculi) betreffend.

Bulbärparalyse ⟨*lat + gr*⟩ *f*: Ausfall der kaudalen Hirnnerven (Vagusgruppe IX–XI u. Hypoglossus), häufig unter Einschluß des Fazialiskerns führt zu atroph. Lähmungen der Lippen-, Zungen-, Gaumen- u. Kehlkopfmuskulatur mit schweren Kau-, Schluck- u. dysarthr. Störungen (verwaschene o. bulbäre ↑Sprache), meist Endstrecke der myatrophischen Lateralsklerose (amyotrophische ↑Lateralsklerose), kommt aber als chron. progressive B. auch eigenständig vor, auch als Komplikation bei spinaler ↑Muskelatrophie, ↑Polyradikuloneuritis, ↑Botulismus u. ↑Poliomyelitis acuta anterior; als apoplekt. B. bei Blutungen o. Infarzierung der Medulla oblongata i. R. der zerebrovaskulären Insuffizienz (zerebrale ↑Durchblutungsstörungen). Abzugrenzen gegen ↑Pseudobulbärparalyse.

Bulbocapnin: Hauptalkaloid der Knollen des Lerchensporns (Corydalis cava), strukturell dem Apomorphintyp zuzuordnen. Wirksam bei Tremor, Paralysis agitans, Chorea.

Bulbocavernosusplastik: **1.** Gyn.-urol. Operation zum Verschluß von Blasenscheidenfisteln. Nach Verschluß des Fistellochs wird ein gestielter Fettlappen (Bulbocavernosuslappen) aufgesteppt, wodurch gut ernährtes „gesundes" Deckmaterial auf die Fistel zu liegen kommt. **2.** Harninkontinenzplastik. Raffung der Mm. bulbocavernosi, Unterpolsterung der proximalen Harnröhre.

Bulbocavernosusreflex: auslösbar durch Kompression von Glans penis bzw. Glans clitoridis; dabei kommt es zur reflektor. Kontraktion des Musculus sphincter ani. Bei supranukleärer ↑Querschnittsläsion Hyperaktivität, bei Läsion des peripheren Miktionszentrums im Sakralmark motor. Paralyse.

Bulbogastron: gastrointestinales Kandidathormon, das durch Ansäuerung des Bulbus duodeni freigesetzt wird u. die Magensäureproduktion hemmt.

Bulbourethraldrüsen: Cowper-Drüsen, Glandulae bulbourethrales, erbsgroße Drüsen bds. der männl. Harnröhre im M. transversus perinei prof. gelegen. Mündung der 5 cm langen Ausführungsgänge: Pars spongiosa urethrae. Tubuloalveoläre Drüse mit alkal.-schleimigem Sekret.

Bulbus ⟨*lat*⟩ *m*: Zwiebel; anat. Bez. für zwiebelförmige Gebilde u. Auftreibungen.

Bulbusachsenlänge: Länge des Auges vom Hornhautscheitel bis zur Fovea centralis der Netzhaut. Beim schemat. Auge nach Gullstrand beträgt die B. 24 mm.

Bulbus aortae: erweiterter Anfangsteil der Aorta ascendens am Ursprung aus der li. Herzkammer, bedingt durch Aortenklappe (Valva aortae).

Bulbus cordis ⟨*lat*⟩ *m*: art. Ausstrombahn des embryonalen Herzens. Der B. c. u. ↑Truncus arteriosus werden durch das ↑Septum aorticopulmonale in Aorta u. Truncus pulmonalis untergliedert.

Bulbusdruckversuch: seitengleicher Druck bzw. leichte Massage der Bulbi oculi. Anwendbar als Vagusreizmanöver, z. B. zur Beendigung paroxysmaler Tachykardien.

Bulbus duodeni: röntg. Bez. für Anfangsabschnitt der Pars superior des Zwölffingerdarms.

Bulbushypotonie: Unterdruck des Augenbulbus, subnormaler Augenbinnendruck. Ursachen: Fistulation, Ablatio retinae, Phthisis bulbi, Coma diabeticum. Aderhautabhebung.

Bulbus inferior venae jugularis: untere, mit einer Klappe versehene Anschwellung der inneren Drosselvene; hinter dem Sternoklavikulargelenk kranial der Vereinigung mit der V. subclavia gelegen.

Bulbus oculi: Augapfel, ↑Auge.

Bulbus olfactorius: Anschwellung an der vorderen Hirnbasis, in welche die Riechnerven (↑Nervi olfactorii) einstrahlen. Fortsetzung als ↑Tractus olfactorius nach zentral; Teil der Riechbahn.

Bulbus penis: zwiebelförmig verdicktes hinteres Ende des Corpus spongiosum penis; liegt zwischen M. bulbospongiosus u. M. transversus perinei profundus.

Bulbus pili: epitheliale Haarzwiebel, welche auf der Haarpapille (Papilla pili) sitzt.

Bulbusprellung ↑ Contusio bulbi.

Bulbus superior venae jugularis: obere Anschwellung der inneren Drosselvene an ihrem Beginn im hinteren Abschnitt des Foramen jugulare.

Bulbus vestibuli: Schwellkörper des Scheidenvorhofs (Vestibulum vaginae); wird vom ↑ Musculus bulbospongiosus bedeckt.

Bulbuszyste: angeborene Zyste in der Orbita, die mit dem Augapfel Verbindung hat. Fehlbildung, enthält Netzhautschichten umgekehrt. Beziehung zu kolobomatösen Defekten. Oft Kombination mit Mikrophthalmie.

Bulimia nervosa: zu den Eßstörungen gehöriges psychosomat. Krankheitsbild, das durch Eßanfälle u. anschließende Kontrollmaßnahmen (selbstinduziertes Erbrechen, Laxanzien o. Diuretika, strenge Diäten, Fastenkuren o. übermäßige körperl. Betätigung) gekennzeichnet ist. Im Ggs. zur Anorexia nervosa besteht meistens Normgewicht. Auslösend: Episoden der Einsamkeit, Verstimmung o. seel. Spannung. Organ. Folgeschäden: Elektrolytstörungen, Zahnschäden, sek. Amenorrhö. Ther.: Neben einem psychoanalyt. orientierten Vorgehen werden verhaltenstherapeut. Ansätze zur Modifikation des Eßverhaltens u. system.-familientherapeut. Verfahren eingesetzt. ↑ Anorexia nervosa.

Bulimie ⟨*gr*⟩ *f* ↑ Bulimia nervosa.

Bulla ⟨*lat*⟩ *f*: Blase; in der Dermat. intra- o. subepidermal gelegene 0,5–1 cm große mit Exsudat, Blut o. Eiter gefüllte Epithelabhebung. Vorkommen bei Verbrennungen 2. Grades, tox. o. mechan. Einwirkungen, Hautinfektionen o. best. Hautkrankheiten (Dermatitis herpetiformis, Pemphigus).

Bulla actinica ↑ Hidroa vacciniformia.

Bulla akantholytica: durch Lockerung des Zellgefüges der Stachelzellschicht der Epidermis auftretende Blase (bei Pemphigus vulgaris).

Bulla inflammatoria: durch einen entzündl. Vorgang entstandene Blase.

Bulla mechanica
↑ Epidermolysis bullosa hereditaria.

Bulla repens: Impetigoblase unter einer verdickten Hornschicht.

Bulla spontanea: Pemphigus vulgaris o. Dermatitis herpetiformis. Siemens hat eine Bullosis spontanea congenita beschrieben; hier kommt es neben der Blasenbildung zur Verwachsung der Finger.

Bulla subcornealis: unterhalb der Hornschicht gelegene Blase (traumat. o. entzündl.).

Bulldoggnase: Variante der durch konnatale Syphilis bedingten Sattelnase.

Bulldoggreflex: Bestreichen der Mundgegegend löst Beißbewegungen aus, ↑ Automatismen.

Bullektomie ⟨*lat*⟩ *f*: Abtragung großer Blasen u. Vernähung des Parenchyms beim Lungenemphysem (funktionsverbessernde Op.) o. in Kombination mit ↑ Pleurektomie bei ↑ Pneumothorax.

Bullosis diabeticorium ⟨*lat*⟩ *f*: Blasenbildung an den Füßen bei Pat. mit ↑ Diabetes mellitus.

Bullrich, Rafael Augusto (geb. 1877), Int., Buenos Aires.

Bullrich-Salz (nach Rafael A. B.): Natrium bicarbonicum.

Bündelnagelung: eines der Verfahren zur intramedullären Osteosynthese. Die notwendige Stabilität wird mit einem Bündel von Kirschnerdrähten erreicht, die unter Bildverstärkersicht gedeckt in den Markraum eingebracht werden. Die B. hat nur wenige Ind. (z. B. Humerus-Schaftbrüche). ↑ Marknagelung.

Bündel, papillomakuläres: Nervenfasern der Netzhaut, die von der Makula (↑ Macula lutea) ausgehen u. im Bogen zur Papille (blinder ↑ Fleck) verlaufen. Temporal verläuft eine trennende Raphe zwischen oberem u. unterem Anteil. Im Sehnerven liegt das papillomakuläre Bündel zunächst temporal u. nimmt nach 12 bis 15 mm eine zentrale Lage ein. In der Sehnervenkreuzung bildet es auf der Gegenseite eine Schleife (Meyer-Schleife) nach vorn, die ungekreuzten Fasern laufen ohne Schleife weiter. Bei Schädigung Zentralskotom (↑ Skotom). Als phylogenet. sehr späte Errungenschaft sehr verletzl. (Methylalkohol, Äthanol, Tabak, multiple Sklerose, Tumordruck auf Sehbahn).

Bündelungseffekt: Bunching effect; Häufung von Krankheitsfällen unmittelbar nach Schutzimpfung (↑ Inkubationsimpfung). Der B., z. B. nach Polioschutzimpfung, beruht auf der Verkürzung der Inkubationszeit durch Aktivierung latenter ↑ Infektionen. Er führt in Epidemiekurven zur Erhöhung u. zur Linksverschiebung, wobei die Erkrankung schwerer als sonst verläuft.

Bundesamt für Sera und Impfstoffe – Paul-Ehrlich-Institut: dem Bundesministerium für Gesundheit zugeordnete Einrichtung (Sitz: Langen), die für Prüfung, Zulassung u. Überwachung von Seren, Impfstoffen u. Immundiagnostika zuständig ist.

Bundesapothekenkammer: Arbeitsgemeinschaft der Apothekenkammern (Sitz: Eschborn).

Bundesärztekammer: *Abk* BÄK; privatrechtl. Einrichtung des Gesundheitswesens (Sitz: Köln), entstanden aus dem Zusammenschluß der öffentl.-rechtl. Landesärztekammern (↑ Ärztekammer). Organe der BÄK sind der Deutsche Ärztetag u. ihr Vorstand.

Bundesärzteordnung: das die Grundsätze des ärztl. Berufs regelnde Bundesgesetz.

Bundesausschuß der Ärzte und Krankenkassen: Ausschuß zur Sicherung der kassenärztl. Versorgung, der sich aus Vertretern der Kassenärztlichen Bundesvereinigung u. der Bundesverbände der Krankenkassen zusammensetzt.

Bundesgesundheitsamt: *Abk* BGA; ehemalige Einrichtung des Bundesministeriums für Gesundheit (Sitz: Berlin), seit 1994 aufgelöst. Multidisziplinäre Forschungstätigkeit zur Vorbereitung von Gesetzen u. a. staatl. Regelungen u. deren Überwachung. Zum BGA gehörten das Robert-Koch-Institut (Forschung auf den Gebieten Infektionskrankheiten, Immun.), das Institut für Wasser-, Boden- u. Lufthygiene (Umwelthygiene), jetzt eingegliedert in das Umweltbundesamt, das Max-von-Pettenkofer-Institut (Infektionskrankheiten, Toxikol., Lebensmittelchemie), das Institut für Sozialmedizin u. Epidemiol. (Gesundheitszustand der Bevölkerung, Risikofaktoren, Früherkennung), das Institut für Strahlenhygiene (Strahlenschutz-, -belastung), das Institut für Veterinärmediziner (Lebensmittelhygiene, Tierseuchen), das Institut für Arzneimittel (Arzneimittelzulassung, Erfassung von Nebenwirkungen, Spezialitätenregister), jetzt Bundesinstitut für Arzneimittel u. Medizinprodukte.

Bundesinstitut für gesundheitlichen Verbraucherschutz und Veterinärmedizin: *Abk* BgVV; aus dem Robert-von-Ostertag-Institut des früheren Bundesgesundheitsamtes hervorgegangen, dem Bundesministerium für Gesundheit unterstellt, Bundesoberbehörde mit Sitz in Berlin.

Bundespflegesatzverordnung: *Abk* BPflV; Verordnung zur Regelung der Krankenhauspflegesätze, legt die Vergütungsformen der (voll- u. teil-)stationären Leistungen der Krankenhäuser fest. Nicht unter die Regelungen der BPflV fallen die vor- u. nachstationären Behandlungen u. die ambulanten Operationen. Diese werden durch Verträge (zwei- u. dreiseitig) vereinbart.

Bundesseuchengesetz: *Abk* BSeuchG; Gesetz zur Verhütung u. Bekämpfung von übertragbaren Krankheiten in der Fassung vom 18.12.1979. Regelt die Bekämpfung u. Verhütung übertragbarer Krankheiten durch Isolierung, Meldung, Quarantänemaßnahmen, Untersuchung von Kontaktpersonen, das Berufsverbot für Ausscheider im Lebensmittelgewerbe, Desinfektionsverfahren sowie Schutzimpfungen.

Bundessozialhilfegesetz: *Abk* BSGH; Fassung vom 24.05.1983; regelt die Ansprüche Bedürftiger auf Hilfe zum Lebensunterhalt u. umfaßt vorbeugende Gesundheits- u. Krankenhilfe.

Bundesversicherungsamt: Bundesbehörde zur Aufsicht über Sozialversicherungsträger mit Zuständigkeit über ein Bundesland.

Bundeszentrale für gesundheitliche Aufklärung: *Abk* BzgA; Einrichtung (Sitz: Köln), die ↑Gesundheitserziehung fördert u. betreibt.

Büngner, Otto von (1858–1905), dt. Chir., Hanau.

Büngner-Bänder (nach Otto v. B.): die nach Durchschneidung eines peripheren Nerven distal auftretende Proliferation von Schwann-Zellen (↑Neurolemm).

bunodont ⟨*gr*⟩ *Adj* ↑Zahnform.

bunolophodont ⟨*gr*⟩ *Adj* ↑Zahnform.

bunoselenodont ⟨*gr*⟩ *Adj* ↑Zahnform.

Bunyaviridae *f pl*: Virusfamilie mit den Gattungen ↑Bunya-Virus, ↑Hanta-Virus, ↑Nairoviren, ↑Phleboviren u. dem (pflanzenpathogenen) Tospovirus. Virion sphär. bis oval, 80–120 nm; RNA-Genom. Helikal symmetr. Kapsid mit Envelope. Erstisolierung in Bunyamwera (Uganda). ↑Arboviren.

Bunya-Virus: Virusgattung der Fam. ↑Bunyaviridae (früher Arbovirusgruppe C). Vorkommen bei Wirbeltieren, Übertragung auf Menschen durch Moskitos (↑Arbovirosen). Humanpathogen sind ↑Bimiti-Virus, ↑Bwamba-Virus, ↑California-Enzephalitis-Virus, ↑Catu-Virus, ↑Guama-Virus, ↑Jamestown-Canyon-Virus, ↑La-Crosse-Virus, ↑Marituba-Virus, ↑Simbu-Virus, ↑Snowshoe-Hare-Virus, ↑Tahyna-Virus. ↑Arboviren.

Bunyavirusinfektionen: durch Viren der Gattung ↑Bunya-Virus verursachte ↑Arbovirosen.

Buphthalmus ⟨*gr*⟩ *m*: Ochsenauge, ↑Hydrophthalmus.

Bupivacain: ein ↑Lokalanästhetikum.

Buprenorphin: Thebainderivat; starkes ↑Analgetikum.

Burdach, Karl Friedrich (1776–1847), Anat. u. Physiol., Dorpat, Königsberg.

Burdach-Strang (nach Karl F. B.): seitl. Teil des Hinterstrangs im Rückenmark (↑Fasciculus cuneatus). ↑Tractus spinobulbaris.

Bureau, Yves, zeitgen. Dermat, Nantes.

Bureau-Barrière-Syndrom (nach Yves B. u. Henri B.) ↑Akroosteopathia ulceromutilans.

Bureau-Syndrom (nach Yves B.): angeborene Verhornungsstörung an Palmae u. Plantae, die mit Trommelschlegelfingern, ↑Hyperhidrose u. ↑Akromegalie kombiniert ist.

Burge, zeitgen. Chir., London.

Bürger, Max (1885–1966), Int. u. Pathophysiologe, Bonn, Leipzig. B. arbeitete insbes. auf dem Gebiet der Stoffwechselchemie u. der Ernährungsphysiologie. Weltruf erlangte er v. a. aufgrund seiner Forschungen über die Histochemie alternder Gewebe. Auf ihn geht der Begriff bradytrophes Gewebe zurück. B. begründete die Lehre von der Biomorphose. Er gründete gemeinsam mit E. Abderhalden die Zeitschrift für Altersforschung.

Bürger-Grütz-Krankheit (nach Max B. u. Otto G.): Hyperlipoproteinämie Typ I; seltenste Form genet. bedingter ↑Hyperlipoproteinämien, massive ↑Chylomikronämie durch fehlende Lipoproteinlipase. Rekurrierende Oberbauchbeschwerden u. U. Hepatosplenomegalie u. Pankreatitis, keine vorzeitige Arterioskleroseneigung.

Bürger-Preßversuch (nach Max B.): klin. Versuch bei Verdacht auf Herzinsuffizienz. Nach max. Inspiration führt starkes Pressen bei geschlossener Glottis zur Druckerhöhung im Thorax mit Drosselung des venösen Rückstroms zum Herzen. Dabei nehmen das Schlagvolumen u. der art. Blutdruck ab. Nach dem Pressen kommt es zu erhöhtem venösen Rückstrom zum Herzen, den der Gesunde mit Zunahme des Schlagvolumens u. des art. Blutdrucks kompensiert. Beim Herzinsuffizienten bleibt die Blutdruckerhöhung aus. ↑Valsalva-Versuch.

Burge-Test (nach Max B.): intraoperative Elektrostimulation zur Überprüfung der Vollständigkeit einer Vagotomie, elektr. Stimulation der Vagusäste im Bereich des Hiatus oesophagei. Bei vollständiger Vagotomie bleibt der Druckanstieg im Magen nach Stimulation unter 2 mm Wassersäule.

Burián, Frantisek (1881–1966), tschech. Chir., Prag. Begründer der tschech. plast. Chirurgie.

Bürker-Zählkammer: durch einfache, übersichtl. Quadrateinteilung gekennzeichnete Zählkammer zur Auszählung der Blutzellen. ↑Meßmethoden, hämatologische.

Burkholderia: neu eingeführtes Genus mit den wichtigsten Spezies B. cepacia; Lungeninfektionen bei Pat. mit cyst. Fibrose, B. mallei u. B. pseudomallei, Melioidose u. Rotz. Bedeutung von B. pickettii u. B. gladioli noch unklar.

Bürki-Rohner-Cogan-Syndrom: benigne Cystinose (adulter Typ); autosomal rezessiver Erbgang, Leiden mit nur minimaler Aminoazidurie. Im Ggs. zur infantilen Form, dem ↑Abderhalden-Fanconi-Syndrom, ohne Retinopathie u. ohne Nephropathie. Entdeckung meist zufällig bei Spaltlampenuntersuchung der Augen. Auch sonst klin. weitgehend gesunde Personen.

Burkitt, Denis (1911–1993), Tropenarzt, Edinburgh.

Burkitt-Lymphom (nach Denis B.): Non-Hodgkin-Lymphom von hoher Malignität vom Typ der lymphoblast. Lymphome, das in Gebieten Zentralafrikas u. Neu-Guineas endem. ist u. vereinzelt auch in Europa u. Amerika beobachtet wird. Das afrikan. B. ist durch Tumoren im Gesichtsschädel (Kiefer, Orbita) sowie im Abdomen (Lymphknoten, Ovarien, Nieren, Nebennieren) gekennzeichnet, während die peripheren Lymphknoten sehr selten befallen sind. Das B. in Europa u. Amerika entspricht in Klinik u. Progn. einer unreifzelligen Leukämie. Das B. ist histol. durch das Bild eines „Sternhimmels" (helle Makrophagen inmitten mittelgroßer lymphoider Zellen) cha-

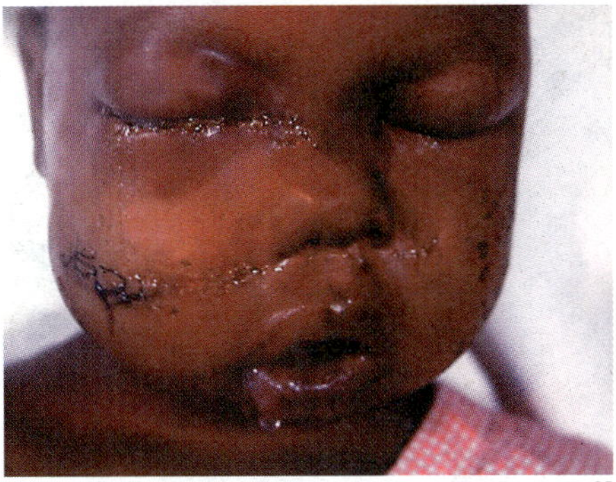

35

Burkitt-Lymphom im Bereich des Os maxillare

rakterisiert. Nachweis durch ↑Epstein-Barr-Virus (EBV), d. h. durch entweder EBV-DNA o. EBV-Kernantigen. Bei EBV-neg. Befunden wird vom **Lymphom vom Burkitt-Typ** gesprochen. Beim B. wird durch antineoplast. Chemotherapie in mehr als 50% eine komplette Remission erzielt. Abb.

Burmeister-Kurve: kinemat. Beschreibung der Kniegelenkisometrie mittels Viergelenkkette, die aus einer Angelkubik u. Scheitelkubik besteht.

Burned out ⟨*engl*⟩: ausgebrannt; Begriff für einen im wesentl. abgeschlossenen Prozeß der zum Funktionsverlust des betroffenen Organs geführt hat.

Burnet, Sir Frank Macfarlane (1899–1985), austral. Med., Immun., Melbourne, 1960 Nobelpreis für Med./Physiol. (mit P. B. Medawar) „für die Entdeckung der erworbenen Immuntoleranz". B. konnte 1937 den Erreger des Q-Fiebers, Coxiella burnetii, nachweisen.

Burnett, Clarence H. (1901–1985), amerik. Arzt.

Burnett-Syndrom (nach Clarence H. B.): Milch-Alkali-Syndrom, Milchtrinker-Syndrom; durch längere Milchdiät u. medikamentöse Gabe leicht resorbierbarer Alkalien (Ulkuskuren) Kalkablagerungen in den Nierentubuli, Konjunktiven, auch in Hornhäuten; Hyperkalzämie ohne Hyperkalzurie; alkal. Urin, häufig Nephrolithiasis.

Burning-feet-Syndrom ⟨*engl*⟩ *n*: Syndrom der brennenden Füße; schmerzhaftes Brennen der Füße, bes. bei Bettwärme. Sympt. versch. Krankheiten, z. B. Vitaminmangelzustände, Isoniazidüberdosierung, Lebererkrankungen, Periarteriitis nodosa, Diabetes mellitus u. a.

Burnishing ⟨*engl*⟩ *n* ↑Brünieren.

Burow, Karl-August (1809–1974), dt. Chir., Königsberg.

Burow-Operation (nach Karl-August B.): Nahlappenplastik zum Defektverschluß, wobei nach Lappenbildung u. Dehnung tütenartige Ausstülpungen lateral der Lappenbasis entstehen, die ein- o. zweiseitig exzidiert werden.

Burr cells ⟨*engl*⟩ *f*: stachelförmige Erythrozyten v. a. bei hämolytisch-urämischem ↑Syndrom, die auf schwere Störungen der Hämatopoese hinweisen.

Burri, Robert (1867–1952), Bakteriologe, Liebefeld bei Bern.

Bursa ⟨*lat*⟩ *f*: Beutel, Tasche.

Bursa-Äquivalent: bei Säugern postuliertes, hypothet. Analogorgan zu der bei Vögeln vorhandenen ↑Bursa Fabricii. Da die Bursa Fabricii bei Säugern nicht existiert, wohl aber die bei Vögeln unter dem Einfluß dieser Drüse stattfindende Ausreifung von B-Lymphozyten zu antikörperbildenden Plasmazellen erfolgt, wird für die bei Säugern fehlende Drüse ein funktionelles Analogorgan postuliert. Als B. gelten derzeit das Knochenmark bzw. nach einer weiteren Hypothese best. Elemente des darmassoziierten lymphoiden Gewebes (Peyer-Plaques, Appendix).

Bursa Fabricii (nach Hieronymus Fabricius): Lymphoretikuläres Organ im Enddarm von Vögeln. B. F. besitzt für die Reifung der ↑B-Lymphozyten ausschlaggebende Bedeutung. Nach Entfernung der Drüse (Bursektomie) bei Küken kommt es zu einer drast. Erniedrigung der Antikörperbildungsfähigkeit. Da bei Säugern dieses Organ fehlt, wird ein ↑Bursa-Äquivalent postuliert.

Bursa iliopectinea: Schleimbeutel zwischen M. iliopsoas u. Kapsel des Hüftgelenks; steht selten (10%) mit der Gelenkhöhle in Verbindung.

Bursa infracardiaca: kleine, seröse Höhle im hinteren Mediastinum. Sie liegt als Zyste medial des basalen Teils der re. Lunge, im Gebiet zwischen Ösophagus u. Herzbeutel. Ein Teil der als ↑Perikardzysten diagnostizierten, dorsal-re. gelegenen Zysten entspricht der B. i. Entsteht durch Abschnürung (Zwerchfellentwicklung) des kranialen Abschnitts einer rechtsseitigen Zölombucht (Recessus pneumatoentericus).

Bursa infrapatellaris profunda: Schleimbeutel zwischen ↑Ligamentum patellae u. Tibia.

Bursa omentalis: Netzbeutel; von der übrigen Bauchhöhle abgegrenzter, frontal gestellter Spaltraum des ↑Cavitas peritonealis zwischen Magen (vorn) u. Pankreas (hinten). Den Boden stellt das Mesocolon transversum dar. Der Eingang ist das unter der Leber gelegene ↑Foramen epiploicum, welches in das ↑Vestibulum bursae omentalis führt.

Bursa pharyngealis: unregelmäßig vorkommende, unpaare mediane Schleimhautsenkung im Bereich des Epipharynx.

Bursa subacromialis: mit der Gelenkhöhle des Schultergelenks kommunizierender Schleimbeutel unter dem Akromion.

Bursa subcoracoidea: mit der Höhle des Schultergelenks kommunizierender Schleimbeutel an der Wurzel des ↑Processus coracoideus der Skapula.

Bursa subcutanea acromialis: nicht mit dem Schultergelenk in Verbindung stehender Schleimbeutel im Unterhautfettgewebe über dem ↑Akromion.

Bursa subcutanea malleoli lateralis: Schleimbeutel im Unterhautfettgewebe über dem ↑Malleolus lateralis.

Bursa subcutanea malleoli medialis: Schleimbeutel im Unterhautfettgewebe über dem ↑Malleolus medialis.

Bursa subcutanea olecrani: Schleimbeutel in der Subkutis des Ellenbogens.

Bursa subcutanea prepatellaris: Schleimbeutel in der Subkutis vor der Kniescheibe.

Bursa subcutanea tuberositatis tibiae: Schleimbeutel, welcher die ↑Tuberositas tibiae abpolstert.

Bursa subdeltoidea: ausgedehnter Schleimbeutel zwischen M. deltoideus u. Schultergelenk.

Bursa subfascialis prepatellaris: Schleimbeutel vor der Kniescheibe.

Bursa subtendinea musculi subscapularis: mit der Höhle des Schultergelenks kommunizierender großer Schleimbeutel, der die Sehne des Musculus subscapularis unterfüttert.

Bursa suprapatellaris: großer Schleimbeutel oberhalb der Kniescheibe; steht in breiter Verbindung mit dem Kniegelenk.

Bursa synovialis: Schleimbeutel im Bereich eines Gelenks. Als flüssigkeitsgefülltes, druckelast. Polster liegt es zwischen Knochen u. Sehne.

Bursektomie ⟨*lat*⟩ *f*: operative Entfernung eines Schleimbeutels, häufig bei ↑ Bursitis notwendig.

Bursin ⟨*lat*⟩ *n*: Ein die Differenzierung der B-Lymphozyten förderndes Hormon aus der ↑ Bursa Fabricii von Hühnern; Tripeptid Lysylhistidylglycinamid.

Bursitis ⟨*lat*⟩ *f*: Schleimbeutelentzündung; Ursache: mechan. Irritation o. bakterielle Infektion. Anschwellen der Bursa durch Erguß: fibrös, serös, eitrig. Häufigste Lokalisation: Bursa praepatellaris, Bursa olecrani. Führt häufig zur ↑ Bursektomie.

Bursitis calcarea: Einlagerung amorpher Kalkmassen in eine Bursa nach Entzündung. Vorwiegend in der Bursa subacromialis in Verbindung mit der ↑ Periarthropathia humeroscapularis.

Bursolith ⟨*lat + gr*⟩ *m*: in einem chron. entzündeten Schleimbeutel gelegenes Konkrement.

Bursotomie ⟨*lat + gr*⟩ *f*: operative Eröffnung eines entzündeten Schleimbeutels.

Burst ⟨*engl*⟩: **1.** ↑ Entladungsmuster. **2.** bei der Kultivierung von Zellen in vitro gebräuchl. Bez. für Gruppen von Zellkolonien, ↑ Colonies.

Bürstenabstrich: Materialgewinnung zur zytolog. Untersuchung mit Hilfe einer Bürste an Biopsiesonden (z. B. Magensonde).

Bürstensaum: Stäbchensaum, Limbus striatus o. penicillatus, Striated o. Brush border; parallelgestellte ↑ Mikrovilli am apikalen Plasmalemm resorbierender Zellen, z. B. in Dünndarm (Limbus striatus) u. Tubuli renales (Limbus penicillatus). Abb.

Bürstensaumenzyme: im ↑ Bürstensaum lokalisierte Enzyme; Peptidasen, Disaccharidasen, alkal. Phosphatase, ATPase.

Bürstensaumerkrankungen: Resorptionsstörungen durch Veränderung der ↑ Bürstensaumenzyme, z. B. ↑ Zöliakie.

Bürstensaumzellen: Zellart des ↑ Bronchusepithels mit kurzen Mikrovilli, die in das Bronchuslumen hineinragen.

Bürstenschädel: bei hämolyt. Anämien mit bereits seit frühestem Kindesalter exzessiver Hyperplasie der Hämatopoese u. deren entsprechender Volumenausdehnung in den platten Knochen, so daß am knöchernen Schädel Lamina externa u. Lamina interna vitrea gegenüber der altersgemäßen Norm weiter auseinanderstehen, so daß röntg. durch radiär verlaufende Knochentrabekel der Eindruck eines „Bürstenhaarschnitts" resultiert.

Burst-forming cell erythroblasts: *Abk* BFU-E; ↑ Blutstammzellen.

Buruligeschwür: chron. Ulkus, häufig solitär, an Streckseiten der Unterarme, Unterschenkel mit Tendenz zur Ausbreitung. Vorzugweise Kinder u. Jugendliche im trop. Afrika, Mexiko u. Neuguinea erkranken. Erreger sind atyp. Mykobakterien (Mycobacterium ulcerans, ↑ Mycobacterium). Nachweis der Erreger an spezialisiertes Laboratorium gebunden. Hauttest auf Burulin. Behandlung: frühzeitige Exzision, Hauttransplantation, Chemotherapie wenig erfolgreich.

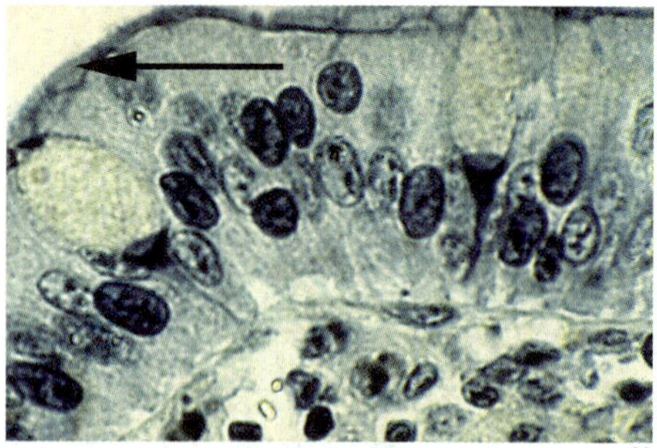

30

Bürstensaum. Histologischer Schnitt durch das Jejunum, Eisenhämatoxylin-Färbung; B. (Pfeil) an der Oberfläche des Epithels

Bürzelbildung: angeboren vorstehender, vom Vomer getragener Zwischenkiefer (Protrusion der Prämaxilla, evtl. mit Drehung, Hoch- o. Tiefstand) bei doppelseitigen Lippen-Kiefer-Gaumen-Segel-Spalten (Cheilognathopalatoschisis). Kieferorthopäd. Frühbehandlung. Operative Ther. wegen mögl. Wachstumsstörungen abzulehnen. ↑ Lippen-Kiefer-Gaumen-Spalte.

Busch, Friedrich (1844–1916), dt. Chir., Zahnarzt.

Buschfleckfieber ↑ Tsutsugamushifieber.

Busch-Fraktur Zusätzl. Knochenausriß am Fingerendglied bei Streckensehnenverletzungen.

Buschgelbfieber ↑ Gelbfieber.

Buschke, Abraham (1868–1943), Dermat., Berlin.

Buschke-Ollendorf-Syndrom (nach Abraham B. u. Helene O.): Dermatofibrosis lenticularis disseminata mit Osteopoikilie. Symmetr. angeordnete Kutisverdickungen, Striae u. andere mesenchymale Veränderungen.

Busen: die weibl. Brüste. ↑ Mamma.

Buserelin: Antagonist des Luteinisierungshormon-Releasing-Hormons. Verwendung als Zytostatikum.

Busulfan: Tetramethyl-bis-methansulfonat; zur Gruppe der ↑ Alkylanzien gehörendes Zytostatikum, das zur Ther. versch. myeloproliferativer Erkrankungen Verwendung findet; ↑ Zytostatikatherapie, hämatologische.

Busulfan-Lunge: pulmonale Alterationen, insbes. Alveolitis u. Lungenfibrose als seltene Nebenwirkung bei der Verabfolgung der alkylierenden Substanz Busulfan, das sich in den Lungen bes. anreichert, wobei die Schädigung dosisunabhängig u. kaum reversibel ist. In der Pathogenese spielen disseminierte intravasale, fibrinreiche Mikrothromben in der terminalen Strombahn der Lunge ein Rolle; Zytostatika-Pneumopathie.

BUT ↑ Tränenfilmaufrißzeit.

Butaperazin: ↑ Phenothiazinderivat, ↑ Neuroleptikum mit einer zwanzigfach stärkeren Wirkung als ↑ Chlorpromazin.

Butazolidin ↑ Phenylbutazon.

Butenandt, Adolf (geb. 1903), dt. Biochem., Berlin u. Tübingen, 1939 Nobelpreis für Chem. Ihm gelang u. a. 1929 mit der Isolierung des Östron aus dem Schwangerenharn die erste chem. reine Darstellung eines Follikelhormons, gleichzeitig mit u. unabhängig von dem Amerikaner Doisy.

Butinolin: ein ↑ Spasmolytikum.

Butler, Allen M., zeitgen. amerik. Arzt, Boston.

Butler-Albright-Syndrom (nach Allen M. B. u. Fuller A.) ↑Azidose, renal tubuläre.

Butterfly-Plastik: örtl. Hautverschiebung zum Defektverschluß, doppelte ↑Z-Plastik, Lappenaustauschplastik, ↑Hautplastik, Morestin-Plastik.

Buttergelb: Handelsbezeichnung für den Azofarbstoff Dimethylaminoazobenzen; ist international zum Färben von Butter u. anderen Lebensmitteln wegen seiner krebserregenden Wirkung nicht zugelassen. Es ruft nach Verfütterung (70–130 Tage) bei Ratten Leberkrebs hervor.

Buttersäure: eine Fettsäure, die als gemischter Glycerolester v. a. im Milchfett (Wiederkäuer) vorkommt. Das Oxidationsprodukt β-Hydroxybuttersäure tritt bei Diabetes mellitus neben Acetessigsäure u. Aceton in Blut u. Harn auf (Ketonkörper).

Butylenglykol: wie andere Glykole Lösungsvermittler in Pharmazie u. Kosmetik. 1,4-B. sehr tox., Nierengift. 1,3-B. gut verträgl.

Butylhydroxyanisol: *Abk* BHA; synthet. fettlösl. Antioxidans (↑Antioxidanzien), das als Mischung von zwei Isomeren als ↑Additiv eingesetzt wird. Die antioxidative Wirkung von B. bleibt auch beim Kochen u. Backen erhalten („carry-through-effect").

Butylhydroxytoluen: *Abk* BHT; in Eigenschaften u. Anwendung dem ↑Butylhydroxyanisol ähnl. synthet. fettlösl. Antioxidans.

Butylscopolamin: Buscopan; halbsynthet. Scopolaminderivat, durch Substitution entsteht ein quarternäres N. Zusätzl. zu parasympatholyt. Wirkungen ganglienblockierende Effekte. Keine ZNS-Wirkungen. Spasmolytikum gegen parasympath. bedingte Spasmen des Magen-Darmkanals, der Urogenitalorgane u. der Galle.

Butyrophenone: Psychopharmaka aus der Gruppe der Neuroleptika, z. B. ↑Haloperidol. Wirkung ähnl. den Phenothiazinen. Antiemet. u. extrapyramidale Wirkungen bes. ausgeprägt. Sedierende u. antihypertensive Wirkungen schwächer als bei Phenothiazinen.

B19-Virus: Parvovirus B19; ↑Parvoviridae, ↑Parvovirinae.

Bwamba-Virus: Virusart der Gattung ↑Bunya-Virus, das in Ostafrika vorkommt u. zu einer grippeähnlichen ↑Erkrankung mit Fieber, Rücken- u. Kopfschmerzen sowie Müdigkeit führen kann.

BWS: *Abk* für Brustwirbelsäule.

Byler-Syndrom: fam. kongenitale ↑Cholestase mit Entwicklung einer biliären Leberzirrhose.

Bylicki-Meßstäbe: histor. Instrumente zur Beurteilung der ↑Conjugata vera.

Bypass ⟨*engl*⟩ *m*: Umgehung. Terminus technicus für operativ angelegten Umgehungskreislauf, insbes. in der Gefäß- u. Herzchirurgie.

Bypass, aortokoronarer: operativ (z. B. mit autologem Venentransplantat) überbrückte, stenosierende (obliterierende) Koronarsklerose. ↑Koronarchirurgie.

Bypass, atriopulmonaler ⟨*lat + engl*⟩ *m*: Umgehungskreislauf der re. Herzkammer durch Verbindung (direkt, Prothese) zwischen re. Vorhof u. Lungenschlagader. Indiziert u. a. bei Trikuspidalatresie u. Hypoplasie der re. Herzkammer. A. wird in der operativen Technik nach Fontan (↑Fontan-Operationen) angewendet.

Bypass, axillofemoraler: Verbindung der A. axillaris mit der A. femoralis über eine Gefäßprothese, im Subkutangewebe der Rumpfwand zur art. Versorgung des Beins. Hauptanwendungsgebiet sind Verschlüsse der Beckenarterien bei wenig belastbaren, älteren Pat. sowie Durchblutungsstörungen nach Infektionen o. Verletzungen der Bauchhöhle.

Bypass, femoropoplitealer: Überbrückung von Verschlüssen der A. femoralis in ihrem unteren Abschnitt, i. d. R. mit autologer V. saphena magna.

Bypass, karotidosubklavialer: Verbindung der A. carotis communis zur A. subclavia mit autologer Vene o. Gefäßprothese beim Anzapfsyndrom der A. subclavia.

Bypass, mammarokoronarer: End-zu-Seit-Anastomosierung der A. thoracica interna (A. mammaria interna, BNA) mit einem Herzkranzgefäß, vorwiegend dem R. interventricularis anterior, bei Koronarstenose. Präparation der A. thoracica interna mit Begleitgefäßen u. umgebendem Gewebe als gestieltes „pedicle". Im Ggs. zum aortokoronaren Venenbypass nur eine Anastomose notwendig; die nutritive Versorgung des Transplantats bleibt bestehen, u. es existiert keine anormale intraluminäre Druckbelastung.

Bypass, ventrikuloaortaler: Linksherzbypass; radikale Dekompression der insuffizienten li. Herzkammer durch Volumen- u. Druckentlastung mittels Kurzschlußverbindung zwischen li. Ventrikel u. Aorta bzw. ihrer großen Äste unter Umgehung der Aortenklappe. Die Entlastung über den ↑Konduit kann transapikal, transatrial o. transaortal erfolgen. Die Ind. zum v. B. ist postoperatives Herzversagen nach kardiochirurg. Eingriffen bei regelrecht korrigierten Anomalien. Sehr begrenzte Anwendungsmöglichkeit als Form der mechanische ↑Herzentlastung.

Byssinose ⟨*gr*⟩ *f*: Bronchopneumopathie durch Rohbaumwollstaub bei industrieller Baumwollverarbeitung. Sympt. (Husten, Dyspnoe, Thoraxschmerzen) erst nach mehrjähriger Exposition, anfängl. als Monday fever, später chron. obstrukt. Ventilationsstörung u. einer Ventilations-Perfusions-Störung bei meist neg. Röntgenbefund.

B-Zellen: **1.** Endokrine Zellen im Zentrum der Langerhans-Inseln des ↑Pankreas, die ↑Insulin produzieren. (Betazellen, Endocrinocytus beta). 80 % der Inselzellen sind B-Zellen. **2.** Form von Pseudo-LE-Zellen; entstehen aus ↑A-Zellen durch intrazelluläre Nukleolyse am sek. Kern, dessen Chromatinstruktur aufgelockert wird. **3.** ↑B-Lymphozyten.

B-Zellen, künstliche: künstl. Betazellen, künstl. Pankreas.

B-Zellen-Tumor: von den B-Zellen der Pankreasinseln abgeleitete Adenome (90 %) o. Karzinome (10 %), die Insulin produzieren u. zum Hyperinsulinismus führen. Bei krisenhafter Insulinausschüttung Gefahr eines tödl. Koma. Histol. sind die Adenome wie normales Inselgewebe gebaut, die Karzinome zeigen Zell- u. Kernatypien, sie metastasieren bevorzugt in die Leber. ↑Zollinger-Ellison-Syndrom.

B-Zell-Leukämie: Subtyp der chronischen lymphatischen ↑Leukämie (macht 90 % von diesen aus) o. der akuten lymphat. Leukämien. Durch die immun. Oberflächenantigenanalyse der malignen Lymphozyten konnten progn. Subgruppen gebildet werden.

B-Zelltypisierung: Bestimmung von Oberflächen- u. intrazytoplasmat. Markern (CD-Klassifikation), welche auf B-Lymphozyten exprimiert werden. Die Bestimmung erfolgt mit Hilfe von monoklonalen ↑Antikörpern. Typ. Pan-B-Zell-Marker sind CD19 u. CD20 (↑CD-Nomenklatur).

C

c: *Abk* für Zenti-; Internationales ↑Einheitensystem.

C: **1.** *Abk* für Caninus im ↑Gebißschema. **2.** *Abk* für Celsius. **3.** Symbol für ↑Komplement. **4.** Zeichen für die Einheit Coulomb (elektr. Ladung), **5.** chem. Zeichen für Kohlenstoff.

C': veraltetes Symbol für ↑Komplement.

C1–C7: Bez. für die sieben Halswirbel.

C_1–C_8: *Abk* für 1.–8. Segment im Halsteil des Rückenmarks. ↑Rückenmarksegmente.

C1–C9: Bez. für die Komponenten 1–9 des Komplementsystems. ↑Komplement.

C_{max}: *Abk* für maximale Konzentration; Blutspiegelmaximum, max. Arzneistoffgehalt im Plasma (Serum, Blut usw.) nach einmaliger Applikation.

$C_{min\,(N)}$: *Abk* für minimale Konzentration nach N Dosen; Blutspiegelminimum, Talspiegel, minimaler Arzneistoffgehalt im Plasma (Serum, Blut usw.) nach wiederholten Applikationen vor dem Erreichen des ↑Steady state.

C^{ss}: *Abk* für für steady-state-Konzentration. Arzneistoffgehalt im Plasma (Serum, Blut usw.), während einer konstanten Infusionsrate.

Ca: chem. Symbol für ↑Kalzium; Ordnungszahl 20; relative Atommasse 40,08. ↑Erdalkalimetalle.

CA 15-3: tumorassoziiertes Molekül, gehört wie ↑CA 19-9 u. ↑CA 125 zu einer neuen Generation von ↑Tumormarkern, die durch monoklonale Antikörper gegen zelluläre Antigene eines best. Organtumors definiert sind. Bestimmung mittels Immunoassay. Besitzen höhere diagn. Sensitivität als herkömml. Marker. Klin. Relevanz besteht in Diagn., Prognosestellung u. Therapiekontrolle bei Mammakarzinom.

CA 19-9: tumorassoziiertes Antigen; Bestimmung im Serum mittels Immunoassay, gehört mit ↑CA 15-3 zu einer neuen Generation von Tumormarkern; spezif. erhöht bei gastrointestinalen Tumoren, v. a. bei exkretor. Pankreaskarzinomen, gestattet schwierige DD des Pankreaskarzinoms von chron. Pankreatitis.

CA 125: tumorassoziiertes Antigen. Bestimmung im Serum mittels Immunoassay. Gehört mit ↑CA 15-3 zu einer neuen Generation von Tumormarkern. Wichtigster Indikator für Ovarialkarzinom.

Cabot, Richard Clarke (1868–1939), amerik. Int., Boston.

Cabot-Ringe (nach Richard C. C.): nach panopt. Färbung (auch nach Supravitalfärbung mit Brillantkresylblau) sich darstellende intraerythrozytäre Einschlüsse feinster, fadenartiger Strukturen von Kreis-, Achter- o. Schleifenform; vermutl. Kernmembranreste. Bei Megaloblastosen, kongenitaler dyserythropoet. Anämie u. a. schweren Anämieformen sehr selten auftretend.

CaBP: *Abk* für kalziumbindendes ↑Protein.

Cachectin: Faktor o. Faktoren, die in endotoxinstimulierten Makrophagen synthetisiert werden u. mehrere Wirkungen haben: 1. Sie induzieren einen katabol., die Entstehung einer ↑Kachexie begünstigenden Stoffwechselzustand. 2. Sie verursachen hämorrhag. Nekrosen. 3. Sie unterdrücken die Synthese von Schlüsselenzymen der Lipidsynthese (↑Lipidstoffwechsel) in Fettgewebezellen. 4. Sie unterdrücken die Aktivität der ↑Lipoproteinlipase des Plasmas. C. hat Ähnlichkeiten mit dem ↑Tumornekrosefaktor.

Cachexia ⟨*gr*⟩ *f* ↑Kachexie.

CAD: *Abk* für engl. Coronary artery disease; koronare ↑Herzkrankheit (CHD, für engl. coronary heart disease), ischäm. Herzkrankheit (IHK, für engl. ischemic Heart Disease).

Cadaverin: ein biogenes ↑Amin. C. entsteht durch Decarboxylierung aus Lysin u. wird durch eine Diaminooxidase abgebaut. Es entsteht bei der Fäulnis durch mikrobielle Proteinzersetzung, ↑Leichengift, ↑Ptomaine.

Cadhärine ⟨*gr*⟩ *n*: Gruppe genet. verwandter, kalziumbindender Proteine, die für die Ca^{2+}-abhängige Herstellung von Zell-Zell-Kontakten, d. h. die Ausbildung homo- u. heterotyper Zellverbände u. damit für Prozesse der ↑Organogenese u. Histogenese von Bedeutung sind; typ. Vertreter sind E-Cadhärine der Epithelgewebe (auch Ovomorulin genannt), N-Cadhärine der Nervengewebe, R-Cadhärine der Retina u. P-Cadhärine der Plazenta.

Cadophora americana: Phialophora verrucosa; Erreger einer ↑Chromomykose.

Caecum ⟨*lat*⟩ *n* ↑Zäkum.

Caecum altum fixatum ⟨*lat*⟩ *n*: hochstehendes, bindegewebig fixiertes Zäkum. Normale Lage im re. Unterbauch bei der Darmdrehung nicht erreicht. ↑Malrotatio intestini.

Caecum mobile: bewegl. ↑Zäkum; das C. m. entsteht, wenn in der III. Phase der normalen Darmdrehung das Colon ascendens ungenügend an der Hinterwand des Bauchraums fixiert ist. Vorkommen bei 10 % der Menschen. ↑Malrotatio intestini.

Caecum mobile dolorosum: bewegl. Zäkum, das Schmerzen im re. Unterbauch verursacht, die kolikartigen Charakter haben u. von Jugend an bestehen können.

Caedax: Mittel zum Eindecken histol. u. zytolog. Präparate mit Deckgläsern.

Caerulein: aus der Haut eines austral. Frosches (Hyla caerulea) extrahiertes Dekapeptid mit analoger Struktur u. biol. Aktivität wie Cholezystokinin-Pankreozymin; kann zur Pankreasstimulation, zur Auslösung der Gallenblasenkontraktion u. zur Behandlung eines dynam. Ileus eingesetzt werden.

Caeruloplasmin ⟨*lat* + *gr*⟩ *n*: Coeruloplasmin, Zäruloplasmin; kupferbindendes u. -transportierendes Serumglobulin. Elektrophoret. Wanderungsgeschwindigkeit in der Alpha-2-Position, Kohlenhydratanteil 8 %, MG 160 000, Sedimentationskonstante S: 7,1; Serumkonzentration ca. 35 mg/100 ml. C. besitzt Oxidaseaktivität u. reagiert als ↑Akute-Phase-Proteine; vermehrt bei schweren Infektionskrankheiten u. Schwangerschaft, vermindert bei ↑Wilson-Krankheit. Neben der Rolle beim Kupfertransport beeinflußt es die Freisetzung von Eisen aus der Dünndarmschleimhaut u. a. Geweben. Dabei wird das zweiwertige zu dreiwertigem Eisen oxidiert.

CAF: kalziumaktivierter Faktor; ↑Calpaine.

Café-au-lait-Fleck: milchkaffeefarbener rundl. Hautfleck, oft Teilsymptom bei ↑Phakomatosen, z. B. Recklinghausen-Krankheit, kann aber auch als nichtpatholog. Erscheinung auftreten. Abb.

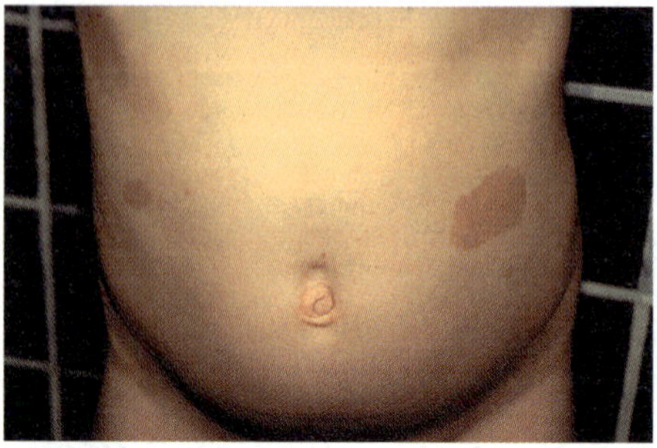

36
Café-au-lait-Flecken
bei Recklinghausen-Krankheit

Caffey, John (1885–1966), amerik. Päd. u. Röntg., New York.

Caffey-Silverman-Syndrom (nach John C. u. William A. S.) ↑Hyperostose, infantile kortikale.

CAH: 1. *Abk* für chronisch-aggressive ↑Hepatitis. 2. *Abk* für engl congenital adrenal hyperplasia; kongenitale adrenale Hyperplasie, adrenogenitales ↑Syndrom.

Caisson ⟨*frz*⟩ *m*: Senkkasten, in dem unter erhöhtem Luftdruck gearbeitet wird (z. B. bei Pfeilergründung für Brücken). Der erhöhte Luftdruck im C. verhindert das Eindringen von Wasser in den Arbeitsbereich. Für das Ein- u. Ausschleusen bestehen bes. Arbeitsschutzvorschriften. Caissonarbeiter unterliegen arbeitsmedizin. Tauglichkeits- u. Überwachungsuntersuchungen. ↑Caissonkrankheit.

Caissonkrankheit: Druckfallkrankheit, Druckluftkrankheit; Form der ↑Dekompressionskrankheit (Taucherkrankheit). Als Folge der Entwicklung von Gasblasen entsteht eine Gasembolie (Hauptanteil Stickstoff bei Luftatmung) mit Durchblutungsstörungen o. Gewebezerreißungen (z. B. durch Druckabfall bei zu schneller Dekompression, d. h. Ausschleusen o. Auftauchen). Typ I bei Manifestation der Erscheinungen im Stütz- u. Bindegewebesystem, Typ II beim Auftreten von Hirn- u. Rückenmarksymptomen. Ther. durch Rekompression, bei der der Pat. in einer Druckkammer erneut erhöhtem Luftdruck ausgesetzt u. anschließend (z. T. unter Sauerstoffbeatmung) langsam ausgeschleust wird. Eine chron. C. kann sich an eine akute C. anschließen o. nach einem beschwerdefreien Intervall entwickeln. Typ. Veränderungen dann am Skelett (z. B. asept. Knochennekrosen im Humeruskopfbereich, kniegelenknah o. Femurkopfbereich). C. tritt auch bei plötzl. Druckabfall in Flugzeugen u. bei Weltraumunfällen auf. ↑Berufskrankheiten, ↑Dekompressionskrankheit.

Cajal, Santiago Ramón y (1852–1934), span. Med., Anat., Saragossa, Valencia, Barcelona, Madrid. Schuf grundlegende Erkenntnisse zum neuronalen Aufbau des Zentralnervensystems. 1906 Nobelpreis für Med./Physiol. (mit C. Golgi) „in Anerkennung ihrer Arbeit über die Struktur des Nervensystems".

Cajal-Horizontalzellen (nach Santiago R. y C.): multipolare Nervenzellen in der LI der ↑Großhirnrinde.

Cajal-Silberimprägnation (nach Santiago R. y C.): Methode zur Darstellung des Nervengewebes; ↑Golgi-Methode.

Cajal-Zellen, interstitielle ↑Zellen, interstitielle.

cal: Symbol für die ältere Energieeinheit ↑Kalorie, ↑Energie.

Calabarbeule ↑Loiasis.

Calamus scriptorius: ⟨*lat*⟩ *m*: Schreibfeder; alte (JNA) Bez. für den untersten Teil der Rautengrube.

Calbindin: Ca^{2+}-bindendes Protein; schützt Zellen vor Kalziumüberflutungen, z. B. in den Purkinje-Zellen des Kleinhirns nach Freisetzung von Glutamat aus infarktgeschädigten Zellen.

Calcaneus ⟨*lat*⟩ *m*: Kalkaneus; ↑Fersenbein.

Calcar avis ⟨*lat*⟩ *n*: Vogelsporn; Wulst an der medialen Wand des Unterhorns der Seitenventrikel, hervorgerufen durch den Sulcus calcarinus an der Medialfläche des Großhirns.

Calcarinarinde
↑Rindenfelder, optische. ↑Area striata.

Calcein: Farbstoff, der in die Mineralisationsfront des Knochengewebes eingebaut wird, geht beim Entkalken verloren, läßt sich im unentkalkten histol. Schnitt mit UV-Licht als grünfluoreszierender Kalziumkomplex nachweisen, chem. 2',7'-Bis[bis(carboxymethyl)-aminomethyl]-fluorescein.

Calciferol ↑Vitamin D.

Calcificatio ⟨*lat*⟩ *f*: Verkalkung, Kalzifikation.

calciformis ⟨*lat*⟩ *Adj*: kelchförmig, becherförmig, z. B. Exocrinocytus c., Becherzelle.

Calcineurin: kalziumabhängige, durch ↑Calmodulin regulierbare Proteinphosphatase (Typ PP2B); als Gegenspieler zu Proteinkinasen (↑Kinasen) an der Regulation zellphysiolog. Prozesse durch Proteinphosphorylierungen (Dephosphorylierungen) beteiligt.

Calcinosis ⟨*lat*⟩ *f*: Kalzinose, Kalkablagerung.

Calcinosis circumscripta: Profichet-Krankheit; durch örtl. Dystrophie hervorgerufene Kalkablagerung in der Haut. Vorkommen bei Sclerodermia progressiva, Hauttuberkulose, Raynaud-Syndrom, Akrodermatitis chronica atrophicans.

Calcinosis cutis: „Kalkgicht"; prim. Einlagerung von Kalkkörnchen in die Haut bei best. Krankheiten (Calcinosis circumscripta); sek. durch dystroph. Verkalkung von Nekrosen.

Calcinosis interstitialis: subkutane Kalkablagerungen (Apatit) im Bereich der Hände, Finger u. Zehen, z. T. knötchenförmig mit spontanen Perforationen der Haut u. Entleerung bröckligen Kalks, deshalb als Kalkgicht bezeichnet; röntg. Nachweis. Sympt. einer progressiven ↑Sklerodermie, insbes. als ↑Thibièrge-Weissenbach-Syndrom u. ↑CRST-Syndrom, bei ↑Polymyositis, auch bei ↑Hyperkalzämie u. bei Pat. mit chron. ↑Niereninsuffizienz u. unter Dauerdialyse.

Calcinosis interstitialis universalis: generalisierte Kalkablagerung, bevorzugt periartikulär ohne Hyperkalzämie. Offensichtl. keine Krankheitseinheit, sondern dystroph. Verkalkung bei anderen Grundkrankheiten (bes. progressive system. Sklerose).

Calciphorin ⟨*gr*⟩ *n*: in der inneren Membran von Herzmitochondrien vorkommendes Ca^{2+}-bindendes Protein. ↑Ionophore.

Calcipotriol: Vitamin-D-Derivat; Einsatz zur Lokaltherapie der Psoriasis.

Calcitonin ⟨*lat* + *gr*⟩ *n*: Proteohormon aus 32 Aminosäuren; auch als Thyreocalcitonin bezeichnet; C. senkt den Ca^{2+}-Spiegel des Blutes u. stammt aus den parafollikulären Zellen der Schilddrüse. Seine Sekretion wird durch Erhöhung der Ca^{2+}-Konzentration sowie durch ↑Gastrin u. Secretin gefördert. Die durch C. ausgelöste Erniedrigung der Ca^{2+}-Spiegels im Blut wird durch dessen knochenbildungsfördernde Wirkung verursacht. C. stimuliert die Tätigkeit der ↑Osteoblasten (↑Knochen), fördert die Kalziumausscheidung durch die Nieren u. hat analget. Wirkung. C. u. ↑Parathormon sind für die Feinregulierung der Ca^{2+}-Konzentration im Blut verantwortl.

Calcitriol ↑1,25-Dihydroxycholecalciferol. ↑Vitamin D.

Calcium ↑Kalzium.

Calculus ⟨*lat*⟩ *m*: Steinchen, Zahnstein. ↑Auflagerung.

Calculus felleus: Gallenstein.

Caldesmon ⟨*gr*⟩ *n*: Protein, das bei niedrigen Ca^{2+}-Konzentrationen an Aktin u. Tropomyosin bindet u. dadurch Assoziation von Myosin an Aktinfilamente blockiert; hemmt Aktomyosin-ATPase; aufgrund hoher Affinität für Bindung an Vesikelmembranen ist Beteiligung an ↑Exozytose wahrscheinl.

Caldwell, George W. (1834–1918), amerik. Otol.

Caldwell-Luc-Operation (nach George W. C. u. Henri L.): Radikaloperation der Kieferhöhle; Eröffnung der Höhle von der Umschlagfalte des Mundvorhofs aus durch die Fossa canina, die vollständigen Überblick über das ganze Innere der Kieferhöhle gewährleistet. Nach vollständiger Ausräumung der erkrankten Schleimhaut wird ein Teil der medialen Kieferhöhlenwand mit einem Teil der unteren Muschel reseziert, so daß eine weite Verbindung zur Nasenhöhle entsteht. Drainage der Kieferhöhle mit Ausleitung zum Nasenloch hinaus, Weichteilnaht im Mundvorhof.

Calelektrin ↑Annexine.

Calendula officinalis ⟨*lat*⟩ *f*: Ringelblume, Studentenblume. Droge bilden die getrockneten Blütenköpfchen; Triterpensaponine, Flavonoide, Karotinoide. Anwendung z. B. in entzündungshemmenden Salben.

Caliciviridae ⟨*lat*⟩ *f pl*: Virusfamilie mit der Gattung ↑Calicivirus. Virion sphär., 27–39 nm. RNA-Genom. Kub. symmetr. Kapsid ohne Envelope, zeigen elektronenmikroskop. auf der Oberfläche becherförmige Vertiefungen.

Calicivirus: Virusgattung der Fam. ↑Caliciviridae. Vorkommen: Säugetiere. Humanpathogen sind ↑Hepatitis-E-Virus, ↑Norwalk-Virus, ↑Human Calicivirus.

Caliculi gustatorii ⟨*lat*⟩ m Pl ↑Geschmacksknospen.

California-Enzephalitis-Virus: Virusart der Gattung ↑Bunya-Virus. Vorkommen in den USA; Krankheit: virale ↑Meningoenzephalitis, ↑Meningoenzephalitis, bes. bei Kindern.

Calix ⟨*lat*⟩ *f*: *Pl* Calices; Becher, Kelch, z. B. Calices renales, Nierenkelche. ↑Niere.

Call-Exner-Körper: Hohlräume im reifen Follikel in der Membrana granulosa, außerdem Vorkommen in mikrofollikulären Anteilen des ↑Granulosazelltumors des Ovars; bestehen aus eingedicktem Sekret der Follikelzellen.

Calliphora: blaue Schmeißfliegen, deren Larven (Maden) Myiasiserreger u. Fleischparasiten sind. Bekannte Arten sind C. vicina, C. vomitaria, C. loewi (Mitteleuropa), C. stygia (Australien, Neuseeland).

Calliphoridae ⟨*gr*⟩ *Pl*: Gold- u. Schmeißfliegen. Fam. der ↑Diptera. 5–18 mm lange Fliegen, metall. schwarz, blau o. goldgrün gefärbt. Med. bedeutsam als fakultative u. obligate Myiasiserreger (↑Myiasis) sowie als Vektoren; Vorratsschädlinge. Wichtige Gattungen: Lucilia, ↑Calliphora, Chliomyia, ↑Chrysomya, Auchmeromyia.

Callositas ⟨*lat*⟩ *f* ↑Schwiele.

callosus ⟨*lat*⟩: schwielig (durch Bindegewebevermehrung), kallös, z. B. Ulcus callosum.

Callus ⟨*lat*⟩ *m* ↑Kallus.

Callus angiogenicus primarius: aus spongiösem Faserknochengewebe ohne bindegewebige u. knorpelige Anteile zusammengesetztes Kallusgewebe, entsteht bei absolut ruhiggestellten Frakturen.

Callus cartilagineus: aus Knorpelgewebe mit Resten von Vorknorpel u. ↑Granulationsgewebe zusammengesetztes Kallusgewebe, das chondral verknöchert, entsteht unter geringen wechselnden Druckverhältnissen.

Callus endostalis: Callus internus; aus spongiösem Faserknochen zusammengesetztes Kallusgewebe an der endostalen Seite einer Fraktur.

Callus externus ↑Callus periostalis.

Callus fibrocartilagineus: aus Knorpel- u. kollagenem Bindegewebe zusammengesetztes Kallusgewebe, verknöchert chondral u. desmal, entsteht bei wechselnden Druck- u. Zugbelastungen von Frakturen.

Callus fibrosus: aus kollagenem Bindegewebe aufgebautes Kollagengewebe, verknöchert desmal, entsteht unter Zugwirkung von Frakturen.

Callus internus ↑Callus endostalis.

Callus lucurians: überschießendes, wechselnd zusammengesetztes Kallusgewebe.

Callus osseus: aus spongiösem Faserknochen aufgebautes Kallusgewebe, entsteht durch prim. angiogene Knochenbildung o. durch chondrale u. desmale Knochenbildung aus Callus cartilagineus, Callus fibrocartilagineus u. Callus fibrosus. Es wird selbst in lamelläres Knochengewebe umgebaut.

Callus periostalis: Callus externus; aus Knorpel- u. Faserknochengewebe aufgebautes Kallusgewebe an der äußeren Seite von Frakturen. Die Differenzierung des Knorpelkallus geschieht bei andauernder Hypoxie, die des Knochenkallus bei guter Blutversorgung.

Calmette, Albert (1863–1933), frz. Hyg. u. Bakt., Paris

Calmette-Guérin-Stamm (nach Albert C. u. Camille G.): abgeschwächter boviner Mykobakterienstamm zur ↑BCG-Schutzimpfung.

Calmette-Test (nach Albert C.): Tuberkulintest, bei dem Tuberkulin in den Konjunktivalsack eingeträufelt wird. Bei bestehender o. überstandener Infektion kommt es zur Konjunktivitis. Heute nicht mehr gebräuchl.

Calmodulin ⟨*lat*⟩ *n*: kalziumbindendes 17kDa-Protein mit vier Bindungsstellen für Ca^{2+}, das an der Regulation zahlreicher Ca^{2+}-abhängiger Prozesse beteiligt ist, z. B. am Ca^{2+}-Transport durch Mitochondrien u. im endoplasmat. Retikulum, an der Neurotransmitterfreisetzung sowie an der Regulation zahlreicher Enzyme, z. B. Adenylatzyklase, cAMP-Phosphodiesterase, ATPase, Myosinkinase (leichte Kette), Phospholipase A2, Proteinkinasen.

Calmodulin-Modulatoren: Kalziumantagonisten, die u. a. durch die Hemmung der Bildung eines intrazellulären Kalzium-Calmodulin-Komplexes wirken, z. B. Flunarizin, Caroverin, Prenylamin, Trifluoperazin. Zunehmendes Interesse in der adjuvanten Chemotherapie maligner Tumoren, da die intratumorale Pharmakokinetik der Zytostatika durch eine Verbesserung der Tumordurchblutung u. eine Steigerung ihrer Aufnahme (bei gleichzeitiger Retention) in die Tumorzelle verbessert wird.

Calnexin: membrangebundenes glykoproteinspezif. ↑Chaperon des endoplasmat. Retikulums.

Calomel: Hg_2Cl_2, Hydragyrum chloratum; obsoletes Laxans u. Diuretikum. Weniger tox. als Sublimat $HgCl_2$, da weniger wasserlösl.

Calor ⟨*lat*⟩ *m*: Wärme; gehört zu den klass. Entzündungszeichen.

Calpaine: Gruppe heterodimerer, kalziumabhängiger neutraler Cystein-Endopeptidasen; CAF, CANP, CAP.

Calpaktine ↑Annexine.

Calretikulin: kalziumbindende Proteine mit den Untergruppen CRP55 u. ERp60, die hauptsächl. im Lumen des endoplasmatischen ↑Retikulums vorkommen; durch Bindung von Kalziumionen maßgebl. für die Regulation des freien zytoplasmat. Ca^{2+}-Gehalts. ↑Chaperone.

Calsequestrin: kalziumbindendes saures Glykoprotein der Membranen des endoplasmatischen ↑Retikulums; bindet ca. 40 Mol Ca^{2+} pro Mol; dient als intrazellulärer Speicher von Kalziumionen für Muskelkontraktion.

Caltha palustris ↑Sumpfdotterblume.

Caltraktin: kalziumbindendes ↑Motorprotein; kommt insbes. in Organisationszentren der ↑Mikrotubuli von Basalkörpern (Kinetosom) vor.

Calva ⟨*lat*⟩ *f*: Schädelkalotte.

Calvaria ⟨*lat*⟩ *f*: Hirnschale, knöchernes Schädeldach.

Calvé, Jaques (1875–1954), frz. Chir., Berck-sur-Mer.

Calvé-Legg-Perthes-Erkrankung ↑Perthes-Legg-Calvé-Erkrankung.

Calvé-Linie (nach Jaques C.): bogenförmige Linie auf Röntgenaufnahmen, die von der Spina iliaca ventralis nach distal in den Schenkelhals ausläuft. Hilfslinie bei der Beurteilung einer ↑Hüftgelenkluxation.

Calvé-Wirbel (nach Jaques C.): Vertebra plana, Plattwirbel: Abplattung eines Wirbelkörpers infolge aseptischer ↑Knochennekrose. ↑Granulom, eosinophiles.

Calvities ⟨*lat*⟩ *f*: Alopecia senilis; Altershaarausfall.

Calvus ⟨*lat*⟩ *m*: Kahlkopf.

Calymmatobacterium granulomatis: Donovania granulomatis. Art der Gattung Calymmatobacterium; gramnegative, fakultativ anaerobe, sporenlose, unbewegl., bekapselte, kokkoide Stäbchen. Erreger einer als Granuloma venereum bezeichneten trop. Geschlechtskrankheit. ↑Donovanosis.

CAM: **1.** *Abk* für Zelladhäsionsmoleküle. **2.** *Abk* für ↑Calmodulin. **3.** *Abk* für Chloramphenicol.

Camellia sinensis *f*: Thea sinensis; Teestrauch, heim. in Ostasien, zahlreiche Zuchtformen, Blattdroge enthält Coffein u. Gerbstoffe (Catechine). Höchster Wirkstoffgehalt in jungen Blättern (4–5 % Coffein). Genußmittel als schwarzer (fermentierte Droge) u. grüner Tee.

cAMP: *Abk* für zykl. Adenosinmonophosphat; wird aus ATP durch das Enzym Adenylatzyklase gebildet; als sekundärer ↑Bote (Second messenger) wichtiger Bestandteil intrazellulärer ↑Signalübertragungssysteme.

Campanacci, Mario, zeitgen. ital. Orthop., Bologna.

Campanacci-Syndrom (nach Mario C.): kongenitale osteofibröse Knochendysplasie, bes. in der Tibia, häufig bedingte ossäre ventrale konvexe Verformung. Diagn. wird meistens bis zum 5. Lj. gestellt.

Camper, Dieter (1722–1789), holländ. Anat.

Camper-Ebene (nach Dieter C.): Nasoaurikularebene; bildet zur Frankfurter Horizontale (↑Ohr-Augen-Ebene) einen Winkel von 10–15° u. verläuft annähernd parallel zur ↑Kauebene. Von Bedeutung für die Konstruktion totaler Prothesen.

Camper-Gesichtswinkel (nach Dieter C.): Winkel von 80–90° zwischen den Verbindungslinien Tragus/Spina nasalis anterior u. Stirnprominenz/Spina nasalis.

Camphen: Norbornanderivat; Verwendung als Spasmolytikum u. Desinfiziens.

Camphora ↑Cinnamomum camphora.

CAMP-Test: *Abk* für Christie-Atkins-Munch-Petersen-Test. Beruht auf einem Stoffwechselprodukt von Streptokokken Gruppe B, das mit dem Betahämolysin von Staphylococcus aureus ein Interferenzphänomen in Form einer keilförmigen vollständigen Hämolyse auf Schafblutagar zeigt.

Campylobacter: bakt. Genus; gramnegative, gekrümmte Stäbchen mit bes. Anforderungen an die Wachstumsatmosphäre. Wachsen mikroaerophil, spalten Harnstoff, bilden Oxidase u. Katalase, reduzieren Nitrat. 14 Spezies. Menschenpathogen sind die enterotoxinbildenden C. jejuni, C. coli, die häufig Ursachen von infekt. Enteritis u. gelegentl. von Septikämien sind. C. fetus ist Sepsis- u. Meningitiserreger bei resistenzgeschwächten Personen. C. pylori veraltet für ↑Helicobacter pylori. ↑Kampylobakteriosen.

Camurati, M., ital. Arzt, Bologna.

Camurati-Engelmann-Syndrom (nach M. C. u. Guido E.) ↑Dysplasie, progressive diaphysäre.

Canada, Wilma J., zeitgen. amerik. Röntg., New Bedford. ↑Cronkhite-Canada-Syndrom.

Canales alveolares: Kanälchen im Oberkiefer, durch welche Nerven u. Gefäße zu den Zähnen ziehen.

Canales diploici: Kanäle in der Diploë der Schädelknochen für Vv. diploicae.

Canales longitudinales modioli: Längskanäle in der Spindel der knöchernen Schnecke für Pars cochlearis des VIII. Hirnnerven.

Canales palatini minores: Kanäle im harten Gaumen für Aa. palatinae u. Nn. Palatini.

Canales semicirculares ↑Bogengänge.

Canaliculi biliferi ⟨*lat*⟩ *m Pl*: intralobuläre Gallenkapillaren, die die Galle zur Peripherie des Leberläppchens leiten, dort über die Ductuli biliferi (Hering-Kanälchen) in den ↑Ductus biliferus interlobularis münden. Wandung der C. b.: ledigl. Plasmalemm zweier benachbarter Leberepithelzellen. Abb.

Canaliculi caroticotympanici: zwei Knochenkanälchen, welche vom ↑Canalis caroticus zur Paukenhöhle führen; für ↑Nervi caroticotympanici.

Canaliculi dentinales ↑Dentinkanälchen.

Canaliculi ossei: Knochenkanälchen in der Interzellularsubstanz (Matrix ossea) des ↑Knochengewebes, in der sich die Zellfortsätze der ↑Knochenzellen befinden.

Canaliculitis *f* ⟨*lat*⟩: Entzündung der ableitenden Tränenwege vor dem Tränensack, oft mit verschließenden Konkrementen verbunden. Erreger: versch. Arten von Aktinomyzeten (↑Actinomycetaceae).

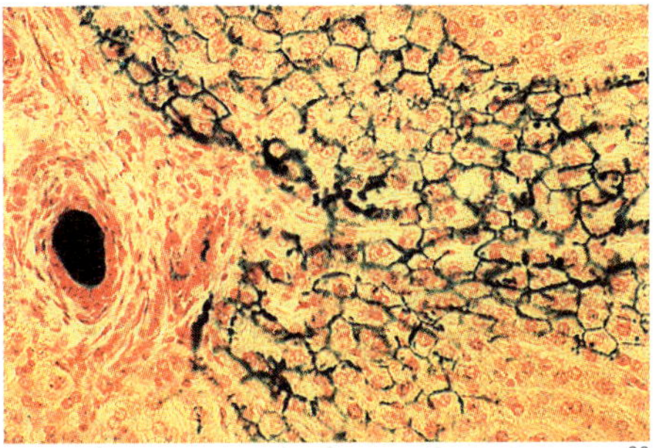

30

Canaliculi biliferi. Histologischer Schnitt durch die Leber, Farbinjektion der Gallenwege und Kernechtrotfärbung; C. b. (schwarz) zwischen Leberepithelzellen im Leberläppchen

Canaliculus ⟨*lat*⟩ *m* : *Pl* Canaliculi; kleiner Kanal.

Canaliculus chordae tympani: vom ↑Canalis facialis des Schläfenbeins oberhalb des ↑Foramen stylomastoideum in die Paukenhöhle abzweigender Kanal; Inhalt Chorda tympani.

Canaliculus cochleae: vom Vorhof des knöchernen Labyrinths ausgehender Kanal, zieht zur Unterfläche des Felsenbeins; Inhalt: Ductus perilymphaticus.

Canaliculus lacrimalis: 10 mm langes (oberes bzw. unteres) Tränenkanälchen, in dem vom inneren Augenwinkel aus die Tränenflüssigkeit zum Tränensack gelangt.

Canaliculus mastoideus: Knochenkanälchen von der ↑Fossa jugularis zur Fissura tympanomastoidea; Inhalt Ramus auricularis des N. vagus.

Canaliculus tympanicus: Kanälchen von der ↑Fossula petrosa an der Unterfläche des Felsenbeins in die Paukenhöhle; Inhalt N. tympanicus.

Canalis ⟨*lat*⟩ *m* : *Pl* Canales; Kanal, Gang.

Canalis adductorius ↑Adduktorenkanal.

Canalis analis: unterer Abschnitt des Rektums.

Canalis arteriae vertebralis: Varietät im Bereich des 1. Halswirbels. Der Sulcus arteriae vertebralis atlantis ist durch eine deckende Knochenspange zum Loch geschlossen.

Canalis atrioventricularis communis persistens: Ostium atrioventriculare commune; häufigste Form angeborener ↑Endokardkissendefekte (5.–6. Embryonalwoche), ↑Atrioventrikularkanal. Bei der kompletten Form besteht Links-Rechts-Shunt, Dyspnoe, Minderentwicklung, später Zyanose. In 20 % mit dem ↑Down-Syndrom kombiniert. Die inkomplette Form hat einen großen, tiefsitzenden Septum-I-Defekt ohne Ventrikelseptumdefekt u. Schlitzbildung der Mitralis.

Canalis caroticus: das Felsenbein durchsetzender Kanal für A. carotis interna u. Plexus caroticus internus.

Canalis carpi ↑Karpaltunnel.

Canalis centralis: von Ependym ausgekleideter Kanal im Rückenmark; bei Erwachsenen teilweise obliteriert.

Canalis cervicis uteri: Hohlkanal des Halses der Gebärmutter.

Canalis condylaris: Kanal von der ↑Fossa condylaris zum Sulcus sinus sigmoidei; für V. emissaria condyloidea.

Canalis facialis: Kanal vom inneren Gehörgang durch das Schläfenbein zum ↑Foramen stylomastoideum; Inhalt u. a. N. facialis.

Canalis femoralis: Weg der Schenkelhernien vom ↑Anulus femoralis zum ↑Hiatus saphenus; als Kanal normalerweise nicht vorhanden.

Canalis hyaloideus: von Fasern markierter Kanal, welcher in der Fetalzeit u. noch einige Zeit nach der Geburt von der Sehnervenpapille durch den Glaskörper zum hinteren Pol der Linse zieht; beherbergt die A. hyaloidea bzw. deren Reste.

Canalis hypoglossi: die Pars lateralis des ↑Os occipitale durchsetzender Kanal für N. hypoglossus.

Canalis incisivus: vom vorderen Abschnitt des Bodens der Nasenhöhle seitl. der Crista nasalis paarig ausgehender Kanal, mündet hinter den oberen Schneidezähnen unpaar als Foramen incisivum; für Endast des N. nasopalatinus, Rest des ↑Jacobson-Organs.

Canalis infraorbitalis: an Unterfläche der Orbita verlaufender Kanal für N., A. u. V. infraorbitalis.

Canalis inguinalis: Leistenkanal; dorsoventral abgeplatteter Spaltraum in der vorderen Bauchwand oberhalb des ↑Ligamentum inguinale; Inhalt beim Mann Funiculus spermaticus, bei der Frau Ligamentum teres uteri.

Canalis mandibulae: Kanal im Ramus u. Corpus mandibulae; Inhalt N., A. u. V. alveolaris inferior.

Canalis musculotubarius: Knochenkanal von der Vorderwand der Paukenhöhle nach medial vorn unten zur Spitze des Felsenbeins; Inhalt Tuba auditiva (unten) u. M. tensor tympani (oben).

Canalis nasolacrimalis: Tränennasengang von ↑Fossa sacci lacrimalis zum ↑Meatus nasi inferior; enthält den Ductus nasolacrimalis.

Canalis neurentericus: durch Überwachsung des Urmundes u. a. bei den Säugetieren am hinteren Teil der Embryonen bestehende, zeitweilige Verbindung zwischen Nerven- u. Darmrohr.

Canalis neurentericus persistens: auf Bestehenbleiben von Resten der frühembryonalen Verbindung zwischen Dottersack (Darmanlage) u. Amnionhöhle werden (hypothet.) präsakrale Zysten u. behaarte Hautgrübchen (pilonidale Sinus) über dem Kreuzbein verantwortl. gemacht.

Canalis nutricius: Kanal in Röhrenknochen, durch welchen A. nutricia zieht.

Canalis obturatorius: vom Schambein u. der ↑Membrana obturatoria begrenzter Kanal am Oberrand des ↑Foramen obturatum; Inhalt N. obturatorius, A. u. V. obturatoria.

Canalis opticus: Kanal, welcher vom Schädelinneren nach vorn in die Orbita führt; Inhalt N. opticus u. a. ophthalmica.

Canalis palatinus major: vom Gaumenbein u. Oberkiefer gebildeter Kanal für A. palatina descendens u. N. palatinus major.

Canalis perforans: in Lamellenknochen (↑Knochenstruktur) vorhandene, Gefäße enthaltende Kanäle, welche die im ↑Osteon zentral verlaufenden Havers-Kanäle (Canalis centralis) miteinander verbinden. Abb. S. 312.

Canalis spiralis cochleae: spiralig gewundener Gang im Inneren der knöchernen Schnecke; etwa 3 cm lang, $2^1/_2$–$2^3/_4$ Windungen.

C

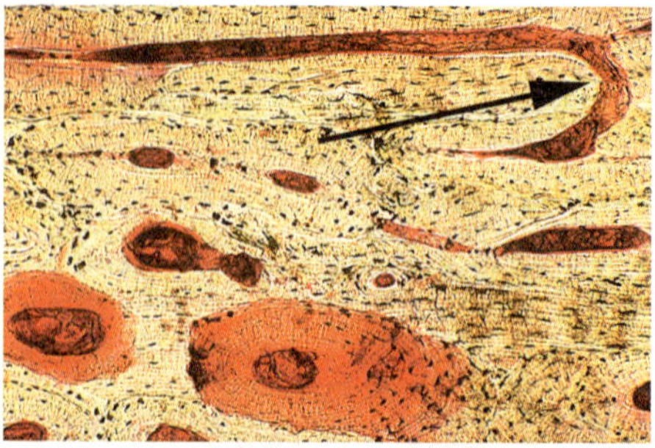

30

Canalis perforans. Knochenschliff, Fuchsin-Tränkung; von einem längsgetroffenen Havers-Kanal geht quer ein C. p. ab (Pfeil).

Canalis spiralis modioli: spiralig gewundener Gang im Inneren der Schneckenspindel; beherbergt das Ganglion spirale cochleae.

Canalis vertebralis: Wirbelkanal; Hohlraum im Inneren der Wirbelsäule, in welchem u. a. das Rückenmark liegt.

Canavan, Myrtelle M. (1879–1953), Ärztin, USA.

Canavan-Krankheit (nach Myrtelle M. C.) ↑Bogaert-Bertrand-Syndrom.

Cancer ⟨*engl*⟩ *m*: Krebs, Karzinom.

Cancer coagulative factor: Thromboplastin, das von Tumorzellen abgegeben wird u. damit die Fibrinogen-Fibrin-Umwandlung im Mikromilieu der Tumorzellen steuert. Evtl. wird die Metastasenbildung direkt o. indirekt (Gefäßversorgung) beeinflußt. ↑Thrombokinase.

Cancer pyreticus: eine mit Fieber einhergehende Tumorbildung.

Cancroid ⟨*lat + gr*⟩ *n* ↑Kankroid.

Cancrophobia ⟨*lat + gr*⟩ ↑Karzinophobie.

Cancrum oris ⟨*lat*⟩ *n*: Mundhöhlenkarzinom, vom Epithel der Mundschleimhaut o. Drüsenepithel der kleinen Speicheldrüsen ausgehende Karzinome, nach Häufigkeit verhornende u. nicht verhornende Plattenepithelkarzinome, adenoidzyst. Karzinome (früher „Zylindrome"), maligne Mukoepidermoidtumoren, Adenokarzinome. Metastasierung der Plattenepithelkarzinome überwiegend in die regionären Halslymphknoten, hämatogene Metastasen seltener (nicht bei Karzinomen der kleinen Speicheldrüsen).

Candicidin D: fungizid wirkendes Antibiotikum aus Streptomyces griseus 3570; stark wirksam gegen Candida albicans, geringer gegen Blastomyces, Monilia u. Sporotrichum.

Candida: Gattung der imperfekten Hefen. Med. wichtige Arten: C. albicans, C. stellatoides, C. tropicalis, C. kefyr (pseudotropicalis), C. parapsilosis, C. krusei, C. guillermondii, C. viawanathii, C. glabrata, C. famata.

Candida albicans: Soorpilz; wichtigste u. häufigste pathogene ↑Hefe; Erreger von Dermato-, Schleimhaut- u. Systemmykosen. C. a. gehört nicht zur physiol. Mikroflora des Menschen, auch wenn milde Befallsformen auf Schleimhäuten u. im Intestinaltrakt manchmal jahrelang andauern u. weitgehend symptomlos sind. C. a. kann in der parasit. Phase ↑Pseudomyzel u./o. echtes ↑Myzel bilden. ↑Candidose.

Candida-Endokarditis: klin. der bakteriellen Endokarditis ähnl. Gefahr von Embolien relativ groß. C. relativ häufig im Gefolge von hefekontaminierten Spritzen bei Süchtigen. Bes. gefährdet: Risikopatienten mit Kathetern.

Candida-Meningitis: meist durch ↑Candida albicans verursachte Meningitis. Kommt wahrscheinl. nur bei Pat. mit stark reduziertem Allgemeinzustand vor. Diagn.: durch Erregernachweis im Liquor.

Candida-Mykose ↑Candidose.

Candida-Sepsis: häufigste Erreger ↑Candida albicans, ferner Candida tropicalis. Meist fatal, häufig bei Tumorpatienten. Gefahr der C. bei Langzeittherapie mit antibakteriellen Breitbandantibiotika u. Kortikosteroiden. Alle Pat. mit C. haben Fieber u. oft reduzierte Nierenfunktion. Diagn. durch mikrosk. u. kulturellen Erregernachweis im Blut.

Candidiasis ↑Candidose.

Candidid: Allergie (meist ekzematöse Veränderungen) als Folge einer Sensibilisierung durch Zellwandbestandteile u./o. Zellinhaltsstoffe von Hefen der Gattung ↑Candida. (Kausalzusammenhang ist bisher nicht bewiesen).

Candidose: Candidiasis; Pilzerkrankung, Infektion mit ↑Candida. Nach Lokalisation u. Verlauf unterschieden. 1. Lokalinfektionen: a) Schleimhaut-Mykosen des Nasen-Rachen-Raums (weißl. Beläge), Soor, „Mundschwämmchen" der Säuglinge o. bei immungeschwächten Pat., bes. unter Ther. mit Zytostatika, Kortikoiden, Breitbandantibiotika. Übergreifen auf Zunge, Pharynx, Ösophagus. b) Genitalmykose, Soorkolpitis, -vulvovaginitis. c) Hautmykose, Intertrigo der Hautdublikaturen, bes. bei ↑Diabetes mellitus. 2. Allgemeininfektionen: meist Pneumonomykosen, ↑Lungenmykosen, ↑Candida-Endokarditis, ↑Candida-Meningitis, ↑Candida-Sepsis, ↑Arthritis. Abb.

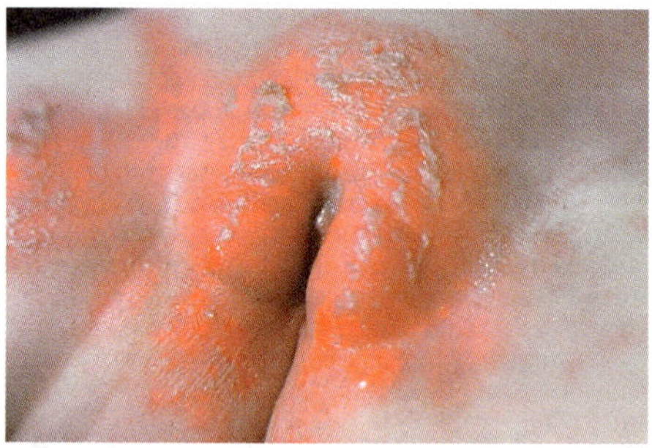

37

Candidose. Soorbedingte Windeldermatitis

Candidosis ↑Candidose.

Cane fever ⟨*engl*⟩: Zuckerrohrfieber; austral. Leptospirose mit progn. günstig verlaufender Meningitis serosa u. Myalgien. Ursache sind Verletzungen mit von Leptospiren enthaltendem, durch Rattenurin verschmutztem Zuckerrohr.

Caneotica: endem. auftretende Leishmaniase der Haut auf Kreta.

Canicolafieber ⟨*lat*⟩ ↑Kanikolafieber.

Caninus ⟨*lat*⟩ *m*: Dens caninus; ↑Eckzahn.

Canities ⟨*lat*⟩ *f*: graue Farbe, Ergrauen der Haare durch Pigmentschwund.

Canities circumscripta: weißfarbig nachwachsende Haare bei ↑Alopecia areata.

Canities praecox: fam. Weißwerden des Kopfhaares schon im Jugendalter.

Cannabinol ↑Cannabis indica.

Cannabis indica: ind. Hanf, zweihäusige Pflanze. Droge bilden die kurz vor der Samenreife geernteten Triebspitzen der weibl. Exemplare, enthält Cannabinoide, Hauptbestandteil, abhängig von biochem. Rassen, Δ^9-Tetrahydrocannabinol; psychotrope Eigenschaften. Triebspitzen der Pflanze als Rauschdroge (Marihuana, Ganja o. Kif) u. abgestreiftes Harz als Haschisch (ind. Bez. Charas) genutzt. Meist mit Tabak gemischt u. geraucht.

Cannabis sativa ↑Cannabis indica.

Cannon, Walter Bradford (1871–1945), amerik. Physiol., Boston.

Cannon-Böhm-Punkt (nach Walter B. C. u. Gottfried B.): Stelle an der Grenze zwischen mittlerem u. li. Drittel des Colon transversum; entspricht der embryonalen prim. Kolonflexur u. ist der Ort, an welchem die Blutgefäßversorgung, die Innervation u. die Peristaltik des Dickdarms wechseln.

Cannon-Davis-Syndrom (nach Walter B. C. u. William E. D.): mit Spasmen von Harnblase u. Rektum einhergehende funktionelle Dysmenorrhö.

Cannon-Syndrom (nach Walter B. C.): Teilphänomen des Adaptationssyndroms von Selye, reflektor. Adrenalinausschüttung mit Erhöhung des Sympathikotonus, Blutdruck- u. Blutzuckeranstieg bei plötzl. körperl. Anstrengung o. psych. Erregung, führt zur vorübergehenden Steigerung der Leistungsfähigkeit (Notfallsreaktion).

CANP: kalziumaktivierte neutrale Protease; ↑Calpaine.

Canthariden: ⟨*gr*⟩ *f Pl*: Cantharides; zu den Öl- u. Blasenkäfern gehörende ↑Coleoptera, sog. „Spanische Fliegen". Der getrocknete span. Käfer Lytta vesicatoria enthält das ↑Cantharidin.

Cantharidenpflaster ↑Cantharidin.

Cantharidin: Wirkstoff aus ↑Mylabris cichorii (Hexahydro-3a,7a-dimethyl-4,7-epoxyisobenzofuran-1,3-dion), entzündungserzeugende Substanz, Hyperämikum, seit der Antike auch zur Bereitung von ↑Aphrodisiaka u. äußerl. als Vesikans (Pflaster) in der Hautreiztherapie benutzt, jedoch evtl. gesundheitsschädigend (mögl. Verätzung des Magen-Darm-Kanals, Glomerulonephritis, Zystitis, Urethritis).

Canthoplastik ⟨*lat*⟩ *f*: operative Korrektur ästhet. entstellender u. funktionsbehindernder Veränderungen am inneren u. äußeren Augenwinkel.

Canthus ⟨*lat*⟩ *m*: Augenlidwinkel.

CAP: **1.** *Abk* für Katabolismusaktivatorprotein. ↑Protein, cAMP-bindendes. **2.** *Abk* für ↑Cap-Struktur. **3.** *Abk* für kalziumabhängige Protease. ↑Calpaine.

Cap-Bindungsproteine: *Abk* CBP; Proteine aus der Gruppe der eukaryont. ↑Initiationsfaktoren (IF-4E u. 4F) der ↑Proteinbiosynthese, die die Bindung eukaryont. ↑Messenger-RNA über ↑Cap-Struktur an das Ribosom vermitteln.

CAPD: *Abk* für engl. continuous ambulatory peritoneal dialysis. ↑Peritonealdialyse.

Capdepont, C. (1867–1917), frz. Zahnarzt.

Capdepont-Syndrom (nach C. C.) Stainton-Syndrom, Dentinogenesis imperfecta hereditaria; genet. Anomalie des Dentins mit brauner o. bläul. Verfärbung der Zähne u. schwacher Empfindlichkeit des Zahnbeins. Mit zunehmendem Alter starke Abkauung der Zahnoberfläche; oft verkürzte Wurzeln mit Hyperzementose. Unregelmäßige Begleitsymptome sind Knochenbrüchigkeit, Polydaktylie, Keratitis palmoplantaris. Erbgang autosomal dominant. Abb.

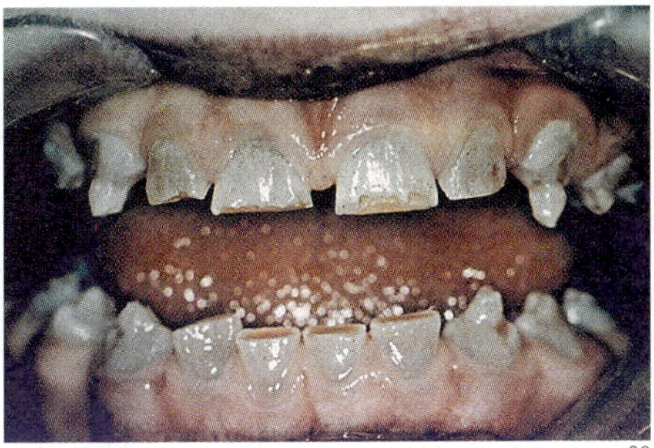

28

Capdepont-Syndrom. Frontzahnabrasionen, keilförmige Defekte der Seitenzähne

Capdepont-Zahndysplasie (nach C. C.) ↑Capdepont-Syndrom.

capillaris ⟨*lat*⟩ *Adj*: haarförmig, die Haare betreffend.

Capilli ⟨*lat*⟩ *m Pl*: Kopfhaare.

Capillus ⟨*lat*⟩ *m*: *Pl* Capilli; Kopfhaar.

Capistrum: Verbandsform bei Schädel- u. Gesichtsverletzungen. Die Bindenführung ist einer ↑Spica an den Extremitäten vergleichbar.

Capitulum ⟨*lat*⟩ *n*: Köpfchen; *Dim* zu ↑Caput.

Capitulum humeri: Oberarmköpfchen, äußerer Teil des Condylus humeri; artikuliert mit dem Radius in der ↑Articulatio humeroradialis.

Caplan, Anthony (1907–1976), brit. Arzt, Cardiff.

Caplan-Syndrom (nach Anthony C.): Silikoarthrose, Caplan-Colinet-Syndrom; häufig bei Grubenarbeitern vorkommende Rheumatoidarthritis u. extreme Lungenfibrose; neben polyarthrit. Beschwerden zunehmend Dyspnoe, Emphysembronchitis; im Röntgenbild zahlreiche umschriebene, symmetr. Verschattungen, teilweise Pneumokoniose. Bes. Reaktionsform von pulmonalen Rheumagranulomen bei Staubinhalation.

Capnocytophaga: gramnegatives, capnophiles Genus, kann Septikämie u. Endokarditis verursachen, normal in Oropharynx. C. canimorsus in Wundinfektionen nach Hundebissen.

Capping ⟨*engl*⟩: **1.** enzymkatalysierte posttranskriptionale Modifikation eukaryont. ↑Messenger-RNA, die am 5'-Ende zur Ausbildung der ↑Cap-Struktur führt (↑Cap-Bindungsproteine). **2.** Bindung spezif. Proteine o. exogener Agenzien an die Enden von Mikrofilamenten (↑Aktinfilamente) o. ↑Mikrotubuli, wodurch die Verlängerung dieser Strukturen blockiert wird. **3.** energieabhängig gebildete kappenförmige Aggregatstrukturen (cluster) an der Oberfläche von Lymphozyten im Verlauf immun. Prozesse, z. B. nach Kontakt mit Antikörpern o. Lektinen.

Capreomycin: aus Streptomyces capreolus gewonnenes Antibiotikum mit tuberkulostat. Wirkung. Anwendung nach vorheriger Resistenztestung der Tuberkelbakterien. Tox. Nebenwirkungen am Zentralnervensystem (VIII.) u. an der Niere mögl.

Caproylresorcin: lokal anwendbares Antimykotikum.

Capsaicin ↑ Capsicum-Arten.

Capsicum-Arten: Paprikaarten; heim. im trop. Amerika, heutige Anbauländer u. a. Ungarn, Beerenfrucht. Die Droge (Fructus Capsici) enthält scharfschmeckende Substanzen (u. a. Capsaicin). Steigert Magensaftsekretion, regt Darmperistaltik an u. erzeugt auf der Haut Hyperämie (Capsicumpflaster).

Cap-Struktur: im Ergebnis posttranskriptionaler Prozesse am 5'-Ende eukaryont. ↑ Messenger-RNA (mRNA) kovalent gebundenes 7-Methylguanosin, das dem Schutz der mRNA gegen Abbau durch 5'-Exonukleasen sowie der Bindung der mRNA an das Ribosom dient; ↑ Cap-Bindungsproteine, ↑ Proteinbiosynthese.

Capsula ⟨*lat*⟩ *f* Kapsel, Umhüllung eines Organs.

Capsula adiposa: Fettkapsel der Niere; liegt außerhalb der ↑ Capsula fibrosa.

Capsula amylacea: Stärkekapsel, ↑ Kapseln.

Capsula articularis: Gelenkkapsel, ↑ Articulatio.

Capsula externa: Markmasse zwischen ↑ Putamen u. ↑ Claustrum des Großhirns.

Capsula extrema: Markmasse zwischen ↑ Claustrum u. ↑ Insula des Großhirns.

Capsula fibrosa: Bindegewebekapsel der Niere.

Capsula gelatinosa ↑ Gelatinekapseln, ↑ Kapseln.

Capsula glomeruli: Kapsel um das Gefäßknäuel (Glomerulus), die mit diesem das Malpighi-Körperchen der Niere (↑ Corpusculum renale) bildet. ↑ Bowman-Kapsel.

Capsula interna: innere Kapsel; winkelig abgeknickte Markmasse medial vom ↑ Nucleus lentiformis mit Crus anterius, Genu u. Crus posterius. Durch sie ziehen wichtige ↑ Projektionssysteme.

Capsula lentis: homogene Kapsel der ↑ Linse des ↑ Auges aus Glykoprotein u. dünnen Kollagenfaserlamellen, Dicke der C. l. an der Linsenvorderfläche 10–20 μm, an der Linsenrückfläche 5 μm.

Captan: N-(Trichlormethylthio)-4-cyclohexen-1,2-dicarboximid; bienenunschädl. Fungizid gegen Schadpilze für Pflanzen. Gering tox. für Warmblüter. Anwendung bei Garten- u. Obstbau.

Captopril: Antihypertonikum, hemmt ↑ Angiotensin-converting-enzyme. Abb.

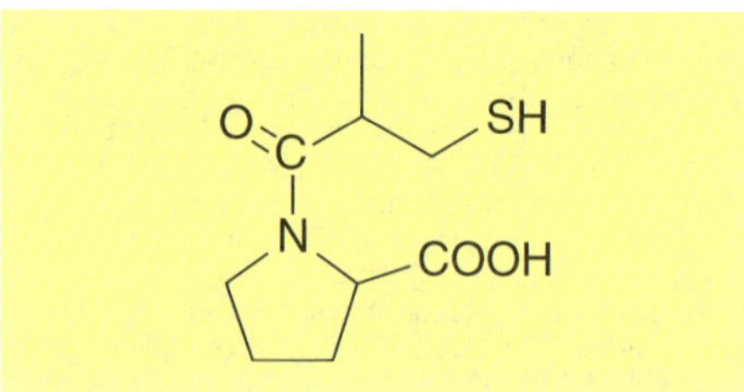

Captopril

Caput ⟨*lat*⟩ *n*: Kopf, Gelenkkopf; das verdickte, oft halbkugelige Gelenkende versch. Knochen, auch Kopf (Ursprungteil) eines Muskels o. Abschnitt eines Organs.

Caput breve: kurzer Kopf versch. Muskeln (z. B. M. biceps).

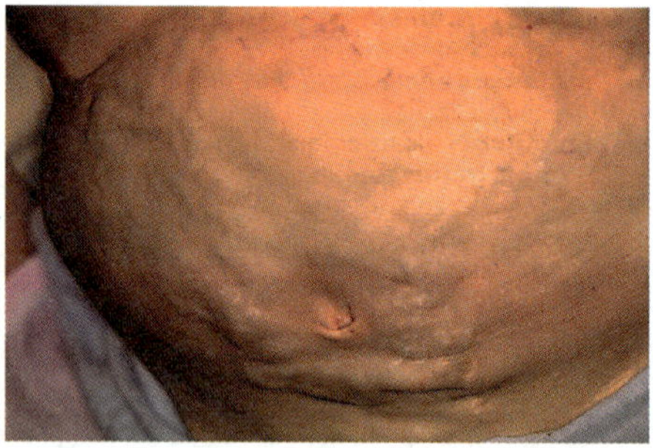

5

Caput medusae

Caput-Collum-Diaphysenwinkel: röntg. Maß für den Steilheitsgrad des Schenkelhalses; er nimmt im Kleinkindalter auf etwa 140° zu, um dann allmähl. auf Erwachsenenwerte (< 130°) abzusinken.

Caput costae: Rippenkopf, über den die Rippen gelenkig mit den Brustwirbelkörpern verbunden sind.

Caput epididymidis: Nebenhodenkopf; kranialer Teil des Nebenhodens.

Caput femoris: Kopf des Oberschenkelknochens u. der ↑ Articulatio coxae.

Caput fibulae: Caput fibulare; Kopf des Wadenbeins; proximales Ende der Fibula, in der ↑ Articulatio tibiofibularis mit der Tibia verbunden.

Caput galeatum: Geburt bei ausbleibendem ↑ Blasensprung, wobei die Eihäute o. Eihautteile den kindl. Kopf bedecken. Irreführende Bez. „Glückshaube“, da Erstickungsgefahr droht.

Caput humeri: Kopf des Oberarmknochens u. der ↑ Articulatio humeri.

Caput laterale: seitl. Ursprungsteil eines Muskels (z. B. M. gastrocnemius).

Caput longum: langer Kopf eines Muskels (z. B. M. biceps).

Caput mallei: kranial weisendes Kopfstück des Hammers im Mittelohr.

Caput mandibulae: Gelenkkopf des Unterkiefers am oberen Ende des ↑ Processus condylaris.

Caput mediale: medialer Ursprungsteil eines Muskels (z. B. M. gastrocnemius).

Caput medusae: erweiterte periumbilikale Hautvenen, die über eine „wiedereröffnete“ Umbilikalvene bei portaler Hypertension entstehen. Abb.

Caput membranaceum: Kautschukkopf: Schädel mit sehr dünnen, leicht eindrückbaren („Gummiball“) Belegknochen des Hirnschädels. Durch Störung der Osteoblastentätigkeit entstehen zahlreiche, nicht zusammenhängende Knocheninseln (röntg.: Lückenschädel). Oft gleichzeitig blaue Skleren (↑ Lobstein-Syndrom). In Kombination mit Pseudomikromelie (geheilte intrauterine Frakturen der Extremitäten) bei der letalen Form der Osteogenesis imperfecta (↑ Vrolik-Syndrom).

Caput metacarpale: distales Gelenkende eines Mittelhandknochens.

Caput metatarsale: distales Gelenkende eines Mittelfußknochens.

Caput nuclei caudati: Kopf des Schweifkerns der Basalganglien.

Caput obstipum ↑ Schiefhals.

Caput obstipum aquisitum: erworbener ↑Schiefhals; dermatogen durch Narben, desmogen durch narbigen Zug im Subkutangewebe, okulär durch einseitige Sehstörung, neurogen durch spast. o. schlaffe Parese eines der Kopfnickermuskeln.

Caput obstipum musculare: muskulärer Schiefhals durch einseitige Fibrosierung des M. sternocleidomastoideus infolge Durchblutungsstörung o. Trauma. Häufig nach Steißlage. In 80 % Restitutio ad integrum. Folge sonst Schädelasymmetrie u. kompensator. Skoliose.

Caput obstipum ossale: bei Fehlbildung der Halswirbelsäule.

Caput pancreatis: Pankreaskopf; legt sich von li. dem Duodenum an.

Caput profundum: tiefer Kopf eines Muskels (z. B. ↑Musculus flexor pollicis brevis).

Caput quadratum: frontale u. parietale Verdickung der Schädelkalotte bei Vitamin-D-Mangel im Kindesalter. ↑Rachitis.

Caput radii: Radiuskopf, proximales Gelenkende der Speiche; bildet mit seiner ausgehöhlten Endfläche die Gelenkpfanne der ↑Articulatio humeroradialis.

Caput stapedis: Kopf des Steigbügels im Mittelohr.

Caput succedaneum ↑Geburtsgeschwulst.

Caput superficiale: oberflächl. Ursprungsteil eines Muskels (z. B. ↑Musculus flexor pollicis brevis).

Caput tali: Kopf des Sprungbeins u. der ↑Articulatio talocalcaneonavicularis.

Caput ulnae: distales Ende der Elle.

Caput-ulnae-Syndrom: bei destruktiver Arthritis (u. a. ↑Rheumatoidarthritis) des distalen Radioulnargelenks u. Tenosynovialitis des M. extensor carpi ulnaris; schmerzhafte Behinderung der Pro- u. Supination sowie der Dorsalflexion. Usuren im Radius. Arrosion u. Ruptur von Fingerstrecksehnen.

Carabelli, Georg (1787–1842), österreich. Zahnarzt, Wien.

Carabelli-Höcker (nach Georg C.) ↑Tuberculum anomale.

Carate ⟨*ind + span*⟩ *f* ↑Treponematosen, nichtvenerische.

Carbachol: Carbaminsäureester mit cholinergen Wirkungen, langsamerer Abbau als Acetylcholin u. damit intensivere u. längere Pharmakon-Rezeptor-Wechselwirkung; geht nicht ins ZNS, an peripheren vegetativen Organen typ. cholinerge Wirkungen. Einsatz bei Darm- u. Blasenatonie sowie bei Glaukom.

Carbamate *n Pl*: Carbaminsäureester wie ↑Physostigmin, Pyridostigmin, ↑Carbaryl. Indirekt wirksame ↑Parasympathomimetika, Nutzung als Arzneimittel u. ↑Insektizide.

Carbamazepin: Antikonsulsivum, bes. gegen psychomotor. Epilepsie, außerdem bei Trigeminusneuralgie. Abb.

Carbaminocholin ↑Carbachol.

Carbaminohämoglobin: Derivat des ↑Hämoglobins, das aus der Reaktion von Kohlendioxid mit Aminogruppen des Globins hervorgeht. Die Bildung von C. ist im venösen Blut begünstigt, da Desoxihämoglobin mehr Kohlendioxid bindet als Oxyhämoglobin.

Carbaminosäuren: Carbamidsäuren; HOOC-CHR-NHCOOH, Zwischenprodukte bei Peptidsynthesen mit N-Karbonsäureanhydriden. C. treten in Plasmaproteinen u. v. a. im Hämoglobin nach Kohlendioxidbindung auf (↑Carbaminohämoglobin).

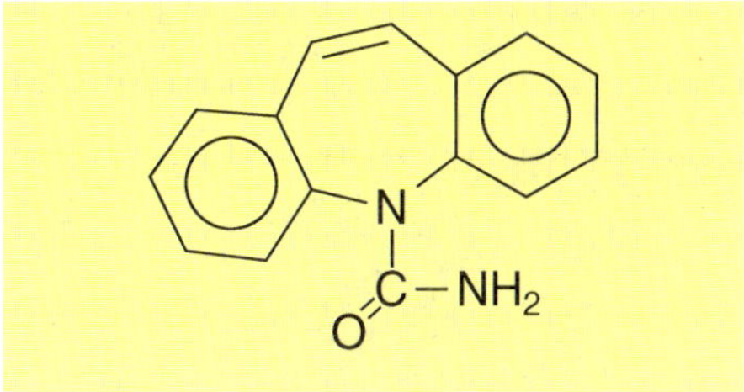

Carbamazepin

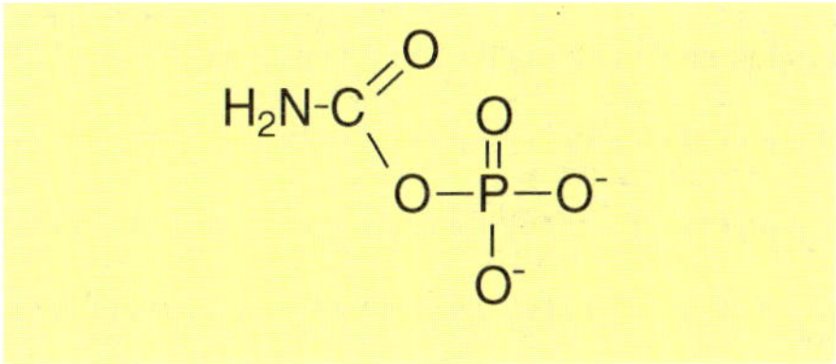

Carbam(o)ylphosphat

Carbaminoylcholin ↑Carbachol.

Carbaminsäurederivate ↑Carbachol.

Carbamylaspartat: Carbamoylaspartat; Zwischenprodukt bei der ↑Pyrimidinbiosynthese, entsteht unter der Katalyse der ↑Aspartattranscarbamylase aus Carbamylphosphat u. Asparaginsäure. Aus dem C. entsteht durch Ringschluß die Dihydroorotsäure.

Carbamylphosphat: Carbamoylphosphat; entsteht in einer irreversiblen Reaktion aus Ammoniak u. Bikarbonat unter Verbrauch von ATP bei der Harnstoffsynthese in der ↑Pyrimidinbiosynthese. ↑Harnstoffzyklus. Abb.

Carbamylphosphatsynthetase: Carbamoylphosphatsynthetase; Enzym, das die Bildung von ↑Carbamylphosphat aus Kohlendioxid, ATP u. Ammoniak katalysiert u. in zwei Isoformen vorkommt (C. I), mitochondriales Enzym des ↑Harnstoffzyklus; C. II, zytosol. Enzym der ↑Pyrimidinbiosynthese).

Carbamylphosphatsynthetasemangel: prim. ↑Hyperammonämie.

Carbaryl: Insektizid, hemmt ↑Acetylcholinesterase reversibel, ↑Carbamate.

Carbason: V-wertige Arsenverbindung, obsoletes Chemotherapeutikum gegen ↑Entamoeba histolytica.

Carbenicillin: halbsynthet. ↑Penicillin, säurestabil, breiteres Spektrum gegen gramnegative Bakterien im Vergleich mit Benzylpenicillin (sog. Antipseudomonas-Penicillin). Durch die Entwicklung der ↑Acylureidopenicilline hat C. erhebl. an Bedeutung verloren.

Carbidopa: Hydrazinopropionsäurederivat. Hemmer der ↑Dopa-Decarboxylase. Ther. zusammen mit Levodopa (↑Dihydroxyphenylalanin) angewendet zur Behandlung des Parkinson-Syndroms.

Carbimazol ↑Thyreostatika.

Carboanhydrase ⟨*lat + gr*⟩ *f*: zinkhaltiges Enzym der Erythrozyten, der Magenschleimhaut u. der Epithelzellen der Nierentubuli, das die Bildung von Kohlensäure aus Kohlendioxid u. Wasser katalysiert, spielt bedeutende Rolle beim Kohlendioxidtransport (↑Gastransport) sowie bei der Salzsäureproduktion in den Belegzellen der Magenschleimhaut u. bei der Sekretion von H^+-Ionen u. der Rückresorption von HCO_3^--Ionen im Tubulussystem der Niere (↑Säure-Basen-Haushalt).

Carboanhydrasehemmer: Pharmaka (z. B. Azetazolamid), die durch eine Hemmung der ↑Carboanhydrase zu einer vermehrten Bikarbonatausscheidung u. damit zu einer Diuresesteigerung führen ↑Diuretika; außerdem hemmen C. die Kammerwasserbildung u. die Sekretion von Pankreassaft; weitere Ind. deshalb ↑Glaukom u. ↑Pankreatitis.

Carboanhydrasehemmstoffe ↑Carboanhydrasehemmer.

Carbochromen: Carbocromen, Intensain; Koronardilatatans, soll O_2-Versorgung des Myokards bei ischäm. Herzkrankheit verbessern. ↑Vasodilatanzien.

Carbocistein: S-Carboxymethyl-l-cystein; ein ↑Sekretolytikum.

Carbohydrasen: ältere Bez. für ↑Glykosidasen.

Carbo medicinalis: ⟨*lat*⟩ *m*: med. Kohle, Kohlegranulat, Kohletabletten, Aktivkohle, Kohlekompretten; unspezif. Antidot aus hochgereinigter u. sehr poröser Kohle zur Adsorption von Giften u. Bakterientoxinen im Magen-Darm-Kanal; schwarzes, geruch- u. geschmackloses Pulver, das wegen seiner großen Oberfläche (etwa 200 m^2/g) ein ausgezeichnetes ↑Adsorbens ist; kann bei Intoxikationen der Magenspülflüssigkeit zugesetzt werden u. ist bei Diarrhö u. Dysenterie anwendbar, um Bakterientoxine zu binden. Da die Adsorption ein reversibles dynam. Gleichgewicht darstellt, muß beladene C. m. durch Laxanzien aktiv aus dem Darm entfernt werden (auch hoher Einlauf). C. m. ist in gut verschlossenen Gefäßen aufzubewahren, um eine Inaktivierung zu vermeiden.

Carbomycin: Makrolid-Antibiotikum (Erythromycingruppe), 1952 aus Streptomyces halstedii isoliert, begrenzter Wirkungsbereich gegen grampositive Keime. Relative Wirkungsintensitäten im Vergleich zum ↑Erythromycin 0,02–0,25.

Carbonisatio ⟨*lat*⟩ *f*: Karbonisation, Verkohlung, z. B. durch ↑Verbrennung 4. Grades.

Carbonylgruppe: funktionelle Gruppe C=O in organ. Verbindungen. Da der Schwerpunkt der Elektronenladung zum O-Atom verschoben ist, kann dieses von pos. Reaktionspartnern angegriffen werden. Auf diese Weise ist die C. häufig an Wasserstoffbrückenbeziehungen (↑Bindung, chemische) beteiligt.

Carboplatin: synthet. antineoplastische ↑Substanz außerhalb der konventionellen Stoffklassen, Derivat des Diaminodichlorplatins (↑Cisplatin), geringere Nephrotoxizität.

Carbopol: Carboxyvinylpolymer im wesentl. aus Polyacrylsäure (↑Acrylate) bestehend, anion. Polyelektrolyt, bildet im alkal. Milieu einen ↑Schleim, auch zum Verdicken von ↑Glycerol u. ↑Äthylenglykol verwendet.

Carboxyhämoglobin: Kohlenmonoxidhämoglobin, CO-Hämoglobin; ↑Hämoglobin.

Carboxylase: ältere Bez. für ↑Pyruvatcarboxylase.

Carboxylatzement: Polyacrylatzement; durch Vermischen von ZnO-Pulver mit einer wäßrigen Lösung von Polyacrylsäure entsteht eine feste Verbindung, die zur Fixation von Kronen u. Brücken u. für Unterfüllungen verwendet wird.

Carboxylesterasen: Untergruppen der ↑Esterasen, die Karbonsäureester spalten. Zu den C. zählen u. a. die ↑Lipasen u. die ↑Cholinesterasen.

Carboxylgruppe: funktionelle Gruppe –COOH. Formel als Kombination der ↑Carbonylgruppe u. der Hydroxygruppe aufzufassen, ergibt wegen der Konjugation der Doppelbindung (↑Konjugationsreaktionen) mit den nicht gebundenen Elektronen des OH-Sauerstoffatoms eine qualitativ unterschiedl. funktionelle Gruppe mit azidem H-Atom. ↑Karbonsäuren.

Carboxylierung: Reaktion des Intermediärstoffwechsels, bei der Kohlendioxid auf organ. Verbindungen übertragen wird (Pyruvatcarboxylase, ↑Fettsäurenbiosynthese, ↑Purinbiosynthese). Die biol. wichtigste C. ist die Kohlendioxidfixierung in der Photosynthese der grünen Pflanzen.

Carboxymethylzellulose: Laxans, Wirkung durch Quellung, die Volumenreiz auf den Darm ausübt.

Carboxypeptidasen: Gruppe der Exopeptidasen, die Peptide u. Proteine vom C-Terminus her schrittweise abbauen. Häufig weisen die C. auch esterolyt. Aktivitäten auf. Ihr Wirkungsmechanismus u. ihre Funktionen sind unterschiedl. Die zinkhaltigen C. A. u. C. B. aus dem Pankreas sind an der ↑Eiweißverdauung im Dünndarm beteiligt. Sie werden als inaktive Procarboxypeptidasen sezerniert u. durch Trypsin aktiviert.

Carbromal: Sedativum u. mildes ↑Hypnotikum (↑Ureide).

Carbutamid: ein ↑Sulfonylharnstoff, der als orales ↑Antidiabetikum eingesetzt wird.

carcino- *Präfix*: den Krebs betreffend. ↑kanzero-, ↑karzino-.

Carcinoma ⟨*gr*⟩ *n* ↑Karzinom.

Carcinoma associated antigen 15–3 ⟨*engl*⟩ ↑CA 15-3.

Carcinoma cholangiocellulare: von den Gallengangepithelien abgeleitetes prim. Leberkarzinom, das histol. einem stromareichen Adenokarzinom entspricht. Unilokulär o. multilokulär auftretend, im Ggs. zum ↑Carcinoma hepatocellulare meist ohne vorbestehende Leberzirrhose. ↑Leberkarzinom.

Carcinoma cuniculatum: kaninchenbauähnl. niedrigmalignes Karzinom der Haut bes. an den Füßen älterer Menschen.

Carcinoma hepatocellulare: von den Leberepithelien abgeleitetes prim. Leberkarzinom, das histol. einen trabekulären, azinären o. anaplast. Bau aufweist. Unilokulär o. multilokulär, oft auf dem Boden einer Leberzirrhose auftretend. Bei Gallenbildung durch die Tumorzellen Grünfärbung o. Tumorknoten. ↑Carcinoma cholangiocellulare, ↑Leberkarzinom.

Carcinoma in situ: Oberflächenkarzinom, präinvasives Karzinom; hochgradig atyp. Epithel an Schleimhäuten u. Haut; Karzinom hat die Basalmembran noch nicht durchbrochen (Ggs. zum ↑Early cancer.). Bes. bedeutsam an Portio uteri: an Mitosen reiches Plattenepithel der Portio (schwere Dysplasie), das zwar im Bereich von Erosionsdrüsen o. ortsständigen Zervixdrüsen vordringen kann, ein infiltrativ-destruktives Einwachsen in das Stroma aber vermissen läßt. Geht in einem nicht unbedeutenden Prozentsatz ohne Ther. in ein echtes Karzinom über. Wichtig: Frühdiagnose durch Kolposkopie, Vaginalzytologie u. Histol., Beseitigung durch ↑Konisation, ↑Präkanzerose.

Carcinoma spinocelluare ↑Plattenepithelkarzinom.

Carcinosarcoma ⟨*gr*⟩ *n* ↑Karzinosarkom.

Carcinosis ⟨*gr*⟩ *f*: Karzinose; diffuse Aussaat von Krebsabsiedlungen bes. auf serösen Häuten (C. pleurae, peritoneale Karzinose), ↑Metastase.

Carcinosis peritonei: Absiedlung von Gewächszellen (Metastasenbildung) im parietalen u. viszeralen Peritoneum. Häufig hämorrhag. Aszites. Bei gleichzeitiger entzündl. Reaktion mit Fibrinausscheidung auch Peritonitis carcinomatosa. C. p. v. a. bei Karzinomen des Magens (Szirrhus), des Ovar, der Gallenwege u. des Pankreas, aber auch der Mamma. Gelegentl. kein Primärtumor nachweisbar.

Cardarelli-Syndrom ↑Riga-Fede-Syndrom.

Cardenolide: Naturprodukte mit chem. Struktur u. Wirkung von ↑Herzglykosiden.

Cardia ⟨*gr*⟩ *f*: **1.** Herz. **2.** Mageneingang.

Cardiaca remedia ⟨*gr*⟩ *n Pl* ↑Kardiotonika.

Cardiac arrest ⟨*engl*⟩ ↑Herzstillstand.

Cardiac index ⟨*engl*⟩ *m*: *Abk* CI; ↑Herzindex.

Cardiadrüsen: Drüsen im Bereich der Cardia des Magens. ↑Glandulae cardiacae.

Cardiazol *n*: ↑Pentetrazol, Krampfgift, obsoletes Analeptikum.

Cardiopathia chagasia ↑Trypanosomiasis, ↑Chagas-Krankheit.

Cardiovirus: Virusgattung der Fam. ↑Picornaviridae. Der Name ist abgeleitet von dem hauptsächl. eine Myokarditis verursachenden, humanpathogenen ↑Enzephalomyokarditisvirus. Vorkommen bei Menschen, Mäusen, Ratten, Schweinen, Vögeln u. Insekten.

Carey-Coombs-Geräusch: funktionelles frühdiastol. ↑Herzgeräusch infolge relativer Mitralklappenstenose.

Carhart-Mulde: Verschlechterung der Knochenleitung um 2 000 Hz mit Absinken der Knochenleitungskurve im Audiogramm bei Wegfall der osteotympanalen Komponente der Knochenleitung; z. B. ↑Otosklerose im ovalen Fenster. ↑Audiometrie, ↑Hörsenke.

Carica papaya ⟨*lat*⟩ *f*: Melonenbaum; Fam. Caricaceae, heim. im trop. Amerika, unreife Früchte enthalten Milchsaft mit Proteasen, u. a. Papain. Verwendung zur peroralen Substitutionstherapie, bei Dyspepsie, als Anthelminthikum, äußerl. bei Nekrosen, Exzemen u. Dekubitalgeschwüren.

Caries ⟨*lat*⟩ *f* ↑Karies.

Caries decline ⟨*engl*⟩: in mehreren entwickelten Industriestaaten beobachteter spontaner Rückgang des Kariesbefalls bei Kindern. Erklärt mit hohem Marktanteil fluoridhaltiger Zahnpasten, hohem Gesundheitswissen u. -verhalten, Zugänglichkeit des zahnärztl. Betreuungssystems.

Carina ⟨*lat*⟩ *f*: Kiel, Vorsprung; z. B. Carina tracheae.

Carina tracheae: Vorsprung an der Gabelung zwischen den Anfängen beider Hauptbronchien; mit dem Bronchoskop sichtbar zu machen.

Carina urethralis vaginae: Erhebung an der äußeren Harnröhrenmündung der Frau; entspricht dem kaudalen Ende der ↑Columna rugarum anterior.

Carindacillin: Carindapen, oral resorbierbares, säurestabiles ↑Penicillin; v. a. gegen Harnwegsinfektionen, hoher Urinspiegel.

Carlens, Erik, zeitgen. Otol., Stockholm.

Carlens-Tubus (nach Erik C.): Doppellumentubus zur linksseitigen endobrochialen Intubation, der eine getrennte Beatmung beider Lungenflügel ermöglicht. Erforderl. für Narkose bei spez. Lungenoperationen u. starken Blutungen aus dem Bronchialsystem. Abb.

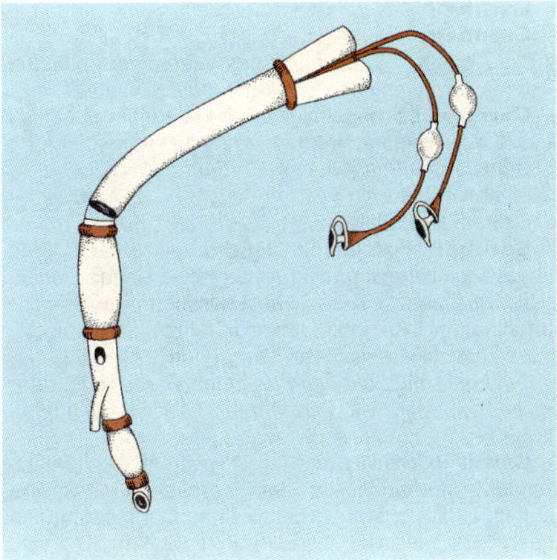

Carlens-Tubus

Carmellose: Carboxymethylzellulose. Quellmittel, Verwendung als Laxans.

Carminativa ⟨*lat*⟩ *n Pl* ↑Karminativa.

Carminomycin: antineoplast. Antibiotikum, wird in die ↑Desoxyribonukleinsäure durch ↑Interkalation eingebaut.

Carmustin: Nitrosoharnstoffderivat, ↑Zytostatikum aus der Gruppe der ↑Alkylanzien. Antineoplast. Wirkung nach Aktivierung beruht auf der Bildung von Alkylkarboniumionen. Andere Nitrosoharnstoffverbindungen: Lomustin, Semustin. Anwendung: Hirntumore, Hodgkin-Lymphom.

Carnegie-Stadien: Klassifizierung menschl. Embryonen zur Bestimmung des Entwicklungsstands, beschreibt 23 Stadien bis zum 56. Entwicklungstag.

Carnitin: Carrier für Acylreste durch die innere Mitochondrienmembran, die für alle Acyl-CoA-Verbindungen (↑Acyl-CoA) u. für langkettige Fettsäuren undurchlässig ist. Grundlage ist die von der Carnitin-Palmitoyl-Transferase katalysierte reversible Umesterung zwischen Acyl-CoA u. C., die im Zytosol u. in den Mitochondrien ablaufen kann (↑Acylcarnitin, ↑Acetylcarnitin).

Carnitinmangel: Ätiol. u. klin. Erscheinungsbild des C. ist vielgestaltig. **Prim., genet. bedingter C.**: Dazu zählen myopath. C. (Carnitingehalt der Skelettmuskulatur, selten des Herzmuskels erniedrigt) u. system. C. (allg. C. im Organismus, wobei zwischen dem mit Enzephalopathie u. dem mit Kardiomyopathie als Leitsymptom unterschieden wird). Ursache sind Störungen der Oxidation u. Peroxidation in Mitochondrien u. Peroxisomen, wodurch sie langkettige Fettsäuren intrazellular anlaufen. In den Muskelzellen reichl. Lipide u. Lipofuszin, in den Leberzellen vermehrt Peroxisomen mit reduzierter Betaoxidation der langkettigen Fettsäuren. **Sek. C.**: Hierher gehören C. als Folge angeborener Stoffwechselstörungen (Störungen der mitochondrialen Funktion o. Defekte des Metabolismus bzw. Katabolismus organ. Säuren) u. C. als Folge erworbener Krankheiten (verminderte Synthese o. gesteigerter Bedarf an Carnitin). Die meisten Carnitinmangelsyndrome sind mit L-Carnitin therapierbar.

Carnivor ⟨*lat*⟩ *m*: Fleischfresser.

Carnosin ⟨*lat*⟩ *n*: Dipeptid aus ↑Histidin u. Betaalanin. Vermutl. ↑Transmitter der Neurone des olfaktor. Systems. Vorkommen in Muskulatur der Säugetiere.

Carnoy-Lösung: Reagens zur Fixierung von hämat. u. embryol. Präparaten sowie Gewebekulturen, bestehend aus absolutem Äthanol, Chloroform u. Eisessig im Volumenverhältnis 6 : 3 : 1.

Caro ⟨*lat*⟩ *f*: Fleisch.

Caroben: Bockshörndl; Früchte (getrocknete, reife Hülse) des Johannisbrotbaums (Ceratonia siliqua); Johannisbrotkernmehl (Carubin), im Endosperm des Samens enthalten, reich an Galaktomannan, wird – auch im gerösteten Zustand – bei Diäternährung (Säugling) eingesetzt; in der Lebensmittelindustrie als Emulgator u. Stabilisator (Speiseeis, Weichkäse, Backwaren), ferner als Binde- u. Dickungsmittel sowie geröstet als Kaffeeersatz.

Caroli-Erkrankung: Caroli-Syndrom; zyst. Dilatation der intrahepat. Gallengänge, verbunden mit Gallensteinen, Cholangitis u. Leberabszessen. Zysten auch in anderen Organen wie Niere, Pankreas u. Milz. Tod vielfach durch Septikopyämie.

Caro luxurians überschießende ↑Granulationsgewebe, umgangssprachl. auch „wildes Fleisch".

Carotine ⟨*gr*⟩ *n Pl*: zu den ↑Carotinoiden gehörig; je nach der Art des endständigen Jonon-Rings (↑Jonon) unterscheidet man Alpha-, Beta- u. Gammacarotine; Provitamine A. Das ↑Vitamin A entsteht durch eine in der Molekülmitte stattfindende Spaltung mittels Dioxygenase (Bildung von zwei Aldehydmolekülen, ↑Retinal) u. anschließende Reduktion zum Alkohol (NAD-abhängig); Orte: Darm u. Leber; C. sind wichtige hoch ungesättigte Vertreter aus der Gruppe der pflanzl. u. mikrobiellen Carotinoide von gelbl. Farbe, in grünen Pflanzen, in Karotten, Hagebutten, Tomaten, Palmöl usw. sowie sek. in tier. Organen u. Produkten (Niere, Leber, Milz, Butter, Milch, Blutserum) auftretend; Nachweis mit der Carr-Price-Reaktion, die auf alle Carotinoide anspricht; in der Lebensmittelindustrie zur Färbung u. mittelbaren Vitamin-A-Anreicherung benutzt (Butter, Margarine).

Carotinoide ⟨*gr*⟩ *n Pl*: Polymerisationsprodukte des ↑Isoprens; meist pflanzl. Herkunft; die C. sind infolge mehrerer konjugierter Doppelbindungen farbig u. fungieren als Chromophore. Zu ihnen gehören ↑Carotine, der Tomatenfarbstoff Lycopin, das mit dem Chlorophyll gemeinsam vorkommende, gelbgefärbte Xanthophyll u. der Farbstoff des Maises, das Zeaxanthin. Strukturelle Beziehungen zu den C. haben die ↑Terpene, der Kautschuk, das Squalen u. das Phytol, die formal ebenfalls als (z. T.) hydrierte Isoprenderivate aufgefaßt werden können.

Carotis ⟨*gr*⟩ *f*: Karotis; Kurzw. für ↑Arteria carotis communis.

Carotisknötchen ↑Glomus caroticum.

Carotis-Sinus-cavernosus-Fistel: traumat. entstandene Fistel zwischen A. carotis interna u. dem Sinus cavernosus, meist nach Schädelbasisfrakturen. Folgen sind pulsierender Exophthalmus mit Erblindungsgefahr, starke Belästigung durch das Strömungsgeräusch u. Herzbelastung.

Carpaltunnelsyndrom ↑Karpaltunnelsyndrom.

Carpenter, Georg (1859–1910), brit. Päd., London.

Carpenter, William B. (1813–1885), brit. Physiol., London.

Carpenter-Effekt (nach William B. C.) ↑Ideomotorik.

Carpenter-Syndrom (nach Georg C.) ↑Apert-Syndrom.

Carpus ⟨*lat*⟩ *m*: Handwurzel.

Carrageen: Schleimdroge; tierexperimentell bei Rattenpfotenödem eingesetzt durch Injektion zur Testung antiphlogist. Pharmaka.

Carraro-Syndrom: seltene genet. bedingte angeborene beidseitige Taubheit (o. Taubstummheit) u. ein- o. doppelseitige Hypo- bzw. Aplasie der Tibia. Beteiligung des 1. Mittelfußknochens führt zur Pseudobrachydaktylie der Großzehe. Intelligenzentwicklung normal.

Carrel, Alexis (1873–1944), Chir., Lyon, New York. 1912 Nobelpreis für Med./Physiol. „in Anerkennung seiner Arbeit über die Gefäßnaht u. die Transplantation von Gefäßen u. Organen".

Carrel-Flaschen (nach Alexis C.) ↑Kulturflaschen.

Carrel-Stich-Gefäßnaht (nach Alexis C.): Form einer evertierenden Gefäßnaht. Hatte in der Zeit vor Einführung der ↑Antikoagulanzien bes. Bedeutung.

Carrier ⟨*engl*⟩ *m* ↑Carrierproteine.

Carrier free ↑trägerfrei.

Carrierkultur: Trägerkultur; Kulturtechnik für adhärente Zellen, bei denen die zur Verfügung stehende Oberfläche durch Kugeln o. ä. Partikel aus zellfremden Material vergrößert wird. Auch für Zellkultur mit persistierender Virusinfektion, die nur einen geringen Prozentsatz der Zellpopulation erfaßt, gebraucht.

Carriermechanismus ↑Carriertransport.

Carrierproteine: Integrale Zellmembranproteine, die dem passiven o. aktiven ↑Carriertransport von Substanzen dienen.

Carriertransport: Stofftransport durch biol. Membranen, wobei ein in der Membran enthaltenes Carrierprotein mit einer Substanz einen Komplex bilden u. diese mittels Konformationsänderung durch die Membran transportieren kann. Mittels C. können hydrophile Verbindungen, für die reine Lipidmembranen nur eine sehr geringe ↑Permeabilität besitzen, selektiv durch die Membran getragen werden.

Carrión, Dan A. (1850–1885). peruan. Student, der an den Folgen einer Impfung (Selbstversuch) mit Verruga peruana (↑Bartonellose) starb.

Carrión-Krankheit (nach Dan A. C.): Carrión disease, Oroyafieber, ↑Bartonellose.

Carr-Price-Reaktion: eine nach den Urhebern benannte, heute in mehrfacher Richtung abgewandelte, unspezif. Reaktion zum qualitativen u. quantitativen Nachweis von Vitamin A u. Carotinoiden (Blaufärbung) u. Vitamin D (orangegelbe Färbung). Das entspr. vorbehandelte Untersuchungsmaterial wird mit in Chloroform gelöstem Antimontrichlorid behandelt; Ermittlung der Farbintensität im ultravioletten Licht.

Carteolol: ein ↑Betarezeptorenblocker.

Carter-Robbins-Test: Test zur Unterscheidung zwischen Diabetes insipidus centralis u. Diabetes insipidus renalis. Durch der Körpermasse angepaßte Zufuhr von Wasser u. 2,5 % Kochsalzlösung wird bei Pat. mit Diabetes insipidus die Ausscheidungs- u. Konzentrationsfähigkeit der Nieren gemessen. Nach Zufuhr des fehlenden ADH (5 E Pitressin) ist bei Pat. mit zentralem Diabetes insipidus eine Verminderung der Harnmenge u. Zunahme der Konzentration zu beobachten, die bei renalem Diabetes insipidus ausbleibt.

Cartilagines alares minores: kleine Flügelknorpel im hinteren Abschnitt des Nasenflügels.

Cartilagines laryngeales: Kehlkopfmuskeln.

Cartilagines nasales accessoriae: meist drei zusätzl. kleine Nasenknorpel im hinteren Abschnitt des Nasenflügels.

Cartilagines tracheales: Luftröhrenknorpel; 16–20 hufeisenförmig gestaltete, nach hinten offene Knorpelspangen, welche der Luftröhrenwandung elast. Stabilität verleihen.

cartilagineus ⟨*lat*⟩ *Adj*: knorpelig.

Cartilago ⟨*lat*⟩ *f*: *Pl* Cartilagines; Knorpel, Knorpelgewebe.

Cartilago alaris major: großer Flügelknorpel an der Nasenspitze; umgreift mit 2 Schenkeln den vorderen Teil der Nasenöffnung.

Cartilago articularis: Gelenkknorpel; hyalines Knorpelgewebe, welches die Gelenkflächen der Knochen überzieht.

Cartilago arytenoidea: Gießbecken- o. Stellknorpel; paarige Kehlkopfknorpel, dessen breite Basis mit dem oberen Rande der Ringknorpelplatte gelenkig verbunden ist. Muskeln setzen an ihm an u. verstellen bei ihrer Kontraktion das sich an der C. a. anheftende Stimmband.

Cartilago auricularis: elast. Knorpelplatte als Grundgerüst der Ohrmuschel.

Cartilago corniculata: Santorini-Knorpel; kleines Knorpelstückchen, in einer Schleimhautfalte (↑Plicae aryepiglotticae) an der Seitenwand des Kehlkopfeingangs gelegen; ruft das ↑Tuberculum corniculatum Santorini hervor.

Cartilago cricoidea: Ringknorpel des Kehlkopfs; besteht aus ventralem Arcus u. dorsaler Ringknorpelplatte, Lamina cartilaginis cricoideae.

Cartilago cuneiformis: Wrisberg-Knorpel; lateral der Cartilago corniculata in der Plica aryepiglottica gelegener Knorpel; bedingt das Tuberculum cuneiforme.

Cartilago elastica: elast. Knorpel; ↑Knorpelgewebe.

Cartilago epiglottica: Kehldeckelknorpel; knorpelige Grundlage der ↑Epiglottis.

Cartilago fibrosa: Faserknorpel; ↑Knorpelgewebe.

Cartilago hyalina: hyaliner Knorpe; ↑Knorpelgewebe.

Cartilago nasi lateralis: seitl. Nasenknorpel am Nasenrücken oberhalb der Cartilago alaris major.

Cartilago septi nasi: Knorpel im vorderen Teil der Nasenscheidewand.

Cartilago thyroidea: Schildknorpel; größter Kehlkopfknorpel. Besteht aus 2 Seitenplatten sowie Cornu superius u. Cornu inferius, welche sich gelenkig mit dem Rippenknorpel verbinden. ↑Larynx.

Cartilago triticea: Weizenkornknorpel; liegt zwischen Zungenbein u. Schildknorpel im Ligamentum thyreohyoideum.

Cartilago tubae auditoriae: Ohrtrompetenknorpel, unvollständig knorpelige Wandung der Pars cartilaginea der Ohrtrompete. Die C. t. a. hat die Gestalt einer nach lateral u. unten offenen Rinne u. ist elast. Knorpel.

Cartilago vomeronasalis: dünner, schmaler Knorpel hinter der Spina nasalis anterior; steht in Beziehung zum ↑Jacobson-Organ.

Cartwright-Blutgruppe: Blutgruppenantigene an menschl. Erythrozyten, Symbol Yt. Anti-Yt^a u. -Yt^b wurden nach Transfusionen beobachtet.

Carum carvi ⟨*gr*⟩ *n*: Kümmel, Carvi fructus; enthält ätherische ↑Öle, Hauptkomponente Carvon; Anwendung als blähungstreibendes Mittel (↑Karminativa), Gewürz.

Caruncula lacrimalis ⟨*lat*⟩ *f*: Tränenwärzchen; kleine Erhebung der Bindehaut im inneren Augenwinkel.

Caruncula sublingualis: Schleimhauterhebung am Mundboden unterhalb der Zunge, an welcher ↑Ductus sublingualis major u. ↑Ductus submandibularis ausmünden.

Carvallo-Lortat-Syndrom: durch eine gleitende Hiatushernie bedingter poststernaler Schmerz u. spritzendes Erbrechen nach dem Essen.

Carvedilol: ein ↑Betarezeptorenblocker.

Carving ⟨*engl*⟩: Konturierung der frischen ↑Amalgamfüllung durch schabende Bearbeitung.

Casal-Halsband: kragenförmige Hautveränderungen am Hals bei ↑Pellagra.

Casein ⟨*lat*⟩ *n*: uneinheitl. Gruppe kalziumbindender ↑Milchproteine. Den Hauptanteil machen die genet. Varianten Alpha-S1-, Beta- u. Kappacasein aus. Chem. handelt es sich um phosphathaltige ↑Glykoproteine. Ihre Funktion, bes. die des Kappacaseins, besteht in einer Schutzkolloidwirkung in der Milch, die während der ↑Milchgerinnung verlorengeht. C. gerinnt nicht beim Erhitzen, fällt beim schwachen Ansäuern jedoch aus. Durch Magen- u. Pankreasproteasen ist C. leicht spaltbar. Mit Labenzym (Rennin) erfolgt Gerinnung von C. (Dicklegung der Milch zur Käsezubereitung) unter Bildung des sog. ↑Paracaseins. Es handelt sich dabei um eine partielle Proteolyse.

Cäsium ⟨*lat*⟩ *n*: chem. Symbol Cs; Ordnungszahl 55; relative Atommasse 132,9; Alkalimetall; Nutzung in der Strahlentherapie.

Casomorphine ⟨*lat* + *gr*⟩ *Pl*: Exorphine; durch enzymat. Spaltung aus dem Betacasein der Milch isolierbare Peptide mit opiatähnlichen Wirkungen.

Casoni, Tomaso (1880–1933), ital. Arzt.

Casoni-Test (nach Tomaso C.): Intrakutantest bei Verdacht auf Echinococcus-Infektion. Mängel bezügl. Spezifität u. Sensitivität.

Casper, Leopold (1859–1959), Urol., Berlin, New York. Durch C. techn. Verbesserungen am Nitze-Zystoskop zur Erleichterung der Harnleiterkatheterung (Katheterschieber, 1895).

Casper-Katheter (nach Leopold C.): Weichgummikatheter mit vier Flügeln am blasenwärtigen Ende, heute weitgehend verdrängt durch Ballonkatheter.

Cassava-Poisoning: Vergiftung durch süße (Manihot aipi) u. bittere Cassava (Manihot utilissima). Wurzelknollen der Cassava-Pflanze wichtiges Nahrungsmittel, enthalten Glykosid Phaseolutanin, aus dem Blausäure abgespalten wird. Vergiftungserscheinungen wie bei Blausäurevergiftung, Ther. kommt meist zu spät.

Cassen, Benedict, zeitgen. amerik. Physiker, Los Angeles, Erfinder des ↑Scanners (1951).

Cassia-Arten: Cassia senna u. Cassia angustifolia, Fam. Caesalpiniaceae, Vorkommen in Nordafrika u. Indien; liefern Sennesblätter u. Sennesfrüchte (Fructus Sennae) u. enthalten Anthrachinonglykoside (Sennoside). Anwendung z. B. in Aufgüssen als Abführmittel (Laxans).

Cassirer, Richard (1868–1925), dt. Neurol., Berlin.

Cassirer-Syndrom (nach Richard C.): Akroasphyxie-Syndrom. Mit Akrozyanose einhergehende vasomotor.-troph. Fehlregulation auf konstitutioneller Grundlage, bes. im Bereich der Hände u. Unterarme. Die Akren sind feucht u. kühl. Ungebräuchl.

Castaneda-Färbung: Spezialfärbung zur Darstellung von ↑Rickettsia u. ↑Chlamydiaceae; diese erscheinen blau auf rotem Grund.

Castellani, Sir Aldo (1878–1971), Bakteriologe, Serol., Tropenarzt, Florenz, Ceylon, Rom. Entdecker des Frambösieerregers, Treponema pertenue u. des Trypanosoma gambiense.

Castellani-Absättigung (nach Sir Aldo C.): Methode zum Vergleich von Antigenstrukturen bei Bakterienstämmen durch gegenseitige u. gekreuzte Absorption. Zwei Antigene (z. B. A u. B) sind dann als ident. anzusehen, wenn sie nicht nur mit ihrem eigenen Antikörper (A mit a u. B mit b) reagieren, sondern auch über Kreuz mit dem Antikörper des anderen Antigens (A mit b u. B mit a). Der Castellani-Absättigungsversuch wird zur Prüfung der Antigenidentität u. zum Nachweis von ↑Partialantigenen eingesetzt. Mit ihm werden monospezif. Immunseren hergestellt, mit deren Hilfe die ↑Antigenformeln festgelegt werden. Beispiel A,a der Abb. zeigt schemat. die Absättigung eines monospezif. Antikörpers mit dem homologen Antigen. Antigen A wird im Überschuß dem a-antikörperhaltigen Serum zugesetzt u. nach einer gewissen Reaktionszeit abzentrifugiert. Das so absorbierte Serum wird erneut mit Antigen A angesetzt. Die ausbleibende Reaktion belegt die komplette Absorption. Im Beispiel DEG, deg wird in gleicher Weise ein Antiserum mit drei versch. Antigenkomponenten abgesättigt. Beim Beispiel DEG, def werden durch das Antigen DEG nur die Antikörper d u. e abgesättigt. Es verbleibt der Antikörper g im abgesättigten Serum. Ein monospezif. Antiserum wurde hergestellt. Der Castellani-Absättigungsversuch bildet die Grundlage der Serotypisierung für viele Bakterienspezies (z. B. für Salmonellen, Shigellen, Escherichia coli, Leptospiren). Abb.

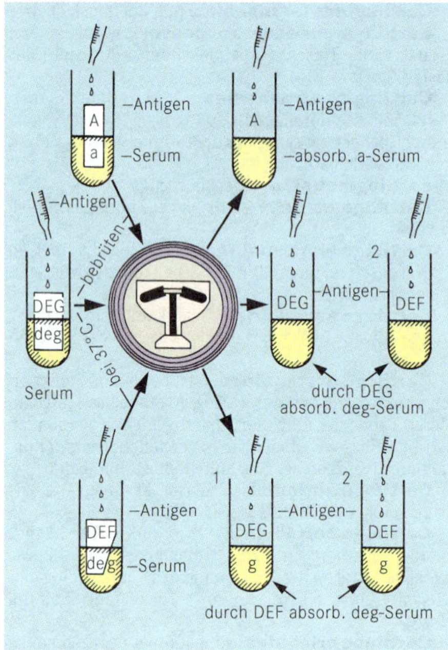

20

Castellani-Absättigung

Castellani-Farblösung (nach Sir Aldo C.): Speziallösung zur äußerl. Behandlung von mikrobiellen u. ekzematösen Hautkrankheiten.

Castellani-Krankheit (nach Sir Aldo C.): Schlafkrankheit. ↑Trypanosomiasis.

Castellani-Spirochäte (nach Sir Aldo C.) ↑Treponema pertenue.

Castillo-Syndrom: Castillo-Germinalzellaplasie, Sertolizellsyndrom; 1947 beschriebener Hypogonadismus des Mannes. Völliges Fehlen der Spermatogenese bei normal vorhandenen Sertoli- u. Leydig-Zellen. Kleine Hoden, ansonsten normales äußeres Genitale.

Castle intrinsic factor ↑Intrinsic factor.

Castleman, Benjamin (1906–1982), amerik. Pathol.

Castleman-Krankheit (nach Benjamin C.): multiple Lymphknotenvergrößerung (plasmazellreicher Typ), bevorzugt bei älteren Menschen mit klin. Erscheinungen.

Castleman-Lymphom (nach Benjamin C.): angiofollikuläre Lymphknotenhyperplasie, benignes Lymphom; seltene gutartige Lymphknotenvergrößerung (hyalin-vaskulärer Typ), bevorzugt bei jüngeren Menschen im Bereich des Mediastinum u. der Halsregion, aber auch an anderen Orten. Symptomloser Zufallsbefund bei Röntgenuntersuchung.

Cast-Syndrom ⟨*engl*⟩: Gipsverband-Syndrom, hervorgerufen durch ausgedehnte (Gips-)Verbände des Rumpfes mit Dilatation des Magens, paralyt. Ileus des Dünndarms, Erbrechen, Oligurie, z. T. Zyanose u. Kollaps. Schmerzen im Bauch- u. Rückenbereich.

Casus ⟨*lat*⟩ *m*: der Fall, im med. Sprachgebrauch ein Pat. mit einer best. Krankheit.

Cat ↑Catha edulis.

CAT: *Abk* für engl. computerized axial tomography, ↑Computertomographie.

Cataracta ⟨*gr*⟩ *f* ↑Katarakt.

Cataracta anularis ⟨*gr* + *lat*⟩ *f*: Cataracta umbilicata, Ringstarlinse; angeborene Linsenfehlbildung, zur angeborenen Form des grauen Stars gehörig (↑Cataracta congenita). Erweichung, Quellung u. anschließende Resorption der zentralen Linsenfasern bedingt eine Aneinanderlagerung von vorderer u. hinterer Linsenkapsel im Zentrum bei erhaltener Linsensubstanz in der Peripherie (Schwimmringform). Ursächl. scheint eine gestörte Rückbildung der A. hyaloidea eine Rolle zu spielen.

Cataracta centralis congenita: Cataracta nuclearis, Kernstar, Zentralstar; doppelseitig auftretende, oft dominant erbl. Form des angeborenen grauen Stars (↑Cataracta congenita). Die Trübung besteht nur im Bereich des Linsenkerns, die Randpartien sind frei. Meist inhomogene, staub- o. punktförmige Trübungen (Cataracta centralis pulverulenta) mit unterschiedl. Visusbeeinträchtigung.

Cataracta congenita: angeborene Katarakt. Die angeborene Katarakt ist genet. bedingt u. besteht in Trübungen o. anderen opt. Inhomogenitäten (Spalten, Vakuolen) versch. Lokalisation u. wechselnder Intensität: staubförmige, den Visus nicht beeinträchtigende Einlagerungen bis zu totalen Trübungen, die das Sehvermögen bis auf Lichterkennung reduzieren. Formen: Schichtstar

(↑Cataracta zonularis), Polstar (↑Cataracta polaris), angeborener ↑Nahtstar (Cataracta stellata), Membranstar (↑Cataracta membranacea), Kern- o. Zentralstar (↑Cataracta nuclearis), Ringstarlinse (↑Cataracta anularis), Totalstar (↑Cataracta congenita totalis). Ursachen: echte Fehlbildungen während der Linsenentwicklung, sek. Beeinträchtigung bei der Rückbildung der Pupillarmembran u. der A. hyaloidea, embryofetale Entzündungen während der ersten drei Entwicklungsmonate (Virusinfektionen, bes. Röteln, Cataracta rubeolica, Toxoplasmose). Angeborene Katarakte sind oft mit weiteren Fehlbildungen kombiniert u. treten u. a. bei ↑Down-Syndrom (50 % Linsentrübungen), ↑Lowe-Syndrom, ↑Rötelnembryopathie (60 % Katarakte), ↑Schäfer-Syndrom, ↑Sjögren-Syndrom, ↑Marinesco-Sjögren-Syndrom, ↑Hallermann-Streiff-Syndrom, ↑Ullrich-Turner-Syndrom auf.

Cataracta congenita totalis: angeborener Totalstar; angeborene Form des grauen Stars (Cataracta congenita) mit (fast) vollständiger Trübung der meist kleineren u. geschrumpften Linse. Keine normale Entwicklung von Linsenprismen. Starke Visusbeeinträchtigung. Häufig Kombination mit weiteren Fehlbildungen, versch. Vererbungsmodi. Formen: ↑Cataracta membranacea, ↑Cataracta anularis.

Cataracta membranacea: Form des angeborenen Totalstars (Cataracta congenita). Erweichung, Quellung u. anschließende Resorption der Linsenfasern führen zur Deformierung, Abflachung u. Schrumpfung der Linsenreste innerhalb der erhaltenen Linsenkapsel. Starke Einschränkung des Sehvermögens. Ursächl. wird ein Eindringen von Kammerwasser durch Gewebedefekte, die im Gefolge von Rückbildungsvorgängen der A. hyaloidea u. der Tunica vasculosa lentis auftreten, diskutiert. Einseitiges o. beidseitiges Vorkommen; dominanter u. rezessiver Erbgang. Häufig Kombination mit Aniridie, Keratoglobus, Kolobomen, Mikrophthalmus, Schädel- u. Extremitätenfehlbildungen.

Cataracta nuclearis: Kernstar, angeboren o. erworben, Hauptursache von Myopisierung im Alter. ↑Cataracta centralis congenita.

Cataracta polaris: Polstar; sporad. auftretende, jedoch auch dominant vererbbare Form des angeborenen grauen Stars (↑Cataracta congenita). **C. p. anterior**: vorderer Polstar, axiale Trübungszone im Kapselepithelbereich der vorderen Linsenfläche. **C. p. posterior**: hinterer Polstar, seltener als die C. p. anterior. Bei hernienartiger Ausstülpung gegen den Glaskörper kommt es zu ↑Lentikonus posterior.

Cataracta pyramidalis: Pyramidalstar. ↑Cataracta polaris.

Cataracta stellata: Sternstar. ↑Nahtstar, angeborener.

Cataracta umbilicata ↑Cataracta anularis.

Cataracta zonularis: Schichtstar; häufigste angeborene Form des grauen Stars (↑Cataracta congenita), bei der sich nach anfängl. staubförmiger Trübung (C. z. pulverulenta) eine parallel der Linsenfläche gelegene, schichtförmige Trübungszone herausbildet. Charakterist. sind radiäre Trübungsspeichen. Autosomal dominant jedoch auch peristat. (Röteln) bedingt.

Catarrhina ↑Anthropogenese, ↑Anthropoidea.

CAT-Box: konservierte GGPyCAATCT-Sequenz (Py = Pyrimidine) innerhalb. eukaryont. ↑Promotoren, über die die Frequenz der ↑Transkription bestimmt wird.

Catecholamine ↑Katecholamine.

Catechol-o-methyltransferase: Noradrenalin abbauendes Enzym in der adrenergen ↑Synapse.

Catecholoxidase: Monophenoloxidase; kupferhaltige mischfunktionelle ↑Oxygenase, die Monophenole bzw. o-Diphenole zu Benzochinonen oxidiert; bei der Bildung von ↑Melanin aus dem Tyrosin von Bedeutung (↑Tyrosin-Hydroxylase).

Catemer ↑Concatemer.

Catenane: Komplexe aus zwei o. mehr ineinander verketteten ringförmigen DNA-Molekülen; kommen insbes. in Mitochondrien vor.

Cat-eye-Syndrom ⟨*engl*⟩: Katzenaugensyndrom, ↑Schmid-Fraccaro-Syndrom.

Catgut ⟨*engl*⟩ *n* ↑Katgut, ↑Naht.

Catha edulis: Khatstrauch, Abessin. Tee, Blätter enthalten Norpseudoephedrin (Cathin), leicht anregende u. euphor. Wirkung, Genußmittel, Appetitzügler, amphetaminähnl., Gefahr der Abhängigkeit u. des Mißbrauchs. ↑Anorektika.

Catharanthus roseus: in trop. (u. a. Madagaskar) u. subtrop. Gebieten heim. Strauch. Krautdroge enthält zahlreiche Indolalkaloide, u. a. Vincaleucoblastin (↑Vinblastin) u. Leurocristin (Vincristin). Verhindern Ausbildung des Spindelapparats infolge Reaktion mit Strukturproteinen der Mikrotubuli tier. Zellen u. unterbrechen damit die Mitose in der Metaphase. Anwendung von Vinblastin bei Hodgkin-Sarkom (Lymphogranulomatose), ↑Mammakarzinomen u. ↑Bronchialkarzinomen; Vincristin vornehml. bei akuter lymphat. ↑Leukämie von Kindern.

Cathepsin ↑Kathepsine.

Cathin ↑Catha edulis.

Cat scratch disease ⟨*engl*⟩ ↑Katzenkratzkrankheit.

Cattarell-Einteilung: Beurteilung der Ausdehnung einer avaskulären Osteonekrose des Hüftkopfs bei Perthes-Legg-Calvé-Erkrankung anhand einer axialen Röntgenaufnahme. Der Femurkopf wird von ventral nach dorsal in vier Sektoren eingeteilt.

CAT-Test: Test für das Enzym Chloramphenicol-Acetyl-Transferase, mit dem überprüft werden kann, ob ein ↑Vektor, der das CAT-Gen enthält, erfolgreich in einen Rezipienten übertragen wurde; ↑Transfektion.

Catuvirus: Virusart der Gattung ↑Bunya-Virus, das in Brasilien u. Trinidad vorkommt u. beim Menschen ein myalgisches ↑Fieber verursachen kann.

Cauda ⟨*lat*⟩ *f*: Schwanz, Schweif.

Cauda epididymidis: unterer Abschnitt des Nebenhodens.

Cauda equina: Pferdeschweif; Gesamtheit von ↑Filum terminale sowie Vorder- u. Hinterwurzeln der unteren Spinalnerven, die infolge des größeren Längenwachstums der Wirbelsäule erst eine Strecke im Wirbelkanal nach abwärts ziehen, ehe sie durch die entsprechenden Zwischenwirbelöffnungen austreten.

caudalis ⟨*lat*⟩: kaudal; schwanzwärts, nach unten zu gelegen; Ggs. ↑cranialis; c. stand in JNA für inferior.

Cauda nuclei caudati: dünnes, hinteres Ende des ↑Nucleus caudatus des Großhirns.

Cauda pancreatis: bis zur Milz reichender Endabschnitt der Bauchspeicheldrüse.

Cauda-Syndrom: Cauda-equina-Syndrom; durch Tumoren, Bandscheibenvorfall u. a. verursachte Läsion der Cauda equina mit Hyp- u. Anästhesie im Gesäßbereich („Reithosenanästhesie"), Atrophie der kleinen

Fußmuskeln; Achillessehnenreflex fehlt, Lähmungserscheinungen bei Miktion u. Defäkation; Erektions- u. Ejakulationsstörungen. Neigung zu Dekubitalgeschwüren.

caudatus ⟨*lat*⟩: geschwänzt, geschweift.

Causa ⟨*lat*⟩ *f*: Ursache.

Caustica remedia ⟨*gr* + *lat*⟩ *n Pl*: Ätzmittel, z. B. Höllenstein (Argentum nitricum).

Caveolae ⟨*lat*⟩ *f Pl*: Vesicula superficialis; bläschenförmige Einstülpungen des Plasmalemms bis ca. 60 nm Durchmesser bei Stoffaufnahme auf dem Wege der Mikropinozytose (↑ Zytose).

Caverna ⟨*lat*⟩ *f* ↑ Kaverne, Hohlraum.

cavernosus ⟨*lat*⟩: hohlräumig, Begriff zur Kennzeichnung schwammartiger Struktur; z. B. ↑ Corpus cavernosum.

Cavitas ⟨*lat*⟩ *f*: Kavität, Höhlung, Höhle; nach Nomina Anatomica bis 1980 meist als ↑ Cavum.

Cavitas abdominalis: Bauchhöhle; Innenraum des Rumpfes unterhalb des Zwerchfells, ausgekleidet von Peritoneum; tritt als Hohlraum beim Lebenden nicht in Erscheinung, da er von Baucheingeweiden eingenommen wird, zwischen denen sich nur kapillare Spalträume befinden. Das C. a. setzt sich nach kaudal in das ↑ Cavitas pelvis fort.

Cavitas articularis: Gelenkhöhle; ↑ Articulatio.

Cavitas cranii: Schädelhöhle, umschlossen von Schädelbasis u. Schädeldach.

Cavitas glenoidalis: flache Gelenkpfanne des Schultergelenks am Schulterblatt.

Cavitas infraglottica: Cavum infraglotticum; Hohlraum der unteren Etage des Kehlkopfs unterhalb der ↑ Rima glottidis; geht in die Lichtung der Trachea über.

Cavitas laryngis: Hohlraum im Inneren des Kehlkopfs.

Cavitas medullaris: Markhöhle; Raum im Knocheninneren, in welchem sich das Knochenmark befindet.

Cavitas nasi ↑ Nasenhöhle.

Cavitas oris ↑ Mundhöhle.

Cavitas oris propria: der durch die Zahnreihen gegen das ↑ Vestibulum oris abgegrenzte eigentl. Teil der Mundhöhle.

Cavitas pelvis: Beckenhöhle; Spaltraum zwischen den von Peritoneum überzogenen Teilen des kleinen Beckens; geht kranial in die ↑ Cavitas abdominalis über u. ist Teil der Cavitas peritonealis.

Cavitas pericardialis: Herzbeutelhöhle; von Flüssigkeit erfüllter Spaltraum zwischen Epikard u. Perikard.

Cavitas peritonealis: Bauchfellhöhle; untergliedert sich in Cavitas abdominalis u. Cavitas pelvis.

Cavitas pharyngis: Schlundhöhle; Innenraum des Schlundes.

Cavitas pleuralis: Pleurahöhle; von einer serösen Flüssigkeit erfüllter kapillarer Spaltraum zwischen parietaler u. viszeraler ↑ Pleura.

Cavitas pulparis: Pulpakavum; von der Zahnpulpa ausgefüllter Raum im Inneren des Zahns, der sich wurzelwärts in den Canalis radicis dentis fortsetzt.

Cavitas subarachnoidealis ↑ Spatium subarachnoideum.

Cavitas subduralis ↑ Spatium subdurale.

Cavitas thoracis: Brusthöhle; Innenraum des Thorax.

Cavitas trigeminalis: Duratasche in der mittleren Schädelgrube zur Aufnahme des ↑ Ganglion trigeminale.

Cavitas tympanica: Cavitas tympanica; Paukenhöhle; von der Schleimhaut ausgekleideter Raum im Felsenbein, in dem wesentl. Bestandteile des Mittelohrs liegen.

Cavitas uteri: Gebärmutterhöhle; Innenraum des Corpus uteri.

Cavum ⟨*lat*⟩ *n*: Höhlung, Höhle, Spaltraum. ↑ Cavitas.

Cavum epidurale ↑ Spatium epidurale.

Cavum septi pellucidi: kleiner Hohlraum im Septum pellucidum des Gehirns; fehlt häufig.

Cavum-vergae-Zysten ↑ Ventrikelzysten.

cavus ⟨*lat*⟩: hohl, z. B. Vena cava.

CBA: *Abk* für engl. cap binding activity; Bez. von Proteinfaktoren, die durch Bindung an die ↑ Cap-Struktur am Transport von ↑ Messenger-RNA aus dem Zellkern in das Zytoplasma beteiligt sind; wahrscheinl. nicht ident. mit ↑ Cap-Bindungsproteinen.

CBF: *Abk* für engl. cerebral blood flow; zerebraler Blutfluß.

C-Bogen-Gerät: Röntgengerät mit starrer Kopplung von Strahler u. Bildverstärker über dreh- u. schwenkbaren C-Bogen für Durchleuchtung u. Röntgenaufnahmen in beliebigen Strahlengängen, z. B. im Operationssaal.

CBP: *Abk* für ↑ Cap-Bindungsproteine.

cccDNA: *Abk* für engl. covalently-closed circular DNA; ↑ Desoxyribonukleinsäure.

CCD ↑ Caput-Collum-Diaphysenwinkel.

CCHF: *Abk* für engl. Crimean-Congo hemorrhagic fever; ↑ Krim-Kongo-Fieber, hämorrhagisches.

CCK: CCK-PZ; ↑ Cholezystokinin-Pankreozymin.

CCl_4 ↑ Tetrachlormethan.

CCNU: Chlorethylcyclohexenylnitrosourea; ↑ Lomustin.

Cd: chem. Symbol für ↑ Kadmium.

CDC ⟨*engl*⟩: *Abk* für Centers for Disease Control.

CD4/CD8-Quotient: CD4/CD8-Ratio; Anzahl CD4-positiver Zellen, dividiert durch die Anzahl CD8-positiver Zellen, leicht ermittelbar durch monoklonale Antikörper. CD4-Antikörper erfassen die Helferzellenpopulation, CD8-Antikörper die Suppressorzellsubpopulation. Bei Gesunden liegt der Quotient um 1. Steigt die Zahl der Suppressorzellen, so sinkt der Quotient, klin. bedeutsam als Hinweis auf bestehende Virusinfektion u. zur Verlaufskontrolle, z. B. bei HIV-Infektion (↑ AIDS); sinkt die Anzahl der Suppressorzellen, steigt der Quotient nicht selten auf Werte um 3. ↑ Lymphozytendifferenzierung.

cdc-Gene: *Abk* für engl. cell division cycle genes; Gene, die durch ihre Produkte maßgebl. an der Regulation des Zellzyklus beteiligt sind; dazu gehören u. a. versch. ↑ Proteinkinasen u. -phosphatasen, ↑ Thymidinkinase, Thymidylatsynthetase, ↑ DNA-Ligasen.

CDC-Klassifikation: Stadieneinteilung von ↑ AIDS der amerik. Centers for Disease Control.

CDE-System: Rhesus-Faktoren-Blutgruppensystem, Cc, Dd, Ee. ↑ Rh-Blutgruppensystem.

CD-Klassifikation ↑ CD-Nomenklatur.

cDNA ⟨*engl*⟩: *Abk* für engl. copy bzw. complementary DNA; an ↑ Messenger-RNA (mRNA) als ↑ Matrize (Template) mittels reverser ↑ Transkriptase synthetisierte, einsträngige DNA-Moleküle, die zur mRNA basenkomplementär sind; an der cDNA läßt sich mit Hilfe der ↑ DNA-Polymerase ein Doppelstrang-DNA-Molekül synthetisieren (wichtige Methode der ↑Gentechnologie zur enzymat. Synthese von Gensequenzen, die sich von mRNA-Molekülen ableiten; ↑Gensynthese); tritt intermediär als Kopie der RNA von ↑Retroviridae auf.

cDNA-Klonierung: gentechn. Verfahren, mit denen von ↑cDNA abgeleitete DNA-Moleküle in ↑Klonierungsvektoren eingebaut u. über ↑Transfektion in fremden Empfängerzellen zur Vermehrung gebracht werden.

CD-Nomenklatur: international standardisierte Nomenklatur für ↑Differenzierungsantigene auf der Zelloberfläche von Zellen (Cluster of differentiation), insbes. für Leukozyten. CD-Antigene werden durch markierte Antikörper (monoklonale ↑Antikörper) erkannt u. die Zuordnung zytolog./morphol. ähnl. o. gleicher Zellen wird ermöglicht. Ständige Erweiterung der C. durch neue Antikörper-Antigen-Spezifitäten. Die von den CD-definierten Antikörpern erkannten Antigenspezifitäten befinden sich als ↑Rezeptoren auf Zellmembranen; erlaubt vielfältigen Einsatz bei internationaler Vergleichsgegebenheit der Resultate.

C:D-Ratio: Verhältnis von Exkavation zu Fläche der Papilla nervi optici. Normal = 0,3. Bei Glaukom vergrößert.

CD-ROM: optoelektron. Massenspeicher; dient v. a. der Speicherung großer Datenmengen. Auf der CD-ROM ist ein selektiver Zugriff auf Daten mögl., was die Handhabung gegenüber Magnetbändern erhebl. vereinfacht. Einsatzgebiete sind in der Med. im Bereich der Literaturrecherche u. Verwaltung ebenso wie in der Speicherung von Bild- o. Patientendaten.

Ce: chem. Symbol für Cer.

CEA: *Abk* für karzinoembryonales Antigen, von Gold u. Freedmann 1965 beschriebenes onkofetales Antigen; Vertreter einer Gruppe von Glykoproteinen, die prim. in der Embryonal- bzw. Fetalperiode in Geweben des Verdauungstrakts auftreten. Postnataler Anstieg über den Normbereich v. a. bei Pat. mit Magen-Darm-Karzinomen, aber auch Karzinomen anderer Lokalisation u. Colitis ulcerosa. Nachweis durch Radioimmunoassay. Klin. meist gebrauchter Tumormarker zur Therapieüberwachung u. Kontrolle des postoperativen Verlaufs, zur Rezidiv- o. Metastasenerfassung, jedoch kein Ausschlußdiagnostikum. ↑Tumormarker, ↑Antigene, onkofetale.

Ceelen, Wilhelm (1884–1964), Pathol., Bonn.

Ceelen-Gellerstedt-Syndrom (nach Wilhelm C. u. Nils G.): idiopathische ↑Lungenhämosiderose, „Eisenlunge".

Cefaclor: oral applizierbares, betalaktamaseempfindl. Cephalosporinderivat (3. Generation) mit hoher Aktivität gegen Strepto-, Pneumokokken u. Haemophilus influenzae.

Cefalexin: oral applizierbares Amino-Cephalosporin (3. Generation). Cephalosporinderivat mit relativ geringer antimikrobieller Wirkungsintensität, aber günstigen pharmakokinet. Eigenschaften (geringe Eiweißbindung, niedrige Biotransformationsrate, Halbwertszeit etwa 1 h). Nebenwirkungen sehr selten. Keine Nephrotoxizität. Oracef.

Cefaloridin: Cephalosporin-Antibiotikum; wegen der eindeutig dosisabhängigen Nephrotoxizität heute obsolet.

Cefalotin: Cephalosporin-Antibiotikum; nur noch histor. Bedeutung. ↑Cephalosporine.

Cefamandol: ein ↑Cephalosporin.

Cefazedon: parenteral applizierbares, betalaktamaseempfindl., esterasestabiles Cephalosporinderivat (2. Generation) mit hoher Wirksamkeit gegen Streptococcus faecalis.

Cefazolin: ein ↑Cephalosporin.

Cefixim: Cefalosporin; ↑Antibiotika.

Cefoperazon: parenteral applizierbares, betalaktamaseresistentes Cephalosporin (4. Generation) mit breiter Wirksamkeit, insbes. gegenüber Pseudomonas aeruginosa.

Ceforanid: parenteral applizierbares, betalaktamaseempfindl., esterasestabiles Cephalosporinderivat (2. Generation), Eliminationshalbwertszeiten 2–3 h.

Cefotaxim: parenteral applizierbares, betalaktamaseresistentes Cephalosporin (4. Generation) mit hoher Aktivität gegenüber Enterobacteriaceae, insbes. Pseudomonas aeruginosa.

Cefotiam: parenteral applizierbares, betalaktamaseempfindl., esterasestabiles Cephalosporinderivat (2. Generation) mit sehr hoher Aktivität gegenüber gramnegativen Keimen. ↑Cephalosporine.

Cefoxitin: Betalaktam-Antibiotikum aus der Cephamycingruppe, stabil gegen alle bekannten Betalaktamasen. Mefoxitin, 7-Alpha-Methoxy-cefalosporin (Cephamycin) mit erhöhter Resistenz gegenüber Betalaktamasen u. verbreitertem Wirkungsspektrum.

Cefsulodin: parenteral applizierbares Cephalosporinderivat (4. Generation) mit hoher Aktivität gegen Pseudomonas aeruginosa. Pseudocef.

Cefuroxim: Cefalosporin; ↑Antibiotika.

Ceglunat: Lanatosid C; Herzglykosid aus Digitalis lanata. Wegen unzureichender Absorption (Absorptionsquote 20–40 %) schlecht steuerbar. Obsolet.

Ceilingphänomen: nach einer Maximalwirkung ist mit Dosissteigerung keine Zusatzwirkung zu erreichen, z. B. bei Einsatz von Benzodiazepinen o. Analgetika.

Celestin-Tubus: Kunststoffprothese (Rohr) zur Überbrückung einer Turmorstenose bei tiefsitzendem inoperablen Ösophagus- bzw. Kardiakarzinom.

Cella media: Hauptteil der Seitenventrikel (↑Ventriculus lateralis) des Gehirns (ohne die Cornua).

Cell coat ⟨*engl*⟩ ↑Glykokalyx.

Cell Culture Collection Committee ⟨*engl*⟩: Ausschuß zur Auswahl von Zellkulturen, die zur Aufbewahrung empfohlen werden.

Cellobiose: Disaccharid aus zwei beta-1,4-glykosid. verbundenen D-Glukosemolekülen. Grundbaustein der ↑Zellulose. C. kommt in der Natur nicht in freier Form vor, ist jedoch Bestandteil von Glykosiden (↑Kohlenhydrate).

Celloidin: Kollodiumwolle, die in Ätheralkohol gelöst als Einbettungsmedium (↑Einbettung) benutzt wird. Zum Einbettungsvorgang wird eine 2%ige, 4%ige u. 8%ige Lösung benutzt (Alkoholcelloidinmethode nach Apáthy).

Cellsaver: Gerät zum Aufbereiten abgesaugten Wundblutes, das nach einem Waschvorgang als autologe Erythrozytensuspension retransfundiert werden kann.

Cellula dendriformis: durch viele, stark verzweigte Fortsätze baumförmige Zelle, z. B. ↑Purkinje-Zellen, dendrit. ↑Retikulumzellen.

Cellulae amoeboideae: mittels amöboider Zellbewegungen ortsveränderl. Zellen, z. B. ↑Histiozyten, ↑Makrophagen, ↑Monozyten.

Cellulae ciliatae: Zellen mit bewegl. Flimmerhärchen (↑Zilie) an der Oberfläche.

Cellulae columnares: säulenförmige (= hochprismat. o. zylinderförmige) Zellen in ↑Epithelgeweben.

Cellulae cuboideae: würfelförmige o. kub. (= isoprismat.) Zellen in ↑Epithelgeweben.

Cellulae fusiformes: spindelförmige Zellen, z. B. Nervenzellen in der L VI im Großhirn u. ↑Myoepithelzellen.

Cellulae mastoideae: schleimhautausgekleidete, luftgefüllte Hohlräume im Inneren des ↑Processus mastoideus; stehen mit der Paukenhöhle in Verbindung.

Cellulae ovoideae: ellipsoid. Zellen.

Cellulae pigmentosae: Pigmentgranula enthaltende Zellen, z. B. ↑Melanozyten.

Cellulae polyhedrales: Zellen mit Polygongrundriß.

Cellulae pyramidales: pyramidenförmige Zellen, z. B. Pyramidenzellen der L III u. L V in der ↑Großhirnrinde.

Cellulae sphericae: kugelförmige Zellen.

Cellulae squamosae: schuppenförmige Zellen in ↑Epithelgeweben (früher Cellulae planae).

Cellulae stellatae: durch Zellfortsätze sternförmige Zellen (z. B. im Gehirn, o. Kupffer-Sternzellen der Leber).

Cellulitis ↑Zellulitis.

Cellulose ⟨*lat*⟩ *f* ↑Zellulose.

CELO-Virus: *Abk* für engl. Chicken embryonic lethal orphan virus; Stämme der aviären ↑Adenoviren, die zwar für den Hühnerembryo pathogen sind, bei natürl. infizierten Hühnern jedoch keine Rolle spielen. Übertragung vertikal u. horizontal (Kot). Im Blut infizierter Tiere sind präzipitierende, komplementbindende u. neutralisierende Antikörper nachweisbar. Exp. können CELO-Viren bei Hamstern Tumoren hervorrufen.

Celsus, Aulus Cornelius (1. Jh. n. Chr.), röm. Autor, Verfasser einer Enzyklopädie, von der nur die acht Bücher über die Medizin erhalten sind. Sie gewähren Einblick in die antike Med. der beiden Jh. v. Chr. Trotz relativ guter med. Kenntnisse dürfte C. kein Arzt gewesen sein.

Cemento-enamel junction ⟨*engl*⟩ *n*: Grenze zwischen Zahnschmelz u. Zahnzement, ↑Zahnform.

Center for Disease Control: *Abk* CDC; Einrichtung des Department of Health, Education and Welfare der USA (Sitz: Atlanta, Georgia). Sammelt Daten über Morbidität u. Mortalität (vorwiegend zu übertragbaren Krankheiten) in den USA (Herausgabe des „Morbidity and Mortality Weekly Report"). Referenzzentrum für zahlreiche Infektionskrankheiten.

Centi-Morgan ↑Morgan-Einheit.

Central core disease ⟨*engl*⟩ *n*: genet. bedingte kongenitale ↑Zentralfibrillenmyopathie nur mittels Muskelbiopsie zu differenzieren: Eosinophilie von Fibrillen im Zentrum der Fasern. Verschiebung der Querstreifung gegenüber normalen Fibrillen. Klin.: proximal betonte motor. Schwäche, geringe Progredienz.

Centre National de la Recherche Scientifique ⟨*frz*⟩: *Abk* C. N. R. S.; Nationales Zentrum für Wissenschaftl. Forschung in Frankreich. Einrichtung des Ministeriums für Ausbildung, das in eigenen Instituten o. über die Vergabe von Mitteln v. a. Grundlagenforschung (auch in der Biomedizin) fördert.

Centriolum ⟨*lat*⟩ *m* ↑Zentriol.

Centrosom ⟨*gr*⟩ *n* ↑Zentriol.

Centrosphäre ↑Zentrosphäre.

Centrum ciliospinale ⟨*lat*⟩ *n*: sympath. Ganglienzellen im Seitenhorn der ersten Brustsegmente des Rückenmarks, aus denen die Fasern entspringen für die sympath. Innervation von M. dilatator pupillae sowie glatter Muskulatur von Orbita u. Augenlidern.

Centrum-collum-Diaphysen-Winkel: Winkel zwischen Schenkelhalsachse u. Diaphysenachse am Femur (ca. 130°). Der Winkel nimmt im Verlauf des Alters ab.

Centrum tendineum: Sehnenzentrum des Zwerchfells, in welches dessen muskulöse Ursprungsteile einstrahlen; hat die Form eines Kleeblattes, dem vorn das Herz aufsitzt.

Centrum vesicospinale ⟨*lat*⟩ *n*: Reflexzentren in Lumbal- u. Sakralmark für die Harnblase. Das C. v. enthält sympath. u. parasympath. Ganglienzellen.

Cephaelin: Alkaloid aus Cephaelis ipecacuanha. Emetikum, Expektorans, Amoebicidum.

Cephaelis-Arten: Cephaelis ipecacuanha u. Cephaelis acuminata, Brechwurzel; in Süd- u. Mittelamerika heim. Sträucher, die Wurzeldroge (Ipecacuanhae radix) enthält Alkaloide; Hauptkomponente Emetin, besitzt bakterizide u. protozide Eigenschaften, Chemotherapeutikum, u. a. bei Amöbenruhr u. Amöbenhepatitis. Reizwirkung der Gesamtalkaloide auf Schleimhäute, in höheren Dosen bei oraler Anwendung Brechreiz; in niedrigen Dosen u. a. sekretolyt. wirksam, Expektorans.

Cephalaea ⟨*gr*⟩ *f* ↑Kopfschmerz.

Cephalexin ↑Cefalexin.

Cephalhaematom ↑Kephalhämatom.

cephalicus ⟨*gr*⟩ *Adj*: zum Kopf gehörend, ziehend; ↑Vena cephalica.

Cephaloridin ↑Cefaloridin.

Cephalosporine *n Pl*: Betalaktam-Antibiotika. Grundkörper ↑7-Aminocephalosporansäure. Einteilung: 1. I. v. applizierbare C.: Cefalotin, Cefacetril, Cefamandol. 2. I. v. u. i. m. applizierbare C.: Cefaloridin, Cefazolin. 3. Oral applizierbare C.: Cefalexin, Cefradin. 4. Cephalosporinase-stabile C.: Cefamandol, Cefoxitin, Cefuroxim. Wirkungsmechanismus penicillinähnl., penicillasestabil, breites Wirkungsspektrum. Nebenwirkungen: Allergie, selten Nephrotoxizität. Anwendung nur gezielt entspr. Resistogramm (↑Chemoresistenz), Antibiotika der Reserve.

Cephalosporiose: Mykosen durch ↑Cephalosporium, zweifelhaft, ob selbständiges Krankheitsbild.

Cephalosporium: Pilzgattung mit ca. 70 Arten, einige davon produzieren Mykotoxine. C. recifei, C. granulomatis u. C. falciforme sind Erreger von ↑Myzetomen. Cephalosporium-Arten sind häufig Kontaminanten mikrobiol. Kulturen.

Cephalothoracopagus disymmetros ⟨*gr*⟩ *m*: Janus symmetros; doppelt symmetr. Form einer Doppelfehlbildung (↑Duplicitas symmetros) mit vollkommenem Zusammenhang vom Kopf bis zum Nabel. Es bestehen zwei Rückseiten u. zwei (sek.) Vorderseiten, ein Nabel, zwei Gesichter (auf einander entgegengesetzten Seiten), vier Arme, vier Beine. Körperorgane verdoppelt.

Cephalothoracopagus monosymmetros: Janus asymmetros; aus der doppeltsymmetr. Form des ↑Cephalothoracopagus disymmetros ableitbare, einfachsymmetr. Form einer Doppelfehlbildung. Eine der beiden (sek.) Vorderseiten ist geringer entwickelt. Es ergeben sich vielfältige, komplizierte Reihen von Verschmelzungen (Vereinigung beider gegenüberstehender Arme, Janus asymmetros tribrachius, o. Augen, zykloper Janus). Es können nur noch 2 Arme u. ein Gesicht vorhanden sein.

Cephalotin ↑ Cefalotin.

Cephamycine: 7-Alpha-Methoxy-cephalosporine mit erhöhter Resistenz gegenüber Betalaktamasen u. verbreitertem Wirkungsspektrum. Halbsynthet. Derivate aus Streptomyces lactamdurans, z. B. Cefoxitin, Cefotetan.

Cephazolin ↑ Cephalosporine.

Cer: chem. Symbol Ce, Ordnungszahl 58, relative Atommasse 140,12. Seltenes Erdmetall; in den Verbindungen drei- bis vierwertig. Der leichte Übergang zwischen beiden Oxidationsstufen wird in der ↑ Maßanalyse genutzt.

Cera ⟨*lat*⟩ *f*: Wachs; ↑ Wachse.

Cera alba ↑ Bienenwachs.

Cera carnauba: Karnaubawachs, Ausscheidungsprodukt der Blätter der Wachspalme, Copernicia cerifera (Copernicia prunifera). Harte gelbl. bis graugrüne Masse. Anwendung u. a. als Bestandteil von Polierwachs für ↑ Dragees.

Cera flava ↑ Bienenwachs.

Cera lanae: Wollwachs; ↑ Salben.

Ceramide: zu den ↑ Sphingolipiden gehörende Gruppe von Amiden des Sphingosins mit Fettsäuren. C. sind Vorstufe bei der Biosynthese der ↑ Sphingomyeline, ↑ Ganglioside, ↑ Zerebroside u. Sulfolipide.

Ceramidpolyhexoside: komplexe Glykolipide, deren Kondensation aus vorgeformten Oligosacchariden u. Ceramid sowie ihre funktionelle Bedeutung im neuralen u. nichtneuralen Gewebe nicht im einzelnen bekannt ist. Gestörter Abbau der Ceramidpolyhexoside führt zur generalisierten Speicherung von Glykolipiden beim seltenen Krankheitsbild des Angioceratoma corporis diffusum universale (Fabry).

Cera perliquida ↑ Wachse.

Cera subliquida ↑ Wachse.

Cerata ⟨*lat*⟩: alte, heute obsolete Arzneiform zum äußeren Gebrauch.

Ceratonia siliqua ⟨*gr*⟩ *f*: Fructus Ceratoniae, Johannisbrotbaum; ↑ Caroben.

Ceratophyllus ⟨*gr*⟩ *m*: Gattung der ↑ Siphonaptera (Flöhe). 2,0–3,5 mm lang, Pronotalcteni aus 22–30 Stacheln. Flügellose, hämatophage, stark sklerotisierte Insekten mit stechend-saugenden Mundwerkzeugen u. großem Sprungvermögen. Wirtstiere sind Hausgeflügel u. versch. Wildvogelarten, gelegentl. wird auch der Mensch zum Blutsaugen befallen: C. gallinae (Hühnerfloh), C. columbae (Taubenfloh).

Ceratopogonidae ⟨*gr*⟩ *Pl*: Heleidae, Gnitzen; Fam. der Unterordnung ↑ Nematocera (↑ Diptera). Bis 2,5 mm große Mücken mit langen 13- bis 15gliedrigen Fühlern u. meist gefleckten Flügeln. Die Brutplätze sind sehr verschiedenartig, die ↑ Imagines halten sich im Freiland auf, folgen jedoch den Weidetieren auch in die Stallungen. Die Weibchen zahlreicher Gattungen sind Blutsauger bei Mensch u. Wirbeltieren; die Stiche verursachen Juckreiz u. Quaddelbildung. Die C. sind als Überträger von ↑ Filarien u. ↑ Viren bekannt.

Cercaria ⟨*gr*⟩ *f* ↑ Zerkarie.

Cerclage ⟨*frz*⟩ *f*: operative Behandlung der Zervixinsuffizienz in der zweiten Schwangerschaftshälfte; zirkuläre Schlingen, die die weitere spontane Öffnung des Muttermundes verhindern. Sonderform frühzeitiger totaler ↑ Muttermundverschluß.

Cerebellar fits ⟨*engl*⟩ *n Pl*: Einklemmungszeichen bei intrakranieller ↑ Drucksteigerung mit Opisthotonus u. tonischen ↑ Streckkrämpfen durch Tentoriumeinpressung des Hirnstamms.

Cerebellum ⟨*lat*⟩ *n*: Kleinhirn; Teil des ↑ Metenzephalon. ***Anat.:*** Das C. besteht aus dem median gelegenen Wurm (Vermis) u. den beiden nach lateral ausladenden Hemisphären. In einer zentralen weißen Substanz liegen graue Kleinhirnkerne, die äußere Rinde weist zarte Furchen (Fissurae cerebelli) u. schmale Windungen (↑ Folia cerebelli) auf. Das C. ist ein Zentrum für die Willkürmotorik, für Automatie u. Koordination der Bewegungen, für das Gleichgewicht u. die Tiefensensibilität. ***Histol.:*** **Gliederung**: 1. weiße Substanz o. Mark (Corpus medullare), 2. graue Substanz, a) Kleinhirnkerne (Nuclei cerebelli), b) Kleinhirnrinde (Cortex cerebelli). **Rindenschichten** (von außen nach innen): 1. Stratum moleculare mit Sternzellen, Korbzellen u. Dendriten der Purkinje-Zellen. 2. Stratum neuronorum piriformium (früher: Stratum ganglionare), Schicht der Zelleiber der Purkinje-Zellen. 3. Stratum granulosum mit Körnerzellen u. Golgi-Zellen sowie kernfreien ↑ Glomeruli cerebellares, großen Komplexsynapsen. **Faserverbindungen**: 1. zuleitende (afferente): a) Kletterfasern vom Olivenkern kommend u. bis in das Stratum moleculare reichend, dort axodendrit. Parallelkontakt mit den Purkinje-Zelldendriten, b) Moosfasern, Tiefensensibilität, Gleichgewichtskerne, Nebenschaltung motor. Impulse, in den Glomeruli des Stratum granulosum auf die Dendriten der Körnerzellen umschaltend. 2. wegleitende (efferente): Axone der Zellen der Kleinhirnkerne sowie ein Bruchteil der Axone von Purkinje-Zellen direkt. **Interne Regelkreise**: 1. Kletterfaser, exzitator. auf Purkinje-Zelldendriten. 2. Moosfaser auf Körnerzelle, deren Axon (subpial T-förmig gegabelt als Parallelfaser) exzitator. auf Purkinje-Zelldendriten, Sternzellen, Korbzellen u. Golgi-Zellen. 3. Sternzellaxon u. Faserkörbe der Korbzellaxone inhibitor. auf Purkinje-Zellen. 4. Golgi-Zell-Axon, inhibitor. im Glomerulus auf Körnerzelldendriten. 5. Purkinje-Zell-Axone, inhibitor. auf Zellen der Kleinhirnkerne. Erst nach „Hemmung der Hemmung" verlassen Impulse von den Nuclei das C. zur Feinsteuerung der Motorik, Aufrechterhaltung des Gleichgewichts u. Regelung des Muskeltonus. Abb. 1 u. 2 (S. 326).

cerebralis ⟨*lat*⟩ *Adj*: zerebral; das ↑ Gehirn (Cerebrum) betreffend.

cerebrospinalis ⟨*lat*⟩ *Adj*: cerebrospinal; zu Gehirn (Cerebrum) u. Rückenmark (Medulla spinalis) gehörig; z. B. Liquor c.

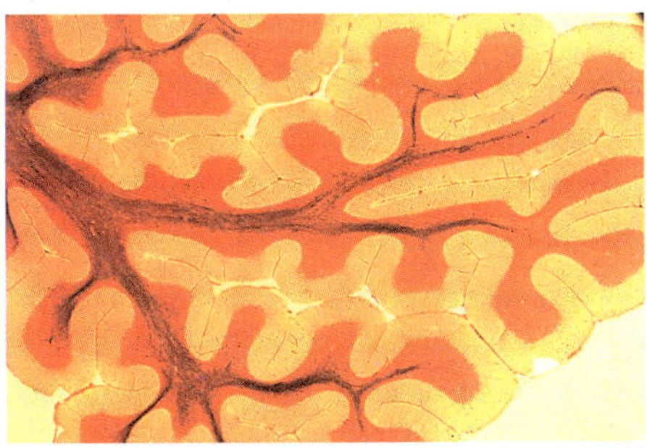

30

Cerebellum (Abb. 1). Histologischer Schnitt, Markscheidenfärbung, Scharlachrot; Übersicht des von Rinde umgebenen Markbaums, Darstellung der Folia cerebelli

C

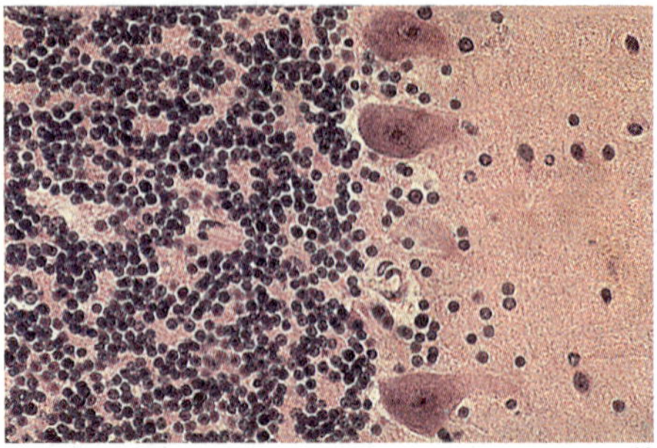

30

Cerebellum (Abb. 2). Histologischer Schnitt durch die Rindenschichten, HE-Färbung; Molekularschicht (rechts), Purkinje-Zellschicht, Körnerschicht (links) mit Glomeruli cerebellares

Cerebrum ‹*lat*› *n* ↑ Gehirn.

Cereoli ↑ Arzneistäbchen.

Ceres-Margarine: Ceres-Öl; mittelkettige ↑ Triglyzeride.

Ceroide ↑ Zeroide.

Ceruletid: Diagnostikum zur Funktionsanalyse der Gallenblase.

Cerumen ‹*lat*› *n* ↑ Zerumen.

Ceruminaldrüsen ↑ Glandulae ceruminosae.

Cerveau isolé ‹*frz*› *m*: isoliertes Gehirn, im Tierversuch nach Querdurchtrennung des Hirnstamms in Höhe der Vierhügelplatte, wodurch, mit Ausnahme der Erregungen aus dem Geruchs- u. Sehorgan, die afferenten Erregungszuflüsse zum Großhirn ausgeschaltet werden. Dies ist von einer erhebl. Einschränkung der Hirnrindenaktivierung gefolgt.

cervicalis ‹*lat*› *Adj* ↑ zervikal.

Cervix ‹*lat*› *f*: Zervix; Nacken, Hals.

Cervix dentis: Zahnhals.

Cervix uteri: Gebärmutterhals; unterer, in die Scheide ragender Teil des Uterus.

Cervix vesicae: Harnblasenhals; unterer Abschnitt der Harnblase über dem Beginn der Harnröhre.

Cestan, Etienne Jaques Marie Raymond (1872–1932), frz. Neurol., Toulouse.

Cestan-Chenais-Syndrom (nach Etienne J. M. R. C. u. Louis C.): Hemiplegia alternans infolge Läsion des Nucleus ambiguus, der Pyramidenbahn u. Umgebung; homolaterale zerebellare Ataxie, Schluck- u. Stimmlähmung u. kontralaterale motor. u. sensible Parese, ähnl. ↑ Avellis-Syndrom, oft kombiniert mit ↑ Horner-Syndrom.

Cestocid: Bandwurmmittel.

Cestoda ‹*gr*› *n Pl*: Zestoden; ↑ Bandwürmer, Klasse der ↑ Plathelminthes mit der med. bedeutsamen Unterklasse ↑ Eucestoda.

Cetaceum ‹*gr*› *n*: Sperma ceti; ↑ Walrat.

Cetobemidon: [4-(3-Hydroxyphenyl)-1-methyl-4-piperidyl]-ethylketon, synthet. euphorisierend wirkendes Analgetikum.

Cetraria islandica ‹*lat*› *f*: Isländ. Moos; Flechte, Droge (Lichen islandicus), enthält Schleimstoffe u. Flechtensäuren, u. a. Fumarprotocetrarsäure. Anwendung bei Husten, Gastroenteritiden u. als Amarum (Bitterwirkung der Flechtensäuren).

Cetrimoniumbromid: ein ↑ Desinfektionsmittel.

Cetylpalmitat: wachsartiges Produkt, das sich in großen Mengen im ↑ Walrat findet.

Cetylpyridiniumchlorid: ein ↑ Desinfektionsmittel.

Cevadin: Nebenalkaloid aus ↑ Veratrum album, auch im ↑ Veratrin enthalten.

Cevalin ↑ Vitamin C.

CE-Winkel ↑ Wiberg-Winkel.

Ceylontang: Rotalgen (Gracilaria- u. Gelidium-Arten); dienen als Ausgangsmaterial zur Herstellung von ↑ Agar-Agar.

CF ‹*engl*›: *Abk* für engl. complement fixation; ↑ Komplementbindungsreaktion.

C-Fasern: Teilgruppe von Nervenfasern, die marklos sind u. daher sehr geringen Durchmesser (1 µm) u. geringe Leitungsgeschwindigkeit (1,5 m/s) aufweisen. Zu ihnen gehören direkt zu den Eingeweiden ziehende Nervenfasern (efferente Nerven). Zu den Kenngrößen der Nervenfaserarten: ↑ A-Fasern. ↑ B-Fasern.

CFS ‹*engl*›: *Abk* für engl. chronic fatigue syndrome; ↑ Müdigkeitssyndrom, chronisches.

CFTR-Protein: *Abk* für engl. cystic fibrosis transmembrane conductance regulator; ein ↑ ABC-Transporter, das Chloridionenkanälen in der Plasmamembran ausbildet; Mutationen im C. sind die Grundlage der ↑ Mukoviszidose.

CFU: *Abk* für ↑ Colony forming units; ↑ Blutstammzellen.

C-Galle: bei der Duodenalsondierung fließende Lebergalle, nachdem sie infolge reflektor. Gallenblasenkonzentration sistiert.

CGD: *Abk* für engl. chronic granulomatous disease, progressive septische ↑ Granulomatose.

cGMP: *Abk* für zykl. ↑ Guanosinmonophosphat, das aus GTP durch Guanylatzyklase gebildet wird; cGMP gehört zu den sekundären ↑ Boten (Second messenger). ↑ Signalübertragungssysteme, intrazelluläre.

CGS-System: älteres Maßsystem (sog. absolutes) mit den Grundeinheiten cm (Länge), g (Masse), s (Zeit); durch das Internationale ↑ Einheitensystem abgelöst.

Ch: *Abk* für ↑ Charrière.

Chaddock, Charles (1861–1936), Neurol., St. Louis.

Chaddock-Zeichen (nach Charles C.): Pyramidenbahnzeichen. Durch Bestreichen des äußeren Fußrands kommt es zur Dorsalflexion der Großzehe mit Beugung u. Spreizung der übrigen Zehen.

Chagas, Carlos (1879–1934), brasilian. Bakt. u. Hyg., Rio de Janeiro.

Chagas-Krankheit (nach Carlos C.): amerik. Trypanosomiasis; in Süd- u. Mittelamerika vorkommende durch Raubwanzen (Triatomidae: Triatoma infestans, Rodnius prolixus) übertragene chron. Zoonose. Erreger ↑ Trypanosoma cruzi. Reservoir zahlreiche Wildtiere, u. a. Gürteltiere, auch Haustiere. Bei der Hälfte aller Fälle erfolgt Injektion in Umgebung des Auges: Konjunktivitis, Lidödem u. präaurikuläre Lymphknotenschwellung ergeben ↑ Romaña-Zeichen. Andere Inokulationsstelle ergibt Chagom. 2–4 Wochen nach Infektion beginnt akute Phase (Parasitämie) mit Fieber, Atemnot, Ödemen, zerebralen Sympt., Kardiomegalie. Letalität in dieser Phase bis 10 %. Nach einer Latenzphase folgt die chron. Phase: dilatative Kardiomyopathie, Bildung von Megaorganen (Megaösophagus, Megagaster, Megakolon). Diagn. in der akuten Phase durch Erregernachweis, Tierversuch; in der chron. Phase serol. Untersuchungsmethoden, ↑Xenodiagnose. Ther.: Nifurtimox, Benznidazol. Die vor Ther. entstandenen morphol. Schäden bleiben unverändert.

Chagom *n* ↑Chagas-Krankheit.

Chain, Ernst Boris (1906–1979), Pathol., Biochem., Oxford, Rom, London. 1945 Nobelpreis für Med./Physiol. (mit A. Flemming u. H. W. Florey) „für die Entdeckung des Penicillins und seiner therapeutischen Wirkung zur Heilung verschiedener Infektionskrankheiten".

Chalarose ⟨*gr*⟩ *f*: seltene Hautmykose mit gummösen Knoten, die bald erweichen u. perforieren, entleeren teilweise sanguilenten Eiter. Erreger ist Chalara pyogenes.

Chalazion ⟨*gr*⟩ *n*: Hagelkorn; chron., granulomatöse Entzündung einer o. mehrerer Meibom-Drüsen des Lides. Auf Sekretverhaltung zurückzuführen.

Chalkosis ⟨*gr*⟩ *f*: schwere, zur Erblindung führende Komplikation kupferhaltiger intraokularer Fremdkörper, die nicht frühzeitig entfernt wurden.

Challenge ⟨*engl*⟩: dosierte Antigenapplikation an bereits immunisierte Versuchstiere o. geimpfte Personen zur Ermittlung des jeweiligen Immunisierungsgrades. Aus der Höhe z. B. des eintretenden Antikörpertiters nach Applikation der Challengedosis kann auf die Antigenbelastbarkeit u. im Falle von Impfungen auf die Schutzwirkung geschlossen werden. Obgleich jede Challenge-Antigenapplikation abhängig von der Konzentration auch eine ↑Booster-Impfung darstellt, dient C. der Feststellung des individuellen Sensibilisierungsgrades.

Chalodermis ⟨*gr*⟩ *f*: Faltenhaut; durch Verlust der elast. Fasern im Bereich der untersten Hautschichten tritt eine Erschlaffung der Haut in Form von großen Falten auf. ↑Dermatochalasis.

Chalone ⟨*gr*⟩ *Pl n*: ihrer chem. Natur nach Peptide, Proteine u. Glykoproteine (relative Molmasse 4000–40000), die gewebespezif., aber artunspezif. reversibel die Zellteilung hemmen, indem sie im Zellzyklus den Übergang von der G_1-Phase in die S-Phase o. von der G_2-Phase in die Mitosephase blockieren. Die proliferationshemmende Wirkung könnte Bedeutung in der Tumortherapie sowie in der Immunsuppression erlangen. Anti-Chalone heben die Hemmung wieder auf.

Chamberlain, Edward W. (1892–1947), amerik. Röntg.

Chamberlain-Linie (nach Edward W. C.): Verbindungslinien zwischen Hinterrand des Hinterhauptlochs u. Hinterrand des harten Gaumens auf der seitl. Schädelaufnahme. Bei basilärer Impression überragt der Dens axis diese Linie um mehr als 2 mm.

Chamberland, Charles Edouard (1851–1908), Bakt., Paris.

Chamberland-Filter (nach Charles E. C.): röhrenartige, poröse Porzellanfilter zum Entkeimen von Flüssigkeit.

Champignonzüchterkrankheit: akute Mykotoxikose bei Champignonputzern; Fieber, Husten, Erbrechen, flüchtige Lungeninfiltrate, Atemnot, Eosinophilie.

Chandipura-Fieber ⟨*ind*⟩: durch Chandipura-Virus (Überträger Phlebotomus-Mücken) bedingte grippeartige Erkrankung in Indien.

Chandipura-Virus: Virusart der Gattung Vesiculovirus. Vorkommen in Indien bei Säugetieren, Übertragung auf Menschen durch ↑Phlebotominae. Krankheit: ↑Chandipura-Fieber, selten virale ↑Meningoenzephalitis, ↑Meningoenzephalitis. ↑Arbovirosen.

Changuinola-Virus: Virusart der Gattung ↑Orbiviren, benannt nach Changuinola (Stadt in Westpanama). Vorkommen in Mittelamerika bei Säugetieren, Übertragung auf Menschen durch ↑Phlebotominae. Krankheit: grippeähnl. Erkrankung (Changuinola-Fieber). ↑Arbovirosen.

Chaostheorie: erklärt das Verhalten der (lebenden) Systeme aus dem Wechselspiel von Zufall u. Ordnung. Ihr Zufallsverhalten äußert sich in der Unvorhersagbarkeit zukünftiger Ereignisse, da kleinste Schwankungen der Anfangsbedingungen zu unterschiedl. Zustandsfolgen führen können. Die C. ist geeignet, die Komplexität u. Kompliziertheit von Krankheitsentstehung u. -verlauf besser zu erklären als bei Verwendung einfachere Modelle. In der Med. wurden Analyse u. Beschreibung von irregulären rhythm. Vorgängen (Herzarrhythmien), Kinetik von Ionenkanälen, Wachstum, Fluktuationen biol. Variablen wie Blutdruck u. Durchblutung sowie Strukturanalysen von DNA u. RNA mit Hilfe der C. versucht.

Chaoul, Henri (1887–1964), dt. Röntg., Berlin, Alexandria.

Chaoul-Bestrahlung: strahlentherapeut. ↑Nahbestrahlung von Tumoren mit Spannungen bis 60 kV u. sehr geringen Fokus-Haut-Abständen (1,5–5 cm). Die Divergenz der Strahlung bedingt eine schnelle Dosisabnahme mit wachsendem Fokusabstand, die zusammen mit spez. geformten Tubussen zur Erzeugung spez. Dosisverteilungen im Herdgebiet ausgenutzt wird. Die C. wird z. T. als Körperhöhlenbestrahlung eingesetzt. Ind.: Bestrahlung von Haut-, Rektum- u. gyn. Karzinomen.

Chaperone: Fam. zellulärer Proteine, die an der korrekten Ausbildung von Sekundär-, Tertiär- u. Quartärstruktur anderer Polypeptide beteiligt sind. C. stabilisieren Zwischenstufen der Faltung u. verhindern so das Entstehen funktionsloser mißgefalteter Proteine (Alloplexbeeinflussung); sind u. a. am mitochondrialen Proteinimport beteiligt. Zu den C. gehören die Nukleoplasmine, die ↑Chaperonine u. manche ↑Hitzeschockproteine (z. B. Hsp 70).

Chaperonine: in Bakterien, Mitochondrien u. Plastiden vorkommende Klasse von ↑Chaperonen. C. sind konstitutive Proteine, die unter Streßbedingungen (Hitze, Infektionen) vermehrt gebildet werden.

Charakterneurose: klin. gleichbedeutend mit ↑Persönlichkeitsstörung; von der theoret. Konzeption her ist die C. eine strukturelle Ich-Störung.

Charas ↑Cannabis indica.

Charbon ⟨*frz*⟩ *m* ↑Milzbrand.

Charcot, Jean Martin (1825–1893), frz. Neurol., Paris. Mit Janet maßgebl. Vertreter der Hypnose-Schule von Paris.

Charcot-Gelenk (nach Jean M. C.): neuropath. Gelenkerkrankung, chron. progressive Degeneration einer o. mehrerer Gelenke. Durch Störungen bei der Schmerzwahrnehmung i. S. einer Hypalgesie o. Analgesie fehlen gelenkprotektive Mechanismen. Charakterist. sind Gelenkschwellung, Instabilität, Hyperthermie, atroph. u. hypertrophe Veränderungen des Knochens. Schmerzen sind im Ggs. zum Röntgenbefund gering. Ursache bilden neurol. Störungen wie Tabes dorsalis, diabet. Neuropathie.

Charcot-Leyden-Kristalle (nach Jean M. C. u. Ernst V. B. van L.): farblose bzw. schwach gelbl.-getönte anisotrope, hexagonale Kristalle von Spindel- o. Kompaßnadelform. Zunächst von Charcot im Blutausstrich bei

Leukämie, später von Leyden im Sputumpräparat bei Asthma bronchiale gefunden. Entstehen beim Zerfall von eosinophilen Granulozyten in Blut, Exsudaten, Sputum, Stuhl u. Gewebe. Nach Esselier soll es sich um ein kristallines eiweißartiges Zerfallsprodukt handeln. Im Stuhl nachzuweisen bei Wurmkrankheiten, in den Bronchien auch bei Echinococcus-Zysten. Im Phasenkontrastmikroskop kann die Kristallbildung im Deckglaspräparat eines Leukozytenkonzentrats beobachtet werden.

Charcot-Marie-Tooth-Krankheit (nach Jean M. C., Pierre M. u. Howard H. T.) ↑Muskelatrophie, neurale.

Charcot-Syndrom (nach Jean M. C.): **1.** ***Orthop.:*** ↑Claudicatio intermittens (Hinken, intermittierendes). **2:** ***Neurol.:*** amyotrophische ↑Lateralsklerose.

Charcot-Trias (nach Jean M. C.): Nystagmus, Intentionstremor u. skandierende Sprache als charakterist. Sympt. der multiplen ↑Sklerose, erfaßt aber nicht das volle Erscheinungsbild, sondern nur die zerebellare Form der Krankheit.

Charcot-Weiss-Baker-Syndrom (nach Jean M. C., Soma W. u. James P. B.): Karotis-Sinus-Syndrom, Kollaps-Syndrom: pathol. erhöhter Karotis-Sinus-Reflex mit plötzl. auftretenden Schwindelanfällen, Augenflimmern, Kopfschmerzen, Ohrensausen; Herzschmerzen, starkem Herzklopfen, Angstgefühl u. Atemnot, teilweise bis zur Bewußtlosigkeit; vereinzelt Lähmungserscheinungen der Extremitäten; Unterscheidung von vagalem, depressor. u. zerebralem Typ; auslösend wirkt Druck auf den Sinus caroticus (Karotisgabel), Karotis-Sinus-Druckversuch.

Charcot-Zeichen (nach Jean M. C.): Händetremor bei Basedow-Krankheit.

Charentefieber: am Golf von Biskaya (Frankreich) auftretende Leptospirosis typhosa.

Charité ⟨*frz*⟩: Barmherzigkeit; Name zahlreicher Krankenhäuser, von denen die Berliner C. das bekannteste ist. 1710 wurde in Erwartung einer Pestepidemie auf Befehl von König Friedrich I. (1657–1713) vor den Toren Berlins ein Gebäude für Pestkranke gegründet. Da die Epidemie zunächst ausblieb, entstand ein Arbeitshaus u. Garnisonslazarett, das ab 1727 prakt. Unterrichtsanstalt für die am (1724 gegründeten) Collegium medico-chirurgicum auszubildenden Militärärzte wurde. Im gleichen Jahr, in dem auch zahlreiche An- u. Neubauten erfolgten, wodurch bis zu 300 Pat. stationär aufgenommen werden konnten, erhielt das Krankenhaus den Namen C. Es bestand aus einer Inneren Abteilung, einer Chirurgie einschl. Geburtshilfe, einer Infektionsabteilung sowie einem Bereich für Invalide u. chron. Kranke. Unter Friedrich II. (1712–1786) begann 1775 der erste Neubau. 1798 kam eine Abteilung für Geisteskranke hinzu. Ab 1825 wurden in der C. auch Medizinstudenten der neu gegründeten (1810) Berliner Universität klin. ausgebildet. Infolge der explosionsartigen Bevölkerungszunahme Berlins erfolgte im 19. Jh. der zweite grundlegende Neubau der C. Die Arbeiten hielten bis in das erste Jahrzehnt des 20. Jh. an. Die neue C. erlangte Weltruf. Mit dem Nationalsozialismus wurde die Entwicklung unterbrochen. Durch den zweiten Weltkrieg wurden 65 % der Gebäude zerstört. 1946 konnte der Lehrbetrieb wieder aufgenommen werden. Seit 1975 wurde die C. zu einem modernen Universitätsklinikum mit vorklin. u. theoret. Instituten entwickelt.

Charlin, Carlos (geb. 1886), argentin. Ophth., Buenos Aires.

Charlin-Syndrom (nach Carlos C.): Neuralgie im Versorgungsgebiet des N. nasociliaris aus Augenwinkel u. Nasenrücken mit Tränen- u. Nasensekretion.

Charon-Phagen: Gruppe von ↑Klonierungsvektoren (daher Charon-Vektoren genannt), die vom Lambda-Phagen abgeleitet sind u. für DNA-Übertragungsexperimente verwendet werden.

Charpie: gezupfte Leinwand, die in versch. Formen (trockene Charpiebäuschchen, Charpiekugeln etc.) zum Verbinden u. auch zum Ausstopfen der Wunden u. Geschwüre angewandt wurde. Der Gebrauch der C. war schon bei den gr. u. röm. Ärzten bekannt (motós bzw. linamentum). Zur Zeit der arab.-islam. Med. des Mittelalters u. später bediente man sich der trockenen C. nur selten u. bevorzugte Salben u. Pflaster.

Charr: *Abk* für ↑Charrière.

Charrière, Joseph (1803–1876), Instrumentenmacher, Paris. Er konstruierte versch. urol. Instrumente u. a. den ersten brauchbaren Lithotriptor, den „Trilabe", mit dem Civiale (1824) die erste Steinzertrümmerung von Blasensteinen am Menschen erfolgreich gelang; außerdem eine Metallscheibe mit 30 runden Löchern von $^1/_3$–10 mm Ø, um die Dicke von urol. Instrumenten u. Kathetern zu bestimmen, die durch die Harnröhre eingeführt wurden. 3 Charr = 1 mm Ø. Dieses von C. eingeführte Maß ist heute international gebräuchl. Zeichen: Ch. o. Charr, im angelsächs. Sprachgebrauch Fr (für french).

Charta ⟨*gr*⟩ *f*: Arzneipapier; Papier- o. Gewebestücke, die mit einem Schutzmittel o. einer Arzneizubereitung getränkt o. überzogen sind.

Chartae ceratae *Pl*: Wachskapseln zum Abfüllen abgeteilter Pulver, die hygroskop., stark riechende o. flüchtige Substanzen enthalten.

Charta nitrata: Salpeterpapier; mit einer Lösung von Kaliumnitrat (20%ig) getränktes u. getrocknetes Filtrierpapier. Verglimmt nach dem Anzünden vollständig. Gegen Asthma, fast obsolet.

Charta paraffinata: paraffinierte Papierkapsel.

Charta sinapisata: Senfpapier; mit ölfreiem schwarzem Senf überzogenes Papier, als Hautreizmittel, bei Pleuritis, Neuritis, Rheumatismus u. a. m.

Chasma ⟨*gr*⟩ *f*: Gähnkrampf.

Chassaignac-Lähmung ↑Radiusköpfchensubluxation.

Chatter ⟨*engl*⟩: schnittbedingte, wellenartige Dickendifferenzen in ↑Ultradünnschnitten.

Chauffard, Anatole Marie Emile (1855–1932), frz. Int., Paris. Minkowski-Chauffard-Gänsslen-Syndrom; ↑Sphärozytose, hereditäre.

Chauffard-Ramon-Typ (nach Anatole M. E. C.): chron. Polyarthritis mit generalisierter Drüsenschwellung, vorwiegend bei Erwachsenen mit asthen. Konstitutionstyp vorkommend, während das ↑Still-Syndrom das frühe Kindesalter betrifft.

Chaulmoograöl: Öl aus dem Samen von Hydnocarpus-Arten, gelbbraunes weiches Fett, enthält Glyzeride der Palmitin- u. Arachinsäure, Hydnocarpussäure, Phytosterin, Eiweißstoffe. Innerl. u. äußerl. Spezifikum gegen Lepra u. bei Hauttuberkulose.

CHD ⟨*engl*⟩: *Abk* für engl. Coronary heart disease; koronararterienbedingte Herzkrankheit.

CHE: *Abk* für ↑Cholinesterase.

Check up ⟨*engl*⟩: systemat. diagn. Programm.

Check-valve-Mechanismus ⟨*engl*⟩: Stark vergrößerter Druckabfall bei Beschleunigung des Atemluftstroms im Bereich von Stenosen der kleinen Bronchialäste führt bei verstärkter Ausatmung zu Kompression bzw. Kollaps der Bronchiolen proximal der Stenose durch die unter Überdruck stehenden Alveolen.

Chédiak-Higashi-Syndrom: Chédiak-Steinbrinck-Anomalie, Béguez-César-Montero-Chédiak-Anomalie; Granulationsanomalie der Leukozyten, leukozytärer Granulagigantismus. Autosomal rezessive Funktionsstörung der Granulozyten; Migration, Chemotaxis, Degranulierung sowie intrazelluläre Mikrobenabtötung sind beeinträchtigt. Pat. leiden zusätzl. an teilweisem Albinismus (evtl. Melanosomendefekt), erkranken rezidivierend an Infektionen, überwiegend an grampositiven Bakterien, viele entwickeln eine Hepatomegalie, Lymphadenopathie, lymphohistiozytäre Proliferationen sowie später eine Neutropenie u. Panzytopenie. Diagn. kann morphol. durch Nachweis der interzellulären im Durchmesser 1–3 μm, teilweise bis 5 μm großen, bei panopt. Färbung dunkelblauen Granula gestellt werden. Sie finden sich in allen Reifestadien der versch. Leukozytenarten, in Erythroblasten, Histiozyten, Tubulusepithelien u. a. Zellen u. bestehen aus Glykolipiden. Die Pat. sterben meist vor dem 10. Lj.

Chédiak-Trockenblutreaktion: Mikroflockungsreaktion der Syphilisreaktion, die mit auf Objektträgern o. an Filterpapier angetrocknetem Patientenblut durchgeführt werden kann. Als Antigen dient Meinicke-Extrakt. Wurde früher für Reihenuntersuchungen der Bevölkerung vielfach benutzt.

Cheilion ⟨*gr*⟩ *n*: Mundmittelpunkt; am Übergang von Oberlippe zu Unterlippe gelegener anthrop. Meßpunkt.

Cheilitis ⟨*gr*⟩ *f*: unspezif. Sammelbezeichnung für Entzündungen der Lippe. **C. abrasiva praecancerosa**: persistierende Erosion der Unterlippe älterer Männer, Möglichkeit der malignen Entartung. **C. exfoliativa**: C. desquamativa; chron. Entzündung mit Rötung, Schwellung, Schuppung, Pusteln u. Krusten. **C. exfoliativa chronica actinica**: Folge von exzessiver UV-Strahlung mit blasigen Erosionen, Rhagaden u. Ulzeration. **C. glandularis simplex**: durch Wucherung des Drüsengewebes der Lippe verursachte u. an der Grenze des Lippenrots lokalisierte unauffällige Veränderung. **C. glandularis apostematosa Volkmann**: pyogene Form der C. glandularis simplex, unförmig höckrig geschwollene Unterlippe mit schleimig-eitrigem Sekret aus den Schleimdrüsen des mittleren Teils; Abszedierung u. Verödung im zirkumglandulären Bindegewebe. Kaum Beeinträchtigung des Allgemeinbefindens. **C. glandularis Baelz**: vornehml. in der Unterlippe lokalisierte chron. Infektion der Schleimdrüsen, die auf die Schleimdrüsen der Mundschleimhaut übertragen werden kann. **C. granulomatosa**: chron. granulomatöse Entzündung, u. U. unter Mitbeteiligung von Zunge u. Wangen, Sympt. des Melkersson-Rosenthal-Syndroms. **C. vulgaris**: aufgesprungene Lippen.

Cheilognathopalatoschisis ⟨*gr* + *lat*⟩ *f* ↑ Lippen-Kiefer-Gaumen-Spalte.

Cheiloplastik: Lippenplastik; plast.-chir. Verschluß von Lippendefekten. Hauptprinzip Erhaltung des M. orbicularis oris bzw. seine Neuformung aus Resten desselben. Die Deckung kann erfolgen durch Nahlappen der unmittelbaren Umgebung o. nach Dieffenbach mit Erweiterung zu enger Mundspalten durch Umsäumung der Erweiterungsschnitte mit Schleimhautlappen, die aus der Wangenschleimhaut gewonnen u. über die Schnittflächen verzogen werden.

Cheiloschisis: Lippenspalte; i. e. S. die seltenere mittlere Lippenspalte (physiol. Oberlippenspalte der Hasen). Gewöhnl. gebraucht für die beim Menschen angeborene seitl. Oberlippenspalte, fetal entstanden durch Ausbleiben der Verschmelzung des Processus globularis des medialen Nasenwulstes mit dem Oberkieferwulst. Einseitige vollständige C. in etwa 50 %, einseitig unvollständige in 24–33 %, doppelseitig vollständige in 12–20 %, doppelseitig unvollständige in 5–7 % (Veau-Rosenthal); li. zu re. wie 3 : 1.

Cheilosis ⟨*gr*⟩ *f*: Rhagaden der Lippenschleimhaut, z. B. bei ↑ Ariboflavinose.

Cheilotomie ⟨*gr*⟩ *f*: operatives Abtragen arthrot. Randwülste an den Gelenkkörpern.

Cheiralgia paraesthetica ⟨*gr*⟩ *f*: Parese des sensiblen Endastes des Ramus superficialis nervi radialis, mit schmerzhaften Parästhesien einhergehend.

Cheiropompholyx ⟨*gr*⟩ *f*: Blasenbildung an der Hand, veraltete Bez. für ↑ Dyshidrosis.

Cheiroskop ⟨*gr*⟩ *n*: Gerät zum Training der motor. Auge-Hand-Beziehungen bei Schielamblyopie.

Cheirospasmus ⟨*gr*⟩ *m* ↑ Schreibkrampf, ↑ Beschäftigungsneurose.

Chelat ⟨*lat*⟩ *n* ↑ Chelatkomplexe, ↑ Komplexe.

Chelatbildner ↑ Komplexbildner.

Chelatkomplexe: Komplexe, in denen das zentrale Kation zangenartig von Liganden umgeben ist (lat. chelae, Krebsscheren). Kation u. Ligand bilden dabei einen Ring. Beispiel: C. des Glycins mit Kupfer(II)-Ionen.

Chelerythrin ↑ Chelidonium majus.

Chelidonin ↑ Chelidonium majus.

Chelidonium majus ⟨*gr*⟩ *n*: Schöllkraut; besitzt zentralsedative, spasmolyt. u. cholokinet. Eigenschaften. Bei Gallenleiden u. Spasmen des Verdauungstrakts. Volksmedizin. Verwendung des gelben Milchsafts zur Warzenbehandlung.

Chelizeren ⟨*gr*⟩ *Pl*: Teil der Mundwerkzeuge der Chelicerata (Fühlerlose), zu denen die med. bedeutsame Klasse ↑ Arachnida gehört. Stabförmige Gebilde aus Schaft u. 2 bewegl., hakentragenden, als Schere in senkrechter Ebene wirkenden Endgliedern, die zur Verankerung in der Haut des ↑ Wirts beim Blutsaugen dienen.

Chemie, pharmazeutische: Lehrgebiet der Fachrichtung Pharmazie; behandelt die Chem. der Arzneimittel unter bes. Berücksichtigung der Arzneimittelsynthese.

Chemie, physiologische: heute als Biochem. des Menschen o. als med. Biochem. bezeichnet; wichtige Grundlagendisziplin der Med. (↑ Biochemie, Pathobiochemie).

Chemodectom ⟨*gr*⟩ *n*: Tumor chromaffiner Organe, z. B. des Glomus caroticum. ↑ Glomustumor.

Chemoembolisation: ther. Methode der ↑ Interventionsradiologie zur Embolisation von Blutgefäßen mit flüssigen, über Katheter applizierten Embolika (Chemotherapeutika, Gewebekleber), z. B. bei der Tumortherapie.

Chemoimmuntherapie: Kombination von Chemo- u. Immuntherapie.

Chemokine: Polypeptide (ca. 70–80 Aminosäuren), die als chem. Lockstoffe (Chemoattraktanzien) insbes. auf Neutrophile u. nichthämatopoet. Zellen (Alphachemokine) o. auf Monozyten wirken (Betachemokine). Effekte erfolgen über zellmembranständige Rezeptoren u. G-Protein-vermittelte, intrazelluläre ↑ Signalübertragungssysteme. Beispiele: Betathromboglobulin, Plättchenfaktor 4.

Chemokoagulation: Gewebekoagulierung (meist von Tumoren) durch chem. Mittel mit ätzender Wirkung; z. B. Trichloressigsäure (obsolet).

chemolithotroph ⟨*gr*⟩ *Adj*: zur Kennzeichnung von Mikroorganismen, die unabhängig vom Licht unter Verwendung von CO_2 als Kohlenstoffquelle ihre Energie aus anorgan. Oxidationsprozessen gewinnen, z. B. best. Arten von Schwefelbakterien, nitrifizierende Bakterien, Eisenbakterien.

Chemolumineszenz: Emission von Licht bei chem. Umwandlungen. Die Energiezufuhr für die opt. Anregung der Licht emittierenden Moleküle erfolgt auf chem. Wege. Beispiel 3-Aminophthalhydrazid in wäßriger Lösung mit H_2O_2.

Chemonukleolyse ↑Diskolyse.

Chemoprophylaxe: Verabreichung von ↑Chemotherapeutika zum Schutz gesunder Einzelpersonen o. exponierter Gruppen gegen Infektionen. Eine unkrit. Proph. ist mind. wertlos, meist gefährl. Gezielte Proph. z. B. gegen Malaria, Streptokokkeninfektionen. ↑Chemosuppression.

Chemoresistenz: Resistenz von Bakterien gegenüber chem. Substanzen, z. B. Schwermetallverbindungen.

Chemorezeptoren: der Wahrnehmung chem. Substanzen dienende Rezeptoren. Dazu gehören: 1. C. des Geschmacks- u. Geruchssinns. Sie dienen der Orientierung durch äußere chem. Reize u. lösen die unbedingten ↑Reflexe des Verdauungsprozesses aus. 2. C. des Blutgefäßsystems (z. B. Glomera carotica u. aortica). Sie kontrollieren den O_2- u. CO_2-Partialdruck im Blut u. dienen damit der Regulation von Atmung u. Blutkreislauf. 3. C. am Boden des IV. Ventrikels u. im hypothalam. neurosekretor. Steuergebiet; sie dienen der Regelung unterschiedl. vegetativer Funktionen.

Chemosis ⟨*gr*⟩ *f*: erhebl., subkonjunktivales Ödem, meist bei heftigen eitrigen Entzündungen des Augenvorderabschnitts o. schweren intraokularen Infektionen.

Chemostat ⟨*gr*⟩ *m*: Apparatur zur kontinuierl. Kultivierung von Mikroorganismen. Im Ggs. zum ↑Turbidostat ist der C. ein extern gesteuertes System, äußere Steuergrößen sind Minimal-Nährstoffgehalte, Temperatur, pH-Wert, Zeit u. a. Der C. dient zur Freistellung der biologischen ↑Kardinalpunkte wachsender Populationen, wichtig zur Auswahl von geeigneten Stämmen zum Einsatz in der techn. Mikrobiol. ↑Submerskultur, ↑Fermenter.

Chemosterilanzien: Substanzen zur Bekämpfung von Schädlingen bei massenhaftem Auftreten durch Unterbindung der Fortpflanzung. U. a. werden Phosphorsäureester (Hempa), Triazin-Verbindungen u. Hormonpräparate verwendet. Erfolgreich eingesetzt z. B. gegen Maikäfer, Fliegen, Mücken, verwilderte Haustauben, Wühlmäuse u. Ratten.

Chemosuppression: präventive Chemotherapie. Anwendung von antimikrobiellen ↑Chemotherapeutika direkt nach der Infektion (z. B. Laboratoriumsinfektion), im Inkubationsstadium o. bei Ausbruch der Erkrankung (z. B. bei Streptokokkenangina zur Rheumatismusprophylaxe).

Chemotactic factor ⟨*engl*⟩ ↑Chemotaxis.

Chemotaxis ⟨*gr*⟩ *f*: Anregung von Zellen zu gerichteter Bewegung aufgrund von chem. Reizen, z. B. die C. der neutrophilen Granulozyten. Ihre Entstehung wird durch die Aktivierung des Komplementsystems des Blutplasmas durch Mikroorganismen verursacht. Nach dem Kontakt mit dem Fremdkörper sendet der Granulozyt Pseudopodien aus, die den Fremdkörper umfließen u. diesen dann in den Zelleib aufnehmen (↑Phagozytose).

Chemotherapeutika: Beispiele für antimikrobiellen Wirkungsmechanismus

Wirkungsmechanismus	Chemotherapeutika-Gruppen
Hemmung der Mureinsynthese der Zellwand	Penicilline Cephalosporine Vancomycin
Störung der Permeabilität der Zellmembran	Polymyxin B Colistin Amphotericin B Nystatin
Hemmung der Synthese von DNA	Nalidixinsäure Novobiocin Olivomycin
Hemmung der Synthese von RNA	Actinomycin D Rifamycine Ansamycine
Hemmung der Proteinsynthese am Ribosom der Bakterienzelle	Aminoglykoside Tetrazykline Chloramphenicol Makrolide Lincosamidine Streptogramine Fusidinsäure
Verdrängung von Metaboliten:	
Hemmung der Synthese von Dihydrofolsäure	Sulfonamide
Hemmung der Synthese von Tetrahydrofolsäure	Trimethoprim
Hemmung des Folsäurestoffwechsels der Mykobakterien	p-Aminosalicylsäure

Chemoteratogenese: Auslösung von Fehlbildungen durch Chemikalien (auch Pharmaka). ↑Teratogenese.

Chemotherapeutika: Pharmaka, die Mikroorganismen, Parasiten u./o. Tumorzellen im Organismus abtöten o. ihre Vermehrung hemmen, unabhängig davon, ob ihre Herstellung biol., chem.-synthet. o. -halbsynthet. erfolgt. Tab.

Chemotherapeutikaregime: gezielter Einsatz antibakterieller ↑Chemotherapeutika in einer Rangfolge. ↑Chemotherapeutikastrategie.

Chemotherapeutikastrategie: Antibiotikapolitik. C. ist der interdisziplinär abgestimmte Einsatz aller antibakteriellen ↑Chemotherapeutika, die in mehr als einem Anwendungsbereich, wie z. B. Humanmedizin, Veterinärmedizin, Tierernährung o. Pflanzenschutz, zum Einsatz kommen, aber auch solcher Chemotherapeutika, die nur in einem Anwendungsbereich angewendet werden, aber durch ↑Parallelresistenzen o. Ko-Selektion die Anwendung in einem anderen Anwendungsbereich gefährden können.

Antivirale Chemotherapie: Virostatika in klinischer Anwendung (Auswahl)

Virostatikum	Wirkungsspektrum	Applikation	Wichtigste Indikationen
Aciclovir	HSV-1, HSV-2, VZV, EBV (CMV)[1]	i. v.	Herpesenzephalitis, mukokutane HSV-1/-2-Infektion, Herpes zoster, Varizellen bei Immunsupprimierten
		oral	Herpes genitalis, Herpes zoster
		topisch	Herpes simplex, Herpeskeratitis
Valaciclovir Prodrug[2] von Aciclovir		oral	Herpes zoster, Herpes genitalis
Famciclovir Prodrug[3] von Penciclovir	HSV-1, HSV-2, VZV, EBV, HBV	oral	Herpes zoster, Herpes genitalis
Ganciclovir	alle Herpesviren, HBV	i. v. oral[4]	CMV-Retinitis, lebensbedrohende CMV-Infektion bei Immunsupprimierten
Brivudin	VZV, HSV-1	oral	Herpes zoster, mukokutane HSV-1-Infektion bei Immunsupprimierten
Foscarnet natrium	alle Herpesviren, HIV	i. v.	CMV-Retinitis, lebensbedrohende CMV-Infektion bei Immunsupprimierten, Infektion durch resistente HSV-1/-2-, VZV-Stämme
Ribavirin	RSV, Lassa-Virus, HCV, Influenzavirus A, B	Aerosol i. v.	RSV-Infektion der unteren Atemwege, Lassa-Fieber u. a. hämorrhag. Fieber
Amantadin	Influenzavirus A	oral	Influenza A

[1] Suppression der CMV-Replikation unter Aciclovir-Langzeitprophylaxe
[2] Valinester von Aciclovir, höhere orale Bioverfügbarkeit
[3] Diazetylester des Wirkstoffs 6-desoxy-Penciclovir, gute orale Bioverfügbarkeit
[4] Zur Prophylaxe u. Erhaltungstherapie

Chemotherapie: Behandlung von Infektionskrankheiten o. Neoplasmen mit ↑Chemotherapeutika.

Chemotherapie, adjuvante: Chemotherapie als begleitende Krebstherapie (z. B. zur Operation) mit dem Ziel der Verlängerung der Überlebensrate. Erfolg abhängig von Tumorart u. Tumorausbreitungsstadium.

Chemotherapie, antiretrovirale: Behandlung von Retrovirusinfektionen, z. B. HIV, HTLV, mit Medikamenten (↑Virostatika), die an wichtigen Enzymen der Virusreplikation wie reverser Transkriptase, Protease o. Integrase angreifen. Bei HIV-Infektion werden neben den Nukleosidanaloga (Hemmung der reversen Transkriptase) Zidovudin (ZDV, AZT), Didanosin (ddI), Zalcitabin (ddC), Stavudin (d4T) u. Lamivudin (3TC), die Proteaseinhibitoren (Saquinavir, Ritonavir, Indinavir u. Nelfinavir) sowie Nichtnukleosidanaloga (NNRTI, z. B. Nevirapin, Delavirdin) angewendet. Durch Kombination versch. Substanzen (z. B. Nukleosidanaloga mit einem o. mehreren Proteaseinhibitoren) läßt sich die Virusreplikation z. T. fast vollständig hemmen (meßbar an der Reduzierung der Viruslast im Plasma) u. die Resistenzentwicklung verzögern. Ziel ist es, die Zahl der HIV-Kopien im Blut unter die Nachweisgrenze zu senken. In Entwicklung sind Inhibitoren der Integrase, einem wichtigen Enzym für die HIV-Replikation. ↑AIDS.

Chemotherapie, antivirale: Behandlung von Viruserkrankungen mit Substanzen, die die Virusreplikation hemmen (↑Virostatika). Bedingt durch den obligaten Zellparasitismus der Viren ist eine spezif., den Wirtsorganismus nicht beeinträchtigende a. C. ohne unerwünschte Arzneimittelwirkungen nicht o. nur schwer zu realisieren. Klin. erprobt sind Chemotherapeutika bei Infektionen durch Herpesviren, Influenzavirus A, RS-Virus, Erregern best. hämorrhag. Fieber, HIV-Infektion. ↑Chemotherapie, antiretrovirale. Tab.

Chemotherapie, neoadjuvante: Chemotherapie vor einer Krebsoperation mit dem Ziel, den Krebs präoperativ zu verkleinern (auch um Operabilität zu erreichen) bzw. Metastasen zu bekämpfen.

Chemotherapie, palliative: Versuch, Krebswachstum so zu beeinflussen, daß Lebensqualität erhalten bzw. verbessert wird, Krebsheilung dadurch nicht mögl.

Chemotherapie, regionale: selektive, zumeist art. Chemotherapie der tumortragenden Region mit dem Ziel der Erhöhung der Zytostatikakonzentration im Tumor bei gleichzeitig geringerer Belastung des Gesamtorganismus.

Chemotherapie, tuberkulostatische: Behandlung von Tuberkulosekranken mit gegen Tuberkulosebakterien gerichteten, bakterizid (Streptomycin, Pyrazinamid, Isoniazid, Rifampicin) u. bakteriostat. (Ethambutol, Ethionamid u. a.) wirkenden Mitteln. Prinzipien der t. C. sind Kombinationsbehandlung mit 3 (4) Mitteln während einer initialen 6–18wöchigen stationären Phase u. mit 2 Mitteln während einer anschließenden sechsmonatigen ambulanten Phase, Einsatz der Mittel entspr. der Resistenzlage der Tuberkulosebakterien, kontrollierte Medikamenteneinnahme u. regelmäßige röntg. u. bakt. Verlaufskontrolle. Die t. C. führt in über 90 % der Fälle zu einer Ausheilung der Tuberkulose.

Chemothermodesinfektionswaschverfahren: *Abk* CTD-Waschverfahren. Mehrstufenwaschverfahren, bei dem eine sichere Desinfektion durch Zusatz von Desinfektionsmitteln o. Einsatz von desinfizierenden Waschmitteln u. Erhitzen auf 85–90 °C für mind. 15 min erreicht wird. ↑Thermodesinfektionswaschverfahren.

Chemotyp: Biochemotyp; ↑Biochemotypie.

Chenais, Louis (1872–1950), frz. Arzt.

Chenodesoxycholsäure ↑Gallensäuren.

Cherchewski, Michael, zeitgen. russ. Arzt.

Cherchewski-Syndrom (nach Michael C.): bei Neurasthenikern auftretender paralyt. Ileus.

Cherubismus: Cherubinismus; progredient im 2.–4. Lj. auftretendes Krankheitsbild, das durch Volumenzunahme des Gesichts u. der Kiefer gekennzeichnet ist. Das pausbäckige Gesicht erinnert an Engeldarstellungen („Cherubin") der Renaissance-Malerei. Neben schmerzlosen Auftreibungen der seitl. Ober- u. Unterkieferanteile (röntg.: multilokuläre, zyst. Hohlräume, histol.: fibröse, riesenzellhaltige Umwandlung des Knochenmarks), Anomalien der Zähne, Kranialdrehung der Augen („Himmelsblick"). Spontane Rückbildung mögl. Abb.

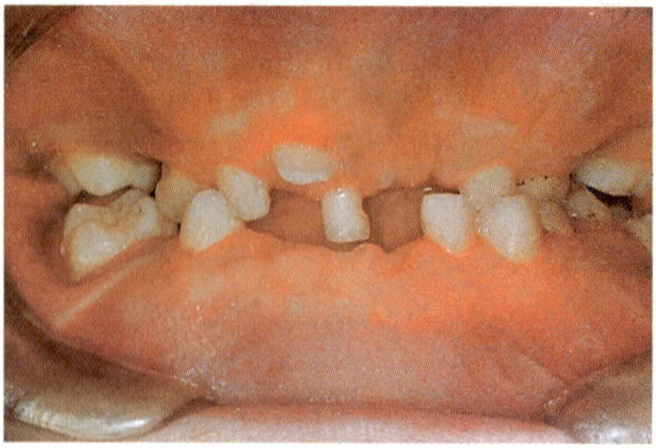

28

Cherubismus. Zahnstellungsanomalien

Chevassu, Maurice (1877–1957), frz. Nierenpathologe u. Urol.

Chevassu-Katheter (nach Maurice C.): Ureterkatheter mit Flötenschnabel, der innerhalb der Spitze eine birnenförmige Aufweitung besitzt, damit nach Einschieben in den Harnleiter eine Abdichtung nach unten erfolgt; ↑Pyelographie, retrograde.

Cheyletiella: Raubmilbengattung, die bei Lagomorphen u. Karnivoren echte, stationär permanente Ektoparasiten sind. Sie verursachen eine der ↑Räude ähnelnde Dermatitis mit Juckreiz u. Haarausfall, einige Arten können auf den Menschen übergehen. Bedeutsame Arten: C. parasitovorax, C. yasguri, C. blakei.

Cheyne, John (1777–1836), ir. Arzt, Dublin.

Cheyne-Stokes-Atmung (nach John C. u. William S.): period. Atmung mit zu- u. abnehmender Frequenz u. Atemtiefe; i. d. R. alveoläre Hypoventilation. Nach 20–30 Atemzügen tritt eine apnot. Pause von 1–2 min Dauer ein. C. wird meist verursacht durch eine ungenügende Hirndurchblutung, intrakranielle Drucksteigerungen o. bei schwerer Herzinsuffizienz, Toxikosen o. bes. bei älteren Personen im Schlaf. Als Ursache der Störung kommen in Frage: Unterbrechung efferenter motor. Atembahnen, Verlängerung der Kreislaufzeit zwischen Lunge u. Gehirn sowie Abnahme der Empfindlichkeit des medullären Atemzentrums gegenüber chem. u. nervösen afferenten u. efferenten Reizen; häufig Übergänge zwischen Cheyne-Stokes-Atmung u. ↑Biot-Atemtyp.

Chi ⟨*gr*⟩ *n*: Zeichen: χ, X; 22. Buchstabe des griech. Alphabets; als Präfix u. wissenschaftl. Konstante gebraucht.

Chiari, Hans (1851–1916), Pathol., Prag, Straßburg. ↑Budd-Chiari-Syndrom. ↑Arnold-Chiari-Syndrom.

Chiari, Johann B. (1817–1854), Gyn., Wien.

Chiari, Karl, zeitgen. Orthop., Wien.

Chiari-Beckenosteotomie (nach Karl C.): quere Durchtrennung des Os ilium unmittelbar über dem Hüftgelenk. Durch anschließende Verschiebung des kaudalen Fragments nach medial erhält der Schenkelkopf bei flacher Pfanne ein knöchernes Widerlager (Pfannendachplastik).

Chiari-Frommel-Syndrom (nach Johann C. u. Richard F.): Laktationsatrophie; noch Monate u. Jahre nach einer Entbindung anhaltende Galaktorrhö bei gleichzeitiger Uterusatrophie u. sek. Amenorrhö (es werden Schmerzen „als ob etwas Lebendes im Leib sei" empfunden), als Ursache wird Erhöhung des Prolaktins angesehen.

Chiari-Syndrom (nach Hans C.) ↑Arnold-Chiari-Syndrom.

Chiasma ⟨*gr*⟩ *n*: *Pl* Chiasmata; X-förmige Figuren, die während der ↑Meiose durch ↑Crossing over zweier ↑Chromatiden der homologen Chromosomen entsteht. Mikrosk. im Diplotän-Stadium der Meiose I erkennbar. Beim Menschen treten durchschnittlich zwei C. pro Chromosomenpaar auf.

Chiasma opticum: Kreuzung der beiden Nervi optici, die sich nach dem C. o. als Tractus optici fortsetzen.

Chiasmasyndrom ⟨*gr*⟩ *n*: druckbedingte Atrophie in der Sehnervenkreuzung mit halbseitigen Gesichtsfelddefekten, röntg. Veränderungen der Sella turcica o. ihrer Umgebung. Bei Zielrichtung der Verdrängung in die Mitte des Chiasma entsteht eine bitemporale heteronyme Hemianopsie (↑Hemianopsie). Typ. Zeichen bei Hypophysentumoren.

Chiasma tendineum: teilweise Kreuzung der Sehnenfasern des M. flexor digitorum superficialis distal des Durchtritts der Sehnen vom M. flexor digitorum profundus vor dem Ansatz an der Mittelphalanx.

Chiba-Nadel: 15 cm lange u. 0,7 mm starke (Innendurchmesser 0,5 mm) flexible Nadel, die zur perkutanen transhepat. Cholangiographie benutzt wird. Sie wurde an der Chiba-Universität/Japan entwickelt.

Chicken-embryonic-lethal-orphan-Virus ⟨*engl*⟩: *Abk* ↑CELO-Virus.

Chiclerogeschwür: Chewing gum ulcer; Hautleishmaniosis (↑Leishmaniasen) insbes. an den Ohren von Waldarbeitern in Mittelamerika, verursacht durch L. mexicana, Reservoir Wildnager, Überträger versch. ↑Phlebotominae.

Chikungunya ⟨*Kisuhaeli*⟩: Chicungunya; akute Viruskrankheit in trop. Gebieten Afrikas u. Asiens. Erreger ↑Chikungunyavirus, Übertragung hauptsächl. durch ↑Aëdes aegypti. Exanthemisch-myalgisches ↑Fieber mit Arthritiden, im Ggs. zum ↑Denguefieber keine Lymphadenitis. Keine spezif. Ther. o. Proph.

Chikungunyavirus ⟨*Kisuhaeli*⟩: Virusart der Gattung Alphavirus. Entdeckung 1952 in Ostafrika. Vorkommen in Afrika, Mittlerer Osten, Indien u. Südostasien bei Wirbeltieren, Übertragung auf Menschen durch Moskitos. Krankheit: ↑Chikungunya.

Chilaiditi, Demetrius (geb. 1883), Röntg., Wien, Istanbul.

Chilaiditi-Syndrom (nach Demetrius C.): kongenitale Lageanomalie des Dick-, teilweise auch des Dünndarms, meist ohne klin. Beschwerden, aber auch Anschwellen des Leibes mit Oberbauchschmerzen, die im Liegen nachlassen, selten Obstipation o. Flatulenz; im Röntgenbild meist Gasnachweis zwischen Zwerchfellkuppel u. Leberschatten, interponierte Schlinge weit nach dorsal verlagert.

Chilblain-Lupus: seltene morphol. Variante des Lupus erythematodes localisatus mit Sitz der Hautveränderungen an schlecht durchbluteten, kälteexponierten Partien. ↑Lupus erythematodes, systemischer.

CHILD-Syndrom: *Abk* für engl. congenital hemidysplasia with ichthyosiform erythroderma and limb defects; genet. bedingte Hemidysplasie mit ichthyosiformer Erythrodermie u. Glieddefekten.

Chilomastix mesnili ⟨*gr*⟩ *f*: Vertreter der ↑Flagellata mit 3 freien Geißeln u. kurzer Körpergeißel, ohne undulierende Membran, birnenförmig, bis 10 µm lang u. 7 µm breit, die ovalen Zysten bis 20 µm lang; im Dickdarm des Menschen lokalisiert, Pathogenität umstritten.

Chimäre ⟨*gr*⟩ *f*: natürl. auftretender (zweieiige Zwillinge) o. exp. erzeugter (Versuchstier) Organismus, in dem immun. differente Gewebe toleriert werden (↑Toleranz). **Blutgruppenchimäre** entsteht durch Plazentaanastomose, zuerst bei dizygoten Kälbern beobachtet. Bez. als Blutgruppenchimäre, weil resultierende Gewebedifferenz an den Blutgruppen sichtbar wurde. Weiteres analoges, aber exp. Beispiel stellen tetraparentale Mäuse dar, bei denen befruchtete Eier im Blaststadium herauspräpariert, mit befruchteten Eiern anderer Linien zum Verschmelzen gebracht u. danach in den Uterus trächtiger Mäuse reimplantiert werden. Die entstehenden Jungmäuse tragen genet. Anlagen von vier Elternteilen, die durch das Immunsystem toleriert werden. **Bestrahlungschimäre**: Tiere, bei denen die Duldung des fremden Gewebes durch weitgehende Ausschaltung der eigenen Immunabwehr infolge ionisierender Strahlen erreicht wird, um eine Rekolonialisierung durch transplantierte Stammzellen zu erwirken (Grundprinzip zur Empfängervorbereitung vor Knochenmarktransplantationen).

Chimärenplasmid: rekombinantes ↑Plasmid, das Gene aus Organismen enthält, die normalerweise kein genet. Material austauschen.

Chinablaunährboden: Laktose u. Chinablau als Indikator enthaltender Nährboden zur Keimzahlbestimmung in Milch u. Speiseeis. Unterscheidung zwischen säurebildenden (blaue Kolonien) u. nichtsäurebildenden Bakterien.

China-Restaurant-Syndrom: Intoxikationserscheinungen nach Verzehr von Gerichten (z. B. fernöstl. Speisen), die reichl. mit Natrium-L-Glutamat (1,5 bis 12 g), einem Geschmacksverstärker, gewürzt sind. Große Unterschiede bestehen in der individuellen Empfindlichkeit. Gewöhnung ist mögl. Sympt.: Taubheitsgefühl im Nacken, Schwächegefühl, Herzklopfen, Schweißausbruch, Übelkeit. Abklingen nach 1–2 h ohne Ther.

Chinarinde ↑Cinchona-Arten.

Chinazolinonderivate: Sedativa, Hypnotika. Methaqualon; barbituratähnl. mittellang wirksames Schlafmittel. Bei akuten Vergiftungen im Ggs. zu Barbituraten oft zentrale Erregung. Mißbrauch in Kombination mit Alkohol.

Chinesinnenfuß: Hackenhohlfuß, der früher in China durch straffe Bandagierung der Füße der kleinen Mädchen erzwungen wurde, um den Fuß der Mode entspr. klein zu halten. Entsteht auch als Lähmungshackenhohlfuß nach Ausfall des Musculus trizeps surae.

Chinidin *n*: Isomeres von ↑Chinin, ↑Cinchona-Arten.

Chinin: Chininum hydrochloricum; Hauptalkaloid der Chinarinde. Linksdrehend im Unterschied zum rechtsdrehenden Chinidin. Allg. tox. Wirkung auf Zellstoffwechsel;. Temperatursenkung, Granulozytenschädigung, Erregbarkeitshemmung des Herzens (Antiarrhythmikum), Grundumsatzsenkung, Erhöhung der Erregbarkeit des Uterus, Wehenauslösung durch HHL-Hormone erleichtert, ↑Antimalariamittel. In Spuren als Bitterstoff (↑Additiv, ↑Stomachika) verwendet.

Chiniofon: iodiertes Hydroxychinolin; obsoletes Chemotherapeutikum gegen Amöbenruhr (↑Amöbiasis).

Chinolin: heteroaromat. bizykl. Verbindung (↑Heterozyklen), farblose Flüssigkeit mit unangenehmem Geruch; chem. Baustein von ↑Alkaloiden u. synthet. Pharmaka.

Chinon: chem. Verbindungen des Cyclohexadien-1,2 (bzw. 1,4)-dion-Typs. C. gehen leicht in die entsprechenden aromat. Hydrochinone über u. bilden gemeinsam mit diesen wichtige natürl. Redoxsysteme.

Chinosol: 8-Hydroxychinolin, Hautdesinfektions- u. Gurgelmittel.

Chip ⟨*engl*⟩ *n*: kleines Knochenstückchen zur Auffüllung von Knochendefekten i. S. einer freien Transplantation.

Chiragra ⟨*gr*⟩ *f*: Gicht in den Gelenken der Hand.

Chiralität ⟨*gr*⟩: durch vier versch. ↑Liganden an einem o. mehreren C-Atomen bewirkte Unsymmetrie nahezu aller biol. Moleküle. Die C. steht in enger Beziehung zur optischen ↑Aktivität.

Chiromantie ⟨*gr*⟩ *f*: Wahrsagen aus den Handlinien. Okkultist. Verfahren, naturwissenschaftl. unbegründet.

Chiropraxis ⟨*gr*⟩ *f*: Richtung der ↑Manualtherapie.

Chirothetik ⟨*gr*⟩ *f*: Chirothesie, Handauflegen; Besserung u. „Heilung" von Krankheiten durch Auflegen der Hand des Heilers. Die Heiligen aller Religionsgemeinschaften, Sektenführer, aber auch großen Feldherrn (Napoleon) sollen chirothet. Erfolge gehabt haben. Herleitung von ↑Mesmerismus u. der „magnet. Biokraft" (animal. Magnetismus). C. soll auch bei Tieren wirksam sein („Streicheln"). Die angebl. Strahlenwirkung der Hände (z. B. Od-Strahlen, ↑Aura) wurde nie nachgewiesen.

Chirurgie ⟨*gr*⟩ *f*: med. Fachgebiet, dessen Hauptaufgabe die operative Behandlung von Krankheiten ist. Während ursprüngl. alle operativen Handlungen durch den Chir. durchgeführt wurden, haben sich heute infolge der notwendigen Spezialisierung zahlreiche selbständige Fachgebiete in der Ausrichtung auf ein Organ entwickelt, z. B. Herzchirurgie, päd., urol., orthop., gyn. C. u. a. Die moderne C. konnte auch deshalb ihren hohen Stand erreichen, weil neue Anästhesieverfahren, techn. apparative Entwicklungen wie die Herz-Lungen-Maschine u. neue Arzneimittel zur Verfügung stehen, die die operativen Fähigkeiten der Chir. unterstützen.

Chirurgie, ästhetische: operative Eingriffe zur Verbesserung konstitutions-, wachstums- o. altersbedingter Beeinträchtigungen des Erscheinungsbildes, fälschl. als kosmetische ↑Chirurgie bezeichnet.

Chirurgie, experimentelle: Arbeitsgebiet der ↑Chirurgie, das Forschungen zum Einsatz neuer Techniken, Einführung neuer Methoden u. Verfahren zum späteren Einsatz in der klin. Chirurgie durchführt.

Chirurgie, kosmetische: operative Eingriffe zur Verschönerung eines an u. für sich normalen Äußeren bei gesunden Menschen.

Chirurgie, laparoskopische ↑MIC.

Chirurgie, minimal invasive ↑MIC.

Chirurgie, plastische: wiederherstellende Chirurgie; Teilgebiet der ↑Chirurgie; operative Neu- o. Umbildung sowie Rekonstruktion von Körperteilen o. Organen zur Herstellung adäquater Form u. Funktion. Zu unterscheiden sind: a) konstruktive p. C. zur Beseitigung angeborener Fehlbildungen u. ihrer Folgen; b) rekonstruktive p. C. zur Wiederherstellung von Körperteilen o. Organen, die durch Unfall, Krankheit o. Eingriffe beeinträchtigt sind; c) ästhetische p. C. zur Verbesserung konstitutions-, wachstums- o. altersbedingter Beeinträchtigungen des Erscheinungsbildes.

Chirurgie, theoretische: Arbeitsgebiet der Chirurgie, das sich mit den nichtoperativen Aspekten des Fachgebiets beschäftigt, wie Entscheidungs- u. Risikoanalysen, Kosten-Nutzen-Vergleich, Qualitätskontrolle usw. befaßt.

Chirurgie, wiederherstellende ↑Chirurgie, plastische.

Chi-Struktur: eine während der ↑Rekombination beim ↑Crossing over der DNA entstehende Struktur zwischen zwei Doppelstrang-DNA-Molekülen, die dem griech. Buchstaben chi (χ) ähnl. ist; derartige Rekombinationsprozesse treten häufig im Bereich best. DNA-Sequenzen (hot spots) auf, bei Escherichia coli z. B. 5'-GCTGGTGG-3'.

Chi²-Test: χ^2-Test; statist. Test, dessen Prüfgröße exakt o. asymptot. einer spez. ↑Prüfverteilung (der χ^2-Verteilung) folgt. Verwendung: 1. zur Prüfung von Hypothesen innerhalb der ↑Kontingenztafelanalyse; 2. als ↑Anpassungstest zum Vergleich einer beobachteten ↑Häufigkeitsverteilung mit einer theoret. vorgegebenen ↑Wahrscheinlichkeitsverteilung; 3. zum Vergleich der ↑Varianz einer Stichprobe aus einer normal verteilten Grundmenge mit einer vorgebenen Normvarianz.

Chitosamin ↑D-Glukosamin.

Chiufa: Chincumbi; vorwiegend in Südamerika auftretende fieberhafte Erkrankung, die der Proctitis epidemica gangraenosa ähnl. ist: von der Analgegend ausgehend sklerosierende Entzündung, die sich bis zur Flexura sinistra (bei Frauen auch auf die Vulva) ausbreiten kann, wäßrig-schleimige Stühle führen zur Exsikkose u. häufig zum Tode.

Chlamydia: Chlamydien; intrazellulär wachsende Bakterien. Gattung der Fam. ↑Chlamydiaceae mit den Spezies ↑Chlamydia trachomatis, C. psittaci u. ↑Chlamydia pneumoniae. Erreger dieser Gruppe früher auch als Bedsonien, Miyagawanellen o. Psittakose-Lymphogranuloma-inguinale-Gruppe bezeichnet (↑Ornithose, ↑Trachom).

Chlamydiaceae *⟨gr⟩ n Pl*: Fam. der Ordnung Chlamydiales. Die C. sind kokkoide Mikroorganismen mit 0,2–1,5 µm Durchmesser; obligate Zellparasiten; infektiös sind die „Elementarkörperchen“ von 0,3 µm Durchmesser. Die Zuordnung zu den Viren ist veraltet. ↑Chlamydia.

Chlamydia pneumoniae: TWAR; Erreger von Pneumonien. Zusammenhang mit Koronarerkrankungen ist umstritten. Schwierige Kultivierung.

Chlamydia psittaci: Art der Gattung ↑Chlamydia. Erreger der ↑Ornithose, wegen der Übertragung durch papageiähnl. Vögel auch Psittakose genannt. Anzüchtung im bebrüteten Hühnerei o. in der Gewebekultur. Serol. Diagnostik durch Komplementbindungsreaktion.

Chlamydia trachomatis: Art der Gattung ↑Chlamydia. Unterteilung in zahlreiche Serotypen. C. t. kann unterschiedl. Erkrankungen, wie Trachom, Einschlußkonjunktivitis, unspezif. Genitalinfekte u. Lymphogranuloma inguinale, verursachen. Mikrosk. Nachweis der Einschlußkörperchen (↑Halberstädter-Prowazek-Körperchen) durch Giemsa-Färbung u. Anzüchtung in Hühnerei o. Gewebekultur. Beim Trachom auch Immunfluoreszenz u. ELISA (↑Enzymimmunoassay).

Chlamydieninfektion: durch Chlamydien (↑Chlamydia) hervorgerufene Infektionskrankheit des Menschen (u. vieler Warmblüterarten), Trachom, Einschluß- u. Schwimmbadkonjunktivitis, Lymphogranuloma venereum, Psittakose, ↑Ornithose, ↑Atemwegsinfektion.

Chlamydosporen: dickwandige Dauersporen von Pilzen, die entweder terminal, lateral o. interkalar von echtem ↑Myzel o. ↑Pseudomyzel gebildet werden.

Chloasma *⟨gr⟩ n*: Melasma, braune Hautflecken. Abb.

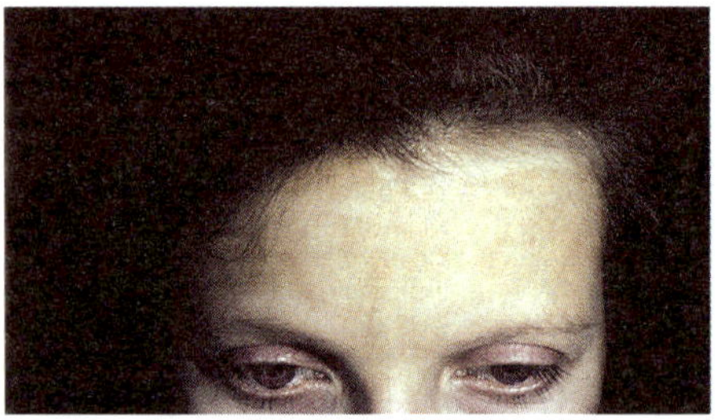

19

Chloasma im Stirnbereich

Chloasma cachecticorum: bei allg. Kräfteverfall auftretende bräunl. Hautflecken, oft bei Krebs, Malaria, Addison-Krankheit.

Chloasma hepaticum: an den Wangen o. der Augenumgebung fleckförmige Melanineinlagerung bei chron. Leberleiden.

Chloasma periorale virginum: braune Hautpigmentierung in der Umgebung des Mundes bei jungen Frauen; tritt verstärkt im Sommer auf.

Chloasma uterinum: gelbbraune Pigmentierung, meist symmetr. angeordnet, im Gesicht gravider Frauen; spontanes Verschwinden nach der Geburt des Kindes; auch bei langdauernder Einnahme von Ovulationshemmern beobachtet.

Chlor *⟨gr⟩ n*: chem. Symbol Cl; Halogen. Ordnungszahl 17, Atomgew. 35,453; gelbgrünes Gas Cl_2; starkes Oxidationsmittel. In wäßriger Lösung (Chlorwasser) disproportioniert C. z. T. gemäß $Cl_2 + H_2O = HCl + HOCl$ in Salzsäure u. unterchlorige Säure, die ihrerseits allmähl. in HCl u. O zerfällt. Dieser Sauerstoff in statu nascendi erklärt die oxidierende Wirkung des Chlorwassers. Als starkes Desinfiziens für Trink- u. Badewasser verwendet. C.

zählt zu den raschwirkenden Reizstoffen, die in Form von Gasen, Dämpfen o. Aerosolen nach der Einatmung Schädigungen der Lunge u. eine Behinderung des Gasaustauschs verursachen. Tox. Wirkung durch entstehende Salzsäure beim Kontakt mit den Schleimhäuten. Gefährl. wegen akuter Reizwirkung, abhängig von Konzentration u. Einwirkungsdauer. Warnsignal ist stechender Geruch (Geruchsschwelle 0,06–0,15 mg/m^3), chron. Wirkung bei längerer Exposition gegenüber geringen Konzentrationen deshalb verneint.

Chloracetatesterase: Enzym, das mit hohen Aktivitäten in der neutrophilen u. mit geringeren Aktivitäten in der monozytären Zellreihe vorkommt. Es dient damit der Differenzierung von Zellen des hämatopoet. Systems.

Chloracetophenon: Tränengas; Augenreizstoff (Tränengas). Während des ersten Weltkrieges in den USA entwickelt, wird z. B. Polizeikampfstoff eingesetzt. Untere Reizgrenze 0,3 mg/m^3, Erträglichkeitsgrenze 4,5 mg/min/m^3.

Chlorakne ⟨*gr*⟩ *f*: gebräuchl., aber unrichtiger Ausdruck für Chlorarylakne; eine Dermatose mit Follikulitiden u. Komedonen von meist stärkerer Ausprägung u. ausgedehnterem Befall als bei Acne vulgaris. Sie entsteht durch perkutane u./o. inhalative Aufnahme von chlorierten Aromaten (z. B. Dibenzofuranen, Dibenzodioxinen, Biphenylen, Naphthalinen). Die C. kann von schweren Schädigungen innerer Organe (Leber, Niere, Knochenmark, ↑Zentralnervensystem) in wechselnder Verbreitung begleitet sein u. mit Porphyria cutanea tarda (v. a. Hexachlorbenzol) auftreten; ↑Porphyrie. Chlorgas u. einfache Chlorverbindungen, z. B. NaCl, HCl, verursachen Chlorarylakne nicht.

Chloralhydrat: erstes synthet. Hypnotikum (Liebreich 1869).

Chloralose: Kondensationsprodukt aus ↑Chloralhydrat u. ↑Saccharose; Narkotikum für Tierversuche.

Chlorambucil: Leukeran; bifunktionelles Alkylans, wird zum Äthyleniminderivat aktiviert; hemmt bes. die Lymphozytopoese. Zur Ther. bei malignen Lymphomen.

Chloramine: Gruppe chem. Verbindungen, die eine Stickstoff-Chlor-Bindung enthalten. Substanzen, die das wirksame Chlor abspalten, z. B. Chloramin-Pulver u. -Tabletten als Tosylchloramidnatrium zur hyg. ↑Händedesinfektion sowie zur ↑Flächendesinfektion (einschl. der gezielten ↑Virusinaktivierung), ↑Wäschedesinfektion u. zur ↑Desinfektion von Ausscheidungen. C. sind zur Verwendung im Lebensmittelverkehr nicht geeignet.

Chloramphenicol: Chloromycet, Antibiotikum. 1947 aus Streptomyces venezuelae isoliert, seit 1950 synthet. hergestellt. Hemmt relativ selektiv Proteinsynthese von Bakterien. Breitbandantibiotikum, wirkt auf grampositive u. -negative Keime außer Pseudomonas aeroginosa, Spirochäten, Leptospiren, Rickettsien u. Actinomyceten. Selten auftretende Nebenwirkung ist das ↑Gray Syndrom.

Chloramphenicolintoxikation ↑Gray-Syndrom.

Chlorarylakne ↑Chlorakne.

Chlorate: chem. Salze der Chlorsäure, ↑Methämoglobinbildner.

Chloräthyl: Aethylium chloratum, Äthylchlorid, Chlorethan; obsoletes Rauschnarkotikum. Wirkt kardiodepressiv u. hepatotox., geringe Narkosebreite. Anwendung zur lokalen Vereisung durch Spray für kleine chir. Eingriffe; Dämpfe explosiv.

Chlorbenzene: Chlorbenzole, Halogene der aromat. Kohlenwasserstoffe, z. B. Monochlorbenzen. Reinigungsmittel in Fleckenwasser; Ausgangssubstanz für Synthesen. Wirkt ähnl. tox. wie Benzen, ↑Benzol; zusätzl. hepatotox. Wirkungen u. MetHb-Bildung.

Chlorchinol: Substanz zur Chemotherapie der Amöbenruhr (↑Amöbiasis).

C

Chlorcyan: Ausgangs- o. Zwischenprodukt in der chem. Industrie, allgemeingiftiger chem. Kampfstoff mit Reizwirkungen an Schleimhäuten; bei Zimmertemperatur gasförmig, tox. Wirkungen entsprechen denen der aus Bromcyan neben Cyanurchlorid entstehenden Blausäure; untere Reizgrenze 2,5 mg/m^3, mittlere tödl. Konzentration 11 000 mg/min^1/m^{-3} ↑Blausäurevergiftung.

Chlorcyclizin: ein ↑Antihistaminikum.

Chlordan: Chlorbenzen-Insektizid. Wirkung u. Toxizität ähnl. wie ↑DDT u. ↑HCH.

Chlordiazepoxid: Radepur, Librium. ↑Tranquilizer, ↑Benzodiazepin. Abb.

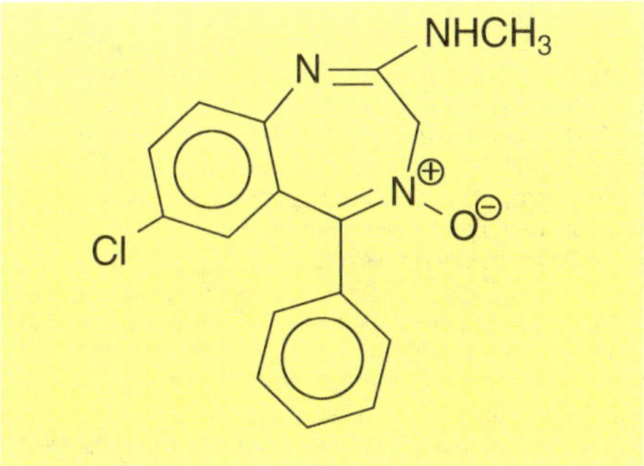

Chlordiazepoxid

Chlordivinylchlorarsin: chem. Kampfstoff der Gelbkreuzgruppe. ↑Lewisit.

Chlorgas: chem. Zeichen Cl_2; Bleich-, Entwesungs- u. Desinfektionsmittel für Trink-, Ab- u. Badewasser. Starke oxidierende u. eiweißzerstörende Wirkung. Bei Inhalation Reizwirkung auf Schleimhäute, da sich HCl bildet (Folgen: Bronchopneumonie, Lungenödem), Reizgas, chemischer ↑Kampfstoff im ersten Weltkrieg.

Chlorhexidin: 1,1'-Hexamethylenbis[5-(4-chlorphenyl)biguanid]; ein ↑Antiseptikum.

Chlorid: Cl^- ist das Hauptanion der extrazellulären Flüssigkeit (103 mmol/l); seine Konzentration im Magensaft beträgt etwa 140 mmol/1; 40 % des gesamten Cl^--Bestands (100 g) findet man im Knochen. Die tgl. Zufuhr beträgt etwa 6–8 g, der Minimalbedarf liegt bei tgl. 1–1,2 g. Ein Mangel kann bei Blut- u. Elektrolytverlusten, Funktionsstörungen der Nieren u. a. Ursachen eintreten. Die renale Cl^--Ausscheidung unterliegt sehr großen Veränderungen.

Chloriddiarrhö, familiäre ⟨*gr*⟩ *f* ↑Chloridmalabsorption, familiäre.

Chloride: Salze der Chlorwasserstoffsäure (Salzsäure); Bildung bei der Einwirkung von Chlor auf Metalle u. HCl auf Metalloxide u. Metallhydroxide. Chloridionen werden in wäßriger Lösung durch Fällung mit Silbernitrat als AgCl nachgewiesen. Die quantitative Chloridbestimmung erfolgt durch ↑Maßanalyse mit 0,1 N $AgNO_3$-Lösung unter Mitwirkung von Kaliumchromat zur Endpunktbestimmung.

Chloridmalabsorption, familiäre ⟨*lat*⟩ *f*: genet. bedingte Chloriddiarrhö. Form von Elektrolytmalabsorption. Autosomal rezessive prim. Resorptionsstörung für Chlorid im Ileum ab ersten Lebenswochen mit klin. Bild häufiger wäßriger saurer Stuhlentleerungen (chloridreich) u. Dehydratation. Hypochloridämie, Hypokaliämie, Bikarbonatretention, verminderte Chloridausscheidung im Urin u. metabol. Alkalose ermöglicht Abgrenzung gegen Kohlenhydratintoleranzen. Ständige Hypovolämie bewirkt Hyperplasie der juxtaglomerulären Zellen der Nieren mit gesteigerter Reninaktivität u. sek. ↑Hyperaldosteronismus. Dünndarmschleimhaut ohne morphol. Veränderungen.

Chlorkalk: Bleichkalk, Kalziumchloridhypochlorit, Calcaria chlorata; weißes, nach Chlor riechendes Pulver, das sich nicht vollständig in Wasser löst, sich durch CO_2 der Luft in unterchlorige Säure unter Abgabe von atomarem Sauerstoff (Sauerstoff in statu nascendi) zersetzt. Zur Oberflächendesinfektion von Fäkaliengruben u. als Desodorans verwendet: Auftragen einer ausreichenden Schicht von C. Für Trinkwasser- u. Abwasserdesinfektion ist C. ungeeignet.

Chlormadinon: synthet. Progesteronderivat. Chlormadinonacetat wird zur hormonellen Substitutionstherapie u. zur Kontrazeption zusammen mit ↑Östrogenen (Pille) angewandt.

p-Chlormerkuribenzoat: organometall. Verbindung. Substanz zur Blockierung freier SH-Gruppen, dient als Reagens zur spektrophotometr. Ermittlung des Thiol-Gruppen-Gehalts in Proteinen. Bei maskierten SH-Gruppen erfolgt vor Bestimmung die ↑Denaturierung mit Harnstoff o. Guanidin. ↑SH-Reagenzien.

Chlormethin: alkylierende antineoplastische ↑Substanz; wird im Organismus zu Äthylenimin aktiviert. Wegen hoher Allgemeintoxizität u. mangelnder Selektivität heute nicht mehr gebräuchl.

Chlornortestosteron: synthet. Testosteronderivat mit stark gestagener Wirkung, zur hormonellen Kontrazeption in Kombination mit Östrogenen. ↑Gestagene.

Chloroäthylcyclohexylnitrosourea: *Abk* CCNU; zytostat. Alkylans (↑Alkylanzien).

Chlorochin: Chloroquin; ↑Antimalariamittel u. nichtsteroidales ↑Antirheumatikum. Abb.

Chlorochinresistenz: zunehmende Resistenzerscheinungen von Plasmodium falciparum gegen Chlorochin, vorwiegend in Süd- u. Südostasien, Afrika, Süd- u. Mittelamerika. Einteilung in 3 Grade, R_1–R_3. Abb.

Chlorocresol: 4-Chlor-m-cresol; ein ↑Desinfektionsmittel.

Chlorodontie ⟨*gr*⟩ *f*: grünl. Färbung der Milchzähne infolge Ausschwemmung von Blutfarbstoff bei ↑Icterus neonatorum gravis u. Ablagerung im Dentin. Parallel zur Schmelz-Dentin-Grenze verlaufendes grünes Band im histol. Schnitt.

Chloroform: Trichlormethan; obsoletes Narkotikum. Einführung 1847 durch Simpson. Außerdem organ. Lösungsmittel u. techn. Zwischenprodukt. Süßl. riechende farblose Flüssigkeit, wirkt tox. auf Herz u. Leber, v. a. bei wiederholter Exposition. LD oral für Erwachsene ab 20–30 ml. In offener Flamme entsteht aus C. ↑Phosgen.

Chloroformvergiftung ↑Trichlormethanvergiftung.

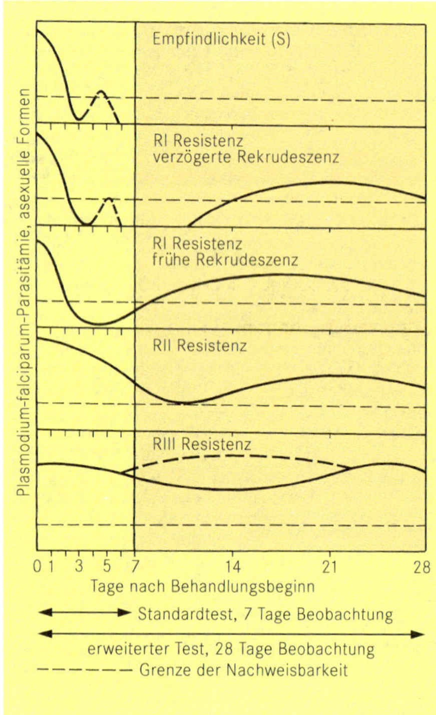

Chlorochinresistenz. Einteilung der Chlorochinresistenz von Plasmodium falciparum

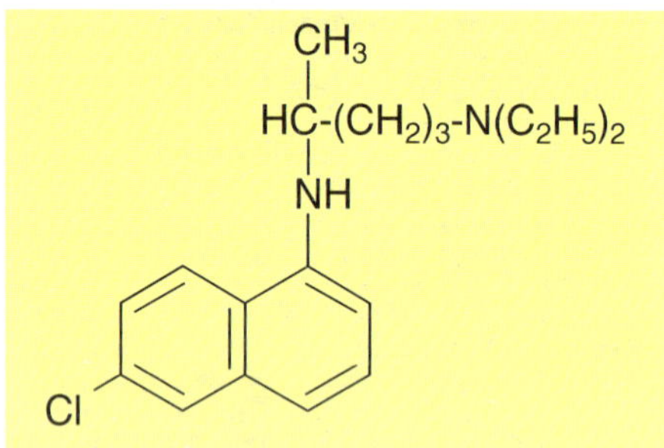

Chlorochin

Chlorogensäure: 3-(3,4-Dihydroxycinnamoyl)-chinasäure, auch 3-Kaffeoylchinasäure; in ↑Kaffee, Obst u. Gemüse vorkommendes Hydroxyzimtsäurederivat; auch zu den nichtflavonoiden Phenolen gezählt. 1,5 g/d oral werden vom Menschen ohne Schäden vertragen.

Chloroleukämie ↑Chlorom.

Chlorolincomycin: Lincomycinum von Streptomyces lincolnensis produziertes Antibiotikum, wirksam gegen Mykobakterien u. grampositive Bakterien.

Chlorom ⟨*gr*⟩ *n*: mit umschriebenen Tumorbildungen einhergehende Form der akuten myelo. Leukämie mit einem grünl. Farbton. Es konnte ein grünes, der Verdoperoxidase sehr ähnl. Pigment isoliert werden, das möglicherweise von den Tumorzellen produziert wird.

Chloronitrin ↑Chloramphenicol.

Chloropercha: in Chloroform gelöste Guttapercha mit pastenartiger Konsistenz. Anwendung als Wurzelfüllmaterial für Zähne.

Chlorophyll: grüner Pflanzenfarbstoff mit typ. makrozykl. Struktur, in deren Zentrum ein Magnesiumion komplex an die N-Atome von vier Pyrrolbausteinen gebunden ist. An der Peripherie des Makrozyklus stehen charakterist. Substituenten, die sich bei C. a u. C. b etwas unterscheiden. C. spielt eine entscheidende Rolle bei der ↑Photosynthese.

Chlorophyllin: aus Chlorophyll gewonnenes Präparat, das als Desodorans verwendet wird.

Chloropsie: Grünsehen, z. B. bei Digitalisvergiftung.

Chloroquin: Resochin, 4-Aminochinolinderivat; ↑Antimalariamittel, wirkt nur gegen Schizonten, Anfallsuppression mögl., zunehmende Resistenzentwicklung der Malariaerreger. Auch als ↑Antirheumatikum verwendet.

Chlorose ⟨*gr*⟩ *f*: Bleichsucht; eine mit grünl. Farbton einhergehende schwere Anämie (histor. Diagnose, heute als ausgeprägte Eisenmangelkrankheit gewertet).

Chlorose, ägyptische ↑Ankylostomiasis.

Chlorothiazid ↑Diuretika.

Chlorotrianisen: synthet. ↑Östrogen.

Chloroxylenol: 4-Chlor-3,5-xylenol; ein ↑Antiseptikum.

Chlorpenthixol: ein ↑Neuroleptikum.

Chlorphenamin: Propylaminderivat; ein ↑Antihistaminikum.

Chlorphenethazin: ↑Phenothiazinderivat; ↑Psychopharmakon, ↑Anxiolytikum; außerdem ↑Antiemetikum bei ↑Kinetosen.

Chlorphenindion: 1,3-Indandionderivat; Antikoagulans. Hemmt wie ↑Cumarine die Synthese von Gerinnungsfaktoren II, VII, IX u. X. Kompetitive Verdrängung von Vitamin K.

Chlorphenol: Monochlorphenol; früher zur Desinfektion von Wurzelkanälen von Zähnen verwendetes Antiseptikum.

Chlorphenoxyessigsäure ↑Herbizide.

Chlorphenoxyisobuttersäure ↑Clofibrat.

Chlorphenylindandion ↑Chlorphenindion.

Chlorpikrin: chemischer ↑Kampfstoff, Tränengas.

Chlorproguanil: ↑Antimalariamittel, gegen Schizonten wirksam.

Chlorpromazin: ↑Phenothiazinderivat; antihistamin., antiadrenerge, antiemet. temperatursenkende Wirkung. Psychopharmakon aus der Gruppe ↑Neuroleptika.

Chlorpropamid: orales Antidiabetikum, Sulfonylharnstoffderivat.

Chlorprothixen: Thioxanthenderivat, ein ↑Neuroleptikum.

Chlorquinoldol: 5,7-Dichlor-2-methyl-8-chinolin; ein ↑Antiseptikum.

Chlortalidon: Hygroton, Diuretikum aus der Gruppe der ↑Saluretika.

Chlortestosteron: synthet. Testosteronderivat.

Chlortestosteronacetat: anabol. wirkendes chloriertes Testosteronderivat.

Chlortetrazyklin: Aureomycin; Antibiotikum, 1948 von Duggar aus Streptomyces aureofaciens isoliert; wegen ungünstiger pharmakokinet. Eigenschaften nur noch geringe Bedeutung.

Chlortheophyllin: Analeptikum, 8-C.; meist in Kombination mit Antihistaminika.

Chlorung: hyg. wichtiger Prozeß der Trinkwasserdesinfektion. Durch C. mit einer Konzentration von 0,3 mg/l freiem Cl u. einer Kontaktzeit von 30 min werden Bakt. u. Viren zu über 99 % abgetötet. Chlorzusatz zu den Wässern unterschiedl., hängt von dem verbleibenden Restgehalt an wirksamem Chlor ab. An jeder Zapfstelle des Rohrnetzes soll ein Gehalt von 0,1 mg/l Cl nachweisbar sein. ↑Trinkwasser.

Chlorwasser: Lösung von elementarem Chlor in Wasser; hat oxidierende Wirkung. In sehr verdünntem C. liegen aufgrund der Disproportionierung $Cl_2 + H_2O = HCl + HOCl$ geringe Mengen Salzsäure u. hypochlorige Säure vor. Die hypochlorige Säure zerfällt allmähl. über HOCl in HCl u. O; der Sauerstoff in statu nascendi hat eine intensiv desinfizierende (oxidierende) u. bleichende Wirkung. Zur Desinfektion von Trinkwasser u. in öffentl. Schwimmbädern verwendet. Die Wirkung von C. wird durch die ↑Chlorzehrung eingeschränkt.

Chlorwasserstoff: HCl; gasförmige, die Lungen u. Schleimhäute reizende Substanz, in wäßriger Lösung stark sauer (Salzsäure).

Chlorzehrung: verminderte Desinfektionswirkung von ↑Chlor durch die Reaktion mit organ. Verbindungen, die die Dosierung von Chlorpräparaten kompliziert.

Chlorzinkpaste: Ätzpaste, die als Wirksubstanz Zinkchlorid enthält. Manchmal zur Beseitigung von Basaliomen angewendet.

Chlumsky-Lösung: in der Zahnmed. zur Behandlung infizierter Alveolen u. Wurzelkanäle benutzte Lösung bestehend aus Chlorphenol, Kampfer, Menthol u. Aceton.

Choanae ⟨*gr*⟩ *f Pl*: Choanen; paarige Öffnung der Nasenhöhlen in den oberen Rachenraum (Epipharynx).

Choanalatresie ↑Atresia choanae.

Choanalpolypen ⟨*gr*⟩ *m Pl*: entzündl. Nasenschleimhautpolypen, die sich bis in den Epipharynx erstrecken können.

Cholagoga ⟨*gr*⟩ *n Pl*: galletreibende Pharmaka, die – allerdings nur unter Einschränkungen – in 1. **Choleretika,** gallebildende Stoffe infolge Leistungssteigerung der Leberzellen (rational begründete Ind. fehlen) u. 2. **Cholekinetika,** Stoffe, die die Entleerung der Gallenblase fördern (Fette, Eigelb, Sorbit, Fleischextrakt, Cholezystokinin, äther. Öle, wie Pfefferminz-, Kümmel-, Anis- u. Fenchelöl), eingeteilt werden können. Dehydrocholsäure ist der wirksame physiol. Bestandteil der Galle.

Cholan: ein ↑Steroid.

cholangio- *Präfix*: die Gallengänge betreffend.

Cholangiocholezystographie: Cholezystocholangiographie; Darstellung sowohl der Gallenblase als auch der größeren Gallengänge nach peronaler o. i. v. Gabe eines lebergängigen Kontrastmittels.

Cholangioenterostomie: operativ angelegte Verbindung zwischen den Gallenwegen u. dem Dünndarm.

Cholangiographie: Kontrastdarstellung der Gallengänge nach i. v. Gabe o. Infusion eines lebergängigen Kontrastmittels. Weitere Verfahren: **Intraoperative C.**: i. R. einer Laparotomie über den Ductus cysticus, Ductus choledochus, transpapillär o. über die Gallenblase. **Laparoskop. C.**: Während einer Laparoskopie werden nach direkter Punktion der Gallenblase o. nach transhepat. Gallenblasenpunktion über die Gallenblase die Gallenwege dargestellt. **MR-C.**: Darstellung der Gallenwege ohne Kontrastmittel mittels MR. **Perkutane transhepat. C.**: Nach Punktion mit der ↑Chiba-Nadel u. Erreichen eines Gallengangs erfolgt die Darstellung der ableitenden Gallenwege. **Postoperative C.**: zur Überprüfung des Gallenabflusses in den Zwölffingerdarm. **Transjugulare C.**: durch Zugang über die V. jugularis externa Darstellung der Gallenwege. **Transvenöse, transhepat. C.**: mittels modifizierter Seldinger-Methode. Einführung eines Spezialkatheters über die V. jugularis interna, durch die obere Hohlvene, den re. Vorhof in eine Lebervene. Punktierung eines Gallengangs u. Kontrastmittelinjektion. ↑Cholegraphie, ↑Cholangiopankreatographie, endoskopische retrograde.

Cholangiohepatitis
↑Gallenwegsinfektion, extrahepatische.

Cholangiokarzinom
↑Carcinoma cholangiocellulare.

Cholangiolithiasis: Steinbildungen im Bereich der Gallenwege.

Cholangiolitis: Entzündung der intrahepat. Gallengänge, einschl. der Gallenkanälchen, die sich von der ↑Cholangitis kaum sicher abgrenzen läßt. Der Übergang in eine cholangiolith. Leberzirrhose ist mögl.

Cholangiomanometrie: Druckmessung in den Gallenwegen, zumeist über ein eingebrachtes ↑T-Drain, während der Operation.

Cholangiopankreatographie, endoskopische retrograde: *Abk* ERCP; Röntgendarstellung des Gallen- u./o. Pankreasgangsystems durch direkte Kontrastmittelfüllung bei Cholestase u. Verdacht auf andere hepatobiläre Erkrankungen (intravenöse ↑Cholegraphie nicht mögl. o. ungenügend) u. bei Verdacht auf Pankreaserkrankungen zum Nachweis o. Ausschluß von Stenosen, Konkrementen, entzündl. Veränderungen u. deren Komplikationen. Technik: Einführung eines Endoskops mit Seitblickoptik bis in das Duodenum, Sondierung der Papilla Vateri mit einem Teflonkatheter u. Instillation von Kontrastmittel in das Gallen- u./o. Pankreasgangsystem u. Anfertigung von Übersichts- u. Zielaufnahmen der mit Kontrastmittel gefüllten Gangsysteme unter Fernsehdurchleuchtungskontrolle. Der Erfolg hängt wesentl. von der Übung des Untersuchers ab. Zuerst füllt sich meistens der Pankreasgang, durch erneute Sondierung aus anderer Position o. Lageänderung des Pat. füllen sich häufig auch die Gallenwege. Röntgenaufnahmen müssen in versch. Positionen u. während der Entleerungsphase angefertigt werden.

Cholangiopankreatoskopie, perorale: *Abk* PCPS; auf peroralem Wege durchgeführte Betrachtung der Gallenwege u. des ↑Ductus pancreaticus mit Hilfe des Mother-Baby-Scope-Systems.

Cholangiophythiasis: Vorkommen von Pflanzenteilen in den Gallenwegen (Nahrungsreste bei biliodigestiven Anastomosen).

Cholangioskop: opt. Gerät zur Besichtigung der extrahepat. Gallenwege nach deren operativer Eröffnung.

Cholangitis: Entzündung (akute o. chron.) der extra- u. intrahepat. Gallengänge fast immer als aufsteigende (vom Darm) o. von der Gallenblase ausgehende Infektion. Eine hämatogene Entstehung wird bezweifelt. Sehr häufig geht die Entzündung auf die Peripherie der Leberläppchen über (Cholangiohepatitis). Sympt.: Fieber, Ikterus, Druckgefühl im re. Oberbauch, Erbrechen. Durch Bindegewebevermehrung um die Gallenwege kann das Oberflächenbild einer cholangit. Pseudozirrhose (histol. noch kein Umbau) entstehen.

Cholangitis, destruierende, nichteitrige: an den Ductuli (Schaltstücke) beginnende Entzündung durch mononukleäre u. plasmazelluläre Infiltrationen, die zu Nekrosen im Gallengangbereich führen, die schließl. obliterieren. Danach steht eine Wucherung der Ductuli ganz im Vordergrund, die schließl. über eine Fibrosierung zur prim. biliären Zirrhose führt. Für diese Erkrankung ist eine Autoaggression verantwortl. Es werden fast ausschließl. Frauen betroffen. Juckreiz, später Ikterus u. Xanthome u. die Entwicklung eines Verschlußbildes bestimmen die Sympt. IgM-Erhöhung u. der Nachweis hochtitriger Antikörper gegen Mitochondrien (M2-Ak) sind typ. Bisher Ther. ledigl. mit Urodesoxycholsäure (Methotrexat wenig effektiv).

Cholangitis glandularis proliferans: Proliferation der intramuralen Drüsen des Choledochus mit Entzündung u. zunehmender Fibrose. Vorwiegend sind Frauen u. i. d. R. nur die extrahepat. Gallenwege betroffen.

Cholangitis, primär sklerosierende: obliterierende Cholangitis, stenosierende Cholangitis; chron. cholestat. Erkrankung mit Entzündung, Fibrosierung u. Obliteration der intra- u./o. extrahepat. Gallenwege unbekannter Ätiol. In etwa 85 % mit chron. entzündl. Darmerkrankungen, insbes. ↑Colitis ulcerosa, einhergehend. Männl. Geschlecht doppelt so häufig betroffen. Die sicherste diagn. Methode ist die Darstellung der Gallenwege mittels ERCP (↑Cholangiopankreatographie, endoskopische retrograde). Der Nachweis von pANCA (perinukleäre antineutrophile zytoplasmat. Antikörper) ist spezif., kann aber nur bei etwa 70 % der Erkrankten geführt werden. Abb.

Cholangitis purulenta: eitrige Cholangitis; häufig sept. Verlaufsform mit Entwicklung von Leberabszessen. Abb.

Cholangitis typhosa: durch Typhusbakterien bedingte Gallengangentzündung als Grundlage des Typhusbakterienausscheiders (↑Dauerausscheider).

Cholansäure: 5β-Cholan-24-säure; Grundkörper der meisten ↑Gallensäuren, die sich von der C. durch eine o. mehrere in 3-, 6-, 7- o. 12-Stellung gebundene Alphahydroxylgruppen unterscheiden.

Cholaskos ⟨*gr*⟩ *m*: Galleansammlung im Bauchraum. Übertritt von Galle in die freie Bauchhöhle (Gallenblasenperforation, ulzerierende Cholezystitis, traumat. Gallenwegszerstörung, nach Leberpunktion aus diagn. Gründen).

Cholecalciferol ↑Vitamin D.

Cholecystitis ↑Cholezystitis.

Cholecystitis gangraenosa: durch Infarzierung der Gallenblasenwand bei älteren Leuten infolge einer akuten Cholezystitis mit Steinverschluß auftretende schwerste Verlaufsform. Es kommt in kurzer Zeit zur rapiden Verschlechterung des Krankheitsbildes mit Perforation (gedeckt). Ther.: Operation.

Cholecystitis typhosa: durch Typhusbakterien bedingte Gallenblasenentzündung als wichtige Ursache des Ausscheidens von Typhusbakterien (↑Dauerausscheider).

Cholecystokinin ↑Cholezystokinin-Pankreozymin.

Choledochitis: Entzündung des ↑Ductus choledochus.

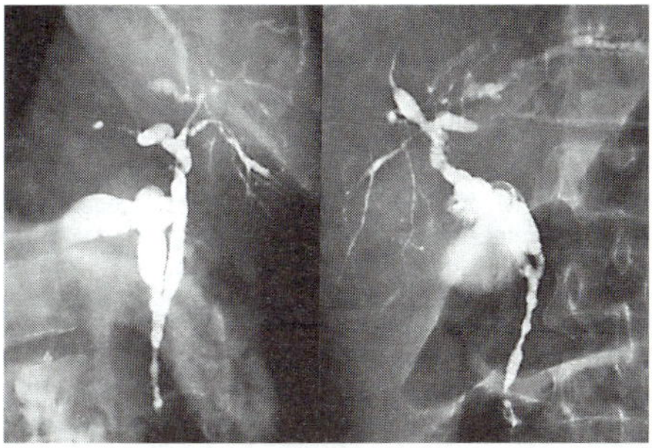

Primär sklerosierende Cholangitis

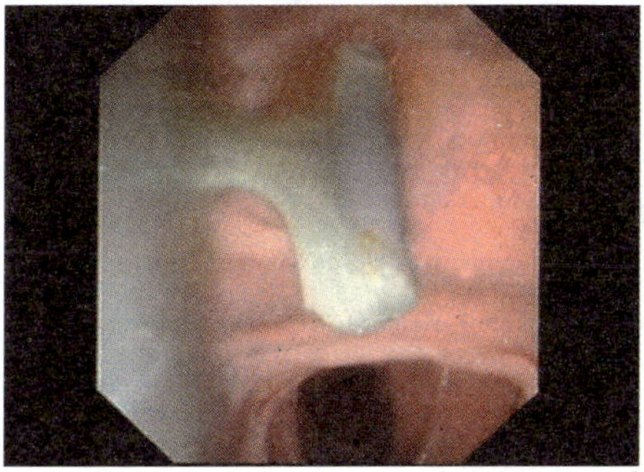

Cholangitis purulenta.
Aus einer Gallengangdrainage läuft Eiter ab.

Choledochoduodenostomie: operativ angelegte Verbindung zwischen ↑Ductus choledochus u. Duodenum, zumeist beim Tumorverschluß des distalen Ductus choledochus.

Choledochojejunostomie: operativ angelegte Verbindung zwischen ↑Ductus choledochus u. Jejunum, zumeist bei Tumorverschluß o. ↑Choledochusstriktur.

Choledocholithiasis: Vorkommen von Gallensteinen im ↑Ductus choledochus. Am häufigsten durch Steinwanderung aus der Gallenblase o. aus den intrahepat. Gallenwegen bedingt, nach Gallenblasenentfernung im Choledochus zurückgelassene o. seltener dort neu entstandene Steine. Gefahr der rezidivierenden Cholangitis, Pankreatitis, Steineinklemmung an der Papilla Vateri mit Verschlußikterus. Ther.: endoskop. durch Sphinkterotomie, chir.-operativ, bei liegendem weiten T-Drain über dieses.

Choledochoskop: Endoskop zur Untersuchung der Gallengänge während eines operativen Eingriffs o. postoperativ über einen Drain.

Choledochoskopie: Betrachtung des ↑Ductus choledochus mit Hilfe eines Choledochoskops. Anfangs nur intraoperativ mögl., jetzt auch auf peroralem Wege über ein Choledochoduodenostoma, eine Sphinkterotomie o. über ein Mutterendoskop mit einem Babyskop sowie transhepat.

Choledochotomie: operative Eröffnung des ↑Ductus choledochus, meist zur Entfernung von Steinen.

Choledochozele ↑Choledochuszyste.

choledochus *Adj*: Galle führend; z. B. Ductus c.

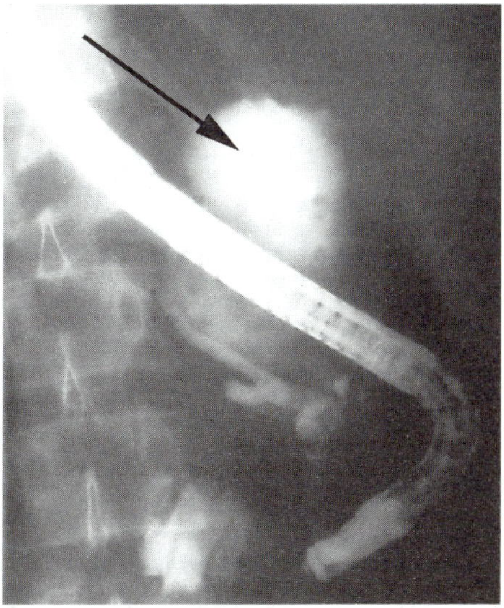

Choledochuszyste (Pfeil)

Choledochusfistel: spontan durch Perforation eines Choledochussteins in das Duodenum o. nach Bougierung (↑Via falsa) entstandene Verbindung zwischen Choledochus u. Duodenum, seltener durch Penetration eines Ulkus in die Gallenwege.

Choledochusnaht: Wiederverschluß des operativ eröffneten o. verletzten ↑Ductus choledochus direkt o. über einen ↑T-Drain.

Choledochusstein: im ↑Ductus choledochus entstandener (prim. C.) o. aus der Gallenblase übergetretener (sek. C.) Gallenstein, ↑Choledocholithiasis.

Choledochusstenose: Einengung des Lumens des ↑Ductus choledochus durch Narben, Kompression u. a. ↑Choledochusstriktur.

Choledochusstriktur: narbige Einengung des Lumens des Ductus choledochus, oft im Gefolge von Verletzungen o. ischäm. Wandschädigung.

Choledochusverletzung: iatrogene o. traumat. Verletzung des Ductus choledochus, oft gefolgt von ↑Choledochusstenose, ↑Choledochusstriktur.

Choledochuszyste: Fehlbildung mit fusiformer o. sackartiger Erweiterung des Ductus choledochus infolge eines >20 mm langen gemeinsamen Gangs mit dem Ductus pancreaticus. Geht klin. mit rezidiv. Cholangitiden u./o. Pankreatitiden einher. Die Resektion wird wegen erhöhter maligner Entartung angestrebt. Abb.

Cholegraphie: Cholezystangiographie; Röntgendarstellung der Gallenwege u. der Gallenblase mittels lebergängiger u. bei direkter Injektion (intraoperativ) auch nierengängiger Kontrastmittel. Unterschieden werden: **Orale C.** mit Kontrastmittelgaben 12–4 h vor der Untersuchung, größtenteils durch Ultraschallverfahren ersetzt, gewinnt aber als Untersuchung vor oraler Litholyse an Bedeutung. **Intravenöse C.** mit i. v. Injektion von Kontrastmittel (körpergewichtsbezogene Menge) kurz vor der Untersuchung, größtenteils durch Ultraschallverfahren ersetzt. **Infusionscholegraphie**: Kontrastmittel wird zusammen mit Kochsalzlösung in 30–50 min intravenös infundiert. **Intraoperative C.**: gezielte Röntgenaufnahmen während der Operation zum Nachweis von Steinen in den Gallenwegen nach direkter Injektion von (nierengängigem) Kontrastmittel, gilt vielfach als obligat bei Gallenoperationen. **Postoperative C.**: Kontrastmitteldarstellung der Gallenwege über ein T-Drain zur Kontrolle der Abflußverhältnisse. **Perkutane transhepatische C.** (PTC): Kontrastdarstellung der Gallenwege nach perkutaner Punktion eines Gallengangs durch die Leber hindurch unter Durchleuchtungskontrolle (z. B. Verschlußikterus). **Endoskop. transduodenale retrograde Röntgendarstellung des Choledochus** (u. des ↑ Ductus pancreaticus): ERCP, ↑ Cholangiopankreatographie, endoskopische retrograde. **Transvenöse, transhepat. C.**: Röntgendarstellung der Gallenwege nach direkter Injektion von (nierengängigem) Kontrastmittel über einen über die V. jugularis interna durch die obere Hohlvene u. den re. Vorhof in die Lebervene eingeführten Katheter.

Cholekalzin: ein Ca^{2+}-Ionen mit hoher Affinität bindendes intrazelluläres Protein, dessen Konzentration in den Vitamin D-abhängigen Geweben vom ↑ 1,25-Dihydroxycholecalciferol abhängig ist.

Cholekinetika ↑ Cholagoga.

Cholelithiasis: Gallensteinerkrankung, i. e. S. Cholezystolithiasis. In allen Industrieländern sehr häufig vorkommende Erkrankung (etwa 15% der Erwachsenen), die bei Frauen, Übergewichtigen, Diabetikern bes. oft beobachtet wird. Eine entscheidende Rolle bei der Steinentstehung spielt ein Mißverhältnis von Cholesterin zu Gallensäuren u. Phospholipiden, weniger häufig ein Überangebot an Gallenfarbstoffpigmenten, wobei genet. Faktoren u. Umweltfaktoren (Ernährung) beteiligt sind. Die C. kann mit typ. Gallenkoliken o. auch unbestimmten Druckschmerzen verbunden sein bzw. ganz stumm bleiben. Häufige Folgen sind: ↑ Cholezystitis, ↑ Cholangitis, Steinperforation, ↑ Gallenblasenkarzinom.

Cholelitholyse: Auflösung von Gallensteinen. Unter best. Voraussetzungen (Steingröße, kein Zystikusverschluß, keine deutl. Kalkeinlagerungen u. a.) ist eine Gallensteinauflösung durch Gabe von Chenodesoxy- o. Ursodesoxycholsäure mögl. Bei Choledocholithiasis können lokal Monooctanoin, Heparin, EDTA u. Chenodesoxycholsäure eingesetzt werden.

Cholémie simple familiale ⟨*frz*⟩ ↑ Gilbert-Meulengracht-Krankheit.

Cholera ⟨*gr*⟩ *f*: Gallenbrechruhr, akute, meldepflichtige Infektionskrankheit, mit profusen wäßrigen Durchfällen, Erbrechen, Exsikkose u. Elektrolytverlust, unbehandelt hohe Letalität (bis 70%). Asymptomat. Infektionen sind häufig. Verbreitung: seit 1961 siebte Pandemie, beginnend in Südostasien, Ausbreitung in Afrika, Mittel- u. Südamerika. Übertragung durch kontaminierte Lebensmittel, meist Trinkwasser. Mensch ist einziges Reservoir. Gesunde Bakterienausscheider kommen vor, bes. bei Biotop eltor. Erreger: ↑ Vibrio cholerae 01 mit Serotypen Ogawa u. Inaba, die sich jeweils in Biotyp (Biovar) eltor u. cholerae (klass.) unterteilen. Seit 1993 Erkrankungen mit neuem Vibrio cholerae 0139 aufgetreten. Pathogenese: Am Ende der Inkubationszeit beginnen Organismen Choleratoxin auszuscheiden, bestehend aus 5 B-Subunits, die A-Subunit einschließen. B-Subunits binden sich an Darmepithel, so daß A-Subunit in Zelle eindringt u. irreversibel Adenylzyklase stimuliert, wodurch über zykl. AMP vermehrte Wasser- u. Elektrolytsekretion einsetzt. Inkubationszeit: Stunden bis 10 Tage, meist 1–3 Tage. Klinik: Alle Sympt. sind Folge der enormen enteralen Verluste: „reiswasserähnl." profuse Durchfälle mit Tenesmen, Kollaps, Azidose, Krämpfe, Oligurie, Urämie, Herzrhythmusstörungen, Koma. Nicht alle Infizierten entwickeln Krankheit, bes. bei Eltor-C. kommen klin. leichtere Verläufe vor. Diagnostik: Erregernachweis, serol. Verfahren von untergeordneter Bedeutung. Ther.: Ind. ergibt sich aus Klinik, unabhängig vom Erregernachweis. Ausgleich von Exsikkose u. Elektrolytverlust (intravenöse o. orale ↑ Rehydration), Antibiotika: Tetrazykline, alternativ Doxyzyklin, Sulfonamid-Trimethoprim-Kombination. Proph.: Trinkwasser- u. persönl. Hyg., ↑ Choleraschutzimpfung. Desinfektion, Abwasserbehandlung, Meldepflicht der ↑ Ausscheider.

Choleraenterotoxin: thermolabiles Exotoxin von ↑ Vibrio cholerae, besteht aus einer tox. A-Untereinheit (Mol. Gew. 28 000) u. spezif. bindungsfähigen 5 B-Untereinheiten (Mol. Gew. 10 000) mit hoher Affinität zum membranständigen Gangliosid GM1 der ↑ Enterozyten als Rezeptor. Durch Aktivierung des cAMP-Signalsystems erfolgt massive Ausscheidung von Chlorid-Ionen u. Wasser mit Hemmung der Kochsalz-Resorption.

Choleragen ↑ Choleraenterotoxin.

Cholera gravis: nach kurzer Inkubationszeit mit großer Intensität einsetzende u. meist tödl. verlaufende Infektion.

Cholera infantum: Brechdurchfall der Säuglinge; ↑ Enteritis.

Choleraschutzimpfung: bisher verwendete Ganzkeim-Vakzinen ergaben zeitl. begrenzten, relativen Schutz, antibakteriell, nicht antitox. Perenterale Impfung mit erhebl. Nebenwirkungen. Neuere, oral anwendbare Vakzinen (gentechnolog. hergestellte avirulente Lebendimpfstoffe) sind in Erprobung.

Cholera sicca: Cholera fulminans, Cholera siderans; tox., oft in wenigen Stunden zum Tode im komatösen Schock führende Erkrankung, deshalb ohne Durchfälle u. Erbrechen.

Cholera typhoid: Choleraerkrankung mit typhusähnl. Erscheinungen (Benommenheit, Fieber, Exanthem, Milzschwellung u. Veränderungen im Darm). ↑ Cholera.

Choleravakzinen: hitzeabgetötete, phenolbehandelte Aufschwemmung von Choleravibrionen der Serotypen Inaba u. Ogawa (Kolle, 1896); entspr. WHO-Empfehlungen 8 Mrd. Keime/ml zur Injektion (flüssig o. gefriergetrocknet).

Choleravibrionen ↑ Vibrio cholerae.

Cholerese ⟨*gr*⟩ *f*: Gallebildung u. -abgabe durch die Hepatozyten (↑ Epitheliocytus hepatis) über die Gallekanälchen, Ductuli, interlobären Gallengänge bis in das Duodenum. Tgl. wird etwa 1 l Sekret gebildet, wobei eine galleabhängige u. galleunabhängige (Hydrocholerese) Fraktion unterschieden werden.

Choleretika ↑ Cholagoga.

Choleriker ⟨*gr*⟩ *m*: umgangssprachl. Begriff für aufbrausende, unmittelbar u. gesteigert erregbare Person; gehört zu den von Hippokrates aufgestellten Temperamentstypen.

Cholerine ⟨*gr*⟩ *f*: mittelschwere Form der Cholera asiatica (↑ Cholera), bei der neben Erbrechen u. Durchfällen auch stärkere Allgemeinstörungen auftreten, ohne daß sich das typ. Bild des sog. Choleraanfalls entwickelt.

Cholestanol ↑ Sterole.

Cholestase: Gallestauung. Differenzierung in extra- u. intrahepat. C. **Extrahepat. C.**: sog. chir. Ikterus; Abflußbehinderung durch Verschluß der extrahepat. Gallengänge. **Intrahepat. C.**: sog. int. Ikterus, wobei 1. die

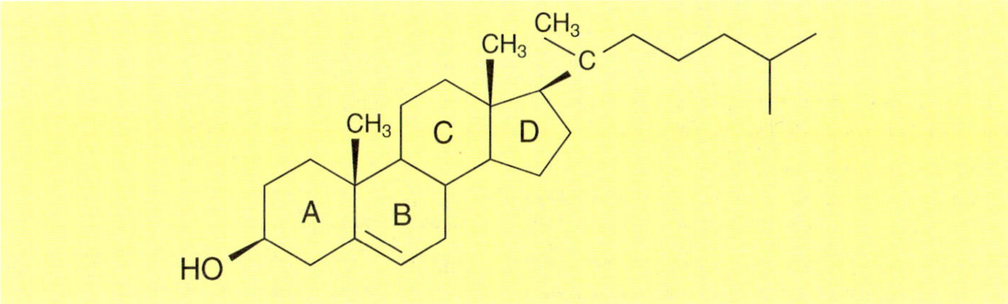

Cholesterin

eigentl. intrahepat. C., die die Abgabe der Galle aus der Leberzelle selbst betrifft (cholestat. Verlaufsform der Hepatitis A), durch Arzneimittel (Methyltestosteronderivate, Chlorpromazin, Phenylbutazon, Ajmalin u. a.), als cholestat. Hepatose beim ↑Zieve-Syndrom, postoperativ, als Schwangerschaftscholestase, nach langzeitiger Hyperalimentation, bei Hodgkin-Krankheit, u. 2. die progressive fam. intrahepat. C. (Byler-Krankheit) u. die benigne rezidivierende fam. C. (Summerskill-Walsh-Tygstrup-Syndrom) von der chron. destruktiven nichteitrigen C. u. der prim. sklerosierenden Cholangitis abgegrenzt werden. Die diagn. Sicherheit hat durch Laparoskopie, ERCP, PTC o. auch transjuguläre Cholangiographie sowie Ultraschall u. Choleszintigraphie (mit 99 m-Tc-(2,6-Diethylacetanilid)-Iminoessigsäure) erhebl. zugenommen.

Cholesteatom ⟨*gr*⟩ *n*: Perlgeschwulst, von embryonal versprengter Epidermis abgeleiteter Tumor mit Zystenbildung, deren Inhalt aus cholesterinhaltigem Zelldetritus besteht. Hauptlokalisation: Subarachnoidalraum an der Hirnbasis, Ventrikelsystem, Kleinhirnbrückenwinkel, supra- u. paraselläre Region, seltener intraspinal, dann bevorzugt lumbosakral. Ther. erfordert chir. Vorgehen mit radikaler Entfernung. Postoperative Komplikation asept. Meningitis. Ein C. ist zu unterscheiden vom Pseudocholesteatom des Ohrs (sek. C. als Folge einer Plattenepithelmetaplasie bei chron. Otitis media).

Cholesteatose: Cholesterinose, Cholesterosis; Cholesterinsteatose. Cholesterinesterablagerung in Geweben. Im wesentl. für C. der Gallenblase (Erdbeer-, Stippchen-, Honigwabengallenblase) gebraucht, die Entstehung ist unbekannt.

Cholesterin: Cholesterol; bedeutendstes ↑Sterol des Menschen u. der höheren Tiere. Intermediat der Biosynthese anderer ↑Steroide. C. kommt in freier o. veresterter Form (meist mit einer ungesättigten Fettsäure) in Galle, Gallensteinen, den ↑Lipoproteinen des Blutplasmas, in Zentralnervensystem u. Nebennieren vor u. ist ein essentieller Bestandteil biol. Membranen. In Leber u. Darm erfolgt die De-novo-Synthese des C. (1,5 g/Tag) aus Acetyl-CoA (Steroide). 0,5 g C./Tag werden mit der Nahrung aufgenommen (Eigelb, Butter, Speck sind reich an C.). Ein großer Teil des in die Galle sezernierten C. wird im Darm rückresorbiert u. gelangt wieder zur Leber (enterohepat. Kreislauf; etwa 2 g C./Tag). Abb.

Cholesterinablagerung, pathologische: Cholesterinspeicherung im ↑Xanthelasma. Auch bei der Arteriosklerose, beim Xanthoma tuberosum u. bei der ↑Hand-Schüller-Christian-Krankheit.

Cholesterinembolie: mit dem art. Blutstrom erfolgende Verschleppung von Cholesterinkristallen aus arteriosklerot. Geschwüren großer Arterien (bes. Aorta) in kleinere Arterien u. Kapillaren mit Verstopfung der Lichtung. ↑Embolie.

Cholesterinesterase: im Pankreas gebildetes u. in den Dünndarm sezerniertes ↑Verdauungsenzym. Spaltet hydrolyt. Ester des Cholesterins mit Fettsäuren. Nur freies Cholesterin kann im Darm resorbiert werden. Es wird in den Mukosazellen wieder verestert.

Cholesterinperitonitis: Cholesterinablagerungen am Peritoneum, die zur Exsudatbildung führen. Laparoskop. sieht man feine, im Endoskoplicht aufleuchtende Kristalle. Die Genese ist unklar.

Cholesterinpigmentkalksteine: Gallensteine, die neben einem kristallin. Cholesterinkern Gallenfarbstoff u. Kalk enthalten, häufig fazettiert, vorwiegend in der Vielzahl vorkommend.

Cholesterinpleuritis: Pleuraerguß mit hohem Cholesteringehalt, z. T. mit ausgefallenen Cholesterinkristallen. Entsteht in (5–40 Jahre) alten Pleuritis- o. Empyemresthöhlen durch Zerfall von zellulärem Material u. allmähl. Eindickung. Klin. oft symptomarm. Ursache meist tuberkulöser Prozeß.

Cholesterinpneumonie ↑Lipoidcholesterinpneumonie.

Cholesterinpolypen: gutartige mesenchymale Tumoren der Gallenblase.

Cholesterinpolyposis: polypoide Ablagerungen von Cholesterinestern in der Gallenblasenschleimhaut. Sonderform der ↑Cholesteatose.

Cholesterinspeicherkrankheit ↑Lipokalzinogranulomatose.

Cholesterinsteine: Gallensteine aus 98 % Cholesterin mit feingranulierter Oberfläche u. gelbl. Farbe. Eignen sich gut zur ↑Cholelitholyse.

Cholesterol ↑Cholesterin.

Cholestyramin: bas. Anionenaustauscherharz; wird nicht absorbiert, bindet im Darm Gallensäuren, dadurch Unterbrechung des enterohepat. Kreislaufs u. vermehrte Ausscheidung. Auch einsetzbar bei Intoxikationen mit Digitoxin (↑Herzglykoside).

Cholezystatonie: fehlender Gallenblasentonus. Durch Gallenblasenkontrastmittel dargestellte Gallenblase ohne Steine, die sich auf Reiz nicht kontrahiert.

Cholezystektomie: Entfernung der Gallenblase. Häufigster Eingriff an den Gallenwegen, meistens wegen einer ↑Cholelithiasis. **Glatte C.**: C. ohne T-Drainage des ↑Ductus choledochus, sonst „laufende Galle".

Cholezystitis: Gallenblasenentzündung, fast immer bakteriell, selten abakteriell, durch Eindringen von Pankreassaft o. als **eosinophile C.** bei Allergikern nach

Aufnahme entsprechender Allergene (Milch, Fisch u. a.). C. bevorzugt Frauen im mittleren Lebensalter u. ist häufig mit einer ↑Cholelithiasis kombiniert. **Akute C.**: meistens plötzl. auftretende dumpfe o. kolikartige Schmerzen im re. Oberbauch bis in die re. Schulter ausstrahlend. Peritonealer Klopfschmerz, Übelkeit, Erbrechen. Ther.: Antibiotika u. Indometacin bei Nahrungskarenz anfangs. **Chron. C.**: fast immer mit einer Cholelithiasis zusammen, schleichender Verlauf mit Entwicklung einer Schrumpfgallenblase u. evtl. mit Kalkeinlagerungen (Porzellangallenblase). Diagnostik: Cholezystographie, evtl. Laparoskopie, Sonographie. Ther.: meistens operativ, bei Gallensteinen unbedingt anzustreben. **Phlegmonöse C.**: aus einer eitrigen C. Weiterentwicklung zur schwersten Form mit sulziger Wand, ulzerösen u. phlegmonösen Veränderungen, Komplikationen: Durchwanderungsperitonitis, Perforation, subphren. Abszeß, Leberabszesse, Sepsis, Gallenblasenempyem.

Cholezystoduodenostomie: operativ angelegte Verbindung zwischen Gallenblase u. Duodenum. Häufig benutzte palliative Operationsmethode bei Gallenwegsverschlüssen im Bereich der duodenopankreatischen Region.

Cholezystogastrostomie: operativ angelegte Verbindung zwischen Gallenblase u. Magen. Weitgehend verlassener Eingriff.

Cholezystographie: röntg. Darstellung der Gallenblase nach oraler u./o. i. v. Zufuhr eines Kontrastmittels. Es werden Aufnahmen nach Füllung u. nach Entleerungsreiz sowie Ziel- u. mitunter Schichtaufnahmen angefertigt. Ein neg. Cholezystogramm bei Darstellung der ableitenden Gallenwege spricht für einen Cystikusverschluß. C. auch retrograd bei der ERCP, laparoskop. u. bei der PTC mögl.

Cholezystojejunostomie: operativ angelegte Verbindung zwischen Gallenblase u. Jejunum.

Cholezystokinin ↑Cholezystokinin-Pankreozymin.

Cholezystokinin-Pankreozymin: Peptidhormon der Duodenalschleimhaut, Freisetzung stimuliert durch langkettige Fettsäuren u. Aminosäuren im ↑Chymus. Fördert Gallenblasenkontraktion u. -entleerung sowie Sekretion von ↑Pankreasenzymen. (↑Secretin). Als Neuropeptid o. Kotransmitter in vielen Neuronen des Darmnervensystems o. ZNS vorkommend, meist als Oktapeptid (CCK 8). Wirkungen über CCK-A- (periphere, „alimentary") o. über CCK-B-Rezeptoren (zentrale, „Brain"). Bedeutung von CCK demnach auch bei Schmerzverarbeitung, Emotionen, Lernen u. Nahrungsaufnahme (Sättigung).

Cholezystolithiasis: auf die Gallenblase beschränkte ↑Cholelithiasis.

Cholezystolitholyse, perkutane transhepatische: *Abk* PTCL; mit o. ohne vorhergehende ESWL wird durch perkutane transhepat. Punktion der Gallenblase u. Legen eines Katheters eine Kontaktlyse der Steine durchgeführt. Es ist aber auch mögl., auf diesem Wege eine Laser- o. Ultraschall-Lithotripsie durchzuführen.

Cholezystostomie: Einnähung der eröffneten, entzündeten Gallenblase in die Bauchdecken. Wird nur noch sehr selten als Noteingriff ausgeführt.

Cholezystotomie: operative Eröffnung der Gallenblase zur Entfernung von Steinen. Als selbständige Operation durch ↑Cholezystektomie abgelöst.

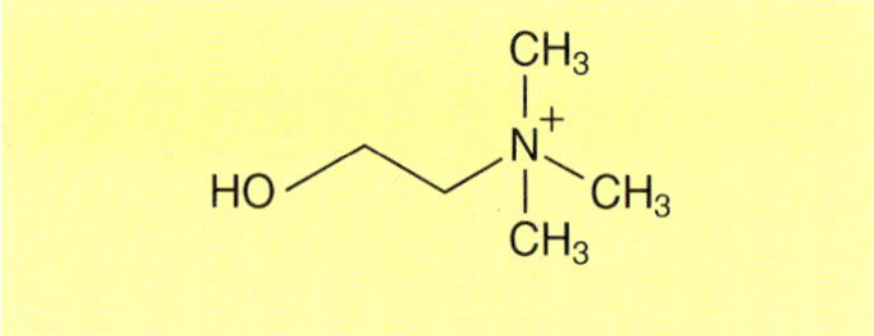

Cholin

Cholin: Bestandteil des ↑Lecithins. Entsteht durch Permethylierung mittels S-Adenosylmethionin aus ↑Colamin u. bei der Spaltung von Acetylcholin. C. wirkt 1 000 mal schwächer cholinerg als Acetylcholin. Abb.

Cholinacetyltransferase: katalysiert die Synthese von ↑Acetylcholin aus Cholin u. Acetyl-Coenzym A. Afferente Nervenaxone enthalten bes. viel C.

cholinerg ⟨*gr*⟩ *Adj*: durch Freisetzung von ↑Acetylcholin in den Synapsenspalt aus der Präsynapse eines Neurons bewirkte Art der Erregungsübertragung.

Cholinesterasebestimmung: Nachweis histochem. durch Inkubation in Lauroylcholin- u. Kobaltacetatlösung mit $MgCl_2$ u. $CaCl_2$ u. Nachbehandlung mit Ammoniumsulfid.

Cholinesterasehemmstoffe *m Pl*: C. hemmen relativ unspezif. Esterasen, aber auch die spezif. Acetylcholinesterase. Die resultierende Acetylcholinabbauhemmung bewirkt Anhäufung von Acetylcholin u. dadurch cholinerge Wirkungen. Hemmstoffe: ↑Carbachol, z. B. Physostigmin, Eserin u. Phosphorsäureester (↑Acetylcholinesterasehemmer), z. B. Paraoxon, Dimethoat, ↑Soman (Insektizide u. Kampfstoffe), die sich kovalent an die Cholinesterase binden u. die ↑Konformation des Enzyms irreversibel schädigen. Vergiftungssymptome durch muscarinerge u. nikotinerge Wirkungen. Antidottherapie: ↑Atropin u. ↑Cholinesterasereaktivatoren wie Pralidoxim u. Obidoxim.

Cholinesteraseinhibitor ↑Cholinesterasehemmstoffe.

Cholinesterasen: Karbonsäureesterasen, die Cholinester in Cholin u. Säureion spalten. Acetylcholinesterase: spezif. Spaltung von Acetylcholin. Pseudocholinesterase: spaltet Butyryl- u. Propionylcholin wesentl. schneller als Acetylcholin. C. sind Voraussetzung, um nach einer Erregung u. Depolarisation durch Acetylcholinfreisetzung eine Repolarisation u. damit eine Aktion zu ermöglichen.

Cholinesterasereaktivatoren *m Pl*: Oxime wie Pralidoxim u. Obidoxim reaktivieren durch Phosphorsäureester gehemmte Acetylcholinesterase durch Dephosphorylierung, solange keine irreversible Konformationsänderung („Alterung") des Enzyms vorliegt. Reaktivatoren bei einigen P-Estern wegen zu schneller Alterung unwirksam.

Cholinolytika: hemmen die Wirkung von Acetylcholin an cholinergen Rezeptoren. Einteilung: **Direkte C.**, dazu gehören 1. Parasympatholytika, hemmen cholinerge Rezeptoren innerer Organe (Herz, Lunge, Magen-Darm-Trakt u. a.); dazugehörige Pharmaka: ↑Atropin (in niedrigen Dosen), ↑Scopolamin sowie deren synthet. Derivate. 2. ↑Ganglioplegika, hemmen cholinerge Rezeptoren vegetativer Ganglien; dazugehörige Pharmaka: ↑Pentamethonium, ↑Mecamylamin u. a. 3. ↑Muskelrelaxanzien, hemmen cholinerge Synapsen der quergestreiften Muskulatur (Muskelendplatten). Pharmaka: ↑Curare,

↑Succinylbischolin u. a. 4. C., die cholinerge Synapsen im ZNS hemmen (zentrale C.): Atropin (in hohen Dosen), ↑Benactycin u. a. **Indirekte C.** hemmen die präsynapt. Acetylcholinsynthese o. -freisetzung, Pharmaka: ↑Hemicholinium, ↑Botulinustoxin u. a.

Cholinomimetika ↑Parasympathomimetika.

Cholinorotat: Therapeutikum zur Leberschutztherapie.

Cholinphosphatide ↑Lecithine.

Cholintheophyllinat: Broncholytikum.

Cholodermie ↑Chalodermis.

Cholostase ↑Cholestase.

cholostatisch *Adj*: durch Gallestauung bedingt.

Cholsäure: Hauptvertreter der ↑Gallensäuren in der menschl. Galle.

Cholurie: Übertritt von Gallenfarbstoffen in den Harn im Gefolge einer Cholämie.

Chondrektomie ⟨*gr*⟩ *f*: operative partielle o. totale Entfernung von Knorpel, vorwiegend im Gelenkbereich.

Chondrin ⟨*gr*⟩ *n*: Knorpelleim; wird durch lang Kochen von Knorpelgewebe in destilliertem Wasser erhalten. Dabei wird die Grundsubstanz vollständig gelöst, die Fasern quellen auf.

Chondriom ⟨*gr*⟩ *n*: Gesamtheit aller ↑Mitochondrien einer Zelle.

Chondriosom ⟨*gr*⟩ *n*: veraltet für Mitochondrion (↑Mitochondrien).

Chondritis ⟨*gr*⟩ *f*: Knorpelentzündung; veralteter Begriff. Das Knorpelgewebe ist infolge fehlender Vaskularisation nicht zur Entzündung fähig. Bei Allgemeininfektionen (Typhus, Lues) o. perichondralen Entzündungen können im Knorpelgewebe degenerative Prozesse bis zur Nekrose ablaufen, die früher als C. bezeichnet wurden.

Chondroangiopathia calcarea ↑Chondrodysplasia punctata.

Chondroblast ⟨*gr*⟩ *m*: Chondroblastocytus, Knorpelbildungszelle. Aus dem ↑Mesenchym entstandene, kleine Zelle, die 1. Knorpelmatrix bildet, 2. sich unter Vergrößerung zum ↑Chondrozyten differenziert.

Chondroblastom ↑Chondrom.

Chondroblastom, epiphysäres: seltener, gutartiger, zellreicher, vom Epiphysenknorpel abgeleiteter, meist in den Epiphysen der langen Röhrenknochen lokalisierter Tumor, der histol. z. T. schwer vom Chondrosarkom abzugrenzen ist. Das C. besteht aus zelldichten Arealen großer runder Zellen in einer knorpelartigen Grundsubstanz. Häufig Riesenzellen.

Chondroblastom, malignes: prim. chondroblast. intraossärer Tumor mit den histol. Merkmalen eines Chondroblastoms., jedoch deutl. Malignitätszeichen der Tumorchondroblasten; niedriger Malignitätsgrad.

Chondroclastocytus ↑Chondroklasten.

Chondrocranium ⟨*gr*⟩ *n*: knorpelig präformierte Teile des Schädels, deren Ossifikation durch ↑Osteogenesis cartilaginea erfolgte, betrifft hauptsächl. die Schädelbasis.

Chondrocytus hypertrophicans: Knorpelzellen in der Zone des ↑Blasenknorpels, durch Wasseraufnahme stark vergrößerte ↑Chondrozyten mit Ausweitung der Knorpelhöhlen.

Chondrodermatitis nodularis chronica helicis: Ohrknötchen; derbe, schmerzhafte, häufig mit einer Kruste versehene Knötchen am oberen Rand der Ohrmuschel. Herkunft unbekannt.

Chondrodysplasia ⟨*gr*⟩ *f*: Chondrodysplasie; ↑Achondrogenesis.

Chondrodysplasia punctata: Chondrodystrophia calcificans congenita, Dysplasia epiphysealis punctata, stippled epiphysis, Conradi-Hünermann-Syndrom; heterogene Gruppe von Knorpel- u. Knochenentwicklungsstörungen mit dem gemeinsamen Sympt. der punktförmigen Verkalkungen in Knorpelgeweben während der Fetal- u. Neugeborenenperiode. Schwerer autosomal rezessiver, rhizomeler Typ auf der Grundlage eines Peroxisomendefekts. Weiterhin pathogenet. unklare autosomal dominante, X-chromosomal dominante u. X-chromosomal rezessive Typen. Je nach Typ unterschiedl. Verkürzung der Röhrenknochen, eingesunkene Nasenwurzel, Katarakt, Ichthyose, Mikrozephalie, geistige Behinderung, Keilwirbel. Abb.

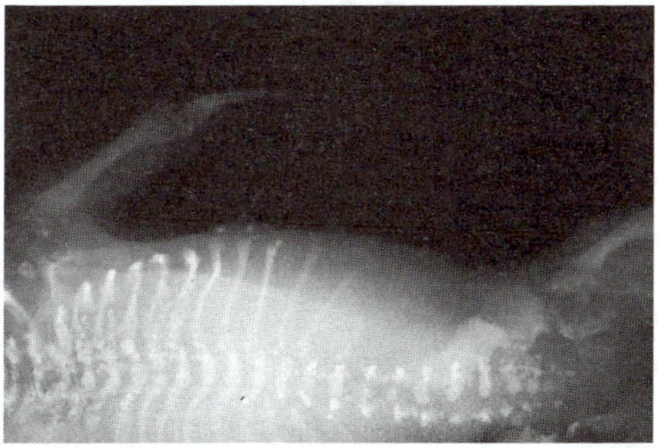

38

Chondrodysplasia punctata.
Punktförmige Verkalkung der Epiphysenknorpel

Chondrodysplasie-Hämangiom-Syndrom ↑Enchondromatose mit Hämangiomatose (Maffucci).

Chondrodystrophia calcificans congenita ↑Chondrodysplasia punctata.

Chondrodystrophia fetalis: Chondrodysplasia fetalis, ↑Achondroplasie.

Chondrodystrophie ↑Achondrogenesis.

Chondroficatio dystopica: Knorpelgewebebildung in atyp. Lage, als Hamartie.

Chondroficatio heterotopica: metaplast. Knorpelgewebebildung in atyp. Lage.

Chondroficatio homotopica: Knorpelgewebebildung an typ. Stelle.

Chondroficatio metaplastica: metaplast. Knorpelgewebebildung.

Chondrofication, regenerative: postembryonale Knorpelgewebebildung in der Umgebung von Knorpelschäden. Die Regenerationspotenz ist jedoch beschränkt, so daß eine restitutio ad integrum nicht erreicht wird.

Chondroficatio perichondralis: postembryonale Knorpelgewebebildung durch Zellen des ↑Perichondriums.

Chondroficatio periostalis: postembryonale Knorpelgewebebildung durch Zellen des Periost, meist durch geringe Hypoxie bedingt.

Chondroficatio postembryonalis: Formatio telae cartilagineae post partum; die gesamte postembryonale Knorpelgewebebildung.

Chondroidgewebe: Art der Stützgewebe; nach Schaffer kann man vier Typen unterscheiden: 1. C. mit

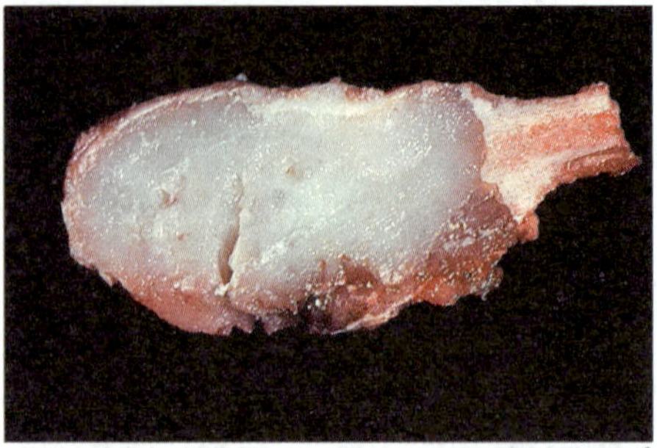

9

Großes **Chondrom** der proximalen Fibula, Querschnitt des Operationspräparats

großblasigen Zellen, 2. hyalinzelliges C., 3. grundsubstanzreiches mukoides C. mit verästelten u. 4. mit hyalinen Zellen.

Chondroitinsulfate: zu den ↑Glykosaminoglykanen gehörig. Mit Proteinen bilden sie kovalente Verbindungen (↑Proteoglykane). Sie sind Hauptbestandteile des Knorpels u. kommen außerdem in der Haut, in den Arterienwänden sowie in Sehnen u. Herzklappen vor. Sie spielen eine wichtige Rolle bei der Knochenbildung (↑Osteogenesis cartilaginea, ↑Osteogenesis membranacea). Man unterscheidet je nach der Stellung der Sulfatreste u. ihrer Bestandteile Chondroitinsulfat A (Chondroitin-4-sulfat), Chondroitinsulfat B (Dermatansulfat) u. Chondroitinsulfat C (Chondroitin-6-sulfat). Alle Chondroitinsulfate sind über Xylose-$(Galaktose)_2$ an Serin- bzw. Threoninreste der Proteinkomponente gebunden. Abb.

Chondrokalzin ⟨*gr*⟩ *n*: Protein aus fetalem Epiphysenknorpel, das mit hoher Affinität Hydroxylapatit bindet.

Chondrokalzinose: Chondrocalcinose, Pyrophosphat-Arthropathie; ↑Pseudogicht. Mit der Ablagerung von Kalziumpyrophosphatdihydrat-Kristallen in Gelenkknorpel, Synovialmembran, Menisci u. Zwischenwirbelscheiben einhergehende Arthropathie, die klin. meist unter dem Bild einer Arthrosis deformans abläuft. Makrosk. weiße, kalkspritzerartige Auf- u. Einlagerungen in den betroffenen Geweben, von der Gicht nicht zu unterscheiden. Histol. kleine prismat. Kristalle, polarisationsopt. pos. doppeltbrechend. Am Ort der Kristallablagerung Zerstörung des Gewebes, in der Synovialmembran mit reaktiver begrenzender Bindegewebezellproliferation. Genet. bedingt, wahrscheinl. autosomal dominanter Erbgang. Auftreten meist in höherem Lebensalter.

Chondroklasten ⟨*gr*⟩ *m*: Knorpelfreßzellen; mehrkernige Riesenzellen, die bei der indirekten Knochenbildung (↑Osteogenesis cartilaginea) Knorpel mit verkalkter Grundsubstanz resorbieren.

Chondrom: 1. ***Pathol.:*** Chondroma, Chondroblastoma; aus hyalinem Knorpel bestehendes gutartiges Gewächs z. T. mit Verkalkungen u. Verknöcherungen u./o. regressiven Veränderungen. Läppchenförmige o. knollige Struktur, zentral (Enchondrom) o. juxtakortikal, selten extraossär gelegen. Bevorzugt die kleinen Handknochen, bei Lokalisation in langen Röhrenknochen u. im Stammskelett als potentiell maligne anzusehen. **2. *Molekularbiol.:*** Gesamtheit der in der zirkulär organisierten DNA von Mitochondrien enthaltenen genet. Information. Abb.

Chondromalacia patellae: asept. Knochennekrose der Patella, rezidivierend, oft beidseitig, bei Jugendlichen. ↑Zohlen-Zeichen.

Chondromalazie: Knorpelerweichung; sehr selten ist die systematisierte (rezidivierende) C., die unter dem Bilde eines Infekts der oberen Luftwege mit Gelenkerscheinungen alle Knorpel des Körpers (Gelenke, Nase, Trachea, Rippen) durch entzündl. Abbau zerstört. Wird heute zu den Autoimmunkrankheiten gerechnet. ↑Panchondritis, Polychondritis.

Chondroma ossificans ↑Osteochondrom.

Chondromatose: Bildung zahlreicher Knorpelgeschwülste. Angeborene Enchondromatose: chondromatöse Dysplasie, Ollier-Erkrankung. Multiple ↑Chondrome.

Chondrom, chordoides: an der Schädelbasis vorkommender Typ der gutartigen chondromatösen Geschwülste. Enthält hyalinknorpelige u. chordoide Differenzierungen, so daß Malignität vorgetäuscht wird.

Chondrome, multiple: den Dyschondroplasien zuzurechnende Entwicklungsanomalie. Maligne Entartung einzelner o. mehrerer Chondrome ist mögl.

Chondrom, solitäres: Ekchondrom, Enchondrom; solitärer Typ der gutartigen chondromatösen Geschwülste. Am häufigsten in den kleinen Handknochen vorkommend. Klin. Auftreibung u./o. Schwellung, leichte Schmerzen. Röntg. lyt. ossäre Läsion zentral o. ausladend (früher Enchondrom u. Ekchondrom), scharfe zuweilen sklerot. Randzone. Histol. hyalinknorpeliger Aufbau mit traubenförmiger Lagerung der Tumorchondrozyten;

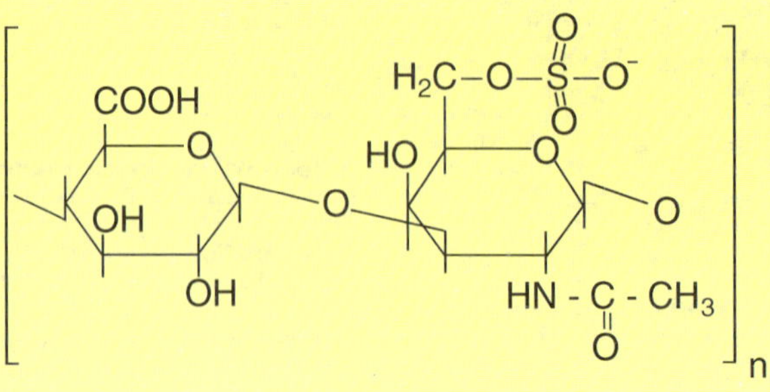

Chondroitinsulfat

myxoide Bezirke u. Verkalkungen sind Degenerationszeichen, gehäuftes Auftreten zwei- u. mehrkerniger Zellen mit flächenhafter Ausdehnung der Zellen, Proliferationshinweise. Maligne Entartung geringer als 1 %.

Chondromukoid: Bestandteil der Interzellularsubstanz des hyalinen Knorpels, der Chondroitinsulfat (42 %), Kollagenfasern u. Eiweiße enthält aufgrund der Anwesenheit der Chondroitinschwefelsäure Basophilie. Da das C. den gleichen Lichtbrechungsindex besitzt wie die kollagenen Fibrillen der Interzellularsubstanz, sind letztere nicht sichtbar (maskiert).

Chondromyxoidfibrom: gutartiger, vorwiegend in der Metaphyse der langen Röhrenknochen lokalisierter mesenchymaler Tumor mit Rezidivneigung, aber keine Metastasierung, bes. bei Jugendlichen u. jungen Erwachsenen. Histol. myxomatöse, fibröse u. chondroide Zellen.

Chondron ⟨*gr*⟩ *n*: Baueinheit im ↑Knorpelgewebe, bestehend aus mehreren Chondrozyten (isogene Zellgruppe) in einer Knorpelhöhle, umgeben von der Knorpelkapsel u. dem basophilen Knorpelhof (Matrix territorialis cellularum).

Chondropathia patellae: Chondromalacia patellae; im jugendl. Alter auftretend, mit rezidivierenden Ergüssen u. Schmerzen an der Knievorderseite bzw. unterhalb u. seitl. der Patella, verstärkt bei Belastungen u. beim Verschieben der Patella, dabei auch Krepitation. Röntg. Eindellungen an der Rückseite der Patella, auch Fehlstellungen u. -formen; später Bild der Femurpatellararthrose: Ausmaß der Knorpelschädigung am besten durch ↑Arthroskopie zu beurteilen.

Chondropathie: Chondromalazie, Präarthrose; strukturelle Störung des hyalinen Knorpels mit Minderung der Gelenkfunktion durch endogene u. exogene Ursachen. Makrosk. erkennbarer Verlauf in 4 Stadien. Proteoglykankomplexe, im Netzwerk kollagener Fibrillen gelegen, kompensieren normale Belastung (einmal, mehrmals, zykl.). Überschreiten der Belastbarkeitsgrenze (einschl. Trauma) führt zum Zerreißen kollag. Fibrillen u. Verlagern der Proteoglykankomplexe (PGK). Chondroitinsulfatmangel reduziert funktionelle Wertigkeit der PGK, führt zum Rückgang der Hydratationspotenz u. zur Konglomeration kollagener Fibrillen. Die Änderung der Knorpelkonsistenz bewirkt Elastizitätsverlust u. geminderte Belastbarkeit. Enzymat. Rückkopplungsreaktionen zwischen Knorpel u. synovialer Kapsel beeinflussen Verlauf der Chondropathie.

Chondrosamin ↑D-Galaktosamin.

Chondrosarkom ⟨*gr*⟩ *n*: von Knorpelzellen abgeleiteter bösartiger Tumor. Vorkommen 1. im Knochen als differenziertes C., histol. bisweilen schwer als bösartig erkennbar, prim. o. sek. aus vorbestehenden gutartigen Knorpelgeschwülsten. Das mesenchymale C. des Knochens ist ein größtenteils undifferenzierter Tumor mit Inseln differenzierten Knorpels. 2. in den Weichteilen als extraskelettales C. in drei histol. Varianten, gut differenziert, myxoid u. mesenchymal.

Chondrosarkom, dedifferenziertes: eine im Rezidiv wesentl. höhergradiger maligner Tumor als der Primärtumor. Die Ursache der Malignitätssteigerung ist unbekannt.

Chondrosarkom, juxtakortikales: vom knochennahen Weichteilmantel ausgehendes Chondrosarkom mit Wachstum in die Weichteile, teilweise Arrosion der Kortikalis. Knorpeliges Pendant des juxtakortikalen Osteosarkoms. Selten, gute Progn.

Chondrosarkom, mesenchymales: Typ der bösartigen chondromatösen Geschwülste. Sie weisen einen höheren Malignitätsgrad als die übl. ossären Chondrosarkome auf. Histol. neben hyalinknorpeligen Arealen völlig fehlende Zelldifferenzierung. Die Partien setzen sich aus oval-spindeligen, fast nacktkernigen Zellen mit sehr chromatindichten Kernen zusammen.

Chondrosarkom, sekundäres: Typ der bösartigen chondromatösen Geschwülste, der aus einem vorbestehenden chondromatösen Prozeß, also sek. entsteht, am häufigsten maligne Entartung eines Osteochondroms bei multiplen Osteochondromen, bei Enchondromatosen, bei Chondromen. Die s. C. weisen histol. u. klin. meist einen höheren Malignitätsgrad als prim. Chondrosarkome auf.

Chondrosis intervertebralis: Chondrosis disci intervertebralis; alterungsbedingte Austrocknung des bradytrophen Bandscheibengewebes, die zur Höhenminderung des Zwischenwirbelraums führt. Geht meist über in die Osteochondrosis intercorporalis. ↑Osteochondrose.

Chondrozyten ⟨*gr*⟩ *m*: Chondrocytus, Knorpelzelle; große, runde Zelle, reich an Organellen (ER, Golgi-Apparat) sowie Glykogen u. Fetttropfen, gelegen in Höhlen (Lacuna cartilaginea) der Interzellularsubstanz (Matrix cartilaginea). Abb.

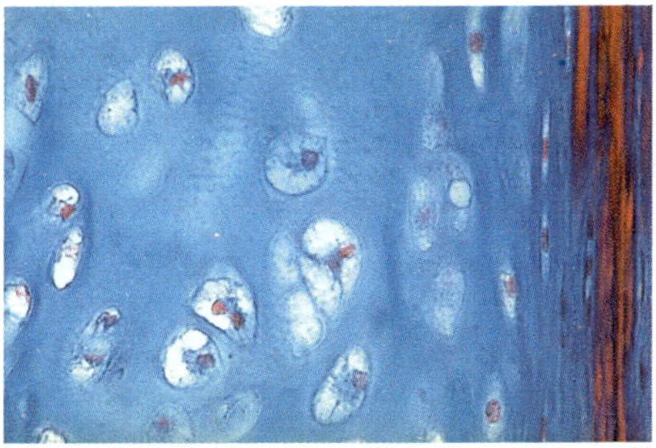

30

Chondrozyten. Histologischer Schnitt durch die Trachea, Azanfärbung; zentral im Hyalinknorpel runde, große C., peripher schmale, kleine Chondroblasten

Chopart, François (1743–1795), Chir., Paris.

Chopart-Gelenk (nach François C.): funktionelle Einheit der straffen Gelenke zwischen Kalkaneus u. Kuboid sowie Talus u. Navikulare. Der Chopart-Stumpf nach Exartikulation des Vorfußes im C. bietet ungünstige Voraussetzungen für die prothet. Versorgung.

Chorangiom ⟨*gr*⟩ *n* ↑Haemangiomatosis placentae.

Chorda ⟨*gr*⟩ *f*: Saite, Strang.

Chorda dorsalis ⟨*lat*⟩ *f*: Rückensaite; stabförmiges, axiales Stützorgan, das zeitlebens (Amphioxus, Petromyzon) o. nur embryonal (alle Chordaten inkl. Mensch) existiert. Chordagewebe: blasenförmige Zellen, umgeben von der Chordascheide (Kollagenfasern). Reste im Kindesalter im Gallertkern (Nucleus pulposus) der Zwischenwirbelscheibe (Discus intervertebralis).

Chordae tendineae: Sehnenstränge, die von den Papillarmuskeln zu den Segelklappen des Herzens ziehen.

Chordagewebe ↑Chorda dorsalis.

Chorda obliqua: Bandzug zwischen Radius u. Ulna proximal der Membrana interossea antebrachii.

Chordascheide ↑Chorda dorsalis.

Chordata ⟨*gr*⟩ *Pl*: Chordatiere, Tierstamm, der auch die Wirbeltiere umfaßt.

Chorda tympani: Ast des ↑Nervus intermedius: verläuft durch das Felsenbein, die Paukenhöhle u. strahlt von hinten in den N. lingualis ein. Seine Geschmacksfasern ziehen zu den vorderen zwei Dritteln der Zunge, seine parasympath.-sekretor. Fasern zum ↑Ganglion submandibulare.

Chorda venea umbilicalis ↑Ligamentum teres hepatis.

Chorda venerea: Mißverhältnis zwischen gonorrho. entzündeter Harnröhre u. Schwellkörper. Deshalb Abknicken des Penis bei der Erektion nach dorsokonvex.

Chordektomie ⟨*gr*⟩ *f*: submuköse teilweise o. vollständige Ausdünnung der Stimmlippe, endolaryngeal mikrochirurg. zur ↑Glottiserweiterung. ↑Glottis.

Chordom ⟨*gr*⟩ *n*: Chordoma; nur selten echter Tumor aus Chordagewebe. Meist liegengebliebene o. versprengte Reste der ↑Chorda dorsalis, bestehend aus großen vakuolisierten Zellen: gallertige Konsistenz, Erbsgröße. Sitzen häufig auf dem Clivus, selten maligne, können von Wirbelsäule ausgehen.

Chordopoxvirinae *f pl*: Virussubfamilie. der Fam. ↑Poxviridae mit den Gattungen Avipoxvirus (vogelpathogen), Capripoxvirus (pathogen für Ziegen, Schafe u. Rinder), Leporipoxvirus (pathogen für Hasen, Kaninchen, Eichhörnchen), Molluscipoxvirus (humanpathogen, ↑Molluscum-contagiosum-Virus), ↑Orthopoxvirus (pathogen für Mensch, Säugetiere), ↑Parapoxvirus (pathogen für Mensch, Säugetiere), Suipoxvirus (pathogen für Schweine) u. Yatapoxvirus (pathogen für Affen, Mensch); ↑Tanapoxvirus u. ↑Yaba-Virus.

Chordotomie ↑Foerster-Operation.

Chorea ⟨*gr*⟩ *f*: ätiol. unterschiedl. Krankheitsbilder, die mit durch Läsionen des Neostriatum bedingten choreat. ↑Hyperkinesen einhergehen; unwillkürl. auftretende, nicht zu unterdrückende, im Schlaf sistierende extrapyramidale Bewegungsstörungen in Form von Zuckungen u. ausfahrenden Bewegungen am ganzen Körper, die sich bei Erregung verstärken.

Chorea chronica progressiva hereditaria: Huntington-Chorea, Chorea major, Veitstanz; genet. bedingter, autosomal dominanter Erbgang. Manifestation meistens im vierten Lebensjahrzehnt. Ganglienzelluntergang im Putamen u. Caudatum, fortschreitende Hirnatrophie, bes. der Frontalhirnrinde. Neben den choreat. Hyperkinesen auch athetot. Störungen u. zunehmende Demenz i. R. eines chron. organ. Psychosyndroms, zunehmende Rigidität u. Hinfälligkeit.

Chorea gravidarum: ätiol. u. symptomatolog. weitgehend der ↑Chorea minor entsprend, tritt im mittleren Drittel der Schwangerschaft auf u. kann zum Abort führen. Sedierende Behandlung. Nur in seltenen Fällen ist Interruptio indiziert.

Chorea minor: Chorea infectiosa, Chorea Sydenham; vorwiegend im Kindesalter auftretende zu subchron. Verlauf neigende Chorea, die wahrscheinl. eine rheumat.-allerg. Grundlage hat. Psych. treten erhöhte Reizbarkeit, Affektlabilität, mitunter halluzinator.-delirante Erscheinungsbilder hervor, jedoch keine Entwicklung zu Demenz. Progn. günstig; ther. sind Ruhe, Sedierung; Antibiose mit Penicillin u. Kortikoide indiziert.

Choreoathetose: Kombination choreat. u. athetot. Bewegungsstörungen.

Chorioidea ⟨*gr*⟩ *f*: Aderhaut, ↑Choroidea.

Choriomeningitis lymphocytaria ⟨*gr*⟩ *f*: *Abk* LCM, Armstrong-Krankheit; sporad. auftretende, meldepflichtige Infektionskrankheit mit Virusmeningitis. Erreger lymphozytäres ↑Choriomeningitisvirus (LCM-Virus). Übertragung durch Mäuse u. Hamster als Kontakt- u. Schmierinfektion, Kinder bes. gefährdet; indirekte Übertragung durch Nahrungsmittel, ferner aerogen (Laborinfektion); Inkubationszeit 3 Tage bis 3 Wochen. Akuter fieberhafter Verlauf mit ausgeprägter Lymphopleozytose im Liquor, auch grippeähnl. Sympt., geringe Letalität. Bei Erkrankung in der Schwangerschaft kann es im 1.–3. Monat zu einer Embryopathie o. Abort, später zu einer Fetopathie kommen. ↑Liquordiagnostik, ferner virol.-serol. Diagnostik. ↑Virusdiagnostik.

Choriomeningitisvirus, lymphozytäres: *Abk* LCM-Virus; Virusart der Gattung ↑Arenavirus. Krankheit: grippeähnl. Erkrankung, die selten in ↑Choriomeningitis lymphocytaria mit lymphozytärer Infiltration des Plexus choroideus übergeht.

Chorion ⟨*gr*⟩ *n*: Zottenhaut, aus Mesoderm u. Trophoblast gebildet, aus der die Chorionzotten hervorgehen. Nach Einnistung des Eis bezeichnet man den kavumwärts der Decidua capsularis anliegenden u. später atrophierenden Teil als C. laeve, dagegen den zur Decidua basalis gelegenen Teil als C. frondosum, der mit dieser zusammen später zur Plazenta wird. Das Chorionepithel bildet u. a. das Hormon ↑Choriongonadotropin (HCG).

Chorion-Amnion-Haut: Fruchthüllen, Verschmelzung von Chorion, extraembryonalem Mesenchym u. Amnion.

Chorionangiosis ↑Haemangiomatosis placentae.

Chorionbiopsie: Methode der Entnahme von Chorionzotten transzervikal o. transabdominal bei einer Schwangerschaft in der 8.–10. Schwangerschaftswoche. Die Entnahme erfolgt ultraschallgestützt, dient zur Gewinnung von Chorionzotten zur genet. Diagnostik; kann als Verbesserung gegenüber der in der 14.–18. Woche durchgeführten ↑Amniozentese zur genet. Diagnostik angesehen werden.

Chorionepitheliom: Wucherung von chorialen Zellen (vorwiegend Synzytium, aber auch Langhans-Zellen) in die Uterusmuskulatur.

Choriongonadotropin: Humanchoriongonadotropin; bereits unmittelbar nach Implantation der ↑Blastozyste u. verstärkt von der 6. Schwangerschaftswoche an in den Trophoblastzellen der Basalplatte der Plazenta gebildetes Hormon, kann deshalb schon sehr früh zum Schwangerschaftsnachweis mittels empfindl. immun. Verfahren dienen. C. hält im ↑Corpus luteum die Progesteron- u. Östrogensynthese aufrecht, das bereits während der Implantation der Blastozyste gebildet wird. Es hat eine erhaltende Wirkung auf den Gelbkörper u. bewirkt dessen Umwandlung in den ↑Schwangerschaftsgelbkörper.

Chorionhöhle: von der Zottenhaut umschlossener mit Flüssigkeit gefüllter Raum, der die Embryonalanlage mit Dottersack u. Amnionhöhle enthält.

Chorionkarzinom: Chorionepitheliom, nicht seminomatöser ↑Hodentumor.

Chorionsomatomammotropin: Hormon der Plazenta, ↑ Plazentalaktogen.

Chorionthyreotropin: Ein in der Plazenta gebildetes, in seiner Wirkung auf die Schilddrüse gerichtetes Proteohormon; ähnl. dem ↑ Thyreotropin der ↑ Adenohypophyse.

Chorioretinitis ⟨*gr*⟩ *f*: Entzündung versch. Ursache u. Lokalisation, die aus der Aderhaut bis in die Netzhaut vordringt.

Chorioretinitis juxtapapillaris: Aderhaut-Netzhaut-Entzündung in Nachbarschaft des Sehnervenkopfs mit entzündl. Exsudation in den Glaskörper u. einem durch die Lage bedingten großen Gesichtsfeldausfall.

Chorioretinopathia centralis haemorrhagica: Makulaerkrankung des Augenhintergrunds mit Visusabfall, Ödem, intra- u. subretinaler Blutung. Ursache unklar, evtl. Histoplasmose o. Toxoplasmose.

Chorioretinopathia centralis serosa: zentrale seröse Retinopathie, idiopat. zentrale seröse Choroideopathie; meist gesunde Männer zwischen 20 u. 50 Jahren befallen. Oft im Gefolge von streßartigen Belastungen. Sympt.: Metamorphopsien, Zentralskotom, Mikropsien, Visusherabsetzung. Rezidiviert in 25–33 % u. befällt oft anderes Auge. Mehrere klin.-pathol. Entitäten: 1. kleine umschriebene Pigmentepithelabhebung mit umschriebenem Exsudat zwischen ↑ Bruch-Membran u. Pigmentepithel der ↑ Retina. Fluoreszenzangiograph. besteht ein kleiner konstanter Leckpunkt. 2. exsudative umschriebene Abhebung der Neuroretina zusätzl. zu 1. Dabei kann das Pigmentepithel intakt o. beschädigt sein. 3. eine große Abhebung des Pigmentepithels. Sie ist selten u. progn. ungünstig, kann in disciforme ↑ Makuladegeneration übergehen. Zusätzl. kann Abhebung der Neuroretina vom Pigmentepithel hinzutreten. Die Ursache der C. c. s. ist unbekannt. Eine Schädigung der Bruch-Membran ist beteiligt. Die meisten Fälle der Formen 1 u. 2 heilen spontan. Blutungen stellen eine schwere Komplikation dar, weil Narben resultieren. Die Makulaumgebung ist nur bevorzugter Sitz. Die Krankheit kann in allen Teilen der hinteren Netzhautabschnitte auftreten, auch nasal von der Papille. Die sek. C. c. s. tritt bei peripher gelegenen malignen ↑ Melanomen der Aderhaut, bei Hämangiomen der Aderhaut o. bei der ↑ Pars planitis auf. Oft reagiert die makulare Netzhaut mit einer mikrozystoiden Degeneration.

Chorioretinopathia sclopetaria: schwere Narbenveränderungen des Augenhintergrunds nach direkten o. indirekten Traumen des Auges.

Choristie ⟨*gr*⟩ *f*: embryonale Gewebeversprengung. Örtl. Gewebefehlbildungen, die aus denen tumorähnl. Gewächse hervorgehen können, die oft schwer von echten Tumoren abzugrenzen sind. ↑ Hamartie.

Choristom ⟨*gr*⟩ *n*: von ↑ Choristie ausgehendes Gewächs.

Choroidea ⟨*gr*⟩ *f*: Aderhaut des ↑ Auges; gefäß- u. pigmentreicher Teil der Tunica vasculosa bulbi (mittlere Augenhaut), die von außen nach innen aus folgenden Schichten besteht: 1. Lamina suprachoroidea aus Lamellen elast. Fasern, zwischen denen sich Lymphräume, Fibrozyten, Melanozyten u. Chromatophoren befinden; 2. Lamina vasculosa (Substantia propria), dichtes art. u. venöses Gefäßnetz. Am Äquator des Augapfels sammeln sich die Venen strahlenförmig an vier Stellen u. leiten das Blut aus der Iris, dem Corpus ciliare u. der C. Dadurch entstehen 4 Vv. vorticosae o. Wirbelvenen; 3. Lamina choroidocapillaris o. Kapillarnetz; 4. Lamina basalis, Basalmembran o. ↑ Bruch-Membran, ↑ Auge.

Choroidepitheliom: Choroidpapillom, ↑ Plexuspapillom.

Choroideremie: seltene genet. bedingte X-chromosomale Erkrankung der Aderhaut u. Netzhaut, die bei Männern zur fast vollständigen Erblindung, bei den Konduktorinnen jedoch nur zu geringen ophth. Veränderungen o. funktionellen Ausfällen führt.

Choroiditis: Chorioiditis, Uveitis posterior, Aderhautentzündung. Ursachen: infektiös, fokaltox., allerg., rheumat. Komplikation: Katarakt, Sekundärglaukom, Makulakolobom, Netzhautablösung, damit häufige Erblindungsursache. ↑ Choroidea.

Chotzen-Syndrom ↑ Saethre-Chotzen-Syndrom.

Chripu ⟨*russ*⟩: Heiserkeit.

Christ, Joseph (1871–1948), Arzt u. Zahnarzt, Wiesbaden.

Christensen-Phänomen: Klaffen der seitl. Bißwälle bzw. Zahnreihen beim Vorschieben des Unterkiefers. Spalt zwischen den Bißwällen ist um so größer, je steiler die Gelenkbahn ist. Daher C. Grundlage zur intraoralen Gelenkbahnmessung.

Christian, Henry Asbury (1876–1951), amerik. Arzt, Boston, ↑ Hand-Schüller-Christian-Krankheit, Pfeifer- Weber-Christian-Krankheit (↑ Panniculitis nodularis non suppurativa febrilis recidivans).

Christiansen-Douglas-Haldane-Effekt (nach John S. H.): Haldane-Effekt; Abhängigkeit von CO_2-Bindungskapazität des Blutes von der O_2-Sättigung des Hämoglobins. Mit steigender Sauerstoffsättigung sinkt die CO_2-Bindungskapazität.

Christmas-Faktor: Blutgerinnungsfaktor IX, antihämophiles Globulin B. Autoprothrombin II, ↑ Faktor IX.

Christmas-Krankheit: Hämophilie B; ↑ Hämophilie.

Christ-Siemens-Touraine-Syndrom (nach Josef C, Herrmann W. S. u. Albert T.) ↑ Dysplasie, anhidrotische ektodermale.

Chrobak, Rudolf (1843–1910) Gyn., Wien.

Chrobak-Sondenversuch (nach Rudolf C.): Einbrechen der Sonde in karzinomatöses Zervixgewebe bei fortgeschrittenem Zervixkarzinom.

Chrom: chem. Symbol Cr; Ordnungszahl 24, relative Atommasse 52,0. Silberglänzendes Metall mit spez. Gew. 6,9. Cr in biol. Systemen unentbehrl. ↑ Spurenelement, ↑ Mikroelement; Bedarf nicht sicher bekannt, wahrscheinl. tgl. 20 µg. Tierexperimentell lassen sich bei Chrommangel Störungen im Glukose-, Fett- u. Proteinstoffwechsel feststellen. Nur. lösl. Chromate wirken tox., dreiwertige Salze weniger tox. als sechswertige, z. B. Kaliumdichromat. Chromfarben: Chromoxidgrün, Bariumchromat, Bleichchromat, Chromgelb. An der Luft u. unter Wasser oxidationsbeständig, daher als korrosionsschützender Überzug für andere Metalle geeignet.

chromaffin ⟨*lat*⟩ *Adj*: leicht mit Chromsalzen färbbar.

Chromatekzem ↑ Chromekzem.

Chromatide ⟨*gr*⟩ *f*: am ↑ Zentromer assoziierte ident. Spalthälften eines ↑ Chromosoms (Schwesterchromatide), die während der Kernteilung lichtmikroskop. als longitudinale Strukturen sichtbar werden; jede C. besteht aus einem doppelsträngigen DNA-Molekül u. ↑ Chromatinproteinen; während der Anaphase in der ↑ Mitose u.

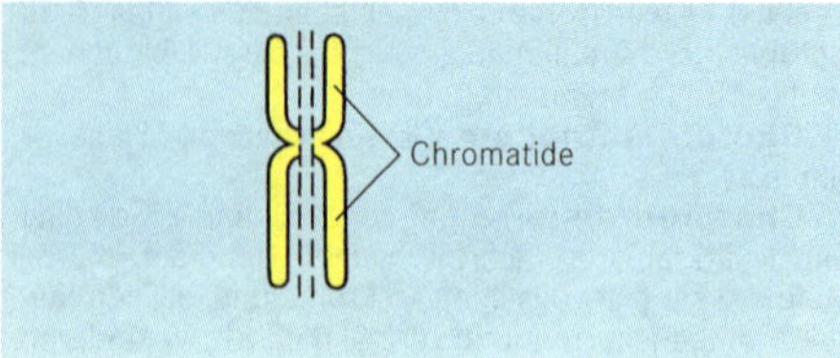

Chromatide.
Chromosom, aus zwei Chromatiden bestehend

↑Meiose werden die Schwesterchromatide auf die neuen Zellkerne verteilt. Abb.

Chromatin ⟨*gr*⟩ *n*: mit bas. Farbstoffen anfärbbare, aus DNA u. Proteinen (↑Chromatinproteine: bas. Histone u. saure Nichthistonproteine) u. in geringen Mengen RNA bestehende chem. Grundsubstanz eukaryont. ↑Chromosomen, die sich zu Beginn der ↑Meiose bzw. ↑Mitose zu typ. Chromosomenstrukturen verdichtet; physikal. u. elektronenmikroskop. charakterisierbare Strukturelemente des C. sind die fädig organisierten Nukleofilamente (etwa 15 nm Durchmesser) o. Chromonemata mit ↑Nukleosomen (Assoziate aus DNA u. den ↑Histonen H2A, H2B, H3 u. H4), die wiederum zu Überstrukturen in Form der sog. 30 nm-Chromatinfibrillen aufgewunden sind; strukturell u. funktionell wird zwischen dekondensiertem, transkriptionsaktivem Euchromatin u. stärker kondensiertem, weitgehend transkriptionsinaktivem Heterochromatin unterschieden. In geringer Menge kommen, wahrscheinl. als Depressoren der Genexpression wirksamen sauren Chromatinproteine vor, deren regulator. Funktion für die Genexpression möglicherweise auf enzymkatalysierte Modifikationen (z. B. Methylierungen u. Phosphorylierungen) zurückzuführen ist. Elektronenmikroskop. handelt es sich um 15 nm große Granula u. Filamente, die in lockerer Form funktionell aktive (Euchromatin) o. in dichter Form inaktive (Heterochromatin) Desoxyribonukleoproteide darstellen sollen.

Chromatinbrücken: Verbindung zwischen zwei bei der Zellteilung auseinanderweichenden ↑Chromatiden. Da zwei Spindelfaseransatzstellen vorhanden sind, reißt die Brücke o. es kommt zu Nondisjunction, woraus eine ungleichmäßige Verteilung des Chromatins resultiert. Ursache für Aneuploidien.

Chromatin, nukleolusassoziiertes: bes. eng mit dem Nukleolus verbundenes Chromatin, das u. U. für die genet. Identität des Nukleolus u. die Bildung spez. RNA des Nukleolus verantwortl. ist.

Chromatinproteine: Proteine, die zusammen mit DNA das chem. Grundgerüst der Chromatinstrukturen bilden; mengenmäßig überwiegen die bas. ↑Histone, die mit DNA die ↑Nukleosomen bilden; von den in geringeren Anteilen vorkommenden Nichthistonproteinen sind insbes. die sog. ↑HMG-Proteine (nach ihrem elektrophoret. Verhalten High-mobility-group-Proteine genannt) für die Regulation der Strukturgebung (Kondensation) des Chromatins, versch., für die Replikation der DNA notwendige Enzyme (↑DNA-Biosynthese) u. für die Regulation der ↑RNA-Biosynthese erforderl. Transkriptionsfaktoren von Bedeutung. ↑Transkription.

Chromatinsmearing: lang ausgezogene Chromatinfahnen in Ausstrichen von anaplast. Karzinomen, entstehen durch erhöhte Fragilität der undifferenzierten Kerne.

chromatisch *Adj*: Farben betreffend.

Chromatkrebs: durch Einatmung von Stäuben, Gasen, Dämpfen o. Rauchen, die sechswertige Chromate o. Dichromate o. Chromtrioxid enthalten, verursacht. Vielfältige berufl. Gefährdungsmöglichkeiten, betroffenen Bronchialbaum u. Nasennebenhöhlen. Anzeigepflichtige ↑Berufskrankheit.

Chromatographie: Methode zur analyt. u. präparativen Trennung von Vielkomponentengemischen, die mit Hilfe eines Laufmittels als mobile Phase an der Oberfläche einer stationären Phase vorübergeleitet werden. Die Trennung beruht auf einer abgestuften, selektiven Adsorptions- o. Löslichkeitsverteilung, die nach zahlreichen reversiblen Einzelschritten zu substanztyp. R_F-Werten (Quotient aus der Wanderungsstrecke einer Gemischkomponente u. der des Laufmittels) führt. Unter definierten chromatograph. Bedingungen ist der R_F-Wert eine Stoffkonstante. Geeignete stationäre Phasen sind u. a. best. Papiere (Papierchromatographie), Silikagelschichten (Dünnschichtchromatographie) u. ↑Austauscher, ↑Ionenaustausch (Ionenaustauschchromatographie). Die Trennleistung kann u. U. durch Druckanwendung verbessert werden. Abb.

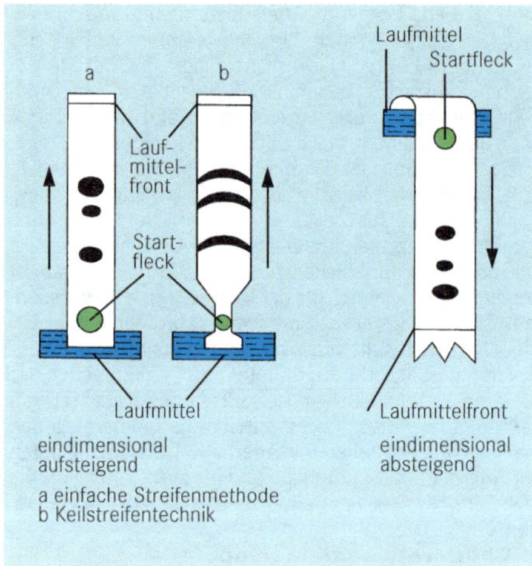

Chromatographie. Methodische Prinzipien, hier am Beispiel der Papierchromatographie

Chromatoid body ⟨*engl*⟩: Corpusculum chromatoideum; elektronendichte, basophile Struktur in Spermatiden, aus der der Schlußring (Annulus) zwischen Mittel- u. Hauptstück der Geißel des ↑Spermiums entsteht.

Chromatolyse ⟨*gr*⟩ *f*: **1.** Zellkerndegeneration mit Auflösung der Chromatinstruktur, ↑Milchglaskern. **2.** Zerfall der chromatophilen Substanz (↑Nissl-Schollen) im Zytoplasma geschädigter Nervenzellen, ↑Fischaugenzellen.

Chromatopsie: durch Erkrankung o. Intoxikation der Netzhaut verursachtes Sehen farbiger Erscheinungen.

Chromatosis: abnorme Pigmentierung.

Chromatosom: nach Spaltung eines 10 nm großen Nukleofilaments (↑Chromatin) mit Endonuklease entstehendes Nukleosomen-Partikel (↑Nukleosom), das aus ca.

165 DNA-Basenpaaren, je zwei Molekülen der ↑Histone H2A, H2B, H3 u. H4 sowie einem Molekül Histon H1 besteht.

Chromcatgut ⟨*engl*⟩ *n* ↑Katgut.

^{51}Chrom-EDTA-Clearance: nuklearmed. Verfahren zur Überprüfung der Nierenfunktion. Nach einmaliger Injektion einer Lösung des radioaktiv markierten Chromsalzes der Äthylendiamintetraessigsäure (^{51}Cr-EDTA) erfolgt im Ganzkörperzähler die Messung der Aktivitätsabnahme in der Zeiteinheit. Der Clearance-Wert wird aus dem Quotienten der Aktivitätsabnahme pro Sekunde u. der Plasmaaktivität errechnet u. ist ein Maß für die Glomerulusfiltration.

Chromekzem: nicht exakte Bez. für allerg. Ekzem durch Chromverbindungen (metall. Cr sensibilisiert im Ggs. zum metall. Ni nicht). Verbindungen des Chroms (Alkalichromate) finden sich in vielen Zementsorten (Zementkrätze). Weitere Ursachen: chromgegerbtes Leder, galvan. Bäder, antikorrosive Anstrichmittel (Zink-, Bleichromat), Holzschutzmittel (Natriumdichromat), Chromgelatine (polygraph. Technik).

Chromhidrosis: farbiger Schweiß bei Ausscheidung chem. Stoffe wie Eisen, Kupfer, Iodkalium, Indigo, bei Bakterienbesiedlung (Micrococcus chromidrogenes, Leptothrix- u. Trichomyces-Arten, Pseudomonas aeruginosa).

Chrom-Kobalt-Legierung: Legierung mit ca. 60 % Co u. ca. 30 % Cr. Zur Stabilisierung des Gefüges bei der Wärmebehandlung Zusatz von ca. 5 % Mo neben geringfügigen Anteilen von anderen Metallen, wie Mn, Fe. Zeichnet sich u. a. durch hohe Härte, Festigkeit u. Korrosionsbeständigkeit aus. Daher Anwendung für Modellgußprothesen u. orale Implantate.

Chrom-Kobalt-Molybdän-Legierungen ↑Chrom-Kobalt-Legierung.

Chromobindin: Protein aus der Gruppe der Calelektrine (↑Annexine).

chromogen ⟨*gr*⟩ *Adj*: farbstoffbildend.

Chromogranine ⟨*gr*⟩ *n Pl*: Fam. saurer Proteine, deren Vertreter man in spezif. Verteilung in den Langerhans-Inseln, der Hypophyse, der Nebenschilddrüse, dem Nebennierenmark, den C-Zellen der Schilddrüse u. in den neuroendokrinen Zellen des Darms u. der Lunge findet u. zusammen mit deren Hormonen sezerniert werden. Ihre Plasmakonzentrationen sind bei neuroendokrinen Tumoren, bei Schilddrüsentumoren u. beim kleinzelligen Lungenkarzinom erhöht.

Chromographie: Farbdarstellung unterschiedl. Schleimhautareale (in vivo) infolge differenter Funktionen. Kongorotfärbung der Magenschleimhaut: säureproduzierende Schleimhaut; Methylenblaufärbung: Darstellung intestinaler Metaplasien bei chron. atroph. Gastritis u. von Tumoren mit evtl. Differenzierung zwischen beiden; Lugol-Lösung zum Nachweis der akanthot. Hyperplasie im Ösophagus o. kleiner Karzinome (Braunfärbung) o. zur kontrastreichen Darstellung der Oberflächenstruktur der Schleimhaut (Magen, Dünndarm, Dickdarm).

Chromomeren ↑Chromosomen.

Chromomykose: Chromoblastomykose, Dermatitis verrucosa. In trop. Regionen auftretende Hautkrankheit, die durch Pilze hervorgerufen wird. Bei dieser Krankheit finden sich verruköse, blumenkohlartige, zentral abheilende, progrediente Hautwucherungen, die über Verlegung des Lymphabflusses zur ↑Elephantiasis führen. Als Phäomykose zusätzl. Ulzerationen vorwiegend an Armen u. Beinen. Erreger Dermatiaceae-Arten: Hormodendrum o. Philalophora.

Chromonema: fadenförmige Strukturen der ↑Chromosomen. ↑Chromatin.

Chromophor ⟨*gr*⟩ m: Strukturelement in organ. Substanzen, das für die Absorption von Licht im sichtbaren Wellenlängenbereich verantwortl. ist.

Chromoproteine: Proteine, die neben dem Proteinanteil eine Farbstoffkomponente enthalten. Zu den C. zählen die ↑Hämoproteine, die Flavinenzyme u. chlorophyllhaltige Proteine. Weitere Vertreter sind einige farbige metallhaltige Plasmaproteine, z. B. Transferrin u. Coeruloplasmin.

Chromoproteinniere: selten benutzter Ausdruck für ein nach ↑Hämolyse u. Myolyse infolge ausgedehnter Muskelquetschungen o. bei Elektrounfällen auftretendes akutes Nierenversagen, das durch die freiwerdenden Chromoproteine hervorgerufen werden soll. Dabei treten häufig Chromoproteinzylinder im Harn auf.

Chromosomen ⟨*gr*⟩ *n Pl*: Träger der genet. Information, die während der ↑Mitose als fadenförmige Strukturen in Erscheinung treten. Morphol. u. Anzahl der C. sind artspezif. Mit Ausnahme der reifen Geschlechtszellen enthält jede Zelle zwei Chromosomensätze (diploide Zellen). Reife Geschlechtszellen besitzen einen Chromosomensatz (haploide Zellen). ↑Meiose. Jedes C. besteht aus zwei Armen, die durch das Zentromer (Kinetochor) verbunden sind. Der unpaare Mittelabschnitt der C. wird auch als heterochromat. Segment bezeichnet. Die durch das Zentromer getrennten zwei Chromosomenarme sind gleichlang (mediozentr. C.), nahezu gleichlang (submediozentr. C.) o. unterschiedl. lang (subakrozentr. C.), wobei der kürzere Arm teilweise nur einen kaum erkennbaren Anteil darstellt (akrozentr. C.). Homologe C.: die bei ↑Diploidie paarig vorhandenen Chromosomen. Abb. 1 u. 2.

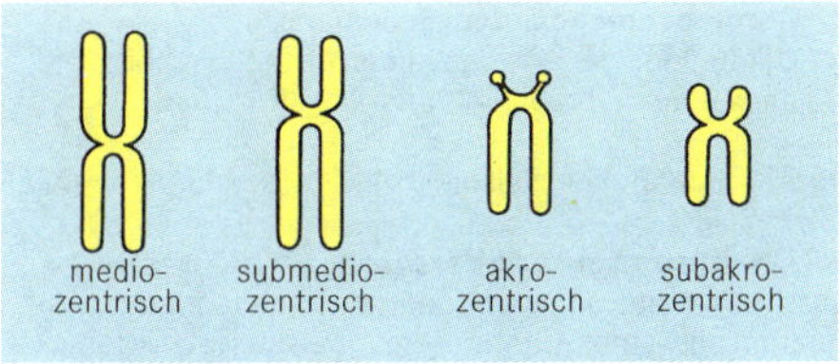

Chromosomen (Abb. 1). Morphologie u. Typisierung nach der Länge der Chromosomenarme

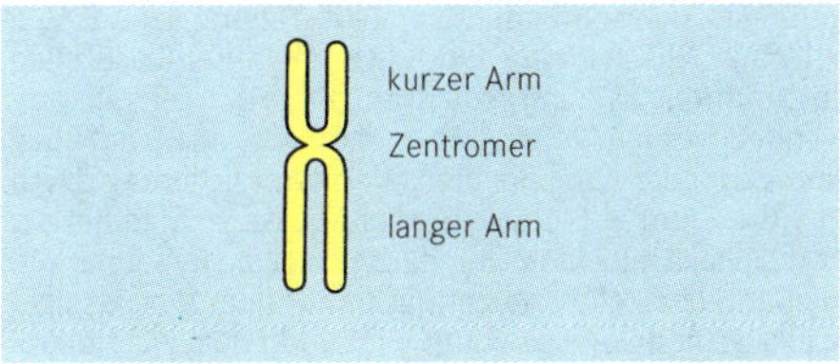

Chromosomen (Abb. 2).
Morphologie des Chromosoms in der Metaphase

Chromosomenaberration: Abweichungen vom normalen ↑Karyotyp einer Zelle bzw. eines Organismus.

Chromosomenaberration, numerische: durch ↑Genommutation entstandene Chromosomen-

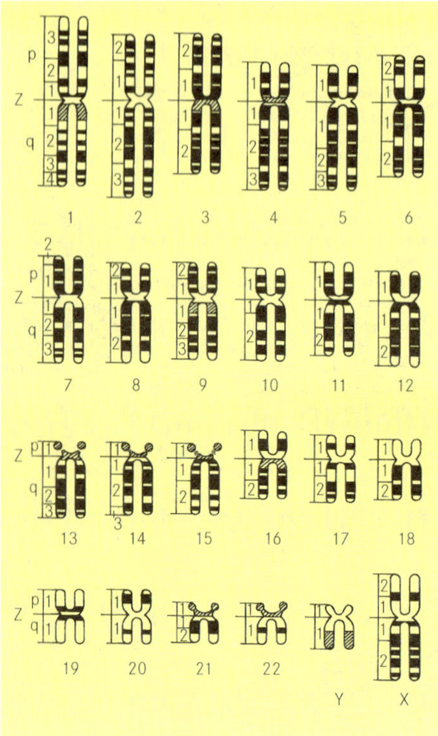

Chromosomenbanden. Schematische Darstellung der Chromosomen des Menschen nach Banden-Färbung (Paris-Klassifikation)

über- o. -unterzahl. Beispiele: ↑Monosomie, ↑Trisomie, ↑Polyploidie.

Chromosomenaberration, strukturelle: durch ↑Chromosomenmutationen entstandene Strukturanomalie eines Chromosoms. Beispiele: ↑Chromosomentranslokation, ↑Chromosomendeletion, ↑Inversion, Ringchromosom.

Chromosomenanalyse: Verfahren zur morphol. Darstellung des Karyotyps einer Zelle bzw. eines Organismus. Läßt sich an in mitot. o. meiot. Teilung befindl. Zellen, mit Spezialmethoden auch an Interphasezellen durchführen. Es kann jede kernhaltige Körperzelle verwendet werden, techn. am einfachsten zu handhaben sind periphere Lymphozyten. Nach Anreicherung durch In-vitro-Kultur u. Blockierung der Mitose im Stadium der ↑Metaphase mit einem Spindelgift erfolgen hypoton. Aufquellung der Zellen, Fixierung u. auf dem Objektträger Spezialfärbung. Ausgewertet wird unter dem Lichtmikroskop.

Chromosomenanomalie ↑Chromosomenaberration.

Chromosomenarme ↑Chromosomen.

Chromosomenbanden: engl. Banding-Pattern. Mit Hilfe spez. Färbeverfahren zu erzeugende reproduzierbare Querstreifung der Chromosomen. **G-Banden**: C. nach Giemsa-Färbung. **Q-Banden**: C. nach Quinacrin-Färbung. **C-Banden**: selektive Färbung der Zentromerregion. **T-Banden** selektive Färbung der Telomerregion. **R-Banden** (reverse): den G-Banden entgegengesetzte Hell-dunkel-Banden-Färbung. Abb.

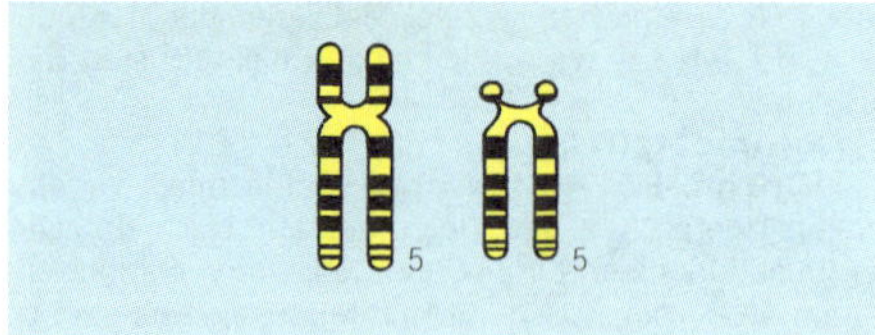

Chromosomendeletion. Deletion des kurzen Arms des Chromosoms Nr. 5 bei Katzenschreisyndrom; links normales Chromosom Nr. 5

Chromosomenbruchsyndrome: Defekte im DNA-Reparatursystem; teilweise sind gehäuft Brüche der Chromosomen erkennbar. Klin. Immundefekte u. Neigung zu Neoplasmen: Beispiele: ↑Ataxie-Teleangiektasie-Syndrom, ↑Bloom-Syndrom, ↑Fanconi-Anämie.

Chromosomendefizienz: terminaler Verlust (↑Deletion) eines Chromosomenabschnitts. Form der strukturellen ↑Chromosomenaberration. Entsteht wahrscheinl. bei der stabilen, klonierbaren Zelle durch reziproke ↑Chromosomentranslokation eines Telomers eines anderen Chromosoms, so daß kein instabiles offenes Bruchende bleibt.

Chromosomendeletion: Fehlen eines Chromosomenabschnitts. Form der strukturellen ↑Chromosomenaberration. Entsteht interkalar durch mind. zwei Bruchereignisse, durch Inversion u. nachfolgendes ↑Crossing over in der Meiose o. terminal durch Translokation. ↑Chromosomendefizienz. Abb.

Chromosomen, dizentrische: Chromosomen mit einer strukturellen Aberration in Form von zwei Zentromeren. Gewöhnl. durch Translokation entstanden.

Chromosomenfragmentation ↑Chromosomenaberration.

Chromosomenfragment, azentrisches: Ergebnis eines Chromosomenbruchs. Teil eines Chromosoms ohne Zentromer.

Chromosomenfusion ↑Robertson-Translokation.

Chromosomenkarte: schemat. Darstellung der Chromosomen mit Kennzeichnung von Regionen, in denen spez. Gene lokalisiert sind (↑Lokus). Beim Menschen im wesentl. erst nach 1970 nach Einführungen der ↑Chromosomenbanden u. der Zellhybridisierung mögl.

Chromosomenkonjugation ↑Meiose.

Chromosomenmosaik: Mosaik unter Beteiligung chromosomal unterschiedl. Zelltypen. Schreibweise: beginnt mit dem aberranten Karyotyp, der normale wird zuletzt, jeweils durch Schrägstriche getrennt, aufgezeichnet, z. B. 47,XY, + 21/46,XY. Beim Menschen sind am häufigsten gonosomale Mosaike: 45,X/47,XXX/46,XX o. 46,XX/46,XY usw., da die beteiligten karyotyp. unterschiedl. Zellen nahezu die gleiche Vitalität aufweisen u. nicht einer Selektion unterliegen. Entstehung durch Doppelbefruchtung (↑Superfetatio, ↑Superfecundatio), mitot. ↑Nondisjunction o. einfachen mitot. Chromosomenverlust. Phänotyp. Ausprägung ↑Mosaik. Bei C. 46,XX/46,XY kann es zum ↑Hermaphroditismus verus kommen.

Chromosomenmutation: bleibende Strukturveränderung eines Chromosoms. Entsteht durch Chromosomenbruch bzw. -brüche u. Neukombination der Bruchstücke (↑Reunion) u. führt zu strukturellen ↑Chromosomenaberration.

Chromosomenpaar ↑Chromosomen, homologe.

Chromosomen, polytäne ↑Riesenchromosomen.

Chromosomenpulverisation: scheinbare extreme Fragmentation der Chromosomen. Zwischen den einzelnen Chromosomen-„Fragmenten" besteht jedoch eine Kontinuität über nicht kondensierte Abschnitte (↑Chromosomen). Es handelt sich nicht um eine Vielzahl von Chromosomenbrüchen, sondern um eine ungleichmäßige, vorzeitige Chromosomenkondensation (engl. premature chromosome condensation, PCC). Induziert wird dieser Vorgang in einem Interphasekern nach (chem. o. durch Viren ausgelöster) Zellverschmelzung mit einer in Mitose befindl. Zelle.

Chromosomensatz: Gesamtheit der bei diploiden Organismen in einer Gamete vorhandenen Chromosomen. Jede Körperzelle enthält normalerweise zwei haploide, homologe Sätze untereinander jeweils nicht homologer ↑Chromosomen.

Chromosomenspringen: Methode zur Überwindung großer DNA-Abschnitte. DNA wird mit selten schneidenden ↑Restriktionsendodesoxyribonukleasen gespalten, die bis zu 1 000 kb großen Fragmente über Pulsfeld-Elektrophorese aufgetrennt u. in Anwesenheit eines Markers zur Wiederauffindung der Sequenzen zirkularisiert. Diese großen Fragmente werden zum zweiten Mal mit selten schneidenden Restriktasen geschnitten u. in Vektoren kloniert (1. Bank). Nach mehrfacher Wiederholung mit unterschiedl. Enzymen ergibt sich eine DNA-Bank mit sich überlappenden großen Fragmenten. Durch „Springen" von einer Genbank in die andere u. zurück erhält man Fragmente in geordneter Reihenfolge.

Chromosomen, telozentrische: Das Zentromer liegt terminal. Beim Menschen nicht vorkommend.

Chromosomentetrade ↑Meiose.

Chromosomentranslokation: strukturelle Chromosomenaberrationen durch Verlagerung von Chromosomenabschnitten in eine andere Position des gleichen Chromosoms o. auf ein anderes homologes o. nicht homologes Chromosom. Selten verschmelzen auch ganze Chromosomen miteinander, wobei die ↑Robertson-Translokation eine Sonderform darstellt. Voraus gehen Chromosomenbrüche mit unstabilen Bruchenden, zwischen denen es zur ↑Reunion ursprüngl. nicht zusammenhängender Chromosomenabschnitte kommt.

Chromosomentranslokation, asymmetrische: Translokation, die zu einem dizentr. Chromosom u. einem azentr. Fragment führt.

Chromosomentranslokation, balancierte: Translokation, bei der die Gesamtheit des Chromosomenmaterials einer Zelle erhalten bleibt. Meistens ohne phänotyp. Auswirkung. Erst in der nächsten Generation kann es durch ungleiche Verteilung der Translokationschromosomen in der Meiose I zur **unbalancierten Chromosomentranslokation** u. zu phänotyp. Abweichungen kommen. Abb.

Chromosomentranslokation De-novo: De-novo-Translokation; in einer Folge von Zell- o. Individuengenerationen neu erscheinende Chromosomentranslokation. Tritt nur in der Nachkommenschaft, nicht

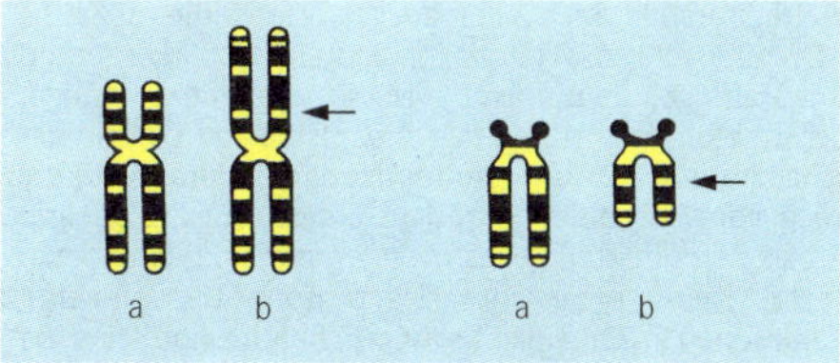

Balancierte Chromosomentranslokation. Reziproke, balancierte Translokation zweier Chromosomen

in der Geschwisterschaft des ersten Translokationsträgers wieder auf.

Chromosomentranslokation, reziproke: Stückaustausch zwischen zwei Chromosomen.

Chromosomenwandern: Methode zur genet. u. physikal. Charakterisierung unbekannter Genbereiche, die benachbart zu einer bekannten Sequenzregion im Chromosom lokalisiert sind; durch Screening (Durchmustern) einer ↑Genbibliothek mit ↑DNA-Sonden der bekannten Sequenzen mit überlappenden Sequenzen werden ↑Klone ermittelt, die die unbekannten Nachbarschaftssequenzen enthalten, mit deren Hilfe sich dann weitere Klone gewinnen u. identifizieren lassen.

Chromozentren: unregelmäßige Verdichtung u. Verklumpung von ↑Chromatin. An die Kernmembran angelagert täuschen sie Membranverdickungen vor. C. sind bes. deutl. in Tumorzellkernen sichtbar. Sie stellen Heterochromatin-Komplexe (↑Heterochromatin) dar, die sich aus heterochromat. Chromosomenabschnitten zusammensetzen.

Chronaxie ⟨*gr*⟩ *f*: Nutzzeit, d. h. Zeit, die ein elektr. Gleichstrom von doppelter Schwellengröße (↑Rheobase) ein erregbares Gewebe, z. B. Muskel, Nerven, durchfließen muß, damit eine Erregung zustandekommt. Die C. beträgt für Nervenfasern 0,3–0,8 ms. Diagn. Kriterium zur Beurteilung der Erregbarkeit des neuromuskulären Systems. ↑I/t-Kurve.

Chronaximeter: Gerät zur Messung der ↑Chronaxie.

Chronic fatigue syndrome ⟨*engl*⟩: *Abk* CFS, ↑Müdigkeitssyndrom, chronisches.

Chronic granulomatous disease ⟨*engl*⟩: *Abk* CGD; progressive septische ↑Granulomatose.

chronisch ⟨*lat*⟩ *Adj*: langdauernd, z. B. ↑Krankheit, chronische.

Chronobiologie: ⟨*gr*⟩ *f*: Wissenschaftsgebiet, das sich mit Fragen der Lebensdauer u./o. -verlängerung befaßt.

Chronohygiene ⟨*gr*⟩ *f*: chronobiolog. begründete allg. Verhaltenshygiene. Ziel ist die chronobiolog. definierte Gesundheit, d. h. die richtige zeitl. Einordnung in das äußere Zeitgefüge (Rhythmen der geophysikal. u. kosm. Umwelt, Umweltperiodik) wie Tages- u. Jahresrhythmus sowie die größtmögl. Harmonie der inneren Zeitstruktur des Organismus (z. B. Kreislauf- u. Atmungsrhythmen). Die C. dient der Aufrechterhaltung bzw. Wiederherstellung normaler Rhythmen (Resynchronisation) des Organismus, z. B. Folgen der Nacht- u. Schichtarbeit des Menschen (Chronostreß). Im Grenzbereich zwischen C. u. ↑Umwelthygiene ist der Einfluß von Umweltfaktoren auf den ↑Biorhythmus zu untersuchen. Physikal. Um-

C

weltfaktoren können zu einem gestörten äußeren Zeitgeberregime führen (Wetterlagen, Luftelektrizität, Interkontinentalflüge, Raumflüge). Erforschung von Störungen der inneren Zeitstruktur des Organismus durch Umweltschadstoffe (z. B. Luftverunreinigungen), deren Wirkung auch von Zeitpunkt u. -verlauf der Zuführung abhängt (Dosis-Zeit-Effekte). Ebenso können psychol., ökonom. u. soziol. Faktoren zu einer Desynchronisation einzelner Funktionen im Organismus führen. Bei chronohygien. Betrachtungsweise muß u. a. zwischen Geschlecht, Alter u. Persönlicheitstyp differenziert werden.

Chronopharmakologie ⟨*gr*⟩ *f*: umfaßt die Aufklärung der Wirkungen (Chronoergie) u. kinet. Parameter (Chronokinetik) von Arzneistoffen in Abhängigkeit vom biol. Zeitablauf sowie den Einfluß von Arzneistoffen auf rhythm. Charakteristika. Sie bildet – neben der Chronotoxikologie – die experimentelle Grundlage für die Chronotherapie. Neben zirkadianen (= Tagesrhythmen; Lunadianrhythmen, 20–28 h) existieren infradiane (28 h–6 d), zirkalunare (29,5 d), zirkaannuale (ca. 1 Jahr) u. infraannuale (> 1 Jahr) Rhythmen. Wesentl. Ursache für die ↑Individualvariabilität.

Chronotoxikologie: Berücksichtigung von zeitl. Tages- u. Jahresrhythmen in der Auswirkung u. Kinetik von Giften.

chronotrop ⟨*gr*⟩ *Adj*: die Frequenz beeinflussend; **pos. c.**: Herzfrequenz verstärkend; **neg. c.**: Herzfrequenz senkend.

Chrysiasis ↑Chrysose.

Chrysomya ⟨*gr*⟩ *f*: Gattung der Calliphoridae. 5–12 mm lang, metall. grün, blau o. kupferfarben. Chrysomya-bezziana-Larven sind obligate Erreger der ↑Myiasis.

Chrysops ⟨*gr*⟩ *f*: Goldaugenbremse, ↑Tabanidae; stechende, blutsaugende Insekten, in den Tropen auch als Überträger parasitärer Krankheiten, z. B. ↑Augenwurm, westafrikanischer.

Chrysops caecutiens: Blindbremse; mitteleuropäische Bremsenart. ↑Tabanidae.

Chrysops dimidiatus: Mangrovefliege; zu den Bremsen gehörendes Insekt, das die Wanderfilarie (Loa loa) überträgt. ↑Filarien, ↑Tabanidae.

Chrysops discalis: amerik. Pferdebremse; überträgt beim Stich den Erreger der Tularämie auf den Menschen.

Chrysose ⟨*gr*⟩ *f*: Chrysosis, Chrysiasis; Goldausschlag; flächenhafte schiefergraue bis blauviolette Verfärbung der Haut nach Goldbehandlung in hoher Dosierung, vorzugsweise an dem Licht ausgesetzten Körperstellen.

Chrysosporin: Stoffwechselprodukt von Chrysops-Arten; wird als Allergen im Hauttest zum Nachweis einer Allergie vom Spättyp angewandt.

Chrysosporium: Pilzgattung, keratinophil., mit den ↑Dermatophyten verwandt. Chrysosporium-Arten kontaminieren mikrobiol. Nährmedien.

Chrysosporium keratinophilum: keratinophile Pilzart, im Erdboden weit verbreitet, selten Erreger einer ↑Dermatomykose.

Churg-Strauss-Syndrom: allerg. Granulomatose als eigenständige Form einer Vaskulitis der kl. Arterien u. Venen, Eosinophilie im Blut u. umfangreiche eosinophile Infiltrate der Gefäße u. des perivaskulären Gewebes in Lunge, Herz, Leber u. Milz mit der Sympt. eines Asthma bronchiale, das der Vaskulitis bis zu 30 Jahre vorausgehen kann. Ther. mit Glukokortikoiden u. Immunsuppressiva.

Chutta-Krebs: durch Rauchgewohnheiten bei Eingeborenen Venezuelas hervorgerufenes Hautkarzinom.

Chvostek, Franz (1835–1884), Arzt, Wien.

Chvostek-Zeichen (nach Franz C.): Kontraktion der perioralen Muskulatur als Zeichen der Erregbarkeitssteigerung bei Tetanie. Auslösung durch Beklopfen des Fazialisstamms vor der Parotis.

Chylangiektasie ⟨*gr*⟩ *f*: Lymphangiektasie. Erweiterung der präexistenten Lymphgefäße bes. im Bauchraum bei Verdauung.

Chylangiom: Chylangioma; im Darm u. Mesenterium vorkommende kavernöse Lymphangiome mit milchig-weißem Inhalt.

Chylaskos ↑Aszites.

Chylaszites ↑Aszites.

Chyle-jet-Effekt ⟨*engl*⟩: durch akute intraabdominale Druckerhöhung bedingte Abgabe von fettreichem Chylus (nach fettreichen Mahlzeiten mit anschließender Ruhe). Die dadurch aus dem Ductus thoracicus in das Blut gelangende Fettmenge kann zu koronaren Erscheinungen bis zum akuten Herztod führen.

Chylomediastinum ⟨*gr* + *lat*⟩ *n*: Austritt von Chylus aus dem Ductus thoracicus ins Mediastinum. Ursache: stumpfe o. offene Verletzungen des Ductus thoracicus bzw. entzündl. o. tumoröse Prozesse. Das C. an sich ist meist symptomarm. Diagn. röntg. Oft Spontanheilung, sonst chir. Versorgung. C. ist häufig mit ↑Chylothorax kombiniert.

Chylomikronämie ⟨*gr*⟩ *f*: Zunahme der Chylomikronen im Blut, z. B. bei essentieller Lipämie o. nach fettreicher Nahrung. Das Serum ist milchig getrübt.

Chylomikrone ⟨*gr*⟩ *n Pl*: Transportform von Nahrungsfetten (Lipoproteine) in der Lymphe u. im Blut. Die Granula sind 80–200 nm bis 1 μm groß u. vorwiegend im Bereich der Darmzotten, in den Epithelzellen u. Gefäßen sowie in der Leber zu finden. Sie werden in der Darmschleimhaut aus den im Darmlumen gespaltenen Nahrungsfetten nach deren Resynthese zu Triglyzeriden u. durch Vergesellschaftung mit ↑Apolipoproteinen gebildet u. geben ihre Triglyzeride nach deren Spaltung durch die ↑Lipoproteinlipase in Form ihrer unveresterten Fettsäuren aus den Kapillaren an die Gewebe ab.

Chyloperitoneum ↑Aszites.

Chyloptoe: sehr seltener Zustand des Aushustens von flüssigem o. geronnenem Chylus aus einem ↑Chylothorax o. Chylomediastinum. Voraussetzung ist eine bronchopleurale bzw. bronchomediastinale Fistel.

Chylothorax: in Pleurahöhle eingedrungene Lymphflüssigkeit (↑Chylus). Ursachen: 1. traumat. ausgelöste Ruptur des Ductus thoracicus (Rippenfrakturen, Thoraxkompression), auch iatrogen bei extrathorakaler Herzmassage. 2. Spontanperforation infolge Anstiegs des intralymphat. Drucks.

Chylurie: Auftreten von Chylus im Harn, Ursache ist eine Verlegung des Ductus thoracicus u. Übertritt des Chylus in das Nierenbecken. Harn erscheint milchig-trüb durch emulgierte Lipide. Trübung verschwindet bei Ätherextraktion. In Europa sehr selten, in trop. Ländern bei parasitären Infektionen (Schistosomiasis) häufig.

Chylus ⟨*gr*⟩ *m*: Milchsaft; milchig trübe fettreiche Lymphflüssigkeit nach Aufnahme von Nährstoffen in die Darmlymphgefäße; wird über ↑Cisterna chyli, Ductus thoracicus am Angulus venosus sinister in die venöse Blutbahn geleitet.

Chylus-Darm-Fistel: durch Trauma o. Entzündung entstandene, evtl. auch angeborene Fistel eines

Lymphgefäßes in das Darmlumen. Es entsteht das Bild einer exsudativen ↑Enteropathie.

Chymodenin ⟨*gr*⟩ *n*: Ein Peptidhormon des Duodenums, das sehr schnell die relativen Anteile der ↑Verdauungsenzyme im Pankreassekret verändert; unter seiner Wirkung wird reichl. ↑Chymotrypsinogen sezerniert.

Chymosin ↑Lab.

Chymostatin: Phe-CO-Cpd-x-Phe-al (Cpd = Capreomycidin): bioaktives Peptid aus Mikroorganismen, Mischung aus A- (x = Leu), B- (x = Val) u. C- (x = Ile) Komponenten. Spezif. Inhibitor für ↑Chymotrypsine.

Chymotrypsine: Gruppe sehr ähnl. ↑Serinproteasen des Pankreas (C. A, B u. C), die bevorzugt Peptidbindungen u. Ester aromat. Aminosäuren spalten. Die C. spielen bei der intestinalen ↑Eiweißverdauung eine wichtige Rolle. Sie werden als inaktive Vorstufen (↑Zymogene) gebildet u. durch ↑Trypsin u. Autokatalyse in einem mehrstufigen Prozeß aktiviert.

Chymotrypsinogen: Prochymotrypsin; inaktive Vorstufe (Zymogen) der ↑Chymotrypsine. Man unterscheidet die C. A, B u. C.

Chymus ⟨*gr*⟩ *m*: der nach Aufnahme von Nahrung in Magen u. Darm vorliegende u. im Prozeß der Verdauung befindl. Speisebrei.

Ci: Zeichen für ↑Curie, der älteren Einheit der Radioaktivität. Abgelöst durch das ↑Becquerel (Bq).

Cicatrix ⟨*lat*⟩ *f* ↑Narbe.

Ciclosporin: früher Cyclosporin A; eines der wirkungsvollsten immunsuppressiven Arzneimittel, welches gemeinsam mit Azathioprin u. Steroidderivaten als Triple-Drug-Ther. bei der Organtransplantation zur Immunsuppression angewendet wird. Seit der Einführung des C. 1983 hat sich die Progn. nahezu aller Organtransplantationen entscheidend verbessert. C. ist ein zykl. Polypeptid, das aus zwei Pilzspecies (Cylindrocarpum lucidium u. Trichoderma polysporum) gewonnen wird. Es besteht aus 11 Aminosäuren u. hat ein Mol. Gew. von etwa 1 200. C. bewirkt eine spezif. reversible Inhibition der T-Zell-Rezeptor-vermittelten T-Zell-Aktivierung, bindet dabei intrazellulär an das Immunophilin Cyclophilin A u. blockiert das calmodulinabhänige Calcineurin. Dieses Protein führt am Ende der Signaltransduktion des T-Zell-Rezeptors zu einer Erhöhung der intrazellulären Kalziumkonzentration u. damit zur Transkription von Interleukinen, insbes. IL-2. Dieses wiederum ist für die Proliferation antigenspezifischer T-Zellklone erforderl. Die ther. Breite von C. ist schmal, weshalb regelmäßige Serumspiegelkontrollen notwendig sind. Hauptnebenwirkungen des C. sind Nephro- u. Hepatotoxizität (insbes. durch Metabolite), Beeinträchtigung der Glukosetoleranz, Hypertonus sowie eine Neurotoxizität (Tremor). Neuerdings wird C. auch bei Autoimmunkrankheiten wie Psoriasis, Rheumatoidarthritis u. beim idiopath. nephrot. Syndrom mit gutem Erfolg eingesetzt.

Cicuta virosa: Wasserschierling; enthält Cicutoxin, Krampfgift.

Cicutoxin: Krampfgift aus ↑Cicuta virosa, wirkt wie ↑Picrotoxin. ↑Analeptika.

CID: *Abk* für engl. cytomegalic inclusion disease, ↑Zytomegalie.

CIE: *Abk* für engl. counter immunoelectrophoresis; ↑Gegenstromelektrophorese.

Cieszynski, Anton (1882–1941), poln. Zahnarzt, Lemberg. ↑Isometrieregel.

Cilia ⟨*lat*⟩ *f Pl* ↑Cilium.

ciliaris ⟨*lat*⟩ *Adj*: ziliär; **1.** das Corpus ciliaris betreffend. **2.** mit den Wimpern in Beziehung stehend.

Ciliophora ⟨*lat* + *gr*⟩ *Pl*: Ziliaten, Wimpertierchen, ↑Protozoa; frühere Bez. Ciliata. Zum Teil o. vollständig mit Wimpern besetzter, fester Körper; mit Oberfläche (Pellikula), Zellmund u. Zellafter, pulsierenden Vakuolen u. 2 versch. Typen von Zellkernen (Makronukleus u. Mikronukleus). Vermehrung durch Querteilung u. Konjugation. Die meisten C. sind freilebend, einige ↑Parasiten. Med. bedeutsam: ↑Balantidium coli.

Cilium ⟨*lat*⟩ *n*: *Pl* Cilia; **1.** Flimmerhärchen, ↑Zilie. **2.** Augenwimpern; kurze, kommaförmige Haare in 2–3 Reihen an der Lidkante. Lebensdauer: 100–150 Tage. Abb.

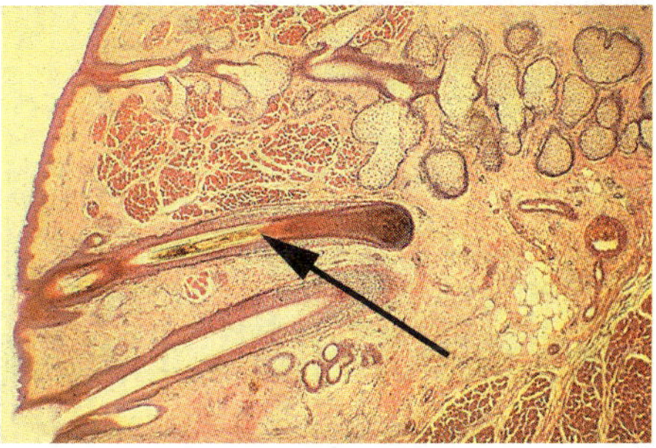

30

Cilium. Histologischer Schnitt durch das Augenlid, HE-Färbung; Längsschnitt von Wimpern (Pfeil) an der Lidkante

Cimetidin: Antihistaminikum vom Typ der H_2-Rezeptorenblocker, Sekretionshemmung im Magen Hauptwirkung. Zur Ther. der hyperaziden Gastritis u. bei Magen-Darm-Ulcera geeignet. Nach C. steigt Magen-pH-Wert nicht über 2 an, deshalb kein Rebound-Effekt.

Cimex lectularius: Bettwanze; Fam. ↑Cimicidae, Ordnung ↑Heteroptera. 3–9 mm langer, flügelloser Blutsauger mit 3 „Stinkdrüsen" ausgestattet. ↑Wanzenbefall.

Cimicidae ⟨*lat*⟩ *Pl*: Platt- o. Bettwanzen; Fam. der Ordnung ↑Heteroptera. In Abhängigkeit von der letzten Blutaufnahme 3–9 mm lang, Körper abgeplattet, hell- bis dunkelbraun gefärbt, flügellos, mit „Stinkdrüsen" versehen. Nachtaktive Blutsauger an Säugern u. Vögeln, med. bedeutsam: ↑Cimex lectularius.

Cimikose ⟨*lat*⟩ *f*: Cimicosis; Wanzenbefall. Weite Verbreitung in warmen Ländern. Klin. stark juckende Quaddeln an den unbekleideten Körperstellen, die bei Kindern in Blasen übergehen können.

Cimino-Brescia-Fistel: subkutane arteriovenöse Kurzschlußverbindung („interner" Shunt) zum Anschluß an die künstl. Niere, ↑Hämodialyse. Da beim Erwachsenen für eine wirkungsvolle Dialyse zwischen 150–300 ml Blut pro Minute über die Anschlußstellen gefördert u. in den Kreislauf zurückgegeben werden müssen, stellt man chir. arteriovenöse Verbindungen her, z. B. zwischen der A. radialis u. einer Begleitvene am Unterarm (Brescia u. Cimino, 1966), aber auch an anderer Lokalisation (Oberarm, Unterschenkel usw.), indem die beiden Gefäße entweder End-zu-End, Seit-zu-Seit o. Seit-zu-End vernäht werden. Der art. Blutdruck wird direkt auf die Vene übertragen u. bewirkt eine starke Erweiterung derselben. Die so veränderte Vene wird dann zum Anschluß

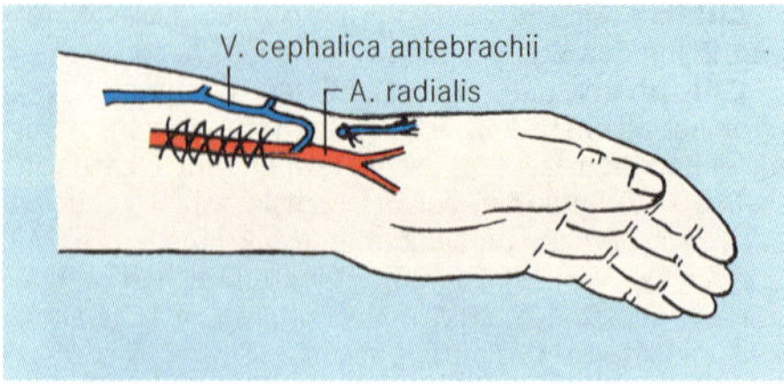

Cimino-Brescia-Fistel (Abb. 1). Schema

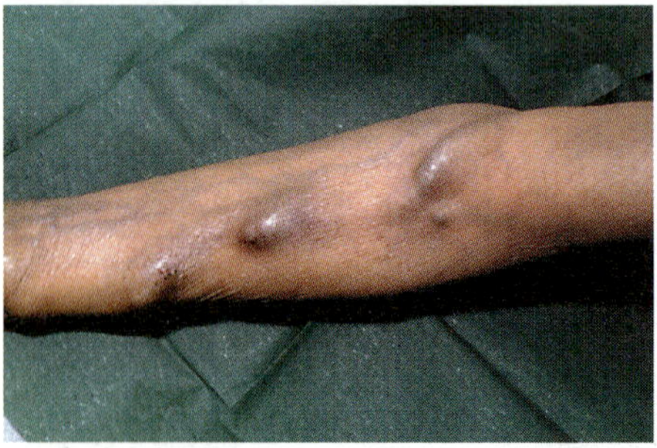

25

Cimino-Brescia-Fistel (Abb. 2)
am Unterarm zur Hämodialysebehandlung

des Blutkreislaufs an die künstl. Niere perkutan mit einer ↑Single-needle-Dialyse o. zwei großkalibrigen Kanülen punktiert. Eine nennenswerte Herzbelastung durch das Shuntvolumen findet sich in Einzelfällen. Viele Fisteln bleiben über Jahre funktionstüchtig. Abb. 1 u. 2.

CIN: *Abk* für zervikale intraepitheliale Neoplasie; umfaßt alle ↑Präkanzerosen der Zervix uteri, die Dysplasie (↑Dysplasia) geringen, mäßigen u. schweren Grades u. das ↑Carcinoma in situ. Mit zunehmendem Schweregrad der Epithelatypie wächst die Wahrscheinlichkeit der Progression zum invasiven Karzinom, beim Carcinoma in situ, CIN III, in 30–50 %. Begünstigende Faktoren: häufiger Partnerwechsel, ↑Papillomavirus.

CINAHL: *Abk* für engl. Cumulative Index to Nursing and Allied Health Literature; wichtigste Literaturdatenbank für den Pflegebereich bestehend aus über 500 Zeitschriften, einschl. Pflege u. 13 verwandten Disziplinen u. Wissensgebieten.

C1-Inaktivator: Spurenprotein des Serums, das die Komplementkomponente 1 (C1 r u. C1 s) inhibiert. Synonyme Bez. sind Alpha-2-Neuramino-Glykoprotein, saures Alpha-2-Glykoprotein. Dieses Protein hemmt ferner die Aktivität von Plasmin u. Kallikrein. Bei angioneurot. Ödem ist das Protein stark vermindert, der Defekt ist genet. determiniert. Normalkonzentration: 20 mg/100 ml Serum.

Cinchocain: ein ↑Lokalanästhetikum.

Cinchona-Arten: Rindendroge (Cinchonae cortex) enthält ↑Chinin, Chinidin u. a..

Cinchonin ↑Cinchona-Arten.

Cineol: 1,3,3-Trimethyl-2-oxabicyclo[2,2,2]octan; ein ↑Expektorans.

Cinepulstechnik: Pulsbetrieb; Betriebsart einer Diagnostikröntgenröhre, bei der diese in schneller Folge kurzzeitig eingeschaltet wird. Sie wird bei der ↑Röntgenkinematographie angewendet. Bei der C. erzeugt die Röntgenröhre nur dann Strahlung, wenn der Film in der Kamera stillsteht u. belichtet werden kann. So wird unnötige Strahlenbelastung der Pat. vermieden.

Cingulum ⟨*gr*⟩ *n*: **1.** Randleiste aus Zahnschmelz bei Milchmolaren. **2.** Gürtel; z. B. C. membri superioris, Schultergürtel. **3.** gürtelförmiger Verband um Thorax o. Abdomen. **4.** C. cerebri: System von Assoziatationsfasern zum limb. System, zum Gyrus cinguli u. zum Uncus.

Cinnamomum camphora ⟨*gr*⟩ *n*: Kampferbaum; heim. in Südchina, Taiwan. Gewinnung von natürl. Kampfer durch Wasserdampfdestillation des zerkleinerten Holzes. Synthet. Kampfer erhält man aus dem Pinen des Terpentinöles durch Partialsynthese. Hyperämisierende Wirkung bei äußerl. Anwendung, Hautreizmittel.

Cinnarizin: 1-Benzhydryl-4-cinnamylpiperazin; ein ↑Vasodilatans. ↑Antihistaminika.

CIOMS: *Abk* für engl. Council for International Organizations of Medical Science; ↑Rat für internationale medizinisch-wissenschaftliche Organisationen.

Cipault-Regel: Regel, die die örtl. Zuordnung von Rückenmarksegmenten mit entsprechenden Wirbeln erlaubt. Im Bereich der Halswirbelsäule ist der Zahl der Wirbel die Zahl 1, im oberen Brustwirbelbereich die Zahl 2 hinzuzuzählen. Ab dem 6. Brustwirbel wird die Zahl 3 hinzugefügt. Dies gilt bis zum Segment L_1, das der Höhe des 11. Brustwirbels entspricht. Die Segmente L_2–L_5 finden sich in Höhe des 11. bis 12. Brustwirbels, die Sakralsegmente beim 1. Lendenwirbel. Im Normalfall endet das Rückenmark mit dem Conus medullaris bei LWK 1.

Ciprofloxacin: Gyrasehemmer (einfach fluoriertes Chinolonderivat) mit ausgezeichneter bakterizider Wirkung gegenüber Staphylo- u. Streptokokken, Neisserien, Haemophilus influenzae, Pseudomonas aeruginosa, Escherichia coli u. a. Günstige pharmakokinet. Eigenschaften.

circinatus ⟨*lat*⟩ *Adj*: zirzinär; kreisförmig.

Circulus ⟨*lat*⟩ *m*: Kreis, Ring.

Circulus arteriosus cerebri: Gefäßkranz (arterieller Kreis) an der Hirnbasis, über welche Äste der A. basilaris verbunden sind mit Ästen der A. carotis interna; wichtiger Kollateralkreislauf. Abb.

Circulus arteriosus iridis: ringförmiger arterieller Gefäßkranz der Regenbogenhaut des Auges. C. a. i. major an der Iriswurzel (versorgt z. T. auch den Ziliarkörper); C. a. i. minor an der Iriskrause.

Circulus vitiosus: fehlerhafter Kreislauf, „Teufelskreis", Zustand, bei dem ein Faktor, z. B. ein ther. Eingriff, eine andere Störung hervorruft, so daß zwei o. mehrere Störungen sich gegenseitig verstärken.

Circumferentia articularis ⟨*lat*⟩ *f*: der überknorpelte Umfang einer Gelenkfläche, z. B. des Radiusköpfchens (C. a. radii).

Circumferential wiring ⟨*engl*⟩: Drahtumschlingung des frakturierten zahnlosen o. schlecht bezahnten Unterkiefers zur Fixierung einer (Prothesen-)Schiene. Abb.

circumflexus ⟨*lat*⟩ *Adj*: herumgebogen.

Cirrhose cardiaque ⟨*frz*⟩: Bez. für eine Sonderform des Stadiums 3 einer chron. Blutstauung der Leber, die bei intermittierenden Remissionen auftreten kann. Neben Stauungsinduration u. Sklerose kommt es zu Regenerationsprozessen periportaler Leberparenchyminseln, die von konfluierenden perivenösen Fibrosen umgeben

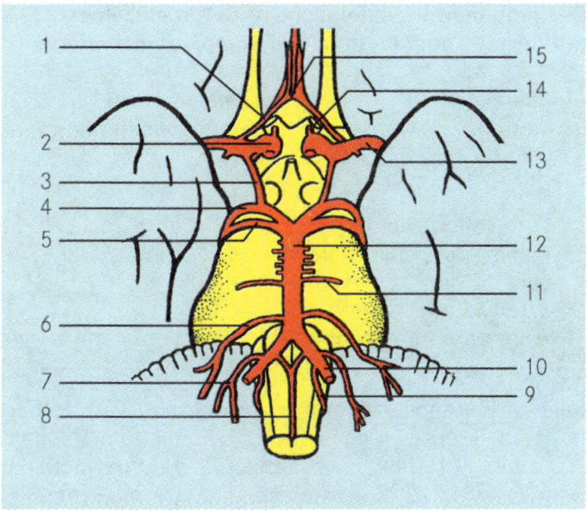

Circulus arteriosus cerebri an der Hirnbasis
1: A. cerebri anterior; 2: A. carotis interna; 3: A. communicans posterior; 4: A. cerebri posterior; 5: A. cerebelli superior; 6: A. cerebelli inferior anterior; 7: A. cerebelli inferior posterior; 8: A. spinalis anterior; 9: A. spinalis posterior; 10: A. vertebralis; 11: A. labyrinthi; 12: A. basilaris; 13: A. cerebri media; 14: A. ophthalmica; 15: A. communicans anterior

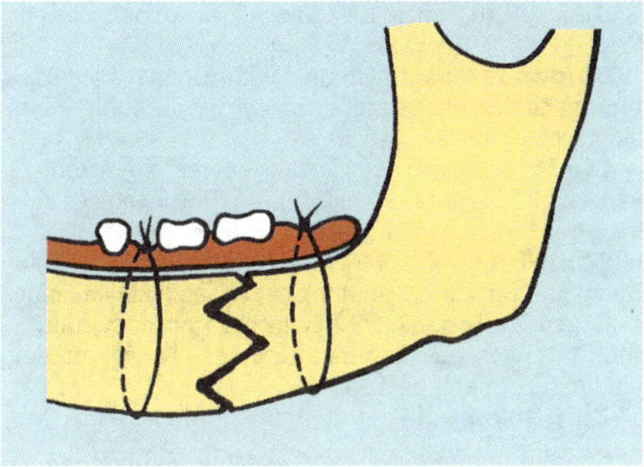

Circumferential wiring. Schienung einer Unterkieferfraktur unter Benutzung der vorhandenen Prothese

werden u. die ihrerseits die Bindegewebezüge konzentr. verdrängen. Dieser Gewebeumbau ähnelt dem einer ↑Leberzirrhose.

Cirrhosis ⟨*gr*⟩ *f* ↑Zirrhose.

cirsoideus ⟨*lat + gr*⟩ *Adj*: rankenartig, unregelmäßig erweitert u. geschlängelt.

CIS: *Abk* für ↑Carcinoma in situ.

cis-Aconitsäure ↑Aconitsäure.

Cisaprid: Peristaltik des Magen-Darm-Trakts anregendes Pharmakon, Einsatz bei Darmatonie.

Cisplatin: Cis-Diamino-Dechlorplastin; Platinkomplexverbindung, die wie die ↑Alkylanzien eine zytostat. Wirkung entfaltet. ↑Zytostatika.

Cisterna ⟨*lat*⟩ *f*: Behälter, Zisterne.

Cisterna cerebellomedullaris: Erweiterung des Subarachnoidalraums zwischen Cerebellum u. Medulla oblongata; in ihr erfolgt die Subokzipitalpunktion.

Cisterna chyli: Erweiterung des Ductus thoracicus an seinem Beginn unterhalb des Zwerchfells; entsteht durch Zusammenschluß beider ↑Trunci lumbales u. des ↑Truncus intestinalis. Als Erweiterung nur in der Hälfte der Fälle vorhanden.

Cisternae subarachnoideae: Erweiterung des Subarachnoidalraums an der Hirnbasis; mit Liquor cerebrospinalis gefüllt. Die C. s. haben Wasserkissenfunktion für das Gehirn.

cis-trans-Effekt: 1. Auswirkungen von Mutationen auf andere genet. verursachte Funktionen desselben Organismus; cis-Effekt: Mutation eines Gens wirkt sich ausschließl. auf Expression eines Gens derselben Kopplungsgruppe eines Chromosoms aus; trans-Effekt (genauer cis-trans-Effekt): Wirkung erstreckt sich auch auf Gene, die nicht auf der ident. Kopplungsgruppe lokalisiert sind. 2. Wechselwirkung von cis-aktiven DNA-Sequenzen u. trans-aktiven, regulativ wirksamen Proteinen; trans-aktive Proteine, z.B. Transkriptionsfaktoren (↑Transkription), können mit ↑Promotoren entsprechender Sequenzen im gesamten Genom, d.h. auch anderer Gene, interagieren, während cis-aktive DNA-Strukturen nur Einfluß auf ihre unnmittelbare chromosomale Nachbarschaft nehmen, die durch gleiche Strukturen über gleiche Mechanismen kontrolliert werden.

cis-trans-Isomerie: Existenz von zwei chem. Verbindungen gleicher Zusammensetzung (↑Isomerie), die sich durch die relative Position von zwei Substituenten A u. B. an einem doppelt gebundenen o. zykl. Strukturelement unterscheiden. In den cis-Isomeren stehen A u. B. zusammen auf der gleichen Seite (Z-Isomere), in den trans-Isomeren auf entgegengesetzten Seiten (E-Isomere).

cis-trans-Test: Komplementationstest zur Ermittlung bzw. Eingrenzung eines funktionsfähigen Gens; mit seiner Hilfe läßt sich analysieren, wieviel Gene bei einer ↑Mutation den gleichen ↑Phänotyp erzeugen.

Cistron ⟨*gr*⟩ *n*: Bez. für ein funktionsfähiges Gen, definiert nach dem ↑cis-trans-Test, d.h. Einheit der genet. Information eines Chromosomenteils, der für eine ↑Messenger-RNA (prim. Transkriptionsprodukt) codiert. In Bakterien können versch. Cistronen unter Kontrolle eines gemeinsamen ↑Promotors stehen u. mit ihm benachbart, in Form eines ↑Operons angeordnet, gemeinsam reguliert u. transkribiert werden; die Transkriptionsprodukte sind polycistron. Messenger-RNA-Moleküle, die die Information für mehr als nur ein Protein enthalten.

CITES: *Abk* engl. für Convention on International Endangered Species; ↑Washingtoner Artenschutzübereinkommen.

citissime ⟨*lat*⟩: schnellstens; Anweisung des Arztes an den Apotheker zur Sofortanfertigung o. -abgabe einer Rezeptur bei bedrohl. Zuständen.

cito ⟨*lat*⟩: schnell.

Citodiagnostik: auch Schnell-, Sofort- u. Expreßdiagnostik, dient der kurzfristigen Abklärung dringl. med. Fragestellungen. Ermöglicht richtige u. rechtzeitige ärztl. Entscheidungen u. beschleunigt unmittelbare erforderl. diagn. u. ther. Maßnahmen bei lebensbedrohl. Zuständen.

Citrat ↑Zitrat.

Citrinin: Mykotoxin; wird von mehreren Penicillium- u. Aspergillus-Arten gebildet, nephrotox., wahrschl. nicht kanzerogen.

Citrobacter: Gattung der Fam. Enterobacteriaceae; gramnegative, begeißelte, fakultativ anaerobe Stäbchen mit den Arten C. freundii, Serotypie mögl., C. diversus, C. amanolaticus. Serol. bestehen Beziehungen zu ↑Salmonella, ↑Escherichia. Bedingt pathogen, Erreger von Harnwegs-, Atemtrakt-, Wundinfektionen, seltener Meningitis o. Sepsis bei Säuglingen. ↑Infektion, nosokomiale.

Citrovorumfaktor ↑Kalziumfolinat.

Citrullin: 2-Amino-5-ureidovaleriansäure; eine nichtproteinogene ↑Aminosäure. C. entsteht im ↑Harnstoffzyklus aus Ornithin u. Carbamylphosphat.

Citrullinurie: Citrullinämie, autosomal rezessiv erbl. Störung des Aminosäurestoffwechsels. Argininbernsteinsäuresynthetase zeigt eine verminderte Aktivität, wodurch es zur Ansammlung u. vermehrter Urinausscheidung von Citrullin kommt. Häufigkeit: bisher nur Einzelbeobachtungen. Pat. fallen bereits in ersten Lebenswochen durch Brechattacken, Anfälle, Entwicklungsverzögerung u. Intelligenzminderung auf. Frühzeitige Diät (eiweißarme Kost) kann Besserung bringen. Erstbeschreibung 1962.

Citrus aurantium subspec. aurantium ⟨*lat*⟩ *f*: Pomeranzenbaum, heim. u. a. Mittelmeergebiete; Droge (Aurantii pericarpii, Pomeranzenschalen), enthält ätherische ↑Öle u. Bitterstoffe. Verwendung, meist in Form der Tinktur, als aromat. Bittermittel.

Citrus aurantium subspec. bergamia: Bergamotte, frische Fruchtschalen liefern Bergamotteöl, Hauptkomponenten Limonen u. Linalylacetat (Monoterpenderivate), außerdem Furanocumarine (ca. 5 %), insbes. Bergapten. Letzteres kann z. B. bei Bergamotteöl enthaltenden Kosmetika Allergien bewirken.

Citrus limon: Zitronenbaum, aus frischen Fruchtschalen Gewinnung von Zitronenöl. (Limonis aetheroleum), enthält u. a. Limonen u. Citral; Korrigens.

Civiale, Jean (1792–1867), frz. Chir., Paris, führte erste blinde ↑Lithotripsie am Menschen durch, mit dreiarmiger Zange über die Harnröhre, zuvor Anbohrung des Blasensteins nötig (Civiale-Operation).

CJD: *Abk* für engl. Creutzfeldt-Jakob disease. ↑Creutzfeldt-Jakob-Krankheit.

CK ↑Kreatinkinase.

CK-MB ↑Kreatinkinase.

C3-Komponente: dritte Komponente des Komplementsystems. Humanes Serumprotein, als Beta-1-C-Globulin immunelektrophoret. charakterisiert. Molmasse 185 000, S 9,5. Wandelt sich in älteren Seren in Beta-1-A-Globulin um. Vorkommen im Serum (1,2 g/l) mit höchster Konzentration aller Komplementkomponenten. In frischem Serum zeigt C3 bei elektrophoret. Trennung genet. ↑Polymorphismus mit autosomalen kodominantem Erbgang. C3 wird vom aktiven C4,2a-Komplex gespalten, wobei sich das aktive C3 (C3b) an die Zellmembran bindet. Aktivierung ist durch Phlorizidin zu hemmen. Spontanaktivierung wird durch C3-Inaktivator des Serums verhindert. Konversion von C3 auch durch Lagerung o. Erwärmung des Serums, durch Einwirkung von Proteasen, Toxinen, Hydrazin mögl. Im Verlauf der Aktivierung des Komplements entstehen Zwischenprodukte, die für einige biol. Phänomene verantwortl. sind. C3-Komponente ist an allen beteiligt. Bestimmung erfolgt mittels ↑Immundiffusion nach Mancini. Klin. relevant als Verlaufskontrollen bei Transplantationen u. bei akuter Glomerulonephritis, zur Diagn. der Makroglobulinämie Waldenström (C3-Reduktion). Tab.

C3-Komponente: Biologische Aktivität einzelner aktivierter Komponenten des Komplementsystems

Phänomen	reagierende Komponenten
Opsonierung	C1-C3
Konglutination	C1-C3
Virusneutralisierung	C1-C4
Bildung von Anaphylatoxin	C1-C3/5
Leukotaxis	C1-C3, C5-C7
Zytolyse	C1-C9
Transplantatabstoßung	C1-C9

C_1-Körper: Einkohlenstoffreste, die durch Bindung an best. Coenzyme aktiviert werden u. eine wichtige Rolle im Intermediärstoffwechsel spielen. C_1-K. sind: 1. Methylgruppe (Coenzyme: ↑S-Adenosylmethionin, ↑Cobamid, ↑Tetrahydrofolsäure); 2. Hydroxymethyl-, Formyl-, Formiat- u. Formiminogruppe (Coenzym: Tetrahydrofolsäure); 3. Kohlendioxid (Coenzym ↑Biotin).

CL: *Abk* für ↑Clearance.

Cl: chem. Symbol für ↑Chlor.

CL_H: *Abk* für hepat. Clearance eines Arzneistoffs aus dem Plasma.

CL_{int}: *Abk* für intrins. hepat. Clearance des ungebundenen Arzneistoffs aus dem Plasma.

CL_m: *Abk* für metabol. Clearance eines Arzneistoffs aus dem Plasma.

CL_{NR}: *Abk* für non-renale Clearance eines Arzneistoffs aus dem Plasma.

CL_R: *Abk* für renale Clearance eines Arzneistoffs aus dem Plasma.

Cladosporiose: seltene Mykose durch Cladosporium trichoides, die Erreger dringen über die Lunge ein u. bilden später im ZNS Abszesse.

Cladosporium: Pilzgattung mit ca. 25 Arten. C. weneckii, C. carrionii, C. mansonii u. C. trichnoides sind Erreger versch. seltener Mykosen.

Cladribin: 2-Chlorodeoxyadenosin, CdA; Chemotherapeutikum zur Behandlung der ↑Haarzellenleukämie.

Clara-Zellen: Exocrinocytus bronchiolaris; in Bronchioli terminales u. Br. respiratorii der ↑Lunge vorkommende, sezernierende Zellen.

Clarithromycin: 6-O-Methylerythromycin; Makrolid-Antibiotikum. ↑Antibiotika.

Clark ⟨*engl*⟩ ↑Kampfstoffe, chemische.

Clarke, Jacob Augustus Lockhart (1817–1880), Arzt, London.

Clarke-Säule (nach Jacob A. L. C.): Nucleus dorsalis; Ansammlung von Ganglienzellen im Bereiche der Hintersäule (Columna dorsalis) des Rückenmarks zwischen Zervikalsegment 7 u. dem 3. Lumbalsegment. Mächtigste Entwicklung dieses Kerns im kaudalen Abschnitt des Thorakalmarks, auch Stilling-Kern genannt.

Clathrin: 190-kD-Protein, das in Form polyedr. Anordnung das Grundgerüst der Membran von ↑Coated pits u. ↑Coated vesicles (↑Akanthosomen) bildet.

Clauberg-Nährboden: bakt. Elektivnährboden mit Kaliumtellurit zur Anzüchtung von Diphtheriebakterien.

Claude, Albert (1899–1983), belg. Biochem., Onkologe, New York, Brüssel. 1974 Nobelpreis für Med./Physiol. (mit C. de Duve u. G. E. Palade) „für ihre Entdeckungen zur strukturellen und funktionellen Organisation der Zelle“. C. gelang die Kennzeichnung u. Darstellung kleiner Zellbestandteile u. konnte damit zur Entdeckung der Mitochondrien beitragen.

Claudicatio-Distanz: *Abk* CD; ohne Auftreten von Schmerzen zurücklegbare Wegstrecke bei Claudicatio.

Claudicatio intermittens ⟨*lat*⟩ *f*: intermittierendes Hinken; typ. Sympt. peripherer arterieller Durchblutungsstörungen, infolge unzureichender Durchblutung im Muskel; Anhäufung von Milchsäure mit Schmerzauslösung. Die Schmerzen erzwingen ein zwischenzeitl. Ausruhen sowie ein intermittierendes Hinken. ↑Fontaine-Stadieneinteilung.

Claudicatio, intermittierende mesenteriale ↑Angina abdominalis.

Claudicatio intestinalis: abdominale Schmerzen, bes. nach Nahrungsaufnahme bei Durchblutungsstörungen des Magen-Darm-Kanals.

Claudicatio spinalis: heftige lumbale, ins Gesäß u. die Beine ausstrahlende Schmerzen beim Gehen, die beim Vorbeugen, Hinsetzen o. Hinlegen verschwinden. Als Ursache wird ein zu enger Spinalkanal angenommen.

Claudius, Friedrich Mathias (1822–1869), Anat. u. Math., Kiel, Marburg.

Claudius-Zellen (nach Friedrich M. C.): Epitheliocytus sustentans externus; äußere Stützzellen im ↑Organum spirale.

Claustrophobie ⟨*lat* + *gr*⟩ *f* ↑Klaustrophobie.

Claustrum ⟨*lat*⟩ *n*: Vormauer; 1–2 mm dicke Platte grauer Substanz zwischen ↑Capsula externa u. Capsula extrema.

Clavacin ↑Patulin.

Claviceps purpurea ⟨*lat*⟩ *f*: Mutterkornpilz, Schlauchpilz; befällt bevorzugt Gräser, insbes. Roggen, lebt dort parasit., entwickelt im Laufe des Sommers schwarzviolette Dauerform (Sklerotium), das sog. Mutterkorn (Secale cornutum). Enthält hochwirksame Alkaloide vom Indoltyp bzw. mit Lysergsäuregrundstruktur, u. a. Ergobasin (Ergometrin), das unmittelbar auf die glatte Muskulatur des graviden Uterus wirkt; zur Einleitung der Geburt bei Wehenschwäche. Ergotamin besitzt Peptidcharakter, alphasympatholyt. Wirksamkeit, u. a. bei Migräne sowie bei Thyreotoxikosen genutzt. Einsatz auch kombiniert mit Belladonnapräparaten o. Barbituraten. 9,10-Dihydroderivate der Alkaloide mit Peptidcharakter (u. a. Dihydroergotamin, Dihydroergocryptin) besitzen antihyperton. Eigenschaften. Die Ergot-Alkaloide haben in den vergangenen Jh. zu Epidemien geführt. (Ergotismus, St.-Antonius-Feuer, ↑Ignis sacer).

Clavicula ↑Klavikula.

Clavulansäure: Stoffwechselprodukt von Streptomyces clavuligerus ohne nennenswerte antibakterielle Eigenaktivität, kann aber die Empfindlichkeit ursprüngl. resistenter Keime erhebl. steigern, da C. anstelle der Penicilline o. Cephalosporine das katalyt. Zentrum der Betalaktamasen besetzt. Daraus folgen Kombinationen, z. B. C. Amoxicillin (Augmentan) o. C. Ticarcillin (Betabactyl). Völlig neuer Weg, um die Betalaktamasewirkung zu beherrschen.

Clavus ⟨*lat*⟩ *m* ↑Hühnerauge.

Clayton-Operation: Resektion der Metatarsalköpfchen sowie der Grundphalanxbasen I-V. Operationsmethoden für ausgeprägte Vorfußdeformitäten u. Metatarsalgien vorbehalten. Vorrangig bei Pat. mit chron. Polyarthritis.

CLD ⟨*engl*⟩: *Abk* für certain lethal dosis. Sichere letale Dosis.

Clean bench ⟨*engl*⟩: Reinraumwerkbank, Laminarbox; Sterilarbeitsplatz, bei dem durch ↑Hochleistungsschwebstoffilter partikel- u. damit mikroorganismenfreie Luft in laminarer Strömung mit gleichförmiger Geschwindigkeit durch einen geschlossenen Bereich geführt wird. Ermöglicht asept. Arbeiten im Laboratoriumsmaßstab ohne zusätzl. ↑Raumdesinfektion. Die heute fast ausschließl. eingesetzten Sicherheitswerkbänke haben einen zusätzl. Luftvorhang, der den Personenschutz beim Arbeiten mit infektiösem Material gewährleistet. Bioreine Räume, clean rooms, sind entsprechende Arbeitsräume.

C

Clearance ⟨*engl*⟩ *f*: Reinigung, *Abk* C; Bez. für den Klärwert, d. h. für die Plasmamenge, die von einer best. Substanz pro Zeiteinheit befreit wird. Die aus dem Blut ausgeschiedene Menge wird auf die Plasmakonzentration bezogen. Es errechnet sich ein fiktives Plasmavolumen, welches in 1 min von der Substanz befreit wird. Die **renale C.** (↑Nieren-Clearance) beschreibt die Ausscheidung durch die Nieren mit Hilfe der Konzentration im Urin (U) u. im Plasma (P) sowie des Harnminutenvolumens (V_t).

$$C[\mathrm{ml/min}] = \frac{U[\mathrm{mmol/l}] \cdot \dot{V}[\mathrm{ml/min}]}{P[\mathrm{mmol/l}]}$$

Clearancemechanismus, tracheobronchialer: Selbstreinigungsmechanismus der Atemwege, sichert den freien Zugang der Atemluft zu den Alveolen durch Auffangen von Schadstoffen im Bronchialsekret u. ihren Auswärtstransport mit Hilfe des Flimmerepithels o. durch Hustenstoß.

Clearance, osmotische: Maß der Ausscheidung von osmot. aktiven Substanzen durch die Nieren. Die o. C. ergibt sich aus dem Harnminutenvolumen u. dem Quotienten von Harn- u. Plasmaosmolarität. Sie stellt ein fiktives Plasmavolumen dar, das pro min von den osmot. aktiven Teilchen befreit wird. Die Differenz zwischen Harnminutenvolumen u. o. C. ist die ↑Freiwasser-Clearance.

Cleaves-Syndrom: asept. Knochennekrose der Akromionapophyse.

Clemastin: Tavegil; ein ↑Antihistaminikum (H_1-Blocker).

Clemizol-Benzylpenicillin: Depotpenicillin (↑Penicilline); schwerlösl. Salz bildet ↑Resorptionsdepot.

Clenbuterol: Spiropent; ↑Betasympathomimetikum, wirkt vornehml. auf Beta-2-Rezeptoren, Hauptindikation als ↑Antiasthmatikum.

Click ⟨*engl*⟩: hörbarer, anomaler Ton des Herzens innerhalb des Zeitraums von der Endschwingung der Tonkomponente des ersten Herztons bis zum Beginn des zweiten Herztons. Es entsteht ein Dreierrhythmus, der sog. systol. Galopp. Der protosystol. C. ist innerhalb des ersten Herztons gelegen u. i. d. R. pathol., der meso- bis telesystol. C. ist außerhalb des ersten Herztons lokalisiert u. i. d. R. nicht pathol.

Clicking hip ⟨*engl*⟩: „schnappende Hüfte"; ↑Coxa saltans.

Clifford-Syndrom: Ballantyne-Runge-Syndrom, Dysmaturitätssyndrom, Placental dysfunction syndrom, Überreifesyndrom. Erstbeschreibung des C. von J. W. Ballantyne u. H. Runge. Zusammenfassende Neubearbeitung u. Einteilung der sog. Übertragungszeichen in 3 Schweregrade von St. H. Clifford (1954). C. 1. Grades: reduziertes Fettpolster, atrophe Haut, fehlende Vernix caseosa. C. 2. Grades: zusätzl. Grünfärbung der Haut u. Eihäute durch mekoniumhaltiges Fruchtwasser. C. 3. Grades: hellgelbe Haut mit Mazeration bei gelb-bräunl. verfärbtem Fruchtwasser.

Clindamycin: halbsynthet. Derivat von ↑Lincomycin mit größerer Lipophilie, deshalb orale Applikation mögl. (Absorptionsquote 75–90 %).

Clinomobil ⟨*lat*⟩ *n*: med. Spezialfahrzeug mit Narkose- u. Operationsausrüstung zur Versorgung von Verletzten am Unfallort.

CLINPROT: Datenbank der ↑National Library of Medicine, Grundlage der Datenbank sind Protokolle klin. Untersuchungen zu neuen Krebstherapiemöglichkeiten. Die Auswertung u. Datenerfassung erfolgt im National Cancer Institute der USA (jährl. Zugang: etwa 500).

Clip ⟨*engl*⟩: Klammer, Klemme.

CLIS: *Abk* Carcinoma lobulare in situ der ↑Mamma. Solide Epithelproliferationen in den Azini der Drüsenläppchen u. terminalen Gangsegmenten, präinvasive Phase der Krebsentwicklung, des invasiven lobulären Karzinoms. CLIS ist 70 % multifokal in der gleichen Brustdrüse, in 30 % bilateral.

Clitocybe-Arten ↑Giftpilze.

Clitocybe dealbata: Feldtrichterling aus der Gruppe der Rißpilze; ↑Giftpilze.

Clitocybe rivulosa ⟨*lat*⟩ ↑Feldtrichterling, ↑Giftpilze.

Clitoris ↑Klitoris.

Clivus ⟨*lat*⟩ *m*: Abhang; abschüssige Innenfläche der Schädelbasis vor dem Foramen magnum, gebildet von Os occipitale u. Os sphenoidale; ihr liegt die Brücke des Gehirns auf.

CLL: *Abk* für chronische lymphatische ↑Leukämie.

Cloaca permanens ⟨*gr*⟩ *f* ↑Kloakenpersistenz.

Clobutinol: ein ↑Antitussivum.

Clofenaminsäure: Antirheumatikum.

Clofibrat: ↑Antilipidämikum, hemmt Cholesterinsynthese u. senkt dadurch einen erhöhten Triglyzerid- u. Lipoproteinspiegel.

Clofibrinsäure ↑Clofibrat.

Clomethiazol: 5-(2-Chlorethyl)-4-methylthiazol. Einsatz bei Schlafstörungen, Unruhe u. Krampfzuständen. Auch als Narkotikum in Kombination mit Sauerstofflachgas.

Clomiphen: Clomifen; synthet. Östrogen, Stilbenderivat. Besitzt peripher antiöstrogene aber zentral östrogene Wirkungen. Bewirkt Ovulationsauslösungen über Gonadotropinausschüttung; zur Ther. der weibl. Sterilität.

Clomiphentest: Verfahren zur Prüfung der zykl. Hypothalamusfunktion bzw. zur Ovulationsinduktion. Clomiphen besetzt die Östrogenrezeptoren im Hypothalamus u. fördert dadurch eine kurzfristig gesteigerte Abgabe von LH-RH u. damit von FSH u. LH bzw. den Eisprung.

Clomipramin: Dibenzazepinderivat; trizykl. ↑Antidepressivum mit ausgeprägter thymolept. Wirkung.

Clonazepam: Benzodiazepinderivat mit ähnl. Eigenschaften wie Diazepam; Tranquilizer, v. a. aber Antikonvulsivum bei allen Epilepsieformen.

Clone ⟨*engl*⟩ ↑Klon.

Clonidin: Haemiton, Catapressan, indirektes ↑Sympatholytikum, Antisympathotonikum; Imidazolderivat. Anwendung als ↑Antihypertensivum. Wirkungsmechanismus: Stimulation zentraler Alpha-2-Rezeptoren, die aber peripher zu einer sympatholyt. Wirkung führt. Bei Langzeittherapie nach plötzl. Absetzen krisenhafter Blutdruckanstieg mögl. Weitere Nebenwirkungen: Sedierung, Schwächeanfälle, Schlafstörungen, Mundtrockenheit, Obstipation. Abb.

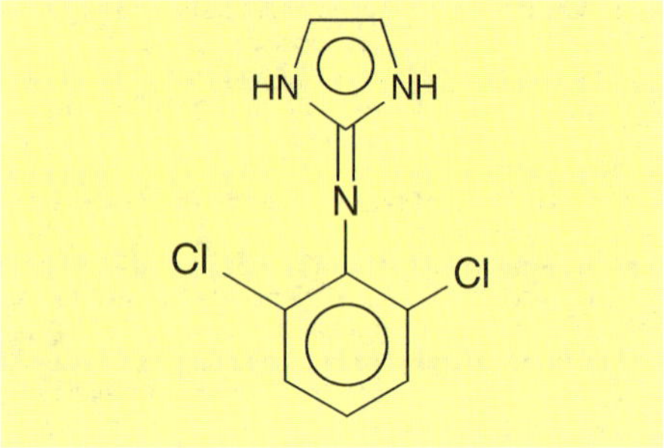

Clonidin

Clonidinhemmtest: funktionsdiagnost. Verfahren bei klin. Verdacht auf ↑Phäochromozytom bei Blutdruckwerten über 120/80 mmHg (16/10,7 kPa) u. nicht eindeutiger Diagn. durch Urin- o. Plasma-Katecholamin- u. Metabolit-Bestimmung. Prinzip: Stimulation zentraler Alpharezeptoren mit Abnahme der neurogen vermittelten Katecholamin-Sekretion in der Peripherie. Durchführung: Messung von Blutdruck u. Pulsfrequenz vor u. in 30-min-Abständen nach oraler Applikation von Clonidin; Katecholamin-Bestimmung im Plasma vor u. 180 min nach Clonidingabe. Bewertung: Abnahme der Plasma-Katecholamin-Konzentration um weniger als 50 % o. paradoxer Anstieg bei Phäochromozytom.

Cloning inhibitory factor ⟨*engl*⟩: *Abk* CIF; proliferationshemmendes ↑Lymphokin, freigesetzt aus stimulierten Lymphozyten. Wirkung wurde auf HeLa-Zellen erprobt. ↑HeLa-Linie.

Clonorchiasis ⟨*gr*⟩ *f*: Clonorchiose; in Ost- u. Südostasien weit verbreitete Zoonose, hervorgerufen durch den chin. Leberegel, ↑Clonorchis sinensis. Hauptinfektionsquellen: als Salate roh verzehrte karpfenartige Fische (2. Zwischenwirt), die ↑Metazerkarien enthalten. Betroffen sind neben dem Menschen fischfressende Tiere, z. B. Katzen, Hunde, Schweine, Pelztiere, Wildnager, Fischotter. Für Fischsalate bestimmte Fische sollten in den genannten Regionen proph. zuvor gefrostet o. in 10%ige Kochsalzlösung gelegt werden. Krankheitsbild: chron. Hepatitis. Die Bekämpfung der ersten Zwischenwirte (Schnecken) unterbricht den Invasionszyklus, ther. wird u. a. Praziquantel empfohlen.

Clonorchis sinensis ⟨*gr*⟩ *m*: chin. Leberegel; 1875 von McConell in Kalkutta bei der Sektion eines Chinesen entdeckt. Vertreter der Klasse ↑Digenea (↑Trematoda). 10–28 mm lang u. 2–5 mm breit, Körper vorn verjüngt, Bauchsaugnapf im vorderen Körperdrittel, die stark verzweigten Hoden überdecken die Darmschenkel. Eier klein, oval, gedeckelt, embryoniert. Vorkommen in Abhängigkeit von den ↑Zwischenwirten (Süßwasserschnecken u. -fische) in Überschwemmungsgebieten großer Flüsse in Ostasien. Der erwachsene Leberegel parasitiert in den Gallengängen des Menschen u. versch. Säugetiere (Hund, Katze, Schwein) u. ruft ↑Clonorchiasis hervor.

Clonus uteri: Gebärmutterkrampf; krampfartige Wehen, die sich bis zum Wehensturm (Tetanus uteri) steigern können, bei dem der Uterus in einen Zustand der Dauerkontraktion geraten kann u. das Kind gefährdet. Ther.: ↑Tokolyse.

Cloquet-Kanal, persistierender: trichterförmige Glaskörpertrübung, die von der Papille ausgehend in den Glaskörper des Auges ragt. Überbleibsel der Glaskörpergefäße der embryonalen Entwicklungsstadien des Glaskörpers.

Closing capacity ⟨*engl*⟩: Verschlußkapazität; die C. c. stellt dasjenige Lungenvolumen dar, bei dem während einer langsamen Ausatmung im Druck-Volumen-Diagramm ein Verschluß von Atemwegen nachgewiesen werden kann.

Closing volume: Verschlußvolumen; das oberhalb des Residualvolumens befindl. Volumen, bei dem bei einer langsamen Ausatmung im Druck-Volumen-Diagramm ein Verschluß von Atemwegen nachgewiesen werden kann.

Clostridium: Gattung der Fam. ↑Bacillaceae; vorwiegend obligat anaerob wachsende, sporenbildende, meist bewegl. u. i. a. grampositive Stäbchen. Ubiquitäres Vorkommen im Staub, Erdboden sowie Darm von Mensch u. Tier. Toxinbildung verursacht schwere Intoxikationen (↑Botulinustoxin, ↑Gasbrandtoxine, ↑Tetanustoxin).

Clostridium botulinum: Erreger des ↑Botulismus, des seltenen ↑Säuglingsbotulismus u. des seltenen ↑Wundbotulismus. Neurotoxinbildende (↑Botulinustoxin), leicht gebogene, peritrich begeißelte grampositive sporenbildende Stäbchen. 10 serol.-toxinogene Typen.

Clostridium difficile: toxinbildende (Toxin A u. B) grampositive bewegl. Stäbchen mit subterminalen Sporen. Erreger der antibiotikaassoziierten pseudomembranösen ↑Kolitis.

Clostridium histolyticum: seltener, aber gefährlichster Erreger des ↑Gasödems; stark bewegl., kleine Stäbchen mit plumpen Sporen. 9 versch. Toxine.

Clostridium novyi: toxinbildende (Typ A bis D), schlanke, bewegl., grampositive subterminale sporenbildende Stäbchen. Ein Erreger des ↑Gasödems.

Clostridium perfringens: häufigster Erreger des ↑Gasödems des Menschen. Grampositive plumpe, bekapselte, unbewegl. Stäbchen; nur selten sporenbildend. 5 Toxine A bis E mit unterschiedl. Pathogenität.

Clostridium tetani: Erreger des Tetanus; schlanke, gerade, bewegl., anaerobe, grampositive Stäbchen, endständige Sporen (Trommelschlegelform); Sporen mit stammabhängiger Widerstandsfähigkeit gegen feuchte Hitze bei 100 °C.

Clotiapin: Neuroleptikum mit clozapinähnl. Wirkung.

Clot-observation-Test: Globaltest zur schnellen Erkennung schwerer Hämostasestörungen (Bed-side-Test). An frisch gewonnenem Nativblut wird die spontane Gerinnungszeit bei Raumtemperatur gemessen u. anschließend die Festigkeit u. Wiederauflösung des Gerinnsels beobachtet. Erfaßt werden: Faktoren des Intrinsic-Gerinnungssystems, Thrombozytenzahl u. -funktion, Fibrinolyse. Die Empfindlichkeit ist gering (normale Werte bis zur Verringerung des Hämostasepotentials auf 10 %).

Clotrimazol: Canesten; Antimykotikum zur lokalen Anwendung. Wird nicht resorbiert, breites Wirkungsspektrum gegen ↑Dermatophyten, ↑Candida u. ↑Cryptococcus; Anwendung als 1–2 %ige Salben o. Lösungen. Selten allerg. Hautreaktionen. Anwendung in der Frühschwangerschaft kontraindiziert. Abb.

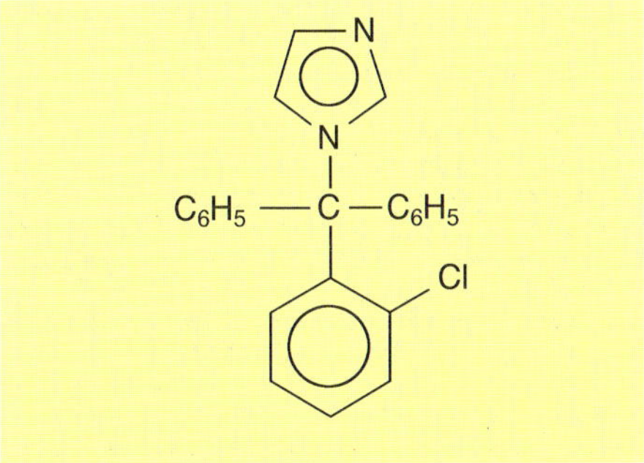

Clotrimazol

Clotting thrombin: beim Abbau von Prothrombin entstehendes Thrombin, welches Fibrinogen in Fibrin überführt; bildet sich neben einem Thrombin mit Esteraseaktivität, welches die Fibrinolyse aktiviert (Esterasethrombin).

Cloward-Operation: ventrale Fusionsoperation; Fusion zweier Halswirbelkörper mittels eines Knochenspans, der in ein vorbereitetes Lager an beiden Wirbelkörpern nach Ausräumen der Bandscheibe interkorporal eingesetzt wird. Ind.: instabile Luxationsfrakturen, Bandscheibenprolaps.

Cloxacillin: halbsynthet. Penicillinderivat; bes. gut gegen penicillinrestistente Staphylokokken wirksam.

Cloxazolam: Benzodiazepinderivat, ↑Tranquilizer.

Clozapin: Dibenzodiazepinderivat; ↑Neuroleptikum extrapyramidale Nebenwirkungen; zusätzl. starke zentral cholinolyt. Effekte.

CLS: *Abk* für engl. corn steep liquor; ↑Maisquellwasser.

Clue cells ⟨*engl*⟩ *Pl*: Schlüsselzellen; bei Infektion mit Hämophilus vaginalis beladene Plattenephitelien, auch als „Staubzuckerphänomen" bezeichnet.

Clumping-Faktor: an der Zellwandoberfäche gebundene Koagulase bei Staphylococcus-aureus-Stämmen. ↑Staphylokokken-Clumping-Test.

Clunis ⟨*lat*⟩ *f*: *Pl* Clunes; Gesäß.

Cluster ⟨*engl*⟩: Traube, Häufung. 1. In der Zellkultivierung übl. Bez. für eine Gruppe von weniger als 50 Zellen, die sich in einer eigentl. zur Koloniebildung ausreichend langen Kulturperiode gebildet haben. Eine ausschließl. Verdopplung o. Vervierfachung der ursprüngl. Zellzahl kann nicht als C. anerkannt werden. ↑Blutstammzellen. 2. In der Epidemiol. der Hämoblastosen übl. Bez. für eine lokale unverhältnismäßige Häufung von Leukämie o. a. Erkrankungen. Clusterbildung sollte als Beweis für die exogene Genese der Leukämie u. malignen Tumoren dienen. Im gleichen Sinne wie Cancer houses gebraucht.

Cluster-Analyse: dient der Bildung von Klassen, in die sich Objekte aufgrund der Werte von k ↑Merkmalen, die an jedem Objekt beobachtet wurden, einteilen lassen (Klassifikation). Jedes Objekt kann als Punkt in einem k-dimensionalen Raum gedeutet werden. Punkthäufungen spiegeln die Klassen wider. Mit math. Verfahren können die Klassen aufgefunden u. nicht zur Klassenbildung beitragende Merkmale ausgeschieden werden. In der Diagnostik Anwendung bei Optimierung von Parameterpaletten mit max. diagn. Information.

Cluster headache ↑ Erythroprosopalgie.

Clustering ⟨*engl*⟩: Zusammenscharren in Büschel- o. Traubenform 1. von Lymphozyten um einen Makrophagen, 2. von Rezeptoren auf fluiden Membranen, meist als Vorstufe des ↑ Capping.

Cluster of differentiation ⟨*engl*⟩: Zusammenstellung von WHO-standardisierten monoklonalen Antikörpern u. deren Rezeptoren auf der Oberfläche immuninvolvierter Zellen, abgekürzt als CD (mit anschließender fortlaufender Ziffernfolge); auch bekannt als CD-Nomenklatur.

Clutton, Henry Hugh (1850–1909), brit. Chir., London.

Clutton-Syndrom (nach Henry H. C.): im Kindesalter auftretende symmetr. Hydrarthrose der großen Gelenke bei konnataler Syphilis.

C5-Mangel-Syndrom: ↑ Erythrodermia desquamativa, Leiner-Syndrom.

C-Mitose: durch ↑ Colchicin gehemmte Mitose.

c-mos: zelluläres Onkogen, das für eine zytoplasmat. Serin-Threonin-Kinase codiert (↑ Kinasen), verursacht in aktivierter Form Sarkome.

CMP: *Abk* für Cytidinmonophosphat. ↑ Nukleosidmonophosphat.

CMT: *Abk* für ↑ Kardiolipinmikroflockungstest.

CMV: *Abk* für engl. cytomegalo virus; ↑ Zytomegalievirus.

CMV-Infektion ↑ Zytomegalie.

CMV-Mononukleose: durch Zytomegalievirus verursachtes Krankheitsbild, das der ↑ Mononucleosis infectiosa ähnelt. ↑ Zytomegalie.

CNP ⟨*engl*⟩: *Abk* für ↑ Continuous negative pressure.

CNSRD: *Abk* für engl. chronic non specific respiratory disease; chron., nichtspezif. Respirationstrakterkrankung.

Co: **1.** *Abk* für Kokzygealsegment. ↑ Rückenmarksegmente, ↑ coccygeus. **2.** Chem. Symbol für Kobalt.

^{60}Co: Radiokobalt.

CO ↑ Kohlenmonoxid.

CO_2 ↑ Kohlendioxid.

CoA: *Abk* für ↑ Coenzym A.

CO_2-Absorption: Im halbgeschlossenen u. geschlossenen Narkosesystem mit partieller bzw. kompletter Rückatmung ist die Absorption von CO_2 mit ↑ Atemkalk (granuliertes Gemisch aus Kalzium- u. Natriumhydroxid) erforderl.

COAD: *Abk* für engl. Chronic obstructive airways disease. ↑ Atemwegsobstruktion.

Coalitio ⟨*lat*⟩ *f*: angeborene Verschmelzung zweier benachbarter Knochen, vorwiegend im Bereich der Fußwurzel. C. talocalcanearis, C. talonavicularis usw. Bedeutung vorwiegend für die DD gegenüber posttraumat. bzw. postentzündl. Verschmelzungen.

COAP-Schema ↑ Zytostatikatherapie, hämatologische.

Coarctatio aortae ⟨*lat*⟩ *f*: im angelsächs. Schrifttum für angeborenen ↑ Aortenstenosen. Der deskriptive Begriff umgeht die Schwierigkeiten einer exakten, auf überschüssige Obliteration von Pharyngealbogenarterien zurückgeführten Lokalisation. Er schließt auch die konus- o. röhrenförmigen Verengungen ein, die durch Sistieren des Wachstums der Aorta (Hypoplasie) erklärbar sind. Wird häufig mit Aortenisthmusstenose gleichgesetzt, umfaßt jedoch ↑ Arkusstenose, ↑ Aortenisthmusstenose u. ↑ Deszendensstenosen.

Coarctatio pulmonalis: angeborene Stenose der art. Lungenstrombahn. Typ 1: Stenose des Truncus pulmonalis o. der beiden Hauptäste. Typ 2: Stenose der Teilungsstelle mit Übergreifen auf beide Arterien. Typ 3: multiple periphere Stenosen (Segmentarterien). Typ 4: Kombination der Typen 1 o. 2 mit Typ 3. Verengung durch Intimaproliferation, distal davon Erweiterung durch Verlust elast. Fasern (Entwicklung von Aneurysmen). Häufige Kombination mit Herzfehlern (Pulmonalstenose, Vorhof- o. Ventrikelseptumdefekte, Fallot-Tetralogie).

Coated pits ⟨*engl*⟩: von ↑ Clathrin umhüllte Einstülpungen der Zytoplasmamembran, über die die Aufnahme von Stoffen mittels Endozytose (↑ Zytose) erfolgt, z. B. von rezeptorgebundenen Agonisten (Insulin, Lipoproteine); im weiteren Abschnürungsprozeß entstehen daraus ↑ Coated vesicles.

Coated vesicles ⟨*engl*⟩: aus ↑ Coated pits entstehende, ca. 20–250 nm große Vesikel, die von einem Gerüst aus ↑ Clathrin umgeben sind; C. v. dienen dem intrazellulären Transport von Stoffen, die über Endozytose (↑ Zytose) in die Zelle gelangen; wegen ihrer aus dem Clathringerüst gebildeten borstenförmigen Oberfläche werden C. v. als Stachelsaumvesikel (↑ Akanthosomen) bezeichnet. ↑ Pinozytose.

CO_2-Atmung: Kohlendioxid in der Einatmungsluft mischt sich mit dem CO_2 in den Lungenalveolen, der jeweilige pCO_2 äquilibriert sich mit dem der Blutgase; bei Erhöhung ↑ Hyperkapnie. CO_2-Werte kleiner 2 Vol.-%, wie sie in schlecht ventilierten Räumen vorkommen, sind gut verträgl. u. oft subjektiv nicht zu bemerken. 2–3 Vol.-% führen zu deutl. Atemsteigerung i. S. der chem. Atemregulation; bei längerer Exposition Adaption mit Verstellung der Regulation auf höhere art. CO_2-Drücke. Höhere CO_2-Anteile der Einatmungsluft (4–6 %) führen zur Atemnot, starkem Blutdruckanstieg u. werden nur kurze Zeit toleriert. Bei 7–8 % CO_2 u. mehr kommt es zur Benommenheit u. schließl. zur Bewußtlosigkeit; Tod durch Ausfall des Atemzentrums. Bei körperl. Arbeit reduzierte Toleranz gegenüber CO_2, da bereits Eigenproduktion von CO_2; es kommt zu schwerer Hyperkapnie.

Cobalamin: Sammelname für kobalthaltige Vitamin-B_{12}-Gruppe. ↑ Vitamin B_{12}.

Cobamid: Cobalamin-Coenzym im C_1-Körper-Stoffwechsel. Ein 5'-Desoxyadenosylrest nimmt mit C. die im Cyanocobalamin (↑ Vitamin B_{12}) mit Cyanid besetzte sechste Koordinationsstelle des Kobalts ein.

Cobble stone relief ⟨*engl*⟩ *n*: Pflastersteinrelief. Röntg. u./o. endoskop. zu beobachtende Schleimhautfiguration, die für die Crohn-Krankheit relativ spezif. ist u. im Dünn- u. Dickdarm vorkommt.

Cobratoxin ↑ Schlangengifte.

Cocablätter: Blätter des südamerikan. Strauches ↑ Erythroxylun coca, enthalten das Rauschgift Cocain.

Cocain: Benzoesäureester des Methylekgonins, in den Blättern von ↑ Erythroxylun coca vorkommend; sicher wirkendes Schleimhautoberflächenanästhetikum. Lähmt sensible Nervenendigungen u. entsprechende Reizleitung. Anästhesie hält $^1/_2$–1 h an. C. sensibilisiert gegenüber Adrenalin. Nach Resorption ZNS-Wirkungen;

Erregung, Euphorie. C. ist Rauschgift (↑Cocainismus); v. a. starke psych. Abhängigkeit, C. unterliegt dem Betäubungsmittelgesetz.

Cocainhydrochlorid ↑Erythroxylun coca.

Cocainismus: Mißbrauch von ↑Cocain als Rauschgift; oft mit motor. Unruhe, Euphorie u. Halluzinationen; erzeugt eine psych. Abhängigkeit, bei Entzug evtl. extremes Schlafbedürfnis, Angst, Tremor u. depressive Verstimmungen.

Cocarboxylase: ältere Bez. für ↑Thiaminpyrophosphat.

Coccidia ↑Kokzidien.

Coccidiodin: Vollantigen von ↑Coccidioides immitis vorzugsweise für Intrakutanteste, sog. Sphaerulintest. Cave: Pat. mit Hypersensitivität u./o. Erythema nodosum.

Coccidioides immitis: Erreger der ↑Kokzidioidomykose, lebt in myzialer Phase als Saprohytin im Erdboden arider Zonen von Mittel- u. Nordamerika. Coccidioides-immitis-Hyphen zerfallen in Arthrosporen, die mit Staub eingeatmet in der Lunge zu großen Sphaerulen auswachsen, die eine Vielzahl von Endosporen enthalten. Cave: Laborinfektion, Kolonien von C. i. auf künstl. Nährboden sind hochinfektiös.

Coccus ↑Kokken.

coccygeus ⟨*gr*⟩ *Adj*: kokzygeal; zum Steißbein gehörig; z. B. Cornu coccygeum des Kreuzbeins.

Coccygodynie ↑Kokzygodynie.

Cochenille ⟨*span*⟩ *f*: blutroter Farbstoff, gewonnen aus der auf Kakteen lebenden Cochenillelaus. In der Histol. meist in Kombination mit Eisenalaun (nach Spuler).

Cochlea ↑Kochlea.

Cochrane, W. A., zeitgen. brit. Päd., London.

Cochrane-Syndrom (nach W. A. C.): frühkindl. leucinsensible Hypoglykämie. Schreianfälle, Schweißausbrüche, Trinkunlust, Erbrechen, wechselseitig Rötung o. Blässe des Gesichts, ton.-klon. o. aton. Anfälle. Auftreten nach eiweißreichen Mahlzeiten. Erstbeschreibung 1965.

Cockayne, Edward Alfred (1880–1956), brit. Päd., London.

Cockayne-Syndrom (nach Edward A. C.): autosomal rezessiv bedingte Entwicklungsstörung; durch Defekt im DNA-Reparatursystem (↑Helikasen). Nach anfängl. normaler Entwicklung ab etwa 2. Lj. auftretende Wachstumsverzögerung (↑Kleinwuchs) bei relativ großen Extremitäten, faßförmigem Thorax mit Kyphose, langen Wirbelkörpern. Hypoplasie der Darmbeinschaufeln, tief liegende Augen, lichtempfindl. Haut, häufig Hörstörungen bis zur Taubheit, erhöhte Kariesneigung, verminderte Intelligenz, Chromosomenbrüche.

Cocktail lytique ⟨*frz*⟩: Gemisch versch. Pharmaka (Promethazin, Pethidin, Dihydroergotamin) als Prämedikation zur Hibernation (kontrollierte Hypothermie). Heute als überflüssig u. potentiell gefährl. angesehen (z. B. Atemdepression).

Cocktailpurpura: durch das im „Tonic Water" enthaltene Chinin ausgelöste thrombozytopen. Purpura. ↑Thrombozytopenie.

Code, genetischer: Aminosäurecode; Determination von Aminosäuren (im Hinblick auf die Sequenz ihres Einbaus in Peptidketten) im Prozeß der Proteinbiosynthese durch spezif. Codonen u. deren lineare Anordnung (Sequenz) in der ↑Messenger-RNA. Jede Aminosäure wird durch eine Sequenz von jeweils 3 Nukleotiden (Dreiercode, Nukleotidtriplett, ↑Codon) in der Messenger-RNA codiert, die prim. in der Nukleotidsequenz von Strukturgenen (↑Gen) der ↑Desoxyribonukleinsäure enthalten ist, im Prozeß der ↑RNA-Biosynthese auf die Messenger-RNA transkribiert u. im Prozeß der Proteinbiosynthese (Translation) realisiert wird (Beispiele UUU u. UUC codieren für Phenylalanin, CUU u. CUC für Leucin, AGU u. AGC für Serin). Die Decodierung des g. C. erfolgt im Prozeß der ribosomenassoziierten ↑Proteinbiosynthese durch spezif. Wechselwirkungen zwischen einem Codon der Messenger-RNA u. dem entsprechenden ↑Anticodon der ↑Transfer-RNA; ↑Amber, ↑Amber-Codon, ↑Fehlsinnmutation, ↑Nonsense-Mutation, ↑Ochre-Codon, ↑Opal-Codon, ↑Punktcodon.

Codein: Codeinum; ↑Opiumalkaloid, stark antitussive Wirkung, geringes ↑Suchtpotential; schwach atemdepressiv, potenziert analget. Wirkung von Analgetika/Antipyretika.

Codeinismus ↑Abhängigkeit von Codein-Präparaten (z. B. Codeinum phosphoricum).

Codetriplett ↑Codon.

Codex Alimentarius Commission: von der FAO u. der ↑Weltgesundheitsorganisation gemeinsam getragene Kommission, die sich mit der prakt. Umsetzung von Ernährungsnormen befaßt. Zum Schutze des Verbrauchers gibt die C. A. C. Empfehlungen für Lebensmittelstandards, geeignete Praktiken in der Lebensmittelproduktion u. -verteilung sowie für lebensmittelrechtl. Festlegungen. Die C. A. C. gibt für Stoffe, die in Lebensmitteln vorkommen, Werte für den ↑Acceptable daily intake an.

codieren ↑Sequenz, codierende.

Codierung ⟨*lat*⟩ *f*: 1. ***Molekulargenetik:*** ↑Code, genetischer. 2. ***Physiol.:*** Umwandlung von ↑Nachrichten in eine für die Übertragung o. Verarbeitung geeignete Form (↑verschlüsseln). In der Physiol. Umformung der die ↑Rezeptoren des Organismus in Form von ↑Reizen treffenden Informationen in bioelektr. Potentialschwankungen, sog. Nervenimpulse (Impulsfrequenzmodulation). Diese werden entlang der Nervenfasermembran weitergeleitet (↑Aktionspotential). An den ↑Synapsen erfolgt eine Umcodierung der Impulsfrequenz in die entsprechende Menge eines chem. Informationsüberträgers (↑Transmitter), der an der postsynaptischen ↑Membran erneut eine Potentialänderung entsprechender Größe verursacht.

Codman, Ernest Amory (1869–1940), amerik. Chir., Boston.

Codman-Dreieck (nach Ernest A. C.): meist dreieckförmige Periostreaktion bei malignen Knochengeschwülsten. Entsteht diaphysenwärts vom Tumor, bes. in den langen Röhrenknochen, am häufigsten bei Osteosarkomen u. beim ↑Ewing-Sarkom. Besteht aus periostal reaktiv neugebildetem Knochengewebe, so daß derartige Probegewebeentnahmen zwecklos sind.

Codman-Tumor (nach Ernest A. C.): Chondroblastom; gutartiger Knochentumor, der vom Epiphysenknorpel abgeleitet wird.

Codman-Zeichen (nach Ernest A. C.): aufgrund eines Risses des M. supraspinatus besteht Unfähigkeit zur Abduktion des Arms über 90°.

Codon: Bez. für drei aufeinanderfolgende Nukleotide in codierenden Bereichen eines Gens bzw. der ↑Messenger-RNA, durch die am ↑Ribosom durch Wechselwirkung mit einem ↑Anticodon in der ↑Transfer-RNA im Prozeß der ↑Proteinbiosynthese der Einbau von Aminosäuren in Peptidketten bestimmt wird; ↑Code, genetischer; ↑Exon.

Codonbevorzugung: aus den 64 (4^3) Möglichkeiten, mit denen vier versch. Nukleotide in Gruppen zu je drei (Triplettcode, ↑Code, genetischer) die 20 versch. Aminosäuren codieren (↑Codon) ergibt sich, daß der genet. Code ein hohes Maß an Redundanz aufweist, d. h. best. Aminosäuren werden durch mehr als nur ein Codon spezifiziert (Degeneriertheit des genet. Codes); versch. Organismen bevorzugen ein best. Codon bzw. wenige Codons zur Spezifizierung einer Aminosäure. ↑Zweideutigkeit des genetischen Codes.

Codonerkennung, multiple: Interaktion einer ↑Transfer-RNA mit mehr als nur einem ↑Codon der ↑Messenger-RNA.

Coecum ⟨*gr*⟩ *n* ↑Zäkum.

Coelenteron ⟨*gr*⟩ *n* ↑Urdarm.

coeliacus ⟨*gr*⟩ *Adj*: zur Bauchhöhle gehörig; z. B. ↑Ganglion coeliacum.

Coeliakie ↑Zöliakie.

Coelom ⟨*gr*⟩ *n*: sek. Leibeshöhle, bestehend aus Coelomsäcken, die von einer eigenen epithelialen Wand umschlossen werden.

Coenzym: niedrigmolekulare, organ., nichtproteinartige Substanz, die über hochspezif. Wechselwirkung in stöchiometr. Menge an das Enzymprotein gebunden wird u. für den katalyt. Prozeß essentiell ist. Cosubstrate sind locker (dissoziabel) gebundene C. (↑Nikotinsäureamid-adenin-dinukleotid, ↑Nikotinsäureamid-adenin-dinukleotidphosphat, ↑Coenzym A); prosthetische ↑Gruppen sind fest gebundene C. (↑Flavine, ↑Häm, ↑Pyridoxal-5-phosphat). In der Zelle durchläuft jedes C. Kreisprozesse, in denen es regeneriert wird. Viele C. sind ↑Vitamine o. werden im Stoffwechsel aus Vitaminen synthetisiert. (Biotin; NAD u. NADP aus ↑Nikotinsäure, Flavine aus ↑Riboflavin, Tetrahydrofolsäure aus ↑Folsäure, Thiaminpyrophosphat aus Thiamin, ↑Vitamin B_1).

Coenzym A: *Abk* CoA o. CoA-SH. Aus Pantethein-4'-phosphat u. Adenosin-3',5'-diphosphat aufgebautes Coenzym der Acylierungsreaktionen (↑Thiokinase, ↑Fettsäurenbiosynthese, ↑Pyruvatdehydrogenase, ↑Acetatthiokinase). CoA bildet mit Fettsäuren energiereiche Thioester („aktivierte Fettsäuren", ↑Acetyl-Coenzym A, ↑Acyl-CoA).

Coenzym Q ↑Ubichinon.

Coeruloplasmin: Caeruloplasmin; blaues, kupferhaltiges Glykoprotein des Blutplasmas, das als Ferrioxidase Kupfer- u. Eisenstoffwechsel verbindet.

Cofaktoren: in der Enzymologie sowohl für ↑Coenzyme als auch für ↑Aktivatoren benutzte Bez.

Coffea-Arten *f*: Kaffeesträucher; in Kulturen meist Varietäten von Coffea arabica angebaut, heim. in Bergwäldern Äthiopiens. Steinfrüchte, durch Schälen Entfernung von Fruchtwand u. Samenschale; Entwicklung von Aroma- u. Geschmacksstoffen beim Röstprozeß (200–250 °C). Hauptproduzenten der Droge sind Brasilien u. Kolumbien. Kaffeesamen enthalten u. a. 0,6–2,0 % Coffein, gebunden an Phenolkarbonsäuren, insbes. Ausgangsmaterial für Coffein.

Coffein: psychostimulierendes Xanthinderivat aus Coffea arabica, Thea sinensis, Mate-Tee (Ilex paraguariensis) o. Cola acuminata. Stimuliert sensor. Bezirke der Hirnrinde, in höheren Dosen auch motor. Areale einschl. der Medulla oblongata u. des Rückenmarks. Dadurch Steigerung der motor. u. psych. Reaktivität sowie Verbesserung assoziativer u. anderer intellektueller Leistungen. Verdrängung von Müdigkeit u. Schläfrigkeit; Antagonismus gegenüber zentral dämpfenden Pharmaka. Niedrige Dosen erzeugen durch Erregung des Vaguszentrums Bradykardie, in höheren Dosen Tachykardie. Blutdruck wird kaum beeinflußt. Splanchnikusgefäße werden erweitert. Verstärkung der analget. Wirkung von Analgetika/Antipyretika; akute Toxizität sehr gering; große ther. Breite. Wirksame Dosis 0,1–0,2 g, tödl. Dosis ~ 10,0 g. C. besitzt keine chron. Toxizität. Unverträglichkeit von Kaffee auf Röststoffe u. von Tees auf Gerbsäuren zurückzuführen. C. wird, obwohl es ein Derivat des Purins ist, nicht zu ↑Harnsäure abgebaut. Abb.

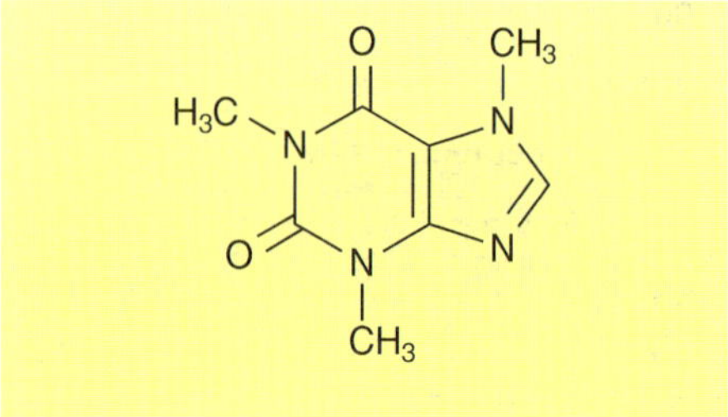

Coffein

Cofferdam ↑Kofferdam.

Coffey-Mayo-Operation: urol. Operation zur Ableitung des Harns in den Enddarm. Prinzip: Umpflanzung der Harnleiter in das untere Sigma o. obere Rektum zur Ausschaltung der Blase, die dann entfernt werden kann, z. B. bei Blasenkrebs, inoperabler Schrumpfblase, inoperablen Fisteln. Inzwischen über 100 Varianten dieser Operationsmethode.

Coffin, Grange S. (geb. 1923), amerik. Radiol.

Coffin-Lowry-Syndrom (nach Grange S. C. u. Brain L.): genet. bedingtes Oligophreniesyndrom, X-chromosomaler Erbgang. Genort: Xp22. Minderwuchs, typ. kraniofaziale Dysmorphie, Kyphoskoliose u. periphere Skelettanomalien.

Coffin-Siris-Syndrom (nach Grange S. C. u. Evelyn S.): nicht sicher genet. bedingtes Oligophreniesyndrom mit Minderwuchs, Hypoplasie u. Aplasie der Endphalangen u. des 5. Strahls sowie typ. kraniofazialer Dysmorphie. Hypertrichose u. zahlreiche fakultative Dysmorphien können vorkommen.

Cofilin: Ein Protein des Gehirns, das ↑Aktinfilamente bindet u. deren Wechselwirkungen mit Myosin u. Tropomyosin hemmt.

Cogan, David G. (geb. 1908) amerik. Ophth., Boston.

Cogan-Syndrom (nach David G. C.): **1.** nichtsyphilit. interstitielle Keratitis, Schwindel, Ohrensausen, Hörstörungen, Virusgenese wird angenommen. **2.** angeborene okulomotor. Apraxie, Unfähigkeit zu willkürl. seitl. Blick- u. Führungsbewegungen, Ausgleich durch Kopfdrehung.

CO_2-Gas-Bäder ↑Kohlensäurebäder.

CO_2-Gas-Insufflation: subkutane Einspritzung von CO_2 (Quellgas, techn. hergestelltes CO_2-Gas) für ther. Zwecke, meist serielle Anwendung (i. d. R. 50 ml/d, 10–15 Tage); Wirkung als Hyperstimulationseffekt zu erklären.

Cohabitatio ⟨*lat*⟩ *f*: Kohabitation, Geschlechtsverkehr, ↑Koitus.

CO-Hämoglobin: *Abk* Co-Hb, Kohlenmonoxidhämoglobin. ↑Hämoglobin.

CO-Hb: Kohlenmonoxidhämoglobin; ↑Hämoglobin.

CO_2-Heilwässer ↑Kohlenstoffdioxidheilwässer.

Cohen, Stanley (geb. 1922), amerik. Biochem., USA. 1986 Nobelpreis für Med./Physiol. (mit R. Levi-Montalcini) „für ihre Entdeckung des Nervenwachstumsfaktors"; fand ein biol. aktives Molekül, das für die Wundheilung von Bedeutung ist.

Cohn, Erwin J. (1892–1953), amerik. Biochem., Cambridge.

Cohn-Fraktionen: Plasmaproteinfraktionen, die nach den Verfahren von E. J. Cohn u. Mitarbeitern (USA) bzw. nach dessen Modifikationen hergestellt wurden (Ausfällung der Proteine am isoelektr. Punkt bei gleichzeitiger Verringerung der Löslichkeit durch Alkoholzusatz). Man erhält 5 Fraktionen, die z. T. noch in Unterfraktionen aufgetrennt werden können. Fraktion I enthält v. a. Fibrinogen u. wird als Plasmafraktion Cohn I im Transfusionsdienst hergestellt. Fraktion V enthält das Albumin. ↑Plasmaderivate.

Cohnheim, Julius (1839–1884), Pathol., Kiel, Berlin, Leipzig.

Cohnheim-Felderung (nach Julius C.): Zusammenlagerung von Myofibrillen in quergestreiften Muskelfasern zu Säulen, die durch Zytoplasmastreifen getrennt werden, zu erkennen auf Querschnitten. Abb.

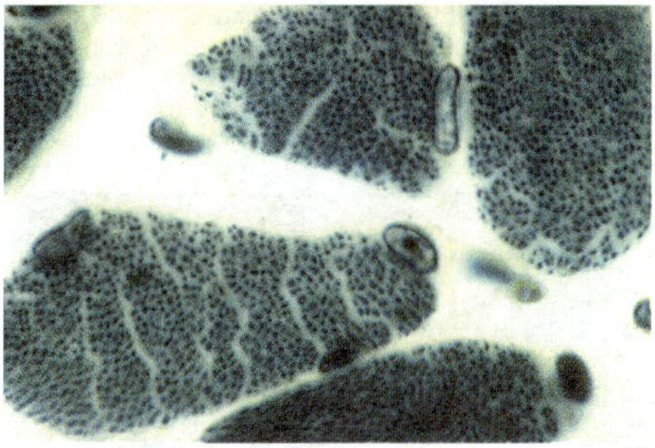

30

Cohnheim-Felderung.
Histologischer Querschnitt durch Skelettmuskelfasern, Eisenhämatoxylin-Färbung; Myofibrillen (punktförmig) durch Zytoplasma gebündelt

Cohnheim-Theorie (nach Julius C.): Keimversprengungstheorie zur Erklärung der Entstehung bösartiger Gewächse.

Cohort studies ↑Kohortenstudie.

Coiling ⟨*engl*⟩: Aufrollung u. Schleifenbildung arteriosklerot. verlängerter Arterien.

Coil-Niere: Spulendialysator, ↑Dialysator.

CO-Intoxikation: Vergiftungserscheinungen durch akuten Sauerstoffmangel infolge eingeatmetem Kohlenmonoxids, welches eine etwa 300fach höhere Affinität zum Hämoglobin (Hb) hat als O_2 u. diesen daher aus der Bindung mit dem Hb verdrängt. Dadurch gelangt weniger O_2 in die Gewebe, was sich insbes. im Gehirn u. Herzen auswirkt u. rasch zum Tode führen kann. Als Ursachen für hohe CO-Konzentrationen in der Luft kommen Stadtgas, Autoabgase o. ungenügende Verbrennung in Öfen in Frage. Sympt.: Ab 30–40 % COHb Ohrensausen, Schwindel, Benommenheit, Bewußtlosigkeit; ab 60–65 % tiefe Bewußtlosigkeit, Koma, Krämpfe, Atemlähmung. Ther. der Wahl: O_2-Überdruckbeatmung, da die Bindung des CO an Hb reversibel ist.

coisogen: bis auf das Produkt eines einzelnen Gens mit einem Bezugsindividuum genet. ident. ↑Transplantationsnomenklatur.

Coitus ⟨*lat*⟩ *m*: Beischlaf, Begattung, Kohabitation, ↑Koitus.

Coitus condomatus: geschützter Geschlechtsverkehr unter Verwendung eines ↑Kondoms, zur Empfängnisverhütung o. Verringerung der Ansteckungsgefahr mit sexuell übertragbaren ↑Krankheiten.

Coitus interruptus: Geschlechtsverkehr, der kurz vor der ↑Ejakulation des Mannes durch Zurückziehen des Penis aus der Vagina unterbrochen wird, um eine unerwünschte Schwangerschaft zu verhindern. Als Methode der ↑Antikonzeption weit verbreitet, aber sehr unsicher, weil bereits vor der Ejakulation Samen austritt.

Coitus iteratus: Coitus repetitus; unmittelbar nach erfolgtem Geschlechtsverkehr o. nach kurzer Pause wiederholter Geschlechtsverkehr. ↑Sexualzyklus.

Coitus repetitus ↑Coitus iteratus.

Col: Interdental col; kragenförmiger interdentaler Gingivaabschnitt zwischen den Interdentalpapillen u. dem Kontaktpunkt der Zähne, unverhornt. ↑Parodontium.

Cola acuminata: C. nitida; im trop. Westafrika heim. Bäume, Fam. Sterculiaceae; Samen enthalten 0,6–3 % Coffein; Anregungsmittel.

Colagetränke: unter Verwendung von Extrakten aus Cola acuminata hergestelltes Coffein, Phosphorsäure, Kohlendioxid u. weitere Aromastoffe, ↑Süßungsmittel o. Zucker enthaltendes, anregendes Erfrischungsgetränk. Die anregende Wirkung kann bei Kindern zu Schlafstörungen führen. Ein Zusammenhang des Gehalts an Phosphaten mit einer ↑Hyperkinese bei Kindern ist nicht wissenschaftl. begründbar.

Colamin: Aminoäthanol; ein biogenes ↑Amin, das durch Decarboxylierung aus ↑Serin entsteht. C. ist Ausgangssubstanz für die Synthese des ↑Cholins (↑Kephaline).

colatur ⟨*lat*⟩: es werde durchgeseiht (Rezeptur).

Colchicin ⟨*lat*⟩ *n*: Substanz aus Blüten, Zwiebeln u. Samen von ↑Colchicum autumnale (Herbstzeitlose). C. ist Kapillar- u. Zellgift. Beeinflußt Zellteilung infolge Hemmung der Ausbildung des Spindelapparats in der Metaphase durch Bindung an die Bausteine der Mikrotubuli. Bewirkt dadurch Polyploidisierung. ↑Endoreduplikation, Modellsubstanz in der Zytodiagnostik, indem C. zur Fixierung des Zellzyklus in der Metaphase u. damit zur Erleichterung der Bestimmung von Abweichungen von der normalen Chromosomenstruktur u. -zahl eingesetzt wird. Ther. Anwendung von C. o. Drogenextraktion infolge hoher Toxizität stark begrenzt. Anwendung bei Gicht sowie bei myelo. Leukämie. Bei akuter Vergiftung nach einer Latenz von 8–12 h Diarrhö, Tenesmen, aufsteigende Lähmungen, Tod durch Kreislaufkollaps u. Atemlähmung. ↑Demecolcin.

Colchicum autumnale ⟨*lat*⟩ *n*: Herbstzeitlose, Knollenpflanze. Samen enthalten Alkaloide; Hauptalkaloid ↑Colchicin, Tropolonstruktur als strukturelles Charakteristikum.

COLD ⟨*engl*⟩: *Abk* für chronic obstructive lung disease; chronische unspezifische ↑Lungenkrankheit (COPD).

COLD-Cream: Unguentum leniens. Eine labile ↑Salben als W/O-Emulsionssalbe; die Emulsion bricht nach dem Auftragen auf die Haut zusammen u. ruft durch Wärmeentzug infolge Wasserverdunstung eine Kühlwirkung hervor.

Colecalciferol ↑Vitamin D.

Coleoptera ⟨*gr*⟩ *Pl*: Käfer, Ordnung der ↑Insecta. Weltweit verbreitete, artenreiche, auf u. in der Erde sowie im Wasser lebende Insekten mit vielfältiger Ernährungsweise. Bis 15 cm groß mit beißend-kauenden Mundwerkzeugen, Halsschild u. zu Flügeldecken umgebildeten Vorderflügeln. Die Entwicklung verläuft als ↑Holometabolie. Med. bedeutsam als ↑Zwischenwirte von ↑Helminthen; manche Arten sind Gifttiere u. Vorratsschädlinge.

Colestipol: kopolymeres aus Diäthylentriamin u. Chlormethyloxiran, ↑Antilipidämikum.

Coletti-Syndrom: röntg. erkennbare Ektasien u. konzentr. Konturierungen des Zäkums als Zeichen einer ↑Invagination.

Coleus forskohlii ⟨*gr*⟩ *m*: in Indien u. Ostafrika heim. Pflanze, Fam. Lamiaceae. In der Med. der Hindus u. der ayurved. Med. der Inder seit vielen Jahrhunderten verwendet. Extrakte besitzen insbes. kardiovaskuläre u. spasmolyt. Effekte. Hauptwirkstoff ist ↑Forskolin, ein Diterpenderivat. Wirkung beruht bes. auf Steigerung des Gehalts an cAMP in vielen Geweben.

Coli ⟨*gr*⟩ ↑Escherichia coli.

Colica ⟨*gr*⟩ *f*: Kolik; intermittierende krampfartige Schmerzen bei ↑Cholelithiasis, Nephrolithiasis (↑Harnsteine), ↑Ileus, Gastroduodenalulkus (↑Ulcus ventriculi, ↑Ulcus duodeni) o. bei Vergiftungen.

Colicin ↑Kolizin.

Coli enteritis ↑Kolienteritis.

Colipase: kleines Protein im Sekret des exokrinen ↑Pankreas, das im Dünndarm die Inaktivierung der Pankreaslipase durch ↑Gallensäuren verhindert.

Colistin: Colistinum; Polymyxin E. zykl. bas. Polypeptid. Antibiotikum aus Bacillus colistinus u. polymyxa var. gegen gramnegative Bakterien.

Colitis ⟨*gr*⟩ *f* ↑Kolitis.

Colitis cystica profunda: ↑Kolitis mit Schleimhautzystenbildung, die durch die Muscularis mucosae hindurchreichen u. gewöhnl. im Rektosigmoid, ganz bes. häufig an der Vorderwand der distalen 12 cm des Rektums lokalisiert sind. Die Zysten können als polypoide Gebilde mit normaler Schleimhaut, ödematös geschwollene Mukosa o. Gebiete mit Ulzerationen bzw. einer nabelartigen Einziehung auf einer Vorwölbung in Erscheinung treten. Ihre Entstehung ist unklar. Es besteht Ähnlichkeit zum solitären Rektumulkus.

Colitis pseudomembranacea ↑Kolitis, pseudomembranöse.

Colitis segmentalis: auf Segmente begrenzte ↑Kolitis. Unter diesem Begriff können versch. Erkrankungen eingeordnet werden: ↑Crohn-Krankheit, ischämische ↑Kolitis, ↑Strahlenkolitis, prästenot. Kolitis.

Colitis superficialis: ↑Kolitis, bei der die zyst. Gebilde nur bis zur Muscularis mucosae reichen.

Colitis ulcerosa: unspezif. Entzündung, die prim. die Schleimhaut mehr o. weniger großer Teile des Dickdarms, prakt. aber immer das Rektum befällt u. mit Schleimhautvulnerabilität, Ulzerationen, Pseudopolypenbildung u. schließl. Narbenbildungen einhergehen kann. Die Entzündung steigt kontinuierl. von distal nach proximal auf, ohne größere Schleimhautareale auszusparen. Die Schwere der Erkrankung steht häufig mit der Ausdehnung in Zusammenhang. Es werden Proktitis, Proktosigmoiditis, linksseitige u. totale Proktokolitis unterschieden. Der Krankheitsverlauf ist am häufigsten intermittierend (zwischen den Schüben kommt es zur vollständigen symptomat. Remission), seltener permanent (kein Abklingen des klin. Beschwerdebildes). Ganz selten ist ein Ausbleiben weiterer Krankheitsschübe über mehr als 1 Jahrzehnt nach dem initialen Schub. Diagnostik: klin. Bild u. rektosigmoideoskop. Befund mit dem histol. Ergebnis von Biopsien. Weitere diagn. Maßnahmen (außer einer röntg. Abdomenübersichtsaufnahme bei Verdacht auf Komplikationen) wie Röntgenkontrasteinlauf u. Koloskopie können nach Abklingen der akuten Sympt. durchgeführt werden. Die endoskop. Untersuchung des Darms ergibt je nach Schwere u. Akuität der Erkrankung unterschiedl. Bilder (Ödem, Starre, ↑Hyperämie, Granulationen, leichte Verletzbarkeit, spontane Blutungsneigung, Fehlen des Blutgefäßnetzes der Schleimhaut, Pseudopolypen, Ulzerationen). Komplikationen: massive Blutungen, ↑Perforation, tox. ↑Megakolon, Abszeßbildung, ↑Strikturen, Karzinomentwicklung (um so häufiger, je länger die Erkrankung besteht u. je ausgedehnter sie ist). Ther.: Die fulminante Form bedarf der Überwachung auf Intensivtherapieabteilungen, Prednisolon im Dauertropf, Ausgleich u. Substitution von Mineralien, Eiweiß u. Blut bei überkalor. parenteraler Ernährung, Gabe von Breitbandantibiotika u. Vorstellung beim Chir. zur Entscheidung über eine Kolektomie, wenn keine klin. Besserung erfolgte. Abb.

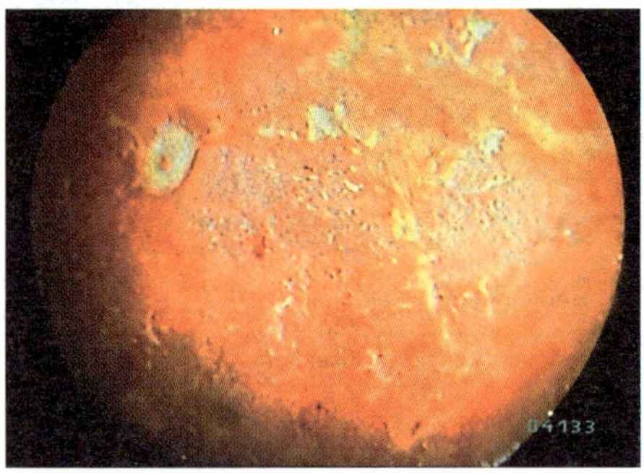

5

Colitis ulcerosa

Colles, Abraham (1773–1843), ir./brit., Chir., Dublin.

Colles-Baumé-Gesetz: Eine Frau soll syphilisimmun sein, wenn sie ein von einem syphilit. Mann gezeugtes syphilit. Kind geboren hat u. beim Stillen des Kindes gesund u. symptomlos bleibt. Heute erklärt man dies so, daß die Mutter latent syphilit. u. daher nur scheinbar immun ist.

Colles-Fraktur (nach Abraham C.): typ. distale Hyperextensionsfraktur des Radius. ↑Radiusfraktur, typische.

Collet-Sicard-Syndrom: Ausfälle der Hirnnerven IX bis XII bei Störungen im kraniozervikalen Übergang.

Colliculi ⟨*lat*⟩ m *Pl*: kleine Hügel. **C. inferiores** bzw. **superiores**: untere bzw. obere Hügel der Vierhügelplatte des Mittelhirns, hervorgerufen durch Ganglienzellansammlungen (Nuclei) im Inneren, welche im Dienste des Gesichtssinns (C. superiores) bzw. der akust. Wahrnehmung (C. inferiores) stehen.

Colliculus ⟨*lat*⟩ *m*: *Pl* Colliculi; kleiner Hügel.

Colliculus seminalis: Samenhügel, Vorwölbung an der Hinterwand der männl. Harnröhre innerhalb der Prostata; Stelle der Einmündung beider Ductus ejaculatorii in die Harnröhre.

Colliculus-seminalis-Hypertrophie: angeborene, nicht entzündl. Vorwölbung des Samenhügels in die Urethra, mit Miktionsbeschwerden, Balkenblase, Pyurie.

Collin, Anatole (1831–1923), frz. Instrumentenfabrikant, Paris. Nach ihm benannt: Collin-Faßzange zum Anhaken des Muttermundes, Collin-Scheidenspekulum.

Collins, Treacher Edward (1862–1919), brit. Ophth.

Collins-Lösung ↑ Organkonservierung.

Collins-Syndrom (nach Treacher E. C.) ↑ Dysostosis mandibulofacialis.

Collodium: Lösung von Kollodiumwolle (Zellulosenitrat) in einer Mischung von Äthanol u. Äther, in Essigester, Aceton o. Amylacetat. Farblose o. schwach gelbl., sirupartige Flüssigkeit, die beim Verdunsten ein fest zusammenhängendes Häutchen hinterläßt.

Collodium elasticum: 3 Teile Rizinusöl u. 97 Teile C. Zum Verschließen kleiner Wunden, Frostbeulen usw.

Collodium salicylatum: 90% Collodium elasticum, 10% Salicylsäure; Keratolytikum (Hühneraugenmittel).

Collum ⟨*lat*⟩ *n*: Hals.

Collum anatomicum: der anat. Hals des Oberarmbeins unmittelbar unter dem Caput humeri.

Collum chirurgicum (humeri): der chir. Hals des Oberarmbeins distal des Collum anatomicum; häufige Lokalisation von Humerusfrakturen.

Collum costae: Rippenhals; Teil der Rippe zwischen Caput u. Tuberculum costae.

Collum femoris: Schenkelhals; Teil des Femur zwischen Caput u. Trochanteren.

Collum glandis: Halsabschnitt der Eichel des männl. Gliedes.

Collum mallei: Hals des Hammers zwischen Caput u. Manubrium.

Collum mandibulae: Unterkieferhals; Teil des Processus condylaris des Unterkiefers, welchem das Caput mandibulae aufsitzt.

Collum radii: Hals der Speiche unterhalb des Caput radii.

Collum scapulae: Hals des Schulterblattes; medial der ↑ Cavitas glenoidalis gelegener Teil des Scapula.

Collum tali: Hals des Sprungbeins hinter dem Caput tali.

Collum uteri ↑ Cervix uteri.

Collum vesicae felleae: Halsteil der Gallenblase, welcher in den Ductus cysticus übergeht.

Collyria ↑ Augenwässer.

Coloboma ⟨*gr*⟩ *n* ↑ Kolobom.

Coloboma choroideae: Aderhautkolobom; angeborener, meist dominant vererbter Defekt der Aderhaut des Auges, der dem Verlauf der embryonalen Augenbecherspalte entspricht. Der Spalt, der von Aderhautresten durchzogen sein kann (Brückenkolobom), läuft gegen die Sehnervenpapille spitz aus. Im Defekt wird die weißl. Sklera sichtbar. Selten isoliertes Vorkommen, meist kombiniert mit Iriskolobom. Ein C. c. im Makulagebiet ist oft Folge einer konnatalen Toxoplasmose. Sonderform: ↑ Conus inferior.

Coloboma iridis: angeborene Spaltbildung der Regenbogenhaut. In typ. Lokalisation (nasal unten) durch fehlenden Verschluß der embryonalen Augenbecherspalte erklärbar, jedoch auch atyp. Lage. **Totale Kolobome** spalten die Iris vom Pupillarrand bis zum Ziliarkörper (Schlüssellochform), reichen mitunter in die Choroidea hinein, können jedoch auch von Gewebestreifen durchzogen sein (Brückenkolobom). **Partielle Iriskolobome**: seichte Einkerbung des Pupillarrands, Lochbildung an der Iriswurzel (Iridodiastasis) o. Spaltbildung betrifft nur das Stroma (Fuchs-Spalte) bzw. nur das ektodermale Linsenepithel. Oft doppelseitig; sporad. o. autosomal dominanter Erbgang, Kombination mit Polydaktylien, hypophysärem Infantilismus u. geistiger Behinderung (↑ Laurence-Moon-Bardet-Syndrom), Aniridie, Mikrophthalmie, Linsenektopie, Katarakt. Auch bei ↑ Marfan-Syndrom.

Coloboma lentis: Linsenkolobom; angeborene Kerben des Linsenrands, kombiniert mit Fehlen der Zonulafasern, meist unten. Häufig in Kombination mit ↑ Coloboma iridis, ↑ Coloboma choroideae, ↑ Hydrophthalmus. Meist einseitig autosomal dominanter Erbgang, Kombination mit ↑ Sphärophakie, ↑ Ectopia lentis congenita.

Coloboma lobuli: sehr seltene, angeborene Spaltung der Ohrläppchen, autosomal dominanter Erbgang. Kombination mit anderen Fehlbildungen: Uvula fissa, Nasenfisteln.

Coloboma nervi optici: Sehnervenkolobom; angeborene, seltene, meist partielle Längsspaltung des N. opticus im unteren Abschnitt. Persistenz der embryonalen Augenbecherspalte. Kombination meist mit ↑ Coloboma choroideae, ↑ Coloboma retinae, ↑ Coloboma iridis, ↑ Mikrophakie. Erbgang unsicher.

Coloboma retinae: Netzhautkolobom; angeborene, Spaltbildung der Netzhaut des Auges, die sich auf Persistenz der embryonalen Augenbecherspalte zurückführen läßt. Stets mit ↑ Coloboma choroideae kombiniert, mitunter mit anderen Fehlbildungen (Aniridie, Mikrophakie, Choanalatresie).

Colon ⟨*gr*⟩ *n* ↑ Kolon.

Colon ascendens: aufsteigender Dickdarmabschnitt; ↑ Kolon.

Colon-Conduit: ausgeschaltetes Dickdarmsegment, in das nahe dem oralen verschlossenen Ende beide Harnleiter, nach Möglichkeit unter gleichzeitiger ↑ Antirefluxplastik, eingepflanzt werden. Das aborale Ende wird im Bereich des Unterbauchs nach außen geleitet u. mit einem Klebebeutel, der den Harn auffängt, versorgt. Notwendig nach ↑ Zystektomie o. bei ↑ Schrumpfblase.

Colon-cut-off-Zeichen: Zeichen des abgeschnittenen Kolons. Durch Ödem u./o. Spasmen fehlt die Luftansammlung im Colon transversum (enge Nachbarschaft zum Pankreas) bei der akuten Pankreatitis. Die Luftfüllung bricht an der re. o. li. Flexur ab. Die Spezifität dieses Zeichens ist zweifelhaft.

Colon descendens: absteigender Dickdarmabschnitt; ↑ Kolon.

Colon-embryonic-antigen: *Abk* CEA; im erwachsenen Alter nur bei best. Tumorträgern in höheren Konzentrationen im Serum nachweisbares embryonales

Protein. Die höchsten absoluten CEA-Werte im Plasma u. damit die höchsten Trefferquoten finden sich bei Pat. mit kolorektalen Karzinomen. ↑CEA.

Colonies ‹*engl*› *f Pl*: bei der Kultivierung von Zellen in vitro gebräuchl. Bez. einer Gruppe von mehr als 50 Zellen, wobei die Wachstumsrate je nach Zelltyp u. Kulturbedingungen variieren kann u. das Alter der Kultur spezifiziert anzugeben ist.

Colon irritabile ↑Reizkolon.

Colonna-Plastik: Methode der operativen Reposition des Schenkelkopfs bei angeborener Hüftluxation u. sehr flacher o. nicht vorhandener Pfanne im Kindesalter. Der Schenkelkopf wird haubenartig mit der Gelenkkapsel überzogen u. so in die operativ gebildete Pfanne eingesetzt.

Colon sigmoideum: Sigmoid; s-förmiger Dickdarmabschnitt, der in das Rektum übergeht; ↑Kolon.

Colon spasticum ↑Reizkolon.

Colon transversum: querer Dickdarmabschnitt; ↑Kolon.

Colony forming units ‹*engl*›: *Abk* CFU; undeterminierte u. determinierte Stammzellen; CFU-S (CFU spleen) entsprechen pluripotenten Stammzellen; CFU-D (CFU diffusion chamber) entsprechen pluripotenten u. unipotenten Stammzellen; CFU-C (CFU culture) entsprechen unipotenten Stammzellen der Granulomonozytopoese (↑Colony stimulating factor). ↑Blutstammzellen.

Colony stimulating factor ‹*engl*›: *Abk* CSF; koloniestimulierender Faktor; Gruppe von Regulationsproteinen, welche auch als ↑Zytokine o. hämopoet. Wachstumsfaktoren bezeichnet werden. CSF werden von unterschiedl. Zellen produziert (B- u. T-Lymphozyten, Epithelzellen, Makrophagen, Endothelzellen usw.). Diese Faktoren sind unabdingbar für die Proliferation der hämatopoet. Vorläuferzellen. Die Namen der individuellen Faktoren sind angelehnt an die Zielzellen. Die klass. koloniestimulierenden Faktoren sind: M-CSF (Makrophagen), G-CSF (Granulozyten), GM-CSF (Granulozyten-Makrophagen), IL-3 (↑Interleukin-3, multifunctional-CSF), Meg-CSF (Megakaryozyten, auch PGF = platelet growth factor o. Thrombopoetin), S-CSF (Stammzellfaktor). Durch Klonierung u. gentechnolog. Produktion dieser Faktoren ist eine wirksame Verkürzung von Granulozytopenien (G-CSF u. GM-CSF) u. Thrombozytopenien (PGF) mögl. Zytokine mobilisieren hämatopoet. Stammzellen in das periphere Blut (G-CSF, GM-CSF, IL-3, Stammzellfaktor).

Colophonium: Destillationsrückstand bei der Gewinnung von Terpentinöl, aus dem Kiefernrohbalsam, Harz; Hauptkomponente Abietinsäure, Verbandfixiermittel.

Color ‹*lat*› *f*: Farbe.

Colorado-Zeckenfieber: amerik. Gebirgszeckenfieber; in den Rocky Mountains (USA) vorkommende Virusinfektion, die durch Demacentor andersoni übertragen wird. Fieberhafte Erkrankung mit (milder) Sympt. ↑Arbovirosen.

Colorado-Zeckenfieber-Virus: Virusart der Gattung ↑Coltivirus. Vorkommen in Nordamerika bei Nagetieren des Waldes. Übertragung auf den Menschen durch Demacentor andersoni (↑Ixodidae). ↑Arbovirosen, ↑Colorado-Zeckenfieber.

Col-Plasmid: Plasmid, das Gene für die Synthese von Kolizinen (↑Bakteriozine) enthält.

Colporrhaphia ‹*gr + lat*› ↑Kolporrhaphie.

Coltivirus: Virusgattung der Fam. ↑Reoviridae. Vorkommen bei Nagetieren, Rotwild, Rindern u. Schweinen. Übertragung untereinander durch Zecken. Humanpathogen ist ↑Colorado-Zeckenfieber-Virus. ↑Arbovirosen.

Columbia-SK-Virus ↑Enzephalomyokarditisvirus.

Columella ‹*lat*› *f*: erstes Gehörknöchelchen im Mittelohr der Tetrapoda. Es entsteht aus dem Hyomandibulare u. wird bei den Säugetieren zum Stapes (Steigbügel).

Columna ‹*lat*› *f*: Säule.

Columnae anales: längsverlaufende Schleimhautfalten des Canalis analis.

Columnae anteriores ↑Columnae ventrales.

Columnae dorsales: graue Substanz als Hintersäulen im Rückenmark.

Columnae fornicis: säulenförmiger Teil der Projektionsbahn Fornix im Vorderhirn.

Columnae laterales: graue Substanz als Seitensäulen im Rückenmark.

Columnae posteriores ↑Columnae dorsales.

Columnae renales: Bertinsäulen; schalenförmig um die Nierenpyramiden angeordnete Rindensubstanz.

Columnae ventrales: graue Substanz als Vordersäulen im Rückenmark.

Columna rugarum: mit Venengeflechten unterpolsterte Schleimhautfalte an der vorderen (C. r. anterior) u. hinteren (C. r. posterior) Scheidenwand.

Columna vertebralis: Wirbelsäule; sie besteht aus 7 Halswirbeln, 12 Brustwirbeln, 5 Lendenwirbeln, Kreuz- u. Steißbein sowie dazwischengelagerten Bändern u. Zwischenwirbelscheiben. Hals- u. Lendenteil zeigen eine nach ventral konvexe Krümmung (Lordose), Brust- u. Kreuzbeinteil eine nach dorsal konvexe Krümmung (Kyphose). ↑Vertebra.

Columnotomie: ↑Aufrichtung der in starker Kyphose knöchern versteiften Wirbelsäule bei Bechterew-Erkrankung durch Keilentnahme am Brust-Lenden-Übergang.

COM ↑Catechol-o-methyltransferase.

Coma ‹*gr*› *n* ↑Koma.

Coma cholaemicum ↑Coma hepaticum.

Coma dépassé: Überleben der Körperorgane bei eingetretenem Hirntod durch künstl. Beatmung u. Aufrechterhaltung des Kreislaufs. Dieser Zustand geht mit einer ↑Vita reducta einher.

Coma diabeticum: lebensbedrohl. Zustand mit Hyperglykämie u. Hyperketonämie infolge einer diabet. Stoffwechselentgleisung. *Klin.* Sympt.: Präkoma mit Polydipsie, Polyurie, Übelkeit, Erbrechen, Oberbauchbeschwerden, langsamer Übergang in das Stadium tiefer Bewußtlosigkeit mit vertiefter Kussmaul-Atmung, Exsikkose sowie drohendem Kreislaufversagen mit extremer Dysmineraliämie.

Coma eclampticum: tiefer Schlafzustand nach einem eklampt. Anfall (↑Eklampsie).

Coma endocrinium: Bewußtseinsverlust bedingt durch eine hormonelle Entgleisung. ↑Hyperthyreose, thyreotoxische ↑Krise; ↑Hypothyreose, hypothyreotes ↑Koma; ↑Nebennierenrindeninsuffizienz, ↑Addison-Krise, parathyreotoxische ↑Krise, ↑Hyperkalzämie.

Coma hepaticum: Leberkoma; durch Lebererkrankungen bedingter Zustand mit neuropsychiatr. Störung bis zur Bewußtlosigkeit (eigentl. Koma). Unterscheidung in **endogenes** (Leberzerfallskoma) u. **exogenes** (Leberausfallskoma) C. h.. Das endogene kann als Folge einer akuten Hepatitis (fulminante Verlaufsform der Hepatitis

B), schwerer Infektionen wie Gelbfieber, Weil-Krankheit, Marburg-Viruskrankheit, tox. Schädigungen (Knollenblätterpilz, Tetrachlorkohlenstoff, Atophan, Paracetamol, Phosphor, Alkohol), akuter ↑Schwangerschaftsfettleber, Fettleber mit akuter Enzephalopathie, bei Wilson-Krankheit u. als dystroph. Schub bei einer vorbestehenden Leberzirrhose auftreten. Zunehmende Schläfrigkeit, Apathie, Desorientiertheit, Übelkeit, Erbrechen können erste Hinweiszeichen sein. Schnelles Ansteigen des Bilirubins bei Tendenz der Transaminasen zum Abfallen, Absinken der Faktoren VII u. V sowie eine verminderte Galaktoseausscheidungskapazität sind weitere Hinweise auf eine Komaentstehung. Foetor hepaticus, Flattertremor u. Zeichen einer hämorrhag. Diathese kommen hinzu. Die Letalität beträgt 80–90 %. Extrakorporale Leberperfusion an Schweine- o. Pavianlebern ließ Teilerfolge erkennen, das trifft auch für die Hämodialyse mit Polyacrylonitrilmembranen o. die Hämoperfusion zu. Eine parenterale Ernährung – wobei Aminosäuregemische arm an Methionin, Tryptophan, Phenylalanin, Tyrosin u. reich an Leucin, Isoleucin u. Valin sein sollten – sowie die Gabe von Neomycin, Laktulose u. regelmäßige Schwenkeinläufe bilden die Basistherapie. Die Lebertransplantation ist rechtzeitig in Erwägung zu ziehen. Das exogene C. h., das bei einer chron. geschädigten Leber mit Umgehungskreislauf durch zusätzl. Faktoren (übermäßige Eiweißzufuhr, Blutungen in den Intestinaltrakt, Diuretika u. Hypokaliämie, Aszitespunktionen, Infektionen, chir. Eingriffe u. Sedativa) ausgelöst werden kann, ist im Verlauf nicht so akut. Die klin. Sympt. kann sonst mit der des endogenen C. h. verglichen werden. Es entwickelt sich über Erscheinungen einer launenhaften Verstimmung, Euphorie bzw. Teilnahmslosigkeit u. Merkverlust (Grad 1) zu zeitl u. örtl. Desorientiertheit u. Erregungszuständen (Grad 2), stuporösen Zuständen, unartikuliertes Sprechen, deutl. Konfusion (Grad 3) bis zur tiefen Bewußtlosigkeit (Grad 4). Beseitigung der auslösenden Faktoren, Schwenkeinläufe, schwer resorbierbare Antibiotika, eiweißfreie Diät, Laktulose, Ausgleich des Mineralhaushalts, Normalisierung des roten Blutbildes sind die wichtigsten ther. Maßnahmen, wenn man von der Lebertransplantation absieht.

Coma hypoglycaemicum: hypoglykäm. Schock, ↑Hypoglykämie. Lebensbedrohl. Zustand mit dem klin. Bild tiefer Bewußtlosigkeit, motor. Unruhe u. epileptiformen Krämpfen; dd Abgrenzung gegen das ↑Coma diabeticum notwendig, Glukoseinjektion. Ursächl. durch Insulindosierungsfehler o. ↑Insulinom.

Coma paraproteinaemicum ↑Hyperviskositätssyndrom.

Coma vigile ↑Syndrom, apallisches.

Comberg, Wilhelm (1885–1958), Ophth., Berlin, Rostock.

Comberg-Aufnahme (nach Wilhelm C.): röntg. Verfahren zur Lokalisation von intraokularen Fremdkörpern.

Combining site ⟨*engl*⟩: am Antikörpermolekül (↑Immunglobuline) vorhandener Bindungsbereich für das korrespondierende Antigen, auch als Anti-Determinante o. Paratop bezeichnet. Die Bindungsstelle befindet sich im terminalen Bereich der variablen Regionen je einer schweren u. leichten Kette. Die Bindung zwischen C. s. u. Antigendeterminante ist spezif. (↑Spezifität, immunologische; ↑Affinität, ↑Avidität). Ein Grundmolekül Immunglobulin besitzt, da es aus je 2 schweren u. 2 leichten Ketten besteht, 2 C. s. (bivalent). Die Bivalenz ist Voraussetzung für aggregierende Immunkomplexbildungen, ↑Agglutination, ↑Präzipitation. Monovalenz, ↑Fab-Fragment führt ledigl. zur Antigenbindung, ohne zu aggregieren. Aus mehreren Grundmolekülen aufgebaute Immunglobuline (IgA, IgM) besitzen eine entsprechende Anzahl von C. s., von denen jedoch offenbar infolge ster. Behinderung einige inaktiv bleiben.

Combustio ⟨*lat*⟩ *f*: Verbrennung; Einwirkung von hohen Temperaturen auf die Körperoberfläche. 1. Grades: Rötung (C. erythematosa), 2. Grades: Blasen (C. bullosa), 3. Grades: Nekrose (C. escharotica), 4. Grades: Verkohlung (Karbonisation).

Comedones ⟨*lat*⟩ *m Pl* ↑Komedo.

Coming out ⟨*engl*⟩ *n*: wörtl. Herauskommen; Phase des allmähl. Bewußtwerdens gleichgeschlechtl. Neigungen (↑Homosexualität), bei Männern vorwiegend zwischen 15. u. 20. Lj., bei Frauen meist später. Konfliktträchtige Zeit durch Identifikationskrisen, oft verstärkt durch verständnisloses Verhalten der sozialen Umwelt, durch diskriminierende, von Vorurteilen belastete Beurteilung dieser sexuellen Orientierung.

comitans ⟨*lat*⟩ *Adj*: begleitend; auch concomitans.

Comly, Hunter (geb. 1906), amerik. Päd.

Comly-Syndrom (nach Hunter C.): Brunnenwasser-Methämoglobinämie; endem. bei Säuglingen auftretende akute o. chron. Methämoglobinämie infolge Nahrungszubereitung mit Brunnenwasser, in dem die erhöhte Konzentration von Nitrat u. Nitrit die Methämoglobinbildung begünstigt.

Commissura ⟨*lat*⟩ *f*: Kommissur; Verbindung zwischen re. u. li. Seite.

Commissura alba: weiße Substanz zur Verbindung des re. u. li. Vorderstrangs des Rückenmarks; dorsal der Fissura mediana ventralis.

Commissura anterior: weiße Substanz an der Vorderwand des III. Hirnventrikels, gehört zur Riechformation.

Commissura fornicis: quer verlaufende Faserzüge zwischen beiden Crura fornicis.

Commissura grisea: veraltet für ↑Substantia intermedia centralis.

Commissura habenularum: die zwei ↑Habenulae verbindender Faserzug an der Hinterwand des III. Hirnventrikels.

Commissura labiorum: bogenförmiger Übergang zwischen den beiden großen Schamlippen vorn (C. l. anterior) u. hinten (C. l. posterior).

Commissura palpebrarum: Verbindung zwischen oberem u. unterem Augenlid.

Commissura posterior: Teil des Zwischenhirns an der Hinterwand des III. Ventrikels; verbindet Kerngebiete des Mittelhirns.

Common acute lymphoblastic leukemia ⟨*engl*⟩: *Abk* c-ALL; häufigste Form der akuten lymphat. Leukämie, charakterisiert durch die Expression der Oberflächenantigens CD10 (↑CD-Nomenklatur). Progn. relativ günstig.

Common cold ⟨*engl*⟩ ↑Virusschnupfen.

Commotio cerebri ⟨*lat*⟩ *f*: Gehirnerschütterung; Zustand nach ↑Schädel-Hirn-Trauma leichten Grades, gekennzeichnet durch passagere Bewußtseinsstörung, nachfolgende Benommenheit, Übelkeit, evtl. Erbrechen, Kopfschmerzen ohne Abweichungen vom normalen neurol. Status u. ohne morphol. Veränderungen des Gehirns.

Commotio cordis: gestörte Herzfunktion durch stumpfe Gewalteinwirkung.

Commotio retinae ↑ Berlin-Ödem.

Commotio thoracis: Brustkorberschütterung ohne anat. Veränderungen an Brustwand u. Brustorganen, meist durch Stoß gegen das Brustbein. Hier kann eine reine C. durch Vagusreizung zum Tode führen. Ausgeprägter Schockzustand ist das Hauptsymptom.

communicans ⟨*lat*⟩ *Adj*: verbindend.

Community medicine ⟨*engl*⟩: gemeindenahe ärztl. Versorgung.

Compacta ⟨*lat*⟩ *f*: ↑ Kompakta.

Compartment ⟨*engl*⟩ *n*: Kompartiment; partieller Verteilungsraum eines Pharmakons im Organismus; wird durch Stoff-, Membran- bzw. Gewebeeigenschaften u. Durchblutung bestimmt, z. B. intra- o. extravasaler Verteilungsraum, ZNS, fetaler Kreislauf u. a.

Compendium medicamentorum ↑ Arzneibuch.

Complexus golgiensis ⟨*lat*⟩ *m* ↑ Golgi-Apparat.

Compliance ⟨*engl*⟩ *f*: **1.** Bereitschaft u. Fähigkeit des Arztes u. des Pat. zur Kooperation bei Proph., Diagnostik, Ther. u. Metaphylaxe. Prim. eine Verhaltensweise des Arztes aus der sek. die Reaktion des Pat. folgt. In der Vergangenheit oft einseitig als Patienten-Compliance aufgefaßt (↑ Noncompliance). **2.** Maß der Dehnbarkeit, ausgedrückt als Verhältnis von Volumenänderung zu Druckänderung; Steigung der passiven, stat. Druck-Volumen-Kurve. Es wird unterschieden die C. der Lunge C_L, die des Thorax C_T u. die des gekoppelten Systems Lunge plus Thorax.

Composite ⟨*engl*⟩ *n*: Kombinationswerkstoff aus 20% kreuzvernetztem Kunststoff, meist nach der ↑ Bowen-Formel, u. 80% Füllstoff (Glas, Quarz o. Keramik in 0,4–100 pm großen Partikeln) für die ↑ Restauration von Zahndefekten o. für die Formkorrektur durch ↑ Facing.

Compound 48/80 ⟨*engl*⟩: p-Methoxy-N-methylenphenylethylamin u. Formaldehyd; Exp. zur Histaminfreisetzung in vitro; kein Arzneimittel.

Compound-Heterozygotie ⟨*engl + gr*⟩: Heterozygotie für zwei Defekt-Allele in einem Genort, phänotyp. sind Sympt. beider Allele i. S. von Zwischenformen zu erwarten, z. B. Hurler-Scheie-Syndrom, Sichelzellen-HbC-Krankheit.

Compound-Naevus: epidermokutaner Pigmentzellnävus, gutartiger Pigmenttumor mit Ansammlung von Nävuszellen an der Epidermis-Kutis-Grenze, „Abtropfung“ in die Kutis u. Ausbildung kutaner Zellhaufen. ↑ Nävus.

Compressi ⟨*lat*⟩ *Pl* ↑ Tabletten.

Compressio ⟨*lat*⟩ *f*: Kompression, Druck, Quetschung.

Compressio cerebri: Druckschädigung des Hirngewebes infolge (meist traumat.) intrakranieller Blutungen o. Ödembildung, ↑ Schädel-Hirn-Trauma; intrakranieller ↑ Drucksteigerung.

Compressio cordis ↑ Herzbeuteltamponade.

Compressio thoracis: Brustkorbkompression; typ. Verletzung durch die Puffer von Eisenbahnwagen o. Verschüttung. Der gesteigerte Druck im Thorax pflanzt sich über die klappenlosen Venen zum Hals u. Kopf fort u. führt hier zu zahlreichen Blutaustritten in der Haut, Augenbindehaut, am Trommelfell u. in der Mundschleimhaut; gleichzeitig besteht ausgeprägte Zyanose von Kopf u. Hals.

Compton-Effekt: Primäreffekte der Strahlenwirkung. Trifft ein Röntgen- o. Gammaquant geeigneter Energie auf ein Elektron, so überträgt das Quant einen Teil seiner Energie auf das Elektron u. verändert seine Richtung. Dabei verhalten sich Quant u. Elektron wie Billardkugeln, u. man kann die Gesetze des elast. Stoßes anwenden; der C. spielt ab etwa 200 keV bis in den MeV-Bereich die vorherrschende Rolle bei der Strahlungsschwächung, also im Energiebereich der Strahlentherapie.

Compton-Elektron: ein durch den ↑ Compton-Effekt freigesetztes Elektron.

Compton-Streuung: Streuung eines Röntgen- o. Gammaquants, bei der das Quant einen vom Streuwinkel abhängigen Energieverlust erleidet. ↑ Compton-Effekt. Die C. kann zur Lungenfunktionsprüfung (Densitometrie) benutzt werden.

Computeraerographie: objektive Methode zur Untersuchung von Pat. mit Lippen-Kiefer-Gaumenspalten mittels Doppelaerometer; getrennte Messung des exspirator. Luftanteils von Nase u. Mund beim Sprechen. Jede Nasenrachenabschlußinsuffizienz verändert Verhältnis vom nasalen u. oralen Volumen. Meßergebnisse werden kalibriert u. standardisiert mittels Computer.

Computerdiagnostik: Anwendung von elektron. Datenverarbeitungsanlagen in der Med. zur Unterstützung des Arztes in der Diagnostik bei seltenen Krankheiten o. Syndromen bzw. zur Stellung der Diagn. bei eindeutig erkennbaren Krankheiten im Zusammenhang mit Reihenuntersuchungen (rechnergestütztes Screening). Die C. benutzt z. T. Verfahren der Heuristik, indem Regeln der traditionellen ärztl. Diagnostik programmiert werden. Verwendet werden weiterhin jedoch ↑ Modelle der formalen Logik, der math. Statistik u. Wahrscheinlichkeitsrechnung u. a. zur Formalisierung u. Objektivierung der Diagnostik. Der Vorteil der C. besteht darin, daß prinzipiell die Erfahrungen u. Kenntnisse der Med. insges. über best. Krankheitsgruppen u. ihre Sympt. im Rechner abgespeichert u. schnell abgerufen werden können. Hierzu bedient sich der Arzt spez. medizinorientierter ↑ Fachsprachen, die den Mensch-Maschine-Dialog gestatten. Bei der C. handelt es sich um rechnergestützte Entscheidungsvorbereitung bzw. um rechnergestützte ↑ Entscheidungsfindung. C. ist ein Gebiet der med. Forschung.

Computerolfaktogramm ↑ Olfaktogramm.

Computerolfaktometrie: durch wiederholte Riechreize EEG-Potentiale vom Rechner summiert, allmähl. Aufbau eines kortikalen Reizfolgepotentials. ↑ Olfaktometrie, objektive.

Computerperimeter: ↑ Perimeter, ↑ Perimetrie.

Computerszintigraphie ↑ Szintigraphie.

Computertomographie: *Abk* CT, CAT; Transversalschichtverfahren der Röntgendiagnostik. Die ↑ Schichtebene verläuft i. a. senkrecht zur Körperlängsachse, kann aber auch um einen wählbaren Winkel geneigt sein. Dabei wird zunächst keine photograph. Aufnahme des Objekts erzeugt, sondern bei der Röntgendurchstrahlung einer Körperschicht werden die Schwächungswerte kleiner Objektbereiche für Röntgenstrahlung bestimmt. Diesen Werten (Pixel), die mosaikartig das Bild aufbauen, – zwischen 80 · 80 (Zeilen mal Spalten) u. 512 · 512 je Körperschicht – werden dann sek. Grauwerte zugeordnet, u. das Bild wird auf einem Fernsehsichtgerät dargestellt u. photograph. registriert. Damit ist der Prozeß der Bildentstehung grundsätzl. von dem aller älteren Röntgenabbildungsverfahren versch. Bei diesen erscheinen auf dem Film stets Schwärzungsverteilungen, die der Strahlungsschwächung innerhalb der gesamten Objektdicke zwischen Röhre u. der jeweiligen Filmstelle entsprechen. Im Prinzip arbeitet die CT nach folgendem Schema: Die abzubildende Körperschicht wird von einem engbegrenzten Röntgenstrahlenbündel (Querschnitt bis unter 1 mm^2) in zahlreichen, in einer Ebene liegenden Projektionseinrichtungen durchstrahlt. Dies wird durch Rotation der Röhre um den Pat. u. bei einigen Geräten durch Kombination von Drehung u. geradliniger Verschiebung erreicht. Die durch den Pat. geschwächte Strahlung wird mit einem Detektorsystem registriert. Aus der jeweiligen Strahlenschwächung kann rechner. der Schwächungskoeffizient bestimmt werden (↑CT-Wert). Die wesentlichste Eigenschaft der CT ist die Auflösung sehr kleiner Kontraste bei einem im Vergleich zu übl. Röntgenaufnahmen geringeren Auflösungsvermögen (bis 0,5–1 Linienpaar/mm = 5–10 Lp/cm im Vergleich zu etwa 5–8 Lp/mm bei den meisten Film-Folien-Aufnahmen). Unterschiede im Schwächungskoeffizienten von etwa 0,5 % können noch ermittelt werden, u. damit wird eine Differenzierung von Weichteilgeweben einschl. etwaiger pathol. Prozesse mögl. CT-Bilder werden in Schwarzweiß o. Farbe auf Fernsehmonitoren wiedergegeben. Sie können photograph. registriert (Sofortbildkamera, 100 mm · 100 mm Kamera, Multiformatkamera) u. auf Magnetplatten o. -bändern gespeichert werden. Um mit den teuren Computertomographen kontinuierl. arbeiten zu können, erfolgt die Bildauswertung nach Magnetbandspeicherung an getrennten Arbeitsplätzen. Hauptanwendungsgebiete sind Schädel- (kraniale C.), Thorax-, Bauchdiagnostik u. die Strahlentherapie. Neben der eigentl. Lokalisation des Tumors ist hier auch die direkte Anfertigung von Bestrahlungsplänen von Bedeutung. Dabei können Tiefendosen u. Isodosen berechnet werden u. in den Tomogrammen die zu den gewählten Bestrahlungsbedingungen gehörenden Werte zur Darstellung gebracht werden. Die Strahlenbelastung ist höher als bei fast allen anderen Röntgenuntersuchungen, da bei der CT wegen der Rotationsbestrahlung die Dosiswerte im Körperinneren fast gleich der Oberflächendosis sind. Seit etwa 1985 wird zunehmend für gleiche o. ähnl. Einsatzgebiete der CT die ↑Kernspintomographie eingesetzt. Abb.

Computertomographie, dynamische: Serien-CT; computertomograph. Verfahren mit hoher Scanfrequenz, das nach Kontrastmittelschnellinjektion funktionelle u. morphol. Aussagen in der dargestellten Körperebene erlaubt.

Computertomographie, kraniale: Anwendung der CT mittels Schädelscanner zur Densitometrie der im Schädelraum gelegenen Gewebe, insbes. des Gehirns. Je nach Geräteausstattung werden Standardschichten u. weitere Zwischenschichten mit Röntgenstrahlen parallel zur Orbitomeatallinie abgetastet. Dabei werden extrem geringe Absorptionsdifferenzen erfaßt u. vom Computer verarbeitet. Aus den unterschiedl. Dichtewerten wird eine Bild errechnet u. auf dem Bildschirm dargestellt. Die Kostrastauflösung ist wesentl. größer als bei herkömml. Röntgentechnik. Best. Strukturen, z. B. Tumoren, werden durch Kontrastmittelanreicherung nach intravenöser Verabfolgung verstärkt o. überhaupt erst sichtbar gemacht. Die k. C. gestattet die Abbildung normaler u. pathol. Strukturen im Vergleich zur Pneumenzephalographie qualitativ u. quantitativ in erhebl. höherer Qualität bei geringerem Zeitaufwand u. ohne Belästigung des Pat., so daß die Pneumenzephalographie durch die k. C. verdrängt wird. Dies gilt nur z. T. für die zerebrale ↑Angiographie, die für die Gefäßdarstellung nach wie vor Vorrangstellung hat u. die k. C. ergänzt.

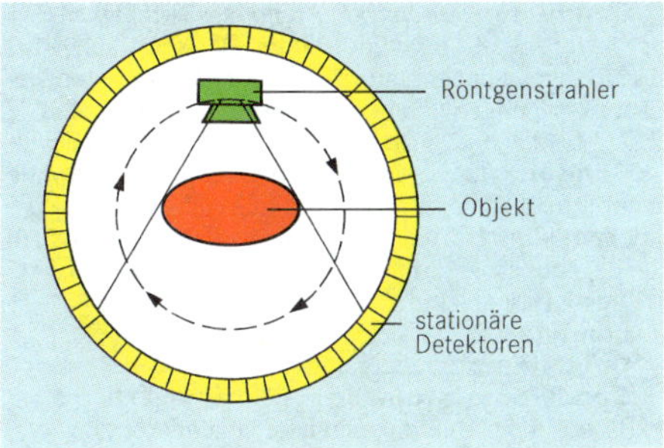

Computertomographie. Abtastsystem eines Computertomographen mit rotierender Röntgenröhre u. feststehenden Detektoren

Conamen ⟨*lat*⟩ *n*: Conatis suicidii, Selbsttötungsversuch.

c-onc: *Abk* für zelluläre ↑Onkogene.

Concanavalin A ⟨*lat*⟩ *n*: ein zu den ↑Lektinen gehörendes Mn^{2+}-haltiges Protein aus Schwertbohnen (Canavalia ensiformis). C. A wird spezif. an solche Glykoproteine der Zellmembran gebunden, die Mannopyranose- o. Glukopyranosereste enthalten.

Concatemer: sich in linearer Folge wiederholende DNA-Einheiten; ↑Desoxyribonukleinsäure.

Concatenat: ringförmige, ineinander verkettete DNA-Moleküle; ↑Catenane; ↑Desoxyribonukleinsäure.

Concha ⟨*gr*⟩ *f*: Muschel.

Concha auricularis: Ohrmuschel; sichtbarer Teil des äußeren Ohrs.

Conchae nasales: Nasenmuscheln; von Nasenschleimhaut überzogene dünne Knochenplättchen, welche von der lateralen Wand der Nasenhöhle ins Innere vorragen u. zur Oberflächenvergrößerung der Schleimhaut beitragen. Man unterscheidet eine C. n. inferior (untere Nasenmuschel), C. n. media (mittlere Nasenmuschel), C. n. superior (obere Nasenmuschel) u. bei Kindern eine vierte, noch darüber gelegene C. n. suprema.

concomitans ⟨*lat*⟩ *Adj* ↑comitans.

Concretio ⟨*lat*⟩ *f*: Verwachsung.

Concretio pericardii: Verwachsung von viszeralem u. parietalem Perikardblatt. Bei Kompression des Herzens Sympt.: Lebervergrößerung mit Aszites (posthepat. Block), Einflußstauung im Gebiet der oberen Hohlvene, kleines Herz mit geringer systol.-diastol. Randbewegung, low-voltage des EKG.

Concubitus ⟨*lat*⟩ *m*: Beischlaf, ↑Koitus.

Concussio cerebri ⟨*lat*⟩ *f*: mit Schädelläsion einhergehende offene ↑Hirnverletzung.

Condensing enzyme ⟨*engl*⟩ *n* ↑Zitratsynthase.

Conditioned avoidance response ⟨*engl*⟩: *Abk* CAR; bedingter Vermeidensreflex.

Conditioning ⟨*engl*⟩ *n*: ↑Konditionierung, operantes ↑Verhalten.

Conditio sine qua non ⟨*lat*⟩: unabdingbare Voraussetzung, notwendige Bedingung.

Conductance ⟨*engl*⟩ *f*: Atemwegsleitfähigkeit, Reziprokwert des ↑Atemwiderstands. Die C. ist außer bei obstruktiven Lungenkranheiten über einen weiten Bereich dem Lungenvolumen proportional. Einheit $l \cdot s^{-1} \cdot kPa^{-1}$.

Conduit ⟨*frz*⟩ *m*: Ableitung. **1.** Gefäßprothese ohne u. mit Kunstklappe; Ersatzteil für korrigierende Herzoperationen; künstl. Truncus pulmonalis einschl. Pulmonalklappe, künstl. Aorta ascendens mit Aortenklappe. **2.** Künstl. Harnableitung.

condylaris ⟨*gr*⟩: *Adj* zu ↑Condylus.

Condyloma ⟨*gr*⟩ *n* ↑Kondylom.

Condyloma latum: breites ↑Kondylom; höchst infektiöse, auf der Unterlage breit aufsitzende, stark gewucherte nässende Papel. Sitz an der Haut u. den Übergangshäuten, vornehml. in der Genital- u. Analgegend bei Syphilis II.

Condylomata acuminata: spitze ↑Kondylome, spitze Feigwarzen; gestielt auf der Unterfläche aufsitzende, papilläre Wucherung versch. Größen u. Formen (gestichelt, hahnenkamm- o. blumenkohlartig). Sitz vornehml. an Vorhaut, Eichel, Vulva u. Aftergegend. Auftreten nach Infektion mit humanem ↑Papillomavirus, vermehrt durch Sekretreiz bei Balanitis, Gonorrhö, Fluor versch. Herkunft, auch bei Diabetes. Abb.

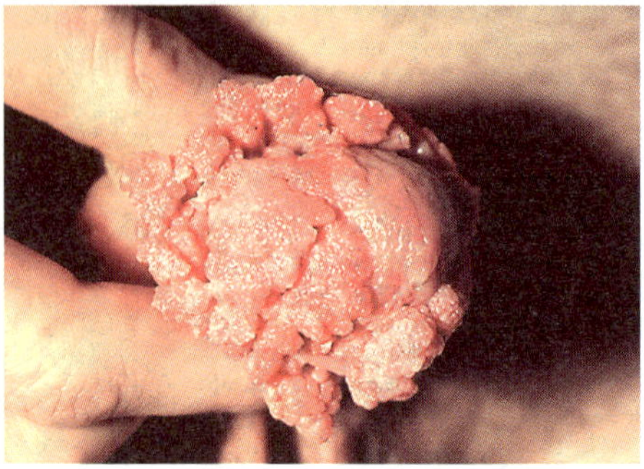

13

Condylomata acuminata

Condylus ⟨*gr*⟩ *m*: Knöchel, Knorren; rundl. Verdickung an den Gelenkenden von Knochen.

Condylus humeri: distaler Gelenkkörper des Oberarmknochens; unterteilt in Capitulum humeri u. Trochlea humeri.

Condylus lateralis femoris: äußerer Gelenkknorren des Oberschenkelbeins am Kniegelenk.

Condylus lateralis tibiae: äußerer Gelenkknorren des Schienbeins am Kniegelenk.

Condylus medialis femoris: innerer Gelenkknorren des Oberschenkelbeins am Kniegelenk.

Condylus medialis tibiae: innerer Gelenkknorren des Schienbeins am Kniegelenk.

Condylus occipitalis: paariger Gelenkknorren des Hinterhauptbeins zur Artikulation mit dem 1. Halswirbel.

Confluens sinuum ⟨*lat*⟩ *m*: Vereinigung der Sinus transversi, sagittalis superior, rectus u. occipitalis vor der Protuberantia occipitalis interna; oft treten diese venösen Hirnblutleiter nicht an einem Punkt zusammen, so daß ein eigentl. C. s. als Erweiterung fehlt.

Confounder ⟨*engl*⟩: Hintergrundmerkmal, das zu einer verzerrten Darstellung des interessierenden Zusammenhangs zwischen einem Einflußmerkmal (Exposition, Risikofaktor, Prognosefaktor) u. einer Zielgröße (Krankheit, Krankheitsausgang) führt, z. B. einen bestehenden Zusammenhang verdeckt bzw. einen nicht existierenden Zusammenhang vortäuscht (↑Bias). C. treten insbes. bei epidemiol. klin. u. progn. Beobachtungsstudien auf. Zur Kontrolle von C. sind Methoden der Studienplanung (↑Matching) u. Studienauswertung (Stratifizierung, ↑Standardisierung, regressionsanalyt. ↑Modelle) anzuwenden.

Congelatio ⟨*lat*⟩ *f* ↑Erfrierung.

congenitalis ⟨*lat*⟩ *Adj*: kongenital, angeboren.

Congestio ⟨*lat*⟩ *f*: Kongestion, Anschoppung, erhöhte Blutfülle, Blutwallung (↑Hyperämie); z. B. bei Entzündung.

Conglutinatio orificii externi cervicis: Verklebung des äußeren Muttermundes durch vorangegangene Entzündungs- u. Vernarbungsprozesse, auch infolge instrumenteller Eingriffe. Außerhalb der Schwangerschaft kann es zur Verhaltung des Menstrualblutes kommen (↑Hämatometra).

Congressus ⟨*lat*⟩ *m*: Beischlaf, ↑Koitus.

Coniin: Koniin; Hauptalkaloid des gefleckten Schierlings (↑Conium maculatum). Nikotin- u. curareähnl. Wirkungen sowie aufsteigende Lähmung der motor. Rückenmarkzentren bis zur Medulla oblongata bei vollem Bewußtsein. Tod durch Atemlähmung (Tod des Sokrates durch den Schierlingbecher).

Conium maculatum ⟨*gr*⟩ *n*: gefleckter Schierling, Doldengewächs (Apiaceae); insbes. unreife Früchte, enthalten Piperidinalkaloide, Hauptkomponente ↑Coniin.

Conjugata vera ⟨*lat + gr*⟩ *f*: Verbindungslinie der Mitte des promontoriums u. des dem Promontorium am nächsten gelegenen Punkts an der Hinterfläche der Schambeinfuge. Engste Stelle des normal geformten knöchernen Beckens, Mindestmaß 11 cm.

Conjunctio ⟨*lat*⟩ *f* ↑Fusion.

Conjunctiva ⟨*lat*⟩ *f*: Kurzw. für Tunica conjunctiva; ↑Bindehaut.

Conjunctiva bulbi: den Augapfel überziehender Teil der ↑Bindehaut.

Conjunctiva palpebrae: die Hinterfläche des Augenlides überziehender Teil der ↑Bindehaut.

Conjunctivitis ⟨*lat*⟩ *f* ↑Konjunktivitis.

Conjunctivitis sicca ↑Sicca Syndrom.

Conjunctivitis trachomatosa ↑Trachom.

Conn, Jerome W. (geb. 1907), amerik. Endokrin., Michigan.

connatalis ⟨*lat*⟩ *Adj* ↑konnatal.

Connecting peptide ⟨*engl*⟩ *n*: *Abk* C-Peptid; ↑Proinsulin.

Connektin ⟨*lat*⟩ *n*: sehr langes, elast. Faserprotein der gestreiften Muskulatur, das die ↑Myosinfilamente mit den Z-Linien des ↑Myomerums verbindet.

Connexine: zylindr. organisierte Transmembranproteine der ↑Gap junctions, durch die Ionen, Second messengers u. niedermolekulare Metabolite (relative Molmasse < 1 000) von einer Zelle zur anderen gelangen können. Dieser Stoffaustausch erfolgt durch Kanäle, deren Wände jeweils von 6 C. gebildet werden (C.-Hexamer; sog. Connexon). Zwischen zwei Zellen entsteht ein durchgehender Kanal, wenn zwei Connexons einander gegenüberliegen. Diese Kanäle können durch Phosphorylierung der C. mittels versch. Proteinkinasen in ihrer Durchlässigkeit reguliert werden.

Connexon: molekulare Grundstruktur der ↑Gap junctions, hexagonale Anordnung von Proteinen (↑Connexine) in der Plasmamembran mit zentraler Pore, durch die Transport von Stoffen mit Molmassen bis zu 2 000 Da (Aminosäuren, Nukleotide, Ionen) mögl. ist; der Öffnungszustand der Pore wird durch Konformationsänderungen der Connexine im C. durch die Ca^{2+}-Konzentration reguliert.

Connexus intertendineus ⟨*lat*⟩ *m*: bogenförmige Faserzüge, welche am Handrücken die benachbarten Sehnen des ↑Musculus extensor digitorum communis verbinden.

Conn-Syndrom (nach Jerome W. C.): prim. Aldosteronismus. Infolge Nebennierenrindenhyperplasie, -adenomen, seltener -karzinomen gesteigerte Aldosteronbildung u. dadurch verstärkte Kaliumausscheidung mit allg. Abgespanntheit, chron. wäßrigen Durchfällen, diffusen Parästhesien u. tetanoiden Reaktionen; durch Hyperkaliurie Auftreten von Hypertonie, Albuminurie, Hyponatriurie u. -chlorie, verminderte Harnkonzentration, mit erhöhten Aldosteronwerten; starke Störung des Elektrolythaushalts, die im jugendl. Alter zu allg. Entwicklungsverzögerung führen; im EKG Zeichen des Kaliummangels.

Conradi, Erich (geb. 1882), Päd., Köln.

Conradi, Heinrich (geb. 1876), dt. Bakt.

Conradi-Hünermann-Syndrom (nach Erich C. u. Carl H.) ↑Chondrodysplasia punctata.

consperge ⟨*lat*⟩: bestreue (Rezeptur).

Conspergenzien ⟨*lat*⟩ *n Pl*: *Sg* Conspergens; Mittel zum Bestreuen, z. B. Lycopodium bei der Pillenherstellung (obsolet).

Constipatio ⟨*lat*⟩ *f* ↑Obstipation.

Constituens ⟨*lat*⟩ *n*: formgebender Stoff (↑Arzneiträger) für Arzneimittel, Rezeptur o. Fertigpräparat, z. B. Wasser für Lösungen.

Constrictor ⟨*lat*⟩ *m*: Konstriktor, Zusammenschnürer; ↑Musculus constrictor pharyngis superior.

Consumptio ⟨*lat*⟩ *f*: Auszehrung, Schwindsucht; kaum noch gebräuchl. Begriff bei kachekt. Lungentuberkulose, ↑Phthisis.

contagiosus ⟨*lat*⟩ *Adj*: berührend, durch Kontakt entstanden.

Contagium ⟨*lat*⟩ *n*: Kontagium, Ansteckung, Ansteckungsstoff.

Contagium animatum: Contagium vivum; belebter Ansteckungsstoff.

Contergan-Embryopathie ↑Thalidomidembryopathie.

Continentia ⟨*lat*⟩ *f*: Kontinenz; Fähigkeit, etwas zurückzuhalten.

Continentia alvi: Fähigkeit, den Stuhl zu halten.

Continentia urinae: Fähigkeit, den Harn zu halten.

Contingent negative variation ⟨*engl*⟩ *f*: nach dem brit. Physiol. Gray Walter benanntes ereignisbezogenes langsames neg. Potential von etwa 1 s Dauer, das vom Schädel über EEG-Elektroden auf einen Signalreiz abgeleitet werden kann, wenn dieser Reiz vom Probanden als Ankündigung eines zweiten Reizes aufgefaßt wird, auf welchen eine Reaktion erfolgen muß, z. B. Drücken auf einen Knopf. Die CNV wird daher auch als Erwartungspotential bezeichnet. ↑Bereitschaftspotential.

Continua febris ⟨*lat*⟩ *f*: gleichbleibend, ununterbrochen, hohes Fieber im Verlauf mehrerer Tage u. während des Tagesverlaufs.

Continuous culture ⟨*engl*⟩: kontinuierliche Kultur.

Continuous distending pressure: *Abk* CDP; kontinuierl. Dehnungsdruck. Erhöhung der funktionellen Residualkapazität, Offenhalten atelektat. Lungenabschnitte u. Verbesserung der Diffusion (Anstieg des pO_2) durch kontinuierl. Dehnungsdruck auf Lunge u. Atemwege. CPD dient der Respiratorenentwöhnung nach Beatmung Neugeborener. CDP wird als ↑Continuous positive airway pressure o. nur noch selten als ↑Continuous negative pressure eingesetzt.

Continuous negative pressure: *Abk* CNP; kontinuierl. neg. Druck im Thorax. Der Kopf des Kindes befindet sich außerhalb einer kleinen Unterdruckkammer (etwa −5 cm H_2O), so daß der atmosphär. Druck auf die Atemwege als Überdruck wirken kann. ↑Continuous distending pressure.

Continuous positive airway pressure: *Abk* CPAP; kontinuierl. pos. Atemwegsdruck. Durch einen kontinuierl. Luftstrom, der über Nasentuben o. Trachealtubus auf die Atemwege wirkt, wird ein Überdruck im Thorax von etwa 4–5 cm H_2O erzeugt, ↑Continuous distending pressure. Abb.

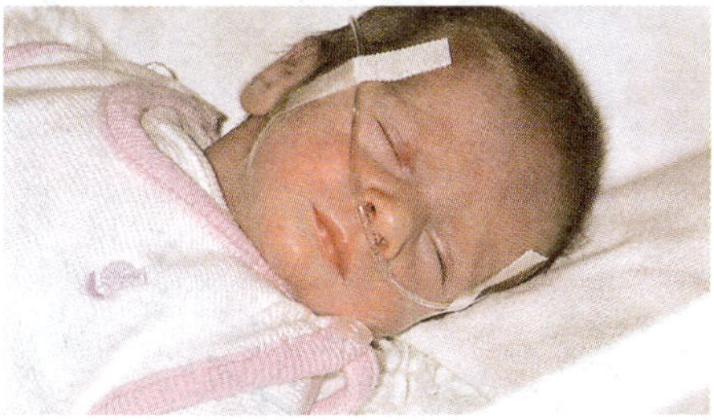

16

Continuous positive airway pressure beim Neugeborenen

Contraria contrariis ⟨*lat*⟩ *n Pl* ↑Humoralpathologie.

Contre coup ⟨*frz*⟩: bei Schädelverletzung durch Gewalteinwirkung (↑Contusio cerebri) prallt das Gehirn durch Ausweichen der umgebenden Flüssigkeit gegen die Schädelkalotte (Coup) u. dann durch Gegenstoß an die gegenüberliegende Seite (C. c.). Die Hirnrindenzerstörung ist hier i. d. R. stärker.

Controlling: Informations- u. Führungsinstrument für das Management der Krankenhausbetriebe (↑Führung), beinhaltet neben der Überwachung auch die Planung u. Steuerung von Betriebsprozessen. Grundlage für das C. ist ein integriertes ↑Krankenhausinformationssystem.

contunde ⟨*lat*⟩: zerstoße (Rezeptur).

Contusio bulbi ⟨*lat*⟩ *f*: stumpfe Verletzung des Auges, i. d. R. ohne Unterbrechung der Bulbushüllen, kann aber auch bis zur Ruptur der Sklera führen. In dem mit Flüssigkeit gefüllten Raum bestimmt die Richtung der Druckwelle die Folgen der C. b.: Abriß der Iriswurzel, ↑Hyphaema, Risse im Sphincter pupillae, ↑Luxation u. Subluxation der Linse, Ziliarkörpereinrisse, Orariß, Aderhautriß, Commotio retinae (↑Berlin-Ödem).

Contusio cerebri: Hirngewebequetschung infolge ↑Schädel-Hirn-Traumas. Lokalisation u. Ausmaß sind von Richtung u. Intensität der Gewalt u. von ihrer Stoßachse abhängig. Die Gewebezertrümmerungen, Blutungen sowie die späteren Narben- o. Zystenbildungen finden sich am Ort der Gewalteinwirkung o. am Gegenpol (↑Contre coup). Letztere oft stärker ausgeprägt. Bevorzugte Lokalisation: basale Flächen der Stirn- u. Schläfenlappen sowie Übergang von der Basis zur Konvexität, ist relativ selten. Klin. Sympt.: allg. psych. u. vegetative sowie lokale neurol. Sympt. Initial meist Bewußtseinsbeeinträchtigung. Reflexdifferenzen, Paresen, Sprachstörungen, Gesichtsfeldeinschränkungen, Hirnnervenläsionen u.a. weisen auf die betroffenen Hirnregionen hin. Die Ausfälle können irreversibel sein. Diagnostik: EEG u. Computertomographie (Hämatomausschluß). Ther.: nach Hämatomausschluß Behandlung des begleitenden Hirnödems. Bei raumfordernden Schläfenlappenkontusionen ist wegen der Gefahr der intrakraniellen Drucksteigerung mit tentorieller Herniation (akutes Mittelhirnsyndrom) die Operation (temporale bzw. frontotemporale Trepanation) mit Absaugung der Trümmerherde o. Teilresektion der Temporal- o. des Frontallappens indiziert. Abb.

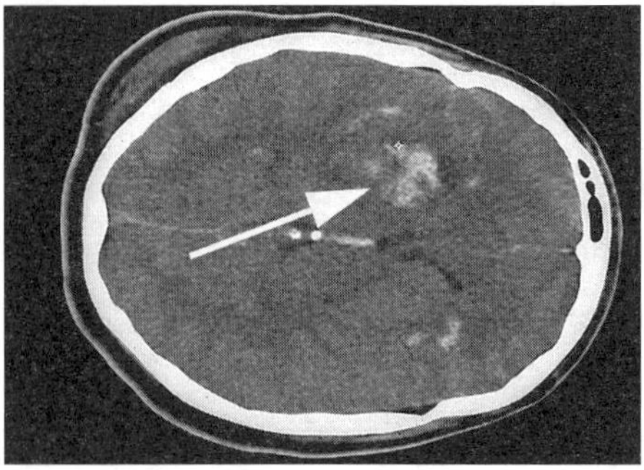

31

Contusio cerebri. Kontusionsblutung (Pfeil) im Marklager, rechts stärker als links

Contusio cordis ↑Herzkontusion.

Contusio medullae spinalis: Contusio spinalis; Rückenmarkquetschung als Folge von scharfen o. stumpfen Gewalteinwirkungen auf Wirbelsäule u. Rückenmark: Stich, Schuß, Wirbelfraktur, Luxation o. -fraktur u. a. Klinik: partielle o. totale Rückenmarkausfälle entspr. der Höhe u. des Umfangs der Quetschzone.

Contusio pulmonis: Lungenkontusion; Verletzungsfolge an der Lunge bei stumpfem ↑Thoraxtrauma. Einfache Lungenkontusion mit lokalisierten Hämorrhagien, keine respirator. Insuffizienz. Schwere Lungenkontusion mit ausgedehnteren Hämorrhagien, interstitiellem und alveolärem Ödem durch Permeabilitätsänderung der Kapillarwand. Diagnostik: Röntg., CT, art. Blutgasanalyse. Ther.: Intubation u. PEEP-Beatmung, Flüssigkeitsrestriktion.

Contusio retinae ↑Berlin-Ödem.

Contusio spinalis ↑Contusio medullae spinalis.

Contusio thoracis: Brustkorbquetschung, häufig verbunden mit Rippen- o. Brustbeinbrüchen. Kann mit Zerreißung o. Einriß innerer Organe einhergehen. (Pleuraverletzung, ↑Lungenruptur, seltener Herz- u. Gefäßverletzungen). Häufige Folge sind ↑Pneumothorax o. ↑Hämatothorax. Organverletzungen können auch vorliegen, ohne daß es zu Rippen- o. Brustbeinbrüchen gekommen ist.

Conus ⟨*gr*⟩ *m*: Kegel.

Conus arteriosus: der die Facies sternocostalis des Herzens kegelförmig vorwölbende Ausströmungsteil des re. Ventrikels.

Conus circularis: Atrophie der Aderhaut rings um den Sehnerveneintritt, die aber auch auf die temporale Seite beschränkt bleiben kann (C. temporalis).

Conus elasticus: Fortsetzung der elast. Bestandteile der Luftröhrenwandung zwischen Ringknorpel u. Stimmbändern; bindegewebige Außenwand der ↑Cavitas infraglottica.

Conus inferior: rudimentäres Aderhautkolobom des Auges (↑Coloboma choroideae). Sichelförmiger Defekt unterhalb der Sehnervenpapille, durch den die weißl. Sklera durchschimmert, Sehstörungen.

Conus medullaris: kegelförmiges kaudales Ende des eigentl. Rückenmarks, dessen Spitze sich beim Erwachsenen in Höhe des 1.–2. Lendenwirbels befindet; beim Kinde etwas tiefer gelegen.

Conus myopicus: peripapilläre Atrophie von Netzhaut u. Aderhaut bei hoher Myopie. Meist konisch nach temporal ausgedehnt.

Conussyndrom ↑Konussyndrom.

Convallaria majalis: Maiglöckchen, enthält ↑Herzglykoside u. a. Convallatoxin.

Convallatoxin ↑Convallaria majalis.

Convention diseases ⟨*engl*⟩ *f Pl* ↑Quarantänekrankheiten.

Converting enzyme ⟨*engl*⟩: Peptidase, wandelt Angiotensin I in Angiotensin II um u. inaktiviert ↑Bradykinin durch Spaltung als Kininase II. Hemmung von C. e. führt über Verstärkung der Bradykinin- u. Hemmung der Angiotensinwirkung zur Blutdrucksenkung. Nutzung von C-Hemmern wie Captopril, Enalapril als ↑Antihypertensiva. ↑Angiotensine.

Convicin ↑Vicin.

Convulsio ⟨*lat*⟩ *f* ↑Konvulsionen.

Conway-Mikrodiffusion: Trennmethode in einem nach außen geschlossenen System, das aus zwei Reaktionsräumen mit einer gemeinsamen Gasphase besteht. Aus der Analysenprobe im ersten Reaktionsraum wird die gesuchte Substanz freigesetzt, über die Gasphase in den zweiten Reaktionsraum getrieben u. dort von einem geeigneten Medium absorbiert. Auf diese Weise gelingt auf engstem Raum die Abtrennung der gesuchten (flüchtigen) Substanz von die Bestimmung störenden Stoffen. Die Mikrodiffusion wird z. B. eingesetzt zur Bestimmung von Iod o. Ammoniak, letzteres auch nach enzymat. Freisetzung aus Substraten (Abspaltung von Ammoniak aus Harnstoff durch Urease o. aus Leucylamid durch Leucinaminopeptidase).

Cooley, Denton, zeitgen. amerik. Herzchirurg, Houston/Texas.

Cooley, Thomas Benton (1871–1945), amerik. Päd.

Cooley-Anämie (nach Thomas B. C.) ↑Thalassämie.

Cooley-Anastomose (nach Denton C.) ↑Anastomose, aortopulmonale.

Coombs-Test ↑Antihumanglobulintest.

Cooper, Sir Astley P. (1768–1841), brit. Chir.

Cooper-Hernie (nach Sir Astley P. C.): bes. Form der Hernia femoralis (↑Schenkelbruch) mit Durchtritt des Bruchsacks durch die Lacuna musculorum.

Cooper-Syndrom (nach Sir Astley P. C.): Mastodynie, Neuralgia mammalis; der Interkostalneuralgie entsprechende ein- o. doppelseitige Schmerzen in der Mamma ohne morphol. Veränderungen.

COPD: *Abk* für engl. chronic obstructive pulmonary disease; chronische unspezifische ↑Lungenkrankheit (COLD).

Cope, Edward Drinker (1840–1897), amerik. Anat.

Copeptin: Ein Glykoprotein mit 38 Aminosäureresten, das ein Bestandteil des Vasopressin-Neurophysin-Vorläufermoleküls ist. Es wird im Verlauf der intraaxonal verlaufenden proteolyt. erfolgenden Aufbereitung des Vorläufermoleküls freigesetzt.

Coping ⟨*engl*⟩: Krankheitsbewältigung; bewußte Strategien zur Verarbeitung krankheitsbedingter Belastungen.

copiosus ⟨*lat*⟩ *Adj*: kopiös, massenhaft, massig.

Copräzipitation ↑Löslichkeitsverbesserung.

Coprin: Giftstoff des Tintlings (Coprinus atramentarius); verursacht dem Disulfiram ähnl. Alkoholunverträglichkeit.

Coproporphyrine: Vorstufen des Hämoglobins u. der Zytochrome. Vorkommen in zwei isomeren Formen, C. I u. C. III. C. enthalten vier Carboxylgruppen u. werden aus den Uroporphyrinen (8 Carboxylgruppen) durch Decarboxylierung gebildet. C. I ist in Erythrozyten enthalten u. wird physiologischerweise im Harn (300 µg/d) u. Stuhl (15–40 µg/g Trockengewicht) ausgeschieden. C. sind im Unterschied zu Uroporphyrinen ätherlösl.; dadurch differenzierter Nachweis mögl. Auftreten von C. III in Erythrozyten u. Harn ist immer pathol. u. Ausdruck einer gestörten Umwandlung von Porphobilinogen in Uroporphyrinogen III infolge Mangels an Isomerase. Dadurch vermehrte Bildung von Typ-I-Porphyrin-Isomeren. (kongenitale erythropoet. Porphyrie), erhöhte Ausscheidung von C. im Harn auch bei akut intermittierender Porphyrie, bei Porphyria cutanea tarda (nur im Anfall), bei südafrikan. Porphyrie u. hexachlorbenzeninduzierter Porphyrie. Vermehrtes Auftreten im Stuhl bei erythropoet. Protoporphyrie (Ggs. zum Harn), bei Porphyria cutanea tarda (in der Remission), bei südafrikan. Porphyrie.

COP-Schema: bewährtes Polychemotherapieschema mit Cyclophosphamid, Vincristin (Oncovin), Prednisolon, bei Non-Hodgkin-Lymphomen. ↑Zytostatikatherapie, hämatologische.

Copulatio ⟨*lat*⟩ *f*: Kopulation; **1.** Vereinigung der Gameten zur Zygote. **2.** ↑Begattung.

Copy-DNA ↑cDNA.

Coqueluche ⟨*frz*⟩ *f* ↑Pertussis.

Cor ⟨*lat*⟩ *n*: Kardia; ↑Herz.

Coracidium ↑Korazidium.

coracoideus ⟨*gr*⟩ *Adj*: rabenschnabelähnl., z. B. Processus coracoideus.

Cor adiposum ⟨*lat*⟩ *n*: Fettherz.

Cor biloculare: seltene Fehlbildung des Herzens, das (anstelle von 4) nur 2 Hohlräume (einen Vorhof u. eine Kammer) aufweist. Vorhof- u. Kammerseptum fehlen. Es besteht ein einheitl. Atrioventrikularostium durch Nichtverschmelzung der Endokardpolster (↑Canalis atrioventricularis communis persistens). Auch subtotale Septumdefekte kommen vor. Häufige Begleitfehlbildungen: Situs inversus, Transposition der großen Arterien, Truncus arteriosus persistens, Pulmonalarterienatresie, Anomalien der Pulmonalvenen.

Cor bovinum: Ochsenherz, durch Dilatation u. Hypertrophie beider Herzkammern u. Vorhöfe stark vergrößertes menschl. Herz.

Cord bladder ⟨*engl*⟩ *f* ↑Blase, neurogene.

Cord traction: Zug an der Nabelschnur durch den Geburtshelfer nach der Abnabelung des Kindes. Heute gebräuchl. zur Entfernung der gelösten Plazenta u. als Ersatz für den meist sehr schmerzhaften ↑Credé-Handgriff zur Lösung der noch festsitzenden o. in Lösung befindl. Plazenta.

Cordylobia anthropophaga: parasitierende Fliegenart, ↑Tumbufliege.

Core ⟨*engl*⟩: Kern; elektronenopt. dichtes ↑Nukleokapsid bei Viren mit ↑Envelope.

Corepressor ⟨*engl*⟩ *m*: Endprodukt eines biochem. Prozesses, das einen entsprechenden ↑Repressor aktiviert, so daß dieser mit spezif. regulator. Sequenzen der DNA (↑Operator) in Wechselwirkung treten kann u. damit die ↑Transkription blockiert. ↑Enzymrepression.

Cori, Carl Ferdinand (1896–1984), Pharmak. u. Biochem., Buffalo, St. Louis. 1947 Nobelpreis für Med./Physiol. (mit Gerty Theresa Cori u. B. A. Houssay) „für ihre Entdeckung des katalytischen Glykogenstoffwechsels".

Cori, Gerty Theresa (1896–1957), Biochem., Buffalo, St. Louis. 1947 Nobelpreis für Med./Physiol. (mit Carl Ferdinand Cori u. B. A. Houssay) „für iher Entdeckung des katalytischen Glykogenstoffwechsels".

Corioliskraft: durch die Erdrotation entstehende Kraft, die eine wesentl. Triebkraft der Wettervorgänge darstellt u. für die gegen den Uhrzeigersinn verlaufenden Bewegungen der Tiefdruckgebiete verantwortl. ist.

Corium ⟨*lat*⟩ *n*: veraltet für ↑Dermis.

Cori-Zyklus (nach Carl Ferdinand u. Gerty Theresa C.) ↑Glukose-Laktat-Zyklus.

Cormack, Allan Macleod (geb. 1924), amerik. Physiker, Medford, Mass. 1979 Nobelpreis für Med./Physiol. (mit G. N. Hounsfield) „für ihre Entwicklung der Computertomographie".

Cornea ⟨*lat*⟩ *f* ↑Kornea.

Cornea farinata: erbl. Hornhautdystrophie mit weißl. Tropfen in der Tiefe.

Cornea globata ↑Megalokornea.

Cornea guttata: degenerative Erkrankung der Descemet-Membran u. des Endothels, die erst unter auslösenden Bedingungen zur endothelialen Dystrophie führt.

Cornea plana: angeborene Abflachung der Hornhaut des Auges, deren Durchmesser auf weniger als 10 mm vermindert ist (↑Mikrokornea). Abflachung bedingt Brechkrafterniedrigung auf etwa 20–25 Dioptrien (korneale Hyperopie). Oft Kombinationen mit ↑Mikrophthalmus, ↑Glaukom, ↑Kolobom, ↑Sklerokornea. 1912 erstmals als kongenital-fam. Form beschrieben. Autosomal dominanter u. rezessiver Erbgang.

Cornelius, Alfons (1865–1933), dt. Neurol., Berlin. ↑Nervenpunktmassage.

Cornet, Georg (1858–1915), dt. Tuberkulosearzt, Bad Reichenhall, Berlin.

Cornet-Lokalisationsgesetz (nach Georg C.): im Tierexperiment nachgewiesene lymphogene Ausbreitung der Tuberkulosebakterien vom Ort der Primärinfektion in die regionären Lymphknoten u. spezif. Lymphadenitis derselben. Von Parot auf die Vorgänge bei der Bildung des Primärkomplexes angewendet.

Cornu ⟨*lat*⟩ *n*: *Pl* Cornua; Horn, hornförmiger Fortsatz.

Cornua lateralia: Seitenhörner des Rückenmarks, seitl. Teile der grauen Substanz des Rückenmarks im Querschnitt; formieren am räuml. Gebilde die Seitensäulen (Columnae laterales) u. sind bes. im Brustteil des Rückenmarks ausgebildet.

Cornua posteriora: Hinterhörner des Rückenmarks, nach hinten gelegene, schmal ausgezogene Teile der grauen Substanz des Rückenmarks im Querschnitt; formieren am räuml. Gebilde die Hintersäulen (Columnae posteriores).

Cornu coccygeum: Steißbeinhorn; paariger, nach kranial, gegen das Kreuzbein gerichteter Knochensporn des 1. Steißbeinwirbels.

Cornu cutaneum: Hauthorn, hornartige Hyperkeratose, bes. als Keratosis senilis, ↑Spinaliom.

Cornu frontale: Cornu anterius; Vorderhorn des Seitenventrikels, Ausdehnung des zentralen Hohlraums des Großhirns in den Stirnlappen.

Cornu majus: großes Horn des Zungenbeins; nach hinten gerichtet.

Cornu minus: kleines Horn des Zungenbeins; nach hinten u. oben gerichtet.

Cornu occipitale: Cornu posterius; Hinterhorn des Seitenventrikels; Ausdehnung des zentralen Hohlraums des Großhirns in den Okzipitallappen.

Cornu sacrale: Kreuzbeinhorn; paariger, nach kaudal, gegen das Os coccygis gerichteter Knochensporn des Os sacrum.

Cornu superius: oberes Horn der Schildknorpelseitenplatte.

Cornu temporale inferius: 1. Unterhorn des Seitenventrikels; Ausdehnung des zentralen Hohlraums des Großhirns in den Schläfenlappen. 2. unteres Horn der Schildknorpelseitenplatte; verbindet sich gelenkig mit dem Ringknorpel.

Corona ⟨*lat*⟩ *f*: Kranz, Krone.

Corona ciliaris: Pars plicata des ↑Corpus ciliare, innerer Kranz mit 70–80 radiären Fortsätzen, Processus ciliares, an deren Epithel die Fibrae zonulares befestigt sind, die zum Linsenäquator ziehen u. für die ↑Akkommodation wichtig sind.

Corona dentis: Zahnkrone.

Corona glandis: zirkulärer Wulst an der Basis der Eichel des Penis.

Corona mortis: der „Totenkranz", abnormer Ursprung der A. obturatoria aus der A. epigastrica caudalis. Verletzungsgefahr bei Operation der Hernia femoralis.

Corona phlebectatica paraplantaris: „kronenartige" Veränderung der oberflächl. Knöchelvenen; Stauungsflecke u. Venenektasien. Frühzeichen einer chron. venösen Insuffizienz mit Abflußbehinderung des Blutes aus dem Fuß.

Corona radiata: einschichtig radiär zur ↑Zona pellucida der Eizelle (↑Ovocytus) angeordnete Follikelepithelzellen des Eihügels (↑Cumulus oophorus).

coronarius ⟨*lat*⟩ *Adj*: koronar; die Corona betreffend.

Coronary-steal-Syndrom ⟨*engl*⟩: Blutverteilungsstörungen im Myokard als Ergebnis zweier miteinander über Kollateralen konkurrierender Stromgebiete, von denen das eine über intakte (Donorarterie), das andere über stenosierte (Rezeptorarterie) Koronararterien versorgt wird. Bei zusätzl. O_2-Mangel infolge Herabsetzung des Strömungswiderstands im Stromgebiet der Donorarterie Umkehr des Druckgradienten; Folge Sistieren der kollateralen Blutversorgung bzw. Abstrom von Blut aus dem prim. gefährdeten Gebiet mit Ausbildung eines O_2-Mangels u. Gewebetod. Abb.

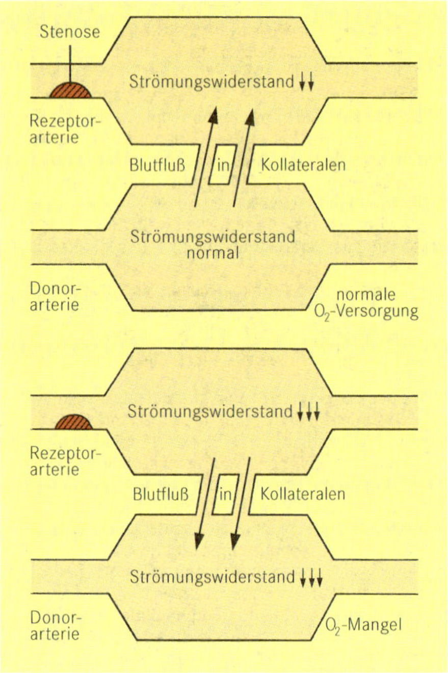

Coronary-steal-Syndrom.
Schematische Darstellung

Corona veneris: papulöse Frühsyphilis auf der Stirn.

Coronaviridae ⟨*lat*⟩ *f pl*: Virusfamilie mit den Gattungen ↑Coronavirus u. ↑Torovirus. Strahlenförmig aus der Oberfläche herausragende ↑Peplomeren erscheinen elektronenmikroskop. wie eine Sonnenkorona. Pleomorphes Virion, Durchmesser 70–160 nm. RNA-Genom. Helikal symmetr. Kapsid mit Envelope. C. können beim Menschen Atemwegserkrankungen auslösen. ↑Coronavirusinfektion.

Coronavirus: Virusgattung der Fam. ↑Coronaviridae. Vorkommen bei Säugetieren u. Vögeln. Humanpathogen ist das humane Coronavirus, das weltweit beim Menschen verbreitet ist. ↑Coronavirusinfektion.

Coronavirusinfektion: **C. beim Menschen**: durch Viren der Gattung Coronavirus verursachte akute, meist banale Erkältungskrankheit im Winter u. Frühling mit Rhinitis, grippeähnl. Erkrankung u. bes. bei Säuglingen u. Kleinkindern vorkommenden Pneumonien; ca. 25 % aller ↑Atemwegsinfektionen. Tröpfcheninfektion, Inkubationszeit 2–5 Tage. Reinfektion mögl. Die Diagnostik erfolgt virol.-serol. **C. bei Tieren**: die durch ↑Coronaviridae verursachten ökonom. wichtigen Tierkrankheiten sind nicht auf den Menschen übertragbar, sondern wirtsspezif.: a) Transmissible Gastroenteritis der Schweine mit hoher Mortalität bei jungen Saugferkeln, b) Erbrechen u. Kümmern beim Saugferkel mit hoher Letalität, c) Infektiöse Bronchitis des Huhnes, v. a. bei Jungtieren zwischen 10.–20. Lebenstag, d) Mäusehepatitis.

Corpora amylacea ⟨*lat*⟩ *n Pl*: Amyloidkörperchen; in Prostata, Gelenken u. ZNS auftretende Körperchen. Bestandteil des Harnsediments bei Beimengungen von Prostatasekret, im Mikroskop als konzentr. geschichtete, stärkekörnerähnl. Strukturen nachzuweisen, auch in Lungenalveolen vorkommend.

Corpora oryzoidea: Reiskörperchen; in Exsudaten tuberkulöser Entzündungen in Gelenken, Schleimbeuteln u. Sehnenscheiden vorkommend. Entstehen durch regressive Vorgänge aus den Granulationen, dem Zelldetritus u. dem Exsudat.

Corpora quadrigemina: Vierhügelkörper. Bez. für die beiden Colliculi superiores u. beide Colliculi inferiores der ↑Lamina tectalis des Mittelhirns.

Corps ronds ⟨*frz*⟩ *Pl*: isolierte vorzeitige Verhornung einzelner Stachelzellen; Zeichen einer ↑Dyskeratose.

Cor pulmonale: über der Norm liegende Druckbelastung des re. Ventrikels durch Einschränkung des kapillären Gesamtquerschnitts. **Akutes C. p.** bei plötzl. Verlegung von mehr als 50 % des Gesamtgefäßquerschnitts infolge Embolisation, seltener bei akuter Bronchialobstruktion. Wegen fehlender Adaptationszeit meist irreversible Herzinsuffizienz u. letaler Ausgang. Beim **chron. C. p.** kommt es über längere Zeit zu einer Adaptation des re. Ventrikels an den erhöhten pulmonalen Gefäßwiderstand in Form einer Myokardhypertrophie. Hauptursache des chron. C. p. sind chronische unspezifische ↑Lungenkrankheiten, prim. pulmonale, parenchymatöse o. vaskuläre Erkrankungen. Klin. Zeichen: ↑Herzinsuffizienz mit Anfällen von Kurzatmigkeit bis zum asthmoiden Anfall.

Corpus ⟨*lat*⟩ *n*: *Pl* Corpora; Korpus; Körper.

Corpus adiposum: Fettkörper; Ansammlung von Fettgewebe in der Wange (C. a. buccae ↑Bichat-Fettpropf), unterhalb der Kniescheibe (C. a. infrapatellare) u. in der Augenhöhle (C. a. orbitae).

Corpus albicans: bindegewebige Narbe im Ovarium als Rest eines Corpus luteum cyclicum. ↑Ovar). Abb.

Corpus amygdaloideum: Mandelkörper, grauer Kern des Großhirns nahe der Spitze des Schläfenlappens, welcher zum limb. System gehört.

Corpus atreticum: bindegewebige Narbe im Ovarium nach Follikelatresie. ↑Ovar.

Corpus callosum: Balken des Gehirns; verbindet beide Großhirnhemisphären miteinander.

Corpus-callosum-Agenesie ↑Balkenmangel.

Corpus cavernosum: Schwellkörper, z. B. an Klitoris, Penis, Urethra. Aus Bindegewebe u. glatter Muskulatur bestehender schwammartiger Körper, der bei Blutfüllung seiner sonst zusammengefallenen Hohlräume anschwillt.

Corpus cavernosum clitoridis: Körper des Kitzlers; entsteht aus Vereinigung beider Crura clitoridis. ↑ Klitoris.

Corpus cavernosum penis: erektiler Schwellkörper des Penis; paarig mit (unvollständiger) Trennung durch ein Septum, umgeben von einer dicken Tunica albuginea aus Bindegewebe. Hohlräume (Cavernae corporum cavernosorum) im Innern werden aus der A. profunda penis u. ihren rankenartigen Ästen (Aa. helicinae) mit Blut gefüllt; durch gleichzeitigen Verschluß des venösen Abflusses wird bei der Erektion des Penis eine anhaltende Blutfüllung des C. c. p. erreicht. Abb.

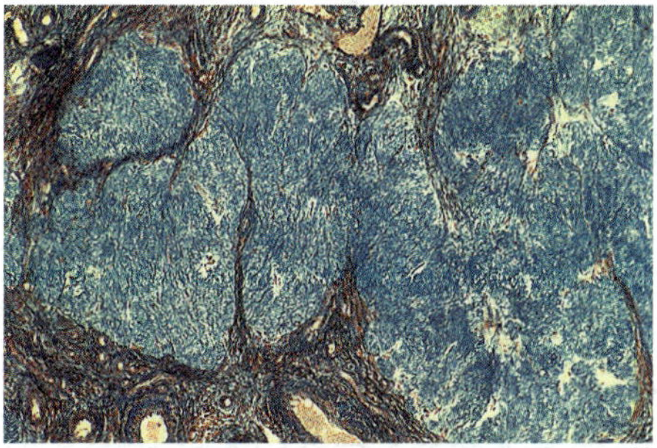

30

Corpus albicans. Histologischer Schnitt durch das Ovar, Azanfärbung; die interzellularsubstanzreiche Bindegewebenarbe (Blaufärbung) weist die Form des Corpus luteum auf.

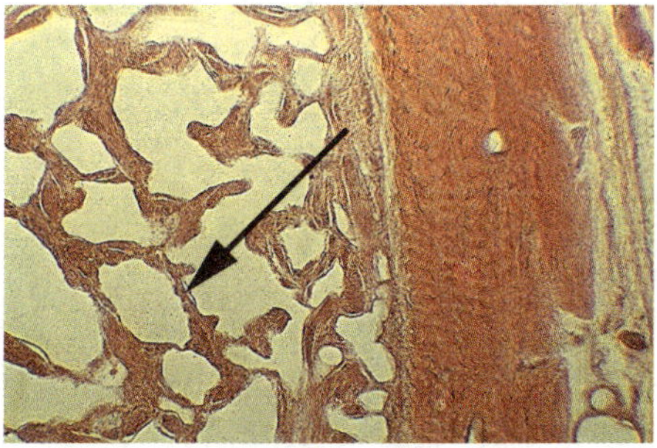

30

Corpus cavernosum penis. Histologischer Schnitt durch den Penis, HE-Färbung; dicke Tunica albuginea (rechts) sowie Trabekel (Pfeil) als Begrenzung der unregelmäßigen Kavernen

Corpus cavernosus urethrae ↑Corpus spongiosum penis.

Corpus ciliare: Strahlenkörper; Teil der Tunica vasculosa bulbi des Auges, der zwischen ↑Choroidea u. ↑Iris gelegen ist. Besteht aus radiär auf den Linsenmittelpunkt ausgerichtete Falten und Fortsätze, Beginn: Ora serrata, Ende: Iriswurzel. Das C. c. hat einen äußeren Ring (Orbiculus ciliaris o. Pars plana) mit Falten (Plicae ciliares) und einen inneren Kranz (Corona ciliaris o. Pars plicata) mit Fortsätzen (Processus ciliares). Zwischen letzteren entspringen die Zonulafasern, die zur Linse ziehen. Schichten: 1. Epithel (Pars ciliaris retinae) zweischichtig: a) Epithelium nonpigmentosum (Fortsetzung der Pars nervosa retinae, aber einschichtig), b) Epithelium pigmentosum (Fortsetzung der Pars pigmentosa retinae). Das Epithel produziert das Kammerwasser. 2. Stroma: lockeres Bindegewebe u. Gefäße. 3. Musculus ciliaris, glatter Muskel mit drei Teilen: Fibrae meridionales, Brücke-Muskel, Fibrae radiales, Iwanow-Muskel, Fibrae circulares, Müller-Muskel. Der M. ciliaris verändert über die Span-

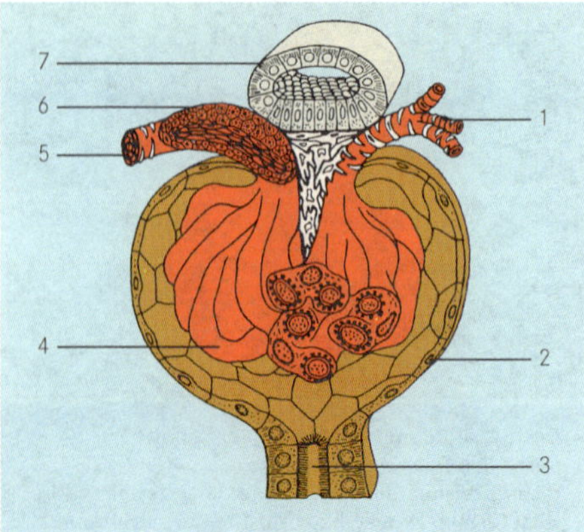

Corpusculum renale (Abb. 1).
1: Arteriola efferens; 2: Bowman-Kapsel;
3: proximaler Tubulus; 4: Glomeruluskapillare;
5: Arteriola afferens; 6: Myoepithelzellen;
7: Macula densa

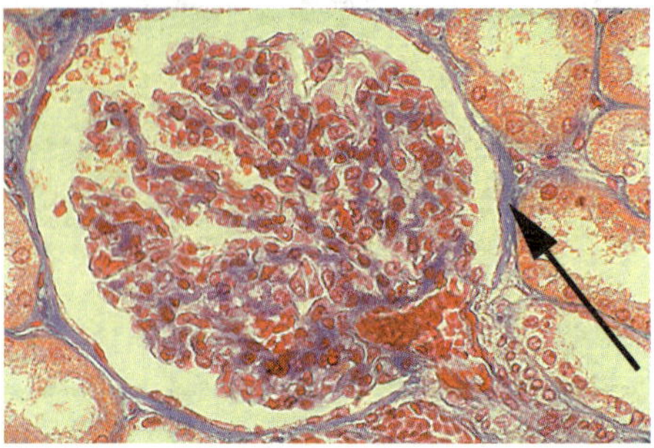

30

Corpusculum renale (Abb. 2). Histologischer Schnitt durch die Niere, Azanfärbung; C. r. mit Gefäßpol, Gefäßknäuel (Glomerulus) mit Lobuli u. Bowman-Kapsel (Pfeil) als Begrenzung

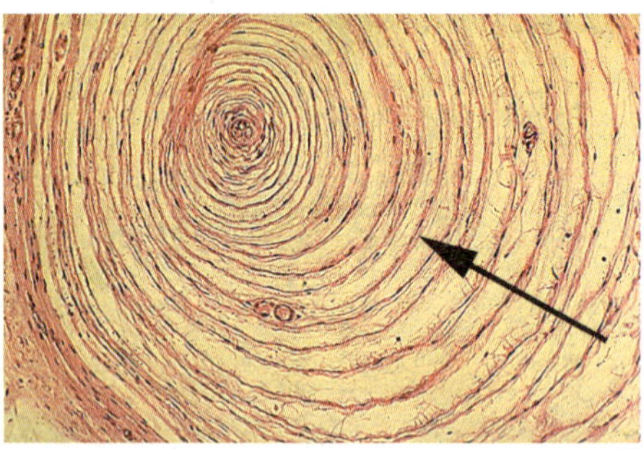

30

Corpusculum lamellosum. Histologischer Schnitt durch die Subkutis, HE-Färbung; Kapsel (links), Lamellen des Außenkolbens (Pfeil), zentral der kleine Innenkolben

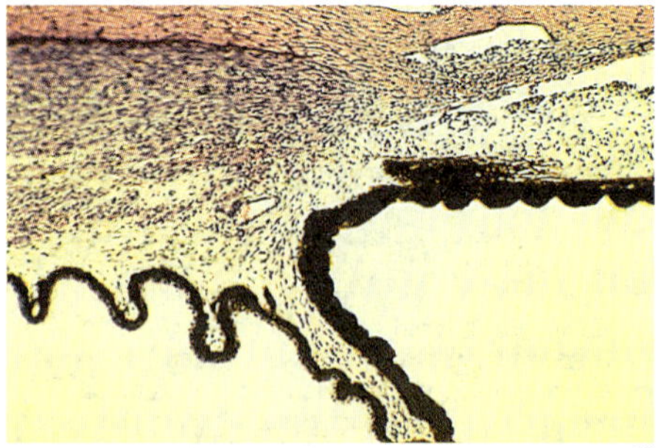

30

Corpus ciliare. Histologischer Schnitt durch das C. c., HE-Färbung; Processus ciliares u. Iris mit Pigmentepithel, Musculus ciliaris (innen)

nung der Zonulafasern die Linsenwölbung. ↑Linse. ↑Akkommodation. Abb.

Corpus costae: Rippenkörper; Hauptteil der Rippe vom Tuberculum costae bis zum Vorderende.

Corpuscula ⟨*lat*⟩ *n Pl* ↑Corpusculum.

Corpuscula amylacea: Amyloidkörperchen; im Gehirn u. a. Organen (z. B. Prostata) auftretende Degenerationszeichen.

Corpuscula sanguinis: Blutkörperchen.

Corpusculum ⟨*lat*⟩ *n* : *Pl* Corpuscula; Körperchen.

Corpusculum basale: Teil der ↑Zilie.

Corpusculum bulboideum
↑Golgi-Mazzoni-Körperchen.

Corpusculum chromatini sexualis
↑Barr-Körperchen, ↑X-Chromosom.

Corpusculum lamellosum: Vater-Pacini-Lamellenkörperchen; Vibrationsrezeptor. Lokalisation: überwiegend Tela subcutanea der Haut, auch Mesenterien, Peritoneum, Pleura u. a. **Struktur**: 1. Innenkolben aus zytoplasmat. Lamellen von Schwann-Zellen, dazwischen Verzweigungen eines dendrit. Axon, 2. Außenkolben aus 50–70 lamellenartig ausgezogenen Bindegewebezellen als Fortsetzung des Perineurium, zwischen denen sich Flüssigkeit befindet, 3. Bindegewebekapsel. Größe: 2 mm breit, 4 mm lang. Abb.

Corpusculum nervosum capsulatum: von einer Bindegewebekapsel umgebene Rezeptororgane der Haut. ↑Corpusculum lamellosum, ↑Corpusculum tactus, ↑Golgi-Mazzoni-Körperchen.

Corpusculum nervosum noncapsulatum: kapselloses Merkel-Tastkörperchen im Stratum basale der Epidermis. Merkel-Zellen werden unterlagert von einer flachen Endigung eines dendrit. Axon (Merkel-Scheibe, Meniscus tactus).

Corpusculum renale: Malpighi-Körperchen der Niere, Ort der Blutfiltration; runde Körperchen mit einem Durchmesser von 150–250 µm. **Struktur**: 1. Becherförmig eingestülpte epitheliale Kapsel (↑Bowman-Kapsel) mit innerem Blatt aus Podozyten, das den Kapillaren aufliegt, u. äußerem Blatt, das sich am Harnpol (Polus tubularis) in den Tubulus renalis fortsetzt. Dazwischen Lumen capsulae (Bowman-Raum) in den hinein der Primärharn filtriert wird. 2. Gefäßknäuel (Glomerulus) mit dem Rete capillare glomerulare; die Kapillaren bilden Lobuli, von denen jeder einen Stiel, die Mesangium-Region besitzt,

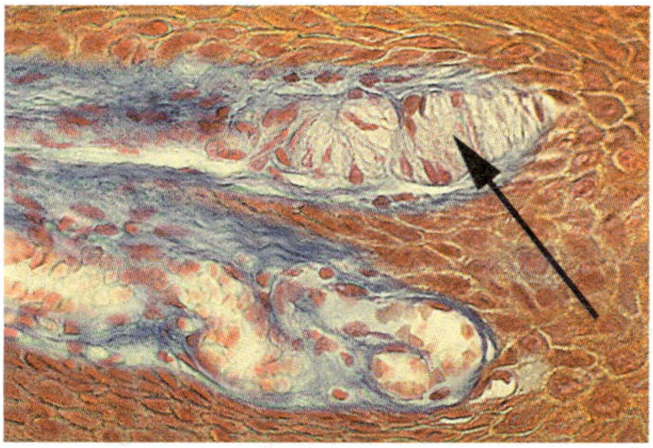

30

Corpusculum tactus (Abb. 1). Histologischer Schnitt durch die Fingerhaut, Azanfärbung; Papillen der Dermis, unten Kapillaren, oben ein C. t. (Pfeil) mit keilförmigen Schwann-Zellen

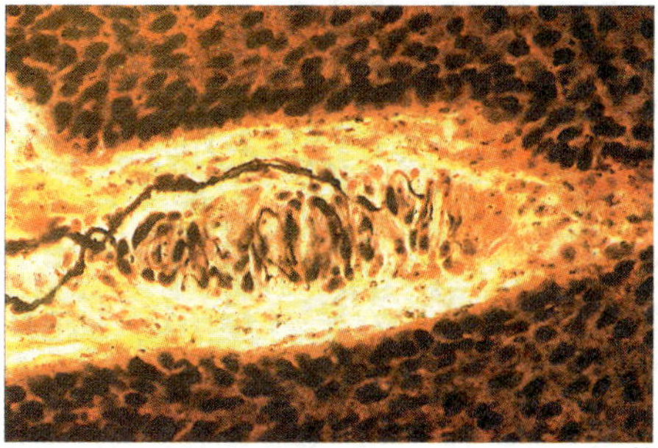

30

Corpusculum tactus (Abb. 2). Histologischer Schnitt durch die Fingerhaut, Silberimprägnation; Nervenfaserverzweigung zwischen den keilförmigen Schwann-Zellen des C. t.

C

bestehend aus Mesangiumzellen u. mesangialer Matrix (Lamella hyalini). Am Gefäßpol (Polus vascularis) treten art. Gefäße ein u. aus (Arteriola glomerularis afferens/efferens). Hier liegt auch der **juxtaglomeruläre Apparat**: 1. ↑Macula-densa-Zellen (zellreicher Mittelstückteil mit Kontakt zur Kapsel, Sensor für Na^+-Konzentration), 2. endokrine Myoepithelzellen in der Tunica media der Arteriolae glomerulares (Renin-Produzenten), 3. extraglomeruläres Mesangium (Polkissen, Goormaghtigh-Zellen, Lacis-Zellen), das reich an Angiotensinase ist. Alle drei regeln über das Renin-Angiotensin-System die Nierendurchblutung u. gleichzeitig den Blutdruck. Abb. 1 u. 2.

Corpusculum residuale: Residualkörper; ↑Telolysosom.

Corpusculum tactus: Meissner-Tastkörperchen; Mechanorezeptor. Lokalisation: Stratum papillare der Lederhaut (Dermis). Struktur: Kernfreie Fortsätze modifizierter Schwann-Zellen liegen keilförmig übereinander; der kernhaltige Zellteil liegt peripher, dazwischen Verzweigungen eines dendrit. Axon. Die basale Hälfte des C. t. hat eine Bindegewebekapsel. Größe: 50 µm breit, 100 µm lang. Abb. 1 u. 2.

Corpusculum thymicum: ↑Hassall-Körperchen, ↑Thymus.

Corpus delicti: Gegenstand des Verbrechens, Tatwerkzeug. Darf vom Arzt erst angerührt werden, wenn es kriminalist. erlaubt ist (Daktyloskopie usw.)

Corpus epididymidis: Körper des Nebenhodens.

Corpus femoris: distal der Trochantergegend sich anschließender Schaftteil des Oberschenkelknochens.

Corpus fibulae: der distal des Kopfs sich anschließende Schaftteil des Wadenbeins.

Corpus fornicis: mittlerer, unpaarer Teil des ↑Fornix.

Corpus geniculatum laterale: seitl. Kniehöcker; Vorwölbung an der Hinterfläche des Thalamus, hervorgerufen durch Ganglienzellansammlungen, an denen die Sehbahn vom 3. auf das 4. Neuron umschaltet.

Corpus geniculatum mediale: innerer Kniehöcker; Vorwölbung an der Hinterfläche des Thalamus, hervorgerufen durch Nervenzellen, an welchen die Hörbahn umschaltet.

Corpus haemorrhagicum: Rest des reifen Tertiärfollikels (Graaf-Follikel) unmittelbar nach der ↑Ovulation mit in Falten zusammengefallener Follikelwand u. Blut in der Resthöhle. Früher: Corpus rubrum.

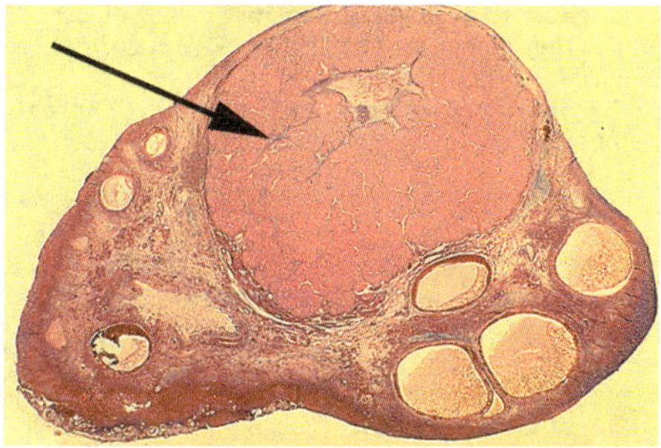

30

Corpus luteum (Abb. 1). Histologischer Schnitt durch das Ovar, Azanfärbung; Übersicht mit Tertiärfollikeln u. einem C. l. (Pfeil) mit zentralem Fibrinpfropf

Corpus Hippocraticum: Schriften der antiken gr. Med. (3. Jh. v. Chr.), die Hippokrates zugeschrieben wurden, deren exakte Zuordnung jedoch äußerst schwierig ist. Das C. H. enthält Beschreibungen best. Krankheitsbilder wie erbl. Anomalien, Epilepsie, Strabismus, Alopezie u. a.

Corpus humeri: Schaftteil des Oberarmknochens.

Corpus incudis: Körper des Amboß im Mittelohr.

Corpus liberum: Gelenkkörper, Arthrolith; im Gelenkraum befindl. freier Körper.

Corpus linguae: Zungenkörper; Hauptteil der Zunge hinter der Zungenspitze.

Corpus luteum: Gelbkörper; entsteht aus dem Corpus haemorrhagicum durch Hypertrophie der Wandzellen (Follikelepithelzellen werden zu Granulosaluteinzellen, Thekazellen zu Thekaluteinzellen); zentral findet sich ein Fibrinpfropf. Die Gelbfärbung (unfixiert u. ungefärbt) entsteht durch Lipochromeinlagerung neben Fetttropfen. Das C. l. bildet Gelbkörperhormon (Progesteron), das auf die Uterusschleimhaut wirkt. Abb. 1 u. 2 (S. 378).

Corpus luteum cyclicum: Gelbkörper im menstruellen Zyklus, dessen Hormon die Nidation vorbereitet. Wird nach Nichtbefruchtung zum ↑Corpus albicans zurückgebildet.

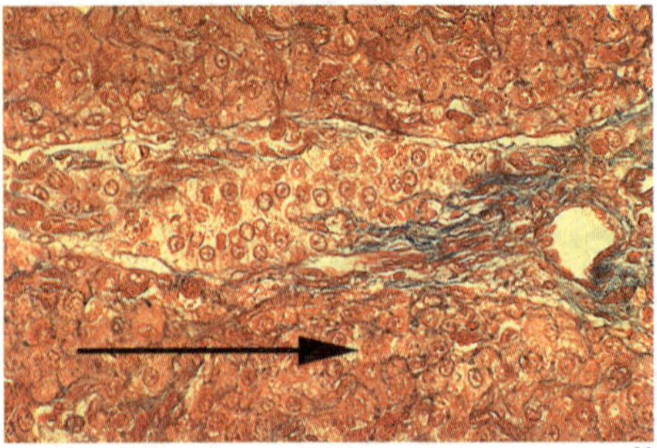

30

Corpus luteum (Abb. 2). Histologischer Schnitt durch das Ovar, Azanfärbung; Wand des C. l. mit großen Granulosaluteinzellen (Pfeil) u. kleinen, gefäßnahen Thekaluteinzellen

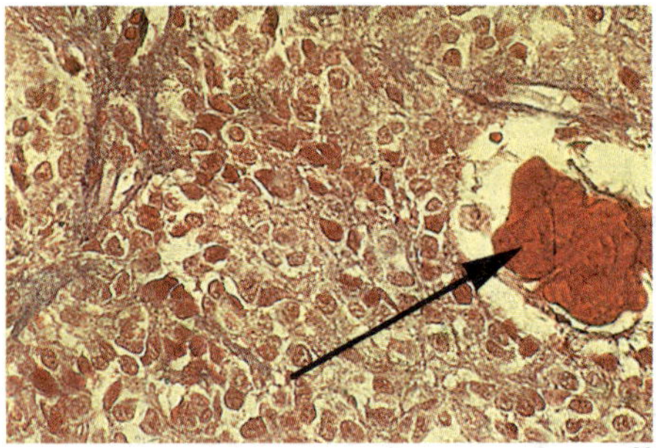

30

Corpus pineale. Histologischer Schnitt, Azanfärbung; dicht gelagerte Zellen (Pinealozyten) u. Acervulus cerebri (Pfeil)

Corpus luteum graviditatis: Gelbkörper, der bis zum vierten Monat der Gravidität wächst. Danach Hormonbildung in der Plazenta.

Corpus-luteum-Hormone: Im Corpus luteum, das nach der Ovulation aus den die Eizelle umgebenden Granulozellen entsteht u. als endokrine Drüse fungiert, werden ↑Progesteron u. ↑Östrogene gebildet. Falls keine Befruchtung erfolgt, beginnt etwa 12 Tage nach der Ovulation die Rückbildung des Gelbkörpers. Die Hormone des Gelbkörpers unterdrücken die Reifung neuer Follikel. Bei Befruchtung wandelt das ↑Choriongonadotropin den Gelbkörper in den Schwangerschaftsgelbkörper (Corpus luteum graviditatis) um.

Corpus mamillare: Mamillarkörper; paarige, halbkugelige Auftreibung an der Unterfläche des Hypothalamus. Die sie bedingenden Kerngebiete gehören zur Riechformation u. zum limb. System.

Corpus mandibulae: Unterkieferkörper; parabelförmig gebogener, horizontaler Teil des Unterkiefers.

Corpus maxillae: Körper des Oberkiefers.

Corpus medullare: Marklager des Kleinhirns.

Corpus multitubulare: Weibel-Palade-Körper; spezif. Endothel-Organelle (SEO), Membranumgebene Organelle in Endothelzellen, 0,3–0,6 µm lang, 0,15 µm dick mit einigen longitudinal orientierten Mikrotubuli im Inneren.

Corpus neuroni: Zelleib der Nervenzelle ohne die Fortsätze (Axon, Dendriten); früher: Perikaryon.

Corpus ossis hyoidei: Körper des Zungenbeins; nach vorn konvex gekrümmt.

Corpus ossis ilii: unterer, dickerer Teil des Darmbeins, der sich an der Bildung der Hüftgelenkpfanne (Acetabulum) beteiligt.

Corpus ossis ischii: oberer, dicker Teil des Sitzbeins, bildet den Hauptteil des Acetabulums.

Corpus ossis metacarpalis: dreiseitiges Mittelstück eines Mittelhandknochens.

Corpus ossis metatarsalis: dreiseitiges Mittelstück eines Mittelfußknochens.

Corpus ossis pubis: laterales, hinteres, dickeres Stück des Schambeins, welches sich an der Bildung des Acetabulums beteiligt.

Corpus ossis sphenoidalis: Keilbeinkörper.

Corpus pancreatis: mittlerer Abschnitt der Bauchspeicheldrüse.

Corpus penis: Penisschaft; mittlerer Teil des männl. Gliedes.

Corpus phalangis: das mittlere Stück einer Phalanx (der einzelnen Finger- bzw. Zehenknochen).

Corpus pineale: Epiphysis cerebri, Epiphyse, Zirbeldrüse, Pinealorgan; Teil des Zwischenhirns, am kaudalen Ende des III. Ventrikels gelegene, mit dem Thalamus dorsalis durch die ↑Habenulae verbundene Hormondrüse neuroektodermalen Ursprungs; stellt in gewissem Sinne den Gegenspieler der Hypophyse dar u. steuert aufgrund ihrer Beziehungen zum Lichtsinn viele Lebensrhythmen mit (Tages-, Jahresrhythmus). Regulator von Regulatoren, kein direkter Einfluß auf Endorgane. Das C. p. ist ein etwa 5–10 mm langes zapfenförmiges Organ, weist eine Läppchenstruktur auf u. besteht aus polygonalen, Pinealzellen (Endocrinocytus pinealis), teils schwach anfärbbare Zellen (Endocrinocytus lucidus), teils kräftig gefärbte Zellen (Endocrinocytus densus) u. ferner Interstitialzellen, welche zu den fasrigen Astrozyten gehören. Zahl der Gliafasern u. ↑Acervulus cerebri nehmen mit steigendem Lebensalter zu. C. P. der Säugetiere phylogenet. ableitbar von photosensitiven, mit Gehirn durch Fasern in Verbindung stehendem Parietalauge der Fische u. Amphibien. Bei Säugetieren keine efferenten u. afferenten Verbindungen zum Gehirn, Innervation durch sympath. postganglionäre Fasern des ↑Ganglion cervicale superius, das über den Tractus opticus accessorius mit der ↑Retina in Verbindung steht. Im c. P. wird ↑Serotonin über N-Acetylserotonin in N-Acetyl-5-Methoxytryptamin (↑Melatonin) umgewandelt. An Umsetzungen beteiligte Enzyme ändern ihre Aktivität bei Hell-Dunkel-Wechsel. Erhöhung während Dunkelheit, bleibt nach Durchtrennung sympath. Innervation aus. Melatonin wird an Blutbahn abgegeben, reguliert Wirkungen anderer Hormone, bevorzugt hemmende Effekte auf Reproduktionssystem durch Unterdrückung der Gonadotropinsekretion (↑Gonadotropine); Gegenspieler des MSH (Melanozyten stimulierendes Hormon) aus der Hypophyse. Abb.

Corpus radii: dreiseitiger Schaft der Speiche.

Corpus rubrum ↑Corpus haemorrhagicum.

Corpus spongiosum penis: unpaarer Schwellkörper des Penis, umschließt die Harnröhre, beginnt als Bulbus u. endet als ↑Glans penis. Die Bluträume (Cavernae) gleichen einem Venengeflecht. Im Ggs. zum ↑Corpus cavernosum penis ist der venöse Abfluß ständig mögl. (kompressibler Schwellkörper). Abb.

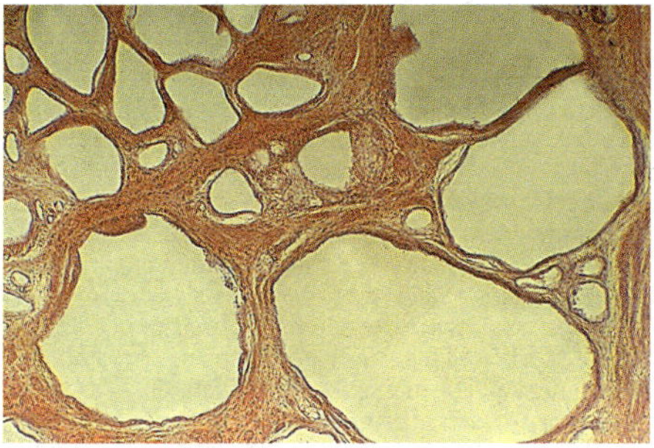

30

Corpus spongiosum penis. Histologischer Schnitt durch den Penis, HE-Färbung; regelmäßig geformte, venenähnliche Kavernen

Corpus sterni: mittleres Stück des Brustbeins.

Corpus striatum: Striatum; Streifenkörper; Teil der Basalganglien des Großhirns, bestehend aus ↑Nucleus lentiformis u. ↑Nucleus caudatus, streifige Verbindungen zwischen Caput nucleus caudati u. Nuclei lentiformis. Unter Striatum versteht man in der Klinik nur die Motorik hemmenden Kerngebiete von ↑Putamen u. Nucleus caudatus.

Corpus tali: Sprungbeinkörper; hinterer, unterer Teil des Talus.

Corpus tibiae: Schaft des Schienbeins.

Corpus trapezoideum: Trapezkörper; im hinteren Bereich der Brücke gelegene Zellgruppen u. quere, zur Gegenseite kreuzende Faserzüge, welche Bestandteile der Hörbahn sind.

Corpus ulnae: Schaft der Elle.

Corpus unguis: mittlerer Hauptteil des Finger- bzw. Zehennagels.

Corpus uteri: Gebärmutterkörper.

Corpus ventriculi: Magenkörper; der Hauptabschnitt des Magens.

Corpus vertebrae: Wirbelkörper; ↑Vertebra.

Corpus vesicae: Körper der Harnblase.

Corpus vesicae felleae: Körper der Gallenblase.

Corpus vitreum: ↑Glaskörper des Auges.

Corrigentia ⟨*lat*⟩ *n Pl* ↑Korrigenzien.

Corrin: Grundkörper des ↑Vitamin B_{12}.

corrosivus ⟨*lat*⟩ *Adj*: annagend, anfressend.

Cortex ⟨*lat*⟩ *m* ↑Kortex.

Cortex cerebelli: Kleinhirnrinde; ↑Cerebellum.

Cortex cerebri ↑Großhirnrinde.

Cortex glandulae suprarenalis: Nebennierenrinde; ↑Glandula suprarenalis.

Cortexon: Desoxycorticosteron; ↑Mineralokortikoid der Nebennierenrinde. Vorläufer des Aldosterons u. des Corticosterons, ohne jede glukokortikoide Aktivität.

Cortex renalis: Nierenrinde; ↑Niere.

Corti, Alfonso Marchese de (1822–1876), Anat., Wien, Würzburg. Untersuchungen über das Gehörorgan.

corticalis ⟨*lat*⟩ *Adj*: die Rinde betreffend.

Corticalis ⟨*lat*⟩ *f*: Kortikalis; Kurzw. für Substantia corticalis; dichte, äußere Knochensubstanz um die lockere innere ↑Spongiosa der Knochenepiphysen.

Corticoide ↑Kortikoide.

Corticosteron: ein Hormon der Nebennierenrinde. Es entsteht aus dem Cholesterin über Pregnenolon, Progesteron u. 11-Desoxycorticosteron. ↑Glukokortikoid.

Corticotropin ↑Hormon, adrenokortikotropes.

Cortinarius-Arten: ↑Giftpilze, ↑Schleierlinge.

Corti-Organ (nach Alfonso M. de C.) ↑Organum spirale.

Cortisol: Hydrokortison, Steroidhormon; wichtigstes ↑Glukokortikoid; Reduktionsprodukt des ↑Kortisons. Es wird aus dem Cholesterin in der Zona fasciculata der Nebennierenrinde gebildet; seine Synthese u. Sekretion werden durch das adrenokortikotrope ↑Hormon stimuliert. Überproduktion von C. führt zum ↑Hypercortisolismus, verminderte Sekrektion bzw. Ausfall liegt bei ↑Nebennierenrindeninsuffizienz vor.

Cortisol binding globulin: Cortisol ist im Plasma zu etwa 95 % an ein Globulin, das Transcortin, gebunden; nur die freie Form ist biol. aktiv.

Cortison ↑Kortison.

Cor triatriatum: sehr seltene Fehlbildung des Herzens, wobei dem li. Vorhof ein weiterer Hohlraum aufsitzt. Dieser entspricht dem erweiterten, während der Entwicklung nicht in den li. Vorhof einbezogenen Pulmonalvenensinus. In ihn münden die vier Pulmonalvenen.

Cor triloculare biatriatum: singulärer Ventrikel; seltene Fehlbildung des Herzens, wobei beide Vorhöfe in einem gemeinsamen Hohlraum münden, der (meist) dem li. Ventrikel entspricht. Es fehlt der Einströmungsteil des re. Ventrikels, der rudimentäre Ausströmungsteil stellt eine 2. Ausflußbahn des erhaltenen li. Ventrikels dar. Es besteht ein großer Links-Rechts-Shunt auf Ventrikelebene. Häufige Fehlbildungskombinationen: Transposition der großen Arterien, Aortenisthmusstenose, subvalvuläre Pulmonalstenose, Milzagenesie.

Cor triloculare biventriculare: sehr seltene, lebenswidrige Fehlbildung des Herzens, bei der ein gemeinsamer Vorhof in zwei normale Ventrikel mündet. Es liegt ein großer Septum-primum-Defekt mit nachfolgender Degeneration des Septum II zugrunde. Komplettes Fehlen der Vorhofscheidewand selten. Links-Rechts-Shunt, Druckanstieg im re. Ventrikel u. der A. pulmonalis, Herzversagen. Häufige Fehlbildungskombination: Pulmonalstenose.

Cor villosum: bei Pericarditis fibrinosa entstehende zottig-rauhe Oberfläche des Pericards, bedingt durch die Herzkontraktionen.

Corvisart, Jean-Nicolas (1755–1821), frz. Int., Schüler von L. Dubois de Rochefort (1750–1786); Leibarzt Napoleons, Leiter der Pariser Charité, Prof. am Collège de France. C. übernahm die von der älteren Wiener Schule erzielten diagn. Fortschritte u. wurde zum Mitbegründer der Pariser klin. Schule, die durch die enge Verbindung von physikal. Untersuchung u. Sektion gekennzeichnet war. Seine frz. Übersetzung der Auenbrugger-Schrift über die Perkussion (1808) verschaffte dieser Untersuchungsmethode große Aufmerksamkeit.

Corvisart-Gesicht (nach Jean-Nicolas C.): Gesichtsausdruck bei hochgradiger Herzinsuffizienz: Zyanose des Gesichts einschl. der Ohren, glänzende Augen, inspirator. geöffneter Mund.

Corynebacterium: Bakteriengattung, die keiner Fam. zugeordnet wird. Gerade o. leicht gekrümmte, grampositive, ungleichmäßig anfärbbare, sporenlose, pleomorphe, meist unbewegl. u. an den Enden oft verdickte Stäbchen. 3 Sektionen: human- u. tierpathogene (z. B. ↑Corynebacterium diphtheriae), pflanzenpathogene C. u. apathogene C. (↑Diphtheroide).

C

Corynebacterium diphtheriae: unbewegl., sporenlose Stäbchen der Gattung ↑Corynebacterium. Charakterist. ist eine Polymorphie (schlank o. plump, gerade o. gekrümmt, oft keulenförmig), eine typ. V- o. Y-förmige o. wie die Finger einer Hand angeordnete Lagerung u. das Vorhandensein von Polkörperchen meist an beiden Enden u. gleich groß. Diagn. wichtig ist die Neisser-Färbung. Kultur durch Elektivnährboden, z. B. ↑Clauberg-Nährboden (↑Diphtherietoxin). Die Wachstumsformen gravis, mitis u. intermedius haben für den Einzelfall keine Bedeutung für Ther. u. Progn. ↑Lysotypie mögl. Erreger der Diphtherie der oberen Luftwege aber auch mit anderen Lokalisationen, z. B. Nabel von Neugeborenen, Vagina kleiner Mädchen, Gehörgang, Wunden.

Corynebacterium equi: alte Bez. für Rhodococcus equi; ↑Rhodococcus.

Corynebacterium minutissimum: Erreger des ↑Erythrasmas.

Corynebacterium tenuis: Erreger der ↑Trichomycosis palmellina.

Cory-Syndrom: Typ III der ↑Glykogenosen.

Coryza ⟨*gr*⟩ *f* ↑Virusschnupfen.

Coryza neonatorum: diffuse hyperplast. Entzündung der Nasenschleimhaut mit eitrig-blutiger Sekretion bei angeborener Syphilis.

Coryza syphilitica: eitriger Schnupfen bei Säuglingssyphilis; konnatale ↑Syphilis.

Cosmide ⟨*engl*⟩: Klonierungsvektoren mit einer Länge bis zu 5 000 Basenpaaren, die aus DNA des Phagen Lambda (cos-Ort) u. Plasmid-DNA konstruiert sind. C. sind insbes. zur Klonierung großer DNA-Fragmente bis zu 40 000 Basenpaaren u. damit v. a. zur Erstellung von ↑Genbibliotheken eukaryont. Genome geeignet.

Cossio, P., zeitgen. argentin. Kardiol.

Cossio-Berconshy-Symptom (nach P. C.): nach langdauernden Tachykardien auftretendes, verbreitertes u. spitznegative T, das evtl. von Leukozytose, BSG-Erhöhung bis zu einer Woche begleitet wird (↑Posttachykardiesyndrom).

Cossio-Syndrom (nach P. C.): Fehlbildung des Herzens mit Links-Rechts-Shunt mit lautem u. gespaltenem 1. Herzton u. systol. u. diastol. Geräusch über der Brustbeinmitte u. gespaltenem 2. Herzton; Hypertrophie des re. Herzens mit vorgewölbtem Pulmonalisbogen u. verstärkter Lungengefäßzeichnung.

Costa ⟨*lat*⟩ *f*: *Pl* Costae; Rippe.

Costa bifurca ↑Gabelrippe.

Costa cervicalis ↑Halsrippe.

Costae spuriae: die 5 unteren (falschen) Rippen, von denen 3 indirekt, d. h. durch Vermittlung der vorhergehenden, am Brustbein ansetzen, während die 2 letzten frei in der Muskulatur der seitl. Bauchwand enden (Costae fluctuantes).

Costae verae: die 7 oberen (wahren) Rippen, die direkt bis zum Brustbein ziehen.

Costa lumbalis ↑Lendenrippe.

Costamere ⟨*lat + gr*⟩ *Pl*: vinculinhaltige Bindungsorte der Myofibrillen an das Sarcolemma.

Costen, James Bray (1895–1962), amerik. Otol., St. Louis.

Costen-Syndrom (nach James B. C.): Mandibulargelenksyndrom, Kiefergelenksarthralgie; Kopf- u. Gesichtsschmerzen als Auswirkung von Bißanomalien u. Arthrose des Kiefergelenks.

Costo- ↑Kosto-.

Cotrel-Gipsverband: Kopf-Rumpf-Gipsverband zur (vorwiegend präoperativen) Korrektur einer ↑Skoliose. Beim Anlegen des Gipsverbands werden durch Bandzug sowohl die Seitbiegung als auch die Rotation u. Flexion korrigiert: Extensions-Derotations-Flexions-Gipsverband.

Cotrimoxazol: Kombinationspräparat aus Trimethoprim u. dem Sulfonamid Sulfamethoxazol, das als ↑Chemotherapeutikum u. a. gegen ↑Pneumocystis-carinii-Infektionen eingesetzt wird.

CO_2-Trockenbäder ↑Kohlensäurebäder.

Cottonblue ⟨*engl*⟩: Baumwollblau, Farbstoff zur Anfärbung von Pilzen in mikrosk. Präparaten.

Cotton-candy lung ⟨*engl*⟩: baumwollartiges weißl. Schnittbild der Lunge bei chron. Emphysem, bedingt durch erweiterte Alveolen u. vermehrtes Bindegewebe.

Cotton-wool-Herd: „Baumwollflockenherd", ischäm. Herdbildung in den inneren Netzhautschichten; Zeichen für einen arteriolären Infarkt bei Systemerkrankungen mit Gefäßkomplikationen (Hypertonus, Diabetes u. a.).

Cotyledon ⟨*gr*⟩ *f*: Zottenbüschel des Chorions, welches in eine entsprechende Bildung der mütterl. Schleimhaut (Caruncula) paßt.

Coulomb, Charles A. de (1736–1806), Physiker, Paris.

Coulomb (nach Charles A. de C.): Zeichen C; SI-Maßeinheit der elektr. Ladung. Die Ladung von 1 C wird durch einen Leiter transportiert, wenn während einer Sekunde ein Strom von 1 A fließt.

Council for the International Organization of Medical Sciences: *Abk* CIOMS; 1949 gegründete, der UNESCO nahestehende, internationale Vereinigung von vorwiegend med.-wissenschaftl. Gesellschaften u. Organisationen zur Förderung u. Unterstützung der med. Wissenschaft.

Councilman-Körper: Sonderform der Koagulationsnekrose von Leberzellen, meist bei plötzl. Zelltod. Die C. sind als hyaline Einzelzellnekrosen meist etwas größer als normale Hepatozyten u. werden aus dem Zellverband in die Sinusoide abgestoßen. Häufig bei Virushepatitis.

Counseling ⟨*engl*⟩: Beratung für best. Zielgruppen (Institutionen, Vereine), die psychotherapeut. Aspekte haben kann.

Counter immunoelectrophoresis ⟨*engl*⟩ ↑Gegenstromelektrophorese.

Counterirritation ⟨*engl*⟩ ↑Hyperstimulationseffekt.

Counter steal ⟨*engl*⟩: Intracerebral steal; nach Ausfall der Autoregulation der regionalen Hirndurchblutung der Arteriosklerose o. Vasoparalyse infolge eines ischäm. Insults kommt es dort zu einer „Luxusperfusion", die zu einer Blutverschiebung von den gesunden in kranke Areale führt; u. U. treten dadurch zusätzl. Lokalsymptome von einer gesunden Region auf.

Coup de soleil acridinique ⟨*frz*⟩ *m*: Verfärbung der Haut durch Einlagerung von dem Körper zugeführten Acridinderivaten u. nachfolgender Sonnenbestrahlung.

Cournond, André Frédéric (1895–1988), Med., New York. 1956 Nobelpreis für Med./Physiol. (mit W. Forssmann u. D. W. Richards) „für ihre Entdeckungen der Herzkatheterisierung und pathologischen Veränderungen des Kreislaufsystems".

Courvoisier, Ludwig G. (1843–1918), Chir., Basel.

Courvoisier-Zeichen (nach Ludwig G. C.): Eine bei ↑Ikterus tastbar vergrößerte Gallenblase spricht gegen ein Gallensteinleiden u. für einen Tumorverschluß der Gallenwege o. der duodenopankreatischen ↑Region.

Couveuse ⟨*frz*⟩ *f*: Gerät zur Pflege Frühgeborener mit Temperaturregelung u. Sauerstoffzufuhr. ↑Inkubator.

Cover denture ⟨*engl*⟩: Deckprothese, bei der die mit ↑Konuskronen geschützten eigenen Zähne von einer abnehmbaren Prothese überdeckt werden. Die künstl. Zähne werden dem Profil entspr. vor die zu weit palatinal stehenden eigenen Zähne gestellt. Ind. bei deformiertem Oberkiefer als Folge von Lippen-Kiefer-Gaumen-Spalten.

Covered anus ⟨*engl*⟩ *m*: Form der ↑Analatresie. Der „bedeckte After" besteht aus einer Analagenesie u. einem dicht darüber mündenden Rektum mit normalem äußeren Schließmuskel. Oberhalb der Hautplatte zieht ein verengter Gang nach ventral u. mündet am Damm: klin. als Rektoperinealfistel bezeichnet, embryol. ist es eine Form der ↑Analektopie. Abb.

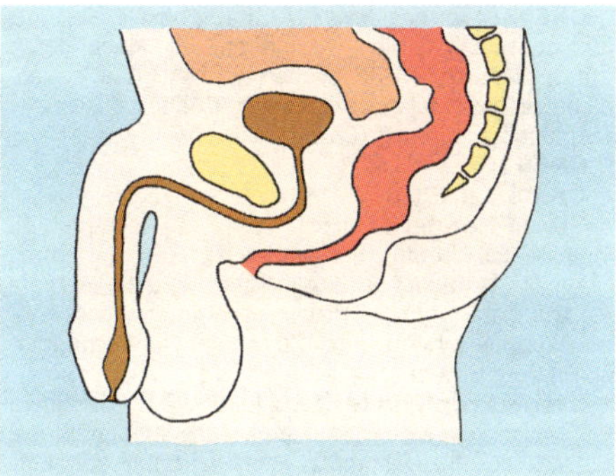

Covered anus

CO-Vergiftung ↑Kohlenmonoxidvergiftung.

Covertest ↑Abdecktest.

Cowden-Syndrom: genet. bedingte Hamartose, autosomal dominanter Erbgang. Manifestation durch progrediente verruköse, papulöse u. lichenoide Haut- u. Schleimhautveränderungen. Mitbeteiligung der Schilddrüse, des Gastrointestinaltrakts u. des ZNS mögl. Potentiell maligne Veränderungen im Mammagewebe bedürfen der Kontrolle.

Cowper, William (1666–1708), brit. Anat. u. Chir., London.

Cowper-Drüsen (nach William C.) ↑Glandulae bulbourethrales.

Cowperitis tuberculosa: tuberkulöse Entzündung der Cowper-Drüse (↑Glandulae bulbourethrales).

Cox, Herald Rae (geb. 1907), amerik. Bakt., Montana, New York. ↑Coxiella.

Coxa magna: Der Schenkelkopf ist im Vergleich zur Pfanne vergrößert. Meistens Folge einer asept. Schenkelkopfnekrose.

Coxa plana: Abflachung des Schenkelkopfs, vorwiegend nach asept. Knochennekrose.

Coxa saltans: schnellende Hüfte, „clicking hip"; vorrangig bei jungen Frauen auftretendes schmerzhaftes Überspringen des Tractus iliotibialis über den Trochanter major. Als Folge kann sich eine Bursitis trochanterica ausbilden. Wenn notwendig operative Ther., indem eine Fixierung des Tractus am Trochanter erfolgt.

Coxa valga: Der ↑Kollodiaphysenwinkel ist vergrößert. Vorkommen bes. bei Luxationshüfte.

Coxa valga luxans: Der Schenkelkopf steht bei vergrößertem ↑Kollodiaphysenwinkel außerdem in Subluxationsstellung (↑Hüftgelenkluxation).

Coxa vara: Der ↑Kollodiaphysenwinkel ist verkleinert. Das dadurch bedingte Höhertreten des Trochanter major kann zur Insuffizienz der kleinen Glutäen u. damit zum ↑Trendelenburg-Zeichen führen. **C. v. congenita**: infolge einer Knochenwachstumsstörung im Bereich des Schenkelhalses bereits intrauterin o. im Laufe der ersten Lj. durch Muskelzug u. Belastung entstanden. Im Extremfall legt sich der Schenkelhals an den Femurschaft an. **C. v. epiphysarea sive adolescentium**: symptomat. Coxa vara nach Epiphyseolysis capitis femoris. **Symptomat. C. v.**: Der Schenkelhalsschaftwinkel hat normale Größe, durch Abflachung des Schenkelkopfs kommt es aber durch den relativen Trochanterhochstand zu der gleichen Auswirkung wie bei der echten C. v.

Coxa vara congenita ↑Coxa vara.

Coxa vara epiphysarea sive adolescentium ↑Coxa vara.

Cox-Hazard-Modell, proportionales (nach David Roxbee C.): spez. Verfahren der ↑Regressionsanalyse, das die ↑Überlebenszeit in Abhängigkeit von zu Beginn beobachteten Kovariablen (Einflußmerkmalen) untersucht. Dabei wird, ohne eine spez. Verteilungsannahme, vorausgesetzt, daß eine Änderung der Kovariablen sich in einer multiplikativen Änderung des momentanen Sterberisikos (Hazard-Rate) auswirkt. Wird bei progn. Studien angewandt.

Coxiella (nach Herald R. Cox): Bakteriengattung. Sehr kleine gramnegative Stäbchen, die den ↑Rickettsia ähneln u. sich nur in Wirtszellen vermehren. C. burnetti Erreger des Q-Fiebers. Nachweis durch Brutei, Tierversuch u. Komplementbindungsreaktion, Mikroagglutination.

Coxsackieexanthem: rötelnartiges o. generalisiertes Exanthem, hervorgerufen von Coxsackievirus A. ↑Coxsackievirusinfektion.

Coxsackievirus: Virusart der Gattung ↑Enterovirus aus der Fam. ↑Picornaviridae, benannt nach Coxsackie (Stadt in den USA), wo C. 1948 erstmals isoliert wurden. Die Einteilung der 20–30 nm großen, weltweit verbreiteten Viren erfolgt nach klin. u. pathol. Erscheinungen bei Verimpfung auf neugeborene Mäuse; man unterscheidet Gruppe A mit 24 u. B mit 6 Serotypen. Das humane C. A23 wurde als humanes ↑ECHO-Virus Serotyp 9 reklassifiziert.

Coxsackievirusinfektion: weltweit verbreitete, im Sommer u. Herbst gehäuft auftretende Infektionskrankheit. Übertragung fäkal-oral o. aerogen (Husten-Sprechen-Niesen). Erreger Coxsackievirus Typ A u. B (↑Coxsackievirus) mit zahlreichen versch. Serotypen. Klin. vielgestaltige Krankheitsbilder wie ↑Herpangina, ↑Hand-Fuß-Mund-Syndrom, ↑Pleurodynia epidemica, asept. Meningitis (↑Virusmeningitis), Enzephalitis (meldepflichtige ↑Virusenzephalitis), respirator. Erkrankung (↑Atemwegsinfektion), uncharakterist. grippeähnl. Erkrankung, Sommerdiarrhö, Exanthem (↑Coxsackieexanthem), schwere system. Erkrankung bei Neugeborenen (↑Encephalomyocarditis neonatorum), Paralyse, häufig abortiver o. inapparenter Verlauf. Inkubationszeit 1–2 Wochen. Diagn. virol.-serol.

Cox-Vakzine (nach Herald R. C.): Impfstoff gegen ↑Fleckfieber mit inaktivierten Rickettsien (Rickettsia prowazekii). Die Impfstoffgewinnung erfolgt durch Beimpfung der Dottersackmembranen von befruchteten u. bebrüteten Hühnereiern.

Cozymase: histor. Bez. für die Codehydrase I = DPN (Diphosphopyridinnukleotid), heute als NAD (Nikotinsäureamid-Adenin-Dinukleotid) bezeichnet; ↑Coenzym.

C. P.: **1.** *Abk* für engl. cerebral palsy; infantile ↑Zerebralparese. **2.** *Abk* für chron. Polyarthritis. **3.** *Abk* für ↑Kreatinphosphat.

CPAP ↑Continuous positive airway pressure.

CPE: *Abk* für engl. cytopathic effect; ↑Effekt, zytopathischer.

C-Peptid: Mittelabschnitt des einstrangigen Proinsulins, der im Golgi-Apparat der B-Zellen der Langerhans-Inseln proteolyt. abgespalten wird, so daß zweikettiges Insulin entsteht. C. u. Insulin werden in äquimolaren Mengen sezerniert, C. wird aber im Ggs. zu Insulin nicht von der Leber metabolisiert, so daß seine Plasmakonzentration höher liegt. Die labordiagnost. C-Peptid-Bestimmung ist neben der Insulinbestimmung indiziert zur DD der Hypoglykämie u. zur Bestimmung der Serektionsreserve des Pankreas (insbes. bei gleichzeitig laufender Insulintherapie). Bestimmungsmethoden: Radioimmunoassay, Enzymimmunoassay.

CPH: *Abk* für chron. persistierende ↑Hepatitis.

CPITN: *Abk* für engl. Community Periodontal Index of Treatment Needs, Index zur Bestimmung parodontolog. Betreuungsnotwendigkeiten.

CPK: **1.** *Abk* für ↑Karotispulskurve. **2.** *Abk* für Kreatinphosphokinase.

cpm: *Abk* für engl. counts per minute; im engl. Schrifttum gebrauchte Einheit der tatsächl. gemessenen Impulsrate. ↑Ipm, ↑cps.

cps: *Abk* für engl. counts per second. Im engl. Schrifttum gebrauchte Einheit der tatsächl. gemessenen Impulsrate. ↑Ipm.

Cr: chem. Symbol für ↑Chrom.

CR: *Abk* für ↑Kremasterreflex.

Crabtree-Effekt: bei allen Zellen mit aerober ↑Glykolyse beobachtbare Hemmung der Zellatmung nach Glukosezusatz. Der C. ist um so größer, je ausgeprägter die aerobe Glykolyse ist. Entkoppler der Atmungskette beseitigen den C.

Crampus ⟨*lat*⟩ *m* ↑Krampus.

cranialis ⟨*gr*⟩: kranial; kopfwärts, nach oben zu gelegen (↑Cranium); Ggs. ↑caudalis.

Craniopagus parasiticus ⟨*gr*⟩ *m*: Form einer unfreien asymmetr. Doppelfehlbildung (↑Duplicitas), bei der am Kopf des Autositen ein stark reduzierter Keimlingsteil als Parasit befestigt ist, z. B. ein 2. Kopf mit eigenem Gehirn u. eigener Mimik. Schädelknochen gehen ineinander über.

Cranioschisis ⟨*gr*⟩ *f* ↑Kranioschisis.

Craniosynostosis ↑Stenozephalie.

Cranium ⟨*gr*⟩ *n*: Kranium; Schädel, die Gesamtheit der zu einem einheitl. Gebilde verbundenen Kopfknochen; neben dem bewegl. Unterkiefer unterscheidet man den Hirnschädel (↑Neurocranium) u. den Eingeweide- o. Gesichtsschädel (↑Viscerocranium). Form u. Vermessung des menschl. Schädels (Kraniometrie) spielen u. a. eine Rolle in der Anthrop., Abstammungslehre, Gerichtsmedizin.

Cranium bifidum ↑Diastematokranie.

Craquelierung: Rißbildungen auf der polierten Oberfläche von Kunststoffzähnen bei Benetzung mit organ. Lösungsmitteln wie Chloroform, Monomer, Alkohol u. a. Durch Vernetzung, d. h. Schaffung von Querverbindungen zwischen den Makromolekülen des Kunststoffs werden C. verhindert.

Crasheinleitung: Schnelleinleitung einer Narkose unter Nutzung aller Maßnahmen zur Aspirationsprophylaxe (Ileus; Sectio).

Crasnitin: L-Asparaginase; Enzympräparat, das die Aminosäure L-Asparagin in Asparaginsäure abbaut. Dadurch ist die Proteinsynthese gestört. Anwendung: versch. Leukämien.

Crataegus-Arten: Weißdornarten, Hauptinhaltsstoffe der Blatt- u. Blütendroge sind Flavonoide u. Triterpensäuren, Kardiakum.

Craurosis ⟨*gr*⟩ *f* ↑Kraurosis penis.

Craving ↑Abhängigkeit.

CRE: *Abk* für engl. cyclic AMP responsive element; Nukleotidsequenzen in ↑Promotoren von Genen, deren Expression durch ↑cAMP reguliert wird; an diese Sequenzen bindet das regulator. wirksame cAMP responsive element binding protein CREB.

CREB ↑CRE.

Credé, Karl S. (1819–1892), dt. Gyn., Leipzig.

Credé-Handgriff (nach Karl S. C.): geburtshilfl. Methode bei Störung der Nachgeburtsperiode. Durch kraftvollen Druck auf das Corpus uteri wird die Plazenta gelöst u. danach durch Drücken nach unten aus der Vagina exprimiert. Heute durch Zug an der Nabelschnur ersetzt; ↑Cord traction.

Credé-Prophylaxe (nach Karl S. C.): Einträufeln von 1%iger Argentum-nitricum-Lösung in den Bindehautsack des Neugeborenen. Vorbeugung gegen eine früher häufige ↑Gonoblennorrhö mit drohender Erblindung. Da die Originalmethode Reizungen der Bindehäute verursachte, werden heute auch Erythromycintropfen verwendet.

Creeping disease ⟨*engl*⟩ *n* ↑Myiasis linearis migrans.

Creeping eruption ⟨*engl*⟩ ↑Ancylostoma braziliense, ↑Strongyloides stercoralis, ↑Larva migrans.

Creme ⟨*frz + gr*⟩ *f*: flüssige bis salbenartige Zubereitung, wobei man je nach Zusammensetzung fettende, fettarme u. fettfreie C. unterscheidet. Tagescreme ist fettarm u. dient als Schutzschicht gegen Witterungseinflüsse, Nachtcreme ist meist Fettcreme, enthält biol. Wirkstoffe, ferner Sonnenschutzcreme, Enthaarungscreme u. a. m.

Crenotherapie ⟨*gr*⟩ *f*: med. Anwendung von ↑Heilwässern (↑Balneotherapie), bes. für ↑Trinkkuren.

Creosot: Destillationsprodukt aus Birken- o. Buchenholzteer. Enthält Kreosol, Cresolen, Phenoläther u. v. a. ↑Guajacol, ↑Expektoranzien.

Crepitatio ⟨*lat*⟩ *f* ↑Krepitation.

Crepitatio indux: zu Beginn einer Pneumonie auskultator. wahrnehmbares Knisterrasseln. Ausdruck des Einstroms von Exsudat in die Alveolen.

Crepitatio redux: beim Lösen einer Pneumonie auskultator. wahrnehmbares Knisterrasseln. Ausdruck der Wiederbelüftung.

Crescendo, kardiales: in der Lautstärke ansteigendes ↑Herzgeräusch.

CREST-Syndrom: Syndrom, bestehend aus Calcinosis cutis, ↑Raynaud-Krankheit, Esophagitis (Ösophagitis), Sklerodaktylie u. Teleangiektasie; bes. Verlauf der progressiven systemischen ↑Sklerose. Assoziiert mit ↑Anti-Zentromer-Antikörpern.

Creutzfeldt, Hans Gerhard (1885–1964), dt. Neurol., Kiel.

Creutzfeldt-Jakob-Krankheit (nach Hans G. C. u. Alfons J.): *Abk* CJD (von engl. Creutzfeldt Jakob disease); seit 1921 bekannt. Erreger: ↑Prionen. **Sporad. CJD** (85–90 %): vermutl. durch somat. ↑Mutation des PrP-Gens o. posttranslator. Modifikation von PrP-C in PrP-Sc. **Fam. CJD** (10–15 %): vermutl. durch Keimbahnmutation des PrP-Gens. Erkrankung autosomal dominant vererbt. **Iatrogene CJD**: durch Injektion von Wachstumshormon, Transplantation von ↑Dura mater encephali o. Hornhäuten (↑Kornea), Implantation von Elektroden ins Gehirn u. neurochirurg. Eingriffe. **Atyp. CJD**: diskutiert wird Verzehr BSE-infizierter Rinderprodukte (bovine spongiforme ↑Enzephalopathie). ↑Inkubationszeit beträgt Jahre bis Jahrzehnte. Prodromalstadium: psych. Störungen wie Schlaf- u. Sehstörungen, Schwindel, paranoide Gedankengänge u. Verhaltensweisen, Verwirrtheitszustände, Depression, opt./akust. Halluzinationen. Klin. Bild: a) motor. Störungen: Gangabnormitäten, Spastik u. Schmerzen in den Extremitäten, myoklon. Krämpfe, Ataxien, Tremor, Schluck- u. Sprachstörungen, Schielen. b) mentale Störungen: fortschreitende Demenz. c) Finalstadium: Akinesen u. Lähmungen. Histol. multiple Degenerationsherde mit reaktiver Astrozytose. Krankheitsdauer: 8 Mon. – 2 Jahre. Letalität 100 %. Diagnostik: klin., autopt., Erregernachweis bisher nicht mögl., Ther.: symptomat.

Creveld, Simon van (1894–1971), niederländ. Päd., Amsterdam.

Creveld-Syndrom (nach Simon van C.): hepatorenale Glykogenose. ↑Ellis-Creveld-Syndrom.

Crevice ⟨*engl*⟩ *n*: Gingival sulcus, leichte Vertiefung zwischen Zahnoberfläche u. dem äußeren marginalen Teil der Gingiva. Diese Vertiefung kann bei Gesunden fehlen. Vorkommen u. Tiefe können nur mikrometr. am histol. Präparat bestimmt werden. ↑Parodontium.

Crevicular fluid ⟨*engl*⟩ *n*: Gingival fluid, entzündungsbedingtes Plasmaexsudat aufgrund größerer Kapillarpermeabilität, welches im gingivalen Sulcus o. in einer Zahnfleischtasche austritt. ↑Parodontologie.

CRH: *Abk* für Corticotropin releasing hormone; ↑Releasing-Hormone.

cribrosus ⟨*lat*⟩ *Adj*: siebartig durchlöchert; z. B. ↑Lamina cribrosa.

Crick, Francis Harry Compton (geb. 1916), brit. Molekularbiol., Cambridge, New York, Harvard, Baltimore. 1962 Nobelpreis für Med./Physiol. (mit J. D. Watson u. M. H. F. Wilkins) „für die Entdeckung der Molekularstruktur der Nukleinsäuren und ihrer Bedeutung für die Informationsübertragung in der lebenden Substanz". Mit J. D. Watson Aufklärung der Doppelhelixstruktur der ↑Desoxyribonukleinsäure u. ihrer Bedeutung für die Vererbung.

Crick-Watson-Modell (nach Francis H. C. C. u. James D. W.) ↑Desoxyribonukleinsäure.

cricoideus ⟨*gr*⟩ *Adj*: ringförmig; z. B. ↑Cartilago cricoidea.

Cricothyrotomie: Koniotomie; Verfahren in der Notfallmedizin, um bei Verlegung der oberen Luftwege in bedrohl. Situationen eine behelfsmäßige Ventilation zu ermöglichen. Dabei wird die Membrana cricothyroidea zwischen Schild- u. Rindknorpel mit dem Skalpell durchstoßen. An dieser Stelle liegen die oberen Luftwege am dichtesten unter der Haut u. sind demzufolge ohne größere Verletzungsgefahr erreichbar. C. ist ein Eingriff, der nur bei anders nicht abwendbarer Lebensgefahr durchgeführt werden sollte.

Cri-du-chat-Syndrom ⟨*frz*⟩ ↑Katzenschreisyndrom.

Crigler, John Fielding (geb. 1919), amerik. Päd.

Crigler-Najjar-Syndrom (nach John F. C. u. Victor A. N.): genet. bedingter vollständiger ↑Bilirubinkonjugationsdefekt. ↑Arias-Syndrom.

Cri hydrencéphalique ⟨*frz*⟩: plötzl. Aufschreien bei Säuglingen mit Hydrozephalus. Möglicherweise Ausdruck eines hirndruckbedingten Kopfschmerzes.

Crinis ⟨*lat*⟩ *m* ↑Haar.

Crista ⟨*lat*⟩ *f*: Kamm, Leiste.

Crista ampullaris: in die Ampulle der häutigen Bogengänge vorspringende Bindegewebeleiste, der das zum Vestibularapparat gehörende Sinnesepithel sowie der glockenförmige Gallertkörper (Cupula ampullaris) aufsitzen. ***Histol.:*** Rezeptor im ↑Gleichgewichtsorgan. Die C. a. hat eine Lamina propria aus lockerem Bindegewebe mit zahlreichen Gefäßen. Darauf befindet sich ein Epithel mit Stützzellen (Epitheliocytus sustentans) u. Haarzellen (Epitheliocytus sensorius pilosus), deren Sinneshaare in die Kanälchen der über der C. a. befindl. Cupula gelatinosa hineinragen. Die im Lumen des Bogengangs befindl. Endolymphe wird durch Beschleunigung o. Verzögerung bewegt, die Cupula dadurch ebenfalls, wodurch ein Reiz auf die Haarzellen ausgeübt wird, so daß es zur Bildung einer Erregung in den Sinneszellen kommt (Mechanorezeptor).

Crista capitis costae: Leiste an der Gelenkfläche des Kopfs der Rippen 2–10, welche sie aufteilt in 2 Teilflächen zur Anlagerung an die jeweils 2 benachbarten Brustwirbelkörper (↑Fovea costalis).

Crista colli costae: obere scharfe Kante am Rippenhals.

Crista conchalis: rauhe Leiste an der Innenfläche des Oberkiefers u. der Lamina perpendicularis des Gaumenbeins zur Anlagerung der unteren Nasenmuschel.

Crista frontalis: zum ↑Foramen caecum auslaufende Leiste an der Innenfläche des Stirnbeins; dient der ↑Falx cerebri als Ursprung.

Crista galli: Hahnenkamm, in der Median-Sagittal-Ebene der vorderen Schädelgrube vorspringende Leiste des Siebbeins; Ansatz der ↑Falx cerebri.

Crista iliaca: Darmbeinkamm; oberer Rand der Darmbeinschaufel.

Crista infratemporalis: Leiste an der Außenfläche des großen Keilbeinflügels; teilt diese in einen oberen temporalen u. einen unteren Flügelgaumenteil.

Crista intertrochanterica: Leiste zwischen den beiden Rollhügeln (Trochanteren) an der Hinterfläche des Oberschenkelknochens.

Crista lacrimalis: Knochenleiste, welche den Sulcus lacrimalis des Tränenbeins nach vorn (C. l. anterior) bzw. nach hinten (C. l. posterior) abschließt.

Crista mitochondrialis ⟨*lat + gr*⟩ *f*: senkrecht zur Längsachse stehende Einfaltung der Innenmembran von ↑Mitochondrien vom Cristae-Typ.

Crista musculi supinatoris: Leiste an der proximalen Hinterfläche der Elle für den Ursprung des M. supinator.

Crista nasalis: Leiste an der Verwachsungsstelle der horizontalen Platten beider Gaumenbeine, nach der Nasenhöhle zu gelegen.

Crista obturatoria: medialwärts zum Tuberculum pubicum ziehende Knochenleiste des Os pubis am Oberrand des Foramen obturatum.

Crista occipitalis externa: in der Medianebene verlaufende Leiste an der Außenfläche der Schuppe des Hinterhauptbeins (Os occipitale).

Crista occipitalis interna: in der Medianebene verlaufende Leiste an der Innenfläche der Schuppe des Hinterhauptbeins.

Cristapunktion: Verfahren zur Gewinnung von Knochenmark zu zytolog. Untersuchungen. Punktionsort ist der Darmbeinkamm, nach Popp u. Bleiching die Crista iliaca etwa 5 cm dorsal der Spina iliaca anterior superior, nach McFolard u. Dameshek die Crista iliaca posterior. Die C. ist gegenüber der Sternalpunktion für den Pat. gefahrloser. ↑ Knochenmarkbiopsie.

Crista sacralis: Leiste an der Hinterfläche des Kreuzbeins. Die C. s. intermedia entspricht den Resten der Gelenkfortsätze, die C. s. lateralis den rudimentären Querfortsätzen u. die C. s. mediana den Dornfortsätzen der miteinander verwachsenen Kreuzbeinwirbel.

Crista sphenoidalis: Leiste an der Vorderseite des Keilbeinkörpers; verbindet sich mit der Lamina perpendicularis des Siebbeins.

Crista supraventricularis: kräftige Muskelleiste in der re. Herzkammer, die die venöse Einflußbahn von der art. Ausflußbahn trennt. Die Trennung der beiden funktionellen Teile der re. Herzkammer bietet für den Herzchirurgen Vorteile. Einteilung der ↑ Ventrikelseptumdefekte in supra- u. infrakristal gelegene Defekte.

Crista terminalis: Leiste im Inneren des re. Vorhofs, welche den Sinusteil abgrenzt.

Crista tuberculi: das Tuberculum majus (C. t. majoris) bzw. minus (C. t. minoris) des Oberarmknochens nach distal fortsetzende Knochenleiste; dient zahlreichen Muskeln als Ansatz.

Crista urethralis: Leiste an der hinteren Wand der Harnröhre (Urethra); bei Frau u. Mann (in der Pars prostatica) vorhanden.

Crithidiaform: epimastigotes Stadium; Stadium beim Formwechsel der ↑ Trypanosomatidae.

Crocidismus ⟨*gr*⟩ *m*: ständige, unkoordinierte Bewegung der Hände (Flockenlesen), z. B. bei Typhus u. Enzephalitis.

Crohn, Burrill Bernard (1884–1978), amerik. Arzt, New York.

Crohn-Krankheit (nach Burrill B. C.): Enteritis regionalis, Enterocolitis granularis, Ileitis terminalis, regionale Ileitis, Ileokolitis Crohn, Morbus Crohn. C. ist eine unspezif. segmentäre o. plurisegmentäre, stenosierende, granulomatöse Entzündung, die den gesamten Verdauungstrakt vom Mund bis zum After befallen kann. Die Ursache ist noch unklar. Die Erkrankung kommt bei beiden Geschlechtern etwa in gleicher Häufigkeit vor. Schmerzen im re. o. mittleren Unterbauch bzw. periumbilikal, Durchfall (selten mit Blut), Gewichtsverlust, Fieber u. eine druckempfindl. Resistenz sind häufige Sympt. Innere u. äußere Fisteln, v. a. in der Analregion, perianale Abszesse, Stenosen, Subileuszustände u. Blutungen sind nicht seltene Komplikationen. Resorptionsstörungen: am häufigsten für Gallensäuren, Vitamin B_{12} u. Fette, eine Eisenmangelanämie. Röntg. sind der segmentale Befall, der Befall des terminalen Ileums, das Bindfadenzeichen (string sign, nur noch schmalster Kontrastbreistreifen), longitudinale Ulzerationen u. das sog. Pflastersteinrelief (cobblestone) wichtig. Endoskop. sieht man aphthöse o. auch ulzeröse Veränderungen, die in sonst unauffälliger Schleimhaut liegen, Pseudopolypenbildungen, Stenosierungen (Abb. 1). Nur tiefe Biopsien, die die Submukosa erreichen, zeigen bis zur 40 % relativ typ. Veränderungen mit Epitheloidzellgranulomen. Die Diagn. wird durch Bewertung mehrerer relativ typ. Befunde gestellt, da es beweisende Kriterien (einschl. der Biopsie) nicht gibt. Ther. steht prim. die konservative Ther. (Substitution von Mangelzuständen, eiweißreiche, kalorienreiche, schlackenarme Kost evtl. unter Zugabe mittelkettiger Triglyzeride, Glukokortikoide, Mesalazin, Azathioprin) im Vordergrund. Komplikationen verlangen ein chir. Vorgehen, wo-

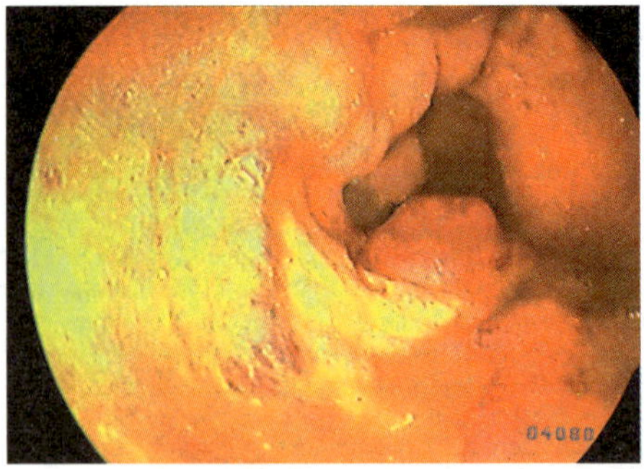

5

Crohn-Krankheit (Abb. 1).
Typisches Schleimhautrelief

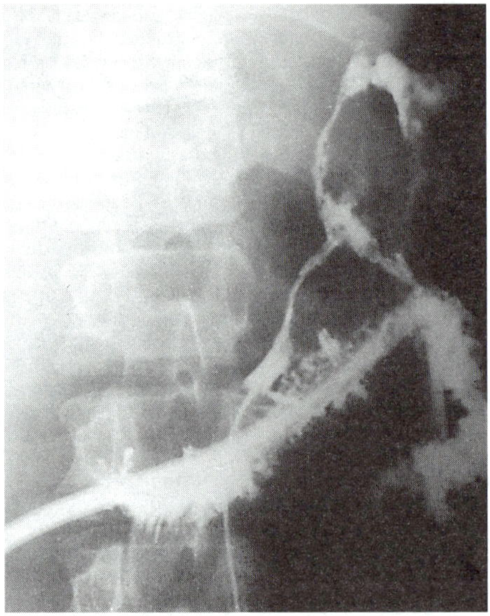

5

Crohn-Krankheit (Abb. 2).
Fistelbildung von linker Flexur in die Pleurahöhle

bei sparsame Resektionen u. im Dünndarm – bei umschriebenen Stenosen – die Strikturoplastik erfolgen sollten. ↑Krieto-Calfo-Zeichen. Abb. 1 u. 2.

Cromoglicat ↑Dinatriumcromoglicat.

Cronkhite, Leonard W. (geb. 1919), amerik. Int., Boston.

Cronkhite-Canada-Syndrom (nach Leonard W. C. u. Wilma J. C.): Polypose des Magens, Dünndarms u. Kolon, Malabsorption, verbunden mit diffuser Pigmentierung der Haut, Alopezie, Atrophie der Nägel, Hypoproteinämie. Im 4.–5. Jahrzehnt auftretend, schlechte Progn.

Crooke-Zellen: supprimierte ACTH-Zellen des Hypophysenvorderlappens bei M. Cushing u. allen weiteren Formen des Hypercortisolismus einschl. ther. induzierter Formen. Die C. zeigen eine ringförmige intrazytoplasmat. Hyalinisierung, paranukleäre Vakuolen u. eine spärl. Restgranulierung.

CROS: *Abk* für engl. contralateral routing of signals; Übertragung der Schallsignale auf das Gegenohr; ein „halbiertes" ↑Hörgerät für einseitig taube o. schlecht hörende Pat.; das Mikrophon ist der tauben Seite, Verstärker, Hörer u. offene Schallzuführung sind der guthörenden Seite zugeordnet; eine techn. elegante Lösung ist die entspr. ausgerüstete ↑Hörbrille.

Crosby, William Holmes (geb. 1914), amerik. Arzt.

Crosby-Kugler-Kapsel (nach William H. C.): für Saugbiopsien der Dünndarmschleimhaut eingesetzte Kapsel mit Ringmesser, das durch eine Feder gespannt ist u. nach Ansaugen der Schleimhaut zum Schneiden freigegeben wird.

Crosby-Syndrom (nach William H. C.): genet. bedingte hämolyt. Anämie mit Porphyrinurie, verkürzter Erythrozytenüberlebenszeit, Blässe, leichtem Ikterus u. Splenomegalie; enzymopatholog. Prophyrinstoffwechselstörung.

Crosby-Test (nach William H. C.) ↑Thrombintest.

Crossed immunoelectrophoresis ↑Immunelektrophorese.

Cross flap ⟨*engl*⟩: kreuzender, einstieliger Lappen zum Defektverschluß, z. B. von einer Extremität zur anderen. ↑Hautplastik, ↑Kreuzlappenplastik, direkte ↑Fernlappenplastik. Abb.

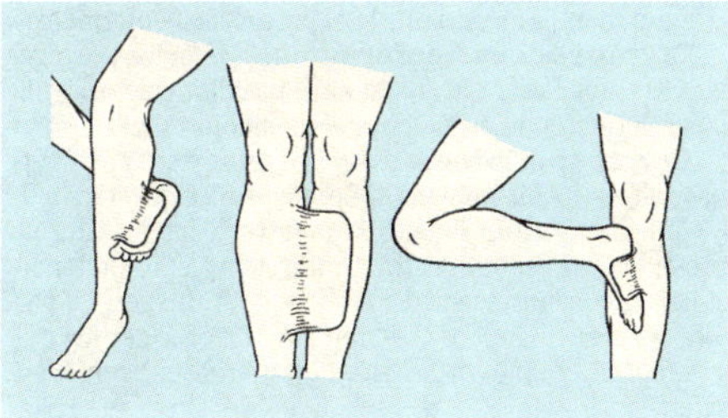

Cross flap

Cross-Flow-Filtration: Verfahren der ↑Ultrafiltration, bei dem die zu filtrierende Flüssigkeit, Lösung o. Suspension im Kreislauf über die Membran strömt. Dadurch Zurückhaltung der Substanzen von der Membran u. Verringerung der Dicke der Gelschicht. Deutl. Erhöhung der Filtrationseffizienz, da dem Phänomen der Konzentrationspolarisation entgegengewirkt wird. Anwendung bei Filtration von Zellen, Bakterien o. Partikeln.

Cross infection ⟨*engl*⟩ ↑Kreuzinfektion.

Crossing over ⟨*engl*⟩ *n*: Vorgang während der Prophase der ↑Meiose I, bei dem es zum Überkreuzen zweier ↑Chromatiden homologer Chromosomen u. an der Überkreuzungsstelle (↑Chiasma) zum Stückaustausch kommt. Dadurch erfolgt ein Gen- (Allel-)Austausch zwischen homologen Chromosomen u. eine Trennung von gekoppelten Genen.

Crossing over, somatisches: in somat. Zellen während der ↑Mitose auftretendes Crossing over, im Ggs. zum meiot. Crossing over.

Crossing over, ungleiches: Austausch ungleich langer Chromatidenabschnitte nach Überkreuzung an nicht ident. Punkten.

Cross linking: Quervernetzung, d. h. Ausbildung intra- u. intermolekularer kovalenter Bindungen zwischen räuml. benachbarten Molekülteilen bzw. zwischen Molekülen, insbes. Makromolekülen, z. B. durch Bestrahlung o. chem. Agenzien.

Cross match ⟨*engl*⟩ *m*: Methode zur ↑Spender-Empfänger-Auswahl. Durch eine Kreuzprobe zwischen Spenderlymphozyten u. Empfängerserum werden bereits bestehende zytotox. Antikörper gegen HLA-Antigene (↑HLA-System) des Spenders im Serum des Empfängers nachgewiesen. Bei pos. Ausfall verbietet sich eine Transplantation von Gewebe des getesteten Spenders wegen der Gefahr einer hyperakuten ↑Rejektion.

Crosti, Agostino (geb. 1896), ital. Dermat.

Crotalotoxin: ↑Crotoxin, Klapperschlagengift.

Crotalus terrificus: Klapperschlange, Gift, ↑Crotoxin.

Crotonöl: aus Crotonsamen (Croton tiglium). Glyzeride versch. Fettsäuren darunter Crotonsäure. Lokal reizend; peroral als ↑Laxans (Drastikum). ↑Kokarzinogen in der exp. Krebsforschung.

Crotoxin: Globulin, Hauptbestandteil des Klapperschlangengiftes; wirkt neurotox. u. hämolyt.

Croup ⟨*schott*⟩ *m*: veraltet für ↑Krupp.

Croup-Syndrom: veraltete Schreibweise für ↑Krupp-Syndrom.

Crouzon, Octave (1874–1938), frz. Neurol., Paris.

Crouzon-Syndrom (nach Octave C.): Dysostosis craniofacialis; autosomal dominanter Erbgang, verfrühte Synostosierung des Schädels mit typ. Aussehen des Pat., breiter, spitzer Turmschädel, Exophthalmus, Hypertelorismus, Strabismus divergens, zunehmende Erblindung (durch Kompression der Nn. optici), Oberkieferhypoplasie. Nicht obligat sind Intelligenzminderung u. Schwerhörigkeit (Taubheit). Im Röntgenbild „Wabenschädel" infolge zunehmenden Schädelinnendrucks, der oft zu unerträgl. Kopfschmerzen führt. Frühzeitige neurochirurg. Korrektur kann versucht werden. Kombination mit ↑Apert-Syndrom wird als Waardenburg-Vogt-Syndrom bezeichnet. Erstbeschreibung 1912.

Crowding ⟨*engl*⟩: gruppenförmige Zusammenlegung von Zellen in zytodiagnost. Präparaten. Bis auf Endometrium- u. Vaginalabstriche, in denen das C. normal ist, wird es als Hinweis auf Malignität angesehen.

Crownless teeth ⟨*engl*⟩ *Pl*: durch ↑Abrasion kronenlose Zähne bei ↑Dentinogenesis imperfecta hereditaria.

CRP: *Abk* für ↑C-reaktives Protein.

CRP55 ↑Calretikulin.

CRST-Syndrom: Syndrom mit Calcinosis cutis, Raynaud-Syndrom, Sklerodaktylie u. Teleangiektasien.

C

Gynäkotropie, Manifestation erst im Erwachsenenalter. Bes. Verlaufsform der progressiven ↑Sklerodermie.

cruciatus ⟨*lat*⟩ *Adj*: gekreuzt.

cruciformis ⟨*lat*⟩ *Adj*: kreuzförmig, gekreuzt.

Cruorgerinnsel: vorwiegend aus Erythrozyten bestehendes Leichengerinnsel.

Cruor sanguis ⟨*lat*⟩ ↑Blutgerinnsel.

Crura fasciculi atrioventricularis: die beiden (re. u. li.) Schenkel des ↑His-Bündels; Teil des Erregungsleitersystems des Herzens.

cruralis ⟨*lat*⟩ *Adj*: die Schenkel (Crus) betreffend.

Crus ⟨*lat*⟩ *n*: *Pl* Crura; Schenkel, häufig auch Unterschenkel.

Crus ampullare: ampullär erweiterter Schenkel; ↑Bogengänge.

Crus anterius: vorderer Schenkel; z. B. gerader vorderer Schenkel des Steigbügels.

Crus breve: kurzer Schenkel; z. B. nach hinten weisender kurzer Schenkel des Amboß.

Crus cerebri: Hirnschenkel. ↑Pedunculus cerebri.

Crus clitoridis: Schenkel der Klitoris als Fortsetzung des rechten u. linken Corpus cavernosum clitoridis. ↑Klitoris.

Crus commune: gemeinsamer Schenkel; ↑Bogengänge.

Crus dextrum: re. Schenkel, z. B. die inneren Teile der Pars lumbalis des Zwerchfells o. Teile des Erregungsleitungssystems des Herzens.

Crus fornicis: Schenkel des Gewölbes; die ↑Fimbria hippocampi im Bereich des Unterhorns vom Seitenventrikel nach oben vorn fortsetzender Teil des ↑Fornix cerebri.

Crush-Syndrom ⟨*engl*⟩: Crush-Niere; nach Verschüttungen, ausgedehnten Verbrennungen, elektr. Unfällen u. a. auftretende akute Niereninsuffizienz infolge von verstärkt freigesetztem ↑Myoglobin, das tubulotox. wirkt. ↑Chromoproteinniere.

Crus laterale: lateraler Schenkel der Begrenzung des äußeren Leistenrings; die Sehnenfasern des C. l. ziehen zum Tuberculum pubicum.

Crus longum: langer Schenkel; z. B. nach unten weisender langer Schenkel des Amboß.

Crus mediale: medialer Schenkel der Begrenzung des äußeren Leistenrings; die Sehnenfasern des C. m. ziehen zur Symphyse.

Crus penis: paariger Schenkel des männl. Gliedes; er befestigt sich am unteren Ast des Schambeins u. am benachbarten Sitzbein u. vereinigt sich mit dem der Gegenseite zum Penisschaft.

Crus posterius: hinterer Schenkel; z. B. gebogener hinterer Schenkel des Steigbügels.

Crus simplex: einfacher Schenkel; ↑Bogengänge.

Crus sinistrum: li. Schenkel, z. B. die inneren Teile der Pars lumbalis des Zwerchfells o. Teile des Erregungsleitungssystems des Herzens.

Crusta ⟨*lat*⟩ *f*: Kruste, Borke. Durch Eintrocknen körpereigener o. körperfremder Stoffe (Blut, Exsudat, Medikamente) entstandene Auflagerung. ↑Schorf.

Crusta inflammatoria ↑Crusta phlogistica.

Crusta lactea ⟨*lat*⟩ *f*: Milchschorf; Ekzem im Gesicht bei Säuglingen. ↑Seborrhö.

Crusta lamellosa: Schuppenkruste; Mischung parakeratot. Schuppen mit Krustenbildung.

Crusta phlogistica: Speckhaut, Cruor phlogistica; beim Gerinnungsvorgang sich bildende entzündl. Schicht auf dem Blutgerinnsel, die seit dem Altertum als (primitive) Blutuntersuchungsmethode verwendet u. diagn. u. progn. ausgewertet wurde. Hewson erkannte 1722, daß die C. p. sich durch schnelle Senkung der roten Blutkörperchen auf diesen ablagert.

Crus valgum: angeborene o. erworbene Verbiegung des Unterschenkels mit nach außen offenem Winkel.

Crus varum: Verbiegung des Unterschenkels mit nach innen offenem Winkel, für Säugling physiol. Krankhaft verstärkt bei Rachitis u. im Erwachsenenalter durch Osteomalazie o. Osteoporose.

Crus varum congenitum: angeborene Verbiegung im distalen Drittel der Tibia. In diesem Bereich ist der Knochen minderwertig angelegt u. seine Belastbarkeit reduziert. Vorkommen fast ausschließl. einseitig. Durch Belastung kommt es zum Ermüdungsbruch mit nachfolgender Pseudarthrose. Schlechte Heilungstendenz. Die Pseudarthrose kann schon pränatal entstanden sein: angeborene Unterschenkelpseudarthrose.

Crutchfield, William Gayle (geb. 1900), amerik. Chir., Richmond.

Crutchfield-Zange (nach William G. C.): an der Schädelkalotte angreifendes, zangenförmiges Instrument zur Extension bei Halswirbelluxationen u. -luxationsfrakturen bis zur operativen Ther. Den beiden Zangenbügeln aufsitzende, in der Lamina externa verankerte Metallstifte gewährleisten einen wirksamen u. wenig behindernden Zug.

Cruveilhier, Jean (1791–1874), frz. Pathol., Paris.

Cruveilhier-Baumgarten-Krankheit (nach Jean C. u. Paul C. v. B.): Anastomose der persistierenden V. umbilicalis mit dem hypoplast. Pfortadersystem. Venenerweiterung in der Bauchhaut um den Nabel (Caput medusae), Splenomegalie u. evtl. Entwicklung einer Leberzirrhose.

Crux mortis ⟨*lat*⟩ *f*: Todeskreuz, d. h. plötzl. Temperaturabfall bei steigender Pulsfrequenz. Dies führt zur Kreuzung von Fieber- u. Pulskurve mit schlechter Progn., z. B. bei ↑Sepsis.

Cruz, Oswald (1872–1917), brasil. Bakteriologe u. Hyg., Rio de Janeiro.

Cryptococcus: Gattung der Hefen mit mehreren Arten, humanpathogen nur ↑Cryptococcus neoformans.

Cryptococcus neoformans: Hefepilz, Erreger der ↑Kryptokokkose. C. n. ist ein ↑Basidiomycet u. heißt in der perfekten Phase Filobasidiella neoformans.

Cryptosporidium ⟨*gr*⟩ *n*: Gattung der Fam. Cryptosporidae (↑Apicomplexa, ↑Sporozoea). Oozysten 5,0 : 4,5 μm groß, intrazellulär, extraplasmat. hauptsächl. im Intestinal- u. Respirationstrakt zahlreicher Vertebraten lokalisiert, von unterschiedl. Pathogenität. Insbes. C. parvum, aber auch andere C.-Arten sind Erreger der Kryptosporidiose bei landwirtschaftl. Nutztieren u. beim Menschen.

Crystalloidum ↑Kristalloid.

Cs: chem. Symbol für ↑Cäsium.

CS_2 ↑Schwefelkohlenstoff.

CSF ⟨*engl*⟩ *n*: 1. *Abk* für cerebrospinal fluid, ↑Liquor cerebrospinalis. 2. *Abk* für ↑Colony stimulating factor.

CSF-G: *Abk* für engl. Colony stimulating factor-granulocyte; ↑Colony stimulating factor.

CSF-GM: *Abk* für engl. Colony stimulating factor-granulocyte-monocyte, ↑Colony stimulating factor.

CT: *Abk* für ↑Computertomographie.

CTD-Waschverfahren: *Abk* für ↑Chemothermodesinfektionswaschverfahren.

CT-Elektrode: *Abk* für engl. Central Terminal. Indifferente Elektrode nach Wilson bei unipolaren ↑EKG-Ableitungen.

Ctenocephalides canis ⟨*gr* + *lat*⟩ *m*: Hundefloh, Vertreter der ↑Siphonaptera. Bis 3,5 mm lang, mit stark gerundeter Stirn u. Stachelkämmen am Unterrand des Kopfs u. Vorderrücken. Unterscheidet sich vom Menschenfloh (↑Pulex irritans) durch kräftige Borstenkämme an Kopf u. Halsschild. Neben dem Hund werden auch Katze, Nager u. Mensch befallen.

Ctenocephalides felis: Katzenfloh, Vertreter der ↑Siphonaptera. Bis 3,0 mm lang, mit abgeflachter Stirn u. Stachelkämmen am Unterrand des Kopfs u. Vorderrücken. Neben der Katze werden Hund, Nager u. Mensch befallen.

CTG: *Abk* für Cardiotokogramm; ↑Kardiotokogramm.

CT-Wert: relative Einheit für Schwächungskoeffizienten bei der ↑Computertomographie, angegeben in Hounsfield-Einheiten (HE).

$$H = \frac{\mu_{Gewebe} - \mu_{H_2O}}{\mu_{H_2O}}; \quad H\,(Wasser) = 0; \quad H\,(Luft) = -1000; \quad H\,(Knochen) \approx +1000$$

Cu: chem. Symbol für ↑Kupfer.

Cubitus valgus ⟨*lat*⟩ *m*: verstärkte Abwinkelung zwischen Ober- u. Unterarm mit auch nach außen offenem Winkel. Abb.

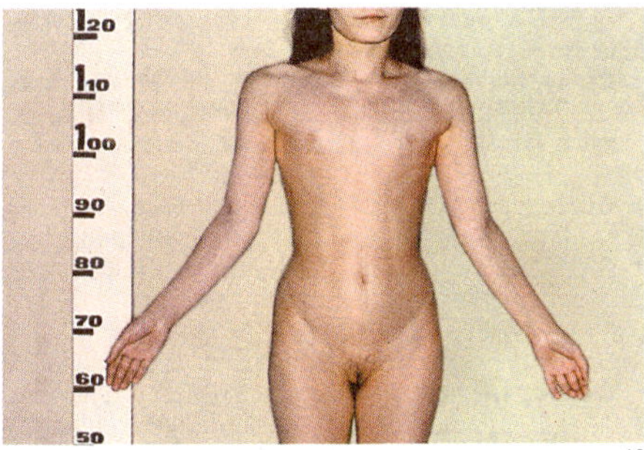

19

Cubitus valgus bei Gonadendysgenesie

Cubitus varus: Abwinkelung zwischen Ober- u. Unterarm mit nach innen offenem Winkel. Meist Frakturfolge.

Cul-de-sac-Aspiration ⟨*frz*⟩: Punktion des Douglas-Raums.

Culdoskopie ⟨*frz*⟩: Douglasskopie, ↑Kuldoskopie.

Culex ⟨*lat*⟩ *m*: sog. Hausmücken; Gattung der ↑Culicidae. Bis 5 mm lange Insekten mit schuppenbesetztem Abdomen. Die meist zu Schiffchen zusammengeklebten Eier werden senkrecht zur Oberfläche in Gewässern abgelegt; die Larven, die auch verunreinigtes Wasser vertragen, besitzen ein Atemrohr u. hängen kopfabwärts. Die ↑Imago sitzt im Ggs. zu ↑Anopheles mit zur Unterlage geneigtem Abdomen. Die am häufigsten in Mitteleuropa vorkommende Art ist Culex pipiens (gemeine Stechmücke), die Blut vorwiegend an Vögeln saugt. In wärmeren Klimazonen sind C.-Arten Überträger (Vektoren) von ↑Filarien, ↑Dermatobia hominis u. einigen ↑Arbovirosen (z. B. japanische ↑B-Enzephalitis).

Culicidae ⟨*lat*⟩ *Pl*: Moskito, ↑Stechmücken; Fam. der ↑Diptera, Unterordnung ↑Nematocera. 5–10 mm lange, geflügelte Insekten (↑Insecta), Weibchen zahlreicher Arten Blutsauger bei Mensch u. Tieren, in wärmeren Klimazonen ↑Vektoren von Krankheitserregern. Die Entwicklung der Larven ist an Wasser gebunden. Med. bedeutsame Gattungen: ↑Aëdes, ↑Anopheles, ↑Culex.

Culicosis bullosa: Mückenstiche, durch individuelle Empfindlichkeit Entwicklung einer Quaddel zur Papel u. prallen Blase.

Cullen, Thomas Stephan (1868–1953), amerik. Chir., Baltimore.

Cullen, William (1712–1790), schott. Arzt u. Philosoph, Glasgow. C. sah in einer vom Nervensystem ausgehenden Kraft (nervous power), die ihren Sitz im Gehirn hat u. durch die Nerven fortgeleitet wird, den Initiator sämtl. physiol. u. pathol. Vorgänge im menschl. Organismus. Das Nervensystem betrachtete C. als Quelle aller Lebenserscheinungen beim gesunden u. kranken Organismus. Krankheit entsteht, wenn Reize (Kälte, ↑Miasma o. ä.) das Gehirn affizieren u. es dadurch zu einer Stärkung bzw. Schwächung der Nervenkraft kommt, die entweder ↑Spasmus o. ↑Atonia zur Folge hat. C. hat die herausragende Bedeutung des Nervensystems für Gesundheit u. Krankheit formuliert u. 1777 den Begriff ↑Neurose geprägt.

Cullen-Zeichen (nach Thomas S. C.): bei einer akuten hämorrhag. Pankreatitis o. rupturierten Extrauteringravidität kommt es um den Nabel mitunter zu einer hämatomartigen Blauverfärbung.

Culmen ⟨*lat*⟩ *n*: Gipfel; Teil des Oberwurms vom Kleinhirn, ↑Vermis.

Cumarine: Laktone der cis-o-Hydroxyzimtsäure u. ihrer Abkömmlinge. Verbreitetes Vorkommen im Pflanzenbereich, meist substituiert als Hydroxycumarine, ↑Furanocumarine o. Pyranocumarine (↑Ammi visnaga), außerdem vereinzelt glykosidiert. C. sind indirekt wirksame Antikoagulanzien (Bishydroxycumarine, 4-Hydroxycumarine, 1,3-Indandion). Hemmung der Biosynthese der Gerinnungsfaktoren II (Prothrombin), VII, IX u. X. C. hemmen aufgrund ihrer ähnl. Struktur die Wirkung des Vitamin K kompetitiv u. führen somit zur Ausbildung inkompletter gerinnungsphysiolog. inaktiver Gerinnungsproteine. Der Effekt wird erst 24–26 h nach Applikation wirksam. Durch hohe Dosen Phytomenadion (Vitamin K_1) läßt sich die Wirkung der C. aufheben. Die C. sind pharmakodynam. einheitl. zu betrachten, ihre Pharmakokinetik unterscheidet sich erhebl., die Wirkungsdauer variiert zwischen 1–7 Tagen. Die Plasmaeiweißbindung ist sehr hoch, bei Verdrängung aus der Plasmaeiweißbindung kann eine Wirkungsverstärkung die Folge sein. Beeinflussung des Wirkspiegels durch Pharmaka, die die C. vom Transportprotein verdrängen. Plazentaschranke wird passiert (Schwangerschaft ist Kontraindikation zur Cumarintherapie). Durch Überdosierung der C. sind schwerste Komplikationen (intrazerebrale Blutungen u. a.) provozierbar. ↑Cumarinnekrose.

Cumarinnekrose: seltene Komplikation nach Verabfolgung von Cumarinpräparaten i. R. einer Antikoagulanzientherapie als Ausdruck eines intravaskulären Gerinnungsprozesses.

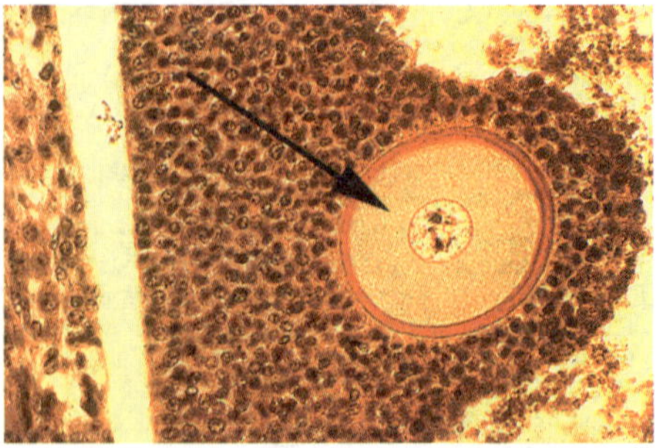

30

Cumulus oophorus. Histologischer Schnitt durch das Ovar, Eisenhämatoxylin-Chromotrop-Färbung; C. o. als Verdickung des Follikelepithels, Eizelle (Pfeil) umgeben von Zona pellucida.

Cumulus ⟨*lat*⟩ *m*: Haufen.

Cumulus oophorus: Eihügel; die Eizelle enthaltende, in das Antrum folliculi vorspringende Verdickung des Follikelepithels im Tertiärfollikel, ↑Ovar. Abb.

cuneiformis ⟨*lat*⟩ *Adj*: keilförmig.

Cuneus ⟨*lat*⟩ *m*: Keil, Zwickel; keilförmiger Teil an der medialen Oberfläche der Großhirnhemisphären zwischen Sulcus parietooccipitalis u. Sulcus calcarinus; Sitz des opt. Erinnerungszentrums.

Cunnilingus ⟨*lat*⟩ *m*: Form des ↑Oralverkehrs, bei dem Vulva, Klitoris u. Labia minora mit Mund, Lippen o. Zunge stimuliert werden. Als ↑Präludium vor dem Koitus zur Anregung o. bis zum Orgasmus. Der C. ist eine völlig normale Variante sexueller Aktivitäten u. wird mitunter als sexualtherapeut. Adjuvans empfohlen, v. a. in Fällen koitaler Anorgasmie der Frau.

Cunninghamella: Pilzgattung C. elegans. Seltener Erreger von Phykomykosen.

Cunnus ⟨*lat*⟩ *m*: ↑Vulva; äußeres weibl. Genitale.

Cupreine ⟨*lat*⟩ *n Pl*: Gruppe kupferhaltiger Proteine, die in versch. Geweben vorkommen (Erythrocuprein, Hepatocuprein, Cerebrocuprein). Sie besitzen Enzymfunktionen (↑Superoxiddismutase).

Cupula ⟨*lat*⟩ *f*: Kuppel.

Cupula gelatinosa: Gallertkuppel auf dem Sinnesepithel der ↑Crista ampullaris.

Cupula pleurae: Pleurakuppel; Teil der Pleura parietalis; welcher über der Lungenspitze liegt. ↑Pleura.

Cupulolithiasis ⟨*lat + gr*⟩ *f*: benigner paroxysmaler ↑Lagerungsnystagmus. ↑Vestibularisprüfung.

Curare: Pfeilgift der Indianer Südamerikas. Gewinnung durch Heißwasserextraktion versch. Pflanzen u. Eindicken des Extrakts. Wirkstoffe sind Alkaloide, deren Struktur je nach Pflanzenart variiert. Aus Strychnos-Arten (Strychnos toxifera u. a., Fam. Loganiaceae) hergestellte Produkte (Toxiferine) enthalten monoterpenoide Indolalkaloide, die z. T. dimer vorkommen, z. B. C-Toxiferin I u. somit zwei quarternäre N-Atome aufweisen. Aus Chondrodendron-Arten, u. a. Ch. tomentosum, Fam. Menispermaceae, bereitete Produkte (Calebassencurare) enthalten Bis-Benzylisochinolin-Alkaloide, z. B. (+)-Tubocurarin. C. besetzt die cholinergen N-Rezeptoren an der quergestreiften Muskulatur (Muskelendplatten) bei fehlender Wirkaktivität. Dadurch kann das freigesetzte Acetylcholin kein Aktionspotential u. nachfolgende Muskelkontraktion auslösen. Polarisationsblock. Solche Stoffe werden als Muskelrelaxanzien I. Ordnung bezeichnet. Durch Hemmung der Acetylcholinesterase kann man die Wirkung der Muskelrelaxanzien I. Ordnung aufheben. Infolge unterschiedl. Empfindlichkeit der einzelnen Muskelgruppen verläuft die Lähmung in einer typ. Reihenfolge. Sie beginnt bei der Muskulatur des Kopfs u. des Halses, es folgen Extremitäten u. Bauchmuskulatur, zuletzt die Interkostalmuskulatur sowie das Zwerchfell. Auch bei vollständiger schlaffer Muskellähmung bleiben Bewußtsein u. Schmerzempfinden erhalten. Nebenwirkungen von C. sind Histaminfreisetzung, Blutdrucksenkung, vermehrte Bronchialsekretion u. Bronchospasmen.

Curass-Beatmung: Rumpfrespirator; wenig gebräuchl. Beatmungsform, bei der durch eine aufblasbare Manschette, die um den Brustkorb gelegt wird, die für eine Ventilation erforderl. Druckschwankungen von außen erzeugt werden.A

Curatio ⟨*lat*⟩ *f*: Heilung.

Curcuma xanthorrhiza ⟨*arab*⟩ *f*: javan. Gelbwurz, auf Java u. in Südchina kultiviert, Droge (C. x. rhizoma), enthält ätherische ↑Öle (5–10 %) sowie Curcumin (Diferuloylmethan) u. Desmethoxycurcumin. Choleretikum, Cholokinetikum, Gewürz.

Curcumin ↑Curcuma xanthorrhiza.

Curettage ⟨*frz*⟩ *f* ↑Kürettage.

Curie, Irène (1897–1965), Frédèric Joliot (1900 bis 1958). Entdecker der künstl. Radioaktivität 1934. Aus Kernbeschuß eines Targets aus Bor beobachteten sie eine Umwandlung in Radionitrogen (^{13}N) u. Aluminium in Radiophosphor (^{30}P). Nobelpreis für Chem. 1935.

Curie, Marie (1867–1934), poln. Physikerin, Paris. Entdeckte 1908 mit ihrem Mann Pierre Curie das Radium, sie erhielten mit Henry Becquerel 1903 den Nobelpreis für Physik. Marie Curie außerdem 1918 den Nobelpreis für Chem.

Curie, Pierre (1859–1906), Physiker, Paris. Entdeckte 1908 mit seiner Frau Marie Curie das Radium, sie erhielten mit Henry Becquerel 1903 den Nobelpreis für Physik.

Curie (nach Marie u. Pierre C.): *Abk* Ci; ältere Maßeinheit für die Aktivität einer radioaktiven Strahlung. 1 Ci entspricht der Aktivität von 1 g des Isotops ^{226}Ra. Heute gültige internationale Einheit ↑Becquerel:
$1\ \text{Ci} = 3{,}7 \cdot 10^{10}\ \text{Bq}$.

Curling, Thomas (1811–1888), brit. Chir., London.

Curling ulcer ⟨*engl*⟩: i. S. von ↑Streßulzera akut auftretende Gastroduodenalulzera bei der Verbrennungskrankheit.

Currarino-Triade: Anorektale Malformationen, sichelförmige Fehlbildung des Os sacrum, präsakraler Tumor. Letzterer in Form einer anterioren sakralen Meningozele, eines Teratoms o. einer enterogenen Zyste.

Current contents: Informationsmittel des ↑Institute of Scientific Information. Bedeutsam für die Med. sind die Ausgaben „Life Sciences" u. „Clinical Practice".

Curschmann, Hans (1875–1950), dt. Int. u. Neurol., Rostock.

Curschmann, Heinrich (1846–1910), dt. Int., Hamburg, Leipzig.

Curschmann-Spirale (nach Heinrich C.): zäher axial gedrillter Schleimfaden mit korkenzieherartiger Drehung, kommt im Sputum bei Asthma bronchiale vor.

Curschmann-Steinert-Syndrom (nach Hans C. u. Hans S.) ↑Dystrophia myotonica.

Curtius, Friedrich (1896–1975), Int., Lübeck.

Cushing-Schwellendosis: Vergleich der Wirkungsstärken von Glukokortikoiden

Pharmakon	Relative Glukokortikoid-wirkung	Relative Relative Mineralo-kortikoidwirkung	Cushing-Schwellen-dosis mg · d^{-1}
Betamethason	30	0	1
Cloprednol	8	0	30
Kortison	0,8	0,8	40
Dexamethason	30	0	1,5
Fluocortolon	5	0	7,5
Hydrocortison	1	1	30
Methylprednisolon	5	0	6
Paramethason	10	0	3
Prednisolon	4	0,6	7,5
Prednison	4	0,6	7,5
Triamcinolon	5	0	6

Curtius-Syndrom (nach Friedrich C.): angeborene Erkrankung mit partiellem Riesenwuchs, endokrinen Störungen u. Hautdysplasien.

Curvatura ⟨*lat*⟩ *f*: Kurvatur, Krümmung.

Curvatura ventriculi major: große Kurvatur; konvexe Krümmung der li. Magenwand.

Curvatura ventriculi minor: kleine Kurvatur; konkave Krümmung der re. Magenwand.

Curvularia: Pilzgattung mit mehreren Arten, darunter seltener Erreger von ↑Myzetomen.

Cushing, Harvey Williams (1869–1939), amerik. Chir., Philadelphia.

Cushing-Kanüle (nach Harvey W. C.): ca. 10 cm lange, vorn abgerundete u. verschlossene Kanüle mit Zentimetereinteilung u. seitl. Bohrungen. Verwendung zur Punktion der Hirnkammern. Nach Entfernung der C. kann durch diesen Stichkanal der Ventrikelkatheter für eine Ableitungsoperation gelegt werden.

Cushing-Operation (nach Harvey W. C.): 1. subtemporale Dekompression durch ausgedehnte Trepanation bei Hirndruck. 2. fraktionierte Durchtrennung des N. trigeminus bei Trigeminusneuralgie (nur am 2. u. 3. Ast).

Cushing-Schwellendosis (nach Harvey W. C.): Dosis eines Glukokortikoids, die, über längere Zeit angewendet, ein Cushing-Syndrom auslöst; starke interindividuelle Unterschiede. Tab.

Cushing-Syndrom (nach Harvey W. C.): Morbus Cushing, Cushing-Krankheit; prim. o. sek. Hyperadrenokortizismus. Überproduktion von Nebennierenrindenhormonen (Glukokortikoide) infolge von Hypothalamusfunktionsstörung, basophilen Adenomen des Hypophysenvorderlappens (Adrenotropinausschüttung), Nebennierenrindentumoren o. Nebennierenrindenhyperplasie; Stammfettsucht („Vollmondgesicht"), Nackenverdickung bei schlanken Extremitäten, ↑Striae cutis distensae, v. a. am Gesäß u. Bauch. Cutis marmorata; Ekchymosen, petechiale Blutungen, rote bis zyanot. Gesichtsfarbe; insulinresistente Hyperglykämie mit Ausbildung eines sog. Steroiddiabetes Osteoporose (Spontanfrakturen, Fischwirbel, Kyphose), Müdigkeit, Abgeschlafftheit; Atrophie des Genitale, Amenorrhö o. Impotenz, Libidoverlust; bei Männern Feminisierung; bei Kindern Hypogenitalismus, Wachstumsstörungen freie Cortisolausscheidung im Harn erhöht, Cortisolserumspiegel erhöht, 11-Oxysteroide erhöht, meist keine Tagesrhythmik u. Supprimierbarkeit durch Dexamethason; Verlaufsform, die nur bei Frauen mit Diabetes u. Bartwuchs einhergehend vorkommt, auch als ↑Achard-Thiers-Syndrom bezeichnet. Abb.

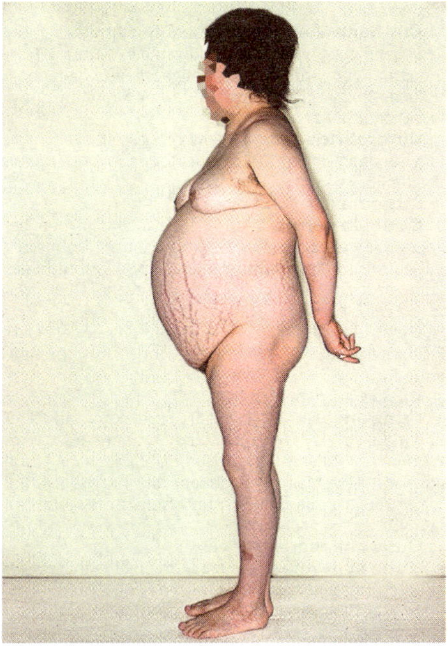

19

Cushing-Syndrom. Stammfettsucht

Cushing-Syndrom, iatrogen transitorisches (nach Harvey W. C.): dem ↑Cushing-Syndrom (endogen transitor.) ident. Krankheitsbild, das aber nicht durch Nebennierenrindenhyperplasie o. -tumoren bedingt, sondern exogen durch Nebennierenrindenhormon- o. langdauernde Tuberkulostatikatherapie induziert ist; auch nach schweren Schädeltraumen u. während Kortison- u. ACTH-Behandlung auftretend.

Cushing-Ulkus (nach Harvey W. C.): ↑Streßulkus bei Hirntumoren, Poliomyelitis, nach Schädeltraumen u. hirnchirurg. Eingriffen.

Cushny, Arthur R. (1866–1926), Pharmak., Ann Arbour, London, Edinburgh. Faßte zahlreiche exp. Untersuchungen der Nierentätigkeit zur erweiterten ↑Filtrationstheorie der Harnabsonderung zusammen (1917). ↑Schwellensubstanz.

Cuspidatus ⟨*lat*⟩ *m*: Dens cuspidatus; Zahn mit einem Höcker, ↑Zahnform.

Cuspis ⟨*lat*⟩ *f*: Spitze, eigentl. Lanzenspitze, Herzklappenzipfel; **C. anterior** u. **C. posterior**: vorderer u. hinterer Mitralklappenzipfel im ↑Ostium atrioventriculare sinistrum des Herzens. **C. anterior, C. septalis** u. **C. posterior**: vorderer, medialer u. hinterer Trikuspidalklappenzipfel im ↑Ostium atrioventriculare dextrum.

cutaneus ⟨*lat*⟩ *Adj*: kutan; zur Haut gehörend, Haut betreffend.

Cutaneus-femoris-lateralis-Syndrom: durch Kompression des N. cutaneus femoris lateralis am Durchtritt unter dem Leistenband verursachte Schmerzen u. Parästhesien sowie objektivierbare Sensibilitätsstörung von der Vorder- u. Außenseite des Oberschenkels beim Stehen, bei längerem Gehen u. in Rückenlage; ↑Meralgia paraesthetica.

Cut-back-Verfahren ⟨*engl*⟩: Durchtrennung der Gewebebrücke zwischen einem dystopen ↑Anus u. dem Enddarm. Von Browne 1951 angegebene Operationsmethode für die tiefe ↑Analatresie mit Kommunikation zum Damm.

Cuterebridae ⟨*gr*⟩ *Pl*: amerik. Dasselfliegen, Fam. der Ordnung ↑Diptera. Med. bedeutsame Art: ↑Dermatobia hominis.

Cuticula ⟨*lat*⟩ *f*: Häutchen.

Cuticula dentis: prim. Schmelzoberhäutchen besteht aus zwei Lagen (eine strukturlose u. eine einlagige Zellschicht), die den Schmelz gerade durchgebrochener Zähne bedecken u. bald abgerieben werden. ↑Odontogenese, ↑Pellicle.

Cuticula pili: Häutchen an der Oberfläche des Haars aus dachziegelartig angeordneten, kernlosen Hornschuppen.

Cutis ⟨*lat*⟩ *f* ↑Kutis.

Cutis anserina: Gänsehaut; als Reaktion auf Kälteeinwirkung o. als psychomotor. Reflex kommt es zu Kontraktion der Mm. arrectores pilorum, wodurch die Haare aufgerichtet werden (Piloerektion), die Haarbälge stark hervortreten u. die Haut ein reibeisenartiges Aussehen hat. ↑Kutis.

Cutis callosa: Schwielenhaut.

Cutis hyperelastica: abnorm überdehnbare hyperelast. Haut, die sich nach Abheben wieder retrahiert. Zusätzl. ist die mechan. Resistenz vermindert u. die Narbenstruktur abnorm (zigarettenpapierähnl.). Genet. bedingte Bindegewebedysplasie, in Kombination mit Gelenk- u. Gefäßanomalien, Sympt. des Ehlers-Danlos-Syndroms. ↑Kutis.

Cutis laxa: abnorm überdehnbare, unelast. Haut, die sich nach Abheben nicht retrahiert: Chalazodermie, Dermatochalasis. Hauptsymptom einer genet. bedingten bes. Form der Bindegewebedysplasien. Die frühinfantile Form, generalisierte Elastolyse, ist schon beim jungen Säugling an progredienter Hauterschlaffung u. lose herabhängenden Hautfalten erkennbar. Beteiligung innerer Organe: Lungenemphysem, kardiovaskuläre Anomalien, gastrointestinale Divertikel. Die gutartigen Formen werden später manifest u. sind lokalisiert, bes. das Gesicht betreffend (greisenhafte Fazies). Syndrome: ↑Rossi-Syndrom, ↑Ullrich-Nielsen-Syndrom, ↑Arthrogryposis multiplex congenita, ↑Ullrich-Turner-Syndrom.

Cutis marmorata: Livedo anularis sive reticularis; Kältemarmorierung. Blaurote netzförmige Zeichnung, an Gliedmaßen u. Stamm in der Kälte auftretend, bes. begünstigt durch angeborene Empfindlichkeit der Kapillaren.

Cutis pendulans: der Haut anhaftende gestielte Tumoren, meist weiche Nävi o. Papillome.

Cutis rhomboidalis: rautenförmige Hautfelderung am Nacken, bes. bei Männern im höheren Lebensalter.

Cutis senilis: Altershaut; im höheren Lebensalter auftretende Hautveränderungen mit allg. Atrophie der einzelnen Hautschichten unter Einbeziehung der Anhangsgebilde. Es kommt zu Verdünnung des Koriums, Abnahme der Elastizität mit Faltenbildung, Bildung von Pigmentflecken u. Keratomata senilia, Papillomen u. senilen Angiomen. ↑Geroderma.

Cutis testacea: mit starker Schuppung einhergehende Seborrhö der Neugeborenen.

Cutis verticis gyrata: bes. in der Scheitel- u. Hinterkopfgegend von Männern auftretende hirnwindungsähnl. Falten u. Furchenbildung der Haut.

Cutor ⟨*lat*⟩ *m*: umgangssprachl. Bez. für ↑Elektrochirurgiegerät.

CVI: *Abk* für zerebrovaskuläre Insuffizienz (zerebrale ↑Durchblutungsstörungen).

C-Viren: **1.** ↑Coxsackievirus. **2.** C-Typ der ↑Tumorviren, z. B. das ↑Rous-Sarkom-Virus.

Cyanamid: Herbizid. Kalziumsalz heißt Kalkstickstoff, Düngemittel; Äthanolunverträglichkeit wie nach ↑Disulfiram.

Cyanhämiglobin: stabiler Komplex zwischen Cyanid (z. B. KCN) u. Hämoglobin, das von der zweiwertigen zur dreiwertigen Form (Hämiglobin) oxidiert wurde. Die Bildung dieses stabilen Komplexes wird bei der photometr. Hämoglobinbestimmung ausgenutzt (↑Meßmethoden, hämatologische).

Cyanide ↑Cyanwasserstoff.

Cyanidvergiftung ↑Blausäurevergiftung.

Cyaninfarbstoffe: Wurmmittel; ↑Anthelminthika, z. B. Pyrviniumembonat (Pyrcon-Oral-Suspension).

Cyankali ↑Cyanwasserstoff, ↑Blausäure, ↑Blausäurevergiftung.

Cyankalium ↑Blausäure.

Cyanmethämoglobin: stabiler Komplex von Methämoglobin u. Cyanidionen; wird bei der Hämoglobinbestimmung durch Oxidation von Hämoglobin gebildet (Cyanmethämoglobin-Methode).

Cyanocobalamin: parenteral anwendbares Vitamin-B_{12}-Präparat zur Substitution bei ↑Vitamin-B_{12}-Mangelanämie.

Cyanophyceae: Cyanobacteria, Blaualgen; zu den Prokaryonten gehörende Mikroorganismen.

Cyanopsia ⟨*gr*⟩ *f*: Zyanopsie.

Cyanopsin ↑Sehpigmente.

Cyanose ↑Zyanose.

Cyanvergiftung ↑Blausäurevergiftung.

Cyanwasserstoff: farblose Flüssigkeit; Siedepunkt 25,6 °C. In wäßriger Lösung (Blausäure) eine äußerst tox., schwache Säure (pK_a 8,68). Salze sind die Cyanide.

Cyclazocin ↑Morphinantagonist.

Cycline ↑Zykline.

Cyclitis ↑Zyklitis.

Cyclitis annularis pseudotumorosa: einen Tumor vortäuschende hyperplast. Entzündung o. seröse Abhebung des Ziliarkörpers. ↑Aderhauteffusion.

Cyclizin: Antiemetikum, H_1-Antihistaminikum. ↑ Antihistaminikum.

Cyclo-AMP ↑ cAMP.

Cyclobarbital: 5-(1-Cyclohexenyl)-5-ethyl-barbitursäure, Cyclobarbital-Kalzium. Mittellang wirksames ↑ Barbiturat.

Cyclocumarol: Cumarinderivat. Antikoagulans, ↑ Cumarine.

Cyclo-GMP ↑ cGMP.

Cyclohexanon: obsoletes Antimykotikum zur lokalen Anwendung.

Cycloheximid: Aktidion; aus Streptomyces griseus isoliertes, fungizid wirksames Antibiotikum, das spezif. die Proteinbiosynthese an eukaryont. ↑ Ribosomen durch Beeinflussung der sog. Translokationsreaktion (↑ Proteinbiosynthese) hemmt; in Bakterien unwirksam. C. ist bei selteneren Meningitisformen (Pilze, Hefen) wirksam.

Cyclooxygenase: Bestandteil des Enzymkomplexes, der ↑ Arachidonsäure in ↑ Prostaglandine, ↑ Prostazyklin u. ↑ Thromboxan umwandelt. Die C. bildet aus den mehrfach ungesättigten Fettsäuren (↑ Fettsäuren, essentielle) ↑ Endoperoxide. Das Enzym ist Angriffsort best. Entzündungshemmstoffe (↑ Acetylsalicylsäure).

Cyclopentanoperhydrophenanthren ↑ Steran.

Cyclopenthiazid: ↑ Benzothiadiazinderivat, ↑ Diuretikum aus der Gruppe der Saluretika.

Cyclopentolat: Parasympatholytikum, Mydriatikum; wirkt kürzer als ↑ Atropin.

Cyclophilin: spezif. Ciclosporin-bindendes Protein (↑ Immunophiline) mit 163 Aminosäuren, wahrscheinl. eine Prolin-Isomerase.

Cyclophosphamid: Zytostatikum aus der Gruppe der ↑ Alkylanzien; mindertox., da der Wirkstoff erst im Organismus entsteht.

Cyclophyllidea ⟨*gr*⟩ *Pl*: Ordnung der ↑ Eucestoda (echte ↑ Bandwürmer). Wenige Millimeter bis 10 m lang, ↑ Skolex mit 4 Saugnäpfen u. oft ↑ Rostellum (mit o. ohne Haken), Geschlechtsöffnung i. d. R. randständig, Dotterstock unpaarig, meist hinter dem Ovar. Uterusöffnung fehlt, die embryonierten Eier werden durch Mazeration der abgeschiedenen graviden Glieder frei. Die Entwicklung verläuft bei den meisten Arten über einen ↑ Zwischenwirt, die med. wichtigsten Formen der ↑ Finnen sind ↑ Cysticercus u. ↑ Echinococcus. Med. Bedeutung haben v. a. die Vertreter der ↑ Taeniidae.

Cyclopropan: Trimethylen; Gasnarkotikum von großer Narkosebreite; keine lokalen Reizwirkungen; nur in geschlossenen Systemen anwendbar. Nebenwirkungen: Arrhythmien, Azidose. Wegen großer Explosivität spez. Sicherheitsvorkehrungen nötig.

Cycloserin: D-4-Amino-3-isoxazolidinon; obsoletes Tuberkulostatikum geringer Wirksamkeit mit tox. Nebenwirkung auf das Zentralnervensystem.

Cylindroma ⟨*gr*⟩ *n* ↑ Zylindrom.

Cymarin: Herzglykosid in Adonis vernalis u. Apocynum cannabinum (amerik. Hanf) u. in Strophanthus kombé. ↑ Strophanthus-Arten.

Cympobogon winterianus: vorwiegend in Ostasien angebaute Grasart; liefert bei der Wasserdampfdestillation ätherische ↑ Öle (Zitronellöl). Hauptbestandteile Geraniol u. Citronellal. Verwendung u. a. für hautreizende Arzneien.

Cynarin: 1,4-Dicoffeoylchinasäure, u a. in der Artischocke (Cynara scolymus) enthalten; choleret. wirksam.

Cyproteronacetat: Antiandrogen, das die Wirkung des männl. Sexualhormons kompetitiv hemmt. Anwendung bei Prostatatumoren, männl. Pubertas praecox u. evtl. bei ↑ Hypersexualität mit Sexualdeviationen. Nebenwirkungen: Feminisierung, Hemmung der Spermatogenese, Antriebsschwäche.

Cyriaxsyndrom: traumat. Abgleiten des Knorpels der unteren Rippen (8.–10. Rippe), geht mit starken Schmerzen einher.

Cystadenom ⟨*gr*⟩ *n* ↑ Zystadenom.

Cystathionin: entsteht beim Abbau von ↑ Homocystein durch Kondensation von Homocystein u. Serin; nach hydrolyt. Spaltung von C. durch die Cystathionase werden ↑ Cystein u. Homoserin gebildet. Bildung u. Abbau des C. entsprechen somit einer Transsulfurierung.

Cystathioninurie: genet. bedingte Verminderung der Cystathioninase-Aktivität mit herabgesetzter Fähigkeit, Cystathionin in ↑ Cystein u. Homoserin umzuwandeln. Renale Ausscheidung des Cystathionins. Intelligenzminderung. Es existiert eine pyridoxinabhängige u. eine pyridoxinunabhängige Variante. Durch Gabe von Pyridoxin kann die pyrodoxinabhängige C. gebessert werden.

Cyste ⟨*gr*⟩ *f* ↑ Zyste.

Cysteamin: 2-Aminoethanthiol; Decarboxylierungsprodukt der Aminosäure ↑ Cystein. ↑ Strahlenschutzstoff, Radikalfänger u. ↑ Komplexbildner. Antidot bei Thalliumvergiftungen.

Cystein: proteinogene ↑ Aminosäure. C. kann durch Oxidation unter Ausbildung einer Disulfidbindung in ↑ Cystin überführt werden. Es besitzt Bedeutung für die Strukturstabilisierung u. Funktion von Proteinen sowie für Oxidoreduktionen im Stoffwechsel. Der Schwefelgehalt der Proteine beruht im wesentl. auf der Gegenwart von C. bzw. Cystin; ein Abbauprodukt des C. ist das ↑ Taurin. C. ist Baustein des biol. wichtigen Tripeptids ↑ Glutathion. ↑ Aminosäuren. Abb.

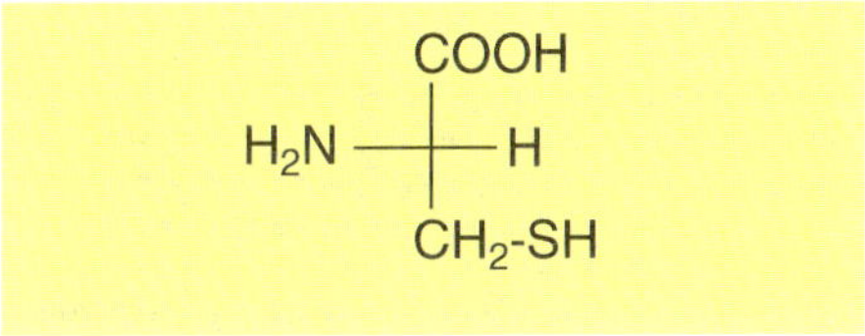

Cystein

Cysteinsäure: entsteht durch schrittweise Oxidation der Sulfhydrylgruppe des ↑ Cysteins aus Cysteinsulfinsäure. Durch Decarboxylierung von C. entsteht ↑ Taurin.

Cysticercus ⟨*gr*⟩ *m*: Blasenwurm. 2. Larvenstadium bei ↑ Cyclophyllidea im ↑ Zwischenwirt, ↑ Finne mit einer Bandwurmanlage; flüssigkeitsgefüllte Blase mit Wandeinstülpung, in der sich ↑ Skolex u. Halszone des Bandwurms befinden.

Cysticercus bovis: Rinderfinne; ↑ Finne des Bandwurms ↑ Taenia saginata (Endwirt: Mensch) im Rind (↑ Zwischenwirt).

Cysticercus cellulosae: Schweinefinne; ↑ Finne des Bandwurms Taenia solium (↑ Endwirt: Mensch) im Schwein u. bisweilen Menschen (↑ Zwischenwirt). Erreger der Solium- ↑ Zystizerkose.

Cystin ⟨*gr*⟩ *n*: schwefelhaltige, proteinogene ↑Aminosäure, entsteht durch Oxidation aus ↑Cystein. Vorkommen hauptsächl. in Keratinen, wirkt als Redoxsystem.

Cystinaminopeptidase: Oxytocinase; gehört zur Klasse der Peptidhydrolasen, besitzt Präferenz für Cystinpeptide (Oxytocin, Vasopressin). Bestimmungsmethode mit L-Cystin-di-beta-naphthylamid. C. wird während Gravidität in Plazenta gebildet, soll Uterus vor zirkulierendem Oxytocin schützen. Auftreten im Serum als „schwangerschaftsspezifisches" Enzym vom 50. Tag an, Anstieg exponential, Abfall mit Wehenbeginn. Ausbleiben, Verzögerung o. Sistieren des Anstiegs signalisieren Schwangerschaftskomplikationen (drohender Abort, Spätgestose).

Cystinose ↑Abderhalden-Fanconi-Syndrom.

Cystinspeicherkrankheit ↑Abderhalden-Fanconi-Syndrom.

Cystinsteine: gelbe, harte ↑Harnsteine (schwach röntgenpositiv) infolge Cystinausfällung im sauren Milieu bei ↑Cystinurie entstehend, häufig rezidivierend.

Cystinurie: genet. bedingt (rezessiv vererbt) vermehrte Ausscheidung von Cystin im Urin. Bei isolierter C. besteht ein Defekt des cysteinspezif. tubulären Transportsystems der Niere. Bei der klass. Form der C., Toni-Debré-Fanconi-Syndrom (↑Fanconi-Syndrom, renales), ist das Transportsystem für die bas. Aminosäuren Arginin, Lysin u. Ornithin betroffen. Durch die fehlende Rückresorption dieser Aminosäuren ist sek. auch die Rückresorption des Cystins gehemmt, so daß bei diesem Erkrankungstyp die 4 genannten Aminosäuren ausgeschieden werden. Gleichzeitig besteht eine enterale Resorptionsstörung. Durch bakterielle Zersetzung entsteht im Darm aus Ornithin u. Lysin ↑Putrescin u. ↑Cadaverin. Klin. steht die Cystinsteinbildung in den ableitenden Harnwegen im Vordergrund.

Cystis ⟨*gr*⟩ *f*: Blase, ↑Vesica.

Cystoma ⟨*gr*⟩ *n* ↑Kystadenom.

Cystosarcoma phylloides ⟨*gr*⟩ *n*: grobknotiger Tumor der Mamma, der groteske Größen erreichen kann. Geht meist aus einem ↑Fibroadenom hervor. Histol. zellreiches Stroma, eingebettet in eine myxoide Grundsubstanz. Hohe Rezidivrate. Definition allg. gebräuchl., aber ungenau, da in Abhängigkeit von der mitot. Aktivität gutartige Formen, Grenzfälle u. bösartige Geschwülste zu unterscheiden sind.

Cytarabin: *Abk* ARA-C; Cytosinarabinosid, Pyrimidinanalogon; wird enzymat. über versch. Stufen zu Cytosinarabinosidtriphosphat aktiviert. C. hemmt als Antimetabolit Enzymreaktionen (DNA-abhängige DNA-Polymerase) o. wird in die ↑Desoxyribonukleinsäure eingebaut. Anwendung bei akuten Leukämien, malignen Lymphomen.

Cytembena: Bromebrinsäure, synthet. antineoplastische ↑Substanz außerhalb der konventionellen Stoffklassen, hemmt die Inosinsäuresynthese u. die Tetrahydrofolsäureformylase. Anwendung: gyn. Karzinome.

Cytidin: 3-D-Ribofuranosylcytosin; ein ↑Nukleosid aus ↑D-Ribose u. ↑Cytosin.

Cytidindiphosphat: *Abk* CDP; ein ↑Nukleosiddiphosphat.

Cytidinmonophosphat: *Abk* CMP; ein ↑Nukleosidmonophosphat.

Cytidintriphosphat: *Abk* CTP; ein ↑Nukleosidtriphosphat.

Cytidyldiphosphatcholin: aktives Cholin; entsteht bei der Synthese der ↑Phosphatide.

Cytidylsäure ↑Cytidinmonophosphat.

Cytisin: Alkaloid aus Goldregen, ↑Laburnum anagyroides (Zierstrauch), mit nikotinähnl. Wirkungen; in allen Pflanzenteilen enthalten. Häufig Vergiftungen bei Kindern.

Cytisus scoparius: Besenginster, in West- u. Mitteleuropa vorkommender Strauch, Fam. Fabaceae; enthält Alkaloide vom Chinolizidintyp, u. a. Spartein; Antiarrhythmikum; besitzt außerdem Fähigkeit, am hypoton. Uterus Kontraktionen auszulösen; früher in der Geburtshilfe zur Wehenanregung eingesetzt.

Cyto- ⟨*gr*⟩ *Präfix* ↑zyto-.

Cytoarabin ↑Cytarabin.

Cytokine ↑Zytokine.

Cytomegalia infantum: angeborene ↑Zytomegalie des Neugeborenen.

Cytomegalovirus ⟨*engl*⟩: *Abk* CMV; ↑Zytomegalievirus.

Cytopathic effect ⟨*engl*⟩: *Abk* CPE; ↑Effekt, zytopathischer.

Cytopathogenic effect ⟨*engl*⟩ ↑Effekt, zytopathogener.

Cytoplasmamembran ↑Zellmembran.

Cytosin: 6-Amino-2-hydroxy-pyrimidin, eine ↑Nukleinsäurebase; Baustein von ↑Nukleosiden, ↑Nukleotiden u. Nukleinsäuren (DNA, RNA). C. entsteht bei der Pyrimidinbiosynthese auf der Stufe der ↑Nukleosidtriphosphate durch Aminierung aus ↑Uridintriphosphat. Der Abbau erfolgt reduktiv o. oxidativ nach Desaminierung zu ↑Uracil. Abb.

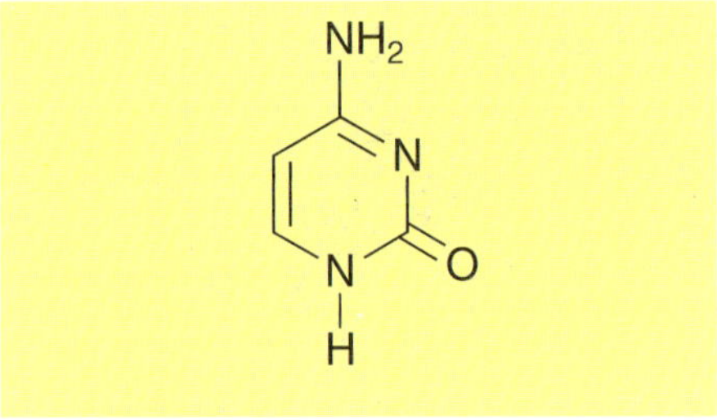

Cytosin

Cytosinarabinosid: Cytarabin, Ara-C; Zytostatikum aus der Reihe der ↑Antimetabolite, wobei der im Nukleinsäurestoffwechsel vorkommende natürl. Metabolit das Cytidin ist, von dem sich Ara-C nur durch die ster. Vertauschung der OH-Gruppe am C_2-Atom des Zuckerteils unterscheidet. Zur Entfaltung der zytotox. Wirksamkeit ist eine Aktivierung durch Kinasen erforderl. Die entstehenden „Pseudonukleinsäuren" sind starke Inhibitoren der DNA-Polymerase. Ara-C bewirkt eine Akkumulation von Zellen in den Phasen S u. G_2 des Zellzyklus bis auf das Fünffache des Normalen. Die ↑Blut-Hirn-Schranke wird von Ara-C passiert. Wird in der Kombinationstherapie von Hämoblastosen als 6–8 h Infusion angewendet. ↑Zytostatikatherapie, hämatologische.

Cytosis ↑Zytose.

Cytoskeleton ⟨*gr*⟩ *n* ↑Zytoskelett.

C-Zellen: calcitoninbildende parafollikuläre Zellen der Schilddrüse.

Czermak, Johann Nepomuk (1826–1873), tschech. Laryngologe, Begründer der klin. Laryngoskopie.

Czerny, Adalbert (1863–1941), dt. Päd., Schüler von A. Epstein (1849–1918); Breslau, Straßburg, Berlin, Düsseldorf. Einer der Begründer der dt. Kinderheilkunde. C. arbeitete insbes. über Physiol. u. Pathol. des Stoffwechsels im Säuglingsalter. C. hat eine einheitl. Lehre von den Durchfallerkrankungen geschaffen u. beschrieb erstmalig den Mehlnährschaden, die alimentäre Anämie u. a. Erkrankungen u. klärte ihre Ätiol. auf. Durch ihn wurden die Begriffe exsudative Diathese (1905) u. Ernährungsstörung geprägt. Gemeinsam mit A. Keller (1868–1934) verfaßte er das „Handbuch der Ernährungslehre" (1906–1911).

Czerny, Vincenz von (1842–1916), österreich. Chir., Heidelberg. C. begründete mit seinem Lehrer T. Billroth die Magenchirurgie. Er entwickelte u. verbesserte eine ganze Reihe von Operationsverfahren. Durch seine 1870 an Hunden angestellten Exp. hat C. maßgebl. Anteil an der Erarbeitung der Technik bei Kehlkopfexstirpationen. 1877 gelang ihm die erste erfolgreiche Resektion der menschl. Speiseröhre. Im gleichen Jahr führte C. die innere Naht in die Leistenbruchoperationen ein. 1878 nahm C. die erste vaginale Totalexstirpation des Uterus unter asept. Kautelen vor. 1906 gründete er in Heidelberg das Czerny-Krankenhaus für Strahlenbehandlung, die älteste radiol. Klinik des damaligen Deutschen Reichs, die seit 1907 dem Institut für exp. Krebsforschung angeschlossen ist.

Czerny-Pfeilernaht (nach Vincenz v. C.): Nahtreihe, die die Aponeurose des ↑Musculus obliquus abdominis externus rafft. Zur Stabilisierung der Vorderwand des ↑Canalis inguinalis bei der Operation des Leistenbruchs beim Kind. ↑Leistenbruch, kindlicher.

D

d: **1.** *Abk* für dezi-; Internationales ↑Einheitensystem. **2.** *Abk* für lat. dies; Tag. **3.** Kurzzeichen für Rhesusfaktor neg.

D: **1.** Zeichen für ↑Dalton; 1 000 D = 1 kD. **2.** *Abk* für Desoxy- (z. B. DNA). **3.** Kurzzeichen für Rhesusfaktor positiv.

D_1–D_{12} ↑Thorakalsegmente.

D^u: schwaches D-Antigen des ↑Rh-Blutgruppensystems. **D^{weak}**: quant. D^u, besitzt weniger Antigene als D pro Erythrozyt. Alle Epitope sind vorhanden, daher keine Anti-D-Bildung nach Rh-pos. Transfusion o. Schwangerschaft. **$D^{partial}$**: seltener, es fehlen ein bis mehrere Epitope im Vergleich zum D, deshalb Anti-D-Bildung gegen fehlende Epitope mögl.

2,4-D: 2,4-Dichlorphenoxyessigsäure; ↑Herbizid. Hemmstoff des Pflanzenwachstumshormons Auxin.

da ⟨*lat*⟩: gib (Rezeptur).

da: *Abk* für Deka-; Internationales ↑Einheitensystem.

DA: *Abk* Diphenylchlorarsin, ↑Nasen-Rachen-Reizstoffe.

DAB: Deutsches ↑Arzneibuch.

Dabska, M., zeitgen. poln. Pathol., Warschau.

Dabska-Tumor ↑Parachordom.

DAC: *Abk* für Deutscher Arzneimittel Codex; Monographiesammlung von Arznei- u. Hilfsstoffen, die nicht im Deutschen ↑Arzneibuch enthalten sind.

Dacarbazin: DTIC, Detimedac; monofunktionelles ↑Alkylans; Aktivierungsmechanismus über enzymat. Hydroxylierung; Hemmung der RNA u. Proteinsynthese durch Bindung an SH-Gruppen. Anwendung bei Lymphogranulomatose, Melanom.

dac-Gene: Gene, die für die Synthese von ↑Penicillinbindungsproteinen codieren, z. B. dacA, dacB.

Dachziegelverband: Heftpflasterverband zur Ruhigstellung von Zehenfrakturen. Technik: Schmale Heftpflasterstreifen werden übereinander geklebt, sie überkreuzen sich streckseitig u. werden dachziegelartig versetzt.

DaCosta, Jacob M. (1833–1900), amerik. Arzt, Philadelphia.

DaCosta-Syndrom: (nach Jacob M. D.) ↑Hyperventilationssyndrom; infolge neurovegetativer Störungen auftretende Hyperventilation (erhöhtes Pflichtgefühl, Phobien); Seufzeratmung, Wechsel zwischen hochfrequenter u. ruhiger Atmung ohne erkennbare atemmechan. Ursache; Pat. klagen über Herzdruck, Herzstiche, Lufthunger u. Engegefühl; Tachykardie u. Extrasystolen.

Dacron: Polyesterfaser, z. B. als chir. Nahtmaterial eingesetzt.

Dactinomycin: Actinomycin D, Lyovac-Cosmegen. Antineoplast. Antibiotikum; wird in die DNA eingebaut (↑Interkalation), hemmt vorwiegend die Ribonukleinsäuresynthese. Anwendung bei: Wilms-Tumor, Weichteilsarkomen, Chorionkarzinomen, Teratokarzinomen.

Dagga ↑Cannabis indica.

D. A. H.: *Abk* für ↑Deutsche AIDS-Hilfe.

Dahlgren, Karl Peter D. (1864–1924), Chir., Uppsala.

Dahlgren-Zange (nach Karl P. D. D.): stanzenartig wirkende, die Dura schonende Knochenschere. Einsatz bei Schädeltrepanationen.

Dahllit: Oxykarbonapatit, ein Apatit mit isomorphem Ersatz von PO_4^{3-}-Gruppen durch $(CO_3)^{2-}$-Gruppen, in der Natur, aber auch im mineralisierten Knochen- u. Zahngewebe vorkommend.

DAI: *Abk* für engl. death of accidental injuries; Tod durch Verkehrsunfall.

Daknomanie ⟨*gr*⟩ *f*: Beißwütigkeit.

Dakrozyten: tränen- bzw. tropfenförmige Erythrozyten.

Dakryoadenitis ⟨*gr*⟩ *f*: Entzündung der Tränendrüse.

Dakryocystitis: Tränensackentzündung infolge ↑Dakryostenose, meist mit purulentem Empyem.

Dakryocystorhinostomie: Operation nach Toti, bei der eine neue Mündung zwischen Tränensack u. Nasenhöhle gebildet wird, da der Ductus nasolacrimalis verschlossen ist.

Dakryolith: Konkrementbildung in den Tränenwegen, bes. durch Aktinomyces.

Dakryophlegmone: phlegmonöse purulente Entzündung im Bereich des inneren Augenwinkels, die von einer ↑Dakryostenose u. ↑Dakryocystitis ausgeht. Operative Behandlung durch ↑Dakryocystorhinostomie (Toti) erforderl.

Dakryosialadenopathia atrophicans ↑Sjögren-Syndrom.

Dakryostenose ⟨*gr*⟩ *f*: Dakryostenosis; Fehlbildungen der Tränenwege, die hochgradige Verengung an umschriebenen Stellen o. (häufiger) Verschlüsse zeigen. Atresien erklären sich aus der soliden Anlage u. mangelhafter Kanalisierung. Häufig: Membranverschluß im Bereich der Mündung im unteren Nasengang. Totaler Verschluß der Tränenwege: Atresie des Ductus nasolacrimalis (Ductus nasolacrimalis solidus). Folgen: Dakryozystitis u. Konjunktivitis. Fehlbildung tritt einseitig o. doppelseitig auf u. kann erbl. sein. Bestandteil des ↑Zinsser-Engman-Cole-Syndroms.

Dakryozystographie: Röntgendarstellung der ableitenden Tränenwege mit iodhaltigem Kontrastmittel bei Verdacht auf Abflußbehinderungen u. Fisteln. Das Kontrastmittel wird nach Anästhesie der Augenbindehaut direkt in die Tränenwege injiziert.

Dakryozytoszintigraphie ↑Tränenwegszintigraphie.

Daktylion ⟨*gr*⟩ *n*: anthrop. Meßpunkt am Vorderrand der Fingerbeere des Mittelfingers, der bei hängendem Arm am tiefsten liegt.

Daktylitis ⟨*gr*⟩ *f*: Entzündung eines Finger- o. Zehenknochens; tuberkulöse D. ↑Spina ventosa.

Daktylogramm ⟨*gr*⟩ *n*: Fingerabdruck; kriminalist. Bedeutung beruht auf der Tatsache, daß jeder Mensch ein eigenes Fingerbeerenmuster hat, das sich während des ganzen Lebens nicht verändert. Wichtig für Identitätsnachweis, auch für Erbforschung von Bedeutung.

Daktyloskopie: Wissenschaft vom Hautrelief, insbes. der Hautleistenmuster der Finger (Fingerbeerenmuster), der inneren Handfläche, der Zehen u. der Fußsohle. Das Hautrelief ist individuell unterschiedl. ausgeprägt, verändert sich während der Ontogenese nicht u. ist willkürl. nicht veränderbar. Die D. ist in der ↑Anthropologie bei Vererbungsstudien, in der Kriminalistik zur Personenidentifikation u. med. von Bedeutung, da sich Varianten des Hautreliefs als Begleitsymptome versch. genet. bedingter Erkrankungen erwiesen haben.

Dale, Henry Hallett (1875–1968), brit. Pharmak., Physiol., London. 1936 Nobelpreis für Med./Physiol. (mit O. Loewi) „für ihre Entdeckungen über die chemische Übertragung von Nervenimpulsen". Entdecker des ↑Acetylcholins.

Dale-Prinzip (nach Henry Hallett D.): Konzept der chem. Transmission, nachdem in jedem Neuron nur ein Transmitter wirksam wird, d. h. in cholinergen Neuronen wird nur Acetylcholin synthetisiert. Klassifikation der Neurone nach Transmitter, z. B. noradrenerge Neurone, dopaminerge Neurone o. GABAerge Neurone. Nach heutigen Vorstellungen in Frage gestellt, da für best. Neurone mehrere Transmitter angenommen werden.

Dalrymple, John (1804–1852), brit. Ophth., Edinburgh, London.

Dalrymple-Zeichen (nach John D.): Oberlidretraktion durch Spasmus des M. levator palpebrae. Bei Blickrichtung geradeaus ist die Sklera zwischen Lidrand u. Iris sichtbar. Das D. ist ein Sympt. der endokrinen ↑Ophthalmopathie, die bei Eu- u. Hyperthyreose vorkommen kann. Abb.

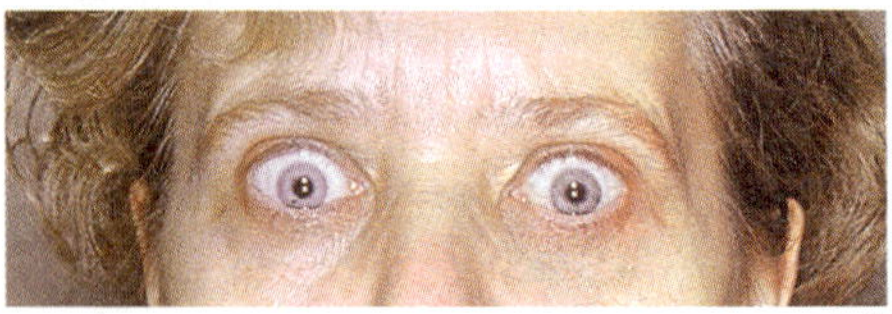

19

Dalrymple-Zeichen

Dalton, John (1766–1844), brit. Physiker u. Chem.

Dalton (nach John D.): Zeichen D; Einheit der relativen Molekülmasse; Masseneinheit, die ein Zwölftel der Masse eines Atoms des Kohlenstoffisotops ^{12}C entspricht.

Dalton-Gesetz (nach John D.): Der Gesamtdruck einer Mischung idealer Gase ist gleich der Summe der Partialdrücke. Bei einer Gasmischung füllt jedes Gas das ganze Volumen der Mischung aus, als ob die übrigen nicht vorhanden wären. Das D. findet in der Physiol. der Atmung Anwendung.

Daltonismus: nicht mehr gebräuchl. Bez. für Störungen des Farbensinns.

Dam, Carl Peter Henrik (1895–1976), dän. Biochem., Kopenhagen u. USA. 1943 Nobelpreis für Med./Physiol. (mit E. A. Doisy) „für ihre Entdeckung des Vitamin K".

Dameshek, William (1900–1969), amerik. Hämatologe.

dam-Gen: Gen, das für eine ↑Methyltransferase codiert, die Adenin in N-6-Position in der Sequenz 5'-GATC-3' methyliert u. damit DNA gegen Abbau durch ↑Restriktionsendodesoxyribonukleasen schützt.

Damm: Brücke zwischen äußerem Genitale u. After. Hinterdamm: Brücke zwischen After u. Steißbeinspitze. ↑Perineum.

Dammabszeß: im Bereich des Dammes gelegener ↑Abszeß.

Dämmerattacken: Temporallappenepilepsie, psychomotor. Epilepsie; bes. Form der fokalen Anfälle im Kindesalter, meist organ. Hirnschädigung im Bereich des Temporallappens. Nach kurzer Aura (Angstgefühl, Bauchschmerzen, Schwindel o. ä.) Bewußtseinstrübung für Sekunden bis Minuten, wobei der Pat. orale Automatismen (Schmatzen, Lecken, Kauen u. ä.), ziellose Bewegungen (Zupfen, Nesteln mit den Händen, Scharren mit den Füßen) u. vegetative Sympt. (Erröten, Erblassen, Speichelfluß, Tachykardie u. a.) zeigt. Wenn Aura isoliert auftritt, spricht man von Anfallsäquivalent. ↑Epilepsie.

Dämmerungssehen ↑Adaptation.

Dämmerzustand: postkonvulsive, akute exogene Psychose i. R. der (psychomotor.) ↑Epilepsie; Bewußtseinseinengung, dementsprechend pathol. Verhalten, vollständige o. partielle Amnesie, kann Stunden o. Tage, selten Wochen dauern, meist nach Anfallserie.

Dammfistel: im Bereich des Dammes mündende röhrenförmige, von Granulationsgewebe ausgekleidete Verbindung zum Darm, zur Vagina u. a.

Dammhoden: Verlagerung des Hodens in den Damm infolge einer Fehlwanderung während der Entwicklung. ↑Hodenfehllagerung.

Dammriß: *Abk* DR; durch eine Geburt verursachter Einriß der Dammhaut (I°), Dammuskulatur (II°) o. bis in den Afterschließmuskel (III°), stets von Scheidenriß begleitet. Reißt nur die Haut in der Mitte zwischen Scheide u. After auseinander, während sie am Scheideneingang intakt bleibt, spricht man von zentralem DR.

Dammschnitt ↑Episiotomie.

Dammschutz: Verhütung von Dammrissen u. Leitung des kindl. Kopfs in den günstigsten Durchmesser beim ↑Durchschneiden unter der Geburt.

Damoiseau, Louis Hyacinthe (1815–1890), frz. Arzt, Paris.

Damoiseau-Ellis-Kurve (nach Louis H. D. u. Calvin E.): Damoiseau-Ellis-Linie; Perkussionsfigur bei mittelgroßem Pleuraerguß. Der Dämpfungsumschlag ergibt eine nach kranial konvexe bogenförmige Linie mit einem Gipfel in der Axillarlinie. Die D. kommt durch die Druckverhältnisse im Thorax u. durch die „im Erguß schwimmende Lunge" zustande. Bei Lufteintritt in den Pleuraraum bilden sich ein waagerechter Spiegel u. eine waagerechte Dämpfungsgrenze aus.

Dämonismus ↑Animismus.

Dampfbad: Heißluftbad, bei dem im Ggs. zur Sauna der Wassergehalt der Luft übersättigt ist. Infolge des hohen Feuchtigkeitsgehalts der Luft starker Wärmeübergang auf die Haut. Wegen der stark eingeschränkten Möglichkeit, die Körpertemperatur durch Schwitzen zu regulieren, größere Kreislaufbelastung. Empfehlenswert z. B. bei rheumat. Gelenkerkrankungen, degenerativen Erkrankungen des Stütz- u. Bewegungsapparats.

Dampfdesinfektion: physikal. ↑Desinfektion durch strömenden Dampf (100 °C) 60 min (↑Dampftopf) bzw. gespannten gesättigten Dampf (0,12 MPa) 30–60 min. In ↑Desinfektionskammern D. von hitzestabilen Materialien, die nicht feuchtigkeitsempfindl. sind. Kombination mit chem. ↑Desinfektionsmitteln erhöhen die Desinfektionswirkung. Für die Desinfektion von Krankenhausbetten u. -textilien werden Dampfströmungsverfahren eingesetzt: ↑Heißluft-Dampf-Heißluft-Verfahren, ↑Vakuum-Dampf-Vakuum-Verfahren, ↑Dampf-Kreislauf-Verfahren, ↑Desinfektionsanstalt.

Dampfdrucktopf ↑Autoklav.

Dampf-Kreislauf-Verfahren: Dampfdesinfektion, bei der das Desinfektionsgut durch ein mechan. im Kreislauf bewegtes Dampf-Luft-Gemisch erwärmt wird.

Dampfsterilisation: therm. ↑Sterilisation mit gespanntem u. gesättigtem Wasserdampf im ↑Autoklaven bei Temperaturen im Bereich von 110–140 °C. Der Dampf fungiert bei der Oberflächensterilisation nicht nur als Wärmeträger, Dampf u. Kondensat haben in Abwesenheit von Luft eine direkte bakterizide Wirkung. Die D. muß in Verpackungsmaterialien (bzw. Sterilisierbehältern), die dampfdurchlässig sind bzw. wo der Wasserdampf an alle Stellen des Sterilisiergutes gelangt, erfolgen. Durch D. können Wäsche, Verbandsstoffe, Instrumente, Glasgeräte, Gummihandschuhe, hitzestabile Flüssigkeiten u. a. sterilisiert werden. Die D. erfolgt bei einer best. Temperatur nach einer tabellar. festgelegten Einwirkungszeit. Die D. wird durch Sporenerde als biol. ↑Sterilisationsindikator überwacht. Die Kontrolle, ob die D. erfolgte, geschieht über den ↑Sicherheitsindikator (↑Thermotest-D-Indikator).

Dampfsterilisator ↑Autoklav.

Dampfstrahlbehandlung: lokale Wärmetherapie. Die intensive Erwärmung auch tieferer Gewebeschichten beruht v. a. auf der Temperatur des Dampfes u. starker Konvektion. Von Vorteil ist die fehlende Druckbelastung. Angewendet z. B. bei schmerzhaften u. chron. entzündl. Erkrankungen des Bewegungsapparats.

Dampftopf: Desinfektionsapparat für strömenden Wasserdampf von 100 °C bei Atmosphärendruck. Neben einzeitiger Dampfdesinfektion besteht die Möglichkeit zur mehrzeitigen, fraktionierten Erhitzung (↑Tyndallisation) in 2–4 Etappen.

Dämpfung: 1. ***Physik:*** irreversible, meistens durch Reibung bewirkte Energieabgabe eines schwingungsfähigen Systems. 2. ***Med.:*** verkürzter Klopfschall (sog. Schenkelschall) über luftarmen (-leeren) Organen bzw. Körperteilen. 3. ***Pharmak.:*** medikamentös bedingte psych. u./o. motor. Ruhigstellung (Neuroleptika, Sedativa Tranquilizer, Hypnotika).

Danazol: Androgenderivat mit anaboler u. erythropoet. Wirkung, angewendet zur Verbesserung der Bildung von Blutgerinnungsfaktoren in der Leber.

Danbolt-Closs-Syndrom ↑Akrodermatitis enteropathica.

Dandy, Walter Edward (1886–1946), amerik. Neurochirurg, Baltimore.

Dandy-Operation (nach Walter E. D.): 1. ↑Trigeminuseingriffe. 2. Schaffung einer Verbindung zwischen drittem u. viertem Ventrikel. 3. Koagulation des Plexus choroideus bei ↑Hydrocephalus hypersecretorius. 4. Rhizotomia anterior der Zervikalwurzeln C1–C3 u. der Radix spinalis der N. accessorius bei Torticollis spasticus.

Dandy-Walker-Syndrom (nach Walter E. D. u. Arthur E. W.): Entwicklungsstörung im Bereiche des Velum medullaris posterius. Durch Divertikel- u. Zystenbildung mit arachnoidalen Verklebungen kommt es zum Verschluß des Foramen Monroi u. der Foraminae Luschkae mit vorgeschaltetem Hydrozephalus. Leitsymptom: Hydrocephalus-occlusus-Symptom. Ther.: operative Freilegung des Kleinhirns mit Wiederherstellung der freien Liquorzirkulation, d. h. -passage zwischen dem IV. Ventrikel u. der Cisterna magna. Die Progn. ist abhängig von weiteren Fehlbildungen.

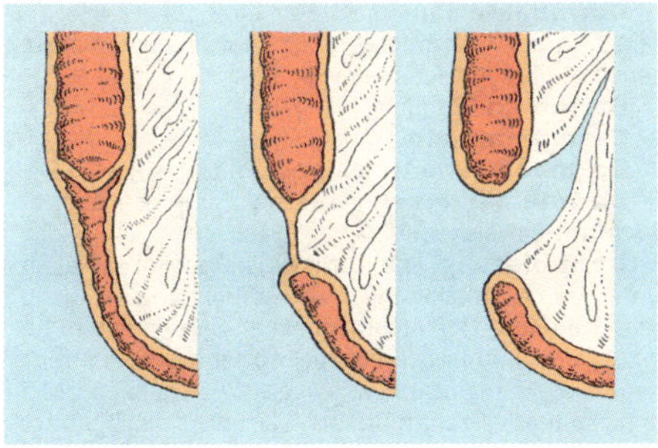

Darmatresie

Dandy-Zeichen (nach Walter E. D.): 1. Verstärkung einer bestehenden Lumboischialgie durch pressor. Akte (Husten, Niesen u. ä.). 2. Ausgeprägte segmentale Schmerzausstrahlung bei paravertebraler Beklopfung mit Perkussionshammer.

Dane-Partikel: ältere Bez. für das komplette infektiöse ↑Hepatitis-B-Virus.

Danforth-Symptom: meist rechtsseitiger Schulterschmerz bei Tubenruptur bedingt durch eine Reizung des N. phrenicus infolge der intraperitonealen Blutung.

Daniels-Biopsie: chir. Präparation u. Exstirpation des präskalen. Fettgewebes, in dem sich reichl. Lymphgefäße u. -knoten befinden. Bei endothorakalen Erkrankungen kommt es häufig zur Miterkrankung dieser Lymphstationen, so daß durch D. u. histol. Untersuchung des Gewebes eine Diagn. mögl. ist. D. heute durch die ↑Mediastinoskopie abgelöst.

Danlos, Henri Alexander (1844–1912), frz. Dermat., Paris.

Danlos-Syndrom (nach Henri A. D.) ↑Ehlers-Danlos-Syndrom.

Dantrolen: 1-(5-(Nitrophenyl)furfuriylidenamino)-hydantoin; einzige Therapiemöglichkeit der malignen ↑Hyperthermie durch Blockade der unkontrollierten intrazellulären Ca^{2+}-Anstiege.

Dapson: 4,4'-Diaminodiphenylsulfon (DDS), Basischemotherapeutikum gegen ↑Lepra.

Daraprim: Pyrimethamin; ↑Antimalariamittel gegen Schizonten u. Sporozoiten. Anwendung zur Ther. bei Chlorochinresistenz u. zur Dauerprophylaxe. Nebenwirkungen: Gastrointestinale Unverträglichkeit, Neurotoxizität, Leberfunktions- u. reversible Blutbildungsstörungen.

Darier, Ferdinand Jean (1865–1938), Dermat., Paris.

Darier-Krankheit (nach Ferdinand J. D.) ↑Dyskeratosis follicularis vegetans.

Darm ↑Intestinum.

Darmatresie: angeborener Verschluß des Darmlumens. ↑Dünndarmatresie, ↑Ösophagusatresie, ↑Magenatresie, ↑Kolonatresie, ↑Analatresie. ↑Atresia ani, ↑Atresia recti. Abb.

Darmausschaltung: operativ angelegte o. krankhaft entstandene Kurzschlußverbindung zwischen versch. Darmabschnitten.

Darmbad, subaquales: im thermoneutralen Vollbad durchgeführte Darmspülung.

D

Darmbakterien: nicht klar abgegrenzte Bez. für Bakterien der ↑Darmflora. Meist syn. mit Enterobakterien bzw. ↑Enterobacteriaceae benutzt.

Darmbein ↑Os ilium.

Darmbeinkamm ↑Crista iliaca.

Darmbeinschaufel: Ala ossis ilii.

Darmbilharziose: Schistosomiasis intestinalis; ↑Schistosomiasis.

Darmblutung: Enterorrhagie; Blutung in das Darmlumen durch Entzündungen, Ulzerationen, Invaginationen, Tumoren, Gefäßfehlbildungen, Gerinnungsstörungen, Durchblutungsstörungen, Aortenruptur, extreme Hypertonie, Angiopathien, Divertikel, Traumen. Meistens kommt es zum Blutstuhl. Nachweis der Blutungsquelle (röntg., endoskop., angiograph.) kann schwierig sein.

Darmbrand: Nekrose der Darmwand bei Durchblutungsstörungen des Darms bei ↑Thrombosen o. ↑Embolien der Darmgefäße, ↑Strangulationen o. ↑Inkarzerationen des Darms. ↑Enteritis necroticans.

Darmbuchten: vorderes u. hinteres Ende des Primitivdarms, entstehen als Ergebnis der ↑Abfaltungen der Keimscheibe u. gliedern den Primitivdarm in Vorder-, Hinter- u. Mitteldarm.

Darmdivertikel: Ausstülpungen des Darmrohrs. **Echte D.**: angeborene Ausstülpung aller Wandschichten, z. B. Meckel-Divertikel: Rest des Dottergangs (↑Ductus omphaloentericus persistens), Riesendivertikel: lang, gehen rechtwinklig aus der mesenterialen Seite von Dünn- o. Dickdarm hervor, biegen nach kranial ab u. enden in der Nähe der Wirbelsäule. Können durch Zwerchfell Thoraxraum erreichen. Entstehung vermutl. durch Nichttrennung von Entoderm u. ↑Chorda dorsalis. **Falsche D.**: Schleimhautprolaps durch Muskellücke. Oft in der Nähe der Papilla Vateri, in Jejunum, Ileum. Sehr häufig multipel im Kolon. ↑Darmduplikationen. Es gibt auch erworbene Formen.

Darmdrehung: Drehung des Darms in der 6.–12. Woche der embryol. Entwicklung in mehreren Phasen um 270° gegen den Uhrzeigersinn.

Darmdrehung, fehlerhafte ↑Malrotatio intestini.

Darmdrüsen: **1.** ↑Glandulae intestinales (Lieberkühn-Krypten); einfach tubulöse Drüsen, die sich im gesamten Darm in die Lamina propria mucosae einsenken, **2.** Glandulae submucosae (früher: duodenales), mukoide Drüsen in der ↑Tela submucosa nur im Duodenum.

Darmduplikationen: angeborene „Verdopplungen" kleinerer o. größerer Abschnitte des Darmrohrs, von Darm- o. Magenschleimhaut ausgekleidet. Liegen an mesenterialer Seite. 1. Nichtkommunizierende, zyst. D., ↑Darmwandzysten. 2. Kommunizierende, tubuläre D. Darmrohr eine Strecke weit verdoppelt. Wandschichten verschmolzen. Ursache: fehlerhafte Rekanalisation (5.–8. Embryonalwoche). Abb.

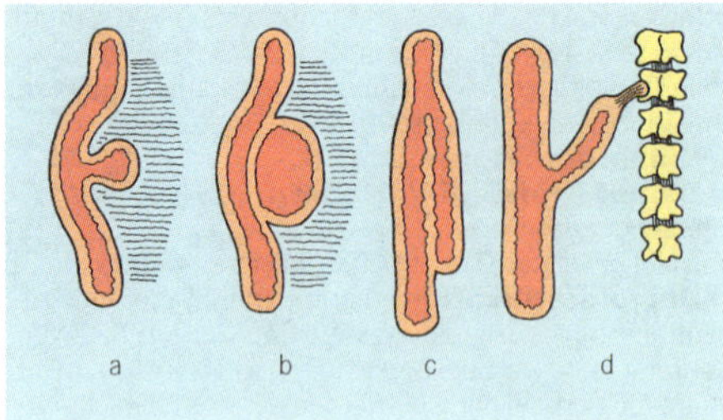

Darmduplikationen.
a: Darmdivertikel; b: Darmwandzyste;
c: tubuläre Darmverdoppelung; d: Riesendivertikel

Darmegel: im Darm parasitierende Saugwürmer (↑Trematoda). Humanmedizin. bedeutsamster Parasit ist der **Riesendarmegel** (↑Fasciolopsis buski), siedelt im menschl. Dünndarm u. ruft Fasziolopsiose hervor. Verbreitungsgebiet Südost- u. Ostasien. Zwischenwirte sind Wasserschnecken. ↑Zerkarien enzystieren sich an Wasserpflanzen (Wassernuß Trapa natans, Wasserwalnuß Eleochoris tuberosa). Zysten nimmt Endwirt (Mensch, Schwein) oral auf. Klin. Sympt. abhängig von Befallsstärke. 1–2 Monate nach Invasion kolikartige Oberbauchschmerzen, Diarrhö, allerg. Erscheinungen. Diagn. durch Einachweis im Stuhl. Ther.: Praziquantel, Niclosamid. **Zwergdarmegel** (Metagonimus yokogawai). Dünndarmparasit des Menschen. Verbreitet in Ostasien, klin. Bedeutung geringer. Mensch erwirbt Parasiten durch Genuß unzureichend gekochter o. roher Fische (Metagonomiose). Weitere D. wie Heterophyes heterophyes, Watsonius watsoni, Gastrodiscoides hominis, Verbreitungsgebiet Ostasien. Humanmedizin. Bedeutung relativ gering, nur bei starker ↑Infestation abdominelle Schmerzen, Diarrhö, uncharakterist. Allgemeinbeschwerden.

Darmeinklemmung ↑Inkarzeration.

Darmemphysem: Pneumatosis cystoides intestini; unter bes. Bedingungen (Störungen der Darmpassage, Meteorismus, gasbildender Koli) auftretende luft- bzw. gashaltige Zysten in Darmschleimhaut, Mesenterium u. mesenterialen Lymphknoten; spontane Rückbildung mögl.

Darmentzündung: infektiöse Darmerkrankung, ↑Enterokolitis, enterale ↑Infektion, ↑Lebensmittelinfektion.

Darmepithel: im gesamten Dünn- u. Dickdarm ein einschichtiges Säulen- o. Zylinderepithel mit Saumzellen (Epitheliocytus columnaris), die einen Bürstensaum (Limbus striatus) aus ↑Mikrovilli als Oberflächenvergrößerung im Dienste der Resorption besitzen, u. Becherzellen (Exocrinocytus caliciformis), deren Zahl nach kaudal zunimmt. Abb.

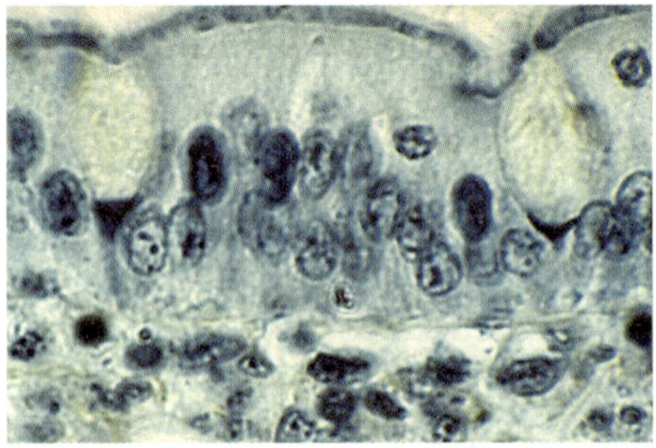

30

Darmepithel. Histologischer Schnitt durch das Jejunum, Eisenhämatoxylin-Färbung; einschichtiges Säulenepithel mit Bürstensaum u. zwei Becherzellen

Darmfistel: spontan entstandene o. operativ angelegte Verbindung zur Körperoberfläche (äußere D.) o. zu anderen Hohlorganen (innere D.). ↑Boutonniere.

Darmflora: Gesamtheit der im Magen u. Darmkanal ständig u. in best. Regelmäßigkeit lebenden Mikroorganismen. Magen u. Dünndarm sind beim Menschen keimarm, 1 g Dickdarminhalt bzw. ↑Fäzes enthält $1-5 \cdot 10^9$ lebende Bakterien sowie eine unbekannte Zahl von Viren einschl. Bakteriophagen (Haenel). Der züchtbare Anteil der Bakterien (weniger als 10%) besteht zu 90–99% aus obligat anaeroben Keimen, beim muttermilchernährten Säugling ausschließl. aus Lactobacillus bifidus, beim Flaschenkind bzw. Erwachsenen etwa je zur Hälfte aus grampositiven Anaerobiern (vorwiegend ebenfalls Lactobacillus bifidus) u. aus gramnegativen Anaerobiern (Bacteroides u. verwandte Arten, anaerobe Sporenbildner u. a.). Aerob wachsende Anteile (Kolibakterien, Enterokokken, aerobe Laktobazillen) sind eine Minderheit von meist weniger als 5%. Daneben treten häufig, aber in sehr geringen Anteilen (unter 0,001%) Hefen, Proteusbakterien, aerobe Sporenbildner, Staphylokokken u. a. auf. Bei best. Störungen (z. B. Anazidität des Magensafts) sind Magen u. Dünndarm mit Fäkalkeimen besiedelt, dabei verschwindet der Bifidusanteil im Dickdarm, u. die aerob wachsenden Anteile (bes. Kolibakterien u. Enterokokken) nehmen stark zu. Die Stimulierung von Resistenzfaktoren des Wirts durch die D. ist bewiesen, ebenso die Mitwirkung der D. bei der ↑Biotransformation (↑Detoxikation, ↑Giftung) von ↑Xenobiotika. Die Lieferung von Vitaminen u. Mithilfe bei der Verdauung ist umstritten (↑Ballaststoffe). Bei geschwächter Widerstandskraft des Wirts können Anteile der D. – bes. nach Durchtritt durch die Darmschleimhaut – o. ihre Metaboliten zu einer Schädigung führen.

Darmgärung: bakterielle Zersetzung der Kohlenhydrate im Darm; normalerweise erfolgt beim Menschen im Dünndarm keine D., da bei ihm erst in dessen untersten Abschnitten eine stärkere Besiedlung mit Bakterien beginnt, wo die Verdauung der Kohlenhydrate u. die Resorption ihrer Bausteine weitgehend abgeschlossen ist. Nicht verdaute Kohlenhydrate wie Stärkekörner, Hemizellulosen, Zellulosen werden im Dickdarm bakteriell aufgespalten zu Milchsäure, Propionsäure, Buttersäure u. a. Bei pathol. D. reagiert der Kot durch diese Säuren sauer.

Darmgas: durch Verschlucken von Luft u. durch gasbildende Bakterien (Gärung u. Fäulnis) im Darm entstehendes Gas, dessen wichtigste Komponenten N_2, O_2, H_2, CH_4 u. CO_2 sind, die in ihren Relationen sehr schwanken. Am Tag werden etwa 400–1 200 ml Gas gebildet.

Darmgrippe: gastrointestinale Form der ↑Grippe mit katarrhal. Gastroenteritis u. hämorrhag. mesenteriale Lymphadenitis.

Darminfektion ↑Infektion, enterale.

Darmkatarrh ↑Enteritis.

Darmklemme ↑Instrumente.

Darmkolik ↑Colica.

Darmkrebs: bösartiger Tumor, am häufigsten im Rektosigmoid (50%), ferner im Zäkum, an der Bauhin-Klappe, an den Flexuren, selten im Dünndarm. ↑Karzinom, kolorektales, ↑Dünndarmtumoren.

Darmkrypten: Lieberkühn-Krypten (↑Glandulae intestinales); einfach tubulöse Drüsen.

Darmlähmung ↑Ileus.

Darmmikroflora ↑Darmflora.

Darmmilzbrand: durch den Genuß von mit Milzbrandsporen infizierten Nahrungsmitteln hervorgerufener innerer ↑Milzbrand.

Darmmotilität: der Mischung u. dem Transport des Chymus dienende Bewegungen von Dünn- u. Dickdarm, die über den ↑Auerbach-Plexus reguliert werden u. unter Einfluß der ↑Darmnerven u. gastrointestinalen ↑Hormone stehen. Unterschieden werden: nichtpropulsive ↑Peristaltik mit schwachen Kontraktionswellen in aboraler Richtung u. rhythm. Segmentation mit tiefen Einschnürungen durch Kontraktion der Ringmuskulatur sowie Pendelbewegungen, unter verstärkter Einbeziehung der Längsmuskulatur rektal o. oral laufende Kontraktionen mit schneller Intensitätsabnahme; propulsive Peristaltik ↑Transportperistaltik. ↑Zottenmotorik.

Darmmuskulatur ↑Tunica muscularis.

Darm-Nabel-Fistel: Stuhlfistel, „nässender Nabel"; offener Fistelgang zwischen Ileum u. Nabel, durch den sich Darminhalt entleert. Entsteht durch Persistenz des embryonalen Dottergangs (↑Ductus omphaloentericus persistens). Enthält teilweise hetereotope Magenschleimhaut.

Darmnaht ↑Naht.

Darmnerven: dem vegetativen Nervensystem entstammende sympath. (↑Nervus splanchnicus major, ↑Nervus splanchnicus minor) u. parasympath. (↑Nervus vagus, Nervi pelvici) Fasern, die direkt o. über die darmeigenen Plexus (Auerbach-Plexus u. Meissner-Plexus) die ↑Darmmotilität u. ↑Sekretion beeinflussen, wobei mit Ausnahme der Sphinkteren der Parasympathikus fördernd, der Sympathikus hemmend wirkt.

Darmparalyse ↑Ileus.

Darmparasiten: Endoparasiten, die im Darmlumen o. in der Darmwand ihrer ↑Wirte lokalisiert sind.

Darmphlegmone: eitrige Entzündung der Darmwand, ↑Darmbrand.

Darmpolyp: tubuläres, villöses, tubulovillöses Adenom, ein von der Darmschleimhaut ausgehender gutartiger, gestielter o. breitbasig aufsitzender Tumor, dessen bindegewebiger Grundstock von der Submukosa ausgeht. Vorkommen einzeln u. in Mehrzahl in allen Darmabschnitten, vornehml. im Dickdarm. Eine eigene Krankheit ist die erbl., in jungen Jahren auftretende ↑Polyposis coli, bei der die Schleimhaut des Magen-Darm-Trakts von zahlreichen Polypen übersät ist, die häufig karzinomatös entarten; ↑Peutz-Jeghers-Syndrom.

Darmresektion: operative Entfernung von Teilen des Dünn- o. Dickdarms.

Darmringplastik ↑Dünndarmringplastik.

Darmrohr: Gummirohr zur Einführung in den Mastdarm zur Entleerung von Darmgasen o. zur Darmspülung.

Darmruptur: Zerreißung des Darms durch äußere Einwirkungen (stumpfes ↑Bauchtrauma), seltener durch Druckerhöhung innerhalb des Darms bei entzündl. Dauererkrankungen. Entstehungsmechanismen sind Quetschung (Einklemmung des Darms über dem harten Widerlager der Wirbelsäule o. des Promontoriums), Berstung einer gefüllten u. nach beiden Seiten durch Abknickung verschlossenen Darmschlinge (Explosionseffekt) o. Riß der Darmwand im Bereich weniger mobiler Abschnitte infolge Sturzes aus großer Höhe u. Auffahrunfällen. Die Sympt. (Peritonitis) beginnt oft erst nach mehreren Stunden (symptomfreies, -armes Intervall), deshalb ist schon bei Verdacht auf D. stationäre Kontrolle erforderl. Progn. bei Frühoperation günstig.

Darmsaft: das reine Sekret der Drüsen des Dünndarms, das je nach Darmabschnitt u. Funktionszustand des Darms wechselnd zusammengesetzt ist. Seine Menge beträgt 1–3 l tgl. Da D. nur aus Fisteln gewonnen werden kann, liegen systemat. Untersuchungen nur bei Tieren, hauptsächl. Hunden vor. Er enthält an Enzymen neben der Enteropeptidase, die zur Aktivierung des Trypsinogens dient, Carboxy- u. Aminopeptidasen, Dipeptidasen, Alphaglukosidase u. Betagalaktosidase. Der D. führt zusammen mit der Darmschleimhaut die Verdauung zu Ende, wobei die meisten Prozesse vorwiegend an dem Bürstensaum der Mukosazelle ablaufen, v. a. die Aufspaltung der Disaccharide u. Dipeptide. Der D. wird abgesondert von den Glandulae submucosae (Brunner-Drüsen), den Glandulae intestinales (Lieberkühn-Krypten) u. den Schleimdrüsen (Becherzellen). Bei Mensch u. Hund wird der Hauptanteil des D. von den Glandulae intestinales abgesondert, beim Schwein u. den Pflanzenfressern von den Glandulae submucosae. Die Sekretion erfolgt durch lokale mechan. u. chem. Reize. In spezif. Weise beeinflußt der Pankreassaft die Abgabe von D; Darmsaftlocker entstehen während der Verdauung der Nahrung u. aus dieser selbst, wobei der Darmchymus bei der Fortbewegung mechan. Reize für die Sekretion des D. auslöst. Der D. des oberen Duodenums ist bes. muzinreich, wodurch offenbar die Darmschleimhaut vor der HCl des Magens geschützt wird. Im D. findet sich wie in der Darmschleimhaut das Lysozym.

Darmschleimhaut ↑Tunica mucosa.

Darmschwimmprobe: Nachweis einer evtl. Luftfüllung von Magen bzw. Darm durch Einbringen des abgebundenen Magen-Darm-Kanals in Wasser. Verwendet bes. in der gerichtl. Med. zur Klärung der Frage, ob ein Neugeborenes gelebt hat. ↑Lungenschwimmprobe.

Darmseuchen ↑Infektionen, enterale, ↑Lebensmittelvergiftungen.

Darmsteifung: spast. steife Darmschlinge durch Tonus- u. Peristaltikzunahme proximal einer Stenose. Sichtbar u. fühlbar durch die Bauchdecken. Zeichen für mechan. ↑Ileus.

Darmstenose: Einengung des Darmlumens durch Entzündungen, Verwachsungen, Tumoren o. angeborene Anomalien der Darmwand o. Kompression von außen. ↑Ösophagusstenose, ↑Dünndarmstenose.

Darmstreptokokken ↑Enterokokken.

Darmträgheit ↑Obstipation.

Darmtrichinen ↑Trichinella spiralis.

Darmulkus: Ulzerationen (solitär o. multipel) der Darmschleimhaut (Ulcus duodeni, Colitis ulcerosa, Ulcus simplex recti usw.).

Darmus: in Marokko auftretende Fluorvergiftung durch Verzehr von Pflanzen, die mit kalziumfluoridhaltigem Phosphatstaub bedeckt sind.

Darmverdoppelungen ↑Darmduplikationen.

Darmverschlingung: volkstüml. Bez. für Darmverschluß, ↑Ileus.

Darmverschluß: Verlegung des Darmlumens, ↑Ileus.

Darmverschluß, arteriomesenterialer: seltenes Krankheitsbild, Kompression des Duodenums am Übergang zum Jejunum durch Mesenterialgefäße.

Darmwandbruch ↑Littré-Hernie.

Darmwandzysten: angeborene, meist solitäre u. mit dem Darmrohr nicht kommunizierende Hohlräume an mesenterialer Seite. 50 % liegen am Ileum. Auskleidung entspr. der Schleimhaut des angrenzenden Darmabschnitts. Lage: intramural (Submukosa, Muskularis, subserös), mesenterial, retroperitoneal. Erklärung durch Rekanalisationsfehler während der Embryonalentwicklung. Stellen eine zyst. Form der ↑Darmduplikationen dar.

Darmzotten ↑Villi intestinales.

Darnaud-Syndrom: Stoffwechselstörung aus der Kombination von Diabetes mellitus, Lipomatose u. Leberzirrhose. Erstbeschreibung 1953.

Darrow-Yannet-Diagramm: graph. Darstellung der ↑Osmolarität u. des Volumens der extra- u. intrazellulären Flüssigkeit in Form von zwei nebeneinander liegenden gleich hohen Rechtecken (Höhe: Osmolarität, Breite: Volumen); deren Volumina verhalten sich wie 1 : 2, jedoch sind beide isoton zueinander (310 mosmol/l). Bei osmot. Abweichungen kommt es zu Veränderungen der Höhe, bei Volumenabweichungen zu Veränderungen der Breite der Rechtecke. Das D. ist die Grundlage für das Verständnis osmot. u. volumenregulator. Ausgleichsvorgänge im Organismus. Die prim. Veränderung betrifft stets die extrazelluläre ↑Flüssigkeit, näml. entweder deren Osmolarität o. deren Volumen. An den proportionalen ↑Veränderungen im Flüssigkeitshaushalt (isoosmotische ↑Abweichungen) ist nur der Extrazellularraum beteiligt, während bei den nichtproportionalen ↑Flüssigkeitshaushaltsveränderungen auch der Intrazellularraum erfaßt wird. Abb.

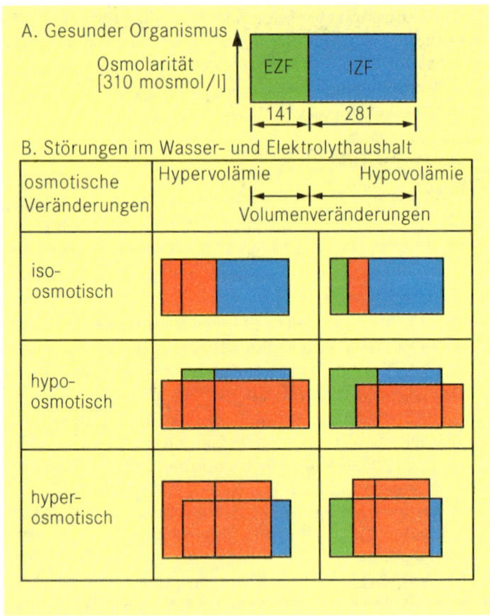

Darrow-Yannet-Diagramm.
EZF: extrazelluläre Flüssigkeit;
IZF: intrazelluläre Flüssigkeit

dartos ⟨*gr*⟩ *Adj*: gehärtet; abgehäutet.

Darwin, Charles Robert (1809–1882), brit. Naturforscher. D. begründete die Abstammungslehre. Hauptwerke: „On the Origin of Species by Means of Natural Selection" (1859); „The Descent of Man" (1871). ↑Darwinismus, ↑Neodarwinismus.

Darwin-Höcker (nach Charles R. D.): normale Varietät der Ohrform. Vorsprung am hinteren, oberen Rand des absteigenden Schenkels der Helix. Unregelmäßig dominanter Erbmodus bei hoher umweltbedingter Variabilität. Starke Ausprägung ↑Spitzohr.

Darwinismus: Erklärung der Evolution der Organismen von Charles Darwin 1859, in deren Mittelpunkt die Selektion der Arten steht (Selektionstheorie), die später zum ↑Neodarwinismus weiterentwickelt wurde. Ein wichtiger Punkt des D. ist der „Kampf ums Dasein", wonach die Individuen die größten Überlebenschance haben, die die günstigsten Voraussetzungen für die Auseinandersetzung mit ihrer Umwelt besitzen. Das Ergebnis der Selektion sind ständige Anpassungen an die Umwelt bis zur Entstehung neuer Arten. ↑Abstammungslehre.

D-Arzt ↑Durchgangsarzt.

Dashboard-injury ⟨*engl*⟩ *f* ↑Armaturenbrettverletzung.

Dasselbeule: durch Fliegenlarven (Fam. der Hypodermatidae) verursachte Hautbeulen bes. im Rückenbereich. Larven von Hypoderma bovis (Rind), u. weiterer Hypoderma-Arten (Hochwild), vermögen auch beim Menschen (Fremdwirt) D. zu induzieren. Eine südamerikan. Art (Dermatobia hominis) schmarotzt bes. am Menschen. ↑Myiasis.

Dasselfliegen: volkstüml. Bez. für ↑Hypodermatidae.

Dasselfliege, südamerikanische ↑Dermatobia hominis.

Dassellarven: Larven der sog. Dasselfliegen (↑Hypodermatidae), ↑Diptera.

Dasyma ⟨*gr*⟩ *n* ↑Hypertrichose.

DAT: 1. *Abk* für Deutsche Arzneitaxe. 2. *Abk* für Differentialagglutinationstest.

Datenbank, medizinische: Basis des medizinischen ↑Informationssystems im Gesundheitswesen, die vorhandene Datenbestände (Dateien) zusammenfaßt u. zugriffsfähig speichert.

Datenverarbeitung, administrative: Von den meisten Kliniken verwendetes EDV-gestütztes System zur Finanzbuchhaltung, Abrechnung mit den Kassen u. der Material- u. Lagerverwaltung.

Dattelgeschwür ↑Leishmaniasen, ↑Orientbeule.

Datura stramonium ⟨*arab*⟩ *f*: Stechapfel; einjährige Ruderalpflanze, Droge (Stramonii herba) enthält sog. Tropaalkaloide, Hauptalkaloid L-Hyoscyamin, außerdem ↑Scopolamin. Anwendung analog Belladonna-Blätter, früher zur Herstellung von Asthma-Räucherpulvern o. Asthma-Zigaretten. ↑Atropin.

Dauerausscheider: gesunde Personen, die Infektionserreger über die Rekonvaleszenz hinaus ausscheiden. **Akute D.** scheiden bis 1 Monat, **subakute D.** bis 6 Monate u. **chron. D.** über 6 Monate nach klin. Genesung Erreger aus. Die Ausscheidung kann kontinuierl. o. in längeren Zeiten intermittierend sein. Vorkommen insbes. bei Typhus, Paratyphus, weiteren Salmonellosen, Koli-Enteritis, Diphtherie, auch bei Shigellosen u. Cholera. Die Ausscheidung der Krankheitserreger erfolgt über Gallenwege, Darm u. Stuhl, o. Nieren u. Urin o. Rachenmandel, Speichel/Sputum. D. unterliegen Beschränkungen in ihrer berufl. Tätigkeit. Es besteht Meldepflicht.

Dauerbeatmung: längere apparative Ventilation von ateminsuffizienten Pat. i. R. der Intensivtherapie. Nach allg. Verständnis spricht man bei der Beatmungsdauer von einer Woche u. länger von einer D. Abb.

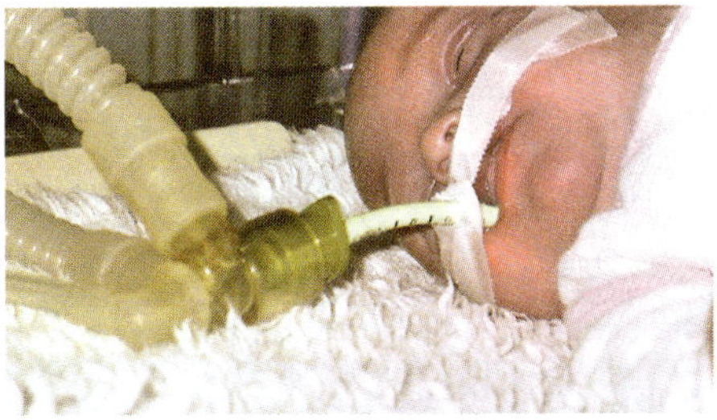

16

Dauerbeatmung eines Frühgeborenen (orotracheale Intubation)

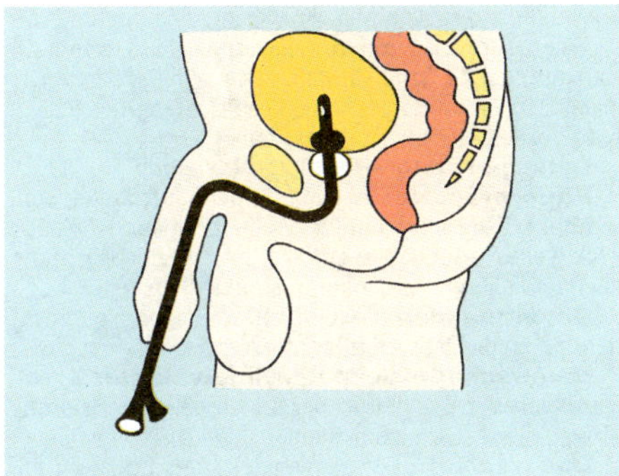

Dauerkatheter

Dauerbelastungsbruch ↑Ermüdungsbruch.

Dauerbiegefestigkeit: den spezif. Bedingungen einer kurzzeitigen, aber häufigen Belastung des Zahnersatzes im Munde entsprechende Biegefestigkeit.

Dauerchromosomen: bei manchen Tieren auch außerhalb der ↑Mitose sichtbar bleibende Chromosomen, z. B. Riesenchromosomen bei ↑Diptera in Speicheldrüsen.

Dauererektion ↑Priapismus.

Dauerformen: widerstandsfähige Formen von Organismen zur Überdauerung ungünstiger Umweltbedingungen wie Trockenheit, Kälte, Wärme, Nahrungsmangel. D. sind Ruheformen, d. h. der Stoffwechsel sistiert o. ist stark eingeschränkt. Zu den D. gehören Bakterien- u. Pilzsporen, Zysten von freilebenden u. parasit. Protozoen u. a. Der Begriff D. sollte nicht auf die mitunter auch sehr widerstandsfähigen Reproduktionsformen (Samen, Eier usw.) ausgedehnt werden. (↑Sporen).

Dauergebiß: zweite Dentition; der Bestand an ↑Ersatzzähnen u. ↑Zuwachszähnen. ↑Odontogenese.

Dauergewebe: Gewebe aus nicht mehr teilungsfähigen Zellen, z. B. Ganglienzellen.

Dauerkatheter: Verweilkatheter; Harnröhrenkatheter aus Weichgummi o. Kunststoff, der zur kontinuierl. ↑Harnableitung nach Blasenoperationen zeitweilig o. bei inoperablen Blasenentleerungsstörungen bis zum Lebensende getragen werden muß. Verwendet werden vorwiegend Nélaton-, Tiemann-, Mercier- u. Staehler-Katheter. Für Pat. mit suprapub. Fistel dünne Ballonkatheter über eine Stichfistel bevorzugt. Abb.

Dauerkulturen: Aufbewahren von Bakterienstämmen über längere Zeit je nach Empfindlichkeit auf o. in spez. Bakteriennährböden, heute oft durch Gefriertrocknung.

Dauerleistungsgrenze: Belastungsintensität bzw. Leistung, die bis zu mehreren Stunden ohne fortschreitende Ermüdung, d. h. im Gleichgewicht aller metabol. Vorgänge in der arbeitenden Muskulatur u. leistungsproportionalen Einstellung der O_2-Aufnahme bewältigt werden kann. Die D. wird unter arbeits- u. sportphysiolog. angewandtem Aspekt auf die Herzfrequenz bezogen. Bei Untrainierten entspricht die D. 30–33 % der max. Sauerstoffaufnahme. Die D. hängt ab von Geschlecht, Trainingszustand, eingesetzter Muskelmasse, Lebensalter, Arbeitsform u. Arbeitstempo. Bei vorwiegend dynam. Arbeit unter Einsatz großer Muskelgruppen (Ganzkörperarbeit) zeigt die D. zwischen 18. u. 45. Lj. bei untrainierten Männern einen Arbeitsenergieumsatz von ~ 17 kJ/min (4 kcal/min) u. eine Sauerstoffaufnahme von 1,1 l/min, bei untrainierten Frauen ~ 12 kJ/min (2,8 kcal/min) u. eine Sauerstoffaufnahme von 0,8 l/min. Die an der D. bei Männern u. Frauen beobachtete Herzschlagfrequenz liegt bei 110 Schlägen/min.

Dauerperfusion ↑ Organkonservierung.

Dauerpräparat: Präparat, in dem durch die histol. Technik (↑ Fixierung) autolyt. Veränderungen der Zellen u. Gewebe verhindert werden. Ggs.: Vitalbeobachtung lebender Zellen (↑ Phasenkontrastmikroskopie).

Dauerschaden: Gesundheitsschädigung, die nicht mehr reversibel ist (versicherungsrechtl.).

Dauerschalldruckpegel, äquivalenter: zeitl. Mittelwert von Schalldruckpegeln zur Charakterisierung schwankender Lärmexposition.

Dauerschlaf: ther. Anwendung des Schlafs. Heilschlaf.

Dauerschlinge ↑ Zeiss-Schlinge.

Dauerspülung: **1.** Spülung zur (Nieren-) Steinauflösung, ↑ Harnsteinlitholyse; **2.** Spülung der Blase a) bei starken Blutungen zur Vermeidung der Ausbildung einer ↑ Blasentamponade, v. a. nach Prostataoperationen (↑ Prostatakarzinomtherapie), b) bei hartnäckigen Infektionen (meist Proteus) mit ansäuernden Spülflüssigkeiten, c) Tidal Drainage.

Dauertropfinfusion ↑ Infusion.

Dauerzellinien: permanente ↑ Zellinien; Zellkulturen tier. o. menschl. Herkunft, die über unbegrenzte Zeit gezüchtet werden können. Als Bedingungen gilt, daß eine Zellinie mind. ein Jahr lang subkultiviert wurde, wobei in den letzten 20 Subkulturen keine morphol. u./o. physiol. Veränderungen bei gleichbleibenden Bedingungen auftreten.

Daumen ↑ Pollex.

Daumenballen ↑ Thenar.

Daumenballenatrophie: Leitsymptom bei amyotrophischen ↑ Lateralsklerose u. ↑ Karpaltunnelsyndrom, Schädigung der Nervenwurzel C7, ↑ Wartenberg-Daumenzeichen.

Daumenersatzoperation: fehlender Daumen mindert die Funktion der Hand erhebl. Mehrere Op.-Methoden zum Ersatz. 1. Langfingertransposition auf den Rest des Metakarpalknochens I, Sensibilität erhalten. 2. Transplantation mittels ↑ Nicoladoni-Operation der zweiten Zehe als Daumen. 3. ↑ Phalangisation bei vorhandenem Rest des Metakarpalknochens I durch Vertiefung der Interdigitalfalte. 4. Plast. Daumenersatz durch Rundstiellappenplastik (↑ Rundstiellappen) vom Bauch u. autogener Knochenspaneinbolzung. Spätere Sensibilisierung durch Insellappen mögl., ↑ Hautplastik. 5. Verlängerungsverfahren nach Gillies durch distale Spaneinbolzung in den Metakarpalknochen I. 6. Distraktion nach Matev. Der quer osteotomierte Metakarpalknochen I wird durch Anlage eines Minifixateur externe distrahiert, wobei die Weichteile mit gedehnt werden. Falls keine ausreichende spontane Kallusbildung einsetzt, kann autogene Knochenspaninterposition vorgenommen werden.

Daumenfehlbildungen: häufige Kombination mit Fehlbildungen der radialen Handwurzel u. ↑ Radiusdefekten. Überschußbildungen: Verdopplung (↑ Präpollex), Dreifachbildung, Anlage einer Mittelphalanx (↑ Triphalangie). Reduktionsdefekte: alle Grade von Hypoplasie über rudimentäre Ausbildung bis Aplasie des 1. Strahls (auch Os metacarpale I). Die meist genet. bedingten Reduktionsdefekte sind Bestandteil des ↑ Holt-Oram-Syndroms, der ↑ Fanconi-Anämie, der ↑ Münchmeyer-Krankheit u. ↑ Lange-Syndroms o. exogen bedingt, z. B. bei ↑ Thalidomidembryopathie.

Daumenfurche: radiale Longitudinalfurche. Handbeugefurche, die ihren Ursprung zwischen Daumen u. Zeigefinger hat, den Daumenballen umschließt u. am proximalen Handrand endet.

Daumenlutschen: Leerlaufreaktion des instinktiven Saugverhaltens, bei älteren Kindern Fehlverhalten mit subjektiver Entspannungsfunktion, wird lustvoll erlebt. Ther. durch Abbau chron. Spannungszustände, verstärkte Zuwendung zum Kind.

Daumenreplantation ↑ Fingerreplantation.

Daumen, schnappender: durch ringförmige Einengung der Beugesehnenscheide in Höhe des Grundgelenks wird die Sehnenpassage behindert. Die enge Stelle kann nur mit einem deutl. Schnappen infolge taillenförmiger Verschmälerung der Sehne überwunden werden. Ther.: Fensterung der Sehnenscheide. Kann schon angeboren bei Säuglingen vorliegen. ↑ Pollex rigidus. ↑ Finger, schnellender.

Daumen, schnellender
↑ Tendovaginosis stenosans, ↑ Finger, schnellender.

Daumenwurzelarthrose ↑ Rhizarthrose.

Daumenzeichen ↑ Wartenberg-Daumenzeichen.

Daunomycin ↑ Daunorubicin.

Daunorubicin: Zytostatikum, isoliert aus Streptomyces-Arten. ↑ Anthrazyklin-Antibiotika. D. wirkt als interkalierendes Agens der ↑ Desoxyribonukleinsäure u. hemmt ihre Matrizenfunktion.

Dausset, Jean (geb. 1916), frz. Hämat., Paris. 1980 Nobelpreis für Med./Physiol. (mit B. Benacerraf u. G. Snell) „für ihre Entdeckungen über genetisch determinierte Strukturen an der Zelloberfläche, welche Immunreaktionen steuern" (↑ Histokompatibilitätsantigene). D. entdeckte die Thrombozyten u. Leukozyten beim Menschen.

Davenport-Diagramm: Nomogramm mit Plasma-HCO_3^--Konzentration als Ordinate u. pH-Wert als Abszisse, in das die Isobaren für CO_2 u. die ↑ Pufferlinie des Blutes eingezeichnet sind. Es dient dem Verständnis des ↑ Säure-Basen-Haushalts, spiegelt die mögl. ↑ pH-Veränderungen des Blutes wider u. erlaubt Einblicke in deren Kompensationsmechanismen. ↑ Kompensationsmechanismen im Säure-Basen-Haushalt. Abb.

David, Walter (1896–1944), Arzt, Berlin.

Davidson-Lösung: Fixationslösung zur Eskelund-Färbung, besteht aus Formaldehydlösung, 95%igen Äthylalkohol, Essig u. Aqua dest. (Verhältnis 2 : 3 : 1 : 3).

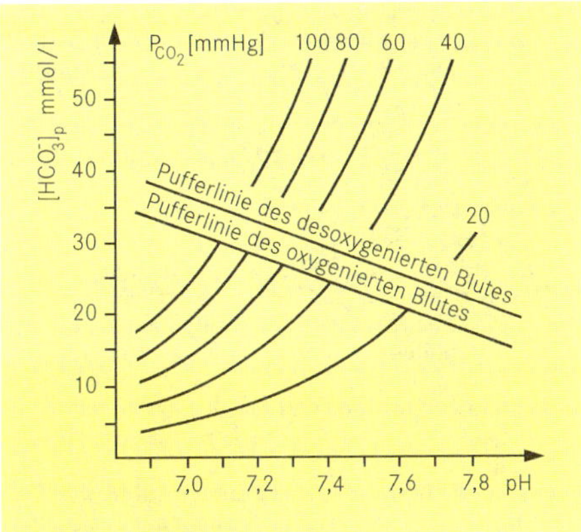

Davenport-Diagramm

David-Syndrom (nach Walter D.): bei Frauen jahreszeitl. gehäuft auftretende hämorrhag. Diathesen.

Daviel, Jaques (1696–1762), frz. Wundarzt, der entscheidend dazu beitrug, daß bei der Staroperation die getrübte Linse nicht nur in den Glaskörperraum hinabgedrückt, sondern entfernt wurde.

Davis, William Elias (1863–1902), brit. Physiol., Birmingham. ↑Cannon-Davis-Syndrom.

dB/A: *Abk* für Dezibelschalldruckpegel; hierbei tiefe u. höchste Frequenzen schwächer bewertet.

DBfK: *Abk* für Deutscher Berufsverband für Pflegeberufe e. V.; Interessenvertretung für Pflegepersonal.

dB HV: *Abk* für Dezibel-Hörverlustpegel; gibt denjenigen Schalldruck an, der bei der jeweiligen Frequenz soeben die menschl. Normalhörschwelle erreicht.

dB/I: *Abk* für Dezibel-Impuls; hierbei wird bei der Effektivwertmessung des Schalldruckpegels eine Anzeigevorrichtung mit einer best. genormten Trägheit angewendet.

dB rel.: *Abk* für relative Dezibel; der Bezugswert 0 dB wird willkürl. festgesetzt.

dB SPL: *Abk* für engl. Dezibel Sound Pressure Level, Schalldruckpegel.

DBVA: *Abk* für Deutscher Berufsverband für Altenpflege e. V.; Interessenvertretung für Altenpfleger/innen.

d. c. f.: *Abk* für ↑detur cum formula.

DC-Stimulation: *Abk* für ↑Dorsal column stimulation.

Dct.: *Abk* für ↑Decoctum.

D. cur.: *Abk* für ↑Dosis, kurative.

DD: *Abk* für ↑Differentialdiagnose.

ddC: *Abk* für Dideoxycytidin, frühere Bez. für ↑Zalcitabin.

DDD: Metabolit des ↑DDT.

DDE: *Abk* für Dichlordiphenyldichloräthylen, DDT-Metabolit.

ddI: *Abk* für Dideoxyinosin, ↑Didanosin.

D-Dimer: Fibrin-Fragment (FDP-DD), welches das spezif. Endprodukt der Fibrinspaltung durch Plasmin ist. D. besteht aus 2 D-Fragmenten, die über Gammaketten miteinander verknüpft sind. Diese Bindung entsteht bei der Fibrinbildung unter Mitwirkung von ↑Faktor XIII. Erhöhte Konzentrationen im Blutplasma bei Hyperfibrinolyse nachweisbar. Bestimmung mittels direkten Latex-Agglutinationstest (D-Dimer-Test) o. ELISA (↑Enzymimmunoassay). Diagn. Relevanz des D. bei Grunderkrankungen mit begleitender ↑Verbrauchskoagulopathie, bei präthrombot. Zuständen, bei thrombolyt. Ther.

DDS: *Abk* für 4,4'-Diaminodiphenylsulfon; ↑Dapson.

D. D. S. ⟨*engl*⟩: *Abk* für Doctor of Dental Surgery.

D. D. sc. ⟨*engl*⟩: *Abk* für Doctor of Dental Science.

DDT: *Abk* für Dichlordiphenyltrichlormethan; von Paul Hermann Müller 1939 entdeckt. In Wasser schlecht, in Lipiden gut lösl. Anfängl. sehr erfolgreich eingesetztes Insektizid. Reichert sich im Fettgewebe von Warmblütern bis zu tox. Konzentrationen an. Herstellung in der BRD daher jetzt verboten. Sehr stabil gegenüber physikal. u. chem. Einflüssen. Techn. Produkte oft mit anderen tox. Stoffen verunreinigt. Wird enteral u. dermal rasch resorbiert. Langsamer Metabolismus; induziert mikrosomale Monooxygenasen (↑Hydroxylasen); $t_{1/2}$ beträgt 1 Jahr. In hohen Dosen Nervengift (Übererregbarkeit, Krämpfe); beim Warmblüter aber erst in Grammdosen peroral. LD Mensch 20–30 g. Obwohl DDT im menschl. Organismus v. a. im Fettgewebe in hohen Konzentrationen nachweisbar ist, sind keine chron. tox. Wirkungen bekannt. Beständigkeit gegenüber metabol. Einflüssen führte zu einer Anreicherung in der Nahrungskette. Störung des ökolog. Gleichgewichts. DDT deshalb in den gemäßigten Klimazonen weitgehend verlassen; zur Anopheles-Mücken-Bekämpfung noch gebräuchl.

Dead-fetus-Syndrom ⟨*engl*⟩: Verbrauchs- u. Lysekoagulopathie bei Schwangeren nach Absterben u. Retention des Feten.

Dead tract ⟨*engl*⟩: Dentinpartien mit leeren Dentinkanälchen in der Kariespathohistologie. ↑Karieszone.

Deafferenzierung: **1.** operative Unterbrechung der afferenten Nervenbahnen eines Organs. Bezeichnet die operative Durchtrennung der segmentären, den Muskeltonus beeinflussenden, sensiblen (afferenten) Fasern der hinteren Rückenmarkwurzeln zur Lockerung spast. Kontrakturen. **2.** Pharmak. Hemmung afferenter Reize im Bereich thalamokortikaler Bahnen durch u. a. Butyrophenone u. Phenothiazine, gezielt eingesetzt als hirnprotektive Maßnahme nach Reanimation.

Debasierung: Resektion des proximalen Grundgliedendes (Basis) einer o. mehrerer Zehen zur Korrektur der Krallenzehenstellung.

Debilität ⟨*lat*⟩ *f*: veraltete Bez. für die leichte Form der ↑Intelligenzminderung.

Debrachykephalisation ↑Brachykephalisation.

Debranching enzyme ⟨*engl*⟩: 1,6-Amyloglukosidase; erbl. Defekt, führt zu ↑Glykogenose (Typ III Cori).

Debré, Robert (1882–1978), frz. Päd., Paris. ↑Abderhalden-Fanconi-Syndrom.

Debré-Syndrom: infolge Störung des Glykogen- u. Fettstoffwechsels im Säuglingsalter auftretende Hepatomegalie, Hypercholesterinämie, Lipämie, Dystrophie, Minderwuchs, gestörte Entwicklung der quergestreiften Muskulatur, untyp. Verteilung der Fettpolster.

Débridement ⟨*frz*⟩ *n*: Wundausschneidung, Wundtoilette; operative Entfernung des nekrot., nekrosebedrohten u. verschmutzten Gewebes aus Unfallwunden u. bei offenen Knochenbrüchen. Das D. ist die wichtigste Voraussetzung für eine komplikationsarme Heilung, da Bakterien der Nährboden entzogen wird.

Débris épithéliaux paradentaires ⟨*frz*⟩ *m* ↑Epithelrest.

Debulking ⟨*engl*⟩: Verkleinerung von Tumoren durch Laserstrahlen o. Operation (↑Palliativoperation).

Decalcification ⟨*lat + engl*⟩ *n*: Entkalkung.

Decamethonium: Tricuran, ein ↑Muskelrelaxans.

Decarboxylasehemmer: Hemmstoffe der ↑Dopa-Decarboxylase, z. B. Carbidopa, Möglichkeit zur Hemmung der Dopamin- u. Noradrenalinsynthese u. zur Senkung des Sympathikotonus.

Decarboxylasen: zu den Lyasen (C–C-Lyasen) gehörende Enzyme, die die Abspaltung von Kohlendioxid (↑Decarboxylierung) aus Alphaketosäuren o. Aminosäuren katalysieren. ↑Pyruvatdecarboxylase, ↑Aminosäuredecarboxylasen, ↑Decarboxylierung, oxidative.

Decarboxylierung: Abspaltung der Carboxylgruppe aus Karbonsäuren als Kohlendioxid. Die D. der Betaketosäuren (z. B. ↑Oxalessigsäure) verläuft in wäßriger Lösung meist spontan. Mit Hilfe spezif. Enzyme (↑Decarboxylasen) geschieht die D. der Alphaketosäuren (Coenzym: ↑Thiaminpyrophosphat) u. der Aminosäuren (Coenzym: ↑Pyridoxal-5-phosphat).

Decarboxylierung, oxidative: Abspaltung von Kohlendioxid u. Wasserstoff aus Alphaketosäuren. An dem durch ↑Multienzymkomplexe katalysierten Prozeß sind Thiaminpyrophosphat, Liponsäure, Coenzym A, FAD u. NAD^+ als Coenzyme beteiligt. Beispiel: o. D. des Pyruvats zu Acetyl-CoA (↑Pyruvatdehydrogenase) u. der Alphaketoglutarsäure zu Succinyl-CoA (↑Zitronensäurezyklus).

decay ⟨*engl*⟩: Verfall; Ausdruck für kariöse Zerstörung des Zahns. ↑Karies, ↑DMF-Index.

Decholinmethode: Methode zur Bestimmung der Durchblutungszeit im großen Kreislauf (Decholinumlaufzeit). Man spritzt in eine Hautvene der Ellenbeuge Decholin (Natriumsalz der Dehydrocholsäure) u. ermittelt die Zeit vom Augenblick des Einspritzens bis zum Eintritt des bitteren Geschmacks im Munde. Heute meist durch physikal. Meßmethoden ersetzt (↑Kreislaufzeit).

Deckbiß: Gebißanomalie mit typ. Merkmalen der ↑Angle-Klasse II_2: Steilstand oberer Schneidezähne, der den gesamten Frontzahnbogen o. nur die mittleren Incisivi betreffen kann. Tiefer Überbiß, dabei bedecken die oberen Schneidezähne meist vollständig die unteren (daher Deckbiß). Retrusion der Unterkieferfront. Apikale ↑Basis des Oberkiefers breit u. vorgebaut. Bißlage distal, aber auch neutral mögl. Profilbildung unverkennbar. Entspricht Gegebenheiten des Gesichtsskeletts: Nase springt weit vor, Untergesicht ist vertikal verkürzt, Unterlippengrübchen vertieft u. Kinnpartie betont.

Deckfarbe: Malerausdruck für eine Farbenart, die die Färbung des Untergrunds nicht erkennen läßt. Nicht hämolysiertes Blut wird als deckfarben bezeichnet, da das Licht an den Erythrozyten gestreut wird. Hämolyt. Blut dagegen ist lackfarben, da das gelöste Hämoglobin die Lichtstrahlen passieren läßt.

Deckglas: 0,15–0,2 mm starke Glasplatte zum Eindecken des auf dem Objektträger befindl. mikrosk. Untersuchungsmaterials.

Deckglaskultur: in Form des hängenden ↑Tropfens angelegte Kultur o. durch Einlegen in eine ↑Petri-Schale. Erlaubt die Anwendung anspruchsvoller mikrosk. Beobachtungsmethoden. ↑Kultur.

Deckglaspräparate: nach Ehrlich, ursprüngl. morphol. Blutuntersuchungsmethode. Zwei über Eck gelegte Deckgläschen, zwischen denen sich ein vorher aufgetragenes Bluttröpfchen spontan ausbreitet; da die Blutflüssigkeit durch Oberflächenattraktion den Gläschen fest anhaftet, entsteht bei dem Auseinanderziehen der Gläschen eine optimal dünne Blutschicht mit minimaler Reibung innerhalb der Flüssigkeit. Vorzug: die vortreffl. Erhaltung der Blutzellen in dünnster Ausbreitung. Nachteil: die oft ungleiche Verteilung auf beiden Gläschen. Heute meist durch Objektträger-Blutausstrich ersetzt.

Deckknochen ↑Osteogenesis membranacea.

Decksalbe ↑Salben.

Deckzellen: flache Epithelzellen mit ↑Bürstensaum an der Oberfläche seröser Häute (Pleura, Peritoneum); Herkunft: Mesoderm, deshalb als Mesothelium bezeichnet. Bei Entzündung u. in der Gewebekultur Umwandlung der D. in Fibrozyten.

Deckzellen, alveoläre: Alveolarepithelzelle Typ I mit flach ausgezogenem Zelleib („kernlose Platte"); ↑Alveolarepithel.

Deckzellen im Corpusculum renale: fortsatzreiche ↑Podozyten, die der Basalmembran der Glomeruluskapillaren im Nierenkörperchen außen aufliegen. Sie entsprechen Perizyten, leiten sich aber histogenet. vom Epithel ab, vom inneren Blatt (Paries internus) der ↑Bowman-Kapsel.

Decoctum ⟨*lat*⟩ *n*: Dekokt, ↑Abkochung; Form der Teezubereitung (obsolet).

Décollement ⟨*frz*⟩ *n*: Ablederung mit Taschenbildung, Ablösung der Haut von der Muskulatur, meist bei Quetschverletzungen durch Abschermechanismus, bei Verkehrsunfällen als Anfahr- u. Überholverletzungen zu beobachten.

decrepitus ⟨*lat*⟩ *Adj*: „abgelebt", alt, im übertragenen Sinne heruntergekommen, schwach.

Decrescendogeräusch, kardiales: an Lautstärke abnehmendes ↑Herzgeräusch.

Decubitus ⟨*lat*⟩ *m* ↑Dekubitalgeschwür.

Decussatio ⟨*lat*⟩ *f*: Kreuzung.

Decussatio lemniscorum medialium: Decussatio sensoria; Schleifenkreuzung, zur Gegenseite kreuzende Fasern des Nucleus gracilis u. Nucleus cuneatus, zweites Neuron der Hinterstrangbahn, ↑Tractus bulbothalamicus.

Decussationes tegmenti: Decussationes tegmentales; Haubenkreuzungen. Man unterscheidet u. a. die dorsale Haubenkreuzung (Meynert) des ↑Tractus tectospinalis zur Gegenseite u. die ventrale Haubenkreuzung (Forel) des ↑Tractus rubrospinalis.

Decussatio pedunculorum cerebellarium superiorum: Kreuzung der oberen Kleinhirnstiele im ↑Tegmentum rhombencephali des Mittelhirns ventral vom Fasciculus longitudinalis medialis.

Decussatio pyramidum: Pyramidenkreuzung; Kreuzung des ↑Tractus corticospinalis lateralis im ventralen Abschnitt des verlängerten Marks zur Gegenseite.

Decussatio trochlearis: Faserkreuzung der N. trochlearis im Tektum des Mittelhirns.

Dedifferentiation ⟨*lat*⟩ *f*: Entdifferenzierung; bes. in der Onkologie verwendeter Begriff zur Kennzeichnung des Verlusts an Differenziertheit der Zellen schnell wachsender Tumoren gegenüber dem Muttergewebe.

Defäkation ⟨*lat*⟩ *f*: Stuhlentleerung.

Defäkationsprostatorrhö ⟨*lat + gr*⟩ *f*: Entleerung von Prostatasekret beim Stuhlgang, z. B. bei chron. Prostatitis durch Druck des im Mastdarm befindl. Kots.

Defäkationsspermatorrhö: Entleerung der Samenblasen infolge Inkontinenz des Ductus ejaculatorius beim Stuhlgang. Vorkommen bei Urethritis, Spermatozystitis, organ. Rückenmarkleiden.

Defäkographie: röntgendiagnost. Verfahren zum Nachweis einer Analsphinkterachalasie. Wird gelegentl. bei Kindern mit chron. Obstipation angewendet. Die Aufnahmen werden nach Kontrastmitteleinlauf angefertigt.

Defatigatio ⟨*lat*⟩ *f*: Erschöpfung, Ermüdung.

Defektbildung, angeborene ↑ Fehlbildung.

Defektdysproteinämie ↑ Defektproteinämien.

Defektheilung: restitutio cum defectu; Krankheitsprozeß endet mit funktionellem u./o. morphol. Defekt.

Defektimmunopathien: Immunschwächekrankheiten; Krankheitsbilder, die auf eine angeborene (prim. Immundefekte) o. erworbene (sek. Immundefekte) Störung der physiol. Immunantwort zurückzuführen sind u. klin. durch den Ausfall der spezif. Infektionsabwehr in Erscheinung treten. Die D. beruhen auf Störungen der B-Zellreihe, der T-Zellreihe o. einer Kombination von beiden. Entspr. finden sich Störungen der humoralen Immunität (Antikörpermangelsyndrom, Agammaglobulinämie), der zellvermittelten Immunität (Immunozytenmangelsyndrom) o. kombinierte Störungen. Die sek. D. finden sich z. B. als Folge zytostat. o. immunsuppressiver Ther., bei malignen Erkrankungen des lymphoretikulären Systems (maligne Lymphome, Lymphogranulomatose) o. bei Immunglobulinverlust durch Eiweißausscheidung bei Erkrankungen der Nieren o. des Darms u. als erworbenes Immunschwächesyndrom ↑ AIDS bei HIV-Infektion.

Defekt, keilförmiger: bes. Form von Substanzverlust an den Zähnen. Voraussetzung: Retraktion der vestibulären Gingiva. Von approximal gesehen entsteht ein dreieckiger (keilförmiger) Substanzverlust, dabei ist die Hypotenuse des Dreiecks die ehemalige Zahnoberfläche, die kleine Kathete liegt fast horizontal im okklusalen Teil des Dreiecks, die große Kathete führt nach apikal. Ätiol. u. pathogenet. Zuordnung problemat. Die harte, glänzende Oberfläche zeigt Ähnlichkeiten mit der ↑ Erosion. Das verstärkte Auftreten in den li. Kieferquadranten bei Rechtshändern (bei Linkshändern umgekehrt) deutet auf mechan. Ursachen durch unzweckmäßige Zahnputztechnik hin. Begünstigung durch kariöse Demineralisation u./o. Mindermineralisation im Zahnhalsbereich wird angenommen. Weitere mögl. Ursachen: Malokklusion durch Fehlstellung, fehlende Zähne, störende Füllungen, Bruxismus. Komplikationen bei stärkerer Ausprägung: Hyperästhesie, Pulpitis, mechan. Eröffnung des Pulparaums, Kronenfraktur.

Defektkoagulopathien: durch Verminderung o. Fehlen von Gerinnungsfaktoren o. durch strukturell u. funktionell veränderte Gerinnungsfaktoren gestörte Gerinnung. ↑ Koagulopathie.

Defektproteinämien: Defektpathoproteinämien, Defektdysproteinämien, Plasmaproteindefekte. Durch Fehlen (Agammaglobulinämie) bzw. weitgehende Verminderung (Hypogammaglobulinämie) eines einzelnen Eiweißkörpersystems o. – wie beim ↑ Antikörpermangelsyndrom – einer Gruppe funktionell eng zusammenhängender Serumproteine charakterisierte Erkrankungen. Derartige Mangelzustände sind bisher bekannt für: Albumin, Alpha-1-Antitrypsin, thyroxinbindendes Globulin, Haptoglobin, Caeruloplasmin, Alpha-1- u. Betalipoprotein, Transferrin, Hämopexin, Fibrinogen, kortikosteroidbindendes Globulin, Beta-2-Glykoprotein-I, versch. Komplementfaktoren sowie Inhibitoren einzelner Komplementkomponenten u. die Immunglobuline. Zu den D. wird nicht gerechnet das Fehlen von Enzymen u. von Gerinnungsfaktoren (Ausnahme: Fibrinogen). Unterschieden werden die **angeborenen D.** (primäre D.), die durch genet. bedingte Synthesedefekte des entsprechenden Eiweißkörpers verursacht sind. Die meisten D. sind hinsichtl. der versch. Gendefekte noch nicht exakt zu differenzieren, bzw. es kann nicht zwischen regulator. u. strukturellen Mutationen unterschieden werden. Die jeweiligen Serumeiweißkörper nicht völlig abwesend, wie dies aufgrund einer unzureichenden Methodik zunächst angenommen wurde u. in der Nomenklatur ihren Niederschlag fand. Fast immer liegen eine extreme Verminderung u. damit ihr Funktionsausfall vor. Einige D. sind aufgrund ihrer klin. Sympt. u. morphol. Befunde zu erkennen, andere weisen eine vieldeutige Sympt. auf u. erfordern eine spez. Eiweißanalytik. Die genet. bedingten (prim.) D. sind der großen Gruppe der Inborn errors of metabolism zuzurechnen. Bei den **symptomat. D.** kann die Ursache in einer mangelhaften Synthese, einem verstärkten Katabolismus o. einer erhöhten Ausscheidung liegen, wobei die klin. Sympt. unabhängig ist von ursächl. Mechanismen. Für die Diagnosestellung einer D. ist ausschlaggebend, daß der entsprechende Plasmaspiegel unter der biol. Grenzkonzentration liegt. Zu den **sekundären D.** werden alle Formen gezählt, die nicht genet. bedingt sind. Tab. S.406

Defektpseudarthrose ↑ Pseudarthrose.

Defektur: Raum in der Apotheke, in dem größere Mengen an Arzneimitteln o. deren Grundlagen hergestellt werden.

Defektzustand, psychischer: Endzustand einer organ. Hirnkrankheit bzw. einer symptomat. o. endogenen Psychose; intellektuelle u. andere psych. Ausfallerscheinungen.

Defemination ⟨*lat*⟩ *f*: phys. u. psych. Umwandlung einer Frau zum männl. Geschlecht; auch für Verlust weibl. Geschlechtsempfindungen gebraucht.

Defense musculaire ⟨*frz*⟩ *f* ↑ Abwehrspannung.

Defensine: niedrigmolekulare Peptide, die in Granulozyten in Phagozytosevakuolen vorkommen; dienen dem Abbau von Bakterien u. Pilzen.

deferens ⟨*lat*⟩ *Adj*: hinabführend; ↑ Ductus deferens.

Deferentitis ⟨*lat*⟩: Entzündung des Ductus deferens (unspezif. gonorrho. tuberkulös).

Defibrillation, elektrische ⟨*lat*⟩ *f*: Behandlungsmaßnahme zur Beseitung von Kammerflimmern bzw. ektoper Reizbildung des Myokards. Synchrone Erregung aller nicht refraktären Herzmuskelfasern durch kurze Stromstöße (1–4 ms) angepaßter Feldstärke (10–50 Joule bei direkter Reizung des freigelegten Herzens, 150–400 Joule bei indirekter transthorakaler Reizung), wodurch kreisenden Erregungen (↑ Flimmerrhythmus, kardialer) der Weg verlegt wird. Die Hauptstromrichtung verläuft etwa in der Herzachse (1. Elektrode re. vom oberen Sternum; 2. Elektrode li. über der Herzspitze). Nach einigen Sekunden setzt sich der normale o. ektop. Schrittmacher durch Rückfall ein, wenn Ursachen fortbestehen. **Medikamentöse D.** durch Lokalanästhetika.

Defibrillator ⟨*lat*⟩ *m*: Gerät zur Applikation von teilweise EKG-getriggerten Gleichstromimpulsen (bis über 2 000 V, 8–60 A, Dauer 2–12 ms, applizierte Energie 10–400 Joule) zur Auslösung eines period. Elektroschocks. Dadurch wird eine sofortige Kontraktion aller

Defektproteinämien: Zusammenstellung primärer, sekundärer u. symptomatischer Formen

Analbuminämie
- kongenitale Analbuminämie

Lipoproteinmangelzustände
- Analphalipoproteinämie („Tangier Disease“, familiärer Mangel an High-density-Lipoproteinen)
- A-Betalipoproteinämie
- familiäre Hypobetalipoproteinämie
- Alpha-1-Antitrypsinmangel
- familiärer Mangel an kortikosteroidbindendem Globulin
- Mangel an thyroxinbindendem Globulin
- Acaeruloplasminämie (Wilson-Krankheit)
- Ahaptoglobinämie
- Ahämopexinämie
- Atransferrinämie

Fibrinogenmangelzustände
- kongenitale Hypofibrinogenämie
- kongenitale Dysfibrinogenämie
- erworbener Fibrinogenmangel
- Beta-2-Glykoprotein-I-Mangel

Defektsyndrome des Komplementsystems
- C1-Esterase-Inhibitor-Mangel
- C1q-Mangel bei Immunglobulin-synthesestörungen
- kongenitaler C2-Mangel
- C3-Mangel
- familiärer Mangel an C5

Antikörpermangelsyndrome (Immuninsuffizienzen)
- infantile geschlechtsgebundene Agammaglobulinämie Bruton
- isolierter IgA-Immunglobulin-Mangel
- transitor. Hypogammaglobulinämie des Kindesalters
- geschlechtsgebundene Immuninsuffizienz mit IgM-Hypergammaglobulinämie
- kombinierte Immuninsuffizienz, insbes. die schweiz. Form der Agammaglobulinämie
- geschlechtsgebundene rezessive lymphozytopen. Hypogammaglobulinämie (Gitlin-Typ)
- kongenitale nicht geschlechtsgebundene Agammaglobulinämie
- spätmanifeste Hypogammaglobulinämien
- sekundäre (sympt.) Immunglobulin-mangelzustände

(nicht gerade absolut refraktären) Herzmuskelzellen u. -fasern erreicht, u. das Reizzentrum kann sich wieder durchsetzen. Defibrillation wird erst angewendet, wenn im EKG Kammerflimmern o. -flattern nachgewiesen ist. Wegen der hohen applizierten Energien werden, um Hautverbrennungen durch die große Stromdichte zu vermeiden, großflächige Elektroden angewendet. Die elektr. Energie wird aus aufgeladenen Kondensatoren appliziert. Bei der **Synchrondefibrillatoren** (Kardioversion) zur Behebung von Vorhofflimmern u. -flattern werden die Stromimpulse EKG getriggert jeweils 20 ms nach der R-Zacke ausgelöst.

Defibrinierung ⟨*lat*⟩: **1. D. in vivo:** Pharmaka mit fibrogenolyt. Enzymaktivität (z. B. Fraktion aus Viperngift) bewirken die Bildung defekter Fibrinmoleküle aus dem Plasmafibrinogen. Die Fibrinogenkonzentration sinkt dadurch dosisabhängig, u. die Fließeigenschaften des Blutes verbessern sich. Die defekten Fibrinmoleküle werden von Plasmin abgebaut, die Spaltprodukte im Harn ausgeschieden. Kontrolle der Defibrinierungstherapie ↑Antikoagulanzienüberwachung. **2. D. in vitro:** zur Gewinnung ungerinnbaren Blutes für labordiagnostische Untersuchungen. Entfernung des Fibrins aus dem frischen Blut durch Schlagen mit Stäbchen, Schütteln mit Glasperlen usw. zur Verhinderung der Gerinnung.

Defibrinisierungssyndrom: erworbene hämorrhag. Diathesen, die durch Verbrauchskoagulopathie u. Hyperfibrinolyse gekennzeichnet sind u. durch eine intravasale Aktivierung des Gerinnungs- o. des Fibrinolysesystems hervorgerufen werden, wodurch es infolge der resultierenden Umsatzsteigerung zu einem Aufbrauch zellulärer u. plasmat. Gerinnungs- u. Fibrinolysekomponenten sowie des Fibrinogens (bzw. des Fibrins) kommt. ↑Verbrauchskoagulopathie.

Defined daily doses ⟨*engl*⟩: *Abk* DDD; definierte tgl. Dosen; die Menge eines Arzneistoffs, die der Wirkung der Menge eines gut definierten Grundarzneistoffs gleichgesetzt werden kann, z. B. Insulin = 40 IE = 1 DDD, Glibenclamid = 10 mg = 1 DDD, jeweils bezogen auf 1 000 Einwohner. DDD sind keine Tagesdosen, sondern ledigl. techn. Einheiten zur Verbesserung internationaler Vergleiche des Arzneimittelverbrauchs.

Definitivwirt ↑Endwirt.

Defizienz ↑Chromosomendefizienz.

Defizitbild des Alters: Annahme, daß Altern mit einem „natürlichen“ Abbauprozeß auf allen Ebenen gleichzusetzen ist, die heute als widerlegt gelten kann. ↑Alterskompetenz.

Deflexionslagen: Übergänge von der normalen Beugehaltung des kindl. Kopfs unter der Geburt (Kinn auf der Brust, kleine Fontanelle in Führung) über die ↑Vorderhauptlage, ↑Stirnlage bis zur ↑Gesichtslage; Benennung erfolgt nach dem führenden u. damit auch zuerst geborenen Teil des kindl. Kopfs, der dann die ↑Geburtsgeschwulst trägt. D. können normal entbunden werden, keine Ind. zum operativen Eingreifen.

Defloration ⟨*lat*⟩ *f*: „Entjungferung“ durch Einreißen des sog. Jungfernhäutchens (↑Hymen), meist beim ersten Geschlechtsverkehr durch den in den Introitus vaginae eindringenden Penis. Die D. sollte feinfühlig erfolgen, um phys. u. psych. Traumatisierung zu vermeiden, die sich nachteilig auf das künftige Sexualleben auswirken kann. In Ausnahmefällen bei bes. derbem Hymen Inzision durch Gyn. indiziert. Nach überholten Moralbegriffen war die D. erst in der Hochzeitsnacht sittl. gerechtfertigt.

Defluvium capillorum ⟨*lat*⟩ *n* ↑Haarausfall.

Defokussierung: Divergenz von (ursprüngl. fokussierten) Strahlen. D. eines ↑Streustrahlenrasters liegt vor, wenn sich der Brennfleck nicht auf der Schnittgeraden der auf einen best. Brennfleckabstand ausgerichteten Bleilamellen befindet.

deformans ⟨*lat*⟩ *Adj*: deformierend, verunstaltend, entstellend, z. B. Arthrosis deformans.

Deformation ⟨*lat*⟩ *f*: Form-, Gestalt- o. Lageanomalie von Körperteilen. Prä- o. postnatal durch exzessive mechan. Kräfte o. durch verminderte mechan. Resistenz hervorgerufen. Beispiele: Klumpfuß durch mechan. Fixierung des Feten in utero infolge Oligohydramnion; Plagiozephalus durch postnatal einseitige Lagerung.

Deformität, präarthrotische: Fehlform eines o. beider Gelenkkörper eines Gelenks, die durch Fehlbelastung der Gelenkfläche vorzeitig zu einer Arthrosis deformans (↑Arthrose) führt. Ursachen: angeboren (z. B. Hüftgelenkluxation) o. erworben als Fraktur- o. Krankheitsfolge (z. B. Schenkelkopfdeformierung nach ↑Perthes-Legg-Calvé-Erkrankung, entzündl. o. tumorbedingte Deformierungen). Knorpelschäden nach Gelenkentzündungen werden häufig als ↑Präarthrose bezeichnet.

Defuratio ⟨*lat*⟩ *f* ↑Desquamatio.

Degeneratio asbestosa ⟨*lat*⟩ *f*: Asbestknorpel. Degenerationsphänomen des hyalinen Knorpels mit Sichtbarwerden der kollagenen Fasern. Hervorgerufen durch Verlust u./o. Veränderungen der Grundsubstanz, die den gleichen opt. Brechungsindex wie die kollagene Faser aufweist, so daß im normalen hyalinen Knorpel die kollagenen Fasern lichtopt. nicht sichtbar sind.

Degeneration ⟨*lat*⟩ *f*: Degeneratio, Entartung; unbestimmter Begriff für versch. Veränderungen u. Schädigungen, die zum Zelltod führen können, aber nicht müssen. 1. Reversible Veränderungen der Zellstruktur mit Störungen des Wasserhaushalts (Zellödem, hydrop. D., vakuoläre D., trübe Schwellung). 2. Intrazelluläre Ablagerungen (Lipide, Glykogen, Protein, Eisen, Kalzium, Silber u. a. m.). Verwendung des Begriffs u. a. in folgenden Zusammenhängen: **basophile D.** im Herzmuskel bei Myxödem; **mukoide D.** mit Vermehrung saurer Mukopolysaccharide, z. B. in Menisci u. Sehnengewebe; **wachsartige D.** (Zenker) der Bauchmuskulatur bei schwerem Typhus o. der Wadenmuskulatur bei Weil-Krankheit; **hepatozerebrale D.** (Kombination von grobknotiger Leberzirrhose mit degenerativen Veränderungen im Bereich des Corpus striatum u. der Hirnrinde). **D. nach Nervendurchtrennung**: a) distale (zentrifugale) sek. D. (Waller-D., 1852); b) retrograde D. **Maligne D.** i. S. der Entstehung eines bösartigen Gewächses. **Fettige D.**: nicht mehr gebräuchl. Ausdruck für Auftreten von Fett in der Zelle, das aus Lipoproteinstrukturen der Zellmembran freigesetzt wird. **Fibrinoide D.**: Fibrinexsudation in die Grundsubstanz mit Nekrosen der Kollagenfasern. Beobachtet in bes. aktiven Phasen einer ↑Rheumatoidarthritis (RA) u. im Zentrum eines rheumatoiden Granuloms, hier von Histiozyten in palisadenartiger Stellung begrenzt.

Degeneration, genetische: unzutreffende Behauptung, daß Umweltbedingungen o. gesellschaftl. Entwicklungen einer Erbgutverschlechterung der Menschheit Vorschub leisten. Histor. wurde dieser Vorwurf aus den Untersuchungen Francis Galtons abgeleitet. Seine Forderung nach einer ↑Eugenik entsprang der Annahme eines sozialdifferenten Fortpflanzungsverhaltens, in Form höherer Kinderzahlen der unteren sozialen Schichten.

Degeneration, hepatolentikuläre ↑Wilson-Krankheit.

Degeneration, hepatozerebrale ↑Wilson-Krankheit.

Degeneration, hyaloideoretinale: dominant verebte Degeneration des Glaskörpers u. der Netzhaut; nicht selten zu juvenilen Netzhautablösungen führend.

Degeneration, tapetochorioideale: schwere degenerative Erkrankungen des Augenhintergrunds, die von der Aderhaut ausgehen u. sek. die Netzhaut ergreifen (↑Choroideremie, ↑Atrophia gyrata choroideae et retinae, areoläre Aderhautsklerose).

Degeneration, tapetoretinale: Gruppe von Heredodegenerationen der äußeren Netzhautschichten, die entweder die Netzhautmitte (Makulatypus) o. die Netzhautperipherie (Pigmentosatypus) bevorzugt befallen. Sie können mit zerebralen Störungen kombiniert sein. Die wichtigste u. häufigste D. ist die ↑Retinopathia pigmentosa.

Degeneration, vakuoläre ⟨*lat*⟩ *f*: **1.** Ausbildung von ↑Vakuolen in Zellen, meist vom endoplasmatischen ↑Retikulum ausgehend. Die Ursachen dieser zumindest anfangs reversiblen Schädigung sind vielfältig. **2.** Regressive Veränderung der ↑Dentinoblasten, erstes Zeichen einer Pulpaschädigung, ↑Endodontie, regressive ↑Metamorphose.

Degeneration, zelluläre: Schädigung der Zellen, die zum Zelltod führt. **1.** durch Wasseraufnahme Kernschwellung mit ↑Chromatolyse u. Auflösung des Zellkerns (Karyolyse) **2.** durch Flüssigkeitsverlust Schrumpfung des Zellkerns (↑Karyopyknose) **3.** Zerreißung des Kerns in separate Chromatinstücken (Karyorrhexis). Abb.

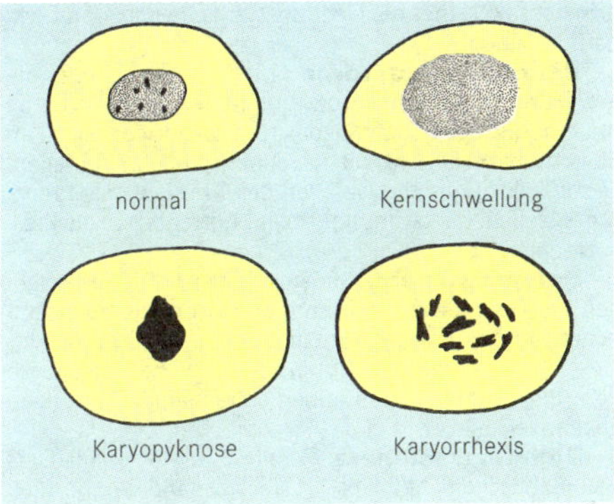

Zelluläre Degeneration

Deglabration ⟨*lat*⟩ *f*: Bildung einer Glatze.

Deglutition ⟨*lat*⟩ *f*: Schluckakt.

Degranulation ⟨*lat*⟩ *f*: Verschwinden von Granula (in Granulozyten). Als **D. der basophilen Granulozyten** wird die Abgabe von basophilen Spezialgranulationen, einzeln o. in kleinen Gruppen durch Abtrennung von Zytoplasmateilen (i. S. einer merokrinen Sekretion) bzw. die Auflösung von Granula im Zytoplasma selbst u. Abgabe der Inhaltsstoffe nach außen bezeichnet. Die Freisetzung von Histamin, Heparin, Serotonin u. a. wird durch Antikörper, IgE u. a. auch durch diese Stoffe selbst bewirkt. Hemmung der D. durch Antihistaminika, Glukokortikoide u. a.

degrassieren ⟨*lat*⟩: entfetten.

Dehelminthisation: Entwurmung, strateg. Bekämpfungsmaßnahmen gegen ↑Helminthen. **Imaginale D.**: gegen die adulten Stadien gerichtete D.

Dehiszenz ⟨*lat*⟩ *f*: Auseinanderweichen, Klaffen, z. B. ↑Gingivadehiszenz.

Dehnplatte: herausnehmbare, aktive kieferorthopäd. Plattenapparatur. Besteht aus dünnwandiger Kunststoffplatte für Ober- bzw. Unterkiefer mit Halteelementen wie ↑Pfeilklammern, Ösen- o. Adams-Klammern, ↑Labialbogen u. ↑Dehnschraube. Häufig auch Federn zur

Einzelzahnbewegung. Dient hauptsächl. der Verbreiterung der Zahnbögen.

Dehnschraube: wichtigste Kraftquelle sowohl an aktiven kieferorthopäd. Plattenbehelfen als auch am ↑Aktivator. Prinzip verschiedenster Modifikationen ist, mittels feinem Gewindegang eine Parallelverschiebung zweier Plattenteile i. S. der Dehnung des Zahnbogens zu erreichen. I. a. entspricht die monatl. Kieferdehnung 1 mm.

Dehnung: 1. *Physik:* die durch mechanische ↑Spannungen verursachte relative Längenänderung eines elast. Körpers. 2. *Zahnmed.:* Erweiterung der Kieferbögen in der Transversalen mit kieferorthopäd. o. orthodont. Apparaturen.

Dehnungsemphysem: substantielles Emphysem der Lunge durch passive Ausdehnung der Lunge auf einen Raum, der vorher vom überdehnten Parenchym nicht eingenommen wurde. D. entsteht postoperativ in der Restlunge u. bei schweren Kyphosen u. Skoliosen.

Dehnungsgeschwür: durch lang anhaltende unphysiolog. Überdehnung entstandene Schleimhautläsion, z. B. oberhalb eines die Lichtung stark einengenden Dickdarmkarzinoms.

Dehnungsrezeptoren: Mechanorezeptoren, die auf Dehnung (Zug in ihrere unmittelbaren Umgebung) mit einer Erregung bzw. Depolarisation antworten, so im Skelettmuskel als Muskel- u. Sehnenspindeln, in Magen-Darm-Trakt u. großen Gefäßen des Kreislaufs als Prepotentialzellen, im Karotissinus u. im Aortenbogen als Pressorezeptoren.

Dehnungssaum: findet sich bei Schußverletzungen im Anschluß um den unmittelbar um den Einschuß liegenden Schürfsaum. Entsteht beim Eindringen des Geschosses durch Überdehnung des Gewebes u. ist durch vom Einschußrand nach außen abnehmende Blutungen gekennzeichnet.

Dehnungsschmerz: Schmerz am N. ischiadicus bei Bandscheibenprolaps (↑Nucleus-pulposus-Hernie). ↑Lasègue-Zeichen.

Dehnverschluß: muskulärer Verschlußmechanismus der Kardia. Anordnung der Muskelfasern führt bei ihrer Kontraktion zur Öffnung, ihre Dehnung zum Verschluß der Kardia.

Dehydratasen: zu den Lyasen (C-C-Lyasen) gehörende Enzyme, die Wasser aus Molekülen, die OH-Gruppen besitzen, abspalten. Dabei entstehen ungesättigte Verbindungen, z. B. ↑Enolase (↑Glykolyse).

Dehydratation ⟨*lat*⟩ *f*: Dehydratisierung; 1. *Chem.:* Eliminierung von Wasser aus einer chem. Verbindung gewöhnl. bei erhöhter Temperatur. Beispiel: Alkohol − H_2O → Alken. 2. *Physiol.:* Entwässerung. Mit dem Harn sowie über Haut u. Lungen scheidet der erwachsene Mensch tgl. 1,5 l u. mehr Wasser aus, auch wenn keine Wasserzufuhr vorhanden ist. Überleben unter günstigen Bedingungen deshalb nur 10–20 Tage mögl. Bei etwa 20 % Gewichtsverlust infolge D. tritt der Tod ein. Unter ungünstigen Bedingungen kann der Wasserverlust 1 l/h betragen u. schon innerhalb von Stunden zum Tode führen. D. sind biol. wichtige Reaktionen beim Umbau von Kohlenhydraten, Fettsäuren, Aminosäuren u. anderen Stoffgruppen bzw. Oxidation durch Wasserstoffentzug. Folgen der D. sind: Veränderungen des Plasmavolumens, des zentralen Venendrucks, des Hämoglobins, des Hämatokrits, der Plasmaproteine u. Serumelektrolyte. Klin. Wasserentzug unter Ausnutzung osmot. Gefälle zwischen Blut u. Gewebe. Bedeutung bei der Ther. des Hirnödems mit hypertonen Lösungen (Sorbit, Harnstoff, Humanalbumin, hochmolekulare Dextrane). ↑Exsikkose.

Dehydrationszustände: Hypovolämie u. Verminderung des Kreislaufvolumens durch isotone Dehydratation (extrazelluläres Volumendefizit bzw. Natriummangel), hypotone Dehydratation. (Natriummangel bei Überschuß an freiem Wasser); hypertone Dehydratation (Defizit an freiem Wasser mit Hypovolämie).

Dehydrierung: Eliminierung von Wasserstoff aus einer chem. Verbindung. Beispiel: Alkan − 2H → Alken. Die D. erfordert gewöhnl. die Mitwirkung eines Katalysators bzw. im Zellmilieu eines Enzyms.

Dehydrocholesterin: wichtigstes Provitamin des Vitamin D (Prächolecalciferol); es wird in der Leber des Menschen aus ↑Cholesterin durch Einführung einer zweiten Doppelbindung in den B-Ring dieses Sterols gebildet u. in der Haut durch ultraviolettes Licht in das Cholecalciferol (Vitamin D_3) durch photochem. Aufspaltung des B-Rings umgewandelt (↑Vitamin D).

Dehydrocholsäure: ↑Gallensäuren; ther. als ↑Cholagogum eingesetzt.

1,2-Dehydrocortisol: Prednisolon; synthet. ↑Glukokortikoid mit ausgeprägter antiphlogist. u. antiallerg. Wirkung.

Dehydroepiandrosteron: *Abk* DHEA; durch ↑Zytochrom P 450-Katalyse in der Nebennierenrinde, dem Ovar u. den Testes gebildetes Zwischenprodukt der Testosteron- u. Östradiolbiosynthese.

Dehydrogenasen: zu den ↑Oxidoreduktasen gehörende Enzyme, die Wasserstoff von Wasserstoffdonatoren (reduzierte Metabolite, reduzierte Coenzyme) abspalten u. auf Wasserstoffakzeptoren (oxidierte Metabolite, oxidierte Coenzyme) übertragen. Nach den Coenzymen unterscheidet man pyridinnukleotidabhängige (NAD, NADP) D. von flavinabhängigen (FAD, FMN) D. (↑Flavinenzyme). D. sind von großer Bedeutung im Aminosäurestoffwechsel (↑Aminosäureoxidasen), beim oxidativen Abbau der Nahrungsstoffe (↑Fettsäureabbau, ↑Zitronensäurezyklus) u. bei der Bereitstellung von Wasserstoff ($NADH_2$, $FADH_2$) für die ↑Atmungskette.

1,2-Dehydrokortison: Prednison, antiphlogist. u. antiallerg. wirksames Glukokortikoid.

Deiters, Otto Friedrich Karl (1834–1863), dt. Anat., Bonn.

Deiters-Kern (nach Otto F. K. D.): Nucleus vestibularis lateralis, einer der drei Endkerne der Pars vestibularis des N. vestibulocochlearis; besteht aus multipolaren Ganglienzellen, deren Axone u. a. den ↑Tractus vestibulospinalis bilden.

Deiters-Zellen (nach Otto F. K. D.): Epitheliocyti phalangei; Phalangenzellen, die in einer Aussparung die Hörzellen tragen, ↑Organum spirale.

Déjà-vu-Erlebnis ⟨*frz*⟩: Eindruck, etwas gerade Erlebtes bereits früher erlebt zu haben.

Dejektion ⟨*lat*⟩ *f*: Entleerung von Abfallstoffen des Körpers, bes. Kotentleerung.

Déjerine, Joseph Jules (1849–1917), frz. Neurol., Paris. ↑Landouzy-Déjerine-Atrophie.

Déjerine-Klumpke, Augusta (1859–1927), Neurol., Paris.

Déjerine-Klumpke-Lähmung (nach Augusta D.-K.) ↑Klumpke-Lähmung.

Déjerine-Lichtheim-Zeichen (nach Joseph J. D. u. Ludwig L.): Fähigkeit, die Zahl der Silben o. Buchstaben von Wörtern durch Zeichen anzugeben, die bei ↑Aphasie nicht gesprochen werden können, wurde für die subkortikale motor. Aphasie als Nachweis des Erhaltenseins der inneren Sprache beschrieben.

Déjerine-Sottas-Syndrom (nach Joseph J. D. u. Jules S.): hypertrophe Form der neuralen ↑Muskelatrophie mit Wucherung der Schwann-Zellen.

deka- *Präfix*: *Abk* da; vor physikal. Einheiten zur Bez. der 10^1fachen Menge einer Einheit.

Dekadenz ⟨*lat*⟩ *f*: Verfall, Verschlechterung.

Dekalzifizierung ⟨*lat*⟩ *f*: Entkalkung von Knochengewebestücken u. Zähnen zur histol. Untersuchung. Hierzu können Säuren u. Ionenaustauscher verwendet werden. Ultraschall beschleunigt die Entkalkung.

Dekapitation ⟨*lat*⟩ *f*: **1.** Tötung kleiner Laboratoriumstiere (Frösche, Tauben, Schlangen usw.) durch Abtrennung des Kopfs. **2.** ***Geburtshilfe:*** Abtragung des Kindskopfs als Teil der ↑Embryotomie. **3.** ***Zahnmed.:*** Abtragen der Zahnkrone, um bei der Einbeziehung letzter Frontzähne in prothet. Therapiemaßnahmen ungünstige Hebelwirkungen zu vermeiden.

Dekapsulationstest: dient zum Nachweis der Hyaluronidasebildung bei Bakterien mittels eines Teststamms, der hyaluronsäurehaltige Schleimkapseln besitzt (Streptococcus equi). Streptococcus equi u. der zu prüfende Stamm werden in dieser Reihenfolge über Kreuz auf einer Blutplatte ausgestrichen u. 24 h bei 37 °C in einer feuchten ↑Kammer inkubiert. Im pos. Fall bricht das schleimige Wachstum von Streptococcus equi im Diffusionsbereich der Hyaluronidase ab.

Dekokt ⟨*lat*⟩ *n*: Decoctum; ↑Abkochung.

Dekompensation, kardiale: klin. Manifestation einer Herzleistungsstörung, wobei sowohl das li. Herz (Forward failure, Atemnot verschiedener Ausprägung) als auch das re. Herz (↑Backward failure, Ödeme, Leberschwellung, Nykturie), im Vordergrund stehen kann (↑Herzinsuffizienz).

dekompensiert ⟨*lat*⟩ *Adj*: nicht ausgeglichen.

Dekompression, gastrointestinale ⟨*lat*⟩ *f*: Entleerung des gestauten Magen-Darm-Kanals über Magen-Darm-Sonden o. intraoperativ über eine ↑Enterotomie.

Dekompressionskrankheit: Druckfallkrankheit; Gesundheitsstörungen u. Erkrankungen, die bei einem plötzl. Nachlassen des Luftdrucks auftreten. Mit dem Auftreten von Stickstoffblasen in Körperflüssigkeiten u. -geweben infolge schnellen Abfalls des Umgebungsdrucks verbundene Sympt. u. Beschwerden. D. tritt auf, wenn die Dekompression (Druckfall) bezügl. des Ausgangsdrucks etwa ein Drittel beträgt (entspricht Höhen zwischen 8 u. 9 km). Bei Aufstiegen in der ↑Unterdruckkammer in Höhen oberhalb von 8 km wird durch eine etwa halbstündige Voratmung mit reinem Sauerstoff eine Stickstoffdesaturation erzeugt, die der D. vorbeugt. Sympt. sind Gelenkschmerzen (sog. Bends), Atemstörungen, Hautläsionen u. neurol. Störungen. Vorkommen der D. z. B. als ↑Caissonkrankheit o. Senkkastenkrankheit bei Arbeitern, als Taucherkrankheit bei zu raschem Auftauchen.

Dekontamination ⟨*lat*⟩ *f*: Entkeimung (↑Sterilisation), Entseuchung (↑Desinfektion) o. die Beseitigung radioaktiver Verunreinigungen, z. B. D. der Hautoberfläche, wenn radioaktives Material auf die Haut gelangt ist.

Dekorin: hauptsächl. im Bindegewebe vorkommmendes, mit fibrillärem Kollagen assoziiertes Proteoglykan der extrazellulären Matrix.

Dekortikation ⟨*lat*⟩ *f*: **1.** apallisches ↑Syndrom. **2.** operative Entfernung der schwartig verdickten Pleura nach entzündl. Pleuraprozessen, Hämatothorax o. ä., welche die Ausdehnung der komprimierten Lunge verhindert u. die Lungenfunktion einschränkt. **3.** chir. Abtragung der Kortikalis bei chron. ↑Kieferosteomyelitis.

Dekrement ⟨*lat*⟩ *n*: Verminderung einer Amplitude o. eines Potentials.

Dekrementleitung: abnehmende Leitung. In der Physiol. gedämpfte Weiterleitung von elektr. Potentialen in einer erregbaren Struktur. Mit zunehmender Entfernung vom Entstehungsort des Potentials nimmt dieses in seiner Amplitude ab (es zeigt Dekrement). Die D. ist an Dendriten zu beobachten. Wesentl. häufiger findet man die dekrementlose Leitung. ↑Erregungsleitung.

Dekrementlinien: Hilfslinien bei der Bestimmung der Dosisverteilung in der ↑Strahlentherapie.

Dekruitment, vestibuläres: stärkerer Nystagmus nach schwacher als nach starker kalor. Reizung bei zentraler Vestibularisstörung.

Dekubitalgeschwür ⟨*lat*⟩ *n*: Wundliegen bei langer Bettlägerigkeit durch unzureichende Gewebeernährung bzw. nach Nervenschädigung mit Nekrose u. Ulkusbildung (Druckgeschwür, Gangraena per decubitum); meist Kreuzbein u. Fersen betroffen. Häufig Infektion mit Eitererregern. Bei lokaler Ausbreitung auf dem Lymph-Blut-Weg Dekubitalphlegmone, von hier ausgehend ↑Sepsis mögl.

Dekubitus ↑Dekubitalgeschwür.

Dekubitusprophylaxe: Pflegeintervention zur Verhütung eines Druckgeschwürs bei dekubitusgefährdeten Personen. Im Mittelpunkt steht die Einschätzung der Dekubitusgefährdung (↑Norton-Skala, ↑Braden-Skala, ↑Medley-Skala, ↑Waterlow-Skala) sowie die Druckentlastung gefährdeter Körperstellen durch Hohl- u. Weichlagerung u. die regelmäßige Umlagerung des Patienten. Die D. umfaßt die ↑Hautbeobachtung u. ↑Hautpflege, die fortlaufende Dokumentation des Hautzustands, die Erstellung eines Lagerungsplans u. die Sorge für eine angemessene protein-, eisen-, Vitamin-B- u. Vitamin-C-reiche Ernährung.

Dekubitusstadien: Gradeinteilung der Ausdehnung eines ↑Dekubitalgeschwürs, die nach Bienstein 4 Stadien umfaßt: Dekubitus 1. Grades: Keine Hautschädigung, aber anhaltende Hautrötung, die bei Druckentlastung verschwindet. Dekubitus 2. Grades: Hautschädigung mit Blasenbildung ohne Beteiligung von Muskeln, Sehnen u. Bändern. Dekubitus 3. Grades: Haut- u. Gewebeschädigung mit Ausdehnung bis zum Periost unter Beteiligung von Muskeln, Sehnen u. Bändern. Dekubitus 4. Grades: Haut- u. Gewebeschädigung mit blauschwarzen, trockenen o. sezernierenden ↑Nekrosen. Gewebeuntergang bis in tiefste Schichten unter Knochenbeteiligung. Die Gradeinteilung eines Dekubitus nach Campbell umfaßt 7 Stadien, die von einer Hautrötung über eine Blasenbildung, inselartige Hautzerstörungen, Fettgewebenekrosen, Bindegewebesequestration, Osteitis, bis hin zu einer ↑Osteomyelitis bzw. bei Gelenkbeteiligung einem Gelenkempyem reicht.

Dekurarisierung: Verabfolgung von Medikamenten zur Aufhebung der Wirkung von Muskelrelaxanzien, vorwiegend vom Typ der kompetitiven Blocker. D. dieses Typs wird durchgeführt mit Parasympathikomimetika.

Delamination ⟨*lat*⟩ *f*: Form der Gastrulation u. Entodermbildung durch Teilung des Blastoderms in eine äußere (Ektoderm) u. eine innere (Entoderm) Zellschicht.

Delavirdin: antiretrovirales Medikament (Nichtnukleosidanalogon), das die reverse Transkriptase von HIV hemmt u. zur Behandlung von HIV-Infektion u. AIDS eingesetzt wird. ↑Chemotherapie, antiretrovirale.

Delayed immunity ⟨*engl*⟩: verzögerte ↑Immunantwort; wird im Zusammenhang mit ↑Spätreaktion gebraucht. Prototyp der D. i. ist die ↑Tuberkulinreaktion. Obwohl „Spätreaktion" im klin. Sprachgebrauch noch häufig angewendet wird (Ggs. Sofortreaktion, anaphylakt. Reaktion), ist exakter von zellvermittelter Immunreaktion zu sprechen.

Delbrück, Max (1906–1981), Biol., Pasadena, USA. Arbeiten über die Genetik der Bakteriophagen. 1969 Nobelpreis für Med./Physiol. (mit S. E. Luria u. a. D. Hershey) „für ihre Entdeckungen über Vermehrungsmechanismen und genetische Strukturen von Viren".

Deletion ⟨*engl*⟩ *f*: auf DNA-Ebene Mutation, die durch Entfernung von einem o. mehreren Basenpaar(en) aus der DNA bzw. einem Genom charakterisiert ist; kann exp. z. B. durch quervernetzende o. sog. interkalierende Agenzien (↑Interkalation) aber auch durch Fehlpaarungen bei der Replikation (↑DNA-Biosynthese) o. ↑Rekombination entstehen. D. führen zu Veränderungen o. zum Ausfall genet. Informationen. Organismen mit homozygoten Chromosomendeletionen sind meist lebensunfähig, ebenso solche mit D. im X-Chromosomen im heterogamet. Geschlecht. Beim Menschen sind chromosomale D. auch im heterozygoten Zustand oft letal o. bewirken schwere phänotyp. Störungen.

Deletionsmutante ↑Deletion.

Deletionssyndrom: Fehlbildungssyndrome, die auf der ↑Deletion eines Chromosomenabschnitts beruhen. Für diesen Abschnitt besteht partielle Monosomie. Am bekanntesten ist das ↑Katzenschreisyndrom bei Deletion des kurzen Arms eines Chromosoms Nr. 5 : 46, XY, 5p-.

Delhibeule ↑Leishmaniasen, ↑Orientbeule.

Delhigeschwür ↑Leishmaniasen.

delirant ⟨*lat*⟩ *Adj*: im Zustand des ↑Delirium befindl.

Delirium ⟨*lat*⟩ *n*: Delir, delirantes Syndrom; grundsätzl. reversibles Zustandsbild mit Desorientiertheit, Verwirrtheit, illusionären o. wahnhaften Verkennungen, Halluzinationen (bes. opt.), ängstl. Erregung u. motor. Unruhe. Vorkommen: bei hirneigenen o. hirnbeteiligenden Krankheiten; (plötzl.) Absetzen eines Suchtmittels („Entzugsdelir"). Ther.: delirante Syndrome können auf potentiell lebensbedrohl. Erkrankungen hinweisen; eine somat. Abklärung ist deshalb erforderl. Symptomat. Ther. mit Clomethiazol (cave: atemdepressive Wirkung bes. bei i. v. Gabe); Clonidin; ggf. zusätzl. Gabe von hochpotenten Neuroleptika (z. B. Haloperidol) u. Benzodiazepinen (z. B. Diazepam). ↑Abstinenzsyndrom, ↑Entziehung.

Delirium tremens: bei Alkoholentzug evtl. auftretende Psychose, häufig mit Zittern, Unruhe, vegetativen Sympt. u. Halluzinationen. ↑Abstinenzsyndrom.

Dellwarze ↑Molluscum contagiosum.

Delmas-Schnellentbindung: künstl. Muttermunddehnung in Spinalanästhesie mit nachfolgender Extraktion. Überholtes Verfahren.

Delpech-Lichtblau-Eiweißquotient: Division des Liquor-Serum-Quotienten von IgG durch den von Albumin. Der so gebildete Wert sollte unter 0,7 liegen, sonst Hinweis auf Bildung von IgG im ZNS.

Delta: Zeichen: δ, Δ; 4. Buchstabe des griech. Alphabets; als Präfix u. wissenschaftl. Konstante gebraucht.

Deltaaminolävulinsäure: $HOOC-CH_2-CH_2-CO-CH_2-NH_2$; Vorstufe bei der Porphyrinsynthese. Vermehrte Ausscheidung im Urin bei ↑Bleivergiftung durch Hemmung der D.-Synthetase. Zur Frühdiagnostik geeignet.

Delta-Antigen ↑Hepatitis-D-Virus.

Delta, apikales ⟨*gr* + *lat*⟩ *n*: Aufteilung des Wurzelkanals (↑Zahn) im apikalen Drittel im Bereich des ↑Foramen apicale in mehrere Äste.

Delta-Hepatitis: durch defekte RNA-Viren verursachte ↑Hepatitis D, die nur in Verbindung mit Hepatitis-B-Virusinfektionen auftritt.

Deltastrahlen: Elektronen, die beim Durchgang hinreichend energiereicher Elektronen durch Materie durch Ionisation erzeugt werden u. selbst eine Energie von einigen 100 eV besitzen. Diese Energie reicht aus, um weitere Atome zu ionisieren. D. sind also kurze Seitenzweige entlang der Spur eines Elektrons.

Deltawellen ↑Elektroenzephalographie.

Deltazellen: Zellform der ↑Langerhans-Inseln im Pankreas; machen ca. 5 % der Inselzellen aus u. bilden ↑Somatostatin.

deltoideus ⟨*gr*⟩ *Adj*: deltaförmig, ↑Musculus deltoideus.

Deltoideuslähmung: Bei Läsion des ↑Nervus axillaris kommt es zur Lähmung des ↑Musculus deltoideus. Klin. Bild der „spitzen Schulter".

Demarkation ⟨*lat*⟩ *f*: Abgrenzung; demarkierende Entzündung, Abstoßung nekrot. Gewebeteile durch eitrige Entzündung (z. B. Knochensequester).

Demarkationsstrom ↑Verletzungspotential.

Demaskierung: Freilegung normal verdeckter Antigendeterminanten.

Demastikation ⟨*lat*⟩ *f* ↑Abrasion.

Demeclozyklin: 6-Demethyl-7-chlor-tetrazyklin. Anwendung begrenzt wegen hoher Gefährdung durch Photosensibilisierung.

Demecolcin: Colcemid; Alkaloid aus ↑Colchicum autumnale (Herbstzeitlose), synthet. abgewandelt. Hemmt Zellteilung in Metaphase durch Zerstörung der Mikrotubuli. Wurde zur Behandlung chron. myelo. Leukämien in Kombination mit anderen Zytostatika angewandt.

Dementia dialysis ↑Aluminiumenzephalopathie.

Dementia infantilis ⟨*lat*⟩ *f* ↑Heller-Syndrom.

Dementia praecox: nicht mehr gebräuchl., aber histor. wichtige Bez., die zuerst von Morel (1860) für Krankheitsbilder verwendet wurde, die man heute als ↑Hebephrenie bezeichnen würde. Kraepelin (1893, 1896), beschrieb mit diesem Namen diejenige Krankheitsgruppe, die dann von E. Bleuler, wie heute noch gültig, als ↑Schizophrenie bezeichnet wird.

Demenz ⟨*lat*⟩ *f*: erworbene, globale Beeinträchtigung höherer Hirnfunktionen einschl. des Gedächtnisses, der Fähigkeit, Alltagsprobleme zu lösen, Reduzierung sensomotor. u. sozialer Fähigkeiten, der Sprache u. Kommunikation sowie der Kontrolle emotionaler Reaktionen ohne ausgeprägte Bewußtseinstrübung. I. d. R. handelt es sich um einen progredienten Prozeß, der jedoch nicht notwendigerweise irreversibel ist. Neuere Klassifikationen unterscheiden 1. **prim. degenerative Demenzprozesse** (↑Demenz vom Alzheimer Typ), 2. **vaskuläre D.** (↑Multiinfarktdemenz, D. bei subkortikaler arteriosklerot. Enzephalopathie (SAE) o. nach Infarkten, z. B. im Thalamus) u. 3. **sek. Demenzprozesse**, verursacht durch eine Vielfalt intra- u. extrazerebraler Erkrankungen, z. B. Hirntumoren, Enzephalitiden, Schädel-Hirn-Traumen, Medikamenten- u. Alkoholmißbrauch, Intoxikationen, endokrine Erkrankungen, Stoffwechselstörungen, Herz-, Kreislauf-, Nieren- u. Lungenerkrankungen, schwere Anämien u. a. Die DD der Demenz macht eine umfangreiche psychiatr. neuropsycholog. u. klin. Diagnostik notwendig mit laborchem. u. bildgebenden Untersuchungen. Von der D. ist dd die ↑Pseudodemenz abzugrenzen.

Demenz, alkoholische: Demenz nach langjährigem Alkoholmißbrauch o. Alkoholsucht.

Demenz vom Alzheimer Typ: chron. progredient verlaufende, zu völligem geistigen u. körperl. Verfall führende, nach 3–10 Jahren zum Tode führende, prim. degenerative Demenz. Morphol. charakterisiert durch kortikale Atrophie, Auftreten von senilen Plaques u. Alzheimer-Fibrillen, Zellverlusten in subkortikalen Gebieten (Nucleus basalis Meynert, Locus coeruleus, Nucleus Raphe). Biochem. finden sich Veränderungen der Neurotransmitter, v. a. Störungen des cholinergen Systems aber auch Veränderungen der Monoamine (Verminderung von Noradrenalin, der Dopaminhydroxylase, des Serotonins u. der 5-Hydroxyindolessigsäure) sowie Störungen der Neuropeptide (u. a. Mangel an Somatostatin). Von den morphol. u. biochem. Veränderungen sind am stärksten betroffen das vom N. basalis Meynert ausgehende cholinerge System, das vom N. coeruleus ausgehende noradrenerge System u. serotoninerge System des N. Raphe. Die Ätiol. der im höheren Lebensalter zunehmenden Erkrankung (präsenile Manifestation sind mögl., ↑Alzheimer-Krankheit) ist ungeklärt, diskutiert werden u. a. ein infektiöses Agens (Slow-virus-Infektion), tox. Einflüsse, eine Autoimmunstörung (Nachweis von Hirn-Autoantikörpern), ein abnormes genet. Programm (fam. Häufung, Defekt auf Chromosom 21) sowie ein Mangel an spezif. neurotrophen Stoffen.

Demephon: ein ↑Acetylcholinesterasehemmer.

Demethylchlortetracyclinum ↑Demeclozyklin.

Demeton: ↑Acetylcholinesterasehemmer, Systeminsektizid.

Demineralisation ⟨*lat*⟩ *f*: **1.** Abbau der Mineralsalze in biol. Geweben. An der D. des Skeletts nehmen Osteoklasten u. Osteozyten teil, die hierzu vom Parathormon stimuliert werden. Weiterhin wird ein biochem. Vorgang mit Zitratansammlung bei Blockierung des Krebszyklus, örtl. pH-Abfall u. damit steigender Löslichkeit der Mineralsalze diskutiert; Proteine können auch als Chelatoren wirken. **Kariöse D.** ↑Karies. **2.** in der Histol. Voraussetzung für die Herstellung von Zahn- o. Knochenschnitten. **3.** offizinelles Verfahren zur Gewinnung von destilliertem ↑Wasser mit Hilfe von ↑Austauschern.

Demodex folliculorum ⟨*gr* + *lat*⟩ *m*: Haarbalgmilbe, Mitessermilbe; meist harmloser Bewohner der Talgdrüsen u. Haarfollikel im Gesichtsbereich des Menschen; wurmförmige Gestalt, 0,3–0,4 mm lang; lebt in Kolonien. Weit verbreitet. ↑Demodicidae. Abb.

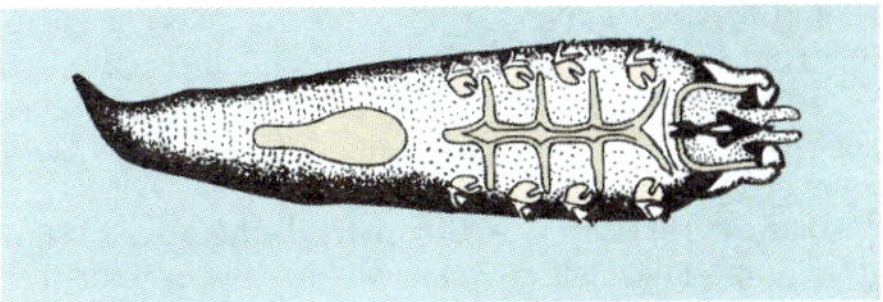

Demodex folliculorum

Demodicidae ⟨*gr*⟩ *Pl*: Haarbalgmilben, Mitessermilben; Fam. der ↑Acari. In den Haarbälgen, seltener in Talgdrüsen bei Säugetieren u. Menschen lebende wurmförmige, kurzbeinige Milben. Med. bedeutsame Art: ↑Demodex folliculorum.

Demographie ⟨*gr*⟩ *f*: Wissenschaft, deren Untersuchungsobjekt die Bevölkerung ist. I. R. ihres method. Gerüsts spielt die ↑Bevölkerungsstatistik, die den ↑Bevölkerungsstand, die ↑Bevölkerungsstruktur u. die ↑Bevölkerungsbewegung zahlenmäßig zu erfassen sucht, eine bes. Bedeutung.

Demulzenzien ⟨*lat*⟩ *n Pl*: einhüllende mildernde Mittel, z. B. Schleime, ↑Paraffin.

Demyelinisation ⟨*gr*⟩ *f*: Demyelinisierung; Entmarkung; Zerfall der myelinhaltigen Nervenscheiden, z. B. bei Tabes dorsalis, funikulärer Medullose. Auch durch Veränderungen in Zusammensetzung von Myelin (Anstieg Wassergehalt, Abnahme best. Myelinbausteine) wird ein Myelinabbau eingeleitet. ↑Tay-Sachs-Syndrom, ↑Niemann-Pick-Syndrom, ↑Entmarkungskrankheiten.

Denaturierung ⟨*lat*⟩ *f*: **1.** Zerstörung der nativen Raumstruktur von Proteinen u. Nukleinsäuren ohne Änderung der Aminosäure- bzw. Nukleotidsequenzen. Die D. geht meist mit dem Verlust der biol. Funktion dieser Biopolymeren einher, ist aber in manchen Fällen ein reversibler Vorgang (↑Renaturierung). Sie kann durch physikal. Vorgänge (Temperaturveränderung, Bestrahlung) o. chem. Substanzen (Harnstoff, Detergenzien, Guanidinhydrochlorid, Änderung der Wasserstoffionenkonzentration, organ. Lösungsmittel) hervorgerufen werden. Bei der D. werden die die Raumstrukturen stabilisierenden Bindungen (Wasserstoffbrücken, hydrophobe Bindungen, Salzbindungen) aufgebrochen **2.** Zugabe von Pyridin, Methanol, Toluen o. anderen Stoffen zu Äthanol (Vergällung), um ihn zum Genuß untaugl. zu machen.

Denaverin: ein ↑Spasmolytikum.

Dendrit: ⟨*gr*⟩ *n*: Dendritum; Zellfortsatz der Nervenzelle, der sich zelleibnah baumartig verzweigt u. die Erregung zellulipetal leitet. Der D. enthält zelleibnah ↑Nissl-Schollen u. bildet ↑Spines (Spinula dendritica) aus, dornartige Fortsätze als zweiten Synapsenpol zur Erregungsaufnahme.

Denervationsgesetz: Nach meistens sympath. Denervation sind Organe empfindl. gegenüber humoralen, mit dem Blut herangeführten o. im Organ selbst entstehenden Agenzien, die als Überträgerstoffe nervaler Impulse an den Kontaktstellen zwischen Nervenfaser u. Gewebe wirken, wie Noradrenalin. Paralytische ↑Sekretion, ↑Denervierungsüberempfindlichkeit.

Denervationsmethode: tierexperimentell vorgenommene Durchtrennung des ein Organ o. einen Gewebebezirk versorgenden peripheren Nerven, wobei aus der veränderten Funktion des denervierten Bezirks auf die normalerweise vorhandene Wirkung des Nerven gleichsam spiegelbildl. geschlossen wird. Die D. kann auch getrennt nur bei afferenten Nervenfasern vorgenommen werden, um auf den Organeinfluß auf das ZNS zu schließen.

Denervierung: vollständiger Funktionsausfall eines Nerven mit Degeneration des ganzen Nerven, ↑Neurotmesis, o. des Axon, ↑Axonotmesis; führt zur totalen

D

↑Entartungsreaktion im Ggs. zur ↑Neurapraxis, die ebenfalls zum vollständigen Funktionsausfall, aber ohne Unterbrechung des Axon nur zur partiellen Entartungsreaktion führt. Differenzierung kann auch mittels ↑Elektromyographie erfolgen.

Denervierungsüberempfindlichkeit: gesteigerte Empfindlichkeit (Supersensitivität) eines durch Fasern des vegetativen Nervensystems innervierten Organs o. Gewebes gegenüber dem Transmitter (Acetylcholin bzw. Noradrenalin) der das Organ efferent versorgenden Fasern (Parasympathikus bzw. Sympathikus), wenn diese teilweise (weniger Transmitter vorhanden) o. ganz (Transmitter bzw. Pharmaka über den Blutweg herangeführt) durchtrennt worden sind.

Denguefieber ⟨*span*⟩: Siebentagefieber, Abderitenfieber; durch Stechmücken der Gattung Aëdes aegypti o. Aëdes albopticus übertragene Infektionskrankheit (↑Arbovirosen). Vorkommen in Tropen u. Subtropen, in Europa, Mittelmeer, Nordafrika, Ostasien u. Westindien. Übertragung von Mensch zu Mensch (Stadtzyklus) o. von Affen auf Menschen (Waldzyklus). Erreger: Typen 1–4 des ↑Dengue-Virus. Infektion der Mücke beim Blutsaugen nur vom 1.–4. Krankheitstag, nach 8–14 Tagen (abhängig von Außentemperatur) permanente Infektionsgefahr durch Mücke. Epidem. Ausbreitung bei ausreichender Mückendichte u. Empfänglichkeit der Bevölkerung. Die Inkubationszeit beträgt 2–8 Tage u. ist abhängig von der aufgenommenen Virusmenge. Klin. biphas. Fieber mit typ. Sattelkurve, Kopf-, Muskel-, Kreuz- u. Gelenkschmerzen; stark gestörtes Allgemeinbefinden. Charakterist. makulopapulöses Exanthem. Meist gutartiger Verlauf bei langdauernder Rekonvaleszenz. Selten bösartige (letale) Verlaufsform mit schweren gastrointestinalen Blutungen. D. hinterläßt eine langanhaltende typenspezif. Immunität. Diagnostik virol. u. serol., Ther. symptomat. Proph. durch Mückenbekämpfung. Impfstoffe in Erprobung. Eine ↑Gelbfieberschutzimpfung hinterläßt gleichzeitig für vier Monate Impfschutz gegen D. Abb.

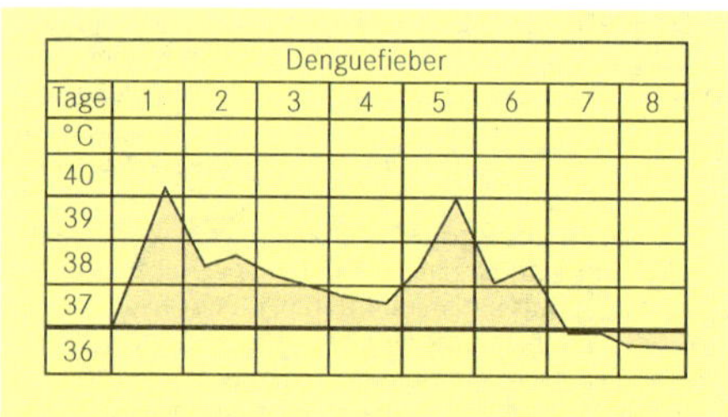

Denguefieber. Typischer Körpertemperaturverlauf

Denguefiebermücken: Aëdes aegypti o. Aëdes albopticus; ↑Mücken der Gattung ↑Aëdes. Überträger des ↑Dengue-Virus.

Dengue-Virus ⟨*span*⟩: Virusart der Gattung ↑Flavivirus. 4 Serotypen. Vorkommen im Mittelmeerraum, in trop. u. subtrop. Gebieten bei Primaten, Übertragung durch ↑Moskitos. Krankheiten: ↑Denguefieber.

Denitrifikation ⟨*lat*⟩ *f*: Reduktion von Nitrat unter anaeroben Bedingungen. Unter Sauerstoffmangel kann Nitrat von anaeroben o. fakultativ anaeroben Mikroorganismen als Elektronenakzeptor genutzt werden. Nitratreduktion führt zur Freisetzung von molekularem Stickstoff o. Distickstoffoxid, aber auch zur Entstehung von Ammoniak (Nitratammonifikation). Med. bedeutsam durch die Zwischenstufe Nitrit bei mikrobiellem Abbau von Nitrat in Lebensmitteln (Säuglingsnahrung).

Denken: in der wissenschaftl. Bedeutung ein kognitiver, auf das Lösen von Problemen gerichteter, d. h. aufgabenbezogener Informationsprozeß. Gegenstand der ↑Denkpsychologie. Umgangssprachl. wird der Begriff i. S. des Vorstellens, Überlegens, Bedenkens, Erwägens, Ermessens u. Nachdenkens benutzt. ↑Denkstörungen.

Denkpsychologie: Teilgebiet der allg. Psychol., die sich traditionell nach den Hauptforschungsrichtungen der Gedächtnispsychologie, Problemlösepsychologie, Kreativitätsforschung u. Intelligenzstrukturforschung gliederte. In jüngster Zeit fließen diese getrennten Gebiete i. R. der kognitiven Informationsverarbeitungsmodelle von Gedächtnis- u. Denkprozessen zusammen.

Denkstörungen: in der klin. Psychiatrie werden in didakt. Vereinfachung bei den D. die Störungen der Gedankeninhalte von den formalen Störungen des Denkablaufs unterschieden. **Inhaltliche D.** sind Zwangsgedanken u. -vorstellungen, überwertige Ideen, wahnhafte Ideen (↑Wahn). **Formale D.** sind: Ideenflucht: oberflächl. Gedankengang, Einfallsreichtum. Ständig vom Denkziel auf ein Nebenziel abgelenkt (z. B. bei man. Zuständen). Denkhemmung: einfallsarmes, verlangsamtes Denken (z. B. bei ↑Depression). Verlangsamtes Denken: Denken verarmt, vereinfacht (bei diffusen chron. Hirnkrankheiten). Zerfahrenes Denken: sprunghafter, dissoziierter Gedankengang, log. u. assoziative Verknüpfungen fehlen (z. B. bei ↑Schizophrenie). Inkohärentes Denken: Verworrenheit, Zerfahrenheit bei gleichzeitiger Bewußtseinstrübung. Haften: der Gedankengang klebt am gleichen Thema. Störung der Um- u. Einstellung auf ein neues Denkziel. Perseveration: Wiederholung („Haften") gleicher Gedankeninhalte. Sperrung: Der Gedankengang wird ohne Bewußtseinsverlust plötzl. unterbrochen (z. B. „Gedankenabreißen" bei Schizophrenie).

Denman, Thomas (1733–1815), brit. Gyn., London.

Denman-Selbstentwicklung (nach Thomas D.): geburtshilfl. Methode bei Querlagen. Nur bei unreifen, meist abgestorbenen Feten u. weitem Becken mögl.

Denny-Brown, D., zeitgen. brit. Neurol.

Denny-Brown-Syndrom (nach D. D.-B.): paraneoplast. Syndrom bei kleinzelligem Bronchialkarzinom, zentralnervöse u. neuromuskuläre Störungen wie Ataxien, Areflexie, Parästhesien, Nystagmus, Tremor, Schwindel, prostigminresistente Myasthenie.

De-novo-Purinbiosynthese ↑Purinbiosynthese.

De-novo-Translokation ↑Chromosomentranslokation De-novo.

Dens ⟨*lat*⟩ *m*: Zahn, Zahnfortsatz. ↑Gebißformel, ↑Gebißschema, ↑Odontogenese, ↑Zahnform. **D. angularis** ↑Eckzahn. **D. axis**: vom Körper des 2. Halswirbels (Axis) nach oben aufgehender zapfenförmiger Fortsatz, der vorn u. hinten je eine Gelenkfläche für die ↑Articulatio atlantoaxialis mediana trägt.

Dens-axis-Fraktur: Fraktur des zahnförmigen Knochenfortsatzes des Axis, die wegen Stabilitätsverlusts zur transdentalen Luxation des Atlas nach vorn, hinten o. zur Seite führen kann. Gefahr der Rückenmarkschädigung (unterschiedl. Ausmaßes, plötzl. Tod infolge Kompression der Medulla oblongata mögl.). Ursachen u. Ther.

↑Halswirbelsäulenschleudertrauma. Die nichtdislozierte D. wird häufig übersehen, röntg. Darstellung mit spez. Technik, CT.

Dens bicuspidatus: zweihöckriger Zahn, ↑Prämolar. **D. caducus**: Milchzahn, Zahn des ↑Milchgebisses. **D. caninus** ↑Eckzahn. **Dentes concreti**: während des Wurzelwachstums entstehende Verwachsung zweier Zähne, versch. Stufen: 1. Verwachsung nur des ↑Zements, 2. Verwachsung auch des Dentins, 3. Fusion der beiden Wurzelpulpen. **D. confusus**: aus der Vereinigung mehrerer Zahnanlagen entstandenes Gebilde (Zwillingszahn) mit gemeinsamem Schmelzmantel, in Extremfällen sogar gemeinsames Pulpakavum im Ggs. zu Dens geminatus. **D. cuspidatus**: einhöckriger Zahn, ↑Eckzahn. **D. deciduus**: Milchzahn, Zahn des ↑Milchgebisses.

Dense body ⟨*engl*⟩ *m*: membranumhülltes Granulum in oberflächl. Zellen mehrschichtiger Epithelien.

Dens emboliformis ↑Zapfenzahn. **D. evaginatus**: Prämolar mit zusätzl. Höcker, gelegentl. auch bei Eckzähnen (Prämolarisation) u. Molaren, Begleitsymptom bei Trisomie 21. **D. geminatus**: selbständiger o. verwachsener Zwillingszahn durch vollständige o. unvollständige Spaltung des Zahnkeims während der Odontogenese. **D. incisivus** ↑Schneidezahn. **D. in dente**: Dens invaginatus, „Zahn im Zahn"; durch Formanomalie des embryonalen Schmelzorgans bedingte Zahnfehlbildung. Durch Invagination des Zahnschmelzes in das Dentin u. die Pulpahöhle erscheint der Zahn gehöhlt. Mündung über ein Foramen caecum im Bereich der Zahnkrone. Bevorzugt betroffen ist der obere seitl. Schneidezahn.

Densitometrie ⟨*lat + gr*⟩ *f*: automat. Bestimmung der Farbdichte bzw. Schwärzung photograph., auch röntg. Schichten, erfolgt automat. bei der computerisierten Ganzkörpertomographie. Damit kann auf die Dichte der Gewebe geschlossen werden. Grundprinzip der absorptiometr. Messung: Schwächung eines Photonenstrahls beim Durchgang durch ein Objekt, als integrale (planares Bild) o. computertomograph. (mit überlagerungsfreiem Schichtbild) Messung. Photonenabsorptionstechniken: Single-Photonen-Absorptiometrie (SPA); Dual-Photonen- bzw. X-ray-Absorptiometrie (DPA sowie DEXA). Computertomograph. Methoden: Single- bzw. Dual-Energy Quantitative CT (DEQCT); periphere Quantitative CT (pQCT). Angegeben werden die Meßwerte in g bzw. in g/cm^2 u. g/cm^3 (CT), differenziert nach Meßorten u. Einblendung eines für den Zielort repräsentativen Mittelwertes in eine Graphik, die geschlechtsabhängig die Massenbelegung (g/cm^2) als Funktion des Alters eines gerätespezif. Referenzkollektivs darstellt. Numer. Angaben: Als Z-Wert Vergleich des Meßwertes mit den Referenzwerten einer gleichen Alters- u. Geschlechtsgruppe, als T-Wert mit einer Gruppe junger gesunder Erwachsener gleichen Geschlechts. Festlegung der empir. Frakturrisikogrenze bei 2 Standardabweichungen unter dem Mittelwert eines Normkollektivs.

Dens lacteus: Milchzahn, Zahn des ↑Milchgebisses. **D. molaris**: Mahlzahn, ↑Molar. **D. multicuspidatus**: mehrhöckriger Zahn, ↑Molar. **D. natalis**: bei der Geburt bereits durchgebrochener Zahn, meist überzähliges Gebilde ohne Wurzel, dd abzugrenzen von D. neonatalis. **D. neonatalis**: in der Neonatalperiode durchbrechender regulärer Zahn. **Dentes permanentes**: Zähne des ↑Dauergebisses. **D. praemolaris** ↑Prämolar. **D. sapientiae** ↑Weisheitszahn. **D. serotinus** ↑Weisheitszahn. **D. supernumerarius**: Dens supplementarius; überzähliger Zahn, ↑Hyperdontie. **D. supplementarius**: Dens supernumerarius, überzähliger Zahn, ↑Hyperdontie.

densus ⟨*lat*⟩ *Adj*: dicht, gehäuft.

dental ⟨*lat*⟩ *Adj*: dentalis, zum Zahn gehörig.

Dental: Kurzw. für Dentallaut, Zahnlaut; durch Anlegen der Zunge an die Palatinalflächen der oberen Frontzähne gebildeter Laut (d, t).

Dental cuticle ⟨*engl*⟩ ↑Schmelzoberhäutchen, ↑Odontogenese.

Dentalfluorose: Fluorose der Zähne; vereinzelte opake Flecke, braune bandartige Verfärbungen o. äußere Hypoplasien des Zahnschmelzes aufgrund von Fluoridintoxikation (über 2 mg/d). Art u. Ausmaß der Veränderung abhängig von Dosis, Dauer u. Zeitpunkt der Intoxikation.

Dentalgie ⟨*lat + gr*⟩ *f*: Zahnschmerz; unübl. Bez.

Dentalplaque: variable ↑Auflagerung auf Zähnen u. Gingiva mit großer pathogenet. Bedeutung, Ansiedlung u. Vermehrung von Mikroorganismen, die spez. Saccharide zu organ. Säuren in einer organ. Matrix verstoffwechseln.

dentatus ⟨*lat*⟩ *Adj*: gezähnt.

Denticulus ⟨*lat*⟩ *m*: Zähnchen. ↑Dentikel, regressive ↑Metamorphose.

Dentification ⟨*engl*⟩ *f*: Zahnung, ↑Dentition, Zahndurchbruch.

dentiform ⟨*lat*⟩ *Adj*: zahnförmig.

Dentifrice ⟨*engl*⟩ *n*: Zahnputzmittel.

Dentikel ⟨*lat*⟩ *m*: Hartgewebebildung in der Pulpa. Versch. Formen: **Adhärenter D.**: mit der Wand der Pulpakammer fest verbunden. **Interstitieller D.**: im Pulpagewebe eingebettet. Falscher o. **unechter D.**: keine Dentinstruktur, sondern amorph o. Zwiebelschalenstruktur. **Echter D.** Dentinstruktur, Kanälchen u. Odontoblasten nachweisbar.

Dentimeter: Vorrichtung zur Bestimmung des Umfangs eines Zahns.

Dentin ⟨*lat*⟩ *n*: Dentinum; Zahnbein, odontogenet. u. funktionelle Einheit mit der Zahnpulpa (↑Endodont). ↑Odontogenese.

Dentinhypoplasie: genet. bedingte Strukturanomalie des Zahnbeins mit gestörtem Verlauf der spärl. Dentinkanälchen, vor der Geburt einsetzender Obliteration der Pulpahöhle u. sek. Schmelzbeteiligung. ↑Odontogenesis imperfecta hereditaria.

Dentinkanälchen: Tubuli dentinales; von der Pulpa-Dentingrenze bis zur Dentin-Schmelzgrenze reichende, durch Querverbindungen kommunizierende Kanälchen, welche Dentinoblastenfortsätze enthalten. Die an die D. grenzende Dentinschicht weist besondere Färbbarkeit auf u. wird als Neumann-Scheide (Dentinum peritubulare) bezeichnet. Abb. 1 u. 2. S. 414.

Dentinliquor: flüssiger Inhalt der Dentin-Kanälchen.

Dentinoblast ⟨*lat + gr*⟩ *m*: Dentinoblastus (früher: Odontoblast, Odontoblastus); Zelle des Dentins, deren Zelleib in der Pulpa dentis direkt dem Zahnbein anliegt u. die einen langen Zellfortsatz, die Tomes-Zahnfaser (Processus dentinoblasti) in die Dentinkanälchen (Tubuli dentinales) entsendet. Die D. bilden zeitlebens Sekundärdentin, bei ↑Karies o. Trauma Tertiärdentin (Reizdentin). Anhaltende Schädigung führt zu Degeneration der D., Differenzierung sek. D. aus Bindegewebezellen ist mögl. Die

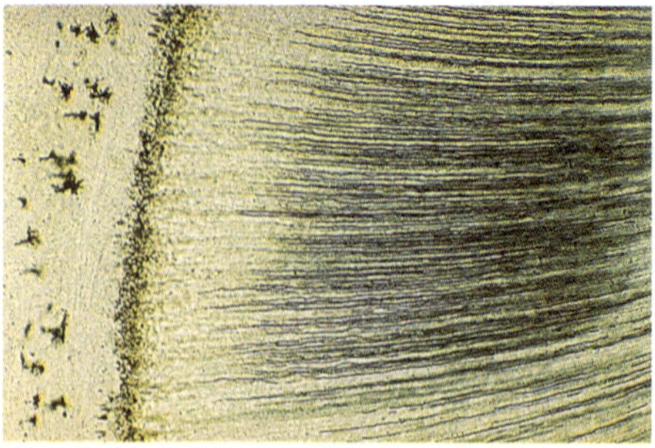
30

Dentinkanälchen (Abb. 1). Zahnschliff, quer; Wurzel mit radiären Dentinkanälchen

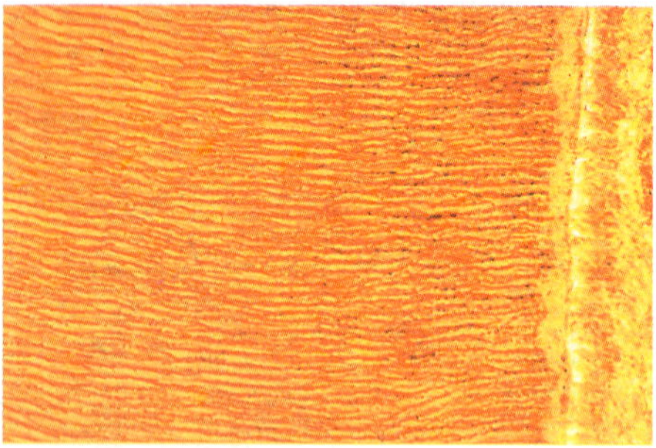
30

Dentinkanälchen (Abb. 2). Längsschnitt durch einen Zahn, Färbung nach Schmorl; Dentinkanälchen mit den Dentinoblastenfortsätzen

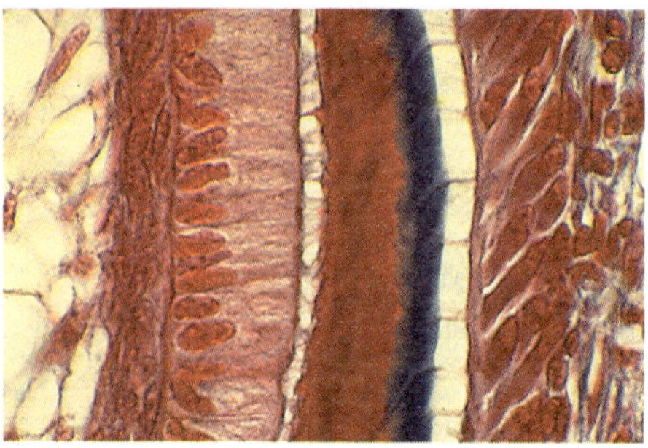
30

Dentinoblast. Histologischer Schnitt durch die Zahnanlage, Azanfärbung; Mitte: Prädentin (blau) u. Dentin (rot); rechts davon Dentinoblasten; links Enameloblasten

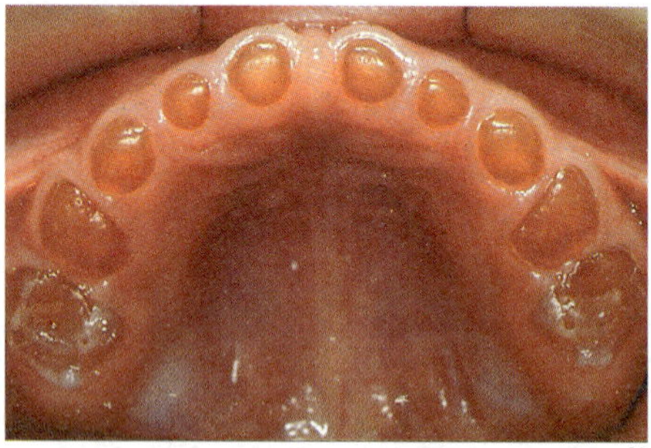
28

Dentinogenesis imperfecta hereditaria

D. haben auch Bedeutung für Informationsübermittlung aus der Zahnperipherie zu Nerven der Pulpa. Abb.

Dentinoblastom ↑ Dentinom.

Dentinogenesis imperfecta hereditaria: Texturstörung des Dentins im Milch- u. Dauergebiß auf erbl. Grundlage. Stark fibrilläre Struktur des Zahnbeins erinnert an den Bau von Osteozement. Spärl. Ausbildung u. regellose Ausrichtung von Dentinkanälchen. Schmelzüberzug splittert bald ab. Obliteration der Pulpahöhle kurz nach der Geburt. Autosomal dominanter Erbgang. Die Fehlbildung ist Bestandteil der ↑ Osteogenesis imperfecta congenita. Abb.

Dentinoid ⟨*lat* + *gr*⟩ *n*: Prädentin, unverkalkte Dentinmatrix, ↑ Odontogenese.

Dentinom ⟨*lat*⟩ *n*: seltene Abart des ↑ Odontoms, das mesodermale Anteile (↑ Dentin) enthält.

Dentinsklerosierung ⟨*lat* + *gr*⟩ *f*: Obliteration der ↑ Dentinkanälchen führt zur sog. Dentintransparenz, der Auslöschung der mikrosk. Strukturmerkmale: **1.** pathol. bei der Dentinkaries: transparente Zone nach Furrer, ↑ Karies. **2.** physiol. bei der Umwandlung des Dentins vom Stützgewebe in Deckgewebe infolge Exposition durch ↑ Abrasion o. ↑ Retraktion der Gingiva. **3.** physiol. in der Funktionsperiode kronenwärts aufsteigend vom ↑ Apex radicis dentis, ↑ Transparenz, Kriterium für die Bestimmung des ↑ Zahnalters.

Dentist ⟨*engl*⟩ *m*: in Deutschland bis 1949 (sowjet. Besatzungszone) bzw. bis 1951/52 (Bundesrepublik Deutschland) Berufsbezeichnung für Anwender der Zahnmed. ohne Hochschulausbildung u. Approbation.

Dentistry ⟨*engl*⟩: Zahnmedizin.

Dentitio ⟨*lat*⟩ *f*: Zahnung. ↑ Dentition. **D. difficilis**: erschwerter Zahndurchbruch. **D. praecox**: vorzeitige Zahnung. **D. tarda**: verzögerte Zahnung.

Dentition ⟨*lat*⟩ *f*: Dentitio, Zahnung; **1.** Vorgang des Zahndurchbruchs, **2.** odontogenet. zusammengehörende Zähne. **Erste D.**: Milchzähne, Abkömmlinge der generellen Zahnleiste. **Zweite D.**: Dauerzähne, Ersatzzähne, Abkömmlinge der Ersatzzahnleiste u. Zuwachszähne, Abkömmlinge der nach distal proliferierenden generellen Zahnleiste. Der **Zahndurchbruch** wird durch Anhebung der Zahnkrone infolge des Wurzelwachstums vorbereitet. Dabei kommt es zur Resorption der okklusal bzw. inzisal gelegenen Teile des Alveolarfortsatzes bzw. der Wurzeln der Zähne aus der ersten D. Noch vor Erreichen des Epithels wird auch das mesodermale Zahnsäckchen resorbiert. Das zum prim. u. sek. ↑ Schmelzoberhäutchen umgewandelte innere u. äußere Schmelzepithel geht eine hemidesmosomale Verbindung mit dem Epithel der Gingiva ein, so daß bei Eindringen der Zahnkrone in die Mundhöhle keine Kontinuitätstrennung der Körperoberfläche erfolgt u. in Form der dentogingivalen ↑ Verbindung lebenslang erhalten bleibt. Der Zeitpunkt der D. des einzelnen Zahns ist interindividuell variabel, jedoch gemäß einer Gauß-Normalverteilung verteilt. Innerhalb der 95 %-Grenze liegt normale D. vor, unterhalb davon vorzeitige D. (Dentitio praecox), oberhalb verspätete D. (Dentitio tarda).

dentogen ⟨*lat + gr*⟩ *Adj*: vom Zahn herrührend.

Dentogingival junction ⟨*engl*⟩ *n*: Gingiva-Dentin-Verbindung. ↑Verbindung, dentogingivale.

Denver-Schema: erstes Klassifikationssystem für die 46 Chromosomen der menschl. Zelle. Erstellt 1960 von einer internationalen Expertengruppe in Denver, Colorado/USA. Danach werden die 44 Autosomen der Größe u. der Lage des Zentromers nach in 6 Gruppen eingeteilt. Innerhalb dieser Gruppen A–G ließen sich nicht alle von 1–22 durchnumerierten Chromosomenpaare eindeutig identifizieren. Ebenfalls nicht eindeutig war die morphol. Unterscheidung der Gonosomen X von den Autosomen der C-Gruppe u. Y von denen der G-Gruppe. Unter Beibehaltung des Prinzips wurde das D. auf späteren internationalen Humangenetikkongressen in Paris 1971, Chicago 1974 u. Mexiko 1978 ergänzt u. vervollkommnet.

Deontologie, medizinische ⟨*gr*⟩ *f*: Pflichtenlehre; formuliert ↑Berufspflichten des med. Personals, v.a. in der Form der ärztlichen Ethik. ↑Ethik, medizinische.

Department of Health, Education and Welfare: *Abk* DHEW; Ministerium für Gesundheitswesen, Ausbildung u. Wohlfahrt der USA. Verantwortl. u.a. für biomedizin. Forschung (↑National Institutes of Health), Überwachung von Arznei- u. Lebensmitteln (Food and Drug Administration), Kontrolle übertragener Krankheiten (↑Center for Disease Control).

Dependenzpflege: Pflegekonzept aus der Selbstpflegetheorie von D. Orem. D. ist die Initiierung u. kontinuierl. Ausübung von Aktivitäten zugunsten von sozial abhängigen Personen (Säuglingen, Kindern, Erwachsenen mit gesundheitl. Einschränkungen) für eine best. Zeit, um deren Gesundheit u. Wohlbefinden zu fördern. Mitunter syn. mit ↑Laienpflege verwendet. Eine Person, die die Verantwortung für den situativen ↑Selbstpflegebedarf von sozial von ihr abhängigen Bezugspersonen übernimmt u. die Entwicklung u. Ausübung der ↑Selbstpflegekompetenz dieser Personen reguliert, nennt man Dependenzpflegehandelnder.

Dependenzpflegekompetenz: Die Fähigkeit von Personen, den situativen ↑Selbstpflegebedarf von Personen zu verstehen u. zu erfüllen o. die Entwicklung u. Ausübung der ↑Selbstpflegekompetenz dieser Personen zu regulieren.

Dependovirus: Virusgattung der Subfamilie ↑Parvovirinae. ↑Satellitenviren; reife Virionen entstehen nur bei Doppelinfektion mit Satelliten- u. ↑Helferviren (Adeno- o. Herpesviren) in permissiven Wirtszellen. Vorkommen: Hunde, Menschen, Pferde, Rinder, Schafe, Vögel.

Depersonalisation ⟨*lat*⟩ *f*: Störungen des Persönlichkeitsbewußtseins (Ich-Erlebens), bei ausreichender Bewußtseinshelligkeit, die einzelne Gefühle o. auch die Gesamtpersönlichkeit erfassen können. Das „eigene Verändertsein" o. die „eigene Fremdheit" wird erlebt, z.B. „Gefühl der Gefühlslosigkeit" (bei Depressionen). Störung der Ich-Qualität. Das Körperschema kann betroffen sein. Einzelne Gliedmaßen o. Körperteile werden als nicht mehr zum eigenen Leib o. außerhalb des Körpers befindl. empfunden, z.T. in Verbindung mit abnormen Leibgefühlen, bei schizophrenen Erkrankungen u. auch bei hirnorgan. Erkrankungen sowie bei deliranten Bildern u. Intoxikationen.

Depigmentierung ⟨*lat*⟩ *f*: Pigmentschwund.

Depigmentierungsanomalien: Bei allen Haustieren u. teilweise beim Menschen werden neben Albinismus auch solche Fälle angeborenen Pigmentmangels als Pigmentmangelsyndrom zusammengefaßt, die auf eine abnorme Verteilung der Melanozyten (Störungen der Proliferation, Migration, Zellklonbildung o. des zytokrinen Prozesses) zurückgehen. Bei den Haustieren werden D. häufig gemeinsam mit zentralnervösen Defekten, versch. Fruchtbarkeitsstörungen o. Minderung der Infektionsresistenz beobachtet.

Depilation ⟨*lat*⟩ *f*: Enthaarung.

Depilatorien ⟨*lat*⟩ *n Pl*: Enthaarungsmittel.

Depletionstest: Funktionsprüfung zum ↑Radioiodtest bei Verdacht einer ↑Iodfehlverwertung, Störung spez. zum Nachweis eines Iodisationsdefekts infolge Iodeinbaustörung ins Tyrosinmolekül. Beginn als Radioiodtest mit Aufnahmemessungen über der Schilddrüse bis zu 4 h; danach werden 1,0 g Kaliumiodid o. 0,5 g Kaliumperchlorat oral gegeben. Tritt bei weiteren stündl. Messungen bis zu 24 h ein Aktivitätsabfall >20 % auf, ist eine Iodidausschwemmung infolge Iodeinbaudefekts bewiesen (pos. D.).

Deplumation ⟨*lat*⟩ *f* ↑Madarosis.

Depolarisation ⟨*lat*⟩ *f*: Abnahme o. Umkehr der Polarisation einer ↑Membran; Verminderung des ↑Membranpotentials der Nerven- o. Muskelzelle, die bei Überschreitung eines best. Schwellenwertes (Schwellenpotential) zum Auftreten eines fortgeleiteten ↑Aktionspotentials führt. ↑Repolarisation.

Depolarisationsblock: Zustand, bei dem ↑Depolarisationsblocker die myoneurale Synapse depolarisieren u. somit für nervale Impulse nicht erregbar machen.

Depolarisationsblocker: Muskelrelaxanzien, die einen ↑Depolarisationsblock hervorrufen. Die motor. Endplatte wird im Stadium der Depolarisation gehalten u. ist für neue Impulse nicht mehr erregbar. Nach intravenöser Injektion treten faszikuläre Muskelzuckungen auf, die teilweise postoperativ zu Muskelschmerzen führen können. Wichtigster Vertreter Suxamethonium. Die Entwicklung tendiert zum vorherrschenden Gebrauch von kompetitiven Blockern.

Depolymerisation: Abbau eines Makromoleküls durch Enzyme o. Energiezufuhr (Wärme, ionisierende Strahlung).

Deponie ⟨*lat*⟩ *f*: Methode, um feste ↑Abfallstoffe aller Art zu beseitigen, größtenteils durch Ablagerung (Deponierung) in Bodensenken, Mulden, stillgelegten Tagebauen u.a. Es entstehen Müllhalden u. Müllkippen. Die Freigeländeschüttung von Müll u. bes. die „wilde" Müllschüttung sind hyg. nicht unbedenkl. (z.B. Grundwasserbeeinflussung). Deshalb ist die sog. geordnete D. als verbindl. Methode für Müllplatzneuanlagen vorgeschrieben. Durch Lage, Beschaffenheit u. Präparierung des Geländes sowie durch best. Arbeitsweise beim Ablagern werden dabei Gefährdungen o. Belästigungen weitgehend ausgeschlossen. ↑Bodenhygiene.

Deposition: Ablagerung; 1. Einlagerung von Badeinhaltsstoffen in die Haut, ↑Depositionszahl. 2. Ablagerung von Aerosolen im Atemtrakt: hängt von der Nebeldichte, den Teilchendurchmessern (Verteilung) u. der Strömungsgeschwindigkeit des Luft-Aerosolgemischs ab. Die D. erfolgt durch Trägheit der Tröpfchen im Bereich der Krümmungen (Durchmesser <5,0 µm), durch Sedimentation (Folge der Schwerkraft; größte Komponente) u. durch

↑Diffusion (Durchmesser > 5,0 µm). Tröpfchen oberhalb 5 µm werden bereits in den oberen Atemwegen abgelagert. Die Ablagerung im alveolären Bereich ist für Teilchen im Bereich zwischen 1 u. 3 µm Durchmesser am günstigsten u. gering für Teilchen kleiner als 1,0 µm. Letzteres liegt an der ausgeprägten Eigenbewegung (Brown-Bewegung) der Teilchen dieses Größenbereichs. Durch Wahl eines entsprechenden Tröpfchengrößenspektrums (Verneblertyp) kann der hauptsächl. Depositionsort variiert werden.

Depositionszahl: Menge eines Badeinhaltsstoffs, die pro Stunde in 1 cm^2 Haut aufgenommen (deponiert) wird [$\mu l/cm^2 \cdot h$].

Depotbehandlung: Behandlung mit ↑Depotpräparaten, um eine lang anhaltende Wirkung zu erzielen, bedeutet Verlängerung der Dosierungsintervalle.

Depoteisen ↑Eisenstoffwechsel.

Depotfett: Reservefett, Speicherfett; die in bes. Fettgeweben von Pflanze u. Tier deponierten, in der Zusammensetzung durch alimentäres Fett beeinflußten Lipide; dienen als Wärmeisolator, Energiespender u. -lieferant sowie zur Einbettung best. innerer Organe; Nahrungsfette (abgesehen von Butter) sind im wesentl. D.

Depotinsuline: kommerzielle Verzögerungsinsuline mit Wirkungsdauern von 10 bis über 24 h; es werden Intermediärinsuline (Wirkungsdauer < 24 h) u. Langzeitinsuline (Wirkungsdauer über 24 h) unterschieden. Die einzelnen Präparate liegen als neutrale o. saure Lösungen vor u. sind durch die versch. Wirkungsverzögerungsstoffe (↑Insulinallergie) bzw. durch Zink- o. Kristallkomplexe sowie durch unterschiedl. Reinheitsgrade (↑Monokomponentinsulin) o. durch ihr tier. Ausgangsmaterial (↑Monospeziesinsulin) gekennzeichnet.

Depotpenicilline: Penicilline, deren Resorption durch Bildung schwerlösl. Salze verzögert ist u. die deshalb verlängerte Wirkung haben, z. B. Benzylpenicillin-Procain, Benzylpenicillin-Benzathin.

Depotpräparate: Arzneimittel, bei denen aufgrund von Veränderungen des Arzneistoffs u./o. pharmaz.-technolog. Maßnahmen eine gezielte protrahierte Wirkung des Arzneistoffs erfolgt. Diese Effekte können durch chem. Modifikation des Arzneistoffs, z. B. Bildung schwer lösl. Salze, Ester bzw. Komplexe des Arzneistoffs, durch pharmaz.-technolog. Modifikation, z. B. Veränderung der Partikelgröße des Arzneistoffs, des Lösungsmittels, Zusatz viskositätserhöhender, adsorbierender o. komplexbildender Stoffe erreicht werden. Von der klin.-pharmak. Konsequenz her werden drei Typen unterschieden. **Retardpräparate** dienen der peroralen Applikation, sie beruhen prinzipiell auf einer Veränderung der Lösungs- o. Diffusionsgeschwindigkeit. Dazu werden die Wirkstoffe bzw. wirkstoffhaltige Zwischenprodukte (z. B. ↑Granulate, Mikropellets) entweder mit einer liberationssteuernden Filmschicht (z. B. ↑Acrylate; Zellulosederivate) umhüllt o. in Fette eingebettet (Einbettungsarzneiformen) o. in einer aus einer unlösl. u. unverdaul. Matrix bestehenden Gerüsttablette (Gerüstarzneiform) verpreßt. Sie weisen eine zweistufige (Duplextabletten), mehrstufige o. kontinuierl. Freisetzung des Arzneistoffs aus der Arzneiform im Magen-Darm-Kanal auf, die sich über 12 h erstrecken kann (Duriles, Duretter, Matrixtabletten, Longtabs u. a. m.). Bei den **D. i. e. S.** erfolgt ebenfalls eine verzögerte Liberation bzw. Resorption des Arzneistoffs, die jedoch aus parenteralen Depots im Körpergewebe erfolgt. Ein wesentl. Unterschied zu den Retardpräparaten ergibt sich aus der Forderung der vollständigen Resorption des applizierten Arzneimittels im Gewebe (z. B. Protamin-Zink-Insulin). Die Wirkungsdauer kann 1–90 Tage betragen. Die dritte Gruppe der D. umfaßt **organspezif. D.**, z. B. werden am Auge als Ocuserts dünne Folien aus polymeren Kunststoffen wie Haftschalen (↑Kontaktlinse) angewendet, aus denen der Arzneistoff (Pilocarpin, Atropin u. a. m.) über einen längeren Zeitraum diffundiert. Am Uterus können z. B. intrauterine ↑Pessare (Gestasert) Anwendung finden, die als Arzneistoffträger eine membrangesteuerte u. kontinuierl. Liberation gewährleisten, ohne daß es zu Systemwirkungen kommt. So können 20–30 mg Progesteron als ↑Antikonzeptivum bis zu einem Jahr protrahiert freigesetzt werden. Letztgenannte Präparate zählen auch zu therapeutischen ↑Systemen. Unterschieden werden müssen von den D. die Langzeitpräparate, bei denen die längere Wirkungsdauer durch größere Eliminationshalbwertszeiten erreicht wird.

Depotsulfonamide: irreführender Begriff für Langzeitsulfonamide (↑Sulfonamide).

Depot-Vasopressin-Test: Funktionstest zur Differenzierung einer Insuffizienz von Hypothalamus u. Hypophyse. Gemessen werden die Kortikosteroidkonzentrationen des Plasmas nach Gabe von Lysin-8-Vasopressin.

Depotwirkung: langanhaltende Wirkung von Arzneistoffen aufgrund annähernd konstanter Blutspiegel infolge einer verzögerten Liberation der Arzneistoffe. Die Eliminationshalbwertszeiten dieser Arzneistoffe sind nicht verlängert, im Ggs. zu Langzeitpräparaten.

Depravation ⟨*lat*⟩ *f*: Verschlechterung, Verderben.

Depression ⟨*lat*⟩ *f*: über einen längeren Zeitraum krankhaft gedrückte Stimmung mit Freud- u. Interessenlosigkeit, Genußunfähigkeit, Grübelneigung, innerer Unruhe o. psychomotor. Verarmung, Antriebsminderung. Insbes. bei manisch-depressiven Erkrankungen, aber auch anderen psych. Leiden sowie hirnorgan. u. anderen körperl. Erkrankungen. Die klass. Psychopathologie unterscheidet endogene versus reaktive (depressive ↑Reaktion) u. neurotische ↑Depressionen. Endogene Depressionen sind insbes. durch ein „Gefühl der Gefühlslosigkeit" u. einen „depressiven Wahn" (Schuld-, Versündigungs- u. hypochondr. Wahn) charakterisiert. Diese Unterscheidung wurde im ICD-10 u. DSM IV aufgegeben. Demnach führt allein die Schwere der Sympt. zur Diagn. einer „depressiven Episode" (major depression). Ther.: Wichtig ist die genaue Beachtung u. Abklärung der bei Depressionen stets erhöhten Suizidgefahr. Einstellung auf Antidepressiva, bei wahnhafter Depression ggf. Kombination mit Neuroleptika. Begleitende psychotherapeut. Maßnahmen.

Depression, larvierte: maskierte Depression; depressives Syndrom, bei dem sich die Depressivität hinter einer meist körperl. Sympt. verbirgt.

Depression lineaire ⟨*frz*⟩ *f*: angeborene Kerbung des Lippenrots als Abortivform von ↑Lippenspalten.

Depression neonatale ⟨*frz*⟩ *f* ↑Asphyxie des Neugeborenen.

Depression, neurotische: Dysthymia; neurot. Krankheitsbild mit einer chron. depressiven Verstimmung, die zu einer Hemmung von Aktivität, Interesse u. Antrieb führt, häufig mit Suizidalität (Selbstmordgedanken). Psychodynam. liegen unbewußte Konflikte zugrunde. ↑Depression.

Depressionsimmunität ⟨*lat*⟩ *f*: Promunität; gesteigerter unspezif. Schutz, Resistenzerhöhung zum Beginn einer Infektion gegen ursächl. u. andere Erreger.

Grundlage ist die Aktivierung von Makrophagen (↑Phagozytose) ohne wesentl. Einbeziehung des lymphat. Immunsystems. Beginn innerhalb von Stunden nach der Infektion.

depressiv ⟨*lat*⟩ *Adj*: niedergeschlagen, gedrückt, mit Verstimmung verbunden. ↑Depression.

Depressor ⟨*lat*⟩ *m*: Kurzw. für N. depressor; depressor. (den Druck herabsetzende) Nervenfasern; afferente Nervenfasern, die von der Wand der Aorta ausgehen, im ↑Nervus vagus zum Rautenhirn ziehen u. bei Zunahme der Aortenwandspannung reflekt. eine Herabsetzung der Pulsfrequenz u. des Blutdrucks bewirken („Blutdruckzügler“, ↑Blutdruckregulation).

Depressorreflex ↑Blutdruckregulation.

Deprivation ⟨*lat*⟩ *f*: langanhaltende vollständige o. partielle Ausschaltung von Umwelteinwirkungen o. von Energie- u. Flüssigkeitszufuhr, z. B. Nahrungsdeprivation.

Deprivation, sensorische ⟨*lat*⟩ *f*: Mangel an äußeren Sinnesreizen, selten in natürl. Situationen, meist durch bes. Bedingungen (z. B. Strafvollzug, Isolierung bei Havarien, Expeditionen u. a.) hervorgerufen. Nach längerem Entzug insbes. akust. u. opt. Reize können sich schwere psych. Störungen, z. B. pan. Angst, Halluzinationen, Wahnideen, Orientierungsstörungen, einstellen.

Deprivationssyndrom ⟨*lat + gr*⟩ *n*: Pflege- u. Liebesmangel bei Kindern infolge anhaltender Abwesenheit der Bezugsperson. Folgen können sich unterschiedl. schwer manifestieren: geringgradiges D. (Vernachlässigung) ist durch psychosoziale Ersatzpersonen ausgleichbar, schweres D. (Verlassenheits- bzw. Frustrationssyndrom) führt zu Störungen der Ich-Entwicklung, zum Mangel an krit. Selbstkontrolle u. zu unkontrolliertem Verhalten, zu Kontaktscheu, ↑Promiskuität, Aggressivität u. a. Persönlichkeitsstörungen.

DE-Protein: *Abk* für engl. delayed early proteins; Proteine, die kurz nach Aktivierung von Genen synthetisiert werden, z. B. nach Stimulierung von Zellen durch Zytokine.

Depsipeptide: Substanzen, in denen Hydroxysäuren u. ↑Aminosäuren durch Peptid- u. Esterbindungen verbunden sind. D. treten als Stoffwechselprodukte von Mikroorganismen auf u. zeigen meist antibiot. Wirkung.

Dequaliniumsalze: Gruppe von ↑Antiseptika.

Dérangement interne ⟨*frz*⟩ *n*: durch Verschleiß einer Zwischenwirbelscheibe (Chondrosis disci intervertebralis) bedingte Veränderung der stat. dynam. Verhältnisse im Bewegungssegment (Gefügestörung). Schmerzen durch Dehnung u. Zerrung der Bänder u. der Kapsel der kleinen Wirbelgelenke.

Derattisation ⟨*lat*⟩ *f*: Rattenbekämpfung bis zur Tilgung. Durchführung heute v. a. mit chem. Mitteln (Antikoagulanzien auf Oxycumarin- o. Ludandion-Basis). Erfolgt durch ↑Schädlingsbekämpfer. ↑Gesundheitsschädlinge.

Dercum, Francis Xaver (1856–1931), amerik. Psychiater u. Neurol., Philadelphia.

Dercum-Krankheit (nach Francis X. D.) ↑Adipositas dolorosa, ↑Lipomatosis dolorosa.

Derealisation ⟨*lat*⟩ *f*: Fremdempfinden von Personen u. Gegenständen. Vorkommen bei psych. Erkrankungen, aber auch starker psych. o. phys. Erschöpfung.

Derepression ⟨*engl*⟩ *f*: Aufhebung reprimierter Genaktivitäten durch Inaktivierung von ↑Repressoren infolge Reaktion mit Effektoren (z. B. Laktose, ↑Lac-Operon) o. durch Fehlen von Corepressoren (z. B. Aminosäuren, His-Operon), so daß diese nicht mehr spezif. regulator. DNA-Sequenzen (↑Operator) in Wechselwirkung treten u. somit die Transkription nicht mehr blockieren können. ↑Genaktivierung, ↑Operon, ↑Enzymrepression.

Derepressionstheorie: Theorie zur Kanzerogenese, Kanzerogen vermindert Repressorwirkung eines Regulatorgens. Folge soll Freigabe eines Operatorgens mit ungehemmter Eiweißsynthese sein. Variante dieser Theorie geht von Existenz einer Polyoperon „Cancer“ aus. Der entsprechende Repressor soll durch Kanzerogen blockiert u. damit Kanzerisierungsprozeß eingeleitet werden.

Derivat ⟨*lat*⟩: von einer chem. Grundsubstanz abgeleitete Verbindung. Beispiel: ↑Anilin ist ein Amino-D. des Benzols. Überführung in ein typ. D. dient häufig der analyt. Bestimmung der Grundsubstanz.

Derivatio ⟨*lat*⟩ *f*: Ableitung.

Derivatographie ↑Thermoanalyse.

Derma ⟨*gr*⟩ *n*: ↑Kutis, Haut.

Dermabrasion ⟨*gr*⟩ *f*: Entfernung der obersten Kutisschichten mit mechan. Mitteln wie Fräse o. Sandpapier.

Dermacentor: Gattung der Zecken, verbreitet in Südeuropa, überträgt Rickettsien u. Viren, z. B. ↑Colorado-Zeckenfieber-Virus.

Dermadrom: i. R. einer inneren Krankheit auftretende Hautveränderungen.

Dermalgie ⟨*gr*⟩ *f*: Dermatalgie; Hautnervenschmerz.

Dermalsinus: Lumbal o. seltener okzipital lokalisiertes Grübchen, z. T. mit abnormer Pigmentierung o. Behaarung, geringste Ausprägung einer ↑Spina bifida aperta, Verbindung zum Subarachnoidalraum mögl.

Dermaltest ↑Hauttest.

Dermanyssus: wenig wirtsspezif. Milbengattung, hämatophag. Befällt Nutzgeflügel u. Nager, Übergang auf große u. kleine Haustiere u. den Menschen mögl. Die wichtigste Art ist D. gallinae, die Rote Vogelmilbe, die nachts Blut aufnimmt u. sich tagsüber bes. bei mangelnder Stallhygiene in Ritzen u. Stalleinrichtungen von Hühnerställen aufhält.

Dermatansulfat ↑Chondroitinsulfate.

Dermatika ⟨*lat*⟩ *n Pl*: Arzneizubereitungen zur Behandlung von Hauterkrankungen, z. B. ↑Salben, ↑Lotionen, ↑Suspensionen.

Dermatitis ⟨*gr*⟩ *f*: Hautentzündung.

Dermatitis ab acribus: Hautentzündung durch hautreizende Stoffe.

Dermatitis actinica ↑Dermatitis solaris.

Dermatitis, akut febrile neutrophile: Sweet-Syndrom. Akut auftretendes Exanthem bes. an den Extremitäten mit schmerzhaften Knötchen u. Knoten, manchmal auch Bläschen, ähnl. dem ↑Erythema exsudativum multiforme. Abheilung nach Wochen, schnell unter Prednisolon. Rezidivierung.

Dermatitis ammoniacalis ↑Dermatitis glutaealis infantum.

Dermatitis artificialis sive autogenica: bewußt o. unbewußt durch hautreizende Stoffe hervorgerufene Hautentzündung.

Dermatitis atopica ↑Neurodermitis.

Dermatitis bullosa pratensis ↑Dermatitis pratensis.

Dermatitis calorica: Hautentzündung durch therm. Einwirkungen.

D

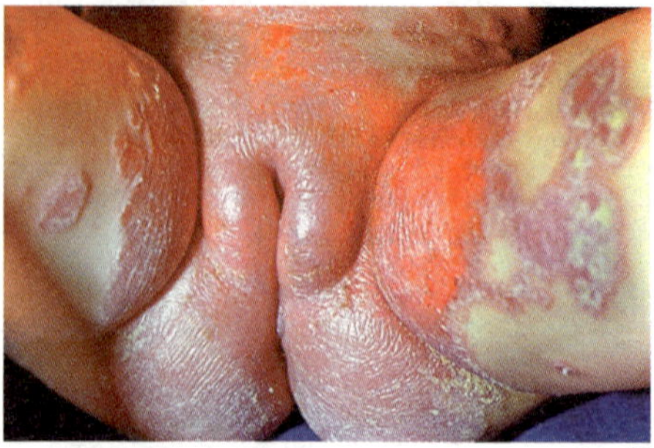

37

Dermatitis glutaealis infantum.
Dermatitis ammoniacalis

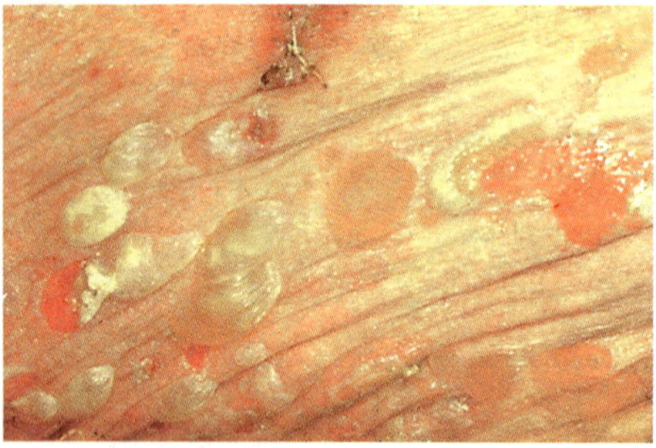

13

Dermatitis herpetiformis

Dermatitis chronica atrophicans ↑Akrodermatitis chronica atrophicans.

Dermatitis chronica atrophicans maculosa ↑Anetodermie.

Dermatitis contusiformis: kontusionsähnl. Hautveränderung bei ↑Erythema nodosum.

Dermatitis diffusa atrophicans progressiva ↑Akrodermatitis chronica atrophicans.

Dermatitis dysmenorrhoica symmetrica: Hautentzündung, die mit der Menstruation in Zusammenhang stehen soll (auch als Artefakt gewertet).

Dermatitis essentialis neurotica ↑Glanzhaut.

Dermatitis exfoliativa ↑Erythrodermia desquamativa.

Dermatitis exfoliativa generalisata ↑Erythrodermie.

Dermatitis exfoliativa generalisata neonatorum ↑Necrolysis toxica epidermica, ↑Staphylococcal scalded skin syndrome.

Dermatitis glutaealis infantum: Windeldermatitis; bei Säuglingen im Bereich der Windeln Mazeration u. Entzündung der Haut durch Urin (Dermatitis ammoniacalis) u. evtl. mikrobielle Einwirkungen. Abb.

Dermatitis herpetiformis: oft mit starkem Juckreiz in Schüben auftretende Hautkrankheit mit Quaddeln, Knötchen u. vorwiegend Bläschen, die dicht beieinander stehen u. kreisförmige, herpesartige, serpiginöse Herde bilden. Es kann die ganze Haut befallen sein. Infolge des schubweisen Auftretens sind verschiedenartige Effloreszenzen gleichzeitig sichtbar. Chron. über Jahre bestehende Dermatose, die in jedem Lebensalter auftreten kann. Der Allgemeinzustand bleibt gut. Bei Kindern u. Greisen („Pemphigus senilis“, Parapemphigus), meist größere Blasen. Ätiol. unbekannt. Histol. subepidermale entzündl. Blasen mit starker Eosinophilie. Abb.

Dermatitis lichenoides purpurea et pigmentata ↑Gougerot-Blum-Krankheit.

Dermatitis linearis: liniäre Dermatosen wie Zoster, Lichen, ruber, Psoriasis, Creeping disease; Bezeichnet i. e. S. ein Krankheitsbild, das plötzl. auftritt mit streifenförmig angeordneten Papeln, die bald hautfarben, bald gerötet, livide o. bräunl. verfärbt sind. Die Oberfläche ist entweder glatt u. glänzend o. schuppend krustig. Sitz: an der Schulter über Ober- u. Unterarm zum Handgelenk o. vom Kreuz über Gesäß u. Oberschenkel zum inneren Fußrand.

Dermatitis papillaris capillitii ↑Folliculitis nuchae scleroticans.

Dermatitis perioralis: papulopustulöse Entzündung um den Mund, meist bei Frauen, Ursache unbekannt, evtl. Kosmetika, korkoidhaltige Salben.

Dermatitis photoelectrica ↑Dermatitis solaris.

Dermatitis pratensis: Wiesengrasdermatose; zu den Toxikodermien (↑Stoffe, phototoxische) gehörende, durch Kontakt mit Schafgarbe, Riedgras u. a. Gräserarten sowie Feuchtigkeit der Haut u. Sonneneinwirkung hervorgerufene, häufig bullöse Dermatose.

Dermatitis seborrhoides ↑Seborrhö.

Dermatitis solaris: Sonnenbrand; durch ultraviolette Strahlen (UVB) hervorgerufene Verbrennung ersten Grades mit Rötung u. evtl. zweiten Grades mit Blasenbildung.

Dermatitis toxica: Hautentzündung durch giftige von Tieren o. Pflanzen stammende Stoffe o. durch Arzneimittel.

Dermatitis verrucosa ↑Chromomykose.

Dermatobia hominis ⟨*gr* + *lat*⟩ *f*: südamerikan. Dasselfliege; Vertreter der Fam. ↑Cuterebridae (↑Diptera). Bis 2–17 mm lange, aphage, ovipare Fliege mit gelbl. Kopf u. metall. dunkelblauem Hinterleib. Die Eier werden an anderen Insekten (Transportwirte) abgelegt, die Larven schlüpfen auf Temperaturreiz am ↑Wirt u. bohren sich in die Haut, wo sie etwa 3 Monate verbleiben u. sich häuten. Erreger einer furunkulösen ↑Myiasis. Befallen werden außer dem Menschen das Rind, gelegentl. Schwein, Schaf u. andere Säuger. Verbreitung: Mittel- u. Südamerika.

Dermatobiosis: durch von blutsaugenden Insekten übertragene junge Larven von Dermatobia hominis bedingte schmerzhafte furunkulöse Hautveränderungen. Auftreten in Süd- u. Mittelamerika.

Dermatocandidose: Candidose der Haut u./o. der Schleimhäute.

Dermatochalasis: Chalodermis, Schlaffhaut, Faltenhaut. Ihr liegt eine Zerstörung elast. Fasern in Haut u. inneren Organen (Lunge: Emphysem) zugrunde. Neben der in der Kindheit auftretenden Form gibt es auch eine angeborene, fam. Schlaffhaut. ↑Blepharochalasis.

Dermatofibrom: Fibroma simplex, Nodulus cutaneus; geschwulstartige gutartige Bindegewebewucherung der ↑Dermis, die im Durchmesser bis 1 cm groß werden kann u. die ↑Epidermis linsenförmig (Dermatofibroma lenticulare) vorbuckelt. Vorkommen bes. bei Frauen an Extremitäten u. Rumpf, meist solitär, gelegentl. multipel. Abb.

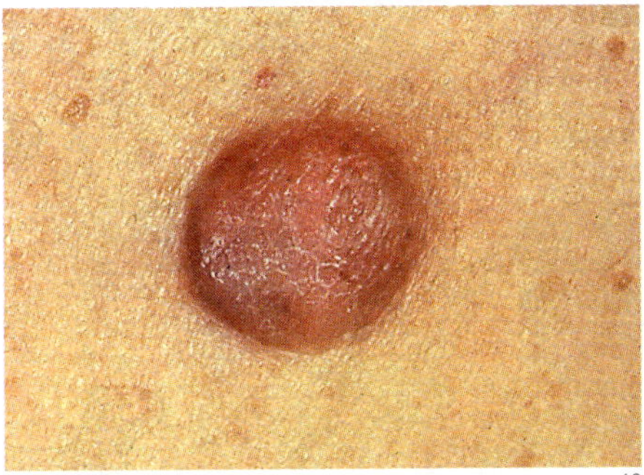

13

Dermatofibrom

Dermatofibrosarcoma protuberans: sehr seltene Krankheit, bei der knollentreibende Tumoren, die langsam wachsen u. bis Tomatengröße erreichen können, an der Haut entstehen. Echte Neubildung von relativer Malignität o. diffuse Fibromatose: starke Rezidivneigung.

Dermatogramm: Sichtbarmachung des Hauptpapillarmusters durch Abdruckfärbung; ↑Daktylogramm.

Dermatograph: Zeichenstift, der auf der Haut schreibt.

Dermatoleiomyom: druckschmerzhafte multiple stecknadelkopf- bis kirschgroße (histol. mit reichl. nervösen Elementen durchsetzte glatte Muskelfasern) Knötchen an der Haut.

Dermatologie: Lehre von der Haut. Med. Fachdisziplin, meist kombiniert mit Venerologie.

Dermatolysis ↑Cutis laxa.

Dermatom: 1. *Anat.:* von einem Spinalnerven versorgtes Hautsegment. 2. *Plast. Chir.:* Gerät zur Gewinnung von ↑Hauttransplantaten zwecks ↑Transplantation. **D. nach Schink o. Schepelmann**: In einen Rahmen gespannte, auswechselbare Klinge mit einstellbarer Transplantatdicke, früher ↑Humby-Messer genannt. **D. nach Padgett u. Hood**: Trommeldermatom, veraltet. **D. nach Mollowitz**: elektr. D., das nach dem Prinzip der Haarschneidemaschinen arbeitet, mit einstellbarer Dicke u. Breite des ↑Transplantats. **Mesh-graft-Dermatom**: Gerät zum mechan. Skarifizieren von Hauttransplantaten, die dann im Dehnungsverhältnis 1 : 1,5 bis 1 : 9 netzartig erweitert werden können, ↑Mesh-graft.

Dermatomanie: zwanghaftes Verlangen nach Hautverletzungen o. danach, sich welche zuzufügen. ↑Trichotillomanie, ↑Onychotillomanie, ↑Nägelbeißen. ↑Zwangsneurose.

Dermatomyiasis ↑Myiasis linearis migrans.

Dermatomykose: Tinea; Pilzerkrankung der Haut, i. e. S. epidermale Mykose. Zu den D. i. e. S. gehören: weiße ↑Piedra, schwarze ↑Piedra, alle Formen der ↑Tinea, ↑Trichophytie, ↑Mikrosporie, ↑Favus, ↑Dermatocandidose.

Dermatomyome: gutartige Geschwülste der Haut, deren wesentl. Bestandteile aus Abkömmlingen der glatten Muskulatur (Dermatoleiomyom) bestehen. Hell- bis dunkelrote Knoten, die gegen Kälte u. Druck empfindl. sind.

Dermatomyositis ↑Polymyositis.

Dermatophagoides: Gattung der ↑Hausstaubmilben.

Dermatophagoides farinae: amerik. Hausstaubmilbe, gehört zur Fam. der Pyroglyphidae, produziert als Antigen ein Peptidopolysaccharid, welches die ↑Hausstauballergie auslöst.

Dermatophagoides pteronyssus: europ. Hausstaubmilbe, gehört zur Fam. der Pyroglyphidae; natürl. Lebensraum in Betten. Temperaturoptimun 20–25 °C u. relative Luftfeuchtigkeit von 70–80 %; ernährt sich von Pilzen u. Mikroorganismen, die auf abgeschilferten Hautschuppen wachsen. Erzeugt Allergene, die mit Milbenkot in die Außenwelt gelangen, später vom Menschen inhaliert werden u. allerg. Reaktionen v. a. an den Atmungsorganen, wie Rhinitiden u. Asthma bronchiale auslösen.

D

Dermatophilose: von Haus- u. Wildtieren durch Kontakt auf Menschen übertragbare ↑Zoonose. Erreger: Aktinomyzetenart Dermatophilus congolensis. Klin. pustulös-furunkulöse Dermatitis, meist der Hände u. Unterarme, die spontan abheilt.

Dermatophilus congolensis: Aktinomyzetenart (↑Actinomycetales); Erreger der ↑Dermatophilose.

Dermatophobie: krankhafte Furcht vor Hautkrankheiten.

Dermatophyten: Hautpilze. Nach Conant u. Mitarbeitern (1955) nur 3 Gattungen: 1. ↑Trichophyton; 2. ↑Microsporum, 3. ↑Epidermophyton.

Dermatophytid: Form des ↑Mykid, ekzematöse Veränderungen als Folge einer Sensibilisierung durch Dermatophytenbefall (↑Dermatophyten) an anderer Lokalisation (Kausalzusammenhang nicht eindeutig bewiesen).

Dermatophytie: Pilzkrankheit, die durch ↑Dermatophyten hervorgerufen wird. ↑Tinea.

Dermatoplastik: plast. Ersatz von Hautdefekten (↑Hautplastik).

Dermatose: Hautkrankheit (allg.).

Dermatose, benigne papulöse akantholytische: transitor. akantholyt. Dermatose, Grover-Krankheit; bei Männern im mittleren Alter am Oberkörper lokalisierte Papeln mit Bläschen, bei denen histol. Spaltbildungen in der Epidermis-Korium-Grenze vorhanden sind. Verlauf langwierig.

Dermatosklerose: Folge einer chron.-venösen Insuffizienz, im Unterschenkelbereich manschettenförmige steinharte Haut, Punktblutungen u. Pigmentierung.

Dermatozoen: auf o. in der Haut eines ↑Wirts schmarotzende tier. Organismen. ↑Acari, ↑Pediculus capitis.

Dermatozoenwahn: wahnhafte Vorstellung, mit Parasiten behaftet zu sein. Vorkommen: meist jenseits des 50. Lj., z. T. als Begleitsymptom bei ↑Schizophrenien. Ther.: neurolept. Behandlung, begleitende Psychotherapie.

Dermis ⟨*gr*⟩ *f*: Lederhaut. Bindegewebiger Teil der ↑Kutis. Teile: 1. Stratum papillare: lockeres Bindegewebe, mit der ↑Epidermis verzahnt, enthält Kapillaren u. ↑Corpusculum tactus; 2. Stratum reticulare: straffes ↑Bindegewebe.

Dermoepidermitis: Entzündung der Haut mit bes. Erscheinungen an der Oberhaut, erosiv-nässende bzw. erythematöse squamöse Form. Meist an Unterschenkeln bei varikösem Symptomenkomplex, heute als ↑Ekzem gedeutet.

Dermographismus: nach Bestreichen der Haut mit einem spitzen Gegenstand wird als Zeichen gesteigerter vegetativer (vasomotor.) Erregbarkeit die „Hautschrift" sichtbar, zunächst als weiße Striche, die dann mit einem roten Saum nachröten; längeres Bestehenbleiben o. Anschwellen der Streifen bei bes. ausgeprägter vegetativer Erregbarkeit.

Dermographismus albus: weiße Hautschrift; Erblassen der bestrichenen Hautstelle durch nachhaltige Kontraktion der Gefäße.

Dermographismus elevatus: urtikarielle Reaktion, Urticaria factitia; Erhabenheit der bestrichenen Hautstelle durch Quaddelbildung.

Dermographismus ruber: rote Hautschrift; Erröten der bestrichenen Hautstelle durch Weiterstellung der Gefäße.

Dermoid ⟨*gr*⟩ *n*: auf eine entwicklungsbedingte Epithelversprengung zurückzuführende Fehlbildung, meist in Form einer Zyste (Dermoidzyste, Dermoidkystom), die von mehrschichtigem Plattenepithel ausgekleidet wird u. in der Wandung Anhangsgebilde der äußeren Haut u. gelegentl. Zähne enthält.

Dermoid, epibulbäres: gutartiger, mit der Unterlage fest verwachsener Tumor im Bereich der Kornea-Sklera-Grenze des Auges, deren Wurzeln tief im Gewebe beider Augenabschnitte fußen. Mögl. Kombination mit Kolobomen, Pupillenektopie, Lippenspalten, Mikrotie.

Dermoidzyste: dysontogenet. entstandene Zysten, durch Verschleppung von Ektoderm ins Körperinnere o. seine Verlagerung während des Verschlusses von Spalten o. embryonaler Furchen (dysrhaph. Dermoid). Enthalten nur Epidermis (↑Epidermoidzyste) o. auch Haare, Drüsen, Fettgewebe sowie Brei aus Hornschuppen, Talg u. Haaren. Lokalisation: außen o. innen am Schädel (ossäre Epidermoide) im Bereich der Nähte, am Mundboden, Mediastinum Sakralbereich u. a.

Dermopathie, endokrine ⟨*gr*⟩ *f*: prätibiales bzw. lokales o. zirkumskriptes Myxödem, thyreogene Dermopathie, Myxoedema Basedowiana. Zu Beginn einseitige, später immer symmetr. auftretende, an der anterolateralen Seite der Unterschenkel lokalisierte, scharf begrenzte Hautveränderungen, meist etwas erhaben, großporig, induriert, mit borstig wirkenden Haaren. Die Hautstellen sind rötl. livide verfärbt, fühlen sich derb an u. hinterlassen auf Druck keine Dellen. Die D. entsteht durch Ablagerung schleimartiger Massen mit hohem Mukopolysaccharidgehalt, vorwiegend Hyaluronsäure. Sie kann bei Hyperthyreose vorkommen, bei Immuntherapie, aber auch im Zusammenhang mit einer hyper- o. euthyreoten endokrinen ↑Ophthalmopathie.

Desaminasen: zur Klasse der Hydrolasen zählende Enzyme, die die Abspaltung der Aminogruppe aus Aminen (i. e. S. nur aus zykl. Aminen) katalysieren.

Desaminierung: Entfernung einer Aminogruppe durch Oxidation, Transaminierung o. Hydrolyse. Die oxidative D. wird durch ↑Dehydrogenasen u. ↑Oxidasen katalysiert, die Transaminierung durch ↑Aminotransferasen.

1-Desamino-8-D-arginin-vasopressin: synthet. Strukturanalogon des Vasopressins (antidiuretisches ↑Hormon); weist gegenüber dem natürl. Vasopressin geringere Abbaurate (u. dadurch eine längere Wirkdauer) auf u. hat darüber hinaus kaum blutdrucksteigernde Wirkung.

Desarterialisierung ⟨*lat*⟩ *f*: Unterbindung des art. Zuflusses zu einem Organ, z. B. ↑Ligatur der A. hepatica propria zur Beeinflussung von ↑Lebermetastasen.

Desaturase: Enzym, das gesättigte Verbindungen durch Einführung von Doppel- o. Dreifachbindungen in ungesättigte überführt; z. B. Acyl-CoA-Desaturase, die Stearoyl-CoA in Oleoyl-CoA überführt.

Desault, Pierre Joseph (1744–1795), frz. Chir., Paris.

Desault-Küster-Operation: breite Eröffnung der Kieferhöhle vom Mundvorhof aus durch subperiostale Resektion der Fossa canina zwecks Behandlung des Kieferhöhlenempyems; ↑Caldwell-Luc-Operation.

Desault-Verband (nach Pierre J. D.): Bindenverband zur Ruhigstellung des Schultergelenks u. Oberarms. Technik: Fixierung des verletzten Oberarms am Brustkorb mit wenigen Kreisgängen. Danach laufen die Bindentouren von der Achselhöhle der gesunden Schulter über die verletzte Schulter zum verletzten Ellenbogen u. zum Ausgangspunkt zurück.

Descemet, Jean (1732–1810), frz. Anat. u. Chir., Paris.

Descemet-Membran (nach Jean D.): Lamina limitans posterior; Basalmembran zwischen Substantia propria der ↑Kornea u. Epithelium posterius, ca. 10 μm dick.

Descemetocele ⟨*gr*⟩ *f*: Hornhautulzeration vor der Perforation, bei der der Substanzdefekt bis zur Descemet-Membran reicht.

Descensus ⟨*lat*⟩ *m*: Senkung.

Descensus testis: Zwischen 3. u. 9. Fetalmonat kommt es zu einer physiol. Verlagerung des Hodens von seinem Anlageort in der Bauchhöhle durch den Leistenkanal in den Hodensack. ↑Kryptorchismus.

Descensus uteri: Senkung der Gebärmutter.

Deschamps, Joseph François (1740–1824), Chir., Paris.

Deschamps-Unterführungsnadel (nach Joseph F. D.): Unterbindungsnadel mit Öhse an der Spitze.

Desensibilisierung: 1. ***Allergologie:*** bei Allergikern wird durch stufenweise Applikation des Allergens der sensibilisierte Organismus für das anfallauslösende Antigen unempfindl. bzw. weniger empfindl. gemacht. Anwendbar bei atop. Erkrankungen (↑Atopie, Erfolgsquote bei ↑Heuschnupfen bis 90 %). Die D. wird mit der Allergendosis begonnen, die im Intrakutantest eben noch eine neg. Reaktion ergibt u. dann schrittweise gesteigert bis zur 10^3–10^4fachen Initialdosis. Je Woche werden 2–3 Injektionen appliziert, die Höchstdosis über 2 Jahre in Abständen von einem Monat. Schnelldesensibilisierung: 2–3 Injektionen am Tag. Cave: anaphylakt. Reaktionen. 2. ***Psychol.:*** Erzeugung einer gezielten Unempfindlichkeit, z. B. gegen phob. Ängste durch Aufstellung einer Angsthierarchie u. sukzessive Assoziation der Ängste (von den leichtesten angefangen) mit pos. Empfindungen der Geborgenheit, Ruhe, Sicherheit usw. ↑Verhaltenstherapie. 3. ***Zahnmed.:*** Behandlung überempfindl. Zahnhälse (↑Hyperästhesie) durch Applikation fluoridhaltiger Lösungen o. Lacke bzw. durch Restauration. 4. ***Biophysik:*** Herabsetzung der Empfindlichkeit photograph. Schichten durch best. Farbstoffe. 5. ***Pharmak.:*** Verminderung der biologischen ↑Strahlenwirkung durch Zufuhr geeigneter Stoffe vor o. nach der Bestrahlung. Eine Strahlenschutzwirkung wurde z. B. bei folgenden Stoffen nachgewiesen: S-haltige Stoffe (z. B. Cystamin, BAL), pharmak. aktive Stoffe (z. B. Tryptamin, Serotonin, Benzedrin), Metabolite (Glukose, Brenztraubensäure), Vitamine, Thioharnstoff u. Na-Cyanid.

Desensibilisierung, systematische: verschleierte Konditionierung; Verhaltenstherapie bei Ängsten o.

Phobien. Durch die graduelle Einteilung der differenzierten Angstauslöser einer Situation mit der anschließenden Darbietung in der Vorstellung u./o. in vivo habituiert der parallel dazu entspannte Pat. an die physiol.. u. psychol. Reaktionen. ↑Muskelrelaxation, progressive.

Desensitisierung ⟨*lat*⟩ *f*: Empfindlichkeitsverlust bei der synapt. Transmission, wenn der Transmitter längere Zeit auf die subsynapt. Membran des nachgeschalteten Neurons einwirkt. ↑Potenzierung.

Desert fever ⟨*engl*⟩ ↑Kokzidioidomykose.

Desert rheumatism ↑Kokzidioidomykose.

Desferaltest: nach i. m. Gabe von Desferal (↑Desferrioxamin) wird die Eisenausscheidung im 6-h-Sammelurin bestimmt. Werte über 13,4 μmol (750μg) sprechen für eine ↑Hämochromatose.

Desferrioxamin: Eisenkomplexbildner; zur Behandlung von ↑Eisenvergiftungen u. ↑Hämosiderose.

Desfluran: Difluromethyl-1-fluoro,2,2,2-trifluoroethylether, aktuelles ↑Inhalationsnarkotikum mit exzellenter Steuerbarkeit u. niedriger Metabolisierungsrate (0,02 %); Anwendungsprobleme durch Atemwegsirritation u. Bedarf an spez. ↑Verdampfern.

Deshabituation ⟨*lat*⟩ *f* ↑Habituation.

Design ⟨*engl*⟩: Plan für die klin. Prüfung eines Arzneimittels.

Desinfektion ⟨*lat*⟩ *f*: Entseuchung, Entwesung; Abtöten bzw. Inaktivieren von obligat u. fakultativ pathogenen Keimen (Bakterien, Viren, Protozoen sowie exogenen Helminthen- u. Schadarthropodenstadien u. Pilze). Desinfizieren vermindert die Keimzahl des Objekts, bis keine Infektionsgefahr besteht. Dauerformen werden i. d. R. nicht erfaßt. Von großer Bedeutung für die Verhütung u. Bekämpfung übertragbarer Krankheiten. D. erfolgt mit physikal. Methoden o. chem. Mitteln. **Chem. D.**: mit ↑Desinfektionsmitteln, deren Anwendung entspr. Verwendungszweck u. Keimspektrum festgelegt ist. Einsatz bei der laufenden D., d. h. bei einer übertragbaren Infektionskrankheit, bei der Absonderungen u. Ausscheidungen des Kranken bzw. Ausscheiders u. Hände des Pflegepersonals sofort, kontaminierte Gegenstände u. Flächen mind. tgl. desinfiziert werden. Arzt u. Pflegepersonen schützen sich durch Tragen von Schutzkitteln u. durch ↑Händedesinfektion. Die chem. D. wird weiter eingesetzt bei der ↑Schlußdesinfektion, ↑Hautdesinfektion u. ↑Raumdesinfektion. ↑Desinfektionswaschverfahren. Wenn Körperausscheidungen nicht durch physikal.-therm. Desinfektionsgeräte beseitigt werden können, müssen sie mit den vorgeschriebenen Desinfektionsmitteln in einer ausreichenden Menge (mind. 2 Teile Desinfektionsmittel auf 1 Teil Desinfektionsgut) umgehend desinfiziert werden. **Physikal. D.**: therm. Verfahren. 1. Dampfdesinfektion: Behandlung mit Dampf des siedenden Wassers (↑Dampftopf, ↑Desinfektionsanstalt), ferner ↑Pasteurisierung u. ↑Thermodesinfektionswaschverfahren. 2. Heißluftdesinfektion: Behandlung dampfempfindl. Gegenstände (Pelze, Lederwaren, Kleider, Bücher) mit trockener Hitze um 100 °C (↑Vondran-Apparat). 3. Strahlendesinfektion: UV-Strahlen der Quecksilberniederdrucklampen (Wellenbereich 254 nm) zur Keimverminderung der Luft in Operationssälen, Infektionsabteilungen u. asept. Arbeitsplätzen. **Mechan. D.**: Filtration, z. B. Großfilter zur Reinigung von ↑Trinkwasser u. Entkeimung industrieller Raumluft. Waschen u. Spülen bewirken eine Reduktion der Keimzahlen durch Verdünnung im Spülwasser o. Vorfluter.

Desinfektionsanstalt: Einrichtung für die ↑Desinfektion u. Desinsektisation (↑Gesundheitsschädlinge, Entwesung, Ungeziefervertilgung). Getrenntes Arbeitsprinzip zwischen „unreiner" u. „reiner" Seite: Einsammeln u. Anliefern des Desinfektionsgutes auf der unreinen Seite sowie Füllung des Dampfapparats von der unreinen Seite; während der Desinfektion reinigt sich der Desinfektor u. desinfiziert seine Hände. Entfernung u. Rücktransport des dekontaminierten Desinfektionsgutes von der reinen Seite in desinfizierten Wagen. Bedienung nur durch staatl. geprüfte ↑Desinfektoren. ↑Desinfektionskammer.

D

Desinfektionskammer: größere Geräte, die von einem ↑Desinfektor betreut werden. Kammerdesinfektion von Betten, Matratzen, Kopfkissen u. a. erfolgt z. B. nach dem ↑Vakuum-Dampf-Vakuum-Verfahren, ↑Heißluft-Dampf-Heißluft-Verfahren o. ↑Dampf-Kreislauf-Verfahren, die nach dem Prinzip der ↑Schwarz-Weiß-Trennung eingerichtet sind. ↑Desinfektionsanstalt.

Desinfektionsmittel: chem. Präparate mit mikrobiziden, in einigen Fällen auch virusinaktivierenden Eigenschaften, die Krankheitserreger außerhalb des Organismus, auf der Haut u. Schleimhaut u. auf allen kontaminierten Gegenständen abtöten. Versch. Stoffklassen, die sich hauptsächl. durch Wirkungsmechanismus, Wirkungsdauer, Erregerspektrum, Seifen- u./o. Eiweißfehler u. Gebrauchseigenschaften (Geruch, Verträglichkeit) unterscheiden: 1. Phenolderivate (Phenol, Kresole, Thymol), 2. Chlorphenole (Chlorkresol, Chlorthymol, Hexachlorophen), 3. Alkohole (Äthanol, Propanol, Isopropanol), 4. Aldehyde (Formaldehyd, Glyoxal, Glutaraldehyd), 5. Säuren (Salicyl-, Benzoesäure u. a.), 6. Oxidationsmittel (Ozon, Wasserstoffperoxid, Kaliumpermanganat, Persäuren), 7. Halogene (Iod, Brom, Chlor, Chloramine), 8. ↑Detergenzien (kationaktive quartäre Ammoniumbasen, Chlorhexidin, Biguanide, Amphotenside), 9. Schwermetalle (Quecksilber- u. Silbersalze, Kupfer, Zinn als Ionen u. Salze). Folgende Eigenschaften sind erwünscht: rasche Wirkung, breites Wirkungsspektrum, gute Gewebeverträglichkeit, möglichst geringe Antigenpotentiale, geringe system. Toxizität, geringe Geruchsbelästigung, geringe Inaktivierbarkeit durch organ. Material, lange Haltbarkeit, gute Materialverträglichkeit u. Wirtschaftlichkeit. Konzentration u. Einwirkdauer sind verbindl. Desinfektionsmittellisten zu entnehmen. ↑Antiseptika. Die Desinfektionsmittellisten werden vom Robert-Koch-Institut geprüft u. veröffentlicht. Zur Bekämpfung u. Verhütung übertragbarer Krankheiten sollten nur die in diesen Listen aufgeführten D. verwendet werden.

Desinfektionswaschverfahren: für Wäsche aus Krankenhäusern, Heimen u. med. Laboratorien gesetzl. vorgeschriebenes, zulassungs- u. überwachungspflichtiges Desinfektions- u. Reinigungsverfahren. ↑Thermodesinfektionswaschverfahren, ↑Chemothermodesinfektionswaschverfahren.

Desinfektor: i. R. der Krankenhaus- u. Seuchenhygiene eingesetzte Fachkraft zur Durchführung best. Desinfektionsverfahren wie ↑Raumdesinfektion, ↑Vakuum-Dampf-Vakuum-Verfahren, die über die notwendigen Desinfektionsgegenstände u. Arbeitsschutzbekleidungen verfügt. ↑Schädlingsbekämpfer.

Desinfizienzien ↑Desinfektionsmittel.

desinfizieren: entseuchen; mit Infektionserregern kontaminierte Gegenstände, Körperteile u. dgl. durch deren Abtötung o. Entfernung in einen Zustand versetzen, daß keine Infektion erfolgen kann (↑Desinfektion).

Desinsektisation ⟨*lat*⟩ *f*: Entwesung, Ungezieferbekämpfung. In erster Linie gegen Gliedertiere, die ↑Gesundheitsschädlinge sind, gerichtet. Durchführung vorwiegend mit chem. Mitteln (Insektizide: als Kontakt-, Fraß- u. Atemgifte, auch mit system. wirksamen Substanzen). Sie erfolgt durch ↑Schädlingsbekämpfer.

Desinvagination ⟨*lat*⟩ *f*: Beseitigung einer ↑Invagination durch Operation (operative D.) o. durch ↑Kontrasteinlauf (hydrostat. D.).

Desipramin: Desmethylimipramin; Stoffwechselprodukt von Imipramin.

Deskriptor: genormtes Sachwort, das Begriffsinhalt u. -umfang einer Gruppe ähnl. (äquivalenter) Wörter repräsentiert. D. sind die Bestandteile eines ↑Thesaurus u. werden zum ↑Indexieren der wissenschaftl. Dokumente bzw. von Suchanfragen verwendet.

Desmarres, Louis Auguste (1810–1882), Ophth., Paris. Einer der Begründer der modernen Augenheilkunde.

Desmarres-Gesetz (nach Louis A. D.): die Lähmung adduzierender Augenmuskeln führt zu heteronymen gekreuzten Doppelbildern im Ggs. zur Lähmung abduzierender Augenmuskeln.

Desmarres-Lidhalter (nach Louis A. D.): Instrument zum ↑Ektropionieren des Oberlides.

Desmethylimipramin ↑Desipramin.

Desmin: Protein der ↑Intermediärfilamente der Muskelzellen; Antikörper gegen D. dienen der immunzytochem. Diagn. myogener Geschwülste.

Desminfibrom ↑Desmoid; ↑Fibromatose.

Desminfilamente ↑Intermediärfilamente von Skelettmuskelzellen.

Desmitis ⟨*gr*⟩ *f*: Entzündung von Sehnen o. Bändern.

Desmocalmin: Protein der zytoplasmat. Anteile (Plaques) der ↑Desmosomen; bindet an Keratinfilamente u. Calmodulin.

Desmocollin: Glykoprotein der ↑Desmosomen mit extrazellulären Ca^{2+}-bindenden Domänen.

Desmocranium ⟨*gr* + *lat*⟩ *n*: häutiger Schädel; direkt aus Bindegewebe ossifizierende Schädelknochen, so entstehen die Knochen des Schädeldachs, das Kieferskelett u. Teile des Nasenskeletts.

Desmodont ⟨*gr*⟩ *n*: Wurzelhaut, ↑Parodontium.

Desmoglein: Transmembran-Glykoprotein der ↑Desmosomen mit extrazellulären Ca^{2+}-bindenden Domänen.

Desmoid ⟨*gr*⟩ *n*: Desmoidfibrom, aggressive Fibromatose; gutartige, zu Rezidiven neigende Bindegewebegeschwulst, bevorzugt in den ↑Bauchdecken bei Frauen.

Desmoidfibrom ↑Desmoid.

Desmokranium ↑Desmocranium.

Desmoplakine: in zytoplasmat. Anteilen (Plaques) der ↑Desmosomen vorkommende Proteine.

Desmopressin ↑Hormon, antidiuretisches.

Desmose: auch Zentrodesmose; bei der Teilung von ↑Zentriolen entstehende fibrilläre Strukturen, die das alte u. neue Zentriol verbinden.

Desmosin ⟨*gr*⟩ *n*: eine neben Isodesmosin im ↑Elastin vorkommende Struktur, die aus vier Lysinmolekülen gebildet wird. D. bildet zwischen Polypeptidketten Brücken u. trägt so zur hohen Elastizität des Elastins bei. D. entsteht posttranslational aus Lysinresten des Tropoelastins. (↑Lysyloxidase).

Desmosomen ⟨*gr*⟩ *n Pl*: Maculae adhaerentia; elektronenmikroskop. dichte, zellverbindende Strukturen, die aus Proteinen bzw. Glykoproteinen bestehen, die in sog. zytoplasmat. Plaques, Transmembransegmenten u. extrazellulären Domänen organisiert sind (↑Desmocalmin, Desmocollin, Desmoglein, Desmoplakine, Katenine, Plakoglobine, Zyxin). ↑Zellverbindungen.

Desobliteration ⟨*lat*⟩ *f*: Operationsmethode an verschlossenen (obliterierten) Arterien. Ausschälplastik atheromatöser Gefäßveränderungen, wobei die Trennebene zwischen der Elastica interna u. externa der Media liegt. Die Ausschälung kann über eine begrenzte Strecke direkt (offen) erfolgen. Häufiger wird die halbgeschlossene Methode mittels Ringstripper nach Vollmar angewendet: Nach direkter Ausschälung einer kurzen Strecke wird ein Ring mit Führungsgriff in die Dissektionsebene (Ebene der Ausschälung) gebracht u. blind über längere Distanzen der Intimaverschlußzylinder mobilisiert u. anschließend extrahiert. Abb.

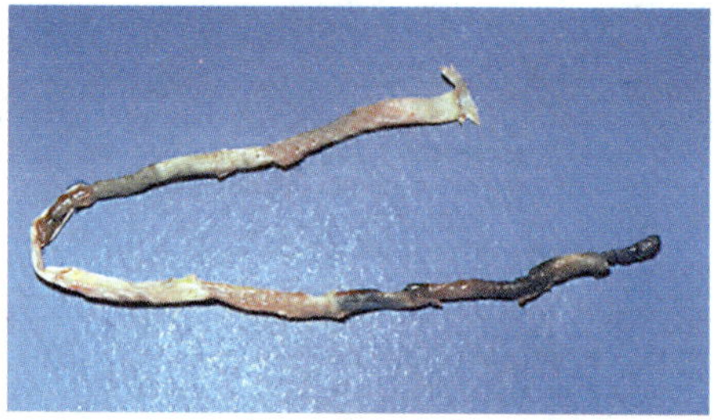

14

Desobliteration.
Langgestreckter Media-Intima-Zylinder nach D.

desodorieren ↑Desodorierung.

Desodorierung ⟨*frz* + *lat*⟩: Geruchsbeseitigung durch Zusatz chem. Mittel (↑Korrigenzien); der Eigengeruch der verwendeten Mittel überdeckt den schlechten Geruch, z. B. der Fäkalien; kann auch durch Entfernen von Geruchsstoffen, z. B. bei Speisefetten u. -ölen, erfolgen. Diese letzte Stufe der Fettraffination wird im Vakuum mittels überhitzten Dampfes durchgeführt. Die Geruchsstoffe u. flüchtigen Geschmacksstoffe werden entfernt. Zerstörung der geruchsbedingenden Stoffe mit Oxidations- o. Reduktionsmitteln, z. B. H_2O_2. Ferner durch Wachstumshemmung von Mikroorganismen, die für die Geruchsbildung verantwortl. sind, mit Desinfektionsmitteln, z. B. ↑Hexachlorophen.

Desogestrel: Progestagen. ↑Kontrazeptiva, orale.

desolatus ⟨*lat*⟩ *Adj*: trostlos, hoffnungslos.

Desorganisation ⟨*frz* + *gr*⟩ *f* ↑Entdifferenzierung.

Desorientiertheit ↑Orientierungsstörungen.

Desorption ⟨*lat*⟩ *f*: Spaltung der zwischen 2 o. mehreren Stoffen durch Betätigung physikal. Kräfte (Sorption, Adsorption) zustande gekommenen Verbindungen, z. B. zwischen festen u. gelösten bzw. gasförmigen Stoffen (med. Kohle, Gase). Die D. findet techn. große Anwendung, z. B. zur Trennung von Gasen, u. biol. in der ↑Chromatographie.

Desoxycholatzitratagar ↑Leifson-Nährboden.

Desoxycholsäure ↑Gallensäuren.

Desoxycorticosteron: Biosynthesevorstufe von ↑Aldosteron u. von ↑Corticosteron in der Nebennierenrinde. Obwohl es als ↑Mineralokortikoid nur etwa 4 % der Aldosteronwirkung besitzt, spielt es als synthet. zugängl. Produkt (Desoxycorticosteronacetat, *Abk* DOCA) eine bedeutende Rolle in der Ther. der primären ↑Nebennierenrindeninsuffizienz. ↑Glukokortikoide.

2-Desoxy-D-Ribose: Pentose, die am C-Atom 2 keine OH-Gruppe trägt; Kohlenhydratbestandteil der ↑Desoxyribonukleinsäuren, ↑Desoxyribonukleotide u. ↑Desoxyribonukleoside. Abb.

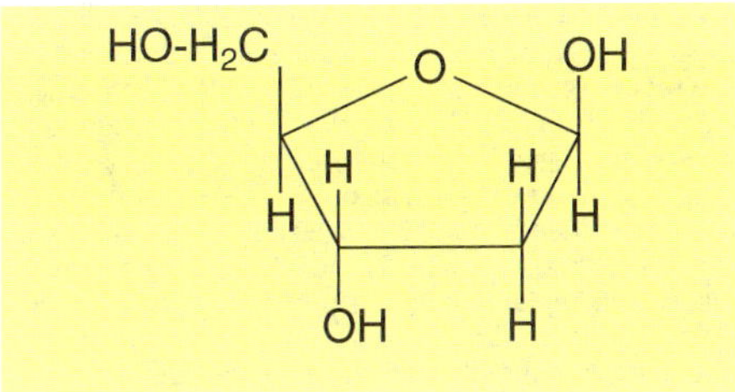

2-Desoxy-D-Ribose

2-Desoxyglukosetest: dient der dd Abklärung einer rezidivierenden ↑Hypoglykämie. Durch Verdrängung von Glukose im Intermediärstoffwechsel erzeugt 2-Desoxylglukose eine Hypoglykämie, die nur bei intakter Nebennierenfunktion (Adrenalinexkretion) ausgeglichen wird.

Desoxypentosen: unterscheiden sich von den Pentosen dadurch, daß meist eine (o. auch mehrere) Hydroxylgruppen durch ein Wasserstoffatom ersetzt sind, z. B. Ribose → Desoxyribose. ↑Monosaccharide.

Desoxypentosenukleinsäure: ursprüngl. alle Nukleinsäuren, die Desoxypentose als Zuckerkomponente im Nukleosidrest enthalten. I. d. R. ident. mit ↑Desoxyribonukleinsäure.

Desoxyribonukleasen: *Abk* DNasen o. DNAasen; Enzyme, die Phosphodiesterbindungen von ↑Desoxyribonukleinsäuren exonukleolyt. (Exo-DNasen) unter Bildung von 5'-Phosphomono- o. Oligonukleotiden o. endonukleolyt. (Endo-DNasen) unter Bildung von 5'- o. 3'-Phosphomono- u. Oligonukleotiden spalten; bekannte Verteter sind: Exo-DNasen I u. VII (spalten bevorzugt Einstrang-DNA) sowie III u. V (spalten bevorzugt Doppelstrang-DNA), Endo-DNasen I (Pankreas-DNase, spaltet bevorzugt Doppelstrang-DNA) sowie IV (spaltet bevorzugt Einstrang-DNA), D. II (spaltet bevorzugt Doppelstrang-DNA) sowie K1 (spaltet bevorzugt Einstrang-DNA); ↑Restriktionsendodesoxyribonukleasen.

Desoxyribonukleinsäure: *Abk* DNS, DNA (engl. deoxyribonucleic acid); Makromoleküle, in denen ↑Desoxyribonukleoside über 3',5'-Phosphodiesterbindungen unverzweigt miteinander verknüpft sind (↑DNA-Biosynthese, DNA-Polymerasen). In der linearen Folge (Primärstruktur) der Nukleotide ist in allen DNA-haltigen Viren, Prokaryonten, Plasmiden u. Eukaryonten die genet. Information für die ident. Replikation (DNA-Biosynthese), für die Transkription in RNA-Moleküle als prim. Expressionsprodukte der Information (↑RNA-Biosynthese) u. für Proteine (sek. Produkte der ↑Genexpression; ↑Proteinbiosynthese) enthalten (genetischer ↑Code, ↑Gen, ↑Exon, ↑Messenger-RNA). In versch. Viren (z. B. Parvoviridae, Geminiviridae, Microviridae) u. Bakteriophagen (z. B. fd, M13) ist die DNA einsträngig, i. d. R. aber sind die DNA-Moleküle durch Paarungen komplementärer Basen (A-T, G-C) über Wasserstoffbrücken doppelsträngig organisiert (dsDNA, Watson-Crick-Modell der DNA), wobei die beiden DNA-Stränge bezügl. der Polarität der 5',3'-Phosphodiesterbindungen antiparallel verlaufen. Die Länge von DNA-Molekülen liegt zwischen mehreren tausend (z. B. Plasmid-, Mitochondrien-DNA) u. Mill. von Basenpaaren (z. B. im ringförmigen Escherichia-coli-Chromosom). Die Doppelhelixstruktur ist i. d. R rechtsgängig (A- u. B-Formen, abhängig vom Wassergehalt; versch. Geometrieformen), jedoch existieren auch linksgängige Strukturen (Z-Formen), deren Bedeutung noch unklar ist. Sowohl ein- als auch doppelsträngige DNA-Moleküle sind entweder linear offen (z. B. einsträngig in Parvoviren, doppelsträngig in versch. Bakteriophagen, insbes. in ↑Chromatiden der eukaryont. Chromosomen) o. ringförmig geschlossen (cccDNA); einsträngige, zirkulär organisierte DNA komt im Bakteriophagen ϕX174 vor, doppelsträngige zirkuläre DNA (dscDNA) in PaPoVa-Viren, im Escherichia-coli-Chromosom (↑Genophor) sowie in ↑Plasmiden u. Mitochondrien (Chondrom) vor. Durch weiteres Aufwinden der zirkulären DNA-Doppelhelix (↑DNA-Topoisomerasen) entstehen superhelikale Strukturen (engl. supercoil). Ineinanderverkettung derartiger superhelikal organisierter DNA-Formen führen zu ↑Catenanen, die z. B. in Kinetoplasten vorkommen. DNA-Moleküle bilden mit ihren Phosphatgruppen leicht salzartige Verbindungen insbes. mit bas. Proteinen, so z. B. im Chromation als Grundlage der Organisation chromosomaler ↑Chromatiden.

Desoxyribonukleinsäuresynthetasen ↑DNA-Polymerasen..

Desoxyribonukleoside: aus Purinbase (Adenin, Guanin) o. Pyrimidinbase (Thymin, Cytosin) sowie 2-Desoxyribose bestehende N-Glykoside. Basen u. Desoxypentose sind N-glykosid. zwischen N_9 der Purin- bzw. N_3 der Pyrimidinbase u. dem C_1-Atom der Desoxypentose miteinander verbunden. D. sind die Nukleosidreste der DNA, in der sie über 3',5'-Phosphodiesterbindung konvalent miteinander verknüpft sind. Die 5'- u. 3'-Phosphorsäureester der D. sind die ↑Desoxyribonukleotide.

Desoxyribonukleotid: 5'- o. 3'-Phosphorsäureester der ↑Desoxyribonukleoside.

Desoxyribonukleotidyltransferase ↑DNA-Polymerasen.

Desoxyribose: Reduktionsprodukt (Desoxyzucker) der ↑D-Ribose. 2-Desoxy-D-ribose (Thyminose) ist die Zuckerkomponente der Desoxyribonukleinsäuren. Abb.

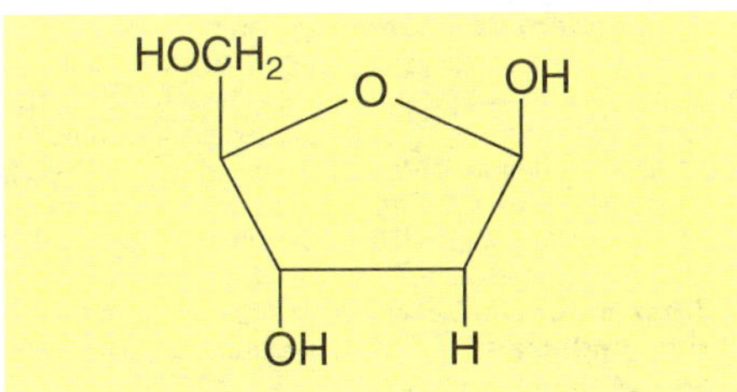

Desoxyribose

Desoxyribotide: Nukleotide (Nukleosidphosphate), die Desoxyribose enthalten.

Desquamatio ⟨*lat*⟩ *f*: Desquamation; Abschuppung der obersten Hornschicht der Haut (Pars disjuncta corneae).

Desquamatio insensibilis: unbemerkte normale Abschilferung.

Desquamatio sensibilis: verstärkte Abschilferung nach Hautentzündungen, entweder kleieförmig, lamellär o. membranös.

desquamativ ⟨*lat*⟩ *Adj*: mit der Abstoßung von Epithelien einhergehend, z. B. Desquamativpneumonie.

Desquamative gingivitis ⟨*engl*⟩ *n*: Form der Gingivitis, bei der durch Desquamation die Schleimhautbedeckung in umschriebenden Bezirken extrem dünn wird. Berührungsempfindlichkeit, Schmerz bei scharf gewürzten Speisen. ↑Parodontologie.

Desquamativkatarrh ⟨*lat + gr*⟩ *m*: durch starke Beimischung von abgeschilferten Zellen (z. B. Alveolardeckzellen in der Lunge) charakterisierte seröse Entzündung.

Destillation ⟨*lat*⟩ *f*: Verdampfen einer flüssigen o. relativ leicht flüchtigen festen Substanz u. örtl. getrenntes Auffangen des Kondensats.

Destroyed lung ⟨*engl*⟩: zerstörte Lunge; hochgradige Zerstörung des Lungenparenchyms, der Bronchien u. der Lungengefäße durch chron. Entzündung. Ursachen: ausgedehnte infizierte Bronchiektasen, chron. Pneumonie, Kompressionsatelektasen der Lunge bei Empyem, Pleuraerguß u. Pleuraschwarten, Obstruktionspneumonitis, chron. Tuberkulose. Im Endzustand finden sich an Stelle des Parenchyms bronchiektat. u. Abszeßhohlräume.

destruieren ⟨*lat*⟩: zerstören. Destruktion bei entzündl. Prozessen, aber bes. destruierendes Wachstum als Malignitätskriterium bösartiger Gewächse.

Destruktionsluxation: durch krankhafte Destruktion eines Gelenkkörpers (nicht traumat.) bedingte Luxation eines Gelenks.

Destruktionstrieb: von Sigmund Freud als spezif. Modifikation des ↑Todestriebes verwendet, insoweit sich dieser gegen die Außenwelt richtet.

destruktiv ⟨*lat*⟩ *Adj*: zerstörend.

Desynchronisation ⟨*gr + lat*⟩: Trennung von zeitl. aneinander gekoppelten Einzelvorgängen. In der Elektrophysiologie als Beendigung eines rhythm. ablaufenden Summenvorgangs, z. B. von regelmäßigen EEG-Wellen, zugunsten der zeitl. Steuerung der zugrunde liegenden einzelnen elektr. Potentiale von Nervenzellgruppen, so daß der Summenvorgang in unregelmäßige kleine u. kürzere Einzelwellen übergeht. ↑Elektroenzephalographie.

Deszendensstenosen: angeborene Stenosen der Aorta descendens. D. liegen oft in der Nähe der Einmündung des Ductus arteriosus (Botalli), lassen sich nicht sicher von unteren ↑Aortenisthmusstenosen abgrenzen. Stenosen betreffen auch die Aorta abdominalis, können sich von oberhalb der Nierenarterie bis zur Teilungsstelle fortsetzen. Kollateralkreisläufe über untere Interkostal-, Lumbal-, Gekrösearterien.

Deszendenzlehre ⟨*lat*⟩ *f* ↑Abstammungslehre.

deszendierend ⟨*lat*⟩ *Adj*: descendens, absteigend.

Deszensus ↑Descensus.

Detailerkennbarkeit: nicht scharf zu definierender Begriff, der eine Aussage darüber beinhalten soll, wie gut die im Original (Objekt) enthaltenen Details im Bild erkannt werden können. Da dieses Erkennen nicht nur vom objektiven Bildinhalt abhängt, sondern auch von den Eigenschaften des Bildbetrachters, sind entsprechende Aussagen meist nicht genau übereinstimmend.

Detajmium ↑Ajmalin.

Detektor ⟨*lat*⟩ *m*: Nachweisgerät. Teilchen- o. Strahlungsdetektor: Nachweis- o. Meßgeräte für ionisierende Strahlung. Häufig wird unter D. auch nur der eigentl. strahlenempfindl. Meßkopf verstanden. Hierher gehören z. B. Zählrohr, ↑Ionisationskammer, ↑Szintillationsdetektor, Nebelkammer, photograph. Schichten; Strahlungsdetektor für Licht, ultrarote u. ultraviolette Strahlung: Photozelle, Photoelement, Halbleiterdioden, Bolometer, Thermoelemente, photograph. Schichten.

Detergenzien ⟨*lat*⟩ *n Pl*: Tenside, oberflächenaktive Stoffe, grenzflächenaktive Stoffe, „Netzmittel", Surfactants; organ. Substanzen, die die Oberflächenspannung von Wasser herabsetzen. D. weisen einen hydrophoben u. einen hydrophilen Molekülteil auf. Zu den D. zählen die ↑Gallensäuren, ↑Monoglyzeride sowie Phospho- u. Glykolipide. Sie führen zur Emulgierung von lipophilen Substanzen in Wasser. Anion. D. tragen am langkettigen hydrophoben Kohlenwasserstoff eine neg. Ladung (z. B. echte Seifen), kation. D. dagegen eine pos. Ladung (z. B. Invertseifen). ↑Desinfektionsmittel.

Determann, Hermann (1865–1937), dt. Arzt, Freiburg.

Determann-Syndrom (nach Hermann D.): Dyskinesia intermittens angiosclerotica. Infolge mangelnder O_2-Versorgung der Muskeln, Arteriosklerose bzw. Spasmen der Gefäßmuskeln auftretendes, intermittierendes Versagen versch. Muskelgruppen (Arme, Beine, Zunge).

Determinanten ⟨*lat*⟩ *f Pl*: nach A. Weismann Teilchen des Keimplasmas, die durch erbungsgleiche Teilungen der Zellen so verteilt werden sollen, daß sie zur richtigen Zeit am richtigen Ort die Differenzierung der Zellen, Organe u. Körperteile bewirken. Extrem mechanist. u. präformist. Vorstellung. Differenzierungsvorgänge können molekularbiol. auf Vorgänge der Genregulation zurückgeführt werden. ↑Antigendeterminante.

Determination ⟨*lat*⟩ *f*: genet. bedingter Ablauf der Entwicklung von Zellen u. Geweben während der Embryogenese.

Detonationsdruckschädigungen ↑Blast injury.

Detorsion ⟨*lat*⟩ *f*: Entdrallung: ungenügende o. gestörte Verdrehung des embryonalen Herzschlauchs in der Ebene zwischen Bulbus cordis u. ↑Truncus arteriosus. Soll wichtigste Ursache für die Entstehung von ↑Transpositionen der großen Arterien sein (A. Spitzer).

Detorsionsosteotomie ⟨*lat*⟩ *f*: Osteotomie zwecks Korrektur eines Drehfehlers langer Röhrenknochen (angeborener Klumpfuß, verstärkte Antetorsion des Schenkelhalses).

Detoxikation ⟨*lat*⟩ *f*: Entgiftung; Verminderung der ↑Toxizität von Pharmaka innerhalb (biol. ↑Biotransformation) o. außerhalb von Lebewesen durch Einwirkung von Wasser, Licht usw. In Organismen besteht das Hauptprinzip der D. in beschleunigter Elimination mit dem Harn infolge erhöhter Wasserlöslichkeit nach oxidativen Veränderungen (meist in der Leber) o. ↑Konjugationsreaktionen. Interferierender Prozeß kann eine ↑Enzyminduktion sein. Ther. ist durch ↑Antidote eine Unterstützung dieser Prozesse erreichbar. Gegenläufiger Prozeß ist die Toxifizierung (↑Giftung).

Detritus ⟨*lat*⟩ *m*: nekrot., strukturloses Zell- u. Gewebematerial, oft fetthaltig.

Detritussynovialitis: im Gefolge einer prim. o. sek. Arthrosis deformans auftretende chron. Entzündung der Synovialmembran mit Inklusion zahlreicher kleiner, aus dem Gelenkbereich stammender Knorpel- u. Knochenfragmente. ↑Hydroxylapatitsynovialitis.

Detrusorschlinge: von dorsal absteigender Zug der inneren Längsmuskulatur der Harnblase, der das ↑Ostium urethrae internum an seiner Vorderseite umgreift; Teil des ↑Musculus sphincter vesicae.

Detrusorschwäche: Austreibungsschwäche der Harnblasenmuskulatur. Kraftloser Harnstrahl, keine Miktionsverzögerung, oft erhebl. Restharnmenge, Überdehnung u. Ausweitung der Harnblase, ohne daß ein Abflußhindernis vorhanden ist.

Detrusorspasmus: Reizzustand des M. detrusor vesicae bei Prostataneurose, psych. Störungen, Rückenmarkverletzungen. Wechselnd stark. Harndrang mit erschwerter Miktion bis zur Harnsperre. Meist nur tagsüber. D. verschwindet in Relaxationsanästhesie.

Detrusor-Sphinkter-Dyssynergie: fehlende o. mangelnde Koordinierung des Harnblasenöffnungs- u. Harnröhrenschließmuskels; klin. Folgen sind unterschiedl. Restharnmengen bei Inkontinenz (Harnträufeln).

detur ⟨*lat*⟩: *Abk* D.; es soll gegeben werden (Rezeptur).

detur cum formula ⟨*lat*⟩: Verabfolgung eines Arzneimittels an den Pat., die die Signatur des Rezeptes enthält. Der Hinweis erübrigt sich heute, da die Angabe gesetzl. geregelt ist.

Deuteranomalie ⟨*gr*⟩ *f*: Farbsinnstörung, Grünschwäche.

Deuteranopie: Grünblindheit; Ausfall der Grünempfindung, ↑Farbensinnstörungen.

Deuterium: schwerer Wasserstoff; chem. Symbol D o. ^2H; zu 0,012 % im normalen Wasserstoff enthalten. Bildet mit Sauerstoff schweres Wasser D_2O, das sich in chem. u. physikal. Eigenschaften vom Wasser (H_2O) unterscheidet, so daß eine Trennung beider mögl. ist. Anwendung zur Bestimmung des ↑Ganzkörperwassers.

Deuterologie ⟨*gr*⟩ *f*: Lehre von der Plazenta.

Deuteromycetes: Gruppe der Pilze, deren perfektes (sexuelles) Stadium noch nicht bekannt ist u. die daher in dieser willkürl. geschaffenen Klasse der imperfekten Pilze (Fungi imperfecti) zusammengefaßt werden.

Deuticke, Paul (geb. 1901), Urol., Wien.

Deuticke-Plastik (nach Paul D.): plast. Operation zur Korrektur der Harnstauungsniere infolge Harnleiterabgangsstenose. Subtotale Resektion des erweiterten Nierenbeckens mit Stehenlassen eines dreieckigen Zwickels, der zur plast. Erweiterung in die längsgespaltene Ureterabgangsstenose eingenäht wird (Foley-Prinzip).

Deutonymphe: Dauer- o. Wandernymphe; bei einigen Fam. der ↑Acari in die Entwicklung eingeschaltetes zweites Nymphenstadium.

Deutsch, Felix (1884–1964), Nervenarzt u. Psychoanalytiker. Pionier der psychoanalyt. ↑Psychosomatik u. der Entwicklung einer psychoanalyt. Interviewtechnik.

Deutsch, Helene (1884–1982), Nervenärztin u. Psychoanalytikerin. Bedeutend sind v. a. ihre psychoanalyt. Studien zur Weiblichkeit.

Deutsche AIDS-Hilfe: *Abk* D. A. H.; eingetragener Verein, der als Dachverband von mehr als 130 regionalen Mitgliedsorganisationen Selbsthilfe u. interessengeleitete Facharbeit auf dem AIDS-Sektor anbietet. Sitz: Berlin.

Deutsche Akademie der Naturforscher Leopoldina: Naturwissenschaftl.-med. Akademie, gegründet 1652 in Schweinfurt; seit 1878 in Halle. Etwa 1 000 Mitglieder: Wissenschaftler aus aller Welt.

Deutsche Forschungsgemeinschaft: *Abk* DFG; Forschungsförderungseinrichtung (Nachfolge der „Notgemeinschaft der Deutschen Wissenschaft"). Die Förderung der Forschung erfolgt als Normalverfahren (Einzelförderung) o. Schwerpunktverfahren (Forschergruppen, Sonderforschungsbereiche). Die Mittel der DFG stammen aus Bundes- u. Ländermitteln sowie Stiftungen.

Deutsche Horizontale: Frankfurter Horizontale, ↑Ohr-Augen-Ebene.

Deutsche Klinik für Diagnostik: *Abk* DKD; 1970 in Wiesbaden nach dem Vorbild der amerik. ↑Mayo-Klinik errichtete Gesundheitseinrichtung (Stiftung), die durch Konzentration von moderner Technik u. zahlreichen Spezialisten ein hohes Niveau med. Diagnostik anstrebt.

Deutscher Ärztetag: jährl. Hauptversammlung der ↑Bundesärztekammer, an der 250 Delegierte teilnehmen. Befaßt sich mit grundlegenden Fragen ärztl. Tätigkeit bes. unter standespolit. Aspekten.

Deutscher Bildungsrat für Pflegeberufe: Zusammenschluß der Interessenvertretungen für Pflegeberufe ↑ADS, ↑BA, ↑BALK u. ↑DBfK, um bundesweit grundsätzl. Aussagen zu Bildungsfragen der Pflegeberufe zu machen, Bildungskonzepte für Pflegeberufe zu entwickeln, Anforderungsprofile u. Richtlinien für die Anerkennung von Fort- u. Weiterbildungsstätten zu erarbeiten u. Stellung zu aktuellen bildungspolit. Fragen in der Weiterbildung zu nehmen.

Deutsche Rezeptformeln: *Abk* DRF; Rezeptsammlung für wirtschaftl. Verordnungsweise.

Deutsches Arzneibuch ↑Arzneibuch.

Deutsche Schabe ↑Blattella germanica.

Deutsches Hygienemuseum: 1911 in Dresden gegründet, national u. international bekannte Einrichtung, Kooperationszentrum der ↑Weltgesundheitsorganisation (WHO) für Gesundheitserziehung (1982), Mitglied der ↑Internationalen Union für Gesundheitserziehung (IUGE), des Internationalen Lehrmittelverbands u. des Internationalen Museumsrates; bekannt auch durch die Produktion von gläsernen Figuren (Mensch, Zelle u. a. m.).

Deutsches Institut für Medizin, Dokumentation und Information: *Abk* DIMDI; Informationseinrichtung in der Verantwortung des Bundesministeriums für Gesundheit, Sitz Köln. Wurde 1969 als MEDLARS-Zentrum gegründet, stellt jetzt aber neben Datenbasen der ↑National Library of Medicine wie MEDLINE, CANCERLIT, CANCERPROJ auch solche wie BIOSIS Previews, ISI, Psychological Abstracts, Excerpta Medica (insges. über 50 Datenbanken) zur selektiven Informationsverbreitung u. On-line-Recherche zur Verfügung.

Deutsches Krebsforschungszentrum: *Abk* DKFZ; Forschungseinrichtung (Sitz: Heidelberg), Stiftung des öffentl. Rechts, in Zusammenarbeit mit der Universität Heidelberg. Das DKFZ umfaßt 8 Institute (Virusforschung; Biochem.; Toxikol. u. Chemotherapie; Exp. Pathol.; Immun. u. Genetik; Nuklearmed.; Zellforschung; Dokumentation, Information u. Statistik) u. betreibt sowohl onkolog. Grundlagen- als auch klin. Forschung. Auch außerhalb der DKFZ nutzbar ist das Informationssystem CANCERNET.

Deutsches Rotes Kreuz: *Abk* DRK; Mitglied der Liga der Rotkreuzgesellschaften. Freiwillige Hilfsgesellschaft i. S. dieser Abkommen zum Schutze der Kriegsopfer. Die Aufgaben des DRK beinhalten u. a. die Ausbildung von Gesundheitshelfern für Erste-Hilfe-Leistungen u. Krankenpflege, die Mitwirkung bei der Gesundheitserziehung, die Sanitätsausbildung in den Schulen sowie die Werbung von Blutspendern. Zur Erfüllung spezif. Aufgaben hat das DRK eine Reihe von Diensten (Bahnhofsdienst, ↑ Wasserrettungsdienst, Unfallhilfsdienst, Pflege- u. Sozialdienst u. a.) entwickelt.

Deutschländer, Carl Ernst Wilhelm (1872–1942), dt. Orthop., Hamburg.

Deutschländer-Syndrom (nach Carl E. W. D.): Marschgeschwulst, Fußgeschwulst; ↑ Ermüdungsbruch des 2. o. 3. Mittelfußknochens infolge absoluter o. relativer Überlastung. Röntg. typ.: Kugelkallus mit sehr spät erkennbarem haarfeinen Frakturspalt. Durch den Vorfußschmerz Verwechslung mit ↑ Morton-Neuralgie mögl.

Devagination ⟨*lat*⟩ *f* ↑ Desinvagination.

Devastation ⟨*lat*⟩ *f*: Ausrottung eines Parasiten o. Krankheitsüberträgers.

Deviation ⟨*lat*⟩: Abweichung; Deviatio; **1.** ***Morphol.:*** Abweichung o. Variation in Form o. Verlauf (z. B. ↑ Septumdeviation). **2.** ***Soziol.:*** in der Sozialwissenschaft Bez. für sozial abweichendes Verhalten. **3.** ***Psychol.:*** in der Sexualwissenschaft sachl. Bez. für wenig übl. o. seltene Sexualpraktiken, -ziele u. -interessen, die früher unter den moral. abwertenden o. Krankhaftigkeit ausdrückenden Begriff der ↑ Perversion fielen. Relativ häufige D., wobei einige strafrechtl. relevant sind, sind ↑ Exhibitionismus, ↑ Fetischismus, ↑ Masochismus, ↑ Sadismus, ↑ Pädophilie. Ursachen größtenteils noch ungeklärt, trotz zahlreicher, aber widersprüchl. ätiopathogenet. Theorien. Überwiegend wahrscheinl. psych. bedingt; in einigen Fällen hirntraumat. Syndromen zuzuordnen. Eine Behandlung (z. B. Psychotherapie) ist evtl. bei sozial gefährl. Formen, Leidensdruck u. starker Motivation indiziert. In Ausnahmefällen medikamentöse Unterstützung durch libidodämpfende Antiandrogene mögl.

Déviation conjuguée ⟨*frz*⟩ *f*: bei horizontaler Blicklähmung infolge kortikaler o. subkortikaler Schädigung zur Gegenseite der Läsion entsteht durch Überwiegen der Antagonisten eine Hinwendung der Bulbi zur Seite der Läsion. „Der Pat. schaut seinen Herd an". Das umgekehrte „konjugierte" Hinüberschieben der Bulbi, als „vom Herd weg" ist bei irritativer Läsion des frontalen Augenfelds, z. B. bei epilept. Adversivanfällen zu beobachten.

Deviatio septi ⟨*lat*⟩ *f*: Abweichung der Nasenscheidewand; ↑ Septumdeviation.

Dévic-Krankheit ↑ Neuromyelitis optica.

Devitalisation ⟨*lat*⟩ *f*: **1.** Schädigung der Lebensfähigkeit von Zellen bis zum Verlust der Teilungsfähigkeit. **2.** Bewußte Erzeugung einer Pulpanekrose mittels arsen- o. paraformaldehydhaltiger Präparate zur schmerzlosen ↑ Exstirpation der Pulpa. ↑ Endodontologie.

Dewar, Sir James (1842–1923), brit. Chem.

Dewar-Gefäß (nach James D.): wärmedämmendes doppelwandiges, verspiegeltes Glas- o. Metallgefäß mit evakuiertem Zwischenraum zur weitgehenden Reduzierung von Wärmekonvektion u. -strahlung. Anwendung z. B. zur Aufbewahrung von flüssigen Gasen u. Kältemischungen sowie zum Warmhalten von Flüssigkeiten (Thermosflasche).

Dexamethason: synthet. fluorhaltiges Steroidhormon mit glukokortikoider Wirkung; diese übersteigt weit die der natürl. ↑ Glukokortikoide (↑ Prednisolon).

Dexamethasontest: durch Gabe von Dexamethason wird bei intaktem Regelmechanismus (↑ Hypothalamus-Hypophysen-Nebennierenrinden-Achse) die Hormonproduktion in der Nebennierenrinde gehemmt. Gemessen wird die Cortisolkonzentration (Plasma) o. 11-Hydroxy-Kortikosteroidkonzentration (Plasma o. Urin) nach oraler Dexamethasonapplikation. Ind.: DD des Hypercortisolismus, Verlaufskontrolle endogener Depressionen.

Dexmedetomidin: Alpha-2-Agonist, Wirkungsspektrum ähnl. ↑ Clonidin.

Dexpanthenol: Vitamin der B-Gruppe. Verwendung zur Wundbehandlung, regt Epithelisierung der Haut an.

Dextran: von einigen Mikroorganismen gebildete hochmolekulare Polysaccharide. D. sind aus 1,6-, 1,3- u. 1,4-alphaglykosid. verbundenen D-Glukoseresten aufgebaut. D. mit einer relativen Molmasse von etwa 75 000 entsprechen dem kolloidosmot. Druck des Blutes u. werden als Blutersatz (Plasmaexpander) eingesetzt.

Dextrine ⟨*lat*⟩ *n Pl*: Zwischenprodukte, die durch partiellen sauren, enzymat. o. therm. Abbau der Stärke entstehen; je nach der Molekülgröße liefern sie auf Zugabe von Iodlösung versch. Farben: Amylodextrine = blau, Erythrodextrine = rot, Achrodextrine = keine Färbung.

Dextrokardie ⟨*lat + gr*⟩ *f*: Herzhöhlen u. große Gefäße liegen spiegelbildl. zur normalen Position. Venöser Vorhof u. venöse Herzkammer liegen vorn. Die A. pulmonalis steigt vom re. oberen Herzrand auf. Der art. Vorhof befindet sich hinten, die art. Herzkammer li. hinten. Die Aorta steigt re. ab. Angeboren, fast immer mit ↑ Situs inversus viscerum aller inneren Organe vergesellschaftet. Häufige Begleitfehlbildungen: singulärer Ventrikel, Transposition der großen Arterien mit o. ohne Ventrikelinversion (↑ Inversio cordis), Scheidewanddefekte, Fehlmündung der Lungenvenen. Es sind alle Übergänge der normalen ↑ Lävokardie über ↑ Mesokardie zur D. bekannt. Unterscheidung von Rechtsverlagerung des gesamten Herzens (Dextropositio cordis) durch Lungenkollaps, einseitige Lungenagenesie, Zwerchfellhernie. D. bei Ivemark-Syndrom (↑ Aspleniesyndrom), ↑ Kartagener-Syndrom.

Dextrokardiogramm: röntg. Darstellung der re. Herzhöhlen durch Kontrastmittelinjektion. ↑ Laevokardiogramm.

Dextromethorphan: Antitussivum; Einsatz als Hydrobromid zur Hustenstillung.

Dextromoramid: synthet. Analgetikum vom Morphintyp; großes Suchtpotential; zur ↑ Neuroleptanästhesie.

Dextromorphan: Antitussivum ohne analget. Wirkung; geringes Suchtpotential.

Dextropositio aortae ⟨*lat*⟩ *f*: angeborene Rechtsverlagerung des Ursprungs der Aorta über einem hohen, subaortalen Septumdefekt mit verschiedengradigem Rechts-Links-Shunt. Beim ↑ Taussig-Bing-Syndrom stellt die Aorta den Ausgang des re. Ventrikels dar, die Pulmonalis überreitet den Ventrikelseptumdefekt. Befindet sich die Aorta ventral der Pulmonalarterie, besteht gleichzeitig ↑ Transposition der großen Arterien.

Dextropositio uteri: Rechtsverlagerung der Gebärmutter.

Dextropropoxyphen: Analgetikum, stark schmerzstillend mit spasmolyt. Komponente. HWZ 3–5 h, oral anwendbar, zumeist als Hydrochlorid verwendet.

Dextrorotation: ↑Dextroversio cordis, Drehung des Herzens im Uhrzeigersinn. **Komplette D.**: Drehung um 90°, Herzspitze zeigt nach re. **Inkomplette D.**: Drehung ist um etwa 45° erfolgt, Herzspitze zeigt nach vorn. Kombination einer D. mit einer Vorhof- o. Ventrikelinversion wird als gemischte D. bezeichnet.

Dextrose ↑D-Glukose.

Dextroversio cordis ⟨*lat*⟩ *f*: isolierte ↑Dextrokardie. Die venöse Herzhälfte liegt re. hinten, die art. Herzhälfte li. vorn. Die übrigen inneren Organe befinden sich im Normalsitus.

Dextroversio uteri: Neigung der Gebärmutter nach re.; ↑Versio uteri u. Positio.

Dezeleration ⟨*lat*⟩ *f*: Deceleratio, Verlangsamung; bei der Beurteilung des ↑Kardiotokogramms, Angabe des Ausmaßes der Verlangsamung der kindl. Herzfrequenz bei Belastung (z. B. durch Wehen o. Medikamente) unter der Geburt. Versch. Formen (frühe, späte, variable D.) lassen Rückschlüsse auf das Befinden des Kindes, insbes. der Sauerstoffreserve, zu.

Dezelerationstrauma, axiales: komplexes Verletzungsmuster nach Sturz aus der Höhe. Beim Aufprall entstehen Organverlagerungen entlang der abgebremsten Fallinie, u. a. Milz-, Leber-, Lungen-, Aortenrupturen.

dezentriert ⟨*lat*⟩ *Adj*: im Ggs. zu konzentriert, Funktionsniveau bei entspannter Wachheit, charakterisiert durch relativ ungerichtetes Abtasten peripherer verhältnismäßig unwesentl. bildhafter Erinnerungsmuster.

Dezentrierung ⟨*lat*⟩ *f*: Abweichung der Brillengläser von der Mittelpunktslage, durch die ein prismat. Wirkung entsteht.

Dezerebration ⟨*lat*⟩ *f*: Dezebrierung, apallisches ↑Syndrom, ↑Enthirnungsstarre; Bei Versuchstieren, insbes. bei der Katze mit Dezerebrationschnitt nach C. S. Sherrington, Abtrennung des Großhirns nach Kraniotomie zumeist im Bereich des Hirnstamms zwischen den Colliculi rostrales u. caudales.

dezi- *Präfix*: *Abk* d; vor physikal. Einheiten zur Bez. der 10^{-1}fachen Menge einer Einheit.

Dezibel: (nach dem amerik. Erfinder Bell) *Abk* dB; $1\ dB = 10^{-1}$ B. Dekad. Logarithmus des Verhältnisses einer Größe zu einer Bezugsgröße gleicher Art. Bezugsgrößen können sein: Schalldrücke (↑Schalldruckpegelbereich, hörbarer), Schallintensitäten, Schalleistungen, Schwingbeschleunigungen u. a. Zur eindeutigen Kennzeichnung des Dezibels ist die Angabe der Bezugsgröße erforderl.

Dezidua ⟨*lat*⟩ *f*: kurz für Membrana decidua; In dem durch das Gelbkörperhormon (Progesteron) bei Schwangerschaft bes. gut ausgebildete sezernierenden Anteil der Gebärmutterschleimhaut mit Oberflächenepithel findet man ein Stratum compactum (Kompakta), reich an großen Stromazellen mit Knäuelarterien, Stratum spongiosum (Spongiosa) mit sägeblattförmigen Drüsenschläuchen, die das Sekret (Glykogen, Eiweiß, Fett, Minerale usw.) für die Ernährung des eingenisteten befruchteten Eis bilden, ehe es in den ersten Tagen an den Kreislauf der Mutter angeschlossen ist. Zu dieser Zeit unterscheidet man eine Decidua capsularis, die das eingenistete Ei kavumwärts bedeckt, eine Decidua basalis an der Basis des Eis, also muskulärwärts gelegen, von der Decidua parietalis der übrigen Uterushöhle. Bei Wachstum des Eis berührt schließl. die immer stärker vorgewölbte Decidua capsularis die der Decidua parietales u. verwächst mit ihr. Die Decidua basalis entwickelt sich zum mütterl. Anteil der Plazenta.

Dezimalpotenz ⟨*lat*⟩ *f*: *Abk* D., Verdünnungsfolge von Arzneimitteln. $\varnothing = 10^0$ (Urtinktur), $D\,1 = 10^{-1}$, $D\,2 = 10^{-2}$ usw. Der Ausdruck Potenz wurde von Hahnemann gewählt, weil er irrtüml. annahm, daß hohe Verdünnungen durch ihre spezif. Art der Zubereitung eine bes. hohe (potenzierte) Wirkung haben. Bei höheren Verdünnungen ist nicht mehr mit echten pharmakodynam. Wirkungen zu rechnen. ↑Homöopathie, ↑Plazeboeffekt.

Dezimalreduktionszeit ↑D-Wert.

Dezimeterwellentherapie: Form der ↑Hochfrequenzwärmetherapie, auch als Ultrahochfrequenztherapie (UHF) bzw. Ultrakurzwellentherapie bezeichnet, liegt im techn. Mikrowellenbereich. Dient der Erwärmung tiefgelegener Gewebeschichten. Die D. werden durch ein Dipol (Applikator) abgestrahlt. Bei Verwendung des muldenförmigen Applikators u. aufgrund der günstigen physikal. Konstanten der D. im Körpergewebe ergibt sich ein gleichmäßiges Temperaturverteilungspektrum bis in das Zentrum des Strahlungsbereichs. Bevorzugte Anwendung bei erwünschter Erwärmung tiefer Muskelschichten u. Gelenke.

DFG ↑Deutsche Forschungsgemeinschaft.

DFP: *Abk* für ↑Diisopropylfluorophosphat.

D-Gene: Gene, die während der Reifung von B- u. T-Lymphozyten mit den V-Genen (variablen Genen) u. J-Genen (Joining-Genen) rekombinieren u. so funktionsfähige Gene für ↑Immunglobuline (Ig) bilden, wobei die D-G. für die Segmente der hypervariablen Regionen der Ig codieren.

DGF: *Abk* für Deutsche Gesellschaft für Fachkrankenpflege e. V. Interessenvertretung für Fachkrankenschwestern u. -pfleger.

D. G. R. S. T.: *Abk* für frz. Délégation Générale à la Recherche Scientifique et Technologique. Allg. Ausschuß für wissenschaftl. Forschung u. Technik in Frankreich. Dem Ministerium für industrielle u. wissenschaftl. Entwicklung unterstellte Einrichtung zur Förderung u. Kontrolle der Forschung i. a. u. auf Schwerpunktgebieten.

DGZMK: *Abk* für Deutsche Gesellschaft für Zahn-, Mund- u. Kieferheilkunde e. V.; Sitz in Düsseldorf.

DGZPW: *Abk* für Deutsche Gesellschaft für Zahnärztliche Prothetik u. Werkstoffkunde. Sitz in Berlin

1,25-DHCC: *Abk* für ↑1,25-Dihydroxycholecalciferol.

24,25-DHCC: *Abk* für 24,25-Dihydrocholecalciferol. Metabolit des 1,25-DHCC; entsteht in der Niere unter Einwirkung der 24-Hydroxylase, nachdem ein aktueller Ca^{2+}-Mangel ausgeglichen worden ist; begünstigt alternativ die Mineralisation des Knochens.

D'Herelle, Felix Hubertin (1873–1949), Bakteriologe, Kalkutta, Paris. Filtrierte 1907 Kotaufschwemmungen von Ruhrkranken. Nach Zusatz von Ruhrbakterien in Nährbrühe wurden die Bakterien aufgelöst. Er vermutete virusartige, auf lebenden Ruhrbakterien sich vermehrende Lebewesen, die er 1918 Bacteriophagum intestinale nannte. ↑Bakteriophagen.

D'Herelle-Phänomen (nach Felix H. H.) ↑Twort-D'Herelle-Phänomen.

DHEW: *Abk* für ↑Department of Health, Education and Welfare.

DHM: *Abk* für ↑Deutsches Hygienemuseum.

Dhoti-Krebs: Hautkarzinom bei Trägern eines Dhoti (Lendentuch aus hartem imprägnierten Material) wahrscheinl. infolge chron. Reibung.

Di: *Abk* für ↑Diphtherie.

Diabenyl: Antihistaminikum; ↑Diphenhydramin.

Diabetes ⟨*gr*⟩ *m*: Durchfluß; häufig für erhöhten Harnfluß verwendet („Harnruhr", „Wasserharnruhr").

Diabetesätiologie: prim. Diabetes (essentieller, genet. bedingt-fam.) ist von sek. Diabetes (nichtessentiellen) zu unterscheiden. Letzterer Begriff beinhaltet: **Pankreatopriver Diabetes** (Pankreatektomie, Operationsdiabetes, Pankreastumoren, Pankreastraumata, Traumadiabetes, Pankreatitis, ↑Hämochromatose). **Extrapankreat. endokriner Diabetes** (↑Akromegalie, Hyperadrenalismus, Hyperthyreose, Glucagontumoren, Metabol. D.). **Pharmak. Diabetes** (STH, ACTH, Schilddrüsenhormone, Bezothiadiazine). **Diabetes mellitus durch Virusinfektionen**: jahreszeitl. Prävalenz der Diabetesmanifestation mit dem Auftreten von Coxsackie-Typ-B4-Viren, ↑Insulitis. Im Tierexperiment Diabetesinduktion durch Virusübertragungen erwiesen. **Diabetes mellitus als Autoimmunerkrankung**, ↑Insulinantikörper, Insulinautoantikörper, ↑Insulinresistenz, Insulitis.

Diabetes, experimenteller: für die Herstellung diabet. Modelle finden Substanzen Anwendung, die in geeigneter Dosierung ihre chemotox. Wirkung vorwiegend an der B-Zelle der Langerhans-Insel des Pankreas entfalten. Diese Betazytotoxine werden folgenden Stoffklassen zugeordnet: ↑Alloxan, ↑Carbason, Carbamate, ↑Chinoline, Ascorbate (↑Vitamin C) u. insbes. das aus einem Streptomyces-Stamm isolierte ↑Streptozotocin, das fast selektiv betazytotox. wirkt u. daneben auch eine antibakterielle u. antitumorale Wirkung entfaltet. Außerdem führen ↑Curare, ↑Diazoxid, ↑Insulinantikörper, ↑Phlorizin ebenfalls zur B-Zellerschöpfung o. -Zerstörung u. damit zu versch. Diabetesmodellen. Pankreatektomie o. Teilpankreatektomie führen ebenfalls zu einem absoluten o. relativen Insulinmangel.

Diabetes insipidus: *Abk* D. i.; Wasserharnruhr; Störung der Wasserrückresorption in der Niere durch fehlende bzw. nicht ausreichende Bildung o. auch Unwirksamkeit des antidiuretischen ↑Hormons (ADH, Adiuretin, Vasopressin), das im Hypothalamus-Hypophysenhinterlappen-System gebildet wird. Die ADH-Sekretion wird durch Änderung der Plasmaosmolalität über Osmorezeptoren u. des Blutvolumens über Volumenrezeptoren reguliert. ADH fördert Transport von Natriumchlorid durch den medullären aufsteigenden Abschnitt der Henle-Schleife in das renale Interstitium u. erhöht somit den osmot. Gradienten u. die Wasserrückresorption in den Sammelrohren der Niere, vermutl. über Vasopressinrezeptoren mit Aktivierung des Phosphoinositidmetabolismus, zytosol. Kalziumfreisetzung u. Erhöhung der intralzellulären cAMP-Bildung. Klassifizierung: **Zentraler D. i.**: a) symptomat. bei Hirntumoren, Schädel-Hirn-Traumen u. neurochirurg. Eingriffen im Hypophysen-Hypothalamus-Bereich, durch Metastasen, bes. Mamma- u. Bronchialkarzinom, u. Hämoblastosen, entzündl. nach Meningitis u. Enzephalitis sowie auch auf der Basis vaskulärer Prozesse. b) Idiopath. ohne nachweisbare Schäden. **Renaler D. i.**: a) hereditäre ADH-Resistenz angeborener Defekt im distalen tubulären System der Niere, der trotz normaler endogener ADH-Produktion die Wasserrückresorption verhindert. b) Erworben, bei chron. Hydronephrose, Nierenzysten, entzündl. u. degenerativen Nierenerkrankungen, Amyloid sowie beim Fanconi-Syndrom u. als osmot. Diurese. **Klinik des D. i.**: meist plötzl. auftretende Polydipsie u. Polyurie; dd von psychogener, renaler u. medikamentös (Diuretikagabe, Adipositastherapie) bedingter Polydipsie abgrenzen. **Diagnostik des D. i.**: 1. Dreistündiger Durstversuch unter klin. Beobachtung. Normal: nach Durstperiode Anstieg über 1020 u. Harnosmolalität größer 800 mosmol/l/kg. 2. ↑Hickey-Hare-Test. 3. ↑Vasopressintest. **Ther. des D. i.**: nasale Applikation von ADH-Derivaten.

Diabeteskomplikation: mit fortschreitender Dauer bei Diabetes mellitus auftretende Symptomenkomplexe wie z. B. diabetische ↑Angioorganopathie, diabetische ↑Lentopathie, ↑Nephropathia diabetica, ↑Neuritis, ↑Neuropathia diabetica, diabetische ↑Retinopathie.

Diabetesmanifestation: nach WHO-Definition bezogen auf das Diabetesmanifestationsalter: **kindlicher D. m.** (infantile-, childhood-, frühkindl. D. m.): Manifestation zwischen Geburt u. 14. Lj. **Jugendlicher D. m.** (Young-, juvenile onset type, asthen. Diabetes, diabète maigrè, brittle diabetes), Diabetesmanifestation zwischen dem 15. u. 24. Lj. **Erwachsener D. m.** (adult, maturity onset type, diabète gras): Diabetesmanifestation zwischen dem 25. u. 64. Lj. **Altersdiabetes** (elderly, seniler D. m.): Manifestation jenseits des 65. Lj. Die Alterseinteilung entspricht nicht den klin. Diabetestypen u. der Gliederung in klin. Verlaufsformen, sie dient der epidemiol. Erfassung.

Diabetes mellitus: *Abk* D. m.; Zuckerkrankheit, Zuckerharnruhr; chron. Stoffwechselstörung mit verzögerter o. unvollständiger Verwertung zugeführter Glukose im Organismus, mit pathol. Veränderungen im Kohlenhydrat-, Fett- u. Proteinstoffwechsel durch einen relativen o. absoluten Mangel an endogenem Insulin infolge ungenügender Bildung, Sekretion o. Wirkung am Erfolgsorgan. Der spontane D. m. des Menschen entwickelt sich über mehrere diagn. abgrenzbare Vorstadien (↑Diabetesvorstadien) zum klin. manifesten D. m. Die klass. Sympt. des D. m. bestehen in: ↑Polyurie, ↑Polydipsie, renale ↑Glukosurie, ↑Ketonämie, ↑Hyperglykämie, Gewichtsverlust, ↑Hyperlipidämie u. Dysmineraliämie. Bei ungenügender Stoffwechselführung (↑Diabetestherapie) kommt es mit zunehmender Diabetesdauer zu ↑Diabeteskomplikationen. Für den D. m. sind zahlreiche Einteilungsformen bekannt u. gebräuchl.: Diabetesvorstadien, ↑Diabetesätiologie, ↑Diabetesmanifestation.

Diabetes mellitus, asymptomatischer: Subklin. D. m.; ↑Diabetesvorstadien.

Diabetes mellitus, chemischer ↑Diabetesvorstadien.

Diabetes-mellitus-Embryopathie ↑Embryopathia diabetica.

Diabetes-mellitus-Fetopathie ↑Fetopathia diabetica.

Diabetes mellitus, latenter ↑Diabetesvorstadien.

Diabetes mellitus, subklinischer ↑Diabetesvorstadien.

Diabetes, metabolischer: gelegentl. Auftreten eines Diabetes mellitus bei prim. ↑Hyperlipoproteinämie (Lipiddiabetes) o. bei Hunger (↑Hungerdiabetes) o. bei ↑Fettsucht.

Diabetes renalis: Nierendiabetes, Diabetes innocens, Diabetes innocuus, renale Glukosurie, normoglykäm. Glukosurie; Zuckerausscheidung im Harn bei nichterhöhter, gelegentl. sogar erniedrigter Glykämie, ursächl. in einer Störung der Rückresorptionskapazität der Nierentubuli begründet. Subjektiv bestehen keine Beschwerden. Gleichzeitiges Vorkommen mit einem

↑Diabetes mellitus mögl. (Reubi A- u. B-Form); dd Abgrenzung gegen ↑Schwangerschaftsdiabetes.

Diabetes salinus renalis: Salzverlustniere (engl. salt loosing nephritis); Verlust von Kochsalz (NaCl) über die Nieren aufgrund einer durch Vorerkrankung (Pyelonephritis, Zystennieren) gestörten Rückresorption von NaCl in den Nierentubuli.

Diabetestherapie: IDDM-Patienten bedürfen neben der Substitution der adäquaten Insulinmenge (↑Insulintherapie) im Tagesverlauf (zirkadianer ↑Rhythmus) einer angepaßten Diabetesdiät (↑Diabetikererzeugnisse) u. einer ausgeglichenen ↑Muskelarbeit. NIDDM-Patienten u. einige bes. Diabetesverlaufsformen erhalten neben der obligaten Diät eine orale Diabetestherapie (↑Antidiabetika, orale).

Diabetes, transitorischer ↑Diabetesätiologie, ↑Diabetesvorstadien.

Diabetesvorstadien: WHO-Definition der Vorstadien des Diabetes mellitus (D. m.): **1. Prädiabetes:** Protodiabetes; mit diesen Begriffen bezeichnet man die Zeitspanne zwischen Diabeteskonzeption u. frühestem Nachweis der Glukosetoleranzstörung; entzieht sich der diagn. Erfassung u. sollte klin. nur retrospektiv bei einem bereits sicher diagnostizierten Individuum angewendet werden. **2. Potentieller D. m.:** potentielle Diabetiker sind Personen mit normalem Glukosetoleranztest, aber begründetem Risiko, an einem D. m. zu erkranken (Zwillingspartner, hereditäre Belastungen, Frauen mit überschweren Kindern u. ↑Schwangerschaftsdiabetes). **3. Latenter D. m.:** Personen mit momentan normalem Glukosetoleranztest, aber bekannter passagerer pathol. Kohlenhydratstoffwechsellage (Schwangerschaft, Belastungstest). **4. Subklin. D. m.:** asymptomat. D. m., chem. D. m.; Personen mit pathol. Kohlenhydratbelastungstest u. erhöhten Nüchternblutzuckerwerten (>7,22 mmol/l). **5. Klin. manifester D. m.:** Person mit einem pathol. Kohlenhydratbelastungstest, einer klin. Diabetessymptomatik u. erhöhten Nüchternblutzuckerwerten unabhängig vom Manifestations- o. Lebensalter. Im Falle eines Insulinbedarfs für die Eumetabolisierung wird von einem IDDM (für engl. insulin-dependent diabetes mellitus, klin. manifestem Diabetes), insulinpflichtigen o. Typ I D. m. gesprochen u. bei diätet. Rekompensation bzw. bei oraler Diabetestherapie (↑Antidiabetika, orale) von NIDDM (für engl. non-insulin-dependent diabetes mellitus) nicht insulinpflichtiger D. m. o. Typ II.

Diabetikererzeugnisse: mit spez. Kohlenhydratzusammensetzung, oft angehobenen Eiweißgehalten, gemindertem Fettgehalt, aber immer unter Einsatz von ↑Süßungsmitteln hergestellte diätet. Lebensmittel.

Diabetikerzucker: ↑Süßungsmittel, die in dosierter Form vom Diabetiker als Tafelsüße u. zur Speisezubereitung genutzt werden können.

Diabrosis ⟨*gr*⟩ *f*: Annagung, Zerstörung; z. B. Hämorrhagie per D. durch malignen (Gewächs) o. benignen (entzündl.), destruierenden Prozeß.

Diacetoxyscirpenol: Mykotoxin aus der Gruppe der ↑Trichothecene, wird von mehreren ↑Fusarien gebildet. D. ist nicht kanzerogen, bewirkt Hyperemesis, Leukopenie u. Hautnekrosen.

Diacetyl: Butan-2,3-dion; kommt im Aromastoff der Butter u. im ätherische ↑Öle des Lemongrases vor. Chem hergestelltes D. wird in der Lebensmittelindustrie als Aromastoff verwendet (z. B. Zusatzstoff für Margarine).

Diacetylmorphin ↑Heroin.

Diacylglycerol ↑Diglyzeride.

Diade: Dias; Teil des ER in Herzmuskelzellen, verbunden mit dem T-System; ↑Muskel-ER.

Diadenosinpolyphosphate: *Abk* Ap_4A, Ap_5A u. Ap_6A; eine Gruppe von ubiquitär vorkommenden Dinukleosidpolyphosphaten mit Funktionen bei der Zellproliferation, als ↑Signalmetabolite im Streßgeschehen sowie als Modulatoren von kardiovaskulären u. neurotransmitterähnl. Effektoren. Gemeinsam mit ATP werden sie in neurosekretor. Vesikeln von Nervenzellen gespeichert u. aus diesen Ca^{2+}-abhängig freigesetzt. In ↑Synaptosomen wurden Rezeptoren für D. gefunden.

Diadochokinese ⟨*gr*⟩ *f*: Ausführung schnell aufeinander folgender antagonist. Bewegungen, z. B. Pro- u. Supination der Unterarme. Deren Störung: ↑Adiadochokinese, Dysdiadochokinese.

Diaferometer: Gerät zur gleichzeitigen Bestimmung von O_2 u. CO_2 in der Exspirationsluft mittels Wärmeleitfähigkeitsmessung.

Diafiltration ⟨*gr*⟩ *f*: Hämodiafiltration. Kombination von ↑Hämofiltrationen u. ↑Hämodialyse. Benutzt werden sog. Highflux-Membranen mit einer hohen Ultrafiltrationsrate. Pro Behandlung werden 8–10 l Ultrafiltrat, das während der Diafiltration abfiltriert wird, durch eine sterile Substituatlösung ersetzt, deren Zusammensetzung dem Dialysat ähnl. ist u. die in den Blutkreislauf des Pat. nach dem Dialysator infundiert wird. Vorteile der D. sind eine hohe Clearancerate für niedermolekulare Substanzen, wie Harnstoff u. Kreatinin u. Mittelmoleküle.

Diagnose ⟨*gr*⟩ *f*: die Erkennung einer Krankheit, genauer einer Krankheitsart, die mit der Zuordnung zu einem Krankheitsbegriff abschließt. Das Anliegen der D. zeigt sich im hippokrat. Diagnosebegriff. Die D. soll den Arzt befähigen, eine Aussage darüber zu treffen, was vorher war (Retrognose), was gegenwärtig ist u. was künftig sein wird (Progn.). Der grundsätzl. Wert der D. besteht darin, daß sie an die Erkenntnis des allgemeinsten Wesens einer Krankheit anknüpft u. den Ausgangspunkt der ther. Entscheidungen darstellt. Die Aussagefähigkeit der D. wird von den Bedingungen der ärztl. Tätigkeit, der eingesetzten Methodik u. a. Faktoren beeinflußt. Die Abstufung der Urteile prakt. Diagnostik reicht von „D. nicht mögl." (z. B. bei ungeordneten Symptomkombinationen) bis zu „sichere D." (z. B. bei einem Symptomenkomplex höherer Stufe). Die Hauptfunktionen bestehen in folgendem: 1. Begründung der (wesentl.) Ther. 2. Ausgangspunkt pro- u. metaphylakt. Maßnahmen. 3. Grundlage für sozial wirksame Entscheidungen (Arbeitsbefreiung u. ä.) 4. Statist. Ausgangsinformation für die Einschätzung des Gesundheitszustands auf Bevölkerungsebene. Spez. Formen der D.: **Anhiebs- o. Blickdiagnose**: durch typ. Krankheitszeichen sofort stellbare D. **Vermutungsdiagnose**: D., die durch weitere Untersuchungen gesichert werden muß. **Diagnosis exjuvantibus**: D., die auf einem Therapieerfolg o. -mißerfolg beruht. Das Stellen einer D. ist kein auf med. Belange festgelegter Vorgang. Das Arbeitsprinzip besteht in der Zuordnung eines konkreten Objekts zu einer Klasse von Objekten mit Hilfe des Wissens eines Begriffs.

Diagnoseklassifikation: Gliederung der Krankheiten in Klassen u. Gruppen, häufig nach topograph.-lokalist. u. ätiol.-nosolog. Gesichtspunkten.

Diagnoseschlüssel: Verzeichnis von Schlüsselnummern, denen nach einer best. Systematik Diagnosen zugeordnet sind.

Diagnosestatistik: nach den Vorgaben der ↑Bundespflegesatzverordnung sind die Krankenhäuser i. R. ihrer Leistungsaufstellung gehalten, eine anonymisierte, abteilungsbezogene Diagnosestatistik nach dem vierstelligen Schlüssel der Internationalen Klassifikation der Krankheiten (↑ICD) mit Angaben zu Verweildauer u. Alter der Pat. aufzustellen.

Diagnosestrategie: legt das diagn. Vorgehen hinsichtl. der Auswahl u. der Reihenfolge der zur Diagnostik eingesetzten Parameter fest. Kann als Entscheidungsbaum dargestellt werden, in dem die Verzweigungen den einzelnen diagn. Schritten entsprechen, denen wiederum ein o. mehrere diagn. Tests zugeordnet. sind. Die sinnvolle Kombination der Tests ist Aufgabe der Optimierung von Parameterpaletten. Die Kriterien hierfür ergeben sich aus der diagnostischen ↑Zuverlässigkeit. D. sind das grundlegende Konzept von labordiagnost. Stufenprogrammen. D. sind in den vergangenen 15–20 Jahren zum zentralen Anliegen der Laboratoriumsdiagnostik geworden. Gründe hierfür sind neue gesundheitspolit. Zielsetzungen mit Orientierung auf die präsymptomat. Diagnostik, ökonom. Aspekte unter dem Druck ständig steigender Kosten u. Einführung math.-statist. Verfahren zur Objektivierung des Informationsprozesses.

Diagnostik: alle Maßnahmen, die zur Erkennung einer Krankheit durchgeführt werden.

Diagnostik, bildgebende: Sammelbegriff für die Methoden der Abbildung innerer Strukturen (u. z.T. Funktion) mit Röntgenstrahlung u. neuerer Methoden der Bildgewinnung mittels Durchstrahlung wie ↑Szintigraphie ↑Ultraschalldiagnostik, ↑B-Bild, ↑Kernspintomographie u. der vergleichsweise seltenen ↑Thermographie. Abbildungsverfahren, die nur die Oberfläche erfassen (Endoskopie) u. die Mikrosk. werden nicht zur b. D. gezählt.

Diagnostikdosiszähler: Meßgerät für das ↑Flächendosisprodukt.

Diagnostikinformationssystem ↑Computerdiagnostik.

Diagnostik, koproskopische: Untersuchung von Stuhlproben o. tier. Kot auf das Vorhandensein von Parasiten (Eier, Larven, Oozysten, Zysten). ↑Stuhluntersuchung.

Diagnostik, mehrdimensionale: Die Mehrzahl der Diagnosen sind bezogen auf eine Merkmalsreihe. Da Diagnosen häufig von unterschiedl. nosolog. Kategorien ausgehen, muß man sich entscheiden, entweder nach einem hervorstechenden Merkmal o. nach mehreren vorzugehen. Ausgehend davon, daß eine erhebl. Anzahl von Störungen im psych. Bereich sowohl psych. als auch soziale u. organ. Voraussetzungen haben, zeigte es sich als notwendig, 1. das diagn. Vorgehen über mehrere Bereiche zu erstrecken u. 2. die Diagnostik aus allen bes. Faktoren der einzelnen Bereiche zu bilden. Das Ergebnis sind aufeinander bezogene Mehrfachdiagnosen, wobei i. d. R. die Hauptdiagnose an den Anfang gestellt wird, gefolgt von den zuzuordnenden Nebendiagnosen. Die m. D. hat ihre Bedeutung bes. in der med. Psychol., Neurosenlehre u. in der Psychiatrie.

Diagnostik, prästationäre: ambulant durchgeführte D. in Vorbereitung einer vorgesehenen stationären Betreuung, um die Verweildauer zu verkürzen. Demselben Anliegen dient die prästationäre Ther.

Diagnostikröntgengenerator: Röntgengenerator für Aufnahmen u. Durchleuchtungen. Wegen der kurzen Schaltzeit bei hoher Leistung im Aufnahmebetrieb sind bes. Baugruppen wie Überlastungsschutz, Kompensationseinrichtungen für den strom- u. leistungsbedingten Spannungsabfall, elektron. Zeitschalter, ↑Belichtungsautomaten u. a. erforderl. Vielfach können mehrere ↑Röntgenstrahler bzw. Arbeitsplätze angeschlossen werden. Die Kurzzeitleistung eines D. liegt zwischen etwa 20 u. 100 kW (z. T. bei 150 kW, sehr selten darüber). Max. Stromstärken: 2 000 mA, im prakt. Betrieb überwiegend bei 150–400 mA. Spannung für die Röntgenröhre: meist 40–125 o. 150 kV. Kürzeste erreichbare Schaltzeiten: 1–3 ms, im prakt. Betrieb überwiegend zwischen 25 u. 300 ms. Je nach der verwendeten Gleichrichterschaltung werden die D. in 1-, 2-, 6- u. 12-Pulsgeneratoren eingeteilt. Von Dental- u. Bettaufnahmegeräten abgesehen überwiegen bei weitem die 6-Pulsgeneratoren.

Diagnostikröntgenröhren: Röntgenröhren mit kleinem opt. wirksamen ↑Brennfleck, von denen meist zwei unterschiedl. große in einer Röhre vereinigt sind, mit hoher spezif. Belastbarkeit (kW/mm^2) u. einer Lebensdauer von 20 000–50 000 Aufnahmen. Aus der Bez. des Röntgentyps gehen die max. Betriebsspannung u. Leistung beider Brennflecke hervor (z. B. DR 125 30/50: Diagnostikröhre für 125 kV, 30 u. 50 kW). Bei der ↑Röntgenkinematographie u. bei sehr kurzen Schaltzeiten werden gittergesteuerte Röhren verwendet (↑Doppelwinkelröhre).

Diagnostikstandard: von med. Fachgremien erarbeitetes wissenschaftl. begründetes Schema des abgestuften u. abgestimmten diagn. Vorgehens, z. B. zur Abklärung von Leitsymptomen o. in Vorbereitung best. ther. Maßnahmen wie Operationen.

Diagonalgesetz: Zahnverlust im distalen Seitenzahngebiet führt nicht nur zu Positionsänderungen der ↑Antagonisten, sondern u. U. auch im kontralateralen Frontzahngebiet mit der Folge von ↑Fehlbelastungen u./o. ↑Parodontopathie.

Diakinese ⟨*gr*⟩ *f*: Auseinanderwandern der Chromosomenhälften (↑Chromatiden) in Form einer gerichteten Chromosomenbewegung während der ↑Anaphase in Richtung der Spindelpole. Max. Verkürzung der Chromosomen beim ↑Crossing over. Potenziert unabhängig von der Chromosomenzahl die Kombinationsmöglichkeiten der Erbinformation.

Dialysance ⟨*frz*⟩ *f*: Maß für die Effektivität eines Dialysators, gibt diejenige Blutmenge an, die pro Minute von einer best. Substanz vollständig befreit wird.

Dialysat: Dialysierlösung, Spüllösung. Während einer ↑Hämodialyse werden 0,5–1 l/min verbraucht. Die Lösung entspricht mit geringen Abweichungen in der Elektrolytverteilung u. Osmolarität dem menschl. Plasma. Sie nimmt im ↑Dialysator über die ↑Dialysemembran die Stoffe auf, die durch ↑Diffusion aus dem Blut herauswandern. Zur Bereitung des D. dient Leitungswasser, das aufbereitet (gereinigt, entionisiert, demineralisiert) werden muß. Die Herstellung des D. erfolgt manuell in großen Tanks o. automat. über Proportionierungspumpen, wobei Konzentrat o. Trockensubstanz u. Wasser in best. Verhältnis gemischt werden. Beispiele der Zusammensetzung des D. für die chron. Hämodialyse (individuelle Veränderungen sind mögl.): Na 130–135 mmol/l, K 2 mmol/l, Ca 1,75 mmol/l, Mg 0,75 mmol/l, Cl 100 mmol/l, Acetat o. Bikarbonat 33–36 mmol/l, Osmolarität 270–280 D. mosm/l.

Dialysator: Kernstück der künstl. Niere; hier fließen ↑Dialysat u. das zu reinigende Blut, getrennt durch die semipermeable Dialysemembran, aneinander vorbei, wobei die Diffusion der zu eliminierenden Substanzen u. die Ultrafiltration des Wassers stattfinden. Der D. besteht damit im wesentl. aus einer Dialysemembran u. aus je einem geschlossenen Blut- u. Dialysekompartiment. Die Leistung des D. ist von versch. Faktoren abhängig (Oberfläche, Membranart u. -dicke, Blut- u. Dialysatfluß). Nach dem konstruktiven Prinzip kann man 3 Grundtypen unterscheiden. **Spulen- o. Schlauchdialysatoren** (Coil-Niere) verwenden als blutführendes System u. Dialysemembran um einen Kunststoffkern gewickelte nahtlose Schläuche, die durch Kunststoffgittereinlagen auf Distanz gehalten werden. Das Blut fließt in den Schläuchen, die von außen mit Dialysat umspült werden. In **Plattendialysatoren** fließt das Blut zwischen jeweils zwei Dialysemembranfolien, die etagenartig zwischen zwei stabilisierenden Kunststoffplatten angeordnet sind. Das Dialysat wird gewöhnl. durch den Spalt zwischen Membranaußenfläche u. stabilisierender Platte geleitet. Zur Oberflächenvergrößerung werden mehrere Lagen übereinander geschichtet (bei handelsübl. Einmaldialysatoren 12–20 Blutkompartimente). Plattendialysatoren zur Wiederverwendung (Kiil-Niere) werden vor jeder Dialyse zusammengesetzt. Bei **Kapillardialysatoren** (engl. hollow fiber Kidney) besteht das Blutkompartiment aus zahlreichen parallel geschalteten kurzen Kapillaren, die vom Dialysat umspült werden. Die Enden des Kapillarbündels sind eingegossen, die Kapillaren offen, das Bündel befindet sich in einem Kunststoffzylinder. Dieser Dialysatortyp zeichnet sich durch eine große dialysierende Oberfläche bei kleinem Auffüllvolumen aus.

Dialyse: Trennung lösl. Stoffe unterschiedl. Mol. Gew. durch semipermeable Membranen. In Abhängigkeit von dem Porendurchmesser der Membran können nur Stoffe bis zu einer best. Größe (Größe bzw. Gestalt sind der rel. Molmasse nicht immer proportional) die Membran durch Diffusion passieren u. in das andere Kompartment gelangen. Hochmolekulare Komponenten werden auf diese Weise zurückgehalten. Ausschlußgrenze z. B. bei 1,5–2,0 nm Porendurchmesser haben Stoffe mit Mol. Gew. von 10 000–20 000. Erfolgreiche quantitative Trennung nur bei Lösungen von Stoffen mit sehr unterschiedl. Mol. Gew. (z. B. lösl. Salze, Aminosäuren o. Oligopeptide bzw. -saccharide von Proteinen). Variation der Porendurchmesser von Dialysemembranen erhöht die Anwendungsmöglichkeiten. ↑Niere, künstliche; ↑Hämodialyse, ↑Dialysemembran.

Dialysemembran: semipermeable Membran für die ↑Dialyse. Von der Membran hängt die Effektivität der Dialyse weitgehend ab. Im ↑Dialysator fließt auf der einen Seite der Membran das Blut, auf der anderen das ↑Dialysat; über die Membran erfolgt dann der Stoffaustausch. Es werden natürl. (Peritoneum bei ↑Peritonealdialyse) u. künstl. (Zelluloseacetat, Zellulose, Polyacrylnitril u. a.) Membranen verwendet.

Dialysesyndrom, zerebrales: intrazelluläre Volumenzunahme von Hirnzellen, Hirnödem als Folge hypotoner Dehydration o. als Disäquilibriumssyndrom bei zu schneller Korrektur der Azotämie uräm. Pat., wenn die Harnstoffkonzentration im Blut schneller absinkt als im Liquor u. im Hirngewebe. Klin. Bild wird charakterisiert durch Benommenheit, Fieber, Erbrechen, delirante Zustände, zerebrale Krämpfe. ↑Dehydrationszustände.

Diamagnetismus ⟨*lat*⟩ *m*: eine Moleküleigenschaft, welche dadurch verursacht wird, daß die Moleküle neben ihrem mechan. Drehimpuls (Spin) noch ein magnet. Moment besitzen, welches sich aus den vom Bahnumlauf u. von der Eigenrotation der Elektronen herrührenden magnet. Momenten zusammensetzt. D. entsteht, wenn die Summe dieser Momente verschwindet, andernfalls besteht ein ↑Paramagnetismus.

Diamant: kristallisierter chem. reiner Kohlenstoff; das härteste Mineral (Härte 10 nach Mohs), zahnmed. Instrumente (Extraktionszange) bzw. Werkzeuge (Schleifer, Finierer) werden mit Splittern je nach Zweck unterschiedl. Körnung galvan. zur Erhöhung der Friktion bzw. als Schleifkörper belegt.

Diameter ⟨*gr*⟩ *m*: Durchmesser.

Diameter diagonalis: Conjugata diagonalis; Entfernung zwischen unterem Rand der Schambeinfuge u. Promontorium; etwa 12,5 cm.

Diameter mediana: Conjugata vera; kürzeste Verbindungslinie zwischen Schambeinfuge u. Promontorium; etwa 11 cm.

Diameter obliqua prima: erster o. re. schräger Durchmesser des Beckens von re. Articulatio sacroiliaca zur li. Eminentia iliopubica; etwa 12,5 cm.

Diameter obliqua secunda: zweiter o. li. schräger Durchmesser des Beckens von li. Articulatio sacroiliaca zur re. Eminentia iliopubica; etwa 12,5 cm.

Diameter transversa: querer Durchmesser, Länge der Verbindungslinie zwischen beiden am weitesten voneinander entfernten Punkten der Linea terminalis; etwa 13,5 cm.

Diametralschuß ↑Schußverletzung.

Diamindichlorplatin ↑Cisplatin.

Diamine: organ. chem. Verbindungen, die im gleichen Molekül zwei Aminogruppen enthalten.

Diaminoazobenzen: Chrysoidin, obsoletes ↑Sulfonamid.

4,4-Diaminodiphenylsulfon ↑Diaphenylsulfon.

Diaminooxidase ↑Histaminase.

2,6-Diaminopurin: Adeninantagonist, als Antimetabolit in der Krebstherapie verwendet.

Diamond, Louis K. (geb. 1902), amerik. Päd., Boston.

Diamond-Blackfan-Anämie (nach Louis K. D. u. Kenneth D. B.) ↑Anämie, kongenitale hypoplastische.

Diamorphin ↑Heroin.

Diamox: Acetazolamid; Diuretikum, hemmt die ↑Carboanhydrase, dadurch Verminderung der Natriumrückresorption u. verstärkte Diurese.

DIAMS ↑MUMPS.

Dianthronderivate ↑Anthrachinonderivate.

Diapedese ⟨*gr*⟩ *f*: Durchtritt von Blutbestandteilen durch die unverletzte Kapillarwand. ↑Leukodiapedese.

Diapedeseblutung: Haemorrhagia per diapedesin, Durchtrittsblutung. Bei vaskulären Störungen (Läsion von Endothel u./o. Basalmembran von Kapillaren u. kleinen Venen), Thrombozytopathien o. Mangel an protoplasmat. Gerinnungsfaktoren.

Diaphanie ↑Diaphanoskopie.

Diaphanoskopie ⟨*gr*⟩ *f*: Durchleuchtung mittels aufgesetzter Lichtquelle. **1.** Histor. Untersuchungsmethode des Säuglingsschädels; totales Aufleuchten des Schädels bei ↑Hydranenzephalie. Durch Computertomographie, ↑Ultraschalldiagnostik u. kranielle ↑Kernspintomographie abgelöst. **2.** Thorakale D.: Untersuchungsmethode des Neugeborenenthorax. Orientierende Methode zur Diagn. eines ↑Pneumothorax (stärkeres Leuchten der betroffenen Seite). **3.** In der Zahnmed. zur Verringerung der Strahlenbelastung diagn. bei der Beurteilung der ↑Kieferhöhle (Empyem) u. der ↑Approximalflächen der Zähne (Approximalkaries) verwendet; ↑FOTI. **4.** Durchleuchtung des Skrotums bei Verdacht auf ↑Hydrocele testis. **5.** D. des Auges bei Aderhautmelanom o. Blutungen.

Diaphenylsulfon: 4,4'-Diaminodiphenylsulfon. Ursprüngl. zur Tuberkulosetherapie entwickelt, heute Lepratherapeutikum.

Diaphorasen: Enzyme (↑Dehydrogenasen), die in der Lage sind, Substratwasserstoff auf Farbstoffe, wie Methylenblau o. 2,6-Dichlorphenolindophenol, zu übertragen. Alle ↑Flavinenzyme besitzen eine Diaphoraseaktivität.

Diaphoretika ⟨*gr*⟩ *n Pl*: schweißtreibende Mittel, z. B. Pilocarpinhydrochlorid, Flores Tiliae, Lindenblüten, schweißtreibender Tee (Species diaphoreticae). ↑Hidrotika.

Diaphragma ⟨*gr*⟩ *n*: **1.** Scheidewand. **2.** ***Elektronenmikroskop.:*** Dünne, die Kernmembranporen durchziehende Membran. **3.** ***Botanik:*** Querwand in hohen Pflanzenorganen (z. B. Stengel von Gräsern); **4.** ***Chem.:*** Scheidewand (durchlässig, halbdurchlässig) zwischen 2 Phasen, z. B. flüssig/flüssig. **5.** ***Gyn.:*** Scheidenpessar; Gummikappe, die zur Kontrazeption vor dem Geschlechtsverkehr in die Scheide eingeführt wird u. den Muttermund bedeckt, meist in Kombination mit spermizidem Gel benutzt.

Diaphragma pelvis: Beckenboden, eine vom ↑Musculus levator ani gebildete trichterförmige Muskelplatte, die das kleine Becken nach unten abschließt; in der Mitte des D. p. liegt das „Levatortor“, durch welches Rektum, Harnröhre u. Vagina treten.

Diaphragma sellae: Teil der Dura mater encephali, der sich am Türkensattel über die Hypophysengrube spannt; durch eine Öffnung des D. s. tritt der Hypophysenstiel.

Diaphragma thoracoabdominale ↑Zwerchfell.

Diaphragmatozele: Zwerchfellbruch; ↑Hernia diaphragmatica congenita.

Diaphragma urogenitale: vom ↑Musculus transversus perinei profundus gebildete, das ↑Trigonum urogenitale überspannende dreieckige Muskelplatte vor u. unterhalb des Diaphragma pelvis.

diaphysär ⟨*gr*⟩ *f*: das Mittelstück des Röhrenknochens betreffend; ↑metaphysär.

Diaphyse ⟨*gr*⟩ *f*: längeres Mittelstück der Röhrenknochen zwischen den beiden kurzen Endstücken (Epiphysen).

diaplazentar ⟨*gr + lat*⟩ *Adj*: die Plazenta passierend.

Diarrhö ⟨*gr*⟩ *f*: Durchfall; häufige u. über die Norm gesteigerte Entleerung (> 3 Stühle/Tag) wäßrigen o. breiigen Stuhls bei verminderter Absorption o. vermehrter Sekretion. Große Stuhlmengen werden vorwiegend bei Erkrankungen des Dünndarms o. der proximalen Kolonabschnitte beobachtet; kleinere, aber häufigere Entleerungen, die mit krampfartigen Schmerzen (Tenesmen) u. typ. Bewegungen des Kolons einhergehen, sind typ. für Erkrankungen der distalen Kolonabschnitte. Die wichtigsten Folgen der D. bestehen im Verlust von Wasser, der Elektrolyte Kalium u. Magnesium sowie Störungen des Säure-Basen-Haushalts. Als häufigste Ursachen sind funktionelle Störungen durch vegetative Erregung, Nervosität, Reizdarmsyndrom, Postgastrektomie-, Postvagotomiesyndrom o. entzündl. unspezif. Veränderungen, ulzeröse Enterokolitis, infektiöse u. allerg. Erkrankungen, endokrine u. Stoffwechselstörungen, neoplast. Erkrankungen, Arzneimittelwirkung (Laxanzien, Digitalis, Antibiotika, Zytostatika) u. a. m. zu beobachten.

Diarrhö, chologene: durch Gallensäuren bedingter Durchfall. Bei Erkrankungen des Ileums (Crohn-Krankheit, Bestrahlungsileitis, Ileumresektionen, Ausscheidungsoperationen u. jejunokol. Fisteln) ist die Absorption der Gallensäuren im Ileum gestört, u. es gelangen größere Mengen von ihnen in das Kolon, wo sie über die Stimulierung der Adenylzyklase zu einer vermehrten Wasser- u. Elektrolytabgabe u. verminderten Absorption führen, so daß es zu wäßrigen Durchfällen kommt. Dabei spielt die bakterielle Besiedlung des Kolons eine Rolle, da im wesentl. die prim. Gallensäuren, die in Lösung bleiben, für die Wirkung auf die Kolonschleimhaut, verantwortl. zu machen sind. Gallensäurenbindende Substanzen wie Cholestyramin, Pectine, $Al(OH)_3$ können zur Ther. eingesetzt werden.

Diarrhö, infektiöse: Durchfallerkrankungen durch infektiöse Erreger. Am bekanntesten sind Salmonelleninfektionen (↑Salmonellenenteritis). Häufige Gruppenerkrankung bei Kindern sowie Beschäftigten in Kindereinrichtungen o. Lebensmittelbetrieben. Die i. D. hat tgl. drei u. mehr Entleerungen eines breiigen u./o. wäßrigen Stuhls zur Folge. Nach den Atemwegsinfektionen zweithäufigste Gruppe von Infektionen. Hinweise auf die Ursache ergeben die bakt. Stuhluntersuchungen. Pathomechanismen: 1. Enterotoxine bewirken funktionelle Membranschädigung, Elektrolyt- u. Wassersekretion steigt. 2. „Endogene Infektion“ durch Aszension fakultativ pathogener Keime u. Anaerobier in den Dünndarm; es resultiert eine Hemmung der Wasserresorption nach bakteriell verursachter Strukturänderung von Fettsäuren bzw. Steigerung der Sekretion der Elektrolyte u. des Wassers infolge Schleimhautkontakt mit Gallensäuren, die durch Anaerobier dekonjugiert wurden. Infektionen sind nur bis zu 40% Ursache einer D. ↑Infektionskrankheit; ↑Infektion, enterale.

Diarthrose ⟨*gr*⟩ *f*: echtes Gelenk, ↑Articulatio.

Diarthrosis interspinalis, primäre ↑Baastrup-Syndrom.

Diaschisis ⟨*gr*⟩ *f*: bei plötzl. einsetzendem ↑Querschnittssyndrom tritt zunächst eine schlaffe Lähmung ein. Nach 3–6 Wochen bildet sich allmähl. eine Spastik heraus. Dieser Ablauf wird auch als spinaler Schock bezeichnet.

Diaskopie ⟨*gr*⟩ *f*: Untersuchungsmethode der Haut. Durch den Druck des Glasspatels wird die entzündl. Rötung in der Haut weggedrückt u. die Eigenfarbe der spezif. Infiltrate sichtbar.

Diastase ⟨*gr*⟩ *f*: **1.** ***Anat.:*** Lücke, z. B. durch Auseinanderweichen der Musculi recti abdominis entstehende Rektusdiastase an der vorderen Bauchwand; bei Bauchdeckenschlaffheit, z. B. infolge Schwangerschaft. **2.** ***Physiol.:*** ↑Füllungszeit des Herzens. **3.** ***Biochem.:*** ↑Alphaamylase.

Diastema ⟨*gr*⟩ *n*: Weitauseinanderstehen von Zähnen (nicht durch Zahnverlust). **D. mediale**: größere Lückenbildung zwischen den mittleren Schneidezähnen. Häufiger im Ober- als im Unterkiefer. Drei morphol. versch. Formen: divergent, parallel u. konvergent. Die Entstehungsursachen können sein: divergierende Durchbruchsrichtung der mittleren bleibenden Schneidezähne, ein tief ansetzendes Lippenband, überzählige Zahnanlage (Mesiodens) zwischen den mittleren Schneidezähnen o. Nichtanlagen seitl. Schneidezähne. Das sog. „echte Diastema" ist mit einem tief am Alveolarrand ansetzenden Lippenband vergesellschaftet u. tritt in beiden Dentitionen als dominant vererbtes Merkmal auf. Abb.

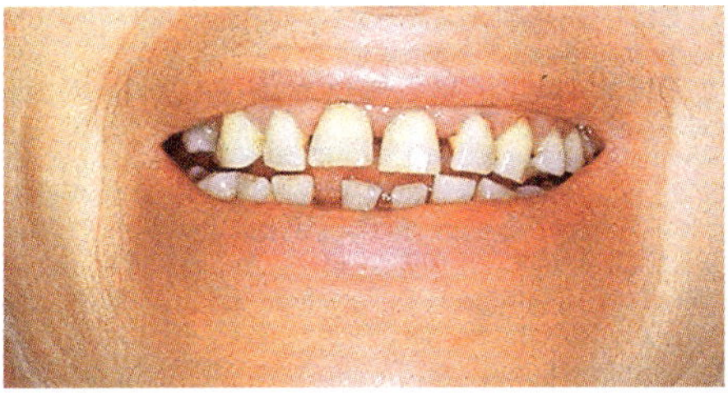

19

Diastema bei Akromegalie

Diastematochilie ⟨*gr*⟩ *f* ↑Lippenspalte.

Diastematokranie: Spaltschädel, Schistokranie; angeborene, meist mediane Spaltbildung des Schädeldachs. Tritt dazu ein Weichteildefekt, spricht man von Schistozephalie. Form dysrhaph. Störungen am Schädeldach (↑Kranioschisis). Der gesteigerte Defekt ist die Merokranie, das Vollbild die ↑Holoakranie. Meist mit ↑Anenzephalie vergesellschaftet. Cranium bifidum bezeichnet eine schmale Spalte in Os occipitale o. Os frontale, durch die ein Hirnbruch austreten kann (ohne Gehirnbruch = Cranium bifidum occultum).

Diastematomyelie ⟨*gr*⟩ *f*: dysrhaph. Rückenmarkfehlbildung, bei der das Myelon durch einen Knochen- o. Knorpelsporn in eine li. u. re. Hälfte getrennt ist. ↑Diplomyelie.

Diaster ⟨*gr*⟩ *m*: Doppelstern; doppelte sternförmige Anordnung der ↑Chromosomen in Nähe der beiden Zentriolen während der Anaphase nach Beendigung der ↑Diakinese.

Diastereomere: stereoisomere Moleküle mit mind. zwei Asymmetriezentren. Im Ggs. zu opt. Isomeren (↑Spiegelbildisomerie) besitzen D. unterschiedl. physikal. u. chem. Eigenschaften.

Diastole ⟨*gr*⟩ *f*: die nach der Herzkontraktion (Systole) folgende Erschlaffungsphase während der ↑Herzperiode. Zeitintervall nach dem Ende der Herzkontraktion beginnend u. bis zur nächsten Anspannungsphase andauernd (II. bis I. Herzton in der ↑Phonokardiographie), peripher gekennzeichnet durch niedrigerem Blutdruck, fehlenden Puls.

diastrophisch ⟨*gr*⟩ *Adj*: verkrüppelt.

Diät ⟨*gr*⟩ *f*: eine hinsichtl. ihrer Zusammensetzung auf best. Zustände des Körpers ausgerichtete, von der übl. Ernährung mehr o. minder stark abweichende Kostform (z. B. Schonkost, Kostformen bei Fieber, bei Erkrankungen von Magen, Darm, Leber, Galle, Pankreas, bei Stoffwechselkrankheiten usw.). **Synthet. D.**: Formuladiät, Astronautenkost. Grundlage einer bilanzierten Ernährung. Tab.

Diätetik ⟨*gr*⟩ *f*: Lehre von der gesunden Lebensweise. Als einer der Hauptzweige der antiken wissenschaftl. Med. gab die D. Verhaltensvorschriften für das tgl. Leben. Sie umfaßten Maßnahmen, die nicht nur ther., sondern in erster Linie proph. wirken sollten. Im Mittelpunkt der D. standen Faktoren, denen der Mensch ausgesetzt ist u. die auf die Gesundheit Einfluß nehmen. Diese Faktoren sind im Schema der ↑Res non naturales zusammengefaßt worden. Mit dem Vordringen naturwissenschaftl. fundierter Konzepte in der Med. vollzog sich für die D. eine Wandlung. Seit dem Ende des 19. Jh. wurde „Diät" eher als „Krankenkost" bzw. Kostform für best. Zustände u. Krankheiten des Organismus aufgefaßt.

Diathermie ↑Hochfrequenzwärmetherapie.

Diathermie, klassische ↑Hochfrequenzwärmetherapie.

Diathermieschlinge: Drahtschlinge, mit der unter Anwendung von Hochfrequenzstrom über ein Endoskop Polypen, polypoide Gebilde abgetragen bzw. Riesenpartikel aus der Schleimhaut für diagn. Fragestellungen entnommen werden.

Diathese ⟨*gr*⟩ *f*: Bereitschaft des Organismus zu krankhaften Reaktionen. ↑Tumordiathese.

Diathese, hämorrhagische: erhöhte Blutungsbereitschaft bei Störungen plasmat. Gerinnungsfaktoren, Veränderungen der Thrombozytenanzahl o. Thrombozytenfunktion (Thrombozytopathien u. Thrombozytopenien) u. vaskulären Faktoren wie erhöhter Gefäßwandpermeabilität. Gefäßbedingte h. D. werden in angeborene

Synthetische Diät

	Osmolarität (mosmol/l)	Bestandteile	Anwendungsbereich
Chem. definierte Diät			
1. monomolekulare Diät, Elementarkost	550–970	L-Aminosäuren, Monosaccharide, (essentielle) Fettsäuren	Eliminationskost bei angeborenen Stoffwechselerkrankungen
2. semielementare Diät, niedermolekulare Diät	185–450	Oligopeptide, Oligosaccharide, Fette, mittelkettige Triglyzeride	Malabsorptionssyndrom polyätiolog. Nahrungsmittelallergie Kurzdarmsyndrom
Nährstoffdefinierte Diät			
hochmolekulare Hydrolysate	290–470	Eiweißhydrolysat, Polysaccharide, Fette, mittelkettige Triglyzeride, Mineral- u. Ballaststoffe	chron. entzündl. Darmerkrankungen, Dickdarmchirurgie, SHT, Durchgangssyndrom, apall. Syndrom

Hämorrhagische Diathese: vaskulär bedingte Formen

Angeboren	Erworben
familiäre Purpura Purpura simplex	senile Purpura
Teleangiektasie (Osler-Rendu)	Avitaminosen (Vitamin-C- u. -P-Mangel
Ehlers-Danlos-Syndrom (Cutis hyperelastica)	infektiös-tox. bedingte Purpura allerg. anaphylaktoide Purpura (Purpura-Henoch- Schönlein) Amyloidose der Haut

u. erworbene Formen unterschieden (Tab.). **H. D. des Neugeborenen**: ↑Morbus haemorrhagicus neonatorum. Tab.

Diäthyläther: H_5C_2-O-C_2H_5; flüssig, Siedepunkt 35 °C. Diäthylätherdampf ist schwerer als Luft; leicht entzündbar (Flammpunkt –40 °C), im Gemisch mit Luft explosiv; bei längerem Stehen an der Luft Bildung explosiver Peroxide. D. löst sich zu 6,5 Gew.-% in Wasser. Verwendung als Lösungsmittel (Labor). Als Narkotikum heute nicht mehr im Einsatz.

Diäthylcarbamazin: Vermicides ↑Anthelminthikum gegen ↑Filarien wie ↑Wuchereria bancrofti, ↑Brugia malayi, westafrikanischer ↑Augenwurm, ↑Onchocerca volvulus, ↑Larva migrans u. ↑Ascaris lumbricoides. Nach schneller gastrointestinaler Resorption Verteilung in allen Geweben. Nebenwirkungen: Gastrointestinale Störungen, Kopfschmerzen, Schwindel, allerg. entzündl. Reaktionen ausgelöst durch absterbende Parasiten.

Diäthyldithiocarbaminsäure: Imuthiol, ↑Immunstimulans; Antidot; aufgrund chelatbildender Eigenschaften Hemmung zahlreicher Enzyme die Schwermetalle als Cofaktor besitzen, z. B. Dopamin-Betahydroxylase, Superoxiddismutase, u. a.

Diäthylpropion: 2-Diethylaminopropiophenon; ein ↑Anorektikum.

Diäthylstilbestrol: Stilböstrol; synthet. ↑Östrogen, das jedoch keine Steroidnatur aufweist; chem. ist es Diäthyldihydroxistilben. D. ist von langer Wirkungsdauer, da es in der Leber nur verzögert inaktiviert wird. D. hat antiandrogene Wirkung. Anwendung: Prostatakarzinom. D. hat karzinogene Eigenschaften.

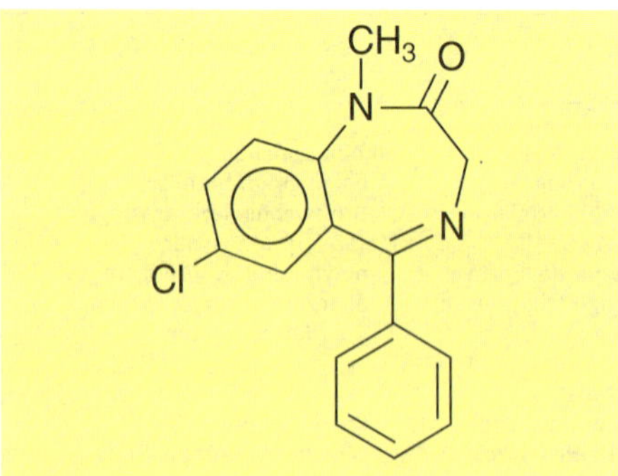

Diazepam

Diatomeennachweis: Vorhandensein von Kieselalgen in der Lunge u. den Organen des großen Kreislaufs ist ein Hinweiszeichen für den Ertrinkungstod, jedoch nicht absolut beweisend, da auch bei Nichtertrunkenen gelegentl. Diatomeen nachgewiesen werden können, wenn auch meist in geringerer Anzahl.

Diatrizoesäure: Amidotriozoesäure, Röntgenkontrastmittel zur Urographie.

Diätsalze: zur Ausschaltung der v. a. bei Überangebot an Natriumchlorid (d. h. an Natrium), auftretenden Sympt. (Ödeme, Blutdruckerhöhung, Hypoproteinämie, Nierenveränderungen usw.) hat man Kochsalz als Würzmittel durch „natriumarme" bzw. „natriumfreie" (nicht „kochsalzarme") Zubereitungen (Diätsalze) ersetzt; sie enthalten als anorgan. Bestandteile Kalium- u. Magnesiumchlorid, Kaliumsulfat, Phosphate, als organ. Bestandteile Zitronen-, Milch-, Weinsäure, Cholin, Glutaminsäure; dem Kochsalzgeschmack sehr ähnl. sind Zubereitungen aus den Diammoniumsalzen von Dikarbonsäuren der Reihe der Malon- bis zur Sebazinsäure, insbes. von Adipin-, Bernstein- u. Fumarsäure.

Diauxie ⟨*gr*⟩ *f*: aufeinanderfolgende Verwertung von zwei Substraten, z. B. Glukose u. Laktose, durch eine Kultur von Mikroorganismen. Zuerst wird dabei Glukose verwertet, u. erst nach deren Verbrauch wird die Laktose umgesetzt. Die Ursache ist die durch die Glukoseverwertung verursachte ↑Enzymrepression laktoseverwertender Enzyme (↑Katabolitrepression). Nach dem Verbrauch der Glukose tritt die Induktion der laktoseabbauenden Enzyme durch Laktose als ↑Induktor ein.

Diazepam: ein Benzodiazepinderivat, Valium, ↑Tranquilizer. Abb.

Diazine: Diuretika, z. B. Amilorid.

Diazokörper: Eiweißabbauprodukte, die bei fieberhaften Erkrankungen, bei Typhus, Masern, schwerer Tuberkulose, auch bei Lymphogranulomatose u. Trichinose vermehrt im Harn ausgeschieden werden. Die chem. Natur ist nicht endgültig geklärt, wahrscheinl. handelt es sich um ein Gemisch von Histidin- u. Tyrosinderivaten. Nachweis erfolgt mittels der ↑Diazoreaktion. Klin. sind die D. heute ohne Relevanz.

Diazonie ⟨*gr*⟩ *f*: mikrosk. Struktur des Zahnschmelzes, ↑Odontogenese.

Diazoreaktion: Methode zum Nachweis von ↑Diazokörpern im Harn mittels Diazoreagens, bestehend aus Lösungen von p-Aminobenzoesulfonsäure (Sulfanilsäure) u. Natriumnitrit. Methode heute ohne Relevanz.

Diazoxid: ↑Benzothiadiazinderivat, wirkt antihypertensiv, antidiuret. u. hyperglykäm. Die metabol. Wirkung wird über die Öffnung von Kaliumkanälen erklärt. Exp. sind eine Hypoinsulinämie, eine Glukosetoleranzeinschränkung u. ein Fettsäureanstieg auslösbar (D.-Diabetes im Tierexperiment).

Diazytose ⟨*gr*⟩ *f* ↑Zytopempsis, ↑Zytose.

Dibenamin: ↑Alpharezeptorenblocker, Sympatholytikum für exp. Zwecke.

Dibenzazepinderivate: Antidepressiva, Thymoleptika, z. B. Imipramin, Clomipramin.

Dibenzcycloheptadienderivate: Antidepressiva, Thymoleptika, z. B. Amitryptilin, Noxiptilin.

Dibenzo-p-dioxin ↑Dioxine.

Dibenzofurane: den ↑Dioxinen strukturverwandte Stoffe mit vergleichbarer Herkunft, jedoch i. d. R. deutl. weniger tox.

Dibothriocephalus latus: ältere Bez. für ↑Diphyllobothrium latum.

Dibrommannitol: *Abk* DBM, 1,6-Dibrom-1,6-didesoxy-D-mannitol; zu den alkylierenden Substanzen zu rechnendes Zytostatikum mit guter Verträglichkeit, rasch einsetzender Wirkung; Mittel der zweiten Wahl bei myeloproliferativen Erkrankungen. ↑Zytostatikatherapie, hämatologische.

Dibucaintest: spektrophotometr. Verfahren zum Nachweis der bei Heterozygoten vorkommenden „dibucainresistenten" Variation der Cholinesterase im Serum. Ermittlung der sog. Dibucainzahl.

DIC: *Abk* für engl. disseminated intravascular coagulation; ↑Verbrauchskoagulopathie.

Dicephalus tribrachius ⟨*gr + lat*⟩ *m*: Form einer unfreien, symmetr. Doppelfehlbildung (↑Duplicitas symmetros), bei der 2 Köpfe, 2 Hälse, ein verbreiterter Thorax, 3 Arme u. vom Nabel an normale Verhältnisse bestehen. Gehört zur Gruppe der Duplicitas anterior.

Dichirie ⟨*gr*⟩ *f*: Dichiria, Diplochirie, Diplocheirie; angeborene, höhergradige Mehrfachbildung mit Verdopplungstendenz der Hand. Hand ist meist nur partiell verdoppelt. Meist Unterzahl an Fingern (↑Oligodaktylie).

Dichloräthylaminderivate: Zytostatika der Gruppe ↑Alkylanzien, z. B. Cyclophosphamid, Chlorambucil, Melphalan (N-Lost-Derivate).

Dichlorbenzen: Dichlorbenzol; Halogenderivat der aromat. Kohlenwasserstoffe, als o-D. u. m-D. flüssig, als p-D. fest; LD Mensch ab 15 g per os. In Mottenkugeln u. Luftverbesserern; toxikol. ähnl. wie ↑Chlorbenzen.

Dichlordiäthylsulfid: Bis(2-chlorethyl)sulfid; tox. blasenziehende Flüssigkeit, im ersten Weltkrieg als chem. Kampfstoff (Senfgas, Lost, Yperit) eingesetzt.

Dichlordiphenyldichlorethan: DDD, DDT-Metabolit.

1,2-Dichlorethan: Äthylenchlorid; farblose, nach Chloroform riechende Flüssigkeit von süßl.-brennendem Geschmack. Schon geringe Mengen (wenige ml) stark leber- u. nierentox.; erzeugt Hypokalzämie, Hypoglykämie, Kreislaufschock. ist in einigen „Rheumaeinreibungen" u. PVC-Klebern enthalten; bes. gefährl. für Kinder.

Dichlormethan ↑Halogenkohlenwasserstoffe.

Dichlorophen: ↑Anthelminthikum; wirkt ähnl. wie Niclosamid.

2,6-Dichlorphenol-indophenol: Tillmans Reagens; in 0,02 %iger wäßriger Lösung als Redoxindikator mit Farbumschlag von blau (oxidiert) nach farblos (reduziert). Verwendung u. a. zur quantitativen Bestimmung von Ascorbinsäure (Vitamin C).

2,4-Dichlorphenoxyessigsäure ↑2,4-D.

Dichoriate ⟨*gr*⟩ *Pl*: Zwillinge mit zwei Chorien, nach neuerer Forschung nicht immer zweieiig. Die Eihautdiagnose ermöglicht die Feststellung des Zeitpunkts der Zwillingsentstehung u. erleichtert die Diagn. Ein- o. Zweieiigkeit.

Dichotomie ⟨*gr*⟩ *f*: Teilung (Gabelung) in zwei gleiche Teile (z. B. von Gefäßen).

Dichroismus: Eigenschaft doppelbrechender Stoffe, welche bewirkt, daß die beiden linear polarisierten Teilbündel versch. stark absorbiert werden. D. liefert Hinweise über die Orientierung von Biomolekülen. Aus Messungen des D. der Stäbchenaußensegmente der Netzhaut folgt z. B., daß die Längsachse des im Rhodopsinmolekül gebundenen Retinals parallel zur Querschnittsebene orientiert ist.

Dichte einiger Stoffe (g/cm³)

Aluminium	2,702
Barytbeton	2,7–3,2
Beryllium	1,85
Beton	1,5–2,4
Blei	11,34
Bleiglas nach DIN 6841	5,1
Blut	1,06
Bor	2,34
Cadmium	8,65
Kobalt	8,9
Constantan	8,8
Duraluminium	2,75–2,87
Eisen	7,86
Glas	2,2–2,6
(Jenaer Geräteglas 20	2,4)
Glycerol	1,26
Gold	19,29
Graphit	2,3
(Hart)Gummi	0,9–1,2
Gußeisen	7,2
Harn	1,01–1,02
Haut	0,85–1,0
Knochen	1,8–2,0
Kupfer	8,92
Luft	0,0012929
Messing	8,3–8,5
Milch	1,03
Molybdän	10,21
Papier	0,7–1,2
Piacryl, Plexiglas	1,16–1,20
Phosphor, gelb	1,83
Platin	21,45
Polyamide (Perlon, Nylon)	1,08–1,14
Polymethacrylester	1,16–1,20
Polystyrol	1,05–1,20
Polyvinylchlorid (PVC)	1,2–1,5
Quarz, geschmolzen	2,21
Quecksilber	13,54
Rohrzucker	1,59 (1,56–1,61)
Silber	10,5
Silizium	2,42
Sperma	1,03
Stahl	7,1–7,9
Tantal	16,6
Titan	4,52
Wachs (Bienenwachs)	0,95–0,98
Wolfram	19,3
Zelluloid	1,3–1,4
Zink	7,14

Dichte: **1.** Verhältnis aus Masse eines Stoffs zu seinem Volumen, $\varrho = m/V$; Einheit: g/cm³. In dieser Einheit ist die D. maßzahlenwertgleich mit dem im veralteten techn. Maßsystem angegebenen spezif. Gew. Tab. **2.** Photograph. D., ↑Schleier.

Dickdarm ↑Intestinum crassum, ↑Kolon.

Dickdarmatresie: membranöse o. kontinuitätsunterbrechende Atresie des Kolon. Isoliert sehr selten. Teil von komplexen Fehlbildungen, z. B. ↑Fissura vesicointestinalis.

Dickdarmkrebs: bösartiger epithelialer Tumor des Dickdarms, der makrosk. als polypöses o. ulzeröses, selten als diffus infiltrierendes Karzinom in Erscheinung tritt. Histol.: Adenokarzinom, Gallertkrebs, selten Szirrhus. Hauptlokalisation Rektum, Flexura sigmoidea, Zäkum, Flexura lienalis, Flexura hepatica.

Dickdarmresektion: Teilentfernung des Dickdarms. ↑Hemikolektomie.

Dickdarmröntgenuntersuchung: Trochoskopie, Kontrasteinlauf; röntgendiagnost. Verfahren für die Untersuchung des Dickdarms am liegenden Pat. mittels Durchleuchtung u. Röntgenzielaufnahmen. Als Kontrastmittel dienen Aufschwemmungen von Bariumsulfat. Das Doppelkontrastverfahren ist die z. Z. gebräuchl. Technik, die auch zum Nachweis von kleinen Tumoren u. Polypen geeignet ist. Dazu wird nach einem Kontrastmitteleinlauf mit anschließender Entleerung das Kolon mit Luft aufgebläht. Die relativ hohe Strahlenbelastung der Gonaden des Pat. (1–2 Röntgen) verpflichtet zu optimalem Strahlenschutz.

Dickkopf ↑Pachyzephalie.

Dick-Test: nicht mehr gebräuchl. Intrakutantest mit erythrogenen ↑Toxinen des Streptococcus pyogenes (A-Streptokokken) zum Nachweis der Scharlachempfänglichkeit eines Individuums.

Dick-Toxine ↑Toxine, erythrogene.

Dickungsmittel: Stoffe, die stark wasserhaltigen Lebensmitteln bzw. ihren Zubereitungen zugesetzt werden (↑Additive), um sie einzudicken, d. h. ihre Viskosität zu erhöhen (konsistenzverändernde Stoffe). D. sind hochmolekular u. bilden kolloidal Lösungen (Hydrokolloide), sind meist natürl. Ursprungs, einige chem. modifizierte Naturprodukte: ↑Stärke u. ihre Derivate, ↑Zellulose, Carragheen, Furcellaran, Gummi arabicum, Johannisbrotmehl u. Guarmehl, Traganth, Xanthan. Für viele D. liegt die ↑Acceptable daily intake relativ hoch.

Diclofenac: o-(2,6-Dichloranilino)phenylessigsäure; Antirheumatikum. Der stark entzündungshemmende Effekt beruht auf der Hemmung der Prostaglandinsynthese. Abb.

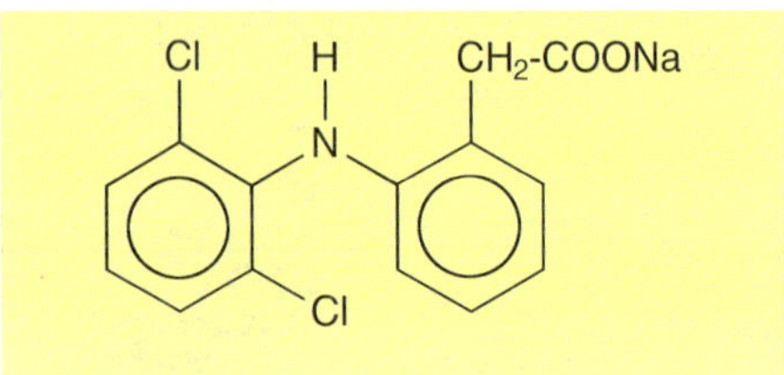

Diclofenac

Dicloxacillin: dichlorsubstituiertes Oxacillin, gehört zur Gruppe der Isoxazolyl-Penicilline. Charakterist. ist die relativ hohe Säurestabilität u. die Penicillinasestabilität. Anwendung bei penicillinasebildenden Staphylokokken.

Dicorus: die Regenbogenhäute beider Augen sind in sich verschiedenfarbig.

Dicoumarol: indirektes Antikoagulans, ↑Cumarine.

Dicrocoelium dendriticum ⟨*gr*⟩ *n*: Lanzettegel, kleiner Leberegel; Vertreter der ↑Digenea (↑Trematoda), 8–12 x 1,5–2,5 mm, lanzettförmig. ↑Endoparasit in den Gallengängen zahlreicher pflanzenfressender Säugetierarten, bisweilen auch beim Menschen, ubiquitär vorkommend. Zwischenwirte: 1. terrestr. Schnecken, 2. Ameisen.

Dictyosom ⟨*gr*⟩ *n*: stapelförmig angeordnete, membranumgrenzte flache Zisternensysteme des Golgi-Apparats (häufig spez. auf den Golgi-Apparat von Pflanzenzellen bezogen); z. T. auch syn. für den ↑Golgi-Apparat angewandt.

Dicumarole: Gruppe von Verbindungen, die als Antivitamine des Vitamins K eine Rolle spielen. Sie bestehen aus zwei, dem Methylnaphthochinon des Vitamins K ähnl. Cumarinresten, die durch eine Kohlenstoffbrücke untereinander verbunden sind. Sie finden ther. Verwendung bei übermäßiger Blutgerinnungsneigung. Erste orale Antikoagulanzien. ↑Cumarine.

Didanosin: *Abk* ddI, Dideoxyinosin; antiretrovirales Medikament (Nukleosidanalogon), das die reverse Transkriptase von HIV hemmt u. zur Behandlung von HIV-Infektion u. AIDS eingesetzt wird. ↑Chemotherapie, antiretrovirale.

didelphys ⟨*gr*⟩ *Adj*: gedoppelt.

Dideoxycytidin: *Abk* ddC, frühere Bez. für ↑Zalcitabin.

Dideoxyinosin: *Abk* ddI; ↑Didanosin.

Didymitis ⟨*gr*⟩ *f*: Hodenentzündung.

Didymus ⟨*gr*⟩ *m* ↑Hoden.

Dieck, Wilhelm (1867–1935), dt. Zahnarzt, Berlin.

Dieck-Cieszynski-Gesetz (nach Wilhelm D. u. Anton C.) ↑Isometrieregel.

Dieffenbach, Johann Friedrich (1795–1847), Chir. u. prakt. Arzt, Berlin. Hervorragender Operateur u. Begründer der plast. Chir.

Dieffenbach-Tenotom (nach Johann F. D.): Spezialmesser zur subkutanen Sehnendurchtrennung.

Dieffenbach-Verschiebeplastik (nach Johann F. D.): Oberlippen- o. Unterlippendefektverschluß durch Weichteilverschiebung von lateral. ↑Hautplastik.

Diego-Blutgruppe: Zeichen Di; Blutgruppenantigene an menschl. Erythrozyten, die nicht bei Weißen u. Negroiden vorkommen. Die D. sind anthrop. von großer Bedeutung. Diego-Antikörper wurden nach Transfusionen u. Schwangerschaften nachgewiesen.

Dieldrin: Insektizid der Gruppe Chlorobenzene. Wirkung u. Toxizität ähnl. wie DDT.

Dienestrol: synthet. ↑Östrogen ohne Steroidstruktur; wirkt wie natürl. Östrogene.

Dientamoeba fragilis ⟨*gr* + *lat*⟩ *f*: Vertreter der ↑Rhizopoda (↑Protozoa). 4–12 µm große Darmamöbe des Menschen mit 2 gleichwertigen Kernen; apathogen bzw. fakultativ pathogen.

Dienzephalon ⟨*gr*⟩ *n*: Diencephalon; Zwischenhirn, zwischen End- u. Mittelhirn gelegener Hirnabschnitt. Man unterscheidet den basalen Hypothalamus u. den Thalamus. Das D. umschließt den III. Hirnventrikel. Im Hypothalamus liegen wichtige vegetative Regulationszentren, im Thalamus bedeutende Kerngebiete, in denen zum Großhirn aufsteigende sensible bzw. vom Großhirn absteigende motor. Nervenbahnen umschalten.

Diepgen, Paul (1878–1966), dt. Medizinhistoriker, Freiburg i. B., Berlin, Mainz. Zunächst Geburtshelfer u. Gyn., wandte sich später der Medizingeschichte zu. Schwerpunkt seiner Forschungen lag auf dem Gebiet des europ. Mittelalters. 1930 übernahm D. die Leitung des neu gegründeten Instituts für Geschichte der Medizin u. der Naturwissenschaften in Berlin. D. ist der Verfasser einer mehrbändigen „Geschichte der Medizin" (1949–1955, 2. Aufl. 1964).

Dierk-Verhornungszone: bei exogener Reizung des Plattenepithels an der Cervix uteri kommt es zu einer Verhornung des sonst nicht verhornenden Epithels. Zwischen der Intermediär- u. Superfizialschicht entsteht die D., eine Zellschicht mit Einlagerung von Keratingranula im Zytoplasma.

5,5-Diethylbarbitursäure: Barbital (↑Barbitursäure); von E. Fischer 1903 aus Diäthylmalonsäurediäthylester u. Harnstoff hergestellt. Erstes Barbiturat, das als Hypnotikum verwendet wurde. Heute obsolet, da es eine zu lang anhaltende Wirkung besitzt.

Dieulafoy, Georges (1839–1911), frz. Arzt, Paris.

Dieulafoy-Ulkus (nach Georges D.) ↑Exulceratio simplex Dieulafoy.

Diferuloylmethan ↑Curcuma xanthorrhiza.

Differentialagglutination: von Ashberg zur Bestimmung der Erythrozytenüberlebenszeit eingesetzt, wobei blutgruppenungleiche kompatible Spendererythrozyten in einem Empfängerorganismus verfolgt werden, indem in genauen Zeitabständen die Spendererythrozyten nach vorheriger Agglutination der Empfängerzellen durch entsprechende Antiseren gezählt werden; zur ätiol. Differenzierung der Neugeborenenpolyglobulie (Ausschluß bzw. Bestätigung einer materno-fetalen Transfusion) kann D. von mütterl. bzw. kindl. Erythrozyten eingesetzt werden.

Differentialblutbild ↑Blutausstrich.

Differentialdiagnose: jede bei der Diagnosestellung zu berücksichtigende Diagn., die aufgrund der erfaßten Untersuchungsergebnisse in Frage kommt.

Differentialquotientenempfindlichkeit: Geschwindigkeitssensoren (-detektoren) zeigen an, mit welcher Steilheit sich Reizintensitäten ändern. Je schneller diese Änderungen erfolgen, desto höher sind die Amplituden des elektr. Sensorpotentials u. die Frequenz der daraus transduzierten Aktionspotentiale. Bleibt der Reiz anschließend in seiner Stärke konstant, fällt die AP-Frequenz gegen Null. Diese Sensoren besitzen somit eine differentielle Änderungsempfindlichkeit nach der Zeit. Sie werden daher auch als D-Sensoren (-rezeptoren) bezeichnet. Nach der Wahrnehmung beurteilt, sind viele von ihnen Berührungssensoren (-rezeptoren). Man findet sie aber außer in der Haut auch in den Gelenkkapseln u. der Muskulatur. ↑Muskelspindeln.

Differentialtonometrie ↑Tonometrie.

Differentialzytologie: aus den einzelnen Zellveränderungen im Zusammenhang mit dem Gesamtzellbild werden aus dem Zellausstrich genaue Angaben über das Gewebebild des Epithels gemacht, z. B. Unterteilung der Krebsvorstufen am Zervixepithel in Dysplasien, Carcinoma in situ u. invasives Karzinom.

Differenz, arteriovenöse: Konzentrationsunterschiede von Metaboliten zwischen art. u. venösem Blut; a. D. des Sauerstoffs bestimmt bei Überwachung des extrakorporalen Kreislaufs die erforderl. Gewebeperfusion; klin. Relevanz besitzt die a. D. von u. a. O_2, Laktat u. Pyruvat bei regionalen u. globalen Zirkulationsstörungen.

differenziert ⟨*lat*⟩ *Adj*: charakterist. ausgeprägt; verwendet bei Tumoren, die in ihrer strukturellen u. funktionellen Ausprägung weitgehend dem Muttergewebe entsprechen (z. B. galleproduzierende Hepatome u. a.).

Differenzierung ⟨*lat*⟩ *f*: **1.** ***Biochem.:*** Herausbildung eines best. Funktions- u. Strukturmusters bei einer Zelle o. einem Gewebe im Verlauf der Entwicklung. Da alle differenzierten somat. Zellen über dieselben Erbanlagen wie die befruchtete Eizelle verfügen, aus der der Organismus entstanden ist, hängt die D. auf das engste mit der Regulation der ↑Genaktivierung zusammen (↑Chromatin, ↑Nukleosom). **2.** ***Histol.:*** Unter D. in vitro versteht man die Fähigkeit kultivierter Zellen, eine o. mehrere der gewebe- o. organspezif. Leistungen des Herkunftsgewebes wiederzuerlangen. Bei Stammzellen ist eine D. in mehreren Richtungen in Abhängigkeit von inneren u. äußeren Faktoren mögl. Differenzierungsmerkmale sind organ- bzw. gewebespezif. Leistungen von Zellen in vitro, z. B. rhythm. Kontraktionen von Herzmuskelzellen, Produktion von Insulin aus endokrinen Pankreaszellen. **3.** ***Psychol.:*** entwicklungspsycholog. der Weg des Organismus von relativ einfachen zu hochstrukturierten Verhaltensweisen u. Funktionen. Grundvorgang der psycho-phys. Entwicklung. D. steht in dialekt. Wechselwirkung mit Integration, die jede neu erworbene Verhaltensweise in das Ganze eingliedert. Erhöhung der Anpassungsbereitschaft u. Leistungsfähigkeit, Ausprägung der Individualität. Im kognitiven Bereich meint D. die Befähigung eines Individuums, zwei o. mehrere Umweltreize zu unterscheiden bzw. unterschiedl. auf sie zu reagieren.

Differenzierungsantigene: membranständige Antigene, die Funktions- u. Entwicklungsstadien versch. Zellen charakterisieren. D. spielen offenbar eine Rolle bei der Steuerung der Gewebe- u. Organbildung während der frühen Ontogenese, möglicherweise als Erkennungsstrukturen. Im adulten Organismus Reexpression bei Teilungs- u. Reifungsvorgängen wahrscheinl. ↑Tumormarker.

Differenzierungsgrad: funktionelle u. strukturelle Ausprägung eines Tumorgewebes; der D. eines Tumors bestimmt wesentl. seinen Malignitätsgrad. Je entdifferenzierter ein Tumor, um so maligner ist er (↑Proliferationszentren, ↑Tumorverdopplungszeit).

Differenzierungshemmung: nach Pawlow die Hemmung, durch die bei der Ausbildung eines bedingten ↑Reflexes dem bedingten ↑Reiz ähnl. nichtbekräftigte Reize zunehmend ihre auslösende Wirkung einbüßen. Dadurch kommt es zu einer verfeinerten Unterscheidung (Differenzierung) der auf den Organismus einwirkenden Reize. ↑Hemmung.

Differenzierungsnährböden: feste o. flüssige Bakteriennährböden zur Unterscheidung von Bakterien durch Zusatz chem. o. biol. Substrate, z. B. Zucker, Blut. ↑Biochemotypie. ↑Reihe, bunte.

Differenzierungsphasen des ZNS, kritische: zu unterschiedl. Zeitpunkten der Ontogenese erfolgende Differenzierung wichtiger Zentren des Großhirns. Wichtig ist die tierexperimentell nachgewiesene Möglichkeit, über Einflußnahme in dieser sensiblen Phase nicht nur der Differenzierung wichtiger Zentren selbst, sondern über diese auch für Stoffwechsel u. Struktur bedeutsame Regulationsmechanismen zu prägen. Von bes. Bedeutung scheint in diesem Zusammenhang die Funktionskette: Hypothalamus (Releasing Hormone) – ↑Hypophyse (glandotrope Hormone) – endokrine ↑Drüsen (Effektorhormone) – periphere ↑Zielzelle (Metabolismus u. Struktur).

Differenzindex ⟨*lat*⟩ *m*: Kennzahl, die den Identitätsgrad von Proteinen ausdrückt, wobei 0 völlige Identität u. 100 absolute Verschiedenheit bedeutet.

difficilis ⟨*lat*⟩ *Adj*: schwer, schwierig, diffizil.

Differmität ⟨*lat*⟩ *f*: Entstellung, Abweichung von der normalen Form.

diffus ⟨*lat*⟩ *Adj*: zerstreut, ausgebreitet, unscharf begrenzt.

Diffusion ⟨*lat*⟩ *f*: jeder durch die molekulare Wärmebewegung verursachte Ortswechsel von Molekülen. Die D. ist am Stofftransport im Organismus beteiligt. Man unterscheidet freie D. u. aktiven Transport. D. bewirkt die Verteilung der Moleküle zwischen direkt aneinandergrenzenden Gasen, Flüssigkeiten u. Lösungen. Durch D. wird der wahrscheinl. Zustand, das Verteilungsgleichgewicht, d. h. der Konzentrationsausgleich angestrebt. Für die **freie D.** gelten die Fick-Diffusionsgesetze. Bei konstantem Druck u. konstanter Temperatur ist nach dem 1. Fick-Diffusionsgesetz die Menge des diffundierenden Stoffs dm (mol) proportional dem Konzentrationsunterschied dc (mol/l), der Zeit dt (s) u. dem Querschnitt q (m^2) u. umgekehrt proportional dem Diffusionsweg dl (m). Außerdem geht eine Stoffkonstante, die ↑Diffusionskonstante D, in die Gleichung ein.

$$dm = \frac{D \cdot q \cdot dc \cdot dt}{dl}$$

Mit Hilfe dieses Gesetzes kann z. B. die O_2-Menge berechnet werden, die pro Zeit durch die Alveolarwandung in das Blut diffundiert. Von bes. Wichtigkeit ist die quadrat. Abhängigkeit der Diffusionszeit vom Diffusionsweg (2. Fick-Diffusionsgesetz). Daraus ergibt sich, daß die D. häufig u. bes. unter pathol. Bedingungen einen begrenzenden Faktor darstellt.

Diffusion, erleichterte: veraltet für ↑Carriertransport.

Diffusionsatmung: apno. O_2-Aufnahme, Apnoic diffusion oxygenation; durch Atmung von reinem Sauerstoff läßt sich der Stickstoff fast vollständig aus dem Blut auswaschen, ebenso durch O_2-Beatmung. Es herrscht dann ein hohes O_2-Partialdruckgefälle zwischen Alveole u. Lungenkapillare. Hierdurch wird eine kontinuierl. Aufnahme von alveolärem Sauerstoff in das Kapillarblut bewirkt, ohne daß Atembewegungen stattfinden. Die D. kann gefahrlos für etwa 5 min aufrechterhalten werden, wird genutzt bei länger dauernden Intubationen. Kontinuierl. zunehmender pCO_2 des Blutes setzt eine prakt. zeitl. Grenze.

Diffusionsfaktor ↑Transferfaktor, pulmonaler; ↑Diffusionskapazität, alveolokapilläre.

Diffusionskammer: für die In-vivo-Zellkultur benötigtes sterilisierbares Gerät, das aus Ringen mit einem Durchmesser von 10 mm u. einer Höhe von 2,5 mm besteht, die beidseitig mit Filtern best. Porengröße (z. B. 0,3 µm) beklebt sind; bei der Diffusionskammertechnik werden Zellen, die zur Kultur vorgesehen sind, in den Bauchraum erwachsener Mäuse transplantiert, die am Vortag mit 600 R ganzkörperbestrahlt o. mit Zytostatika behandelt wurden, um Host-versus-Graft-Reaktionen auszuschalten. Alle 6 Tage ist die D. in eine andere Maus zu reimplantieren, wenn längere Kulturen vorgesehen sind. Durch bes. Mikropipetten erfolgt die Entnahme. Von Bøyum u. Benestad 1970 inauguriert.

Diffusionskapazität, alveolokapilläre: Gasmenge, die zwischen Alveolargas u. Erythrozyten pro Einheit der mittleren Partialdruckdifferenz u. pro Zeiteinheit diffundiert. Sie beträgt für Sauerstoff 0,14 mmol/s kPa (~25 ml/min · mmHg).

Diffusionskoeffizient: Substanzmenge, die infolge eines Konzentrations- bzw. Partialdruckgefälles pro Zeiteinheit durch die Querschnittseinheit diffundiert. ↑Partialdruck.

Diffusionskonstante: Stoffkonstante, die die Stoffmenge angibt, die in der Zeiteinheit beim Konzentrationsunterschied 1 u. dem Querschnitt 1 über die Längeneinheit diffundiert. Die D. hat die Dimension cm^2/s. Die D. bestimmt die Geschwindigkeit der ↑Diffusion. Die D. ist von der Teilchengröße u. Form des diffundierten Stoffs, von der Viskosität des Lösungsmittels u. der Temperatur abhängig.

Diffusions-Perfusions-Verhältnis: Quotient aus ↑Diffusion durch die alveolokapilläre Membran u. der Durchblutung der Lungenkapillaren. Er dient zur Bewertung der Proportionalität beider Größen u. kann für versch. Atemgase (O_2, CO_2 o. Edelgase) massenspektrometr. bestimmt werden.

Diffusionspotential ↑Gleichgewichtspotential.

Diffusionsstörung: pathol. Beeinträchtigung des Gasdurchtritts von der Alveole in das pulmonale Kapillarblut u. umgekehrt. D. resultieren aus Verlängerung der pulmonalen ↑Diffusionsstrecke (Ödem, Blutstauung, Fibrose), Verkleinerung der alveolären u. kapillären Oberfläche (Emphysem, multiple Mikroembolien, hyaline Membranen) u. Verringerung der Gastransportelemente (Anämie). Bei D. ist der pO_2 im art. Blut erniedrigt, der pCO_2 meist normal. Die alveoläre ↑Ventilation ist nicht gestört. Maß für die Verringerung des pulmonalen ↑Transferfaktors der Lunge.

Diffusionsstrecke, pulmonale: Weg, den die Gasmoleküle bei ihrer Wanderung von der Lungenalveole bis in das Hämoglobin des Erythrozyten zurücklegen. Die p. D. setzt sich zusammen aus den Teilwegen durch die oberflächenaktive Substanz (surfactant) der Alveolarinnenfläche, die Alveolardeckzelle, die alveoläre Basalmembran, die extrazelluläre interstitielle Flüssigkeit, die Kapillarwand, das Blutplasma u. die Erythrozytenmembran.

Diffusionstest: vielfach modifiziertes Verfahren zum Nachweis von Wirkstoffen durch Diffusion (Konzentrationsgefälle) im Agar, es entstehen Hemmhöfe (↑Resistenzbestimmung) im Bakterienrasen o. Präzipitationslinien (Immundiffusion) durch Antigen-Antikörper-Reaktion. ↑Lochtest.

Diffusionstotenflecke: frühere Bez. für fixierte, d. h. nicht wegdrückbare ↑Totenflecke. Man nahm einen Austritt des Hämoglobins aus den Gefäßen mit Imbibition des umgebenden Gewebes an. Dieser Zustand tritt jedoch erst viel später i. R. der Autolyse u. Fäulnis auf. Die Fixierung der Totenflecke ist auf eine Hämokonzentration durch Eindickung des Blutes zurückzuführen.

digastricus ⟨*gr*⟩ *Adj*: biventer; zweibäuchig.

Digenea ⟨*gr*⟩ *Pl*: nach neuerer Nomenklatur Malacobothrii; Klasse der Trematoda, Biohelminthen. Einige Millimeter bis mehrere Zentimeter lang, meist abgeplattet, i. d. R. mit Mund- u. Bauchsaugnapf. Bis auf wenige Ausnahmen Zwitter; die Entwicklung ist mit einem ↑Generationswechsel verbunden u. läuft über einen bis mehrere ↑Zwischenwirte. D. sind ↑Endoparasiten bei Vertebraten. Med. bedeutsame Gattungen: ↑Clonorchis sinensis, ↑Paragonimus, ↑Schistosoma, ↑Fasciola.

Di-George, Angelo M., amerik. Päd.

Di-George-Syndrom: Thymusagenesie, Thymusaplasie; Hemmungsfehlbildung der 3. u. 4. Schlundtasche mit einer kombinierten Aplasie o. Hypoplasie des Thymus u. der Parathyreoidea sowie des Unterkiefers, der unteren Gesichtspartien u. des Aortenbogens. Weitere Begleitfehlbildungen sind mögl. Das nicht erbl. Leiden ist ein Modellbeispiel eines reinen T-Zell-Mangels (primäres ↑Immundefektsyndrom); partielle Defekte sind häufiger als die totale Thymusaplasie. Ursache wird in einer Störung während der frühen pränatalen Entwicklung (6.–10. Embryonalwoche) vermutet. Klin. Manifestation bereits in den ersten Lebenswochen mit lebensbedrohl. hypokalzäm. Krampfzuständen, die (undiagnostiziert) meist zum Tode führen. Die ther. Überwindung dieser Krämpfe führt zu Manifestation des zellulären Immundefekts in der Säuglingszeit: schwere, rezidivierende, polytope bronchopulmonale u. sept. Infektionen überwiegend mit Viren, Pilzen u. fakultativ pathogenen Bakterien. Impfungen mit lebenden attenuierten Erregern können schwerste tödl. Komplikationen nach sich ziehen, Bluttransfusionen können durch eine Transplantat-gegen-Wirt-Reaktion tödl. verlaufen. Progn. wird von der Beherrschung der endokrinen u. immun. Störung bestimmt. Ältere Pat. sind durch ein erhöhtes Karzinomrisiko gefährdet. Erstbeschreibung 1927 durch Böttiger u. Wonstedt, 1965 durch Di-George. ↑Defektimmunopathien.

Digestion ⟨*lat*⟩ *f*: **1.** ↑Verdauung. Durch das Zusammenspiel der Verdauungssäfte von Speicheldrüsen, Magen, Leber (Galle), Pankreas u. Dünndarm kommt es zur Aufspaltung der hochmolekularen Nahrungsbestandteile, so daß sie vom Dünndarm resorbiert werden können. Dabei kommt dem Pankreassekret die größte Bedeutung zu. Der wesentlichste Anteil der D. läuft an der Membran der Mikrovilli als digestiv-absorptiver Prozeß ab, d.h. D. u. Absorption sind auch räuml. aufs engste gekoppelt. **2.** Mit heißen Lösungsmitteln aus ↑Drogen gewonnener Auszug.

Digestion, intrazelluläre: Abbau von zellfremdem (Heterophagie) o. zelleigenem (↑Autophagie) Material durch Lysosomen. ↑Phagozytose.

Digestionstrakt ↑Verdauungskanal.

Dighton, Charles Allen Adair (geb. 1885), Otol., Liverpool.

Dighton-Syndrom (nach Charles A. A. D.) ↑Hoeve-Syndrom.

digital ⟨*lat*⟩ *Adj*: mit dem Finger (bewirkend).

Digitalausräumung: Entfernung von Fruchtteilen aus der Gebärmutter mit dem Finger. Methode zur Ausräumung von Aborten.

Digitalis-Arten ⟨*lat*⟩ *f*: Fingerhut; artenreiche Gattung, nur Digitalis lanata (Wolliger Fingerhut) u. Digitalis purpurea (Roter Fingerhut) arzneil. Bedeutung als industrielle Rohstoffdrogen. Blattdroge beider Arten enthält herzwirksame Glykoside. Gesamtglykosidgehalt liegt bei Digitalis lanata höher als bei Digitalis purpurea. – Hauptglykoside Digitalis purpurea: Purpureaglykosid A (Aglykon Digitoxigenin) u. Purpureaglykosid B (Aglykon Gitoxigenin); gehen leicht unter Abspaltung eines Glukoserests in die Sekundärglykoside Digitoxin u. Gitoxin über. ↑Herzglykoside.

Digitalis lanata: Lanatosid A (Aglykon Digitoxigenin) u. Lanatosid C (Aglykon Digoxigenin). Durch alkal. Verseifung kann die bei Lanatosiden vorliegende zusätzl. Acetylgruppe abgespalten werden u. damit die Überführung in die betreffenden Desacetylverbindungen erfolgen, u.a. Desacetyllanatosid C = Deslanosid u. Digoxin. Ther. meist eingesetzte Digitalisglykoside: Digitoxin, Lanatosid A, Lanatosid C, Deslanosid, Lanatosidgemische, Acetyldigitoxin, Acetyldigoxin u. Digoxin. ↑Herzglykoside.

Digitalvoltmeter: digitales Meßgerät für elektr. Spannungen (Gleichspannung, Effektivwert von Wechselspannung). D. können oft zusätzl. Größen (Strom, Widerstand, Verhältnis zweier Spannungen) messen, so daß die Bez. D. oft nur das digitale Meßprinzip kennzeichnet.

Digitation ⟨*lat*⟩ *f*: veraltete sexualmedizin. Bez. für Manipulieren mit den Fingern an der ↑Vulva, bes. an der ↑Klitoris.

D

digitatus ⟨*lat*⟩ *Adj*: fingerförmig, mit fingerartigen Fortsätzen versehen.

Digiti ⟨*lat*⟩ *m Pl*: *Sg* Digitus; Finger.

Digiti mortui: tote Finger; nach Kälteeinwirkung Ischämie eines o. mehrerer Finger (außer Daumen) infolge Fingerarterienspasmus, bes. bei jungen Mädchen; Beziehung zur ↑Raynaud-Krankheit.

Digiti pedis: Zehen des Fußes.

Digitoklasie ⟨*lat* + *gr*⟩ *f*: Operationsmethode, bei der vitales o. nekrot. Gewebe parenchymatöser Organe zwischen den Fingern durchquetscht wird, evtl. unter Ligatur von Gefäßen u. Gallengängen. Wird angewendet bei ↑Leberresektion.

Digitoxigenin ↑Herzglykoside.

Digitoxin ↑Herzglykoside.

D-Digitoxose ↑Herzglykoside.

Digitus ⟨*lat*⟩ *m*: Finger.

Digitus malleus ↑Hammerzehe.

Digitus quintus varus: meist in Kombination mit Spreizfuß auftretende Adduktionsstellung der 5. Zehe. Kann zu interdigitalem Druckulkus o. ↑Hühnerauge führen.

Diglossie ⟨*gr*⟩ *f*: extrem seltene, angeborene Verdopplung der gesamten Zunge. Auch gebraucht für Spaltung der Zunge im vorderen Abschnitt bei gemeinsamer Wurzel.

Diglyzeride: Diacylglycerole; zu den Lipiden gehörende Ester aus 1 Mol Glycerol u. 2 Mol Fettsäure. Zwischenprodukt bei der Phospholipid- u. Triglyzeridbiosynthese u. beim Abbau der Triglyzeride der Nahrung durch die Pankreaslipase. D. entstehen auch bei Einwirken der Phospholipase C auf Phospholipide. D. entstehen in der Zelle durch Phospholipase aus Phosphatidylinositol-4,5-bisphosphat; spielen als sekundärer ↑Boten (Second messenger) bei den durch ↑G-Proteine vermittelten intrazellulären ↑Signalübertragungssystemen durch Aktivierung einer plasmamembranständigen Proteinkinase C (PKC) eine wichtige Rolle.

Dignität ⟨*lat*⟩ *f*: Würde, Bedeutung; med. gebraucht i.S. von Krankheitswert.

Digoxin: 12β-Hydroxy-Digitoxin, ein ↑Herzglykosid.

Di Guglielmo, Giovanni (1886–1961), ital. Int. u. Hämat.

Di-Guglielmo-Erythrämie (nach Giovanni Di G.): akute Erythrämie; ↑FAB-Klassifikation M6, akute myelo. ↑Leukämie.

Dihybride: dihybride Bastarde; in bezug auf zwei Allelpaare heterozygote Organismen.

Dihydralazin: Antihypertensivum; Erweiterung der Arteriolen, dadurch Senkung des peripheren Widerstands u. Blutdrucksenkung. Nebenwirkungen: orthostat. Beschwerden, Ödeme, Allergie, Lupus erythematodes.

Dihydrochlorothiazid: ein ↑Diuretikum (↑Hydrochlorothiazid) aus der Gruppe der ↑Benzothiadiazinderivate.

1,25-Dihydrocholecalciferol ↑1,25-Dihydroxycholecalciferol.

Dihydrocodein: halbsynthet. ↑Morphinderivat, schwache analget. u. suchterzeugende, starke antitussive Wirkung.

Dihydroergocornin: Dihydroergocryptin, Dihydroergotamin, ↑Mutterkorn, Mutterkornalkaloid.

Dihydroergotamin ↑Mutterkorn.

Dihydrofolatreduktase: NADP-abhängige Oxidoreduktase, die die Umwandlung von Dihydrofolsäure in Tetrahydrofolsäure katalysiert. D. hat Bedeutung bei der Bildung von Thymidinmonophosphat, einem DNA-Baustein, u. wird durch Folsäureantagonisten (Amethopterin, ↑Methotrexat, Aminopterin), die in der Tumortherapie Verwendung finden, kompetitiv gehemmt.

Dihydrofolsäure: entsteht durch Dehydrierung (Oxidation) aus ↑Tetrahydrofolsäure, mit der die D. ein Redoxsystem bildet.

Dihydromethysticin ↑Piper methysticum.

Dihydrostreptomycin: Streptomycinderivat, 1947 entwickelt, wegen tox. Schädigung des N. cochlearis bei 25–30 % aller Pat. mit irreversiblem Gehörverlust heute weitgehend obsolet.

Dihydrotachysterol: Vitamin-D-Derivat. Wird zur Regulation des Kalziumstoffwechsels ther. eingesetzt.

Dihydrotestosteron ↑Androgene.

Dihydroubichinon-Zytochrom-c-Reduktase: isolierbarer Komplex der ↑Atmungskette, der aus den Zytochromen b u. c_1, Ubichinon, Lipiden u. Nichthämeisenproteinen besteht u. die Elektronenübertragung von reduziertem Ubichinon über die Zytochrome b u. c_1 auf Zytochrom c katalysiert.

Dihydroxyaceton: 1,3-Dihydroxypropanon; enzymat. Abbauprodukt bei Kohlenhydraten.

Dihydroxyacetonphosphat: ein Intermediat der ↑Glykolyse u. ↑Glukoneogenese.

2,8-Dihydroxyalanin: Derivat des Purinstoffwechsels. Bei Mangel an Adeninphosphoribosyltransferase wird Adenin nicht zu ↑Adenosinmonophosphat, sondern durch ↑Xanthinoxidase letztl. zu D. abgebaut, das im Harn ausgeschieden wird u. aufgrund der Schwerlöslichkeit zu Kristallurie u. Steinbildung führt. Zur Therapiekontrolle ist Bestimmung der D. im Harn mittels high pressure liquid chromatography (↑Chromatographie) essentiell.

1,25-Dihydroxycholecalciferol: höchstwirksame Form des ↑Vitamin D; entsteht in der Niere aus dem in der Leber gebildeten 25-Hydroxycholecalciferol. D. fördert die intestinale Kalziumresorption, die tubuläre Kalziumreabsorption u. die Mineralisation des Knochens.

2,5-Dihydroxyessigsäure: Homogentisinsäure; Ausscheidung im Harn bei ↑Alkaptonurie (18–30 mmol/d). Nachweis durch Alkalisierung des Harns (schwarze Färbung) u. mit ↑Benedict-Probe (Bildung eines roten Niederschlags von Kupfer(I)-oxid. Nachweis sicher bei pos. Ausfall beider Tests.

3,4-Dihydroxymandelsäure: inaktives Abbauprodukt von Adrenalin u. Noradrenalin.

Dihydroxyphenylalanin ⟨*gr*⟩ *n*: *Abk* Dopa; entsteht durch enzymat. Hydroxylierung (↑Tyrosin-Hydroxylase) aus Tyrosin. Zwischenprodukt der Synthese von ↑Katecholaminen. Tritt im Ggs. zu Katecholaminen durch ↑Blut-Hirn-Schranke. Findet deshalb zur Stimulierung der Dopaminsynthese bei ↑Parkinson-Syndrom ther. Anwendung.

Diiodohydroxychinolin: ein ↑Amöbizid.

Diisocyanate: Ausgangs- u. Zwischenprodukte in der chem. Industrie, z. B. bei der Polyurethanherstellung. Lokale Reizwirkung auf die Luftwege u. allerg. Reaktionen.

Diisopropylacetat: Antikonvulsivum.

Diisopropylamin: Antihypertensivum, durch direkte Gefäßdilatation u. Ganglienblockade.

Diisopropylfluorophosphat: *Abk* DFP; ein Vertreter der ↑Alkylfluorophosphate; hemmt durch kovalente Modifizierung Serinesterasen (Acetylcholinesterase, Trypsin, Chymotrypsin u. a.).

Dikarbonsäuren: organ. chem. Verbindungen mit zwei ↑Carboxylgruppen im gleichen Molekül. Beispiele: Bernstein-, Malein-, Phthalsäure.

Dikaryon: Zellen mit einem genet. unterschiedl. Kernpaar.

Dikobaltäthylendiamintetraacetat: Antidot bei Cyanidvergiftungen, Bindung von Cyanidionen unter Bildung von Kobalt-Aquo-Cyankomplexen.

Dikrotie: Doppelgipfligkeit der Pulskurve, wobei der 2. Gipfel dem 1. Gipfel annähernd gleich ist. ↑Pulsformen.

Dilatation ⟨*lat*⟩ *f*: Erweiterung; meist für Hohlorgane benutzt. Diese können sich erweitern bei Verschluß o. Einengung der folgenden ableitenden Abschnitte (Magendilatation bei Pylorusstenose), durch Störungen der Struktur der Wand (Muskelhypoplasie, Fehlen von intramuralen Ganglien) o. ohne erkennbare Ursache (idiopath. Formen). Es gibt angeborene u. erworbene D.; wird auch als therapeut. Maßnahme bei Verengungen eingesetzt, z. B. ↑Ballondilatation bei Koronarsklerose.

Dilatation, poststenotische: Erweiterung eines art. Gefäßes unmittelbar nach einer Stenose u. in Abhängigkeit von Druckgradienten.

Dilatator ⟨*lat*⟩ *m*: Erweiterer. ↑Musculus dilatator pupillae, ↑Ballonkatheter.

dilatieren ⟨*lat*⟩: **1.** ***Klin.:*** erweitern, mit entsprechenden Instrumenten (Dilatator). **2.** ***Physiol.:*** sich erweitern (z. B. Pupille, Gefäß).

Dilazep: Cormelian, ↑Koronarmittel.

Dilazeration ⟨*lat*⟩ *f*: Dilaceratio; Deformierung eines Ersatzzahns durch unfallbedingte Intrusion des entsprechenden Milchzahns. Zertrümmerung der bereits ausgebildeten Zahnkrone, Abknickung der Zahnkrone gegenüber der noch in der Entstehung befindl. ↑Zahnwurzel.

Dildo: Godemiché; Penisnachbildung, die als eine Art Ersatz des Penis in die Vagina o. den Anus eingeführt wird. D. wurden schon im Altertum in versch. Arten gefertigt u. sind heute im Angebot von Sex-Shops, z. T. mit Friktions- u. Thermoregulierung, imitierter Spermaausstoßung u. a.

Diltiazem: Dilzem, ↑Kalziumantagonist, ↑Antihypertensivum u. Koronardilatans (↑Koronarmittel).

Dilution ⟨*lat*⟩ *f*: Verdünnung, Auflösung; Farbstoffdilution, Isotopendilution, Thermodilution, z. B. zur Bestimmung des Herzminutenvolumens, zur Bestimmung des Blutvolumens u. des Erythrozytenvolumens (↑Verdünnungsanalyse); Bestimmung der Blutströmung.

dilutus ⟨*lat*⟩ *Adj*: verdünnt.

Dimagnesiumtrisilikat ↑Antazidum.

DIMDI: *Abk* für ↑Deutsches Institut für Medizin, Dokumentation und Information.

Dimelie ⟨*gr*⟩ *f*: angeborene, sehr seltene Verdopplung einer Extremität, meist mehr o. weniger verschmolzen u. mit Reduktionsdefekten von Unterarm-/Unterschenkel- bzw. Hand-/Fußstrahlen kombiniert.

Dimenhydrinat: Verbindung von 8-Chlortheophyllin mit Diphenhydramin. Antiemetikum, Sedativum.

Dimercaprol: 1,3-Dithioglycerol, Dimercaptopropanol, BAL (British-Anti-Lewisit); Antidot für folgende Schwermetalle: As, Hg, Cd, Cr, Bi, Cu, Sb, Au; Chelatbindung an SH-Gruppen. Komplexe werden renal eliminiert. 1940 in England als Antidot gegen arsenhaltige Kampfstoffe, z. B. Lewisit, entwickelt.

Dimercaptopropanol ↑Dimercaprol.

Dimerie ⟨*gr*⟩ *f*: Digenie; Steuerung der Ausbildung eines Merkmals durch zwei Genloci. Beim Menschen nicht sicher nachgewiesen.

Dimerisation ⟨*gr*⟩ *f*: Dimerisierung. Assoziation o. chem. Reaktion von zwei Molekülen des gleichen Stoffs mit Verdopplung der relativen Molmasse. Beispiel: D. von ↑Karbonsäuren im flüssigen Zustand. Im Ggs. zur ↑Kondensation entsteht bei der D. kein Nebenprodukt.

Dimertheorie: Erklärung der Entwicklung der komplizierten Zahnform des Menschen u. der Primaten durch Verschmelzung der Zahnelemente zweier Zahnreihen der Reptilien. ↑Zahnform.

Dimethicon: Polydimethylsiloxan, polymere Siliziumverbindung; absorbiert Gase; enteral gegen Blähungen.

4-Dimethylaminoazobenzen: Buttergelb; gelber, leberkrebserzeugender Farbstoff, der früher zur Färbung von Butter u. Margarine verwendet wurde. Anwendung heute verboten.

Dimethylaminoethanol: mildes ↑Psychostimulans; Roborans; sog. ↑Nootropikum.

4-Dimethylaminophenol: Antidot bei Cyanidvergiftung (↑Blausäurevergiftung). Führt zur Met-Hb-Bildung, an das sich Cyanid binden kann; Cyanidkonzentration im Gewebe verringert sich dadurch.

Dimethylaminostilben ↑Kanzerogene.

Dimethylnitrosamin ↑Kanzerogene.

Dimethylquecksilber: leicht flüchtige Quecksilberverbindung; Anreicherung in Fischen, irreversible Schäden des Nervensystems noch Wochen nach einmaliger Exposition mögl.; enthalten in Saatgutweizen.

Dimethylsulfat: wegen dipolarer Löslichkeit stark reizend bis Lungenödem u. Tod. ↑Reizgase.

Dimethylsulfoxid ↑Rubefazienzien.

Dimetinden: ein ↑Antihistaminikum.

Dimorphismus ⟨*gr*⟩ *m*: Vorkommen unterschiedl. Erscheinungsformen innerhalb einer Art, z. B. Geschlechtsdimorphismus, Saisondimorphismus. Myzel- u. Sproßformen best. ↑Moniliales.

Dinatriumcromoglicat: Antihistaminikum, Antiallergetikum; hemmt antigenbedingte Histaminfreisetzung aus Mastzellen; dadurch Unterbrechung von Asthmaanfällen.

Dinatriumhydrogenphosphat: Na_2HPO_4, sek. Natriumphosphat. D. reagiert in wäßriger Lösung aufgrund der Protolyse des Anions schwach bas. (pH 9,6).

din-Gene: Gene des ↑SOS-Systems.

Dinitrobenzen: Tritol; indirekter Methämoglobinbildner. Industrielles Zwischenprodukt, Sprengstoffbestandteil, Pestizid. Nach Latenzzeit von Stunden bis Tagen Met-Hb-Bildung (↑Methämoglobinbildner).

Dinitrochlorbenzen: 2,4-Dinitrochlorbenzen, Zwischenprodukt bei Herstellung von Farbstoffen, Photochemikalien u. Sprengstoffen; Toxizität wie ↑Nitrobenzen.

Dinitrochlorbenzen-Test: DNCB-Test; findet Verwendung beim Nachweis einer zellgebundenen Immunität bzw. einer immun. Primärreaktion, wobei eine Sensibilisierung mit 2 mg DNCB (10%ige Lösung in Öl-Aceton auf Filterpapier aufgetragen u. auf die Haut des Unterarms für 48 h appliziert) erfolgt u. nach 15 Tagen eine Reaktion mit 0,02 ml (einer 0,1%ige DNCB-Lösung auf Filterpapier wiederum am Unterarm appliziert) zu erzielen versucht wird. Ein neg. Testergebnis beim Sensibilisierungsversuch kann für einen T-Zelldefekt o. eine T-Zellverminderung sprechen (wie dies z. B. bei der Lymphogranulomatose der Fall ist).

D

Dinitrocresol: DNOC, 4,6-Dinitro-o-cresol. Insektizid. Herbizid, Gelbspritzmittel im Obstbau, in Pestiziden enthalten, Folge bei Vergiftung: extreme Stoffwechselsteigerung verbunden mit Hyperthermie u. ATP-Mangel. Wirkung wie ↑2,4-Dinitrophenol, nur toxischer.

Dinitrofluorbenzen: 2,4-Dinitrofluorbenzen, ↑Nitrobenzen.

2,4-Dinitrophenol: Farbstoffzwischenprodukt, Sprengstoff, Insektizid, Herbizid, Holz- u. Flammenschutzmittel. LD Mensch ~ 1,0 g. Ein Entkoppler der Atmungskettenphosphorylierung.

Dinitrophenylhydrazin-Test: zur Diagnostik der ↑Ahornsirupkrankheit. 2,4-DNPH verbindet sich bei Hyperaminoazidurie mit Leucin u. Isoleucin im Urin zu dichtem Niederschlag.

DIN-Normen: vom Deutschen Institut für Normung herausgegebene Festlegungen (Deutsche Industrienorm, DIN) von physikal. u. techn. Größen, deren Einheiten u. Meßvorschriften sowie techn. Forderungen u. Prüfvorschriften für die Herstellung, Errichtung u. Überwachung von Geräten u. Anlagen. Die D. lehnen sich i. a. an entsprechende internationale Vereinbarungen an. D. existieren für weite Bereiche der Medizintechnik u. insbes. der radiol. Technik.

Dinoproston: Prostaglandin E_2; Verwendung als Wehenmittel zur Einleitung der Geburt.

Dinukleotide: Dimere der ↑Nukleotide. Die Verknüpfung der Monomeren kann über eine Phosphorsäurediesterbrücke o. eine Pyrophosphatbindung erfolgen. Letztere ist in den wichtigen Coenzymen NAD, DADP, FAD realisiert.

Dioctophyma renale: Riesennierenwurm; euryxener Helminthe, 15–100 cm lang, ca. 5 mm dick. Eier 64–84 x 40–52 μm, dickschalig; im Urin nachweisbar.

Dioctophyme: Palisadenwurm, Riesennierenwurm; 15–100 cm langer, rot bis violett gefärbter Nematode (↑Nematoda), der vorwiegend im Nierenbecken von Fleischfressern, gelegentl. auch beim Menschen parasitiert u. eine weitgehende Zerstörung des Parenchyms verursachen kann. Infektion oralalimentär durch Aufnahme von Zwischen- u. vermutl. auch Transportwirten (Fische). Med. bedeutsam ↑Dioctophyma renale.

Diole ↑Glykol.

Dioptrie ⟨*gr*⟩ *f*: *Abk* D; Zeichen für die Maßeinheit dpt, dptr; Einheit der ↑Brechkraft einer Linse o. eines opt. Systems (z. B. Brille). Sie ist gleich der reziproken ↑Brennweite u. wird in 1/m angegeben. D = 1/f. (f: Brennweite).

Diosgenin ↑Saponine.

Diösophagie ↑Ösophagusduplikation.

Dioxan ↑ Lösungsmittel, organische.

Dioxine: Dibenzo-p-dioxine; als Gemisch von isomeren Chlorderivaten auftretende Substanzklasse, die aus Polychlorphenolen beim Erhitzen (Verarbeitung, Verbrennung, Chemieunfälle) entstehen. D. sind bei der Wirkstoffsynthese von ↑ 2,4,5-Trichlorphenoxyessigsäure o. Phenolen vermeidbare ↑ Kontaminanten. Das wichtigste, weil giftigste Isomere ist das 2,3,7,8-Tetrachlordibenzo-p-dioxin (vereinfacht mit TCDD, o. falsch generalisierend als D. bezeichnet). Wirkungen: akute Leberdystrophie, Chlorakne, Immunsuppression, karzinogene bzw. teratogene Wirkung bei Tieren. Gehört zu den stärksten Induktoren der mischfunktionellen Oxidasen. Gegenüber Umwelteinflüssen extrem resistent. Im Vietnamkrieg als Verunreinigung von 2,4,5-T. in großen Mengen versprüht. Freisetzung beim Chemieunfall in Seveso 1976. Zulässiger Gehalt in 2,4,5-T 0,01 ppm. Grenzdosis für teratogene Wirkung bei Mäusen 0,03 mg/kg.

Dioxopromethazin: ↑ Phenothiazinderivat, Antihistaminikum (H_1-Blocker).

Dioxygenasen: zu den Oxidoreduktasen gehörende Gruppe von ↑ Oxygenasen, die beide Atome des molekularen Sauerstoffs in Metabolite einführen, z. B. ↑ Tryptophanoxygenase.

Dioxyphenylalanin ↑ Dihydroxyphenylalanin.

Dioxyphenylisatin: Abführmittel.

Dipeptidasen: Dipeptidhydrolasen; Gruppe von ↑ Proteasen, die Dipeptide in Aminosäuren aufspalten. Im engeren Sinn wird als Dipeptidase ein Enzym bezeichnet, das nur eine geringe Substratspezifität für das zu spaltende Dipeptid zeigt. Spez. wirkende D. sind die Anserinase u. die Carnosinase.

Dipeptide *n Pl*: durch säureamidartige Verknüpfung aus 2 Aminosäuren entstehende ↑ Peptide. Zwischenprodukte des Proteinmetabolismus u. der ↑ Eiweißverdauung.

Dipeptidylpeptidase IV: *Abk* DP IV; Postprolindipeptidylaminopeptidase IV, Serinpeptidase; spaltet Dipeptide vom N-terminalen Ende von Peptiden ab, wenn sich in P-1-Stellung L-Alanyl- o. L-Prolylreste befinden. Vorkommen membrangebunden in zahlreichen Organen u. Geweben, frei in allen Körperflüssigkeiten. In lymphat. Geweben, peripheren Blutzellen u. Knochenmark hauptsächl. in T-Zellen. D. besitzt im Kollagenstoffwechsel u. bei der Konvertierung von Peptidhormonen (↑ Substanz P, Kentsin, Betacasomorphin, Thyroliberin) physiol. Bedeutung. Verhindert innerhalb der Hämostase die Fibrinaggregation durch Spaltung der Alphakette, des Fibrinogens. Bedeutung des Enzyms innerhalb der zellulären Immunität ist im Zusammenhang mit der Lokalisation in T-Zellen, die ↑ Interleukin-2 produzieren, zu suchen. Signalpeptid des Interleukin-2 ist Substrat der DP IV. Diagn. interessant Aktivitätsverminderungen bei Erkrankungen mit Veränderungen des zellulären Immunsystems auf Stufe der T-Lymphozyten (maligne Tumoren, multiple Sklerose, Rheumatoidarthritis, lymphoblast. Leukämie, M. Hodgkin u. a.).

Dipetalonema blanci ⟨*lat*⟩ *f* ↑ Acanthocheilonema viteae.

Dipetalonema perstans: Vertreter der Fam. Onchocercidae (↑ Filarioidea, ↑ Nematoda), fakultativ pathogen. 40–80 mm lang, im erwachsenen Zustand im Bindegewebe u. in der Bauch- u. Brusthöhle des Menschen; die Mikrofilarien können mehrere Jahre im peripheren Blut nachgewiesen werden. Übertragung durch ↑ Ceratopogonidae. Verbreitung: Afrika, Südamerika.

Dipetalonema streptocerca: fakultativ pathogene Filarien-Art, die beim Menschen u. versch. afrikan. Affenarten vorkommt; ↑ Vektor ist Culicoides grahami (↑ Ceratopogonidae).

Dipetalonemiasis: Acanthocheilonemiasis; ↑ Filariosen.

Diphallie ⟨*gr*⟩ *m*: Diphallus; angeborene Verdopplung des Penis.

Diphenhydramin: Antihistaminikum (H_1-Blocker); in Kombination mit Theophyllin Antiemetikum.

Diphenylaminchlorarsin: Adamsit; starker Nasen-Rachen-Reizstoff. Im ersten Weltkrieg von dem amerik. Chem. Adams entwickelt.

Diphenylamin-Schwefelsäure-Reaktion: Probe zur Feststellung von Nahschußzeichen (Pulverschmauch).

Diphenylarsinchlorid: Clark I; chem. Kampfstoff aus der Gruppe der ↑ Nasen-Rachen-Reizstoffe; fester Stoff zum Verstäuben. Reizung von sensiblen Nervenenden; Blasenbildung auf der Haut, Lungenödem u. -nekrosen.

Diphenylarsincyanid: Clark II; chemischer ↑ Kampfstoff; Nasen-Rachen-Reizstoff.

Diphenylhydantoin: Phenytoin, ↑ Antiepileptika.

Diphenylsulfon ↑ Diaphenylsulfon.

Diphesatin: synthet. Abführmittel, durch Deacetylierung entstehende Diphenole hemmen aktiven Ionentransport in der Darmwand u. damit Wasserresorption.

Diphosgen: *Abk* DP; Chlorkohlensäuretrichlormethylester; lungenschädigender chem. Kampfstoff, Grünkreuz; Spaltung in Phosgen.

2,3-Diphosphoglycerat: 2,3-DPG; wird aus 1,3-Diphosphoglycerat durch Diphosphoglycerat-Mutase gebildet u. durch 2,3-Phosphoglyceratase zu 3-Phosphoglycerat abgebaut, das wiederum zur ATP-Bildung dient. 2,3-DPG ist somit eine Phosphat- u. Energiereserve der Zelle. Anwendung in der ↑ Blutkonservierung. Hoher 2,3-DPG-Gehalt in Erythrozyten vieler Säugetiere u. des Menschen (Besonderheit). Bestimmung im UV-Test mittels Phosphoglycerat-Mutase u. Enolase. Meßgröße ist die Abnahme von Phosphenolpyruvat. Erythrozytäres 2,3-DPG von Interesse bei Hypoxie, wobei es zu erhöhter 2,3-DPG-Bildung kommt. Bestimmung daher relevant u. a. bei Neugeborenen mit Transposition der großen Gefäße zur Diagnostik u. Verlaufskontrolle. 2,3-DPG-Spiegel erlaubt aber keine Aussage über Schweregrad der Hypoxie.

Diphthamid: posttranslational modifizierter Histidinrest (2-[3-carboxyamido-3-(trimethylammonium)propyl]-histidin) im eukaryont. Elongationsfaktor EF-2 der ↑ Proteinbiosynthese, der im D. durch Diphtherietoxin ADP-ribosyliert u. dadurch inaktiviert wird.

Diphtherie ⟨*gr*⟩ *f*: *Abk* Di; endem.-epidem., aerogen, seltener durch Kontakt übertragbare melde- u. hospitalisierungspflichtige ↑ Infektionskrankheit. Erreger Diphtheriebakterien (↑ Corynebacterium diphtheriae, 3 Wuchsformtypen mit mehreren Serotypen). Inkubationszeit 1–7 Tage. Klin. akut fieberhafter Verlauf mit tox. Nahwirkungen am Infektionsort (grauweißl., festhaftender Belag der Tonsillen u. des Gaumenbogens): Rachendiphtherie, ↑ Angina diphtherica) u. Fernwirkungen an Kapillaren (Kreislaufschwäche, ggf. -schock), am Herzmuskel (diphther. Myokarditis) u. an den peripheren Nerven (Früh- u. Spätlähmungen). Gefahren der Erstickung u. des Herz- u. Kreislaufversagens (Früh- u. Spättod). Lähmungen bilden sich zurück. Wechselnde Letalität je nach Schwere des Krankheitsverlaufs, der Toxizität der Erregerstämme u. Abwehrlage des Organismus. Bei Diphtherieverdacht unverzügl. ↑Antitoxin. Meldepflicht der ↑Ausscheider. Diagnostik: bakt. Erregernachweis (Nasen-Rachen-Wundabstrich) u. Prüfung auf Toxizität der isolierten Stämme. Frühzeitige Gabe von ↑Diphtherieantitoxin, bis zu 48 h nach Krankheitsbeginn, mildert Krankheitsverlauf u. senkt Letalität. Aktive Immunisierung (Dreifach- u. Zweifachschutzimpfung) senkt Morbidität u. Mortalität, verhindert aber nicht die Infektion. Besondere Diphtherieformen: Hautdiphtherie, weniger tox. mit ekzem- u. pyodermieartigen, auch ulzerösen Erscheinungen. Prädilektionsorte sind Ohrfurche, Unterschenkel, Vulva. ↑Wunddiphtherie, ↑Nabeldiphtherie.

Diphtherieantitoxin: gereinigtes Diphtherieserum; heterologes ↑Immunglobulin vom Pferd zur ther. passiven ↑Immunisierung bei Diphtherieverdacht u. Erkrankung, ggf. ↑Simultanimpfung. In Ausnahmefällen proph. Anwendung.

Diphtheriebakterien ↑Corynebacterium diphtheriae.

Diphtherieheilserum ↑Diphtherieantitoxin; ↑Immunglobuline, heterologe.

Diphtherie, maligne: bösartig verlaufende Form der ↑Diphtherie mit gleich am Beginn stark tox. Krankheitsbild u. Kreislaufversagen in der ersten Krankheitswoche.

Diphtherieschutzimpfung: als Dreifach- u. Zweifachschutzimpfung geübte Methode der aktiven Immunisierung mit ↑Diphtherietoxoid. Als Einzelimpfstoffgaben aufgrund der epidemiol. Diphtheriesituation nicht indiziert (↑Impfkalender). Es resultiert eine antitox. Immunität mit Milderung des schweren u. signifikanter Senkung des tödl. Krankheitsverlaufs. Atyp. Krankheitserscheinungen werden bei Teilimmunität beobachtet.

Diphtherie, septische: durch Streptokokken-Sekundärinfektion komplizierter septischer Verlauf der Diphtherie.

Diphtherietoxin: thermolabiles hochgiftiges Ektotoxin von ↑Corynebacterium diphtheriae, besteht aus einer Polypeptidkette. Kein unterschiedl. D. für die 3 Typen. Toxinmolekül wird im Gewebe in Fragmente A u. B enzymat. gespalten. Antitoxinbildung durch Determinanten im Fragment B. Diphtherietoxinnachweis: früher Tierversuch, heute Immundiffusion (↑Diffusionstest) u. Elek-Ouchterlony-Test. D. Ausgangsprodukt für Diphtherietoxoid (Impfstoff).

Diphtherietoxoid: an Aluminiumhydroxid o. -phosphat als ↑Adjuvans adsorbiertes Diphtherie-Formoltoxoid zur aktiven Immunisierung gegen ↑Diphtherie. Es wird als Dreifach- o. Zweifachschutzimpfung angewendet.

diphtherisch *Adj*: auf ↑Diphtherie bezogen, diphtherieähnl.

diphtheroid ⟨*gr*⟩ *Adj*: diphtherieähnl.

Diphtheroide: diphtherieunähnl. Erkrankungen, die durch Corynebacterium diphtheriae hervorgerufen werden, z. B. die isolierte ↑Nasendiphtherie; auch diphtherieähnl. Erkrankung; die nicht durch Diphtheriebakterien verursacht wird, z. B. Scharlachdiphtheroid. D. als Pseudodiphtheriebakterien: Corynebakterien (↑Corynebacterium), die kein Toxin bilden; deutl. abgrenzbar von ↑Corynebacterium diphtheriae. Corynebacterium pseudodiphtheriticum, Corynebacterium xerosis sind z. B. apathogen, gehören zur Normalflora der Haut, so daß D. an vielen Stellen des Körpers vorkommen.

Diphyllobothriose ⟨*gr*⟩ *f*: Fischbandwurmbefall des Menschen (↑Diphyllobothrium latum) nach Genuß von rohem finnenhaltigem Fisch. Meldepflicht (↑Bandwurmbefall, ↑Infektionskrankheit). Unklare Magen-Darm-Beschwerden mit Übelkeit, Appetitlosigkeit o. Heißhunger; unbestimmbare Leibschmerzen, Magenschweregefühl; nervöse Erscheinungen. Im Blut Eosinophilie u. häufig schwere Bandwurmanämie vom Perniziosatyp.

Diphyllobothrium latum ⟨*gr* + *lat*⟩ *n*: Dibothriocephalus latus, Grubenkopfbandwurm, breiter Bandwurm; Vertreter der Ordnung ↑Pseudophyllidea. Bis 10 m lang. ↑Skolex seitl. abgeplattet mit 2 tiefen Sauggruben, reife Proglottiden breiter als lang; der in der Mitte der Glieder gelegene Uterus besitzt eine Öffnung, daher sind die nicht embryonierten, gedeckelten Eier in Fäzes nachweisbar. Die Entwicklung verläuft über zwei ↑Zwischenwirte (Wasserkrebse, Süßwasserfische). D. l. parasitiert im Darm von Mensch, Hund, Katze u. anderen Säugetieren mit Fischnahrung.

diphyodont ⟨*gr*⟩ *Adj*: zwei getrennte ↑Dentitionen aufweisend, z. B. Mensch. ↑Zahnform.

Dipiproverin: ein ↑Spasmolytikum.

Diplegia ⟨*gr*⟩ *f*: Diplegie; beidseitige Lähmung, z. B. D. facialis: Lähmung beider Gesichtshälften.

Diplegia inferior: Lähmung beider Beine, ↑Paraparese.

Diplegia spastica infantilis ↑Zerebralparese, infantile; ↑Little-Syndrom.

Diplobakterien: meist paarweise zusammenliegende kurze Stäbchen, z. B. früher Diplobacterium Morax-Axenfeld, jetzt Moraxella lacunata. ↑Moraxella.

Diplocheirie ⟨*gr*⟩ *f* ↑Dichirie.

Diplochromosomen: Chromosomen, die im Ergebnis abnormaler Duplikation, d. h. fehlender Trennung von ↑Zentromeren, aus vier statt normalerweise zwei ↑Chromatiden bestehen; entstehen durch Umwelteinflüsse, z. B. Bestrahlung o. abnorme Temperaturen.

Diploë ⟨*gr*⟩ *f*: Doppelteil; ursprüngl. die aus 2 Knochentafeln bestehenden platten Knochen des Schädeldachs, jetzt Bez. für die zwischen ihnen liegende spongiöse Substanz.

Diplohaplonten: Haplodiplonten; Organismen, die diphas. bzw. heterophas. Generationswechsel durchlaufen.

diploid ⟨*gr*⟩ *Adj*: aus zwei ↑Chromosomensätzen bestehend. Mit „2n" bezeichnet. D. Organismen haben einen (haploiden) Chromosomensatz von der Mutter (Eizelle) u. den anderen vom Vater (Spermienzelle); ↑Diploidie.

Diploidie ⟨*gr*⟩ *f*: Existenz zweier ↑Chromosomensätze in den Zellkernen eines Organismus. Bei allen Säugetieren einschl. des Menschen besteht Diploidie mit Ausnahme der Gameten (haploid) u. einiger bes. stoffwechselaktiver Zellen (z. B. polyploide Leberzellen). ↑Karyogramm.

Diplokardie ⟨*gr*⟩ *f*: Diplocardia; Herzverdopplung. Wenige bisher beobachtete Fälle, partielle Verdopplungen eines Vorhofs, einer Kammer o. einer Herzhälfte, meist rudimentäre Anlagen.

Diplokokken: Diplococcus; paarweise zusammenliegende Kokken, z. B. ↑Streptococcus pneumoniae, ↑Neisseria.

Diplom: In den meisten osteuropä. Ländern erster akadem. Grad, der nach Abschluß des Medizin- bzw.

Zahnmedizinstudiums verliehen wird. In der DDR war dazu die Anfertigung einer Diplomarbeit u. die Verteidigung ihrer Ergebnisse erforderl.; 1990 abgeschafft. In der Schweiz wird beim Studienabschluß der akadem. Grad „Eidgenössisches Diplom als Arzt" verliehen.

Diplomyelie ⟨*gr*⟩ *f*: angeborene Verdopplung des Rückenmarks.

Diplonten: Organismen mit Kernen mit diploiden Chromosomensatz.

Diplopie ⟨*gr*⟩ *f*: Doppeltsehen; binokulare D. (binokulares ↑Sehen) ist meist Folge des Lähmungsschielens (↑Strabismus). Dauernd o. bei Blick in Richtung der Hauptfunktion des gelähmten Augenmuskels werden Doppelbilder wahrgenommen, weil Netzhautorte mit unterschiedl. Raumwerten gereizt werden. Monoculare D. werden auch bei Abdeckung des anderen Auges wahrgenommen u. entstehen durch unterschiedl. Brechkraftverhältnisse im opt. System des Auges.

Diplopodia ⟨*gr*⟩ *f* ↑Dipodie.

Diplosoma ⟨*gr*⟩ *n*: zwei rechtwinklig zueinander angeordnete ↑Zentriolen.

Diplosomie ⟨*gr*⟩ *f*: Doppelfehlbildung mit völliger Entwicklung zweier Körper, die an einer o. mehreren Stellen zusammenhängen; Bez. der Fehlbildung erfolgt nach der jeweiligen brückenbildenden Körperregion. ↑Duplicitas.

Diplotän ↑Meiose.

Diplozephalie ⟨*gr*⟩ *f*: Fehlbildung mit zwei Köpfen.

Dipodie ⟨*gr*⟩ *f*: Dipodia, Diplopodia; angeborene, partielle Verdopplung eines Fußes. Die Verschmelzung erfolgt spiegelbildl. am tibialen Fußrand, Kombination mit weiteren, Fehlbildungen der unteren Extremität.

Dipol: getrennte Anordnung zweier versch. elektr. Ladungen q. Beträgt der Mittelpunktabstand l, so besitzt der D. das Dipolmoment $M = q \cdot l$. Zwischen den Ladungen bildet sich ein charakterist. elektr. Feld aus. Zwischen einzelnen D. kommt es zu Kraftwirkungen, den Dipol-Dipol-Wechselwirkungen. Moleküle können wegen der inhomogenen Ladungsverteilung als D. aufgefaßt werden. Weiter bildet das Herz einen D., u. das von ihm erzeugte elektr. Feld bildet die Grundlage der ↑Elektrokardiographie.

Dipoltheorie beim EEG: Erklärung für das Zustandekommen pos. u. neg. Schwankungen des elektr. Potentials in o. auf der Großhirnrinde, wie man sie im Elektroenzephalogramm beobachtet. Unterschiede der elektr. Felder zwischen einer tiefgelegenen Hirnrindenschicht u. der Oberfläche ordnen sich in Plus-Minus-Dipolen senkrecht zur Oberfläche an. Sind die tiefgelegenen Schichten erregt, so entsteht dort ein gegen einen indifferenten Bezugsort neg. Potential u. an der Oberfläche die dazugehörige Positivität. ↑Elektroenzephalographie.

Dipropylacetamid: ein ↑Antiepileptikum.

Dipropylacetat: ein ↑Antiepileptikum.

Diprosopie ⟨*gr*⟩ *f*: Doppelgesichtigkeit; unvollkommene Verdopplung im Kopfbereich. „Januskopfbildung"; symmetr. Verdopplung des Gesichts.

Dipsoexis: Lust am Trinken.

Dipsologie ⟨*gr*⟩ *f*: Lehre vom Durst, Erforschung der Mechanismen der Durstentstehung u. -stillung.

Dipsomanie: aus äußerem Anlaß o. psych. bedingt period. auftretende Trunksucht. ↑Alkoholkrankheit.

Diptera ⟨*gr*⟩ *Pl*: Zweiflügler, Ordnung der ↑Insecta. Weniger als 1 mm bis 10 cm große Insekten mit einem Paar Flügeln, Hinterflügel zu Schwingkölbchen umgebildet. Die Lebensweise der Larven (Maden) reicht von ↑Saprophagie bis Endoparasitismus (↑Myiasis). Unterordnungen: ↑Nematocera, Brachycera (↑Fliegen). Med. Bedeutung als ↑Zwischenwirte, Überträger von Krankheitserregern insbes. auf Lebensmittel sowie als ↑Parasiten.

Dipygus ⟨*gr*⟩ *m*: Pygopagus; im Steißbeinbereich zusammenhängende Doppelfehlbildung (Duplicitas).

Dipygus parasiticus: asymmetr. Doppelfehlbildung mit am Becken anhaftendem Parasiten.

Dipylidiose ⟨*gr*⟩ *f*: seltener Wurmbefall des Menschen, v. a. Kinder, mit ↑Dipylidium caninum nach oraler Aufnahme finnentragender Flöhe von Hunden o. Katzen.

Dipylidium caninum ⟨*gr + lat*⟩ *n*: kürbis- o. gurkenkernähnl. Bandwurm, Vertreter der ↑Cyclophyllidea. 15–50 cm lang mit 4 Saugnäpfen u. hakenbesetztem ↑Rostellum, reife Glieder gurkenkernähnl. mit 2 Geschlechtsöffnungen bds., Eier in Eipaketen. Entwicklung verläuft über beim Endwirt vorhandene ↑Ektoparasiten, hauptsächl. Flöhe, als ↑Zwischenwirte. Parasitiert im Dünndarm von Hund, Katze u. anderen Karnivoren, bisweilen beim Menschen.

Dipyridamol: Persantin; soll O_2-Versorgung des Myokards bei ischäm. Herzkrankheit verbessern. Strukturelle Ähnlichkeit zum Adenin, verstärkt koronardilatierende Wirkung von Adenosin, hemmt den Adenosin-Transporter. D. nur zur proph. Intervallbehandlung, nicht zur Ther. des Angina-pectoris-Anfalls geeignet.

Diquat: Bispyridiniumverbindung; Kontaktherbizid zur Unkrautbekämpfung. Phytotox. Wirkung durch Hemmung der Photosynthese. Erhebl. Humantoxizität, führte zu vielen akzidentellen u. suizidalen Vergiftungen. Hautschäden durch Kontakt mit Latenz von Stunden. Am Auge können Ulzera auftreten. Nach oraler Aufnahme Gastroenteritis mit Ulkusbildung, später Leber- u. Nierenschäden. Erst nach 10 Tagen manifestiert sich Bronchiolitis obliterans. Kein spez. Antidot bekannt. Symptomat. Glukokortikoide u. Immunsuppressiva.

Dirhinie ⟨*gr*⟩ *f*: Dirhinia; angeborene, sehr seltene, mehr o. weniger vollkommene Verdopplung der äußeren Nase u. der Nasenhöhlen. Meist kommen Verdopplungen mit 3 Nasenlöchern, u. 3 Nasenhöhlen vor. Breitenentwicklung der zentralen Gesichtsteile bedingt ↑Hypertelorismus. Unterscheidung von ↑Doggennase.

Dirofilaria immitis ⟨*lat*⟩ *f*: Herzwurm; 12–30 cm langer Nematode (↑Nematoda) aus der Fam. der ↑Onchocerca, der in der re. Herzkammer u. Lungenarterie von Hund, Fuchs u. Katze gelegentl. beim Menschen parasitiert. Insbes. in den USA verbreitet, nach Europa eingeschleppt; Übertragung durch ↑Culicidae. Verursacht ↑Dirofilariose.

Dirofilariose: durch ↑Dirofilaria immitis verursachte Erkrankung mit rauhem, trockenen Husten, Dyspnoe, Endokarditis, Thrombose u. Sklerose der A. pulmonalis. Intravitaldiagnostik durch Nachweis der ↑Mikrofilarien im Blut sowie immun.

Disability ⟨*engl*⟩ ↑Fähigkeitsstörung.

Disaccharidasen: im Verdauungstrakt u. in den Lysosomen vorkommende disaccharidhydrolysierende Enzyme. Man unterscheidet ↑Alphaglukosidasen u. ↑Betagalaktosidase.

Disaccharidbelastung: angeborenes o. erworbenes Fehlen von Disaccharidasen (Laktase, Saccharase, Isomaltase, Palatinase) führt zu Sympt. wie krampfartige Leibschmerzen, saure Durchfälle infolge bakterieller Spaltung der bis ins Kolon gelangenden Disaccharide. Durch

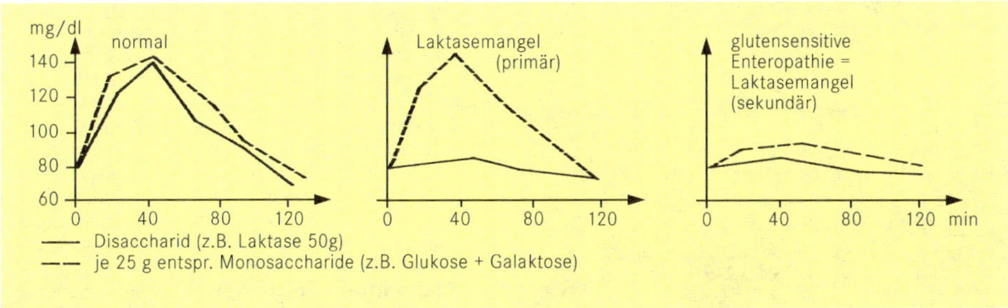

Disaccharidbelastung. Ordinate: Blutzuckerkonzentration in mg/dl; Abszisse: zeitlicher Verlauf der Blutzuckerkonzentration nach oraler Disaccharidbelastung

D

Gabe von 50 g eines Disaccharids kommt es zu einer Bauchsymptomatik, wenn das entsprechende, für die Spaltung erforderl. Enzym im Dünndarm fehlt. Außerdem beträgt der Blutzuckeranstieg im Serum gegenüber dem Ausgangswert weniger als 1,1 l mmol/l (20 mg/dl). Abb.

Disaccharide: aus zwei Monosaccharidmolekülen durch intermolekulare Dehydratisierung gebildete Kohlenhydrate. Erfolgt dabei die Wasserabspaltung zwischen den beiden glykosid. Hydroxylgruppen, so geht die Fähigkeit zur ↑Mutarotation u. Reduktion verloren (z. B. Saccharose). Bleibt eine glykosid. Hydroxylgruppe erhalten, so besitzt des entsprechende D. beide Eigenschaften (z. B. Laktose).

Disaccharidintoleranz: Unverträglichkeit einzelner Disaccharide (z. B. Laktoseintoleranz) als Folge eines erblichen o. erworbenen Disaccharidase-Mangels u. nach ausgedehnter Dünndarmresektion. Symptome: Erbrechen, Durchfälle, Dehydratation, Laktosurie, renale Azidose u. Gedeihstörung. Abgrenzung von lokaler Störung: ↑Malabsorption.

Disaccharidmalabsorption: infolge verminderter Disaccharidaseaktivität bedingte Symptomatik: saure Durchfälle, Meteorismus, Dehydratation u. chron. Gewichtsansatzstörungen. Diagn. direkt: Resorptionstest mit Disacchariden (z. B. Laktose), histochem. Nachweis reduzierter Disaccharidaseaktivität in Dünndarmschleimhaut (z. B. Saccharose-Isomaltose-Malabsorption), indirekt: gezielte orale Kohlenhydrat-Belastungen, gezielte Karenzversuche. ↑Laktasemangel.

Disaccharidprovokationstest: es wird durch allmähl. gesteigerte Disaccharidmengen der Grenzwert ermittelt, der noch ohne Beschwerden toleriert wird (umständl.).

Disäquilibriumssyndrom, zerebrales: bei Urämiepatienten. nach Hämodialyse auftretende Hirnsymptome (Unruhe, Schwindel, Kopfschmerzen u. ä.).

Disci intercalati *⟨gr + lat⟩ m Pl*: Glanzstreifen; Querzellgrenzen zwischen zwei Herzmuskelzellen im Herzmuskelzellbalken (↑Muskelgewebe), treppenförmiger Membranenverlauf mit Macula adhaerens u. Nexus zur mechan., metabol. u. ionalen Kopplung. Abb.

Discisio ↑Diszision.

Discochondrion *⟨gr⟩ n*: Mitochondrion vom Tubulustyp mit Scheibenform.

Disconnexion syndrome *⟨engl⟩ Pl n*: hirnpatholog. Bez. für Leitungsstörungen infolge Unterbrechung der Assoziationsfasern zwischen zwei Rindenfeldern einer Hirnhälfte o. der Kommissurenfasern, die homologe Zentren beider Hemisphären verbinden, z. B. über das Corpus callosum. Es resultieren Störungen wie ↑Apraxie, ↑Agnosie, ↑Alexie.

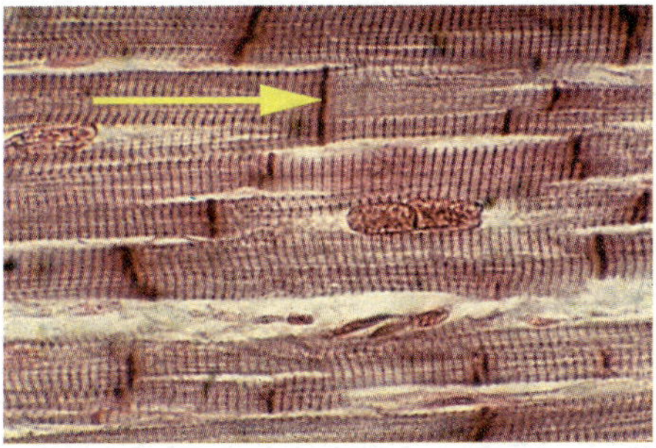
30

Disci intercalati. Histologischer Längsschnitt durch den Herzmuskel, Brillantschwarz-Färbung; dunkelrote breite Linien - lichtmikroskop. Äquivalent der D. i. (Glanzstreifen, Pfeil)

Discus *⟨gr⟩ m*: Diskus; Scheibe.

Discus anisotropicus: A-Streifen, ↑Myofibrille.

Discus articularis: Gelenkzwischenscheibe, aus Faserknorpel bestehend; z. B. in der Articulatio temporomandibularis (↑Kiefergelenk) vorhanden.

Discus interpubicus: aus Faserknorpel bestehendes Zwischenstück der Symphysis pubica zwischen beiden Schambeinen.

Discus intervertebralis: Bandscheibe, Zwischenwirbelscheibe; liegt zwischen benachbarten Wirbelkörpern. Der D. i. besteht aus einem außen gelegenen, aus kollagenen Fasern bestehenden Ring (Anulus fibrosus). Die Fasern verbinden in spiraligen Windungen die benachbarten Wirbelkörper. Der mittlere Teil des D. i. besteht aus Faserknorpel. Im Zentrum des D. i. liegt der flüssigkeitsreiche Nucleus pulposus (Gallertkern), der als Wasserkissen u. Druckpolster wirkt. Bei Kindern lassen sich Reste der ↑Chorda dorsalis im Nucleus pulposus nachweisen. Im Alter nimmt die Höhe des D. i. wegen Flüssigkeitsverlust ständig ab (Abnahme der Körpergröße im Alter). Abb. S. 446.

Discus isotropicus: I-Streifen; ↑Myofibrille.

Discus nervi optici ↑Fleck, blinder.

Disengagementtheorie *⟨engl⟩ f*: Verfechter der D. vertreten die These, daß geringere Aktivität, etwa

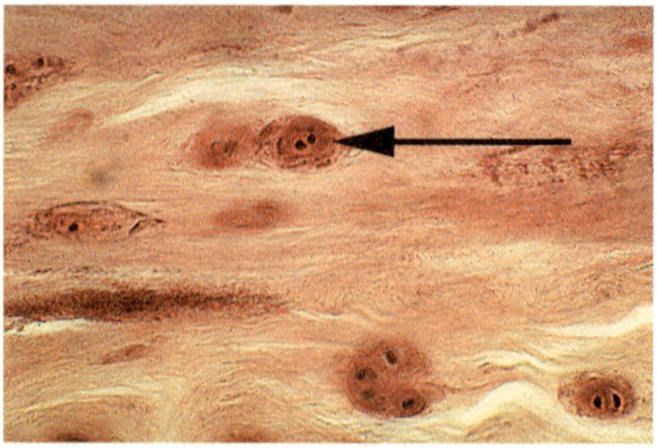

30

Discus intervertebralis. Histologischer Schnitt, HE-Färbung; Faserknorpel mit Chondronen (Pfeil) u. Kollagenfasern

durch vorzeitiges Ausscheiden aus dem Beruf o. Rückzug aus der Fam., zu höherer Alterszufriedenheit führen soll.

Disfazilitation ⟨*lat*⟩ *f*: Abschwächung einer ↑Bahnung o. Fazilitation von Nervenzellerregungen durch Wegfall bahnender Impulse, aber nicht durch eine aktive Hemmung der Zellerregung.

DISH-Syndrom: *Abk* für engl. Diffuse Idiopathic Skeletal Hyperostosis; diffuse idiopath. Skelethyperostose; ankylosierende Hyperostose, Spondylosis hyperostotica, Forestier-Krankheit. Wirbelsäulenerkrankung, die durch typ. spinale u. extraspinale Veränderungen charakterisiert ist. Es kommt zur Kalzifikation u. Ossifikation entlang des anterolateralen Aspektes der Wirbelkörper unter Überbrückung des intervertebralen Raums (Wirbelkörperspangenbildung). Extraspinale Ossifikationen zeigen sich auch im Bereich von Becken, Kalkaneus, Knie, Olekranon o. Handgelenk. Häufige Koinzidenz mit Diabetes mellitus, Gicht u. Hyperurikämie o. Adipositas. Häufigkeit 4–12 %, bevorzugt im 5.–8. Dezennium. Ther.: symptomat. (physiotherapeut. Maßnahmen, nichtsteroidale Antirheumatika).

Disinhibition ⟨*lat*⟩ *f*: Enthemmung; Aktivierung durch Wegfall einer ↑Hemmung. Dieses Arbeitsprinzip spielt im ZNS eine Rolle, wo antagonist. Neuronengruppen zeitl. alternierende Funktionsabläufe steuern wie bei der reziproken Innervation, z. B. der abwechselnden Erregung von Beuger- u. Streckmuskelneuronen.

Disintegration ⟨*engl*⟩: Zerfall, Zertrümmerung.

Disjektion ⟨*lat*⟩ *f*: im Traum auftretende Spaltung des Persönlichkeitsgefühls.

Disjunction ⟨*engl*⟩ *n*: Auseinanderweichen der Tochterchromosomen während der Anaphase der ↑Mitose o. homologer Chromosomen in der Anaphase der ↑Meiose. ↑Nondisjunction.

Diskektomie ⟨*lat* + *gr*⟩ *f*: operative Entfernung einer degenerativ veränderten Bandscheibe.

Disk-Elektrophorese: analyt. o. präparatives Verfahren zur Trennung biol. Makromoleküle. Als Träger dient ein Copolymerisat aus Acrylamid u. N,N'-Methylenbisacrylamid. Zur Auftrennung der Biopolymeren werden Ladungs- u. Molekulargewichtsunterschiede ausgenutzt. Bei der D. werden diskontinuierl. Puffersysteme (Elektrodenlösung u. Lösung im Polyacrylamidgel sind unterschiedl. Puffer) u. versch. Polyacrylamidkonzentrationen verwendet.

Disklusion ⟨*lat*⟩ *f* ↑Okklusion, gestörte.

Diskographie ⟨*gr*⟩ *f*: spez. röntg. Darstellung der Bandscheibe mittels direkter Kontrastmittelinjektion zum Nachweis u. zur Höhenbestimmung von Diskopathien, insbes. Protrusionen u. Vorfällen, bes. exakte Diagnostik durch CT.

Diskolyse ⟨*lat* + *gr*⟩ *f*: besser Nukleolyse. Behandlung des Bandscheibenvorfalls durch Injektion von Chymopapain (proteolyt. Enzym aus dem Latex der Papayapflanze) in die Bandscheibe (Nucleus pulposus), bei der es durch Chemonukleolyse zu einer Auflösung des hauptsächl. aus Mukopolysacchariden bestehenden Nucleus pulposus kommt.

Diskomfort-Gleichung: Wärmebilanzmodell zur Beurteilung der in best. Wetter- u. Klimasituationen zu erwartenden Wärmeaufnahme bzw. -abgabe bzw. des Wärmediskomforts. Die D. berücksichtigt die aktivitätsabhängige Wärmeproduktion des Organismus u. die aktuellen Bedingungen der Wärmeabgabe (Lufttemperatur, Luftfeuchte, Windgeschwindigkeit u. Strahlungstemperatur).

Diskonnektionssyndrom: neuropsycholog. Störungen bei Läsionen der Verbindungsfasern zwischen den Hemisphären (Corpus callosum).

diskontinuierlich ⟨*lat*⟩ *Adj*: nicht zusammenhängend (z. B. Tumorausbreitung, ↑Metastasierung.

Diskontinuitätszonen ⟨*lat*⟩ *f*: opt. Trennungslinien innerhalb der Linse des Auges.

Diskopathie: Bandscheibenschaden.

Diskordanz ⟨*lat*⟩ *f*: Nichtübereinstimmung. In der Pädiatrie bes. für die Verschiedenheit von Zwillingen bzgl. best. Eigenschaften.

Diskordanz, sexuelle: Nichtübereinstimmung zweier Partner in ihrem Geschlechtsleben hinsichtl. Temperament, Stärke u. Häufigkeit sexueller Bedürfnisse sowie präferierter o. befriedigender Methoden des ↑Koitus, oft auch Ausdruck mangelnder Zuneigung zum Partner o. fehlender Liebe, unterschiedl. Einstellung zur Sexualität.

diskret ⟨*lat*⟩ *Adj*: in der Datenverarbeitung u. Kybernetik Größen, die nur best. Werte annehmen können (im Ggs. zu ↑analog), auch für Objekte (↑Übertragungsglied, Systeme) o. Vorgänge (↑Steuerung, ↑Regelung), bei denen Größen vorliegen; auch für Signale, deren Informationsparameter eine d. Größe ist.

Diskriminanzanalyse: math. Verfahren zur Einordnung von Objekten (Pat.) in vorgegebene Klassen (Diagnosen) mit Hilfe von Merkmalen (Sympt.), die an den Objekten beobachtet wurden. Ablauf: 1. Aus einer sog. Trainingsstichprobe, von der die richtige Einordnung der Objekte bekannt ist, wird mit den Merkmalen eine Diskriminanzfunktion geschätzt, mit deren Hilfe die bekannte Klassenzuordnung möglichst gut nachvollzogen werden kann. Kriterium ist die Quote der Fehlzuordnungen. 2. Anwendung auf unbekannte Objekte zum Zwecke der richtigen Zuordnung nur aufgrund der beobachteten Merkmale. Anwendung in Diagnostik, Screening, Prognostik.

Diskrimination ⟨*gr*⟩ *f*: Abgrenzung. **1.** ***Dermat.:*** getrennte Wahrnehmung von zwei simultanen o. schnell aufeinander folgenden Hautreizen durch Berührung mit dem Tastzirkel. **2.** ***HNO:*** Verständlichkeit u. Unterscheidungsvermögen von Wörtern bei der ↑Sprachaudiometrie.

Diskriminationsstörung: pathol. Abweichen von den physiol. Normwerten der ↑Diskrimination, die für versch. Hautgebiete unterschiedl. sind.

Diskriminationstest, dichotischer: Untersuchung der zentralen Hörbahn hinsichtl. Vermögen o. Un-

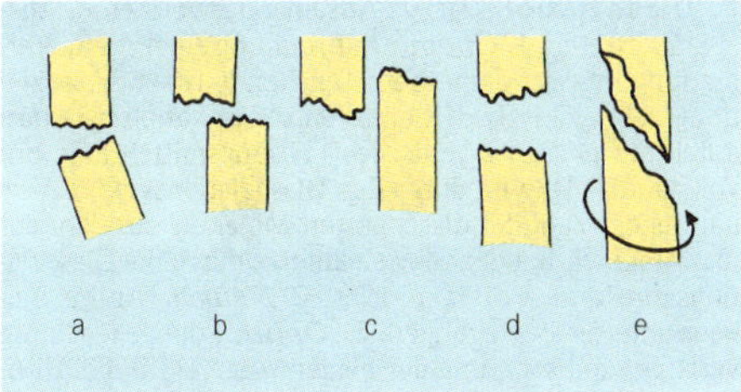

Dislokation. Formen bei Knochenbrüchen
a: Achsenknickung; b: Seitenverschiebung;
c: Längenverschiebung mit Verkürzung;
d: Längenverschiebung mit Verlängerung;
e: Verdrehung der Fragmente gegeneinander

vermögen zur getrennten Fortleitung zweier voneinander unabhängiger Schallbilder.

Diskriminationsverlust: gibt Differenz zur vollen Verständlichkeit in Prozent an (reziproker Wert der Verständlichkeit), bei Innenohrschäden u. kombinierten Schwerhörigkeiten.

Diskriminator: elektron. Schaltung, die nur dann ein Ausgangssignal abgibt, wenn das Eingangssignal eine best. einstellbare Schwelle (Diskriminatorspannung) überschreitet. D. werden z. B. in der Nuklearmed. in Szintillationsspektrometern bei der Kernstrahlungsmessung verwendet.

Diskushernie ↑Nucleus-pulposus-Hernie.

Diskusniere ↑Ren scutulatus.

Dislokation ⟨*lat*⟩ *f*: Dislocatio; in der Unfallchirurgie Terminus für die Verschiebung von Fragmenten bei Knochenbrüchen. Folgende Formen (häufig kombiniert): Dislocatio ad axim: Achsenknickung, Dislocatio ad latus: Seitenverschiebung, Dislocatio ad longitudinem cum contractione: Längenverschiebung mit Verkürzung, Dislocatio ad longitudinem cum distractione: Längenverschiebung mit Verlängerung, Dislocatio ad peripheriam: Verdrehung der Fragmente gegeneinander, Rotation. Ursache der D. ist meist Zugwirkung kräftiger, an den Fragmenten ansetzender Muskeln. Abb.

Dislokation, atlantoaxiale: Abgleiten des Atlas nach ventral; Gefahr der Stenosierung des Zervikalkanals u. damit der Kompression des Zervikalmarks. Ursachen: Zervikal-, Intervertebral- sowie Atlantookzipitalarthritis, auch ↑Spondylitis ankylosans.

Disomie: Vorhandensein von zwei homologen Chromosomen im ↑Karyotyp. Die Zelle ist in bezug auf dieses Chromosom disom.

Disopyramid: ↑Antiarrhythmikum; elektrophysiolog. wie ↑Chinidin u. ↑Procain wirksam; zusätzl. cholinolyt. Wirkung.

Disparation ⟨*lat*⟩ *f*: Differenz der Bildlagen auf den beiden Netzhäuten des Augenpaares, welche durch den Augenabstand bedingt ist u. die physiol. Grundlage für das räuml. Sehen ist.

Dispensairebetreuung: Die D. entwickelte sich im ausgehenden Mittelalter in Frankreich. In Klöstern wurden unentgelt. Heilbehandlungen gewährt u. Arzneien verteilt. Später besaß die D. enge Bindungen zur Gesundheitsfürsorge. In einigen europ. Ländern versteht sich D. als umfassende Methode der aktiven, dynam. Kontrolle des ↑Gesundheitszustands der Bevölkerung. D. integriert die Proph., die Diagnostik u. Ther. sowie die ↑Metaphylaxe u. gewährleistet eine geeignete Beobachtung Gesunder, Überwachung Gefährdeter, Früherfassung, Frühbehandlung u. Frührehabilitation sowie ständige Behandlung u. ↑Rehabilitation Geschädigter. D. erfolgt in ambulanten Einrichtungen, den **Dispensaires.** Neben der D. von Bevölkerungsgruppen versteht sich die **Dispensairemethode** als aktive, regelmäßige med. Betreuung der Einzelperson. In den USA ist D. die kostenlose Betreuung mittelloser Pat. in einer ambulanten Krankenhausabteilung bzw. öffentl. Institution.

dispensieren: eine Arznei bereiten u. abgeben.

Dispensiermethode ⟨*lat*⟩ *f*: Methode der Verschreibung von Rezepturarzneimitteln, bei der alle Inhaltsstoffe in Einzeldosen angegeben werden sowie die Anzahl der insges. anzufertigenden Einzeldosen. Gegenwärtig einzige Methode der Verschreibung, da die Dividiermethode obsolet ist.

Dispergens: aus mind. zwei Stoffen, d. h. zwei Phasen bestehende Stoffsysteme werden als disperse ↑Systeme bezeichnet, wobei die eine Phase (disperse Phase, Dispersum) in der anderen Phase (Dispersionsmittel, D.) fein verteilt ist.

dispergieren ⟨*lat*⟩: zerstreuen, zersprengen, ausbreiten, eine ↑Dispersion herstellen.

Dispermie ⟨*lat*⟩ *f*: Befruchtung einer Eizelle durch zwei Spermien. Führt bei diploiden Organismen zur ↑Triploidie.

Dispersion ⟨*lat*⟩ *f*: 1. Welleneigenschaft: Abhängigkeit der Ausbreitungsgeschwindigkeit von der Wellenlänge. 2. Verteilung der Kolloide in kolloidalen Lösungen (Dispersionsgrad) ↑Kolloide.

Dispersionsoxygenator: Bestandteil der ↑Herz-Lungen-Maschine für den Gasaustausch. Der Gasaustausch erfolgt an der Grenzfläche des direkten Gas-Blut-Kontakts am durch die Gasphase bewegten Blutfilm (Scheibenoxygenator) o. an den in das Blut gebrachten Gasblasen (Bubble-Oxygenator). Wegen der Schädigung v. a. korpuskulärer Blutbestandteile zunehmender Ersatz durch ↑Membranoxygenatoren.

Dispersitätsgrad: Dispersionsgrad; relative Anzahl der Einzelpartikeln, kennzeichnet das Ausmaß der Verteilung einer dispersen Phase in einem Dispersionsmittel eines dispersen Systems: Grobdispers: Teilchengröße $> 100\ \mu m$; Kolloiddispers $(1-100\ \mu m)$ u. Moleküldispers $(< 1\ \mu m)$.

Dispersum ↑Dispergens.

Dispirem ⟨*gr*⟩ *n*: Knäuelbildung von länger u. dünner gewordenen ↑Chromosomen in beiden Tochterkernen während der frühen Telophase.

Displazeboeffekt ⟨*gr* + *lat*⟩ *m*: Modifikation der Wirkung eines Arzneimittels in neg. Richtung bis zur Unwirksamkeit o. zum verstärkten Auftreten von Nebenwirkungen, meist abhängig von der Persönlichkeit des Arztes o. seiner (neg.) Einstellung zu einem best. Arzneimittel. Von seiten des Pat. können Erwartungsangst, Vertrauensmangel u. a. eine Rolle spielen (mangelhafte Arzt-Patient-Beziehung). Ggs. ↑Plazeboeffekt.

Displicebo ↑Displazeboeffekt.

Disposition ⟨*lat*⟩ *f*: 1. ***Allg.:*** Krankheitsbereitschaft, -empfänglichkeit. Gesamtheit der inneren Krankheitsbedingungen, die Voraussetzung für das Wirksamwerden äußerer Krankheitsursachen sind. Z. T. genet. bestimmt, z. T. variable Größe. Grundlagen der D. sind zu suchen in Regulationsmechanismen (z. B. ↑Adaptation u. ↑Adaptabilität) des Organismus, funktioneller Multivalenz, Regenerationsfähigkeit u. Redundanz innerer Organisation. Im einzelnen wenig aufgeklärt, Einteilung deshalb nach phänomenolog. Gesichtspunkten: **allg. D.**: vorübergehende o. zeitl. begrenzte D. (Ernährung, Erschöpfung, Erkältung, Jahreszeit, Suchten), pathol. D. (eine Erkrankung disponiert für eine zweite Erkrankung, nicht zu verwechseln mit ↑Komplikation; z.B. Diabetes mellitus-Arteriosklerose) u. physiol. D. (Geschlechts-, Alters- u. Artdisposition). **Organdisposition**: physiol. u. pathol. Organdisposition. Überstehen einer Erkrankung o. Entwicklungsstörung disponiert für andere Erkrankungen, z.B. Entwicklungsstörungen des Herzens für Endokarditis, Salpingitis für Tubargravidität. **Individuelle D.**: konstitutionell bedingte D. **2.** ***Pharmak.:*** Summe von Faktoren, die die Konzentration eines Pharmakons in der ↑Biophase mitbestimmen. Physiol. Faktoren (Eigenschaften des Biosystems), Faktoren, die durch die Eigenschaften des Wirkstoffs bestimmt werden, u. schließl. pharmaz.-technolog. Faktoren, die durch Arzneiform u. -zubereitung bestimmt werden. Diese Dispositionsfaktoren werden bei dem Weg des Pharmakons durch den Organismus von der Applikation bis zur Exkretion wirksam. Über sie ist letztl. der Umfang der Rezeptorbildung u. damit die Wirksamkeit manipulierbar.

Dispositionsfaktoren ↑Disposition.

Dispositionsprophylaxe: Erhöhung der (unspezif.) ↑Resistenz durch optimale Ernährung, ausgeglichene Lebensweise, Abhärtung u. körperl. Ertüchtigung. Spezif. D.: ↑Schutzimpfung, ↑Chemoprophylaxe.

Disruption: frühere Bez. sek. Fehlbildung, morphol. Defekt infolge exogener Störung der prim. normalen Entwicklung eines Organs bzw. von Körperteilen. Prinzipieller Unterschied zur Dysplasie. Definitionsgemäß nicht genet. bedingt im Unterschied zur ↑Malformation. Genet. Faktoren können jedoch prädisponierend wirken. Beispiele: Vitium cordis durch Rötelnembryopathie; ↑Peromelie durch amniogene Abschnürung.

Disse, Joseph D. (1852–1912), dt. Anat., Göttingen, Halle, Marburg.

Dissektionsligatur: Operationsmethode (nach Voßschulte) zur Behandlung blutender ↑Ösophagusvarizen. Ein konusförmiger, fünfteiliger Metallring wird durch eine Mageninzision mittels Spezialzange in die untere Speiseröhre eingeführt u. mit 2–3 Ligaturen aus resorbierbarem Nahtmaterial um den Ösophagus fixiert, dadurch Kompression u. Thrombose der Ösophagusvarizen. Durch Resorption der Ligatur zerfällt der Ring, die Teile gehen auf natürl. Wege ab.

Disseminated intravascular coagulation ⟨*engl*⟩: *Abk* DIC; gelegentl. benutzte Bez. für ↑Verbrauchskoagulopathie.

disseminiert ⟨*lat*⟩ *Adj*: verstreut.

Disse-Raum (nach Joseph D. D.): Spatium perisinusoideum; Raum zwischen den Leberepithelzellen u. der Wand des Lebersinusoids. ↑Leber.

Disse-Sphinkter: Muskelzüge, die eine mäßige Eng- u. Weitstellung der Nierenkelche bewirken, sichtbar im funktionellen Urogramm (intravenöse ↑Urographie).

Dissimilation ⟨*lat*⟩ *f*: ältere Bez. für ↑Katabolismus.

Dissimulation ⟨*lat*⟩ *f*: bewußte Negierung o. Abschwächung von vorhandenen Krankheitssymptomen, z.B. Suizidtendenzen o. Sinnestäuschungen.

Dissolution ⟨*lat*⟩ *f*: Dissolutio; Auflösung, Zersetzung, Zerfall. Spätlatein. auch für Kraftlosigkeit.

Dissonanz ⟨*lat*⟩ *f*: Mißklang, Hörempfindlichkeit, die bei disharmon. Doppeltönen o. -klängen entsteht.

Dissoziation ⟨*lat*⟩ *f*: Auseinanderweichen o. Auseinandertreten. **1.** ***Chem.:*** Auftrennung einer chem. Verbindung in zwei o. mehrere Teilchen (Ggs. zur Assoziation), z.B. elektrolyt. D. eines Salzes in Kation u. Anion durch ein polares organisches ↑Lösungsmittel. Eine unvollständige D. wird durch den Dissoziationsgrad α (Verhältnis der Zahl der dissoziierten Moleküle zur Zahl der ursprüngl. vorhandenen Moleküle) o. durch die Dissoziationskonstante K charakterisiert. **2.** ***Neurol.:*** Aufhebung koordinierter Bewegungen. **3.** ***Ophth.:*** die gegensinnig verlaufende Bewegung der beiden Augen (z.B. bei Hirnstammläsionen). **4.** ***Kardiol.:*** elektromechan. D. als EKG-Befund (neben Flimmern u. Asystolie) bei ↑Herzstillstand. Der EKG-Verlauf ähnelt normalen Bildern, es erfolgt jedoch keine Modulation der zytosol. Ca^{2+}-Konzentration zur Kontraktionsauslösung.

Dissoziation, albuminozytologische ↑Guillain-Barré-Syndrom.

Dissoziationskonstante: aus dem ↑Massenwirkungsgesetz resultierender Quotient, der das Verhältnis zwischen dem Produkt der Ionenkonzentration u. der Konzentration des undissoziierten Anteils eines schwachen Elektrolyten charakterisiert. Die D. ist Kennziffer für die Lage des Dissoziationsgleichgewichts (↑Gleichgewicht, chemisches), ihre Größe hängt ferner von der Temperatur ab. Beispiele für häufig benutzte D.: Aziditätskonstante K_s, Basenkonstante K_b,. ↑Assoziationskonstante.

Dissoziation, zelluläre: Herauslösung; Trennung aus dem Epithelverband u. Abschilferung an der Oberfläche. Z. D. stärker bei undifferenzierten als bei hochdifferenzierten Karzinomen. **Reifungsdissoziation**: Disproportion zwischen Kern- u. Plasmareifung, z.B. jugendl. Kern – ausgereiftes Zytoplasma, zu beobachten bei Zellen bösartiger Tumoren.

dissoziiert *Adj*: verstreut, getrennt.

distal ⟨*lat*⟩ *Adj*: distalis, von der Körpermitte bzw. (in der Zahnmed.) von der Mittellinie abgewandt. Ggs: ↑mesial, proximal.

Distalbiß: Rückbiß, Distokklusion; Okklusionsbefund mit Rücklage der unteren Zahnreihe bzw. des Unterkiefers. ↑Angle-Klasse II. Distalisation: Okklusionsbefund mit Rücklage der unteren Zahnreihe bzw. des Unterkiefers im Milchgebiß, dann, wenn der senkrechte Abstand der Distalflächen der Milcheckzähne des Ober- u. Unterkiefers voneinander weniger als 2 mm beträgt. Hinweis auf Entstehung eines D. im Wechselgebiß (Kantorowicz, Taatz). Distaler Zwangsbiß: Zwangsführung des Unterkiefers, in der die Okklusion der Zahnreihen distaler als in der Ruhelage ist. Schuld häufig Stellung der Milcheckzähne o. schmaler oberer Zahnbogen. Ther.: ↑Beschleifen der Milcheckzähne, häufig genügt transversale Erweiterung des Oberkiefers.

Distantia ⟨*lat*⟩ *f*: Distanz, Abstand; äußerl. meßbare Entfernung, z.B. D. cristarum iliacarum (Abstand zwischen den am weitesten voneinander entfernten Punkten beider Darmbeinkämme), D. trochanterum (Abstand zwischen beiden großen Rollhügeln des Femurs).

Distanzgeräusch: bes. lautes ↑Herzgeräusch, das mit dem Stethoskop noch zu hören ist, wenn der Schallaufnahmetrichter mehrere Millimeter o. Zentimeter von der Brustwand entfernt ist; kommt z.B. bei der Papillarmuskelruptur vor.

Distanzierung: Trennung ansteckender o. ansteckungsverdächtiger Personen u. kontaminierter von nicht ansteckenden u. nicht ansteckungsverdächtigen, nicht kontaminierten Gegenständen zur Unterbrechung der Infektketten. Neben der Einhaltung eines hyg. antimikrobiellen ↑Regimes u. der Meldepflicht (↑Infektionskrankheit) sind Maßnahmen der ↑Isolierung entspr. den ↑Distanzierungskategorien erforderl.

Distanzierungskategorie: bei Verdacht o. Vorliegen einer ↑Infektionskrankheit, bei ↑Keimträgern bzw. bei erhöhter Infektanfälligkeit von Pat. werden in Abhängigkeit vom Infektionsrisiko u. den Übertragungsmöglichkeiten die erforderl. D. der strengen (strikten) Isolierung, der Standardisolierung o. der protektiven Isolierung festgelegt. ↑Isolierung.

Distension ⟨*lat*⟩ *f*: Dehnung, Überdehnung von Organen u. Geweben.

Distensionsluxation: durch Überdehnung des Kapsel-Band-Apparats ermöglichte Luxation. Häufigste Ursache: starker Gelenkerguß, z. B. bei Säuglingskoxitis. Selten durch lähmungsbedingten Ausfall der muskulären Sicherung am Schultergelenk (Poliomyelitis).

Distichiasis congenita ⟨*gr*⟩ *f*: seltene, angeborene Fehlbildung der Lidränder. Anstelle der Ausführungsgänge der Meibom-Drüsen entwickelt sich eine zweite Reihe von Wimpern. Hornhautläsionen. Kombination mit ↑Blepharophimosis mögl. Erbmodus bekannt. Selten kommen drei o. vier Reihen von Wimpern vor.

Distickstofftetroxid: N_2O_4; ↑Reizgase, ↑Gase, nitrose.

Distigmin: ein reversibler ↑Cholinesterase-hemmstoff.

Distigminbromid: Parasympathikomimetikum mit protrahierter Wirkung, bes. zur Peristaltikanregung bei Atonien sowie Miktionsstörungen geeignet.

Distomatose ⟨*gr*⟩ *f*: Erkrankung durch Befall mit Saugwürmern (↑Trematoda). ↑Faszioliasis, ↑Paragonimiasis.

Distomolar ⟨*lat*⟩ *m*: überzähliger, vierter Molar hinter dem Weisheitszahn. Lokalisation meist im Oberkiefer, früher als Atavismus gedeutet, wahrscheinl. progressive Erscheinung. Dens supernumerarius.

Distorsion ⟨*lat*⟩ *f*: Zerrung, Verzerrung. **1.** ***Orthop.:*** Verletzung des Band-Kapsel-Apparats eines Gelenks durch Überschreiten der physiol. Belastungs- u. Bewegungsgrenze infolge indirekter Gewalteinwirkung. Von der einfachen Zerrung der bindegewebigen Strukturen, der Auflockerung von Faserbündeln bis zur Überdehnung mit Einrissen kommen alle Übergänge vor. Abzugrenzen ist die Ruptur als völlige Durchtrennung der Kapsel o. eines Bands. ↑Bänderriß. Ther. der Wahl: frühfunktionell im ↑Brace. **2.** ***Zahnmed.:*** Verstauchung durch traumat. Schädigung des Zahnhalteapparats. Geht pathol. mit Zerrung u. Zerreißung parodontaler Fasern u. Blutaustritt einher. Klin. fühlt sich der Zahn länger an. Starke Schmerzen bei Belastung. Im Röntgenbild leicht verbreiterter Periodontalspalt o. unauffällig.

Distraktion ⟨*lat*⟩ *f*: techn. Prinzip zur Reposition u. vorübergehenden Retention von dislozierten Frakturen durch Zug u. Gegenzug (↑Reposition, ↑Distraktor).

Distraktor: Gerät zur Anwendung von Zug u. Gegenzug (Distraktion) mit dem Ziel der Frakturreposition bei ↑Osteosynthesen. ↑Kallusdistraktion.

Distress, fetal ⟨*engl*⟩: kardiale Arrhythmien, Bradykardie-Tachykardie, Mekoniumabgang beim Feten als Zeichen einer bedrohl. Situation.

Distribution ⟨*lat*⟩ *f*: Verteilung. **1.** ***Pharmak.:*** Vorgang der Verteilung des Arzneistoffs im Transportmedium (z. B. Blut), wobei sich der Arzneistoff aufgrund des Konzentrationsgefälles vom Blut zum Gewebe weiterhin auf den Gesamtorganismus verteilt. Die D. schließt sich an die ↑Liberation, ↑Diffusion, Penetration u. Permeation des Arzneistoffs an. **2.** ***Pulmologie:*** Verteilung einzelner Funktionsparameter in der Lungenfunktionsdiagnostik (z. B. Volumen, Ventilation, Compliance, Resistance) auf funktionelle o. anat. Bereiche (Alveolarbezirke) der Lungen. D. können mit Hilfe von Verteilungsfunktionen dargestellt u. bewertet werden. Aus den Verteilungsfunktionen können funktionelle Störungen der einzelnen Lungenbereiche erkannt werden. Außerdem kann eine inhomogene D. als Verteilungsstörung am Verhalten versch. meßbarer Funktionsparameter der Lunge erkannt u. bewertet werden (↑Verteilungsanalyse).

Distributionsstörung: ↑Blutverteilungsstörungen, kardiale; ↑Verteilungsstörung, ventilatorisch-zirkulatorische.

Disulfidbindung: Bindungsstruktur: -S-S- ; wichtiges Strukturelement in Proteinen, das zur Stabilisierung der nativen Raumstruktur der Eiweiße beiträgt. Die D. entsteht bei Oxidation von Sulfhydrylgruppen. Sie kann innerhalb einer Polypeptidkette ausgebildet sein (Disulfidbrücke) o. zwei Polypeptidketten verbinden (Disulfidspange).

Disulfiram: Antabus, Tetraäthylthiuramdisulfid; Adjuvans zur Behandlung des chron. Alkoholabusus. Alkoholgenuß in geringsten Mengen führt unter Disulfiramtherapie zu schweren Unverträglichkeitserscheinungen wie Übelkeit, Erbrechen, Kopfschmerzen u. Blutdruckabfall. Der Effekt beruht auf einem Anstieg der Acetaldehydkonzentration im Organismus durch Hemmung der Aldehyddehydrogenase. D. ist im Wirkungsmechanismus dem ↑Coprin ähnl.

Disuse-Theorie
↑Nichtgebrauchstheorie des Alterns.

Diszision ⟨*lat*⟩ *f*: Discisio, Spaltung; **1.** ***Chir.:*** operative Erweiterung, z. B. Discisio orificii externi uteri, bei Stenosierung des Muttermundes, bei ↑Conglutinatio orificii externi cervicis o. nach frühzeitigem totalem Muttermundverschluß (nach Saling) bei Geburtsbeginn. **2.** ***Ophth.:*** Eröffnung der Linsenkapsel des Auges.

Diszitis ⟨*gr*⟩ *f*: Entzündung eines Discus, z. B. der Bandscheibe.

Dithiazanin: Cyaninfarbstoff, Anthelminthikum. Hemmt die Bildung von schützenden Polysacchariden beim Wurm. Bei ↑Askariasis u. Oxyuriasis (↑Enterobiasis).

Dithioglycerol ↑Dimercaprol.

Dithizon: Diphenylthiocarbazon;

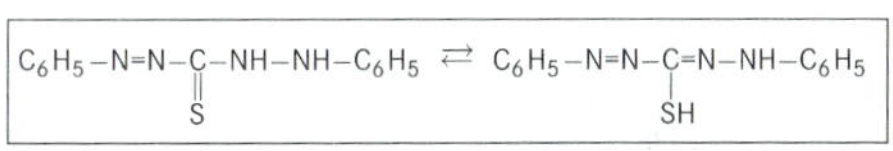

bildet als Thioenol mit den Kationen zahlreicher Schwermetalle (Ag, Hg, Cu, Pb, Zn, Cd) intensiv gefärbte ↑Komplexe, die eine quantitative, analyt. Bestimmung dieser Ionen erlauben.

Dithizonprobe: Probe zum Bleinachweis am Einschuß; ↑Blei.

Dithranol: Dihydroxyanthranol. ↑Dermatikum zur lokalen Behandlung von Ekzem, Psoriasis u. parasitären Hauterkrankungen. Nebenwirkungen: Rotbraune Färbung von Haut u. Haaren, Verätzungen.

Dittel, Leopold von (1815–1898), Chir. u. Urol., Wien.

Dittel-Krümmung (nach Leopold von D.): dem physiol. Verlauf der Harnröhre angepaßte Krümmung am blasenwärtigen Ende eines Metallkatheters o. -bougies.

Dittel-Stift (nach Leopold von D.): kurzer gerader kon. Metallstift zum Aufdehnen der vorderen Harnröhre, spez. des verengten Meatus externus.

Diurese ⟨*gr*⟩ *f*: Harnausscheidung.

Diurese, forcierte: absichtl. gesteigerte Harnausscheidung. Anwendung der f. D. bei Vergiftungen mit nierengängigen Substanzen, um eine Mehrausscheidung derselben zu erreichen. Voraussetzungen sind stabile Kreislaufverhältnisse u. eine intakte Nierenfunktion. F. D. ist bei vorbestehender Herz- u. Niereninsuffizienz, Lungen- u. Hirnödem kontraindiziert. Nach Anlegen eines Blasendauerkatheters u. eines großkalibrigen Gefäßzugangs werden pro Stunde 500–1 000 ml infundiert (Elektrolytlösung u. Glukoselösung im Wechsel) unter laufender Kontrolle der Serumelektrolyte, des Kreislaufs u. der Diurese. Die Differenz zwischen Zufuhr u. Ausfuhr sollte 500 ml nicht überschreiten; ggf. sind i. v. Gaben eines Diuretikums angezeigt. Eine Diurese mit geringeren Urinmengen als 12 l/24 h ist wenig effektiv u. kann nicht als f. D. bezeichnet werden.

Diurese, osmotische: vermehrter Harnfluß nach osmot. Belastung des Organismus. Wenn osmot. aktive Teilchen glomerulär filtriert, aber tubulär nicht resorbiert werden, führen sie eine entsprechende Wassermenge mit. O. D. tritt auf, wenn schwer o. nicht resorbierbare Stoffe vorliegen (z. B. Mannitol) o. wenn das tubuläre ↑Transportmaximum überschritten wird (z. B. Glukosurie bei Zuckerkrankheit).

Diuretika ⟨*gr*⟩ *n Pl*: Pharmaka, die den Harnfluß steigern; werden unterteilt nach Wirkungsmechanismus (osmot. D., Carboanhydratasehemmer, Aldosteronantagonisten) o. nach anat. Wirkungsstelle (z. B. Schleifendiuretika) o. ihrer molekularen Struktur (Thiaziddiuretika). Abb.

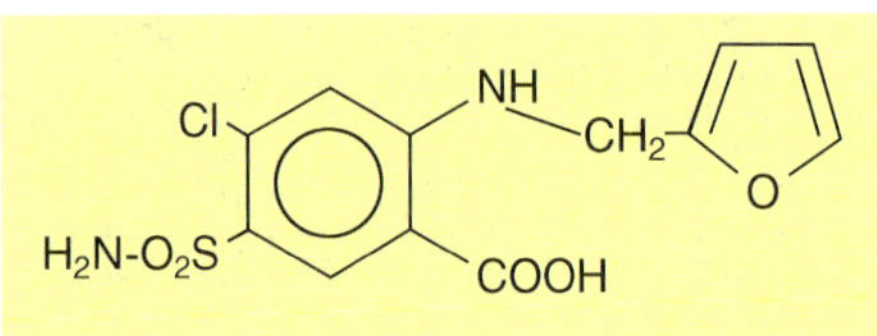

Diuretika. Hier die Struktur des Furosemid

divergent ⟨*lat*⟩ *Adj*: Eigenschaft eines Strahlenbündels, dessen Strahlen in der Ausbreitungsrichtung auseinanderlaufen. Die Divergenz der Röntgenstrahlung ist die Ursache für die starke Abnahme der Dosisleistung bei Vergrößerung des Fokusabstands. ↑Abstandsquadratgesetz.

Divergenz ⟨*lat*⟩ *m*: **1.** ***Ophth.:*** Abweichen der Augenachsen, i. e. S. nach außen (horizontale D.), auch vertikale D. mögl. **2.** ***Neurol.:*** in Anlehnung an die Strahlendivergenz nach einer Zerstreuungslinse wird der Begriff der D. in der Neurophysiologie i. S. der Erregungsausbreitung in einem Hirngebiet verwendet, wobei von wenigen Nervenzellen durch Verzweigung ihrer Axone weit mehr benachbarte Nervenzellen erreicht u. erregt werden können. ↑Konvergenz, neuronale.

Divergenzexzeß ⟨*lat*⟩ *m*: latentes o. manifestes Auswärtsschielen infolge gesteigerter Divergenzimpulse.

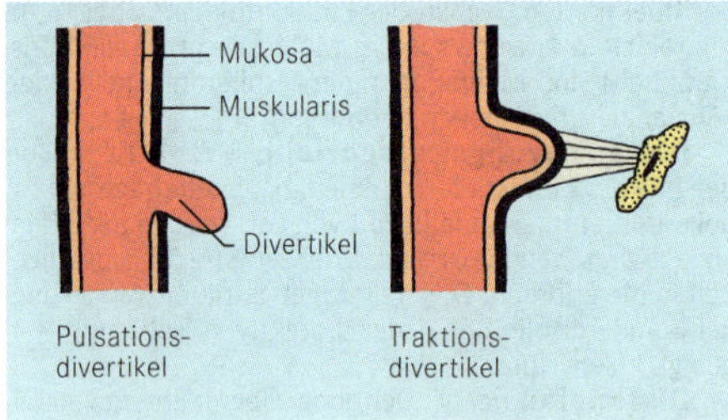

Divertikel. Hier Pulsations- u. Traktionsdivertikel

Diversionskolitis: Ausschaltungskolitis. Entwicklung einer ↑Kolitis in einem ausgeschalteten Kolonsegment, ohne daß eine Kolitis o. eine Crohn-Kolitis im übrigen Darm bestehen müssen. Endoskop. ergibt sich das Bild einer leichten Kolitis, histol. finden sich Entzündungsprozesse mit Erosionen, Kryptenabszesse, Schleimgranulome. Die Reanastomosierung bringt die D. zum Abklingen, auch die Gabe kurzkettiger Fettsäuren.

Diverticulum ilei ⟨*lat*⟩ *n* ↑Meckel-Divertikel.

Diverticulum Nucki (nach Anton Nuck): offener ↑Processus vaginalis peritonei bei der Frau.

Divertikel ⟨*lat*⟩ *n*: Diverticulum. **1.** ***Pathol.:*** Ausstülpung umschriebener Wandteile eines Hohlorgans. Klassifizierung: angeborene u. erworbene, komplette u. inkomplette, echte u. falsche D. (Pseudodivertikel). **Echte D.** bestehen aus allen Wandschichten des betroffenen Organs, **Pseudodivertikel** nur aus Ausstülpung von Mukosa u. Submukosa. Komplikationen: Blutung, Entzündung, Perforation. **2.** ***Zahnmed.:*** Drei arkadenförmige Ausbuchtungen der Kante frisch durchgebrochener Schneidezähne, sehr bald abgenutzt. Abb.

Divertikelperforation: Durchbruch eines Divertikels in die freie Bauchhöhle als eine schwerwiegende Komplikation.

Divertikulitis: Entzündung der Divertikelwand, die häufig auf das umgebende Gewebe übergreift, Peridivertikulitis. D. kommt am häufigsten im Dickdarm vor.

Divertikulose: Vorkommen zahlreicher Divertikel, am häufigsten im Sigmoid.

divide ⟨*lat*⟩: teile (Rezeptur); als Divisionsmethode, bei der die Gesamtmenge aller Inhaltsstoffe u. die daraus anzufertigende Anzahl von Einzeldosen angegeben wird (z. B. bei Pillen), nicht mehr gebräuchl.

Dividiermethode: Verschreibung von Arzneimitteln, bei der die Gesamtmenge aller Arzneistoffe u. die daraus anzufertigende Anzahl von Einzeldosen (z. B. Zäpfchen) angegeben wird.

dizentrisch ⟨*lat*⟩ *Adj* ↑Chromosomen.

Dizephalus ⟨*gr*⟩ *m*: Fehlbildung mit zwei Köpfen.

dizygot ⟨*gr*⟩ *Adj*: zweieiig; aus zwei Zygoten entstanden, z. B. zweieiige ↑Zwillinge.

Djenkolbohnenvergiftung: Ursache für Intoxikation ist der Gehalt an Djenkolsäure in Djenkolbohnen, die auf Java genossen werden. Sympt.: Nierenschmerzen, Dys- u. Anurie. Ther. symptomat.

DK: Abk für duldbare ↑Konzentration.

DKD: Abk für ↑Deutsche Klinik für Diagnostik.

DKFZ: Abk für ↑Deutsches Krebsforschungszentrum.

DKG-NT/BG-T: *Abk* für Deutscher Krankenhaus-Nebentarif/Berufsgenossenschaftstarif; dient zur Abrechnung der Leistungen von Ambulanzen. In dem Tarifwerk werden die einzelnen Leistungen mit Punkten gewichtet u. begrenzt. Das Tarifwerk dient ebenfalls zur innerbetriebl. Leistungsverrechnung.

DL: *Abk* für Dosis letalis; tödl. Dosis.

D. Litt.: *Abk* für engl. Doctor of Letters, ↑Doktor der Wissenschaften.

Dlm: *Abk* für Dosis letalis minima.

DM: *Abk* für Adamsit. ↑Nasen-Rachen-Reizstoffe.

D. M.: *Abk* für engl. Doctor of Medicine o. Doctor in Medicine. ↑M. D.

DMARD: *Abk* für engl. Disease modifying antirheumatic drugs; ↑Basistherapeutika.

DMF-Index: Verhältniszahl, die den durchschnittl. Kariesbefall in einer Population beschreibt durch Zählung aller kariösen (D = decayed), fehlenden (M = missing) u. gefüllten (F = filled) Zähne mit anschließender Division der Summe durch die Anzahl der Probanden. Bezugsebene beim DMF-T-Index sind die einzelnen Zähne (T = teeth), beim DMF-S-Index die 5 Flächen der Seitenzähne u. 4 Flächen der Frontzähne (S = surface). Zur näheren Beschreibung der Morbidität ist eine Aufteilung der Population u. des Index erforderl. Aufgrund des kumulativen Charakters des Index u. der Zeitabhängigkeit des Kariesbefalls sind zur Beurteilung des durchschnittl. Karieszuwachses nicht zu breite Altersgruppen (etwa 5 Jahre umfassend) zu bilden. Der durchschnittl. Karieszuwachs im Erwachsenenalter beträgt etwa 0,4 Zähne/Jahr. Wegen der geschlechtsabhängigen Differenz im Kariesbefall von etwa 2,0 (Frauen höhere Werte) sollte nach Geschlechtern getrennt ausgewertet werden. In hochzivilisierten Populationen ist die intraindividuelle Variabilität des Kariesbefalls sehr groß. Aufschlüsse über Gesundheitsverhalten u. Betreuungsgrad bzw. -aufwand liefert die Aufteilung des DMF-Index in seine Komponenten. Bei gutem Gesundheitsverhalten u. Betreuungsgrad hat die F-Komponente wesentl. höhere Werte als die D- u. M-Komponente. Aus der epidemiol. med. Beurteilung der Progressionstiefen der Karies erwuchs die Notwendigkeit einer Differenzierung der D-Komponente des Index: D_1 entspricht der superfiziellen Initialläsion, D_2 etwa der Caries superficialis, D_3 der Caries media u. D_4 der Caries profunda, ↑Karies. Die subfizielle Variante des ↑Kariesinitials wird nicht erfaßt.

DMS: *Abk* für Dimercaptosuccinat. ↑Radiopharmaka, ↑Technetium.

DMSA: *Abk* für Dimercaptosuccinic acid; ^{99m}Tc-markiertes Radiopharmakon, das in den proximalen Nierentubuli gespeichert wird, zur ↑Nierenszintigraphie u. als Nieren-Clearance-Äquivalent eingesetzt. Abb.

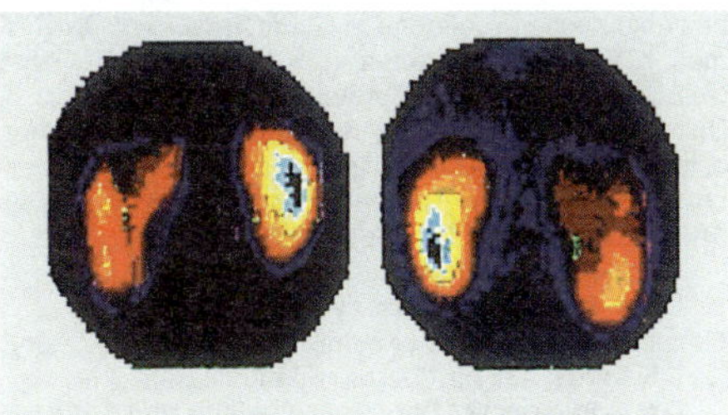

7

DMSA. Statische Nierenszintigraphie mit ^{99m}Tc-DMSA von vorn (links) u. hinten (rechts) bei Korallenausgußstein u. Funktionsstörung links; Clearance-Äquivalent rechts 54 %, links 46 % der Gesamtausscheidung

DMSO ↑Rubefazienzien.

DNA ⟨*engl*⟩: *Abk* für Deoxyribonucleic acid; DNS; ↑Desoxyribonukleinsäure.

DNA-Antikörper: Antikörper gegen Desoxyribonukleinsäure, Teil der antinukleären ↑Antikörper; Antikörper gegen native (doppelsträngige) ds-DNA, in hohen Titern nur nachweisbar bei systemischem ↑Lupus erythematodes, gute Korrelation mit klin. Aktivität. Nachweis mit Hilfe der Immunfluoreszenztechnik (Gefrierschnitt u. a. von Rattenleber, -niere, Flagellaten) u. radioimmunolog., auch mit Hilfe des LE-Zell-Tests. Auch bei Immunthyreopathien (bes. Basedow-Krankheit) nachgewiesen.

D

DNA-Bindungsproteine: versch. nichtenzymat. wirksame Proteine, die mit spezif. Domänenstrukturen an best. DNA-Strukturen binden u. bei der ↑DNA-Biosynthese, ↑Rekombination, ↑Transkription u. Transkriptionskontrolle eine Rolle spielen, z. B. ↑rec-Gene, ↑Repressoren.

DNA-Biosynthese: i. d. R. an DNA-Templates (Matrizen) ablaufende, durch ↑DNA-Polymerasen katalysierte Verknüpfung von ↑Desoxyribonukleotiden zu linearen Tochter-DNA-Strängen (↑Desoxyribonukleinsäure, DNA-Polymerasen) (sog. semikonservative Replikation), wodurch die in der Nukleotidfolge (Primärstruktur) der als ↑Matrizen wirkenden Eltern-DNA-Stränge enthaltenene genet. Information über Ausbildung komplementärer Basenpaarungen ident. repliziert wird (Replikation; ↑Reduplikation). Der Prozeß der D. erfordert neben den DNA-Polymerasen eine Vielzahl anderer Proteine für die Entspiralisierung der DNA-Moleküle (↑DNA-Helikasen, Rep-Proteine), für die Synthese sog. RNA-Primer, an denen der Start der Polymerisation von Desoxyribonukleotiden erfolgt (↑DNA-Primase) sowie Enzyme (↑DNA-Ligasen) für die Verknüpfung intermediär auftretender kürzerer DNA-Fragmente (sog. Okazaki-Fragmente). Die am Replikationsprozeß beteiligten Proteine (↑Replikationsproteine) bilden mit der DNA ↑Replisomen (↑Replikon). Eine besondere Form der D. ist die reverse ↑Transkription von RNA-Molekülen (bei Retroviren, ↑Telomerase) unter Ausbildung von ↑cDNA (DNA-Polymerasen); ↑DNA-Reparatur.

DNA blotting ↑Blotting-Techniken.

DNA, chimäre: rekombinante DNA mit Genen versch. Genome, die natürlicherweise nicht vorkommt; z. B. exp. Verknüpfung von eukaryont. DNA mit DNA aus Bakterien o. Viren.

DNA-Diagnostik: Diagnostik genet. bedingter Defekte des Menschen auf der Ebene der DNA; z. B. Nachweis eines Allels mit Hilfe von ↑Restriktionsfragment-Längen-Polymorphismen (RFLP) an Hand eines Probanden bei Verwandten 1. Grades. Voraussetzung ist eine spezif. Sonde. Neuerdings auch D. bei bekannter Mutation durch direkte Sequenzierung. Wichtig für Heterozygotennachweis sowie präsymptomat. bzw. pränatale Diagnostik monogen bedingter Krankheiten.

DNA-Fingerprint-Verfahren ↑Fingerabdruck, genetischer.

dna-Gene: Gene, die für Proteine codieren, die insbes. für die ↑DNA-Biosynthese notwendig sind, z. B. für die Initiation der Replikation o. für ↑DNA-Polymerasen.

DNA, genomische: Gesamtheit der DNA eines ↑Genoms; i. e. S. wird darunter meist nur die DNA des Kerngenoms verstanden.

DNA-G-Proteine: ↑Primase, Produkt des dnaG-Gens (↑dna-Gene), ein Enzym, das die für die DNA-Biosynthese notwendigen ↑Primer synthetisiert; ↑DNA-Primase, ↑DNA-Biosynthese.

DNA-Gyrase ↑DNA-Topoisomerasen.

DNA-Helikasen: Proteine mit ATPase-Wirkung, die im DNA-Replikationsprozeß (↑DNA-Biosynthese) die beiden Stränge einer Doppelstrang-DNA unter Spaltung von 2 Molekülen ATP pro DNA-Basenpaar entspiralisieren.

DNA-Klonierung: Übertragung u. Neukombination von DNA in Zellen mit anschließender Replikation der DNA in Klonen der Rezipientenzellen.

DNA-Ligasen: Enzyme, die ATP- o. NAD^+-abhängig die Bildung von Phosphodiesterbindungen zwischen einer 3'-Hydroxyl- u. einer 5'-Phosphatgruppe in der DNA katalysieren; wichtig für letzte Teilschritte der Replikation (↑DNA-Biosynthese), Bruchstellenreparatur (↑DNA-Reparatur) u. ↑Rekombination von DNA; spielen in der ↑Gentechnologie für die Herstellung von Vektor-DNA-Konstrukten u. die künstl. Rekombination von Genen eine bedeutende Rolle.

DNA-Methylasen: DNA-Methyltransferasen; Enzyme, die Methylgruppen von S-Adenosylmethionin hauptsächl. auf Basen der Cytosin- (Position C5 u. N4) u. Adenosinreste (Position N6) innerhalb best. Nukleotidsequenzen der DNA übertragen; die DNA-M. werden im DNA-Replikationsort gebunden, so daß die Methylierung der neu synthetisierten Tochter-DNA-Stränge nach dem Muster der Eltern-DNA-Stränge erfolgt; Methylierung von DNA in Restriktionsorten schützt DNA vor Abbau durch ↑Restriktionsendodesoxyribonukleasen; ↑DNA-Methylierung.

DNA-Methylierung: Modifikation von DNA durch enzymkatalysierte Methylierung von Basen, hauptsächl. Adenin u. Cytosin (↑DNA-Methylasen); D. dient der Regulation der Genexpression (↑Genregulation) sowie dem Schutz der DNA gegen Abbau durch ↑Restriktionsendodesoxyribonukleasen.

DNA, mitochondriale: zirkulär, z.T. auch superhelikal organisierte, doppelsträngige DNA, die im Matrixraum der ↑Mitochondrien in etwa 5–10 Kopien vorkommt; codiert u.a. Proteine des Elektronentransportsystems, der oxidativen Phosphorylierung sowie ↑Transfer-RNA u. ribosomale RNA der Mitochondrien. Die mitochondriale DNA des Menschen ist mit 16 569 Basenpaaren sehr klein im Vergleich zur chromosomalen DNA (im haploiden Satz $3{,}9 \cdot 10^9$ Basenpaare). Sie besitzt keine ↑Introns u. keine genet. Reparatursysteme. Ihre Mutationsrate ist 10mal höher als die der Kern-DNA. Mitochondriale DNA wird streng mütterl. vererbt.

DNA, nichtrepetitive: DNA-Sequenzen, die im Ggs. zur repetitiven DNA im haploiden Genom nur in Einzahl vorkommen, z.B. die meisten proteincodierenden Gene (unikale DNA).

DNA-Polymerasen: Enzyme, die an einem ↑DNA template (DNA-abhängige DNA-Polymerasen) o. RNA-Template (RNA-abhängige DNA-Polymerasen; reverse ↑Transkription) ausgehend von Nukleosidtriphosphaten unter Pyrophosphatabspaltung Nukleosidmonophosphate über 5',3'-Phosphodiesterbindungen miteinander verknüpfen (↑Desoxyribonukleinsäure, DNA-Biosynthese). In Prokaryonten (Escherichia coli) kommen drei versch. D. vor (I = Kornberg-Enzym, II, III) von denen III der DNA-Replikation (↑DNA-Biosynthese), I u. II der ↑DNA-Reparatur dienen. Im Zellkern der Eukaryonten konnten vier versch. D. nachgewiesen werden (alpha, beta, delta, epsilon): der DNA-Replikation dienen Alpha- u. Beta-, das Epsilonenzym dient der DNA-Reparatur. Die von ↑DNA-Viren in infizierten Zellen induzierte DNA-abhängige D. ist virusspezif. u. für die ↑Virusreplikation essentiell. Die D. ist Angriffsort einiger Virusinhibitoren, z.B. von Acycloguanosin (↑Aciclovir), 5-Bromvinyl-2'-desoxyuridin (beide als Triphosphate) u. Trinatriumphosphonoformiat. Retroviren enthalten eine RNA-abhängige D. (reverse ↑Transkriptase).

DNA-Polymorphismen: **1.** Vorkommen der DNA in versch. Raumstrukturvarianten (z.B. A-, B-, Z-Formen; ↑Desoxyribonukleinsäure. **2.** ↑Restriktionsfragment-Längen-Polymorphismus (RFLP).

DNA-Primase: DNA-abhängige ↑RNA-Polymerase (dnaG-Genprodukt; ↑DNA-G-Proteine), die an einem ↑DNA template die für die ↑DNA-Biosynthese (Replikation) notwendigen kurzkettigen RNA-Primer (Startermoleküle) synthetisiert, an denen die DNA-Synthese durch Verknüpfung von Desoxyribonukleotiden erfolgt; die RNA-Primer werden nach Synthese des hierzu basenkomplementären DNA-Strangs durch eine spez. Ribonuklease abgebaut.

DNA-Profiling ⟨*engl*⟩ ↑Fingerabdruck, genetischer.

DNA, rekombinante: rekombinierte DNA; durch Neukombination von DNA-Bereichen o. versch. DNA-Molekülen entstandene DNA. ↑Gentechnologie.

DNA-Rekombinantentechnik: In-vitro-Rekombination (Verknüpfung) von DNA-Molekülen unter Ausbildung neuartiger Gen- u. Genomstrukturen mit Hilfe von Methoden der ↑Gentechnologie; ↑Genfusion.

DNA-Reparatur: enzymat. katalysierte Prozesse (↑Reparaturenzyme) der Reparatur von DNA-Schäden wie Basenmodifikationen, Basendimerisierungen, ↑Deletionen, ↑Insertionen, DNA-Strangbrüche, unkorrekte Basenpaarungen bei der Replikation (↑Nachreplikationsreparatur). Nach Art der Schäden u. Reparaturabläufe werden unterschieden: lichtabhängige ↑Photoreaktivierung u. lichtunabhängige Dunkelreparatur, ↑Exzisionsreparaturen (Exzision von Basen o. Nukleotiden), Nachreplikationsreparatur, Rekombinationsreparatur; ↑SOS-System. Bei Versagen der unterschiedl. Reparaturen kommt es zu einer Häufung von Mutationen.

DNA-Reparaturenzyme ↑Reparaturenzyme.

DNA, repetitive: im Ggs. zur nichtrepetitiven DNA mehrfach in einem Genom vorkommende ident. (o. sehr ähnl.) Nukleotidsequenzen, z.B. 10^3- bis 10^6fache Kopien. R.D. finden sich vor allem in nichtcodierenden Sequenzen zwischen Genen (in der ↑Satelliten-DNA), können aber auch in codierenden Genen in versch. Organismen bzw. Zellen auftreten (z.B. Transfer-RNA-Gene; Gene ribosomaler RNA; proteincodierende Gene, z.B. Histon- u. Immunglobulingene). Kurze r.D. kommen an beiden Termini von ↑Alusequenzen sowie von ↑Transposonen vor. Beim Menschen beträgt der Anteil r.D. etwa 35 %, bezogen auf den DNA-Gehalt einer Zelle.

DNA-Replikation ↑DNA-Biosynthese.

DNA-Restriktionsenzyme ↑Restriktionsendodesoxyribonukleasen.

DNAsen: *Abk* für ↑Desoxyribonukleasen.

DNA-Sequenz ↑Desoxyribonukleinsäure.

DNA-Sequenzen, repetitive ↑DNA, repetitive.

DNA-Sequenzierung: Aufklärung der Primärstruktur (Nukleotidfolge) der DNA. Zwei Verfahren: Chem. Abbaumethode (Maxam-Gilbert-Sequenzierung) u. enzymat. Methode (Sanger-Sequenzierung).

DNA-Sonde: DNA-Fragment, das mit einem Abschnitt des Genoms sequenzgleich ist. Die Isolation erfolgt aus ↑Genbibliotheken. Verwendung in der med. Diagnostik (↑Restriktionsfragment-Längen-Polymorphismus) u. der molekulargenet. Grundlagenforschung.

DNA template: engl. Bez. für einen DNA-Strang, der als Matrize für die Synthese eines neuen DNA-Strangs im Prozeß der ↑DNA-Biosynthese (Replikation) o. eines RNA-Strangs im Prozeß der ↑RNA-Biosynthese (Transkription) dient.

DNA-Topoisomerasen: Enzyme, die ATP-unabhängig (Typ I, Nicking-Closing-Enzym) bzw. ATP-abhängig (Typ II) durch Spaltung u. Wiedervereinigung von einem (Typ I) bzw. beiden DNA-Strängen (Typ II; auch Gyrase genannt) die Ausbildung u. Umwandlung versch. topoisomerer DNA-Strukturen (Verknäuelungsstrukturen, Superhelices, Super coils) katalysieren. ↑Desoxyribonukleinsäure.

DNA-Transkriptase ↑RNA-Polymerasen.

DNA typing ⟨*engl*⟩: Analyse individualspezif. Marker im Genom; hierzu gehört auch das DNA-Fingerprint-Verfahren; ↑Fingerabdruck, genetischer.

DNA, unikale ↑DNA, nichtrepetitive.

DNA-Vektor: replikationsfähige DNA-Moleküle, die für die Übertragung von Genen in fremde Wirtszellen geeignet sind; typ. D. sind ↑Plasmide, Bakteriophagen u. andere Viren.

DNA-Viren: Viren mit Doppelstrang-DNA (z. B. Papova-, Adeno-, Herpes-, Poxviridae) o. Einzelstrang-DNA (z. B. Parvoviridae) als Nukleinsäure. ↑RNA-Viren.

DNCB-Test: 2,4-Dinitrochlorbenzen-Test auf Empfindlichkeit zur Allergisierung.

DNOC: 4,6-Dinitro-o-cresol; ↑Dinitrocresol.

DNP ↑2,4-Dinitrophenol.

DNS: *Abk* für ↑Desoxyribonukleinsäure.

D. O.: *Abk* für engl. Doctor of Osteopathy. In den USA Doktor der Osteopathie (etwa: Manuelle Ther.).

D_2O: Deuteriumoxid, schweres Wasser. Wird u. a. als Moderator in Kernreaktoren verwendet.

Dobbins-Sonde: Gerät zur Saugbiopsie aus dem Magen-Darm-Kanal.

Dobrava-Belgrade-Virus: Virusart der Gattung ↑Hanta-Virus. Krankheit: hämorrhagisches ↑Fieber mit renalem Syndrom vom östl. u. ruralen Typ; Vorkommen: Balkanländer.

Dobutamin: Sympathomimetikum, vornehml. Betasympathomimetikum; beeinflußt nicht Dopaminrezeptoren; aber über Stimulation der Alphaadrenozeptoren erhöht D. den peripheren Widerstand bei gleichzeitig pos. inotroper Wirkung. Als Infusion bei Schock.

DOCA: *Abk* für Desoxycorticosteron, kortikosteroides ↑Mineralokortikoid.

Doctor medicinae ↑Dr. med.

Döderlein, Albert (1860–1941), Gyn., München.

Döderlein-Stäbchen: Döderlein-Bakterien, Lactobacillus Döderlein, Bacillus vaginalis Döderlein; grampositives, sporenloses, unbewegl. Stäbchen, Milchsäurebakterium, physiologischerweise in der Vagina vorkommend. Ther.: Dysbacteria vaginalis, Fluor vaginalis.

Doege-Potter-Syndrom: paraneoplast. Syndrom mit paroxysmalen Hypoglykämien bei mesenchymalen Tumoren des Brust- u. Bauchraums.

Doerr, Wilhelm (1914–1996), dt. Pathologe, Berlin, Kiel, Heidelberg. Bes. Verdienste auf dem Gebiet der Herz- u. Gefäßpathologie sowie einer der Inauguratoren einer Theoret. Pathol.

DOFONOS: *Abk* für Dokumentations- u. Forschungsabteilung für klin. Nosologie u. Semiotik; 1969 gegründetes computergestütztes Informationszentrum für Syndrome am Fachbereich Med. der Universität Frankfurt a. M. D. sammelt u. speichert Fakten über seltene o. neuartige Syndrome u. beantwortet diesbezügl. Anfragen.

Doggennase: mediane Nasenspalte; angeborene, Längsspaltung des Nasenrückens. Alle Übergänge von seichter Kerbe auf der Nasenspitze, über Furche des Nasenrückens bis ausgedehnte Spaltbildung mit Halbierung der Nase. Formalgenet. liegt eine mesenchymale Störung der Region zwischen beiden medialen Nasenwülsten zugrunde. Verbreiterung des Gesichts, Hypertelorismus, fam. Vorkommen u. Kombination mit weiteren Spaltbildungen des Gesichts spricht für den Einfluß von Erbfaktoren. Abgrenzung von Nasenverdoppelung (↑Dirhinie).

Dogiel, Alexander Stanislav (1852–1912), Neurohistologe, St. Petersburg.

Dogiel-Körperchen (nach Alexander S. D.): scheibenförmige, sensible Axonendigung an Epidermiszellen bei Tieren; entsprechen Merkel-Tastscheiben des Menschen.

Doherty, Peter Charles (geb. 1940), austral. Immun., Edinburgh, Canberra, Memphis. 1996 Nobelpreis für Med./Physiol. (mit R. M. Zinkernagel) „für die Entdeckung der zellvermittelten Spezifität der Immunabwehr".

Döhle, Karl G. (1855–1928), Pathol., Kiel.

Döhle-Körperchen (nach Karl G. D.): bei den nach panopt. Färbung sich hellblau darstellenden homogenen Einschlüssen von 1–2 μm Größe, im Zytoplasma neutrophiler reifer Granulozyten, handelt es sich möglicherweise um eine Reifungsstörung. D. treten einzeln o. zu mehreren in einer Zelle auf. Sie werden beobachtet bei Infektionen, Verbrennungen, Malignomen, in der Schwangerschaft u. unter Zytostatikatherapie sowie (angeboren) bei der Alder-Anomalie u. der May-Hegglin-Anomalie.

Doisy, Edward Adalbert (1893–1986), amerik. Biochem., Washington, St. Louis, Rochester. 1943 Nobelpreis für Med./Physiol. (mit C. P. H. Dam) „für seine Entdeckung der chemischen Struktur des Vitamin K". D. war Mitentwickler des Allen-Doisy-Brunsttest; dient der Bestimmung weibl. Geschlechtshormone im Urin.

DOKDI ↑Dokumentationsdienst der Schweizerischen Akademie der Medizinischen Wissenschaften.

Doktor: seit dem 12. Jh. Titel für Absolventen von Universitäten nach bestandenem Examen. Heute in zahlreichen Ländern verbreiteter akadem. Grad, dessen Erlangung aber sehr unterschiedl. geregelt ist. In einigen Ländern, z. B. Österreich, Kanada, wird der Doktortitel gleichzeitig mit Abschluß des med. Staatsexamens verliehen, in anderen Ländern ist seine Verleihung an den Nachweis best. wissenschaftl. Leistungen gebunden, ↑Promotion. In englischsprachigen u. Commonwealth-Ländern stellt der Doktorgrad nach den Stufen des ↑Bachelor u. ↑Master i. a. den höchsten Grad der akadem. Ausbildung dar, wobei neben dem Doctor of Medicine (auch: Doctor in Medicine), M. D., D. M. als „Berufsdoktorat" auch die Erreichung des Doctor of Philosophy, ↑Ph. D. als „Forschungsdoktorat" mögl. ist.

Dokumentation, medizinische: Bestandteil des medizinischen ↑Informationssystems. Die m. D. sichert die Registrierung u. Wiederauffindbarkeit wichtiger gesundheitsrelevanter Informationen, die im Betreuungsprozeß als Befunde (Befunddokumentation), krankheitsspezif. Aussagen (Krankenblatt für stationäre Behandlungsdaten, ambulante Patientenakte für ambulante Behandlungsdaten, ↑Totenschein beim Ableben eines Pat.) o. ausgewählte Leistungen (Leistungsdokumentation) auftreten können.

Dokumentationsdienst der Schweizerischen Akademie der Medizinischen Wissenschaften: *Abk* DOKDI; Informationseinrichtung (Sitz: Bern, Schweiz), die für Schweizer Wissenschaftler Recherchen in medizinrelevanten automatisierten Informationssystemen (v. a. ↑MEDLINE u. ↑Excerpta-Medica) bzw. selektive Informationsverbreitung ausführt.

dolens ⟨*lat*⟩ *Adj*: schmerzhaft.

Doléris, Jaques (1852–1938), Gyn., Paris.

Doléris-Operation (nach Jaques D.): Antefixationsoperation des Uterus, bei der die Ligamenta teres uteri bds. mit einer Schleife in die Bauchdecken eingenäht werden.

Dolff, Johann Joseph Curt (geb. 1906), Gyn., Wuppertal.

Dolff-Zeichen (nach Johann J. C. D.): ein auf den schwangeren Uterus in den letzten 2 Schwangerschaftsmonaten ausgeübter Druck löst bei lebendem Kind Schmerzen im Uterus aus.

dolicho- ⟨*gr*⟩ *Präfix*: lang.

Dolichokolon ⟨*gr*⟩ *n*: abnorme Länge des gesamten Dickdarms o. eines seiner Abschnitte (Dolichosigma) über die normalerweise bereits stark variable Ausdehnung hinaus. Passagehindernis für Speisebrei. ↑Megakolon.

Dolichol ⟨*gr*⟩ *n*: aus 19 Isopreneinheiten bestehendes Isoprenderivat mit einer endständigen Alkoholgruppe (Polyprenol). Seine phosphorylierte Form, Dolicholphosphat, spielt als Trägerlipid eine Rolle bei der Synthese von ↑Glykoproteinen, indem zunächst an ihm die Oligosaccharidkette gebildet u. verlängert wird. Diese wird nach Fertigstellung auf den Proteinanteil übertragen u. so das Glykoprotein gebildet.

Dolichophalangie ⟨*gr*⟩ *f*: Langfingrigkeit.

Dolichosigma ⟨*gr*⟩ *n*: Dolichosigmoideum; verlängertes (u. erweitertes) Colon sigmoideum durch gesteigertes Längenwachstum. Die Schlingen können bis in den Oberbauch aufsteigen o. bis zur re. Kolonflexur reichen. Obstipation, Meteorismus. ↑Megakolon.

Dolichostenomelie: Symptomenkomplex nach Marfan; bes. grazile, verlängerte Extremitätenknochen (↑Marfan-Syndrom).

Dolichozephalie ⟨*gr*⟩ *f*: durch prämature Synostose der Pfeilnaht entstehender, dolichozephaler ↑Turmschädel. Große Kopfhöhe. Form der ↑Akrokranie. ↑Marinesco-Sjögren-Syndrom.

Dollo, Louis (1857–1931), belg. Paläontologe.

Dollo-Gesetz (nach Louis D.) ↑Irreversibilitätsgesetz.

Dolman-Kätzchentest: Tierversuch zum Nachweis von Staphylokokken-Enterotoxin, früher bei Lebensmittelvergiftungen angewendet. ↑Staphylokokkenenterotoxin.

Dolor ⟨*lat*⟩ *m*: Schmerz.

Dolor post extractionem ↑Alveolitis.

Domagk, Gerhard (1895–1964), dt. Pathol., Bakt., baute ab 1927 in Wuppertal-Elberfeld eine Forschungsstätte zur Behandlung bakterieller Infektionen auf. 1932 Entdeckung der antimikrobiellen Wirkung von Prontosil rubrum (↑Prontosil) durch In-vivo-Versuche an der infizierten Maus, 1946 Thiosemicarbazone u. 1952 Isonikotinsäurehydrazid als Antituberkulotika eingeführt, schließl. exp. chemotherapeut. Krebsforschung. 1939 Nobelpreis für Med./Physiol. „für seine Entdeckung des antibakteriellen Effekts von Prontosil".

Domäne ⟨*lat*⟩ *f*: Strukturarealebene der komplexen Raumstruktur globulärer ↑Proteine. D. entstehen durch Zusammenlagerung mehrerer ↑Supersekundärstrukturen. Sie treten in vielen Proteinen auf, so z. B. die Nukleotidbindungsregion in Dehydrogenasen u. Kinasen. In der Immun. z. B. Kompaktstrukturen innerhalb der H- u. L-Ketten von ↑Immunglobulinen. Die L-Kette besteht aus 2 (V_LC_L), die H-Kette aus 4 (V_H, CH_1–CH_3) Domänen. Trennung der D.-Abschnitte (↑Homologieregionen) durch weniger kompakte Faltung der Peptidkette. Stabilisierung der D. durch Disulfidbrücken. Die D. V_H u. V_L entsprechen den antigenbindenden Orten des Antikörpermoleküls (Fab-Fragment).

dominant ⟨*lat*⟩ *Adj*: vorherrschend, die rezessive Wirkung eines homologen Allels auf der Ebene der Merkmale überdeckend. Führt zum dominanten ↑Erbgang.

Dominante ⟨*lat*⟩ *f*: **1.** ***Neurophysiologie:*** von Uchtomski postulierte komplexe, funktionell determinierte Konstellation von Neuronenensembles mit erhöhter ↑Erregbarkeit u. ↑Labilität. Ein dominanter Herd vermag Erregungen anderer Neuronenensembles in sich zu „summieren" u. dadurch andere Teile des ZNS zeitweilig zu hemmen (negative ↑Induktion). Die D. bestimmt dadurch die Dynamik der augenblickl. Erregungsabläufe im ZNS u. die Programmierung der efferenten Impulsmuster. **2.** ***Röntg.:*** Teil einer Röntgenaufnahme, dessen Schwärzung für die Brauchbarkeit der Aufnahme entscheidend ist. Belichtungsautomaten messen die Strahlendosis o. die Leuchtdichte in dem Teil des Strahlenfelds, das der D. entspricht.

Dominanz ⟨*lat*⟩ *f*: **1.** ***Genetik:*** Art der phänotyp. Genwirkung (dominant), wobei die Wirkung eines anderen Allels (rezessiv) unterdrückt wird. Begriff aus der klass. Genetik, gilt nicht für die subklin.-biochem. Ebene. Nahezu jedes Allel zeigt eine phänotyp. Wirkung, indem es ein Polypeptid codiert, das mit geeigneten Mitteln nachweisbar ist. Inwieweit ein mutiertes Allel auf klin. Ebene wirksam (dominant) ist, hängt vom Bedarf des Organismus an dem Genprodukt zur Aufrechterhaltung von normaler Funktion o. Entwicklung ab. **2.** ***Psychol.:*** polarer Endpunkt eines kontinuierl. Verhaltenscharakteristikums, das zur Beurteilung zwischenmenschl. Beziehungen verwendet wird. **3.** ***Physiol.:*** hemispärische D.; ↑Asymmetrie, funktionelle.

Donath-Landsteiner-Antikörper: DL-Hämolysine, bitherm. o. biphas. Kältehämolysine der IgG-Klasse mit ausgeprägten bitherm., hämolyt. Eigenschaften u. starker Komplementaffinität. D. besitzen Anti-P-Spezifität o. Anti-P^+, Anti-P_1. In der Körperperipherie erfolgt bei Temperaturen, die zwischen 0 u. 20 °C liegen, die Bindung von Komplement an die Erythrozyten (Ambozeptorbindungsphase). Mit Hilfe von Komplementfraktionen erfolgt in der Wärme die intravasale Hämolyse (Hämolysephase). Nachweis der D. mittels des DL-Tests (↑Ehrlich-Fingerversuch, ↑Kältehämoglobinurie, paroxysmale). D. sind stets als pathol. Befunde zu werten (im Ggs. zu Kälteagglutininen), die bei der paroxysmalen Hämoglobinurie als Folge einer Infektion mit Treponema pallidum o. Mycoplasma pneumoniae auftreten.

Donath-Landsteiner-Test: labordiagnost. Test zum Nachweis von bitherm. Kältehämolysinen (↑Donath-Landsteiner-Antikörper). Bei Temperaturen um 0 °C werden diese sensibilisiert u. die Komplementkomponente C1q gebunden. Nach Erwärmung kommt es zur Aktivierung des Komplementsystems mit anschließender Hämolyse. Ind.: DD der hämolyt. Anämien.

Donati-Naht: kosmet. günstige Rückstichnaht mit Ausstich im Einstichwundrand.

Donator ⟨*lat*⟩ *m*: Erregerspender; Organismus, der Erreger beherbergt u. diese, meist durch einen ↑Vektor, auf einen anderen empfängl. Organismus (↑Rezipient) überträgt; Komponente bei ↑Naturherdinfektionen.

Donders, Franz Cornelis (1818–1898), Physiol. u. Ophth., Utrecht.

Donders-Druck (nach Franz C. D.): Differenz zwischen dem atmosphär. Druck u. dem Druck im Interpleuralraum. Unter gewöhnl. Verhältnissen liegen die beiden Pleurablätter über einer kapillären Flüssigkeitsschicht aneinander, so daß die Lungen bei der Erweiterung des Brustkorbs nur an dessen Innenfläche entlanggleiten, sich aber nicht von ihm abheben. Die Retraktionskraft der Lungen u. die Expansionskraft des Thorax verursachen einen meßbaren Unterdruck im Pleuralspalt. Der Druck im Pleuraraum (p_i) ist dann kleiner als der atmosphär. Druck bzw. der Druck in den Lungen (p_a). Die Differenz $p_a - p_i$ entspricht dem sog. neg. Druck o. D. Bei der gewöhnl. Einatmung beträgt $p_a - p_i$ höchstens 1,3 kPa (~ 10 mmHg), bei gewöhnl. Ausatmung 0,65 kPa (~ 4 mmHg). Durch plötzl. Erweiterung des Brustkorbs, bes. bei geschlossener Stimmritze, kann $p_a - p_i$ bis auf 17 kPa (~ 130 mmHg) ansteigen. Umgekehrt wird eine Ausatmung bei geschlossener Stimmritze zu einer erhebl. Steigerung von p_i führen, so daß jetzt p_i größer ist als p_a. Der neg. Druck in der Pleuraspalte führt zu einem Pneumothorax, wenn durch eine Verletzung der Pleura parietalis bzw. pulmonalis eine Verbindung zum atmosphär. Druck hergestellt wird. Abb.

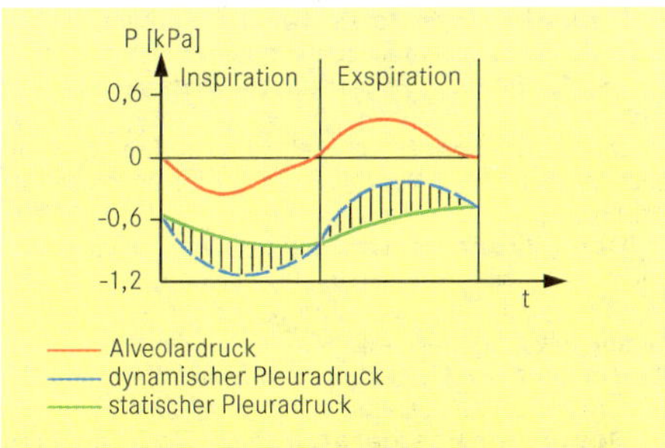

Donders-Druck. Veränderung des Pleuradrucks während Inspiration u. Exspiration. Zusätzlich eingezeichnet der Druck in der Lunge (Alveolardruck). Ordinate: Differenz zum atmosphärischen Druck (= 0); Abszisse: zeitlicher Verlauf; der dynamische Pleuradruck (gestrichelt) resultiert aus den bei In- u. Exspiration auftretenden Strömungswiderständen der Luft in den Atemwegen.

Donnan, Frederick G. (1870–1956), Chem., London.

Donnan-Gleichgewicht (nach Frederick G. D.): Verteilung der Konzentrationen niedrigmolekularer Elektrolyte, wenn eine elektrolythaltige Proteinlösung durch eine semipermeable (d. h. nur für Wasser u. die niedrigmolekularen Elektrolyte durchlässige, für die Proteinmoleküle aber undurchlässige) Membran von einer proteinfreien Elektrolytlösung getrennt ist. Es kommt im D. zu einer ungleichmäßigen Verteilung der diffusiblen Ionen auf beiden Seiten der Membran u. zu einem osmot. Ungleichgewicht zwischen den beiden Lösungen. In dem Kompartiment, das die (neg. geladenen) Proteinmoleküle enthält, ist die Konzentration der diffusiblen Kationen höher, die der diffusiblen Anionen niedriger als in der proteinfreien Lösung. Dabei ist, bei Einhaltung der Elektroneutralität, das Produkt der Konzentrationen der pos. u. neg. diffusiblen Ionen in beiden Lösungen gleich groß. Die Summe der Konzentrationen der diffusiblen Ionen ist in der proteinhaltigen Lösung größer als in der proteinfreien. Diese Differenz u. damit der Unterschied im osmot. Druck wächst mit der Ladung u. mit der Konzentration des Proteins. Im Organismus besteht D. zwischen Blutplasma/interstitieller Flüssigkeit, Blutplasma-Erythrozyten u. interstitieller Flüssigkeit/intrazellulärer Flüssigkeit, z. B. verteilen sich zwischen Blutplasma u. Interstitium die einwertigen Kationen wie 100 : 95, die einwertigen Anionen wie 100 : 105.

Donnan-Potential (nach Frederick G. D.): das bei ↑Donnan-Gleichgewicht vorliegende, ↑Membranpotential.

Donohue-Syndrom ↑Leprechaunismus.

Donor ⟨*lat*⟩ *m*: Spender. **1.** ***Bakt.:*** Spenderstamm von genet. Material, das auf ↑Rezipient übertragen wird, z. B. Konjugation von ↑Plasmiden o. lysogene (↑Lysogenie) Bakterienstämme, die ↑Bakteriophagen freisetzen. Hat bes. Bedeutung bei der konjugativen Verbreitung der Chemotherapeutikaresistenz gewonnen, ↑R-Plasmide. **2.** ***Transplantation:*** ↑Organspender.

Donovanosis: Granuloma venereum; chron. vener. Infektion in fast allen trop. Ländern. Erreger: Donovania granulomatis. Übertragung beim Geschlechtsverkehr. Aus Papel bildet sich schmerzloses Geschwür mit Ulzerationen bis zur Zerstörung der Genitalien. Ther. mit ↑Breitbandantibiotika, Tetrazyklin, Cotrimoxazol.

Dopa: *Abk* für ↑Dihydroxyphenylalanin.

Dopa-Decarboxylase: aromat. Aminosäuredecarboxylase, Coenzym: ↑Pyridoxal-5-phosphat. Wandelt wenig substratspezif. ↑Dihydroxyphenylalanin (Dopa) in ↑Dopamin u. 5-Hydroxytryptophan in ↑Serotonin um. Versch. Dopa-Analoge ↑Inhibitoren, bes. ↑Hydrazinderivate, Verwendung bei Parkinson-Syndrom. Hemmung durch ↑Methyldopa wird ther. zur Blutdrucksenkung ausgenutzt, die durch eine Hemmung der Noradrenalinsynthese bedingt ist.

Dopa-Entzugssyndrom, malignes: bei abrupter Reduktion dopaminerger Pharmaka auftretende akinet. Krise mit Hyperthermie, Rigor, Akinese, Bewußtseinsstörungen, Erhöhung von Transaminasen, CPK u. Leukozytose.

Dopamin: Hydroxytryptamin, entsteht durch Decarboxylierung von ↑Dihydroxyphenylalanin (Dopa), Zwischenprodukt der Adrenalin- u. Noradrenalinsynthese, ↑Katecholamine. D. ist ↑Transmitter der dopaminergen ↑Fasersysteme des Gehirns, u. der amakrinen Neurone der Retina. Wechselwirkung in Erfolgsorgan über dopaminerge ↑Rezeptoren. Aktivierung des Adenylatzyklase-Systems. Pathogenet. Bedeutung für ↑Parkinson-Syndrom. Beziehung zur Schizophrenie.

6-OH'-Dopamin: tox. wirkende Substanz, die nach spezif. Aufnahme in noradrenerge u. dopaminerge Neurone u. durch nichtenzymat. Oxidation zu Para-Chinonen über Wirkung auf Proteine zur ↑Degeneration dieser Neurone führt.

dopaminerg: Erregungsübertragung an Synapsen durch ↑Dopamin.

Dopamin-Betahydroxylase: Enzym, das die Bildung von Noradrenalin aus Dopamin katalysiert..

Dopan: antineoplast. Substanz, Chloräthylaminouracil, Stickstofflostderivat; Eigenschaften als alkylierende Substanz u. ↑Antimetabolit.

Dopaoxidase: Catecholoxidase; eine Gruppe kupferhaltiger Enzyme, die die Oxidation von Catecholen zu Benzochinonen katalysieren. D. ist an der Bildung von Melanin aus ↑Dihydroxyphenylalanin beteiligt.

Doping ⟨*engl*⟩: Versuch der Leistungssteigerung im Sport mit nicht erlaubten Substanzen o. Methoden. Nach den IOC-Richtlinien (1994) gehören zu den verbotenen Substanzen folgende Wirkstoffgruppen: Stimulanzien, Narkotika, anabole Wirkstoffe, Diuretika, Peptidhormone u. Analoga. Mit Einschränkung zugelassen sind: Alkohol, Marihuana, Lokalanästhetika, Kortikosteroide, Betablocker. Als verbotene Methoden werden aufgeführt: Blutdoping (z. B. Eigenbluttransfusionen) sowie pharmak., chem. u. physikal. Manipulationen des Urins.

Doppelabformung: Abformung von präparierten Zähnen mit zähplast. Silikonen (Druckwirkung) u. dünnflüssigen Silikonen (Feinabformung). Gleichzeitiges Einbringen beider Materialien: Doppelmischverfahren. Anschließende Ergänzung einer Erstabformung mit Hartknetmasse: Korrekturabformung.

Doppelalbuminämie: Auftreten von 2 Albuminfraktionen im menschl. Serum, die sich elektrophoret. u. durch Ultrazentrifugierung nachweisen lassen. Autosomal rezessiv vererbbares Merkmal ohne Krankheitswert. Ohne Syntropie zu best. Erkrankungen.

Doppelantikörpermethode: Nachweis eines Antigen-Antikörper-Komplexes durch einen gegen den ersten Antikörper gerichteten zweiten Antikörper (Antigammaglobulin). Wird z. B. bei der indirekten Immunfluoreszenz verwendet.

Doppelantikörperpräzipitation: Trennungsverfahren des freien Antigens vom Antigen-Antikörper-Komplex beim ↑Radioimmunoassay. Dabei wird der Antigen-Antikörper-Komplex durch einen zweiten, gegen die Gammaglobuline des ersten Antikörpers gerichteten Antikörpers gebunden, der durch Immunisierung einer anderen Tierart gewonnen wurde. Durch Zentrifugation kann die Abtrennung vom freien Antigen erfolgen. Der zweite Antikörper kann auch an eine feste Phase (Zellulose) gebunden sein, wodurch die Abtrennung erleichtert wird (↑Solid phase radioimmunoassay).

Doppelarmklammer: gleichzeitige federnde Übertragung von horizontalen Zug- u. Schubkräften der Prothesenbasis auf den Klammerzahn durch einen bukkalen u. palatinalen Klammerarm, um Kippwirkungen zu vermeiden.

Doppelauge: von Hering eingeführter Begriff, nach dem die Netzhäute beim binokularen Sehakt wie ein Organ funktionieren. ↑Zyklopenauge.

Doppelballonsonde ↑Sengstaken-Blakemore-Sonde.

Doppelbefruchtung ↑Superfetatio, ↑Superfecundatio.

Doppelbildung ↑Duplicitas.

Doppelbindung: kovalente chemische ↑Bindung X=Y in organ. Verbindungen (X u. Y können Kohlenstoff-, Stickstoff- o. Sauerstoffatome sein), bestehend aus einem σ- u. einem π-Elektronenpaar. Während die σ-Elektronen eine stabile Bindung analog zur X–Y-Einfachbindung gewährleisten, beruht die erhöhte chem. Reaktivität der X=Y-Verbindungen auf einer relativ leichten Öffnung des π-Elektronenpaares (↑Alkene).

Doppelblindversuch: pharmak. Versuchsanordnung, bei der neben der Versuchsperson (einfacher Blindversuch) auch der Arzt u. das med. Personal nicht wissen, welches der Präparate die Wirksubstanz enthält. ↑Plazebo.

Doppeldiffusion: Geldiffusionstest, bei dem Antigen u. Antikörper im Agargel aufeinanderzu wandern u. eine Präzipitationslinie bilden ↑Ouchterlony-Technik, ↑Immundiffusion.

Doppelempfindung: Ergebnis der Reizung versch. Rezeptoren der Haut, wobei zunächst z. B. ein starker mechan. o. therm. Reiz als Berührung, dann als Schmerz empfunden wird.

Doppelfehlbildungen: Individuen aus zwei miteinander verwachsenen, mehr o. weniger gleichmäßig ausgebildeten Körpern. Zwei Formen: Parasitäre D. (z. B. Sakralparasit) u. symmetr. D. (komplette, inkomplette). ↑Duplicitas.

Doppelfokusröhre: Röntgenröhre mit 2 Heizspiralen für 2 Brennflecke unterschiedl. Größe u. Belastbarkeit. Alle Drehanodenröhren sind D.

Doppelhelix ↑Desoxyribonukleinsäure.

Doppelheterozygote: klin. gesunde Heterozygote für rezessive Defektallele in zwei Genorten, die beide das gleiche Merkmal beeinflussen. Beide Eltern können dabei in jeweils einem anderen Genort homozygote Merkmalsträger sein. Beispiele: Versch. Typen des autosomal rezessiven Albinismus o. der autosomal rezessiven Taubheit.

Doppel-J-Ureterkatheter: durch Krümmung beider Enden selbsthaltender Ureterkatheter zur renovesikalen Harnableitung, oft bei großen Nierensteinen vor ESWL gelegt.

Doppelknöchel: der bei starkem Knicksenkfuß nach kaudal-medial verlagerte Taluskopf imponiert als 2. Knöchel.

Doppelkontrastarthrographie: röntgendiagnost. Methode zur Darstellung freier Gelenkkörper, Meniskusverletzung, Kapselrupturen; durch die Kombination von gasförmigen u. pos. Kontrastmitteln werden die Konturen des Gelenkinnenraums auf dem Röntgenfilm (Arthrogramm) bes. deutl. hervorgehoben.

Doppelkontrastdarstellung: röntgendiagnost. Verfahren, bei dem gleichzeitig ein Gas (geringe Dichte, daher Dichte-Kontrastmittel) u. ein Kontrastmittel mit hoher Ordnungszahl (Barium, Iod) eingesetzt wird. D. werden bei Hohlorganen, Körperhöhlen, Gelenkhöhlen u. a. m. angewendet. Nach der Kontrastmittelgabe wird durch Drehung zunächst ein schattengebender Wandbeschlag im Untersuchungsobjekt erzeugt u. dann durch Zugabe eines Gases eine Aufblähung herbeigeführt. Nach diesem Verfahren angefertigte Aufnahmen stellen das Innenrelief besser dar als die übl. Technik. D. wird beim Ösophagus, Magen, Duodenum, Dünndarm u. Dickdarm u. bei der ↑Arthrographie angewendet. ↑Duodenographie, hypotone, ↑Dickdarmröntgenuntersuchung, ↑Dünndarmröntgenuntersuchung, ↑Zystographie.

Doppellippe: angeborene Schleimhautduplikatur an der Innenseite der Oberlippe, die als rudimentäre

Lippe imponiert. In Kombination mit angeborener Struma u. ↑Blepharochalasis ist die D. ein Bestandteil des ↑Ascher-Syndroms.

Doppellumentubus: Spezialendotrachealtuben zur getrennten Beatmung beider Lungenflügel (↑Carlens-Tubus, ↑White-Tubus).

Doppelmagen ↑Duplikatur.

Doppelniere: Fehlbildung mit doppeltem Nierenbecken (ein- o. beidseitig). (↑Langniere). Die zugehörigen Harnleiter vereinigen sich entweder dicht unterhalb der beiden Nierenbecken o. tiefer unten (↑Ureter fissus), o. sie münden getrennt in die Harnblase (↑Ureter duplex). Ein Harnleiter kann auch außerhalb des Schließmuskels in die Harnröhre o. in die Scheide münden (Dystopie der Harnleitermündung) u. ist dann die Ursache einer ↑Harninkontinenz. Auch die Mündung in eine Samenblase ist mögl.

Doppelschicht, elektrische: die an einer Grenzfläche entstehende Ladungsverteilung. Trägt eine Grenzfläche fixierte elektr. Ladungen eines Vorzeichens u. steht in Kontakt mit einer dissoziierten Elektrolytlösung, so bildet sich in der Nähe der fixierten Ladungen in der Lösung eine diffuse Schicht entgegengesetzter Ladungen. Beide Schichten zusammen bilden die e. D.

Doppelschichtfilm: Filme, bei denen sich auf beiden Seiten des Schichtträgers photograph. Schichten befinden. Das bedeutet zwar wegen der größeren Lichtstreuung infolge des Abstands eine Verminderung der Abbildungsgüte, andererseits aber eine Steigerung (etwa Faktor 2) der Empfindlichkeit u. der ↑Gradation. Handelsübl. Röntgenfilme sind mit Ausnahme des Schirmbildfilms D.

Doppelstimulation: Behandlungsmethode bei einigen tachykarden ↑Herzrhythmusstörungen, wobei ein künstl. früh einfallender elektr. Reiz (Pacemaker) ohne mechan. Systole bleibt.

doppelsträngig ↑Desoxyribonukleinsäure.

Doppeltracertechnik: nuklearmed. Untersuchungsverfahren, bei dem gleichzeitig zwei Radionuklide unterschiedl. Gamma-Energie eingesetzt u. meßtechn. diskriminiert werden (z.B. ^{59}Fe-Zitrat für die ↑Ferrokinetik u. ^{51}Cr-Erythrozyten für die Erythrozytenkinetik, ^{201}Tl u. ^{99m}Tc in der ↑Nebenschilddrüsenszintigraphie).

Doppeltsehen: ↑Diplopie, z.B. als Frühsymptom des Botulismus.

Doppelureter ↑Ureter duplex.

Doppelwinkelröhre: Biangulixröhre; Drehanodenröntgenröhre mit einem Anodenteller mit zwei voneinander getrennten Brennfleckbahnen mit versch. Neigungswinkeln.

Doppelzähne: Sammelbezeichnung für Dentes concreti, confusi u. geminati. ↑Dens.

Doppler, Christian J. (1803–1853), Physiker u. Math., Prag, Wien.

Doppler-Echokardiographie (nach Christian J. D.): Verfahren der ↑Ultraschalldiagnostik. Beruht auf dem Prinzip des Doppler-Effekts. Beim Auftreten eines Schallsignals auf einen sich bewegenden Reflektor (strömendes Blut) erfährt das empfangene Echosignal eine Frequenzänderung (Doppler-Shift). Diese liegt bei physiol. Blutflußgeschwindigkeiten u. bei Sendefrequenzen von 2–5 MHz etwa bei 2 kHz (= hörbarer Bereich). CW-Doppler (Continuous wave) dient der Erfassung aller Flußgeschwindigkeiten entlang eines Schallstrahls. Beim gepulsten Doppler-Verfahren (Pulsed wave PD) werden Flußgeschwindigkeiten nur an einem Punkt (Meßvolumen) gemessen. Beim Farbdoppler u. Flächendoppler werden durch viele Punkte (Meßvolumina) mittlere Flußgeschwindigkeiten bestimmt u. synchron mit den zweidimensionalen Schallbildern dargestellt. Die 2-D-Darstellung erfolgt als Grauton, die Strömungsbilder sind richtungssensitiv farbcodiert: rot für Strömung zum Schallkopf hin, blau für Strömung vom Schallkopf weg, grün für Turbulenz. Farbintensitäten sind abhängig von den augenblickl. Fließgeschwindigkeiten. Bei Überschreiten des max. Frequenzshifts tritt das Aliasing-Phänomen auf, die Gegenfarbe wird angezeigt. Wichtige Fragestellung für klin. Anwendungen der farbcodierten D.: Physiol. u. Pathophysiologie des intrakardialen Blutflusses, Feststellung u. Lokalisation einzelner o. multipler Strömungsabnormalitäten, Sichtbarmachung von Strömungsjets, Bestimmung der Richtung der Strömungsjets mit genauer Winkelkorrektur u. genauer Geschwindigkeitsmessung mittels CW-Doppler (o. gepulstem Doppler), Sichtbarmachen von transvalvulären u. intrakavitären Blutströmungsprofilen, semiquantitative Schweregradbestimmung von Klappeninsuffizienzen aus dem Ausmaß u. der Fläche des Regurgitationsjets.

Doppler-Effekt, akustischer (nach Christian J. D.): Änderung der Frequenz einer Schwingung (Tonhöhe) am Ort des Beobachters, wenn sich Schallquelle u. Empfänger relativ zueinander bewegen. Bei gegenseitiger Annäherung nimmt die Frequenz zu, bei Entfernung ab.

Doppler-Ultraschall (nach Christian J. D.): Doppler-Sonographie. Messung der Frequenzverschiebung (↑Doppler-Effekt, akustischer) zwischen Sende- u. Empfangsimpuls eines über großen Blutgefäßen angelegten Meßkopfs (transkutan) o. einer eingeführten Meßsonde. Die Ultraschallwellen werden durch die Blutzellen, vorwiegend Erythrozyten, reflektiert, u. bei Messung mit o. gegen den Strom wird aus der Frequenzverschiebung die augenblickl. Geschwindigkeit des Blutes (Strömungspuls) ermittelt. Absolute Eichung für quantitative Messung in vivo schwierig; qualitativ dagegen hohe Empfindlichkeit bei diagn. Lokalisation von funktionellen Stenosen o. Gefäßverschlüssen. ↑Doppler-Echokardiographie. Abb.

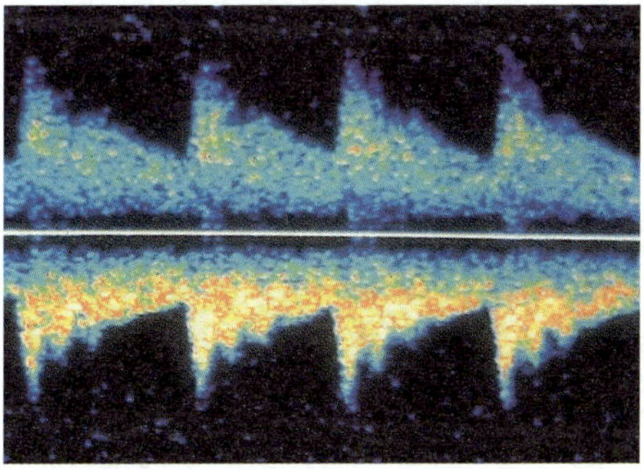

31

Doppler-Ultraschall.
Doppler-Sonogramm der Arteria carotis

Dopplung, kardiale: weite, auskultierbare Spaltung von Herztönen.

Doraphobie ⟨*gr*⟩ *f*: krankhafte Furcht vor tier. Fellen u. Häuten.

Dormia-Körbchen: spreizbares Körbchen aus Draht, das zur Entfernung von Steinen aus den Ureteren bzw. den Gallenwegen eingesetzt wird.

Dornenzelle: durch Veränderungen der Lipoproteine der Erythrozytenmembran bes. bei Alkoholschäden der Hämatopoese auftretende Formänderung der Erythrozyten, deren verminderte Plastizität ein hämolyt. Syndrom bewirkt.

Dornfortsatz ↑ Processus spinosus.

Dornfortsatzspalte: dorsale Wirbelbogenspalte; Spaltbildung eines o. mehrerer Dornfortsätze durch Nichtvereinigung der bilateral symmetr. Anlagen. Meist weicht die Spalte etwas lateral ab: einseitige Hypoplasie des Wirbelbogens. Tritt bes. in Übergangsgebieten der Wirbelsäule auf. Häufige Fehlbildung des Atlas. Häufigste Wirbelbogenspalte am 5. Lenden- u. 1. Kreuzbeinwirbel. Spalten über größere Abschnitte, die breiter klaffen u. häufig mit Störungen seitens des Rückenmarks einhergehen, bilden dorsale Verschlußstörungen: ↑ Rhachischisis, ↑ Spina bifida.

Dorno, Carl (1865–1942), dt. Chem., Meteorologe u. Physiker, Davos. Begründer der modernen Bioklimatologie, bes. der Strahlungsklimatologie des Hochgebirges.

Dorno-Strahlung: UV-Strahlung mit Wellenlängen von 297–313 nm (entspr. UVB).

Dornwarze ↑ Verruca.

Dorsalaponeurose: verdichtetes Bindegewebe auf der Streckseite der Finger- u. Zehenglieder; an ihrem Aufbau beteiligen sich die Sehnen der langen Streckmuskeln u. die der kurzen Finger- bzw. Zehenmuskeln.

Dorsal column stimulation ⟨*engl*⟩: *Abk* DCS. Elektroanalgesieverfahren mittels in die Dura implantierter Elektroden zur Hinterstrangreizung.

Dorsalflexion ⟨*lat*⟩: Hand- u. Fußstreckung bzw. Rückwärtsneigung des Kopfs u. der Halswirbelsäule. Da es sich nicht um eine Beugung handelt, wäre es günstiger, von einer Extension zu sprechen.

dorsalis ⟨*lat*⟩ *Adj*: dorsal; zum Rücken gehörig, rückwärtig gelegen; Ggs. ventral.

Dorsallappen: angeborene Lappungsanomalie der Lunge mit zusätzl. Lungenlappen, der durch eine Fissur entsteht, die das obere bronchopulmonale Segment des Unterlappens (Segmentum apicale superius, 6. Segment) abtrennt.

Dorset-Nährboden: fester Eiernährboden zur Anzüchtung von Tuberkulosebakterien u. Aufbewahrung von Bakterienstämmen ↑ Dauerkulturen.

dorsoanterior ⟨*lat*⟩ *Adj*: Lagebezeichnung in der Geburtshilfe. Der Rücken des Kindes ist nach vorn, zu den Bauchdecken der Mutter gerichtet.

dorsoposterior: Lagebezeichnung in der Geburtshilfe. Der Rücken des Kindes ist zum Rücken der Mutter hin gerichtet. Ggs. zu ↑ dorsoanterior.

Dorsum ⟨*lat*⟩ *n*: Rücken, *Adj* dorsalis.

Dorsum linguae: Zungenrücken; die nach oben, gaumenwärts gelegene Zungenfläche.

Dorsum manus: Handrücken.

Dorsum nasi: Nasenrücken.

Dorsum pedis: Fußrücken.

Dorsum penis: Rücken des männl. Gliedes.

Dorsum sellae: Sattellehne des Türkensattels vom Os sphenoidale; hintere Begrenzung der ↑ Fossa hypophysialis.

Dorzolamid: moderner, lokal angewendeter ↑ Carboanhydrasehemmer; Anwendung zur Glaukombehandlung (↑ Glaukom).

Dosieraerosol: für med. Anwendung best. Treibgasaerosole (Sprays), bei deren Erzeugung mit Sprühdosen bei jedem Eindrücken des Ventils eine best. Menge Flüssigkeit (einige Milligramm bis etwa 100 mg) versprüht wird.

Dosierung: Angabe über Menge (↑ Dosis), zeitl. Folge (↑ Applikationsintervall) u. Dauer der Gabe von Arzneimitteln. Verhältnis von Dosis u. Applikationsintervall bestimmt, ob die ther. wirksame Konzentration erreicht wird u. bestehen bleibt, ↑ Vollwirkspiegel. Die Wahl der richtigen Dosis erfordert Kenntnisse über die ↑ Pharmakokinetik des entsprechenden Arzneimittels.

Dosierungsintervall ↑ Applikationsintervall.

Dosierungsintervall, relatives: Zeichen ε; das in Halbwertszeiten (t_{50}) gemessene Dosierungsintervall τ

$$\varepsilon = \frac{\tau}{t_{50}}$$

Dosimetrie ⟨*gr*⟩ *f*: Lehre von der Messung der Quantität ionisierender Strahlung (Röntgen-, Alpha-, Beta-, Gamma-, Neutronenstrahlung u. a.). Man unterscheidet die ↑ Ionendosis u. die ↑ Energiedosis. Die Ionendosis ist für Röntgen- u. Gammastrahlung in Luft definiert u. wird mit ↑ Ionisationskammern gemessen. Ionisierende Strahlung hat beim Durchgang durch Materie Wechselwirkungen zur Folge, die direkt o. indirekt über ausgelöste Elektronen zu Ionisationen führen. Die Maßeinheit ist das Coulomb pro Kilogramm (C/kg), früher Röntgen (R). Das C/kg ist die Ionendosis, bei der die Summe der elektr. Ladungen aller in trockener Luft ($\varrho = 1{,}293$ mg/cm³) erzeugten Ladungsträger eines Vorzeichens gleich 1 C ($6{,}24 \cdot 10^{18}$ Elektronen) ist, wenn die durch Röntgen- o. Gammastrahlung in 1 kg Luft gleichmäßig freigesetzten Elektronen in Luft vollständig abgebremst werden (Umrechnung 1 C/kg = 3 876 R). Die Energiedosis kennzeichnet die in einer Masse von 1 kg beliebiger Dichte absorbierte Strahlungsenergie. Die Maßeinheit ist das Joule pro Kilogramm (J/kg) o. das Gray (Gy). Das J/kg ist die Energiedosis, bei der durch ionisierende Strahlung (ohne Einschränkung) einer homogen verteilten Materie der Masse 1 kg die Energie 1 J gleichmäßig zugeführt wird (Umrechnung 1 J/kg = 1 Gy = 100 rd). Zur Bestimmung eines Strahleninsults ist die Kenntnis der Energiedosis unzureichend. Die Energiedosis muß mit einem Faktor der relativen biol. Wirksamkeit (RBW) o. hinreichend für den Strahlenschutz mit einem Qualitätsfaktor, der Strahlenart u. -energie berücksichtigt, multipliziert werden. Die sog. Äquivalentdosis besitzt die Einheit der Energiedosis (J/kg) o. das Sievert (Sv). Als Umrechnung gilt: 1 J/kg = 1 Sv = 100 rem. Unter Dosisleistung wird allg. der Quotient von erzielter Dosis in der Zeiteinheit verstanden. Zur Dosismessung dienen ↑ Ionisationskammern, ↑ Geiger-Müller-Zählrohr, ↑ Szintillationsdetektoren, chem. Stoffe, z. B. Extinktionsänderungen (Fricke-Dosimeter), photograph. Filme, Glasdosimeter (Verfärbungen in Dosisabhängigkeit).

Dosimetrie, biologische: Ermittlung der in biol. Objekten absorbierten Strahlendosis aus Änderung von Strukturen o. Funktionen dieses Objekts nach der Bestrahlung. Anwendung z. B. in der ↑ Chromosomenanalyse. Tab.

Dosis ⟨*gr*⟩ *f*: **1.** ***Röntg.:*** Funktion von Intensität u. Zeit eines biol. wirksamen Stoffs, mit der in der Arbeitsmedizin ursprüngl. die Wirkung von ↑ Röntgenstrahlen u. ↑ Gammastrahlen charakterisiert wurde. Heute ist D. auch gebräuchl. zur Bestimmung der Exposition gegenüber ultravioletten Strahlen, Lärm, mechan. Schwingungen, chem. Noxen u. a. ↑Dosis-Wirkungs-Beziehungen; ↑Dosimetrie. 2. ***Pharmak.:*** Mengenangabe zur Ther. mit Arzneimitteln, meist in Milligramm o. Gramm, selten in Einheiten.

Dosis, akkumulierte: in der Strahlentherapie u. Strahlenbiophysik Bez. für die Summe der (protrahiert o. fraktioniert) eingestrahlten Dosis, deren Wirkung zum Zeitpunkt der Betrachtung noch nicht abgeklungen ist. Die a. D. ist meist kleiner als die tatsächl. applizierte Dosissumme. Dieser Effekt ist für Röntgenstrahlung ausgeprägter als für schwere Teilchen (z. B. Alphastrahlen, Protonen u. Neutronen).

Dosis, annehmbare: *Abk* AD; als Tagesdosis (↑Acceptable daily intake) o. Wochendosis (↑Acceptable weekly intake) angegebene Konzentration eines chem. Stoffs in Lebensmitteln, die die gesundheitliche ↑Unbedenklichkeit sicherstellt.

Dosis, blutspiegelorientierte: Dosierungshilfe durch den pharmakokinet. Therapieservice der klin. Pharmak. bei best. Pharmaka (wie Antikonvulsiva, Aminoglykoside, Bronchospasmolytika, Zytostatika, Antiarrhythmika, Herzglykoside, Psychopharmaka, Lithium, Chloramphenicol), bei Risikopatienten (Säuglingen, Pat. mit Leber- o. Nierenfunktionsstörungen, Schwangere etc.), bei best. Therapiesituationen (Therapieresistenz, Nebenwirkungen, Intoxikationen, Non-Compliance-Verdacht usw.).

Dosiseffekt: additive Wirkung homologer Gene. Auf biochem. Ebene meßbar, indem zwei gleiche Allele die Synthese der doppelten Menge des Genprodukts bewirken. Für die klin. Ebene nur begrenzt für autosomale Gene mit dominanter Wirkung anwendbar: die meisten autosomal dominant bedingten Defekte zeigen bei Homozygotie des entsprechenden Gens eine schwerere Ausprägung als bei Heterozygotie. ↑Homozygotieeffekt. Für X-chromosomale Gene ↑Dosiskompensation. D. kann beim Nachweis best. Blutgruppenantigene von Bedeutung sein, z. B. bei Rh-System.

Dosis, effektive: 1. ***Pharmak.:*** *Abk* ED; Dosis bei der 50 % (ED_{50}), 95 % (ED_{95}) usw. der behandelten Versuchstiere die erwartete Wirkung zeigen. 2. ***Nuklearmed.:*** Zeichen H_E; Maß für die ↑Strahlenexposition des Gesamtkörpers. Sie wird aus den Äquivalentdosen der bestrahlten Organe (H_T) u. entsprechenden Wichtungsfaktoren w_T berechnet: $H_E = \Sigma w_T \cdot H_T$. Werte der Wichtungsfaktoren: Tab.

Effektive Dosis: Wichtungsfaktoren einiger Organe*

Organ	w_T
Gonaden	0,20
rotes Knochenmark	0,12
Kolon	0,12
Lunge	0,12
Magen	0,12
Blase	0,05
Brust	0,05
Leber	0,05
Ösophagus	0,05
Schilddrüse	0,05
Haut	0,01
Knochenoberfläche	0,01
Restkörper	0,05

* ICRP Nr. 60, 1990, S. 86

Dosiseffektkurve ↑Dosis-Wirkungs-Analyse.

Dosiseinheiten: in der Röntg. Dosisgrößen für ionisierende Strahlen. ↑Rad, ↑Röntgen, ↑rem, ↑Gray, ↑Sievert. Tab.

Dosis facit venenum ⟨*lat*⟩: Die Giftigkeit eines Stoffs ist nur eine Frage der Dosis. ↑Paracelsus.

Dosis, genetisch signifikante: *Abk* GSD; Maß für die genet. wirksame, also bei den Nachkommen zur Wirkung gelangende ↑Strahlenexposition der Bevölkerung. Sie ist die mittlere Strahlendosis, die gleichmäßig auf die ganze Bevölkerung treffend die gleiche genet. Schädigung hervorruft, wie die unterschiedl. Dosen, die die einzelnen Personen wirklich erhalten haben. Das ist die Summe der Gonadendosis aller Pat. bei allen Untersuchungen geteilt durch das Produkt aus Gesamtzahl der Bevölkerung multipliziert mit einem genet. Bedeutungsfaktor. Dieser Bedeutungsfaktor gibt das Verhältnis der zu erwartenden Kinderzahl der bestrahlten Personen je Person u. der für die Gesamtbevölkerung je Person zu erwartenden Kinderanzahl an. Um die GSD berechnen zu können,

Biologische Dosimetrie: Strahlungsindikatoren

strukturell	biochemisch
Chromosomenaberration	Enzymaktivitätsänderungen (zeitweilige Aktivitätszunahme)
Mikrokerne	Thymidin im Serum
Veränderungen bei der Spermatogenese (Verhältnis von Zelltypen)	
Spermienabnormitäten (Spermiogramm)	

Dosiseinheiten: Dosisgrößen für ionisierende Strahlung, alte u. neue Einheiten

Dosisgröße	Dosiseinheit neu	alt	Umrechnung
Energiedosis	Gray (Gy)	Rad (rd)	100 rd = 1 Gy
Expositionsdosis	Coulomb/kg (C/kg)	Röntgen (R)	1 R = $2{,}58 \cdot 10^{-4}$ C/kg
Äquivalentdosis (Dosisäquivalent)	Sievert (Sv)	Rem (rem)	100 rem = 1 Sv

Für Röntgenstrahlung im Diagnostikbereich sind die Zahlwerte für die 3 alten Dosiseinheiten annähernd gleich; also 1 R ~ 1 rd ~ 1 rem

D

benötigt man alters- u. geschlechtsabhängige Angaben über: die mittlere Gonadendosis bei den einzelnen Untersuchungen, die relative Häufigkeit der Untersuchungen (d. h. die Anzahl der einzelnen Untersuchungsarten je Person u. Jahr); die relative Kindererwartung. Durch konsequente Einhaltung einfacher strahlenhygien. Maßnahmen (Einblendung, Untersuchungsumfang, moderne Technik) u. ständige Schulung kann die GSD auch bei steigender Untersuchungshäufigkeit gesenkt werden. ↑Gonadendosis, ↑Strahlenexposition.

Dosiskompensation: Aufhebung des ↑Dosiseffekts. Gilt beim Menschen v. a. für den größten Teil X-chromosomaler Gene, indem diese nur in jeweils einem X-Chromosom pro Zellkern aktiv sind. Die Gene jeden weiteren X-Chromosoms bleiben inaktiv; ↑Lyon-Effekt.

Dosis, körpergewichtsbezogene: Mengenangabe für die Ther. mit Arzneimitteln, die sich auf das Körpergewicht des Pat. bezieht. Angabe z. B. in mg/kg, empfehlenswerter als patientenbezogene Dosis.

Dosis, kurative: *Abk* D cur; D., bei der der ther. erwünschte Effekt auftritt. D cur_{90}: bei 90 % der Pat. tritt ein ther. Effekt auf.

Dosisleistung: Dosisrate; in der Zeiteinheit applizierte Strahlendosis (Verhältnis aus Dosis u. Zeit). Der Begriff D. ist auf alle Dosisgrößen anwendbar. Die biologische ↑Strahlenwirkung hängt i. a. nicht nur von der Dosis ab, sondern auch von der Dosisleistung.

Dosisleistungskonstante: Quotient der von einem Gammastrahler in einem Punkt erzeugten Energiedosisleistung u. der Aktivität der Quelle multipliziert mit dem Quadrat des Abstands. Die D. ist eine entspr. der spezifischen ↑Gammastrahlungskonstante definierte Größe.

Dosis, letale: *Abk* LD o. DL; Dosis, bei der 50 % (LD_{50}), 5 % (LD_5) usw. der behandelten Versuchstiere sterben.

Dosis letalis minima: *Abk* DLm; kleinste tödl. Dosis.

Dosis, minimale hämolytische: *Abk* MHD; kleinste Komplementmenge, die ein best. Volumen einer standardisierten Suspension sensibilisierter Erythrozyten komplett lysiert.

Dosis, somatisch signifikante: *Abk* SSD; mittlere ↑Äquivalentdosis (ionisierender Strahlung) der Gesamtbevölkerung, die, wenn sie allen Individuen der Bevölkerung appliziert würde, zur gleichen Gesamtschädigung führen würde, wie die tatsächl. Dosisverteilung in der Bevölkerung.

Dosis, toxische: *Abk* Dtox. $Dtox_{10}$; Dosis, bei der tox. Wirkungen auftreten, bei 10 % der Pat. treten Nebenwirkungen auf. ↑Defined daily doses, ↑Erhaltungsdosis, ↑Initialdosis, ↑Maximaldosis, ↑Normdosis, ↑Vollwirkdosis.

Dosis-Wirkungs-Analyse: math. Verfahren zur Messung u. zum Vergleich der definierten Wirkungen von biol. wirksamen Stoffen im Versuch. Dabei wird die Wirkung als Meßwert über die Dosis o. deren Logarithmus in ein Koordinatensystem eingetragen. Die Auswertung erfolgt mit spez. Methoden der Analyse kumulativer ↑Häufigkeitsverteilungen o. der ↑Regressionsanalyse. ↑Häufigkeit, relative.

Dosis-Wirkungs-Beziehungen: *Abk* DWB; Intensität u./o. Häufigkeit der Wirkungen stoffl. Wirkstoffe bzw. ↑Noxen sind weitgehend dosisabhängig. Die exp. o. epidemiol. Bestimmung von DWB ist eine der wesentl. Voraussetzungen für die pharmak., toxikol. u. toxikometr. Charakterisierung chem. Substanzen. Anhand von DWB für die Effekte eines Stoffs lassen sich Haupt- u. Nebenwirkungen unterscheiden, über die Lage von DWB läßt sich die Wirkungsstärke mehrerer Stoffe vergleichen. Aus DWB können hyg. Grenzwerte abgeleitet (MAK-Werte, ↑MAK) o. ther., tox. u. letale Dosen entnommen werden (Effektivdosen, z. B. ED_{50}; Letaldosen, z. B. LD_{50}). DWB sind durch zahlreiche innere u. äußere Faktoren beeinflußbar. Abb.

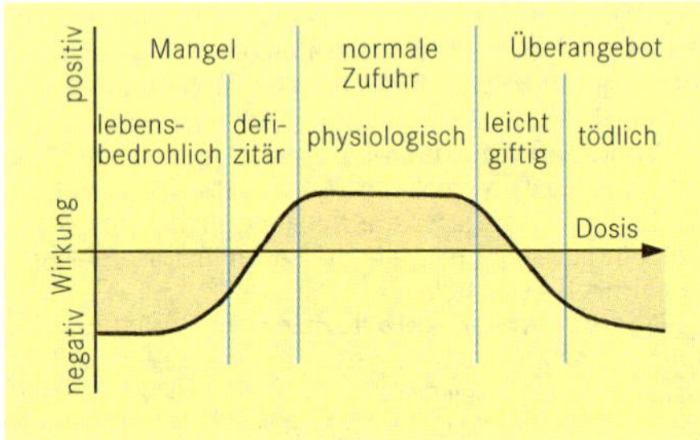

Dosis-Wirkungs-Beziehungen bei Mineralstoffen

Dosis-Zeit-Beziehungen: beinhalten, daß bei der Strahlentherapie die Wirkungen von der zeitl. Verteilung der applizierten Dosis abhängen. Bei der Protrahierung, der kontinuierl. Bestrahlung, hängt die Wirkung ab von Dosisleistung u. Bestrahlungsdauer, bei der Fraktionierung, der unterteilten Bestrahlung, von Dosisleistung, Bestrahlungsdauer u. Bestrahlungspausen.

Dot blot ⟨*engl*⟩: Blotting-Technik, bei der DNA o. RNA punktförmig auf einen Träger aufgetragen wird. In der Molekularbiol. Methode zur Prüfung von Nukleinsäuregemischen auf spezif. Sequenzen mit Hilfe von Sonden.

Dotter: Vitellus; Reservesubstanzen im Plasma der Eizelle, die z. T. als Dotterschollen eingelagert werden. Dotter besteht aus Protein, Phospholipiden, Glykogen, Vitaminen u. a. m. Den dotterreichen Teil des Eis bezeichnet man als vegetativ u. stellt ihn dem dotterarmen animalen Bereich gegenüber. D. ist Nährstoff im Ei zur Entwicklung des Keimlings bis zu dem Zeitpunkt, an dem dieser selbst Nahrung aufnehmen kann o. über den mütterl. Organismus versorgt wird. Die Menge des D. bestimmt die Größe des Eis u. seine Lage den Furchungstyp. ↑Ei.

Dottergangpersistenz ↑Ductus omphaloentericus persistens.

Dottersack: Saccus vitellinus. Als prim. D. bezeichnet man den von embryonalen Entodermzellen der Heuser-Membran eingeschlossenen, mit Flüssigkeit gefüllten Raum unter der zweiblättrigen Keimscheibe. Der prim. D. platzt, u. es restituiert sich ein definitiver (sek.) D.

Dottersackknall: Zerreißen des prim. Dottersacks bei ca. 13 Tage alten Embryonen.

Dottersacktumor: Endodermal-Sinus-Tumor, Yolk sac tumor, Orchidoblastom, embryonales Adenokarzinom; von extraembryonalen Geweben (Dottersackanteilen) abgeleiteter, seltener bösartiger Tumor des Hodens u. Ovars. Histol. solide u. netzförmige Zellgruppen, Drüsenschläuche u. Papillen. Bevorzugt bei Kindern u. jungen Menschen. Alphafetoprotein im Blut erhöht, im Ggs. zu einfachen Teratomen u. Chorionkarzinomen. Progn. etwas besser als bei malignen Teratomen (↑Hodentumoren).

Double bind: Beziehungsfalle; Doppeldeutigkeit in der Kommunikation auf versch. Ebenen. Jede mögl. Reaktion zieht eine neg. Konsequenz nach sich, Nichtreaktion u./o. Flucht sind ausgeschlossen.

Double outlet right ventricle ⟨*engl*⟩: angeborenes Herzvitium mit Transposition der Aorta. Aus dem re. Ventrikel entspringen Aorta u. Truncus pulmonalis, einziger Ausgang der li. Kammer ist ein Ventrikelseptumdefekt. Kann als „mildere" Form des ↑Taussig-Bing-Syndroms angesehen werden. Begleitfehlbildungen u. Hämodynamik erzeugen versch. klin. Bilder. Es werden noch Eisenmenger- u. Fallotformen unterschieden.

Douglas, James (1675–1742), brit. Anat u. Arzt, London.

Douglas-Abszeß (nach James D.): Eiteransammlung im Douglas-Raum.

Douglas-Punktion (nach James D.): Punktion des Douglas-Raums vom Mastdarm o. hinteren Scheidengewölbe aus, meist aus diagn. Gründen (z. B. bei ↑Extrauteringravidität).

Douglas-Raum (nach James D.) ↑Excavatio rectouterina.

Douglas-Skopie (nach James D.) ↑Kuldoskopie.

Dover, Thomas (1660–1742), brit. Arzt.

Dover-Pulver (nach Thomas D.): Pulvis Doveri, Pulvis Ipecacuanhae opiatus (Ipecacuanhae radix, Opium pulv., Milchzucker); histor. Antitussivum.

Down, John Langdon (1828–1896), brit. Arzt, London. ↑Down-Syndrom.

Downhill-Varizen: im prox. Ösophagusdrittel auftretende Varizen (durch Struma, Mediastinitis, Tumoren).

Down-Regulation ↑GnRh-Analoge.

Down-Syndrom (nach John L. D.): Langdon-Down-Syndrom; häufigste Form der autosomalen numerischen ↑Chromosomenaberration (Trisomie 21). Häufigkeit in Europa 1 : 600. Karyogramm läßt drei Formen unterscheiden. 1. Klass. Trisomie 21 (>90 %): Chromosom 21 ist dreifach vorhanden, Gesamtchromosomenzahl von 46 auf 47 erhöht, 47,+21. Häufigkeit nimmt mit Gebäralter der Mutter zu; kein erhöhtes Trisomierisiko für Geschwister. 2. Translokationstrisomie 21 (ca. 5 %): Gesamtchromosomenzahl ist mit 46 normal, das überzählige Chromosom 21 ist auf ein anderes akrozentr. ↑Chromosom transloziert, ↑Robertson-Translokation. Besteht die ↑Chromosomentranslokation bereits in balancierter Form bei einem Elternteil, ist das Risiko für ein D. bei weiteren Kindern erhöht. 3. Mosaiktrisomie 21 (ca. 2 %): Neben der Zellinie 47,+21 existiert eine weitere mit normalem Karyotyp. Klin. alle Abstufungen des Erscheinungsbildes. Das Vollbild der Erkrankung eines D. ist typ.: Kurzschädel, breiter Nacken, schräge Lidachsen, flache Nasenwurzel, große Zunge, Deformierung der Ohrmuschel, trockene Haut, Muskelhypotonie, Hypogenitalismus bei männl. Pat., häufig Fehlbildungen innerer Organe (Herz, Niere), Neigung zu Infektionen u. Leukämie; geistige Entwicklung beeinträchtigt; weitere fakultative Sympt. Lebenserwartung herabgesetzt; bei geschickter u. konsequenter psychosozialer Führung ist ein großer Teil der Pat. mit D. bis zu geschützter Berufsausübung förderungsfähig. Erstbeschreibung 1866.

Doxorubicin: Adriablastin; antineoplast. Antibiotikum aus der Gruppe der Anthrazykline. Wirkt als interkalierendes Agens der Desoxyribonukleinsäure. Anwendung bei Mamma-, Lungenkarzinomen, Knochen- u. Weichteilsarkomen, Ovarialkarzinomen, urol. Tumoren, akuten u. chron. Leukämien, Lymphomen.

Doxylamin: Beruhigungsmittel mit antihistamin. Wirkung.

Doxyzyklin: Langzeittetrazyklin mit hoher Lipophilie, deshalb hohe Absorptionsquote (>90 %), starke Eiweißbindung (60–90 %), hohe Biotransformationsquote (50 %) u. lange Eliminationshalbwertszeit (10–22 h). Dosierung auch bei Nierenfunktionsstörungen unverändert. Applikation möglichst präprandial u. ohne Milch.

Doyere, Louis (1811–1863), Physiol., Paris.

Doyere-Endhügel (nach Louis D.): hügelige Erhebung an der Eintrittsstelle der Nervenfaser in die quergestreifte Muskelfaser ↑Endplatte, motorische.

D. P. ↑Ph. D.

dp/dt, kardial: Differentialquotient (1. Ableitung) von Druck (p) nach Zeit (t); Druckanstiegsgeschwindigkeit der Herzmuskulatur. Anwendung bes. in der Mechanokardiographie (↑Apexkardiogramm). Als max. Druckanstiegsgeschwindigkeit (dp/dt_{max} = mmHg/s) guter Kontraktilitätsparameter, dgl. max. Erschlaffungsgeschwindigkeit der Muskulatur (dp/dt_{min}).

DPhG: *Abk* für Deutsche Pharmazeutische Gesellschaft.

D. Phil. ↑Ph. D.

DPT-Impfung: *Abk* Diphtherie-Pertussis-Tetanus, ↑Dreifachschutzimpfung.

Dr. ↑Doktor.

Drachenwurm ↑Dracunculus medinensis.

Drachme ⟨*gr*⟩ *f*: brit. u. amerik. Arzneigewicht, entspricht 3,888 g.

Dracunculus medinensis ⟨*lat*⟩ *m*: Medinawurm, Guineawurm, Drachenwurm; fadenförmiger ↑Nematode, Fam. Dracunculidae. Weibchen bis 100 cm, Männchen bis 4 cm lang, Kutikula am Vorderende verstärkt, Körper des Weibchens von dem mit Larven angefüllten Uterus ausgefüllt; insges. werden bis zu 1,8 Mio. Larven produziert, tgl. ca. 100 000. ↑Endoparasiten im Unterhautbindegewebe des Menschen (v. a. an den Extremitäten) verursachen schmerzhafte Geschwüre (↑Drakunkulose). Aus diesen werden beim Baden u. Waschen in Gewässern die Larven ausgeschieden; Entwicklung über Kleinkrebse (Copepoda, Cyclops-Arten) als ↑Zwischenwirte. Hauptverbreitungsgebiete: Vorderasien, Indien, Afrika.; die Anzahl der infizierten Menschen wird auf 50 Mill. geschätzt.

Dragees ⟨*frz*⟩ *f Pl*: Tabletten o. Formlinge mit dosierten Arzneistoffen (als Kern), die mit einem zusammenhängenden, gleichmäßigen Überzug versehen u. unzerteilt einzunehmen sind. Bisher verstand man unter Dragieren ein Umhüllen mit Zuckerschichten, in neuester Zeit setzen sich Verfahren mit zuckerfreiem Überzugsmaterial, die einen dünnen Film als Überzug bilden, durch (Filmdragierung). Bes. Bedeutung besitzen solche Überzüge, die sich im Magensaft nicht auflösen u. die im Kern inkorporierten Arzneistoffe erst im Dünndarm zur Wirkung kommen lassen (↑Magensaftresistenz). Auf einen solchen magensaftresistenten Kern kann auch eine wirkstoffhaltige Hülle aufdragiert werden, dann erfolgt eine zweistufige Freisetzung des Arzneistoffs (Duplexdragee). ↑Depotpräparate.

Drahtextension ↑Extension.

Drahtklammer: aus rundem 0,7–1,0 mm dickem ↑V_2A-Stahl gebogene Verbindungselemente zwischen Kunststoffprothese u. Restgebiß.

Drahtmarschversuch: Prüfung der Stellmotorik; bei vestibulospinaler Tonusdifferenz Gangabweichung

D

zur Seite der gestörten Labyrinthfunktion beim Geradeausgehen mit Fuß-vor-Fuß-Stellen („Strichgang") mit geschlossenen Augen. ↑Stellreflexe.

Drahtnaht ↑Naht.

Drahtschienenverband: Fixierung der Bruchstücke bei Kieferfraktur o. der Stümpfe bei Kieferresektion in der richtigen Lage mittels freihandgebogenen Drahts u. Drahtligaturen um die Zähne, sofern diese ausreichend vorhanden sind.

Drain ⟨*frz*⟩ *m o. n*: dünner Schlauch o. Röhrchen zur Ableitung von Flüssigkeiten aus dem Körper.

Drainage ⟨*frz*⟩ *f*: Ableitung von Wundsekreten, Eiter, Ergüssen u. a. aus Körperhöhlen o. Geweben durch Röhren o. Laschen aus Gummi, Kunststoffen u. a. Materialien. **Lymphovenöse D.**: D. der Leberlymphe durch Anlegen einer zervikalen lymphovenösen Fistel zur Behandlung eines konservativ nicht beeinflußbaren ↑Aszites. **Torkildsendrainage**: ↑Aquäduktdrainage. D. bei Liquorzirkulationsstörungen mit Ableitungen in die Blutbahn (ventrikulovenöse Ableitung) o. in die Bauchhöhle (ventrikuloabdomineller Shunt) unter Verwendung eines Kunststoffkatheters mit zwischengeschaltetem druckgesteuertem Ventilsystem, ↑Hydrozephalustherapie.

Drakunkulose *f*: Drakantiase; Wurmbefall des Menschen mit dem obligat pathogenen ↑Dracunculus medinensis, dem längsten im Menschen lebenden Fadenwurm. Infektionsquelle ist Wasser, das mit Drakunkuluslarven befallene Flohkrebse (Copepoden) enthält. Weibl. Wurm wandert nach Begattung zur Körperoberfläche. Erste Krankheitszeichen, ca. ein Jahr nach Invasion: Kopfende des Wurms durchbohrt die Haut. Folge sind allerg. Erscheinungen u. lokal rötl. Papel mit blasigem Zentrum. Nach Platzen der Blase entsteht Ulcus, in dessen Mitte der Wurm hervortritt. Bei Berührung mit Wasser Eiablage. Proph. nur abgekochtes Wasser benutzen. Ther. vorwiegend chirurg., Gabe von Benzimidazol erleichtert Entfernung des Wurms.

Drang: ungerichteter, zielloser Antrieb, verbunden mit unlustvoller Unruhe u. Spannung. Abgeleitete Handlungen (Entladungen) bezeichnet man als Dranghandlungen. Bei organ. Hirnveränderungen; Unterschied zu ↑Trieb, endogenen Psychosen u. Epilepsie.

Dranginkontinenz: Form der ↑Harninkontinenz durch nicht unterdrückbare Austreibungskontraktionen des Detrusor vesicae (Detrusorhyperaktivität) bei imperativem Harndrang. Man unterscheidet sensor. D. (überstarker sensor. Impuls von Dehnungsrezeptoren) bei ↑Zystitis, ↑Harnblasentumoren u. subvesikalen Harnabflußstörungen (benigne ↑Prostatahyperplasie), ↑Urethrastriktur, ↑Detrusor-Sphinkter-Dyssynergie) von motor. D., bei der die zentrale Hemmschwelle des Miktionsreflexes reduziert ist. Es kommt schon bei schwachen Impulsen von Dehnungsrezeptoren zu einer Detrusorkontraktion. Der Miktionsreflex kann nicht unterdrückt werden. Ursache: zerebrovaskuläre Insuffizienz, Hirntumoren, multiple Sklerose.

Drastika ⟨*gr*⟩ *n Pl*: *Sg* Drastikum; sehr stark wirkende ↑Laxanzien, die schleimhaut- u. gewebereizend wirken, in hohen Dosen evtl. Gastroenteritis, z. B. Koloquinthen (Colocynthidis fructus) o. Crotonöl (Crotonis oleum), heute obsolet.

Dreamy state ⟨*engl*⟩: traumhafter Zustand bei psychomotor. Anfällen. ↑Dämmerzustand.

Drechslera: Pilzgattung, in Einzelfällen Erreger von Haut- u. Schleimhautmykosen (Nekrosen), Meningoenzephalitis u. mykot. Keratitis. D. bisher nur in den Tropen nachgewiesen.

Dreckapotheke: tier. u. menschl. Organe bzw. Exkremente, die bes. im Mittelalter zu ther. Zwecken angewandt wurden. Die Benutzung derartiger Mittel läßt sich im Bereich der Volksmedizin fast zu allen Zeiten nachweisen. Durch Galen, der den suggestiven Wert solcher Mittel auszunutzen suchte, fand die D. Eingang in die Schulmedizin, wo sie durch seine Autorität sehr lange lebendig blieb. 1696 erschien in Frankfurt das Werk „Heylsame Dreckapotheke" von Christian Franz Paullini (1643–1712), das mehrere Auflagen erlebte u. 1847 letztmalig in Stuttgart unter dem Titel „Heylsame Dreck-Apotheke, wie nemlich mit Koth u. Urin die meisten Krankheiten u. Schäden glücklich geheilet wurden".

Drehanode: rotierende Anode in Diagnostikröntgenröhren; meist aus einem Wolfram- o. Molybdänteller mit aufgebrachter Schicht aus einer Rhenium-Wolfram-Legierung (Schnelläufer) bestehend; (flacher Kegelstumpf, Durchmesser bis nahe 110 mm).

Drehbeschleunigung ↑Winkelbeschleunigung.

Drehbruch: Torsionsbruch, Torsionsfraktur; typ. Fraktur in der Diaphyse langer Röhrenknochen (bes. Unterschenkel). Der D. ist Folge indirekt einwirkender, gegensätzl. angreifender übermäßiger Kräfte. Dieser Torsionsmechanismus entsteht z. B. beim Ski- u. Fußballsport. Der Bruchspalt ist spiralig, bei zusätzl. Biegungsmoment bricht ein 3. Fragment, der Drehkeil heraus. Abb.

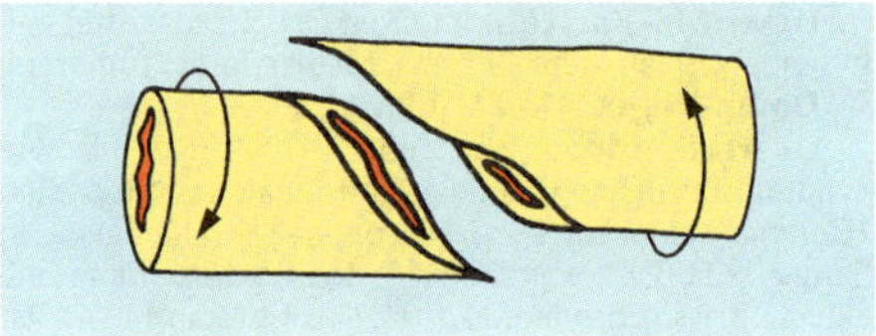

Drehbruch

Drehgelenk: einachsiges Rad- o. Rotationsgelenk; ↑Articulatio trochoidea.

Drehgleiten: seitl. Verschieben eines Wirbelkörpers zu seinem unteren Partner bei schweren, vorwiegend lumbalen Skoliosen, nicht zu verwechseln mit der obligaten Wirbelrotation bei Skoliosen.

Drehmann-Zeichen: beim Knien mit gestreckten Hüftgelenken weist ein Unterschenkel zur Seite des Gegenbeins. Deutung: Außenrotationsfehlstellung des betreffenden Beins im Hüftgelenk als Ausdruck einer ↑Epiphyseolysis capitis femoris. Doppelseitiges Auftreten mit Überkreuzung der Unterschenkel mögl.

Drehmulde: Drehwanne. Zusatzvorrichtung für Lagerungstische in der Röntgendiagnostik, die eine Drehung des Pat. um seine Längsachse erlaubt. Mit Hilfe der D. lassen sich neben Aufnahmen im P.-a.- u. ↑A.-p.-Strahlengang Aufnahmen in jeder beliebigen Stellung anfertigen.

Drehnystagmus ↑Nystagmus.

Drehprüfung: gleichzeitige Reizung beider Labyrinthe durch Drehreiz mittels steuerbarem Drehstuhl mit Endolymphströmung u. Tonuszu- bzw. abnahme in beiden Labyrinthen; keine unmittelbare Erfassung der Seitendifferenz bzw. getrennte Funktionskontrolle im Ggs. zur ↑Kalorisation.

Drehpunkt: fiktiver Punkt im Augeninnern, um den das Auge bei Drehbewegungen rotiert.

Drehschwindel: Gefühl, das bei plötzl. Anhalten einer Drehbewegung auftritt, wobei die Empfindung entsteht, als ob man sich in entgegengesetzter Richtung drehe. Die Nichtübereinstimmung des visuellen (opt.) Eindrucks mit der vestibular ausgelösten Empfindung löst den D. aus. Dabei werden inadäquate Korrekturbewegungen ausgeführt.

Drehstromröntgengenerator: Dreiphasenröntgengenerator zum Betrieb an Drehstrom. D. werden als 6- u. 12-Puls-Generatoren ausgeführt (30 bis über 150 kW) u. erlauben Schaltzeiten in der Größenordnung von Millisekunden.

Drehung, spezifische ↑ Spiegelbildisomerie.

Dreieck, pleurafreies: Bezirk oberhalb der Vereinigung der Vorderränder des Brustfells beider Seiten hinter dem Manubrium sterni (Trigonum thymicum) u. unterhalb dieser Vereinigung hinter dem 4. u. 5. Interkostalraum (Trigonum pericardiacum).

Dreieckschema ↑ Einthoven-Dreieck.

Dreieckskopf ↑ Trigonozephalie.

Dreieckstrom: Applikationsform in der ↑ Reizstromtherapie zur selektiven Behandlung total gelähmter Muskeln. Die allmähl. Zunahme der Intensität der elektr. Einzelimpulse erlaubt die Anpassung gesunder Muskeln u. sensibler Nerven; der gelähmte Muskel reagiert dagegen infolge Verlust der nervalen ↑ Akkommodation schon frühzeitig auf geringe Intensitäten.

Dreiercode ↑ Code, genetischer.

Dreierrhythmus: Infolge einer Muskelvibration der Ventrikel beim raschen Einstrom des Blutes entsteht ein 3. Herzton. Er ist niederfrequent u. der frühen Diastole zugeordnet. Bei Kindern u. Jugendl. physiol. u. dann über der Spitze hörbar.

Dreifachimpfstoff: aus Diphtherietoxoid, Tetanustoxoid u. schonend inaktivierten Bordetella-pertussis-Keimen der Phase I zusammengesetzter, an Aluminiumhydroxid adsorbierter bzw. durch Aluminiumphosphat präzipitierter Kombinationsimpfstoff.

Dreifachschutzimpfung: aktive Immunisierung gegen Diphtherie, Pertussis u. Tetanus. Kombinationsimpfung mit ↑ Diphtherietoxoid, ↑ Tetanustoxoid, beide adsorbiert an Aluminiumhydroxid, sowie mit ↑ Pertussisimpfstoff (Dreifachadsorbatimpfstoff).

Dreifingerfurche: distale Querfurche. Handbeugefurche, die i. d. R. ihren Ursprung zwischen Zeige- u. Mittelfinger hat u. am ulnaren Rand der Handfläche endet.

Dreifußzeichen: Amoss sign; dreifußartiges Sitzen mit Aufstützen der Arme hinter dem Gesäß; Hinweiszeichen auf ↑ Meningitis.

Dreigläserprobe: einfache ↑ Bed-side-Diagnostik zur näheren Lokalisation einer Blutung bei Hämaturie. Harnentleerung erfolgt hintereinander in drei versch. Gefäße. Hämaturie nur in der ersten Portion: Blutung im Harnröhrenbereich. Hämaturie in ersten zwei Portionen: Blasenblutung. Hämaturie in allen Portionen: Blutung im Bereich von Niere o. Nierenbecken.

Dreikomponententheorie: Young-Helmholtz-Theorie der Farbwahrnehmung nach der 3 Rezeptoren für Gelbrot, Grün u. Violett existieren, die aufgrund der additiven Farbmischung die einzelnen Farbeindrücke bewirken.

Dreimonatskolik: nicht zu beeinflussendes Schreien von Säuglingen der 2. bis 16. Lebenswoche ohne erkennbare organ. Störungen; häufig geblähtes Abdomen.

Dreipunktartikulation: Anordnung der Zähne von Vollprothesen, bei der in jeder Stellung mind. drei auseinanderstehende Zahnpaare zur Vermeidung von Kippbewegungen Kontakt haben.

Dreischichtensputum: im Spitzglas setzt sich das Sputum in drei Schichten ab. Untere: eitrig, mittlere: serös wäßrig, obere: schaumig. Vorkommen bei: Bronchiektasen, eitriger Bronchitis, Lungengangrän.

Dreistäbchentest: Gerät zur Untersuchung des stereoskop. Sehens.

Dreitageexanthem: bei ↑ Pappatacifieber u. ↑ Erythema subitum zu beobachtendes flüchtiges Exanthem.

Dreitagefieber ↑ Pappatacifieber, ↑ Erythema subitum.

Dreiviertelkrone: Teilkrone, bei der die sichtbare Labialfläche des Zahns aus ästhet. Gründen erhalten bleibt u. die Retention durch Zementieren der D. an den präparierten übrigen Abschnitten des Zahns erfolgt.

Dreizackhand: Verformung der Hand mit Ausbildung von drei Strahlen (Daumen, 2. + 3. sowie 4. + 5. Finger); typ. Sympt. bei ↑ Achondroplasie.

Drepanozyten ⟨*gr*⟩ *m*: Sichelzellen. Durch die Bildung von Polymeren der Hämoglobin S (Hb)-Moleküle kommt es zur intrazellulären Gelierung, die zur Sichelung der Erythrozyten führt, die durch Reduktion (insbes. bei Sauerstoffentzug) bedingt ist. In vitro wird dieser Vorgang durch wäßrige Natriumdithionitlösung (2 g/100 ml) erzielt. Sichelzellenbildung ist pathognomon. für Drepanozytose (↑ Sichelzellenanämie). Pseudosichelzellen sind Artefakte vorwiegend in Feuchtpräparaten. Hirsche haben eine den Drepanozyten ähnl. Erythrozytenform.

Drepanozytose ⟨*gr*⟩ *f* ↑ Sichelzellenanämie.

Dresbach, Melvin (1874–1946), amerik. Arzt, Philadelphia.

Dresbach-Syndrom (nach Melvin D.): genet. bedingte Erythrozytenanomalie, ellipt. Formveränderung der Erythrozyten mit gesteigerter Zerfallsneigung; Folge: leichte hämolyt. Anämie bzw. hämolyt. Syndrom.

Drescherfieber: Farmerlunge. Nach akuter massiver Staubinhalation von durch Schimmelpilze verdorbenem Getreide auftretende, tox. vermittelte Bronchialobstruktion ohne Alveolarbeteiligung mit starkem, trockenem Husten, Gelenk- u. Muskelschmerzen, Leukozytose sowie Fieber. ↑ Alveolitis, allergische.

Dressler, William (geb. 1900), amerik. Arzt.

Dressler, Anton (1815–1896), Arzt, Würzburg.

Dressler-Syndrom: **Typ I** (nach Anton D.): paroxysmale ↑ Kältehämoglobinurie; nach starker Abkühlung (Bäder, Kälte u. a.) anfallsartig auftretende, Stunden bis Tage anhaltende ↑ Hämoglobinurie, mit Zyanose der unterkühlten Körperteile, Fieber, pos. ↑ Donath-Landsteiner-Antikörper. **Typ II** (nach William D.): ↑ Postmyokardinfarktsyndrom.

Dreyfus-Syndrom: Platyspondylia generalisata; bereits im 1. Lj. sich ausbildende Abplattung aller Wirbelkörper mit Verbreiterung der Zwischenwirbelscheiben. Erblichkeit fragl. Klin. resultiert ein Minderwuchs mit sich ausbildender Kyphoskoliose. Gelegentl. zusätzl. Gelenkluxationen mit Klumpfüßen, Epiphysenveränderungen.

DRF: *Abk* für ↑ Deutsche Rezeptformeln.

DRG: *Abk* für Diagnosis Related Groups; in den USA entwickeltes Verfahren zur Fallgruppenbildung (↑Fallgruppe). Es klassifiziert die Pat. entspr. ihrer Hauptdiagnose in Gruppen, wobei die Hauptdiagnose aus den dominierenden Krankheitssymptomen bei der stationären Aufnahme der Pat. abgeleitet wird.

Drift ⟨*engl*⟩ *f*: unter physiol. (Wachstum) u. pathol. Bedingungen Verlagerung der ursprüngl. Form- u. Achsenverhältnisse am Knochen bzw. deren Wiederherstellung. Beim Längenwachstum verändern sich Form, Größe u. Winkelverhältnisse an allen Knochen. Zur Bewahrung der Proportionen am Knochen u. vom Knochen zur Umgebung sowie zur Belastungsanpassung erfolgt eine Umformung in der Metaphyse (remodeling) u. im Diaphysenbereich (Drift), u. zwar durch Knochenanlagerung u. gleichzeitiger Knochenresorption an entspr. entgegengesetzten Knochensegmenten.

Drift, genetische: zufällige Veränderungen im ↑Genotyp infolge sog. neutraler ↑Mutationen u. in der Häufigkeit von ↑Allelen einer Population; spielt v. a. bei kleinen Populationen eine Rolle. Der g. D. zugrunde liegende Vorgänge sind u. a. ↑Selektion, ↑Isolat, ↑Founder-Effekt. ↑Antigendrift.

Drigalski, Karl Wilhelm von (1871–1952), dt. Bakt., Berlin, Wiesbaden.

Drigalski-Conradi-Nährboden (nach Karl W. von D. u. Heinrich C.): Elektivnährboden, verwendet in der Enterobacteriaceae-Diagnostik, enthält neben Laktose Lackmus als Indikator.

Drigalski-Schale (nach Karl W. von D.): Glasschale mit übergreifendem Deckel. Durchmesser 20 cm.

Drigalski-Spatel (nach Karl W. von D.): an einem Ende dreieckig gebogener Glasstab zur gleichmäßigen Verteilung von bakterienhaltigem Material auf festen Nährmedien.

Dritter-Mann-Test: obsolete u. unzuverlässige Methode zur ↑Spender-Empfänger-Auswahl vor Organtransplantation. Gewebe vom Empfänger wird auf eine nicht verwandte Normalperson (= dritter Mann) übertragen. Später werden auf die so sensibilisierte Person Transplantate von den mögl. Spendern übertragen. Das am massivsten abgestoßene Gewebe stammt von dem am besten geeigneten Spender.

Driving ⟨*engl*⟩ *n*: Änderung biol. Eigenrhythmen durch äußere sensor. o. elektr. rhythm. Reize (in Phasenkopplung o. als harmon. bzw. subharmon. Vielfache). Bekanntes Beispiel ist die ↑Synchronisation des Alpharhythmus des EEG (↑Elektroenzephalographie) durch Flimmerlicht in einem best. Frequenzbereich (photic driving). ↑Rhythmusaneignung.

DRK ↑Deutsches Rotes Kreuz.

Dr. med.: doctor medicinae, Doktor der Med.; weit verbreiteter akadem. Grad, dessen Verleihung in den versch. Ländern sehr unterschiedl. geregelt ist (↑Doktor).

Dr. med. habil.: höchster akadem. Grad der Med.; ↑Doktor.

Droge *f*: **1.** getrocknete Pflanzen o. deren Teile, die Ausgangsprodukte zur Gewinnung der Arzneistoffe o. zur Herstellung von Arzneizubereitungen sind. **2.** Wirkstoffe mit Suchtcharakter. ↑Suchtmittel.

Drogenabhängigkeit: psych. bzw. phys. Abhängigkeit von Drogen, die durch period. o. kontinuierl. Zufuhr des Mittels entsteht: dranghaftes Verlangen nach Einnahme der Droge, Toleranzerhöhung u. (bei einer Reihe von Drogen) Abstinenzerscheinungen (↑Abstinenzsyndrom). Es werden mehrere Typen von D. unterschieden, wesentl. sind: 1. Opiattyp, 2. Schlafmittel-Alkohol-Typ, 3. Amphetamintyp, 4. Cannabistyp, 5. Halluzinogentyp. Meist besteht innerhalb der Typen Kreuztoleranz; bei einem Menschen kann gleichzeitig o. nacheinander D. gegenüber versch. Typen bestehen (Polytoxikomanie). Frühere Begriffe wie Gewöhnung u. Sucht sind von der WHO aufgegeben worden.

Drogencholangitis: durch chem. Substanzen bedingte Cholangitis, die als akute o. chron. Form auftreten kann (Chlorpromazinikterus).

Drogenikterus: cholestat. Hepatose. Durch chem. Substanzen hervorgerufener Ikterus (Methyltestosterone, Ovulationshemmer, Neosalvarsan, Chlorpromazin, Ajmalin u. a.).

Drogenmißbrauch: Gebrauch (Anwendung) von Drogen ohne ärztl. Ind., in (grob) abweichender Dosierung; ohne Krankheitswert, jedoch sind schädl. Folgen mögl., wiederholter M. kann zu Abhängigkeit führen. Häufig ist die mißbräuchl. Anwendung rezeptfreier Schlaf- u. Schmerzmittel u. von Alkohol. ↑Drug dependence.

Dromedartyp: zweigipfliger Fieberverlauf, der für viele ↑Viruserkrankungen u. ↑Leptospirosen charakterist. ist.

dromotrop: die Reizleitung des Herzens betreffend, z. B. Zunahme der PQ-Zeit als Folge einer Glykosidtherapie (neg. dromotrop).

Drop attack ⟨*engl*⟩ *n*: i. R. der intermittierenden ↑Basilarisinsuffizienz vorkommende Kollapszustände mit o. ohne Bewußtseinsverlust.

Droperidol ↑Neuroleptikum; chem. ↑Butyrophenon bevorzugt zur ↑Neuroleptanästhesie.

Drop out ⟨*engl*⟩: **1.** ***Psychiatrie:*** in der Suchtbehandlung ein Pat., der die Ther. abbricht. **2.** ***Biometrie:*** Pat., die in eine Studie aufgenommen, aber nicht gemäß dem Studienprotokoll zu Ende behandelt o. beobachtet werden konnten. ↑Intention-to-treat-Auswertung.

Drosera ramentacea ⟨*gr*⟩ *f*: afrikan. Sonnentau, Vorkommen auf Madagaskar u. in Ostafrika. Droge (Droserae herba) enthält Naphthochinonderivate, die spasmolyt. u. antibakterielle Eigenschaften aufweisen. Antitussivum.

Drosophila melanogaster: Drosophilidae, Tau-u. Obstfliegen; aufgrund der leichten Züchtbarkeit u. des hohen Vermehrungspotentials stellt die Art ein bedeutsames Versuchsinsekt, insbes. für die Genforschung (gute Darstellbarkeit der Chromosomen) u. in der ↑Insektizidprüfung, dar.

Drosophilatest: biol. Test zur ↑Insektizidprüfung unter Verwendung der Taufliege ↑Drosophila melanogaster anhand charakterist. Vergiftungserscheinungen.

Drosselarterien: Sperrarterien; Arterien, in deren Intima längsverlaufende Bündel glatter Muskulatur sich ins Lumen vorwölben u. es bei Kontraktion verschließen können.

Drosselmarke: Strangulationszeichen am Hals beim Erdrosselten. Ausprägung hängt von der Art des Drosselwerkzeuges ab. Breite weiche Drosselwerkzeuge hinterlassen nur geringe Drosselmarken. D. wird durch postmortale Eintrocknung deutl.

Drosselniere: einseitige Abdrosselung der Nierendurchblutung; Folge Bluthochdruck; versch. Ursachen: z. B. Nierenarterienstenose, Kompression der A. renalis durch Aneurysma, Kompression der Niere (z. B. perirenales Hämatom, Panzerniere u. a.).

Drosselungshochdruck ↑Hypertonie, ↑Goldblatt-Mechanismus.

Drosselvenen: Vv. jugulares; Halsvenen, die das Blut vom Kopf ableiten; auch Bez. für Venen, die mittels Polster glatter Muskulatur den Blutstrom drosseln können, z. B. im Nebennierenmark.

Druck: Zeichen p; das Verhältnis einer senkrecht auf eine Fläche A wirkenden Kraft F zu dieser Fläche. Die Maßeinheit des Drucks ist das ↑Pascal (Pa). Die Messung erfolgt mittels ↑Manometer.

Druckanstiegszeit: Zeitintervall, das zur Anspannungszeit des Herzmuskels gehört (Anspannungszeit = Umformungszeit u. Druckanstiegszeit); Zeit vom Beginn des I. HT im PKG bis zum Beginn des Steilanstiegs der Karotispulskurve (CPK). Normal bis 45 ms. Pathol. Verlängerung bei Kontraktilitätsstörungen des Herzens o. erhöhtem diastol. Druck.

Druckatrophie: Schwund von Zellen u. Interzellularsubstanz durch anhaltenden Druck auf dieselben, entweder im Inneren von Organen (z. B. chron. Stauungsleber) o. von außen (z. B. Knochenschwund durch den Druck eines wachsenden Tumors).

Druckbeatmung: im Ggs. zur Volumenbeatmung die Vorgabe u. Steuerung des Drucks bei der künstl. Beatmung der Lungen.

Druckbelastung: eine chron. D. des Herzens führt zu charakterist. morphometr. u. funktionellen Veränderungen: Zunahme der Wandstärke (Hypertrophie) der jeweils druckbelasteten Ventrikel (Ultraschalldiagnostik) ohne Vergrößerung des Innenvolumens (günstig i. S. des ↑Laplace-Gesetzes); dadurch keine o. nur geringe Verminderung des Schlagvolumens; Herzfrequenz u. Herzminutenvolumen in Ruhe normal o. leicht verringert. Dagegen bereits Kontraktilitätsabnahme u. verminderte Dehnbarkeit (↑Compliance) mit Erhöhung des enddiastol. Drucks.

Druckbrand ↑Dekubitalgeschwür.

Druckdifferenzverfahren ↑Sauerbruch-Druckdifferenzverfahren.

Druckdiurese: verstärkter Harnfluß bei erhöhtem Blutdruck. Durchblutungsanstieg im Nierenmark führt zu verminderter Osmolarität im ↑Gegenstromsystem u. zur Senkung der Harnkonzentration bzw. vermehrten Wasserausscheidung.

Druckempfindung: durch Eindrücken der Haut hervorgerufene Erregung von Intensitätsrezeptoren. D. ist von der Berührungsempfindung zu unterscheiden, die auf Reizung von Berührungsrezeptoren auftritt. Letztere sprechen vorwiegend auf die Geschwindigkeit einer Druckänderung o. des Abbiegens von Härchen an.

Druckfallkrankheit: durch plötzl. Druckabfall auftretende Sympt.; ↑Dekompressionskrankheit.

Druck, hydrostatischer: Druck, der im Inneren einer Flüssigkeit isotrop auf einen in sie eingetauchten Gegenstand ausgeübt wird. Er ist von der Dichte der Flüssigkeit u. von ihrer Höhe über dem Objekt abhängig. Im Wasserbad bewirkt er den ↑Auftrieb. Er beträgt für eine Wassersäule von 1 m Höhe $9{,}81 \cdot 10^3$ Pa. Der h. D. ist wesentl. für die Kreislaufumstellungen im Vollbad verantwortl., die durch die Blutumverteilung in das thorakale Niederdrucksystem entstehen.

Druckinfusion: beschleunigte Infusion von Plasmaersatzmitteln, Blut u. Blutderivaten. Gebräuchl. in der Schocktherapie, sorgfältiges Beachten der Sicherheitsvorkehrungen erforderl., da die Gefahr einer Luftembolie besteht.

Druck, intrakranieller: durch die Monro-Kellie-Doktrin definiertes Gleichgewicht zwischen intrakraniell zur Verfügung stehendem u. durch die Inhaltsanteile beanspruchtem Volumen. Infolge der (fast) geschlossenen Schädelkapsel muß sich eine Zunahme des beanspruchten Schädelinnenvolumens in einem steilen Anstieg des Hirndrucks äußern. Zur Erfassung stehen versch. intrakranielle ↑Druckmeßverfahren zur Verfügung.

Druck, intrapulmonaler: Lungengewebedruck. Verursacht als Kontaktdruck die Druckübertragung zwischen den einzelnen Geweben des Interstitiums bei der Respiration.

Druck, intrathorakaler: Thorakaldruck. Der Druck im Thorax außerhalb des ventilator. u. zirkulator. Systems. Der i. D. entspricht dem mittleren Intrapleuraldruck (↑Donders-Druck) u. wird praktischerweise als Ösophagusdruck gemessen.

Druck, intratrachealer: Druck im Tracheallumen, schwankt bei Ruheatmung zwischen $-0{,}4$ kPa $= -4$ cm H_2O im Inspirium u. $0{,}4$ kPa $= 4$ cm H_2O im Exspirium. Max. Inspiration u. Hustenstoß führen zu Werten von $-2{,}7$ kPa $= -27$ cm H_2O bzw. $13{,}3$ kPa $= 135$ cm H_2O. Mit geringen Unterschieden entspricht der i. D. dem Druck in den großen Bronchien.

Druckkammer: Stahlkammer, in die Pat. zur hyperbaren Oxygenation gebracht werden. Durch das Einatmen von Sauerstoff bei einem Überdruck bis zu 4 Atmosphären wird ein hoher Sauerstoffpartialdruck im Organismus erreicht, der in lebensbedrohl. Fällen wirkungsvoll ist (anaerobe Infektion, wie Gasbrand, schwere Hypoxiefälle, Kohlenmonoxidvergiftungen).

Drück-Knötchen: Granulome des Gehirns; kleine perivaskuläre Nekrosen, die von einem Wall gewucherter Gliazellen umgeben sind bei Malaria tropica; bes. Lokalisation; subkortikales Mark, Balken u. Kleinhirn.

Druck, kolloidosmotischer: ein Spezialfall des osmotischen ↑Drucks, der durch gelöste Makromoleküle hervorgerufen wird, wenn deren Lösung durch eine für sie impermeable Membran von dem Lösungsmittel getrennt ist. Der k. D. von Eiweißen (ident. mit onkot. Druck) tritt an der Grenzfläche von Blutplasma u. interstitieller Flüssigkeit auf (↑Donnan-Gleichgewicht). Seine Erniedrigung, z. B. bei Eiweißmangel, chron. Glomerulonephritis u. Nephrose, kann Anlaß zur Ödembildung sein.

Druckkonus: durch Einklemmung des Hirnstamms infolge intrakranieller Drucksteigerung im Tentoriumschlitz, im Foramen magnum mit Deformierung der Kleinhirntonsillen (Kleinhirndruckkonus) o. durch Einklemmung medialer Temporallappenanteile in die Cisterna ambiens (temporaler D., Uncusverquellung).

Drucklähmung: durch Druckwirkung auf einen Nerven hervorgerufene Schädigung, z. B. durch Exostosen o. Tumoren, aber auch iatrogen durch Operationslagerung o. Verbände. ↑Radialislähmung durch ungünstige Lagerung im Schlaf, meist unter Alkoholwirkung, Krückenlähmung.

Druckluftkrankheit: ↑Caissonkrankheit, ↑Dekompressionskrankheit, ↑Druckluftwerkzeugerkrankung.

Druckluftverneblerdüse ↑Bergson-Düse.

Druckluftwerkzeugerkrankung: durch langjährige Arbeiten mit druckluftbetriebenen, von Hand mit aktivem Andruck geführten Werkzeugen (z. B. Bohrer,

Hämmer, Meißel, Stampfer) o. durch gleichartiges Führen mechan. Schwingungen emittierender Maschinen (z. B. Boden- o. Betonverdichter) verursachte Abnutzungskrankheit an den oberen Gliedmaßen. Bevorzugt sind: Ellenbogengelenk, Schultereckgelenk, Handgelenk, Handwurzel; gelegentl. asept. Nekrose des Os lunatum, Pseudarthrose des Os naviculare u. Osteochondrosis dissecans des Ellenbogengelenks. Ggf. ↑Berufskrankheit, betroffen sind v. a. Beschäftigte im Bergbau, in der Bauindustrie u. in Schiffswerften.

Druckmarke: Hautschädigung bis zur Nekrose, gelegentl. knöcherne Schädelimpression infolge Drucks der mütterl. Beckenknochen bei Mißverhältnis zwischen Kopf u. Becken.

Druckmeßverfahren, intrakranielles: Messung sowie prä- u. postoperative Überwachung des intrakraniellen Drucks (ICP) stellen eine wertvolle klin. Methode u. unerläßl. Forderung dar bei Pat. mit Schädel-Hirn-Verletzungen, nach Hirnoperationen u. bei Pat. mit Hydrozephalus versch. Genese, insbes. dann, wenn eine Shuntoperation geplant ist. Methode: ICP-Messung über ein offenes Manometer, orientierendes Verfahren mit geringem Aussagewert (Einzelmessung). Messungen über Druckrezeptor außerhalb des Schädels, der mittels einer Flüssigkeitssäule mit dem Liquorraum verbunden ist o. mittels Druckrezeptor, der in den Schädel eingebracht wird. Das i. D. muß über Stunden bis Tage durchführbar u. registrierbar sein. Formen: **Lumbales Druckmeßverfahren**: ungeeignet bei Pat. mit erhöhtem ICP u. intrakranieller Raumforderung, Einzelmessung, Einklemmungsgefahr. **Intraventrikuläres Druckmeßverfahren**: Ein Kunststoffkatheter wird über ein Bohrloch in das Vorderhorn des Seitenventrikels eingeführt. Der Druckrezeptor liegt außerhalb des Kopfs. Vorteile: Rezeptor ist leicht zu kalibrieren, ther. Liquorentnahmen sind jederzeit mögl. Nachteile: Hirn- bzw. Ventrikelpunktion, Verlegung des Katheters durch Hirngewebe. Infektion. **Epidurales Druckmeßverfahren**: Rezeptor wird mittels einer Schraube in der Kalotte befestigt u. liegt der Dura direkt auf. Der Rezeptor kann auch zwischen Dura u. Knochen geführt u. über ein Kabel mit dem Verstärker verbunden werden. Telemetr. Messungen sind mögl. Das epidurale Druckmeßverfahren setzt einen kleinen Eingriff zur Implantation u. zur Entfernung des Rezeptors voraus. Geringes Infektionsrisiko. **Subdurales Druckmeßverfahren**: erbringt genauere Werte durch Messung im Subdural- bzw. Arachnoidalraum. Die **intrazerebrale Druckmessung** (kapilläre o. sog. Wick-Methode) ist prinzipiell eine Messung durch eine sehr dünne Flüssigkeitssäule. Keine Langzeitmessungen mögl.

Druckminderer: Druckreduzierventil. Techn. Gase u. Gase für Beatmungs- u. Narkosegeräte befinden sich in Stahlflaschen unter hohem Druck (bis 200 at ~ 20 MPa). Aufgabe der D. ist es, den Gasdruck auf einen für die Anwendung erforderl., vom Füllungsdruck unabhängigen, konstanten Druck, z. B. 4 at ~ 400 kPa, zu reduzieren. Abb.

Drucknystagmus: schnelle, ruckartige Augapfelbewegungen (↑Nystagmus) bei stoßwellenartigen Luftdruckschwankungen, wenn diese aufgrund einer Innenohrerkrankung o. einer Fistel der knöchernen Labyrinthkapsel auf die Endolymphe der Bogengänge des Gleichgewichtsorgans einwirken können.

Druck, onkotischer ↑Druck, kolloidosmotischer.

Druck, osmotischer: hydrostat. Druck, der durch ↑Osmose bedingt wird. Messung erstmals 1877 durch

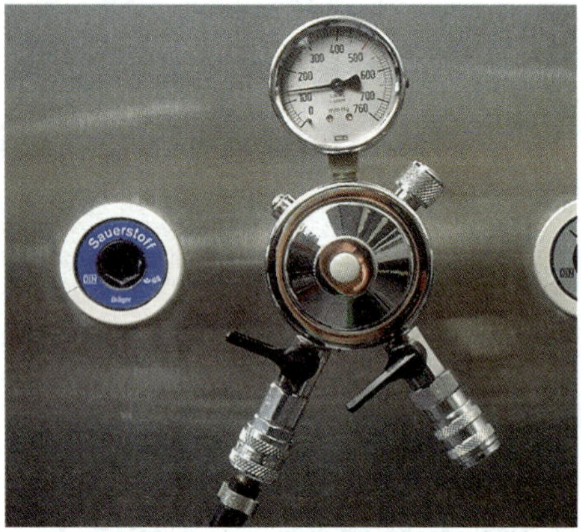

10

Druckminderer

den Botaniker Pfeffer gelungen. Quantitative Zusammenhänge werden durch ein Gesetz von van't Hoff wiedergegeben:

$$\pi = \frac{n}{V} \cdot R \cdot T = c \cdot R \cdot T$$

Dabei ist π der o. D., c die Konzentration in mol/l, R die allg. Gaskonstante u. T die Temperatur. Gleichung ist ein Grenzgesetz u. gilt nur für extrem verdünnte Lösungen. Für Proteine gilt die van't-Hoff-Gleichung angenähert nur bei Proteinen in isoelektr. Lösung. In biol. Systemen ist nicht der absolute, sondern der effektive o. D. von Interesse, der als Spezialfall als kolloidosmotischer ↑Druck o. onkot. Druck bezeichnet wird. Zahl der osmot. aktiven Teilchen wird durch ↑Osmolarität bzw. ↑Osmolalität ausgedrückt. Messung durch Osmometrie. Über Bestimmung des o. D. ist Ermittlung von unbekannten Molmassen mögl. In einer 6%igen Zuckerlösung beträgt der o. D. 405 kPa (=4 atm), in einer 0,9%igen Kochsalzlösung 739 kPa (=7,3 atm), in Blutserum (0 °C) 660 KPa (=6,51 atm). Lösungen mit gleichem o. D. heißen isoton. Hypo- u. hyperton. bezeichnen Lösungen mit geringerem bzw. größerem o. D. als im Blut.

Druckphosphene: durch mechan. Druck o. Stoß auf das Auge ausgelöste Lichtempfindungen.

Druckpunkte ↑Valleix-Druckpunkte.

Druckreserve: Differenz zwischen dem effektiven Blutdruck distal eines Verschlusses (Obliteration) einer Arterie u. dem notwendigen kapillären Perfusionsdruck. Abhängig vom vasokonstriktor. Tonus der Kollateralgefäße, der damit die ↑Durchflußreserve entscheidend bestimmt.

Druckrezeptoren: sensible Endapparate für Oberflächensensibilität; ↑Corpusculum tactus.

Druckschraube: Element am ↑Aktivator zur Vorbewegung oberer Schneidezähne.

Druck-Sog-Beatmung ↑APN-Beatmung.

Drucksteigerung, intrakranielle: Die 3 intrakraniellen Räume, zerebrovaskulärer Raum, Zellraum u. zerebrospinaler Flüssigkeitsraum, werden bei allen raumfordernden intrakraniellen Prozessen unterschiedl. stark prim. o. sek. betroffen. Alle 3 Raumanteile bilden morphol. u. funktionell eine Einheit. Die Volumenzunahme eines Raums kann durch Reduktion der anderen Räume begrenzt kompensiert werden. Jeder weitere Volumenzuwachs führt zum Druckanstieg u. schließl. zur klin. Dekompensation. Für die Früherfassung einer i. D. stellt die kontinuierl. Druckmessung eine unerläßl. Forderung dar. Die Hirndruckmessungen werden mittels implantierbarer Druckmeßsonden vorgenommen. Folgesymptomatik der i. D.: Bewußtseinstrübung, heftige Kopfschmerzen, Erbrechen, Puls- u. Atemstörungen, Stauungspapille, bei umschriebenen Prozessen Massenverschiebung mit Gefahr der ↑Einklemmung. Dem bedrohl. Zustand ist mit Maßnahmen zur Druckentlastung zu begegnen: ↑Entwässerung, Beseitigung des raumfordernden Prozesses, operative Liquorableitung mittels Torkildsen-Drainage o. Ventileinlage.

Druck, transmuraler: effektiver Dehnungsdruck für die Wand eines elast. Hohlorgans. Errechnet sich aus der Differenz zwischen Innendruck u. Druck der Umgebung (Gewebedruck).

Druck, transpulmonaler: Druckdifferenz zwischen dem ↑Munddruck u. dem Interpleuraldruck.

Druckverband ↑Verband.

Druck-Volumen-Diagramm: graph. Darstellung der bei der Atmung auftretenden intrathorakalen Druck- u. Volumenänderungen in Form der sog. Atemschleife. Zur Druckmessung dient eine Ösophagussonde, die Volumenänderung wird spirograph. ermittelt, die Aufzeichnung des D. erfolgt mit einem X-Y-Schreiber. Das D. gibt Hinweise auf die zur Ventilation erforderl. Atemarbeit u. ihre Zusammensetzung. ↑Atemmechanik. Abb.

Druckwandler: Statham-Element, Vorrichtung zur Umwandlung von Druckänderungen in meßbare elektr. Stromänderungen. Voraussetzung für elektron. Überwachung von Blutdruck, Venendruck, Liquordruck, Hirndruck u. a.

Druckwellenschädigung: mechan. Schädigung u. Funktionsstörungen des menschl. Organismus, die durch extreme Erhöhung eines gerichteten Außendrucks in einer definierten Expositionszeit hervorgerufen werden. Extreme Druckstöße entstehen bei der Detonation von Kernwaffen. ↑Blast injury.

Druck, zentralvenöser: Druckdifferenz zwischen re. Herzvorhof o. V. cava superior u. der umgebenden Atmosphäre, schwankt bei Spontanatmung zwischen −3 u. +3,75 mmHg (−0,4 u. +0,5 kPa), steigt bei Behinderung des venösen Rückflusses durch intrathorakale Druckerhöhung u. bei Förderinsuffizienz des Herzens an.

Drug abuse *⟨engl⟩* ↑Abusus.

Drug addiction *⟨engl⟩* ↑Drug dependence.

Drug availability *⟨engl⟩*: Bioverfügbarkeit, Arzneimittelverfügbarkeit; biologische ↑Verfügbarkeit. Derjenige Anteil eines Arzneimittels, der nach nicht intravasaler Applikation zur Resorption gelangt u. keinem ↑First-pass-Effekt unterliegt.

Drug dependence *⟨engl⟩*: Arzneimittelabhängigkeit; vom Sachverständigenausschuß des WHO Expert Committee on Drug dependence vorgeschlagener Terminus für die Begriffe Sucht u. ↑Gewöhnung, charakterisiert 1. durch den Wunsch o. Zwang, die Einnahme eines Mittels unbedingt fortzusetzen (u. es sich unter allen Umständen zu beschaffen), 2. durch die Tendenz, die Dosis zu steigern, 3. durch eine psych. u./o. phys. Abhängigkeit von der Wirkung des Mittels u. 4. durch die daraus für das Individuum u. die Gesellschaft resultierende Gefahr. Nach der unterschiedl. Intensität der Abhängigkeit u. ↑Toleranz werden 7 Abhängigkeitstypen differenziert: Morphin- (Opiat), Barbiturat- (Schlafmittel), Alkohol-, Cocain-, Amphetamin-, Lysergsäurediäthylamid- (LSD) u. Cannabistyp (Marihuana). Der u. U. gesondert ausgewiesene Khattyp entspricht dem Amphetamintyp (Tab.). Auch ↑Inebrianzien können zu rauschartigen Zuständen führen. Meist besteht innerhalb der Typen Kreuztoleranz. Bei einem Menschen kann gleichzeitig o. nacheinander D. d. gegenüber versch. Typen bestehen (Polytoxikomanie). Tab.

Drug dependence: Intensität der Abhängigkeit u. Toleranz bei den Abhängigkeitstypen der WHO

Typ	Abhängigkeit psychische	physische	Toleranz
Morphin	+++	+++	+++
Barbiturat	+	+	++
Alkohol	+	+	++
Cocain	+++	–	–
Amphetamin	++	(+)	+++
LSD	+	–	+
Cannabis	++	–	–

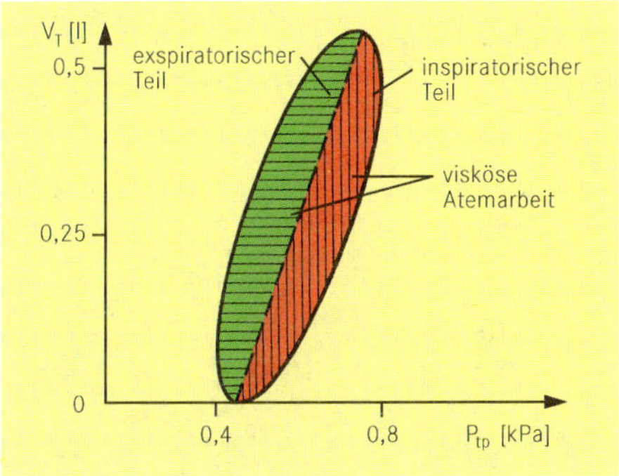

Druck-Volumen-Diagramm bei Spontanatmung
V_T: Atemzugvolumen (tidal volume);
P_{tp}: transpulmonaler Druck (transpulmonary pressure)

Drugdoc: Teil der Excerpta-Medica-Datenbasis (↑Excerpta-Medica). D. enthält Lit. über Arzneimittel u. ihre Wirkungen. Die Nutzung erfolgt u. a. durch Ausdruck von Bibliographien (Drug Literature Index, Adverse Reaction Titles).

Drug fever *⟨engl⟩*: Arzneimittelfieber. Fieberreaktion, die durch Arzneimittel ausgelöst wird.

Drug jaundice *⟨engl⟩*: Arzneimittelgelbsucht, ↑Drogenikterus.

Drug monitoring *⟨engl⟩* ↑Arzneimittelüberwachung.

Drug release *⟨engl⟩*: Arzneimittelfreigabe aus ↑Arzneiformen.

Drug surveillance *⟨engl⟩* ↑Arzneimittelüberwachung.

Drug targeting *⟨engl⟩*: zielgerichteter Wirkstofftransport zum Erfolgsorgan, bewirkt eine Herabsetzung der ther. notwendigen Dosis. Möglichkeiten hierzu bestehen im Einschluß der Wirkstoffe in ↑Liposomen, ↑Nanokapseln sowie in der Anwendung von ↑Polymerphar-

D

maka. Bei letzteren werden körpereigene Proteine, die zum Erfolgsorgan eine hohe Spezifität haben, zusätzl. zum Wirkstoff kovalent an das Polymere gebunden.

Drumstick ⟨*engl*⟩ ↑Trommelschlegelkernanhang. ↑Geschlechtsbestimmung, zellkernmorphologische.

Drusen *f Pl*: **1.** ***Infektologie:*** Vegetationsform best. Pilze u. Bakterien aus Fäden. **2.** ***Ophth.:*** kleine rundl. transluzide Knötchen der Papille o. deren Umgebung, als umschriebene Verdichtung der ↑Bruch-Membran auch in der Makula u. am hinteren Pol. **3.** ***Histol.:*** ↑Plaque sénile.

Drüsen ⟨*lat*⟩ *f Pl*: Glandulae; Organe aus Epithelzellen, die Sekrete bilden u. diese auf innere o. äußere Oberflächen entleeren (exokrine ↑Drüsen) o. an das Blut abgeben (endokrine ↑Drüsen, Hormondrüsen). **Einteilung** der D.: 1. Nach Lage u. Zellzahl: intraepitheliale ↑Drüsen, extraepitheliale ↑Drüsen als exokrine D. mit sezernierendem Endstück u. Ausführungsgangsystem u. endokrine D. ohne Ausführungsgänge. 2. Nach der Form des Endstücks: 1. tubulöse ↑Drüsen, azinöse ↑Drüsen, alveoläre ↑Drüsen. 3. Nach dem Sekretionstyp: merokrine ↑Drüsen, apokrine ↑Drüsen, holokrine ↑Drüsen. 4. Nach der Art des Sekrets: seröse ↑Drüsen, muköse ↑Drüsen, meist gemischte ↑Drüsen der seromukösen Bauart. Abb.

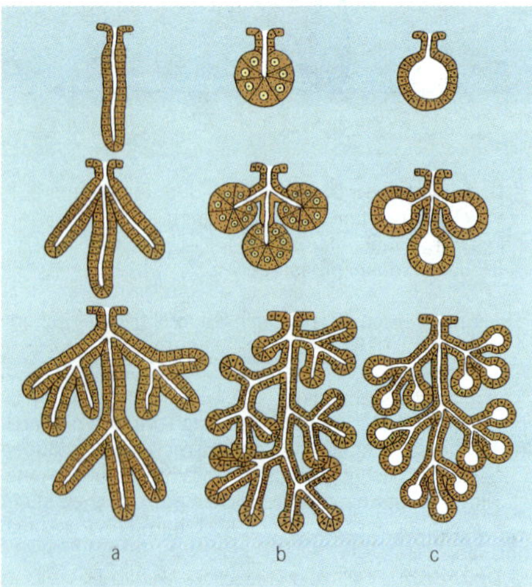

Exokrine, mehrzellige **Drüsen.**
Sezernierende Endstücke punktiert, Ausführungsgänge hell
a: tubulös; b: azinös; c: alveolär;
obere Reihe: einfache D.; mittlere R.: verzweigte D.; untere R.: zusammengesetzte D.

Drüsen, albuminöse ↑Drüsen, seröse.

Drüsen, alveoläre: Glandulae alveolares; Drüsen mit bläschenförmigen Endstücken, z. B. Talgdrüsen, Brustdrüsen.

Drüsen, anale ↑Glandulae anales.

Drüsen, apokrine: Glandulae apocrinae; Drüsen des apokrinen Sekretionstyps; Teilverlust von Zytoplasma, z. B. ↑Glandulae sudoriferae apocrinae, Glandulae ciliares, Glandulae ceruminosae.

Drüsen, azinöse: Glandulae acinosae; Drüsen mit beerenförmigen Endstücken, z. B. Speicheldrüsen.

Drüsen, einzellige: Glandulae unicellulares; im Epithel der Luftwege u. des Darmrohrs vorkommende einzelne Zellen, die ein schleimiges Sekret abgeben. Zunächst sammelt sich ein granuläres Prosekret (Promuzin) an der apikalen Zellfläche, welches zu großen Sekrettropfen zusammenfließt u. wie der Inhalt eines gefüllten Bechers erscheint (Becherzellen). Die ↑Mikrovilli der Zelloberfläche verstreichen, u. nach Öffnung der Zellmembran quillt das schleimige Sekret heraus. Die erschöpfte schmale Zelle mit dunklem Zellkern zeigt nach einer Ruhepause erneut Sekretionserscheinungen. Nachweis mit Schleimfärbungen (z. B. Muzikarmin).

Drüsen, ekkrine: Glandulae eccrinae; veraltet für merokrine ↑Drüsen.

Drüsen, endoepitheliale: Glandulae endoepitheliales, intraepitheliale ↑Drüsen.

Drüsen, endokrine: Glandulae endocrinae; Drüsen ohne Ausführungsgang, welche das Produkt (Inkret, ↑Hormon) direkt an die Blutbahn abgeben. Einteilung: Große e. D. (endokrine Organe): ↑Hypophyse, ↑Corpus pineale, ↑Glandula thyroidea, ↑Glandula parathyroidea, ↑Glandula suprarenalis. 2. Endokrine Zellgruppen: ↑Langerhans-Inseln im Pankreas, Leydig-Zwischenzellen (↑Hodenzwischenzellen), ↑Follikelepithel, ↑Corpus luteum, ↑Paraganglien. 3. Endokrine Einzelzellen: u. a. im Magen-Darm-Kanal als ↑GEP-System (gastroenteropankreat. endokrines System).

Drüsenepithel: Epithelium glandulare; Teil des ↑Epithelgewebes. D. findet sich in ↑Drüsen mit der Funktion der Sekretion sowie als funktionstragender Anteil vieler Organe (↑Parenchym).

Drüsen, exokrine: Glandulae exocrinae; Drüsen, die ihr Sekret auf äußere o. innere Körperoberflächen abgeben (z. B. im Atmungs- u. Verdauungstrakt, im Bereiche der Geschlechtsorgane, äußere Haut).Ggs.: endokrine ↑Drüsen.

Drüsen, extraepitheliale: Glandulae extraepitheliales; mehrzellige Drüsen, die in das subepitheliale Bindegewebe eingesenkt sind.

Drüsenfieber ↑Mononucleosis infectiosa.

Drüsen, gemischte: heterokrine Drüsen; Drüsen mit unterschiedl. Endstücken, z. B. serösen u. mukösen Drüsenanteilen (Gandulae seromucosae. ↑Glandula sublingualis, ↑Glandula submandibularis).

Drüsen, holokrine: Glandulae holocrinae; Drüsen des holokrinen Sekretionstyps; aus einem mehrschichtigen Epithel bestehende Drüsen, deren Zellen soviel Sekret bilden, daß sie selbst bei diesem Vorgang zugrunde gehen u. schließl. das Sekret mit wenigen Zellresten ausgestoßen wird (Glandulae sebaceae liberae, Glandulae sebaceae pili, ↑Glandulae sebaceae).

Drüsen, homokrine: Glandulae homocrinae; Drüsen, die nur einen Typus sezernierender Zellen aufweisen (z. B. muköse o. seröse Drüsenzellen), die alle das gleiche Sekret abgeben.

Drüsen, intraepitheliale: Glandulae intraepitheliales, endoepitheliale Drüsen; im Epithelgewebe gelegene Drüsen: a) einzellig, z. B. ↑Becherzellen, b) mehrzellig, zusammengelagerte Becherzellen, z. B. in der Nasenschleimhaut. Abb.

Drusen, intrazerebrale: an Pilzdrusen erinnernde, bes. durch Silberimprägnation darstellbare (teilweise ↑Amyloid enthaltende) Veränderungen der interstitiellen Grundsubstanz des Gehirns alternder Menschen (senile Plaques), bes. reichl. bei der senilen Demenz.

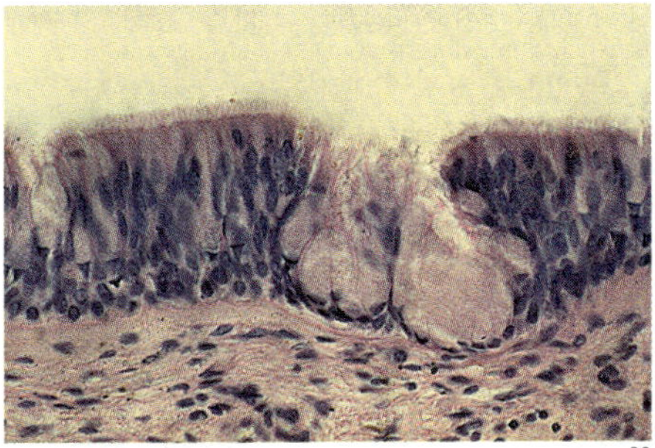

30

Intraepitheliale Drüsen.
Histologischer Schnitt durch die Nasenschleimhaut, HE-Färbung; mehrzellige i. D.

Drüsenkrebs: Carcinoma adenomatosum, Adenokarzinom; Karzinom mit drüsenartigem Bau. Ausgang: Muttergewebe mit drüsigen Strukturen (z. B. Magen-Darm-Kanal, Mamma, Uterus, Ovarien, Prostata, Hoden, Schilddrüse usw.).

Drüsen, merokrine: Glandulae merocrinae; frühere Bez. ekkrine Drüsen; Drüsen des merokrinen Sekretionstyps. Drüsen, deren Zellen eine Bildung des Prosekrets im Golgi-Apparat aufweisen, welches als Sekret ohne Abgabe von Membranabschnitten u. ohne Zytoplasmaverlust ausgestoßen wird. Vorkommen der m. D. im Atmungs- u. Verdauungssystem, im Bereich der Genitalorgane u. der Haut.

Drüsen, mukoide: Glandulae mucoidae; Schleimdrüsen, deren Endstücke lichtmikroskop. den mukösen Drüsen gleichen, deren Sekret aber neutrale Glykoproteine enthält, die sich histochem. u. bei versch. Färbungen anders verhalten (gute Anfärbbarkeit mit Best-Karmin, weniger intensive Färbbarkeit mit Muzikarmin). Vorkommen der m. D. in ↑Glandulae submucosae, ↑Glandulae cardiacae, ↑Glandulae pyloricae, ↑Glandulae vestibulares majores, ↑Glandulae bulbourethrales.

Drüsen, muköse: Glandulae mucosae; Drüsen, die ein dickflüssiges Sekret o. sauren Schleim (Muzin) bilden, der sich mit Schleimfärbung (Muzikarmin) rot färbt u. bei Anwendung der PAS-Reaktion rotviolett erscheint. Muzin besteht aus einem Gemisch von Mukoproteinen u. Glykoproteinen. Die Endstückzellen sind hell mit nach basal verdrängtem flachem Zellkern. Die Drüsenzellen der m. D. erinnern an ↑Becherzellen. Das Lumen des mukösen Tubulus ist im Vergleich zu den serösen Endstücken weit. Vorkommen: Glandulae palatinae, Glandula lingualis apicalis u. „verschleimte" Schaltstücke der gemischten Speicheldrüsen. Abb.

Drüsen, paraprostatische: Glandulae paraprostaticae; periurethrale Drüsengruppe im Bereich der prostat. Harnröhre, oft bis ins Trigonum vesicae reichend, die entwicklungsgeschichtl. eng verwandt mit der Prostata sind.

Drüsenpest: Bubonenpest; ↑Pest.

Drüsenpolyp: v. a. aus adenomatösen Strukturen der Schleimhaut sich aufbauender gutartiger Tumor. Hauptlokalisation im Dickdarm, Magen, Cervix uteri, Corpus uteri. ↑Polyp.

Drüsen, seromuköse: Glandulae seromucosae, gemischte ↑Drüsen.

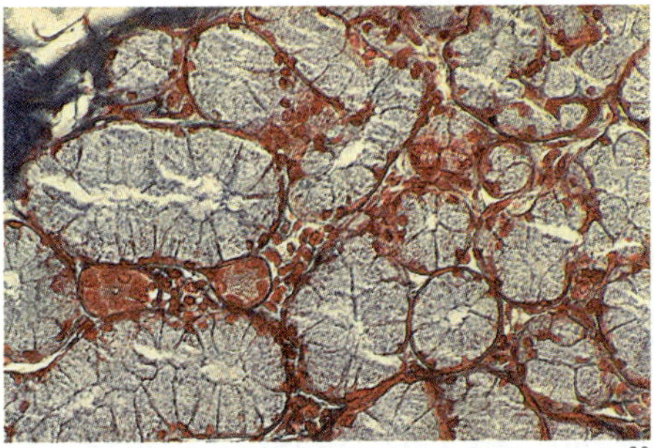

30

Muköse Drüsen. Histologischer Schnitt durch die Glandula sublingualis, Azanfärbung; helle muköse Endstücke, basal verdrängte flache Kerne,

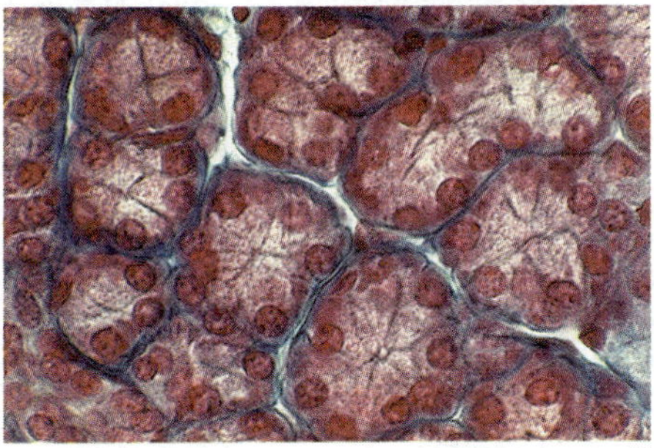

30

Seröse Drüsen (Abb. 1). Histologischer Schnitt durch die Glandula parotidea, Azanfärbung; dunkle seröse Endstücke, runde mittelständige Kerne

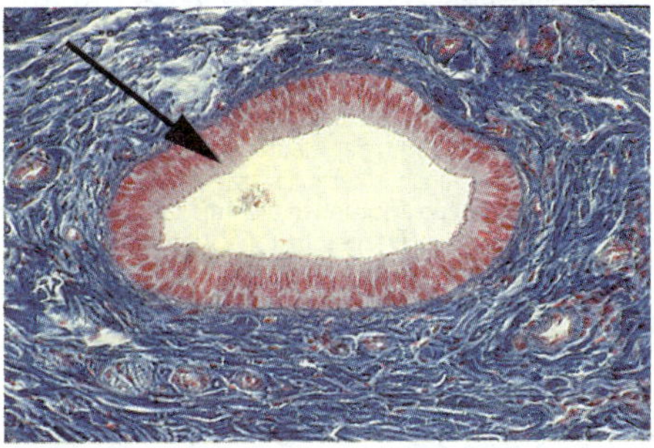

30

Seröse Drüsen (Abb. 2). Histologischer Schnitt durch die Glandula lacrimalis, Azanfärbung; Ausführungsgang mit zweireihigem Epithel (Pfeil)

Drüsen, seröse: Glandulae serosae: albuminöse Drüsen; exokrine Drüsen, die ein dünnflüssiges, eiweißreiches Sekret bilden. Die Endstückzellen sind dunkel mit zentral gelegenem, rundem Zellkern. Die sezernierenden Endstücke der s. D. sind beerenförmig (azinös) u. haben ein enges Lumen. Vorkommen: exkretor. Teil des Pankreas, Glandula parotidea u. seröse Halbmonde der gemischten Speicheldrüsen. Abb. 1 u. 2.

Drüsen, tubulöse: Glandulae tubulosae; Drüsen mit schlauchförmigen Endstücken, entweder einfach o. verzweigt. Vorkommen: einfach tubulös: ↑Glandulae intestinales, ↑Glandulae sudoriferae merocrinae; verzweigt tubulös: ↑Glandulae pyloricae, Glandulae submucosae, ↑Glandulae cardiacae.

Drüsen, vulvovaginale
↑Bartholin-Drüsen, ↑Glandulae vestibulares minores.

Dryopithecinae ⟨*lat + gr*⟩ *f Pl* ↑Anthropogenese.

Dryopithekusmuster ⟨*gr*⟩ *n*: die nach den Dryopithecinae (↑Anthropogenese) benannte fünfhöckrige Kronenstruktur der unteren Molaren. Das genet. sehr komplex bedingte D. tritt bereits bei dem oligozänen Parapithecus auf u. ist noch bei den rezenten Menschenaffen u. Menschen zu finden.

Dry socket ⟨*engl*⟩: trockene Alveole, ↑Alveolitis.

ds: *Abk* für engl. double-stranded; doppelsträngig; paarweise aufeinanderfolgende ↑Nukleotide im Nukleinsäurestrang, z. B. bei Viren.

DSA: *Abk* für digitale ↑Subtraktionsangiographie.

dsc DNA: *Abk* für engl. double-stranded circular DNA; ↑Desoxyribonukleinsäure.

Dschungelgelbfieber: Buschgelbfieber; ↑Gelbfieber.

DSC-Syndrom: ↑Xeroderma pigmentosum, Typ de Sanctis u. Cacchione.

ds DNA: *Abk* für engl. double-stranded DNA; ↑Desoxyribonukleinsäure.

DSIP: *Abk* für Delta-Schlaf induzierendes Peptid.

DSM: *Abk* für das „Diagnostic and Statistical Manual" der American Psychiatric Association, ein Handbuch zur einheitl. Beschreibung u. Diagnostik psychiatr. Erkrankungen. Gültig ist z. Z. die Ausgabe IV.

d4T: *Abk* für ↑Stavudin.

d-TgA: *Abk* für dextro-TgA, Transposition der großen Arterien mit Aortenklappen re. (= **d**exter) von der Pulmonalklappe. ↑Transposition der großen Arterien.

DT-Impfung: *Abk* für Diphtherie-Tetanus, ↑Zweifachschutzimpfung.

DTPA: *Abk* für ↑Kalziumtrinatriumdiäthylentriaminpentaessigsäure. Schwermetallantidot.

D-Trisomie ⟨*gr*⟩ *f* ↑Pätau-Syndrom.

Dualblock: Form der neuromuskulären Blockade bei ↑Depolarisationsblockern. Es tritt ein Blockwechsel zu einem Nichtdepolarisationsblock auf. Rückbildung des D. durch ↑Cholinesterasehemmstoffe stimulierbar.

Dualismus: Zweiheit, Gegensätzlichkeit. ***Physik:*** Eigenschaft des Lichts u. der Materiewellen, sich als zwei unseren Sinnen zugängl. Erscheinungen desselben Vorgangs darzustellen, z. B. Licht als Welle bei Beugungsvorgängen u. Licht als Teilchen bei der Absorption u. Emission.

Duane, Alexander (1858–1896), Ophth., New York.

Duane-Syndrom (nach Alexander D.): Parese bzw. fibrot. Umwandlung des Augenmuskels M. rectus externus bulbi; Sötrung der Abduktion des Bulbus.

Duarte-Variante: klin. wesentl. leichter verlaufende Form der Galaktosämie, bei der auch beim homozygoten Defektträger noch 50 % Aktivität der Galaktose-1-phosphaturidyltransferase vorhanden sind. Mutationsbedingt liegt ein strukturell verändertes Enzym mit auf etwa 50 % herabgesetzter Aktivität vor.

Dubar-Krankheit: Fehlbildung im Bereich des Zwerchfellansatzes (Ligamentum arcuatum). Führt zu Einengung des Truncus coeliacus (klin. ↑Angina abdominalis) mit chron. intestinale Durchblutungsstörung.

Dubin, Isidore Nathan (1913–1980), Pathol., New York.

Dubin-Johnson-Syndrom: autosomal rezessiv erbl. Störung der Bilirubinexkretion. Milde rezidivierende konjugierte Hyperbilirubinämie, Bilirubinurie. Ablagerung eines lipofuszinartigen Pigments in den Leberepithelzellen (Black-liver-Syndrom). Ursache: Unfähigkeit zur Elimination des konjugierten Bilirubins. Beim ↑Rotor-Syndrom mit Ausnahme der Pigmentablagerung gleiche Befunde.

dubiosus ⟨*lat*⟩ *Adj*: zweifelhaft.

Dubois, Delafield (1882–1959), Naturwissenschaftler, New York.

Dubois, Paul (1795–1871), frz. Gyn., Paris.

Dubois-Abszesse (nach Paul D.): Hohlräume (↑Kolliquationsnekrose) im Thymus unterschiedl. Ursache, früher fälschl. als Sympt. angeborener Syphilis gewertet.

Dubois-Formel (nach Delafield D.): zur Bestimmung der Körperoberfläche O in cm² dient die Formel:

$$O = 167{,}2 \cdot \sqrt{KG} \cdot \sqrt{KL}$$

Unter KG wird das Körpergewicht in kg, unter KL die Körperlänge in cm eingesetzt; ↑Körperoberfläche.

Dubois-Hand (nach Paul D.) ↑Dubois-Zeichen.

DuBois-Reymond, Emil (1818–1896), dt. Physiol., Schüler von Johannes Müller, Prof. in Berlin. D. zählt zu den bedeutendsten Experimentalphysiologen des 19. Jh. Wandte sich bes. der Erforschung der tier. Elektrizität zu. Begründer der Elektrophysiologie. D., der einen naturwissenschaftl. Materialismus vertrat, war ein konsequenter Gegner des Lebenskraftkonzepts (↑Vitalismus).

Dubois-Zeichen (nach Paul D.): Dubois-Hand; Form der ↑Brachydaktylie. Der 5. Finger ist verkürzt sowie fehlgebildet. Er erreicht nicht die Höhe des Endgelenks des 4. Fingers. Gilt als Zeichen einer Fehlbildung des Gehirns.

Dubowitz, Victor (geb. 1931), brit. Päd., Sheffield.

Dubowitz-Syndrom (nach Victor D.): Minderwuchs mit kraniofazialen Dysmorphien, Immundefekten u. Neigung zu Neoplasmen. Wahrscheinl. autosomal rezessiver Erbgang.

Dubreuilh, William (1857–1935), Dermat., Bordeaux.

Dubreuilh-Krankheit (nach William D.): Lentigo praemaligna, Lentigo maligna, prämaligne Melanose; bräunl. Hautflecken meist an der lichtexponierten Haut (90 % oberer Gesichtsbereich), in dem sich bei etwa 1/3 aller Pat. ein malignes Melanom (Lentigo-maligna-Melanom) entwickeln kann. Histol. Atrophie der Epidermis mit diffuser Verteilung atyp. Melanozyten in den unteren Epidermisschichten.

Duchenne, Guillaume Benjamin Amand (1806–1875), frz. Neurol., Paris.

Duchenne-Aran-Krankheit (nach Guillaume B. A. D. u. François A. A.) ↑Muskelatrophie, spinale.

Duchenne-Erb-Lähmung (nach Guillaume B. A. D. u. Wilhelm H. E.) ↑Erb-Lähmung.

Duchenne-Leyden-Syndrom (nach Guillaume B. A. D. u. Ernst V. B. van L.): infantile Form der progressiven Muskeldystrophie.

Duchenne-Typ (nach Guillaume B. A. D.) ↑Dystrophia musculorum progressiva.

Ductuli biliferi: Hering-Kanälchen; Gallenkanälchen an der Peripherie des Leberläppchens mit flachen Epithelzellen als Wand. Sie nehmen die Galle aus den intralobulären ↑Canaliculi biliferi auf u. leiten sie an den im ↑Glisson-Dreieck gelegenen ↑Ductus biliferus interlobularis weiter.

Ductuli efferentes testis: 8–15 Kanälchen im Kopf des Nebenhodens (↑Epididymis). Wand: 1. Epithel wechselnder Höhe (dadurch wellenförmig begrenztes Lumen), das z.T. Kinozilien trägt (Spermientransport), 2. Stratum fibromusculare. Die D. e. t. verbinden das Rete testis (↑Hoden) mit dem Nebenhodengang (↑Ductus epididymidis). Abb.

Ductuli prostatici: ca. 15 kleine Ausführungsgänge der ↑Prostata, die neben den 2 großen Ductus prostatici auf dem Samenhügel (Colliculus seminalis) in die Harn- bzw. Samenröhre münden.

Ductus ⟨*lat*⟩ *m Pl*: Ductus, Gang, Kanal.

Ductus alveolaris: Zweig des Bronchiolus respiratorius mit ↑Alveolen in der Wand. Teilt sich in 2 ↑Sacculi alveolares.

Ductus arteriosus: Ductus Botalli; für den embryonalen Kreislauf wichtige Verbindung zwischen Truncus pulmonalis u. Aortenbogen; obliteriert nach der Geburt zum ↑Ligamentum arteriosum. **D. a. apertus**: Hemmungsfehlbildung, Persistenz des embryonal bestehenden Kurzschlusses zwischen A. pulmonalis u. Aorta thoracalis. Eine der häufigsten angeborenen Herzfehlbildungen. Beschreibungen durch Galen, Aranzio u. Botallo (= Ductus Botalli). Obliteration des D.a. gewöhnl. 4–8 Wochen nach Geburt abgeschlossen. Beim D.a. apertus besteht ein Links-Rechts-Shunt, auskultator. systol.-diastol. Maschinengeräusch, typ. Volumenbelastung der Lunge u. der li. Herzkammer. Bei Shuntumkehr (Eisenmenger-Reaktion) Kontraindikation zur Operation. Ther. durch Flüssigkeitsrestriktion, Digitoxin, Prostaglandinsynthesehemmer o. Duktusligatur. **Ligatur des D. a. apertus**: chir. Technik weitgehend standardisiert. Operative Unterbindung (selten mit Durchtrennung). Zugang durch posterolaterale Thorakotomie li. Erstmalig von R. E. Gross 1938 durchgeführt. Bei Diagn. eines D.a. ist Ind. zum Verschluß gegeben. **Transvasaler Verschluß des D. a. apertus,** perkutaner transfemoraler Duktusverschluß; Verschluß des D.a. mittels eines Stöpsels o. Schirms durch Kathetertechnik. Keine Thorakotomie erforderl. 1966 von W. Porstmann erstmals angewandt.

Ductus biliferus interlobularis: im ↑Glisson-Dreieck gelegener Gallengang mit einschichtig-kub. Epithel als Wand; Teil der Glisson-Trias. Er nimmt die Galle aus den ↑Ductuli biliferi (Hering-Kanälchen) auf. Abb.

Ductus Botalli ↑Ductus arteriosus.

Ductus choledochus: Hauptausführungsgang von Leber u. Gallenblase; entsteht durch Vereinigung des Ductus hepaticus communis mit dem Ductus cysticus u. mündet an der ↑Papilla duodeni major in den Zwölffingerdarm.

Ductus-choledochus-Variationen: angeborene Anomalien u. Fehlbildungen wie Atresien (↑Gallengangatresie), Agenesien (↑Gallengangagenesie), abnormer Verlauf (↑Gallengangdystopie), Aufspaltung (↑Bifurkation), Verdopplung (vollständig, selten, häufiger zwei Lumina), ektope Mündung (oberhalb o. unterhalb der Papilla Vateri, selten in andere Darmabschnitte), Zysten (↑Choledochuszyste), viele Variationen der Mündung.

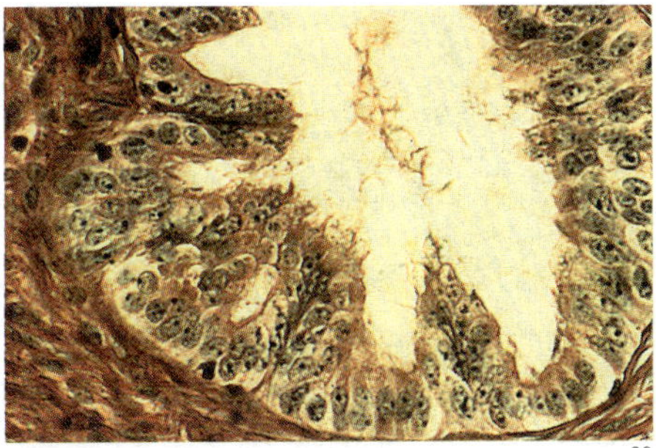

30

Ductuli efferentes testis. Histologischer Schnitt durch den Nebenhoden, Eisenhämatoxylin-Chromotrop-Färbung; unregelmäßige Lumenbegrenzung u. wechselnde Epithelhöhe

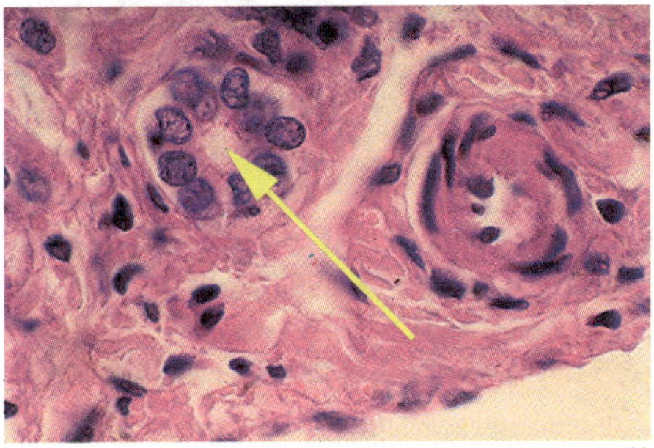

30

Ductus biliferus interlobularis. Histologischer Schnitt durch die Leber, HE-Färbung; D. b. i. (Pfeil) mit Epithel als Begrenzung

Ductus cochlearis: häutige Schnecke, ↑Kochlea.

Ductus cysticus: Gallenblasengang; Ausführungsgang der Gallenblase, der sich mit dem Ductus hepaticus communis zum ↑Ductus choledochus vereinigt.

Ductus deferens: Samenleiter. ***Anat.:*** Fortsetzung des Nebenhodengangs (Ductus epididymidis); zieht im Funiculus spermaticus durch den Leistenkanal ins kleine Becken, durchsetzt mit seinem Endabschnitt, dem Ductus ejaculatorius, die Prostata u. mündet in die Harnröhre. Der D.d. leitet bei der Ejakulation die Spermien vom Nebenhoden in die Harnröhre. ***Histol.:*** Wandschichten: 1. Tunica mucosa mit a) mehrreihigen Säulenepithel mit hohen Mikrovilli (Limbus penicillatus), b) Lamina propria. Die Schleimhautfalten (Plicae mucosae) ergeben eine wellenförmige Lumenbegrenzung. 2. Tunica muscularis, in drei Schichten (Stratum longitudinale internum bzw. externum, Stratum circulare) aus einer sehr dicken Schicht glatter Muskelzellen. 3. Tunica adventitia, bestehend aus einer Bindegewebeschicht bzw. Tunica serosa mit Mesothel. Das Muskelsystem kann durch Erweiterung des Lumens bei Gangverkürzung den Inhalt des Nebenhodens ansaugen u. durch nachfolgende Kontraktion während der Ejakulation in Richtung Harnröhre

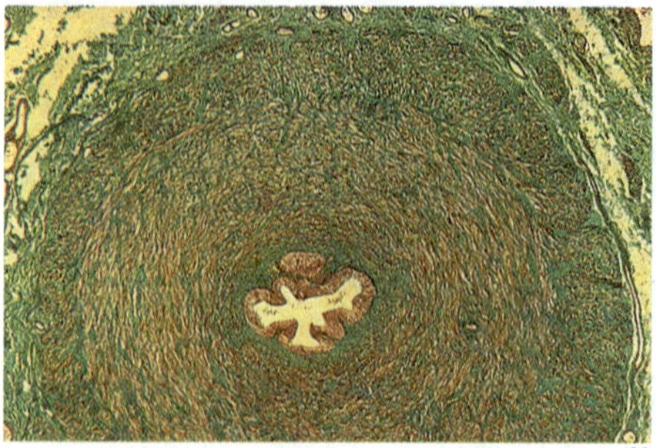

30

Ductus deferens. Histologischer Querschnitt, Färbung nach Goldner; deutlich die sehr dicke Muskelschicht

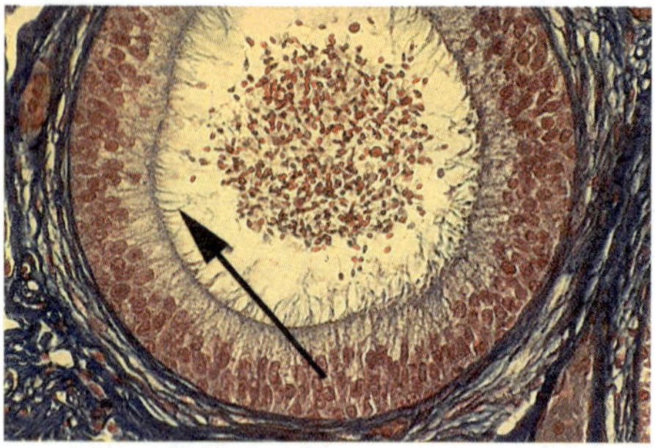

30

Ductus epididymidis. Histologischer Schnitt durch den Nebenhoden, Azanfärbung; glatt begrenztes Lumen, zweireihiges Epithel mit Stereozilien (Pfeil)

befördern. Durch die dicke Muskelschicht ist der D. d. in der Pars funicularis gut tastbar. Abb.

Ductus-deferens-Verdopplung: seltenes Vorkommen von 2 Samenleitern auf einer Seite. Meist kombiniert mit 2 Hoden auf der gleichen Seite, jedoch auch Mündung in das Samenbläschen mögl.

Ductus ejaculatorius: Endabschnitt des ↑Ductus deferens.

Ductus endolymphaticus: mit Endolymphe angefüllter Gang des häutigen Labyrinths; entspringt vom Ductus utriculosaccularis u. endet an der Hinterfläche des Felsenbeins als Saccus endolymphaticus.

Ductus epididymidis: Nebenhodengang; ca. 4 m langer Epithelschlauch, der die Spermien aus den ↑Ductuli efferentes testis aufnimmt u. in den ↑Ductus deferens weiterleitet. Lage: stark geknäuelt im Nebenhoden (↑Epididymis). Wand: 1. Tunica mucosa mit zweireihigem Säulenepithel mit hohen Mikrovilli (Limbus penicillatus, Stereozilien), keine Falten o. Epithelhöhendifferenzen, daher glatt begrenztes Lumen. 2. Tunica fibromuscularis, glatte Muskelzellen. 3. Tunica adventitia bzw. serosa. Funktion des D. e.: Samenspeicher zur Ausreifung der Spermien, Veränderung der Samenflüssigkeit. Abb.

Ductus excretorius: Ausführungsgang der Samenblase (↑Vesicula seminalis) in den Ductus ejaculatorius.

Ductus glandulae sebaceae: Ausführungsgang von Talgdrüsen. ↑Glandulae sebaceae liberae.

Ductus hepaticus: Lebergang; die Gallenflüssigkeit vom re. (D. h. dexter) bzw. li. Leberlappen (D. h. sinister) ableitende Gänge, die sich zum D. h. communis vereinigen.

Ductus-hepaticus-Anomalien: angeborene Variationen u. Fehlbildungen, zahlreiche Atresien (↑Gallengangatresie), abnormer Verlauf (↑Gallengangdystopie), überzähliger Gang, fehlender Gang bei Mündung des Ductus cysticus in den Ductus hepaticus dexter o. bei Nichtvereinigung beider Lebergänge, Variationen durch Vereinigung beider Lebergänge innerhalb der Leber.

Ductus lacrimalis solidus ↑Dakryostenose.

Ductus lactiferi: epithelbegrenzte Milchgänge der Brustdrüse, beginnend mit: Ductus alveolaris lactifer, intralobulär gelegen, über D. l., interlobulär gelegen, zum Ductus lactifer colligens 15–25, auf der Brustwarze mündende, 2 mm weite Gänge, die kurz vor der Mündung einen 8 mm weiten Sinus lactifer besitzen.

Ductus lingualis: klin. Bez. für einen vom Foramen caecum der Zunge ausgehenden Kanal. Persistenz des proximalen Abschnitts des ↑Ductus thyroglossalis (Schilddrüsenentwicklung).

Ductus longitudinalis epoophori: Längsgang des ↑Epoophorons.

Ductus lymphaticus dexter: 1,5 cm langer Lymphgang, öffnet sich in den re. Venenwinkel (Angulus venosus dexter) u. entsteht aus dem Zusammenfluß der Lymphstämme des re. Oberkörpers, ↑Truncus jugularis, ↑Truncus subclavius u. ↑Truncus bronchomediastinalis.

Ductus nasolacrimalis: Tränennasengang; über ihn gelangt die Tränenflüssigkeit aus dem Tränensack am inneren Augenwinkel in den unteren Nasengang der Nasenhöhle.

Ductus-nasolacrimalis-Atresie ↑Dakryostenose.

Ductus omphaloentericus persistens: Dottergangpersistenz; partielles o. totales Offenbleiben des embryonalen Dottergangs, der das spätere Ileum durch den Nabel mit der extraembryonalen Dotterblase verbindet. Beginnt im 2. Embryonalmonat zu veröden. Je nach dem Grad der Persistenz sind 24 Varianten bekannt. 1. völlige Persistenz: ↑Darm-Nabel-Fistel. 2. teilweise Persistenz: ↑Meckel Divertikel, ↑Enterokystom, ↑Roser-Zyste, ↑Umbilikalsinus. 3. Gang verödet, bleibt als Bindegewebestrang zwischen Ileum u. Nabel bestehen: Gefahr des Volvulus. Ein offener Dottergang ist oft vergesellschaftet mit Fehlbildungen des ZNS o. des Herz-Kreislauf-Systems. Abb.

Ductus pancreaticus: Hauptausführungsgang der Bauchspeicheldrüse; vereinigt sich kurz o. direkt vor seiner Ausmündung in den Zwölffingerdarm an der Papilla duodeni major mit dem ↑Ductus choledochus (↑Ampulla hepatopancreatica); kann aber auch ein eigenes Ostium haben.

Ductus pancreaticus accessorius: Nebenausführungsgang der Bauchspeicheldrüse; selten vorhanden, mündet er dann etwa 3 cm oberhalb des ↑Ductus pancreaticus auf der Papilla duodeni minor in den Zwölffingerdarm.

Ductus-pancreaticus-Variationen: 1. Akzessor. Gang u. Hauptgang verbinden sich nicht (10 %). 2. Akzessor. Gang ist Hauptausführungsgang. 3. Akzessor. Gang obliteriert kurz vor dem Duodenum. 4. Mündung mehrerer getrennter Gänge aus dem Kopfteil des

Pankreas bzw. aus ektopem Parenchym. 5. Aufsplitterung des Hauptgangs vor der Mündung in mehrere Zweige. 6. gemeinsame o. getrennte Mündung von ↑Ductus pancreaticus u. ↑Ductus choledochus.

Ductus paraurethrales: Ductus canales paraurethrales, Skene-Gänge; Ausführungsgänge kleiner muköser Drüsen in der Umgebung der Harnröhrenmündung bei der Frau.

Ductus parotideus: Hauptausführungsgang der Ohrspeicheldrüse; mündet an der Papilla parotidea der Wangenschleimhaut gegenüber dem 2. oberen Molaren in den Mundvorhof.

Ductus perilymphaticus: mit Perilymphe angefüllter Gang des Labyrinths; entspringt an dem blindgeschlossenen Ende der Scala tympani u. zieht zur Unterfläche des Felsenbeins.

Ductus reuniens: Verbindungsgang zwischen Sacculus u. Ductus cochlearis des häutigen Labyrinths.

Ductus semicircularis: seitl. (D. s. lateralis), hinterer (D. s. posterior) bzw. vorderer (D. s. anterior) häutiger Bogengang.

Ductus sublinguales minores: Ausführungsgänge der kleinen Unterzungendrüsen, Glandulae sublinguales minores, welche an der ↑Plica sublingualis ausmünden.

Ductus sublingualis major: Ausführungsgang der großen Unterzungendrüse, Glandula sublingualis major; vereinigt sich vor seiner Ausmündung auf der ↑Caruncula sublingualis mit dem Ductus submandibularis.

Ductus submandibularis: Hauptausführungsgang der Unterkieferdrüse, Glandula submandibularis; mündet an der ↑Caruncula sublingualis in die Mundhöhle.

Ductus sudorifer: Ausführungsgang der großen Schweißdrüsen o. Duftdrüsen (↑Glandulae sudoriferae apocrinae). Der Ausführungsgang der ↑Glandulae sudoriferae merocrinae heißt Ductus glandularis.

Ductus thoracicus: Milchbrustgang; Hauptlymphstamm des Körpers; beginnt in Höhe des 1. Lendenwirbels u. zieht zwischen Aorta thoracica u. V. azygos nach oben. Er mündet in den li. Angulus venosus u. führt die Lymphe der unteren Körperhälfte sowie von li. Brustraum, li. Kopf, li. Hals u. li. Arm zur V. brachiocephalica sinistra. Abb.

Ductus-thoracicus-Drainage: Ableitung des Lymphflusses aus dem Ductus thoracicus u. Reinfusion nach Entfernung der in der ↑Lymphe enthaltenen Zellen. Ziel der D. ist insbes. die Entfernung der immunkompetenten Zellen. Die nach D. schnell eintretende Lymphozytopenie stellt eine immunsuppressive Maßnahme dar. Klin. hat sich dieses Verfahren nicht durchgesetzt. Exp. ist eine beträchtl. kontinuierl. Lymphozytenausbeute mögl.

Ductus-thoracicus-Variationen: durch bilaterale Anlage des Lymphsystems u. seine plexusartige Verbindung gibt es zahlreiche Varietäten. 1. Ursprung: Cisterna chyli fehlt in 50 %; variable Vereinigung der drei Lymphgänge (zwei Trunci lumbales, Truncus intestinalis), jeder kann erweitert sein (mehrere Zisternen). 2. Verlauf: Lehrbuchfall nur 60 %; häufig Verdopplung des Ductus thoracicus im unteren Abschnitt o. Ersatz durch einen Plexus. 3. Mündung: mündet in 70 % nicht einfach, sondern mit zwei o. drei Gängen in li. V. subclavia o. V. jugularis interna; bei Mündung des Ductus thoracicus in den re. Venenwinkel besteht oft eine A. lusoria. Heterotopie des Ductus thoracicus wurde in Kombination mit anderen angeborenen Erkrankungen u. Syndromen beschrieben.

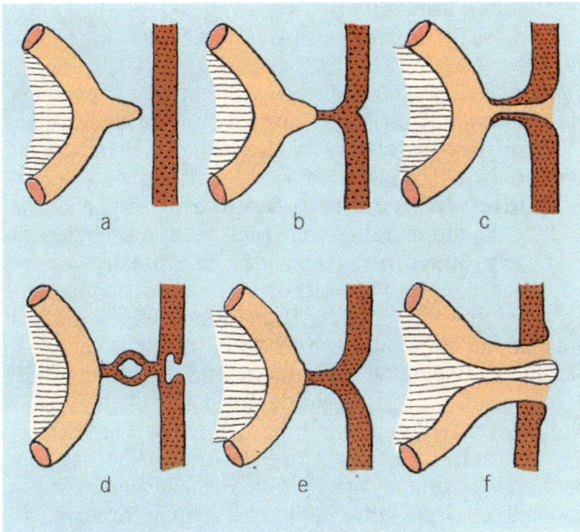

Ductus omphaloentericus persistens
a: Meckel-Divertikel; b: Meckel-Divertikel, am Nabel befestigt; c: Darm-Nabel-Fistel; d: Enterokystom; e: Umbilikalsinus mit strangförmiger Adhäsion des Ileums; f: Prolaps der Ileumwand durch den Nabel

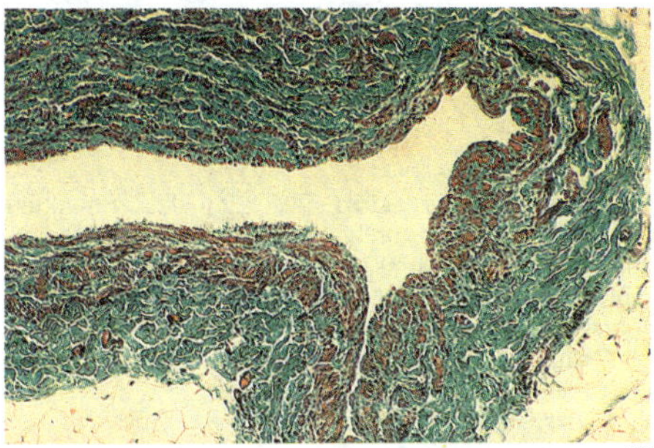

30

Ductus thoracicus. Histologischer Schnitt, Färbung nach Goldner; unregelmäßige Wandschichten ähnlich einer Vene, relativ spärliche Muskulatur (bräunlich)

Ductus thyroglossalis: Schilddrüsen-Zungen-Gang; embryonaler Epithelstrang, der am 24. Tag hinter dem mittleren Zungenwulst in die Tiefe wächst. Aus seinem distalen Ende entwickelt sich die Schilddrüse, das proximale Stück bildet sich zurück. Der D. th. kann als Entwicklungsstörung zwischen Foramen caecum der Zunge u. Schilddrüse persisitieren (Fisteln).

Ductus utriculosaccularis: Verbindungsgang zwischen Utrikulus u. Sakkulus des häutigen Labyrinths.

: 1. Ductus venosus Cuvier; Cuvier-Gang. In der Fetalzeit vorhandener Venenstamm (V. cardinalis communis), der das Blut der Kardinalvenen in den ↑Sinus venosus des Herzens leitet. 2. Ductus venosus Arantii; bis zur Geburt bestehende Verbindung zwischen li. Ast der V. portae u. unterer Hohlvene; obliteriert nach der Geburt zum Ligamentum venosum.

Ductus venosus persistens: seltenes Bestehenbleiben des Ductus venosus (Arantius) an der Unterfläche der Leber nach der Geburt. Das aus der li. Nabelvene des Keimlings hervorgehende Gefäß stellt damit postnatal eine Verbindung zwischen Pfortader u. Lebervenen dar.

Ducuing-Zeichen: Wadenschmerz beim Schaukeln des Unterschenkels bei venöser Thrombose.

Dudley-Klingenstein-Syndrom: bei Neoplasmen des Jejunums auftretende Meläna u. Leibschmerzen.

Duffy-System: System, dessen Antikörper (stets Immunantikörper) als Ursache für ↑Morbus haemolyticus neonatorum sowie schwere Transfusionszwischenfälle in Frage kommen. 1950 erstmals von Cutbush, Momsen u. Parkin bei einem polytransfundierten Pat. namens Duffy beschrieben, Antikörper wurde Anti-Duffy (Anti-Fy^a), das Antigen Duffy (Symbol Fy^a) nach Wiener F bezeichnet. Der antithet. Antikörper Anti-Fy^b wurde 1951 beschrieben. Die Vererbung erfolgt von Fy^a u. Fy^b autosomal, kodominant. Der Duffy-Genort ist auf dem Chromosom 1 (wie auch Rh-Merkmal) lokalisiert. Häufigkeit: Fy^a in Berlin 69 %, bei Eskimos, Indianern, Ur-Australiern fast 100 %, bei Afrikanern sehr selten. Fy^b in Leipzig 82,5 %. Duffy-Ak reagierten im indirekten AHG-Test, selten im Supplementtest u. sind komplementabhängig. Als Testseren dienen menschl. Immunseren.

Duftdrüsen: Glandulae sudoriferae apocrinae; große Schweißdrüsen mit weitlumigen, alveolären Endstücken, die mittels des ↑Ductus sudorifer in die Follikel von Haaren münden. Lokalisation: Achselhöhle (↑Achselhöhlenschweißdrüsen), äußerer Gehörgang (↑Glandulae ceruminosae), Brustwarze, Mons pubis, Labia majora, Analregion. Die D. spielen, bes. im Tierreich, in der Sexualbiologie eine Rolle.

Duhamel-Operation: Resektion des erkrankten Rektosigmoids u. retrorektaler, intrasphinktärer Durchzug des gesunden Darms mit keilförmiger Quetschanastomose vom Anus her. Angewandt zur Behandlung der ↑Hirschsprung-Krankheit.

Duhring, Louis A. (1845–1913), amerik. Dermat., Philadelphia.

Duhring-Krankheit (nach Louis A. D.) ↑Dermatitis herpetiformis.

Dukes, Clement (1845–1925), Dermat., Rugby. ↑Lymphopathia venerea.

Dukes, Cuthbert E. (1890–1977), Pathol., London.

Dukes-Klassifikation (nach Cuthbert E. D.): allg. verwendete Einteilung der kolorektalen Karzinome. **Dukes A**: Karzinom auf die Darmwand beschränkt, **Dukes B**: Überschreiten der Darmwand, Infiltration der benachbarten Region; **Dukes C1**: 1–3 Lymphknotenmetastasen in der benachbarten Region; **Dukes C2**: >3 Lymphknotenmetastasen in der Umgebung o. entlang größerer Gefäße; **Dukes D**: Fernmetastasen.

Duktopenie, idiopathische: verringerte Anzahl der intrahepat. Gallenwege mit Erhöhung der sog. Gallenwegsenzyme. ↑Alagille-Syndrom.

Duktusepithelien: abgeschilferte Epithelien der Milchgänge der Brustdrüse, die bei sezernierenden Brustdrüsen mit dem Sekret ausgeschwemmt werden.

Duktusverschluß, transaortaler: Verfahren zum Duktusverschluß ohne Thorakotomie. Dabei wird mit Hilfe von Kathetern ein formentsprechender Kunststoffpfropfen von der A. femoralis aus über die Aorta in den Ductus arteriosus persistens geleitet u. dort belassen. ↑Ductus arteriosus.

Dulbecco, Renato (geb. 1914), amerik. Biol., Pasadena, London. 1952 Einführung der Plaquetechnik zur quantitativen Bestimmung von tier. Viren, 1960 Nachweis der malignen Transformation von Mäuse- u. Hamsterzellen durch Polyomaviren. 1975 Nobelpreis für Med./Physiol. (mit D. Baltimore u. H. M. Temin) „für ihre Entdeckungen auf dem Gebiet der Wechselwirkungen zwischen Tumorviren und dem genetischen Material der Zelle".

Dulcin: 4-Ethoxyphenylharnstoff; synthet. ↑Süßstoff mit 250facher Süßkraft der Saccharose. Tox. Effekte (Methämoglobinämie; sogar Todesfälle) u. ↑Kumulation im Organismus führten zum Verbot der Anwendung.

Dulcit ↑Hexite.

Dumb-bell-tumor ↑Sanduhrgeschwulst.

Dum-Dum-Fever ⟨*engl*⟩ ↑Leishmaniasen, ↑Kala Azar.

Dummy ⟨*engl*⟩: menschl. Puppe, die auf Fahrzeugsitze geschnallt in Testanlagen von Automobilwerken Auskunft über die passive Sicherheit in Kraftfahrzeugen gibt. Mit Spezialkameras werden die Bewegungen des D. bei einem simulierten Unfall aufgezeichnet u. so ein Unfall in seinen einzelnen Phasen analysiert.

Dumping-Provokationstest: Zufuhr von 150 ml 40%iger Glukose führt zur Dumping-Symptomatik (nicht zulässig).

Dumping-Syndrom: Postgastrektomie-Syndrom, postalimentäres Frühsyndrom, Entleerung-Anhäufung-Syndrom; meistens bei Magenresezierten nach Billroth II (aber auch nach Billroth I u. Vagotomie mögl.) auftretender Symptomenkomplex (Schwächegefühl, Tachykardie, Schweißausbruch, Völlegefühl, Krampferscheinungen, Erbrechen, Durchfall), der durch eine zu schnelle Entleerung des Magenstumpfes zu einer übermäßigen Dehnung des oberen Jejunums sowie zu Hyperosmolarität führt, was mit übersteigerten viszeroviszeralen Reflexen, schnellem Flüssigkeitseinstrom in das Darmlumen mit Abfall des Plasmavolumens, Anstieg der Plasmakinine u. des Hämatokrits einhergeht. Häufige kleine Mahlzeiten (reich an Eiweiß u. arm an leicht verdaul. Kohlenhydraten), Flüssigkeitszufuhr nach den Mahlzeiten, Gabe von Anticholinergika o. Prenylamin wirken sich günstig aus. Auch Somatostatin kann über begrenzte Zeit eingesetzt werden.

Duncan, James Mathews (1826–1890), brit. Gyn., Edinburgh.

Duncan-Modus (nach James M. D.): Modus der Nachgeburtslösung, Haftung der Plazenta im Tubenwinkel, Lösung vom unteren Pol mit Blutungen. Ggs. ↑Schultze-Modus.

Duncan-Syndrom: rezessiv vererbter, angeborener ↑Immundefekt beim männl. Geschlecht, an X-Chromosom gekoppelte Defekte der B-Lymphozyten, dadurch Mangel an humoralen Antikörpern mit überschießender ↑Proliferation defekter B-Lymphozyten. Daraus folgt schwerer, oft tödl. Verlauf von Infektionskrankheiten.

Dunkeladaptation ↑Adaptation.

Dunkelfeldmikroskopie: mikrosk. Technik, bei der durch eine spez. Beleuchtungstechnik (Dunkelfeldbeleuchtung) nicht das direkte Licht, sondern die Randstrahlung in die Bildebene gelangt. Die Randstrahlung wird durch einen Immersionsöltropfen zwischen Kondensorfrontlinse u. Objektglasunterfläche in die Flüssigkeitsschicht des Präparats schräg eingeführt, wobei im Normalfall an der Unterseite des Deckglases Totalreflexion eintritt. Es resultiert ein dunkles Bildfeld, in dem alle

Strukturen, die sich durch Unterschiede in der Lichtdurchlässigkeit, der Brechzahl o. des Reflexionsvermögens in bezug auf ihre Umgebung auszeichnen, hell aufleuchten. Die Abbildung ist nicht objektgetreu. Wird zur mikrosk. Beurteilung von zytomorpholog. Vitalpräparaten in der Hämat. u. Harnsedimentdiagnostik angewendet. ↑Phasenkontrastmikroskopie.

Dunkelreaktivierung ↑DNA-Reparatur.

Dunkelreparatur ↑DNA-Reparatur.

Dunkelziffer: Meldedefizit bei den meldepflichtigen Krankheiten, z. B. Infektionskrankheiten.

Dünndarm ↑Intestinum tenue.

Dünndarmanastomosen: Wiederherstellung der Kontinuität des Dünndarms beim Neugeborenen nach Resektionen, einreihig allschichtig.

Dünndarmatresie: angeborener, segmentartiger o. ausgedehnter Verschluß des Dünndarmlumens. 3 Formen (↑Darmatresie): 1. Membranverschluß: quere Schleimhautmembran mit Submukosa (kann perforieren, ↑Dünndarmstenose). Muskularis nicht unterbrochen. 2. Voneinander getrennte Darmenden, durch Bindegewebestrang verbunden. 3. Voneinander getrennte Darmenden mit keilförmigem Defekt des Mesenteriums ohne Bindegewebestrang. Vorkommen entspr. der Häufigkeit: ↑Duodenalatresie, Ileumatresie (meist oberer Abschnitt), Jejunumatresie. Multiple Atresien mögl. Jejunalatresie u. Ileumatresie: auch sek. Folge von Briden, Mekoniumperitonitis o. Invagination. Dabei kann der Darm spiralförmig um das Mesenterium angeordnet sein, ↑Apple-peel-Syndrom. Erbrechen setzt am 2.–3. Tag ein, gallig o. fäkulent, Meteorismus mit Darmsteifungen. In Abhängigkeit von der Höhe des Verschlusses röntg. unterschiedl. viele Spiegel. Erste klin. Zeichen sind Erbrechen, aufgetriebener Leib, Gas- u. Stuhlretention. Abb.

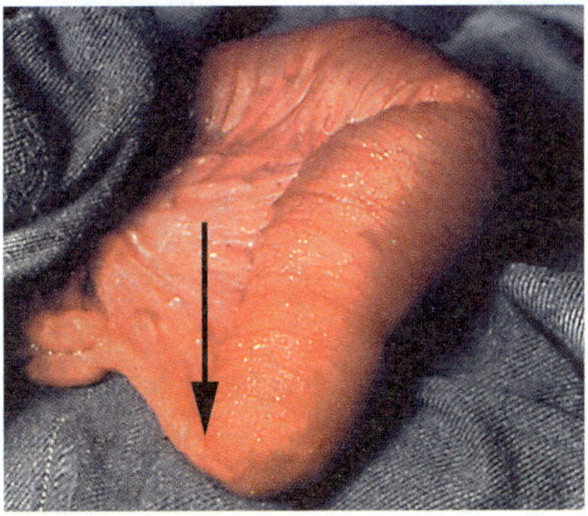

4

Dünndarmatresie. Übergang (Pfeil) vom gestauten zum kollabierten Dünndarm bei membranöser D.

Dünndarmbiopsie: Entnahme von Dünndarmgewebe (-schleimhaut) mit Hilfe von Biopsiesonden (↑Saugbiopsie) bzw. über ein Endoskop mit Zangen o. auch intra operationem. Wichtig in der Diagnostik der glutensensitiven Enteropathie, Whipple-Krankheit, intestinaler Lymphangiektasie, Amyloidose, evtl. Disaccharidasemangel.

Dünndarmdivertikel: umschriebene Ausstülpung der Dünndarmwand, einzeln u. multipel. Die Häufigkeit nimmt vom Duodenum zum Jejunum hin ab. Meistens sind es Pseudodivertikel. Häufig ohne Sympt. Komplikationen: Syndrom der blinden Schlinge, Blutung, Divertikulitis.

Dünndarmfibromatose: fam. Vorkommen von Dünndarmfibromen mit Hautpigmentierungen, auch als Neurofibromatose bei Recklinghausen-Krankheit.

Dünndarmfistel: Verbindung zwischen dem Dünndarm u. der Körperoberfläche (Bauchdecken). Prinzipiell unterscheidet man eine äußere u. eine innere D. In der exp. Chirurgie o. Physiol. wird die D. zum Studium der Darmfunktion angewendet. **D. nach Pawlow**: 1894 von J. P. Pawlow eingeführte Methode zur operativen Isolierung eines Dünndarmabschnitts unter Erhaltung der sekretor. nervösen Verbindung zwischen dem zu- u. abführenden Teil. Die Dünndarmschlinge wird vom übrigen Dünndarm völlig isoliert. Die D. hat nur eine Öffnung. **D. nach Babkin-Puestov**: U-förmig ausgeschaltete Dünndarmschlinge mit zwei Öffnungen. **Nach Croker-Markowitz**: Mit Hilfe von zwei Plastiktuben wird der Dünndarm an zwei Stellen nach außen drainiert.

Dünndarmfixation: operative Befestigung zumeist der letzten Dünndarmschlinge zur Verhütung einer (erneuten) ↑Invagination.

Dünndarmhormone ↑Hormone, intestinale.

Dünndarmileus: Dünndarmverschluß. Akut (am häufigsten) o. allmähl. sich entwickelnd. Nach Lokalisation: hoher u. tiefer D. Akute Sympt. beim Strangulationsileus (Inkarzeration, Invagination, Volvulus), bei Obturationsileus allmähl. Beginn. Hauptsymtome, die in ihrem zeitl. Auftreten deutl. von der Höhe des Ileus u. seiner Art abhängig sind: Schmerz, Erbrechen, Meteorismus, Wind- u. Stuhlverhaltung, Tachykardie, Kollaps, Fieber. Nach dem stürm. Beginn kann eine trüger. fast beschwerdefreie Kompensationsphase auftreten. Klin. können bestehen: Asymmetrie des Bauchs, sichtbare Hyperperistaltik (stehende Schlingen nur beim chron. Ileus), Meteorismus in der Abdomenmitte (tiefer D.), spritzende Darmgeräusche, bei längerem Bestehen des D. mit metall. Klang. Beim paralyt. Ileus fehlen alle Darmgeräusche (Totenstille im Abdomen). Röntg.: geblähte Dünndarmschlingen mit Flüssigkeitsspiegeln, die häufig die Form eines roman. Bogens annehmen. Ther.: Schockbehandlung, Sondendekompression, Antibiotika, frühestmögl. Operation. ↑Darmverschluß, arteriomesenterialer.

Dünndarmintubation: Legen einer Dünndarmsonde zu diagn. (Absorptionsstudien, Pankreasfunktionstests u. a.) o. ther. Zwecken (Ileusbehandlung).

Dünndarmpassagezeit: Zeit zwischen Aufnahme eines schwer resorbierbaren Kohlenhydrats u. Anstieg der H_2-Konzentration in der Atemluft. Bestimmung über H_2-Atemtest. Im Kolon wird durch bakterielle Fermentation aus Kohlenhydraten H_2 freigesetzt, das resorbiert u. über Lungen abgeatmet wird. ↑Breath-Test. H_2-Messung durch ↑Gaschromatographie.

Dünndarmperfusion: segmentale D., dient der qualitativen u. quantitativen Bewertung der Digestions- u. Absorptionsleistung in einer 20–40 cm langen Perfusionsstrecke im Jejunum. Bestandteil der Diagnostik von Pankreas- u. Dünndarmerkrankungen.

Dünndarmpolypen: unter dem Bild von D. können Adenome, Hamartome, Leiomyome, Lipome, Fibrome, Angiome, neurogene Tumoren, Adenomyome u. Karzinoide in Erscheinung treten. Als Polyposis kommen

D

sie beim ↑Peutz-Jeghers-Syndrom vor, aber auch beim ↑Gardner-Syndrom u. a. fam. Polyposen. Als Komplikationen können Invaginationsileus u. Blutungen auftreten.

Dünndarmresektion: Entfernung eines mehr o. weniger großen Dünndarmteils. Resektionen des Jejunums werden besser toleriert als die des Ileums, wobei außerdem dem Erhalt der Ileozäkalklappe Bedeutung zukommt. Ileumresektionen gehen mit einer chologenen ↑Diarrhö u. einer verminderten Vitamin-B_{12}-Resorption einher.

Dünndarmringplastik: Scheele-Operation; eine aus der Darmpassage ausgeschaltete u. durch End-End-Naht in sich zu einem Ring geschlossene Dünndarmschlinge wird durch Seit-Seit-Anastomose an den Blasenscheitel (o. Blasenrest) angelagert, wodurch die zu kleine (Schrumpf-)Blase vergrößert wird.

Dünndarmröntgenuntersuchung: nach intravenöser Injektion von Metoclopramid u. Trinken einer dünnflüssigen Bariumsulfataufschwemmung werden Übersichtsaufnahmen der einzelnen Dünndarmabschnitte einschl. des Ileocaecum angefertigt. Bei der Doppelkontrastmethode zur radiol. Untersuchung des Dünndarms wird über eine transoral o. transnasal eingeführte flexible Sonde in den Dünndarm zunächst eine Bariumsulfatsuspension als pos. u. dann Methylzelluloselösung als neg. Kontrastmittel eingebracht. In Durchleuchtungstechnik Anfertigung von ↑Röntgenbildern. Gleichmäßige Wanddehnung u. hohe Detailerkennbarkeit, daher sind sowohl Lageanomalien als auch tumoröse, entzündete o. malabsorptive Erkrankungen diagnostizierbar.

Dünndarmschienung: transorale Einlage einer langen Gummisonde durch den gesamten Dünndarm zur Vermeidung ungünstiger ↑Adhäsionen bei Operationen wegen Adhäsionsileus (↑Ileus), ↑Verwachsungsbauch.

Dünndarmstenose: **1.** angeborene Verengung des Lumens des Dünndarms. Annähernd 75 % werden im Duodenum beobachtet (↑Duodenalstenose), 20 % im Ileum, der Rest im Jejunum. Kombination mit dem ↑Down-Syndrom häufig. **2.** Dünndarmstriktur: Einengung des Darmlumens durch Kompression (Tumoren, entzündl. Konglomerate), Verwachsungen bzw. Darmwandprozesse wie Crohn-Krankheit, Tuberkulose, Aktinomykose, Ulkus, Zustand nach Bestrahlung.

Dünndarmtransplantation: indiziert beim angeborenen bzw. erworbenen ↑Kurzdarmsyndrom, das eine permanente parenterale Ernährung erfordert. Durch die Verbesserung der Immunsuppression insbes. der Verwendung von ↑Tacrolimus ist die D. in einigen spezialisierten Zentren sowohl als isolierte D. als auch als multiviszerale Transplantation mit akzeptablen Funktions- u. Überlebensraten durchgeführt worden. Letztl. befindet sich die D. dennoch wegen gravierender immun. Probleme (↑Rejektion, ↑Graft versus host reaction) im Stadium der klin. Erprobung.

Dünndarmtumoren: gutartige (↑Dünndarmpolypen) u. bösartige Geschwülste des Dünndarms. Die bösartigen D. sind selten. Karzinome kommen am häufigsten im Duodenum, Lymphome u. Karzinoidtumoren am häufigsten im Ileum vor, Leiomyosarkome sind noch seltener. Metastasen sind im Dünndarm selten (von Melanomen, Chorionepitheliom, Teratom, Hypernephrom). Stenosen, Perforationen, Blutungen, Fieberschübe, Einbrüche in Nachbarorgane sind die häufigsten Sympt.

Dünndarmulkus: Dünndarmgeschwür. Weitaus am häufigsten als pept. Ulkus im Duodenalbulbus, sonst nach Magenresektionen als Ulcus pepticum jejuni, beim Zollinger-Ellison-Syndrom, ulzerierender Jejunitis, bei lokalen Durchblutungsstörungen, nach Einnahme schwer lösl. Kaliumtabletten u. NSAR (nichtsteroidaler ↑Antirheumatika) sowie bei Typhus abdominalis, Leukämien, Panarteriitis nodosa.

Dünndarmzotten ↑Villi intestinales.

Dünnschichtchromatographie ↑Chromatographie.

Dünnschichtfilm: photograph. Material mit dünn aufgetragener Emulsion. D. werden teils wegen des geringen Diffusionslichthofes zur Erzielung hoher Bildschärfe teils zur Abkürzung der Verarbeitungszeiten bei maschineller Verarbeitung hergestellt.

Duodenalatresie: angeborener Verschluß des Zwölffingerdarms, meist in Form einer queren Schleimhautmembran in der Umgebung der Papilla Vateri. Bei Ausbildung in Höhe der Papille gleichzeitiger Verschluß von Gallen- u. Pankreasgang. Häufigste Form des angeborenen Dünndarmverschlusses. Bald nach Geburt Erbrechen mit Gallebeimengung bei infrapapillärem, ohne Gallebeimengung bei suprapapillärem Sitz. Abb.

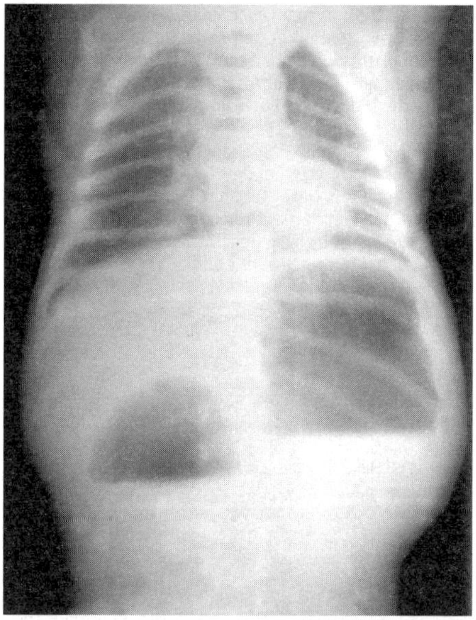

4

Duodenalatresie.
Magen u. oraler Duodenalabschnitt stark erweitert (Luftblasen links u. rechts), übriger Darm luftleer

Duodenalgeschwür ↑Ulcus duodeni.

duodenalis ⟨*lat*⟩ *Adj*: duodenal; zum Zwölffingerdarm (Duodenum) gehörig.

Duodenalruptur: Zerreißung, Berstung des ↑Duodenums, meist durch stumpfe Gewalt. Die **retroperitoneale D.** betrifft die außerhalb der Peritonealhöhle gelegenen Abschnitte u. ist sehr schwer o. spät erkennbar.

Duodenalsaft: Mischsaft aus Galle, Pankreassekret u. Duodenalsekret (mitunter auch Magensaft). I. e. S. das von den Brunner-Drüsen u. der übrigen Schleimhaut gebildete Sekret.

Duodenalsonde: Schlauch, der in das Duodenum zur Gewinnung des Duodenalsafts plaziert wird. Ursprüngl. 150 cm langer Gummischlauch mit perforierter Metallolive an der Spitze (Einhorn-Duodenalsonde), jetzt auch Sondenarten: nach Barthelheimer, Dreiling, Lagerlöf, Mahlo u. a.

Duodenalstenose: 1. angeborene Einengung des Lumens des Zwölffingerdarms. Hochgradige Stenose wirkt funktionell als ↑Dünndarmatresie. Stenosen durch Perforation eines membranösen Septums o. durch heterotope Einlagerung von Pankreasparenchym in die Wand. 2. Einengung des Duodenums durch Kompression (Pankreatitis, Pankreaspseudozysten, -tumoren, Pancreas anulare, Duodenalband, angeborene umschriebene Einengung, retroperitoneale Tumoren) o. Obturation (Tumoren, intraduodenale Divertikel). Entwicklung der Sympt. eines hohen Dünndarmileus.

Duodenalulkus ↑Ulcus duodeni.

Duodenalverschlüsse, angeborene: durch Entwicklungsstörung partielle ↑Duodenalstenose o. totale Verschlüsse des Zwölffingerdarms. Bei Malrotation des Darms (↑Malrotatio intestini), ↑Pancreas anulare o. Volvulus spricht man von **Extrinsic stenosis,** von **Intrinsic obstruction** bei allen intraluminalen Unwegsamkeiten durch membranöse Atresie, Membranen mit kleiner o. größerer Öffnung, Kontinuitätsunterbrechungen, Streckenstenose u. -atresie.

Duodenitis: Entzündung der Duodenalschleimhaut. Als autonome Duodenitis selten. Die endoskop. Einteilung: superfizielle, erosive u. pseudopolypoide D. korreliert schlecht mit der Histol. Histol.: superfizielle, interstitielle u. atroph. D. Dyspepsie, Schmerzen u. selten Blutungen sind die Beschwerden.

Duodenoduodenostomie: operative Anlage einer ↑Anastomose zwischen versch. Abschnitten des Duodenums.

Duodenographie, hypotone: Röntgendarstellung der inneren Kontur des Duodenalbogens. Nach medikamentöser Tonusherabsetzung u. Passageverlangsamung im Duodenum Prallfüllung dieses Darmabschnitts mit 100–150 ml einer Kontrastmittelaufschwemmung. Prallfüllungsaufnahmen im Liegen, danach wird das Kontrastmittel abgesaugt u. durch 200–400 ml Luft ersetzt, u. es werden im Doppelkontrast weitere Aufnahmen angefertigt. Die D. dient der Darstellung von entzündl. u. neoplast. Veränderungen des Pankreaskopfs, der Vater-Papille u. der Darstellung von Duodenalstenosen u. anderen raumfordernden Prozessen in der Nachbarschaft des Duodenums. Durch neue bildgebende Verfahren wie ↑Sonograph u. ↑Computertomographie weitgehend ersetzt.

Duodenojejunostomie: operative Anlage einer Anastomose zwischen Duodenum u. Jejunum.

Duodenopankreatektomie: operative Entfernung der zwei distalen Drittel des Magens, des Duodenums, der Gallenblase, des Gallengangs u. des Pankreas, bei bösartigen Prozessen der duodenopankreat. Region, des Pankreas o. bei fortgeschrittener chron. ↑Pankreatitis.

Duodenoskopie: Besichtigung des Duodenums mit einem Endoskop. Hohe D. = Bulboskopie. Tiefe D. = Betrachtung bis zur ↑Flexura duodenojejunalis.

Duodenotomie: operative Eröffnung des Duodenums.

Duodenum ⟨*lat*⟩ *n*: Zwölffingerdarm; erster Abschnitt des Dünndarms. ***Anat.:*** Das D. beginnt am Pylorus des Magens u. hat die Form des Buchstaben C. An der Flexura duodenojejunalis geht das D. in das Jejunum über. ***Histol.:*** das D. besitzt grundsätzl. den gleichen Wandbau wie andere Dünndarmabschnitte (↑Intestinum tenue). Im Unterschied zum ↑Jejunum sind die Plicae circulares (↑Kerckring-Falten) bes. im oberen Abschnitt kleiner, u. in der Tunica mucosa u. bes. in der Tunica submucosa finden sich zahlreiche mukoide ↑Glandulae submucosae (Brunner-Drüsen), die in keinem anderen Dünndarmabschnitt vorhanden sind. Abb. 1 u. 2.

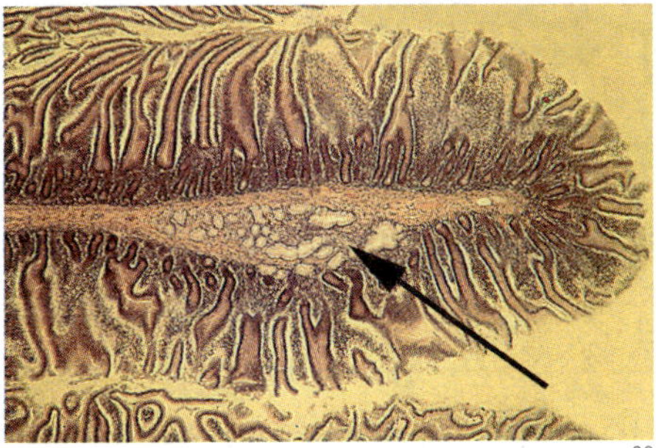
30

Duodenum (Abb. 1). Histologischer Schnitt, HE-Färbung; Kerckring-Falte (Mucosa u. Submucosa) mit Brunner-Drüsen (Pfeil)

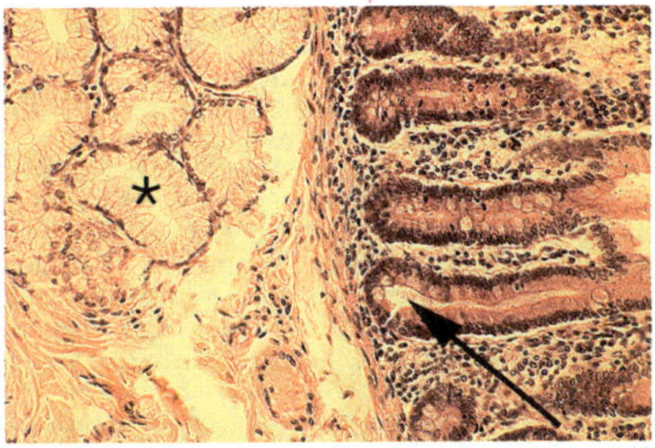

30

Duodenum (Abb. 2). Histologischer Schnitt, HE-Färbung; Grenze zwischen Mukosa u. Submukosa; rechts: Glandulae intestinales (Pfeil); links: Glandulae submucosae (Stern)

Duokrinin: Hormon, das Stimulation der Sekretion der Brunner-Drüsen bewirkt. Secretin, Pankreozymin u. Glucagon haben denselben Effekt.

Duplexsonographie: Möglichkeit der Gefäßdarstellung mittels ↑Ultraschalldiagnostik, bei dem simultan mit einem Schallkopf sowohl ein ↑B-Bild als auch ein Doppler-Spektrum (↑Doppler-Ultraschall) gewonnen werden kann. Die Information über die Bewegung wird üblicherweise neben dem B-Bild als fortlaufender Kurvenzug dargestellt.

Duplexsonographie, farbcodierte: *Abk* FKDS; Ultraschallmethode zur simultanen Darstellung eines ↑B-Bildes u. Blutbewegung. Im Ultraschallgrauwertbild wird die Information des Blutflusses farbig unterlegt. Wichtig ist hierbei die farbl. Trennung der Blutströmung zum Schallkopf hin, meist in blauer Farbe, o. vom Schallkopf

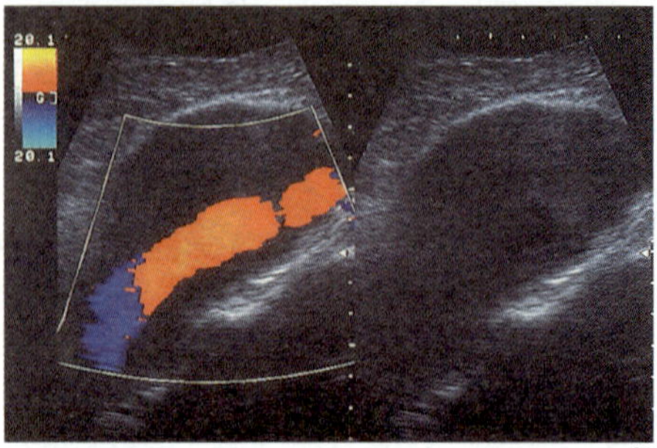

32

Farbcodierte Duplexsonographie.
Darstellung des Flusses in der Aorta abdominalis bei großem Bauchaortenaneurysma mit ausgedehntem thrombosierten Randsaum

weg, in roter Farbe. Die Helligkeit der Farbe gibt die Höhe der gemessenen Frequenzverschiebung wieder. Abb.

Duplextabletten ↑Depotpräparate.

Duplicitas ⟨*lat*⟩ *f*: Verdopplung, Doppelbildung. Man unterscheidet: **Freie**, d.h. voneinander getrennte **D.**: a) Gemini, eineiige Zwillinge, Ursache ist die Trennung der beiden ersten Furchungszellen; b) Gemini inaequales, meist als Akardier (↑Acardiacus), u. **zusammenhängende D.** In der Entwicklungsgeschichte Begriff zur Beschreibung von zwei Keimlingskörpern (unfreie, d.h. zusammenhängende, nichtgesonderte Doppelfehlbildungen), die sich in der Frühentwicklung durch versch. Ursachen aus einer partiell gespaltenen Anlage (gleichgeschlechtl.) entwickelt haben. Deshalb auch als „verwachsene" Zwillinge (Gemini conjuncti, „siamesische Zwillinge") angesehen. Es gibt vollständig o. partiell verwachsene Zwillinge. Gemini conjuncti paralleli: vollständig parallel verwachsene Zwillinge. Gemini conjuncti symmetrici: vollständig symmetr. miteinander verwachsene Zwillinge. Gemini conjuncti transversi: vollständig transversal verwachsene Zwillinge. Gemini conjuncti insymmetrici: verwachsene Zwillinge, wobei einer qualitativ u. quantitativ minderentwickelt ist. **D. symmetros**: unfreie ↑Doppelfehlbildung mit gleichmäßiger Entwicklung beider Keimlingskörper: einfachsymmetr. u. doppeltsymmetr. Formen. Lage der Symmetrieebene unterteilt die Gruppe: 1. senkrechte Ebene: ventraler Zusammenhang (↑Cephalothoracopagus disymmetros, ↑Cephalothoracopagus monosymmetros, ↑Prosopothorakopagus, ↑Thorakopagus, ↑Sternopagus, ↑Xiphopagus, ↑Iliothoracopagus, ↑Ileoxiphopagus), dorsaler Zusammenhang (↑Kraniopagus, ↑Pygopagus parasiticus). 2. waagerechte Ebene: kranialer Zusammenhang (Kraniopagus), kaudaler Zusammenhang (↑Ischiopagus). **D. anterior**: inkomplette symmetr. Doppelfehlbildung mit verschiedengradiger Verdopplung der kranialen Körperachse (Y-Form): geringe Teilung im Kopfbereich bis Spaltung der Lendenwirbelsäule. Es besteht eine morphol. Reihe: nur zwei Gesichter vorhanden (↑Diprosopie, zwei, drei o. vier Augen), Kopf verdoppelt (↑Dizephalus, zwei, drei o. vier Ohren bis völlig getrennte Halswirbelsäulen), Thorax verdoppelt (zwei, drei o. vier Arme). Häufiger als die D. posterior. **D. posterior**: inkomplette Form einer unfreien, symmetr. Doppelfehlbildung. Kaudale Wirbelsäule u. alle tiefer gelegenen Skelettelemente u. Organe sind bei normalem Oberkörper verdoppelt (Form eines umgekehrten Y). Zur D. posterior zählt der ↑Dipygus. **D. asymmetros**: unfreie Doppelfehlbildung mit ungleichmäßiger Entwicklung der Partner. Einer hängt an dem „normal" entwickelten Keimling (Autosit) als ↑Parasit an. Unterteilung nach dem Ort der Verbindung. Kopf: ↑Epignathus, ↑Craniopagus parasiticus, ↑Janus parasiticus. Thorax: ↑Thoracopagus parasiticus. Bauch: ↑Epigastrius. Becken: ↑Ischiopagus parasiticus, ↑Pygopagus parasiticus, ↑Sakralparasit.

Duplikation ⟨*lat*⟩ *f*: Duplicatio; Verdopplung. **1. lokale D.**: teilweise (z.B. ↑Ureter fissus), vollständig (z.B. ↑Ureter duplex). **2.** Verdopplung von Organen (z.B. überzählige Nieren). **3.** Verdopplung des gesamten Körpers (Polyembryonie, ↑Duplicitas).

Duplikationsdefizienz: Duplikation eines Chromosomenabschnitts bei Defizienz eines anderen. Tritt v.a. nach Inversionen durch ↑Crossing over im invertierten Abschnitt o. nach ↑Chromosomentranslokation ein.

Duplikatur ⟨*lat*⟩ *f*: Verdopplung, Doppelbildung, z.B. des Bauchfells in Gestalt der Mesenterien, welche auf beiden Seiten von Bauchfell überzogen sind.

Duplikaturen, gastrointestinale: Doppelbildungen im Bereich des Magen-Darm-Trakts; Darmwandzyste, enterogene Zyste, Enterokystom, atyp. Meckel-Divertikel, Doppelmagen. Angeborene enterogene Doppelbildungen mit o. ohne Kommunikation zur Lichtung des Digestionstrakts. Sie liegen der Mesenterialseite des Darms o. Magens (Doppelmagen) dicht an.

Duplizitätstheorie: unbestrittene Hypothese, nach der die Stäbchen der Netzhaut für das Dämmerungssehen, dem sog. skotop. Sehen, u. die Dunkeladaptation, die Zapfen dagegen für den Helligkeitsbereich u. das Farbensehen, dem sog. photopischen ↑Sehen verantwortl. sind.

Dupuytren, Guillaume (1777–1835), frz. Chir., Paris.

Dupuytren-Geräusch (nach Guillaume D.): pergamentartiges Knittern beim Druck auf eine ↑Kieferzyste, deren äußere Knochenwand sehr dünn ist.

Dupuytren-Kontraktur (nach Guillaume D.): knotige o. flächenhafte Veränderung der Palmaraponeurose bis in alle Finger mögl. Bevorzugter Befall des 4. u. 5. Strahls. Bevorzugter Befall des männl. Geschlechts, 93 %. Gleichartige Veränderungen findet man an der Fußsohle. Verwandtes Krankheitsbild ist die ↑Induratio penis plastica als Verhärtung der Tunica albuginea.

Dupuytren-Zeichen (nach Guillaume D.): Glissement des Hüftgelenks. Bei angeborener Pfannendysplasie (↑Hüftgelenkluxation) läßt sich der Schenkelkopf durch passiven Druck u. Zug am distalen Femur kranialwärts in der Pfanne bewegen.

Durahygrom: ein von Bindegewebe umhüllter, der Hirnoberfläche aufliegender Sack mit wäßrigem Inhalt, der sich im Anschluß an subdurale Blutungen dadurch bildet, daß der abgebaute Blutfarbstoff abdiffundiert.

Dura mater encephali ⟨*gr + lat*⟩ *f*: Kurzbezeichnung Dura; Pachymeninx; harte Hirnhaut, die zugleich das Periost der Schädelinnenseite (Endokranium) darstellt; besteht aus straffem, kollagenem Bindegewebe u. zeigt als Sonderbildungen die ↑Falx cerebri, ↑Falx cerebelli sowie das ↑Tentorium cerebelli.

Dura mater spinalis: harte Rückenmarkshaut, die aus einem äußeren (Lamina externa) u. einem inneren

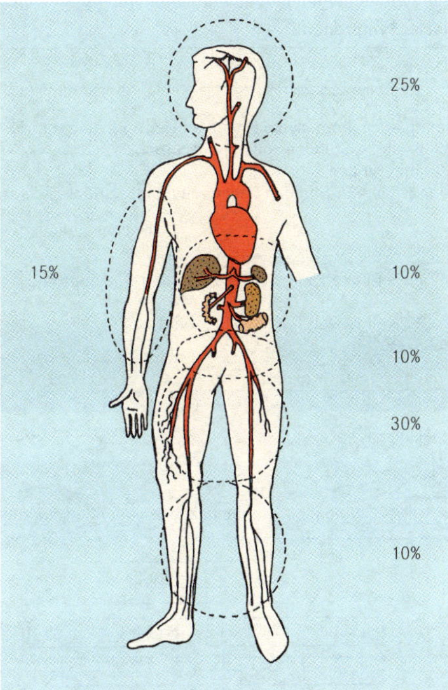

Akute arterielle Durchblutungsstörungen.
Verteilung akuter arterieller Gefäßverschlüsse

Blatt (Lamina interna) besteht; zwischen beiden Blättern befindet sich das ↑Spatium epidurale.

Durand, Joseph, zeitgen. frz. Dermat., Lyon.

Durand-Nicolas-Favre-Krankheit (nach Joseph D., Joseph N. u. Maurice F.) ↑Lymphopathia venerea.

Durand-Zunin-Syndrom: sehr seltene Fehlbildungskombination von Agenesie des Septum pellucidum, Lückenschädel u. Spina bifida infolge Entwicklungsstörung beim Verschluß von Verwachsungslinien (Neuralrohr u. a.).

Duraplastik: Verfahren zum Verschluß von traumat., tumor- o. operationsbedingt entstandenen Duradefekten. Als Ersatzmaterial kommt Fremdmaterial in Form von Kollagenmembranen, Kunststoffolie o. Eigenmaterial als gestielter o. freier Galealappen aus der Umgebung, Duraspaltlappen, lyophilisierte Durakonserve, Faszie u. a. zur Anwendung. Das Ersatzmaterial sollte so beschaffen sein, daß es möglichst keine bzw. nur geringe Verklebungen zwischen Plastik u. Hirnoberfläche auslöst.

Durazysten: zyst. Fehlbildungen der Dura mater bes. im kaudalen Abschnitt des Spinalkanals.

Durchblutung: Perfusion. Blutfluß durch ein Organ o. Gewebe, meist gemessen in l/min o. bezogen auf 100 g Organ- bzw. Gewebemasse in l/min 100 g.

Durchblutungsstörung: Durchblutungsverminderung eines Gewebes in einem Maße, daß eine Funktionsstörung eintritt. Symptome der D. sind abhängig von der Körperregion, dem Ausmaß der verminderten Sauerstoffzufuhr sowie der Kollateralisierung (Kompensation, ↑Kollateralkreislauf). Man unterscheidet akute u. chron. Formen sowie zentrale u. periphere Störungen.

Durchblutungsstörungen, akute arterielle: durch arterielle ↑Thrombose o. ↑Embolie ausgelöster plötzl. Gefäßverschluß mit den klin. Zeichen der inkompletten, relativen ↑Ischämie o. kompletten, absoluten ↑Ischämie. Prinzipiell an jeder Stelle mögl., aber kein häufiges Ereignis (1,4–1,6 pro 10 000 der Bevölkerung u. Jahr stationäre Morbidität, Thrombose u. Embolie epidemiol. nicht differenzierbar). Die Häufigkeitsverteilung zeigt die Abb. Klin. akuter, peitschenartiger Initialschmerz, später ischäm. Dauerschmerz, dazu die anderen Zeichen der Ischämie. Bei Thrombosen fehlt häufig der plötzl. Initialschmerz. Notwendige Maßnahmen: kardiovaskulärer Notfall mit sofortiger Embolektomie bzw. Thrombektomie o. Fibrinolysebehandlung. Proph. durch Antikoagulanzienlangzeittherapie u. sorgfältige Behandlung von Herzerkrankungen. Abb.

Durchblutungsstörungen, chronisch arterielle: länger bestehende Störungen der art. Zirkulation im Gewebe infolge Stenosen u./o. Obliterationen im versorgenden Gefäß: ↑Arteriosclerosis obliterans, diabetische ↑Angioorganopathie, ↑Endangiitis obliterans u. extrakranielle zerebrale ↑Durchblutungsstörungen. Ein typ. Symptom ist die ↑Claudicatio intermittens. Im Ggs. dazu akute art. Durchblutungsstörungen. Abb. S. 480.

Durchblutungsstörungen, funktionelle arterielle: arteriospast. Erkrankungen o. Erkrankungen mit gestörter peripherer Vasomotorik, die eine intermittierende o. andauernde Ischämie durch Befall kleiner Arterien, Arteriolen u. Kapillaren hervorruft. Man kann zwischen Erkrankungen mit überwiegender Gefäßkonstriktionsneigung (↑Raynaud-Krankheit u. sek. ↑Raynaud-Phänomene, Akrozyanose, Livedo) u. solchen mit Neigung zur Gefäßdilatation (Erythromelalgie) unterscheiden. Das Ursachengefüge dieser Erkrankungsgruppe (Ausnahme: sek. Raynaud-Phänomene) ist unklar; es besteht eine Abhängigkeit zu inneren u. äußeren Anlässen wie Witterung (Kälte, Nässe, Zugluft), akute psych. Belastung o. chron. Überforderung. Gehäuft kombiniert mit Neigung zu orthostat. Dysregulationen, Kopfschmerzen, Herz-, Magen- u. sexuellen Beschwerden sowie Neigung zu Myalgien, häufiger bei asthen. psycholabilen Persönlichkeits- u. Konstitutionstypen auftretend. Abb. 1 bis 3 S. 481.

Durchblutungsstörungen, kardiale ↑Angina pectoris, chronisch ischämische ↑Herzkrankheit, ↑Herzinfarkt, ↑Koronarinsuffizienz.

Durchblutungsstörungen, zerebrale: zerebrovaskuläre Insuffizienz, Hirndurchblutungsstörung; zusammenfassender Begriff für Störungen der zerebralen Zirkulation durch Gefäßläsionen (Stenosen, Obliterationen, Gefäßschlängelungen) im Bereich der vier hirnzuführenden Gefäße (↑Aortenbogensyndrom) o. der zerebralen Gefäße; wichtigste Grundlage für die Entwicklung einer z. D. sind arteriosklerot. Gefäßveränderungen u. Hypertonie. Häufigste Hirndurchblutungsstörungen durch Verschluß der großen Gefäße im Bereich der A. carotis interna (25 %); mehr o. weniger typ. Syndrome in Abhängigkeit vom Gefäßversorgungsgebiet, z. B. A. carotis o. vertebralis, aber auch deren Äste wie A. cerebri anterior u. media. Normal liegt eine konstant hohe Durchblutung des Gehirns vor, die durch zahlreiche äußere u. innere Anastomosen u. Kollateralverbindungen sowie Autoregulation gesichert ist. Die zerebralen Arterien

Zerebrale Durchblutungsstörungen:
Stadieneinteilung nach Schweregrad der Ischämie u. klinische Symptomatik

Schweregrad	klin. Symptomatik
Stadium I	asymptomat.
Stadium II transistor. ischäm. Attacke (TIA)	Sympt. (Aphasie, Hemiparese, homonyme Hemianopsie, Apraxie u.a.), bildet sich innerhalb von 24 Stunden vollständig zurück. Keine morphol. Veränderungen
Stadium IIb prolongiertes reversibles ischäm. neurol. Defizit (PRIND)	Sympt., bildet sich langsam (>24 Stunden), aber vollständig zurück.
Stadium III progressiv fortschreitender Insult (progressive stroke, PS)	Sympt. zunehmend o. Entwicklung eines ischäm. Insults; fehlende o. inkomplette Rückbildungstendenz der neurol. Symptome
Stadium IV ischäm. Insult (completed stroke, CS)	Sympt., sehr geringe Rückbildungstendenz, führt zum Tod o. zu chron. neurol. Defiziten

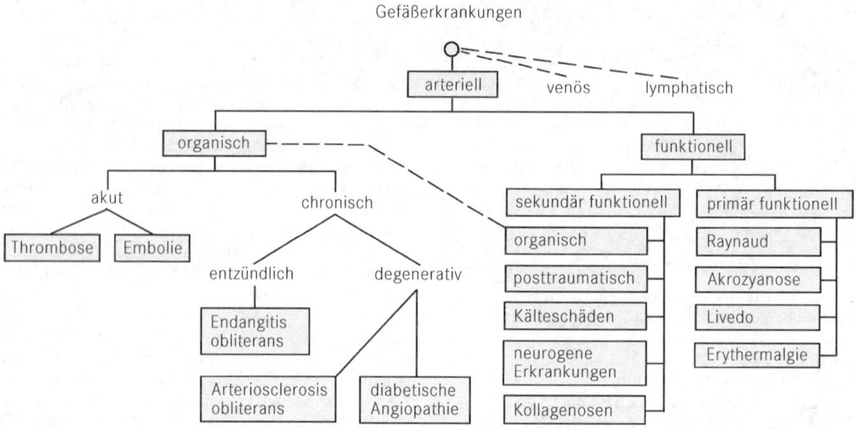

Chronisch arterielle Durchblutungsstörungen. Einteilungsschema

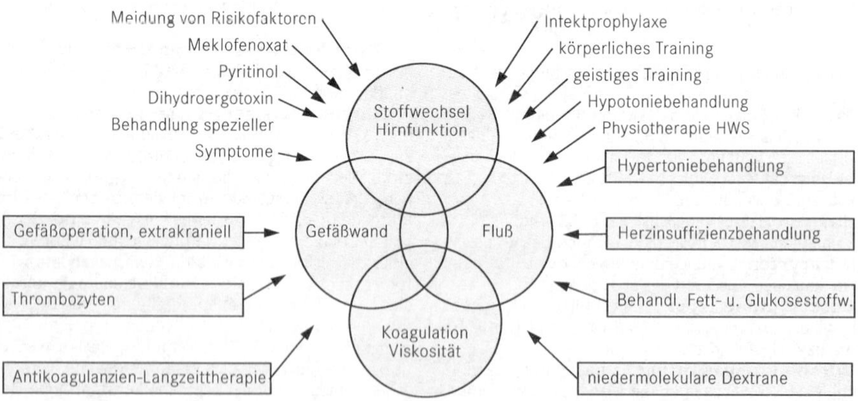

Zerebrale Durchblutungsstörungen. Therapiemöglichkeiten

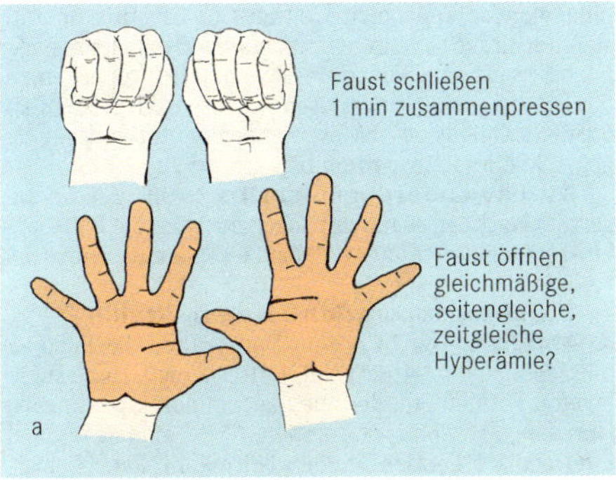

Funktionelle arterielle Durchblutungsstörungen (Abb. 1). Fingerfunktionsproben zum Ausschluß von Gefäßerkrankungen
a: Faustschlußprobe

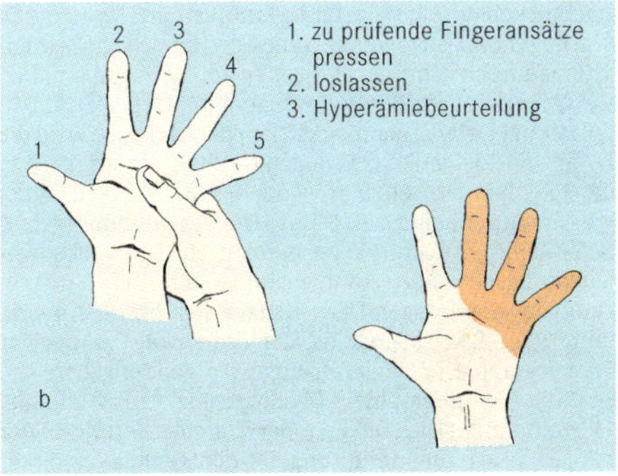

Funktionelle arterielle Durchblutungsstörungen (Abb. 2). Fingerfunktionsproben zum Ausschluß von Gefäßerkrankungen
b: Fingerkompression

selbst sind funktionelle Endarterien. Eine Mangeldurchblutung des Gehirns ist über eine Störung der Sauerstoff- u. Substratzufuhr eng an eine Beeinträchtigung des Hirnstoffwechsels u. damit einer Hirnfunktionsstörung gekoppelt; sie führt entweder zu reversiblen fokalen neurol. Sympt. o. zu morpholog. Parenchymnekrosen in Form eines kompletten Infarkts; zu unterscheiden sind akute (prim. neurol. Störung) u. chron. (prim. psych. Störung) Verlaufsformen der Durchblutungsstörung; die klin. Symptomatik kann in in Abhängigkeit vom Schweregrad der Ischämie in 4 versch., bezügl. Therapie u. Prognose relevante, Stadien, unterschieden werden: Stadium I: asymptomat., II: intermittierende Ischämie; die transitor. zerebrale Ischämie mit hohem Insultrisiko (die während der intermittierenden Mangeldurchblutung auftretenden Sympt. entsprechen den Versorgungsgebieten), TIA, PRIND, III: fortschreitende zerebrale Ischämie; der allmähl. sich entwickelnde Schlaganfall (Progressive stroke), IV: abgeschlossener Schlaganfall (Completed stroke). ↑ Apoplexie. ↑ Basilarisinsuffizienz. Abb. Tab.

Durchblutungsstörungsstadien, klinische ↑ Fontaine-Stadieneinteilung.

Durchbrenner: Individuen, die aufgrund ihres Genotyps einen letalen Defekt aufweisen müßten, der sich jedoch klin. nicht manifestiert.

Durchbruch: Zahndurchbruch, ↑ Dentition.

Durchfall ↑ Diarrhö.

Durchfallerkrankungen ↑ Diarrhö.

Durchflußmesser: Gerät, das durch elektromagnet. Messung an geschlossenen Blutgefäßen o. Schläuchen den Durchfluß von Flüssigkeiten (Blut) direkt u. kontinuierl. mißt.

Durchflußreserve: bei Strombahnhindernissen im art. System vorhandene Reserve zur Versorgung der Peripherie unter erhöhten Anforderungen (Arbeit, vasoaktive Medikamente). Die D. wird hauptsächl. durch die kollaterale Resistenz u. damit durch die ↑ Druckreserve bestimmt.

Durchgangsarzt: D-Arzt; von der gesetzl. Unfallversicherung ermächtigter Chir. o. Orthop., der bei der berufsgenossenschaftl. Heilbehandlung der Folgen von Arbeitsunfällen eine bes. Verantwortung übernimmt (↑ Unfallversicherung).

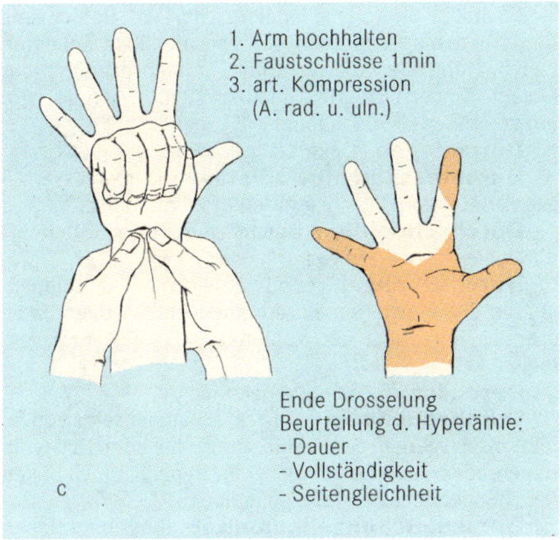

Funktionelle arterielle Durchblutungsstörungen (Abb. 3). Fingerfunktionsproben zum Ausschluß von Gefäßerkrankungen
c: Allen-Probe

Durchgangssyndrome: von H. H. Wieck 1956 eingeführte Bez. für reversible psych. Zustandsbilder auf körperl. Grundlage ohne Bewußtseinsstörungen. Schweregrade: leicht, mittelschwer, schwer. Letzteres mit fließenden Übergängen zur ↑ Bewußtseinsstörung. Syndrome: affektive, amnest., affektiv-amnest., halluzinator., paranoide, paranoid-halluzinator. Bilder.

Durchgriff: der neg. Kehrwert des Verhältnisses von Anodenspannungsänderung zur Änderung der Gitterspannung (Verstärkungsfaktor) bei Elektronenröhren. Meist in Prozent angegeben.

Durchlaßstrahlung: Röntgenstrahlung, die außerhalb des Fensters das Röhrenschutzgehäuse verläßt.

Durchleuchtung: 1. ***Radiol.:*** Röntgendurchleuchtung, Röntgenoskopie; röntgendiagnost. Untersuchungsverfahren, bei dem das vom Objekt erzeugte u. auf einem Leuchtschirm, heute ganz überwiegend mittels ↑ Bildverstärkerfernsehkette, sichtbare Bild vom Arzt direkt be-

D

trachtet u. beurteilt wird. Ohne Kontrastmittel wird die D. v. a. bei Thorax angewendet (Lungen, Herz), doch wurden Thoraxdurchleuchtung, abgesehen von der Tomographie, weitgehend durch Röntgenaufnahmen ersetzt (Strahlenbelastung, Detailerkennbarkeit). In der Chirurgie wird die D. mit Spezialgeräten (C-Bogen-Geräte), die grundsätzl. das ↑Röntgenfernsehen anwenden, z. B. bei Nagelungen von Frakturen, eingesetzt. Das Hauptanwendungsgebiet außerhalb der Chirurgie ist die Anfertigung von durchleuchtungsgezielten Röntgenaufnahmen bei Untersuchungen des Magen-Darm-Kanals (häufigste Anwendung), des Bronchialbaums, der Gallenwege u. bei der ↑Angiographie. Weniger häufige Anwendungsbereiche sind die ↑Arthrographie, ↑Myelographie, ↑Diskographie, ↑Fistelfüllung. Die Qualität der Durchleuchtungsbilder hat sich durch die Einführung der Röntgenbildverstärker u. des ↑Röntgenfernsehens erhebl. verbessert, doch ist die Reduzierung der Strahlendosis durch diese Technik nicht erhebl. **2.** ***Ophth.:*** diasklerale D., ↑Augendurchleuchtung, diasklerale.

Durchlichtmikroskopie: mikrosk. Untersuchung durchsichtiger o. durchscheinender Objekte, wie z. B. histol. Schnitte im durchfallenden Licht. Der Strahlengang im ↑Mikroskop geht von der Leuchte über Kollektor, Leuchtfeldblende, Aperturblende, Kondensor; durch das Objekt u. über Objektiv, Umlenksystem u. Okular wird ein vergrößertes Bild erzeugt.

Durchliegen ↑Dekubitalgeschwür.

Durchmesser, mesiodistaler: Durchmesser eines Zahns gemessen am größten Kronenumfang.

Durchschneiden: Durchtreten des kindl. Kopfs durch die Vulva unter Geburt.

Durchschnitt: **1.** Mittelwert, arithmet. **2.** Teilmenge, die 2 Mengen gemeinsam angehört (Mengendurchschnitt). Entspricht der Konjunktion in der Aussagenlogik.

Durchschuß ↑Schußverletzung.

Durchseuchung: Grad des Vorhandenseins von Infektionserregern in der Bevölkerung. Eine hohe D. liegt in hyperendem. u. eine geringe D. in hypendem. Gebieten vor (↑Endemiegebiet, ↑Endemieindex).

Durchseuchungsimmunität: durch Infektionen erworbene ↑Bevölkerungsimmunität.

Durchseuchungspräzession: Vorverlagerung des Infektions- u. Erkrankungsalters. Die D. tritt im hyperendem. Gebiet auf (↑Endemiegebiet, ↑Endemieindex). Durch die hohe ↑Bevölkerungsimmunität kann der Erreger nur in nachgeborenen Kindern zirkulieren.

Durchseuchungsretrozession: Rückverlagerung des Infektions- u. Erkrankungsalters in höhere Altersklassen.

Durchspülungssyndrom, pulmonales: postoperative z. T. tödl. verlaufende Lungenaffektion nach Einsatz der Herz-Lungen-Maschine bei offenen Herzoperationen: Klin. Hypotonie, Zyanose, Fieber bedingt durch perivaskuläres Ödem, Kollaps der Alveolen u. unreifzellige plasmazelluläre Infiltrate.

Durchstichflaschen: Kapsolutflaschen; Eindosen- o. Mehrdosenbehälter zur Aufnahme von Arzneistoffpulvern, Lösungen o. Suspensionen für Injektionszwecke.

Durchströmungskultursystem ↑Kultur.

Durchwanderungsperitonitis: fortgeleitete Bauchfellentzündung durch Keimeinwanderung auf dem Lymphwege bzw. Toxindiffusion. Ausgang von entzündeten Organen der Bauchhöhle o. ihrer Umgebung (z. B. phlegmonöse Appendizitis, eitrige Cholezystitis, nekrotisierende Enteritis; eitrige Entzündungen der Pleura o. der Nieren); auch im Gefolge eines paralyt. Ileus u, bei anhaltenden örtl. Zirkulationsstörungen, z. B. nach Strangulationsileus (↑Ileus) o. ↑Mesenterialvenenthrombose; dagegen ↑Perforationsperitonitis.

Durchwanderungspleuritis: von Entzündungen der Nachbarschaft lymphogen fortgeleitete Rippen- u. Lungenfellentzündung, z. B. bei ↑Ösophagitis, subphren. ↑Abszeß.

Durchzugsoperation bei anorektalen Anomalien: Durchzug von Darm durch die Puborektalisschlinge bei ↑Atresia ani, ↑Atresia recti. Hohe supralevator. Formen erfordern den abdominosakroperinealen Durchzug. ↑Stephens-Operation. Tiefe supralevator. u. intermediäre Formen werden bei männl. Pat. überwiegend mit dem abdominoperinealen Durchzug versorgt. ↑Romualdi-Operation u. ↑Rehbein-Durchzugsoperation, rektoanale ↑Agenesie, ↑Anorektoplastik, posterosagittale.

Duretter ↑Depotpräparate.

Durham, Herbert Edward (1866–1943), brit. Bakt.

Durham-Röhrchen (nach Herbert E. D.): 4–5 cm langes, mit zuckerhaltiger Nährlösung gefülltes Röhrchen, das umgekehrt im Reagenzglas stehend Gärprozesse durch Gasbildung in der Kuppe anzeigt.

Duriles ↑Depotpräparate.

Duroziez, Paul (1826–1897), Arzt, Paris.

Duroziez-Zeichen (nach Paul D.): Gefäßgeräusch über der A. femoralis, das bei leichter Kompression distal des aufgesetzten Stethoskops zu hören ist; Hinweis auf ↑Aorteninsuffizienz.

Durst: Bewußtwerden des Wasserbedürfnisses im Organismus. Trockenheitsgefühl im Mund u. Rachen bei verminderter Speichelsekretion löst das Trinkverhalten aus. In der Entstehung des D., einer homöostat. biol. Motivation, spielt die Erregung von Osmorezeptoren im Hypothalamus u. von Volumenrezeptoren im Kreislaufniederdrucksystem infolge Hypertonität u. Hypovolämie im Intra- u. Extrazellularraum eine Rolle. Als humorale Faktoren der Durstauslösung werden Vasopressin (antidiuretisches ↑Hormon) u. ↑Angiotensin diskutiert. Als integrative Struktur wird im Hypothalamus ein ↑Durstzentrum angenommen. Die Nahrungsaufnahme wird unter D. eingeschränkt. Vollständiger Wasserentzug führt zu ↑Dehydratation u. kann im Ggs. zu ↑Hunger nur kurze Zeit ertragen werden.

Durstfieber: nicht infektiös ausgelöste ↑Hyperthermie. **1. Einfaches D.** bei Exsikkose u. Hyperosmolarität des Serums. **2. Relatives D.**, wenn Wärmehaushalt infolge Wasserbindung an zu reichl. verabreichtes NaCl gestört ist o. übermäßiger Eiweiß-Katabolismus Wärme im Überschuß produziert. Säuglinge neigen zu D. wegen größerer Hydrolabilität.

Durstschwelle: Grad des Wassermangels, bei dem Durst auftritt. Beträgt beim Menschen etwa 0,5 % des Körpergewichtes.

Durststillung: Beseitigung des Durstes. Die Durstempfindung adaptiert nicht. Erst nach Aufnahme von hypotoner Flüssigkeit kommt es zur D. Beim Trinken erlischt der Durst bereits vor der Resorption des Wassers im Darm. Diese präresorptive o. sensor. D. beruht auf Afferenzen von Rezeptoren im Bereich von der Mundhöhle bis zum Magen. Deren Verarbeitung im hypothalam. ↑Durstzentrum führt dazu, daß nur die benötigte Wassermenge getrunken wird. Die endgültige Beseitigung des

Durstes erfolgt erst nach 20–60 min, wenn der intra- u. extrazelluläre Wassermangel aufgefüllt ist, u. wird als resorptive o. humorale D. bezeichnet.

Durstversuch: Mit dem D. wird die Konzentrierungsfähigkeit der ↑Nieren untersucht. Sie hängt sowohl von den intakten Funktionen der Nieren, bes. des Marks, als auch von der Vasopressinausschüttung aus dem Hypophysenvorderlappen ab.

Durstzentrum: Nervenzellgebiet im seitl. u. vorderen ↑Hypothalamus, bei dessen Zerstörung im Tierversuch der Antrieb zur Wasseraufnahme ausfällt u. dessen Reizung Trinkverhalten auslöst. Es steht im engen Zusammenhang mit einem Sättigungszentrum im mittleren Hypothalamus sowie mit anderen vegetativen Zentren (z. B. für die Nahrungsaufnahme u. die Temperaturregulation). Das D. verarbeitet Afferenzen von den ↑Osmorezeptoren u. ↑Volumenrezeptoren u. regelt gemeinsam mit dem nerval-humoralen System der Wasserabgabe durch die Nieren (Vasopressin) den Wasserhaushalt des Organismus.

durus ⟨*lat*⟩ *Adj*: hart.

Dusche: Methode der ↑Hydrotherapie, bei der ein Wasser- o. Dampfstrahl mit z. T. erhebl. Druck appliziert wird. Der D. kommt neben der therm. auch eine massageähnl. Wirkung auf das Gewebe zu. Sie führt zur Beschleunigung des peripheren Blut- u. Lymphkreislaufs ohne zentrale Kreislaufbelastung. Man unterscheidet je nach Stärke der Wasserstrahlen Anwendung als Stachel-, Fächer-, Regen- u. Dampfdusche sowie als kalte, heiße u. wechselwarme D.

Düsenaerosolgerät: ermöglicht Tröpfchendurchmesser bis unter 5 μm, doch ist die ↑Nebeldichte kleiner als bei ↑Ultraschallaerosolen.

Dust cells ⟨*engl*⟩ *Pl* ↑Alveolarmakrophagen.

Duve, Christian René de (geb. 1917), Biochem., Löwen, New York. 1974 Nobelpreis für Med./Physiol. (mit A. Claude u. G. E. Palade) „für ihre Entdeckungen zur strukturellen und funktionellen Organisation der Zelle".

DVET: *Abk* für Deutsche Vereinigung der Enterostomatherapeuten; geändert in Fachverband Stoma u. Inkontinenz e. V. Interessenvertretung für Inkontinenz- u. Stomatherapeuten, Sitz in Osnabrück.

Dwarf cells ⟨*engl*⟩ *f*: myelo. Zwergformen mit runden, den homozygoten Pelger-Zellen ähnl. Kernen bei Promyelozytenleukämie.

Dwarfismus ⟨*engl + lat*⟩ *m* ↑Nanosomie.

D-Wert: Dezimalreduktionszeit, dezimale Reduktionszeit; charakterisiert bei der ↑Sterilisation die Resistenz eines best. Mikroorganismus unter konstanten Abtötungsbedingungen. Der D. ist die Zeit in Minuten, die notwendig ist, um bei einer best. Temperatur die Ausgangskeimzahl einer best. Population von Mikroorganismen um 90 % zu reduzieren (Reduktion der Keimzahl um eine Zehnerpotenz). Mit dem D. können versch. Sterilisationsverfahren verglichen werden.

Dyade ⟨*engl*⟩ ↑Diade.

Dyggve-Melchior-Clausen-Syndrom: autosomal rezessiv vererbter dysproportionierter Kleinwuchs mit schwerster mentaler Retardierung. Bei Geburt unauffällig. Zunehmend Wachstumsverlangsamung, im 5. Lj. Wachstumsstillstand. Sonst keine Sympt. Kurzhals, Kyphoskoliose, Platyspondylie; kleine schmale Ossa ilia u. verbreiterte Symphysis pubis; verkürzte Extremitäten, X-Beine. Breite Hände u. Füße. Alle Serumwerte normal.

Dying back ⟨*engl*⟩: langsam von distal nach proximal fortschreitender Ganglienzelluntergang bei der neuralen ↑Muskelatrophie.

Dynaktin: ein ↑Motorprotein, das den durch ↑Dynein vermittelten intrazellulären Vesikeltransport unterstützt.

Dynamik ⟨*gr*⟩ *f*: in der allg. Psychol. ein Konstrukt, das die Variabilität der psych. Erscheinungen erklärt mit Hilfe dynam. Faktoren wie Instinkt, Trieb, Bedürfnis, Strebung u. a.

Dynamin: 100-kD-Protein aus der Fam. der membrangebundenen ↑G-Proteine; als ↑Motorprotein maßgebl. an vesikulär organisierten endozytot. Transportprozessen an mikrotubulären Strukturen beteiligt.

dynamisch ⟨*gr*⟩ *Adj*: Attribut solcher Systeme, bei denen sich Ausgangsgrößen o. auch das System selbst unter best. äußeren o. inneren Einwirkungen zeitl. verändern.

Dynamometer: Geräte zur Messung von Kräften. **Mechan. D.** nutzen die elast. Deformation von Federn bei Einwirkungen von Druck- o. Zugkräften (Federwaage). Die Eichung erfolgt mit Gewichten. Allg. bestehen D. aus einem Verformungskörper u. einem Meßgerät, das die Verformung mißt. **Hydraul. D.** messen Kräfte, die auf einen best. Querschnitt wirken u. als Druck mit einem Manometer gemessen werden.

Dynamometrie ↑Ophthalmodynamometrie.

Dynein ⟨*gr*⟩ *n*: ein ↑Motorprotein, das in den Mikrotubuli des Axonema von Zilien u. Geißeln in armartiger Form sowie im Zytoplasma in Assoziation mit Mikrotubuli vorkommt; D. besitzt ATPase-Aktivität, wobei die aus der ATP-Spaltung stammende Energie wahrscheinl. für die wechselseitigen Verschiebungen der Mikrotubuli (Gleitmechanismen) als Grundlage der Bewegungen von Geißeln u. Zilien u. im Zytoplasma für den retrograden Vesikeltransport verantwortl. ist.

Dynein-ATPase ↑Dynein.

dys- ⟨*gr*⟩ *Präfix*: gestört, fehlerhaft.

Dysakromelie ⟨*gr*⟩ *f*: bei Erkrankungen der Brustorgane an den Akren auftretende Veränderungen, wie Trommelschlegelfinger, Uhrglasnägel.

Dysakusis ⟨*gr*⟩ *f*: Störung der Hörempfindung.

Dysarthrie ⟨*gr*⟩ *f*: Artikulationsstörung, verwaschene, bulbäre Sprache, Anarthrie, bedingt durch Funktionsstörung der kaudalen motor. Hirnnerven, Bestandteil der ↑Bulbärparalyse u. ↑Pseudobulbärparalyse.

Dysästhesie ⟨*gr*⟩ *f*: schmerzhafte Wahrnehmung von Berührungsreizen.

Dysautonomie, familiäre: Riley-Day-Syndrom; autosomal rezessiv vererbtes Krankheitsbild mit Störungen vegetativer u. zerebrospinaler Innervation: ↑Alakrimie, Erytheme, Speichelfluß, Erbrechen, Fieber, Schweiße, psych. Labilität, Störungen der motor. Koordination. Auch Hornhautveränderungen, ähnl. der Keratitis neuroparalytica.

Dysbakterie ⟨*gr*⟩ *f*: **1.** von der Norm abweichende Zusammensetzung der Darmflora mit dadurch bedingter Störung des natürl. Gleichgewichts u. der aufeinander abgestimmten Wirkung der natürl. Darmflora bzw. Aufnahme darmfremder Bakterien. Als Folge können mannigfaltige Verdauungs- u. damit Ernährungsstörungen (Ausscheidung von Stoffwechselprodukten der Bakterien, tox. Stoffe) auftreten. **2.** Durchfallerkrankung im Säuglingsalter, verursacht durch ↑Enteritiskoli.

Dysbasie ⟨*gr*⟩ *f*: Gehstörung.

Dysbiose ⟨*gr*⟩ *f*: qualitative u./o. quantitative Abweichungen der Mikroflora von der Norm eines gegebenen Standorts, z. B. Darmabschnitt.

Dyscephalia oculomandibulofacialis ⟨*gr*⟩ *f*: angeborene kraniomandibulofaziale Dysplasie mit Brachyzephalie, Gesichtsdysmorphie (Mikrostomie, Adlernase, Mikrognathie, Vorspringen der Stirnhöcker), Mikrophthalmie u. Cataracta congenita, Hypotrichose, Kleinwuchs u. Zahnanomalien. Von Ullrich u. Fremerey-Dohna (1953) beschrieben.

Dyschezie ⟨*gr*⟩ *f*: rektale Form der ↑Obstipation. Durch Erhöhung der Reizschwelle der Rezeptoren in der Rektumwand wird die Wanddehnung durch die Kotsäule unwirksam; die nervösen Entleerungsreflexe der Defäkation werden nicht ausgelöst. Ursachen: häufige Unterdrückung des Entleerungsreflexes, Rückenmarkerkrankungen, häufige Einläufe.

Dyschirie ⟨*gr*⟩ *f*: Rechts-Links-Orientierungsstörung als hirnpatholog. Syndrom.

Dyscholie ⟨*gr*⟩ *f*: Störung des Galleflusses u./o. der Gallezusammensetzung.

Dyschondroosteose ⟨*gr*⟩ *f*: polytope enchondrale Dysostose: angeborenes, autosomal dominantes Erbleiden mit mikromelem Kleinwuchs bei Verkürzung der Unterarme u. Unterschenkel (symmetr.). Subluxation des distalen Radius nach dorsal (↑Madelung-Deformität). Von A. Léri u. J. Weill (1929) beschrieben. Morphol. Beziehungen zum Morquio-Syndrom (↑Mukopolysaccharidose). Abb.

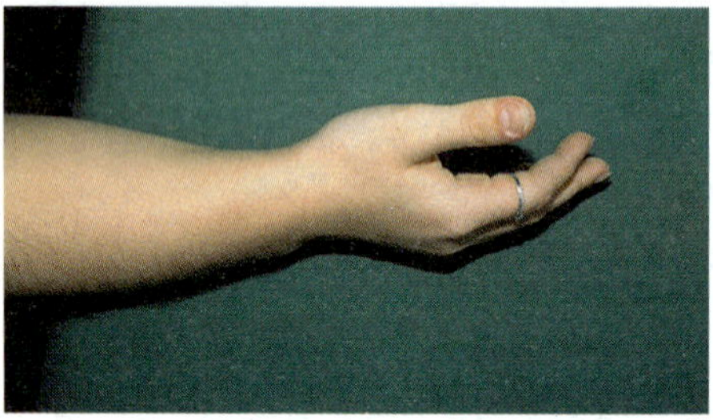

38

Dyschondroosteose. Madelung-Deformität

Dyschondroplasie ⟨*gr*⟩ *f*↑Enchondromatose.

Dyschromie ⟨*gr*⟩ *f*: Hautverfärbung, die nach Syphilis, Tuberkulose, Sklerodermie o. Schwermetallintoxikationen (Silber) wahrscheinl. durch Ausschüttung von Melanophorenhormon aus dem Hypophysenvorderlappen- u. -mittellappen auftreten.

Dyschylie ⟨*gr*⟩ *f*: an Speichel- u. Schleimdrüsen (insbes. Kopfspeicheldrüsen, Pankreas, Schleimdrüsen im Respirations- u. Verdauungstrakt) auftretende morphol. faßbare Sekretionsstörungen: Änderungen von Sekretproduktion, -zusammensetzung, -abgabe u. -abfluß. Die zyst. Pankreasfibrose (↑Mukoviszidose) ist eine bes. ausgeprägte Folge der D.

Dysdiadochokinese ↑Adiadochokinese.

Dysencephalia splanchnocystica ⟨*gr*⟩ *f*: Fehlbildungskomplex mit Hirn-, Schädel-, Eingeweide- u. Extremitätenfehlbildungen: Enzephalozele, Trigonozephalie, Zystenleber, -pankreas, -nieren, postaxialer Hyperdaktylie (Verdopplung des 5. Strahls), mitunter Uterusfehlbildungen, Hypoplasie des Augapfels, Hypertelorismus. Frühkindl. letal. Wahrscheinl. autosomal rezessiver Erbgang. Von G. B. Gruber (1934) als D. s. dysopica dysphalangica beschrieben.

Dysenterie ⟨*gr*⟩ *f*↑Amöbiasis, bakterielle ↑Ruhr.

Dysenteriebakterien ↑Shigella.

Dysequilibriumsyndrom, zentrales ⟨*gr* + *lat*⟩ *n*: verzögerte u. unvollständige Elimination von Harnstoff aus dem Liquor u. nervalen Gewebe im Vergleich zum Blut bei der ↑Hämodialyse. Die resultierende osmot.-regulative Wasseranreicherung führt zu Kopfschmerzen, organ. Psychosyndrom, Reflexdifferenzen, Lähmungserscheinungen u. epilept. Anfällen. Der Liquordruck ist erhöht, u. im EEG finden sich hohe rhythm. Deltawellen.

Dyserythrozytopoese ⟨*gr*⟩ *f*: hämat. Veränderungen, die sich durch Dysplasie u. Ineffektivität der Erythrozytopoese kombiniert mit qualitativen Mängeln der Erythroblasten u. Erythrozyten auszeichnen u. mit Anämie verbunden sind.

Dysfibrinogenämie ⟨*gr*⟩ *f*: autosomal dominant vererbte, sehr seltene Gerinnungsstörung, die ursächl. durch ein abnorm strukturiertes Fibrinogenmolekül gekennzeichnet ist, wobei eine hämorrhag. Diathese nicht obligat ist. Es wurden bisher mehrere pathol. Fibrinogene identifiziert, wobei die Hälfte der Beobachtungen keine Gerinnungsstörung erkennen läßt. Bei einzelnen pathol. Fibrinogenen treten thrombembol. Komplikationen trotz verzögerter Gerinnbarkeit auf. Die Diagn. ist aufgrund einer verzögerter Gerinnbarkeit mit Ausbildung einer brüchigen, lockeren Gerinnselstruktur zu stellen. Bei Blutungsneigung wird eine Substitution mit Fibrinogen bzw. fibrinogenhaltigen Fraktionen erforderl.

Dysfunktion ⟨*gr* + *lat*⟩ *f*: quantitative o. qualitative Funktionsstörung.

Dysfunktion, erektile: symptomdeskriptive Bez. für Störungen der Erektion des Penis, ↑Potenzstörungen u. ↑Impotenz.

Dysfunktion, minimale zerebrale: *Abk* MCD (engl. Minimal cerebral palsy); Syndrom des minimalen Hirnschadens; Teilleistungsstörung, motor., sensor. u./o. psych. Funktionsstörung, die erst unter äußeren Belastungsbedingungen in Erscheinung tritt. Man kann sie als Abortivformen einer infantilen ↑Zerebralparese auffassen. Die Grenze zum Normalen ist unscharf. Beispiele ↑Lese-Rechtschreib-Schwäche, ↑Dyskalkulie.

Dysgammaglobulinämie ⟨*lat*⟩ *f*: klin. gebräuchl. Begriff für ↑Dysimmunoglobulinämie.

Dysgenese ⟨*gr*⟩ *f*: Dysgenesis; Fehlentwicklung; von der Norm abweichendes Entwicklungsgeschehen von Geweben, Organen o. Organismen. ↑Anormogenese.

Dysgenese, hereditäre lymphoplasmazelluläre: essentielle Lymphozytophthise, den angeborenen Immundefekten zuzuordnende sehr seltene Erkrankung; wird offenbar nach einem autosomal rezessiven Erbgang vererbt u. ist durch starke Hypoplasie der lymphat. Organe, Agammaglobulinämie u. Ausfall der Immunreaktion vom verzögerten Typ gekennzeichnet, so daß schwerste Infektionen bereits innerhalb der ersten beiden Lj. zum Tode führen.

Dysgenesie, retikuläre: ↑Immundefektsyndrome, primäre.

Dysgenesis mesodermalis iridis et corneae: autosomal dominant vererbbarer Fehlbildungskomplex des Auges. Kennzeichen: verschiedengradige kongenitale ↑Irishypoplasie, Embryotoxon corneae posterius (↑Rieger-Syndrom), Entrundung der Pupille, Fehlbildungen des Kammerwinkels (Sekundärglaukom).

Kombination mit angeborener Hornhauttrübung u. Anodontie mögl.

Dysgerminom ⟨*gr*⟩ *n*: embryonales Karzinom, Teratom, Polyembryom; maligner, solider Tumor des Ovars, der vorwiegend bei jungen Frauen auftritt. Neigt zu Nekrosenbildung, Infiltration, Metastasierung. Entspricht dem ↑Seminom des Hodens.

Dysgnathie ⟨*gr*⟩ *f*: Folgezustand abwegiger Kiefergebißentwicklung, der die Zahnstellung, Form der Zahnbögen, Okklusion u. Artikulation, die Kieferform, Kiefergelenke, Lage des Gebisses zum Schädel, Weichteile u. den Ablauf des funktionellen Systems betrifft. Ggs.: ↑Eugnathie.

dysgonisch ⟨*gr*⟩ *Adj*: schlechtes Wachstum von ↑Mycobacterium bovis auf glycerolhaltigen Nährböden. ↑eugonisch.

Dysgrammatismus: zentrale Sprachstörung; Unfähigkeit zum Sprechen grammatikal. u. syntakt. korrekter Sätze mit u. ohne Informationsgehalt. Sprachstörung (↑Sprachauffälligkeit), ↑Agrammatismus.

Dysgraphie ↑Lese-Rechtschreib-Schwäche.

Dysgyrie ⟨*gr*⟩ *f*: Fehlbildungen des Oberflächenmusters des Großhirns. Der Verbildung des Großhirnmantels liegt eine ↑Migrationshemmung der Neuroblasten zugrunde. ↑Agyrie, ↑Mikrogyrie, ↑Mikropolygyrie, ↑Pachygyrie.

Dyshidrosis ⟨*gr*⟩ *f*: **1.** anormale Schweißabsonderung. **2.** im Bereich der Hände, seltener der Füße, auf wenig entzündl. Basis auftretende pralle, sagokornähnl. Bläschen. Zusammenhang mit den Schweißdrüsen umstritten. Evtl. Zusammenhang mit Neurodermitis. Bei größeren Blasenbildungen früher an den Händen als Cheiropompholyx, an den Füßen als Podopompholyx bezeichnet.

Dyshorose ⟨*gr*⟩ *f*: Permeabilitätsstörung des Endothels mit Austritt von Blutbestandteilen ins Gewebe, mögl. Faktor bei der Entstehung der ↑Arteriosklerose.

Dysimmunoglobulinämie ⟨*lat*⟩ *f*: Störung der Zusammensetzung der Immunglobulinkonzentrationen im Plasma, meist einhergehend mit nicht näher zu klassifizierenden ↑Immundefekten. D. stellt keine Diagn., sondern ledigl. Symptombezeichnung dar u. ist Begleiterscheinung zahlreicher, sich humoral ausprägender Immundefekte.

Dyskalkulie ⟨*gr*⟩ *f*: Störung des Rechenvermögens.

Dyskardie ⟨*gr*⟩ *f*: Unwohlsein in der Herzgegend.

Dyskaryose ⟨*gr*⟩ *f*: Atypien des Zellkerns bei erhaltener Zytoplasmareifung. Nach dem Grad der Zellreife werden **parabasale D.**, **intermediäre D.** u. **superfiziale D.** unterschieden. Dyskaryot. Zellen kommen im Zellabstrich der Zervix bei Dysplasien (↑Dysplasia) vor.

Dyskeratose ⟨*gr*⟩ *f*: Dyskeratosis; fehlerhafte, meist angeborene Verhornungsanomalie der Haut, z. B. Keratoma palmare et plantare, Ichthyosis u. Dyskeratosis follicularis vegetans.

Dyskeratosis congenita ↑Zinsser-Engman-Cole-Syndrom.

Dyskeratosis follicularis vegetans: Darier-Krankheit, Psorospermosis; seltene chron. verlaufende Dermatose, Hyper- u. Dyskeratose der Haut, wobei es zur Ausbildung derber, braunroter Hornzapfen auf sonst unveränderter Haut kommt. Sie sind nicht immer an die Anhangsgebilde gebunden. Histol. „corps ronds“ u. „grains“. Prädilektionsstellen: Kopf, Sternalregion, oberer Rücken, Hände, Füße (als Akrokeratosis verruciformis), Genitalgegend. Psych. Störungen, ↑Intelligenzminderung Genodermatose, die sich in der Pubertät bemerkbar macht. Beziehungen zum Vitamin-A-Stoffwechsel werden diskutiert. Häufiger bei Männern. Abb.

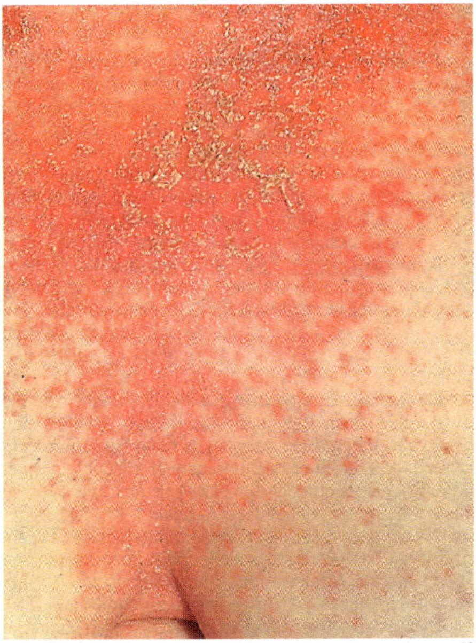

13

Dyskeratosis follicularis vegetans

Dyskinesie ⟨*gr*⟩ *f*: beeinträchtigte Koordination von Bewegungsabläufen; motor. Fehlfunktion. Manifestationsform einer infantilen ↑Zerebralparese. Durch ständig wechselnden Muskeltonus von Agonisten u. Antagonisten im Wachzustand kommt es bei Anstrengungen zu unwillkürl. abnormen Bewegungen; langsame Störbewegungen (↑Athetose), ruckartige Störbewegungen (↑Chorea). Im Schlaf keine Sympt., ↑Akinese, ↑Asynergie. D. tritt auch unter neurolept. Ther. auf. **Frühdyskinesie**: Krämpfe der Rachen-, Schlund- u. Zungenmuskulatur (mögl. schon nach einmaliger Neuroleptikagabe). Ther.: Dosisreduktion, Gabe v. Anticholinergika (z. B. Biperiden), ggf. Umstellung auf atyp. Neuroleptika. **Spätdyskinesie**: Oft erst nach jahrelanger neurolept. Ther. auftretende hyperkinet. D., die v. a. die Zungen-, Mund- u. Gesichtsmuskulatur, aber auch die distale Extremitätenmuskulatur betreffen. Im Ggs. zur Frühdyskinesie nicht immer reversibel. An Risikofaktoren sind höheres Lebensalter, zerebrale Vorschädigungen u. hohe Gesamtdosierung der neurolept. Medikation bekannt. Ther.: Anticholinergika gelten als wirkungslos. Versuch der Umstellung auf ein atyp. Neuroleptikum, diskutiert wird eine Wirksamkeit von Benzodiazepinen. Spätdyskinesien können oft vorübergehend durch eine erhöhte Neuroleptikadosis kupiert werden.

Dyskinesie, tardive: extrapyramidale Bewegungsstörung, häufig nach neurolept. Langzeitmedikation beobachtet, gekennzeichnet durch unwillkürl. ablaufende Hyperkinesen im orofazialen Bereich (bizarr anmutende Lippen- u. Zungenbewegungen, Schnalz-, Schmatz- u. Kaubewegungen), dazu im Bereich der Rumpf- u. Extre-

D

mitätenmuskulatur choreiforme u. athetoide Bewegungen.

Dyskorie, angeborene ⟨*gr*⟩ *f*: angeborene Entrundung der Pupille. Ovale o. schlitzförmige Pupillenformen sind meist mit exzentr. Verlagerung der Pupille verbunden (↑Ectopia pupillae) u. oft mit ↑Ectopia lentis congenita kombiniert. Entrundungen kommen bei hinteren ↑Synechien (Herz-, Kleeblatt-, Nierenform) u. bei vorderen Synechien, z. B. in Kombination mit Embryotoxon, Irishypoplasie u. Kammerwinkelfehlbildungen bei der ↑Dysgenesis mesodermalis iridis et corneae vor.

Dyskranie ⟨*gr*⟩ *f*: Fehlbildung des knöchernen Schädels, die auf Konstruktionsfehlern des Knochens beruht. Form der ↑Kraniodysostose. D. manifestiert sich an der Schädelbasis (↑Impression, basale), am Schädeldach (↑Akrokranie) u. am Gesichtsschädel (↑Gesichtsdysmorphien).

Dyskraniodysphalangie: Fehlbildungssyndrome mit kraniofazialer Dysmorphie u. Reduktionsanomalien der Extremitäten: Brachyzephalus, tiefer Haaransatz, zusammengewachsene Augenbrauen, verbildete Ohrmuscheln („Katzenohren"), Hypertelorismus, Verkürzung des Daumens, kurzer 5. Finger, Syndaktylien, Klinodaktylie, Vierfingerfurche. Sammelbegriff für versch. Typen, nach dem Ort der Erstbeschreibung benannt: Typ Amstelodamensis (Amsterdam, ↑Lange-Syndrom), Typ Rostochiensis (Rostock, ↑Ullrich-Feichtiger-Syndrom).

Dyskraniopygophalangie ⟨*gr*⟩ *f*: angeborener Fehlbildungskomplex, in dem Augenanomalien mit Gesichtsdysmorphien u. Extremitätenfehlbildungen gekoppelt sind: Mikrophthalmie, Kolobome, angeborene Hornhauttrübungen, vorspringende Stirn, enge Lidspalten, Mikrognathie, Aurikularanhänge, Hexadaktylie, Triphalangie, Klumpfuß. Gelegentl. Fehlbildungen des Urogenitaltrakts, Spina bifida.

Dyskrasie ⟨*gr*⟩ *f* ↑Humoralpathologie.

Dyskrinie ⟨*gr*⟩ *f*: abnorme Viskosität schleimhaltiger Sekrete, z. B. Tracheobronchialbaum-Speicheldrüsen.

Dyskristallurie ⟨*gr*⟩ *f*: durch Überproduktion von Kristallmaterial (Salze, Kristalloide) o. durch Überschreiten des Sättigungsmaximums infolge pH-Änderung zustandekommende Instabilität des dispersen Systems des Harns; reversibel, d. h. Löslichkeit wieder mögl., wenn aber länger anhaltend, irreversibel, dann ↑Harnsteine.

Dyslalie: Stammeln, Alalie; Unfähigkeit, Vokale u./o. Konsonanten korrekt auszusprechen. Man unterscheidet meistens drei Schweregrade, die partielle (es sind 1–3 Laute betroffen, recht gut verständl.), die multiple (große Anzahl Laute unkorrekt gebildet, schlecht verständl.) u. die universelle Dyslalie (nur einzelne Laute werden korrekt gesprochen, unverständl. für Außenstehende). Häufige Lautbildungsfehler sind der ↑Sigmatismus (fehlerhafte Bildung der Zischlaute), der Rhotazismus (fehlerhafte o. fehlende Bildung des Lautes R) u. die Interdentalität (Störung bei den Lauten N, D, T, L, S, Z, X. Zungenspitze tritt bei Lautbildung zwischen oberer u. unterer Zahnreihe hervor).

Dyslexie ⟨*gr*⟩ *f*: Lesestörung als Ausdruck einer ungenügenden Entwicklung des psychovisuellen Systems o. erworbener Störungen desselben. Visuelle Agnosie. ↑Lese-Rechtschreib-Schwäche.

Dysmaturitätssyndrom ↑Clifford-Syndrom.

Dysmelie ⟨*gr*⟩ *f*: angeborene Gliedmaßenfehlbildungen, fehlerhafte Ausbildung der Extremitäten mit versch. Ausprägungen als ↑Mikromelien, ↑Ektromelien, ↑Peromelien, ↑Phokomelien, ↑Amelien. Kombination mit anderen Fehlbildungen, z. B. bei ↑Thalidomidembryopathie mögl. Abb.

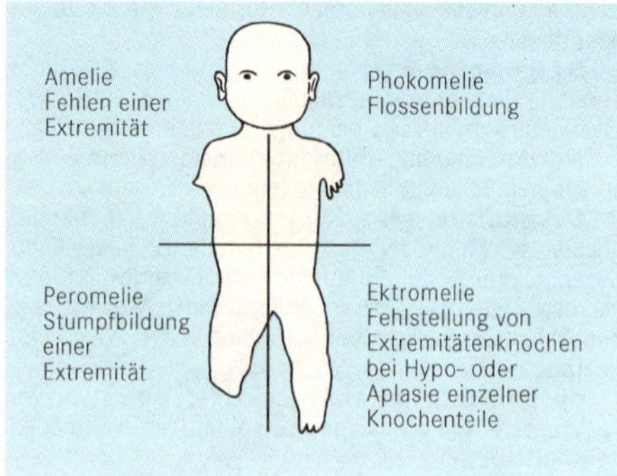

Dysmelie. Formen

Dysmenorrhö ⟨*gr*⟩ *f*: Algomenorrhö; schmerzhafte Regelblutung. Ursachen mannigfaltig, v. a. Infantilismus, Lageveränderung des Uterus, Spasmen des Zervikalkanals. ↑Endometriose.

Dysmenorrhoea membranacea: schmerzhafter Abgang von Gebärmutterschleimhaut während der Regel, meist mit Membrancharakter.

Dysmetrie ⟨*gr*⟩ *f*: Zielunsicherheit bei Bewegungen, Vorbeizeigen als Störung der Kleinhirnfunktion, auch bei Stirnhirnläsionen vorkommend.

Dysmorphia ⟨*gr*⟩ *f*: Dysmorphie; fehlerhaft entwickelte Strukturen. Unter Dysmorphiesyndromen werden eine Reihe von Fehlbildungskomplexen mit Abnormitäten von Gesicht u. Schädel verstanden.

Dysmorphia cervicooculofacialis: angeborene kraniofaziale Dysplasie mit Beteiligung des Auges u. der Halswirbelsäule, einseitige Gesichtshypoplasie, Dysgnathien mit Zahnanomalien, Taubstummheit, Aurikularanhänge, Irisheterochromien, epibulbäre Dermoide, Augenmuskelparesen, Anomalien der Halswirbel: Abgrenzung von ↑Dysplasia oculoauricularis u. ↑Dysplasia oculovertebralis mögl.

Dysmorphia oculomandibulofacialis: angeborene, kraniofaziale Dysplasie mit Beteiligung des Gesichtsschädels (Vogelgesicht, Papageiennase, Mikrognathie, Stirnhöckern, Mikrostomie) u. der Augen (Mikrophthalmie, Katarakt). Keine Hinweise auf Erblichkeit. Von W. Hallermann (1948) u. E. B. Streiff (1950) beschrieben.

Dysmorphie, kraniofaziale: in der Diagnostik von Fehlbildungssyndromen verwendeter Begriff für syndromspezif. Anomalien o. Dysmorphien kraniofazialer Strukturen. Bestandteile der k. D. sind pathol. Varianten normaler Schädel- u. Gesichtsstrukturen (Form, Größe, Position u. ä.), die nur teilweise mit Normwerttabellen objektivierbar sind (z. B. Hypertelorismus, Telekantus).

Dysmorphiezeichen: Anomalie; geringfügige pathol. Abweichungen von der Norm.

Dysmorphologie ⟨*gr*⟩ *f*: Lehre von der fehlerhaften Entwicklung der Struktur von Geweben, Organen, Organismen.

Dysmorphopsie ⟨*gr*⟩ *f*: Verzerrtsehen. Die opt. wahrgenommenen Gegenstände erscheinen deformiert, bei Okzipitallappenläsionen.

Dysodie ⟨*gr*⟩ *f*: funktionelle hypokinetische ↑Dysphonie, Phonasthenie der Sängerstimme.

Dysontogenese ⟨*gr*⟩ *f*: gestörte Individualentwicklung (pathol. Ontogenese). Häufig syn. mit ↑Dysgenese, ↑Anormogenese gebraucht.

Dysontologie: Lehre von den Entwicklungsstörungen (↑Dysontogenese).

Dysorexie ⟨*gr*⟩ *f*: verminderter Appetit.

Dysosteosklerose ⟨*gr*⟩ *f*: Fehlbildungssyndrom mit mentaler Retardierung, Hautabnormitäten, Sklerose der Schädelbasis mit konsekutiver Hirnnervenschädigung, Sklerose aller flachen Knochen u. der Metaphyse der Röhrenknochen; gestörte Zahnbildung. Autosomal rezessiver Erbgang.

Dysostose ⟨*gr*⟩ *f*: Dysostosis; auf Fehlbildungen beruhender Skelettfehler wie Entwicklungsstörungen durch Abweichungen der Knochenbildung u. Knochenstruktur („Materialfehler"), Differenzierungs- u. Wachstumsstörungen sowie „Konstruktionsfehler" bei normaler Knochenstruktur.

Dysostose, kraniofaziale ↑Crouzon-Syndrom.

Dysostosen, enchondrale: genet. bedingte symmetr. Ossifikationsstörungen der Epi- u. Metaphysen in knorpelig vorgebildeten Knochen, ↑Dysostose.

Dysostosensyndrome, enchondrale: Gruppe der konstitutionellen enchondralen Dysostosen: Abderhalden-Fanconi-Syndrom, Achondroplasie, Chondrodystrophia calcificans congenita, Dreyfus-Syndrom, Dysostosis enchondralis metaphysaria Murk Jansen, Ellis-Creveld-Syndrom, Enchondromatose Ollier, François-Syndrom I, Kaschin-Beck-Syndrom, Léri-Syndrom II, Léri-Weill-Syndrom, Morquio-Syndrom, Nierhoff-Hübner-Syndrom, Pfaundler-Hurler Krankheit, Ribbing-Syndrom I, Rotter-Erb-Syndrom, Silfverskiöld-Syndrom.

Dysostose, polytope enchondrale ↑Dyschondroosteose.

Dysostosis akrofacialis: kraniofaziale Dysplasie mit Fehlbildungen distaler Extremitätenabschnitte: Unterkieferspalten, Zahnanomalien, Lippen-Kiefer-Gaumen-Spalten, ulnare Hexa-, seltener Heptadaktylien mit Synostosen von Mittelhand- u. Mittelfußknochen. Autosomal dominanter Erbgang bekannt. Von H. Weyers (1953) beschrieben. Schwierige Abgrenzung gegen ↑Dysostosis mandibulofacialis.

Dysostosis cleidocranialis: Dysplasia cleidocranialis, Marie-Scheuthauer-Syndrom; angeborene Systemfehlbildung des Skeletts. Minderwuchs, Brachyzephalus mit Prominenz der Stirn u. Scheitelhöcker, persistierende Fontanellen u. Nähte (↑Metopismus), Hypertelorismus, mangelnde Pneumatisation der Schädelknochen, Verkürzung der Schädelbasis u. basale ↑Impression, verzögerte Dentition u. Dentes supernumerarii, Entwicklungsverzögerungen weiterer Knochen. Autosomal dominant. Von G. Scheuthauer (1871) beschrieben u. von P. Marie u. R. Sainton (1897) als Bildungssyndrom benannt. Abb. 1 u. 2.

Dysostosis craniofacialis ↑Crouzon-Syndrom.

Dysostosis mandibularis: angeborene kraniofaziale Dysplasie mit Hypoplasie der Mandibula, Prognathie, Ohrmuschelfehlbildung, Gehörgangatresie, Zahnanomalien. Gesichtsasymmetrien. Fakultative Sympt.: Trichterbrust, Gaumenspalte, Mikrozephalie, „Vogelgesicht". Als Abortivform der otozephalen Fehlbildungsreihe (↑Otozephalie) angesehen.

Dysostosis mandibulofacialis: Franceschetti-Syndrom, Treacher-Collins-Syndrom, Berry-Syndrom, Dysostosis facialis; angeborene, kraniofaziale Dysplasie mit Differenzierungsstörungen der Derivate des ersten (seltener auch des zweiten) Pharyngealbogens: Gesichtsdysmorphie mit Makrostomie, fliehendem Kinn (↑Vogelgesicht), antimongoloide Lidachsen, Lidkolobome, Ohrmuschelfehlbildungen, Hypoplasie von Schädelknochen, hoher Gaumen, Dysgnathie u. Schwerhörigkeit. Autosomal dominant bedingt, als Fehlbildungskomplex von A. Franceschetti u. P. Zwahlen (1944) beschrieben. Mitunter schwierige Abgrenzung gegen ↑Dysostosis akrofacialis u. ↑Dysostosis mandibularis.

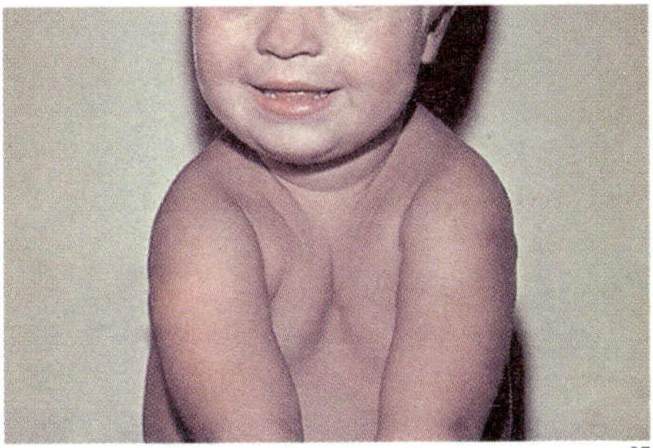

37

Dysostosis cleidocranialis (Abb. 1). Aplasie der Klavikula

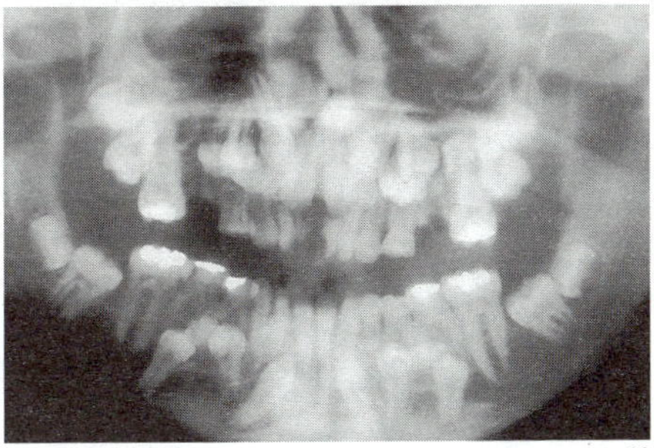

28

Dysostosis cleidocranialis (Abb. 2). Hyperdontie

Dysostosis maxillofacialis: Peter-Hövels-Syndrom, Dysostosis maxillonasalis. Kraniofaziale Dysplasie mit Differenzierungsstörungen im Bereich des ersten Kiemenbogens: Hypoplasie des Jochbeins u. der Maxilla, vorspringender Unterkiefer, hoher, enger Gaumen, antimongoloide Lidachse, Verkürzung der frontalen Schädelbasis. Autosomal dominanter Erbgang. Abb. 1 u. 2. S. 488.

Dysostosis maxillonasalis ↑Dysostosis maxillofacialis.

Dysostosis multiplex: Pfaundler-Hurler-Syndrom, Gargoylismus, Lipochondrodystrophie; bedeutsamste Verlaufsform einer ↑Mukopolysaccharidose.

Dyspareunie ⟨*gr* + *lat*⟩ *f*: ursprüngl. Nichtzusammenpassen von Sexualpartnern; heute Bez. für unangenehm bis schmerzhaft (↑Algopareunie) empfundenen Koitus, der deshalb vom direkt Betroffenen, meist der Frau, evtl. gemieden wird u. zu ernsteren Störungen in der Intimpartnerschaft führen kann. Organ. u. psych. Ursachen sind dd abzuklären u. danach die notwendigen ther. Schritte zu unternehmen. ↑Eupareunie.

D

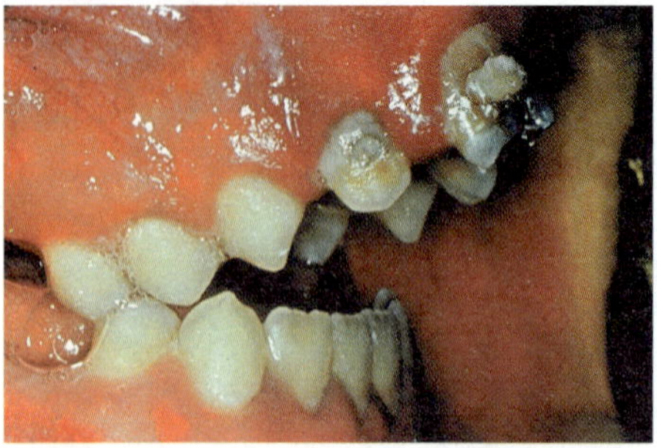

28

Dysostosis maxillofacialis (Abb. 1). Überbiß

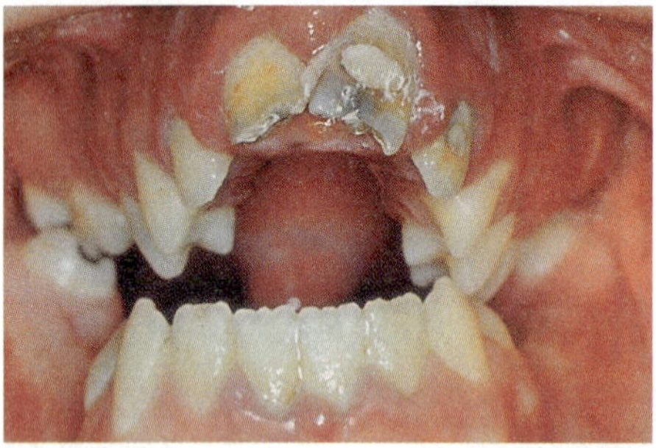

28

Dysostosis maxillofacialis (Abb. 2). Offener Biß und transversale Einengung des Oberkiefers

Dyspepsia urinaria: Störungen des Verdauungstrakts bei Präurämie infolge Niereninsuffizienz. Klin. Appetitlosigkeit, Ekel vor Fleisch, Durchfall, starkes Durstgefühl, Harnstoff (o. Rest N) erhöht, Elektrolytentgleisungen, Alkalireserve erniedrigt, oft zunehmende Oligurie.

Dyspepsie ⟨*gr*⟩ *f*: 1. Säuglingsenteritis, leichte Form einer akuten Ernährungsstörung im Säuglingsalter durch enterale o. parenterale Infektion. Erreger: Enteritis-Koli, Staphylokokken, Shigellen, Salmonellen u. a. Bakterien, Enteroviren, Rotaviren u. a. Infolge infektiös bzw. infektiös-tox. Darmschleimhautschädigung können die enzymat. aufgeschlossenen Nährstoffbestandteile nur unzureichend resorbiert werden, fallen z. T. dem bakteriellen Gärungsstoffwechsel anheim bzw. entziehen infolge hoher osmot. Aktivität dem Körper Flüssigkeit ins Darmlumen hinein. Klin. Manifestation: Durchfall, Erbrechen, zunehmende ↑Exsikkose u. ↑Azidose. Unbehandelt besteht die Gefahr einer ↑Toxikose. 2. Unscharfer Begriff für Oberbauchbeschwerden. Sind „organ. Erkrankungen" weitgehend ausgeschlossen, spricht man von funktioneller D. (non-ulcer dyspepsia, Reizmagensyndrom). Die funktionelle D. wird in einen Ulkustyp, Motilitätstyp, Refluxtyp u. eine essentielle Form eingeteilt.

Dyspepsiekoli ↑Enteritiskoli.

Dysperistaltik ⟨*gr*⟩ *f*: gestörte Peristaltik, insbes. schmerzhafte Darmbewegungen bei sich entwickelnden Passagestörungen.

Dysphagia ⟨*gr*⟩ *f*: Dysphagie; Veränderungen o. Störungen im Ablauf des normalen Schluckakts vom Mund bis zum Mageneingang, je nach Ursache schmerzhaft o. schmerzlos. Prim. muß immer an ein Ösophaguskarzinom gedacht werden. Funktionelle Störungen überwiegen: ↑Achalasie, diffuser Ösophagusspasmus, Nußknackerösophagus. Tollwut, Tetanus, Hysterie, Entzündungen; morphol. bedingte Störungen durch Tumoren, Divertikel, Stenosen nach Entzündungen u. Verätzungen, Druck abnorm verlaufender Blutgefäße (A. subclavia dextra). Bei oropharyngealen Schluckstörungen Gefahr der Aspiration von Speisen.

Dysphagia lusoria: häufigste Fehlbildung des art. Gefäßsystems, bei welcher die re. A. subclavia als letztes Gefäß aus dem Aortenbogen entspringend zwischen Ösophagus u. Wirbelsäule zu re. Seite hinüberzieht. Klin. meist unerkannt, gelegentl. Schluckbeschwerden durch Druck auf Ösophagus.

Dysphagie, sideropenische ↑Plummer-Vinson-Syndrom.

Dysphagozytose, kongenitale ⟨*gr*⟩ *f* ↑Granulomatose, progressive septische.

Dysphonie, hypokinetische: Stimmstörung infolge somat. Schwäche des Organismus; geringe Stimmintensität durch Insuffizienz der inneren Kehlkopfmuskulatur mit mangelhaftem Verschlußmechanismus u. Stimmlippenkontakt bei ↑Phonation.

Dysphonie, psychogene: Stimmstörung (Heiserkeit); unabhängig von Sprechbelastung, abnorme neurovegetative Grundhaltung (Sympathikotonie, Vagotonie), Stimmnormalisierung bei ↑Vertäubung.

Dysphorie ⟨*gr*⟩ *f*: mürrische, bedrückt gereizte Stimmungslage.

Dysplasia ⟨*gr*⟩ *f*: Dysplasie. 1. Angeborene Formbildungsstörungen von Organen o. Körperteilen. Begriff umfaßt in der Teratologie Größenveränderungen (↑Hyperplasie, ↑Hypoplasie), Spaltbildungen, Verdopplungen, Verklebungen, Verwachsungen, Abschnürungen u. Verlagerungen (↑Dystopie, ↑Ektopie), Überschuß- u. Mangelbildungen). 2. Epitheliale Atypie, zelluläre u. histol. Abweichung eines Gewebes von der Norm, z. B. bei Präneoplasien, Präkanzerosen. Auch bei chron. Entzündung o. Reizung.

Dysplasia congenita: Dystrophia congenitalis, Poikilodermia congenita; angeborenes Fehlbildungssyndrom mit vorwiegender Beteiligung von Haut u. Augen: poikilodermieartige fleckige Hautatrophien mit Pigmentverschiebungen u. Teleangiektasien, vorzeitiges Grauwerden der Haare, Haarausfall, angeborene Katarakt, Keimdrüsenhypoplasie, Minderwuchs, verkürzte Hände/Füße u. Finger/Zehen. Gelegentl. Skelettveränderungen: epi- u. metaphysäre Dysostosen. Erbleiden mit Bevorzugung von Mädchen.

Dysplasia coxae luxans ↑Hüftgelenkdysplasie.

Dysplasia linguofacialis: orodigitofaziales Syndrom. Genet. bedingtes Fehlbildungssyndrom aus strangartigen Schleimhautfalten der Mundhöhle u. Entwicklungsstörungen der Finger (Brachydaktylien, Klinodaktylien, Syndaktylien). Die Schleimhautstränge spannen sich vom Vestibulum oris zum harten Gaumen, zu Zunge u. Mundboden: breite Diastemata zwischen Zähnen, Kerben im Processus alveolaris von Ober- u. Unterkiefer, Spaltung der Zunge in mehrere Segmente. Meist besteht ↑Ankyloglosson.

Dysplasia oculoauricularis: angeborene erbl., kraniofaziale Dysplasie durch Beeinträchtigung des 1. Branchialbogens in Kombination mit Augensymptomen. Gesichtshypoplasie: „Vogelgesicht", Mikrognathie, hoher Gaumen, Gebißanomalien, Makrostomie, verbildete Ohrmuscheln, Fistula auris congenita, Aurikularanhänge. Beziehungen zur ↑Dysostosis mandibulofacialis.

Dysplasia oculodentodigitalis ↑Syndrom, okulodentodigitales.

Dysplasia oculovertebralis: angeborene, kraniofaziale Dysplasie mit vorwiegender Lokalisation im Bereich von Unterkiefer u. Ohr ein- o. doppelseitige Mikrophthalmie. Gesichtsasymmetrie, Hyperplasie der Maxilla, Makrostomie, Verbildung der Ohrmuscheln, Fistula auris congenita, Aurikularanhänge, Wirbelanomalien, Fehlstellung der Rippen.

Dysplasia palpebroiridolabyrinthica: angeborener Fehlbildungskomplex mit vorwiegender Lokalisation an Auge u. Ohr, partieller Albinismus des Augenhintergrunds, Irishypoplasie, Blepharophimosis, Lateralverlagerung des unteren Punctum lacrimale, Taubstummheit.

Dysplasia parastremmatica: parastremmat. Kleinwuchs; möglicherweise autosomal rezessiv bedingte Krankheit, Wachstumsstörung der Epiphysenplatten, sehr selten. Kleinwuchs mit hochgradiger thorakolumbaler Kyphoskoliose, Thoraxdeformierung, Verkürzung u. Deformität der Extremitäten, Brachyzephalie, Kurzhals, knotige Gelenkverdickungen. Röntg. Osteopenie, extreme Kürze der Diaphysen aller Knochen sowie knotige Vergrößerungen der Enden der langen u. kurzen Röhrenknochen. Platyspondylie mit fleckiger Hyperostose, hypermobile Finger.

Dysplasia renofacialis: angeborene Gesichtsdysmorphie bei Nierenfehlbildungen (Nierenagenesie, Hufeisenniere, Zystenniere), Verbreiterung des Nasenrückens mit Hypertelorismus, Hypoplasie des unteren Gesichts, fliehendes Kinn, Ohrmuscheldysplasie bei großen, tiefsitzenden Ohren, Epikanthus.

Dysplasia retinoencephalosplanchnica: Reese-Blodi-Syndrom; angeborener Fehlbildungskomplex mit Retinadysplasie, Entwicklungsstörungen des ZNS u. anderer Organsysteme. Auge: Mikrophthalmie, Kolobome, Synechien, Katarakte, angeborenes Glaukom. ZNS: Hypoplasie aller Hirnteile, Meningoenzephalozele. Verdauungstrakt: Darmatresien, Omphalozele, Gallenwegsanomalien. Herz-Kreislauf: Klappenfehler, Scheidewanddefekte, Atmungstrakt: Atelektasen, Lappenagenesie. Muskel-Skelett-System: Klumphand bzw. -fuß, Polydaktylie, Gaumenspalte, Wirbelfehlbildungen. Urogenitaltrakt: Ovarial-, Nierenzysten, Kryptorchismus. Fam. Vorkommen beobachtet.

Dysplasia spondyloepiphysaria congenita: Spranger-Wiedemann-Syndrom; bei Neugeborenen vorhandenes, autosomal dominant bedingtes Fehlbildungssyndrom mit disproportioniertem Minderwuchs durch Verkürzung der Wirbelsäule, Kurzhals, Faßthorax, Kielbrust, lumbaler Hyperlordose, Hüftgelenkdysplasie, Coxa vara (Watschelgang). Begleitsymptome: Überstreckbarkeit der Gelenke, Ossifikationsverzögerungen u. Dysplasien an Becken u. den Epiphysen langer Röhrenknochen, Hypoplasie des Dens axis. Normale Intelligenz. Augenfehler.

Dysplasie, anhidrotische ektodermale: anhidrot. Ektodermaldysplasie, Anhidrosis hypotrichotica; angeborenes, genet. Fehlbildungssyndrom der Haut u. ihrer Anhangsgebilde, der Schleimhäute u. weiterer Ektodermderivate. Spärl. Kopfhaar, fehlende Wimpern u. Augenbrauen, hypoplast. schweiß- u. talgdrüsenlose Haut (↑Wärmestauung), Hyperkeratosen u. Teleangiektasien, Schleimhautatrophien (chron.-atroph. Rhinitis), unterentwickelte Alveolarfortsätze mit Hypodontie. Kombination mit Aplasie der Tränen- u. Milchdrüsen.

Dysplasie, arteriohepatische
↑Alagille-Syndrom.

Dysplasie, bronchopulmonale: Lungenerkrankung der Neugeborenen, bes. unreifer Frühgeborener. Als Ursache wird die Kombination versch. Faktoren (Sauerstofftoxizität, mechan. Druckwirkung, unreifes Lungengewebe) angesehen. Unterschiedl. Klassifikation der b. D. nach klin., radiol. u. histol. Kriterien.

Dysplasie, ektodermale
↑Ellis-Creveld-Syndrom.

Dysplasie, ektodermale anhidrotische
↑Dysplasie, anhidrotische ektodermale.

Dysplasie, erythropoetische
↑Syndrom, myelodysplastisches, ↑Präleukämie.

Dysplasie, fibröse: fibroossäre Läsion, die i. d. R. monoostot., gelegentl. polyostot. auftreten kann. Kein Gewächs, sondern Entwicklungsstörung knochenbildenden Mesenchyms bei Jugendl. Verlauf über lange Zeit asymptomat. Abb.

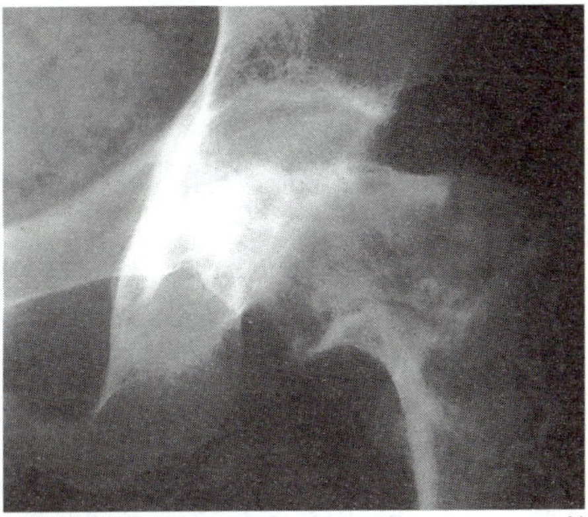

36

Fibröse Dysplasie. Fibröse Herde im Bereich des Oberschenkels bei polyostotischer f. D.

Dysplasie, intestinale neuronale: *Abk* IND; Klin. u. morphol. zwei unterschiedl. Erkrankungen. **IND A**: Reifungsstörung, Hypoplasie o. Aphasie (selten) der sympath. Darminnervation mit Ausbildung von Riesenganglien, erhöhter Acetylcholinesterase-Aktivität u. Kolitis. Klin. Verlauf: intestinale Spasmen, Durchfälle, blutige Stühle. Dramat. Krankheitsbild. Kompensation der Kolitis durch Ruhigstellung des Kolon mittels Anus praeter im Alter von 10–12 Monaten. Bei Wiederkehr der Sympt. Resektion des erkrankten Darms. **IND B**: Entwicklungshemmung des Plexus submucosus mit vermehrtem Auftreten von Riesenganglien (>8 Nervenzellen/Ganglion) u. Reifungshemmung der Nervenzellen. Im Ggs. zur morphol. Hirschsprung-Diagnostik quantitative Diagnosekriterien (>4 Riesenganglien in 30 Biopsieschnitten). Klin. Verlauf: Im Neugeborenenalter nicht sicher von Hirschsprung-Krankheit abgrenzbar. Bis zum 2. Lj. meist spontane Normalisierung der erkrankten Darmmotorik. Bei Persistenz der chron. Obstipation Resektion des erkrankten Darmteils. ↑Hirschsprung-Krankheit (Megacolon con-

D

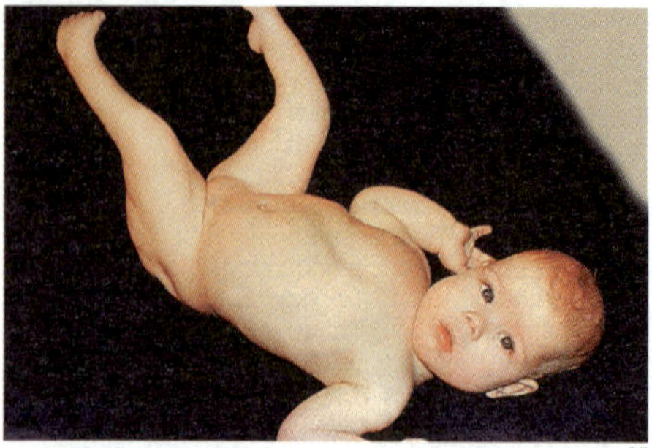

37

Kaudale Dysplasie.
Fehlen des distalen Anteils der Wirbelsäule

genitum). Durch Meier-Ruge 1972 erstmalig beschrieben, 1985 krit. revidiert.

Dysplasie, kaudale: kaudale Hypoplasie, kaudales Regressionssyndrom: Fehlbildungssyndrom mit Agenesie/Hypoplasie von Kreuzbein, angrenzender Lendenwirbelsäule u. Beckenknochen (Verkürzung des Stamms, Überlänge der Extremitäten). Beteiligung von Rückenmark u. Beckenboden mit Sphinkterschwäche. Oft Aplasie/Hypoplasie des Femur u. weitere Begleitfehlbildungen: Tibia-Fibula-Defekte, Herzfehler, Ösophagusatresie, Urogenitalfehlbildungen. Abgrenzung von sireniformen Beckenanomalien: stets 2 Aa. umbilicales vorhanden. Häufiger bei Kindern diabet. Mütter. Abb.

Dysplasie, kraniofaziale: angeborene Dysmorphien des Gesichtsschädels in Kombination mit Fehlbildungen von Hirnschädel, Wirbelsäule, Extremitäten. Zusammenfassung in Syndromen. Wechselnde Bez. als: Dysostose, Dysmorphie, Dysplasie, Dyszephalie. ↑Dysostosis mandibulofacialis, ↑Dysostosis mandibularis, ↑Dysostosis akrofacialis, ↑Crouzon-Syndrom, ↑Dysostosis maxillofacialis, ↑Dysmorphia oculomandibulofacialis, ↑Dysplasia oculoauricularis, ↑Dysplasia oculovertebralis, ↑Dyscephalia oculomandibulofacialis, ↑Greig-Syndrom, ↑Zyklopie, ↑Aprosopie, ↑Arrhinenzephalie.

Dysplasie, kraniometaphysäre: Pyle-Syndrom; seltene, autosomal dominant o. rezessiv bedingte Knochenerkrankung. Bildung subperiostalen Knochens führt zu Auftreibung der Metaphysen von Femur u. Tibia in der Umgebung des Kniegelenks, jedoch auch proximaler Humerus, äußeres Schlüsselbeinende, Wirbelsäule u. Rippen betroffen. Verdünnung der Kortikalis, Einengung der Markhöhle. Gesteigertes Längenwachstum von Röhrenknochen: Verbiegung der Tibia, Hyperostose der Kalotte u. der Schädelbasis; Einengung der Nase: Mundatmung; Ausfälle von Hirnnerven VII, VIII u. des N. opticus; Leontiasis ossea; Hypertelorismus), verzögerte Dentition, Prognathie.

Dysplasie, maxillonasale: Binder-Syndrom; Dysostose mit Hypoplasie des Zwischenkiefers, Hypoplasie o. Aplasie von Spina nasalis anterior u. Stirnhöhlen, Dysplasie der Nase, Atrophie der Nasenschleimhaut bei Erhaltenbleiben der Geruchsrezeptoren, Pseudoprogenie.

Dysplasie, okuloaurikulovertebrale: Augenfehlbildungen (Kolobom, Mikrophthalmie), Präaurikularanhänge u. -fisteln, Wirbelanomalien; Ätiopathogenese unklar. kann sich in unterschiedl. Varianten manifestieren: Goldenhar- (okuloaurikuläres) bzw. Weyers-Thier-Syndrom (okulovertebrales Syndrom).

Dysplasie, progressive diaphysäre: Camurati-Engelmann-Syndrom, infantile sklerot. Hyperostose, Osteopathia hyperostotica multiplex infantum; genet. bedingte symmetr. Knochenerkrankung, die durch Hyperostosen der langen Röhrenknochen u. des Schädels sowie Hypoplasien der Skelettmuskulatur gekennzeichnet ist. Spindelartige Auftreibung der Diaphysen langer Röhrenknochen der oberen u. unteren Extremitäten, mitunter der Klavikula u. der Rippen. Einengung der Markhöhle. Verwechslung mit Pyle-Syndrom mögl.

Dysplasie, renofaziale ↑Potter-Syndrom I.

Dysplasie septo-optique ⟨*frz*⟩ *f*: septoopt. Dysplasie; Aplasie des Septum pellucidum u. opt. Dysplasie (Brett); fakultativ auch Zeichen des ↑Hypopituitarismus. Oligosymptomatische Form: opt. Dysplasie u. endokrine Funktionsstörung bei vorhandenem Septum pellucidum.

Dyspnoe ⟨*gr*⟩ *f*: jede Form einer Atemstörung. Subjektive Zeichen sind Atemnot, Lufthunger, Kurzatmigkeit, Beklemmung u. ä. Objektive Kriterien sind Tachypnoe mit oberflächl., Hyperpnoe mit vertieften o. ungleichmäßigen Atemzügen. Einteilung nach Pathogenese: 1. Hindernisse in den Atemwegen (meist mit in- bzw. exspirator. ↑Stridor); 2. pulmonale D.; 3. kardiale D.; 4. metabol. D. (azidot. D. = ↑Kussmaul-Atmung; alkalot.); 5. zerebrale D. (↑Biot-Atemtyp, ↑Cheyne-Stokes-Atmung); 6. hypoventilator. D.; 7. seltenere Ursachen.

Dysporia enterobronchopancreatica ⟨*gr*⟩ *f* ↑Mukoviszidose.

Dyspraxia intermittens abdominalis ↑Angina abdominalis.

Dyspraxie ⟨*gr*⟩ *f*: leichte Form der ↑Apraxie.

Dysproteinämie ⟨*gr*⟩ *f*: kennzeichnende reversible Veränderungen in der quantitativen Zusammensetzung der Plasmaeiweißkörper, meistens mit Verminderung der Albumine u. relativer o. absoluter Vermehrung der Globuline verbunden, so daß der Eiweißquotient verändert ist. Hinweisend auf akute bzw. chron. Infekte, Tumoren, Lebererkrankungen, Hungerzustände, jedoch nicht pathognomon.

Dysprothrombinämie ⟨*gr*⟩ *f*: qualitativer Bildungsdefekt in der Prothrombinsynthese, der sich in einer sehr unterschiedl. klin. Sympt. äußert, wobei posttraumat. Blutungen sowie hämorrhag. Erscheinungen wie bei milden Hämophilieformen angetroffen werden. Gerinnungsanalyt. liegt eine Aktivitätsminderung entspr. einer Hypoprothrombinämie vor, jedoch lassen sich immun. im Plasma normale Prothrombinkonzentrationen nachweisen. Elektrophoret. Wanderungsgeschwindigkeit, Bindungskapazität für Kalzium u. Aktivierbarkeit durch Staphylokoagulase ergeben weitere Unterscheidungsmerkmale. Pathogenet. ist der Defekt durch den Austausch einer Aminosäure erklärbar. Bei den versch. D. liegt der Strukturdefekt entweder in dem Molekularanteil, dessen Integrität an die Wirkung von Vitamin K gebunden ist, o. der Thrombinanteil des Moleküls ist falsch strukturiert.

Dysrhaphie ⟨*gr*⟩ *f*: Dysrhaphia; angeborene Entwicklungsstörung der Neuralanlage, die durch fehlerhaften Verschluß (dorsale Nahtbildung) des Neuralrohrs entsteht. Kann generalisiert auf dem Neuralplattenstadium verharren (↑Arhaphie, ↑Platyneurie), partiell offenbleiben (↑Spina bifida aperta). Häufig mit partieller o. totaler Rhachischisis posterior (↑Rhachischisis) kombiniert. Auch die ↑Syringomyelie zählt zum Dysrhaphiekomplex, ↑Status dysrhaphicus. Einteilung: 1. **Schädelweichteildefekte**, bes. in der Gegend der Fontanellen. Substanzdefekt der Kopfhaut, oft mit Hydrozephalus, Kolobom, Lippen- u. Kieferspalten, Nierenfehlbildungen. 2. **Defekte des knöchernen Schädeldachs; Lücken- u. Wolkenschädel**: symmetr. Lücken umschriebener Teile der Kalotte mit Verdünnungen der Lamina interna. Völliger o. teilweiser Balkenmangel Formabweichungen des Prosenzephalons. 3. **Verschlußstörungen des Schädels u. des Gehirns**: betreffen das Nervensystem, seine Hüllen u. das Achsenskelett im Kopf- u. Wirbelsäulenbereich. Ausbleiben des Neuralrohrverschlusses. Fehlerhafter Verschluß u. mangelnde Ablösung von der Oberfläche führt zu weniger schweren dysrhaph. Fehlbildungen. **Cranioschisis totalis** (Krötenkopf): oft fehlt das gesamte Gehirn, die Schädelbasis ist von einer dünnen Area cerebrovasculosa überzogen. Lebensunfähigkeit. **Anenzephalie**: D. schwersten Grades, Lebensunfähigkeit. Kombination mit Akranie. **Zephalozelen**: angeborene Lücken im Mittellinienbereich des Schädels. Hernienartiges Durchtreten von Hirnhäuten o. Teilen des Gehirns. Bei Zephalozelen im Bereich der hinteren Schädelgrube oft Hydrozephalus, bei basaler Kranioschisis nicht selten Fistelbildungen. **Kranioschisiseinteilungen**: Konvexitäts- u. Basisformen. **Konvexitätsformen**: Cranioschisis occipitalis superior et inferior: die obere occipitale Form enthält Anteile des Großhirns, die untere des Kleinhirns. Letztere Kranioschisis bis Kindskopfgröße. Cranioschisis sagittalis: relativ selten, paramedian bzw. in der Umgebung der großen Fontanelle gelegen. Cranioschisis interfrontalis: klein, selten, enthält meist Teile des Stirnhirns. Basisformen: Cranioschisis frontoethmoidalis (nasofrontalis, nasoethmoidalis u. nasoorbitalis): Austrittsstelle unmittelbar frontal o. seitl. der Siebbeinplatte. Nasofrontale Form: Lücke median o. seitl. der Nase. Nasoethmoidale Form: Lückenbildung zwischen Sieb-, Stirn- u. Nasenbein mit kaudalwärts gerichtetem Verlauf. Nasoorbitale Form: gelangt durch eine Spaltbildung von Stirn-, Sieb- u. Tränenbein in die Vorderabschnitte der Orbita. Cranioschisis sphenoorbitalis: Die Kranioschisis wölbt sich durch die Fissura orbitalis superior o. den Canalis opticus hinter den Bulbus oculi vor, Exophthalmus. Cranioschisis sphenomaxillaris: gleiche Austrittsöffnung, tritt aber durch die Fissura orbitalis inferior in die Fossa pterygopalatina. Abb.

Dysrhaphiesyndrome: Verschlußstörungen der Neuralrinne zum Neuralrohr u. der anschließenden Umbildungsvorgänge des Rückenmarks, der -häute, der Wirbelsäule, ihrer Anhänge u. der Haut. Status dysrhaphicus: Zusammenfassung der dysrhaph. Grundstörungen mit allen klin. feststellbaren Sympt. Spina bifida posterior: häufigste Fehlbildung. Kombination von Verschlußstörungen der Rückenmarkanlage u. der Häute mit Spalten der Neuralbögen der Wirbel. Einteilung nach Sitz u. Form: Myeloschisis: Spaltung des Rückenmarks; Rhachischisis: Spaltung der Wirbelsäule: Spina bifida totalis: Beteiligung des gesamten Rückenmarks; nicht lebensfähig. Die häufigste Form ist die Spina bifida posterior lumbalis, es folgen die zervikale u. die thorakale Form. Operative Bedeutung besitzt die Trennung in offene u. gedeckte Formen. Offene Formen: Neuralplatte bzw. fehlgebildetes Rückenmark liegen frei, Zentralkanal mündet am Rande der Fehlbildung, Hautdefekt mit Übergang in die Rückenmarkhäute. Besteht eine Flüssigkeitsansammlung in den Hirnhäuten, liegt eine Myelozele vor. Gedeckte Formen: kein Hautdefekt, offener Wirbelkanal, Rückenmark mehr o. weniger fehlentwickelt, Neuralrohr gebildet. Stellt der Zentralkanal mehr einen zentral gelegenen flüssigkeitsgefüllten Hohlraum dar, bezeichnet man diese Form als

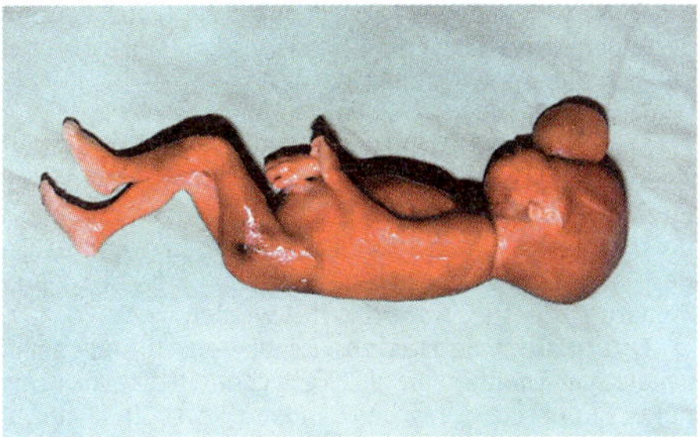

38

Dysrhaphie. Cranioschisis nasofrontalis

Myelozystozele. Spina bifida occulta: Spaltung der Neuralbögen der Wirbel mit weitgehender o. normaler Weichteilbedeckung, abnormer Behaarung u. Pigmentierung sowie Grübchenbildung, bevorzugt in der Lumbosakralregion. Klin. 3 Formen: Urol. Form: Enuresis nocturna, progrediente Blasen-Mastdarmstörungen mit Harn- u. Stuhlinkontinenz. Orthop.-neurotroph. Form: langsame Progredienz. Reizepisoden, sensible Störungen, Vorderhorn-Vorderwurzelsymptome. Hohlfuß, Klauenhohlfuß u. a. Dermalsinus, -fistel u. -zysten: in der Mittellinie gelegene, an der Hautoberfläche sichtbare dysrhaph. Fehlbildung ektodermalen Ursprungs bes. in der Kaudalregion. Die Sinus u. Fisteln enthalten mitunter Talgdrüsen u. Haare. Diastematomyelie: Diplomyelie. Spaltbildung des Rückenmarks in 2 ungleichwertige, sich über ein o. mehrere Segmente erstreckende Hälften mit eigenen Durahüllen. Trennung durch knorpelige o. knöcherne Spornbildung im Wirbelkanal. Lokalisation: untere Brust- o. obere Lendenwirbelsäule, oft mit Blockwirbelbildung, Skoliosen, Kyphosen o. Lordosen kombiniert. Klinik: an der Haut sichtbare dysrhaph. Zeichen, Wirbelsäulendeformitäten, halbseitige paret. Ausfälle an Füßen u. Zehen, Muskelatrophien, sensible Störungen. Syringomyelie: Fehlbildung des dysrhaph. Formenkreises mit Hohlraumbildungen im Rückenmark; meist Zervikalmark betroffen. Spina bifida anterior: Duraaussackung nach ventral mit ventralem Austritt durch Spaltbildung im Wirbelbereich. 2 Formen: im Brustwirbelsäulenbereich, sog. seitl. Spina bifida anterior; in der Kreuzbeingegend als sagittale Wirbelkörperspalte (Schmetterlingswirbel).

Dysrhythmie ⟨*gr*⟩ *f*: gestörter Herzrhythmus. ↑Blockformen, ↑Extrasystole, ↑Herzrhythmusstörungen ↑Sinusknotensyndrom, ↑Arrhythmie.

Dysruption: exogene (nicht genet.) morphol. Defekte, sog. sek. Fehlbildungen, z. B. ↑Alkoholsyndrom, embryofetales, Antiepileptikaembryofetopathie.

Dyssplenie ⟨*gr*⟩ *f* ↑Hyperspleniesyndrom.

Dyssplenismus ⟨*gr* + *lat*⟩ *m*: vom österreich. Hämat. Hittmair (1892–1986, Innsbruck) geprägter Begriff für ein Syndrom bei Funktionsstörung der vergrößerten „krankheitsdominanten" Milz mit Anämie, „embryonalem" Blutbild, u. a. Normoblasten, ↑Jolly-Körperchen u. Polychromasie im Blut.

Dysstreß: ↑Streß, unangenehme Belastung von Krankheitswert.

Dyssynergie ⟨*gr*⟩ *f* ↑Asynergie.

Dyssynergie, zerebellare myoklonische: Kombination von ↑Asynergie u. ↑Myoklonien bei Läsion des Nucleus dentatus, seltene degenerative Erkrankung.

Dystelektase ⟨*gr*⟩ *f*: gegenüber der Norm verminderte Belüftung bzw. Entfaltung eines Lungenabschnitts. Oft Vorstufe einer ↑Atelektase.

Dysthymie ⟨*gr*⟩ *f*: Beeinträchtigung der Stimmung.

Dystokie ⟨*gr*⟩ *f*: unkoordinierte Wehentätigkeit, gelegentl. mit Wehenschwäche kombiniert, ohne wesentl. Effekt auf die Muttermunderöffnung; Ggs. zu ↑Eutokie.

Dystonie ⟨*gr*⟩ *f*: Störungen, die auf eine Fehlregulation des vegetativen Nervensystems einschl. seiner Steuerungszentren zurückgeführt werden.

Dystonie, vegetative: Regulationsstörungen bei vegetativer Labilität, oft als „Verlegenheitsdiagnose" benutzt. Konkrete Ursachen anderer Art sind auszuschließen, ggf. ist Differenzierung anzustreben, z. B. tetanoide Dystonie o. Tetanie, hyperthyreoide vegetative Dysregulation o. Hyperthyreose.

dystop ⟨*gr*⟩ fehlgelagert.

Dystopia testis ⟨*gr* + *lat*⟩ *f* ↑Hodenfehllagerung.

Dystopie ⟨*gr*⟩ *f*: Dystopia, fehlerhafte Lage von Organen. Häufig syn. mit ↑Ektopie gebraucht, in anderen Fällen beschreibt Ektopie extreme D. (↑Ectopia cordis), jedoch auch versch. Begriffsinhalte (Dystopia testis u. Ectopia testis, ↑Hodenfehllagerung). ↑Nierendystopie.

Dystrophia adiposogenitalis: Babinski-Fröhlich-Syndrom, heute als Hypothalam. Syndrom bezeichnet. Im Kindesalter auftretende Kombination aus Minderwuchs, Adipositas u. Hypogonadismus, bedingt durch destruierende Prozesse (meistens ↑Kraniopharyngeome) im Hypothalamusbereich.

Dystrophia congenitalis ↑Dysplasia congenita.

Dystrophia mesodermalis hyperplastica: Weill-Marchesani-Syndrom, angeborener, genet. Fehlbildungskomplex aus ↑Sphärophakie o. Mikrophakie (führt später zu Luxation mit Entwicklung eines Sekundärglaukoms), Brachydaktylie, pykn. Konstitution. Gelegentl. Kleinwuchs, Brachyzephalie, Myopie.

Dystrophia musculorum progressiva: Krankheitsgruppe mit dem Leitsymptom einer langsam fortschreitenden, best. Körperregionen bevorzugenden, meist symmetr. ausgebildeten Muskelschwäche, genet. Determiniertheit u. degenerativer Myopathie. Verminderung des Muskelvolumens wird äußerl. z. T. ausgeglichen durch Vakatwucherung von Fett- u. Bindegewebe, evtl. dadurch bedingte ↑Pseudohypertrophie, Hyperkreatinurie, Hypokreatininurie, Vermehrung von Enzymen im Blutserum. Diagn. gründet sich auf klin. Bild, ↑Elektromyographie u. Muskelbiopsie. Die wichtigsten Formen sind: **Beckengürtelform, Typ Duchenne**: X-chromosomal rezessiv, befällt nur Jungen, Beginn meist vor dem 4. Lj., häufigste u. bösartigste Form. **Beckengürtelform, Typ Becker-Kiener**: X-chromosomal rezessiv, gutartiger als Typ Duchenne, späterer Beginn. **Gliedergürtelform, Typ Leyden-Möbius**: autosomal rezessiv (selten autosomal dominant). Becken- u. Schultergürtelbefall, große Variabilität, verkürzte Lebenserwartung. **Fazioskapulohumerale Form, Typ Erb**: autosomal dominant. Beginn im Gesicht u. am Schultergürtel. Lebenserwartung kaum beeinträchtigt, bes. charakterist.: ↑Facies myopathica, Tapirmund (Pseudohypertrophie des M. orbicularis oris), Scapula alata (flügelartiges Abstehen der Schulterblätter infolge Serratusparese), lose Schultern (fehlende Verriegelung durch M. latissimus dorsi, Mm. pectorales u. unteren Anteil des M. trapezius).

Dystrophia myotonica: myoton. Dystrophie, Myotonia atrophicans, Curschmann-Steinert-Krankheit, autosomal dominant vererbte ↑Myopathie mit ungünstiger Progn. Kombination von Muskeldystrophie u. ↑Myotonie, außerdem Kataraktbildung, endokrine Störungen, dienzephale u. diffuse zerebrale Psychosyndrome.

Dystrophia periostalis hyperplastica familiaris ↑Dzierzynsky-Syndrom.

Dystrophia unguis mediana canaliformis: Strukturveränderung der Nägel. Zentrale, oft irreparable Längsrinnenbildung; Aufsplitterung, Lückenbildung u. Konsistenzverminderung mit Brüchigkeit.

Dystrophie ⟨*gr*⟩ *f*: Dystrophia; durch Mangel- o. Fehlernährung (↑Mehlnährschaden, ↑Milchnährschaden, ↑Vitaminmangelkrankheiten) bedingte Störungen des Organismus mit ↑Atrophie des Fettgewebes u. der Muskulatur. Weitere Störungen der Nahrungsverwertung durch ↑Rumination, habituelles Erbrechen u. Passagestörungen, ↑Maldigestion, ↑Malabsorption, chron. organ. Krankheiten mit Störungen des Nährstoffumsatzes, hereditäre Enzymdefekte. Klin. Hydro- u. Kreislauflabilität, Infektlabilität, Anämie, Muskelhypotonie, Vitalitätsstörungen u. a.

Dystrophie, agastrische: durch Fehlen des Magens (Gastrektomie) verursachte Ernährungsstörung mit schwerer Hypoproteinämie, Eisenmangelanämie u. Gewichtsverlust, die bedrohl. Ausmaße annehmen kann. Häufige kleine Mahlzeiten (8/d), eiweißreich, kohlenhydratarm. Substitution von Vitamin B_{12}, Eisen, Kalzium sowie der Vitamine A, E, D u. evtl. K.

Dystrophie, pränatale ↑Mangelgeborenes.

Dystrophin ⟨*gr*⟩ *n*: ein 427-kD-Protein, das an der Bindung von Zytoskelettproteinen an die Plasmamembran insbes. von Muskelzellen beteiligt ist; genet. bedingte Defekte in dem im X-Chromosom (Xp21) lokalisierten Dystrophingen bedingen Muskeldystrophie vom Typ Duchenne (↑Deletion mit Rasterverschiebung u. Verlust an D.) bzw. Becker (Deletion mit strukturell veränderten D.). ↑Rastermutation, ↑Frameshift mutation.

Dystropie ⟨*gr*⟩ *f*: gegenseitiges Ausschließungsverfahren zweier Krankheiten bei dem gleichen Individuum.

Dysurie ⟨*gr*⟩ *f*: Dysuria; erschwertes Wasserlassen. 1. nur geringer Druck (Zuhilfenahme der Bauchpresse); 2. kraftloser Harnstrahl (tropfenweise Wasserlassen); 3. häufig kombiniert mit ↑Strangurie (Harnzwang), Pollakisurie (häufiger Wasserlassen), Ischurie (Entleerung geringer Urinmengen, größere Mengen bleiben in der Blase als Resturin), meist mechan. bedingt. Prostatahyperplasie (benigne ↑Prostatahyperplasie), ↑Sphinktersklerose, Blasenhalsbarre (↑Blasenhalsobstruktion), ↑Blasensteine, ↑Harnblasentumoren, Blasenblutung evtl. mit Koagelbildung, Fremdkörper, Entzündungen. Seltener: neurol. funktionelle Dysurie; ganz selten psych. bedingt.

Dyszephalie ⟨*gr*⟩ *f*: verschiedenartige u. -gradige Entwicklungsstörungen des Schädels; in Zusammensetzungen auch zur Bez. best. Syndrome, z. B. Dyszephalodaktyliesyndrom (Zephalosyndaktylie- o. von-Waardenburg-Syndrom): Entwicklungsstörungen im Bereich des Schädels (einschl. Augen u. Ohren), der Extremitäten, bes. auch der Finger u. Zehen (↑Syndaktylie), Herz- u. Genitalmißbildungen.

D-Zellen ↑Deltazellen.

Dzierzynsky-Syndrom: Dystrophia periostalis hyperplastica familiaris; genet. bedingter Komplex von Fehlbildungen mit Dyszephalie, periostaler Hyperplasie von Phalangen. Klavikula u. Sternum.

E

e: **1.** nach dem Math. I. Euler benannte transzendente Zahl; e = 2,718... ist die Basis der natürl. Logarithmen. Die Exponentialfunktion $y = e^x$ dient zur math. Beschreibung zahlreicher biol., chem. u. physikal. Vorgänge. **2.** Kurzzeichen für Elektron e^- u. e^+(Positron).

E: *Abk* für Energie, Extinktion, Redoxpotential, Exa (Internationales ↑Einheitensystem).

E_0: Zeichen für ↑Normalpotential.

E 600 ↑Paraoxon, ↑Acetylcholinesterasehemmer.

E 605 ↑Parathion, ↑Acetylcholinesterasehemmer. ↑Insektizid.

EAC: EACA; ↑Epsilon-Aminocapronsäure, ↑Antifibrinolytikum.

EACA: EAC; ↑Epsilon-Aminocapronsäure, ↑Antifibrinolytikum.

Eag: *Abk* für Elektroatriogramm; Vorhof-EKG; ↑Elektrokardiogramm.

Eagle-Basalmedium ↑Nährmedium.

Eales, Henry (1852–1913), brit. Ophth., Birmingham.

Eales-Syndrom (nach Henry E.): Angiopathia reinae juvenilis u. Periphlebitis retinae. Meist bei jungen Männern auftretende Netzhaut- u. Glaskörperblutungen.

EANAC: *Abk* für European Association of Nurses in AIDS Care; europ. Vereinigung von Krankenschwestern u. -pflegern in der AIDS-Pflege. EANAC wurde 1990 in Kopenhagen mit dem Ziel gegründet, ein gemeinsames Forum für Pflegende in der AIDS-Pflege zu bilden, um die Arbeit in der HIV/AIDS-Pflege zu verbessern, Modelle für die AIDS-Pflege zu fördern u. auf die sozialen Probleme der Pflegenden in diesem Bereich aufmerksam zu machen.

EANM: *Abk* für European Association of Nuclear Medicine; Europ. nuklearmed. Gesellschaft.

Earle-Salzlösung ↑Salzlösung, physiologische.

Early cancer ⟨*engl*⟩: Frühkarzinom, v. a. im Zusammenhang mit entsprechenden Veränderungen am Magen benutzt. Echtes Karzinom (im Ggs. zum ↑Carcinoma in situ Basalmembran durchbrochen), das in seiner Ausbreitung noch auf Schleimhaut bzw. Submukosa beschränkt ist, deshalb günstige Progn. bei Operation. Abb.

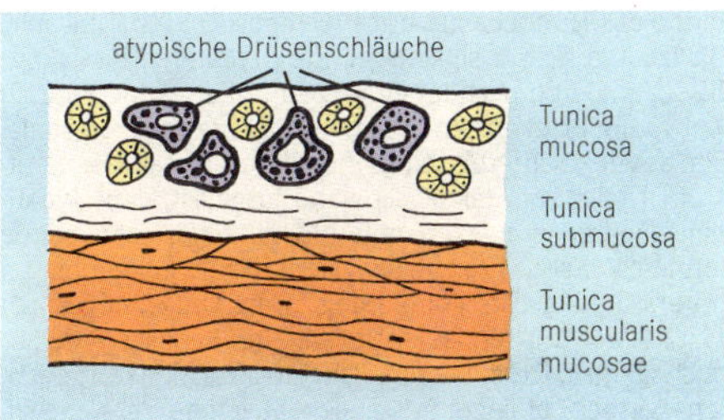

Early cancer. Schematische Darstellung

Early immune antibody ⟨*engl*⟩: die mit Einsetzen der eigenen Antikörperbildungsfähigkeit eines Säuglings i. R. der immun. Auseinandersetzung mit seiner immunogen wirkenden Umwelt zuerst gebildeten Antikörper.

Early-onset-Sepsis ⟨*engl*⟩: prim. ↑Sepsis der ersten Lebenstage des Neugeborenen, i. d. R. nach intrauteriner Infektion.

Eastern equine encephalitis virus ⟨*engl*⟩: *Abk* EEEV; östl. Pferdeenzephalitisvirus; ↑Pferdeenzephalitisviren.

Eastern equine encephalomyelitis ⟨*engl*⟩: *Abk* EEE; Eastern equine encephalitis; östl. ↑Pferdeenzephalitis.

Eaton Agent: veraltete Bez. für ↑Mycoplasma pneumoniae.

Eaton-Lambert-Syndrom ↑Lambert-Eaton-Syndrom.

Eaton-Test: Test zur Feststellung einer totalen Ruptur des palmaren Anteils der Kapsel der Mittelgelenke der Finger.

Ebbecke-Reflex: auch Schluckreflex o. Wind-Wetter-Reflex. Beim Eintauchen des Gesichts (bei sensiblen Typen mitunter nur Nase) in kaltes Wasser tritt Schlucken („Leerschlucken") auf. Trigeminus-Reflex mit Vaguseffekt, mitunter RR-Abfall, Bradykardie, Angst. Evtl. Bedingung für Wasserscheu.

Ebbinghaus, Herrmann (1855–1909), Mitbegründer der exp. Psychol. Untersuchte vorwiegend Lern- u. Gedächtnisvorgänge. Bekannt durch den Gebrauch von sinnlosen Silben zur Erforschung der Vorgänge des Lernens u. Vergessens.

Ebene, schiefe: einfaches kieferorthopäd. Gerät zur Behandlung des umgekehrten Frontzahnüberbisses. Früher festsitzende, aufzementierte Form aus Metall, heute aus Kunststoff, zur Überstellung meist nur einzelner Frontzähne verwendet. Üblicher die abnehmbare schiefe Ebene nach Brückl; sie ist mit einer Unterkieferplatte verbunden. Gut geeignet zur Ther. des progenen Zwangsbisses bei tiefem Überbiß, ↑Progenie.

Eberesche: Vogelbeerbaum; Familie Rosaceae, europ. Pflanze. In größeren Mengen genossene Früchte können durch enthaltene Sorbinsäure u. ungesättigte Laktone zu Schädigung von Magen-Darm-Trakt u. Niere führen .

Eberthella: früher gebräuchl. Gattungsname für ↑Salmonella.

Ebner, Victor von (1842–1925), österreich. Anat., Graz, Wien.

Ebner-Dentinfibrillen: Fibra dentini; ↑Zahn.

Ebner-Drüsen (nach Victor v. E.): Glandulae gustatoriae; in den Graben der ↑Papillae vallatae mündende rein seröse Drüsen. Abb. S. 494

Ebner-Halbmonde (nach Victor v. E.) ↑Halbmonde, seröse.

Ebner-Linie (nach Victor v. E.): Anbaulinien im ↑Dentin, ↑Odontogenese.

Ebola-Fieber: Maridi-Fieber; hämorrhagisches ↑Fieber mit hoher Letalität (50–89 %); Erreger ist ein

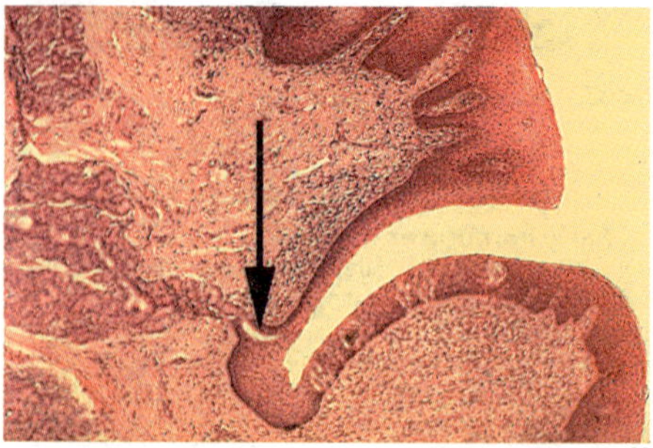

30

Ebner-Drüsen. Histologischer Schnitt durch die Zunge, HE-Färbung; Papilla vallata mit E., die in den Wallgraben münden (Pfeil).

Virus, erstmals 1976 isoliert (benannt nach dem Fluß Ebola im Endemiegebiet in Zaire), zählt zur Fam. Filoviridae, ähnelt morphol. dem ↑Marburg-Virus, Virusreservoir unbekannt. Vermutl. ↑Zoonose, Übertragung von Mensch zu Mensch, Kontaktinfektion. Pantropes Virus verursacht herdförmige Nekrose in versch. Organen u. generalisierte Gefäßschäden. Inkubationszeit 4–16 Tage. Sympt.: hohes Fieber, Myalgien, Pharyngitis, gastrointestinale u. neurol. Sympt., um 5. Tag ausgeprägte hämorrhag. Diathese, Leberschädigung ohne Ikterus. Ther. symptomat. Diagn. virol., serol. Proph.: Quarantänemaßnahmen.

Ebstein, Wilhelm (1836–1912), dt. Int., Göttingen.

Ebstein-Anomalie (nach Wilhelm E.): Ebstein-Syndrom; angeborene Verlagerung einzelner o. mehrerer (fehlgebildeter) Segel der Trikuspidalis in die re. Herzkammer, sog. Atrialisierung des re. Ventrikels. Häufig Rechts-Links-Shunt in Vorhofebene. Sympt. in Abhängigkeit von der Ausprägung der Trikuspidalklappenverlagerung: Leistungsminderung, Zyanose, Halsvenen- o. Leberpuls, systol. o. systol. u. diastol. Herzgeräusch, mitunter Dreier- o. Viererrhythmus, vergrößertes, kugelförmiges Herz (Bocksbeutelform) mit vermindertem Lungendurchfluß im Röntgenbild. EKG zeigt Rechtsschenkelblock mit überhöhten P u. verlängertem PR-Intervall. Gelegentl. WPW-Syndrom. Neigung zu Tachykardien u. ↑Herzrhythmusstörungen. Ther. in ausgeprägten Fällen kardiochirurg.: kavopulmonale Anastomose, prothet. Ersatz der dystopen Trikuspidalklappen.

Ebstein-Zellen (nach Wilhelm E.) ↑Armanni-Ebstein-Zellen.

Ebullation ⟨*lat + gr*⟩ *f*: Ebullismus; Freisetzen von Gasblasen aus in Körperflüssigkeiten gelösten Gasen bei fallendem atmosphär. Druck, z. B. beim Aufstieg in große Höhen o. bei Dekompression. ↑Dekompressionskrankheit.

Ebullioskopie ⟨*gr*⟩ *f*: Bestimmung der molaren Masse (bzw. der relativen Molekülmasse) eines Stoffs aus der ↑Siedepunkterhöhung seiner Lösung.

Ebullismus ⟨*lat + gr*⟩ *m* ↑Ebullation.

Eburicosäure: Steroid-Antibiotikum, ähnl. ↑Fusidinsäure.

Eburnifikation ⟨*lat*⟩ *f*: Eburneatio, Eburnisierung; örtl. übermäßige Knochenneubildung mit elfenbeinähnl. Verdichtung des Knochens; Folge von Entzündungen, z. B. im Randgebiet einer chron. Osteomyelitis (Ostitis ossificans) o. nach traumat. Knochenschädigungen. Vorkommen auch bei anderen Knochenerkrankungen, z. B. ↑Osteopoikilie.

Eburnisation ⟨*lat*⟩ *f* ↑Eburnifikation.

EBV ↑Epstein-Barr-Virus.

EC: *Abk* für engl. Enzyme Commission; ↑Enzymklassifikation.

E-Cadhärin: epitheliales ↑Cadhärin.

ECAT: computerassistierte Emissionstomographie.

Eccles, John Carew (geb. 1903), austral. Physiol., Canberra, Chicago, Buffalo. 1963 Nobelpreis für Med./Physiol. (mit A. L. Hodgkin u. a. F. Huxley) „für ihre Entdeckungen über die Ionenmechanismen bei Erregung und Hemmung zentraler und peripherer Teile der Nervenzellmembran".

ECFA ⟨*engl*⟩: auf Eosinophile chemotakt. wirkender Faktor (Tetrapeptid) im Anaphylaxiegeschehen. ECFA wird nach Antigenkontakt aus Mastzellen bzw. Basophilen freigesetzt.

ECG ⟨*engl*⟩: internationale *Abk* für EKG ().

ECGF: *Abk* für engl. endothel cell growth factors; von Hepatomzellen gebildete ↑Wachstumsfaktoren (2a u. 2b); regen Proliferation von Endothelzellen an u. wirken als Hemmstoffe von ↑Serinproteasen; ↑Endothelzellwachstumsfaktor.

Echinacea angustifolia: Sonnenhut, Igelkopf. Als Droge dient meist die Wurzel. Diese enthält u. a. das Depsid Echinacosid, ferner Polyine, Isobutylamide, Phenolkarbonsäureester u. Polysaccharide. Anwendung von Extrakten der Droge äußerl. zur Wundheilung, innerl. proph. sowie ther. zur unspezif. Steigerung der Immunabwehr bei Infektionen sowie chron. Entzündungen.

Echinacosid ↑Echinacea angustifolia.

Echinococcus ⟨*gr*⟩ *m*: **1.** Gattung der ↑Bandwürmer (Cestoda, ↑Cyclophyllidea, Taeniidae). **2.** Bez. für eine Finnenform des Bandwurms.

Echinococcus alveolaris: Finne des Bandwurms Echinococcus multilocularis (↑Fuchsbandwurm); bis kindskopfgroße Konglomerate aus kleinen, schwammartigen Bläschen mit Skolizes; stark betonte exogene Sprossung der Tochterblasen (tumorartig). Sitz: Leber (98 % der Fälle), sek. Metastasen in Lunge u. anderen Organen mögl. Zwischenwirte: Feldmaus u. a. Kleinsäuger sowie der Mensch.

Echinococcus cysticus
↑Echinococcus hydatidosus.

Echinococcus granulosus: dreigliedriger ↑Hundebandwurm.

Echinococcus hydatidosus: Echinococcus cysticus, Echinococcus unilocularis, Hülsenwurm, Hydatide; Finne des Hundebandwurms (Echinococcus granulosus). Bis faustgroße, flüssigkeitsgefüllte (Hydatidenflüssigkeit) Blase, an deren nach innen gelegener Keimschicht durch Knospung Brutkapseln mit jeweils mehreren Skolexanlagen sowie Tochterblasen u. von diesen Enkelblasen entstehen, die, von der Blasenwand losgelöst, den Hydatidensand bilden. Es werden fertile (mit Skolizes) u. sterile (ohne Skolizes, ↑Azephalozysten) Echinokokkenblasen unterschieden; Disseminierung in die Umgebung durch Platzen der Mutterblase ist mögl. Sitz: Leber u. Lungen; auch Gehirn, Herz, Nieren, Bauchfell, Muskulatur; befallen werden pflanzenfressende Säugetiere (u. a. Schaf, Schwein, Pferd, Ziege, Rind, Wildwiederkäuer) sowie der Mensch. Es gibt mehrere E.h.-Stämme mit unterschiedl. Virulenz.

Echinococcus multilocularis ↑Fuchsbandwurm.

Echinokokkose: durch Finnen des ↑Hundebandwurms (Echinococcus granulosus) bzw. ↑Fuchsbandwurms (Echinococcus multilocularis) hervorgerufene Erkrankung des Menschen (als Zwischenwirt). Je nach Sitz, Größe u. Form des Parasiten, d. h. zyst. unilokuläre o. alveoläre multilokuläre Formen, kann eine tödl. verlaufende Zerstörung der besiedelten Organe resultieren. E. granulosus befällt in 60–70 % der Fälle die Leber, in 10 % die Lunge, in den übrigen Fällen ZNS u. a. Organe; E. alveolaris wird in 90 % der Fälle in der Leber gefunden; er kann auch infiltrativ „bösartig" wachsen. Gefahr der tödl. Aussaat der Kopfanlagen in die Bauchhöhle. Diagn. serol. ELISA, indirekte Immunfluoreszenz, indirekte Hämagglutination. Bluteosinophilie.

Echinokokkus ↑Echinococcus.

Echinostoma ilocanum ⟨*gr* + *lat*⟩ *n*: 4–6 mm langer Saugwurm (Ordnung Trematodes), Sehr seltener Darmparasit der Bewohner der Philippinen. Zwischenwirt ist die Schnecke Gyraulis prashade.

Echinostomatidae ⟨*gr*⟩ *f Pl*: Fam. der ↑Digenea (↑Trematoda). Saugwürmer mit bestachelter Kutikula u. Kopfkragen am Vorderende. Parasiten u. a. im Darm von Kriechtieren, Vögeln u. Säugetieren; einige Arten (z. B. Echinostoma ilocanum) werden gelegentl. beim Menschen gefunden.

Echinozyten ⟨*gr*⟩ *m*: Stechapfelform der Erythrozyten, die durch Schrumpfung in hyperosmolaren Lösungen entsteht.

Echoerscheinungen: krankhaftes Nachahmen der Handlungen anderer. Bei katatoner Schizophrenie u. Hirnläsionen.

Echographie: **1.** spez. Form der ↑Aphasie, bei der ein Text zwar nicht verstanden, aber abgeschrieben werden kann. **2.** Wiederholung von Worten beim Abschreiben. **3.** ↑Ultraschalldiagnostik.

Echokardiographie: Ultraschallechokardiographie; beruht auf dem Prinzip der Echo-Impuls-Technik. Mittels piezoelektr. Elementen werden durch Umwandlung elektr. in mechan. Energie Schallwellen erzeugt, ausgesandt u. wieder empfangen. Die zurückkommenden Echos werden in elektr. Pulse umgewandelt u. dem Empfänger u. Signalverstärker zugeleitet. Frequenz der Schallwellen über 20 000 Hz = Ultraschall. In der kardiol.-angiolog. Diagnostik werden Frequenzen zwischen 2 u. 10 MHz benutzt. Für die klin. Anwendung sind 3 Varianten gebräuchl.: eindimensionale M-Mode-Echokardiographie, zweidimensionale (2-D) Echokardiographie u. ↑Ultraschall-Doppler-Technik. In modernen Geräten grundsätzl. kombiniert durchführbar. Kardiale Strukturen sind über 4 akust. Fenster (suprasternal, parasternal, apikal, subkostal), auf die der Schallkopf aufgesetzt wird, echograph. darstellbar. Bei Lungenemphysemen ist die parasternale u. apikale Ableitung erschwert bzw. unmögl. Die E. ist das dominierende Verfahren zur Beurteilung von: Perikard (Erguß, konstruktive Perikarditis), Myokard (globale u. regionale Kontraktilität, Hypertrophie, Dilatation, Gewebetextur bei Myokarditis), Endokard (Tumoren, Thromben, Vegetationen bei Endokarditis), Herzklappen (Mitralklappe: Stenose, Insuffizienz, Prolaps; Aortenklappe: Insuffizienz, Stenose; Trikuspidalklappenerkrankungen schwerer erfaßbar, Funktion künstl. Klappen); Aortenwurzel (Dilatation), Aortenbogen u. re. Pulmonalarterie (Aneurysmen, Strömungsanomalien: Doppler-Diagnostik, spektrale Analyse). Zur Untersuchung der Vorhöfe unbeeinflußt von der Atemexkursion wird der Schallkopf an der Spitze eines ↑Endoskops in die Speiseröhre eingeführt. Obwohl ischäm. Myokardareale durch reduzierte Kontraktilität echograph. erkennbar sind, spielt die E. im Vergleich zur Nukleardiagnostik bei der ischäm. Herzkrankheit eine untergeordnete Rolle.

Echokinese: Nachahmung von Bewegungen.

Echolalie: oft wiederholtes Nachsprechen von Worten u. Sätzen.

Echomimie: automatenhafte Nachahmung von Gebärden.

Echophrasie ↑Echolalie.

Echopraxie ↑Echokinese.

ECHO-Virus: *Abk* für engl. enteric cytopathic human orphan virus; als Orphan-Virus o. Waise bezeichnet, weil den Erstisolaten aus menschl. Darm kein charakterist. Krankheitsbild zugeordnet werden konnte (inapparente Infektionen). Virusart der Gattung ↑Enterovirus, Erstisolierung 1951 durch F. C. Robbins. Ursprüngl. 34 Serotypen. Reklassifiziert wurden humanes E. 8 zum humanen E. 1, humanes E. 10 zum Mammalian ↑Orthoreovirus Serotyp 1, humanes E. 28 zum humanen ↑Rhinovirus Serotyp 1A. Krankheiten: ↑Coxsackievirusinfektion u. ↑ECHO-Virus-Infektion.

ECHO-Virus-Infektion: durch ein humanes ↑ECHO-Virus hervorgerufene fieberhafte Infektion. Inkubationszeit 4–14 Tage. Klin. eine unspezif. Sympt. mit Rhinopharyngitis, Laryngotracheitis, Diarrhö, Meningitis (↑Virusmeningitis), Enzephalitis (↑Virusenzephalitis), Exanthem (↑Bläschenkrankheit, ↑Sommerexanthem), evtl. respirator. u. uncharakterist. fieberhafte Erkrankung, schwere system. Erkrankung der Neugeborenen, ferner poliomyelitisähnl. ZNS-Beteiligung. Diagnostik virol.-serol., bei direktem o. indirektem Nachweis besteht Meldepflicht.

Echtheit: Authentizität in der Gefühlsäußerung, Selbstkongruenz. Neben ↑Empathie u. Wertschätzung Kernvariable des Therapeutenverhaltens in der ↑Gesprächspsychotherapie.

Echtzeitverarbeitung: engl. real-time-processing. In der elektron. Datenverarbeitung eine Betriebsart von elektron. Datenverarbeitungsanlagen u. Prozeßrechnern, bei der eine Aufgabe schritthaltend mit dem auslösenden Vorgang innerhalb einer vom Prozeß bedingten Antwortzeit bearbeitet wird, so daß eine steuernde Beeinflussung des auslösenden Vorgangs mögl. ist. Die Antwortzeiten liegen bei der E. im Bereich von Mikrosekunden bis zu wenigen Sekunden. Die Notwendigkeit der E. findet man u. a. in der Prozeßsteuerung u. Meßwertverarbeitung. Sie ist deshalb in der Med. von bes. Bedeutung in der ↑Patientenüberwachung u. der Verarbeitung biophysikal. u. biochem. Meßwerte, in der Funktionsdiagnostik, Laborautomatisierung, Szintigraphie, Computertomographie, Sonographie u. a.

Echtzeitverfahren: schnelles B-Mode-Verfahren bei ↑Ultraschalldiagnostik.

Eck-Fistel: Seit-zu-Seit-Verbindung zwischen der V. portae u. V. cava inferior. 1879 von dem russ. Militärarzt Eck in St. Petersburg inauguriert.

Eckstein, Herbert B. (1926–1986), brit. Kinderchirurg, London. Hohe, temporäre Ureterokutaneostomie nach E. ↑Harnableitung, künstliche.

Eckzahn: Dens angularis; einwurzliger Zahn mit zwei kurzen Schneidekanten und einer Höckerspitze. Im

Zahnbogen der dritte Zahn, hinter den Schneidezähnen gelegen. ↑Gebißformel, ↑Gebißschema, ↑Zahnform.

Eckzahndistanz: im Verhältnis zum Oberkiefer unterschiedl. Verhalten der transversalen Eckzähne im Unterkiefer während des Zahnwechsels. Die E. bleibt vom Zeitpunkt ca. 1 Jahr vor Durchbruch der bleibenden Unterkiefereckzähne bis zum Wachstumsabschluß prakt. unverändert. Klin. Bedeutung: Die Behebung eines Engstands in der Unterkieferfront kurz vor u. nach Durchbruch der bleibenden Eckzähne durch transversale Dehnung rezidiviert auf den ursprüngl. Wert. Das „Eckzahngesetz" fordert deshalb bei jeder kieferorthopäd. Behandlung (Ausnahme prim. lingual gekippte Zähne), die gegebene E. im Unterkiefer strikt einzuhalten. Im Oberkiefer dagegen nimmt die E. auch nach dem Zahndurchbruch weiterhin zu.

Eckzahnführung: dynam. ↑Okklusion der Eckzähne von Ober- Unterkiefer. Bei Laterotrusion kommt es durch die Prominenz der Eckzahnspitzen physiol. zur Aufhebung der Zahnkontakte im Seitenzahngebiet. Bedeutsam für die Konstruktion von festsitzendem o. kombiniertem Zahnersatz sowie bei der Ther. des einseitig lateralen ↑Kreuzbiß im Milchgebiß durch Beschleifen.

Eckzahngesetz ↑Eckzahndistanz.

Eckzahnhochstand: Eckzahnaußenstand. Durchbruch des Eckzahns außerhalb des Zahnbogens. Erscheinung des Platzmangels. Ist bedingt durch prim. u./o. sek. ↑Engstand.

ECM: *Abk* für ↑Erythema chronicum migrans.

ECMO: *Abk* für extrakorporale Membran-Oxygenation bzw. CO_2-Elimination; $ECCO_2$; in spezialisierten Kliniken genutzter temporärer Ersatz bei mit anderen Methoden nicht beherrschbarer Lungeninsuffizienz (↑ARDS). ↑Membranoxygenator.

ECoG: *Abk* für ↑Elektrokortikogramm.

E. coli: *Abk* für ↑Escherichia coli.

Econazol: Imidazolderivat; Antimykotikum. Einsatz bei vaginalen u. digitalen Mykosen.

Economo-Krankheit: ätiol. unklar gebliebene Hirnentzündung (Encephalitis epidemica seu lethargica), die in den zwanziger Jahren gehäuft auftrat, bis zu 30 % u. darüber hinausgehende Letalität aufwies bzw. mit postenzephalit. Spätfolgen verlief (↑Parkinson-Syndrom).

EcoRI: Enzym aus der Gruppe der DNA-Restriktionsendodesoxyribonukleasen. ↑Restriktionsendodesoxyribonukleasen.

Ecouteur ⟨*frz*⟩ *m*: Person, die durch Anhören von Koitus- u. a. Intimgeräuschen sexuell erregt wird. Der E. sucht o. arrangiert derartige Situationen zwanghaft, u. sie veranlassen ihn meist zur Masturbation.

Ecstasy ⟨*engl*⟩: MDMA, Methylendioxymetamphetamin; Designerdroge mit zentral anregenden u. halluzinogenen Wirkeigenschaften. Gefährl. Effekte sind u. a. fulminante Hyperthermie, intravasale Blutgerinnung, Nierenversagen, Leberschäden, Psychosen. Todesfälle durch Hyperthermie u. Kreislaufversagen mögl.

Ecstrophia ⟨*gr*⟩ *f*: Exstrophia; angeborene Fehlbildung mit Auswärtswendung, -drehung. Verlagerung eines inneren Organs durch einen Oberflächenspalt nach außen. Das Lumen des Organs kommuniziert mit der Körperoberfläche. ↑Ecstrophia cloacae, ↑Ecstrophia vesicae (Spaltblase).

Ecstrophia cloacae: sehr seltene Kloakenfehlbildung, die einen gesteigerten Grad der ↑Ecstrophia vesicae darstellt u. embryonal etwas früher entsteht.

Ecstrophia vesicae ⟨*gr* + *lat*⟩ *f*: Blasenspalte, Spaltblase, Ecstrophia vesicae urinariae, Vesica urinaria eversa; angeborene, seltene Einschaltung der hinteren Harnblasenwand in die infraumbilikale Bauchwand. Die Harnblase ist ganz o. teilweise gespalten, vorhanden ist immer die Blasenrückwand mit dem Trigonum vesicae u. den Uretermündungen. Der Defekt reicht bei Jungen bis in die Harnröhre, ↑Epispadie, Penis u. Skrotum hypoplast. (↑Scrotum bipartitum), bei Mädchen bis in die Klitoris u. kleinen Labien. Bei kompletten Formen besteht ein Spaltbecken (↑Symphysenspalte). Es handelt sich um einen Mittelliniendefekt (Hemmungsmißbildung) bei fehlender Mesenchymdurchwachsung der Kloakenmembran (Ende 1. Monat) u. sek. Einreißen. Muskulatur der Bauchwand weicht auseinander (kein „Fehlen" der Bauchwand). Assoziierte Fehlbildungen: Hodenektopie, Leistenhernien, Gesichtsspalten, Atresia ani, Analprolaps, Uterus-Vagina-Fehlbildungen, Spina bifida u. a. Behandlung: Blasenrekonstruktion im Neugeborenenalter sollte stets angestrebt werden. Sie ist im Säuglings- u. Kleinkindalter noch praktikabel. Andere Verfahren: künstliche ↑Harnableitung ein ausgeschalteten Darm. Abb.

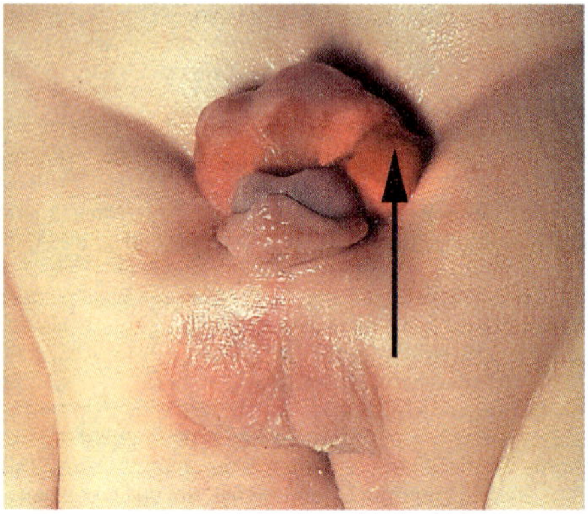

4

Ecstrophia vesicae beim jungen Säugling; freiliegende Schleimhaut der Blasenhinterwand mit Harnleitermündung (Pfeil); kurzer hochgerichteter Penis

ECT ↑Emissionscomputertomographie.

Ecthyma ↑Ekthyma.

Ectomeninx ⟨*lat* + *gr*⟩: Vorstufe der harten Hirnhaut, ↑Dura mater encephali.

Ectopia ⟨*gr*⟩ *f* ↑Ektopie.

Ectopia cordis: Ektokardie; sehr seltene, teilweise (E. c. incompleta) o. völlige (E. c. completa) Verlagerung des Herzens. **1. Zervikale E. c.**: Lage oberhalb des Sternums durch Ausbleiben des Deszensus; **2. thorakale E. c.**: Protrusion durch eine Sternalspalte; **3. thorakoabdominale E. c.**: Verlagerung des Herzens in das Epigastrium, Defekt der vorderen Körperwand bis in Nabelhöhe, V-förmiger Zwerchfelldefekt, Rektusdiastase; **4. abdominale E. c.**: Zwerchfelldefekt, intakte Körperwand. Verlagerung des Herzens in den Bauchraum. Bei E. c. häufig Begleitfehlbildungen: Scheidewanddefekte, Fallot-Tetralogie, Herzdivertikel. Abb.

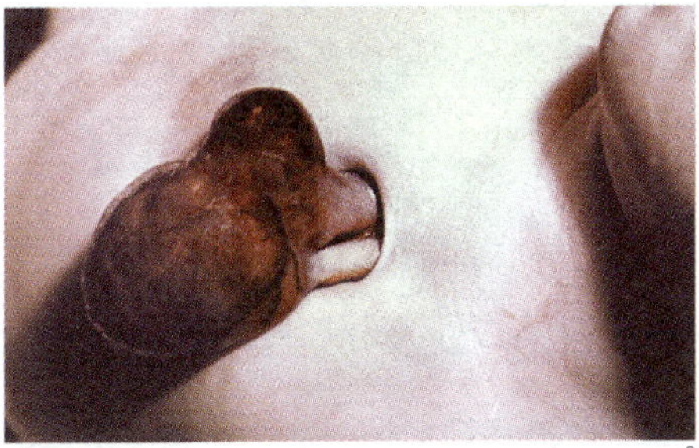

9

Thorakale **Ectopia cordis**

Ectopia lentis congenita: angeborene Verlagerung der Linse des Auges. Meist Dislokation in beiden Augen nach oben durch Hypoplasie der unteren Zonulafasern. **1. E. l. simplex**: Linsenektopie als isoliertes Merkmal. Genet. bedingt. ↑Irisschlottern (Iridodonesis). Gefahr: Luxation in Glaskörper o. vorderer Augenkammer: Sekundärglaukom. **2. E. l. et pupillae**: Kombination mit exzentr. Verlagerung der Pupille (↑Ectopia pupillae), gleichzeitige Entrundung der Pupille (Dyskorie). Es besteht Irisschlottern. Im Ggs. zur einfachen Pupillenektopie besteht autosomal rezessiver Erbgang. Kopplung besteht zur Miosis u. Myopie, zu Linsenkolobomen u. ↑Megalokornea. E. l. ist Bestandteil von Syndromen.

Ectopia lienis: Milzektopie; angeborene Verlagerung der Milz in Verbindung mit anderen Fehlbildungen (Zwerchfelldefekt, Nabelschnurbruch, Situs viscerum inversus). Splenogonadale Fusion: Vom li. Hypochondrium zieht langer Strang aus Bindegewebe mit Milzknötchen zu Hoden, Nebenhoden, Ovar. Entstehung durch Beziehung zur Urnierenleiste u. Gonade. Kombination mit Ektromelie u. Mikrognathie. ↑Lien accessorius.

Ectopia pupillae: Korektopie, angeborene exzentr. Verlagerung der Pupille, meist oval o. schlitzförmig verzogen (↑Dyskorie, angeborene). Häufig kombiniert mit ↑Ectopia lentis congenita, auch mit ↑Kolobomen, ↑Mikrophthalmus, Myopie. Wird isoliert meist als autosomal dominantes Merkmal vererbt. Exzentr. Pupillen sind Bestandteil des ↑Minkowski-Chauffard-Gänsslen-Syndroms.

Ectopia testis ↑Hodenfehllagerung.

Ectopia vesicae urinariae: seltene Fehlbildung, bei der die Harnblase oberhalb der (oft gespaltenen) Symphyse in die vordere Bauchwand eingelagert ist. Die Harnblase ist geschlossen im Ggs. zur Ecstrophia vesicae urinariae. Es besteht Rektusdiastase.

ectopisch ⟨*gr*⟩ *Adj* ↑heterotopisch.

Ectropium congenitum ⟨*gr*⟩ *n*: seltene, angeborene Fehlstellung eines Augenlides (meist Unterlid), wobei der Lidrand nach außen gerollt erscheint u. den Kontakt mit dem Augapfel verliert: Störung des Tränenabflusses. Gelegentl. besteht gleichzeitig ↑Blepharophimosis u. ↑Distichiasis congenita. Autosomal dominanter Erbgang. Ggs.: ↑Entropium.

Eczema ⟨*gr*⟩ *n* ↑Ekzem.

ED: **1.** *Abk* für ↑Erhaltungsdosis. **2.** *Abk* für den früher in der Strahlentherapie als Dosismaß gebräuchl. Begriff ↑Erythemdosis.

Eddowes, Alfred (1850–1946), brit. Arzt.

Eddowes-Syndrom (nach Alfred E.): Typ der Osteogenesis imperfecta tarda. ↑Lobstein-Syndrom.

Edelgase: Elemente der 8. Hauptgruppe des Periodensystems. Helium (He), Neon (Ne), Argon (Ar), Krypton (Kr), Xenon (X). In der Luft ist Argon mit 0,93 Vol.-% das am häufigsten vorkommende E. Helium ist Bestandteil mancher Erdgase u. als Produkt des radioaktiven Zerfalls (Alphastrahlen = $He2^{+}$) in radioaktiven Mineralien enthalten. Die E. besitzen voll besetzte äußere Elektronenschalen (He s2; sonst $s2p^6$; „Edelgaskonfiguration“) u. sind daher chem. inaktiv. Erst in neuerer Zeit gelang die Darstellung einiger Edelgasverbindungen.

Edelman, Gerald Maurice (geb. 1929), amerik. Biochem., Boston, New York. 1972 Nobelpreis für Med./Physiol. (mit R. R. Porter) „für ihre Untersuchungen auf dem Gebiet der Antikörperstruktur“.

Edelmann, Adolf (1885–1939), österreich. Arzt, Wien.

Edelmann-Syndrom (nach Adolf E.): infolge extremen Vitaminmangels auftretende Pankreopathie.

Edelmetalle: Metalle mit pos. Normalpotential in der elektrochem. Spannungsreihe bezogen auf die Normalwasserstoffelektrode mit $E_0 = \pm 0$ V. Beispiele: Kupfer $E_0 = +0{,}35$ V; Silber $E_0 = +0{,}80$ V; Gold $E_0 = +1{,}7$ V bei 25 °C. Die E. lösen sich nicht in nichtoxidierenden Säuren, z. B. Salzsäure, auf. Sie werden aus ihren Salzen durch unedle Metalle abgeschieden; Beispiel: $Zn + Cu^{2+} \rightarrow Zn^{2+} + Cu$.

Edelsteinmedizin Richtung der ↑Paramedizin, bei der durch Auflegen o. Schlucken von Edelsteinen u. Halbedelsteinen je nach Material o. Menschentyp „Bioinformationen“ zur Ther. o. Unterstützung einer Ther. übertragen werden sollen. Kein wissenschaftl. Wirksamkeitsnachweis.

Eden-Hybinette-Operation: Operationsmethode bei der habituellen Schultergelenkluxation. Einpflanzung eines keilförmigen Knochenspans unmittelbar neben dem vorderen Unterrand der Gelenkpfanne u. Raffung der Subskapularissehne, um das Heraustreten des Humeruskopfs aus der Pfanne zu verhindern.

Edestin: in der Erdnuß, im Hanfsamen usw. enthaltenes pflanzl. Globulin.

Edieren: Edierung (engl.: editing); ↑RNA-Editing.

Editosom: für Prozesse des Edierens der RNA (↑RNA-Editing) notwendige Multiproteinkomplexe.

Edman-Abbau: chem. Methode zur Ermittlung der ↑Primärstruktur von Peptiden u. Proteinen. Dabei wird die N-terminale Aminosäure einer Peptidkette mit Phenylisothiocyanat zur Reaktion gebracht u. als Phenylthiohydantoinderivat abgespalten u. identifiziert. Der Prozeß ist mit dem verbleibenden Peptid wiederholbar, so daß ein schrittweiser Abbau der Peptidkette mögl. ist. Die Reaktionsabläufe sind in einem Sequenator automatisiert.

Edozephalie ⟨*gr*⟩ *f* ↑Ädozephalie.

EDP ⟨*engl*⟩: *Abk* für enddiastol. Ventrikeldruck (kPa).

EDRF: *Abk* für engl. endothelium derived relaxing factor; mit dem gasförmigen Transmitter Stickstoffmonoxid (NO) ident. Faktor, der bei gesteigerter Blutströmung u. dadurch erhöhter Wirkung von Schwerkräften an der Gefäßinnenwand, d. h. vom Endothel, unter Vermittlung von Acetylcholin freigesetzt wird.

Edrophonium: ↑Parasympathomimetikum, reversibler ↑Cholinesterasehemmstoff.

EDTA *Abk* für Äthylendiamintetraessigsäure; Chelatbildner mit Ca^{2+} u. Schwermetallen. In-vivo-Gabe kann zu Ca^{2+}-Mangel führen (Tetaniegefahr). Hemmung der Blutgerinnung. Komplexbindungskonstante höher für Schwermetalle als für Ca^{2+}. Deshalb Ca-Na-EDTA Antidot bei Schwermetallvergiftungen, z. B. mit Pb, Cr, Fe, Co, Cu. Mn. EDTA wird als sog. Komplexon bzw. Chepalex in der Maßanalyse eingesetzt, wobei die Herstellung der Komplexonlösung exakt bekannter Konzentration i. a. durch EDTA-Einwaage ohne Abgleich gegen eine Urtitersubstanz erfolgt. Gebräuchl. sind z. B. Ca^{2+}- u. Mg^{2+}-Bestimmungen mit EDTA.

EDTA-Blut: **1.** mit EDTA als Antikoagulans versetztes Venenblut zur Nutzung als Untersuchungsmaterial; meist wird das Dinatriumsalz verwendet. Finalkonzentration 1–2 mg/ml Blut. Blut u. EDTA sind bei Anwendung sofort gut zu mischen. Auf zeitl. Begrenzung der Verwendbarkeit von E. ist zu achten, Erythrozyten sind noch nach 24 h Lagerung unverändert. Bei Leukozyten kommt es bereits nach 3 h Aufbewahrung zu ersten strukturellen Veränderungen, so daß Beurteilung des Differentialblutbildes eingeschränkt wird (Chromatinverklumpungen bis zum Verlust der Kernstruktur). Beschickung der Vorlagen mit EDTA in der Trockensubstanz, als Lösung o. als Beschichtung. **2.** Vollblutkonserve (↑Blutkonserve), nicht zur Transfusion geeignet, nur Ausgangsmaterial zur Herstellung der ↑Plasmaderivate Cohn I, PPSB u. Antithrombin III sowie von Erythrozytenkonzentrat.

EDTA-Clearance: Clearance-Verfahren unter Verwendung von radiochrommarkiertem EDTA. Bes. geeignete Methode zur Messung der glomerulären Filtrate mit der Isotopentechnik. Untersuchung auch katheterlos u. seitengetrennt mögl.

EDTNA: *Abk* für European Dialysis and Transplant Nurses Association. Europäischer Verband für Krankenschwestern- u. -pfleger in der Dialyse, Transplantation u. in der Nephrologie. Europaweit organisierte Interessenvertretung für Pflegende in der Dialyse, Transplantation u. Nephrologie, die sich für Forschung, Curriculumentwicklung u. europ. Zusammenarbeit in ihrem Fachgebiet einsetzt u. über rund 4 000 Mitglieder verfügt.

EDV ⟨*engl*⟩: **1.** *Abk* für enddiastol. ↑Ventrikelvolumen (ml); LVEDV: linksventrikuläres EDV. **2.** *Abk* für elektronische Datenverarbeitung.

Edwards, John H. (geb. 1928), Humangen., Oxford.

Edwards, Philip R. (1901–1966), Centers for Disease Control, USA.

Edwardsiella (nach Philip R. Edwards): Bakteriengattung der Fam. ↑Enterobacteriaceae. Bewegl. gramnegative Stäbchen. E. tarda, bedingt pathogen, gelegentl. aus Stuhl von Gesunden u. Durchfallkranken, Urin o. Blut bei Meningitis, Harnwegs- u. Wundinfektionen isoliert. Wahrscheinl. normaler Darmbewohner von Schlangen. Serotypie mögl.

Edwards-Syndrom (nach John H. E.): E-Trisomie, Trisomie 18; seltene Form der numerischen ↑Chromosomenaberration mit charakterist. Fehlbildungskomplex; pränatale Dystrophie, niedriges Geburtsgewicht, kraniofaziale Dysmorphie, kleiner Mund u. Unterkiefer, dysplast. Ohrmuscheln, Schildthorax, Herzfehler, „Tintenlöscherfüße" (↑Schaukelfuß), versch. Skelettfehlbildungen. Häufigkeit etwa 1 : 5 000. Progn. sehr ungünstig, nur etwa 10 % der Kinder überleben das 1. Lj. Erstbeschreibung 1960. Abb. 1 u. 2.

EEC-Syndrom: *Abk* für Ectrodactyly-Ectodermal-Clefting-Syndrom, ↑Berndorfer-Syndrom.

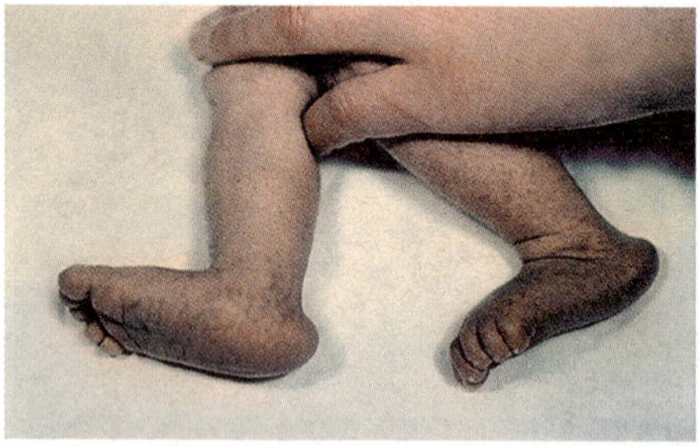

37

Edwards-Syndrom (Abb. 1).
„Tintenlöscherfüße"

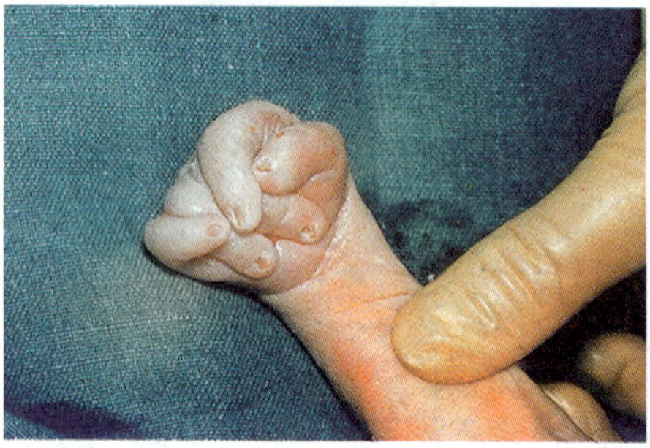

37

Edwards-Syndrom (Abb. 2).
Typische Fingerhaltung

EEEV: *Abk* für engl. Eastern equine encephalitis virus; östl. Pferdeenzephalitisvirus; ↑Pferdeenzephalitisviren.

EEG: *Abk* für ↑Elektroenzephalographie.

EEG-Analyse, automatische: Computeranwendung als Hilfs- u. Rationalisierungsmittel der EEG-Auswertung für Forschung u. klin. Diagnostik, z. T. noch im Forschungs- u. Entwicklungsstadium. Vorteile werden neben der Erhöhung der Anzahl der Untersuchungen u. a. in der erhöhten Genauigkeit durch höhere Auflösung, schnellere Befunderstellung, bes. durch Echtzeitanalyse, der Objektivität, den vielfältigen Einsatz math. u. math.-statist. Methoden gesehen. Verfahren der a. E.: musterbezogen u. prozeßbezogen. Eine wichtige Form der a. E. stellt die Analyse evozierter ↑Potentiale dar.

EEG-Nullinie: isoelektr. Linie; keine Hirnaktivität, Zeichen des Hirntodes.

EETR: *Abk* für Erythrozyten-Eisen-Turnover-Rate; Erythrozyteneisenumsatz (*Abk* EEU); ↑Ferrokinetik.

EEU: *Abk* für Erythrozyteneisenumsatz, ↑Ferrokinetik.

Efeu ↑Hedera helix.

Effective thyroxine ratio: *Abk* ETR; freier Thyroxin-Index; method. Verfahren, um die durch Abweichung des Trägerproteinspiegels für Schilddrüsenhormone gegensinnig beeinflußten Meßwerte für den T_4-Test (Gesamtthyroxinbestimmung) u. den T_3-Test (Bestimmung der latenten Hormonbindungskapazität) des Blutes zu korrigieren. Bei Erhöhung des Trägerproteinspiegels für Schilddrüsenhormone im Serum, wie sie bei Gravidität u. nach der Einnahme von Ovulationshemmern auftritt, liefert die T_4-Bestimmung zu hohe Werte u. täuscht damit eine Hyperthyreose vor. Für den T_3-Test findet man zu niedrige Werte, die eine Hypothyreose vortäuschen. Bei niedrigem Trägerproteinspiegel, z. B. dem nephrot. Syndrom, liegen die Verhältnisse umgekehrt. Dabei kann in beiden Fällen eine Euthyreose vorliegen, denn der Anteil des stoffwechselwirksamen Hormons bleibt normal. Heute ist ETR durch die direkte Bestimmung des freien T_3 u. T_4 bzw. des Tbg ersetzt.

Effekt: in der Epidemiol. mittlere Änderung in einer Zielgröße, die hervorgerufen wird durch eine Änderung in einer Einflußgröße (um eine vorgegebene Einheit), z. B. Maß für den Unterschied im Auftreten einer Krankheit zwischen zwei beobachteten Studienpopulationen, die sich hinsichtl. einer best. Einflußgröße (Exposition) unterscheiden.

Effekt, akustisch mechanischer: „inverser" Kurvenverlauf infolge Impedanzveränderung bei der ipsilateralen Stapediusreflex-Registrierung bei hochgradiger u. an Taubheit grenzender Schwerhörigkeit, Otosklerose u. Fazialisparese; erlaubt Aussage zur Ankopplung der einzelnen Komponenten des Trommelfell-Gehörknöchelchensystems. ↑Stapediusreflex.

Effektivdosis, mittlere: ED_{50} = Dosis effectiva. Mittlere Dosis eines Pharmakons o. einer Strahlenmenge, bei der 50 % der Menschen (o. Tiere) eine Wirkung zeigen.

Effektivtemperatur: Temperatur der Luft, die bei 100 % Wasserdampfsättigung die gleiche Wirkung auf den Organismus ausübt, wie die gegebene nicht gesättigte Luft. Sie ist bei einer relativen Feuchte von unter 100 % stets niedriger als die gegebene Lufttemperatur. Sie kann für versch. Windgeschwindigkeiten aus Tabellen entnommen werden.

Effekt, kalorigener: Steigerung des Sauerstoffverbrauchs der Körpergewebe u. damit Steigerung der oxidativen Wärmeproduktion aufgrund einer Betarezeptorenwirkung des Adrenalins. Der k. E. tritt auf bei Einwirkung von Kälte auf den Organismus u. steigert sich im Verlaufe einer ↑Akklimatisation an Kälte. Er ist somit eine wichtige Stellgröße in der chem. Temperaturregulation.

Effektmodifikator: Hintergrundmerkmal, auf dessen Stufen sich ein bestehender Zusammenhang zwischen Einfluß- u. Zielgröße in unterschiedl. Stärke manifestiert. Ein E. ist in einem statist. Modell als Wechselwirkung darstellbar.

Effektor ⟨*lat*⟩ *m*: Bewirker. Organ, Organteil o. auch Zellgruppen u. einzelne Zellen, die auf dem Wege über efferente Nerven durch synapt. Erregungsübertragung direkt o. durch Vermittlung von Hormonen über den Blutweg aktiviert werden, wenn Reize einwirken o. wenn durch Zustandsänderungen im Inneren des Organismus bzw. im Zentralnervensystem Erregungen entstehen. Rezeptor- u. Effektormolekül können ident. sein, häufiger sind sie durch Signaltransduktionsketten, denen ↑G-Proteine, Proteinbinasen u. ↑Second messenger (z. B. CAMP) angehören, miteinander verbunden. ↑Allosterie, ↑Enzyme.

Effektorzellen: nach Antigenkontakt differenzieren sich ↑T-Lymphozyten zu E. (Killer cells) o. zu Erinnerungszellen (↑Memory cell). Gelegentl. werden auch antikörperbildende ↑B-Lymphozyten (↑Plasmazellen) als E. bezeichnet, i. d. R. gilt diese Bez. jedoch für differenzierte T-Zellen.

Effekt, piezoelektrischer: Übt man auf die Seiten gewisser Kristalle (Quarz, Turmalin, Seignettesalz) o. polykristalliner keram. Stoffe (Bariumtitanat, Bleititanatzirkonat) einen Druck aus, so treten an der Oberfläche elektr. Ladungen auf (Piezoelektrizität). Dies kann zur Druckmessung benutzt werden. Legt man an einen solchen Kristall eine Hochfrequenzspannung, so erfährt er elast. Deformationen (Elektrostriktion) mit der gleichen Frequenz. Bei Übereinstimmung dieser Frequenz mit einer seiner Eigenfrequenzen tritt Resonanz ein. Diese Schwingungen können als Frequenznormale dienen (Quarzuhren) o. zur Erzeugung von ↑Ultraschall. Der Effekt wird in Beschleunigungsaufnehmern auch zur Messung von Beschleunigungen ausgenutzt.

Effekt, roher: Effektmaß (z. B. relatives ↑Risiko, ↑Risikodifferenz), das sich aus Quotient o. Differenz der rohen Ereignisraten berechnet. Mögl. Hintergrundfaktoren, ↑Confounder, werden dabei nicht berücksichtigt (adjustierte Raten).

Effekt, zytopathischer: *Abk* CPE (für engl. Cytopathic effect); schädigende Wirkung auf Zellen, z. B. durch best. Viren, Krankheitserreger u. ionisierende Strahlung als Zellyse (↑Zytolyse), Riesenzell-, Synzytien- o. Plaquebildung. Lichtmikroskop. sichtbare, morphol. Veränderung permissiver Wirtszellen in Einschichtzellkulturen.

Effekt, zytopathogener: engl. Cytopathogenic effect; Fähigkeit best. Viren, Wirtszellen in Einschichtzellkulturen morphol. zu verändern.

Effemination ⟨*lat*⟩ *f*: Verweiblichung; Auftreten weibl. körperl. u./o. psych. Geschlechtsmerkmale bei Männern. Als Ursache kommen u. a. in Frage: hormonelle Störungen durch Kastration, Hoden- o. Nebennierentumoren, schwere Lebererkrankungen, Behandlung mit Antiandrogenen.

efferens ⟨*lat*⟩ *Adj*: efferent herausführend, absteigend.

Efferent-loop-Syndrom ⟨*engl*⟩ ↑Syndrom der abführenden Schlinge.

Efferenz ⟨*lat*⟩ *f*: Gesamtheit von Erregungen, die über best. efferente Nerven aus dem Zentralnervensystem zu best. Organen u. Geweben gelangen. Mit E. i. w. S. wird die Totalität aller efferenten Nervenimpulse u. der aus endokrinen Drüsen aufgrund nervaler Erregungen abgegebenen Hormone verstanden (neurohormonelle E.).

Efferenzkopie: interne Rückkopplungsschleife für die Kontrolle der Motorik; das in den sensor. Anteil des Zentralnervensystems überführte Innervationsprogramm, z. B. für best. Bewegungsabläufe o. Einhaltung von Körper-, Kopfstellungen usw. Mittels der E. werden Korrekturen der motor. Innervationen vorgenommen, wenn die afferenten Rückmeldungen nicht mit der E. übereinstimmen. ↑Reafferenzprinzip.

Efferenzprogramm: Gesamtheit aller zentralnervösen Erregungszustände, insbes. des Großhirns, welche die efferenten Nervenimpulse formieren. Diese erregen über zahlreiche efferente Nerven die Muskulatur sowie innere Organe u. bewirken deren Tätigkeit in fein abgestimmter Weise, so daß situationsentsprechende Verhaltensakte des ganzen Organismus mit ihren somat. u. vegetativen Komponenten resultieren.

efficax ⟨*lat*⟩ *Adj*: erfolgreich, nachhaltig wirkend.

Effloreszenz ⟨*lat*⟩ *f*: „Hautblüte"; wahrnehmbare Veränderung der Haut, die durch krankhafte o. abnorme Vorgänge bedingt ist. Wichtiges morphol. Substrat zur Definition u. Diagnostik der Hautveränderungen o. Hautkrankheiten. Tab. S. 500

Effloreszenz

Effloreszenz	Bezeichnung
Primäreffloreszenzen	
von festem Gewebe	Fleck (Macula) Knötchen (Papula) - Knoten (Tuberculum, Nodus, Nodulus) - Knollen (Phyma) Geschwulst (Tumor)
Flüssigkeitsansammlung in der Haut, diffus o. in Hohlräumen	Quaddel (Urtica) Bläschen (Vesicula) Blase (Bulla) Eiterbläschen (Pustula) Zyste (Cystis)
Sekundäreffloreszenzen	Schuppe (Squama) Schwiele (Tylosis) Kruste (Crusta) Schuppenkruste (Crusta lamellosa) Hautabschürfung (Erosio, Excoriatio) Schrunde (Rhagus) Geschwür (Ulcus) Narbe (Cicatrix) Atrophie (Atrophia)

Effluvium ⟨*lat*⟩ *n*: Erguß.

Effluvium capillorum ↑ Haarausfall.

Effort-Syndrom: DaCosta-Syndrom. Vorwiegend bei jungen Männern vorkommende Störung der Lungenfunktion. Langdauernde Hyperventilation mit Erhöhung der ↑ Atemlage. Ursache ist eine gesteigerte Erregbarkeit des Atemzentrums.

Egel ↑ Hirudinea. ↑ Trematoda.

Egelseuche: Infektionen mit Trematoden (Saugwürmer, Egel). Vorwiegend trop. Krankheiten, z. B. Bilharziose (↑ Schistosomiasis), ↑ Clonorchiasis (ostasiat. Leberegelkrankheit), ↑ Fasciolopsiasis (Riesendarmegel-Krankheit), ↑ Paragonimiasis (Lungenegelkrankheit).

Egesta ⟨*lat*⟩ *n Pl*: Körperausscheidungen.

EGF: *Abk* für engl. epidermal growth factor; ↑ Epidermiswachstumsfaktor.

EGF-Uro: ↑ Epidermiswachstumsfaktor, Urogastron.

Egoismus ⟨*lat*⟩ *m*: Ggs. zum ↑ Altruismus. E. verbindet sich mit Einstellungen u. Verhaltensweisen wie betonte Ichhaftigkeit u. Selbstbezogenheit, Ausrichtung auf Befriedigung persönl. Bedürfnisse zu Ungunsten gemeinschaftl. Interessen.

Egozentrik: Ausgerichtetheit des Denkens u. Handelns auf die eigene Person. Charakteristik der frühkindl. Entwicklung, die im Laufe des Heranreifens mehr u. mehr der Berücksichtigung von Belangen u. Gefühlen der Mitmenschen weicht (Dezentrierung).

E-Haken ↑ Optotypen.

Eheberatung ↑ Beratung, humangenetische.

EHEC ↑ Escherichia coli.

Ehelichkeitsanfechtung: Anfechtung der Ehelichkeit eines Kindes durch den Ehemann o. das Kind. Das Gericht entscheidet im Streitfall aufgrund von Blutgruppen- u. erbbiol. Gutachten.

Ehlers, Edvard (1863–1937), dän. Dermat., Kopenhagen.

Ehlers-Danlos-Syndrom (nach Edvard E. u. Henri A. D.): Fibrodysplasia elastica generalisata, Dystrophia mesodermalis congenita; in Abhängigkeit vom Typ (7 Typen beschrieben) autosomal dominant o. rezessiver Erbgang, Versetzungs- u./o. Synthesestörung des Kollagens: Cutis hyperelastica, erhöhte Verletzlichkeit der Haut, überstreckbare Gelenke, hypotone Muskulatur, Blutungsneigung, Netzhautablösung, z. T. Minderwuchs. Abb.

Ehrenberg, Christian Gottfried (1795–1876), dt. Naturforscher, Med., Berlin. Entdecker der ↑ Nervenzelle u. zahlreicher rezenter u. fossiler Mikroorganismen.

Ehrlich, Paul (1854–1915), Int., Serumforscher u. Pharmak. Schüler von F. Th. Frerichs (1819–1885), K. Gerhardt (1833–1902) u. R. Koch; Berlin, Göttingen, Frankfurt a. M. E. arbeitete auf dem Gebiet der klin. Chem. Er entwickelte die Technik der Vitalfärbung, die u. a. zur Entdeckung der Mastzellen führte (↑ Supravitalfärbung, ↑ Färbung). 1879 führte er die Blutbildfärbung ein. E. ist der eigentl. Begründer der morphol. Blutlehre. Seine Einteilung der weißen Blutkörperchen (↑ Basophilie, ↑ Neutrophilie u. ↑ Eosinophilie) gilt prakt. noch heute. Darüber hinaus hat E. die exp. Chemotherapie als Wissenschaft begründet. 1907 entwickelte er das Syphilismittel Salvarsan. Auf E. geht der Begriff therapeutischer Quotient zurück. E. ist auf dem Gebiet der Immun. her-

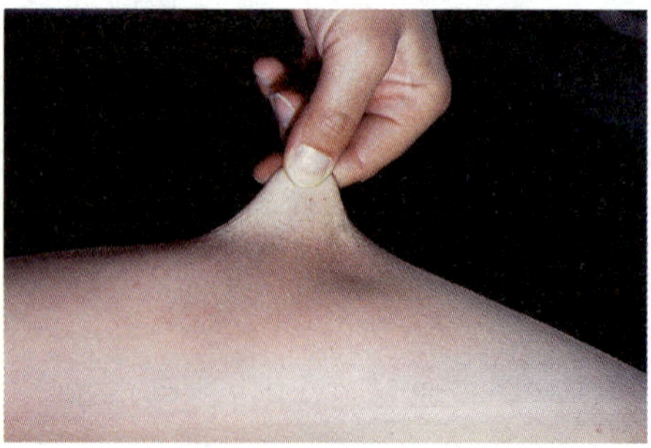

36

Ehlers-Danlos-Syndrom. Cutis hyperelastica

vorgetreten u. entwickelte die Möglichkeiten, die durch die natürl. Immunitätsreaktionen des Körpers gebildeten Substanzen, die sog. ↑Antitoxine, als wirkliche Heilmittel anzuwenden. Um den Vorgang der Antitoxinbildung verständl. zu machen, entwickelte er die ↑Ehrlich-Seitenkettentheorie, die von größter heurist. Bedeutung war. Heute gebraucht man anstelle von Seitenkette den ebenfalls von E. eingeführten Begriff Rezeptor. 1908 Nobelpreis für Med./Physiol. (mit I. I. Metschnikow) „in Anerkennung seiner Arbeit über die Immunität".

Ehrlich-Aldehyd-Reaktion (nach Paul E.): unspezif. Methode zum Nachweis von Urobilinogen im Harn. Erfaßt sowohl Urobilinogen I als auch Urobilinogen L (Sterkobilinogen). Urobilinogen reagiert in saurem Milieu mit p-Dimethylaminobenzaldehyd zu rotem Farbstoff (chloroformlösl.). Störungen durch Porphobilinogen (Farbstoff aber nicht chloroformlösl.), ↑Watson-Schwartz-Test, durch Arzneimittel (Tryptophan- u. Pyridinderivate), durch 5-Hydroxyindolessigsäure, durch Sulfonamide. Unterscheidungen durch zusätzl. method. Schritte mögl. Wichtig bei E. ist Verwendung frischen Harns, sonst Oxidation der Urobilinogene zu Urobilin.

Ehrlich-Anämie (nach Paul E.): histor. Bez. für die von Ehrlich 1888 zuerst beschriebene aplastische ↑Anämie.

Ehrlich-Fingerversuch (nach Paul E.): zum Nachweis von erythrozytären Antikörpern geeignetes Verfahren, mit dem gleichzeitig der agglutinierende, opsonierende u. hämolyt. Effekt erfaßt wird. Modifikationen u. a. von Schubothe u. Müller: Im gefärbten Blutausstrich vom venös gestauten Finger, der 10 min in ein Eiswasserband u. anschließend 10 min in ein Wasserbad von 40° gehalten wurde, finden sich Leukozyten mit phagozytierten Erythrozyten. Zentrifugieren des Kapillarblutes der Fingerbeere ergibt hämolyt. Serum. Durch E. Sicherung der Diagn. einer chron. syphilit. paroxysmalen ↑Kältehämoglobinurie. ↑Eiswürfeltest.

Ehrlichia: mit den Rickettsien verwandte Bakterien, die Leukozyten o. Thrombozyten befallen. Sympt. z. T. ähnl. Rickettsiosen, menschl. Ehrlichiose durch E. chaffeensis, E. sennetsu, tierpathog. E. canis, E. risticii.

Ehrlich-Innenkörper (nach Paul E.) ↑Heinz-Innenkörper.

Ehrlich-Karzinom (nach Paul E.): transplantables Adenokarzinom der Maus bei intraperitonealer Impfung als ↑Aszitestumor wachsend.

Ehrlich-Seitenkettentheorie (nach Paul E.): 1885–1905 erarbeitete älteste Antikörperbildungstheorie. Ein in den Organismus eingedrungenes Antigen geht mit den Seitenketten (Rezeptoren) des Protoplasmas eine streng spezif. Bindung ein. Für die spezif. Zelleistung sind die Seitenketten ohne Bedeutung. Sie dienen der Erfassung von Nährstoffmolekülen. Wenn diese Seitenketten durch ein Antigen besetzt werden, das sich mit seiner haptophoren ↑Gruppe an die Seitenketten bindet, dann kann z. B. im Falle eines Toxins die Zelle zugrunde gehen, wenn alle Rezeptoren besetzt werden. Wenn dagegen nur einige Rezeptoren gebunden werden, bildet die Zelle Ersatz. Nach dem Weigert-Regenerationsgesetz tritt dabei eine Überkompensation ein. Es werden vom Leistungskern der Zelle mehr Rezeptoren nach dem Muster der haptophoren Gruppe gebildet, als auf der Zelle Platz haben, u. als ↑Antitoxine in die Blutbahn abgegeben. Die Antitoxine bezeichnet Ehrlich als Rezeptoren I. Ordnung. Daneben unterschied er noch Rezeptoren II. Ordnung (↑Agglutinine, ↑Präzipitine), die mit einer haptophoren u. einer zymophoren Gruppe ausgestattet sind, sowie Rezeptoren III. Ordnung (↑Lysin), die zwei haptophore Gruppen aufweisen. Die E. ist heute nicht mehr mit den neuen molekularbiol. Erkenntnissen in allen Punkten zu

E

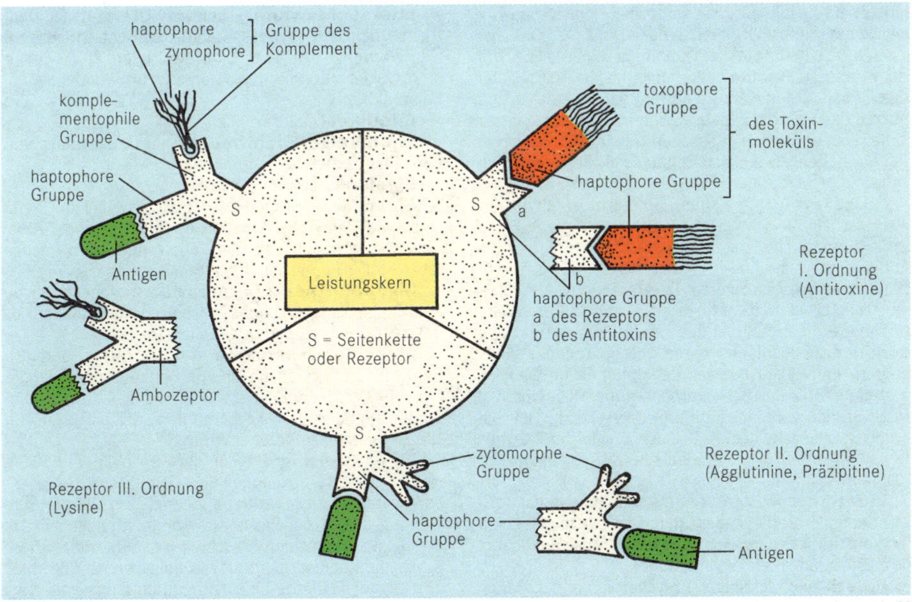

Ehrlich-Seitenkettentheorie. Schematische Darstellung; zellständige u. freie Rezeptoren I.–III. Ordnung

vereinbaren. Jedoch war sie die erste selektive Antikörperbildungstheorie, die überhaupt aufgestellt wurde, u. auch moderne Theorien basieren auf ihren Grundlagen. Abb.

Ei: Eizelle, weibl. Keimzelle; unbewegl. Makrogamet. Während der Meiose entstehen aus der Oozyste I eine befruchtungsfähige u. 3 abortive Eizellen (Richtungskörper). Durch Nährstoffbildung (Dotter) für die Entwicklung des Embryos wird eine Polarisierung (vegetativer u. animaler Bereich) u. die Art der Furchung (total äqual, total inäqual usw.) determiniert.

EIA: *Abk* für ↑ Enzyme labelled immunoassay.

Eialbumin ↑ Ovalbumin.

Eibe: Taxus bacata; Giftpflanze, früher ↑ Abortivum. Taxus brevifolia enthält Terpenalkaloide, u. a. Paclitaxel (Taxol). Kanzerostatikum.

Eichel ↑ Glans penis.

Eichenrinde ↑ Quercus-Arten.

Eichenrindenbad ↑ Bäder, dermatologische.

Eichler-Regel ↑ Grundregeln, parasitophyletische.

Eichwald-Silmser-Phänomen: Abstoßung von Hauttransplantaten durch weibl. Rezipienten bei Herkunft des Transplantats von männl. Spendern derselben Inzuchtlinie. Ursächl. dafür gelten (schwach wirkende) ↑ Histokompatibilitätsantigene auf versch. Geweben, die durch das Y-Chromosom gesteuert werden. Bisher nur von wissenschaftl. Bedeutung.

Eicosanoide *n Pl*: endogene Substanzen, die sich von der ↑ Arachidonsäure (Eicosatetraensäure) ableiten u. an vielen physiol. u. patho-physiol. Prozessen, wie Schmerz, Fieber, Entzündung, Allergie, Blutgerinnung u. a. beteiligt sind. Neben ↑ Prostaglandinen gehören dazu ↑ Thromboxane, ↑ Prostazykline u. ↑ Leukotriene.

Eicosapentaensäure: eine essentielle ↑ Fettsäure.

Eid des Hippokrates: hippokrat. Eid, Asklepiadeneid; ärztl. Gelöbnis, das wahrscheinl. nicht von Hippokrates stammt, aber schon in der Antike (vermutl. zwischen 6. u. 3. Jh. v. Chr.) der Sammlung seiner med. Schriften vorangestellt wurde. Vorrangig ist die selbst auferlegte Pflicht: „Meine ärztl. Verordnungen werde ich zum Nutzen des Kranken geben, soweit ich es vermag u. verstehe. Was Verderben u. Schaden bringt, will ich von ihnen fernhalten". Der E. d. H. entstand als Selbstverpflichtungstext der Ärzte an einem Wendepunkt der Med.: weg vom Handwerk u. seiner öffentl. Überprüfbarkeit, hin zur Wissenschaft, die schwer, u. wenn, dann nur von Experten zu überprüfen u. zu verstehen ist. Der E. d. H. wurde zu Beginn bzw. am Ende der ärztl. Ausbildung u. als Promotionsgelübde geschworen. In internationalen Codizes sind Teile des E. d. H. aktualisiert. Ab 13. Jh. verdrängt durch Eide, die gegenüber den Landesfürsten u. akadem. Einrichtungen abzulegen waren. Diese wurden in vielen Ländern im Verlauf bürgerl. Revolutionen (in Deutschland erst 1869 durch Gewerbeordnung) abgeschafft u. durch Berufs- o. Standesordnungen ersetzt. In Deutschland ist der E. d. H. heute nur noch z. T. in der Präambel der Berufsordnung zu finden. ↑ Ethik, medizinische; ↑ Genfer Deklaration.

Eidetik ⟨*gr*⟩ *f*: sinnl. deutl. Vorstellung u. (fast) reales Erleben zurückliegender Erlebnisse gelegentl. bei entspr. konstitutioneller Disposition durch frei in der Phantasie aufsteigende Bilder o. Situationen.

Eidetika: Bilderzeuger, ↑ Psychotomimetika.

EIEC ↑ Escherichia coli.

Eiernährböden: Nährsubstrate für Bakterien mit Eizusatz, z. B. Verwendung in der Tuberkulosediagnose u. für die Aufbewahrung von Bakterienstämmen. ↑ Dorset-Nährboden.

Eierstock ↑ Ovar.

Eierstockentzündung: Oophoritis; meist kombiniert mit Entzündung der Eileiter, ↑ Adnexitis.

Eierstockzwitter ↑ Hermaphroditismus ovarialis.

Eierzeugnisse: Lebensmittel, die aus Hühnereiern hergestellt sind bzw. Eier o. -bestandteile enthalten. Hühnerei enthält hochwertige Nähr- u. Wirkstoffe; Eigelb hat hohen Fettgehalt (etwa 32 %) mit hohem Lecithinanteil. Farbe des Dotters hängt von der Art des verfütterten tier. Eiweißes ab. Eierschale ist bakteriendurchlässig; außerdem Infektion des Eis über den Eierstock mögl. Bekannt sind Lebensmittelvergiftungen durch salmonellainfizierte Hühnereier u. Eierzeugnisse (flüssige u. pulverförmige Eidauerwaren). Daher grundsätzl. hyg. Forderungen, um Salmonellenverbreitung durch Eierzeugnisse vorzubeugen. Auch dürfen Enteneier wegen der Gefahr der Salmonellenübertragung zum Zwecke des menschl. Genusses nicht in den Verkehr gebracht werden.

Eifersucht: ein aus dem Bedürfnis nach Alleinbesitz des Partners erwachsenes quälendes Gefühl der Mißgunst u. Verlustangst, das u. a. dadurch entfacht o. verstärkt wird, daß der Partner wirkl. o. vermeintl. mit einem anderen Menschen körperl. o. emotionale Kontakte unterhält, anstrebt o. duldet. In übersteigerter Form u. bei ständigen unbegründeten Verdächtigungen der Untreue kann E. ein Partnerverhältnis durch Mißtrauen u. permanente Vorwürfe zerstören. Der Eifersüchtige ist selten durch Argumente o. Gegenbeweise zu beschwichtigen, u. bei krankhaft gesteigerter E. (↑ Eifersuchtswahn) kann durch paranoide Deutung von Beobachtungen jedes Verhalten des Partners als Beweis für dessen reale o. beabsichtigte Untreue ausgelegt werden.

Eifersuchtswahn: krankhafte Überzeugung, vom Partner betrogen zu werden. Führt zu Verdächtigungen, Überwachung, gelegentl. zu Gewalttaten. Vorkommen bei psychiatr. Erkrankungen, organ. Hirnläsionen, Alkoholkrankheit u. a.

Eifollikel ↑ Graaf-Follikel.

Eifollikelgelbnährböden: zur Anzüchtung von Tularämiebakterien. ↑ Eiernährböden.

Eigelenk ↑ Ellipsoidgelenk.

Eigen, Manfred (geb. 1927), dt. Physiker u. Chem. Nobelpreis 1967 „für Arbeiten auf dem Gebiet der Kinetik schneller Reaktionen (Relaxationsmethoden)". Arbeitet an einer Theorie der ↑ Evolution.

Eigenbluttherapie: intramuskuläre Injektion kleiner Mengen eigenen Blutes gleich nach der Entnahme als unspezif. Reiztherapie. ↑ Eigenbluttransfusion.

Eigenbluttransfusion: Autotransfusion, autologe Bluttransfusion; Transfusion von Blutkonserven, die der Pat. selbst gespendet hat bzw. von Blut, das aus stark blutenden Wunden bzw. Körperhöhlen aufgefangen u. mit spez. Systemen aufbereitet wird.

Eigenfilterung: Die von der Anode einer Röntgenröhre emittierte Strahlung wird bereits durch das Anodenmaterial selbst (Aufrauhungen), durch die Röhrenwandung, durch das Fenster im Röhrenschutzgehäuse u. das Öl im Schutzgehäuse geschwächt (Aufhärtung). Diese Schwächung entspricht im Spannungsbereich unterhalb 120 kV der Wirkung eines Aluminiumfilters von etwa 1–2,5 mm Dicke. Der Begriff ist auch auf andere Strahlenquellen anwendbar.

Eigenfrequenz: jene Frequenz, mit der ein ungedämpftes schwingungsfähiges System nach einmaliger Anregung um die Gleichgewichtslage schwingt.

Eigenhemmung: 1. *Serol.:* falscher Reaktionsausfall in der ↑Komplementbindungsreaktion, bei dem die Hämolyse infolge einer antikomplementären Wirkung des Patientenserums gehemmt wird. Ursache z. B. bakterielle Verunreinigung der Blutprobe. 2. *Physiol.:* ↑Hemmung.

Eigen-Hyperzyklus (nach Manfred E.): Verknüpfung mehrerer Replikationseinheiten (autokatalyt. Nukleinsäure-Enzym-Zyklen) zu einem geschlossenen Hyperzyklus (Quasi-Spezies). Grundlage der Eigen-Theorie der ↑Evolution.

Eigenreflex: Dehnungsreflex, myostat. Reflex; kommt durch die Aktivierung der prim. Endigungen der Muskelspindelafferenz (IA-Afferenz) in Gang. Diese besitzt als einzige direkte Kontakte an den Motoneuronen. Die sehr kurze Synapsenzeit weist auf einen monosynapt. Reflex hin. Es entsteht eine synchrone Aktivierung vorwiegend kleiner Alphamotoneurone. Der Reflexerfolg kann in begrenztem Ausmaß durch das ↑Gammasystem in seiner Stärke modifiziert werden (Vorspannung der Spindelrezeptoren). Durch den ↑Jendrassik-Handgriff kann ein schwach auslösbarer E. (z. B. Quadrizepsreflex) verstärkt werden. Die Reflexauslösung ist nach kurzer Latenzzeit beliebig oft wiederholbar. Der E. dient der Regulation der Muskellänge. Schädigungen des zweiten motor. Neurons führen zu Hyporeflexie o. ↑Areflexie. Schädigungen des ersten motor. Neurons führen zu ↑Hyperreflexie (Reflexsteigerung, evtl. verbreiterte reflexogene Zone, ↑Klonus). Unter Beachtung der gegebenen erhebl. individuellen Variabilität der Reflexerregbarkeit sind v. a. eindeutige Seitendifferenzen von diagn. Bedeutung. Die wichtigsten E. sind: ↑Achillessehnenreflex, ↑Bizepssehnenreflex, ↑Patellarsehnenreflex.

Eigenschaften, erworbene: phänotyp. Eigenschaften, die im Laufe des Lebens erworben wurden u. nicht im Zusammenhang mit Erbanlagen stehen.

Eigenschaften, kolligative: alle diejenigen Eigenschaften einer Lösung, die sich auf deren Dampfdruckerniedrigung im Vergleich zum reinen Lösungsmittel zurückführen lassen: ↑Siedepunkterhöhung, ↑Gefrierpunkterniedrigung; osmotischer ↑Druck. Diese Eigenschaften sind nur von der Zahl der pro Volumeneinheit gelösten Teilchen, jedoch nicht von ihrer chem. Natur abhängig.

Eigenschaften, psychische: beobachtete habituelle Komponenten der psych. Tätigkeit bzw. der Handlungsregulation. Die Eigenschaftsbegriffe kennzeichnen keine eigenständigen psych. Gebilde, sondern best. Seiten o. Aspekte der Gesamtheit der psych. Komponenten der Persönlichkeit. Beschriebene Eigenschaften sind relativ zu sehen vor dem Hintergrund situativer Gegebenheiten u. den Standards u. Werten des Beobachters.

Eigenschaften, subvisuelle: in der automatischen ↑Bildverarbeitung jene strukturellen Informationen, die zwar in einem digitalisierten Bild vorhanden, aber nur mit math.-bildanalyt. Methoden zu gewinnen sind.

Eigenstrahlung ↑Röntgenstrahlung, charakteristische.

Eigenvakzine ↑Autovakzine.

Eiger-Bakwin-Syndrom: Hyperostosis corticalis deformans juvenilis.

Eignung: bezeichnet das individuelle Vorhandensein derjenigen psych. Leistungs- u. Verhaltensvoraussetzungen (Eigenschaften, Fähigkeiten u. Fertigkeiten), die die effiziente Lösung von Arbeitsaufgaben gemäß gesellschaftl. geforderten Maßstäben gewährleisten u. bei angemessener Qualifizierung (↑Training) ermöglichen. E. liegt vor, wenn subjektive Voraussetzungen u. objektive Anforderungen hoch übereinstimmen. Der Grad der E. wird aus Menge u. Güte der Leistung anhand der zu lösenden Arbeitsaufgaben abgeleitet u. kann mit psychodiagnost. Methoden eingeschränkt prognostiziert werden. ↑Tauglichkeit.

Eignungstest: Testuntersuchungen als Teil der ↑Psychodiagnostik, die die Leistungsvoraussetzungen in bezug auf best. zu lösende Aufgaben untersuchen sollen.

Eihaut ↑Eihäute.

Eihautanomalien: Störungen von Amnion, Chorion, Nabelschnur, Fruchtwasser, die teilweise als Fehlbildungen anzusehen sind. ↑Amnionstränge, ↑Nabelschnur, Insertionsvariationen (↑Insertion), ↑Umbilikalarterienagenesie, ↑Hydramnion, ↑Oligohydramnion.

Eihäute: Embryonalhüllen; die den Fetus mit dem Fruchtwasser einschließende Fruchthülle. Besteht aus 3 Schichten, zwei fetalen, dem ↑Amnion u. dem ↑Chorion, u. einer mütterl., der Dezidua, die mit dem Chorion fest verwachsen ist sowie im erweiterten Sinn auch die Plazenta.

Eihautstich: ↑Blasensprengung, ↑Amniozentese o. Methode der Fruchtabtreibung.

Eihügel ↑Cumulus oophorus.

Eijkman, Christiaan (1858–1930), niederländ. Bakt., Batavia, Utrecht. 1929 Nobelpreis für Med./Physiol. (mit F. G. Hopkins) „für ihre Entdeckung des antineuritischen Vitamins“.

Eijkman-Probe (nach Christiaan E.): Vergärungsprobe bei 46 °C zur Bestimmung des ↑Kolititers in der Wasserbakteriologie u. Differenzierung von Warm- u. Kaltblüterkoli.

Eikenella corrodens: Mitglied der Normalflora. Erreger bei Menschenbißverletzungen, Abszessen o. anderen Infektionen.

Eikonometer: Gerät zur Messung der Aniseikonie.

Eileiter: Tuba uterina (Falloppii); etwa bleistiftstarke Schläuche mit doppelter Muskulatur u. zart gefälteter, mit Flimmerepithel ausgekleideter Schleimhaut, bds. von der Kante des Fundus uteri ausgehend u. mit dem Fimbrientrichter seitl. den Ovarien anliegend. Über die E. erfolgt der Transport des Ovulum vom Ovar zum Gebärmutterinnenraum.

Eileiterschwangerschaft ↑Tubargravidität. ↑Extrauteringravidität.

Eimeria: Gattung der ↑Kokzidien (↑Sporozoea). Epithelzellschmarotzer im Verdauungstrakt u. anderen Organen (Nieren, Gallengänge) zahlreicher Haus- u. Wildtiere; Erreger der oftmals große ökonom. Schäden verursachenden Eimeria-Kokzidiosen. Im Verlauf der Außenweltphase (Sporogonie) entstehen in der Oozyste 4 Sporozysten mit je 2 Sporozoiten.

Eimeriidae: Fam. der ↑Kokzidien (↑Sporozoea).

Eimermagen: erhebl. Erweiterung des Magens bei ↑Pylorusstenose.

Einarmklammer: einfachste Form der Drahtklammer in der prothet. Zahnheilkd., die durch einseitige Belastung kippend auf den Klammerzahn wirkt.

Einäugigkeit, funktionelle: Sehen mit einem Auge bei Funktionseinschränkung des anderen.

Einbalsamierung: Injektion von Autolyse u. Fäulnis verhindernden Substanzen (Formalin u. a.) in das Blutgefäßsystem von Leichen zur Konservierung u. zum Anfüllen der Körperhöhlen sowie Durchtränkung der Gewebe mit Substanzen zur Koagulation der Eiweiße u. Verhinderung der Verwesung, z. B. Balsame, Harze.

Einbecker Empfehlungen: Verhaltenscodex zum Behandlungsauftrag bei Neugeborenen der Akademie für Ethik in der Medizin/Deutsche Gesellschaft für Medizinrecht. ↑Ethik, medizinische.

Einbettmasse: Formmaterial für die in Wachs modellierten Gußobjekte in der Zahntechnik. Hauptbestand der E.: Modifikationen von SiO_2 als feuerfester Bestandteil; Gips als Bindemittel für Legierungen mit Gußtemperaturen bis 1 100 °C, organ. Siliziumverbindungen o. Phosphate als Bindemittel bei höheren Gußtemperaturen. **Löteinbettmasse**: zur Fixation von Metallteilen zum Verlöten.

Einbettung: 1. ***Embryol.***: Implantation (↑Nidation) des befruchteten Eis in der Uterusschleimhaut. 2. ***Histol.***: Durchtränkung der durch die ↑Fixierung vor Autolyse geschützten Gewebeprobe mit einem Medium (meist Paraffin), das in erstarrtem Zustand gemeinsam mit dem Gewebe mittels ↑Mikrotoms leicht in dünne Schnitte (meist 10 μm) für die Lichtmikroskopie zerlegt werden kann. 3. ***Zahnmed.***: Fixieren des in Wachs modellierten Gußteils eines Zahnersatzes in ↑Einbettmasse. Nach Erhärten der Einbettmasse u. Ausbrennen des Wachses entsteht eine Hohlform, in die durch Zentrifugalkraft flüssiges Metall eingetrieben wird.

Einbettungsarzneiformen ↑Depotpräparate.

Ein-Cistron-ein-Polypeptid-Konzeption: Weiterführung der ursprüngl. ↑Ein-Gen-ein-Enzym-Hypothese von Beadle u. Tatum, nach der ein Gen jeweils ein Enzym codiert. Der inzwischen neu eingeführte Begriff ↑Cistron ist mit dem des Gen i. S. einer funktionellen Einheit der phänotyp. Wirkung weitgehend ident. Als prim. Genprodukt stellt das Polypeptid jedoch häufig nur einen Teil eines Enzyms o. auch ein Nichtenzymprotein bzw. einen Teil davon (Carrierprotein, Rezeptorprotein, Membranprotein) dar. Die neue Fassung ist deshalb korrekter.

Eindringungsvermögen ↑Invasivität.

Ein-Effekt ↑On-Effekt.

Einfallsdosis: Strahlendosis (Energie- o. Ionendosis), die in der Eingangsebene beliebiger Systeme (z. B. Bildwandler, biol. Objekte) bei Abwesenheit eben dieser Systeme frei Luft gemessen würde. Die E. ist daher kleiner als die ↑Oberflächendosis, die auch die vom bestrahlten Objekt ausgehende Streustrahlung mit erfaßt. Die für die Röntgenbilderzeugung mit ↑Film-Folien-Kombinationen in der Kassettenebene erforderl. E. liegt um 0,5–3 Milliröntgen.

Einfallsebene: 1. ***Physik:*** Bei Reflexion u. Brechung die durch die Wellennormale der einfallenden Welle u. das Einfallslot best. Ebene. 2. ***Radiol.***: die Ebene, die die Oberfläche des Objekts auf der der Strahlenquelle zugewandten Seite berührt. Objekt kann der bestrahlte Patientenbereich sein o. das Bilderzeugungssystem, z. B. Leuchtschirm.

Einfallslot: eine auf der ↑Einfallsebene gedachte senkrecht stehende Gerade. ↑Reflexionsgesetz.

Einfallswinkel: Winkel zwischen dem Lot auf die Einfallsebene u. dem einfallenden Strahl. ↑Reflexion.

Einflußstauung, obere: Behinderung des Blutrückflusses zum Herzen im Bereich der V. cava superior. Sympt.: gestaute Venen im Bereich des Kopfs, Halses, der oberen Extremitäten u. des Thorax mit allmähl. zunehmendem Ödem; Kopfschmerzen, Druckgefühl, Nasenbluten. Ursachen: Verlegung des Lumens der V. cava superior durch Tumorinfiltration o. -kompression bei Mediastinal- u. Bronchialtumoren u. durch Thrombose.

Einfühlung: psychodiagnost. Vorgang beim Arzt, um zu einem globalen Bild des Pat., v. a. seiner aktuellen Situation u. Stimmung zu kommen u. zu erspüren, welches der Grund für die vom Pat. erstrebte Arzt-Patienten-Beziehung ist. Mehr auf einer ↑Intuition bzw. ↑Begabung beruhende Funktion. ↑Anmutung.

Eingangsgröße: die Größe (bzw. das Signal) am Eingang eines ↑Übertragungsglieds o. ↑Systems, die die ↑Ausgangsgröße beeinflußt.

Ein-Gen-ein-Enzym-Hypothese: nach dieser von G. W. Beadle u. E. L. Tatum 1940 aufgestellten Hypothese wird jedes Enzym von einem Gen codiert: Das Konzept ist jedoch korrekturbedürftig, da versch. Enzyme (wie auch andere Proteine, die funktionelle Einheiten bilden), aus mehreren, von versch. Genen codierten Polypetidketten bestehen u. außerdem im Prozeß der posttranskriptionalen ↑Prozessierung der ↑Messenger-RNA (mRNA) die nicht für Proteinsequenzen codierenden ↑Introns aus der mRNA entfernt werden, so daß nur die in ↑Exonen enthaltenen codierenden Teile eines Gens (↑Spleißen) auf der Proteinebene zur Expression (Realisierung) gelangen sowie weiterhin viele als prim. Translationsprodukte synthetisierte Polypeptidketten ebenfalls einer Prozessierung in Form limitierter ↑Proteolyse unterliegen. Weiterhin gilt einschränkend, daß versch. Gene nur in RNA transkribiert werden, die nicht für Proteine codieren, z. B. Gene für ribosomale ↑RNA o. ↑Transfer-RNA.

Eingeweide ↑Viscera.

Eingeweidewürmer ↑Helminthen.

Einheitensystem, internationales: SI-System; international verbindl. System von Größen (Basisgrößen u. daraus abgeleitete Meßgrößen), deren Einheiten (Basiseinheiten u. abgeleitete Einheiten), allgemeingültigen Symbolen für Meßgrößen u. Einheiten u. Vorsätzen der Einheiten (zur Bildung von Untereinheiten). Tab. 1 u. 2 (S. 506).

Einheit, fetoplazentare: Begriffsbildung für die Funktionseinheit von ↑Plazenta u. Fetus.

Einheit, motorische: Funktionsverband eines ↑Motoneurons mit den von ihm innervierten Fasern eines Skelettmuskels. Die m. E. folgt erregungsphysiolog. dem ↑Alles-oder-Nichts-Gesetz. Bei großen m. E., wie sie z. B. in Beinmuskeln zu finden sind, werden von einer efferenten Nervenfaser (Axon des Motoneurons) über deren Aufzweigungen 500–2 000 einzelne Muskelfasern annähernd gleichzeitig erregt. Die Kraft des Gesamtmuskels ist über die Anzahl von Erregungen pro Zeiteinheit der einzelnen m. E. (Frequenzmodulation) sowie über die Zahl der jeweils tätigen m. E. abstufbar. ↑Rekrutierung.

Einheit, plaquebildende: *Abk* PBE (o. pfu für engl. plaque forming unit); Maß für Anzahl infektiöser Viruspartikel, die ↑Plaque bilden.

Einheitsmembran ↑Zellmembran.

Einheitspsychose: Arbeitshypothese der Entstehung von Psychosen, die postuliert, daß unterschiedl. Noxen im Prinzip die gleichen psych. Grundstörungen hervorrufen („Einheitspsychose“), wobei die jeweilige individuelle Symptomkonstellation sowie die Verlaufseigentümlichkeiten der Psychose von Konstitution, genet.

Internationales Einheitssystem (Tab. 1): Zusammenstellung einiger SI-Einheiten u. Umrechnungsfaktoren
(Vielfache u. Bruchteile der Einheiten werden mit den angegebenen Vorsätzen gebildet)

Größenart	SI-Einheit	Umrechnungen	Bemerkungen
Länge l	Meter (m) 1 m = 100 cm = 1 000 mm 1 mm = 1 000 µm	1 Seemeile = 1 852 m 1 Ångström Å = 10^{-10} m = 0,1 nm 1 X-Einheit XE ~ 10^{-13} m	nicht zulässig µ für µm = 10^{-6} m
Fläche A	Quadratmeter (m^2) 1 m^2 = 10^4 cm^2 1 cm^2 = 10^6 mm^2		nicht zulässig qm für m^2
Volumen V	Kubikmeter (m^3) 1 m^3 = 10^6 cm^3 1 cm^3 = 10^9 mm^3	$^1/_{1000}$ cm^3 = 1 Liter 1 cm^3 = 1 ml	nicht zulässig cbm für m^3
Zeit t	Sekunde (s)	1 Stunde (h) = 60 min = 3 600 s	nicht zulässig sec u. sek.
Masse m	Kilogramm (kg) 1 kg = 1 000 g 1 g = 1 000 mg		1 Karat = 0,2 g
Dichte (ρ = m/v)	Gramm/cm^3, kg/m^3 1 g/cm^3 = 1 g/ml = 1 kg/l		nicht mehr zulässig Wichte u. spez. Gew.
Kraft F (F = m · a)	Newton (N) 1 N = 1 m · kg · s^{-2}	1 Kilopond (kp) = 9,81 N ~ 10 N 1 Pond (p) = 0,981 · 10^{-2} N ~ $^1/_{100}$ N 1 Dyn (dyn) = 10^{-5} N	
Druck p (p = F/A)	Pascal (Pa) = Newton/m^2 1 Pa = 1 m^{-1} · kg · s^{-2}	1 techn. Atmosphäre (at) = 1 kp/cm^2 = 0,981 · 10^4 Pa 1 mm Wassersäule (mmWS) = 9,81 Pa 1 Torr = 1 mmHg = 133,3 Pa = 1,33 mbar	
dynam. Viskosität η	Pascalsekunde (Pa · s)	1 Poise (P) = 0,1 Pa · s 1 Zentipoise (cP) = 0,001 Pa · s	
kinemat. Viskosität (n = η/ρ)	Quadratmeter/s	1 Stokes (St) = 1 cm^2/s 1 Zentistokes (cSt) = 1 mm^2/s	
Arbeit, Energie (W = F · s)	Joule (J) 1 J = N · m = 1 W · s	1 Wattstunde (W · h) = 3,6 kW · s = 3,6 kJ 1 Kalorie (cal) = 4,186 J 1 Erg (erg) = 10^{-7} J 1 kp · m = 9,81 J ~ 10 J 1 Elektronenvolt (eV) = 1,602 · 10^{-19} J	
Leistung (P = W/t)	Watt (W) 1 W = 1 J/s = 1 VA	1 kp · m/s = 9,81 W 1 kcal/s = 4,19 kW 1 kcal/h = **1,16** W 1 Erg/s = 10^{-7} W 1 PS = 735,5 W	
elektr. Stromstärke I	Ampere (A) 1 A = 1 000 mA 1 mA = 1 000 µA		
Elektrizitätsmenge (Q = I · t)	Coulomb (C) 1 C = 1 A · s	1 A · h = 3 600 C	
Elektr. Spannung (U = p/I)	Volt 1 V = 1 W/A 1 kV = 1 000 V 1 V = 1 000 mV		
elektr. Widerstand (R = U/I)	Ohm (Ω) 1 (Ω) = 1 V/A		der Kehrwert des Widerstands $^1/_R$ heißt Leitwert, Einheit: Siemens
Temperatur T	Kelvin (K)	t = T −273,15 heißt Celsiustemperatur (°C)	
Exposition (X = Q/m)	Coulomb/kg	1 Röntgen (R) = 2,58 · 10^{-4} C/kg	kennzeichnet die von ionisierender Strahlung in Luft erzeugte Ladung; ersetzt die Bezeichnung „Ionendosis“

Fortsetzung S. 506.

Internationales Einheitssystem (Tab. 1): Zusammenstellung einiger SI-Einheiten u. Umrechnungsfaktoren (Fortsetzung)

Größenart	SI-Einheit	Umrechnungen	Bemerkungen
Energiedosis D	Gray	1 Rad (rd) = 10^{-2} J/kg	kennzeichnet die durch ionisierende Strahlung zugeführte Energie
Äquivalenzdosis	Sievert (Sv) 1 Sv = 1 Gy · Qf	1 Sv = 100 rem	kennzeichnet biol. Wirkung der ionisierten Strahlung Qf = Qualitätsfaktor (= 1 bis 20)
Aktivität	Becquerel 1 Bq = 1/s	1 Curie (Ci) = 3,7 · 10^{10}/s	1 Bq = 1 Umwandlung/s
Stoffmenge n	Mol (mol)		
Molalität	mol/kg		Konzentrationsmaß
Molarität	mol/l		Konzentrationsmaß
molare Masse M (Molmasse)	kg/mol; g/mol		
molares Volumen V_m (Molvolumen)	m^3/mol; l/mol		Molvolumen eines idealen Gases im Normalzustand: 22,4 l/mol
Lichtstärke I	Candela cd		
Leuchtdichte L	cd/m^2	1 Stilb (sb) = 10^4 cd/m^2	

Gesichtspunkten (ererbte Anfälligkeit best. Neuronenpopulationen), Persönlichkeitsstruktur, Biographie, Erlebnisreaktionen, sozialer Situation u. a. abhängen.

Einhorn, Max (1862–1953), amerik. Int., New York.

Einhorn-Sonde (nach Max E.): dünne, flexible, 150 cm lange Sonde mit perforierter Metallolive (Duodenalsonde) zum Absaugen von Sekret o. Einbringen von Substanzen.

Einkapselung: Verkapselung; Verfahren zur Umhüllung von Wirkstoffen mit Wandmaterial zur Herstellung von ↑Mikrokapseln.

Einkesselgenerator: Eintankgenerator; ↑Röntgengenerator, bei dem sich Hochspannungserzeuger u. Röntgenröhre in einem gemeinsamen Schutzgehäuse befinden (z. B. Dentalröntgengeneratoren).

Einklemmung: ↑Inkarzeration, Herniation; **1.** ***Orthop.:*** bei Meniskusriß umgangssprachl. Begriff für Gelenkblockierung durch ↑Corpus liberum. **2.** ***Neurol.:*** zerebrale E.: Folge von unvermeidl. Zunahme einer ↑Massenverschiebung durch ein Fremdvolumen (Ödem, Hämatom, Tumor) im supra- o. infratentoriellen Raum. Die Massenverschiebung vom supra- in den infratentoriellen Raum führt zur deszendierenden transtentoriellen E. Dabei werden mediobasale Anteile des Temporallappens (ein- o. beidseitig) durch den Tentoriumschlitz verlagert. Daraus folgt lokaler Druck auf den Hirnstamm u. die Gefäße. Eine Volumenvermehrung mit Raumnot im infratentoriellen Abschnitt führt entweder zu einer Verlagerung von Kleinhirnteilen in den supratentoriellen Raum (aszendierende transtentorielle E.) o. der Kleinhirntonsillen in das Foramen occipitale magnum (foraminale E.). **Transtentorielle E.**: Einpressung mediobasaler Anteile eines o. beider Temporallappen in bzw. durch den Tentoriumschlitz mit Druck auf Hirnstamm u. Gefäßkompression. Einseitig: Verdrängung von Hirnstamm u. Gefäßen gegen kontralateralen Tentoriumrand. Hauptsymptom: N.-III-Lähmung mit Anisokorie (herdseitig weitere Pupille). **Deszendierende transtentorielle E.**: Uncusprolaps o. Verlagerung des Gyrus parahippocampi sowie des Gyrus occipitotemporalis medialis nach hinten. Mittelhirnverlagerung nach kontralateral u. -kompression durch Temporallappen. Klinik: Mittelhirnsyndrome. **Foraminale E.**: Einpressung der Kleinhirntonsillen in das Foramen u. in den Spinalkanal bei Druckerhöhung im Bereiche der hinteren Schädelgrube. Klinik: Bulbärhirnsyndrom; plötzl. Atemstillstand bei Druck auf die Medulla oblongata. **Aszendierende E.**: Einklemmung von Oberwurmanteilen u. angrenzender Kleinhirnanteile im Tentoriumschlitz bei massiver infratentorieller Drucksteigerung. **Ther.** der E.: schnellste Beseitigung der auslösenden Ursachen, z. B. sofortige Ausräumung traumat. intrakranieller Hämatome. Ausräumung raumfordernder Kontusionsherde, Ödembehandlung u. a.

Internationales Einheitensystem (Tab. 2): Vorsätze zur Bildung von Vielfachen u. Bruchteilen

Faktor	Vorsatz	Vorsatzzeichen
10^{18}	Exa	E
10^{15}	Peta	P
10^{12}	Tera	T
10^{9}	Giga	G
10^{6}	Mega	M
10^{3}	Kilo	k
10^{2}	Hekto	h
10^{1}	Deka	da
10^{-1}	Dezi	d
10^{-2}	Zenti	c
10^{-3}	Milli	m
10^{-6}	Mikro	μ
10^{-9}	Nano	n
10^{-12}	Piko	p
10^{-15}	Femto	f
10^{-18}	Atto	a

Einkoten ↑Enkopresis.

Einlage: **1.** ***Orthop.:*** einfache ↑Orthese, die in Konfektionsschuhe eingelegt wird u. passiv beeinflußbare Fußdeformitäten (↑Stellungsfehler) korrigiert. Sie besteht aus starrem Material (Metall, Kunststoff). **2.** ***Zahnmed.:*** temporäre Applikation eines Medikamentes im Zahn unter provisor. Verschluß.

Einlagefüllung: gegossene Füllung von Zahnhartsubstanzdefekten als Füllungstherapie. ↑Restauration.

Einlagematerial: 1. *Radiol.*: in eine Körperhöhle gebrachte radioaktive Substanz zur Strahlentherapie. **2.** *Orthop.*: Material zur Stützung des Fußgewölbes.

Einlauf: Klistier; Einfüllen von Flüssigkeit in den Darm über den Anus mit einem Rohr o. einer Spritze.

Einpulsgenerator: Röntgengenerator, der während einer Periode der prim. Wechselspannung nur einen Strahlungsimpuls (während einer Halbperiode) abgibt. Bei E. kann die Röntgenröhre als Gleichrichter dienen. E. werden häufig als Einkesselgeneratoren gebaut (Hochspannungstransformator u. Röhre in einem Gehäuse) u. z. B. als Dentalröntgengenerator eingesetzt.

Einreibemittel *n Pl* ↑Rubefazienzien.

Einsalzung: Löslichkeitserhöhung von Proteinen durch geringe Mengen von Neutralsalzen. Die Salzionen lagern sich dabei an Ladungsschwerpunkte der Eiweißmoleküle an u. schwächen die elektrostat. Kräfte zwischen den Proteindipolen.

Einschichtzellkultur ↑Monolayer-Kultur.

Einschießen: Einsetzen der Milchdrüsentätigkeit nach der Geburt. Die Milch sammelt sich in den Drüsenschläuchen, wodurch die Brüste hart, gelegentl. schmerzhaft werden. ↑Frauenmilch.

Einschlafdosis: Menge eines intravenös injizierbaren Narkotikums, die bei der Injektion bis zum Eintritt des Schlafs benötigt wird, zeigt erhebl. individuelle Variationen.

Einschleicheffekt ↑Akkommodation, nervale.

Einschleiftherapie: 1. Korrektur von Fehlentwicklungen bei der Dentition o. von Dysharmonien der Okklusion durch vorsichtige u. kontrollierte Veränderung einzelner Oberflächenareale der Zähne durch ↑Beschleifen. Durch Verkleinerung des Zahnkronendurchmessers einzelner Milchzähne können Zahnbewegungen während des Zahnwechsels gezielt ausgelöst werden. Wesentl. Ther. zur Beseitigung von prim. Kontakten bei Zwangsbißführungen, z. B. ↑Kreuzbiß, progener Zwangsbiß (↑Progenie, ↑Kreuzbiß). Einschleifen nach gnatholog. Gesichtspunkten bildet oft den Abschluß einer kieferorthopäd. Behandlung. 2. In der Parodontologie hat die E. bei der Rehabilitation des Restgebisses oft eine wichtige Rolle in der korrigierenden ↑Phase sowie in Vorbereitung auf die Versorgung mit prothet. Therapiemitteln (stabilisierende ↑Phase). Bei der Inkorporation von Restaurationen wird durch E. die antagonist. Beziehung zwischen den Zähnen beider Kiefer individualisiert u. harmonisiert. **Selektive E.**: Korrektur einzelner Zähne. **Systemat. E.**: Korrekturen an fast allen Zähnen nach übergeordneten Gesichtspunkten.

Einschleusester: unwirksame lipophile, deshalb gut absorbierbare, Ester wirksamer Arzneistoffe, die erst nach der Absorption gespalten werden, z. B. Ampicillin-Einschleusester Pivampicillin, Talampicillin, Metampicillin, Hetacillin usw. ↑Prodrug.

Einschlußblenorrhö ↑Konjunktivitis.

Einschlußfärbung: Färbemethode für histol. Schnitte, bei der das Präparat zwischen Objektträger u. Deckglas in die Farbstofflösung eingeschlossen wird (z. B. Einschlußfärbung für Markscheiden mit Thionin nach Feyrter).

Einschlußkonjunktivitis: Paratrachom; durch ↑Chlamydia trachomatis hervorgerufene Infektion der Neugeborenen der ersten Lebenswochen beim Durchtritt durch Geburtskanal; Ansteckung der Erwachsenen in Schwimmbädern, durch Waschutensilien u. beim Geschlechtsverkehr. Inkubationszeit 5–10 Tage. Klin. Bevorzugung der unteren Konjunktiva als schleimig-eitrige Konjunktivitis mit gutartigem Verlauf (↑Trachom), kein Pannus, keine Narbenbildung, keine Xerose.

Einschlußkörperchen: Inklusionen im Zellkern o. Zellplasma (bis mehrere Mikrometer groß) aus abgebauten Zellbestandteilen, aufgenommenem Material o. neugebildeten Substanzen (Viren o. Virusvorstufen), z. B. „Eulenaugenzellen" durch Zellkerneinschlüsse bei Betaherpesvirinaeinfektionen, ↑Herpes-Enzephalitis. ↑Halberstädter-Prowazek-Körperchen.

Einschlußkörperchenenzephalitis ↑Herpes-Enzephalitis.

Einschlußkörperchen, erythrozytäre ↑Heinz-Innenkörper.

Einschlußkörperchenkrankheit, zytomegale ↑Zytomegalie.

Einschlußkörperchenmyositis: seltene entzündl. Muskelerkrankung, die v. a. die distalen Muskelgruppen (Unterschenkelmuskulatur) betrifft, mit Therapieresistenz gegenüber Glukokortikoiden u. Immunsuppressiva. Die Muskelenzyme (Kreatinkinase, ASAT, Aldolase) können normal sein o. sind bis auf das 10fache über der Norm erhöht. Die Diagn. wird histol. mittels ↑Elektronenmikroskopie (filamentöse Einschlüsse im Kern u. Zytoplasma der Muskelfasern) gestellt.

Einschneiden: in der Geburtshilfe das Sichtbarwerden des kindl. Kopfs in der Vulva auf der Höhe einer Austreibungswehe. In der Wehenpause zieht sich der Kopf wieder zurück. ↑Durchschneiden.

Einschubrichtung: festgelegte Richtung, in der eine Modellgußprothese aufgrund der bes. Konstruktionsprinzipien in das Restgebiß eingesetzt werden muß. ↑Modellguß.

Einschuß: Bei Schußverletzungen ist die Unterscheidung von Ein- u. Ausschuß kriminalist. wichtig. E. weist Schürfsaum u. Schmutzring auf (nicht zur Beurteilung der Entfernung verwendbar), weiter evtl. Fremdkörpereinsprengungen. Beim relativen Nahschuß sog. Nahschußzeichen (Pulvereinsprengungen, Schmauchhof). E. häufig kleiner als Ausschuß (kein sicheres Einschußzeichen). Abweichende Verhältnisse beim absoluten Nahschuß. ↑Schußwunden sollten vom Chir. nach Ausschneidung mit der Umgebung für den Gerichtsarzt asserviert werden, ebenso durchschossene Kleidungsstücke.

Einschwemmkatheter: nach Venenpunktion eingeführter, durch den Blutstrom bis zum Herzen transportierter Katheter. Abb.

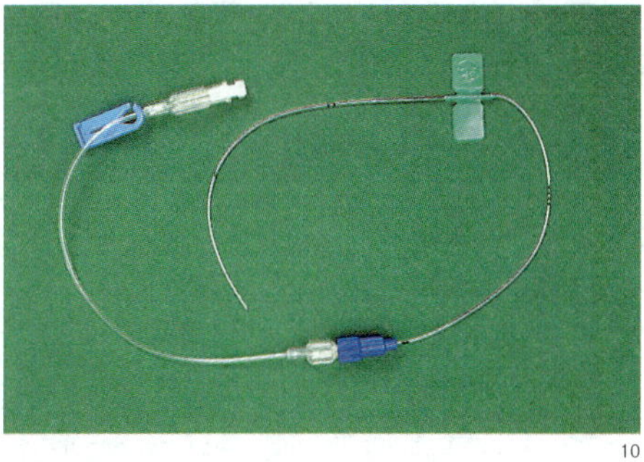

10

Einschwemmkatheter

E

Einschwingzeit: Zeit, in der ein schwingungsfähiges System aus einem (stationären) Bewegungszustand in einen anderen übergegangen ist. Der E. entspricht ein Einschwingvorgang (in der Elektrotechnik ein Einschaltvorgang).

Einsicht: das unmittelbare Verstehen eines Zusammenhanges, der Ursachen u. Wirkungen eines Geschehens. E. ist das Resultat eines Erkenntnisprozesses. Der Begriff wurde von W. Köhler in die Denkpsychologie eingeführt.

Einsichtsrecht: Recht des Pat., Einsicht in die ihn betreffenden Krankenunterlagen zu nehmen, um z. B. Behandlungsfehler feststellen zu können.

Einstellbewegung: Blickbewegung zur Fixationsaufnahme. ↑Abdecktest.

Einstellung: relativ konstante habituelle innere Richtungs- bzw. Verhaltensdispositionen des Menschen. Teil seiner dynam. Gerichtetheit, z. B. als Handlungs- o. Reaktionsbereitschaft, auf das Lernen, die Fam. usw.

Einstückgußprothese: Modellgußprothese; im ↑Modellguß hergestellte partielle Zahnprothese.

Einstufenhemmtest: Kontrollverfahren bei der Durchführung von Immunfluoreszenzuntersuchungen. Dazu wird das zu untersuchende Antigenpräparat mit einem Gemisch aus markierten u. unmarkierten korrespondierenden Antikörpern getestet u. die in diesem Kontrollansatz beobachtete Konzentration markierter Immunkomplexe mit jener verglichen, die ledigl. durch Zusatz markierter Antikörper erhalten wird. Die Fluoreszenzintensität soll im ersten Fall um etwa die Hälfte geringer sein.

Eintagspneumonie: bes. Form der Lobärpneumonie, bei der das Fieber nur einen o. wenige Tage anhält, sog. abortive Pneumonie.

Eintankgenerator ↑Einkesselgenerator.

Einthoven, Willem (1860–1927), niederländ. Physiol., Leyden. 1924 Nobelpreis für Med./Physiol. „für seine Entdeckung des Mechanismus des Elektrokardiogramms".

Einthoven-Ableitung (nach Willem E.): ↑Einthoven-Dreieck, ↑Elektrokardiogramm.

Einthoven-Dreieck (nach Willem E.): bei der Aufzeichnung von ↑Elektrokardiogrammen aus den drei Ableitpunkten am re. u. li. Arm u. am li. Bein gebildetes gleichseitiges Dreieck. Die Seiten werden als Ableitungslinien bezeichnet. Ableitung I liegt zwischen den Elektroden am re. u. li. Arm, Ableitung II zwischen re. Arm u. li. Bein u. Ableitung III zwischen li. Arm u. li. Bein. Die Anwendung des Kirchhoff-Summensatzes auf das EKG ergibt: $I - II + III = 0$.

Eintrittsblock: Block eines physiol. o. artifiziell applizierten elektr. Reizes (Schrittmacherimpuls) in ein Automatiezentrum (↑Automatie).

Eintrittspforte ↑Infektionserreger.

Eintrittspupille: bei einem opt. System der allen aus versch. Richtungen (Objektpunkten) die Optik passierenden Lichtbündeln gemeinsame objektseitige Querschnitt. Im Normalfall wirkt das Bild der ↑Aperturblende im Objektraum als E.

Einwanderungsrate: relativer Anteil der in eine Population eingewanderten Individuen bezogen auf eine best. Zeit u. auf eine Population.

Einwärtsschielen: Esotropie. ↑Strabismus.

Einwegmaterial: Arbeitsmittel (z. B. Spritzen, Kanülen, Probenbecher), die zur einmaligen Benutzung bestimmt sind.

Einweisung: Krankenhauseinweisung; formales Ersuchen eines behandelnden Arztes zur Aufnahme eines Pat. in stationäre med. Betreuung. Als Einweisungsgrund wird die gewünschte stationäre Leistung genannt, die durch die Einweisungsdiagnose gestützt wird. Eine Fehleinweisung liegt vor, wenn sich die Ind. o. die gewünschte Fachrichtung bei der Aufnahmeuntersuchung als falsch erweisen.

Einwilligung, aufgeklärte: Einwilligung eines Pat. o. Probanden in eine med. Handlung, die ein ausreichendes Verständnis von deren Wesen u. ihren Konsequenzen als Grundlage hat. A. E. ist eine zentrale Voraussetzung med. Handelns. (↑Autonomie) u. für die med. Forschung. A. E. bzw. Ersatzformen wie z. B. Einwilligung Verwandter, gesetzl. Vertreter o. mutmaßliche Einwilligung spielen in allen eth. Codizes der Gegenwart eine gewichtige Rolle. ↑Helsinki-Deklaration, ↑Informed consent.

Einzelherd ↑Elementarherd.

Einzelkopie: pro haploidem Genom nur einmal vorhandene DNA-Sequenz; E. machen etwa 65% des menschl. Genoms aus, der Rest sind repetitive ↑Sequenzen.

Einzelkosten: direkte Kosten; solche Kosten eines Unternehmens (auch eines Krankenhauses), die den Kostenträgern unmittelbar zugerechnet werden können.

Einzellereiweiß ↑Biomasse.

Ein-Zell-Kultur: *Abk* EZK; mikrobiol. Kultur, die von einer Zelle o. Spore angelegt wurde. Wichtige Methode zur Gewinnung von definiertem Ausgangsmaterial für exp. Zwecke (Klonung), ↑Tröpfchenkultur, ↑Mikromanipulator, ↑Klon.

Einzelmaximaldosis: *Abk* EMD. ↑Maximaldosis.

Einzelnephronfiltrat: An der freigelegten Niere kann nach Mikropunktion einer oberflächl. Tubulusschlinge Konzentration u. Fließgeschwindigkeit der Tubulusflüssigkeit gemessen werden. Mit Hilfe der Inulin-Clearance (↑Nieren-Clearance) kann bei Bezug auf die Plasmakonzentration die Filtratmenge für das einzelne ↑Nephron bestimmt werden. Sie beträgt im Mittel etwa 1 nl/s.

Einzelniere: völliges Fehlen der zweiten Niere ohne jegliche Organanlage. ↑Ureterknospe, ↑Nierenagenesie. Meist li. u. beim männl. Geschlecht. Andere Niere zeigt kompensator. Hypertrophie.

Einzelstrangaustausch ↑Rekombination.

Einzelstrangbruch: durch Spaltung der Phosphodiesterbindung zwischen den Nukleosiden auftretende Brüche eines Strangs in der ↑Desoxyribonukleinsäure; E. sind notwendige Voraussetzungen für Replikation (↑DNA-Biosynthese), ↑Rekombination u. ↑Exzisionsreparatur der DNA, können aber auch durch chem. Stoffe, z. B. Mutagene, hervorgerufen werden.

Einzelzellaktivität: mit Hilfe von Mikroelektroden (↑Metallmikroelektrode, ↑Kapillarmikroelektrode) intrazellulär abgeleitete schnelle elektr. Potentialschwankungen (↑Aktionspotentiale) einer Nervenzelle innerhalb eines Zellverbands. Diese Methode der neurophysiolog. Grundlagenforschung liefert Erkenntnisse über die Verarbeitung der Information im Zentralnervensystem durch die einzelnen Zellen o. durch miteinander verschaltete Nervenzellverbände.

Einzelzellnekrosen: Untergang einzelner Zellen, z. B. der Leber bei Hepatitis. Histol. kernlose, azidophile, isolierte Zelleichen, als runde hyaline Körperchen (↑Councilman-Körper) erkennbar.

Einziehungen, inspiratorische: als interkostale, epigastr. o. jugulare i. E. Sympt. einer Dyspnoe.

Eisanästhesie: Kälteanästhesie; nur noch wenig gebräuchl. Verfahren, um durch lokale Hypothermie die Schmerzempfindung herabzusetzen (Eispackungen zur Oberschenkelamputation, lokale Unterkühlung mit Chloräthylspray für kurze oberflächl. Eingriffe, z. B. Inzision, Exzision). Hat histor. große Bedeutung gehabt in der Feldchirurgie, z. B. bei Larey (Leibarzt Napoleons).

Eisbergtumor: Bronchialtumor, bei dem der größte Teil der Tumormasse extrabronchial angeordnet ist u. nur ein kleiner Teil endobronchial zu sehen ist. Typ. Tumorform beim Karzinoid u. ↑ Bronchialadenom.

Eiscremekopfschmerz: durch Kälte ausgelöste Kopfschmerzen.

Eisen: chem. Symbol Fe; Ordnungszahl 26; relative Atommasse 55,85; Dichte 7,86; Schmelzpunkt 1 528 °C. Beim Menschen unentbehrl. Bestandteil des Organismus, der eine Mittelstellung zwischen den ↑ Makroelementen u. ↑ Mikroelementen einnimmt. Es ist Bestandteil des ↑ Hämoglobins, der ↑ Eisenschwefelproteine, der Atmungsenzyme u. des Ferritins; Gesamtmenge im Menschen 4–5 g. Speicherform: ↑ Ferritin; Transportform im Blutplasma: ↑ Transferrin (Beta-2-Globulin). Der tgl. Bedarf beträgt 1 mg beim Mann u. 1,5–2 mg bei der Frau. Eisenlieferanten sind Fleisch, Leber. ↑ Eisenstoffwechsel, ↑ Eisenspeicherung, ↑ Eisenbindungskapazität.

Eisenbahnnystagmus ↑ Nystagmus.

Eisenbindungskapazität: *Abk* EBK; als **freie** o. **latente E.** (LEBK) wird der Anteil des ungesättigten Transferrins bezeichnet. Die **totale E.** (TEBK) ist die Menge Eisen, die im Plasma vom Transferrin überhaupt aufgenommen werden kann. Serumeisenwert u. LEBK ergeben demnach die TEBK. Die Werte der TEBK liegen zwischen 45 u. 72 µmol/l bzw. 54–63 µmol/l; für Frauen etwas niedriger als für Männer; im Kleinkindalter wird dieser Normwertbereich noch unterschritten. Bei einer Sättigung von Transferrin zwischen 30–60 % ist die Eisenaufnahme in den Erythroblasten optimal. Bei einer höheren Sättigung erfolgt eine Eisenablagerung in anderen Geweben, insbes. im Monozyten-Makrophagen-System. Bei Zunahme der LEBK wird Eisen bevorzugt vom Knochenmark aufgenommen, bei Abnahme der TEBK mit absoluter o. relativer Zunahme der Eisensättigung des Transferrins erfolgt wieder eine vermehrte Abwanderung des Eisens ins Monozyten-Makrophagen-System (z. B. bei Infekten).

Eisen(III)-chlorid: ↑ Hämostyptikum, z. B. Eisenchloridwatte.

Eisendrahtphlebitis: von M. Favre (1953) beschriebene Entzündung der Venen, die als dünne u. harte Stränge zu tasten sind. Histol. fällt eine Gefäßwandsklerose auf.

Eisenfärbung: Berliner-Blau-Reaktion; ↑ Färbeverfahren, hämatologische.

Eisenhämatoxylinfärbung: nach Heidenhain. Chromatin, Nucleoli, A-Streifen der Myofibrille u. a. blauschwarz auf hellem Untergrund.

Eisenhut, blauer ↑ Aconitum napellus.

Eisenkonzentration im Serum ↑ Eisenstoffwechsel.

Eisenlunge: entsteht durch Inhalation von Eisen- o. Eisenoxidstaub. ↑ Hämosiderosis pulmonum.

Eisenmangel: Verminderung des Gesamteisenbestands des Körpers. Sympt. sind Anämie unterschiedl. Ausprägung, multiple Veränderungen der Haut u. Schleimhäute (↑ Plummer-Vinson-Syndrom), Kopfschmerzen, Konzentrationsschwäche, Ohnmachtsanfälle.

Eisenmangelanämie: sideropenische Anämie; häufigste Anämieform, bei der aufgrund von Eisenmangel eine Häm- u. Hämoglobinsynthesestörung vorliegt. Es entstehen mikrozytäre Erythrozyten (gestörte Erythrozytopoese) mit absolutem Hämoglobinmangel (hypochrome Farbe der Erythrozyten). Ursachen vielfältig, z. B. Blutungen (Ulcus ventriculi, Gastritis, Menstruation), geringe Eisenzufuhr, vermehrter Eisenbedarf (Schwangerschaft), Eisenresorptionsstörungen. Symptome nach Ausprägung, über Müdigkeit, Blässe, Mundwinkelrhagaden, Zungenbrennen zum seltenen ↑ Plummer-Vinson-Syndrom.

Eisenmenger, Viktor (1864–1932), österreich. Arzt, Wien.

Eisenmenger-Komplex (nach Viktor E.): Eisenmenger-Syndrom: Herzfehlbildung mit ↑ Ventrikelseptumdefekt, Dextroposition der über dem Defekt reitenden Aorta, Hypertrophie des re. Ventrikels; klin. Zyanose, Polyglobulie, teilweise Trommelschlegelfinger; vergrößerte u. stark pulsierende Hili u. periphere Lungenarterien („Hilus-Tanz"); im EKG Zeichen der Rechtsherzhypertrophie, P-dextrocardiale, im Phonangiogramm systol. Austreibungsgeräusch mit punctum maximum im 3.–4. Interkostalraum.

Eisenmenger-Reaktion (nach Viktor E.): bei Herzfehlern durch vermehrten Lungendurchfluß resultierende Gefäßveränderungen mit Druckanstieg im kleinen Kreislauf, was letztl. zur Shuntumkehr (Rechts-Links-Shunt) mit Ausbildung einer Zyanose (meist spätes Kindesalter) führt.

Eisennachweis: in der Zelle u. im Gewebe durch die Turnbull-Reaktion Nachweis von ionisiertem Eisen. Wichtig zur DD von Pigmentablagerungen.

Eisenprophylaxe: bei unzureichender Einnahme von Eisen mit der Nahrung erforderl.. Bei Früh- u. Mangelgeborenen sowie reifen anäm. Neugeborenen ab 3. Lebensmonat.

Eisen(II)-protoporphyrin ↑ Häm.

Eisen(III)-protoporphyrin ↑ Hämin.

Eisenresorption ↑ Eisenstoffwechsel.

Eisenschwefelproteine: Nichthämeisenproteine, die Eisen in Verbindung mit anorgan. Schwefel u. ↑ Cystein enthalten. Dabei bilden sich eisenhaltige Zentren, die sog. Eisen-Schwefel-Cluster. Man unterscheidet einfache (Rubredoxine u. Ferredoxine) von komplexen E. Zu letzteren zählen einige Flavoproteine, Hämoflavoproteine, molybdänhaltige Proteine u. andere elektronenübertragende Oxidoreduktasen. Die E. sind an der Aufnahme, Übertragung u. Konservierung von Energie beteiligt. Sie sind phylogenet. sehr alt.

Eisenspeicherkrankheit, angeborene ↑ Hämochromatose, primäre.

Eisenspeicherkrankheit, erworbene ↑ Hämosiderose.

Eisenspeicherung: Fähigkeit des Organismus, das Körpereisen zu speichern. Das beim ↑ Hämoglobinabbau frei werdende Eisen wird nur zu einem kleinen Teil ausgeschieden (nicht mehr als 1 mg tgl.), der größere Teil wird in der Leber u. der Milz gespeichert, indem es in ↑ Ferritin gebunden wird. Man unterscheidet einen großen (1 500 mg) stabilen Speicher (Umsatzgeschwindigkeit 2,5 mg tgl.) in der Leber u. Milz von einem kleinen (120 mg) labilen Speicher (Umsatzgeschwindigkeit 10 mg tgl.). ↑Hämochromatose; ↑Hämosiderose.

Eisenspiegel im Plasma ↑Eisenstoffwechsel.

Eisenstar ↑Siderosis bulbi.

Eisenstoffwechsel: Eisen ist für die Synthese von Hämoglobin u. Myoglobin sowie in den Atmungsenzymen u. als Katalysator von Elektronenübergängen in jeder Zelle vorhanden. Der Organismus enthält 4–5 g Eisen; davon sind 60–69 % im Hämoglobin, 3–9 % im Myoglobin, wo es zum Transport u. zur Speicherung von molekularem Sauerstoff dient. Das Enzymeisen in Zytochromen, Katalase, Peroxidase u. in Eisenenzymen der Mitochondrien beträgt nur 0,2 % des Körpereisens. Das Depoteisen (Ferritin, Hämosiderin) umfaßt 16–30 % u. das Transporteisen Transferrin 0,1 % des Gesamteisens (Speichereisen). Das zirkulierende Plasmaeisen ist mit 2–3 mg die kleinste Eisenfraktion im menschl. Organismus. Der Mann hat eine Plasmaeisenkonzentration von 14,3–26,9 µmol/l, die Frau 12,5–23,3 µmol/l. Insges. kann das Transferrin 54–63 µmol/l Eisen aufnehmen (↑Eisenbindungskapazität). Der E. wird im wesentl. durch die Aufnahme von Eisen aus der Nahrung reguliert. Tgl. werden vom Mann 0,6–1,5 mg Eisen benötigt, um das Stoffwechselgleichgewicht zu gewährleisten, eine Frau benötigt das Doppelte. Nur 5–10 % des Eisens aus der Nahrung wird absorbiert, so daß die Kost tgl. 10–25 mg Eisen enthalten sollte. Die Nahrung enthält organ. gebundenes u. anorgan. zwei- u. dreiwertiges Eisen. Eisen wird nur in der ionisierten Ferroform absorbiert, u. zwar hauptsächl. im Duodenum u. oberen Jejunum. In den Mukosazellen verbindet sich das Eisen mit dem spez. Eiweißkörper Apoferritin zu Ferritin. Aus dem Ferritinmolekül gelangt das Eisen bei Anwesenheit reduzierender Substanzen an die Oberfläche, wo es nun direkt an Transferrin o. Siderophilin gebunden u. dem labilen Eisenpool u. dem Eisendepot zugeführt wird. Eisen wird nach erfolgter Aufnahme vom Organismus festgehalten u. im intermediären Stoffwechsel ständig reutilisiert. Durch Zellabstoßung, Galle, Fäzes, Schweiß u. a. gehen tgl. 0,6–1,5 mg verloren. Durch Menstruation (extrem 3–80 mg), Gravidität, Geburtsakt u. Laktation (100–700 mg) ergeben sich weitere physiol. Eisenverluste. Abb.

Eisensulfatwässer ↑Heilwässer, sulfathaltige.

Eisentherapie: Bei latentem u. manifestem Eisenmangel (Eisenmangelanämie) ist das Defizit an Eisen zu substituieren. Wo immer mögl., orale Behandlung mit Ferrosalzen (Fe(II)-sulfat, Fe(II)-chlorid). Ferrisalze werden zwar besser vertragen, aber schlechter resorbiert. Keine Kombination mit anderen Metallen (z. B. mit Kobalt, Kupfer). Parenterale Fe-Behandlung nur bei best. Ind.: Malabsorption, schlechte Verträglichkeit u. ä. Die erforderl. Eisenmenge errechnet sich aus: 150 mg Fe für jedes fehlende g Hb-Defizit + 400–700 mg Fe^{3+} zur Auffüllung der Eisenvorräte. Vorsicht bei parenteraler E. bei Kindern. Fraktioniert nicht mehr als 3 g parenteral verabfolgen.

Eisentransport ↑Eisenstoffwechsel.

Eisenüberladung: Oberbegriff für (hereditäre) primäre ↑Hämochromatose u. (erworbene) ↑Hämosiderose.

Eisenvergiftung: durch Überdosierung mit Eisenpräparaten verursachte Vergiftung. Sympt. der akuten E.: Erbrechen, Diarrhö, Koma, Schock, Blutungen im Gastrointestinaltrakt, Fieber, Leukozytose, metabol. Azidose, Blutgerinnungsstörungen, Leber-, Nierenschäden, Vernarbungen im Gastrointestinaltrakt. Ther.: oral Eiermilch, Magenspülung mit Aktivkohle u. a., am besten Deferoxamin, Aderlässe, symptomat. (Flüssigkeitsbilanz).

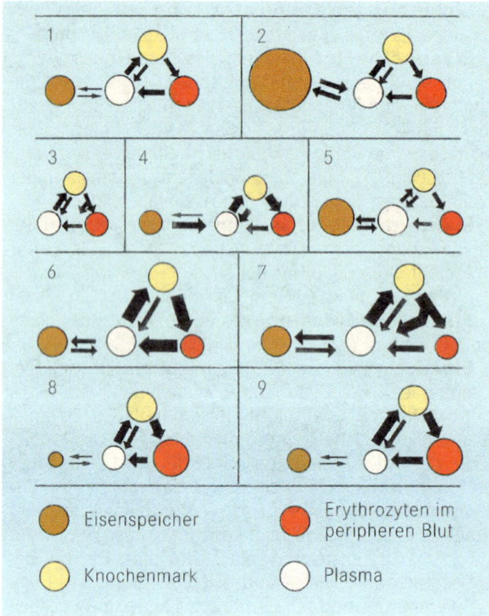

Eisenstoffwechsel. Eisenspeicher u. Stoffwechselwege zwischen den Kompartimenten bei versch. Eisenstoffwechselstörungen
1: Gesunder; 2: Hämochromatose;
3: Eisenmangelanämie; 4: Anämie bei akutem Blutverlust; 5: hypoplastische Anämie;
7: Vitamin-B_{12}-Mangel; 8: Polycythaemia vera;
9 Polycythaemia vera mit hämolytischem Syndrom

Eisenverwertungsstörung ↑Anämie, sideroblastische.

Eisenvitriolwässer: veraltete Bez. für Eisensulfatwässer. ↑Heilwässer, sulfathaltige.

Eiskalorimeter: Gerät zur Messung von Wärmemengen, bei dem die ↑Schmelzwärme des Eises ausgenutzt wird. Gemessen wird das Wasser beim Schmelzen von Eis in einem Wassergefäß.

Eispackung ↑Kryotherapie.

Eisprung ↑Ovulation.

Eiswürfeltest: Aufgrund der Eigenschaften der Donath-Landsteiner-Hämolysine, bei denen die Bindung der Antikörper an die Erythrozyten in der Kälte erfolgt u. auch bei Erwärmung bestehen bleibt, kommt es mit Hilfe versch. Komplementfraktionen, die eine gegen 40 °C rasch ansteigende Aktivitätskurve besitzen, in der Wärmephase zur Hämolyse. Beim E. wird eine hyperämisierte Hautstelle (Hohlhand) 2 min durch Auflegen eines Eiswürfels abgekühlt, wobei sich nach Wiedererwärmen in diesem Bereich eine juckende urtikarielle Quaddel bildet, die nach wenigen Stunden wieder verschwindet. ↑Ehrlich-Fingerversuch.

Eiter: ⟨*lat*⟩ *m*: Pus; aus polymorphkernigen neutrophilen Leukozyten (↑Eiterkörperchen), Zelltrümmern u. wenig Serum bestehendes entzündl. Exsudat. Je nach Erreger blaugrüner E. ↑Pseudomonas aeruginosa; schleimig-zäher E. ↑Klebsiella pneumoniae; dicker rahmiger E. ↑Staphylococcus aureus; dünnflüssiger gelbgrüner E. Streptococcus pyogenes u. Streptococcus pneumoniae; grünl. E. ↑Neisseria gonorrhoeae; bräunl. E. ↑Salmonella typhi. Asept. E. ohne Keimnachweis, z. B. durch Einwirkung von chem. Agenzien.

Eitererreger: Mikroorganismen, die eitrige Entzündung auslösen, wie Staphylo- u. Streptokokken, ferner Pneumo-, Meningo-, Gonokokken, Enterobacteriaceae, Aktinomyzeten u. a.

Eiterkörperchen: veraltete Bez für segmentkernige Granulozyten im Eiter, überwiegend als nekrobiot. Abbauformen auftretend.

Eiterung: Prozeß der Eiterbildung; ↑Eiter.

Eiweiß: **1.** ↑Proteine; **2.** weißer Anteil (Eiklar) des Hühnereies.

Eiweißabbau: erfolgt extra- o. intrazellulär durch ↑Proteasen. Der intrazelluläre E. findet sowohl im Zytosol (ATP-abhängig, ↑Ubiquitin) als auch in den ↑Lysosomen statt, wobei zelleigene o. durch die Zelle aufgenommene Proteine zu Peptiden u. Aminosäuren abgebaut werden. Durch extrazellulären E. werden Proteine in resorptionsfähige Bruchstücke aufgespalten (↑Verdauung). Der spezif. Abbau von Proteinen durch limitierte ↑Proteolyse stellt einen Sonderfall des intra- u. extrazellulären E. dar, bei dem es zur Aktivierung von Zymogenen u. Hormonvorstufen kommt.

Eiweißausscheidung, enterale: in geringer Menge physiol. durch Ausscheidung von Eiweißsubstanzen der Darmsekrete u. ↑Zellabschilferung; in erhöhter Menge bei gestörter ↑Eiweißverdauung, akuter u. chron. tox. o. entzündl. Läsion der Darmschleimhaut (↑Colitis ulcerosa u. a.), Fehlbildungen (intestinale Lymphangiektasie, Polyposis), intestinalen Tumoren.

Eiweißbedarf: die zur Aufrechterhaltung der physiol. Funktionen des tier. u. menschl. Organismus (Wachstum, Regeneration, Vermehrung, Laktation) benötigte Menge an alimentär zugeführtem Nahrungseiweiß. Der E. ist abhängig von Alter, Gew., Proteinqualität u. anderen Faktoren. Es wird ein tgl. Proteinverzehr von 1,2 g/kg Körpergewicht bzw. 12% des Kalorienbedarfs für den wachsenden u. leicht arbeitenden erwachsenen Menschen empfohlen. **Minimaler E.:** die Menge an alimentär zugeführtem, hochwertigem Eiweiß (Ei, Milch), mit der gerade ein Stickstoffbilanzausgleich beim Erwachsenen (Stickstoffaufnahme = Stickstoffausscheidung) erzielt werden kann. Diese Menge ist unter Berücksichtigung individueller Streuungen mit etwa 0,6 g/kg Körpergewicht angegeben worden, ↑Isodynamiegesetz.

Eiweißbindung ↑Plasmaeiweißbindung.

Eiweißdefizit: jene Eiweißmenge, die sich ergibt, wenn die Zufuhr den ↑Eiweißbedarf nicht deckt. Bei länger anhaltendem E. kommt es zu einer neg. Stickstoffbilanz u. damit zu einem Abbau von körpereigenem Eiweiß, im extremen Fall zu Eiweißmangelsymptomen. (↑Eiweißmangel, ↑Eiweißmangelsyndrom).

Eiweißdrüsen ↑Drüsen, seröse.

Eiweiße ↑Proteine.

Eiweißerzeugung: techn. Gewinnung von eiweißreichen Mikroorganismenzellen (Hefen, Bakterien) durch Züchtung in kohlenhydrat- o. kohlenwasserstoffhaltigen Nährmedien als C-Quelle. Die Züchtung erfolgt meist in kontinuierl. ↑Kulturen (↑Fermenter).

Eiweißfällungsmittel: Substanzen, die zur ↑Denaturierung u. Ausfällung von Proteinen führen; Schwermetallsalze, Essigsäure, Alkohol, Aceton, Ammoniumsulfat u. a.

Eiweiß, gesamt: Bestimmung diagn. relevant in Serum, Harn, Liquor u. Pleuraerguß. Tab.

Eiweißhydrolysat: durch Hydrolyse gewonnene Eiweißbruchstücke zur Verwendung für nährstoffdefinierte synthet. ↑Diät. Als Ausgangsstoff dienen Kuhmilchgesamtprotein, Casein, Laktalbumin, Eialbumin, Sojaprotein, Fleisch-, Algenprotein u. a.

Eiweiß im Harn ↑Proteinurie.

Eiweißintoleranz ↑Proteinintoleranz.

Eiweißmangel: Proteinmangel; Entstehung bei nicht ausreichender Zufuhr von Nahrungsprotein. Der minimale ↑Proteinbedarf ergibt sich aus dem Bilanzminimum (↑Isodynamiegesetz), jedoch muß man beachten, daß eine ausgeglichene ↑Stickstoffbilanz auf diesem nied-

Eiweiß, gesamt: Methoden u. klinische Relevanz zur Bestimmung des Gesamtproteins

Untersuchungsmaterial	Methode qualitativ/halbquantitativ	quantitativ	Relevanz
Serum		- Biuret (Weichselbaum)	Basisparameter - Hyperproteinämie - Hypoproteinämie
Harn	- Kochprobe - Sulfosalicylsäure/Bromthymolblau - Teststreifen	- Sulfosalicylsäure/Natriumsulfat (Exton) - Trichloressigsäure-Fällung Biuret (Wolfson)	Screeningparameter - Nephropathien
Liquor	- Pandy - Teststreifen	Sulfosalicylsäure/Natriumsulfat (Exton) Lowry	- Zirkulations- u. Schrankenstörungen - Entzündungen - spindler Stop
Pleuraerguß		Biuret (Weichselbaum)	differentialdiagnost. Parameter - Pleuritis exsudativa (Transsudat, Exsudat) - Mesentheliom

E

rigen Niveau einen Abbau von Organprotein u. die Wiederverwertung der dabei freiwerdenden Aminosäuren für lebensnotwendige Prozesse nicht ausschließt (↑Proteinreserve, labile). Ein E. äußert sich in einer Verminderung der Plasmaproteinkonzentration (Abnahme um 1 g entspricht dem Abbau von 30 g Körperprotein). Zum E. kommt es durch quantitativ u./o. qualitativ ungenügende Eiweißzufuhr (Entwicklungsländer), durch eingeschränkte Absorption (glutensensitive Enteropathie, Crohn-Krankheit des Dünndarms, große Dünndarmresektionen, agastr. Dystrophie, schwerste Pankreasinsuffizienz), erhöhten Verbrauch bzw. Verlust (Tumoren, Hyperthyreose, Eiterungen, Verbrennungen, Colitis ulcerosa, exsudative Enteropathie, nephrot. Syndrom) o. seltener durch ungenügende Synthese (schwerste Leberschäden, hormonale Hemmung) entstehender Mangel an Körpereiweiß, der zu Ödemen, Anämie, Resistenzschwäche, Abmagerung mit Kräfteverfall führen kann. Auch gebraucht für ungenügende Eiweißzufuhr mit der Nahrung (↑Marasmus, ↑Kwashiorkor).

Eiweißmangelanämie: Proteinmangelanämie, Anämie bei unzureichender Proteinzufuhr. ↑Anämie, alimentäre.

Eiweißmangeldystrophie: Eiweißmangelsyndrom; durch Eiweißmangel- o. Eiweißfehlernährung verursachte Störung des Organismus mit verminderter Gewichtsentwicklung; Form der ↑Dystrophie. Tab.

Eiweißmangelsyndrom: Proteinmangelsyndrom; Proteinmangelzustand bei unzureichender Proteinzufuhr bzw. bei andauerndem Eiweißverlust mit daraus folgender Symptomatik. Zeichen sind Nachlassen der psych. u. phys. Leistungsfähigkeit; Absinken der Resistenz gegen Infektionen; Wasserablagerungen im Gewebe – Ödeme, Ergüsse in Brust- u. Bauchhöhle, Lebervergrößerungen, Haarausfall, Nagelveränderungen. Neg. N-Bilanz u. Absinken des Kreatinkoeffizienten als Zeichen des Abbaus körpereigener Proteinbestände, bes. Muskulatur u. Leber. Ursachen: Unter- bzw. Fehlernährung mit verminderter Proteinaufnahme; mangelnde Ausnutzung bei Enzymmangel.

Eiweißnachweis: Methoden zur qualitativen u. quantitativen Bestimmung von Proteinen im Plasma, Serum u. a. biol. Flüssigkeiten. Die Methoden beruhen meist auf Farbreaktionen mit best. Aminosäuren der Proteine. Biuret-Reaktion (alle Eiweißstoffe), Ninhydrin-Reaktion (Aminosäuren, Peptide, Proteine), Millon-Reaktion u. Reaktionen nach Folin-Ciocalteau u. Lowry (Tyrosin), Xanthoprotein-Reaktion (Tyrosin, Tryptophan), Pauly-Diazoreaktion (Tyrosin, Histidin), Sakaguchi-Reaktion (Arginin), Schwefelbleireaktion (S-haltige Aminosäuren).

Eiweißquotient: Verhältnis von Albumin zu Globulin im Blutserum. ↑Dysproteinämie.

Eiweißsteine: an verklumptes Eiweiß (Fibrin, Blutkoagel, nekrot. Gewebereste), das im Nierenhohlsystem liegt, lagern sich aus dem (infizierten) Harn ausgefällte Salze, vorwiegend Phosphate, an u. bilden so (oft innerhalb von Tagen o. wenigen Wochen) weiche Steine von kaugummiartiger Konsistenz, die mit der Zeit härter werden u. oft schnell wachsen bis zum kompletten Ausgußstein; Vorkommen bes. bei Pyonephrose. ↑Harnsteine.

Eiweißstoffwechsel ↑Proteinstoffwechsel.

Eiweißsynthese ↑Proteinbiosynthese.

Eiweißtoleranz: Eiweißmenge, die vom (kranken) Organismus noch bewältigt werden kann. Herabgesetzt bei Leberzirrhose u. Niereninsuffizienz.

Eiweißverdauung: Abbau der Nahrungseiweiße sowie der Proteine aus den Verdauungssäften u. den abgeschilferten Zellen des Verdauungstrakts durch proteolyt. Enzyme. Im Magen ist das Ausmaß der E. durch ↑Pepsin nur gering, die dabei entstandenen Aminosäuren u. Peptide stimulieren aber die Absonderung von weiterem Magensaft, wobei die sezernierte Salzsäure eine Denaturierung der Proteine hervorruft. Außerdem wird die Absonderung von ↑Cholezystokinin-Pankreozymin im Darm durch freigesetzte Aminosäuren stimuliert. Im Dünndarm erfolgt durch die Pankreasproteasen (Trypsin, Chymotrypsin, Elastase, Exopeptidasen) u. durch Enzyme der Mukosa ein rascher Abbau der Proteine. Die dabei freigesetzten Aminosäuren u. kleineren Peptide werden resorbiert, ↑Aminosäuretransport.

Eiweißverlust: durch eingeschränkte Digestion (selten) u./o. Absorption (Dünndarmerkrankungen, zu schnelle Passage, Dünndarmresektionen), nephrot. Syndrom, exsudative ↑Enteropathie, Verbrennungen, Eiterungen, erhöhten Zellumsatz (Tumoren, schwere ↑Psoriasis u. a. Hautkrankheiten, Hyperthyreose); führt zu ↑Eiweißmangel u. den entsprechenden Folgeerscheinungen. ↑Eiweißmangelsyndrom.

Eizelle: Ovocytus, Ovozyte, Ovum; weibl. Keimzelle, die mit Follikelepithel u. Theca folliculi eine Einheit bildet (↑Ovar). Bereits zum Zeitpunkt der Geburt sind die Ovozyten nicht mehr vermehrungsfähig, sondern durchlaufen nur noch die Reifeteilung (↑Meiose). Stadien (↑Ovogenesis): 1. Ovocytus primarius,der bis zur Ovulation in den Follikeln wächst (Chromosomensatz: 44 + XX), 2. Ovocytus secundarius, der praeovulator. die 2. Reifeteilung durchläuft (Chromosomensatz: 22 + X), 3. befruchtungsfähige reife Eizelle, die nach Eindringen eines Spermiums die 2. Reifeteilung vollendet. Struktur der E.: bläschenförmiger Zellkern mit deutl. Nukleolus, im Zytoplasma: Golgi-Apparat, rER, Lipid-Granula u. a. Reservestoffe. Umgeben ist die E. von der ↑Zona pellucida. Abb.

Ejaculatio ⟨*lat*⟩ *f* ↑Ejakulation.

Ejaculatio deficiens: fehlende, ausbleibende ↑Ejakulation des Mannes. Totale E. d. ist äußerst selten u. meist organ. bedingt. E. d. nur beim Koitus, aber Auslösbarkeit der Ejakulation mit anderen Methoden, z. B. Masturbation, hat häufig psych. Ursachen.

Ejaculatio minima: Samenerguß mit nur geringer Spermamenge bzw. subnormal kleinem Ejakulatvolumen,

Eiweißmangeldystrophie: Erkrankungen mit Verminderung des Serum-Eiweiß-(EW)-Spiegels

Störung	Erkrankung
1. unzureichende EW-Zufuhr	Kwashiorkor
2. gestörte enterale EW-Verdauung	Darm, u. Pankreaserkrankungen
3. gestörte EW-Synthese	chron. Lebererkrankungen
4. erhöhter EW-Katabolismus	chron. Entzündungen u. Infekte
5. EW-Verluste	Nierenentzündungen, Tubulopathien, Dermatosen, enteraler Proteinverlust u. a. m.

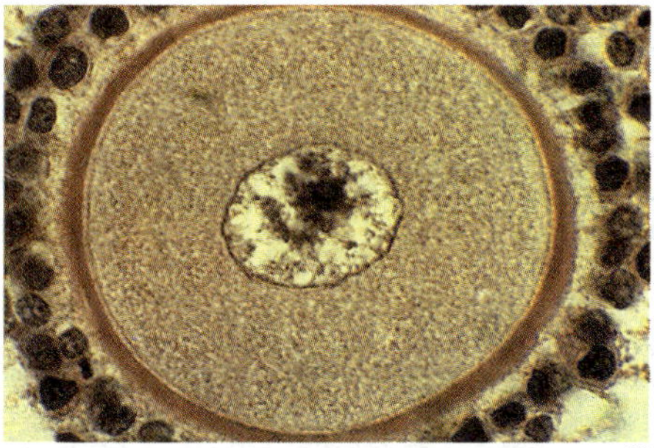

30

Eizelle. Histologischer Schnitt durch das Ovar, Eisenhämatoxylin-Chromotrop-Färbung; die E. mit großem Zellkern ist umgeben von der Zona pellucida u. der Corona radiata.

oft nach nur kurzem Intervall zur vorangegangenen Ejakulation.

Ejaculatio praecox: vorzeitiger Samenerguß, neben der erektilen Dysfunktion die häufigste Sexualstörung beim Mann. Bei der E. p. kann der sexuell erregte Mann die Ejakulationsreflexe nicht willentl. steuern, kontrollieren u. verzögern, so daß eine Ejakulation sehr rasch, oft schon bei den körperl. Kontakten vor Einführung des Penis (Ejaculatio ante portas) o. schon nach wenigen Friktionen eintritt u. der Geschlechtsverkehr nur Sekunden dauert. Nach sexueller Abstinenz ist eine Übererregbarkeit für Sexualreize u. ein daraus resultierender, rasch einsetzender Erguß physiol. u. normalisiert sich unter bedürfnisgemäß häufigen Kohabitationen. Ther. durch Verhaltenstherapie u. bes. erfolgreich mit ↑Squeeze-Technik o. ↑Stop-Start-Technik. Medikamentöse Behandlungsversuche mit Sedativa u. a. Psychopharmaka.

Ejaculatio retardata: ungewollt stark verzögerte Ejakulation des Mannes beim Koitus. Evtl. Behandlung durch Psycho- u. Verhaltenstherapie.

Ejaculatio retrograda: rückwärts gerichtete (meist in die Harnblase zurückrückfließende) Ejakulation, oft nach transurethraler Prostataresektion, bewirkt Impotentia generandi (↑Impotenz).

Ejakularche ⟨*lat + gr*⟩ *f*: erster Samenerguß; erste ↑Ejakulation des Spermas, meist durch nächtl. ↑Pollution o. ↑Masturbation, seltener durch ↑Koitus. Ausdruck sexueller Reifungsvorgänge in der Pubertät. ↑Menarche.

Ejakulat ⟨*lat*⟩ *n*: Produkt der ↑Ejakulation, Menge 2–6 ml, pH-Wert 7–8, milchig-trübe, klebrige u. fadenziehende Substanz, die sich aus Samenflüssigkeit (Sekret der Nebenhoden, Samenleiterampullen, Bläschendrüsen, Vorsteherdrüse, Cowper-Drüsen, Littré-Drüsen) u. festen Bestandteilen (40–120 Mill. Samenzellen pro ml, Samenreifungszellen, Fett, Eiweiß, Pigmentkörnchen) zusammensetzt; Fruktosegehalt (100–350 mg/100 ml) der Samenflüssigkeit wesentl. für die Beweglichkeit der Samenfäden. Tab.

Ejakulat: Einteilung der Spermatozoendichte

Bezeichnung	Spermatozoen/ml
Polyspermie	> 250 Mill.
Normospermie	60–120 Mill.
Oligospermie I	40–60 Mill.
Oligospermie II	20–40 Mill.
Oligospermie III	20 Mill.
Azoospermie	nur Vorstufe, keine reifen Samenfäden
Aspermie	weder Vorstufe noch reife Samenfäden
Aspermatismus	kein Ejakulat

Ejakulation ⟨*lat*⟩ *f*: Ejaculatio; wörtl. Auswerfung, Hinausschleudern; Samenerguß. Bei der **männl. E.** erfolgt gewöhnl. stoßweises (drei- bis achtmal in Abständen von 0,8 s) erfolgendes Ausspritzen des Ejakulats aus der Harnröhre durch klon. Spasmen der Musculi bulbo- u. ischiocavernosi, ausgelöst durch sexuelle Erregung, meistens Friktionen des Penis, begleitet von einem starken Lustempfinden, dem ↑Orgasmus. Die ersten 2–3 Schübe sind die druckstärksten u. ejakulatreichsten, die nachfolgenden schwächer u. dünnflüssiger. Druckloses Ausfließen kommt bei ↑Ejaculatio praecox u. ↑Pollutionen vor. Als **weibl. E.** wird die Sekretion aus den Bartholin-Drüsen u. Skene-Drüsen beim Orgasmus bezeichnet.

Ejektion ⟨*lat*⟩ *f*: Auswerfen, z. B. Blut aus den Herzkammern.

Ejektionsfraktion: Auswurfleistung des Herzens.

EKA: *Abk* für Expositionsäquivalente für krebserzeugende Arbeitsstoffe; liefern Anhaltspunkte über die Beziehung zwischen äußerer u. innerer Belastung u. mögl. auch Beanspruchung zur Risikoabschätzung beim Umgang mit krebserzeugenden Arbeitsstoffen (Analogie zum ↑BAT-Wert).

Ekchondrom ⟨*gr*⟩ *n*: Ecchondroma; knorpeligen Knochenteilen, bes. den Epiphysen außen aufsitzender Knorpeltumor (Chondrom); dagegen ↑Enchondrom.

Ekchymose ⟨*gr*⟩ *f*: Ecchymosis; unregelmäßige, flächenhafte Blutaustritte in die Haut.

ekdemisch *Adj*: nicht einheim., exot.

Ekehorn-Operation: Fixierung der Rektumhinterwand mittels von außen um das Steißbein geführten Fadens. Narbenbildung nach der um den Faden entstehenden Infektion fixiert die Ampulla recti. Ind.: ↑Prolapsus recti bei Kindern.

EKG: *Abk* für ↑Elektrokardiogramm.

EKG-Ableitungen: empir. festgelegte Ableitpunkte auf der Körperoberfläche zur Registrierung des EKG: 1. Extremitätenableitungen (Einthoven): I = re. – li. Arm (mehr linksventrikulär), II = re. Arm – li. Bein, III = li. Arm – li. Bein (mehr rechtsventrikulär). 2. Ableitungen nach Nehb: A (anterior) = 2. Rippe re. Sternumrand, I (inferior) = Herzspitze – li. hintere Axillarlinie, D (dorsal) = 2. Rippe re. Sternalrand – li. hintere Axillarlinie. 3. Unipolare Extremitätenableitung nach Goldberger: aVR: (differente Elektrode): re. Arm – indifferente Elektrode, aVF: li. Fuß – indifferente Elektrode, aVL: li. Arm – indifferente Elektrode. 4. Unipolare Brustwandableitungen (Wilson): differente Elektrode auf 6 best. Punkte des Brustkorbs (gegen indifferente Elektrode, die wie bei 3. durch Zusammenschalten der Extremitäten über hochohmige Widerstände [5 kOhm] gewonnen wird): V_1 = 4. ICR re. Sternalrand, V_2 = li. Sternalrand, V_4 = 5. ICR li. MCL, V_3 = zwischen V_2/V_4, V_5 = 5. ICR vAL, V_6 = 5. ICR mAL.

EKG-Analyse, automatische: automat. Erfassung u. Verarbeitung des EKG (↑Elektrokardiogramm) mit Vorschlägen zur Bewertung bzw. von DD mittels Rechentechnik. Erste Programme existierten bereits 1961. Seither wurde eine Reihe weiterer Auswertungsprogramme entwickelt, die sowohl auf den konventio-

E

nellen wie korrigiert orthogonalen Ableitungen, bes. nach Frank, beruhen u. das gesamte Erfahrungsgut versierter Kardiol. zugrunde legen. Die Ableitung nach Frank scheint bes. günstig für die Computerauswertung zu sein. Die zur EKG-Analyse international eingesetzten Programme bestehen im wesentl. aus Teilen zur Vorverarbeitung (Mittelung, Korrektur, u. a.), zur Vermessung (Zeiten u. Amplituden) u. zur Klassifizierung (DD, Diagnosevorschläge). Bes. i. R. der präventiven Med. u. bei Screening-Untersuchungen von Bevölkerungsgruppen auf Herz-Kreislauf-Erkrankungen, Reihenuntersuchungen, Sportuntersuchungen, nichtkardiolog. poliklin. Routineuntersuchungen u. a. Mit dem steigenden Auswertungsaufwand liegen in der Computeranalyse erhebl. Rationalisierungsmöglichkeiten, die bes. in der Vorauswahl „verdächtig bzw. pathol." liegen. Es ist zu erwarten, daß künftige Verbesserungen immer mehr auch rein klin. Fragestellungen gerecht werden können. Weitere Rationalisierungsmöglichkeiten durch die a. EKG-A. ergeben sich u. a. für das ↑Belastungs-EKG u. das Multipoint-EKG.

EKG, herzinfarktähnliches: infarktähnl. Erregungsrückbildungsstörungen des ST-, T-Bereichs ohne QRS-Veränderungen kommen bei IHK (nichttransmuraler Infarkt, intermediäres Koronarsyndrom), Perikarditis, Myokarditis, nach paroxysmalen Tachykardien (↑Posttachykardiesyndrom) vor. ↑Herzinfarkt.

EKG-Lagetypen: durch die Richtung der elektr. Herzachse (durch Form u. Lage des Herzens wesentl. beeinflußt) klassifizierte Herztypisierung. Der Winkel der „elektrischen Herzachse" mit der Frontalebene bestimmt den Lagetyp: über 90° = Rechtstyp (größte R-Zacke in III), 60–90° = Steiltyp (hohe R-Zacke in II u. III), 30–60° = Normal- o. Indifferenztyp (größte R-Zacke in II), +30 bis −30° = Linkstyp (größte R-Zacke in I). Abb.

EKG-Monitoring: kontinuierl. Aufzeichnung der Herztätigkeit bei Patienten mit bes. Indikation, Standard in der Überwachung jedes Notfallpatienten, insbes. zur Detektion von ↑Herzrhythmusstörungen. Übl. ist eine 1-Kanal-Ableitung (Ableitung II) in kombinierten EKG-, Defibrillator-, Pacemaker-Geräten, die nach der Diagn. einer Rhythmusstörung die entsprechende Ther. ermöglicht. Die EKG-Diagnostik des Myokardinfarkts erfordert die Aufzeichnung von 12 Ableitungen, die präklin. selten realisierbar sind.

EKG, orthogonales: Frank-Ableitung; orthogonales Ableitungssystem, d. h., die Vektoren stehen senkrecht aufeinander, u. mit ihren Meßergebnissen kann gerechnet werden. Die drei korrigierten orthogonalen Ableitungen (VX, VZ, VY) werden mit sieben Elektroden gewonnen u. lassen sich aufgrund der math.-physikal. Grundlagen gut für Computerauswertung des EKG verwenden.

Ekiri ⟨*jap*⟩: akute, epidem. auftretende, ätiol. unklare Säuglingstoxikose mit hypokalzäm. Tetanie u. Diarrhö.

Eklampsie ⟨*gr*⟩ *f*: Eclampsia; stärkste Form der ↑Spätgestose, meist kurz vor o. während der Geburt einsetzend. Hauptsymptom: blitzartiges, Auftreten von ton. klon. Krämpfen; danach langer komatöser Schlafzustand. Gefahr für das Leben von Mutter u. Kind. Maßnahmen: sofortige Dämpfung durch lyt. Cocktail, Fortsetzung durch Intensivüberwachung mit spasmolyt. u. sympathikolyt. Mitteln. Beendigung der Schwangerschaft wird empfohlen.

Eklampsismus ↑Gestose.

Eklektiker ⟨*gr*⟩ *m*: wörtl. Auswählender; Vertreter der Medizinschule des 1. Jh. n. Chr., die aus versch. med. Theorien eine Auswahl trafen, z. B. Galen.

Eklektizismus ⟨*gr*⟩: die Auswahl u. Zusammenfügung von Elementen versch. Theorien zu einem (neuen) System.

Eklipse ⟨*gr*⟩ *f* ↑Virusreplikationszyklus.

Ekmolin: im Walfischtran enthaltene, relativ hitzestabile Substanz mit antibiot. Wirkung gegen grampositive u. -negative Bakterien.

Ekstase ⟨*gr*⟩ *f*: extrem gesteigerter lustbetonter Affekt.

Ekstrophie ⟨*gr*⟩ *f* ↑Ecstrophia.

Ektasie ⟨*gr*⟩ *f*: Erweiterung von Hohlorganen o. Blut- u. Lymphgefäßen.

Ekthyma ⟨*gr*⟩ *n*: durch Abwehrschwäche begünstigte Hauteiterung aus versch. Ursache.

Ekthyma gangraenosum terebrans: durch Pseudomonas aeruginosa bedingte Dermatose, die sich aus einer Staphylodermie meist bei Säuglingen entwickelt. Beginn mit Pusteln, die rasch größer werden,

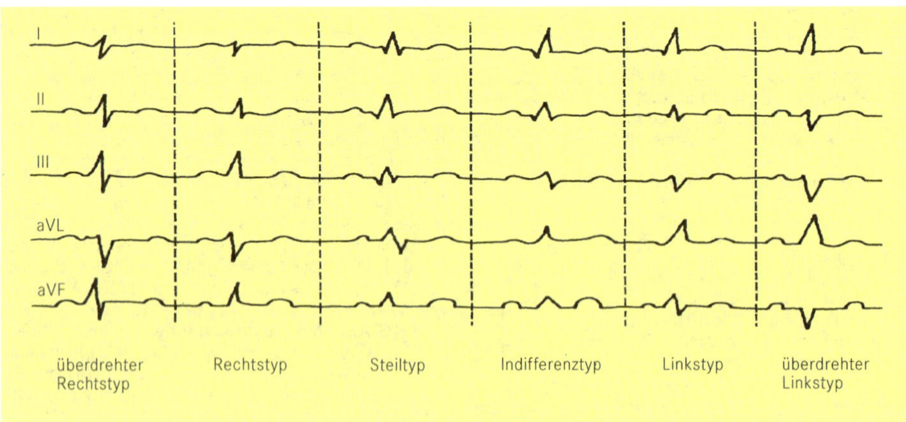

EKG-Lagetypen

konfluieren u. sich in scharfrandige, wie ausgestanzte, nekrot. Geschwüre umwandeln, beeinträchtigtes Allgemeinbefinden.

Ekthyma simplex: durch Streptokokken, seltener durch Staphylokokken bedingte Hautkrankheit. Beginn mit Pusteln, aus denen sich umschriebene, flache Geschwüre entwickeln, die mit dicken Krusten bedeckt sind, unter denen sich dünnflüssiger Eiter befindet. Sehr hartnäckig.

Ektoderm ⟨*gr*⟩ *n*: äußeres Keimblatt; es bildet das Epithel der äußeren Haut (Epidermis), die Hautanhangsgebilde, das Nervensystem u. Sinnesepithel.

Ektodermosa erosiva pluriorificialis ↑Erythema exsudativum multiforme.

Ektodermosen ⟨*gr*⟩ *f Pl*: Ectodermosie; Erkrankungen vom Ektoderm abstammender Gebilde, bes. der Haut.

Ektoenzym: mit Teilen der Polypeptidkette in der äußeren Zellmembran (Plasmamembran) verankertes Enzym, dessen aktives Zentrum aber außerhalb der Zelle lokalisiert ist.

Ektohormon: Hormone, die von den produzierenden Organismen, z. B. als ↑Pheromone, abgegeben werden u. auf andere Organismen wirken.

Ektokardie ⟨*gr*⟩ *f* ↑Ectopia cordis.

Ektomie ⟨*gr*⟩ *f*: Ausschneidung, Herausschneiden, operative Entfernung eines Organs, z. B. Gastrektomie, Pneumonektomie, Duodenopankreatektomie u. a.

Ektoparasiten ⟨*gr*⟩ *m Pl*: Außenschmarotzer; ↑Parasiten (meist ↑Arthropoden), die auf der Körperoberfläche (auf bzw. in der Haut) bzw. in oberflächl., unmittelbar mit der Außenwelt verbundenen Körperhöhlen ihrer ↑Wirte leben.

Ektopie ⟨*gr*⟩ *f*: Ectopia; angeborene Verlagerung eines Organs o. Gewebes an die Körperoberfläche o. an eine andere Stelle des Körperinneren.

ektopisch ↑Ektopie, ↑heterotopisch.

Ektoplasma: periphere Anteile des ↑Zytoplasmas v. a. in Einzellern mit geringeren Anteilen an Zellorganellen (↑Organellen); zeichnet sich hingegen durch einen größeren Anteil an fibrillär organisiertem ↑Aktin u. aktinassoziierten Proteinen (z. B. ↑Alphaactinin, Filamin, Fimbrin, Villin) aus.

Ektoskopie: Beobachtung der Körperoberfläche im Hinblick auf Bewegungsphänomene (paradoxe Atmung, Schonatmung einer Thoraxhälfte, stehende Schlingen im Bauchraum), Tumorvorwölbungen (Gallenblasenhydrops, Lebertumoren u. a.).

Ektothrix: Pilze, die dem Haarschaft von außen anhaften; fast alle Trichophyton-Pilze (↑Trichophyton); ↑Endothrix.

Ektotoxine: von Bakterien gebildete u. in das umgebende Milieu abgegebene, meist thermolabile u. antigen wirkende Eiweißstoffe mit spezif. tox. Wirkungen. Versch. Toxine werden durch ↑Plasmide o. ↑Prophagen determiniert. ↑Toxoide, ↑Toxoidimpfstoffe, ↑Pathogenitätsfaktoren. Tab.

Ektotumoren ⟨*gr* + *lat*⟩ *m Pl*: vom Ektoderm abstammende, gut- o. bösartige epitheliale Gewächse wie ↑Adenome o. ↑Karzinome.

Ektrodaktylie ⟨*gr*⟩ *f*: Schistochirie, Schistopodie, Spalthand, Spaltfuß, Krebsschere, Hummerschere, Manus bifurca; Form der ↑Oligodaktylie, die die Zentralstrahlen II–IV von Hand u. Fuß betrifft. Prim. Störung der Weichteilplatte mit sek. Verknöcherungsdefekten. Geringe Grade: versch. starke Reduktion des 3. Strahls. Schwere

Ektotoxine einiger Bakterienspezies

Spezies	Toxin	Wirkungsweise	Klinik
Clostridium perfringens	Alphatoxin	auf Zellmembran	Zellnekrose, Hämolyse
Clostridium botulinum	Botulinustoxin	Blockierung der Acetylcholinfreisetzung	neurotox., Lähmungen
Clostridium tetani	Tetanustoxin	Blockierung der Wirkung hemmender Neurone	überschießende motor. Aktivität, Muskelkrampf
Corynebacterium diphtheriae	Diphtherietoxin	Hemmung der Zelleiweißsynthese	Myokardschädigung, Nervenlähmung
Shigella dysenteriae	Enterotoxin (Neurotoxin)	Flüssigkeitsverlust im Darm, Gefäßendothelschädigung im Gehirn	Diarrhö, neurolog. Störungen
Staphylococcus aureus	Leukozidin	Abtötung von Phagozyten u. a. Zellen	antiphagozytär u. damit abwehrschwächend
	Enterotoxine	Einwirkung auf Brechzentrum	Nausea, Staphylokokkenenterokolitis
betahämolysierende Streptokokken der Gruppen A, B, C, G	Streptolysin O	Betahämolyse, zytotox.	zytotox. gegen Säugetierzellen
betahämolysierende Streptokokken der Gruppe A	erythrogenes Toxin	Vasodilatation	Scharlachexanthem
Vibrio cholerae	Toxin (Choleragen)	aktiviert Adenylatzyklase u. erhöht cAMP-Spiegel der Zellen	Einwirkung auf Darmepithelzellen, Wasser- u. Elektrolytverlust, Diarrhö

Formen: Einbeziehung des 2. u./o. 4. Strahls (Beteiligung von Hand- bzw. Fußwurzel: Aplasien, Synostosen). Neben diesen autosomal dominanten „keilförmigen" Binnenstrahldefekten gibt es zusätzl. Reduktionsstufen des radialen/tibialen Strahls der Krebsschere (seltener), die bis zur ↑Monodaktylie reichen, wobei nur der 5. Strahl angelegt ist (wenn zusätzl. 4. Strahl vorhanden, beide meist syndaktyl). Außer diesen meist doppelseitigen u. genet. bedingten „typischen" Formen von Spalthand bzw. -fuß gibt es einseitige, selten genet. bedingte „atypische" Formen mit Regellosigkeit. Auffälliges Zusammentreffen mit Lippen-Kiefer-Gaumen-Spalten u. Polydaktylien. Abb.

Ektromelie ⟨*gr*⟩ *f*: angeborene Defektbildungen im Bereich von Arm o. Bein. Begriff bedeutet Gliedmaßenverstümmelung u. wird inhaltl. versch. gebraucht. Meist werden darunter Strahlendefekte verstanden (radiale/tibiale, ulnare/fibulare), die Hypoplasien o. Aplasien an Hand/Fuß u. gleichzeitig Unterarm/Unterschenkel bezeichnen. Begriffsverwendung jedoch auch für gleichzeitige proximale Defekte: ektromele ↑Phokomelie, phokomele Ektromelie.

Ektromelie, infektiöse: Mäusepocken; durch ein Virus der Gattung Orthopoxvirus (Fam. Poxviridae) verursachte, weltweit verbreitete Infektionskrankheit der Labor- u. Wildmäuse. Übertragung durch Bisse o. Kratzverletzungen. Tritt latent, akut u. perakut auf. Bei Neuausbrüchen bis zu 90 % Todesfälle noch vor Erscheinen klin. Veränderungen: glasig-ödematöse Schwellungen der Haut, Nekrotisierung mit nachfolgender Amputation von Zehen o. ganzer Füße. Progn. bei akuter Form ungünstig. Diagnostik klin., mikrosk., elektronenmikroskop., serol. u. durch Erregerisolierung. Bekämpfung durch Merzung infizierter u. Neuaufbau ektromeliefreier Bestände. Isolierung u. Quarantäne zugekaufter Tiere.

ektropionieren ⟨*gr*⟩: Untersuchungsmethode der Lidbindehaut, bei der Ober- o. Unterlid umgewendet werden, so daß sie inspiziert u. Fremdkörper entfernt werden können.

Ektropium ⟨*gr*⟩ *n*: Ectropium, Ektropie, Auswärtskehrung, Umstülpung; ↑Augenlidektropium.

Ektropium portionis: Ektropie der Portio uteri; Teile der Zervixschleimhaut gelangen durch Eversion an die Oberfläche der Portio, o. es werden geburtstraumat. Einrisse der Portio von der Zervikalschleimhaut her epithelisiert (Lazerationsektropium); ↑Ektopie.

Ektropium uveae: am Pupillensaum zu beobachtende Auswärtsdrehung des innen gelegenen Pigmentblatts der Iris.

Ekzem ⟨*gr*⟩ *n*: Ekzema; häufigste Hautkrankheit, die außer im ersten Vierteljahr in jedem Lebensalter u. unabhängig vom Geschlecht auftritt. Es handelt sich um eine allerg. Krankheit mit Entzündungszeichen u. Juckreiz, die sich bei bes. Disposition manifestiert; nicht kontagiös. Die Erscheinungen des E. sitzen vornehml. an den unbedeckten Körperstellen wie Gesicht, Hals, Armen, aber auch an Stamm u. Beinen, oft in symmetr. Anordnung. Ausbreitung über den ganzen Körper ist mögl. (universelles E.), auch ist das „Springen" des E. auf versch. Hautstellen typ. ↑Ekzema vulgare. Sonderformen sind: 1. das Kinderekzem (Ekzema infantum); 2. das konstitutionelle E. (Ekzema constitutionale, endogenes E., Ekzema flexurarum), das morphol. ein chron. E. ist u. sich vornehml. in den Gelenkbeugen zeigt (↑Neurodermitis); 3. das Berufsekzem (Ekzema professionale), das durch Schadstoffe im Berufsleben ausgelöst sein soll (unsicher). ↑Kontaktekzem. Abb. 1 u. 2.

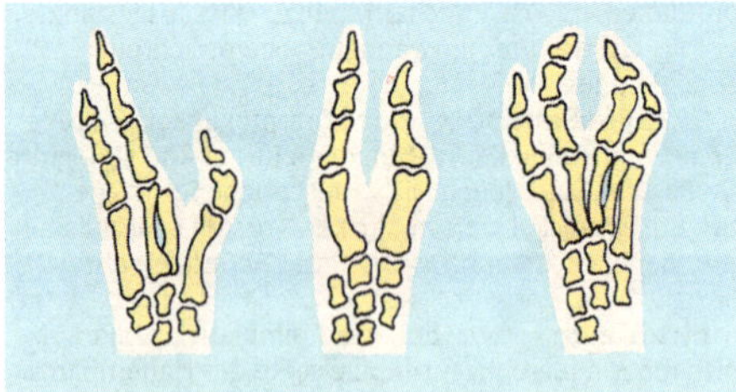

Ektrodaktylie

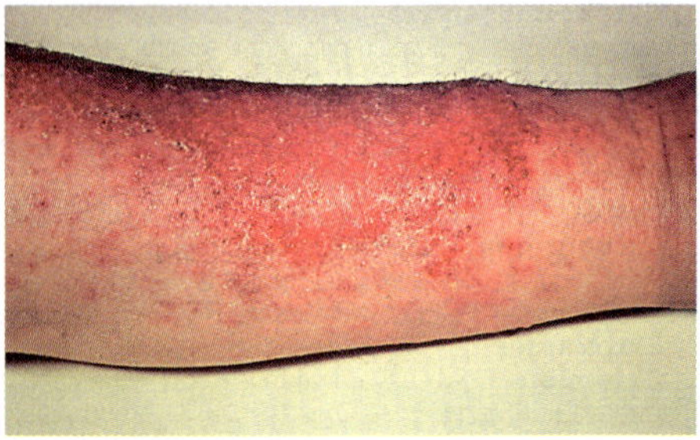

13

Ekzem (Abb. 1)

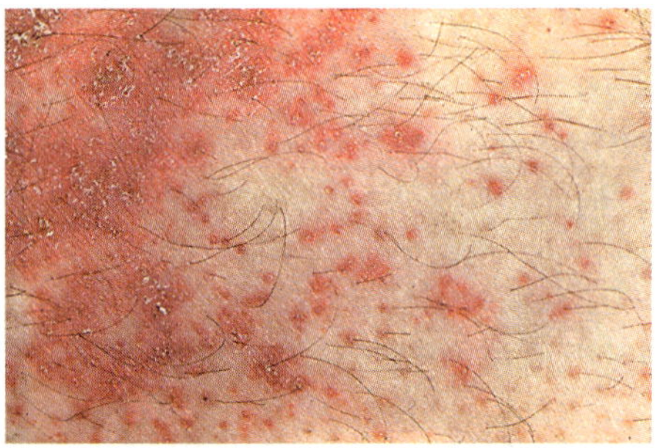

13

Ekzem (Abb. 2). Generalisiertes E., papulöses Stadium

Ekzema acutum ↑Ekzema vulgare. **E. atopicum** ↑Neurodermitis. **E. callosum**: schwielenbildendes Ekzem; durch konsekutive Verdickung der Hornschicht an Handtellern u. Fußsohlen. **E. constitutionale** ↑Neurodermitis. **E. crustosum**: krustöses Ekzem; ↑Ekzema vulgare. **E. dyhidroticum** ↑Dyshidrosis. **E. erythematosum** ↑Ekzema vulgare. **E. folliculare**: follikuläres Ekzem; so bezeichnetes knötchenförmiges Ekzem, bei dem die Knötchen anscheinend an die Follikel gebunden sind. **E. herpeticatum**: Herpeseffloreszenzen über größere Hautareale. Erreger: Überwiegend HSV-1. Erkrankung meist nach Primärinfektion auf dem Boden einer dermat. Grundkrankheit (z. B. endogenes ↑Ekzem) bei Kindern u. jungen Erwachsenen. **E. herpeticum Kaposi**: Ekzem, das durch eine Besiedlung mit dem Herpes-simplex-Virus kompliziert ist u. mit starken Allgemeinreaktionen (z. B. Fieber, sog. Febris herpetica) einhergehen kann. **E. impetiginosum**: impetiginisiertes Ekzem; durch stärkere eitrige Sekretion können sich Erscheinungen ähnl. der ↑Impetigo contagiosa entwickeln. **E. lichenificatum** ↑Ekzema vulgare. **E. madidans**: nässendes Ekzem; ↑Ekzema vulgare. **E. marginatum Hebrae**: Trichophytia inguinalis (↑Trichophytie). **E. nummulare**: münzenförmiges Ekzem; runde Ekzemherde, die als bakterielles Ekzem gelten. **E. papulosum**: knötchenförmiges Ekzem; ↑Ekzema vulgare. **E. paratraumaticum**: paratraumat. Ekzem; im Gefolge von Verletzungen der Haut aller Art tritt, wahrscheinl. durch Bakterieneinwirkung, ein Ekzem in der Nachbarschaft von Wunden auf. **E. professionale** ↑Berufsekzem. **E. pustulosum**: pustelbildendes Ekzem; durch bakterielle Besiedlung der Hautanhangsgebilde können sich Pusteln ähnl. der ↑Folliculitis superficialis entwickeln. **E. rhagadiforme**: schrundenförmiges Ekzem; durch die Infiltration der Haut reißt diese über den Gelenken o. in anderen Hautfalten leicht ein u. bildet Rhagaden. **E. seborrhoicum**: Dermatitis seborrhoides Unna; Formen: a) figurierte Herde in vorderer u. hinterer Schweißrinne (Dermatitis mediothoracica), b) psoriasisähnl. Erscheinungen, c) Pityriasis-rosea-ähnl. Herde, d) follikuläre Anordnung. Das s. E. kommt in jedem Lebensalter vor, bes. auch beim Säugling. Hier Erscheinungen meist im Bereich des behaarten Kopfs o. auch generalisiert als ↑Erythrodermia desquamativa Leiner, ↑Seborrhö. Abb. **E. solare** ↑Dermatitis solaris. **E. squamosum**: schuppendes Ekzem; in der Abheilungsphase schuppt die ekzematöse Haut.

ekzematisch ⟨*gr*⟩ *Adj*: zum Ekzem gehörend, ein Ekzem verursachend.

Ekzema tyloticum ↑Ekzema callosum. **E. unguium**: Nagelekzem; unkorrekt, da der Nagel nur sek.

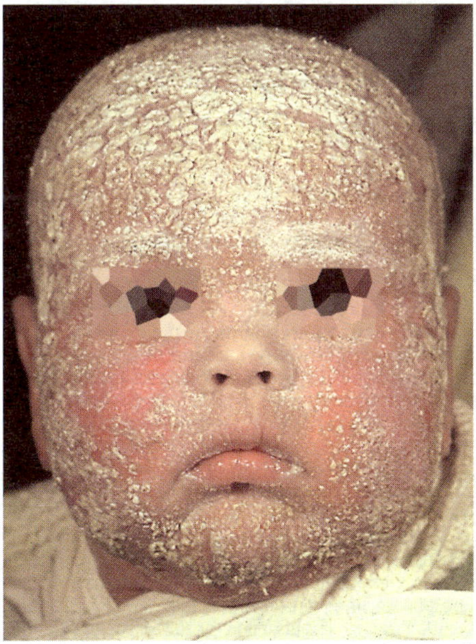

13

Ekzema seborrhoicum

durch ein Ekzem im Bereich der Nagelmatrix verändert wird. **E. vaccinatum**: schwere, oft tödl. Ekzemkomplikation, bei der es zu einer Sekundärinfektion des Ekzems mit dem Vakzine-Virus kommt; obsolet. **E. vesiculosum**: bläschenförmiges Ekzem, bei dem die Bläschen im Vordergrund stehen. **E. vulgare**: Beim E. v. unterscheidet man das Ekzema acutum, das Ekzema subacutum u. das Ekzema chronicum. Das **akute Ekzem** wird durch eine Entzündung der Haut mit Rötung (Ekzema rubrum, Ekzema erythematosum), Bläschenbildung (Ekzema vesiculosum), Nässen (Ekzema madidans), Knötchenbildung (Ekzema papulosum) u. oft erhebl. Juckreiz charakterisiert. Durch Platzen der Bläschen o. durch Reiben u. Kratzen tritt beim Ekzema madidans Gewebeflüssigkeit aus u. kann über das Eintrocknen des Sekrets zu braunroten Krusten führen (Ekzema crustosum). Beim **subakuten Ekzem** sind diese Erscheinungen i. a. schwächer ausgeprägt, Knötchen u. Juckreiz überwiegen. Beim chron. Ekzem treten die Zeichen der akuten Entzündung ganz in den Hintergrund, statt dessen finden sich proliferative Vorgänge in der Haut, die zu einer Verdickung derselben u. verstärkter Hautfelderung (Lichenifikation) führen (Ekzema lichenificatum). Auch ist der Juckreiz oft erhebl. Die Ausheilung erfolgt ohne Hinterlassung von Narben, wenn nicht zu stark gekratzt wurde. Histol. ist die Spongiose, d. h. eine schwammige Auflockerung der Epidermis mit Bläschenbildung, typ. Die Ursache des E. v. ist im einzelnen noch unbekannt, eine bakterielle Überempfindlichkeit wird vermutet. ↑Ekzem.

Elaeoptene: flüssige Bestandteile ätherische ↑Öle, im Ggs. zu den Stearoptenen, ihren festen Inhaltsstoffen (Berzelius 1837), nur noch gebräuchl. im Kontext mit Ölzucker = Elaeosacchara.

Elaeosaccharum ⟨*lat*⟩ *n*: Ölzucker, Verreibung von ätherischen ↑Ölen mit gepulvertem Zucker (1 : 50), Geschmackskorrigens.

Elaidinierung: Umlagerung (Isomerisierung) von ungesättigten Fettsäuren bzw. Glyzeriden (Ölen) durch chem. Behandlung (z. B. mit Stickoxiden, Schwefel, Selen); die cis-Anordnung ungesättigter Fettsäuren geht in trans-Anordnung über (Bildung der Stereoisomeren), z. B. Ölsäure (flüssig) ↑Elaidinsäure (Schmelzpunkt 44,5 °C); ↑Erucasäure (Brassidinsäure); die im menschl. Körper gefundenen trans-Fettsäuren sind alimentärer Herkunft; sie werden metabolisiert.

Elaidinsäure: die durch ↑Elaidinierung aus Ölsäure (= Δ^9-Octadecensäure (cis) entstehende Fettsäure (= Δ^9-Octadecensäure [trans]); Schmelzpunkt 43–44 °C.

Elain: das aus Olein durch chem. Behandlung (↑Elaidinierung) erhaltene isomere Produkt, das im wesentl. aus ↑Elaidinsäure besteht; man unterscheidet Saponifikat-, Destillat- u. Wollfettelain.

ELAM: *Abk* für engl. endothelial leukocyte adhesion molecule; Protein aus der Gruppe der ↑Selektine.

Elastance ⟨*engl*⟩ *f*: Maß für die Dehnbarkeit der Lunge o. des Systems Lunge plus Thorax. Drucksteigerung in Kilopascal (kPa) pro Liter eingefülltem Luftvolumen; reziproker Wert der ↑Compliance.

Elastase: eine Protease, die als natürl. Substrat Elastin spaltet. E. ist weit verbreitet u. tritt sowohl intrazellulär (z. B. in Leukozyten) als auch extrazellulär (z. B. E. aus Pankreas) auf. Neben Elastin spaltet E. noch andere Proteine u. niedermolekulare synthet. Substrate.

Elastikafärbung: Darstellung der elast. Fasern mit Orzein (Unna) o. Resorcinfuchsin (Weigert).

E

Elastin ⟨*gr*⟩ *n*: ein fibrilläres ↑Protein des Bindegewebes, das sich durch gummiartige Elastizität auszeichnet. Es ähnelt in seiner Aminosäurezusammensetzung dem ↑Kollagen. Charakterist. ist das Auftreten von ↑Desmosin u. ↑Isodesmosin, die jeweils Verknüpfungspunkte von vier versch. Polypeptidketten darstellen. E. kommt vorwiegend in den elast. Fasern u. Bändern sowie in der Aorta vor.

Elastizität: Fähigkeit eines Systems, nach erfolgter Deformation durch äußere Kräfte seine ursprüngl. Form wieder anzunehmen. Als Reaktion auf die äußeren Kräfte entstehen im Inneren des verformten Systems mechanischer ↑Spannungen. Den Zusammenhang zwischen Deformation u. mechan. Spannung für elast. Systeme beschreibt das ↑Hooke-Gesetz.

Elastizitätsmodul: Zeichen E; Kenngröße für elast. Eigenschaft eines Stoffs. Der E. ist das Verhältnis von Zugspannung u. ↑Dehnung. Bei Anwendbarkeit des ↑Hooke-Gesetzes ist der E. eine für den Stoff charakterist. Größe.

Elastofibrom ⟨*gr* + *lat*⟩ *n*: seltener, bes. bei älteren Menschen auftretender gutartiger Weichteiltumor der Brustwand, meist unter dem Schulterblatt gelegen, bisweilen doppelseitig. Histol. hyalinisiertes Bindegewebe u. plumpe elast. Fasern.

Elastoidosis: Elastoidosis cutanea nodularis; dicht stehende Knötchen von gelbweißer, durchscheinender Farbe sowie Komedonen, die v. a. Gesicht, Schläfe, Ohren befallen. Ätiol. unbekannt.

Elastolyse: Abnahme bzw. Verlust elast. Eigenschaften des Bindegewebes durch Umwandlung des retikulären Netzwerks elast. Fasern in kollagene Fibrillen bei Störung des Elastaseinhibitorgleichgewichts. Dehnungsrückstände (Hysterese), Dilatation u. Verhärtung z. B. bei Arteriosklerose u. Folgeerscheinungen.

Elastomer: Stoff, der durch Vernetzung vom plast. in den elast. Zustand überführt werden kann, z. B. Kautschuk, Silikon.

Elastonektin: Protein aus Fibroblasten der Haut, das für die Adhäsion von mesenchymalen Zellen an elast. Fasern verantwortl. gemacht wird.

Elastorrhexis systematisata: Groenblad-Strandberg-Syndrom. Heterogen bedingte, autosomal rezessive, vereinzelt durch dominanten Erbgang folgende Systemerkrankung mit dystroph. Vorgängen am elast. Gewebe. Klin. Manifestationen: **1. Haut**: Veränderungen in Form rundl. bis streifiger, zu Herden aggregierter, weißl.-gelbl. flacher Papeln auf schlaffer, unelast., unregelmäßig gefelderter Haut. Als Pseudoxanthoma elasticum von Darier (1896) beschrieben. Hauptsächl. lokalisiert an seitl. Hals, Nacken, Axillen, Leistenbeugen, Ellenbeugen, Kniekehlen. **2. Augenhintergrund**: sternförmig von der Papille ausgehende, gefäßähnl. verzweigte gelbbräunl. bis schwärzl. Streifen (sog. angioid streaks, Knapp 1892), Hämorrhagien in die Retina, Veränderungen der Choroidea, Pigmentflecke am Fundus. Stets beidseitige Sehstörungen bis zur Erblindung. **3. Kardiovaskuläres System**: Myokarditis, Angina pectoris, art. Hypertonie, Arteriosklerose, zerebrale Insulte, Hämorrhagien in die inneren Organe. Verlauf insges. chron.-progredient.

Elastosis senilis: aktin. Elastose. I. R. normaler Altersatrophie der Haut zusätzl. Atrophie ausschließl. im Bereich chron.-lichtexponierter Hautbereiche (bes. Schläfe, Stirn, Nase, Nacken, Wange, Hände). Schlaffe, trockene Gesichtshaut mit diffusen o. streifig- bis netzartigen fahlgelbl.-bräunl. Einlagerungen.

Electuarium ⟨*lat*⟩ *n*: Latwerge; Verreibung pulverförmiger Arzneimittel o. Drogen mit Honig, Sirup o. Fruchtmus. Obsolet.

Eleidin: von den Zellen des Stratum granulosum synthetisierte ölähnl. Substanz, die das Stratum lucidum u. Stratum corneum durchtränkt u. geschmeidig macht.

Elek-Test: serol. Test zum Nachweis toxinbildender Diphtheriebakterien. Der zu prüfende Stamm wird auf Serumagar strichförmig ausgeimpft, im rechten Winkel dazu diphtherieantitoxingetränkte Filterpapierstreifen ausgelegt u. 24–28 h bei 37 °C inkubiert. Im pos. Fall (Synthese von Diphtherietoxin) bilden sich typ. Präzipitationsbanden aus.

Elektivität: ein in der Strahlentherapie u. Strahlenbiologie verwendeter, noch nicht eindeutig definierter Begriff. 1. Die versch. Empfindlichkeit von Geweben (Normal- bzw. Tumorgewebe) gegenüber ionisierender Strahlung. 2. Quotient aus Reduktion der Anzahl der Normalzellen je Volumeneinheit u. Anzahl der Tumorzellen je Volumeneinheit als Folge der Bestrahlung. Die E. ist von der räuml. u. zeitl. Dosisverteilung u. von den biol. Eigenschaften der Zellen (Strahlenempfindlichkeit, Repair- u. Recoveryprozesse) abhängig.

Elektivnährböden: Nährböden mit Hemmsubstanzen hauptsächl. zur Anreicherung pathogener Keime; durch selektive Herauszüchtung pathogener Bakterien aus der Begleitflora. Gegenüber den Hemmsubstanzen (Gallensalze, Tetrathionate, Tellur- u. Selensalz, Brillantgrün, Wismutsulfit, Malachitgrün u. a.) besitzen die Krankheitserreger eine größere Resistenz als die verunreinigende Begleitflora. ↑Differenzierungsnährböden, ↑Anreicherungsverfahren.

Elektra-Komplex: (nach Elektra, Tochter des Agamemnon) überstarke Bindung der Tochter an den Vater, verbunden mit Feindseligkeit gegen die Mutter. ↑Ödipuskomplex.

Elektrizitätsmenge: alle E. (elektr. Ladungen) sind ganzzahlige pos. o. neg. Vielfache der Elektronenladung (Elementarladung) $1{,}602 \cdot 10^{-19}$ C u. untrennbar mit einer Masse verknüpft. Die Einheit der E. ist das ↑Coulomb (C). 1 C=1 As.

Elektroaerosol: Aerosol, bei dem die Tröpfchen elektr. Ladungen tragen. Für med. Zwecke werden diese Ladungen in einer Koronaentladung erzeugt. Tröpfchen mit Durchmessern von einigen µm erhalten etwa 100 Elektronen.

Elektroakupunktur: ↑Akupunktur mit Reizung von Akupunkturpunkten durch elektr. Ströme.

Elektroanästhesie: Anästhesie durch elektr. Strom. Angewendet werden Wechselströme, z. T. mit Gleichstromüberlagerung, u. hochfrequente Impulsgruppen. Zur Einleitung der Anästhesie werden zusätzl. Pharmaka eingesetzt. Das Verfahren befindet sich noch im Stadium der Forschung.

Elektrochirurgiegerät: Gerät für die ↑Elektrokoagulation u. ↑Elektrotomie, das aus dem eigentl. Geräteteil u. einem Sortiment Elektroden besteht (Schlingen u. Messer zum blutungsarmen Schneiden, kugel- u. plattenförmige Elektroden zur Koagulation). Hauptbaugruppen sind ein Hochfrequenzgenerator (0,3–3 MHz), Leistung bis 800 W, u. ein Impulsgenerator zur Erzeugung von Impulsströmen (~ $50 \cdot 10^3$ Impulse/s, gute Koagulationswirkung). ↑Resektoskop. Abb.

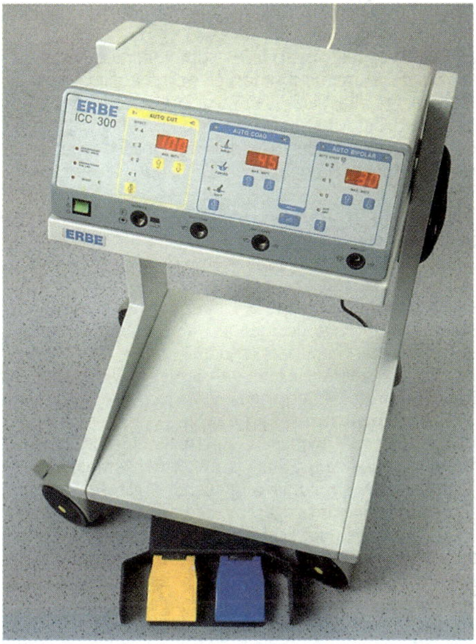

10

Elektrochirurgiegerät

Elektrode ⟨*gr*⟩ *f*: mit Lack o. Glas isolierte Drähte mit abgerundeten o. zugespitzten nicht isolierten Enden, die zwecks elektr. Reizung von erregbarem Gewebe (z. B. Nerven, Muskeln, Gehirn) o. Ableitung von Spannung aus diesem verwendet werden. Zur Erfassung der Summenaktivität aus größeren Zell- u. Gewebeverbänden benutzt man relativ grobe E. (Makroelektroden), z. B. in der Elektrokardiographie. E. zur Potentialableitung sollen keine Phasengrenzpotentiale entwickeln (unpolarisierbare E.). Spezialelektroden dienen zur elektrochem. Messung, z. B. von Reduktionsoxidationspotentialen u. des pH (polarisierbare E.). ↑Metallmikroelektrode, ↑Kapillarmikroelektrode.

Elektrode, aktive: bei der Ableitung von Biopotentialen die Elektrode, die gegenüber einer als Bezugselektrode o. Nullpunkt dienenden zweiten eine Potentialdifferenz hat; bei der monopolaren Reizstromapplikation die Elektrode, von der die Reizung ausgeht; bei der Elektrochirurgie die Elektrode, die sich von einer zweiten durch eine kleinere Kontaktfläche unterscheidet u. daher im anliegenden Gewebe eine höhere Stromdichte (u. Wirkung) erzeugt.

Elektrode, bipolare: doppelschaftige Elektrode, bei der zwei gegeneinander isolierte, meist gestreckte, parallel verlaufende Drähte dicht nebeneinander angeordnet o. ineinander gesteckt sind, wobei die eine Elektrode als dünner Zylinder ausgebildet ist (konzentr. Elektrode). B. E. werden meist zur Ableitung elektr. Potentiale aus umschriebenen Zellverbänden, z. B. Skelettmuskel, Nervensystem, verwendet.

Elektrode, indifferente: Bezugselektrode, die möglichst weit von dem mit der differenten Elektrode abzuleitenden elektr. Vorgang liegen soll. Diese Art der Ableitung ist – in bezug auf die Erfassung des umschriebenen elektr. Vorgangs, z. B. EEG an best. Stelle der Schädeloberfläche, unipolar. monophasisches ↑Potential.

Elektrodenkatheter, einschwemmbarer: sterile Katheterelektroden, die über perkutan punktierte Venen von externen ↑Herzschrittmachern aus zur temporären Elektrostimulation des Herzens eingesetzt werden.

Elektrodermatogramm ⟨*gr*⟩ *n*: von Regelsberger so benannte Untersuchungsreihe von Hautwiderstandsprüfungen o. Ableitung von Hautpotentialen. Der Hautwiderstand ist period. Schwankungen, die von der Tageszeit abhängig sind, unterworfen; ↑Hautreflexe.

Elektrodesikkation: Sonderform der Elektrokoagulation in der Chirurgie zur Gewebeaustrocknung. Dabei werden Nadelelektroden in das Gewebe eingestochen u. mit hochfrequenten, impulsmodulierten Strömen beim Durchgang durch das Gewebe Joule-Wärme erzeugt.

Elektrode, unpolarisierbare: Metalldraht, z. B. Silber, der vom Anion einer gesättigten Silbersalzlösung überzogen ist (Ag-AgCl-Elektrode) u. beim Fließen von elektr. Strom nicht polarisiert, weil durch die eintretende Elektrolyse keine nennenswerten Konzentrationsänderungen der Salzlösung auftreten können. Aufgrund des damit unveränderl. Elektrodeneigenpotentials können mit u. E. langsame Gleichspannungsschwankungen aus Geweben unverfälscht abgeleitet werden.

Elektrodiagnostik, konventionelle: dient der Erkennung von Nerven bzw. Muskelschädigungen. Moderne Methoden, wie EMG, haben E. weitgehend verdrängt. ↑Chronaxie, ↑Rheobase. ↑I/t-Kurve.

Elektrodialyse: Dialyse, bei der zusätzl. eine elektr. Spannung wirksam wird. Durch Elektrolyse bzw. Iontophorese wird die Wirkung der Dialyse verstärkt.

Elektrodurogramm: spez. Art eines Elektroenzephalogramms. Aufzeichnung von rhythm. Potentialschwankungen von synchron entladenen Nervenzellen im Hirn, bei der sich nach operativer Freilegung mind. eine Elektrode direkt an der Dura mater befindet. ↑Elektroenzephalographie.

Elektroendosmose ↑Elektroosmose.

Elektroenzephalogramm ↑Elektroenzephalographie.

Elektroenzephalograph: Gerät zur Registrierung des Elektroenzephalogramms. ↑Elektroenzephalographie.

Elektroenzephalographie: *Abk* EEG; med. Untersuchungsmethode, bei der rhythm. Potentialschwankungen von synchron entladenden Nervenzellen registriert werden (Berger, Jena, 1929). Diese Aufzeichnung wird als Enzephalogramm bezeichnet. Dazu werden Elektroden von außen am Schädel angebracht o. nach operativer Freilegung an der Dura mater (Durographie) o. an der Hirnrinde (Kortikographie, 10–50mal größere Eingangspotentiale). Bei chir. Eingriffen kann die Potentialableitung mit Nadelelektroden auch aus der Tiefe des Gehirns aus spez. Bereichen erfolgen. Bei äußerer Ableitung entsteht durch Hirnhäute, Liquor, Schädelknochen u. Haut ein erhebl. Spannungsverlust, so daß hohe Eingangsempfindlichkeit der EEG-Geräte erforderl. ist (20–1 000 µV pro cm Registrieramplitude). Die Spannungen liegen im Bereich zwischen einigen u. etwas über 100 µV. Die Ableitung erfolgt an 8–16 standardisierten, symmetr. zur Körpermittelebene liegenden Punkten der behaarten Körperhaut. Man unterscheidet uni- u. bipolare Ableitungen.

Im ersten Fall dient eine am Ohr liegende Elektrode als Bezug, u. man registriert die Potentiale des jeweiligen Meßpunkts. Im zweiten Fall liegen beide Elektroden am Schädel, u. man registriert die Potentialdifferenz zwischen zwei Punkten an der Kopfhaut. Je nach Frequenzbereich der registrierten Signale unterscheidet man Deltawellen (1–4 Hz), Thetawellen (4–8 Hz), Alphawellen (8–13 Hz) u. Betawellen (13–30 Hz). Artefakte sind alle Signale nicht zerebralen Ursprungs. Neben meßtechn. Ursachen u. der Verschiebung der Nullinie durch Schwitzen führen eine Reihe von Aktionspotentialen zu Artefakten: Lidschläge, Augapfelbewegungen, allg. Muskelaktionspotentiale, z. B. des Herzens (EKG). Störquellen sind elektr. Geräte in Nachbarräumen. Ein EEG-Gerät besteht aus einem Programm- bzw. Elektrodenwähler, Vorverstärker, Empfindlichkeitswähler, elektron. Filter, Endverstärker, Registriereinrichtung (Bandschreiber, Oszilloskop) u. Eichgenerator. Als Ableitelektroden dienen chlorierte Silberelektroden, bei chir. Eingriffen meist Nadelelektroden, die flach unter die Kopfhaut gestochen werden. Klebeelektroden werden bei Säuglingen u. bei Schlafableitung eingesetzt. Frequenzbild u. Amplitude des EEG sind abhängig von Alter, Wach- bzw. Schlafstadium, Aufmerksamkeit sowie pathol. Erscheinungen (z. B. ↑Drucksteigerung, intrakranielle, tox. Schädigung, ↑Epilepsie). Für die Epilepsie sind sog. Krampfpotentiale (Spitze-Welle-Komplexe) charakterist. Lokale EEG-Veränderungen sprechen für umschriebene Hirnerkrankungen (z. B. Hirntumor, ↑Abszeß), Allgemeinveränderungen für tox. Schädigung o. diffuse Hirnerkrankungen. Moderne signalanalyt. Auswertemethoden erlauben eine differenziertere Charakterisierung der EEG-Kurven. Beispiele: a) normales Hirnstrombild des Erwachsenen, 9–10/s-Wellen (Alphaaktivität); b) Herdbefund bei Astrozytom li. temporal, 2–3/s-Wellen (Delta-Wellen) über der entsprechenden Schädelregion; c) schwere Allgemeinveränderungen bei Meningoenzephalitis eines Erwachsenen, unregelmäßige 2–6/s-Wellen (Theta-Delta-Aktivität über allen Schädelregionen). d) Grand-mal-Epilepsie eines Erwachsenen, irreguläre generalisierte Spike-wave- u. Polyspike-wave-Paroxysmen; e) Absence-Epilepsie bei einem Schulkind, synchrone regelmäßige 3/s-Spike-Wave-Paroxysmen; f) Hypsarrhythmie bei einem 9 Monate alten Kind mit Blitz-Nick-Salaam-Krämpfen, polymorphe asynchrone Spitzenpotentiale zwischen Theta- u. Deltawellen.

Elektrofokussierung: elektrophoret. Trennmethode für Proteine in einem pH-Gradienten. In einem Gemisch niedermolekularer synthet. Trägerampholyte (Ampholine, Polyaminopolykarbonsäuren) bildet sich im elektr. Gleichstromfeld der pH-Gradient aus. Proteine bewegen sich in diesem Gradienten unter ständigem Ladungswechsel bis zu demjenigen pH-Wert im Gradienten, der ihrem isoelektrischen ↑Punkt entspricht. Dort werden sie als scharfe Banden fokussiert.

Elektrofusion: In-vitro-Fusion von Zellen im Bereich von Zell-Zell-Kontakten im elektr. Feld.

Elektrogastrographie: selten angewendetes Verfahren zur Ableitung u. Aufzeichnung des zeitl. Verlaufs von ↑Aktionspotentialen des Magens.

Elektroglottographie: Darstellung der Stimmlippenbewegungen u. Änderung des Querschnitts des gesamten Larynxlumens, abhängig von Größe des Kehlkopfs u. Masse der schwingenden Muskulatur; Diagnostik von Stimmstörungen, keine wesentl. prakt. Bedeutung. ↑Glottographie.

Elektrogustometrie: Bestimmung des elektr. Potentials der Geschmacksknospen durch Aufsetzen einer Elektrode (Stahl, Platin) auf die Zunge (Zungenspitze, -rand, seitl. der Mittellinie hinter den Papillae vallatae) u. elektr. Reizung. Dadurch Auslösung eines Geschmacksreizes, normaler Erregungsbereich 1–400 μA, Angabe in EGU o. dBG.

Elektrogymnastik: Schwellstrombehandlung; dient vorwiegend zur Verbesserung der Muskelkraft bei abgeschwächter, aber normal ennervierter Muskulatur, ↑Reizstromtherapie.

Elektroheilschlaf: Elektrorelaxation mittels Längsdurchflutung des Kopfs mit niederfrequenten elektr. Rechteckimpulsen (T 0,5–0,1 ms, f 10–100 Hz, wenige mA) zur Auslösung von Schlaf bzw. Abbau von Schlafstörungen.

Elektroimmunoassay: von C. B. Laurell entwickelte quantitative Analysemethode einer Mikroelektrophorese in Antiserum (Antikörper) enthaltendem Agarosegel. Der in Puffer gequollenen Agarose wird monospezif. Antiserum zugesetzt u. diese auf Objektträger (in etwa 1 mm hoher Schicht) gegossen. Die zu untersuchende Substanz (enthält Antigen) wird in ausgestanzte Startlöcher eingebracht u. die Elektrophorese gestartet. Der Polung folgend, wandert das Antigen in das Agarosegel ein u. reagiert dort mit dem Antikörper in einer ↑Antigen-Antikörper-Reaktion unter Bildung einer langgestreckten spitzauslaufenden Präzipitationslinie. Die Höhe der Präzipitatssäule (Entfernung vom Startloch) ist der Antigenkonzentration proportional.

Elektroinduktion: ein physikal. Vorgang, bei dem ein sich änderndes Magnetfeld eine elektr. Spannung induziert. So entstehen z. B. bei Anwendung der Spulenfeldmethode in der ↑Hochfrequenzwärmetherapie durch das hochfrequente inhomogene magnetische ↑Feld einer Spule in den gutleitenden Geweben induzierte elektr. Wirbelströme die zur Erwärmung führen.

Elektrokardiogramm: *Abk* EKG; Ableitung von Potentialänderungen (etwa 1–2 mV) zwischen 2 Ableitstellen im elektr. Feld des Herzens über die Zeit. Zusätzl. Informationen enthalten EKG bei herznaher Anordnung von Ableitelektroden (Brustwandableitungen, Ösophagusableitungen usw., ↑Ableitung). Zuordnung charakterist. Spannungsverläufe zu einzelnen Phasen der elektr. Herzaktion mögl., wobei Abweichungen aus der Nullinie als Zacken, der Abstand zwischen 2 Zacken als Strecke (Beispiel: ST-Strecke = Abstand Ende S bis Anfang T) u. Zacke u. Strecke zusammen als Dauer (Beispiel: PQ-Dauer = Beginn P bis Beginn Q) bezeichnet werden: P-Welle: Erregung der Vorhofmuskulatur; PQ-Dauer: Erregungsleitungszeit vom Sinusknoten zu den Aufzweigungen der Kammerschenkel in die Purkinje-Fasern; TP-Strecke: elektr. Diastole des Herzens; QRS-Komplex: Erregungsausbreitung über die Kammermuskulatur (auch Kammeranfangsschwankung genannt). ST-Strecke: Zustand vollständiger Erregung der gesamten Kammermuskulatur; T-Welle: Erregungsrückbildung in der Ventrikelmuskulatur. Infolge der Beeinflußbarkeit der Kopplung von Erregung u. Kontraktion an der Herzmuskelzelle durch versch. Faktoren besteht ein variabler zeitl. Zusammenhang zwischen EKG u. folgender mechan. Herztätigkeit: Die mechan. Systole des Herzens fällt zeitl. etwa mit dem Auftreten von QRS u. T. im EKG zusammen. Wert des

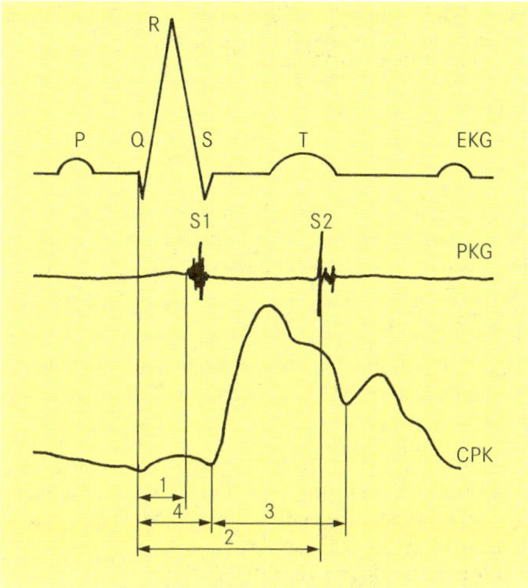

Elektrokardiogramm (EKG). Schematische Darstellung. Vergleich zwischen EKG, PKG (Phonokardiogramm) u. CPK (Karotispulskurve). Systolische Zeitintervalle:
1: Umformungszeit = QS1; 2: elektromechanische Systolenzeit = QS2; 3: linksventrikuläre Austreibungszeit = LVAZ (LVET); 4: QA-Intervall

EKG bei der Aufklärung von Störungen der Herztätigkeit. Bezieht sich grundsätzl. nur auf Veränderungen des Erregungsverlaufs an der Herzmuskulatur o. der Membran der spezif. erregungsbildenden o. -leitenden Zellen durch lokale o. allg. Störungen wie Elektrolytverschiebungen, Stoffwechselstörungen versch. Ursache, Herznerveneinwirkung usw. Abb.

Elektrokardiographie: Registrierung der summierten u. koordinierten ↑Aktionspotentiale der Myokardfasern (↑Elektrokardiogramm). Am häufigsten angewendet werden 12 ↑Standardableitungen nach Einthoven, Goldberger u. Wilson als Ergänzung die Nehb-Ableitungen. Für die Vektorkardiographie werden die korrigierten Ableitungen nach Frank u. McFee verwendet. Die zwischen den Elektroden auftretende Spannung wird elektron. verstärkt u. mit einem Direktschreiber registriert. Folgende Prinzipien: Übertragung von Farbstoff eines Farbbands bzw. Kohlepapiers mittels Zeigerdruck auf Papier (Pigmentverfahren), Kurvendarstellung mittels geheizten Zeigers auf thermosensitivem o. thermoaktivem Papier (Wachspapier bzw. Farbreaktion, Thermoschrift) u. Kurvendarstellung mit Flüssigkeitsstrahlschreiber auf normalem Papier. Die gesamte Meßkette besteht aus dem Körper als Signalquelle, den Ableitelektroden (Problematik der Kontaktpotentiale), dem EKG-Vorverstärker, der Potentialtrennung, dem Wähler für die Ableitungsorte, elektron. Filtern, dem Endverstärker u. der Registriereinrichtung.

Elektrokardiokardiotachograph
↑Kardiotachograph.

Elektrokaustik: in der Chirurgie der Einsatz von elektrochirurg. Geräten zur ↑Elektrotomie, ↑Elektrokoagulation u. ↑Elektrodesikkation.

Elektrokoagulation: Zerstörung umschriebener Gewebebezirke durch mono- o. bipolaren Diathermiestrom bzw. einen kontrolliert aufheizbaren Endokoagulator, so daß der Körper mit elektr. Heizstrom überhaupt nicht in Berührung kommt. Beim bipolaren Verfahren fließt der Strom nicht durch den gesamten Organismus, sondern nur zwischen den Zangenbranchen. Anwendung: Blutstillung, Tumorabtragung bzw. -koagulation (einschl. Polypen), Tiefenkoagulation (↑Ganglion trigeminale, ↑Hypophyse), Koagulation von Punktionsstellen, z.B. bei der transhepat. Cholangiocholezystographie, gezielte Leberbiopsie, Tubensterilisation, Adhäsiolyse, Prostataresektion, Koagulation von Hämangiomen. Diathermie.

E

Elektrokoagulation, bipolare: Koagulationsverfahren, das u.a. bei operativen Eingriffen am Nervensystem zur Anwendung kommt. Vorteil: Beim bipolaren Koagulationssystem fließt der Strom nur auf dem kürzesten Weg zwischen den Spitzen der bipolaren Koagulationspinzette. Es gibt keinen signifikanten Stromfluß zwischen den Elektrodenspitzen zum Boden o. – wie bei der unipolaren Koagulation – zum Pat. Das zu koagulierende Gewebe bzw. Gefäß wird so zwischen den Spitzen der Koagulationspinzette gefaßt, daß diese keinen Kontakt miteinander bekommen.

Elektrokochleographie: Ableitung der Summenaktionspotentiale des Hörnerven von Promontorium o. Trommelfell, Computermittelung der Reizantworten.

Elektrokortikogramm: *Abk* ECoG. Aufzeichnung von rhythm. Potentialschwankungen von synchron entladenen Nervenzellen der Hirnrinde, bei der sich nach operativer Freilegung mind. eine Elektrode direkt am Hirn befindet. Wegen der fehlenden Dämpfung durch Hirnhäute, Liquor, Knochen usw. sind die zu registrierenden Aktionspotentiale etwa 10–50 mal größer als beim übl. EEG. ↑Elektroenzephalographie.

Elektrokortikograph: Gerät für eine spez. Art der ↑Elektroenzephalographie. Verwendet werden Elektroenzephalographen, deren Eingangsempfindlichkeit wegen der 10–50 mal größeren ↑Aktionspotentiale bei der Kortikographie nicht voll ausgenutzt wird.

Elektrokrampftherapie
↑Therapie, elektrokonvulsive.

Elektrokymographie: Aktinokardiographie; Verfahren zur Registrierung der Herzrandbewegung u. der Bewegung großer Gefäße bei einer Röntgendurchleuchtung, z.T. synchron mit der Aufzeichnung eines Elektrokardiogramms u. des Herzschalls. Die Objektbewegung erzeugt in einem ortsfesten Ausschnitt eines Durchleuchtungsbildes Leuchtdichteänderungen, die mittels Photozelle o.ä. in Stromschwankungen umgesetzt u. mit einem Oszillographen registriert werden. Die so von zahlreichen Herz- u. Gefäßrandpunkten (Herzrandabgriffe nach Heckmann) gewonnenen Elektrokymogramme erlauben Rückschlüsse auf den zeitl. Verlauf u. das Ausmaß der Herzkontraktionen u. Gefäßpulsationen.

Elektrolyse: in Lösung bzw. Schmelze unter dem Einfluß einer von außen angelegten Spannung ablaufende chem. Reaktion. Kationen M^{n+} werden an der Kathode zu M reduziert, Anionen A^{n-} an der Anode zu A oxidiert. Auf diese Weise können Reaktionen erzwungen werden, die freiwillig nur in entgegengesetzter Richtung ablaufen.

Elektrolyte: Stoffe, die in Lösungen o. Schmelzen aufgrund der ↑Dissoziation in Kationen u. Anionen elektr. ↑Leitfähigkeit besitzen. Starke E. dissoziieren vollständig

(Dissoziationsgrad $\alpha = 1$), mittelstarke u. schwache E. mit partiellem kovalenten Charakter der zu lösenden chemischen ↑Bindung nur unvollständig ($\alpha = 0{,}05–1$ bzw. $\leq 0{,}05$). ***Physiol.:*** Bestandteile der im Blutplasma o. in den Zellen der Gewebe gelösten Salze in „ionisierter" Form bzw. dissoziiert, erhöhen die elektr. Leitfähigkeit. Allg. Bedeutung für das osmot. Gleichgewicht u. die Erhaltung der aktuellen Reaktion der Körperflüssigkeiten (Anionen-Kationen-Gleichgewicht). Spezif. Wirkung einzelner E. auf Enzyminduktion (K^+, Mg^{2+}, Ca^{2+}) u. die Polarisierung biol. Membranen bei Erregungsvorgängen.

Elektrolythaushalt: Gesamtheit des Stoffwechsels der in den Körperflüssigkeiten gelösten Ionen einschl. ihrer Bilanzen: Na^+, K^+, Ca^{2+}, Mg^{2+}, Cl^-, HCO_3^-, Phosphat, Proteinanionen u. Wasserstoffionen. Obwohl die extrazelluläre u. intrazelluläre Flüssigkeit isoosmot. (isoton) zueinander sind, unterscheiden sie sich in charakterist. Weise in der Kationen- u. Anionenverteilung (↑Gamble-Diagramme). In der extrazellulären Flüssigkeit dominieren die Na^+- u. Cl^--Ionen, in der intrazellulären die K^+- u. Phosphat-Ionen. Na^+- u. K^+-Ionen sind für die Konstanz des Volumens dieser Flüssigkeitsräume von herausragender Bedeutung. Die Osmolarität u. das Volumen der extrazellulären Flüssigkeit werden durch Adiuretin (antidiuretisches ↑Hormon) u. ↑Aldosteron reguliert. Störungen des Elektrolythaushalts führen zu Veränderungen im Volumen u. in der Zusammensetzung der ↑Flüssigkeitsräume des Organismus (↑Hypovolämie, ↑Hypervolämie, proportionale u. nichtproportionale Veränderungen). Von bes. Bedeutung für den Ablauf der Lebensvorgänge ist die Konstanz der Wasserstoffionenkonzentration (↑Säure-Basen-Haushalt).

Elektrolytmangelsyndrome: Krankheitsbilder, die infolge des Mangels an o. des völligen Fehlens von einzelnen o. mehreren Elektrolyten entstehen, ↑Kaliummangelsyndrom, Magnesiummangel- o. ↑Salzmangelsyndrom.

Elektromanometer: elektron. Druckmeßgerät, bei dem der zu messende Druck mit einem Druckwandler in ein elektr. Signal umgewandelt u. nach Verstärkung angezeigt o. registriert u. in einem Elektroverstärker (Druckmeßverstärker) für eine Anzeige u. Registrierung weiterverarbeitet wird. Als Druckwandler werden Differentialmanometer nach dem Membranprinzip (z. B. Mikrophone) eingesetzt o. Wandler, die den piezoelektr. o. magnetomechan. Effekt ausnutzen.

Elektromassage: **1.** Anwendung von Träbert-Strom (↑Ultrareizstrom; Rechteckimpulse 2 ms, 140 Hz, ↑Impulsstromtherapie) in der Reizstromtherapie zur Schmerzlinderung. **2.** Anwendung elektr. Massagegeräte unterschiedl. Frequenz.

Elektromechanotherapie: Anwendung von ↑Schwellströmen zur elektr. Übungsbehandlung der Extremitätenmuskulatur, bei der die Muskeln gegen mechan. Widerstände Arbeit leisten müssen.

Elektromedizin: nicht einheitl. gebrauchter Sammelbegriff für einige Anwendungsbereiche elektrotechn. u. elektron. Verfahren in Diagnostik u. Ther. I. a. werden zur E. gerechnet: ↑Elektrokardiographie, ↑Phonokardiographie, elektr. Messung von Blutdruck, Pulsfrequenz u. Blutfluß, ↑Elektroenzephalographie, kardiopulmonale Funktionsdiagnostik, Patientenüberwachung in der Intensivpflege u. im Operationssaal, Elektrotherapie des Herzens, Reizstromapplikation, Hochfrequenzwärmetherapie, Ultraschalltherapie u. -diagnostik, Elektrochirurgie. Nicht hinzugezählt werden relativ willkürl. meist die Radiol., einschl. der Nuklearmed., die med. Akustik, die Aerosoltechnik u. a. Korrekter wäre die Zusammenfassung der physikal.-techn. Seite aller genannten u. anderen Gebiete unter dem alles umfassenden Begriff ↑Medizintechnik (mit der med. Physik als Grundlagenwissenschaft) u. die Einschränkung des Begriffs E. auf die Bereiche, in denen elektr. Vorgänge im Körper ein wesentl. Merkmal sind (z. B. EEG, EKG, Reizstromanwendung).

Elektrometer: Meßgerät mit sehr hohem Innenwiderstand zur Messung sehr schwacher Gleichströme (10^{-9} bis 10^{-15} A), Spannungen u. kleine Elektrizitätsmengen.

Elektromyographie: EMG; Methode der klin. ↑Neuroelektrodiagnostik zur Darstellung der normalen u. pathol. veränderten, durch Willkürinnervation o. elektr. Reiz provozierten Aktionsströme der Muskulatur. Das graph. aufgezeichnete Kurvenbild ermöglicht Aussagen zur Diagnostik neuromuskulärer Erkrankungen, insbes. zur Differenzierung zwischen neurogenen Atrophien u. Myopathien. Die Ableitung erfolgt von der Haut o. exakter mittels Nadelelektroden.

Elektron ↑Elementarteilchen.

Elektronarkose ↑Elektroanästhesie.

Elektronenhülle: Atomhülle; Gesamtheit aller Elektronen, die den Atomkern umgeben. Elektronen mit annähernd gleicher Energie werden Energieniveaus zugeordnet. Diese werden von innen nach außen mit arab. Ziffern bezeichnet o., wenn die entsprechenden Elektronenschalen gemeint sind, mit den Buchstaben K, L, M, N. Elektronenschalen heißen die Aufenthaltsräume für Elektronen mit gleichem Energieniveau. Als Orbital wird der Raum in der E. bezeichnet, in dem die Aufenthaltswahrscheinlichkeit eines best. Elektrons 90 % beträgt. Zu jedem Orbital gehört ein best. Energieniveau, u. jedes Orbital kann max. 2 Elektronen aufnehmen.

Elektronenkonfiguration: Besetzung der äußeren Elektronenschalen eines Elements. Beispiel: Edelgaskonfiguration (↑Edelgase).

Elektronenlinse: magnet. o. elektrostat. Felder (Spannungsverteilungen), die auf die Bahnen bewegter Elektronen eine ähnl. Wirkung ausüben wie gewöhnl. Linsen auf Licht. Bei magnet. Linsen werden die Felder durch geeignete Anordnungen von Elektromagneten (stromdurchflossenen Spulen) erzeugt. Bei elektrostat. Linsen entstehen die Felder durch entsprechende Elektrodenanordnungen. In Bildverstärkern sorgen E. dafür, daß die aus der Photokathode freigesetzten Elektronen in einem entsprechenden Bildpunkt des Ausgangsleuchtschirms abgebildet werden. ↑Röntgenbildverstärker. Weitere Anwendungen: Abbildung im ↑Elektronenmikroskop, Massenspektrograph.

Elektronenmikroskop: Mikroskop, das anstelle von Licht Elektronenstrahlen zur Abbildung von Strukturen nutzt. Die von einer Glühkathode im Hochvakuum ausgesandten u. durch Hochspannung beschleunigten Elektronen werden durch Magnetfeldlinsen gebündelt u. bilden das Objekt auf einem Leuchtschirm ab.

Elektronenmikroskopie: mikrosk. Abbildung von Objekten mittels Elektronenstrahlung in einem ↑Elektronenmikroskop. Dabei kann mit Hellfeld- o. Dunkelfeldabbildung gearbeitet werden u. mit Durchstrahlung dünner Objektschichten o. auch im „Auflicht". Neben einer gleichzeitigen Durchstrahlung der ganzen Objektfläche ist eine zeilenweise Abtastung mit einem feinen Elektronenstrahl übl. (↑Rasterelektronenmikroskop).

Bei der Mikrosk. mit sichtbarem o. UV-Licht lassen sich Detailabmessungen darstellen, die minimal halb so groß sind wie die Wellenlänge des abbildenden Lichts. Elektronen kann eine Materiewelle zugeordnet werden, deren Wellenlänge λ mit wachsender Energie abnimmt. Für 100 kV ergibt sich eine Wellenlänge von 3,7 pm. Damit liegt das elektronenmikroskop. erzielbare ↑Auflösungsvermögen um etwa 10^5 über dem der Lichtmikroskopie. Techn. erreicht ist bisher eine Verbesserung um etwa 10^3 bei hoher Schärfentiefe. Im Laufe der Entwicklung wurde die Arbeitsspannung ständig angehoben. Sie liegt max. bereits bei mehreren 100 kV bis zu Mill. V (Hochvoltelektronenmikroskop).

Elektronenschleuder ↑Betatron.

Elektronenspinresonanz-Spektroskopie: ESR-Spektroskopie; Verfahren zur Untersuchung paramagnet. Verbindungen. Beruht auf der Existenz nicht spinkompensierter Elektronen. Jedes um seinen Atomkern kreisende Elektron bedingt ein magnetisches ↑Feld u. besitzt ein magnet. Moment. Magnet. Einzelmomente heben sich bei diamagnet. Substanzen nach außen auf o. zeigen bei paramagnet. Verbindungen nach außen ein resultierendes Gesamtmoment. Bei Anlegen eines elektromagnet. Wechselfelds von ca. 0,3 T können magnet. Momente vom energet. tieferen in energet. höheren Zustand übergehen, wobei elektromagnet. Strahlung absorbiert wird. Untersuchungen der Substanzen u. Aufnahme der Resonanzkurven werden mit einem ESR-Spektrographen durchgeführt. ESR wird in der Klin. Biochem. eingesetzt zur Bestimmung von freien Radikalen, von Spurenelementen, von Proteinen mit paramagnet. Metall-Ion (Fe in Hämoglobin, Cu in Caeruloplasmin u. Xanthinoxidase) u. Untersuchung von Redoxreaktionen. Bei Untersuchungen von Funktionszuständen biol. Strukturen werden Spinmarker eingesetzt. Die ESR-Messung kurzlebiger Radikale, die z. B. bei enzymat. Reaktionen als Zwischenstufen auftreten, ist schwierig u. bedarf der spez. Methode des Fließgleichgewichts.

Elektronensterilisation ↑Sterilisation.

Elektronenstrahlung: aus neg. o. pos. Elektronen bestehende Strahlung. Entstammt diese Strahlung dem Atomkern (Radioaktivität), wird sie spez. Betastrahlung bezeichnet. Häufig werden jedoch die Bez. E. u. Betastrahlung noch ohne diese Unterscheidung verwendet. E. mit Teilchenenergien bis zu 42 MeV (↑Betatron) werden wegen der günstigen ↑Tiefendosiskurven (↑Hautschonung) in der Strahlentherapie verwendet.

Elektronentherapie: Anwendung von Elektronen, die in einem ↑Linearbeschleuniger o. einem ↑Betatron auf hohe Geschwindigkeit (Energie) gebracht wurden, in der Strahlentherapie. Im klin. Einsatz werden Geräte mit Energien bis zu 42 MeV (↑Elektronenvolt) benutzt. Die Wechselwirkung Elektronen – Gewebe erfolgt über Sekundärelektronen u. durch Erzeugung von ↑Bremsstrahlung. Die energieabhängige Reichweite der Elektronen beträgt im Gewebe bei 40 MeV fast 20 cm. Unterschieden werden: 1. Oberflächentherapie (1–5 MeV). Ind.: Geschwülste der Haut u. Schleimhäute. 2. Halbtiefentherapie (6–20 MeV). Erreichbare Gewebetiefe 2–8 cm. Ind.: Tumoren des Kopfs, der regionären Lymphknoten, des Kehlkopfs, der Harnröhre, der Vulva u. a. m. 3. Tiefentherapie (25–40 MeV). Erreichbare Gewebetiefe 10–15 cm. Die E. wird auch als ↑Bewegungsbestrahlung u. ↑Siebbestrahlung durchgeführt.

Elektronentransportpartikel: *Abk* ETP; Lipoproteinfraktion, die bei der Homogenisierung u. Fraktionierung von Mitochondrien gewonnen wird u. aus Enzymen der Atmungskette u. Flavinen besteht. Bedeutung für Elektronentransport o. bei Anwesenheit von Mg^{2+} auch für Kopplung von Oxidation u. Phosphorylierung.

Elektronenvolt: Elektronvolt; *Abk* eV; Energiemaß, das bes. in der Atomphysik gebräuchl. ist u. häufig zur Angabe von Quanten- u. Teilchenenergien benutzt wird. 1 eV bezeichnet die Energie, die ein einfach geladenes Teilchen nach Durchlaufen der Potentialdifferenz (Spannung) von 1 V als kinet. Energie gewonnen hat. Bei einer Spannung an der Röntgenröhre von 80 kV werden die Elektronen auf eine Energie von 80 keV beschleunigt, u. nur die energiereichsten Röntgenquanten der Bremsstrahlung haben eine Energie von 80 keV. Für die Umrechnung von eV in die Energieeinheit Joule (J) gilt $1\ eV = 1{,}602 \cdot 10^{-19}$ J.

Elektroneurographie: Ableitung u. Registrierung elektr. Potentiale aus Nerven bzw. Nervengeweben. Elektroneurograph. Verfahren mit prakt. med. Bedeutung sind z. B. ↑Elektroenzephalographie, ↑Elektroretinographie, ↑Elektroolfaktographie, ↑Elektrophallographie, ↑Elektromyographie.

Elektroneuronographie: Bestimmung der Summenpotentialamplitude (SPA) symmetr. Muskelpartien (Fazialis) nach supramaximaler Reizung mit Abgreifen des Summenpotentials elektromyograph. vom ↑Musculus orbicularis oris bds.; bes. zur progn. Beurteilung von ↑Paresen des ↑Nervus facialis.

Elektronik, medizinische: biomedizin. E., Bioelektronik; i. S. von Elektronik in der Med. gebrauchte Bez. eines physikal.-techn. Fachgebiets. Es wendet die allg. Elektrizitätslehre, die Elektronik u. elektr. Schaltungen auf Probleme der med. Diagnostik u. Ther. an. Dazu gehören diagn. u. ther. Methoden u. Geräte, z. B. ↑Elektrokardiographie, ↑Elektroenzephalographie, ↑Phonokardiographie, ↑Reizstromgeräte, ↑Ultraschalldiagnostik, ↑Hochfrequenzwärmetherapie, Elektrochirurgie, Patientenüberwachung in der Intensivpflege u. im Operationssaal.

Elektronystagmographie: Gleichspannungsregistrierung der Bulbusbewegungen infolge Dipolwirkung des Auges, Ableitung bei geschlossenen Augen mögl., Störung durch Kopfbewegungen. Vorteil der E.: quantitative Messung (Gesamtamplitude, Winkelgeschwindigkeit der langsamen Phase, Gesamtschlagzahl), Nystagmusformanalyse, Zeitersparnis, Dokumentation objektiver Befunde (z. B. Begutachtung). ↑Nystagmus, ↑Nystagmographie.

Elektrookulographie: Ableitung u. Registrierung der bei Gesamtbewegungen des Augapfels auftretenden Veränderungen des elektrischen ↑Felds des korneoretinalen ↑Bestandspotentials. Die E. wird z. B. bei der Erfassung von ↑REM-Schlaf angewandt. Bei intensiver Beleuchtung des Auges ändert sich die Stärke des Bestandspotentials, was bei der DD von Netzhautdegenerationen Bedeutung hat.

Elektroolfaktogramm: Registrierung der Depolarisation am Riechepithel nach Reizung mit Duftstoffen (Rezeptorpotential).

Elektroolfaktographie: Ableitung u. Registrierung der ↑Aktionspotentiale bei afferenten Nervenaktivitäten der Riechbahn. Das elektroneurograph. Verfahren ist der ↑Elektroenzephalographie verwandt.

E

Elektroosmose: Elektroendosmose; elektrokinet. Erscheinung, die in der Bewegung einer an eine feste Phase angrenzenden Flüssigkeit unter dem Einfluß eines elektr. Felds besteht. E. tritt bei der Elektrolyse durch ein Diaphragma auf. In den Poren des Diaphragmas bildet sich eine elektr. Doppelschicht aus. Je nach dem Vorzeichen der äußeren Schicht wandert das Wasser in den Kathoden- o. Anodenbereich. Prakt. dient die E. zur Entsalzung von Meerwasser u. zur Entwässerung von Torf, Kolloiden, Mauerwerk. E. kann zur Verbesserung o. Verschlechterung der Auftrennung eines Proteingemischs führen. ↑ Elektrophorese.

Elektrophallographie: Ableitung u. Registrierung elektr. Potentiale im Penisbereich zur objektiven Erfassung der Nervenaktivität.

Elektrophorese: Wanderung geladener kolloidaler Teilchen (nicht dissoziierte organ. Moleküle, Bakterien) im elektr. Feld. Erfolgt die Wanderung zur Kathode, wird auch der Begriff Kataphorese benutzt. Die Wanderungsgeschwindigkeit ist der relativen Dielektrizitätskonstante der Teilchen u. der Feldstärke direkt u. der Viskosität der Flüssigkeit umgekehrt proportional. Mit der E. lassen sich organ. Stoffgemische trennen. Die E. spielt auch bei der Gleichstromtherapie eine Rolle. Bes. für Proteine u. Aminosäuren ist die E. eine weit verbreitete Trennmethode. Sie findet als trägerfreie u. Trägerelektrophorese Anwendung. Als Träger dienen u. a. Papier, Kieselgel, Stärke, Agarose, Zelluloseacetat u. Polyacrylamidgel. Nach ihrer Wanderungsgeschwindigkeit lassen sich die ↑ Plasmaproteine in fünf Hauptgruppen (Albumin, Alpha-1-, Alpha-2-, Beta- u. Gammaglobuline) auftrennen, bei der ↑ Immunelektrophorese, einer Kombination der Agarosegelelektrophorese mit Immunpräzipitation, in mehr als 40 Fraktionen. Die **freie E.** ist ein schonendes Verfahren zur analyt. u. präparativen Trennung von Proteinen, insbes. von Serum sowie von Zellen bzw. Zellbestandteilen u. Viren; von Tiselius 1930 entwickelt u. von Antweiler als Mikroverfahren vervollkommnet.

Elektrophysiologie: Teilgebiet der Physiol., befaßt sich mit der Untersuchung u. Erklärung von mit ↑ Elektroden abgeleiteten elektr. Erscheinungen, die an einzelnen Zellen, Zellverbänden (Mikroelektrophysiologie) o. ganzen Organen (Makroelektrophysiologie) auftreten. Diese Erscheinungen können schnell ablaufen (z. B. ↑ Elektromyographie), vorübergehend (z. B. einzelne ↑ Aktionspotentiale) o. von längerer Dauer u. wenig veränderl. Größe sein (z. B. Bestandspotential). Dazwischen gibt es mittelschnelle regelmäßige o. unregelmäßige Schwankungen von elektr. Summenpotentialen wie EEG (↑ Elektroenzephalographie), ↑ Elektrokortikogramm, EKG (↑ Elektrokardiogramm). Da die elektr. Potentiale mit Verlagerung von Ladungsträgern (anorg. u. organ. Ionen) einhergehen, die wiederum mit dem Zellstoffwechsel zusammenhängen, können mit Hilfe der E. schnell ablaufende Zustandsänderungen quantitativ erfaßt werden. Die E. wird als Methode auch in anderen biowissenschaftl. Disziplinen u. in der Klinik angewendet.

Elektroradiographie ↑ Xeroradiographie.

Elektroresektion: Entfernung von Gewebe (z. B. bei Prostatahyperplasie, Blasentumoren) mit elektrochirurg. Verfahren. ↑ Prostataresektion, transurethrale.

Elektroretinogramm: *Abk* ERG. Kurve der bioelektr. Ströme, die man bei Belichtung vom Auge ableiten kann u. die als ein aus drei Komponenten unterschiedl. Herkunft u. unterschiedl. Verlaufs bestehendes Summenpotential aufzufassen sind. I. d. R. wird das E. mit je einer Hornhaut- u. einer Schläfenelektrode abgeleitet. Es besteht aus einer initialen neg. a-Welle (von 0–120 Mikrovolt), der eine deutl. pos. b-Welle folgt (von 10–600 Mikrovolt). Daran schließt sich je nach den Versuchsbedingungen eine neg. Welle (b-) u. evtl. eine langsame pos. c-Welle an. Die Latenzzeit beträgt für die a-Welle etwa 0,01 s, für die b-Welle etwa 0,04 s nach Einsetzen des Lichtreizes. Die a-Welle wird heute hauptsächl. der Aktivität der äußeren Netzhautschichten zugeschrieben, die b-Welle den inneren Netzhautteilen u. die c-Welle dem Pigmentepithel. Diese werden von anderen kleineren ERG-Komponenten überlagert. Die Interpretation des ERG verlangt umfangreiche klin. Erfahrungen. Bei best. Netzhauterkrankungen u. -durchblutungsstörungen nimmt das ERG pathol. Formen an (z. B. tapetoretinale ↑ Degeneration, ↑ Siderosis retinae). Es ist eine unentbehrl. diagn. Methode zur Differenzierung von Sehnerven- u. Netzhautleiden u. zur Prognosestellung von Operationen an Augen, in die ein Einblick nicht mögl. ist.

Elektroretinographie: elektrodiagnost. objektive Untersuchungsmethode der Netzhautaktivität. ↑ Elektroretinogramm.

Elektrorotation: Drehung von (polarisierbarem) Material (spez. Zellen) im rotierenden Wechselstromfeld in Abhängigkeit von der Frequenz des Felds; daraus Analyse der passiven elektr. Eigenschaften.

Elektroschock, kardiologischer: als elektrische ↑ Defibrillation o. ↑ Kardioversion zur Elektrotherapie des Herzens angewendete Gleichstromimpulse im (Spitzen-) Spannungsbereich von 400 bis über 2 000 V u. Stromstärken von etwa 8–60 A. Die Impulsdauern liegen im Bereich einiger Millisekunden. Die Anwendung erfolgt am ungeöffneten Brustkorb o. direkt am Herzen. ↑ Defibrillator.

Elektroschocktherapie
↑ Therapie, elektrokonvulsive.

Elektrosmog: elektromagnet. Felder, die von prakt. umweltmedizin. Bedeutung für Menschen sind u. Frequenzen von 16 Hz bis 30–300 GigaHz aufweisen. Biol. Wirkungen zeigen sich evtl. in Veränderungen von Zellfunktionen, endokrinen Funktionsstörungen, in Fortpflanzungs-, Wachstums- u. Entwicklungsstörungen, Veränderungen in der Lymphozytenfunktion sowie Auswirkungen auf das zentrale u. periphere Nervensystem. Expositionsdauer, ein On-off-Effekt, persönl. Empfindlichkeit, Vorerkrankungen u. Konstitution sind für unterschiedl. Wirkungen verantwortl. Ein erhöhtes Risiko für Kinder, nach Exposition gegenüber E. an Leukämie zu erkranken, wird kontrovers diskutiert.

Elektrosynärese: Überwanderungselektrophorese; Immunpräzipitatbildung in Trägergelen unter Anlegen von Gleichspannung, wodurch die Immunglobulinmoleküle infolge von Endosmose kathod. getragen werden u. die Antigenmoleküle durch die Gleichspannung anod. wandern. Durch entsprechendes Polen des Spannungsfelds wird bei gegenüberliegender Anordnung der Startpositionen für Antigen u. Antikörper eine Immunpräzipitatbildung erreicht. Da das gesamte Antigenmaterial in ein- u. dieselbe Richtung wandert, ist E. erhebl. empfindlicher als der Doppeldiffusionstest nach Ouchterlony (↑ Doppeldiffusion), bei dem das Material radial diffundiert. Ein weiterer Vorteil von E. gegenüber Diffusionstest besteht in der Verkürzung der notwendigen Reaktionszeit. Die verwendeten Gele müssen transparent, diffusions- u. endosmosefreudig sein. Agarose ist infolge geringster Endosmose für E. nur wenig geeignet.

Elektrotherapie: Teilgebiet der Physikal. Med.; umfaßt Verfahren zur Ther. u. Rehabilitation von Krankheiten, Funktionsstörungen, Schäden u. Verletzungsfolgen mit Hilfe der Wirkungen elektr. Ströme bzw. elektromagnet. Felder u. Wellen. Man unterscheidet die Bereiche: ↑Niederfrequenztherapie (0–1 000 Hz), ↑Mittelfrequenztherapie (1 000 bis 300 000 Hz) u. ↑Hochfrequenzwärmetherapie (mehr als 300 kHz). Aufgrund der biophysikal. Besonderheiten der drei Frequenzbereiche ergeben sich unterschiedl. klin. Anwendungsgebiete: ↑Reizstromtherapie, ↑Thermotherapie.

Elektrotod: Der Eintritt des Todes bei Kontakt mit elektr. Strom hängt im wesentl. ab von der Stromstärke u. dem Stromweg im Körper. Auch die Frequenz spielt eine Rolle. Hochfrequente Ströme dringen nicht in den Körper ein. Die Stromstärke wird neben der Stromspannung vom Körperwiderstand, insbes. vom Hautwiderstand bestimmt. Bei Wechselstrom können Stromstärken ab 100 mA tödl. sein, bei Gleichstrom etwa das Doppelte. Sowohl an der Stromeintritts- als auch an der -austrittsstelle können sog. ↑Strommarken entstehen.

Elektrotomie: Schneiden von Gewebe durch Anwendung hochfrequenter Ströme (untere Frequenzgrenze ~ 200 kHz). Die E. beruht auf der durch geeignete Elektrodenform (Messerelektrode, Draht- o. Bandschlinge, Pinzette) infolge der hohen Stromdichte auf kleinstem Raum freiwerdenden Stromwärme (Joule-Wärme). Bei den verwendeten HF-Strömen verhält sich Gewebe wie ein Ohm-Widerstand, wobei der spezif. Widerstand der einzelnen Gewebearten stark unterschiedl. ist (~ 1–150 $\Omega \cdot m$). Beim Schneiden im Muskelgewebe liegt der Widerstand elektrodenabhängig etwa bei 130–300 Ω, im Fettgewebe bei 500–1 000 Ω. Die Wärmewirkung im Gewebe nimmt etwa mit $1/r^4$ ab, wobei r den Abstand des Gewebepunkts von der Elektrode bedeutet. Durch unterschiedl. Amplitudenmodulation (Impulsgruppen) lassen sich glatte o. verschorfende Schnitte o. eine oberflächl. Koagulation ausführen. Applikationstechnik: mono- o. bipolar. Monopolare Technik (nur für kleine Eingriffe): Das Chirurgiegerät wird einpolig geerdet, das Messer bildet den 2. Pol, u. der Pat. wird ebenfalls großflächig geerdet. Bipolare Technik: Die Schneideelektrode ist zweipolig ausgebildet, u. ein Strom fließt nur in der Nähe des Messers (Gewebeschonung, geringer Leistungsbedarf).

Elektrotonometer: 1. registrierendes ↑Tonometer zur intraokularen Druckmessung. 2. Gerät zur Blutdruckmessung.

Elektrotonus: Gesamtheit von Zustandsänderungen, die in einem erregbaren Gewebe (Nerv, Muskel) beim Durchgang eines Gleichstroms auftreten; **physikal. E.**: extrapolare Ausbreitung von Stromschleifen infolge Grenzflächenpolarisation an Kernleitern (Modell der Nerven- o. Muskelfaser); **physiol. E.**: Ausdruck von Veränderungen der Erregbarkeit u. Erregungsleitfähigkeit aller erregbaren Strukturen, unter der Kathode als Erhöhung u. unter der Anode als Verminderung (↑Depolarisation).

Elektrotrauma: ↑Unfall durch elektr. Strom, ↑Elektrounfall.

elektrotrop: Wirkung der Herznerven bzw. ihrer Überträgerstoffe auf die elektr. Eigenschaften der Herzzellen. Der Vagus bzw. Acetylcholin erhöht die K-Leitfähigkeit. Ausdruck dessen ist die Abflachung der diastol. Depolarisation u. die Hyperpolarisation von Sinusknotenzellen, Abflachung des Aktionspotentialanstiegs in AV-Knotenzellen u. Verkürzung des Vorhof-APs. Alles deutet darauf hin, daß dem langsamen Kalziumeinstrom ein verstärkter K-Ausstrom entgegenwirkt. Unter Sympathikus- bzw. Noradrenalinwirkung findet eine Erhöhung des langsamen Kalziumeinwärtsstroms statt. Dadurch steilere Spontandepolarisation u. steilerer Anstieg von AV-Knoten-Potentialen sowie Intensivierung der elektromechan. Ankopplung. Die elektrotropen Wirkungen sind Grundlage der chronotropen, dromotropen u. inotropen Effekte.

Elektrounfall: elektr. Durchströmung des Menschen, die zu einer Schädigung des Organismus führt. Nach der Wirkung wird differenziert in: Reizung (↑Kontraktion) von Muskelgewebe u. Erwärmung des stromdurchflossenen Körpergewebes. Bei Wechselströmen über ca. 10 mA kann die Kontraktion der Finger- u. Armmuskulatur so stark sein, daß der spannungsführende Leiter nicht mehr losgelassen werden kann (sog. Loslaßschwelle). Häufige Todesursache im Niederspannungsbereich (bis 1 000 V) ist das in Abhängigkeit von Stromstärke u. Durchströmungszeit ausgelöste Herzkammerflimmern (↑Flimmerrhythmus, kardialer). Bei Hochspannungsunfällen treten in erster Linie Verbrennungen 1. bis 4. Grades, in Gelenken zunächst oft ohne äußere Anzeichen, auf. Ab 50 V ist mit ↑Strommarken zu rechnen. Auf ↑Luxationen, ↑Frakturen o. durch Schreckwirkung ausgelöste Folgetraumen (Absturz) ist bei Einleitung der Erste-Hilfe-Maßnahmen zu achten. Das Schadensausmaß ist abhängig von der den Körper durchfließenden Stromstärke, der Durchströmungsdauer, dem Stromweg sowie der Stromart (Wechsel- o. Gleichstrom unterschiedl. Frequenz u. Welligkeit). ↑Lichtbogenunfall, ↑Arbeitsunfall.

Elementaranalyse: Qualitative u. quantitative Bestimmung der in einer chem. Verbindung enthaltenen Elemente.

Elementarfibrille: Mikrofibrille; aus linearen Makromolekülen, insbes. Proteinen bestehende, 1–5 nm große Subfilamente, die als Bündel Mikrofibrillen bilden. ↑Aktinfilamente.

Elementarherd: Mikroherd; kleinste Einheit des Existenzraums im ↑Infektionserregerareal. Für ↑Zoonosen wird der E. bei Bindung an Haustiere als enzoot. Herd u. bei Bindung an Wildtiere als ↑Naturherd bezeichnet. Für ↑Anthroponosen wird der E. als endem. Herd o. als ↑Endemiegebiet bezeichnet. Der E. bei Anthroponosen umfaßt den Existenzraum 1. Ordnung, das sind Gruppen von Menschen mit Kranken u. Ausscheidern als ↑Infektionserregerreservoir u. empfängl. Personen als potentielle ↑Wirte, sowie den Existenzraum 2. Ordnung, das ist die engere Umwelt mit den Bedingungen, die eine Erregerausbreitung ermöglichen.

Elementarmembran ↑Membran.

Elementarteilchen: umwandelbare Bausteine der Materie. Zu ihnen gehören Elektronen u. Nukleonen.

Elemente, chemische: Grundbaustein der Materie, gekennzeichnet durch eine best. Anzahl von Protonen im Atomkern (Kernladungszahl, Ordnungszahl) u. eine charakterist. Masse, die – auf das Kohlenstoffisotop 12 bezogen – als relative Atommasse angegeben wird. Es sind bisher mehr als 103 Elemente bekannt (↑Periodensystem der Elemente).

Elemente, mobile genetische: springende Gene; ↑Transposon.

Elemente, transportable genetische: DNA-Sequenzbereiche, die relativ leicht ihre Position im Genom ändern können (↑Transposition); Beispiele sind ↑Insertionselemente, ↑Transposonen, springende (bewegl.) Gene.

Element, radioaktives: chem. Element, das sich unter Teilchen- o. Strahlungsemission in andere Elemente umwandelt. ↑Radioaktivität.

Elephantenfußpseudarthrose: bildl. Bez. für die hypertrophe ↑Pseudarthrose, da der üppige Kallus an den Fragmentenden eine elephantenfußförmige Gestalt annimmt.

Elephantiasis ⟨*gr*⟩ *f*: monströse Hypertrophie sämtl. Hautschichten im Ergebnis lymphogener Abflußbehinderung. Lokalisation: obere u. untere Extremitäten, äußeres Genitale, Mamma, Augenlider. Kausale Pathogenese: angeboren o. Verschluß abführender Lymphwege bei chron.-rezidivierenden Entzündungen (Tuberkulose, Syphilis, Lepra, Erysipel), Lymphknotenmetastasen u. operative Entfernung von Lymphknoten. Abb.

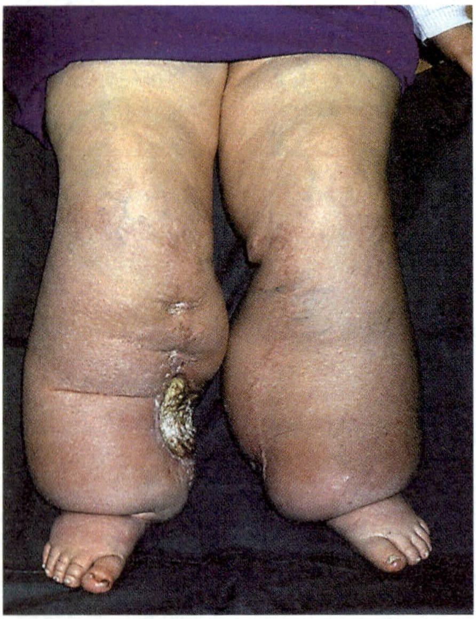

13

Elephantiasis

Elephantiasis arabum: Befall der Lymphgefäße u. Lymphknoten durch ↑Filarien; Verkalkung der Parasiten o. chron.-obliterierende Lymphangitis bewirkt Verschluß der Gefäße u. Entwicklung eines chron. Lymphödems. Bes. betroffen: Arme, Beine, Skrotum, Mamma.

Elephantiasis congenita: Lappen-Elephantiasis, E. neurofibromatosa u. E. teleangiectodes; lappen-, sack- o. tumorähnl. Hautverdickungen, die aus angeborenen tumorartigen Wucherungen der Lymphgefäße (↑Lymphangioma colli cysticum) o. der Nerven (Neurofibromatose Recklinghausen, ↑Recklinghausen-Krankheit) hervorgehen. ↑Trophödem, kongenitales.

Elephantiasis genitorectalis: Elephantiasis genitoanorectalis, Huguier-Jersild-Syndrom, Esthiomène; Spätfolgezustand der ↑Lymphopathia venerea mit hochgradiger Schwellung von Penis u. Skrotum bzw. Vulva verbunden mit Analstrikturen.

Elephantiasis gingivae: Fibromatosis gingivae, ↑Parodontologie.

Elephantiasis nostras: bedingt durch eine unspezif. obstruierende Lymphangitis o. Lymphadenitis.

Elephantiasis tropica
↑Elephantiasis arabum, ↑Filariosen.

Eleutherococcus senticosus ⟨*gr*⟩ *m*: Taigawurzel; Strauch, heim. in Sibirien, China. Wurzeldroge enthält sog. Eleutheroside, Lignane u. Cumarine. Verwendung von Extrakten der Droge ähnl. Ginseng (↑Panax ginseng) als Tonikum.

Elevatorium ⟨*lat*⟩ *n*: Instrumente.

Elfenbeinwirbel: röntg. nachweisbare erhebl. Strukturverdichtung eines Wirbels infolge osteoplast. Metastase.

Elfengesicht: kraniofaziale Dysmorphie mit typ. Gesichtsausdruck beim ↑Williams-Beuren-Syndrom.

Elfengesichtsyndrom: supravalvuläre, isolierte angeborene ↑Aortenstenose.

Elimination ⟨*lat*⟩ *f*: Ausscheidung, Beseitigung. 1. ***Pharmak.:*** Summe aller Vorgänge, die zur Konzentrationsabnahme eines Pharmakons im Körper führen. Umfaßt die Ausscheidung des unveränderten Stoffs (↑Exkretion, extrarenale, ↑Exkretion, renale) u./o. seine chem. Veränderung (↑Biotransformation). Bei pathol. Veränderungen der Nieren- u./o. der Leberfunktion sowie bei einer Vergrößerung des Verteilungsvolumens kann die E. erhebl. verzögert sein (↑Eliminationshalbwertszeit). Das Ausmaß der Verlängerung wird durch die Biotransformations- u. renalen Exkretionsraten determiniert. 2. ***Gastroenterologie:*** bei Ther. einer Helicobacter-pylori-Infektion; unmittelbar nach Beendigung der Ther. geführter Nachweis des Verschwindens des Keimes.

Eliminationsdepot: Wirkungsverlängerung eines Pharmakons durch Verminderung der Eliminationsgeschwindigkeit; 1. Hemmung der Biotransformation der Pharmaka durch Mikrosomenhemmstoffe; 2. Verminderung der aktiven tubulären Sekretion durch Tubulusblocker; 3. Verminderung der tubulären Rediffusionsrate der Pharmaka durch pH-Änderungen des Urins.

Eliminationsgeschwindigkeitskonstante
↑Eliminationskonstante.

Eliminationshalbwertszeit: *Abk* EHWZ; Zeichen t_{50}, $t_{1/2}$; für viele Arzneistoffe eine biol. Konstante, die die Zeit angibt, in der der Arzneistoffgehalt im Plasma um 50 % absinkt. Eine korrekte Bestimmung ist erst nach Abschluß der Distributionsvorgänge mögl. Die interindividuelle Variabilität der E. kann genet. (Schnell- u. Langsamausscheider) u. pathol. (Nieren- u./o. Leberfunktionsstörungen Adipositas, Kachexie, Schilddrüsenfunktionsstörungen usw.) determiniert sein. Zusätzl. intraindividuelle Schwankungen resultieren aus der Applikation mehrerer Pharmaka (↑Arzneimittelkoergismus), aus biol. Rhythmen (↑Chronopharmakologie), aus der körpl. Aktivität u. a. Definitionsgemäß ist die E. dosisunabhängig. Bei Pharmaka, bei denen die Elimination keiner einfachen Exponentialfunktion folgt, ist die Angabe zusätzl. Indizes gebräuchl., z. B. $t_{50\beta}$, $t_{50\gamma}$ usw.

Eliminationskonstante: *Abk* k_E o. k_2. Die E. sagt aus, wieviel von der im Verteilungsvolumen vorhandenen Substanz pro Zeiteinheit eliminiert (biotransformiert u./o. ausgeschieden) wird. Zur ↑Eliminationshalbwertszeit besteht folgender Zusammenhang:

$$k_E = \frac{\ln 2}{t_{50}}$$

Eliminationsphase: beim Alkohol Zeitraum, in dem die Blutalkoholkonzentration infolge Abbau u. Ausscheidung abnimmt. Tritt ein, wenn die Alkoholaufnahme (Resorption) weitgehend abgeschlossen u. neuer Alkohol nicht mehr zugeführt wird. Ist mit dem abfallenden Teil der Blutalkoholkurve ident. Abbau u. Ausscheidung setzen jedoch schon unmittelbar nach der Resorption ein, werden in der Resorptionsphase (ansteigender Teil der Blutalkoholkurve) durch die Aufnahme überdeckt. Bilden Resorption u. Elimination ein Gleichgewicht, tritt eine Plateaubildung (↑Grehant-Plateau) ein.

Eliminationstest: diagn. Methode zur Erkennung von Kohlenhydratmaldigestion u. -absorption u. a.

Elion, Gertrude Belle (geb. 1919), amerik. Pharmak., Triangle Park/North Carolina. 1988 Nobelpreis für Med./Physiol. (mit J. W. Black u. G. H. Hitchings) für „die Entdeckung wichtiger Prinzipien der Pharmakotherapie (Nukleinsäure-Antimetaboliten)". E. ist maßgeblich an der Entwicklung von Medikamenten zur Krebstherapie beteiligt. Durch die Ergebnisse ihrer Forschung konnte Azidothymidin entwickelt werden, das zur Therapie von AIDS eingesetzt wird.

ELISA ⟨*engl*⟩: *Abk* für Enzyme Linked Immuno Sorbent Assay; method. Variante des ↑Enzymimmunoassay.

E-Liste ↑E-Nummern.

Elixier: alte, heute obsolete Arzneiform, die den Tinkturen gleichzusetzen ist, besaß einen höheren Wirkstoffgehalt als diese. E. leitet sich vom arab. „eksir" o. „iksir" ab u. bedeutet soviel wie „Stein der Weisen".

Elle ↑Ulna.

Elle, federnde: federnde Subluxation des Ellenköpfchens im distalen Radioulnargelenk nach dorsal.

Ellenbogen: Cubitus; vom ↑Olekranon verursachter dorsaler Vorsprung zwischen Ober- u. Unterarm.

Ellenbogengelenk ↑Articulatio cubiti.

Ellenbogengelenkfraktur: Fraktur der artikulierenden Knochenabschnitte des Ellenbogengelenks. 1. distale Humerusfrakturen (mono- u. transkondylär, kondyläre Trümmerbrüche); 2. proximale Ulnafrakturen (typ. quere ↑Olekranonfraktur, Fraktur des ↑Processus coronoideus ulnae, Trümmerbrüche); 3. ↑Radiusköpfchenfrakturen (Meißel-, Hals- u. Trümmerfraktur). Ther.: Ziel ist die Wiederherstellung einer intakten, stufenlosen Gelenkfläche, meist operativ. ↑Osteosynthese.

Ellenbogenluxation: Ellenbogenverrenkung, Luxatio cubiti; Verrenkung in der dreiteiligen Gelenkeinheit des Ellenbogens. Ursache meist indirekte Gewalteinwirkung durch Sturz o. Verdrehung. Formen: 1. Verrenkung der Articulatio humeroulnaris nach vorn o. hinten (Luxatio antebrachii anterior u. posterior); 2. Verrenkung der Articulatio humeroradialis (Luxatio capituli radii); 3. bes. Formen sind ↑Monteggia-Fraktur, ↑Radiusköpfchensubluxation. Häufige Nebenverletzungen sind Kapsel-Band-Verletzungen, Muskelzerreißungen, Knochenabrisse, Nerven- u. Gefäßschäden. Die Spätergebnisse nach E. sind durch Funktionsbehinderungen infolge Band-, Muskel- u. Kapselverkalkungen belastet.

Elliot, Robert H. E. (1864–1936), brit. Ophth., London

Elliot-Trepanation (nach Robert H. E.): Operationsmethode bei Glaukom. Druckentlastung durch Trepanation der Sklera. Heute fast vollständig zugunsten mikrochirurg. Operationsmethoden verlassen.

Ellipsoidgelenk: Articulatio ellipsoidea: zweiachsiges Gelenk, ↑Articulatio.

Elliptozyten ⟨*gr*⟩ *m*: Ovalozyten; angeborene o. erworbene Formanomalie der Erythrozyten, auch als Artefakt ausstrichbedingt. Die 8–12 µm langen u. 2–5,5 µm breiten Erythrozyten sind kennzeichnend für das Blutbild der hereditären ↑Elliptozytose u. auch bei makrozytären bzw. megalozytären u. mikrozytären Anämien, bei Enzymdefektanämien, Thalassämien, Hämoglobinopathien vorhanden. Bei Camelidae die Regel.

Elliptozytose, hereditäre: Ovalozytose; genet. bedingte (autosomal dominanter Erbgang) Formanomalie der Erythrozyten mit ellipt. bzw. ovalen Zellen, die ursächl. noch ungeklärt ist u. bei 10–15 % aller Merkmalsträger mit hämolyt. Anämie einhergeht, während sonst keine Sympt. o. ein kompensiertes hämolyt. Syndrom besteht. Bei Teilträgern liegt der Prozentsatz an Elliptozyten bei max. 30, bei Vollträgern bei 90–100 %. Nur bei ausgeprägter Hämolyse Splenektomie nötig.

Ellis, Calvin (1826–1883), amerik. Arzt, Boston.

Ellis, Richard White (1902–1966), brit. Päd., Edinburgh.

Ellis-Creveld-Syndrom (nach Richard W. E. u. Simon van C.): chondroektodermale Dysplasie; Störungen der Knorpelbildung. Mikromelie bei relativ wenig veränderter Rumpfgröße, Polydaktylie. Nageldysplasie, Hypodontie u. weitere Fehlbildungen. Abb. 1 u. 2.

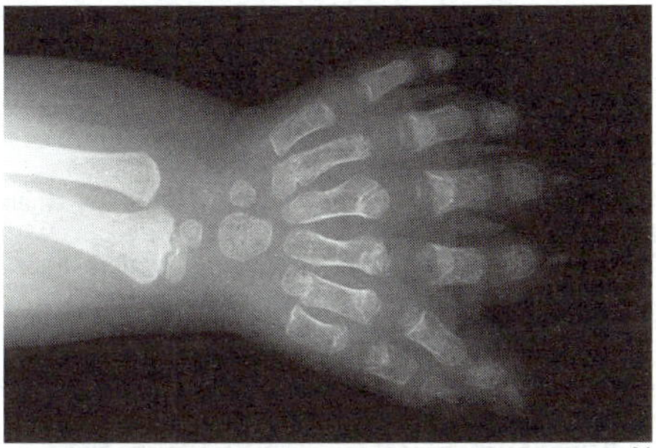

36

Ellis-Crefeld-Syndrom (Abb. 1). Hexadaktylie

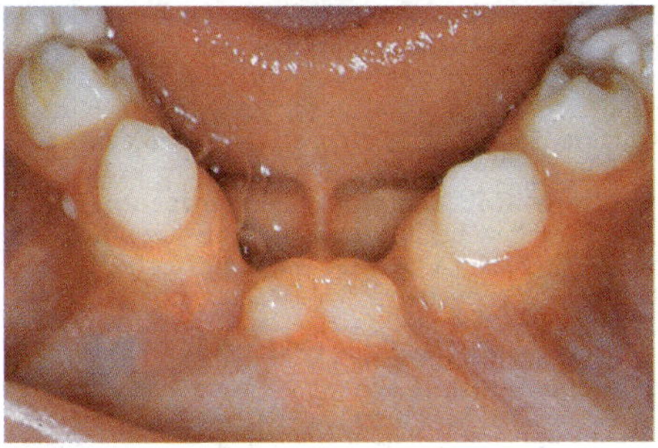

37

Ellis-Crefeld-Syndrom (Abb. 2). Hypodontie, Alveolarfortsatzkerbe

E

Ellis-Damoiseau-Linie ↑Damoiseau-Ellis-Kurve.

Ellison, Edwin H. (1918–1970), amerik. Chir., Ohio.

Ellison-Syndrom (nach Edwin H. E.) ↑Zollinger-Ellison-Syndrom.

Ellsworth, Read (geb. 1899), amerik. Biochem., Baltimore.

Ellsworth-Howard-Test (nach Read E. u. John E. H.): Test zur Differenzierung von ↑Hypoparathyreoidismus u. ↑Pseudohypoparathyreoidismus; geprüft wird die Reaktion auf i.v. zugeführtes PTH, gemessen wird die Ausscheidung von Phosphat u. cAMP im Urin. Beim Gesunden verdoppelt sich die Phosphatausscheidung im Urin, die cAMP-Ausscheidung erhöht sich auf das Zwanzig- bis Fünfzigfache; bei Pat. mit Hypoparathyreoidismus erhöht sich ebenfalls die Phosphat- u. cAMP-Ausscheidung im Urin; beim Pseudohypoparathyreoidismus bleibt dieser Effekt aus, da entweder cAMP nicht gebildet wird (Adenylatzyklasedefekt) o. cAMP gebildet wird, aber in der Niere keine Phosphaturie induziert.

Elongatio ⟨*lat*⟩ *f*: Verlängerung.

Elongatio colli: Verlängerung u. Ausziehung der Portio vaginalis uteri, bes. bei Senkungen des Uterus.

Elongation: 1. ***Physik:*** bei Schwingungen momentane lineare Auslenkung aus der Ruhelage. 2. ***Molekularbiol.:*** Polymerisationsvorgänge bei der Synthese von Biopolymeren; der Initiation folgende Prozesse der linearen kovalenten Verknüpfung von Bausteinen, z.B. von Nukleotiden bei der Synthese von Nukleinsäuren u. von Aminosäuren bei der ↑Proteinbiosynthese.

Elongation, arterielle: bei ↑Arteriosklerose: Nach degenerativem Schwund elast. Elemente u. Cholesterineinlagerung verlängern sich die Arterien, sie nehmen einen geschlängelten Verlauf an.

Elongationsfaktoren ↑Proteinbiosynthese.

Elsberg-Syndrom: ↑Cauda-Syndrom mit im Vordergrund stehenden Blasenstörungen.

Elson, M. W. (geb. 1925), amerik. Chir., Columbus/Ohio.

Elson-Syndrom (nach M. W. E.): während einer Hyperthyreose auftretender Komplex von hypothyreot. Veränderungen; prätibiales Myxödem, Exophthalmus, hypertrophe Osteoarthropathie.

El-System: Polymorphismus in der Lipoproteidfraktion HDL_1. Nachweis erfolgt mittels Diskelektrophorese nach vorheriger Antigenpräparation. Es sind 2 Untersysteme beschrieben: EL(C) u. EL(AB).

Elternaudiometrie: audiometr. Untersuchung im häusl. Milieu. ↑Audiometrie.

Eltern-Kind-Beziehung: Aus dem Zusammensein in der Familiensituation ergeben sich für Kind u. Eltern ganz best. Konsequenzen psychol. Art, die eine große Rolle für die Persönlichkeitsentwicklung haben. Neben dem Erziehungsstil u. -inhalt spielen v.a. das emotionale Klima u. das zugrundeliegende Wertsystem eine Rolle. ↑Neurose.

Eltern-Kind-Beziehung, neurotische: Familienkonstellation, bei der das Kind in eine ungünstige soziale Rolle gedrängt wird, die der Konfliktentlastung der Eltern dient u. zu einer psych. Fehlentwicklung des Kindes führen kann.

Elternmißhandlung ↑Mißhandlung.

El-Tor-Vibrionen: Vibrio cholerae Biotyp eltor; 1905 von Gotschlich in El Tor isolierte Vibrionen mit allen typ. Merkmalen u. Immunitätsreaktionen der Choleravibrionen u. zusätzl. hämolyt. Wirkung. E. verursachen offenbar häufiger als ↑Vibrio cholerae Biotyp cholerae klin. milde o. inapparente Infektionen.

Elution ⟨*lat*⟩ *f*: Herauslösen körpereigener Substanzen aus der Haut im Bade, z.B. von Harnstoff o. Urocaninsäure im Solebad. ↑Heilwässer, natriumhaltige.

EM: 1. *Abk* für ↑Elektronenmikroskopie. 2. *Abk* für Erwerbsminderung.

Emanatorium: Raum zur Inhalation von ↑Radon.

Emaskulation ⟨*lat*⟩ *f*: Entmannung; operative Entfernung von Penis u. beiden Hoden u. perineales Herausleiten der Harnröhre.

Embden, Gustav (1874–1933), dt. Physiol., Frankfurt a.M.; grundlegende Arbeiten zum Kohlenhydratabbau im Muskel.

Embden-Meyerhof-Weg (nach Gustav E. u. Otto F. M.) ↑Glykolyse.

EMBO: *Abk* für ↑European Molecular Biology Organization.

Embolektomie ⟨*gr*⟩ *f*: operative Entfernung eines meist aus dem li. Herzen stammenden Blutgerinnsels aus einer Arterie. Die E. erfolgt selten direkt, meist indirekt mittels ↑Fogarty-Katheters.

Embolie ⟨*gr*⟩ *f*: plötzl. Verschluß eines meist art. Gefäßes durch einen ↑Embolus (Thrombus, Fett, Gas, Luft, Gewebe, Gewächszellen, Fruchtwasser, Parasiten), Folgen hängen von Größe des Embolus, Lokalisation des Verschlusses u. Effektivität der Kollateralen ab. Abb.

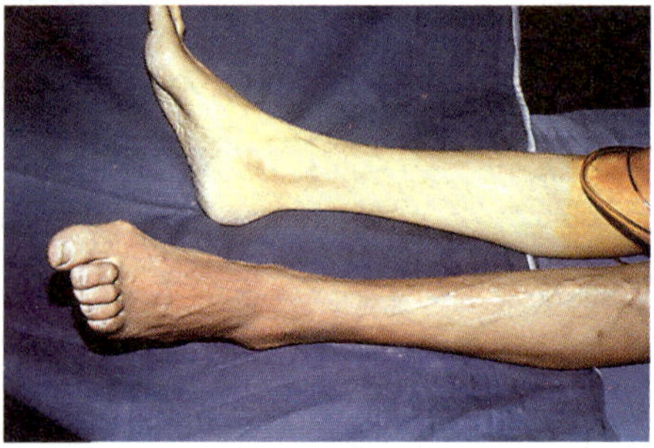

14

Embolie. Akute Ischämie bei embolischem Verschluß; der rechte Unterschenkel ist deutlich blasser als der linke.

Embolieprophylaxe: Maßnahmen zur Verhinderung von Embolien; setzt die Kenntnis eines erhöhten Thromboserisikos voraus, das heute bei höherem Lebensalter, Durchblutungsstörungen u. beträchtlichem Übergewicht als gesichert angesehen werden kann. Eine erhöhte Emboliegefahr besteht aufgrund einer hohen Thrombosefrequenz bei bettlägerigen Pat., postoperativ, während der Gravidität u. postpartal sowie bei angeborenen u. erworbenen Gerinnungsdefekten (↑Thrombophilie). Die Embolie- u. Thromboseprophylaxe umfaßt Möglichkeiten, die Zirkulation, die Thrombozytenfunktion u. die plasmat. Gerinnung zu beeinflussen. Hierzu gehören Frühmobilisierung des Pat., Druckverbände zur passiven Kompression der Venen von außen u. Hochlagerung der unteren Extremitäten. Weiterhin führt die Anwendung von Thrombozytenaggregationshemmern, Blutverdünnern (Kumarinderivate) u. Heparinen zu einer Reduktion von Embolien u. Thrombosen.

Embolisation ↑ Aneurysma, intrazerebrales.

Embolisation, perkutane transvasale: *Abk* PTE; Methode der ↑ Interventionsradiologie; unter Röntgendurchleuchtung Verschluß von Blutgefäßen bei Blutungen, Fehlbildungen, Gefäßerkrankungen, Tumoren, von Defekten der Gallen- u. Harnwege sowie von Scheidewanddefekten des Herzens. Eingesetzt werden Verschlußkörper, Embolisate wie Gelatine- o. Schaumstoffpartikel, Chemotherapeutika, flüssige Embolika (z. B. Gewebekleber, Alkohol, Sklerosierungsmittel).

Embolus ⟨*gr*⟩ *m*: auf dem Blutwege verschleppter, im Blutplasma nicht lösl. Körper (↑ Embolie), der dort eingekeilt wird, wo Gefäßdurchmesser kleiner als der Umfang des E. ist. **Arterieller E.**: ausgehend von Thromben im Herzen, in der Aorta o. den Lungenvenen. Pathogenese des Zustandekommens der E. nur teilweise geklärt. Nur frischere Thromben scheinen mobil zu sein. Rasch entstandene Thromben haben die höchste Emboliefrequenz infolge ihres hohen Anteils an lockerem Fibrin. Höhere Emboliefrequenz im höheren Alter da Thrombusorganisation verzögert abläuft. Frauen sind häufiger betroffen. Durch Fettleibigkeit begünstigt. Ursächl. bedeutsam sind in über 90 % Herzkrankheiten, 70–80 % rheumat. Herzkrankheiten bes. bei Vorhofflimmern, 10 % Herzinfarkt mit wandständigen Thromben, 5 % Endokarditis, 1 % Aneurysmen. **Blander E.**: nicht bakteriell infizierter E.; **septischer E.**: mit Bakterien beladener E.; **reitender E.**: auf einer Gefäßgabelung o. offenem Forum ovale hängengebliebener E.; **Tumorembolus**: besteht aus Komplex von Karzinomzellen. **Paradoxer E.**: Übertritt eines E. vom venösen in das art. System bei Rechts-Links-Shunt.

Embryo ⟨*gr*⟩ *m*: Keimling mit einem ↑ Gestationsalter von 16–60 Tagen in der Gebärmutter (in der med. Lit. uneinheitl. definiert, meist jedoch 16.–60. Gestationstag o. 1.–3. Schwangerschaftsmonat). In dieser Zeit werden die Organanlagen, die Plazenta u. der Plazentakreislauf ausgebildet. Bei exogenen Störungen der Entwicklung des E. kann es zu ↑ Embryopathien o. Abort kommen.

Embryoblast ⟨*gr*⟩ *m*: Embryonalknoten; eine Zellgruppe in der Blastozyste, aus welcher sich der Embryo entwickelt.

Embryofetopathie ⟨*gr*⟩ *f*: Erkrankung o. Schädigung des ungeborenen Kindes in utero, ↑ Embryopathien, ↑ Fetopathien.

Embryogenese ⟨*gr*⟩ *f*: Entwicklungsabschnitt, der sich beim Menschen vom 16.–60. Tag nach der Befruchtung erstreckt. ↑ Embryo.

Embryoid ⟨*gr*⟩ *n*: Teratoid; unreifer Tumor auf dysontogenet. Grundlage. Es können Abkömmlinge aller 3 Keimblätter vorhanden sein o. nur ein Zelltyp. Oft als unreifes ↑ Teratom angesehen. Häufig maligne Entartung.

Embryokardie ⟨*gr*⟩ *f*: seltene Tachykardieform, bei der die Abstände zwischen den Herztönen gleich werden (keine Atemabhängigkeit usw).

Embryologie: Lehre von der Entwicklung des Keimlings von der Befruchtung bis zur Geburt.

embryonal ⟨*gr*⟩ *Adj*: zum ↑ Embryo gehörend, den Embryo betreffend.

Embryonalhüllen ↑ Eihäute.

Embryonalkatarakt: Trübung des embryonalen, zentralen Kerns der Augenlinse.

Embryonalkern: zentraler Teil der Augenlinse.

Embryonalknoten ↑ Embryoblast.

Embryonalperiode ↑ Embryo.

Embryonenkultur: In-vitro-Haltung von Embryonen.

Embryonentransfer: Übertragung einer ↑ Zygote im 4- bis 8-Zellen-Morulastadium nach ↑ In-vitro-Fertilisation (IVF) u. Kultivierung in einem Nährmedium.

Embryonin ⟨*gr*⟩ *n* ↑ Alpha-2-Makroglobulin.

Embryopathia ⟨*gr*⟩ *f*: Schädigung des Embryos vor der Geburt; ↑ Embryopathien.

Embryopathia alcoholica ↑ Alkoholsyndrom, embryofetales.

Embryopathia diabetica: Diabetes-mellitus-Embryopathie; Schädigungssyndrom bei Kindern prädiabet. o. diabet. Frauen in der Frühschwangerschaft, verursacht durch vielfältige Stoffwechselstörungen. Bis zu 10 % Fehlbildungshäufigkeit: Herzfehler, Atresien des Verdauungstrakts, Polydaktylien, Syndaktylien, Klumpfüße, Hüftgelenkdysplasie, Schädel-Hirn-Fehlbildungen. Eine optimale ↑ Insulintherapie der Mutter während der Schwangerschaft mit einer Eumetabolisierung von der Konzeption bis zur Geburt können die E. d. verhindern. ↑ Fetopathia diabetica. Abb.

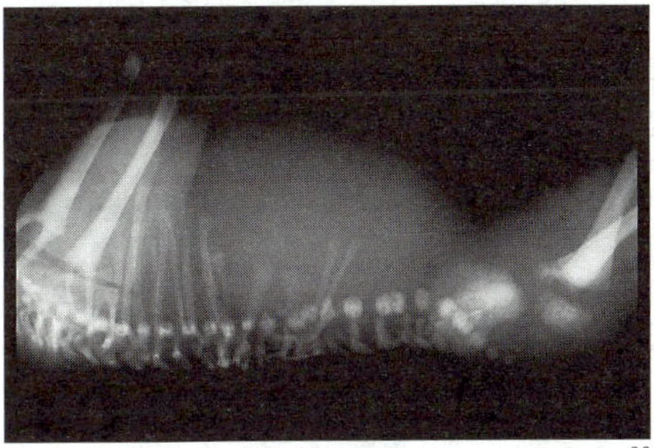

38

Embryopathia diabetica. Wirbel- und Rippenfehlbildungen

Embryopathia rubeolica: Gregg-Syndrom, ↑ Rötelnembryopathie.

Embryopathien: Krankheiten o. Schädigungen des Embryos während der Embryogenese (organogenet. Differenzierungsperiode, Mitte des 1.–3. Schwangerschaftsmonats), die mit Störungen der Morphogenese u. evtl. Fehlbildungen einhergehen können. Endogene E. sind genet. bedingt. Exogene Ursachen sind z. B. Infektionen wie diaplazentare Virusinfektionen, ↑ TORCH, ↑ Rötelnembryopathie, physikal. Schädigungen (z. B. Strahlenwirkungen), medikamentös-tox. Wirkungen (z. B. Zytostatika, ↑ Thalidomidembryopathie, ↑ Embryotoxizität) o. endokrin. u. alimentäre Einflüsse (z. B. ↑ Embryopathia diabetica, Hyperthyreose, Androgen-, Gestagen- u. Östrogentherapie). Diese Schädigungen können zu schweren morphol. Defekten führen, die als erworbene Fehlbildungen nicht erbl. sind, den genet. bedingten Fehlbildungen aber gleichen können (↑ Phänokopie).

Embryotomie: operative Kindszerstückelung unter der Geburt, meist bei totem Kind. Weitere Ind.: verschleppte Querlage, Mißverhältnis. ↑ Dekapitation, ↑ Eviszeration.

Embryotoxizität: pränatal tox. Wirkung mit Schädigung des Keimlings während der embryonalen Ent-

E

Embryotoxizität: Pharmaka mit embryo- und fetotoxischer Wirkung

Substanz	Schädigung
Androgene, Anabolika	Virilisierung von weibl. Feten, vorzeitige Skelettreifung
Antikoagulanzien	Hämorrhagien, retroplazentar u. am Fetus, Fruchttod
Aminoglykoside	Ototoxizität
Äthanolmißbrauch	verzögertes Wachstum, Mikrozephalie, Fehlbildungen des Herzens, des Brustkorbs, der Extremitäten u. des Genitales
Betarezeptorenblocker	Bradykardie des Fetus, reduzierte Vitalität u. Hypoglykämie
Chinin	Fruchttod
Chloramphenicol	Gray-Syndrom nach der Geburt
Chlorochin	Taubheit, Retinaschäden
Clomiphen	Chromosomenanomalien
Cotrimoxazol	Fehlbildungen, Fruchttod
Diethylstilbestrol	Adenokarzinome der Vagina bei Töchtern in der Pubertät
Glukokortikoide	Wachstumshemmung, Nebenniereninsuffizienz
Hydantoin	Fehlbildungsrate erhöht, Störungen der Knochenentwicklung, Atemdepression nach der Geburt
Iodide, Lithium	Struma
Lidocain	Atemdepression, Bradykardie nach der Geburt
Östrogene	Feminisierung männl. Feten
Opiate	Atemdepression, bei abhängiger Mutter Entziehungssymptome
Reserpin	fetale Bradykardie, Muskelschwäche nach der Geburt, Lethargie des Neugeborenen
Retinoide	Fruchttod, Fehlbildungen
Sexualhormone	Zahl angeborener Herzfehler erhöht
Sulfonamide	Kernikterus nach der Geburt
Sulfonylharnstoff	Fehlbildungen, Fruchttod
Tetrazykline	Störung des Knochenwachstums u. der Dentition
Thyreostatika	Struma, Kretinismus
Triamcinolon	Gaumenspalten u. a. Fehlbildungen
Vitamin K	Kernikterus nach der Geburt
Zytostatika	Wachstumsstörungen, Fehlbildungen, Fruchttod
Zigarettenrauchen	erhöhte Motilität des Uterus u. erhöhte Zahl von Fehlgeburten. Geburtsgewicht in Abhängigkeit von der Zahl der gerauchten Zigaretten beträchtl. vermindert. Postnatal ist die Entwicklung der Kinder rauchender Mütter beeinträchtigt

wicklungsphase (Embryogenese; beim Menschen 16.–60 Tag). Im Ergebnis embryotox. Beeinflussung kann der Embryo absterben (Letalität), fehlgebildet (Teratogenität; ↑Embryopathien) o. unterentwickelt sein (Retardation). Spätere Schädigung: ↑Fetotoxizität. Tab.

Embryotoxon corneae ⟨*gr + lat*⟩ *n*: opake, ringförmige Trübung in der Peripherie der Kornea. E. c. anterius: Arcus juvenilis, Arcus corneae. Seltene, oft angeborene o. später auftretende Cholesterolablagerung in oberflächl. Schichten. Evtl. Kombination mit blauen Skleren. E. c. posterius: ringförmige Randleiste der Hinterfläche u. der tieferen Schichten der Kornea. Teil einer Fehlbildung im Bereich des Kammerwinkels (↑Dysgenesis mesodermalis iridis et corneae).

EMC: *Abk* für ↑Enzephalomyokarditis.

EMC-Virus: *Abk* für ↑Enzephalomyokarditisvirus.

EMD: *Abk* für Einzelmaximaldosis. ↑Maximaldosis.

EMDR: *Abk* für engl. eye movement desensitisation; Konzept zur Behandlung posttraumatischer ↑Belastungsstörungen. Wirkmechanismus noch ungeklärt. Gleichzeitig mit einer Wiedererinnerung an das Trauma werden beim Pat. durch den Ther. mit Hilfe von horizontalen Fingerbewegungen sprunghafte Augenbewegungen induziert.

Emenagoga ⟨*gr*⟩ *n Pl*: Emmenagoga; die Menstruation regulierende Pharmaka.

Emergenz ⟨*lat*⟩ *f*: Fulguration; mit evolutionärer Entstehung komplexer Ordnungszustände (Organismen) neu auftretende Gesetzmäßigkeiten, die sich in niederen Ordnungszuständen nicht wiederfinden u. bei Reduktion auf diese verlorengehen.

emers ⟨*gr*⟩ *Adj*: Züchtung von Mikroorganismen auf der Oberfläche flüssiger Nährmedien; ↑Emerskultur.

Emerskultur: Kultivierung von Mikroorganismen auf Oberflächen von flüssigen Nährsubstanzen. ↑Fermenter.

Emesis ⟨*gr*⟩ *f*: Vomitus; das Erbrechen.

Emesis gravidarum: Schwangerschaftserbrechen, meist frühmorgens als Vomitus matutinus. Ausdruck des Umstellungsprozesses des vegetativen Nervensystems auf die Schwangerschaft. Tritt bei etwa 70 % der Schwangeren auf; kann in unstillbares Erbrechen (↑Hyperemesis gravidarum) übergehen.

Emetika *n Pl*: Pharmaka zur Auslösung von Erbrechen, z. B. bei Vergiftungen. Heute nur, wenn Magenspülung lege artis unmögl. ist. Reflexemetika: Senf, Zn- o. Cu-Sulfat, Emetin (in Ipecacuanhae radix). Zentrale E.: Apomorphin.

Emetin: Emetikum; Alkaloid aus der Wurzel von Cephalis ipecacuanha. Außerdem ↑Expektorans u. Chemotherapeutikum bei Amöbenruhr (↑Amöbiasis).

EMG: *Abk* für Elektromyogramm; ↑Elektromyographie.

EMG-Syndrom: *Abk* für ↑Exomphalos-Makroglossie-Gigantismus-Syndrom.

Emigration ⟨*lat*⟩ *f*: Auswanderung von Blutzellen aus Gefäßen; ↑Diapedese.

Eminentia ⟨*lat*⟩ *f*: Erhöhung, Erhebung.

Eminentia arcuata: Vorwölbung an der Vorderfläche der Felsenbeinpyramide des Schläfenbeins, durch den vorderen Bogengang hervorgerufen.

Eminentia collateralis: durch den Sulcus collateralis bedingte Vorwölbung in den Seitenventrikel am Beginn des Bodens vom Unterhorn.

Eminentia cruciformis: durch 4 auf die ↑Protuberantia occipitalis interna zulaufende Knochenleisten gebildetes kreuzförmiges Relief auf der Innenfläche der Schuppe des Hinterhauptbeins.

Eminentia iliopubica: E. iliopectiniea; Knochenvorwölbung zwischen Darm- u. Schambein oberhalb der Hüftgelenkpfanne.

Eminentia intercondylaris: Vorsprung auf der proximalen Fläche des Schienbeinkopfs zwischen den beiden seitl. Kondylen bzw. zwischen Area intercondylaris anterior u. Area intercondylaris posterior.

Eminentia medialis: paarige Erhebung neben der medianen Längsfurche der Rautengrube im Bereich der Brücke.

Eminentia pyramidalis: Knochenvorsprung hinter u. unter der Fenestra vestibuli in der Wand der Paukenhöhle, von dem der ↑Musculus stapedius entspringt.

Emiozytose ⟨*lat* + *gr*⟩ *f*: Exocytosis; ↑Zytose.

Emissarium sphenoidale: Foramen Vesalianum. Größeres Loch der Schädelbasis zwischen Foramen ovale u. Foramen rotundum. Venenkanäle zum Sinus cavernosus.

Emissionen, otoakustische: durch kurze clickartige Tonstöße auslösbare Kontraktionen v. Haarzellen auf der Basilarmembran der Innenohrschnecke, dank dem Vorhandensein von kontraktilen Proteinen in diesen Zellen. Die akust. Reize können über den Gehörgang o., bei Knochenleitung, über das Mastoid gegeben werden. Der im Wechsel als Mikrophon geschaltete Schallgeber nimmt die o. E. auf.

Emissionscomputertomographie: *Abk* ECT (Single-Photon-ECT = SPECT); wird durch die Rotation von einem o. mehreren (bis zu 4) Gammakameraköpfen mit einem Winkel bis zu 360° um den Pat. herum durchgeführt. Dabei werden durch Vorwahl der Winkelunterteilung, z. B. alle 6°, planare Profile erstellt u. aus all diesen Projektionen des Objekts ein Satz paralleler Schnittbilder errechnet. Große Aufmerksamkeit muß der Stabilität der Rotationsachse geschenkt werden, da deren Veränderung sich auf die Genauigkeit der Pixeladressen für die Aquisitionsmatrizen auswirkt. Moderne Systeme korrigieren mit einem Rechner den sog. off-set, die ermittelte Adressenverschiebung, die nicht nur allein durch konstruktive Elemente, sondern auch durch Gravitationskräfte bedingt sein kann. In der klin. Praxis benötigt man für die Rekonstruktion von Schnittbildern planare Aufnahmen über einen Winkelbereich von mind. 180°. Der Math. Radon konnte bereits 1917 einen Algorithmus vorlegen, der es gestattet, aus einem Satz von Projektionen aus versch. Richtungen das Original zu rekonstruieren. Auf dieses Verfahren greifen fast alle schnittbilderzeugenden Systeme zurück. Gegenwärtig ist die sog. gefilterte Rückprojektion die Methode der Wahl. Anzuwendende Filter sollen eine Reduktion des Rauschens u. eine koordinatengetreue Projektion bewirken. Vorhandene Inhomogenitäten u. Gewebeschwächung sowie Linearitätsabweichungen werden damit nicht korrigiert. Heute wird mit Ultra-High-Resolution Kollimatoren, z. B. bei Hirn-SPECT, ein räuml. Auflösungsvermögen von 6–8 mm erreicht. Alle nuklearmed. Untersuchungsverfahren mit den bekannten Radionukliden (^{201}Tl, ^{99m}Tc, ^{123}I) im Energiespektrum von 80–250 keV wie bei der planaren Szintigraphie sind mögl. Abb.

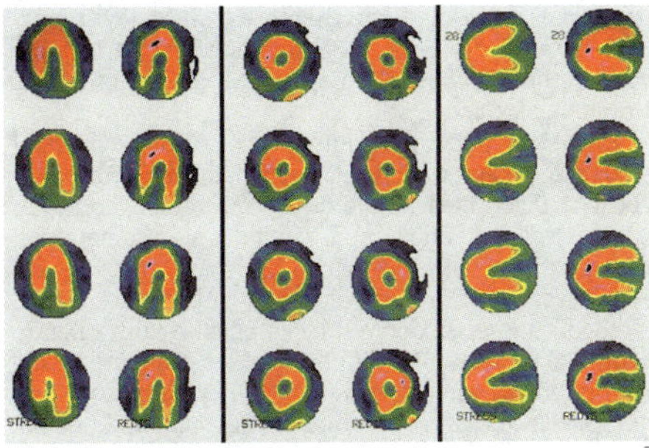

7

Emissionscomputertomographie.
Rekonstruierte SPECT-Analyse in drei Ebenen des linksventrikulären Myokards; gegenübergestellt jeweils Aufnahmen unter Ergometerbelastung u. in Ruhe: transversale (links), koronale (Mitte) u. sagittale Schnitte (rechts)

EMIT: *Abk* für engl. Enzyme Multiplied Immunotechnique; homogener ↑Enzymimmunoassay. Immun. Nachweiß von Antigenen in biol. Flüssigkeiten mittels Enzymen.

Emmenagoga ↑Emenagoga.

Emmert, Carl, Schweizer Chir., Bern.

Emmert-Operation: keilförmige Exzision des lateralen Nageldrittels bei eingewachsenem Nagel (↑Unguis incarnatus).

Emmet, Thomas A. (1828–1919), amerik. Gyn., New York.

Emmet-Operation (nach Thomas A. E.): plast. Neubildung des Muttermundes nach Zervixrissen.

Emmet-Riß (nach Thomas A. E.): bei der Geburt entstandener Zervixriß.

Emmetropie ⟨*gr*⟩ *f*: Normzustand der Brechkraft des Auges. Die opt. Teile des emmetropen Auges entwerfen von Gegenständen unabhängig von deren Entfernung vom Auge (> 25 cm) ein umgekehrtes scharfes Bild auf der Netzhaut (beim Beobachten weit entfernter Dinge ist die Augenlinse entspannt), u. der bildseitige Brennpunkt des akkommodationslosen Auges liegt auf der Netzhaut. Nur etwa 30 % aller Augen sind emmetrop. Der Ggs. zu E. ist die ↑Ametropie (Fehlsichtigkeit).

Emmonsia: Pilzgattung, Erreger der ↑Adiaspiromykose.

Emmonsia crescens: Fadenpilz, der als Erreger pulmonaler Mykosen (↑Adiaspiromykose) bei Kleinnagern u. vereinzelt auch beim Menschen nachgewiesen wurde.

Emmonsiella capsulata
↑Ajellomyces capsulatus.

Emodine: Derivate des 1,8-dihydroxylierten Anthrachinons aus versch. Drogen (Faulbaumrinde, Aloe, Sennesblätter, Rhabarber). In Drogen z. T. frei, z. T. glykosidiert vorkommend (z. B. Aloe-Emodin, Rheumemodin, Frangulaemodin); abführende Wirkung. ↑Anthrachinonderivate.

Emollenzien ⟨*lat*⟩ *n Pl*: erweichende Mittel, Öle, Fette, Seifen, warme Umschläge.

EMO-Syndrom: Erkrankung, die charakterisiert ist durch Exophthalmus, Myxoedema circumscriptum praetibiale symmetricum (↑Myxödem) u. Osteoarthropathie (partielle Akromegalie, Trommelschlegelzehen). Vorwiegend bei Frauen mit Hyperthyreose u. Basedow-Krankheit aufgrund vermehrter Sekretion von TSH (= Thyreoidea stimulierendes Hormon) u. ESF (= Exophthalmus stimulating factor).

Emotion ⟨*lat*⟩ *f*: Gemütsbewegung, die sehr differenziert sein kann u. sich auf best. Erfahrungen über Umweltwirkungen bezieht Die E. ist von Vorgängen innerhalb des vegetativen Nervensystems u. von somatomot. Ausdrucksbewegung begleitet. E. als Träger des „Subjekt"-Erlebens sind u. a. Widerspiegelungen der Größe von Bedürfnissen u. der Wahrscheinlichkeit ihrer Befriedigung. Sie bilden eine Einheit mit den Denkprozessen (Kognition) u. charakterisieren den jeweiligen stimmungsgefärbten psych. Zustand. In der subjekt. Erlebniswerteskala gibt es die pos. E. wie Freude u. die neg. E. wie Trauer. Anhaltende Störungen des emotionalen Gleichgewichts können zu organ. Erkrankungen führen. Für das Zustandekommen der E. im physiol. Sinne sind insbes. die mit der Großhirnrinde in Wechselwirkungen stehenden Gebiete des Zwischenhirns u. des limbischen ↑Systems verantwortl. Die E. hängt eng mit der ↑Motivation zusammen.

Emotionalisierung: Affektualisierung; in der Psychoanylse reifer ↑Abwehrmechanismus, bei dem emotional übertrieben u. dramatisiert wird, um eine klare, kognitive Einsicht zu vermeiden. Gegenstück zur ↑Intellektualisierung. ↑Hysterie.

Emotionalität: Inhalt u. Verlaufsqualitäten der Gesamtheit der ↑Emotionen.

Emotionsstupor: hochgradige affektive Sperrung, häufig kombiniert mit Bewegungslosigkeit nach tiefen seel. Erschütterungen, auch als Affektschock bezeichnet.

Empathie ⟨*engl*⟩: nach S. Freud das intellektuelle Verstehen im Ggs. zur gefühlsmäßigen Identifikation. E. kann als Kernvariable des Therapeutenverhaltens angesehen werden u. beschreibt die Fähigkeit des emotionalen Sich-Einfühlens u. Verstehens; sie wird in der ↑Gesprächspsychotherapie operationalisiert durch die sog. Verbalisation emotionaler Erlebnisinhalte.

Emperipolesis ⟨*gr*⟩ *f*: Durchdringen einer Zelle (meist Lymphozyten) durch andere Zellen.

Empfängerauswahl ↑Spender-Empfänger-Auswahl.

Empfänglichkeit ↑Populationsempfänglichkeit. ↑Disposition.

Empfängnis: ↑Konzeption; die Verschmelzung von Ei u. Samenzelle; ↑Befruchtungsoptimum.

Empfängnishügel: Pseudopodium des Eis, welches sich während der Kopulation bildet u. dem Spermium amöboid entgegenwächst.

Empfängnisverhütung ↑Antikonzeption.

Empfängniszeit, gesetzliche: die Zeit der Beiwohnung vom 181. bis einschl. 302. Tag vor der Geburt des Kindes gemäß §§ 1592 u. 1717 BGB. Für Vaterschaftsnachweis o. -ausschluß wichtig. ↑Blutgruppen, ↑Serumgruppen.

Empfindlichkeit: **1.** Bez. des Verhältnisses von Wirkung zur Ursache bei physikal. Meßsystemen. Beispiele sind die Verhältnisse von Schwärzung eines Films zur Belichtung, Leuchtdichte eines Bildverstärkers zur einfallenden ↑Dosisleistung. Bei photograph. Schichten wird überwiegend der reziproke Wert der zur Erzielung einer best. Schwärzung notwendigen Energie benutzt, die als Produkt auch Intensität I u. Zeit t in relativen o. auch absoluten Einheiten gemessen wird. In der Radiol. wird die Schwärzung häufig auf die Strahlendosis bezogen. Die Messung der E. erfolgt nach den Verfahren der ↑Zeitsensitometrie u. ↑Intensitätssensitometrie, bei Röntgenfilmen, die mit Verstärkerfolien belichtet werden, nach dem Blaulichtverfahren. **2.** Qualitätskriterium von ↑In-vitro-Tests, ↑Radioimmunoassay.

Empfindlichkeit, diagnostische: diagn. Sensitivität, Sensibilität; Parameter zur diagn. Beurteilung eines Analysenresultats. Gehört zu den Kriterien der diagnostischen ↑Zuverlässigkeit eines Tests. Definiert durch folgenden Quotienten:

$$\text{Empfindlichkeit} = \frac{\text{Testpos.}}{\text{Kranke} \cdot 100} \cdot \left(\begin{matrix}\text{Anzahl der unter-}\\ \text{suchten Kranken}\end{matrix}\right)$$

Anzahl der untersuchten Kranken: Die Angabe erfolgt in %. Ein Test ist danach empfindl., wenn er bei Kranken pos. ist.

Empfindlichkeit, methodische: gibt an, bei welcher Konzentration die zu bestimmende Substanz durch die entsprechende Methode noch erfaßt wird. Hohe Empfindlichkeit (Sensitivität) wird bei Bestimmung von Enzymen, Hormonen, Spurenelementen verlangt.

Empfindlichkeit, spektrale: reziproker Wert der für gleiche Helligkeitsempfindung notwendigen Strahlungsenergie monochromat. Reizlichter. Im photop. Tagessehen ist die Strahlungsenergie vom Licht der Wellenlänge 555 nm (grünl.-gelb) gegenüber Lichtern anderer

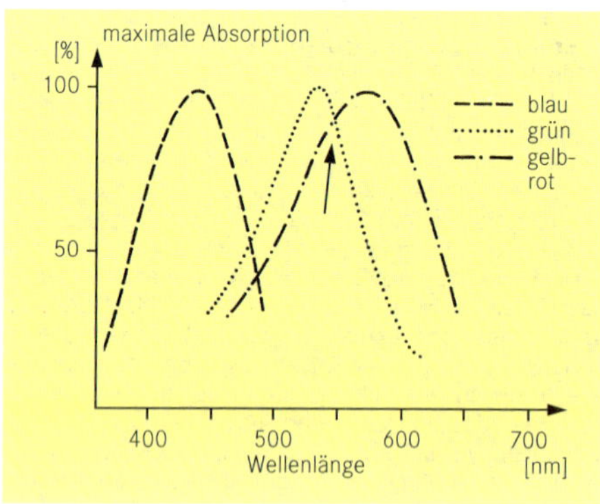

Spektrale Empfindlichkeit.
Der Farbempfindlichkeit zugrunde liegende wellenlängenabhängige Absorption von Lichtenergie seitens der Zapfen. Pfeil nach oben: maximale spektrale Empfindlichkeit durch Addition

Wellenlänge am kleinsten, die s. E. dort also am größten. ↑ Purkinje-Phänomen. Abb.

Empfindung: in der älteren Psychol. Bez. für elementare Aussageninhalte, z. B. Farben, Klänge, Gerüche usw., u. zwar ausgelöst durch physikal.-chem. Reize, die die Sinnesorgane treffen. Auffassung ist überholt, da es die elementare E. nicht gibt u. die ↑ Wahrnehmung stets einen bereits verarbeiteten Bewußtseinsinhalt darstellt.

Empfindung, spezifische: auf der Reizung einer best. Rezeptorenart, z. B. Stäbchen u. Zapfen der Netzhaut u. der folgenden zentralnervösen Verarbeitung der Rezeptorerregung beruhende E. Die auszulösende E. ist immer gleich, z. B. eine Sehempfindung, unabhängig davon, ob das Auge adäquat durch Licht o. inadäquat durch Druck, Schlag, elektr. Strom u. dgl. gereizt wurde (Müller-Gesetz).

Empfindungsstörung, dissoziierte: Beeinträchtigung der protopath. bei erhaltener epikrit. u. Tiefensensibilität (i. w. S. auch umgekehrt) bei spinalen Läsionen, bedingt durch die getrennt erfolgende Leitung der Schmerz- u. Temperaturempfindung im Tractus spinothalamicus u. des Bewegungs-, Lage-, Vibrations- u. Druckempfindens sowie des größten Teils der epikrit. Oberflächensensibilität im Hinterstrangsystem des Rückenmarks.

Emphysem ⟨*gr*⟩ *n*: Ephysema; Aufblähung. Lungenleiden, gekennzeichnet durch irreversible Erweiterung der distal der Bronchioli terminales befindl. Lufträume. Die Erweiterung der Lufträume kann durch Dilatation (Volumen pulmonum acutum, akutes E.) o. Destruktion (atroph. E., sek. E.) eintreten. Unterteilung des E. nach der auslösenden Erkrankung mögl.: obstruktives E., atroph. E., Narbenemphysem, Überdehnungsemphysem. Abb.

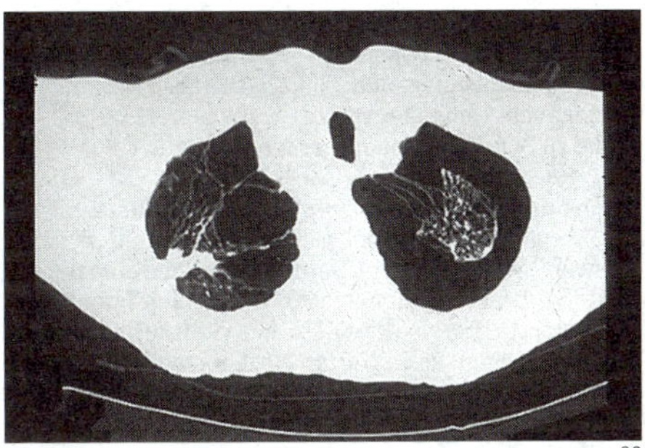

32

Emphysem. Hochauflösende transversale Computertomographie-Aufnahme der Lungenspitzen bei Narbenemphysem

Emphysema aquosum: typ. Lungenveränderung beim Tod durch Ertrinken. Die Lungen sind überbläht (balloniert), quellen beim Eröffnen der Brusthöhle heraus, die Schnittfläche ist trocken. Art u. Dauer des Ertrinkungsvorgangs spielen bei der Ausbildung des E. eine Rolle.

Emphysem, angeborenes ↑ Emphysem, lobäres.

Emphysembronchitis: chron. obstruktive Bronchitis mit Lungenemphysem. Das Emphysem an sich führt nicht zu Bronchitis, sondern ist bei E. Folge derselben.

Emphysemchirurgie: Verfahren: 1. Bullektomie bei bullösem Emphysem, 2. lungenvolumenreduzierende Chirurgie bei diffusem Emphysem (Brantigan 1957, Cooper 1993) durch Resektion überblähter u. funktionsunfähiger Lungenabschnitte mit dem Ziel, die Atemexkursionen u. Zwerchfellbeweglichkeit u. damit auch die schwere respirator. Insuffizienz zu verbessern. Zugangswege: mediane ↑ Sternotomie, ↑ VATS.

Emphysem, lobäres: kongenitales lobäres Emphysem; blasige Umwandlung überwiegend der Lungenoberlappen durch Bronchusfehlbildungen (Knorpelhypoplasie), der Alveolen (Alveolarfibrose, Fehlen elast. Fasern) o. äußere Bronchusstenosen durch Gefäßanomalien infolge eines Ventilmechanismus. Steigerung des intrathorakalen Drucks führt bei Exspiration zum Bronchialkollaps, respirator. Insuffizienz, Stridor, Tachypnoe, Infektion, Verdrängung des Mediastinums u. Atelektasen. Charakterist. im Säuglingsalter. Lebensbedrohl. Zustand durch zunehmende Lungenverdrängung gesunder Lungenabschnitte. Deshalb unverzügl. ↑ Thorakotomie u. ↑ Lobektomie.

Emphysem, vikariierendes: kompensierende Blähung der Alveolen bei Funktionsausfall erkrankter Lungenabschnitte; ↑ Lungenemphysem.

Empirismus: erkenntnistheoret.-methodolog. Konzeption, nach der Erfahrung die wichtigste o. einzige Quelle der Erkenntnis sein soll. Psych. Funktionen beruhen nach dem E. darauf, daß man aus Erfahrung lernt, während im Ggs. dazu der ↑ Nativismus die Anlagenbedingtheit bzw. genet. Determination psych. Funktionen in den Vordergrund stellt. Dementsprechend geht die empir. Psychol. vorwiegend von Beobachtung, Exp., Messung, Umfrage u. statist. Erhebung aus. Sie glaubt dabei, vorurteils- u. theorielos zu sein, obwohl bereits die Beobachtung unter method. u. theoret. Voraussetzungen erfolgt. Versch. Schulen, z. B. der Behaviorismus, die Psychol. auf dem Boden der Pawlow-Reflexlehre u. ä.

Emplastrum ⟨*lat*⟩ *n*: zur äußeren Anwendung bestimmte Zubereitungen von sehr zäher Konsistenz, deren Grundmasse aus Bleisalzen höherer Fettsäuren, Balsamen, Fetten, Harzen, Wachsen o. Mischungen dieser Stoffe besteht.

Empty-sella-Syndrom ⟨*engl*⟩: Syndrom der leeren Sella; i. a. eine Normvariante bedingt durch eine rudimentäre Ausbildung des Diaphragma sellae, wodurch sich der Subarachnoidalraum in die Sella ausdehnt; dadurch kann die Hypophyse, bes. ihr Vorderlappen, infolge Bestehenbleibens der knöchernen Sella schalenartig auf den basalen Sellabereich verdrängt werden. Das E. geht häufig mit einer Hyperprolaktinämie einher, dei ihrerseits einen Hypogonadismus begünstig; z. T. treten Liquorrhinorrhö, Adipositas, Hypertonie auf. Das weibl. Geschlecht ist häufiger betroffen. Dieses prim. E. ist von der leeren Sella nach operativen Eingriffen, Strahlenbehandlung, Schädeltraumen u. Hypophysennekrosen zu unterscheiden, bei dem häufiger eine hypophysäre Unterfunktion auftritt.

Empyem ⟨*gr*⟩ *n*: Empyema; Eiteransammlung in einer vorgebildeten Höhle o. einem Hohlorgan (bei Abflußbehinderung, z. B. in Pleuraraum, Gallenblase, Appendix). Ther.: operative Eröffnung, Drainage (Saugdrainage), Spülung, Antibiotika (nach Resistenzbestimmung). Häufige Formen: Pleura-, Gallenblasen-, Nierenbecken-, Gelenk-, Nasennebenhöhlen-, Wurmfortsatz-, Herzbeutelempyem. Erreger: meist Eiterkokken, ferner je nach Organ Kolibakterien, Proteus-Pyozyaneusbakterien, Bacteroides-Arten, Salmonellen, Influenzabakterien. Klin. meist hohes remittierendes Fieber u. schweres Krankheitsgefühl, Leukozytose.

Empyema necessitatis ↑ Pleuraempyem.

Empyemfensterung ↑ Pleuraempyem.

Empyemresthöhle ↑ Pleuraempyem.

Empyemschwartensack ↑ Pleuraempyem.

Emser Salz, künstliches: Sal Ems facticum; enthält Natriumbikarbonat, NaCl, NaI, NaBr, Lithiumzitrat, Na_2SO_4, Natriumphosphat u. Kaliumsulfat. Gegen Erkrankungen der Atemwege zur Inhalation u. zum Trinken; ↑ Expektorans.

Emulgator ↑ Tenside.

emulgieren ⟨*lat*⟩: Verfahren zur Herstellung o. Bildung einer ↑ Emulsion.

Emulsin: das in süßen o. bitteren Mandeln enthaltene Gemisch von Enzymen, v. a. aus Beta-D-Glykosidasen bestehend; von J. v. Liebig u. Wöhler beschrieben.

Emulsion ⟨*lat*⟩ *f*: disperses ↑ System aus mind. zwei prakt. nicht mischbaren Flüssigkeiten, von denen eine wäßrig ist. Voraussetzung für ihre Ausbildung sind Emulgatoren (↑ Tenside), welche aufgrund ihrer physikal.-chem. Eigenschaften die Emulsionsbildung durch Zerteilung der inneren Phase einleiten u. stabilisieren. Liegt Öl (Lipoid) als disperse Phase im Wasser als Dispersionsmittel vor, so spricht man von O/W- bzw. L/W-Emulsionen, sie sind mit Wasser mischbar. Im umgekehrten Fall liegen W/O- bzw. W/L-Emulsionen vor, die mit lipoiden Lösungsmitteln mischbar sind. Systeme, bei denen die innere Phase allein durch eine hohe Viskosität des Dispersionsmittels dispergiert u. stabilisiert gehalten wird, bezeichnet man als „Quasiemulsionen". Zur Anwendung an der Haut bestimmte E. können als ↑ Linimenta bezeichnet werden. Zum Einnehmen bestimmt E., die löffelweise dosiert werden, können als ↑ Mixturen bezeichnet werden.

Emulsionssalbe ↑ Salben.

Emundanzien ⟨*lat*⟩ *n Pl*: reinigende Mittel, z. B. Seifen.

Enalapril: ↑ ACE-Hemmer; Antihypertonikum.

Enameloblast: früher Ameloblast; ektodermale Zelle der Zahnanlage (innere Schicht des inneren Schmelzepithels), die den Schmelz (Enamelum) bildet. Abb. 1 u. 2.

Enamelom ⟨*gr*⟩ *n* ↑ Schmelzperle.

Enamelum ⟨*gr*⟩ *n* ↑ Schmelz, ↑ Zahn.

Enanthem ⟨*gr*⟩ *n*: Ausschlag im Bereich der Schleimhaut, der dem ↑ Exanthem der Haut entspricht.

Enantiomere: stereoisomere Formen eines Moleküls, die sich zueinander wie Bild u. Spiegelbild verhalten, z. B. D- u. L-Formen von ↑ Aminosäuren; drehen die Schwingungsebene linear polarisierten Lichts in unterschiedl. Richtungen.

Enapril ↑ Converting enzyme.

Enarthrose ⟨*gr*⟩ *f* ↑ Nußgelenk.

En-bloc-Exstirpation: En-bloc-Resektion; radikale Entfernung eines Organs o. einer Körperregion mit allen Lymphknoten u. Lymphbahnen in zusammenhängendem Gewebeblock.

En-Bloc-Transplantation: Transplantation zweier Nieren (en bloc), wenn der Spender jünger als 3 Jahre alt u. der Empfänger ein Erwachsener ist. Schlechtere Progn. als bei Transplantation einer Erwachsenenniere.

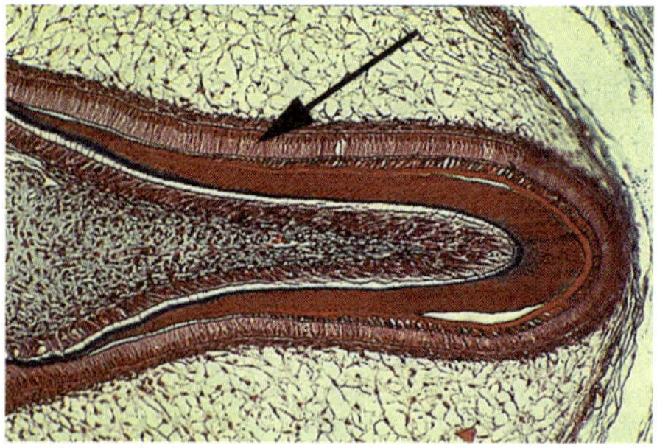

30

Enameloblast (Abb. 1). Histologischer Schnitt durch die Zahnanlage (Gesamtansicht), Azanfärbung; an die Hartsubstanz grenzende, palisadenartig ausgerichtete E. (Pfeil).

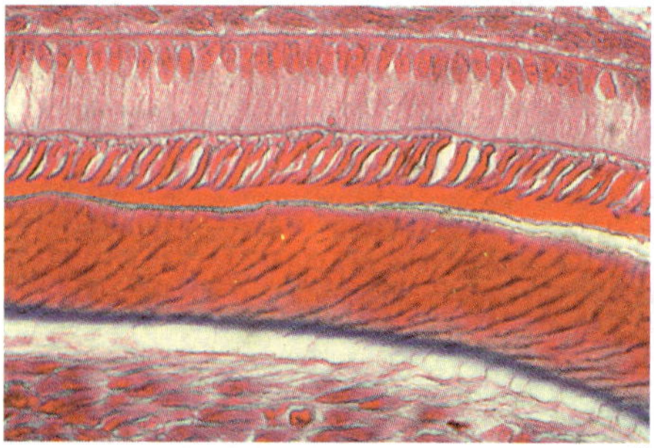

30

Enameloblast (Abb. 2). Histologischer Schnitt durch die Zahnanlage, Azanfärbung; E. mit basal gelegenen Zellkernen tragen apikal die Tomes-Fortsätze, die zu Schmelzprismen werden.

Encephale isolé ⟨*frz*⟩ *m*: vom Rückenmark auf chir. Wege isoliertes Gehirn. Der Trennschnitt verläuft zwischen Medulla oblongata u. erstem Rückenmarkssegment. Da das E. i. noch von allen Hirnnerven Impulse erhalten kann, zeigt es veränderl. Aktivitätszustände (z. B. Wachsein, Schlaf, im EEG u. an Augenbewegungen nachweisbar), die ohne Rückenmarkeinfluß studiert werden können. Das E. i. ist in der neurophysiolog. Grundlagenforschung bedeutsam.

Encephalitis ⟨*gr*⟩ *f* ↑ Enzephalitis.

Encephalitis acuta haemorrhagica: Flohstichenzephalitis wegen zahlloser Blutungsherde um die Gefäße von Großhirn u. verlängertem Rückenmark; z. B. Pertussis, Typhus abdominalis, Pneumonie (Pneumokokken, Influenza- u. Kolibakterien, Friedländer-Bakterien), Virusgrippe.

Encephalitis disseminata: multipel in versch. Hirnabschnitten auftretende E. (multiple ↑ Sklerose), Ggs. ↑ Herdenzephalitis.

Encephalitis herpetica ↑ Herpes-Enzephalitis.

Encephalitis japonica ↑ B-Enzephalitis, japanische.

Encephalitis metastatica: hämatogen-embol. Keimverschleppung, disseminiert multipel, gelegentl. solitär (↑Hirnabszeß) bei ↑Sepsis bzw. ↑Pyämie (Erreger Staphylokokken, Streptokokken, Koli-, Proteus-, Pyozyaneusbakterien, Influenzabakterien).

Encephalitis parainfectiosa: Encephalitis postinfectiosa, Enzephalomyelitis, Meningoenzephalitis; im Gefolge einer exanthemat. (viralen) Infektion auftretende akute, diffuse Entzündung von Gehirn, Rückenmark bzw. der Hirnhäute mit Hirnbeteiligung, z.B. als perivenöse Herdenzephalitis bei ↑Masern, ↑Mumps, ↑Grippe.

Encephalitis postvaccinalis: Impfenzephalitis; gefürchtete Impfkomplikation, die (selten) nach Tollwut-, Masern- u. Pertussisimpfung u.a. Schutzimpfungen auftreten kann. Inkubationszeit (im Mittel) 8–14 Tage; vielgestaltiges Krankheitsbild mit mehr als 30% Letalität.

Encephalitis purulenta: Herdenzephalitis; ↑Hirnabszeß mit lokalisierter Eiteransammlung; Entstehung meist per continuitatem bei ↑Otitis media acuta, ↑Otitis media chronica o. Nebenhöhlenvereiterung.

Encephalitis rheumatica: rheumat. Gehirnentzündung; Auftreten lymphoider Rundzellinfiltrate um die Gefäße best. Gehirnbezirke in Form vaskulärer Knötchen, bes. in den Vorderhornganglien, im ventralen Zwischenhirn u. in der Inselrinde; dabei auch Veränderungen in der Gefäßwand selbst. Sind gleiche Veränderungen auch am Herzen zu finden, spricht das für die rheumat. Natur auch der Hirnprozesse. Klin. zeigt sich die zerebrale Beteiligung als hochfieberhafte Komplikation des akuten rheumatischen ↑Fiebers.

Encephalomyelitis disseminata ↑Sklerose, multiple.

Encephalomyocarditis neonatorum: endem.-epidem. ↑Enzephalomyokarditis bei Neugeborenen. Erreger: humanes ↑Coxsackievirus. Übertragung: aerogen, bei Coxsackievirusinfektion der Mutter um den Geburtstermin. Inkubationszeit 2–7 Tage. Klin. Bild mit plötzl., hohem Fieber, Trinkunlust, Apathie, schwere ↑Myokarditis, öfter mit viraler ↑Meningoenzephalitis verbunden, hohe Letalität.

Encephalon ⟨*gr*⟩ *n* ↑Gehirn.

Encephalopathia pugilistica ⟨*gr* + *lat*⟩ *f* ↑Boxerdemenz.

Encephalopathia saturnica ↑Bleienzephalopathie.

Enchondrom ⟨*gr*⟩ *n*: Enchondroma; solitär o. multipel auftretender Knorpeltumor (bes. im Bereich des Knochenmarks).

Enchondromatose ⟨*gr*⟩ *f*: Knochenchondromatose, Dyschondroplasie, Osteochondromatose; genet. bedingte, meist polytope Knorpelwucherungen im Skelettsystem; autosomal dominanter Erbgang. Knorpelwucherungen gehen von den Epiphysenfugen aus, wachsen in den Knochen hinein, durchbrechen diesen u. führen schließl. zu schwersten Skelettdeformationen. Maligne Entartung in etwa 15%. Kombination mit Hämangiomen: ↑Maffucci-Syndrom.

Encounter-Gruppen: ↑Gruppenpsychotherapie; Verfahren innerhalb der Tradition der ↑Gesprächspsychotherapie, das auf versch. Methoden der humanist. Psychol. zurückgreift. Ziel der z.T. sehr großen E. ist die Förderung einer angstfreien Selbst- u. Fremdwahrnehmung sowie die Erweiterung der emotionalen Ausdrucks- u. Selbstentfaltungsmöglichkeiten, die Teilnehmer werden angehalten, persönlichkeitsfördernde Beziehungen zueinander aufzunehmen (↑Selbsterfahrung). E. sind nicht themat. ausgerichtet u. werden auch im präventiven Bereich als psychohygien. Maßnahmen eingesetzt.

Endangiitis ⟨*gr*⟩ *f*: Entzündung der Gefäßinnenhaut; als Endarteriitis bei Arterien (↑Endarteriitis syphilitica obliterans), als Endophlebitis bei Venen (↑Endophlebitis hepatica obliterans).

Endangiitis obliterans: an den Arterien der unteren Extremitäten beginnende entzündl. Erkrankung der inneren Gefäßwandschichten, die mit o. ohne Thrombose (deshalb auch Thrombangiitis obliterans) zur bindegewebigen Verödung u. somit schweren schmerzhaften Ernährungsstörungen bzw. Gangrän führt. Häufig Venen beteiligt. Befällt bevorzugt junge Männer. Infektionen, immun. Reaktionen, Gerinnungsstörungen, Kollagenerkrankungen u.a. werden ätiol. diskutiert. Die Beschwerden entsprechen denen bei Arteriosklerose der entsprechenden Lokalisation u. sind durch die Ischämie bedingt: Parästhesien, Hyperästhesien, Claudicatio intermittens, Ruheschmerzen, Ulzera, Gangrän. Erst im Spätstadium der Erkrankung bzw. in Kombination mit Arteriosklerose werden auch größere Gefäße befallen, selten die viszeralen Arterien (Koronar-, Zerebral-, Nieren- u. Mesenterialarterien). Erniedrigung der Hauttemperatur oft nur an Hand u. Fuß bzw. Finger u. Zehen, pathol. Allen-Test, pathol. Fingerkompressionstest, reaktive Hyperämie sind bes. bei akralen Formen der Durchblutungsstörungen wichtige diagn. Zeichen. Oft bringt wiederholte Suche (biopt./immun.-serol.) nach Kollagenkrankheiten erst nach Jahren eine eindeutige Klärung. Ein Frühsymptom, das dem Befall der Arterien um Jahre vorausgehen kann, ist die Phlebitis migrans der oberflächl. Venen (Fuß, Knöchel, obere Extremität); dd abzugrenzen sind Krankheitsbilder wie die Horton-Riesenzellarteriitis, Periarteriitis nodosa, Arteriitis bei Kollagenosen, Hypersensivitätsarteriitis, Arteriitis bei Allgemeininfektionen, eosinophile Arteriitis u.a. Die Abgrenzung gegenüber der ↑Arteriosklerose ist dd wichtig, da in Ther. u. Progn. Unterschiede zwischen beiden Krankheiten bestehen. Die Progn. quoad vitam ist günstiger als bei Arteriosklerose. Der Gefäßprozeß im Bereich der Extremitäten neigt aber zur Progredienz, so daß die Progn. für die Erhaltung der Extremität ungünstiger als bei Arteriosklerose ist.

Endarteriektomie: operative Entfernung verschließenden thrombot. u. atherosklerot. Materials aus Arterien. ↑Desobliteration.

Endarterien: Blutgefäße, deren Äste untereinander nicht in Verbindung stehen. Der Verschluß der E. führt zum Ausfall der Blutversorgung u. zum Gewebeuntergang (Nekrose) des entsprechenden Gebiets. Außer diesen absoluten E. gibt es funktionelle E., deren Kapillargebiete durch Querverbindungen im Zusammenhang stehen. Diese reichen aber bei Verschluß nicht aus, den betroffenen Gewebebezirk zu versorgen.

Endarteriitis syphilitica obliterans: Heubner-Endarteriitis; Lokalisation der syphilit. Gefäßerkrankung an Hirnbasisarterien bei tertiärer Lues. Histol. bis zum Verschluß führende Intimaproliferation. Als Folge Enzephalomalazien mögl.

Endemie: örtl. begrenztes Auftreten einer Infektionskrankheit.

Endemiegebiet: ständiger, zeitl. unbegrenzter u. räuml. begrenzter Existenzraum einer Infektionskrankheit. Dauerschadgebiet einer einheim. Infektionskrankheit. (endemische Krankheit).

Endemieindex: durchschnittl. Häufigkeit einer Krankheit in einem def. Territorium in epidemiefreier Zeit für eine best. Zeiteinheit (Woche, Monat). Der E. ist ein

Maß zur Charakterisierung der Häufigkeit einer endem. Krankheit. Er wird als Mittelwert o. Mittel der Zentralwerte von drei o. mehr aufeinanderfolgenden Jahren berechnet. Hyperendem. bedeutet Häufigkeitszunahme, hypendem. Häufigkeitsabnahme (↑Endemie).

endemisch *Adj*: einheim.; eine Endemie betreffend. **E. Krankheit**: mit ständigem Vorkommen in einem Gebiet. Die e. Krankheit kann mit sehr unterschiedl. Häufigkeit auftreten u. Ausgang von ↑Epidemien sein. Die Häufigkeit wird mit dem Endemieindex u. dem math. Normalgang charakterisiert, die auch die Abgrenzung bzw. Bestimmung von Epidemien erlauben. **E. Latenz**: Existenzform einer Infektionskrankheit im ↑Endemiegebiet mit Erregernachweis u. ohne Auftreten von Krankheitsfällen.

endermal ⟨*gr*⟩ *Adj*: intrakutan; innerhalb der Haut.

Enders, John Franklin (1897–1985), amerik. Immun., Boston. 1954 Nobelpreis für Med./Physiol. (mit F. C. Robbins u. T. H. Weller) „für ihre Entdeckung der Fähigkeit der Poliomyelitisviren, auf Kulturen verschiedener Gewebe zu wachsen".

Enders-Vakzine (nach John F. E.): über Zell- u. Hühnereipassagen attenuiertes Masernvirus (Edmonston-Stamm) für Masernlebendimpfstoff ↑Masernschutzimpfung.

Endgruppen: terminale Gruppen. Funktionelle, am Kettenende eines größeren Moleküls angeordnete Gruppen. Beispiele: C-terminale u. N-terminale Aminosäuren eines ↑Peptids. Für Synthese u. Analyse makromolekularer Verbindungen ist die Kenntnis der E. von großer Bedeutung.

Endharn: sich aus den Sammelrohren in das Nierenbecken entleerender Harn, der letztl. ausgeschieden wird. Endprodukt der ↑Nephrone.

Endhirn: Großhirn; ↑Telenzephalon.

Endiaron: 5,7-Dichlor-8-hydroxy-chinolin, Chlorquinol. Chemotherapeut. wirkendes ↑Antidiarrhoikum.

Endigungen, axonale ↑Synapse.

Endkerne: Nuclei terminationis. Kerngebiete im Stammhirn, in denen das 1. afferente Neuron sensibler Hirnnerven auf das 2. weiter nach zentral laufende Neuron umschaltet.

Endo, Shigeru (1869–1937), jap. Bakteriologe, Tokio.

Endobiose ⟨*gr*⟩ *f*: endobiont. Wachstum; Wachstum eines Organismus (als Symbiont o. Parasit) innerhalb eines anderen, z. B. Darmsymbionten, ↑Helminthen.

Endoblasttumor ↑Endotheliom.

Endobrachyösophagus: Barrett-Syndrom, lower esophagus lined with columnar epithelium. Ösophagus mit anlagebedingter o. erworbener zirkulärer Auskleidung des unteren Anteils mit Zylinderepithel, so daß der gastroösophageale epitheliale Übergang nach proximal verschoben ist. Am häufigsten ist der E. Folge einer chron. Refluxösophagitis. Komplikationen: hochreichende Ösophagitis, Barrett-Ulkus, Stenosierung, maligne Entartung. Männer sind wesentl. häufiger betroffen als Frauen.

endobronchial ⟨*gr*⟩ *Adj*: im Bronchiallumen befindl. bzw. dort sichtbar, z. B. endobronchialer Tumor.

Endocarditis ↑Endokarditis.

Endocarditis lenta: Sonderform der Endokarditis, die als gefürchtete Sepsis lenta (Schottmüller 1910) v. a. durch Streptococcus viridans, gelegentl. durch Enterokokken hervorgerufen wird. Klin. meist schleichender Beginn mit uncharakterist. Sympt. wie Müdigkeit, Appetitlosigkeit, allg. Schwäche, leichte Temperaturerhöhung, gefolgt von organ. Herzgeräuschen, Erhöhung der Pulsfrequenz, sek. Anämie, Milzvergrößerung, Hämaturie (↑Herdnephritis) u. Leukozytose mit Linksverschiebung. Im späteren Stadium Trommelschlegelfinger, disseminierte Embolien in Haut, Netzhaut, Leber, Milz, Niere, Gehirn (↑Encephalitis metastatica) mit Schmerzen in den betreffenden Organen. Dubiöse Progn. (trotz Antibiotikatherapie). Diagnostik: bakt. (wiederholte) ↑Blutkulturen.

Endocarditis Libman-Sacks: parietale, abakterielle verruköse Endokarditis bei systemischem ↑Lupus erythematodes.

Endocarditis rheumatica: rheumat. Entzündung der Herzinnenhäute, bes. der Klappen. Progn. bestimmendes Sympt. des akuten rheumatischen ↑Fiebers; sonst ↑Endokarditis sowie angeborene ↑Herzklappenfehler.

Endocarditis ulcerosa: bakterielle nekrotisierende E. mit Geschwürbildung u. thrombot. Auflagerungen, die schließl. zur Zerstörung der befallenen Herzklappen führt. Mikrobiol. vielfältige Ätiol., v. a. die häufigen Eitererreger: Staphylokokken, Streptokokken, Diplokokken, Neisserien; ferner Kolibakterien, Klebsiellen, Pyozyaneusbakterien; Brucellen, Typhusbakterien; Influenzabakterien, Bacteroides-Arten; Candida-Hefen. Klin. meist remittierendes Fieber, organ. Herzgeräusch, Pulsfrequenzsteigerung, Anämie, Milztumor, Gewichtsverlust, Körperschwäche, Gliederschmerzen, embol. Herdgeschehen (↑Pyämie, ↑Sepsis). Fragl. Progn. Diagn. bakt. durch mehrfache Blutkulturen.

Endocranium ⟨*gr*⟩ *n*: Endokranium. Periostauskleidung des Schädelinneren; ident. mit ↑Dura mater encephali.

Endocrinocytus ⟨*gr* + *lat*⟩ *m*: die sezernierende Zelle in endokrinen ↑Drüsen.

Endocrinocytus gastrointestinalis: Epithelzellen der Magen-Darm-Schleimhaut, die das GEP (gastroenteropankreat. endokrines System) bilden. Bekannteste sind die chromaffinen Zellen.

Endocrinocytus interstitialis ↑Hodenzwischenzellen.

Endodermal-Sinus-Tumor ↑Dottersacktumor.

Endodesoxyribonukleasen ↑Desoxyribonukleasen.

Endodont ⟨*gr* + *lat*⟩ *n*: Endodontium; Inneres des Zahns. In der älteren Lit. Syn. für Zahnpulpa, heute Sammelbegriff für Pulpa u. Dentin. ↑Endodontie.

Endodontie ⟨*gr*⟩ *f*: Prävention, Diagnostik u. Ther. der Erkrankungen des Zahnmarks (Pulpa). Für die Erhaltung des Gebisses u. der einzelnen Zähne ist nicht nur aus kariolog. Sicht die Vitalerhaltung der Pulpa wesentl. Voraussetzung. Die prim. Prävention von Pulpopathien besteht aus den Maßnahmen der prim. u. sek. Kariesprävention, aus sorgfältiger ↑Restauration, Abstellung unphysiolog. Belastungen, die sek. Prävention aus sorgfältiger Diagnostik u. Frühbehandlung i. S. der Vitalerhaltung, die tertiäre Prävention aus der Ind. u. Durchführung der Therapieverfahren. Die klin. Diagnostik ist relativ schwierig, da sie sich im wesentl. auf anamnest. Angaben stützt. Histol. Überprüfungen klin. Diagnosen ergaben erhebl. Fehlerquoten. Klassifikation der **Pulpopathien**: 1. regressive ↑Metamorphose; 2. Pulpaentzündung (↑Pulpitis) hauptsächl. als Kariesfolge. Bereits bei Caries superficialis treten histol. nachweisbare, jedoch symptomlose entzündl. Veränderungen auf, so daß die sog. akuten Pulpaentzündungen wohl eher Exazerbationen chron. Entzündungen sind. 3. Traumatogene Freilegung der Pulpa (komplizierte ↑Zahnfraktur), Vitalerhaltung wegen Kontamination des Pulpagewebes nur innerhalb von 2 h bei jugendl. bleibenden Zähnen mit weit offenem Foramen apicale mögl. 4. ↑Pulpagangrän. Bei der Ther. der Pulpopathien ist die Vitalerhaltung der Pulpa o. eines Teils oberstes Ziel. Zu den Vitalerhaltungsverfahren gehören die ↑Pulpaüberkappung (indirekt o. direkt) u. die Vitalamputation. Die Verfahren zur teilweisen o. völligen Entfernung des vitalen, aber irreversibel geschädigten Pulpagewebes werden einerseits in ↑Amputation (Entfernung der Kronenpulpa) u. Exstirpation (Entfernung der gesamten Pulpa), in Vitalverfahren (Anästhesie zur Schmerzausschaltung) u. Mortalverfahren (Nekrotisierung zur Schmerzausschaltung) unterschieden. Unter ↑Wurzelkanalbehandlung werden die Vital- o. Mortalexstirpation u. die Gangränbehandlung zusammengefaßt. Tab.

Endodontium ⟨*gr + lat*⟩ *n* ↑Endodont.

Endodontologie: Lehre von der Ontogenese, Histogenese, Orthologie, Pathol., Diagnostik, Ther. der Pulpa. ↑Endodontie.

Endodyogenie: asexuelle Vermehrungsform der Trophozoite während der proliferativen Phase u. der Zoite innerhalb der Zyste, z. B. bei Toxoplasma gondii u. Sarcocystis. Bei der E. werden in der Mutterzelle zwei Tochterzellen gebildet, die nach der Reifung unter Zerstörung der Mutterzelle ausschlüpfen.

Endoenzyme: **1**. Enzyme, die, im Ggs. zu ↑Exoenzymen, Biopolymere (Nukleinsäuren, Proteine) ketten-intern spalten; ↑Desoxyribonukleasen, Ribonukleasen, Peptidasen. **2**. Enzyme, die in der Zelle freigesetzt werden.

Endogamie: häufiger als zufallsgemäßes Auftreten von Verwandtenehen in einer Population.

endogen ⟨*gr*⟩ *Adj*: von innen kommend, im Körperinneren entstehend.

Endokard: seröse Auskleidung der Herzhöhlen, die der Intima der Gefäße entspricht. Abb.

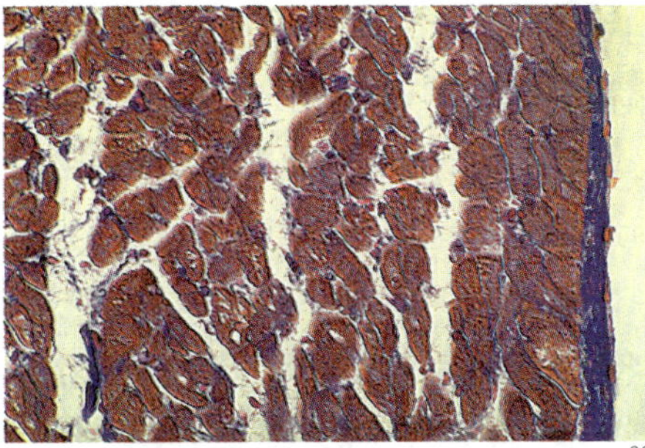

30

Endokard. Histologischer Schnitt durch das Herz, Azanfärbung; das E. (rechts) besteht aus dem einschichtigen Endothel u. einer dünnen Bindegewebeschicht (blau gefärbt).

Endokardfibroelastose: Herzerkrankung mit Endokardverdickung. Prim. Form: in utero entstandene, im frühen Kindesalter sich manifestierende, meist im li. Ventrikel lokalisierte Endokardverdickung infolge Proliferation fibroelast. Gewebes, was zur Einschränkung der systol.-diastol. Beweglichkeit führt, schlechte Progn. Sek. Form: Endokardverdickung bei Herzfehlbildungen, Myokarditis, Herzglykogenose, Gargoylismus u. neuromuskulären Erkrankungen. Grundkrankheit bestimmt die Progn.

Endokardfibrose, kongenitale ↑Fibroelastosis endocardii.

Endokarditis ⟨*gr*⟩ *f*: Endocarditis, Herzinnenhautentzündung; meist die Herzklappen durch bakterielle Ansiedlung (bakterielle E.) o. Toxine (rheumat. E.) krankhaft verändernder, klin. u. pathol.-anat. definierbarer Prozeß. Gefürchtete Folgen sind ↑Embolien, ↑Sepsis o. ↑Pyämie. ↑Endocarditis ulcerosa. ↑Endocarditis lenta.

Endodontie: Terminologie, Diagnostik u. Therapie der vitalen Pulpa

Klinische Diagnose	Leitsymptom(e)	Sperrsymptom(e)	Therapie
Caries profunda	tiefe Karies	erhöhte Reizbarkeit, Pulpitis	indirekte Überkappung, Restaurationstheraphie
Artifizielle Eröffnung	punktförmige Blutung in die Kavität	Gangrän	direkte Überkappung
Caries profunda mit durchgehender Erweichung	kariös erweichtes Dentin unmittelbar über der Pulpa	-	Vitalamputation
Hyperämie	kurzdauernder Schmerz auf Provokation (heiß/kalt), Karies	Spontanschmerz, Dauerschmerz	indirekte Überkappung, Restaurationstherapie
Pulpitis acuta coronalis	Spontanschmerz, schmerzfreie Intervalle	Dauerschmerz, Perkussionsschmerz, ausstrahlender Schmerz	Initialstadium: indirekte Überkappung, sonst Vitalamputation
Pulpitis acuta radicularis	heftiger Dauerschmerz, ausstrahlender Schmerz, Perkussionsschmerz	Gangrän	Exstirpation
Pulpitis chronica clausa	gelegentl. wiederkehrende Schmerzen, lange Anamnese	Gangrän	Exstirpation
Pulpitis chronica aperta granulomatosa	Pulpapolyp	-	Vitalamputation
Pulpitis chronica aperta ulcerosa	Eröffnung der Pulpakammer, Sondierungsschmerz	-	Exstirpation

E

Endokardkissen: Mesenchymanhäufungen im ↑Endokardschlauch der Herzanlage zwischen Vorhof u. Kammer. Daraus entstehen die Mitral- u. Trikuspidalklappen.

Endokardkissendefekte: verschiedengradige Fehlbildungen im Bereich der Ventilebene des Herzens. Ein vorderes u. hinteres Endokardpolster verschmelzen unter Bildung beider atrioventrikulärer Ostien. Sie dienen der Verankerung von Vorhof- u. Ventrikelseptum, liefern Trikuspidalis u. Mitralis sowie Teile der Herzscheidewand. Formen: 1. Septum I verschmilzt nicht mit Endokardpolstern, meist vorderes Mitralsegel gespalten. Loch zwischen beiden Vorhöfen dicht über Klappenebene, Shunt auf Vorhofebene: ↑Septum-primum-Defekt. 2. Septum-primum-Defekt u. „Aufhängung" des Ventrikelseptums am Herzskelett durch dicke Chordae tendineae. 3. Gespaltene Mitralis u. Kammerseptumdefekt. 4. ↑Pars-membranacea-Defekte. 5. Fehlende Vereinigung beider Endokardkissen, ↑Canalis atrioventricularis communis persistens.

Endokardschlauch: durch Fusion von zwei Endothelschläuchen entstehender Teil der embryonalen Herzanlage, besitzt eine venöse Einstrombahn u. art. Ausstrombahn. Durch schnelles Wachstum entstehen Schleifen mit den Abschnitten ↑Sinus venosus, Vorhofteil, Kammerteil, ↑Bulbus cordis u. ↑Truncus arteriosus.

Endokranialausguß: Ausguß bzw. Abdruck des Hirnschädelinnenraums bzw. -reliefs.

endokrin ⟨*gr*⟩ *Adj*: innersekretor., die Hormonsekretion betreffend.

Endokrinium ⟨*gr*⟩ *n*: endogenes Informations-, Steuerungs- u. Regelsystem der hormonbildenden Drüsen bzw. Organe o. Gewebe zur Koordination somat. u. vegetativer Funktionen des Organismus.

Endokrinologie: ⟨*gr*⟩ *f*: Lehre von der inneren Sekretion der hormonbildenden Drüsen bzw. Organe o. Gewebe, die über versch. Regulationssysteme miteinander verknüpft sind u. den Informationsaustausch zwischen Organen, Zellen u. subzellulären Strukturen vermitteln, Entwicklung, Wachstum u. hämodynam. Adaptation des Organismus an verschiedenste Umweltbedingungen ermöglichen. Endokrin. Krankheitsbildern liegt entweder ein Überschuß an Hormon (Überfunktion) o. ein Mangel an Hormon (Unterfunktion) zugrunde. Entspr. der Aufgabenstellung kann man die E. untergliedern in exp. E., klin. E., Sexualendokrinologie, ↑Neuroendokrinologie usw.

Endokrinopathie: Oberbegriff für Erkrankungen einer endokrinen ↑Drüse mit resultierender Störung der Hormonproduktion u. -regulation. Die Drüsenerkrankung wirkt sich je nach betroffenem Hormon unterschiedl. stark auf den Gesamtorganismus aus.

Endokrinopathiediabetes: sek. Diabetesformen infolge anderer Grundleiden: ↑Akromegalie, ↑Cushing-Syndrom, ↑Hyperthyreose, ↑Conn-Syndrom, ↑Phäochromozytom, ↑Prader-Willi-Syndrom, ↑Achard-Thiers-Syndrom, ↑Ullrich-Turner-Syndrom, ↑Down-Syndrom, ↑Werner-Syndrom.

Endolimax nana ⟨*gr* + *lat*⟩ *f*: Amöbenart im Dickdarm von Mensch u. Affen; vegetative Form 10 µm, Zyste 8–10 µm groß mit meist 4, bisweilen bis 8 Kernen; gilt als apathogen.

Endomeninx ⟨*gr*⟩ *f*: Vorstufe der weichen Hirnhaut, ↑Leptomeninx.

Endometriose ⟨*gr*⟩ *f*: Endometriosis; Heterotropie; Inseln von Schleimhaut des Uteruskörpers außerhalb der normalen Lokalisation. **E. interna**: in der Tiefe des Myometriums (Adenomyosis uteri); in der Zervixhinterwand (Douglas-E.). **E. externa**: Ovar, Tube. Selten: Bauchfell, Nabel, Lunge, Skelettmuskulatur, Wirbelsäule, Harnblase. Es handelt sich um normale Korpusschleimhaut, evtl. ohne Drüsen (Stromaendometriose). Benignes Tiefenwachstum, Einbrechen in Blut- u. Lymphgefäße. Selten maligne Entartung. Konservative Ther. durch Gestagene in hoher Dosierung mit starker atrophisierender Wirksamkeit, ggf. Operation; ↑Schokoladenzyste.

Endometritis ⟨*gr*⟩ *f*: Entzündung der Gebärmutterschleimhaut mit Blutungen. **E. post abortum**: nach einer Fehlgeburt auftretende Gebärmutterschleimhautentzündung mit meist aszendierender Genese u. Gefahr einer Sepsis. Klin.: Fieber, wehenartige Schmerzen, Blutungen, Leukozytose. Ätiol. vielfältig: Eitererreger, v.a. Streptokokken, Staphylokokken; ferner gramnegative Bakterien wie Kolibakterien, Proteusbakterien, Bacteroides-Arten, selten Klostridien des Gasödems u. Tetanus. **E. post partum**: E. puerperalis; Gebärmutterschleimhautentzündung im Wochenbett. Inkubationszeit meist bis zu 3 Tagen; aszendierende Infektion mit der Gefahr der Puerperalsepsis. ↑Puerperalfieber.

Endometrium ⟨*gr*⟩ *n*: Schleimhaut der Gebärmutter. ↑Uterus.

Endometriumkarzinom: vom Endometrium ausgehendes ↑Korpuskarzinom. ↑Uteruskarzinom.

Endomitose ⟨*gr*⟩ *f*: Chromosomenteilung ohne Auflösung der Kernmembran u. ohne Entwicklung eines Spindelapparats bei gleichzeitiger Kernvergrößerung. E. tritt bes. bei starker funktioneller Belastung auf (z. B. in der Leber). Folge sind Zellkerne mit mehreren Chromosomensätzen (↑Polyploidie).

Endomycetales: Ordnung der Pilze, die hefeähnl. Organismen umfaßt.

Endomykose ↑Systemmykose.

Endomyokardfibroelastose ↑Fibroelastosis endocardii.

Endomyokardfibrose ⟨*gr* + *lat*⟩ *f*: progrediente, nosolog. eigenständige, ursächl. ungeklärte Herzerkrankung von Kindern u. Jugendlichen in trop. Ländern, bes. im äquatorialen Afrika. Ätiol. werden Fehlernährung (Erhöhung der Hydroxyindolessigsäure infolge reichl. Bananenverzehrs u. verzögerter Ausscheidung derselben), Erkrankungen des rheumat. Formenkreises u. autoimmunolog. Vorgänge diskutiert. ***Histol.:*** Verdickung von Endokard sowie angrenzendem Myokard eines o. beider Ventrikel durch kollagenreiches Granulationsgewebe u. organisierte Fibrinablagerungen: Klin. Sympt. von Herzklappenfehlern, Hypertrophie u. Dilatation, Stauungserscheinungen, Extrasystolen. Progn. schlecht, Exitus nach höchstens 7 Jahren. Therapieversuch: Kortikosteroide, Immunsuppressiva.

Endomyokarditis ⟨*gr*⟩ *f*: gleichzeitig Endokard u. Myokard befallende Herzentzündung. ↑Fibroelastosis endocardii.

Endomysium: in einem von ↑Perimysium umgebenen Primärbündel zwischen Muskelfasern gelegenes lockeres Bindegewebe.

Endomysiumantikörper: hochspezif. u. sensitive Antikörper (Testung an glatten Muskelzellen des Ösophagus) beim Vorliegen einer glutensensitiven Enteropathie.

Endo-Nährboden: Fuchsinlaktoseagar; ↑Elektivnährboden zur Enterobacteriaceae-Diagnostik; Nachweis der Laktosefermentierung.

Endoneuralscheide: direkt der Nervenfaser anliegende Umhüllung, gebildet aus Basalmembran der Schwann-Zellen u. retikulären Bindegewebefasern des Endoneuriums.

Endoneurium: in einem von ↑Perineurium umgebenen Primärbündel zwischen Nervenfasern gelegenes lockeres Bindegewebe, das auch die ↑Endoneuralscheide enthält.

Endonexin: Protein aus der Gruppe der Calelektrine.

Endonukleasen: Enzyme, die als Endodesoxyribonukleasen DNA o. als Endoribonukleasen RNA kettenintern spalten. Von bes. Bedeutung für die Gentechnik sind die ↑Restriktionsendodesoxyribonukleasen.

Endoparasiten: Innenschmarotzer; Parasiten (meist Vertreter der Protozoen, ↑Protozoa u. ↑Helminthen), mitunter auch Arthropodenlarven, die im Inneren ihrer Wirte leben; z. B. ↑Darmparasiten, ↑Blutparasiten, ↑Gewebeparasiten.

Endoparasitosen: infektiöse Prozesse, die durch Parasiten im Innern des Wirts hervorgerufen werden.

Endopeptidasen: Endoproteasen; Enzyme, die Peptidbindungen spalten, die im Innern einer Polypeptidkette liegen. ↑Proteasen, Endoenzyme, Peptidasen.

Endoperoxide: Substanzen, die eine O–O-Brücke im Innern eines Kohlenstoffrings enthalten. Wichtige E. sind die Oxidationsprodukte der mehrfach ungesättigten Fettsäuren, die durch die Einwirkung der ↑Cyclooxygenase entstehen u. Zwischenprodukte bei der Biosynthese von ↑Prostaglandinen, ↑Prostazyklinen u. ↑Thromboxan sind.

Endophlebitis hepatica obliterans ⟨*gr* + *lat*⟩ *f*: chron. Entzündung der Lebervenen. ↑Budd-Chiari-Syndrom.

Endophthalmie: Endophthalmitis; Entzündung des Augeninneren. Endophthalmia mycotica: durch Pilze. Endophthalmia phacoanaphylactica: durch zerfallenes Linsengewebe. Endophthalmia septica: durch metastat. Infektion. ↑Ophthalmie, sympathische.

Endophytie ⟨*gr*⟩ *f*: endophyt. Wachstum. Nach unten ins Gewebe gerichtetes Wachstum (Ggs.: ↑Exophytie u. exophyt. Wachstum); meist zur Charakterisierung der Ausbreitungsform bösartiger Tumoren verwendet. In einem anderen Sinne Anwendung des Begriffs E. auf anomale Prozesse, wie das Einsprossen von Nebennierenrindenzellen in das Nebennierenmark, von HVL-Zellen in den HHL, von den sog. gelben (hellen) Zellen der Darmschleimhaut in die Submukosa – Bourgenonnement Massons.

endophytisch ⟨*gr*⟩ *Adj*: nach innen wachsend.

Endoplasma ⟨*gr*⟩ *n*: v. a. bei Einzellern hauptsächl. um den Zellkern lokalisierter Teil des ↑Zytoplasmas, der „flüssiger" als das mehr periphere ↑Ektoplasma u. insbes. reich an Zellorganellen (↑Organellen) ist (endoplasmat. Retikulum, Golgi-Apparat, Lysosomen, Mitochondrien, Nahrungsvakuolen).

Endopolygenie: asexuelle Vermehrungsform, z. B. von Toxoplasma u. Sarcocystis, im Darmepithel des spezif. Wirts (bei Toxoplasma Katze u. a. Feliden). Nach dem Ablaufmuster der ↑Endodyogenie werden viele (bis zu 32) Tochterzellen ausgebildet.

Endoprothese: alloplast. Teil, das in das Körperinnere als Ersatz eines Organs bzw. Organteils eingebracht wird, z. B. Gefäß-, Knochen-, Ösophagusabschnitt.

Endoradiosonde: verschluckbarer Kleinstsender mit pH-Elektrode, der während der Magen-Darm-Passage die aktuellen pH-Werte ermittelt u. auf ein Empfangsgerät außerhalb des Körpers überträgt (Heidelberger Kapsel).

Endoreduplikation: Verdopplung der Chromosomen ohne geordneten Mitoseablauf. In der darauffolgenden Mitose erscheinen zunächst ↑Diplochromosomen, d. h. Chromosomen aus 4 im Zentromer zusammenhängenden ↑Chromatiden. Es entstehen zwei tetraploide Tochterzellen.

Endoreplikation ↑Endomitose.

Endorganresistenz: Nichtansprechbarkeit eines Erfolgsorgans auf ein Genprodukt o. Hormon. Meist durch einen dominant bedingten Rezeptordefekt verursacht. Beispiel: testikuläre ↑Feminisierung, E. gegenüber Androgenen bei Fehlen des entsprechenden Rezeptors.

Endoribonukleasen ↑Nukleasen.

Endorphine ⟨*lat* + *gr*⟩ *n Pl*: im Gehirn gebildetete, an für Morphium (↑Morphin) u. andere ↑Opiate spezif. ↑Rezeptoren bindende Peptide mit größerer Kettenlänge als ↑Enkephaline. Man unterscheidet Alpha-, Beta- u. Gammaendorphine. Sie haben schmerzlindernde Wirkungen. Bei Applikation größerer Mengen können sie schizophrenieähnl. Zustände hervorrufen. Sie entstehen durch proteolyt. Fragmentierung der ↑Lipotropine. Aus dem Betaendorphin entstehen durch proteolyt. Abbau die Enkephaline. Die Substanz P kann wie ein Releasinghormon Endorphinfreisetzung stimulieren.

Endosalpingitis ⟨*gr*⟩ *f*: Entzündung der Tubenschleimhaut.

Endoskop ⟨*gr*⟩ *n*: starres o. flexibles Rohr mit Lichtquelle, opt. Vorrichtungen zur Betrachtung von Organen im Innern des Körpers u. teilweise mit kleinen Werkzeugen zur Ausführung operativer Eingriffe (Zangen, Messer, Greifer, Bürsten, Nadeln, Kanülen, Schlingen von Elektrochirurgiegeräten usw., z. B. zur Entnahme von Gewebeproben, Abtragen von Polypen, elektrochirurg. Eingriffen, Verschließen von Gefäßen, Zertrümmern von Blasensteinen, Absaugen von Körperflüssigkeiten, Spülungen, gezielten Injektionen). Die Einführung in den Körper geschieht durch natürl. o. künstl. geschaffene Körperöffnungen. An der Spitze befinden sich die distalen Enden eines Lichtleiters für die Beleuchtung u. (meist) eines Bildleitkabels mit einer lichtstarken Optik zur Betrachtung o. Photographie des untersuchten Bereichs u. der Ausgang des Arbeitskanals. Bei starren Systemen erfolgt die Licht- u. Bildübertragung auch mit Linsensystemen. Als Lichtquelle werden auch Glühlampen im Körperinnern benutzt (ältere Methode). Endoskop. Systeme verfügen häufig über ein Pumpsystem für Spülungen u. Absaugungen u. eine Photoeinrichtung, z. T. auch mit Videoprozessor. E. werden in zahlreichen spez. Ausführungsformen für die ↑Endoskopie vieler Organe eingesetzt. Sie sind z. T. mit einer weiteren Optik für einen zweiten Beobachter ausrüstbar, z. T. auch mit einer Fernsehkamera für die Bildübertragung. E. mit einem bewegl., aus Glasfasern bestehenden Schaft heißen auch Fiberendoskope o. Fiberskope. I. d. R. keine ↑Sterilisation der E. mögl., daher aseptische ↑Bereitung. Tab. S. 540

Endoskopie ⟨*gr*⟩ *f*: Betrachtung von Körperhöhlen mit dem ↑Endoskop.

Endosom: Endozytosevesikel; aus der ↑Plasmamembran durch Invagination entstehendes Vesikel, das der Aufnahme extrazellulärer Stoffe i. R. der Endozytose (↑Zytose) sowie der Internalisation von Ligand-Rezeptor-

Endoskop: Häufig eingesetzte Gerätetypen u. ihre Anwendungsbereiche

Untersuchtes Organ	Untersuchungsgerät
Schädelinnenraum	Enzephaloskop (auch Ventriculoskop)
Äußerer Gehörgang	Otoskop
Nasenhöhle	Rhinoskop (auch Postrhinoskop, Nasenendoskop)
Kieferhöhle	Antroskop
Kehlkopf	Laryngoskop
Mittlerer Teil der Brusthöhle	Mediastinoskop
Bronchialsystem	Bronchoskop
Lungenoberflächen	Thorakoskop
Speiseröhre	Ösophagoskop
Magen- u. Zwölffingerdarm	Gastroskop Bulboskop Duodenoskop
Darm (von der Speiseröhre aus)	Intestinoskop Jejunoskop
Darm (vom Rectum aus)	Anoskop Rektoskop Proktoskop Koloskop Kolonoskop Sigmoidoskop
Bauchhöhle (Leber, Galle, Milz)	Laparoskop (auch Peritoneoskop)
Gallengang (intraoperativ)	Choledochoskop
Nierenbecken (intraoperativ)	Pyeloskop (auch Nephroskop)
Harnleiter (durch die Harnblase)	Ureteroskop
Harnblase Prostata Harnröhre	Urethrozystoskop
Weibl. Unterbauch (Genitalien)	Pelviskop (auch gynäkolog. Laparoskop, Peritoneoskop, Coelioskop)
Weibl. Genitalien (transvaginal)	Kolposkop Hysteroskop Zervikoskop Hystero-Zervikoskop Kuldoskop Douglaskop
Fruchtblase	Amnioskop Fetoskop
Gelenke	Arthroskop

Komplexen dient; verschmelzen intrazellulär mit prim. ↑Lysosomen o. Golgi-Vesikeln.

Endosonographie: Kombination von Endoskopie u. ↑Ultraschalldiagnostik. Anwendungsgebiete: Gastrosonographie, Vaginosonographie, Hysterosonographie, Zystosonographie, Rektosonographie.

Endosporen: werden als Keimzellen bei ungeschlechtl. Vermehrung im Inneren von Algen, Pilzen, Moosen u. Farnen gebildet. Einige Bakteriengattungen (Bacillus, Clostridium) bilden durch Verdichtung der Zellwand u. Wasserabgabe aus der Zelle E., die sehr widerstandsfähig sind u. als Dauersporen ungünstige Lebensbedingungen überstehen.

Endost ⟨*gr*⟩ *n*: Endosteum; Schicht flacher Bindegewebezellen u. retikulärer Fasern an der Grenze von Os compactum u. Os spongiosum zur Cavitas medullaris mit der Fähigkeit zur Knochenneubildung.

Endosymbiontenhypothese: Annahme, daß die genet. semiautonomen Mitochondrien u. Plastiden von aeroben Bakterien (Mitochondrien) bzw. Cyanobakterien (Plastiden) abstammen, die auf einer sehr frühen Stufe der Evolution von bereits kernhaltigen, aber noch organellenfreien Zellen (Urkaryotenzelle, Ureuzyte) als Endosymbionten aufgenommen wurden u. sich in diesen weiter entwickelt haben. Dafür spricht, daß Mitochondrien u. Plastiden viele Eigenschaften mit Prokaryonten gemeinsam haben, z. B. Organisation der DNA sowie des ribosomalen Proteinsynthesesystems u. des Fettsäuresynthesesystems; ↑Genverlagerung.

Endothel ⟨*gr*⟩ *n*: Endothelium; einschichtiges Schuppen- o. Plattenepithel als Innenauskleidung von Herz, Blutgefäßen inkl. Kapillaren u. Lymphgefäßen mesodermalen Ursprungs. Bei Kapillaren kommen zwei Typen von Endothelzellen vor: 1. Endotheliocytus fenestratus mit intrazellulären Poren für leichten Stoffaustausch, 2. Endotheliocytus nonfenestratus ohne Poren; wenn letztere zusätzl. mittels Zonulae occludentes miteinander fest verknüpft sind, ergibt sich eine wirkungsvolle Barriere wie z. B. bei der ↑Blut-Hirn-Schranke.

Endothelial leukocyte adhesion molecule: engl. Bez. für ein Protein aus der Gruppe der ↑Selektine.

Endotheline: *Abk* ET; von epithelialen Zellen gebildete ↑Wachstumsfaktoren aus 21 Aminosäuren bestehend, zunächst Bildung höhermolekularer Vorstufen (Präproendotheline), werden von versch. Genen codiert; unterschieden werden derzeit ET-1, ET-2, ET-3 u. ET-beta. ET modulieren die Funktion von Bindegewebezellen sowie glatten Muskelzellen u. stimulieren die Proliferation von Fibroblasten, Astrozyten u. glatten Muskelzellen; wirken pos. chrono- u. inotrop, vasokonstriktor. u. neuroregulator., hemmen die Freisetzung von ↑Renin in der Niere, stimulieren Ausschüttung des atrialen natriuretischen ↑Peptids (ANP) im Herzen; wirken über G-Protein-gekoppelte ↑Rezeptoren, wodurch es zur Aktivierung der Phospholipase C (↑Phospholipasen) u. von Kalziumkanälen kommt. ET besitzen Sequenzhomologien zu versch. neurotox. wirkenden Peptiden im Gift versch. Schlangen u. Skorpione.

Endotheliom: Bösartige Gewächse des Blut- u. Lymphgefäßendothels. Früher auch auf Tumoren der Pleura angewandt. Pleuraendotheliom, besser ↑Pleuramesotheliom.

Endothelzellwachstumsfaktor: aus zwei Untereinheiten bestehende ↑Wachstumsfaktoren; stimulieren Proliferation von Endothelzellen; ↑ECGF.

Endotherapie ⟨*gr*⟩ *f* ↑Körperhöhlenbestrahlung.

Endothrix ⟨*gr*⟩: Pilz, im Inneren eines Haars wachsend. Ggs.: ↑Ektothrix.

Endotoxine, bakterielle: in der Zellwand gramnegativer Bakterien vorkommende u. bei der Autolyse der Bakterienzelle freigesetzte Lipopolysaccharide. Die tox. Komponente der E. ist das Lipid A. Freies E. reagiert mit Rezeptoren von Monozyten u. Makrophagen, welche darauf mit der Ausschüttung von ↑Interleukin-1 (= endogenes Pyrogen) reagieren. Fiebererzeugende Dosis beim Menschen etwa 10^{-9} g/kg. Weitere Wirkungen sind die

Freisetzung von ↑Tumornekrosefaktor, die alternative Aktivierung des Komplementsystems (↑Komplement) über ↑Properdin u. Wirkungen auf das ↑Kinin u. die ↑Gerinnung. ↑Verbrauchskoagulopathie, ↑Waterhouse-Friderichsen-Syndrom, ↑Endotoxinschock.

Endotoxinschock: durch Endotoxine gramnegativer Bakterien (Enterobacteriaceae, Pseudomonadaceae) ausgelöster sept. Schock, durch endotoxinbedingte Aktivierung körpereigener Wirkstoffe, z. B. ↑Kinine. Mikrozirkulationsstörungen durch Thrombozytenaggregation, Fibrinthromben bei Hyperkoagulabilität u. nachfolgender Verbrauchskoagulopathie sowie Verminderung des intrazellulären Sauerstoffdrucks (Hypoxie) bei herabgesetztem pH bedingen Zerstörung von Zellorganellen (Mitochondrien) u. Freisetzung lysosomaler Enzyme bes. in Leber, Lunge u. Herz. Auswirkung auf die Nieren (insbes. Tubuli, akutes Nierenversagen), das Gerinnungssystem; am stärksten ausgeprägt beim ↑Sanarelli-Shwartzman-Phänomen.

Endotoxintest: Endotoxin ist die Sammelbezeichnung für Lipopolysaccharide aus Bakterienmembranen von Escherichia coli, Salmonellen u. a., also hochmolekularen Proteinen. Gereinigte Lipopolysaccharide bewirken, in minimalen Dosen verabfolgt, eine Mobilisierung der Randspeicher der Granulozyten im Blut u. der Knochenmarkreserve sowie eine Verkürzung der Ausreifungszeit im Knochenmark, wie sie bei bakteriellen Infektionen vorkommt. Im Ggs. zu den Nebennierenhormonen wirken die Endotoxine sowohl auf den Reservespeicher als auch auf den Reifungsspeicher im Knochenmark. Für den Test mit Endotoxinen bieten sich das Pyrecol u. das pflanzl. Pyrogen Echinacin an. Das Prinzip des E. beruht auf der Erfassung der kurzfristig nach Verabfolgung von Lipopolysacchariden nachweisbaren Ausschüttung reifer neutrophiler Granulozyten in das periphere Blut, wobei der Anstieg nach 2–4 h 70–100 % gegenüber dem Ausgangswert beträgt, um innerhalb der nächsten 24 h wieder zum Ausgangswert abzufallen.

endotracheal ⟨*gr*⟩ *Adj*: innerhalb der Luftröhre.

Endotrachealnarkose: Anästhesieverfahren, bei dem eine endotracheale ↑Intubation durchgeführt wurde. I. d. R. werden hierfür Kombinationen von intravenösen Einleitungsnarkotika, ↑Inhalationsnarkotika u. Muskelrelaxanzien benutzt.

Endoxidation: gemeinsamer Endweg beim oxidativen Abbau der meisten Nährstoffe u. körpereigenen Substanzen. Die E. findet durch ↑Zitronensäurezyklus u. ↑Atmungskette in den Mitochondrien statt.

Endozytose ⟨*gr*⟩ *f* ↑Zytose.

Endozytose, adsorptive: durch Bindung von Liganden an der Zelloberfläche bedingte Endozytose (↑Zytose).

Endozytosevesikel ↑Endosom.

Endphalanx ⟨*gr*⟩ *f*: Knochen des Finger- bzw. Zehenendgliedes.

Endplatte, motorische: Terminatio neuromuscularis, Neuro-Effektor-Synapse; effektor. Endapparat von spinalen u. medullären ↑Motoneuronen an der quergestreiften Muskelfaser. Das stark gefaltete Plasmalemm der Muskelfaser bildet den postsynapt. Teil der neuromuskulären Synapse. Begrenzt zusammen mit dem präsynapt. Achsenzylinderende (Teil des ↑Telodendron) der Nervenfaser den synapt. Spalt; dient der Erregungsübertragung von Nerven auf den Muskel: der Endfuß des Axons enthält Mitochondrien u. synapt. Vesikel, die bei ankommender Erregung Acetylcholin in den synapt. Spalt freisetzen, wodurch ein Ca^{2+}-Ionen-Einstrom in das Zytoplasma der Muskelfaser die Kontraktion auslöst. Abbau des Acetylcholins durch Acetylcholinesterase, die zur histochemischen Darstellung der m. E. dient; sonstige Darstellung der m. E. mittels Goldimprägnation. ↑Endplattenpotential. Abb. 1 u. 2.

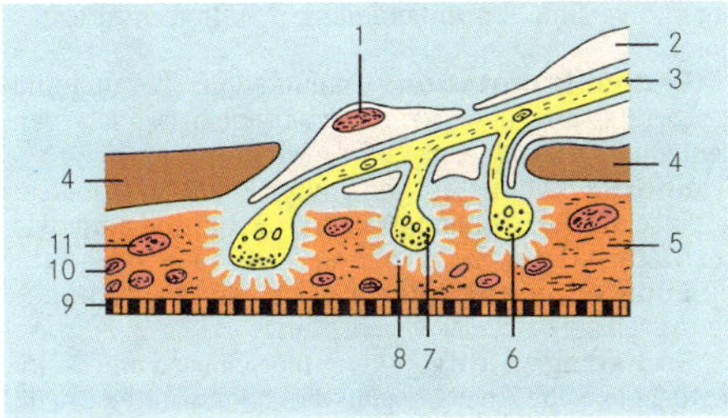

Motorische Endplatte (Abb. 1).
1: terminale Schwann-Zelle; 2: Myelinscheide; 3: Axon mit Mitochondrien u. Mikrotubuli; 4: Bindegewebezelle; 5: Zytoplasma ohne Myofibrillen; 6: Endkölbchen mit synaptischen Bläschen u. Mitochondrien; 7: präsynaptische Membran; 8: Faltenapparat; 9: Myofibrillen; 10: Mitochondrien; 11: Zellkern der Muskelfasern

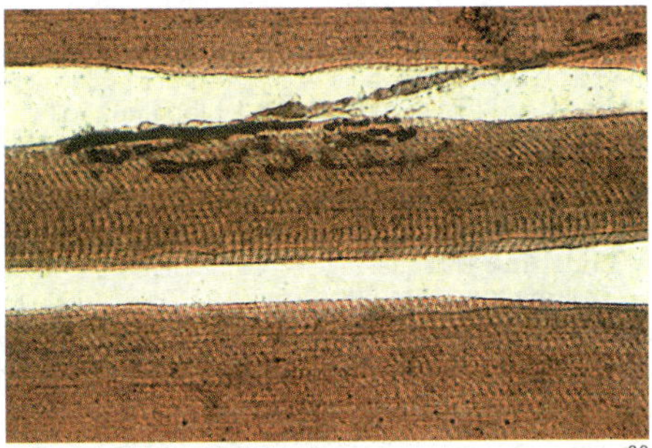
30

Motorische Endplatte (Abb. 2).
Histologischer Schnitt durch einen Skelettmuskel einer Eidechse, Goldimprägnation; Verzweigung des afferenten Axons an der Muskelfaser

Endplattenpotential: an der motorischen ↑Endplatte der Muskelfaser entstehendes, depolarisierendes, sich nicht ausbreitendes elektroton. Potential, das durch Eintreffen eines ↑Aktionspotentials an der zugehörigen Nervenfaserendigung u. chem. Übertragung durch ↑Acetylcholin hervorgerufen wird. Bei genügend großer Amplitude des E. (überschwelliges E.) wird an der benachbarten konduktilen Muskelfasermembran ein fortgeleitetes Aktionspotential erzeugt, das die Kontraktion der Muskelfaser einleitet.

Endplattenstrom. elektr. Strom, der aufgrund einer starken Erhöhung der Leitfähigkeit der subsynapt.

nichtkonduktilen Muskelfasermembran für kleine Kationen (Na^+, K^+) zustandekommt u. die Ursache für das Endplattenpotential ist.

Endprodukthemmung: neg. Rückkopplung, neg. Feed back; ein am Ende des Reaktionswegs gebildetes Produkt wirkt als neg. alloster. Effektor (Inhibitor) auf ein am Anfang der Reaktionsfolge lokalisiertes Enzym (↑Allosterie). Wichtiges Prinzip der schnellen Selbstkontrolle des Durchsatzes bes. von anabolen Stoffwechselwegen durch reversible Enzymhemmung (↑Stoffwechselregulation).

Endpunktmutation: Genmutation, die aufgrund verzögerter phänotyp. Realisierung erst nach mehreren Zellteilungen nachweisbar wird.

Endrin: chlorierter Kohlenwasserstoff (Zyklodien) mit insektizider Wirkung. Wirkung u. Toxizität ähnl. wie bei DDT u. ↑Hexachlorcyclohexan.

Endstellnystagmus: nystagm. physiol. Rucke beider Augen bei extremer Blickrichtung.

End-straged lung ⟨*engl*⟩: morphol. ziemlich einheitl. Endzustand bei Lungenkrankheiten unterschiedl. Ätiol. Charakterisiert durch fibrot. Gerüstumbau, Bronchiektasen, Emphysem u. Verringerung des pulmonalen Gesamtgefäßquerschnitts. Die E. kann sich ausbilden bei Sarkoidose, Fibrose, chron. Bronchitis, chron. Pneumonien, allerg. Alveolitis u. a.

Endstrecke, gemeinsame: der allen efferenten, über die ↑Motoneurone laufenden Wirkungen auf einen Skelettmuskel o. ein anderes Gewebe gemeinsame Innervationsweg. Zu diesen Wirkungen gehören Reflexe, die von unterschiedl. Reizen der Haut, des Muskels selbst, seiner Sehne ausgehen können, sowie alle zentralnervösen Einflüsse auf den Muskel o. das Gewebe.

Endstrombahn: Endabschnitte der art. Verzweigungen (Arteriolen), die Kapillargebiete u. der Beginn des Venensystems (Venolen) werden aufgrund ähnl. funktioneller Reaktionsweisen zur E. zusammengefaßt.

Endstrominfarkt: subkortikale Infarkte im Versorgungsgebiet der langen penetrierenden Hirnmarkarterien.

Endstück: sezernierender Abschnitt in ↑Drüsen.

Endung, neuromuskuläre
↑Endplatte, motorische.

Endwirt: Definitivwirt; Wirtskategorie im Lebenszyklus von ↑Helminthen mit Wirtswechsel, in der die Geschlechtsreife erlangt wird u. die zweigeschlechtl. Fortpflanzung stattfindet; auch für ↑Protozoa mit Zweiwirtezyklus, z. B. ↑Toxoplasma gondii, ↑Sarcocystis gebräuchl.

End-zu-End-Anastomose ↑Anastomose.

End-zu-Seit-Anastomose ↑Anastomose.

Enediyne: von Bakterien synthetisierte Abwehrstoffe, die in Eukaryontenzellen über Bildung von ↑Radikalen durch DNA-Abbau zellzerstörend wirken.

Energide: selten benutzte Bez. für die funktionelle Einheit von Zellkern u. dem von ihm beeinflußten Zytoplasmabereich.

Energie ⟨*gr*⟩ *f*: Zeichen W o. E; physikal. Arbeitsvermögen eines Systems; gespeicherte Arbeit. E. ist ein fundamentaler Begriff der Physik. Man unterscheidet versch. Energieformen, z. B. mechan. E., Wärmeenergie, elektr. E., Kernenergie, die ineinander umwandelbar sind, wobei die Summe aller Energien in einem isolierten System konstant bleibt. Die Maßeinheit der E. ist die gleiche wie die der ↑Arbeit. Nach der spez. Relativitätstheorie besteht eine Äquivalenz zwischen E u. Masse m (mit c = Vakuumlichtgeschwindigkeit): $E = m \cdot c^2$.

Energiebedarf: Energiemenge, in Kilojoule pro Minute, die vom Organismus zur Stoffwechseltätigkeit der Organe innerhalb einer Minute benötigt wird. Abhängig von den Temperaturen des Körpers, der Umgebung u. der Aktivität beträgt der E. bei Ruhe 4 kJ/min u. steigt bei körperl. Tätigkeit auf 10–50 kJ/min an.

Energiebilanz: ergibt sich aus dem kalor. Wert der Nahrungsstoffe u. der Ausscheidungsprodukte sowie der Arbeitsleistung u. der Wärmeproduktion des Organismus; entspricht dem Energieinhalt der Nahrungsstoffe nach Abzug des Energieinhalts der Ausscheidungsprodukte, der Wärmeproduktion u. der Arbeitsleistung. Die Bestimmung der E. erfolgt durch direkte o. indirekte ↑Kalorimetrie.

Energiedosis: Zeichen D; die durch ionisierende Strahlung je Massenelement dm auf die auf Materie übertragene Energie dW. $D = dW/dm = dW/\varrho dV$ (ϱ = Dichte, dV = Volumenelement). Einheiten der Energiedosis sind Rad (rd) u. im SI Gray (Gy). $1\,rd = 100\,erg/g = 1/100\,J/kg = 1/100\,Gy$, $1/100\,Gy = 2{,}388 \cdot 10^{-6}\,cal/g = 6{,}242 \cdot 10^{13}\,eV/g$. ↑Dosimetrie.

Energiedosisleistung: Verhältnis der in der Zeit dt eingestrahlten ↑Energiedosis dD zu dieser Zeit. Energiedosisleistung $E = dD/dt$. Die Angabe erfolgt in Rad o. Gray je Sekunde o. unter Verwendung einer beliebigen Zeiteinheit.

Energieerhaltung: allg. Naturgesetz, das besagt, daß die einem materiellen System innewohnende Energie nur aus bereits in diesem o. anderen Systemen vorhandenen Energieformen entstehen kann u. dabei nie vergeht o. verschwindet, sondern nur aus einer Form in eine andere übergeht. Dieses von R. Meyer, J. Joule u. H. von Helmholtz unabhängig voneinander entdeckte Gesetz gilt auch für die in lebenden Organismen ablaufenden Prozesse (↑Energiewechsel).

Energieflußdichte: durch Photonen- o. Teilchenstrahlung (z. B. Röntgenstrahlung bzw. Elektronen) durch die Oberfläche einer kleinen Kugel mit der Querschnittsfläche dA je Zeitintervall dt hindurchgehende Energie ($d^2E/[dA \cdot dt]$). Ältere Bez. für E. ist Intensität.

Energieladung: Zeichen E;

$$E = \frac{(ATP) + 0{,}5\,(ADP)}{(ATP) + (ADP) + (AMP)}$$

Die E. charakterisiert den Phosphorylierungsgrad der Adeninnukleotide u. damit den energet. Zustand der Zelle. E. kann theoret. Werte zwischen 0 u. 1 annehmen. Die physiol. E. der Zelle ist eine geregelte Größe mit Werten um 0,8–0,9.

Energiemangelinsuffizienz: Form des Herzversagens, die auf Mangel an energiereichem Phosphat (ATP) zurückzuführen ist. Folge von O_2-Versorgungsstörungen durch Mißverhältnis von O_2-Angebot/O_2-Bedarf (z. B. bei Lungenembolie, akuter Überlastung des li. Ventrikels bei Papillarmuskelabriß, Schock).

Energieniveau: graph. o. math. Darstellung des Energieinhalts eines Systems, insbes. eines Atoms o. Atomkerns.

Energiequant ↑Photon.

Energiequotient: die Beziehung zwischen Kalorienzufuhr u. Körperoberfläche; Heubner-Energiequotient.

Energiestoffwechsel: früher auch als Betriebsstoffwechsel bezeichnet; Gesamtheit aller energiebereitstellenden (exergonen) u. energieverbrauchenden (endergonen) Reaktionen im Organismus. Im Mittelpunkt des E. steht das ↑Adenosintriphosphat, das als universelles Bindeglied zwischen energieliefernden u. energieverbrauchenden Prozessen (↑Biosynthese) des Stoffwechsels aufgefaßt werden muß. Im Vordergrund des E. des Menschen stehen die Zellatmung (↑Oxidation, biologische) u. die damit verbundenen Prozesse (↑Glykolyse, ↑Fettsäureabbau, ↑Zitronensäurezyklus, ↑Atmungskette, ↑Substratphosphorylierung, oxidative ↑Phosphorylierung).

Energiestoffwechsel, intrazerebraler: Energiestoffwechsel des Gehirns; unter physiol. Bedingungen Glukoseoxidation fest an ATP-Bildung (↑Adenosintriphosphat) gekoppelt, Energieüberschuß wird in ↑Kreatinphosphat gespeichert mit einem Gleichgewicht zwischen energiebildenden u. -verbrauchenden Reaktionen. Der entspr. Sauerstoffverbrauch des Gehirns beläuft sich dabei in körperl. Ruhe auf 20 % (etwa 50 ml/min) des Gesamtsauerstoffverbrauchs des Erwachsenen. Am Energieverbrauch hat der Ionentransport, ↑Na^+/K^+-ATPase zur Aufrechterhaltung der Ionengradienten (↑Ionentheorie), u. für Synthesen u. neuroplasmatischen ↑Transport einen wesentl. Anteil. Elektr. Reizung u. Krampf bewirken eine zeitl. begrenzte Senkung des Spiegels energiereicher Metabolite, es kommt zum Überwiegen energieverbrauchender Prozesse.

Energietransformation: Energieumwandlung aus den hochmolekularen Verbindungen der Nahrungsstoffe (Kohlenhydrate, Proteine u. Fette) für die Erhaltung der Körpertemperatur, Syntheseleistungen (Wachstum, Aufbau von Körperstrukturen) u. a. Leistungen, wie Aufrechterhaltung des Ionenmilieus, Substanztransport gegen Konzentrationsgefälle, Muskelkontraktionen. E. hat unterschiedl. Wirkungsgrad; am höchsten über Zwischenstufe der „energiereichen Phosphatverbindungen", z. B. ATP (75 %); chem. in mechan. E. 25 %; etwa 15 % Energieverlust durch Ausscheidungen (Stuhl, Urin).

Energieübertragung, lineare: *Abk* LET (für engl. linear energy transfer); Energieabgabe ionisierender Strahlen an die Materie, angegeben in keV pro µm. LET ist abhängig von Eigenschaften der durchquerten Materie, Masse, Ladung u. Geschwindigkeit der Teilchen. Für eine Gammastrahlung von 8 MeV beträgt der LET z. B. 0,2 keV/µm u. für Argonionen von 300 MeV bis zu 1,300 keV/µm. Mit wachsenden LET steigt die relative biol. Wirksamkeit. Sie erreicht bei etwa 100 keV/µm ein Maximum u. sinkt bei weiterer Zunahme des LET. Mit steigendem LET der schädigenden Strahlung nimmt die Fähigkeit der Organismen ab, diese Strahlenschäden zu überwinden; die Wirksamkeit chem. ↑Strahlenschutzstoffe ist herabgesetzt u. eine geringere Abhängigkeit des Strahleneffekts vom Zellzyklus festzustellen.

Energiewechsel: energet. Aspekt des Stoffaustauschs. Reaktionskinet. befähigt zu dauernder Arbeit, zu aktiver Anpassung an die Umwelt, zur Erhaltung seines thermodynam. unwahrscheinl. Ordnungszustands trotz wechselnder Umwelteinflüsse, ist der Organismus vom Standpunkt der Thermodynamik nur als offenes System zu beschreiben. Alle Energieumwandlungen geschlossener Systeme streben nach dem II. Hauptsatz der Wärmelehre einem thermodynam. wahrscheinl. Zustand zu, der durch ein Maximum an ↑Entropie u. durch ein Minimum an freier Energie max. determiniert ist. Deshalb sind solche Systeme nur so lange u. begrenzt arbeitsfähig, bis dieser Endzustand erreicht ist. Der Organismus kann daher seine Eigenschaften nur auf Kosten seiner Umwelt aufrechterhalten, da auch für ihn der I. Hauptsatz der Wärmelehre gültig ist, indem er durch ständigen Stoffaustausch die freie Energie seiner Umgebung (energiereiche Nahrungsstoffe) entzieht u. damit seinen nach außen quasistationären Zustand als Ausdruck eines dynam. Fließgleichgewichts garantiert.

Energiewert ↑Wert, kalorischer.

En-Face-Nische ⟨*frz*⟩: bei Röntgenuntersuchungen des Magens u. Duodenums Darstellung eines Ulkus durch Kontrastmittelanreicherung in Form eines runden Flecks.

ENG: *Abk* für engl. European Nursing Group. Europ. Pflegevereinigung, die die berufspolit. Interessen der Pflegenden in Europa vertritt. Die ENG besteht formell seit 1953 u. umfaßt 14 Mitgliedsstaaten, die wiederum allesamt Mitglied im ↑ICN sind. Die ENG hat als nichtstaatl. Organisation offiziellen Beobachterstatus beim Europarat.

Engel, Gerhard (19. Jh.) dt. Arzt.

Engelmann, Guido (1876–1934), dt. Chir. u. Orthop., Berlin.

Engelmann-Krankheit (nach Guido E.) ↑Dysplasie, progressive diaphysäre.

Engel-Recklinghausen-Krankheit (nach Gerhard E. u. Friedrich D. von R.) ↑Osteodystrophia fibrosa generalisata.

Englische Krankheit ↑Rachitis.

Engouement ⟨*frz*⟩ *n*: Stadium der roten Anschoppung; ↑Pneumonie.

Engpaßsyndrom: Schädigung peripherer Nerven an anat. bedingten engen Durchtrittsstellen, z. B. ↑Karpaltunnelsyndrom, ↑Tarsaltunnelsyndrom, ↑Meralgia paraesthetica, ↑Sulcus-ulnaris-Syndrom.

Engramm ⟨*gr*⟩ *n*: Gedächtnisspur nach Überführung der über die afferenten Nerven eingeflossenen Informationen aus den funktionellen (Kurzzeit-) Speicherstrukturen des Gehirns in einen dauerhaften, mit Änderungen der Proteinsynthese in den Nervenzellen u. gewisser Eigenschaften der Zellmembranen u. der synapt. Regionen einhergehenden Zustand. Aus diesem Langzeitgedächtnis o. biol. Informationsspeicher kann die Information abgerufen u. damit erneut auch bewußt werden (sich an etwas erinnern). ↑Gedächtnis.

Engstand: Platzmangelerscheinung innerhalb des Zahnbogens. Echter o. prim. E.: Mißverhältnis zwischen Zahn- u. Kiefergröße. Unechter, sek. o. symptomat. E.: Folge von Zahnwanderungen u. vorzeitigem Milchzahnverlust. Mischformen: als Folge beider Ursachen. Tertiärer E.: im Erwachsenenalter evtl. bei Durchbruch des Weisheitszähne. Für die Art u. den Zeitpunkt der Therapieplanung ist außerdem entscheidend, ob es sich um leichten, mittleren o. ausgeprägten E. handelt. Bes. bei ausgeprägtem E. wird die Extraktionstherapie angewendet, häufig in Kombination mit kieferorthopäd. Behandlung. ↑Steuerung des Zahndurchbruchs.

Engstellung, fetale: physiol. Verhalten der Lungenarteriolen während der Fetalzeit. Dadurch gelangt nur etwa 10 % des vom re. Ventrikel ausgeworfenen Blutes durch den Lungenkreislauf, 90 % durch den Ductus arteriosus in die Aorta descendens.

Engwinkelglaukom ↑Glaukom.

Enhancement ⟨*engl*⟩: Vergrößerung, Erhöhung; 1. ***Immun.:*** angenommene Begünstigung (Schutz) des

Wachstums maligner Tumoren durch humorale Faktoren, Wirkungsweise nur unvollständig aufgeklärt. Träger exp. (transplantabler) Tumoren produzieren in nachgewiesenen Fällen Neoantigene, die sie vom tumorfreien Individuum derselben Inzuchtlinie unterscheiden. Das Immunsystem des Individuums sollte diese Neoantigene als „fremd" erkennen u. „abwehrend" reagieren. Bleibt die Abwehr aus, werden für das Tumorwachstum „schützende" bzw. fördernde Wirkungsweisen postuliert u. als Enhancing-Phänomen bezeichnet. **2.** ***Transplantation:*** Verlängerung der Überlebenszeit von Transplantaten. Zirkulierende IgG-Antikörper bleiben unwirksam, weil die zytotox. Aktivität der Effektorlymphozyten durch im Serum zirkulierende Antigene o. Immunkomplexe gehemmt wird. ↑Immunological enhancement. **3.** ***Virol.:*** gesteigerte Virusvermehrung nach Koinfektion einer Zelle mit zweitem Virus, wahrscheinl. aufgrund gehemmter Interferonbildung.

Enhancer ⟨*engl*⟩: Verstärker; außerhalb der ↑Promotoren lokalisierte, cis-wirksame (↑cis-trans-Effekt) DNA-Sequenzbereiche im Genom höherer Eukaryonten u. versch. Viren, durch die die Synthese von ↑Messenger-RNA (↑Transkription), d. h. die Genexpression verstärkt wird; der Effekt beruht darauf, daß durch Wechselwirkungen trans-wirksamer Proteine mit einem E. die Bindung von ↑RNA-Polymerase u. Transkriptionsfaktoren im regulativen Promotorbereich erleichtert wird (↑RNA-Biosynthese); E.-Effekte treten z. T. zelltyp- u. entwicklungsspezif. auf, so daß diesem Verstärkermechanismus möglicherweise Bedeutung für Differenzierungsprozesse zukommt.

Enkephaline ⟨*gr*⟩ *n Pl*: eine Gruppe von ↑Neurotransmittern o. ↑Neurohormonen (körpereigene o. endogene Opiate), die an die ↑Opiatrezeptoren von neuronalen Synapsen gebunden werden u. dabei opiatähnl. Wirkungen entfalten. Stoffl. sind sie Oligopeptide, die aus fünf Aminosäuren bestehen. Man unterscheidet das Methionin- vom Leucinenkephalin. Sie sind Fragmente des Betaendorphins. Im ↑Neuropil mit immunhistochem. Methoden nachgewiesen in: Rückenmark, axonalen Endigungen von Schmerzfasern (↑Substanz P) u. in Schmerz verarbeitenden Zentren (Thalamus, limb. System, Globus pallidus).

Enkopresis ⟨*gr*⟩ *f*: Einkoten; Verschmieren von Kot, meist bei hirngeschädigten o. emotional gestörten Kindern.

Enolase: Enzym der ↑Glykolyse, das die reversible Dehydratisierung der 2-Phosphoglycerolsäure zu Phosphoenolpyruvat katalysiert.

Enolase, neuronenspezifische: *Abk* NSE; das aus zwei Gammaketten bestehende Isoenzym des Glykolyseenzyms ↑Enolase. Vorkommen in hoher Konzentration in Neuronen u. Zellen des APUD-Typs (amine precursor uptake and decarboxylation). Nachweis auch in Tumoren neuroendokriner Zellen (↑Apudome). Bestimmung mittels Immunoassay in Serum o. cerebrospinaler Flüssigkeit. Diagn. relevant sind Erhöhungen der Aktivität als ↑Tumormarker bei Bronchialkarzinom vom Typ des „oatcell carcinoma" u. als biochem. Marker bei frühkindl., meist hypox. bedingten Hirnschädigungen.

Enole: Enolform; ↑Tautomerie.

Enophthalmus ⟨*gr*⟩ *m*: Enophthalmos; Verlagerung eines o. beider Augen in die Tiefe der Orbita, meistens als krankhaftes Zeichen zu bewerten. Der E. entsteht durch Verlagerung von Orbitalgewebe in Nasennebenhöhlen bei Frakturen, Lähmung des sympath. innervierten Müller-Muskels (Horner-Syndrom) u. andere Vergrößerung des Orbitalraums.

enoral ⟨*gr* + *lat*⟩ *Adj*: innerhalb des Mundes.

Enostose ⟨*gr*⟩ *f*: vom Knocheninnern ausgehender gutartiger Knochentumor; ↑Exostose; ↑Osteom.

Enoyl-Hydratase: Enzym des ↑Fettsäureabbaus u. der ↑Fettsäurenbiosynthese, das die reversible Anlagerung von Wasser an 2,3-Enoyl-Coenzym A katalysiert.

Enquete: Erhebung. **1.** unabhängige, zeitgleiche Durchführung von Untersuchungen an einheitl., verschlüsseltem Material in versch. Laboratorien zur Überprüfung der Methodik u. der Reagenzien (Ringtest). **2.** Sammeln statist. Angaben mittels spez. Fragebögen, die an best. Personenkreise gegeben werden, wenn es keiner präzisen Daten bedarf. **3.** behördl. o. parlamentar. Untersuchung zur Vorbereitung polit. Entscheidungen.

ENSG: *Abk* für engl. European Nursing Student Group. Europ. Vereinigung der Pflegeschüler/innen.

Enslin-Zahl: Kennzahl zur Charakterisierung der Saugkraft von Pudern als diejenige Menge Flüssigkeit, die max. von 1 g Substanz nach 15 min aufgenommen wird. Bestimmung erfolgt mit Enslin-Apparatur.

Ens morbi ⟨*lat*⟩ *f*: Wesen einer Krankheit, Entwicklung einer Krankheit.

Entamoeba coli ⟨*gr*⟩ *f*: Amöbenart im Dickdarm von Mensch u. Affen; vegetative Form 20–45 µm groß, im reifen Zustand mit 8 Kernen; Pathogenität umstritten.

Entamoeba dysenteriae
↑Entamoeba histolytica.

Entamoeba gingivalis: Amöbenart auf der Mundschleimhaut des Menschen, v. a. bei Personen mit mangelhafter Mundhygiene o. nicht saniertem Gebiß. Vegetative Form 10–25 µm groß, apathogen.

Entamoeba histolytica: E. dysenteriae; pathogene Amöbenart mit ausgeprägtem Formwechsel: 12–20 µm große Minutaformen im Dickdarmlumen, die Zysten mit zunächst einem, später vier Kernen bilden. Aus ihnen entstehen nach oraler Schmutzinfektion im Dünndarm die pathogenen Gewebeformen (Magna- o. Histolyticaformen), 20–40 µm groß. E. h. weist versch. Stämme mit unterschiedlichster Virulenz auf; Virulenzwandlung stark ausgeprägt. Auftreten bei Mensch, Hund, Affen; Erreger der Amöbendysenterie (↑Amöbiasis). Abb.

Entamoeba moshkovskii: Amöbenart, die morphol. weitgehend ↑Entamoeba histolytica entspricht,

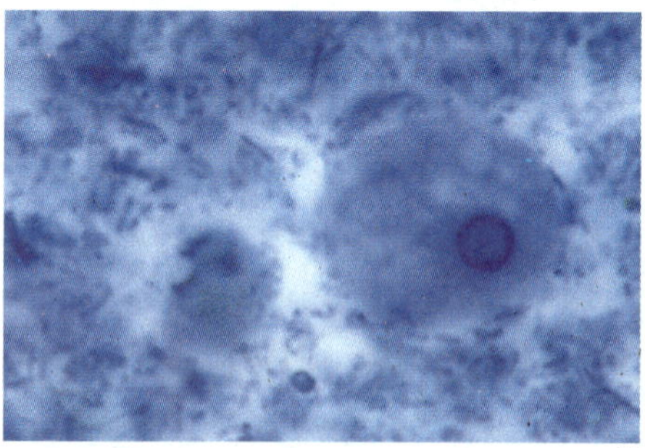

23

Entamoeba histolytica. Minutaform im Stuhl, HE-Färbung

scheint aber nur in Abwässern vorzukommen; Infektionsversuche bei Kalt- u. Warmblütern sind bisher nicht gelungen.

Entamoebidae ⟨*gr*⟩ *Pl*: Fam. der ↑Amoebida (Rhizopoda), Darmamöben des Menschen mit breiten, lappigen Pseudopodien (Scheinfüßchen) u. einem Zellkern; bildet vier- bis achtkernige Zysten. Med. bedeutsam: ↑Entamoeba histolytica; außerdem sind beim Menschen 4 weitere Amöbenarten im Darm u. eine Art in der Mundhöhle nachgewiesen worden, die jedoch sämtl. als apathogen bzw. als ↑Kommensalen eingestuft werden.

Entartung, blasige: lichtmikroskop. sichtbare Vakuolisierung des Zytoplasmas mit nachfolgendem Zelluntergang; entspricht Vakuolenbildung im ER.

Entartungsreaktion: Zeichen der ↑Denervierung bzw. Veränderung der elektr. Erregbarkeit von Nerv u. Muskel als Nachweis einer Schädigung des 2. motor. Neurons. **Komplette E.**: aufgehobene farad. Erregbarkeit von Nerv u. Muskel, Fehlen der galv. Erregbarkeit des Nerven bei träger Zuckung durch Muskelreizung. **Partielle E.**: träge Zuckung bei direkter galvan. Reizung ohne Vollständigkeit der sonstigen Merkmale der kompletten E. Ausbildung der E. einige Tage bis 2–3 Wochen nach akut einsetzender Lähmung.

Entbindung: Geburt eines standesamtl. meldepflichtigen Kindes. ↑Frühgeborenes, ↑Totgeburt.

Entbindungslähmung: bei der Gebärenden infolge Mißverhältnis von kindl. Kopf u. mütterl. Becken durch Druckschädigung hervorgerufene Lähmung im Versorgungsgebiet des N. ischiadicus, bes. des N. fibularis.

Entbindung, stationäre: Geburt eines Kindes im Krankenhaus o. einer ähnl. organisierten Einrichtung. Ggs. zu Hausentbindung.

Entdifferenzierung: Desorganisation; in der Onkogenese gebräuchl. Begriff zur Kennzeichnung der gestalt. Abweichung eines Tumors vom Muttergewebe, ↑Differenzierung (↑Anaplasie). In der Gewebekultur Verlust organ- bzw. gewebespezif. Leistungen.

Enteiweißung: Methode zur Abtrennung von Eiweiß aus dem Untersuchungsmaterial, zur Anreicherung der gesuchten Substanz im Niederschlag o. zur Entstörung der Nachweisreaktion mit dem Überstand (Trübung durch Eiweiß). Die E. erfolgt durch Fällung mit anschließender Filtration o. Zentrifugation (Zusatz von Trichloressigsäure, Uranylacetat, Zinksulfat + Natronlauge, Äthanol, Dextran) o. durch Dialyse. Zu beachten ist, daß der Anteil niedermolekularer Substanzen, der beim Eiweiß verbleibt, bei den einzelnen Verfahren unterschiedl. ist.

Entelechie ⟨*gr*⟩ *f*: von Aristoteles übernommener u. von H. Driesch in seine neovitalist. Ganzheitstheorie eingeführter Begriff. Nach Driesch unterscheidet sich Lebendes vom Unbelebten durch die „Ganzheitskausalität", denn „der Organismus ist mehr als seine einzelnen Teile". Diese Besonderheit wird durch die E. bedingt, ein die geordneten chem.-physikal. Abläufe im Organismus beherrschender Faktor.

Entenfuß: Löffelfuß; totale ↑Syndaktylie der Zehen.

Entengang: Watschelgang. Beim Gehen sinkt das Becken jeweils auf der Spielbeinseite nach unten. Ursachen: Insuffizienz der kleinen Glutäen durch a) Annäherung von Ursprung u. Ansatz dieser Muskeln bei angeborener Hüftluxation bzw. Trochanterhochstand bei Coxa vara; b) relative Insuffizienz bei Entfernung von Ursprung u. Ansatz bei Coxa valga. c) Lähmung des versorgenden N. glutaeus superior mit verzögertem Auftreten des Watschelns.

Entenschnabelbruch: seltene Form des Fersenbeinbruchs. Der abgebrochene kraniale Teil des Tuber calcanei wird nach oben abgewinkelt, so daß das Bild eines geöffneten Entenschnabels entsteht. Ther.: ↑Osteosynthese.

enteral ⟨*gr*⟩ *Adj*: den Darm betreffend.

Enteramin ↑5-Hydroxytryptamin.

Enteric-cytopathic-human-orphan-Virus ⟨*engl*⟩ *Abk* ↑ECHO-Virus.

Enteritis: ⟨*gr*⟩ *f*: entzündl. Erkrankung des Darms, im engeren Sinn des Dünndarms. Durchfälle, Erbrechen, Übelkeit, Fieber, Abgeschlagenheit, evtl. krampfende Schmerzen sind die Beschwerden. Meistens subakuter Verlauf. Auslösende Ursachen: enterale ↑Infektionen, Intoxikationen, ↑Lebensmittelvergiftungen, Allergien. Die Darmschleimhaut ist gerötet, ödematös u. mitunter schleimbedeckt. Kombination mit Gastritis: Gastroenteritis, mit Kolitis: ↑Enterokolitis. **E. allergica**: ausgelöst durch Allergie auf Nahrungsmittel (Milch, Fisch, Eier, Schokolade, Käse, Erdbeeren, Zitrusfrüchte, Hefe u.a.), Medikamente (Antibiotika), Kontakt- u. Inhalationsallergene. **E. im Säuglingsalter**: frühere Bez. ↑Dyspepsie; akute Ernährungsstörung durch enterale o. parenterale Infektion. Erreger: >90% Viren, meist Rota-, Enteroviren; <10% Bakterien, vorwiegend E. coli, Salmonellen, Shigellen, Staphylokokken. Infolge infektiös-tox. Darmschleimhautschädigung nur unzureichende Resorption der enzymat. aufgeschlossenen Nährstoffbestandteile, bakterieller Gärungsstoffwechsel, infolge hoher osmot. Aktivität Flüssigkeitsverluste über das Darmlumen. Klin. Manifestation: Durchfall, Erbrechen, zunehmende ↑Exsikkose u. ↑Azidose. Unbehandelt besteht die Gefahr der lebensbedrohl. ↑Toxikose.

Enteritisbakterien: heute meist verwendet im Zusammenhang mit Enteritis-Salmonellen, d.h. Salmonellaserotypen außer Salmonella typhi, Salmonella paratyphi A u. B. Lebensmittelvergiftungen durch ↑Salmonellae sind die wichtigste Erkrankung durch E. ↑Salmonellenenteritis.

Enteritis erosiva: selten, mit blutenden Erosionen.

Enteritis follicularis: mit Schwellung der Lymphfollikel einhergehend, auch als lymphonoduläre Hyperplasie bei Ig-Mangel.

Enteritis infectiosa: bedingt durch Bakterien o. Viren.

Enteritiskoli: enterotoxinbildende Escherichia coli, ETEC; Kolibakterien, die Enterotoxin bilden u. Reise- bzw. akute Kolidiarrhö aller Altersgruppen verursachen können.

Enteritis necroticans: Darmbrand; durch Erreger der Gasbrandgruppe durch ↑Clostridium perfringens Typ C hervorgerufene schwerste E., die vorwiegend in der proximalen Jejunumhälfte lokalisiert ist u. mit blutigen Durchfällen, Erbrechen, Darmperforation u. Peritonitis einhergeht.

Enteritis pseudomembranacea: mit Pseudomembranen u. Erosionen einhergehende Entzündung (pseudomembranöse ↑Kolitis durch ↑Clostridium difficile).

Enteritis radiologica: nach Bestrahlungen des Bauchraums.

E

Enteritis regionalis: ↑Crohn-Krankheit des Dünndarms.

Enteritissalmonellen ↑Salmonella, ↑Enteritisbakterien.

Enteritis toxica: durch Bakterientoxine o. chem. Substanzen (Schwermetalle) ausgelöst.

Enteritis typhosa: bei Typhus abdominalis mit Bildung von Ulzera u. Perforationsneigung.

Enteroanastomose: ⟨*gr*⟩ *f*: operative Anlage einer ↑Anastomose zwischen versch. Darmabschnitten.

Enteroarthropathien: intestinale Arthropathien; Arthritiden im zeitl. Zusammenhang mit chron.-entzündl. Darmerkrankungen, bei ↑Crohn-Krankheit (Ileitis terminalis), ↑Colitis ulcerosa, ↑Whipple-Krankheit, Zustand nach intestinalen Bypassoperationen. Oligoartikuläre, seltener mono- o. polyartikuläre Arthritiden, vornehml. im Bereich der unteren Extremitäten, asymmetr., i. d. R. nicht erosiv. Oft auch begleitende o. isoliert auftretende Spondylitis. Assoziation mit HLA-B27.

Enterobacter: Bakteriengattung der Fam. ↑Enterobacteriaceae, 5 Arten. Bedingt pathogen, Erkrankung insbes. bei immunsupprimierten Pat. Harnwegsinfektionen, Wundheilungsstörungen, Pneumonien, Sepsis.

Enterobacteriaceae: Fam. von Darmbakterien, gramnegative, fakultativ anaerobe, meist bewegl. Stäbchen mit 28 Gattungen, u. a. Escherichia, Edwardsiella, Citrobacter, Salmonella, Shigella, Klebsiella, Enterobacter, Hafnia, Serratia, Proteus, Providencia, Morganella, Yersinia, Erwinia.

Enterobiasis: Oxyuriasis durch Kontakt- u. Schmierinfektion (mit ständiger fäkal-oraler Reinfektion des Wurmträgers), gelegentl. durch Inhalation von wurmeierhaltigem Staub hervorgerufener Befall mit Madenwürmern; Kinder häufiger betroffen als Erwachsene. Klin. Einschlafstörungen infolge Juckreiz, Kratzen (Hautaffektionen) u. enterit. Darmerscheinungen in Abhängigkeit von der Stärke des Befalls (↑Madenwurm).

Enterobius vermicularis ⟨*gr + lat*⟩ *m* ↑Madenwurm.

Enterococcus: Genus der Fam. Streptococcaceae. 15 Spez. (E. faecalis, faecium, durans, avium, gallinarum, hirae), von denen E. faecalis u. faecium menschl. Infektionen verursachen, insbes. Harnwegsinfektion, Sepsis, Endokarditis, meist nosokomial akquiriert. norm. Habitat: Darm. E. neigt zu Antibiotikaresistenzen.

Enterocolitis necroticans: hämorrhag.-nekrotisierende, ulzerierende Entzündung des Dünn- u. Dickdarms bei Früh- u. Neugeborenen. Sympt.: blutige Stühle, galliges Erbrechen, aufgetriebenes Abdomen, Pneumatosis (Gasbildung im Gewebe), Darmperforationen, Sepsis. Prädisponierend sind zahlreiche perinatale Risikofaktoren.

Enterogastrone: fragl. Intestinalhormon, das die Säuresekretion hemmt. I. a. für Inhibitoren benutzt, die durch Nahrungsbestandteile bzw. Säure freigesetzt werden (GIP, VIP, Bulbogastrone, Secretin).

enterogen *Adj*: im Darm entstanden, vom Darm ausgehend.

Enteroglucagon: ein von der Dünndarmschleimhaut produziertes Peptidhormon, das in seiner immun. Reaktivität u. seinen Wirkungen auf den Stoffwechsel dem ↑Glucagon aus dem Pankreas übereinstimmt u. mit diesem ident. ist. Es stimuliert die Sekretion von ↑Insulin.

Enterohormone: Hormone der Darmschleimhaut (gastrointestinale ↑Hormone).

Enterokinase ↑Enteropeptidase.

Enterokokken: kettenförmig liegende, grampositive Kokken der Bakterienfamilie Streptococcaceae, 15 Arten. E. faecalis u. E. faecium wichtigste Arten in der Humanmedizin; normales Vorkommen im Darm u. in der Vagina, Erreger von extrahepatischen ↑Gallenwegsinfektionen, ↑Urogenitalinfektionen, ↑Endokarditis.

Enterokolitis: Entzündung von Dünndarm u. Dickdarm, i. e. S. die durch Staphylokokkentoxin (↑Staphylokokkenenterotoxin) verursachte akute Nahrungsmittelvergiftung; Inkubationszeit (1–6) 8–48 h. Klin. akuter Brechdurchfall mit tox. Kreislaufreaktionen u. Exsikkose. Diagn. bakt. u. Toxinnachweis.

Enterokolitis, postantibiotische: nach Medikation von Breitspektrumantibiotika, bes. im Gefolge von Laparotomien zu beobachtende Komplikation mit akutem Fieber, Durchfall, Erbrechen, Tachykardie u. Kreislaufkollaps. Ursache: ↑Superinfektion des Darms mit enterotoxinbildenden Staphylokokken, seltener mit Proteus-Pyozyaneusbakterien o. Klostridien (↑Enteritis necroticans durch Clostridium perfringens Typ C, Colitis pseudomembranacea (↑Kolitis, pseudomembranöse) durch Clostridium difficile. Entweder exogene Infektion (↑Hospitalkeime) o. endogen als Autoinfektion. Letalität 50 %.

Enterokrinin: in der Schleimhaut des Jejunums gebildetes Peptidgewebehormon; beeinflußt Sekretion von Drüsenzellen des Ileums.

Enterokystom: Enterozystom; Enterozyste, Dottergangzyste; angeborene mit Darm- o. Magenschleimhaut ausgekleidete Zyste; persistierender Anteil des ↑Ductus omphaloentericus persistens (Dottergang).

Enterolith ↑Kotsteine.

Enteromonas hominis ⟨*gr + lat*⟩ *f*: zu den ↑Flagellata (Mastigophora) gehörender Darmbewohner beim Menschen, kugelig, 4–10 µm groß mit 3 freien u. einer mit dem Körper verwachsenen Geißel; wahrscheinl. apathogen, obwohl E. h. im diarrhö. Stuhl häufiger vorkommt.

Enteromyiasis ⟨*gr*⟩ *f*: Vorkommen lebender Fliegenmaden im Darm, ↑Myiasis.

Enteron ⟨*gr*⟩ *n*: Darm, bes. Dünndarm.

Enteroneurose: an den Verdauungsorganen sich manifestierende Neurose (Obstipation, Durchfall, Reizkolon).

Enteropathia: Enteropathie; Erkrankung des Darms.

Enteropathia lymphoangioectatica: zyst. Erweiterungen der Lymphgefäße in den Darmzotten u. der Schleimhaut als prim. intestinale Lymphangioektasie gemeinsam mit anderen kongenitalen Fehlbildungen des lymphat. Systems o. sek. als Folge entzündl. fibrot. bzw. karzinomatöser Lymphbahnobstruktion. Bei beiden Formen enterale Verluste von Proteinen. Abb.

Enteropathie Enteropathia; Erkrankung des Darms.

Enteropathie, exsudative: Enteropathia exsudativa. Vermehrte Proteinausscheidung in den Darm unter krankhaften Bedingungen; polyätiolog. Syndrom. Dadurch Verminderung der Serumproteine, bes. Albumine, Gammaglobuline u. Transferrin sowie entsprechende Folgeerscheinungen. Normal werden 5–10 % des Plasmapools der Proteine tgl. im Darm ausgeschieden, abgebaut u. als Aminosäuren wieder resorbiert. Übersteigt unter pathol. Verhältnissen die abgeschiedene u. wieder re-

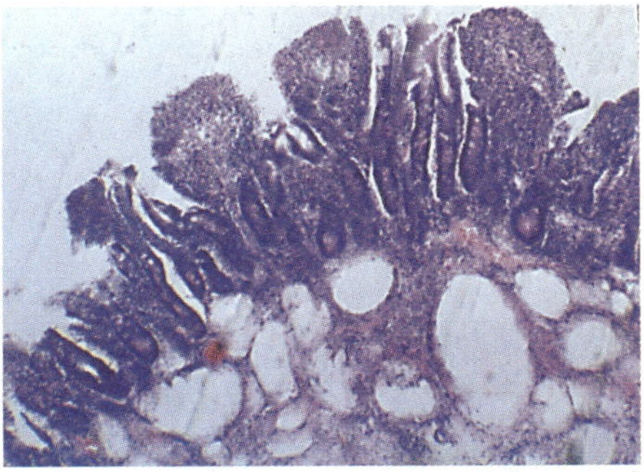

5

Enteropathia lymphoangioectatica

sorbierte Proteinmenge die begrenzte Syntheseleistung der Leber, so werden die Aminosäuren durch die Niere ausgeschieden.

Enteropathie, glutensensitive: ↑Zöliakie.

Enteropathie, kuhmilchsensible: Kuhmilchallergie; chron. enterale Gedeihstörung mit Durchfällen, Erbrechen, Subileus u. Melaena infolge intestinaler Sensibilisierung gegen Kuhmilchproteine (Betalaktoglobulin > Casein > Laktalbumin). Anwendung von Kuhmilchfertigpräparaten als erste Säuglingsnahrung ruft bei 0,1–1 % (Europa) aller Säuglinge klin. Durchfall, Erbrechen, Gedeihstörung, morphol. Schädigung der Darmschleimhaut sowie allerg. entzündl. Reaktionen hervor. Bei älteren Kindern unklare Leibschmerzen, Nabelkoliken, intestinale Motilitätsstörungen. Mit steigendem Lebensalter nimmt Allergie gegen Kuhmilcheiweiß ab.

Enteropathie, proteinverlierende: enterales Proteinverlustsyndrom; ↑Enteropathie, exsudative, ↑Eiweißausscheidung, enterale.

Enteropeptidase: Enterokinase; aus den Duodenaldrüsen in das Darmlumen abgegebene Protease, die die selektive Spaltung der Lysin^{6}-Isoleucin^{7}-Bindung im Trypsinogen katalysiert u. damit die Aktivierung des ↑Trypsins bewirkt.

Enteroptose: Darm- o. Eingeweidesenkung durch Überdehnung der Aufhängebänder, häufig bei Abmagerung o. anlagebedingt.

Enteroskopie: mit bes. langen Endoskopen durchgeführte Spiegelung bis fast Mitte des Jejunums. Abb.

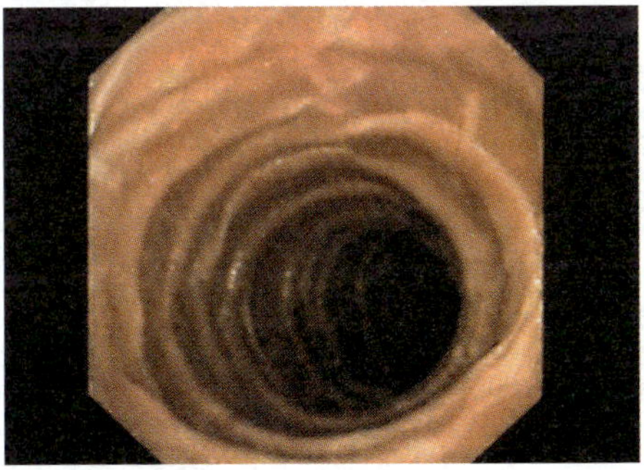

5

Enteroskopie

Enterostomie: operative Anlage einer Fistel zwischen Darm u. Bauchwand.

Enterotomie: Eröffnung des Darms, z. B. zur Entfernung von Fremdkörpern.

Enterotoxin: als Darmgift wirkendes ↑Ektotoxin, z. B. von ↑Vibrio cholerae, ↑Enteritiskoli, ↑Salmonella, ↑Enteritisbakterien, ↑Yersinia, best. Staphylococcus-aureus- u. ↑Clostridium perfringens (↑Staphylococcus). ↑Plasmide. Das Choleratoxin besteht aus den Komponenten A u. B. B bindet das Toxin an die Mukosaoberfläche, A ist ein Enzym, das in die Zelle eintritt u. dort ↑Nikotinsäureamid-adenin-dinukleotid in ↑ADP-Ribose u. Nikotinsäureamid (↑Vitamin-B-Komplex) spaltet. ADP-Ribose wird von A auf ein ↑G-Protein (vom Typ G_s) übertragen u. so dessen GTPase gehemmt. Dadurch aktiviert dieses permanent die ↑Adenylatzyklase u. erhöht drast. den intrazellulären cAMP-Spiegel. Dies führt zu der für die Cholera typ. Elektrolyt- u. Wassersekretion in das Darmlumen.

Enterotyphus ↑Typhus abdominalis.

Enterovirus ⟨*gr*⟩: Darmviren; Virusgattung der Fam. ↑Picornaviridae. E. sind stabil gegen Säuren (z. B. Magen- u. Gallensäure), Proteasen, Äther, Alkohol, Hitze u. die meisten Desinfektionsmittel. Vorkommen weltweit mit einem Häufungsgipfel im Sommer u. Herbst bei Menschen, Affen, Rindern u. Schweinen. Humanpathogen ist das humane E., von dem 4 Serotypen bekannt sind: Typ 68 führt zu ↑Bronchitis o. ↑Pneumonie bei Kindern; Typ 69 ist ohne Krankheitsbedeutung; Typ 70 ist Erreger der akuten hämorrhag. Konjunktivitis o. poliomyelitisähnl. Erkrankung, Typ 71 von viraler ↑Meningoenzephalitis (↑Meningoenzephalitis), poliomyelitisähnl. Erkrankung, ↑Myokarditis o. interstitieller Pneumonie. Nach fäkal-oraler o. aerogener Übertragung (von frisch erkrankten Pat.) kommt es zu einer Virusvermehrung im lymphat. Gewebe des Oronasopharynx u. Dünndarms mit Virusausscheidung im Stuhl. Die asymptomat. Infektion ist am häufigsten. Erkrankung nur bei ↑Virämie. Bei Immunsuppression ist eine Persistenz der E. mit chron. Krankheitsverlauf mögl. Weitere humanpathogene Viren der Gattung E. sind das humane ↑Coxsackievirus, ↑ECHO-Virus, Poliovirus (↑Poliomyelitis acuta anterior).

Enterozyt: Saumzelle; Epithelzelle des Dünndarms. E. besitzen ↑Mikrovilli u. resorbieren Dünndarminhalt.

Entfaltungsknistern: Sklerophonie. Inspirator. Auskultationsphänomen bei interstitiellen Lungenerkrankungen, z. B. Fibrosen. Bes. ausgeprägt bei der Lungenasbestose. E. entsteht im Interstitium durch diskontinuierl. Gewebedehnung. Nicht zu verwechseln mit ↑Crepitatio indux u. ↑Crepitatio redux.

Entfaltungsrasseln: Knisterrasseln; bei bettlägerigen Kranken während tiefer Inspiration unmittelbar nach dem Aufrichten auskultierbares Knistern durch Wiederentfaltung der Alveolen u. Bronchiolen.

Entfaltungsregel ↑Grundregeln, parasitophyletische.

Entfremdungserlebnis ↑Depersonalisation.

Entgeltsystem: Das E. der Krankenhäuser besteht nach den Vorgaben des ↑Krankenhausfinanzierungsgesetzes aus den leistungsgerechten Pflegesatzerlösen (↑Fallpauschalen, ↑Sonderentgelt, ↑Pflegesatz) u. aus den Vergütungen für vor- u. nachstationäre Behandlung u. für ambulantes ↑Operieren.

Entgiftung ↑Detoxikation.

Enthaarungsmittel: Depilatorium; Mittel zur chem. Beseitigung von Körperbehaarung, z. B. Alkalisulfide. ↑Epilation.

Enthalpie ⟨*gr*⟩ *f* ↑ Reaktionsenthalpie.

Enthaltsamkeit ↑ Abstinenz.

Enthemmung: Wegfall von Hemmechanismen in bes. Situationen; bei Intoxikationen, endogenen Psychosen, gelegentl. überschießenden affektiven Reaktionen.

Enthesiopathie ⟨*gr*⟩ *f*: entzündl. o. degenerative Erkrankungen der Muskelinsertion. Aufgrund struktureller Veränderungen der Ansatzsehne am Übergang zur Apophyse des Knochens werden Störungen der automat. Regulation der Muskelfunktion ausgelöst. ↑ Epicondylitis humeri, Tendoperiostose u. a.

Enthirnung ↑ Dezerebration.

Enthirnungsstarre: starke Erhöhung des der Schwerkraft entgegenwirkenden Dauerspannungszustands (Tonus) der Streckmuskeln von Extremitäten, Rücken u. Hals (Streckstarre), die nach Durchtrennung des Hirnstamms zwischen dem vorderen u. dem hinteren Vierhügelpaar (Dezerebrierung) auftritt. Die E. verschwindet nach Durchschneidung der Rückenmarkhinterwurzeln. Sie wird also auf reflektor. Wege durch afferent übertragene Erregung aus den ↑ Muskelspindeln auf die motor. Nervenzellen der Rückenmarkvordersäulen herbeigeführt, wobei die motor. Gammainnervation der intrafusalen Muskelfasern enthemmt u. somit die dort befindl. Rezeptoren gereizt werden.

Entkeimung ↑ Sterilisation.

Entkeimungsfilter ↑ Filtration, ↑ Sterilisation.

Entladungen, phasische: Auftreten mehrerer bis vieler Aktionspotentiale in kurzem zeitl. Abstand als Antwort auf einen Reiz mit relativ steilem Intensitätsanstieg (abgeleitet in einem afferenten, sensiblen Nerven) o. kurzzeitge Entladungen efferenter, motor. Neurone (phas. ↑ Motoneurone).

Entladungsmuster: Abfolge von durch eine o. mehrere Nervenzellen im ZNS o. durch Rezeptorzellen gebildeten, fortgeleiteten ↑ Aktionspotentialen. Es gibt regelmäßige (gleicher zeitl. Abstand der Impulse), unregelmäßige u. in Gruppen o. sog. Impulsausbrüchen (engl. bursts) auftretende E. In den E. wird die Information codiert.

Entlassungsplanung: Pflegeintervention zur Vorbereitung der Verlegung o. Entlassung eines Pat. von einem Pflegeniveau auf ein anderes innerhalb o. außerhalb einer Pflegeeinrichtung. Die E. umfaßt die Unterstützung des Pat., der Angehörigen o. der Bezugspersonen bei der Vorbereitung der Verlegung o. Entlassung; die Zusammenarbeit mit dem Arzt, Pat., Angehörigen, Bezugspersonen o. anderen Gesundheitsberufen bei der Planung einer kontinuierl. pfleger. Versorgung; die Koordination der Leistungen versch. Anbieter zur Sicherstellung einer pünktl. Verlegung o. Entlassung; die Erkennung von Lernbedürfnissen u. erforderl. Fertigkeiten, die vom Pat. o. den Angehörigen im Hinblick auf die Entlassung erlernt werden müssen; die Einschätzung der Entlassungsbereitschaft des Pat.

Entlastungslaminektomie: operative Entfernung der Processus spinosi u. der Halbbögen auf eine Distanz von 2–4 Dornfortsätzen, bringt bei intraspinaler Raumnot einen Volumengewinn. In Verbindung mit Duraeröffnung u. Durchtrennung der Ligamenta denticulata schafft dieser Eingriff beim Vorliegen des Syndroms des engen Spinalkanals Raum für das beengte Rückenmark.

Entlastungsschnitt: parallel zu einer ↑ Wundnaht angebrachte Schnitte zur Herabsetzung der Gewebespannung.

Entlastungssyndrom: Sportentziehungserscheinung, klin. Sympt.- u. Beschwerdekomplex nach plötzl. Einstellung bzw. Unterbrechung schwerer körperl. Arbeit bzw. eines sportl. ↑ Trainings, typ. bei Leistungssportlern. Im Mittelpunkt der Sympt. stehen Herzbeschwerden. Ursache: Mißverhältnis zwischen Adaptationsniveau u. adäquaten Belastungsanforderungen. Die kausale Behandlung des E. ist dosierte phys. Belastung.

Entlastungstrepanation, subtemporale: breitflächige Entfernung von Anteilen der Schädelkalotte mittels ↑ Trepanation zur Senkung eines massiv erhöhten intrakraniellen Drucks.

Entlausung: Bekämpfung eines Befalls mit Kleiderläusen (↑ Pediculus humanus) durch Heißluftentwesung, eines Befalls mit Kopf- u. Filzläusen durch ↑ Insektizide, ↑ Gesundheitsschädlinge.

Entmannung ↑ Kastration.

Entmarkung: im Ablauf meist entzündl. Erkrankungen des Gehirns u. Rückenmarks erfolgender Untergang der weißen Substanz, z. B. bei multipler Sklerose.

Entmarkungskrankheiten: Krankheitsgruppe, der als wesentl. Krankheitsprozeß ein Markscheidenabbau zugrunde liegt, z. B. multiple ↑ Sklerose, diffuse Sklerose, auch tuberöse ↑ Hirnsklerose.

Entmündigung: bis zum 1.1.1992 so genanntes Verfahren, einen Volljährigen wegen Geisteskrankheit o. Sucht für geschäftsunfähig zu erklären. ↑ Betreuung.

Entoderm ⟨*gr*⟩ *n*: inneres Keimblatt, von dem sich das Epithel des Magen-Darm-Kanals, der großen Verdauungsdrüsen, der Paukenhöhle, Tonsillen, Schilddrüse, des Respirationstrakts sowie der Harnblase ableitet.

Entöken: apathogene Organismen, die sich im Körperinneren andersartiger Organismen einmieten.

Entökie: Einmietung; vorübergehende Ansiedlung von Entöken im Körper andersartiger, größerer Organismen.

Entomologie: Insektenkunde.

Entomosis: Entomyasis; der Befall mit Insekten.

Entomotoxine: gegen Insekten gerichtete Toxine.

Entoparasiten ↑ Endoparasiten.

entotisch ⟨*gr*⟩ *Adj*: im Ohr entstanden.

Entozoa ⟨*gr*⟩ *n Pl*: vorübergehend in Tieren lebende, nichtparasitäre Organismen (z. B. Würmer in Hohlräumen von Schwämmen) aus dem Tierreich.

Entpyrogenisierung: Entfernung bzw. Unschädlichmachen von ↑ Pyrogenen, die auch unter extremen Bedingungen eine hohe Beständigkeit aufweisen, aus parenteral zu applizierenden Zubereitungen. Vollständige Vernichtung erst bei mehrstündiger Erhitzung im Autoklaven bei 180 °C gesichert. Daher Forderung nach asept. Arbeitsweise bei der Herstellung entsprechender Zubereitungen.

Entropie ⟨*gr*⟩ *f*: Maß für die thermodyn. Wahrscheinlichkeit u. den Ordnungszustand eines ↑ Systems. Eine E.-Änderung ist Maß für die Irreversibilität eines thermodyn. Prozesses.

Entropium ⟨*gr*⟩ *n*: Stellungsanomalie der Lider, bei der der Lidrand einwärts gerollt ist u. die Zilien auf der Bulbusoberfläche scheuern. Nach der Ursache unterscheidet man versch. Formen: das infektionsbedingte **E. spasticum** o. **senile**, das **E. cicatriceum** nach Narbenentstehung u. das **E. congenitum** nach ↑ Epiblepharon o. Tarsushypoplasie (dominanter Erbmodus beobachtet). Behandlung operativ.

Entscheidung: Auswahl einer Verhaltensmöglichkeit bei mehreren Alternativen. Die Entscheidungsforschung untersucht Bedingungen, Ursachen u. Gesetzmäßigkeiten von Entscheidungsprozessen. Im Mittelpunkt stehen Untersuchungen über das Zusammenspiel von subjektivem Nutzen u. Realisierungswahrscheinlichkeit, über Beziehungen zwischen objektiven u. subjektiven Bedingungen der Entscheidungssituation, Analyse u. Optimierung von Entscheidungsstrategien.

Entscheidungsfindung, rechnergestützte: Verfahren, bei dem unter Verwendung von ↑Modellen Entscheidungssituationen nachgebildet u. auf elektron. Datenverarbeitungsanlagen bearbeitet werden. Bes. Bedeutung für die r. E. haben Modelle der ↑Operationsforschung. In der Med. benutzt man determinist. o. stochast. Modelle für die Diagnosefindung u. Therapieoptimierung (↑Computerdiagnostik). Komplizierte Entscheidungsprobleme versucht man im Mensch-Maschine-Dialog zu lösen. Eine Vorstufe der r. E. ist die rechnergestützte Entscheidungsvorbereitung, bei der der Mensch (Arzt) immer die letzte Entscheidung trifft. Aufgrund der bes. Problematik in der Med. wird der Computereinsatz hier vorwiegend i. S. der rechnergestützten Entscheidungsvorbereitung zu sehen sein. ↑Patientenüberwachung.

Entschluß: letzter Teil des Willensakts bzw. des Entscheidungsprozesses, aus dem unmittelbar die Handlungsbereitschaft erfolgt. Dem E. geht der Entscheidungsprozeß voraus. Die innere Entscheidung für eine Alternative hebt sich als E. im Bewußtsein ab.

Entseuchung ↑Desinfektion.

Entsicherungsschwindel: Auftreten nach Wegfall der opt. Fixation (Augenschluß, nachts) bei hochgradiger Labyrinthschädigung.

Entsorgung, kommunale: Teil der Kommunalwirtschaft mit umwelthygien. (↑Umwelthygiene), insbes. bodenhygien. (↑Bodenhygiene), abwasserhygien. (↑Wasserhygiene) u. lufthygien. (↑Lufthygiene) Aspekten, der sich mit Maßnahmen, Prozessen u. Verfahren zur Sammlung, Abfuhr bzw. Ableitung, Verwendung u. Wiederverwendung sowie zur Behandlung u. Beseitigung von Siedlungsabfällen (Altstoffe, Heizungsrückstände, Haus- u. Sperrmüll, Straßenkehricht, Bauschutt, Fäkalien, Gartenabprodukte, Tierkadaver u. Konfiskate sowie weitere Konsumptionsabfälle) u. von kommunalen Abwässern (einschl. Rechengut, Fette/Öle u. Klärschlamm) beschäftigt. Dabei stehen kommunalorganisator. Fragen (Altstofferfassung, Straßenreinigung, Asche-, Müll- u. Fäkalienabfuhr), rechtsetzende u. -kontrollierende Maßnahmen (Gemeinde- u. Stadtordnung) u. die Zusammenarbeit der kommunalen Organe mit Altstoffhandel, Wasserwirtschaft, Landwirtschaft im Vordergrund. Siedlungsabfälle u. Abwässer werden unter den Gesichtspunkten der Wiedergewinnung von Rohstoffen (Sekundärrohstoffe, Recycling) in ihren festen Formen den Deponien, der Kompostierung o. der Verbrennung u. in flüssiger Form den Abwasserbehandlungsanlagen (bevorzugt der Abwasserbehandlung) zugeführt.

Entspannungsbehandlung: Verfahren der ↑Krankengymnastik. Unter Ausnutzung psychophys. Wechselbeziehungen wird durch vorwiegend rhythmusbetonte Gymnastik u. Schulung des kinästhet. Empfindens eine Entspannung u. Rhythmisierung des Organismus einschl. der vegetativen Funktionskreise eingeleitet. Angewendet bei vegetativen Regulationsstörungen, psychophys. Erschöpfung.

Entspannungsverfahren: versch. Methoden zur Entspannung des Körpers: progressive ↑Muskelrelaxation, autogenes ↑Training, ↑Yoga.

Entspannungszeit des Herzens: die Zeit, die vom Schluß der ↑Semilunarklappen (2. der Herztöne) bis zur Öffnung der ↑Atrioventrikularklappen vergeht u. während welcher der Herzmuskel isovolumetr. erschlafft (etwa 50 ms). Vor dem Semilunarklappenschluß liegt eine Phase von etwa 20 ms, die man wegen des schrittweisen Verschwindens der Kontraktion in den Ventrikelmyokardteilen zur ↑Diastole zählt (Protodiastole) (↑Herzperiode).

Entspeicherung: Freisetzung von Wirkstoffen aus Speichern durch Pharmaka, z. B. von Transmittern aus präsynapt. Vesikeln (Adrenalin), o. Verdrängung von anderen Pharmaka aus der Plasmaeiweißbindung o. Knochen (Blei).

Entwässerung: Dehydrierung des Gewebes, z. B. bei ↑Hirnödem unter Verwendung von hypertonen Lösungen, Glukokortikoiden u. weiteren osmot. u. hämodynam. wirksamen Substanzen (Osmo-Onko-Therapie) als komplexe Behandlung, die sehr differenziert in exakter Anpassung an die gegebene Sachlage durchzuführen ist.

Entwesung ↑Desinsektisation.

Entwicklerekzem: Hautreizung u. -ausschläge als allerg. Reaktion durch Einwirkung von Entwicklersubstanzen in fester o. gelöster Form, insbes. Metol.

Entwicklung: **1.** ***Biol.:*** gesetzmäßiger interaktiver Prozeß der Veränderung in der Natur u. Gesellschaft vom Niederen zum Höheren, vom Undifferenzierten zum Differenzierten. ↑Entwicklungspsychologie. **2.** ***Geburtshilfe:*** lagegerechtes Anwenden von Handgriffen zur Förderung des Durchschneidens des Kindes unter der Geburt. **3.** ***Moralpsychologie:*** Als moralpsycholog. Begriff beschreibt E. das Voranschreiten der moral. Urteilsfähigkeit. Gegenwärtig wird untersucht, ob diese Entwicklung von best. Persönlichkeitsmerkmalen u. Sozialindikatoren abhängig ist. Entsprechende empir. Untersuchungen konzentrieren sich auf die Fähigkeit des Individuums, hinsichtl. sozialer Ausgewogenheit, Bewußtheit der Konsequenzen einer Handlung u. prinzipieller Orientierung das moral. Urteil zu gestalten. **4.** ***Photographie/Röntg.:*** Umwandlung des durch Belichtung in einer photograph. Schicht entstandenen Bildes in eine sichtbare Schwärzungs- bzw. Farbdichteverteilung. Die E. beruht auf der Reduktion von Silberionen zu fein verteiltem metall. Silber. Das Reduktionsmittel (Entwickler) der Entwicklerlösung wird dabei oxidiert (Entwickleroxidationsprodukt). Entwickelte photograph. Schichten müssen durch Fixieren lichtbeständig gemacht werden. **5.** ***Psychol.:*** E. psych. Eigenschaften u. Fähigkeiten (Wahrnehmung, Denken, Fühlen, Verhalten, Sprache) verläuft normalerweise in Stadien, deren Beginn, Ablauf u. Dauer einerseits biol. Gesetzmäßigkeiten (mit genet. u. konstitutionellen Varianten) unterliegen, andererseits von peristat. Einflüssen (Eltern, Kindergarten, Schule, Kulturkreis) gestaltet u. festgelegt sind. Versch. psychol. Schulen haben unterschiedl. Interpretationen der Stadieneinteilung: Aus psychoanalyt. Sicht (Freud) werden das Kleinkindalter als orale/anale Entwicklungsphase, das Vorschulalter als phall. Phase, das Schulalter als Latenz-Phase u. das Jugendalter als genitale Phase aufgefaßt. Aus interaktioneller Sicht (Piaget) entspricht dem Kleinkindalter das sensomotor. Stadium, dem Vorschulalter das präoperante Stadium, dem Schulalter das Stadium der konkreten Opera-

Entwicklung psychischer Eigenschaften u. Fähigkeiten

Lebensjahr	Entwicklungsstadium
1	Kontaktaufnahme
3	motor. Integration
5	krit. Realitätsprüfung
10	soziale Integration
14	Neuorientierung

tion u. der Jugend das Stadium der formalen Operation. Tab.

Entwicklungsalter: der entwicklungspsycholog. Stand eines Kindes o. Jugendlichen, diagnostiziert durch ↑Entwicklungstests. Das E. geteilt durch das Lebensalter ergibt den ↑Entwicklungsquotientenen.

Entwicklungsgeschichte: **1.** Entwicklung eines Organismus von den frühesten Vorfahren bis in die Gegenwart (↑Phylogenese); **2.** Gesamtheit der Entwicklungsprozesse eines Individuums (↑Ontogenese). I. w. S. auch die Embryonalentwicklung mit Furchung, Bildung der prim. Keimblätter, Bildung der prim. Leibeshöhle, Bildung des dritten Keimblatts, Sonderung der Organanlagen u. histol. Differenzierung mit Bildung der Körpergrundgestalt.

Entwicklungsgesetze: Grundprinzipien von Ontogenese u. Phylogenese, durch ihren weiten Gültigkeitsbereich gekennzeichnet. Hierzu gehören die Mendel-Gesetze, die bei der Übertragung von Erbfaktoren wirksam werden. Die biogenet. Grundregel, nach der die Ontogenese eine kurze Rekapitulation der Phylogenese sein soll, wird als Haeckel-Gesetz bezeichnet. ↑Irreversibilitätsgesetz.

Entwicklungshemmung: Bildungshemmung; Arrest der Entwicklung vor, während o. kurz nach deren Beginn. Oberbegriff für ↑Agenesie, ↑Aplasie, ↑Hypoplasie.

Entwicklungsmaschine: Entwicklungsautomat; Gerät zur Verarbeitung (Entwicklung, Fixierung, Wässerung u. Trocknung) größerer Filmmengen unter konstanten chem. (Regenerierung) u. physikal. (Temperatur, Badumwälzung) Bedingungen.

Entwicklungsmechanik: Versuch, die Morphol. der Organismen, die Ursachen für die Entstehung spezif. Strukturen u. die Wirkungsgrößen der Faktoren mechanist. zu klären („kausale Morphologie der Lebewesen" W. Roux 1905); Lehre von den Ursachen der Gestaltung sowie von den Wirkungsweisen u. der Wirkungsgröße dieser Faktoren.

Entwicklungsphasen: Entwicklungsstufen des Menschen; Perioden mit alterstyp. biol. Kennzeichen. Einteilung: **Vorschulalter**: 0–6. Lj., bestehend aus: Säuglingsalter: 0–1. Lj., Kleinkindalter: 1.–3. Lj., Kindergartenalter: 3.–6./7. Lj., **Schulalter**: 6./7.–14./15. Lj., **Jugendalter**: 14./15.–18. Lj.

Entwicklungsphase, sensible: Zeitabschnitt in der Entwicklung eines Individuums (Tier, Mensch), in dem bes. schnell gelernt werden kann. Fehlen notwendiger Entwicklungsreize in dieser Phase kann zu irreversiblen Schäden führen. ↑Deprivationssyndrom.

Entwicklungsphysiologie: analysiert das kausale Wirkungsgefüge aller an der Individualentwicklung (Ontogenese) beteiligten Vorgänge.

Entwicklungspsychologie: Teilgebiet der Psychol., das sich mit der Beschreibung u. Erklärung von Veränderungen psych. Phänomene, insbes. im Kindes- u. Jugendalter, rekonstruierend u. empir. beobachtend, beschäftigt.

Entwicklungsquotient: *Abk* EQ Entwicklungsalter geteilt durch Lebensalter. ↑Intelligenzquotient.

Entwicklungsrehabilitation: frühzeitige Diagn. von Entwicklungsauffälligkeiten u. konsequente gezielte Entwicklungsförderung im frühen Kindesalter.

Entwicklungsschleier: der Anteil des ↑Schleiers auf entwickelten photograph. Schichten, der von der Art des Entwicklers u. dem Entwicklungsprozeß abhängt. Fehler bei der Entwicklung erzeugen erhöhten E. (zu lange Entwicklungszeit in erschöpften Entwicklern, erhöhte Temperatur, zu geringer Gehalt des Entwicklers an Bromid o. organ. Klarhaltern, falsch angesetzter o. verunreinigter Entwickler.)

Entwicklungstest: zuerst in den Zwanziger Jahren von der sog. „Wiener Schule" von Ch. Bühler u. H. Hetzer konstruiert. Sie versuchen, die gesamte leibl., geistige u. seel. Entwicklung eines Kindes zu erfassen, indem sie z. B. bei Kleinkindern sechs Dimensionen prüfen: sinnl. Rezeption, Körperbeherrschung, soziale Kontaktnahme, Lernen, geistige Produktion u. prakt.-manuelle Geschicklichkeit. Für jede Altersstufe u. jede Dimension werden best. Aufgaben gestellt u. als Ergebnis das Entwicklungsalter ausgerechnet.

Entwicklungstherapie: Rehabilitation von Entwicklungsrückständen, ↑Deprivationssyndrom.

Entwicklungszeit: Dauer der Einwirkung des Entwicklers auf die photograph. Schicht. Zur Erzielung optimaler Werte für Gradation, Empfindlichkeit u. Schleier ist eine best., von der Temperatur abhängige E. erforderl. Die E. liegt im Bereich zwischen etwa 30 s (maschinelle Röntgenfilmentwicklung) u. etwa 15 min.

Entwöhnung: Gegenteil von ↑Gewöhnung; Beseitigung einer Sucht durch Gabe ähnl. wirkender Arzneimittel mit geringerem ↑Suchtpotential; z. B. ↑Methadon bei Morphinabhängigkeit.

Entwurmung ↑Dehelminthisation.

Entziehung: oft nicht freiwilliger Entzug von Suchtmitteln, Alkohol u. a. mit dem Ziel der Beseitigung der Abhängigkeit von dem Mittel.

Entzügelungshochdruck: neurogene Hypertonie. Erhöhung des Blutdrucks durch Ausfall der nervösen Mechanismen der Regulation. Es handelt sich um eine hämodynam. gemischte Form der Hypertonie, d. h., sowohl Herzzeitvolumen als auch peripherer Widerstand sind erhöht.

Entzugssyndrom ↑Abstinenzsyndrom.

Entzündung: oberflächl. exsudativ-fibrinöse Schleimhautentzündung, z. B. fibrinöse Pleuritis o. kruppöse ↑Pneumonie. **Eitrige E.**: durch diverse Eitererreger ausgelöst mit massenhafter Auswanderung von Granulozyten (↑Eiterkörperchen), z. B. bei Abszeß, Empyem, Furunkel, Karbunkel, Phlegmone. **Gangräneszierende E.**: jauchige E. des nekrot. Gewebes durch Anaerobier (Klostridien, Bacteroides-Arten, anaerobe Streptokokken, Fusobakterien, Fusoborreliosen). **Hämorrhag. E.**: Exsudat stark von Erythrozyten durchsetzt, z. B. Virusgrippe (Grippepneumonie), Pest („schwarzer Tod"), Milzbrand. **Interstitielle E.**: im interstitiellen Bindegewebe ablaufende E. ohne Beteiligung der Parenchymzellen, z. B. die interstitielle plasmazelluläre Pneumonie. **Katarrhal. E.**: seröse E. von Schleimhäuten wie Schnupfen, Bronchialkatarrh, Gastroenteritis; häufig die erste Phase oberflächl.

Lokalinfektionen (↑ Atemwegsinfektion, enterale ↑ Infektion). **Nekrotisierende E.**: durch tiefergehende Gewebedefekte gekennzeichnet, z. B. bei ↑ Angina agranulocytotica o. bei ↑ Enteritis necroticans. **Phlegmonöse E.**: im Unterhautzellgewebe, auch in Wandschichten von Appendix o. Gallenblase u. a. ablaufende eitrige E. **Pseudomembranöse E.**: fibrinöse (exsudative) E. **Seröse E.**: prakt. zellfreies, wäßriges Exsudat an Oberflächen (Pleura, Perikard, Peritoneum, Gelenkhöhlen) in freien Hohlräumen (Lungenalveolen) u. im Interstitium (Ödem der aryepiglott. Falten). **Proliferierende E.**: als zellig o. granulierend proliferative E. **Produktive E.**: Entzündungsform, die mit Gewebeneubildung einhergeht. **Reparative E.**: Ersatz nekrot. Gewebes durch Granulations- u. Narbengewebe. Bes. charakterisierte, sog. **spezif. E.**: Morphol. Reaktion zeigt für Erreger charakterist. Bild. Es handelt sich um granulomatöse E. 1. tuberkuloseähnl. Granulome (Tuberkulose, Syphilis, Boeck-Krankheit, Lepra, Chalazion u. a.); 2. tuberkuloseunähnl. Granulome (Rheumatismus nodosus, Typhus abdominalis, Listeriose u. a.). Die **fungöse E.** stellt eine E. der Gelenkkapsel mit Bildung schimmelpilzartigen Granulationsgewebes dar. Abb.

Entzündungsbestrahlung: Reizbestrahlung, Röntgenschwachbestrahlung. Strahlentherapie entzündl. Erkrankungen mit im Vergleich zur Tumortherapie geringerer Strahlendosis. Die E. wird als Röntgentiefen-, Halbtiefen- o. Nahstrahltherapie angewendet. Die E. kürzt den Heilungsprozeß ab. Ind.: 1. Entzündungen der Haut u. ihrer Anhangsgebilde (Furunkel, Karbunkel, Panaritium, Phlegmone, Schweißdrüsenabszesse, Mastitis, Parotitis u. a. m.); 2. Entzündungen u. degenerative Erkrankungen der Knochen u. Gelenke (Arthrosis deformans, Polyarthritis, Bechterew-Krankheit u. a. m.); 3. Gürtelrose u. Folgeerscheinungen, Aktinomykose u. a. ↑ Kontakttherapie.

Entzündungshemmstoffe ↑ Antiphlogistika.

Entzündungsmediatoren: aus versch. Zellen freigesetzte Wirkstoffe, die bei Auslösung u. Perpetuation der Entzündung wesentl. mitwirken. An der Bildung der E. sind Makrophagen, Granulozyten, Mastzellen, Thrombozyten, Lymphozyten u. Endothelzellen beteiligt. Ihre Wirkung auf die Zielzellen wird vielfach durch Rezeptoren, vermittelt, wobei die Mechanismen des Signaltransfers z. T. noch ungeklärt sind. Die Vielzahl der E. ihre Wirkung u. Interaktion schließen Verstärkereffekte ein. ↑ Autokaide.

Entzündungsszintigraphie: nuklearmed. Untersuchungsverfahren zum Nachweis von Entzündungsherden; Methode: i. v. Injektion in vitro markierter Leuko- o. Granulozyten mit ^{111}In-Oxin o. ^{99m}Tc-HMPAO. ^{99m}Tc-Antigranulozyten-Antikörper (spezif. Darstellung), ^{67}Ga-Zitrat (unspezif.), ^{99m}Tc-HSA-Mikrokolloid, ^{99m}Tc-Human-Immunglobulin. 4 u. 24 Std. nach Injektion Gammakameraaufnahmen planar u. SPECT. Ind.: Ganzkörperszintigraphie bei Abszeß, lokalisierter Entzündungsnachweis bei Hirnabszeß, Osteomyelitis, Polyarthritis, bei Infektion einer Gelenkendoprothese, Gefäßprothese, Herzklappenprothese, bei chron. entzündl. Darmerkrankungen. ↑ Lungenszintigraphie bei best. Formen von Pneumonie. Abb.

Entzündungszellen: Zu den E. gehören v. a. Granulozyten (akute Entzündung), Monozyten (Gewebe- u. Blutmakrophagen), Lymphozyten (Spätphase der Entzündung), Plasmazellen (Spätphase der Entzündung), ortsständige Zellen (Histiozyten, Fibroblasten u. Fibrozyten, Kapillarendothelien u. Perizyten). Sie bestimmen morphol. Bild der Entzündung.

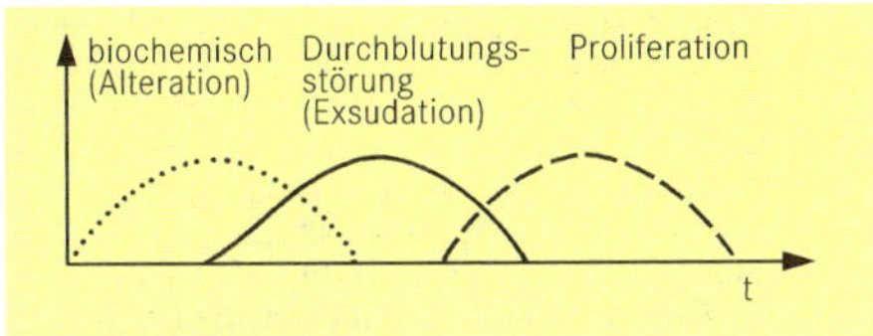

Entzündung. Phasen

Enucleatio bulbi ⟨*lat*⟩ *f*: Enukleation; Entfernung des Auges aus med. Gründen (z. B. wegen eines ausgedehnten intraokularen malignen Tumors), aus kosmet. Begründung, wegen heftiger Schmerzen eines erblindeten Auges.

Enulis ⟨*gr*⟩ *f*: Riesenzellgranulom, reparatives; ↑ Epulis.

E-Nummern: EU-weit gültige Bez. für zugelassene Zusatzstoffe in Lebensmitteln, z. B. Farbstoffe, Konservierungsstoffe, Antioxidanzien, Verdickungs-, Gelier- u. Feuchthaltemittel, Säuerungs- o. Härtungsmittel, Geschmacksverstärker, Aromastoffe u. a. Grundsätzl. dürfen die industriell eingesetzten Zusatzstoffe nicht gesundheitsschädl. sein, jedoch kann nicht jedes Risiko ausgeschlossen werden, z. B. ist E 102 (Tartrazin) ein künstl. Farbstoff, der Allergien auslösen kann.

Enuresis ⟨*gr*⟩ *f*: Einnässen; unwillkürl. Harnabgang bei Kindern jenseits des 4. Lj., meist nachts auftretend (E. nocturna); **prim. E.**: fortbestehende E. ohne Kontinenzperioden; **sek. E.**: nach mehrmonatiger Kontinenz erneute E. Ursachen vielfältig, z. B. Fehlbildungen (wie Harnröhrenstenose, vesikoureteraler Reflux, Ureterektopie, Cauda-equina-Syndrom), Miktionsreifungsstörungen bei Dranginkontinenz o. neurogener Blasenstörung, endokrine Störungen wie Polyurie bei Diabetes mellitus o. insipidus, psych. Störungen. Auch erbl. als prim. isolierte E. nocturna mit Genloci auf Chromosom 13 o. Chromosom 20 mit Spontanheilungstendenz.

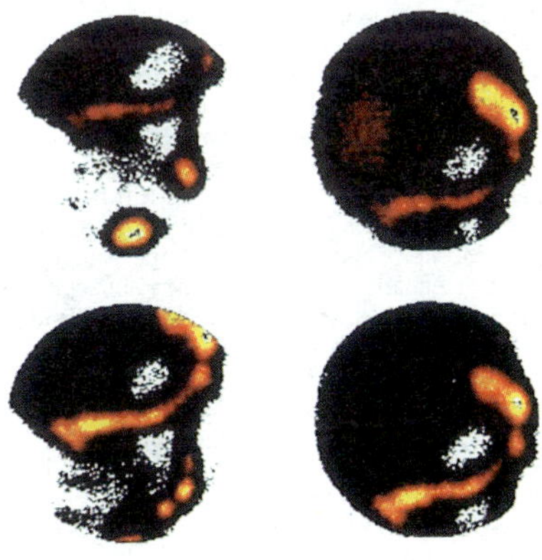

7

Entzündungsszintigraphie
mit ^{99m}Tc-HMPAO-markierten autologen Granulozyten; Darstellung des Colon transversum u. descendens bei Colitis ulcerosa

Enuresis diurna: Einnässen in wachem Zustand. Ursachen: psych. Fehlentwicklung, Verwahrlosung, ↑Intelligenzminderung. Ther.: konsequentes Training. Progn.: bei normaler Intelligenz günstig.

Enurtikaria ⟨*gr*⟩ *f*: Schleimhautschwellung des Bronchialsystems beim Asthma bronchiale.

Envelope ⟨*engl*⟩ *n*: Umschlag, Hülle; i. e. S. Virushülle aus Proteinen, Lipiden u. Kohlenhydraten, die das ↑Nukleokapsid umgibt. Bildung u. Zusammensetzung des E. stehen in enger Beziehung zum Membransystem der Wirtszelle. Aus der Envelopeoberfläche können Fortsätze (↑Peplomere o. Spikes) herausragen. Viren mit E. werden durch Äther u. andere Lipidlösungsmittel inaktiviert.

Envenomisation ⟨*lat*⟩ *f*: Intoxikation durch Schlangenbisse o. Biß bzw. Stich von Arthropoden.

Environmental monitoring ⟨*engl*⟩: Überwachungsmaßnahmen, die insbes. zur Herstellung von sterilen Arzneimitteln notwendig sind.

Enzephalisierung ⟨*gr*⟩ *f*: Zunahme des Hirngewichts u. der anat.-physiol. Hirndifferenzierung, insbes. des Großhirns u. dessen Funktionen im Verlauf von ↑Phylogenese u. ↑Ontogenese.

Enzephalitis ⟨*gr*⟩ *f*: Encephalitis; Gehirnentzündung auf infektiöser, infektiös-tox. o. allerg. Grundlage; als übertragbare Hirnentzündung meldepflichtig. Krankheitsgruppe mit großem Formenreichtum u. variabler Sympt., häufig kombiniert mit ↑Meningitis o. ↑Myelitis. Bakteriell bedingte E. häufig als metastat. Herdenzephalitis hämatogener Entstehung, z. B. embol. Herdenzephalitis bei Endokarditis. Klin. hochfieberhafter Verlauf mit der Trias Schlafsucht, Krämpfe, Lähmungen, ferner zentralnervöse Reiz- u. Ausfallerscheinungen, je nach ätiol. Krankheitsgruppen, u. postenzephalit. Folgezustände (↑Herdsymptome einer Residualepilepsie, ↑Parkinson-Syndrom). Klin. fokale u. Allgemeinsymptome, im Liquor cerebrospinalis variabel ausgeprägte lymphozytäre Pleozytose. Bei ↑Hirnabszeß außer enzephalit. Zeichen auch raumfordernde Wirkung. **Prim. E.**: Nervenzellzerfall durch Erregerinvasion, histopatholog. Nervenzelldegeneration, perivaskuläre Rundzellherde, Ödem, Gliazellwucherung (Erregervielfalt, Arboviren, Rickettsien, Tollwutvirus, Syphilistreponemen, Toxoplasmen, Malariaplasmodien, Trypanosomen). **Sek. E.**: pathol.-anat. versch. Erscheinungen wie perivenöse Herdenzephalitis (z. B. ↑Encephalitis postvaccinalis, Masernenzephalitis), ggf. Markdegeneration mit Blutungen o. Ischämie (Enzephalopathie); im chron. Stadium Markscheidenzerfall; ferner neuroallerg. lymphozytär-plasmazelluläre Gefäßwandinfiltrate im Hirn bzw. Hirn u. weicher Hirnhaut (Para- u. Postinfektiöse E.) bzw. Meningoenzephalitis bei Masern, Röteln, Mumps, Virusgrippe; Herpes-simplex-Virus (Meningoencephalitis herpetica, ↑Herpes-Enzephalitis).

Enzephalitis, experimentelle allergische: *Abk* EAE; Injektion des aus ↑Myelin isolierten bas. Proteins in Versuchstiere führt zu autoimmuner ↑Enzephalomyelitis. Von den für die Auslösung der Autoimmunreaktion verantwortl. bas. Proteinen (Mol. Gew. 1 800, 170 Aminosäuren) ist nur ein relativ kleiner aktiver Abschnitt wirksam.

Enzephalitis, kalifornische: durch ↑California-Enzephalitis-Virus verursachte Enzephalitis, meist als Meningoenzephalitis. ↑Arbovirosen.

Enzephalitis, postvakzinale ↑Encephalitis postvaccinalis.

Enzephalitis, sibirische ↑Virusenzephalitis.

Enzephalitisvirus, japanisches: Virusart der Gattung ↑Flavivirus. Entdeckung 1924 bei Pat. mit Enzephalitis in Japan. Vorkommen in Asien bei Vögeln. Übertragung auf Pferde, Schweine u. Menschen durch Moskitos. Erreger der japanischen ↑B-Enzephalitis.

Enzephalitis, zentraleuropäische ↑Frühsommermeningoenzephalitis.

Enzephalographie: Untersuchungsmethode des Gehirns, z. B. ↑Elektroenzephalographie.

Enzephalomalazie: Encephalomalacia; Gehirnerweichung, meist ischäm. weiße (molkige) Erweichung (Encephalomalacia alba) infolge Embolie o. Wanderkrankung (mit o. ohne Thrombose) der versorgenden Arterie. Sofern nicht der Tod eintritt, Verflüssigung, Resorption u. Umwandlung in eine enzephalomalaz. Zyste. Treten zur weißen Erweichung stärkere Blutungen aus den geschädigten Kapillaren, entsteht das Bild der Encephalomalacia rubra (rote Erweichung); auch bei hämorrhag. Diathesen u. als hämorrhag. Rindenerweichung bei Thrombose der abführenden Venen sowie bei Traumen.

Enzephalomeningitis: Gehirnentzündung, die auf die weiche Hirnhaut übergreift; umgekehrt ↑Meningoenzephalitis.

Enzephalomeningozele: Hirn- u. Hirnhautbruch, Vortreten von Hirnsubstanz u. Hirnhäuten durch Lücken des Schädels. Meist angeboren, aber auch traumat. entstanden.

Enzephalomyelitis: Entzündung von Gehirn u. Rückenmark; als übertragbare E. ↑Infektionskrankheit mit Meldepflicht (↑Virusenzephalitis); ferner als para- u. postinfektiöse E. (Enzephalitis, ↑Myelitis).

Enzephalomyelitis, subakute ↑Slow-Virus-Infektion.

Enzephalomyokarditis: *Abk* EMC; durch Enzephalomyokarditisvirus verursachte Erkrankung mit Entzündungen von Herz- u. Skelettmuskel sowie intrazerebralen Läsionen. ↑Encephalomyocarditis neonatorum verursacht durch humane Coxsackieviren.

Enzephalomyokarditisvirus: *Abk* EMC-Virus, Columbia-SK-Virus; weltweit vorkommende Virusart der Gattung ↑Cardiovirus, Erreger von Myokarditis (bei Mäusen u. Schweinen) u. Enzephalitis (bei Mäusen). Selten aerogene (Kotstaub) o. fäkal-orale Übertragung auf Menschen. Krankheiten: ↑Mengofieber, virale ↑Meningoenzephalitis, ↑Meningoenzephalitis o. ↑Myokarditis.

Enzephalon ↑Gehirn.

Enzephalopathie: Encephalopathia; allg. Bez. für organ. Erkrankungen des Gehirns, v. a. nichtentzündl. u. gefäßbedingte Erkrankungen (z. B. ↑Wernicke-Enzephalopathie, hepat. E.); i. e. S. für tox. Schädigungen (z. B. bei ↑Schwefelkohlenstoffvergiftung u. a.). ↑Enzephalitis.

Enzephalopathie, bovine spongiforme: *Abk* BSE; engl. bovine spongioforme encephalopathy, Mad cows disease; ↑Zoonose bei Rindern in Großbritannien, Irland, Schweiz, Frankreich; vermutl. durch Verfütterung von Tiermehl, das von mit ↑Scrapie infizierten Schafen hergestellt wurde. Seit 1986 bekannt. Erreger: ↑Prionen. Inkubationszeit: 4–5 Jahre. Klin. Bild: Tiere sind überängstl., hypersensibel u. aggressiv („Rinderwahnsinn"). Lähmungen verursachen einen abnormen, einknickenden Gang. Letalität 100 %. Verzehr BSE-infizierter Rinderprodukte wird als Ursache für die Entstehung der atyp. Form der ↑Creutzfeldt-Jakob-Krankheit beim Menschen vermutet.

Enzephalopathie, subkortikale arteriosklerotische: Mikroangiopathie bei chron. Hypertonie, mit Marklagerdemyelinisierung u. lakunären Infarkten einhergehend.

Enzephalorrhagie: Hirnblutung vorwiegend als Folge von Bluthochdruck (↑Hypertonie) u. Veränderungen der Gefäßwände. Typ. sind folgende Lokalisationen: kapsuläre (Stammganglien, Capsula interna, Thalamus 68 %; Cerebellum 13 %; Centrum semiovale 10 %; Pons 7 %).

Enzephalozele: Hirnbruch; angeborene bruchartige Ausstülpung von Hirnsubstanz durch Lücken des Schädels, auch traumat. mögl.

Enzephalozystomeningozele: ↑Enzephalozele mit Einbeziehung der Meningen.

Enzephalozystozele: ↑Enzephalozele mit Ventrikelteilen, die sich infolge von Flüssigkeitsansammlungen zyst. erweitern.

Enzianwurzel ↑Gentiana-Arten.

Enzym ↑Enzyme.

Enzymaktivatoren: häufig zur Entfaltung der vollen Wirkung erforderl. Aktivatoren können Metallionen (z. B. Mg^{2+} bei vielen phosphatübertragenden Enzymen) o. Anionen (z. B. Chlorid bei der Amylase) sein. Das aktivierende Kation ist bei manchen Enzymen Bestandteil des Substrats (z. B. Mg-ATP bei der Hexokinasereaktion). Eine Enzymaktivierung ist auch die Umwandlung einer inaktiven Vorstufe (Proenzym) in das aktive Enzym (z. B. Trypsinogen in Trypsin). Eine Änderung der Enzymkapazität ist durch Änderung der Enzymbiosynthese durch Induktoren o. Repressoren mögl.

Enzymaktivität: die Geschwindigkeit des Substratverbrauchs bzw. der Produktbildung bei einer enzymkatalysierten Reaktion. Die E. hängt von Temperatur, pH-Wert, Konzentrationen von Substraten, Produkten, Coenzymen u. Effektoren ab. Maßeinheiten der E. ist das Katal (1 kat). 1 kat ist die E., die 1 Mol Substrat je s unter standardisierten Bedingungen (optimale Temperatur, optimaler pH-Wert, Substratsättigung) umsetzt. kat/l gibt die Konzentration der E., kat/Mol Enzym die molare E. u. kat/kg Enzymprotein die spezif. E. (ein Maß für die Reinheit einer Enzympräparation) an. Eine Modulation der E. stellt i. d. R. eine reversible Veränderung der Enzymaktivität durch Bindung von Aktivatoren o. Inhibitoren an das Enzymmolekül dar. Von bes. Bedeutung für die metabolische ↑Regulation des Stoffwechsels sind dabei alloster. Rückkopplungen (z. B. Hemmung eines Schrittmacherenzyms durch das Endprodukt einer Reaktionskette).

Enzymaktivität, molekulare: die katalyt. Aktivität eines Enzyms (↑Enzymaktivität) je Mol Enzym (kat pro Mol Enzym). Bei Enzymen mit mehreren Zentren wird die molekulare Zentrumsaktivität in kat pro Mol aktives Zentrum angegeben.

Enzymchimären: oligomere Enzyme, deren Untereinheiten aus versch. Organismen stammen. E. erhält man nach Dissoziation gleicher oligomerer Enzyme (aus versch. Organismen), deren Untereinheiten künstl. zu aktiven Enzymen rekonstituiert werden.

Enzymdefekte, genetische: durch Mutation (↑Substitution, ↑Deletion, ↑Insertion) hervorgerufener Enzymmangel o. durch sie verursachte Strukturveränderung eines Enzymproteins, die zu einem völligen Verlust o. zur Herabsetzung der katalyt. Aktivität des betreffenden Enzyms führt. Bei einer ↑Mutation im Strukturgen kann ein Aminosäureaustausch direkt im aktiven Zentrum erfolgen u. so die Enzymaktivität deutl. herabsetzen o. völlig zerstören. Wenn die Mutation eine andere Region im Enzymprotein betrifft, kann es zu einer Erniedrigung der Enzymaktivität o. auch zu einer Labilisierung der Struktur des Enzyms kommen, so daß das mutierte Enzym rascher als das normale proteolyt. abgebaut wird. Die Mutation kann auch eine verringerte Syntheserate mit Verminderung der stationären Enzymkonzentration zur Folge haben. Wenn durch die Mutation ein neues Stopcodon (↑Terminationscodon) entsteht, wird ein verstümmeltes Enzymprotein synthetisiert, das meist keine Aktivität besitzt. Durch Insertion o. Deletion eines Basenpaares im Strukturgen entsteht eine ↑Rastermutation, die die Synthese eines völlig abartigen Proteins zur Folge hat, das meist überhaupt keine Ähnlichkeit mit dem normalen Enzymprotein hat. E. ziehen Stoffwechseldefekte nach sich (↑Enzymopathie). Diese sind echte ↑Molekularkrankheiten (↑Galaktosämie, ↑Phenylketonurie, ↑Fruktoseintoleranz, ↑Lipidspeicherkrankheiten, ↑Glykogenosen). Zur frühzeitigen Erkennung von E. werden Siebteste an Neugeborenen (↑Guthrie-Test) durchgeführt. Durch frühzeitige gezielte Behandlung (z. B. Diätetik) können die Auswirkungen mancher Stoffwechseldefekte vermieden o. vermindert werden. Bei Schwangerschaft mit hohem genet. Risiko o. bei einem E. mit geringer Lebenserwartung sollte eine pränatale Diagnostik auf DNA-Basis durchgeführt werden. Eine Gentherapie ist bei ausgewählten E. mögl., steht aber noch am Anfang.

Enzymdiagnostik: analyt. Bestimmung von Enzymen in biol. Flüssigkeiten (Plasma, Liquor cerebrospinalis, Urin u. a.) u. Geweben zur DD von Krankheitszuständen insbes. zur Feststellung von Schädigungen an Organen u. Geweben bzw. zum Nachweis von Enzymdefekten u. -anomalien als Kausalfaktoren genet. bedingter Erkrankungen. Im ersteren Fall besteht häufig eine Korrelation zwischen Enzymaktivitätsanstieg u. Größe bzw. Schwere der Zellschädigung. Für viele Krankheiten entstehen im Plasma typ. ↑Enzymmuster, die mehr o. weniger gut das Enzymprofil des akut geschädigten Organs reflektieren. Meist werden diese organspezif. Muster werden durch Beteiligung anderer Organe, durch unterschiedl. Sensibilität o. durch Änderung des Organmusters durch die Krankheit selbst (z. B. LDH-Isoenzyme bei maligner Entartung o. Muskeldystrophie) verzerrt. Die Diagn. ergibt sich aus der Höhe der Enzymaktivitäten, aus den Relationen der best. Enzyme sowie aus den Verlaufskurven. Bes. bei chron. o. länger bestehenden Krankheitszuständen werden die Relationen der Enzyme durch unterschiedl. Elimination der Enzyme verändert.

Enzyme ⟨*gr*⟩ *n Pl*: Fermente, Biokatalysatoren; monomere o. oligomere, einfache o. zusammengesetzte Proteine, die intrazellulär (90 % der Zellproteine sind E.) o. als Sekretenzyme in Körperflüssigkeiten u. Verdauungssäften vorkommen. E. sind artspezif., z. T. organspezif. (↑Isoenzyme). E. setzen die Aktivierungsenergie der katalysierten Reaktion stark herab (↑Enzymkatalyse), ohne deren chem. Gleichgewicht zu beeinflussen. Sie sind relativ spezif. sowohl für die umgesetzten Substrate als auch für die katalysierte Reaktion. Die ↑Enzymaktivität hängt von der Temperatur (Temperaturoptimum meist etwa 50 °C, bei höheren Temperaturen Hitzedenaturierung), dem pH-Wert (pH-Optimum meist zwischen pH 5 u. 9) u. von den Konzentrationen der Substrate, Coenzyme, Produkte, Aktivatoren u. Inhibitoren ab (↑Enzymkinetik). Jedes Organ ist mit einem best. Enzymmuster ausgestattet. Zellorganellen lassen sich durch vorherrschende E. charakterisieren (↑Leitenzyme). Die Aktivitätsbestimmung von E. in Geweben u. Körperflüssigkeiten (Serum, Harn) ist eine wichtige Methode bei der Diagnostik u. Verlaufskontrolle zahlreicher Erkrankungen (z. B. Lebererkrankungen, Pankreatitis, Herzinfarkt, Tumoren). Ein ther. Einsatz von E. erfolgt als Substitutionstherapie mit Proteasen bei Störungen der Blutgerinnung, Fibrinolyse o. der Verdauung, auch i. R. der ↑Gentherapie. Techn. werden E. z. B. als Waschmittelzusatz, zur Schnellreifung von Schlachtfleisch u. bei der Bierproduktion eingesetzt. Von bes. Bedeutung sind trägerfixierte E. als Katalysatoren chem. Prozesse (↑Enzymreaktor).

Enzyme, allosterische: ↑Allosterie; von großer Bedeutung für die metabolische ↑Regulation von Stoffwechselzuständen. Die Beeinflußbarkeit der Aktivität der a. E. durch alloster. Effektoren ermöglicht wirkungsvolle Rückkopplungen innerhalb u. zwischen versch. Stoffwechselwegen.

Enzyme, aminosäureaktivierende ↑Aminoacyl-tRNA-Synthetasen.

Enzyme, induzierbare ↑Enzyminduktion.

Enzyme, kälteempfindliche: einige oligomere Enzyme dissoziieren bei Abkühlung in die katalyt. inaktiven Untereinheiten (z. B. Adenosintriphosphatase u. Pyruvatcarboxylase der Mitochondrien, Fruktose-1,6-bisphosphatase der Muskulatur).

Enzyme, kapsulierte: Spezialfall der trägerfixierten Enzyme, bei dem das Enzym durch diesen Träger allseitig in Form einer Membran (Zellulosederivate, Polyamide, Polyurethane) umschlossen ist. Nur niedermolekulare Substanzen können durch diese Membran diffundieren. K. E. werden zu präparativen u. analyt. Problemen herangezogen, sind aber auch ther. einsetzbar, z. B. mit eingeschlossener Urease u. Glutamindehydrogenase als neuartige künstl. Niere zur Entgiftung des Harnstoffs. Durch den Schutz der Membran verliert das körperfremde Enzymeiweiß in kapsulierter Form seine ↑Antigenität.

Enzyme, konstitutive: in der Zelle ständig vorhandene Enzyme. Ggs.: adaptive (induzierbare) Enzyme, die nicht ständig von der Zelle synthetisiert werden (↑Enzyminduktion, ↑Enzymrepression).

Enzyme labelled immunoassay ⟨*engl*⟩: *Abk* ELIA, Test zum Nachweis von Antigen, Hapten u. Antikörpern in einer Antigen-Antikörper-Reaktion unter Verwendung von enzymmarkierten Reaktionspartnern. Die Konzentration des zu bestimmenden Antigens o. Antikörpers wird dabei durch Ermittlung des Verhältnisses von freier u. gebundener Enzymaktivität bestimmt.

Enzymelektrode: quantitatives Analyseverfahren als Kombination zwischen enzymat. u. elektrochem. Methodik. Eine ionenselektive ↑Elektrode wird mit einer dünnen Schicht aus vernetztem Polyacrylamidgel überzogen, in welches das Enzym eingeschlossen ist. Aus der Analysenprobe kommt durch Diffusion das Substrat (z. B. Harnstoff) in die Gelschicht u. reagiert dort mit dem Enzym (Urease). Das entstehende Produkt (Ammoniak) gelangt weiter zur NH^+_4-Ionen-selektiven Elektrode u. wird potentiometr. gemessen. Die weiteste Verbreitung hat derzeit die Messung der Blutglukose nach diesem Reaktionsprinzip gefunden, wobei in einem Gel stabilisierte Glukoseoxidase zwischen zwei Membranen stationiert ist u. die Sauerstoffabnahme an der Elektrode gemessen wird.

Enzymelimination: Elimination der durch Zellmauserung bzw. Zellschädigung in das Blutplasma gelangten Enzyme. Die Aktivitätsabnahme folgt einer Exponentialfunktion. Sie ist für die einzelnen Enzyme unterschiedl. u. wird durch die enzym- u. artspezif. Kenngröße der Halbwertszeit gekennzeichnet. Über den Mechanismus der E. besteht außer für Enzyme mit einem Mol. Gew. >60 000 wie Alphaamylase, Adenylatkinase u. Pepsinogen, die durch glomeruläre Filtration über die Niere ausgeschieden werden, noch keine Klarheit. Nur ein geringer Anteil erhebl. gesteigerter Plasmaenzymkonzentrationen von alkal. Phosphatase u. Leucinaminopeptidase wird über die Galle ausgeschleust. Offenbar wird ein größerer Anteil der Enzyme durch Zellen von Organen aufgenommen u. damit eliminiert, die einen hohen Proteinumsatz haben wie Leber, Pankreas, Niere u. Lunge. Dabei spielen Makrophagen eine besondere Rolle. Die E. wird nicht durch pathol. Bedingungen beeinflußt.

Enzyme linked immuno sorbend assay ⟨*engl*⟩: *Abk* ELISA; Modifikation des ↑Enzyme labelled immunoassay, bei der ein Reaktionspartner an ein Immunadsorbens gebunden ist. Vielfältige Einsatzmöglichkeiten in der Serol. ↑Enzymimmunoassay.

Enzyme, lysosomale ↑Lysosomen.

Enzyme, methylübertragende ↑Methyltransferasen.

Enzymentgleisung: unphysiolog. hoher Übertritt von ↑Verdauungsenzymen des Pankreas in das Blut bzw. die Lymphe bei entzündl. Pankreasprozessen.

Enzyme, nukleolytische ↑Nukleasen.

Enzyme, phosphatübertragende ↑Phosphotransferasen.

Enzyme, proteolytische ↑Proteasen.

Enzyme, pyridoxalphosphatabhängige: enthalten als prosthetische ↑Gruppe ↑Pyridoxal-5-phosphat. P. E. finden sich v. a. im Stoffwechsel der ↑Aminosäuren. Zu den p. E. zählen Aminotransferasen, ↑Aminosäuredecarboxylasen, Serinhydroxymethyltransferase, u. Tryptophansynthase. Auch ↑Glykogenphosphorylase enthält Pyridoxalphosphat.

Enzyme, trägerfixierte: ursprüngl. lösl. Enzyme, die durch Bindung an organ. o. anorgan. Träger unlösl. gemacht werden. Methoden der Enzymimmobilisierung sind: 1. Adsorption an hydrophobe o. elektr. geladene Träger (↑Ionenaustausch); 2. kovalente Bindung an Träger; 3. kovalente Quervernetzung, meist gemeinsam mit Nichtenzymprotein (Albumin, Kollagen); 4. Einschluß der Enzyme in vernetzte Träger (z. B. Polyacrylamidgel) o. in membranumhüllte Wassertröpfchen (Liposomen, Collodiumvesikel). Einsatz z. B. in Enzymreaktoren (Forschung u. Industrie) u. in der Lebensmittelindustrie.

Enzymformen, multiple: Enzyme, die in einer Spezies vorkommen, die gleiche Reaktion katalysieren, sich jedoch in versch. Hinsicht voneinander unterscheiden: 1. Genet. unabhängige Proteine (Malatdehydrogenasen in Zytosol u. Mitochondrien) (↑Isoenzyme); 2. Heteropolymere aus zwei o. mehr nichtkovalent miteinander verbundenen Polypeptidketten (Isoenzyme); 3. genet. Varianten eines Allels (Isoenzyme); 4. chem. modifizierte Enzyme (Phosphorylase a u. b); ↑Pseudoisoenzyme; 5. von einer Polypeptidkette abgeleitete Proteine (Chymotrypsine); 6. Polymere einer Untereinheit (Glutamatdehydrogenase); 7. Proteine unterschiedl. Konformation (alloster. Enzyme, ↑Allosterie).

Enzymgruppen: viele Enzyme, die in den Erythrozyten enthalten sind, lassen erhebl. Unterschiede in ihrem Aufbau erkennen (polymorphe Isoenzyme) u. eignen sich zur Klärung von Abstammungsfragen i. R. eines Blutgruppengutachtens. Wichtige u. bei Abstammungsuntersuchungen allg. herangezogene Enzymsysteme sind die saure Erythrozytenphosphatase (SEP), die Phosphoglukomutase (PGM), die Adenylatkinase (AK), die Adenosindesaminase (ADA), die Glutamat-Pyruvat-Transaminase (GPT), die 6-Phosphoglukonatdehydrogenase (6-PGD), die Esterase-D (EsD) u. die Glyoxalase (GLO).

Enzymhemmung: Verringerung der ↑Enzymaktivität. **Irreversible E.**: kovalente Modifizierung des E., v. a. im aktiven Zentrum; ↑Denaturierung; Proteolyse. **Reversible E.**: Ausbildung dissoziabler Komplexe zwischen E. u. Hemmstoffen (Inhibitoren). Man unterscheidet kompetive ↑Hemmung, ↑Produkthemmung, nichtkompetitive ↑Enzymhemmung u. ↑Substratüberschußhemmung (↑Allosterie).

Enzymhemmung, nichtkompetitive: Verringerung der Enzymaktivität durch reversible Bindung eines Hemmstoffs an das Enzym, der nicht durch das Substrat verdrängt werden kann. Die Maximalaktivität des Enzyms ist verringert, die Michaeliskonstante des Substrats bleibt unverändert. ↑Enzymkinetik.

Enzymimmunoassay: Verfahren zur quantitativen Bestimmung von Substanzen in biol. Flüssigkeiten im Piko- u. Femtomolbereich. Der E. verbindet die Spezifität einer immun. Reaktion mit der Empfindlichkeit einer enzymat. Reaktion. Das Prinzip des E. ähnelt dem ↑Radioimmunoassay. Die zu bestimmende Substanz reagiert als Antigen o. Antikörper mit seinem entsprechenden Partner (Antikörper o. Antigen) in Gegenwart eines enzymmarkierten Antigens bzw. Antikörpers gleichen Typs. Über einen enzymat. Test wird anschließend der Antigen-Antikörper-Komplex o. der nicht gebundene Anteil quantitativ bestimmt. Vom E. existieren versch. method. Varianten, heterogene u. homogene Tests, kompetitive u. nichtkompetitive Tests. Für Routineuntersuchungen bes. geeignet sind Verfahren, bei denen ein Reaktionspartner an eine feste Phase (z. B. an die Innenwand eines Teströhrchens) gekoppelt ist. Notwendige Trenn- u. Waschvorgänge nach der Immunreaktion können dann sehr einfach durchgeführt werden.

Enzymimmunologie: immun. Untersuchungen mit o. an Enzymen; Teilgebiet der Immunchemie. Im ersten Falle werden Enzyme (z. B. Meerrettichperoxidase, ↑Immunenzymtechnik) zur Markierung eines zu untersuchenden Antigens (o. Antikörpers) verwendet u. dadurch die Empfindlichkeit für den Antigennachweis in den Nanogrammbereich gerückt. Testverfahren sind ↑Enzyme labelled immunoassay (ELIA) u. ↑Enzyme linked immuno sorbend assay (ELISA). Im zweiten Fall gilt die Untersuchung mit immun. Methoden dem Enzym selbst. Das Enzym stellt das Antigen dar. Untersuchungen dienen in diesem Fall der Strukturaufklärung u. der Lokalisierung von Enzymen.

Enzyminduktion: Auslösung bzw. Verstärkung der Synthese eines Enzyms durch einen Induktor. Bei Prokaryonten wird bes. die Synthese adaptativer kataboler Enzyme durch das Substrat induziert. Mechanismus der E. (↑Jacob-Monod-Modell). In Eukaryonten wirken häufig Metabolite u./o. Hormone als Enzyminduktoren (z. B. Induktion der Glukokinase u. Glykogensynthetase in der Leber durch Insulin u. Glukose; Induktion der Schlüsselenzyme der Glukoneogenese durch die Glukokortikoide). Am komplexen Mechanismus der E. in Eukaryonten sind Hormonrezeptoren, z. B. Glukokortikoidrezeptor, DNA-bindende Regulatorproteine, der ↑Promotor u. Regulatorsequenzen der DNA (Enhancer u. Silencer) beteiligt. Pharmaka können die Induktion der für ihren Abbau erforderl. Enzyme bewirken. Dadurch werden die Pharmaka schneller abgebaut, es kommt zur Toleranzentwicklung.

Enzyminsuffizienz: Hypofermentie; körpereigene Mangelproduktion (Enzymdefekt) eines o. mehrerer der den Stoffwechsel (Verdauung, Resorption, Zellstoffwechsel) regulierenden Enzyme. Die defizitäre Bildung kann hereditär o. erworben sein. E. wird z. B. erworben durch pathol. Zustände der produzierenden Gewebe bzw. Organe. Sie kann auch verursacht sein durch defizitäre Ernährung, z. B. durch Mangel am erforderl. Protein (↑Apoenzym), am erforderl. Coenzym (Vitamin), an Effektoren (Aktivierung), an Spurenelementen o. durch Wirkung von ↑Antimetaboliten u. ↑Antagonisten. E. hat metabol. Ausfallerscheinungen mit u. U. pathol. Auswirkungen im Gefolge (Enzymopathologie; Enzymopathien); es treten z. B. Unverträglichkeitserscheinungen gegenüber normalen Bestandteilen der Nahrung auf (Aminosäure-, Saccharidintoleranzen).

Enzymkatalyse: Beschleunigung (Senkung der Aktivierungsenergie) von Reaktionen des Intermediärstoffwechsels, die unkatalysiert extrem langsam verlaufen, durch Enzyme. E. war die entscheidende Voraussetzung für die Herausbildung lebender Organismen. Bei der E. reagiert das Enzym mit dem umzusetzenden Substrat zum Enzym-Substrat-Komplex (meist ausschließl. durch nichtkovalente Bindungen zusammengehalten). Dieser wandelt sich über mehrere Zwischenstufen zum Enzym-Produkt-Komplex um, der zu Produkt u. unverändertem Enzym zerfällt (Kreisprozeß der E.). An der Bindung des Substrats im aktiven Zentrum des Enzyms u. an der katalysierten Reaktion können ↑Coenzyme u. ↑Aktivatoren beteiligt sein. ↑Enzymkinetik.

Enzymkennlinie, sigmoide ↑Allosterie.

Enzymketten: Im Intermediärstoffwechsel lassen sich gerichtete, zykl. o. lineare Stoffwechselwege erkennen, die durch die entsprechenden E. repräsentiert werden. E. werden durch das funktionelle Zusammenwirken von Enzymen konstituiert (das Produkt eines Enzyms ist Substrat des zweiten). In den ↑Multienzymkomplexen, die Bestandteil von E. sein können, existieren zudem strukturelle Wechselwirkungen zwischen den Enzymen. Synthese u. Abbau wichtiger Metabolite erfolgen in E. (Glykolyse, Zitronensäurezyklus, Atmungskette, Harnstoffzyklus). Versch. E. kreuzen sich in zentralen Metaboliten, wie Glukose-6-phosphat, Acetyl-CoA, Oxalessigsäure, Alphaketoglutarsäure, u. sind zudem über Coenzyme (z. B. $NADH_2/NAD$) o. über die Adeninnukleotide (ATP, ADP, AMP) stark in sich selbst u. miteinander vernetzt.

Enzymkinetik: Abhängigkeit der Enzymaktivität von den Konzentrationen der Substrate, Coenzyme, Aktivatoren, Inhibitoren u. Protonen. Die Abhängigkeit der Enzymaktivität von der Substratkonzentration folgt oft der Michaelis-Menten-Gleichung:

$$v = \frac{V \cdot (S)}{K_m + (S)}$$

(S) = molare Konzentration des Substrats, v = Enzymaktivität, V = Maximalaktivität (Maximalgeschwindigkeit) des Enzyms, K_m = Michaelis-Konstante. Abweichungen von der Michaelis-Menten-Kinetik (nichthyperbole Enzymkennlinien) treten z. B. bei alloster. Enzymen (↑Allosterie), ↑Substratüberschußhemmung u. bei gleichzeitigem Vorliegen mehrerer, die gleiche Reaktion katalysierender Enzyme mit unterschiedl. kinet. Eigenschaften (z. B. Isoenzyme) auf.

Enzymklassifikation: entspr. einer internationalen Übereinkunft (EC-Nomenklatur) werden die Enzyme nach ihrer Reaktionsspezifität in 6 Hauptgruppen eingeteilt: Oxidoreduktasen, Transferasen, Hydrolasen, Lyasen, Isomerasen u. Ligasen mit jeweilig weiteren Unterteilungen in Unter- u. Unterunterklassen, entspr. der Art der Reaktionen (z. B. Oxidoreduktionen), beteiligter Gruppen (z. B. Methylgruppen), beteiligter Coenzyme (z. B. NAD^+) o. Art der Bindungen (z. B. Peptidbindungen). Jedes Enzym enthält eine eindeutige Codenummer (EC-Nr.) aus 4 durch Punkte voneinander getrennten Teilen. Die erste Zahl kennzeichnet die Hauptgruppe (Klasse) der Enzyme. (Tab.) Die folgenden Zahlen bezeichnen die Enzymgruppen u. Untergruppen u. die Seriennummer des Enzyms. Jedes Enzym erhält einen systemat. Namen, der in der Praxis meist durch den Trivialnamen ersetzt wird. Beispiel: EC 2.6.1.2; 2. Klasse Transferasen; 2.6. N-haltige Gruppen übertragend; 2.6.1 Aminotransferasen. Systemat. Name: Alaninaminotransferase; Trivialname: Glutamat-Pyruvat-Transaminase (GPT). Tab.

Enzymmuster: pattern; durch Schädigungsprozesse in einzelnen Organen bedingte differenzierte Veränderung der Enzymkonzentration im Blutplasma. E. sind durch die unterschiedl. qualitative u. quantitative Enzymausstattung der Organe bedingt. Die Größe der Veränderung im Plasma wird durch das Ausmaß, Art u. Lokalisation der Schädigung, durch die intrazelluläre Verteilung u. Molekülgröße der betreffenden Enzyme sowie durch Faktoren die die Aktivität der Enzyme im Plasma verändern (wie Empfindlichkeit des Enzyms gegen Oxidation, Hemmstoffe u. proteolyt. Spaltung), beeinflußt. Auch die Elimination der Enzyme geht in die für jedes Enzym charakterist. Halbwertszeit im Plasma ein. Sie liegt zwischen 3 h, z. B. Lipase, Amylase u. etwa 14 Tagen bei der Cholinsterase. Mit Hilfe typ. E. kann man die Diagnostik des Herzinfarkts, aber auch die DD von Leberkrankheiten, z. B. die pathogenet. Abgrenzung eines Ikterus zwischen zellulären o. cholestat. Ursachen, stellen.

Enzymnomenklatur ↑Enzymklassifikation.

Enzymopathie ⟨*gr*⟩ *f*: durch genetische ↑Enzymdefekte hervorgerufene Krankheit.

Enzymquotienten: Verhältnis der Aktivität von Enzymen im Blutplasma. Das Unter- o. Überschreiten definierter Zahlenwerte der E. wird zur Verbesserung der diagn. Aussage genutzt. Neben dem ↑Ritis-Quotient ASAL/ALAT werden die E. ASAT + ALAT, Gammaglutamyltransferase/ASAT für die bessere GLDH-Abgrenzung von differenzierten Leberkrankheiten vorgeschlagen. Der CK/ASAT-Quotient wird zur Abgrenzung von Herzmuskel- u. Skelettmuskelschädigung, der Quotient LDH/ASAT zur Erkennung hämolyt. Syndrome u. der E. LDH/GLDH zur Prognostik des zirkulator. Schocks empfohlen. Bei der Anwendung von E. sind die für eine nützl. Aussage notwendigen Randbedingungen zu beachten.

Enzymreaktor: kontinuierl. betriebene biotechnolog. Anlage, die gereinigte, trägerfixierte ↑Enzyme enthält. Im Mikromaßstab für wissenschaftl. Zwecke (Modellierung von Stoffwechselwegen), im techn. Maßstab z. B. zur stereospezif. Aminosäuresynthese, Stärkeverzuckerung, Laktosespaltung in Kuhmilch eingesetzt.

Enzymklassifikation: Die Enzymklassen u. einige ihrer wichtigsten Vertreter

Oxidoreduktasen	EC 1
Alkoholdehydrogenase	EC 1.1.1.1/2
Lactatdehydrogenase (LDH)	EC 1.1.1.27/28
Glucose-6-Phosphat-dehydrogenase	EC 1.1.1.49
Katalase	EC 1.11.1.6
Peroxidase	EC 1.11.1.7
Transferasen	EC 2
Methyltransferase	EC 2.1.1
Transaldolase	EC 2.2.1.2
Gammaglutamyltransferase (γ-GT)	EC 2.3.2.2
Aspartataminotransferase (GOT)	EC 2.6.1.1
Alaninaminotransferase (GPT)	EC 2.6.1.3
Kreatinkinase (CK)	EC 2.7.3.2
Hydrolasen	EC 3
Phospholipase A	EC 3.1.1.4
Cholinesterase (CHE)	EC 3.1.1.8
Alkal. Phosphatase (AP)	EC 3.1.3.1
Saure Phosphatase (SP)	EC 3.1.3.2
Phospholipase C	EC 3.1.4.3
Alphaamylase	EC 3.2.1.1
Lysozym	EC 3.2.1.17
Trypsin	EC 3.4.21.4
Lyasen	EC 4
Fructose-1,6-diphosphataldolase	EC 4.1.2.13
Carboanhydrase	EC 4.2.1.1
Aconitase	EC 4.2.1.3
Argininsuccinase	EC 4.3.2.1
Isomerasen	EC 5
Phosphoriboseisomerase	EC 5.3.1.6
Glucosephosphatisomerase	EC 5.3.1.9
Ligasen (Synthetasen)	EC 6
Aminoacyl-tRNA-Ligase	EC 6.1.1
Acetyl-CoA-Ligase	EC 6.2.1.1
Argininosuccinatsynthetase	EC 6.3.4.5
Acetyl-CoA-Carboxylase	EC 6.4.1.2

Enzymrepression: Stoffwechselregulation durch Unterdrückung der Synthese von Enzymen eines anabolen Stoffwechselwegs durch das Endprodukt dieser Biosynthesekette. Bei Prokaryonten häufig beobachtete neg. Rückkopplung (neg. Feedback). Mechanismus der E. (↑Jacob-Monod-Modell): Das von einem Regulatorgen codierte Repressorprotein (Aporepressor) bindet das Endprodukt der Synthesekette, z. B. eine Aminosäure (Corepressor). Es entsteht der aktive Repressor, der sich an das Operatorgen bindet, die Transkription u. damit die Enzymsynthese blockiert.

Enzymsubstitution: Zufuhr von Enzympräparaten bei Pankreasinsuffizienz, um den Verdauungsvorgang zu verbessern. Bei schwerer Pankreasinsuffizienz sind große Mengen hochwertiger Präparate erforderl. Nicht nur der Gehalt an Enzymen ist wichtig, sondern auch, wie sie aus dem Präparat freigesetzt u. vor einer Inaktivierung, z. B. durch Magensäure, bewahrt werden.

Enzymurie: Ausscheidung von Enzymen im Urin, z. B. der ↑Laktatdehydrogenase u. auch der ↑Leucinaminopeptidase.

Enzymzentrum, aktives: der Teil des Enzymproteins, der das Substrat bindet (hochspezif. Substratbindungszentrum) u. die Katalyse bewirkt (katalyt. Zentrum, weniger spezif.). Das a. E. wird von wenigen, in der ↑Primärstruktur meist weit voneinander entfernten, räuml. stets, v. a. bei Substratbindung, benachbarten Aminosäuren gebildet (↑Induced fit bei Enzymen).

Enzym, zweiköpfiges: ein Enzym, das zwei vom Mechanismus völlig versch., aufeinanderfolgende Reaktionen katalysiert. Die $NADP^+$-abhängige Isozitronensäuredehydrogenase, die die Dehydrierung der Isozitronensäure u. die Decarboxylierung der Oxalbernsteinsäure katalysiert, ist ein z. E.

Eo-CSF: *Abk* für engl. eosinophilic colony stimulating factor; ↑Interleukin-5.

EOG: *Abk* für Elektrookulogramm. ↑Elektrookulographie. ↑Elektroolfaktogramm.

EONS: *Abk* für engl. European Oncology Nursing Society; Europ. Krebskrankenpflegevereinigung, die neben regelmäßigen Kongressen u. Publikationen sich bes. im Bereich der Fort-, Weiterbildung u. Curriculumentwicklung für diesen Fachbereich engagiert.

EORNA: *Abk* für engl. European Operating Room Nurses Association. Europ. Krankenpflegevereinigung für den OP-Dienst, die neben regelmäßigen Kongressen u. Publikationen sich bes. im Bereich der Fort-, Weiterbildung u. Curriculumentwicklung für diesen Fachbereich engagiert.

EORTC: *Abk* für engl. ↑European Organization for Research on the Treatment of Cancer.

Eosin: 2,4,5,7-Tetrabrom-fluorescein. Darstellung aus Fluorescein u. Brom. Leuchtend roter Farbstoff mit gelbl. Fluoreszenz. Das Natriumsalz ist wasserlösl. u. in roter Tinte enthalten. E. färbt in der histol. Färbetechnik Plasma u. Interzellularsubstanzen rotorange an, in hohen Verdünnungen auch als Vitalfarbstoff geeignet.

Eosinopenie: Reduktion der eosinophilen Granulozyten im peripheren Blut (untere Normgrenze $0{,}05 \cdot 10^9/l$) o. vollständiges Fehlen. Unter Streß-Situation tritt durch vermehrte Abgabe von ACTH u. dadurch bedingter Stimulierung der Nebennierenrinde eine verstärkte Ausschüttung von Kortikosteroidhormonen ein, wodurch eine E. resultiert. Das durch E. (u. Lymphozytopenie) gekennzeichnete „Blutbild der Alarmreaktion" ist durch verstärkte Abwanderung der eosinophilen Granulozyten in die von vornherein bereits an eosinophilen Granulozyten reichen Organe bedingt. Dieser physiol. Mechanismus wird beim ↑Thorn-Test nachvollzogen u. zur Diagnosestellung genutzt. E. ist zu beobachten durch vermehrte Ausschüttung von Glukokortikosteroiden: so bei schweren Infektionen (Typhus abdominalis, Sepsis u. a.), endogenen u. exogenen Intoxikationen (Coma diabeticum, Coma uraemicum), Schock, Partus, körperl. Höchstleistung bei Sport u. Arbeit, Hypercortisolismus bei Hypophysen- bzw. Nebennierenrindenneoplasie bzw. Hyperplasie sowie durch iatrogene Verabfolgung von Glukokortikosteroiden. Eine E. findet sich bei aplast. Knochenmark-Syndrom infolge ungenügender Produktion.

Eosinophil derived inhibitor ⟨*engl*⟩: *Abk* EDI; aus Eosinophilen stammender Hemmfaktor, der in geringster Konzentration die Histaminfreisetzung aus Mastzellen u. Basophilen hemmt. EDI stellt ein Prostaglandingemisch aus E_1 u. E_2 dar. Als Wirkungsprinzip der Inhibition kommt ein intrazellulärer Anstieg des zykl. AMP (Adenosin-Monophosphat) in Betracht.

Eosinophilenleukämie: Erkrankung, die in einer akuten u. einer chron. Form auftritt. **akute E.**: seltene, den unreifzelligen myelo. Leukämien zuzuordnende Erkrankung mit einem hohen Anteil von frühen Reifungsstufen der eosinophilen Granulozyten bei weitgehendem Fehlen der ausgereiften Formen im Knochenmark u. in anderen Organen, mit Ausbildung starker Atypien u. gelegentl. Ausschwemmung dieser eosinophilen „Blasten", Promyelozyten u. unreifen Myelozyten in das periphere Blut. Gesamtleukozytenzahl von Pat. zu Pat. uneinheitl. Erst eine nur zytochem. faßbare Anomalie, der Nachweis von Naphtol-AS-D-Chloracetatesterase in den Spezialgranula, sichert die Diagn. u. grenzt die akute E. gegenüber reaktiven ↑Eosinophilien ab. Weitere Atypien betreffen die Granula z. T. in Form großer, zentral leer erscheinender Granula (Lochgranula) sowie deren starke Größenvarianz. **chron. E.**: seltene, der chron. myelo. Leukämie zuzuordnende Erkrankung, die als Variante der chron. myelo. Leukämie aufgefaßt werden kann, der sie in Progn. u. Verlauf entspricht. Der kennzeichnende Befund ist eine starke absolute u. relative Vermehrung von eosinophilen Granulozyten aller Reifestufen (>50 % der Granulozyten). Das Ph^1-Chromosom ist nachweisbar, der Index der AGP wie bei CML erniedrigt. Eine Abgrenzung gegenüber reaktiven ↑Eosinophilien (bis $20 \cdot 10^9/l$) zu leukämoiden ↑Reaktionen (mehr als $20 \cdot 10^9/l$) ist mögl.

Eosinophilie: **1.** Azidophilie; bes. Affinität zur Anlagerung saurer Farbstoffe, wie z. B. Eosin. **2.** Vermehrung der absoluten Zahl der eosinophilen Granulozyten im Gewebe (z. B. im Knochenmark) u. im peripheren Blut. Bei einem Normalwert von $0{,}05–0{,}35 \cdot 10^9/l$ eosinophiler Granulozyten im Blut werden Werte über $0{,}4–0{,}5 \cdot 10^9/l$ als E. gewertet. Verschiedenste Stoffe bzw. Antigene, Antigen-Antikörper-Komplexe, Histamin u. a. veranlassen eine Chemotaxis der eosinophilen Granulozyten aus der Blutbahn mit nachfolgender Auswanderung aus dem Knochenmark, wodurch ihre erneute Produktion angeregt wird. Durch best. Reize kann es zu sehr starker reaktiver E. mit hohen Zahlenwerten im peripheren Blut ($50 \cdot 10^9/l$) kommen, wobei es sich stets nur um ausgereifte, d. h. segmentkernige (sehr selten stabkernige) Zellformen handelt (wodurch die Abgrenzung zur Eosinophilenleukämie gegeben ist). Ausgeprägte E. wird beobachtet bei Allergien, u. a. bei Parasiteninfektion bzw. -infestation, allerg. Haut-, Blut- u. Kollagenerkrankungen, hormoneller Dysregulation, best. Intoxikationen u. bei Malignomen. Weiterhin kann E. auftreten bei IgA-Mangel, Nebenniereninsuffizienz, Vaskulitiden (u. a. ↑Churg-Strauss-Syndrom) u. eosinophiler Gastroenteritis. E. auch bei Lymphogranulomatose. Bei chron. myelo. Leukämie ist E. ein Teil des myeloprolif. Prozesses. Knochenmarkeosinophilie muß nicht unbedingt mit einer E. im peripheren Blut einhergehen. Von einer **persistierenden E.** mit Splenomegalie u. Lymphknotenschwellung kann bei hochgradigen allerg. Zuständen mit ausgeprägten klin. Allgemeinsymptomen gesprochen werden.

Eosinophilie-Hepatomegalie-Syndrom ⟨*gr*⟩ *f*: idiopath. Hypereosinophilie; allerg.-hyperergisches Krankheitsbild infolge Nematodenbefalls der Leber mit Hepatomegalie, Leukozytose u. Eosinophilie, Fieber, meist im Kindesalter auftretend.

Eosinophilieindex: Verhältnis von reifen eosinophilen zu reifen zyanophilen Plattenepithelien im Vaginalausstrich: in der Hormonzytologie wichtiges Kriterium für eine östrogene Stimulierung des Vaginalepithels.

Eosinophilie-Myalgie-Syndrom: Multiorgankrankheit mit Kontrakturen der Skelettmuskeln, sklerodermiformen Hautveränderungen sowie Schäden von Myokard u. Lunge. Eine Kontamination mit L-Tryptophanhaltigen Präparaten wurde als auslösende Ursache belegt.

Eosinophilie, tropische: hochgradige Vermehrung der eosinophilen Granulozyten im Frühstadium eines Befalls mit Filarien, mit Lungeninfiltrationen, asthmoider Bronchitis, Milz- u. Lymphknotenvergrößerung einhergehend als Ausdruck einer Hyperergie auf Filarienantigene.

Eosinophil stimulation promotor: nach Aktivierung aus Lymphknotenzellen freigesetztes Lymphokin, das die Migration von Eosinophilen stimuliert. Offenbar nicht ident. mit dem Eosinophilen chemotakt. Faktor.

Eosinopoetin: durch Kawano 1957 postulierter Stoff, der für die bei Vagotonie auf zentral-nervösem Weg vermittelte Eosinophilie verantwortl. sein soll.

Eosinotaxis: chemotakt. auf eosinophile Granulozyten wirkende Fremdproteine, insbes. Parasiten, Fleisch der Nahrung, auch Histamin, Histidin u. a.; von Blutbasophilen u. Gewebemastzellen sezernierte Substanzen, so daß die eosinophilen Granulozyten zum Intestinum, zu lokalen Entzündungsprozessen, in Exsudate usw. gelockt werden, wo sie offenbar bes. Entgiftungsfunktionen übernehmen, u. zwar vorwiegend gegenüber best. Fremdproteinen.

EP: *Abk* für evoziertes ↑Potential.

EPEC: *Abk* für enteropathogene ↑Escherichia coli.

Ependym ⟨*gr*⟩ *n*: Gliazellart, die in einschichtigem, epithelähnl. Verband die Hirnventrikel u. den Rückenmarkzentralkanal auskleidet sowie den Plexus choroideus überzieht. Das dem Liquorraum zugewandte Plasmalemm weist bei vielen Ependymzellen Zilien auf (Ependymocytus ciliatus). Ventral von der Zellbasis zieht ein längerer Fortsatz in das Neuropil, der bei den im III. Ventrikel vorkommenden Tanyzyten sehr lang ist u. bis an die piale Oberfläche reicht. Apikal sind die Ependymzellen durch Nexus o. Zonulae adhaerentes verbunden, so daß der Austausch zwischen Liquor u. Interstitium des Nervengewebes mögl. ist. Die Tanyzyten weisen dagegen Zonulae occludentes auf, hier ist der Liquorraum abgedichtet. Die Ependymzellen des Plexus choroideus (Ependymocytus choroideus) produzieren den Liquor cerebrospinalis. Abb.

Ependymitis granularis ⟨*gr* + *lat*⟩ *f*: kleine, dichtstehende subependymale Gliawucherungen (im Bereich ehemaliger „Ependymbreschen") nach Meningitis verschiedenster Genese; Vorkommen z. B. bei Lues cerebri, progressiver Paralyse u. Tuberkulose, Toxoplasmose, nach Fleckfieberenzephalitis u. a.

Ependymoblastom ⟨*gr*⟩ *n*: anaplast. (malignes) ↑Ependymom, das histol. neben ependymalen u. rosettenartigen Strukturen ausgedehnte Areale mit Anaplasie aufweist.

Ependymom ⟨*gr*⟩ *n*: der Gruppe der Gliome zuzuordnende Hirntumor; von den die Hirnkammern auskleidenden Ependymzellen abzuleiten. Vorkommen in der Umgebung der Hirnkammern, bes. der 4., bevorzugt während des 1. bis 3. Dezenniums.

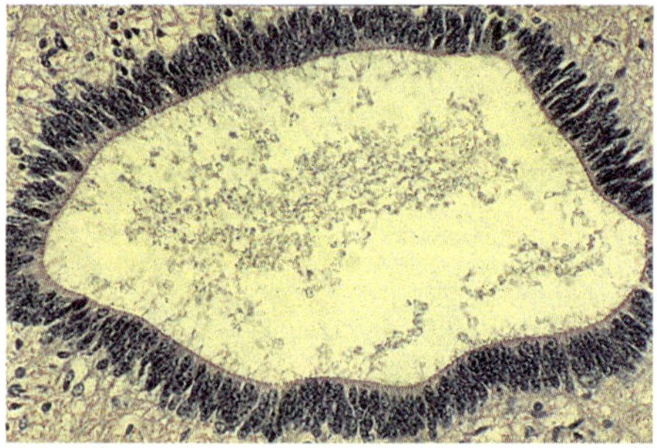

30

Ependym. Histologischer Schnitt durch das Rückenmark, HE-Färbung; Zentralkanal, der von E. epithelartig ausgekleidet ist.

Ependymzellen ↑Ependym.

Ependymzyste: von ↑Ependym ausgekleidete Zyste. Versch. Formen: 1. Ventrikelabschnürungen, die bedeutungslos sind; 2. Zysten mit Wachstumstendenz im Vierhügelgebiet u. Brückenwinkel, Fehlbildungen, die raumbeengend wirken; 3. sog. Kolloidzysten, die zwischen dem Foramen Monroe gelegen, zum „Monroe-Block" Hydrozephalus der Seitenkammern führen können.

Epg ⟨*engl*⟩: *Abk* für engl. eggs per gram, Parasiteneier pro Gramm Kot; Bezugsgröße bei der quantitativen koproskopischen ↑Untersuchung. ↑McMaster-Verfahren.

Ephapse ⟨*gr*⟩ *f*: ursprüngl. Bez. für elektr. Erregungsübertragung an durch Schädigung entstandenen Kontaktstellen zwischen Nervenzellen. Heute z. T. syn. verwendet mit elektr. Synapse. ↑Gap junction.

Ephebogenese ⟨*gr*⟩ *f*: 1. während der männl. Pubertät auftretender Gestaltenwandel. 2. Bez. für neoplast. Umwandlung von Zellen der männl. Keimbahn zu Teratomen o. Chorionepitheliomen.

Ephebophilie: veraltete Bez. für ausgeprägte Vorliebe eines Teils der Homosexuellen für Jünglinge (Epheben) als Liebes- u. Sexualpartner.

Ephedra-Arten: Rutensträucher der asiat. u. amerik. Trockengebiete. Ephedrakraut (Ephedrae herba); altes, bes. in Ostasien gebräuchl. Asthmamittel (Ma-Huang). Alkaloide vom Phenyläthylamin-Typ. Hauptalkaloid L-Ephedrin Sympathikomimetikum. Anwendung lokal u. peroral in Präparaten bei Schnupfen, Allergien u. Bronchialasthma. Natürl. L-Ephedrin heute weitgehend durch synthet. zugängl. D,L-Ephedrin ersetzt. ↑Ephedrin.

Ephedrin: Alkaloid aus Ephedra-Arten; indirektes Sympathomimetikum; Freisetzung von Adrenalin u. Noradrenalin; zentral erregende Effekte wie ↑Amphetamin; Tachyphylaxie durch Erschöpfung der Speicher.

Epheliden ⟨*gr*⟩ *f Pl*: Sommersprossen; kleine meist rundl. gelbbraune Pigmentflecke, die am häufigsten im Gesicht, aber auch an anderen (meist unbedeckten) Körperstellen beobachtet werden u. im Frühjahr u. Sommer verstärkt in Erscheinung treten. Prädestiniert sind blonde u. rothaarige Menschen. Unregelmäßig dominanter Erbgang. Histol. Pigmentanreicherung im Stratum basale. Abb.

ephemer ⟨*gr*⟩ *Adj*: nur für einen Tag, vorübergehend, eintägig.

Ephemera: Febris ephemera. Eintagsfieber.

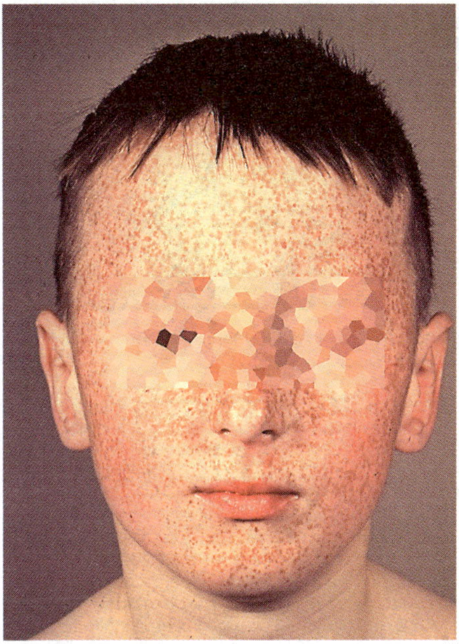

13

Epheliden

Ephetonin ↑Ephedrin.

Epiblast ⟨*gr*⟩ *m*: obere epitheliale Schicht der Keimscheibe des unbebrüteten Hühnereis.

Epiblepharon ⟨*gr*⟩ *n*: angeborene Anomalie der Lider, besteht aus einer lidrandparallelen Hautfalte, die zu dem seltenen Entropium bei Kleinkindern führen kann.

Epicanthus inversus: bezeichnet eine Hautfalte, die vom Unterlid ausgeht u. zur Nase zu verstreicht. Stets mit ↑Ptosis congenita kombiniert. ↑Epikanthus.

Epicillin: halbsynthet. Penicillinderivat. Ampicillinähnl. antibiot. Wirkung. ↑Penicilline.

Epicondylitis humeri ⟨*gr*⟩ *f*: belastungsabhängiger Schmerzzustand im Bereich der Epikondylen des Humerus. Keine Entzündung im klass. Sinne (-itis), sondern Folge relativer o. absoluter Überlastung, ↑Tendinose, ↑Schulter-Arm-Syndrom, ↑Tennisellenbogen. Allg. wird eine Insertionstendinopathie zugrunde gelegt. Chair-Test: Anheben eines Stuhls mit gestrecktem Arm nicht mögl. **E. h. lateralis** tritt häufig bei Tennisspielern auf, **E. h. medialis** hingegen bei Golfspielern. Ähnl. Schmerzbild kann durch funktionale Blockierung des Humeroradialgelenks entstehen (Epikondylalgie).

Epicondylitisspange: elast. Spange aus synthet. Material, die der mechan. Entlastung der Ansatzstelle der Unterarmmuskulatur am Epicondylus ulnaris o. radialis dient.

Epicondylus ⟨*gr*⟩ *m*: Epikondylus; der dem Kondylus benachbarte Knochenvorsprung außerhalb des Gelenks.

Epicondylus femoris: Vorsprung oberhalb des inneren (E. f. medialis) bzw. äußeren (E. f. lateralis) Gelenkknorrens des Oberschenkelknochens.

Epicondylus humeri: innerer (E. h. medialis) bzw. äußerer (E. h. lateralis) Vorsprung am distalen Ende des Humerus oberhalb des Ellenbogengelenks.

Epiconus medullaris: Rückenmarkabschnitt, der dem Conus medullaris unmittelbar vorgelagert ist u. aus dem die Wurzeln des Sakralmarks entspringen.

Epidemic dropsy ⟨*engl*⟩: Argemone-Oil-Poisoning. Lebensmittelvergiftung durch das Öl aus Samen von mexikan. Mohn (Argemone mexicana), häufig mit Senfsamenkörnern vermischt. Vorkommen hauptsächl. Indien. Symptomatologie ähnelt der ↑Beri Beri, neurol. Störungen fehlen. Krankheitverlauf akut o. über mehrere Wochen. Behandlung symptomat.

Epidemie ⟨*gr*⟩ *f*: gehäuftes Vorkommen einer Erkrankung (insbes. Infektionserkrankung) mit definierter zeitl. u. räuml. Begrenzung.

Epidemiologie ⟨*gr*⟩ *f*: Lehre von der Häufigkeit von Krankheiten in menschl. Populationen. Dabei werden durch Fallregister (deskriptive E.) u. über gezielte Studien (analyt. E., z. B. ↑Kohortenstudie, ↑Fallkontrollstudie) Expositionen als Determinanten dieser Häufigkeit studiert u. bei Risikoerhöhung als ↑Risikofaktoren ermittelt. In der klin. E. werden die Methoden der E. auf Beobachtungsstudien an Kohorten von Erkrankten angewandt, um Aussagen zu Screening, Diagnostik u. Progn. von Krankheiten zu gewinnen.

Epidemiologie, aerobiologische: Teil der Epidemiol., der die Biol. (Lebensfähigkeit, Infektiosität, Virulenz u. a.) der Infektionserreger in Aerosolen, ihre Stabilität, Verbreitung u. die Möglichkeiten zu ihrer Eliminierung untersucht. Die Erreger mit aerogener ↑Übertragung sind in ↑Exspirationströpfchen, Residualkernen u. Staub vorhanden.

Epidemiologie der Infektionskrankheiten: Loimologie; Wissenschaft, die sich mit der Verbreitung von Infektionskrankheiten in menschl. Populationen u. ihren Ursachen befaßt. Hauptaufgabe der E. sind die Beschreibung u. Erforschung der Ursachen der Verbreitung u. Häufigkeit der Infektionskrankheiten, die Erforschung der ätiol. Faktoren in der Pathogenese von akuten u. chron. Erkrankungen u. die Erforschung von Grundlagen für die Planung, Durchführung, Beurteilung u. Verbesserung von Maßnahmen der Proph., Bekämpfung u. Ther.

Epidermal growth factor: engl. Bez. für ↑Epidermiswachstumsfaktor.

Epidermaltest ↑Hauttest.

Epidermis ⟨*gr*⟩ *f*: Oberhaut; epithelialer Teil der ↑Kutis; mehrschichtiges, verhorntes Plattenepithel, dessen Zellen wegen der erfolgenden Verhornung (Hornschichtbildung) auch als Keratinozyten bezeichnet werden. **Schichten** der E. (von basal nach superficial): 1. Stratum basale: einschichtige Lage säulenförmiger Zellen. Hier läuft der größte Teil der Mitosen für die Epidermisregeneration ab. 2. Stratum spinosum: 6–9 Schichten polyedr. Zellen, deren Desmosomenverknüpfung die Oberfläche stachelig aussehen lassen; auch hier noch Mitosen. Wegen der Proliferation wurden 1. u. 2. früher als Stratum germinativum zusammengefaßt, das außer Keratinozyten Melanozyten (deren Zellfortsätze Melanin an Keratinozyten abgeben), Makrophagen (Langerhans-Zellen) für die Prägung von B-Lymphozyten sowie Tastzellen (Merkel-Zellen) für Merkel-Körperchen aufweist. 3. Stratum granulosum: 2–5 Schichten flacher Zellen mit Keratohyalingranula als Zeichen beginnender Verhornung u. Lamellengranula zur Abdichtung des Interzellu-

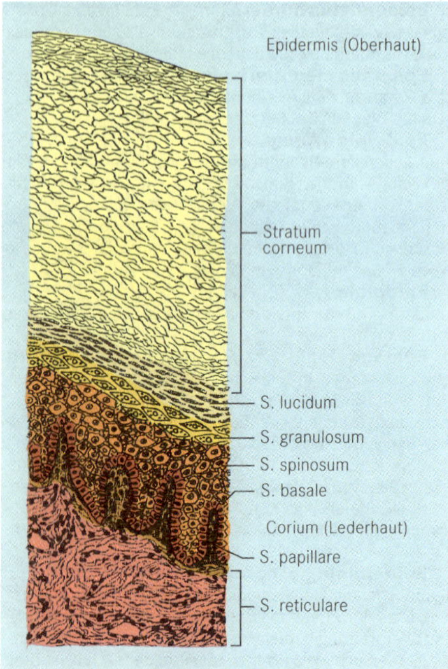

Epidermis (Abb. 1). Oberhaut

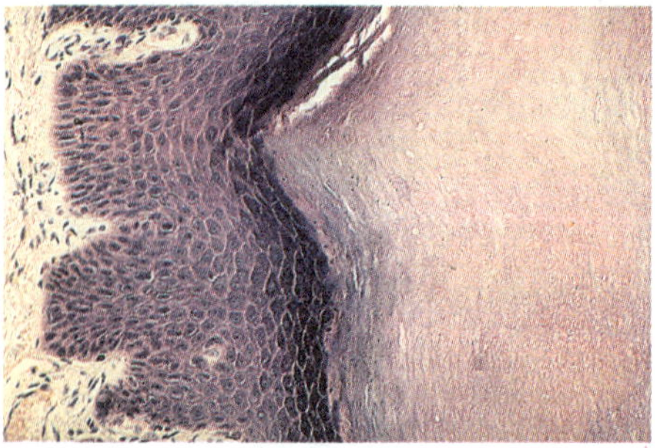

Epidermis (Abb. 2). Histologischer Schnitt durch die Fingerhaut, HE-Färbung; mehrschichtiges verhorntes Schuppenepithel

larspalts. 4. Stratum lucidum: schmaler, heller Saum, in dem bereits viele Zellen abgestorben sind. 5. Stratum corneum: 15–45 Schichten toter Hornschuppen (deshalb Schuppenepithel). Abb. 1 u. 2.

Epidermistransplantation: Verpflanzung der obersten Hautschicht zur Deckung von Hautdefekten, ↑Braun-Pfropfung, ↑Reverdin-Transplantation u. ↑Thiersch-Transplantat, ↑Transplantation.

Epidermiswachstumsfaktor: *Abk* EGF (für engl. epidermis growth factor); Betaurogastron, Urogastron; aus 53 Aminosäuren bestehendes Peptid mit pleiotropen Wirkungen: stimuliert Proliferation von

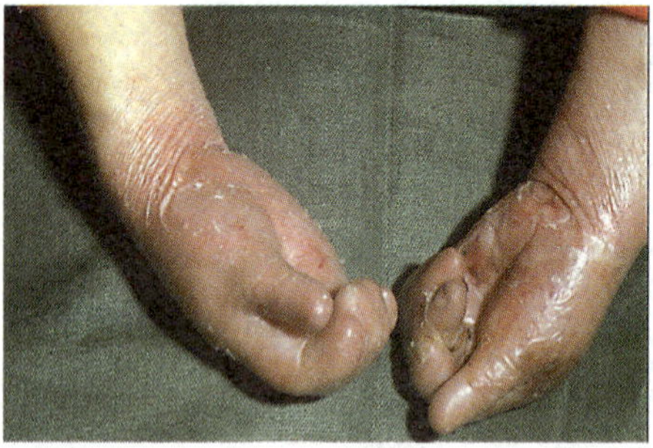

Epidermolysis bullosa dystrophicans mit Verwachsungskontrakturen

epithelialen u. epidermalen Zellen, Fibroblasten u. Gliazellen; beteiligt an Wundheilung u. Angiogenese; stimuliert Glukose- u. Ionentransportprozesse sowie DNA-Biosynthese; Wirkung erfolgt über plasmamembranständige Rezeptoren mit Proteinkinaseaktivität u. Internalisation (Endozytose) des EGF-Rezeptor-Komplexes.

Epidermocytus basalis: ⟨*gr*⟩ *m*: Basalzellen, welche das Stratum basale des Stratum germinativum der ↑Epidermis bilden.

Epidermodysplasia verruciformis: Lewandowsky-Lutz-Syndrom; virusbedingte Dermatose durch fam. gehäufte spezif. Disposition zu Infektionen mit humanem ↑Papillomavirus (HPV).

Epidermoidzyste: von geschichtetem Plattenepithel ausgekleidete Zyste ohne Hautanhangsgebilde, meist am Rücken (falsches Atherom). ↑Hautzysten.

Epidermolysis ⟨*gr*⟩ *f*: Ablösung der Haut unter Blasenbildung.

Epidermolysis acuta toxica ↑Necrolysis toxica epidermica.

Epidermolysis bullosa dystrophicans: mit Blasenbildung einhergehende autosomal rezessiv bedingte Dermatose. Die subepidermal gelegenen Blasen heilen mit Narbenbildung u. Atrophie ab. Es kommt schließl. zu einer Verkrümmung der Nägel sowie zu einer Verstümmelung im Bereich der Hände u. Füße. Einsprengung von Milien (↑Milium) ist diagn. von Bedeutung. Meist gleich nach der Geburt auftretend, kann die E. d. aber auch erst im späteren Leben in Erscheinung treten. Histol. subepidermale Blasen. Abb.

Epidermolysis bullosa hereditaria: genet. bedingte mit traumat. Blasenbildung einhergehende Dermatose, bei der mehrere Formen beobachtet werden. Die Blasen liegen hier intraepidermal u. heilen ohne Narben ab. Abb.

Epidermolysis bullosa letalis Herlitz: Form der ↑Epidermolysis bullosa hereditaria mit ungünstiger Progn.

Epidermophytie: durch Epidermophyten hervorgerufene Pilzkrankheit. ↑Tinea.

Epidermophyton: Pilzgattung der ↑Dermatophyten, mit nur einer Art E. floccosum. Neben anderen Dermatophyten Erreger der ↑Tinea pedum et manuum u. Tinea corporis.

Epididymektomie: operative Entfernung des Nebenhodens bei chron. rezidivierenden Entzündungen o. im Anfangsstadium einer akuten ↑Epididymitis, um das Übergreifen auf den Hoden zu vermeiden.

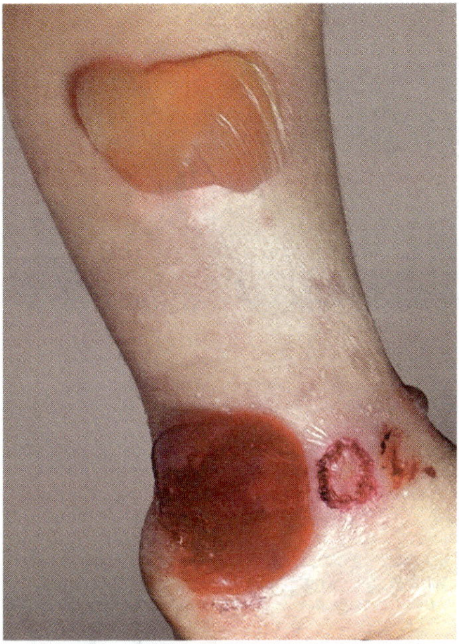

13

Epidermolysis bullosa hereditaria

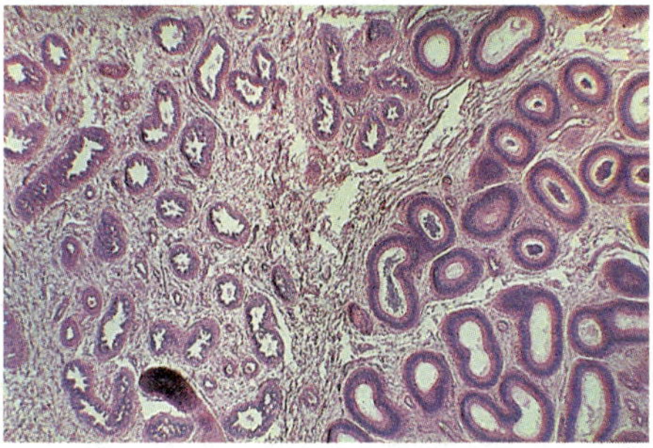

30

Epididymis. Histologischer Schnitt, HE-Färbung; links: Ductuli efferentes; rechts: Ductus epididymidis (glatt begrenzt)

Epididymis ⟨*gr*⟩ *f*: Nebenhoden. Teil der samenableitenden Wege. Funktion: Samenspeicher mit Ausreifung der Spermien sowie Veränderung der Samenflüssigkeit durch Resorption u. Sekretion. ***Anat.:*** kommaförmiges Gebilde, das dem Hoden an dessen hinterem Umfang anliegt. Man unterscheidet den Kopf (Caput), Körper (Corpus) u. Schwanz (Cauda epididymidis). Im Kopf liegen die ↑Ductuli efferentes testis. Körper u. Schwanz bildet der vielfach gewundene ↑Ductus epididymidis. ***Histol.:*** Im Caput epididymidis liegen 8–15 Ductuli efferentes testis mit wellenförmig begrenztem Lumen, die das ↑Rete testis mit dem Ductus epididymidis (mit glatt begrenztem Lumen) verbinden. Abb.

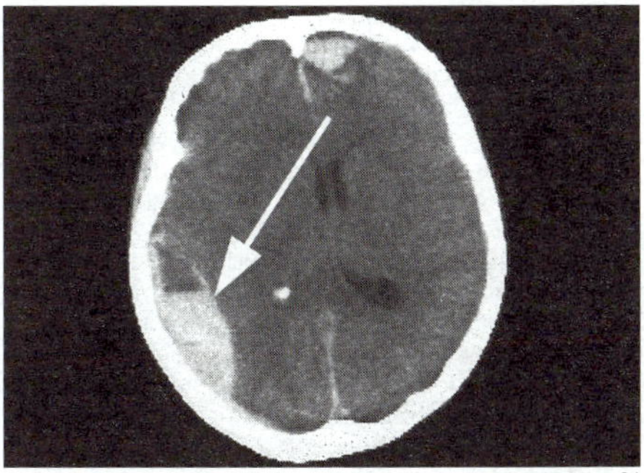

31

Epiduralhämatom
mit Blutsedimentierung (Pfeil)

Epididymitis: Nebenhodenentzündung; entsteht fortgeleitet aus Harnröhrenentzündung o. männl. Adnexitis, selten hämatogen metastat. Sympt.: Plötzl. Anschwellen einer Skrotalhälfte durch starke Exsudation zwischen die serösen Häute. Skrotum hochrot, glänzend, druckempfindl. Ther.: Hochlagerung, Kühlen, hochdosierte Breitbandantibiotika; bei Abszedierung ↑Semikastration. Heilt oft mit Narbenstenosen aus, damit häufige Ursache der männl. Sterilität. DD: ↑Hodentumoren, ↑Hodentorsion. Spezif. Form ↑Urogenitaltuberkulose.

Epididymoorchitis ↑Orchoepididymitis.

Epiduralabszeß ↑Rückenmarkabszesse.

Epiduralanästhesie ↑Periduralanästhesie.

Epiduralhämatom: Epiduralblutung; zwischen Tabula interna u. Dura gelegene, traumat. entstandene Blutung, gewöhnl. art. Ursprungs (A. meningica). Einrisse venöser Blutleiter seltener. Vorzugslokalisation ist die temporale Region, weil dort die A. meningica media oft mit dem Knochen verbunden ist u. eine Fraktur zur Gefäßläsion führt. Die Blutung führt zur ↑Massenverschiebung mit Ausbildung von neurol. Störungen. Unbehandelt kommt es zur ↑Einklemmung. Ein klass. Bild fehlt. Freies Intervall: prim. Bewußtseinsklarheit, im Verlaufe von Stunden Eintreten von Bewußtlosigkeit, kann Hinweis auf das Vorliegen eines E. sein. Rechtzeitige operative Entfernung des E. über eine Trepanation ist die Behandlungsmethode der Wahl. Läßt der Zustand des Verletzten einen Transport nicht mehr zu, muß die Bohrlochtrepanation in jeder chir. Einrichtung erfolgen. Abb.

Epiduralraum ↑Periduralraum.

Epiduralspinalanästhesie: *Abk* ESA; kombinierte Epidural- (↑Periduralanästhesie) u. ↑Spinalanästhesie. Es wird prim. der Periduralraum identifiziert, durch die Periduralkanüle mit einer dünnen Spinalnadel der Liquorraum punktiert u. die Spinalanästhesie ausgeführt. Abschließend für die Fortführung als Periduralanästhesie ein Periduralkatheter gelegt.

Epigastralgie ⟨*gr*⟩ *f*: Schmerzen im Epigastrium.

epigastrisch ⟨*gr*⟩ *Adj*: im ↑Epigastrium.

Epigastrium ⟨*gr*⟩ *n*: mittlerer Oberbauch.

Epigastrius ⟨*gr*⟩ *m*: unfreie, asymmetr. Doppelfehlbildung (↑Duplicitas), bei der sich der Parasit zwischen Nabel u. Schwertfortsatz des Autositen befestigt. Aus dem Rumpf des Autositen ragen versch. große Anteile des Parasiten: zwei Beine, untere Rumpfhälfte, Rudimente

E

der oberen Extremitäten. Beide Bauchhöhlen kommunizieren.

Epigenese ⟨*gr*⟩ *f*: Theoria generationis, im Ggs. zur ↑Präformationstheorie von der Neubildung (Ch. F. Wolff, 1795). Besagt, daß erst im Laufe der Entwicklung Differenzierungen aus vorher undifferenziertem, in seinem künftigen Schicksal nicht festgelegtem Blastem entstehen.

epigenetisch ⟨*gr*⟩ *Adj*: Entwicklungsvorgänge, die auf der Grundlage genet. Anlagen durch Umwelteinflüsse gesteuert werden.

Epigenitalis ⟨*gr*⟩ *m*: oberer Anteil der Urnierenkanälchen. Beim männl. Geschlecht entstehen daraus die Ductuli aberrantes u. efferentes testis, beim weibl. die Epoophoron-Kanälchen.

Epiglottis ⟨*gr*⟩ *f*: Kehldeckel, welcher beim Schluckakt den Kehlkopfeingang verschließt. Seine Grundlage ist der elast. Kehldeckelknorpel, ↑Cartilago epiglottica.

Epiglottitis ⟨*gr*⟩ *f*: akute Supraglottitis, akute obstruktive supraglott. Laryngitis, Epiglottitis phlegmonosa acutissima; hochakute bakteriell bedingte Entzündung des supraglott. Raums. Haupterkrankungsalter 2–6 Jahre. Erreger vorwiegend Haemophilus influenza Typ B. Sympt.: hohes Fieber, Schluckbeschwerden, inspirator. ↑Stridor, exspirator. Karcheln, kloßige Sprache. Epiglottis ulzerös ödematös verändert. Ther.: rascheste Freimachung u. Freihaltung der Atemwege (Intubation) u. Antibiotika. Impfung gegen Haemophilus influenzae Typ B (Hib) verhütet die E.

Epignathus ⟨*gr*⟩ *m*: Doppelfehlbildung, bei der eine Frucht o. der tumorartige Parasit am Gaumen des anderen sitzt.

Epikanthus ⟨*gr*⟩ *m*: bei Kleinkindern häufig vorhandene u. als anthrop. Merkmal bei versch. Völkern auftretende, sichelförmige Hautfalte am Augenlid. Der E. zieht von der Überaugenfalte des Oberlides, den medialen Lidwinkel verdeckend, zur seitl. Nasenhaut. Kombinationen sind mögl. mit kongenitaler Ptosis, Strabismus, Blepharophimosis, Hypertelorismus u. Augenmuskelparesen o. kongenitalen Hornhauttrübungen. E. ist Bestandteil zahlreicher Syndrome: Panse-Syndrom, Mende-Syndrom, Down-Syndrom, Bartenwerfer-Syndrom, ↑Moebius-Syndrom, Ehlers-Danlos-Syndrom, ↑Marinesco-Sjögren-Syndrom, ↑Freeman-Sheldon-Syndrom.

Epikard ⟨*gr*⟩ *n*: seröse Haut, die außen dem Herzmuskel aufliegt, inneres Blatt des Herzbeutels. Struktur: 1. Mesothel: einschichtiges Plattenepithel, 2. Lamina propria: Bindegewebe. Abb.

Epikondylitis ↑Epicondylitis humeri.

Epikraniotomie ⟨*gr*⟩ *f*: operative Durchtrennung der Galea aponeurotica zwecks besserer Durchblutung der Kopfhaut. Unsichere proph. Maßnahme zur Verhütung der vorzeitigen Glatzenbildung.

Epikrise ⟨*gr*⟩ *f*: zusammenfassende krit. Beurteilung des Krankheitsverlaufs mit dd Überlegungen u. Festlegung der endgültigen Diagn. Außerdem gebraucht für Erscheinungen, die nach einer Krankheitskrise auftreten.

Epikutantest ↑Hauttest.

Epilation: Haarentfernung aus ther. o. kosmet. Gründen, z. B. auf elektr. Wege mit galvan. o. farad. Strom, chem. (Sulfide) o. mechan. (Auszupfen).

Epilepsia partialis continua ⟨*gr + lat*⟩ *f*: von Kojewnikow beschriebene Sonderform der fokalen ↑Epilepsie, die Statuscharakter hat, d. h., es besteht eine ununterbrochene Anfallsfolge.

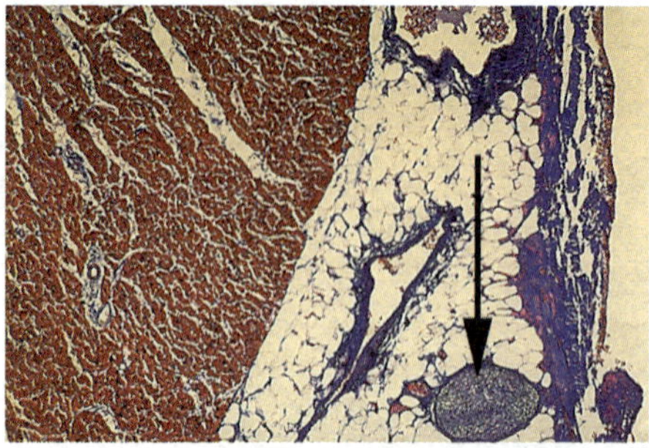

30

Epikard. Histologischer Schnitt durch das Herz, Azanfärbung; unter dem einschichtigen Mesothel eine Lamina propria mit Fettgewebe, Gefäßen u. Nerven (Pfeil)

Epilepsie ⟨*gr*⟩ *f*: Fallsucht, Morbus sacer; Krankheitsgruppe, die durch wiederholtes Auftreten zerebral ausgelöster Anfälle gekennzeichnet ist. Fakultative Sympt. sind episod. o. chron. psych. Erscheinungen u. elektroenzephalograph. Befunde. Der epilept. Anfall ist Ausdruck einer neuronalen Entladung, die durch Überschreiten der Krampfschwelle des Gehirns ausgelöst wird. Grundlage der E. ist eine krankhafte Herabsetzung der Krampfschwelle, d. h. eine erhöhte Krampfbereitschaft. Häufigste Ursache sind frühkindl. u. a. zerebrale Schädigungen. Genet. Faktoren kommt nur eine partielle Bedeutung zu. **Krankheitsformen**: **1. Grand-mal-E.**, durch grands maux bestimmtes Erscheinungsbild, in einem Teil der Fälle außerdem ↑Aura. Während des Anfalls oft Zungenbiß o. Einnässen. Es kann sich um eine prim. o. sek. generalisierte E. handeln. Als Varianten werden Aufwach-E. u. Schlaf-E. unterschieden. Von vorrangiger diagn. Bedeutung, auch für alle anderen Formen, ist die ↑Elektroenzephalographie. Eine schwerwiegende Komplikation ist der ↑Status epilepticus. **2. Fokale E.**: Jackson-E., besteht aus Jackson-Anfällen, die von der kontralateralen Zentralregion ausgehen, kann auf wichtige Herdbefunde, z. B. Tumor hinweisen. Als fokaler epilept. Status ist die ↑Epilepsia partialis continua aufzufassen. ↑Adversivanfälle können als selbständige Form der fokalen E. auftreten. **3. Psychomotor. E.**: komplexe Sympt. bei partiellen Anfällen, charakterist. sind Auraerlebnisse mit unangenehmem Inhalt, Bewußtseinstrübung von wenigen Minuten Dauer (↑Dämmerattacken), motor. Automatismen (Schmatzen, Lecken, Kauen, Nesteln u. a.), ↑Dämmerzustände, sensor. u. vegetative Sympt., psychomotor. Entäußerungen, im EEG neben steilen Krampfpotentialen o. 4 u. 6/s-Wellen ein Theta- o. Deltawellen-Fokus im vorderen Temporallappen, deshalb auch Bez.: Temporallappen-E. **4. Petit-mal-E.**, u. a. Blitz-Nick-Salaam-Krämpfe (BNS-Krämpfe, Propulsiv-petits-maux, West-Syndrom), gekennzeichnet durch ruckartige Bewegungen des Kopfs nach vorn, Kopfnicken, Schleudern der Arme nach oben o. nach vorn, im 1.–4. Lj.; myoklon.-astat. Petit mal (akinet. Petit mal, Lennox-Syndrom), 2.–10. Lj., gekennzeichnet durch Tonusverlust u. plötzl. Hinstürzen, Beugemyoklonien der Arme u. weiterer Muskeln; Pyknolepsie (reine Absencen-E.), durch Anfälle in großer Zahl (bis zu 100 u. mehr pro Tag), im 4.–14. Lj. vorkommend; Impulsiv-Petit-mal (myoklon. Petit-mal-E.),

12.–20. Lj., Zuckungen im Schultergürtel u. in der benachbarten Muskulatur, nicht zu verwechseln mit der ↑Myoklonusepilepsie. Ther. werden antikonvulsiv wirkende Medikamente angewandt, selten sind neurochirurg. Maßnahmen indiziert. Jeder Epileptiker bedarf umfassender Langzeitbetreuung, da vielfache Konsequenzen für Berufstätigkeit, Fahrerlaubnis für Kraftfahrzeuge usw. bestehen. ↑Stereotaxie.

Epilepsie, audiogen experimentelle: Starke akust. Reize lösen im Tierversuch, v.a. bei der Ratte, klon.-ton. Krämpfe aus. Dieses Modell eines epileptiformen Geschehens wird zum Studium neurobiolog. Grundlagen der Epilepsie verwendet.

Epilepsiechirurgie: Minderung o. Beseitigung von durch konservative Behandlung nicht beherrschbarer Anfallsfrequenz durch operative Verfahren wie Exzision des epileptogenen Areals, Callosotomie, Amygdalohippocampektomie o. Hemisphärektomie. Nur an wenigen Zentren geübte Verfahren.

Epilepsie, myoklonische ↑Myoklonusepilepsie.

epileptiform ⟨*gr* + *lat*⟩ *Adj*: einem epilept. Anfall entspr.

epilieren ⟨*lat*⟩ ↑Epilation.

Epilobium-Arten ⟨*gr*⟩ *n*: Weidenröschen; Krautdroge (Iwanstee, kopt. Tee), insbes. von kleinblütigen Arten wie E. parviflorum, enthält u. a. Flavonoide. Extrakte besitzen u. a. hemmende Effekte auf die Prostaglandinbiosynthese. Volksmedizin, Anwendung der Droge zur Linderung von Prostatabeschwerden.

Epimer ⟨*gr*⟩ *m*: dorsale Anlage der Rumpfmuskeln. Die Zellen entstammen den Myotomen aus den ↑Somiten. Aus dem E. entstehen die Extensoren der Wirbelsäule u. Nackenmuskulatur. Sie werden von Rr. dorsales der Spinalnerven innerviert.

Epimerase: Uridindiphosphatglukose-4'-epimerase; ↑Galaktosestoffwechsel.

Epinephrektomie ⟨*gr*⟩ *f* ↑Adrenalektomie.

Epinephrin ↑Adrenalin.

Epinephritis: Entzündungen, die sich außerhalb der Capsula fibrosa im umgebenden Fettgewebe der Niere abspielen (früher in Epi-, Peri- u. Paranephritis eingeteilt); häufig mit paranephrit. ↑Abszeß. Entstehung: 1. i. d. R. hämatogen; 2. nach eitriger ↑Pyelonephritis mit rindennahem Abszeß, der durchbricht; 3. durch infizierte Hämatome nach stumpfer Nierenverletzung. Diagn.: a) palpator. hoch druckempfindl., teigig ödematöse Flanke, in fortgeschrittenen Fällen Rötung u. Fluktuation, b) Computertomographie, c) ↑Ultraschalldiagnostik, d) deutl. Leukozytenvermehrung im Blut, e) Fieber (nicht selten Schüttelfröste). Oft unauffälliges Harnsediment. Ther.: konservativ mit Bettruhe u. Breitbandantibiose, bei Ausbildung eines ↑Abszesses, breite Inzision u. ausgiebige Drainage, wenn mögl. Beseitigung der Ursache.

Epineurium ⟨*gr*⟩ *n*: lockeres Bindegewebe als äußere Begrenzung eines Nerven.

Epiorchium: inneres Blatt (Lamina visceralis) der ↑Tunica vaginalis testis.

Epipharyngographie ⟨*gr*⟩ *f*: röntg. Darstellung des Nasenrachenraums nach direkter Installation eines Kontrastmittels in die Nasenöffnungen. Die E. wird zur topograph.-anat. Beurteilung von Epipharynxtumoren eingesetzt, in zunehmendem Umfang aber durch Schnittbildverfahren, wie CT o. superselektive zerebrale Angiographie entsprechender Äste der A. carotis externa ersetzt.

Epipharynx: ⟨*gr*⟩ *f*: obere Etage des Schlundes (Pharynx), welche über die Choanen mit der Nasenhöhle in Verbindung steht; Sitz der Rachenmandel u. Mündung der ↑Tuba auditiva.

Epiphora ⟨*gr*⟩ *f*: Sympt. des Tränenträufelns, entweder infolge vermehrter Sekretion u./o. gestörter physiol. Abflußverhältnisse.

Epiphyse ⟨*gr*⟩ *f*: **1.** Gelenkende eines Röhrenknochens, das mit dem Mittelstück (Diaphyse) bis zum Abschluß des Längenwachstums durch eine Knorpelfuge (Epiphysenscheibe) verbunden ist; hat eine spongiöse Knochenstruktur. **2.** Glandula pinealis; etwa 1 cm langes zapfenförmiges Organ, das aus dem hinteren Abschnitt des Dachs des Zwischenhirns ausgewachsen ist (↑Corpus pineale).

Epiphysendysgenesie ⟨*gr*⟩ *f*: epiphysäre Dysgenesie, Osteochondropathia cretinoidea, Kretinhüfte; unregelmäßige, aus multiplen Herden bestehende Ossifikation der Knochenkerne als Skelettveränderung bei ↑Hypothyreose im Kindesalter, in allen Epiphysen u. Knochenkernen mögl., am ausgeprägtesten aber im Femurkopf.

Epiphysenfraktur: Fraktur der Epiphyse mit Lösung der Epiphysenfuge im Bereich des dislozierten epiphysären Fragments. Typ. Verletzung des Kindesalters, ↑Aitken-Schema. ↑Wachstumsfugenverletzung.

Epiphysenfuge: Wachstumszonen für das Längenwachstum der Knochen.

Epiphysenklammerung: Überbrückung der knorpeligen Wachstumsfuge mit Metallklammern, um das Wachstum partiell o. ganz zu hemmen.

Epiphysenlösung, traumatische: durch äußere Gewalt ausgelöste Lyse in der Mineralisationszone der Wachstumsfuge. Typ. Lokalisation: distale Radiusepiphyse, gefolgt von distaler Tibiaepiphyse. Gute Progn., meist Restitutio ad integrum. ↑Aitken-Schema, ↑Wachstumsfugenverletzung.

Epiphysenscheibe, persistierende: ausbleibender knöcherner Durchbau einer o. mehrerer Epiphysenfugen. Vorkommen gelegentl. beim eunuchoiden Hochwuchs. ↑Apophysenfuge, persistierende.

Epiphysenschluß: knöcherner Umbau der knorpeligen Epiphysenfuge bei Abschluß des Längenwachstums. Eilt die Knochenreifung dem chronolog. Alter voraus, so kann es zu vorzeitigem Epiphysenschluß u. Beendigung des Längenwachstums kommen, z. B. bei Überschuß an Androgenen, dem adrenogenitalen ↑Syndrom.

Epiphyseodese: operative Fixierung der abgeglittenen Epiphyse, z. B. bei der ↑Epiphyseolysis capitis femoris durch Marknagel o. Knochenbolzen.

Epiphyseolysis ↑Epiphysenlösung, traumatische.

Epiphyseolysis capitis femoris: lokale Epiphysenfunktionsstörung mit Verschiebung im Bereich der Femurkopfepiphyse. Prädilektionsalter Präpubertät, Androtropie, potentielle Präarthrose. Wahrscheinl. unterschiedl. Ätiol., bei fam. Vorkommen autosomal dominanter Erbgang mit verminderter Penetranz.

Epiphysis cerebri ⟨*gr*⟩ *f* ↑Corpus pineale.

Epiphyten: in der Botanik Bez. für Pflanzen, die auf anderen Pflanzen leben, z. B. Orchideen (auf Bäumen). Unexakte Bez. für Bakterien auf der Haut.

Epiploon: Netz, das die Därme bedeckt; *Adj* epiploicus, ↑Omentum.

Epipygus: rudimentärer Keimling einer Doppelfehlbildung, der mit der Kreuzbeingegend eines normal entwickelten verwachsen ist.

Episiotomie ⟨*gr*⟩ *f*: Scheidendammschnitt; in der Geburtshilfe zur Erweiterung der Geburtsweichteile. Ind.: Geburtsbeendigung bei Kopf in Beckenausgang, wegen absinkender Herzfrequenz, drohenden Dammrisses, zur Erleichterung operativer Eingriffe (bes. bei Erstgebärenden), bei Frühgeburt zur Verringerung des Geburtstraumas. **Mediane E.** in der Mittellinie von der hinteren Kommissur in Richtung Anus; **laterale E.** 2 cm li. (o. re.) der Mittellinie in Richtung Tuber ossis ischii, mit Episiotomieschere, deren vaginale Branche flach u. geknöpft ist.

Episit ⟨*gr*⟩ *m*: Räuber, ↑Episitismus.

Episitismus: Biosystem, bei dem ein Tier ein anderes als Beute verwendet u. dabei im Unterschied zum ↑Parasitismus sofort tötet. Obwohl die Erscheinungen sehr unterschiedl. sein können, gibt es fließende Übergänge zwischen Parasitismus u. E.

Episklera ⟨*gr*⟩ *f*: auf der ↑Sklera des Auges liegende lockere Bindegewebeschicht, die zahlreiche Blutgefäße enthält. Wichtigste Erkrankung ist die schmerzhafte ↑Episkleritis.

Episkleritis: sektorenförmige, umschriebene, knötchenförmige o. selten diffuse, druckschmerzhafte Entzündung der ↑Episklera des Auges mit blauroter Verfärbung u. Schmerzen.

Episom ⟨*gr*⟩ *n*: akzessor. DNA; bisher nur bei Bakterien nachgewiesen, die in zwei alternativen Zuständen vorkommt: integriert in das Genom der Wirtszelle o. autonom., d. h. außerhalb des Wirtszellchromosoms, als selbständiges ↑Replikon. Beispiele: versch. temperierte Bakteriophagen, ↑F-Faktor, ↑Resistenzfaktor, Bakteriozinogeniefaktoren. E. können durch Phageninfektion o. bakterielle Konjugation erworben werden. ↑Plasmide.

Epispadie ⟨*gr*⟩ *f*: Epispadia; angeborene, seltene Mündung der Harnröhre auf der Dorsalseite von Penis o. Klitoris. Die Urethra kann in ganzer Länge geöffnet sein, wodurch eine Urethralrinne entsteht, die sich durch eine ↑Symphysenspalte in die Harnblase fortsetzt. Letztere liegt dann mit ihrer Hinterwand in die vordere Bauchwand eingeschaltet (↑Ecstrophia vesicae). Bei Mädchen ist die Klitoris gespalten. Bei Jungen gibt es Mündungen an der Glans penis (Epispadia glandis), am Penisschaft (Epispadia penis), an der Peniswurzel (Epispadia penopubica). ↑Harninkontinenz.

Epispastika ⟨*gr*⟩ *n Pl*: Zugmittel, die z. B. Salicylsäure, Trichloressigsäure, Milchsäure, Phenol enthalten u. der Entfernung von Hühneraugen, Hornhaut o. Schwielen dienen.

Epistasie ⟨*gr*⟩ *f*: Epistase; Begriff der Genetik. Unterdrückung der phänotyp. Manifestation eines Gens (hypostat.) durch ein anderes, nicht zum gleichen Genpaar gehörendes Allel (epistat.).

Epistaxis ⟨*gr*⟩ *f*: Nasenbluten, meist ↑Arrosionsblutung aus dem Kapillargeflecht an der vorderen unteren Nasenscheidewand (Locus Kiesselbachi), seltener bei ↑Osler-Krankheit in lebensbedrohl. Ausmaß.

Episternum ⟨*gr*⟩ *n* ↑Ossicula suprasternalia.

Epistropheus: frühere Bez. (JNA) für ↑Axis.

Epithalamus: Teil des Zwischenhirns (↑Dienzephalon), bestehend aus ↑Habenulae u. ↑Corpus pineale.

Epithelansatz ↑Verbindung, dentogingivale.

Epithel, einschichtiges: Epithelium simplex; a) Schuppenepithel, früher: Plattenepithel (Epithelium simplex squamosum), b) kub. Epithel (Epithelium simplex cuboideum), c) Säulenepithel o. Zylinderepithel, hochprismat. Epithel (Epithelium simplex columnare). Vorkommen: a) Leibeshöhlenauskleidung (↑Mesothelium), Gefäßauskleidung (↑Endothel) u. a., b) Drüsenausführungsgänge, c) Magen-Darm-Kanal, Gallenblase, Uterus.

Epithelfasern ↑Tonofibrillen.

Epithelgewebe: Textus epithelialis; engmaschige Zellverbände mit sehr wenig Interzellularsubstanz. **Grobgliederung**: 1. Oberflächenepithel, Epithelium superficiale: Bedeckung der äußeren u. inneren Körperoberfläche, Auskleidung von Hohlorganen, Leibeshöhlenauskleidung, Organüberzug, Innenschicht der Gefäße. 2. Drüsenepithelium, Epithelium glandulare: in Drüsen, aber auch als Parenchym von Organen, z. B. Leber. **Einteilung** des Oberflächenepithels.: 1. Nach der Form der Zellen: a) Schuppen- o. Plattenepithel, b) kub. Epithel, c) säulenförmiges o. hochprismat. Epithel. 2. Nach der Zahl der übereinander liegenden Zellschichten: a) einschichtiges Epithel, b) scheingeschichtetes o. mehrreihiges Epithel, c) mehrschichtiges Epithel, d) Übergangsepithel. Abb.

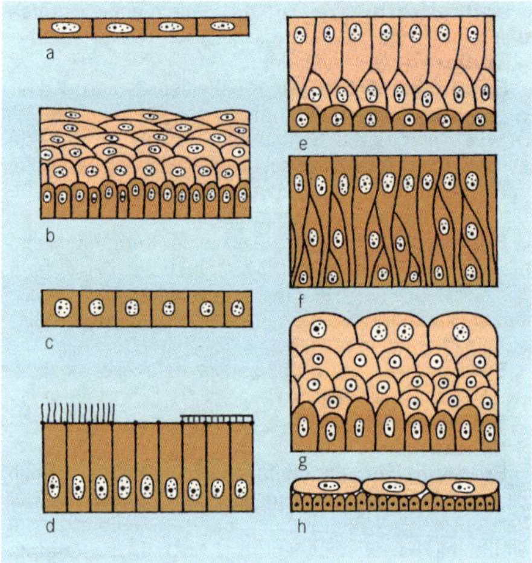

Epithelgewebe.
a: einschichtiges Schuppenepithel (Plattenepithel);
b: mehrschichtiges Schuppenepithel;
c: einschichtiges kubisches Epithel;
d: einschichtiges hochprismatisches Epithel (Zylinderepithel) links mit Flimmerhärchen, rechts mit Bürstensaum; e: mehrreihiges Epithel;
f: scheingeschichtetes o. mehrreihiges Epithel;
g: Übergangsepithel (wenig gedehnt);
h: Übergangsepithel (stark gedehnt)

Epithel, hochprismatisches: veraltet für säulenförmiges ↑Epithel (Epithelium columnare).

Epithelial attachment ⟨*engl*⟩ ↑Attachment.

Epithelial cell growth inhibiting factor: Endothelzellwachstumsinhibitor, Wachstumsinhibitoren.

Epithelialzellen: Golgi-Bergmann-Zellen; Gliazellen in der Kleinhirnrinde, modifizierte ↑Astrozyten, deren Zelleib zwischen den Zelleibern der Purkinje-Zellen liegt. Ein langer Hauptfortsatz der E. zieht radiär zur Kleinhirnoberfläche u. bildet mit anderen die oberflächl. Gliagrenzmembran.

Epitheliocytus ciliatus ⟨*gr* + *lat*⟩ *m*: an der freien Zelloberfläche mit Zilien besetzte Epithelzelle, welche im Zellverband das Flimmerepithel bildet.

Epitheliocytus columnaris: hochprismat. Epithelzelle, Zylinderepithel; hohe Epithelzelle, die im Zellverband das Säulenepithel (Epithelium columnare) bildet.

Epitheliocytus cuboideus: würfelförmige Epithelzelle, die im Zellverband das kub. Epithel (Epithelium cuboideum) bildet.

Epitheliocytus hepatis: Hepatozyt; Leberparenchymzelle.

Epitheliocytus microvillosus: zur Resorption fähige Epithelzelle, welche an der freien Zelloberfläche ↑Mikrovilli besitzt.

Epitheliocytus neurosensorius: zum Rezeptor modifizierte Nervenzelle (im Ggs. zum ↑Epitheliocytus sensorius); z. B. Stäbchen- u. Zapfenzellen der Retina, Sinneszellen der Riechschleimhaut.

Epitheliocytus phalangeus: Phalangenzelle; Stützzelle für die Sinneszelle im Corti-Organ (↑Organum spirale).

Epitheliocytus pigmentosus: Epithelzellen, die Pigment enthalten, z. B. Melanin im Pigmentepithel der Retina o. in Keratinozyten der Epidermis nach Melanintransfer aus Melanozyten.

Epitheliocytus secretorius: Epithelzelle mit der Fähigkeit der Sekretion (↑Drüsen).

Epitheliocytus sensorius: zum Rezeptor modifizierte nichtneuronale Zelle (im Ggs. zum ↑Epitheliocytus neurosensorius); z. B. im ↑Organum spirale, ↑Gleichgewichtsorgan, ↑Geschmacksorgan.

Epitheliocytus squamosus: flache Epithelzelle, die im Zellverband das Schuppenepithel (E. squamosum) bildet.

Epitheliocytus sustentans: epitheliale Stützzelle im ↑Organum spirale.

Epitheliom ⟨*gr*⟩ *n*: Epithelioma; aus Epithelzellen hervorgehende Geschwulst (↑Fibroepitheliom).

Epithelioma adenoides cysticum: gutartige, gehäuft fam. vorkommende epitheliale Fehlbildung. Gynäkotropie. In symmetr. Aussaat glasstecknadelkopf- bis erbsgroße, derbe, hautfarbene bis weißl.-gelbl. Knötchen im Gesicht („Hornzysten"). Abb.

Epithelioma basocellulare ↑Basaliom.

Epithelioma calcificans: Pilomatrixom; gutartiger, stets solitär vorkommender, sehr harter Tumor im Gesicht, am Stamm u. den oberen Extremitäten. Rasche Entwicklung bis Pflaumengröße mögl. Histol. kutan bis subkutan gelegener Tumor hat Basaliomzellcharakter mit Verkalkungszonen, Fremdkörperriesenzellen, Nekrosen u. Verhornung unter Ausbildung sog. Schattenzellen.

Epithelioma spinocellulare ↑Spinaliom.

Epithelioma terebrans: Ulcus terebrans; ↑Basaliom.

Epithelisation: Epithelbildung.

Epithelium transitionale ↑Übergangsepithel.

Epithelkörperchen ↑Glandula parathyroidea.

Epithelkörperchenadenom ↑Osteodystrophia fibrosa generalisata, ↑Hyperparathyreoidismus.

Epithel, kubisches: Epithelium cuboideum; Verband würfelförmiger Epithelzellen. Abb.

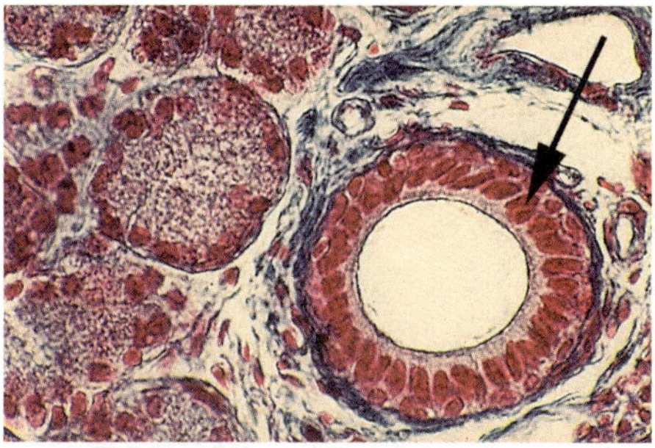

Kubisches Epithel. Histologischer Schnitt durch eine Tränendrüse, Azanfärbung; Ausführungsgang mit k. E. (Pfeil) neben Endstücken

Epithel, mehrreihiges: veraltet für scheingeschichtetes ↑Epithel (Epithelium pseudostratificatum).

Epithel, mehrschichtiges: Epithelium stratificatum; Epithelzellen liegen in Schichten übereinander. 1. mehrschichtiges Schuppenepithel (Epithelium stratificatum squamosum) a) unverhornt: Vagina, Ösophagus, Mundhöhle, b) verhornt: Epidermis, 2. mehrschichtiges Säulenepithel (Epithelium stratificatum columnare): Fornix conjunctivae.

Epitheloidzellen: proliferierte Retikulumzellen bzw. Histiozyten, die durch ihre plumpe spindelförmige, auch gekantete Form, einen großen Kern u. mosaikartigen

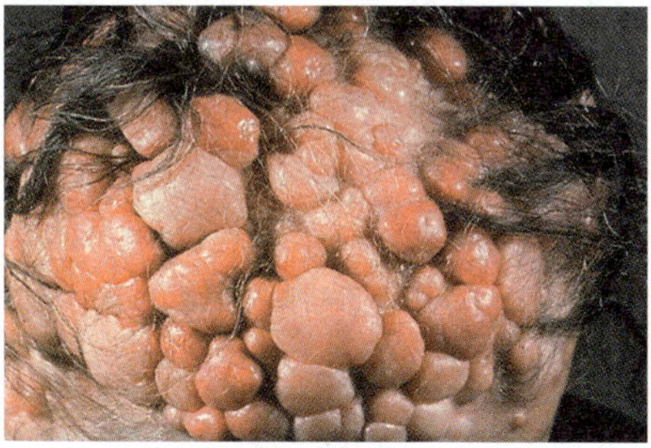

37

Epithelioma adenoides cysticum auf dem behaarten Kopf

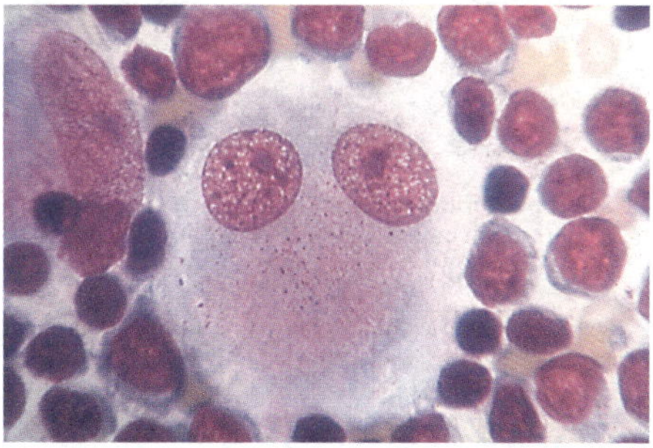

35

Epitheloidzellen im Lymphknotenausstrich, Pappenheim-Färbung

E

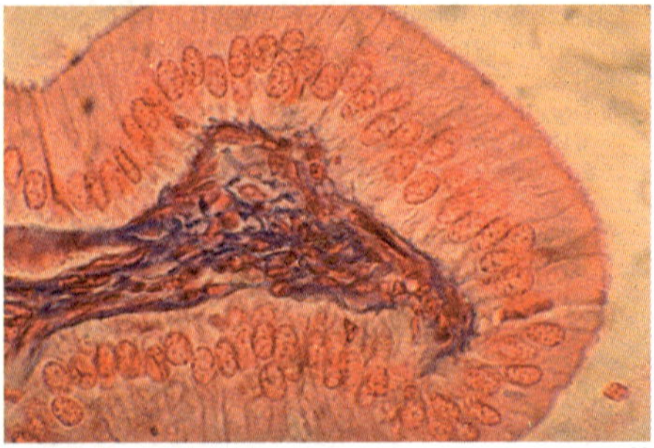

30

Säulenförmiges Epithel. Histologischer Schnitt durch die Gallenblase, Azanfärbung; Schleimhautfalte mit s. E. u. Bindegewebe

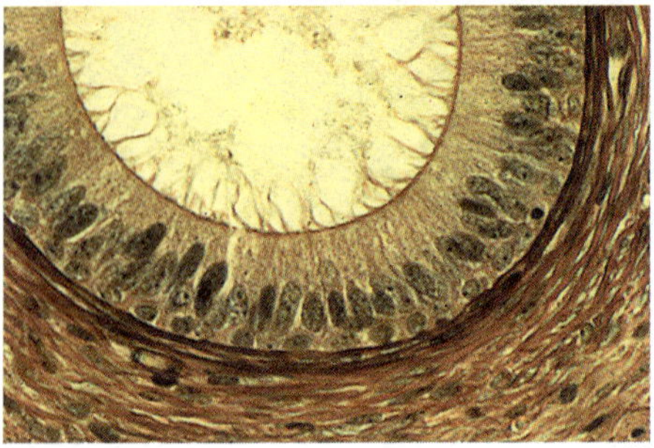

30

Scheingeschichtetes Epithel. Histologischer Schnitt durch den Nebenhoden, Eisenhämatoxylin-Chromotrop-Färbung; Ductus epididymidis mit s. E. (hier zweireihig)

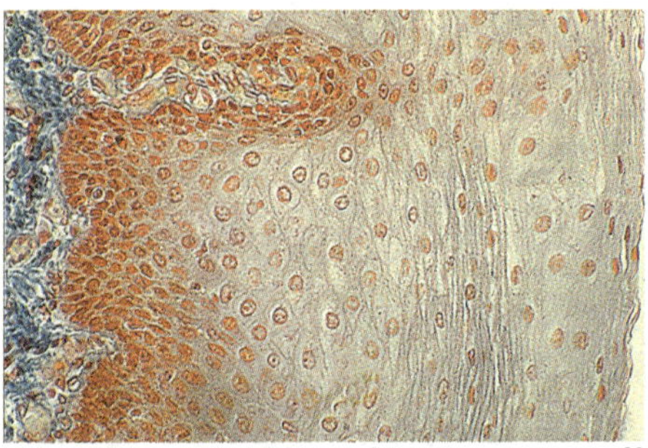

30

Schuppenförmiges Epithel. Histologischer Schnitt durch den Ösophagus, Azanfärbung; mehrschichtiges, unverhorntes s. E.

Verband den Epithelzellen ähneln; z. B. in Tuberkeln, Typhusknötchen. Abb.

Epitheloidzellentuberkel: vorwiegend o. ausschließl. aus Epitheloidzellen aufgebaute ↑Tuberkel.

Epitheloidzelltuberkulose: benannt nach dem histol. Bild der proliferativen Tuberkel; tritt bes. als Lymphknotenerkrankung von Kindern u. Jugendlichen in klin. gutartiger Verlaufsform auf.

Epitheloidzyste ↑Epidermoidzyste, ↑Hautzysten.

Epithelperlen, Hornperlen: zwiebelschalenartig geschichtete kugelige Gebilde aus verhornten Epithelzellen, bes. in verhornenden Plattenepithelkarzinomen.

Epithel, respiratorisches ↑Nasenschleimhaut.

Epithelrest epitheliales Relikt der ↑Odontogenese. ↑Malassez-Epithelnester, ↑Serres-Körperchen, ↑Bohn-Knötchen.

Epithel, säulenförmiges: Epithelium columnare, Zylinderepithel, hochprismat. Epithel; Verband säulenförmiger Epithel-Zellen. Abb.

Epithelscheide: Hertwig-Epithel; schlauchförmige Epithelproliferation, ausgehend vom ↑Schmelzorgan nach Abschluß der Kronenbildung, Präformation der Wurzelform, ↑Odontogenese.

Epithel, scheingeschichtetes: Epithelium pseudostratificatum, mehrreihiges Epithel; alle Zellen sitzen der Basalmembran auf, aber nicht alle Zellen erreichen die Oberfläche. Meist als Säulenepithel mit kleinen, basalen Ersatzzellen (z. B. Nebenhoden). Abb.

Epithel, schuppenförmiges: Plattenepithel, Epithelium squamosum; Verband schuppenförmiger Epithelzellen. Abb.

Epithel, sezernierendes: Verband von Epithelzellen, die Sekret absondern. ↑Drüsenepithel.

Epithelzellen, urogenitale: Bestandteil des ↑Harnsediments, organisierte Sedimente, nach dem Ursprungsort unterscheidet man unterschiedl. Formen. Tab.

Epithelzylinder ↑Zylinder.

Epithel, zylindrisches: veraltet für säulenförmiges ↑Epithel (E. columnare).

Epithelzyste: als echte von Epithel ausgekleidete Zyste im Ggs. zur Pseudozyste. Als traumat. E. durch Verletzung (z. B. Nadelstich) mit Tiefenverlagerung von Epidermis entstanden, bevorzugte Lokalisation in der Hohlhand u. an den Beugeseiten der Finger. Abzugrenzen von den angeborenen histol. gleichartigen ↑Epidermoidzysten.

Epithese ⟨*gr*⟩ *f*: Kunststoffprothese zum Ausgleich von Oberflächendefekten, welche äußerlich aufgelegt, aufgeklebt o. mit knöchern verankerten Stiften fixiert wird (z. B. Auge, Ohr, Brust).

Epitop ⟨*gr*⟩ *n* ↑Antigendeterminante.

Epituberkulose: Komplikation der ↑Bronchiallymphknotentuberkulose in Form der Kompressionsatelektase durch den vergrößerten Lymphknoten u. als pulmonaler Aspirationsherd bei Perforation der tuberkulösen Lymphknoten.

Epizoa ⟨*gr*⟩ *n Pl*: permanent auf Tieren lebende, nichtparasitäre Organismen (z. B. Seepocken auf Muscheln).

Epizyten ⟨*gr*⟩ *m Pl* ↑Podozyten.

EPMS: *Abk* für extrapyramidales motorisches System. ↑System, extrapyramidales.

Epoetin ↑Erythropoetin.

Epöken ⟨*gr*⟩ *m Pl*: apathogene, harmlose Aufsiedler, die sich permanent auf anderen Organismen aufhalten, ohne diese zu schädigen; Epizoen auf Tieren, Epiphyten auf Pflanzen.

Epökie ⟨*gr*⟩ *f*: Aufsiedlertum; permanenter Aufenthalt von ↑Epöken auf einem andersartigen Organismus ohne Schädigung.

Eponychium ⟨*gr*⟩ *n*: Nagelhäutchen, von proximal über die Lunula reichende Epidermisfalte zum Verschluß der Nageltasche.

Urogenitale Epithelzellen: Eigenschaften u. Bedeutung von Epithelzellen im Harn

Epithelientyp	Definition	Klinische Bedeutung
Nierenepithelien	entstammen den Harnkanälchen der Niere polygonale bis rundl. Form. Granuliertes, z. T. bräunl. Protoplasma, großer blasenartiger Kern, oft undeutl., gelegentl. Auftreten in Konglomeraten	Erkrankung der Nieren
Epithelien der ableitenden Harnwege	entstammen der Schleimhaut von Nierenbecken, Harnleiter, Harnblase u. Harnröhre, meist polygonale Zellen, Zytoplasma spitz ausgezogen („geschwänzte Epithelien")	bei simultaner Leukozyturie u. Hämaturie Hinweis auf Entzündungsprozeß im ableitenden Harntrakt
Epithelien der Genitalien	entstammen dem mehrschichtigen Plattenepithel der Schleimhäute, erkennbar als kleine Zellverbände, nur vermehrtes Auftreten ist pathol.	keine diagn. Bedeutung

Epoophoron ⟨*gr*⟩ *n*: Nebeneierstock zwischen beiden Blättern des ↑Ligamentum latum uteri u. Eierstock gelegenes Gebilde; besteht aus epithelialen Längs- (Ductus longitudinalis epoophori) u. Querkanälchen (Ductuli transversi epoophori) u. entspricht entwicklungsgeschichtl. dem Nebenhoden des Mannes. ↑Parovarium.

Epoxide: sauerstoffbrückenbildende Zwischenprodukte radikal. Natur beim endogenen Stoffwechsel u. körperfremder Stoffe; reagieren mit Körperbausteinen u. können sie schädigen. Z. B. verantwortl. für Leberparenchym u. Knochenmarkschäden (Benzen); auch für kanzerogene Wirkungen.

Epoxidharze: Polykondensate aus Epichlorhydrin u. aromat. Hydroxyverbindungen. Die oligomeren Harze (mitunter auch reaktive Verdünner, aromat. u. aliphat. Aminhärter) verursachen häufig ↑Epoxidharzekzem, selten auch Atemwegserkrankungen. Ausgehärtete E. sind meist unschädl. Arbeitsschutz: Berührungsfreie Verarbeitung, Tragen von Körperschutzmitteln.

Epoxidharzekzem: Berufsekzem durch Epoxidharzchemikalien, meist allerg. Vornehml. verursacht durch nicht gehärtete Epoxidharze u. reaktive Verdünnungsmittel (Glycidäther), mitunter auch durch Härtechemikalien. Aliphat. ↑Amine (ebenfalls als Härter verwendet) sensibilisieren seltener. Häufigstes Ekzem durch Kunstharzchemikalien. Bei Schadstoffkarenz sehr günstige Progn.

Eppinger, Hans (1879–1946), österreich. Int., Wien.

Eppinger-Bianchi-Syndrom (nach Hans E. u. Cesa B.): Eppinger-Cesa-Bianchi-Syndrom; Sonderform hypertrophe ↑Leberzirrhose mit ↑Aszites u. hämolyt. Ikterus (↑Icterus haemolyticus).

Eppinger-Gelbsucht (nach Hans E.): nach Genuß von mit 4,4-Diaminodiphenylmethan kontaminiertem Mehl auftretende Gelbsucht, die unter dem Bild einer Hepatitis mit cholestat. Komponente verläuft.

Eppinger-Sternchen (nach Hans E.) ↑Spider-Nävus.

Eprazinon: Antitussivum mit mykolyt. u. expektorierender Wirkung.

Eprouvette ⟨*frz*⟩: Proberöhrchen, Probeglas, Reagenzglas.

Epsilon: Zeichen: ε, Ε; 5. Buchstabe des griech. Alphabets; als Präfix u. wissenschaftl. Konstante gebraucht.

Epsilon-Aminocapronsäure: *Abk* EACA; synthet. Aminokarbonsäure, die Plasminogenaktivierung u. Plasminwirkung hemmt. Die Wirkung ist an die freien Carboxyl- u. Aminogruppen der Verbindung geknüpft. ↑Fibrinolyseinhibitoren.

Epsilon-Kette: schwere Kette des IgE-Moleküls (Aufbau ↑Immunglobuline).

EPSP: *Abk* für exzitatorische postsynaptische ↑Potentiale; ↑Erregungsübertragung.

Epstein, Alois (1849–1918), dt. Päd.

Epstein, Emil (1875–1951), österreich. Pathol., Wien.

Epstein, Michael Anthony (geb. 1921), brit. Virol., Bristol.

Epstein-Barr-Virus (nach Michael A. E. u. Yvonne M. B.): *Abk* EBV; Humanes Herpesvirus Typ 4 (HHV-4); Entdeckung 1964. Virusart der Gattung ↑Lymphocryptovirus. Subtyp A u. B. Viren weltweit beim Menschen verbreitet. Parenterale (Blut, Spenderorgane) u. Kontaktübertragung (Speichel). Primärinfektion im Kindesalter bleibt i. d. R. asymptomat., im Adoleszenten- u. jungen Erwachsenenalter führt sie in ca. 50 % nach Inkubationszeit von 7–21 Tagen zur Primärerkrankung (infektiöse Mononukleose). Virus verbleibt latent in B-Lymphozyten u. Epithelzellen der Speicheldrüsen, Tonsillen u. des Pharynx (↑Latenz). Durchseuchung der Bevölkerung 90–95 %. ↑Virusreaktivierung i. d. R. asymptomat. Lymphotropes EBV induziert Lymphozytenproliferation, die durch gesundes Immunsystem gestoppt wird (benigne Lymphozytenproliferation der selbstlimitierenden infektiösen Mononukleose). Krankheiten: 1. Benigne Erkrankungen: ↑Mononucleosis infectiosa. 2. Bei Immunsuppression: chron. infektiöse Mononukleose, polyklonale lymphoproliferative Erkrankungen, X-chromosomengebundene lymphoproliferative Erkrankung (XLP, ↑Duncan-Syndrom), orale Haarzelleukoplakie. 3. Wahrscheinl. ätiol. Kofaktor bei Burkitt-Lymphom, ↑Schmincke-Tumor, immunoblast. B-Zell-Lymphom bei Immunsupprimierten. Abb. S. 568.

Epstein-Epithelperlen (nach Alois E.): ↑Bohn-Knötchen.

EPT: endoskop. Papillotomie. ↑Sphinkterotomie.

Epulis ⟨*gr*⟩ *f*: unspezif. Granulations- bzw. Resorptionstumor auf der Gingiva mit breiter o. gestielter Basis

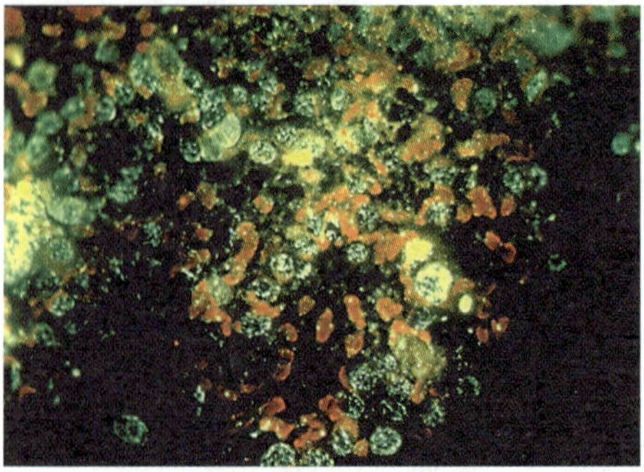

40

Epstein-Barr-Virus. EBV-spezif. nukleäre Antigene in Zellen eines EBV-assoziierten undifferenzierten Nasopharyngealkarzinoms. Anti-Komplement-Immunfluoreszenz, 120fache Vergrößerung

im Parodontium, daher fast nur im bezahnten Kiefer anzutreffen. **E. congenita**: angeborener, wahrscheinl. zu den granulären Neuromen zählender Tumor der Gingiva. Ther. bei allen Formen: radikale, chir. Entfernung, da sehr rezidivfreudig. **E. fibrosa**: derb, blaß rot, im Innern mitunter Knochenbildung. **E. gigantocellularis**: Riesenzellepulis; häufigste Form, weich, blaurot, oberflächl. Nekrosen, nicht selten mit Blutungen u. Foetor (Riesenzellgranulom). **E. granulomatosa**: weich zerfließend blaurot. **E. sarcomatodes**: breitbasig, weich, mit starker Vermehrung der Zellen der Grundsubstanz. Die beiden letztgenannten mit schnellerer Destruktion der Zahnalveole als die ersten beiden.

Equine encephalomyelitis ⟨*engl*⟩: amerik. Pferdeenzephalomyelitis, ↑Pferdeenzephalitis.

Equisetum arvense ⟨*lat*⟩ *n*: Schachtelhalm, Droge (Equiseti herba), enthält u. a. Kieselsäure u., Flavonoide. Diuretikum.

ER: 1. ***Physiol.***: *Abk* für ↑Eigenreflexe. 2. ***Histol.***: *Abk* für endoplasmatisches ↑Retikulum. 3. ***Hämat.***: *Abk* für Erythrozytenresistenz.

ERA: *Abk* für engl. evoked response audiometry, objektive Audiometrie; elektr. Reaktionsaudiometrie zur Diagnostik von Hörstörungen bei Neugeborenen u. Säuglingen, Kleinkindern u. nichtkooperativen Pat. u. in der audiolog. Topodiagnostik durch Anwendung akust. evozierter elektr. Reaktionsantworten des Hörsystems.

Eradikation ⟨*lat*⟩ *f*: dauerhafte Beseitigung, Elimination; weltweite Eliminierung einer Infektionskrankheit mit Unterbindung der Erregerübertragung u. mit Beseitigung infektiöser ↑Wirte. Die völlige E. mit Einbeziehung der Beseitigung von Erregern ist kaum erreichbar. Die abgeschlossene Pockeneradikation ist das erste Beispiel für die Möglichkeit der E. von Infektionskrankheiten. In Zusammenhang mit der Ther. einer Helicobacter-pylori-Besiedlung des Magens spricht man bei einer nach mind. 4 Wochen nach Beendigung der Ther. bestehenden Nichtnachweisbarkeit von Helicobacter pylori von E.

Erb, Wilhelm Heinrich (1840–1921), dt. Neurol., Leipzig, Heidelberg.

Erbänderung ↑Mutation.

Erbanlagen: dem Vererbungsgeschehen zugrunde liegende Faktoren, die die Entwicklungsnorm bzw. die Reaktionsnorm des Organismus den Umweltfaktoren gegenüber festlegen. Im wesentl. drei Ebenen: Gen, spez. Genkombinationen u. Chromosomen.

Erb-Charcot-Krankheit (nach Wilhelm H. E. u. Jean M. C.) ↑Spinalparalyse, spastische.

Erbfaktoren, extrachromosomale: bei Bakterien, z. T. auch in Hefezellen in ↑Plasmiden, bei ↑Eukaryonten außerhalb des Zellkerns in Mitochondrien (Chondrom) u. bei Pflanzen zusätzl. in Plastiden (Plastom) enthaltene Gene.

Erbgang: Art des fam. Auftretens eines genet. bedingten Merkmals; abhängig von den zugrunde liegenden ↑Erbanlagen. **Autosomal dominanter E.**: Zugrunde liegt ein ↑dominant wirksames Allel auf einem ↑Autosom. Bei Homozygotie sind die Individuen der nächsten Generation mit 100 % u. bei Heterozygotie mit 50 % Wahrscheinlichkeit wieder Träger dieses Allels u. damit ↑Merkmalsträger. Merkmalsfreie Individuen besitzen das entsprechende Allel nicht u. können es somit auch nicht an ihre Nachkommen weitervererben. Das Charakteristikum eines autosomal dominanten E. ist somit die direkte Aufeinanderfolge von Merkmalsträgern in aufeinanderfolgenden Generationen. **Autosomal rezessiver E.**: zugrunde liegt ein ↑rezessiv wirksames Allel auf einem ↑Autosom. Bei ↑Homozygotie sind die Individuen der nächsten Generation mit 100 % u. bei Heterozygotie mit 50 % Wahrscheinlichkeit wieder Träger dieses Allels. Zur Homozygotie u. damit zur Merkmalsausbildung kann es nur kommen, wenn beide Eltern das entsprechende Allel an ihr Kind vererben. Durch die Seltenheit, mit der nicht verwandte Partner Träger des gleichen, potentiell neg. wirksamen Gens sind, sind Verwandtenehe der Eltern u. Auftreten von mehreren Merkmalsträgern nur in einer Generation bzw. Geschwisterschaft das wichtigste Charakteristikum des autosomal rezessiven beim Menschen. **Gonosomaler E.**: geschlechtsgebundene ↑Vererbung. Zugrunde liegt ein gonosomales, gemeint ist beim Menschen gewöhnl. ein X-chromosomales Gen. Handelt es sich um ein potentiell neg., dominant wirksames Allel, wirkt es bei männl. (↑Hemizygotie) Früchten meist bereits im Embryonalstadium letal. Es gibt nur weibl. Merkmalsträger u. in direkter Generationsfolge. X-chromosomal rezessive Allele manifestieren sich mit Ausnahme von homozygoten weibl. vorwiegend bei (hemizygoten) männl. Individuen. Diese vererben das entsprechende ↑X-Chromosom nur an Töchter weiter (keine Vater-Sohn-Vererbung mögl.), die gesunde Überträgerinnen (↑Konduktorin) u. Mütter von mit 50 % Wahrscheinlichkeit kranken Söhnen werden. **Holandr. E., Y-chromosomaler E.**: Zugrunde liegt ein Y-chromosomales Gen, das mit 100%iger Wahrscheinlichkeit vom Vater auf den Sohn vererbt wird. Beim Menschen ist bisher nur ein die männl. Geschlechtsdetermination mitbestimmendes Y-chromosomales u. damit holandr. Merkmal mit Sicherheit nachgewiesen. **Monogener E., monomerer E.**: E., der nur durch ein zugrunde liegendes Gen bestimmt wird u. damit den ↑Mendel-Gesetzen folgt. **Polygener E.**: E. eines von mehreren bis vielen Genen determinierten Merkmals. Den Mendel-Gesetzen entsprechende Gesetzmäßigkeiten lassen sich nicht erkennen. Abb.

Erb-Goldflam-Krankheit (nach Wilhelm H. E. u. Samuel V. G.) ↑Myasthenia gravis pseudoparalytica.

Erbgrind ↑Favus.

Erbkrankheit: veralteter, belasteter u. irreführender Begriff für eine Krankheit, die vorwiegend durch o.

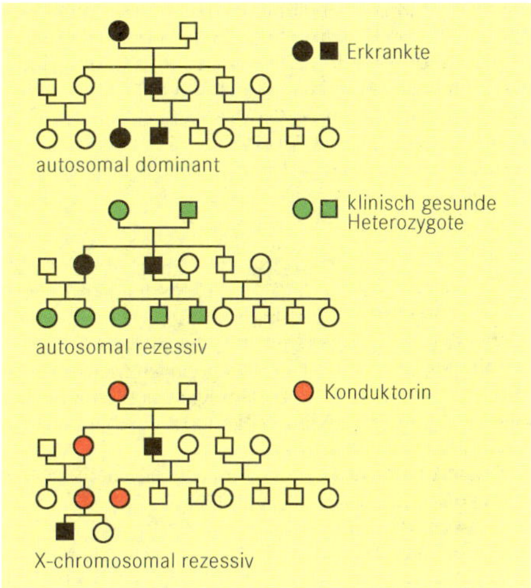

Erbgang

unter Beteiligung von ↑Erbanlagen zustande kommt. Eine scharfe Trennung zwischen Erbkrankheiten u. umweltbedingten Krankheiten läßt sich nicht durchführen, da einerseits ein großer Teil genet. bedingter Krankheiten eine Umweltkomponente aufweist u. andererseits jeder exogene Faktor nur im Zusammenhang mit dem genet.-biol. Substrat zur Wirkung kommt. Der Begriff wird ersetzt durch „genetisch bedingte o. mitbedingte Krankheit" (↑Genopathie). Die meisten monogen u. chromosomal bedingten Krankheiten treten unter mitteleuropäischen Bedingungen (2- bis 3-Kinder-Ehen, wenige Verwandtenehen) sporad. auf. Familiarität ist also kein Kriterium der E.

Erb-Lähmung (nach Wilhelm H. E.): Erb-Duchenne-Lähmung, obere Plexuslähmung; Schädigung der 5. u. 6. Zervikalwurzel unter der Geburt mit traumat. Lähmung des Plexus brachialis; Abduktion u. Innenrotation des Oberarms, Streckung u. Pronation des Unterarms. Progn. unterschiedl.

Erbleiden ↑Erbkrankheit.

erblich: von einer Generation zur anderen Generation über Erbanlagen weitergegeben. E. sind im engeren med.-wissenschaftl. Sinne nur die ↑Erbanlagen u. Chromosomen, nicht phänotyp. Eigenschaften u. Krankheiten.

Erbprognose: Einschätzung des genet. Risikos für Verwandte eines Merkmalsträgers.

Erb-Punkt (nach Wilhelm H. E.): **1.** ***Neurol.:*** Stelle in der Supraklavikulargrube für elektr. Reizung der oberen Anteile des Plexus brachialis. **2.** ***Kardiol.:*** Auskultationspunkt in Projektion auf die Aortenklappe, III. ICR am Sternalrand li.

Erbrechen: Emesis, Vomitus. Vom ↑Brechzentrum gesteuerter komplexer Vorgang, der zur Entleerung von Magen- u./o. Darminhalt führt. E. kann reflektor. durch Reizung des Vestibularis (↑Nervus vestibulocochlearis), durch Geruchs- u. Geschmacksempfindungen, durch Reizung des Brechzentrums zentral ausgelöst werden. Längeres Erbrechen führt zu einer hypokaliäm., hypochloräm. Alkalose. **Epidemisches E.**: Wintererbrechen, epidem. Kollaps; plötzl. explosionsartig auftretend, wahrscheinl. viraler Genese. **Fäkulentes E.**: Koterbrechen. Bei Ileus, gastrokol. Fistel. **Galliges E.**: bes. nach Magenresektion, beim Syndrom der zuführenden Schlinge, massiv galligem duodenogastr. Reflux. **Psychogenes E.**: ohne organ. Ursache durch psych. Belastungen u. Situationen. **Kaffeesatzerbrechen**: Hämatemesis. Bei Blutungen im oberen Gastrointestinaltrakt. **Schwangerschaftserbrechen**: milde Form der Übelkeit u. des E. in der frühen Schwangerschaft, das morgens auftritt, ohne daß die Pat. zu Elektrolytstörungen kommt. **Hyperemesis gravidarum**: schweres E., das in den ersten 3 Schwangerschaftsmonaten besteht u. zu Elektrolyt- u. Ernährungsstörungen führt. Die Ursache ist unbekannt.

Erbrechen, ketonämisches: azetonäm. E.; zykl. Erbrechen im Kindesalter (2.–8. Lj.), zur Erschöpfung der Glykogenreserven mit folgender Lipolyse u. Ketonkörperbildung führend. Sympt.: Flüssigkeitsverlust, Azetongeruch (Apfelgeruch), Bauchschmerzen, Inappetenz, Azetonnachweis im Urin, Hypoglykämie. Ther.: Zufuhr von Kohlenhydratlösungen, z. B. Tee, Cola ohne CO_2, Säfte, löffelweise, nötigenfalls intravenöse bilanzierte Glukoseelektrolytlösungen. Ausschluß von Appendizitis u. Meningitis, Diabetes mellitus als Ursache obligat.

Erbrechen, schwarzes ↑Gelbfieber.

Erbsenbein ↑Os pisiforme.

Erbsenpflückerkrankheit ↑Leptospirosen, ↑Feldfieber.

Erb-Typ (nach Wilhelm H. E.) ↑Dystrophia musculorum progressiva.

Erb-Zeichen (nach Wilhelm H. E.): gesteigerte elektr. Erregbarkeit der motor. Nerven bei Tetanie.

ERCP: *Abk* für endoskopische retrograde ↑Cholangiopankreatographie.

Erdalkalimetalle: Erdalkalien; Elemente der 2. Hauptgruppe des Periodensystems der Elemente (Beryllium, Magnesium, Kalzium, Strontium, Barium, Radium).

Erdalkaliphosphate: Salze der ↑Phosphorsäure H_3PO_4 mit den Oxiden u. Hydroxiden der ↑Erdalkalimetalle. Bes. wichtig sind die in Knochen u. Zähnen enthaltenen Kalziumphosphate.

Erdbeergallenblase ↑Cholesteatose.

Erden, seltene: Lanthaniden; Gruppenbezeichnung für 14 metall. Elemente mit ähnl. chem. Eigenschaften, z. B. Neodym, besitzen gerinnungshemmende Wirkung, die prakt. nicht mehr genutzt wird. In der Röntg. für Verstärkerfolien eingesetzt, da sie statt des übl. Kalziumwolframats einen höheren Wirkungsgrad in der Umwandlung von Röntgenstrahlen in Licht besitzen, so daß die Strahlendosis reduziert werden kann.

Erdheim, Jakob (1874–1937), österreich. Pathol., Wien.

Erdheim-Epithelnester: persistierende Epithelinseln als Reste der ektodermalen Rathke-Tasche, liegen entspr. dem Entwicklungsweg der Adenohypophyse im Keilbeinkörper (Ductus craniopharyngeus), Türkensattel, Vorderlappen o. Trichterlappen.

Erdheim-Tumor (nach Jakob E.) ↑Kraniopharyngeom.

Erdnuß ↑Arachis hypogaea.

Erdrosseln: Zusammenpressen des Halses durch ein Drosselwerkzeug, das im Ggs. zum Erhängen nicht durch das Körpergewicht zusammengezogen wird, sondern durch die Hand des Täters o. durch andere Kräfte. Meist Tötung durch fremde Hand; unter bes. Bedingungen Selbstmord u. Unfall mögl.

Erdstrahlen: Begriff aus der ↑Radiästhesie für vermeintl schädl. Strahlen, die z. B. von „Wasseradern" ausgehen sollen. E. wurden physikal. nie nachgewiesen. Auch andere Ursachen werden angegeben: luftelektr. Vertikalstrom, Bodenschwingungen, mikroseism. Effekte, Schwerefeldänderungen, Höhenstrahlungen, Verzerrungen des Magnetfelds, Kippschwingungen, stille elektr. Entladungen. E. sollen Ursache für Krebs, Fehlgeburten, hämatolog. Prozesse, schlechte Milchleistung von Kühen, Rheuma, Geisteskrankheiten jeder Art, Anfallsleiden o. schlechte Schulleistungen sein. Von Laien werden sog. ↑Abschirmgeräte zum Schutz o. der Hausbau (nur mit Holz) in „erdstrahlenfreien" Gebieten empfohlen. Zahlreiche Strafprozesse wegen Betruges. Akademien u. Geolog. Landesanstalten müssen immer wieder die Öffentlichkeit beruhigen.

Erektion ⟨*lat*⟩ *f*: Aufrichtung von Organen durch Muskelkontraktion u. Durchblutungssteigerung, meist einhergehend mit Steifung u. Volumenvergrößerung, z. B. des Penis durch vermehrte Blutfülle bei gleichzeitiger Abflußbehinderung in den ↑Schwellkörpern. Die penile E. wird normalerweise über das Nervensystem ausgelöst durch direkte Reizung der äußeren Genitalien o. durch andere erot. stimulierende, v. a. taktile u. opt. Wahrnehmungen o. entsprechende Phantasien. Period. zwei bis sechsmal im Schlaf auftretende E. des Penis sind normale physiol. Erscheinungen, die in REM-Schlafphasen vorkommen. Krankhafte Dauererektion bei ↑Priapismus, Störungen der E. bei ↑Impotenz. Bei sexueller Erregung bei der Frau E. der Klitoris u. der Mamillen. ↑Piloerektion, ↑Thelerethismus.

Erektometer: Nachweis nächtl. Erektionen mit einem Meßband o. einer elektr. Meßeinrichtung (Rigiscan).

erethisch ⟨*gr*⟩ *Adj*: erregbar, reizbar.

Erethismus ⟨*gr*⟩ *m*: hirnorgan. bedingte krankhafte Erregbarkeitssteigerung, z. B. bei ↑Intelligenzminderung o. ↑Quecksilberintoxikation.

Erethismus mercurialis: krankhafte Erregbarkeit mit Wesensveränderung bei chron. ↑Quecksilberintoxikation.

Erfolg: pos. Bestätigung von Hypothesen. Subjektiv wird die Erreichung eines gesetzten Ziels einer motivierten Handlung als E. erlebt. Dabei spielt das individuelle Anspruchsniveau für E. o. Mißerfolg eine größere Rolle als das objektive Ergebnis. E. erleben hat als aktivierende Variable Einfluß auf die ↑Motivation u. das Verhalten. E. u. Mißerfolge sind wichtige Lernbedingungen.

Erfolgserlebnis: subjektiver Ausdruck für das Erreichen eines von einer Person gesetzten Leistungszieles.

Erfordernishochdruck: mechanist. u. pathophysiolog. falsche Konzeption, die eine Hypertonie als erforderl. für die Durchblutung wichtiger Organe (z. B. Gehirn) deklariert.

Erfrierung: Congelatio; durch Kälteeinwirkung hervorgerufene örtl. Gewebeschädigung der Haut, auch tiefer liegender Gewebeschichten. Klin. Bild ähnelt der Verbrennung, doch fehlen die schock- u. toxinbedingten Allgemeinerscheinungen. Bes. gefährdet sind periphere Extremitätenabschnitte sowie die Akren des Kopfs wie Nase, Ohren, Jochbein, Kinn. 3 Schweregrade: 1. Congelatio erythematosa: Haut blaß, gefühlslos, nach Erwärmung Rötung u. Schwellung. 2. Congelatio bullosa: Rötung, starkes Ödem, Blasenbildung. 3. Congelatio gangraenosa („Frostbrand"): Demarkation, Nekrosen. Ther. Grundprinzip: Erwärmung „von innen" durch Gefäßerweiterung (Vasodilatanzien, Sympathikolytika).

Erfrierungstod: Kältetod; tritt bei hochgradiger Unterkühlung (Absinken der Kerntemperatur unter 25 °C) ein. Abkühlung wird begünstigt durch nasse u. feuchte Kleidung, starke Luftbewegung u. erhöhte Wärmeabgabe des Körpers durch weitgestellte Hautgefäße, z. B. bei alkoholisierten Personen. Betrunkene können bereits bei einer Außentemperatur über 0 °C erfrieren.

ERG: **1.** ***Ophth.:*** *Abk* für ↑Elektroretinogramm, Elektroretinographie. **2.** ***Genetik:*** *Abk* für engl. early response gene; Gene, die sehr früh nach Stimulierung von Zellen durch ↑Mitogene aktiviert werden.

Ergänzungsstoffe: nicht mehr gebräuchl. Begriff für ↑Nährstoffe, die in quantitativ geringen Mengen dem Organismus zur Aufrechterhaltung seiner Funktionen zugeführt werden müssen (Vitamine, Spurenelemente). ↑Ergotropika.

Ergastoplasma ↑Retikulum, endoplasmatisches.

Ergobasin ↑Claviceps purpurea.

Ergocornin: Ergocristin, Ergocryptin; ↑Mutterkorn.

Ergodiagnostik: Feststellung von Fähigkeiten, Fertigkeiten u. Leistungsvermögen für den Arbeitsprozeß von geschädigten Personen.

Ergograph ⟨*gr*⟩ *m*: Vorrichtung, die es gestattet, die Arbeit von Muskeln in den Extremitäten fortlaufend zu registrieren, z. B. der Finger- u. Hände (nach A. Mosso).

Ergographie: Aufzeichnung der Arbeitsleistung, z. B. bei der Fahrradergometrie.

Ergometer: Gerät zur Vorgabe u. Messung eines definierten mechan. Widerstands, der durch elektromechan. Bremsung realisiert wird u. vom Probanden durch körperl. Arbeit überwunden werden muß. ↑Ergometrie.

Ergometrie: Anwendung der physikal. Begriffe ↑Arbeit u. ↑Leistung auf den Menschen. Die prakt. Messung der physikal. Leistungsfähigkeit des Menschen, z. B. in der Sportmedizin, erfolgt meist mit dem Fahrrad- o. Kurbelergometer. Dabei verwandelt ein vom Probanden angetriebener Generator mechan. in elektr. Arbeit. Wird der Generator mit der mechan. Leistung P angetrieben, so erzeugt er eine Spannung U, die in einem einstellbaren elektr. Widerstand einen Strom I hervorbringt. Die vom Generator erzeugte elektr. Leistung $U \cdot I$ kann unmittelbar gemessen werden. Sie stimmt in guter Näherung mit der vom Probanden entwickelten mechan. Leistung überein. In der kardio-respirator. Funktionsdiagnostik werden ↑Ergospirometrie u. ↑Ergooxytensiometrie angewendet, wobei zusätzl. oft ↑Elektrokardiogramm, Herzfrequenz u. Blutdruck überwacht werden. Neben der vom Probanden aufgebrachten Leistung ist die Ermittlung der Leistung aus dem gemessenen Sauerstoffverbrauch pro Zeiteinheit mögl., der den Energieumsatz im Organismus bestimmt ↑Sauerstoffäquivalent, kalorisches.

Ergometrin ↑Mutterkorn.

Ergonomie ⟨*gr*⟩ *f*: Teilgebiet der Arbeitswissenschaft, das die funktionellen Möglichkeiten des Menschen bei der aktiven Auseinandersetzung mit Arbeitsaufgaben u. Ausführungsbedingungen untersucht. Im Mittelpunkt ihres Anliegens steht die komplexe Analyse u. optimale Gestaltung der Arbeitstätigkeit des Menschen, insbes. das Zusammenwirken von Mensch u. Maschine.

Ergooxytensiometrie: Verfahren der Lungenfunktionsdiagnostik zur Beurteilung der Leistungsgrenze des respirator. Systems. Dabei wird bei steigender Arbeitsbelastung des Probanden auf einem ↑Ergometer der Sauerstoffdruck im hyperämisierten Blut (Ohr) gemessen. Dieser Wert wird mit dem bei Ruhe u. einem altersabhängigen Normwert verglichen. Ermittelt wird die Belastungsstufe, bei der die Sauerstoffzufuhr über die Lunge nicht mehr zum Erreichen des Normwertes ausreicht.

Ergophthalmologie: Arbeitsrichtung der Augenheilkunde, die sich mit dem Zusammenspiel von Arbeit u. Sehen beschäftigt. Teilgebiete: 1. Sehen am Arbeitsplatz (Anforderungen an Leistung des Sehorgans, Tauglichkeitsbeurteilung u. Gestaltung der Sehbedingungen am Arbeitsplatz). 2. Berufl. Schädigung (Berufskrankheiten, Unfall, deren Verhütung, Behandlung, Begutachtung u. Rehabilitation). 3. Beurteilung der Sehtüchtigkeit u. der Leistungsfähigkeit des Sehorgans zur Eingliederung u. Wiedereingliederung von Sehgeschädigten. ↑Tauglichkeit, ↑Arbeitsmedizin.

Ergospirometrie: Ergospirographie, Spiroergometrie; Verfahren der kardiorespirator. Funktionsdiagnostik, bei dem die Ventilation u. der Gaswechsel der Lunge bei körperl. Belastung auf einem ↑Ergometer gemessen werden. Man mißt: Atemminutenvolumen, Sauerstoffverbrauch, Kohlendioxidausscheidung u. respirator. Quotient (↑Gasanalyse, ↑Gaswechsel, pulmonaler). Die Messung erfolgt in Abhängigkeit von der Belastung in best. Zeitintervallen o. als kontinuierl. Registrierung.

Ergosterol: Ergosterin; pflanzl. Sterol, das als ein Provitamin D aufzufassen ist. Es besitzt zwei Doppelbindungen im Ring B, wodurch dieser einer photochem. Aufspaltung unterliegt u. dabei zum Ergocalciferol (Vitamin D_2) aktiviert werden kann. Es ist als Provitamin D biol. weniger bedeutsam als das ↑Dehydrocholesterin.

Ergotamin ↑Claviceps purpurea, ↑Mutterkorn.

Ergotherapie: Behandlungsform in der Rehabilitation, die durch wiederholte Anwendung funktionsübender Arbeitsabläufe o. sinnvolle handwerkl. Tätigkeiten gezielten Einfluß auf eingeschränkte Funktionen des Bewegungssystems nimmt, um bleibende Schäden bzw. Behinderungen zu vermindern o. auszugleichen, Restfunktionen zu entwickeln, v.a. unter dem Aspekt, die Selbständigkeit der Betroffenen bei den Verrichtungen des tgl. Lebens wiederherzustellen. Die Maßnahmen der Ergotherapie sprechen sowohl die Sinnesfunktionen u. die motor. Steuerung als auch die höheren Hirnleistungen, wie Sinnesverarbeitung, Aufmerksamkeit, Vigilanz, Gedächtnis sowie die Psychoemotionalität, insbes. die Motivation an. Darüber hinaus hat Ergotherapie nachhaltige günstige Rückwirkung auf die Gesamtpersönlichkeit des Kranken. Zielsetzung der E. ist je nach Art u. Ausprägungsgrad des Schadens die Wiederherstellung von körperl. o. geistigen Funktionen (funktionswiederherstellende E.), die Erhaltung von Funktionen über längere Krankheitsdauer (funktionserhaltende E.), das Training der Selbständigkeit in den Verrichtungen des tgl. Lebens bei Schwächung o. Ausfall von Funktionen. (↑Selbständigkeitstraining), die Berufsvorbereitung (berufsvorbereitende E.). Im Unterschied zur ↑Sporttherapie handelt es sich um mittelfristige, d.h. in Tagen o. Wochen zu erreichende Zielsetzung. Aufgabe des Ergotherapeuten ist es, die Arbeit so auszuwählen u. einzurichten, daß die i.R. der Arbeitsvorgänge auszuführenden Bewegungen dem ther. Übungsziel entsprechen bzw. mit der Freude an der Entstehung des Werkstücks zur psych. Stabilisierung (funktionswiederherstellende E. in der Psychiatrie) bzw. zum Erhalt der phys. u. psych. Kondition über längere Krankheitsperioden hinweg beitragen (funktionserhaltende E.). Arbeitstherapie wird ärztl. verordnet u. von Ergotherapeuten (med. Assistenzberuf), angeleitet. Die gesetzl. Berufsbezeichnung ist noch „Beschäftigungs- u. Arbeitstherapeut“, in der Praxis jedoch Ergotherapeut. Sonderformen der E.: **Beschäftigungstherapie**: erste Versuche, insbes. der psych. Aktivierung bei langliegenden Pat., i.a. als Überleitung zur eigentl. E. **Berufsvorbereitende E.**: gezielte Erprobung von Möglichkeiten eines späteren Berufseinsatzes bzw. einer Umschulung o. Ausbildung (manuelle Fertigkeiten), Anleitungsverständnis, selbständiges Arbeiten bei Beschädigten, die aufgrund einer voraussichtl. dauernden Leistungsminderung den Beruf wechseln müssen o. noch keinen Beruf erlernen konnten. Von der E. abzugrenzen sind Soziotherapie, geschützte ↑Arbeit, Schonarbeit.

Ergotismus: epidemieartige akute Massenvergiftung mit Ergotamin infolge Verunreinigung von Roggenmehl mit ↑Mutterkorn. Akute Vergiftung: Kopfschmerzen, Nausea, Schwindel, Konfusion, Hemiplegie, Vasokonstriktion, Diarrhöen. Exitus durch zentrale Atemlähmung o. Kreislaufversagen mögl. Chron. Vergiftung z.B. auch durch (Dihydro-)Ergotamineinnahme, gangränöse Form: Gefäßspasmen, Endothelverquellung, Thrombenbildung kann zur Nekrose u. Abstoßung von Zehen u. Fingern führen; konvulsive Form: Kopfschmerzen, Übelkeit, Krämpfe, Psychosen. Heute sehr selten. Ther.: Gefäßspasmolytika, Wasserstoffperoxidlösung (10%ig) epikutan, Hexobarbital, Sauerstoffbeatmung u.a. symptomat. Maßnahmen. ↑Ignis sacer.

ergotrop ⟨*gr*⟩ *Adj*: in Richtung einer Leistungssteigerung wirkend.

Ergotropika: verschiedenartige, an Tiere verfütterte Substanzen, die nicht lebensnotwendig sind u. keinen Nährwert besitzen, aber insbes. bei wachsenden Tieren einen leistungsverbessernden Effekt (↑Leistungsförderer) ausüben. Angriffspunkt ist zumeist der Verdauungskanal.

Erguß: kreislaufmechan. o. entzündl. entstandene Flüssigkeitsansammlung in Körperhöhlen; ↑Exsudat, ↑Transsudat, Ödem.

Erhaltungsdosis: *Abk* ED; entspricht der Dosis, die nach Erreichen des ↑Vollwirkspiegels den innerhalb eines frei wählbaren ↑Applikationsintervalls eliminierten Arzneistoffanteil ersetzt. Der innerhalb von 24h eliminierte Anteil wird bei den Herzglykosiden als ↑Abklingquote bezeichnet. Von der E. ist die ↑Initialdosis zu unterscheiden.

Erhaltungswärme: Wärmebildung eines Muskels während einer tetan. Kontraktion als Ausdruck einer Summierung der Wärmebildung der Einzelzuckungen. Während einer Einzelzuckung werden in zeitl. Folge die anoxidative ↑Aktivierungswärme, ↑Verkürzungswärme u./o. mechan. Verlustwärme u. die oxidative Erholungswärme abgegeben.

Erhängen: Umschnürung des Halses mit einem Strangwerkzeug, das durch das Körpergewicht zusammengezogen wird. Häufige Selbstmordart. Beim **typ. E.** liegt das Strangwerkzeug zwischen Kehlkopf u. Unterkiefer, steigt zum Nacken hin an, wo sich der Knoten befindet. Der Körper hängt frei. Alle anderen Erhängungssituationen werden als **atyp. E.** bezeichnet. (Erhängen im Knien, Sitzen, Liegen usw., Knoten vorn o. an der Seite, doppelte Umschlingung usw.).

Erhebung: geplante u. kontrollierte Erfassung eines Zustands o. Vorgangs an Beobachtungseinheiten (↑Proband) einer ↑Stichprobe (Stichprobenerhebung) o. ↑Grundmenge (↑Totalerhebung).

Erholung: Gesamtheit der Vorgänge zur Wiederherstellung der Funktionsfähigkeit eines ermüdeten Organismus bzw. Organs. Unterschieden wird zwischen **passiver E.** (bei Körperruhe) u. **aktiver E.** durch gezielte niedrigintensive körperl. Belastung. Anwendung: 1. im Sport als Kompensationstraining, 2. im Arbeitsprozeß als Pausensport.

Erholung nach Bestrahlung: engl. recovery; eine der biol. Gegenreaktionen (↑Repair) nach einer Bestrahlung. Durch eine Bestrahlung wird die Strahlenempfindlichkeit dosisabhängig bis zu einem Grenzwert erhöht. Man versteht unter E. n. B. die Rückbildung der Strahlenempfindlichkeit nach der Bestrahlung (in den Bestrahlungspausen bei fraktionierter Bestrahlung). Die E. n. B. bezieht sich im Unterschied zur Reparatur von eingetretenen Schäden auf das Herabsetzen der Wahrscheinlichkeit für das Eintreten von Schäden. Sie kann sich über einen Zeitraum von mehreren Monaten erstrecken u. verläuft in Tumorgewebe i. a. langsamer als im gesunden Gewebe.

Erholungspulssumme: Summe aller nach Arbeitsende über dem Ruhe-Pulsniveau liegenden Pulsschläge. Erlaubt bei Arbeit mit großen Muskelmassen Rückschlüsse auf die vorausgegangene Beanspruchung.

Erichsen, Sir John E. (1818–1896), dän. Chir., London.

Erichsen-Zeichen (nach Sir John E. E.): Bei Erkrankung der Iliosakralgelenke läßt sich ein Rückenschmerz durch beidseitigen Druck auf die Darmbeine auslösen.

Erickson, Milton H. (1901–1980), amerik. Psychiater, der, von der ↑Psychoanalyse herkommend, die klass. ↑Hypnose unter Nutzung indirekter Methoden u. minimaler verbaler u. nonverbaler Signale weiterentwickelte.

Erikson, Erik Homburger (1902–1994), dän.-amerik. Psychoanalytiker, der durch seine Forschungen über Kindheit u. Gesellschaft, den Lebenszyklus, seine ethnopsychoanalyt. Studien an Indianern u. durch die Verknüpfung psychoanalyt. u. soziol. Theorie u. Empirie sehr einflußreich wurde.

Erinnerung ↑Gedächtnis.

Erinnerungsaphasie ↑Aphasie.

Erinnerungsfälschung: umgangssprachl. für Erinnerungstäuschungen, unterbewußte Umgestaltungen (Weglassen, Hinzufügen, Entstellen) von Gedächtnisinhalten aufgrund von Störungen des Gedächtnisbesitzes in Form von Vermutungen, Phantasie- o. Wunschvorstellungen. Als normale Alltagserscheinungen in bes. affektiv getönten Situationen. Klin. relevant: ↑Pseudologia phantastica, ↑Hysterie, Psychosen, organ. Hirnerkrankungen. ↑Gedächtnisstörungen.

Erinnerungslücke: zeitl. begrenzter Gedächtnisverlust, bedingt durch Beeinträchtigung der Aufnahmefähigkeit für Eindrücke o. durch Hemmungsvorgänge bei der Reproduktion von Gedächtnisinhalten. ↑Gedächtnisstörungen, ↑Amnesie.

Erkältungsbäder: medizinische ↑Bäder mit überwiegend expektorierender Wirkung auf die Atemwege. Sie sind z. T. auch hyperämisierend lokalanästhet., antisept. u. broncholyt. Als wirksame Substanzen können sie u. a. Cineol (Eukalyptusöl), Koniferenöl, Thymianöl, Menthol enthalten.

Erkältungskrankheiten ↑Atemwegsinfektion.

Erkennen: Identifizieren; In-Beziehung-Setzen einer aktuellen Wahrnehmung mit einem Gedächtnisbesitz u. Identifizierung als diesem zugehörig. Ein Mensch wird wiedererkannt, wenn best. unveräußerl. Merkmale, z. B. des Gesichts, nicht aber der Kleidung die gleichen sind. Das Erinnern erfolgt nur selten anhand von Einzelheiten, viel häufiger aufgrund eines ganzheitl. Eindrucks. Z. B. wird ein Wagentyp als solcher wiedererkannt, ohne daß der Erkennende die Einzelheiten der Karosserie beschreiben kann, ↑Gedächtnis.

Erkenntnistheorie, evolutionäre: Behandelt die evolutionäre Entwicklung von Erkenntnisstrukturen, wie sie zum Verständnis der kognitiven Funktion des Gehirns bedeutungsvoll sind.

Erkrankung: subjektive u. objektive Sympt., die auf pathol. Vorgänge u. gestörte Funktionen von Organen u. des Organismus hinweisen. ↑Krankheit.

Erkrankungen, akute respiratorische: *Abk* ARE; ↑Atemwegsinfektion.

Erkrankungen, arbeitsbedingte: Krankheiten, für die eine arbeitsbedingte Ätiol. gesichert ist o. vermutet wird. Dazu gehören u. a. ↑Berufskrankheiten, ↑Arbeitsunfälle. Beispiele sind chron. unspezif. Erkrankungen des Atmungssystems, Hypertonie u. die ischäm. Herzkrankheit.

Erkrankungen, atopische ↑Atopie.

Erkrankungen, mitochondriale: genet. bedingte Erkrankungen, die auf Mutationen der mitochondrialen DNA beruhen (z. B. mitochondriale Myopathien, hereditäre opt. Neuropathie, einige weitere neurol. Erkrankungen, einige Formen des Diabetes u. a.). Die hereditäre opt. Neuropathie (zentrale Sehfeld-Defekte, bilateraler Sehverlust, abnorme Farbwahrnehmung u. Atrophie des Sehnerven) wird durch eine ↑Fehlsinnmutation o. ↑Punktmutation in der mitochondrialen DNA hervorgerufen.

Erkrankungen, myeloproliferative: proliferative Erkrankungen meist mehrerer Zellreihen der Blutbildung i. S. der neoplast. Transformation mit Wachstumsvorteil der betroffenen Zellarten, mit häufigen Übergängen von einer Erkrankung in die andere. Kennzeichnend ist bei fortgeschrittenem m. E. eine zunehmende extramedulläre Blutbildung sowie eine Fibrosierung des Knochenmarks, eine Transformation i. S. eines ↑Blastenschubs. Dabei treten diese Kriterien von Krankheit zu Krankheit in wechselnder Häufigkeit auf. Zu den m. E. gehören chronische myeloische ↑Leukämie, ↑Thrombozythämie, ↑Polycythaemia vera u. ↑Osteomyelofibrose.

Erkrankungen, pockenähnliche: ↑Alastrim, ↑Varioloid; meldepflichtige ↑Infektionskrankheit.

Erkrankungen, poliomyelitisähnliche: mit Fieber u. akuter Lähmung verlaufende meldepflichtige ↑Infektionskrankheiten, die durch andere Erreger als Polioviren (↑Poliomyelitis acuta anterior) verursacht werden, z. B. durch ↑Coxsackievirus, ↑ECHO-Virus, ↑Enterovirus.

Erkrankung, grippeähnliche: endem.-epidem. Schleimhautentzündung der oberen u. mittleren Atemwege. Erreger sind Viren (außer Influenzavirus). Die Übertragung erfolgt aerogen o. durch Kontakt, bei ↑Arbovirosen durch Arthropoden. Inkubationszeit 1–3 Tage (bei Arbovirosen 6 Tage). Sympt.: Schnupfen, trockener Husten, Kratzen u. Schmerzen im Hals, evtl. Heiserkeit u. Retrosternalschmerz, (mäßiges) Fieber. Kopf- u. Gliederschmerzen, allg. Abgeschlagenheit. Krankheitsdauer 1–2 Wochen. Symptomat. Behandlung.

Erkrankung, lysosomale ↑Krankheiten, lysosomale.

Erkrankungs-Sterbe-Rate, erwartete: Berechnungen erwarteter Ereignis- u. Sterberaten basierend auf a) Erfahrungen aus gleichaltrigen u. gleichgeschlechtl. Bevölkerungen bzw. nach Standardisierung bekannter Inzidenz- bzw. Mortalitätsraten, b) Erfahrungen zur Neuerkrankungsrate bzw. ↑Mortalität von Personengruppen, die best. ↑Risikofaktoren ausgesetzt sind (relatives ↑Risiko, absolutes u. bevölkerungswirksames Risiko), o. auf c) sog. ↑Prognoseindizes, der Häufigkeit der Verteilung von Risikofaktoren in der betrachteten Population bzw. zusätzl. Vorhandensein von Erkrankungen u. deren Auftrittsalter. Die Berechnung von Erwartungswerten der Inzidenz u. Mortalität ist zum Zwecke des Vergleichs mit bes. exponierten Gruppen bzw. unter einem präventiven Einfluß stehenden Gruppen nützl. (↑Standardisierung).

Erkrankungswahrscheinlichkeit: aufgrund bevölkerungsstatist. u. genet. Daten empir. ermittelte Wahrscheinlichkeit für eine Person, im Laufe des Lebens o. in einem best. Lebensalter an einem best. Leiden zu erkranken.

Erlanger, Joseph (1874–1965), amerik. Physiol., St. Louis. 1944 Nobelpreis für Med./Physiol. (mit H. S. Gasser) „für ihre Entdeckung hochdifferenzierter Funktionen einzelner Nervenfasern".

Erleben: subjektiv repräsentierte Zuständlichkeit. Der Begriff des E. zählt ebenso wie der Verhaltensbegriff zu den allgemeinsten Begriffen in der Psychol. Beide werden als Gegenstand der Psychol. bezeichnet. In der Psychol. wird das E. als ein Aspekt der histor.-gesellschaftl. determinierten organism. menschl. Informationsverarbeitung aufgefaßt.

Erlebnis: aktuelles umschriebenes ↑Erleben, das aus dem Gleichmaß des Erlebens herausführt. Es kann nach einem aktuellen Geschehen (Tod, Verlust, aber auch Freude) längere Zeit andauern. Die normale Reaktion auf ein E. wird nach einer von der Intensität des E. abhängigen Zeit beherrscht u. klingt ohne störende Folgen ab. Eine abnorme Erlebnisreaktion wird von einer ↑Neurose getrennt durch das Fehlen des subjektiven Krankheitsgefühls bei der abnormen Erlebnisreaktion. Die Abgrenzung ist jedoch fließend. Notwendig zur Entstehung einer abnorme Erlebnisreaktion ist eine best. Ausgangslage, im wesentl. eine bes. Persönlichkeitshaltung u. ein stärkeres Erlebnis, das in Richtung dieser bes. Persönlichkeitshaltung tendiert: z. B. hyster. u. paranoide Erlebnisreaktion.

Erlöschen: Abnahme der Stärke einer bedingten Reaktion bzw. von bedingten Reflexen bis zum Verschwinden (Extinktion), wenn der bedingte Reiz, z. B. ein Ton, nicht mehr durch den unbedingten ↑Reflex, z. B. Gabe von Futter, bekräftigt wird. Das E. ist somit eine wichtige Grundlage für angepaßtes Verhalten. Der neurophysiolog. Mechanismus des E. ist noch nicht völlig geklärt (Inaktivierung o. Hemmung efferenter Zentren, die für die Ausführung der bedingten Reaktion verantwortl. sind). Der Hemmungsprozeß kann unter bes. Bedingungen (z. B. durch Zusatzreize) wieder aufgehoben werden. Die zeitweilige ↑Verbindung des bedingten ↑Reflexes bleibt also auch nach dem E. noch latent erhalten.

Ermüdung: Nachlassen der geistigen u. körperl. Leistungsfähigkeit als Folge vorhergehender Tätigkeit, reversibler Zustand. Eine scharfe Trennung zwischen den beiden Hauptformen phys. u. psych. E. ist nicht mögl. Psych. Merkmale der E. sind allg. Müdigkeitsgefühl, Abnahme der Aufmerksamkeit u. Konzentrationsfähigkeit, Wahrnehmungsstörungen, Nachlassen der Denkfähigkeit.

Ermüdung, muskuläre: Abnahme der Kontraktionsfähigkeit der Skelettmuskulatur, erkennbar in Verminderung der Kontraktionsamplitude u. Verlängerung der Kontraktionszeit u. Erschlaffungsdauer. Hervorgerufen wird die m. E. durch Anhäufung von Stoffwechselprodukten wie Milchsäure (Laktat), was insbes. dann der Fall ist, wenn im Muskel Sauerstoffmangel infolge ungenügender Durchblutung, z. B. bei längerer Haltearbeit, auftritt.

Ermüdungsbruch: Überlastungsbruch, schleichende Fraktur; Folge eines Mißverhältnisses von Belastung u. Belastbarkeit des Knochengewebes bei Dauerbeanspruchung. Meist führen mikrotraumat. einwirkende Biegemomente zur biomechan. Überforderung. Die Gefügelockerungen der Mikrostrukturen entstehen durch Kornvergröberung der anorgan. Kristalle. Ein Nebeneinander von Abbau u. Regeneration stellt sich röntg. dar (↑Looser-Umbauzone). Frühdiagnostik des E. durch szintigraph. Nachweis umschriebener Steigerung des Mineralstoffwechsels mögl. Beispiele eines E.: ↑Marschfraktur (2. u. 3. Mittelfußknochen), Schipperkrankheit (Dornfortsatzbrüche 6. Halswirbel- u. 2. Brustwirbelkörper), Oberschenkel- u. Schienbeinschaftbrüche nach Implantation von Endoprothesen u. Platten. ↑Fraktur.

Ermüdung, synaptische: Abnahme der Kontraktionsamplitude der einzelnen Muskelfasern durch herabgesetzte Empfindlichkeit der Muskelfasermembran gegenüber ↑Acetylcholin an der motorischen ↑Endplatte (subsynapt. Ermüdung), verminderte Freisetzung von Acetylcholin an der motor. Nervenfaserendigung o. durch einen Leitungsblock im motor. Nerven, so daß die Aktionspotentiale die Muskelfasern gar nicht erreichen (präsynapt. Ermüdung).

Ermüdung, zentrale: Anhäufung von hemmenden Stoffwechselprodukten an den Synapsen der Nervenzellen, wodurch die Erregungsübertragung erschwert ist.

Ernährung: durch Zufuhr von Nahrungsmitteln gewährleistete Deckung des Körperbedarfs an Nähr- u. Wirkstoffen, die im Stoffwechsel umgesetzt werden u. Wachstum, Erhaltung (Körpergleichgewicht), Fortpflanzung, Funktionstüchtigkeit (Gesundheit) u. Leistungsfähigkeit sicherstellen.

Ernährung, künstliche: von der normalen Ernährungsform abweichende Nahrungszufuhr. 1. **Sondenernährung**: Nahrungszufuhr in flüssiger Form unter Verwendung von Schläuchen (Sonden) direkt in den Magen o. Darm. Nahrung kann prinzipiell aus den normalerweise peroral aufgenommenen Nahrungsbestandteilen bestehen, solange Verdauung u. Resorption nicht geschädigt sind. Berücksichtigt werden allerdings: leichte Verdaulichkeit der Nahrungsbestandteile, Geschwindigkeit der Nahrungszufuhr u. Osmolarität bei direkter Infusion in den Darm. 2. **parenterale Ernährung**: wichtiges Verfahren der künstl. Kalorien- u. Substratzufuhr unter Umgehung des Intestinaltrakts direkt in den Blutkreislauf, i. R. der Intensivtherapie Standardverfahren, das oft Tage u. Wochen durchgeführt werden muß. Nahrungszusammensetzung entspricht nicht derjenigen bei peroraler Zufuhr; Nahrungsbestandteile sind niedermolekular u. entsprechen denen nach vollständiger Verdauung u. Resorption im Intestinaltrakt, d. h. nur aus Monosacchariden u. freien Aminosäuren bestehend, frei von Antigenen u. Bakterien. Sie müssen metabol. Umwandlungen im Intestinaltrakt berücksichtigen (z. B. Umwandlung saurer Aminosäuren in Alanin) u. Parametern des Blutes Rechnung tragen (z. B. Osmolarität). 3. **Säuglingsernährung**: Nahrungsaufnahme des Säuglings, wenn keine Muttermilch zur Verfügung steht.

Ernährung, parenterale ↑ Ernährung, künstliche.

Ernährungsbalance: optimale Zusammensetzung u. Abstimmung der einzelnen Nährstoffe (Proteine, Fette, Kohlenhydrate, Vitamine, Mineralstoffe, Spurenelemente, Ballaststoffe) in Quantität u. Qualität für den Menschen. Sie ist abhängig u. a. von Alter u. Arbeitsschwere.

Ernährungsberatung: zunehmend bedeutsame proph. Aufgabe in Schwangeren- u. Mütterberatung, beim Hausarzt, in Altersheimen sowie bei Risikogruppen für Herz-Kreislauf-, Stoffwechsel- u. Verdauungskrankheiten. Ziel: Einordnen eines individuell angepaßten Nahrungsverhaltens, gesunde Lebensweise, Abbau qualitativer u. quantitativer Fehlernährung.

Ernährungsbilanz: exp.-statist. Erhebung über die Zufuhr von Nährstoffen, differenziert nach ihren Komponenten, im Vergleich zu deren wünschenswerter Aufnahme. Überschreitung der Zufuhr ergibt pos., Unterschreitung neg. Ernährungsbilanzen einzelner Stoffe, ↑ Energiebilanz.

Ernährungsimbalance: Störung der Ernährungsbalance, indem ein o. mehrere Nährstoffe in unphysiolog. hoher o. zu geringer Menge verzehrt bzw. resorbiert werden. Sie kann, über längere Zeit fortgesetzt, zu Stoffwechselstörungen mit klin. Sympt. führen (Mangel an einzelnen essentiellen Nahrungsstoffen).

Ernährungsschäden: Folgen einer Fehlernährung, die durch längerfristigen Mangel (z. B. Proteine, Vitamine, Energie) o. Überschuß (z. B. Energie, einzelne Vitamine) von versch. Nahrungstoffen entstehen (↑ Avitaminosen, ↑ Hypervitaminosen, ↑ Eiweißmangel, ↑ Überernährung, ↑ Unterernährung) o. durch Schadstoffe verursacht werden.

Ernährungs- und Landwirtschaftsorganisation der Vereinten Nationen: *Abk* FAO (für engl. Food and Agriculture Organization); 1945 gegründete Spezialorganisation der UNO (Sitz: Rom). Medizinrelevante Aufgaben sind Fragen der Ernährung u. der Lebensmittelhygiene. Dazu besteht eine enge Zusammenarbeit mit der ↑ Weltgesundheitsorganisation.

Ernährungs- und Lebensmittelhygiene: Aufgabe ist es, Voraussetzungen zu schaffen, um bei bestimmungsgemäßem Verzehr der Lebensmittel eine Schädigung der menschl. Gesundheit auszuschließen; befaßt sich mit der Begründung u. Durchsetzung der Prinzipien einer gesunden Ernährung der Bevölkerung, differenzierter Ernährungsbedarfsnormen u. Ernährungsrichtpläne; mit Fragen der Erhaltung u. Erhöhung der Vollwertigkeit der Lebensmittel; mit der Vorbeugung u. Bekämpfung von Ernährungsmangelkrankheiten u. Erkrankungen nach dem Genuß von Lebensmitteln; mit der Überwachung der Güte der Lebensmittel u. Speisen in med. Hinsicht; stellt eine der 3 Hauptgebiete der ↑ Hygiene dar.

Ernst, Paul (1859–1937), Pathol., Zürich, Heidelberg.

Erntefieber ↑ Feldfieber, ↑ Schlammfeldfieber.

Erntemilben ↑ Neotrombicula autumnalis.

ERO: *Abk* für engl. Electric Response Olfactometry; Untersuchungsverfahren innerhalb der objektiven Riechprüfung. ↑ ERA.

Eröffnungsperiode: Zeitabschnitt unter der Geburt vom Beginn der Eröffnungswehen bis zur vollständigen Eröffnung des Muttermundes.

erogen: geschlechtl. Erregung auslösend. ↑ Zonen, erogene.

Erosio corneae: schmerzhafte Abschürfung des Hornhautepithels, meist durch ein Trauma. Je nach Größe des Defekts kommt es durch mitot. Zellteilung der Epithelzellen am Rande des E. c. innerhalb von 24–36 h zum Ersatz des Zellverlusts. Eine **rezidivierende E. c.** entsteht, wenn sich die Interzellularbrücken zwischen den Zellen u. zur Bowman-Membran in unzureichendem Maße ausbilden.

Erosio falsa portionis: glanduläre Pseudoerosion der Portio uteri, E. glandularis bzw. papillaris; Ersatz des Plattenepithels der Portiooberfläche durch Zervikalschleimhaut (sog. Ektopie) bzw. Ausstülpung (Eversion) mit Zutagetreten von Zervikalschleimhaut auf an der Portio; ↑ Ektropium.

Erosio interdigitalis: Pilzinfektion (meist Trichophyton-Arten, o. Candida) in den Fingerzwischenräumen mit grauweißl. Verquellung der Haut u. Bildung geröteter Erosionen. Abb.

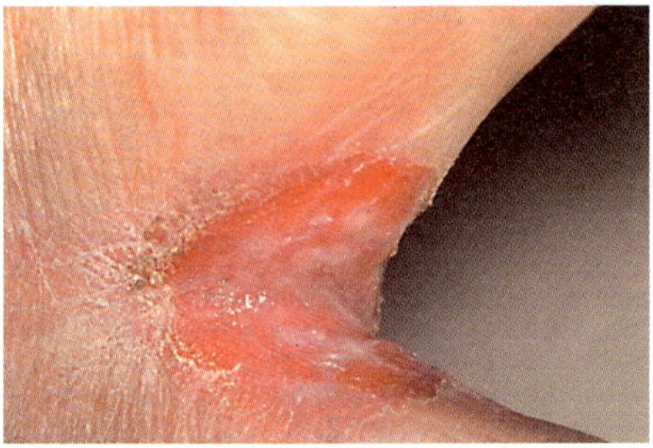

13

Erosio interdigitalis

Erosion ⟨*lat*⟩ *f*: Erosio; 1. ***Innere Med.:*** oberflächl. Epidermis- o. Schleimhautdefekt, bei dem nur die obersten Zellschichten in Mitleidenschaft gezogen sind. Abheilung ohne Narbenbildung; bei der Schleimhauterosion wird die Lamina muscularis mucosae nicht durchbrochen. E. sind eine der häufigsten Blutungsquellen im oberen Intestinaltrakt, kommen aber nicht selten mit anderen Blutungsursachen gemeinsam vor. Differenzierung in petechiale, inkomplette u. komplette E. Diese haben ein polypoides Aussehen mit zentraler Delle. Sie kommen meistens multipel vor. 2. ***Zahnmed.:*** oberflächl. flächenhafter Hartsubstanzverlust an den Zähnen ohne bakterielle Mitwirkung. Hauptsächl. Lokalisation: gingivales Drittel der Labialflächen bes. der oberen Schneidezähne. Es handelt sich um scheibenförmige, flache Eintiefungen mit harter, polierter Oberfläche. Abzugrenzen von ↑ Abrasion. **E. durch diät. Einflüsse**: Durch übermäßigen Genuß kohlensäurehaltiger Getränke, best. säurehaltiger Fruchtsäfte o. von Zitrusfrüchten, bei chron. Einnahme saurer Medikamente können E. ausgelöst werden. **Pro-**

fessionelle E.: E. durch Einwirkung von sauren Aerosolen am Arbeitsplatz. Einteilung: Ätzung (glasähnl. ↑Transparenz des Zahnschmelzes ohne Konturänderung), E. 1. Grades (Schmelzverlust), E. 2. Grades (Schmelzverlust u. Dentinveränderungen), E. 3. Grades (Schmelz- u. Dentinverlust sowie Bloßlegung von Reizdentin), E. 4. Grades (Schmelz- u. Dentinverlust bis zur Freilegung der Pulpa). **Idiopath. E.**: Auftreten von E. ohne diätet. o. professionelle Säureexposition. Pat. haben einen höheren Zitronensäuregehalt des stimulierten Speichels, einen höheren Muzingehalt des Speichels, einen niedrigen pH-Wert in der Umgebung der erodierten Fläche. Dadurch ist die reparator. Ausfällung von Kalzium verhindert. **Perimylolysis**: typ. flächenhafte Substanzdefekte auf der Palatinalfläche oberer Schneidezähne u. Abrundung der Höcker bei den Prämolaren u. Molaren des Oberkiefers infolge Aufstoßen von saurem Magensaft. **Keilförmige Defekte** werden z. T. zu den E. gezählt.

Erosio vera portionis: Erosio simplex Portio uteri, Erosivgeschwür o. entzündl. Erosion; flacher Epitheldefekt der Portio uteri als Folge von Entzündungen o. als Dekubitus bei ↑Uterusvorfall.

Erotik ⟨*gr*⟩ *f*: allg. Bez. für Gesamtheit der die menschl. Geschlechtsliebe betreffenden Verhaltensweisen, Gefühle, Strebungen u. geistigen Aktivitäten von den seel. Regungen der Zuneigung bis zu sexuellen Handlungen.

Erotomanie ⟨*gr*⟩ *f*: wahnhaft o. süchtig übersteigertes Interesse an Liebesbeziehungen, meist einhergehend mit Verlust krit. Realitätsbewußtseins auch in anderen Lebensbereichen. ↑Hypersexualität, ↑Nymphomanie, ↑Satyriasis.

ERp60 ↑Calretikulin.

erratisch ⟨*lat*⟩ *Adj*: unregelmäßig auftretend.

Erregbarkeit: Grundeigenschaft belebter Materie, von Umweltreizen beeinflußt zu werden. Voraussetzung für den Anpassungsprozeß an veränderte Umgebungsbedingungen. Bei den höher organisierten Lebewesen wird diese Funktion vorwiegend vom Nervensystem übernommen bzw. von ihm gesteuert. Der Grad der E. spiegelt sich in der Widerstandsfähigkeit der Nervenzellen wider, auf entsprechende Reize mit der Ausbildung von Erregungs- u. Hemmungsprozessen zu reagieren. Die Zusammenhänge zwischen den physiol. Vorgängen u. der subjektiv erlebten E. sind noch weitgehend ungeklärt.

Erreger ↑Infektionserreger.

Erregerinvasion: Eindringen von ↑Protozoa, ↑Würmern, ↑Arthropoden führt zu Invasionskrankheiten, bei denen im Ggs. zu ↑Infektionskrankheiten die Nachkommen der ↑Parasiten, z. B. Parasiteneier, den Wirt verlassen.

Erreger, pathogene: pathogene Mikroorganismen; ↑Infektionserreger.

Erregerpersistenz ↑Persistenz.

Erregung: Zustand erhöhter Aktivität u. Reaktionsbereitschaft aufgrund hohen Reizangebots an Rezeptoren bzw. Sinnesorganen u. bei Nervenzellen allg. durch erregende Einflüsse, die mittels chem. Überträgerstoffe (↑Transmitter) über ↑Synapsen auf die Zellen einwirken. Ausdruck dieser Vorgänge sind die exzitatorischen postsynaptischen ↑Potentiale u. die daraus hervorgehenden Aktionspotentiale von Nerven- u. Muskelzellen usw. Die E. besteht elementar in einem schnellen (fortgeleitete E.) o. langsamen (lokale E.) Abbau der Ruheladung der Zellmembran. Eine E. kann auch durch biochem. bedingte zykl. Zustandsänderungen in der Zelle o. in Zellaggregaten (spontane E.) zustandekommen. Ausdruck der E. können spezif. Funktionsäußerungen sein wie Protoplasmabewegungen, Pinozytose, Sekretion, Änderung von Membraneigenschaften u. mechan. Eigenschaften der Zelle, o. sie dient als fortgeleitete E. (Aktionspotentiale) über Nerven- u. Muskelfasermembranen der codierten Informationsübertragung. Im ZNS bezeichnet man als **Erregungsprozeß** die Aktivierung lokaler o. globaler Neuronenensembles (im Ggs. zum ↑Hemmungsprozeß). **Antidrome E.**: durch elektr. o. pathol. Reizung eines Nerven ausgelöste ↑Aktionspotentiale, die sich entgegen der natürl. (orthodromen) Leitungsrichtung ausbreiten. **Graduierte E.**: entspr. der Stärke des Reizes abgestufte E. im Ggs. zur Alles-oder-Nichts-E., z. B. beim Aktionspotential. **Lokale E.**: unterschwellige E. Auf den Entstehungsort beschränkte, entspr. der Reizstärke graduierte Membranpotentialänderung, die den krit. Schwellenwert der fortgeleiteten E. nicht erreicht. **Orthodrome E.**: auf natürl. Wege o. durch elektr. Reizung eines Nerven ausgelöste E., die sich in der physiol. vorgesehenen Richtung ausbreitet. **Überschwellige E.**: fortgeleitete E. Depolarisation einer Nerven- o. Muskelfasermembran über einen krit. Schwellenwert hinaus mit Auftreten eines ↑Aktionspotentials. Die überschwellige E. kann durch Summation unterschwelliger E. entstehen.

Erregung, kreisende: beim Herzkammerflimmern sog. „reentry phenomenon". Voraussetzung sind hochfrequente heterotope Reizbildung u. inhomogen verkürzte Refraktärität bei gleichzeitig verlangsamter Erregungsausbreitung.

Erregungsausbreitung: die lokal entstandene Erregung breitet sich physikal. (durch Stromschleifen) bzw. chem. (durch Diffusion von ↑Transmittern) mit großem ↑Dekrement nur über eine geringe Entfernung aus. Mit dem Auftreten des ↑Aktionspotentials erfolgt über die Nerven-Muskelfaser-Membranen die dekrementlose E.

Erregungskonstante: Zeitkonstante der Erregung; elektrophysikal. Eigenschaft der erregbaren Membran von Zellen o. deren Fortsätzen (z. B. Nervenfasern). E. ist die Zeit, in der das Ruhemembranpotential bei der Entstehung einer Erregung depolarisiert (1–2 ms). Die E. hängt von den Kapazitäten u. Widerständen der Membran in Quer- u. Längsrichtung ab.

Erregungskreisen: Kreisen von elektr. Erregungen in präformierten Bahnen des Reizleitungssystems. E. ist häufige Ursache von Extrasystolien o. ↑Tachykardien. Voraussetzungen für ein E. sind eine unidirektionale Blockierung eines Impulses in einer o. mehreren Herzregionen, eine Erregungsleitung über eine alternative Leitungsbahn, eine verzögerte Erregung distal der Blockierung u. die Wiedererregung der proximal des Blocks gelegenen Leitungsbahn. E. ist die Grundlage der Tachykardien beim Präexzitationssyndrom (WPW-Syndrom, LGL-Syndrom). Ein E. kann auf der Grundlage pathomorpholog. Veränderungen auf atrialer, AV-Knoten- u. Faszikel-Ebene auftreten.

Erregungskreise, thalamokortikale: wechselseitige Verbindungen zwischen Thalamus u. Großhirnrinde. Das zwischen Thalamus u. Hirnrindenfeldern pendelartige Hin- u. Herlaufen von Nervenimpulsen gehört wahrscheinl. zu den Mechanismen, die für das kurzzeitige Aufbewahren afferenter Informationen (Kurzzeitgedächtnis, ↑Gedächtnis) verantwortl. sind. Auch für die Entstehung der Wellen im EEG (↑Elektroenzephalographie) bzw. ECoG (↑Elektrokortikogramm) sind t. E. von Bedeutung.

Erregungsleitung: die in alle Richtungen gleich sichere u. gleich schnelle Fortleitung von ↑Aktionspotentialen längs der Membran einer erregbaren Struktur, z. B. Nerven-, Muskelfaser. Daß die E. in vivo nur in einer Richtung läuft, afferent o. efferent, hängt von der Entstehung der Erregung an einem best. Ort ab, z. B. bei Nervenfasern an deren rezeptiven Endigungen (bei afferenten Fasern) o. im Initialsegment des Axons (↑Achsenzylinder) in der Nähe des Nervenzellkörpers bei der synapt. ↑Erregungsübertragung.

Erregungsleitung des Herzens: Ausbreitung der vom prim. Erregungsbildungszentrum ausgehenden Erregungswelle auf das gesamte Herz,. normal vom ↑Sinusknoten im re. Vorhof über das Vorhofmyokard (0,5 m/s) u. das Erregungsleitungssystem (AV-Knoten 0,05 m/s), His-Bündel u. Purkinje-Fäden (2 m/s) zum Arbeitsmyokard (1 m/s). Der AV-Knoten ist die einzige Durchtrittsstelle der Erregung durch den bindegewebigen Anulus fibrosus. Die nodale Verzögerungszeit von 50 ms ist für die Überführung des Blutes von Bedeutung. Durch höhere Erregungsausbreitungsgeschwindigkeit im Erregungsleitungssystem des Herzens als im Arbeitsmyokard etwa gleichzeitige Erregung der gesamten Kammermuskulatur 20 ms nach Sinuserregung.

Erregungsleitung, saltatorische: sprunghafte Erregungsleitung in markhaltigen, d. h. von einer isolierenden Schicht von ↑Myelin umgebenen Nervenfasern (Axonen) wird die Membranerregung sprunghaft u. dadurch mit hoher Geschwindigkeit (bis 120 m/s) weitergeleitet. Der Myelinmantel ist streckenweise im Abstand von 1–2 mm an den ↑Ranvier-Schnürringen unterbrochen, so daß die Axonmembran freiliegt. Aufgrund des dort geringen elektr. Widerstands kommt nur dort, dann am nächsten Schnürring usw., der für die notwendige ↑Depolarisation der Membran verantwortl. Ionenfluß zustande. An den Schnürringen findet eine Nachverstärkung des Aktionspotentials statt, so daß die Nervenleitung ohne Abnahme der ursprüngl. Größe der Erregung (dekrementlos) über weite Strecken erfolgen kann. ↑Ionentheorie.

Erregungsmuster: i. e. S. (↑Impulsmuster) die zeitl. Verteilung der Impulsfolgen eines Nerven, in der die zu übermittelnde Information codiert ist; i. w. S. die räuml.-zeitl. Verteilung der Erregungen in funktionellen Aufgaben dienenden Zellaggregaten (Geweben), insbes. in den neuronalen Netzwerken des Gehirns. ↑Rindenmosaik.

Erregungsrückbildungsstörungen: im EKG: Störungen des ST-, T-Abschnitts bei normalem QRS-Komplex. Mögl. Ursachen: ↑Koronarinsuffizienz, ↑Kardiosklerose, infektiös-tox., sympathikotone Regulationsstörung (Tachykardie, Thyreotoxikose), Stoffwechselstörungen, hormonelle Störungen (Phäochromozytom, Hypoglykämie, Hyperthyreose), Intoxikationen, Arzneimittelwirkung (Herzglykoside, Chinin, Chinidin).

Erregungsrückschlag ↑Rebound.

Erregungsübertragung: Überleitung der Erregung von Nervenfaserendigungen auf Zellen anderer Gewebe o. auf andere Nervenzellen. Die E. geschieht zum größten Teil über ↑Synapsen, wobei ein chem. Überträgerstoff (Transmitter) von der Faserendigung abgegeben wird, der dann die Membranpermeabilität der nachgeschalteten Zelle gegenüber Ionen wie Na^+ u. Cl^- erhöht o. der eine unspezif. Steigerung der Membranpermeabilität für alle vorhandenen mineral. Ionen hervorruft u. dadurch den Membranwiderstand stark verringert. Letzteres ist bei der neuromuskulären E. an der motorischen ↑Endplatte der Fall. Ersteres geschieht im ZNS (exzitatorisches postsynaptisches ↑Potential). Neben der chem. E. gibt es die elektr. E. (ephaptische ↑Übertragung).

Error prone repair ↑SOS-System.

Ersatzblasen: Bildung eines die Harnblase ersetzenden Hohlorgans aus ausgeschalteten Darmabschnitten bei ↑Schrumpfblasen o. nach Zystektomie bei Tumoren. 1. Rektumblase: Einpflanzung der Harnleiter in das oral verschlossene Rektum nach Anlegen eines endständigen Anus praeter (Abb. b); 2. Durchzug des isolierten mobilisierten Sigma durch den Analschließmuskel (Abb. a). 3. Kontinente intestinale Harnreservoire. Speicherfunktion bei Niederdrucksystemen durch Detubularisierung (Längsinzision) u. Neuanordnung der Schlingen (W-förmig) zu einem großen Hohlraum. Durch die W-förmige Anordnung wird mit wenig Darm ein großes Fassungsvermögen unter Niederdruckbedingungen erreicht. Kontinenz beim Mann durch einen externen Sphinkter, durch einen Invaginationsmechanismus u. Ableitung über die Appendix (Mainz-Pouch) o. das Ileum in ein kontinentes Hautstoma (Indiana-Pouch) o. durch Anastomose mit dem erhaltenen Blasensphinkter (Ulmer Neoblase). Abb.

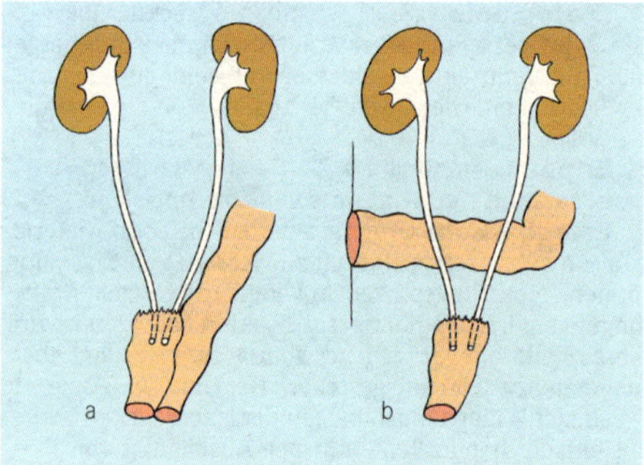

Ersatzblasen (Erläuterung siehe Text)

Ersatzblutbildung: Bei schwerer Beeinträchtigung o. völligem Wegfall der Blutbildung im Knochenmark kann es durch Kolonisation zur Verlagerung der Blutzellproduktion außerhalb der normalen Bildungsstätten kommen, wobei die Milz eindeutig bevorzugt wird. ↑Blutbildung.

Ersatzknochenbildung ↑Osteogenesis cartilaginea.

Ersatzmagenbildung: nach Entfernung des Magens zumeist aus Dünndarm gebildetes Reservoir.

Ersatzmutter ↑Mutterperson.

Ersatzrhythmus: Einspringen eines sek. o. tertiären Automatiezentrums (↑Automatie) bei Ausfall der prim. Reizbildung im Sinusknoten (↑Sinusknotensyndrom) o. Block in unterschiedl. Abschnitten des Erregungsleitungssystems (↑Blockformen).

Ersatztheorie: Teilgebiet der ↑Operationsforschung zur modellmäßigen Untersuchung von techn. Systemen bezügl. des optimalen planmäßigen Ersatzes von Elementen. In der Medizintechnik von Bedeutung für

Fragen der techn. Sicherheit u. Verfügbarkeit von Geräten u. Gerätesystemen.

Ersatzwirt: Zusatzwirt, Additionalwirt; Wirtskategorie im Lebenszyklus einiger ↑Helminthen, die zwar für den Ablauf der Entwicklung entbehrl. ist, jedoch durch Anreicherung der Entwicklungsstadien die Infektion des ↑Endwirts fördert.

Ersatzzahn: Zahn des Dauergebisses, der einen Vorgänger im Milchgebiß hat: Schneidezähne, Eckzähne, Prämolaren. ↑Odontogenese.

Erscheinungsbild ↑Phänotyp.

Erschlaffungsreaktion: Nachlassen der aktiven Spannungsentwicklung eines Skelettmuskels nach dessen sehr starker Dehnung. Die E. beruht auf einer plötzl. starken Reizung der Rezeptoren in der Sehne des betreffenden Muskels u. dadurch ausgelöster Hemmeinflüsse auf die für die efferente Innervation des Muskels verantwortl. motor. Nervenzellen des Rückenmarks. Außerdem werden Hemmungen auf die ↑Muskelspindel ausgeübt. ↑Gammasystem.

Erste Hilfe: vorläufige Maßnahmen an Verletzten o. akut Erkrankten mit dem Ziel, die akute Lebensgefahr zu beseitigen u. die Transportfähigkeit herzustellen.

Erstickung: Unterbindung der Sauerstoffzufuhr. 1. **Äußere E.**: mechan. Verlegung der Atemwege (Strangulation, Knebelung usw.) o. mechan. Behinderung der Atembewegungen (Gedränge, Verschüttung). 2. **Innere E.**: Aufhebung der Sauerstoffübertragung im Gewebe, z. B. bei der Cyanvergiftung (↑Blausäurevergiftung).

Erstickungsblutungen: Tardieu-Flecken; bes. bei Neugeborenen als Folge einer erhebl. passiven ↑Hyperämie auftretende subepikardiale, subpleurale u. Thymuskapselblutungen in Form zahlreicher Ekchymosen o. Petechien; sind für Erstickungstod nicht absolut beweisend.

Erstimpfung ↑Grundimmunisierung. ↑Wiederholungsimpfung.

Erstinfektion: durch charakterist. Folgeerscheinungen definierbarer Infektionsverlauf, der vom Ablauf der Zweitinfektion des betreffenden Erregers (endogene ↑Reinfektion o. exogene ↑Reinfektion) deutl. differiert, z. B. Zoster im Anschluß an eine Erstinfektion mit Varicella-Zoster-Virus u. Windpocken.

Erstinterview: in der Psychotherapie Bez. für erstes Untersuchungsgespräch mit dem Klienten o. Pat.

Erstmanifestationsalter, klinisches: Lebensalter, in dem typischerweise die ersten klin. Sympt. einer Krankheit auftreten.

Erstverschlimmerung: Begriff aus der ↑Homöopathie, wonach ein Mittel seine Wirksamkeit dadurch anzeigt, daß erst eine Verschlechterung des Krankheitszustands eintritt, die nach einiger Zeit in Besserung umschlägt.

Erstversorgung: 1. ***Notfallmedizin:*** Sofortmaßnahmen wie z. B. erste Behandlung von Unfallopfern am Unfallort. 2. ***Päd.:*** die Maßnahmen zur ↑Reanimation u. Wärmeversorgung von Neu- u. Frühgeborenen.

Ertragskoeffizient: Y-Wert (abgeleitet von engl. yield), Ertrag; dimensionslose Größe, die angibt, wieviel g Biomasse aus 1 g eingesetztem Substrat gebildet werden. Alle Angaben beziehen sich auf die ↑Trockensubstanz. Der E. ist eine wichtige Größe für die quantitative Erfassung von Wachstumsvorgängen u. zur Optimierung des Produktionsprozesses, z. B. bei der mikrobiol. Eiweißgewinnung. Der E. für Glukose liegt bei vielen Mikroorganismen zwischen 0,4 u. 0,5.

Ertrinken: Tod im Wasser durch Unfall, in suizidaler Absicht o. als Folge krimineller Handlungen; nach der ersten Phase des reflektor. Glottisverschlusses folgt massive Wasseraspiration. Die pathophysiolog. Vorgänge sind kompliziert u. noch nicht eindeutig geklärt. Neben der Hypoxie sind sowohl beim E. in Süßwasser (Diffusion des aspirierten Wassers ins Blut) als auch im Meerwasser (hyperosmolares Lungenödem) akute Elektrolytkrisen von Bedeutung. E. als „Badeunfall" hat meist eine andere Ursache, auslösend wirkt eine vagusbedingte, reflektor. Kreislaufdysregulation. **Direktes E.**: bei Nichtschwimmern o. Ermüdung von Schwimmern. Geht meist mit Ertrinkungskrampf einher. **Indirektes E.**: bei Bewußtlosigkeit im Wasser. Ertrinkungszeichen sind hier häufig weniger deutl. ausgeprägt.

Erucasäure: cis-Δ^{13}-Docosensäure; einfach ungesättigte Fettsäure, findet sich als Glyzerid v. a. in den Kruziferenölen (Raps-, Senf-, Leindottersamen usw.) in Mengen bis zu 40–50 % der Gesamtfettsäuren.; geht durch Erwärmen mit salpetriger Säure, Schwefeldioxid, Selen usw. in die isomere trans-Δ^{13}-Docosensäure, die Brassidinsäure über. E. bewirkt im Rattenversuch Herzschäden; für den Menschen sind derartige Effekte nicht bewiesen, die Verwendung von erucasäurearmen Ölen wird dennoch empfohlen.

E-Ruhr: Kruse-Sonne-Ruhr, Metadysenterie; bakterielle ↑Ruhr mit stark endem. Verbreitung in Mitteleuropa. Erreger ↑Shigella sonnei.

Eruktation ⟨*lat*⟩ *f*: Eructatio, Aufstoßen; geräuschvolle Gasentleerung aus Speiseröhre u. Magen infolge rückläufiger Peristaltik, meist nach Nahrungsaufnahme. Häufig bei Aerophagie o. einigen Erkrankungen des Magen-Darm-Kanals.

Eruption ⟨*lat*⟩ *f*: Eruptio; **1.** mehr o. weniger schnelles Auftreten von Hauteffloreszenzen. **2.** Vorgang des Zahndurchbruchs.

Eruptionsphase ⟨*lat*⟩ *f*: Ausbruch einer Krankheit, bes. im Hautbereich.

Erwärmen: Vorbereiten des Organismus vor dem Wettkampf u. zu Beginn einer Trainingsstunde auf optimale psychophys. Leistungsfähigkeit u. -bereitschaft durch aktive Belastung mit steigender Intensität.

Erwärmung, induktive: durch ein hochfrequentes magnet. Wechselfeld in leitfähigen Medien induzierte Wirbelströme, die Wärme (↑Joule) erzeugen. Anwendung: ↑Hochfrequenzwärmetherapie, ↑Feld, magnetisches.

Erwärmung, kapazitive: durch ein hochfrequentes elektr. Feld in dielektr. Medien (Dielektrikum) fließende Ströme, die Wärme (Joule-Wärme) erzeugen. Anwendung: ↑Hochfrequenzwärmetherapie.

Erwartung: psych. Zustand, der auf das Eintreten eines zukünftigen Ereignisses, auf ein Ziel gerichtet ist. E. ist Folge eines Lernprozesses, der aus den Erfahrungen vergangener Ereignisse eine Einstellung gegenüber künftigen Ereignissen ableitet. Je nach Art des zu erwartenden Ereignisses sind pos. Emotionen, wie Freude, o. neg., wie Angst, mit der E. verbunden. Die Erwartungsfurcht vor unangenehmen Situationen kann ihre angepaßte Bewältigung sehr beeinträchtigen u. eine bereits bestehende psych. Störung verstärken bzw. unterhalten. Derartige Störungen können durch ↑Desensibilisierung abgebaut werden. ↑Phobie.

Erwartungsangstmechanismus: psychol. Terminus, der die Erscheinung charakterisiert, daß in mehr o.

weniger durch Erfahrung begründeter Erwartung eines unerwünschten Verhaltens, Ereignisses o. mißlingenden Vorgangs, meist im Bereich sozialer Kommunikation, reflexartig Ängste vor deren Eintreten entstehen, die sich hemmend auf solche Handlungs- u. Funktionsabläufe auswirken, durch die der gefürchtete Zustand verhindert u. das gewünschte Verhalten agiert werden könnte. Beispiele sind vegetative Reaktionen (Erhöhung der Herzfrequenz, Erblassen, Schweißausbruch) vor einem angstbesetzten Ereignis wie z. B einer mündl. Prüfung o. der zu bedingt reflektor. Fixierung tendierende E. bei den funktionellen Potenzstörungen des Mannes.

Erwartungspotential ↑Contingent negative variation.

Erwartungswelle ↑Bereitschaftspotential, ↑Contingent negative variation.

Erweichung, pruriforme: sek. Veränderung von Thromben durch Autolyse mit eiterähnl. Erscheinungsbild.

Erweichungsherd: Kolliquationsnekrose des Gehirns; 1. einfache o. **weiße Hirnerweichung** (Encephalomalacia alba), Folge eines totalen Hirnarterienverschlusses; 2. **rote Erweichung** (Encephalomalacia rubra), Komplikation von 1. durch zusätzl. Blutung aus Kollateralen, aber auch bei thrombot. Verschluß abführender Venen. Typ. für Erweichungsherd sind die sog. Fettkörnchenzellen (mit Lipiden beladene Gliazellen).

Erwerbsfähigkeit: Fähigkeit einer Person, sich unter Ausnutzung der Arbeitsgelegenheiten, die sich ihr nach ihren gesamten Kenntnissen u. körperl. sowie geistigen Fähigkeiten im ganzen Bereich des wirtschaftl. Lebens bieten, einen Erwerb zu verschaffen.

Erwerbsminderung: ↑Minderung der Erwerbsfähigkeit.

Erwerbsunfähigkeit: erwerbsunfähig ist, wer infolge Krankheit o. Schwächen der körperl. o. geistigen Kräfte auf nicht absehbare Zeit eine Erwerbstätigkeit in gewisser Regelmäßigkeit nicht mehr ausüben o. nicht mehr als geringfügige Einkünfte durch Erwerbstätigkeit erzielen kann.

Erwinia: gramnegative, bewegl. Stäbchen; Bakteriengattung der Fam. ↑Enterobacteriaceae; Vorkommen hauptsächl. bei Pflanzen, 15 Arten. Prakt. keine Bedeutung als Krankheitserreger bei Menschen.

Erwürgen: Erstickungstod durch Zusammenpressen des Halses durch die Hände des Täters (immer Tötung durch fremde Hand), hinterläßt meist ↑Würgemale.

Erysipel ⟨*gr*⟩ *n*: Erysipelas, Rose, Wundrose, Gesichtsrose; Erreger Erysipelstreptokokken (↑Streptococcus pyogenes Gruppe A, viele Serotypen). Akut verlaufende ↑Infektion der Haut u. des Unterhautgewebes. Eintrittspforten für die Erreger sind z. B. Verletzungen der Haut. Ausbreitung der Infektionen über kutane Lymphbahnen. Flammende Rötung, die sich rasch mit scharf begrenzten zungenförmigen Ausläufern ausbreitet. Beeinträchtigungen des Allgemeinbefindens (Schüttelfrost, Fieber, Spannungsgefühl, Druckschmerz). Häufigste Lokalisation: untere Extremitäten, Nase, Augen, Ohren, Genitalregion. Früher sehr gefürchtet, heute durch Antibiotika rasch zu heilen. Gefährl. ledigl. das rezidivierende E. wegen einer mögl. Elephantiasis infolge Lymphgefäßobliteration. Abb.

Erysipel bullosum: Erysipel mit Blasenbildung.

Erysipel carcinomatosum: erysipelähnl. Rötung u. Verdickung der Haut als Folge diffuser krebsiger Durch-

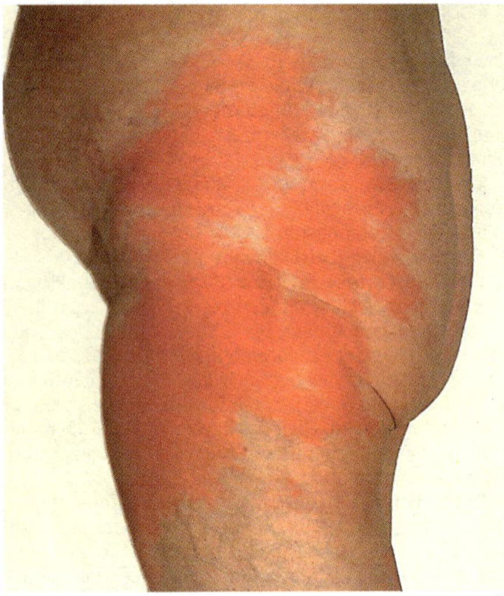

13

Erysipel

setzung. Vorkommen bei Mammakarzinom. ↑Lymphangiosis carcinomatosa.

Erysipel gangraenosum: Erysipel mit umschriebenen Hautzerstörungen.

Erysipel migrans: über große Körperpartien wanderndes Erysipel mit erhebl. Störung des Allgemeinbefindens mit Fieberschüben.

Erysipeloid ⟨*gr*⟩ *n*: Erythema rhusiopathiae; enzoot.-epizoot., durch Kontakt (verletzte Haut) von Tieren (↑Schweinerotlauf, „Backsteinblattern") o. tier. Produkten (Schweine, Fische, Knochen, Gräten) auf den Menschen übertragbare Infektionskrankheit v. a. der Schlächter u. Fischhändler. Erreger Rotlaufbakterien (↑Erysipelothrix insidiosa, mehrere Serotypen). Inkubationszeit 1–3 Tage. Meist infizieren sich Hausfrauen u. Personen, die berufl. Kontakt mit Tieren haben (Berufserkrankung). Daher häufigste Lokalisation an den Händen. Nach 1–4 Tagen bildet sich am Ort der Infektion unter Spannungsgefühl eine scharfbogig begrenzte, livide Rötung, die sich peripher ausdehnt u. im Zentrum allmähl. abblaßt. Lymphangitis u. Lymphadenitis mögl. Insges. aber gutartiger Verlauf über 2–3 Wochen. Seltene Komplikationen: Arthritis o. Polyarthritis, Endokarditis u. Sepsis. Antibiotikumbehandlung.

Erysipelothrix: Bakteriengattung ohne Zuordnung zu einer Fam. kurze grampositive Stäbchen bis zu langen Fäden mit Neigung zur Polymorphie; ungleichmäßige Anfärbung mit Methylenblau; E. rhusiopathiae Erreger des Rotlaufs. ↑Erysipeloid.

Erysipel suum ↑Erysipeloid.

Erysipel vesiculosum: E. mit Bläschenbildung.

Erythem ⟨*gr*⟩ *n*: Erythema; durch aktive Hyperämie bedingte, diffuse o. umschriebene Rötung der Haut, die perisistieren o. flüchtig sein kann u. auf Glasspateldruck verschwindet.

Erythema ab acribus: Hautrötung, verursacht durch hautreizende Stoffe.

Erythema allergotoxicum neonatorum ↑Erythrodermia desquamativa (Leiner).

Erythema anulare bzw. marginatum: kreis- o. girlandenförmig begrenztes E. mit zentraler Abblassung u. scharf abgegrenztem, aber unregelmäßig verlaufendem Rand; eines der 5 Kardinalsymptome des akuten rheumatischen ↑Fiebers, ↑Jones-Kriterien, modifizierte.

Erythema anulare centrifugum: eleviertes E., das sich rasch zentrifugal ausbreitet.

Erythema anulare rheumaticum: Lehndorff-Leiner-Erythem; schubweises Auftreten livider anulärer Flecke vorzugsweise am Stamm bei Kindern mit rheumat. Fieber u. Endokarditis; wahrscheinl. infekt-allerg. Geschehen.

Erythema arthriticum: Rattenbißfieber; endemisch-sporad., durch Ratten-, seltener Mäuse-, auch Katzenbiß auf den Menschen übertragbare Infektionskrankheit. Erreger Spirillen (↑Spirillum minor) o. Streptobazillen (↑Streptobacillus moniliformis). Inkubationszeit 1–3 Wochen. Klin. mit Lymphknotenschwellungen, Exanthem, gelegentl. polyarthrit. Erscheinungen, auch mit monatelangen remittierenden Fieberzyklen einhergehender Verlauf. Letalität bis zu 10 %.

Erythema autumnale ↑Trombikulose.

Erythema centrifugum ↑Lupus erythematodes.

Erythema chronicum migrans: *Abk* ECM; durch Zecken (↑Ixodidae) übertragbare ↑Borreliose, die in den Ausbreitungsgebieten der Zecken (Zentraleuropa, Balkanstaaten, Osteuropa, Skandinavien) bevorzugt auftritt. Inkubationszeit 2–3 Wochen (2 Tage bis 3 Monate). Nach Zeckenstich zunächst geröteter Fleck an der Bißstelle, der sich peripher ausdehnt u. im Zentrum livide abblaßt. Der so entstehende randbetonte Ring erreicht mehr als Handtellergröße. Begleitsymptome sind Fieber, Kopfschmerzen, Müdigkeit. Komplikation einer Meningoneuritis ↑Meningopolyneuritis Garin-Bujadoux-Bannwarth. Syntropie mit ↑Lymphadenosis cutis benigna u. ↑Akrodermatitis chronica atrophicans, ↑Lyme-Borreliose.

Erythema contusiforme ↑Erythema nodosum.

Erythema elevatum et diutinum: an den Streckseiten der Extremitäten u. Gelenke sowie häufig im Nackenbereich zunächst leicht elevierte rote Flecke, die sich bald in livide bis bräunl. Papeln umwandeln mit oftmals eingesunkenem Zentrum. Große Ähnlichkeit mit ↑Granuloma anulare (jedoch histol. abgrenzbar), Ätiol. unbekannt.

Erythema epidemicum: ↑Akrodynie bzw. ↑Pellagra.

Erythema exsudativum multiforme: akut auftretende Dermatose mit typ. kokardenförmigen Effloreszenzen neben makulösen, papulösen hämorrhag. o. bullösen Hautveränderungen zwei Verlaufsformen: 1. Leichte Verlaufsform (Minor-Form; Typus anginosus). An belichteten Partien (Gesicht, Hals, Handrücken, Arme) bes. im Frühjahr u. Herbst. Dabei keine o. nur mäßige Allgemeinsymptome mit leichten Infektzeichen. 2. Schwere Verlaufsform (Major-Form; Typus annuus). Neben dem Exanthem mit häufig hämorrhag. bis bullösen Einzelherden treten Schleimhautbeteiligung u. schwere Allgemeinsymptome auf (hohes Fieber, Pneumonie, Endokarditis usw.). Bedrohl. Krankheitsbild (Stevens-Johnson-Syndrom). Fließende Übergänge zwischen beiden Verlaufsformen. Ätiol. uneinheitl., Arzneimittelintoleranz, Allergie. Abb.

Erythema fugax: flüchtige Rötung der Haut.

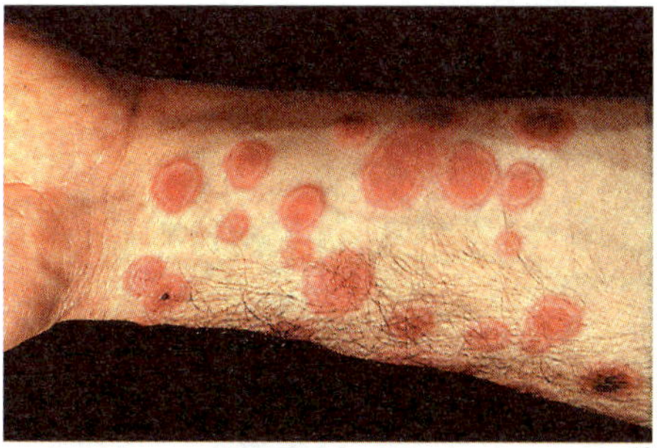

13

Erythema exsudativum multiforme. Kokardenförmige Herde

Erythema gyratum repens: anuläre, girlandenförmige Erytheme an versch. Körperstellen als obligate ↑Paraneoplasie bei internem Karzinom. ↑Syndrome, kutane paraneoplastische.

Erythema induratum: bes. Form der ↑Vaskulitis.

Erythema infectiosum: fünfte Krankheit, Ringelröteln, Großfleckenkrankheit, Sticker-Krankheit; mit schmetterlingsförmiger Gesichtsrötung u. ringförmigem Exanthem einhergehende, leichte Infektionskrankheit v.a. im Kindesalter. Erreger: Parvovirus B19 (↑Parvovirinae).

Erythema iracundiae: Zornesröte.

Erythema iris: um einen Mittelpunkt (Knoten, Blase usw.) gelagerte, rote konzentr. Kreise bei ↑Erythema exsudativum multiforme.

Erythema-migrans-Borreliose ↑Erythema chronicum migrans.

Erythema neonatorum: fleckige Rötung der Haut Neugeborener, auch mit Papel- u. Pustelbildung. Reaktion auf Umweltreize nach der Geburt, bildet sich ohne Ther. zurück.

Erythema nodosum: polyätiolog. Syndrom mit streptogenallerg. o. arzneimittelallerg. (Sulfonamide) Pathogenese. Fieber u. rheumatoide Beschwerden. Meist an Streckseiten der unteren Extremitäten, kutan bis subkutan gelegene, druckschmerzhafte, anfangs teigige, später derbe, kaum erhabene hellrote Knoten. Keine Einschmelzung, sondern Rückbildung unter typ. Farbwechsel (kontusiformer Aspekt), Knoten können idiopath. u. als Begleitsymptom eines akuten rheumatischen ↑Fiebers auftreten, bei Erwachsenen häufiger bei akuter ↑Sarkoidose, ↑Löfgren-Syndrom, auch bei Arthritiden im Gefolge einer ↑Colitis ulcerosa o. einer ↑Crohn-Krankheit, eines ↑Behçet-Syndroms, nach einer ↑Yersiniose o. ↑Kampylobakteriose. Abb. S. 580.

Erythema pudoris: Schamröte, Affekterythem; flüchtige Rötung der Haut infolge psychogen ausgelöster Weiterstellung der Blutkapillaren. Tritt meist im Bereich der Gesichtshaut o. auch am Hals auf.

Erythema rhusiopathiae ↑Erysipeloid.

Erythema simplex: einfache, entzündl. Rötung der Haut.

Erythema solare: Rötung der Haut durch Sonneneinwirkung aufgrund der kurzwelligen UV-Strahlen (UV-A u. UV-B).

Erythema subitum: Exanthema subitum, Pseudorubellae, Roseola infantum, Dreitagefieberexanthem;

E

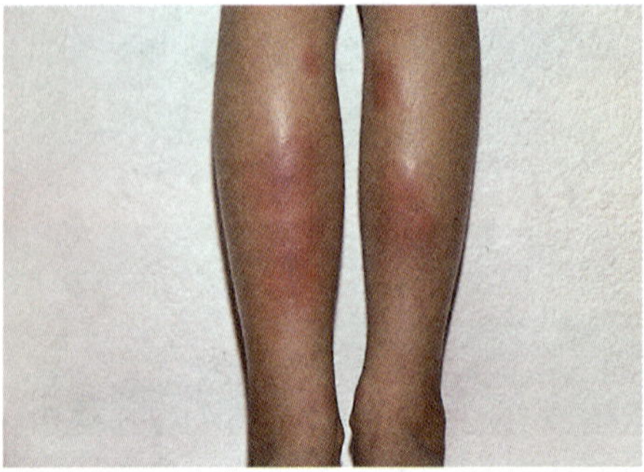

37

Erythema nodosum

hochfieberhafte Virusinfektion (Erreger: Herpes-simplex-Virus Typ 6). Häufige Erkrankung in den ersten drei Lj. Masernähnl. Exanthem (nicht obligat) in der Entfieberungsphase, meningeale Reizerscheinungen. Im Blutbild Leukozytopenie mit relativer Lymphozytose.

Erythematodes ↑Lupus erythematodes cutaneus chronicus discoides, systemischer ↑Lupus erythematodes.

Erythemdosis: veraltetes strahlenbiolog. Dosismaß, das auf dem Erythem als strahlenbedingter Hautreaktion basierte. Die E. liegt im Bereich um 800 R Oberflächendosis u. hängt von zahlreichen biol. u. physikal.-techn. Parametern ab.

Erythemdosis, minimale: Erythemschwelle; UV-Bestrahlungsdosis, die nach mehrstündiger Einwirkzeit eine gerade erkennbare Hautrötung bewirkt; ist von Hauttyp u. vorhergehender Bestrahlung abhängig. Üblicherweise wird sie auf die nicht vorbestrahlte Haut des Typs II bezogen.

Erythrämie, akute ↑Erythroleukämie.

Erythrasma ⟨*gr*⟩ *n*: chron. Hautkrankheit, die durch das Corynebacterium minutissimum hervorgerufen wird u. auf die Epidermis beschränkt bleibt. Früher fälschlicherweise zu den Dermatomykosen gerechnet. Voraussetzung für eine lokale Infektion ist Mazeration der Haut, meist durch Schweißneigung an intertriginösen Stellen entstanden. Bevorzugt bei Männern an den Oberschenkelinnenseiten, seltener werden Achselhöhlen, Analfalte, Bauchfalten befallen.

Erythrismus: Rothaarigkeit.

Erythrit: Mesoerythrit; vierwertiger kettenförmiger Alkohol, aus dem bei vorsichtiger Oxidation Tetrosen (↑Monosaccharide) hervorgehen.

Erythroblasten: kernhaltige rote Blutkörperchen, die normalerweise bei Mammalia nach der Geburt im Knochenmark gebildet werden, mehrere Teilungen durchlaufen u. schließl. ihren Kern ausstoßen (Entkernung der E.). Die Nomenklatur für E. ist bei den Hämat. in den versch. Ländern vielfältig. Allg. übl. ist die folgende Einteilung im proliferativen Kompartiment: Unreifste Form sind die Proerythroblasten, gefolgt von den basophilen u. schließl. den polychromat. E. Im Reifungskompartiment finden sich die orthochromat. E., die nach Kernausstoßung in Retikulozyten, d. h. Erythrozyten, übergehen. E. treten normalerweise nicht in das periphere Blut über. ↑Erythrozytopoese.

Erythroblastopenie: Reduzierung der kernhaltigen Zellen der Erythrozytopoese im Knochenmark im Vergleich zur Norm.

Erythroblastopenie, akute: vorübergehende, d. h. zeitl. begrenzte Reifungsstörung bzw. Aplasie der Erythrozytopoese, so daß sich im Knochenmark keine Erythroblasten u. im peripheren Blut keine Retikulozyten finden lassen, es jedoch infolge der Kurzfristigkeit des Ausfalls nicht zu einer Anämie kommt. Ätiol. kommen als auslösende Faktoren Virusinfekte, Sepsis u. operative Eingriffe in Frage. Gute Progn. **A. E. bei Malnutrition**: in der Regenerationsphase schwerer Eiweißmangelzustände, so z. B. bei ↑Kwashiorkor, auftretende Störung der Proliferation der Erythrozytopoese mit Arrest im Knochenmark, Fehlen von Retikulozyten im peripheren Blut, Auftreten von Riesenerythroblasten u. guter Ansprechbarkeit auf Riboflavin o. Glukokortikosteroide.

Erythroblastopeniesyndrom, akutes: Durch Parvovirus-B19-Infektion erythropoet. Vorläuferzellen können bei Pat. mit hämolyt. Anämien transitor. aplast. Krisen bewirkt werden (insbes. bei Sichelzellen-, autoimmunhämolyt. Anämien u. Thalassämien).

Erythroblastophthise ↑Erythroblastopenie.

Erythroblastose: durch Anhäufung von Erythroblasten gekennzeichnete Erkrankungen bzw. Syndrome unterschiedl. Ätiol. bzw. Pathogenese.

Erythroblastose des Erwachsenen, chronische: chron. Erythrämie, reine Erythroblastose des Erwachsenen Typ Heilmeyer-Schöner; sehr seltene Verlaufsform der ↑Erythroblastose.

Erythroblastose, fetale ↑Morbus haemolyticus fetalis.

Erythrocruorine: hochmolekulare O_2-übertragende Hämoproteide wirbelloser Tiere.

Erythrocuprein ↑Cupreine.

Erythrocyanosis crurum puellarum: als Variante der Akrozyanose bei jungen Mädchen mit Neigung zur Adipositas auftretende funktionelle Angiolopathie, die durch livid-rote Erytheme u. teigige Schwellung im Bereich kälteexponierter Extremitätenpartien (Unterschenkel, Oberschenkel, Oberarme) gekennzeichnet ist.

Erythroderma ichthyosiforme congenitum trichorrhexis ↑Netherton-Syndrom.

Erythrodermia congenita ichthyosiformis bullosa: vererbl. Hauterkrankung (Ichthyosis-hystrix-Gruppe) mit schubweiser Blasenbildung u. ↑Hyperkeratosen, geröteter, von Schuppen bedeckter Haut, Verhornung bes. in Gelenkbeugen u. an Handtellern u. Fußsohlen. In Kombination mit ↑Intelligenzminderung, kongenitaler Makuladegeneration u. Spasmen als ↑Sjögren-Larsson-Syndrom. ↑Chondrodysplasia punctata.

Erythrodermia congenita symmetrica progressiva: Mendes-Da-Costa-Syndrom; autosomal dominante, seltene, ichthyosiforme Dermatose. Beginn im Säuglingsalter, Höhepunkt in der Pubertät. Verschwinden im Greisenalter. Verhornungsanomalien an Fußgelenken, Händen u. Unterarmen.

Erythrodermia desquamativa: Maximalvariante der seborrho. Dermatitis des Säuglings im 1.–3. Lebensmonat, Befall der Haut des ganzen Körpers mit Gewichtsverlust u. Störungen der Temperaturregulation, u. U. Intensivtherapie notwendig, Progn. ernst. ↑Seborrhö.

Erythrodermia exfoliativa neonatorum ↑Staphylococcal scalded skin syndrome.

Erythrodermia ichthyosiformis congenita: bei der Geburt vorhandene Keratosen u. Erythem; ähnl. der ↑Hyperkeratosis congenita, jedoch können frühzeitig Blasen auftreten.

Erythrodermie *⟨gr⟩ f*: Erythrodermia; großflächige Entzündung der Haut, oft von universeller Ausdehnung mit charakterist. roter Verfärbung, von starkem Juckreiz u. Abschuppung begleitet. Ursache meist unbekannt; oft Ausdruck einer akuten o. chron. generalisierten Hautkrankheit, manchmal ausgehend von einer lokalisierten Dermatose infolge Exazerbation. Prim. E. (↑Pityriasis rubra pilaris) bei retikulären Hautkrankheiten. Sek. E.: mögl. Folgeerscheinung nach Ekzemen, Schuppenflechte, Pemphigus usw.

Erythrodiapedese: passiver Austritt von Erythrozyten aus Blutgefäßen; führt zur Blutung (Extravasat).

Erythrodontie *⟨gr⟩ f*: Rotbraunfärbung der Zähne durch Einlagerung von Porphyrinkristallen; im UV-Licht zeigen die Zähne eine starke Rotfluoreszenz, insbes. bei kongenitaler erythropoet. ↑Porphyrie (Günther-Krankheit).

Erythrogenin: entspricht dem Proerythropoetin, von dem angenommen wird, daß es in der Niere o. in der Leber gebildet wird u. das Erythropoetinogen, das als Substrat im Plasma vorliegt, in das aktive ↑Erythropoetin umwandelt.

Erythroid differentiation factor ↑Interleukine.

Erythrokeratodermia figurata variabilis (Mendes da Costa): zur Gruppe der figurierten ↑Keratosen gehörende Verhornungsanomalie der Haut, autosomal dominanter Erbgang. Wesentl. Kriterium ist die große Veränderlichkeit; schubweises Abwechseln von progressiven u. regressiven Phasen.

Erythrokinetik: Untersuchung von Erythrozytenüberlebensdauer u. Erythrozytenabbauort mit markierten Erythrozyten. Die Erythrozytenüberlebensdauer rechnet vom Abschluß der Entkernung des Erythroblasten bis zur Zerstörung des Erythrozyten, die normalerweise überwiegend durch Phagozytose durch das Monozyten-Makrophagen-System u. nur zum kleinsten Teil durch intravasale Hämolyse erfolgt. Zur Bestimmung erfolgt nach Blutentnahme u. Erythrozytentrennung deren In-vitro-Markierung mit ^{51}Cr-Natriumchromat (Erythrozytenmarkierung). Nach Reinjektion Blutentnahmen bis zu 25 Tagen u. Organoberflächenmessungen über Milz, Leber, Herz u. Sakralmark. Ermittlung der ^{51}Chrom-Erythrozyten-Halbwertszeit (^{51}Chrom-$T_{1/2}$), als sog. scheinbare halbe Erythrozytenlebensdauer bezeichnet (normal 25–35 Tage). Sie ist wesentl. kürzer als die reale von 29–45 Tagen, die mit Markierung nur einer Erythrozytenpopulation gemessen wird, mit anderen Verfahren (Differentialagglutinationstechnik bzw. Markierung mit Substanzen der Hämoglobinsynthese durch ^{59}Fe-Zitrat, ^{14}C-Glycocoll, ^{15}N-Glycocoll u. a.) bestimmte Lebensdauer der Erythrozyten, da bei dem Radiochromverfahren eine gemischte Erythrozytenpopulation versch. Altersstufen markiert wird (bei kongenitaler hämolyt. Anämie auf < 10 Tage verkürzt, bei erworbener hämolyt. Anämie 10–20 Tage). Mit Hilfe von ↑Organprofilen sind 3 Hämolysetypen zu differenzieren: die lienale, lienalhepatogene bzw. hepatogene Hämolyse. Die Korrektur der Organmeßwerte auf die Herzaktivität zur Elimination der Meßfehler infolge unterschiedl. Organgröße u. Meßgeometrie erfolgt mit einer Organquotienten-Kurve, ermittelt aus den Milz/Herz-, Leber/Herz-, Sakralmark/Herz- u. Milz/Leber-Quotienten der Einzelmessungen (normal $1{,}5 \pm 0{,}5$; bei Vorliegen einer Organhämolyse ist ein Anstieg $> 1{,}5$ zu beobachten). Abb.

Erythroklasie: Abbau bzw. Zerstörung von Erythrozyten vorwiegend im Knochenmark, Milz u. Leber durch Phagozytose im Monozyten-Makrophagen-System o. (in geringstem Maße) durch intravasale Hämolyse. Die

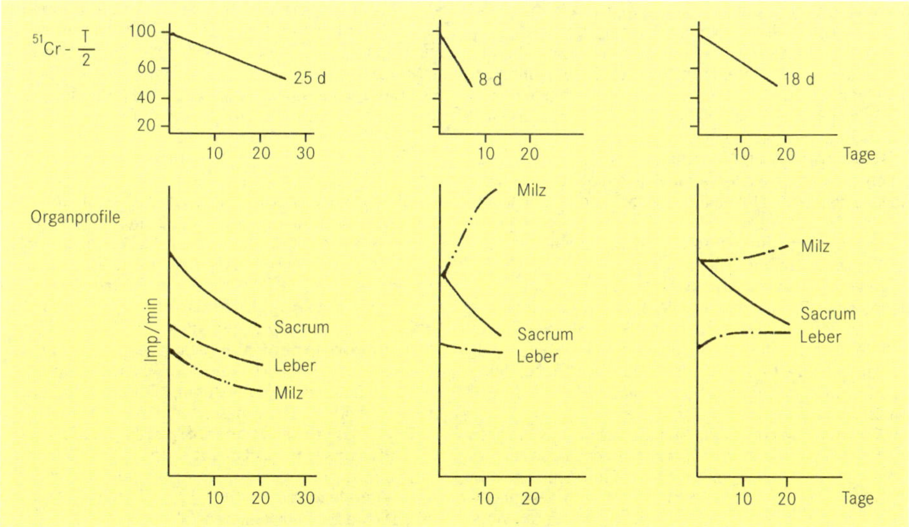

Erythrokinetik. Erythrozytenüberlebenszeitbestimmung und Organprofil; Normalbefund 25-35 Tage (links); verkürzt bei lienaler Hämolyse (Mitte) u. bei lienal-hepatogener Hämolyse (rechts)

Bestimmung des Organs mit stärkstem Erythrozytenabbau wird aus diagn. u. ther. Gründen bes. bei hämolyt. Anämie bedeutungsvoll. Mit Hilfe des Nuklids ^{51}Cr läßt sich der Ort der stärksten E. dadurch ermitteln, daß das Radiochrom nach Freisetzung aus den abgebauten Erythrozyten noch einige Tage an den Proteinen der Zellen des Monozyten-Makrophagen-Systems haftet, wodurch Aufschluß über eine intensivere Organaktivitätsablagerung des Nuklids zu erhalten ist.

Erythroleukämie: akute Leukämie mit Beteiligung der ↑Erythrozytopoese; kann angenommen werden, wenn im Knochenmark bei erhöhter Zelldichte der Anteil der Erythroblasten an den kernhaltigen Zellen > 50 % beträgt, bei den Erythroblasten megaloblastoide Formen, Veränderungen der Zellkerne u. Chromosomen bei Mitosefiguren, Mehrkernigkeit bzw. Riesenzellen, Veränderungen des Zytoplasma (zytochem. Veränderungen, Vakuolen) auftreten, den Veränderungen kein anderer pathol. Mechanismus (Vitamin-B_{12}-Mangel, Vitamin-B_6-Mangel, hämolyt. o. dyserythropoet. Anämie) zugrunde liegt u. die klin. u. Laboruntersuchungen für eine Leukämie (M6 der ↑FAB-Klassifikation) sprechen.

Erythromelalgie: Erythremalgie, Erythralgie; funktionelle Angiolopathie, bei der es nach Erwärmung zu anfallartiger, akuter arterieller Hyperämie mit Rötung, Schwellung, brennenden Schmerzen, Hyperhidrosis u. Anstieg der lokalen Hauttemperatur kommt; meist an Beinen, Füßen o. Händen. Neben einer sog. idiopath. Form mit unbekannter Ursache tritt E. symptomat. auf bei inneren Erkrankungen (z. B. Polyzythämie, Diabetes mellitus, Hypertonus) u. neurol. Erkrankungen.

Erythromycin: Makrolid-Antibiotikum, 1952 aus Streptomyces erythreus isoliert. Wirkungsspektrum: grampositive Keime, Haemophilus-Arten u. gramnegative Kokken, z. B. bei Streptococcus pneumoniae, Streptococcus pyogenes, Streptococcus faecalis, Staphylococcus aureus, Neisseria gonorrhoeae. Ind.: Reserveantibiotikum, wenn Penicillin o. Cephalosporine wegen Allergie o. Resistenz nicht appliziert werden können. Bei Ther. über 10 Tage Leberfunktionsproben. Koergismus zwischen E. u. Theophyllin beachten. Anstieg der Theophyllinblutspiegel in tox. u. Abfall der Erythromycinblutspiegel in subtherapeut. Bereiche. Oral: E. u./o. E. stearat parenteral: Erythromycinlactobionat.

Erythron: Gesamtmasse unreifer u. reifer roter Blutzellen im Organismus, die durch Neuproduktion ihren Abgang konstant hält, um ihren spezif. Funktionen jederzeit gerecht zu werden.

Erythrophagozytose ↑Erythrozytenphagozytose.

Erythrophobie ↑Phobie.

Erythroplasie: intraepitheliale Zelldystrophie der Übergangsschleimhaut analog der ↑Bowen-Krankheit der Haut. Entspricht dieser auch histol. Scharf begrenzte, gering infiltrierte, düsterrot glänzende Einzelherde mit samtartiger Oberfläche. Meist an der Glans penis lokalisiert, selten am inneren Vorhautblatt, an der Vulva o. Analschleimhaut.

Erythropoetin: Glykoprotein, relative Molmasse 35 000, Wachstumsfaktor der Erythrozytopoese; beschleunigt in Kooperation mit best. ↑Interleukinen die Differenzierung erythroider Stammzellen u. die Hämoglobinsynthese u. führt so zur Steigerung der Erythrozytenzahl im Blut. E. wird in den peritubulären Zellen der Nierenkapillaren gebildet, bei ungenügender Sauerstoffversorgung gesteigerte Ausschüttung. Ein Mangel bei fortgeschrittenen Nierenerkrankungen kann durch die Gabe von gentechnolog. hergestelltem E. überwunden werden. Auch bei einigen Tumorerkrankungen kann durch E. eine Anämie wirksam behandelt werden. Nachweis eines Erythropoetinmangels durch Bestimmung des Erythropoetinspiegels in Serum u./o. Urin.

Erythroprosopalgie: Bing-Horton-Neuralgie, Histaminkopfschmerz, Cluster-headache; vorwiegend nachts auftretende Kopf- u. Gesichtsschmerzattacken mit Gesichtsrötung, Augentränen, evtl. mit Erbrechen, immer nur eine Gesichtshälfte betroffen.

Erythropsie ↑Chromatopsie.

Erythrosis interfollicularis colli: an den seitl. Halspartien u. der oberen Brustpartie auftretende, irreversible, flächenhafte Erytheme der Haut mit Aussparung der normalfarbenen Follikel. V. a. bei Personen, die verstärkt aktin. Einflüssen ausgesetzt sind.

Erythrovirus: Virusgattung der Subfamilie ↑Parvovirinae mit Affinität zu roten Blutzellen. Humanpathogen ist das Parvovirus B19 (↑Parvovirinae).

Erythroxylun coca ⟨*gr*⟩ *n*: in Südamerika heim. Strauch, Fam. Erythroxylaceae, Blätter enthalten als Hauptalkaloid Cocain. Schleimhautanästhetikum, gleichzeitig vasokonstriktor. wirksam. Infolge zusätzl. zentraler Wirkungen als Oberflächenanästhetikum in der HNO-Praxis sowie in der Ophth. heute nur noch in Ausnahmefällen im Einsatz. In kleinen Dosen Erregung u. Euphorie, in höheren halluzinogen wirkend; gefährl. Rauschgift.

Erythrozyten: rote Blutkörperchen, Megalozyten. Die End- u. Funktionsform der Erythrozytopoese, die bei den Säugetieren durch Entkernung des ↑Erythroblasten entsteht, bei den übrigen Vertebraten kernhaltig bleibt. Beim Menschen ist der reife Erythrozyt ein rundes Scheibchen mit beidseitiger (bikonkaver) zentraler Eindellung mit einer mittleren Dicke von 2,0–2,2 µm, einem mittleren Durchmesser von 7,0–7,5 µm u. einem mittleren Volumen von 80–90 $µm^3$. Der flüssige Inhalt ist von einer Membran umgeben. Bei Zerstörung des E. ergeben sich das Erythrozytenstroma, das aus Membran- u. Innenstrukturen, insbes. Gerüsteiweißen sowie Phosphatiden u. Mukopolysacchariden besteht u. eine zweite Fraktion, die ↑Hämoglobin sowie Enzyme der Glykolyse, des oxidativen Pentosewegs u. a. enthält. Der Stoffwechsel des reifen E. erfolgt durch anaerobe Energielieferung mit Glukose als Substrat, womit die Struktur des E. aufrechterhalten, das Hämoglobin im Funktionszustand erhalten, die spezif. Zusammensetzung der organ. Bestandteile u. die Konzentrationsunterschiede der Kationen zwischen Plasma u. E. gewährleistet werden. Im peripheren Blut befinden sich $309 \cdot 10^9$ Erythrozyten/kg Körpermasse. Die Lebensdauer von E. beträgt 100–120 Tage. Tab.

Erythrozytenagglutination: ↑Hämagglutination; ↑Agglutination.

Erythrozytenantigen: dem roten Blutkörperchen eigentüml. erbl. Eigenschaften, die in chem. Aufbau u. Lokalisation differieren (Blutfaktoren, ↑Blutgruppe) u. durch spez. Antikörper nachgewiesen werden.

Erythrozytenautoantikörper ↑Autoantikörper.

Erythrozytendichtetest: *Abk* EDT; einfaches Verfahren zur Bestimmung des Anteils junger, neugebildeter roter Blutzellen. Method. Prinzip ist deren verminderte Dichte gegenüber älteren Zellen.

Erythrozytendurchmesser ↑MCD, ↑Erythrozytendurchmesserverteilungskurve.

Erythrozyten: Zusammensetzung

Bestandteile	Gehalt (g/l)	(mmol/l)
Hämoglobin	330	5
Nichthämoglobinprotein	~ 10	-
Lipoide	5,0	-
Glutathion	~ 1,0	2-3
ATP + ADP	-	3
2,3-Phosphoglycerat	-	4-5
Wasser (65 %)		
feste Bestandteile (35 %)		

Erythrozytendurchmesserverteilungskurve: Price-Jones-Kurve; graph. Darstellung der Häufigkeitsverteilung des Erythrozytendurchmessers. Aufgetragen werden auf der Abszisse der Durchmesser, auf der Ordinate die Erythrozytenzahl mit einem definierten Durchmesser in %. Verfahren geht auf Price-Jones zurück, der die Verteilungsänderung des Erythrozytendurchmessers bei versch. Erkrankungen untersuchte. Die Ermittlung des Durchmessers wird in einem panopt. gefärbten Blutausstrich mit Okularmikrometern o. präziser mit Okularschraubenmikrometern vorgenommen. Gipfel der E. entspricht der am häufigsten vorkommenden Zellgröße. Bei Gesunden liegt eine Normalverteilung nach Art einer Gauss-Glockenkurve bei Auftragen der kumulativen Häufigkeit auf der Ordinate vor. Im Wahrscheinlichkeitsnetz liegt daher eine Gerade vor. Der Form der E. wird auch heute noch eine relevante dd Aussage beigemessen. Linksverschobene E. weisen auf eine ↑Mikrozytose, rechtsverschobene E. auf eine ↑Makrozytose hin. Die Breite der Kurvenbasis ist ein Parameter für den Grad der ↑Anisozytose. Typ. E. sind zu beobachten bei Kugelzellenanämie (Linksverschiebung des Zentralwertes) bei Megaloblastose (Rechtsverlagerung des Gipfels) u. bei Biermer-Krankheit (zweigipflige Kurve durch hohe Retikulozytenwerte). Wichtig ist die E. zur Abgrenzung des hereditären hämolyt. Ikterus von nichtsphärozytären hämolyt. Anämien.

Erythrozyteneinschlüsse: Strukturen im Erythrozyten, die sich teilweise ohne, teilweise jedoch erst nach Anfärbung darstellen. Von Bedeutung für die Diagnostik bes. Anämieformen sind die ↑Heinz-Innenkörper. Kern- bzw. Chromatinreste, die u.a. regelmäßig nach Splenektomie auftreten, sind als ↑Jolly-Körperchen bzw. Howell-Jolly-Körper beschrieben. Zu den E. rechnen auch die ↑Cabot-Ringe. Auch Mikroorganismen sind im eigentl. Sinn E., so Malariaplasmodien, Borrelien u.a.

Erythrozytenenzyme ↑Erythrozytenstoffwechsel.

Erythrozytenenzymopathie ↑Erythrozytenstoffwechsel.

Erythrozytenfragilität: Empfänglichkeit gegenüber hämolysierenden Einflüssen. Erhöhte E. bedeutet erhöhter Hämolysegrad. Gradmesser für die E. sind osmot. u. mechan. Resistenz. Beide korrelieren nicht miteinander. Normale osmot. Resistenz kann mit erhöhter E. gegenüber mechan. Insulten einhergehen u. umgekehrt.

Erythrozytenhämolyse ↑Hämolyse.

Erythrozytenkonzentrat: *Abk* EK; ↑Blutpräparat zur Transfusion, das aus Vollblutkonserven durch Abdrücken des Plasmas u. Entfernen der Leukozyten- u. Thrombozytenschicht (buffy coat) hergestellt wird. Entspr. den Herstellungsvarianten werden die folgenden, durch zunehmende Reinheit der Erythrozyten gekennzeichneten Präparationen unterschieden. 1. E. mit Buffy coat, E. deplasmatisiert, eigentl. Erythrozytensediment wird nur noch in geringem Umfang nach Spontansedimentation der Zellen hergestellt. Ein geringer Plasmasaum u. der Buffy coat verbleiben im Präparat. 2. E. buffy-coat-frei, nach Zentrifugation werden Plasma u. Buffy coat abgetrennt. Anschließend wird mit einer ↑Konservierungslösung zur Aufrechterhaltung des Stoffwechsels, zur Verringerung des hohen Hämatokrits u. zur Verbesserung der rheolog. Eigenschaften der Erythrozyten resuspensiert. Bevorzugte Präparation zur Erythrozytensubstitution. 3. E. gewaschen; 1–3 (–5) mal mit isotoner NaCl-Lösung gewaschenes E., annähernd eiweißfrei. Anwendung nach Transfusionsstörungen durch Eiweißunverträglichkeit. 4. E. leukozytendepletiert. Ind.: Langzeitsubstitution bei hämat. u. onkolog. Pat. zur Vermeidung der HLA-Antikörperbildung u. von Transfusionsstörungen. 5. E. kryokonserviert kann unter Zusatz eines Kryoprotektivums entweder bei −80 °C o. als TTK-EK (Tieftemperaturkonservierung) im flüssigen Stickstoff bei −196 °C gelagert werden. Vor der Transfusion wird das Kryoprotektivum durch mehrere Waschvorgänge entfernt, das E. ist dann max. 24 h verwendbar, prakt. eiweiß-, leukozyten- u. thrombozytenfrei. Die TTK ist geeignet für die Bevorratung mit seltenen Antigenmustern u. für autologe E. Methoden zur Erhöhung der Temperatur von E., das normalerweise bei 4 °C gelagert wird, haben bes. Bedeutung bei Massivtransfusionen an Risikopatienten. Die Erwärmung wird erreicht durch Durchleiten des Transfusionsblutes durch Behälter mit körperwarmen Wasser bzw. mittels Infrarotstrahlen o. Mikrowellen.

Erythrozytenkoproporphyrin: Vorstufe des Protoporphyrins bei der ↑Hämsynthese.

Erythrozytenlebensdauer ↑Erythrokinetik.

Erythrozytenlipide: In wäßriger Lösung bilden die Erythrozytenlipide die Grundstruktur der Membran u. zwar eine Lipiddoppelschicht, mit einem polaren hydrophilen Ende in der wäßrigen Phase u. das apolar., hydrophobe daraus hervorragt. Proteine sind in diese Doppelschicht eingelagert u. können innere u. äußere Schicht durchbrechnen u. die Oberfläche bedecken. Während die Glykolipide u. cholinhaltigen Phospholipide v.a. im Bereich der äußeren Schicht vorliegen, sind die Aminophospholipide vorwiegend in der inneren Schicht. Die Lipide können sich mit Nachbarmolekülen rasch austauschen. Phospholipide können temperaturabhängig aus dem flüssigen in den kristallinen o. gelartigen Zustand übergehen. Die Cholesterinmoleküle bewirken im Bereich der Membran einen semistabilen Zustand. Auch die Proteine der Membran beteiligen sich an der Verfestigung der Lipide. Austausch u. Einbau von Lipidbestandteilen in die Membran erfolgen aus dem Plasma.

Erythrozytenmarkierungsverfahren: nuklearmed. Untersuchungsverfahren zur Untersuchung der ↑Erythrokinetik, zur Milzfunktionsprüfung u. ↑Milzszintigraphie, zum gastrointestinalen Blutungsquellennachweis. Methode: a) In-vitro-Markierung: autologe Erythrozyten werden mit ^{51}Cr-Natriumchromat markiert. Das sechswertige Chrom durchdringt die Erythrozytenmembran u. wird irreversibel an die Globinfraktion des Hämoglobin gebunden unter Reduktion in die dreiwertige

E

Form, die renal ausgeschieden wird (Einsatz für Erythrokinetik u. Milzszintigraphie). b) In-vivo-Markierung: i. v. Injektion eines zinnhaltigen Präparats, enthalten in Markierungstestbestecken (z. B. Sn-DTPA o. Sn-Fluorophosphat) zur Reduktion des siebenwertigen ^{99m}Tc-Pertechnetates in die vierwertige Form, die eine feste Bindung mit Erythrozyten eingeht. ^{99m}Tc-Pertechnetat wird 20 min später i. v. injiziert. Verfahren wegen geringen Aufwands bevorzugt eingesetzt zu ↑Herzszintigraphie, Blutungsquellennachweis.

Erythrozytenmembran: In der 5–12 nm dicken E. lassen sich Cholesterin, Lipoproteine u. Glykoproteine nachweisen. Der Lipidanteil an der Gesamterythrozytenmasse macht nur 0,5 % aus, wobei es sich überwiegend um Phospholipide (u. a. Lecithin, Sphingomyelin) u. Cholesterin handelt. Die Proteine der E. sind Träger der Lipide. Einer mittleren Membranschicht liegen innen u. außen Proteinschichten an. Eine ganz außen gelegene Mukopolysaccharidschicht ist für die meisten immun. Eigenschaften der E. verantwortl. Enzymproteine haben funktionelle Aufgaben u. sind teilweise SH-Gruppen-Träger. Etwa 10^5 Lücken bzw. Poren von 0,4 nm Durchmesser gestatten die Passage von Molekülen < 100 Mol. Gew., so daß Anionen z. B. frei diffundieren können. Angeborene o. erworbene strukturelle u./o. funktionelle Defekte der E. führen zur vorzeitigen Desintegration der Erythrozyten. ↑Anämie, hämolytische.

Erythrozytenphagozytose: Erythrophagozytose; Die Desintegration der Erythrozyten erfolgt überwiegend extravasal. An der Zerstörung der Erythrozyten ist die E., bes. auch von im RHS (↑Monozyten-Makrophagen-System) sequestrierten Bruchstücken, wesentl. beteiligt. Sowohl Hämolyse als auch E. können unter pathol. Bedingungen (z. B. hämolyt. Anämien) stark gesteigert sein. Dabei kann E. in allen Bereichen des RHS vermehrt sein, wo dann auch der Abbau des Hämoglobins erfolgt. Auch bei den Monozyten des peripheren Blutes ist im Vitalpräparat mit Phasenkontrast E. bei autoimmunhämolyt. Anämie nachweisbar.

Erythrozytenpolychromasie: stärkere Anfärbbarkeit einzelner Erythrozyten mit bas. (bläul.-violetten) Farbstoffen. Bei diesen Erythrozyten sind Kern- u. Plasmareifung nicht synchron abgelaufen, so daß der Kern bereits ausgestoßen ist u. das Zytoplasma noch Ribonukleinsäure enthält. Dadurch zeigt das Zytoplasma ↑Basophilie, ähnl. wie bei polychromat. Normoblasten. Auftreten einer Polychromasie bei beschleunigter Ausschwemmung von Erythrozyten u. bei Bleiintoxikation. Die E. ist in der gewöhnl. May-Grünwald-Giemsa-Färbung ausgeprägter, je unreifer ein Retikulozyt ist. Man gibt die E. dabei in 4 Stufen an. Der Grad der Polychromasie zeigt die Retikulozytenmaturationszeit an. Beurteilung der Polychromasie dient auch der Bestimmung des effektiven Produktionsindex. Letzterer dient der Einschätzung der Aktivität der Erythropoese. Alternative dazu stellt die Berechnung der ↑Retikulozytenproduktionsrate dar.

Erythrozytenrandzone: etwa 0,5 µm breiter Plasmaproteinring um Erythrozyten, der in der Summe bis 45 % der Plasmaproteine ausmachen soll u. damit als Proteinreservoir wirken kann.

Erythrozytenresistenz: *Abk* ER. Beim Einbringen von Erythrozyten in hypotone Salzlösungen tritt in Abhängigkeit von der Osmolarität Hämolyse auf. Abweichungen der osmot. ER finden sich v. a. bei Erkrankungen, die mit einer hereditären ↑Sphärozytose (verminderte osmot. ER) o. mit Kokardenerythrozyten (erhöhte osmot. ER) einhergehen. Bei Sphärozytose findet sich eine erhöhte Fragilität, bei Targetzellen eine verminderte Fragilität der Erythrozyten. Die Erythrozyten mit verminderter osmot. ER (bzw. erhöhter Fragilität) erweisen sich i. d. R. in ihrer Lebensdauer als verkürzt, doch besteht nicht immer Übereinstimmung. In hypotonen Lösungen bewirkt die semipermeable Membran eine Quellung, welche die Membranstruktur lockert u. zum Austritt des Hämoglobins, d. h. zur Hämolyse führt. Die Bestimmung der osmot. ER erfolgt in einer abgestuften Verdünnungsreihe einer Kochsalzlösung, wobei in jedes der Röhrchen wenige Tropfen des frisch entnommenen Venenblutes eingegeben werden. Der Hämolysegrad wird photometr. bestimmt. Die Bestimmung der osmot. ER nach Inkubationszeit über 24 h (Methode nach Maier) zeigt eher eine Hämolyse: Es tritt eine Verschiebung des Normalwertes für die beginnende Hämolyse um etwa 0,1 g NaCl/100 ml in den Bereichen höherer Konzentration auf. Die Bestimmung der Resistenz der Erythrozyten gegenüber mechan., chem.-physikal. (Strahlen versch. Wellenlänge, Temperatur, Ultraschall u. a.) sowie tox. Einflüssen ist in der klin. Diagnostik von wesentl. geringerer Bedeutung. Während der Zirkulation sind die Erythrozyten einer dauernden mechan. Traumatisierung ausgesetzt. Die Widerstandsfähigkeit der Erythrozyten gegenüber mechan. Insulten korreliert nicht streng mit der Fragilität gegenüber osmot. Einflüssen. Der Befund einer **mechan. ER** spielt u. a. auch bei künstl. Herzklappen, bei Anwendung eines extrakorporalen Kreislaufs, bei der Hämodialyse u. bei der Zentrifugierung des Blutes zur Plasma- bzw. Serumgerinnung eine Rolle. Der Normalwert der mechan. ER ist in starkem Maße von der jeweils gewählten Modifikation der Bestimmungsmethoden abhängig, wobei Glas-, Stahl-, Quarz- o. Plastikkugeln sowie deren Größe u. Oberflächenbeschaffenheit u. weitere Faktoren die Ergebnisse beeinflussen.

Erythrozytenresuspension
↑Erythrozytenkonzentrat.

Erythrozytensediment
↑Erythrozytenkonzentrat.

Erythrozytensenkungsgeschwindigkeit: *Abk* ESG; ↑Blutkörperchensenkungsreaktion.

Erythrozytenstoffwechsel: Die Möglichkeit zu einer weiteren Zellteilung geht im Normoblastenstadium durch Einstellung der DNA-Synthese verloren. Nach Kernausstoßung kann der dabei entstehende ↑Retikulozyt zunächst noch geringe RNA- u. Eiweißmengen synthetisieren. Da in diesem Stadium noch einige funktionstüchtige Mitochondrien vorliegen, besitzt der Retikulozyt Reste einer aktiven Atmung. Vorübergehend sind im Retikulozyten proteolyt. Enzyme vermehrt nachweisbar. Am ehesten ist dies i. R. einer aktiven Proteolyse zu sehen, wobei der Abbau von Stromaeiweißen u. Enzymen dadurch katalysiert wird. Ein Teil der anfallenden Aminosäuren wird teilweise für den Energiestoffwechsel genutzt, andere für die Globinsynthese herangezogen. Neben der Globinsynthese wird die Bildung des ↑Häm durchgeführt. Während der kurzfristigen Retikulozytenzeit u. dem Übergang zum eigentl. Erythrozyten kommt es zum Untergang der Zellorganellen (bes. der Mitochondrien), u. die oxidative Phosphorylierung erlischt. Neben Hämoglobin u. Carboanhydrase als bedeutendste Träger des O_2- bzw. des CO_2-Transports enthält der reife Erythrozyt die Enzyme des aktiven Elektrolyttransports

(Osmoregulation, Kationenpumpe) u. der Glykolyse (Energiebedarf). Als O_2-Überträger werden von Erythrozyten aktive Stoffwechselleistungen gefordert, wobei die Zelle auf die anaerobe Glykolyse im Embden-Meyerhof-Weg sowie den Pentosephosphatzyklus als einziger Energiequelle angewiesen ist. Glukose u. Fruktose stehen dafür als Substrat zur Verfügung, die über eine vielfache Leiter enzymat. katalysierter Reaktionen zu Pyruvat u. Laktat abgebaut werden. I. R. der anaeroben Glykolyse genügt die Bildung von energiereichem ATP für den Energiebedarf, wobei die in den Erythrozyten verstoffwechselte Glukose zu 95 % über die anaerobe Glykolyse u. nur zu 5 % normalerweise den Pentosephosphat-Shunt durchläuft. Angeborene o. erworbene Enzymdefekte (Enzymmangel o. -fehlproduktion) lassen die Bedeutung der Erythrozytenenzyme deutl. werden. Diese **Erythrozytenenzymopathien** sind gekennzeichnet durch eine Verkürzung der Erythrozytenlebensdauer o. der O_2-Transportfunktion. Die Erythrozyten enthalten alle Enzyme der Glykolyse, wobei die Hexokinasereaktion den begrenzenden Schritt darstellt. Das Vorkommen größerer Mengen von 2.3-Phosphoglycerat steht im Zusammenhang mit dem ↑Phosphoglyceratzyklus (Rapoport-Luebering-Zyklus), wobei das 1.3-Phosphoglycerat durch die Diphosphoglycerat-Kinase zu 2.3-Phosphoglycerat umgewandelt wird, d. h. daß aus einer energiereichen Verbindung eine energiearme entsteht. Das 2.3-Phosphoglycerat wird durch ein spez. Enzym zu 3-Phosphoglycerat abgebaut, womit neben dem Hauptweg der Glykolyse, bei dem durch die Phosphoglycerat-Kinase ADP zu ATP phosphoryliert wird, noch ein 2. Weg, der kein ATP liefert, entsteht. Die Anhäufung von 2.3-Phosphoglycerat kann als Phosphat- u. Energiereserve angesehen werden, da das aus ihr stammende 3-Phosphoglycerat zur zusätzl. ATP-Bildung u. der Pyruvat-Kinase-Reaktion dienen kann. Der sog. Pentosephosphatzyklus ist an die Glykolyse gekoppelt, wobei im Pentosephosphat-Shunt Pentosephosphate produziert werden, die letztl. über Zwischenstufen die Mononukleotide ATP, GTP u. ITP sowie die Dinukleotide NAD (TPH) u. NADP (TPNH) bilden. Die Durchflußrate durch den Zyklus wird durch den Verbrauch von NADPH begrenzt. Normalerweise wird im Blut durch ständige Reduktion mittels der Methämoglobinreduktasen der Methämoglobingehalt unter 1 % gehalten. Die Methämoglobinreduktasen stehen über die Pyridinnukleotide NADP u. NAD mit dem Glukoseabbau in Verbindung. Die NAD-Methämoglobinreduktase ist offenbar für die Erhaltung des Hämoglobins von größter Wichtigkeit. Das reduzierte Glutathion ist ein Tripeptid, das in reifen Erythrozyten synthetisiert wird. Es besitzt große Bedeutung für den Schutz der SH-Synthese, des Hämoglobins u. für die Erhaltung der Erythrozytenstruktur, insbes. gegenüber oxidierenden Substanzen, z. B. Peroxiden, die im Zellstoffwechsel bereits normalerweise auftreten, unter dem Einfluß von Arzneimitteln jedoch reichlicher anfallen können, wobei Glutathion mit H_2O_2 unter Bildung eines Disulfids reagiert. Diese Reaktion wird von der Glutathionperoxidase katalysiert.

Erythrozytenüberlebensdauer ↑Erythrokinetik.

Erythrozytenvolumen ↑MCV, ↑Erythrozytenvolumenverteilungskurve.

Erythrozytenvolumenverteilungskurve: graph. Darstellung der Häufigkeitsverteilung des Erythrozytenvolumens. Ordinate: Anzahl der Erythrozyten mit einem definierten Volumen. Abszisse: Diskriminatorstellung. Die Aufnahme von E. ist erst mit der Entwicklung von elektron. Teilchenzählgeräten praktikabel geworden. E. sind daher mit bedeutend weniger Aufwand zu erstellen als Price-Jones-Kurven, die Interpretation der Ergebnisse ist aber nicht ohne weiteres vergleichbar. – Bei Störungen der Erythropoese ergeben sich Abweichungen vom normalen Bild, Linksverschiebung bei Eisenmangelanämien, Rechtsverschiebung bei megaloblastärer Anämie.

Erythrozytenzählung: Verfahren zu E. sind die Zählung in der Zählkammer, die photometr. Methode mit Gower-Lösung u. die elektron. Zählung mittels automatisierter ↑Zählkammern. Bei der mikrosk. Zählung wird Blut mit Hayem-Lösung (isotone Natriumsulfat-Quecksilber(II)-chloridlösung) auf die erforderl. Verdünnung vermischt, wobei gleichzeitig die Erythrozytenaggregation u. Gerinnung unterbunden wird. Die Zählung erfolgt in einer Neubauer-Kammer. Diese klass. opt. Auszählung ist zeitraubend u. mit einem Variationskoeffizienten bis zu 15 % behaftet. Bei den meisten elektron. Zählgeräten beruht die Zählung auf der Änderung der elektr. Leitfähigkeit beim Durchgang einer Zelle durch eine Kapillare von 50–100 μm Durchmesser (Coulter-Prinzip). Seltener wird als Meßprinzip die Ablenkung o. Unterbrechung eines Lichtstrahls beim Durchgang einer Zelle durch eine Kapillare angewandt. Bei Zählungen mit Teilchenzählgeräten liegt der Variationskoeffizient unter 5 %. Bei der photometr. Methode hängen die Ergebnisse nicht nur von der Erythrozytenzahl, sondern auch von der Hb-Konzentration u. dem Erythrozytenvolumen ab. Bei Verwendung von Gower-Lösung nehmen alle Erythrozyten Kugelgestalt an, wodurch die Fehler eingeschränkt werden. Dennoch hat sich die Methode nicht durchgesetzt. – Die Erythrozytenzahl ist kein Parameter der Basisdiagnostik, auch kein Suchparameter. Ärztl. Anforderung nur indiziert bei bekannten o. erwarteten starken Abweichungen in der Erythrozytopoese. Für orientierende Untersuchungen sind die Bestimmung von Hämoglobin u. Hämatokrit relevant. Abb. S. 586.

Erythrozytenzylinder ↑Zylinder.

Erythrozyt, fluoreszierender: Fluoreszyt; rote Spontanfluoreszenz von E. im UV-Licht infolge Gehalt an Porphyrinen. Der Normalwert (< 1 %) ist bei überstürzter Erythrozytenreifung, bei Bleiintoxikation u. Porphyrien teilweise um ein Vielfaches überschritten.

Erythrozytopoese: Bildung u. Entwicklung der Erythrozyten. Die Gesamtmasse der Zellen der Erythrozytopoese einschl. der im Blutkreislauf zirkulierenden Erythrozyten kann als funktionell einheitl. Organ aufgefaßt werden u. wird allg. als ↑Erythron bezeichnet. Die funktionelle Spezialisierung, ihre Proliferation u. Ausreifung wird in den versch. Entwicklungsstufen vom Proerythroblasten bis zum Erythrozyten deutl. Die Bildung von Hämoglobin u. Enzymen erfordert vom Kern die Synthese von Boten-RNA, welche durch die Kernporen in das Zytoplasma des Erythroblasten dringt. Beim Erwachsenen findet sich als eine gewisse Funktionseinheit der Erythrozytopoese im Knochenmark die Ausbildung von Erythroblasteninseln. Diese bestehen aus 1–2 zentral gelegenen Makrophagen, die von Erythroblasten versch. Reifestufe umgeben sind u. in engem Kontakt mit dem Makrophagen stehen. Nach ausreichender Ausreifung wird der Kern des Erythroblasten aktiv mittels intensiver Kontraktionen des Zytoplasmas ausgestoßen. Der ausgestoßene Kern wird von Makrophagen phagozytiert. Nach

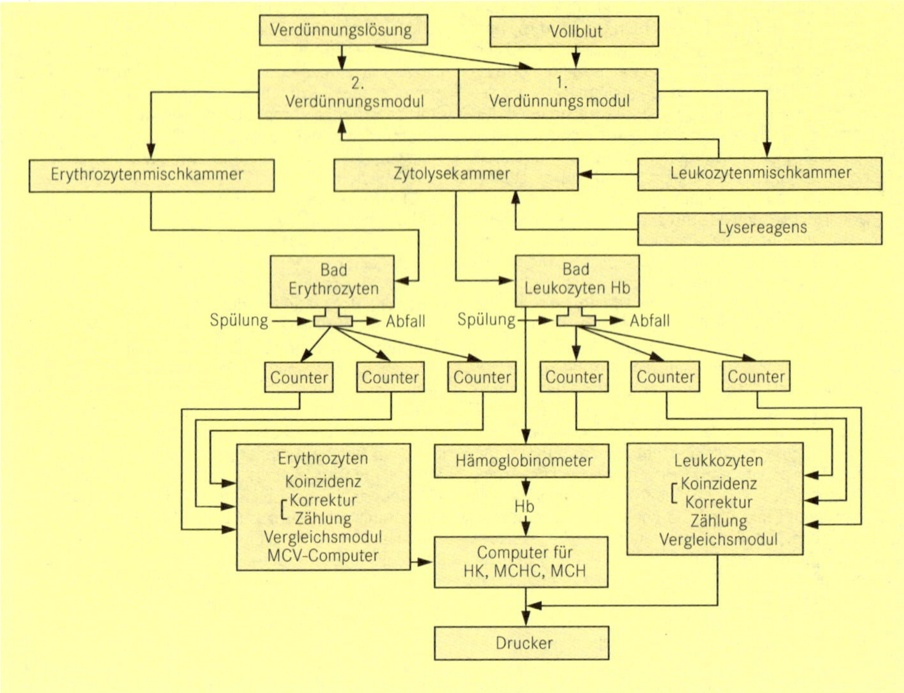

Erythrozytenzählung. Erythrozyten u. Leukozytenzählgerät. Schematische Darstellung des Analysengangs bei einem automatisierten hämatologischen System zur Zählung von Erythrozyten u. Leukozyten, Bestimmung des Hämatokrits u. Ermittlung der Hämoglobinkonzentration, des MCHC u. des MCV.

Abschluß der Entkernung liegt ein ↑Retikulozyt vor. Während des engen Kontakts zwischen dem Makrophagen u. den versch. Reifestufen des Erythroblasten macht dieser 4 mitot. Teilungen durch u. synthetisiert etwa 80 % der Gesamthämoglobinmenge des Erythrozyten. Die engen Beziehungen von Makrophage u. Erythroblast sind für die Versorgung des erythrozytären Zellsystems mit Baustoffen für Hämoglobin u. Nährstoffen ausschlaggebend, die sie wiederum aus dem intrazellulären Abbau alter bzw. geschädigter Zellen zur Verfügung haben. Eisen wird in Form von Ferritin in den sich entwickelnden Erythroblasten durch einen phagozytoseartigen Prozeß, ähnl. dem der Pinozytose, aufgenommen, der als Rhopheozytose bezeichnet wird. Die Morphol. des erythrozytären Zellsystems ist eng mit den biochem. Veränderungen in der Entwicklung vom Proerythroblasten zum Erythrozyten gekoppelt. In den max. 72 h, in welcher die erythropoet. Stammzelle unter der Einwirkung von ↑Erythropoetin sich vom Proerythroblasten zum Retikulozyten entwickelt, spielen sich Vermehrung u. Ausreifung des erythrozytären Zellsystems ab. In diesem Zeitraum werden spez. Zellorganellen (Mitochondrien, Golgi-Apparat, Polyribosomen, Siderosomen u. a.) für die Synthese von Hämoglobin, den verschiedensten Enzymen u. Stromaproteinen ausgebildet. Nach der Kernausstoßung läßt die Aktivität des proteinsynthetisierenden Systems stark nach, die Zellorganellen bilden sich quantitativ zurück bzw. verschwinden ganz. Insbes. während der 58 h Reifung des Retikulozyten zum Erythrozyten vermindern sich die Zellorganellen stark. Der Durchmesser des Proerythroblasten von 25 μm reduziert sich auf 9 μm beim orthochromat. Erythroblasten. Entspr. reduziert sich die Kerngröße mit einer relativen Zunahme des Zytoplasmas. Mit zunehmender Ausreifung vermindert sich die RNA-Produktion, u. die Kernkörperchen verschwinden schließl. Im orthochrom. Erythroblasten verdichtet sich das Kernchromatin u. wird stark anfärbbar, ein Prozeß, der als Kernpyknose bezeichnet wird. Während unreife Zellen wie der Proerythroblast u. Makroblast infolge der großen Zahl von Polyribosomen ein intensiv basophiles Zytoplasma aufweisen, vermindert sich die Basophilie mit zunehmender Hämoglobinbildung, u. die Polyribosomen treten dadurch in den Hintergrund, d. h. die Zelle wird orthochromat. Aus einem Proerythroblasten kommt es durch aufeinanderfolgende Vermehrung u. Ausreifung innerhalb von 3–4 Tagen zur Ausbildung von 8–16 orthochromat. Erythroblasten. Nach Ausstoßung des Zellkerns kann der nunmehr entstandene Retikulozyt das Knochenmark verlassen u. in der Milz, vorwiegend jedoch im kreisenden Blut zum Erythrozyten ausreifen. Die Ausbildung eines normalen roten Blutköperchens, kernlos, eine runde, bikonkave Scheibe mit einem Volumen um 90 μm^2 ist schließl. das Endresultat einer ordnungsgemäßen Transformation aus einem Proerythroblasten mit einem sehr großen Kern u. einem Zellvolumen von etwa 900 μm^3. Bei einer kontinuierl. Zytoplasmareifung kommt es bei einer Zwischenschaltung von Zellteilungen zu einer schrittweisen Reduktion des Zellvolumens u. auch des Zellkernvolumens, so daß die Erkennung der einzelnen Reifestufen des erythrozyt. Zellsystems verhältnismäßig einfach ist. Unter normalen Bedingungen wird die zirkulierende Masse des Erythrozyten mit weitgehender Konstanz dadurch aufrecht erhalten, daß Erythrozytenabbau u. -bildung aufeinander abgestimmt sind. Die die Produktion der Erythrozyten stimulierenden Impulse können von Geweben ausgehen, die auf die O_2-Versorgung durch die Erythrozyten angewiesen sind (funktioneller Feedback-Mechanismus), o. sie gehen von den Erythrozyten selbst aus (Endprodukt-Feedback-Mechanismus). Die ↑Erythrokinetik beträgt normalerweise 120 Tage. Dabei ist der genaue Modus des (intrazellulären) Abbaus noch unbestimmt. Von der Norm abweichende Erythrozyten werden ausgemustert: 1. durch einen sehr empfindl. Mechanismus im Knochenmark u. Milz, 2. durch ein Auskämmverfahren für stärker veränderte Zellen in der Leber, 3. durch einen intravaskulären Zellzerfall mit Freisetzung des Hämoglobins. Tatsächl. kann das erythrozytäre Zellsystem quantitativ erfaßt werden, wenn das Gesamtvolumen, die Produktionsrate u. die Überlebenszeit der Erythrozyten bestimmt werden. Durch die Analyse dieser Faktoren durch sehr präzise Methoden mit Radionukliden konnten ebenfalls aussagekräftige Methoden wie Retikulozytenzählung u. Knochenmarkbeurteilung ergänzt werden.

Erythrozytopoese, effektive: Produktion normaler roter Blutkörperchen mit potentiell normaler Lebensdauer im Ggs. zur ineffektiven ↑Erythrozytopoese.

Erythrozytopoese, ineffektive: intramedulläre Hämolyse, pseudoaplast. Anämie mit hyperplast. Erythrozytopoese; starke Proliferation bzw. Vermehrung der Zellen der Erythrozytopoese im Knochenmark bei nicht adäquater Vermehrung der Retikulozyten im peripheren Blut durch Untergang roter Vorstufen im Knochenmark. Mit Ausweitung des blutbildenden Knochenmarks u. Hyperbilirubinämie. Syndrom bei versch. Anämien, z. B. bei megaloblast. Anämie, Thalassämien, Hämoglobinopathien u. a.

Erythrozytopoese-Inhibitionsfaktor: *Abk* EIF; ein in seiner Wirkung dem Erythropoetin antagonist. eingestellter Faktor, der den Eintritt der Erythroblasten in die S-Phase u. den Ablauf der G_2-Phase des Zellzyklus verhindert, möglicherweise in den roten Blutzellen selbst lokalisiert ist u. sich im Urin gesunder Erwachsener u. Kinder nachweisen läßt. Wahrscheinl. hat EIF Einfluß auf die Trimenon-Reduktion der Erythrozytopoese.

Erythrozytopoese, pathologische: veränderte Erythrozytopoese. Ursachen: 1. Proliferationsintensivierung (u. a. nach Blutverlust, bei Hämolyse, 2. Reduktion der Proliferation (u. a. bei aplast. Anämie, pure red cell anemia), 3. stimulierte, jedoch ineffektive Proliferation (u. a. bei Vitamin-B_{12}- u. Folsäuremangel, 4. ungenügende Bereitstellung von Hämoglobin (u. a. bei Thalassaemia major), 5. extramedulläre Erythrozytopoese (u. a. bei Osteomyelofibrose).

Erythrozytose: Vermehrung von Erythrozyten in der Volumeneinheit Blut. ↑Polyglobulie.

Erythrozyturie: Erythrozyten im Harnsediment. ↑Hämaturie.

Erythrozyt, vitalgranulierter ↑Retikulozyten.

Erziehungsstil: Tendenz der erzieher. Einflußnahme, die sich auf die Persönlichkeitsentwicklung des Kindes auswirkt. Ungünstig sind Verwöhnen, Überbehüten, Gängeln, autoritäre Härte, Pendelerziehung (Wechsel zwischen Verwöhnung u. Härte), Laissez-faire-Stil.

Es: körpernaher, angeborener Triebpol der Persönlichkeit in Freuds Instanzenmodell. Seine Inhalte sind unbewußt, u. es sendet Abkömmlinge in den vorbewußten Bereich, die in archa. Form auf Abfuhr drängen. Das Es enthält die primitiven, triebnahen Strebungen u. Wünsche im Ggs. zum ↑Ich, welches die komplexeren Motivationen beinhaltet.

ES: *Abk* für ↑Extrasystole.

Escape-Phänomen ⟨*engl*⟩: Entweichen, Fluchterscheinung. Phänomen, daß nach einiger Zeit wiederholte physikal. o. chem. Reize keine Effekte auslösen, wie z. B. 1. Nachlassen der Muskelkontraktionen bei längerer elektr. Reizung (Sekunden, Minuten) mit gleichbleibender Stärke. 2. renaler Mechanismus, bei dem sich nach andauernder Aldosteron-Wirkung die Nieren dem Effekt der Natriumretention entziehen u. Natrium wieder in nahezu normalen Konzentrationen ausscheiden. Vorgang noch nicht endgültig geklärt.

Escaper ⟨*engl*⟩ ↑Hyporesponder.

Escape rhythm ⟨*engl*⟩ ↑Ersatzrhythmus.

Escher-Hirt-Syndrom: autosomal dominanter Erbgang. Verkürzung der Amboßschenkel u. Aplasie des Steigbügelkopfs beider Ohren u. Hyperplasie der Ohrläppchen: Schalleitungsschwerhörigkeit.

Escherichia: Bakteriengattung der Fam. ↑Enterobacteriaceae.

Escherichia coli: *Abk* E. c., Kolibakterien; Art der Bakteriengattung Escherichia, gramnegative, sporenlose, meist bewegl., fakultativ anaerobe Stäbchen. Serovarietäten (Serotypen) durch Bestimmung der O- (Körper-), K- (Kaspel-) u. H-Antigene (Geißelantigene). ↑Bakterienkapsel, ↑Kapselantigen. Bestimmung versch. Fimbrien mögl. E. c. gehören zur normalen Darmflora, sie können aber auch Lebensmittelvergiftungen, Durchfallerkrankungen, Harnwegsinfektionen, Sepsis, Meningitis, Eiterungen, Entzündungen (auch als Krankenhausinfektionen; nosokomiale ↑Infektionen) verursachen. Unterschieden werden enteropathogene E. c. (EPEC) o. enteroinvasive E. c. (EIEC) in jedem Alter klin. Ruhr; enterotoxinbildende E. c. (ETEC), Durchfälle (↑Reisediarrhö) u. enterohämorrhag. E. c. (EHEC), das hämorrhag. uräm. Syndrom (HUS). Der Nachweis von E. c. ist ein wichtiger Indikator für fäkale Verunreinigungen, z. B. von Trinkwasser o. Lebensmitteln. ↑Kolititer. ↑Kolienteritis.

Esculin ↑Aesculin.

Eserin: ↑Physostigmin, indirektes ↑Parasympathomimetikum.

Esmarch, Johann Friedrich August von (1823–1908), Chir., Kiel.

Esmarch-Blutsperre (nach Johann F. A. von E.): Unterbrechung des art. Zuflusses zu einer Extremität zur ↑Blutstillung durch feste Umschnürung mit einem Gummischlauch o. einer Gummibinde, wegen evtl. Weichteil- u. Nervenschäden nicht ungefährl. Verfahren.

Esmarch-Handgriff (nach Johann F. A. von E.): Verfahren zur bimanuellen Reposition des luxierten Unterkiefers. Mit umwickelten Daumen (Schutz vor reflektor. Kieferschluß nach Reposition) wird durch kräftigen

Druck beidseitig auf die Molarenregion das Kiefergelenkköpfchen über die rostrale Pfannenbegrenzung gedrückt. Mundöffnung bei Bewußtlosigkeit.

Esmolol: Betablocker mit vorwiegender (kardioselektiver) Beta-1-Wirkung für die Notfalltherapie von tachykarden ↑Herzrhythmusstörungen u. Myokardinfarkt. Durch die Esterbindung in der Phenoxypropanolamingrundstruktur wird E. durch Carboxylesterasen schnell inaktiviert (Halbwertszeit 9 min.) u. damit gut steuerbar.

Esophageal cast ⟨*engl*⟩: exfoliative Ösophagitis. Ösophagusausguß. Ösophagitis, bei der es zum Herauswürgen eines aus Fibrin, Leukozyten u. Epithelschichten bestehenden Ausgusses kommt.

Esophorie ⟨*gr*⟩ *f* ↑Heterophorie.

Esotropie: Einwärtsschielen; ↑Strabismus.

ESP: *Abk* für engl. extrasensory perception, außersinnliche Wahrnehmung. ↑Parapsychologie.

Espundia ⟨*span*⟩: bösartige Form der trop. Haut- u. Schleimhautleishmaniase in Mittel- u. Südamerika, hervorgerufen durch ↑Leishmania brasiliensis, Überträger ↑Phlebotominae.

Esquirol, Jean-Etienne-Dominique (1772–1840), frz. Psychiater, Schüler von Ph. Pinel, Paris, Charenton, Ivry. E. leistete Hervorragendes auf dem Gebiet der öffentl. Gesundheitspflege. E. gebührt das Verdienst, in seiner 1818 verfaßten Denkschrift die erbärml. Lebensbedingungen angeprangert u. im folgenden eine weitreichende Reform des Anstaltenwesens erwirkt zu haben. Auf E. geht auch der Begriff ↑Monomanie zurück.

Essen-Möller, Elis (1870–1957), Gyn., Lund.

Essen-Möller-Bewertung (nach Elis E.-M.): Verfahren zur Errechnung der Wahrscheinlichkeit einer Vaterschaft aufgrund der unterschiedl. Häufigkeit der einzelnen Blutgruppenmerkmale in einem biostatistischen ↑Gutachten.

Essenreichen: Pflegeintervention zur Unterstützung des Pat. beim Essen u. Trinken, zur Aufrechterhaltung seines physiol. Gleichgewichts, zur Befriedigung des phys. Wohlbefindens u. zur Erhaltung des sozialen u. kulturellen Umfelds, um eine optimale Lebensqualität des Pat. zu fördern. Essenreichen ist eine direkte pfleger. Tätigkeit, die Anleitungs-, Kontroll- u. Überwachungsaufgaben mit einschließt.

essentiell ⟨*lat*⟩ *Adj*: wesentl., selbständig, unentbehrl. 1. ***Physiol.:*** zur Daseinserhaltung (Existenz, Wachstum, Fortpflanzung) unbedingt notwendige Stoffe, die der Organismus nicht o. nicht ausreichend zu synthetisieren vermag u. die alimentär zugeführt werden müssen: Aminosäuren u. spez. strukturierte Fettsäuren, Vitamine, Mineralien, Spurenelemente. Die meisten e. Stoffe wirken bei zu hoher Dosis tox. ↑Dosis-Wirkungs-Beziehungen. ↑Aminosäuren, ↑Fettsäuren, essentielle. 2. ***Pathol.:*** Ggs. zu ↑symptomatisch; gebraucht für Krankheitserscheinungen, die ein selbständiges Leiden, wenn oft auch noch unbestimmter o. unbekannter kausaler Pathogenese, darstellen, wie z. B. e. Thrombopenie, e. Hypertonie usw.

Essenzen: konzentrierte, meist alkohol. Auszüge bzw. Lösungen von ätherischen ↑Ölen u. anderen Duftstoffen.

Essigfliege ↑Drosophila melanogaster.

Essigsäure: Ethansäure, CH_3COOH; in wasserfreier Form Eisessig, in wäßriger Lösung schwache Säure; die Salze heißen Acetate; die 5–8%ige wäßrige Lösung wird als Speiseessig benutzt (der Herstellungsmethode entspr. auch Weinessig genannt). Wäßrige Lösungen, die E. u. Natriumacetat nebeneinander enthalten, stabilisieren als sog. E.-Acetat-Puffergemisch die Wasserstoffionenkonzentration (↑Puffer). E. hat einen Siedepunkt von 118 °C; sie ist eine farblose, wasserfreie Säure von stechendem Geruch u. saurem Geschmack; erstarrt bei +16 °C zu eisähnl. Kristallen (Eisessig); in der Natur weit verbreitet als freie Säure, als Salz o. als Ester. Gewinnung durch trockene Destillation von Holz (Holzessig), durch biol. u. chem. Oxidation von Äthanol o. durch Synthese über Kalziumcarbid aus Acetylen. Wichtiges Säuerungs- u. Konservierungsmittel bei der Speisenbereitung u. -haltbarmachung; techn. Verwendung als Lösungsmittel, in der Färberei usw. Wird in der Photographie zur Herstellung von Unterbrecher-, Fixier- u. Härtefixierbädern benutzt.

Essigsäure, aktive ↑Acetyl-Coenzym A.

Eßstörung: Oberbegriff für psychosomat. Krankheitsbilder, die das Eßverhalten betreffen. ↑Anorexia nervosa, ↑Bulimia nervosa, Adipositas (↑Fettsucht).

E-Stadium: EE-Formen; prä- o. exoerythrozytäres, in Endothelzellen ablaufendes Vermehrungsstadium der Malariaplasmodien; Zwischenphase der Sporozoitenentwicklung vor dem Befall der Erythrozyten infolge Eindringen in Zellen des RES. Da sie dort vor Medikamenten geschützt sind, verursachen sie wahrscheinl. die Malariarezidive. Das E. unterscheidet sich von den erythrozytären Formen durch Fehlen von Hämozoin, eines schwarzbraunen Pigments.

Ester: Produkt einer chem. Gleichgewichtsreaktion (↑Gleichgewicht, chemisches)

$$\text{Säure} + \text{Alkohol} \underset{\text{Esterhydrolyse}}{\overset{\text{Veresterung}}{\rightleftharpoons}} \text{Ester} + \text{Wasser}$$

Die Rückreaktion ist eine ↑Hydrolyse. E. kommen in großer Zahl in der Natur vor, z. B. in Fetten. E. besitzen hydrophoben Charakter (↑Hydrophobie) u. lösen sich daher nicht in Wasser.

Esterasen: zur Klasse der Hydrolasen gehörende Enzyme, die Ester unter Einbau von Wasser in Alkohol u. Säure zerlegen. Man unterscheidet nach der chem. Natur der Ester Karbonsäureesterasen. (↑Acetylcholinesterase, ↑Lipasen), ↑Thiolesterasen, ↑Phosphatasen, ↑Phosphodiesterasen, Triphosphomonoesterasen u. ↑Sulfatasen. Die Verdauungssekrete u. die Lysosomen sind reich an E. Für die Erkennung der Monozyten, Makrophagen, Epitheloidzellen, Langhans- u. Fremdkörperriesenzellen (an Esterasenaktivität reichste Zellen) in Blut u. Gewebe sowie für die Klassifizierung der Zellen von akuten Leukämien von Bedeutung. Klin. wichtig ist der Nachweis **unspezif. E.** In der hämat. Zytochemie werden Verfahren mit Essigsäure- o. Chloressigsäureester von Naphtholderivaten als Substrate benutzt. Die Stärke der Esterasenreaktion kann analog zur alkal. Granulozytenphosphatase nach einem Scoring-System bewertet werden.

Estersturz: Absinken des veresterten Cholesterins bei schweren Lebererkrankungen.

Esthetic units of the face ⟨*engl*⟩ *f*: ästhet. Einheiten des Gesichts; bedeutungsvoll für ästhet. u. kosmet. Chirurgie. ↑Hautspaltlinien (Relaxed skin tension lines), ↑Brow-lift, Face-lifting, ↑Forehead lift, ↑Gesicht-Halshaut-Straffung.

Esthiomène ‹*frz*› ↑Lymphopathia venerea.

Estlander, Jacob August (1831–1881), finn. Chir., Helsinki.

Estlander-Operation (nach Jacob A. E.): subperiostale Rippenresektion zur Behebung von Empyemresthöhlen; ähnl. Verfahren nach Heller (↑Thorakoplastik).

Estracyt ↑Östracyt.

Estradiol ↑Östradiol.

Estran ↑Östran.

Estren-Dameshek-Syndrom (nach Solomom E. u. William D.): vererbbare Knochenmarkerkrankung, dem Fanconi-Syndrom ähnl., aber ohne Störungen der Körperorgane. ↑Anämie, aplastische.

Estriol ↑Östriol.

Estron ↑Östron.

ESV: *Abk* für endsystolisches Volumen des Herzens.

ESWL *f*: *Abk* für extrakorporale Stoßwellenlithotripsie. ↑Lithotripsie, ↑Harnsteintherapie.

Eta: Zeichen: η, H; 7. Buchstabe des griech. Alphabets; als Präfix u. wissenschaftl. Konstante gebraucht.

Etacrynsäure: ein ↑Diuretikum.

Etagenschuh: orthopädischer ↑Schuh zum Ausgleich großer Beinlängendifferenzen. Unterhalb des natürl. Fußes befindet sich ein der gesunden Seite techn. nachgebildeter Kunstfuß, über dem ein Konfektionsschuh getragen wird. Es handelt sich um einen ↑Innenschuh, der funktionell einer ↑Prothese nahesteht.

Etagentuberkulose ↑Tuberkulose, kutane.

Etappenlavage, programmierte: Behandlungsmethode der schweren Peritonitis. Zu festgelegten Zeitpunkten planmäßig wiederholte Eröffnungen der Bauchhöhle zur Ausschaltung der Peritonitisursache u. ausgiebigen Spülung zur mechan. Reinigung. ↑Peritonealspülung.

Etappenredressement ↑Redressement.

Etat vermoulu ‹*frz*› *m*: wurmähnl. atroph. Veränderung der Hirnrinde (↑Mikrogyrie), mitunter als Folge von Hirnkontusionen.

ETEC ↑Escherichia coli.

Ethacridin: Rivanol, ↑Acridinfarbstoff; Desinfektionsmittel; zur lokalen Chemotherapie. Flächen- u. Tiefenantiseptikum zur Wunddesinfektion, stark verdünnt noch bakterizid.

Ethacridinlaktat: gelber ↑Acridinfarbstoff: Desinfektionsmittel zur Haut- u. Schleimhautdesinfektion geeignet.

Ethambutol: Tuberkulostatikum. Keine Parallelresistenz zu anderen Tuberkulostatika, deshalb als universeller Kombinationspartner o. zur Monotherapie bei Resistenzen geeignet. Anwendung bei Kindern unterschiedl. beurteilt. Nebenwirkungen: Farbsehstörungen infolge ↑Neuritis optica retrobulbaris.

Ethanol ↑Äthanol.

Ethaverin: ↑Spasmolytikum ähnl. Papaverin.

Ethenzamid: O-Äthylsalicylamid; ein ↑Analgetikum.

Ether ↑Äther.

Ethik, ärztliche: die eth. Regelung ärztl. Handelns trägt im Lauf der med. Entwicklung sehr versch. Titel, v. a. im 19. Jh. setzt sich dafür der Begriff der ä. E. durch, heute weitgehend ersetzt durch Begriffe wie medizinische ↑Ethik o. ↑Bioethik. Ärztl. Handeln ist ohne die Zusammenarbeit verschiedenster ambulanter wie stationärer Gesundheitsberufe nicht mehr denkbar. Eine E. für nur eine Berufsgruppe würde diese Entwicklung verfehlen u. Sonderethiken fördern.

Ethikkommission: Gremium, das entweder für Behandlungsprobleme (Hospital ethics committees, HEC) o. Forschungsprobleme (Institutional Review Board, IRB o. Research ethics committees, REC) in der Med. zuständig ist. Aufgrund gesetzl. u. berufsrechtl. Vorschriften ist in Deutschland die Beteiligung einer E. bei der Beurteilung von Forschungsvorhaben erforderl. E. sind an den meisten deutschen Universitätskliniken u. Landesärztekammern etabliert. Die Zusammensetzung von E. umfaßt Vertreter versch. Disziplinen wie Med., Jura, Philosophie, Theologie u. Geisteswissenschaften sowie Laien.

Ethik, medizinische: Prinzipien, Orientierungen u. Begründungen für med. Handeln, die alle Bereiche der Gesundheit u. Med. umfassen. Die m. E. berücksichtigt v. a. Patienteninteressen, berufsrechtl. Regelungen, Ideale u. Ziele der Angehörigen med. Berufe, Möglichkeiten u. Ziele der med. Institutionen u. des Gesundheitswesens sowie weltanschaul. u. philosoph. Normen u. Prinzipien. In den internationalen Diskussionen haben sich v. a. die Prinzipien der Autonomie, der ↑Verantwortung u. des Nichtschadens (↑Schadensverbot) sowie der Fairness als zentral herauskristallisiert. ↑Bioethik.

17-Ethinylnortestosteron: oral stark wirksames Gestagen. ↑Kontrazeptiva, orale.

Ethinylöstradiol: stark wirksames halbsynthet. ↑Östrogen, ↑Kontrazeptiva, orale.

Ethinylöstradiol-3-isopropylsulfonat: Depotöstrogen zur parenteralen Applikation.

Ethinyltestosteron: oral stark wirksames Gestagen. ↑Kontrazeptiva, orale.

Ethionamid: 2-Ethylisothionikotinsäureamid Tuberkulostatikum der 2. Reihe (Reservemittel) Nebenwirkungen im Magen-Darm-Bereich, bes. Schmerzen u. Durchfälle.

Ethisteron ↑17-Ethinylnortestosteron.

ethmoidalis ‹*gr*› *Adj*: zum Siebbein gehörig, siebartig.

Ethmozephalie ‹*gr*› *f*: Entwicklungsstörung mit getrennten, nahe beieinanderliegenden Augen; dazwischen häufig Nasenrüssel (Mangel des Riechhirns u. Siebbeins).

Ethnogeriatrie: Teilgebiet der Geriatrie, das sich mit dem Einfluß ethn. u. soziokultureller Faktoren auf Gesundheit u. Wohlbefinden alter Menschen befaßt. ↑Gerontologie.

Ethologie ‹*gr*› ↑Verhaltensforschung.

Ethophyllin: Etofyllin, Oxyäthyltheophyllin; Vasodilatator, Broncholytikum; direkter muskulotroper Angriff, Hemmung der ↑Phosphodiesterase.

Ethopropazien: Antiparkinsonikum mit atropinähnl. Wirkung.

Ethosuximid: Antikonvulsivum; vornehml. bei ↑Petit mal.

Ethrane: ↑Inhalationsnarkotika, das mit Luft u. Sauerstoff nicht explosiv u. entflammbar ist. Hat gute narkot. u. muskelrelaxierende Wirkung bei geringem analget. Effekt, schnelle Narkoseeinleitung u. schnelles Erwachen. Nur geringe Beeinträchtigung der vitalen Funktionen, insbes. des Herz-Kreislauf-Systems.

Ethylis discoumacetas: 4-Hydroxycumarinderivat; perorales Antikoagulans u. Antithrombotikum.

Etidronat: Etidronsäure, (1-Hydroxyethyliden)diphosphonsäure; Einsatz bei Morbus Paget (↑Osteodystrophia deformans Paget), Anwendung durch starke Nebenwirkungen begrenzt.

Etilefrin: (R,S)-2-Ethylamino-1-(3-hydroxyphenyl)-ethanol. ↑Alphasympathomimetikum mit Aktivität an Alpha- u. Betarezeptoren, steigert den Blutdruck.

Etiocholanolontest ⟨*engl*⟩: Die Entdeckung, daß Etiocholanolon sowie andere Steroidmetaboliten mit 5β-H-Konfiguration beim Menschen Fieber u. Leukozytose (insbes. ↑Granulozytose) erzeugen können, führte dazu, es in freier Form i. m. zur Bestimmung der Knochenmarkreserve der Granulozyten zu verabfolgen, wobei die Intensität der Stimulierung der Granulozytenemigration etwa der Knochenmarkreserve gleichzusetzen ist. Einfach durchzuführender Test mit guter Aussage über Granulozytopoese, wobei der E. dem Test mit Endoxin entspricht, bei dem gleichfalls die Reizleukozytose als Maßstab der Stimulierbarkeit der Granulozytopoese fungiert.

Etofenamat: Anthranilsäurederivat; ein ↑Antirheumatikum.

Etofyllin ↑Ethophyllin.

Etoloxamin: Antihistaminikum. H_1-Blocker.

Etoloxaminhydrochlorid: Antihistaminikum mit Monoethanolaminstruktur, Beeinträchtigung der ↑Fahrtüchtigkeit.

Etomidate: kurz wirksames intravenöses Narkotikum, das zur Narkoseeinleitung verwendet wird. Geringe Beeinträchtigung der Herz-Kreislauf-Funktion, gelegentl. Thrombosen infolge von Venenreizung die bei Zubereitung in Lipidemulsion vermieden werden. Geringe analget. Wirkung bei vorwiegend hypnot. Potenz. Langzeitanwendung wegen Hemmung der Cortisol-Synthese gefährl.

Etoposid: Vepesid, VP 16–213; antineoplastische ↑Substanz, ↑Antimitotikum; semisynthet. Derivat des Pflanzeninhaltsstoffs Podophyllin, bewirkt einen Block des Zellzyklus in der G_2-Phase sowie eine Hemmung der DNA- u. RNA-Synthese. Anwendung bei Lungenkarzinom, Hodenkarzinom, akuter myel. Leukämie, Histiocytosis X, Neuroblastom.

E-Trisomie ⟨*gr*⟩ *f* ↑Edwards-Syndrom.

E. U.: *Abk* für ↑Extrauteringravidität.

Eucalyptol ↑Eucalyptus globulus.

Eucalyptus globulus ⟨*gr*⟩ *f*: Eukalyptusbaum, heim. in Australien, kultiviert in Gebieten mit trop. bzw. subtrop. Klima. Blätter enthalten ätherische ↑Öle (Eucalypti aetheroleum). Hauptbestandteil Cineol. Als Inhalationsmittel, insbes. bei Bronchitis, dient häufig reines Cineol (Eucalyptol).

Eucerin: aus Wollwachsalkoholen u. Vaselin bestehende Salbengrundlage (↑Salben).

Eucestoda ⟨*gr*⟩ *Pl*: echte ↑Bandwürmer, med. bedeutsame Unterklasse der ↑Cestoda. ↑Skolex mit Haftorganen (Sauggruben, Saugnäpfe, Rostellum); die Gliederkette (Strobila) beginnt mit der Halszone (Sprossungszone), es folgen unreife, geschlechtsreife u. reife (gravide) Proglottiden; Nahrungsaufnahme über die Kutikula, ein Verdauungstrakt fehlt. Die E. sind Zwitter, in jedem Glied sind ein o. zwei Geschlechtssätze ausgebildet. Die Entwicklung erfolgt über einen o. zwei ↑Zwischenwirte. Adulte E. als ↑Parasiten im Darm von Vertebraten; wichtigste Ordnungen: ↑Cyclophyllidea. ↑Pseudophyllidea.

Euchromatin ↑Chromatin.

Eugenik ⟨*gr*⟩ *f*: von dem engl. Naturforscher Francis Galton 1883 geprägter Begriff, der von gr. eugenes (wohlgezeugt) abgeleitet ist. Ausgehend von den Erfahrungen aus der Tierzucht u. in einseitiger Auslegung des Selektionsprinzips der biol. Entwicklungstheorie Charles Darwins bezweckte Galton mit seiner Lehre das Ziel, die Menschheit einer Veredelung u. Höherentwicklung zuzuführen. Die E. hat dabei die Aufgabe, pos. u. neg. Auslese durch Zuchtwahl bewußt u. zweckvoll zu regeln. Schon bald ist die E. als Bestandteil des Sozialdarwinismus u. Neomalthusianismus ausgenutzt worden. Ihre negativste Rolle hat die E. als eine Wurzel der Rassenhygiene gespielt, die im nationalsozialist. Deutschland zur Begründung von Zwangsmaßnahmen (z. B. Zwangssterilisation) gegenüber best. Bevölkerungsgruppen u. Tötung (Vernichtung „lebensunwerten" Lebens) führte.

Eugenol: Syzygium aromaticum, 2-Methoxy-4-allylphenol; gelbl. Öl mit intensivem Nelkengeruch, Hauptbestandteil des natürl. Nelkenöls. Zytotox., bakterizide u. anästhesierende Wirkung. Anwendung in der ↑Endodontie deshalb umstritten. Bildet mit CaO ein Kalziumeugenolat. Diese Reaktion ist die Grundlage für die Verwendung in Abformpasten u. zahnärztl. Zementen für verschiedenste Zwecke.

Euglobulin ⟨*gr* + *lat*⟩ *n*: Serumproteingemisch (Globuline), die zwischen einer 25%igen u. 33%igen Ammonsulfatsättigung ausfallen (später erfolgte Definition für E. als „in Aqua dest. unlöslich").

Euglobulinlysezeit: labordiagnost. Test zur Abschätzung der fibrinolyt. Aktivität im Plasma. Durch Euglobulinfällung des Patientenplasmas werden die Faktoren I, V, VIII, XII, XIII u. Plasminogen von den Antiplasminen getrennt u. anschließend mit Thrombin zum Gerinnen gebracht. Erhöhte fibrinolyt. Aktivität wird in Abwesenheit der Antiplasmine als Verkürzung der Zeit bis zur Lyse des Gerinnsels gemessen. Test ist method. u. zeitl. aufwendig, bietet Probleme bei der Standardisierung, ist kaum noch gebräuchl.

Euglobulintest: ↑SIA-Probe. Man läßt einen Tropfen Serum in ein mit Aqua dest. gefülltes Reagenzglas fallen. Falls beim Sinken des Tropfens sofort eine Trübung auftritt, gilt der E. als pos. u. weist damit auf eine Zunahme der Gammaglobuline, insbes. der Makroglobuline hin. Durch Verunreinigung des Aqua dest. insbes. mit Schwermetallen kann es zur Vortäuschung einer pos. Reaktion kommen. Als Bed-side-Test bes. bei Verdacht auf Makroglobulinvermehrung (u. a. Kälteagglutinine) verwendbar.

Eugnathie ⟨*gr*⟩ *f*: wohlgeformtes Kausystem, dessen Gewebe sich im Zustand der funktionellen Anpassung befindet. Andresen unterscheidet zwischen morphol. u. funktioneller E.

eugonisch ⟨*gr*⟩ *Adj*: gutes Wachstum von Mycobacterium tuberculosis auf glycerolhaltigen Nährböden. ↑dysgonisch.

Euhydrie ⟨*gr*⟩ *f*: Kompromißwert zwischen der Isohydrie der Tränenflüssigkeit bei chem. physiol. Verträglichkeitsoptimum (pH 7,4) u. Wirkungsoptimum, Stabilität u. Löslichkeit der Arzneistoffe. Meist wird auf pH-Werte im Bereich von 5,5–6,5 (bis 7,4) bei wäßrigen ↑Augentropfen mit Hilfe isoton. Pufferlösungen eingestellt.

Eukalyptus ↑Eucalyptus globulus.

Eukaryonten: Eukaryoten; ein- u. mehrzellige Organismen, deren wesentl. Merkmal insbes. der Besitz eines chromosomenhaltigen Zellkerns sowie membranumgrenzter Zellorganellen ist; ↑Euzyte.

Eukoagulabilität ⟨*gr*⟩ *f*: der durch ständigen Umsatz, d. h. Bildung u. Abbau der für die Hämostase erforderl. zellulären u. humoralen Faktoren aufrechterhaltene

Zustand, der jederzeit bei Bedarf aus der E. heraus die Gerinnung ermöglicht ↑Gerinnung.

Eukrasie ⟨*gr*⟩ *f*: richtige Mischung der Körpersäfte; ↑Humoralpathologie.

Eulenaugenzellen: Aschoff-Zellen, Katzenaugenzellen; große Makrophagen in Aschoff-Geipel-Knötchen des Myokard bei rheumat. Fieber; besitzen einen o. mehrere nierenförmig gestaltete Zellkerne; ihr Chromatin liegt in dichten Brocken, die ein heller Hof von der Kernmembran abgrenzt.

Eulenburg, Albrecht (1840–1917), dt. Neurol., Berlin.

Eulenburg-Krankheit (nach Albrecht E.) ↑Paramyotonie.

Eulenburg-Sprengel-Syndrom (nach Albrecht E. u. Otto G. S.) ↑Schulterblatthochstand, angeborener.

Euler, Ulf Svante van (1905–1983), schwed. Physiol., Stockholm. 1970 Nobelpreis für Med./Physiol. (mit J. Axelrod u. B. Katz) „für die Aufklärung der Erregungsübertragung in Nervensynapsen mit Hilfe chemischer Mediatoren".

Euler-Chelpin, Hans von (1873–1964), dt. Biochem., Stockholm.

Euler-Liljestrand-Reflex (nach Hans von E.-Chelpin u. Göran L.): bei alveolärer Hypoventilation kleinerer Lungenbezirke einsetzende Drosselung der kapillären Durchblutung dieser Bereiche. Wichtiger physiol. Reflex zur Aufrechterhaltung eines optimalen ↑Ventilations-Perfusions-Verhältnisses.

Eumenorrhö ⟨*gr*⟩ *f*: regelrechte, in regelmäßigen Abständen auftretende Monatsblutung ohne Beschwerden.

Eumetabolisierung: klin. Diabetestherapie mit dem Ziel, durch optimierte Insulin-, Diät- u. Bewegungstherapie über den Glukosestoffwechsel hinaus auch die Lipid- u. Protein- u. Mineralspiegel zu normalisieren.

Eumycetes: Stamm der höheren Pilze.

Eumycota ↑Eumycetes.

Eunuch ↑Eunuchoidismus.

Eunuchoidismus ⟨*gr*⟩ *m*: charakterist. Veränderung des männl. Habitus bei Hypogonadismus infolge inkretor. Hodeninsuffizienz mit Androgenmangel. Das klin. Bild ist abhängig vom Zeitpunkt der Erkrankung u. dem Ausmaß des Hormondefizits. Die schwerste Form des Androgenmangels, auch Eunuchismus genannt, tritt bei frühzeitiger Kastration o. bei kongenitaler Anorchie auf u. führt zu den **früheunuchoiden Sympt.** u. zum klin. Bild des Frühkastraten. Der Körpergestalt fehlen die männl. Geschlechtsmerkmale, auch die weibl. Züge sind nicht ausgeprägt, es resultiert ein kindl. neutraler Charakter. Knochenwachstum u. -struktur werden bes. beeinflußt, der Epiphysenfugenschluß der langen Röhrenknochen erfolgt verzögert, es resultiert der eunuchoide Hochwuchs, Unterlänge u. halbe Spannweite überwiegen die Oberlänge, der Hypogonadale ist ein Stehriese u. ein Sitzzwerg. Der Schädel zeigt vorspringende Backenknochen, Indianer- o. Eskimogesicht, das Becken hat eine Zwischenform zwischen männl. u. weibl. Durchschnittsmaßen. Die Muskulatur ist unterentwickelt, hypoton, der Larynx klein, nicht verknöchert, es fehlt der Adamsapfel, die Stimme bleibt ungebrochen u. kindl. (sog. eunuchoide Stimme) Bart- u. Körperbehaarung fehlt, das Kopfhaar ist dicht. Es besteht ein ↑Hypogenitalismus. Der Fettansatz bevorzugt Hüften, Unterbauch, Nates u. die Mammae, charakterist. sind kleine Fettpolster über dem lateralen Augenlid. Tritt die Funktionsstörung nach abgeschlossener Geschlechtsreife auf, entwickeln sich **späteunuchoide Sympt.** Es kommt bei ausgereiftem männl. Habitus zum Ausfall der Bart- u. Körperbehaarung, zum Fettansatz an Abdomen, Symphyse u. zur Gynäkomastie, zur Androgenmangelosteoporose u. zum Nachlassen bzw. Erlöschen von Libido u. Potenz.

Eupareunie ⟨*gr*⟩ *f*: harmon. Geschlechtsverkehr; Gegenteil ↑Dyspareunie.

Euphorie ⟨*gr*⟩ *f*: gehobene, heitere Stimmungslage (konstitutionell, bei endogenen u. symptomat. Psychosen, pharmakogen).

Euphorika ⟨*gr*⟩ *n Pl*: Gruppe von Rauschgiften; besitzen die Eigenart, psych. u. phys. Wohlbehagen zu erzeugen; z. T. dämpfende (u. a. Opium) o. stimulierende (Cocain) Wirkung.

euphorisch ⟨*gr*⟩ *Adj*: sorglos, heiter.

euploid ⟨*gr*⟩ *Adj*: Zellen o. Individuen mit einer Chromosomenanzahl, die einem ↑Chromosomensatz o. dessen Vielfachem entspricht. Bei solchen Zellen o. Individuen besteht Euploidie. Ggs.: aneuploid.

Eupnoe ⟨*gr*⟩ *f*: subjektives Empfinden u. objektiver Befund einer Übereinstimmung von Atemarbeit u. Ventilationserfordernis in Ruhe u. bei Belastung. ↑Dyspnoe.

Eurhythmie ⟨*gr*⟩ *f*: regelmäßige Herzschlagfolge.

Europarat: 1949 gegründete Organisation für die Zusammenarbeit der westeuropä. Länder Europas (Sitz: Strasbourg, Frankreich). Medizinrelevante Aufgaben u. Leistungen sind Vereinbarungen des Gesundheitkomitees des E. (Austausch von ther. Substanzen, Organtransplantation u. a.) sowie Teilabkommen zum öffentl. Gesundheitswesen (Umweltschutz, Impfschutz, Lebensmittelkontrolle, „Europäische Pharmakopöe" u. a.).

European Molecular Biology Organization ⟨*engl*⟩: *Abk* EMBO; Europäische Organisation für Molekularbiologie. Einrichtung der EU (Sitz: Brüssel). Fördert Ausbildung u. Austausch von Wissenschaftlern, Kooperation zwischen Institutionen u. das Europäische Labor für Molekularbiol. in Heidelberg.

European Organization for Research on the Treatment of Cancer ⟨*engl*⟩: *Abk* EORTC; Europäische Organisation für Krebstherapieforschung (Sitz: Rijswijk, Niederlande). Organisiert mit großer finanzieller Unterstützung durch das National Cancer Institute (↑National Institutes of Health) der USA klin. Studien über Krebstherapie in versch. europ. Ländern. Durchführung von Kursen, Vergabe von Stipendien.

Europide ↑Rassen.

EUROQUAN: *Abk* für engl. European Quality Assurance Network; europ. Netzwerk zur Förderung pfleger. Qualitätssicherung in Westeuropa, das 1992 gegründet wurde. Schwerpunkte der inhaltl. Arbeit: 1. die Förderung hervorragender Leistungen in der Pflegepraxis. 2. Reflektion traditioneller Verhaltensmuster u. Nutzung transkultureller Unterschiede. 3. Dokumentation von Innovationen u. die Verbreitung effektiver Praktiken. 4. Effektive Nutzung von Forschungsergebnissen.

Eurotransplant: Internationale Organisation (Sitz: Leiden, Niederlande), die Daten über potentielle Empfänger für Organtransplantationen sammelt u. so für anfallende Spenderorgane im internationalen Maßstab geeignete Empfänger ermittelt.

Euryon ⟨*gr*⟩ *n*: *Pl* Eurya; anthrop. Meßpunkt am Kopf, der am meisten seitl. hervorragt. Die Lage der beiden E. wird durch die Messung der größten Kopf- bzw. Schädelbreite bestimmt.

eurysom ⟨*gr*⟩ *Adj*: breitwüchsig.

eurytherm ⟨*gr*⟩ *Adj*: Merkmalsbezeichnung für Organismen, die in einem weiten Temperaturbereich entwicklungsfähig sind.

Euryxenie ⟨*gr*⟩ *f*: Breitwirtigkeit; Terminus der ↑Wirtsspezifität eines ↑Parasiten. Euryxene (euryadaptive) Parasiten befallen mehrere Wirtsarten (breites Wirtsspektrum), z. B. ↑Toxoplasma gondii. ↑Stenoxenie.

Eustachio, Bartholomeo (1510–1574), ital. Arzt, Rom. ↑Tuba auditiva.

Eustreß ⟨*gr*⟩ *m*: günstige, gesundheitsfördernde, beglückende Belastung. ↑Streß.

Eutektikum ⟨*gr*⟩ *n*: Legierungstyp, bei dem die Bestandteile im flüssigen Zustand völlig ineinander lösl. sind, sich jedoch beim Erstarren entmischen u. zu einem heterogenen Gefüge führen, z. B. Legierung aus Cu u. Ag. Schmelzpunkt des E. liegt tiefer als Schmelzpunkte der Legierungsbestandteile. E. sind hart u. spröde, nicht korrosionsbeständig. Anwendung als niederschmelzende Legierungen, Lote.

Eutelie: bei versch. Organismen (z. B. Fadenwürmern) während der Entwicklung durch best. Teilungsmuster festgelegte Konstanz der Zahl u. Anordnung von Zellen.

Euterpockenvirus ↑Pseudokuhpockenvirus.

Euthanasie ⟨*gr*⟩ *f*: wörtl. schöner Tod; in Deutschland während des Nationalsozialismus verwendete Bez. für Massenmord an psychiatr. Pat. u. Menschen mit Behinderungen. Heute Bez. für ↑Sterbehilfe.

Euthyskop ⟨*gr*⟩ *n*: lichtstarker Augenspiegel zur Behandlung der (Schiel-) ↑Amblyopie bei Kindern.

Eutokie ⟨*gr*⟩ *f*: Wehentätigkeit mit gutem Effekt auf die Muttermunderöffnung (Ggs. zu ↑Dystokie).

Eutrophie ↑Trophik.

Eutrophierung ⟨*gr*⟩ *f*: Eutrophe, d. h. spez. an Phosphor u. Stickstoff nährstoffreiche Gewässer enthalten hohe Organismenmengen, äußerl. durch Trübung u. Verfärbung des Wassers sichtbar. E. kann in stark verunreinigten Gewässern schließl. zur Erwärmung, Vergiftung u. Verödung der Gewässer führen. Die Nutzung solcher Gewässer für den menschl. Gebrauch erfordert umfangreiche Aufbereitungsmaßnahmen mit hohem Kostenaufwand. ↑Wasserhygiene.

Euzyte: Zelltyp der kompartmentierten Eukaryontenzelle, d. h. von Plasmamembran umgebene Zelle mit chromatinhaltigem Zellkern u. membranumgrenzten Zellorganellen (endoplasmat. Retikulum, Golgi-Apparat, Lysosomen, Mitochondrien, Transportvesikel; bei Pflanzen außerdem Plastiden) sowie dem ↑Zytoskelett, das für Formgebung u. Bewegungsfähigkeit der E. verantwortl. ist.

Evagination ⟨*lat*⟩ *f*: **1.** Vor- u. Einstülpung eines Organs, Organteils o. Zellteils in ein anderes Organ o. anderen Zellbestandteil. **2.** Reposition einer ↑Invagination. Operative E.: Das Invaginat wird durch melkende Bewegungen am invaginierenden Darmsegment aus diesem herausmassiert, ↑Hutchinson-Handgriff. Hydrostat. E.: unblutige Reposition eines Invaginates mittels Flüssigkeit, die als Einlauf in den Darm unter Ultraschallkontrolle instilliert wird. Voraussetzungen sind kurze Anamnese, befriedigender Allgemeinzustand, Operationsbereitschaft. **3.** Ausstülpung des Skolex bei Bandwurmfinnen.

evakuieren ⟨*lat*⟩: Absaugen der Luft aus Geräten mittels einer Vakuumpumpe zur Herstellung eines luftverdünnten Raums.

Evans, Herbert (1882–1971), amerik. Anat.

Evans, Robert S. (geb. 1912), amerik. Arzt.

Evans-Blau (nach Herbert E.): Zur Vitalfärbung (↑Supravitalfärbung, ↑Färbung) verwendbarer Diazofarbstoff. Durch i. v. Verabfolgung zur Blutvolumenbestimmung brauchbar (Bindung an Albumin im Plasma); im Tierversuch karzinogene Eigenschaften nachgewiesen.

Evans-Syndrom (nach Robert S. E.): 1951 beschriebenes gemeinsames Vorkommen einer autoimmunhämolyt. Anämie u. einer (ebenfalls autoantikörperbedingten) Thrombozytopenie (i. S. eines Overlapping-Syndroms), wobei das E. ohne Grundkrankheit o. aber auch sek. bei Hämoblastosen o. malignen Lymphomen auftreten kann.

Evaporation ⟨*lat*⟩ *f* ↑Transpiration.

Evasion ⟨*lat*⟩ *f*: umfaßt alle Schritte, die zur Entfernung von Pharmaka aus dem Organismus dienen. Eine stoffspezif. Eliminationskonstante bestimmt die Evasionsgeschwindigkeit. Die E. erfolgt meist entspr. einer Exponentialfunktion. In die E. gehen Verteilung, Speicherung, Biotransformation u. Exkretion ein.

Evasionskonstante: Zahlenwert für die Geschwindigkeit der ↑Evasion von Pharmaka aus dem Organismus. Meist Konstante einer Exponentialfunktion, da die Evasion meist konzentrationsproportional ist, d. h. entspr. einer Kinetik 1. Ordnung verläuft, ↑Pharmakokinetik.

Eventeratio diaphragmatica ⟨*gr* + *lat*⟩ *f* ↑Relaxatio diaphragmatica.

Eventration ⟨*lat*⟩ *f*: Eventratio; Vorlagerung der Baucheingeweide bei Operationen o. nach Unfällen mit Durchtrennung der Bauchdecken. ↑Zölosomie.

Eventratio viscerum: Ectopia viscerum. Herauslagerung eines Teils der Baucheingeweide bei ↑Bauchspalte.

Evers-Diät: Rohkost-Diät, die zur Behandlung der multiplen ↑Sklerose empfohlen wurde.

Eversio ⟨*lat*⟩ *f*: das Umwerfen, Ausstülpung, nach außen verlagert, ↑Ektopie.

Eversionsbruch ↑Knöchelbruch.

Eversio puncti lacrimalis: am ↑Tränenpünktchen beginnende Ektropiumbildung des Unterlides. Beschwerden des Pat. durch ↑Epiphora. Operative Behandlung erforderl.

Evg: *Abk* für Elektroventrikulogramm (Kammer-EKG), ↑Elektrokardiogramm.

Eviszeration ⟨*lat*⟩ *f*: Evisceratio; **1.** ↑Embryotomie. Entleerung der Brust- u. Bauchhöhle zur Verkleinerung des Geburtsobjekts bei totem Kind. **2.** Entfernung der Organe des alimentären Systems (Leber, Magen, Darm, Bauchspeicheldrüse) von Versuchstieren, mit denen in vitro experimentiert werden soll.

Evokationstest: Test zum Aufdecken einer potentiell vorhandenen Organstörung durch Stimulation der Organfunktion, wie beispielsweise Erfassung der Enzymentgleisung (Lipase) nach Stimulation des Pankreas mit Pankreozymin u. Sekretion.

Evolution ⟨*lat*⟩ *f*: Entwicklung der Organismenwelt; begann vor etwa 4 Milliarden Jahren. Es lassen sich eine abiot. u. eine biot. Phase der E. unterscheiden, die beide bereits weitgehend verstanden werden können, während der Übergang zwischen diesen Phasen, die präbiot. Phase, noch unklar ist. Die abiot. Phase umfaßt die im Urozean ablaufenden chem. Synthesen von Grundbausteinen der organ. Makromoleküle, wie Aminosäuren, Zucker, Fettsäuren, Porphyrine, Purine, Pyrimidine u. Nukleotide aus reduzierenden Bestandteilen der Erdatmosphäre sowie die Entstehung erster Polymere (wahrscheinl. RNA). Die biot. Phase umfaßt die Weiterentwicklung der Lebewesen von ihren hypothet. Urformen; von durch Membranen begrenzten, primitiven Zellen, die auf dem Zusammenwirken von Informationsträgern (Genen) u. Funktionsträgern (Enzymen) beruhen u. die für Lebewesen typ. Eigenschaften besitzen (Stoffwechsel, Bewegung, Reizbarkeit, Wachstum, Vererbung u. Vermehrung) bis zu den heutigen Formen der Organismen (Viren, Archäbakterien, Eubakterien, Algen, Pilze, Pflanzen, Tiere, Mensch). Die E. in dieser Phase ist das Produkt des Zusammenwirkens von Mutationen u. Rekombinationen der Gene u. der Selektion u. Isolation von Individuen.

Evolutionstechnik: Teilgebiet der ↑Bionik, das die der Natur nachempfundene Evolutionsstrategie (Mutation u. Selektion) für techn. Problemlösungen nutzt.

Evulsio nervi optici ⟨*lat*⟩ *f* ↑Avulsio nervi optici.

Ewald, Julius Richard (1855–1921), Physiol., Straßburg.

Ewald, Karl Anton (1845–1915), dt. Int., Berlin.

Ewald-Boas-Probefrühstück (nach Karl A. E. u. Ismar I. B.): zur Untersuchung der Magensaftverhältnisse früher durchgeführte Untersuchung (2 Brötchen + 300–400 ml Tee, Magenausheberung nach 30–45 min).

Ewald-Gesetz (nach Julius R. E.): Durch die Endolymphstörung im Bogengang des Innenohrs wird ein in der Ebene des Bogengangs schlagender ↑Nystagmus erzeugt, wobei die langsame Komponente der Strömungsrichtung entspricht.

Ewald-Hörtheorie (nach Julius R. E.): Schwingungen der Perilymphe erzeugen auf der Basilarmembran des Innenohrs stehende Wellen u. entspr. der Wellenlänge Schallbilder, die zur Empfindung eines best. Tons führen. ↑Hörtheorien.

Ewald-Labyrinth-Druckversuch (nach Julius R. E.): Erhöhung o. Erniedrigung des Luftdrucks im äußeren Gehörgang führen bei einer Labyrinthfistel zu Schwindel u. Kompressions- o. Aspirationsnystagmus.

Ewing, James (1866–1943), amerik. Pathol., New York.

Ewing-Sarkom (nach James E.): hochgradig bösartiger Tumor, kommt nur im Knochenmark, vorwiegend bei Jugendlichen vor u. setzt frühzeitig Tochtergeschwülste.

Ewing-Sarkom, extraskeletales (nach James E.): von Angervall u. Enzinger 1975 beschriebener bösartiger Weichteiltumor, histol. vergleichbar dem ↑Ewing-Sarkom des Knochens, dicht gepackte uniforme runde u. ovale Zellen, glykogenhaltig. Vorkommen bes. bei älteren Kindern u. jungen Erwachsenen, paravertebral, retroperitoneal u. an den unteren Extremitäten. Frühzeitige Metastasen in Lunge u. Knochen.

exa- *Präfix*: *Abk* E; vor physikal. Einheiten zur Bez. der 10^{18}fachen Menge einer Einheit.

Exaggeratio ⟨*lat*⟩ *f*: Erhebung, Vergrößerung, Steigerung.

Exaltation ⟨*lat*⟩ *f*: überschießende Begeisterung bei gehobener Stimmungslage u. gesteigertem Selbstwertgefühl. Gelegentl. wird von der E. i. e. S. ein leichter Grad von gehobener Stimmungslage (Euphorie) unterschieden.

Exanthem ⟨*gr*⟩ *n*: Exanthema; Hautausschlag. Mehr o. weniger ausgedehnte Hauterscheinungen, die sich aus best. Effloreszenzen zusammensetzen u. für einige Infektionskrankheiten typ. sind (z. B. Masern, Scharlach, Fleckfieber, Syphilis). Das E. kann nach folgendem Schema definiert werden: 1. endogen: a) hämatogen; b) lymphogen, c) nerval; 2. Gefäßbindegewebeapparat als prim. Erfolgsorgan; 3. Morphol.: mono-, oligo-, polymorph: mit einzelnen, wenigen bzw. vielen Effloreszenzen; 4. Verlauf: a) bekannt, b) unbekannt; 5. Ätiol.: a) allerg., b) chem., c) mikrobiell, d) unbekannt – Frühreaktion; 6. Schleimhautbeteiligung (Enanthem): a) fakultativ, b) obligator.

Exanthem, akutes: charakterist. Hautausschlag bei akut verlaufenden Infektionskrankheiten, z. B. bei ECHO-Virusinfektion, Erythema subitum, Fleckfieber (Typhus exanthematicus), Masern, Ringelröteln (↑Erythema infectiosum), Röteln, Scharlach, Typhus abdominalis, Windpocken, Zoster.

Exanthema subitum ↑Erythema subitum.

Exanthema toxicum neonatorum ↑Erythrodermia desquamativa.

Exanthem, infektiöses polymorphes ↑Bläschenkrankheit.

Exartikulation ⟨*lat*⟩ *f*: Absetzen einer Extremität o. eines Extremitätenabschnitts im Gelenk.

Exazerbation ⟨*lat*⟩ *f*: Verschlimmerung, Steigerung o. Wiederaufflackern eines pathol. Prozesses durch endogene o. exogene, spezif. o. unspezif. Einwirkungen, z. B. Tuberkulose.

Excavatio ⟨*lat*⟩ *f*: Exkavation; Aushöhlung.

Excavatio rectouterina: Douglas-Raum; kaudale Aussackung des Bauchfells im Bereich der Beckenhöhle der Frau zwischen Vorderfläche des Rektums u. Hinterfläche des Uterus; tiefste Stelle der ↑Cavitas peritonealis.

Excavatio rectovesicalis: Umschlagstelle des Peritoneums von der Vorderfläche des Rektums auf die Hinterfläche der Harnblase; tiefste Stelle der Bauchfellhöhle beim Mann.

Excavatio vesicouterina: Einsenkung des Bauchfells zwischen Hinterfläche der Harnblase u. Vorderfläche des Uterus bei der Frau.

Excerebratio ⟨*lat*⟩ *f*: Enthirnung des fetalen Schädels bei Perforationsoperation.

Excerpta Medica: Informationssystem der Excerpta Medica Foundation, einer 1946 gegründeten Non-profit-Organisation (Sitz: Amsterdam, Niederlande). EM wertet etwa 4 000 biomedizin. Zeitschriften aus (jährl. werden 280 000 Literaturnachweise erfaßt, davon 120 000 referiert). Wichtigste Leistungen des seit 1968 computergestützt arbeitenden Recherchesystems sind: in 44 Sektionen (1989) erscheinende englischsprachige Referatezeitschriften (die Herstellung der Register erfolgt mit eigenem ↑Thesaurus, ↑MALIMET), zahlreiche Bibliographien, selektive Informationsverbreitung, retrospektive Recherchen u. der Vertrieb von Magnetbanddiensten (z. B. ↑Drugdoc).

Excimer: Kurzw. für engl. excited dimer; angeregter Zustand eines ↑D-Dimers (z. B. Hg_2, He_2, Ar_2), das beim Übergang in den Grundzustand Licht emittiert. Neuerdings spielen in der Med. Exciplex-Laser eine Rolle, die unkorrekt auch als Excimer-Laser bezeichnet werden (↑Laser). Bei Exciplexen (excited complex) handelt es sich um angeregte Zustände von 2 unterschiedl. Atomen, wie angeregtes Edelgas u. Halogen (z. B. ArF, XeCl). Diese senden beim Zerfall in die Atome Linienspektren im ↑Ultraviolett (um 200 nm) aus, die im Ggs. zum sichtbaren u. infraroten Laserlicht keine Karbonisierung, sondern wegen der wesentl. höheren Quantenenergie Photolyse bzw. Photodekomposition von Biomolekülen bewirken. Exciplex-Laser werden gegenwärtig z. B. bei der Photoablation der ↑Kornea zwecks opt. Korrektur eingesetzt.

Excipient ⟨*lat*⟩ *m* ↑Arzneiträger.

Excluded antrum ⟨*engl*⟩: ausgeschaltetes Antrum; im Bereich des Duodenalstumpfes zurückgelassener Antrumrest, der durch die Alkalisierung mit Duodenalsaft ständig die Gastrinausschüttung stimuliert u. so zum Ulcus pepticum jejuni führt.

Excrescentia ⟨*lat*⟩ *f*: Auswuchs (bes. der Haut).

Exenteratio ⟨*gr* + *lat*⟩ *f*: Exenteration, Ausweidung; **1.** ***Teratologie:*** Vorlagerung von Baucheingeweiden. ↑Zölosomie. **2.** ***Ophth.:*** **E. bulbi**: Entfernung des Augeninhalts unter Belassen von Sklera u. Tenon-Kapsel sowie der Augenmuskeln. **E. orbitae**: operative Entfernung des gesamten Orbitainhalts einschl. des Auges. Hauptsächl. bei Einbruch maligner Tumoren in die Orbita.

Exenzephalie ⟨*gr*⟩ *f*: Exencephalia; das Gehirn liegt frei außerhalb des Schädels, in dem ein mehr o. minder großer Mittelliniendefekt besteht (↑Kranioschisis). Kleinere Hirnprolapse (meist okzipital) werden auch als ↑Enzephalozele bezeichnet.

Exerzierknochen: Verknöcherung von Muskelteilen des M. pectoralis u. M. deltoideus infolge häufig wiederholter kleiner Traumen beim Exerzieren (durch Gewehrkolben); ↑Myositis ossificans circumscripta.

Exfoliatio ⟨*lat*⟩ *f*: Exfoliation; **1.** Abschilferung von Zellen an einer Epitheloberfläche. **2.** Physiol. Ausfall des Milchzahns nach vorangegangener Resorption der Wurzel. ↑Odontogenese.

Exfoliatio areata linguae: Lingua geographica, Landkartenzunge; harmlose, herdförmige Desquamation an der Zungenoberfläche, die peripherwärts fortschreitet. Dadurch entstehen rote, trockene, belagfreie Areale mit weißl. Randsaum. Durch Zusammenfließen u. Wandern entstehen landkartenähnl. Zeichnungen. Ursache unbekannt. Diskutiert werden Beziehungen zu gastrointestinalen Störungen, parasitäre Noxen, neuropath. Kondition, nutritive Faktoren sowie Beziehungen zur exsudativen Diathese. Kombination mit Faltenzunge (↑Lingua plicata) ist häufig.

Exfoliation ↑Exfoliatio, ↑Kapselhäutchen, echtes, ↑Pseudoexfoliation.

Exfoliativtoxine: Epidermolyse bewirkende Toxine (Exfoliatin A u. B) best. Staphylococcus-aureus-Stämme. ↑Staphylococcus.

Exfoliativzytologie ⟨*lat* + *gr*⟩ *f*: Entnahme von Zellen an der Gewebeoberfläche, die durch natürl. Abschilferung nur locker im Zellverband haften, mit anschließender zytolog. Bewertung, die auf krankhafte Veränderungen des Gewebes schließen läßt. ↑Papanicolaou-Klassifikation. **Orale E.**: zytolog. Untersuchung von Gingiva- u. Mundschleimhautabstrichen zur dd Beurteilung bzw. Erfolgsbewertung der Ther.

Exhairese ⟨*gr*⟩ *f* ↑Trigeminusneuralgie.

Exhalation ⟨*lat*⟩ *f*: **1.** Ausatmung eines Fremdstoffs. **2.** Ausströmung von (Heil-)Gasen aus ↑Gasquellen o. ↑Heilwässern, z. B. ↑Kohlendioxid, H_2S, ↑Radon.

Exhibitionismus ⟨*lat*⟩ *m*: Entblößungsneigung, fast ausschließl. bei Männern vorkommende sexuelle ↑Deviation, bei der keine Partnerschaft o. körperl. Berührung gesucht wird, sondern ledigl. der Drang besteht, anonym einer Frau o. einem Mädchen das entblößte Genitale zu präsentieren. Das schockierte Verhalten des „Opfers" löst die sexuelle Erregung u. evtl. einen Samenerguß aus. Direkte Kontakte u. Aggressionen sind Ausnahmen, so daß angesichts der relativen Harmlosigkeit dieser Deviation deren strafrechtl. Bewertung als ↑Sexualdelikt umstritten ist, zumal durch Haftstrafen kein Rückfall verhindert. Bei einigen Jugendlichen Übergangserscheinung vor Aufnahme von Geschlechtsbeziehungen. E. gilt als psychosexuelle Unreife. Psychotherapie nur in Einzelfällen erfolgreich.

Exhumierung ⟨*lat*⟩ *f*: Wiederausgrabung einer bestatteten Leiche. ↑Bestattung.

Exitus ⟨*lat*⟩ *m*: Ausgang, Tod.

Exitus in tabula: Eintritt des Todes während einer Operation.

Exitus letalis: tödl. Ausgang einer Krankheit o. eines Unfalls.

ex juvantibus ⟨*lat*⟩: Diagnoseklärung durch den Effekt der Ther.

Exkavation *f*: Excavatio; Aushöhlung.

exkavieren ⟨*lat*⟩: entfernen des erweichten Dentins aus einem kariösen Defekt. ↑Restauration.

Exklusion ⟨*lat*⟩ *f*: **1.** Ausschluß. **2.** Zentralnervöse Hemmung des Bildes eines Auges.

Exklusion, allelische: Ausschlußmethode bei der Chromosomenkartierung (↑Chromosomenkarte). Besteht eine Deletion eines best. Chromosomenabschnitts u. lassen sich bei dem Individuum zwei ↑Allele eines Gens nachweisen, kann der entsprechende Genort nicht im Bereich der Deletion liegen.

Exkochleation ⟨*lat*⟩ *f*: Auskratzung.

Exkoriation: Excoriatio; Hautabschürfung mit Freilegung der Lederhaut (Korium).

Exkrement: Excrementum; Ausscheidung.

Exkrementophilie ⟨*lat*⟩ *f*: sexuelle ↑Deviation, die gekennzeichnet ist durch das lustvolle Begehren (Berühren, Riechen, Verzehren) fremder o. eigener Körperausscheidungen wie Kot (↑Koprophilie), Urin, Schweiß, Speichel, Menstrualblut.

Exkret ⟨*lat*⟩ *n*: Excretum; Produkt von Drüsen o. Organen (z. B. Schweiß, Harn), das im Organismus im Ggs. zum ↑Sekret keine Verwendung mehr findet u. ausgeschieden wird.

Exkretion, extrarenale: Ausscheidung körpereigener o. -fremder Substanzen, insbes. Entfernung von Pharmaka durch die Ausscheidungsorgane unter Umgehung der Nieren. **Pulmonale Exkretion**: erfolgt wie die Resorption durch Diffusion. Sie wird beeinflußt vom Verteilungsvolumen, dem Dampfdruck, der effektiven pulmonalen Ventilation u. der pulmonalen Blutstromstärke. Bedeutung bei Inhalationsnarkotika, Alkohol u. äther. Ölen. **Biliäre Exkretion**: Einteilung in drei Gruppen. A: Galle-Plasma-Relation = 1; z. B. Elektrolyte Na^+, K^+, Cl^-, die Zucker Glukose, Erythritol, Mannitol; quartenäre Ammoniumverbindungen, Decamethonium, Hexamethonium, vermutl. über reinen Diffusionsprozeß. B: Galle-Plasma-Relation > 1, etwa 10–1 000; organ. Säuren, Basen u. ungeladene Verbindungen, z. B. Gallensäuren, Bilirubin, Indocyaningrün, Bromsulphthalein, Procainamid, g-Strophanthin, Digitoxin, Erythromycin, mittels aktiver Sekretion. C: Galle-Plasma-Relation < 1, z. B. lipidlösl. ungeladene Zucker Inulin, Saccharose, endogene Substanzen Albumin, alkal. Phosphatase, Diffusionsausgleich wird nicht erreicht (enterohepat. Kreislauf). **Exkre-**

tion in die Milch: translaktale Passage; durch Diffusion, selektive Aufnahme o. aktive Sekretion, z.B. Penicillin G. **Exkretion in den Speichel**: ohne klin.-ther. Relevanz, aber von zunehmender Bedeutung für die klin.-pharmak. Forschung u. hochspezialisierte Formen der med. Betreuung wie Therapieservice u. drug monitoring. **Exkretion in den Schweiß**: begrenzt pathogenet. Bedeutung wegen der Entstehung von Ausscheidungsdermatosen nach Brom u. Iod.

Exkretion, renale: erfaßt die renale Ausscheidung von physiol. u. pathol. Stoffwechselendprodukten, der meisten Pharmaka u. deren Metabolite. Entspr. den Eigenschaften der Pharmaka sind versch. Mechanismen relevant. 1. Filtration: alle niedermolekularen u. nicht proteingebundenen Pharmaka; 2. Diffusion: lipidlösliche Stoffe, z.B. Thiopental, Alkohol; 3. „Non-ionic-Diffusion"; betrifft alle Pharmaka, die schwache Säuren o. Basen sind u. in wäßriger Lösung z.T. in undissoziierter u. z.T. in dissoziierter Form vorliegen. Diffusionsfähig ist der undissoziierte Anteil, dessen Ausmaß vom pK_a-Wert der Substanz u. vom pH-Wert der Lösung abhängt, z.B. werden Barbitale in alkal. Urin u. Alkaloide in saurem Urin beschleunigt ausgeschieden; 4. aktive tubuläre Sekretion organ. Säuren, z.B. Glukuronide, Sulfate, p-Aminohippursäure, Phenolrot, Diodon, Penicilline, Salicylate, Sulfanilamide, Etacrynsäure u. Basen, z.B. Tetraäthylammonium, Hexamethonium, Tolazolin, Cholin, Neostigmin, Dopamin, Histamin; 5. aktive tubuläre Reabsorption, z.B. Glukose, Aminosäuren, Lithium. Carriersysteme. Bei Nierenfunktionsstörungen kann die Ausscheidung vieler Pharmaka verzögert werden, was an den verlängerten ↑Eliminationshalbwertszeiten deutl. wird. Abb.

Exkretionsenzyme: Enzyme, die aus den Zellen ausgeschleust werden u. ihre katalyt. Wirkung extrazellulär u. physiologischerweise nicht im Blut ausüben. Zu den E. gehören Pepsinogen, Alphaamylase, saure Phosphatase (tartrathemmbare) der Magenschleimhaut, des Pankreas bzw. der Prostata. Sie gelangen nur unter pathol. Bedingungen, z.B. Alphaamylase bei akuter Pankreatitis, in größerer Menge in das Blutplasma. Sie sind dann von großer diagn. Bedeutung.

Exkretionsindex: fraktionale Ausscheidung einer Substanz mit dem Harn. Die ausgeschiedene Menge wird in % der filtrierten Menge angegeben.

Exocrinocytus ⟨*gr* + *lat*⟩ *m*: die sezernierende Zelle in exokrinen ↑Drüsen.

Exocrinocytus caliciformis: die ↑Becherzelle; intraepitheliale, einzellige Drüse.

Exodontismus ⟨*gr* + *lat*⟩: übertriebene Extraktionstherapie in der Zahnmed.

Exoenzym: **1.** Enzyme, die Biopolymere von den Enden her abbauen; ↑Desoxyribonukleasen, Peptidasen, Ribonukleasen. **2.** Enzyme, die von der sie produzierenden Zelle nach außen abgegeben werden.

Exoenzyme, bakterielle: Pathogenitätsfaktoren von Bakterien (↑Hyaluronidase, ↑Hämolysin, ↑Neuraminidase, ↑Fibrinolysin, ↑Desoxyribonukleasen, Lipase, Protease). ↑Pathogenitätsfaktoren.

exogen ⟨*gr*⟩ *Adj*: von außen entstanden, zugeführt.

Exokrinopathie ⟨*gr*⟩ *f*: generalisierte Störung der exkretor. Drüsenfunktion. Eine bes. Form der E. stellt die ↑Mukoviszidose dar.

Exomphalos ↑Omphalozele.

Exomphalos-Makroglossie-Gigantismus-Syndrom: EMG-Syndrom, Wiedemann-Beckwith-Syndrom; genet. bedingtes dienzephales Syndrom durch Mutation im Chromosom 11. Die Beteiligung unterschiedl. benachbarter Genorte (z.B. des Insulins, des ↑Wilms-Tumors u. eines Wachstumsfaktors) hat entsprechende Auswirkungen: Hyperplasie von Zellen, Geweben u. Organen, angeborene Übergewichtigkeit, Hemihypertrophie, Skelettreifungsakzeleration, Bauchwandhernien, Makroglossie. Pankreatomegalie u. Hyperinsulinismus bedingt bedrohl. Hypoglykämien im Neugeborenenalter. Charakterist. Gesichtsdysmorphie: Makrostomie u. Progenie, Mittelgesichtshypoplasie. „Kerbenohr" (Längsfalte des Ohrläppchens). Neigung zu intraabdominellen Tumoren u. Polyzythämie. Abb.

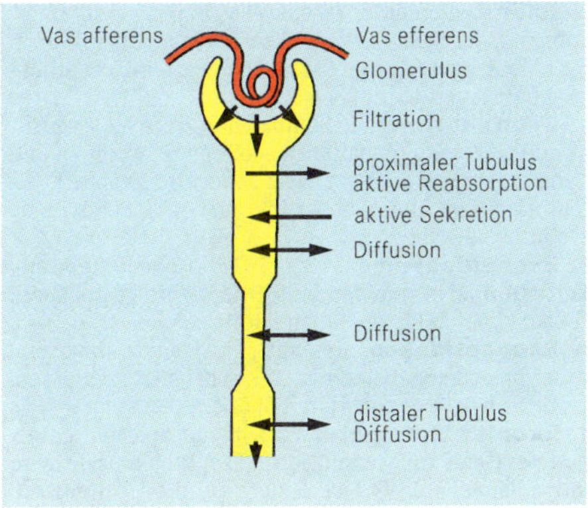

Renale Exkretion. Schematische Darstellung des Nephrons mit den Mechanismen der renalen Stoffbewegung

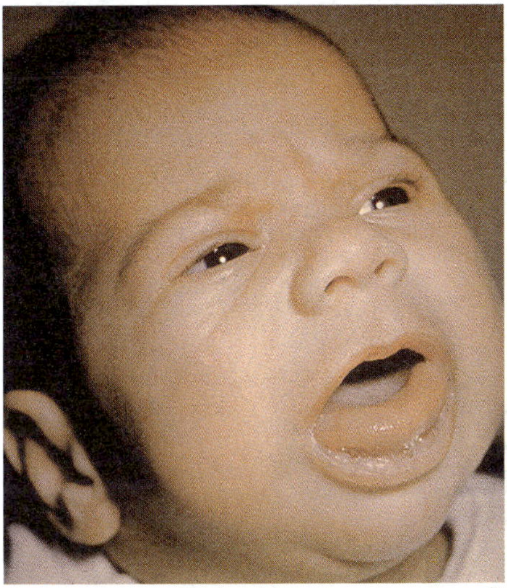

37

Exomphalos-Makroglossie-Gigantismus-Syndrom. Charakteristische Gesichtsdysmorphie

E

Exon: codierender Teil eines ↑Mosaikgens, der transkribiert u., im Ggs. zu einem nichtcodierenden ↑Intron, in der ↑Messenger-RNA im Prozeß der ↑Proteinbiosynthese auch translatiert wird; ↑Spleißen.

Exon shuffling: Rekombination versch. ↑Introns, wodurch neue Kombinationen codierender ↑Exonen entstehen; dem E. s. auf der DNA-Ebene wird hypothet. Bedeutung für Schaffung neuer Informationen bei der biol. Evolution beigemessen.

Exonukleasen: Enzyme (↑Phosphodiesterasen), die DNA u. RNA von den Enden her hydrolyt. abbauen; ↑Desoxyribonukleasen, Ribonukleasen.

Exopeptidasen: Enzyme, die Peptide bzw. Proteine von den Enden her hydrolyt. abbauen; ↑Peptidasen.

Exophorie ⟨*gr*⟩ *f* ↑Heterophorie.

Exophthalmometer ⟨*gr*⟩ *n*: mit Spiegeln ausgestattetes Gerät zur Messung des ↑Exophthalmus. Es wird an beiden äußeren Orbitalrändern auf die Haut gesetzt. Im unteren Spiegel scheint das Bild des Hornhautscheitels, im oberen ein Meßstab zur Ablesung des Abstands des Hornhautscheitelpunkts von der Verbindungslinie der beiden äußeren Orbitalwinkel.

Exophthalmus ⟨*gr*⟩ *m*: durch krankhafte Vorgänge vorgetriebener Augapfel. Einige typ. Exophthalmusformen geben zugleich Hinweise auf die Ätiopathogenese: E. pulsans (↑Sinus-cavernosus-Syndrom), E. intermittens (Orbitavarizen), endokriner E. (↑Basedow-Krankheit); entzündl. E. (Orbitaphlegmone). **Maligner E.**: bes. schwere Verlaufsform der endokrinen ↑Ophthalmopathie (ulzeröse Keratitis, Sehnervenschädigung). **Kongenitaler E.**: E. bei Fehlbildungen der Orbita (z. B. bei ↑Anenzephalie) o. raumfordernden Prozessen (angeborene ↑Orbitazysten); häufig Bestandteil von Fehlbildungssyndromen: ↑Crouzon-Syndrom, ↑Apert-Syndrom, ↑Albright-Syndrom, ↑Ullrich-Turner-Syndrom, ↑Hutchinson-Gilford-Syndrom, Gruber-Syndrom. Abb.

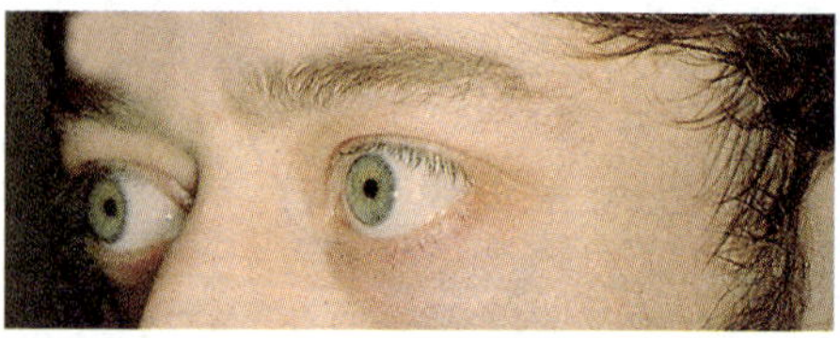

19

Endokriner **Exophthalmus**

Exophthalmus-pulsans-Syndrom: klin. Erscheinungen, die mit sicht- o. fühlbarem pulsierendem Exophthalmus verbunden sind.

Exophytie ⟨*gr*⟩ *f*: exophyt. Wachstum, nach außen gerichtet (bei Hohlorganen ins Lumen); Kennzeichnet die Ausbreitungsform gutartiger u. bes. auch bösartiger Tumoren.

Exorzismus ⟨*gr*⟩ *m*: rituelle Beschwörung zwecks Austreibung böser Geister, Dämonen o. ä. aus Personen, Lebewesen o. Gegenständen. Exorzist. Handlungen finden sich in der älteren animist.-dämonist. Med. Während von den Vertretern der weitgehend rational ausgerichteten hippokrat. Med. Dämonenaustreibungen nicht ausgeübt wurden, erhielt der Dämonenglaube durch das Christentum erneuten Auftrieb. Nach Markus 1,54 hat Jesus durch Dämonenaustreibung geheilt. Es gab daher bald den Stand der Exorzisten, die eine eigene Klasse von Kirchenbeamten darstellten. Einen neuen Höhepunkt erreichte der Glaube an Verhexung u. Besessenheit im Mittelalter, in der Renaissance u. in der frühen Neuzeit. Im letzten Drittel des 18. Jh. fand die Dämonenaustreibung im Ergebnis der Aufklärung im großen u. ganzen ihr Ende.

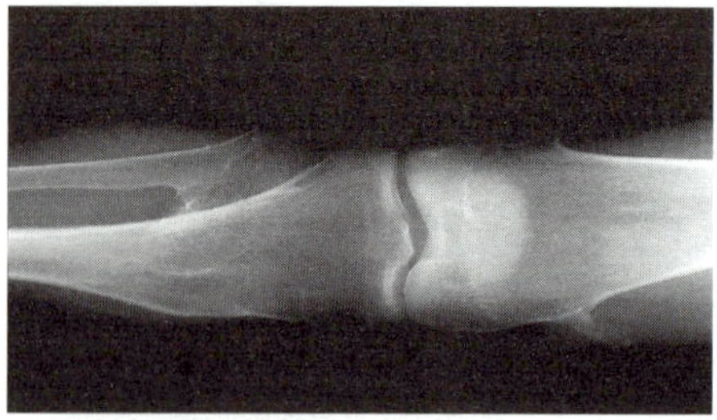

38

Multiple kartilaginäre Exostosen.
Typische, gelenknahe Lokalisation

Exosporen ⟨*gr*⟩ *f Pl*: Sporen, die von Pilzen durch Abschnürung gebildet werden.

Exostose: Exostosis, Knochenauswuchs; ältere Bez. für ↑Osteochondrom.

Exostosebecken: durch einzelne o. zahlreiche Exostosen verändertes Becken. Vorkommen an versch. Stellen. An den Beckenschaufeln sog. „Beckenhörner". Genet. bedingt beim ↑Nagel-Patella-Syndrom, ↑Osteoonychodysplasie, Turner-Kieser-Syndrom.

Exostosenkrankheit ↑Osteochondrome, multiple.

Exostosen, multiple kartilaginäre: ältere Bez. für multiple ↑Osteochondrome. Abb.

Exostose, unkovertebrale: bei Spondylosis deformans auftretende knöcherne Wülste im Bereich der Unkovertebralgelenke der Wirbelsäule mit Einengung der Zwischenwirbellöcher u. Schmerzsymptomatik.

Exostosis calcanei plantaris: Kalkaneussporn an der plantaren Fersenbeinseite.

Exotoxin ⟨*gr*⟩ *n* ↑Ektotoxine.

Exotropie ⟨*gr*⟩ *f*: Auswärtsschielen, ↑Strabismus.

Exozölzysten: Reste des prim. Dottersacks im extraembryonalen Zölom.

Exozytose: über das endoplasmat. Retikulum u. Golgi-Apparat erfolgende, vesikulär organisierte Ausschleusung intrazellulärer Materialien aus der Zelle, z. B. von Sekretproteinen, Hormonen, Enzymen, sowie unverdaul. Reste intrazellulärer Abbauprozesse, z. B. auch defekter Zellorganellen; ↑Autophagie, Autophagosom. **Regulierte E.**: im Ggs. zur konstitutiven Exozytose durch Aktivierung von Zellen, z. B. durch Hormone o. Neurotransmitter ausgelöste Exozytose.

expansiv ⟨*lat*⟩ *Adj*: verdrängend; z. B. expansives Wachstum gutartiger Gewächse.

Expectancy wave ⟨*engl*⟩ *f*: Erwartungswelle, ↑Bereitschaftspotential.

Expektoranzien ⟨*lat*⟩ *n Pl*: *Sg* Expektorans; die ↑Expektoration fördernde Medikamente, wirken durch Sekretolyse u./o. Verstärkung der Sekretomotorik, so Ammoniumchlorid, äther. Öle, Bromhexin, N-Acetylcystein. ↑Sekretolytika.

Expektoration ⟨*lat*⟩ *f*: Husten mit Entleerung von ↑Auswurf.

Expellation ⟨*lat*⟩ *f*: gegen den Willen des Pat. erfolgende Entlassung aus stationärer Behandlung.

Experiment ⟨*lat*⟩ *n*: Methode durch gezielte o. zufällig entstandene kontrollierbare Bedingungen u. ihre Variation Beziehungen in Ursache-Wirkungs-Zusammenhängen zu erfassen.

Experiment, klinisches: unter strengen Kriterien u. Vorkehrungen wissenschaftl. Versuch, die Wirkungsweise von neuen med. Verfahren u. Methoden o. Medikamenten an Versuchspersonen zu überprüfen, nachdem Tierexperimente o. andere Versuche eine relative Unschädlichkeit, aber nicht genügend Auskünfte über die Anwendbarkeit beim Menschen erbracht haben. ↑Studie, kontrollierte klinische.

Experimentum crucis ⟨*lat*⟩ *n*: entscheidendes Exp. zur Bestätigung einer Theorie.

Expertensystem: Teildisziplin der künstlichen ↑Intelligenz; versucht, rechnergestützt durch Deduktion aus gespeichertem Wissen Fragestellungen zu beantworten, die ein Problem darstellen (Problem dabei, im Ggs. zu einer Aufgabe, so verstanden, daß auch der Lösungsweg unbekannt ist). Das E. will weniger den (menschl.) Experten unterstützen, als das fortgeschrittene Wissen an eine Vielzahl von Nutzern heranführen. Wichtige Anwendungen sind: Diagnostik in der Med. u. Technik, flexible Beratungs- u. Auskunftssysteme. Das E. besteht i. d. R. aus der Wissensbasis u. der Inferenzmaschine (den log. Schlußmechanismen). Die einzelnen Komponenten sind: Wissenserwerbkomponente, Dialogkomponente, Erklärungskomponente. Das E. wird als selbstlernendes System konzipiert. Je nach dem angewandten Verfahren unterscheidet man zwischen Rule-Based- (auf Regeln basierenden) u. Frame-Based- (auf sog. Rahmen basierenden) E.

Explantate: durch mechan. Teilung für In-vitro-Kultivierung o. Transplantation gewonnenes Organ- o. Gewebefragment.

Explantation ⟨*lat*⟩ *f*: **1.** ***Onkologie:*** Entnahme von Zellen, Geweben o. Organen aus einem Organismus zum Zwecke der Übertragung in eine Nährlösung o. zur Transplantation in einen anderen Organismus. Methode der Erforschung der Wachstums- u. Differenzierungsleistungen eines Teilstücks. Wichtig für embryol. Untersuchungen, für Krebsforschung u. ↑Zellzüchtung. E. werden durch mechan. Zerkleinerung gewonnen, wobei die E. ungefähr 1 mm^3 groß sind. **2.** ***Zahnmed.:*** Entfernung eines Implantats.

Explantatkultur: In-vitro-Haltung kleiner Fragmente aus Organen o. Geweben, die sich in geeigneter Nährlösung an die Unterlage anheften, worauf ein Teil der Zellen aus dem Explantat auswandert. Älteste Methode der Gewebezüchtung, auch heute für das Anlegen von Primärkulturen aus Geweben gebräuchl.

Exploration ⟨*lat*⟩ *f*: Ausforschung. In der organ. Med. Untersuchung bzw. Palpation innerer Organe. In der Psychiatrie Ausforschen psychopatholog. Phänomene u. Technik der mittels des Gesprächs stattfindenden psych. Untersuchung des Pat. (psychodiagnost. Gespräch). Dient als Methode der Kommunikationsbildung, ↑Kommunikation, also der Aufnahme von gegenseitigen Beziehungen zur Vertrauensbildung, zur Sammlung von Fakten, Daten u. Informationen sowie der Persönlichkeitsuntersuchung u. zwar im Querschnitt- u. Längsschnitt. Hier steht es in Konkurrenz zu einzelnen Testverfahren. I. d. R. wird die E. als freie E. ohne festgelegten zeitl. Ablauf von Themen durchgeführt. Aus dem Verfahren entwickelten sich Formen einer halbstandardisierten o. standardisierten E. (↑Interview).

Explosivepidemie: Epidemie mit einer schnellen u. steilen Anstiegsphase in kurzer Zeit. E. entwickeln sich, wenn ein empfängl. Kollektiv zeitgleich infiziert wird u. erkrankt. Bes. bei Einbruch von Erregern mit intensiver Übertragung in unbesetzte o. hypendem. Gebiete des ↑Nosoareals. E. sind an aerogene ↑Übertragung o. an Faktoren der Erregerübertragung mit großer Streubreite wie Wasser u. Nahrungsmittel gebunden. ↑Infektionserregerübertragung.

Explosivlaute: Gruppen von Konsonanten, die in der Sprachheilkunde wegen ihrer Artikulationsform zusammengefaßt werden: B P D T G K.

Exponentialstrom: entspricht dem ↑Dreieckstrom; die Zunahme der Intensität der Reizstromimpulse verläuft exponentiell.

Exportproteine ↑Sekretproteine.

Exposition ⟨*lat*⟩ *f*: **1.** ***Epidemiol.:*** Ausgesetztsein des Organismus gegenüber äußeren Krankheitseinflüssen (↑Risikofaktoren). Ggs. ↑Disposition. **2.** ***Toxikol.:*** Intensität (i. a. Masse-Konzentration) u. Einwirkungsdauer eines Schadstoffs abhängig von Ort u. Zeit. Damit eine E. zur Wirkung gelangt, muß der Kontakt mit dem Organismus hergestellt sein. Der tatsächl. aufgenommene u. zur Wirkung gelangende Anteil des Schadstoffs wird als Dosis bezeichnet. **3.** ***Röntg.:*** ↑Belichtung. **4.** ***Arbeitsmedizin:*** i. e. S. das Ausgesetztsein gegenüber physikal., chem. u./o. mikrobiol. Umweltfaktoren, phys. u. neuropsych. Belastungen o. anderen Störeinflüssen (z. B. Konfliktsituationen) im Arbeitsprozeß, die das Entstehen von Krankheiten verursachen, begünstigen o. vorhandene Gesundheitsstörungen verschlimmern können. E. im Arbeitsprozeß besteht häufig gegenüber mehreren ↑Noxen, so daß ↑Berufskrankheiten oft nicht mono-, vielmehr plurikausal entstehen. Das Gesundheitsrisiko einer E. wird von Art, Gefährlichkeit, Intensität u. Dauer der Einwirkung der Noxe, den begleitenden Randbedingungen u. der ↑Disposition bestimmt. Arbeitshygien. Grenzwerte limitieren die E. auf ein gesundheitl. verträgl. Maß. ↑Dosis-Wirkungs-Beziehungen, ↑Dosimetrie.

Expositionsdosis: engl. exposure. Gelegentl. mit Bestrahlungsdosis übersetzt. Von der ICRU im Report 19 empfohlene Bestrahlungsgröße, deren Definition von der ↑Ionendosis der DIN-Norm 6809 abweicht, die aber ebenso wie diese in Röntgeneinheiten (R) o. SI-gerecht in Coulomb je Kilogramm gemessen wird. Die E. ist der Quotient dQ/dm, wobei dQ die Summe der elektr. Ladungen aller in der Luft erzeugten Ionen eines Vorzeichens ist, wenn alle durch Photonen in einem Volumenelement Luft mit der Masse dm freigesetzten Elektronen u. Positronen in Luft völlig abgebremst werden.

Expositionsleistung: Dosisleistung, wenn die Dosis als ↑Expositionsdosis, also in Röntgen o. Coulomb/kg gemessen wird (Ionendosisleistung).

Expositionsprophylaxe: in der Infektions- u. Seuchenlehre die Verhütung des Kontakts mit Erregern u. der Verbreitung der übertragbaren Krankheiten mit hohem ↑Kontagionsindex (z. B. Pertussis, Diphtherie, Scharlach, Abdominaltyphus, Hepatitis A) durch seuchengesetzl. geregelte Schutzmaßnahmen wie ↑Isolierung (Absonderung, Quarantäne), ↑Desinfektion u. ↑Desinsektisation, Überwachung des Auslandsverkehrs, Versammlungsverbot, Schließung von Schwimmbädern, Schulen, Einrichtungen zur Unterbringung von Kindern.

Expositionszeit, berufliche: häufig nicht ganz exakt für die Dauer der ↑Exposition gebrauchter Begriff, während der ein Betroffener einem gesundheitsrelevanten Umweltfaktor ausgesetzt ist o. war. Die Begrenzung der tgl. Belastungs- o. Expositionszeit spielt in der ↑Arbeitshygiene zur Reduzierung der Einwirkung best. Umwelteinflüsse (z. B. mechan. Schwingungen) auf ein gesundheitl. vertretbares Maß eine wichtige Rolle. ↑Latenzzeit. ↑Grenzwerte.

Expression ⟨*lat*⟩ *f*: 1. Herauspressung, z. B. der Plazenta nach Geburt des Kindes. 2. In der Genetik: ↑Genexpression.

Expressionsbibliothek: bes. Form einer ↑Genbibliothek, in der genomische ↑DNA o. ↑cDNA in ↑Vektoren mit hoher Expressionseffizienz für Proteine eingebaut sind; ↑Expressionsvektor, ↑Genexpression.

Expressionsvektor: Klonierungsvektoren mit regulativen Sequenzen (sog. starke ↑Promotoren) für den Gentransfer mit hoher Transkriptionsrate für die Synthese von ↑Messenger-RNA u. hoher Translationseffizienz für Proteine.

Expressivität ⟨*lat*⟩ *f*: phänotyp. Manifestationsstärke eines Gens. Quantitative u. davon unabhängig z. T. auch qualitative Unterschiede in der Ausprägung eines Merkmals können unterschiedl. genet. Ursachen haben: Einfluß anderer Loci bzw. des gesamten genet. Milieus, Einfluß von Umweltfaktoren, bei X-chromosomalen Genen der ↑Lyon-Effekt, sek., phänotyp. Regulationsmechanismen u. a. Häufig liegen auch einer phänotyp. als variable E. imponierenden Erscheinung multiple ↑Allelie, genetisches ↑Imprinting o. ↑Repeatsequenzexpansion zugrunde. Diese Situation entspricht nicht mehr der eigentl. Definition, die sich auf die Wirkungsstärke eines Gens bezieht; läßt sich nicht immer klar davon unterscheiden.

Exprimat ⟨*lat*⟩ *n*: ausgedrücktes Material.

Expulsion ⟨*lat*⟩ *f*: Austreibung.

Expulsivblutung ⟨*gr*⟩ *m*: seltene, aber schwerwiegende intraoperative Komplikation bei Augenoperationen, die meist den Verlust des Auges nach sich zieht; durch Ruptur eines Aderhautgefäßes bei bulbuseröffnenden Operationen, kann ganzen Bulbusinhalt herausdrücken, verläuft bei extrakapsulärer Kataraktextraktion meist mitigierter (u. seltener) als bei intrakapsulärer.

Exsikkanzien ⟨*lat*⟩ *n Pl*: austrocknende Mittel.

Exsikkation ⟨*lat*⟩ *f*: Exsiccatio; Austrocknung u. Entfettung der Haut aufgrund chem.-tox. Noxen. Kann in ausgeprägter Form zur Entstehung eines ↑Ekzems führen (Empfindlichkeitsekzem). Letztere entsteht z. B. bei zu intensiv durchgeführten Reinigungsprozessen der Haut. Folge sind Dekompensation des Hautrückfettungsprozesses u. Entstehung einer trockenen, rauhen, herdförmig pityriasiform schuppenden Haut mit feinen Rhagaden. Häufig sek. Entstehung von Kontaktsensibilisierungen.

Exsikkator ⟨*lat*⟩ *m*: dickwandiges, evakuierbares Glasgefäß mit geschliffenem Deckelrand zum Trocknen hitzeempfindl. chem. Substanzen. Als Trockenmittel werden wasseranziehende (hygroskop.) Verbindungen wie Kalziumchlorid o. Phosphorpentoxid in den unteren Teil des E. gegeben; die zu trocknende Substanz befindet sich darüber auf einem Zwischenboden.

Exsikkose ⟨*lat*⟩ *f*: Exsiccosis, Austrocknung des Körpers bei gestörter Flüssigkeitsbilanz meist mit Hyperosmolalität bei mangelnder Wasseraufnahme (Verdursten), übermäßiger Schweißabgabe ohne Kompensation o. Wasserverlusten durch länger andauerndes Erbrechen u. Durchfälle bei infektiösen Darmerkrankungen. Schnelle Wasserverluste von mehr als 15% lebensbedrohl.; Hautveränderungen, Bluteindickung, Bewußtseinslähmung, sek. Herzschwäche. Bei Kleinkindern bes. gefährl. Klin. Sympt.: Mattigkeit, Bewegungsarmut, reduzierter Hautturgor, tiefliegende Bulbi, trockene Schleimhäute, Tachykardie, Bewußtseinstrübung, Fieber. **Extrazelluläre E.**: extrazellulärer Flüssigkeitspool zugunsten des intrazellulären vermindert (zu geringe Salzzufuhr, erhöhter Salzverlust). **Zelluläre E.**: verminderter intrazellulärer bei erhöhtem extrazellulärem Flüssigkeitspool (unzureichende Wasseraufnahme, erhöhte Wasserverluste).

Exsikkosegrad: Einschätzung des Flüssigkeitsdefizits nach klin. Kriterien: **leichter E.**: Sympt.: Durst, Unruhe; Defizit 40–50 ml/kg KG; **mittelschwerer E.**: Sympt.: zusätzl. Hypotonie, trockene Haut, schneller, flacher Puls; Defizit 60–90 ml/kg KG; **schwerer E.**: Sympt.: Benommenheit, Hyperpnoe, RR-Abfall, Oligurie; Defizit 100–110 ml/kg KG. Ther.: ↑Rehydration, orale.

exspektativ ⟨*lat*⟩ *Adj*: abwartend.

Exspiration ⟨*lat*⟩ *f*: Exspirium. Ausatmung; unter Ruhebedingungen passive Volumenverkleinerung durch Schwerkraft u. Elastizität von Lunge u. Thorax; bei Arbeit zusätzl. Tätigkeit der Exspirationsmuskulatur.

Exspirationskurve: Registrierung des Atemvolumens o. der Geschwindigkeit in Abhängigkeit von der Zeit. Beim ↑Atemstoßtest ergibt sich aus der angenähert exponentiell verlaufenden Volumenkurve die ↑Sekundenkapazität u. die forcierte ↑Vitalkapazität. Bei gleichzeitiger Aufzeichnung von Volumen u. Geschwindigkeit ergibt sich das ↑Fluß-Volumen-Diagramm.

Exspirationsluft: Gesamtmenge der im Exspirium ausgestoßenen Luft, setzt sich zusammen aus Totraumluft u. Alveolargas. Ihre Zusammensetzung ist nicht konstant, hängt u. a. ab vom respiratorischen ↑Quotienten u. vom Atemäquivalent bzw. der spezif. Ventilation. Im Normalfall finden sich in der E. folgende ↑Partialdrücke: pO_2 116 mmHg (15,5 kPa), pCO_2 30 mmHg (4,0 kPa), pH_2O 47 mmHg (6,26 kPa), pN_2 567 mmHg (75,6 kPa).

Exspirationsstoßtest ↑Atemstoßtest.

Exspirationströpfchen: ausgeschleuderte Sekrettröpfchen der Atemwegschleimhäute. Beim Atmen, Sprechen, Niesen u. Husten wird der Sekretfilm auf der Atemwegschleimhaut ausgezogen u. zu E. zerrissen. Ihre Größe beträgt etwa 15–100 µm. Mit höherer Luftgeschwindigkeit werden die Tröpfchen kleiner. In den E. sind Schleim, Speichel, Exsudat u. abgestoßene o. abgestorbene Zellen vorhanden, bei infizierten Personen Infektionserreger. Durch die Fallgeschwindigkeit ist die Gefahr einer Infektion über E. relativ gering, außer im Sprechkegel. ↑Übertragung, aerogene.

Exspirium ⟨*lat*⟩ *n* ↑Exspiration.

Exstirpation ⟨*lat*⟩ *f*: operative Entfernung eines gesamten Organs o. von Organbestandteilen. Als Vital- u. Mortalexstirpation in der Zahnmed. gebräuchl. ↑Wurzelkanalbehandlung.

Exstrophia ⟨*gr*⟩ *f* ↑Ecstrophia.

Exsudat ⟨*lat*⟩ *n*: bei Entzündungen aus den Gefäßen der terminalen Strombahn ausgetretene flüssige u. korpuskuläre Blutbestandteile teils im Gewebe, teils frei in serösen Höhlen (Pleura, Perikardhöhle) liegend. Im Ggs. zum ↑Transsudat ist das E. eiweißreich; Dichte über 1,018 (Rivalta-Probe pos.). Wechselnder Gehalt an Albumin, Globulinen u. Fibrinogen. E. können serös, fibrinös, hämorrhag. o. chylös sein. Hämorrhag. E. vorwiegend bei Tuberkulose u. Neoplasmen.

Exsudation ⟨*lat*⟩ *f*: Vorgang des Austretens von Blutbestandteilen in das umliegende Gewebe bei Entzündung; ↑Exsudat. In der Augenheilkunde Bez. für Entzündungszeichen im Kammerwasser.

Extension ⟨*lat*⟩ *f*: Zug am peripheren Knochenfragment, eine in der Unfallchirurgie wichtige Maßnahme zur ↑Reposition von Frakturen. Die E. wirkt den dislozierenden Muskelkräften entgegen u. neutralisiert sie. Vielseitige Anwendung dieses Prinzips: beim Repositionsmanöver vor Anlage eines Gipsverbands, als Dauerzug zur allmähl. Korrektur von Fehlstellungen o. Sicherung des Repositionsergebnisses, Gegenzug durch das Körpergewicht (↑Streckverband, ↑Overheadextension, ↑Crutchfield-Zange, ↑Schede-Extension), 3. Dauerzug als repositionsförderndes Moment bei funktioneller Knochenbruchbehandlung (↑Poelchen-Methode, ↑Hängegips).

Extension for prevention ⟨*engl*⟩: ↑Kavitätenpräparation nach Black.

Extensionsabformung: im zahnlosen Unterkiefer angewendet, da das Gebiet der unbewegl. Schleimhaut des Prothesenlagers für die Druckaufnahme nicht ausreicht. Ausmaß der Extension wird durch Plastizität des Abformmaterials u. durch Intensität der Bewegungen der Muskulatur beim Abformen festgelegt (funktionelle E.).

Extensionsbehandlung: Verfahren der ↑Krankengymnastik. Durch gezielte, meist intermittierende Zugbelastung werden best. Abschnitte der Wirbelsäule u. die zugehörige Muskulatur passiv gedehnt. Ausführung entweder unter Ausnutzung des Körpergewichtes o. mittels elektron. gesteuerter Geräte, z.T. unter gleichzeitiger Wärmeapplikation, z.T. im Wasser. Angewendet bei Einklemmung von Nervenwurzeln; ↑Glisson-Schlinge; ↑Perl-Gerät.

Extensionskorsett: ↑Rumpforthese mit ↑Beckenkorb u. Kinn- u. Hinterhauptauflage, die durch Schienen verbunden sind. Sie wirkt extendierend auf die Wirbelsäule u. dadurch in frontaler u. sagittaler Ebene korrigierend (Skoliose) u. entlastend sowie auf die Wirbelsäule insges. ruhigstellend.

Extensionstisch: unfallchirurg. Operationstisch. Mit Hilfe einer Zugvorrichtung können die Fragmente reponiert u. bis zum Abschluß der Osteosynthese (z.B. ↑Marknagelung) festgehalten werden.

Extensor ⟨*lat*⟩ *m*: Strecker, Muskel, welcher eine Streckung bewirkt; ↑Musculus extensor digitorum longus.

Externa ⟨*lat*⟩ *n Pl*: äußerl. anzuwendende Arzneimittel, z.B. ↑Salben, ↑Puder, ↑Linimentum.

Externa-Interna-Mikrogefäßanastomose: operatives Verfahren, um bei Blutmangelversorgung zerebraler o. zerebellarer Abschnitte die Blutzufuhr zu verbessern. Bei dem mikrochirurg. Eingriff wird ein Ast der A. temporalis superficialis mit einer kortikalen Arterie (meist im Mediastromgebiet) End-zu-Seit anastomosiert.

Exterorezeptoren ⟨*lat*⟩ *m Pl*: Zellen bzw. Zellgruppen u. Nervenfaserendigungen, die aufgrund ihrer topolog. Anordnung u. Ausrichtung sowie ihrer Empfindlichkeitscharakteristik Wirkungen aus der Umwelt als adäquate Reize aufnehmen u. in eine über afferente Nerven zum ZNS weitergeleitete Erregung verwandeln (↑Transformation). So gehören zu den E. die Rezeptoren in der Haut, der Retina, dem Innenohr, der Nasen- u. Mundschleimhaut. ↑Interorezeptoren, ↑Propriorezeptoren.

Extinktion, dekadische: dekad. Logarithmus des Verhältnisses Φ_1/Φ_2, wobei Φ_1, Φ_2 die Strahlungsleistungen (häufig als Intensitäten bezeichnet) des Lichts vor u. nach Durchgang durch ein Medium bedeuten. Bei Benutzung des natürl. Logarithmus erhält man die **natürl. E.** Φ_2/Φ_1 heißt Durchlaßgrad, Durchsichtigkeitsgrad o. Transparenz. Es gilt $\Phi_2 = \Phi_1 e^{-Kd}$; d: Dicke der durchstrahlten Schicht, K: stoffspezif. u. wellenlängenabhängige Extinktionskonstante (1/cm).

Extinktionskonstante: Zeichen K; Zahl, deren Kehrwert gleich der Dicke einer durchstrahlten Schicht ist, bei der die Strahlungsleistung eines Parallellichtbündels auf den Wert $1/e = 1:2{,}72 \approx 37\,\%$ abgesunken ist. ↑Extinktion, dekadische.

extra- ⟨*lat*⟩ *Präffix*: außer-, außerhalb, zusätzl.

Extrachromosomen: zahlenmäßig nicht zum normalen, euploiden Karyotyp gehörige Chromosomen.

Extractum ⟨*lat*⟩ *n* ↑Extrakt.

Extra-DNA: DNA des Genoms von Vertebraten, die weder für Proteine noch für RNA codieren; E., über deren Bedeutung wenig bekannt ist; macht teilweise über 90 % der Gesamt-DNA einer Zelle aus u. enthält umfangreiche repetitive Sequenzen.

extrahieren ⟨*lat*⟩: herausziehen.

Extrakt ⟨*lat*⟩ *n*: Extractum; Auszug aus überwiegend pflanzl. ↑Drogen, die aus einem vorgeschriebenen Verhältnis von Droge u. Extraktionsmittel gewonnen u. nach Möglichkeit auf einen best. Wirkstoffgehalt eingestellt werden. Trockenextrakte (Extracta sicca) sind pulverförmige Zubereitungen. Sie dürfen mit einer Mischung aus 80 Teilen Laktose u. 20 Teilen hochdispersem Siliziumdioxid als Verreibung 1 : 1 (Trituratio 1 : 1) verdünnt werden. Fluidextrakte (Extracta fluida) sind flüssige Zubereitungen, wobei als Auszugsflüssigkeit Äthanol-Wasser-Mischungen (↑Äthanol) dienen. Dickextrakte (Extracta spissa) sind hochviskose Zubereitungen, die durch weitgehendes Verdampfen der Auszugsflüssigkeit hergestellt sind. Alle E. müssen in dicht schließenden Gefäßen u. vor Sonnenlicht geschützt aufbewahrt werden.

Extraktimpfstoff: aus Kulturen kapselbildender Pneumokokken (↑Streptococcus pneumoniae) u. ↑Meningokokken gewonnener, hochgereinigter, biochem. definierter ↑Polysaccharidimpfstoff.

Extraktion ⟨*lat*⟩ *f*: **1.** ***Chem.:*** Herauslösen, wörtl. Herausziehen eines Bestandteils aus einem Zwei- o. Mehrkomponentengemisch mit Hilfe eines spez. Lösungsmittels, das die anderen Komponenten nicht o. nur wenig löst. Beispiel E. von Fetten aus pflanzl. Material mittels Tetrachlormethan. Je nach der Natur des zu extrahierenden Stoffgemischs (fest, flüssig) wurden versch. Geräte für die E. entwickelt. **2.** ***Zahnmed.:*** Entfernung eines Zahns unter Lokalanästhesie u. mit zweckentsprechenden Instrumenten (Hebel, ↑Zahnzangen) bei wegen ausgedehnter Karies, ↑Pulpopathie, ↑Parodontitis marginalis o. apicalis erhaltungsunwürdigem Zahn; o. als **Extraktionstherapie**: im Kindesalter (↑Steuerung des Zahndurchbruchs) u. im Jugendalter zur Behebung von Platzmangel infolge von Disharmonie zwischen Zahn- u. Kiefermaßen. **3.** ***Gyn.:*** Herausziehen des Kindes am Kopf (Zangenentbindung) o. am Beckenende (Fuß, Steiß). **Ganze E.**: Herausziehen des ganzen, noch nicht geborenen Kindes am Fuß o. Steiß. **Halbe E.**: Kunsthilfe bei bis zum Erscheinen des unteren Schulterblattwinkels halb geborenen Kindern bei Beckenendlage; Armlösung klass. o. nach Müller; Veit-Smellie-Handgriff zur Entwicklung des Kopfs.

Extraktion, intrakapsuläre
↑Kataraktextraktion.

Extraktionstherapie ↑Extraktion.

Extraktivstoffe: Stoffe, die sich mit Wasser, Alkohol o. Äther u.a. Lösungsmitteln ausziehen lassen. ↑Extrakt.

Extraperitonealisierung: operative Vorlagerung eines intraperitoneal gelegenen Organs o. Organteils in o. vor die Bauchdecken.

Extrasystole: *Abk* ES; zusätzl. elektr. Erregung im normalen Erregungsablauf, deren Ursprung im Sinusknoten selbst, im Vorhof, in Teilen des AV-Knotens, in der Kammer u. in den übrigen Etagen des Erregungsleitungssystems liegen kann. Häufig fällt die nächste normale Erregung der Kammermuskulatur durch den Sinusknoten aus (kompensator. Pause bei Refraktärphase durch die ES); folgt die nächste normale Sinusknotenerregung nach Ablauf der extrasystoliebedingten Refraktärzeit des Erregungsleitungssystems, gibt es keine kompensator. Pause (interpolierte ES). Abb.

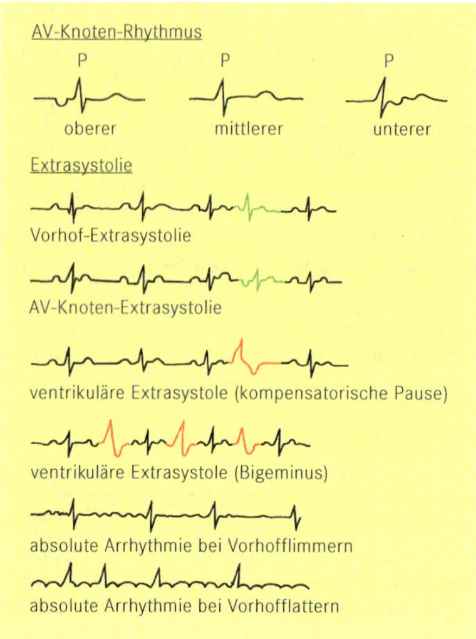

Extrasystole. Schematische Darstellung einiger Rhythmusstörungen; grün: Vorhof- u. AV-Extrasystolen; rot: ventrikuläre Extrasystolen

Extrauteringravidität: *Abk* EU; Schwangerschaft, bei der die ↑Nidation außerhalb der ↑Cavitas uteri erfolgte. Häufigster Sitz im Eileiter (Tubargravidität), wobei es zum Platzen der Tube (Tubarruptur) o. zum ↑Tubarabort in die Bauchhöhle kommen kann. Seltenere Ansiedlungsorte sind Eierstock u. Bauchhöhle (echte Bauchhöhlenschwangerschaft). Ursache sind häufig Folgen entzündl. Prozesse, die den Eitransport behindern. Wiederholte E. mögl. Ausgetragene E. ist sehr selten. Klass. Diagnostik: Schwangerschaftssymptome bei ungenügender Vergrößerung des aufgelockerten Uterus u. gleichzeitigem Auftreten eines weichen, sehr schmerzhaften Tumors neben dem Uterus; Schmierblutungen etwa 2–4 Wochen nach ausgebliebener Regelblutung, einseitig krampfartige Schmerzen. Akuter Bauch (Lebensgefahr); sofortige Laparotomie erforderl.

extravasal: außerhalb eines Gefäßes gelegen.

Extravasat ⟨*lat*⟩ *n*: aus einem Gefäß ins Gewebe ausgetretenes Blut; Blutung.

Extravasat, perineales: Harnaustritt aus dem perinealen Harnröhrenabschnitt mit perinealer Harninfiltration u. bald auch ↑Harnphlegmone infolge Harnröhrenverletzung durch Instrumente (starre Katheter u.ä.), Harnröhrenein- o. -abriß bei Pfählungsverletzung o. Beckenbrüchen (↑Schmetterlingshämatom).

Extravasat, perivesikales: nach ↑Blasenruptur o. transurethraler ↑Prostataresektion infolge Durchresektion der Kapsel o. bei Blasentumorresektion mit Perforation der Blasenwand entstandener Harnaustritt in das perivesikale Gewebe.

Extrazellularraum: Spatium intercellulare; Raum zwischen Zellen in Geweben, gefüllt mit interstitieller Flüssigkeit o. ↑Interzellularsubstanz.

Extremitas ⟨*lat*⟩ *f*: Extremität, äußerstes Ende, z.B. E. acromialis der Klavikula: das akromionnahe Ende des Schlüsselbeins, E. sternalis der Klavikula: das brustbeinnahe Ende des Schlüsselbeins. Extremitäten im weitesten Sinne sind die vom Rumpf abgehenden Gliedmaßen; Arme (obere Extremitäten) u. Beine (untere Extremitäten).

Extremitätenableitungen: je drei auf Einthoven bzw. Goldberger zurückgehende ↑Standardableitungen bei der Aufzeichnung eines ↑Elektrokardiogramms. Die Ableitpunkte liegen auf beiden Unterarmen u. auf dem li. Unterschenkel.

Extremitätenfehlbildungen: treten isoliert o.i.R. von Systemerkrankungen (Syndrome) auf u. kommen als Plus- (Überschußbildungen) o. Minusvarianten (Reduktionsdefekte) vor. Systematisierung stößt durch zahlreiche Übergangsformen auf Schwierigkeiten. I. Fehlbildungen am Extremitätenskelett: 1. Abweichungen der Anzahl: Vermehrung (z.B. Dimelie, Polydaktylie). Verminderung (z.B. Oligodaktylie, Femurdefekte, Phokomelie). 2. Störungen der Epiphysenentwicklung (z.B. Triphalangie, Brachymetapodie). 3. Störungen der Gelenkentwicklung: angeborene Luxationen, Kontrakturen u. Aplasien. II. Fehlbildungen der Weichteilplatte: Syndaktylien, Ektrodaktylien. III. Vergrößerung o. Verkleinerung von Extremitätenabschnitten: totale o. partielle Gigantomelien o. Mikromelien. IV. Amniogene Extremitätenfehlbildungen.

Extremitätenindex: Intermembralindex; prozentualer Anteil der ↑Armlänge an der ↑Beinlänge.

Extremitätenknospen: Anlage der Extremitäten am embryonalen Rumpf. Armknospen erscheinen 26–27 Tage, Beinknospen 2 Tage später.

Extremitätenlähmung, periodische
↑Lähmung, paroxysmale.

Extrinsic factor ⟨*engl*⟩: von Castle stammende histor. Bez. für einen mit der Nahrung zugeführten Stoff, der mit einem Intrinsic factor für die normale Blutbildung erforderl. ist; heute ↑Vitamin B_{12}.

Extrinsic-Gerinnungssystem: Reaktionsweg zur Aktivierung des Faktor X. Ein in allen Geweben vorkommendes Phospholipoprotein (Gewebethromboplastin) bildet, wenn es mit Blutplasma in Kontakt kommt, einen Komplex mit Faktor VII u. Ca^{2+}-Ionen. Dieser Komplex aktiviert den Faktor X. Faktor Xa leitet nun zusammen mit Faktor V, Ca^{2+}-Ionen u. Phospholipidmizellen die Prothrombinaktivierung ein, die mit der Fibrinbildung als gemeinsame Endstrecke von Extrinsic- u. Intrinsic-Gerinnungssystem bezeichnet werden kann. Verminderte Aktivitäten des E. werden mit der ↑Thromboplastinzeit nach Quick, dem Hepato-Quick u. der Faktor-VII-Bestimmung erfaßt. ↑Intrinsic-Gerinnungssystem.

Extrinsic stenosis ↑Duodenalverschlüsse, angeborene.

Extrusion ⟨*lat*⟩ *f* ↑Elongation.

Extrusom: durch parasit. Protisten abgegebene Vakuolen mit Substanzen, die für das Eindringen des Parasiten in Wirtszellen notwendig sind.

exuberans ⟨*lat*⟩ *Adj*: stark wuchernd.

Exulceratio ⟨*lat*⟩ *f*: Exulzeration, Geschwürbildung; geschwüriger Gewebezerfall.

Exulceratio simplex Dieulafoy (nach Georges D.): Ulzeration der Magenschleimheit im Bereich eines abnorm weit bis zur Muscularis mucosae reichenden Gefäßschlingenscheitels der Rami primarii, die zu lebensbedrohl. Blutungen führen kann.

Exutoria ⟨*lat*⟩ *n Pl* ↑Epispastika.

Ex-vacuo-Blutung ⟨*lat*⟩: bei plötzl. Druckerniedrigung innerhalb eines Hohlraums einsetzende Blutung, z. B. nach rascher Entleerung einer überfüllten Harnblase mittels Katheter o. in der Pleurahöhle nach raschem Abpunktieren eines größeren Pleuraergusses.

exzentrisch ⟨*lat*⟩ *Adj*: außerhalb der Mitte, im Psych. abseits der Norm, überspannt.

Exzeßmorbidität ⟨*lat*⟩ *f*: vom Erfahrungswert über die Epidemieschwelle hinausgehende Zahl der Erkrankungen (↑Endemieindex, mathemat. Normalgang). Die E. charakterisiert die Zahl der Erkrankungen o. ähnl. Erscheinungen in einer Epidemie für endem. Krankheiten (↑endemisch).

Exzeßmortalität: vom Erfahrungswert über die Epidemieschwelle hinausgehende Zahl der Todesfälle (↑Endemieindex, mathemat. Normalgang, ↑endemisch). Die E. wird durch Influenzaepidemien verursacht u. ist in Altersgruppen das entscheidende Charakteristikum für ihren Schweregrad. Sie beträgt i. a. 1–4 Todesfälle pro 10 000 Einwohner.

Exzipienzien ⟨*lat*⟩ *f Pl*: inerte Hilfsstoffe, die zur Formulierung eines ↑Arzneimittels nötig sind.

Exzisat ⟨*lat*⟩ *n*: durch Herausschneiden gewonnenes Gewebestück.

Exzision ⟨*lat*⟩ *f*: Ausschneidung.

Exzision im Gesunden: operative Entfernung von Tumoren bis in tumorfreies Gewebe hinein.

Exzisionsreparatur: jener Teil der ↑DNA-Reparatur, der die enzymat. Entfernung (Herausschneiden) von Basen (z. B. Thymindimere) bzw. Nukleotiden aus schadhaften Stellen von DNA umfaßt. ↑Reparaturenzyme.

Exzitation ⟨*lat*⟩ *f* ↑Erregung.

Exzitationsstadium: Erregungsstadium; nach der Skala von Guedel Stadium 2 einer Allgemeinnarkose. Trotz Bewußtlosigkeit zeigt der Pat. eine gesteigerte motor. Aktivität. Reflexe sind vermehrt auslösbar. Bei weiten Pupillen ist die Atmung unregelmäßig. Ausprägung dieses Stadiums ist bei einzelnen Anästhetika unterschiedl. Durchführung diagn. u. operativer Eingriffe in diesem Stadium nicht mögl.

Exzyklophorie ↑Zyklophorie.

EZ: Ernährungszustand.

E-Zellen: Prolaktinzellen, Endocrinocytus mammotrophicus; Unterart der azidophilen Zellen im Vorderlappen der ↑Hypophyse, die Prolaktin bilden.

F

f: 1. *Abk* für Femto-; Internationales ↑Einheitensystem. 2. *Abk* für ↑Frequenz.

F: 1. chem. Symbol für ↑Fluor. 2. *Abk* für ↑Farad.

Fabella ⟨*lat*⟩ *f*: *Dim* zu Faba; Böhnchen, Sesambein an der Ursprungsstelle des Caput laterale des M. gastrocnemius oberhalb des Condylus lateralis femoris.

Faber, Knud Helge (1862–1956), dän. Int., Kopenhagen.

Faber-Syndrom (nach Knud H. F.): verminderte Eisenresorption infolge verminderter Salzsäureproduktion (Achlorhydrie); Hautblässe, periorale Ekzematoide, Mundwinkelrhagaden, spröde Haare, rissige Nägel; häufig Heiserkeit, Dysphagie, Glossitis. Hypochrome Anämie mit Anisozytose, Mikrozytose, Poikilozytose; Serumeisen vermindert; meist bei Frauen zwischen 30. u. 40. Lj. auftretend.

Fab-Fragment: Fab-Anteil, engl. Fragment antigen binding. Nach Einwirkung von proteolyt. Enzymen (Papain, Pepsin u. a.) entstehendes Bruchstück einer schweren Kette eines ↑Immunglobulins, das dem antigenbindenden Teil des Antikörpermoleküls entspricht, wobei dieses dem jeweiligen Antigen in spezif. Weise angepaßt ist. Die leichten u. schweren Ketten des F. setzen sich aus einem variablen u. einem konstanten Teil zusammen, wobei sich die variablen Anteile in der Sequenz der Aminosäuren unterscheiden. F. sind demnach die Fragmente, welche die spezif. Bindungsstelle tragen, d. h. diejenige Gruppierung des Antikörpers, die bei Vorhandensein der „richtigen" Tertiär- u. Quartärstruktur des Antikörpers mit dem Antigen spezif. reagiert. ↑Immunglobuline.

Fabismus ↑Favismus.

FAB-Klassifikation: von Bennett 1976 publizierte Vorschläge der French-American-British Cooperative Group für akute Leukämien, die neben zytomorpholog. auch zytochem. Kriterien berücksichtigt, jedoch immun. außer acht läßt. Tab.

FAB-Klassifikation

M 0	undifferenziert
M 1	Myeloblastenleukämie ohne Ausreifung
M 2	Myeloblastenleukämie mit Ausreifung
M 3	Promyelozytenleukämie
M 4	myelomonozytäre Leukämie
M 5a	Monozyten-(Monoblasten-)Leukämie (unreife)
M 5b	Monozyten-(Monoblasten-)Leukämie (ausreifende)
M 6	Erythroleukämie
M 7	megakaryoblastäre Leukämie
L 1	Lymphoblastenleukämie mit überwiegend kleinen Zellen
L 2	Lymphoblastenleukämie mit in Größe variablen Zellen
L 3	Lymphoblastenleukämie mit überwiegend größeren Zellen

Fabricius, Hieronymus (1533–1619), ital. Anat. u. Chir., Padua.

Fabry, Johannes (1860–1930), dt. Dermat.

Fabry-Syndrom (nach Johannes F.): Angiokeratoma diffusum; Form der ↑Angiokeratoma.

Face lifting ⟨*engl*⟩ ↑Gesicht-Halshaut-Straffung.

Facette ⟨*frz*⟩ *f*: aus Kunststoffen o. mineral. Massen bestehender zahnähnl. Teil als Verkleidung der sichtbaren Anteile von festsitzendem Zahnersatz.

Facetten-Tumor: Pankreasadenom(e) mit wechselnd auftretenden hormonellen Erscheinungen: Hypoglykämie, Hypergastrinämie, Diarrhö, Karzinoidsymptomatik.

Facharzt: Gebietsarzt. Die Anerkennung zum F. erfolgt nach einer von der zuständigen Ärztekammer erlassenen, von der zuständigen Aufsichtsbehörde genehmigten Weiterbildungsordnung, die u. a. regelt: Inhalt, Umfang der Gebiete, Teilgebiete u. Bereiche, auf die sich die Bez. beziehen; Bestimmung u. Aufhebung von Bez.; Festlegung der verwandten Gebiete, deren Bez. nebeneinander geführt werden dürfen; Inhalt u. Mindestdauer (i. d. R. abhängig vom Gebiet 4–6 Jahre), insbes. Inhalt, Dauer u. Reihenfolge der einzelnen Weiterbildungsabschnitte, sowie Dauer u. bes. Anforderungen der verlängerten Weiterbildung; Voraussetzungen für die Ermächtigung von Kammerangehörigen zur Weiterbildung u. für den Widerruf der Ermächtigung; Anforderungen, die an ein Zeugnis zu stellen sind; das Verfahren zur Erteilung der Anerkennung u. Einzelheiten zur Prüfung; das Verfahren zur Rücknahme der Anerkennung. Die Weiterbildungsgebiete u. Teilgebiete sind in der ↑Weiterbildungsordnung im einzelnen festgelegt sowie die Dauer der Ausbildung für das jeweilige Gebiet. Die Regelungen im einzelnen werden durch die zuständigen Landesärztekammern geregelt. Voraussetzung für die Aufnahme einer Weiterbildung ist die Approbation. Die Durchführung muß hauptberufl. u. bei einem dafür ermächtigten Arzt erfolgen.

Fächerphänomen: Bei Auslösung des ↑Babinski-Reflexes kann es zusätzl. zur Dorsalflexion der großen Zehe zu einer Spreizung u. Plantarflexion der übrigen Zehen kommen, ohne daß dies eine bes. Bedeutung hat.

Fachsprache: Problembeschreibungssprache, deskriptive Sprache. In der Datenverarbeitung ein wichtiges Mittel zur unmittelbaren Kommunikation zwischen einem Computer u. einem Computerbenutzer, der i. d. R. kein EDV-Spezialist ist. F. lehnen sich eng an die Fachterminologie des jeweiligen Anwendungsgebiets an. In der Med. gibt es eine größere Anzahl von F., u. a. für die ↑Computerdiagnostik sowie für Befundungssysteme.

facialis ⟨*lat*⟩ *Adj*: fazial; zum Gesicht gehörend, ziehend; z. B. ↑Nervus facialis, ↑Arteria facialis.

Facies ⟨*lat*⟩ *f*: Aussehen, Äußeres, Gesicht, Fläche. 1. Äußere Flächen von Organen o. Knochen; z. B. F. articularis: Gelenkfläche, F. diaphragmatica: die ans Zwerchfell angrenzende Fläche der Leber. 2. Gesichtsausdruck bei krankhaften Prozessen, Infektionen u. Schmerzen.

Facies abdominalis: Facies hippocratica; klass. Beschreibung des Gesichtsausdrucks eines Moribunden (↑moribund) im 2. Kap. vom Buch der Prognosen (gr. Prognostikon) des ↑Corpus Hippocraticum: die Nase ist spitz, die Augen sind hohl, die Schläfen eingefallen, die Ohren kalt u. zusammengeschrumpft, die Ohrläppchen zurückgebogen, die Gesichtshaut ist hart, gespannt u. schrumpelig u. die Farbe des ganzen Gesichts blaß o. schwärzl.

Facies antonina: Gesichtsausdruck bei der Lepra; infolge Nervenlähmung schlaffe Atrophie der Augen- u. Gesichtsmuskeln sowie der Ringmuskeln der Lippen, dadurch weinerl. Mimik.

Facies leonina: Facies leontina, „Löwengesicht", Leontiasis; Gesichtsveränderung bei der Lepra lepromatosa verursacht durch starke Knotenbildung, tiefe Furchen bes. auf der Stirn u. über der Nasenwurzel, wulstartige Anschwellung der Augenbrauengegend bei gleichzeitigem Haarausfall. Tritt bei versch. Hämoblastosen u. Non-Hodgkin-Lymphomen auf, so u. a. bei chron. lymphat. u. chron. myelo. Leukämie, beim Sézary-Syndrom. Infiltration von Kutis u. Subkutis mit Ausbildung unförmiger Hauttumoren im Bereich von Augenbrauen, Wangen u. Kinn bewirken eine „löwenähnliche" Physiognomie. Abb.

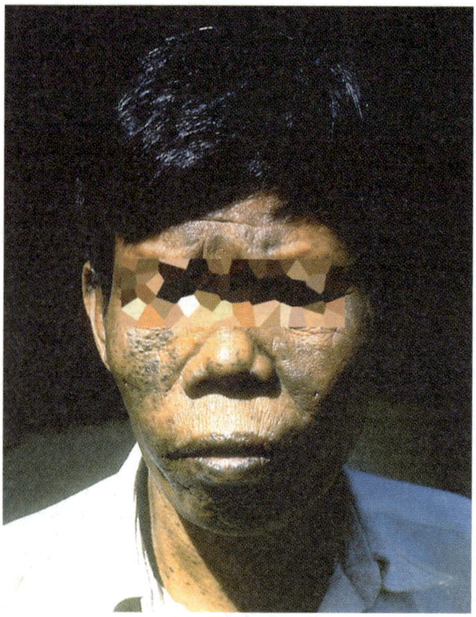

23

Facies leonina bei lepromatöser Lepra

Facies mitralis ↑Corvisart-Gesicht.

Facies myopathica: schlaffe, ausdruckslose Mimik infolge Atrophie von Gesichtsmuskeln, bes. bei der fazioskapulohumeralen Form der ↑Dystrophia musculorum progressiva, aber auch bei anderen Formen dieser Krankheit u. weiteren Myopathien, z. B. ↑Myasthenia gravis pseudoparalytica.

Facies pertussica: gedunsenes Aussehen bei Kindern mit ↑Pertussis, geschwollene Augenlider, glänzende feuchte Augen.

Facies pestica: starrer u. glänzender Blick der Pestkranken. ↑Pest.

Facies scarlatinosa: Scharlachaussehen mit gleichmäßiger Wangenrötung u. abgegrenzter zirkumoraler Blässe des Kinn-Mund-Dreiecks.

Facies tetanica ↑Risus sardonicus.

Facilitated diffusion ⟨*engl*⟩: erleichterte Diffusion; Stofftransport durch ↑Membranen mittels ↑Carriertransport.

facing ⟨*engl*⟩ *n*: Korrektur der Zahnform mittels Composite o. Veneer in der ästhetischen ↑Zahnheilkunde.

FAD: *Abk* für ↑Flavinadenindinukleotid.

Fädchenkeratitis ⟨*gr*⟩ *f*: Keratitis filiformis; Keratoconjunctivitis sicca; Entzündung der Binde- u. Hornhaut infolge verminderter Tränensekretion. Punktförmige Epitheldefekte u. fädchenförmige Epithelabschilferung.

Fadendrainagebehandlung: 1. zur Verbesserung des Lymphabflusses bei ↑Elephantiasis mittels implantierter chir. Fäden; 2. zur Ther. von Analfisteln werden über eine im Fistelgang liegende Kanüle Nylonfäden gelegt u. durch ein Gummiband unter ständigem Zug gehalten, bis nur noch eine Haut-Schleimhautbrücke besteht, die durchtrennt wird.

Fadeneiterung: durch nicht eingeheiltes Nahtmaterial unterhaltene Eiterung im Bereich von Operationsnarben.

Fadengranulom: Granulombildung um nicht resorbierbares Fadenmaterial nach Operation (vorwiegend Magen- o. Kolonteilresektionen). Bei polypoiden Aufwerfungen an der Anastomose kann Tumorverdacht entstehen.

Fadenpilze: hyphenbildende Pilze im Ggs. zu den einzelligen ↑Hefen. F. ist kein Begriff der botan. Klassifikation.

Fadenprobe: Test zum Nachweis einer Blutungsquelle. Etwa 1 m langer Faden aus saugfähigem Material mit einer Metallolive wird vom Pat. geschluckt, die Lage der Olive röntg. kontrolliert, dann Na-Fluoreszein-Lösung i. v. gegeben u. die Sonde 4 min später entfernt. Im UV-Licht tritt an der Kontaktstelle des Fadens mit der Blutungsquelle Gelbfluoreszenz auf.

Fadenstein: Stein in den ableitenden Harnorganen, der sich um nicht resorbiertes Nahtmaterial (Seide, Perlon o. nicht resorbiertes Catgut) nach Operationen bildet. Vorkommen in Niere, Harnleiter, Blase, Prostatabett o. Harnröhre.

Fadenulkus: im Anastomosenbereich (nach Magenresektionen) durch eine abszedierende Entzündung um nicht resorbierbares Nahtmaterial sich entwickelndes Ulkus. Endoskop. Extraktion des Fadens mit der Biopsiezange (nach Durchtrennung mit einer Endoskopieschere o. einem Diathermiehaken) o. einer Fadenzange führt zur Abheilung des Ulkus.

Fadenwurmbefall ↑Nematodenbefall.

Fadenwürmer: Nematoda, ↑Nemathelminthes; fadenförmige, im Querschnitt runde Würmer, getrenntgeschlechtl., z. T. sehr klein, aber auch über 1 m lange Arten. Weit verbreitet u. häufig freilebend im Erdboden. Wichtige Schädlinge unserer Kulturpflanzen, Endoparasiten in Tieren u. im Menschen als Darm-, Gewebe- o. Blutparasiten. Vermehrung meist durch Eier, selten lebendgebärend. Übertragung durch verunreinigte Umwelt, Gegenstände, kontaminierte Nahrungsmittel, Trinkwasser u. Insekten. Med. von Bedeutung sind u. a. Maden-, Spul-, Hakenwurm, Trichine u. Filarien.

Faeces ⟨*lat*⟩ *f Pl*: Stuhl; ↑Fäzes.

Faekalom: Kotgeschwulst. Ansammlung von harten Kotmassen im Darm, die bei Palpation einen Tumor vortäuschen können.

Faekolith ↑Kotsteine.

Faex ⟨*lat*⟩ *f*: Faex medicinalis, med. Hefe; ausgewaschene, entbitterte, untergärige Bierhefe von Saccharomyces cerevisiae (↑Saccharomyces). Enthält Enzyme, Vitamine des B-Komplexes, Ergosterol, Inosit u. sämtl. essentielle Aminosäuren. Umstrittene Anwendung bei Hautkrankheiten, Ekzemen, Furunkulose. Zur Pillenherstellung heute obsolet.

Fagus-Saponin: ein Inhaltsstoff von Bucheckern; nach Genuß größerer Mengen Ursache für Gastroenteritis.

Fähigkeit: Gesamtheit der psych. Bedingungen, die zum Vollzug einer Tätigkeit notwendig sind. In der konkreten Tätigkeit wirken die F. mit anderen psych. Funktionen (Kenntnisse, Motivationslage, Fertigkeiten u. a.) zusammen. Sie entwickeln sich im Prozeß der aktiven Auseinandersetzung mit der Umwelt im Verlaufe der Ontogenese. Man kann allg. (z. B. Abstraktionsvermögen), bereichsspezif. (z. B. künstler. F.) u. berufsspezif. F. (z. B. musikal.) unterscheiden. Die persönlichkeitsspezif. Fähigkeitsstruktur unterscheidet sich nach Vielfalt, Niveau, Richtung, Stabilität, Akzentuierung u. Wirksamkeit. ↑Begabung.

Fähigkeitsstörung: Disability. Im Zusammenhang mit der Beschreibung des ↑Gesundheitszustands ist eine F. jede Einschränkung o. jeder Verlust der Fähigkeit (als Folge einer ↑Schädigung), Aktivitäten in der Art u. Weise o. in dem Umfang auszuführen, die für einen Menschen als normal angesehen werden (WHO 1980, 1993). F. ist der zweite Aspekt des Behinderungsbegriffs der WHO u. ist in der ↑Internationalen Klassifikation der Schädigungen, Fähigkeitsstörungen und Beeinträchtigungen klassifiziert. F. ist i. A. die Objektivierung einer Schädigung u. spiegelt die Störung auf der Ebene der Person wider. F. betrifft Fähigkeiten in Form von einfachen (funktionelle Einschränkungen) o. komplexen (z. B. ↑Erwerbsfähigkeit) Aktivitäten o. Verhaltensweisen, die allg. als unerläßl. notwendige Komponenten des tgl. Lebens angesehen werden (z. B. die Kontrolle der Exkretion, sich zu waschen, sich zu ernähren, zu gehen usw.). Eine aktuelle F. kann Krankheiten, Schädigungen o. ↑Beeinträchtigungen (mit)verursachen. ↑Krankheitsfolgenmodell, ↑ICIDH. Die wichtigsten Arten von F. sind (ICIDH 1980): F. im Verhalten, in der Kommunikation, in der Selbstversorgung, in der Fortbewegung, in der körperl. Beweglichkeit, in der Geschicklichkeit, situationsbedingte F. (z. B. in der Ausdauer, Temperaturtoleranz), F. in besonderen Fertigkeiten (z. B. am Arbeitsplatz der betroffenen Person).

Fahr, Theodor (1877–1945), dt. Pathol., Hamburg. Hat mit Volhard große Verdienste in der Erforschung der Nierenpathologie erworben.

Fahrenholz-Regel ↑Grundregeln, parasitophyletische.

Fahr-Krankheit (nach Theodor F.): idiopath., nicht arteriosklerot. intrazerebrale Gefäßverkalkung. Langsam fortschreitende symmetr. Kalk- u. Pseudokalkablagerung in der Wand der kleinen Hirngefäße. Im mittleren u. höheren Lebensalter. Klin. extrapyramidale Sympt., zunehmende ↑Intelligenzminderung. Keine einheitl. Ursache; bisweilen Schilddrüsen- u. Nebenschilddrüseninsuffizienz.

Fahrradergometer: fahrradähnl. aufgebautes ↑Ergometer, bei dem der Proband das durch Wirbelströme gebremste Hinterrad bewegen muß. Dabei wird eine an der Achse des Hinterrades angebrachte Schwungscheibe aus Kupfer in einem elektromagnet. Feld bewegt, dessen Stärke durch den zugeführten Magnetisierungsstrom variiert werden kann. Aus der Drehzahl u. dem Bremsstrom ergibt sich die vom Probanden aufgewendete Leistung.

Fahrtauglichkeit: Teilaspekt der Tauglichkeit für verkehrsspezif. Tätigkeiten, bezogen auf das Führen von Fahrzeugen (im allg. Sprachgebrauch Kraftfahrzeuge). F. ist von ↑Fahrtüchtigkeit zu unterscheiden. F. wird beeinträchtigt bzw. aufgehoben bei Alkoholeinwirkung, Übermüdung, best. Krankheiten u. Wirkung von Rauschgiften, Medikamenten u. anderen Mitteln, die die Reaktionsfähigkeit beeinträchtigen. F. wird durch psych. Krankheiten zeitweilig o. dauerhaft ausgeschlossen o. eingeschränkt, ebenso durch mittel- bis schwere Intelligenzmängel, Erkrankungen u. Verletzungen des zentralen u. peripheren Nervensystems, Anfallsleiden, Psychosen, Suchten u. hochgradige Mißbrauchsformen, psychopath. u. abnorme Entwicklungen u. Reaktionen. Eine Reihe von bes. gekennzeichneten Medikamenten beeinträchtigt die F. in unterschiedl. Ausmaß.

F

Fahrtüchtigkeit: besagt, daß bei bestehender ↑Fahrtauglichkeit die für Fahrtätigkeiten erforderl. psychophys. Leistungsfähigkeit aktuell vorhanden ist. Daraus leitet sich ab: Bei vorhandener Fahrtauglichkeit kann aktuell die F. aufgehoben sein, z. B. durch Alkoholgenuß o. unter der Einwirkung best. Medikamente. F. kann als aktuelle Fahrtauglichkeit verstanden werden.

Fainting lark ⟨*engl*⟩: gewolltes Herbeiführen einer Ohnmacht unter Anwendung des ↑Valsalva-Versuchs als Täuschungsmanöver.

Fairbank-Dysostose ↑Fairbank-Syndrom.

Fairbank-Syndrom: Fairbank-Dysostose; genet. bedingte autosomal rezessive Störung der Ossifikation. Seltene Form einer Dysostose mit generalisierter Hyperostose ohne Pachydermie. Belastungsabhängiger Knochenschmerz (Rippen, lange Röhrenknochen), Sklerosierung im Bereich der Wirbelsäule (bis Versteifung), Schädelbasis, der Schulterblätter u. Schlüsselbeine.

F-Aktin: fibrillär organisierte Form des ↑Aktins; besteht aus einer Doppelhelix von G-Aktinmonomeren.

Faktor: Bestandteil o. Teilursache. **1.** ***Psychol.:*** Seit Einführung der ↑Faktorenanalyse in die Persönlichkeitspsychologie meint F. eine psychol. Variable, die mit Hilfe dieses math. Verfahrens definiert worden ist. **2.** ***Genetik:*** ↑Gen.

Faktor I: **1.** *Serol.:* Fibrinogen. **2.** ***Chem.:*** Ätiocobalamin.

Faktor II: Prothrombin. Molmasse 72 000–74 000, Kohlenhydratanteil 8,2 %, lagerungsstabil, Plasmakonzentration 100–150 mg/l, Synthese in der Leber. Vitamin K_1 bewirkt die Carboxylierung von Glutaminsäureestern am Aminoende des F. II u. macht diesen aktivierbar. Der Faktor-Xa-Faktor-V-Ca^{2+}-Phospholipidkomplex aktiviert den F. II. Faktor Xa stellt die eigentl. Protease dar, die das Prothrombin in einer zweistufigen Reaktion spaltet. Andere Proteasen (Schlangengifte, Staphylokoagulase) spalten das Prothrombin an anderer Stelle u. benötigen keine o. andere Cofaktoren als Faktor Xa.

Faktor V: Proaccelerin; Molmasse 270 000, Alpha-2-Globulin, Kohlenhydratanteil 10,5 %, lagerungsinstabil, Plasmakonzentration ~ 10 mg/l, Synthese wahrscheinl. in der Leber (Vitamin- K_1 unabhängig). F. V ist ein tetrameres Protein, das während der Komplexbildung mit Faktor Xa, Ca^{2+} u. Phospholipiden in Monomere zerlegt wird. Diese werden am Profragment des Prothrombins gebunden u. beschleunigen dessen proteolyt. Spaltung um das 19000fache. Protein C macht F. V durch Proteolyse wirkungslos. Verminderte F.-V-Aktivität bewirkt die Verlängerung von ↑Partialthromboplastinzeit sowie Verminderung des Thromboplastinzeitwertes nach Quick. Sie kann durch die Einzelfaktorbestimmung nachgewiesen werden.

Faktor VII: Proconvertin; Molmasse 59000, Betaglobulin, lagerungsstabil, Plasmakonzentration ~ 1 mg/l, Synthese in der Leber (Vitamin-K_1-abhängig). F. VII wird durch Gewebethromboplastin aktiviert. Er katalysiert als proteolyt. Enzym im Komplex mit dem Phospholipidanteil des Gewebethromboplastins u. Ca^{2+}-Ionen die Spaltung des Faktor X u. führt so zu dessen Aktivierung. Verminderte F.-VII-Aktivität führt zur Verlängerung der ↑Thromboplastinzeit nach Quick u. kann mit der Einzelfaktorbestimmung nachgewiesen werden. ↑Extrinsic-Gerinnungssystem.

Faktor VIII: antihämophiles Globulin A. Plasmakonzentration 5–10 mg/l, lagerungsstabil, Molmasse 1–12 Mill., besteht aus n·3 Untereinheiten: 1. F.-VIII-assoziiertes Protein (F.-VIII-R:Ag), Trägerprotein der funktionellen F.-VIII-Bausteine, defekt bei Willebrand-Syndrom. 2. Willebrand-Faktor, F. VIII/vWF, Glykoprotein, Molmasse 220000, wird an spezif. Rezeptoren der Thrombozyten gebunden u. ist verantwortl. für deren Adhäsion an subendothelialem Kollagen sowie Glasoberflächen. 3. F.-VIII-C-Untereinheit; antihämophiler Faktor, Glykoprotein, Molmasse 265000, Synthese in der Leber (RHS, Makrophagen), verantwortl. für die Komplexbildung mit Faktor IXa, Ca^{2+} u. Phospholipiden, wird durch Thrombin begrenzt proteolysiert, was zu einer Beschleunigung der Komplexbildung führt, X-chromosomale Vererbung, fehlend o. defekt bei Hämophilie A, wird durch die proteolyt. Wirkung von Protein C abgebaut u. damit wirkungslos. Labordiagnostik: aktivierte partielle Thromboplastinzeit (F.-VIII-C), F.-VIII-Bestimmung (F.-VIII-C), immun. F.-VIII-R:Ag-Bestimmung, Ristocetininduzierte Thrombozytenaggregation, Thrombozytenretention an Glasperlen, Blutungszeit.

Faktor IX: antihämophiles Globulin B, Christmas-Faktor: Molmasse 60000–80000, monomeres Betaglykoprotein, Kohlenhydratanteil 17%, lagerungsstabil, Plasmakonzentration ca. 3 mg/l, Synthese in der Leber (Vitamin-K_1-abhängig). F. IX wird in Gegenwart von Ca^{2+} durch Faktor XIa sowie durch den Komplex Faktor-VIIa-Gewebethromboplastin-Ca^{2+} aktiviert (Abspaltung eines Glykoproteins mit der Molmasse 10000). Faktor IXa proteolysiert im Komplex mit Faktor VIII, Ca^{2+} u. Phospholipiden den Faktor X. Labordiagnost. Nachweis: 1. aktivierte partielle Thromboplastinzeit, 2. Einzelfaktorbestimmung.

Faktor X: Stuart-Prower-Faktor; Molmasse 59000, Kohlenhydratanteil 15%, dimeres Alpha-1-Globulin (eine schwere u. eine leichte Kette), Plasmakonzentration 7–10 mg/l, lagerungsstabil, Synthese in der Leber (Vitamin-K_1-abhängig). Durch Spaltung einer Peptidbindung innerhalb der schweren Kette, die das aktive Zentrum trägt, wird F. X in seine aktive Form überführt. Dies kann durch den Komplex Faktor-IXa-Faktor-VIII-Ca^{2+}-Phospholipide (Intrinsic-System), den Komplex Faktor-VIIa-Gewebethromboplastin-Ca^{2+} (↑Extrinsic-Gerinnungssystem), das Gift der Russel-Viper sowie Trypsin erfolgen. Faktor Xa besitzt proteolyt. Enzymaktivität u. bewirkt im Komplex mit Faktor V, Ca^{2+} u. Phospholipiden die Aktivierung des Prothrombins. Labordiagnost. Nachweis: 1. Thromboplastinzeitwert nach Quick, 2. aktivierte partielle Thromboplastinzeit, 3. Einzelfaktorbestimmung.

Faktor XI: Plasma thromboplastin antecedent; Molmasse 170000 bis 180000, Kohlenhydratanteil 12%, dimeres Gammaglobulin, Plasmakonzentration ~ 6 mg/l, lagerungsstabil, Synthese im RHS (↑Monozyten-Makrophagen-System). F. XI zirkuliert im Blutplasma als Komplex mit HMW-Kininogen (Fitzgerald-Faktor), das dessen Bindung an neg. geladene Oberflächen bewirkt. In dieser Form kann F. XI durch die Einwirkung von Faktor XIIa aktiviert werden (Entstehung eines tetrameren Proteins aus 2 schweren u. 2 leichten Ketten). Die leichten Ketten tragen das aktive Zentrum des Faktor XIa, der in Gegenwart von Ca^{2+} die Aktivierung des F. IX katalysiert. Labordiagnost. Nachweis: 1. Aktivierte partielle Thromboplastinzeit 2. Einzelfaktorbestimmung.

Faktor XII: Hageman-Faktor. Molmasse 80000, monomeres Betaglobulin, Plasmakonzentration 15–45 mg/l, lagerungsstabil, Synthese im RHS (↑Monozyten-Makrophagen-System). F. XII wird durch die Bindung an neg. geladene Oberflächen (in vivo: Kollagen, Zellfragmente, bakterielle Endotoxine; in vitro: Glas, Kaolin, Asbest, Harnsäurekristalle, langkettige Fettsäuren u. a.) voraktiviert. Er katalysiert in dieser Form die Entstehung von Kallikrein aus Prokallikrein (Fletcher-Faktor). Kallikrein bewirkt nun die Entstehung von Kinin aus HMW-Kininogen (Fitzgerald-Faktor). Kallikrein u. Kinin bewirken die Umwandlung des oberflächengebundenen F. XII in seine aktive, dimere Form. Faktor XIIa aktiviert aufgrund seiner proteolyt. Aktivität den Faktor XI sowie Plasminogen. Labordiagnost. Nachweis: 1. aktivierte partielle Thromboplastinzeit, 2. Einzelfaktorbestimmung.

Faktor XIII: fibrinstabilisierender Faktor, Fibrinoligase. Molmasse ca. 300000, Betaglobulin mit 5% Kohlenhydratanteil, Tetramer ($\alpha_2\beta_2$), Synthese in der Leber u. im Thrombozyten. F. XIII wird in Gegenwart von Kalzium durch Thrombin, Reptilase, Trypsin u. Papain proteolysiert u. dadurch in seine aktive Form überführt. Faktor XIIIa katalysiert die Bildung von Peptidbindungen zwischen Glu- u. Lys-Seitenketten der Fibrinmonomere bzw. des lösl. Fibrins u. bewirkt dadurch eine Quervernetzung, die zur Entstehung von unlösl. Fibrin führt. Labordiagnost. Nachweis: 1. Prüfung der Gerinnsellöslichkeit mit Harnstoff u. Monoiodacetat, 2. immunlog. Bestimmung.

Faktor, antihämophiler ↑Hämophilie.

Faktoren: bezügl. der Beschaffenheit eines Organismus wertfreie Größen, die in einer best. Konstellation den Charakter von Bedingungen annehmen u. so in einen kausalen Zusammenhang eingehen können.

Faktoren, adaphische: die von den Faktoren des Erdbodens, z. B. Wassergehalt, Bodenfeuchtigkeit, Spurenelemente ausgehenden Wirkungen u. U. auf Krankheitsprozesse.

Faktorenanalyse: statist. Verfahren der Dimensionsreduktion. Aus einem Satz von Beobachtungsmerkmalen, die von den Beobachtungseinheiten einer Stichprobe erfaßt wurden, werden wesentl. nicht direkt der Beobachtung zugängl. Größen, die Faktoren, extrahiert. Eine sachlog. Interpretation dieser Faktoren kann nicht in jedem Fall gegeben werden.

Präanalytische Faktoren (Tab. 1)

	Einflußgröße	Störfaktor
Patient	genet. Faktoren, Rasse, Geschlecht, Alter	Medikamente, Genußmittelabusus
Patientenvorbereitung	Biorhythmen, Ernährung, körperl. Belastung, Medikamente	Genußmittel, diagn. u. ther. Maßnahmen
Probennahme	Körperlage, Entnahmestelle, Stauung	Entnahmetechnik, Stabilisierung, Kontamination, Urinsammlung
Probentransport		mechan. Einflüsse, Licht, Temperatur, Verdunstung, In-vitro-Stoffwechselbakterielle Prozesse

F

Faktoren, antinukleäre: *Abk* ANF, antinukleäre ↑Antikörper.

Faktoren, antiperinukleäre: *Abk* APF; antinukleäre ↑Antikörper.

Faktorenaustausch: Austausch homologer Chromatidenabschnitte bei gepaarten Chromosomen während der Prophase der ↑Meiose. ↑Crossing over.

Faktoren, blockierende: biol. Stoffe, durch deren Aktivität bei Tumorträgern die Möglichkeit der Entfaltung des Tumors infolge Unterdrückung der Immunabwehr vermutet wird. Natur der Stoffe ungeklärt. Ursprüngl. werden Antikörper vermutet, die sich „schützend" um die Neoantigene der Tumorzelle legen; danach wurden Antigen-Antikörper-Komplexe als b. F. angenommen, später lösl. Neoantigene, die die Immunabwehr blockieren. Die Wirkungsweise wird als antigenspezif. betrachtet, daher spricht man auch von spezif. blockierenden Faktoren (SBF). Neueren Ergebnissen zufolge handelt es sich offenbar um Stoffwechselprodukte der Tumorzelle, die zum ↑Enhancement führen. Nachweis von SBF in geeigneten In-vitro-Modellen (Aufhebung der zytotox. Wirkung von Effektorzellen in SBF-Gegenwart). SBF konnten im Tierversuch auch bei Trächtigkeit, Chimärismus u. nach Transplantation nachgewiesen werden.

Faktoren, deblockierende: hypothet. humorale Wirkstoffe, die bei Tumorträgern postuliert werden u. die Aktivität von blockierenden ↑Faktoren aufheben sollen. Natur u. Wirkungsweise der d. F. ist unbekannt, als Realisatoren werden zytotox. wirkende Antikörper vermutet.

Faktoren, exogene: gehören zu den Bedingungen, die Referenzbereiche wesentl. mitbestimmen. Wesentl. e. F. sind: Ernährungsunterschiede in Zusammensetzung u. Quantität, Genußmittelabusus wie Alkohol, Zigaretten, Kaffee, Einnahme von Medikamenten, körperl. Tätigkeit, psych. Belastung.

Faktoren, kolizinogene ↑Bakteriozine.

Faktorenkoppelung ↑Crossing over, ↑Kopplung.

Faktoren, plättchenaktivierende: *Abk* PAF; 1-0-Alkyl-2-Acetyl-Glyceryl-3-Phosphorylcholin; aus Mastzellen, Basophilen u. Granulozyten freigesetzter Mediator. PAF bewirken bereits in sehr geringen Konzentrationen (10^{-10} mol/l) die Aggregation von Thrombozyten u. Leukozyten sowie Degranulierung u. Freisetzung von Enzymen. Sie bewirken eine erhöhte Gefäßpermeabililität u. die Kontraktion glatter Muskelzellen. Im Blut werden PAF durch Deacetylierung rasch abgebaut u. inaktiviert. PAF spielen eine wichtige Rolle bei Hypersensitivitätsreaktionen vom Soforttyp, bei Entzündungen, bei Schädigungsreaktionen u. im Schocksyndrom. Durch Antagonisten, z. B. Extrakte aus dem Ginkgo, kann die Wirkung der PAF verhindert werden.

Faktoren, präanalytische: Einflußfaktoren auf die Größe der zu messenden Parameter, bevor das Untersuchungsmaterial in den eigentl. analyt. Prozeß eingeht. Sie werden auf allen Stationen, die das Untersuchungsmaterial zu durchlaufen hat, von der Vorbereitung des Pat. zur Probenahme an bis hin zur eigentl. Analyse im Labor wirksam. Nichtbeachten dieser Faktoren kann zur Fehlinterpretation des späteren Untersuchungsergebnisses führen. Folgende p. F. sind von Bedeutung: Neben Alter, Geschlecht, biol. Rhythmen werden bei der Vorbereitung des Pat. wirksam: Ernährung, Fasten, körperl. Aktivität, Streß, Medikamente, vorausgegangene diagn. u. ther. Maßnahmen u. die Tageszeit der Probenahme. Bei der Probenahme: Materialart (Venen- o. Kapillarblut, Plasma o. Serum), Verwendung von Zusätzen, Ort der Entnahme, Körperlage des Pat. u. Stauung. Während der Aufbewahrung u. des Transports der Proben: neben Verwechslungen, bakteriellen u. chem. Verunreinigungen Einwirkung durch Licht, Temperatur u. Lagerungsdauer, Verdunstung, Hämolyse, Gasdiffusion. Tab. 1–4 (S. 607–609).

Faktorenserum: monospezif. Testserum, das Antikörper gegen nur einen Antigenfaktor enthält.

Präanalytische Faktoren (Tab. 2): Biorhythmen ausgewählter diagnostischer Parameter

	Schwankungsbreite (%)	Maximum (Uhrzeit)	Minimum (Uhrzeit)
Hämoglobin	30	6-8	22-24
Hämatokrit	30	8	20
Eosinophile	30-40	4-6	18-20
Serumeisen	50-85	14-18	2-4
Serumkalium	5-10	8	23-1
Serumkreatinin	70	23	8
Gesamtprotein	20-30	8	14
Cortisol	50	6	12-15

Präanalytische Faktoren (Tab. 3): Einfluß der Ernährung auf ausgewählte labordiagnostische Parameter

Ernährung/Diät	Parameter	Prüfmaterial	Bemerkungen
längerdauernde Nahrungskarenz, Fasten (z. B. auch Spezialernährung vor operativen Eingriffen)	Aceton	U	↑
	Bilirubin	S	↑
	Kalzium	S	↓
	Cholesterol	S	↓
	Kreatinin	S	↑
	Glukosetoleranztest, oraler	CB, B	pathol.
	Harnsäure	S	↑
	Kalium	S	↓
	Magnesium	S	↓
	Triglyzeride	S	↑↓
Fettreiche Kost	Cholesterol	S	↑
	Hämagglutinationsschnelltest	S	falsch positiv
	Triglyzeride	S	↑
Mehrfach ungesättigte Fettsäuren	Cholesterol	S	↓
	Harnsäure	S	↓
Kohlenhydratreiche Kost	Triglyzeride	S	↑
Kohlenhydratarme Kost	Cholesterol	S	↓
	Glukosetoleranztest, oraler	CB, B	pathol.
Fructose (Infusionen)	Harnsäure	S	↑
	Laktat	S	↑
	Pyruvat	S	↑
	Phosphat, anorgan.	S	↓
Eiweißreiche Kost bzw. übermäßiges Eiweißangebot, z. B. nach gastrointestinalen Blutungen	Harnstoff	S	↑
Kochsalzrestriktion	Harnstoff	S	↑
	Natrium	S	↓
Purinhaltige Kost (Fleisch, besonders Innereien, Fisch)	Harnsäure	S	↑
Bananen, Ananas, vanillinhaltige Nahrungsmittel, schwarzer Tee	5-Hydroxyindol-3-ylessigsäure	DU	↑
	4-Hydroxy-3-methoxymandelsäure	DU	↑
Äthanol	Alaninaminotransferase	S	↑
	Aspartataminotransferase	S	↑
	Cholesterol	S	↑
	Lipoproteintrübungstest	S	↑
	Gammaglutamyltransferase	S	↑
	Harnsäure	S	↑
	Triglyzeride	S	↑

(S: Blutserum; U: Spontanurin; B: venöses Blut; CB: Kapillarblut; DU: 24-h-Sammelurin)

Faktor, fibrinstabilisierender ↑Faktor XIII.

Faktor, granulotaktischer: bei Kokultivierung histoinkompatibler immunreaktiver Zellen im Überstand enthaltenes Lymphokin, das nach s.c. Injektion insbes. eine Granulozyteninfiltration hervorruft.

Faktor, kalziumaktivierter ↑Calpaine.

Faktor, koloniestimulierender ↑Colony stimulating factor.

Faktor, leukozytoseinduzierender: *Abk* LIF; Wirkstoff, der zu einer vermehrten Abgabe von Granulozyten in das periphere Blut führt. Eine Leukozytose kann z. B. durch die Gabe von Endotoxin o. Prednisolon induziert werden. Die hämopoet. Wachstumsfaktoren (↑Colony stimulating factor, G-CSF, GM-CSF, ↑Interleukin-3 u. ↑SCF) bewirken eine Leukozytose durch vermehrte Produktion, oft auch durch gesteigerte Abgabe in das Blut.

Faktor, migrationstimulierender: *Abk* MSF; ein prolinreiches, wahrscheinl. autokrin wirkendes ↑Zytokin; stimuliert Motilität von fetalen Fibroblasten u. Mammakarzinomzellen.

Faktor, natriuretischer ↑Peptid, atriales natriuretisches.

Fäkulom ⟨*lat*⟩ *m* ↑Koprom.

fakultativ ⟨*lat*⟩ *Adj*: wahlfrei, unverbindl.

Fakultät, medizinische: die gesamte Einheit aller med. Einrichtungen; Früher stellte die m. F. das höchste Gremium der Med. an einer Universität dar. Die m. F. hat je nach Universität unterschiedl. Funktionen u. eine personelle Zusammensetzung.

falciformis ⟨*lat*⟩ *Adj*: sichelförmig; ↑Ligamentum falciforme hepatis.

Präanalytische Faktoren (Tab. 4): Einfluß diagnostischer u. therapeutischer Maßnahmen auf ausgewählte labordiagnostische Parameter

Art der Maßnahme	Parameter	Bemerkungen
Punktionen, Injektionen, Biopsien, Laparoskopien	Aspartataminotransferase	↑
	Kreatinkinase	↑
	Laktatdehydrogenasen	↑
Prostatapalpation	Saure Phosphatasen	↑
Endoskopien	Blut im Stuhl	positiv
Gabe von Röntgenkontrastmitteln	Butanolextrahierbares Iod	↑
	Dichte des Urins	↑
	Urobilinogennachweis	falsch positiv
Belastungs-EKG	Kreatinkinase	↑
Bluttransfusionen	Hämatokrit	↑
	Hämoglobin	↑
	Kalium	↑
Infusionen	zahlreiche Parameter in Abhängigkeit von der Zusammensetzung der Infusionslösung	
Prüfung der oralen Glukosetoleranz (OGTT)	Kalzium im Serum	↓
	Glukose im Blut	↑
	Insulin im Serum	↑
	Kalium im Serum	↑
	Magnesium im Serum	↑
	Natrium im Serum	↓
	Phosphat, anorgan., im Serum	↑
	Pyruvat im Serum	↑
Allergietestungen	Eosinophile Granulozyten	↑
Häufige Blutentnahmen	Retikulozyten	↑

Fallgruppe: Pat., deren Versorgung ein gleichartiges o. zumindest ähnl. Profil von Behandlungsleistungen erfordert, werden zu Kategorien von homogenen Behandlungsfällen zusammengefaßt. Für die Erfassung der Fallmischung werden Verfahren der Fallgruppenklassifikation herangezogen. Die Bezahlung der Leistungen von homogenen Fallgruppen erfolgt durch ↑Fallpauschalen.

Fallhand: schlaff herabhängende Hand infolge Ausfalls der Hand- u. Fingerstrecker. Sympt. der ↑Radialislähmung, mögl. bei chron. ↑Bleivergiftung. ↑Berufskrankheiten.

Fallhandschiene ↑Radialisschiene.

Fallkohortenstudie: ein Studiendesign in der ↑Epidemiologie, das den Aufwand einer ↑Kohortenstudie reduziert. Wie in einer Kohortenstudie werden über den Beobachtungszeitraum alle inzidenten Fälle aufgenommen. Zu Beginn der Studie wird aus der Kohorte per Zufall eine Subkohorte als Reservoir für Kontrollprobanden gebildet. Zu jedem aktuellen inzidenten Fall dienen die Probanden der Subkohorte, die zu diesem Zeitpunkt unter Risiken stehen, als Kontrollen.

Fallkontrollstudie: Bei Pat., bei denen die untersuchte Krankheit (Zielgröße) ermittelt wurde (Fallgruppe), u. bei nicht an dieser Krankheit Erkrankten (Kontrollgruppe) wird rückwirkend (durch Auswertung von Krankenblättern, Registern, durch Befragung) nach dem Auftreten von Einflußgrößen (potentiellen Risikofaktoren) gesucht. F. sind insbes. bei langen Latenzzeiten u. geringen Inzidenzen ein geeignetes Studiendesign (z. B. Krebsepidemiologie). Effektmaß in F. ist das ↑Odds Ratio. F. sind anfällig gegen ↑Bias u. ↑Confounder u. erfordern besondere Sorgfalt in der statist. Auswertung u. Interpretation.

Fallkontrollstudie, eingenistete: Fallkontrollstudie, die in das Design einer ↑Kohortenstudie eingenistet ist, um den Aufwand der Kohortenstudie zu reduzieren. Aus der Kohorte werden zum Zeitpunkt eines inzidenten Falls die zugehörigen Kontrollprobanden per Zufall ausgewählt.

Fallneigung: i. R. von Schwindel o. anderen Gleichgewichtsstörungen auftretende Neigung, hinzufallen. Bei vestibulospinaler Tonusdifferenz des Labyrinthes mit herabgesetzter Funktion F. zur Seite (↑Kataplexie) beim Stehen, bes. mit geschlossenen Augen.

Falloppio, Gabriele (1523–1562), ital. Anat. u. Chir., Ferrara, Pisa, Padua. Schüler von Vesalius. Tuba Falloppii: ↑Tuba uterina.

Fallot, Etienne Louis Arthur (1850–1911), frz. Anat., Marseille.

Fallotomie ⟨*lat* + *gr*⟩ *f*: operative Eröffnung der Tuba uterina (Falloppii).

Fallot-Pentalogie (nach Etienne L. A. F.): Fallot-Tetralogie mit Vorhofseptumdefekt. Sympt.: Zyanosekomplex, ↑Hocken, Leistungsminderung, Dystrophie, systol. Herzgeräusch. Im EKG Rechtsherzhypertrophie. Verminderte Lungengefäßfüllung, angehobene Herzspitze, hohe Rechtslage der Aorta. Palliativoperationen der F.: bei ungünstigen anat. Verhältnissen als Maßnahme endgültiger Ther. o. zur Schaffung besserer Verhältnisse für die spätere Totalkorrektur (↑Anastomose, aortopulmonale. Anastomose mittels ↑Blalock-Taussig-Operation, trans-

F

ventrikuläre Sprengung der Pulmonalklappe nach Brock-Sellors). Radikaloperation der F.: in extrakorporaler Zirkulation Resektion der infundibulären Stenose, Beseitigung der valvulären Pulmonalstenose, Verschluß des Ventrikelseptumdefekts durch ↑Patch-Plastik u. bei Notwendigkeit plast. Erweiterung der pulmonalen Ausflußbahn. Bei hochgradiger Pulmonalhypoplasie Verwendung eines ↑Konduit.

Fallot-Tetralogie (nach Etienne L. A. F.): Fallot-Krankheit, Maladie bleu, Morbus coeruleus; Herzfehlerkombination mit Blausucht, zyanot. Herzfehlbildung, deren Hämodynamik bestimmt wird durch die Kombination von Pulmonalstenose (Fehlbildung des Ausflußtrakts des re. Ventrikels), Ventrikelseptumdefekt mit ante- bzw. dextroponierter Aortenwurzel.

Fallot-Trilogie (nach Etienne L. A. F.): ↑Vorhofseptumdefekt (↑ASD), ↑Pulmonalstenose (PS), Rechtsherzhypertrophie.

Fallout ⟨*engl*⟩ *m*: radioaktiver Niederschlag; von Atombombenexplosionen, Reaktorunfällen u. vom Reaktorbetrieb herrührende, auf die Erde niedergehende Radioaktivität. Art u. Menge der Radionuklide im F. hängen vom Zeitpunkt nach der Explosion bzw. dem Reaktortyp ab. Man unterscheidet lokalen F. in der Umgebung des Explosions- bzw. Reaktorortes u. globalen F., der durch meteorolog. Einflüsse über die ganze Erde verteilt wird. Der F. hatte in der Mitte der sechziger Jahre sein Maximum u. ein durch den Unfall in Tschernobyl bedingtes kleineres Maximum 1986. Bis einschl. 1980 sind 1 108 Nukleartests durchgeführt worden, 404 davon in der Atmosphäre. Die hauptsächl. Strahler sind z. Z. ^{90}Sr, ^{137}Cs. ^{134}Cs, ^{131}I. Die Strahlenexposition aus dem F. lag im 1. Jahr nach Tschernobyl bei erhebl. geograph. Schwankungsbreite (wetterbedingt) um 1 mSv mit einer Lebenszeitdosis von 2–5 mSv. Die globale ↑Folgedosis aus der Kernwaffenerprobung lag bis 1985 insges. bei 0,4 mSv. Die jährl. (natürl.) effektive Dosis liegt in Mitteleuropa bei 1 mSv bis 5 mSv, die 50-Jahre-Folgedosis zwischen 50 u. 250 mSv. Systemat. Überwachung auf Radioaktivität des Territoriums (bodennahe atmosphär. Luft, Niederschläge, Oberflächengewässer, in bes. Fällen auch Boden, Futter- u. Lebensmittel u. Trinkwasser) ist in vielen Ländern gesetzl. geregelt.

Fallpauschalen: Entgeltverfahren im Krankenhausbereich zur Finanzierung aller Leistungen, die für eine homogene ↑Fallgruppe eingesetzt werden. Somit werden alle ↑Einzelkosten direkt u. die geschlüsselten Gemeinleistungen (↑Gemeinkosten) indirekt auf die Kostenträger verrechnet. Die Finanzierung der Leistungen orientiert sich auch an der ↑Krankenhausverweildauer, die für jede Fallpauschale festgelegt wird. Von der Verweildauer muß die Grenzverweildauer unterschieden werden. Die Fallpauschalen werden in der ↑Bundespflegesatzverordnung mit Punkten gewichtet, die Preise pro Punkt werden auf Landesebene durch zweiseitige Verträge festgelegt. Hieraus folgt, daß der „Preis" für eine Fallpauschale i. d. R. für alle Krankenhäuser eines Bundeslandes ident. ist.

Fallstatistik ↑Statistik, medizinische.

Fallstudie: Kasuistik. Diskussion eines Problems anhand eines konkreten Falls, i. d. R. der Erkrankung eines Pat.

Fällung: Bildung eines festen, häufig kristallinen Niederschlags durch Reaktion einer gelösten Verbindung mit einem der Lösung zugefügten Reagens.

Fällungschromatographie: Verfahren der Gelchromatographie (↑Chromatographie) zur Trennung gleichgroßer Moleküle. F. beruht darauf, daß eine Komponente ausfällt, wenn der Gradient des Fällungsmittels die spezif. Konzentrationen erreicht hat.

Falschgelenk ↑Pseudarthrose.

falschnegativ ↑Validität.

falschpositiv ↑Validität.

Falschstand ↑Fehlstellung.

Falta, Wilhelm (1875–1950), österreich. Int., Wien.

Falta-Syndrom (nach Wilhelm F.): pluriglanduläre Insuffizienz. Unklare, komplexe endokrine Krankheiten, die im Gefolge von Infektionskrankheiten (Lues) beobachtet werden konnten; Auftreten von Sympt. der Hypophysenvorderlappeninsuffizienz u. des Myxödems. Obsolet.

Faltblattstruktur: Betastruktur; ein Strukturelement der Sekundärstruktur von Proteinen. Die F. wird durch Wasserstoffbrücken zwischen versch. Polypeptidketten bzw. zwischen entfernt liegenden Abschnitten einer Polypeptidkette stabilisiert. Die Ebenen der Peptidbindungen bilden untereinander einen Winkel, der bis zu 90° betragen kann. Hohen Anteil an F. findet man im Seidenfibroin (↑Serizin) u. Betakeratin.

Faltenasymmetrie: seitendifferente Hautfalten im Bereich der Oberschenkel bzw. des Gesäßes unsicheres Hinweiszeichen auf ↑Hüftgelenkdysplasie im Säuglingsalter; verläßl. ist die ↑Abspreizhemmung.

Faltenhaut ↑Cutis laxa, ↑Cutis verticis gyrata, ↑Dermatochalasis.

Faltenmensch: Mensch mit stark ausgeprägtem Krankheitsbild der ↑Cutis laxa.

Faltentintling: ↑Giftpilz, bewirkt Alkoholintoleranz.

Faltenzunge ↑Lingua plicata.

Faltungshelferproteine ↑Peptidyl-Prolyl-cis-trans-Isomerase.

Faltungsindex: zahlenmäßiges Verhältnis zwischen gefalteten u. ausgebreiteten Intermediär- u. Superfizialzellen im Vaginalausstrich, von Bedeutung für die funktionszytolog. Diagnostik bei der Bestimmung der hormonalen Stimulation des Vaginalepithels.

Falx ⟨*lat*⟩ *f*: Sichel; sichelförmige Bindegewebeplatte.

Falx cerebelli: Kleinhirnsichel, schmale Bindegewebeplatte als Fortsatz der Dura mater, welche sich von der Crista occipitalis interna zwischen die beiden Kleinhirnhemisphären erstreckt.

Falx cerebri: Großhirnsichel, breite Bindegewebeplatte als Fortsatz der Dura mater, welche sich zwischen beide Großhirnhemisphären in die Fissura longitudinalis cerebri erstreckt; in ihr verlaufen venöse Hirnblutleiter (Sinus sagittalis superior u. inferior).

Falxdurchtrennung: Maßnahme zur Erleichterung von Tumorexstirpationen im Bereiche der vorderen Schädelgrube von parasagittalen Tumoren u. a. Durchtrennung des Sinus sagittalis zwischen 2 Ligaturen. Nur im vorderen Sinusdrittel erlaubt, sonst Gefahr von Lähmungen durch Verschluß der V. Rolandi. Dann Durchtrennung bzw. Resektion der Falx cerebri oberhalb ihres vorderen Ansatzes.

Falx inguinalis: Henle-Band, Leistensichel; dünne sehnenartige Platte am seitl. Rand des Ansatzes vom M. rectus abdominis; mediale Begrenzung der ↑Fossa inguinalis medialis.

Falxzeichen ↑Einklemmung, zerebrale.

Famciclovir: ↑Virostatikum, das gegen Herpesviren wirksam ist; orale Form von Penciclovir. ↑Chemotherapie, antivirale.

Fames ⟨*lat*⟩ *f*: Hunger.

Familie: 1. ***Soziol.:*** kleinste Zelle der Gesellschaft. Sie wird i. e. S. von den Eltern u. ihren Kindern gebildet, die gewöhnl. in einer Lebensgemeinschaft mit gemeinsamem Haushalt wohnen, i. w. S. durch Personen mehrerer Generationen, die miteinander verwandt o. verschwägert sind. **2.** ***Genetik:*** Gesamtheit Verwandter ersten Grades. Setzt sich im engeren genet. Sinne aus Parental- u. Filialgeneration zusammen. **3.** ***Biol.:*** natürl. Gruppe von Arten, z. B. Bakterien, Säugetiere.

Familienanamnese: Familiengeschichte; für genet. Untersuchungen in Form einer ↑Sippentafel.

Familienarzt: Arzt, der sich bemüht, seine hausärztl. Betreuung auf alle Familienangehörigen auszudehnen.

Familienberatung, genetische ↑Beratung, humangenetische.

Familienkrankheiten: endem.-epidem. in Familien auftretende Infektionskrankheiten, z. B. trop. Treponematose, Trachom, Ornithose, Tuberkulose.

Familienplanung: Gesamtheit der Maßnahmen, die geeignet sind, Zeitpunkt, Zahl u. Abstand der Geburten nicht dem Zufall zu überlassen, sondern der Entscheidung der Eltern unter verantwortungsbewußter Berücksichtigung gesundheitl., sozialer, psychol., ökonom. u. berufl. Faktoren, um den auf diese Weise gewünschten Kindern optimale Familien- u. Lebensbedingungen zu gewährleisten, die die günstigsten Voraussetzungen für eine gesunde körperl. u. geistige Entwicklung bieten.

Familienstudie: epidemiol. Studie einer Fam. o. einer Gruppe von Fam. zum Auftreten von Infektionskrankheiten o. von genet. mitbedingten Erkrankungen.

Familientherapie: Anwendung von gruppenpsychotherapeut. (↑Gruppenpsychotherapie) Methoden unterschiedl. Herkunft (z. B. ↑Verhaltenstherapie, ↑Psychoanalyse, systemische ↑Therapie) auf die Fam. als Ganzes bzw. als System. Durch Bewußtmachung u. gezielte Beeinflussung des Beziehungsgefüges in der Fam. sollen Störungen des sog. Indexpatienten, dem Symptomträger der Fam., abgebaut bzw. vermieden u. neurot. Beziehungsarrangements aufgegeben werden können.

Famotidin: Ulkustherapeutikum, wirkt als H_2-Antagonist.

Famulus ⟨*lat*⟩ *m*: Studenten der Med., die ihre berufsprakt. Ausbildung durchführen.

Fanconi, Guido (1892–1979), Schweizer Päd., Zürich, Winterthur.

Fanconi-Anämie (nach Guido F.): Fanconi-Syndrom; genet. bedingte Panmyelopathie mit multiplen Fehlbildungen: Minderwuchs, Hyperpigmentation, Anomalien des Extremitätenskeletts, bevorzugt Daumen-, auch Radiushypoplasie, Mikrozephalie u. Hypogonadismus im männl. Geschlecht. Fortschreitende hyperchrome, makrozytäre Anämie, Leuko- u. Thrombozytopenie, Neigung zu Leukämie u. Tumoren, autosomal rezessiver Erbgang.

Fanconi-Prader-Syndrom (nach Guido F. u. Andreas P.): angeborene Nebennierenrindeninsuffizienz, fam. Addison-Krankheit; genet. bedingte Nebennierenrindenhypoplasie o. -dystrophie mit verminderter Sekretion von Nebennierenrindenhormonen durch gestörte Steroidsynthese o. isolierten ACTH-Mangel. Beziehungen zur Adrenoleukodystrophie u. anderen Endokrinopathien. Erstmanifestation: Gedeihstörungen o. lebensbedrohl. Addison-Krisen oft mit Tod schon im Neugeborenenalter. Erbgang bei isolierten ACTH-Mangel autosomal rezessiv, sonst X-chromosomal rezessiv.

Fanconi-Schlesinger-Syndrom (nach Guido F. u. Bernard S.) ↑Williams-Beuren-Syndrom.

Fanconi-Syndrom, renales (nach Guido F.): Gluko-Amino-Phosphat-Diabetes, Toni-Debré-Fanconi-Syndrom. Genet. bedingte Nierenfunktionsstörung mit histol. nachweisbarem Substrat in den proximalen Tubuli. Durch verminderte Rückresorption von Glukose, Aminosäuren u. Phosphaten bedingte Glukose-, Protein- u. Aminoazidurie mit Hypophosphat- u. -kaliämie. Infantiler Typ mit Erstmanifestation 2.–3. Lj.: Vitamin-D-resistente Rachitis, tubuläre Azidose, Tod durch Niereninsuffizienz noch im Kindesalter; adulter Typ mit leichterem Verlauf u. normaler Lebenserwartung: Osteomalazie, Neigung zu Frakturen, polyarthrit. Erscheinungen. Beide Typen genet. heterogen. Autosomal rezessiver Erbgang des infantilen Typs, adulter Typ autosomal dominant.

Fango ⟨*ital*⟩ *m*: aus Zersetzungsprodukten vulkan. Tuffe hergestellte natürliche ↑Peloide, die meist als Packungen verwendet werden (z. B. Eifelfango). Sie dienen zur lokalen Wärmetherapie (Wassergehalt ca. 80 % der Wasserkapazität, Anwendungstemperatur 43–35 °C, Schichtdicke 3–5 cm). Sie können auch zur Kältetherapie verwendet werden.

Fannia canicularis ⟨*lat*⟩ *f*: kleine Stubenfliege, Spielfliege; ähnl. ↑Musca domestica, aber etwa ein Drittel kleiner; Larven mit langen, gefiederten Körperanhängen. Häufig in Wohnungen, aber auch in Ställen u. auf Weiden. Brutstätten sind Dung u. faulende pflanzl. Substrate.

FAO: *Abk* für Food and Agriculture Organisation, ↑Ernährungs- und Landwirtschaftsorganisation der Vereinten Nationen.

Farad: Zeichen F; SI-Einheit der elektrischen ↑Kapazität. Ein Kondensator hat die Kapazität 1, wenn durch die Spannung 1 V die Elektrizitätsmenge 1 C gespeichert wird. Kondensatoren haben Kapazitäten von $\sim 10^{-12}$ F (Pikofarad) bis $\sim 10^{-6}$ F (Mikrofarad).

Faraday-Effekt: ein magnetoopt. Effekt, bei dem durch die Orientierung magnet. stark deformierbarer Moleküle in einem Magnetfeld eine optische ↑Aktivität entsteht. Die Drehung der Polarisationsebene eines linear polarisierten Lichtbündels ist der magnet. Feldstärke u. der Länge des Lichtwegs in der Meßprobe proportional. Der Proportionalitätsfaktor heißt die Verdet-Konstante. Der F. dient zur Bestimmung von Strukturparametern der Biomoleküle.

Faraday-Gesetze: 1. Bei der Elektrolyse sind die abgeschiedenen Stoffmengen (m) der transportierten Elektrizitätsmenge (Q) proportional. $m = k \cdot Q$. Die für jede Ionenart charakterist. Konstante k heißt elektrochem. Äquivalent u. gibt an, wieviel g des betreffenden Ions von 1 Coulomb abgeschieden werden. 2. Die durch gleiche Elektrizitätsmengen abgeschiedenen Mengen versch. Ionenarten verhalten sich wie ihre Quotienten aus relativer Molekülmasse M u. elektrochem. Wertigkeit z.

$$k_1 : k_2 = \frac{M_1}{z_1} : \frac{M_2}{z_2}$$

Faraday-Käfig: mit Kupfergaze o. Ferroblech ausgekleideter Raum von Kisten- bis Zimmergröße, der das zu untersuchende biol. Objekt vor elektr. (u. teilweise magnet.) Außenfeldern abschirmt u. so erst die störungsarme Ableitung bioelektr. bzw. biomagnet. Erscheinungen ermöglicht.

Faraday-Konstante: Zeichen F; Proportionalitätskonstante im 1. Faraday-Gesetz der elektrolyt. Leitung. Die F. gibt an, daß für die Abscheidung von 1 mol einer einwertigen Ionensorte eine elektr. Ladung von 96 493 C benötigt wird. Es gilt $F = 96\,493\,C \cdot mol^{-1}$. Die Abscheidung von n mol einer Ionensorte der ↑Wertigkeit z erfordert die Ladung $Q = F \cdot n \cdot z$.

Faraday-Reizung: Wechselstromreizung von Geweben. Im ursprüngl. Sinn: die durch Spannungsschwankungen aus einer Induktionsspule ausgeführte Reizung.

Faraday-Ströme: Folge von niederfrequenten Gleichstromimpulsen (40–100 Hz) zur ↑Reizstromtherapie u. -diagnostik. Impulsdauer 0,5–5 ms, Impulsformen: Rechteck, Dreieck, Exponentialform. Ist die Impulshöhe konstant, spricht man von neofaradischen ↑Strömen. Amplitudenmodulierte Impulsfolgen heißen Schwellströme. Anwendung zur Auslösung von Muskelkontraktion bei abgeschwächter, atroph. Muskulatur.

Faradisation: histor. Begriff; Behandlung mit asymmetr. niederfrequenten Wechselströmen, die häufig mittels eines Induktionsapparats erzeugt wurden.

Farbagnosie: Nichterkennen von Farben, Sonderform der opt. ↑Agnosie.

Farbbeständigkeit: Eigenschaft von Zahnersatz, unter Mundbedingungen die ursprüngl. Farbe beizubehalten.

Farbblindheit, totale ↑Achromatopsie, ↑Farbenblindheit.

Färbeindex: *Abk* FI; definiert als Quotient aus Hämoglobinkonzentration (in %) u. Erythrozytenzahl (in 100 000 · 2). Bei dem normalen F. von 1 wird Hb mit 16 % = 100 u. die Erythrozytenzahl von 5 Mill. (als 50 · 2 = 100) eingesetzt. Auf den F. geht die Differenzierung der Anämien in normochrome (FI = 1), hypochrome (FI < 1) u. hyperchrome (FI > 1) zurück. F. ist als hämat. Parameter veraltet. Abgelöst durch den ↑MCH.

Färbekoeffizient: mittlerer Hämoglobingehalt des Einzelerythrozyten, Hämoglobinkoeffizient, HBE; Anstelle des früher übl. Färbeindex ist der mittlere korpuskuläre Hämoglobingehalt (Mean Corpuscular Haemoglobin, MCH) getreten. Berechnung:

$$\text{MCH(pg)} = \frac{\mu g/\mu l \text{ Blut}}{\text{Erythrozytenzahl}/\mu l \text{ Blut}}$$

Umrechnung in SI-Einheiten erfolgt über die Beziehung

$$\frac{\text{Masse in Picogramm}}{\text{relative Molekülmasse}} \rightarrow \text{Stoffmenge in Picomol}$$

Normalwerte: 27–31 pg Hb/Erythrozyt (konventionelle Einheit), 1,67–1,92 fmol Hb/Erythrozyt (SI-Einheit). Verminderung des F. bzw. MCH bedeutet Hypochromie, Erhöhung Hyperchromie der Erythrozyten. Zur Einteilung der versch. Anämieformen von wesentl. Bedeutung, wenn sowohl Erythrozytenzahl als auch Hämoglobinbestimmung mit ausreichender Genauigkeit durchgeführt wurden.

Färbekuvette: Glasgefäß mit Deckel u. Innenstruktur zur Aufnahme einer Farblösung, so daß mehrere Objektträger zwecks Färbung eingestellt werden können. Vielfach auch Aufnahme der Objektträger in Metallkorb, der bei kombinierter Färbung von Küvette zu Küvette in die Farblösungen getaucht werden kann.

Färbemethoden, hämatologische ↑Färbeverfahren, hämatologische.

Farbenamblyopie: herabgesetztes Farbunterscheidungsvermögen.

Farbenanomalie ↑Farbensinn.

Farbenasthenopie ⟨*gr*⟩ *f*: normales Farbenunterscheidungsvermögen, das bei Augenbelastung abnimmt.

Farbenblindheit: Bei totaler F. werden nur Grautöne wahrgenommen, es besteht Photophobie u. meist Nystagmus. Ursache meistens Zapfendysplasie.

Farbendreieck: in ein Koordinatennetz eingeordnetes Dreieck, auf dessen Basis die Wellenlängen der Purpurfarbtöne erscheinen u. auf dessen beiden Schenkeln die Wellenlängen für Blau, Grün bzw. Gelb, Rot abgetragen sind. Der Weißpunkt innerhalb des F. liegt im Schnittpunkt der mögl. ↑Komplementärfarben.

Farbenmischapparat ↑Anomaloskop.

Farbenperimetrie: Gesichtsfelduntersuchung mit farbigen Reizmarken. Heute weniger gebräuchl., da im Ggs. zur Perimetrie mit weißen Reizmarken die Standardisierung nach Helligkeit u. Wellenlänge größere Schwierigkeiten bereitet. ↑Perimetrie.

Farbensinn: sinnesphysiolog. Fähigkeit, die unterschiedl. Wellenlängen des sichtbaren Lichts nicht nur in Helligkeitsunterschieden, sondern als Farbe empfinden zu können. Der F. ist an die Funktionsfähigkeit der Zapfen gebunden, seine physiol. Grundlagen werden vorzugsweise an Hand der Young-Helmholtz-Theorie gedeutet. Danach bestehen drei Rezeptorentypen in der Netzhaut (Rot, Grün, Violett), die nach den Regeln der additiven Farbmischung alle Farbwahrnehmungen erzeugen. Andere theoret. Vorstellungen zum F. gehen auf Hering (assimilator.-dissimilator. Erregungsvorgänge bei drei Rezeptorentypen) u. auf Granit (helligkeitsempfindl. Dominatoren, farbempfindl. Modulatoren) zurück.

Farbensinnstörungen: Störung des normalen Farbensehens. Unterteilung in angeborene u. erworbene Störungen: Protanopie (Ausfall der Rotempfindung), Deuteranopie (Ausfall der Grünempfindung), Tritanopie (Ausfall der Blau-Gelbempfindung). Werden alle Farbkomponenten wahrgenommen, besitzt jedoch eine von ihnen eine geringere Empfindlichkeit, so spricht man von Anomalien in der subjektiven Farbwahrnehmung (Protanomalie, Deuteranomalie u. Tritanomalie). Letztere sind häufiger als die Anopien, beide werden mit dem Farbenmischapparat (↑Anomaloskop), mit den pseudoisochromat. Tafeln nach Velhagen o. Ishihara diagnostiziert. Für die verkehrsmedizin. Praxis sind F. im Rot-Grün-Bereich von Bedeutung. Die beiden Kompensativfarben Rot u. Grün wurden wegen ihrer guten Unterschiedsmöglichkeit auch bei erschwerter Sicht, wie Nebel, Dunst, Regen o. Dämmerung, als Signalfarben zur Verkehrsregelung ausgewählt. 8 % aller Männer u. 0,4 % aller Frauen weisen eine Rot-Grün-Störung auf. Sie werden durch die Tauglichkeitsuntersuchung von der Beschäftigung an Arbeitsplätzen mit obligatem Farbunterscheidungsvermögen ausgeschlossen.

Farbenskotom: Gesichtsfeldausfälle bei der Perimetrie mit farbigen Reizmarken.

Farbentafeln: Tafeln zur Prüfung des Farbensinns nach dem Prinzip der Pseudoisochromasie o. -anisochromasie, wobei farbige Optotypen so dargeboten werden, daß sie gleich hell wie der Hintergrund sind o. durch veränderte Helligkeit eine andere Farbe vortäuschen u. nur erkannt werden können, wenn kein gestörter Farbsinn besteht.

Farber, Sidney (1903–1973), amerik. Pathologe, Boston/Mass, USA.

Farber-Syndrom: Lipogranulomatose Farber; seltene Sphingolipidose, genet. bedingt, autosomal rezessiver Erbgang. Verminderte Aktivität der Ceramidase bedingt Anstau u. Ablagerung von Ceramid im Gehirn u. anderen Organen mit konsekutiver Gewebeschädigung. Erstmanifestation gleich nach Geburt durch mangelhaftes Gedeihen, subkutane u. periartikuläre Lipogranulome, Gelenkschwellungen u. -kontrakturen. Granulombedingte Larynxkonstriktion, Hepatomegalie, Tod bis zum 4. Lj.

Farber-Test: Test zur DD zwischen angeborener Atresie u. sek. Darmverschluß mit mikrosk. Untersuchung des Mekonium auf verhornte Hautepithelien u. Lanugohaare.

Färbeverfahren, hämatologische: Verfahren zur Darstellung, Charakterisierung u. Differenzierung von Zellen, Zellstrukturen u. zellulären Bestandteilen in zytomorpholog. Präparaten. Die F. beruhen auf chem. Reaktionen zwischen Substanzen von Zellen u. Geweben mit Reagenzien unter Bildung von farbigen schwerlösl. Reaktionsprodukten, deren Entstehungsort damit auch der Lokalisation der nachzuweisenden Struktur o. Substanz entspricht. F. lassen sich als direkte Verfahren (Nachweis von Nukleinsäuren, Proteinen, Kohlenhydraten) o. indirekte Verfahren (Nachweis von Enzymen) anwenden. H. F. können auch in panopt. Färbungen, Supravitalfärbungen u. zytochem. Färbeverfahren unterschieden werden. Panopt. (auch panchromat.) F. („alles sichtbar machend") werden zur Darstellung von Blut- u. Knochenmarkausstrichen angewandt, Mechanismus der Reaktionen nur partiell geklärt, beruht im wesentl. auf einer Farbsalzbildung zwischen bas. Farbstoffkomponenten u. „sauren Zellbestandteilen" bzw. sauren Farbstoffen mit „basisch reagierenden Zellstrukturen". Modifikationen der panopt. F. sind Giemsa-Färbung, Pappenheim-Färbung, Leishman-Färbung u. Wright-Färbung. Internationale Verbreitung hat die ↑Pappenheim-Färbung gefunden. Die Supravitalfärbung verwendet nichttox., rasch diffundible, stabile Farbstoffe, womit noch lebende bzw. überlebende Blutzellen dargestellt werden können. Erste Färbung führte P. Ehrlich mit Methylenblau durch. Wichtige Supravitalfarbstoffe sind Brillantkresylblau, Nilblausulfat, Neutralrot. Angewandt wird dieses Verfahren zur Darstellung der ↑Retikulozyten u. zum Nachweis der ↑Heinz-Innenkörpern. Zytochem. F. dienen dem Nachweis von Neutralfetten u. Lipiden, Enzymen, Kohlenhydraten, Nukleinsäuren, Siderin, Hämoglobinen mittels spez. Farbstoffe. Schnellfärbemethoden dienen zur raschen Orientierung. Verbreitet sind die panopt. F. mit May-Grünwald-Giemsa-Lösung u. die F. nach Boroviczény (Toluidinblau-Safranin-Fixierlösung u. Eosinlösung). Voraussetzung für die h. F. sind ausreichende Materialgewinnung, korrekte Präparateanfertigung, Verwendung gut gereinigter, insbes. fettfreier Objektträger u. standardisierte Farbstofflösungen. Die Fixierung wird im all. mit Methanol vorgenommen. Für alle Enzymnachweisverfahren u. für die PAS-Reaktion eignet sich eine Fixierung mit einer Dimethylformamidlösung. Als Routinefärbung haben sich in der hämat. Diagnostik die panopt. Färbungen bewährt, bei denen bas. Farbstoffbestandteile mit sauren Zelleiweißen u. umgekehrt saure Farbstoffbestandteile mit bas. Zellsubstanzen Farbsalze bilden. Die **Giemsa-Färbung** wird mit einem in Glycin gelösten Farbstoffgemisch aus Azur-II-Eosin u. Azur II (Methylenazur u. Methylenblau) vorgenommen, wobei sich die versch. Leukozytenarten so unterschiedl. anfärben, daß ihre Unterscheidung mögl. ist. Die **kombinierte May-Grünwald-Giemsa-Färbung nach Pappenheim** beruht auf der Anwendung der Eosin-Methylenblau-Färbung von May-Grünwald, an welche sich die Azur-II-Eosin-Färbung von Giemsa anschließt. Dabei färbt das blau-violette Methylenazur die sauren Zellbestandteile (Kern, zytoplasmat. RNA), das rote Eosin die bas. Anteile (Hämoglobin). Einige Bestandteile werden von beiden Farbstofflösungen angefärbt. Die **Schnellfärbung nach Wright** entspricht prinzipiell der May-Grünwald-Färbung u. beruht auf der Jenner- bzw. Leishmann-Färbung, wobei die Färbeergebnisse denen der Pappenheim-Färbung gleichen. **Supravitalfärbungen** mit den Farbstoffen Brillantkresylblau, Nilblausulfat u. Methylenblau beruhen auf ihrem Eindringen in die noch vitale Zelle, wobei sich Supravitalfärbungen bes. für die Darstellung von Retikulozyten u. den Nachweis von Innenkörpern (Heinz-Körper) eignen. Zu den wichtigsten zytochem. Methoden für Blut- u. Knochenmarkzellen rechnen der **Nachweis von fetalem Hämoglobin im Blutausstrich nach Betke u. Kleihauer**, der auf der erhöhten Resistenz des HbF gegenüber Laugen beruht, welche dieses Hämoglobin vom HbA unterscheidet. Der **Nachweis von Polysacchariden mit der PAS-(Periodic-acid-Schiff-)Reaktion** beruht auf der Oxidation von Glykogen u. polysaccharidhaltigen Verbindungen durch Periodsäure zu Aldehyden, die mit dem Schiff-Reagens einen leuchtend roten Farbniederschlag gibt. Der **Nachweis von Fetten mit Sudanschwarz B** ist durch die gute Löslichkeit dieses Farbstoffs in Fett. mögl., wobei sich die Sudanophilie der Zellen wie ihre Peroxidaseaktivität verhält u. als zytoplasmat. Reifungskriterium gilt. Der **Nachweis von DNA mit der Feulgen-Reaktion** ist mögl., da durch eine salzsaure Hydrolyse an der Desoxyribose Aldehydgruppen entstehen, die sich mit dem Schiff-Reagens nachweisen lassen. Beim **Nachweis von Nukleinsäuren mit Methylgrün-Pyronin** färbt sich das DNA-haltige Material durch Methylgrün, das RNA-haltige durch Pyronin rot an. Die **Berliner-Blau-Reaktion** ist zum Nachweis vorwiegend des nur langsam mobilisierbaren Eisens (sog. Nichthämoglobineisen) geeignet, wobei das Ferritin nur teilweise erfaßt wird. Bei den Enzymnachweisverfahren wird stets ein Substrat angeboten u. durch das nachzuweisende Enzym gespalten. Ein Kupplungssalz ergibt eine Farbreaktion am Ort des Enzyms. Zum **Nachweis von Peroxidasen** wird als Medikator das 3-Amino-9-Ethylcarbazol benutzt. Die Azofarbstoffmethoden beruhen auf der hydrolyt. Spaltung eines Arylesters durch das Enzym u. der sich unmittelbar anschließenden Kupplung des gebildeten Phenolderivats mit einem Farbentwickler, meist einem Diazoniumsalz. Die **alkal. Granulozyten-Phosphatase** wird nach dem Prinzip der Azokupplungsverfahren dargestellt, wobei die Stärke der Phosphataseaktivität der reifen neutrophilen Granulozyten nach einem semiquantitativen Scoring-System in 4 (5) Stärkegraden vermerkt wird. Als Index der alkal. Granulozytenphosphatase (AGP) wird die auf 100 Zellen bezogene Aktivitätszahl bezeichnet. Auch der **Nachweis der Aktivität** der **unspezif. Esterasen** erfolgt nach dem Grundprinzip des Hydrolasennachweises, wobei für Blut- u. Knochenmarkzellen Essigsäure- o. Chloressigsäureester von Naphtholderivaten als Substrate Verwendung finden. So sind übl. der Esterasenachweis mit Alphanaphthylacetat, mit Naphthol-AS-D-chloracetat, der Nachweis der sauren Phosphate u. von Betaglukuronidase.

Farbfilter: farbige Glas- o. Kunststoffplatten o. eingefärbte Gelatineschichten zwischen Glasplatten zur spektralen Aussonderung best. Wellenlängen. Bei hohen Anforderungen an die spektrale Reinheit werden Metallinterferenzfilter benutzt. F. werden u. a. bei der Photographie (z. B. bei Aufnahmen u. als Schutzfilter in Dunkelkammern), Fluoreszenzmikroskopie, Mikrophotographie u. Spektralanalyse benutzt. In den mehrschichtigen Farbfilmen bewirken Filterschichten die für den Bildaufbau notwendige Farbentrennung.

Farbring: Muster verfügbarer zahnfarbener Materialien.

Farbstoffdilution: Bestimmung von Kreislaufzeiten, Durchblutungsgrößen, ↑Herzminutenvolumen (HMV) sowie Diagnostik von Kurzschlüssen i. R. von Herzfehlern durch Injektion von Farbstoffen, deren Konzentration im Blut kontinuierl. gemessen wird (Photometrie).

Farbstoffe: Lebens- o. Arzneimitteln zur Veränderung bzw. Verbesserung des Farbtons zugesetzte Stoffe (↑Additive). Gesetzl. zugelassen sind natürl. u. best. synthet. F., dazu eine kleine Anzahl wasserunlösl. anorgan. Verbindungen (↑Pigmente), die zum Anfärben von Oberflächen, Überzugmassen u. ä. verwendet werden. Beim Färben von Lebensmitteln wird einer gewissen Verbrauchererwartung Rechnung getragen, aber auch der Genußwert erhöht. In toxikol. Tests wird die ↑Acceptable daily intake der F. ermittelt. Außer an ihre toxikol. Unbedenklichkeit werden an F. hohe Reinheitsanforderungen gestellt.

Farbstoffmangel: Pigmentmangel, ↑Albinismus, ↑Vitiligo.

Farbstoffverdünnungsmethode: Kreislauffunktionsprüfung, bei der der zeitl. Ablauf der konzentrationsabhängigen Extinktion eines mögl. biol. indifferenten Farbstoffs mit Hilfe einer Lichtquelle, Photozelle, eines Verstärkers u. Schreibsystem nach bolusförmiger Injektion in den Kreislauf fern vom Applikationsort registriert wird. Typ. Kurvenform, an der u. a. Erscheinungszeit (EZ), Kontraktionszeit (KZ), Verdünnungszeit (VZ), Rezirkulationszeit (RZ) u. mittlere Zirkulationszeit (MZZ) bestimmt werden können. Klin. Einsatz vorwiegend zur Bestimmung von kürzester u. mittlerer Kreislaufzeit, Herz-Zeit-Volumen, totales Plasmavolumen (nur mit Evansblau), Nachweis u. Ausmaß von Shunts.

Farbszintigraphie: szintigraph. Technik der ↑Nuklearmedizin mit Scanner, der den unterschiedl. Impulsraten, die einer unterschiedl. Aktivitätsspeicherung im Organ entsprechen, unterschiedl. Farben zuordnet. Die F. verbessert die Erkennbarkeit von Speicherungsunterschieden.

Farbtüchtigkeit ↑Farbensinn.

Färbung: Durchtränkung mikrobiol. u. histol. Objekte mit sauren (z. B. Eosin, Pikrinsäure, Säurefuchsin, Orange), bas. (z. B. Hämatoxylin, Fuchsin, Gentianaviolett, Methylenblau, Thionin, Toluidinblau), neutralen u. indifferenten (z. B. Sudan III) Farbstoffen. Diffuse F.: gleichmäßige F. der ganzen Zelle. Elektive F.: F. einzelner Teile der Zelle o. des Gewebes. Progressive F.: Färbung des Objekts bis zum gewünschten Erfolg. Regressive F.: Überfärbung des Objekts u. Entfernung des Farbüberschusses durch Auswaschen (Differenzieren). Simultanfärbung: F. mit mehreren Farbstoffen gleichzeitig (z. B. F. nach Giemsa). Sukzedanfärbung: F. mit mehreren Farbstoffen nacheinander (z. B. F. nach Gram). Vitalfärbung: F. der lebenden Zellen. Gebräuchl. Mehrfachfärbung (Kontrastfärbung) sind: 1. Hämalaun-Eosinfärbung, wobei Zellkern blau, Zytoplasma u. Interzellularsubstanz rosa; 2. Azanfärbung (Heidenhain), wobei Zellkern rot, Zytoplasma rot, Bindegewebefasern blau, Schleim blau; 3. Eisenhämatoxylinfärbung (Heidenhain), wobei Zellkern, Mitochondrien, Zentrosomen tiefschwarz, Zytoplasma schwach gelb; 4. Molybdänhämatoxylinfärbung (Held), wobei Zellkern tiefblau, kollagene Fasern grau, elast. Fasern violett gefärbt werden.

Färbung, panoptische ↑Färbeverfahren, hämatologische.

Farmerlunge: allergische ↑Alveolitis durch Einatmen von ↑Schimmelpilzen u. Aktinomyzeten in der Landwirtschaft nach wiederholtem inhalativem Kontakt mit feucht gelagertem Heu o. Getreide. Spätschäden (Lungenfibrosen) mögl.

Farmers skin ⟨*engl*⟩ ↑Landmannshaut.

Farnkrauttest: Ausstreichen von Schleim aus dem Zervikalkanal des Uterus auf einen Objektträger mit anschließender Lufttrocknung. Es kommt zur Kristallisation des Schleims unter Bildung von Farnkrautmustern, bes. ausgeprägt während der Ovulationszeit (Östrogenwirkung).

Faröer-Krankheit: Masernepidemie auf den Faröer-Inseln mit schneller epidem. Ausbreitung in der Gesamtbevölkerung u. z. T. schweren tödl. Krankheitsverläufen aufgrund fehlender Immunität.

Farr-Technik: Ammoniumsulfatmethode zur Bestimmung der Antigenbindungskapazität von Antikörpern. Es sind nur Antigene geeignet, die in Ammoniumsulfat lösl. sind. Die Antikörper werden in einer Verdünnungsreihe mit dem radioaktiv markierten Antigen zusammengebracht. Anschließend wird der Antigen-Antikörper-Komplex mit 40%iger Ammonsulfatlösung ausgefällt. Im Präzipitat wird die Antigenmenge gemessen, die am Antikörper gebunden wurde. Ungebundenes Antigen verbleibt im Überstand.

Fascettektomie ⟨*gr*⟩ *f*: Hemifascettektomie; operative Abtragung der kleinen Wirbelgelenkfortsätze.

Fascia ⟨*lat*⟩ *f*: Faszie, Binde, Muskelbinde; bindegewebige Hülle um Muskeln u. Muskelgruppen. Manche Faszien haben Sehnencharakter u. dienen der Muskulatur als Ursprungsfläche (z. B. am Unterarm u. Unterschenkel).

Fascia antebrachii: Unterarmfaszie; umhüllt die Muskulatur des Unterarms u. dient oberflächl. Muskeln als zusätzl. Ursprung.

Fascia axillaris: Faszie unter der Haut der Achselgrube; spannt sich aus zwischen seitl. Rändern des M. pectoralis major u. M. latissimus dorsi.

Fascia brachii: Fascia brachialis; Oberarmfaszie; umhüllt die Muskulatur des Oberarms. Von ihr gehen bindegewebige Trennwände in die Tiefe (Septum intermusculare brachii mediale u. laterale), welche die Beugemuskeln gegen die Streckmuskeln des Oberarms abgrenzen.

Fascia cervicalis: Halsfaszie; gliedert sich in 3 Blätter, ein oberflächl. (Lamina superficialis), das u. a. Glandula submandibularis u. M. sternocleidomastoideus einhüllt, ein mittleres (Lamina praetrachealis), das mit der V. jugularis interna verbunden ist u. die unteren Zungenbeinmuskeln umscheidet, u. ein tiefes (Lamina praevertebralis) vor der prävertebralen Muskulatur.

Fascia clavipectoralis: tiefe Brustfaszie; zwischen Rabenschnabelfortsatz, Schlüsselbein u. vorderer Brustwand unter dem M. pectoralis major ausgespannter Faszienstreifen.

Fascia cruris: die Muskeln des Unterschenkels umhüllende Faszie; entsendet in die Tiefe das Septum intermusculare anterius u. posterius, wodurch die Mm. peronaei von der übrigen Unterschenkelmuskulatur abgegrenzt werden.

Fascia deltoidea: Deckfaszie des ↑Musculus deltoideus.

Fascia diaphragmatis pelvis: Faszie, die den ↑Musculus levator ani oben (F. d. p. superior) bzw. unten (F. d. p. inferior) bedeckt.

Fascia diaphragmatis urogenitalis: Faszie, welche das Diaphragma urogenitale überdeckt; als F. d. u. superior oberhalb des M. transversus perinei profundus, als F. d. u. inferior unterhalb dieses Muskels gelegen.

Fascia endothoracica: die Thoraxwand innen überziehende Faszie; liegt außerhalb der Pleura parietalis.

Fascia lata: Oberschenkelfaszie, welche die gesamte Muskulatur des Oberschenkels einhüllt; besitzt einen lateralen Verstärkungszug, den Tractus iliotibialis, sowie unterhalb des Leistenbands eine ovale Öffnung, Hiatus saphenus, durch die die V. saphena magna zieht u. in die V. femoralis mündet. ↑Duraplastik.

Fascia nuchae: Nackenfaszie zwischen M. trapezius u. darunter liegenden Muskeln; geht seitl. in oberflächl. Halsfaszie, median in Ligamentum nuchae über.

Fascia occludens ↑Zellverbindungen.

Fascia pectoralis: oberflächl. Brustfaszie, welche den M. pectoralis major überdeckt.

Fascia pelvis: Beckenfaszie; überzieht die Innenwand des kleinen Beckens als F. p. parietalis, dabei den M. obturatorius internus als F. p. obturatoria, u. als F. p. visceralis Rektum, Prostata, Harnblase, Vagina. Abb.

Fascia pharyngobasilaris: muskelfreier, bindegewebiger, oberer Teil der Wand des Schlundes; dient zur Anheftung an die Schädelbasis.

Fascia spermatica externa: von der oberflächl. Bauchfaszie abstammender äußerer bindegewebiger Abschluß des Samenstrangs.

Fascia spermatica interna: von der F. transversalis abstammende bindegewebige Hülle des Samenstrangs innerhalb der M. cremaster.

Fascia thoracolumbalis: Rückenfaszie, welche den M. erector spinae überzieht; ihr ventrales, tiefes Blatt ist die ↑Aponeurosis lumbalis.

Fascia transversalis: Faszie, welche den M. transversus abdominis innen überzieht; liegt außerhalb des Peritoneum parietale.

Fascicline: insbes. in Axonbündeln vorkommende Proteine aus der Gruppe der ↑Adhäsionsmoleküle.

Fasciculi proprii medullae spinalis: Grund- o. Binnenbündel des Rückenmarks; Nervenfaserbündel, welche unmittelbar der grauen Substanz anliegen u. benachbarte Segmente des Rückenmarks miteinander verbinden.

Fasciculus ⟨*lat*⟩ *m*: *Dim* zu Fascis; kleines Bündel, v. a. von Muskel- o. Nervenfasern.

Fasciculus atrioventricularis ↑His-Bündel.

Fasciculus cuneatus: Burdach-Strang; äußerer Teil des ↑Tractus spinobulbaris im Hinterstrang des Rückenmarks. Der F. führt Fasern der Tast- u. Tiefensensibilität von der oberen Körperhälfte.

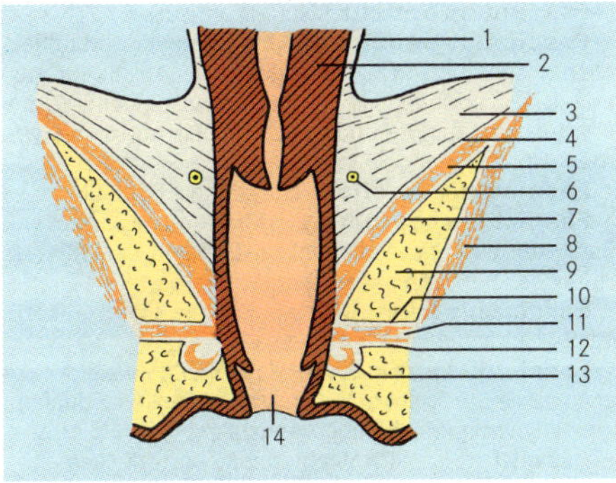

Fascia pelvis.
Muskeln u. Faszien des Beckenbodens der Frau, in der Bildmitte Uterus u. Vagina
1: Peritoneum; 2: Uterus; 3: Beckenbindegewebe; 4: Fascia diaphragmatis pelvis superior; 5: M. levator ani 6: Ureter; 7: Fascia diaphragmatis pelvis inferior; 8: M. obturatorius internus; 9: Fossa ischiorectalis; 10: Fascia diaphragmatis urogenitalis superior; 11: M. transversus perinei profundus; 12: Fascia diaphragmatis urogenitalis inferior; 13: M. bulbospongiosus; 14: Vestibulum vaginae

Fasciculus gracilis: Goll-Strang; innerer Teil des ↑Tractus spinobulbaris im Hinterstrang des Rückenmarks. Übermittlung von Tast- u. Tiefensensibilität aus der unteren Körperhälfte.

Fasciculus interfascicularis: Fasciculus semilunaris, Schultze-Komma; Bündel markloser Nervenfasern zwischen den langen Bahnen der Hinterstränge des Rückenmarks.

Fasciculus lóngitudinalis dorsalis: deutl. abgrenzbarer Strang von Nervenfasern, der vom Zwischenhirn bis zum verlängerten Mark zieht. Er liegt ventral vom ↑Aquaeductus cerebri u. dorsolateral vom Fasciculus longitudinalis medialis im zentralen Höhlengrau; verbindet Kerne des Zwischenhirns mit Kernen des unteren Hirnstamms.

Fasciculus longitudinalis inferior: unteres Längsbündel; Verbindungsfasern zwischen Hinterhaupt- u. Schläfenlappen des Großhirns; gehört zu den Assoziationsbahnen.

Fasciculus longitudinalis medialis: mittleres Längsbündel; beginnt im Nucleus interstitialis am Boden des Aquaeductus cerebri u. liegt im Bereich des Rückenmarks im Vorderstrang. Seine Fasern enden an den motor. Vorderhornzellen u. ziehen bis zum oberen Brustmark. Der F. l. m. steuert die Bewegungen der Augen u. des Kopfs.

Fasciculus longitudinalis superior: oberes Längsbündel; Verbindungsfasern zwischen Stirn- u. Hinterhauptlappen des Großhirns. Assoziationsbahn.

Fasciculus mamillotegmentalis: Nervenfaserbündel, das vom Kern des Corpus mamillare zur Haube des Mittelhirns zieht.

Fasciculus mamillothalamicus: Vicq-d'Azyr-Bündel; Faserbündel, das vom Corpus mamillare zu Nuclei anteriores des Thalamus zieht.

Fasciculus opticus ↑Nervus opticus.

Fasciculus peduncularis: Nervenfaserbündel, welches zwischen ↑Tractus opticus u. ↑Capsula interna verläuft. Es verbindet das ↑Corpus amygdaloideum u. die benachbarte Temporalrinde nach medial mit dem Zwischenhirn.

Fasciculus retroflexus ↑Meynert-Bündel.

Fasciculus septomarginalis: ovales Nervenbündel am Septum medianum posterius in der unteren Hälfte des Thorakalmarks.

Fasciculus triangularis: Philippe-Gombault-Triangel. ↑Fasciculus interfascicularis.

Fasciculus uncinatus: Hakenbündel; zieht von der unteren Stirnwindung des Großhirns zum Schläfenlappen (Uncus gyri parahippocampalis).

Fasciitis: Fasziitis; (entzündl.) Prozeß der Faszien (Gewebe), Sympt. entzündl.-rheumat. Krankheit, Schrumpfungstendenz, besondere Entität: eosinophile ↑Fasziitis.

Fasciitis nodularis ⟨*lat*⟩ *f*: Fasciitis nodularis pseudosarcomatosa; gutartige, vermutl. reaktive knotige Bindegewebewucherung der oberflächl. Faszie, bes. am Arm, Nacken u. Rumpf bei jungen Menschen. Histol. Proliferation von fibroblastenähnl. Zellen mit Kollagenfaserbildung u. von Riesenzellen innerhalb einer myxomatös aufgelockerten Grundsubstanz. Häufige Fehldeutung als Sarkom. Nach Exstirpation kein Rezidiv.

Fascin: aktinbindendes Protein; bündelt ↑Aktinfilamente in paralleler Anordnung.

Fasciola ⟨*lat*⟩ *f*: **1.** ***Anat.:*** Bändchen, **2.** ***Zool.:*** Leberegel.

Fasciola hepatica ⟨*lat*⟩ *f*: großer Leberegel. Fam. ↑Fasciolidae; bis 50 mm lang u. 12 mm breit, abgeplattet, lorbeerblattförmig mit Kopfzapfen, Körperdecke bestachelt, Darmschenkel lang u. verzweigt. Hermaphrodit (↑Hermaphroditismus), Eier 135–150 μm groß, gelb bis bräunl. gefärbt. Entwicklung mit Generationswechsel über die Zwergschlammschnecke, Galba truncatula, als ↑Zwischenwirt; Infektionsstadien (↑Metazerkarie) v.a. an Gräsern. F. h. parasitiert in den Gallengängen (Adulte) bzw. im Leberparenchym (Jugendformen) zahlreicher pflanzenfressender Säuger, v.a. bei Wiederkäuern, bisweilen beim Menschen. Erreger der ↑Faszioliasis.

Fascioliasis ↑Faszioliasis.

Fasciolidae ⟨*lat*⟩ *Pl*: Leberegel; Fam. der ↑Digenea (↑Trematoda), ↑Parasiten bei Säugern, mit den med. bedeutsamen Arten ↑Fasciola hepatica u. ↑Fasciolopsis buski.

Fasciolopsiasis: Erkrankung (vorwiegend in Ostasien) durch Darmegel ↑Fasciolopsis buski mit Oberbauchkrämpfen, Erbrechen, blutigen Diarrhöen, später unverdaute Nahrungsanteile, Anämie, Aszites, Ödeme, Präpatenz 20–38 Tage.

Fasciolopsis buski ⟨*lat*⟩ *m*: großer Darmegel, vorwiegend in Ostasien vorkommender Vertreter der ↑Fasciolidae; bis 70 mm lang u. 20 mm breit, zungenförmig, ohne Kopfzapfen, Körperdecke bestachelt, Darmschenkel lang u. unverzweigt. Eier sehr groß (135 × 80 μm), farblos bis gelbbraun. Entwicklung mit Generationswechsel über Wasserschnecken (z. B. Planorbis) als ↑Zwischenwirte, Infektionsstadien (↑Metazerkarie) an Wasserpflanzen. F. b. parasitiert im Dünndarm von Mensch u. Schwein; Erreger der Fasciolopsiosis.

Faser: Bindegewebefaser.

Faserarchitektonik: für die Hirnrindenregion jeweils charakterist. Anordnung, Faserstärke, Konzentration u. Verlaufsform markhaltiger Nervenfasern. Durch Anwendung der Markscheidenfärbung gelang es O. Vogt bereits 1910, für die jeweilige Areae eine spezif. Markfaserarchitektonik nachzuweisen. Aufstellung myeloarchitekton. Hirnrindenkarten.

Faser, argyrophile: mit Silberimprägnationsmethoden darstellbare Bindegewebefasern. ↑Faser, retikuläre.

Faserdemaskierung im Knorpel ↑Degeneratio asbestosa.

Faser, elastische: Fibra elastica; zugelast., verzweigte Bindegewebefaser, 0,1–5 μm dick. Struktur: 1. Pars amorpha: zentral, aus Elastin, einem Skleroprotein; 2. Pars filamentosa, Mantel aus 11–13 nm dicken Mikrofibrillen. Histol. selektiv darstellbar mit Orzein o. Resorcinfuchsin (sog. ↑Elastikafärbung). Strukturen mit vielen e. F. sehen im frischen Zustand gelbl. aus (z. B. Aorta, Ligamenta flava der Wirbelsäule).

Faserknochen: Geflechtknochen, Textus osseus reticulofibrosus; Knochengewebe mit ungerichtetem Verlauf der kollagenen Fasern.

Faserknorpel ↑Knorpelgewebe.

Faser, kollagene: Fibra collagenosa; zugfeste, unverzweigte Bindegewebefaser, 5–15 μm dick. Struktur: die k. F. besteht aus einem Bündel (Fasciculus) von Fibrillen, 0,2–2 μm dick, diese zerfallen in Mikrofibrillen, 30–200 nm dick, elektronenmikroskop. quergestreift mit einer Periodizität von 64 nm, die ihrerseits aus Protofibrillen, 5 nm dick, zusammengesetzt werden. Die Protofibrillen sind Produkt der Polymerisation des Tropokollagen, gebildet aus 3 helikalen Polypeptid-Alphaketten, 1,5 nm dick, 280 nm lang. Fibrillogenese: in Fibroblasten wird intrazellulär Prokollagen im ER gebildet, im Golgi-Apparat membranumhüllt u. ausgeschleust; extrazellulär wird es enzymat. in Tropokollagen umgewandelt, das durch Vernetzung u. a. zu Protofibrillen aggregiert. Die F. finden sich z. B. in Bindegewebe, Sehnen, Aponeurosen, Bändern, der Matrix von Knorpel u. Knochen.

Faserkörbe: Axonendigungen von Korbzellen in der Kleinhirnrinde, die den Zelleib der Purkinje-Zellen korbartig umgeben u. inhibitor. Synapsen bilden. ↑Cerebellum.

Faserkrebs ↑Szirrhus.

Faseroptik: Fiberoptik. Starre o. flexible Bündel aus dünnen ummantelten Glasfasern (Durchmesser etwa 6–30 μm), die durch häufige Totalreflexion an den Grenzflächen Faserkern/Mantel Licht im Zickzackweg weiterleiten (↑Lichtleiter). Zur einfachen Lichtleitung genügt eine ungeordnete Lage der einzelnen Fasern, zur Bildleitung muß deren Lage geordnet sein. Die F. ermöglicht die Übertragung von Licht o. Bildern auf gekrümmten Wegen. F. werden an einigen Bildverstärkern zur Übertragung des Bildes auf die Fernsehkette benutzt, außerdem in endoskop. Geräten u. ä.

Faserproteine ↑Gerüsteiweiße.

Faser, retikuläre: Fibra reticularis; federndstabile, netzebildende Bindegewebefaser, 0,1–1,5 μm dick. Struktur: zusammengesetzt aus Mikrofibrillen, 9–12 nm dick u. quergestreift mit einer Periodizität von 64 nm. Wegen dieser Ähnlichkeit auch als „Präkollagenfaser“ bezeichnet. Histol. darstellbar mit Silbersalzen (insofern sind r. F. argyrophile Fasern); in parenchymatösen Organen bilden sie um das Epithel Fasergitter (insofern sind r. F. Gitterfasern). In lymphat. Organen u. im retikulären Bindegewebe bilden r. F. gemeinsam mit Retikulumzellen das Grundgerüst. Abb.

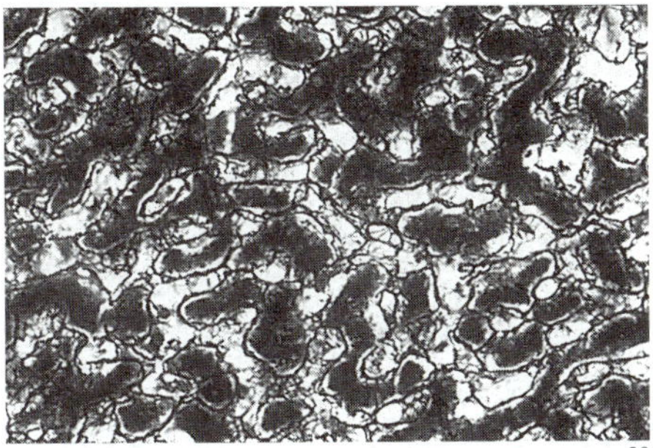

Retikuläre Fasern. Histologischer Schnitt durch die Leber, Silberimprägnation nach Gömöri; neben den Leberzellbalken sieht man die retikulären Fasern im Disse-Raum.

Fasersysteme, aminerge *⟨lat + gr⟩ f Pl*: mit fluoreszenzhistochem., ↑Katecholamine u. ↑Serotonin spezif. erfassenden Methoden nachweisbare, von umschriebenen Kerngebieten des Hirnstamms ausgehende Fasersysteme, die mit unterschiedl. Dichte sich im Gesamtgehirn weiterverzweigen. Die Axone einzelner aminerger Nervenzellen innervieren mit ↑Varikositäten sehr viele Nervenzellen. Zeigen nach Läsion durch 6-Hydroxydopamin begrenzte Fähigkeit der ↑Regeneration.

Fasersysteme, dopaminerge: von umschriebenen Zellkörpern dopaminerger ↑Neuronen ausgehende Fasersysteme. 1. Stärkstes Fasersystem hat Ursprung in Zona compacta der ↑Substantia nigra u. innerviert ↑Corpus striatum, ↑Nucleus caudatus u. Putamen. Bei ↑Parkinson-Syndrom Degeneration des Tractus nigrostriatale mit Abnahme an Dopamin. 2. D. F. von Mittelhirn zum Nucleus accumbens der septalen Region. 3. D. F. beginnt im Nucleus periventricularis des Hypothalamus u. innerviert Kapillarplexus der Hypophyse. Über diesen Kapillarplexus erreichen die hypothalam. ↑Releasing-Hormone die Hypophyse. Best. amakrine Zellen der Retina sind dopaminerg.

Fasersysteme, noradrenerge: von noradrenerge Neurone enthaltenden Kerngebieten in Pons u. Medulla ausgehende Fasersysteme; wichtigster Kern ↑Nucleus coeruleus, multipolare Neurone, Zweige zu ↑Purkinje-Zellen u. über dorsales Bündel zu ↑Hippokampus u. Cortex cerebri. Andere Kerne bilden ventrales Bündel, führen zu ↑Hypothalamus, limb. System u. basalem Vorderhirn.

Fasersysteme, serotoninerge: Zellkörper serotoninerger Neurone; sind in Raphekernen im Grenzgebiet von Mittelhirn u. Brücke lokalisiert. Über das mediale Vorderhirnbündel verbreiten sie sich im gesamten Hirngebiet. Am stärksten werden Hypothalamus, am geringsten Groß- u. Kleinhirnrinde innerviert.

Faserzement ↑Zement.

Faßkammer ↑Standardkammer.

Faßthorax: faßähnl. Erweiterung u. Verformung des Thorax bei Pat. mit schwerem Lungenemphysem.

Fastenhypoglykämie: Beim Fasten wird die Blutglukosekonzentration durch Neubildung aus den Glykogenvorräten der Leber 6–14 h konstant gehalten. Durch vermehrte Freisetzung von Katecholaminen werden periphere Glykogenvorräte mobilisiert u. die Glukoseverwertung wird gehemmt. Laktat- sowie Ketoazidose bzw. ein Anstieg der freien Fettsäuren sind die Folge.

Fastenversuch: Methode zur dd Abklärung einer rezidivierenden ↑Fastenhypoglykämie.

Fast Fourier Transformation *⟨engl⟩ f*: direkte Gewinnung eines Leistungsspektrums bei stochast. Zufallsprozessen, ohne vorher über die Autokorrelogrammbildung u. dessen Fourier Transformation gehen zu müssen; bei der rechnergestützten EEG-Analyse u. der Auswertung von Biorhythmen.

Fastidium *⟨lat⟩ n*: Ekel, Überdruß.

Fastigium *⟨lat⟩ n*: Giebel, spitzwinklige Vorbuchtung des Dachs des IV. Ventrikels in die ventrale Fläche des Kleinhirns an der Berührungsstelle von Velum medullare superius u. Velum medullare inferius.

F

Fast protein liquid chromatography *⟨engl⟩*: Verfahren der high pressure liquid chromatography (↑Chromatographie) zur Auftrennung von Proteinen, Peptiden u. Polynukleotiden unter schonenden Bedingungen u. Verwendung spez. Trennmedien.

Fast-twitch-Fasern *⟨engl⟩*: schnell zuckende u. hohe Kontraktionskräfte entwickelnde Skelettmuskelfasern, die einen relativ geringen Gehalt an Myoglobin, Mitochondrien u. Enzymen des oxidativen Stoffwechsels besitzen u. daher rascher ermüden als die langsam zuckenden Fasern, ↑slow-twitch-Fasern.

Faszie ↑Fascia.

Fasziektomie *⟨lat⟩ f*: völlige (totale) o. teilweise (partielle) Faszienentfernung, z. B. bei der ↑Dupuytren-Kontraktur.

Faszienringplastik: zur Beseitigung der Harninkontinenz. a) Rektusfaszien-(Pyramidalis-)Plastik. Bildung zweier Streifen aus Rektusfaszie (an denen die Mm. pyramidales hängen) u. Umschlingung des Blasenhalses mit diesen. b) Entnahme eines Streifens aus der Fascia lata, der frei transplantiert, straff um die hintere Harnröhre geschlungen u. vernäht wird.

Fasziitis, eosinophile: Shulman-Syndrom; entzündl. eosinophile Bindegewebeerkrankung mit Befall perimuskulärer Faszien an Stamm u. proximalen Extremitätenabschnitten, Pseudosklerodermie u. Neigung zu Kontrakturen, ohne viszerale Manifestationen. Beginn i. d. R. an den Extremitäten; pralle, oft schmerzhafte subkutane Schwellungen, darüberliegende, nicht sklerosierte Haut charakterist. einbezogen (Matratzen-Phänomen); wird als Sonderform der progressiven systemischen ↑Sklerose angesehen.

Faszikelblock ↑Blockformen.

Faszikulation *⟨lat⟩ f*: unwillkürl. Entladung einer motor. Einheit durch Reizung des peripheren Nerven o. der Vorderhornzelle, äußert sich durch an der Haut sichtbare Zuckungen. Diagn. Hinweis auf Erkrankung des zweiten motor. Neurons. Vorkommen bei ↑Radikulärsyndromen, generalisiert bei amyotrophischer ↑Lateralsklerose, spinaler ↑Muskelatrophie.

Fascioliasis: Fasziolose, Fasciolosis, Fascioliasis, Leberegelkrankheit; Erkrankung durch ↑Fasciola hepatica, Aufnahme meist durch Verzehr roher Pflanzen (Brunnenkresse); befallen werden v. a. Gallengänge, Leber u. Duodenum; Sympt.: Fieber, epigastr. Schmerzen u. Cholangitis; Diagnostik: Wurmeiernachweis im Stuhl u. immun.

Fasziolose ↑Fascioliasis.

Fasziotomie *⟨lat⟩ f*: Durchtrennung narbig veränderter o. geschrumpfter Faszienstränge, z. B. bei der ↑Dupuytren-Kontraktur, nur selten praktizierte Methode. F.

bei Schwellungszuständen an den unteren Extremitäten vaskulärer Genese.

FAT: *Abk* für Fluoreszenz-Antikörper-Technik; ↑Immunfluoreszenztechnik.

Fauces ⟨*lat*⟩ *f Pl*: Schlund, ↑Pharynx.

Fauchard, Pierre (1690–1762), Zahnarzt, Paris. Erste wissenschaftl. Bearbeitung der Zahnmed. in dem Werk „Le Chirurgien-Dentiste" (1728).

Faulbaumrinde: Frangulae cortex, ↑Laxans, enthält drast. wirkende ↑Anthrachinonderivate. ↑Rhamnus frangula.

Faulecke ↑Angulus infectiosus oris.

Fäulnis: die anaerobe Zersetzung organ. Substanz, vorwiegend durch Bakterien; wichtiger Prozeß des Eiweißabbaus unter natürl. Bedingungen zur Beseitigung abgestorbener Organismen u. zur Wiederverwertung insbes. des Stickstoffs. Unphysiolog. F. bei der Verdauung, verursacht z.B. durch Stoffwechselresorptionsstörungen im Darm o. durch zu hohen Eiweißgehalt der Nahrung, führt zu Verdauungsstörungen. ↑Dyspepsie.

Fäulnisalkaloide ↑Ptomaine.

Fäulnisbakterien: aerobe u. anaerobe Bakterien, die durch Zersetzung stickstoffreicher Substanzen bes. von Eiweiß Fäulnis hervorrufen.

Fäulnisdyspepsie: Durchfallerkrankung mit alkal. reagierendem, faulig riechendem Stuhl infolge gestörter ↑Eiweißverdauung.

Fäulnisgase: bei der Leichenfäulnis entstehen Gase, die zu einer Auftreibung des Körpers u. der Organe führen. Sie sind ein Gemisch aus CH_4, H_2S, NH_3, N_2, H_2 u. CO_2.

Faulschlamm: bituminöser ↑Schlamm, in dem sich unter Mitwirkung anaerober Bakterien Schwefelwasserstoff gebildet hat. Er wird für ↑Peloidpackungen verwendet.

Fausse route ⟨*frz*⟩ *f*: Via falsa; falscher Weg, etwa beim Katheterisieren o. beim Sondieren. In der endodont. Ther. Abweichung vom Verlauf des Wurzelkanals bei der Aufbereitung. Im ungünstigsten Fall Trepanation der Zahnwurzel.

Faust-Methode: Anreicherungsmethode zum Nachweis von Protozoenzysten u. Helmintheneiern in Fäzes, bei der Sedimentation der parasitären Gebilde in Wasser u. Flotation in 33%iger Zinksulfatlösung kombiniert sind.

Faustschlag, präkordialer: Prim. Reanimationsmaßnahme bei Herz-Kreislauf-Stillstand. Durch kräftigen Schlag auf die Mitte des Sternums kann unabhängig von der Ausgangssituation (Flimmern, Asystolie) in Einzelfällen eine reguläre Herzaktion ausgelöst werden.

Faustzeichen: Sympt. bei latenter ↑Tetanie. Schon nach Anlegen der Blutdruckmanschette o. durch einfachen Druck auf den Nervenstamm im Sulcus bicipitalis medialis kommt es zum Faustschluß (↑Chvostek-Zeichen).

faviform ⟨*lat*⟩: Wuchsform einiger langsam wachsender u. wenig luftmyzelbildender ↑Dermatophyten. Zur f. Gruppe gehören Trichophyton schoenleinii, Trichophyton verrucosum, Trichophyton violaceum u. Trichophyton concentricum.

Favismus ⟨*lat*⟩ *m*: durch den Genuß von Saubohnen (lat. vicia faba, ital. la fava) ausgelöste hämolyt. Krise, auf dem Boden eines ↑Glukose-6-Phosphat-Dehydrogenase-Defekts der Erythrozyten. Grundkrankheit ist kongenitale hämolyt. Anämie. Auslösende Faktoren sind die Glykoside Vicin u. Convicin; bei deren Spaltung entstehende Aglykone senken den Glutathiongehalt im Blut. F. ist in Mittelmeerländern häufig anzutreffen.

Favre, Maurice (1876–1954), Dermat., Lyon.

Favre-Durand-Nicolas-Krankheit (nach Maurice F., Joseph D. u. Joseph N.) ↑Lymphopathia venerea.

Favre-Racouchot-Krankheit (nach Maurice F.): Elastoidosis cutanea nodularis; ↑Elastoidosis.

Favus ⟨*lat*⟩ *m*: Tinea favosa, Erbgrind; chron. ansteckende fam.-endem. Pilzkrankheit (Menschenfavus). Meist schon im jugendl. Alter erworbene, meist auf die Kopfhaut beschränkte Haut- u. Haarkrankheit. Klin. gelbe, trockene, nach Schimmel riechende Auflagerungen in Schildchenform (↑Scutulum), die aus Pilzmassen bestehen, daneben flächenhafte Schuppenkrusten. Führt zur narbigen Alopezie (Alopecia favosa). An den Nägeln als Onychomycosis favosa. Am Körper als Tierfavus in Form von geröteten, schuppenden o. mit typ. Schildchen besetzten Herden, daneben kommen auch atyp. Verlaufsformen vor. Erreger des Menschenfavus ist Trichophyton schoenleinii (↑Trichophyton), ther. rasch zu beeinflussen durch Griseofulvin, während Trichophyton quinckeanum den Tierfavus verursacht. Abb.

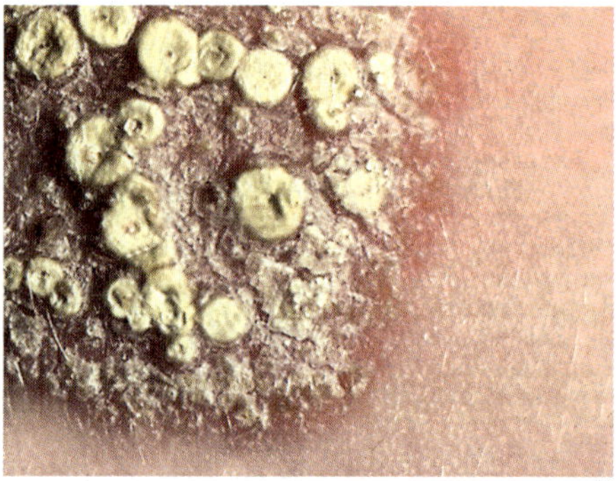

13

Favus. Typische Schildchen

Fawcett, Edward (1867–1942), Anat. Bristol.

Fawcett-Plaques (nach Edward F.) ↑Osler-Krankheit.

Fäzes ⟨*lat*⟩ *f Pl*: Faeces, Kot, Stuhl; Ausscheidungsprodukt des Darms. Die Menge ist von der Ernährung u. Resorption sowie der Wasserrückresorption im Dickdarm abhängig; sie beträgt bei gewöhnl. gemischter Kost 120–160 g mit 30–40 g Trockenrückstand (75% Wasser), bei Fleischkost die Hälfte, bei Pflanzenkost das zwei- bis dreifache u. mehr. Der Fettgehalt liegt unter 7 g/d. Auch im Hunger werden F. mit 3–4 g Trockensubstanz ausgeschieden. Die F. bestehen neben Wasser hauptsächl. aus unverdaul. bzw. unverdauten Nahrungsbestandteilen, aus Absonderungen der Schleimhäute u. abgeschilferten Epithelien, unlösl. Salzen (Kalziumphosphat), aus der Darmflora, ferner aus Mineralien, Farbstoffen, den Produkten der Darmfäulnis u. zersetzten Gallenbestandteilen sowie den Darmgasen. Unverdaul. Nahrungsbestandteile sind z.B. Zellulose, Spiralgefäße der Pflanzenzellen, Haare, Obstkerne usw. Die Darmflora macht etwa 10% der Trockensubstanz der F. aus; neben abgestorbenen Keimen finden sich noch 10^9–10^{11} lebende Keime pro Gramm F. Von den Mineralien wird NaCl in sehr geringen

Mengen, K etwas mehr, ferner Ca, Mg u. Phosphat in den F. ausgeschieden. Die F. enthalten nur noch etwa 2 % der ursprüngl. im Intestinaltrakt bewegten Flüssigkeitsmenge mit 40 mmol Na/l, 90 mmol K/l, 15 mmol Cl/l u. 30 mmol HCO_3^-/l. Die braune Farbe der F. rührt vom Sterkobilin, ferner auch vom Mesobilin u. Mesobilifuscin her, die Vertiefung der Braunfärbung an der Luft durch die weitere Oxidation des Sterkobilinogens u. Mesobilinogens. Die Reaktion der F. ist zumeist schwach alkal., bei flüssigen Darmentleerungen zumeist schwach sauer. Der charakterist. Geruch der F. wird durch ↑Indol u. ↑Skatol sowie ↑Darmgas hervorgerufen. Diagn. bedeutungsvoll ist die tiefschwarze Verfärbung des sog. Teerstuhl nach Magen-Darm-Blutungen o. der kalkfarbene (achol.) F. bei Gallengangverschluß. Deutl. Stuhlvermehrungen bei Pankreasinsuffizienz, Sprue, Zöliakie u. Enteritis. Die Stuhlform ist durch die Konsistenz u. die Formbarkeit der Kotsäule sowie durch Eigenschaften des Enddarms bedingt (Bleistiftform bei Stenosen). Wichtig sind Stuhlbeimengungen wie Schleim, Blut, Eiter, Parasiten. Weitere Hinweise geben: Teer-, Reiswasser-, Gärungs-, Fäulnis-, Bleistift-, Schafkot- o. achol. Stuhl. Die ersten F. des Neugeborenen (Mekonium), das sog. Kindspech, besteht zum größten Teil aus Mukopolysacchariden. Sie bilden die Reste der während der Embryonalperiode angesammelten Verdauungssekrete. Daneben findet man im Mekonium Cholesterin u. Gallenfarbstoffe. ↑Stuhlbeschaffenheit.

Fazial-Digital-Genital-Syndrom ⟨*lat*⟩ ↑Aarskog-Syndrom.

Fazialis ⟨*lat*⟩ *m*: Kurzw. für ↑Nervus facialis.

Fazialisanastomose: um bei einer (kompletten) peripheren Fazialisparese eine Reinnervation der Gesichtsmuskulatur zu erreichen, kann ein gesunder Spendernerv (N. accessorius o. N. hypoglossus) mit dem peripheren Stumpf des N. facialis anastomosiert werden. Das Ergebnis ist nicht sicher, stets muß ein schwerwiegender funktioneller Ausfall des vom Spendernerven versorgten Bereichs in Kauf genommen werden.

Fazialisdekompression ⟨*lat*⟩ *f*: Freilegung des N. facialis im tympanalen u. mastoidalen Verlaufsabschnitt zwischen Ganglion geniculi u. Foramen stylomastoideum wegen intratemporaler Schädigung durch Fraktur, iatrogene Läsion, ischäm. Parese u. Tumoren. Direkte ↑Nervennaht o. ↑Autotransplantation von Nerven bei Kontinuitätsuntersuchung. ↑Nervus facialis, ↑Nerventransplantation.

Fazialisknie, äußeres: knieförmige Biegung des N. facialis im Canalis facialis des Schläfenbeins.

Fazialisknie, inneres: Die den Nucleus nervi facialis verlassenden Fasern umschließen in der Brücke den Ursprungskern des N. abducens von unten, medial u. oben.

Fazialislähmung: Parese des N. facialis, Gesichtslähmung, Prosoplegie. **Periphere F.**: Lähmung der mim. Muskulatur mit Ausnahme des M. levator palpebrae superior. Aus der topograph. Anat. ergeben sich weitere Differenzierungen. Ist der gesamte Nerv o. der im Canalis nervi facialis gelegene Anteil betroffen, besteht eine Geschmacksstörung (Ageusie, Hypogeusie) der vorderen zwei Drittel der Zunge durch Mitschädigung des N. intermedius. Erfolgt letztere zwischen dem Ganglion geniculi u. dem Abgang der Chorda tympani, ist die Speichelsekretion beeinträchtigt. Eingeschränkte Tränensekretion weist auf Einbeziehung des N. petrosus superficialis major hin, u. a. m. Die periphere F. tritt am häufigsten als sog. idiopath. F. (Bell-Syndrom) auf, Ätiol. nicht sicher geklärt. Neben einer refrigerator., entzündl. o. rheumat. F. wird auch eine hypox. Ursache angenommen. Symptomat. F. kommen bei Tumoren, basalen Meningitiden, Schädelfrakturen u.a. vor, ↑Kleinhirnbrückenwinkelsyndrom. Chir. Ther. ggf. durch Anastomosenoperationen zur Erzielung einer Reinnervation beim Vorliegen einer peripheren F. Gewählt wird die Anastomose zum gleichseitigen N. hypoglossus, N. glossopharyngeus, N. auricularis magnus o. N. accessorius mit befriedigendem funktionellen u. kosmet. Ergebnis. Eine Verbindung zu Fazialisfasern der gesunden Seite, sog. Grafting, hat sich als Operationsmethode nicht durchgesetzt. **Zentrale F.**: unkorrekte Bez. für die zentrale Lähmung der vom N. facialis versorgten Muskeln. Dabei ist nur die Innervation in der unteren Gesichtshälfte, d. h. v. a. die Mundgegend betroffen, da die kranialen Anteile des Fazialiskerngebiets von beiden Hirnhälften innerviert werden.

Fazialisparese, angeborene ↑Moebius-Syndrom.

Fazilitation ⟨*lat*⟩ *f*: Förderung. **1.** Reflexbahnung durch Summation von Einzelreizen. ↑Bahnung. **2.** Unterscheidungsmerkmal der myastheniformen Muskelermüdbarkeit beim ↑Lambert-Eaton-Syndrom gegenüber der ↑Myasthenia gravis pseudoparalytica. Bei Anstrengung nimmt die Muskelkraft zunächst für wenige s zu.

Fazilitation, propriozeptive neuromuskuläre ↑Kabat-Behandlung.

F-body: nach Pearson ein dem ↑Y-Chromosom äquivalentes Fluoreszenzkörperchen, das über 80 % der männl. neutrophilen Granulozyten aufweisen. ↑Y-Chromatin.

Fc-Fragment: Fc-Anteil; Kurzw. für frz. Fragment crystalline. Die schweren Ketten des ↑Immunglobulinmoleküls sind an best. Stellen durch proteolyt. Enzyme wie Papain, Pepsin u.a. spaltbar, so daß nach kurzer Einwirkung das Molekül in große Bruchstücke zerfällt, wobei F. u. ↑Fab-Fragmente entstehen. Das F. bewirkt nach Antigenbindung die Aktivierung des Komplementsystems nach Art einer Kaskadenreaktion. Abb.

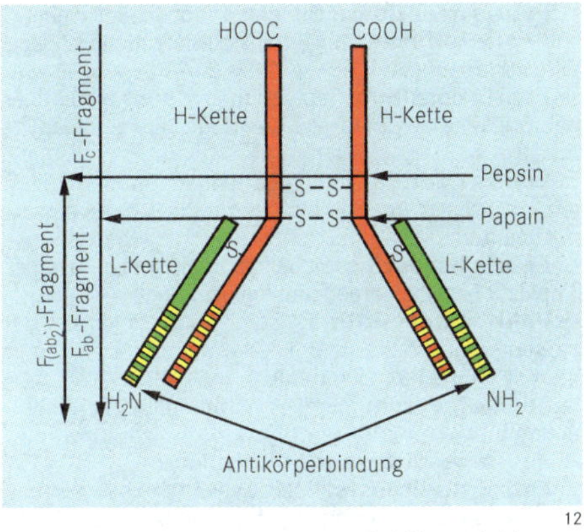

12

Fc-Fragment. Immunglobulinmoleküle, variable Anteile der H- u. L-Ketten gelb schraffiert;
L-Kette (grün): leichte Kette;
H-Kette (rot): schwere Kette; Angriffspunkte der proteolytischen Enzyme

FCKW: *Abk* für Fluorchlorkohlenwasserstoffe. Alkane mit Fluor- u. Chloratomen anstelle von H-Atomen. Die niedrigmolekularen Vertreter wurden techn. u. a. als Schäumer bei der Herstellung wärmeisolierender Kunststoffe eingesetzt. Nachdem man ihre ozonschädigende Wirkung in den oberen Schichten der Atmosphäre erkannt hat, werden sie in der Technik durch andere Stoffe ersetzt.

FDA: *Abk* für engl. ↑ Food and Drug Administration.

Fd-Fragment ↑ Immunglobuline.

FDG: *Abk* für ^{18}F-Fluor-deoxy-glukose. Radiopharmakon, markiert mit dem Positronenstrahler ^{18}F, intravenös injiziert dem nüchternen Pat. mit peroraler Glukosegabe zu Glukosestoffwechseluntersuchungen mit ↑ Positronenemissionscomputertomographie. Es wird angereichert in Geweben mit gesteigerter Glukolyse (Tumoren, Myokardischämie). Die enzymat. gesteuerte Aufnahme ins Gewebe entspricht der von Glukose (metabolic trapping), dort wird FDG zu 6-Deoxyglukose-Phosphat phosphoryliert, aber nicht wie Glukose abgebaut, sondern im Gewebe retiniert. Ind.: a) Vitalitätsdiagnostik myokardszintigraph. stummer Bezirke vor Entscheidung einer Bypassoperation. b) Empfindlichste Tumormetastasendiagnostik (Tumorstaging) c) Tumor-Monitoring: Kontrolle des Therapieeffekts von Bestrahlung o. Chemotherapie.

F. D. I.: Fédération dentaire internationale, internationale Vereinigung der Zahnärzte.

FDK: *Abk* für Fachverband der Krankenpflege. Interessenvertretung für Krankenpfleger u. -schwestern.

Fe: chem. Symbol für Ferrum; ↑ Eisen.

Febricula ⟨*lat*⟩ *f* ↑ Herpes simplex.

febril ⟨*lat*⟩ *Adj*: fieberhaft.

Febris ⟨*lat*⟩ *f*: Pyroxie, Fieber; Erhöhung der Körpertemperatur in Ruhe über 38 °C (rektal) als Folge einer direkten Einwirkung auf das Thermoregulationszentrum im ↑ Hypothalamus (Apoplexie, Hirntumoren) o. durch sog. pyrogene Substanzen (bakterielle Zerfallsprodukte, körpereigene Wirkstoffe wie endogenes Pyrogen, Tumorzerfall, Infarzierungen, Verbrennungen). Die Fieberkurve zeigt manchmal einen krankheitsspezifischen Verlauf.

Febris aphthosa ↑ Maul-und-Klauen-Seuche.

Febris aseptica: nicht infektiös bedingtes Fieber.

Febris biliosa: mit ↑ Ikterus einhergehende fieberhafte Erkrankung.

Febris continua: Temperaturerhöhung bleibt über mehrere Tage etwa auf gleicher Höhe (Pneumonie, Typhus).

Febris hectica: sehr große Temperaturschwankungen mit Schüttelfrost u. Temperaturabfall, Schweißausbrüchen.

Febris herpetica: Fieber bei Infektion mit ↑ Herpes simplex. ↑ Ekzema herpeticum Kaposi.

Febris intermittens: Temperaturschwankungen während eines Tages über 1 °C, wobei der Tiefstpunkt unter der Normaltemperatur liegt.

Febris inversa: morgens auftretendes F. (2-Tagesintervall).

Febris mediterranea ↑ Maltafieber.

Febris melitensis ↑ Maltafieber.

Febris puerperalis ↑ Puerperalfieber.

Febris quartana ↑ Malaria.

Febris quotidiana ↑ Malaria quotidiana.

Febris recurrens: period. auftretende Temperaturerhöhungen.

Febris remittens: Temperaturschwankungen während eines Tages über 1 °C, wobei im Ggs. zum Febris intermittens der Tiefstpunkt über der Normaltemperatur liegt.

Febris septica: mit plötzl. hohem Temperaturanstieg u. Schüttelfrost beginnend u. als F. continua o. intermittens weiterlaufend.

Febris tertiana ↑ Malaria.

Febris traumatica ↑ Wundfieber, ↑ Sepsis.

Febris tropica ↑ Malaria.

Febris undulans: längere Perioden von Temperaturerhöhungen wechseln mit fieberfreien Perioden. Bei Lymphogranulomatose u. Brucellosen relativ typ.

Febris uveoparotidea ↑ Heerfordt-Mylius-Krankheit.

FEBS: *Abk* für ↑ Federation of European Biochemical Societies.

Fechner, Gustav Theodor (1801–1887), dt. Arzt, Physiker, Leipzig; ↑ Weber-Fechner-Gesetz.

Fechterellenbogen: bei Fechtsportlern als Überlastungsfolge auftretende ↑ Epicondylitis humeri.

Fechterstellung: (schräger) Strahlengang bei Röntgenuntersuchungen, bei der, vom Betrachter aus gesehen, der Pat. die re. Schulter vorn (am Leuchtschirm) hat. ↑ Boxerstellung.

Fecundatio ⟨*lat*⟩ *f*: Befruchtung.

Fede, Francesco (1832–1913), ital. Päd., Neapel.

Feder: Drahtelemente zur aktiven Zahnbewegung an festsitzenden u. abnehmbaren kieferorthopäd. Apparaturen, die je nach Verwendungszweck unterschiedl. Formen haben.

Federation of European Biochemical Societies: *Abk* FEBS; Vereinigung der nationalen biochem. Gesellschaften Europas; gegr. 1964; FEBS gibt 2 Fachzeitschriften heraus: European Journal of Biochemistry u. FEBS-Letters.

Federnagel: längselast., stabförmiges Metallimplantat für die ↑ Marknagelung.

Feed back ⟨*engl*⟩ *n*: Begriff der ↑ Kybernetik. ↑ Rückkopplung. ↑ Biofeedback.

Feeder cells ⟨*engl*⟩ *Pl*: Zellen, die das Wachstum von hämatopoet. Stammzellen in Kulturen unterstützen. F. c. können über Mediatoren o. durch den direkten Kontakt das Wachstum hämatopoet. Zellen beeinflussen.

Feed-forward-Mechanismen ↑ Stoffwechselregulation. ↑ Rückkopplung.

Feer, Emil (1864–1955), Päd., Zürich.

Feer-Krankheit (nach Emil F.) ↑ Akrodynie.

Fegeler, Ferdinand (geb. 1920), Dermat., Hamburg.

Fegeler-Syndrom (nach Ferdinand F.): im Trigeminus-Versorgungsgebiet auftretender Naevus flammeus mit geringer Schwellung u. Hyperästhesie des Stirn- u. Wangenbereichs nach Trauma der oberen Körperhälfte, gleichzeit. Adynamie der Extremitäten der gleichen Seite.

Fehlanlage, kardiofundale ↑ Hiatushernie.

Fehlbelastung: abnorme funktionelle Belastung von Zähnen infolge von ↑ Frühkontakten o. ↑ Fehlstellung, u. U. Auslösung o. Förderung von ↑ Parodontopathie.

Fehlbelastungsfolge: Auswirkung chron. rezidivierender ↑ Mikrotraumen am Binde- u. Stützgewebe als ↑ Achillodynie, ↑ Chondropathie, ↑ Insertionstendopathie, ↑ Myogelose.

Fehlbeleger: Pat., die in das Krankenhaus aufgenommen werden o. dort verbleiben, obwohl sie nicht o. nicht mehr der stationären Krankenhausbehandlung bedürfen. Die Krankenkassen wirken durch Einschaltung des ↑ Medizinischen Dienstes der Krankenversicherungen darauf hin, daß Fehlbelegungen vermieden o. zügig abgebaut werden.

Fehlbildung: Malformation; Der Einzel- o. Mehrfachfehlbildung (morphol. Defekt) als Ergebnis einer ↑Dysmorphia mit endogener o. exogener Ursache steht die gestörte Histogenese mit der Dysplasie (↑Dysplasia) gegenüber. Mehrfachfehlbildungen werden unterschieden in ↑Assoziation, ↑Symptomenkomplex, ↑Syndrom, ↑Sequenz u. polytopen Felddefekt. F. durch äußere Ursachen (Teratogene), ↑Disruption, können erscheinungsgleich als Einzel- o. Mehrfachdefekte auftreten. ↑Deformation.

Fehlbildungsretardierungssyndrom: Kombination diverser morphol. Defekte mit Hirnentwicklungsstörungen, z. B. ↑Rubinstein-Taybi-Syndrom, Coffin-Lowry-Syndrom, Cornelia-de Lange-Syndrom.

Fehlbildungssyndrom, adiposohypogenitales ↑Laurence-Moon-Bardet-Syndrom.

Fehldiagnose: fehlerhafte Diagn., die aufgrund nicht richtig gedeuteter Sympt. u. paraklin. Daten o. mangelnder ärztl. Sorgfaltspflicht zustande kommt.

Fehlentwicklung, psychische: zu unterscheiden sind prim. u. sek. p. F. Die **prim. p. F.** ist Folge von bereits in der Kindheit einsetzenden sozial determinierenden Einflüssen, die zu einseitigen, unzureichenden u. inadäquaten Einstellungen, Motivationen, Verhaltens- u. Handlungsweisen i. S. eines Lernprozesses führten u. sich im Laufe der späteren Lebensentwicklung verfestigen. Dadurch führen geringe äußere Belastungen zu innerer Konflikthaftigkeit mit erhebl. emotionaler Spannung u. Auftreten neurot. Sympt. Von **sek. F.** spricht man, wenn im Erwachsenenalter unter Mitwirken erworbener Wesenszüge durch wesentl. biosoziale Veränderungen eine erhebl. emotionale Verunsicherung u. Labilisierung der Motivationsstruktur eintritt. In einer Wechselbeziehung zwischen der veränderten Reaktionsweise des Pat. u. begünstigenden Umwelteinflüssen bildet sich die eigentl. F. heraus. Sie besteht in fortschreitenden Fehleinstellungen zum Sympt. (Erwartungsängste), zum Kranksein (Krankheitsgewinn) u. zur Lebenssituation (neurot. Arrangement). Die prim. neurot. F. wird auch als chron., die sek. als chronifizierende F. bezeichnet. Unter forens. Aspekt sind dauerhafte, schwerwiegende, schwer korrigierbare Störungen im Verhalten u. Erleben, die zu mehr o. weniger umfassenden Veränderungen der Persönlichkeit (bes. zu Beeinträchtigungen im emotionalen, sozialen u. Leistungsbereich) führen, von Interesse. Auf dieser Grundlage kommt es zu Konflikten u. zu Kollisionen mit sozialen Normen u. Erwartungen. Wie alle normorientierten Begriffe ist der der p. F. nur vor dem Hintergrund einer Reflexion des zugrundeliegenden Normalitätsbegriffs u. einer Prüfung der Sinnhaftigkeit einer entsprechenden Diagn., etwa hinsichtl. psychotherapeut. Interventionen, legitimiert.

Fehlerkorrekturenzyme: Enzyme, die DNA-Schäden korrigieren; ↑DNA-Reparatur, ↑Reparaturenzyme.

Fehlernährung: **1.** Falsche Nahrungsmenge, ↑Überernährung, ↑Unterernährung. **2.** Falsche Zusammensetzung der Nahrung; bedeutsam sind Vitamin-, Eisen-, differenzierter Spurenelementemangel u. falsches Verhältnis von Fett, Eiweiß u. Kohlenhydrat zueinander sowie eine falsche Relation hochraffinierter Kohlenhydrate zur Rohfaserzufuhr.

Fehlernährung, mütterliche: Eisen-, Vitamin- u. Eiweißmangel, Nikotin- u. Alkoholmißbrauch in der Schwangerschaft sowie Kohlenhydratexzeß, Eiweiß- o. Mineral- u. Eisenmangel in der Stillzeit können Ursache für Gedeih- u. Entwicklungsstörungen des Feten bzw. Säuglings sein.

Fehler, systematischer **1.** ***Epidemiol.:*** ↑Bias. **2.** ***Biochem.:*** Begriff aus der Qualitätskontrolle. S. F. sind geprägt durch die Unrichtigkeit einer Analysemethode. Die Untersuchungsergebnisse weichen in gleicher Richtung vom ↑Sollwert der Probe ab. Die Differenz zwischen dem Mittelwert von Mehrfachbestimmungen u. dem ↑Sollwert ist im Lord-Test ($n < 10$) bzw. im t-Test ($n \geq 10$) signifikant, dabei gilt für den t-Test die Formel

$$t = \frac{\bar{x} - x_0}{s} \sqrt{n}$$

Fehlgeborenes ↑Abort.

Fehlgeburt ↑Abort, ↑Geburt.

Fehling, Hermann (1847–1925), dt. Gyn., Basel, Halle, Straßburg.

Fehling, Hermann von (1812–1885), Chem., Stuttgart.

Fehling-Lösung (nach Hermann von F.): Reagens für den chem. Nachweis reduzierender Verbindungen in wäßriger Lösung. F. I besteht aus einer wäßrigen Kupfersulfatlösung, F. II ist eine mit Seignettesalz (Kalium-Natrium-Salz der Weinsäure) versetzte, verdünnte Natronlauge.

Fehling-Operation (nach Hermann F.) ↑Oophorektomie bei Osteomalazie.

Fehling-Probe (nach Hermann von F.): unspezif. Nachweis reduzierender chem. Verbindungen (z. B. ↑Aldehyde, ↑Monosaccharide) in wäßriger Lösung mit Kupfersulfat, Seignettesalz u. verdünnter Natronlauge. Beim Erwärmen scheidet sich gelbrotes Kupfer(I)-oxid aus.

Fehling-Röhrchen (nach Hermann F.): Glasröhrchen, welches temporär in den vorher dilatierten Zervikalkanal eingelegt werden kann. Ther. bei Dysmenorrhö u. spast. Zuständen des Uterus.

Fehlleistung: psychoanalyt. Terminus; F. sind wie Sympt. eine Kompromißbildung aus dem unbewußten Impuls u. dem Verdrängten; sie äußern sich in Handlungen wie im Vergessen o. Versprechen, wodurch ein unbewußter Wunsch erfüllt wird.

Fehlpaarung: bei der ↑DNA-Biosynthese auftretende Paarung von Basen bzw. Nukleotiden (↑Desoxyribonukleinsäure), die nicht der normalen Basenpaarung G-C bzw. A-T entspricht u. zu ↑Punktmutationen führt.

Fehlregenerationstheorie: Theorie der Krebsentstehung; Regenerationsprozesse (bes. bei chron. Entzündung) sollen über Fehlregenerate (z. B. Umbaugastritis) zum Karzinom führen. Vergleichbar der Reiztheorie Virchows; ↑Regenerationstheorie, onkogene.

Fehlsichtigkeit ↑Refraktionsanomalie, ↑Ametropie.

Fehlsinnmutation: Umwandlung eines ↑Codons durch ↑Punktmutation in ein anderes „sinnvolles“ Codon (engl. missense mutation), wodurch es im Protein zum Austausch einer best. Aminosäure durch eine andere kommt; die Folge sind Proteine mit unveränderter, verminderter o. fehlender biol. Aktivität, abhängig von Art u. Lokalisation des Aminosäureaustauschs. Die meisten temperatursensiblen Mutanten sind auf F. zurückzuführen.

Fehlstellung: von der Regel abweichende Stellung, z. B. von Zähnen. Drei Haupttypen.: **Rotation** um die Längsachse, **Kippung** um die Längsachse, **Falschstand** außerhalb der Zahnreihe.

Fehlverhalten im Kindesalter: unerwünschte Verhaltensweisen im Kindesalter, symptomat. für reaktives Fehlverhalten, psych. Fehlentwicklung aufgrund von Erziehungsfehlern, ↑Deprivation, ↑Hospitalismus, Verwahrlosung, hirnorgan. Psychosyndrom u. a. Zum F. i. K zählen: ↑Daumenlutschen, ↑Nägelbeißen, ↑Trichotillomanie, ↑Tics, ↑Jaktation, ↑Pavor nocturnus, Schlafstörungen, ↑Enuresis, ↑Enkopresis, motor. Unruhe, Konzentrationsstörungen, ↑Mutismus, ↑Stottern, ↑Angst, psychosomat. Beschwerden, ↑Schulversagen, Erziehungsschwierigkeiten, Disziplinschwierigkeiten, Lügen, Stehlen, Weglaufen, ↑Suizidversuch.

Fehlwirt: Wirt, in dem die Entwicklung eines ↑Parasiten nicht zum Abschluß (z. B. ↑Toxocara canis im Menschen) gelangt, entweder weil wirtsunspezif. Parasiten in ihn gelangt sind, o. wirtsspezif. Parasiten eine Weiterentwicklung nicht gewährt wird.

Fehr-Hornhautdystrophie: rezessiv erbl. Parenchymdystrophie der Hornhaut, beginnt im ersten Dezennium mit Flecken u. Trübungen.

Feichtiger, H., zeitgen. Med., ↑Ullrich-Feichtiger-Syndrom.

Feigwarze ↑Kondylom.

Feindesinfektion ↑Händedesinfektion, ↑Hautdesinfektion, ↑Instrumentendesinfektion, ↑Wäschedesinfektion.

Feinnadelpunktion: Punktion von Organen u. Geweben mit einer dünnen Hohlnadel (0,6–0,8 mm Durchmesser) zur Gewinnung eines Gewebezylinders zur diagn. Bewertung. Z. B. Lymphknotenpunktion, transthorakale o. transbronchiale F. der Lunge, transrektale F. der Prostata. Je dünner die Nadel, desto besser das Material.

Feinwaage: Meßgerät zur Bestimmung der Masse. F. hießen früher je nach Höchstlast u. Genauigkeit: **Mikrowaage** (1 mg–50 g), **Halbmikrowaage** (bis 100 g), **Analysenwaage** (bis 200 g). Heute wird nach der Meßgenauigkeit unterschieden $0{,}2 - 1 \cdot 10^{-6}$; $1 - 5 \cdot 10^{-6}$; $5 - 20 \cdot 10^{-6}$ jeweils zu multiplizieren mit der Höchstlast. Der nächst größere Typ sind die Präzisionswaagen.

Feiung: natürl. Immunisierung durch Kontakt mit Infektionserregern ohne Krankheitszeichen, insbes. bei Infektionskrankheiten mit niedrigem ↑Kontagionsindex, z. B. ↑Poliomyelitis acuta anterior.

Feiung, stille: Infektionsverlauf, der ohne klin. Sympt. (als inapparente Infektion) zur Krankheitsimmunität führt.

Fel ⟨*lat*⟩ *n*: Bilis, Galle.

Feld, elektrisches: ein sich zwischen 2 räuml. getrennten elektr. Ladungen unterschiedl. Polarität aufbauendes Kraftfeld definierter Richtung. Maßeinheit ist die elektr. Feldstärke (E), gemessen in Volt je Meter (V/m); e. F. sind natürl. (atmospherics) u. künstl. Ursprungs (z. B. elektrostatische ↑Aufladungen, 50-Hz-Felder unter Hochspannungsfreileitungen, elektr. Hochfrequenzfelder). In Abhängigkeit von ihrer Intensität, Frequenz u. Einwirkungsrichtung sind sie biol. wirksam. Die therm. Wirkung erlangte in der Med. große ther. Bedeutung (↑Hochfrequenzwärmetherapie). Biol. Wirkungsmechanismus u. Dosis-Wirkungs-Beziehungen, atherm. Effekte genannt, sind noch weitgehend ungeklärt.

Feld, elektromagnetisches: besteht aus einer elektr. u. einer magnet. Komponente, die miteinander in Wechselwirkung stehen. Der Frequenzbereich der e. F. wird unterteilt in Hochfrequenz (60 kHz–300 MHz) u. ↑Mikrowellen (Höchstfrequenz 300 MHz–300 GHz). Im Hochfrequenzbereich wird die elektr. Feldstärke mittels Dipolsonden u. die magnet. Feldstärke mit Rahmenantennen gemessen u. in Volt pro Meter (V/m) bzw. Ampere pro Meter (A/m) angegeben. Im Mikrowellenbereich wird die Leistungsdichte (S), d. h. die durch das e. F. übertragene u. auf eine definierte Fläche bezogene Leistung, mittels geeigneter Antennen u. Leistungsmesser ermittelt u. in Watt pro Quadratmeter (W/m^2) angegeben. Rundfunk, Fernsehen u. a. Nachrichtenübertragungsanlagen (z. B. Radar) nutzen die drahtlose Energieübertragung durch e. F. Wirkungen elektr. Felder auf den menschl. Organismus sind auf die Haut u. die Hautanhangsstrukturen begrenzt. Magnet. Felder dringen fast ungehindert in den Organismus ein. Die nichttherm. Wirkungen sind v. a. Störungen des Hormonhaushalts, EEG-Veränderungen sowie Veränderungen an biol. Membranen. Die therm. Wirkungen von e. F. beeinflussen v. a. die Linse des Auges u. die Hoden (↑Mikrowellentherapie, ↑Mikrowellenkatarakt). Die Grenzwertempfehlungen für e. F. unterliegen international u. je nach Behörde einer großen Variationsbreite.

Feldelektronenmikroskop: von E. Müller entwickelte Form eines spez. ↑Elektronenmikroskops. Im Mittelpunkt eines kugelförmigen, mit einer fluoreszierenden Schicht versehenen evakuierten Glaskolbens befindet sich eine in eine sehr feine Spitze auslaufende Elektrode. Durch eine zwischen Kugel u. Spitze anliegende elektr. Spannung entsteht an der Spitze eine sehr hohe elektr. Feldstärke, so daß durch Feldemission Elektronen freigesetzt werden u. sich radial auf den Glaskolben zubewegen. Dort sind sie durch Fluoreszenz nachweisbar. Befinden sich auf der Spitzenelektrode komplizierte Moleküle o. Kristalle, so bildet sich deren Struktur in Form eines Schattenrisses auf dem Fluoreszenzschirm ab.

Felder, physikalische: natürl. physikal. Felder der Umwelt sowie physikal. Felder zivilisator. Ursprungs (↑Umwelthygiene). Man unterscheidet Magnetfelder bzw. elektromagnet. Felder, elektr. Felder u. Gravitationsfelder. P. F. wirken in Form von Reizen o. Zustandsänderungen auf den menschl. Organismus (↑Biorhythmen, ↑Chronohygiene). Während es gegen unabhängig vom Menschen existierenden natürl. Feldern (wie z. B. dem Erdmagnetfeld o. der Luftelektrizität) mit ihren Erscheinungsbildern, d. h. einer statist. belegten Beziehung zum Befinden des Menschen bzw. zum Auftreten best. Krankheiten, nur bedingt Schutzmaßnahmen gibt (Arbeitszeitveränderungen für Risikoberufsgruppen wie Piloten u. Raumfahrer), können wir Gesundheitsrisiken durch Felder zivilisator. Ursprungs mittels entsprechender Gesetzgebung (Normative, Standards) gering halten. Quellen für Felder zivilisator. Ursprungs sind z. B. Einrichtungen der Nachrichtenübermittlung, Radar, Hochspannungsleitungen, Anlagen zur induktiven o. kapazitären Erwärmung, med. Geräte u. Mikrowellenherde. Als Schutzmaßnahmen: Abschirmungen, Grenzwerte für die zulässige elektr. Feldstärke bzw. mittlere Leistungsdichte, Auswahl von Antennen, Winkel u. Richtung abzustrahlender Felder, Sicherheitsabstände, Verlagerung von Anlagen (z. B. Hochspannungsanlagen außerhalb von Wohngebieten), Einsatzzeitbegrenzung, organisator. Maßnahmen (Warnschilder, Absperrmaßnahmen) u. Maßnahmen zur Vermeidung elektrostatischer ↑Aufladungen.

Feldexperiment: kontrollierte (i. a. randomisierte) Studie an i. d. R. gesunden Probanden in der Bevölkerung zur Prüfung der Wirksamkeit präventiver Maßnahmen (Präventionsprogramme, Impfungen).

Feldfieber: Schlammfeldfieber, Erbsenpflückerkrankheit, Erntefieber, „Sommergrippe", ↑Leptospirose (Leptospirosis grippotyphosa). Vorwiegend in Mittel- u. Osteuropa enzoot.-epizoot., meist durch Mäuseurin über Kontaktinfektionen auf den Menschen übertragbare zykl. ↑Infektionskrankheit mit Meldepflicht. Feld- u. Erntearbeiter werden bevorzugt befallen. Erreger ↑Leptospira (versch. Serogruppen mit zahlreichen Serotypen). **Feldfieber A**: Erreger: Leptospira grippotyphosa, L. australis. **Feldfieber B**: Erreger: L. sejrö, L. saxkoebing, L. ballum. Inkubationszeit 1–2 Wochen. Klin. akuter bizykl. fieberhafter Verlauf mit Hirnhautreizung (Leptospirenmeningitis), Wadenschmerzen. Diagnosebestätigung im Leptospirenlaboratorium, serol. Leptospiren-Widal mit signifikanter Titerdynamik beweisend; viele Berufsinfektionen werden fehldiagnostiziert (Entschädigungspflicht).

Feldforschung: Erhebung von Daten an größeren Personengruppen unter Kontrolle, aber nicht unter Variationen der Untersuchungsbedingungen. Als Methoden der F. gelten Beobachtung, Interview, schriftl. Befragung, Gruppendiskussionen o. Testverfahren, die zu einem o. mehreren Zeitpunkten o. im Verlaufe eines definierten Zeitraums angewandt werden. F. setzt die theoret. Durchdringung des Untersuchungsgegenstands u. eine exakte organisator. Vorbereitung voraus.

Feld, magnetisches: ein sich um einen stromdurchflossenen Leiter o. magnetisierten Gegenstand aufbauendes Kraftfeld. Maßeinheiten sind die magnet. Feldstärke (Symbol: H), gemessen im Ampere je Meter (A/m); o. die magnet. Flußdichte (Symbol: B.), gemessen in ↑Tesla (T). M. F. sind natürl. (z. B. magnet. Erdfeld) o. künstl. (z. B. Permanentmagneten, magnet. Felder um Sammelschienen in Starkstromanlagen) Ursprungs. Wie die elektrischen ↑Felder sind auch sie in Abhängigkeit von Intensität, Frequenz u. Einwirkungsrichtung biol. wirksam u. werden vielseitig angewendet (u. a. ↑Hochfrequenzwärmetherapie, Erwärmen von Metallen durch Induktion). Biol. Wirkungsmechanismus u. Dosis-Wirkungs-Beziehungen sind noch weitgehend ungeklärt.

Feldmücken ↑Freilandmücken.

Feldnephritis: Kriegsnephritis; trat im ersten u. zweiten Weltkrieg auf; unterscheidet sich in der klin. Symptomatologie u. pathol.-anat. nicht von der akuten diffusen ↑Glomerulonephritis. Entstehung u. seuchenhafte Ausbreitung weisen auf eine mögl. Virusgenese hin.

Feldpotential: in der exp. Elektrophysiologie so bezeichnetes Summenpotential, das bei elektr. Reizung einer mit dem Ableitort synapt. verbundenen Gehirnregion auftritt u. die dort ablaufenden Erregungs- u. Hemmungsprozesse wiedergibt. Das mit extrazellulären Elektroden abgeleitete F. besteht aus dem postsynapt. Summenpotential u. einem darauf folgenden summierten Spitzenpotential, auch Populationsspike genannt. ↑Potential, exzitatorisches postsynaptisches.

Feld, rezeptives: Gesamtheit aller Punkte der Körperperipherie, von denen aus eine Zelle eines sensor. Analysators beeinflußt werden kann (z. B. Hautareal für ein somatosensor. Neuron, Retina bzw. Gesichtsfeldareal für ein visuelles Neuron). Entspr. Form u. Ausdehnung Einteilung in einfache, komplexe u. hyperkomplexe r. F. Die Reaktion des Neurons kann unterschiedl. sein in Abhängigkeit vom Ort der Reizeinwirkung innerhalb des r. F. (z. B. vom Zentrum ↑Hypopolarisation auslösend, von der Peripherie ↑Hyperpolarisation u. umgekehrt).

Feldstärke, elektrische: Zeichen E; quantitatives Maß für das zwischen getrennten elektr. Ladungen bestehende elektr. Feld. Die e. F. ist definiert als das Verhältnis der auf eine elektr. Ladung Q im Feld ausgeübten elektrostat. Kraft F zu dieser Ladung:

$$E = \frac{F}{Q}$$

Dieser Quotient ist gleich dem Verhältnis der elektr. Spannung U u. der Länge l der elektr. Feldlinie, längs derer diese Spannung abfällt:

$$E = \frac{U}{l}$$

Die Maßeinheit der e. F. ist V/m.

Feldstärke, magnetische: Zeichen H; quantitatives Maß für das durch einen elektr. Strom verursachte magnetische ↑Feld. Im Inneren einer langen dünnen Spule ist die m. F. dem Strom I u. der Windungszahl N je Spulenlänge l proportional:

$$H = \frac{N \cdot I}{l}$$

Die Maßeinheit der m. F. ist A/m.

Feldstudie: Beobachtungsstudie, die als Querschnitt o. im Verlauf zur Darstellung routinemäßig erfaßter bzw. relativ einfach zu erhebender Expositions- u. Krankheitsmerkmale durchgeführt wird. F. genügen relativ schwachen method. Standards, haben aber den Vorteil, komplexes Geschehen in einer definierten Population nahe den natürl. Gegebenheiten ohne wesentl. zusätzl. Intervention zu beschreiben.

Feldtheorie: Während der Primordialentwicklung entstehen Keimbezirke von spezif. qualitativer Beschaffenheit, die befähigt sind, best. Differenzierungen im Zusammenwirken mit anderen Faktoren auszulösen. Man unterscheidet z. B. Augen-, Extremitätenfelder usw.

Feldtrichterling: Clitocybe dealbata, muscarinhaltiger ↑Giftpilz.

Feldversuch: nach Regeln der Epidemiol. durchzuführende Impfstofferprobung, bei der nach Alter, Geschlecht, sozialen Lebensbedingungen u. der Infektionsgefährdung vergleichbare Gruppen geimpfter, nichtgeimpfter u. placebogeimpfter Personen in statist. ausreichender Zahl entspr. den natürl. epidemiol. Gegebenheiten getestet werden.

Felix, Arthur (1887–1956), Bakt., Bielsko, Wien, Prag, Jerusalem, London. Isolierte mit Weil aus Urin eines Fleckfieberkranken den Bakterienstamm X 19. Basis für Weil-Felix-Reaktion mit der geißellosen Variante OX 19 durch zufällige gemeinsame Antigenstruktur mit dem Erreger des Fleckfiebers, ↑Rickettsia prowazekii. Mitbegründer der ↑Lysotypie von Salmonella typhi, Salmonella paratyphi B. u. Salmonella typhimurium.

Felix, Kurt (1888–1960), Biochem., München, Frankfurt.

Felix-Syndrom: asept. Knochennekrose am Trochanter major.

Felix-Teske-Probe (nach Kurt F. u. K. T.) ↑Oxyphenylbrenztraubensäure.

Fellatio ⟨*lat*⟩ *f*: Form des Geschlechtsverkehrs, bei der der Penis oral stimuliert o. in den Mund eingeführt wird (Coitus per os). F. wird von vielen Männern als bes. stark erregend u. lustvoll empfunden u. als Präludium für den Koitus ausgeübt o. durch Friktionen des Penis bzw. entsprechende Bewegungen u. Saugen bis zur Ejakulation fortgesetzt. Bei gegenseitigem Einvernehmen gibt es keine moral. Bedenken gegen diese Form des ↑Oralverkehrs; zur Verhinderung von sexuell übertragbaren ↑Krankheiten sollte ein Kondom verwendet u. die Ejakulation in den Mund vermieden werden. ↑Cunnilingus.

felleus ⟨*lat*⟩ *Adj*: zu Galle gehörig, die Galle betreffend; z. B. Vesica fellea (↑Vesica biliaris).

Felodipin: ein ↑Kalziumantagonist.

Felsenbein ↑Os temporale.

Felsengebirgsfieber: amerik. o. neotrop. Fleckfieber, neuweltl. Zeckenbißfieber, Rocky Mountain Spotted Fever, Fièvre tachetée des Montagnes Rocheuses, Fièvre pourprée des Montagnes Rocheuses, Sao-Paulo-Rickettsiose, kolumbian. Tobiafieber; akute, endem. fleckfieberähnl. Infektionskrankheit in Nord- u. Südamerika. Erreger: Rickettsia rickettsii, 1907 von Howard Taylor Ricketts entdeckt; in den USA häufigste Rickettsiose. Überträger: versch. Zeckenarten, bes. Wald-, Ratten- u. Hundezecke (Dermacentor nutalli u. D. salivarnum). Reservoir für Rickettsia rickettsii neben zahlreichen Wildtieren auch Vögel. Inkubationszeit 3–8 Tage, Beginn der Krankheit akut mit starken Kopf-, Muskel- u. Gelenkschmerzen u. Temp.-Anstieg auf 40–41 °C, Continua von 2–3 Wochen. Bei 80 % der Erkrankten generalisiertes makulöses, hämorrhag., z. T. konfluierendes morbilliformes Exanthem, unter Antibiotikatherapie schnell zurückbildend. In vielen Fällen bereits ab 2. o. 3. Tag schwerer tox. Krankheitszustand mit Verwirrtheit, deliranten o. somnolenten Bildern i. S. einer Enzephalitis. Ebenfalls tox. bedingte Kreislaufstörungen (Tachykardie, Hypotonie, Tachypnoe u. Zyanose). Unbehandelt lag die Letalität früher hoch, regional unterschiedl. 10–80 %, heute bei optimaler Behandlung unter 2 %. Ther.: Chloramphenicol, Tetrazyklin.

Felty, Augustus Roi (1895–1963), Int., Hartford.

Felty-Syndrom (nach Augustus R. F.): rheumapositive Sonderform einer meist schweren, fortgeschrittenen ↑Rheumatoidarthritis mit Leukozytopenie (Granulozytopenie), generalisierter Lymphadenopathie, Hepato- u. Splenomegalie. Neigung zu bakteriellen Infektionen u. Ulcera in der Mundschleimhaut u. an den Unterschenkeln.

femininus ⟨*lat*⟩ *Adj*: feminin, weibl.

Feminisierung, testikuläre: Pseudohermaphroditismus masculinus internus; genet. bedingte Intersexualitätsform, X-chromosomaler Erbgang. Hinsichtl. Gonaden u. Chromosomen (XY) männl. Geschlecht, jedoch äußerl. weibl. Geschlechtsmerkmale. Klin. weibl. Habitus u. Psyche, z. T. Infantilismus, Leistenhoden. Östrogene normal weibl., 17-Ketosteroide normal männl. Ursache pränatale Hodeninsuffizienz bzw. Androgenresistenz der Zielorgane.

Femoralhernie ⟨*lat*⟩ *f*: Hernia femoralis, ↑Schenkelbruch.

femoralis ⟨*lat*⟩ *Adj*: femoral, zum Oberschenkel (Femur) gehörend.

Femoralisparese: Lähmung der vom N. femoralis versorgten Mm. quadriceps u. sartorius. Sensibilitätsstörungen an der Innenseite des Unterschenkels.

Femoral stretch test: *Abk* FSR; wichtiger dd Test bei Verdacht auf Diskusprolaps, bes. bei radikulären Zeichen Höhe L4, Pat. in Bauchlage mit 90° flektiertem Knie. Bei zusätzl. dorsaler Extension im Hüftgelenk treten ausstrahlende Schmerzen bis ins Bein auf.

femto- *Präfix*: *Abk* f; vor physikal. Einheiten zur Bez. der 10^{-15}fachen Menge einer Einheit.

Femur ⟨*lat*⟩ *n*: Oberschenkel, Oberschenkelknochen.

Femuraplasie: angeborenes totales o. partielles Fehlen des Oberschenkelknochens ohne Luxation im Hüftgelenk.

Femurdefekte: angeborene Reduktionsfehlbildungen des Oberschenkelknochens. Femuraplasie: totale Form (völliges Fehlen, selten) o. partielle Form (meist fehlt die proximale Hälfte). Femurhypoplasie: Formen mit hochgradiger Verkürzung bzw. Differenzierungsstörungen im Hüft- u./o. Kniegelenk.

Femurextension: Oberschenkelstreckverband; Dauerzug zur Reposition bzw. Retention bei Knochen- u. Gelenkverletzungen am proximalen Oberschenkel u. am Becken, meist nur bis zur operativen Ther. (↑Osteosynthese). Häufige Anwendungen: pertrochantäre Femurfraktur, Schenkelhalsbruch, Beckenluxation bei ↑Malgaigne-Fraktur, zur Entlastung bei Hüftgelenkbrüchen (↑Beckenbrüche), als Klebeverband-Extension bei Femurschaftfrakturen im frühen Kindesalter. ↑Extension, ↑Streckverband.

Femurhypoplasie: Formen mit hochgradiger Verkürzung (Hypoplasia femoris congenita) bzw. Differenzierungsstörungen im Hüft- u./o. Kniegelenk. Bei F. keine Geschlechtsunterschiede feststellbar, meist Begleitfehlbildungen (Unterschenkelknochen, Zehenstrahlen).

Femurindex ↑Barnett-Nordin-Index.

Femurkopfnekrose: asept. Knochennekrose bei unterschiedl. Ätiol., z. B. bei ↑Rheumatoidarthritis, insbes. unter Dauertherapie mit Kortikoiden. Vornehml. um 50. Lj. Schmerzen nicht selten akut, oft belastungsabhängig, z. T. dauernd. Ausgeprägtes Hinken, rasch progrediente Bewegungseinschränkung. Bei anfängl. röntg. unauffälligem Befund szintigraph. bereits Hinweise auf vermehrten lokalisierten Knochenumsatz; später röntg. Nekrosezeichen mit demarkierender Sklerosierungszone, subchondrale Aufhellungen, Abflachung des Femurkopfs, zunehmende partielle Lyse. Später Ausprägung sekundärer ↑Arthrose.

Femur varum congenitum: angeborene, meist mit Verkürzung einhergehende Verbiegung des Femurschafts mit nach innen gerichteter Konkavität. Beziehungen zur partiellen Femuraplasie (↑Femurdefekte).

Fenaminsäure: ein ↑Analgetikum.

Fenchel: Foeniculum vulgare, Foeniculi fructus; Früchte enthalten ätherische ↑Öle (schleimlösendes Sekretmotorikum). Anwendung bei Erkrankungen der Atmungsorgane u. als Fencheltee bei leichten Verdauungsstörungen im Kleinkindalter.

Fenchon: farbloses, kampferartiges Öl, z. B. in ↑Fenchel.

Fenestration ⟨*lat* + *engl*⟩ *f*: Fensterung. **1.** ***HNO:*** Anlegen einer Öffnung (Fenster) in der Steigbügelfußplatte o. am horizontalen Bogengang bei der operativen

Behandlung der Otosklerose. ↑Stapedotomie. 2. ***Neurochirurgie:*** Resektion des Ligamentum flavum (Flavektomie) zwischen benachbarten Wirbelbögen als Zugangsweg zum Epiduralraum bei der Behandlung von lateralen Bandscheibenvorfällen. 3. ***Kieferchirurgie:*** Eingriff bei der Behandlung von ↑Parodontopathien. 4. ***Zahnmed.:*** unvollständige Knochenbedeckung der Zahnwurzel unterhalb des intakten Alveolarrands. ↑Parodontologie.

Fenestra vestibuli ↑Vorhoffenster.

Fenfluramin: Appetitzügler ohne psychostimulierende Wirkung in übl. Dosierung.

Fenger, Christian (1840–1902), Chir., Kiel.

Fenger-Plastik (nach Christian F.): plast. urol. Operation zur Erweiterung einer kurzen Ureterabgangsenge durch Längsspaltung u. quere Vernähung.

Fenichel, Otto (1898–1946), Arzt u. Psychoanalytiker in Wien, Oslo, Prag u. Los Angeles. Bedeutender systemat. Theoretiker u. Kliniker, Autor eines jahrzehntelang maßgebl. psychoanalyt. Lehrbuchs.

Fenn-Effekt ↑Verkürzungswärme.

Fenofibrat: ein ↑Antilipidämikum.

Fenoterol: Betasympathomimetikum mit ausgeprägter Beta-2-Wirkung (Bronchodilatator); bremst die Wehentätigkeit u. wird zur Behandlung des drohenden Aborts eingesetzt.

Fenster, aortopulmonales: supravalvulärer Defekt unterschiedl. Größe zwischen Vorderwand der Aorta u. Truncus pulmonalis bei normal ausgebildeten Semilunarklappen.

Fenstergips: ↑Gipsverband mit fensterförmiger Aussparung zur lokalen Behandlung von Wunden.

Fensterung, interlaminäre ↑Fenestration.

Fentanyl: synthet. Morphinderivat, das seine Wirkung über μ-Opiatrezeptoren entfaltet. Starkes Analgetikum mit sedierender Komponente. Herz-Kreislauf-System wird wenig beeinflußt; in Kombination mit Droperidol verwendet zur ↑Neuroleptanästhesie (NLA). Bei einer kurzen Wirkung von 30–40 min tritt kaum Kumulation auf. Bei seiner Anwendung ist die Gefahr einer Atemdepression zu beachten. Abb.

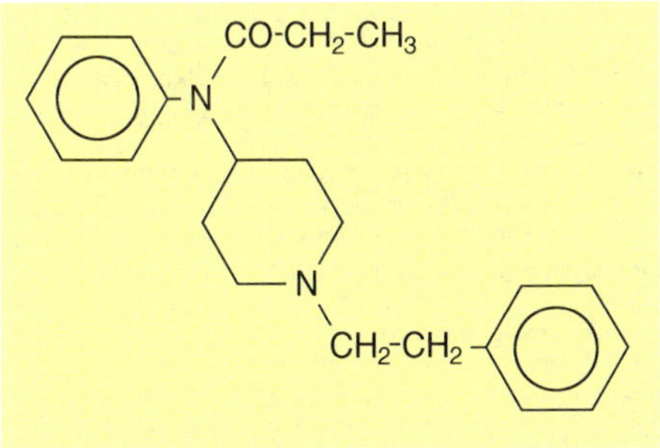

Fentanyl

Fenticlor: lokales ↑Antimykotikum.

F-Episome ↑Episom.

Ferenczi, Sándor (1873–1933), bedeutendster Schüler Sigmund Freuds. Ungar. Nervenarzt poln. Abstammung u. Autor klin.-psychoanalyt. Beiträge. Seine „aktive Technik" gilt als Vorläufer der aus dem Standardverfahren abgeleiteten u. modifizierten psychoanalyt. Behandlungstechniken.

Ferguson, Charles (geb. 1894), amerik. Urol.

Ferguson-Operation (nach Charles F.): Spaltung der Aponeurose des ↑Musculus obliquus abdominis externus, Resektion des Bruchsacks u. Rekonstruktion des Leistenkanals mit 2 Nahtreihen, die den inneren schrägen Bauchmuskel mitfassen u. die Aponeurose des äußeren überlappen. Angegeben zur Operation des kindlichen ↑Leistenbruchs.

Ferguson-Röhrenspekulum: röhrenförmiges Scheidenspekulum zur Sichtbarmachung der Portio u. Entfaltung der Scheide.

Fermentation ↑Fermentierung.

Fermente ⟨*lat*⟩ *n Pl*: veraltete Bez. für ↑Enzyme.

Fermenteisen: veraltete Bez. für Porphyrinenzyme u. Eisenflavoproteine. Gesamtmenge des F. liegt unter 100 mg. ↑Eisenstoffwechsel.

Fermenter: Fermentator; Gerät zur Züchtung großer Mengen von Mikroorganismen u. Zellen in flüssigen Nährmedien. Einsatz v. a. in der Industrie zur Gewinnung von Antibiotika, Vitaminen u. a. Die versch. Fermentertypen unterscheiden sich in der Größe der Kulturgefäße, der Belüftungs-, Meß- u. Regeltechnik sowie der Nährstoffzuführung. Bei anspruchsvollen F. ist eine rechnergesteuerte Prozeßführung mögl.

Fermentierung: Fermentation. 1. Aufbereitung u. Veredelung pflanzl. Produkte durch pflanzeneigene o. von Mikroorganismen gebildete Fermente. Durch die F. werden charakterist. Geschmacks-, Geruchs- u. Farbstoffe gebildet sowie unerwünschte Substanzen abgebaut, wie z. B. bei Tabak, Tee, Kakao, Vanille, Pfeffer u. a. 2. In der techn. Mikrobiol. angewendeter Prozeß, der zur Gewinnung best. chem. Substanzen dient, wie z. B. Penicillinbildung durch Penicillium notatum, Zitronensäurebildung durch Aspergillus niger; Fähigkeit der ↑Hefen, best. Zucker zu vergären. F. u. ↑Assimilation sind wichtige Merkmale der Hefetaxonomie. ↑Fermenter.

Fernakkommodation: ↑Akkommodation des Auges.

Fernbestrahlung: Teletherapie; Bestrahlungen von außen her, im Ggs. zu z. B. intrakavitären Bestrahlungen. Der Begriff wird für alle Strahlenarten u. versch. Fokus-Haut-Abstände gebraucht.

Fernkorrektur: opt. Korrektur einer ↑Refraktionsanomalie für die Bedürfnisse des Sehens in der Ferne (≥ 5 m).

Fernlappenplastik: Hautplastik zur Deckung von Wunddefekten. **Direkte F.**: Lappenbildung von einem Körperteil, der durch geeignete Gelenkstellung sofort an die Empfängerregion gebracht werden kann. **Indirekte F.**: Lappen muß in Etappen zum Defektverschluß transportiert werden, meist unter Zwischenschaltung der oberen Extremität. ↑Hautplastik, ↑Rundstiellappen, ↑Rollappen, ↑Wanderlappen.

Fernmetastase: diskontinuierl. Tochtergewächse entfernt vom Primärtumor.

Fernpunkt: der Punkt, der bei größtmöglicher Entspannung der ↑Akkommodation noch scharf gesehen werden kann.

Fernrohrbrille: opt. vergrößerndes Hilfsmittel für Sehschwache, deren Sehschärfe mit Brille o. Kontaktschalen nicht ausreichend verbessert werden kann. Anstelle der Brillengläser werden zwei kleine Galilei-Fernrohrsysteme mit 1,8facher (2,2facher) Vergrößerung in ein Brillengestell montiert. Durch Aufsteckgläser kann die F. auch für den Nahsehbereich adaptiert werden.

F

Fernröntgen: diagn. Verfahren, das in der Kieferorthopädie u. Kiefer-Gesichtschirurgie verwendet wird. Die **Fernröntgenaufnahme** dient zur kephalometr. Auswertung u. kann als seitl. Schädelaufnahme, aber auch in dorsoventraler Richtung gebraucht werden. Durch Anwendung von Filtern bzw. spez. Differentialfolien ist es röntgentechn. mögl., sowohl die Weichteile als auch die knöchernen Strukturen des Schädels nebeneinander sichtbar zu machen u. für Distanz u. Winkelmessungen zu nutzen. Aus räuml. Gründen wird meist eine Fokus-Film-Distanz von 1,5–2 m verwendet, für wissenschaftl. Untersuchungen sind 4 m empfehlenswert. Um ein reproduzierbares Fernröntgenbild zu erhalten, ist eine Fixierung des Kopfs mit Ohroliven notwendig. In den **Fernröntgenauswertungsverfahren** werden anat. u. anthrop. Meßpunkte, Bezugslinien u. Winkel benutzt. Als während der Entwicklung relativ konstant bleibende Bezugslinien werden die außerhalb des Gebisses liegende Nasion-Sella-Gerade u. auch die Okzipitalbasis verwendet.

Fernschuß: jeder Schuß, der keine Nahschußzeichen hinterläßt. Grenze zwischen ↑Nahschuß u. Fernschuß ist abhängig von Waffenart u. Munition.

Fernsehepilepsie: bei zu geringer Entfernung vom Fernsehgerät u. schwacher o. fehlender Umgebungsbeleuchtung auftretende epilept. Zustände.

Fernwirkung: Einfluß bakterieller Gifte u. Stoffwechselprodukte bei der ↑Fokalinfektion.

Ferredoxin: in vielen Bakterien u. in den Chloroplasten der grünen Pflanzen vorkommendes ↑Eisenschwefelprotein, das weder Häm- noch Flavingruppen enthält. Als Redoxsystem (Elektronenüberträger) mit sehr niedrigem Redoxpotential wirkt es z. B. bei der Luftstickstofffixierung durch Mikroorganismen u. bei der ↑Photosynthese mit.

Ferrein, Antoine (1693–1769), Chir., Paris.

Ferrein-Fortsätze (nach Antoine F.): Ferrein-Pyramiden; Markstrahlen im Bereich der Nierenrinde.

Ferriferrocyanid: Berliner Blau; in kolloidaler Form als Antidot per os bei Thalliumvergiftung (↑Thallium). ↑Färbeverfahren, hämatologische.

Ferrioxamin ↑Desferrioxamin.

Ferrioxidase ↑Coeruloplasmin.

Ferriporphyrine: Komplexe von ↑Porphyrinen mit Eisen(III)-Ionen. Vertreter der F. sind Hämin u. Hämatin.

Ferritin ⟨*lat*⟩ *n*: Komplex aus Eisenhydroxid u. dem Protein ↑Apoferritin; neben Hämosiderin wichtiges Eisenspeicherprotein. Kommt als lösl. Form des Speichereisens nicht nur intrazellulär, sondern auch als normaler Bestandteil des Plasmas vor, wobei die Konzentration im Plasma gut mit dem mobilisierbaren Speichereisengehalt des Monozyten-Makrophagen-Systems korreliert, so daß durch die Serumferritinbestimmung ein Rückschluß auf die gesamte Reserveeisenkonzentration des Organismus mögl. ist. Voraussetzung dabei ist, daß keine Änderung der Serumferritinsynthese bzw. des Serumferritinkatabolismus vorliegt. Normalwerte: Frauen zwischen 14 u. 148 µg/l (Mittelwert 56,6 µg/l), Männer zwischen 39 u. 340 µg/l (Mittelwert 165,4 µg/l), Kinder im Alter zwischen 6 Mon. u. 12 J. zwischen 12 u. 122 µg/l (Mittelwert 42,2 µg/l). Werte des Serumferritins unter 15 µg/l sind stets durch Eisenmangel (mit o. ohne Anämie) bedingt. Bei ↑Hämochromatose u. ↑Hämosiderose liegen die Werte bei über 10 000 µg/l. Erhöhte Serumferritinwerte sind vieldeutig, da diese nicht nur bei Hämochromatose u. ↑Hämosiderose, sondern auch bei Leberparenchymschaden, Infektionen, Entzündungen u. malignen Krankheiten (ohne Relation zum Speichereisen) vorkommen. Die Ferritinbestimmung im Serum eignet sich für die Einschätzung der Effektivität der Ther. der Eisenüberladung mit Desferrioxamin. Gesamtheit des im F. gespeicherten Eisens beträgt etwa 1,5 g, bei Eisenmangel ist sie geringer, bei Eisenüberladung (Hämochromatose, Hämosiderose) größer. Resorbiertes u. beim Hämabbau freigesetztes Eisen wird im F. gespeichert u. steht auf Abruf für den Prozeß der Blutbildung bereit (↑Eisen). Der aus Apoferritin u. Eisenhydroxidmizellen aufgebaute Molekülkomplex (23 % Fe) hat eine relative Molmasse von 560 000. Die Eisenmizellen sind in Form eines Oktaeders angeordnet. F. ist in zahlreichen Organen in Form einzelner Partikel o. gespeichert in ↑Siderosomen zu finden u. unter pathol. Bedingungen vielfach vermehrt. F. wird auch, an Antikörper gekoppelt, zum Nachweis von Antigenen in Zellen bei elektronenmikroskop. Untersuchungen eingesetzt.

Ferritinantikörper: mit Ferritin gekoppelte Antikörper für die ↑Immunelektronenmikroskopie.

Ferrokinetik ⟨*lat*⟩ *f*: Untersuchung der einzelnen Schritte des Eisenstoffwechsels unter physiol. u. pathol. Bedingungen mittels Radioeisen (^{59}Fe). Nach i. v. Injektion von ^{59}Fe-Zitrat wird die Eisenabwanderung aus dem Plasma ins Knochenmark bestimmt: Plasmaeisen-Clearance (normal 60–120 min; bei gesteigerter Erythropoese verkürzt, bei gestörter verlängert. Der Plasmaeisenumsatz drückt die Eisenmenge aus, die in 24 Stunden pro kg Körpergewicht (h/kg) aus dem Plasma abwandert bzw. wieder zurückströmt (normal 0,46–0,78 mg · (kg d)$^{-1}$). Weiterhin wird die Plasmaeisenerythrozyteninkorporation, d. h. der prozentuale ^{59}Fe-Einbau in Erythrozyten bestimmt, der 75–90 % beträgt u. bei ineffektiver Erythropoese wesentl. vermindert sein kann. Aus Plasmaeisenumsatz u. -erythrozyteninkorporation kann der Erythrozyteneisenumsatz (EETR o. EEU) ermittelt werden: normal 0,43–0,72 mg Fe · (kg d)$^{-1}$. Durch Organoberflächenmessungen über Leber, Milz u. Sakralmark, die am 1. Tag stündl., dann zweimal wöchentl. bis zu 14 Tagen post injectionem erfolgen, wird die Kinetik von Radioeisen beobachtet: Abstrom aus dem Plasma, Aufnahme ins Knochenmark, Ausschwemmung neugebildeter Erythrozyten in der Peripherie. Typ. Befundkonstellationen können die Diagn. einer Eisenmangelanämie, hämolyt. Anämie, Hämochromatose sowie des Nachweises von extramedullärer Erythrozytenproduktion bestimmen, ↑Knochenmarkszintigraphie. Die F. kann mit der mit Radiochrom durchgeführten Erythrokinetik in einem Untersuchungsgang (Doppeltracertechnik) kombiniert werden. Abb. 1 u. 2.

Ferromagnetismus ⟨*lat*⟩ *m*: eine bei Eisen, Kobalt u. Nickel o. deren Legierungen auftretende Kristalleigenschaft, welche bewirkt, daß diese Stoffe, einmal in ein Magnetfeld gebracht, ständig einen eigenen Magnetismus aufweisen können. Ursache des F. sind kleine, durch rotierende o. kreisende Elektronen erzeugte Ringströme. Innerhalb kleiner Bereiche (Weiß-Bezirke) sind alle Spinrichtungen bereits parallelisiert. Durch ein äußeres Magnetfeld können die Spinrichtungen aller Bereiche in eine einheitl. Richtung umklappen, so daß eine homogene permanente Magnetisierung entsteht. Beim Erwärmen über die Curie-Temperatur geht der F. verloren.

Fersenbein: Kalkaneus; ein Fußwurzelknochen, der sich aufgrund der starken mechan. Belastung durch eine deutl. trajektorielle Struktur auszeichnet.

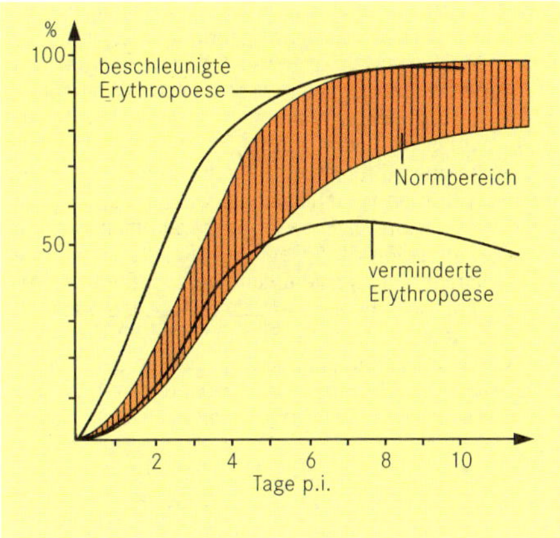

Ferrokinetik (Abb. 1)

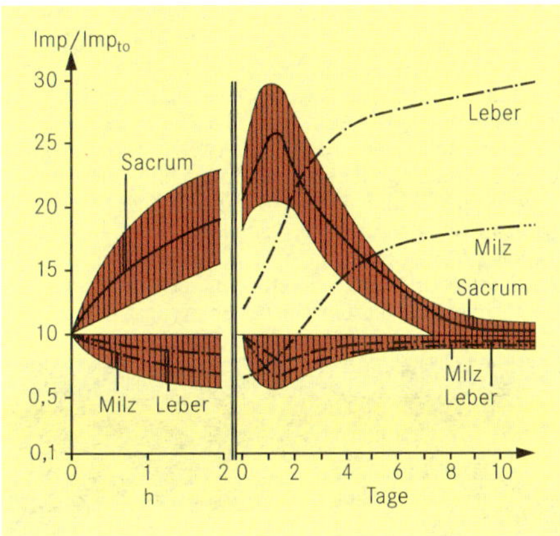

Ferrokinetik (Abb. 2)

Fersenbeinbruch: häufigste Fraktur im Bereich der Fußwurzel. Meist Folge eines Sturzes aus großer Höhe, oft doppelseitig. Verlust des Fersenbeingewölbes in Verbindung mit Verkürzung u. Verbreiterung, bes. bei Trümmerbrüchen.

Fersenbeinsporn: Kalkaneussporn; spornartige knöcherne Ausziehung im Ansatzbereich der Achillessehne, ohne diese Sehne mit einzubeziehen (dorsaler F.) o. an der Plantarseite des Processus medialis des Tuber calcanei in Verlaufsrichtung der Plantaraponeurose bzw. der dort inserierenden kurzen Fußmuskeln (planatarer F.). Folge einer Überlastungstendinose im Insertionsbereich dieser Sehnen, die den typ. Fersenschmerz verursachen. Meistens ist nur die Entstehung des F. schmerzhaft. I. d. R. ohne pathol. Bedeutung; röntg. scharf begrenzt, ohne Erosionen. Manchmal auch (Früh-)Sympt. generalisierter Erkrankungen: ↑Spondylitis ankylosans, ↑Reiter-Krankheit, ↑Osteoarthropathia psoriatica u. ↑Kolitisarthropathie. Röntg. hier verwaschene Struktur, häufig auch Erosionen.

Fersenkeil: schuhorthopäd. Einlage als unterstützende Maßnahme bei Pes valgus o. Pes planus, um eine Abstützung des medialen Längsgewölbes zu erreichen.

fertil ⟨*lat*⟩ *Adj*: fruchtbar.

Fertilisation ↑Befruchtung.

Fertilisationskapazität: Befruchtungsfähigkeit. Die Bewertung der F. erfolgt durch Spermatogramme. Bewertungskriterien sind Dichte, Mobilität, Quantität u. Mobilitätseffizienz der Spermatozoen.

Fertilität ⟨*lat*⟩ *f*: Fruchtbarkeit. Die **F. des Mannes**: Fähigkeit ein Kind zu zeugen; ist an eine normale tubuläre exkretor. Hodenfunktion gebunden. Für die Beurteilung der funktionellen Integrität der Hoden ist die mikrosk. Analyse der Samenflüssigkeit von Bedeutung, die normalen Spermienzahlen betragen beim geschlechtsreifen Mann bis 300 Mill. pro ml Ejakulat. Der Fertilitätsgrad wird nach Zahl der funktionstüchtigen Spermien im Gesamtejakulat, nach Beweglichkeit u. Prozentsatz der normalen Kopfformen beurteilt. Mit Absinken der Spermienzahl steigt der Anteil pathol. Formen u. damit sinkt der Fertilitätsgrad. **F. der Frau**: Fähigkeit, ein Kind zu empfangen u. zu gebären. Ist von hormonellen, genet., immun. u. anatom. Faktoren abhängig.

Fertilitätsfaktor ↑F-Faktor.

Fertilitätsgrad ↑Fertilität.

Fertilitätsziffer ↑Fruchtbarkeitziffer.

Fesselsuppositorien: rektale Arzneiformen, bei denen das ↑Zäpfchen mittels eines Fadens mit einem Knopf verbunden ist, der außerhalb des Schließmuskels verbleibt. Dadurch soll eine Aufwärtsbewegung verhindert werden, so daß die Arzneimittel im unteren Teil des Rektums wirksam werden können.

Festanodenröhren: Röntgenröhren mit nicht rotierender Anode, z. B. Therapieröhren, die mit einer Flüssigkeitskühlung versehen sind. Allein solche Röhren sind in der Lage, während langer Betriebszeit hohe Leistungen abzugeben. Diagnostikröhren kleiner Leistung (z. B. für Zahnaufnahmen) werden ebenfalls als F. gebaut (Konvektionskühlung).

Festbetrag: von den gesetzl. Krankenkassen festgelegter Betrag, der von diesen Kostenträgern für best. Gruppen von Arznei-, Heil- u. Hilfsmitteln gezahlt wird.

Festination ⟨*lat*⟩ *f*: unwillkürl. Gangbeschleunigung, z. B. bei ↑Parkinson-Syndrom.

festoon ⟨*engl*⟩ *n*: Girlandenform der marginalen Gingiva.

Festphasenimmunoassay: *Abk* FIA. Immuntest, bei dem Antigen o. Antikörper an eine feste Phase gebunden sind.

Feststellabrollschuh: hoher orthopädischer ↑Schuh, der den Fuß insges. ruhig stellt. Die Abwicklung des Fußes wird passiv u. a. durch eine ↑Mittelfußrolle ersetzt.

Festwertregelung: Regelung, bei der die ↑Führungsgröße eine Konstante ist. ↑Regelkreis, ↑Sollwert.

fetal ⟨*lat*⟩ *Adj*: den ↑Fetus betreffend.

Fetal distress ⟨*engl*⟩: fetaler Gefahrenzustand; in den letzten Monaten der Schwangerschaft sowie während der Geburt auftretende entstehende Gefährdung des Feten insbes. durch Hypoxie.

Fetalisation ⟨*lat*⟩ *f*: Verbleiben von Organen auf einem fetalen o. frühkindl. Entwicklungsstand.

Fetalkrankheiten ↑Fetopathien.

F

Fetalmonat: 28-Tage-Monat während der Schwangerschaft, die vom 1. Tag der letzten normalen Regel 10 F. dauert.

Fetalperiode ↑ Fetus.

Fetaltod: Tod einer Frucht vor der vollständigen Ausstoßung o. Extraktion aus dem Mutterleib.

Fetischismus: stark o. ausschließl. an das Sehen o. Berühren best. Gegenstände, Materialien o. Körperteile gebundene sexuelle Erregbarkeit. Fast nur bei Männern vorkommende ↑ Deviation. Je nach Objekt, das fetischist. Signalreiz ist (dem sog. Fetisch), spricht man vom Schuh-, Pelz-, Leder-, Gummi-, Strumpf-, Wäschefetischismus. Bei best. Formen des F. hat der Fetisch keine Beziehung mehr zu einem lebendigen Sexualpartner, der in ausgeprägten Fällen für den Intimkontakt gar nicht interessiert o. notwendig ist, da der sexuelle Schlüsselreiz nur vom Fetisch ausgeht, der oft zum Masturbieren benutzt wird, z. B. ein Büstenhalter. Oft werden die Fetische durch zusätzl. stimulierenden Diebstahl, z. B. von der Wäscheleine, erworben u. gesammelt. Die Ursachen des F. sind unklar. Nach psychoanalyt. Theorie liegt eine ausgebliebene Ablösung von Übergangsobjekten zugrunde. Mitunter spielen bedingtreflektor. fixierte Assoziationen erster sexueller Regungen mit zufällig gleichzeitig wahrgenommenen Gegenständen eine Rolle. Die Ther. ist schwierig u. nicht erforderl., solange kein Leidensdruck besteht u. der F. sich nicht nachteilig (z. B. im Sozialleben) auswirkt. Angedeutete fetischist. Neigungen finden sich fast in jedem normalen Geschlechtsleben, wobei best. Körperteile wie Brüste, Beine, Haar o. Unterwäsche (Reizwäsche) sexuell bes. stimulieren.

Fetizid: Methode zum selektiven Schwangerschaftsabbruch bei diagnostizierter Fehlbildung eines Feten einer Mehrlingsschwangerschaft.

Fetographie ⟨*lat + gr*⟩ *f*: heute prakt. nicht mehr ausgeführte röntg. Darstellung des Feten nach Injektion von Kontrastmittel in die Amnionhöhle.

Fetopathia ⟨*lat + gr*⟩ *f*: Schädigung des Fetus vor der Geburt; ↑ Fetopathien.

Fetopathia diabetica ⟨*lat + gr*⟩ *f*: Diabetes-mellitus-Fetopathie; Schädigungssyndrom des Kindes durch vielfältige Stoffwechselstörungen bei spätdiabet. u. diabet. Frauen in der Spätschwangerschaft. Stark übergewichtige Kinder mit einem Geburtsgewicht über 4 500 g bei normaler Schwangerschaftsdauer (Riesenkinder, large-for-date newborn), Kardiomegalie, Hepatosplenomegalie, Hydrops sowie Hyperplasie von Nebennierenrinde, B-Zellen des Inselapparats der Bauchspeicheldrüse u. Hypophysenvorderlappen. Häufig Entwicklungsstörungen der Plazentazotten (Plazentainsuffizienz). Neigung zu Hypoglykämie, hohe pränatale u. perinatale Sterblichkeit. Kind mit erhöhtem Diabetesrisiko. Eine optimale ↑ Insulintherapie der Mutter während der Schwangerschaft mit einer Eumetabolisierung von der Konzeption bis zur Geburt können die F. d. verhindern. ↑ Embryopathia diabetica.

Fetopathia toxoplasmotica: Schädigung des Kindes durch diaplazentare Infektion mit Toxoplasma gondii, Erreger der ↑ Toxoplasmose, die meist in der Spätschwangerschaft erfolgt. Im Vordergrund stehen Schädigungen von ZNS u. Auge: Enzephalomyelitis mit intrazerebralen Verkalkungen, schwerer Hydrozephalus, Neuritis optica, Mikrophthalmie, Chorioretinitis, Iridozyklitis, Katarakt. Seltener Taubheit, Ikterus. Infektion in der Frühschwangerschaft wird entweder durch Antikörper der Mutter verhindert o. führt zum Fruchttod.

Fetopathien: fetale Krankheiten; aus endogenen o. exogenen Ursachen erfolgende Störungen während der Fetalentwicklung (Mensch: 10.–12. Woche nach Befruchtung bis Geburt). In der Fetogenese erfolgen Wachstum u. Differenzierung bereits vorhandener Organanlagen, so daß F. häufig Wachstumsstörungen (↑ Retardierung) u. Differenzierungsstörungen (↑ Gewebefehlbildungen) beinhalten. F. führen in Abhängigkeit von genet. Faktoren, Stärke der Störung u. Entwicklungsstadium zu versch. Endzuständen: völlige Ausheilung (Restitutio ad integrum), Narbenbildung, Fehlbildungen, Varietäten, Anomalien, Entwicklung dysontogenet. Tumoren, Retardierungen, Unreife, funktionelle Störungen (immun. u. endokrin. Regulationsstörungen, geistige Leistungsschwäche) o. pränataler Tod. F. betreffen oft Skelettsystem u. ZNS. Häufige Ursachen sind mütterl. Stoffwechselstörungen, tox. Wirkungen (z. B. Alkohol) o. Allgemeininfektionen der Mutter. Virale Infektionen betreffen vorwiegend die frühe Entwicklungsperiode (↑ Embryopathien). Eine virale F. ist z. B. die Varizellen-F.: durch Infektion der Mutter 4 Tage vor bis 2 Tage nach der Geburt mit ↑ Varicella-Zoster-Virus kann es beim Neugeborenen zwischen 1. u. 10. (12.) Lebenstag zu konnatalen Varizellen (Windpocken) mit ausgedehntem Exanthem u. evtl. fokalen Nekrosen innerer Organe kommen. Letalität unbehandelt 30–33 %. Ther. bzw. Proph.: Verabreichung von humanem VZV-Immunglobulin an die Schwangere, Behandlung des Neugeborenen mit ↑ Aciclovir sofort nach der Geburt. Bakteriell kann eine F. z. B. durch Listerien (↑ Neugeborenenlisteriose) o. Treponema pallidum (konnatale ↑ Syphilis) verursacht sein. Eine protozoenbedingte F. ist u. a. die ↑ Fetopathia toxoplasmotica. Zu den F. gehören auch Schäden, die pränatal entstanden, sich aber erst längere Zeit nach der Geburt manifestieren (z. B. Tetrazyklinschäden am Milchgebiß). ↑ Blastopathien, ↑ Embryopathien. Abb.

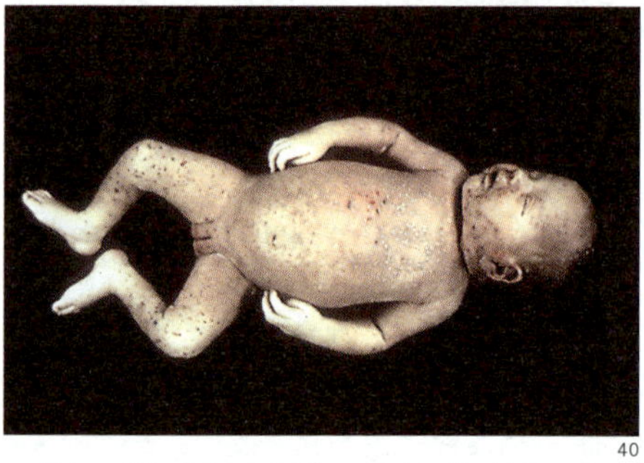

40

Fetopathie durch Infektion mit dem Varicella-zoster-Virus. Varizellenexanthem eines Neugeborenen mit konnatalen Varizellen

Fetoproteine: Proteine, die normalerweise von fetalen Leberzellen gebildet werden. Nach der elektrophoret. Beweglichkeit unterschieden in Alpha-1-, Alpha-2-, Beta- u. ↑ Gammafetoprotein. Diagnostik wird v. a. ↑ Alphafetoprotein als Tumormarker genutzt. Die Bestimmung von Alphafetoprotein im mütterl. Serum in der 10.–18. Schwangerschaftswoche ist wichtig zum pränatalen Nachweis von Neuralrohrdefekten.

Fetose, hämolytische: fetale Erythroblastose, ↑ Morbus haemolyticus fetalis.

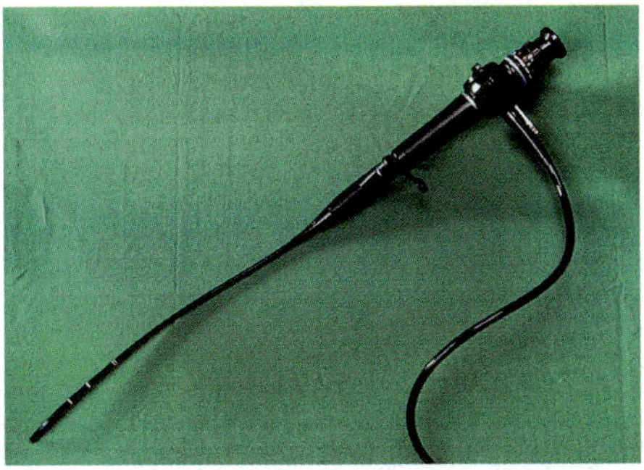

10

Fetoskop

Fetoskop: Endoskop zur Untersuchung des Fetus nach Durchstich der Bauchdecke u. Fruchtblase. Abb.

Fetoskopie ⟨*lat*⟩ *f*: direkte Betrachtung des Fetus mittels Endoskop, das in den Uterus eingeführt wird, heute weitgehend durch Ultraschalluntersuchungen ersetzt.

Fetotoxizität: pränataltox. Wirkung mit Schädigung des Keimlings während der fetalen Entwicklungsphase (Fetogenese; beim Menschen ca. 10.–12. Wo. nach Empfängnis bis Geburt). Im Ergebnis der fetotox. Wirkung kann der Fetus absterben (Letalität), fehlgebildet (Teratogenität; ↑Fetopathien) o. unterentwickelt sein (Retardation). Frühere Schädigung: Blastotoxizität, ↑Embryotoxizität.

Fettabbau: schrittweise enzymat. Hydrolyse der Esterbindungen zwischen Glycerol u. Fettsäuren durch ↑Lipasen. Hauptorte der F. im menschl. Körper sind Dünndarm (Pankreaslipase), Fettgewebe (Fettgewebelipase) u. Kapillarendothel (↑Lipoproteinlipasen).

Fettaustauschstoffe: Stoffe, die aufgrund ihrer physikal. u. sensor. Eigenschaften geeignet sind, ↑Fette in Lebensmitteln u. deren Zubereitung zu ersetzen, ohne den hohen Energiewert der Fette zu besitzen. Dieser Austausch kann aus gesundheitl. Erwägungen erwünscht sein. F. müssen jedoch toxikol. unbedenkl. sein. Geeignet sind best. Stärkederivate, ↑Saccharosefettsäureester u. Dickungsmittel.

Fettdarre ↑Sclerema neonatorum.

Fette: Neutralfette; Ester der ↑Fettsäuren mit Glycerol. Die meisten F. sind Triester (Triglyzeride); Mono- u. Diester (Mono- u. Diglyzeride) sind Intermediate bei ↑Triglyzeridbiosynthese u. -abbau. Die natürl. F. enthalten überwiegend unverzweigte, geradzahlige Fettsäuren (bis 26 C-Atome). Ein Überwiegen gesättigter Fettsäuren führt zu den bei Raumtemperatur festen F., ein Überwiegen ungesättigter Fettsäuren zu den flüssigen Fetten (Öle). Nach der Herkunft unterscheidet man tier. F. mit meist hohem Gehalt an gesättigten Fettsäuren (Körperfette, Milchfette) von pflanzl. F. mit höherem Anteil an mehrfach ungesättigten (essentiellen) Fettsäuren (Samenfette, Fruchtfette). Aufgrund ihres hohen spezif. Energiegehalts (Verbrennungswärme) von 39 kJ/g bilden die F. die energiereichsten Nahrungsstoffe. Die F. des Fettdepots (Fettgewebe) stellen die Hauptenergiereserve des menschl. Körpers dar. Beim Fettabbau findet eine sukzessive enzymat. Hydrolyse der Esterbindungen zwischen Glycerol u. Fettsäuren durch ↑Lipasen statt. Dabei entstehen (über Di- u. Monoglyzeride) Fettsäuren u. Glycerol. Hauptorte des Fettabbaus im menschl. Körper sind der Dünndarm (Wirkung der Pankreaslipase), das Fettgewebe (Fettgewebelipase) u. das Endothel der Kapillaren (↑Lipoproteinlipasen); ↑Phosphatidabbau.

Fettembolie: Embolie, bei Knochenfrakturen mit Zerstörung des Fettmarks; Neutralfetttropfen dringen in die eröffneten Kapillaren u. werden mit dem Blutstrom verschleppt; auch Folge von stumpfen Traumen bei Adipösen, ausgedehnten Verbrennungen, Eiterungen u. bei Störungen der Blutlipase. Bei massiver F. Tod durch Rechtsherzversagen (Lungenfettembolie) o. freiem Intervall (1–2 Tage), zentrale Atemlähmung (Verlegung intrazerebraler Kapillaren mit Ringblutungen u. Nekrosen, ↑Purpura cerebri). **Iatrogene F.** durch intravenöse (versehentl.) Injektion fetthaltiger Lösungsmittel von Pharmaka.

F

Fettemulsionslösung: Infusionslösung, die mittels Phospholipiden emulgierte Triglyzeride enthält; zur hochkalor. parenteralen Ernährung in der Intensivtherapie.

Fettfärbung: histol. Darstellung der in die Zellen eingelagerten Neutralfette. Voraussetzung: keine Fettlösungsmittel in der Vorbehandlung. Übl. F.: 1. Sudan III, Fette orange, 2. Sudan IV (↑Fettponceau), Fette rotorange, 3. Sudanschwarz B, Fette blauschwarz. Abb.

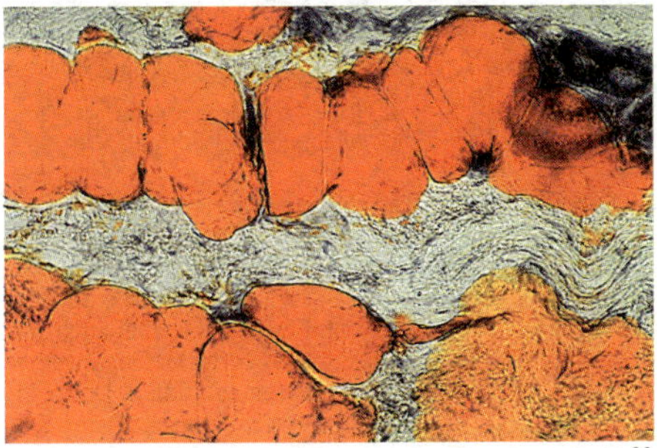

30

Fettfärbung. Histologischer Schnitt durch das Unterhautfettgewebe, Sudan-III-Färbung; Fett in den Fettzellen orange gefärbt

Fettgeschwulst ↑Lipom.

Fettgewebe: Textus adiposus; zellreiches Bindegewebe mit durch die Einlagerung von Neutralfetten blasig aufgetriebenen Zellen. Fettgewebefunktionen: Fettstoffwechsel (Depot), Mechanik (Bau), Wasser- u. Wärmehaushalt. Histol. Darstellung ↑Fettfärbung. Formen: **1. Braunes F.**: Textus adiposus fuscus, plurivakuoläres F., jede Zelle enthält mehrere Fettvakuolen. Vorkommen: Axilla, Hilum renale, embryonal ubiquitär. **2. Weißes F.**: univakuoläres F., Textus adiposus albus; jede Zelle enthält nur eine große Fettvakuole; ubiquitäres Vorkommen. Abb. S. 630.

Fettgewebedurchwachsung des Herzmuskels: lipomatöse Transformation; Auftreten von Fettzellverbänden (beim Cor adiposum) zwischen den Muskelfasern, wobei die angrenzenden Fasern atroph. werden. Bes. häufig ausgebildet in der Wand des re. Ventrikels; Fettgewebe kann unter dem Endokard der Ventrikel, seltener der Vorhöfe erscheinen (subendokardiale Fettgewebeentwicklung). Abb. S. 630.

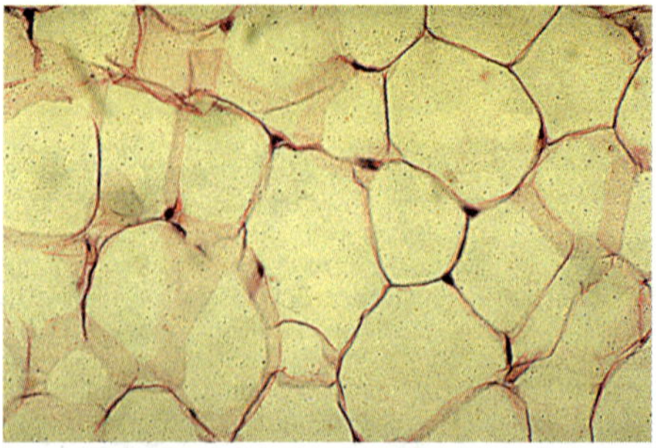

30

Fettgewebe. Histologischer Schnitt, HE-Färbung; Fett durch Lösungsmittel aus den Fettzellen herausgelöst (Vakuolen)

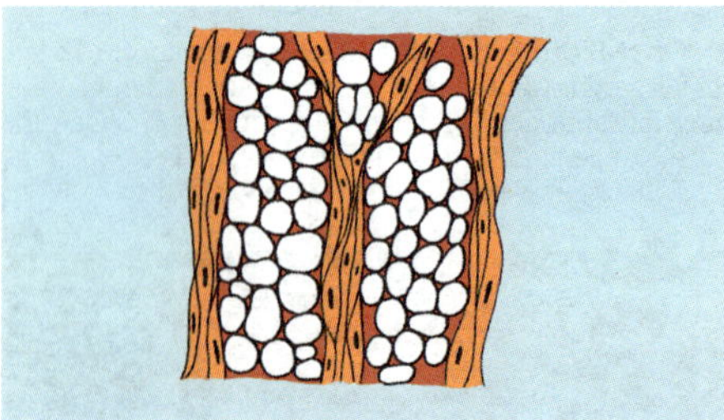

Fettgewebedurchwachsung des Herzmuskels

Fettgewebenekrosen: Begleiterscheinung einer akuten Pankreatitis mit Parenchymnekrosen. Sie können das pankreat. u. peripankreat. Fettgewebe, aber auch solches im gesamten Bauchraum, sogar im Mediastinum o. der Pleura u. subkutanes Fettgewebe betreffen. Durch Lipolyse freigesetzte Fettsäuren verbinden sich mit Kalzium u. fallen als unlösl. Kalkseifen aus (Kalkspritzer). Sie sind noch nach Monaten nachweisbar.

Fettgewebestoffwechsel: Fettgewebe speichert überschüssig aufgenommene Nahrungsstoffe in Form von ↑Triglyzeriden u. stellt diese in Form von unveresterten Fettsäuren dem Stoffwechsel wieder zur Verfügung. Das Fettgewebe ist zur Synthese u. Spaltung von Triglyzeriden fähig, vermag die Betaoxidation durchzuführen sowie Glukose zu verwerten u. diese sowohl zu oxidieren als auch in Triglyzeride umzuwandeln. F. steht unter hormonaler Kontrolle: Insulin fördert die Fettsäureaufnahme u. Triglyzeridsynthese sowie die Glukoseaufnahme; Glucagon fördert die ↑Lipolyse u. die Freisetzung der unveresterten Fettsäuren, ähnl. wirken Adrenalin, Thyroxin, Wachstumshormon u. Glukokortikoide.

Fettkörnchenzellen: Gliazellen mit abgebauten Myelin, z. B. nach Hirnerweichung.

Fettkörnchenzylinder ↑Harnzylinder.

Fettkörper, retrosternaler: Restgebilde des Thymus nach seiner Involution während der Pubertät; der Thymus unterliegt dabei einer starken Verfettung.

Fettleber: Steatosis hepatis; hochgradige diffuse Verfettung der Leber, bei der mind. 50 % der Hepatozyten (↑Epitheliocytus hepatis) mittel- bis großtropfige Fettvakuolen enthalten. Krankhafte Störung des Stoffwechsels der Leberzellen, alimentär o. tox. bedingt. Der Verfettungsgrad ist auch abhängig vom Fettangebot aus der Nahrung (↑Hyperlipidämie). F. bes. bei allg. Fettleibigkeit, langfristigem Alkoholkonsum, Diabetes mellitus, schweren chron. Darmkrankheiten u. akuter Phosphor- u. Pilzvergiftung (Knollenblätterpilz, Amanita phalloides).

Fettleberhepatitis: sek. entzündl. Reaktion mit degenerativ-nekrotisierender Leberschädigung, die keine Korrelation zur Fetteinlagerung zeigt. Es werden eine akute u. subakute Verlaufsform unterschieden. Diese kann unbemerkt vom Pat. verlaufen, die Transaminasen sind aber häufig pathol. Die akute F. tritt häufig mit Ikterus, Fieber u. Leukozytose auf. Die Leber ist druckempfindl., die Transaminasen deutl. erhöht. Ist das Bild mit einer Hyperlipoproteinämie u. hämolyt. Anämie begleitet, liegt ein ↑Zieve-Syndrom vor. Für die Ther. ist das Ausschalten der auslösenden Noxe die entscheidende Maßnahme, um einen Übergang in eine Zirrhose zu verhindern.

Fettmalabsorption: ungenügende Fettresorption durch unzureichende Fettverdauung, so daß Fett in einer nicht resorbierbaren Form dem Dünndarm angeboten wird (qualitativ u./o. quantitativ unzureichende Gallensäuren, ungenügende Lipasekapazität) u./o. unzureichende Aufnahme durch den Dünndarm infolge pathol. Dünndarmveränderungen (glutensensitive Enteropathie, Whipple-Krankheit, Crohn-Krankheit, Dünndarmresektionen, gestörter Lymphtransport) selbst. Eine Stuhlfettausscheidung über 7 g/d bei einer Zufuhr von 100–120 g/d ist pathol.

Fettmark: das durch Rückbildung des embryonalen, roten, blutbildenden Knochenmarks aller Knochenhöhlen nach der Geburt mehr u. mehr an seine Stelle tretende Fettzellenmark (gelbes Knochenmark), v. a. der langen Röhrenknochen, das bei Bedarf wieder für eine sich ausweitende Hämatopoese Raum gibt. ↑Knochenmark.

Fettnekrose ↑Fettgewebenekrosen.

Fettphanerose: postmortales Sichtbarwerden der zu Lebzeiten an Eiweiß gebundenen u. darum histol. nicht nachweisbaren Lipide.

Fettpolster: Unterhautfettgewebe, Panniculus adiposus.

Fettponceau ⟨*frz*⟩: Sudan IV, Scharlachrot, Biebricher Scharlach R medicinale; ein zum histol. Fettnachweis verwendeter Farbstoff; chem. ein 4-Amino-azotoluolazo-betanaphthol, das sich vom o-Toluidin herleitet, während das diesem Stoff verwandte Sudan III vom m-Toluidin abstammt.

Fettresorption: Die Endprodukte der intestinalen Triglyzeridspaltung, Fettsäuren u. ↑Monoglyzeride werden in Form von gallensäurehaltigen ↑Mizellen, die auch Cholesterin, fettlösl. Vitamine u. a. Nahrungslipide enthalten können, auf dem Weg der Endozytose (↑Zytose) in die Mukosazelle aufgenommen. Dort werden die Fettsäuren mit Glycerol bzw. Monoglyzeriden wieder verestert (Resynthese von Triglyzeriden); auch Cholesterin wird verestert. Gleichzeitig werden die ↑Apolipoproteine B u. C synthetisiert; diese werden mit den Lipiden vergesellschaftet u. dabei Chylomikronen gebildet, die durch ↑Exozytose von der Mukosazelle an die Lymphe abgegeben werden u. von dort über den ↑Ductus thoracicus in den Kreislauf gelangen.

Fettsäureabbau: In den Mitochondrien werden von den Fettsäuren sukzessive Acetyl-Reste (Acetyl-CoA) durch Betaoxidation abgespalten. Dabei wird NAD gebildet. Zum Transport der Fettsäuren in die Mitochondrien wird ↑Carnitin benutzt.

Fettsäurekristalle: Fettsäurenadeln; nadelförmige, farblose Kristalle, die im Stuhl bei Gallengangverschluß u. im Sputum bei eitrigen Prozessen nachgewiesen werden können.

Fettsäuren: überwiegend Monokarbonsäuren mit gerader Anzahl (2–26) an C-Atomen. Gesättigte F. enthalten im Alkylteil nur C–C-Einfachbindungen (Stearinsäure, Palmitinsäure), ungesättigte F. auch C=C-Doppelbindungen (Ölsäure, Linolsäure, Linolensäure). Essentielle ↑Fettsäuren liegen in all-cis-Form vor. In der trans-Konfiguration (↑cis-trans-Isomerie) vorliegende F. werden im Stoffwechsel langsamer verwertet. Trans-Fettsäuren entstehen in geringen Mengen bei der Umwandlung von flüssigen Ölen in halbfeste Fette (Fetthärtung), z. B. bei der Margarineherstellung.

Fettsäuren, aktive ↑Acyl-CoA.

Fettsäurenbiosynthese: im Zytosol ablaufender Aufbau langkettiger Fettsäuren aus Acetyl-CoA mit Hilfe des ↑Fettsäuresynthetasekomplexes. Die Acetylgruppen für die F. stammen aus den Mitochondrien. Sie durchdringen die Innenmembran der Mitochondrien als ↑Zitronensäure.

Fettsäuren, essentielle: früher Vitamin F; Polyenfettsäuren in all-cis-Konfiguration, die weitverbreitet v. a. in pflanzl. Lipiden vorkommen, im menschl. Körper nicht synthetisiert werden können u. den Fam. der ω-3- (z. B. ↑Linolensäure) u. ω-6-Fettsäuren (z. B. ↑Linolsäure) angehören. F. e. sind unverzichtbare Bestandteile der Lipide aller ↑Membranen sowie Vorstufe biol. wichtiger Verbindungen, z. B. der ↑Prostaglandine.

Fettsäuren, freie: unveresterte Fettsäuren. Sie kommen als Bestandteile der ↑Lipoproteine des Blutplasmas u. als im Plasma gelöste f. F., die mit den an ↑Albumin gebundenen Fettsäuren im Gleichgewicht stehen, vor (↑Lipidstoffwechsel).

Fettsäuren, gesättigte: unverzweigte, gesättigte, meist geradzahlige Monokarbonsäuren (Alkansäuren). Sie kommen im Organismus als freie Fettsäuren u. in veresterter Form (↑Fette, ↑Phospholipide, ↑Glykolipide, Cholesterinester) vor. Die wichtigsten g. F. sind ↑Myristinsäure, ↑Palmitinsäure u. ↑Stearinsäure.

Fettsäuren, polymere: bei übermäßigem (zu hohem o. zu langem) Erhitzen von Ölen (mit hohem Anteil ungesättigter Fettsäuren) entstehende ↑Sekundärprodukte mit gesundheitsschädigenden Wirkungen.

Fettsäuren, ungeradzahlige: eine ungerade Kohlenstoffanzahl enthaltende F., die bevorzugt im Stoffwechsel von Mikroorganismen (Pansenflora; Hefen, Bakterien; ↑Biomasse) auftreten u. auch in Schmalz, Butter, Talg u. Fleisch vorkommen. Der Abbau der F. führt zu Succinyl-CoA, das im ↑Zitronensäurezyklus verstoffwechselt wird.

Fettsäuren, ungesättigte: unverzweigte, ein- o. mehrfach ungesättigte, meist geradzahlige Monokarbonsäuren. Infolge der Doppelbindung tritt ↑cis-trans-Isomerie auf. Die meisten natürl. vorkommenden u. F. sind cis-Isomere. Wichtige Vertreter sind die einfach ungesättigten (↑Palmitoleinsäure, ↑Ölsäure) u. die Polyenfettsäuren (essentielle ↑Fettsäuren).

Fettsäuren, ungewöhnliche: ungeradzahlige, verzweigte, zykl., trans-Fettsäuren, hydroxylierte, Epoxid-Gruppen o. Cyano-Gruppen tragende Fettsäuren.

Fettsäuren, zyklische: ringförmige Strukturelemente (3- o. 5-Ringe) enthaltende Fettsäuren, die in Pflanzen (Baumwollöl: Sterculiasäure, Malvalinsäure) vorkommen o. von Mikroorganismen (meist Bakterien, z. B. Cyclopropenfettsäuren mit 19 C-Atomen) gebildet werden u. tox. sein können. Aus pflanzl. Ölen müssen diese F. bei der Raffination (Reinigung) von Ölen entfernt werden.

Fettsäuresynthetasekomplex: im Zytosol lokalisierter Multienzymkomplex, der aus zwei unterschiedl. Polypeptidketten besteht, die jeweils mehrere verschiedenartige Enzymaktivitäten enthalten. Der F. katalysiert folgende Teilreaktionen der ↑Fettsäurenbiosynthese: Malonyltransfer, Kondensation, 1. Reduktion, Dehydratation, 2. Reduktion Abb.

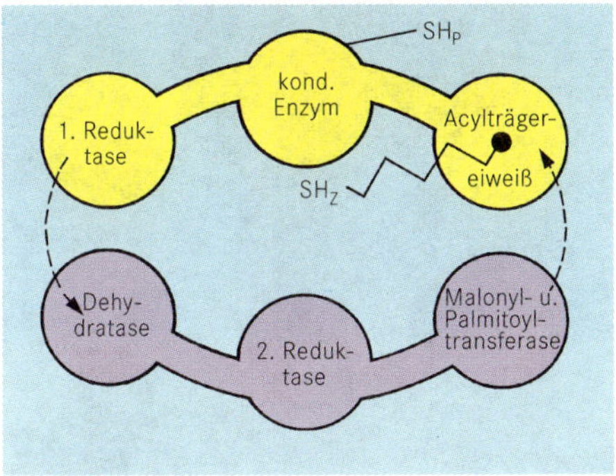

Fettsäuresynthetasekomplex

Fettsklerem: Sclerema adiposum; ↑Sklerem.

Fettspaltung: Verseifung; Zerlegung der Fette, d. h. der Glyzeride, in die konstituierenden Fettsäuren u. Glycerol. Techn. führt man die Spaltung mit Säuren, mit Laugen (Verseifung, Herstellung von Seifen) o. mit katalyt. wirksamen Substanzen durch (Fettspalter). Der Organismus vollzieht die Spaltung mit Hilfe der Lipasen. Bei der Verdauung werden die Triglyzeride (↑Glyzeride) in Monoglyzeride u. freie Fettsäuren gespalten u. resorbiert.

Fettspeicherzelle: Lipocytus perisinusoideus, Ito-Zelle; Im ↑Disse-Raum gelegene Zelle, die Fett u. Vitamin A speichert; ↑Leber. Bei Schädigung Transformation zum Fibroblasten, der wesentl. an der bindegewebigen Umwandlung der Leber beteiligt ist.

Fettstein: Blasenstein, der aus Fett(kern) besteht u. demzufolge schwimmt, bei ↑Zystoskopie also oben am Scheitel liegt. Zustandekommen: Einbringen von Fett in die Harnblase (ungeeignetes Kathetergleitmittel o. Masturbation).

Fettstoffwechsel ↑Lipidstoffwechsel.

Fettsucht: Fettleibigkeit, Adipositas, Obesitas; Neigung des Organismus zu übermäßiger Körpergewichtserhöhung durch Zunahme des Fettgewebes, bei gestörter Energiebilanz u. Beeinträchtigung von Körperfunktionen. Bei einem BMI (Body-Mass-Index) > 37 sind degenerative Störungen u. Stoffwechselerkrankungen häufige Folgen. Ätiopathogenet. Klassifikation in: **prim. F.**: Unter best. Bedingungen, ohne erkennbare Grundkrankheit, auftretende übermäßige Erhöhung der Körpermasse u. des Körperfettanteils. Überschreitung des individuellen Energiebedarfs führt zur Ablagerung von Depot-Fett in den ↑Fettzellen u. Volumenzunahme der Fettzellen durch ↑Überernährung. Hierbei sind der Phänotyp (Unterscheidung universelle versus zonale Adipositas, Abb. 1 u. 2) u. die Fettgewebemorphologie (↑Hypertrophie des Fettgewe-

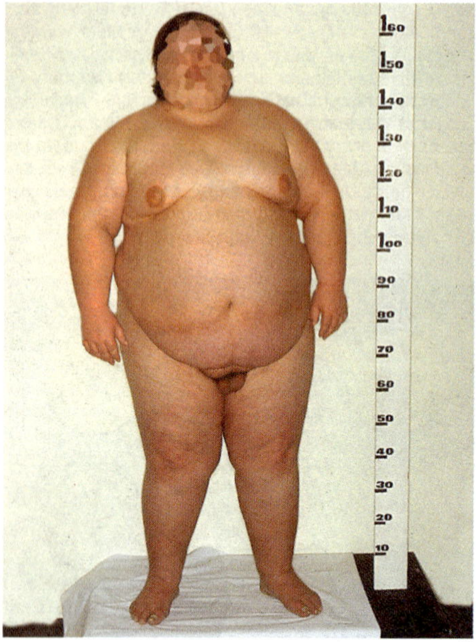

19

Fettsucht (Abb. 1). Universelle Adipositas (alimentär)

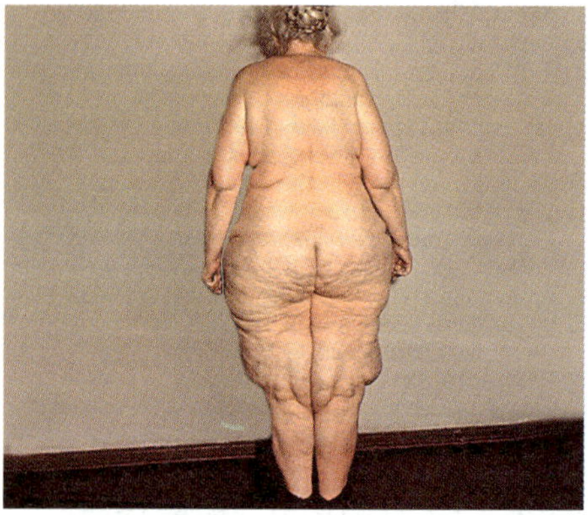

19

Fettsucht (Abb. 2). Zonale Adipositas (sog. Reithosenfettsucht)

bes im Erwachsenenalter o. ↑Hyperplasie des Fettgewebes im Kindesalter) zu berücksichtigen. **Sek. F.**: **1.** zu den ↑Eßstörungen gehöriges Krankheitsbild mit einer den individuellen energet. Bedarf übersteigerten Kalorienzufuhr. Psychodynam. ist das gestörte Eßverhalten als Ausdruck tiefgreifender unbewußter psychischer ↑Konflikte zu verstehen. ↑Bulimia nervosa. **2.** hormonal bedingte F. bei ↑Cushing-Syndrom. ↑Hypothyreose, Hypophysenvorderlappeninsuffizienz u. exogener Glukokortikoidzufuhr. **3.** zerebral bedingte F. bei versch. Syndromen (z. B. ↑Dystrophia adiposogenitalis), nach Traumen. ↑Enzephalitis u. Hirntumoren. Richtwerte für das Körpergewicht sind das **Normalgewicht** nach Broca (Körpergröße in cm – 100), das **Idealgewicht** nach Haller (Männer: Broca-Gewicht – 10 %, Frauen: Broca-Gewicht – 15 %) u. das **Optimalgewicht** nach Moehr (berücksichtigt den Körperbau, lean body mass). Der Körperfettanteil kann durch Messung der Hautfaltendicke bestimmt werden. Bei Adipositas ist der Körperfettanteil um mehr als ein Drittel gegenüber dem Normalwert erhöht. Für die **Ther.** der Fettsucht ist die Einschätzung der Energiebilanz wichtig; dynam. Phase: stetige Gewichtszunahme, stat. Phase: konstantes Übergewicht. Die Ther. kann Totalfasten (Null-Diät), hypokalor. Mischkost (300–600 kcal/ 1 250–2 500 kJ) u. Kombination mit ↑Anorektika beinhalten, die auf das sog. hypothet. Appetitszentrum wirken. Bei der sek. F. außerdem Behandlung der Grundkrankheit anstreben. **Begleit- u. Folgekrankheiten** der F. betreffen den Stoffwechsel (↑Diabetes mellitus Typ 2, ↑Hyperlipoproteinämie, ↑Hyperurikämie), das Herz-Kreislauf-System (↑Hypertonie, Herzinsuffizienz, chronisch ischämische ↑Herzkrankheit, Varikosis, Thrombophlebitis), den Bewegungsapparat (↑Arthrose) u. die Atmungsorgane (Pneumonierisiko). Abb. 1 u. 2.

Fettsynthese ↑Triglyzeridbiosynthese.

Fettvakuolen: vakuolige Residuen von intrazytoplasmat. Fetttropfen, die durch organ. Lösungsmittel bei den histol. Einbettungs- u. Färbeverfahren herausgelöst werden.

Fettverderb: Fettzersetzung; durch chem. o. biochem. (mikrobiol. u./o. enzymat.) Umsetzungen entstandene, sinnesphysiolog. o. chem. feststellbare Veränderungen, die bei der Lagerung u./o. beim Erhitzen von Fetten auftreten. Es werden 5 Hauptarten des Verderbs unterschieden: Das Fett kann sauer, peroxidig, aldehydig, ketonig u. talgig werden. Nach Art der Begleitstoffe u. Konstitution der Fette spricht man u. a. von fischiger, traniger, öliger u. seifiger Qualität. Sauerkeit u. Seifigkeit entstehen dadurch, daß unter der Wirkung substrateigener u. von Hefen, Pilzen u. Bakterien stammender hydrolyt. Enzyme (Lipasen) aus den Glyzeriden Fettsäuren abgespalten werden. Aldehyde (Aldehydigkeit) u. Methylketone (Ketonigkeit) werden unter mikrobiellem Einfluß gebildet. Beim rein chem. Verderb spielen neben hydrolyt. v. a. autoxidative Vorgänge eine Rolle. Desmolyt. Reaktionen o. Autoxipolymerisierung bedingen Ranzigkeit, Talgigkeit, Firmigkeit usw. Best. Fettkennzahlen lassen eine Feststellung von Ausmaß u. Art der Veränderung u. damit des Frischezustands eines Fetts zu: Säurezahl, Peroxidzahl, Aldehydzahl. Natürl. Antioxidanzien, wie Tocopherole, Ascorbinsäure, Flavonderivate u. andere noch nicht näher bekannte Substanzen, u. künstl., wie Butylhydroxyanisol, Butylhydroxytoluol o. Ethoxyquin, hemmen die Autoxidation der ungesättigten Fettsäuren.

Fettwachsbildung ↑Adipocire.

Fettzelle: Adipocytus; aus einer Retikulumzelle durch Einlagerung (reversibel) von Neutralfetten entstandene Zelle; ↑Fettgewebe.

Fettzirrhose: feinknotige ↑Leberzirrhose, die durch starke Neutralfetteinlagerung in die Leber nach Art einer ↑Fettleber u. eine mesenchymale Reaktion mit feinknotigem Umbau charakterisiert ist; gilt als typ. für eine fortgeschrittene alkohol. Leberschädigung. Nach Alkoholkarenz kann sich die Fetteinlagerung zurückbilden u. die Leberzirrhose stationär bleiben.

Fetus ⟨*lat*⟩ *m*: Keimling mit einem ↑Gestationsalter von 61 Tagen bis zur Geburt. Die Zeit der Fetalentwicklung wird in eine **frühe Fetalperiode** (61.–180. Tag) u. **späte Fetalperiode** (181. Tag bis Geburt) unterteilt. In der frühen Fetalperiode erfolgt die äußere Geschlechtsentwicklung u. Gewebereifung mit Beginn der Organtätigkeit (Darm, Niere, Muskulatur). In der späten Fetalperiode weitere Reifung u. Differenzierung, Ausbildung des Fettpolsters.

Fetus amorphicus: formloser Keimling, bei dem keine Körperteile abgrenzbar sind. Entspricht etwa einem ↑Holoacardiacus amorphus.

Fetus calcificatus: Lithopädion; harter Keimling, der nach intrauterinem Fruchttod durch Flüssigkeitsverlust mumifiziert u. von Kalksalzen imprägniert wird. Mitunter bei Bauchhöhlenschwangerschaften beobachtet.

Fetus in fetu: fetale Inklusion; asymmetr. zusammenhängende Doppelfehlbildung der Frucht, wobei der gut entwickelte Wirtskörper, der Autosit, den verkümmerten Parasiten enthält.

Fetus maceratus: älterer Keimling, der nach intrauterinem Fruchttod nicht ausgestoßen wird, sondern versch. Grade von Auflösungserscheinungen zeigt.

Fetus papyraceus: Fetus compressus; papierdünner, knittriger Keimling, der nach intrauterinem Fruchttod durch Flüssigkeitsverlust mumifiziert u. plattgedrückt wird. Bei Mehrlingsschwangerschaften beobachtet.

Feuchte, relative: aktueller Dampfdruck; Sättigungsdampfdruck × 100 [%] bei gegebener Temperatur.

Feuchtigkeitskondensator: künstl. Nase, Metallscheibe aus Nickeldraht, Aluminiumfolien. Absorbiert Wärme u. Feuchtigkeit der Ausatemluft, um sie während der Einatmung wieder abzugeben. Auf diese Weise wird in beschränktem Umfang eigene Atemgasklimatisierung erreicht, die bei tracheotomierten u. intubierten Pat. erforderl. ist zur Aufrechterhaltung der Schleimhautfunktion.

Feuchtigkeitsmesser ↑Psychrometer.

Feuchtinhalationen: Inhalation von Aerosolen mit hohem Flüssigkeitsgehalt, wie sie in Druckluftverneblern ohne ↑Sichter entstehen (Tröpfchengrößen zwischen 10 u. 100 μm). F. erreichen v. a. die oberen Luftwegen.

Feuerbohne ↑Bohnengifte.

Feuermal ↑Naevus flammeus.

Feuerstar: durch Infrarot hervorgerufene Trübung der Augenlinse (↑Katarakt); bei langjähriger Tätigkeit im Strahlungsbereich sichtbar glühender Körper, z. B. bei Glasbläsern, Schmelzern u. Gießern. Beginnt meist am hinteren Linsenpol, oft spezif. Abblätterung von Linsenkapsellamellen (Feuerlamelle, ↑Exfoliatio, echtes ↑Kapselhäutchen). Proph. durch strahlenreflektierende u. -absorbierende Schutzgläser. Selten gewordene ↑Berufskrankheit.

Feuersteinleber: bräunl.-graue Leber von derber Konsistenz u. glatter Schnittfläche von Säuglingen als Ausdruck einer diffusen interstitiellen Hepatitis bei konnataler ↑Syphilis.

Feulgen-Reaktion: Nuklearreaktion, spezif. Methode zur Unterscheidung der ↑Desoxyribonukleinsäure (DNA) von der ↑Ribonukleinsäure (RNA). Die Reaktion beruht auf der Wirkung von saurer Hydrolase, welche die Bindung zwischen Basen u. Desoxyribose bei Freiwerden der endständigen Aldehydgruppe löst. Diese ergeben mit dem Schiff-Aldehydreagens eine rotviolette Färbung. Die DNA verhält sich demnach Feulgen-pos., die RNA Feulgen-neg.

FEV: *Abk* für engl. forced exspiratory volume; das Gasvolumen, das nach max. Einatmung mit größtmögl. Geschwindigkeit wieder ausgeatmet wird. Zeit (in Sekunden) wird im Index (↑Tiffeneau-Index) angegeben.

Fever blisters ⟨*engl*⟩: Fieberblasen, ↑Herpes simplex.

FFA ⟨*engl*⟩: *Abk* für free fatty acids, ↑Fettsäuren, freie.

F-Faktor: Fertilitätsfaktor, F-Episome, Fertilitätsepisome, F-Plasmide, Geschlechtsfaktoren; besondere Formen von ↑Plasmiden; je nach Vorhandensein o. Nichtvorhandensein codierender Gene werden hinsichtl. ihres Verhaltens bei der bakteriellen Konjugation F^+-Donor- u. F^--Rezeptorzellen unterschieden; F. enthalten Gene, unter deren Kontrolle auf der Oberfläche von F^+-Bakterien die sog. Geschlechtspili (↑F-Pili) ausgebildet werden, die für die Kontaktherstellung zwischen F^+- u. F^--Zellen u. die DNA-Übertragung notwendig sind; F. können im Zytoplasma lokalisiert o. in das Bakterienchromosom integriert sein.

F

F_1-Generation ↑Filialgeneration.

FGF: *Abk* für engl. fibroblast growth factor; ↑Fibroblastenwachstumsfaktor.

FH_4: *Abk* für Tetrahydrofolsäure.

Fiat ⟨*lat*⟩: fiant; mache, es möge entstehen (Rezeptur).

fiber ⟨*engl*⟩ *n*: Ballaststoffe bzw. Rohfaser.

Fiber: antennenartige Fortsätze an Ecken des ikosahedralen ↑Nukleokapsids der ↑Adenoviridae.

Fiberbronchoskopie ⟨*lat* + *gr*⟩ *f*: flexible Bronchoskopie, Durchführung der ↑Bronchoskopie mit dem Fiberbronchoskop, einem bis zu 6 mm dicken flexiblen Instrument, dessen Spitze in einer Länge von 5 bis 6 cm durch ein Bowdenzugsystem in einer Ebene steuerbar ist. Lichteinstrahlung in das Bronchialsystem u. Bildübertragung erfolgen über Glasfiberbündel. Größere Geräte verfügen über einen Arbeitskanal für biopt. Instrumente u. ein Reinigungs- u. Absaugsystem.

Fiberendoskop: Fiberskope; flexibles ↑Endoskop, meist mit in weiten Bereichen abwinkelbarem distalen Ende. ↑Glasfaserendoskop.

Fiberoptik ↑Faseroptik.

Fiberzellen ↑Metaplasiezellen.

Fibiger, Johannes Andreas (1867–1928), dän. Bakt., Pathol., Kopenhagen. 1926 Nobelpreis für Med./Physiol. „für seine Entdeckung von Spiroptera carcinoma".

Fibra ⟨*lat*⟩ *f* ↑Faser.

Fibrae ⟨*lat*⟩ *f Pl*: Fasern.

Fibrae arcuatae: äußere (F. a. externae) u. innere (F. a. internae) Bogenfasern, die als Teile des ↑Tractus bulbocerebellaris im Pedunculus cerebellaris inferior vom Rautenhirn zum Kleinhirn ziehen.

Fibrae arcuatae cerebri: Bogenfasern des Großhirns; kurze Assoziationsfasern, welche benachbarte Rindenbezirke des Großhirns miteinander verbinden.

Fibrae intercrurales: bogenförmige Sehnenfaserzüge zwischen Crus mediale u. Crus laterale des äußeren Leistenrings.

Fibrae medullares: markhaltige Nervenfasern in der Netzhaut, meist in Papillennähe, keine pathol. Bedeutung.

Fibrae obliquae: schräg verlaufende Muskelzellbündel des Magens; tiefste unvollständige Schicht der Tunica muscularis des Magens. Die F. o. ziehen von der kleinen Kurvatur in Richtung auf die große, ohne sie zu erreichen.

Fibrae pontis transversae: querverlaufende Brückenfasern, Teile der von der Großhirnrinde zum Kleinhirn ziehenden Fasern, welche in der Brücke kreuzen.

Fibrae zonulares: Aufhängefasern der Linse des Auges; gehen aus vom Epithel des Ziliarkörpers u. strahlen in die Linsenkapsel ein.

fibrillär *Adj*: aus Fibrillen bestehend, ↑Fibrillen.

Fibrillation ⟨*lat*⟩ *f*: andauernde ungeordnete Tätigkeit von Einzelmuskelfasern, z. B. des Herzens o. des Zwerchfells. Sie besteht in asynchronen Dehnungen u. Kontraktionen einzelner Fasern, wobei eine Funktion des Gesamtsystems nicht zustande kommt. Ursache ist die Auslösung von Muskelaktionspotentialen von Einzelfasern u. nicht von Summationspotentialen motor. Einheiten. Beim Auftreten an der Zungenmuskulatur sind sie mit bloßem Auge sichtbar. F. kann als Herzkammerflimmern bei Herzerkrankungen, elektr. Unfällen u. bei der Angiographie auftreten. ↑Faszikulation.

Fibrillen: aus Untereinheiten, den 5–10 nm dicken Filamenten, zusammengesetzte Faserstrukturen. Intrazellulär: 1. Tonofibrillen in Epithelzellen, 2. Neurofibrillen in Neuronen, 3. Gliafibrillen in Gliazellen (alle gehören zum ↑Zytoskelett), 4. Myofibrillen in Muskelzellen als Träger der Kontraktilität. Extrazellulär: Fibrillenbündel, die die Interzellularsubstanzfasern im Bindegewebe bilden, ↑Faser, elastische, ↑Faser, kollagene, ↑Faser, retikuläre.

Fibrillin: Protein der extrazellulären Matrix; enthält EGF-ähnl. repetitive Aminosäuresequenzen.

Fibrin: wichtiger tier. Eiweißkörper aus der Gruppe der Gammaglobuline. Das i. R. der ↑Blutgerinnung aus Fibrinogen entstehende lösl. monomere F. wird in Anwesenheit von Kalziumionen u. ↑Faktor XIII zum unlösl. F. polymerisiert u. bildet ein Fibrinnetz; kann durch Fibrinolysin durch Proteolyse wieder aufgelöst werden. F. wird in Form von Fibrinschaum in unterschiedl. Form zur lokalen Blutstillung bes. im Bereich parenchymatöser Organe u. am Gehirn intraoperativ herangezogen. Auch zur Hohlraumverödung (Kavernenobliteration u. a.) sowie als plast. Duraersatz aufgrund der voraussichtl. bindegewebigen Durchwachsung verwendet.

Fibrinase: Fibrinoligase, fibrinstabilisierender Faktor (FSF), ↑Faktor XIII.

Fibrinkleber: chir. häufig eingesetzter physiol. Klebstoff, der zum Verschluß von Hohlräumen, zur Blutstillung u. zur Abdichtung von Lecks Anwendung findet. Der Fibrinkleber wird sek. bindegewebig durchwachsen u. hat bes. bei der operativen Versorgung parenchymatöser Organe u. des Hirns bzw. der Dura Anwendung gefunden.

Fibrinkoagulopyelolithotomie: Methode zur Entfernung kleinster multipler Nierenbecken- u. Kelchsteine. Prinzip: in das operativ freigelegte Nierenbecken Injektion von Fibrinogen u. Thrombin unter $CaCl_2$-Zusatz; nach wenigen Minuten bildet sich kaugummiartiger Nierenbeckenkelchausguß, der die Steine (auch Sand u. Krümel) einschließt. Mit Extraktion dieses Koagulates gelingt Entfernung der Steine.

Fibrinmonomer: entsteht durch die Einwirkung von Thrombin auf Fibrinogen. Von der Aα- u. der Bβ-Kette des Fibrinogens wird je ein Peptid abgespalten (Fibrinopeptid A u. B). Die Gammakette bleibt unverändert. Der verbleibende Rest des Fibrinogenmoleküls stellt das F. dar. F. lagern sich zum lösl. Fibrin zusammen, das durch die Wirkung des Faktor XIII quervernetzt u. damit unlösl. wird. Labordiagnost. Nachweis: 1. Äthanol- o. Protaminsulfattest (unempfindl. u. unspezif.). 2. immun. Bestimmung der Fibrinmonomerkomplexe.

Fibrinogen: Molmasse 330 000–350 000, Beta-2-Globulin, Kohlenhydratanteil 4 %, Plasmakonzentration 2–4 g/l, Synthese in der Leber (Vitamin-K1-unabhängig). F. besteht aus 3 Paaren nicht ident. Polypeptidketten $(A\alpha, B\beta, \Gamma\gamma)_2$, die durch Disulfidbrücken zusammengehalten werden. Unter Thrombinwirkung wird von der Aα- u. der Bβ-Kette je ein Peptid abgespalten (Fibrinopeptid A u. B). Die Gammaketten bleiben unverändert. Reaktionsprodukte sind Fibrinmonomere, die sich zum lösl. Fibrin zusammenlagern. Dieses wird durch F. XIII quervernetzt. Plasmin spaltet in einer 1. Reaktion von den Aα-Ketten (C-terminal) die Peptide A, B u. C ab, während Bβ- u. Gammaketten unversehrt bleiben. In einer 2. Reaktion wird von der Bβ-Kette (N-terminal) ein Peptid sowie vom Fragment X ein 3-kettiges Protein (Fragment D) abgespalten. Der verbleibende Rest wird als Fragment Y bezeichnet, der durch weitere Proteolyse in die Fragmente D u. E überführt wird. Labordiagnost. Nachweis: Hitzefibrin, quantitative Bestimmung mit Biuret-RL, modifizierte Thrombinzeit nach Clauss, immun. Bestimmung.

Fibrinogenanomalie: durch Genmutation strukturell veränderte Fibrinogene. F. kann zu Gerinnungsstörungen führen. ↑Koagulopathie.

Fibrinogenase: proteolyt. Enzym (u. a. Trypsin, Chymotrypsin), das eine Spaltung des Fibrinogens bewirkt.

Fibrinogenaufnahmetest ↑Thromboseszintigraphie.

Fibrinogenfraktion ↑Cohn-Fraktionen.

Fibrinogenspaltprodukte: Fibrinogendegradationsfaktoren (FDF); in der Hämostaseologie wichtige Abbauprodukte von Fibrinogen bzw. Fibrin mit unterschiedl. molekularen Massen, die die Polymerisation des Fibrins hemmen u. die Bildung u. Wirkung des Thrombins beeinträchtigen sowie die Plättchenadhäsion an fremden Oberflächen vermindern. Meist Folge eines diffusen intravasalen Gerinnungsvorgangs, wodurch ihr Nachweis diagn. Bedeutung erlangt.

Fibrinoid: fibrinoide Verquellung o. fibrinoide Degeneration des kollagenen Bindegewebes mit wachsartiger Beschaffenheit desselben. F. besteht aus Fibrin, sauren Glykosaminoglykonen, Plasmaproteinen u. Abbauprodukten von DNA. Vorkommen bes. bei hypererg. Vorgängen im Bindegewebe u. in der Wand von Blutgefäßen, z. B. ↑Kollagenosen; Rheumatismus, Lupus erythematodes, Panarteriitis nodosa; Grund von Magenulzera, Eklampsieleber, diabet. Glomerulosklerose. Verlust seiner normalen Färbbarkeit mit Säurefuchsin (Gieson-Färbung) u. Anilinblau (Bindegewebefärbung nach Mallory), statt dessen Azidophilie (mit Eosin- u. Goldnerfärbung leuchtend rot). Charakterist. ist die Entkollagenisierung mit neu auftretender Argyrophilie.

Fibrinokinase ↑Gewebeaktivator, ↑Urokinase.

Fibrinoligase: Fibrinase, fibrinstabilisierender Faktor (FSF), ↑Faktor XIII.

Fibrinolyse: proteolyt. Auflösung von Fibringerinnseln im Organismus durch das Fibrinolysesystem. Durch limitierte ↑Proteolyse wird mit Hilfe von Aktivatoren die inaktive Protease Plasminogen in ↑Plasmin umgewandelt. Diese zerlegt polymeres Fibrin in lösl. Fibrinspaltprodukte.

Fibrinolyseaktivator
↑Gewebeaktivator, ↑Urokinase.

Fibrinolysefaktoren: Das fibrinspaltende Enzym Plasmin entsteht durch Proteolyse des Plasminogens. Die Aktivatoren (↑Plasminogenaktivatoren) katalysieren die Plasminogen-Plasmin-Umwandlung. Die Inhibitoren (↑Fibrinolyseinhibitoren, ↑Antiplasmine) hemmen entweder die Plasminwirkung o./u. die Plasminogenaktivierung.

Fibrinolysehemmstoffe ↑Antifibrinolytika.

Fibrinolyseinhibitoren: **1.** Hemmer der Plasminogenaktivierung: Plasminogenaktivatorinhibitor Typ 1 (in Endothel, Granulosa, Thrombozyten, Melanomzellen), Typ 2 (in der Plazenta), Typ 3 (ident. mit Protein-C-Inhibitor), Protease-Nexin (in Fibroblasten). **2.** Hemmer der Plasminwirkung: Alpha-2-Antiplasmin (Synthese in der Leber, zirkuliert im Plasma als Komplex mit Plasminogen u. in freier Form, Halbwertszeit 2,0–2,5 Tage), Alpha-2-Makroglobulin (unspezif., wird erst nach Alpha-2-Antiplasminverbrauch wirksam, Synthese in Leber u. wahrscheinl. auch Lymphozyten, Halbwertszeit des freien Alpha-2-Makroglobulins 10 Tage, des Komplexes mit Plasmin 10–20 min). Unter physiol. Bedingungen sind der thrombozytäre Plasminogenaktivatorinhibitor PAI-1 u. das Alpha-2-Antiplasmin des Blutplasmas dafür verantwortl., eine unbegrenzte Fibrinolyse zu verhindern. **Synthet. F.** werden zur medikamentösen antifibrinolyt. Ther. eingesetzt u. wirken bei übl. Dosierung als kompetitive Hemmer der Plasminogen-Plasmin-Umwandlung. Herangezogen werden insbes. ε-Aminocapronsäure, Alphamethyl-Cyclohexansäure bzw. Tramexansäure u. Paraaminobenzoesäure. Die aus bovinem Lungengewebe gewonnenen Präparate Aprotinin u. Trasylol werden zur Behandlung von Hyperfibrinolysen eingesetzt, wobei sie über eine nichtkompetitive Plasmininhibierung bei gleichzeitiger kompetitiver Hemmung der Plasminogenaktivierung wirken.

Fibrinolyseproaktivator ↑Plasminogen.

Fibrinolysetests: labordiagnost. Tests zur Erkennung der gesteigerten fibrinolyt. Aktivität im Blutplasma. Sie beruhen entweder auf dem Nachweis von Fibrinogenspaltprodukten bzw. Fibrinmonomeren (↑Thrombinzeit, ↑Reptilasezeit, ↑Äthanoltest, ↑Fibrinogenspaltprodukte, ↑D-Dimer) o. auf dem direkten Nachweis einer Plasminämie (↑Plasmalysetest, ↑Euglobulinlysezeit, ↑Plasminogen, ↑Antiplasmine).

Fibrinolysin: von best. Bakterienarten (z.B. ↑Clostridium perfringens, ↑Streptococcus pyogenes) gebildetes Exoenzym; fibrinauflösend, ein ↑Pathogenitätsfaktor von Bakterien (↑Streptokinase).

Fibrinolytika: Pharmaka zur intravasalen Fibrinauflösung wie ↑Plasmin, ↑Plasminogenaktivatoren, ↑Urokinase, ↑Streptokinase.

Fibrinopeptid: durch Einwirkung des proteolyt. Thrombins auftretende kleinmolekulare Abspaltungsprodukte des Fibrinogens (von der molekularen Masse um 2 000) mit den Formen A, B, AB, Y, die sich durch versch. Aminosäurenzusammensetzung unterscheiden.

Fibrinpolymere: im Prozeß der Fibrinstabilisierung durch Aggregation von Fibrinmonomeren spontan entstehend u. sichtbar (Fibrin$_s$).

Fibrinpolymerisation: Prozeß der Fibrinstabilisierung, d.h. die Aggregation der Fibrinmonomere zu Polymeren unter Mitwirkung des Faktors XIII.

Fibrinpolyp: nach Geburt, Abort o. Interruptio im Uterus zurückgebliebenes polypöses Gebilde aus geronnenem Blut; ↑Plazentareste.

Fibrinschaum: aus reinem Fibrin bestehendes pharmaz. Präparat, zur Stillung von parenchymatösen Blutungen.

Fibrinspaltprodukte: *Abk* FSP; i.R. des diffusen intravaskulären Gerinnungsprozesses tritt auch eine Hypofibrinogenämie durch die intravasal ablaufende enzymat. Wirkung von Thrombin u. Plasmin auf. Durch die proteolyt. Effekte dieser Enzyme treten unterschiedl. Derivate während des Fibrinogenabbaus auf. Ihr Nachweis gibt Anhaltspunkte für die jeweils ablaufenden Prozesse. Unterschieden werden lösl. Fibrinmonomere (Hinweis auf die Thrombinwirkung) u. Fibrinogen- bzw. Fibrinspaltprodukte, die Auskunft geben, ob sie durch die enzymat. Wirkung von Plasmin allein, von Thrombin u. Plasmin o. von Thrombin, aktivem Faktor XIII u. Plasmin entstanden sind. Durch die entsprechenden Untersuchungen ergeben sich Hinweise auf die Abgrenzung von Verbrauchskoagulopathie u. sek. Fibrinolyse.

Fibrinstabilitätsfaktor ↑Faktor XIII.

Fibrinsteine: Harnsteine, die sich um einen aus Fibrin bestehenden Kern durch Anlagerung von Salzen (meist Phosphate) entwickeln (z B. Pseudorezidive nach Nierensteinoperationen).

Fibrinthromben: hyaline homogene Massen in Kapillaren, manchmal auch in Arteriolen u. Venolen, aus kompaktem Fibrin o. aneinandergepreßten Thrombozyten mit Fibrinbeimengungen bestehend. Zu beobachten beim ↑Schock, ↑Sanarelli-Shwartzman-Phänomen, Scharlach, Einwirkung von Schlangengift.

Fibrinurie: Beimischung von fibrinhaltigen Trans- u. Exsudaten zum Urin, aus den unteren Harnwegen stammend, z.B. bei Blasen- u. Harnröhrenentzündung, entzündeten o. zerfallenen Papillomen; sog. unechte o. akzidentelle Albuminurie.

Fibrinzotten: durch Kontraktionsbewegung des Herzens bedingte zottenartige Umgestaltung des perikardialen Fibrinbelages bei serofibrinöser Entzündung (↑Cor villosum).

Fibroadenie ⟨*lat + gr*⟩ *f*: Verdickung des normalerweise feinfasrigen Retikulums der Milz durch fibröse Umwandlung desselben. Vorkommen bei lang dauernder Druckerhöhung u. Stauung im Pfortaderkreislauf, z.B. ↑Leberzirrhose, ↑Banti-Syndrom.

Fibroadenom: aus Drüsengewebe aufgebautes gutartiges Gewächs mit ausgeprägtem bindegewebigen Anteil (häufig in der weibl. Brust).

Fibroblast: Fibroblastocytus; ortsständige Zellform der ↑Bindegewebe. Struktur: flacher Zelleib mit vielen Fortsätzen. Funktion: Synthese von Prokollagen, das extrazellulär der Fibrillogenese dient (↑Faser, kollagene). Der F. ist die in bezug auf die Faserbildung aktive Zellform, während der ↑Fibrozyt die inaktive Zelle ohne Syntheseleistung darstellt.

Fibroblastenwachstumsfaktor: *Abk* FGF; grundsätzl. werden ein saurer (aFGF; 140 Aminosäuren) u. ein bas. (bFGF; 155 Aminosäuren) F. mit etwa 55%iger Sequenzhomologie unterschieden; wirken proliferations- u. differenzierungsfördernd auf zahlreiche mesodermale u. neuroektodermale Zellen; sind maßgebl. an der Angiogenese beteiligt; der bFGF aktiviert versch. Gene, u.a. auch ↑Onkogene.

Fibroblastenzellkultur ↑Kultur.

Fibroblast growth factor ↑Fibroblastenwachstumsfaktor.

Fibroblastom: gutartige Bindegewebegeschwulst; ↑Fibrom.

Fibrocartilago: Faserknorpel; ↑Knorpelgewebe.

Fibrocartilago intervertebralis: Zwischenwirbelscheibe, enthält den ↑Nucleus pulposus.

Fibrochondrom: gutartiger Bindegewebetumor, der neben fibrillärem Bindegewebe auch Knorpelgewebe enthält.

Fibroelastosis endocardii: kongenitale Endokardfibrose, fetale Endomyokarditis, fibröser Umbauprozeß des Endokards auf angeborener Grundlage. Endokardverdickung (milchig-trüb, „Zuckerguß") bis 1 mm, kollagen-elast. Lamellen, Hyalinisierung, Fibrinablagerung, Verkalkung. Behinderung der systol. Entleerung. Akute u. chron. Verlaufsform, fetaler (Tod in ersten Lebenswochen) u. infantiler Typ. Herzinsuffizienz, Lungenödem, pränataler Schenkelblock, Pulmonalvenenstauung. Fehlbildungskombinationen: Klappenstenosen, offener Ductus Botalli, Transposition der großen Arterien, Koronarektopie, Hydrozephalus, Analatresie, Nierenzysten.

Fibroepitheliom: semimaligner Tumor der Haut, ähnl. einem Basaliom, bestehend aus Basalzellsträngen mit reichl. Stroma. ↑Papillom; ↑Polyp.

Fibrolipom: gutartiger Bindegewebetumor, der neben fibrillärem Bindegewebe auch Fettgewebe enthält.

Fibrom ⟨*lat*⟩ *n*: Fibroma; Bindegewebetumor, die aus kollagenfaserbildenden Fibroblasten aufgebaut ist, gutartig, meist in der Haut vorkommend, viele Sonderformen.

Fibroma durum: faserreicher, zellarmer u. fester Bindegewebetumor.

Fibrom, aggressives ↑Fibrom, desmoplastisches.

Fibrom, ameloplastisches: zellarmer, hauptsächl. aus umgeformtem Bindegewebe bestehender Tumor mit kleinen epithelialen Zellbändern u./o. -nestern. Prädilektionen: männl. Geschlecht, Mandibula; frühes Erwachsenenalter.

Fibroma molle: zellreicher, faserarmer u. weicher Bindegewebetumor.

Fibroma pendulans: gestieltes u. deshalb bewegl. Fibrom.

Fibroma simplex ↑Dermatofibrom, ↑Nodulus cutaneus.

Fibromatosen: Einteilung (nach Enzinger)

Oberflächliche Fibromatosen
Palmar-(Dupuytren-Kontraktur),
Plantar-Fibromatose
Induratio penis plastica (Peyronie-Krankheit)
Knuckle pads

Tiefe Fibromatosen
abdominale Fibromatose (Desmoidfibrom)
extraabdominale Fibromatose
intraabdominale Fibromatose
Fibromatose des Mesenterium (Gardner-Syndrom)
radiogene Fibromatose
Narbenfibromatose

Fibromatosen des Kindesalters
fibröses Hamartom des Kindesalters
infantile Myofibromatose
Fibromatosis colli (Torticollis)
infantile digitale Fibromatose
infantiles Dismoidfibrom
verkalkendes aponeurot. Fibrom
hyaline Fibromatose

Fibroma thecacellulare xanthomatodes: Xanthofibroma thecacellulare, ↑Thekazelltumor.

Fibromatose: Fibromatosis; geschwulstartige diffuse o. knotige Vermehrung des Bindegewebes eines Organs o. der Weichteile unter Atrophie des Parenchyms, bes. in Brustdrüse, Prostata. Tab.

Fibromatosis gingivae: entzündungsfreie Wucherung der Gingiva (an das Vorhandensein von Zähnen gebunden); idiopath. mit unklarer Ätiol. o. Nebenwirkung von Hydantoin o. Ciclosporin. **Symmetr. F. g.**: hereditäre Wucherung der Gingiva im Seitenzahngebiet meist des Oberkiefers.

Fibrom, desmoplastisches: früher aggressives Fibrom genannt, ↑Desmoid.

Fibrom, nichtossifizierendes: Knochenfibrom, metaphysärer fibröser Kortikalisdefekt. Zu den tumorähnl. Knochenläsionen zählende Erkrankung, bei der anstelle normaler Knochenstrukturen ein aus Fibroblasten, Fibrozyten, Pseudoxanthomzellen, Siderophagen u. kollagenen Fasern zusammengesetztes Gewebe gefunden wird. Klin. leichte Schmerzen, gelegentl. Spontanfraktur. Prädilektionen: männl. Geschlecht, Metaphysen der langen Röhrenknochen der unteren Extremitäten, 1. u. 2. Lebensjahrzehnt. Röntg. scharf begrenzte intrakortikale (selten zentrale), metaphysäre lyt. Defekte. Kleine Herde heilen spontan aus.

Fibrom, odontogenes: zellreich, geformtes Bindegewebe, epitheliale Anteile unterschiedl.

Fibrom, ossifizierendes: Mischtumor, aufgebaut aus kollagenem Bindegewebe sowie aus Faserknochengewebe u. lamellärem Knochengewebe in wechselnden Anteilen. Klin. leichte Schmerzen, Verdrängungserscheinungen. Röntg. zuerst lyt. Defekt, später durch die zunehmende Knochenbildung wolkiges Bild mit sklerot. Randsaum. Prädilektionen: Oberkiefer, 1.–3. Dezennium, weibl. Geschlecht.

Fibromyalgie: generalisierte Tendomyopathie, früher generalisiertes Fibrositissyndrom; Bez. für eine Krankheit mit generalisierten ↑Tendomyosen (Befall der Muskulatur u. des Sehnenapparats), verbunden vielfach mit funktionellen Störungen. Die F. kann allein Ausdruck u. Folge psych. Einwirkungen (prim. F.) sein o. durch generalisierte Krankheiten (entzündl.-rheumat. Krankheiten einschl. Kollagenosen, Sarkoidose, Crohn-Krankheit, Colitis ulcerosa, Infektionskrankheiten, endokrine Störungen wie Myxödem u. Hyperparathyreoidismus, maligne Tumoren, Arzneimittelreaktionen) verursacht sein (sek. F.). Diagn. bestimmende Kriterien sind: 1. Spontane Schmerzen in der Muskulatur, im Verlauf von Sehnen u. Sehnenansätzen mit typ. Lokalisation am Stamm u./o. der Kieferregion u./o. den Extremitäten; 2. Nachweis multipler Tendomyosen, Tendinosen u. Insertionstendinosen mit typ. Druckpunkten; 3. begleitende vegetative u. funktionelle Sympt. (Migräne, Globusgefühl, funktionelle gastrointestinale u. Atembeschwerden, Dysmenorrhö, Dysurie, kalte Akren, Dermographismus, Hyperhidrosis, Tremor u. a.), typ. Schlafstörungen; 4. Psychopatholog. Veränderungen (depressive Syndrome, Neurosen u. a.). Wegen seiner Häufigkeit von sozialmedizin. u. -ökonom. Bedeutung. Ther.: Ausschaltung exogener u. Beeinflussung psych. Faktoren, bei sek. F. Behandlung des Grundleidens; symptomat. Analgetika, Myotonolytika, Psychopharmaka, top. Anwendungen, Physio- u. Psychotherapie.

Fibromyom: gutartiger Tumor aus glatter Muskulatur u. Bindegewebe; ↑Uterusmyom.

Fibromyxom: gutartiger mesenchymaler Tumor aus fibrozytenähnl. Zellen u. Kollagenfasern (Fibromanteil) sowie sternförmigen Bindegewebezellen in einer mukoiden Grundsubstanz (Myxomanteil).

Fibrom, zementbildendes: zellreich, geformtes Bindegewebe, mineralisierte zementoide Bezirke. Prädilektionen: seitl. Mandibula, mittleres Erwachsenenalter.

Fibronektine: hochmolekulare, in Form von Dimeren organisierte unlösl. Glykoproteine der extrazellulären Matrix insbes. des Bindegewebes (auch als „cold-insoluble globin" bezeichnet); bindet ↑Fibrin, Kollagen, ↑Heparin, ↑Integrine. Die in lösl. Form im Blutplasma vorkommenden F. wirken als ↑Opsonin; Mangel an F. begünstigt offenbar Metastasierung versch. Tumoren.

Fibroneurom: gutartiger Tumor aus fibrillärem Bindegewebe u. echten Nervenfasern.

Fibroodontom, ameloblastisches: ameloblast. Odontom, Odonto-Adamantinom, Odonto-Ameloblastom. Odontogener Tumor, aus vom Schmelzepithel abstammendem Epithel, zahnpapillenartigen, mesodermalen Strukturen, Dentin u. Schmelz zusammengesetzt.

Fibroosteoklasie, dissezierende: pathol. Knochengewebeabbauart bei Hyperparathyreoidismus. Osteoklasten höhlen in Form einer tunnelierenden Resorption (wie ein Bohrkopf) die Knochentrabekel u. die Kompakta aus; damit kann trotz größerem Knochengewebeverlust die Statik einer Knochenregion lange erhalten werden.

Fibroostitis: veraltete Bez. für ↑Insertionstendopathie.

Fibroplasie: Bildung von Bindegewebefasern; ↑Fibrose, retroperitoneale.

Fibroplasie, retrolentale ↑Retinopathia praematurorum.

Fibroplasie, retroperitoneale ↑Fibrose, retroperitoneale.

fibrös *Adj*: aus einem faserreichen Bindegewebe bestehend.

Fibrosarkom ‹*lat gr*› *n*: bösartiger Bindegewebetumor.

Fibrosarkom, ameloplastisches: bösartiger odontogener Bindegewebetumor; maligne Variante des ameloplastischen ↑Fibroms; die Malignität wird durch die Ausprägung des fibromatösen Anteils bei gleichzeitiger Epithelproliferation bestimmt.

Fibrosarkom, odontogenes: bösartiger Bindegewebetumor; fibromatöser Anteil u. Proliferation des Epithels sind geringer ausgeprägt als beim ameloplastischen ↑Fibrosarkom.

Fibrosarkom, ossäres: Fibrosarkom des Knochens; den Weichteilsarkomen entsprechende prim. ossäre Tumorlokalisation, selten. Prädilektionen: 2.–4. Lebensjahrzehnt, lange Röhrenknochen der Extremitäten. Langsames Wachstum, klin.-röntg. von anderen prim. Sarkomen nicht zu unterscheiden. Resistent gegen Strahlen- u. Chemotherapie.

Fibrose: Fibrosis; jegl. Vermehrung ubiquitären Bindegewebes.

Fibrose, alveoläre ↑Lungengerüsterkrankungen.

Fibrose, interstitielle ↑Lungengerüsterkrankungen.

Fibrose, retroperitoneale: flächenhafte, nicht gekapselte Fibrose im Spatium retroperitoneale, die plattenartig mehrere Zentimeter dick werden u. dadurch Organe des Retroperitonealraums (z.B. Harnleiter, Nieren, V. cava) komprimieren o. verlagern kann. Formen: 1. Symptomat. (unspezif. Entzündungen) nach Operationen, Entzündung benachbarter Organe, z.B. Appendizitis, Adnexitis; 2. Idiopath., als selbständige Erkrankung (Ormond-Erkrankung, Männer zweimal häufiger als Frauen betroffen, vorwiegend im mittleren Lebensalter auftretend, Ursache bis jetzt unbekannt). Folge: 1. Abflußstörung, 2. Stauung oberhalb mit Stauungsharnleiter u. Stauungsniere, 3. Funktionsausfall der Niere, 4. Vereiterung der Niere. Diagn. durch Urogramm, ↑Infusionsurogramm, retrogrades Pyelogramm u. Ablaufpyelogramm, Angiographie, Kavographie u. Lymphographie. ↑Ureterstenose.

Fibrositis-Syndrom ↑Weichteilrheumatismus, extraartikulärer peripherer Rheumatismus.

fibrosus ‹*lat*› *Adj* ↑fibrös.

Fibrothorax: durch fibröse Umwandlung eines chron. Ergusses o. Hämatothorax entstandene Pleuraschwarte, die durch Schrumpfung zu einer Einengung des Hemithorax u. zur Skoliose führen kann. Meist starke restriktive Ventilationsbehinderungen der betroffenen Lunge.

Fibrozyten: ortsständige Zellform der ↑Bindegewebe. Struktur: spindelförmiger Zelleib mit einigen Zellfortsätzen. Funktion: Stoffwechsel im jeweiligen Gewebe. Der F. ist die in bezug auf die Faserbildung inaktive Zellform im Ggs. zum ↑Fibroblast. Abb.

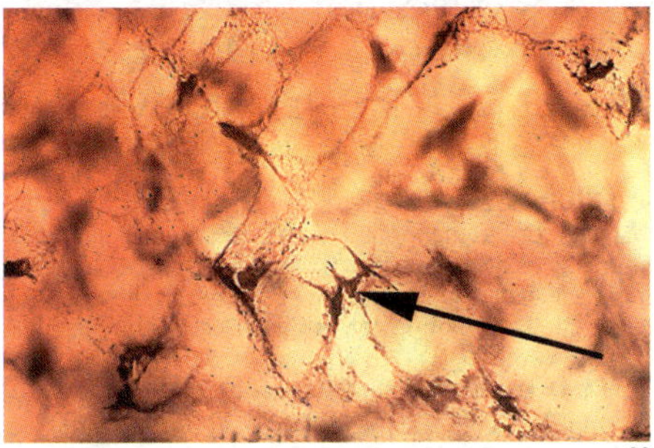

30

Fibrozyt. Histologischer Schnitt durch die Kornea vom Kalb, Goldimprägnation; F. (Pfeil) mit Zelleib u. zahlreichen Fortsätzen

Fibula ‹*lat*› *f*: Wadenbein, äußerer Unterschenkelknochen.

Fibulaaplasie: angeborenes Fehlen des Wadenbeins, meist einseitig.

Fibuladefekte: häufigste angeborene Anlagefehler langer Röhrenknochen des Skeletts. Isoliert o. als Sympt. einer Gesamtstörung mit Fehlbildung der fibularen Fußstrahlen (Oligodaktylie), Verkürzung u. Verkrümmung der Tibia (Kleinwuchs) o. Radiusaplasie. F. führen zu Fehlstellungen des Fußes (↑Volkmann-Sprunggelenkdeformität). Abb. S. 638.

Fibulahypoplasie: Unterentwicklung (Verkürzung, Verschmälerung) des Wadenbeins, seltener als Fibulaaplasie. Abb. S. 638.

Fibulareflex ↑Bizeps-femoris-Reflex.

fibularis *Adj*: zum Wadenbein gehörend.

Fibularislähmung ↑Peronäuslähmung.

Fibularisphänomen: Zeichen gesteigerter neuromuskulärer Erregbarkeit bei Tetanie, Beklopfen des N. fi-

F

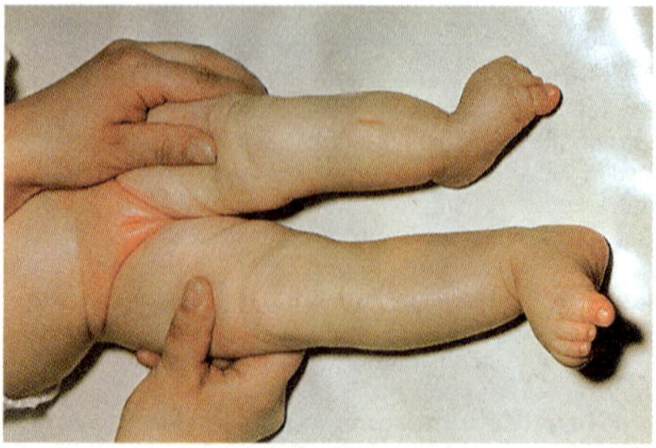

37

Fibuladefekt

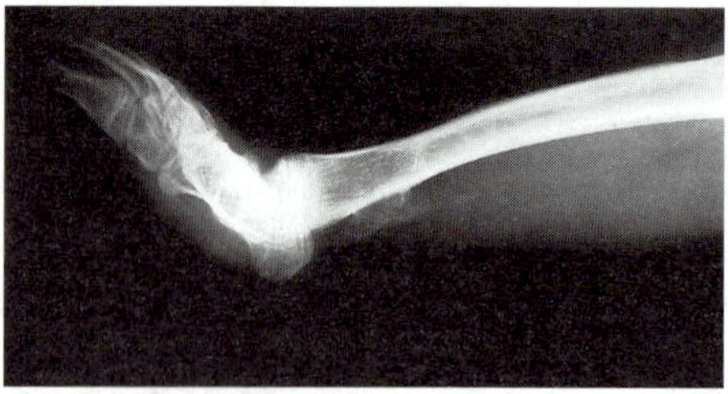

36

Fibulahypoplasie

bularis (N. peronaeus) hinter dem Fibulaköpfchen verursacht Hebung u. Pronation des Fußes, ↑Chvostek-Zeichen u. Trousseau-Zeichen.

Fibulariszug: Peronäuszug; Bandage aus Gurt, die am Schaft des Konfektionsschuhs in Höhe der Ballenlinie einerseits u. zirkulär oberhalb des Sprung- o. Kniegelenks andererseits befestigt wird, um das Herabsinken der Fußspitze infolge Lähmung der Fußheber beim Anheben des Beins zu verhindern.

F. I. C. D. ⟨*engl*⟩: Fellow of the International College of Dentists.

Fichtennadelöl: ätherische ↑Öle von Pinus- u. Abiesarten, Verwendung u. a. in Badezusätzen mit hyperämisierender Wirkung.

Fick, Adolf E. (1829–1901), dt. Physiol., Zürich, Würzburg. Arbeiten zur Muskelphysiologie u. Bewegungslehre, 1870 Prinzip der HMV-Bestimmung. ↑Fick-HMV.

Fick-Diffusionsgesetze ↑Diffusion.

Fick-HMV (nach Adolf E. F.): Berechnung des Herzminutenvolumens (HMV) aus Sauerstoffaufnahme u. arteriovenösen O_2-Differenz:

$$\text{HMV (1/min)} = \frac{O_2\text{-Aufnahme (ml/min)}}{\text{av-}O_2\text{-Differenz (Vol.\%)} \cdot 10}$$

Fick-Prinzip (nach Adolf E. F.): Aus einer bekannten Menge Indikatorsubstanz, die in einer best. Zeit vom Blut abgegeben o. in das Blut aufgenommen wird, u. der Differenz der Indikatorkonzentration in zu- u. abfließendem Blut läßt sich das mittlere Durchströmungsvolumen pro Zeit eines best. Gefäßbezirkes bestimmen. Prakt. angewendet zur Bestimmung der Nierendurchblutung (PAH-Clearance), Gehirn- u. Koronardurchblutung (N_2O-Methode), Durchblutungsmessung der Leber mit der Bromsulfaleinmethode, Herzzeitvolumenbestimmung mit Eigen- u. Fremdgasmethoden, ↑Farbstoffverdünnungsmethoden usw. ↑Fick-HMV.

Ficoll: synthet. Copolymer aus Saccharose u. Epichlorhydrin, in 2 Varianten erhältl.: F 400 als Protein- bzw. Viskositätsstabilisator, zur Trennung von Zellgemischen verwendet, u. F 70, als Perfusionslösung für tierexperimentelle Zirkulationsuntersuchungen zu verwenden. 400 bzw. 70 = Angabe des Molgewichts · 1 000.

Fieber ⟨*lat*⟩ *f*: Febris; im Ggs. zur ↑Hyperthermie eine echte Sollwertverstellung der Temperaturregulation, dadurch gekennzeichnet, daß der erhöhte Wert der Kerntemperatur gegen innere u. äußere Störungen konstant gehalten wird. F. wird entweder durch direkte zentralnervöse Irritation thermoregulator. Hirnstrukturen, wie z. B. durch Emotionen (Lampenfieber), körperl. Arbeit (Arbeitshyperthermie), direkte Schädigung o. durch sog. pyrogene Stoffe ausgelöst, die in der Folge von bakteriellen o. abakteriellen Entzündungen u. Gewebeeinschmelzungen von Leukozyten freigesetzt werden, die ↑Blut-Hirn-Schranke passieren u. in dem hypothalam. temperaturregulator. Strukturen Sollwertverstellungen hervorrufen. Diese Sollwertverstellung kommt durch zusätzl. Bahnung der sog. Kaltreferenzneurone zustande. An dieser Reaktion sind Prostaglandine ursächl. beteiligt. Ihre direkte Applikation in den Hypothalamus erzeugt F., andererseits hemmen fiebersenkende (Antipyretika) u. analgesierende Präparate die Prostaglandinsynthetase. Das F. wird nach seiner Höhe beurteilt: 37,1–38,0 °C (Rektaltemperatur) = subfebriles F., 38,1–38,4 °C = leichtes F.; 38,5–39,5 °C = mäßiges F.; 39,6–41,5 °C = hohes F.; über 41,5 °C = hyperpyret. F. Im Verlaufe des F. unterscheidet man das Stadium incrementi (Phase des Temperaturanstiegs), das Fastigium (Hitze- o. Höhestadium), das Stadium decrementi (Phase des Fieberabfalls), im Verlaufe mehrerer Tage als Lysis, im Verlaufe weniger Stunden als Krisis bezeichnet. Auch im F. zeigt die Kerntemperatur Tagesschwankungen. Diese sind meist ausgeprägter als beim Gesunden. Die Differenz zwischen Maximum u. Minimum der am gleichen Tage gemessenen Temperatur bestimmt den Fiebertypus: Febris continua: Tagesdifferenz = 1 °C; Febris remittens: Tagesdifferenz = 1,5 °C; Febris intermittens: Tagesdifferenz > 1,5 °C. Im Verlauf einer Krankheit wechseln Fiebertemperaturen u. fieberfreie Intervalle. Febris septica: morgens niedrige, abends sehr hohe Temperaturen; Wechselfieber: Rhythmusfieber mit Fieberschüben in wenigen Tagesintervallen. Febris undulans: über mehrere Tage langsam ansteigendes u. dann langsam abfallendes F. Länger als 3 Wochen anhaltendes F. läßt bei Einschluß bakt.-serol. Untersuchungen an folgende Krankheitsgruppen denken: 1. Infektionen, insbes. Tuberkulose, Leber-Gallenwegsentzündungen, Harnwegsinfektionen, abdominale Prozesse, Endokarditis. 2. Neoplasmen, v. a. der Nieren, Lungen, Schilddrüse, Leber, Pankreas; ferner Lymphome, Leukämien, Myelome. 3. Kollagenosen i. w. S. (Systemerkrankungen des Bindegewebes) wie Lupus erythematodes disseminatus, Periarteriitis nodosa, Sklerodermie, Dermatomyositis, rheumat. Fieber, prim. chron. Polyarthritis. 4. Neuroendokrine Störungen, Hyperthyreoidismus, Enzephalitis. Besondere Verlaufsformen bei ↑Grippe, ↑Fleckfieber, ↑Typhus abdominalis.

Fieber, argentinisches hämorrhagisches: *Abk* AHF; Junin-Fieber; eine Arenavirus-Infektion v. a. in Argentinien durch das ↑Juninvirus. Übertragung über

Hautverletzungen u. virushaltigen Kotstaub der Mäuse. Erregerreservoir: Feldmäuse. Enzephalopathien (↑Virusenzephalitis) mit hämorrhag. Fieber. Letalität 5–30 %. Häufig eine Berufskrankheit bei Arbeitern in der Getreide-, Zuckerrohr- u. Maisernte. Diagnostik serol.-virol.

Fieber, biliär remittierendes ↑Malaria intestinalis.

Fieberblasen ↑Herpes simplex.

Fieber, bolivianisches hämorrhagisches: *Abk* BHF, Machupofieber; eine epidem. Arenavirus-Infektion durch das Machupovirus v. a. in Bolivien. Inkubationszeit 7–14 Tage. Subklin. Verlauf bis (selten) Enzephalopathien mit hämorrhag. Fieber, Letalität 5–30 %. Erregerreservoir: Feldmäuse. Diagnostik serol.-virol.

Fieber, exanthemisch-myalgisches: mit Muskelschmerzen u. (makulopapulösem) Exanthem einhergehendes Fieber, das i. R. einer durch ein ↑Alphavirus verursachten Arbovirose meist in der zweiten Krankheitsphase auftritt. Gelegentl. treten (persistierende) Arthritiden bzw. Arthralgien auf.

Fieber, hämorrhagisches: auf allen Erdteilen, vorwiegend in Tropen u. Subtropen, verbreitete akute, biphas. Infektionskrankheit; Erreger: Arena-, Filo-, Flavi-, Nairo-, Phleboviren. Inkubationszeit: 3–16 Tage. Prodromi: hohes Fieber, Kopf- u. Gliederschmerzen, Übelkeit, Erbrechen, Durchfall, Gaumenenanthem o. ulzeröse Stomatitis, allg. Schwäche. Klin. Bild: nach kurzer Besserung am 4.–10. Krankheitstag erneut Fieber u. Leberschädigung mit Hämorrhagien (Nasen-, Zahnfleisch-, Magen-, Darmbluten, Bluterbrechen, Blut im Stuhl, Hautpetechien, Hämatome) u. Verbrauchskoagulopathie, Niereninsuffizienz mit Protein- u. Hämaturie, zentralnervöse Sympt. mit Apathie, Somnolenz, Tremor; Letalität: 10–50 %. Tod durch innerl. Verbluten (Magen-Darm), im hämorrhag. Schock, an Urämie o. im Koma. Diagnostik: klin., virol.; Ther.: intensivmedizin. evtl. ↑Ribavirin. Meldepflicht.

Fieberkrampf: Infektkrampf; Krampfanfall i. R. einer infektiösen bzw. fieberhaften Erkrankung bei Kindern zwischen 6. Lebensmonat u. 3. Lj. **Komplizierter F.** zeichnet sich im Ggs. zum einfachen F. durch Abweichung von der Altersdisposition, durch lange Dauer (über 15 min), durch Herdsymptome bzw. durch drei- o. mehrmalige Wiederholung aus.

Fieber mit renalem Syndrom, hämorrhagisches: *Abk* HFRS; Erreger: ↑Hanta-Virus. In mehreren Phasen ablaufend mit Blutungen (hämorrhag. Schock) u. Niereninsuffizienz (Urämie). **1. HFRS vom östl. u. ruralen Typ**: Korean. hämorrhag. Fieber; erste Epidemien bei Soldaten im Russ.-Japan. Krieg 1904–1905 u. Koreakrieg 1951–1954. Schweres Krankheitsbild, Letalität ca. 10 %. **2. HFRS vom urbanen Typ**: mittelschweres Krankheitsbild, Letalität ca. 1 %. **3. HFRS vom westl. Typ**: Nephropathia epidemica; erste Epidemie bei Soldaten des 2. Weltkrieges in Finnland. Leichteres Krankheitsbild, Letalität ca. 0,2 %. Niereninsuffizienz, kaum Blutungen.

Fiebermücken ↑Anopheles.

Fieber, myalgisches: mit Muskel- u. Gliederschmerzen einhergehendes Fieber, das z. B. durch Viren der Gattung ↑Bunya-Virus o. ↑Coltivirus verursacht werden kann (Arbovirose). Inkubationszeit 3–6 Tage. Sympt.: fieberhafter Beginn, Kopfschmerzen, häufig Schwindel, Abgeschlagenheit, Übelkeit, evtl. Erbrechen, konjunktivale Injektion u. Konjunktivitis. Nach fieberfreiem o. fieberarmen Intervall erneut Fieber u. starke Muskel- u. Gelenkschmerzen (Arthralgien), allg. Schwäche, Lymphknotenschwellung. Symptomat. Behandlung. Die Krankheitsdauer beträgt ca. 1–2 Wochen. ↑Arbovirosen; exanthemisch-myalgisches ↑Fieber.

Fieber, neotropisches: brasilian. Fieber. ↑Felsengebirgsfieber, eine ↑Rickettsiose.

Fieberpsychosen ↑Reaktionstypen, exogene.

Fieber, rheumatisches: akute Polyarthritis; durch Streptokokken induzierter akuter Gelenkrheumatismus; ätiol. Rolle der betahämolysierenden Streptokokken der Gruppe A nach Lancefield ist allg. anerkannt (z. B. bei Tonsillitis, Scharlach u. a.); notwendig sind zugleich Sensibilisierungs- bzw. Allergisierungsprozesse u. Mitwirkung dispositioneller u. genet. Faktoren; die Diagn. stützt sich auf Anamnese (zurückliegende Streptokokken-Erkrankungen, Fieber, Leistungsminderung u. a.) sowie die Summe klin. u. paraklin. Befunde (modifizierte Jones-Kriterien). **Hauptkriterien**: 1. Karditis (Endo-, Myo-, Peri-, Pankarditis) mit Herzgeräuschen, ↑Herzrhythmusstörungen, Herzvergrößerung, perikardit. Reiben u. Folgeerscheinungen, erworbener ↑Herzklappenfehler (postrheumat. Vitien), bes. an der Mitral- u. Aortenklappe, myokardiale Insuffizienz u. (selten) Pericarditis constrictiva (↑Perikarditis); 2. Polyarthritis (gelegentl. Mon-, vielfach Oligoarthritis), akut mit Schmerz, Rötung, Hitze, Schwellung, Bewegungseinschränkung, meist an den mittleren u. großen Gelenken, ohne Residuen abklingend, außer bei ↑Jaccoud-Arthritis. 3. Chorea minor (Veitstanz) mit motor. Unruhe, Zwangsbewegungen, muskulärer Hypotonie; 4. Erythema marginatum sive anulare; 5. subkutane Knötchen (selten). **Nebenkriterien**: Arthralgien (Gelenkschmerzen), Fieber, Laborbefunde: ↑Akute-Phase-Reaktionen (Leukozytose, erhöhte Blutsenkung, ↑C-reaktives Protein), Anstieg des Antistreptolysintiters, EKG-Veränderungen, u. a. mit Verlängerung der PQ-Zeit, Senkung der ST-Strecke.

Fieberstoffe ↑Pyrogene.

Fieberthermometer ↑Thermometer.

Fieber unbekannter Ursache ↑Fieber.

Fieber, undulierendes ↑Brucellose.

Fieber, wolhynisches ↑Rickettsiosen.

Fieber, zweigipfliges ↑Dromedartyp.

Fiedler, Carl L. A. (1835–1921), dt. Arzt, Dresden.

Fiedler-Myokarditis (nach Carl L. A. F.): diffuse o. granulomatöse idiopath. Myokarditis, deren Ätiol. unbekannt ist. Eine allerg. Genese wird vermutet. Histol. im Myokard neben Lymphozyten, Plasmazellen u. Granulozyten typischerweise Riesenzellen, teils vom Langhans-Typ, teils vom Fremdkörpertyp.

Field trial ⟨*engl*⟩ ↑Feldversuch.

Fiessinger-Leroy-Reiter-Syndrom ↑Reiter-Krankheit.

Fièvre aphtheuse ⟨*frz*⟩ *f* ↑Maul-und-Klauen-Seuche.

Fièvre boutonneuse ↑Boutonneuse-Fieber.

Fièvre ondulante ↑Brucellose.

FIGLU-Test ↑Formiminoglutaminsäuretest.

Fila ⟨*lat*⟩ *n Pl*: Fäden.

Filaggrine: ⟨*lat*⟩ *n*: mit ↑Intermediärfilamenten assoziierte Proteine; kommen insbes. in Keratinfilamenten der Epidermis vor.

Filamentationsformen: Eigenschaft von ↑Hefen, insbes. der Gattung ↑Candida, auf Spezialnährböden (z. B. Reis-Tween-80-Agar) typ. ↑Pseudomyzelien zu bilden, die zur Bestimmung herangezogen werden können.

Filamente ⟨*lat*⟩ *n*: 1. ubiquitäre Proteinfäden als Teile des Zytoskelett: a) Mikrofilamente (↑Aktinfilamente) von 5–7 nm, b) Intermediärfilamente (↑Vimentin u. Desmin) von 8–10 nm; 2. Proteinfäden, die in spez. Zellen durch Aggregation die intrazellulären ↑Fibrillen zusammensetzen: a) Tonofilamente (Keratin) zu Tonofibrillen in Epithelzellen, b) Neurofilamente zu Neurofibrillen in Neuronen, c) Gliafilamente (GFA) zu Gliafibrillen in Gliazellen, d) Aktinfilamente u. Myosin zu Myofibrillen in Muskelzellen.

Filamin: aus 2 Peptidketten bestehendes, biegsames aktinassoziiertes Protein, insbes. an der Ausbildung u. Dynamik dreidimensionaler F-Aktin-Netzwerke u. der Assoziation von Aktinstrukturen mit Glykoproteinen der ↑Plasmamembran beteiligt; kommt auch in Z-Scheiben der quergestreiften Muskelzellen vor (↑Myomerum).

Fila olfactoria ↑Nervi olfactorii.

Fila radicularia: Wurzelfäden der Rückenmarknerven; sie verlassen als Vorderwurzel (↑Radix anterior) bzw. Hinterwurzel (↑Radix posterior) die einzelnen Rückenmarksegmente, durchziehen das Foramen intervertebrale u. vereinigen sich außerhalb der Wirbelsäule zu den Spinalnerven (↑Nervi spinales).

Filariasis: ↑Filariosen, ↑Filarien.

Filariasis, malayi: malay. Filariose; Vorkommen in sumpfigen Niederungen Ost- u. Südostasiens; Erreger: ↑Brugia malayi; Überträger: versch. Mansonia-Arten. Entwicklungszyklus von Brugia malayi entspricht weitgehend dem von ↑Wuchereria bancrofti. ↑Filariosen.

Filarie, afrikanische ↑Onchocerca volvulus.

Filarien ⟨*lat*⟩ *f Pl*: zu den Nematoden gehörende Fadenwürmer o. deren Jugendstadien, die endoparasit. in Wirbeltieren leben; Larven als Mikrofilarien oft im Blut. Überträger bzw. Zwischenwirte sind z. B. blutsaugende Insekten (Culex, Aëdes, Chrysops). Zu den F. gehören z. B. der Erreger der Elephantiasis ↑Wuchereria bancrofti, Onchocerca volvulus u. der westafrikanische ↑Augenwurm.

Filarienantigen: aus ↑Dirofilaria immitis (Hundeparasit) gewonnenes Antigen zur serol. Diagnostik einer Filariose.

Filarioidea ⟨*lat*⟩ *Pl*: Überfamilie der ↑Nematoda. Fadenförmig, mit kleiner Mundöffnung u. schlauchförmigem Ösophagus; ausgeprägter Sexualdimorphismus. Die Weibchen setzen als Mikrofilarien bezeichnete Larven ab, die Entwicklung verläuft i. d. R. über blutsaugende ↑Arthropoden. Parasiten im Unterhautbindegewebe, Blut- u. Lymphgefäßen sowie in Körperhöhlen von Vertebraten. Mehrere med. bedeutsame Arten, v. a. in warmen Klimazonen.

Filariosen ⟨*lat + gr*⟩ *f*: Gruppe parisitärer Krankheiten, verursacht durch ↑Filarien (↑Nematoda). Befall des Menschen hauptsächl. durch 7 Arten: 1. Wuchereria bancrofti (Cobbold 1877), 2. Brugia malayi (Brug 1927), 3. Loa loa (Guyot 1878), 4. Onchocerca volvulus (Leuckart 1893), 5. Mansonella ozzardi (Manson 1897), 6. Dipetalonema (Mansonella) perstans (Manson 1891), 7. Dipetalonema (Mansonella) streptocerca (Macfie u. Corson 1922). Wuchereria bancrofti u. Brugia malayi befallen vorzugsweise Lymphgefäße. Loa loa, Onchocerca

Filariosen des Menschen

Erreger	geograph. Verbreitung	Sitz erwachsener Filarien	wichtige Krankheitszeichen	Zwischenwirte	zeitl. Auftreten der Mikrofilarien im peripheren Blut
Wuchereria bancrofti	in den meisten trop. Ländern	Lymphsystem	Lymphangitis, -adenitis, Funikulitis, Hydrozele, chylöse Ergüsse, Elephantiasis	Culex-, Anopheles-, Aëdes- u. Mansonia-Arten	nachts, Var. pacifica vorwiegend tagsüber
Brugia malayi	ind.-malaii. Raum, Ostasien	Lymphsystem	Lymphangitis, -adenitis, Elephantiasis	Mansonia-, Aopheles- u. Aëdes-Arten	nachts
Loa loa	afrikan. Regenwald	subkutan, Bindegewebe, wandernd	flüchtige Hautschwellungen, Filarien evtl. in Augenbindehaut	Chrysops-Arten	tagsüber
Onchocerca volvulus	trop. Afrika u. Amerika	subkutan, Bindegewebe	subkutane Knoten, juckende Dermatitis, Augenstörungen bis Erblindung	Simulium-Arten	dauernd, spärl.
Dipetalonema perstans	trop. Afrika	peritoneales Bindegewebe	meist keine	Culicoides-Arten	dauernd
Dipetalonema streptocerca	trop. Afrika	Bindegewebe der Haut	Dermatitis	Culicoides-Arten	-
Mansonella ozzardi	Süd- u. Mittelamerika	peritoneales Bindegewebe	meist keine	Culicoides- u. Simulium-Arten	aperiod.
Dracunculus medinensis	trop.-subtrop. Afrika u. Asien	subkutan. Bindegewebe	Juckreiz, Exantheme, Hautgeschwür	Cyclops-Arten	-

volvulus parasitieren im Bindegewebe. Übertragung durch blutsaugende Stechmücken (↑Anopheles, ↑Aëdes, ↑Culicidae u. Mansonia-Arten). Krankheitserscheinungen durch erwachsene u. heranreifende Filarien bedingt; Entzündungen (Lymphangitis u. Lymphadentis) u. Stauungen des Lymphabflusses führen zur ↑Elephantiasis. Diagn. durch Parasitennachweis aus dem Blut u. klin. Bild. Ther. mit Diäthylcarbamazin u. chir. Maßnahmen im Spätstadium. Bekämpfung durch Mücken- u. Larvenvernichtung. Tab.

Filatow, Wladimir P. (1875–1956), russ. Ophth., Odessa/Ukraine.

Filatow-Gewebetherapie (nach Wladimir P. F.): Injektion o. Transplantation von bes. behandeltem Gewebe o. Gewebesäften, die zur erhöhten Regenerationsfähigkeit o. Aktivierung des Gesamtorganismus führen sollen.

Filgrastim: rekombinanter Granulozytenkolonien stimulierender Faktor (G-CSF). Zur Behandlung von Neutropenien nach myelosuppressiver Chemotherapie. ↑Zytokine.

Filialgeneration: Tochtergeneration im Kreuzungsexperiment bzw. bei genet. Untersuchungen. Mit F_1 o. F_2 bezeichnet.

filiform ⟨*lat*⟩ *Adj*: filiformia; fadenförmig.

Filmdosimetrie: Messung der Strahlendosis berufl. strahlenexponierter Personen durch Photometrie bestrahlter u. entwickelter photograph. Schichten. Dieser Personenkreis ist verpflichtet, während der Arbeit Filmdosimeter zu tragen, die meist monatl. zentral ausgewertet werden. In der Strahlentherapie wird die F. zur Bestimmung der Dosisverteilung in Phantomen bei komplexen Bestrahlungstechniken u. zur Gerätekontrolle eingesetzt.

Film-Folien-Kombination: Bildaufzeichnungssystem in der Röntgendiagnostik, das aus einem beidseitig mit einer Emulsion beschichteten Röntgenfilm u. einem beidseitig anliegenden Paar ↑Verstärkerfolien (Trägermaterial mit Leuchtstoffbeschichtung) besteht. Durch den Einsatz von Verstärkerfolien wird die für die Bilderzeugung erforderl. Strahlendosis auf unter 20 % (bis etwa 5 %) gesenkt, je nach Film- u. Folientyp. Abgesehen von der Bildschirmphotographie werden über 95 % aller Röntgenaufnahmen mit F. angefertigt.

Filmschwärzung ↑Schwärzungskurve.

Filmtabletten ↑Tabletten.

Filmwechsler: bei der ↑Angiographie benötigtes Zusatzgerät zur Anfertigung schnell aufeinanderfolgender Röntgenaufnahmen im Großformat zur Darstellung von Gefäßen u. Bewegungsphasen des Herzens nach Kontrastmittelinjektion. Heute meist durch die digitale ↑Subtraktionsangiographie ersetzt.

Filopodium ⟨*lat* + *gr*⟩ *n*: fadenförmiger Zellfortsatz beim ↑Amöboidismus.

Filoviridae *f pl*: mikrosk. fadenförmig erscheinende Virusfamilie mit der Gattung ↑Filovirus. Virion fadenförmig, 80 nm im Durchmesser u. 800–1 000 nm lang. RNA-Genom. Helikal symmetr. Kapsid mit Envelope.

Filovirus: Virusgattung der Fam. ↑Filoviridae; natürl. Virusreservoir: vermutl. Kleinsäuger im trop. Regenwald. Genaue Übertragungsweise auf den Menschen unbekannt. Übertragung von Mensch zu Mensch durch Kontakt (Schleimhaut, parenteral). Humanpathogen sind Ebola-, ↑Marburg-Virus. ↑Ebola-Fieber.

Filter: poröse Strukturen o. Substanzen, die feste Teilchen beim Hindurchtreten von Flüssigkeiten o. Gasen durch Sieb- o. Adsorptionswirkung zurückhalten. U. a. Wirksamwerden von elektrostat. Kräften zwischen Filtermasse (z. B. Asbestfilter) u. neg. geladenen Teilchen wie Bakterien. Durch Schwerkraft o. Diffusion werden Gase u. Flüssigkeiten mittels Vakuum durchgesaugt (Saugfiltration) o. durchgepreßt (Druckfiltration). Der Effekt der F. ist von der Beschaffenheit der F., des Filtrationsdrucks bzw. -vakuums u. von der Filtrationsdauer abhängig. F. werden zur Reinigung u. Keimverminderung von Luft, Gasen u. Trinkwasser eingesetzt.

Filter, bakterienundurchlässige: ↑Tiefenfilter o. ↑Oberflächenfilter für die bakterienfreie Filtration (aseptische ↑Bereitung) i. d. R. von Flüssigkeiten o. Gasen eingesetzt; gebräuchlicherweise als Sterilfilter bezeichnet, obwohl die so filtrierten Lösungen nur dann als ↑steril bezeichnet werden können, wenn eine ↑Sterilitätsprüfung erfolgte. Andernfalls sind sie nur aseptisch zubereitet. Zu den b. F. gehören Hartfilter aus Kieselgur (Berkefeld-Filterkerzen), Porzellan (Chamberland-Filterkerzen), gesintertem Glas (bakterienundurchlässige Fritten), die zu den Tiefenfiltern gehören. Die Bakterien werden an der Gerüststruktur der b. F. zurückgehalten. Werden bakterienundurchlässige Weichfilter mit einem Asbestzusatz in der Filtermembran (↑Asbestfilter), o. davon abgelöst Nylonfilter o. andere Polymere mit Stützgeweben verwendet, kann zusätzl. eine ↑Pyrogenfreiheit erreicht werden. Die gebräuchlichsten ↑Oberflächenfilter sind Membranfilter verschiedenster Zusammensetzung u. chem. Beanspruchbarkeit mit einer Porengröße, die als bakterienundurchlässig anzusehen ist (um 0,15 μm). Schmale stäbchenförmige Bakterien (z. B. best. Pseudomonaden) können u. U. die Membranen passieren. Eine Sonderform der Membranfiltration ist die ↑Umkehrosmose, die eine bakterien- u. pyrogenfreie Filtration ermöglicht.

Filter, digitales: numer. Filter. Rechnerprogramm, mit dessen Hilfe Störungen aus Analogsignalen (bes. in der Prozeßrechentechnik) herausgefiltert (gesäubert, geglättet) werden können. Anwendungsmöglichkeit z. B. bei der automatisierten EKG-Analyse, wenn Störungen (Artefakte) im abgeleiteten EKG vorliegen, die sonst die automatisierte Auswertung verfälschen könnten.

Filter, radiologische: Metallbleche, die röhrennah in den Strahlengang gebracht werden. In der Röntgendiagnostik haben sie die Aufgabe, das Verhältnis von Austrittsdosis zu Oberflächendosis, das nur einige Prozent beträgt, zu vergrößern. Sie erhöhen also die mittlere Quantenenergie in der Strahlung (Härtungsfilter). Das verbreitetste Filtermaterial ist Aluminium, während in der Diagnostik nur selten Kupfer o. Eisen verwendet werden. Therapiefilter werden entweder wie in der Diagnostik als Härtungsfilter o. in der Form von Ausgleichsfiltern (Schwächungsfilter) benutzt, um durch versch. starke Schwächung des Nutzstrahlungsbündels den Verlauf der Dosisverteilung zu beeinflussen (Keilfilter usw.). Als Filtermaterial für Härtungsfilter wird oberhalb 120 kV meist Kupfer o. Zinn verwendet, für Ausgleichsfilter benutzt man meist Blei. ↑Thoräusfilter.

Filtration: Form der Stoffbewegung durch eine Porenmembran, wobei Solvens u. Solut gleichzeitig die Membran durchdringen, gilt auch für Pharmaka. Im Körper: Niere, Filtrationsrate ist proportional Filtrationsdruck. Filtrationskoeffizient am höchsten in den glomerulären Kapillarmembranen; wichtig für renale Elimination niedermolekularer Pharmaka.

Filtration, bakterienfreie: keimfreie Filtration; Filtration unter Verwendung von bakterienundurchlässigen sterilisierten Oberflächenfiltern o. Tiefenfiltern. ↑Bereitung, aseptische.

Filtrationsdesinfektion: ein physikal. Desinfektionsverfahren zur mechan. Abtrennung von Keimen, z. B. in Großfiltern zur Aufbereitung von ↑Trinkwasser o. Raumluft; eher eine Maßnahme der ↑Sanitation als ↑Desinfektion.

Filtrationsdruck, effektiver: Nettobetrag des Filtrationsdruck. Im Kapillargebiet wird durch die dünne Kapillarmembran aus dem Blutplasma ein Ultrafiltrat (↑Ultrafiltration) abgepreßt. Als treibende Kraft wirkt der e. F. Dabei wirken dem hydrostat. Blutdruck der kolloidosmot. u. der Gewebedruck entgegen. In den Glomeruli der Nieren ergeben sich z. B. 8 – 3,5 – 2 = 2,5 kPa.

Filtrationsfraktion: filtrierter Anteil des renalen Plasmaflusses. Zur Berechnung wird die Inulin-Clearance auf die PAH-Clearance bezogen. Von den 650 ml/min Plasma, die durch die Nieren fließen, werden 130 ml/min durch die Glomerulusmembran in die Bowman-Kapsel als Ultrafiltrat abgepreßt. Die F. beträgt somit 20 %.

Filtrationskoeffizient: faßt die Filtrationsfaktoren Fläche (F) u. hydraul. Leitfähigkeit (L) zusammen. Außer von diesen konstanten Größen hängt die Filtrationsrate (R) noch vom effektiven ↑Filtrationsdruck (P) ab: $R = F \cdot L \cdot P = K \cdot P$.

Filtrationsleukapherese: In-vitro-Technik der Granulozytenseparation aus Vollblut. Die spezif. Oberflächenladung der Neutrophilen bewirkt reversible Haftung an Stärkegel u. ermöglicht Herstellung von Granulozytenkonzentraten, die zur Behandlung u. a. von Agranulozytosen benötigt werden.

Filtrationsrate, glomeruläre: *Abk* GFR; die pro Zeiteinheit in den Nieren glomerulär filtrierte Flüssigkeitsmenge. Die g. F. kann mit Hilfe der Inulin-Clearance bestimmt werden u. beträgt pro 1,73 m^2 Körperoberfläche beim Mann 125 ml/min u. bei der Frau 110 l/min. Am Tage ergibt dies etwa 180 l. Da das gesamte Plasmavolumen 3 l beträgt, wird es also tgl. 60mal filtriert. ↑Nieren-Clearance.

Filtrationstheorie: von C. Ludwig (1844) aufgestellte Theorie zur Harnabsonderung, wonach die Harnbildung durch Filtration in den Glomerulus u. teilweise Rückdiffusion in den Tubuli erklärt u. damit auf physikal. Gesetzmäßigkeiten zurückgeführt wurde. Im Ggs. dazu nahm R. Heidenhain (1883) an, daß der Harn durch aktive Sekretion in den Glomeruli u. Harnkanälchen gebildet wird; ↑Resorptionstheorie.

Filtrationsverfahren: **1.** aseptische ↑Bereitung von Lösungen u. Gasen mittels Filtration durch bakterienundurchlässige Filter (↑Oberflächenfilter, ↑Tiefenfilter). **2.** Verfahren zur mikrobiol. Bestimmung des ↑Luftkeimgehalts mittels Filtration durch spez. Gelatinefilter, die in flüssigen o. auf festen Nährmedien eine quantitative u. qualitative Keimzahlbestimmung ermöglichen. Das Ergebnis wird in koloniebildenden Einheiten pro m^3 Luft angegeben. ↑Kolonie, bakteriologische.

Filum terminale: Endfaden des Rückenmarks; funktionell bedeutungslose Fortsetzung des Rückenmarks unterhalb des ↑Conus medullaris. Das F. t. besteht aus Glia- u. Bindegewebe.

Filzkreuz: ermöglicht zusammen mit einer elast. Bandagierung eine exakte Kompression der Kniegelenkrezessus nach Gelenkpunktion. Durch ein zentrales Loch im F. wird die Patella von der Kompression ausgenommen.

Filzlaus ↑Phthirus pubis.

Fimbria ⟨lat⟩ *f*: Franse.

Fimbria hippocampi: bandartiger weißer Streifen von Nervengewebe, der sich als Fortsetzung des Crus fornicis dem Pes hippocampi auflegt; enthält zu- u. ableitende Fasern für die Hippokampusformation.

Fimbria ovarica: längste der Schleimhautfransen am ↑Ostium abdominale tubae uterinae, die bis zum oberen Pol des Ovars heranreicht u. wie die anderen Fimbrien der Tube eine Bedeutung bei dem Eiabnahmemechanismus während des Follikelsprungs hat.

Fimbrien, bakterielle ↑Pili.

Fimbrin: auch Plastin; Aktin-bindendes Protein, beteiligt an der Ausbildung von Aktinbündeln.

Finanzierung, monistische: Finanzierung aus einer Hand im Ggs. zur dualen Finanzierung. Die gesamten relevanten Krankenhauskosten werden durch die Krankenkassen bezahlt. Ein erster Schritt in diese Richtung sind zum einen die ↑Investitionsverträge, die zwischen den Krankenhäusern u. den Krankenversicherungen abgeschlossen werden, u. zum anderen die Übernahme von Instandhaltungsaufwendungen durch die Kostenträger.

Finanzierungssystem, duales: Kennzeichnung der Finanzierungsströme im Krankenhaussektor. Danach werden die ↑Betriebskosten durch die Krankenkassen bezahlt, die Deckung der sog. ↑Investitionskosten ist Aufgabe der Länder (Ggs.: monistische ↑Finanzierung).

Fingerabdruck ↑Daktylogramm.

Fingerabdruck, genetischer: DNA typing, DNA-Profiling; Analyse von DNA-Bereichen (Sequenzen) für die Aufklärung von Verwandtschaftsbeziehungen, in der Evolutionsforschung u. Gerichtsmedizin; mit dem Verfahren werden zuverlässig Blut-, Speichel- u. Spermaspuren dem Verursacher der Spur zugeordnet. Darüber hinaus können aus zellhaltigem Material nach Jahren, u. U. nach Hunderten von Jahren, Personen u. ihre Abstammung (Untersuchungsmaterial aus Skeletten) erkannt werden. Analysiert werden DNA-Bereiche (Sequenzen), die enzymat., insbes. mittels ↑Restriktionsendodesoxyribonukleasen hergestellt u. durch zweidimensionale Gelelektrophorese getrennt werden (Fingerprinttechnik). Die entstandenen Strichmuster mit den Banden werden dann ausgewertet. Vielgestaltigkeit: etwa 500 Milliarden. Nur eineiige Zwillinge haben dieselben Muster.

Fingeragnosie ↑Agnosie.

Fingerbeerenmuster ↑Daktyloskopie.

Fingerersatzoperation ↑Daumenersatzoperation, ↑Phalangisation, ↑Pollizisation.

Finger-Finger-Versuch: schnelles Zusammenführen beider Zeigefingerspitzen aus großer Entfernung. Bedeutung wie ↑Finger-Nase-Versuch.

Finger-fracture-Technik ⟨*engl*⟩: Durchquetschen des Lebergewebes zwischen 2. u. 3. Finger mit ↑Ligatur der zwischen den Fingern verbleibenden Gefäß- u. Gallengangstrukturen. ↑Leberresektion.

Finger-Fußboden-Abstand: Abstand der Fingerspitzen vom Fußboden bei der Beugung nach vorn. Zur Funktionsbeurteilung der Lendenwirbelsäule, bes. bei ↑Spondylitis ankylosans aber eingeschränkter Aussagewert aufgrund der Beeinflussung durch Eingehen der Hüftgelenkfunktion.

Fingerhutkammer: spez. Typ einer ↑Ionisationskammer.

Fingerhutkrone: bes. Kronenform aus Kunststoff o. Keramik, die bei Brückengerüsten Anwendung findet, wobei sie sowohl die Pfeilerstümpfe als auch die stumpfähnl. gestalteten Zwischenglieder völlig bedeckt. Vorteil: gute Reparaturmöglichkeit.

Fingerhut, Roter: Digitalis purpurea; ↑Digitalis-Arten.

Fingerhut, Wolliger ↑Digitalis lanata; ↑Digitalis-Arten.

Fingerknöchelpolster: Hautverdickungen, die auf den Streckseiten der Fingergelenke auftreten u. gegen die knöcherne Unterlage verschiebl. sind. Echte F. sind genet. bedingt, autosomal dominanter Erbgang, treten oft gemeinsam mit ↑Dupuytren-Kontraktur, Hyperkeratosen o. Induratio penis plastica auf. Daneben gibt es traumatisch bedingte (unechte) F. Abb.

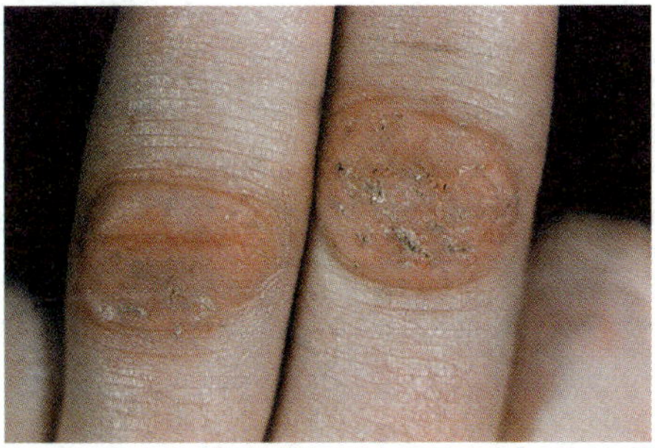

39

Fingerknöchelpolster

Finger-Nase-Versuch: Untersuchungsmethode zur Prüfung der zerebellaren Koordination. Der Zeigefinger ist bei geschlossenen Augen aus der Entfernung auf die Nasenspitze zu führen, bei pathol. Ausfall ↑Dysmetrie, ↑Intentionstremor.

Fingerprinttechnik: Fingerprintanalyse; Kombination von elektrophoret. u. chromatograph. Verfahren zur Trennung von Aminosäure- u. Peptidgemischen. Auf Dünnschichtplatten o. Papier wird eine Auftrennung in einer Richtung von einem zweiten Trennschritt in der senkrecht zur ersten stehenden Richtung gefolgt. Für Proteine, die enzymat. o. chem. definiert gespalten worden waren, entstehen so typ. Fleckenmuster. ↑Fingerabdruck, genetischer.

Fingerreplantation: unter Berücksichtigung des Amputationsmechanismus, der Ischämietoleranzzeit, des Alters u. Gesamtzustands des Pat. nach scharfem Abtrennen von Daumen o. mehreren Langfingern ↑Replantation durch Osteosynthese, Mikrogefäßanastomosen sowie Sehnen- u. Nervennähte.

Finger, schnellender: die durch eine meist ringförmige Einengung u. Verdickung der Beugesehnenscheide der Finger im Grundgelenkbereich bedingte Passagebehinderung der Beugesehne kann nur ruckartig unter Schnappen bei Beugung o. Streckung überwunden werden. Ther.: Fensterung der Sehnenscheide im verengten Bereich.

Fingerzeichen, pathologische: Zeichen für Pyramidenbahnläsion: ↑Knipsreflex, ↑Trömner-Reflex.

finieren: abschließende Oberflächenbearbeitung von zahnärztl. Restaurationen u./o. Präparationen durch Glättung mit glatten o. gerieften rotierenden Stahlkörpern, spez. Herstellung eines fließenden Übergangs vom Material der Restauration zur Zahnhartsubstanz.

Finis ⟨*lat*⟩ *m*: das Ende, der Tod.

Finkelstein-Test: Schmerzauslösungstest im 1. Strecksehnenfach des Handgelenks bei passiver Oppositionsbewegung des Daumen zum Nachweis der ↑Tendovaginosis stenosans.

Finne: Larvenstadium (Zweitlarve) der ↑Cestoda, spez. der ↑Cyclophyllidea, im ↑Zwischenwirt; z. B. ↑Cysticercus, ↑Echinococcus.

Finnegan-Score: Punktsystem zur Beurteilung eines ↑Abstinenzsyndroms bei Neugeborenen nach ↑Drogenmißbrauch in der Schwangerschaft.

Finnenausschlag ↑Akne.

Finnenbefall ↑Echinokokkose, ↑Zystizerkose.

Finney, John M. T. (1860–1937), Chir., Baltimore.

Finney-Operation (nach John M. T. F.): operative Methode zur Erweiterung des Magenausgangs, ↑Pyloroplastik, häufig in Verbindung mit ↑Vagotomie ausgeführt.

Finsen, Niels Ryberg (1860–1904), dän. Anat. u. Arzt, Kopenhagen. 1903 Nobelpreis für Med./Physiol. „in Anerkennung seines Beitrages zur Behandlung von Krankheiten, besonders des Lupus vulgaris, mit konzentrierten Lichtstrahlen". F. hat die Lichttherapie der Hauttuberkulose eingeführt.

Finsen-Kohlenbogenlampe (nach Niels R. F.): intensive, gekühlte UV-Strahlung unter Kompression der Haut. Früher zur Behandlung der Hauttuberkulose benutzt.

FiO_2: *Abk* für engl. fraction of inspired oxygen; Sauerstoffkonzentration im Atemgas.

First messenger ⟨*engl*⟩ *m*: erster Informationsüberträger; darunter wird ein Hormon aus der Gruppe derjenigen Hormone verstanden, die durch Vermittlung eines ↑Second messenger (↑cAMP, ↑Diglyzeride, ↑Inositol-1,4,5-trisphosphat, Ca^{2+}-Ionen) ihre Wirkungen in den Erfolgszellen entfalten.

First-pass-Effekt: Effekt, daß bereits bei der ersten Passage eines Arzneistoffs durch die Leber (hepat. F.), durch die Darmmukosa (intestinaler F.) o. durch die Lunge (pulmonaler F.) infolge rascher enzymat. Inaktivierung o. Bindung an Strukturen ein gewisser Teil des Pharmakons nicht in den großen Kreislauf gelangen kann u. damit auch nicht wirksam wird. Meist versteht man unter F. den hepat. F. Einem F. unterliegen viele Betarezeptorenblocker (z. B. Propranolol), zentral wirksame Analgetika (Codein, Morphin, Pethidin), Neuroleptika (z. B. Chlorpromazin), Kalziumantagonisten (z. B. Nifedipin) u. Nitroverbindungen. Der F. kann bisweilen vermindert werden, wenn die Pharmaka sublingual o. buccal appliziert werden statt oral. Der F. ist abzugrenzen von der unvollständigen Absorption.

First set reaction ⟨*engl*⟩: Abstoßungsmodus eines exp. Ersttransplantats. ↑Rejektion.

Fischaugenzellen: Nervenzellen, die infolge Durchtrennung ihres Neuriten zentrale Chromatolyse (Auflösung der chromatophilen Schollen, Nissl-Schollen im zentralen Zellteil) u. Verlagerung des Zellkerns an die Zelloberfläche zeigen. Erscheinung der sog. retrograden Degeneration. Abb. S. 644.

Fischbandwurm ↑Diphyllobothrium latum.

Fischbandwurmbefall ↑Diphyllobothriose.

Fischer, Edmont H. (geb. 1920), Biochem. Seattle, USA. 1992 Nobelpreis für Med./Physiol. (mit E. G. Krebs) „für ihre Entdeckungen über die reversible Proteinphosphorylierung als biologischer Regulationsmechanismus".

F

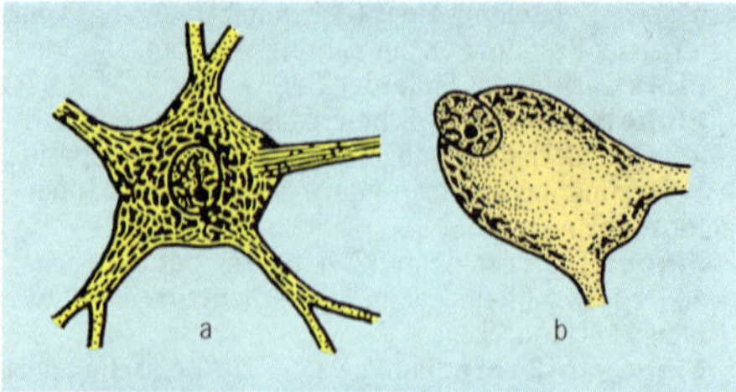

Fischaugenzelle
a: Normale, multipolare Nervenzelle mit Darstellung der Nissl-Schollen;
b: Fischaugenzelle mit zentraler Chromatolyse u. randständigem Kern

Fischer, Emil (1852–1919), Chem., Erlangen, Würzburg, Berlin. Arbeitete v. a. über Kohlenhydrate, Peptide u. Eiweiß. Nobelpreis 1902.

Fischer, Herbert (geb. 1919), Dermat., Tübingen, ↑Schneider-Fischer-Syndrom.

Fischfinnenbandwurm ↑Diphyllobothrium latum.

Fischgifte: **1.** von Fischen gebildete Toxine, z. B. das Fugugift des Kugelfisches, ↑Tetrodotoxin o. das Gift der Muräne o. Petermännchens. **2.** Gifte, die widerrechtl. zum Fischfang benutzt werden, z. B. Saponine. **3.** Gifte verdorbener Fische ↑Fischvergiftung.

Fischintoxikation ↑Fischvergiftung.

Fischrose ↑Erysipeloid.

Fischschuppenkrankheit ↑Hyperkeratosis congenita.

Fischvergiftung: durch Fische o. Fischprodukte verursachte ↑Lebensmittelvergiftung. Einige der bei Zersetzung von Fischeiweiß auftretenden Abbauprodukte, z. B. Histamin u. andere giftige Amine, können beim Menschen Gesundheitsschädigungen bedingen: schwacher Puls, Hypotonie, Schweißausbruch, Ödeme, Durchfälle, Koma.

Fischwirbelbildung: bei ↑Osteoporose, ↑Osteomalazie. Durch Eindellung der Deck- u. Bodenplatten infolge Druck der Bandscheibe auf nicht mehr tragfähiges Knochengewebe nimmt der Wirbel das Aussehen eines Fischwirbels an.

Fisher, Miller, zeitgen. amerik. Neurol.

Fisher, Ronald Aylmer (1890–1962), brit. math. Statistiker, Rothamsted, London, Cambridge. Entwickelte eine Vielzahl grundlegender Verfahren der math. ↑Statistik (z. B. ↑Varianzanalyse), wandte diese zuerst im landwirtschaftl. Versuchswesen u. in der Genetik an.

Fisher-Syndrom (nach Miller F.): Ophthalmoplegie-Ataxie-Areflexie-Syndrom, Variante des ↑Guillain-Barré-Syndrom Polyneuropathie mit der angegebenen Symptomkombination, im Liquor fakultativ Eiweißvermehrung, günstige Progn.

Fisk-Test: Schnelltest zum Nachweis von lysogenen (↑Lysogenie) Bakterien.

Fissur ⟨*lat*⟩ *f*: Spalte, Furche, Riß, z. B. entwicklungsbedingte Spalte im Zahnschmelz, bes. auf der Kaufläche von Prämolaren u. Molaren, ↑Zahnform.

Fissura abdominalis ↑Bauchwandspalte.

Fissura buccalis ↑Gesichtsspalte, quere.

Fissura colli media ↑Halsspalte, mediane.

Fissurae cerebelli: Furchen auf der Kleinhirnoberfläche, die die ↑Folia cerebelli gegeneinander abgrenzen.

Fissura facialis obliqua ↑Gesichtsspalte, schräge.

Fissura facialis transversa ↑Gesichtsspalte, quere.

Fissura horizontalis cerebelli: tiefere quere Furche auf der Oberfläche der Kleinhirnhemisphären, welche den oberen Teil derselben vom unteren Teil abgrenzt.

Fissura horizontalis pulmonis dextra: querverlaufende Furche, die Ober- u. Mittellappen der re. Lunge trennt u. von Pleura visceralis ausgekleidet ist.

Fissura ligamenti teretis: Furche an der Unterfläche der Leber, Fortsetzung der Incisura ligamenti teretis hepatis; in ihr liegt die obliterierte V. umbilicalis, welche als Ligamentum teres hepatis bezeichnet wird.

Fissura ligamenti venosi: Fortsetzung der Fissura ligamenti teretis nach hinten; in ihr liegt das Ligamentum venosum als verödeter Rest des ↑Ductus venosus.

Fissura longitudinalis cerebri: F. interhemisphaerica (JNA), tiefere Längsfurche zwischen beiden Großhirnhemisphären in der Mediansagittalebene.

Fissura mediana anterior: Längsfurche des Rückenmarks zwischen re. u. li. Vorderstrang in der Mediansagittalebene.

Fissura obliqua: schräg von hinten oben nach unten vorn verlaufende Trennfurche zwischen Ober- u. Unterlappen der re. u. li. Lunge u. zwischen Mittel- u. Unterlappen der re. Lunge.

Fissura orbitalis inferior: untere Augenhöhlenspalte zwischen großem Keilbeinflügel u. Körper der Maxilla; Verbindung zwischen Orbita u. Fossa pterygopalatina.

Fissura orbitalis superior: stellt die Verbindung der Orbita mit der mittleren Schädelgrube her. Durch die F. ziehen der N. lacrimalis, die V. ophthalmica superior, der N. frontalis, der N. trochlearis, der N. oculomotorius, der N. abducens, der N. nasociliaris u. die V. ophthalmica inferior. Der Ausfall dieser Nerven in Verbindung mit einem ↑Exophthalmus charakterisiert das Syndrom der F. o. s.

Fissura petrotympanica: Furche zwischen Pars squamosa u. Vorderwand der Pars tympanica des Schläfenbeins; Austrittsstelle der Chorda tympani.

Fissura prima: teilt das Kleinhirn in den Lobus anterior (paläozerebellärer Anteil) u. Lobus posterior (überwiegend zerebellär).

Fissura sphenopetrosa: vor der Felsenbeinpyramide verlaufender Spalt zwischen großem Keilbeinflügel u. Felsenbein; wird von der Synchondrosis sphenopetrosa überbrückt.

Fissura sterni: Sternalspalte, Spaltsternum; angeborene, totale o. partielle Längsspaltung des Brustbeins. Eine Form der ↑Thoraxspalte. Kleine bedeutungslose Kerben o. Löcher häufig im Processus xiphoideus, größere (seltene) Spalten oft in Kombination mit Ektopie der Brusteingeweide. Die totale Sternalspalte (= Sternum bifidum) wird häufig begleitet von Zwerchfelldefekten, Herzfehlern, Rektusdiastase, Nabelschnurbruch. Eine V-förmige, obere Sternalspalte tritt oft in Begleitung von Hämangiomen auf.

Fissura thoracica ↑Thoraxspalte.

Fissura transversa cerebri: Fissura telodiencephalica (JNA); quere, tiefe Spalte zwischen Klein- u. Großhirn.

Fissura urethrae: Harnröhrenspalte als übergeordnete Bez. für ↑Epispadie u. ↑Hypospadie.

Fissura vesicae congenita ↑Ecstrophia vesicae.

Fissura vesicointestinalis: Fehlbildungskomplex aus ↑Omphalozele, ↑Ecstrophia vesicae, Agenesie weiter Teile des Kolon, Atresia ani, fast immer ↑Rhachischisis. Der Dünndarm prolabiert durch eine Öffnung im kaudalen Bereich der Blasenspalte. Oft auch intrakranielle Fehlbildungen. Gelegentl. erfolgreiche operative Korrektur mögl. Abb.

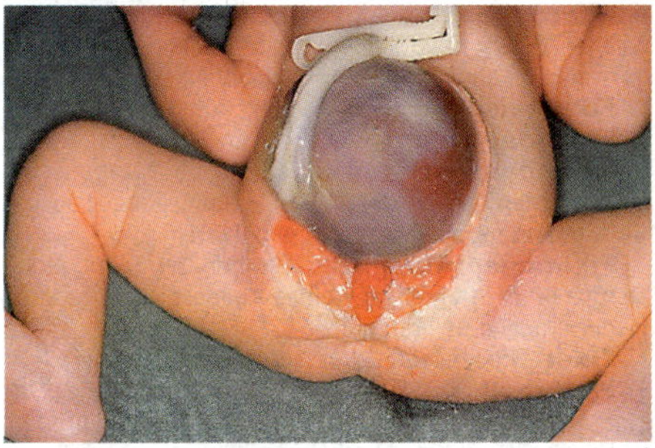

4

Fissura vesicointestinalis. Omphalozele mit Nabelschnur, darunter Ecstrophia vesicae mit prolabiertem Dünndarm in der Mitte, Fehlen eines Afters

Fissurenkaries: ein von der Fissur ausgehender kariöser Prozeß.

Fissurenversiegelung: Ausfüllung von Fissuren u. Grübchen auf der Zahnoberfläche an Molaren mit selbst- o. lichthärtendem Kunststoff zur Kariesprophylaxe. Erweiterte F.: Verschleifen initialer kariöser Defekte mit anschließender Versiegelung. Gehört zum Maßnahmenkatalog im Rahmen der ↑Individualprophylaxe bei Kindern und Jugendlichen

Fissur, laryngotracheoösophageale: Hemmungsfehlbildung des Tracheoösophagealseptums. Drei Typen nach Petterson.

Fistel ⟨*lat*⟩ *f*: Fistula; spontan entstandene o. operativ angelegte Verbindung zwischen einem Hohlorgan u. der Körperoberfläche o. zwischen zwei o. mehreren Hohlorganen, z.B. enterokutane F., anorektale F., biliodigestive F., gastrokol. F., rektovesikovaginale F. Bei Auskleidung der F. mit Granulationsgewebe spricht man von einer Röhrenfistel, bei Auskleidung mit Schleimhaut von einer Lippenfistel. F. stellen auch während der embryonalen Entwicklung erklärbare, persistierende Verbindungen zwischen 2 entwicklungsmäßig gekoppelten Organen o. dem Organismus u. der Umwelt dar, z.B. laterale ↑Halsfistel, kongenitale ↑Nabelfistel, ↑Ösophagotrachealfistel, ↑Rektovaginalfistel, ↑Urachusfistel.

Fistel, aortointestinale: pathol. Aorten-Darm-Verbindung nach Einsetzen einer textilen Gefäßprothese, meist nach Infektionen. Eine Insuffizienz der Gefäßnaht führt zur Massenblutung in den Darm, die nur bei sofortiger chir. Intervention beherrscht werden kann.

Fistel, arteriovenöse: Cimino-Brescia-Fistel; anomaler Kurzschluß zwischen Arterie u. Vene. **Angeborene a.F.**: selten solitäre, meist multiple Gefäßfehlbildungen. Folgen können Herzinsuffizienz in Abhängigkeit von Shuntvolumen, Varizen, Knochen- u. Weichteilhypertrophien sein. Typ. ist ein tastbares Gefäßschwirren u. ein ↑Bruit. **Pulmonale a.F.**: meist kongenitale Kurzschlußverbindung zwischen einer o. mehreren peripheren Lungenarterien o. -venen, die mit fortschreitendem Alter wächst u. röntg. einen Tumor vortäuschen kann. Auffallend sind bei kontinuierl. systol.-diastol. Geräusch über der Fistel Dyspnoe, Zyanose, Polyglobulie u. im Röntgenbild die Abbildung von Gefäßen zwischen „Tumor" u. Hilus. Es besteht Gefahr von Blutungen ins Lungengewebe o. in den Pleuraraum. Nicht selten Organmanifestation eines Rendu-Weber-Osler-Syndroms. **Traumat. a.F.**: durch Verletzung entstandene Verbindung zwischen Arterie u. Vene. Die terminale Strombahn wird dabei teilweise umgangen. Größe u. Lage bestimmen das Kurzschlußvolumen. Folgen sind Hypervolämie u. Tachykardie, die bei größeren Fisteln zum Rechtsherzversagen führen.

F

Fistel, biliodigestive: spontan entstandene Öffnung der Gallenwege in den Intestinaltrakt (z.B. nach Gallensteinperforation in den Zwölffingerdarm).

Fistel, branchiogene: Kiemengangfistel, ↑Halsfistel, laterale.

Fistel, bronchoösophageale: angeborene o. erworbene pathol. Verbindung zwischen Bronchial- u. Ösophaguslumen. ↑Bronchialfistel.

Fistel, bronchopleurale: innere Pleurafistel. Pathol. kanalartige Verbindung zwischen Bronchiallumen u. Pleuraraum. Folgen können sein: Pneumothorax, Pleuraempyem. ↑Bronchialfistel.

Fistelfüllung: Fistulographie; Röntgendarstellung von Fisteln mittels ↑Kontrastmittel. Dabei wird das Kontrastmittel über Katheter, Sonden o. Spritzen in die Fistel eingebracht.

Fistelkarzinom: in einer chron. Fistel sich entwickelndes Karzinom (sehr selten).

Fistel, lymphadenovenöse: operative Anastomosierung eines quer durchtrennten Lymphknotens in der Leistenbeuge mit einer Vene zur Lymphabflußsicherung. Angezeigt bei Zerstörung der Beckenlymphknoten, jedoch erhaltenen Lymphbahnen des Beins.

Fistel, lymphovenöse: Neueinpflanzung des Ductus thoracicus in die V. subclavia bei Leberzirrhose mit Aszites. Therapieerfolge sind nicht eindeutig.

Fistel, pleurokutane: äußere Pleurafistel; Pathol. kanalartige Verbindung zwischen Pleuraraum u. Hautoberfläche. Ursachen: Verletzungen, Empyemdurchbruch, sek. Wundheilung nach ↑Thorakozentese o. ↑Thorakotomie. Komplikation: Pleurainfektion, Eiterausfluß.

Fistel, präaurikuläre: ↑Fistula auris congenita; meist am Ansatz des Helix, seltener am Tragus o. Ohrläppchen mündende Fistel. Kiemengangsrudiment, Exzision wegen Infektionsgefahr angezeigt.

Fistel, sakrokokzygeale ↑Pilonidalsinus.

Fistel, tracheobronchiale ↑Bronchialfistel, ↑Trachealfistel.

Fistula ani congenita ⟨*lat*⟩ *f*: angeborene Fistel am After; Verlauf meist innerhalb des Schließmuskels. Wegen Infektionsgefahr ist vollständige Exzision erforderl.

Fistula auris congenita: angeborene Ohrfistel, Aurikularfistel, präaurikuläre Fistel; angeborener, meist blind endender Fistelgang, der in der Umgebung o. im äußeren Ohr die Oberfläche erreicht. Von verhorntem Plattenepithel mit Haaren u. Talgdrüsen ausgekleidet, Sekretstauung läßt Retentionszysten entstehen. Ohrfisteln gehören zum Bild der ↑Dysplasia oculoauricularis (Goldenhar) u. zum Franceschetti-Syndrom (↑Dysostosis mandibulofacialis). Formalgenet. mind. zwei Gruppen: 1. Ektodermversprengungen bei Verschmelzung der sechs die ohrmuschelbildenden Ohrhöcker (meist), 2. Reste der ersten Kiemenfurche.

Fistula colli congenita: Halsfistel; erworbene o. von der embryonalen Entwicklung herrührende Fistelgänge am Hals. Bei teilweiser Persistenz des betreffenden embryonalen Gangs auch als Halszyste mit Schleim gefüllt.

Fistula colli lateralis ↑Halsfistel, laterale.

Fistula colli medialis ↑Halsfistel mediane.

Fistula urachalis ↑Urachusfistel.

Fistulotomie: operativ angelegte Verbindung zwischen Hohlorgan u. Körperoberfläche bzw. 2 Hohlorganen.

Fistulotomie, endoskopische suprapapilläre: endoskop. Choledochoduodenostomie; pathol. Veränderungen der Papilla Vateri, die eine Sondierung o./u. eine Papillotomie nicht zulassen, können durch die e. s. F. umgangen u. therapiert werden.

Fitness ⟨*engl*⟩: gute körperl. Gesamtverfassung, Bestform (bes. bei Sportlern).

Fitzgerald-Faktor: bisher nicht näher definierter Faktor, der gemeinsam mit dem Fletscher-, dem Williams- u. dem Flaujeac-Faktor bei der Aktivierung des Hageman-Faktors (Faktor XII) beteiligt ist u. den Beginn des Intrinsic-Systems der Blutgerinnung beeinflußt. Diejenigen Pat. mit Störungen der Kontaktphase der Blutgerinnung bei normalem Faktor-XII-Gehalt des Blutplasmas weisen keine o. nur eine wenig ausgeprägte hämorrhag. Diathese auf.

Fixateur externe ⟨*frz*⟩ *m*: außerhalb des Körpers angebrachter Kraftträger zur Ruhigstellung eines Knochenbruchs (äußerer Festhalter). Die einzelnen Fragmente werden mit transkutan eingeführten Schanz-Schrauben bzw. Kirschner-Drähten fixiert. Diese Osteosynthesemethode hat den Vorteil der geringen iatrogenen Gewebeschädigung u. Keimverschleppung. Wichtigste Anwendungsgebiete sind offene Frakturen II. u. III. Grades, Trümmerfrakturen, Frakturosteomyelitis. Unterschiedl. Montageformen: Klammerfixateur, Rahmen-Fixateur, räuml. Fixateur. ↑Osteosynthese. Abb.

Fixateur interne ⟨*frz*⟩: Gerät zur ↑Aufrichtung traumat. Keilwirbel u. Ruhigstellung des verletzten Bewegungssegments, das dorsoparavertebral plaziert mit Schanz-Schrauben in den benachbarten Wirbelkörpern transpedikulär fixiert u. in die Weichteile versenkt wird. Techn. Grundprinzip des ↑Fixateur externe (Klammer-Montage).

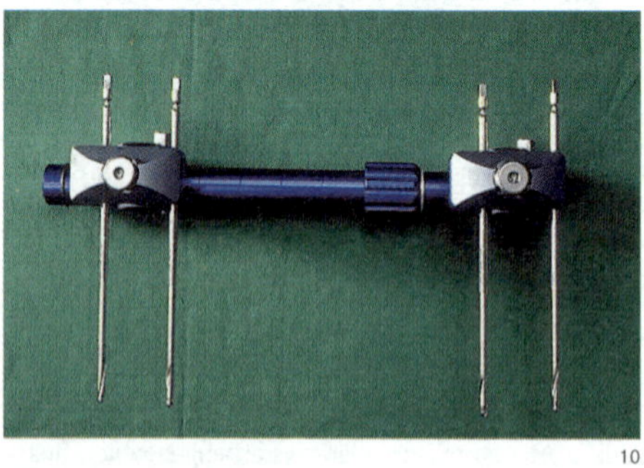

10

Fixateur externe

Fixation ⟨*lat*⟩ *f*: **1.** ***Ophth.:*** ↑Fixierung, sensor.-motor. Reflex, durch den das Auge (die Augen) so eingestellt wird, daß das Bild des zu fixierenden Objekts auf die Fovea centralis fällt. Eine **exzentrische F.** ist ein pathophysiolog. Prozeß, bei dem eine andere, funktionell weniger leistungsfähige periphere Netzhautstelle exponiert wird (meist i. R. einer Schielamblyopie). **2.** ***Zytodiagnostik:*** Denaturierung der Eiweiße zur Haltbarmachung der zytolog. Präparate vor der Färbung. Gebräuchl. Fixationsmittel sind a) ein Gemisch von Äther u. Äthylalkohol zu gleichen Teilen, b) 95%iger Äthylalkohol (auch vergällt), c) Formaldehydlösung 4- bis 10%ig, d) Fixationssprays.

Fixationsbewegungen ↑Fixationsnystagmus.

Fixationskallus ↑Kallus.

Fixationsnystagmus: Während des Fixationsvorgangs werden ständig kleinste Augenbewegungen ausgeführt, um immer neue Rezeptoren zu erregen.

Fixationsprüfung: Die Fixation wird mit einer Testmarke im Strahlengang eines Augenspiegels geprüft, die der Proband fixieren muß.

Fixer: Drogengebraucher, der die Droge injiziert.

Fixierbad: wäßrige Lösung von Fixiermitteln (Natrium- o. Ammoniumthiosulfat) u. Substanzen, die den pH-Wert beeinflussen (Natriumbisulfit, Kaliummetabisulfit, Essigsäure). Neutrale F. enthalten nur Fixiermittel u. dienen zum Fixieren von Farbmaterialien. Saure F. werden in der Schwarz-Weiß-Photographie u. der Röntgendiagnostik verwendet. Beim Fixierprozeß steigt der Silbergehalt des F. ständig an. Dabei nimmt die Fixiergeschwindigkeit ab, u. es bilden sich zunehmend schwerlösl. Silberkomplexverbindungen. Verbleiben diese im Photomaterial, tritt bei der Lagerung als Zersetzungsprodukt Silbersulfid auf, was zu braunen o. gelben Flecken (Fixiersalzflecken) führt. Der Silbergehalt des F. kann mit spez. Reagenzpapieren (Fixierprüfer) o. analyt. ermittelt werden. Bei hoch ausgenutzten Röntgenfixierbädern kann insbes. bei maschineller Filmverarbeitung der Silbergehalt bis zu 13 g/l betragen. ↑Härtefixierbad, ↑Fixierentwicklung.

Fixierentwicklung: Monobadverfahren; photograph. Verarbeitungsprozeß, bei dem Filme o. Papierkopien gleichzeitig entwickelt u. fixiert werden. Zur F. sind kontrastreich arbeitende Entwickler geeignet, denen zur Erhöhung der Entwicklungsgeschwindigkeit Ätzalkali u. als Fixiermittel Natriumthiosulfat zugesetzt wird. Verwendung findet die F. bei der Schnellverarbeitung von Negativschichten u. bes. beim Polaroidverfahren.

Fixiersalz: Fixiermittel (Natrium- o. Ammoniumthiosulfat) in Pulverform o. als Flüssigkonzentrat.

Fixierung: **1.** ***Chir.:*** Befestigung. **2.** ***Histol.:*** techn. Vorgang zur Verhinderung postmortaler Zersetzungsvorgänge des zu untersuchenden Gewebes bei der Herstellung von histol. ↑Dauerpräparaten. Übl. Fixierungsmittel: a) einfache: Formalin (10%ig), Alkohol (95%ig), Pikrinsäure, Osmiumtetroxid u. a., b) Gemische: z. B. Bouin-Lösung (Pikrinsäure-Formalin-Eisessig), SFE nach Stieve (Sublimat-Formalin-Eisessig). **3.** ***Psychiatrie:*** psychoanalyt. Terminus. Verhaftetbleiben an entwicklungsgeschichtl. frühen Formen der Triebbefriedigung; im Ggs. zur ↑Regression unterbleibt partiell die Entwicklung zur reifen Stufe.

FK 506 ↑Tacrolimus.

FKK: *Abk* für ↑Freikörperkultur.

FKO: *Abk* für ↑Funktionskieferorthopädie.

FKW: Chlorfluorkohlenwasserstoffe, die aufgrund ihrer Stabilität die Stratosphäre erreichen, dort photolyt. gespalten werden, wobei freiwerdende Chloratome das die harten UV-Strahlen absorbierende Ozon abbauen. Die infolgedessen in erhöhter Menge auf die Erdoberfläche gelangenden energiereichen Sonnenstrahlen führen zu Veränderungen der Ökologie, vermehrten Hautkrebsen, anderen Schäden. FKW sind in Spray-Flaschen aber auch anderen Industriestoffen vorhanden, werden z. Z. durch andere Treibgase ersetzt.

Flachblende ↑Streustrahlenraster.

Flächendesinfektion: Verfahren der Wisch-, Scheuer- o. Sprühdesinfektion von Flächen vor der mechan. Reinigung der kontaminierten Flächen, ggf. Kombination der Flächendesinfektionsmittel mit best. Reinigungsmitteln.

Flächendosisprodukt: früher Flächeneinfallsdosis; Produkt des Mittelwertes der Strahlendosis über eine Schnittfläche durch das Nutzstrahlenbündel u. die Größe der Fläche. Das F. wird mit großflächigen ↑Ionisationskammern gemessen u. dient zur Beurteilung der Strahlenbelastung von Pat. insbes. bei der radiol. Ausbildung. Die Einheit ist Röntgen $\cdot$ cm^2 (R $\cdot$ cm^2) bzw. im SI Gray $\cdot$ m^2 (Gy $\cdot$ m^2) o. mGy $\cdot$ cm^2. 1 R $\cdot$ cm^2 entspricht 0,87 μGy $\cdot$ m^2.

Flächenkymographie: Röntgendarstellung der Herzrandbewegung. Während der Aufnahme wird ein Bleiraster mit senkrecht zur Bewegungsrichtung angebrachten Schlitzen bewegt. Ablaufzeit des Rasters u. Belichtungszeit müssen gleich sein (z. B. 2,5 s). Bei F. werden untereinander liegende Objektpunkte zu versch. Zeitpunkten, also in unterschiedl. Bewegungsphasen abgebildet, so daß der Herzrand als Folge dreieckförmiger Zacken unterschiedl. Länge erscheint. Indikation zur F. sind die Pericarditis constrictiva u. die angeborenen u. erworbenen Herzfehler.

Flachkopf ↑Platyzephalus.

Flachrücken: Abflachung der physiol. Krümmungen der Wirbelsäule durch ↑Aufrichtung des Beckens bzw. Steilstellung des Kreuzbeins.

Flagellata ⟨*lat*⟩ *m Pl*: nach neuester Nomenklatur Zoomastigophorea, Geißeltierchen; ↑Protozoa mit einer o. mehreren Geißeln (zumindest in einem Entwicklungsstadium), von denen eine als Schleppgeißel o. undulierende Membran ausgebildet sein kann. I. d. R. ein Zellkern, freilebende Arten mit Zellmund, bei ↑Parasiten osmot. Ernährung; Vermehrung durch Zweiteilung (Längsteilung), bisweilen Zystenbildung. Zahlreiche Arten leben parasit. in den verschiedensten Tierklassen sowie beim Menschen; med. bedeutsame Gattungen: ↑Trypanosoma, ↑Leishmania, ↑Giardia lamblia, ↑Chilomastix mesnili, ↑Trichomonadidae.

Flagellation ⟨*lat*⟩ *f*: Geißelung als Mittel zur sexuellen Erregung, z. B. bei ↑Sadismus.

Flagellin: H-Antigen aus Salmonellen, Mol. Gew. 40 000, besitzt hohe Immunogenität. Fragmente nach enzymat. Spaltung werden mit A, B, C u. D bezeichnet. A besitzt größte immunogene Wirkung. F. wurde für Studien der Immunotoleranz eingesetzt.

Flagellum ⟨*lat*⟩ *n*: Geißel; langer, der Motilität der Zelle dienender Zellfortsatz mit zentralem Achsenfaden des Spermiums.

Flaggenhand: Handhaltung mit rechtwinkliger Ulnarabduktion der Finger 2–5, während der Daumen in Verlängerung der Unterarmlängsachse steht. Ursache: Lähmung des Musculus flexor u. extensor carpi radialis.

Flail chest injury ⟨*engl*⟩ ↑Thorax, instabiler.

Flake fracture ⟨*engl*⟩ *f*: Absprengung eines flockenförmigen osteochondralen Fragments von artikulierenden Flächen durch tangentiale Gewalteinwirkung. Häufig bei Luxationen, bevorzugt an der Patella, den Femurkondylen, Talus. ↑Fraktur, osteochondrale. Abb.

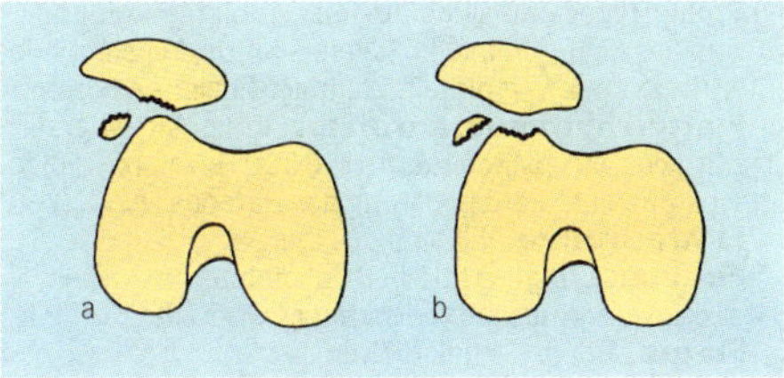

Flake fracture bei Patellaluxation.
Osteochondrales Fragment
a: der Patella; b: des lateralen Femurkondylus

Flammenzellen: flammende Plasmazellen. Bei reaktiven u. neoplast. Plasmazellvermehrungen gelegentl. o. auch gehäuft vorkommende Plasmazellen mit hellrotem Randsaum, der bei unregelmäßiger Struktur an Flammen erinnert. Die bei Pappenheim-Färbung auftretende Rotfärbung ist durch Mangel an RNA in diesen Zytoplasmabereichen sowie durch einen höheren Glykoproteinanteil bedingt (deshalb öfteres Vorkommen bei IgA-Plasmozytom).

Flankenatmung: 1. Bei Inspiration werden vorwiegend die unteren Rippen nach außen bewegt (Pykniker). 2. Bei Stenosen in den Luftwegen kommt es im Inspirium zur Einziehung der seitl. unteren Zwischenrippenräume.

Flankengang: Seitwärtsgehen mit Bevorzugung der kranken Seite bei Halbseitiggelähmten.

Flankenschnitt: gebräuchlichste Schnittführung für Nierenoperation.

Flap ⟨*engl*⟩: Haut-, Hautmuskel- o. Schleimhautlappen zur Deckung von Defekten. ↑Lappenplastik.

Flapping tremor ⟨*engl*⟩: Asterixis, Flattertremor; typ. motor. Störung im präkomatösen Zustand, durch Leberinsuffizienz, partielle respirator. Insuffizienz mit Hyperkapnie, seltener Urämie. Außer veränderter Muskelerregbarkeit, Hyperreflexie bis Areflexie u. gelegentl. ein- o. beidseitigen Pyramidenzeichen stehen als F. t. charakterist. Bewegungen der dorsalflektierten Hände, deren Finger gespreizt werden, u. die Unfähigkeit der Hände, eine best. Haltung einzunehmen, im Vordergrund. Ursache: intermittierende Tonusschwankungen.

Flaschenkaries: Nursing bottle syndrome, Zuckerteekaries; frühzeitig auftretende u. oft zirkuläre Milchzahnkaries (labiale Glattflächen) infolge exzessiver Aufnahme gesüßter Getränke u. Flaschennahrung. Dd. abzugrenzen von ↑Amelogenesis imperfecta hereditaria.

Flaschenzeichen: Funktionsausfall des M. abductor pollicis brevis bei Lähmung des N. medianus bewirkt, daß der Pat. eine Flasche nicht so umfassen kann, daß sie der Hautfalte zwischen Daumen u. Zeigefinger fest anliegt.

Flash ⟨*engl*⟩: nach Einnahme von Amphetamin o. Opiaten auftretende blitzartige visuelle Illusion.

Flat mucosa ⟨*engl*⟩: subtotale Zottenatrophie. Abflachung der Schleimhaut, vorwiegend bei glutensensitiver Enteropathie vorkommend: ganz abgeflachte Zotten mit erhebl. deformierten u. verkürzten ↑Mikrovilli sowie vertieften, hypertrophierten Krypten. Weitere Krankheitsbilder mit passagerer o. persistierender Zottenatrophie: trop. Sprue, Dermatitis herpetiformis, Kwashiorkor, Milcheiweißintoleranz, Sojabohnenintoleranz, Mauriac-Syndrom, Hypogammaglobulinämie, Whipple-Krankheit, intestinales Lymphom, kollagene Sprue, eosinophile Enteritis, H-Kettenkrankheit, Zollinger-Ellison-Syndrom.

Flatterrhythmus, kardialer: frequente Herzerregung (Vorhöfe o. Kammern) bis 300 Hz, deren Folge eine insuffiziente Förderleistung des Herzens ist.

Flattertremor ↑Flapping tremor.

Flatulenz: Blähsucht; bei Gasbildung in Magen o. Darm über den Anus entweichender Darmwind.

Flatus ⟨*lat*⟩ *m*: Wind, Blähung.

Flatus vaginalis: hörbares Entweichen von Winden aus der Scheide, bes. bei Darmscheidenfisteln. ↑Garrulitas vulvae.

Flaujeac-Faktor: bisher nicht näher definierter Faktor, der gemeinsam mit dem Fletscher-, dem Fitzgerald- u. dem Williams-Faktor bei der Aktivierung des Hageman-Faktors (Faktor XII) beteiligt ist u. den Beginn des Intrinsic-Systems der Blutgerinnung beeinflußt. Diejenigen Pat. mit Störungen der Kontaktphase der Blutgerinnung bei normalem Faktor-XII-Gehalt des Blutplasmas weisen keine o. nur eine wenig ausgeprägte hämorrhag. Diathese auf.

Flaumhaar ↑Haarwechsel.

Flavektomie ↑Fenestration.

Flavinadenindinukleotid: *Abk* FAD; ein ↑Dinukleotid aus Flavinmononukleotid u. Adenosinmonophosphat, die über eine Pyrophosphatbindung miteinander verbunden sind. F. wirkt als prosthetische ↑Gruppe vieler Flavinenzyme.

Flavine ⟨*lat*⟩ *n Pl*: Derivate des Isoalloxazins, die sämtl. in 9-Stellung substituiert sind. Wichtigster Vertreter ist das Riboflavin, eine Verbindung aus Isoalloxazin u. dem Alkohol Ribitol, die im Stoffwechsel wie ein Nukleosid zu Flavinmononukleotid u. Flavinadenindinukleotid umgewandelt wird. ↑Vitamin B_2.

Flavinenzyme: Gruppe wasserstoffübertragender Enzyme (↑Oxidoreduktasen), die Riboflavinderivate (Flavinadenindinukleotid o. Flavinmononukleotid) als fest gebundenes Coenzym (prosthetische ↑Gruppe) enthalten u. infolgedessen gelb gefärbt sind, z. B. ↑Succinatdehydrogenase, ↑Aminosäureoxidasen, ↑Acyl-CoA-Dehydrogenasen.

Flavinmononukleotid: *Abk* FMN; Riboflavin-5'-phosphat; Verbindung aus Isoalloxazin, Ribitol u. Phosphat. F. ist Coenzym (prosthetische ↑Gruppe) einiger ↑Flavinenzyme. Ähnl. wie bei den Pyridinnukleotiden unterscheiden sich die oxidierte u. reduzierte Form des F. in ihrem Lichtabsorptionsverhalten.

Flaviviridae *f pl*: Virusfamilie mit den Gattungen ↑Flavivirus u. (tierpathogenem) Pestivirus sowie ↑Hepatitis-C-Virus u. vermutl. ↑Hepatitis-G-Virus. Sphär. Virion (40–60 nm) RNA-Genom. Kapsid kub. symmetr., mit Envelope.

Flavivirus: Virusgattung der Fam. ↑Flaviviridae. Vorkommen bei Säugetieren, Beuteltieren u. Vögeln, Übertragung auf den Menschen durch Moskitos u. Zecken (↑Arbovirosen). Humanpathogen sind ↑Dengue-Virus, ↑Frühsommermeningoenzephalitisvirus, ↑Gelbfiebervirus, japanisches ↑Enzephalitisvirus, ↑Kunjinvirus, ↑Kyasanur-Waldfieber-Virus, ↑Langatvirus, ↑Louping-ill-Virus, ↑Murray-Valley-Enzephalitisvirus, ↑Negishivirus, ↑Omsk-Fiebervirus, ↑Powassan-Virus, ↑Rociovirus, russisches ↑Frühsommerenzephalitisvirus, ↑Saint-Louis-Enzephalitisvirus, ↑Wesselsbron-Virus, ↑West-Nil-Virus.

Flavobacterium meningosepticum: verursacht Meningitis u. Sepsis, auch bei nosokominalen Infektionen der Säuglinge. Med. Bedeutung der anderen Arten ist unklar, Vorkommen im Boden, Wasser u. Lebensmitteln, meist mehrfachresistent gegen Antibiotika.

Flavobakterien: gramnegative, kokkoide bis stäbchenförmige, gelbes pigmentbildende Bakteriengattung.

Flavonoide ⟨*lat*⟩ *n Pl*: weitverbreitete Gruppe von Naturstoffen mit dem Phenylchromangrundgerüst u. den sich daraus ableitenden Hauptgruppen: Flavonole, Flavanone, Flavone u. Chalkone. Vertreter der versch. Flavonglykoside sind Hyperosid, Eriocitrin, Naringin, Vitexin, Diosmin, Astragalin u. Rutin. F. sind pharmak. wirksame Substanzen u. besitzen keine Vitaminwirkung. Einige F. wirken mutagen. Über die Mechanismen der vielfältigen pharmak. Wirkungen gibt es versch. Hypothesen: 1. direkte Wirkung auf die Kapillaren (daher alte Bez. als Permeabilitätsvitamine); 2. Verstärkung der Ascorbinsäurewirkung; 3. Hemmung der Hyaluronidase; 4. Hemmung des Histamins durch Antihistaminwirkung u. durch Hemmung der Bildung sowie Freisetzung von Histamin; 5. Hemmung der Oxidation von Adrenalin; 6. Wirkung auf die Blut- u. Gerinnungszeit; 7. Stabilisierung von Kollagenfibrillen. F. kommen u. a. in Zitronen, Apfelsinen u. Johannisbeeren vor.

Flavoproteine ↑Flavinenzyme.

Flavor ⟨*amerik*⟩: Summe aller Eigenschaften eines Stoffs bei oraler Aufnahme. Dabei wird eine Vielzahl verschiedenartiger Rezeptoren (für Geschmack, Geruch, Berührung, Temperatur, Schmerz u. Propriorezeptoren) stimuliert u. eine komplexe Wahrnehmung erzeugt. Die deutschen Entsprechungen Komplexgeschmack o. Mischreizgeschmack haben sich nicht durchgesetzt (engl.: Flavour).

Flea-borne typhus ⟨*engl*⟩: murines ↑Fleckfieber, endem. Fleckfieber; ↑Rickettsiosen.

Flêche-Zeichen: Berührung der Wand mit dem Hinterkopf bei Dorsalflexion des Kopfs, wenn der Pat. die Wand mit den Schultern u. Fersen berührt, nicht mögl. z. B. bei Spondylitis ankylosans.

Flechsig, Paul Emil (1847–1929), dt. Neurol. u. Psychiater, Leipzig. Aufklärung wichtiger Gehirn- u. Rückenmarkbahnen (Hitzig).

Flechsig-Bahn (nach Paul E. F.): Tractus spinocerebellaris dorsalis.

Flechsig-Regel (nach Paul E. F.): Unterscheidung zwischen prim. Rindenfeldern u. Assoziationsfeldern des zerebralen Kortex in dem Sinne, daß nur die Assoziationsfelder beider Hemisphären durch Kommissurenfasern miteinander verbunden sind.

Flechten: Lebensgemeinschaften (Symbiose) von Pilzen mit Algen. Umgangssprachl. auch Pilzerkrankungen der Haut, z. B. Bartflechten, ↑Dermatomykose.

Flechtensäuren: in Flechten vorkommende Verbindungen; Besitzen antibiot. Wirkung, jedoch mit geringer ther. Breite.

Fleck, blauer ↑Hämatom.

Fleck, blinder: Discus nervi optici, Papilla nervi optici; Stelle des Austritts des Sehnerven (N. opticus) am Augenhintergrund von etwa 1,5 mm Durchmesser, die in der Mitte eine Einbuchtung (Excavatio disci) mit Ein- u. Austritt der Retinagefäße aufweist. Die Sklera ist im Bereiche des b. F. für den Durchtritt der Sehnervenfasern siebartig (Lamina cribrosa). Der b. F. liegt etwa 4 mm nasal von der Stelle des schärfsten Sehens (Fovea centralis). Mittlerer Durchmesser = 1,5 mm. Gilt als Maß bei der Ophthalmoskopie (1 PD = ein Papillendurchmesser). Entspricht etwa 6° im Gesichtsfeld. Da an dieser Stelle die lichtempfindl. Sinneszellen fehlen, ist die Aufnahme von Lichtreizen nicht mögl. (physiol. Skotom im ↑Gesichtsfeld). Die Vergrößerung des b. F. ist ein perimetr. Frühzeichen bei einigen Augenerkrankungen (z. B. Glaukom). ↑Auge. Abb.

Fleckfieber: Rickettsiose. **Klass. (epidem.) F.**: Läusefleckfieber, Typhus exanthematicus, Flecktyphus, Hungertyphus; Erreger: ↑Rickettsia prowazekii; Überträger: vorwiegend Kleiderläuse, seltener Kopfläuse; Inkubationszeit 10–14 Tage. Rascher Fieberanstieg, Kopf- u. Gliederschmerzen, Herz-Kreislaufbeteiligung. ↑Febris continua für 8–10 Tage um 40 °C, Typ. makulopapulöses petechiales Exanthem, zerebrale Sympt. i. S. einer Panenzephalitis, Koma, Kreislaufversagen. Defektheilung. meldepflichtige ↑Infektionskrankheit. **Murines (endem.) F.**: Erreger: ↑Rickettsia typhi. Überträger: Floharten, bes. Pestfloh (Xenopsylla cheopis) u. Katzenfloh. Tier. Erregerreservoire Nagetiere insbes. Ratten. Abb.

Fleckfieber, amerikanisches: amerik. Zeckenfieber; ↑Felsengebirgsfieber.

Fleckfieber, brasilianisches: neotrop. Fleckfieber. ↑Felsengebirgsfieber.

Fleckfiebererreger ↑Rickettsia.

Fleckfieberknötchen: histiozytäre bzw. gliöse Granulome in Herz u. ZNS, gelegentl. auch in Milz u. Leber bei Infektion mit Rickettsia prowazekii.

Fleckfieberschutzimpfung: aktive Immunisierung mit abgetöteten Rickettsien aus Dottersackkulturen. ↑Cox-Vakzine.

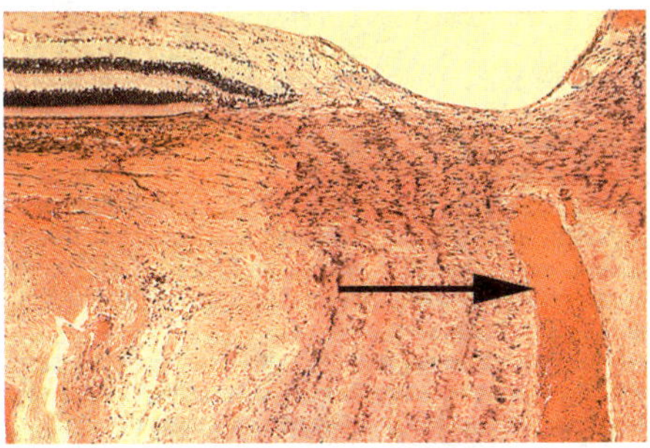

30

Blinder Fleck. Histologischer Schnitt durch das Auge, HE-Färbung; Austritt des Nervus opticus (ohne Retinaschichten), Einbuchtung (Excavatio disci), Längsschnitt eines Blutgefäßes im Nerven (Arteria centralis retinae, Pfeil)

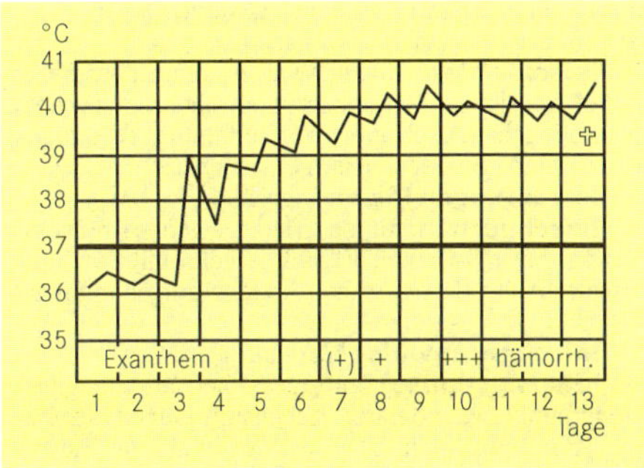

Fleckfieber. Typischer Körpertemperatur- und Krankheitsverlauf

Fleckskiaskopie: augenärztl. Untersuchungsmethode zur objektiven ↑Refraktionsbestimmung. ↑Skiaskopie.

Fleet-Lösung: Lösung (6 g Natriumphosphat u. 16 g Natriumhydrogenphosphat ad 100,0 ml Wasser), die zur Reinigung des Rektosigmoids 20 min vor der Untersuchung instilliert wird.

Fleisch: aus quergestreiften Muskeln bestehende Skelettmuskulatur von Schlachttieren mit den damit zusammenhängenden eßbaren Geweben (Binde- u. Fettgewebe, Gefäße, Knochen, innere Organe). Es enthält biol. wertvolles Eiweiß, unterschiedl. Mengen an Fett u. Mineralstoffen, jedoch nur geringe Mengen an Kohlenhydraten u. Vitaminen; höherer Vitamingehalt in Innereien, bes. Leber u. Niere. Gekühltes u. gefrorenes F. ist Frischfleisch gleichzusetzen, da es dessen Eigenschaften behält. F. ist infolge hohen Wassergehalts, günstiger Nährstoffzusammensetzung u. Struktur ein guter Nährboden für das Wachstum von Mikroorganismen (z. B. Salmonelleninfektionen); Gefahr bei Genuß von rohem o. nicht völlig durchgebratenem bzw. durchgekochtem F.; tierärztl. Schlachttier- u. Fleischuntersuchung dient der Untersuchung der Schlachttiere auf Krankheitserscheinungen, Störungen des Allgemeinbefindens u. a. verdächtige Anzeichen sowie nach der Ausschlachtung der Prüfung der Tierkörper noch vor der Zerlegung auf krankhafte Organveränderungen; bei Verdacht bakt., chem. u. a. Laboruntersuchungen, bei Schweinen zusätzl. Trichinenschau. Bei Auftreten von Krankheitserregern (z. B. Tbc, Leptospirose u. a.) darf F., sofern es in seiner Beschaffenheit nicht verändert ist, erst nach geeigneter Behandlung in den Verkehr gebracht werden.

Fleischer, Bruno F. (1874–1965), Augenarzt, Erlangen. Fleischer-Hornhautdystrophie: als Typ I die ↑Fehr-Hornhautdystrophie, als Typ II die ↑Groenouw-Hornhautdegeneration. ↑Kayser-Fleischer-Pigmentring.

Fleischextrakt ↑Nährbouillon.

Fleischfäulnis: bakteriell bedingte Fleischzersetzung, als Außen- u. Innenfäulnis auftretend. Außenfäulnis ist charakterisiert durch Klebrigkeit der Oberfläche u. Schmierigwerden des Fleischs infolge Peptonisierung des Fleischeiweißes. Ursache sind versch. aerob wachsende Enterobacteriaceae, bei Kühlfleisch psychrotolerante Bakterien aus der Fam. Pseudomonaceae. Innenfäulnis tritt in der bindegewebigen Umgebung großer Gefäße in der Tiefe dicker Fleischpartien auf u. ist durch Gasbildung,

Grünfärbung u. aasartig stinkenden Geruch gekennzeichnet. Ursache sind anaerob wachsende Bazillen.

Fleischfehler: Abweichung in Geruch, Aussehen (Farbe), Konsistenz, Geschmack u. physikal. sowie chem. Eigenschaften (z. B. pH-Wert, Wasserbindungsvermögen) vom Zustand gesunden Fleischs.

Fleischfliegen ↑ Sarcophagidae.

Fleischgeruch: für jede Tierart eigenes Aroma des Fleischs von milchsauer bis süßl., beeinflußt durch das Geschlecht des Tieres u. die Art des aufgenommenen Futters.

Fleischgeschwulst ↑ Sarkom.

Fleischhygiene: Teil der Lebensmittelhygiene; Schwerpunkt in der tierärztl. Lebensmittelüberwachung; umfaßt die hyg. wichtigen Gesichtspunkte der Tierhaltung, des Tiertransports u. der Fleischgewinnung einschl. der Fleischuntersuchung (↑ Fleischhygienegesetz); dient in erster Linie dazu, dem Verbraucher Fleisch u. Fleischprodukte hoher Qualität u. in gesundheitl. einwandfreiem Zustand zu liefern.

Fleischhygienegesetz: Grundlagenvorschrift über die Untersuchungspflicht u. Durchführung der Untersuchung der Schlachttiere u. des Fleischs sowie der Hyg. der Gewinnung.

Fleischmole: formloses Fruchtgebilde, aus der Blutmole durch Auslaugen des Hämoglobins u. bindegewebige Umwandlung entstanden, in dem ein Fetus nicht mehr nachweisbar zu sein braucht.

Fleischvergiftung ↑ Botulismus, ↑ Lebensmittelvergiftungen, ↑ Salmonellenenteritis.

Fleisch, wildes ↑ Caro luxurians.

Fleming, Sir Alexander (1881–1955), brit. Bakt., London. Entdeckung des Penicillins 1928/29. 1945 Nobelpreis für Med./Physiol. (mit E. B. Chain u. H. W. Florey) „für die Entdeckung des Penicillins und seiner therapeutischen Wirkung zur Heilung verschiedener Infektionskrankheiten".

Flemming, W. (1843–1905), Anat., Prag, Kiel.

Flemming-Körperchen (nach W. F.) ↑ Intermediärkörper.

Fletcher, Sir William (1872–1938), Arzt, London, Malaya.

Fletcher, Thomas (1840–1903), Zahnarzt, London.

Fletcher (nach Thomas F.): provisor. Verschluß- u. Befestigungszement in der Zahnmed. Pulver aus ZnO u. $ZnSO_4$ u. versch. Zusätzen, das mit Wasser angerührt wird.

Fletcher-Faktor (nach Sir William F.): bisher nicht näher definierter Faktor, der gemeinsam mit dem Fitzgerald-, dem Williams- u. dem Flaujeac-Faktor bei der Aktivierung des Hageman-Faktors (Faktor XII) beteiligt ist u. den Beginn des Intrinsic-Systems der Blutgerinnung beeinflußt. Diejenigen Pat. mit Störungen der Kontaktphase der Blutgerinnung bei normalem Faktor-XII-Gehalt des Blutplasmas weisen keine o. nur wenig ausgeprägte hämorrhag. Diathese auf.

Fletchern: Eßtechnik, die wenig essen u. gründl. kauen in den Vordergrund stellt. Entlastung des Magen-Darm-Kanals.

Fletscher ↑ Fletcher.

flexibel ⟨*lat*⟩ *Adj*: biegsam.

Flexibilitas cerea ⟨*lat*⟩ *f*: ein zäher, nicht elast. Widerstand der Extremitätenmuskulatur, der passiven Bewegungen entgegengesetzt wird. Vorkommen bei katatonem ↑ Syndrom.

Flexibilität ⟨*lat*⟩ *f*: komplexe psych. Eigenschaft, die es dem Menschen ermöglicht, im Denken u. Handeln den wechselnden Anforderungen der gesellschaftl. Umwelt gerecht zu werden. Ggs. ↑ Rigidität.

Flexio ⟨*lat*⟩ *f*: Beugung.

Flexio uteri: Winkel, den Corpus uteri u. Kollumachse miteinander bilden. Physiol. bildet die Gebärmutterachse einen stumpfen Winkel; pathol. Beugungsverhältnisse sind bei Anteflexio uteri, Retroflexio uteri, Lateroflexio uteri gegeben.

Flexner, Simon (1863–1946), Bakteriologe, Baltimore, New York. Bekannt durch seine Forschungen über Ruhrbakterien. ↑ Shigella.

Flexor ⟨*lat*⟩ *m*: Beuger, Muskel, welcher eine Beugung bewirkt; ↑ Musculus flexor digitorum longus.

Flexura ⟨*lat*⟩ *f*: Flexur; Biegung.

Flexura coli dextra: re. Kolonflexur; Übergang des Colon ascendens in das Colon transversum unterhalb der Leber (↑ Kolon).

Flexura coli sinistra: li. Kolonflexur; Übergang des Colon transversum in das Colon descendens an der Eingeweidefläche des Milz.

Flexura duodeni inferior: untere Biegung am Zwölffingerdarm; Übergang der Pars descendens des Zwölffingerdarms in die Pars inferior. ↑ Duodenum.

Flexura duodeni superior: obere Biegung am Zwölffingerdarm; Übergang der Pars superior in die Pars descendens.

Flexura duodenojejunalis: Übergang des Zwölffingerdarms in den Leerdarm li. des 2. Lendenwirbels.

Flexura perinealis: untere nach vorn konvexe Mastdarmbiegung; entspricht dem Canalis analis.

Flexura sacralis: obere, nach hinten konvexe Mastdarmbiegung; entspricht der Ampulla recti.

Flickgewebe: unspezif. Granulations- u. Narbengewebe, das als minderwertiges Füllgewebe Defekte hochdifferenzierter Gewebe, z. B. Muskulatur, Nervengewebe o. a., schließt.

Fliegen: Brachycera; Unterordnung der Dipteren (Zweiflügler); med. bedeutsame Arten, v. a. aus den Fam. ↑ Muscidae, ↑ Glossinidae, ↑ Cuterebridae, ↑ Tabanidae. Übertragen Erreger vieler Infektionskrankheiten. Die Entwicklung verläuft holometabol. über Ei, Made, Puppe, Imago. Wenige Arten sind lebendgebärend. Die Eiablage erfolgt an toten organ. Substraten, wie verrottenden Pflanzen, Kot, Kadavern u. Lebensmitteln. Maden entwickeln sich aber auch in Wunden. Die Entwicklung der Maden der Stubenfliege (Musca domestica) erfolgt v. a. im Schweine- u. Pferdemist, in Küchenabfällen sowie Kadavern u. dauert 4–7 Tage, die anschließende Puppenruhe je nach Temperatur 3–26 Tage. Jährl. entwickeln sich mehrere Generationen. In Wohnräumen leben auch die Kleine Stubenfliege (Fannia canicularis) u. die Schmeißfliege (Calliphora); Larven im Fleisch u. an Kadavern. ↑ Glossina (Tsetsefliege). Bekämpfung durch Hyg. (Abfallbeseitigung) u. Insektizide.

Fliegenbänder: mit ↑ Insektiziden beschichtete o. getränkte Papier- o. Stoffbänder, die, an der Decke von Räumen aufgehängt, zur Fliegenbekämpfung dienen.

Fliegenbekämpfung: Maßnahmen zur Bekämpfung versch. Fliegenarten (v. a. ↑ Musca domestica) in Gebäuden. 3 Lösungswege: 1. chem. Bekämpfung mit ↑ Insektiziden in mannigfaltiger Form (Wandbesprühung, Aerosolverfahren, Fliegenbänder, -kugeln); 2. physikal. Bekämpfung (Fliegenfenster, Lichtfallen, UV-Licht, Hochspannungsinsektenfallen); 3. biol. Bekämpfung (Einsatz von Schlupfwespen als Puparien-Parasitoide sowie des Musca domestica-Antagonisten Ophyra aenescens) bes. für Stallungen geeignet. Wichtiger Bestandteil der Fliegenbekämpfung ist die Beseitigung der Fliegenbrutstätten (↑Desinsektisation).

Fliegenkugeln: mit einem ↑Insektizid getränkte Pappkugeln, die, unter Beleuchtungskörper gehängt u. regelmäßig angefeuchtet, der ↑Fliegenbekämpfung dienen.

Fliegenlarvenkrankheit ↑Myiasis.

Fliegenmadenkrankheit ↑Myiasis.

Fliegenpilz ↑Amanita muscaria.

Fliegen, spanische ↑Mylabris cichorii.

Fliegen, synanthrope: Arten der ↑Muscidae u. ↑Calliphoridae.

Fließgleichgewicht: stationärer Zustand eines offenen Systems. Das F. bewirkt die Erhaltung konstanter Konzentrationen der Komponenten eines offenen Systems als Folge eines ständigen Flusses u. nicht eines chem. Gleichgewichts, die Unabhängigkeit der Zusammensetzung bei variierendem Stoffangebot u. der Stabilität nach einer Störung durch einen Reiz.

Fließschubspannung: Grenzwert der Schwerkraft, bei dessen Überschreitung (0,004 Pa im Blut) eine Stase überwunden wird, d. h. der Blutstrom im Bereich der Mikrozirkulation wieder in Gang kommt. Die F. ist u. a. abhängig vom Hämatokrit u. der Fibrinogenkonzentration.

Flimmerempfindung: rasch wechselnde Hell-Dunkel-Empfindungen bei entspr. wechselnder Helligkeit opt. Reize, z. B. bei Flackerlicht. ↑Flimmerverschmelzungsfrequenz.

Flimmerepithel: Epithelium ciliatum; Epithelgewebe, dessen Zellen an der freien Oberfläche bewegl. Organellen (↑Zilie), besitzen, die stets in einer Richtung einen „Flimmerschlag" ausführen u. dadurch Partikel (z. B. Staub) transportieren. Vorkommen: Respirationstrakt, Tuba uterina, Uterus. Abb.

Flimmerfusionsfrequenz: Verschmelzung alternierender Lichtreize zu einem konstanten Eindruck bei einer best. Frequenz. Sie steigt mit der Reizintensität (in Abhängigkeit vom untersuchten Netzhautareal u. der spektralen Zusammensetzung des Reizes) u. fällt später wegen Blendung wieder ab.

Flimmerhärchen ↑Zilie.

Flimmerlarve ↑Mirazidium.

Flimmerrhythmus, kardialer: hochfrequente Herzerregung über 300 Hz ohne Möglichkeit einer effektiven Muskelkontraktion (Vorhof-, Kammerflimmern).

Flimmerskotom: kortikal o. subkortikal ausgelöstes vom Pat. wahrgenommenes (pos.) Skotom im peripheren Gesichtsfeld in Verbindung mit einer flimmernden Lichterscheinung. Meist bei Migräne zu Beginn der Kopfschmerzattacken.

Flimmerverschmelzungsfrequenz: Flimmerfusionsfrequenz; Frequenz aufeinanderfolgender, durch Dunkelpausen voneinander getrennter, kurzer Lichtreize, bei der keine Flimmerempfindung mehr auftritt. Bei Tageshelligkeit (im photop. Sehen) kann die F. bis auf 80 Lichtreize je s ansteigen (photop. F.), in der Dämmerung bzw. bei schwacher künstl. Raumbeleuchtung sinkt die F. auf 22–25/s (skotop. F.). Als Untersuchungsmethode zur Feststellung von Ermüdungserscheinungen usw. mitunter noch angewandt. Die F. ist noch abhängig von der Größe des belichteten Retinabezirks, der Leuchtdichte u. der Wellenlänge des Lichts.

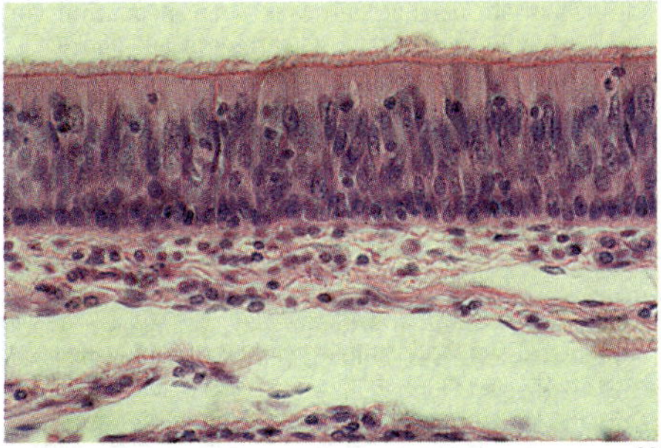

30

Flimmerepithel. Histologischer Schnitt durch den Kehlkopf, HE-Färbung; scheingeschichtetes, säulenförmiges F.

Flip-Flop-Verhalten: Eigenschaft eines instabilen Systems, einen von zwei mögl. Zuständen einzunehmen. F. findet man sowohl bei techn. Systemen als auch bei der ↑Erregungsleitung sowie bei der transversen Diffusion durch Lipiddoppelschichten.

Flippasen: Proteine, die als ↑Translokasen Lipide unter Energieverbrauch nach einem Flip-Flop-Vorgang in die Plasmamembran transportieren u. in den beiden Schichten der Membran (bimolekulare ↑Lipidschicht) unterschiedl. verteilen.

Flocculus ⟨*lat*⟩ *m*: *Dim* zu Floccus; Flöckchen, vorderster Teil der Unterfläche der Kleinhirnhemisphären; ein Zentrum für den Gleichgewichtssinn.

Floccus ⟨*lat*⟩ *m*: Flocke.

Flockungsreaktionen: Verfahren der klass. Syphilisserologie zum Nachweis von Antikörpern (Reaginen) im Patientenserum. Als Antigene werden alkohol. Organextrakte verwendet. Nach prim. Antigen-Antikörper-Reaktion werden unter sek. Beeinflussung des Reaktionsmilieus (z. B. Elektrolyte, Temperatur-Zeit-Faktor, mechan. Einflüsse) die Antigen-Antikörper-Komplexe sichtbar als Trübung, Flockung o. Ballung nach vorangegangener Trübung, Klärung unter Bodensatzbildung. Zahlreiche Tests u. Verfahren wurden angegeben, z. B. Müller-Ballungsreaktion, ↑Meinicke-Klärungsreaktion, Meinicke-Trübungsreaktion, Kahn-Flockungsreaktion, Citocholreaktion, ↑Chédiak-Trockenblutreaktion u. a. m.

Flockungstest: Präzipitationstest, bei dem die Präzipitate als Flocken erscheinen. Wird bes. bei der Herstellung von Toxoidimpfstoffen zur Toxin-Antitoxin-Wertbestimmung verwendet.

Flohbefall: Flohplage; Befall von Vögeln, Säugetieren u. Menschen mit den Imagines versch. ↑Siphonaptera-Arten (geringe ↑Wirtsspezifität), durch lebhafte Bewegung der ↑Ektoparasiten Auslösen von Beunruhigung u. infolge Anstechens der Haut zwecks Blutaufnahme Hervorrufen von juckenden Hautreaktionen u. Kratzwunden verursachender Quaddeln (Flohstichdermatitis). Einige Arten fungieren als Vektor von Krankheitserregern (z. B. ↑Yersinia pestis) bzw. Zwischenwirt (↑Dipylidium caninum). Neben der Bekämpfung der Imagines mit ↑Insektiziden ist die Vernichtung der Entwicklungsstadien in den Brutstätten unerläßl. Med. wichtige Arten: ↑Pulex irritans (Menschenfloh) u. ↑Xenopsylla cheopis (trop. Rattenfloh), aber auch Ceratophyllus gallinae (Hühnerfloh) u. ↑Ctenocephalides canis, ↑Ctenocephalides felis (Hunde- bzw. Katzenfloh) sowie Spilopsylla cuniculi

(Kaninchenfloh) befallen den Menschen. Bedeutung für die Übertragung von Krankheitserregern auf den Menschen haben der **Hundefloh** (Übertragung von Rickettsia mooseri, Toxoplasma gondii sowie Zwischenwirt für Dipylidium caninum u. ↑Hymenolepis nana), der **trop. (oriental.) Rattenfloh** (Xenopsylla cheopis, häufigster F. der Haus- u. Wanderratte in warmen Ländern) als wichtigster Pestfloh (überträgt Yersinia pestis, Rickettsia mooseri u. Toxoplasma gondii) u. als (seltener) Pestüberträger der **europ. Rattenfloh** (↑Nosopsyllus fasciatus).

Flöhe ↑Gesundheitsschädlinge, ↑Siphonaptera.

Flohfleckfieber: endem. ↑Fleckfieber.

Flohplage ↑Flohbefall.

Flohstichenzephalitis: ↑Enzephalitis, die mit akuten (flohstichartigen) Purpura-Blutungen einhergeht.

Floppy infant ⟨*engl*⟩: extrem schlaffes Kind infolge allg. Hypotonie, z. B. bei Myopathia congenita u. infantiler ↑Zerebralparese.

Flores ⟨*lat*⟩ *m Pl*: Blumen, Blüten; Pharmakognosie wird damit Vorliegen einer Blütendroge zum Ausdruck gebracht.

Florey, Sir Howard Walter (1898–1968), brit. Pathol., Oxford. 1945 Nobelpreis für Med./Physiol. (mit E. B. Chain u. A. Fleming) „für die Entdeckung des Penicillins und seiner therapeutische Wirkung zur Heilung verschiedener Infektionskrankheiten".

Florey-Einheit (nach Sir Howard W. F.) ↑Oxford-Einheit.

florid ⟨*lat*⟩ *Adj*: blühend, voll ausgeprägt, stark entwickelt; Bez. für eine Krankheit im aktiven Stadium; z. B. f. gegenüber stationärer Tbc.

Florpapierkontrast: Erscheinung, daß ein graues Testzeichen in einem farbigen Umfeld in der Gegenfarbe des Umfelds auftaucht, wenn es mit Florpapier bedeckt wird, bei der Prüfung des Farbensinns angewendet.

Flotation ⟨*engl*⟩ *f*: Gegenteil von Sedimentation, d. h. das Aufsteigen (Schwimmen) von Partikeln in einer Flüssigkeit, deren ↑Dichte größer als die der Partikeln ist. Best. ↑Lipoproteine, z. B. die Chylomikronen, die ↑Very-Low-Density-Lipoproteins u. ↑Low-density-Lipoproteine haben eine geringere Dichte als das Blutplasma (1,063); sie können durch ihre Flotationsgeschwindigkeit in der Ultrazentrifuge (↑Ultrazentrifugation) charakterisiert werden. Die Flotationsgeschwindigkeit wird wie die ↑Sedimentationsgeschwindigkeit in ↑Svedberg-Einheiten ausgedrückt.

Flotationsverfahren: Verfahren der ↑Stuhluntersuchung in der parasitolog. Diagnostik, bei dem unter Verwendung von Medien mit hoher Dichte (z. B. konzentrierter NaCl-Lösung) Parasitenstadien von geringer Dichte (z. B. Nematoden-Eier) an der Oberfläche einer Flüssigkeitssäule angereichert u. mikrosk. nachgewiesen werden; Beschleunigung des Vorgangs durch Zentrifugieren u. Verbesserung der Übersichtlichkeit durch vorherige Abtrennung der groben Bestandteile der ↑Fäzes. ↑Nematoda.

Flötenschnabelkatheter: Harnleiterkatheter mit verjüngtem, schräg abgeschnittenem vorderen Ende, kon. Schnabel u. zentraler Öffnung.

flottieren: schwebend schwimmen, sich hin- u. herbewegen.

Flourens, Marie Jean Pierre (1794–1867), frz. Physiol., Paris.

Flourens-Gesetz (nach Marie J. P. F.): Bei Drehung des Körpers um seine Längsachse tritt ein ↑Nystagmus auf, wobei die Augenbewegungen stets in der Ebene des gereizten Bogengangs erfolgen.

Flourens-Theorie (nach Marie J. P. F.): Theorie, nach der das Denken nicht an best. Zentren, sondern an die Funktion des ganzen Gehirns gebunden ist.

Flow ⟨*engl*⟩: Fluß; Mengentransport pro Zeiteinheit. Funktionsanalyt. Begriff, bezogen auf strömende Gase u. Flüssigkeiten insbes. Atemgase u. Blut. Es werden unterschieden **Mass flow** (Massenfluß, g d V/dt), **Volume flow** (Volumenfluß, dV/dt) u. die **Transfer rate** (Transferrate, Flußrate, dn/dt). In der Angiographie die Flüssigkeitsmenge in ml, die je Sekunde injiziert wird. Sie hängt von Eigenschaften des Katheters (Länge, Weite) u. vom Druck bei der Injektion (im Verhältnis zum Innendruck im Gefäß) ab.

Flowmeter ⟨*engl*⟩ ↑Durchflußmesser.

Flowmetrie ⟨*engl*⟩ ↑Flußmessung.

Flow-volume-curve ⟨*engl*⟩ Fluß-Volumen-Kurve; atemfunktionsanalyt. Begriff, Aufzeichnung des momentalen Inspirationsflow gegen die entsprechende Lungenvolumenänderung.

Fluchtreaktion ↑Fluchtreflex.

Fluchtreflex: kompliziertes Reflexgeschehen (Fluchtreaktion), das als Schutzverhalten in Form einer Lokomotion von einer opt., akust., olfaktor. o. taktilen Reizquelle ausgelöst wird u. zu einer Entfernung vom Schädigungsreiz führt.

Flucloxacillin: Isoxazolylpenicillin, halbsynthet. ↑Penicillin, bes. Penicillasestabil.

Flucytosin ↑5-Fluorcytosin.

Flufenaminsäure: Anthranilsäurederivat, Antirheumatikum, Nebenwirkungen auf Niere u. Magen-Darm-Kanal (Blutungen).

Flügelabsatz: innen o. außen nach vorn verlängerter Absatz an orthop. o. Konfektionsschuhen zur Stabilisierung des Schuhgelenks.

Flügelfell: ↑Pterygium colli, dreieckige Hautfalte vom Ohr zum Akromion. Häufiges Sympt. bei ↑Ullrich-Turner-Syndrom.

Flügelfortsatzpfeiler: einer der ↑Kaudruckpfeiler des Schädels, welcher den Kaudruck vom 2. u. 3. Mahlzahn über den Flügelfortsatz (↑Processus pterygoideus) zur mittleren Schädelbasis leitet.

Flügelgaumengrube ↑Fossa pterygopalatina.

Flügelplatte: dorsaler Teil des Neuralrohrs. Aus den Zellen der F. bilden sich die Hinterhörner des Rückenmarks u. sensible Kerngebiete des Gehirns.

Flügelschlagen ↑Flapping tremor.

Flügelzelle: Sehnenzelle (Tendinocytus) mit flügelförmigen Zellfortsätzen. Abb.

Flügge, Karl (1847–1923), Hyg., Göttingen, Breslau, Berlin.

Flügge-Apparat (nach Karl F.) ↑Formalinverdampfungsapparat.

Flugillusion: eine aus realen Sinneseindrücken gebildete Vorstellung über die räuml. Lage des Flugzeugs zum natürl. Horizont o. zu anderen Flugkörpern, die den tatsächl. Verhältnissen nicht entspricht. Ursache sind die unvollkommene Widerspiegelung der realen räuml. Beziehungen zwischen Subjekt u. Umwelt durch die menschl. Sinnesorgane beim Fliegen. Es werden F. vorwiegend vestibulären, visuellen u. komplexen vestibulär-visuellen Charakters unterschieden. Eine der häufigsten Sinnestäuschungen bei der Führung eines Flugzeugs ist die Illusion der Schräglage.

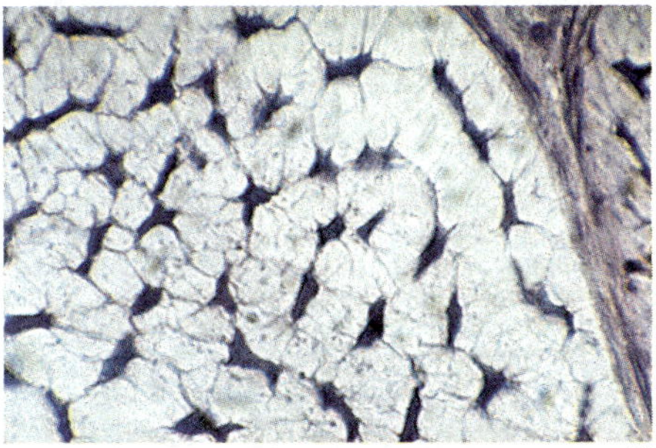

Flügelzelle. Histologischer Querschnitt durch eine Sehne, HE-Färbung; Fortsätze der F. zwischen Kollagenfasern

Flugkrankheit ↑Kinetose.

Flugmedizin ↑Luftfahrtmedizin.

Flugtauglichkeit: durch den Arzt zu beurteilende Tauglichkeit zum Flug o. zum Einsatz als fliegendes Personal. Bei best. Erkrankungen wie z. B. kurz nach einem Herzinfarkt ist eine F. nicht gegeben.

Fluidimpfstoff: flüssiger Impfstoff, der ein ↑Toxoid o. abgetötete bzw. attenuierte Krankheitserreger meist in isotoner Kochsalzlösung, ohne Zusatz eines ↑Adjuvans, enthält (Ggs. ↑Adsorbatimpfstoff, ↑Präzipitatimpfstoff).

Fluid lung ⟨*engl*⟩ ↑Flüssigkeitslunge.

Fluidographie: selten eingesetztes Röntgenaufnahmeverfahren (Isodenstechnik nach Dobretsberger), bei dem die Strahlenschwächung der Umgebung der Mamma durch ein Alkohol-Wasser-Gemisch der der Mamma angeglichen wird.

Fluktuation ⟨*lat*⟩ *f*: Nachweis einer Wellenbewegung durch ↑Perkussion u. ↑Palpation, bedingt durch Ansammlung von Flüssigkeit in Bauchhöhle o. Geweben.

Fluktuationstest: von S. Luria u. M. Delbrück entwickelte Methode zum Nachweis spontan entstandener Mutationen.

Flumazenil: ein ↑Benzodiazepinantagonist.

Flumethasonpivalat: Kortikosteroid zur lokalen Anwendung.

Flunitrazepam: Benzodiazepin; Verwendung als Schlafmittel.

Fluocinolonacetonid: Fluorkortikoid mit sehr starker antiphlogist. u. antiallerg. Wirkung.

Fluocortolon: fluoriertes Glukokortikoid, das als ↑Dermatikum verwendet wird; ↑Glukokortikoide.

Fluor ⟨*lat*⟩ *m*: **1.** ***Chem.:*** chem. Symbol F, Ordnungszahl 9, relative Atommasse 19,0. Schwach grünlichgelbes, durchdringend riechendes, chem. sehr aggressives Gas. Als leichtester Vertreter der ↑Halogene ist F. das Element mit der höchsten Elektronegativität u. der größten chem. Reaktionsfähigkeit. **2.** ***Toxikol.:*** ↑Fluorwasserstoffsäure.

Fluor ⟨*lat*⟩ *n*: F. genitalis, F. vaginalis; Ausfluß aus der Scheide u. höher gelegenen Genitalregionen. Hauptsymptom der Kolpitis, bedingt durch Störung der physiol. Scheidenflora. Farbe u. Konsistenz unterschiedl., teils anat.-physiol., teils infektiöse Ursache wie Trichomonaden, Pilze, Gonorrhö. Bei blutigem F. stets nach Karzinom fahnden! **F. albus**: weißl., kein Blut enthaltender F., Weißfluß. **F. neonatorum**: schleimiger Ausfluß der bei neugeborenen Mädchen als Reaktion auf die von der Mutter übertragenen Hormone.

Fluoracetat: Enzymgift, das nach Biotransformation zu Fluorzitrat die ↑Aconitase u. damit den ↑Zitronensäurezyklus hemmt. Organ. Fluorverbindungen verändern in tox. Konzentrationen Geruch u. Geschmack von Trinkwasser u. von Nahrungs- u. Genußmitteln nicht, sie können deshalb unbemerkt aufgenommen werden (Sabotagegifte). Dosis letalis für den Erwachsenen liegt bei 300 mg. Zur Hemmung des Giftungsmechanismus wirkt in der Latenzperiode Glycerolmonoacetat als Antidot.

Fluorapatit: $Ca_5(PO_4)_3F$. Der Austausch von OH durch F im Hydroxylapatit, einem wichtigen Bestandteil der Zähne, erhöht die Widerstandsfähigkeit des Schmelzes gegen Karies.

Fluorbilanz: Relation zwischen Aufnahme, Retention u. Ausscheidung von Fluorid. **Ausgeglichene F.**: 30 % des aufgenommenen Fluorids werden retiniert u. 30 % in den Hartgeweben mobilisiert u. ausgeschieden. **Pos. F.**: Ausscheidung ist geringer als Aufnahme (Wachstumsphase). **Neg. F.**: Ausscheidung ist größer als Aufnahme (mittleres bis höheres Erwachsenenalter).

5-Fluorcytosin: Flucytosin; antifungieller Wirkstoff zur Chemotherapie bei ↑Candidosen, ↑Kryptokokkose u. der ↑Chromomykose. F. kann mit ↑Amphotericin B kombiniert werden u. eignet sich damit zur Ther. der ↑Aspergillosen. Gastrointestinale Symptome, Leberschädigung u. Blutbildveränderungen sind häufige Nebenwirkungen. Anwendung in der Schwangerschaft u. Stillzeit nur nach strenger Indikationsstellung.

Fluordiagnostik: Bestimmung der zellulären, bakteriellen u. parasitären Bestandteile des Vaginalfluors, der bei Entzündungen vermehrt gebildet u. ausgeschieden wird. Dadurch Erkennung der Entzündungsursachen bzw. -erreger zum Einsatz einer gezielten Ther.

Fluorescamin: 4-Phenylspiro[furan-2(3), 1-phthalan]-3,3-dion, reagiert mit prim. Aminen unter Bildung intensiv fluoreszierender Substanzen. Die Umsetzung mit F. erlaubt die schnelle u. sensitive Bestimmung von Aminosäuren, Peptiden, Proteinen u. anderen prim. Aminen im Pikomolbereich.

Fluorescence quenching ⟨*engl*⟩: Minderung der Fluoreszenz von markierten Antikörpern nach deren Bindung an das korrespondierende Hapten. F. q. kann zur Affinitätsbestimmung herangezogen werden, da hochaffine Antikörper ein ausgeprägteres quenching aufweisen als niedrigaffine, nachgewiesen im Modell ε-Dinitrophenyl-L-Lysin.

Fluoreszeintest ↑Fadenprobe.

Fluoreszeinvitalfärbung: Hornhautstellen, die nicht von Epithel bedeckt sind, färben sich mit Fluorescein-Na intensiv an. Diagn. Nutzung bei allen Erkrankungen der Bindehaut u. Kornea, ↑Tränenfilmaufrißzeit.

Fluoreszenz: unmittelbare Emission von (etwas langwellig verschobener) Strahlung durch Stoffe nach Anregung mit kurzwelligem Licht.

Fluoreszenzangiographie: Untersuchungsmethode der Netzhaut- u. Aderhautgefäße. Intravenös verabfolgtes Fluorescein-Na wird durch die Ophthalmoskopie mit kurzwelligem (blauem) Licht zur Fluoreszenz angeregt, so daß bei Betrachtung mit einem darauf abgestimmten Sperrfilter Füllung, Verteilung u. Durchströmung der Arterien, Arteriolen, Kapillaren u. Venolen der Retina beobachtet (Fluoroskopie) o. photographiert werden können. Die mit der F. erhobenen Befunde haben größte Bedeutung für die Hämodynamik u. Angiologie des

Augenhintergrunds erlangt u. mit der ↑Photokoagulation gemeinsam große prakt. Konsequenzen in der Diagnostik u. Ther. vieler Erkrankungen nach sich gezogen.

Fluoreszenzantikörpertechnik: *Abk* FAT; ↑Immunfluoreszenztechnik.

Fluoreszenzenzymimmunoassay: Form des ↑Enzymimmunoassay, bei welchem der Nachweis der Enzymaktivität des freien o. gebundenen Antigen-Antikörper-Enzym-Konjugates durch Einsatz eines fluorogenen Substrats gelingt (Peroxidase: p-Hydroxyphenylessigsäure).

Fluoreszenzimmunoassay: immunchem. Nachweis- u. Bestimmungsmethode, die mit markierten Antigenen arbeitet. Als Marker dienen fluoreszierende Substanzen (Prototyp: Fluoresceinisothiocyanat). Das markierte Antigen konkurriert mit dem Antigen aus der zu analysierenden Probe um die Bindungsstellen des Antikörpers. Nach Abtrennung des gebundenen vom freien Antigen u. Messung der Fluoreszenz wird auf die Konzentration der gesuchten Substanz geschlossen. Ohne Trennschritt arbeiten F., bei denen quantitative Unterschiede in der Fluoreszenzintensität zwischen freien u. antikörpergebundenen fluoreszierenden Antigenen bestehen bzw. durch Zusatz weiterer Reagenzien erreicht werden.

Fluoreszenzmikroskopie: Form der Mikroskopie mit ultraviolettem Licht zur Untersuchung von 1. Primärfluoreszenz von Strukturen, 2. Sekundärfluoreszenz nach Zugabe fluoreszierender Farbstoffe. Das die Fluoreszenz erregende Licht wird durch Sperrfilter vom Auge ferngehalten, so daß die Objekte wie selbstleuchtend auf dunklem Grund erscheinen. Objekte ohne Eigenfluoreszenz können durch best. fluoreszierende Farbstoffe (Fluorochrome) selektiv angefärbt werden. Technik: Injektion von fluoreszierenden Farbstoffen (Fluorochrome, Acridinorange) in die Blutbahn des narkotisierten Tieres. Bei der Untersuchung mit dem Fluoreszenzmikroskop leuchten die lebenden Zellen um so intensiver auf, je mehr Farbstoffe sie aufgenommen haben. Die F. wird bes. zur Unterscheidung lebender u. toter Zellen benutzt. Die F. wird vielfach mit der ↑Phasenkontrastmikroskopie kombiniert, um durch Kontrastierung der nicht fluoreszierenden Bereiche die Lokalisation der fluoreszierenden Bereiche erkennen zu können. Der Einsatz der F. erfolgt u. a. in der Zyto- u. Histochemie, Immun., Pathol., Zytologie, Serol., Bakt., Mikrobiol.

Fluoreszenz-Treponemaantikörper-Absorptionstest: *Abk* FTA-ABS-Test; Modifikation des ↑Fluoreszenz-Treponemaantikörpertests. Das Patientenserum wird vor dem eigentl. Test mit Kulturtreponemen der ↑Reiter-Spirochäte absorbiert, was die Empfindlichkeit u. Spezifität des angeschlossenen FTA-Tests steigert. Reaktion des Suchspektrums der ↑Syphilisserologie.

Fluoreszenz-Treponemaantikörpertest: *Abk* FTA-Test; Verfahren der spezif. ↑Syphilisserologie. Treponemata pallida des ↑Nichols-Stamms werden auf einem Objektträger mit dem Patientenserum überschichtet. Danach wird fluoreszeinmarkiertes Antihumanglobulin aufgetragen. Pos. Reaktion: Die Treponemen leuchten im Fluoreszenzmikroskop auf.

Fluoreszenzzystoskopie: Methode zur Erkennung von Blasenkarzinomen; Technik: Pat. bekommt einige Tage lang Tetrazyklin, das 36 h vor der Untersuchung abgesetzt wird, so daß es aus dem Körper völlig ausgeschieden, in den Karzinomzellen jedoch noch gespeichert ist. Bei Zystoskopie mit quarzfiberübertragenem ultraviolettem Licht u. Besichtigung mit Quarzlinsenoptik rote Fluoreszenz des (in den Karzinomzellen festgehaltenen) Tetrazyklins in der sonst grünleuchtenden Blase.

Fluorid: Salze des Fluors; F. ist zwar nicht lebenswichtig, hat sich aber international bei der kollektiven (Trinkwasser, Milch, Salz) u. individuellen (Spülung, Touchierung, Lack, Zahnpasta) Kariesprophylaxe bewährt. Umwandlung des Hydroxylapatits v. a. des peripheren Schmelzes in einen instabilen Hydroxylfluorapatit (geringere Säurelöslichkeit in vitro) insbes. während der präeruptiven tertiären Schmelzreifung. ↑Fluorbilanz vom Angebot u. vom Lebensalter abhängig. Optimal kariesprotektives Fluoridangebot führt nicht zur ↑Dentalfluorose o. allg. Nebenwirkungen.

Fluoridierung: **1.** Med. kontrollierte Zufuhr von Fluoriden zum Zwecke der Kariesprophylaxe. **2.** Anreicherung von ↑Fluorid in kariesprotektiven Konzentrationen in regelmäßig aufgenommenen Nahrungsbestandteilen, wie Wasser, Salz, Milch. Lokale bzw. top. F. ist Einwirkung von fluoridhaltigen Zubereitungen, wie Spülmittel, Lacke, Touchierungen o. Zahnpasten.

Fluorimetrie: qualitatives u. quantitatives Analyseverfahren fluoreszierender (↑Fluoreszenz) Stoffe nach Anregung mit kurzwelligem Licht (↑Lumineszenzspektralanalyse).

Fluorkarbone: mit ↑Fluor substituierte Kohlenwasserstoffe, die Sauerstoff in größerer Menge lösen u. so als Sauerstoffüberträger wirken. Ihr Einsatz als synthet. Blutersatz ist in Erprobung.

Fluorkarbonsäurederivate: chem. Kampfstoffe, wirken nach oraler Aufnahme als Stoffwechselgifte durch Hemmung des Zitronensäurezyklus (Hemmung des Enzyms Aconitase). Wichtigste Vertreter: Fluoressigsäure, Fluorbuttersäure.

Fluoroskopie ↑Fluoreszenzangiographie.

Fluorouracil: 5-Fluor-2,4(1H,3H)-Pyrimidindion; wirkt als Antimetabolit (Pyrimidinantagonist). Nach Umwandlung in versch. Ribonukleotide Blockierung der DNA-Synthese durch Hemmung der Thymidylatsynthetase u. Störung der Translation durch Inkorporation in die RNA. Anwendung bei Mammakarzinomen, Kolon- u. Rektumkarzinomen. ↑Zytostatika.

Fluorprednisolon: ein ↑Kortikoid.

Fluorprophylaxe: Kariesprävention mittels Fluoridzufuhr. ↑Fluoridierung.

Fluortest: Methode zur relativen ↑Altersbestimmung fossiler Skelettreste durch quantitativen Nachweis der während der Bodenlagerungszeit aus dem Grundwasser unter Bildung von Fluorapatit aufgenommenen Fluoridionen. Der F. beruht auf dem Vergleich des Fluoridgehalts mit dem von Skelettresten bekannten Alters vom gleichen Fundort.

Fluorwasserstoffsäure: Flußsäure, Glasätztinte; dringt schnell in die Haut ein; stunden- u. tagelange Schmerzen als Zeichen tiefgreifender, schlecht heilender Nekrosen. Anorgan. Fluorwasserstoffsäureverbindungen, z. B. in Holzkonservierungsmitteln, verursachen als starkes Enzymgift bereits in geringen Dosen nach oraler Aufnahme schwere Vergiftungen. In Spuren zur Kariesprophylaxe bei Kindern, ↑Fluoridierung des Trinkwassers. Organ. Fluorverbindungen wie Fluoracetat u. Fluorzitrat sind Sabotagegifte. In geringen Dosen Hemmung des Energiestoffwechsels (Zitronensäurezyklus). Fluor bildet bei Luftfeuchte sehr schnell Fluorwasserstoff (HF).

Akute Giftwirkung von HF durch Säureverätzung der Zellen des Atemtrakts einschl. der Alveolen. Chron. Vergiftung durch HF o. Fluoride gekennzeichnet durch Knochenveränderungen (Osteosklerose), bes. an Wirbelsäule u. Becken; Sonderformen sog. Nachbarschafts-, Trinkwasser-, Wein- u. a. -fluorosen. ↑Fluor.

Fluorzitrat ↑Fluor.

Fluostigmin: ein ↑Cholinesterasehemmstoff.

Fluoxymesteron: antineoplast. wirksames Steroid, Hormonderivat mit androgener Wirkung. Anwendung bei Mammakarzinomen, aplast. Anämien.

Flupentixol: ein ↑Thioxanthenderivat, das als ↑Neuroleptikum verwendet wird.

Fluphenazin: ein ↑Neuroleptikum.

Fluprofen: ein ↑Antirheumatikum.

Flurazepam: Benzodiazepinderivat, vornehml. Schlafmittel, ähnl. wie ↑Nitrazepam.

Flury-Vakzine: attenuierter Tollwutlebendimpfstoff zur aktiven Immunisierung von Tieren. ↑Tollwutimpfstoff.

Flush-Syndrom ⟨*engl*⟩: anfallsweise Blutwallungen bes. im Bereich des Gesichts, bei Karzinoiden, insbes. wenn sie hepatisch o. pulmonal lokalisiert sind. Ursache ist eine Serotoninausschüttung. ↑Karzinoidsyndrom.

Fluspirilen: ↑Neuroleptikum, wirkt ähnl. wie ↑Pimozid.

Fluß ↑Flux.

Flußblindheit ↑Onchozerkose, ↑Onchocerca volvulus.

Flüssigkeit, extrazelluläre: Gesamtheit der Körperflüssigkeit, die sich im extrazellulären Raum (↑Kompartimentierung) des Organismus befindet. Sie macht etwa 20 % des Körpergewichtes aus; ihr Volumen ist beim Erwachsenen halb so groß wie das der intrazellulären Flüssigkeit. Sie setzt sich aus ↑Blutplasma u. interstitieller Flüssigkeit zusammen. Von der e. F. ist die transzelluläre Flüssigkeit zu unterscheiden; ↑Flüssigkeitsräume. Gegenüber der intrazellulären Flüssigkeit enthält die e. F. wesentl. höhere Konzentrationen an Na^+, Cl^- u. HCO_3^-. Ihr K^+-Gehalt ist sehr niedrig (↑Gamble-Diagramme). Bei Vergrößerung der e. F. entstehen ↑Ödeme, bei ihrer Verminderung sind die Nierendurchblutung u. die Glomerulusfiltration beeinträchtigt (↑Darrow-Yannet-Diagramm).

Flüssigkeit, interstitielle: Teil der extrazellulären ↑Flüssigkeit, die sich außerhalb der Blutgefäße befindet u. die Gewebe u. Organe umgibt (14 % des Körpergewichtes). Sie ist das Ultrafiltrat (↑Ultrafiltration) des Blutplasmas (nahezu eiweißfrei); mit dem Blutplasma ist sie isoton; (↑Donnan-Gleichgewicht; kolloidosmotischer ↑Druck).

Flüssigkeit, intrazelluläre: Gesamtheit der Körperflüssigkeit, die sich im intrazellulären Raum (↑Kompartimentierung) des Organismus befindet (40 % des Körpergewichtes); ihr Volumen ist beim Erwachsenen doppelt so groß wie das der extrazellulären Flüssigkeit, beide sind isoton zueinander. Gegenüber letzterer enthält die i. F. höhere Konzentration an K^+ u. Mg^{2+} sowie an Phosphat, organ. Phosphatverbindungen u. Eiweiß (↑Gamble-Diagramme; ↑Na^+/K^+-ATPase).

Flüssigkeitshaushalt: beschreibt die Flüssigkeitsaufnahme u. -ausscheidung des Körpers. Beteiligte Organe: Niere, Magen-Darm-Trakt, Haut, Lunge. Von 180 l Primärharn werden nur etwa 1,4 l Endharn ausgeschieden; Volumen der tgl. sezernierten Verdauungssäfte beträgt 8,2 l, davon werden nur etwa 100 ml ausgeschieden. Durch die Lungen u. die Haut (↑Perspiration) werden tgl. etwa 900 ml abgegeben. Die Summe des gesamten ausgeschiedenen Flüssigkeitsvolumen beträgt tgl. etwa 2 400 ml. Bei Wassergleichgewicht wird dieser Verlust durch die Aufnahme des gleichen Volumens Wasser ausgeglichen. Aufnahme durch Trinken 1 200 ml; Wasser in Nahrungsmitteln 900 ml u. ↑Oxidationswasser 300 ml. Abweichungen z. B. bei Blutverlusten, Erbrechen, Diarrhö, im Fieber, bei Laktation. ↑Wasserhaushalt.

Flüssigkeitshaushaltsveränderungen, nichtproportionale: treten nach Verlust o. Zufuhr von Wasser bzw. Elektrolyt auf u. sind gekennzeichnet durch Abweichungen der Osmolarität der Körperflüssigkeiten u. ihres Volumens gegenüber normal (↑Darrow-Yannet-Diagramm). Man unterscheidet hyperosmot. Abweichungen von hypoosmot. Abweichungen. Im Ggs. zu den proportionalen Veränderungen erfassen die nichtproportionalen auch den intrazellulären Raum.

Flüssigkeitslunge: Fluid lung; interstitielle Flüssigkeitsansammlung mit verhältnismäßig geringer Beteiligung der Alveolen. Typ. röntg. Veränderungen sind vom Zentrum bis in die Lungenperipherie hinein reichende weiche, streifige Veränderungen. Teilweise auch konfluierende Fleckschatten; dd wichtig ist die Lageabhängigkeit des Ödems. Es besteht häufig eine Diskrepanz zwischen der Dyspnoe des Pat. u. dem Fehlen pathol. Perkussions- u. Auskultationsbefunde. Als Ursachen kommen neben der Hypervolämie in der Niereninsuffizienz auch eine Kapillarschädigung u. eine Permeabilitätssteigerung in Frage.

Flüssigkeitsräume: Unterteilung der Körperwasser enthaltenden Räume in die zwei wichtigsten Kompartimente: Intrazellularraum u. ↑Extrazellularraum. Die Körperflüssigkeit zeigt charakterist. Unterschiede, je nachdem, ob sie sich innerhalb o. außerhalb der Zellen befindet. Der intrazelluläre F. schließt die gesamte Körperflüssigkeit in den Zellen ein. An Elektrolyten sind v. a. K^+, Eiweiß u. Phosphatester vertreten. Der extrazelluläre F. umfaßt die interstitielle Flüssigkeit, welche die Zellen untereinander u. mit den Gefäßen verbindet, sowie die intravasale Flüssigkeit (Plasma, Lymphe). Die extrazelluläre Flüssigkeit ist eiweißarm. An Ionen enthält sie v. a. Na^+, Cl^-, HCO_3^-. Außerdem wird der transzelluläre F. unterschieden. Er faßt die Flüssigkeit in den Körperhöhlen, Gelenken u. Drüsen zusammen. Dazu zählen auch Liquor, Galle u. Urin. Der Anteil der transzellulären Flüssigkeit am Gesamtwasser ist sehr gering. Er kann aber bei Krankheiten stark zunehmen. Die Wasserverteilung auf die F. variiert beim Menschen nach Alter, Geschlecht u. Körperzustand (Tab.). Spezif. Zusammensetzung der Flüssigkeiten: ↑Gamble-Diagramme. Tab.

Flüssigkeitsräume des Organismus (in % des Körpergewichtes)

	Frau	Mann	Kleinkind
intrazellulär	40	45	48
extrazellulär	14	15	29
Gesamtwasser	54	60	77

Flüssigkeitsszintillationsspektrometer: spezif. Strahlungsmeßgerät, bei dem zeitl. nacheinander unter Verwendung eines ↑Probenwechslers die Impulsrate einer großen Zahl (200–1 000 Proben) von Betapräparaten (v. a. ^3H, ^{14}C) automat. bestimmt wird, jedoch nicht der Spektrometrie dient. Als Strahlungsdetektor dient ein ↑Flüssigkeitsszintillator. Um die Energie versch. Betastrahler voneinander trennen zu können, enthalten die Geräte einige ↑Impulshöhenanalysatoren.

Flüssigkeitsszintillationszähler: Liquid Scintillation-Counter (LSC); Meßsystem zur automat. Messung niederenerget. Betastrahler (z. B. ^{3}H, ^{14}C). Als ↑Szintillationsdetektoren dienen organ. Lösungen, die bei Bestrahlung Licht emittieren. Dabei wird die Meßprobe in Lösungsvermittler gebracht, die auch den Szintillator beinhalten. Das emittierte Licht gelangt auf 2 gekühlte ↑Sekundärelektronenvervielfacher, die Lichtquanten in elektr. Impulse umwandeln. Meßfehler entstehen durch den ↑Quencheffekt u. müssen korrigiert werden.

Flüssigkeitsszintillator: Lösung eines o. mehrerer Szintillatoren (Leuchtstoffe) in einem organ. Lösungsmittel, die bei ionisierender Bestrahlung Licht emittiert. Die Strahlung regt die Moleküle des Lösungsmittels an, die die Energie auf die Szintillatormoleküle übertragen (Konzentration von 3–5 g/l). Verwendet werden als Lösungsmittel Toluen, Xyloen, 1,4–Dioxan. Szintillatoren sind p-Terphenyl, PPO, PBD, αNPO, POPOP. Vorteil der F.: großes Volumen, daher große Empfindlichkeit. F. werden zum Nachweis von Höhenstrahlung, Neutrinos, in ↑Ganzkörperzählern u. in der Nuklearmed. von weicher Betastrahlung ^{3}H, ^{14}C verwendet.

Flüssigkeitszähler: Zählrohranordnung zur Messung radioaktiver Flüssigkeiten, bes. mit geringer spezif. Aktivität (bis etwa 10^{-6} μCi/cm^{3}=37 mBq). Die Zählrohre sind dünnwandig, z. T. zu mehreren angeordnet; teils tauchen sie in die aktive Flüssigkeit, teils haben sie Becherform.

Flüssigkeit, transzellulare: derjenige Teil der Körperflüssigkeit, der sich im straffen Bindegewebe, im Knorpel u. Knochen, im cerebrospinalen System (↑Liquor cerebrospinalis), in den Verdauungssekreten, in der Harn- u. Gallenblase sowie im Pleural- u. Peritonealraum befindet. Hierher gehören auch die ↑Synovialflüssigkeit, der ↑Schweiß u. das Kammerwasser des Auges. Obgleich diese Flüssigkeit extrazellulär lokalisiert ist, unterscheidet sie sich von der eigentl. extrazellulären Flüssigkeit dadurch, daß ihre Zusammensetzung durch die Tätigkeit spezif. Zellen bestimmt wird. Die t. F. macht etwa 5 % des Körpergewichtes aus.

Flüssigkristall: mesomorphe Phase der Materie, die sowohl die mechan. Eigenschaften einer Flüssigkeit als auch opt. Eigenschaften von Kristallen besitzt. Zu unterscheiden sind lyotrope u. thermotrope F. **Lyotrope F.** bilden sich bei der Lösung gewisser Stoffe in geeigneten Flüssigkeiten, **thermotrope F.** entstehen beim Schmelzen von Stoffen aus Molekülen mit langgestrecktem Bau innerhalb best. Temperaturbereiche. Z. Z. sind etwa 3 000 Stoffe bekannt, die F. bilden. Eine Anwendung in der Med. zur flächenhaften Temperaturmessung haben F. der Ester des Cholesterins gefunden, die eine stark temperaturabhängige selektive Reflexion für sichtbares Licht aufweisen, d. h. temperaturabhängig versch. Reflexionsfarben erzeugen (↑Zirkulardichroismus bei schraubenförmiger Molekülstruktur).

Flüssigkristallanzeige: engl. Liquid Crystal Display, LCD. Elektron. Anzeigeelement, das die Eigenschaft der ↑Flüssigkristalle ausnutzt, ihre Lichtreflexion beim Durchgang von elektr. Strom o. Anlegen eines elektr. Felds zu verändern. Anwendung z. B. für Sieben-Segment-Anzeigen.

Flüssigkristallthermographie: Erfassung flächenhafter Temperaturbereiche der menschl. Körperoberfläche mit Hilfe von Flüssigkristallen von Cholesterinester, die im Temperaturintervall von 32 °C bis 38 °C charakterist., von der Temperatur abhängige Farbumschläge zeigen. Aufbringen solcher Cholesterinester auf die Haut ermöglicht Stellen unterschiedl. Hauttemperatur an der verschiedenartigen Farbbildung zu erkennen u. somit eine Thermographie der Körperoberfläche zu erstellen.

Flüssigmosaikmodell: Modellvorstellung über ↑Membranen. Im Unterschied zu dem Danielli-Modell befindet sich ein großer Teil der Membranproteine im hydrophoben Inneren der Doppelschicht u. ist dort durch hydrophobe Wechselwirkungen mit den Kohlenwasserstoffketten der Lipide verankert. Gleichzeitig wird die Lipiddoppelschicht als eine „zweidimensionale Flüssigkeit" betrachtet u. die Diffusionsbewegung der Lipide u. Proteine in der Membran betont.

Flußmessung: Flowmetrie; Messung der Blutflußgeschwindigkeit in vivo. Zur F. wurden versch. physikal. Methoden angewandt, wie z. B. Messung mittels elektromagnet. Transducer, Impedanzmessung, Infrarotthermographie, Kristallthermographie u. nuklearmed. Perfusionsmessung nach Applikation von Radioisotopen. Seit Ende der Siebzigerjahre wird zunehmend die ↑Ultraschall-Doppler-Technik als nichtinvasives Verfahren verwendet.

Flußsäure ↑Fluorwasserstoffsäure.

Fluß-Volumen-Diagramm: graph. Darstellung der Beziehung zwischen Atemstromgeschwindigkeit (Fluß) u. Atemvolumen beim Atemstoßtest. Die Messung erfolgt mit einem elektron. ↑Pneumotachographen mit einem ↑xy-Schreiber, der die Kurve direkt aufzeichnet (Fluß auf der Ordinatenachse). Aus Steilheit u. Krümmung können im Vergleich zu Normalkurven atemmechan. Inhomogenitäten u. obstruktive u. restriktive Einschränkungen der Lungenfunktion ermittelt werden.

Flüsterprobe: mit Flüstern durchgeführte phonet. ↑Hörprüfung.

Flüsterstimme: Stimme mit hohem Klangcharakter. Die aperiod. schwingenden Stimmlippen sind fest aneinandergelegt, die Pars cartilaginea ist dreieckig offen. Stimme wird dadurch nicht wesentl. geschont.

Flutamid: Antiandrogen wie ↑Cyproteronacetat.

Fluticason: fluoriertes Glukokortikoid mit antiinflammator. u. antiallerg. Wirksamkeit. Auch als Propionsäureester in der Dermat. eingesetzt.

Fluvenaminsäure: ein ↑Antirheumatikum.

Fluvographie 〈*lat* + *gr*〉 *f*: Verfahren zur Durchblutungsmessung an Gewebeoberflächen o. Organen mittels ↑Wärmeleitsonden.

Flux: Transportierte Stoffmenge je Zeiteinheit senkrecht durch die Flächeneinheit (mol/s · m^{2}).

Fluxus 〈*lat*〉 *m*: das Fließen, starke Absonderung.

Fluxus sanguinis: Blutfluß.

F. M. B.: *Abk* für ↑Formulae magistrales Berolinenses.

FMN: *Abk* für ↑Flavinmononukleotid.

FNV: *Abk* für ↑Finger-Nase-Versuch.

Fodrin: in der basolateralen Plasmamembran von Epithelzellen vorkommendes heterodimeres Protein aus der Fam. der Spektrine; an Verankerung von ↑Aktinfilamenten an der Plasmamembran beteiligt u. als Kalzium-Calmodulin bindendes Zytoskelettprotein im Gehirn.

Foeniculum vulgare ↑Fenchel.

Foerster, Otfried (1873–1941), dt. Neurol., Breslau.

Foerster-Operation (nach Otfried F.): **1.** hohe Chordotomie, die meist höhenversetzt beidseitig durchgeführt wird. Dabei wird der ↑Tractus spinothalamicus lateralis im Rückenmark durchtrennt, der eine Beeinflussung therapieresistenter Schmerzzustände ermöglicht. **2.** Rhizotomie der hinteren Spinalwurzeln bds. intradural (Rhizotomia posterior). Dabei wird der Reflexbogen unterbrochen u. spast. Lähmungen können gebessert werden. **3.** Foerster-Dandy-Operation: Neurotomie der vorderen Spinalwurzeln in Höhe C1 bis C3 u. des spinalen Teils des N. accessorius bei ↑Torticollis spasticus **4.** Foerster-Penfield-Operation: Resektion von narbigen Verwachsungen zwischen Hirn u. Dura (Topektomie) bei best. Formen fokaler ↑Epilepsien.

Foerster-Syndrom (nach Otfried F.): angeborene o. geburtstraumat. erworbene hypotone (oft atone) Form der infantilen ↑Zerebralparese. Häufig Frühgeborene. Sehnenreflexe normal o. gesteigert. Starke Herabsetzung des Muskeltonus, Überstreckbarkeit der Gelenke, mangelhaft statomotor. Entwicklung. Progn. unsicher. Erstbeschreibung 1909.

Foetor ex ore ⟨*lat*⟩ *m*: übler Mundgeruch. Ursachen: fehlende Mundhygiene, zahlreiche kariöse Defekte, nekrotisierende Entzündungen der Gingiva o. der Pulpa, Tonsillitis, gastrointestinale Erkrankungen, pulmonale Erkrankungen. Bei oraler Ursache Hygienisierung u. Sanierung der Mundhöhle, Gesundheitserziehung.

Foetor uraemicus ⟨*lat+gr*⟩ *m*: urinöser, ammoniakal. Geruch der Ausatmungsluft der Pat. mit ↑Urämie (↑Niereninsuffizienz). Der Geruch entsteht durch den in den Schleimhäuten der Niereninsuffizienten vermehrt ausgeschiedenen Harnstoff, der durch Urease zu Ammoniak hydrolysiert wird. Die Urease ist wahrscheinlich bakterieller Herkunft. Die symptomat. Ther. besteht aus sorgfältiger Mundpflege. Der Foetor verschwindet nicht selten nach Einsatz der Blutreinigungstherapie (Hämo- o. Peritonealdialyse).

Fogarty, Thomas J., zeitgen amerik. Chir, Bathesda.

Fogarty-Katheter: von T. J. Fogarty eingeführte Ballonkatheter zur Entfernung von Thromben (Thrombektomie) u. Emboli bei gefäßchirurg. Eingriffen, z. T. in Lokalanästhesie. Die Ballonfüllung erfolgt mit CO_2 o. einer isotonen Flüssigkeit. Ähnl. Katheter werden für die Septostomie, für Gefäßverschlüsse u. zur Entfernung von Steinen aus den Gallengängen intra operationem eingesetzt. Abb.

Fogo selvagem ⟨*port*⟩ ↑Pemphigus.

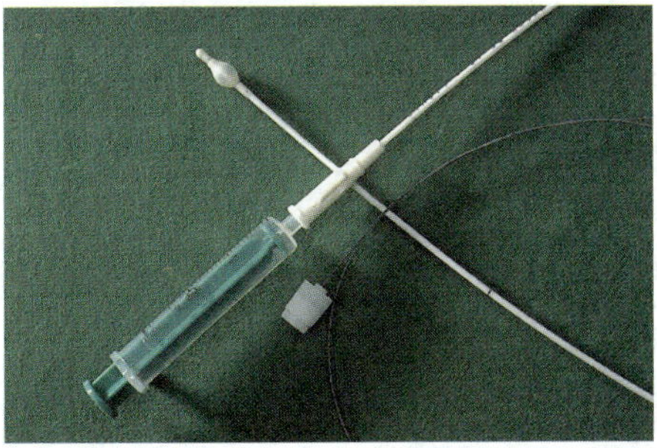
10

Fogarty-Katheter

Föhn: Wetterlage; charakterisiert durch die warme u. trockene Luft, die auf der Leeseite eines Gebirges absteigt. Der F. entsteht, da sich die Luft beim Aufsteigen auf der Luvseite des Gebirges nur um 5–6 °C/1 000 m abkühlt, beim Absteigen aber um 10 °C/1 000 m erwärmt. Empfindl. Menschen können auf Föhn mit Befindensstörungen, wie z. B. Kopfschmerzen, reagieren.

Foix, Charles (1882–1927), frz. Neurol., Paris.

Foix-Alajouanine-Krankheit (nach Charles F. u. Théophile A.) ↑Myelomalazie, angiodysgenetische.

Foix-Syndrom (nach Charles F.): Syndrom der lateralen Wand des Sinus cavernosus mit Okulomotoriuslähmung, Abduzens- u. Trochlearislähmung, Schmerzen im Versorgungsgebiet des 1. Trigeminusastes, Exophthalmus.

Fokalinfektion ⟨*lat*⟩ *f*: Herdinfektion; durch Bakterien, vornehml. Streptokokken, insbes. deren Toxine u. Stoffwechselprodukte sek. verursachter, allerg.-entzündl., degenerativer Krankheitsprozeß, der (einige Wochen) nach vorangegangenen Streptokokkeninfektionen des Nasenrachenraums, der Zähne o. des Urogenitalbereichs in Erscheinung tritt. Die Erreger u. deren Produkte werden meist schubweise vom Ausgangsherd (Fokus, Streuherd, Primärherd) in den Kreislauf abgegeben u. führen an entfernten, hierfür disponierten (allergisierten) Geweben u. Organen zu fokalbedingten Folgekrankheiten wie Glomerulonephritis, Herdnephritis, rheumat. Fieber, Endo-, Myo-, Perikarditis, Polyserositis, Chorea minor, Iridozyklitis.

Fokus ⟨*lat*⟩ *m*: **1.** ***Infektologie:*** Krankheitsherd, eine Bakterien enthaltende Gewebeläsion, die zum Ausgangspunkt einer ↑Fokalinfektion o. einer ↑Sepsis werden kann. **2.** ***Physik:*** Flächenmittelpunkt des ↑Brennflecks in Röntgenröhren.

Foley-Katheter ↑Dauerkatheter.

Foley-Plastik: plast.-urol. Operation zur Erweiterung einer Ureterabgangsenge durch Inzision u. Einfügen des so entstehenden dreieckigen Zipfels in die längsgespaltene Stenose.

Folgeäquivalentdosis: Zeichen H_c; Dose-equivalent commitment; Diese von der ICRP für den Strahlenschutz eingeführte Größe gibt die im Laufe der Zeit von einer Strahlenquelle verabfolgte ↑Äquivalentdosis je Person an. Für den Fall konstanter Dosisleistung (in rem/Jahr o. Sv/Jahr) ist F. gleich dem Produkt aus Dosisleistung u. der Zeit in Jahren o. Monaten.

Folgebewegung: langsame Augenbewegung in fixierender Verfolgung eines bewegten Objekts. ↑Augenbewegungen.

Folgedosis, globale: für den Strahlenschutz eingeführte Dosisgröße, die ausgedrückt wird als die Dauer der Strahlenexposition der Weltbevölkerung durch natürl. Strahlung in Tagen (natürl. ↑Strahlenexposition), die dieselbe ↑Folgeäquivalentdosis verursachen würde wie die betrachtete Strahlenquelle.

Folgeregelung: Regelung, bei der die Führungsgröße (↑Sollwert) ständig verändert wird, der Regelvorgang aber schnell u. exakt folgt. So kann z. B. der längenstabilisierende Regelkreis Muskelspindel – Motoneuron – Arbeitsmuskulatur mit fusimotor. Kontrolle der Muskelspindeln als F. angesehen werden.

Folia ⟨*lat*⟩ *n Pl*: *Sg* folium, Blätter. **1.** ***Anat.:*** blattähnl. Struktur, z. B. ↑Folia cerebelli. **2.** ***Pharmazie:*** Blattdroge.

Folia Betulae: Birkenblätter; ↑Betula-Arten.

Folia cerebelli: die Blätter bzw. Erhebungen an der Oberfläche des Kleinhirns; entsprechen den Gyri des Großhirns. ↑Cerebellum.

Folia Hamamelidis: Hamamelisblätter; ↑Hamamelis virginiana.

Folia Hederae: Efeublätter; ↑Hedera helix.

Folia Melissae: Melissenblätter; ↑Melissa officinalis.

Folia Menthae piperitae: Menthae piperitae folium, Pfefferminzblätter; ↑Mentha piperita.

Folia Rosmarini: Rosmarinblätter; ↑Rosmarinus officinalis.

Folia Salviae: Salbeiblätter; ↑Salvia officinalis.

Folie à deux *⟨frz⟩* ↑Ansteckung, psychische.

Folienfilm ↑Film-Folien-Kombination.

Folin-Ciocalteau-Lowry-Methode: Verfahren zur quantitativen Bestimmung von Proteinen in biol. Material. Prinzip ist die Kombination der ↑Biuret-Reaktion mit einer Reduktion der Heteropolysäuren Phosphormolybdänsäure u. Phosphorwolframsäure in Gegenwart von Lithiumsulfat (Folin-Ciocalteu-Reagens) zu Molybdänblau bzw. Wolframblau durch die aromat. Seitenketten von Tyrosin u. Tryptophan. Methode ist weit empfindlicher, aber unspezif. als die Biuret-Methode allein. Farbreaktion folgt nicht dem Lambert-Beer-Gesetz, Farbintensität abhängig von Aminosäuresequenz des Proteins. Relevant für Proteinbestimmungen in sehr niedrigen Konzentrationen u. bei wenig Material.

Folinerin: Oleandrin; ↑Herzglykosid aus ↑Nerium oleander.

Folinsäure: biol. aktive Form der ↑Folsäure. ↑Kalziumfolinat.

Folliclis *⟨lat⟩ f*: veraltete Bez. für follikuläre Entzündungen der Gesichtshaut.

Follicular antigen trapping *⟨engl⟩*: „Einfangen" von Antigenen aus der Follikelperipherie u. Zurückhalten in den Keimzentren. Prozeß läuft offenbar über eine Bindung an Antikörper ab (obwohl F. a. t. auch bei nicht immunisierten Tieren nachgewiesen werden kann). Bedeutung im Ablauf der Immunantwort noch unklar.

follicularis *⟨lat⟩ Adj*: zum Follikel gehörig.

Folliculi linguales *⟨lat⟩ m Pl*: Zungenbälge. F. l. bestehen aus einer kryptenartigen Epitheleinsenkung (Crypta) mit einer Ansammlung von lymphat. Gewebe u. Sekundärknötchen (= Noduli lymphoidei). Die F. l. verursachen eine höckrige Oberfläche des Zungengrunds (Radix linguae). ↑Tonsilla lingualis.

Folliculitis *⟨lat⟩ f* ↑Follikulitis.

Folliculitis agminata: Form der Trichophytia profunda, die auf der lanugobehaarten Haut als leicht erhabene, pustulöse Infiltration auftritt.

Folliculitis barbae: durch Bakterien hervorgerufene pustelbildende Entzündung der Haarfollikel in der Bartgegend; chron. Leiden, keine Narbenbildung.

Folliculitis capitis abscedens et suffodiens: am behaarten Kopf lokalisierte Entzündung der Follikel, die zu weitgehender Unterminierung u. Bildung kleiner Fistelöffnungen neigt.

Folliculitis decalvans: Entzündung der Follikel im Bereich der behaarten Kopfhaut u. des Bartes, die mit stecknadelkopfgroßen Pusteln mit gerötetem Hof auftritt u. unter Narbenbildung u. Haarausfall abheilt.

Folliculitis gonorrhoica: sehr seltene, durch Gonokokken bedingte, eitrige Entzündung der Follikel; wurde im Bereich des Bartes u. Bauchs beschrieben.

Folliculitis necroticans ↑Acne necroticans.

Folliculitis nuchae scleroticans: Keloidakne; keloidartige, scheibenförmige Knoten, meist am Nacken.

Folliculitis staphylogenes: durch Staphylokokken hervorgerufene Entzündung des Haarfollikels mit gerötetem schmerzhaftem Knötchen u. zentraler, von einem Haar durchbohrter Pustel. Tiefergreifende Prozesse führen zum ↑Furunkel, beim Ineinandergreifen mehrerer Furunkel zum ↑Karbunkel. Auftreten nach der Pubertät. ↑Staphylococcus.

Folliculitis superficialis: Ostiofolliculitis; oberflächl., an den Follikelmündungen sitzende stecknadelkopfgroße Pusteln.

Folliculotropin: follikelstimulierendes Hormon (FSH); Glykoproteid der Hypophyse, das Follikelreifung steuert. Arzneimittel zur Behandlung von prim. u. sek. Amenorrhöen u. anovulator. Zyklen.

Folliculus ↑Follikel.

Folliculus atreticus: sich zurückbildender Follikel im Ovarium, ↑Follikelatresie.

Folliculus epithelialis: epitheliale Wurzelscheide des ↑Haars.

Folliculus ovaricus maturus ↑Graaf-Follikel.

Folliculus ovaricus primarius ↑Primärfollikel.

Folliculus ovaricus primordialis ↑Primordialfollikel.

Folliculus ovaricus secundarius ↑Sekundärfollikel.

Folliculus ovaricus tertiarius ↑Tertiärfollikel.

Folliculus pili: Haarfollikel, ↑Haar.

Follikel *⟨lat⟩ m*: Folliculus; epithelausgekleidetes Bläschen o. kleiner Schlauch. 1. Mit Inhalt (Kolloid, Liquor): Schilddrüse, Hypophyse, Ovar, 2. Ohne Inhalt: Haarfollikel.

Follikelabbruchblutung: Follikelentzugsblutung; Blutung aus dem proliferierten Endometrium, das nach Degeneration des Follikels u. den dadurch plötzl. eintretenden Follikelhormonabfall seines erhaltenen Stimulus beraubt wird u. „zusammenbricht". Normalerweise tritt dies als „Hormonentzugsblutung" bei jeder Regelblutung auf. Ist i. R. der Hormonbehandlung künstl. auslösbar.

Follikelatresie: Rückbildung von Follikeln im Ovar (Reduktion der Zahl der Eizellen von ca. 500 000 auf ca. 450). F. von Primordial-, Primär- u. Sekundärfollikeln erfolgt ohne sichtbare Reststrukturen. Bei F. eines Tertiärfollikels wird die Basalmembran zwischen Follikelepithel u. Theca stark verdickt u. ist als gefaltetes Band im Corpus atreticum, der bindegewebigen Narbe des Follikels, noch lange sichtbar. Abb.

Follikelepithel: Epithelium folliculare, Stratum granulosum; die Eizelle umgebendes ein- bis vielschichtiges Epithel.

Follikelhormon: veraltete Bez. für im Graaf-Follikel gebildete ↑Östrogene. Im Follikel (Folliculus ovaricus maturus) werden außerdem ↑Gestagene u. ↑Androgene gebildet.

Follikelhormoneinheit, internationale: 1 i. F. (IE) $= 0{,}1\ \mu g = 10^{-7}$ g Östron (Ketohydroxyestrin), 1 internationale Benzoat-Einheit (IBE) $= 0{,}1\ \mu g$ Östradiolmonobenzoat.

Follikellymphozyten: B-Lymphozyten mit großem (im Ggs. zum Sinuslymphozyten) zentraler gelegenem Kern u. wenig Granula. F. entsteht offenbar in den Lymphknotenfollikeln u. macht ~ 75 % der zirkulierenden Lymphozyten im peripheren Blut aus.

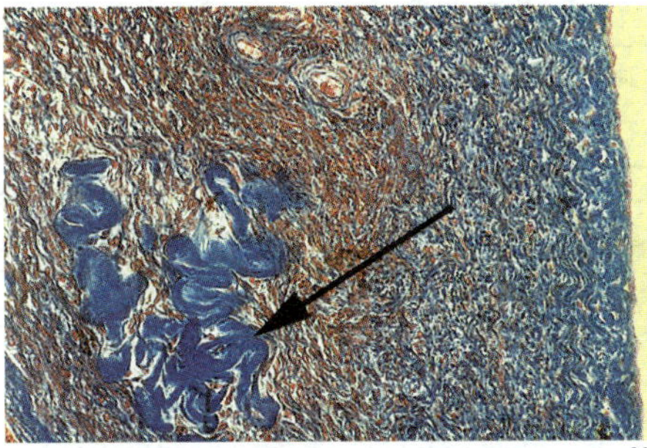

30

Follikelatresie. Histologischer Schnitt durch das Ovar, Azanfärbung; typisch das gefältelte Band (Pfeil) der ehemaligen Glashaut zwischen Follikelepithel u. Theca folliculi

Follikelpersistenz: Erhaltenbleiben des reifen Follikels, ohne daß es zu einem Follikelsprung kommt. Dadurch Fortdauer der Östrogen-Produktion mit entsprechender Wirkung auf die Uterusschleimhaut (Proliferation bis zur glandulären Hyperplasie) u. die Hypophyse i. S. der Bremsung der Gonadotropine. Klin. erkennbar als Dauerblutung, bes. häufig u. typ. für juvenile Blutung u. klimakter. Dauerblutung.

Follikelphase: erste Hälfte des Menstruationszyklus bis zur Ovulation; sie gliedert sich in Abschnitte von je 4 Tagen in frühe, mittlere u. späte F. mit charakterist. E_2-Gonadotropinsekretionsmuster; die Ovulationsphase dauert 2 Tage u. zeichnet sich durch ein E_2-Plateau u. LH/FSH-Erhöhung aus. ↑Menstruationszyklus.

Follikelreifung: Entwicklung des Follikels im Ovar; vom ↑Primordialfollikel (Folliculus ovaricus primordialis) über den ↑Primärfollikel (Folliculus ovaricus primarius) u. den ↑Sekundärfollikel (Folliculus ovaricus secundarius) zum ↑Tertiärfollikel (Folliculus ovaricus tertiarius). Abb.

Follikelsprung ↑Ovulation.

Follikel, sprungreifer ↑Graaf-Follikel.

Follikelzentrumsreaktion: Keimzentrumsreaktion eines Lymphknotens nach Antigenbelastung mit Vergrößerung des Keimzentrums u. Mitosezunahme. Insbes. zwischen dem 5. u. 10. Tag nach einer Antigenbelastung im Follikelzentrum des Lymphknotens, der das jeweilige antigenbelastete Gebiet drainiert. Rückkehr zum Ausgangsbild nach 3–4 Wochen. F. steht in Beziehung zur humoralen Immunreaktion (Antikörperbildung) u. insbes. zur anamnest. Reaktion, ↑Booster-Effekt.

Follikelzysten: vermehrte Flüssigkeitsproduktion im Eifollikel des Ovariums mit zyst. Erweiterung. Als Folge Druckatrophie der Granulosa u. Aufhören der hormonalen Funktion. Kein echter Tumor. DD: Kystom.

Follikularkatarrh: Konjunktivitisformen, die mit starken subepithelialen Lymphozytenansammlungen (Follikel) einhergehen u. ihrer Ätiol. nach uneinheitl. sind (Trachom, Tric-Viren, Schwimmbadkonjunktivitis, Conjunctivitis vernalis).

Follikulitis ⟨*lat*⟩ *f*: Folliculitis; schmerzhafte Entzündung der Haarfollikel; Knötchen mit zentraler Pustel, die von einem Haar durchbohrt ist. Nicht infektiös, meist von Staphylococcus aureus verursacht als ↑Folliculitis staphylogenes.

Fölling, Ivar Asbjörn (geb. 1888), norweg. Physiol., Oslo.

Fölling-Krankheit ↑Phenylketonurie.

Follistatin: dem Agrin ähnl. Protein, das aus der Follikelflüssigkeit des Ovars isoliert wurde. Hemmt die Freisetzung von FSH (↑Hormon, follikelstimulierendes).

Follow-up-Untersuchung ⟨*engl*⟩: Verlaufsuntersuchung, z. B. ↑Längsschnittstudie, ↑Kohortenstudie, ↑Interventionsstudie. Hierbei wird beginnend mit einer Prävalenz-Studie o. ↑Querschnittstudie das Neuauftreten von Erkrankungen o. Merkmalen bei einer vorher gesunden Bevölkerung (Inzidenz) o. die Veränderung von Risikofaktoren bzw. Gefährdungskriterien (↑Präventionsprogramme) über einen Zeitraum verfolgt.

Folsäure ⟨*lat*⟩ *f*: Pteroylglutaminsäure, Acidum folicum, Faktor U, Vitamin U; Pteridinderivat in Form gelborangefarbener Kristalle als wesentl. Vertreter einer größeren Gruppe chem. verwandter Stoffe (der Folsäuren), die im intermediären Stoffwechsel eine bedeutende Rolle spielen. Die F. ist in der Natur weit verbreitet, so in grünen Blättern, Leber, Hefe, Kuh- u. Muttermilch. Der Gesamtkörperbestand beträgt bis 15 mg. Im Serum bis 20 µg/l. Tgl. Mindestbedarf etwa 50 µg, der teilweise durch die Biosynthese der Darmflora gedeckt werden kann. Die wichtigste Funktion der F. betrifft die Nukleinsäuren- u. Purinbiosynthese. Die wirksamen Formen sind die Di- u. Tetrahydrofolsäure, die durch Hydrierung

F

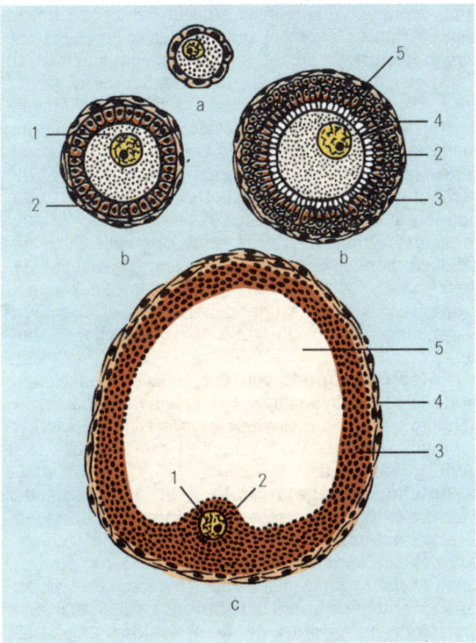

Follikelreifung
a: Folliculus ovaricus primordialis; b: Folliculus ovaricus primarius (links) u. Folliculus ovaricus sekundarius (rechts), 1 Eizelle, 2 Epithelium folliculare, 3 Theca folliculi, 4 Zona pellucida, 5 Corona radiata; c: Folliculus ovaricus tertiarius (Graaf-Follikel), 1 Eizelle, 2 Cumulus oophorus, 3 Epithelium folliculare, 4 Theca folliculi, 5 Antrum folliculare mit Liquor follicularis

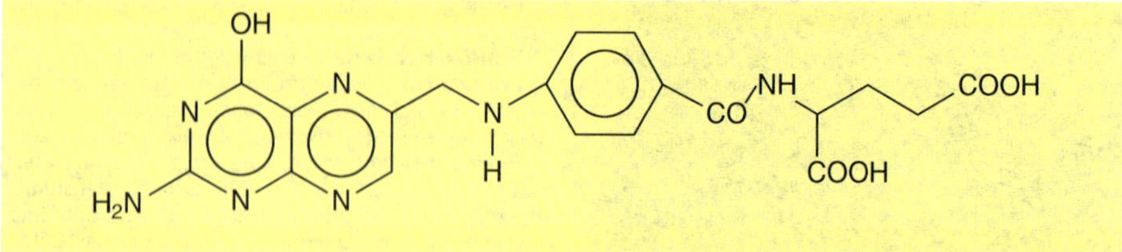

Folsäure

in der Leber entstehen. F. ist als ↑Tetrahydrofolsäure ein wichtiges Coenzym im Stoffwechsel der ↑C_1-Körper. Das dabei entstehende Tetrahydrofolat dient wieder als Akzeptor für C_1-Bruchstücke, die bei der Synthese von Purinen, Pyrimidinen, Serin u. Methionin verwendet werden. Der prinzipielle Unterschied im Folsäurestoffwechsel der Bakterien im Ggs. zum Menschen besteht darin, daß viele Bakterien die F. mittels Folatsynthetase selbst synthetisieren, während der Mensch die F. als Vitamin aufnehmen muß u. anschließend eine Reduktion erfolgt. Empfohlene Menge F. bei Anhalt für Mangel [mg/Tag]: Säuglinge: 0,05–0,1; Kinder: 0,2–0,3; Jungen u. Mädchen: 0,3–0,4; Männer u. Frauen: 0,4; Schwangere (6.–9. Monat): 0,8; Stillende: 0,6. Abb.

Folsäureantagonisten: Antifolics; den Folsäuren ähnl. synthet. Verbindungen, die in der Lage sind, in den Folsäurestoffwechsel einzugreifen u. die Enzyme Dihydropteroatsynthetase u. Dihydrofolatreduktase zu blockieren, wodurch letztl. die DNA-Synthese gestört wird. Die Folge sind Schleimhautschäden im Magen-Darm-Trakt u. Schäden der Hämatopoese, bes. eine megaloblastäre Anämie (aber auch Leuko- u. Thrombozytopenie) bis zur schweren Knochenmarkschädigung. Die bekanntesten F. sind ↑Methotrexat, ↑Pyrimethamin, Amino-Anfol, Pteropterin u. Diopterin. Ihre Wirkung kann durch Zufuhr von Citrovorumfaktor (Folinsäure) aufgehoben werden. F. werden ther. genutzt, insbes. Methotrexat, als Zytostatikum (z. B. bei akuter Leukämie u. Psoriasis), als Immunsuppressivum (bei Autoimmunerkrankungen u. a.) sowie zur Malariaprophylaxe u. -therapie.

Folsäuregruppe: von der ↑Folsäure abgeleitete Stoffe wie Folsäurekonjugat 1 u. 2, Dihydrofolsäure, Tetrahydrofolsäure, Formyltetrahydrofolsäure, Methyltetrahydrofolsäure, Methylentetrahydrofolsäure. Meist ident. o. ähnl. biochem. Verhalten.

Folsäuremangelanämie: bei unzureichender Aufnahme, durch ungenügende Zufuhr o. gestörte Absorption im Dünndarm (u. a. Vernichtung der folsäureproduzierenden Darmflora durch Sulfonamid- o. Antibiotika), durch ↑Folsäureantagonisten, bei schweren Lebererkrankungen, erhöhtem Bedarf bei Schwangerschaft, malignen Erkrankungen. Ausdruck der Mangelerscheinung ist die durch ungenügende Nukleinsäuresynthese auftretende megaloblastäre Anämie.

Folsäurereduktase: Tetrahydrofolatreduktase (gelegentl. auch für Dihydrofolatreduktase).

Folter: planmäßige psych. u. phys. Mißhandlung festgehaltener Personen zum Erzwingen best. Aussagen o. Handlungen. Neben u. U. bleibenden körperl. Schäden erleiden die Opfer oft langanhaltende psych. Traumata. Das Erlebnis der Erniedrigung, des totalen Ausgeliefertseins ohne jede Möglichkeit situativer Kontrolle können zu überdauernden Ängsten, Depressionen u. tiefgreifenden Persönlichkeitsveränderungen führen. In der BRD gibt es spezialisierte psychosoziale Behandlungsangebote.

Fonsecaea: Erreger einer ↑Phäohyphomykose.

Fontaine-Stadieneinteilung: Einteilungsschema arterieller Durchblutungsstörungen zur Beurteilung der Progredienz einer Durchblutungsstörung unabhängig von der Ätiol. Tab. Abb.

Fontana, Felice (1720–1805), Anat. u. Philosoph, Florenz u. Pisa, Direktor des naturhistor. Museums in Florenz. F. war der erste Forscher, welcher Nervenfasern eindeutig beschrieben hat.

Fontana-Räume (nach Felice F.): Spatia anguli iridocornealis; von einem Balkenwerk (↑Reticulum trabeculare) begrenzte Räume im Hornhaut-Iris-Winkel. Hier wird das Kammerwasser abgesaugt u. zum Schlemm-Kanal geleitet.

Fontanellen ⟨*lat*⟩ *f Pl*: aus Bindegewebe bestehende Zuwachsflächen des fetalen u. kindl. Schädeldachs, die zwischen den abgerundeten Ecken von Schädelknochen liegen. Für die geburtshilfl. Diagnostik sind von Wichtigkeit: 1. die große Fontanelle (Fonticulus anterior) zwischen Squama frontalis u. beiden Ossa parietalia; verknöchert im 2. Lj. 2. die kleine Fontanelle (Fonticulus posterior) zwischen Squama occipitalis u. beiden Ossa parietalia; verknöchert im 1. Lj. Weitere F. am seitl. Schädeldach sind Fonticulus sphenoidalis (anterolateralis) u. Fonticulus mastoideus (posterolateralis). Abb.

Fontan-Operationen: indiziert u. a. bei Trikuspidalatresie u. Hypoplasie des re. Ventrikel. 1. operative Umleitung des venösen Blutes vom re. Vorhof zur A. pulmonalis durch eine plast. Korrektur (atriopulmonaler ↑Bypass). 2. operative Umleitung des venösen Blutes vom re. Vorhof zur re. Herzkammer über eine Prothese. Dadurch „Training“ des kleinen re. Ventrikel mögl.

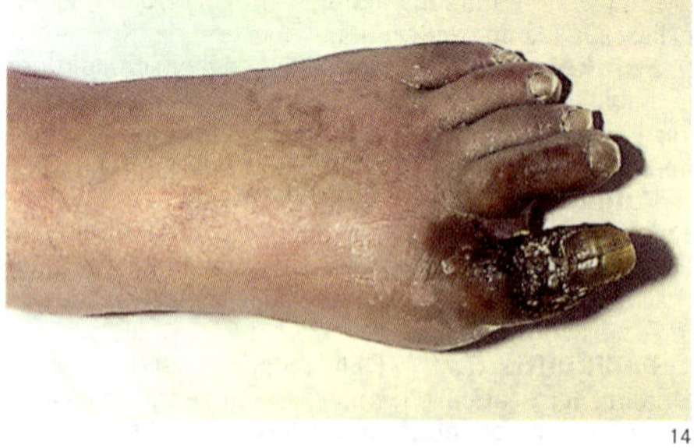

14

Fontaine-Stadieneinteilung. Großzehennekrose bei arterieller Durchblutungsstörung im Stadium IV

Fontaine-Stadieneinteilung arterieller Durchblutungsstörungen

Stadium	Klinische Symptomatologie u. Befunde	Indikation zur Operation
I	- unklare Mißempfindungen, bes. nach längerer Zwangshaltung, z. B. Autofahren, Kinobesuch - Nagelwachstum hört auf - Haarausfall an den Beinen - regelrechter Pulsstatus	keine
IIa	- begrenzte Gehstrecke (Claudicatio intermittens) über 200 m - Pulsdefizite - Stenosegeräusche vorhanden	relativ, altersabhängig
IIb	- begrenzte Gehstrecke unter 200 m	relativ, altersabhängig
III	- Ruheschmerz - kurze Gehstrecke - Tieflagerung bringt Erleichterung	absolut
IV	- Ruheschmerz - kaum noch gehfähig - atyp. Ulzera bis zur Zehen- u. Vorfußgangrän	absolut

Food and Agriculture Organisation ↑FAO.

Food and Drug Administration: *Abk* FDA; Einrichtung des Department of Health, Education and Welfare der USA (Sitz: Rockville, Maryland), verantwortl. für die Prüfung, Zulassung u. Überwachung von Arznei- u. Lebensmitteln.

Food impaction: Verklemmen derber u. fasriger Nahrungsbestandteile zwischen den Zähnen mit nachteiliger Wirkung auf das marginale Parodontium, oft Folge von Zahnwanderungen, unsachgemäßer ↑Restauration o. unbehandelten Hartsubstanzdefekten.

Food relief: Erleichterung, Verschwinden der Schmerzen nach Nahrungsaufnahme. Relativ typ. für parapylor. Ulkus (↑Ulcus duodeni).

Foot and mouth disease ⟨*engl*⟩ ↑Maul-und-Klauen-Seuche.

Foramen ⟨*lat*⟩ *n*: *Pl* Foramina; Loch, anat. Bez. für Lücke, Öffnung.

Foramen apicale: Foramen apicis, radicis dentalis, Wurzelloch; meist mehrere, an der Wurzelspitze des Zahns gelegene Öffnungen im Zahnhartgewebe; Durchtritt der Pulpagefäße u. -nerven.

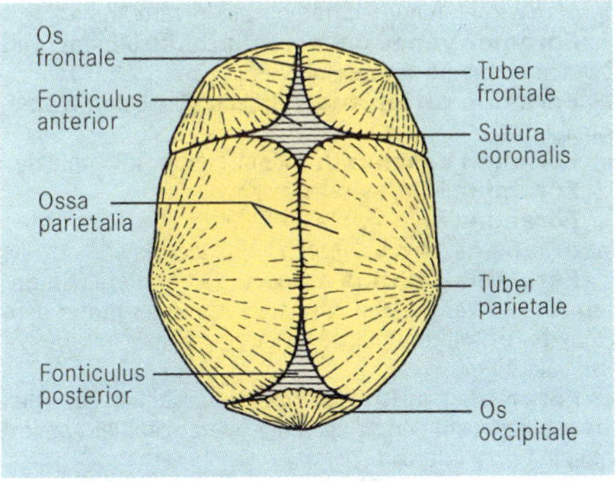

Fontanellen. Neugeborenenschädel in der Ansicht von oben

Foramen caecum: Grube an der vorderen Schädelbasis zwischen Crista frontalis u. Crista galli; enthält beim Kind eine V. emissaria.

Foramen caecum linguae: nicht immer vorhandene Grube am Scheitelpunkt des Sulcus terminalis der Zunge; markiert den embryonalen Ursprung der Schilddrüsen (↑Ductus thyroglossalis).

Foramen costotransversarium: Raum zwischen Rippenhals u. Ligamentum costotransversarium superius für den Durchtritt des Interkostalnerven.

Foramen epiploicum: Eingang zur ↑Bursa omentalis, begrenzt von Unterfläche der Leber, Zwölffingerdarm, kleinem Netz u. unterer Hohlvene.

Foramen ethmoidale: vorderes (F. e. anterius) bzw. hinteres (F. e. posterius) Siebbeinloch, für A. u. N. ethmoidalis anterior bzw. A. u. N. ethmoidalis posterior.

Foramen incisivum ↑Canalis incisivus.

Foramen infraorbitale: Mündung des Canalis infraorbitalis an der Vorderfläche der Maxilla; Austrittsstelle des N. u. der A. infraorbitalis.

Foramen infrapiriforme: Öffnung des Foramen ischiadicum majus unterhalb des M. piriformis.

Foramen interventriculare: Verbindung zwischen III. Hirnventrikel u. Seitenventrikel; wird vorn vom Fornix, hinten vom Thalamus begrenzt.

Foramen interventriculare persistens ↑Pars-membranacea-Defekte.

Foramen intervertebrale: Öffnung zwischen 2 benachbarten Wirbeln (Incisura vertebralis inferior bzw. superior); Austrittsstelle der Spinalnerven aus dem Wirbelkanal.

Foramen ischiadicum majus: Öffnung, begrenzt von Incisura ischiadica major u. Ligamentum sacrospinale.

Foramen ischiadicum minus: Öffnung, begrenzt von Incisura ischiadica minor, Ligamentum sacrospinale u. Ligamentum sacrotuberale.

Foramen jugulare: zwischen Hinterhauptbein u. Pars petrosa ossis temporalis gelegene Öffnung; Durchtrittsstelle der V. jugularis interna sowie des N. glossopharyngeus, N. vagus u. N. accessorius durch die Schädelbasis.

Foramen lacerum: Lücke zwischen Felsenbeinspitze u. großem Keilbeinflügel, von Faserknorpel ausgefüllt; hindurch ziehen N. petrosus major u. N. petrosus minor.

Foramen magnum: großes Hinterhauptloch; Übergang der Schädelhöhle in den Wirbelkanal.

Foramen mandibulae: an der medialen Fläche des Unterkieferastes gelegener Eingang zum ↑Canalis mandibulae.

Foramen mastoideum: Verbindung zwischen Sulcus sinus sigmoidei des Felsenbeins u. Außenfläche des Processus mastoideus; Inhalt eine V. emissaria.

Foramen mentale: Öffnung an der Außenfläche des Corpus mandibulae; vorderer Ausgang des Canalis mandibulae.

Foramen nutritium: Loch, durch welches das ernährende Gefäß (↑Arteria nutritia) in einen Knochen gelangt.

Foramen obturatum: von Os pubis u. Os ischii umrahmte, durch die Membrana obturatoria unvollständig verschlossene vordere Öffnung des Hüftbeins.

Foramen ovale: 1. Loch in der Wurzel des großen Keilbeinflügels; Durchtrittsstelle des N. mandibularis. 2. fetale Öffnung in der Vorhofscheidewand des Herzens; bei etwa 1/3 der Menschen bleibt sie auch nach der Geburt offen, wird jedoch funktionell verschlossen.

Foramen ovale, offenes: 1. Defekt innerhalb der Grenzen der ↑Fossa ovalis. Fehlbildung mit Links-Rechts-Shunt auf Vorhofebene (↑Vorhofseptumdefekt). Kommunikation entsteht durch Resorption des Septum primum während der Bildung des Ostium secundum, zu kurzes Septum I u. atyp. Resorptionsstellen im Septum I, so daß im Bereich der Fossa ovalis siebartige Kommunikationen bestehen. 2. Sondendurchgängigkeit zwischen den kulissenartig versetzten Anlagen des Vorhofseptums (Septum I, II); Unterbleiben des anat. Verschlusses bei 25 % der Erwachsenen. Funktioneller Verschluß durch höheren Druck im li. Vorhof. Erlangt Bedeutung, wenn rechtsseitiger Druck höher (evtl. paradoxe Embolie). Offenes F. o. ist einziger Austauschweg bei atyp. Mündung der Pulmonalvenen in das re. Atrium.

Foramen palatinum majus: untere Öffnung des Canalis palatinus major am harten Gaumen medial vom 3. Mahlzahn; für A. palatina major u. N. palatinus major.

Foramen parietale: Öffnung nahe dem Oberrand des Scheitelbeins für eine V. emissaria.

Foramen parietale permagnum: bes. großes Foramen parietale als Varietät. Fehldeutung als Trepanationsloch.

Foramen primum persistens: Ostium-primum-Defekt; angeborener Defekt der Vorhofscheidewand dicht oberhalb der Klappenebene. Ca. 10 % aller Vorhofseptumdefekte, Störung des Auswachsens u. der Verschmelzung des Septum primum des Herzens mit den Endokardpolstern, jedoch auch als Wachstumshemmung des Septum secundum, so daß das Foramen (Ostium) primum persistiert. Es bestehen 2 getrennte Atrioventrikularklappenringe als Zeichen tiefgreifenderer ↑Endokardkissendefekte, jedoch auch Spaltenbildung in Mitralis u. Trikuspidalis. Lageanomalien des Erregungsleitungssystems mit Blockbildungen. Abb.

Foramen rotumdun: Öffnung in der Ala major des Keilbeins, durch welche der N. maxillaris tritt.

Foramen scapulae: Lochbildung im Schulterblatt durch Verknöcherung des die Incisura scapulae überbrückenden Ligamentum transversum scapulae superius. Neuralgien durch Irritationen des das Loch passierenden N. suprascapularis.

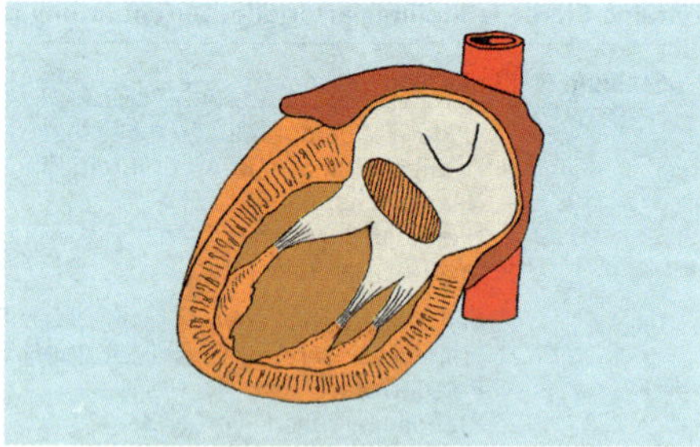

Foramen primum persistens (schraffiert). Von links gesehen mit Spaltung der Mitralklappe

Foramen secundum persistens: häufigster Defekt der Vorhofscheidewand, der die Gegend der Fossa ovalis einnimmt. Vorhofseptumdefekte vom Sekundumtyp, obwohl am Zustandekommen Septum secundum u. primum beteiligt. Lochbildung durch gestörte Relation beider Septen: exzessive Resorption im Septum I bei Bildung des Foramen secundum, Resorption im Septum I in abnormer Lokalisation führt zu siebartigen Defekten, Hypoplasie des Septum II bei normalem Septum I, größte Defekte bei exzessiver Resorption im Septum I u. hypoplast. Septum II. Extreme Grade wirken hämodynam. als ↑Cor triloculare biventriculare.

Foramen sphenopalatinum: Öffnung zwischen Keilbeinkörper u. Gaumenbein; führt von der Fossa pterygopalatina zur Nasenhöhle.

Foramen spinosum: Öffnung im großen Keilbeinflügel hinter u. lateral des Foramen ovale; hindurch tritt die A. meningea media.

Foramen stylomastoideum: Öffnung an der äußeren Schädelbasis hinter dem Processus styloideus; Austrittsstelle des N. facialis.

Foramen suprapiriforme: Öffnung des Foramen ischiadicum majus oberhalb des M. piriformis.

Foramen supratrochleare: proximal der Trochlea humeri verbindet ein Loch Fossa coronoidea u. Fossa olecrani.

Foramen transversarium: Loch im Querfortsatz der Halswirbel; hindurch treten A. u. V. vertebralis.

Foramen venae cavae: Durchtrittsöffnung im Zwerchfell für die untere Hohlvene.

Foramen vertebrale: Wirbelloch, das den Wirbelkanal bildet.

Foramen Vesalianum ↑Emissarium sphenoidale.

Foramina ↑Foramen.

Foramina alveolaria: 2–3 kleine Löcher im Tuber maxillae für Arterien u. Nerven zum Oberkiefer.

Foramina palatina minora: zwei untere Öffnungen der Canales palatini am harten Gaumen hinter dem Foramen palatinum majus; für Aa. palatinae minores u. Nn. palatini minores.

Foramina papillaria: Mündungsstellen der Ductus papillares auf den Kuppen der Nierenpapillen; bedingen die ↑Area cribrosa.

Foramina sacralia dorsalia: Austrittsöffnungen der hinteren Äste der sakralen Rückenmarknerven an der hinteren Kreuzbeinfläche.

Foramina sacralia pelvina: Austrittsöffnungen für die vorderen Äste der sakralen Rückenmarknerven (Wurzeln des N. ischiadicus) an der vorderen Kreuzbeinfläche.

Foramina venarum minimarum: zahlreiche Einmündungen kleiner Venen an der Innenfläche des re. Vorhofs des Herzens.

Foraminotomie ⟨*lat* + *gr*⟩ *f*: operative Erweiterung des ↑Foramen intervertebrale als Zugang zum Spinalnerven bzw. zu lateralen Bandscheibenvorfällen.

Forbes, Gilbert B. (geb. 1915), amerik. Päd., Dallas/Texas.

Forbes-Albright-Syndrom (nach Alexander F. u. Fuller A.): Prolaktinom; meist durch chromophobes Hypophysenadenom bedingtes Syndrom von Amenorrhö, Laktorrhö, verminderter Gonadotropinausscheidung im Urin.

Forbes-Syndrom (nach Alexander F.): Glykogenspeicherkrankheit durch genet. bedingten Mangel an Dextrin-1,6-glukosidase.

Forceps ⟨*lat*⟩ *m*: Geburtszange; geburtshilfl. Operationsinstrument zum Fassen u. Herausziehen des Kopfs des Feten. Im 17. Jh. durch Chamberlen erfunden. Heute gebräuchl. Modelle nach Naegele, Zweifel, Kjelland, Tarnier, Shute.

Fördermittel, pauschale: Die Länder fördern die Wiederbeschaffung kurzfristiger Anlagegüter sowie kleine baul. Maßnahmen durch feste jährl. Pauschalbeträge, mit denen ein Krankenhaus i. R. der Zweckbindung der Fördermittel frei wirtschaften kann.

Fördertatbestände: Voraussetzungen, die erfüllt sein müssen, damit die Länder den Krankenhausträgern ↑Investitionskosten erstatten bzw. pauschale ↑Fördermittel bewilligen.

Fordyce, John A. (1858–1925), amerik. Dermat., New York. ↑Fox-Fordyce-Krankheit.

Forecasting ⟨*engl*⟩: Voraussage des massenhaften Auftretens von best. ↑Parasiten unter Zugrundelegung geograph. u. klimat. Gegebenheiten sowie ökolog. Faktoren in einem best. Gebiet (z. B. ↑Fasciola hepatica).

Forehead lift ⟨*engl*⟩ *m*: Stirnhautstraffung; chir. Korrektur von Hautfalten im Stirnbereich, oft Kombination mit anderen ästhet. o. kosmet. Eingriffen (↑Brow-lift, „Face-lift"); ↑Gesicht-Halshaut-Straffung.

Forel, Auguste H. (1848–1931), Schweizer Psychiater, Zürich.

Forel-Haubenkreuzung (nach Auguste H. F.) ↑Decussationes tegmenti.

forensisch ⟨*lat*⟩ *Adj*: für das Gericht von Wichtigkeit, gerichtl.

Forestier, Jacques E. (geb. 1890), Röntg. u. Bronchologe, Paris. Führte mit J. A. Sicard die Iodölbronchographie als Routinemethode ein.

Forestier-Krankheit (nach Jaques E. F.) ↑DISH-Syndrom.

Forest yaws ⟨*engl*⟩: lateinamerikan. Haut- u. Schleimhautleishmaniase. ↑Leishmaniasen.

Forlanini, Carlo (1847–1918), Int., Pavia. Legte als erster einen artifiziellen Pneumothorax durch Thoraxwandinzision an (1894), leitete damit die Phase der Kollapstherapie der Lungentuberkulose ein.

Formaldehyd ⟨*lat*⟩ *m*: Methanal; stechend riechendes Gas, farblos, Siedepunkt −21 °C. F. gehört zur Gruppe der Aldehyde, es entsteht u. a. bei unvollständigen Verbrennungsprozessen. Wirkt reduzierend u. desinfizierend. Ausgangsstoff für chem. Synthesen, z. B. in der Kunststoffindustrie. F. wirkt ätzend auf Schleimhäute (Augen, Atemwege) u. allergen. Kanzerogenität bei med.-pharmaz. Anwendung nicht bewiesen. In der Zahnmed. Wirkstoff in Präparaten zur Devitalisation der Pulpa. Die 35–40%ige wäßrige Lösung von F. heißt Formalin.

Formaldehyd, aktiver ↑Tetrahydrofolsäure.

Formaldehydgelatine: Behandlung von Gelatine mit Formaldehydlösung o. -gas führt zur Härtung der Gelatine durch Ausbildung von Methinbrücken (Schiff-Basen). Die Erzielung einer ↑Magensaftresistenz auf diesem Wege ist heute umstritten. F. gilt aber als hervorragendes Sprengmittel in der Tablettenfabrikation (Formalgelatine).

Formaldehydkasein: ist als Galalith in der Technik gebräuchl. Die Herstellung erfolgt aus fettfreiem Speisequark. Einsatz u. a. als Sprengmittel bei der Tablettenherstellung.

F

Formaldehydlösung: Solutio Formaldehydi, Formalin; ca. 35%ige wäßrige Lösung von Formaldehyd. Wirkt in Konzentrationen über 0,2 % bakterizid, in höheren Verdünnungen (bis 10^{-4}) bakteriostat. Ausgezeichnetes Desinfektionsmittel für Räume, insbes. Risikobereiche (z. B. Hämodialyse, Infektionsabteilungen, virol. Laboratorien, pathol.-anat. Abteilungen, Intensivtherapieabteilungen, chir.-operative Einheiten), ↑Wäschedesinfektion sowie zur Desinfektion von Ausscheidungen. An der äußeren Haut kommen 3–10%ige Lösungen als adstringierendes u. gerbendes Mittel zur Anwendung, bes. wegen ihrer schweißhemmenden u. desodorierenden Wirkungen (5% Einpinselung bei Fußschweiß). Bei Raumdesinfektion mit F. sind zur Prävention des allerg. ↑Kontaktekzems Schutzhandschuhe u. Schutzmaske zu tragen. Instrumentendesinfektion mit F. nur in geschlossenen Behältern. F. ist wirksam gegen Bakterien, Viren, Pilze u. Pilzsporen. ↑Desinfektionsmittel, ↑Virusinaktivierung, ↑Flächendesinfektion, ↑Raumdesinfektion.

Formaldehydsterilisation: zugelassenes Sterilisationsverfahren mit gasförmigem Formaldehyd. Vor der F. muß das ↑Sterilisiergut möglichst keimarm sein o. ggf. vorbereitet werden. Die F. wird zur Sterilisation von Kathetern, Drains, Schläuchen, Geräten mit opt. u./o. elektr. Teilen (falls vom Hersteller zugelassen), thermolabilen Teilen von Herz-Lungen-Maschinen, Narkose- u. Beatmungsgeräten u. a. nur dann eingesetzt, wenn ↑Sterilisation durch trockene Hitze o. ↑Dampfsterilisation nicht in Frage kommen. Die F. muß in geeigneter Sterilisierverpackung erfolgen.

Formaldehydwasserdampfraumdesinfektion: wichtige Maßnahme i. R. der ↑Schlußdesinfektion mit Hilfe des ↑Formalinverdampfungsapparats u. anschließender Neutralisation der Formalindämpfe durch Einleitung von Ammoniak.

Formalin ↑Formaldehyd.

Formalinfixierung ↑Fixierung.

Formalinverdampfungsapparat: Gerät zur Raumdurchgasung mit Formalindämpfen bei der ↑Schlußdesinfektion. Der Formalindampf wird anschließend durch Ammoniakvernebelung neutralisiert. Der erzielte Desinfektionsprozeß hat ledigl. eine oberflächl. Wirkung.

Formatio reticularis ⟨*lat*⟩ *f*: retikuläre Formation; dreidimensionales neuronales Netz, das von der Medulla oblongata bis zum Thalamus reicht. Die F. r. liegt im Nebenschluß aller Sinnesbahnen u. hat vielfältige direkte u. indirekte Verbindungen zu allen Hirnregionen. In ihr sind sensor., motor. u. vegetative Funktionen eng miteinander verknüpft. Die F. r. hat wichtige Funktionen für das gesamte ZNS durch die sog. unspezif. Aktivierung der Hirnrinde (↑Arousal, aufsteigendes retikuläres aktivierendes System) u. durch die Regulierung des ↑Tonus der Skelettmuskulatur (absteigendes retikuläres System). Sie besitzt darüber hinaus aber auch funktionsspezif. integrierende Funktionen, durch die somatomotor. u. vegetative Partialfunktionen (z.T. über das hypothalam.-hypophysäre System) aufeinander abgestimmt werden. Schädigungen führen zu Bewußtlosigkeit u. ↑Koma, völlige Durchtrennung zur ↑Enthirnungsstarre. Eine Reihe die Vigilität (↑Wachzustand) erhöhender bzw. dämpfender Pharmaka greifen an der F.r. an. Die F.r. steht in enger Verbindung mit dem limb. System als limb.-retikulärer Komplex.

Forme fruste ⟨*frz*⟩: unvollständiges, leichtes Erscheinungsbild einer Krankheit.

Formenkreis, rheumatischer: unter Wahrung der Tradition u. unter prakt. Aspekt sowie bei Verzicht auf die Begriffe „Rheuma" u. „Rheumatismus" Zusammenfassung unterschiedl. Krankheiten des Stütz- u. Bewegungsapparats (im wesentl. der Erkrankungen der Klasse XIII der Internationalen Statist. Klassifikation der Krankheiten, 9. Revision 1975: Krankheiten des Muskel-Skelett-Systems u. des Bindegewebes). Unterschiedl. sind sie bezügl. Ätiol. u. Pathogenese, Klinik, Verlauf u. Progn. der Ther. wie ihrer „Krankheitswertigkeit". Sehr vereinfacht dargestellt, sind folgende Gruppen für die DD zu beachten: 1. entzündl.-rheumat. Erkrankungen, wie akutes rheumat. Fieber, ↑Rheumatoidarthritis u. Sonderformen, ↑Spondylitis ankylosans; 2. Kollagenosen, wie system. Lupus erythemat., Dermatomyositis, Sklerodermie, Panarteriitis nodosa; 3. degenerative Erkrankungen der Gelenke u. der Wirbelsäule („degenerativer Rheumatismus"), wie Arthrose, Spondylarthrose, Osteochondrose, Spondylose; 4. Weichteilrheumatismus (sog. extraartikulärer peripherer Rheumatismus, Fibrositis-Syndrom), 5. „rheumatische" Erkrankungen der Muskeln, Sehnen, Faszien, Schleimbeutel, des subkutanen u. periartikulären Bindegewebes; 6. pararheumat. Erkrankungen mit Sympt. am Bewegungsapparat, z.B. bei Stoffwechsel- (Arthritis urica) u. Knochenerkrankungen (Osteopenie). Forderung nach exakter Abklärung als Voraussetzung für zielgerichtete u. adäquate Ther.

Formfehler: die dem ↑Stellungsfehler folgende Anpassung des wachsenden Skeletts an einen Haltungsfehler, z.B. keilförmige Deformierung eines Brustwirbels bei ↑Rundrücken.

Formiate: Salze der ↑Ameisensäure.

Formiatgruppe: von der Ameisensäure abgeleiteter Einkohlenstoffrest $-COO^-$, ein ↑C_1-Körper.

Formicatio ⟨*lat*⟩ *f* ↑Parästhesie.

Formiminoglutaminsäuretest: *Abk* Figlu-Test. Die Aminosäure Histidin wird im Organismus zu F. u. Glutaminsäure abgebaut, vorausgesetzt, es besteht ein intakter Folsäurestoffwechsel. Wird der Organismus mit einer größeren Histidinmenge belastet, so erhöht sich die Ausscheidung der F. im Harn auf das 10- u. Mehrfache gegenüber der Norm, wenn ein Mangel an aktiver Folsäure vorliegt.

Formol ↑Formaldehydlösung. ↑Formaldehyd.

Formoltitration: Bestimmungsmethode für Aminosäuren; die Aminogruppe der Aminosäuren wird mit Formaldehyd umgesetzt u. die entstandene N-Hydroxymethylverbindung unter Verwendung eines gebräuchl. Indikators titriert.

Formoltotvakzine: durch Formalin inaktivierte Bakterien- u. Virusimpfstoffe, z.B. Pertussis-Impfstoff, ↑Grippeimpfstoff, Polioimpfstoff (Salk).

Formoltoxoid ↑Toxoidimpfstoffe.

Form, sportliche: Zustand der optimalen sportl. Leistungsfähigkeit, den der Sportler auf jeder Stufe seiner sportl. Ausbildung erreicht. Die s.F. ist durch die organ. Einheit aller Leistungsfaktoren charakterisiert u. findet in relativ hohen sportl. Leistungen, die dem jeweiligen Ausbildungsstand des Sportlers entsprechen, ihren Ausdruck.

Formulae magistrales berolinenses ⟨*lat*⟩ *f Pl*: *Abk* F.M.B.; ehemals Sammlung von Arzneiverordnungsvorschriften (Rezepturen).

Formylsulfisomidin: Formylsulfamethin, N^4-substituiertes ↑Sulfonamid zur Behandlung von Darminfektionen; wird nicht resorbiert.

N^{10}-Formyltetrahydrofolsäure: aktives Formiat, „aktiver Formaldehyd"; durch Bindung an das Stickstoffatom 10 der ↑Tetrahydrofolsäure aktivierter ↑C_1-Körper.

Forney-Robinson-Pascoe-Syndrom: dominant erbl. ↑Mitralinsuffizienz, Synostosen u. Schalleitungsschwerhörigkeit.

fornicatus ⟨*lat*⟩: gewölbt.

Fornikotomie ⟨*lat + gr*⟩ *f*: stereotaktische ↑Operation bei psychomotor. Epilepsie im Bereich des ↑Fornix cerebri.

Fornix ⟨*lat*⟩ *m*: Gewölbe, Wölbung, Bogen.

Fornix cerebri: Hirngewölbe; an der unteren Fläche des Balkens gelegenes, längl., stark gebogenes Gebilde aus weißer Substanz. Seine Bestandteile sind die beiden Columnae fornicis, das Corpus fornicis u. die Crura fornicis. Der F. verbindet den Hypothalamus mit dem Hippocampus u. gehört zum limb. System.

Fornix conjunctivae: unterer (F.c. inferior) bzw. oberer (F.c. superior) Bindehautsack; hinter dem unteren bzw. oberen Augenlid gelegene Tasche, gebildet durch den Umschlag der Konjunktiva vom Augapfel auf die Innenfläche der Augenlider.

Fornix pharyngis: der den Choanen gegenüberliegende, obere Teil des Schlundes.

Fornix sacci lacrimalis: oberer, gewölbter Teil des Tränensacks.

Fornix vaginae: Scheidengewölbe; das obere Ende der Scheide, welches durch die hineinragende Portio vaginalis cervicis uteri in ein vorderes u. ein hinteres Scheidengewölbe unterteilt wird.

Fornixvarizen: pathol. erweiterte Venengeflechte im Magenfornix bei portaler Hypertonie.

Forskolin: aus einer Pflanze (↑Coleus forskohlii) isolierter, starker Aktivator der ↑Adenylatzyklase. F. hat antihypertensive u. pos. inotrope Wirkung; hemmt die Thrombozytenaggregation u. wirkt relaxierend auf glatte Muskulatur.

Forssel, Jarl (1912–1964), finn. Int., Helsinki.

Forssel-Syndrom (nach Jarl F.): nephrogene sek. Polyzythämie, z.B. bei Nierentumoren, Zystennieren.

Forssman, Hans (geb. 1912), schwed. Psychiater, Ulleraker.

Forssman, John (1868–1947), schwed. Pathol., Lund.

Forssman-Antigen (nach John F.): 1911 entdecktes heterophiles o. heterogenet. Antigen. Nach Injektion von Meerschweinchennierenzellen treten bei Kaninchen im Serum nicht nur Antikörper gegen Niereneiweiße, sondern auch gegen Schaferythrozyten auf. Das F. kommt auch in Gewebezellen zahlreicher anderer Spezies, z. B. Pferd, Hund, Katze, Maus u. Huhn, u. bei einigen Bakterienarten vor. Bei Primaten, Kaninchen, Schwein, Ratte, Gans, Taube, Frosch u. a. fehlt es.

Forssman-Antikörper: (nach John F.): Antikörper gegen ↑Forssman-Antigen. Werden meist im Schaferythrozytenagglutinationstest nachgewiesen.

Forssmann, Werner (1904–1979), Chir. Eberswalde, Düsseldorf, Bad Kreuznach. 1956 Nobelpreis für Med./Physiol. (mit A. F. Cournand u. D. W. Richards) „für ihre Entdeckungen der Herzkatheterisierung und pathologischer Veränderungen des Kreislaufsystems".

forte ⟨*lat*⟩ *Adj*: stark, höher dosiert.

Fortner, Josef (1893–1969), Veterinärbakteriologe, Berlin. Bekannt durch Arbeiten in der Psittakoseforschung.

Fortner-Platte (nach Josef F.): Fortner-Verfahren; bakt. Kulturverfahren zur Züchtung von Anaerobiern in Gegenwart von sauerstoffzehrenden Bakterien, z. B. ↑Serratia marcescens.

Fortpflanzung: Erhaltung der Arten durch die Vermehrung der Organismen. 1. geschlechtl. F. durch Verschmelzung sexuell differenzierter haploider Gameten zur diploiden Zygote; ↑Kopulation. Seltener findet der Austausch geschlechtl. differenzierter Kerne (Konjugation) o. die Verschmelzung von Gametenbehältern (Gametangiogamie) statt. 2. ungeschlechtl. F. durch Teilung, Knospung o. Polyembryonie.

Foscarnet: ↑Virostatikum, das gegen Zytomegalievirus wirksam ist. Anwendung bei Retinitis o. gastrointestinaler ↑Zytomegalie. ↑Chemotherapie, antivirale.

Fossa ⟨*lat*⟩ *f*: Grube, Vertiefung.

Fossa acetabuli: rauhe, nicht überknorpelte Grube innerhalb der Hüftgelenkpfanne; wird umfaßt von der überknorpelten Facies lunata u. geht nach unten in die Incisura acetabuli über.

Fossa articularis: Gelenkgrube, Gelenkpfanne, ↑Articulatio.

Fossa axillaris: beim Lebenden sichtbare Achselgrube unter der Achsel, zwischen Oberarm u. Thorax bzw. zwischen vorderer u. hinterer Achselfalte gelegen.

Fossa canina: Grube an der Vorderfläche des Corpus maxillae unter dem Foramen infraorbitale; Ursprungsfläche des M. levator anguli oris.

Fossa condylaris: Grube hinter beiden Gelenkfortsätzen (Kondylen) des Hinterhauptbeins.

Fossa coronoidea: mediale Grube auf der Vorderfläche des distalen Humerusendes unmittelbar oberhalb der Gelenkfläche; bei Beugung des Arms legt sich in sie der Processus coronoideus der Elle.

Fossa cranii: vordere (F. c. anterior), mittlere (F. c. media) bzw. hintere (F. c. posterior) Schädelgrube; 3 Abteilungen an der Gehirnseite der Schädelbasis. Die hintere ist die tiefste, sie nimmt Kleinhirn, verlängertes Mark u. Brücke auf. Die mittlere ist sanduhrförmig eingeschnürt u. enthält Chiasma opticum, Hypophyse sowie die beiden Schläfenlappen des Großhirns. Der vorderen liegen die Stirnlappen des Großhirns auf. Abb.

Fossa cubitalis: Ellenbeuge; beim Lebenden sichtbare, an der Vorderseite des Ellenbogengelenks gelegene Vertiefung.

Fossa digastrica: Grübchen seitl. der Spina mentalis an der Innenfläche des Körpers vom Unterkiefer; Ansatzstelle des vorderen Kopfs des M. digastricus.

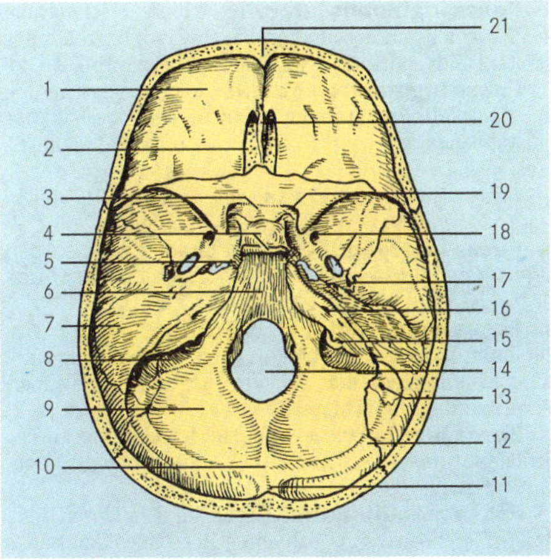

Fossa cranii.
Innenfläche der Schädelbasis
1: Fossa cranii anterior; 2: Crista galli;
3: Sulcus chiasmaticus; 4: Fossa hypophysialis;
5: Sulcus caroticus; 6: Clivus;
7: Fossa cranii media; 8: Sulcus sinus sigmoidei;
9: Fossa cranii posterior; 10: Protuberantia occipitalis interna; 11: Sulcus sinus sagittalis superioris; 12: Sulcus sinus transversi;
13: Foramen mastoideum; 14: Foramen magnum;
15: Foramen jugulare; 16: Porus acusticus internus; 17: Foramen spinosum;
18: Foramen rotundum, Foramen ovale;
19: Canalis opticus; 20: Foramen caecum;
21: Crista frontalis

Fossa glandulae lacrimalis: flache Grube an der seitl., vorderen, oberen Wand der Orbita zur Aufnahme der Tränendrüse.

Fossa hyaloidea: kreisrunde Vertiefung an der Vorderfläche des Glaskörpers des Auges, welcher die Linse anliegt.

Fossa hypophysialis: am Grunde des Türkensattels (Sella turcica) gelegene Grube, in welcher sich die Hypophyse befindet.

Fossa iliaca: flache Vertiefung an der Oberfläche der Darmbeinschaufeln, von welcher der M. iliacus entspringt.

Fossa iliopectinea: tiefe Rinne zwischen M. pectineus u. M. iliopsoas, in welcher A., V. u. N. femoralis verlaufen u. die gleichzeitig den Boden des Trigonum femorale darstellt.

Fossa incudis: Grübchen in der hinteren, oberen Wand der Paukenhöhle, in welcher der kurze Schenkel des Amboß über ein Band (Ligamentum incudis posterius) befestigt ist.

Fossa infraspinata: Grube unterhalb der Schultergräte (Spina scapulae), von welcher der gleichnamige Muskel (M. infraspinatus) entspringt.

Fossa infratemporalis: Unterschläfengrube, untere Fortsetzung der Schläfengrube am äußeren Schädel; ist nach hinten u. unten offen, geht medial in die Flügelgaumengrube über.

F

Fossa inguinalis lateralis: äußere Leistengrube des Bauchfells an der inneren Bauchwand, oberhalb des Leistenbands; entspricht dem inneren Leistenring.

Fossa inguinalis medialis: innere Leistengrube des Bauchfells an der inneren Bauchwand, oberhalb des Leistenbands; projiziert sich nach vorn auf den äußeren Leistenring.

Fossa intercondylaris: tiefe Grube an der Rückseite des Femurs zwischen beiden Kondylen.

Fossa interpeduncularis: Grube zwischen den beiden Großhirnschenkeln (Crura cerebri) an der Unterfläche des Mittelhirns.

Fossa ischiorectalis: im Frontalschnitt dreiseitiger Raum zwischen Diaphragma pelvis u. Fascia obturatoria; nach unten gegen den Damm durch die Fascia superficialis perinei abgeschlossen.

Fossa jugularis: Grube an der Unterfläche des Schläfenbeins, in welcher der Bulbus superior der V. jugularis interna liegt.

Fossa mandibularis: Grube an der Unterfläche des Schläfenbeins zur Aufnahme des Gelenkkopfs des Unterkiefers (Caput mandibulae).

Fossa navicularis urethrae: Erweiterung der männl. Harnröhre hinter dem Ostium u. externum.

Fossa olecrani: Grube an der hinteren Seite des Humerus oberhalb der Trochlea, in welche sich das Olekranon der Elle in Streckstellung des Arms legt.

Fossa ovalis: Vertiefung im Vorhofseptum des Herzens als Rest des fetalen Foramen ovale; vom re. Vorhof aus sichtbar.

Fossa-ovalis-Defekt ↑ Vorhofseptumdefekt.

Fossa poplitea: Kniekehle.

Fossa pterygoidea: nach hinten offene Grube zwischen beiden Laminae des Flügelfortsatzes vom Keilbein.

Fossa pterygopalatina: Flügelgaumengrube; Grube zwischen den Flügelfortsätzen des Keilbeins, dem Gaumenbein u. dem Oberkiefer.

Fossa radialis: Grube auf der Vorderseite des Humerus oberhalb des Capitulum humeri; nimmt bei Beugung des Arms das Caput radii auf.

Fossa rhomboidea: Rautengrube; der Boden des IV. Hirnventrikels, an dessen Bildung sich die Hinterflächen der Brücke u. des verlängerten Marks beteiligen. Im Boden der F. r. liegen die Kerngebiete des V. bis XII. Hirnnerven. Abb.

Fossa sacci lacrimalis: Tränensackgrube zwischen Crista lacrimalis anterior des Oberkiefers bzw. Crista lacrimalis posterior des Tränenbeins; setzt sich nach unten in den Canalis nasolacrimalis fort.

Fossa scaphoidea: Grube am seitl. Beginn der Lamina medialis des Flügelfortsatzes des Keilbeins; teilweiser Ursprung des M. tensor veli palatini.

Fossa subarcuata: nahe der oberen Kante der hinteren Felsenbeinfläche, lateral des Porus acusticus internus, gelegene Grube, bedingt durch den hinteren Bogengang; deutl. ausgeprägt bei Neugeborenen.

Fossa supraclavicularis major: Grube oberhalb der Klavikula u. seitl. des M. sternocleidomastoideus; entspricht in der Tiefe (am anat. Präparat) dem ↑ Trigonum omoclaviculare.

Fossa supraclavicularis minor: Grube zwischen beiden Ursprungsköpfen des M. sternocleidomastoideus.

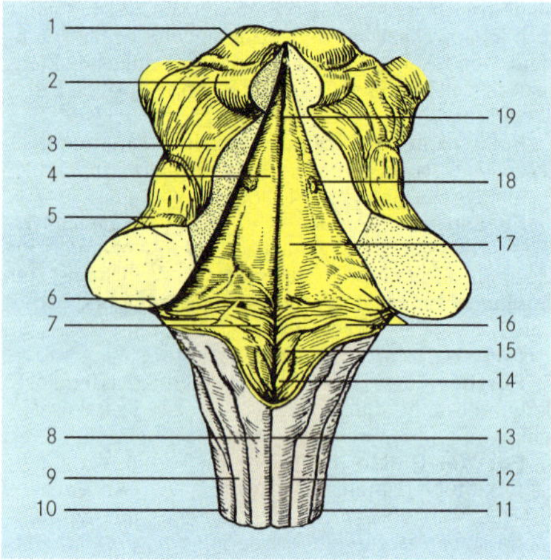

Fossa rhomboidea u. Medulla oblongata. Die Pedunculi cerebellares sind durchtrennt worden.
1: Colliculus superior; 2: Colliculus inferior;
3: Pedunculus cerebellaris superior;
4: Eminentia medialis; 5: Pedunculus cerebellaris medius; 6: Pedunculus cerebellaris inferior;
7: Fovea inferior; 8: Fasciculus gracilis;
9: Fasciculus cuneatus des Funiculus posterior;
10: Funiculus lateralis; 11: Sulcus posterolateralis;
12: Sulcus intermedius posterior;
13: Sulcus medianus posterior; 14: Trigonum nervi vagi; 15: Trigonum nervi hypoglossi;
16: Area vestibularis; 17: Colliculus facialis;
18: Locus coeruleus; 19: Sulcus medianus

Fossa supraspinata: Grube oberhalb der Schultergräte (Spina scapulae), von welcher der gleichnamige Muskel (M. supraspinatus) entspringt.

Fossa supratonsillaris: Bucht oberhalb der Gaumenmandel zwischen vorderem u. hinterem Gaumenbogen.

Fossa supravesicalis: paarige Grube an der Innenfläche der vorderen Bauchwand zwischen Plica umbilicalis mediana u. Plica umbilicalis medialis.

Fossa temporalis: Schläfengrube oberhalb des Jochbogens an der seitl. Schädelwand; geht nach unten in die Fossa infratemporalis über u. enthält den M. temporalis.

Fossa triangularis: Vertiefung im oberen Bereich der Ohrmuschel.

Fossa trochanterica: Vertiefung an der Innenfläche des großen Rollhügels (Trochanter major) des Oberschenkelknochens.

Fossa vesicae felleae: peritonealfreie Grube an der Eingeweidefläche des re. Leberlappens, mit welcher die Gallenblase verwachsen ist.

Fossula ⟨*lat*⟩ *f*: *Dim* zu Fossa; kleine Grube, Grübchen.

Fossulae tonsillares: 12–15 Buchten der Schleimhaut an der Oberfläche der Gaumenmandel.

Fossula fenestrae cochleae: kleine Grube für das Schneckenfenster hinter dem Promontorium an der medialen Wand der Paukenhöhle.

Fossula fenestrae vestibuli: kleine Grube hinter u. über dem Promontorium an der medialen Wand der Paukenhöhle für das Vorhoffenster.

Fossula petrosa: kleine Grube zwischen ↑Fossa jugularis u. Öffnung des Karotiskanals an der Unterfläche des Schläfenbeins; in ihr liegt das Ganglion inferius des N. glossopharyngeus.

Foster-Kennedy-Syndrom: Kennedy-Syndrom; prim. absteigende Sehnervenatrophie (gleichseitig) u. Stauungspapille (gegenseitig) bei raumfordernden Prozessen in der vorderen Schädelgrube, in ausgeprägter Form sehr selten.

fötal ⟨*lat*⟩ ↑fetal.

Fothergill-Operation ↑Manchester-Operation.

FOTI ⟨*engl*⟩: *Abk* für Fiber Optic Transillumination. Methode der Durchleuchtung mittels Lichtleiter zur Diagnostik approximaler Karies (Peltola u. Wolf 1981).

fötid ⟨*lat*⟩ *Adj*: foetidus, übelriechend, stinkend.

Foto- ↑Photo-.

Fötus ⟨*lat*⟩ *m* ↑Fetus.

Fouchet-Harrison-Test: Methode zum Nachweis von Bilirubin im Harn. Fällung des an Albumin gebundenen Bilirubins mit Bariumsulfat, Ammoniumsulfat u. Oxidation mit Eisen(III)-chlorid zu grünem Biliverdin bzw. blauem Bilizyanin. Nachgewiesen wird konjugiertes Bilirubin, da nur dieses bei Überschreiten der Nierenschwelle als wasserlösl. Bilirubin im Harn vorwiegend durch glomeruläre Filtration ausgeschieden wird. Azidose vermehrt, Alkalose vermindert die Ausscheidung. Vermehrtes Auftreten bei hepat. (Kupplungsdefekt, Konjugations-, Exkretionsdefekt) u. posthepat. Ikterus, nicht bei prähepat. (hämolyt.) Ikterus.

foudroyant ⟨*frz*⟩ *Adj*: blitzartig.

Founder-Effekt ⟨*engl*⟩: Gründereffekt. Häufung eines Merkmals o. einer Krankheit in einer umschriebenen Population, die sich von wenigen Ausgangsindividuen ableitet, unter denen sich ein Anlageträger befunden hat.

Fourier-Analyse ↑Analyse, harmonische.

Fournier, Jean Alfred (1832–1915), Dermat., Paris.

Fournier-Gangrän (nach Jean A. F.): Gangraena acuta genitalium; im Bereich von Skrotum u. Penis, meist durch Streptokokken ausgelöste ↑Gangrän.

Fournier-Zähne (nach Jean A. F.): Hypoplasie der Kaufläche der ersten bleibenden Molaren, ↑Hutchinson-Trias.

Fournier-Zeichen (nach Jean A. F.): Parrot-Streifen; Narben an den Mundwinkeln nach Abheilung von Rhagaden bei konnataler ↑Syphilis.

Fovea ⟨*lat*⟩ *f*: Grube.

Fovea articularis: untere (F. a. inferior) bzw. obere (F. a. superior) seitl. Gelenkfläche des Atlas zur bewegl. Verbindung mit dem Hinterhauptbein bzw. dem Axis.

Fovea capitis femoris: Vertiefung inmitten der Gelenkfläche des Femurkopfs; Ansatzstelle des Ligamentum capitis femoris.

Fovea centralis: zentrale Grube im gelben Fleck (↑Macula lutea), die durch Seitwärtsverlagerung aller Retinaschichten bis auf die ↑Zapfenzellen entsteht. Dadurch Lichteinfall direkt auf die Sinneszellen an dieser Stelle des schärfsten Sehens. Abb.

Fovea costalis: Gelenkfläche am seitl. unteren (F. c. inferior) bzw. oberen (F. c. superior) Rand der Brustwirbelkörper für die Anlagerung der Rippenköpfe.

Fovea dentis: Grube an der Hinterfläche des vorderen Atlasbogens für die Anlagerung des Dens axis.

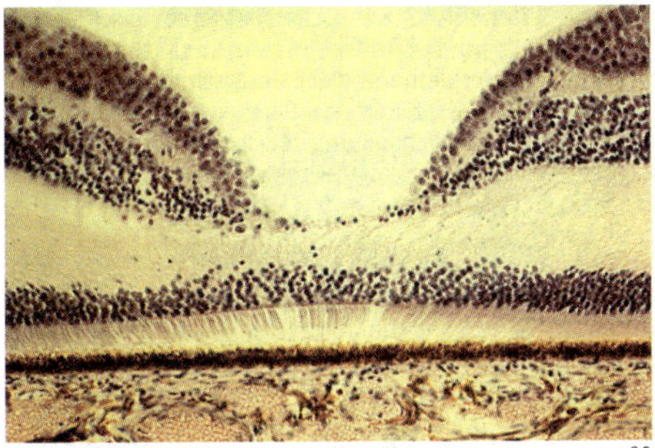

30

Fovea centralis. Histologischer Schnitt durch das Auge, HE-Färbung; im Zentrum der Macula lutea sind obere Retinaschichten seitl. verlagert u. nur Zapfenzellen vorhanden.

Fovea inferior: Vertiefung am myelenzephalen Teil der Rautengrube an der Spitze des Trigonum nervi vagi.

Fovea pterygoidea: kleine Grube am Collum mandibulae für den Ansatz des M. pterygoideus lateralis.

Fovea sublingualis: Grube an der Innenfläche des Corpus mandibulae oberhalb der Linea mylohyoidea, welcher die Glandula sublingualis major anliegt.

Fovea submandibularis: Grube an der Innenfläche des Corpus mandibulae unterhalb der Linea mylohyoidea, welcher die Glandula submandibularis anliegt.

Fovea superior: Vertiefung am myelenzephalen Teil der Rautengrube seitl. vom Colliculus facialis.

Foveation ⟨*lat*⟩ *f*: reflektor. sakkad. Augenbewegung nach einem in der Gesichtsfeldperipherie auftauchenden Objekt, um es zwecks Scharfsehen auf der Fovea abzubilden. Der Foveationsreflex wird auch als visueller Greifreflex bezeichnet.

Fovea trochlearis: häufig vorhandene Grube am vorderen Fach der Augenhöhle zur Anheftung der Sehnenschlinge des M. obliquus superior.

Fovea umbilicalis: Nabelgrube; Einsenkung der Bauchhaut im Bereich des Nabels.

Foveolae ⟨*lat*⟩ *f Pl*: *Dim* zu Foveae; Grübchen.

Foveolae gastricae: Grübchen der Magenschleimhaut, in welche mehrere Glandulae gastricae ausmünden.

Foveolae granulares: an der Innenfläche der Knochen des Schädeldachs vorhandene Grübchen; durch die Arachnoidalzotten (Granulationes arachnoideales) bedingt.

Foville, Achille Louis François (1799–1879), frz. Physiol., Rouen, Toulouse.

Foville-Syndrom (nach Achille L. F. F.): Hemiplegia alternans infolge Ponsläsion: homolaterale periphere Fazialis- u. Abduzenslähmung, kontralaterale Halbseitenlähmung, Blicklähmung nach der Herdseite.

Fowler, Thomas (1736–1801), brit. Arzt, York.

Fowler-Lösung (nach Thomas F.): Solutio Kalii arsenicosi; enthält 0,97–1,03 % Kaliumarsenit, berechnet als Arsentrioxid. Obsolet.

Fowler-Test: bei audiometr. Prüfung mit ansteigenden überschwelligen Tonintensitäten verstärkt sich die Lautheitsempfindung eines sehr schwerhörigen Ohrs im Verhältnis zum normal o. weniger schwerhörigen anderen Ohr. Seitendifferenz zwischen besserem u. schlechterem Ohr soll mind. 30 dB betragen. Angleichung durch zunehmende Verkleinerung der Unterschiedsschwelle an das normal o. besser hörende Ohr: (pos. F. = Lautheitsausgleich), tritt bei Schädigung der Corti-Sinneszellen auf, dagegen nicht bei retrokochleärer Störung.

Fox, George Henry (1846–1937), Dermat., New York.

Fox-Fordyce-Krankheit (nach Georg H. F. u. John A. F.): fast ausschließl. bei geschlechtsreifen Frauen auftretende Erkrankung unklarer Ätiologie. Halbkugelige, hirsekorn- bis etwa erbsgroße Knötchen, dicht gruppiert angeordnet, unter Beachtung der Hautfelderung von hellroter, haut- bis braunroter Farbe. Lokalisation in den Axillen, in den Pubes, an den Brustwarzen, am Nabel u. am Genitale. Hochgradiger anhaltender Juckreiz, Haare brechen an den befallenden Stellen ab.

F-Pentalogie: angeborener Herzfehler mit Vorhof- u. Ventrikelseptumdefekt, reitender Aorta u. Rechtsherzhypertrophie bei Pulmonalstenose. ↑ Fallot-Pentalogie.

F-Pili: Geschlechtspili; fadenförmig ausgebildete Strukturen an der Oberfläche von Bakterien mit F^+-Plasmiden, die bei der Konjugation als Donorzellen fungieren; F. dienen der Herstellung des Kontakts zu F^--Rezeptorzellen; Bildung steht unter Kontrolle von Genen der ↑ F-Faktoren.

F-Plasmide: ↑ F-Faktoren; Plasmide, welche Bakterien zur Konjugation befähigen.

FPLC: *Abk* für ↑ Fast protein liquid chromatography.

Fracastoro, Girolamo (1478–1533), ital. Arzt, Astronom u. Dichter, Verona, Trient, wohin er von Papst Paul III. als Medicus ordinarius des Tridentin. Konzils berufen wurde. F. war neben Vesalius einer der größten Ärzte dieser Zeit. F., der eine neue, von der antiken Atomistik ausgehende Theorie der Infektionskrankheiten entwickelte, kann als Begründer der modernen Seuchenlehre (↑ Epidemiologie) gelten. Er nahm an, daß die Ansteckung durch ein lebendes u. atomartiges Kontagion zustandekomme, wobei die Luft ledigl. Trägerin des Kontagions sei. Seine Infektionslehre hat F. in der Schrift „De morbis contagiosis" (1546) dargelegt.

Fraccaro, Marco (geb. 1927), ital. Humangenetiker.

Fractura ⟨*lat*⟩ *f* ↑ Fraktur.

Fractura penis ↑ Penisfraktur.

Frage-Antwort-System: rechnergestütztes Auskunftssystem auf der Basis einer gering formalisierten Anfrage-u. Manipulationssprache. Das F. hat Beziehungen zur künstlichen ↑ Intelligenz u. ist heute in Ansätzen für prakt. Anwendungen einsatzbereit. In der Med. für die rechnergestützte Entscheidungsfindung in Diagnostik u. Therapieoptimierung von großer Bedeutung u. heute ein anerkannter Gegenstand der med. Forschung.

Fragebogenuntersuchung, standardisierte: Daten sind oft nur durch Befragung zu erhalten. Aus Gründen der ↑ Reproduzierbarkeit u. Validierung der Angaben wird das sog. freie Interview durch ein standardisiertes Interview (mit gleichlautendem Text) ersetzt o. durch einen voll standardisierten Fragebogen, der dem Probanden zur Beantwortung selbst vorgelegt wird. Die Entscheidung zwischen mündl. o. schriftl. standardisierter Befragung wird nach den Vor-/Nachteilen im konkreten Fall getroffen. Vorteile des standardisierten Fragebogens zur Selbstausfüllung: keine Beeinflussung durch Interviewer, zeit- u. personalökonom.; Nachteile sind Fehlen einer sozialen Situation, geringere Motivation zur Kooperation, Nichtsteuerbarkeit der Befragung. Zur Erfassung von Herz-Kreislauf-Kranken o. Gefährdeten haben international die Screening-Fragebögen der London School of Hygiene Eingang in Untersuchungen gefunden (sog. Rose-Fragebögen für Angina pectoris u. Herzinfarkt, Claudicatio intermittens, Rauchergewohnheiten).

Fragiles-X-Syndrom: Marker-X-Syndrom, Martin-Bell-Syndrom; X-chromosomal vererbte, vorwiegend beim männl. Geschlecht auftretende Erkrankung. Brüchige Stelle am X-Chromosom: fra(X)(q), Nachweis der fragilen Stelle Xq28 im ↑ Karyogramm. Häufigkeit 1 : 2 000 männl. Lebendgeborene. Sympt.: auffällige Gesichtsdysmorphie, Hodenvergrößerung, Hyperaktivität, Verzögerung der motor. u. geistigen Entwicklung unterschiedl. Ausmaßes. Behandlungsversuch mit Folsäureverbindungen. Genet. Beratung: weibl. Überträgerinnen unauffällig o. variable Intelligenzminderungen; selten kann die krankhafte Erbanlage über phänotyp. gesunde Männer u. deren Töchter weitergegeben werden.

Fragilitas ⟨*lat*⟩ *f*: Brüchigkeit.

Fragilitas crinium ↑ Trichoptilosis.

Fragilitas ossium: Knochenbrüchigkeit. ↑ Osteogenesis imperfecta congenita.

Fragilitas ossium hereditaria ↑ Osteopsathyrosis.

Fragment ⟨*lat*⟩ *n*: Teil eines gebrochenen o. durch ↑ Osteotomie durchtrennten Knochens.

Fragmentatio cordis: postmortaler Zerfall der Herzmuskelzellbalken im Bereich der Querzellgrenzen (↑ Disci intercalati).

Fragmentation ⟨*lat*⟩ *f*: Fragmentatio; Zerfall von Zellen o. Zellbestandteilen in Bruchstücke.

Fragmentationsstadium ↑ Perthes-Legg-Calvé-Erkrankung.

Fragmentierung: in der Psychoanalyse ein von M. Klein definierter archa. ↑ Abwehrmechanismus; charakterisiert durch multiple Spaltung mit dem Ziel, ein inneres gefürchtetes Objekt zu vernichten, indem es in viele kleine Fragmente zerlegt wird. Dieser Vorgang hat zur Folge, daß das ↑ Ich in viele Teile zerfällt, was z. B. als psychot. Vernichtungsangst erlebt wird.

Fragmentozyt ⟨*gr*⟩ *m*: Schizozyt; sehr kleiner, unregelmäßig gestalteter Teil eines Erythrozyten, entstanden infolge Abschnürung o. Abquetschung, evtl. bereits im Stadium des Erythroblasten, bei künstl. Herzklappen infolge starker Wirbelbildung.

Fragmin: durch Ca^{2+} aktivierbares Protein, das an monomeres ↑ G-Aktin bindet u. Bildung von ↑ F-Aktin unterdrückt.

Fraktionierungsfaktor: Zeitfaktor, die erforderl. Dosiserhöhung bei Verlängerung der Bestrahlungszeit. ↑ Äquivalenteinzeldosis.

Fraktur ⟨*lat*⟩ *f*: Knochenbruch. Zusammenhangsdurchtrennung o. umschriebene Zerstörung der Architektur des Knochens durch äußere Gewalteinwirkung. Die Kräfte können einmalig direkt o. indirekt angreifen u. durch Biegung, Drehung, Stauchung, Scherkraft, Zug die Belastungsgrenze des Knochens übersteigen (Gewaltbruch). Ist die normale Belastungsfähigkeit insges. (z. B. Osteoporose) o. umschrieben (z. B. Knochentumor, Metastase, Osteomyelitis) herabgesetzt, führt schon ein leichtes, inadäquates Trauma zur F. (pathol. F.). Chron. einwirkende Mikrotraumen bzw. ungewohnte Biegungsbelastungen an biomechan. überforderten Knochenabschnitten führen zu schleichenden F. (↑ Ermüdungsbruch). ↑ Fraktureinteilungen.

Frakturbehandlung: umfaßt alle Maßnahmen, die zur Heilung der Knochenwunde u. Wiederherstellung der Funktion des verletzten Körperabschnitts führen. Ziel der F. ist die Wiedererlangung der Berufsfähigkeit u. früherer Lebensgewohnheiten in mögl. kurzer Zeit u. optimalem Ausmaß. Grundsätze der F.: Reposition, Retention, Remobilisation (Rehabilitation). Nach L. Böhler: Einrichten, Festhalten, Üben. Zur Durchsetzung dieser Forderungen stehen konservative, operative, funktionelle Verfahren zur Verfügung. Auswahl der Methode nach Frakturtyp, Alter des Pat., Begleitverletzungen u. -erkrankungen. „Unblutige" Verfahren haben gegenüber den „blutigen" Priorität, sofern gleiche Resultate zu erreichen sind.

Frakturbehandlung, funktionelle: Verzicht auf Retention zugunsten der Sofort- bzw. Frühmobilisation. Nur bei ausgewählten Frakturen (subkapitale Humerusfraktur, Skapulafraktur, nicht dislozierter Kniescheibenquerbruch, Rippenbrüche, eingestauchte Schenkelhalsfraktur). Vorteil: Frühmobilisation bzw. -belastung; z.T ambulante Behandlung. Nachteil: z.T. keine exakte Reposition.

Frakturbehandlung, konservative: unblutige Reposition, Retention durch Gipsverband. Vorteil: keine Infektionsgefahr (Ausnahme: offene Frakturen).

Frakturbehandlung, operative: Reposition u. Retention mit Metallimplantaten. Ziel ist Belastungs- o. Übungsstabilität. Vorteil: frühe Remobilisation, Pflegeerleichterung, geringes Thromboembolierisiko. Nachteil: Gefahr der ↑Osteomyelitis. ↑Osteosynthese, ↑Marknagelung, ↑AO.

Frakturdislokation ↑Dislokation.

Fraktureinteilungen: Klassifizierung nach unterschiedl. Gesichtspunkten: **Entstehung**: Gewaltbruch (die häufigste Ursache), pathol. Fraktur (Tumor, Metastase), Ermüdungsbruch (Mikrotraumen). **Form der Gewalteinwirkung**: Biegungs-, Dreh-, Kompressions-, Riß-, Abscherbruch infolge direkter bzw. indirekter Kraft. **Ausmaß des Weichteilschadens**: geschlossene u. offene Frakturen I., II., III. Grades. **Ausmaß des Knochentraumas**: Infraktion (Einriß, Knickbruch), Fissur (Spaltbruch), Grünholzbruch (bei Kindern, Periostschlauch bleibt intakt), vollständiger Knochenbruch. **Anzahl der Fragmente**: einfacher Bruch, Mehrfragmentbruch, Trümmerbruch. **Verlauf der Frakturlinie**: Quer-, Längs-, Schräg-, Spiralbruch. **Lokalisation**: in Verbindung mit dem betroffenen Knochen, z.B. Schenkelhalsbruch, Schlüsselbeinbruch, Radiusfraktur. Weitere Bez.: Schußbruch, Gelenkbruch (Bruchspalt reicht bis ins Gelenk), Impressionsfraktur (Einbruch eines Teils der Gelenkfläche), Berstungsbruch des Schädels.

Frakturhämatom: Blutung aus der Knochenwunde u. zusätzl. Weichteilverletzungen. Die Organisation des F. ist die 1. Phase der ↑Knochenbruchheilung bei konservativer Behandlung. Ein extremes F. spricht für die Verletzung eines größeren Gefäßes. Komplikationen: Blutungsschock (↑Schock), ↑Kompartmentsyndrom, ↑Phlebothrombose.

Frakturheilung ↑Knochenbruchheilung.

Frakturkomplikationen: bedrohl. bzw. das Spätergebnis belastende Folgen des Knochenbruchs u. seiner Behandlung. Zu den Frühkomplikationen zählen Blutungsschock (↑Schock), ↑Fettembolie, ↑Kompartmentsyndrom, Begleitverletzungen (bes. Gefäße, Nerven), akute Osteomyelitis, Phlebothrombose. Spätkomplikationen sind ↑Pseudarthrose, Fehlstellungen, ↑Frakturkrankheit, ↑Sudeck-Syndrom, ↑Arthrose, ↑Brückenkallus, Refraktur, chron. Osteomyelitis.

Frakturkrankheit: lokale Folgen einer Fraktur u. der fehlenden physiol. Beanspruchung von Knochen, Sehnen, Bändern, Muskeln, Gelenkkapsel u. -knorpel, bes. nach langer Ruhigstellung. Die moderne Knochenbruchbehandlung versucht, die Erscheinungsformen der F. (Osteoporose, Muskelatrophie, Gelenksteifen, Zirkulationsstörungen, Knorpeldegeneration) durch Frühmobilisation in Grenzen zu halten.

Fraktur, osteochondrale: traumat. Knorpelläsion an Gelenkflächen, wobei die knöcherne Basis des betroffenen Knorpelabschnitts durch Schwerkräfte bei Luxationen herausgerissen wird. Oft handelt es sich um kleine flockenförmige Fragmente (↑Flake fracture), die versprengt als freier Körper im Gelenk liegen. DD: ↑Osteochondritis dissecans. Ther.: arthroskop. Refixation.

Frakturosteomyelitis ↑Osteomyelitis.

Frakturosteoporose: lokalisierte ↑Osteoporose in der Frakturzone.

Fraktur, rhinobasale ↑Schädelbrüche.

Frakturtypen ↑Fraktureinteilungen.

Fraktur, wachsende: Behinderung der Heilung einer Schädelfraktur durch Einklemmung der harten Hirnhaut (Dura mater) in den Frakturspalt; Operation erforderl.

Frakturzeichen: Sympt. eines Knochenbruchs. Man unterscheidet unsichere F. (Schmerz, Schwellung, Bluterguß, eingeschränkte Funktion) u. sichere F. (Beweglichkeit an abnormer Stelle, Krepitation, Deformität, bes. das pos. Röntgenbild u. Fragmente in offenen Wunden).

Frambösie ⟨*frz*⟩: Yaws, Pian, Framboesie; Erreger: Treponema pallidum subspec. pertenue; Zu den nichtvenerischen ↑Treponematosen gehörend, wie endem. Lues (Treponema pallidum) u. Pinta (Treponema carateum). Vorkommen bes. in feucht-warmen Gebieten Äquatorialafrikas, Südostasien u. Südamerika. Drei Phasen des Krankheitsverlaufs: Primärphase, early yaws (engl.) 2–5 Jahre. Inkubationszeit 2–6 Wochen Primärläsion („Muttereffloreszenz"), kleine juckende Papel, langsam größer werdend, kann ulzerieren u. zögernd abheilen. 3 Wochen bis 3 Monate nach Primärläsion beginnt Sekundärphase mit Roseolen, rötl., Frambösiomen, Juckreiz, Kopf- u. Gliederschmerzen u. Fieber. Dauer bis 3,5 Jahre. Die Tertiärphase (Spätstadium) kann bald o. nach Jahren (Latenz 5–10 Jahre) auftreten mit destruktiven Veränderungen an Haut u. Schleimhäuten, Knochen u. Gelenken. Gummöse Prozesse (Hautknoten) ulzerieren u. verursachen torpide Geschwüre o. serpiginöse Ulzerationen führen zu ausgedehnten Zerstörungen der Haut. Diagnostik: Treponemennachweis in Hautläsionen des Frühstadiums; im Spätstadium direkter Erregernachweis meist nicht mehr mögl. Serol. wie bei ↑Syphilis von der 3. Woche an pos. Ther. antisyphilit. Medikamente, z.B. Depotpenicilline.

Frameshift mutation ⟨*engl*⟩ *f*: engl. Bez. für Rastermutationen, die durch Deletion o. Insertion von einem o. zwei Nukleotid(en) zu Verschiebungen des Leserasters von Nukleotiden in der ↑Messenger-RNA führen.

Framycetin: Aminoglykosid-Antibiotikum aus Streptomyces lavendulae, wegen oto- u. nephrotox. Nebenwirkungen auf top. u. orale (enterale) Anwendung beschränkt. Neomycin B.

Franceschetti, Adolphe (1896–1968), Schweizer Ophth., Genf.

Franceschetti-Syndrom (nach Adolphe F.) ↑Dysostosis mandibulofacialis.

Francisella: Bakteriengattung; sehr kleine, gramnegative, pleomorphe, sporenlose Stäbchen ohne bisherige Zuordnung zu einer Fam. F. tularensis (Pasteurella tularensis) Erreger der Tularämie. Reservoir: Ektoparasiten der Nagetiere.

Frangenheim-Operation: bei ↑Hodenfehllagerung; Verlagerung zu kurzer Samenstranggefäße hinter die Vasa epigastrica caudalis. ↑Prentiss-Operation.

Frangulaemodin ↑Emodine.

Frank, Ernest, Kardiol., Philadelphia.

Frank, Johann Peter (1745–1821), Int., Pavia, Wilna, St. Petersburg u. Wien. F. erkannte die Abhängigkeit der Gesundheit von der sozialen Umwelt. Betrachtete das Volkselend als „Mutter der Krankheit". Als Anhänger des aufgeklärten Absolutismus glaubte er, über Reformen u. Volksaufklärung den Gesundheitszustand der Bevölkerung heben zu können. Durch ihn erhielt ein neuer Zweig der Heilkunde seine wissenschaftl. Fundierung. Mit seinem sechsbändigen Werk „System einer vollständigen medizinischen Polizei" (1779–1819) legte er den Grundstein für die Sozialmedizin.

Frank, Otto (1865–1944), Physiol., München.

Frank-Ableitung (nach Ernest F.): orthogonales Ableitungssystem (X, Y, Z) mit 7 Elektroden. Vorteil: Die erfaßten Vektoren stehen senkrecht aufeinander (dreidimensional), u. man kann mit diesen Vektorgrößen rechnen (Unabhängigkeit).

Fränkel, Albert (1848–1916), Int., Berlin. Bekannt u. a. durch seine Forschung über Herz- u. Lungenkrankheiten. Ihm gelang der kulturelle u. tierexperimentelle Nachweis von Pneumokokken bei der kruppösen Pneumonie. ↑Streptococcus pneumoniae.

Fränkel, Rolf (geb. 1908), Kieferorthopäde, Zwickau, begründete die Ther. mit Funktionsreglern.

Frankenhäuser, Ferdinand (1832–1894), dt. Gyn., Jena.

Frankenhäuser-Ganglion (nach Ferdinand F.): Ganglion cervicale uteri, im lateralen Wandteil der Cervix uteri gelegen, für die Auslösung der Uteruskontraktion unter der Geburt von Bedeutung.

Frankenhäuser-Plexus (nach Ferdinand F.) ↑Plexus uterovaginalis.

Franke-Trias (nach Gustav F.): Kombination versch. Anomalien: hoher Gaumen, Septumdeviation, Oberkieferprognathie. Dadurch vorwiegend Mundatmung u. leichte Ermüdbarkeit, lymphat. Hyperplasie im Rachen.

Frankfurter Horizontale: Deutsche Horizontale; ↑Ohr-Augen-Ebene. Wird bei Fernröntgenvermessungen (↑Fernröntgen) benutzt.

Frankfurter System: histor. System in der Jugendzahnpflege nach Tholuck; planmäßige Untersuchung der Kinder durch Schulzahnärzte, Behandlungsüberweisung an niedergelassene Zahnärzte, Nachuntersuchung durch Schulzahnärzte.

Franklin-Krankheit ↑Schwerkettenkrankheit.

Fränklin-Silvermann-Kanüle: 50–150 mm lange Kanüle (Durchmesser 1,6–2,5 mm) zur perkutanen Nierenbiopsie.

Frankolith: ein natürl. Fluorkarbonapatit. Der humane ossäre Fluorapatit soll diesem Mineral sehr ähnl. sein.

Frank-Starling-Mechanismus (nach Otto F. u. Ernest H. S.): heterometr. Anpassung des Herzens an veränderte Füllung (Preload) o. erhöhten Auswurfwiderstand (↑Afterload). Zunahme des enddiastol. Volumens führt zu Vergrößerung des Schlagvolumens, u. über ein vergrößertes Restvolumen infolge Erhöhung des Auswurfwiderstands zu erhöhter isometr. Druckerzeugung. Am Herzen in situ für Angleichung der Zeitvolumina von großem u. kleinem Kreislauf u. zum Ausgleich von Änderungen des venösen Rückstroms von Bedeutung.

Franz, Karl (1870–1926), dt. Gyn., Berlin.

Franz-Spekulum: selbsthaltender Bauchdeckenspreizer, bes. bei gyn. Operationen.

Fräsbehandlung: dermat.-chir. Methode zur Beseitigung oberflächl. Pigmentmale, Tätowierungen u. Fremdkörperimprägnationen traumat. Ursprungs. Mit versch. geformten, hochtourig laufenden Fräsen werden die Hautschichten bis zur gewünschten Tiefe abgespänt.

Fräse: Fräser; aus Stahl o. Hartmetall zur Kavitätenpräparation, Knochenbearbeitung o. Formgebung bei Werkstoffen.

Frauenmilch: Sekret der weibl. Brustdrüse, Ausscheidung (↑Laktation) durch Laktationshormone nach Geburt eines Kindes gefördert. In ihrer Zusammensetzung hinsichtl. Gehalt u. Spektrum der Eiweiße, Antikörper, Lysozym, Nichtproteinstickstoff, Fettsäuren, Laktose u. Mineralien (bes. Na^+, Phosphat) ideale Nahrung für das gesunde Reif- u. Frühgeborene in den ersten Lebensmonaten. Initial eiweißreiches ↑Kolostrum. Tab.

Frauenmilchikterus: Verstärkung eines ↑Icterus neonatorum simplex, durch die Aufnahme von Hormonderivat o. anderen Hemmstoffen mit der Muttermilch. Diese Substanzen beeinflussen die Ausscheidung des Bilirubins neg. Die klin. Bedeutung des F. ist umstritten, Abstillen i. d. R. nicht notwendig.

Frauenmilch: Zusammensetzung im Vergleich zu anderen Milcharten (je 100 ml)

	Frauenmilch	Kuhmilch	Verändergs.-tendenz*
Eiweiß (g)	1,5	3,5	↓
Casein (g)	0,5	3,0	
Molkenprotein (g)	1,0	0,5	↑
Laktose (g)	7,3	4,8	↑
Fett (g)	3,8	3,7	
Na (mg)	15	50	↓
K (mg)	85	150	↓
Ca (mg)	35	125	↓
P (mg)	15	100	↓
Fe (mg)	0,05	0,04	↑↑
Cu (mg)	0,04	0,03	
Vitamin A (IE)	60	40	↑↑
Vitamin B_1 (mg)	0,016	0,042	↑
Vitamin B_2 (mg)	0,043	0,157	↓
Vitamin B_6 (mg)	0,01	0,058	
Vitamin C (mg)	4,3	1,8	↑

*bei adaptierter Säuglingsnahrung auf Kuhmilchbasis

Frauenmilchsammelstellen: in Deutschland erstmals 1919 begründete Institution zur kontinuierl. Bereitstellung von Frauenmilch für Mütter mit Hypogalaktie u. ä. sowie für die Ernährung Frühgeborener u. kranker Säuglinge.

Frauenmilchstuhl: substanzarme, laktose- u. wasserreiche Stuhlentleerung unter Frauenmilchernährung.

Frazier, Charles Harrison (1870–1936), Chir., Philadelphia.

Frazier-Operation (nach Charles H. F.): **1.** Hypophysenentfernung nach osteoplast. ↑Trepanation im frontotemporalen Bereich. **2.** Frazier-Spiller-Operation; ↑Trigeminuseingriffe.

Frederiksen-Syndrom: erbl. fam. Amyloidose des Herzens, der Muskulatur, Haut, Lunge u. peripheren Nerven. Beginn im 2.–3. Lebensjahrzehnt. Fortschreitende Rechtsherzinsuffizienz.

Free flap ⟨*engl*⟩: sog. freier Lappen. Gewebestück, das mit versorgenden Gefäßen (u. Nerven) präpariert u. an der Empfangsstelle anastomosiert wird. Haut-Fettgewebetransplantat mit mikrovaskulärem Anschluß.

Freeman, Ernest A. (1900–1975), brit. Orthop., Wolverhampton.

Freeman-Sheldon-Syndrom (nach Ernest A. F. u. Joseph H. S.): genet. bedingte kraniokarpotarsale Dystrophie. Hauptsymptom: Mikrostoma, Hypertelorismus, Epikanthus, langes Philtrum, kleiner Gesichtsschädel, Spitzklumpfuß, ulnare Deviation der Finger, Minderwuchs. Abb.

Frei, Wilhelm S. (1885–1943), Dermat., Berlin. Fand 1925 in Breslau eine diagn. Reaktion bei ↑Lymphopathia venerea.

Freibank: frühere Variante des Vertriebs von Fleisch, das bei der amtl. Fleischuntersuchung gemaßregelt wurde. Fleisch, das nur in seinem Nahrungs- u. Genußwert gemindert war (Qualitätsmängel) u. deshalb als „minderwertig" beurteilt wurde, wurde ohne vorherige Erhitzung preisgemindert in den Verkehr gebracht. Bedingt taugl. Gewebe wurde für 10 Min. auf mind. 80 °C erhitzt. Die F. ist seit 1.1.96 nicht mehr vorgesehen.

Freiendbrücke: in der Zahnmed. über den Endpfeiler hinaus verlängerte Brückenkonstruktion. Durch starke Hebelwirkung parodontal ungünstig. Nur indiziert, wenn das mesial angebrachte Freiendglied durch Auflage auf eine Füllung am Nachbarzahn vor Kippbelastungen geschützt ist.

Freiendlücke: Unterbrechung der Zahnreihe, bei der nach distal kein Zahn mehr vorhanden ist, der einen Lückenschluß durch festsitzenden Zahnersatz ermöglicht. ↑Freiendprothese.

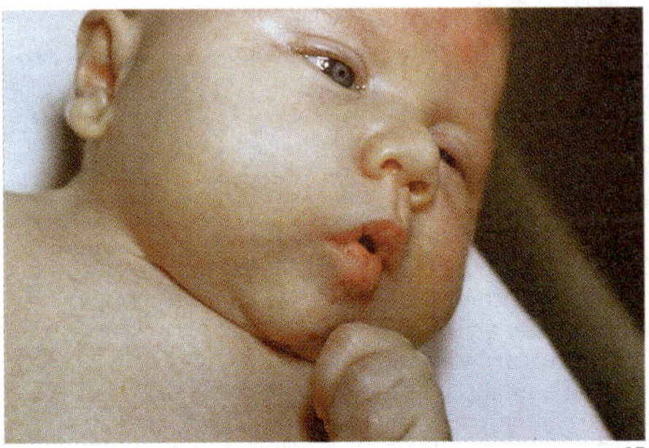

37

Freeman-Sheldon-Syndrom. Kleiner Mund, Windmühlenflügelstellung der Finger

Freiendprothese: Ersatz der Zähne bei ↑Freiendlücken durch abnehmbaren Ersatz. Funktioneller Wert wesentl. geringer als bei allseitiger Abstützung auf eigene Zähne, da die Kaudruckübertragung teils auf das Restgebiß, teils auch auf die Schleimhaut des Prothesenlagers erfolgt, wodurch Kippbewegungen der Prothesensättel mögl. sind. Gefahr der Senkungsschäden u. der Fehlbelastung der letzten Zähne je nach Konstruktionsprinzip der Verbindung zwischen Restgebiß u. Freiendsattel.

Freifeldaudiometrie: mit pulsierenden Sinustönen mit Charakter eines Vogelgezwitschers (Frequenzen 1 000, 2 000 u. 4 000 Hz, Intensitäten 20, 30, 40, 50 u. 60 dB) durchgeführte ↑Audiometrie.

F

Freigabeeigenschaften ↑Arzneistoffliberation, ↑Liberation.

Freigabegeschwindigkeit ↑Arzneistoffliberation.

Freigabeverhalten ↑Arzneistoffliberation.

Freihaltung der Atemwege: Methoden, die bei Bewußtlosen erforderl. sind, um das ungehinderte Ein- u. Ausströmen der Atemluft zu ermöglichen. Durch den nachlassenden Muskeltonus sinkt bei Rückenlage der Zungengrund der Schwerkraft folgend zurück, so daß eine Verlegung der oberen Luftwege eintritt. Die Freihaltung erfolgt durch Rückwärtsbeugen des Kopfs, stabile Bauchseitenlage o. durch die Verwendung von Hilfsmitteln, wie Endotrachealtubus o. naso- bzw. oropharyngeale Luftbrücken. Wichtigste Maßnahme der ersten Hilfe bei Notfällen.

Freiheitsgrad: bei versch. ↑Prüfverteilungen (χ^2-Verteilung, t-Verteilung, F-Verteilung) auftretender Parameter, von dem die Verteilung der Prüfgröße abhängt. Er berechnet sich als Anzahl der in die Prüfgröße eingehenden Beobachtungen minus Anzahl der durch Randbedingungen u. Parameterschätzungen erzeugten Abhängigkeiten zwischen diesen Beobachtungen.

Freiheitsreflex: Begriff aus der Physiol. der höheren Nerventätigkeit für die starken Abwehrreaktionen gegen Bewegungsbeschränkungen. Der F., der angeboren ist u. durch Lernen (Erfahrung) nur Modifizierungen erfährt, ist eine das somat. u. das vegetative Nervensystem sowie das Endokrinium einbeziehende Komplexreaktion.

Freikörperkultur: *Abk* FKK; nacktes Baden, Sonnen u. Sporttreiben im Freien, i. d. R. gemeinsam für Frauen, Männer u. Kinder.

Freilandmücken: ↑Culicidae des freien Geländes, die i. d. R. nicht in Gebäude eindringen, z. B. ↑Aëdes.

Freiluftinhalationen: Inhalationen natürl. Aerosole an der freien Luft, wobei das Aerosol mit vieldüsigen Verneblеranlagen hergestellt wird o. an ↑Gradierwerken bzw. in der Brandungszone des Meeres entsteht.

Frei-Reaktion (nach Wilhelm S. F.): diagn. Hauttest auf Lymphopathia venerea. Intrakutan werden 0,1 ml des spezif. Antigens injiziert. Test ist pos., wenn nach zwei Tagen roter Hof von mind. 0,5 cm Durchmesser auftritt. Die Intradermalreaktion ist erst nach Auftreten der Bubonen pos., danach lang anhaltende Allergie. Bei gleichzeitig bestehender florider Syphilis ist die Reaktion neg.

Freisetzungsfaktoren, hypothalamische: Releasing-Faktoren; ↑Hypothalamushormone, ↑Liberine.

Freiwasser-Clearance ⟨*engl*⟩ *f*: Maß der Ausscheidung von Wasser durch die Nieren. Die F. ergibt sich als Differenz von Harnminutenvolumen u. osmotischer ↑Clearance. Sie entspricht der Menge destillierten Wassers, die aus dem Harn entfernt o. ihm zugefügt werden muß, um ihn plasmaisoton zu machen. Die F. ist bei hypotonem Harn pos. u. bei hypertonem Harn neg.

Fremdeln: ↑Angst im Kindesalter.

Fremdkörper: unbelebte, schwer o. nicht lösl. körperfremde Stoffe, die im Organismus zur reaktiven Bildung eines ↑Fremdkörpergranuloms führen, z.B. ölige Lösungen, Talkum, Holzsplitter, Nahtmaterial.

Fremdkörperaspiration: Aufnahme eines Fremdstoffs in den Tracheobronchialbaum. **Akute F.**: a) Sitz des Fremdkörpers im Zungengrund, Vestibulum laryngis, Regio pharyngica des Ösophagus, Larynxeingang o. Verkeilung in Plicae ventriculares o. vocales mögl. Akute stürm. Sympt. mit letalem Verlauf, wenn nicht rascheste Behandlung. b) Fremdkörper sitzt im Karinabereich o. im unteren Tracheaanteil. Vorwiegend inspirator.- u. exspirator. Stridor mit nachfolgenden Komplikationen. **Chron. F.**: Sitz in den Bronchien, initialer Hustenstoß, symptomfreies Intervall, reaktive Veränderungen wie rezidivierende Pneumonien, Bronchitiden. Tracheobronchialfremdkörper sind absolute Ind. zur baldmögl. Entfernung mittels Tracheobronchoskopie.

Fremdkörperembolie: Verschleppung von Fremdkörpern auf dem Blutwege, ↑Embolie.

Fremdkörpergranulom: entzündl. Granulom um Fremdkörper mit charakterist. Fremdkörperriesenzellen (↑Riesenzellen); im Polarisationsmikroskop Doppelbrechung mancher Fremdkörper.

Fremdkörper, intraokulärer: Ihrer klin. Bedeutung nach werden die i.F. in magnet. (d.h. mit einem Magneten entfernbare) von den amagnet. i.F. unterschieden. Bei letzteren sind kompliziertere Methoden der Lokalisation u. operativen Entfernung anzuwenden (↑Vitrektomie). Grundsätzl. sollen alle i.F. sofort entfernt werden, da tox. Metallsalzverbindungen zur Erblindung infolge Metallose (Eisen: Siderose, Kupfer: Chalkose) führen. Ein bes. Problem bereitet die Lokalisation der F. Es wurden spez. röntg. Methoden erdacht (Comberg-Lokalisation), Ultraschallortung, Metalldetektoren.

Fremdkörperlokalisation, röntgendiagnostische: Näherungsweise durch Drehung des Pat. bei der Durchleuchtung, Meßverfahren aufgrund der ↑Zentralprojektion. Die r.F. ist durch Anwendung der ↑Computertomographie wesentl. verbessert worden.

Fremdkörperriesenzellen: sich an Substanzen anlagernde u. sie z.T. umschließende vielkernige Riesenzellen.

Fremdkörpertuberkel: veraltete Bez. für ↑Fremdkörpergranulom.

Fremdpassage: Wechsel der Wirtsart bei Züchtung von pathogenen Mikroorganismen; ↑Passage.

Fremdprotein: Durch äußere Einflüsse, aber auch maligne Prozesse, veränderte Plasmaproteine. Sollen bei der Reaktion des Organismus auf Neoplasien eine Rolle spielen.

Fremdreflex: Reflex, bei dem die Rezeptoren nicht im Erfolgsorgan selbst, sondern bei dem Rezeptor u. Effektor mehr o. weniger weit voneinander entfernt sind, z.B. Pupillenreflex (Rezeptor: Netzhaut, Effektor: Irismuskulatur), Bauchdeckenreflex (Rezeptor: Bauchhaut, Effektor: Abdominalmuskeln) usw. Der F. ist gegenüber dem ↑Eigenreflex komplizierter verschaltet (polysynapt.), er besteht aus mehreren Komponenten, läuft daher in längerer Zeit ab, ist ermüdbar. Die meisten komplizierteren, bes. die Schutzreflexe, sind F.

Fremdseuchen: Krankheit, die ↑ekdemisch auftreten.

Fremdstoffe: Stoffe, die Lebensmitteln nach Art u. Menge u. von Natur aus o. aufgrund herkömml. physikal. Behandlungsverfahren nicht eigen sind u. als Bestandteile der Lebensmittel mitgegessen, -getrunken, -geraucht werden, jedoch nicht Stoffe, für deren Zugabe zu Lebensmitteln der Gehalt an Nährstoffen maßgebl. ist, auch nicht Vitamine, Provitamine, Würz-, Duft- u. Geschmacksstoffe natürl. Herkunft, Stoffe, die diesen in ihrem chem. Aufbau gleich sind, sowie Luft, Stickstoff, Kohlendioxid u. Äthylalkohol. Man unterscheidet bei F. absichtl. zugesetzte Stoffe (Zusatzstoffe, Additive) u. unabsichtl. in Lebensmittel gelangende Stoffe (Verunreinigungen, Kontaminanten). **Additive** sind Lebensmittelfarbstoffe, Konservierungsmittel u. Lebensmittelzusatzstoffe zum Schutz gegen chem. o. physikal. Veränderungen. **Kontaminanten** sind Verunreinigungen (nicht Schmutz), Rückstände usw. durch Agrochemikalien, Behandlung von Nutztieren mit Wirkstoffen (wie Antibiotika) sowie Stoffe aus Bedarfsgegenständen (z.B. Verpackungsmaterialien aus Kunststoffen). Sie sind ihrer Art nach oft unbekannt, als Spuren analyt. schwierig erfaßbar, in med. Hinsicht jedoch vielfach bedenkl.

Fremerey-Dohna, H., zeitgen. dt. Ärztin. ↑Ullrich-Fremerey-Dohna-Syndrom.

Fremitus ⟨*lat*⟩ *m*: Rauschen, dumpfes Getöse, tastbares u. hörbares Vibrieren von Thorax- o. Abdominalwand (entspricht nicht dem ↑Stimmfremitus).

Fremitusdentium: Zähneknirschen.

Frenektomie ⟨*gr*⟩ *f*: Entfernung eines Lippen-, Wangen- o. Zungenbändchens, ↑Parodontologie.

Frenkel-Test: Intrakutantest zum Nachweis von ↑Toxoplasma gondii unter Verwendung eines unter streng sterilen Bedingungen aus weißen Mäusen gewonnenen Toxoplasmins.

Frenotomie ⟨*gr*⟩ *f*: Durchtrennung des Lippen- bzw. Zungenbändchens.

Frenulum ⟨*lat*⟩ *n*: *Dim* zu Frenum; kleiner Zügel, Zaum, Bändchen.

Frenulum labii: Lippenbändchen, Schleimhautfalte, die sich in der Mittellinie vom Zahnfleisch zur Ober- (F.l. superioris) bzw. Unterlippe (F.l. inferioris) erstreckt.

Frenulum labii superioris anomale: auf dem Kieferkamm ansetzendes oberes Lippenbändchen. Ursache für Ausbildung eines ↑Diastema, Fortbestand des Frenulum tectolabiale des Neugeborenen. Bis in die marginale Gingiva einstrahlende, sog. hochansetzende Bänder führen zur Destruktion des ↑Parodontium.

Frenulum linguae: Zungenbändchen; Schleimhautfalte von der Unterfläche der Zunge zum Zahnfleisch des Unterkiefers.

Frenulum praeputii: Vorhautbändchen; Hautfalte des männl. Gliedes, welche vom unteren Abschnitt der Vorhaut in die Gegend der äußeren Harnröhrenmündung zieht.

Frenulum praeputii, verkürztes: angeboren o. infolge einer Entzündung (↑Balanoposthitis) verkürztes Vorhautbändchen. Beim Koitus schmerzhafte Einrisse mögl. Operative Korrektur.

Frenulum valvae ileocaecalis: sichelförmige Schleimhautfalte, welche von beiden Lippen der Valva ileocaecalis ausgeht u. das ↑Zäkum nach oben begrenzt.

Frenulum veli medullaris superioris: bändchenartige, 2 mm breite Struktur, die sich vom vorderen Ende des Velum medullare anterius zum unteren Vierhügelpaar des Mittelhirns erstreckt.

Frenzel, Hermann (1895–1967), Otol., Göttingen. Hervorgetreten durch Bearbeitung der Theorie u. Praxis von Gleichgewichtsstörungen.

Frenzel-Brille (nach Hermann F.): Leuchtbrille zur Beobachtung des Nystagmus unter Ausschaltung der Fixation.

Frequenz: 1. ***Statistik:*** Häufigkeit eines Merkmals bzw. eines Defekts in einer Population. Ausgedrückt als Verhältnis der Anzahl der Merkmalsträger zur Gesamtindividuenzahl, ↑Inzidenz. 2. ***Physik:*** Anzahl der Schwingungen je Zeiteinheit (meist s). Die Maßeinheit heißt Hertz, Hz, im engl. auch cycle per second (↑cps, c/s). Es gilt: 1 Hz = 1/s (eine Schwingung/s). ↑Ortsfrequenz.

Frequenzanalyse: **1.** Untersuchung einer Zeitreihe (biol. Signal, elektr. o. mechan. Schwingung u. a.) durch Zerlegung der Varianz des Signals in seine sinusförmigen Komponenten mit Hilfe der Fourier-Transformation. **2.** Spektralanalyse: Aufteilung von Signalen in Frequenzkomponenten; ein modernes Verfahren, das auch Eingang in die Biosignalanalyse gefunden hat, z. B. automatische ↑EEG-Analyse, EMG-Auswertung, Herzfrequenzzeitreihen.

Frequenzaudiometrie, kontinuierliche: Untersuchung mit gleitender Prüftonskala im Ggs. zur ↑Audiometrie mit Prüftönen in Oktavabständen.

Frequenzgang: graph. o. math. Darstellung der Frequenzabhängigkeit des Verhältnisses der Ausgangsamplitude zur Eingangsamplitude eines registrierten Signals (Amplitudenfrequenzgang) bzw. der Phasenlage zwischen Ein- u. Ausgangssignal (Phasenfrequenzgang). Ein Registriersystem besitzt einen idealen F., wenn das Amplitudenverhältnis frequenzunabhängig ist u. alle Signale die gleiche Verzögerung ihrer Phase erfahren. Reale Registriersysteme haben ein davon abweichendes Verhalten. Eine prakt. ausreichende Ähnlichkeit des registrierten Signals mit dem ursprüngl. Signal ist nur gegeben, wenn die wesentl. Anteile des ↑Signalspektrums zwischen der unteren u. oberen ↑Grenzfrequenz des Registriersystems liegen. Die Kenntnis des F. ist wichtig für die Registrierung physikal. Signale des Organismus, wie z. B. des EKG.

Frequenzinotropie ↑Anpassung, homöometrische des Herzens; ↑Herztreppe.

Fresh frozen plasma ⟨*engl*⟩: *Abk* FFP; gerinnungsaktives Frischplasma. ↑Plasmapräparate.

Freßreflex ↑Automatismen.

Freßzelle ↑Makrophagen.

Freud, Anna (1895–1982), Tochter von Sigmund F., Psychoanalytikerin, Wien, London. Ihr Buch „Das Ich u. die Abwehrmechanismen" gehört zu den Standardwerken der Psychoanalyse. Sie gründete in London die Hampstead Child Therapy Clinic. Mit M. Klein ist F. die Begründerin der Kinderpsychoanalyse.

Freud, Sigmund (1856–1939), Nervenarzt, Wien, 1938 Emigration nach London, Schüler von J. M. Charcot in Paris. Arbeitete über Hysterie u. Neurosen u. begründete die ↑Psychoanalyse als Methode der Behandlung u. Forschung. F. wurde dadurch der Initiator einer bedeutenden psychotherapeut. Schule. Zu seinen grundlegenden Entdeckungen gehören die Systematik u. die Funktionsgesetze (Primärvorgang) des ↑Unbewußten, die Funktionsgesetze des ↑Traums u. dessen Bedeutung für das Verständnis neurot. Sympt., des Witzes u. der Fehlleistungen („Psychopathologie des Alltagslebens"), der kindl. Sexualität, der frühkindl. Entwicklungsphasen u. deren Bedeutung für späteres neurot. Leiden. Seine klin. Theorie prägte die Vorstellungen über psych. u. psychosomat. Störungen u. bildet bis heute eine wesentl. Grundlage des Krankheitsverständnisses.

Freund, Ernst (1863–1946), österreich. Chem., Wien.

Freund, Jules Thomas (1891–1960), ungar. Bakt., New York.

Freund-Adjuvans (nach Jules T. F.): ↑Adjuvans, ↑Adjuvansarthritis.

Freund-Adjuvans, inkomplettes (nach Jules T. F.): Mineralöl-in-Wasser-Emulsion (meist Paraffinum liquidum).

Freund-Adjuvans, komplettes (nach Jules T. F.): Zusatz von inaktivierten Mykobakterien zu inkomplettem Freund-Adjuvans. Injektion von k. F. bedingt häufig Granulombildung am Ort der Applikation, daher nur für tierexperimentelle Zwecke verwendbar. Aluminiumverbindungen, meist als Hydroxide o. Phosphate, werden in der Humanmedizin anderen Verbindungen vorgezogen u. ergeben durch Kopplung mit Impfantigenen sog. Adsorbatimpfstoffe, deren immunpotenzierende Wirkung durch entstehende Impfstoffdepots erklärt wird, aus denen das Antigen verzögert zur Resorption freigesetzt wird. Die Adjuvanswirkung inaktivierter Mykobakterien wird einer darin enthaltenen Wachsfraktion D zugeschrieben. Mykobakterienimpfstoffe (BCG) werden ferner als Impfpotentatoren bezeichnet; über Wirkungsweise bestehen unterschiedl. Auffassungen.

Freund-Kaminer-Reaktion (nach Ernst F. u. Gisa K.): Krebszellen werden durch das Serum Gesunder zerstört, aber nicht durch das Serum Krebskranker. Nicht mehr verwendet.

Frey, Lucie (1852–1932), frz. Ärztin.

Freyer, Sir Peter J. (1852–1921), brit. Chir.

Freyer-Operation (nach Sir Peter J. F.): von E. Fuller (1885) bekanntgegebene urol. Operation, Enukleation der Prostataadenomknoten auf suprapub. transvesikalem Wege; verbreitetste Methode.

Frey-Syndrom (nach Lucie F.): Frey-Baillarger-Syndrom; schmerzhafte Hautrötung mit Hyperästhesie u. Hyperhidrose im Versorgungsgebiet des N. auriculotemporalis einer Gesichtshälfte, die durch Speisen o. psych. Reize schlagartig ausgelöst werden kann; den Erscheinungen soll eine Parotitis vorangehen.

Frias, Jaime, Humangenetiker, Madison. ↑Opitz-Frias-Syndrom.

Frick-Aufnahme: Röntgenaufnahme im Anteriorposterior-Strahlengang rechtwinklig zum Unterschenkel bei 30° flektiertem Knie in 10° Innenrotation zum Nachweis freier Gelenkkörper. Die Eminentia projiziert sich dabei in die Fossa intercondylica.

Friderichsen, Carl (1886–1961), dän. Päd., Kopenhagen.

Friderichsen-Syndrom (nach Carl F.) ↑Waterhouse-Friderichsen-Syndrom.

Friedenreich-Antigene: nach Behandlung mit Neuraminidase auf der Oberfläche von Zellen freigelegte Antigenstrukturen. F. tragen terminal D-Galaktose o. N-Acetyl-D-Galaktosamin.

Friedländer, Carl (1847–1887), pathol. Anat., Berlin, Straßburg. Entdecker der Friedländer Pneumobakterien (heute ↑Klebsiella pneumoniae).

Friedländer-Bakterien (nach Carl F.) ↑Klebsiella pneumoniae.

Friedländer-Pneumonie (nach Carl F.) ↑Klebsiellainfektion.

Friedreich, Nikolaus (1825–1882), dt. Int., Würzburg, Heidelberg.

Friedreich-Ataxie (nach Nikolaus F.) ↑Heredoataxia spinalis.

Friedreich-Fuß (nach Nikolaus F.) ↑Heredoataxia spinalis.

Friedrich, Heinrich (1893–1954), Chir., Erlangen.

Friedrich, Walter (1883–1968), Biophysiker, Freiburg im Breisgau, Berlin. F. arbeitete über physikal. Probleme der Röntgenstrahlung.

Friedrich-Syndrom (nach Heinrich F.): asept. Knochennekrose des sternalen Endes der Klavikula.

Frigidität ⟨*lat*⟩ *f*: Empfindungskälte; veralteter Ausdruck für das Fehlen sexueller Erregbarkeit. Ursachen können in einer Disharmonie der Partnerbeziehung bestehen o. in einer konflikthaften Beziehung zur eigenen Sexualität begründet sein. Der fehlenden sexuellen Genußfähigkeit kann eine neurot. Fehlentwicklung zugrundeliegen. ↑Alibidimie.

Frigorigraph ⟨*lat + gr*⟩ *n*: von Pfleiderer u. Büttner (1940) entwickeltes Meßgerät zur Erfassung mehrerer für die menschl. Thermoregulation wichtige Umweltfaktoren. Der F. besteht aus einer hautfarben gestrichenen doppelschaligen Hohlkugel von 15 cm Durchmesser, die innen auf 37 °C geheizt wird. Durch Lufttemperatur, Wind u. Strahlung stellt sich eine Oberflächentemperatur ein, die er Hauttemperatur unter gleichen Klimabedingungen gut angenähert ist.

Friktionen ⟨*lat*⟩ *f Pl*: Reibung, Einreibung, z. B. bei best. Massagen. In der Sexualwissenschaft Bez. für die Bewegungen des Penis in Vagina o. Anus beim Geschlechtsverkehr, wodurch beim Mann i. d. R. der Orgasmus herbeigeführt wird.

Frisch, Anton von (1849–1917), Chir., Wien. Klärung der Ätiol. der Hadernkrankheit als Milzbrandinfektion. Entdeckung der Klebsiella rhinoscleromatis. Studien über Tollwut u. Tollwutschutzimpfung.

Frisch, Karl von (1886–1982), österreich. Med. u. Zool., München, Rostock, Breslau, Graz. Zahlreiche sinnesphysiolog. Untersuchungen an Fischen u. Bienen (Entdeckung der sog. Bienensprache: tanzartige Bewegungen als Verständigungsmittel). 1973 Nobelpreis für Med./Physiol. (mit K. Lorenz u. N. Tinbergen) „für ihre Entdeckungen zur Organisation und Auslösung von individuellen und sozialen Verhaltensmustern“.

Frischblut: als Human-Zitrat-Frischblut konserviert, wobei die Konserve umgehend nach der Blutentnahme gekühlt wird, während der Lagerung keinerlei Temperaturschwankungen unterliegt u. ATP-Gehalt u. Überlebensrate der Erythrozyten den für Frischblut/Normalblut gültigen Werten entsprechen. Plasmakaliumgehalt entspricht ebenfalls dem Normalgehalt. Bis zum 2. Lagerungstag bei Blutungen infolge hämorrhag. Diathese zur Substitution labiler Gerinnungsfaktoren, wenn gleichzeitig Volumensubstitution erreicht werden soll. Sollte mögl. durch gezielte Transfusionstherapie mit gerinnungsaktiven Plasmafraktionen u./o. Thrombozytenkonzentrat abgelöst werden. Weitere Anwendungsmöglichkeiten für F. sind ↑Austauschtransfusionen. Bis zum 5. Lagerungstag einzusetzen, wenn in entsprechendem Umfang massive Blutverluste beherrscht werden sollten u. die O_2-Versorgung neben der Volumenauffüllung im Vordergrund steht.

Frischzelltherapie: durch P. Niehans vorübergehend populär gewordene, auf Verjüngung o. Revitalisierung ausgerichtete Behandlung, bei der Organhomogenate von tier. Feten (Schafe) i. m. injiziert werden. Alte, der Isopathie nahestehende Vorstellungen wie etwa „Leber substituiert Leber“, „Niere substituiert Niere“ usw. Eine Variante der F. ist die Injektion getrockneten tier. Organmaterials („Sicca-Zellen“). Eine Revitalisierung konnte nie überzeugend bewiesen werden; es handelt sich um aufwendige psychotrope Maßnahmen. In einigen Ländern verboten o. nicht ausgeübt, da Immunisierung durch Fremdeiweiß u. Allergisierung sowie Übertragung von Krankheitserregern nachgewiesen wurden. Todesfälle u. Entmarkungsenzephalitis wurden beobachtet.

Fritsch, Heinrich (1844–1915), dt. Gyn., Bonn, Breslau.

Fritsch-Bauchdeckenhaken (nach Heinrich F.): breitblättrige Spekula, bes. für dicke Bauchdecken.

Fritsch-Lagerung (nach Heinrich F.): Hilfsmittel zur sicheren Kontrolle der Blutung in der Nachgeburtsperiode durch leichte Beckenhochlagerung u. Übereinanderschlagen der Beine.

Fritsch-Querschnitt (nach Heinrich F.): bogenförmiger Querschnitt zur Eröffnung des Isthmus uteri bei der Schnittentbindung (↑Sectio caesarea).

Fritten: Zusammenschmelzen der Rohstoffe u. der färbenden Zusätze von dentalkeram. Massen, um deren gleichmäßige Verteilung u. die gewünschten Eigenschaften des durch Zerkleinern u. Zermahlen der Frittekuchen gewonnenen Pulvers zu gewährleisten.

Fritz, Heinrich, zeitgen. Radiol., Dresden. Röntg. Stadieneinteilung der ↑Knochenfluorose.

Fröhlich, Alfred (1871–1953), österreich. Neurol. u. Pharmak., Wien.

Fröhlich-Obrinsky-Syndrom (nach Alfred F.): Bauchdeckenaplasie; angeborenes Fehlen der Bauchmuskulatur, meist kombiniert mit Fehlbildungen des Urogenitaltrakts (Hydroureter, Hydronephrose, Kryptorchismus). Ungünsige Progn.

Fröhlich-Syndrom (nach Alfred F.) ↑Dystrophia adiposogenitalis.

Froin, Georges (1874–1926), frz. Arzt, Paris.

Froin-Syndrom (nach Georges F.) ↑Sperrliquor.

Froment, Jules (1878–1946), Int., Lyon.

Froment-Zeichen (nach Jules F.) ↑Ulnariszeichen.

Frommel, Richard Julius Ernst (1854–1912), dt. Gyn. ↑Chiari-Frommel-Syndrom.

Frons ⟨*lat*⟩ *f*: Stirn.

Frontalebenen: parallel zur Stirn liegende Ebenen, welche die ↑Sagittalebenen senkrecht schneiden. Neben ↑Horizontalebenen u. Sagittalebenen für die anat. Beschreibung u. Orientierung am Körper wichtig.

Frontalhirnlappen: Frontalrinde ↑Gehirn.

Frontalhirnsyndrom ↑Stirnhirnsyndrom.

frontalis ⟨*lat*⟩ *Adj*: frontal; zur Stirn gehörig, die Stirn betreffend.

Frontalrinde ↑Gehirn. Lobus frontalis cerebri.

Fronten: Luftmassengrenze der zyklonalen Wetterlage. Je nach dem, ob warme Luft auf kalte, kalte Luft auf warme trifft o. beides zusammentrifft, wird von Warmfront, Kaltfront o. Okklusionsfront gesprochen.

frontookzipital ⟨*lat*⟩ *Adj*: in Richtung von der Stirn zum Hinterhaupt.

Frontotemporale ⟨*lat*⟩ *n*: anthrop. Meßpunkt; über dem Jochfortsatz des Stirnbeins gelegener Punkt der

Linea temporalis, der am meisten nach vorn u. medial gelegen ist.

Frontzahn: Schneide- u. Eckzähne, ↑Zahnform.

Frosch, Paul (1860–1928), Bakteriologe. Schüler Robert Kochs; entdeckte 1897 gemeinsam mit Friedrich Loeffler das Virus der Maul-und-Klauen-Seuche. F. war später Direktor des Instituts für Bakt. der damaligen Tierärztlichen Hochschule in Berlin.

Fröschels, Emil (1885–1972), Laryngologe, Logopäde, Wien, New York.

Froschhals: bei sehr kurzem Hals scheint der Kopf (wie beim Frosch) direkt auf dem Thorax zu sitzen; typ. Sympt. beim ↑Klippel-Feil-Syndrom.

Froschkopf ↑Anenzephalie.

Froschtest: Schwangerschaftstest, ↑Galli-Mainini-Reaktion, Krötentest.

Frostballen: Die Haut über dem bei Hallux valgus vorstehende Mittelfußköpfchen I (Exostose) wird durch Schuhdruck schlecht durchblutet u. erleidet so leicht Frostschäden. ↑Erfrierung.

Frostberg, Nils, zeitgen. schwed. Röntg., Stockholm.

Frostberg-Zeichen (nach Nils F.): Epsilon-Zeichen; Verdrängung der Pars descendens duodeni um die Papilla Vateri bei Pankreaserkrankungen.

Frostbeule ↑Pernio.

Frostbrand: irreversible Trocknungsschädigung von Fleisch mit Veränderungen von Farbe, Konsistenz, Geschmack u. Geruch. Qualitätsmindernder Faktor bei Geflügelfleisch.

Frosterythem: Rötung der Haut bei Erfrierung 1. Grades; ↑Erfrierung.

Frostgangrän: Gewebebrand (Gangrän) als Folge einer ↑Erfrierung.

Frotteurismus ⟨*frz*⟩ *m*: sexuelle Erregung u. Befriedigung durch absichtl. Pressen, Drücken u. Reiben des Körpers an eine fremde Person, meist eines Mannes an eine Frau im Menschengedränge, z. B. in überfüllten öffentl. Verkehrsmitteln, wobei sich der passive „Partner" bzw. die „Partnerin" meist gar nicht des sexuellen Benutztwerdens bewußt wird. F. gilt als ↑Deviation, wenn diese anonyme sexuelle Betätigung statt übl. persönl. Kontaktaufnahme u. Koitus gesucht bzw. bevorzugt wird.

Frozen hip ⟨*engl*⟩: selten vorkommende schmerzhafte Retraktion der Hüftgelenkkapsel. Ursachen nicht erkennbar, Röntgenbild normal. Plötzl. Einsetzen von Schmerzen u. Bewegungseinschränkung (mit völliger Aufhebung der Rotation). Gute Progn.

Frozen pelvis: Ausfüllung des kleinen Beckens durch Tumormassen.

Frozen shoulder: „eingefrorene" Schulter, Periarthrosis humeroscapularis adhaesiva; Reflexsyndrom mit Verdickung, Verklebung u. Schrumpfung der Gelenkkapsel u. nachfolgend partieller bis totaler Versteifung des Schultergelenks. Oft sehr heftige Schmerzen. Fast immer jenseits des 40. Lj., häufig bei Frauen.

Frucht: Leibesfrucht; Fetus, ↑Embryo.

Fruchtachse: fetale Wirbelsäule u. deren Verlängerung bis zum Schädeldach.

Fruchtbarkeit ↑Fertilität.

Fruchtbarkeit, effektive: tatsächl. Fortpflanzungswahrscheinlichkeit eines Individuums o. einer Population. Hängt nicht nur von der Fertilität, sondern auch von sozialen Faktoren, med. u. genet. beeinflußten Heiratschanchen u. a. Bedingungen ab.

Fruchtbarkeitziffer: gibt die Zahl der ↑Geborenen, bezogen auf die Frauen im gebärfähigen Alter (von 15 bis unter 45 Jahre) u. multipliziert mit 1 000 an. ↑Fertilität.

Fruchtblase: Fruchtwasser u. Frucht umgebende Eihäute, welche teils fetalen, teils mütterl. Ursprungs sind.

Fruchthüllen ↑Eihäute.

Fruchtkörper: bei Pilzen morphol. charakterisiertes Gebilde (z. B. Hutpilze), in o. an dem die sexuelle Vermehrung stattfindet.

Frucht, mazerierte: faultote Frucht. Längere Zeit vor der Geburt abgestorbener Fetus, der der Autolyse verfällt u. der Aufweichung durch das Fruchtwasser nicht mehr widersteht. Diese Mazeration, die in drei Schweregrade eingeteilt wird, ist eine abakterielle, enzymat. Autolyse.

Fruchtsack: aus Eihäuten bestehende Hülle, in der sich Fruchtwasser mit Keimling befindet.

Fruchtschmiere: Vernix caseosa; gegen Ende der Schwangerschaft aus abgestoßenen Epidermiszellen u. aus Hautdrüsensekreten gebildet. Sie erleichtert das Gleiten der Frucht durch den Geburtskanal.

Fruchtwalzentheorie: Verformung des Kindes nach dem ↑Blasensprung durch Austreibungsdruck u. Schnürwirkung des Geburtskanals zu einem zylindr. Körper, der damit den Raumverhältnissen der Geburtswege optimal angepaßt wird. Sellheim sieht hierin die Voraussetzung für die zur Entbindung notwendigen Biegungen, Drehungen u. Vorwärtsbewegungen des Kindes unter dem Druck der Wehenkräfte.

Fruchtwasser: Liquor amnii; durch Amnion u. Fetus abgesonderte Flüssigkeit innerhalb der Eihäute, worin der Fetus schwimmt. Menge (200–1 000 ml), Dichte 1,007–1,008, pH 8,0. Inhalt: Proteine (ggf. auch Antikörper), Elektrolyte, Traubenzucker u. zahlreiche andere Substanzen, die auch im Blutserum zu finden sind. Durch Trinken nimmt der Fetus F. zu sich. Fehlt dem Feten die Fähigkeit zum Schlucken, so kommt es nach dem 6. Schwangerschaftsmonat zum ↑Hydramnion mit übermäßiger Fruchtwasseransammlung. Das anfangs klare, später trübe F. enthält Lanugohärchen, Oberhautschüppchen, Hauttalg u. a. Seine Beschaffenheit kann mit Hilfe der ↑Amnioskopie u. Amniozentese untersucht werden; als wichtigstes diagn. Hilfsmittel bei der Erkennung von Gefahren für den Fetus anzusehen.

Fruchtwasseraspiration: ↑Aspirationssyndrom des Neugeborenen.

Fruchtwasserdiagnostik: Untersuchung des Fruchtwassers zur Zytodiagnostik, Chromosomen-, DNA-Analyse, Bestimmung von Alphafetoprotein, Hormonen, Enzymen. ↑Amniozentese.

Fruchtwasserembolie: Eindringen von Fruchtwasser in die Blutbahn. Führt i. a. zu schwersten Schocksymptomen u. Blutgerinnungsstörungen, lebensbedrohl. Zustand.

Fruchtwasserinfektion: Eindringen von Keimen in das Fruchtwasser, bes. nach vorzeitigem ↑Blasensprung, ist auch penetrierend durch intakte Eihäute mögl. Gelegentl. kann es zu Fieberreaktionen u. zur Infektion des Genitales kommen; das Kind kann infiziert werden (Amnioninfektionssyndrom).

Fruchtwassersubstitution: bei An- o. Oligohydramnie Auffüllung der Fruchtwasserhöhle mit einer fruchtwasserähnl., sterilen Lösung o. mit Fruchtwasser, welches in Fällen von ↑Hydramnion zur Entlastung abgenommen u. eingefrostet wurde.

Fruchtwasserzytologie: aus den zellulären Bestandteilen des Fruchtwassers ist eine Blasensprungdiagnostik u. eine fetale Reifegradbestimmung mögl.

Fruchtzucker ↑Fruktose.

Fructose ↑Fruktose.

Fructus ⟨*lat*⟩ *m*: Frucht, Früchte; pharmakognost. wird damit Vorliegen einer Fruchtdroge ausgedrückt.

Fructus Capsici ↑Capsicum-Arten.

Fructus Carvi: Kümmel; ↑Carum carvi.

Fructus Ceratoniae: Ceratonia siliqua, Johannisbrotbaum; ↑Caroben.

Fructus cocculi: Kokkelskörner; Früchte von Anamirta paniculata, einer in Ostindien beheimateten Pflanze. Enthält das Krampfgift ↑Picrotoxin.

Fructus Cynosbati: Rosa canina, Hagebutten. ↑Rosa-Arten.

Fructus Foeniculi: Foeniculum vulgare, ↑Fenchel.

Fructus Sennae: Sennesfrüchte; ↑Cassia-Arten.

Frühdiagnostik ↑Früherkennung.

Frühepilepsie, traumatische: Bei Impressionsfrakturen des Schädels können durch die örtl. Irritation des Kortex epilept. Anfälle ausgelöst werden. Das Zustandekommen einer traumat. Spätepilepsie (↑Epilepsie) wird dadurch begünstigt.

Früherkennung: Frühdiagnostik; Untersuchungen zur frühzeitigen Erkennung sich entwickelnder o. klin. noch nicht manifester Krankheiten, bevor sie durch Leidensdruck zur Vorstellung des Pat. beim Arzt führen, z. B. Zervixkarzinom-Früherkennungsprogramm.

Frühgeborenes: Kind mit einem ↑Gestationsalter von weniger als 259 Tagen. F. mit einem Geburtsgewicht unter 1 000 g o. einer Schwangerschaftsdauer unter 28 Wochen werden als F. mit extremer Unreife bezeichnet. Für Kinder mit einem Geburtsgewicht ab 2 500 g ist die Bez. F. nicht mehr anzuwenden, sondern durch den Begriff Kind mit niedrigem Geburtsgewicht zu ersetzen. Abb.

Frühgeburt ↑Frühgeborenes.

Frühgeneralisation: Entwicklung einer hämatogenen generalisierten Tuberkulose aus einem aktiven, noch nicht abgeheilten ↑Primärkomplex heraus. Die F. entsteht gewöhnl. bei ungünstiger Abwehrlage des Organismus.

Frühinfiltrat, rheumatisches: Initialphase der Gewebeschädigung beim akuten rheumatischen ↑Fieber. Nach Antigen-Antikörper-Reaktion an der Kapillarwand Permeabilitätssteigerung mit serofibrinöser Exsudation. Degenerative Schädigung kollagenen Bindegewebes u. Veränderungen der Grundsubstanz mit fibrinoider Verquellung bzw. Nekrose. Charakterist. für exsudative Frühphase, v. a. an Endo- u. Myokard wie auch Gelenksynovia, Sehnen u. Faszien zu beobachten.

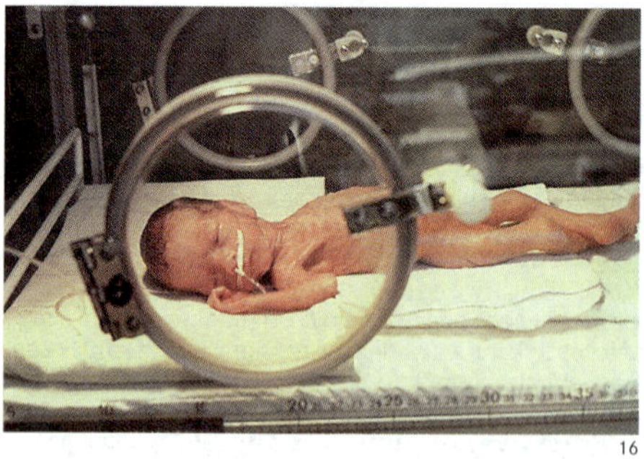

16

Frühgeborenes mit einem Geburtsgewicht von 890 g

Frühinfiltrat, tuberkulöses: Frühherd; bei der postprim. Tuberkulose als röntg. Substrat auftretende weichfleckige, infraklavikuläre Verschattung in einer bis dahin nicht tuberkulös veränderten Lunge.

Frühjahrslorchel: Gyromitra esculenta. Roh genossen teilweise tödl. Wirkung. Wirkstoff Gyrometrin u. weitere tox. Hydrazone. Vergiftungsbild ↑Amanita phalloides.

Frühjahr-Sommer-Enzephalitis ↑Frühsommermeningoenzephalitis.

Frühjahrstetanie: charakterist. motor. Krämpfe, bes. beim Kleinkind während der Behandlung von ↑Rachitis bzw. Vitamin-D-Mangelzuständen bei Resorptionsstörungen o. Hydroxylasedefekten in einer Jahreszeit mit zunehmender Intensität der ultravioletten Strahlung. Nach Verabreichung von Vitamin D_3 setzt die Mineralisation mit einer Latenzzeit von etwa einer Woche mit hoher Intensität ein. Die Kalziumhomöostase bricht zusammen, u. es kommt zu typ. Kalziummangelsymptomen; ↑Tetanie.

Frühkarzinom ↑Early cancer.

Frühkastrat ↑Eunuchoidismus.

Frühkaverne: aus einem tuberkulösen ↑Frühinfiltrat entstandene, meist dünnwandige Kaverne.

Frühkontakt: vorzeitiger u. vereinzelter Zahnkontakt bei der Annäherung des Unterkiefers an den Oberkiefer, ↑Beschleifen.

Frühmensch ↑Anthropogenese.

Frühmobilisation: durch ↑Krankengymnastik vorbereitetes frühzeitiges Aufstehen von Pat., z. B. nach Operationen.

Früh-Perthes (nach Georg C. P.) ↑Luxationsperthes.

Frühproteine: im frühen ↑Virusreplikationszyklus gebildete virusspezif. Proteine. Dazu gehören Inhibitoren der Makromolekülsynthese der Wirtszelle u. zur Virusreplikation erforderl. Enzyme (↑Polymerasen). ↑Spätproteine.

Frühreaktion: allerg. Soforttypreaktion, anaphylakt. Reaktion; in vivo ablaufende Reaktion zwischen einem ↑Allergen (Antigen) u. seinem Antikörper (meist vom IgE-Typ; Reagin). Im Ggs. zu der erst nach Stunden eintretenden ↑Spätreaktion setzt die F. bereits 10–20 min nach dem Allergenkontakt ein. Typ-I-Reaktion nach Gell u. Coombs (↑Allergie); die Antigene reagieren mit den vorwiegend an Mastzellen gebundenen IgE-Antikörpern, wodurch es zur Freisetzung von Mediatoren (Histamin u. a. m.) kommt, die zur Gefäßpermeabilitätsstörung mit Ödembildung u. zur Konstriktion glatter Muskulatur führen. Die F. kann als lokale Reaktion ablaufen (z. B. Hautreaktion beim Intrakutantest) o. generalisiert (z. B. anaphylaktischer ↑Schock).

Frührehabilitation: Anfangsphase im Stufenkonzept der Rehabilitation, bei der mittels Physiotherapie steigende Anforderungen an die Körperfunktion u. damit an die Mitarbeit des Pat. gestellt werden, jedoch noch intensive med. Behandlung erforderl. ist.

Frühsommerenzephalitis, russische: *Abk* RFSE, Taigaenzephalitis, ↑Zeckenenzephalitis des Fernen Ostens; eine Arbovirose durch russisches ↑Frühsommerenzephalitisvirus. Schwerer Verlauf mit einer Letalität von 20–30 %, durch die ↑Schildzecke Ixodes persulca-tus übertragen. Vorkommen im fernöstl. Asien. Meningitis, meningoenzephalit., polioenzephalit. o. abortive Verlaufsform. Ther.: symptomat.; Proph.: Schutzimpfung. ↑Frühsommermeningoenzephalitis.

Frühsommerenzephalitisvirus, russisches: asiat. o. fernöstl. Zeckenenzephalitisvirus; Virusart der Gattung ↑Flavivirus der Fam. ↑Flaviviridae. Vorkommen in Rußland u. Sibirien bei Säugetieren (bes. Nager). Übertragung auf den Menschen durch Zecken. Erreger der russischen ↑Frühsommerenzephalitis.

Frühsommermeningoenzephalitis ⟨*gr*⟩ *f*: *Abk* FSME; europ. Zeckenenzephalitis, Western-tick-borne-Enzephalitis, Frühjahr-Sommer-Enzephalitis; eine Arbovirose durch ↑Frühsommermeningoenzephalitisvirus, übertragen durch Zecken (↑Ixodes ricinus). Inkubationszeit 1–2 Wochen, biphas. Fieberverlauf; in der 2. Krankheitsphase je nach Lokalisation Meningitis (meldepflichtige ↑Virusmeningitis), Meningoenzephalitis o. Meningoenzephalomyelitis (meldepflichtige ↑Virusenzephalitis), Letalität 1–2 %. Vorkommen: westl. Gebiete Rußlands, Balkan, Zentral- u. Nordeuropa. In Endemiegebieten für gefährdete Berufsgruppen (z. B. Waldarbeiter) o. Touristen proph. aktive ↑FSME-Schutzimpfung, ggf. passive Immunisierung mit homologem Immunglobulin innerhalb der ersten 2–4 Tage nach Zeckenbiß. ↑Frühsommerenzephalitis, russische.

Frühsommermeningoenzephalitisvirus: *Abk* FSME-Virus; Virusart der Gattung ↑Flavivirus. Vorkommen in Europa von Rußland bis Frankreich bei Nagetieren (bes. Waldmäusen), Rot-, Reh- u. Schwarzwild, Elchen, Waldvögeln, Rindern, Ziegen u. Schafen. Übertragung auf den Menschen durch Zecken (↑Ixodes ricinus, Holzbock). Erreger der ↑Frühsommermeningoenzephalitis.

Frühsterblichkeit: Sterbefälle von der Geburt bis zum 7. Tag nach der Geburt bezogen auf 1 000 Lebendgeborene. Periode der ↑Säuglingssterblichkeit u. der perinatalen Sterblichkeit.

Frühstreuung: aus einem noch nicht abgeheilten Primärkomplex stammende hämatogene Aussaat von Tuberkulosebakterien, kann zur ↑Frühgeneralisation führen.

Frühsynovialektomie: Behandlungsverfahren bei ↑Rheumatoidarthritis. Operative Entfernung der rheumatoid-entzündl. veränderten ↑Membrana synovialis noch vor Ausprägung von Knorpelschäden.

Frühzahnung: Dentitio praecox; ↑Dentitio.

Fruktifikation ⟨*lat*⟩ *f*: Bildung von Sporen der Fruchtkörper bei Pilzen.

Fruktokinase: Ketohexokinase; vorwiegend in der Leber vorkommendes Enzym, das Fruktose mit Hilfe von ATP zu Fruktose-1-phosphat umwandelt (↑Fruktosestoffwechsel).

Fruktosamintest: Labortest zur Einschätzung der Qualität der Blutglukoseeinstellung bei Diabetikern. Fruktosamin (1-Amino-1-desoxyfruktose) entsteht aus an Aminosäuren innerhalb der Proteinkette gebundene Glukose über das entsprechende Aldimin u. Amadori-Umlagerung (glykatierte ↑Proteine). Die Fruktosaminkonzentration am Protein ist u. a. abhängig von der Blutglukosekonzentration u. seine Bestimmung daher für die mittelfristige (Halbwertszeit der Plasmaproteine etwa 10–20 Tage) Beurteilung der Stoffwechselsituation geeignet. Bei Stoffwechselgesunden beträgt der Fruktosamingehalt etwa 25 μmol/g Protein. Zeitweilige hyperglykäm. Zustände führen zu deutl. erhöhten Fruktosaminwerten.

D-Fruktose: Fruchtzucker, Lävulose; eine Ketohexose (↑Monosaccharide); kommt in der Natur frei vor u. gebunden an Glukose in der ↑Saccharose. D-F. dreht die Schwingungsebene des polarisierten Lichts nach li. Abb.

Fruktosebelastung: orale Stoffwechselbelastungsprobe mit 1 g Fruktose/kg Körpermasse zur paraklin. Differenzierung zwischen ↑Fruktoseintoleranz, benigner ↑Fruktosurie u. symptomat. Fruktosurie. Zur Beurteilung von Kohlenhydratmalabsorptionssyndromen geeignet i. R. kompletter Kohlenhydratbelastungstests.

Fruktose-1,6-bisphosphat: Intermediat der ↑Glykolyse u. der ↑Glukoneogenese.

Fruktose-1,6-bisphosphataldolase ↑Aldolase.

Fruktose-1,6-bisphosphatase: ein Schlüsselenzym der ↑Glukoneogenese, spaltet Fruktose-1,6-bisphosphat hydrolyt. zu Fruktose-6-phosphat u. anorgan. Phosphat.

Fruktose-1,6-bisphosphatase-Mangel: Enzymdefekt, in Leber, Niere u. Leukozyten nachweisbar. Klin. Bild einer ↑Hypoglykämie, ↑Hepatomegalie.

Fruktose-2,6-bisphosphat: erst 1980 entdeckter, nur in mikromolaren Konzentrationen ausschließl. in Eukaryontenzellen vorkommender Metabolit. F. ist der stärkste alloster. Aktivator der ↑Phosphofruktokinase-1, u. damit der ↑Glykolyse, u. ein Hemmstoff der ↑Fruktose-1,6-bisphosphatase, u. damit der ↑Glukoneogenese. F. wird durch die Phosphofruktokinase aus Fruktose-6-phosphat u. ATP synthetisiert u. spezif. durch die ↑Fruktose-2,6-bisphosphatase abgebaut.

Fruktose-2,6-bisphosphatase: Enzym, das spezif. ↑Fruktose-2,6-bisphosphat zu Fruktose-6-phosphat u. anorgan. Phosphat spaltet.

Fruktoseintoleranz: durch genet. bedingten Mangel an Fruktose-1-phosphataldolase der Leber erzeugte Fruktoseunverträglichkeit. Es kommt durch den Stoffwechselblock zur Anhäufung von Fruktose-1-Phosphat, das kompetitiv Fruktose-1,6-diphosphatase u. Fruktose-1,6-Diphosphataldolase hemmt. Dadurch kommt es zur Blockierung der Glukosebildung in der Leber mit fruktoseinduzierter Hypoglykämie o. hypoglykäm. Schock u. Fruktosämie. Die Fruktosurie gehört zu den ↑Melliturien.

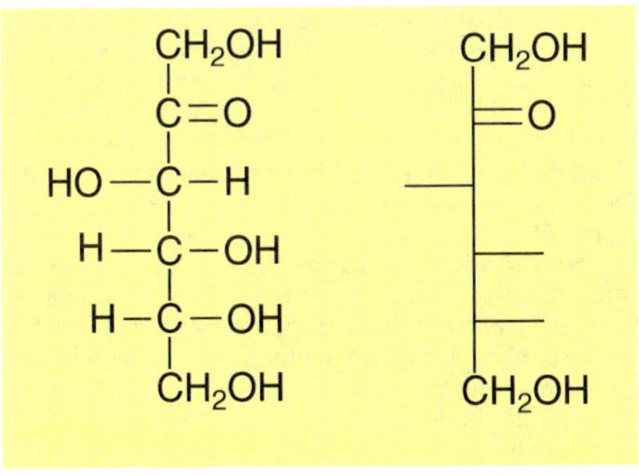

D-Fruktose

F

Klin. Sympt. sind Blässe, Tremor, Schweißausbruch, Akrozyanose, Erbrechen; Leber-, Nieren- u. Nervenzellschädigung als Folge der hypoglykäm. Zustände; Spätfolge: mäßige Intelligenzdefekte.

Fruktose-6-phosphat: Intermediat der ↑Glykolyse, ↑Glukoneogenese u. des ↑Pentosephosphatzyklus.

Fruktosestoffwechsel: Hauptorgan des F. ist die Leber. Sie enthält neben der ↑Hexokinase, die nur eine geringe Affinität zu Fruktose besitzt, eine spezif. ↑Fruktokinase, die mit hoher Affinität Fruktose unter ATP-Verbrauch zu Fruktose-1-phosphat umwandelt. Die ↑Aldolase B der Leber spaltet das Fruktose-1-phosphat zu Glycerolaldehyd u. Dihydroxyacetonphosphat, die in die Glykolyse einmünden können. Ein alternativer Weg der Fruktoseverwertung (z. B. in der Augenlinse) besteht in der Reduktion der Fruktose zu Sorbitol (↑Sorbitdehydrogenase) u. dessen Oxidation zu Glukose.

Fruktosurie: Ausscheidung von Fruktose im Urin (↑Melliturie). **1.** Benigne F. bei hereditärer Inaktivität der Fruktokinase; **2.** bei hereditärer ↑Fruktoseintoleranz, Defekt der Fruktose-1-P-Aldolase; **3.** symptomat. F. bei schwerer Leberschädigung unabhängig von Fruktosezufuhr.

frustran ⟨*lat*⟩ *Adj*: ohne Ergebnis, vergebl.

Frustration ⟨*lat*⟩ *f*: Versagung, Enttäuschung; aufgezwungene Blockierung (Behinderung o. Bedrohung) zielgerichteten Verhaltens o., in erweitertem Sinne, Behinderung von Strebungen, der Realisierung von Wünschen u. Vorstellungen bzw. Beeinträchtigung des Selbstwertgefühls (Anschuldigungen, Beschimpfungen) u. Behinderung der Bedürfnisbefriedigung. Tiefes Erlebnis der Benachteiligung, Zurücksetzung enttäuschter Erwartungen u. verbunden mit Gefühlen der Wut, Spannung, Furcht, Scham, die sich in Aggressionen entladen können. Anhaltende F. können neurot. Erkrankungen auslösen.

Frustrationstoleranz ⟨*lat*⟩ *f*: Fähigkeit, Enttäuschungen zu verkraften bzw. Enttäuschungsreaktionen zurückzuhalten. F. entwickelt sich unter dem Druck von dem Lebensalter entsprechenden, sukzessiv größer werdenden Belastungen. Mangelnde, abrupte u. überhöhte Belastungen verringern die F. F. wird auch als Maß der psych. Reife angesehen.

FSF: *Abk* für fibrinstabilisierender Faktor, ↑Faktor XIII.

FSF-Mangel: autosomal rezessive Vererbung, Faktor-XIII-Aktivität bei Homozygoten < 1 %, bei Heterozygoten 40–50 % der Norm. Sympt.: Hämatome, Nachblutungen, verlangsamte Wundheilung, ausgedehnte Keloidbildung. Diagnostik: unauffällige gerinnungsphysiolog. Global- u. Gruppentests, verminderte Thrombusfestigkeit im TEG in schweren Fällen, Auflösung des Gerinnsels in 5 ml Harnstoff, quantitative Faktor-XIII-Bestimmung.

FSH: Follikulotropin; ↑Hormon, follikelstimulierendes.

FSME: *Abk* für ↑Frühsommermeningoenzephalitis.

FSME-Schutzimpfung: aktive Immunisierung gegen Frühsommermeningoenzephalitis mit formolinaktiviertem Virus-Aluminiumhydroxid-Adsorbatimpfstoff aus Hühnerembryonalzellkulturen. Grundimmunisierung durch 3 Teilimpfungen, beginnend möglichst im Februar. Auffrischung alle 3 Jahre nach der letzten Teil- bzw. FSME-Impfung.

FSME-Virus: *Abk* für ↑Frühsommermeningoenzephalitisvirus.

FTA-ABS Test: *Abk* für ↑Fluoreszenz-Treponemaantikörper-Absorbtionstest.

FTA-Test: *Abk* für ↑Fluoreszenz-Treponemaantikörpertest.

F-Test: statist. Test, dessen Prüfgröße einer spez. ↑Prüfverteilung (der Fisher-F-Verteilung) folgt. Dient zur Prüfung spez. statist. Hypothesen innerhalb der Varianzanalyse sowie zum Vergleich zweier ↑Varianzen von Stichproben aus normalverteilten Grundmengen.

Ftorafur: Tegafur; ↑Antimetabolit, Depotform des ↑Fluorouracils.

Fuchs, Alfred (1870–1927), Neurol., Wien.

Fuchs, Ernst (1851–1930), Ophth., Lüttich, Wien.

Fuchs-Aufhellungsstreifen (nach Ernst F.): transparente Zonen in sonst dicht getrübter Hornhautnarbe.

Fuchsbandwurm: Echinococcus multilocularis; Ordnung ↑Cyclophyllidea; bis 3,5 mm lang, mit 3–5 Proglottiden, Uterus des graviden Gliedes ohne seitl. Ausstülpungen. Parasit im Dünndarm von Rotfuchs u. relativ selten bei Hunden u. Katzen; Finne ↑Echinococcus alveolaris. ↑Echinokokkose, ↑Hundebandwurm.

Fuchs-Dellen: Unebenheit am Hornhautrand.

Fuchs-Fleck (nach Ernst F.): bei hoher ↑Myopie nicht seltene Degeneration der Macula lutea des Auges. Pigmentepithelproliferation nach Makulablutung.

Fuchs-Heterochromie (nach Ernst F.) ↑Heterochromie.

Fuchs-Hornhautdystrophie (nach Ernst F.): Degeneration des Hornhautepithels, gleichzeitig auch des Endothels, verminderte Sensibilität, Glaukomdisposition, meist erst nach dem 4. Lj. beginnend.

Fuchsinfärbung ↑Färbung.

Fuchs-Reaktion: Krebsreaktion, die auf dem Abbau normalen Plasmafibrins durch Karzinomserum beruht. Treffsicherheit relativ hoch, für die Praxis aber ungenügend, da zu oft falsch pos.

Fuchs-Rosenthal-Zählkammer (nach Alfred Fuchs u. Sanford M. R.): Zählkammer bes. für Zellen des Liquor cerebrospinalis, die sich von den sonst. übl. Blutzellzählkammern durch ihren größeren Rauminhalt unterscheidet, der 3,2 ml Flüssigkeit aufnehmen kann. Die deshalb früher geübte Angabe der Liquorzellen in „Drittel-Zellen" ist heute verlassen.

Fuchs-Syndrom (nach Ernst F.) ↑Atrophia gyrata choroideae et retinae.

Fucidin: Handelsname für ↑Fusidinsäure.

Fucosidose: Heteroglykanose mit Speicherung von Fukose enthaltenden Glykolipiden infolge genet. Alphafukosidasedefekts; schwere geistige Entwicklungsstörung in der frühen Kindheit; schlechte Progn., Tod im Vorschulalter.

Fucus: Tang; Droge besteht aus den getrockneten Thallusstücken der beiden Braunalgen. F. vesiculosus (Blasentang) u. Ascophyllum nodosum; Fam. Fucaceae. Inhaltsstoffe sind Schleimstoffe u. organ. gebundenes Iod. Verwendung, z. T. in Präparaten, zur Stoffwechselsteigerung bei Fettsucht.

fugax ⟨*lat*⟩ *Adj*: flüchtig.

Fugue ⟨*frz*⟩ *f*: Flucht; unkontrolliertes Davonlaufen im ↑Dämmerzustand bei ↑Epilepsie.

Fugu-Gift ⟨*jap*⟩ ↑Tetrodotoxin.

Führung: Betriebs-(Krankenhaus-)führung, Management; kann als Struktur o. als Funktion verstanden werden. Die Führungsstruktur beinhaltet die Hierarchie eines Unternehmens (o. Krankenhauses), die Verteilung der

Kompetenzen. Die Führungsfunktion umfaßt die Führungstätigkeiten der Personen, die die Führungsstellen (Instanzen) besetzen. In den Aufgaben dieses dispositiven Faktors gehören die Elemente des Managementkreises.

Führungsbewegungen ↑Folgebewegung.

Führungsfläche: Oberfläche der Zähne, durch die die Bewegungen des Unterkiefers in Okklusion festgelegt werden.

Führungsgröße: eine Größe, an die die gesteuerte Größe o. die ↑Regelgröße angeglichen werden sollen (↑Regelung, ↑Steuerung). Die F. kann entweder einen festen Wert haben o. zeitl. veränderbar sein. ↑Sollwert.

Führungslinie: Axis pelvis; gedachte Achse durch die Mittelpunkte der Beckenebenen. Beim Menschen durch den aufrechten Gang S-förmig, stark gekrümmt, beim vierfüßigen Säuger nach hinten konvexe flache Kurve. Von Bedeutung bei der Geburtsleitung: das Kind muß in Richtung der F. entwickelt werden.

Fulham-Score: Punktsystem zur Beurteilung atemgestörter Neugeborener. In der Praxis wird der ↑Apgar-Score mehr verwendet.

Fülleborn-Methode: Flotationsmethode zum Nachweis der Eier von ↑Ancylostoma duodenale, ↑Ascaris, ↑Trichuris trichiura u. ↑Hymenolepis nana sowie der Oozysten von ↑Kokzidien in Fäzes mittels gesättigter Kochsalzlösung. ↑Untersuchung, koproskopische, ↑Flotationsverfahren, ↑Stuhluntersuchung.

Füllephase ↑Gestaltwandel.

Füllhalterdosimeter: Personendosimeter, das aus einer kleinen, auf ein best. Potential aufgeladenen Kondensator-Ionisationskammer besteht. Durch Bestrahlung werden im Innenraum (Luft) Ionen gebildet, die einen (teilweisen) Ladungstransport übernehmen u. das F. entladen. Infolge unvollkommener Isolation entsteht zusätzl. Selbstablauf auch ohne Bestrahlung. Direkt ablesbare F. besitzen ein kleines eingebautes Fadenelektrometer zur Messung der Dosis. Meßbereich: wenige mR bis 5 R, Meßfehler ~ 40 %.

Full house identity ⟨*engl*⟩ *f*: Übereinstimmung der HLA-Antigene (↑HLA-System) zwischen ↑Organspender u. Empfänger bei ↑Transplantation als günstige Voraussetzung für eine lange Transplantatüberlebenszeit. ↑Nettohistokompatibilitätsrate.

Füllungstherapie: eine Form der ↑Restauration von Defekten der ↑Zahnhartsubstanz.

Füllungszeit des Herzens: Zeit, die zwischen Öffnung u. Schluß der Atrioventrikularklappen liegt (etwa 490 ms). Der größere Teil des ↑Herzschlagvolumens fließt im ersten Drittel der F. in die Ventrikel ein (rasche Füllungsperiode). Der größere Teil der F. entfällt auf die Diastase mit minimalem Volumenzuwachs. Am Ende der F. werden noch 8 % durch die Vorhofkontraktion gefördert.

fulminant ⟨*lat*⟩ *Adj*: plötzl., blitzartig.

Fumarase: das Enzym katalysiert die Addition von Wasser an Fumarsäure (↑Zitronensäurezyklus).

Fumarsäure: trans-Ethen-1,2-dikarbonsäure. Intermediat des ↑Zitronensäurezyklus. Abb.

Fumiganzien ⟨*lat*⟩ *n Pl*: Pestizide, die bei Raumtemperatur gasförmig o. leicht verdampfbar sind u. darum ein hohes Durchdringungsvermögen haben. F. werden gegen Vorratsschädlinge in geschlossenen Räumen u. gegen in der Erde lebende Schädlinge (Nager) eingesetzt. Nach intensiver Belüftung verbleiben nur geringe u. wenig tox. Rückstände. ↑Methylbromid, Phosporwasserstoff, ↑Äthylenoxid, ↑Blausäure.

Functio laesa: gestörte Funktion, ↑Entzündung.

Functionalis ⟨*lat*⟩ *f*: Kurzw. für ↑Stratum functionale endometrii; oberflächl. Teil der Schleimhaut des ↑Uterus, der bei der ↑Menstruation abgestoßen wird.

Fundektomie ⟨*lat* + *gr*⟩ *f*: operative Entfernung der oberen Magenanteile.

Fundoplicatio ⟨*lat*⟩ *f*: Faltung des oberen Magenteils um den mobilisierten abdominalen Ösophagusabschnitt zur Beseitigung der ↑Hiatushernie u. Wiederherstellung des ↑Dehnverschlusses der Kardia.

Fundoskopie: Funduskopie; Betrachtung des Bodens (Fundus) eines Organs, i. e. S. die Inspektion des Augenhintergrunds (↑Ophthalmoskopie).

F

Fundus ⟨*lat*⟩ *m*: Boden, Grund; Kurzw. für F. oculi, ↑Augenhintergrund.

Fundus albinoticus: beim ↑Albinismus zu beobachtende Pigmentarmut des Augenhintergrunds.

Fundus albipunctatus: F. a. cum hemeralopia; im Ggs. zu den progredienten Pigmentdegenerationen der Netzhaut ist diese seltene Form der Nachtblindheit stationär.

Fundus arterioscleroticus: arteriosklerot. Gefäßzeichen an den Netzhautgefäßen u. (sek.) Veränderungen in der Netzhaut selbst. Gestattet in sehr bedingter Form Rückschlüsse auf die generelle Ausbreitung der Arteriosklerose. Beobachtet werden „Kaliberschwankungen" (Intimaplaques), arteriovenöse Kreuzungszeichen (Adventitiaverdichtungen), bei denen eine Vene von der überkreuzenden Arterie zusammengedrückt erscheint, u. eine Verengung der Arteriole mit Verlust der natürl. Schlängelung (Verlust der elast. Eigenschaften der Gefäßwand). Punktförmige intraretinale Blutungen u. weiße Exsudatbildungen sind Veränderungen infolge der Hyperpermeabilität der Gefäßwand.

Fundus flavimaculatus: Erkrankung des Augenhintergrunds mit gelbl.-weißen degenerativen Flecken in den tiefen Netzhautschichten. Häufig mit juveniler Makuladegeneration vergesellschaftet.

Fundus hypertonicus: auf Hypertonie zurückgehende Veränderungen der Netzhautarterien u. -venen ähnl. Art wie beim ↑Fundus arterioscleroticus. Als ↑Retinopathia angiospastica beobachtete man früher häufiger als heute weitere Veränderungen, die auf die Malignität der Hochdruckerkrankung hinweisen: ↑Stauungspapille, „Silberdrahtarterien", „Sternfigur" der Macula lutea.

Funduskopie: Fundoskopie; Betrachtung des Bodens (Fundus) eines Organs, i. e. S. die Inspektion des Augenhintergrunds (↑Ophthalmoskopie).

Fundus meatus acustici interni: der Boden, das Ende des inneren ↑Gehörgangs.

Fundus myopicus: Veränderungen bei hoher Myopie, peripapilläre Pigmentepithelatrophie mit Übergreifen aufs Zentrum (↑Conus myopicus, ↑Fuchs-Fleck).

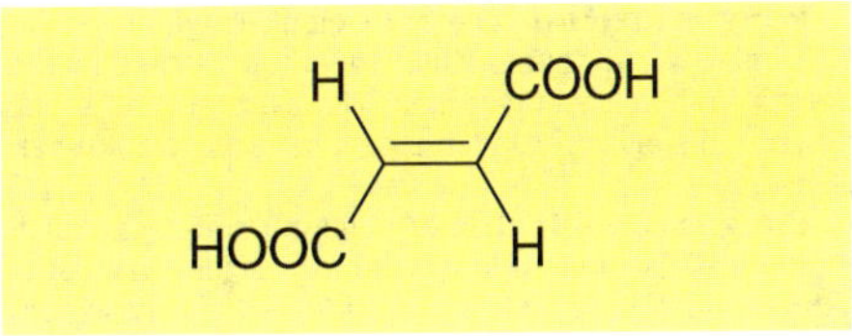

Fumarsäure

Fundus oculi ↑ Augenhintergrund.

Fundus paraproteinaemicus: durch Wandveränderungen der Retinagefäße u. Kaliberschwankungen, Blutungen u. das Gunn-Kreuzungsphänomen gekennzeichnete Veränderungen am Augenhintergrund bei Gammopathien bzw. Paraproteinämien, die nur selten Sehstörungen bewirken.

Fundus uteri: Gebärmuttergrund; der die Tubeneinmündung überragende, gewölbte Teil des Corpus uteri.

Fundus ventriculi: Magengrund, Magenfornix; oberer Teil des Magens oberhalb des Magenkörpers u. li. der Kardia.

Fundus vesicae: Blasengrund; breiterer, unterer Abschnitt der Harnblasenwand.

Fundus vesicae felleae: Gallenblasengrund; das abgerundete Ende der Gallenblase, das den unteren Leberrand vorn überragt u. von Peritoneum überzogen ist.

Fünferstenose ↑ Arkusstenosen.

Fünfersyndrom ↑ Kehrer-Syndrom.

Fünf-Jahre-Heilung: festgelegte Frist, nach der ein maligner Tumor als ausgeheilt gilt, wenn keine Rezidive o. Metastasen aufgetreten sind; wichtig für vergleichende statist. Untersuchungen.

Fünf-Sinne-Diagnostik: Diagnosestellung durch Untersuchung des Pat. unter alleiniger Anwendung der Sinne mittels Betrachtung (Inspektion); Gehör ↑ Auskultation, ↑ Perkussion; Tastsinn ↑ Palpation; Geruchssinn. Der Geschmackssinn findet keine diagn. Verwendung mehr. Die F. hat trotz moderner Diagnostikmethoden mit techn. Hilfsmitteln ihre urspüngl. große Bedeutung behalten.

Fünftagefieber ↑ Rickettsiosen.

Fünf-Tage-Krämpfe: Krampfanfälle reifer Neugeborener um den 5. Lebenstag. Ursache ungeklärt, Progn. gut.

Fungämie *⟨lat + gr⟩ f*: Vorkommen von Pilzen im Blut.

Fungi *⟨lat⟩ m Pl* ↑ Pilze.

fungiformis: pilzförmig.

Fungi imperfecti: nicht perfekte Pilze; ↑ Deuteromycetes.

fungistatisch: hemmend auf das Wachstum von Pilzen wirkend.

fungizid: abtötend auf Pilze wirkend.

Fungizide: Antimykotika; Mittel, die das Wachstum u. die Vermehrung pathogener u. nicht pathogener Pilze hemmen o. sie abtöten. Als ↑ Pestizide genutzte, chem. vielgestaltige Substanzgruppen: Dithiocarbamate, Benzimidazole, Phthalimide (alle heute noch genutzt), quecksilberhaltige Mittel (eingeschränkte Anwendbarkeit), zinnorgan. Verbindungen; ↑ Antibiotika. Toxizität: Aufgrund ihrer unterschiedl. chem. Struktur variiert die Toxizität der Antimykotika hinsichtl. Qualität u. Quantität sehr stark, eine gezielte u. streng indizierte Ther. ist deshalb angezeigt.

Fungizidie: Abtötung von Pilzen.

Fungus articuli *⟨lat⟩ m*: Gelenkschwamm; spindelförmige Auftreibung eines tuberkulös entzündeten Gelenks mit gleichzeitiger Inaktivitätsatrophie der proximalen u. distalen Muskulatur, typ. bei Kniegelenktuberkulose.

Fungus umbilicalis: Nabelgranulom, nach Abfallen des Nabelschnurrests aus überschüssigen Granulationen gebildetes, infektionsgefährdetes, bis haselnußgroßes Knötchen.

Funiculus *⟨lat⟩ m*: *Dim* zu Funis; dünnes Seil, kleiner Strang.

Funiculus anterior: F. a. ventralis; aus weißer Substanz bestehender Vorderstrang des Rückenmarks; in ihm verlaufen zahlreiche absteigende (efferente) Bahnen.

Funiculus gracilis ↑ Fasciculus gracilis.

Funiculus lateralis: aus weißer Substanz bestehender Seitenstrang des Rückenmarks; in ihm verlaufen u. a. Tractus corticospinalis lateralis, Tractus rubroreticulospinalis, Tractus spinothalamicus u. Tractus spinocerebellares.

Funiculus posterior: F. p. dorsalis; Hinterstrang des Rückenmarks. In ihm verläuft der Tractus spinobulbaris.

Funiculus spermaticus: Samenstrang; vom inneren Leistenring bis zum Hinterrand des Hodens ziehender, von Faszien (↑ Fascia spermatica externa) umhüllter Strang, in welchem Ductus deferens, A. testicularis, A. ductus deferentis, venöser Plexus pampiniformis, M. cremaster, Ramus genitalis des M. genitofemoralis sowie vegetative Nerven u. Lymphgefäße verlaufen.

Funiculus umbilicalis: Nabelstrang, Nabelschnur, welche das Kind im Mutterleib mit dem Mutterkuchen verbindet; z. Z. der Geburt fingerdick, etwa 50 cm lang, von Amnionepithel umgeben, enthält sie in einem gallertigen Bindegewebe (Wharton-Sulze) 2 Nabelarterien, 1 Nabelvene sowie Reste des Allantoisgangs u. des Ductus omphaloentericus.

Funikulitis *⟨lat⟩ f*: Entzündung des Funiculus spermaticus, oft bei ↑ Orchoepididymitis.

Funikulolyse *⟨lat + gr⟩ f*: Mobilisierung des Samenstrangs bei Hodenhochstand; ↑ Retentio testis.

Funikulozele ↑ Hydrocele funiculi spermatici.

Funkenstreckenstrom: Koagulationsstrom; modulierter Hochfrequenzstrom, der an der Aktivelektrode eine Verschorfung u. Koagulation bewirkt.

Funktion *⟨lat⟩ f*: Functio; einer best. Struktur, z. B. ↑ Mitochondrien, Muskeln, zugeordnete Leistung.

Funktionsabformung: Festlegung der Größe u. Form der Basis totaler Prothesen des Gebisses. Voraussetzung ist ein individueller Löffel, der nach einer Situationsabformung der zahnlosen Kiefer angefertigt wird. Im Oberkiefer wird der auskonturierte Löffel mit einem dünnflüssigen Material durch ein Randabformmaterial vorgeformt. Im Unterkiefer erfolgt die F. i. S. einer funktionellen Extension mit einem Material mittlerer Konsistenz.

Funktionsaufnahmen: Röntgenaufnahmen, bei denen die Organ- o. Kontrastmittelbewegungen untersucht werden. Es handelt sich dabei um Einzelaufnahmen von Körperabschnitten außerhalb der Ruhelage, z. B. Aufnahmen der gebeugten Hals- o. Lendenwirbelsäule, selten um Röntgenkinematographie bewegter Organe, z. B. Schluckakt, Husten, o. um Aufnahmen bei der ↑ Angiographie.

Funktionsbereiche: Bereiche eines Krankenhauses, die die sog. Sekundärleistungen erstellen. Zu diesen Bereichen gehören z. B. die Röntgenabteilung u. das Labor.

Funktionsdiagnostik: spez. med.-techn. Kapazitäten, die der Beobachtung u. Kontrolle ausgewählter Körperfunktionen wie Atmung (respirator. F., ↑ Lungenfunktionsdiagnostik), Verdauung, Kreislauf (Kardioangiographie), Reizleitung (neurol. F.) u. a. dienen. Zur rationellen Nutzung der erforderl. Ausstattung wird mehr u. mehr eine Zentralisierung der F. im ↑ Komplement angestrebt. Zunehmend werden funktionsdiagnost. Untersuchungen rechentechn. erfaßt u. ausgewertet.

Funktionsdiagnostik, rechnergestützte: Einsatz von Prozeß- u. Mikrorechnern, auch in Kopplung mit Großrechnern, zur automat. bzw. automatisierten Meßwertverarbeitung der bei klin. Funktionsprüfungen auf definierte Belastungsreize anfallenden Meßwerte. Vorteile der r. F. ergeben sich aus der Entlastung bei der Auswertearbeit, der rascheren Ergebnisbereitstellung (z. T. während der Untersuchung) u. der Optimierungsmöglichkeit durch umfangreichen Einsatz moderner math.-analyt. u. math.-statist. Verfahren. Anwendung der rechnergestützten Funktionsdiagnostik z. T. bereits in der Routine (z. B. Sinnesfunktionsdiagnostik, evoziertes ↑Potential), z. T. noch im Forschungs- u. Teststadium. Weitere Anwendungen der r. F. bei Funktionsprüfungen des Herz-Kreislauf-Systems u. der peripheren Gefäße, der Nieren, des endokrinen Systems, bei Stoffwechselstörungen, des Nerven- u. Muskelsystems, bei nuklearmed. Funktionsprüfungen. Neuere Wege der r. F. werden derzeit durch Erfassung u. automat. Auswertung von neurovegetativen Regelungen sowie Biorhythmen beschritten.

Funktionskieferorthopädie: eine von Andresen u. Häupl 1936 veröffentlichte Methode der Behandlung von Stellungs- u. Bißfehlern der Zähne mit Hilfe des Aktivators unter Zugrundelegung der Lehre nach W. Roux von der funktionellen Anpassung von Gewebe- u. Organstrukturen auf funktionelle Reize. In der Folgezeit erfuhr die Gestalt des AH-Geräts durch Skelettierungen vielfältige Modifikationen in der kieferorthopäd. Praxis. Wesentl. Bereicherung u. Weiterentwicklung des theoret. u. prakt. Inhalts der F. erfolgte durch die Arbeiten von W. Balters, Bionator, R. Fränkel, der in der Beeinflussung des Weichteilmilieus durch Funktionsregler die eigentl. Aufgabe der F. sieht.

Funktionsproteine: von den Strukturproteinen unterschiedene Eiweiße, die im Stoffwechsel eine aktive Funktion erfüllen (z. B. Enzyme, Inhibitorproteine, ↑Transportproteine).

Funktionsspeicher: Begriff, der bei der Einteilung der Zellbildung im Knochenmark benutzt wird u. eine Zellgruppe (Zellkompartiment, Gruppe mit Zellen gleicher zytolog. bzw. funktioneller Eigenschaften) umfaßt, wobei der Stammzellpool, dem der Teilungspool folgt (in dem auch Zellreifungsvorgänge stattfinden), der Reifungspool mit dem Speicherpool u. der Pool der in Blut u. Gewebe funktionstüchtigen effektiven Zellen unterschieden werden.

Funktionszytologie: hormonale Zytodiagnostik. Aus aufeinanderfolgenden Plattenepithelausstrichen vom oberen Drittel der Vagina wird die hormonale Stimulation des Epithels bestimmt. Daraus sind Rückschlüsse auf die Gesamthormonlage der Sexualhormone mögl. Durch Zellbestimmung u. Indexbildung (↑Karyopyknoseindex, ↑Eosinophilieindex, ↑Faltungsindex, ↑Häufungsindex u. ↑Maturationsindex) zu versch. Zykluszeiten können Zyklusstörungen erkannt werden.

Furanocumarine: Cumarinderivate mit ankondensiertem Furanring. Je nach Lage des Furanrings unterscheidet man zwischen Psoralen-Typ (Bergapten, Xanthotoxin u. a.) u. Angelicin-Typ (u. a. Pimpinellin). Vorkommen meist frei, nicht glykosid. gebunden. Vermögen Empfindlichkeit der Haut gegenüber dem UV-Anteil des Sonnenlichts stark zu erhöhen. Anwendung bei Vitiligo u. Psoriasis (PUVA-Ther.). Verbindungen für sog. Wiesendermatitis, d. h. Erythembildung an Hautpartien, die mit furanocumarinhaltigen Pflanzen in Berührung gekommen sind, verantwortl.

Furanose ↑Monosaccharide.

Furazlocillin: Acylureidopenicillin mit ähnl. Eigenschaften wie ↑Mezlocillin.

Furazolidon: Chemotherapeutikum aus der Gruppe der Nitrofurane zur lokalen Behandlung von Darminfektionen (> 10 % Resorption) u. vaginal bei bakterieller u. Trichomonadenkolpitis.

Fürbringer, Paul (1849–1920), Kliniker, Berlin.

Fürbringer-Methode (nach Paul F.): histor. Methode der chirurgischen ↑Händedesinfektion; durch einen hohen Zeitaufwand u. starke Hautbeanspruchung gekennzeichnet.

F

Furcht: Gefühl des Bedrohtseins. Im Ggs. zur ↑Angst ist F. stets objektbezogen. Die Bedrohung kann sicher beschrieben u. ihre vermutl. Richtung angegeben werden. Die Abwehrreaktionen sind besser angepaßt, wenn auch nicht immer dem Anlaß adäquat (Phobie). Psychodiagnost. wird die F., sofern sie sich auf gewöhnl. nicht ängstigende Objekte o. Situationen bezieht, als ↑Phobie bezeichnet.

Furchung: Entwicklungsgeschichtl. Teilungen der Zygote in kleinere Zellen (Furchungszellen, Blastomeren) ohne Wachstum. Durch diese Form der Zellteilung, die zuerst am Froschei beobachtet wurde, bilden sich oberflächl. Furchen. Man unterscheidet die **totale** o. **holoblast.** u. die **partielle** o. **meroblast.** F. Die totale F. führt bei kleinen, dotterarmen Eiern (Seeigel, Lanzettfisch) zur äqualen o. meist adäqualen Teilung. Bei extrem dotterreichen Eiern (Fische, Reptilien, Vögel) wird nur die Keimscheibe geteilt (diskoidale F.). Die F., die zur Trophoblastbildung des Menschen u. der anderen Säugetiere führt, ist zwar total, läßt sich aber vom Typ der diskoidalen F. ableiten. Das Ergebnis der F. ist die ↑Morula, aus der durch die Bildung einer Furchungshöhle eine ↑Blastozyte bzw. bei den plazentalen Säugern der ↑Embryoblast u. der ↑Trophoblast hervorgehen.

Furkation ⟨*lat*⟩ *f*: Gabelung der Zahnwurzel in zwei o. mehr Äste. ↑Bifurkation, ↑Trifurkation.

Furocumarine: Cumarinverbindung mit kondensiertem Furanring aus Ammi majus, Ficus carica u. ä. als Strahlenschutzmittel u. als Photosensibilisator bei Vitiligo.

Furor ⟨*lat*⟩ *m*: Wutanfall, Tobsucht.

Furosemid ↑Diuretika.

Furunkel ⟨*lat*⟩ *m*: schmerzhafte, in die Tiefe greifende Entzündung eines Haarfollikels u. der Umgebung. Nach einigen Tagen bildet u. entleert sich eine zentrale Nekrose bei reichl. Eiterung. Abheilung mit Narbenbildung. Ursache: Staphylokokken. Hilfsursachen: reibende Kleidung u. Stoffwechselkrankheiten wie Diabetes mellitus. Mehrere dicht nebeneinander stehende F., deren Nekrosen zusammenfließen, nennt man ↑Karbunkel. Abb. S. 682.

Furunkulose: über best. Körperabschnitte ausgebreitete, rezidivierende ↑Furunkel.

Fusarenon: Mykotoxin aus der Gruppe der ↑Trichothecene.

Fusariotoxikosen: durch Pilze der Gattung ↑Fusarium verursachte ↑Mykotoxikosen, Infektion beim Tier durch Aufnahme von mit Fusarien verunreinigten Futtermitteln. Fusarien bilden eine Vielzahl tox. Stoffwechselprodukte, z. B. ↑Trichothecene, ↑Zearalenon. Das klin. Bild ist bei Schwein u. Rind sehr variabel, verläuft aber

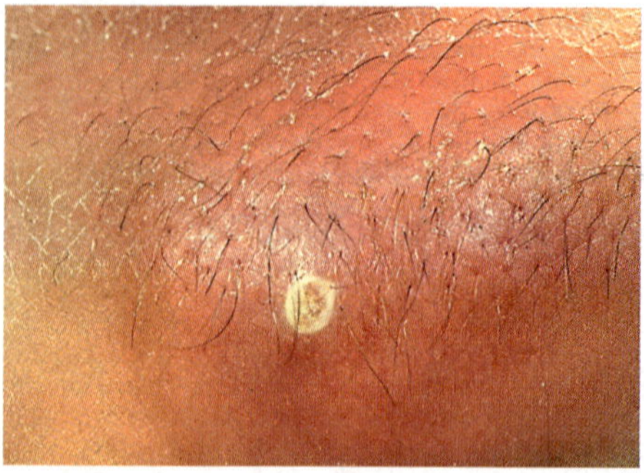

13

Furunkel

stets bedrohl. (Erbrechen, Durchfall, Herztod). Infektion des Menschen selten, z. B. durch verunreinigtes Brotgetreide. Symptome: Agranulozytose, Leukopenie, nekrot. Angina, Hautnekrosen, Sepsis.

Fusarium ⟨*lat*⟩ *n*: ubiquitär verbreitete Gattung der Fungi imperfecti (echte Pilze) mit septiertem Myzel u. sichelförmigen Konidien. Einige Arten sind Erreger von Pflanzenkrankheiten (z. B. F. culmorum auf Getreide, F. solani auf Kartoffeln). Med. wichtig als Mykotoxin-Bildner (z. B. ↑Zearalenone, ↑Trichothecene).

Fuselöle: bei der alkohol. Gärung gebildete längerkettige Alkohole, die in weniger wertvollen Spirituosen Äthanol begleiten. F. bestehen überwiegend aus Propan-1-ol, Isobutanol u. isomeren Amylalkoholen. F. verursachen Kopfschmerzen u. Übelkeit u. gelten als gesundheitsschädigend.

Fusidinsäure: Fucidin, Steroid-Antibiotikum; zur Reserve für resistente Staphylokokken.

fusiform ⟨*lat*⟩ *Adj*: spindelförmig.

Fusin: integrales Membranglykoprotein (relative Molmasse 46 000), Mitglied der Chemokin-Rezeptorfamilie innerhalb der Superfamilie der G-Protein-gekoppelten Rezeptoren. Wahrscheinl. neben CD4 essentieller Cofaktor für das Eindringen von HIV-1 (↑HIV) in menschl. Zellen. ↑Lymphozytendifferenzierung.

Fusion ⟨*lat*⟩ *f*: **1.** ***Genetik.:*** Verschmelzung, z. B. von Zellen (Zellfusion) o. von Genen (↑Fusionsgene). Bei der Zellfusion kommt es zur Bildung einer Zellhybride (↑Hybridisierungsreaktion), deren Zellkern das Genom beider Ausgangszellen enthält. Als Hilfsmittel dienen ↑Viren, z. B. das Sendai-Virus; dieses bringt die Zellen in Kontakt, worauf sich zytoplasmat. Brücken zwischen ihnen ausbilden, die schließl. den gesamten Kontaktbereich umfassen. Der Vereinigung des Zytoplasmas folgt die Kernverschmelzung. In den fusionierten Zellen werden beide ↑Genome exprimiert. **2.** ***Ophth.:*** Binokularsehen. Zentralnervöser Vorgang der Verschmelzung der Bildeindrücke jeden Auges. Die F. trägt entscheidend dazu bei, daß trotz vielfältiger motor. u. sensor. Störmöglichkeiten beidäugiges Einfachsehen gewährleistet u. die opt. Orientierung in Ruhe u. Bewegung ermöglicht wird. Voraussetzung für eine normale Entwicklung der F. sind adäquate Netzhautbilder von jedem der beiden Augen. Sind diese unterschiedl., etwa in der Schärfe o. der Größe, so wird die F. gehemmt, es entsteht eine ↑Amblyopie. Jenseits des 10. Lj. führen **Fusionsstörungen** zum Doppeltsehen o. zu asthenop. Beschwerden. Die **Fusionsbreite** wird als Ausdruck der Fusionskraft angesehen, mit der künstl. o. natürl. Hindernisse überwunden werden können, u. mit Hilfe prismat. Gläser o. dem ↑Synoptophor gemessen. Bei letzterem werden in getrenntem opt. Strahlengang jedem Auge **Fusionsbilder** dargeboten, die sich nur geringfügig unterscheiden, deren F. aber kontrollfähig ist. Mit dem Synoptophor o. anderen Geräten können zu Schulung u. Training **Fusionsübungen** vorgenommen werden (↑Orthoptik).

Fusionsgene: Hybridgene; mit Hilfe gentechn. Methoden (Rekombinanten-DNA-Technologie; ↑Gentechnologie) aus versch. natürl. Genen exp. konstruierte neue Genkombinationen; auch durch ↑Deletion eines Chromosomenfragments zwischen zwei Genen o. crossing-over-fusionierte Gene.

Fusionsniere ↑Verschmelzungsnieren, ↑Hufeisenniere.

Fusionsoperation, ventrale
↑Cloward-Operation.

Fusionsproteine: 1. Hybridproteine aus zwei o. mehreren versch. Proteinen; Expressionsprodukte von ↑Fusionsgenen. (↑Gentechnologie). 2. Integrale Membranproteine (z. B. Membranprotein HA), die temporär zwei Zellmembranen verbrücken können u. so die Verschmelzung von Membranen (z. B. bei Zellfusion, ↑Hybridisierungsreaktion, ↑Fusion) ermöglichen.

Fusionsrate ↑Hybridisierungsreaktion.

Fusionsschlag: Kombinationssystole. Erregung von Anteilen des Myokards durch einen physiol. gebildeten u. geleiteten Impuls in Kombination mit Erregung anderer Myokardregionen durch eine Extrasystole.

Fusionsvermittler ↑Hybridisierungsreaktion.

Fusobacterium ⟨*lat + gr*⟩ *n*: Fusobakterien; Bakteriengattung der Fam. ↑Bacteroidaceae; anaerobe, gramnegative, sporenlose, spindelige, an den Enden zugespitzte Stäbchen, med. wichtig sind: F. necrophorum. F. nucleatum, F. varium, F. mortiferum. F. gehören zur Normalflora des Menschen, meist Mischinfektionen der Zervikofazial-, Abdominal- u. Urogenitalregion. Bei sog. ↑Angina Plaut-Vincenti Mischung von Fusobakterien mit Spirochäten (↑Fusospirochätose).

Fusoborreliose ↑Fusospirochätose.

Fusom: Bez. für zellverbindende Strukturen, z. B. ↑Desmosom, Gap junction, Tight junction, Synapsen.

Fusospirochätose: durch Borrelien (↑Borrelia) u. Fusobakterien (↑Fusobacterium) im Zusammenwirken verursachte nekrotisierende Haut- u. Schleimhautulzerationen. Entsteht meist als ↑Autoinfektion durch Symbiose der Normalmikrobenflora (↑Angina Plaut-Vincenti, ↑Gangraena nosocomialis, ↑Lungengangrän, ↑Noma).

Fuß ↑Pes.

Fuß, ägyptischer: Fuß mit von der 1. Zehe abfallender Zehenlänge.

Fußbäder: Teilbäder der Füße u. der Unterschenkel, je nach Indikation als Wechselfußbäder, in kaltem o. ansteigend warmen Wasser; z. B. bei Varikosis, Kreislaufstörungen, art. Verschlußkrankheit.

Fußbettung: einfache ↑Orthese, die in Konfektionsschuhe eingelegt wird o. Element des orthop. Schuhs ist. Sie wird bei passiv nicht beeinflußbaren Fußdeformitäten (↑Formfehler) eingesetzt u. dient der Entlastung o. der Angleichung der Fußauftrittsfläche an die Bodenebene.

Fuß, chinesischer: 2.–5. Zehe höchstgradig plantarwärts gebogen. Kalkaneus senkrecht nach unten gerichtet.

Fußdeformitäten ↑Plattfuß, ↑Hohlfuß, ↑Klumpfuß, ↑Spreizfuß.

Fußgewölbe: die Bogenstrukturen am menschl. Fuß, welche den Druck abfangen u. ableiten. Das F. ist erforderl., weil beim Stehen u. Gehen das gesamte Körpergewicht auf den Füßen lastet. Es treten 2 Gewölbeformen auf: Längs- u. Quergewölbe. Durch sie werden die Weichteile der Fußsohle geschützt u. der Gang elast. Abb.

Fuß, griechischer: Fuß, bei dem die 1. Zehe länger als die 3. aber kürzer als die 2. Zehe ist.

Fußhöcker, dorsaler: knochenharte, aber meist weichteilbedingte Vorwölbung am Fußrücken in Höhe des Gelenks zwischen Kahnbein u. Keilbein bzw. erstem Keilbein u. erstem Mittelfußknochen. Durch Schuhdruck können Schmerzen entstehen.

Fußklonus: durch vom Untersucher vorgenommene ruckartige Dorsalflexion des Fußes ausgelöste Folge von Eigenreflexen als Zeichen einer Schädigung des 1. motor. Neurons, erschöpfl. F. nur bei Seitendifferenz sicher pathol., unerschöpfl. F. immer.

Fußlage: Sonderform der ↑Beckenendlage.

Fußmykose: Trichophytia manuum et pedum; ↑Trichophytie.

Fußpflege: Pflegeintervention, die das Reinigen u. Beobachten der Füße zum Zwecke der Entspannung, Reinigung u. Aufrechterhaltung einer intakten Haut beinhaltet. Die F. umfaßt die Beobachtung des Fußes im Hinblick auf Hautschädigungen, übermäßige Hornhautbildungen, Durchblutung, Deformitäten u. Ödembildungen, die Reinigung der Füße, die Applikation von verordneten Fußpflegepräparaten, die Anleitung u. Schulung von Pat. u. Angehörigen zur F. u. die Auswahl von angemessenem Schuhwerk bei Risikopatienten mit verminderter Sensibilität im Fußbereich.

Fußpilz: volkstüml. Bez. für ↑Trichophyton.

Fußrandreflex ↑Monakow-Reflex.

Fußrückenreflex ↑Mendel-Bechterew-Reflex.

Fußschweiß ↑Hyperhidrose.

Fußskelett: Knochen des Fußes; 1. Fußwurzelknochen o. Ossa tarsi sind Talus (Sprungbein), Kalkaneus (Fersenbein), Os naviculare (Kahnbein), Os cuboideum (Würfelbein) u. 3 Ossa cuneiformia (Keilbeine); 2. 5 Mittelfußknochen o. Ossa metatarsalia; 3. Zehenknochen o. Ossa digitorum pedis. Die Großzehe besitzt nur 2 Phalangen, die übrigen Zehen 3; auch die Kleinzehe hat oft nur 2 Phalangen.

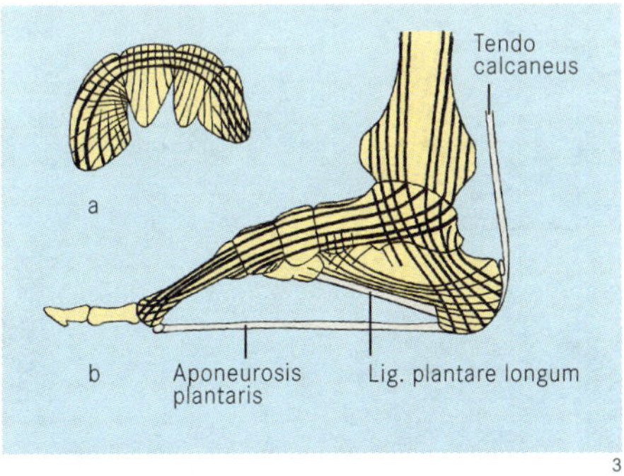

Fußgewölbe. Spongiosastruktur des re. Fußes
a: Quergewölbe in Höhe der Ossa cuneiformia;
b: Längsgewölbe im Bereich des ersten Strahls

Fußsohlenreflex ↑Plantarreflex.

Fußsohlenwarze: Verruca plantaris; sitzt vornehml. auf den Zehenballen u. der Ferse, wird leicht mit Hühneraugen verwechselt. Gegenüber den Warzen an anderen Körperstellen sind sie flacher u. breiter, reichen aber sehr tief ins Gewebe.

Fußwurzel ↑Fußskelett.

Fußwurzelsynostosen ↑Syntarsie.

Fußzellen ↑Sertoli-Stützzellen.

Fustigation ⟨*lat*⟩ *f*: ther. Klatschen der Haut zur Durchblutungsförderung.

Füth-Plastik: Operation bei ↑Blasenscheidenfistel.

Fütterungsantibiotika: Antibiotika (um den Faktor 5–10 unterhalb der ther. Dosis) zur Verfütterung, um die Futterverwertung bei Nutztieren zu verbessern (↑Leistungsförderer). Die Ursache der leistungssteigernden Wirkung antibakterieller Futteradditive basiert bis heute nur auf Vermutungen. Nach breiten Einsatz auch ther. bedeutsamer Antibiotika, z.B. Tetrazyklinen, in subtherapeut. Dosierung mußte eine Zunahme von Antibiotikaresistenzen insbes. multiresistenter Keime beobachtet werden. 1969 wurde ein nutritiver Einsatz von Antibiotika auf solche Stoffe beschränkt, die kaum o. gar keine ther. Bedeutung haben u. die nicht zu Kreuzresistenzen mit ther. wichtigen Antibiotika führen. Seit 1970 bedürfen alle Futterzusatzstoffe (u. damit auch alle antibakteriellen Leistungsförderer) einer EU-Zulassung. Leistungsförderer mit antibakterieller Wirkung dürfen danach heute in Human- u. Veterinärmedizin nicht o. kaum verwendet werden, keine Kreuzresistenzen zu anderen antibakteriellen Substanzen aufbauen, die Darmflora nicht beeinträchtigen, die Salmonellenausscheidung nicht fördern, nicht aus dem Verdauungskanal resorbiert werden, keine mutagenen tox. o. karzinogenen Eigenschaften haben u. nicht zur Umweltbelastung beitragen. Viele Antibiotika, wie z.B. Tetrazykline u. Avoparcin (wegen seiner Verwandtschaft zu Vancomycin) sind als Futteradditive grundsätzl. verboten.

Fütterungsarzneimittel: in industriell hergestellte Fertigfuttermittel eingemischte Arzneimittelvormischung, deren Wirkung gegen best. Krankheiten gerichtet ist. Der Umgang mit F. wird durch das Futtermittelgesetz geregelt.

Fuzzy coat ⟨*engl*⟩ ↑Glykokalyx.

F-Wert: für die Durchführung der ↑Sterilisation in der Europäischen Pharmakopöe (↑Arzneibuch) verwendeter Begriff für die Zeit in Minuten, die bei einer best. Temperatur ausreicht, um in einer Suspension alle Sporen eines verwendeten Teststamms (↑Bioindikatoren) abzutöten. Der F. ist von der Ausgangskeimzahl u. der Überlebenswahrscheinlichkeit der Sporen abhängig. Die Überlebenswahrscheinlichkeit wird mit 10^{-6} angenommen: das bedeutet, daß z.B. nach einer Dampfsterilisation mit einer Standardmethode von 10^6 Ampullen nur höchstens eine kontaminiert sein darf. In Anlehnung an den F. wird für die Validierung der Sterilisation ein ↑G-Wert definiert, der darüber hinaus alle Phasen des Sterilisierprozesses berücksichtigt.

F-Zelle ↑F-Faktor.

F

G

g: 1. *Abk* für Gramm. 2. *Abk* für Erdbeschleunigung.

G: 1. ***Physik:*** *Abk* für Giga-; ↑Einheitensystem, internationales. 2. ***Onkologie:*** *Abk* für ↑Grading.

G.: *Abk* für Glandula; ↑Drüsen.

GABA ⟨*engl*⟩ *f*: *Abk* für Gamma amino butyric acid; ↑Gammaaminobuttersäure.

GABA-Modulin ⟨*lat*⟩ *n*: *Abk* für Gammaaminobuttersäure-Modulin; ein Neuroprotein des Gehirns, das zu den GABAergen Neuronen eine hohe Affinität hat u. diese in ihrer Funktion moduliert. Es besteht aus 126 Aminosäuren.

Gabelinsuffizienz: Gabelsprengung; ↑Knöchelbruch.

Gabelmücke ↑Anopheles.

Gabelrippe: Costa bifurca; angeborene Spaltung einer Rippe o. mehrerer Rippen am ventralen Ende in 2 Ausläufer. Diese „Luschka-Gabel" stellt von der 3. Rippe an abwärts die häufigste Rippenfehlbildung dar. Isoliert o. in Kombination mit Wirbeldefekten. Häufig bei Fehlbildungssyndromen, z. B. Eulenburg-Sprengel-Syndrom (angeborener ↑Schulterblatthochstand). Beide Rippenanteile können sich wieder vereinigen: Fensterrippe.

Gadolinium-DTPA: paramagnet. Kontrastmittel in der Kernspintomographie. Das tox. $Gd3^{+}$ wird mit einem Chelat gebunden u. verliert dadurch seine Toxizität. Es führt über eine Relaxationszeitverkürzung zu einer starken Signalanhebung in der ↑Kernspintomographie. Es kann intravenös u. oral angewendet werden, verteilt sich im gesunden Organismus ausschließl. extrazellular u. überschreitet die normale ↑Blut-Hirn-Schranke nicht. Die Ausscheidung erfolgt renal. Insges. zeigt G. eine gute Verträglichkeit.

Gadopentetsäure: Gadoliniumkomplex mit Pentetsäure; Röntgenkontrastmittel für Magnetresonanztomographie.

Gaenslen-Handgriff: frühdiagnost. Zeichen bei ↑Rheumatoidarthritis. Schmerzempfindung bei seitl. Kompression der Fingergrund- u. -mittelgelenke, bei Vorliegen einer ↑Synovialitis. „Spontane" Klagen auch bei kräftigem Händedruck.

Gaffky, Georg (1850–1918), Hyg., Hannover, Gießen, Berlin. Schüler u. Nachfolger Robert Kochs. 1884 Züchtung der ↑Salmonella typhi (↑Salmonella) aus Leichenteilen. Die nach ihm benannte Gattung Gaffkya ist gestrichen, ihre Keime werden der Gattung Micrococcus zugerechnet.

Gaffky-Skala (nach Georg G.): Gaffky-Zahl; Einteilung des im mikrosk. Präparat sichtbaren Keimgehalts an Tuberkulosebakterien in 10 versch. Stufen.

Gaisböck, Felix (1868–1955), österreich. Int., Innsbruck.

Gaisböck-Syndrom (nach Felix G.): Polycythaemia rubra hypertonica. Polyzythämie bei gleichzeitiger Hypertonie.

Gajdusek, Daniel Carleton (geb. 1923), amerik. Päd., Virol., Bethesda. 1964 Identifizierung von „langsamen Viren" (slow virus) als ätiol. Agens der sog. ↑Kuru-Krankheit. 1976 Nobelpreis für Med./Physiol. (mit B. S. Blumberg) „für ihre Entdeckungen von neuen Mechanismen bei der Entstehung und Verbreitung von Infektionskrankheiten".

G-Aktin: monomere globuläre Form des ↑Aktins.

Galactagoga remedia ⟨*gr + lat*⟩ *n Pl*: milchtreibende Mittel.

Galactomyces: Pilzgattung, perfekte Form von ↑Geotrichum candidum, dem Milchschimmel.

Galaktographie ⟨*gr*⟩ *f*: Mastographie, Glandulographie; Röntgenaufnahmeverfahren zur Sichtbarmachung des Milchgangsausführungssystems nach Kontrastmittelfüllung. Ind.: bei pathol. Sekretion aus der Mamille als Ergänzungsverfahren zur ↑Mammographie. Abb.

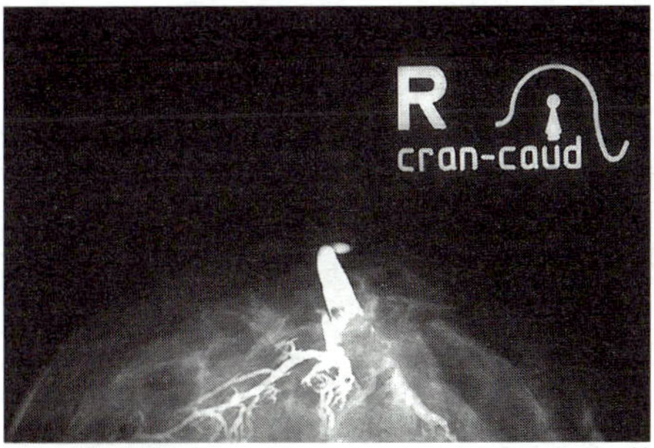

32

Galaktographie.
Darstellung eines intraduktalen Papilloms

Galaktolipide: Galaktose-Lipid-Verbindungen wie ↑Zerebroside, ↑Ganglioside.

Galaktophoritis: Retentionssyndrom; tumorförmige, häufig schmerzhafte Infiltrate in der Brustdrüse infolge Sekretstau außerhalb der Laktation. Erweiterung des Gangsystems mit intra- u. periduktaler granulomatöser Entzündung.

Galaktopoese: Laktogenese; Bildung von Muttermilch unter dem Einfluß von Prolaktin u. a. östrogenen Hormonen in den Brustdrüsen.

Galaktorrhö: Milchfluß; Abgang von Milch im Wochenbett in den Stillpausen (geringe G. bei Wöchnerinnen ist in den Stillpausen physiol.). G. außerhalb des Wochenbetts selten, z. B. bei ↑Hyperprolaktinämie.

Galaktosämie: autosomal rezessiver Erbgang. Häufigkeit 1 : 20 000 bis 1 : 80 000. Störung des Abbaus der Galaktose infolge eines Mangels an Galaktose-1-phosphat-uridyltransferase; Galaktose-1-phosphat staut sich bes. in Leber u. Gehirn an. Bereits wenige Tage nach der Geburt kommt es bei den Kindern zu Erbrechen mit einem zunehmenden, protrahierten Ikterus infolge Leberschädigung, woran sie bei unerkannter Diagn. meist in den ersten Lebenswochen sterben; bei protrahierten Verläufen statomotor. Entwicklungsverzögerung u. Minderwuchs; häufig Katarakt, bedingt durch Galaktitanhäufung. Diagn. sollte in erster Lebenswoche gestellt werden

(Reduktionsproben im Urin, dünnschichtchromatograph. Nachweis von Galaktose, Messung der Enzymaktivität im Blut). Laktosefreie Nahrung verhindert bzw. bessert die Krankheitssymptome. Mit zunehmendem Lebensalter wird ein alternativer Weg über eine Uridylpyrophosphorylase zur Überbrückung des Defekts eröffnet, der die Galaktoseunverträglichkeit wesentl. herabsetzt.

D-Galaktosamin: Chondrosamin; ein ↑Aminozucker. Die Hydroxylgruppe am C-Atom 2 ist durch die Aminogruppe ersetzt, die häufig acetyliert ist. D. kommt z. B. in Proteoglykanen (↑Chondroitinsulfat), ↑Glykoproteinen (des Blutplasmas u. des Bindegewebes) u. ↑Gangliosiden vor.

D-Galaktose: zu den ↑Monosacchariden gehörende Aldohexose. D. bildet mit D-Glukose die ↑Laktose, ist Bestandteil einiger ↑Glykolipide (Zerebroside, Ganglioside). D. ist ferner Baustein anderer, in geringerer Menge vorkommender Milchkohlenhydrate; sie tritt in der pflanzl. Natur in Form der sog. Galaktosaccharide (Raffinose, Stachyose, Verbaskose usw.) auf sowie in den Galaktanen (Schleimstoffe, Gummistoffe, Hemizellulosen, Pectine, Agar-Agar). ↑Galaktosestoffwechsel. Abb.

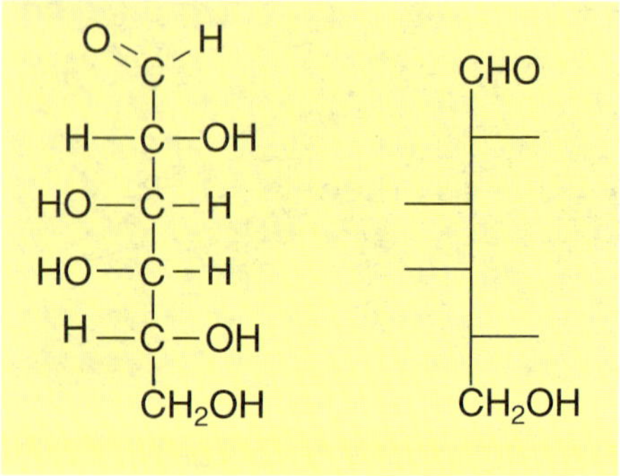

D-Galaktose

Galaktosebelastungstest ↑Galaktoseprobe.

Galaktoseintoleranz ↑Galaktosämie.

Galaktosekatarakt: frühkindl. Linsentrübung bei ↑Galaktosämie.

Galaktoseprobe: Galaktosebelastungstest, Leberfunktionsprobe; Nachweis von Kapazitätsverminderungen der für den Intermediärstoffwechsel wichtigen Enzyme wie Galaktokinase, Galaktose-1-phosphat-uridyltransferase, UDP-Galaktose-4-epimerase u. UDP-Galaktosepyrophosphorylase bei morphol. o. funktionell bedingten Einschränkungen der Leberfunktion. Probe pos., wenn von 40 g Galaktose, die der Pat. in 800 ml Flüssigkeit aufnimmt, mehr als 2,5 g in den nachfolgenden 3 h im Harn ausgeschieden werden.

Galaktosestar: Schichtstar bei hereditärer Galaktosämie. ↑Cataracta zonularis.

Galaktosestoffwechsel: Galaktose wird durch eine spezif. Galaktokinase, die in Leber u. Erythrozyten vorkommt, mit Hilfe von ATP zu Galaktose-1-phosphat umgewandelt. Dieses bildet mit UTP UDP-galaktosid u. Pyrophosphat. Die Uridindiphosphatglukose-4-epimerase wandelt UDP-galaktosid in UDP-glukosid um, das mit Galaktose-1-phosphat zu UDP-galaktosid u. Glukose-1-phosphat reagiert (Enzym: Uridindiphosphatglukosidtransferase). Der spezif. Ausfall dieses Enzyms, eine Erbkrankheit, führt bei Kindern zur Hemmung des Galaktosestoffwechsels u. zu einer Anhäufung des tox. Galaktose-1-phosphats in Leber u. Erythrozyten (↑Galaktosämie).

Galaktosetoleranztest ↑Galaktoseprobe.

Galaktostase: Milchstauung.

Galaktosurie: Ausscheidung von Galaktose im Urin. ↑Galaktosämie, prim. ↑Laktosemalabsorption, Galaktokinasemangel, dekompensierte ↑Leberzirrhose.

Galaktozele: **1.** durch Verschluß eines Milchgangs entstandene Retentionszyste der Brustdrüse, bei stillenden Frauen. **2.** Hydrozele mit fetthaltigem milchähnl. Inhalt.

D-Galakturonsäure: von der D-Galaktose abgeleitete Uronsäure (das C-Atom 6 ist zur Carboxylgruppe oxidiert). D-G. ist in Pectinen u. anderen pflanzl. Polysacchariden enthalten.

Galanin: ein 29 Aminosäurereste enthaltendes Polypeptid mit Alaninamid an seinem N-Terminus, das eine beträchtl. kontraktile Wirkung auf die glatte Muskulatur des Urogenitalsystems ausübt.

Galantreflex: angeborener Reflex, bei Hautreizung parallel zur Wirbelsäule kommt es zu einer Anspannung der Rückenmuskulatur zur Reizseite; gleichzeitig wird das kontralaterale Hüft- u. Kniegelenk gestreckt.

Galaptine: niedrigmolekulare, zelladhärierende, betagalaktosid-spezif. tier. ↑Lektine.

Galea ⟨*lat*⟩ *f*: Helm, Haube.

Galea aponeurotica: Sehnenhaube auf dem Schädeldach zwischen Venter frontalis u. Venter occipitalis des M. occipitofrontalis des ↑Musculus epicranius. Sie ist mit dem Periost des Schädels locker, mit der Kopfhaut fest verbunden u. bildet mit ihr zusammen die Kopfschwarte (Skalp).

Galealappenduraplastik ↑Duraplastik.

Galeazange: Kopfschwartenzange, histor. geburtshilfl. Operationsinstrument.

Galeazzi, Riccardo G. (1866–1952), ital. Chir., Mailand.

Galeazzi-Fraktur (nach Riccardo G.): Kombination eines distalen Speichenbruchs mit Luxation des distalen Ellenköpfchens durch Sprengung des radioulnaren Bandapparats. Ther.: operativ.

Galen, gr. Galenos, lat. Galenus (129–199), gr. Arzt, Pergamon. Bedeutendster Arzt des röm. Zeitalters. Mit ihm fand die gr. Med., soweit sie als eine wissenschaftl. Med. angesehen werden kann, ihren Abschluß. G. hinterließ ein umfassendes, zum großen Teil erhaltenes, schriftsteller. Werk. Sein System zeichnet sich durch die Betonung der Notwendigkeit einer theoret. Grundlage in der Med., die konsequente Anwendung der Säfte-, Qualitäten- u. Pneumalehre auf die Erklärung physiol. Vorgänge sowie die Verknüpfung der Med. mit den philosoph. Anschauungen von Platon u. Aristoteles aus. Sein Werk blieb während des gesamten Mittelalters bis in die Neuzeit in der Med. vorherrschend.

Galenik: Kunst der Arzneiformung.

Galenus: Galenos; ↑Galen.

Galen-Vene: V. cerebri magna; ↑Venae cerebri.

Galeropie: Galeropsie; Gesichtssinnstörung mit abnormer Helligkeit der Wahrnehmung.

Gall, Franz Joseph (1758–1828), österreich. Arzt, Wien, Paris. G. ordnete in seiner Schädellehre best. Hirnwindungen psych. Vorgänge u. Störungen zu. ↑Phrenologie.

Gallae ↑Gerbstoffe.

Gallamin: Muskelrelaxans, Trialkylammoniumverbindung. Kürzere Wirkung als d-Tubocurarin; keine Histaminfreisetzung.

Galleagar: feste Nährsubstrate mit Zusatz von Rindergalle in unterschiedl. Konzentration. In der Mikrobiol. für versch. Zwecke in Anwendung, z. B. als 10–40%iger Galleblutagar zur Streptokokken-Differenzierung, als Gallesalzlaktoseagar zur Anzüchtung von Salmonellen (↑Salmonella) u. Shigellen (↑Shigella), Galle-Chrysoidin-Glycerol-Nährmedium zur Anzüchtung mit gleichzeitiger Differenzierung von ↑Enterobacteriaceae, z. B. aus Urin, Rindergalleagar nach Littman mit Zusatz von Streptomycin u. Kristallviolett, v. a. zur Anzüchtung von Pilzen u. als Galle-Dextrose-Substrat nach Schabinsky als Modifikation des Tween-Dextrose-Substrats nach Seeliger zur Bildung von ↑Pseudomyzelien von Sproßpilzen.

Gallebouillon: Nährsubstrat zur Anreicherung von Salmonellen (insbes. ↑Salmonella typhi u. Salmonella paratyphi B) aus dem Pat.-Blut. Mischung von 1 Teil Blut mit 3 Teilen G. Beimpfung auch mit frischem Venenblut, zerkleinerten Stückchen geronnenen Blutes o. Knochenmark.

Galle, gelbe ↑Humoralpathologie.

Galle, lithogene: Galle, die in ihrer Zusammensetzung zur Steinbildung neigt. Durch Übersättigung der Galle an Cholesterin o. Bilirubin kommt es bei Hinzutreten weiterer Faktoren (↑Stase, Kristallbildung, Mangel an Substanzen, die eine Präzipitation verhindern) zur Steinbildung. Die häufigsten Steine sind in Europa Cholesterinsteine, deren Entstehung durch ein Mißverhältnis von Cholesterin zu Gallensäuren u. Phospholipiden bedingt ist, d. h. der Cholesterinanteil ist zu hoch. Durch Gabe von Chenodesoxycholsäure bzw. Ursodesoxycholsäure läßt sich die Lithogenität beseitigen (so lange die Substanzen zugeführt werden). Adipöse, Diabetiker, Pat. mit Ileumerkrankungen o. -resektionen, Frauen mit Östrogenmedikation, Personen mit ↑Hyperlipoproteinämie sind bes. häufig von Cholesterinsteinen betroffen.

Gallelösungsversuch: Methode zur Differenzierung von vergrünenden Streptokokken (nicht lösl. in Galle) u. Pneumokokken (gallelösl.). Nachweis der Gallelöslichkeit durch Zusatz von 10%iger Desoxycholatlösung o. Rindergalle zu einer 24stündigen Bouillonkultur.

Gallenblase ↑Vesica biliaris.

Gallenblasenagenesie: extrem seltenes, angeborenes Fehlen der Gallenblase durch Entwicklungsarrest. Kombination mit weiteren Fehlbildungen: Ösophagotrachealfistel, Gaumenspalte, Anus imperforatus u. a.

Gallenblasenatresie: angeborener, vollkommener o. partieller Verschluß des Lumens der stark verkleinerten Gallenblase. Kombination mit Gallengangatresie.

Gallenblasendivertikel: Ausstülpung der Wand der Gallenblase.

Gallenblasenektopie: angeborene, fehlerhafte Lage der Gallenblase. Lokalisationen: vordere Bauchwand, im Ligamentum falciforme, extraperitoneal, drei Positionen von chir. Interesse: 1. Lage an Unterfläche des li. Leberlappens ohne Situs inversus. 2. Intrahepat. Lage: vollkommen von Leberparenchym umgeben; Neigung zu Steinbildung durch Entleerungsstörung; 3. ↑Wandergallenblase.

Gallenblasenempyem: Eiteransammlung in der Gallenblase bei eitriger Gallenblasenentzündung.

Gallenblasenentleerung: Während einer Mahlzeit wird nach Kontakt des fetthaltigen Chymus mit der Dünndarmmukosa Kontraktion der Blasenmuskulatur durch ↑Cholezystokinin-Pankreozymin u. parasympath. Aktivierung ausgelöst. Der sympath. Sphinktertonus wird dabei gehemmt. Entleerung in 15–90 min, Drücke bis 4 kPa.

Gallenblasenentzündung: Cholezystitis; akut o. chron. verlaufende Entzündung der Gallenblase. Entstehung meist durch Keimaszension vom Darm (z. B. Escherichia coli, Salmonella typhi, Mikrokokken) o. seltener hämatogen durch Bakterienausscheidung über die Leber; bisweilen Ausgangspunkt einer diffusen Peritonitis; häufig kombiniert mit ↑Cholelithiasis.

Gallenblasenhydrops: pralle Füllung der oft beträchtl. vergrößerten Gallenblase mit heller wäßrig-schleimiger Flüssigkeit (sog. weiße ↑Galle) bei Verschluß des Ductus cysticus durch Konkremente o. Tumoren.

Gallenblasenhypoplasie: angeborene Verkleinerung der Gallenblase, die den unteren Leberrand nicht überragt, jedoch alle histol. Schichten aufweist. Gewöhnl. mit Fehlbildungen der Gallenwege kombiniert.

Gallenblasenkarzinom: bösartiger epithelialer Tumor der Gallenblase, makrosk. ein flächenhaft infiltrierendes, selten polypöses Karzinom; histol. meist ein szirrhöses Adenokarzinom. Entsteht oft auf dem Boden einer chron. entzündeten Steingallenblase.

Gallenblasenverdoppelung: angeborene, verschiedengradige Verdopplung des Lumens der Gallenblase. Reicht von äußerl. nicht sichtbarer Unterteilung (↑Gallenblase, septierte) bis zur vollständigen Dopplung, nebeneinander o. an versch. Leberlappen gelegen. Abb.

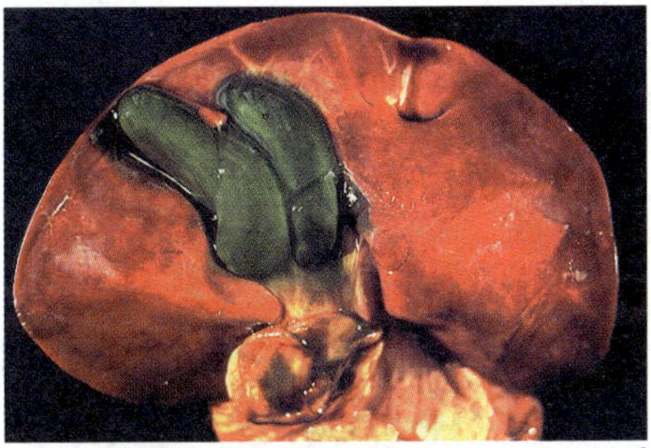

9

Gallenblasenverdoppelung

Gallenblase, septierte: geringster Grad der angeborenen ↑Gallenblasenverdoppelung. Ein Septum unterteilt das Lumen in Längsrichtung u. führt zu vollständiger Abtrennung o. nur zu Unterteilung des Fundus.

Gallenfarbstoffe: Tetra- u. Dipyrrole, die beim Abbau des Porphyrinrings aus ↑Hämoproteinen, v. a. aus ↑Hämoglobin entstehen (↑Hämoglobinabbau). Hauptvertreter des G. ist das ↑Bilirubins, es wird in der Leber mit Glukuronsäure gekoppelt u. mit der Gallenflüssigkeit ausgeschieden. Durch mikrobiellen Abbau u. durch Luftsauerstoff entstehen weitere Derivate. Mit Metallionen, z. B. mit Kupfer u. Zink, können G. Komplexe bilden.

Gallenfistel: Verbindung der Gallenwege zur Körperoberfläche (äußere G.) o. zu anderen Organen (innere G).

Gallengangabszeß: bei eitriger Cholangitis vorkommender Abszeß in der Wand eines Gallengangs, der bei Übergreifen der Entzündung von intrahepat. Gallengängen auf das Leberparenchym zum sog. cholangit. Leberabszeß führen kann.

Gallengangadenom: in der Leber vorkommender gutartiger bis kirschgroßer Tumor, der aus oft verzweigten schlauchförmigen Gängen besteht, die wie normale Gallengänge von hohem Zylinderepithel ausgekleidet werden.

Gallengangadenomyosis: Adenomyosis des Ductus cysticus u. ↑Ductus choledochus. Adenomartig tiefenverlagerte Drüsen in die Muskularis.

Gallengangagenesie: angeborenes Fehlen von Gallenwegen. Es können nur Teile betroffen (↑Gallenblasenagenesie) o. die intra- bzw. intra- u. extrahepat. Gallenwege einbezogen sein. Ikterus in 1. Lebenswoche, brauner Urin u. achol. Stuhl, Aszites, Anämie, Osteoporose, Hepatosplenomegalie.

Gallengangatresie: angeborener Verschluß der intra- bzw. extrahepat. Gallenwege. Sympt. des mechan. Ikterus: persistierender Ikterus nach der Neugeborenenzeit, achol. Stühle, dunkelbrauner Urin, typ. Laborbefunde. Schwierige Abgrenzung gegen Hepatitis. **Extrahepat. G.**: ohne Verschluß der Ductus hepatici, knapp 20 % der Fälle, ggf. chir. korrigierbar. Auch für andere Formen sind Operationsmethoden entwickelt worden (Hepatoenteroanastomose). **Intrahepat. G.**: Verschluß der kleinen Gallengangäste innerhalb des Leberparenchyms. Trotz Operation ungünstige Prognose, evtl. Lebertransplantation.

Gallengangdrainage: Drainage der extrahepat. Gallengänge, z. B. nach ↑Choledochotomie o. in Form der transhepat. endlosen G. bei Gallengangstrikturen bzw. durch endoskop. plazierte Prothesen.

Gallengangdystopie: abartiger Verlauf der extrahepat. Gallengänge. G. ist Bestandteil von Agenesie der Gallenblase o. deren Verlagerung.

Gallengänge, extrahepatische: 1. Ductus hepaticus, Ausführungsgang der Leber, 2. Ductus cysticus, zu- u. wegführender Gang der Gallenblase, 3. ↑Ductus choledochus, ab der Vereinigung beider vorigen, mündet in das Duodenum.

Gallengänge, intrahepatische: 1. Canaliculi biliferi, intralobuläre Gallenkapillaren, die von benachbarten Leberepithelzellen begrenzt werden; 2. Ductuli biliferi (Hering-Kanälchen) an der Läppchenperipherie mit einschichtigem Schuppenepithel als Wandung; 3. Ductus interlobularis bilifer, im Glisson-Dreieck gelegen mit einschichtigem kub. Epithel.

Gallenganghyperplasie: kongenitale Hyperplasie der intrahepat. Gallengänge führt zu einem bizarren Netzwerk in den Glisson-Dreiecken, deren Bindegewebe stark vermehrt ist u. die sich untereinander verbinden: derbe Leberkonsistenz, marmorierte Schnittfläche. Kombination mit extrahepat. Gallenwegsatresien mögl.

Gallenganghypoplasie: unvollständig bzw. zu englumig angelegte intra- u./o. extrahepat. Gallengänge.

Gallengangkarzinom: bösartiger epithelialer Tumor der extra- u. intrahepat. Gallenwege, meist szirrhöses Adenokarzinom; Hauptlokalisation sind die Papilla Vateri u. die Vereinigung des Ductus cysticus u. hepaticus. Bei oft noch sehr kleinem Primärtumor frühzeitig klin. Erscheinungen durch Behinderung des Galleabflusses (Ikterus).

Gallengangpfropfsyndrom ↑Syndrom der eingedickten Galle.

Gallengangstenose, angeborene: lokale Verengung der extrahepat. Gallenwege durch örtl. Persistenz des embryonalen Epithelverschlusses. Stenosen der großen Gallenwege sind seltener als ↑Gallengangagenesie. Stenosen durch Kompression von außen: Aneurysma der A. hepatica propria, Pankreaszysten.

Gallengangtuberkel: um einen kleinen intrahepat. Gallengang gelegener tuberkulöser Herd mit zentraler Nekrose; Einbeziehung des Gallengangs in die Nekrose u. dadurch bedingt ikter. Verfärbung der zentralen Verkäsung.

Gallengangwucherung: im Bindegewebe zirrhot. Lebern auftretende Neubildung von kleinen Gängen (Gallengangsprossen) als Versuch der Schaffung neuer Abflußwege für die Galleflüssigkeit von der zerstörten Leberläppchenperipherie in die Gallengänge der Glisson-Dreiecke.

Gallengrieß: die ihrer Größe nach dem Grieß vergleichbaren kleinsten Gallensteine, die im Ultraschallbild keine Echos verursachen u. sich schnell (im Ggs. zum ↑Sludge) umlagern.

Galleninfarkt: periportale Leberzellgruppen werden stark mit Galle imbibiert u. zerstört. Das zurückbleibende Retikulumnetz wird mit Galle angefärbt. Histol. Zeichen für extrahepat. Verschluß.

Gallenkapillaren ↑Canaliculi biliferi.

Gallenkolik: plötzl. einsetzende heftige kolikartige Schmerzen im re. Oberbauch, die evtl. in die re. Schulter u./o. den epigastr. Winkel ausstrahlen u. mit einer Bauchdeckenspannung im Oberbauch u. Übelkeit einhergehen; bedingt durch Kontraktionen der Gallenblase, meist bei Gallensteinen u. ↑Cholezystitis.

Gallensalzmangeldiarrhö: bei unzureichender Gallensalzbildung auftretende Diarrhö mit Gewichtsverlust u. Steatorrhö (hepatobiliäre Maldigestion), selten, beispielsweise bei prim. biliärer Zirrhose.

Gallensäuren: in der Leber gebildete Stoffwechselprodukte des Cholesterins, die in der Gallenblase gesammelt u. mit dem Gallensaft in den Intestinaltrakt abgegeben werden. Die Leber synthetisiert zwei prim. G.: Cholsäure u. Chenodesoxycholsäure, die jedoch nicht in freier Form, sondern stets an Glycin o. Taurin gebunden sezerniert werden (konjugierte Gallensäuren: Glyko- o. Taurocholsäure bzw. -chenodesoxycholsäure). Im Intestinaltrakt unterliegen die prim. G. mikrobiellen Einflüssen. Desoxycholsäure wird ebenso wie Chol- bzw. Chenodesoxycholsäure im ilealen Bereich des Intestinaltrakts resorbiert (enterohepat. Kreislauf). Konjugierte G. werden aktiv, dekonjugierte G. passiv resorbiert. Die Bedeutung der G. liegt in der Mizellenbildung u. der Resorption der wasserunlösl. Fettabbauprodukte (Monoglyzeride u. freie Fettsäuren), fettlösliche Vitamine u. des freien Cholesterins. G. hemmen die Pankreaslipase. Im pH-Bereich von 6–7 wird die Hemmung durch ↑Colipase bewirkt.

Gallenstauung ↑Cholestase.

Gallensteine: Cholelithen; Konkremente innerhalb der Gallenblase u. der Gallengänge. Sie bestehen mineralog. aus drei Komponenten (Cholesterin, Pigmentsubstanzen u. Kalziumsalzen). Weitere Bestandteile wie Mukopolysaccharide o. Spurenelemente sind mengenmäßig bedeutungslos. Je nach dem Übergewicht der beiden Hauptanteile Cholesterin u. Pigment unterscheidet man in diese beiden Arten. Kalziumsalze werden bei beiden Steinarten eingelagert. Bei den Cholesterinsteinen findet man Solitärsteine u. multiple Steine (Tonnen- u. Fazettensteine). Bei den Pigmentsteinen unterscheidet man in Solitär- u. multiple Steine, schwarze u. braune sowie röntgenpositive u. röntgennegative Steine. Jede Steinbildung in der Galle geht mit einer Übersättigung der Gallenflüssigkeit einher. Bei den Cholesterinsteinen durch Cholesterin bei den Pigmentsteinen fallen Gallenfarbstoffe als Abbauprodukte des Hämoglobins aus. Die schwarzen Pigmentsteine entstehen ohne Mitwirkung von Bakterien. Die braunen Pigmentsteine bilden sich unter bakterieller Beteiligung aus. Sie bestehen aus Kalziumbilirubinat. Das wasserunlösl. Cholesterin kann nur in Gegenwart von genügend Gallensäuren u. Lecithin ausgeschieden werden. Bei Störung des Verhältnisses:

$$\frac{\text{Gallensäure} + \text{Phospholipide}}{\text{[Chloresterol]}}$$

entsteht die sog. lithogene Galle. Abb.

Gallensteinileus: Darmverschluß durch einen ins Darmlumen perforierten (selten transpapillär abgegangenen) Gallenstein. Am häufigsten bei cholezystoduodenalen Fisteln, weniger bei cholezystokol. Bei diesen kommt es fast immer zu einer schweren aufsteigenden Cholangitis.

Gallenwegsdrainage, perkutane transhepatische: perkutane transhepat. Cholangiodrainage (PTCD); interventionsradiolog. Drainage von extrahepat. Gallengangstauungen (Verschlußikterus) nach Punktion des intrahepat. Segments des Ductus hepaticus. Ind.: Tumoren im Bereich der Papilla Vateri, Obstruktionen, Strikturen, eitrige Cholangitis, verschlossene bilärdigestive Anastomosen. Die PTCD wird auch in Kombination mit einer Implantation von Endoprothesen o. einer Angioplastik durchgeführt. Abb.

Gallenwegsinfektion, extrahepatische: ätiol. vielfältige Entzündung der Gallenblase (Cholezystitis, Gallenblasenempyem) u./o. der extrahepat. Gallengänge (Cholangitis). Infektionsweg meist aszendierend-enterogen (vom Ductus choledochus aus, Abflußbehinderung), seltener hämatogen über die Pfortader o. Leberarterien (bei Endokarditis, Sepsis, zykl. Infektionskrankheiten wie Typhus abdominalis) bzw. lymphogen. 70 % Monoinfektionen (Kolibakterien, Enterokokken, Staphylokokken, Candida albicans, Typhusbakterien, 30 % Mischinfektionen (Proteus-, Pyozyaneusbakterien, Klebsiellen, Enterobacter, Bacteroides, auch Gasbrandklostridien). Klin. akuter Verlauf, meist mit Fieber u. Schüttelfrost beginnend, bes. bei cholangit. Prozessen, beim Fortschreiten der Entzündung in die intrahepat. Gallenwege Ikterus (erhöhte alkal. Serumphosphatase), Schmerzen u. Abwehrspannung der Gallenblasenregion. Chron. Verlauf dyspept. Beschwerden, Unverträglichkeit fetter u. gebratener Speisen; Schmerzausstrahlung in re. Schulter u. Arm (Gallenblasenkolik).

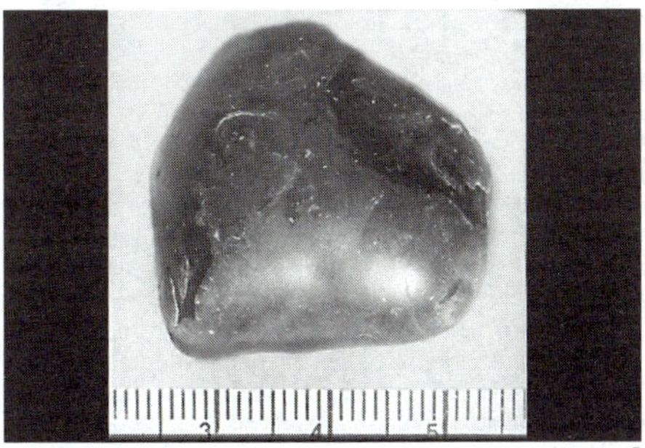

5

Gallenstein

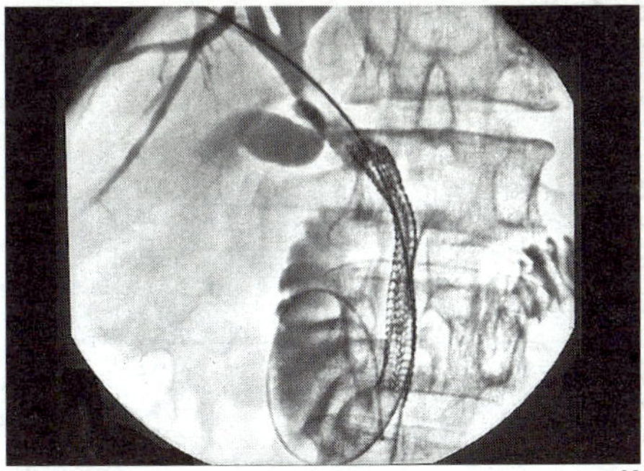

32

Perkutane transhepatische Gallenwegsdrainage. Digitale Subtraktionsangiographie (p.-a.), Metallgitterstent im distalen Ductus choledochus bei Pankreaskarzinom

Gallenwegsinfektion, intrahepatische: Cholangiohepatitis, cholangit. ↑Leberabszeß; ↑Cholangitis.

Gallenwegsszintigraphie: Choleszintigraphie, hepatobiliäre Sequenzszintigraphie; nuklearmed. Untersuchungsverfahren zur Darstellung intra- u. extrahepat. Gallenwege u. der Gallenblase nach i. v. Injektion eines ^{99m}Tc-Iminodiessigsäure-Derivats (IDA, EHIDA), das über die Leberzellen in die Gallenwege ausgeschieden wird. Kamerasequenzszintigraphie über 60 min. Funktionsprüfung nach Gallenblasenentleerungsreiz. Funktionskurven über Leberteilbereiche, Gallenblase, Gallengänge u. Duodenum. Ind.: akute o. chron. Cholezystitis, kompletter o. inkompletter Gallenwegsverschluß, Galletransportstörung, Nachweis eines postoperativen Gallelecks, Verlaufskontrolle in der Gallenwegschirurgie (Funktion biliodigestiver Anastomosen, Nachweis biliären Refluxes nach Magenresektion). DD. fokaler Leberläsionen ↑Hämangiom, fokale noduläre Hyperplasie (FNH), Leberzellkarzinom, -Adenom. Abb. S. 690.

Gallepigment: mit Eiweiß eingedickter Gallenfarbstoff. Ablagerung bei ↑Ikterus bes. in den Lysosomen u. im endoplasmat. Retikulum der Leberzellen.

Galle, pleiochrome: farbstoffreiche, dickflüssige G. bei übermäßigem Hämoglobinabbau (hämolyt. Anämie).

Galleröhrchen: Reagenzglasröhrchen mit ↑Gallebouillon.

Gallertatrophie: bes. schwere Form der ↑Atrophie, die nur im Knochenmark u. subepikardialen Fettgewebe vorkommt. Die G. ist durch eine gallertige Umwandlung des Fettgewebes charakterisiert. Histol. sternförmige Transformation der Fettzellen mit Einbettung in eine seröse Flüssigkeit. Erklärung wird in Starrwandigkeit der Knochenmarkhöhle gesucht, so daß bei Volumenverminderung ein leerer Raum auftritt, der durch seröse Flüssigkeit ausgefüllt wird. Beim Epikard liegen die Fett-

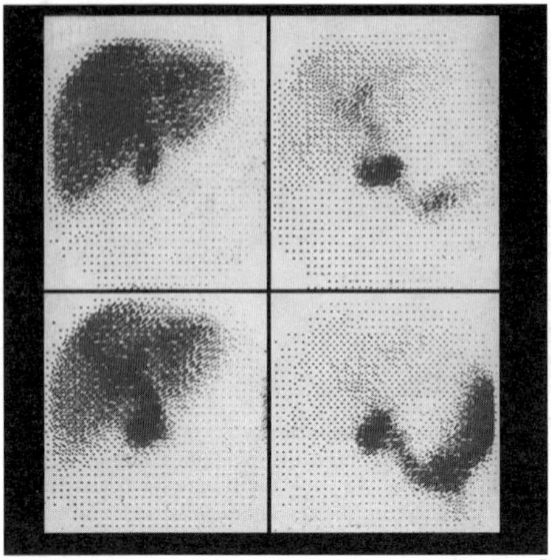

7

Gallenwegsszintigraphie mit ^{99m}Tc-HIDA; gute Funktion einer biliodigestiven Anastomose (Choledochoduodenostomie) nach Stenose der Papilla Vateri

gewebezellen zwischen zwei Bindegewebemembranen, die einen analogen Mechanismus gewährleisten. Vorkommen bes. bei Tumorkachexie.

Gallertbauch: entsteht durch Absonderung gallertartiger Massen in die freie Bauchhöhle, insbes. bei ↑Pseudomyxoma peritonei, seltener bei Peritonealkarzinose eines Gallertkarzinoms.

Gallerten ↑Gele.

Gallertkern: Nucleus pulposus; wasserreicher Gewebebereich in der Mitte der Bandscheibe (↑Discus intervertebralis), der bei Kindern noch Reste der ↑Chorda dorsalis enthält.

Gallertkrebs: vom Drüsenepithel ausgehendes Karzinom mit Schleimbildung. Dabei häufig Auflösung der verschleimten Krebszellen, ↑Siegelringzellen.

Gallertmark: im hohen Alter o. durch auszehrende Krankheit bedingter Schwund des Fettmarks mit makrosk. gallertartigem Aussehen. ↑Knochenmark, ↑Gallertatrophie.

Galle, schwarze ↑Humoralpathologie.

Gallestauung ↑Cholestase.

Gallethromben: Gallezylinder; mit Eiweiß eingedicktes mikrosk. nachweisbares Gallepigment in der Lichtung der Gallenkanälchen, das einem Thrombus vergleichbar ihr Lumen verlegt.

Galle, weiße: farblose bis leicht grauweißl. (gelbl.) gefärbte, fadenziehende Flüssigkeit. Ihr fehlen neben dem Gallenfarbstoff oft auch Gallensäuren u. Cholesterin. Sie ist steril, von neutraler bis alkal. Reaktion. Pathogenese ist unklar, nur z. T. spielt Gallenstauung (Verschluß des Ductus cysticus) u. die damit verbundene Farbstoffresorption u. Schleimsekretion durch die Gallenblasenwandung eine Rolle; von Bedeutung kann eine Schädigung der Leberepithelien i. S. einer ↑Hepatose sein, die prim. farblose Galle produzieren.

Gallezylinder ↑Gallethromben.

Galli-Mainini-Reaktion: histor. biol. Schwangerschaftstest; Injektion von 2 ml Blutserum von der Pat. (geeigneter als Urin) in den dorsalen Lymphsack eines männl. Frosches. Bei intakter Schwangerschaft o. Tumoren bewirkt der erhöhte HCG-Gehalt (humanes ↑Choriongonadotropin) nach $^1/_2$ bis 24 h eine Spermatorrhö; ↑Aschheim-Zondek-Reaktion.

Gallotannine ↑Gerbstoffe.

Gallus ⟨*lat*⟩ *m*: Hahn, ↑Crista galli.

Gallussäure ↑Gerbstoffe.

Galopp, protodiastolischer: bei Auftreten eines 4. HT entstehendes Schallphänomen, ↑Herzton.

Galopprhythmus: auskultator. Phänomen des Galopps durch Auftreten eines 3. HT (präsystol. Galopp) u./o. 4. HT (protodiastol. Galopp) bzw. Spaltung des 1. u./o. 2. HT.

Galopprhythmus, präsystolischer: durch zusätzl. 4. Herzton (Vorhofbelastung) bedingtes Schallphänomen. ↑Herzton.

Galpern-Jianu-Operation: Ösophagoplastik des distalen Abschnitts des thorakalen Ösophagus, wobei aus dem Magen eine Manschette gebildet wird, die anstelle eines resezierten Ösophagussegments anastomosiert wird.

Gal-Rezeptor: in der Plasmamembran von Hepatozyten lokalisierter Rezeptor für Glykoproteine mit endständigen Galaktoseresten.

GALT: *Abk* für engl. gut associated lympho-epithelial tissue; Teil des ↑MALT, lymphoide Solitär- u. Haufenknötchen (Peyer-Plaques) im Darm mit intraepithelialen Lymphozyten, die Kontakt zu ↑M-Zellen haben.

Galt, gelber: durch Streptococcus agalactiae ausgelöste, zumeist katarrhal. Mastitis, häufigste Eutererkrankung des Rindes. Neben verminderter Milchleistung ist v. a. eine Veränderung des Sekrets (Galtmilch) zu beobachten. Streptococcus agalactiae hat außerdem Bedeutung als Erreger der B-Streptokokkeninfektion des Menschen (Vorkommen in Vagina u. Stuhl, bei Neugeborenenmeningitis).

Galton, Francis (1822–1911), brit. Naturforscher. G. prägte 1883 den Begriff der ↑Euthanasie.

Galvani, Luigi (1737–1798), ital. Arzt u. Physiker, Bologna. Widmete sich der Elektrizitätslehre, fand die galvan. Elemente; begründete die „tierische Elektrizität".

Galvanisation: diagn. u. ther. Anwendung des nach A. Galvani benannten elektr. Gleichstroms.

Galvanometer: Gleichspannungs- o. -strommeßgerät hoher Empfindlichkeit. Zur Messung von Wechselströmen können Gleichrichter dem Meßwerk vorgeschaltet werden. Im Interesse geringer Trägheit erfolgt die Anzeige i. a. mittels Lichtmarke. Unterschieden werden Drehspulgalvanometer (eine Spule ist drehbar zwischen den Polen eines Permanentmagneten befestigt), Schleifenoszillographen, Saitengalvanometer u. a. Der Meßbereich erstreckt sich bis zu 10^{-11} A o. 10^{-7} V bei 1 mm Ausschlag in 1 m Entfernung. Zur Messung kleiner Elektrizitätsmengen können ballist. G. dienen, wenn die Dauer eines Stromstoßes klein gegen die Schwingungsdauer des Meßsystems ist. Die Drehspule erhält durch den Stromstoß einen Drehimpuls u. schwingt proportional zur geflossenen Elektrizitätsmenge bis zu einem Umkehrpunkt aus.

Galvanopunktur: Zerstörung kleiner umschriebener Gewebebezirke, z. B. der Haarpapille, durch Elektrolyse mittels galvan. Stroms, wobei die neg. Elektrode in Form einer Nadel in die Haut eingestochen wird.

Gamasidiosis ⟨*gr*⟩ *f*: Vogelmilbenkrätze; kann den Menschen befallen. (Juckende Knötchen an unbedeckten Körperstellen).

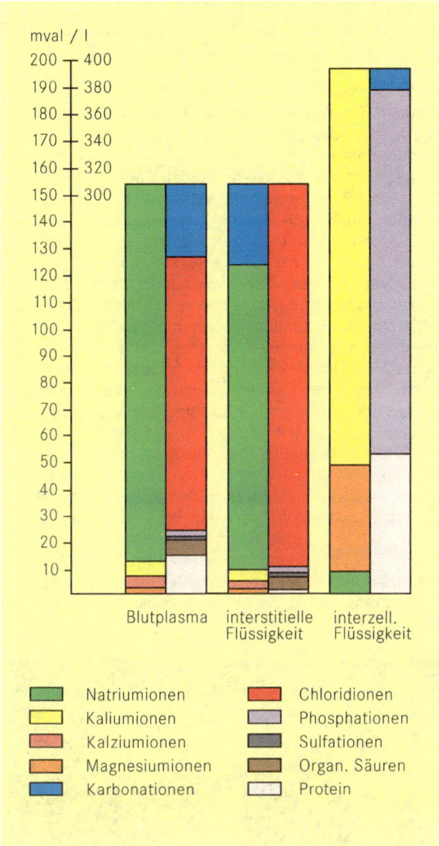

Gamble-Diagramme

Gamble-Diagramme: Ionogramme, Ionendiagramme; Säulendiagramme, die der Darstellung der ionalen Zusammensetzung der Körperflüssigkeiten u. der Veranschaulichung ihrer Unterschiede dienen. Es werden jeweils die in einer best. Körperflüssigkeit, z. B. im Blutplasma enthaltenen Kationen- u. Anionenkonzentrationen kumulativ u. nebeneinander in Säulen (Kationen li., Anionen re.) aufgetragen; dadurch können unmittelbar Elektroneutralität u. Osmolarität veranschaulicht werden. Je nach dem Zweck trägt man entweder die mval/l (Prüfung auf Elektroneutralität) o. die mmol/l (Prüfung auf Osmolarität) auf. Die versch. Körperflüssigkeiten weisen charakterist. Unterschiede in ihrer Ionenzusammensetzung auf. Abb.

Gameten ⟨*gr*⟩ *f*: Keimzellen bei sexueller Fortpflanzung, entstehen als Endprodukt der Meiose, verschmelzen zur ↑Zygote u. bilden damit den Ausgangspunkt für ein neues Individuum. Enthalten als wichtigsten Bestandteil jeweils einen Chromosomensatz (haploid). Bei Säugetieren einschl. des Menschen unterscheiden sich männl. G. (↑Spermium) von weibl. (↑Oozyste) in Größe u. Morphol., ↑Anisogamie.

Gametenmittel ↑Antimalariamittel.

Gametenträger: im Zusammenhang mit der Malaria Personen, die symptomfrei sind, in deren Körper aber noch die unreifen Geschlechtsformen (Gametozyten) der Malariaerreger enthalten sind. Werden G. von Anophelesmücken gestochen, kann auf diesem Wege die Malaria verbreitet werden.

Gametogenese ⟨*gr*⟩ *f*: Entwicklung u. Reifung weibl. u. männl. Keimzellen.

Gametogonie ⟨*gr*⟩ *f*: früher Bez. für ↑Gamogonie.

Gametopathie: endo- o. exogen bedingte Schädigung der Keimzellen als ↑Embryopathien, ↑Fetopathien, ↑Kyematopathien.

Gamma: Zeichen: γ, Γ; 3. Buchstabe des griech. Alphabets; als Präfix u. wissenschaftl. Konstante gebraucht.

Gammaaminobuttersäure: *Abk* GABA (für engl. Gamma amino butyric acid); $HOOC{-}(CH_2)_3{-}NH_2$; ein biogenes ↑Amin; entsteht durch ↑Decarboxylierung aus Glutaminsäure. Im Gehirn, bevorzugt in axonalen Endigungen GABAerger Neurone gebildet. GABA wird zu den inhibitor. ↑Transmittern gerechnet. Abbau durch aktive Aufnahme in ↑Gliazellen, hier nach Umwandlung in Succinat. Blockierung von GABA-Rezeptoren führt zu Krämpfen.

Gammaamylase ↑Glukoamylase.

Gammaenzephalographie ⟨*gr*⟩ *f*: *Abk* GEG. Nuklearmed. Untersuchungsverfahren zum Nachweis intrazerebraler Läsionen. Nach i. v. Injektion von ^{131}I-Humanserumalbumin bzw. ^{197}Hg-Neohydrin werden Messungen über korrespondierenden Punkten beider Hirnhemisphären durchgeführt. Ein Abweichen u. eine Mehrspeicherung im Seitenvergleich über einzelnen Meßpunkten zeigt Lage u. Ausdehnung einer Hirnläsion an: Permeation des ↑Radiopharmakons im Hirngewebe durch Störung der ↑Blut-Hirn-Schranke. Die Aktivitätsablagerung ist unspezif. Durch Vergleiche mehrerer Messungen bis zu 48 h ist eine gewisse Artdifferenzierung von Tumoren bzw. eine Unterscheidung zu einem Gefäßprozeß mögl. Das von G. E. Moore 1948 eingeführte Verfahren ist durch die ↑Hirnszintigraphie heute verdrängt worden.

Gammafetoprotein: fetales Serumprotein mit elektrophoret. Beweglichkeit im α-Bereich, häufig in Tumorgeweben unterschiedlichster Lokalisation nachweisbar, selten im Serum. Auch in versch. benignen Tumoren.

Gamma-Gandy-Knötchen: verkalkte, hämosiderindurchsetzte Narbenknötchen, z. B. bei Stauungsmilz.

Gammaglobuline: heterogene Proteinfraktion, die bei einem pH von 8,6 in der trägerfreien Elektrophorese eine Mobilität von $1{,}0 \cdot 10^{-5}\,cm^2\,V^{-1} \cdot s^{-1}$ besitzt. Die elektrophoret. Mobilität ist wesentl. abhängig von der Nettoladung, bezogen auf die Größe des Moleküls (in Trägergelen mit Siebeffekt kann die Abweichung von der Sphäroidform der Proteinmoleküle deren Mobilität erhebl. verlangsamen). Infolge der geringen Mobilität der G. (die geringste, die bei Globulinen gefunden wird) kann bei starker Endosmose des Trägers die anod. Wanderung aufgehoben u. das Gammaglobulinmolekül mit dem Endosmosestrom kathod. getragen werden. Dadurch kommen die einzelnen Gammaglobulinkomponenten in der immunelektrophoret. Analyse kathod. vor dem Startloch zu liegen. Die Bez. G. entstammt einer Forschungsära, in der mit Hilfe der freien Elektrophorese die Serumproteinkomponenten ledigl. in Albumin u. drei weitere Fraktionen getrennt werden konnten, die als alpha, beta u. gamma bezeichnet wurden. In der Gammaglobulinfraktion fanden sich die Proteine mit Antikörperaktivität, daraus resultierte die nur bedingt richtige Gleichsetzung: Gammaglobulin = Antikörper. Durch Verbesserung der Trenntechniken wurde später zwischen γ_1 u. γ_2 unterschieden u. mit Einführung der Immunglobulinnomenklatur diese Bez. verlassen (obgleich im klin. Sprachgebrauch noch häufig analoge Begriffe benutzt werden: Agammaglobulinämie, Gammaglobulinprophylaxe). Wenn von G. gesprochen wird, so sind i. d. R. Immunglobuline gemeint, andernfalls sollte von einem Protein mit elektrophoret. Gammamobilität die Rede sein.

Gammaglobulinprophylaxe ⟨*gr*⟩ *f*: parenterale Applikation von homologen gammaglobulinangereicherten Präparaten. ↑Immunglobuline, homologe.

Gammaglutamyltransferase ↑Gammaglutamyltranspeptidase.

Gammaglutamylzyklus: mit dem Glutathionstoffwechsel verknüpftes Aminosäuretransportsystem in versch. Organen (Dünndarm, Nierentubuli, Ziliarkörper). Im G. werden Aminosäuren u. der Glutamatrest des ↑Glutathions durch ↑Gammaglutamyltranspeptidase zu einem Gamma-Glutamyl-Aminosäurekomplex umgesetzt u. anschließend durch die Membran transportiert. Die Aminosäure wird danach aus dem Komplex wieder freigesetzt, Glutathion in einer Serie von Reaktionen resynthetisiert.

Gammaglytamyltranspeptidase: Gammaglutamyltransferase, *Abk* Gamma-GT; ein membranständiges Enzym des ↑Gammaglutamylzyklus mit Sitz im Duodenum, in der Leber u. in den Nierentubuli. Erhöhte Enzymwerte im Blut bei Erkrankungen von Leber u. Gallenwegen (durch Alkohol, Medikamente, Tumoren, Fettleber u. Cholestase).

Gamma-GT: *Abk* für Gammaglutamyltransferase. ↑Gammaglutamyltranspeptidase.

Gammahämolyse: Form der Hämolyse auf bzw. in bakt. Nährböden mit Blutzusatz. G. verursacht i. a. keine Veränderungen des Nährbodens, z. B. anhämolyt. Streptokokken (↑Streptococcus), gelegentl. kleine unscharf begrenzte Aufhellungen o. Vergrünungen.

Gammaherpesvirinae ⟨*gr* + *lat*⟩ *f pl*: Virussubfamilie der Fam. Herpesviren (↑Herpesviridae) mit den Gattungen ↑Lymphocryptovirus u. dem (affenpathogenen) Rhadinovirus. Spezif. natürl. Wirtsspektrum der einzelnen Virusarten, Replikation nur in lymphoblastoiden Zellen mit Tendenz zur Lymphozytenproliferation.

Gammahydroxybuttersäure: inhibitor. Transmitter dopaminerger Neurone; nur exp. Bedeutung.

Gammakamera: wichtigstes bildgebendes System der Nuklearmed. Vorgänger ist der ↑Scanner. Eine G. besitzt 1–4 Detektorköpfe, die für die planare ↑Szintigraphie feststehen, für die ↑Emissionscomputertomographie (ECT bzw. SPECT) um den Pat. bewegt werden. Der Kamerakopf besteht aus einem Kollimator, dem Szintillationskristall (NaI-Tl), einer best. Anzahl (19–91) ↑Sekundärelektronenvervielfacher (SEV) mit der Ortungselektronik, umschlossen von einer Schwermetallabschirmung. Der Szintillationskristall hat einen Durchmesser von 25–40 cm u. eine Dicke bis zu 12,5 mm. Der Kollimator ist die Optik einer G. Es gibt folgende Kollimatortypen: Einloch- o. Pinhole-Kollimator u. Parallellochkollimatoren. Ersterer verjüngt sich kegelförmig vom Gesichtsfeld Richtung Objekt. Je nach Abstand erhält man eine Vergrößerung bzw. Verkleinerung. Der Parallellochkollimator hat bis zu 105 einzelne Bohrungen, die den gesamten Kristall abdecken. Man unterscheidet hochempfindl. u. hochauflösende, niederenerget. u. höherenerget. Kollimatoren. Sie können auch fokussiert sein u. dienen als konvergierende (vergrößernde) u. divergierende (verkleinernde) Kollimatoren. Weitere Spezialausführungen: 7-Lochkollimator, Slanthole, Fan beam, Cone beam. Die Photonen, die durch die Kollimatoren auf den Kristall gelangen, erzeugen Lichtquanten. Diese werden über Lichtleiter auf die Sekundärelektronenvervielfacher geführt. Dieser optoelektron. Wandler erzeugt Elektronen u. damit elektr. Signale, deren Weiterverarbeitung ein ↑Impulshöhenanalysator bestimmt. Mit Hilfe dieses Signals u. einer Ortungselektronik nach Anger werden die Ortskoordinaten des jeweiligen Lichtblitzes auf dem Kristall ermittelt. Wie beim ↑Szintillationsdetektor besteht Proportionalität zwischen Quantenenergie u. dem entsprechenden elektr. Signal. Die digitalisierten Signale werden dem Auswertsystem zugeführt. Moderne Systeme führen Energie-, Linearitäts- u. Inhomogenitätskorrekturen durch. Ferner dient dieser Rechner zur Steuerung aller Bewegungen der G. sowie der Datenaufnahme, wie Patientendaten, Radiopharmakon, Kollimator, stat. o. dynam. bzw. getriggerte Untersuchung, dem Verwalten der Daten u. der Bildverarbeitung bzw. -auswertung. Mit Hilfe der ↑ROI-Technik können aus den Einzelbildern Impuls-Zeit-Beziehungen, Phasen- u. Amplitudenbilder errechnet werden. Mit Hilfe von Filterfunktionen, z. B. gewichtete Mittelwertbildung (↑Smoothing) wird die Bilderkennbarkeit verbessert. Abb.

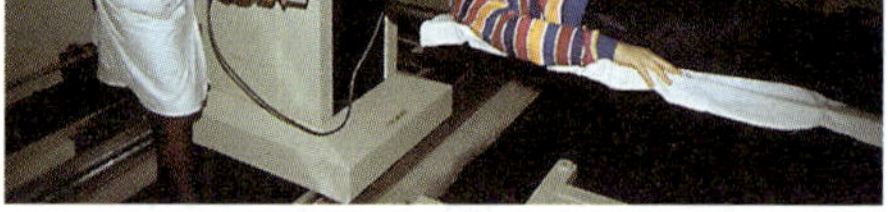

7

Gammakamera. Kamerakopf mit Kristall u. Kollimator bei der Einstellung

Gamma-Kette: schwere Kette des IgG, ↑Immunglobuline.

Gammaquanten ↑Zerfall, radioaktiver, ↑Photon.

Gammastrahlen: kurzwellige, aus dem Atomkern austretende elektromagnet. Strahlung. Ähnl. wie die Atomhülle besitzt auch der Atomkern diskrete ↑Energieniveaus. Die Energie eines Gammaquants ist gleich der Energiedifferenz zwischen zwei Zuständen des betreffenden Kerns. ↑Zerfall, radioaktiver, ↑Photon.

Gammastrahlungskonstante, spezifische: Zeichen G; s. G. eines Strahlers heißt der Quotient $G = D \cdot r^2/A$. Darin bedeuten: A: Aktivität, r: Abstand von einer punktförmigen Quelle des Strahlers u. D: die Standardenergiedosisleistung in Luft, das ist die Dosisleistung in 1 m Abstand von der Quelle pro Einheit der Aktivität.

Gammasystem: γ-System; Begriff abgeleitet von der Gruppe Aγ von peripheren efferentmotor. Nervenfasern, die vom Rückenmark bzw. unterem Hirnstamm (für den Kopf) zur Skelettmuskulatur ziehen, aber nicht wie die motor. Aα-Fasern zur Arbeitsmuskulatur, sondern zu den in diese eingebetteten Muskelspindeln, welche die Längenmeßfühler für den betreffenden Muskel darstellen. Die intrafusalen Muskelfasern können durch die Gammainnervation zur Kontraktion gebracht werden. Dadurch geraten sensible, ebenfalls in der Spindel vorhandene Nervenendigungen in Erregung, so daß über die afferenten Nervenfasern (schnell leitende Ia-Fasern) von der Spindel aus Erregungsimpulse ins Rückenmark bzw. in den unteren Hirnstamm gelangen. Diese Meldungen über die aktiv veränderte Eigenspannung der Spindel werden den motor. Aα-Zellen (Motoneuronen) zugeführt, was zur Folge hat, daß deren Ansprechbarkeit gegenüber erregenden Impulsen auch aus anderen Quellen, z. B. übergeordneten motor. Zentren ansteigt. Die Motoneurone geben vermehrt Impulse zur Arbeitsmuskulatur; deren Kontraktion nimmt zu, wobei nunmehr die Spindeln entlastet werden u. die Abgabe afferenter Impulse einstellen, es sei denn, die motor. Aγ-Fasern geben aufgrund zentr. Einflüsse erneut Impulse zu den Intrafusalfasern ab, so daß der Bereich max. Empfindlichkeit der Spindel der neuen Länge des Muskels nachgeführt wird. Umgekehrt kann auch passive Dehnung des gesamten Muskels von außen die sensiblen Endigungen der Spindel zur Impulsabgabe bringen, was einen ↑Eigenreflex des Muskels auslöst, z. B. des M. quadriceps bei Beklopfen der Kniesehnen (↑Patellarsehnenreflex). Das G. reguliert also die Muskellänge, indirekte auch den Tonus u. steuert die Kontraktion. Wegen der Kreisförmigkeit dieses Reglersystems für die schnellen Kontraktionen des Muskels, für seinen Tonus wie auch für die motor. Bereitschaft, spricht man von der Gammaschleife, ↑Alpha-Gamma-Koaktivierung.

Gammopathie, monoklonale: durch einen B-Zellklon bedingte, exzessive Vermehrung eines Immunglobulins, das mittels Serum- u./o. Urinelektrophorese als schmaler M-Gradient (↑Myelomgradient) erfaßt werden kann. Mit Immunfixationselektrophorese ist die Zuordnung zu einem einzigen Idiotyp als Beleg der Monoklonalität (infolge der Herkunft der sie produzierenden Plasmazellen aus einer einzigen Mutterzelle) erkennbar. Zu unterscheiden sind: prim. neoplast. bedingte m. G. (beim Multiplen Myelom, Makroglobulinämie Waldenström, Schwerkettenkrankheit), m. G. ungewisser Signifikanz (MGUS) u. Sympt., m. G. bei Non-Hodgkin-Lymphomen, Karzinomen, Autoimmunerkrankungen u. a. Der ausschließliche Nachweis einer m. G. ist kein sicheres Kriterium für einen neoplast. Prozeß. Aus einer MGUS entwickelt sich innerhalb von 10 Jahren bei 40 % der Pat. eine maligne lymphat. Erkrankung, meist ↑Plasmozytom o. multiples Myelom. ↑Bence-Jones-Proteine.

Gammopathien ⟨*gr*⟩ *f Pl*: Krankheitsbilder mit Immunglobulinvermehrung. Monoklonale G.: ↑Plasmozytom. Polyklonale G.: durch Proliferation mehrerer Zellklone bedingte Vermehrung versch. Immunglobulinklassen.

Gammopathie, polyklonale: durch Proliferation mehrerer Zellklone bedingte Vermehrung versch. Immunglobulinklassen, meist bei Entzündungen.

Gamna-Gandy-Knötchen: gelbbraune Körperchen in Milz z. T. auch Leber u. Ovar, bestehend aus Eisen-Kalk-Inkrustationen von organisiertem Blut. ↑Gandy-Gamna-Körperchen.

Gamogonie ⟨*gr*⟩ *f*: geschlechtl. Fortpflanzung parasit. Protozoen, bei der durch Verschmelzung geschlechtl. differenzierter Zellen (weibl. Makrogameten, männl. Mikrogameten) die ↑Zygote entsteht. Teil des Entwicklungszyklus der Malariaerreger u. a. Sporozoea.

Gamonten ⟨*gr*⟩ *m Pl*: Einzeller, die Gameten hervorbringen o. selbst zur Gamete werden; ↑Gameten.

Gampsodaktylie ⟨*gr*⟩ *f*: Unfähigkeit, einen Finger, bes. den Kleinfinger zu strecken.

Gamstorp, Ingrid, zeitgen. schwed. Päd., Lund.

Gamstorp-Syndrom (nach Ingrid G.) ↑Adynamia episodica hereditaria.

Ganciclovir: ↑Virostatikum, das gegen Zytomegalievirus wirksam ist. Anwendung bei Retinitis o. gastrointestinaler ↑Zytomegalie. ↑Chemotherapie, antivirale.

Gandy-Gamna-Körperchen: v. a. bei portaler Stauungsmilz in Nachbarschaft periarterieller Lymphgefäße (vikariierend für Blutfluß einspringend) auftretende Blutungen mit nachfolgender lokaler ↑Hämosiderose u. Fibrose u. sog. Kalk-Eisen-Inkrustationen. ↑Gamna-Gandy-Knötchen.

Gangabweichung ↑Drahtmarschversuch, ↑Gleichgewichtsstörung.

Gang, antalgischer: schmerzbedingtes ↑Hinken zur verkürzten Belastung des betroffenen Beins während der Standphase.

Ganglia ⟨*gr*⟩ *n Pl* ↑Ganglion.

Ganglien ⟨*gr*⟩ *n Pl* ↑Ganglion.

Ganglienblockade: medikamentöse Unterbrechung bzw. Hemmung der Erregungsübertragung in den Ganglien des vegetativen Nervensystems.

Ganglienblocker ↑Ganglioplegika.

Ganglienleiste: Neuralleiste; entsteht in der frühen Embryonalentwicklung aus dem Zellmaterial in der Nahtstelle des Nervenrohrs, liefert das Material für Hirnnerven, Spinalganglien, sympath. Grenzstränge, Paraganglien, periphere Glia, Kopfmesenchym sowie die Pigmentzellen.

Ganglienzelle: Neuron; meist für Nervenzelle im ↑Ganglion.

Ganglienzellen, sympathische: Nervenzelle in einem Ganglion des Sympathikusteils des autonomen (vegetativen) Nervensystems.

Gangliom: ⟨*gr*⟩ *n* Ganglioma, Ganglioneurom, Ganglioma embryonale sympathicum; bösartiges Neuroblastom des Sympathikus, auch ↑Sympathoblastom.

Ganglion ⟨*gr*⟩ *n*: Pl Ganglia, Ganglien. Knoten. **1. *Anat.:*** Ansammlung von Nervenzellen des peripheren Nervensystems. **2. *Histol.:*** Ansammlung von Nervenzellen im peripheren Nervensystem, umgeben von einer Bindegewebekapsel. Die einzelne Nervenzelle ist durch periphere Gliazellen (Gliocytus ganglii) isoliert. Struktur der Arten von G.: 1. Ganglia craniospinalia (sensible Rückenmark- u. Hirnnervenganglien): pseudounipolare Neurone; 2. Ganglia autonomica (sympath. u. parasympath. G.): multipolare Neurone. **3. *Orthop.:*** Überbein; zystenartige Ausweitung einer Gelenkkapsel o. Sehnenscheide, die mit Gelenkflüssigkeit gefüllt ist. Vorkommen vorwiegend am Handgelenk u. in der Kniekehle. Bei chron. Polyarthritis kann sich das G. in die Muskelsepten, bes. am Kniegelenk, vorschieben u. erhebl. Größe erreichen (↑Baker-Zyste). **Ganglia aorticorenalia**: prävertebrale Ganglien am Ursprung der A. renalis aus der Aorta; Umschaltstelle sympath. Nervenfasern zur Niere.

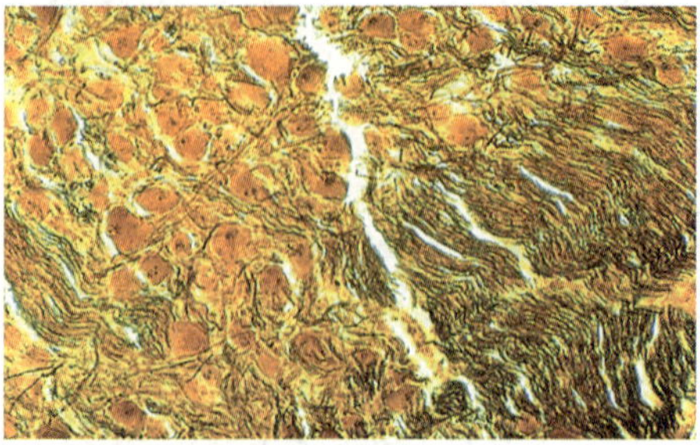

30

Ganglion autonomicum. Histologischer Schnitt, Silberimprägnation; multipolare Nervenzellen u. marklose Nervenfasern (geschwärzte Axone dicht beieinander)

Ganglion autonomicum: Ganglion des vegetativen Nervensystems, ↑Ganglion. Abb. **Ganglia cardiaca**: 1–2 Ganglien des Herzgeflechts (Plexus cardiacus) an der Konkavität des Aortenbogens, in welche v.a. der N. cardiacus superior einstrahlt. **G. cervicale inferius**: unteres Halsganglion des Grenzstrangs (↑Truncus sympathicus) zwischen Processus transversus des 7. Halswirbels u. 1. Rippe; bildet zusammen mit dem 1. Brustganglion das ↑Ganglion cervicothoracicum. **G. cervicale medium**: mittleres Halsganglion des ↑Truncus sympathicus; unregelmäßig, in Höhe des 6. Halswirbels gelegen. **G. cervicale superius**: oberes Halsganglion des Grenzstrangs vor den Querfortsätzen des 2.–3. Halswirbels hinter der A. carotis interna.

Ganglion-cervicale-superius-Blockade: Verfahren, bei dem durch Installation von Lokalanästhetikum in die Nähe des obersten Ganglions des Halssympathikus ein günstiger Effekt bei Schmerzzuständen in der Kopfregion erzielt werden kann.

Ganglion cervicothoracicum: Ganglion stellatum, Sternganglion, Verschmelzung des Ganglion cervicale inferius mit dem 1. Brustganglion des ↑Truncus sympathicus hinter A. subclavia u.a. vertebralis zwischen 7. Halswirbelquerfortsatz u. 1. Rippe. **G. ciliare**: parasympath. Ganglion, 2 cm hinter dem Augapfel seitl. des N. Opticus; Umschaltstelle parasympath. Fasern für M. sphincter pupillae u. M. ciliaris, welche über den N. oculomotorius zu ihr gelangen. **G. coeliacum**: sympath., prävertebrales Ganglion des Plexus coeliacus seitl. des Ursprungs des Truncus coeliacus aus der Aorta abdominalis. **Ganglia craniospinalia**: Ansammlung von Nervenzellen, umgeben von einer bindegewebigen Kapsel im Bereich der Hirnnerven (Ganglia sensorialia nn. cranialium) u. der Rückenmarknerven (Ganglia spinalia). Diese pseudounipolaren, sensiblen Nervenzellen sind von peripheren Gliazellen umgeben (Gliocytus ganglii). **G. geniculi**: im Bereich des äußeren ↑Fazialisknies gelegene Ansammlung von pseudounipolaren Ganglienzellen, deren periphere Fortsätze über ↑Chorda tympani u. ↑Nervus lingualis als Geschmacksfasern in die vorderen 2 Drittel der Zunge ziehen. **G. impar**: unpaares Steißbeinganglion als unterster Abschluß des ↑Truncus sympathicus. **G. inferius**: 1–3 cm langes unteres G. des N. vagus nach dessen Austritt aus dem Foramen jugulare bzw. unteres G. des N. glossopharyngeus in der ↑Fossula petrosa. **Ganglia intermedia**: fast regelmäßig vorkommende Ansammlungen von Ganglienzellen in den Rami communicantes grisei, welche die Grenzstrangganglien mit den Spinalnerven verbinden. **Ganglia lumbalia**: 4–5 Lendenganglien des Bauchteils des ↑Truncus sympathicus; liegen seitl. der Vorderfläche der Lendenwirbelkörper, medial vom M. psoas major. **G. mesentericum inferius**: prävertebrales sympath. Ganglion am Ursprung der A. mesenterica inferior aus der Aorta abdominalis. **G. mesentericum superius**: prävertebrales sympath. Ganglion am Ursprung der A. mesenterica superior aus der Aorta abdominalis. **G. oticum**: parasympath. Ganglion; unmittelbar unter dem Foramen ovale medial des N. mandibularis; in ihm erfolgt die Umschaltung der sekretor. Fasern für die Glandula parotidea, die über N. glossopharyngeus, N. tympanicus u. N. petrosus minor zum Ganglion o. gelangen. **Ganglia plexuum autonomicorum**: G.p. visceralium; Sammelbezeichnung für die zahlreichen Ganglien der peripheren sympath. Nervengeflechte. **G. pterygopalatinum**: Ganglion sphenopalatinum (BNA); parasympath. Ganglion des N. maxillaris in der Flügelgaumengrube; in ihm schalten die sekretor. Fasern für Tränen-, Nasen- u. Gaumendrüsen um, welche über N. intermedius u. N. petrosus major ins G. p. gelangen. **Ganglia renalia**: Nervenzellansammlungen im Bereich des vegetativen ↑Plexus renalis. **Ganglia sacralia**: 4 Ganglien des Beckenteils des ↑Truncus sympathicus medial der Foramina sacralia pelvina. **Ganglia sensorialia nervi cranialium**: sensible Hirnnervenganglien; ↑Ganglia craniospinalia. **G. spinale**: Spinalganglion im Foramen intervertebrale; wird gebildet von den pseudounipolaren Ganglienzellen der sensiblen, afferenten Fasern der Spinalnerven, welche als Hinterwurzel ins Rückenmark ziehen. Abb. **G. spirale cochleae**: Gesamtheit der Ganglienzellen in der Schneckenspindel (Modiolus) des Innen-ohrs, deren zentrale Fortsätze die Pars cochlearis des VIII. Hirnnerven u. somit das 1. Neuron der Hörbahn bilden. Abb. **G. splanchnicum**: kleines G. des N. splanchnicus major vor seinem Durchtritt durch das Zwerchfell. **G. stellatum** ↑Ganglion cervicothoracicum. **G. submandibulare**: parasympath. G. zwischen N. lingualis u. oberem Rand der Glandula submandibularis; in ihm schalten sekretor. Fasern für Glandula submandibularis u. Glandula sublinguales um, welche über die Chorda tympani u. N. lingualis ins G. s. gelangen. **G. superius**: Müller-Ganglion; kleineres (unbeständiges) oberes G. des N. glossoharyngeus bei seinem

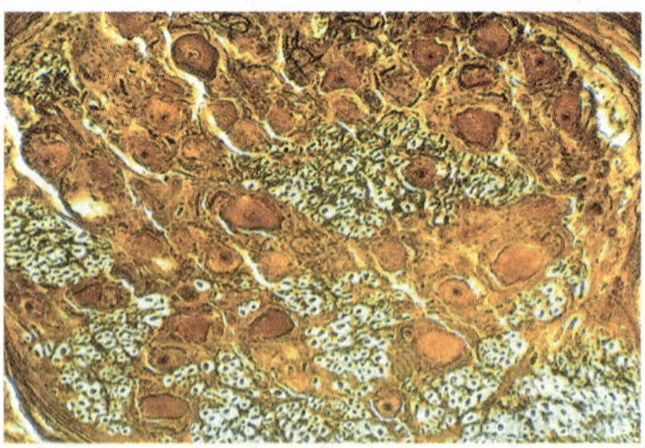

30

Ganglion spinale. Histologischer Schnitt, Silberimprägnation; pseudounipolare Nervenzellen u. markreiche Nervenfasern (Axone umgeben von hellem Hof)

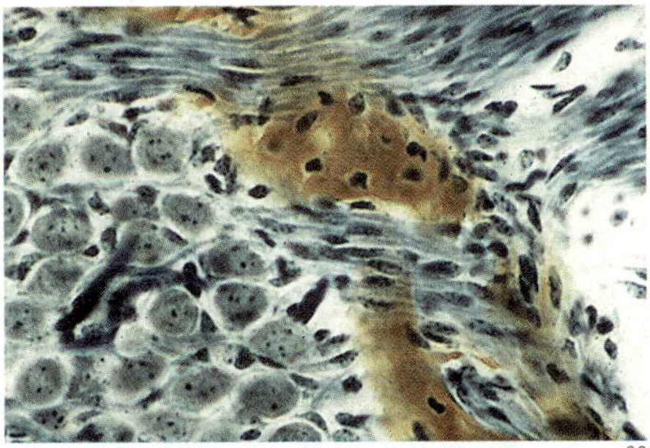

30

Ganglion spirale cochleae. Histologischer Schnitt durch die Cochlea, Eisenhämatoxylin-Chromotrop-Färbung; bipolare Nervenzellen, marklose Nervenfasern

Durchtritt durch das Foramen jugulare bzw. oberes G. des N. vagus im Foramen jugulare; das G. besteht wie das G. inferius des N. glossopharyngeus u. N. vagus aus pseudounipolaren, sensiblen Ganglienzellen. **Ganglia thoracica**: 10–12 Brustganglien des ↑Truncus sympathicus vor den Rippenköpfchen zwischen Fascia endothoracia u. Pleura costalis. **G. trigeminale**: Ganglion semilunare (JNA), Ganglion Gasseri; Ganglion der sensiblen Portio major des N. trigeminus; liegt in einer Duratasche der mittleren Schädelgrube an der Spitze der Felsenbeinpyramide u. besteht aus pseudounipolaren sensiblen Ganglienzellen. **Ganglia trunci sympathici**: sympath. Ganglien zu beiden Seiten der Wirbelsäule, die durch Rami interganglionares zu einem einheitl. Strang, dem Grenzstrang, ↑Truncus sympathicus, verbunden sind. **G. vestibulare**: Ganglion der Pars vestibularis des VIII. Hirnnerven am Grund des inneren Gehörgangs. Fortsetzung der Neurone als ↑Tractus vestibulocerebellaris.

Ganglioneuroblastom ↑Ganglioneurom.

Ganglioneurom: Ganglioneuroblastom, Gangliom, Gangliozytom; aus ausgereiften Ganglienzellen mit Nervenfasern bestehender Tumor des ZNS (Großhirn, Kleinhirn u. Medulla oblongata) o. des peripheren Nervensystems; hier fast ausschließl. vom Sympathikus ausgehend. Meist gutartige Geschwülste, die bevorzugt in den ersten 3 Lebensjahrzehnten auftreten, am Sympathikus bis kindskopfgroß werden können.

Ganglionitis: Entzündung eines Spinalganglions, z. B. bei Zoster.

Ganglioplegika: Ganglienblocker; Pharmaka, die die Erregungsübertragung an den Synapsen der vegetativen Ganglien hemmen. Folge: Senkung des vegetativen Tonus. Quarternäre u. bisquarternäre Ammoniumbasen (z. B. Hexamethoniumbromid) sowie sek. u. tertiäre Amine (z. B. Mecamylamin). Anwendung: obsolete Antihypertensiva; schlechte Resorption nach peroraler Gabe.

Ganglioside: zu den ↑Glykolipiden gehörende Gruppe phosphatfreier ↑Sphingolipide. G. bestehen aus einem Ceramid, das mit einem Oligosaccharid aus D-Glukose, D-Galaktose, N-Acetylgalaktosamin u. Sialinsäure glykosid. verknüpft ist. G. sind Bausteine des Nervengewebes, bes. häufig in der grauen Substanz des Gehirns.

Gangliosidosen: krankhafte Gangliosidspeicherung im zentralen Nervensystem u. in anderen Organen infolge eines autosomal rezessiv erbl. ↑Enzymdefekts (Tab.), stets mit Funktionsverlust der befallenen Organe verbunden. ↑Tay-Sachs-Syndrom, ↑Sandhoff-Krankheit, ↑Lipidspeicherkrankheit, ↑Zeroidlipofuszinosen, ↑Sphingolipidosen. Tab.

G

Gangliozytom ↑Ganglioneurom.

Gangorgan, insuläres: Summe der in das exokrine Gangepithel der Pankreasausführungsgänge eingebetteten hellen Zellen; von Feyrter als periphere endokrine (parakrine) Drüsen gedeutet.

Gangosa ↑Frambösie.

Gangraena emphysematosa: Rauschbrand; anzeigepflichtige Tierseuche. Gasödemerkrankung meist jüngerer Rinder, Schafe u. Ziegen, akute Weidekrankheit, Erreger ist Clostridium chauvoei; für Menschen nicht pathogen. ↑Gasödem.

Gangraena nosocomialis: Hospitalbrand; ident. mit ↑Noma. Eine meist von Wunden ausgehende Gangrän mit nur geringer entzündl. Reaktion, bakt. herrscht Plaut-Vincent-Symbiose vor. Progn. der heute seltenen Krankheit ist seit Einführung der Antibiotika günstiger geworden, jedoch immer noch ernst.

Gangraena per decubitum
↑Dekubitalgeschwür.

Gangrän ⟨*gr*⟩ *f*: Gangraena, Brand; ischäm. Nekrose mit Autolyse des betroffenen Gewebes, schwärzl. Verfärbung durch Hämoglobinabbau. **Feuchte G.**: feuchter Brand; durch Fäulnisbakterien zersetzte übelriechende Nekrose. Die Zersetzung des Hämoglobins u. seine Umwandlung in Verdoglobin bedingt eine braun-schwarze Verfärbung des betroffenen Gewebes. Bes. an unteren Extremitäten, aber auch inneren Organen, z. B. Lunge u. Darm. **Trockene G.**: trockener Brand; ↑Mumifikation; durch Autolyse mit fortschreitender Eintrocknung u. Schrumpfung nimmt totes Gewebe ein mumienartiges brandschorfähnl. Aussehen an. Vorkommen bes. an Extremitäten bei art. Verschluß u. Nabelschnurrest.

Gangliosidosen (Übersicht)

Krankheit	Speichersubstanz	Enzymdefekt
G_{M1}-Gangliosidosen	Gangliosid G_{M1}	
Typ 1 (generalisierte Form)		Betagalaktosidase
Typ 2 (juvenile Form)		(Isoenzyme A, B, C
Typ 3 (adulte Form)		mit unterschiedl. Defekt)
G_{M2}-Gangliosidosen	Gangliosid G_{M2}	
Typ 1 (Tay-Sachs)		Betahexosaminidase A
Typ 2 (Sandhoff-Jatzkewitz)		Betahexosaminidase A,
Typ 3 (juvenile Form)		B Betahexosaminidase A (partiell)
G_{M3}-Gangliosidosen	Gangliosid G_{M3}	N-Acetyl-galaktosaminyl-Transferase

Gangstörungen: Auswirkungen von Paresen, Spastik, Ataxie u. extrapyramidalen Bewegungsstörungen auf die Gehfähigkeit, z. B. kleinschrittiger Gang bei ↑ Parkinson-Syndrom, ↑ Bügeleisengang bei Tibialislähmung, paraparet. Gang bei beidseitiger Beinlähmung (Verlangsamung u. Erschwerung des Abhebens der Füße vom Boden), spast. Gang bei Halbseitenlähmung (Zirkumduktion des gestreckten Beins, ↑ Wernicke-Mann-Haltung), spast.-atakt. G. mit ausfahrenden, schleudernden Bewegungen bei multipler ↑ Sklerose, ↑ Steppergang bei ↑ Peronäuslähmung.

Ganoblast ⟨*gr*⟩ *m*: ↑ Ameloblast; ↑ Odontogenese.

Ganse, Robert (1909–1972), Gyn., Dresden. Verdienste um den Ausbau der Methoden zur Früherkennung des Portiokarzinoms (Kolposkopie).

Gänsefuß ↑ Pes anserinus.

Gänsefußgurgelarterie: ringförmige Verkalkung der Gefäßmedia, ↑ Mediaverkalkung, bes. der A. femoralis.

Gänsefußhalsform: charakterist. Verlängerung der Ausflußbahn der li. Herzkammer bei einem Vorhofscheidewanddefekt (↑ Ostium-primum-Defekt).

Gänsehaut ↑ Cutis anserina.

Ganser-Syndrom: Primitiv-Reaktion bzw. hyster. Ausnahmezustand in Form von Vorbeireden, Vorbeiantworten u. Vorbeihandeln auf einfachste Fragen o. Aufforderungen. Dabei deutl. ersichtl., daß Fragen verstanden wurden. Häufig mit puerilist. Verhalten kombiniert. Meist wird mit diesem „pseudodementen" Verhalten ein egoist. Ziel verfolgt.

Gänsslen, Max (1895–1969), dt. Int., Tübingen. Fam. hämolyt. Anämie. ↑ Sphärozytose, hereditäre.

Ganzheit: eine bereits von Platon u. Aristoteles vertretene These, daß das Ganze mehr sei als die Summe seiner Teile. Diese Erkenntnis wurde von der Physiol. u. Psychophysiologie vergessen, die ledigl. Beziehungen zwischen. Reiz u. Reaktion bzw. zwischen Peripherie u. zerebralem Zentrum suchten. ↑ Medizin, ganzheitliche.

Ganzheitsauffassung ↑ Lokalisationslehre.

Ganzheitsbetrachtung, allgemeinmedizinische: Zusammenfassung der Auswirkungen biol. u. nichtbiolog. Faktoren zu einem mögl. vollständigen Bild eines Patienten. Methode der Allgemeinmedizin, resultierend aus der bes. Stellung des Haus- bzw. Familienarztes. Die a. G. wird mögl. durch umfassende Anamnese, erhobene Befunde, Kenntnis der fam., berufl. u. sonstigen Lebensumstände, sie erleichtert sehr wesentl. Diagnostik u. Ther.

Ganzheitsmedizin ↑ Medizin, ganzheitliche.

Ganzheitspsychologie: Strukturpsychologie, Leipziger Schule. Zu Beginn des 20. Jh. begründete psychol. Richtung, die die Erkenntnisse von Platon u. Aristoteles, daß das Ganze mehr als die Summe seiner Teile sei (↑ Ganzheit) ausarbeitete, dabei aber an Exaktheit verlor, so daß sie in myst. Spekulationen endete.

Ganzkörperaufnahme: Röntgenaufnahme des gesamten Skeletts.

Ganzkörperbestrahlung: einmalige o. fraktionierte Bestrahlung des ganzen Körpers bei disseminierter Karzinomausbreitung u. Leukämien.

Ganzkörperpflege: Pflegeintervention zur Reinigung, Stimulation, Beruhigung, Fiebersenkung u. Geruchsminderung des Körpers; zur Orientierung der Person u. Pflege einer attraktiven äußeren Erscheinung. Die Pflegeinterventionen Haar-, Mund-, Nasen-, Ohren-, Fuß-, Intim-, u. Hautpflege u. die Ganzkörperwäsche werden in die G. mit integriert.

Ganzkörperplethysmographie: Verfahren zur Lungenfunktionsprüfung. Dabei werden das thorakale Gasvolumen u. der Alveolardruck durch Anwendung des ↑ Boyle-Mariotte-Gesetzes auf das Gasvolumen in der Lunge indirekt bestimmt. Während der Messung befindet sich der Proband in einer luftdicht verschlossenen Kabine.

Ganzkörperretentionstest: *Abk* GKRT. Untersuchung mit dem ↑ Ganzkörperzähler, bei der die Aufnahme u. der Verbleib eines ↑ Radionuklids bzw. ↑ Radiopharmakons nach enteraler Resorption (Ganzkörperresorptionsretentionstest, GKRT) o. parenteraler Applikation mit Hilfe des Ganzkörperzählers quantitativ bestimmt wird. Anwendung: Resorptionsprüfung von ^{57}Co- bzw. ^{58}Co-Vitamin-B_{12} (↑ Vitamin-B_{12}-Resorptionstest), ^{59}Fe-Sulfat, ^{47}Ca-Chlorid, Nachweis ^{131}I-speichernder Schilddrüsenkarzinommetastasen, Bestimmung biologische ↑ Halbwertszeit von ↑ Radiopharmaka zur ↑ Inkorporationsdosimetrie, Nachweis enteraler Eiweißausscheidung nach i. v. Injektion von ^{51}Cr-HSA bei exsudativer Enteropathie, Eiweißstoffwechseluntersuchungen, ^{64}Cu-Kinetik (↑ Radiokupfertest) u. a.

Ganzkörperschwingung: Vibrationen (mechan. Schwingungen), die über Füße, Gesäß o. den Rücken in den menschl. Körper eingeleitet werden, z. B. auf best. Baumaschinen, im Bergbau, in der Landwirtschaft. Ihre Wirkung ist abhängig von Frequenz, Intensität, Stoßhaltigkeit u. Dauer der Exposition sowie Sitzhaltung des Arbeitenden. Kurzzeitwirkungen: Beeinflussung physiol. Funktionsabläufe, von Leistung u. Befinden. Langzeitwirkungen: erhöhtes Gesundheitsrisiko für Bewegungsapparat, spez. Wirbelsäule ↑ Berufskrankheit.

Ganzkörpervibration ↑ Ganzkörperschwingung.

Ganzkörperwäsche ↑ Ganzkörperpflege.

Ganzkörperwasser: *Abk* GKW; das in den ↑ Flüssigkeitsräumen enthaltene Körperwasser; beträgt durchschnittl. 50–60 % des Körpergewichtes. Davon befinden sich 33 % im Intra-, 27 % im Extrazellularraum.

Ganzkörperwasserbestimmung: *Abk* GKW-Bestimmung. Zur Bestimmung werden Substanzen eingesetzt, die sich gleichmäßig im GKW verteilen: ↑ Deuterium (D bzw. ^{2}H), ↑ Tritium (^{3}H), Antipyrin, Thioharnstoff u. a. Die ersten beiden Substanzen sind am besten geeignet. Deuterium erzeugt als stabiles Isotop keine Strahlenbelastung, die Analyse ist zeit- u. kostenaufwendig (Massenspektrometer, Tropfenfallmethode, Wärmeleitfähigkeitsmessungen). Tritium-Verfahren: ^{3}H-Wasser wird i. v. injiziert, nach Erreichung des Gleichgewichts (nach 3 h, bei Ödemen später) Blutentnahme u. Urinsammlung. Ind.: zur Erkennung pathol. Wasserretentionen, indirekt zur Abschätzung des Gesamtkörperfettgehalts, der nur zu 30 % Wasser enthält. ↑ Ganzkörperwasser.

Ganzkörperzähler: *Abk* GKZ engl. whole body counter *Abk* WBC. Hochempfindl. Meßeinrichtung für menschl. Ganzkörperaktivitätsmessungen, wobei im menschl. Körper natürl. vorkommende Radioaktivität (überwiegend von ^{40}K) bis auf 1 % genau nachgewiesen werden kann. Die Meßeinrichtung besteht aus einem System von Strahlungsdetektoren mit Elektronik u. einer Abschirmkammer; in diese werden Detektoren u. Pat. eingebracht. Die Kammer dient der Abschirmung von Umgebungs- u. Höhenstrahlung, sie wird gewöhnl. aus radioaktivitätsfreien Stahlplatten von ca. 15–20 cm Stärke mit innerer Bleiabdeckung konstruiert. Mit einer geschlossenen Kammer gelingt eine Reduzierung des Nulleffekts auf 1/60 bis 1/70. Für klin. Zwecke ist auch ein teilabgeschirmter G. (sog. Shadow-shield-GKZ) einsetzbar, bei dem nur der Meßkopf abgeschirmt ist. Es werden 2 Typen von Detektoren unterschieden: 1. Detektor mit organ. (flüssigem o. plast.) Szintillator (↑Szintillationsdetektor) mit sehr hoher Meßeffektivität, kurzen Meßzeiten, aber begrenztem Energieauflösungsvermögen; für hochempfindl. Messungen geeignet, sehr kostspielig. 2. Detektor mit festem Natriumiodid-Kristall. Die Meßeffektivität steigt mit der Anzahl der Kristalldetektoren (1–8 werden verwendet), ist aber niedriger als beim flüssigen Szintillator, höheres spektrales Auflösungsvermögen (Nachweis auch unbekannter Strahler, Einsatz für Strahlenschutzmessungen). Zur Beurteilung von Aktivitätsverteilung im Organismus wird eine Profil-Szintigraphieeinrichtung benutzt, wobei der Detektor den Pat. von Kopf bis Fuß abtastet (stehender Detektor u. bewegl. Patientenbett bzw. bewegl. Detektor bei fixiertem Patientenbett). Konstruktionstypen des G.: Abb. Anwendung: Strahlenschutzmessungen, Bestimmung der Inkorporation unbekannter ↑Radionuklide bei Reaktorunfällen (↑Kernreaktor). Klin. Anwendung zum ↑Ganzkörperretentionstest versch. Radionuklide bzw. ↑Radiopharmaka, Bestimmung des Gesamtkaliumgehalts (^{40}K) u. der daraus bestimmbaren fettfreien Körpermasse, des austauschbaren Natriums des Extrazellularraums, des Gesamtkörperwassers, Nachweis von Lage u. Verteilung von Blutbildungsstätten, Nachweis enteralen Plasmaproteinverlusts bei exsudativer ↑Enteropathie, zur quantitativen Blutverlustbestimmung, zur Resorptionsprüfung von Spurenelementen u. zur Erkennung ^{131}I-speichernder Schilddrüsenkarzinommetastasen, zur Bestimmung biologischer ↑Halbwertszeiten von Radiopharmaka i. R. der ↑Inkorporationsdosimetrie. Abb.

Ganzprofilwinkel: der Gesichtswinkel, den eine ↑Nasion u. ↑Prosthion verbindende Gerade mit der ↑Ohr-Augen-Ebene bildet.

Ganzvirusimpfstoff: aus intakten Viruspartikeln mit o. ohne Aluminiumhydroxidzusatz zusammengesetzter Adsorbat- o. Fluidimpfstoff, z. B. für ↑Grippeschutzimpfung.

Gap junction *⟨engl⟩ f*: Nexus; „offener" Zellkontakt; ↑Zellverbindungen, elektrische ↑Synapse.

Garceau-Katheter ↑Woodruff-Katheter.

Gardenerella: mit den Bifidobakterien verwandtes Genus mit der Spezies G. vaginalis. Keiner Fam. zugeordnet. Verursacher der bakteriellen Vaginose, wahrschl. zusammen mit Anaerobiern. Chorioamnionitis, postpartale u. postabortales Fieber.

Gardner, Eldon J. (geb. 1909), Humangenet., Utah, Logan.

Gardner, Frank H., zeitgen. Päd., Boston.

Gardner-Diamond-Syndrom (nach Frank H. G. u. Louis K. D.): autoerythrozytäre Sensibilisierung; subkutane schmerzhafte Blutungen bei jungen vegetativ labilen Frauen. Ist durch Eigenblutinjektion provozierbar.

Gardnerella vaginalis: Haemophilus vaginalis; Art der Gattung Gardnerella (benannt nach H. L. Gardner), gramlabile, pleomorphe kleine stäbchenförmige Bakterien. Unspezif. ↑Vaginitis. Mikrosk. Nachweis von Epithelzellen mit einer dichten Auflage von gramlabilen kurzen Stäbchen (clue-Zellen).

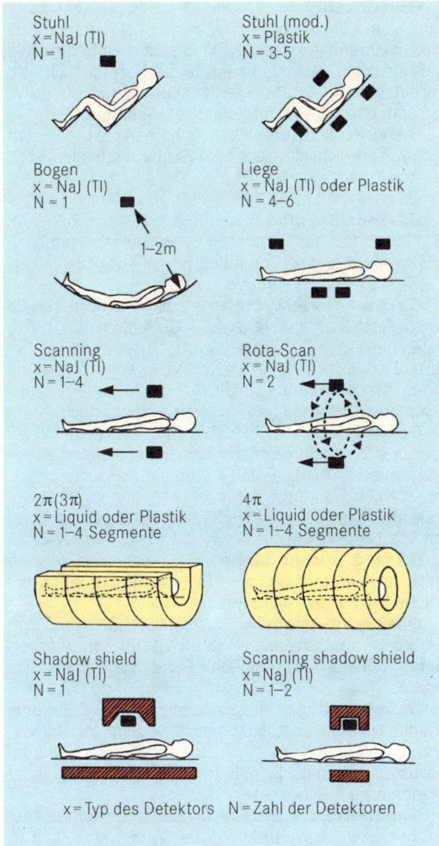

Ganzkörperzähler

Gardner-Syndrom (nach Eldon J. G.): Polyposis intestinalis III; genet. bedingte mesenchymale Dysplasie, autosomal dominanter Erbgang. Multiple Rektum- u. Kolonpolypen, aber auch Polypen in Magen u. Dünndarm mit Tendenz zur malignen Entartung (50 %), Atherome, Lipome u. Osteome bevorzugt an den Schädelknochen u. Extremitäten. Eingeschränkte Lebenserwartung.

Gard-Platte ↑Schwärmplatte.

Gargarisma *⟨gr⟩ n*: Gurgelmittel. Rezeptur für Mundbäder bei Gingivaentzündungen.

Gargoylismus *⟨frz⟩ m*: Verlaufsform einer ↑Mukopolysaccharidose, bei der die Pat. Ähnlichkeit mit einem Wasserspeier (Name) haben. ↑Dysostosis multiplex (Pfaundler-Hurler-Syndrom).

Garland, George M. (1848–1926), amerik. Int., Bosten, London.

Garland, Hugh, zeitgen. amerik Kardiol., USA.

Garland-Dreieck (nach George M. G.): zwischen Wirbelsäule u. ↑Damoiseau-Ellis-Kurve liegendes Dreieck (Pleuraerguß).

Garrod, Sir Archibald Edward (1857–1936), brit. Int., Oxford, London.

Gärröhrchen: dienen zum Nachweis einer Gasbildung beim Abbau von Glukose, Saccharose, Laktose, Glycerol, Mannitol u. a. durch Mikroorganismen in flüssigen Nährmedien. G. nach Durham: in das Nährmedium luftfrei eingebrachtes, oben verschlossenes Röhrchen, in dessen Spitze sich das gebildete Gas ansammelt.

Garrulitas vulvae ⟨*lat*⟩ *f*: hörbarer Abgang von Luft aus der Scheide, auch bei Mastdarmscheidenfistel; ↑Flatus vaginalis.

Gärtner, August (1848–1934), Hyg., Jena.

Gärtner-Bazillus (nach August G.): Bacillus enteritidis; alte Bez. für Salmonella enteritidis (↑Salmonella), 1888 von Gärtner bei Erkrankung durch Kuhfleisch als erster Fleischvergifter entdeckt.

Gartner-Gang-Zysten: angeborene Zysten, die durch Persistenz von Teilen des Urnierengangs (Wolff-Gang) entstehen. Sie können in der Seitenwand der Gebärmutter (bes. Zervix) u. der Vagina liegen. Ausdehnung in das Parametrium mögl. Histol. besteht die Wand aus Flimmerepithel u. glatter Muskulatur.

Gärung: anaerober, oxidativer Substratabbau mit geringem ATP-Gewinn; der aus dem Substrat abgespaltene Wasserstoff ($NADH_2$, $FADH_2$) wird auf Metabolite übertragen, so daß Gärungsendprodukte entstehen, die in Anwesenheit von Sauerstoff weiter abgebaut werden könnten u. dabei noch Energie liefern würden. ↑Glykolyse.

Gärung, alkoholische: Fähigkeit anaerob kultivierter Hefezellen, aus Kohlenhydraten (Glukose) Äthanol zu bilden (↑Gärung).

Gärungsdyspepsie: Durchfallerkrankung mit Entleerung saurer, schaumiger Stühle (Gärung nicht resorbierter Kohlenhydratbestandteile der Nahrung). ↑Dyspepsie.

Gasabszeß: gashaltige abszedierende Entzündung, die durch gasbildende Bakterien bzw. eine Mischinfektion mit Anaerobiern bedingt ist. Zum Unterschied vom Gasbrand stehen die Sympt. der eitrigen Entzündung im Vordergrund. (↑Gasödem).

Gasanalyse: 1. ***Biophysik:*** Verfahren zur Konzentrations- bzw. Partialdruckbestimmung von Atem- o. Narkosegasen in der Atemluft o. im Blut. **Atemgasanalyse**: quantitative Bestimmung der Gase in der Ein- u. Ausatmungsluft, durch chem. o. physikal. Verfahren. Atemgasanalyse hat Bedeutung in der Diagnostik der alveolokapillären ↑Diffusionskapazität u. der ventilatorisch-zirkulatorischen ↑Verteilungsstörungen. ↑Gasmeßmethoden. **Blutgasanalyse**: Untersuchungsverfahren zur Bestimmung des p_aCO_2, p_aO_2 sowie der Parameter des ↑Säure-Basen-Haushalts. Diese Parameter sind unentbehrl. für die Beurteilung des Gasaustauschs. Bei der Bestimmung im Blut wird entweder das Gas chem. aus dem Blut freigesetzt u. manometr. bestimmt o. der O_2- bzw. CO_2-Partialdruck wird mit spez. Elektroden gemessen. **2. *Balneologie:*** regelmäßig vorgeschriebene Kontrollen der Zusammensetzung von ther. genutzten abgefangenen Quellgasen u. ↑Gasquellen. Die Analysenkriterien sind in den ↑Begriffsbestimmungen für Kurorte, Erholungsorte und Heilbrunnen festgelegt.

Gasbäder: ther. Anwendung von ↑Gasquellen (v. a. ↑Kohlendioxid) i. d. R. in abgeschlossenen Kästen o. abgedeckten Wannen. Zur Temperierung u. Befeuchtung kann Wasserdampf eingeleitet werden.

Gasbrand ↑Gasödem.

Gasbrandbazillen: Erreger des ↑Gasödems; zu den echten Gasödemerregern gehören versch. Arten von Klostridien (↑Clostridium). Mischinfektionen mit aeroben u. a. anaeroben Bakterien sind mögl. Welch-Fränkel-Gasbazillus, syn. Clostridium perfringens, auch Lebensmittelvergifter. ↑Gasödemserum.

Gasbrandtoxine: Extoxine von Gasödemerregern, Clostridium perfringens bildet versch. Toxine, dadurch 5 Typen; Typ A ist der Erreger von Gasödem u. Lebensmittelvergiftungen, Typ C Erreger der ↑Enteritis necroticans. ↑Clostridium novyi Typ A bildet 4, Typ B 5 Toxinkomponenten, Clostridium histolyticum 9 Toxine.

Gasbrust ↑Pneumothorax.

Gaschromatographie: spez. Form der ↑Chromatographie, bei der die mobile Phase (z. B. H_2, Ne, N_2, Ar) gasförmig, die stationäre Phase fest (Gasadsorptionschromatographie) o. flüssig (Gasverteilungschromatographie) ist. Die G. ist zur qualitativen u. quantitativen Analyse von Gasen u. reproduzierbar verdampfbaren Substanzen, bes. zur Spurenanalyse (z. B. in der Industrietoxikologie (↑Arbeitstoxikologie), ↑Kommunalhygiene, forensischen ↑Toxikologie), geeignet.

Gasdruckdifferenz, alveoloarterielle: In der Alveolarluft ist der pO_2 beim Gesunden um bis zu 1,33 kPa (= 10 mmHg) höher als im peripheren art. Blut. Ursachen dieser a. G. sind Ungleichheiten im ↑Ventilations-Perfusions-Verhältnis, sek. Beimischungen von venösem Blut aus dem nutritiven bronchopulmonalen u. koronaren Kreislauf u. intrapulmonale Shunts. In pathol. Fällen (Lungenparenchymerkrankungen, Ventilationsstörungen) kann die a. G. bis über 6,66 kPa (= 50 Torr) betragen.

Gasembolie: Luftembolie. Eintritt von Gas in ein Blutgefäß u. Verschleppung im strömenden Blut. Bei Eintritt in periphere Vene Rechtsherz- bzw. Lungenarteriengasembolie mit Gefahr des akuten ↑Cor pulmonale. Ursachen: Fehler bei Injektion u. Infusion, Operationen, z. B. im Bereich der V. jugularis, Suizid. Bei Eintritt des Gases in die Lungenvene Linksembolie mit Übertritt ins li. Herz u. in den großen Kreislauf sowie nachfolgender Gasembolie der Koronar- u. Hirnarterien. Ursachen: Anlegung eines Pneumothorax, Lungenpunktion u. -operation. Die Art des eintretenden Gases (Luft, Sauerstoff, Stickstoff, Kohlendioxid usw.) hat keinen Einfluß auf die Folgen. ↑Caissonkrankheit.

Gase, nitrose: Gemische versch. Oxide des Stickstoffs, hauptsächl. NO, NO_2, N_2O_3, N_2O_4 u. N_2O_5. Berufl. Schäden durch n. G. bei Salpetersäureherstellung, in Sprengstoffabriken, durch Kontakt von Salpetersäure mit Metallen o. organ. Substanzen, beim Autogen- u. Elektroschweißen ohne genügende Be- u. Entlüftung u. a. Eingeatmete n. G. lassen auf feuchten Schleimhäuten salpetrige Säure u. Salpetersäure entstehen, wobei auch ein Lungenödem entstehen kann. ↑Reizgase.

Gasgangrän: ungebräuchl. Bez. für Gasbrand, ↑Gasödem.

Gasinhalationen: Anwendung von natürl. Heilgasen über die Atemwege (v. a. H_2S- u. Rn). Schwefelgase können als ↑Rauminhalation appliziert werden.

Gaskonstante, allgemeine: Zeichen R; eine in der ↑Zustandsgleichung idealer Gase auftretende u. auf die individuelle Masseneinheit Mol bezogene Konstante: $R = 8{,}31\ J \cdot mol^{-1} \cdot K^{-1}$.

Gasmeßmethoden: Methoden zur Bestimmung der O_2-Aufnahme bzw. CO_2-Abgabe. Es werden geschlossene, halboffene u. offene Bestimmungsmethoden unterschieden. Bei der Bestimmung im **geschlossenen Sy-**

stem wird der Proband an ein gasdicht nach außen abgeschlossenes System angeschlossen, in welchem infolge O_2-Verbrauch u. Absorption von anfallendem CO_2 durch Kalilauge o. Natronkalk bei konstantem T u. V der Innendruck fällt (manometr. Verfahren, z. B. Warburg-Methodik), bei konstantem T u. P das Volumen verkleinert wird (volumetr. Verfahren: Spirometer nach Krogh, nach Knipping, Mikrospirometer nach Schollander) o. der ↑Partialdruck der anteiligen Gase bei Gaswechselmessungen in flüssiger Phase (elektrochem. Verfahren: pO_2-, pCO_2-Elektroden) verändert wird. Die Empfindlichkeit dieser Bestimmungsmethoden ist um so größer, je kleiner das Systemvolumen ist. Anwendungsbereich: Grundumsatzmessungen am Menschen (Krogh, Knipping; veraltet), überwiegend für Gaswechselmessungen an kleinen biol. Objekten (Warburg). Beim **halboffenen System** atmet der Proband Außenluft ein, u. der Gaswechsel wird aus der Menge u. Zusammensetzung seiner gesammelten Ausatmungsluft bestimmt Anwendungsbereich: arbeits- u. sportphysiolog. Gaswechselmessungen an freibewegl. Versuchspersonen. Die Ausatmungsluft wird über Ventile u. Schlauchleitungen in auf dem Rücken befestigtem Douglas-Sack o. ↑Gasuhr mit Probensammlung ausgeatmet. Im **offenen System** atmet die Versuchsperson Außenluft ein. Die ausgeatmete Luft wird hinsichtl. Volumen über Gasuhren, hinsichtl. ihrer Zusammensetzung durch physikal. Gasanalysatoren analysiert, die die teils spezif. Gaseigenschaften (Paramagnetismus des Sauerstoffs, Infrarotabsorption des CO_2), teils unspezif. Gaseigenschaften (Wärmeleitfähigkeit, Interferometrie, Massenspektrometrie) zur kontinuierl. Anzeige, Messung u. Registrierung nutzen. Anwendungsbereich: Grundumsatzmessung u. leistungsphysiolog. Energiewechselbestimmung.

Gasnarkotika: gasförmige ↑Inhalationsnarkotika, z. B. Lachgas, Cyclopropan, im Unterschied zu den Dampfnarkotika Äther u. Halothan.

Gasödem ⟨*gr*⟩ *n*: Oedema malignum, malignes Ödem, Gasbrand, Gasphlegmone; nicht ansteckende, auf Kriegsschauplätzen epidem., schwere Wundinfektion, bei Verdacht, Erkrankung u. Tod meldepflichtig (↑Infektionskrankheit). Infektionswege: Wundverschmutzung, bes. Verkehrsverletzungen; Darmverletzung (gangränöse ↑Appendizitis, Peritonitis); artifizieller Abort; Spritzengasbrand (nach unsteriler intraglutäaler Injektion); endogene Entstehung, z. B. in durchblutungsgestörten Extremitäten; Bißverletzungen. Erreger Gasödemklostridien (Clostridium perfringens, Clostridium novyi, Clostridium septicum, Clostridium histolyticum) mit typdifferenten Ektotoxinen. Inkubationszeit 8–48 h. Akute, von einer epifaszialen Phlegmone (Klostridienzellulitis) o. nach tieferliegenden Verletzungen vom nekrot. Muskel (Klostridienmyositis) ausgehende schwere, sich schnell ausbreitende Klostridieninfektion (Gasödem). Das ausgeprägte Krankheitsbild ist eine Sepsis mit Bazillämie u. Toxinämie. Pathognomon. sind plötzl. einsetzender starker Wundschmerz, Schockpuls mit kaltem Schweiß, sichtbarer Körperverfall; sich schnell entwickelnder Ikterus deutet auf tödl. Ausgang. Diagn. klin. (Bakt. kommt zu spät; wichtig jedoch Primärpräparate des Wundsekrets): süßl.-stinkender Geruch des Wundsekrets, mit Gasblasen vermengt; Hautverfärbung über der Wunde oft zunächst weißgelbl., später gelbgrün bis kupferrot o. auch bläul. bis schmutzig grünl. Starker Wundschmerz („zu enger Verband"). Hautemphysem mit luftkissenartigem Gefühl nicht beweisend (Phlegmone durch Mischinfektion mit Kolibakterien u. anaeroben Fäulniskeimen). Letalität 50 % u. höher. Neben Antibiotikatherapie ↑Gasödemserum.

Gasödemserum: polyvalentes antitox. Serum (Behring) vom Pferd gegen die Toxine von Clostridium perfringens Typ A, Clostridium novyi u. Clostridium septicum.

Gas-Pak-System: kommerziell erhältl. Verfahren der ↑Anaerobierkultur: im verschlossenen, mit Kulturschalen gefüllten Anaerobiertopf wird der Luftsauerstoff katalyt. mit Wasserstoffgas zu Wasser verbrannt.

Gasperini-Syndrom: Hemiplegia alternans infolge Läsion der kaudalen Brückenhaube mit homolateralen peripheren Lähmungen des N. facialis, N. abducens u. N. trigeminus, Hypakusis, fakultativ Nystagmus u. konjugierter Blicklähmung, kontralateraler Hemihypästhesie.

Gasphase: Gasgemisch, das im Kulturgefäß außerhalb des Nährmediums vorhanden ist, wobei Sauerstoff u. Kohlendioxid die wichtigsten Bestandteile sind. Die G. ist durch getrennte Zuleitung von Sauerstoff bzw. Kohlendioxid, aber auch durch Zuführung eines fertigen Gasgemischs zu verändern bzw. konstant zu halten.

Gasphlegmone ↑Gasödem.

Gasprüfröhrchen: ermöglichen eine meist angenäherte quantitative Bestimmung von gas- u. dampfförmigen Schadstoffen in der Luft. Mit Hilfe eines dazugehörenden Gasspürgeräts (z. B. Balgpumpe) werden best. Luftmengen durch das mit Indikatorchemikalien gefüllte G. gesaugt, dadurch schadstoffkonzentrationsabhängige Indikatorverfärbung. Anwendungsbereich: v. a. zur schnellen Überprüfung auf Einhaltung der Grenzwerte am Arbeitsplatz.

Gasquellen: Quellen, aus denen Gase trocken an die Erdoberfläche treten, balneologische Bedeutung haben v. a. CO_2- H_2S- u. Rn-Gasquellen.

Gasser, Conrad (1912–1983), Päd., Zürich.

Gasser, Herbert Spencer (1888–1963), amerik. Physiol., Washington, New York. 1944 Nobelpreis für Med./Physiol. (zusammen mit J. Erlanger) „für ihre Entdeckung hochdifferenzierter Funktionen einzelner Nervenfasern".

Gasser, Johann Laurentius (1723–1765), österreich. Anat., Wien.

Gasser-Anämie (nach Conrad G.): akute benigne Erythroblastopenie; zeitl. limitierte Aplasie bzw. Reifungsstörung der Erythrozytopoese mit Fehlen der Erythroblasten im Knochenmark u. der Retikulozyten im peripheren Blut bei hämat. gesunden Kindern. Es kommt dabei zu keiner nennenswerten Anämie. Das passagere Ereignis ist ohne Krankheitswert. Überwiegend sind Virusinfekte, Sepsis u. a. vorausgegangen. Bei den betroffenen Kindern werden gehäuft allerg. Erkrankungen beobachtet. Das Knochenmark ist zellreich. Die Progn. ist gut, jedoch ist der Übergang in einen mehr chron. Verlauf mögl.

Gasser-Ganglion (nach Johann L. G.) ↑Ganglion trigeminale.

Gasser-Serum (nach Johann L. G.): polyvalentes antitox. Tierserum (meist vom Pferd) zur Anwendung beim ↑Gasödem gegen die Ektotoxine von Clostridium perfringens Typ A, Cl. novyi, Cl. septicum, Cl. histolyticum.

Gasser-Syndrom (nach Conrad G.) ↑Erythroblastopenie, ↑Syndrom, hämolytisch-urämisches.

Gassterilisation: zugelassenes Verfahren der ↑Sterilisation mit keimtötenden Gasen; ↑Äthylenoxidsterilisation, ↑Formaldehydsterilisation.

Gassterilisator: Gerät zur Durchführung einer ↑Sterilisation auf kaltem Wege durch Einwirkung von Äthylenoxid (giftig). In der Sterilisierkammer wird mittels Pumpen ein Vakuum erzeugt u. das Gas aus einer Patrone freigesetzt. Eine Heizung erzeugt eine Temperatur von 50 °C. Die Gassterilisation wird bei wärmeempfindl. Geräten, z. B. Sonden, Kathetern, Plastik, Endoskopen, angewendet.

Gastaut-Epilepsie: partielle ↑Epilepsie im Kindesalter mit okzipitalen Spikes (idiopath.).

Gaster ⟨*gr*⟩ *m*: Bauch, ↑Magen.

Gasterophilus intestinalis ⟨*gr + lat*⟩ *m*: Magendassel;. Fliegenart, deren Larven (2. u. 3. Stadium) im Magen des Pferdes parasitieren. Die auf der Haut der Wirtstiere (Pferde) befindl. Erstlarven gehen bei Berührung auf die menschl. Haut über u. verursachen durch lange Bohrgänge unter der Epidermis stark juckende Hautveränderungen (↑Myiasis linearis migrans).

Gastralgie ⟨*gr*⟩ *f*: Magenschmerz.

Gastransport: Transport von Sauerstoff u. Kohlendioxid im Blut. Sauerstoff wird in einer Stöchiometrie von 4 : 1 an das ↑Hämoglobin gebunden (Oxyhämoglobin). Die Sauerstoffbindungskurve des Hämoglobins verläuft S-förmig. Der pO_2 des art. Blutes beträgt 12,0–13,3 kPa (90–100 mmHg) u. der des venösen Mischblutes 5,3 kPa (40 mmHg) (↑Hämoglobin). Sauerstoff wird aus der Lunge in die Gewebe, CO_2 aus den Geweben in die Lunge transportiert. Der Hauptteil des zu transportierenden CO_2 (etwa 70 %) gelangt aus den Gewebezellen zunächst in die Erythrozyten u. wird dort durch die ↑Carboanhydrase zu Kohlensäure hydratisiert. Diese dissoziiert in Bikarbonat- u. H^+-Ionen. Bikarbonat tritt im Austausch gegen Chloridionen in das Blutplasma über, die H^+-Ionen werden an das Hämoglobin gebunden u. dadurch die Abgabe des Sauerstoffs vom Blut an das Gewebe erleichtert. Etwa 25 % des CO_2 reagieren direkt mit Hämoglobin u. bilden ↑Carbaminohämoglobin; etwa 5 % des zu transportierenden CO_2 werden physikal. im Blut gelöst. Der an die Plasmaproteine gebundene CO_2-Anteil ist gering (↑Puffersysteme des Blutes). Abb.

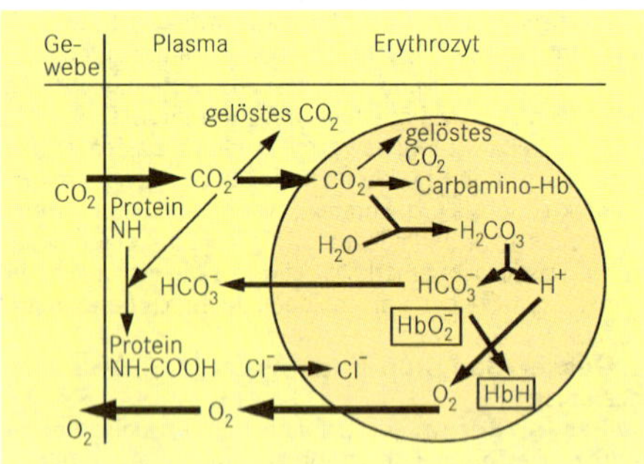

Gastransport. Schematische Darstellung

Gastrektasie ⟨*gr*⟩ *f*: Ektasia ventriculi, Magenerweiterung, Magendilatation, Magenatonie; akut: postoperative G., chron.: muskuläre Insuffizienz, stenosierende Prozesse am Pylorus o. im Duodenum (Eimer-, Beutel-Magen), bedingt z. B. durch Ulkusnarben o. Gewächse.

Gastrektomie: vollständige operative Entfernung des Magens.

Gastric inhibitory peptide: *Abk* GIP; glukoseabhängiges insulinotropes Peptid; Polypeptid aus 43 Aminosäuren (Mol. Gew. 5105), welches unter Wirkung von Glukose u. Fett von K-Zellen des Dünndarms freigesetzt wird. Hemmt ↑Magenmotilität u. -sekretion. GIP gehört zur sog. Glucagonfamilie (Glucagon, Secretin, VIP, GIP) u. entspricht wahrscheinl. dem sog. Inkretin, das für die höhere Insulinfreisetzung nach peroraler als auch nach i. v. Glukosezufuhr verantwortl. ist. ↑Hormone, gastrointestinale.

Gastricsin ⟨*gr*⟩ *n*: pepsinähnl. Protease des Magensafts mit einem pH-Optimum von 3,0. Ihr wichtigstes Substrat ist das ↑Casein, das von ihm durch Proteolyse in das unlösl. ↑Paracasein umgewandelt wird.

Gastric tube nach Kimura: aus einem gestielten Magenwandlappen gebildete Röhre zum Ersatz extrahepat. fehlender Gallenwege.

gastricus ⟨*gr*⟩: den Magen betreffend, zum Magen gehörig.

Gastrin ⟨*gr*⟩ *n*: Hormon der G-Zellen des Magens, das bei Magenfüllung o. durch sekretionsfördernde Substanzen (z. B. Eiweißspaltprodukte) verstärkt ausgeschüttet wird. G. gab der Gruppe der gastrointestinalen Hormone (G., Pankreozymin/Cholezystokinin) den Namen. G. stimuliert die Salzsäureproduktion (↑Salzsäure) in den ↑Belegzellen u. die Sekretion des ↑Pepsinogens aus den Hauptzellen der Magenfundusdrüsen. Die Gastrinsekretion unterliegt der Rückkopplung durch Magensäure, die über Freisetzung von Stomatostin hemmend wirkt. Es bewirkt eine Kontraktion der Magen- u. Jejunummuskulatur u. wirkt anregend auf die Pankreassekretion. G. ist ein Oligopeptid u. besteht aus 17 Aminosäuren. Erhöhte Serumgastrinspiegel können bei verminderter o. fehlender Magensekretion vorkommen. Finden sich erhöhte Gastrinspiegel, erhöhte Magensekretion u. Ulkusbildung, dann müssen ein ↑Zollinger-Ellison-Syndrom, ein Antrumrest u. eine Gastrinzellhyperplasie des Antrums ausgeschlossen werden. Bei diesem kommt es – im Ggs. zum Zollinger-Ellison-Syndrom – nach Secretin nicht zum Anstieg des Gastrinspiegels. Pentagastrin (synthet. Teilsequenz des G.), Diagnostikum zur Prüfung des Säurebildungsvermögens des Magens.

Gastrinom ⟨*gr*⟩ *n*: aus Gastrinzellen bestehender Tumor (im Pankreas, seltener in Duodenum, Magen, Gallenwegen), der zum ↑Zollinger-Ellison-Syndrom führt (mit einer glandulären Hyperplasie der Magenschleimhaut).

Gastrin releasing peptide: *Abk* GRP; gastrointestinales Peptid aus 27 Aminosäuren, teils ähnl. Bombesin, einem Froschhautpeptid. Kommt in endokrinen Zellen o. Nervenfasern der Mukosa vor. Fördert Freisetzung von ↑Gastrin u. ↑Pankreasenzymen.

Gastritis ⟨*gr*⟩ *f*: Entzündung der Magenschleimhaut. Es handelt sich um eine histol. zu sichernde Diagn. Morphol. können differenziert werden: akute u. chron. G., bei dieser eine superfizielle u. eine atroph. Form, die jeweils multifokal o. diffus vorkommen können. Es werden derzeit 1. Typ A-G.: autoimmune G. (Parietalzell-Ak), 2. Typ B-G.: bakteriell bedingte G. (Helicobacter pylori u. selten Helicobacter heilmannii) u. 3. Typ C-G.: chem. G. (Gallensäuren, nichtsteroidale Antirheumatika u. a.) sowie Sonderformen (eosinophile, granulomatöse, tuberkulöse, durch CMV-Viren bedingte, lymphoide G.) differenziert.

Gastrocoel: Coelenteron, ↑Urdarm.

Gastroduodenalulkus
↑Ulcus ventriculi et ↑Ulcus duodeni.

Gastroduodenitis: Entzündung des Magens u. des Duodenums.

Gastroduodenoskopie: endoskop. Betrachtung des Magens u. Duodenums.

Gastroduodenostomie: operative Wiedervereinigung von Magen u. Duodenum, i. d. R. nach distaler Magenresektion.

Gastrodynie: Magenschmerz.

Gastroenteritis: akute Magen-Darm-Entzündung; Ursache meist Erregerfall: Adeno-, Entero- u. Rotaviren, seltener Enteritis-Koli, Salmonellen, Shigellen, Staphylokokken. ↑Enteritis.

Gastroenteritis acuta *⟨gr + lat⟩ f*
↑Lebensmittelvergiftungen.

Gastroenteritis infectiosa
↑Salmonellenenteritis.

Gastroenteritis paratyphosa: Magen-Darm-Infektion, die zunächst als akute bakterielle ↑Lebensmittelvergiftung verläuft; es kann sich nach zweiwöchiger Inkubationszeit das Krankheitsbild der typhösen Allgemeininfektion anschließen. Ursache: die in Nahrungsmitteln stark angesammelten ↑Paratyphusbakterien.

Gastroenterokolitis *⟨gr + lat⟩ f*: Entzündung des gesamten Magen-Darm-Trakts.

Gastroenteropathie, exsudative: proteinverlierende Diarrhö, eiweißverlierende Gastroenteropathie, enterales Eiweißverlustsyndrom; Eiweiß-, Fett-, Kalzium-, Lymphozytenverlust über den Gastrointestinaltrakt. Dieses Syndrom wurde bei über 60 Krankheiten gefunden (Pericarditis constrictiva, Ménétrier-Krankheit, Crohn-Krankheit, Colitis ulcerosa, Whipple-Krankheit, intestinale Lymphangiektasie u. a.). Schwere Eisenmangelödeme, Aszites, Pleuraergüsse, Hypalbuminämie, Hypogammaglobulinämie, Hypertransferrinämie, hypokalzäm. Tetanie, verminderte Lymphozytenzahl, Resistenzschwäche sind Sympt. Der vermehrte enterale Eiweißverlust läßt sich durch ^{51}Cr-Albumin, ^{125}I-PVP u. a. Substanzen nachweisen. Ther.: Behandlung der Grunderkrankung, evtl. Substitution des Albumins u. Gabe mittelkettiger Triglyzeride.

Gastroenteropathie, urämische: führt zu Appetitlosigkeit, Erbrechen, seltener zu Durchfällen. Im Magen wurde als anat. Korrelat ein Schleimhautödem gefunden, endoskop. wurden auch Erosionen beschrieben. Unter Blutreinigungstherapieverfahren meist schnelle Besserung.

Gastroenterostomie: operativ angelegte ↑Anastomose zwischen dem Magen o. Magenrest nach Magenresektion u. dem Dünndarm.

Gastrofibroskop: Endoskop zur Betrachtung von Veränderungen der Magenschleimhaut.

Gastroileostomie: meistens irrtüml. angelegte Anastomose zwischen Ileum u. Magen bei Magenresektion, die zu schwersten Malabsorptionszuständen mit psychot. Erscheinungen u. rapiden Gewichtsverlusten führt. u. bald einer Revision bedarf. Selten einzige Möglichkeit, um das Leben bei ausgedehnten Mesenterialinfarkten, Crohn-Krankheit, Verletzungen usw. zu erhalten.

Gastrokamera: verschluckbare Kamera für intragastrale Aufnahmen.

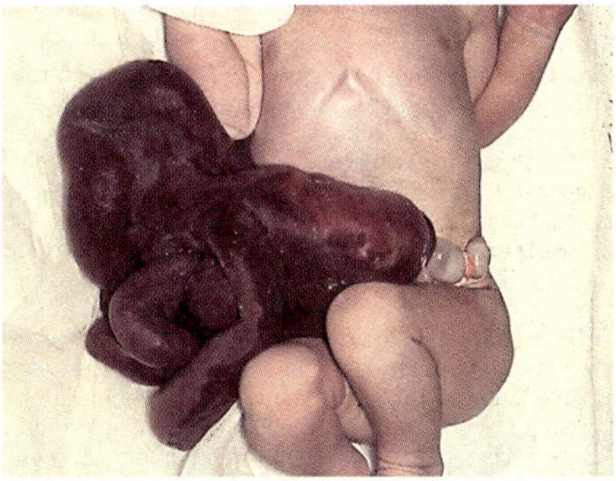

4

Gastroschisis

G

Gastrolith *⟨gr⟩ m*: Magenstein, Magenkonkrement.

Gastromalazie: Gastromalacia acida; sog. saure Erweichung durch postmortale Einwirkung der verdauenden Kraft des Magensafts auf die Magenwand.

Gastron: mögl. Intestinalhormon (Kandidat), das zu einer Hemmung der Magensäuresekretion führt. Evtl. handelt es sich um eine Chalon-ähnl. Substanz.

Gastroparese: Gastroplegie; Erschlaffung der Magenmuskulatur nach langdauernden Laparotomien, bei Typhus, Botulismus, Poliomyelitis, Coma diabeticum o. nach Pylorusstenose sowie bei der idiopath. Pseudoobstruktion.

Gastropathia hypertrophicans gigantea: Ménétrier-Krankheit, hypertrophe exsudative Gastropathie, foveoläre Hyperplasie; ist durch Riesenfalten (im Röntgenbild u. endoskop.) gekennzeichnet, die von weißl. Schleim belegt sind u. teilweise auch Polypen tragen können. Das Substrat der Riesenfalten ist eine foveoläre Hyperplasie. Die Foveolae laufen geschlängelt u. sind deutl. verlängert. Es kann zum vermehrten Eiweißverlust kommen. Sympt.: unbestimmte Oberbauchbeschwerden, Übelkeit, Erbrechen, Magenblutungen, Ödemneigung. Wegen der Tendenz zur Malignisierung wird teilweise eine frühzeitige Resektion o. mind. eine engmaschige endoskop. Überwachung empfohlen.

Gastropathie, exsudative ↑Enteropathie, exsudative.

Gastropexie: operative Fixation des Magens in der Bauchhöhle, wird oft mit einer ↑Fundoplicatio kombiniert.

Gastroptose: Descensus ventriculi, Dolichogastrie; angeborener o. erworbener Magentiefstand, so daß der untere Magenpol tief im kleinen Becken liegen kann, wird häufig zu Unrecht für eine Beschwerdesymptomatik verantwortl. gemacht.

Gastrorrhagie: Magenblutung.

Gastroschisis: Bauchspalte, Paromphalozele; angeborener Prolaps von Darmschlingen durch einen Defekt der vorderen Bauchwand meist re. vom Nabel. Die prolabierten Darmschlingen sind lederartig, von einer gelatinösen Masse aus Granulationsgewebe u. Fibrinauflagerungen überzogen u. flottieren frei im Fruchtwasser: Bruchsack fehlt. Darm stark verkürzt u. fehlrotiert. Hohe Letalität durch diffuse Peritonitis. Heilung durch Bauchdeckenplastik möglich. Abb.

Gastroskopie: Betrachtung (Spiegelung) des Magens mit Hilfe eines Endoskops. Durch die Glasfaser- u. Videoskope ist es mögl., den gesamten Magen zu besichtigen, zu photographieren, zu filmen, zu spülen u. Probeentnahmen durchzuführen.

Gastrosonographie: Ultraschalluntersuchung des Magens mittels endoskop. eingeführtem Schallkopf. ↑Ultraschalldiagnostik.

Gastrostomie: Anlage einer Verbindung zwischen Magen u. Körperoberfläche durch chir.-operatives o. endoskop. Vorgehen.

Gastrostomie, perkutane endoskopische: *Abk* PEG; unter endoskop. Luftinsufflation (Magen legt sich der Bandwand an) u. diaphanoskop. bestimmte Punktionsstelle wird nach großflächiger Desinfektion des Punktionsbereichs u. nach Hautinzision unter endoskop. Kontrolle die Punktion des Magens u. darüber die Einführung eines Führungsfadens vorgenommen, der mit der Endoskopzange gefaßt u. zusammen mit dem Endoskop peroral nach außen gebracht wird. An dem Faden wird der Katheter befestigt u. durch Zug bis zu seiner endgültigen Lage gebracht.

Gastrotomie: operative Eröffnung des Magens.

Gastrula ⟨*gr*⟩ *f*: zweiblättrige Becherlarve; das auf Morula u. Blastula folgende Entwicklungsstadium aller Metazoen.

Gastrulation: Verlagerungen von Ektodermzellen zwischen beiden Keimblättern, im Ektoderm an der Bildung einer ↑Primitivgrube erkennbar. Es entsteht das dritte Keimblatt, ↑Mesoderm der dreiblättrigen Keimscheibe.

Gast-Wirt-Verhältnis: Wechselbeziehungen zwischen Mikro- u. Makroorganismus (↑Kommensalismus, ↑Parasitismus, ↑Symbiose).

Gasuhr: Gerät zur Durchflußmessung von Gasen (trockene G., feuchte G., sog. Crosley-Trommel). Respirationsgasuhren sind spez. angepaßte Gasuhren, in denen aliquote Mengen (z. B. 3 o. 6) des exspirator. durchströmenden Gases abgepumpt u. in vorher evakuierte Probenbeutel geleitet werden. Diese Gasproben werden analysiert (O_2, CO_2); Einsatz der G. zur indirekten ↑Kalorimetrie im Labor o. am Arbeitsplatz.

Gasversorgung, zentrale: Anwendung in Kliniken zur Versorgung mit Sauerstoff, Lachgas sowie ölfreier Druckluft in Operationssälen u. auf Intensivtherapiestationen zum Betrieb von Narkose- u. Beatmungs- sowie Inhalationsgeräten.

Gasvolumen, thorakales: intrathorakales Gasvolumen. Das gesamte innerhalb u. außerhalb des Respirationstrakts gelegene intrathorakale Gasvolumen, das durch die Atembewegungen komprimiert u. dekomprimiert wird. Das t. G. umfaßt das an der Ventilation teilnehmende Gasvolumen u. auch die in sich abgeschlossenen Gasvolumina, z. B. in Lungenzysten, im Pneumothorax. Die Messung des t. G. erfolgt gewöhnl. mittels ↑Ganzkörperplethysmographie.

Gaswechsel, pulmonaler: Vorgänge des Gasaustauschs zwischen pulmonalem Kapillarblut u. Alveole. Am G. nehmen als physiol. Bestandteile die Bestandteile der Luft, von außen zu Untersuchungszwecken zugeführte Indikatorgase (z. B. Helium, Kohlenmonoxid u. Narkosegase) teil. ↑Gasanalyse.

Gaszysten: mit Luft gefüllte Zysten (stecknadelkopf- bis kirschgroß) im Dünn- u./o. Dickdarm bei ↑Pneumatosis cystoides intestinalis.

Gate-control-Theorie ⟨*engl*⟩: theoret. Grundlage für die analget. Wirkung versch. Verfahren der Physikal. Med., insbes. der Elektrotherapie. Die auf schnell leitenden Nervenfasern weitergegebenen Afferenzen aus Druck- u. Vibrationsrezeptoren führen an den Interneuronen im Hinterhorn des Rückenmarks zu einer präsynaptischen ↑Hemmung, so daß die Afferenzen aus dem schmerzleitenden Fasersystem nicht weitergegeben werden. ↑Schmerz.

Gating ⟨*engl*⟩: Ausblenden eines best. Teils aus einem Signal mittels rechnertechn. o. elektron. Hilfsmittel. In der Radiol. Anwendung bei der Kernspin- u. Computertomographie, z. B. bei der Darstellung von Bewegungsabläufen des Herzens.

Gaucher, Philippe Charles Ernest (1854–1918), frz. Dermat. u. Venerologe.

Gaucher-Krankheit (nach Philippe C. E. G.): Glukosylceramid-Lipidose, charakterisiert durch eine Organinfiltration mit Gaucher-Zellen, 20–80 µm im Durchmesser betragende Makrophagen von runder o. polyedr. Gestalt, die einen, häufig auch mehrere exzentr. liegende runde Kerne enthalten. In der panopt. Färbung erscheint das Zytoplasma blaß blau, es enthält ein Netz feiner Fibrillen. Elektronenmikroskop. findet man im Zytoplasma Gaucher-Körper, 0,5–3 µm lange Stäbchen, die aus Mikrotubuli zusammengesetzt sind. Die Darstellung der NaF-sensiblen unspezif. Esterase, der sauren Phosphatase, PAS u. Fettfärbungen sind pos. Der Leukozytenabbau wird als Hauptquelle des gespeicherten Glukozerebrosids angesehen, das sich in den Makrophagen bei der G. anhäuft. G.-Zellen sammeln sich bei der adulten Form der G. vorwiegend in der Milzpulpa u. den zentrolobulären Regionen der Leber an. Bei der infantilen Form finden sich Gaucher-Zellen-Ansammlungen in Milz, Leber, Lymphknoten, Knochenmark u. anderen Organen. Auch im peripheren Blut lassen sich Gaucher-Zellen nachweisen. Bei etwa 15 % der Pat. mit chron. myelo. Leukämie finden sich ebenfalls typ. Gaucher-Zellen, die durch Überladung von funktionell intakten Makrophagen mit Sphingolipiden im Zusammenhang mit dem exzessiven Granulozytenumsatz bei der Leukämie entstehen. Erstbeschreibung 1882.

Gaucher-Phosphatase (nach Philippe C. E. G.): saure Phosphatase, stark erhöhte Aktivität im Serum bei Gaucher-Krankheit, bei der ein prim. Stoffwechseldefekt für Zerebroside vorliegt.

Gauer, Otto (1909–1979), dt. Physiol., Berlin.

Gauer-Henry-Reflex (nach Otto G. u. James H.): Reizung von Dehnungsrezeptoren (Betarezeptoren, vorwiegend im li. Vorhof; ↑Herzrezeptoren) führt zu Beeinflussung von osmoregulator. Strukturen im ↑Hypothalamus, wodurch eine verminderte Ausschüttung von antidiuretischem ↑Hormon durch den Hypophysenhinterlappen (↑Hypophyse) zustandekommt. Erhöhung der renalen Wasserausscheidung.

Gaumen ↑Palatum.

Gaumenaponeurose: bindegewebige Grundlage des weichen Gaumens, welche nach rostral in das Periost des harten Gaumens übergeht.

Gaumenbein ↑Os palatinum.

Gaumenbogen: bogenartig seitl. Begrenzung des Übergangs der Mundhöhle in den Rachen (↑Isthmus faucium). Man unterscheidet einen vorderen G. (↑Arcus palatoglossus) u. einen hinteren G. (↑Arcus palatopharyngeus).

Gaumenbreite: Abstand der oralen Alveolenränder der zweiten Molaren.

Gaumenfortsätze: Mesenchymproliferationen an der medialen Seite der Oberkieferwülste. Die G. bilden zusammen mit dem unpaaren prim. Gaumen den sek. (definitiven) Gaumen.

Gaumen, gotischer: hoher Gaumen, Spitzgaumen, Steilgaumen; ausgeprägtes Gaumengewölbe. Zeichen einer ↑Dysmorphie, ↑Noonan-Syndrom, ↑Ullrich-Turner-Syndrom.

Gaumenhöhe: Abstand der Mittellinie von einer Geraden zwischen dem distalen Alveolenrand der ersten Molaren.

Gaumenindex: prozentualer Anteil der Gaumenbreite an der Gaumenlänge.

Gaumenlänge: geradlinige Entfernung des ↑Orale vom ↑Staphylion.

Gaumenmandel ↑Tonsilla palatina.

Gaumennahterweiterung: forcierte Dehnung der Gaumennaht zur schnellen kieferorthopäd. Erweiterung des Oberkiefers.

Gaumennahtsprengung ↑Gaumennahterweiterung.

Gaumenplastik ↑Palatoplastik.

Gaumen, primärer: Zwischenkiefer, der in der 7. Embryonalwoche zwischen den lateralen Nasenwülsten liegt u. ab 8. Embryonalwoche in die Verschmelzung der Oberkieferfortsätze einbezogen wird.

Gaumenreflex: Heben des Gaumensegels bei Berührung der Uvula, einseitiger Ausfall weist auf Läsion des N. glossopharyngeus o. N. vagus hin.

Gaumensegel ↑Velum palatinum.

Gaumensegelspalte: Velum fissum; angeborene mediane Spaltbildung des weichen Gaumens (Palatum molle) im Velum palatinum; ↑Palatum. Abgeschwächte Form einer ↑Palatoschisis mit intaktem harten Gaumen. Isoliert o. in Kombination mit ↑Lippen-Kiefer-Gaumen-Spalten (Cheilognathopalatoschisis). Abortivform ist das gespaltene Zäpfchen (↑Uvula bifida).

Gaumenspalte ↑Palatoschisis, ↑Lippen-Kiefer-Gaumen-Spalte.

Gaumenwulst ↑Torus palatinus.

Gauss, Carl Joseph (1875–1957). Gyn., Würzburg.

Gauss-Eintrittseffekt (nach Carl J. G.): vorübergehende Verlangsamung der kindl. Herztöne – bes. bei engem Becken – nachdem der Kopf den Beckeneingang passiert hat, als Reaktion des kindl. Kreislaufs auf die neuen Druckverhältnisse. Heute durch charakterist. Veränderungen im ↑Kardiotokogramm erkennbar.

Gauss-Wackelportio (nach Carl J. G.): galt früher als Schwangerschaftsfrühdiagnostikum. Durch Auflockerung des unteren Uterinsegments kann die Zervix durch die innere Hand nach allen Seiten hin- u. herbewegt werden, ohne daß das Korpus diese Bewegung mitmacht.

Gaze ⟨*frz*⟩: imprägniertes Mullgewebe; Verbandsmull.

GC: *Abk* für engl. gain control; Verstärkungsvorwahl; auch VC o. AMG genannt; Trimmerstellmöglichkeit im Hörgerät, mittels der parallel zum äußeren, vom Pat. zu bedienenden Verstärkungsregler die max. Verstärkung vorgewählt werden kann.

Gc: *Abk* für engl. group specific component; Alpha-2-Glykoprotein des menschl. Serums sowie einiger Tiere. Gc besitzt offenbar Transportfunktionen für Vitamin D; wird in der Leber synthetisiert u. weist einen genet. gesteuerten Polymorphismus mit autosomalem kodominanten Erbgang auf.

GCP ↑Good Clinical Practice.

GDF-1: *Abk* für engl. growth and differentiation factor; in embryonalen Gehirn- u. Nervengewebe gebildeter Faktor; wirkt auf neuronale Zellen proliferations- u. differenzierungsanregend.

G. E.: *Abk* für ↑Gastroenterostomie.

Gebärmutter ↑Uterus.

Gebiete, thymusabhängige: T-Zell-besiedelte Gebiete der sekundären lymphoiden ↑Organe; Parakortikalzone der Lymphknoten, periarterioläre Lymphscheiden der Malpighi-Körper u. interfollikuläre Gebiete des lymphoiden Darmepithels.

Gebiß: **1.** Zähne der Zahnreihen des Ober- u. Unterkiefers. Beim G. z. T. vom sonstigen med. Sprachgebrauch abweichende o. nicht übl. topograph. Bez. **2.** Umgangssprachl. für abnehmbaren, meist totalen Zahnersatz.

Gebißanalyse: Überprüfung der gegenseitigen Beziehungen der Zahnreihen in den versch. Okklusionsstellungen, um durch Einschleifen Gleithindernisse zu beseitigen.

Gebißanomalie: Abweichungen der Zahnstellung o. der Bißlage von der Norm. Regelwidrigkeiten in der Anzahl u. der Stellung von Einzelzähnen o. Zahngruppen im Ober- o./u. Unterkiefer bei normalen o. abwegigen Kieferbeziehungen. Es können auch Störungen der ↑Bißlage bei regelrecht gebildeten Zahnreihen vorkommen. Häufig sind Fehlbildungen miteinander gekoppelt. Die Ursachen können sowohl ererbt als auch erworben sein. ↑Bonner System, ↑Angle-Klassen, ↑Anomalie.

Gebißformel: Zahnformel, schematisierende Kurzdarstellung des Zahnbestands einer Spezies unter Benutzung der Anfangsbuchstaben der lat. Bez. der einzelnen Zahntypen (I, C, P, M) u. Mengenangabe in Ziffern. Darstellung meist nur für eine Kieferhälfte u. mit Angabe der Gesamtanzahl der Zähne einer Dentition.

$$\frac{2\,I\;1\,C\;2\,P\;3\,M}{2\,I\;1\,C\;2\,P\;3\,M} = 32 \qquad \frac{3\,I\;1\,C\;4\,P\;3\,M}{3\,I\;1\,C\;4\,P\;3\,M} = 44$$

Mensch Ursäuger

Getrennter Ausweis von Ober- u. Unterkiefer erforderl., da gelegentl. Unterschiede zwischen beiden. ↑Gebißschema.

Gebißformer: funktionskieferorthopäd., skelettierte Geräte (Bimler, Typ A, B u. C), mit denen Korrekturen der Zahnstellung, der Bißlage u. Bißhöhe durchgeführt werden können.

Gebiß, permanentes: Zähne u. Zahnreihen der 2. Dentition ↑Odontogenese, ↑Zahnform.

Gebißschema: formalisiertes System zur Dokumentation des Gebißzustands mit Hilfe von Symbolen o. Kurzbezeichnungen. Aus dem Schema wird i. d. R. auch eine Kurzbezeichnung für einzelne Zähne abgeleitet. Auswahl aus einer großen Reihe von G.: **System von A. Zsigmondy** (1861): Koordinatenkreuz u. fortlaufende Numerierung der Zähne von der Mittellinie aus (bleibende Zähne arab. Ziffern, Milchzähne röm. Ziffern). Zur Kennzeichnung einzelner Zähne wird die Positionsziffer in einen dem Quadranten entsprechenden Winkel gesetzt. **System von Haderup** (1887): fortlaufende, von der Mittellinie ausgehende Numerierung der Zähne. Kennzeichnung des Quadranten durch ein jeweils mesial

Gebißschema (Tab. 1): Gebißschemata für das Milchgebiß (Auswahl)

System	rechts									links	
Two-digit	55	54	53	52	51	61	62	63	61	65	Oberkiefer
	85	84	83	82	81	71	72	73	74	75	Unterkiefer
Haderup	05+	04+	03+	02+	01+	+01	+02	+03	+04	+05	Oberkiefer
	05-	04-	04-	02-	01-	-01	-02	-03	-04	-05	Unterkiefer
Zsigmondy	V	IV	III	II	I	I	II	III	IV	V	Oberkiefer
	V	IV	III	II	I	I	II	III	IV	V	Unterkiefer
Anthropologie	m^2	m^1	c^x	i^2	i^1	^1i	^2i	^xc	^1m	^2m	Oberkiefer
	m_2	m_1	c_x	i_2	i_1	$_1i$	$_2i$	$_xc$	$_1m$	$_2m$	Unterkiefer

Gebißschema (Tab. 2): Gebißschemata für das Dauergebiß (Auswahl)

System	rechts															links	
Two-digit	18	17	16	15	14	13	12	11	21	22	23	24	25	26	27	28	Oberkiefer
	48	47	46	45	44	43	42	41	31	32	33	34	35	36	37	38	Unterkiefer
Haderup	8+	7+	6+	5+	4+	3+	2+	1+	+1	+2	+3	+4	+5	+6	+7	+8	Oberkiefer
	8-	7-	6-	5-	4-	3-	2-	1-	-1	-2	-3	-4	-5	-6	-7	-8	Unterkiefer
Zsigmondy	8	7	6	5	4	3	2	1	1	2	3	4	5	6	7	8	Oberkiefer
	8	7	6	5	4	3	2	1	1	2	3	4	5	6	7	8	Unterkiefer
Anthropologie	M^3	M^2	M^1	P^2	P^1	C^x	I^2	I^1	^1I	^2I	^xC	^1P	^2P	^1M	^2M	^3M	Oberkiefer
	M_3	M_2	M_1	P_2	P_1	C_x	I_2	I_1	$_1I$	$_2I$	$_xC$	$_1P$	$_2P$	$_1M$	$_2M$	$_3M$	Unterkiefer

Kennzeichnung eines Einzelzahns, Beispiel: rechter oberer Eckzahn

System	Milchgebiß	Dauergebiß
Two-digit	53	13
Haderup	03+	3+
Zsigmondy	$\underline{\text{III}|}$	$\underline{3|}$
Anthropologie	c^x	C^x

gesetztes Pluszeichen im Oberkiefer, ein Minuszeichen im Unterkiefer. Milchzähne werden durch eine vorangestellte Null kenntlich gemacht. **Two-digit-system** der F. D. I.: von der Mittellinie ausgehende Numerierung der Zähne, Angabe des Quadranten durch vorangestellte Ziffern folgendermaßen: 1 = re. oben, 2 = li. oben, 3 = li. unten, 4 = re. unten. Im Milchgebiß gelten die Ziffern 5–8. Die zweistelligen Zahnbezeichnung werden getrennt gesprochen. Das Two-digit-system ist druck- u. schreibtechn. am praktikabelsten sowie EDV-gerecht. In der Anthrop. ist die Verwendung der Anfangsbuchstaben der lat. Bez. des Zahntyps (I, C, P, M) übl., Position u. Quadrant werden durch vor- o. nachgestellte Exponenten o. Indizes angegeben. Tab. 1 u. 2.

Gebißstatus: systematisierte u. formalisierte Beschreibung des Gebißzustands, daraus abgeleitet dann auch für die entsprechenden Formblätter. Idealisierte, in neuerer Zeit auch oft stark abstrahierte Darstellung der Zähne u. ihrer einzelnen Flächen; mit spez. Symbolen u. versch. Farben werden die Zustände der einzelnen Zähne markiert. Oft entscheidendes Hilfsmittel bei der Identifizierung..

Geborenenrate: Anteil der Lebend- u. Totgeborenen auf 1 000 Geburten innerhalb eines best. Zeitraums, i. a. eines Jahres.

Geborenes: im Ergebnis der ↑Geburt zur Welt gekommenes Kind. Besitzt es die festgelegten Lebenszeichen (die wichtigsten sind Herztätigkeit u. Lungenatmung), handelt es sich um ein Lebendgeborenes. Bei einem Geburtsgewicht unter 1 000 g u. ohne Herztätigkeit o. Lungenatmung erfolgt die Einordnung als Fehlgeborenes (↑Abort). Die Bez. Frühgeborenes wird gebraucht, wenn die Geburt vor dem 259. Gestationstag einsetzte. Bei einem Geburtsgewicht über 1 000 g u. fehlenden Lebenszeichen liegt eine ↑Totgeburt vor.

Gebrauchsgüter: Wirtschaftsgüter im Krankenhaus mit einer durchschnittl. Nutzungsdauer bis zu 3 Jahren, gehen in die ↑Betriebskosten eines Krankenhauses ein, sind in der ↑Abgrenzungsverordnung aufgelistet.

Gebrauchsschule: Wiedererlernen der für das tgl. Leben wichtigsten Gebrauchsfunktionen, z. B. einer geschädigten Hand. Teil der krankengymnast. Behandlung.

Gebrechlichkeit: Zustand verminderter phys., psych. u. funktioneller Leistungsreserve mit verringerter Adaptationsfähigkeit u. erhöhter Anfälligkeit gegenüber äußeren Stressoren. ↑Behinderung, ↑Schädigung.

Geburt: Partus; Austreibungsvorgang des Kindes aus dem Mutterleib. Beginnt mit dem regelmäßigen Einsetzen rhythm. Uteruskontraktionen (Wehen alle 10–15 min) o. mit vorzeitigem ↑Blasensprung. Unterscheidung von 3 Phasen: 1. Eröffnungsphase. Dauer vom Wehenbeginn bis zur vollständigen Eröffnung des Muttermundes; 2. Austreibungsphase, wobei reflektor. bei jeder Wehe auch die Bauchpresse mit eingesetzt wird (Preßwehen). Der vorangehende Teil (meist Kopf) dehnt den „Geburtsschlauch“ (Scheide u. Damm-Muskulatur) u. walzt ihn aus. Schließl. tritt der Kopf über den Damm, u. der Körper wird mit der folgenden Wehe geboren; 3. Nachgeburtsphase, in ihr wird die G. beendet.

Geburtenkontrolle ↑Antikonzeption, ↑Geburtenregelung, ↑Familienplanung.

Geburtenregelung: Maßnahmen zur Empfängnisverhütung u. Bestimmung der Anzahl, des Zeitpunkts u. der zeitl. Aufeinanderfolge von Geburten durch ↑Familienplanung.

Geburtenüberschuß ↑Natalität.

Geburtenüberwachung ↑Patientenüberwachung.

Geburtenunterschuß ↑Natalität.

Geburtlichkeit ↑Natalität.

Geburtsdauer: Stundenzahl vom Beginn regelmäßiger Wehen bis zur Geburt des Kindes. Individuell sehr unterschiedl. Bei längerer Geburtsdauer muß an das Vorliegen pathol. Verhältnisse (Lageanomalie, Geburtshindernis, Wehenschwäche u. a.) gedacht werden, wobei Gefahr für die Mutter u. das Kind bestehen kann.

Geburtseinleitung: Gabe von Wehenmitteln o. instrumentelle Sprengung der Fruchtblase am Ende der Schwangerschaft mit dem Ziel, die Entbindung durchzuführen. Angewendet bei Ind. zur Beendigung der Schwangerschaft.

Geburtsgeschwulst: Kopfgeschwulst, Caput succedaneum; Gewebewasseransammlung am vorangehenden Kindesteil, meist auf dem Schädel in der Nachbarschaft der kleinen Fontanelle ermöglicht nach der Geburt eine Aussage darüber, welcher Teil in Führung gestanden hat. Das Ödem durchtränkt Haut u. Kopfschwarte, ist im Ggs. zum ↑Kephalhämatom nicht durch die Knochennähte begrenzt.

Geburtsgewicht: Körpergewicht unmittelbar nach der Geburt. Das G. ist vom ↑Gestationsalter u. das fetale Wachstum beeinflussenden Faktoren abhängig (bes. genet. o. sozialökonom. Einflüsse, auch Erkrankungen der Schwangeren o. des Feten). ↑Neugeborenes.

Geburtshaken: stumpfer Haken zum Einführen in die Schenkelbeuge bei ganzer Extraktion reiner Steißlagen. Wird nur bei abgestorbenen Früchten verwendet.

Geburtshelfer: ärztl. Personal der Geburtshilfe.

Geburtshelferhand: beim tetan. Anfall kommt eine Fingerhaltung wie bei gyn. Untersuchung zustande. ↑Tetanie.

Geburtshilfe: med. Fachgebiet, das sich mit Schwangerschaft, Geburt, Wochenbett u. mögl. Komplikationen befaßt (↑Gynäkologie).

Geburtslage: Lage des Feten in der Gebärmutter während der Entbindung; die Lage bezeichnet das Verhältnis von Längsachse des Kindes zur Längsachse der Mutter; dementsprechend Längs-, Quer- o. Schräglage.

Geburtslähmung: beim Kind unter der Geburt auftretende Lähmungen, z. B. Armplexuslähmung durch Läsion der 5. u. 6. Zervikalwurzel (↑Erb-Lähmung) o. Zangenverletzung des N. facialis.

Geburtslänge: Körperlänge unmittelbar nach der Geburt. Die G. ist von ↑Gestationsalter u. das fetale Wachstum beeinflussenden Faktoren abhängig (genet., sozialökonom. Einflüsse, Erkrankungen der Schwangeren o. des Feten).

Geburtsschmerz: Wehenschmerz; charakterist. Kontraktionsschmerz, der auf dem Höhepunkt der Wehe im Leib u. Rücken fühlbar wird u. kürzer als die Wehe andauert. Die Intensität des Schmerzes ist abhängig von der Kraft der Kontraktion, dem Widerstand des Muttermundes, dem Verhältnis zwischen Kopf u. Becken, dem Zustand des schmerzleitenden Nervensystems u. dem psych. Zustand der Kreißenden. Kann erleichtert werden durch systemat. Geburtsvorbereitung während der Schwangerschaft.

Geburtsstreifen: mikrosk. Struktur des Zahnschmelzes. ↑Odontogenese.

Geburtstermin: errechnetes Ende der Schwangerschaft, determiniert durch die ↑Schwangerschaftsdauer. Kann aus dem letzten Regeltermin nach der Naegele-Regel errechnet o. auf sog. Schwangerschaftskalendern abgelesen werden. Heute ist der G. mit Hilfe der Ultraschallmessungen exakt zu berechnen, wenn die Scheitel-Steiß-Länge o. ein anderes Ultraschallmaß (Fruchtsack, biparietaler Durchmesser u. a.) innerhalb der ersten 16–18 Wochen bestimmt werden.

Geburtstraumen des Neugeborenen: innere o. äußere Verletzungen des Kindes durch den Geburtsvorgang, intrakranielle Blutungen, Klavikulafraktur, Lähmungen durch Druck auf Nervenstränge u. a. Bei erschwerter Kindsentwicklung kommen andere Verletzungen vor, z. B. Extremitätenfrakturen, Epiphysenlösungen, Leberriß usw.

Geburtszange ↑Forceps.

Gedächtnis: Fähigkeit des Gehirns, die über die Sinnesorgane, insbes. Auge u. Ohr, einlaufenden Erregungsmuster bzw. Informationen selektiv kurz- o. auch langfristig zu speichern u. nach Bedarf abzurufen, wenn best. Bedingungen gleichzeitig gegeben sind, wie ein best. Grad von Wachheit u. Aufmerksamkeit, affektiv-emotionale Färbung in der Auffassung der Situation, in der die Reize wirkten o. wiederauftreten. Die Gedächtnisbildung weiterhin fördernde Faktoren sind die Wiederholung gleicher o. ähnl. Reizsituationen, bereits gespeicherte Informationen über analoge Sachverhalte, an die der neue Sachverhalt assoziiert werden kann (assoziatives G.). bes. im Kindes- u. Jugendalter. Nach der Zeitskala können unterschieden werden: **Sofortgedächtnis** (o. operatives G.), das auf einer schnellen Bahnung synapt. Verschaltungen beruhen könnte; **Kurzzeitgedächtnis,** dem längerfristige Bahnungsvorgänge, aber auch schon mikromorpholog. Änderungen an den Synapsen zugrunde liegen dürften (funktionell-morphol. G.); **mittelfristiges G.,** in dem biochem. Reaktionen, z. B. die durch die DNA gesteuerte Synthese spezif. Proteine, in den Nerven- u. Gliazellen vor sich gehen, tiefgreifende mikrostrukturelle Änderungen bewirkend. Dieser Prozeß findet seinen Abschluß im oft lebenslangen **Langzeitgedächtnis** (strukturelles G.). Der fließende Übergang vom Kurzzeit- zum mittelfristigen u. zum Langzeitgedächtnis wird auch Konsolidierung genannt. Bei der Einspeicherung von Gedächtnisinhalten (Engramm) spielen wahrscheinl. der Hippokampus u. temporale Großhirnrindenfelder eine bes. Rolle. Die endgültigen Aufbewahrungsorte dürften die frontalen u. temporalen Großhirnrindenfelder sein. Noch lückenhafter sind die Kenntnisse über die Mechanismen der Abrufung (Ekphoration) von Gedächtnisinhalten. Für Lernen u. funktionell-strukturelles G. scheinen die biogenen Amine, bes. das Noradrenalin, das weitverbreitet im Gehirn ist, von Bedeutung zu sein. Eine fördernde Wirkung auf die Engrammbildung sollen z. B. die Vorläufer spezif. Proteinsynthese bzw. die Ribonukleinsäuremoleküle innerhalb der Nervenzellen besitzen. ↑Gedächtnismodelle.

Gedächtnishemmung: Störung des normalen Ablaufs der Gedächtnistätigkeit, die versch. Ursachen haben kann. **Retroaktive Hemmung**: ein neu aufgenommener Gedächtnisinhalt setzt die Intensität eines vorher aufgenommenen Inhalts herab. **Reaktive Hemmung**: die Stabilität des zuerst aufgenommenen Inhalts erschwert die Einprägung eines später aufgenommenen Inhalts; **Ähnlichkeitshemmung**: Einprägung von Gedächtnisinhalten wird durch ihre Ähnlichkeit erschwert. **Assoziative u. reproduktive Hemmung**: assoziative Hemmung erschwert die Bildung einer Assoziation zwischen zwei Gedächtnisinhalten, wenn einer von ihnen schon mit einem dritten Inhalt neu assoziiert ist. **Reproduktive Hemmung**: Abschwächung einer Assoziation zwischen zwei Inhalten, die dann eintritt, wenn einer von ihnen mit einem dritten Inhalt assoziiert wird. **Ekphor. Hemmung**: ein Lernprozeß unmittelbar vor der Reproduktion eines früher gelernten Stoffs erschwert die Reproduktion dieses Gedächtnisinhalts; **Affektive Hemmung**: herabgesetzte Stabilität von Gedächtnisinhalten, deren Aufnahme unter starken Gefühlseindrücken erfolgte.

Gedächtnisillusionen: Gedächtnisfälschungen, bei denen eine objektiv vorhandene Grundlage besteht, die aber umgebaut wird. Im Ggs. dazu sind bei Gedächtnishalluzinationen (↑Halluzinationen), objektive Grundlagen nicht vorhanden.

Gedächtnis, immunologisches ↑Memory cell.

Gedächtnismodelle: grundsätzl. können zwei Typen von Lerngedächtnis unterschieden werden, das deklarative o. explizite u. das prozedurale o. implizite Gedächtnis. Ersteres ist dadurch gekennzeichnet, daß Einzelheiten erinnert u. zu einem Ganzen zusammengefügt werden (auch im Unterbewußtsein); explizit-deklarative Gedächtnisinhalte werden bewußt erinnert, sofern diese vorübergehend o. dauerhaft abgespeichert worden sind. Das prozedurale Gedächtnis hingegen ist das Ergebnis des (unterbewußten) Erlerntes motor. Fertigkeiten. Zum prozedural-impliziten Gedächtnis gehört die Fähigkeit, Inhalte von Sinneseindrücken kurzfristig zu behalten u. zu verarbeiten. Es ist mit dem Arbeitsspeicher (RAM) eines Computers symbol. vergleichbar u. wird daher als Arbeitsgedächntis (working memory) bezeichnet. Es ist von fundamentaler Bedeutung für die höheren kognitiven Funktionen, da es Informtaionen in einem aktiven u. sofort abrufbaren Zustand hält, ohne daß äußere Reize dafür unmittelbar notwendig wären. Das Arbeitsgedächntis ist eine kognitive Leistung, die eine zeitweilige Repräsentation an Informationen während fokussierten Denkens sichert. Während im deklarativen Gedächtnis die Rolle insbes. der li. Hemisphäre (frontoorbitale, parietale Hirnrindenfelder) u. des limb. Systems hervorragt, sind im prozeduralen Gedächtnis das stärker in der re. Hemisphäre wirkt, noch die Basalganglien, versch. Strukturen des Mittelhirns u. das Kleinhirn beteiligt. Die Mandelkernregion als Teil des limb. Systems bewertet im Zusammenwirken mit Hypothalamus u. Großhirnrinde emotionelle Komponenten des Gedächtnisses, sowohl im prozeduralen (kurzfristige Affekterlebnisse) wie auch im deklarativ expliziten Bereich. ↑Gedächtnis.

Gedächtnisstörungen: Störungen von Gedächtnis u. Lernleistungen. Vorkommen bes. bei ↑Demenz, ↑Psychosen, aber auch bei ↑Schizophrenien u. ↑Depressionen mögl. Nach Art der betroffenen Leistungen werden Störungen des deklarativen, prozeduralen u. des Arbeitsgedächtnisses unterschieden. Störungen des deklarativen Gedächtnisses betreffen die willkürl. Erinnerung an Daten u. Fakten (semant. Gedächtnis) bzw. Lebensereignisse (episod. Gedächtnis). Diese werden auch als **explizite G.** zusammengefaßt. Vorkommen insbes. bei Läsionen im Temporallappen. **Prozedurale G.** betreffen dagegen v. a. die unwillkürl. Aneignung motor. o. kognitiver Handlungsabläufe (z. B. Spielen eines Musikinstruments, Binden eines Knotens o. Erlernen eines Tastenschlüssels am PC). Vorkommen: z. B. bei Erkrankungen der Basalganglien wie Chorea Huntington o. Parkinson-Syndrom. **Störungen des Arbeitsgedächtnisses** referieren auf die Fähigkeit, Wahrnehmungs- u. Gedächtnisinhalte momentan bewußt u. damit einer kognitiven Verarbeitung verfügbar zu machen. Vorkommen insbes. bei Veränderungen des Frontallappens o. bei Schizophrenien.

Gedächtnistest: standardisierte psychodiagnost. Verfahren zur Untersuchung des Gedächtnisses. **Wiedererkennungsverfahren**: hier ist ein vorher dargebotenes Element aus ähnl. herauszufinden. **Reproduktionsverfahren**: ein dargebotener Gedächtnisinhalt muß angegeben, also aktiv erneuert (reproduziert) werden. In Abhängigkeit von der Konstruktion des Tests sind neben quantitativen Daten (z. B. Speicherkapazität) auch qualitative Aussagen (z. B. über den individuellen Lernprozeß) mögl. G. sind insbes. zur Diagnostik der ↑Demenz erforderl.

Gedächtniszellen, immunologische ↑Memory cell.

Gedankenabreißen: psychopatholog. Phänomen, bei dem der Gedankenablauf gestört wird u. nicht wieder aufzunehmen ist. ↑Denkstörungen.

Gedankenentzug: wahnhaftes Erlebnis einer Störung des normalen Gedankenablaufs bei ↑Schizophrenie, ↑Denkstörungen.

Gedanken, wahnartige: auf affektiver Grundlage entstandene Eigenbeziehungen; gehören nicht zu den Wahnerscheinungen.

Gedoelstia: Gattung der Oestridae. Die Larven parasitieren in den Nasenhöhlen von Haus- u. Wildtieren (Antilopen) in Afrika, können beim Menschen als Fehlwirt die Augen befallen u. eine ↑Ophthalmomyiasis mit stark ausgeprägter Konjunktivitis verursachen.

Gee, Samuel Jones (1839–1911), engl. Arzt, London.

Gee-Heubner-Herter-Krankheit (nach Samuel J. G., Johann O. L. H. u. Christian A. H.) ↑Zöliakie.

Gefährdungsskala bei Ernährungsproblemen: von Deutekon 1989 entwickelte Vier-Punkte-Skala zur Einschätzung u. Beurteilung für den Grad der Gefährdung des Pat. sowie seiner Risikohöhe in bezug auf Ernährungsprobleme. Die Skala umfaßt 5 Variablen, die von allg. körperl. Verfassung, über allg. seel. Verfassung, Aktivitätseinschränkung beim Essen u. Appetit bis hin zu aktuellem Gewichtsverlust reichen.

Gefäß ↑Arteria, ↑Vena, ↑Lymphgefäße.

Gefäßabbruch: röntg. Zeichen der pulmonalen Hypertension auf der Grundlage erhöhten Lungengefäßwiderstands. Dabei stellen sich auf dem Thoraxröntgenbild die zentralen Abschnitte der Lungenarterien erweitert, die peripheren eng dar. Der Übergang ist abrupt.

Gefäßanastomose: operativ hergestellte Verbindung von Arterien o./u. Venen. Die Verbindung kann End-zu-End, Seit-zu-Seit o. End-zu-Seit erfolgen.

Gefäßchirurgie: Teilgebiet der operativen Med., das mit hauptsächl. invasiven Behandlungsmethoden Erkrankungen der Arterien (↑Arteriosklerose) u. der Venen (↑Varizen) behandelt.

Gefäßendoprothese, biologische: als Gefäßersatz eingesetzte autologe V. saphena o. Nabelschnurvenen.

Gefäßendothese: eine inkorporierte Prothese, die anstelle eines insuffizienten Gefäßabschnitts operativ eingesetzt wird.

Gefäßersatzmaterial: Material zur Rekonstruktion von Arterien u. Venen. Es werden verwendet: autogene G. (V. saphena magna), allogene G. bei größeren Gefäßen, ↑Gefäßprothese, sowie homogene u. heterogene, letztere jedoch mit begrenztem Erfolg.

Gefäßgeräusch: hinter Stenosen bzw. in Aneurysmen o. bei stark erhöhter Fließgeschwindigkeit (relative Stenose) durch Wirbelbildung entstehende Geräusche in Arterien u. selten in Venen. Die bei Gefäßkompression entstehenden G. werden als Kriterien bei der Blutdruckmessung nach Riva-Rocci verwendet.

Gefäßgeschwulst ↑Angiom.

Gefäßinnervation ↑Kreislaufregulation.

Gefäßklemmen: im Gebrauch sind zwei grundsätzl. versch. Arten. Die ältere, heute noch in zahlreichen Modellen (nach Kocher, nach Péan) verwendete Art dient dem Abklemmen durchtrennter Blutgefäße, die dann ligiert o. verschorft werden. Die zweite Art ist neueren Ursprungs u. hat sich mit der rekonstruktiven Gefäßchirurgie entwickelt. Ihre Branchen dürfen nicht verletzen u. dienen der vorübergehenden Abklemmung des Blutstroms. Abb.

Gefäßkrisen: anfallsartiger Blutdruckanstieg bei ↑Tabes dorsalis.

Gefäßmittel: Pharmaka mit Wirkung auf periphere Blutgefäße. ↑Vasodilatanzien, peripher wirksame, ↑Koronarmittel, ↑Vasokonstriktanzien.

Gefäßnaht: blutdichte Naht von Arterien o. Venen mit atraumat., nicht resorbierbarem Nahtmaterial. Verfahren der Wahl sind die fortlaufende, überwendige Naht u. Einzelknopfnähte. Die mechan. Gefäßnähapparate nach Androsov (Heftklammer) u. Nakayama (Metallringe) haben sich nur begrenzt in der Chirurgie bewährt. Die Einzelklammertechnik ist besonders beim Einfügen von Patchmaterial hilfreich.

Gefäßnervenstrang: von einer bindegewebigen Hülle umschlossener Verband von Arterie, Vene u. Nerv, am Hals z. B. von A. carotis communis, V. jugularis interna u. N. vagus.

Gefäßprothese: Gefäßersatz aus textilem Material wie Polyester o. Polytetrafluoräthylen (Teflon) in gewebter, gestrickter o. expandierter Form. Es werden Bifurkationsprothesen u. einfache röhrenförmige Prothesen unterschieden. Abb.

Gefäßprozeß, zerebraler ↑Durchblutungsstörungen, zerebrale, ↑Apoplexie.

Gefäßregeneration: Gefäßneubildung durch Aussprossung erhaltener Kapillaren; ↑Regeneration.

Gefäßruptur: Riß eines Gefäßes mit Blutung in das umgebende Gewebe. Vorkommen bei Wanderkrankungen u. Traumen.

Gefäßschattenfigur: ein von dem Physiol. Purkinje (1819) entdecktes sog. entopt. Phänomen. Bei seitl. Beleuchtung des Auges mit Hilfe einer Diasklerallampe werfen die unter der Sklera u. vor der Netzhautrezeptorenschicht befindl. feinen Blutgefäße einen Schatten auf die Rezeptoren, so daß vom Subjekt die Gefäße mit ihren Verästelungen direkt wahrgenommen werden können.

Gefäßspasmen: Kontraktionen der glatten Muskulatur arterieller Gefäße, die zur reversiblen Einengung des Lumens u. Verminderung der Durchblutung führen. Funktionelle Stenosen bei Unterschreitung des kritischen ↑Verschlußdrucks o. durch Zunahme des Gewebedrucks, z. B. Hämatome, müssen ausgeschlossen werden. Gefäßspasmen werden vorwiegend an den akralen Gefäßen der Finger, seltener an den Zehen beobachtet. ↑Akrozyanose; ↑Ergotismus; ↑Raynaud-Krankheit. Auslösend wirken allg. Faktoren wie Emotionen o. lokale Reize wie Kälte, Vibrationen u. a. Ischäm. Schmerzen, lokale Abkühlung u. Hautblässe kennzeichnen den Zustand; troph. Störungen o. Nekrosen werden beobachtet. Die seltenen Spasmen der muskulären Verteilergefäße führen zu segmentalen Blutversorgungsstörungen.

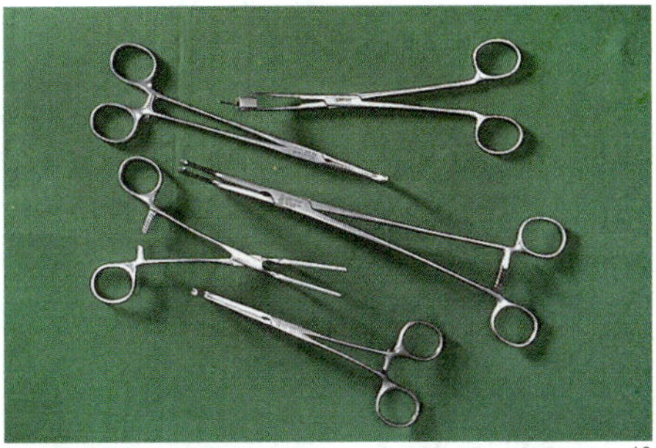

10

Gefäßklemmen

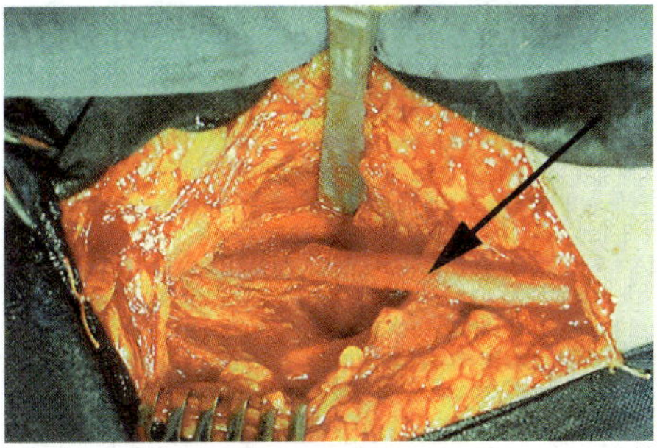

14

Gefäßprothese. Kunststoffbypass (Pfeil) mit distaler End-zu-End-Anastomose

Gefäßspasmolytika: Pharmaka, die den Tonus der glatten Muskulatur der Gefäße herabsetzen u. zur Gefäßerweiterung, Durchblutungssteigerung u. Blutdrucksenkung führen können. ↑Papaverin, ↑Dihydralazin (erweitert v. a. Arteriolen), ↑Nitroprussidnatrium, ↑Nitrite (erweitern v. a. venöse Kapazitätsgefäße) ↑Kalziumantagonisten, ↑Nikotinsäure.

Gefäßsystem, kapazitives: venöses System, das im Ggs. zum art. Gefäßsystem (Widerstandsgefäßsystem mit hohem Druck) Kapazität für den überwiegenden Teil des Blutes u. gleichzeitig einen niedrigen Druck besitzt (↑Kreislaufniederdrucksystem).

Gefäßtonus: nervös u. humoral gesteuerter Kontraktionszustand der glatten Muskulatur der Gefäßwände bes. kleiner Arterien u. Arteriolen, deren Lumen u. Durchblutung bei Tonuszunahme verringert (↑Gefäßspasmen) o. bei Tonusabnahme vergrößert werden. Angepaßter Gefäßtonus ist entscheidend für die Regulation der Organdurchblutung durch das vegetative Nervensystem u. seine Überträgerstoffe sowie den Organmetabolismus; ↑Vasomotorik.

Gefäßtumoren, zerebrale: Angioblastome (Hämangioblastom, Hämangioperizytom u. Angioretikulom) aus dichtliegenden Kapillaren, kavernösen Gefäßab-

G

schnitten u. undifferenzierten Zellen aufgebaut, relativ gutartig. **Lindau-Tumor**: zyst. Kleinhirnangioblastom. **Hippel-Lindau-Krankheit**: Kleinhirnangioblastom kombiniert mit Angioblastom in der Retina (Angiomatosis retinae et cerebelli). Genet. bedingt, autosomal dominanter Erbgang. Angioblastome kommen in den Hirnhäuten, in oberflächennahen Hirnabschnitten u. in der Tiefe des Gehirns vor, manchmal multipel. Wachstum: langsam, Neigung zu Rezidiven. Klinik: bei Frauen erste Sympt. oft in Zusammenhang mit Gravidität auftretend. Kleinhirnangioblastome führen häufig zur plötzl. Druckerhöhung in der hinteren Schädelgrube mit Tonsilleneinklemmung, Lebensgefahr; Blutungen u. a. Ther.: Tumor- u. Zystenexstirpation.

Gefäßwiderstand: Zeichen R (für engl. Resistance);

$$R = \frac{P}{V} \cdot t\,(\mathrm{kPa} \cdot \mathrm{l}^{-1} \cdot \mathrm{s})$$

Bei laminärer Strömung direkt proportional der Länge u. umgekehrt proportional dem Radius in der 4. Potenz. (↑Hagen-Poiseuille-Gesetz). Deshalb bes. großer G. im arteriolären Gefäßbett, wechselnder G. in elast. Gefäßen, deren Wände sich unter Druck dehnen; bei Druckabfall bzw. Hypotonie u. verändertem ↑Gefäßtonus wird umgekehrt eine Zunahme des G. vorgetäuscht.

Geflügelhalterlunge ↑Vogelzüchterlunge.

Geflügelpest: klass. G. (europ. o. lombard. G.) u. die Newcastle disease (atyp., asiat. o. exot. G.). Die klass. G. wurde bes. um 1900 durch den Geflügelhandel verbreitet, verläuft perakut u. akut, spielt jedoch gegenwärtig keine Rolle mehr. Die Newcastle disease ist eine hochkontagiöse Viruskrankheit (↑Newcastle-disease-Virus) v. a. der Hühner, seltener anderer Geflügel- o. Vogelarten mit hoher Letalität. Sie verläuft septikäm. o. chron. (kardiovaskuläre, enzephalit., respirator. bzw. gastrointestinale Erscheinungen). Seltener erkranken Säugetiere u. der Mensch, dann meist als „grippaler Infekt" diagnostiziert. (Progn. günstig; Ther. symptomat; Krankheitsdauer 1–3 Wochen). ↑Newcastle-Keratokonjunktivitis.

Geflügelpocken: Vogelpocken; Sammelbezeichnung für versch., durch Arten der Gattung Avipoxvirus verursachte Allgemeininfektionen, unter denen die Hautform (gelbliche Papeln auf der Haut) die G. i. e. S. darstellt. Nicht auf den Menschen übertragbar.

Geflügeltuberkulose: chron. verlaufende, weltweit verbreitete Krankheit (Mycobacterium avium u. Mycobacterium genavense) von Haus- u. Wildvögeln. ↑Mykobakteriose.

Gefrierätzung: Methode zur elektronenmikroskop. Darstellung von Oberflächen. Nach Gefriertrocknung werden die Gewebestücke im Rezipienten einer Beschattungsanlage angeschnitten. Infolge der ständigen Sublimation von Eis ergibt sich, wie bei der Ätzung, ein Relief, dessen Niveauunterschiede durch die Oberflächenstruktur bestimmt werden. Das Relief wird durch einen Kohleabdruck nachgebildet, der nach Beschattung im Elektronenmikroskop untersucht wird.

Gefriermikrotom: Präzisiosinstrument zum Anfertigen histol. Dünnschnitte eingefrorener Präparate. G. verfügen über ein mit Kohlensäure o. Peltier-Elementen elektr. gekühltes Messer, das meist innerhalb eines Kreissektors geführt wird, eine gekühlte Objekthalterung (Gefriertisch), eine Schraubspindel zum Objektvorschub u. einen Schichtdickenanzeiger. Eine Weiterentwicklung stellen ↑Mikrotome dar, die in einem spez. Kühlschrank eingebaut sind (↑Kryostate).

Gefrierpunkterniedrigung: beschreibt die Erniedrigung des Gefrierpunkts eines reinen Lösungsmittels durch Anwesenheit gelöster Substanzen, die mit dem Lösungsmittel keine Mischkristalle bilden. Zusammenhang zwischen G. u. Konzentration des gelösten Stoffs wird durch das Gesetz von Raoult beschrieben: $\Delta T = E \cdot n$ u. der zwischen osmot. Druck u. G. durch die math. Beziehung

$$\pi = \frac{\Delta T}{E} \cdot R \cdot T$$

Darin bedeuten: ΔT = G., n = Molzahl des gelösten Stoffs, π = osmot. Druck, E = kryoskop. Konstante, R = allg. Gaskonstante u. T = absolute Temperatur. Für gelöste osmot. aktive Teilchen gilt analog

$$\Delta T = E \cdot \mathrm{Osmol}$$

Daraus läßt sich die ↑Osmolarität (Osmol) wäßriger Lösungen (E für Wasser = 1,858 Grad mol^{-1}) errechnen u. bestimmen. Zusammenhang ist Grundlage für die kryoskop. Osmometrie zur Bestimmung der Osmolarität.

Gefrierschnitt: histol. Schnitt, bei dem das zu schneidende Gewebestück (auch ohne zusätzl. Einbettung) vor dem Schnitt mit einem ↑Gefriermikrotom tiefgekühlt wurde.

Gefrierschutzproteine: bei überwinternden Insekten u. antarkt. Fischen vorkommende, gefrierpunkterniedrigend wirkende Proteine u. Glykopeptide.

Gefrierschutzstoff ↑Kryoprotektivum.

Gefriersubstitution: Methode zu elektronenmikroskop. Untersuchung. Nach Einfrieren wird das Eis aus dem Präparat durch Flüssigkeiten (Glykol, Alkohol) bei tiefen Temperaturen verdrängt.

Gefriertrocknung: Kryodesikkation, mit Einschränkung auch Lyophilisation, Lyophilisierung; kein Desinfektions- o. Sterilisationsverfahren, sondern nur ein schonendes Konservierungsverfahren zum Trocknen gefrorenen biol. Materials unter Vakuum, wobei das direkt aus dem festen (Eis) in den gasförmigen Zustand übergehende Wasser (Sublimation) abgepumpt, adsorptiv gebunden o. im Kondensator der Gefriertrocknungsanlage (des „Lyophilisators") als Eis wieder ausgeschieden wird. Die G. hat nur eingeschränkte med. Bedeutung, da keine Keimfreiheit gewährleistet ist u. insbes. bei Transplantationen o. Infusionen von gefriergetrockneten Substanzen pathogene Keime übertragen werden können. Einsatzgebiete: 1. als Konservierungsverfahren für eiweißhaltige Flüssigkeiten (z. B. Blutplasma, Impfstoffe, Muttermilch): ein lösungsbereites lyophiles Pulver entsteht, das durch Wasseraufnahme wieder in den Ausgangszustand überführt werden kann (nur hier ist die Verwendung des Terminus Lyophilisation gerechtfertigt); 2. als Methode der avitalen Konservierung von Transplantationsmaterial (Stützgewebe wie Knochen, Dura, Sehnen u. a.); solche Gewebekonserven müssen vor der Verwendung rehydratisiert („regeneriert") werden; 3. als Fixierungsverfahren für licht- u. elektronenmikroskop. histo- bzw. zytochem. Untersuchungen.

Gefügedilation: bei chron. Insuffizienz des hypertrophierten Herzens auftretende nachweisbare Gleitverschiebung der Muskelfasern, die gleichsam auf „Lücke" treten. Die G. ist wesentl. Faktor für makrosk. Dilatation des chron. insuffizienten Herzens.

Gefügestörung ↑ Dérangement interne.

Gefühl: Teil der ↑ Emotionalität. Einteilung nach Eigenarten: Gefühlsreaktion, Gefühlsansprechbarkeit, Gefühlstiefe, Schwankungen des G., Diffusionsneigung, Differenziertheit der G., Gefühlsausdruck, Echtheit der G. Einteilung der G. nach Gegenstandsbereichen: soziale G.: Mitleid, Mitfreude, Güte, Spott, Scham, Freude, Haß, Liebe, Verachtung. Selbstgefühl: Selbstbewußtsein, Selbstvertrauen, Selbstwertgefühl. Rückbezügl. G.: Trauer, Zorn, Wut, Hoffnung. Wertgefühle: Schöpferfreude, ästhet. G.

Gefühlslosigkeit: qualvoll empfundene innere Leere, des „Abgestorbenseins" vorher vorhandener zwischenmenschl. Beziehungen, der Unfähigkeit zu Trauer o. Liebe. Typ. für endogene Depressionen.

Gefühlsreaktionen, inadäquate: eine unangemessene emotionale Reaktion i. S. einer Diskrepanz von Denken u. Fühlen.

Gefühlstheorien: theoret. Zusammenschau empir. Befunde emotionalen Geschehens mit dem Ziel, Bedingungen u. Verlauf emotionaler Prozesse u. damit das Wesen von ↑ Emotionen aufzuklären. Die Mehrzahl sind Klassifikations- u. nicht Erklärungsversuche, z. B. die Einteilung in die Dimensionen Lust/Unlust, Erregung/Hemmung u. Spannung-Lösung.

Gegenbaur, Karl (1826–1903), dt. Anat., Jena.

Gegenfarbentheorie: von dem Physiol. Hering formulierte Theorie des Farbensehens, die von 2 gegensinnig organisierten physiol. Prozessen in den Netzhautrezeptoren (Grünrot-, Gelbblauprozeß) ausgeht. Solche antagonist. Vorgänge sind an Netzhautganglien- u. Nervenzellen höherer Stationen der Sehbahn elektrophysiolog. nachgewiesen worden. ↑ Komplementärfarben.

Gegenstromelektrophorese: Überwanderungselektrophorese; Doppeldiffusionstest mit gesteigerter Empfindlichkeit u. verkürzten Reaktionszeiten durch Anlegen einer Gleichspannung. Antigen u. Antikörper werden in zwei gegenüberliegende Löcher im Agargel gegeben u. eine elektr. Spannung angelegt. Die langsam bewegl. Immunglobuline wandern zur Kathode, während sich die Antigene von der gegenüberliegenden Seite zur Anode bewegen. Präzipitationslinien bilden sich innerhalb von 30–90 min. Anwendung u. a. zum Nachweis von Meningokokken- u. Pneumokokkenantigenen im Liquor.

Gegenstromsystem: Systeme, in denen durch Nebeneinanderführung gerichteter Ströme von Gasen o. Flüssigkeiten günstige Austauschbedingungen bestehen. Finden in der Technik z. B. als Wärmeaustauscher Verwendung. G. sind in der Biol. weit verbreitet. In den Extremitäten wird die Temperaturänderung des zentralwärts fließenden Blutes vermindert, weil Arterie u. Vene eng benachbart liegen. Im Nierenmark bilden die ↑ Henle-Schleifen ein Haarnadel-G. Der osmot. Druck steigt im Scheitelbereich bis auf das Fünffache des Plasmawertes. Diese hohe Konzentration ist für die Wasserretention wichtig, denn aus dem Sammelröhrchen diffundiert Wasser in das Interstitium des Nierenmarks, u. der Harn wird konzentriert.

Gegenübertragung: in der ↑ Psychoanalyse alle unbewußten Gefühlsreaktionen des Ther. auf die ↑ Übertragung des Pat., idealerweise unter Abzug bzw. nach Bearbeitung der persönl. Gefühle (in der ↑ Lehranalyse) des Ther. Wichtiges diagn. Element.

Gehbänkchen: Hilfsmittel für gehbehinderte Pat.

Geheimmittel: Medikamente, die in der Zusammensetzung vom Hersteller geheimgehalten werden. Die Anwendung von G. widerspricht den Grundsätzen der wissenschaftl. Med. ↑ Arcanum.

Geheimratsecken: Haarausfall am seitl. Vorderkopf bei ↑ Alopecia androgenetica.

Gehemmtheit: ungewolltes Ausbleiben eines mögl. u. von der Situation her erlaubten o. geforderten Verhaltens. Im umgangssprachl. Sinne bedeutet G. eher etwas Neg., d. h. ein Versagen. Schultz-Hencke hat der G. als Folge der Hemmung einzelner Strebungen u. Bedürfnisse in der frühen Kindheit durch die Erziehung eine zentrale Rolle für die Persönlichkeitsentwicklung u. Neurosenentstehung beigemessen.

Gehgipsverband, „Gehgips": Unterschenkelgipsverband mit abrollfähigem Belastungsbügel aus Gummi, an der Plantarseite des Fußgipses in Verlängerung der Beinachse fixiert. Der G. ermöglicht eine frühere Belastung bei Frakturen des Unterschenkels, Sprunggelenks u. Fußes u. mindert die Gefahr der ↑ Frakturkrankheit.

Gehhilfen: Hilfsmittel zur teilweisen Entlastung des Körpergewichts, z. B. Gehstöcke, -gestelle, -wagen. Vorwiegend für Pat. mit noch nicht konsolidierter Fraktur o. anderweitig bedingter Störung der Gangsicherheit.

Gehirn: Enzephalon, Cerebrum; rostraler Teil des Zentralnervensystems, der innerhalb des Schädels liegt, mit grauer Substanz (Nervenzellen) u. weißer Substanz (markreiche Nervenfasern, ↑ Leitungsbahn). Das mittlere Hirngewicht des Mannes beträgt 1 350 g, das der Frau 1250 g. Man unterscheidet den Hirnstamm (Truncus cerebri), eine gewölbte, dem Schädeldach anliegende Fläche (Facies superolateralis) u. eine der Schädelbasis zugekehrte Fläche (Facies basalis). Der Hirnstamm ist beim Menschen von den Großhirnhemisphären überlagert. Das G. ist in 5 Abschnitte gegliedert: 1. Endhirn (Telenzephalon) mit ↑ Großhirnrinde, ↑ Nucleus caudatus, ↑ Putamen, ↑ Claustrum, ↑ Corpus amygdaloideum als grauer Substanz; 2. Zwischenhirn (Dienzephalon) mit ↑ Thalamus, ↑ Epithalamus, Subthalamus, ↑ Hypothalamus; 3. Mittelhirn (Mesenzephalon) mit ↑ Lamina tectalis, ↑ Nucleus ruber, ↑ Substantia nigra; 4. Hinterhirn (Metenzephalon), unterteilt in Brücke (↑ Pons) u. Kleinhirn (↑ Cerebellum); 5. Nachhirn, ↑ Myelenzephalon, Medulla oblongata (verlängertes Mark). 4. u. 5. bilden zusammen das Rautenhirn, Rhombenzephalon. Wie das Rückenmark wird das Gehirn von einem Kanal durchzogen, der sich im Rautenhirn zum IV. Ventrikel, im Zwischenhirn zum III. Ventrikel u. im Endhirn zu den beiden Seitenventrikeln (Hirnkammern) ausweitet. Auf Hirnschnitten sieht man graue Rinden- u. Kerngebiete, in denen die Ganglienzellen liegen, u. weiße Marksubstanz, welche in der Hauptsache aus Nervenfasern besteht. Das G. ist Organ der integrierten Regulationen aller Tätigkeiten des Organismus, die mit der Konstanz seines inneren Milieus sowie mit der Ankopplung an die Umwelt zusammenhängen. Es ist das Organ der höchstentwickelten Informationsverarbeitung, die im einzelnen in den Zellverbänden (neuronalen Netzwerken) der versch. Hirnregionen vor sich geht. Die Prozesse in den Zellen u. zwischen ihnen (↑ Synapsen, ↑Erregungsübertragung) werden auf höheren Verarbeitungsstufen zusammengefaßt u. kommen in den Wechselbeziehungen der einzelnen Hirnabschnitte zum Ausdruck. Auf dem psychophys. Niveau der Hirntätigkeit sind die komplizierten materiellen Prozesse zugleich Bewußtseinsprozesse. In dieses Tätigkeitsniveau ist die Großhirnrinde unbedingt einbezogen. Durch die „integrative“ Tätigkeit des Gehirns werden die versch., nach außen u. innen wirkenden Aktivitätszustände wie Wachsein, Orientierung, Aufmerksamkeit, Motivation u. Emotion sowie Gedächtnis zusammengefaßt u. in Verhaltensakten zur Wirkung gebracht. Die Informationsverarbeitung geschieht durch die Weitergabe bzw. Neubildung von Aktionspotentialen, sog. Nervenimpulsen, die mit Hilfe versch. Überträgersubstanzen über die Synapsen die Membraneigenschaften der Nervenzellen u. deren Stoffwechsel verändern, sowie durch gegenseitige impulslose, elektroton. Beeinflussung eng benachbart liegender Nervenzellen. In beide Formen der Verarbeitung sind auch die ↑Gliazellen einbezogen. Eng mit der Tätigkeit des Gehirns sind die endokrinen Drüsen verbunden, wobei die Hypophyse als hormonelle Steuerungsdrüse eine wesentl. Vermittlerrolle spielt. Abb.

Gehirnabszeß ↑Hirnabszeß.

Gehirnarteriosklerose ↑Durchblutungsstörungen, zerebrale, ↑Apoplexie.

Gehirnbasis ↑Basis cerebri.

Gehirnblasenwurmkrankheit ↑Echinokokkose.

Gehirnblutung ↑Apoplexie, ↑Durchblutungsstörungen, zerebrale.

Gehirndruck ↑Drucksteigerung, intrakranielle.

Gehirnentzündung ↑Enzephalitis. ↑Virusenzephalitis.

Gehirnerschütterung ↑Commotio cerebri.

Gehirnerweichung ↑Enzephalomalazie.

Gehirnhaut ↑Meninges.

Gehirnhautentzündung, übertragbare ↑Meningokokkenmeningitis, ↑Virusmeningitis.

Gehirnkompression ↑Compressio cerebri.

Gehirnkontusion ↑Contusio cerebri.

Gehirnmatrix: Keimschicht in der Wand der embryonalen Anlage des ZNS in unmittelbarer Ventrikelnähe (ventrikuläre u. subventrikuläre Zone). Nur hier erfolgt die Proliferation. Postmitot. Neuroblasten wandern (Migration) dann in die determinierte Lokalisation (z. B. Rindenschicht). Bei niederen Vertebraten bleibt G. zeitlebens erhalten (Regeneration im ZNS). Abb.

Gehirnödem ↑Hirnödem.

Gehirnprolaps ↑Hirnprolaps.

Gehirnpunktion: Hirnbiopsie; diagn. Methode zur Entnahme von Hirngewebe mittels Punktionskanüle zur neurohistolog. Untersuchung, z. B. Tumoren, degenerative Erkrankungen, optimal stereotakt. unter CT-Kontrolle.

Gehirnrinde ↑Großhirnrinde.

Gehirnsand ↑Acervulus cerebri.

Gehirnschlag ↑Apoplexie.

Gehirnstamm ↑Hirnstamm.

Gehirnstoffwechsel: Das Gehirn hat hohen Sauerstoffverbrauch (20 % des Gesamt-O_2-Verbrauchs des Organismus unter Ruhebedingungen). Sein RQ (respiratorischer ↑Quotient) ist 1. Das wichtigste energieliefernde Substrat ist die Glukose, auf deren kontinuierl. Zufuhr das Gehirn angewiesen ist. Eine ↑Hypoglykämie führt rasch zu Störungen der Gehirnfunktion (Bewußtlosigkeit, Krämpfe, irreversible Schäden u. Tod). Nach einer längeren Hungerperiode ist das Gehirn zur Verwertung von ↑Ketonkörpern befähigt. Im Aminosäurestoffwechsel spielt die Glutaminsäure eine Rolle, die als Quelle der ↑Gammaaminobuttersäure (↑Neurotransmitter) u. zur Fixierung des aus anderen Aminosäuren freigesetzten Ammoniaks dient (Bildung von ↑Glutamin). Ammoniak ist gehirntox. u. wirkt krampfauslösend.

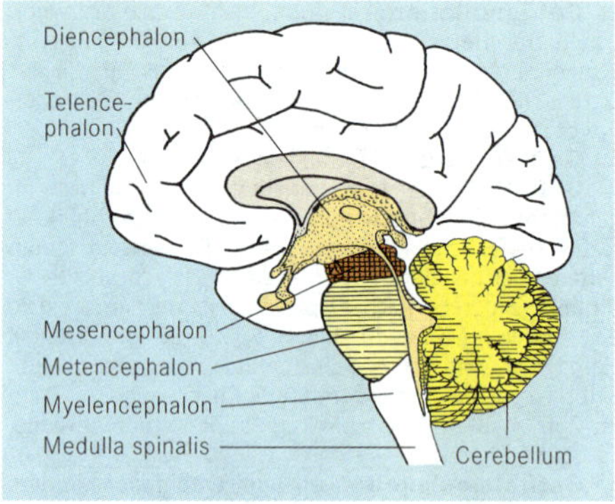

Gehirn. Median-Sagittalschnitt durch das Gehirn

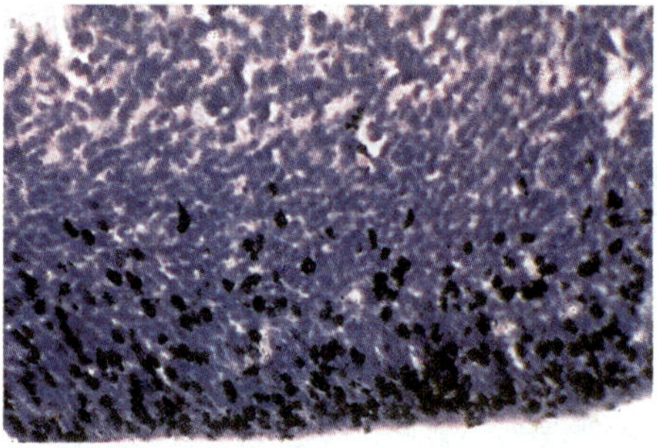

30

Gehirnmatrix. Histologischer Schnitt durch das Großhirn einer Ratte, Autoradiogramm nach ^3H-Thymidin-Injektion, HE-Färbung; Proliferation (Silberkörner) nur in der G.

Gehirnventrikel ↑Hirnkammern.

Gehirnwindung ↑Gyrus.

Gehirnzentren ↑Hirnzentren.

Gehirnzysten: angeborene o. erworbene, zyst. Bildungen in Rinde o. Mark versch. Genese. Angeborene G.: ↑Ventrikelzysten, ↑Kleinhirnzysten, ↑Porenzephalie.

Gehörempfindungen ↑Gehörsinn.

Gehörgang: Man unterscheidet einen äußeren G. (Meatus acusticus externus), welcher einen knorpeligen u. einen knöchernen Teil hat u. von der äußeren Ohrmuschel bis zum Trommelfell führt, einen inneren G., welcher mit dem Porus acusticus internus an der Hinterfläche der Felsenbeinpyramide beginnt u. N. facialis, N. vestibulocochlearis, N. intermedius sowie A. u. V. labyrinthi umschließt. ↑Gehörorgan.

Gehörgangatresie: Meatus acusticus solidus; angeborenes Fehlen des äußeren Gehörgangs, meist kombiniert mit Fehlbildungen des äußeren Ohrs (↑Mikrotie,

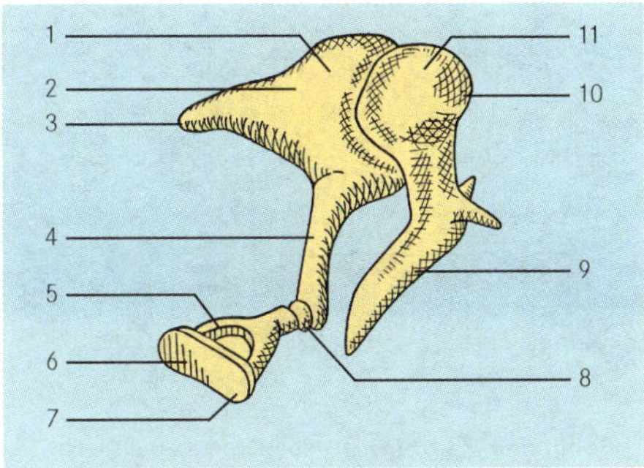

Gehörknöchelchen.
1: Corpus incudis (Amboßkörper); 2: Incus; 3: Crus breve (kurzer Fortsatz); 4: Crus longum (langer Fortsatz); 5: Crura stapedis (Steigbügelschenkel); 6: Basis stapedis (Steigbügelfußplatte); 7: Stapes (Steigbügel); 8: Amboß-Steigbügel-Gelenk; 9: Manubrium mallei (Hammergriff); 10: Caput mallei (Hammerkopf); 11: Malleus (Hammer)

↑Ohrtiefstand, angeborene ↑Ohrmuscheldefekte) u. des Mittelohrs (Atresia auris congenita). G. kann genet. bedingt sein, tritt jedoch auch exogen auf (↑Thalidomidembryopathie). Formalgenet. handelt es sich um eine Agenesie (Nichtausbildung der ersten Kiemenfurche) o. um Aplasie (Nichtkanalisierung des transitor. epithelialen Verschlusses). G. ist Bestandteil von Syndromen, z.B. ↑Dysostosis mandibulofacialis, ↑Dysostosis akrofacialis, ↑Dysplasia oculoauricularis, ↑Arnold-Chiari-Syndrom, ↑Klippel-Feil-Syndrom, ↑Moebius-Syndrom, ↑Williams-Beuren-Syndrom.

Gehörgangekzem: Ekzem des äußeren Gehörgangs, z.B. bei Otitis media.

Gehörgangentzündung ↑Otitis externa.

Gehörgangexostose: lateral, einseitig, solitär, gestielt an der hinteren Wand o. medial, multipel, zumeist beidseitig, symmetr., unmittelbar vor dem Trommelfell gelegene Exostose, die zur Verlegung des Gehörgangs durch Retention von Sekret, Zerumen u. Schuppen mit Ohrendruck, -sausen u. Schalleitungsschwerhörigkeit führen kann. Abtragung (Fräse, Meißel) nach Ablösung des Gehörgangschlauchs.

Gehörgangplastik: plast. Wiederherstellung der Gehörgänge durch Hautlappen u.a. nach Entzündungen, Tumoren, Operationen.

Gehörgangpolyp: durch das perforierte Trommelfell ragender Granulationspolyp bei chron. Otitis media.

Gehörgangstenose: Verengung des äußeren Gehörgangs meist im knöchernen Abschnitt. Ursache können auch Exostosen sein, die z.T. dominant vererbt werden. Entstehung u. Kombination mit anderen Fehlbildungen; ↑Gehörgangatresie.

Gehörknöchelchen: Reihe der 3 Knochen Hammer (Malleus), Amboß (Incus) u. Steigbügel (Stapes), welche die Bewegungen des Trommelfells durch das Mittelohr aufs Vorhoffenster u. über dieses auf das Innenohr übertragen u. durch Gelenke (↑Articulatio incudostapedialis bzw. ↑Articulatio incudomallearis) miteinander verbunden sind. Abb.

Gehörknöchelchendefekte: angeborenes Fehlen o. Formstörungen von Gehörknöchelchen. Die gesamte Kette kann bei schweren Fehlbildungen des Mittelohrs fehlen. Entspr. ihrer Herkunft aus dem 1. Kiemenbogenknorpel sind Fehlen o. Anomalien von Hammer u. Amboß oft mit Störungen der Mandibula verbunden. 2 o. 3 Knöchelchen können untereinander o. im ovalen Fenster (angeborene Stapesfixation) synostosiert sein (Schallleitungsschwerhörigkeit). Die häufigsten Formveränderungen betreffen den Steigbügel: Knochensäule anstelle beider Schenkel, Hypoplasie eines Schenkels, Steigbügelloch von Knochen ausgefüllt.

Gehörknöchelchenkontakt: soziale Kontaktaufnahme über das akust. System zu Personen mit einer unentwickelten o. behinderten Kommunikationsfähigkeit, Ansprechen des Säuglings, Ansprechen Behinderter u. Schwerkranker o. sterbender Pat. ↑Hautkontakt.

G

Gehörknöchelchenunterbrechung: Mittelohrschwerhörigkeit nach traumat., entzündl. o. iatrogen bedingte Fraktur, Luxation o. Arrosion eines o. mehrerer Gehörknöchelchen. Folgen sind Schalleitungs- o. kombinierte Hörstörung unterschiedl. Grades. Sonderfall: unterbrochene Gehörknöchelchenkette bei intaktem Trommelfell (z.B. Amboßluxation) bedingt hochgradige Schalleitungsstörung.

Gehörorgan: Organ des ↑Gehörsinns; bestehend aus: **äußeres Ohr** (Auris externa): 1. Äußerer Gehörgang (Meatus acusticus externus) mit elast. Knorpel (außen) u. Knochen (innen) sowie Haut (Kutis) mit ↑Glandulae ceruminosae; 2. Ohrmuschel (Auricula) von Haut überzogener elast. Knorpel. **Mittelohr** (Auris media): die luftgefüllte Paukenhöhle (Cavitas tympanica) wird von Schleimhaut mit einschichtigem platten bis kub. Epithel u. gefäßreicher bindegewebiger Lamina propria ausgekleidet; sie enthält die Gehörknöchelchen aus Lamellenknochen, den M. stapedius, die Sehne des M. tensor tympani (beide Muskeln quergestreift) u. die Chorda tympani (Nerv). Als Grenze zum äußeren Ohr dient das Trommelfell (↑Membrana tympani), die Verbindung zum Pharynx stellt die Tuba auditiva her, deren Schleimhaut ein Flimmerepithel aufweist. **Innenohr** (Auris interna): Schneckenteil (↑Kochlea) des knöchernen Labyrinths, in dessen häutigem Anteil das Corti-Organ (↑Organum spirale) als Audiorezeptor sitzt. Abb.

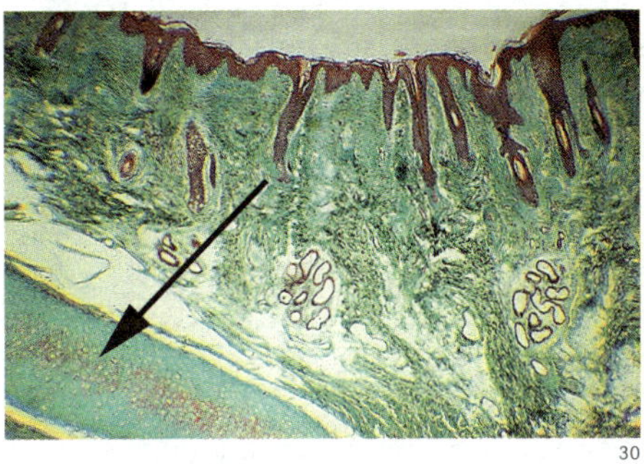

30

Gehörorgan. Histologischer Schnitt durch den äußeren Gehörgang, Färbung nach Goldner; Epidermis, Zeruminaldrüsen, elastischer Knorpel (Pfeil)

Gehörschutz, individueller: schalldämmendes Mittel, das den Gehörgang, die Ohrmuschel, den Kopf o. den gesamten Körper nach außen hin abschließt, um den einwirkenden Lärm auf nicht gehörschädigende Werte zu reduzieren. Man unterscheidet Gehörschutzwatte, Kunststoffstöpsel, Gehörschutzkappen, -helme u. -anzüge.

Gehörsinn: Vermögen zur Wahrnehmung u. Beurteilung von akust. Erscheinungen (Longitudinalwellen best. Frequenzen) bzw. Gesamtheit aller anat. Strukturen u. physiol. Prozesse, auf denen dieses Vermögen beruht (auditives System o. auditiver Analysator). Über äußeren Gehörgang, Trommelfell u. Gehörknöchelkette werden die Schallwellen an das Innenohr geführt, wobei es zu einer Druckverstärkung im ovalen Fenster u. damit Anpassung an das eine hohe akust. Impedanz besitzende, schallharte Medium der Perilymphe der Schnecke kommt. Die entstehenden Wanderwellen erregen die Haarzellen des Corti-Organs (↑Organum spirale), welche die Erregungen an den Hörnerven weitergeben. Die zentrale Verarbeitung erfolgt in der Medulla oblongata, bes. den Olivenkernen, im Mittelhirn (untere Zweihügel der Lamina quadrigemina), im Thalamus (bes. im Kern des medialen Kniehöckers) u. in der Großhirnrinde (prim. u. sek. auditive Projektionsfelder). Der Ausschnitt aus der Schallwelt, den der G. des Menschen aufnehmen kann, liegt bei Schwingungsfrequenzen von 0,02–20 kHz. ↑Hörschwelle, ↑Richtungshören. Abb.

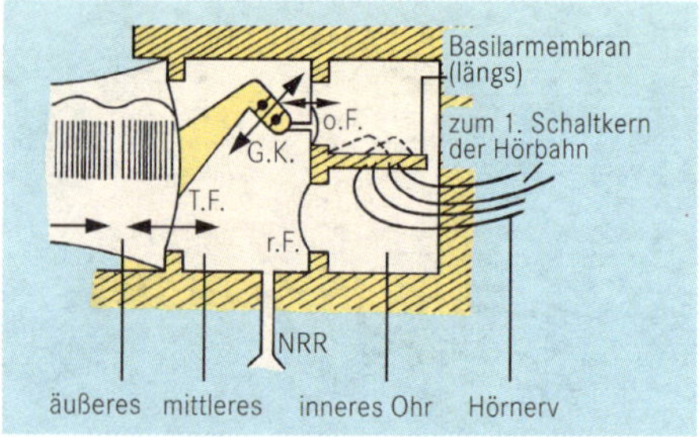

Gehörsinn. Reiztransport über Trommelfell (T. F.) u. Gehörknöchelkette (G. K.) zum ovalen Fenster (o. F.) in dem die Steigbügelplatte (waagerechter Pfeil) schwingt; NRR: Nasenrachenraum

Gehprüfung: Prüfung der Gehfähigkeit bzw. Differenzierung von ↑Gangstörungen. Der Pat. wird aufgefordert, mit offenen o. geschlossenen Augen, frei, auf einem Strich, im Seiltänzergang, auf den Zehenspitzen, auf den Fersen usw. zu gehen.

Gehschule: systemat. u. gezielte Anleitung Gehbehinderter u. Amputierter durch Krankengymnasten zum Erreichen eines optimalen Gangbildes u. max. Gehleistung mit u. ohne ↑Prothese bzw. ↑Orthese.

Geiger, Hans (1882–1945), dt. Physiker, Kiel, Tübingen, Berlin. Schüler von E. Rutherford; erfand zusammen mit W. Müller das ↑Geiger-Müller-Zählrohr.

Geiger-Müller-Zählrohr (nach Hans G. u. Walther M.): Detektor für ionisierende Strahlung. In einem Metallrohr von einigen Zentimetern Durchmesser, das meist mit Argon u. Methanol als Löschgas gefüllt ist (Druck 13,3 kPa = 100 Torr), befindet sich in dessen Achse ein Metalldraht (0,1–0,2 mm Durchmesser). Zwischen Rohr u. Zähldraht liegt eine elektr. Spannung (1 000–1 500 V). Trifft eine Beta- o. Quantenstrahlung auf das G., entstehen im Zählvolumen Ladungsträger (Elektronen u. pos. Ionen), die im elektr. Feld beschleunigt werden. Die Ladungslawine wird am Zähldraht gesammelt. Am angeschlossenen Arbeitswiderstand entsteht ein Spannungsimpuls, der nach Verstärkung registriert werden kann. Eine Unterscheidung nach Strahlungsart u. -energie ist mit dem G. nicht mögl. Die Empfindlichkeit gegenüber ↑Szintillationsdetektoren ist mind. um den Faktor 100 kleiner, deshalb werden in der Nuklearmed. G. nur für Strahlenschutzmessungen angewendet. Sollen Betateilchen gemessen werden, so erhalten G. stirnseitig ein dünnes Glimmerfenster.

Geißel ↑Flagellum.

Geißel-Antigene ↑H-Antigene.

Geißelfärbung: Sichtbarmachung der Geißeln (↑Flagellum) von Bakterien durch geeignete Färbeverfahren unter vorausgehender schonender Fixierung u. gründl. Beizung zum Quellen der Geißeln. Als Beizmittel Verwendung von Tanninsäure, Ferichlorid, Anilin, Äthylalkohol, Ammoniumeisenchlorid u. Sublimat. Färbung nach Löffler u. Shunk mit Methylenblau o. Carbolfuchsin, nach Peppler mit Carbolgentianaviolett, nach Tabeyl mit Viktoriablau, nach Zettnow mit Osmiumtetroxid u. Äthylaminsilberlösung, nach Leifson mit bas. Fuchsin.

Geißeln: lange, dünne, aus kontraktilem Protein (Flagellin) bestehende Bewegungsorganellen von 20 nm Dicke u. bis zu 20 µm Länge. Es gibt polar o. ringsum (peritrich) begeißelte Bakterien; Träger der H-Antigene. G. der Protozoen u. Phytoflagellaten bestehen ebenso wie die Zilien der Metazoengewebe aus 9 radiär angeordneten Doppel- u. 2 Zentralfibrillen, die von einer Plasmamembran umschlossen werden.

Geißeltierchen ↑Flagellata.

Geißfuß: zahnärztl. Instrument zur Zahnwurzelentfernung, ↑Hebel.

Geisteskrankheiten: veraltete Bez. für alle endogenen psych. Störungen, die auf einem fortschreitenden Krankheitsprozeß beruhen sollen; häufig (für Schizophrenie im Ggs. zur Gemütskrankheit für Depression) verwendet; nicht ident. mit dem Rechtsbegriff der „krankhaften seelischen Störung".

Gekröse: Bez. hergeleitet von Krause, da die Mesenterien am Übergang zum Dünndarm eine halskrausenartige Faltung aufweisen; ↑Mesenterium u. ↑Mesokolon.

Gekröseanomalien: angeborener, atyp. Verlauf von Gekröse, meist im Zusammenhang mit Fehlrotationen des Darms, indem die Gekröse unvollständig, überschießend o. gar nicht mit der hinteren Bauchwand verbunden sind. Extreme Form ist ein gemeinsames Gekröse für Dünn- u. Dickdarm (↑Mesenterium ileocolicum commune). ↑Caecum mobile, ↑Mesenteriallücken, Strangbildungen über das Duodenum (↑Ladd-Syndrom), ↑Treitz-Hernie.

Gel ↑Gele.

Gelasma ⟨*gr*⟩ *n*: krampfartiges Lachen bes. bei Psychosen.

Gelatine ↑Blutersatz, ↑Plasmaexpander, ↑Hämostyptika.

Gelatinekapseln: aus Gelatine mit o. ohne Zusatz von Glycerol, Saccharose o. anderen geeigneten Stoffen in Form von runden o. ovalen Hohlkörpern o. paarweise ineinander schiebbaren, einseitig verschlossenen Zylindern hergestellte ↑Kapseln. Letztere gibt es mit sicherem Verschluß als Snap-fit-Kapseln. Man unterscheidet Weich- u. Hartgelatinekapseln. Weichkapseln gibt es in den anat. entsprechenden Formen u. Größen für die perorale, vaginale, rektale u. lokale Anwendung. G. können mit geeigneten ↑Farbstoffen o. ↑Pigmenten gefärbt sein. Soll der Inhalt der G. erst im Darm freigegeben werden, so müssen sie mit Formaldehyd o. in anderer geeigneter Weise magensaftresistent gemacht werden. ↑Magensaftresistenz.

Gelatinelösung: Infusionslösung, in der Gelatine mit einem Mol. Gew. von 20–40 000 enthalten ist u. die zur Volumensubstitution genutzt wird. Gehört zur Gruppe der Plasmaersatzmittel wegen der plasmaähnl. Wirkung. Für die Notfallversorgung u. Schockbekämpfung wichtige Präparate.

Gelatinetoleranztest: nach peroraler Gabe von 25 g Gelatine wird der Anstieg bzw. die Ausscheidung des Hydroxyprolins im Blut bzw. Urin bestimmt. Obsolet.

Gelbblaublindheit ↑Farbensinn.

Gelbfettkrankheit: gelbbräunl. Pigmentierung des Depotfettes, Fettgewebenekrosen u. Bildung von ↑Zeroiden, eine der Formen des Vitamin-E-Mangelsyndroms der Schweine. Außer bei diesen auch bei Katzen, Nerzen, Füchsen u. Hühnerküken beobachtet.

Gelbfieber: Ochropyra, schwarzes Erbrechen; in trop. Gebieten Afrikas u. Südamerikas endem., akute Infektionskrankheit. Erreger ↑Gelbfiebervirus (↑Flavivirus). Natürl. Virusreservoir sind versch. Affenarten, Verbreitung des Erregers durch Stechmücken (Aëdes aegypti in Afrika, Haemagogus-Arten in Südamerika). Der Mensch ist bei diesem **Busch- o. Dschungelgelbfieber** nur zufällig im Infektionszyklus. Weitere Krankheitsausbreitung in menschl. Siedlungen durch anthrophile Mückenarten. **Stadtgelbfieber** (urbanes G., klass. G.): Inkubationszeit 6 Tage, akuter Krankheitsbeginn mit hohem Fieber (Abb.), Kopf-, Glieder- u. Rückenschmerzen. Nach vorübergehender Besserung erfolgt Stadium der Organmanifestation mit versch. Verlaufsformen wie hepat. Form mit Ikterus u. Leberinsuffizienz, hepatorenales Syndrom mit Niereninsuffizienz. Je nach Verlauf sind Herzmuskelschädigung, hämorrhag. Diathese o. bei Hirnödem o. Enzephalomeningitis psychoneurolog. Erscheinungen mögl. In schweren Fällen Kombinationen der Sympt., fulminante Verlaufsform endet in wenigen Tagen in über 50 % letal. Diagnostik: klin. Sympt., virol., serol. Ther. symptomat.; Proph.: wichtigste Maßnahme ↑Gelbfieberschutzimpfung, Mückenbekämpfung. Meldepflichtige Infektionskrankheit. Abb.

Gelbfieberimpfstoff: attenuierte Viren des Gelbfieberstamms 17 D (modifizierter Asibi-Stamm) aus infizierten Hühnerembryonen zur parenteralen Applikation. G. enthält lyophilisierte, vermehrungsfähige Viren. Der verwendete Impfstoff muß von der WHO anerkannt sein. ↑Gelbfieberschutzimpfung.

Gelbfiebermücke ↑Aëdes aegypti.

Gelbfieberschutzimpfung: Impfung mit Gelbfieberimpfstoff, die ggf. als Reiseimpfung durchgeführt wird. Die Dauer des Impfschutzes beträgt ca. 6–10 Jahre. Die G. darf nur in den staatl. bzw. von der WHO zugelassenen Impfstellen durchgeführt werden. Durch G. wird gleichzeitig für 4–6 Monate Schutz gegen ↑Denguefieber erzielt.

Gelbfiebervirus: Virus der Gattung ↑Flavivirus aus der Fam. ↑Flaviviridae. Erreger des bei Affen vorkommenden u. durch Moskitos übertragenen Wald- o. Dschungelgelbfiebers u. des bei Menschen vorkommenden klass. ↑Gelbfiebers.

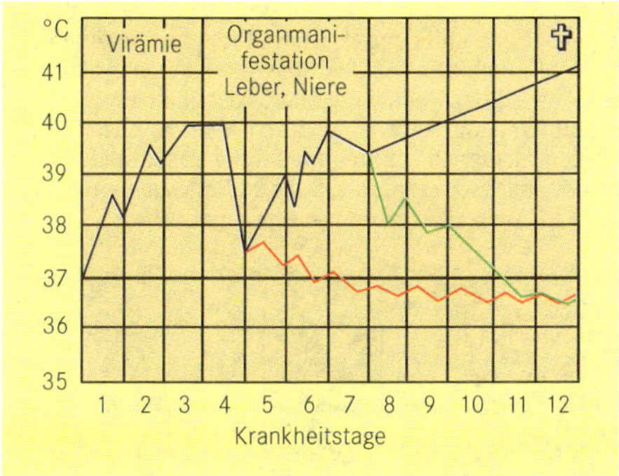

Gelbfieber. Typischer Körpertemperaturverlauf

Gelbknoten ↑Xanthom.

Gelbkörper ↑Corpus luteum.

Gelbkörperhormone ↑Corpus-luteum-Hormone.

Gelbkörperphase ↑Lutealphase.

Gelbsucht ↑Ikterus.

Gelbsucht, epidemische ↑Virushepatitis.

Geldrollenbildung: gesteigerte Ballungsneigung der Erythrozyten infolge vorwiegend physikal.-chem. Zustandsänderung des Plasmamilieus u. zwar durch Viskositätszunahme infolge einer Vermehrung der Gammaglobuline, wobei es zur serienmäßigen Aneinanderlagerung der Erythrozyten kommt. Diese ↑Agglomeration der roten Blutzellen kann sich durch Zusammenlagerung zu größeren Geldrollenaggregaten steigern, so daß es fließende Übergänge gibt zur „Körnigen Strömung" des Blutes i. S. des Sludged-Blood-Effekts (↑Sludge). Abb.

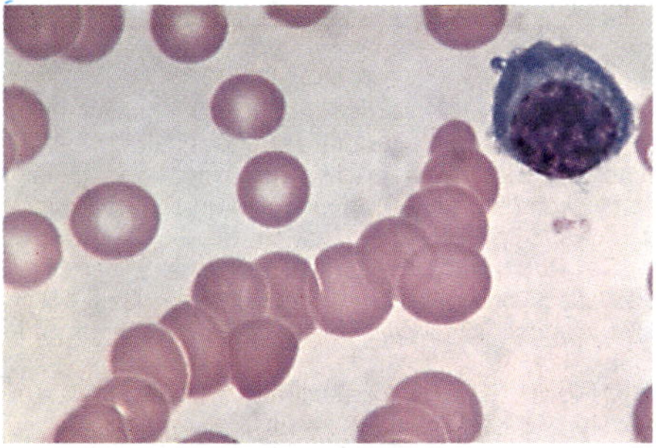

35

Geldrollenbildung der Erythrozyten

G

Gele ⟨*lat*⟩ *n Pl*: halbfeste, gelatineähnl. Gebilde mit einiger Formbeständigkeit u. Elastizität, die sich bei der Koagulation lyophiler ↑Kolloide aus dem Solzustand bilden (z. B. tier. Leim) o. durch Quellung aus makromolekularen Stoffen entstehen (z. B. ↑Stärke, Pectine). Es sind disperse ↑Systeme, die aus einem kolloidal verteilten Stoff u. einer Flüssigkeit bestehen, wobei der kolloidal verteilte Stoff ein räuml. Netzwerk ausbildet. Beim Trocknen entstehen unter Schrumpfung **Kerogele** (Gelatine), von denen einige aufgrund ihrer großen inneren Oberfläche als Adsorptionsmittel verwendet werden (z. B. Kieselgel). Durch Quellung in best. Flüssigkeiten gehen sie wieder in halbfeste Massen über, die man auch als **Lyogele** bezeichnet, beim Quellen in Wasser als **Hydrogele**. G. können beim Trocknen o. durch Alterung auch unlösl. werden. G. dienen zur Steifung flüssiger mikrobiol. Nährböden, pharmaz. werden z. B. auch die ↑Salben u. Glycerolgelatinezäpfchen zu den G. gerechnet. Abb.

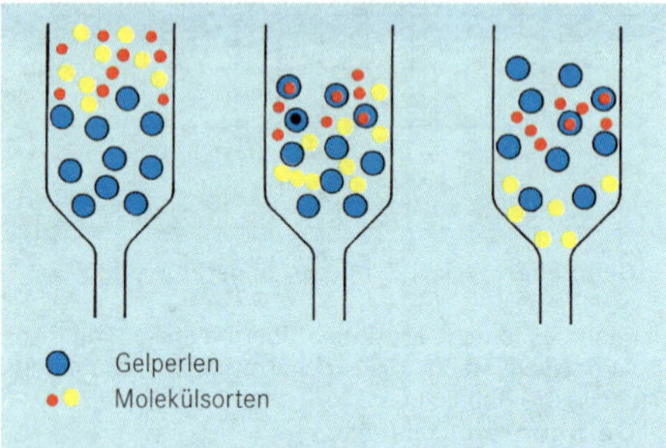

Gele. Molekülsiebeffekt von Gelen

Gelee: Hydrogelsalben (↑Salben), die als lokale Antihistaminika, Brandgelee, in der Kosmetik als Feuchthaltemittel für die Haut u. a. m. Anwendung finden.

Gelée Royale ⟨*frz*⟩: Sekret aus Kopfdrüsen der Honigbienen zur Ernährung der Königinnenlarven mit erhöhtem Gehalt an Pantothensäure, Biopterin u. Neopterin, das in der Kosmetik, aber auch bei versch. Krankheiten als unspezif. Mittel eingesetzt wird.

Gelegenheitsblutdruck: Zufallsblutdruck. Ohne Beachtung von Standardbedingungen o. bes. Vorbereitung (basaler ↑Blutdruck) gemessener Blutdruck, der große Variationen in Abhängigkeit von den äußeren u. inneren Bedingungen zeigt. Zwischen Basaldruck (basal) u. Gelegenheitsdruck (causal BP) liegt der Ergänzungsdruck (supplemental blood pressure). ↑Manschettenbreite (Blutdruckmessung).

Gelegenheitskrampf: einzelne Krampfanfälle, die durch ungünstiges Zusammentreffen einer vorübergehend erniedrigten Krampfschwelle u. einer stärkeren Reizeinwirkung zustande kommen, berechtigen noch nicht zur Diagn. ↑Epilepsie.

Gelelektrophorese: method. Variante der ↑Trägerelektrophorese, bei der natürl. o. synthet. Gele (Agar-Agar, Agarose, Polyacrylamid) als Träger Verwendung finden.

Gelenk: bewegl. Verbindung zwischen Knochen. ↑Articulatio, ↑Articulatio synovialis.

Gelenkachse: gedachte Achse, um die der Unterkiefer bei der Mundöffnung rotiert.

Gelenkagenesie ↑Ankylose, kongenitale.

Gelenkbahn: wird durch die Führungsfläche am Gelenkhöcker, an dem das Gelenkköpfchen beim Öffnen entlangleitet, festgelegt.

Gelenkbahnneigung: Gelenk bildet mit der ↑Kauebene einen Winkel, der im Durchschnitt 34° beträgt u. den Mittelwertartikulatoren (↑Artikulator) zugrunde liegt.

Gelenkblockierung: schmerzhafte, reversible Funktionsstörung eines Gelenk mit Aufhebung des ↑Gelenkspiels in einer o. mehreren Richtungen; geht meist mit akutem, reflektor. segmentalem Schmerzsyndrom einher. ↑Manualtherapie.

Gelenkchondromatose: Bildung zahlreicher bis erbsgroßer Knorpelkörper ausgehend von den Synovialzotten. Neigung zur Ablösung der Knorpelkörper: freie Gelenkkörper. Vorwiegend monoartikulär an den großen Gelenken auftretend. Ursache nicht eindeutig geklärt.

Gelenkempyem: mit Ansammlung von Eiter in der Gelenkhöhle einhergehende Entzündung. Entstehung: fortgeleitet (z. B. bei Osteomyelitis), traumat. (bei Verletzungen der Gelenkhöhle u. Infektion derselben) o. auf dem Blutweg.

Gelenkendoprothese: eine inkorporierte Prothese, die anstelle des natürl. Gelenk operativ eingesetzt wird u. damit die gelenkige Beweglichkeit wiederherstellt. Bevorzugte Ind. sind Arthrosen am Hüftgelenk u. schwere Deformitäten bei rheumat. Erkrankungen sowie auch traumat. bedingte Gelenkzerstörungen.

Gelenkerguß: Ansammlung von Flüssigkeit im Gelenk.

Gelenkerguß, blutiger: Hämarthros; Blutansammlung im Gelenk nach Trauma, ↑Blutergelenk.

Gelenkerguß, eitriger: Empyem, Eiteransammlung im Gelenk durch bakterielle Infektion.

Gelenkerguß, seröser: vermehrte Ansammlung von Synovialflüssigkeit bei nichtinfektiösem Reizzustand des Gelenks.

Gelenkersatz ↑Alloarthroplastik.

Gelenkformen: Einteilung der Gelenke erfolgt nach ihren Bewegungsmöglichkeiten. **1. Einachsige Gelenke**: die gelenkig verbundenen Knochen bewegen sich um eine Achse. Dazu gehören Scharniergelenke (z. B. oberes Sprunggelenk) u. Drehgelenke (z. B. Radioulnargelenke). **2. Zweiachsige Gelenke**: man unterscheidet das Sattelgelenk (z. B. A. carpometacarpea pollicis) u. das Eigelenk (z. B. Handwurzelgelenk). **3. Drei- o. vielachsige Gelenke**: es sind Gelenke mit dem größten Bewegungsumfang (z. B. Schultergelenk). Der Gelenkkopf ist kugelförmig. Eine Sonderform stellt das Nußgelenk (Enarthrose) dar, bei welchem die Gelenkpfanne mehr als die Hälfte des Kopfs umschließt (z. B. Hüftgelenk).

Gelenkfraktur: knöcherne Verletzung innerhalb o. mit Beteiligung der Gelenkeinheit. Gefahr der Inkongruenz der artikulierenden Flächen durch Verwerfung, Stufenbildung, Knorpelschaden. Behandlungsziel ist die anat. Reposition, meist operativ. Trotzdem hohe Rate an posttraumat. Arthrosen.

Gelenkfungus: eine Form der Gelenktuberkulose, die durch starke Entwicklung von spezif. Granulationsgewebe charakterisiert ist, das schwamm- u. zottenförmig die Gelenkhöhle ausfüllt.

Gelenkgicht: Arthritis urica; bei Gicht durch Ablagerung kristalliner harnsaurer Salze (Mononatrium- o. Kalziumurat) in Gelenkknorpel u. -kapsel auftretende Gelenkentzündung. Bevorzugt sind Großzehengelenk (Podagra) u. Hand- u. Fingergelenk (Chiragra). Die Ablagerung erfolgt meist in sehr schmerzhaften Schüben unter akut entzündl. Erscheinungen.

Gelenkkapsel: Capsula articularis; ↑Articulatio synovialis.

Gelenkkopf: Caput articulare; ↑Articulatio synovialis.

Gelenkkörper, freier: Corpus liberum, Gelenkmaus; ein in der Gelenkhöhle abgestoßenes Stück aus gelenkbildendem Gewebe, meist Knorpel o. Knochen. Auftreten bei ↑Osteochondritis dissecans sowie i. R. degenerativer (↑Arthrose), traumat., infektiöser o. neuropath. (u. a. Tabes dorsalis) Gelenkprozesse; solitär o. multipel (↑Chondromatose). Häufigste Lokalisationen: Knie-, Ellenbogen-, Hüft- u. obere Sprunggelenke. Können klin. stumm sein, aber auch Krepitation u. intermittierend akute, z. T. heftige Schmerzen bedingen, zur Einschränkung der Beweglichkeit bis hin zur Gelenkblockierung führen sowie einen Gelenkerguß auslösen. Im Röntgennegativbild nur nachweisbar, wenn sie Knochen o. Kalk enthalten, rein knorpelige f. G. nur durch ↑Arthrographie o. ↑Arthroskopie sichtbar. ↑Reiskörperchen.

Gelenkmaus ↑Gelenkkörper, freier.

Gelenkpfanne: Fossa articularis; ↑Articulatio synovialis.

Gelenkplastik ↑Arthroplastik.

Gelenkpunktion: Entleerung eines ↑Gelenkergusses o. Hämarthros mittels dicklumiger Kanüle. Ther. zur Entlastung des Kapsel-Band-Apparats u. zum Schutz des hyalinen Knorpels vor den Spaltprodukten des Blutes. Diagn. zur makrosk., laborchem., mikrosk. u. bakt. Untersuchung des Punktats.

Gelenkrezeptoren: Nervenendigungen in Gelenkkapsel o. Gelenkbändern, die entspr. der Gelenkstellung o. -bewegung ton. phas. Impulsmuster hervorrufen.

Gelenkrheumatismus: früher gebräuchl. für „rheumatische" Erkrankungen der Gelenke. Heute ebensowenig wie „Rheuma" Berechtigung als Diagnosebezeichnung.

Gelenkrheumatismus, subakuter adulter: Progn. günstige entzündl.-rheumat. Krankheit, die ohne Herzbeteiligung nach $^1/_2$–2 Jahren ohne Residuen abheilt.

Gelenkscheibe ↑Discus articularis.

Gelenkschwamm ↑Fungus articuli.

Gelenkspiel: die vom Untersucher auszulösende Verschiebebewegung der korrespondierenden Flächen eines Gelenks, die von der Gelenkknorpelbeschaffenheit sowie der Bandstabilität abhängt. Das G. ist Voraussetzung für die Funktionsbewegungen im Gelenk.

Gelenkszintigraphie: nuklearmed. Untersuchungsverfahren zur szintigraph. Gelenkdarstellung. Methode: 1. I. v. Injektion von ^{99m}Tc-Pertechnetat o. ^{99m}Tc-Mikrokolloid (Nanokolloid), das nur im entzündl. veränderten Gelenk durch gesteigerte Permeabilität des Synovialgewebes angereichert u. szintigraph. nachgewiesen werden kann. Ind.: Frühdiagnostik einer Arthritis (dd psychogene u. funktionelle Gelenkbeschwerden). 2. I. v. Injektion osteotroper Verbindungen, z. B. ^{99m}Tc-MDP o. ^{99m}Tc-Human-Immunglobulin (HIG), die in gelenknahen u. das Gelenk bildenden Knochen bei Affektionen unterschiedl. Ätiol. verstärkt gespeichert werden. Ind.: Rheumatoidarthritis, degenerative Gelenkveränderungen. 3. Verteilungsuntersuchung intraartikulär applizierter ↑Radiopharmaka (^{169}Er-Kolloid, ^{90}Y-Kolloid) zur unblutigen ↑Radiosynovektomie, zur Prüfung ihrer vollständigen Verteilung im Gelenkbinnenraum bzw. von Verteilungsstörungen infolge entzündl. Prozesse (z. B. Septierung). Abb.

Gelenktuberkulose: Arthritis tuberculosa; tuberkulöse Gelenkerkrankung, bei der je nach Ausmaß des entwickelten Granulationsgewebes u. dessen Verkäsung klin. u. anat. versch. Formen zu unterscheiden sind, u. a. ↑Gelenkfungus, ↑Tumor albus, Karies sicca; entsteht fortgeleitet von tuberkulöser Osteomyelitis o. hämatogen. Heilung unter Funktionserhaltung des Gelenks in frühen

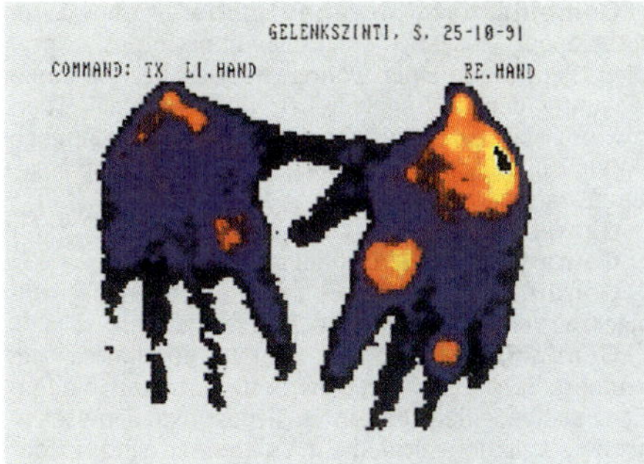

7

Gelenkszintigraphie mit ^{111}In-HIG; Arthritis im Handwurzelgelenk u. im Grundgelenk des linken Zeigefingers

Stadien mögl., meist aber Ausbildung einer Gelenkversteifung. Häufigste extrapulmonale Lokalisation in der Wirbelsäule (↑Pott-Lähmung).

Gelenkverletzungen: Traumafolgen an der anat.-funktionellen Einheit Gelenk (Kapsel-Band-Apparat, Menisken, Knochen, Knorpel). Einteilung: Kontusion (Prellung) durch direkte Gewalteinwirkung o. Folge indirekter Gewalt als Stauchung o. Verstauchung. ↑Distorsion (Zerrung). Ligamentruptur (↑Bänderriß). ↑Luxation (Verrenkung), Folge ausgedehnter Kapsel-Band-Zerreißungen, eine unvollständige Luxation wird als Subluxation bezeichnet. ↑Luxationsfraktur (Verrenkungsbruch). Knorpelkontusion u. -abscherung (↑Fraktur, osteochondrale). Die am häufigsten verletzten Gelenke sind: Sprung-, Knie-, Schulter-, Schultereck-, Ellenbogen-, Hand-, Hüftgelenk-, Fingergelenke. Offene G. sind selten.

Gelenkversteifung: operatives Einsteifen eines Gelenks durch interne o. externe Fixierung unter vollständiger Aufhebung der Gelenkbeweglichkeit. ↑Arthrodese.

Gelidium-Arten: in ostasiat. Küstengewässern lebende Rotalgen; werden zur Agar-Agar-Herstellung genutzt.

Gellerstedt, Nils (geb. 1896), schwed. Pathol., Bonn, Uppsala.

Gelolepsie ⟨*gr*⟩ *f*: Geloplegie, Lachschlag; durch Lachen o. andere affektive Erregungen ausgelöster, plötzl. Tonusverlust, führt zum Hinstürzen des Pat.

Geloplegie ↑Gelolepsie.

Gelpräzipitation ↑Immundiffusion.

Gelsolin: aktinbindendes Protein, das Ca^{2+}-abhängig an den sog. Plus-Enden von ↑F-Aktin gebunden wird u. wie ↑Villin, Aktinfilamente fragmentiert u. Repolymerisation verhindert.

Gemcitabin: Zytostatikum mit antiviraler Aktivität.

Gemeinkosten: indirekte Kosten; Kosten einer Unternehmung (auch eines Krankenhauses), die den Kostenträgern nicht unmittelbar zugerechnet werden können. G. müssen möglichst verursachungsgerecht mittels Schlüsselung umgerechnet werden. Diese Umrechnung erfolgt i. R. der Kostenstellenrechnung (↑Kostenrechnung).

Gemeinschaft fachärztlicher Berufsverbände: Dachorganisation der ärztlichen ↑Berufsverbände (Sitz: Taunusstein).

Gemeinschaft, therapeutische: psycho- u. soziotherapeut. ausgerichtete Behandlungsform für psychiatr. Pat., die in einer wohngemeinschaftsähnl. Situation unter der Leitung von Betreuungspersonal, Ther. bzw. Sozialarbeitern zusammenleben u. zu größtmögl. Aktivität u. Selbstbeteiligung i. R. der Behandlung angehalten werden.

Gemelli ⟨*lat*⟩ *m Pl* ↑Zwillinge.

Gemini ⟨*lat*⟩ *m Pl* ↑Zwillinge.

Gemini conjuncti ⟨*lat*⟩ *m Pl*: „verbundene Zwillinge". zu vermeidender Begriff für ↑Duplicitas.

Gemisch, azeotropes: Flüssigkeitsgemisch, bei dem best. Substanzen in einem best. Verhältnis Bindungen eingehen, einen konstanten Siedepunkt aufweisen u. durch Destillation nicht mehr zu trennen sind. In der Anästhesie werden 68 Vol-% ↑Halothan u. 32 % ↑Diäthyläther gemischt u. als ↑Inhalationsnarkotikum verwendet. Nur noch wenig gebräuchl.

Gemmangiom ⟨*gr*⟩ *n*: seltener Gefäßtumor mit reichl. Stroma, Kapillarsprossen u. fragl. ↑Dignität.

Gemütsarmut: Fehlen eines Ausdrucks von Gemüt im Verhalten. Eine angeborene G. wird heute abgelehnt. G. kann entstehen durch eine Fehlentwicklung u. eine dadurch bedingte mangelnde soziale ↑Bindungsfähigkeit.

Gen ⟨*gr*⟩ *n*: definierte Nukleotidsequenzen als materieller Träger der Vererbung in der ↑Desoxyribonukleinsäure (DNA) von ↑Chromosomen, ↑Plasmiden, ↑Mitochondrien u. ↑Plastiden, bei RNA-haltigen Viren in einer RNA (↑Ribonukleinsäure), die in RNA-Moleküle (↑RNA-Biosynthese) v. a. ↑Messenger-RNA, ↑Transfer-RNA, ribosomale ↑RNA, Virus-RNA o. ↑cDNA (reverse ↑Transkription) transkribiert werden. Transkribierte Sequenzen bilden zusammen mit regulator. Strukturen (Attenuator, ↑Promotor, ↑Operon, ↑Regulon) kleinste Funktionseinheit im ↑Genom. G. mit gleicher Lokalisation in homologen Chromosomen (↑Genlokus) werden als allele G. bezeichnet, die Gesamtheit aller G. einer Zelle o. eines Organismus als ↑Genotyp. Bei höheren Organismen bilden die G. in spez. Anordnung einen Bestandteil des ↑Chromosoms. Bei Prokaryonten bilden z. T. mehrere zusammenhängende G. eine gemeinsam regulierte Transkriptionseinheit (Operon). Insbes. bei Eukaryonten können G. Sequenzen enthalten, die transkribiert, danach aber aus den primären Transkriptionsprodukten entfernt werden (↑Genmosaikstruktur, ↑Intron, Messenger-RNA, ↑Spleißen). Neben codierenden u. regulativ wirksamen Nukleotidsequenzen sind zwischen G. sog. ↑Spacer lokalisiert, die insbes. in Eukaryonten die überwiegende Masse an Nukleotidsequenzen ausmachen u. umfangreich repetitive ↑Sequenzen enthalten. ↑Gene, überlappende. ↑Genstruktur.

Genaktivierung: Aktivierung regulator. Bereiche eines ↑Gens infolge des Fehlens o. der Inaktivierung von ↑Repressoren o. Corepressoren, auch Depression, durch Bindung spezif. regulator. wirksamer ↑Aktivatorproteine (↑Transkription, cAMP-bindendes ↑Protein), so daß die codierenden Bereiche (Strukturgene) transkribiert werden (Geninduktion); Mechanismen, über die Entwicklungsprozesse reguliert werden u. Veränderungen der ↑Genexpression als Reaktion auf intrazelluläre Signale (z. B. nach Einwirkung von ↑Mitogenen o. Hormonen) u. Umwelteinflüsse erfolgen. Genaktivierung u. ↑Geninaktivierung sind wesentl. für Entwicklungs- u. Differenzierungsvorgänge.

Genaktivität ↑Genaktivierung.

Genamplifikation: zeitl. begrenzte, über Duplikation hinausgehende Vervielfachung von Genen durch selektive Replikation von DNA (↑DNA-Biosynthese); amplifizierte Gene kommen sowohl extrachromosomal (↑Plasmide) als auch im chromosomalen Genom vor, insbes. Gene für ↑Transfer-RNA, z. T. auch für ribosomale ↑RNA; ↑DNA, repetitive.

Genbank ↑Genbibliothek.

Genbibliothek: DNA-Bibliothek, Genbank; Sammlung der gesamten genomischen ↑DNA (genomische DNA-Bank) o. der aus ↑cDNA (reverse ↑Transkription) abgeleitet exprimierten Gene (cDNA-Bank), die mittels vektorvermittelter, klonierter (↑Klonierungsvektoren) Fragmente aus gesamter genom. DNA (gewonnen mit ↑Restriktionsendodesoxyribonukleasen) o. der cDNA mittels ↑Expressionsvektoren gewonnen werden; ↑Expressionsbibliothek.

Genchirurgie ↑Gentechnologie.

Gendeletion ↑Deletion.

Gendosis: Anzahl aktiver Gene im ↑Genom; ↑Genfrequenz, ↑Genwirkungsdosis.

Gendrift ↑Drift, genetische.

Genduplikation: Verdopplung eines Genlokus, in deren Folge zwei zunächst gleiche Gene hintereinander im Chromosom liegen. Entsteht wahrscheinl. durch ungleiches ↑Crossing over. Beim Menschen bekannt vom Gen für die Alphakette des Hämoglobins. ↑Genfamilie.

Gene, autosomale: in den ↑Autosomen lokalisierte Gene.

Gene, bewegliche transportable genetische ↑Elemente, ↑Transposon.

Gene, egoistische: überschüssige Gene u. Chromosomen (z. B. B-Chromosomen), die andere Gene funktionell ausschalten u. auf diese Weise z. B. bei versch. Insekten nach der Befruchtung Teile des männl. Genoms vermehrungsunfähig aggregieren; kommen beim Menschen z. B. in Form überzähliger B-Chromosomen vor.

Gene, extranukleäre: Gene außerhalb des Zellkerns; extrachromosomale ↑Erbfaktoren.

Gene farming: engl. Bez. für die Herstellung von Wirkstoffen in gentechn. veränderten Organismen; ↑Gentechnologie, ↑Genmedikamente, genetische ↑Impfung.

Gene, gonosomale: in den ↑Gonosomen lokalisierte Gene.

Gene, homologe: in homologen Loci homologer Chromosomen liegende Gene. Sie beeinflussen zwar das gleiche Merkmal, müssen jedoch nicht ident. sein. ↑Allel.

Geneistis granulomatosa ⟨*gr + lat*⟩ *f*: granulomatöse Schwellung des Kinns bei ↑Melkersson-Rosenthal-Syndrom.

Gene, latente: Gene, die allein phänotyp. nicht manifestiert werden; ↑Epistasie, ↑Komplementärgene.

Gene mapping ↑Karte, genetische, ↑Kartierung; ↑Chromosomenkarte.

Gene, maternale: Gene, die während der ↑Ovogenesis von der Mutter exprimiert werden.

Gen, epistatisches: Bez. für ein Gen, das die Expression eines anderen nicht allel. Gens unterdrückt.

Generalisierung: Generalisation; Ausbreitung einer Krankheit o. eines Prozesses auf ein ganzes Organsystem o. den ganzen Körper.

Generallamellen: Lamella circumferentialis externa bzw. interna; Knochenlamellen, die parallel zur äußeren bzw. inneren Oberfläche verlaufen; zwischen ihnen liegen Osteone u. interstitielle Lamellen. Abb.

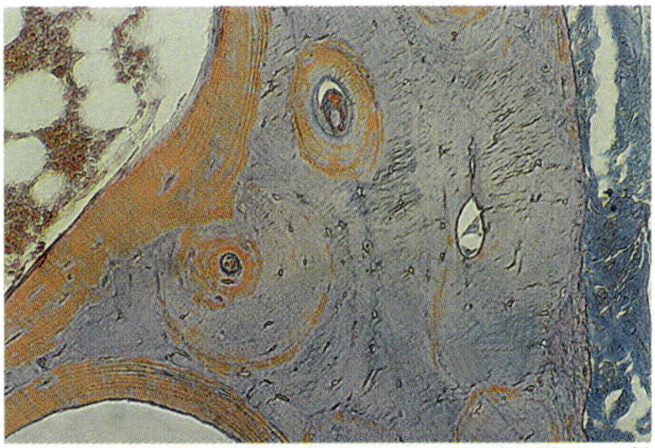

30

Generallamellen. Histologischer Schnitt durch eine Rippe, Azanfärbung; zentrale Osteone, Abschluß durch G., außen unter dem Periost, innen zu Spongiosabälkchen konvergierend

General Medical Council ⟨*engl*⟩: *Abk* GMC; allg. med. Rat; nichtstaatl. Einrichtung in Großbritannien. Führt das Register der für die med. Betreuung zugelassenen Ärzte u. gibt Empfehlungen für die med. Ausbildung.

Generation ⟨*lat*⟩ *f*: Gesamtheit von Personen, die zu einem gemeinsamen Vorfahren in direkter Linie den gleichen Verwandtschaftsgrad haben o. die innerhalb eines best. Zeitraums in einer Gesellschaft geboren werden.

Generationskonflikt: Spannungen zwischen Mitgliedern versch. Generationen, die durch das Aufeinandertreffen von unterschiedl. Anschauungen, Moden, aber auch Bestrebungen gekennzeichnet sind. Wird durch Vorurteile u. Gewohnheiten der Älteren bzw. durch entwicklungsbedingte Oppositionshaltung der Jüngeren verstärkt.

Generationsphasen ↑ Zellzyklus.

Generationspsychosen: psych. Erkrankungen bei Frauen, die in einem zeitl. (teils ätiol., teils pathogenet.) Zusammenhang mit biol. Krisen (Schwangerschaft, Geburt, Wochenbett, Klimakterium) stehen; häufig depressive Krankheitsbilder. Delirant-amentielle bzw. paranoid-halluzinator. Syndrome kommen jedoch auch vor.

Generationswechsel: regelmäßiger Wechsel mehrerer durch ihre Fortpflanzungsweise u. häufig auch durch ihre Gestalt unterschiedener Generationen. Bei den meisten Pflanzen findet man einen Wechsel zwischen den sich durch Sporen vegetativ vermehrenden Sporophyten u. den Geschlechtszellen produzierenden Gametophyten. Mit diesem antithet. G. ist ein Kernphasenwechsel verbunden, in dem der Sporophyt diploide u. der Gametophyt haploide Zellen besitzt. Die Meiose findet bei der Sporenbildung statt. Bei Tieren gibt es Metagenese als Wechsel zwischen vegetativer u. geschlechtl. Fortpflanzung, z. B. bei Polyp u. Meduse, u. Heterogenie als Wechsel zwischen geschlechtl. u. parthenogenet. Vermehrung, z. B. Leberegel, Blattläuse, sowie bei Protozoen-Arten einen Wechsel zwischen geschlechtl. u. ungeschlechtl. Vermehrung, z. B. ↑ Kokzidien (Plasmodium, Toxoplasma, Cryptosporidium, Sarcocystis).

Generationszeit: 1. ***Epidemiol.:*** zeitl. Abstand zwischen Infektion des Wirts u. seiner max. Infektiosität. Gibt zwischen Individuen in der Infektkette die Dauer der Übertragung an. Sie ergibt sich aus der Zeit zwischen Infektion einer Gruppe, der max. Ausscheidung der Erreger aus den Infizierten u. der Streuung der ↑ Inkubationszeit. 2. ***Genetik:*** das Zeitintervall, daß zwischen der Zellteilung der Mutterzelle u. der Zellteilung der Tochterzelle verstreicht. ↑ Zellzyklus.

Generationszyklus ↑ Zellzyklus.

Generatio spontanea ⟨*lat*⟩ *f*: generatio aequivoca, generatio primaria, Urzeugung; Begriff der Entwicklungslehre, der besagt, daß Leben spontan aus lebloser Materie entsteht. So glaubte Plinius, Frösche u. Mäuse könnten aus Schlamm entstehen. Der Italiener Francesco Redi (1626–1697) wies nach, daß Fliegen aus Eiern entstehen u. daß das faulige Milieu nur eine günstige Wachstumsbedingung für Insekten wäre (Esperienze intorno alla generazione delli insetti, 1668). Jan Swammerdam (1637–1680) beschrieb die Metamorphose der Insekten. Der ital. Forscher Lazzaro Spallanzani (1729–1799) wies nach, daß Infusorien Organismen sind. Die endgültige Widerlegung der G. s. gelang im 19. Jh. Louis Pasteur.

Generatorpotential: i. d. R. Depolarisation der Membran von Rezeptorzellen (Rezeptorpotential) o. von freien o. eingekapselten Endigungen von Nervenfasern. Ursache ist das Einwirken eines Reizes, z. B. auf einen Dehnungsrezeptor durch mechan. Zug. Amplitude des G. gibt Reizgröße u. Wirkungsdauer kontinuierl. wieder. Das G. seinerseits erzeugt in der sog. zweiten Transformation des Reizes in die Erregung eine Folge von in der Nervenfaser fortgeleiteten Impulsen. ↑ Aktionspotential.

Gene reiteration ⟨*engl*⟩ *f*: Vorhandensein multipler Kopien eines Gens in einem Chromosom; ↑ Genredundanz.

Generic name ⟨*engl*⟩: von der WHO empfohlener internationaler „Freiname" (ohne Warenzeichenschutz) von Arzneimitteln, der Namensteile der Wirkstoffe enthält.

Genese: ⟨*gr*⟩ *f*: Genesis; Entwicklung, Entstehung.

Gene, späte: virale Gene, die während der Vermehrung des Virus erst nach der DNA-Replikation exprimiert werden.

Gene, stumme: Gene, für die keine Genprodukte nachweisbar sind, z. B. ↑ Pseudogene.

Genetic engineering ⟨*engl*⟩ ↑ Gentechnologie.

Genetic fingerprint ⟨*engl*⟩ ↑ Fingerabdruck, genetischer.

Genetic map ⟨*engl*⟩ ↑ Chromosomenkarte, genetische.

Genetik ⟨*gr*⟩ *f*: Lehre von der Vererbung u. Wirkung von Erbanlagen. ↑ Humangenetik, ↑ Zytogenetik.

Genetik, reverse: engl. Reverse o. Surrogate genetics. 1. Ableitung von DNA-(RNA)-Nukleotidsequenzen codierender Gene aus der Aminosäuresequenz der Proteine. 2. Analyse von Proteineigenschaften nach gezielter ortsgerichteter Mutagenese (engl. site directed mutagenesis) durch Austausch, Insertion o. Deletion einzelner o. mehrerer Nukleotide bzw. Nukleotidsequenzen der sie codierenden Sequenzen u. deren Expression zum veränderten (mutierten) Protein; ↑ Gentechnologie.

Gene, überlappende: ↑ Gene, die gemeinsame Nukleotidsequenzen besitzen, aber in unterschiedl. ↑ Leseraster transkribiert (↑ RNA-Biosynthese) u. translatiert (↑ Proteinbiosynthese) werden; die überlappenden Sequenzbereiche codieren für mehrere versch. Produkte; ü. G. kommen insbes. in versch. Bakteriophagen u. Viren vor, z. B. SV40-Virus, im HIV.

Genexpression: Realisierung der in der DNA chromosomaler u. extrachromosomaler Gene enthaltenen Information unter Ausbildung entsprechender phänotyp. Merkmale von Zellen u. Organismen; Die G. erfolgt im wesentl. über folgende Prozeßebenen: 1. Transkription, d. h. Überschreibung der in der ↑Desoxyribonukleinsäure gespeicherten genet. Information in RNA-Moleküle (prim. Genprodukte, ↑RNA-Biosynthese); 2. posttranskriptionale Modifikationen der prim. Transkriptionsprodukte (RNA-Moleküle); 3. ↑Translation (Übersetzung) der in der ↑Messenger-RNA enthaltenen Information in Aminosäuresequenzen in Proteine (sek. Genprodukte) im Prozeß der ↑Proteinbiosynthese.

Genfamilie: Multigenfamilie; Gruppe von zwei o. mehr, im Verlauf der Evolution durch Duplikation (Genduplikation) eines Gens entstandener ident. (z. B. Gene für Histone) o. ä. Gene (z. B. Globingene) im haploiden Chromosomensatz.

Genfer Deklaration: ärztl. Gelöbnis, entstanden unter dem Eindruck der von nationalsozialist. Ärzten begangenen Verbrechen gegen die Menschlichkeit. Im Bemühen um Wiederbelebung der Traditionen des Eides des Hippokrates vom Weltärztebund 1948 beschlossen.

Genfer Konvention: I.–IV. Genfer Abkommen vom 10. 8. 1949 u. Ergänzungsprotokolle zur Verbesserung der Situation von Verwundeten u. Kranken der Streitkräfte, von Schiffbrüchigen u. Kriegsgefangenen sowie zum Schutz von Zivilpersonen im Krieg.

Genfrequenz: Genhäufigkeit; Häufigkeit alleler Gene in einer Population. ↑Gendosis; ↑Genfamilie.

Genfusion: Verschmelzung zweier Gene, z. B. zweier Strukturgene, zu einem einzigen ↑Gen, das von der ↑RNA-Polymerase geschlossen zu ↑Messenger-RNA transkribiert wird. Dadurch entsteht eine einzige Polypeptidkette, die die Information aus den zwei ursprüngl. getrennten Genen enthält. Der G. wird eine Bedeutung bei der biol. Evolution beigemessen. Wahrscheinl. sind ↑Immunglobuline, Enzyme mit zwei versch. Wirkungen u. langkettige Proteine durch G. entstanden. ↑Fusionsgene.

Gengou, Octave (1875–1975), frz. Bakteriologe.

Genhäufigkeit ↑Genfrequenz.

Genickbruch: umgangssprachl. für Frakturen der oberen Halswirbelsäule; hohe Rate an Querschnittslähmungen, häufig letal. ↑Dens-axis-Fraktur, Atlas-Trümmerbruch (Jefferson-Fraktur).

Genickstarre, epidemische ↑Meningokokkenmeningitis.

Geniculum ⟨*lat*⟩ *n*: *Dim* zu Genu; kleines Knie; z. B. ↑Ganglion geniculi.

Genin: Aglykon; zuckerfreier Bestandteil eines ↑Glykosids.

Geninaktivierung: i. d. R. reversible Blockierung der ↑Genexpression durch Bindung von ↑Repressoren an regulator. Bereiche (↑Promotor, ↑Operator) der Gene; ↑Attenuation; G. können auch durch chem. Modifikationen der DNA, z. B. ↑DNA-Methylierungen, zustande kommen. Aktivierung u. Gen-Inaktivierung sind wesentl. Prozesse von Entwicklungs- u. Differenzierungsvorgängen (Histo-, Morphogenese).

genioglossus ⟨*gr*⟩ *Adj*: vom Kinn zur Zunge ziehend; ↑Musculus genioglossus.

geniohyoideus ⟨*gr*⟩ *Adj*: vom Kinn zum Zungenbein ziehend.

Genisolierung: Verfahren zur Gewinnung von DNA-Fragmenten, die Genen weitestgehend entsprechen. 1. Durch Spaltung genom. DNA o. angereicherter DNA-Fraktionen mit Hilfe von ↑Restriktionsendodesoxyribonukleasen u. Trennung der Fragmente. 2. Hybridierung von DNA mit spezif. ↑Messenger-RNA (mRNA; Transkriptionsprodukte von Genen), Isolierung der Hybride, Abtrennung der mRNA sowie Synthese des zweiten DNA-Strangs (↑DNA-Biosynthese).

Genitaldiphtherie ⟨*lat* + *gr*⟩ *f*: als pseudomembranöse Vulvovaginitis mit blutig-serösem Ausfluß meist gutartig verlaufende ↑Diphtherie.

Genitalekzem: häufiges ↑Ekzem im Unterleibsbereich, überwiegend bei Frauen, hervorgerufen durch Fluor, unsachgemäße Hyg., mechan. Irritation. Juckreiz.

Genitalien ⟨*lat*⟩ *n Pl* ↑Genitalorgane.

Genitalkörperchen: Genitalnervenkörperchen; modifiziertes Lamellenkörperchen (↑Corpusculum lamellosum), welches im Bindegewebe von ↑Glans penis u. ↑Klitoris vorkommt u. als Mechanorezeptor wirkt.

Genitalleiste: Mesenchymstrang an der dorsalen Leibeswand medial von der Urnierenanlage. Aus dem mittleren Teil bilden sich die Gonaden, in diese wandern Urkeimzellen vom Dottersack her kommend ein.

Genitalorgane: Geschlechtsorgane; im Dienste der Fortpflanzung stehende Organe des männl. u. weibl. Organismus. Man unterscheidet innere männl. G.: Hoden, Nebenhoden, Samenleiter sowie die akzessor. Geschlechtsdrüsen Samenbläschen, Vorsteherdrüse, Cowper-Drüse; äußere männl. G.: Hodensack, Penis; innere weibl. G.: Eierstock, Eileiter, Gebärmutter, Scheide; äußere weibl. G.: Scheidenvorhof, Klitoris, Schamlippen.

Genitalpruritus ↑Juckreiz.

Genitaltuberkulose: beim Mann vorwiegend als Nebenhodentuberkulose auftretend, auch Hoden, Samenblasen u. Prostata können betroffen sein. Entsteht zum größten Teil hämatogen als postprim. Tbc, in etwa 20 % als ↑Abseuchungstuberkulose einer Nierentuberkulose. Bei der Frau ist die G. am häufigsten in den Eierstöcken u. Eileitern lokalisiert. Übergriff der G. auf Uterus u. Blase mögl. Entstehung meist hämatogen, selten Entwicklung per continuitatem aus Peritonealtuberkulose.

Genitalzentren: spinale Zentren in Höhe der Sakralmarksegmente S_1–S_4 für Erektion u. Ejakulation.

Genitographie: Röntgenuntersuchung der inneren Genitalien. Sie kann eine ↑Miktionszystourethrographie, eine Vaginographie evtl. mit Darstellung des Uterus u. der Tuben u. eine retrograde ↑Urethrozystographie einschließen.

Genitolingus: alte Bez. für ↑Oralverkehr.

Genkarte ↑Chromosomenkarte.

Genklonierung: Vermehrung synthet. (↑Gensynthese) o. isolierter natürl. genom. DNA, von DNA-Fragmenten o. ↑cDNA (↑Genisolierung, ↑Genbibliothek) nach Einbau in Vektoren (↑Klonierungsvektoren, ↑Expressionsvektor) u. Übertragung in geeignete exprimierende Wirtszellen.

Genkonversion: während einer ↑Rekombination von zwei DNA-Molekülen der beiden allelen Formen eines Gens erfolgende Umwandlung eines Allels in ein anderes (asymmetr. ↑Segregation); führt zu ungleicher Verteilung der Gene in beiden Allelen.

Genkopplung ↑Kopplung.

Genlokus: Genort; Lokalisation eines best. Gens im Chromosom. Durch intragene ↑Rekombination kann ein G. in entsprechende Untereinheiten unterteilt werden. Allele Genorte werden als homolog bezeichnet, d. h. befinden sich in homologen Chromosomen in den gleichen Regionen. ↑Chromosomenkarte.

Genmanipulation: gezielte Veränderungen o. Neukombination von Genen; ↑Gentechnologie, ↑Gentherapie.

Genmedikamente: Wirkstoffe, die mit Hilfe gentechn. Methoden (↑Gentechnologie) hergestellt werden, z. B. menschl. Insulin, Impfstoffe (gegen Hepatitis B), Interferone, Interleukine, Blutgerinnungsfaktoren. ↑Impfung, genetische; ↑Gene farming.

Genmosaikstruktur: durch intervenierende, nicht codierende ↑Introns charakterisierte eukaryont. Genstrukturen (↑Gen); kommen auch in der DNA von Mitochondrien u. Plastiden vor.

Genmutation ↑Mutation.

Genmutationsrate ↑Mutationsfrequenz.

Gennari, Francesco (18. Jh.), ital. Anat. Parma.

Gennari-Streifen: Vicq-d'Azyr-Streifen in der L IV der Area striata; ↑Großhirnrinde.

Genodermatose: genet. bedingte, erbl. Hautkrankheit.

Genokopie ↑Heterogenie.

Genom ⟨*gr*⟩ *n*: Bez. für die Gesamtheit der in einem Virus, einer Bakterienzelle o. einer Eukaryontenzelle vorhandenen Gene; bei eukaryont. Zellen wird das G. in das chromosomale (Kerngenom) u. das extrachromosomale zytoplasmat. G. (Plasmon, ↑Plasmagene) unterteilt; letzteres umfaßt die Gene der Mitochondrien (Chondrom) u. (bei Pflanzen) der Plastiden (Plastom).

Genome, segmentierte: virale Genome, die aus zwei o. mehr nichtident. Nukleinsäuremolekülen bestehen, z. B. Genom des Influenzavirus.

Genomkartierung ↑Chromosomenkarte.

Genommutation: bleibende Abweichung von der normalen Anzahl der Chromosomen eines Individuums bzw. einer Zelle. Führt zu numerischen ↑Chromosomenaberrationen bzw. Aneuploidie (Aneusomie) o. zur ↑Polyploidie. G. entstehen vorwiegend in der Folge von Störungen bei der Teilung von Chromosomen, Chromosomenpaaren o. ganzen Chromosomensätzen während der Mitose u. Meiose, durch Doppelbefruchtung (↑Superfetatio, ↑Superfecundatio) o. durch somat. Zellverschmelzung. In vitro lassen sich G. durch chem. u. physikal. Noxen sowie Viren induzieren. Die Ursachen für G. in vivo sind beim Menschen unklar. Während der Gametogenese kommt es häufig zu G., so daß mehr als 50 % der gebildeten Gameten aneuploid sind u. zum großen Teil einer Selektion unterliegen. ↑Mutation.

Genomprojekt: international koordiniertes Projekt zur Aufklärung der Struktur (Nukleotidsequenzen) von Genen versch. Objekte, insbes. der Nukleotidsequenzen (ca. 3 Mrd. Basenpaare) der etwa 100 000 Gene der 46 menschl. Chromosomen. ↑HUGO.

Genopathie: Bez. für Krankheiten bzw. Syndrome, denen durch Mutationen Defekte in Genen u. den durch sie codierten Genprodukten o. der ↑Genexpression zugrunde liegen.

Genophor: Bez. für die ringförmig organisierte genom. DNA insbes. von Bakterien (Bakterienchromosom); z. T. auch auf die DNA von Viren u. Mitochondrien angewandt.

Genort ↑Genlokus.

Genotoxine: Gentoxine; Bez. für Agenzien, die verändernd auf DNA einwirken (versch. chem. Stoffe u. Strahlen), z. B. ↑Mutagene, ↑Teratogene, ↑Kanzerogene.

Genotyp ⟨*gr* + *lat*⟩ *m*: Idiotypus; Gesamtheit der Erbanlagen einer Zelle bzw. eines Organismus; umfaßt in Zellkern, Mitochondrien, Plastiden (bei Pflanzen) u. Plasmiden vorkommende ↑Genome. Legt die Reaktionsnorm gegenüber Umweltbedingungen fest u. bestimmt mit diesen zusammen den ↑Phänotyp.

Genpool ⟨*engl*⟩: Gesamtheit des Genbestands einer Population. Setzt sich zusammen aus der Summe der ↑Allele aller dazugehörigen Individuen.

Genredundanz: mehrfaches Vorhandensein eines Gens im Genom. ↑Genamplifikation, ↑Genduplikation, ↑Gene reiteration.

Genregulation: Regulation der Expression, d. h. Transkription (↑RNA-Biosynthese) von Genen durch reversible Wechselwirkungen regulator. Bereiche der Gene mit Aktivatorproteinen o. ↑Repressoren; ↑Genaktivierung, ↑Geninaktivierung, ↑Promotor, ↑Transkription, cAMP-bindendes ↑Protein, ↑Attenuation.

Genrepetition ↑Genredundanz, ↑Gene reiteration.

Genrepression ↑Geninaktivierung.

Gensonde: DNA- o. RNA-Moleküle, mit denen über Hybridisierung basenkomplementäre Nukleotidsequenzen Gene in Chromosomen lokalisiert werden können; dienen auch der Suche nach Genen in ↑Genbibliotheken sowie der DNA- u. RNA-Analytik mit Hilfe der Southern- u. Northern-Techniken (↑Blotting-Techniken).

Genspaltung: Entfernung o. Einbau von Nukleotiden aus bzw. in Gene, wodurch deren strukturelle u. funktionelle Integrität aufgehoben wird; erfolgt z. B. durch ↑Insertionselemente (Insertionssequenzen); durch G. können z. B. Gene für Antibiotikaresistenz inaktiviert werden.

Genspleißen ↑Spleißen.

Genstruktur: Sequenz(en) von Nukleotiden in der ↑Desoxyribonukleinsäure mit dem Informationsgehalt für die Synthese (RNA-Synthese) von Ribonukleinsäuren (↑Messenger-RNA, ribosomale RNA, Transfer-RNA) u. spezif. Wechselwirkungen mit der RNA-Polymerase (↑Promotor) u. Repressoren (↑Operator). Derartige Funktionseinheiten werden bei Bakterien als ↑Operon bezeichnet. Spez. bei Eukaryonten sind sog. repetitive DNA-Sequenzen (↑DNA, repetitive) für die Regulation der RNA-Synthese verantwortl. (↑Regulon). Hinsichtl. der Linearität codierender Nukleotidsequenzen in der DNA werden folgende Strukturgenanordnungen unterschieden: fortlaufende nichtunterbrochene u. nichtüberlappende Sequenzen (Gene): z. B. Lac-Operon-Strukturgene (↑Lac-Operon); unterbrochene Anordnung der Strukturgene, d. h. Unterbrechung solcher codierender Strukturgensequenzen durch nichtcodierende DNA-Sequenzen (z. B. Histongene, rRNA-Gene); überlappende Gene, d. h. Strukturgene, in deren Nukleotidsequenz der Informationsgehalt für mehr als eine Polypeptidkette enthalten ist; solche Nukleotidsequenzen werden im Prozeß der ↑Transkription u. der anschließenden ↑Proteinbiosynthese (Translation) entweder mit ident. o. mit verschobenen Leserahmen (Raster) transkribiert u. translatiert; gespaltene Gene, d. h. Nukleotidsequenzen in der DNA, deren für Proteine codierende Anteile (Exons, d. h. zur Expression gelangende Anteile) u. nicht für Proteine codierende Anteile (Introns, d. h. dazwischen lokalisierte Anteile, die nicht zur Genexpression i. S. der Proteinbiosynthese gelangen) linear angeordnet sind. Die Vereinigung der Exons zu einer Translationseinheit nach Entfernung der Introns erfolgt im Prozeß des sog. RNA-Splicing (↑Spleißen), wodurch die Exons zu einer Translationseinheit (Proteinbiosynthese) zusammengeführt werden. Gespaltene Gene bei Eukaryonten sind u. a. tRNA-Gene, z.B. $tRNA^{Tyr}$-Gen (Hefe): 1 Intron, 2 Exons; Serumalbumingen (Ratte): 13 Introns, 14 Exons; Conalbumingen (Huhn): 16 Introns, 17 Exons. ↑Gen.

Gensubstitution ↑Gentherapie.

Gensynthese: exp. Herstellung von Genen mit chem. o. enzymat.-gentechn. Verfahren. Die chem. G. erfolgt durch gerichtete Verknüpfung von Nukleotiden über 3',5'-Phosphodiesterbindungen zu Polynukleotiden (↑Desoxyribonukleinsäure), wofür Gensyntheseautomaten zur Verfügung stehen; so erhaltene Polynukleotide können mit Polynukleotidkinasen u. ↑DNA-Ligasen weiter verknüpft werden. Die enzymat. Synthese geht von ↑Messenger-RNA (mRNA), d.h. dem Transkriptionsprodukt eines Gens aus, an der als Matrize (Template) mit Hilfe der reverse ↑Transkriptase (reverse ↑Transkription) einzelsträngige komplementäre DNA hergestellt wird (↑cDNA), an der wiederum mit ↑DNA-Polymerasen der zweite DNA-Strang synthetisiert wird (↑DNA-Biosynthese); mit diesem Verfahren gelingt die Synthese intronfreier Gene.

Gentamicin: Aminoglykosid-Antibiotikum mit bakterizider Wirkung in höheren Konzentrationen; Hemmung der bakteriellen Eiweißsynthese; Resistenzentwicklung nach dem Mehrschritt-Typ. Breites Spektrum: Staphylokokken, alle Enterobacteriaceae, Pseudomonas aeroginosa, Brucellacae, Neisseriae, Listeriae, Bacillus anthracis. Nebenwirkungen: Nephro- u. Ototoxizität. Pharmakokinetik: keine Resorption aus dem Magen-Darm-Kanal; penetriert Blut-Liquor-Schranke nicht, wohl aber Plazentaschranke.

Gentechnik ↑Gentechnologie.

Gentechnologie: Gentechnik, genetic engineering; unter Anwendung von Methoden der Biochem., Genetik u. Molekularbiol. exp. moderne Arbeitsrichtung (Molekulargenetik) zur Aufklärung der Struktur genet. Informationen (Nukleinsäuresequenzanalysen; ↑DNA-Sequenzierung, ↑Genomprojekt, ↑HUGO), Lokalisation von Genen (↑Chromosomenkarte), gezielten Veränderungen von Genbeständen (↑Mutagenese, gerichtete), Herstellung (↑Gensynthese), Isolierung (↑Genisolierung), Klonierung (↑Genklonierung) u. Übertragung (↑Gentransfer) von Genfragmenten, Genen u. Genomen (↑Restriktionsendodesoxyribonukleasen), Herstellung neuer Genkombinationen (rekombinante ↑DNA, genet. ↑Rekombination, ↑Genfusion, ↑Fusionsgene) u. transgener Organismen sowie Anwendung der Techniken u. Produkte zur Analyse von Genen, Genomen u. Gendefekten (genet. Identifizierung; ↑Fingerabdruck, genetischer, ↑DNA-Diagnostik), für ↑Gentherapie (↑Genopathie), genetische ↑Impfung (↑Gene farming), ↑Genmedikamente. Vorschriften über gentechn. Arbeiten in der Bundesrepublik Deutschland sind im „Gesetz zur Regelung von Fragen der Gentechnik" (Gentechnikgesetz vom 20. Juni 1990) niedergelegt.

Gentherapie: Genchirurgie; Substitution durch Mutation o. Ausfall defekter Gene, die Ursachen genet. Defekte, also auch genet. bedingter Krankheiten sind; erfolgt durch Transfer normaler Gene (↑Gentransfer) entweder direkt in den Pat. o. zunächst in vitro in somat. Zellen der Empfänger; die rekombinanten, möglichst immortalisierten Zellen werden nach In-vitro-Kultivierung den Empfängern injiziert. Erste prakt. Anwendung beim Menschen erfolgte 1990 in den USA an einer Pat. mit Adenosin-Desaminase-Defizienz. Bei Tumorerkrankungen wird u.a. mit genet. veränderten abgetöteten Tumorzellen o. mit tumorinfiltrierenden Lymphozyten mit hoher Affinität für Geschwülste gearbeitet, die vermehrt ↑Interleukin-2, Interferon 2 (↑Interferone) o. ↑Tumornekrosefaktor bilden. Bei Defekten, die auf abnormale Überexpression eines Gens zurückzuführen sind, beruht die Strategie der G. auf der Inaktivierung der Expression durch ↑Antisense-Nukleinsäuren o. ↑Ribozyme. G. der Keimbahn ist aus unabschätzbaren Risiken u. eth. Gründen vereinbarungsgemäß weltweit untersagt. ↑Genmedikamente, genetische ↑Impfung.

Gentherapie bei Krebs: Teil der ↑Immuntherapie des Krebses. Hauptproblem der G.b.K. ist die Fähigkeit von Tumorzellen, durch den Aufbau einer immun. Neutralität für das Immunsystem des Wirtsorganismus nicht erkennbar zu sein. Immunabwehr des Organismus kann dadurch keine Antitumoraktivität entwickeln. Ziel der Gentherapie: Die Übertragung (Transfer) von Zytokin-Genen (↑Zytokine) in Tumorzellen, um diese für das Immunsystem „erkennbar" zu machen u. damit Anti-Tumor-Reaktionen des körpereigenen Immunsystems (Wachstumsstillstand bzw. Vernichtung der Tumorzellen) auszulösen. Bei Tumorerkrankungen wird u.a. mit genet. veränderten abgetöteten Tumorzellen o. mit tumorinfiltrierenden Lymphozyten mit hoher Affinität für Geschwülste gearbeitet, die vermehrt ↑Interleukin-2, Interferon-2 (↑Interferone) o. ↑Tumornekrosefaktor bilden. Therapieform z.Z. im klin. Experimentalstadium, Fortschritte abhängig von weiterer Erforschung der Pathophysiologie der Tumorentstehung sowie der Tumor-Wirt-Wechselbeziehung.

Gentiana-Arten: Enzian-Arten; krautige, ausdauernde Gebirgspflanzen Süd- u. Mitteleuropas sowie Kleinasiens. Versch. Spezies, z.B. Gentiana lutea (gelber Enzian), liefern die Droge (Gentianae radix), die Bitterstoffe, u.a. Gentiopikrosid sowie das außerordentl. bittere Amarogentin enthält. Anwendung z.B. als appetitanregendes Magenmittel.

Gentianaviolett-Galle-Bouillon: zum Nachweis von Bakterien der Koli-Aerogenes-Gruppe in Milch u. Milchprodukten.

Gentiopikrosid ↑Gentiana-Arten.

Gentisinsäure: salicylsäureähnl. ↑Analgetikum.

Gentoxine ↑Genotoxine.

Gentransfer: Übertragung von Genen bzw. genet. Materials in Zellen. G. kann mittels ↑Transduktion, ↑Transfektion, ↑Transformation o. mit Hilfe von ↑Plasmiden erfolgen. In letzterem Fall werden Gene künstl., d.h. mit Hilfe versch. Enzyme (Restriktionsendonukleasen, terminale Transferasen, Reparaturenzyme) in das ringförmige Plasmid-DNA-Molekül eingebaut u. die Plasmide in Empfängerzellen eingebracht.

Gentransplantation ↑Gentransfer.

genuin ⟨*lat*⟩ *Adj*: genuinus; angeboren, ursprüngl., selbständig, echt, eigentl.; im med. Sprachgebrauch meist für idiopath., z.B. g. Pneumonie (= lobuläre, fibrinöse, kruppöse Pneumonie), g. Epilepsie o. g. Hochdruck (essentieller Hochdruck) im Unterschied zu symptomat. Epilepsie o. Hypertonie. Häufig gebraucht i.S. einer Charakterisierung kausal pathogenet. nicht geklärter Phänomene.

Genu recurvatum ⟨*lat*⟩ *n*: krankhafte Überstreckbarkeit des Kniegelenks. Ursachen: lähmungsbedingte Bandlockerung, krankhafte o. posttraumat. Deformierung der Gelenkkörper, deform verheilte kniegelenknahe Frakturen.

Genu recurvatum congenitum: seltene, meist doppelseitig auftretende, angeborene Fehlstellung des

Kniegelenks. Verschiedengradige Überstreckung. Gleichzeitiges Vorkommen mit angeborener Hüftgelenkdysplasie o. Fehlbildungen des ZNS (Hydrozephalus, Arnold-Chiari-Syndrom, Spina bifida).

Genus ⟨*lat*⟩ *n*: Gattung, Geschlecht; in der Biol. die Zusammenfassung mehrerer verwandter ↑Arten zu einer Gruppierungseinheit. Die wissenschaftl. Bez. der Tier- u. Pflanzennamen erfolgt nach der binären Nomenklatur: das erste Wort drückt die Gattung aus (groß geschrieben), das zweite gibt die Art (Spezies) an (klein geschrieben), z. B. Digitalis lanata, Wolliger Fingerhut.

Genußmittel: Lebensmittel o. lebensmittelähnl. Stoffe, die meist nicht wegen ihres Nährwertes, sondern wegen ihrer anregenden Wirkung (bzw. des angenehmen Empfindens) auf Geruchs- u. Geschmacksorgane, Verdauungsdrüsen sowie das Gefäß- u. Nervensystem aufgenommen werden. Die G. enthalten neben den genannten charakterist. Inhaltsstoffen (Alkohol, Coffein, Nikotin u. a.) noch zahlreiche Aromastoffe, die den Genußwert erhöhen. Zu den Genußmitteln zählen z. B. Kaffee, Tee, Betel, Cola, Mate, Tabak u. alkohol. Getränke. G. u. Nahrungsmittel bilden zusammen die Lebensmittel.

Genußmittelmißbrauch: exzessiver o. unangemessener Gebrauch von ↑Genußmitteln (Alkoholmißbrauch, ↑Tabakrauchen).

Genu valgum ↑X-Bein.

Genu varum ↑O-Bein.

Genvakzinierung ↑Impfung, genetische. ↑Genmedikamente.

Genverlagerung: Transfer von Genen zwischen versch. Kompartimenten (Organellen) innerhalb einer Zelle, z. B. vom Zellkern in Mitochondrien o. umgekehrt; wahrscheinl. während der Evolution ein für die Entwicklung von ↑Euzyten wichtiger Prozeß; ↑Endosymbiontenhypothese.

Genwanderung ↑Chromosomenwandern.

Genwirkketten: geordnete Folge des Expression von Genen, deren Produkte (Enzyme) in entsprechender Folge am Ablauf nacheinandergeschalteter komplexer Stoffwechselprozesse beteiligt sind; ↑Komplementärgene.

Genwirkung: ↑Genexpression, ↑Genaktivierung, ↑RNA-Biosynythese (Transkription), ↑Proteinbiosynthese (Translation).

Genwirkungsdosis: Stärke der phänotyp. Wirkung eines Gens. Meßbar auf biochem. Ebene an Hand der Quantität des synthetisierten Genprodukts o. seiner biol. (Enzym-)Aktivität. Homologe Gene zeigen eine additive G.

Geographie, medizinische: Wissenschaftsdisziplin, die sich mit der geograph. Verteilung von Krankheiten befaßt.

Geohelminthen ⟨*gr*⟩ *m Pl*: Helminthen (ohne Zwischenwirt), mit denen der Mensch sich per os durch Eier über verschmutzte Lebensmittel o. Trinkwasser (z. B. bei Ascaris, Enterobius) o. transkutan durch freilebende Larven (z. B. bei Ancylostoma, Strongyloides) infizieren kann. ↑Biohelminthen.

Geomedizin: geograph. Pathol; ökolog. u. soziol. Teilgebiet der Med., das pathol. Prozesse in ihrer Abhängigkeit von geograph. Besonderheiten untersucht.

Geoparasitologie: wenig gebräuchl. Bez. für Teilgebiet der ↑Parasitologie, das die Parasiten in Verbindung zum Biotop betrachtet.

Geotrichose: Mykose durch ↑Geotrichum candidum, nur bei stark reduziertem Allgemeinzustand.

Geotrichum candidum: zu den Fungi imperfecti (Deuteromyceten) gestellter, hefeähnl. Pilz, der große, rechtwinklig begrenzte Zellen, z. T. als Pilzgeflecht, bildet. Wird im Sputum auch gesunder Menschen nachgewiesen. Verursacht bei immungeschwächten Personen selten bronchiale o. pulmonale Geotrichose. Klin. Bild ähnl. Candidose.

GEP-System: *Abk* für gastro-entero-pankreatisches endokrines System: **1.** Endokrine Einzelzellen in der Schleimhaut des Magen-Darm-Kanals, **2.** Endokrine Zellgruppen: hier in den Langerhans-Inseln des Pankreas. Zum GEP gehörende Zellgruppen (u. ihre Produkte): EC-Zellen (enterochromaffine Zellen): Serotonin, Substanz P; G-Zellen: Gastrin, B-Zellen des Pankreas: Insulin; A-Zellen des Pankreas: Glucagon (im Magen Enteroglucagon); D-Zellen: Somatostatin; D1-Zellen: vasoaktives intestinales ↑Polypeptid; I-Zellen: Cholezystokinin-Pankreozymin; K-Zellen: gastroinhibitor. Peptid; S-Zellen: Secretin; Mo-Zellen: Motilin; PP-Zellen: pankreat. Polypeptid. Das GEP ist Teil des ↑APUD-Zellsystems.

Geradstand, hoher: regelwidrige Stellung des Kindskopfs unter der Geburt. Unterscheidung in occipitoposterioren u. occipitoanterioren h. G., je nachdem, ob das Hinterhaupt an Symphyse o. Promontorium steht. Als Übergangssituation bei Geburtsbeginn belanglos u. nicht selten. Erst das Bestehenbleiben des h. G. bei regelmäßigen Wehen ist eine hochpatholog. Kindseinstellung, wobei die Pfeilnaht im Beckeneingang im geraden Durchmesser verharrt. Gefahr für Mutter (Uterusruptur) u. Kind (intrakranielle Blutung). Wenn durch Lagerung der Frau nicht zu beheben, ist Schnittentbindung erforderl.

Geradstand, tiefer: gerader Verlauf der Pfeilnaht bei Kopflagen auf Beckenboden, Teil des physiol. Geburtsablaufs bei Kopflagen.

Geraniol ↑Öle ätherische.

Geranylpyrophosphat: Intermediat der Biosynthese der ↑Steroide.

Geräteverordnung, medizinische: *Abk* MedGV; regelt Anforderungen u. Auflagen für das Inverkehrbringen u. Betreiben medizintechn. Geräte.

Geräusch: neben ↑Ton u. Klang eine der drei mögl. Schallarten. Die Frequenzanalyse (Fourier-Analyse, ↑Analyse, harmonische) ergibt ein mehr o. weniger ausgeprägtes kontinuierl. Spektrum. Ein G. ist also ein Tongemisch, das sich aus sehr vielen Einzeltönen zusammensetzt. Frequenzen u. Amplituden sind zeitl. nicht konstant. Bei Herztönen u. -geräuschen handelt es sich physikal. um G.

Gerbasi, Michele, zeitgen. ital. Päd., Palermo.

Gerbasi-Anämie (nach Michele G.): Gerbasi-Syndrom, Pseudo-Biermer-Anämie; zuerst in Italien beobachtete reversible Megaloblastenanämie des Säuglings- u. Kleinkindalter, die wahrscheinl. durch Mangelernährung der Mutter mit starkem Vitamindefizit (Vitamin B_2, B_{12} u. Folsäure) ausgelöst wird u. durch Substitution der entsprechenden Vitamine bei relativ günstiger Progn. behoben werden kann.

Gerbsäure: Acidum tannicum; Adstringens u. Hämostyptikum. Antidot bei Vergiftungen mit Alkaloiden u. einigen Metallen; Bildung unlösl. Salze. Gerbsäurederivate färben Harn zumeist dunkel. Nachweis mit Eisen(III)-chloridlösung, braunschwarze Färbung.

Gerbstoffe: phenol. Pflanzeninhaltsstoffe. In der Natur weit verbreitet, besitzen Eigenschaft, mit Eiweißstoffen tier. Häute unlösl. u. wenig quellbare Verbindungen zu bilden, was auf der Fähigkeit beruht, Eiweißmoleküle, meist über H-Brücken, miteinander zu vernetzen. G. sind wasserlösl., schwach sauer reagierende stickstofffreie Polyphenole mit hohen relativen Molekülmassen. Bilden beim Lagern infolge Selbstkondensation o. Oxidation wasserunlösl. Verbindungen (Phlobaphene) unter Verlust ihrer gerbenden Eigenschaften. Einteilung nach der chem. Struktur in hydrolysierbare u. nichthydrolysierbare (kondensierte) G. Anwendung von Gerbstoffzubereitungen äußerl. u. a. bei Stomatitis, Hämorrhoiden u. Frostbeulen, innerl. bei hyperazider Gastritis u. Darmkatarrhen.

Gerbstoffe, hydrolysierbare: Gallotannine; sind Ester von Zuckern mit Gallussäure bzw. deren Depsiden. Gerbsäure (Acidum tannicum, stellt ein Gemisch von Gallotanninen dar, das aus Türk. Gallen (Aleppogallen, Gallae) o. chin. Gallen, sog. Zackengallen, gewonnen wird.

Gerbstoffe, kondensierte: gebildet aus Catechinen o. Leukoanthocyanidinen, sind in vielen Drogen enthalten, z. B. Eichenrinde, Tormentillwurzel u. Schwarzer Tee. Ther. Bedeutung beruht auf deren adstringierenden Eigenschaften, d. h. der Fähigkeit, die Eiweiße der obersten Gewebeschichten, insbes. der Schleimhäute, unter Bildung einer festen zusammenhängenden Membran zu fällen.

Geriatrie ⟨*gr*⟩ *f*: Altersheilkunde, Teilgebiet der Med., das sich mit der Versorgung u. Betreuung von Menschen im höheren Lebensalter beschäftigt. ↑Gerontologie.

Geriatrikum ⟨*gr*⟩ *n*: Arzneimittel, die gegen Altersveränderungen bzw. altersbedingte Erscheinungen wirksam sein sollen, z. B. ↑Nootropika o. best. pflanzl. Präparate.

Gerichtsmedizin: Rechtsmedizin, Forensische Med; Fachgebiet der Med., das sich mit allen mit Recht u. Gerichten im Zusammenhang stehenden Fragen beschäftigt (gerichtl. Obduktionen, Toxikol., Vaterschaftsnachweise u. a.).

Gerinnselretraktion ↑Retraktion.

Gerinnung: für die Blutstillung gemeinsam mit Gefäßsystem u. Blutplättchenaggregation verantwortl. Prinzip, das wahrscheinl. i. R. der Hämostase erst dann bedeutsam wird, wenn größere Gefäße lädiert sind u. die Blutstillung über die Mikrozirkulation hinaus erfolgen muß. Dabei stellt die Fibringerinnung bereits auch einen Ansatz zur Reparation der Wunde u. zur Abwehr bakterieller Invasionen von außen dar. Im Ablauf der G. sind im wesentl. 4 Phasen zu unterscheiden (Morawitz). In der 1. Phase wird das Proenzym Prothrombin in Thrombin überführt, wofür ein Umwandlungsfaktor Voraussetzung ist, der dem aktivierten Faktor X entspricht (früher als Thrombokinase bezeichnet): Neben extravasal im Gewebe lokalisierten Lipiden werden die Faktoren VII, V, Kalziumionen u. die Vorstufe vom Faktor X für die Umwandlung von Prothrombin in Thrombin benötigt. Der extravasale Gerinnungsvorgang, der Gewebethrombokinase erfordert, entspricht dem ↑Extrinsic-Gerinnungssystem. Am intravasalen Aktivierungsmechanismus des Prothrombins sind die Faktoren XII, XI, IX, VIII, V u. Kalziumionen beteiligt. Dabei liefern die Blutplättchen die notwendigen Lipide (Thrombozyten-Faktor 3) durch ihren Zerfall. Die Lipide fungieren als Komplexbildner, die die nächstfolgende Aktivierungskette in Gang setzt. Das Enzym Thrombin hat Fibrinogen u. die Blutplättchen als Substrate. Die 2. u. 3. Phase der G. umfaßt die Umwandlung von Fibrinogen in Fibrin u. die Retraktion des Fibringerinnsels. Die aktuelle Koagulabilität des Blutes resultiert aus dem ständigen Umsatz der Gerinnungsfaktoren u. der Blutplättchen (von Lasch als Eukoagulabilität bezeichnet). Der Begriff **physiol. latente G.** weist auf den ständigen physiol. Umsatz von Gerinnungsprodukten u. Blutplättchen hin, wobei Sicherheitsfaktoren insbes. Hemmstoffe wie Antithrombokinasen bzw. Inhibitoren der Faktoren X, VIII u. V sowie Antithrombine wirksam werden. Weiterhin sorgt das System der ↑Fibrinolyse mit dem aus Plasminogen mittels Fibrinokinasen bzw. einem sich im Blut bildenden Aktivator entstehenden Enzym Plasmin für die Stabilität der physiol. latenten G., wobei das Plasmin durch seine proteolyt. Wirkung sowohl Fibrin als auch andere Bluteiweiße insbes. auch Gerinnungsfaktoren abzubauen in der Lage ist. Einer zu starken Proteolyse ist jedoch durch ein im Blut vorhandenes Antiplasmin ein Riegel vorgeschoben. Weiterhin sind im System der Hämostase der zellulären Clearance aktivierter Zwischen- u. Endprodukte der G. im retikulohistiozytären System bes. Bedeutung zuzumessen. Die **intravasale G.** ist i. R. einer Verbrauchskoagulopathie durch den Verbrauch des Hämostasepotentials bei gleichzeitiger Abscheidung von Fibrinthromben in der Endstrombahn gekennzeichnet, wodurch es zur Ausbildung von Mikrozirkulationsstörungen, zu Organläsionen u. Kreislaufschock kommen kann. Disseminierte intravaskuläre Koagulation (DIC) ↑Verbrauchskoagulopathie. Abb.

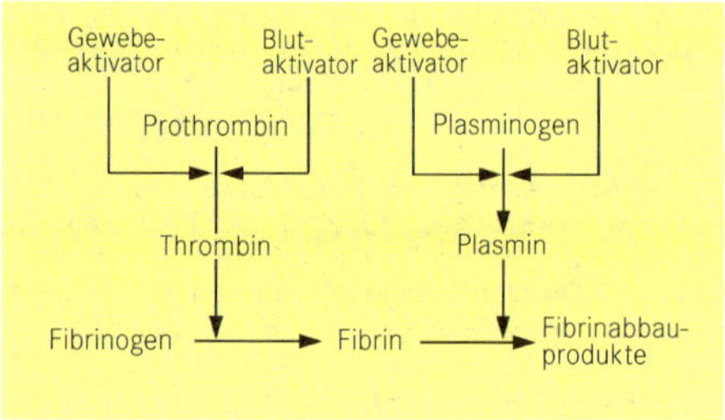

Gerinnung. Blutgerinnungs- u. Fibrinolysesystem; vereinfachte Darstellung

Gerinnungsfaktoren, kontaktsensible: i. e. S. Faktor XII u. XI. Zum System der Kontaktaktivierung gehören auch die Faktoren des Kallikrein-Kinin-Systems (Williams-Faktor, Fletcher-Faktor, Kallikrein, Flaujeac-Faktor, Fitzgerald-Faktor). ↑Intrinsic-Gerinnungssystem.

Gerinnungsthrombus ↑Thrombus.

Gerinnungszeit: Test zur globalen Feststellung von Störungen der Hämostase, die im zusatzfreien Vollblut gemessen wird u. den Zeitraum angibt, der von der Blutentnahme bis zur völligen Gelierung des Blutes, d. h. bis zur Umwandlung von Fibrinogen in das feste Fibrin verstreicht. Der klass. Standardtest ist die Methode nach Lee-White, die auch Modifikationen erfahren hat. Eine automat. Messung der G. mit digitaler Ablesung der ermittelten Zeit ist mögl. Eine Verlängerung der G. tritt bei allen Störungen der endogenen Gerinnung auf, also bei Verminderung der Faktoren XII, XI, IX, VIII sowie X, V, II u. I, ebenso bei Vermehrung eines Hemmkörpers, der mit der Thromboplastin- o. Thrombinbildung interferiert. Normalwert 5–8 min. 1. Vollblutgerinnungszeit: Globaltest,

Gerinnungszeit: Einflußfaktoren u. ihre Wirkung

Faktor	Gerinnungszeit kürzer	Gerinnungszeit länger
Temperatur	höher	niedriger
Meßröhrchengröße	kleiner	größer
Röhrchenmaterial	Glas	Kunststoff o. silikonisiert
Oberfläche	rauh	glatt
Blutmenge	klein	groß
Detergens	nein	ja
Traumat. Venenpunktion	ja	nein
Luftblasen	ja	nein
Fremdkörper	ja	nein
Erschütterungen	ja	nein

der die Verminderung der Faktoren des Intrinsic-Gerinnungssystems (einschl. Faktoren X, V, II, I), der Thrombozytenzahl u. -funktion sowie die Anwesenheit von Inhibitoren der gen. Faktoren anzeigt. Die Vollblutgerinnungszeit wird bei 37 °C im Glasröhrchen gemessen. 2. Fast alle gerinnungsphysiolog. Tests beruhen auf der Messung der Gerinnungszeit eines entsprechenden Plasma-Reagens-Gemischs. Tab.

Gerinnungszeitmeßgeräte: Die Zeit bis zum Eintreten der Gerinnung kann nach 3 Verfahren gemessen werden. 1. Rhythm. Kippen der Röhrchen mit Blut bzw. Plasma u. Beobachten des Fließverhaltens (Lichtschranke); 2. Messung der Lichtdurchlässigkeit (photoelektr. Methode); 3. Mechanisierung der manuellen Häkeltechnik. Geräte zur Bestimmung der Vollblutgerinnungszeit arbeiten i. a. nach dem 1. Prinzip, zur Bestimmung der Gerinnungszeit bei gerinnungsphysiolog. Tests nach dem 2. o. 3. Prinzip. Abb.

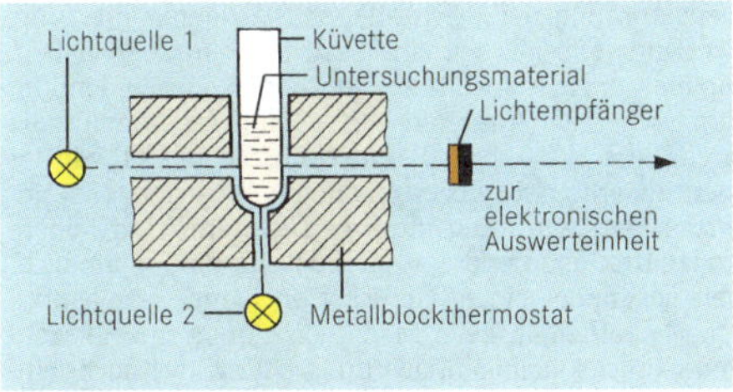

Gerinnungszeitmeßgerät.
Meßprinzip der photoelektrischen Methode

Germanin: Suramin-Natrium; Chemotherapeutikum gegen Trypanosomiasis.

Germer, weißer: Giftpflanze. ↑Veratrum album.

Germinalzellen: Keimzellen, ↑Gameten.

Germinoblast *⟨lat⟩ m*: Keimzentrumszelle (Zellen versch. Größe u. Morphol.), vermehrt während der ↑Follikelzentrumsreaktion. Als Vorläufer der antikörperproduzierenden Plasmazellen gehören sie zur B-Zellreihe.

Germinoblastom: entspricht etwa zentroblast. bzw. zentrozyt. Non-Hodgkin-Lymphom; ↑Brill-Symmers-Krankheit.

Germinozyt ↑Zellsystem, lymphatisches.

germizid: Keime abtötend.

Geroderma *⟨gr⟩ n*: Gerodermia; runzelige, welke Haut infolge Atrophie sämtl. Hautschichten einschl. der Anhangsgebilde sowie Wasserarmut. Vorzeitige Hautvergreisung bei endokrinen Störungen, z. B. Erkrankungen der Hypophyse o. Schilddrüse. ↑Cutis senilis.

Gerogenito dystrophicum: im frühen Alter auftretende senile Veränderungen der Haut bei gleichbleibender Unterentwicklung der Geschlechtsorgane.

Geröllzyste: Röntgensymptom einer ↑Arthrose sowie einer ↑Rheumatoidarthritis. Subchondral gelegene zyst. Aufhellungen im Gefolge eines gesteigerten Knochenab- bzw. -umbaus, ausgefüllt durch proliferierendes Bindegewebe.

Geromorphismus *⟨gr⟩ m*: in jungen Jahren auftretende, troph. bedingte Hautveränderungen, bes. im Gesicht, wobei der Betroffene durch eine schlaffe, runzelige Haut ein greisenhaftes Aussehen bekommt; ↑Akrogerie.

Gerontogenese *⟨gr⟩ f*: Entstehung u. Entwicklung von ↑Altersveränderungen.

Gerontologie: Alterskunde, Lehre vom alten Menschen; interdisziplinäre Wissenschaft, die sich mit der Beschreibung, Erklärung u. Modifikation von körperl., psych., sozialen, histor. u. kulturellen Aspekten des ↑Alterns u. Alters beschäftigt, einschl. der Analyse von alternsrelevanten u. alternskonstituierenden Umweltfaktoren u. sozialen Institutionen u. der Erforschung der altersbedingten Veränderung der Gesamtpersönlichkeit, des Erlebens u. Verhaltens.

Gerontologie, ökologische: Zweig der Gerontologie, der die Bedeutung der räuml.-dingl. Umwelt des älteren Menschen in den Vordergrund stellt. Behandelt werden u. a. Fragen des Wohnens u. der Wohnanpassung im Alter.

Gerontologie, psychologische
↑Alternspsychologie.

Gerontologie, soziale ↑Alternssoziologie.

Gerontophilie: Bevorzugung von Personen in hohem Lebensalter als Sexualpartner. Die G. ist seltener u. tangiert die Öffentlichkeit weniger als die ↑Pädophilie.

Gerontopsychiatrie: sog. Alternspsychiatrie; Richtung der Psychiatrie, die sich mit psychiatr. Aspekten des Alters u. mit psychol. Störungen u. Krankheiten beschäftigt, die in einem ätiol. o. pathogenet. Zusammenhang mit Alternsprozessen stehen.

Gerontostomatologie: zahnärztl. Betreuung älterer Menschen.

Gerontoxon *⟨gr⟩ n*: Greisenbogen der Hornhaut, Arcus senilis; ringförmige Lipideinlagerung in der oberflächl. Hornhautperipherie (Arcus lipoideus), z. B. bei Hypercholesterinämie. Harmlose Altersveränderung, die keine Beschwerden verursacht.

Gerstenkorn ↑Hordeolum.

Gerstmann, Joseph (geb. 1887), österreich. Neurol. u. Psychiater, Wien, New York.

Gerstmann-Syndrom (nach Joseph G.) Angularissyndrom. Kombination hirnpatholog. Störungen auf der Grundlage einer Läsion im parietotemporookzipitalen Übergangsgebiet der Hirnrinde der sprachdominanten Hemisphäre. Neben den von Gerstmann angegebenen Sympt.: ↑Rechts-Links-Störung, Fingeragnosie (↑Agnosie), ↑Akalkulie u. ↑Agraphie können amnest. ↑Aphasie, ↑Alexie u. a. hirnpatholog. Ausfälle vorliegen.

Gersuny, Robert (1844–1923), Chir., Wien.

Gersuny-Naht (nach Robert G.): Tabaksbeutelnaht zum Versenken der Blase bei der vorderen Scheidenplastik.

G

Gersuny-Operation (nach Robert G.): Ausschaltung des Rektums mit anterektalem, intrasphinktärem, transanalem Sigmadurchzug u. Einpflanzung der Ureteren in das ausgeschaltete Rektum (Neoblase). Bewährtes Verfahren bei ↑Ecstrophia vesicae. ↑Ersatzblasen, ↑Harnableitung, künstliche.

Geruchsorgan: Organum olfactorium; Riechschleimhaut im Bereich der oberen Nasenmuschel (↑Conchae nasales) u. im gegenüberliegenden Teil der Nasenscheidewand (↑Septum nasi). Die Riechschleimhaut ist ein scheingeschichtetes Sinnesepithel (Epithelium sensorium), welches modifizierte bipolare Nervenzellen (Riechzellen, Epitheliocytus neurosensorius olfactorius), Stützzellen (Epitheliocytus sustentans) u. Ersatzzellen (Epitheliocytus basalis) enthält. Die Riechzellen besitzen einen über die Epitheloberfläche ragenden Zellfortsatz (Riechkolben, Dendritum), der an einem kolbenförmigen Abschnitt (Bulbus dendriticus) Kinozilien aufweist, die in einem Flüssigkeitsfilm (↑Glandulae olfactoriae) eingeschlossen sind. Die von den Riechzellen abgehenden Axone verlaufen als Fila olfactoria (↑Nervi olfactorii) zum ↑Bulbus olfactorius. Die basalen Zellen der Riechschleimhaut erfüllen die Funktion von Ersatzzellen. In der Lamina propria befinden sich zahlreiche Glandulae olfactoriae (↑Bowman-Drüsen). In den Sinneszellen der Regio olfactoria werden die chem. Geruchsreize in nervale Erregungen umgewandelt, welche über basale Fortsätze als Nn. olfactorii zum Bulbus olfactorius des Gehirns gelangen. ↑Geruchssinn. Abb.

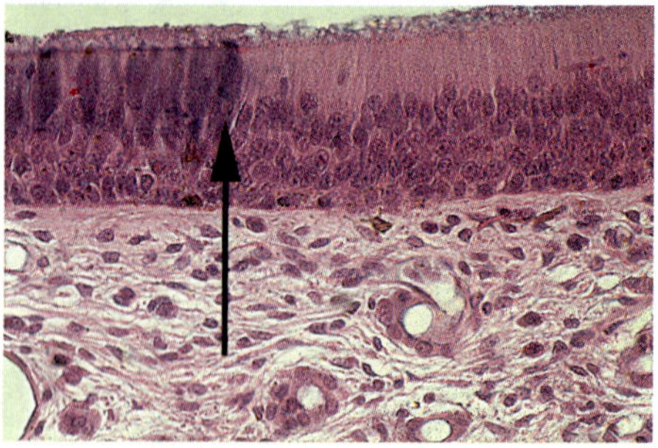

30

Geruchsorgan. Histologischer Schnitt durch die Nasenschleimhaut, HE-Färbung; links respiratorisches Epithel mit Flimmern u. Becherzellen, rechts Riechepithel mit Sinnesstiftchen (Pfeil am Übergang)

Geruchsqualitäten ↑Geruchssinn.

Geruchsrezeptoren: Rezeptoren der Riechschleimhaut, die durch Geruchsstoffe relativ spezif. erregt werden.

Geruchsschwelle: diejenige minimale Konzentration eines Stoffs in der Atemluft, die zur Erkennung u. Identifikation einer Geruchsempfindung notwendig ist (Erkennungsschwelle). Sie ist stoffabhängig u. kann bei geruchsintensiven Stoffen extrem niedrige Werte annehmen. Bevor ein Geruch sicher erkannt wird, kommt es im unterschwelligen Bereich zu einer unspezif. Geruchswahrnehmung (Wahrnehmungs- o. Empfindungsschwelle). Skatol, ein widerl. riechender Stoff, riecht z. B. in unterschwellig niedriger Verdünnung angenehm. Ähnliches gilt für viele Parfümrohstoffe. Die Bestimmung der G. erfolgt mittels Olfaktometrie. G. wird ausgedrückt als Konzentration des riechenden Stoffs, häufig in ppm ($=cm^3/m^3$) o. mg/m^3. Die Kenntnis der G. kann in best. Fällen die Abschätzung einer Gesundheitsgefährdung durch Gase o. Dämpfe erleichtern, G. entspricht oft etwa dem MAK-Wert o. liegt über ihm (↑MAK).

Geruchssinn: Olfaktus; kann wie der ↑Geschmackssinn als chem. Sinn bezeichnet werden. Die in der Riechschleimhaut gelegenen ↑Rezeptoren (beim Menschen 10^7) sind prim. Sinneszellen, deren Zilien tragende Dendriten die rezeptiven Strukturen darstellen u. deren Axone die nach überschwelliger Erregung ausgelösten Aktionspotentiale zum ↑Bulbus olfactorius leiten, in dem die erste synapt. Umschaltung auf die Mitralzellen erfolgt. Diese leiten die Erregung zum Riechhirn (↑Rhinenzephalon) weiter. Auch die Erregung freier Nervenendigungen des ↑Nervus trigeminus durch ↑Trigeminusstoffe kann zur Geruchsempfindung beitragen. Adäquate Reize stellen Duftstoffe dar, die mit der Luft zur Riechschleimhaut gebracht werden. Die Duftstoffmoleküle gelangen nach Lösung im Schleim zu den Zilien, wo sie an Rezeptoren der Membran über spezif. enzymat. Reaktionen die Permeabilität für Ionen verändern u. zur Hypo- o. Hyperpolarisation führen. Die Gesamtheit dieser Potentiale kann vom Riechepithel als Elektroolfaktogramm erfaßt werden, dessen Amplitude von Reizintensität u. -qualität abhängt. Neben der extrazellulären Bindungsdomäne der Duftstoffmoleküle weisen sie intrazelluläre Bindungsorte für G-Protein auf. Diese werden beim Andocken eines Duftstoffmoleküls aktiviert. Bei angebundenen G-Proteinen kommt es zum Austausch bewegl. Untereinheiten GDP gegen GTP, die ihrerseits einen Erstboten (Adenylatzyklase o. Phospholipase C) enzymat. aktiviert. Dadurch werden verstärkt Zweitboten (3,5-cAMP o. IP 3) gebildet, die die in Ruhe geöffneten Kaliumkanäle intrazellulär verschließen. Damit kommt es zur elektr. Depolarisation der Riechzelle, d. h. zu deren Erregung. Die Duftstoffe müssen eine best. Konzentration haben, um die Geruchsschwelle zu erreichen, wobei die Empfindungsschwelle (Auftreten einer Geruchsempfindung, je nach Duftstoff 10^7 bis 10^{17} Moleküle pro ml Luft) von der Identifizierungsschwelle (Erkennung des Duftstoffs) unterschieden wird. Zum Erreichen letzterer sind höhere Konzentrationen erforderl. Als Maß für die Empfindlichkeit gegenüber einem Geruchsstoff dient der olfaktorische ↑Koeffizient. Beim Menschen gibt es eine Vielzahl von Geruchsqualitäten, deren Einteilung noch nicht einheitl. vorgenommen wird. Grundgerüche sind z. B. süßl., säuerl., brenzlig u. faulig, deren Mischung einen unterschiedl. Gesamteindruck ergibt. Im Zusammenhang mit der Geruchsprüfung (Olfaktometrie) werden Duftklassen aufgestellt, denen jeweils ein Standardduftstoff zugrunde gelegt wird, z. B. äther. (↑1,2-Dichlorethan), blumig (d-1-Betaphenylethylmethylcarbinol), kampferartig (1,8-Cineol), moschusartig (1,5 Hydroxypentadekansäurelakton), stechend (Ameisensäure), faulig (Dimethylsulfid). Die einzelnen Sinneszellen zeigen ein unterschiedl. Antwortmuster auf Wirkung der versch. Duftstoffe, wobei nicht nur Intensität u. Qualität, sondern aufgrund der ausgeprägten Adaptation auch die Dauer der Einwirkung entscheidend ist. Einige Menschen weisen partielle ↑Anosmien o. auch ↑Parosmien auf. Die biol. Rolle des Geruchs besteht in der Beurteilung von Nahrungsstoffen u. Umwelt, für Tiere in der Auffindung von Futterquellen u. der Steuerung des Sexualverhaltens. Die starke emotionelle

Komponente der Geruchswahrnehmung wird durch die Verbindung des limb. Systems mit dem olfaktiven Analysator erklärt. Der Mensch vermag mehr als 10 000 versch. Geruchsqualitäten wahrzunehmen.

Gerüstarzneiformen ↑Depotpräparate.

Gerüsteiweiße: Skleroproteine, sind unlösl. in Wasser, besitzen Faserstruktur u. weitgehende Resistenz gegen verdünnte Säuren u. Laugen, gegen proteolyt. Enzyme; sie dienen in der tier. Welt als Stütz- u. Gerüstsubstanzen; hierzu gehören die Elastine, die Kollagene, die Keratine (Epidermis, Haare, Nägel, Federn, Hörner, Hufe usw.), ferner das Seidenfibroin. ↑Strukturproteine.

Gerüstmarkzone ↑Lehndorff-Zeichen.

Gerüsttabletten ↑Depotpräparate.

Gesamteiweiß: Gesamtproteine; Konzentration aller Eiweiße im Blutplasma, Normalbereich 60–82 g/l, quantitative Bestimmung mit der ↑Biuret-Reaktion. Bei Hunger, fortgeschrittenen Tumorleiden u. a. Krankheiten ist das G. erniedrigt.

Gesamtinhibitorkapazität: gesamte Hemmkapazität des Serums für Proteasen, die sich aus der Summe der Inhibitorkapazitäten von Alpha-1-Antitrypsin, Alpha-1-Antichymotrypsin, Inter-alpha-Antitrypsin, Antiplasmin, Alpha-2-Makroglobulin, Antithrombin III u. C_1-Inhibitor zusammensetzt.

Gesamtmineralisation: veraltete Bez. für ↑Gesamtmineralstoffgehalt.

Gesamtmineralstoffgehalt: Summe der in einem Heilwasser enthaltenen gelösten festen Bestandteile in mg/l.

Gesamtumsatz: die Summe von Grundumsatz u. Leistungsumsatz. Unter normalen äußeren Lebensbedingungen ohne bes. körperl. Leistungen beträgt der G. 10 050 kJ. Nach dem I. Hauptsatz der Thermodynamik ist jede körperl. Tätigkeit des Menschen hinsichtl. Leistung u. Wirkungsgrad (↑Leistungszuwachs), aber auch jede nach außen nicht sichtbare Erhöhung der Organtätigkeit infolge Verdauung (spezifisch-dynamische ↑Wirkung) o. ↑Temperaturregulation mit Steigerungen seines ↑Energiewechsels verbunden. Da der Grundumsatz nur für die Bedingungen Ruhe, Nüchternheit u. therm. Behaglichkeit definiert ist, die der Gesamtorganismus im Verlaufe seiner Tagesrhythmik (Tätigkeit, Nahrungsaufnahme, Ruhe, Schlaf) aber nur teilweise erfährt, muß sein G. wesentl. höher sein. Der G. wird, unter Berücksichtigung der berufl. Tätigkeit, auf den Grundumsatz bezogen, wie folgt angegeben: Buchhalter $^8/_6$ des Grundumsatzes; Apotheker, Friseur $^9/_6$ des Grundumsatzes; prakt. Arzt, Busfahrer $^{10}/_6$ des Grundumsatzes; Hausfrau, Montageschlosser $^{12}/_6$ des Grundumsatzes; Kohlenhauer $^{15}/_6$ des Grundumsatzes. Die Steigerung des Umsatzes bei geistiger Arbeit ist die Folge von Tonussteigerungen u. Mitbewegungen. Der Energieumsatz des gesamten Gehirns ist nur unter pathol. Bedingungen (z. B. im epilept. Anfall) erhöht.

Geschäftsfähigkeit: Fähigkeit eines Menschen wirksame Rechtsgeschäfte selbständig abzuschließen. Das Gesetz sieht grundsätzl. alle Menschen als geschäftsfähig an. Es regelt daher nur die Geschäftsunfähigkeit, die bei Personen, die noch nicht 7 Jahre alt sind u. dauerhaft Geisteskranken besteht. Beschränkt geschäftsfähig sind Personen zwischen dem vollendeten 7. Lj. bis zur Volljährigkeit.

Geschicklichkeit: koordinative Fähigkeit; Fähigkeit zur zweckmäßigen u. schnellen Lösung feinmotor. Aufgaben. Spielt u. a. in best. Berufen u. im Sport eine Rolle.

Geschiebe: aus harten Legierungen gefertigte Vorrichtung zur Befestigung von abnehmbaren Prothesen am überkronten Restgebiß. Vorteil: Vermeidung sichtbarer Klammerteile.

Geschlecht, chromosomales: nach der Konstitution der Gonosomen ermitteltes Geschlecht. Beim Menschen ist das ↑Y-Chromosom geschlechtsbestimmend. Danach ist jede Zelle u. jedes Individuum mit Y-Chromosomen männl., ohne Y-Chromosomen weibl.

Geschlechterrolle: spezif. Verhaltenserwartung u. Normen für Mann u. Frau, die wesentl. gesellschaftl. determiniert sind. Die von biol.-physiol. Unterschieden zwischen den Geschlechtern ausgehenden psychol. u. sozialen Reaktions- u. Verhaltensmuster, Einstellungen u. Wertsysteme werden i. R. der ↑Sozialisation erlernt.

G

Geschlecht, genetisches: nach dem Genotyp bzw. spezif. geschlechtdeterminierenden Genen festgelegtes Geschlecht. Entspricht beim Menschen normalerweise dem chromosomalen Geschlecht.

Geschlecht, gonadales: nach den Gonaden festgelegtes G. Danach sind Individuen mit Testes männl., mit Ovarien weibl. Entspricht mit einer Ausnahme (↑XX-Mann: Mit Testes aber Gonosomen XX) den chromosomalen G.

Geschlecht, heterogametisches: Geschlechtszugehörigkeit je nach Art der gebildeten Spermien. Beim Menschen ist das chromosomal männl. Geschlecht heterogamet., da es zwei chromosomal unterschiedl. Gameten-Typen (23,X u. 23,Y) produziert, während im chromosomal weibl., homogamet. Geschlecht nur 23,X-Gameten entstehen.

Geschlecht, homogametisches ↑Geschlecht, heterogametisches.

Geschlecht, juristisches: Geschlecht, unter dem ein Individuum als natürl. Person geführt wird. In Zweifelsfällen ist dafür in Abhängigkeit von endokrin. Befunden das psych. Geschlecht, d. h. der Wunsch des Pat. entscheidend. ↑Transsexualität.

Geschlecht, psychisches: Selbstidentifizierungsgeschlecht; abhängig von einer pränatalen, hormonvermittelten Hypothalamusprägung. Stimmt diese nicht mit dem genet. bzw. gonadalen u. somat. Geschlecht überein, kommt es zur ↑Transsexualität.

Geschlechtsabhängigkeit: die bei vielen biol. Parametern u. Funktionen festgestellte Abhängigkeit von der Geschlechtszugehörigkeit. Dabei haben Zykluseinflüsse u. Gravidität eine bes. ausgeprägte Bedeutung. Die G. gehört zu den wesentl. Spezifikationen, die für die Definition von Referenzbereichen einbezogen werden müssen.

Geschlechtsbestimmung: Geschlechtsdetermination; die der Geschlechtsentwicklung vorausgehende Prägung der prim. biopotent. Gonadenanlage im männl. o. weibl. Richtung. Erfolgt beim Menschen durch ein gonosomales Gen, das einen autosomalen Genlokus aktiviert u. damit die Entwicklung der Gonadenanlage in männl. Richtung noch vor Eintritt der primordialen Geschlechtszellen determiniert. Bei Fehlen des Y-Chromosoms (z. B. normal weibl. Karyotyp) o. Versagen des Induktionsvorgangs kommt es zur Entwicklung in weibl. Richtung.

Geschlechtsbestimmung, zellkernmorphologische: Feststellung des chromosomalen Geschlechts

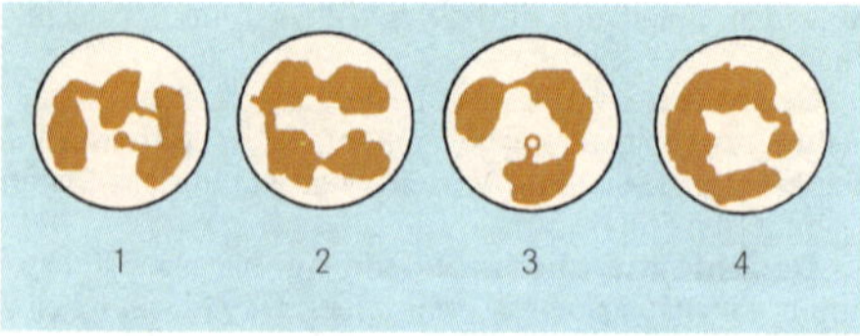

Zellkernmorphologische Geschlechtsbestimmung.
1: Trommelschlegelkernanhängsel (Drumstick); 2: ungestielter Knoten (sessile nodule), entspricht dem Trommelschlegelkernanhängsel in seiner Wertigkeit; 3: sogenannte „Tennisschlägerform" (racket), ähnelt dem Drumstick, ist jedoch ohne Bedeutung für die Geschlechtsbestimmung; 4: kleines Kernsegment (minor lobe)

im Interphasekern anhand von ↑X-Chromatin, ↑Y-Chromatin u. Drumsticks (↑Trommelschlegelkernanhang). Abb.

Geschlechtschromatin ↑X-Chromatin.

Geschlechtschromosomen ↑Gonosomen.

Geschlechtsdiagnose: in Anthrop. u. Gerichtsmedizin praktizierte Bestimmung des Geschlechts anhand von Leichen- o. Skelettresten auf der Basis geschlechtsspezif. ausgeprägter morphol.-anat. Detailstrukturen, in best. Fällen durch Nachweis von ↑X-Chromatin bzw. ↑Y-Chromatin in Zellkernen o. von Y-chromosomalen Abschnitten des Genoms mit entsprechenden DNA-Sonden.

Geschlechtsdifferenzierung: die der Geschlechtsbestimmung folgende Ausdifferenzierung des gonadalen, somat. u. psych. Geschlechts.

Geschlechtsdimorphismus, immunologischer: durch X- bzw. Y-Chromosomen gesteuerte Antigendifferenzen. Dazu werden gezählt: das ↑Eichwald-Silmser-Phänomen (↑H-Antigene), das Xg-Blutgruppenmerkmal bei Mensch u. Gibbon, das unter androgenem Einfluß stehende Antigen Slp bei männl. Mäusen. Weitere genet. noch ungeklärte Differenzen männl./weibl. bestehen in der unterschiedl. Überlebenschance zwischen weibl. u. männl. Embryonen, unterschiedl. Immunisierungsresultaten zwischen männl. u. weibl. Versuchstieren, insbes. abweichend bei Trächtigkeit, quantitative IgM-Unterschiede, ansteigend mit zunehmender X-Chromosomenzahl beim Menschen.

Geschlechtsdisposition ↑Disposition.

Geschlechtsdrüsen ↑Genitalorgane.

Geschlechtsfalten: in der Entwicklungsgeschichte Erhebungen zu beiden Seiten der Geschlechtsspalte. Die G. bilden bei der Frau die kleinen Schamlippen, beim Mann die Schwellkörper des Penis.

Geschlechtsfestlegung: Folge einander bedingender Vorgänge, bei denen man das chromosomale, gonodale, duktuläre, somat. u. psych. Geschlecht unterscheidet.

Geschlechtshöcker: Genitalhöcker, Tuberculum genitale; erste Andeutung des äußeren Genitale bei 5–6 Wochen alten menschl. Embryonen durch eine Anhäufung von embryonalem Bindegewebe in kranialer Lage an der Kloakenmembran. Zuerst indifferent als Genitoanalhöcker. Durch Gliederung entstehen später der Phallus bzw. die Klitoris, die Geschlechtsfalten u. Analhöcker.

Geschlechtshormone ↑Sexualhormone.

Geschlechtsidentität: Gefühl der Zugehörigkeit eines Menschen zum männl. o. zum weibl. Geschlecht. Die G. wird nicht allein durch das somat. Geschlecht bestimmt, sondern auch durch psychosoziale Einflüsse. So kann trotz geno- u. phänotyp. maskuliner Körperlichkeit eine weibl. Identifizierung erfolgen u. umgekehrt. Die Findung der G. ist allg. bis zum dritten Lj. abgeschlossen. Störungen der G. liegen z. B. bei der ↑Transsexualität vor.

Geschlechtskopplung ↑Erbgang.

Geschlechtskrankheiten: durch den Geschlechtsverkehr o. geschlechtsverkehrähnl. Handlungen übertragene Krankheiten. Die G. unterliegen einer bes. Gesetzgebung. Während die G. nach dem zweiten Weltkrieg einen erhebl. Anstieg zu verzeichnen hatten, sind in der Folgezeit u. a. durch die strengen gesetzl. Maßnahmen die Erkrankungsziffern wesentl. zurückgegangen; seit Anfang der Siebzigerjahre wird in fast allen industrialisierten Ländern ein Wiederanstieg beobachtet. G. sind die ↑Syphilis, die akute u. die chron. Form der ↑Gonorrhö, das ↑Ulcus molle venereum u. die Frühform der ↑Lymphopathia venerea, ferner das ↑Granuloma venereum. Genannte klass. G. werden im WHO-Begriff Sexually transmitted diseases (STD) neu definiert. ↑Krankheiten, sexuell übertragbare.

Geschlechtsmerkmale: für das männl. bzw. weibl. Geschlecht charakterist. Merkmale. **Prim. G.**: Geschlechtsorgane; Hoden, Samenleiter, Penis; Uterus, Vagina, Vulva; **Sek. G.**: Merkmale die sich während der Pubertät ausbilden, u. a. Behaarung, Brüste, Stimmlage. **Tert. G.**: Körpergröße, Knochenbau u. a.

Geschlecht, somatische: Ausprägung der prim., sek. u. tertiären Geschlechtsmerkmale in männl. o. weibl. Richtung.

Geschlechtsorgane: jene das Geschlecht eines Individuums bedingenden Organe, die der Begattung, Zeugung u. Erhaltung des befruchteten Eis dienen; ↑Zeugungsorgane.

Geschlecht, soziales: G., das einem Individuum von der Gesellschaft zuerkannt wird. Entspricht weitgehend dem juristischen ↑Geschlecht.

Geschlechtsreife: Fortpflanzungsfähigkeit; ↑Pubertät.

Geschlechtsspalte: Sulcus urogenitalis; zwischen den Geschlechtsfalten gelegene Öffnung in der Embryonalentwicklung. Die G. ist zunächst noch durch die Urogenitalmembran verschlossen, sie reißt später ein u. wird zur äußeren Öffnung der Harnröhre.

Geschlechtstrieb: Sexualtrieb; alte Bez. für die Gesamtheit der Triebregungen u. Gefühle, die auf die Vereinigung mit einem Partner o. auf sexuelle Erregung u. Befriedigung gerichtet sind. ↑Libido.

Geschlechtsumwandlung: operative u. hormonelle Umwandlung der prim. u. sek. Geschlechtsmerkmale, z. B. bei ↑Transsexualität.

Geschlechtsverhältnis: zahlenmäßiges Verhältnis männl. zu weibl. unter den Trägern eines best. Merkmals. Das G. liegt bei autosomal monogenen Merkmalen bzw. Krankheiten meist bei 1 : 1, ist jedoch bei ↑Polygenie häufig nach der männl. o. weibl. Seite verschoben. Für X-chromosomal bedingte Eigenschaften geschlechtsgebundene Vererbung.

Geschlechtsverkehr: *Abk* GV; ↑Koitus.

Geschlechtswülste: Erhebungen bds. der Geschlechtsfalten in der Embryonalentwicklung. Aus ihnen entstehen bei der Frau die großen Schamlippen u. beim Mann das Skrotum.

Geschmack: Empfindung der 4 Geschmacksqualitäten süß, sauer, salzig, bitter, durch Reizung der Geschmackspapillen der Zunge. Jede Kombination der Geschmacksqualitäten mögl., Voraussetzung der Empfindung ist die Löslichkeit der Substanz in Wasser u./o. Speichel. An der Geschmacksempfindung sind auch Geruchs- u. Temperatursinn u. mechan. Empfindungen beteiligt. ↑Geschmackssinn.

Geschmacksgleichungen ↑Geschmackssinn.

Geschmacksknospen: Caliculi gustatorii; 50–70 µm große Rezeptororgane im Epithel der Zungenpapillen (Papillae vallatae, foliatae, fungiformes) sowie des Gaumens, des Pharynx u. der Epiglottis. Die G. (Gemmae) bestehen aus Sinneszellen (Epitheliocyti sensorii gustatorii), Stützzellen (Epitheliocyti sustentantes) u. basalen Ersatzzellen (Epitheliocyti basales). Die G. haben zur Oberfläche eine Öffnung (Porus gustatorius), in die die Geschmacksstiftchen, lange Mikrovilli, der Sinneszellen ragen. An den Sinneszellen beginnen mit Synapsen Nervenfasern (Neurofibra gustatoria). In der Lamina propria liegen die Ebner-Spüldrüsen (Glandulae gustatoriae). ↑Geschmackssinn. Abb.

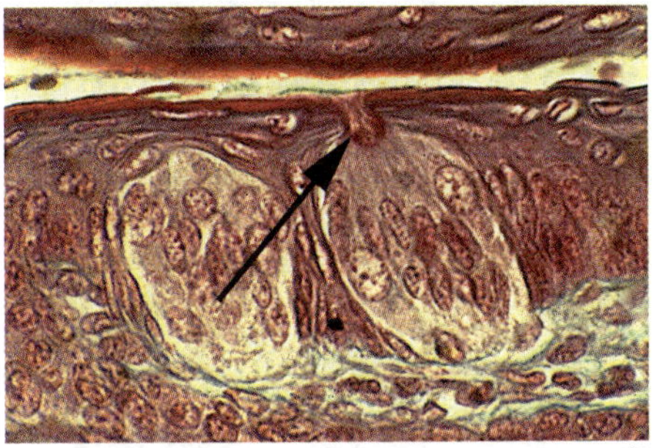
30

Geschmacksknospen. Histologischer Schnitt durch eine Papilla vallata, Azanfärbung; zwei Geschmacksknospen, eine davon mit Porus (Pfeil)

Geschmacksorgan: Organum gustus; Gesamtheit der ca. 2 000 ↑Geschmacksknospen. 50 % davon in den Papillae vallatae.

Geschmacksporus: Porus gustatorius; Öffnung der ↑Geschmacksknospen an der Epitheloberfläche.

Geschmacksprüfung: sensor. o. organolept. Prüfung; meist Bestimmung von Geschmack, Geruch u. Aroma nebeneinander; wird z. B. mit wasserlösl. Stoffen (süß, sauer, bitter, salzig) o. generell zur Wertbeurteilung von Lebensmitteln durchgeführt. Die Technik ist nach dem Ziel der Sinnesprüfung auszuwählen hinsichtl. Genauigkeit, Reproduzierbarkeit, Objektivität (Signifikanz), um statist. math. Auswertung zu ermöglichen; Schulung der Prüfer ist erforderl. Ermittelt werden können einmal generelle Unterschiede zwischen Lebensmitteln (Abweichung von der Norm usw.), zum anderen wertmäßige Unterschiede (Gütegrad, nach Punktsystemen geordnet; Verbrauchererwartung; Beliebtheitsentscheidung); neuerdings sind versch. Untersuchungsmethoden ausgearbeitet worden, z. B. Zweier-, Triangel-, Duo-Triotest, Profilmethode; Schwellenwertbestimmung; zur Auswertung wird die Binomialverteilung herangezogen.

Geschmacksqualitäten ↑Geschmackssinn.

Geschmackssinn: zu den chem. Sinnen gehörend. Die in den ↑Geschmacksknospen der Zunge liegenden Schmeckzellen sind sek. Sinneszellen, deren durch Wirkung best. gelöster Moleküle an den Mikrovilli hervorgerufene ↑Rezeptorpotentiale (Depolarisation) zur Ausbildung von Aktionspotentialen an den die Zellen umspinnenden afferenten Geschmacksnervenendigungen führen. Nach synapt. Umschaltung in der Medulla oblongata u. dem ventralen Thalamus werden die Erregungen zur kortikalen ↑Schmecksphäre geleitet. Der Mensch unterscheidet 4 Geschmacksqualitäten: süß, salzig, sauer, bitter. Als adäquate Reize wirkende Geschmacksstoffe sind gelöste Moleküle organ. u. anorgan. Substanzen, die in best. Konzentrationen Geschmacksempfindungen hervorrufen. Obwohl keine eindeutige Zuordnung chem. Verbindungen zu best. Geschmackswirkungen mögl. ist, kennt man für jede Geschmacksqualität charakterist. Stoffe: salzig: NaCl (freie Anionen wie Chlorid, Sulfat, Bromid), süß: Glukose (Zucker, Alkohole, Basen), sauer: Zitronensäure (freie H-Ionen), bitter: Chinin (Alkaloide), wobei die ausgelösten Empfindungen von der Konzentration des Stoffs abhängen (NaCl schmeckt in sehr geringen Konzentrationen süß). Bitterstoffe bewirken in den Schmeckzellen der Geschmacksknospen eine Steigerung der intrazellulären Kalziumkonzentration, was die Transmitterausschüttung der Schmeckzellen u. damit die Erregung in den ableitenden Nervenfasern auslöst. Bei der ↑Transduktion sind G-Proteine beteiligt. Süßstoffe führen intrazellulär zu einer G-Protein-vermittelten 3,5-cAMP-Aktivierung, die sek. geöffnet gewesene Kaliumkanäle verschließt. Saure Schmeckstoffe wirken durch die H^+-Ionen, die durch die Zellmembran treten, was die K^+-Kanäle blockiert. Salzige Schmeckstoffe verwenden spannungsunabhängige Ionenkanäle u. depolarisieren die Geschmackssensoren unmittelbar. Die Empfindungsschwellen sind nicht nur substanzabhängig, sondern entspr. der Verteilung der Rezeptoren ortsabhängig: max. Empfindlichkeit für Bitter am Zungengrund, Sauer an den hinteren Seitenrändern der Zunge, für Salzig an der vorderen seitl. Randzonen u. für Süß an der Zungenspitze. Meist ergibt sich bei Aufnahme von Nahrungsstoffen ein Mischgeschmack. Die Teilnahme der einzelnen Qualitäten an seinem Zustandekommen kann durch „Geschmacksgleichungen" wiedergegeben werden, in der li. der für eine Substanz typ. Geschmack, re. die Anteile (Konzentrationen) der 4 Qualitäten stehen. Für die Geschmacksempfindung spielt darüber hinaus die Temperatur der Nahrung eine Rolle, aber auch das innere Milieu des Organismus wie NaCl-Konzentration der Körperflüssigkeiten, pH-Wert u. a. Die Geschmacksstoffe besitzen in Abhängigkeit von ihrer Konzentration auch eine emotionale Komponente.

Geschmacksstoffe ↑Geschmackssinn.

Geschoßarten ↑Schußverletzung.

Geschoßembolie: matte Geschosse, v. a. Kleinkaliber, können in größere Gefäße eindringen, ohne die gegenüberliegende Gefäßwand zu durchschlagen, u. dann mit dem Blutstrom verschleppt werden.

Geschoßwanderung: in seltenen Fällen können Geschosse entweder in präformierten Körperhöhlen (Wirbelkanal, Muskelscheiden) o. bei Eiterungen analog einem Senkungsabszeß wandern.

Geschoßwirkung ↑Schußverletzung.

G

Geschwulst: Tumor, Gewächs, Neoplasie; eine G. ist das Ergebnis gestörten örtl., irreversiblen u. autonomen Wachstums menschl. u. tier. körpereigener Zellen. 1. Gutartige (benigne) G.: zeichnen sich durch relative Autonomie aus, kein invasives Wachstum u. keine Metastasen. 2. Bösartige (maligne) G.: sind gekennzeichnet durch infiltratives, destruierendes u. progredientes Wachstum sowie ↑Metastasen u. ↑Rezidive. Im Ergebnis der Gewebezunahme heben sich G. gegenüber ihrer Umgebung ab. Einteilung erfolgt histogenet. nach Ursprungsgewebe. Geschwulst- u. Tumorbegriff finden auch auf einfache Größenzunahme wie entzündl. Tumoren, örtl. Blutungen o. Ödeme Anwendung.

Geschwulst, infratentorielle ↑Einklemmung.

Geschwulstriesenzellen: ein- u. mehrkernige Riesenzellen in gut- u. bösartigen Gewächsen.

Geschwulst, supratentorielle ↑Einklemmung.

Geschwulstthrombus: Einwachsen von Tumorgewebe in das Gefäßlumen.

Geschwulstzellenembolie ↑Embolie.

Geschwür ↑Ulcus.

Gesicht: Facies. Vorderer Abschnitt des Kopfs, welcher vom unteren Rand des Unterkiefers bis zur Stirngrenze reicht. Man unterscheidet am G. eine Stirn-, Augen-, Nasen-, Mund-, Kinn- sowie Wangengegend.

Gesicht-Halshaut-Straffung: Face-lifting, Forehead lift, Gesichtshautstraffung; Korrektur der Gesicht-Halshaut-Spannung, die durch Krankheit o. vorzeitiges Altern unnormal erschlafft ist. Ablösen der Gesichtshaut im epifaszialen Bereich (Gelbke 1964) o. in der subdermalen Fettschicht (Conley 1974). Meist partielles Vorgehen. Totales zirkuläres Spannen (Gonzales Ulloa) kann Maskengesicht u. Nekrosen zur Folge haben. Hautfaltenglättung auch mit spez., ultrakurz gepulsten CO_2-Lasersystemen mögl., ↑Skin resurfacing.

Gesichtsapraxie: ideokinet. ↑Apraxie des Gesichts, mim. Bewegungen auf Aufforderung, z. B. Augen zukneifen, Lippen spitzen, Zähne zeigen u. a., können nicht korrekt ausgeführt werden. Es kommt zu Fehlbewegungen o. Entgleisungen in andere Bewegungen. Bei automat. ablaufenden Bewegungen tritt die Störung nicht in Erscheinung.

Gesichtsbogen: einem Stechzirkel ähnl. Vorrichtung zur Bestimmung der Relation der Kiefer zu der Kiefergelenkbahn u. zur Festlegung der richtigen schädelbezogenen Anordnung der Modelle im ↑Artikulator.

Gesichtsbreite ↑Jochbogenbreite.

Gesichtsdysmorphien: Fehlentwicklungen des Gesichts. Versch. Schweregrade (Extrem: ↑Aprosopie) u. unterschiedl. Ursachen. G. gehören zu zahlreichen Syndromen (kraniofaziale Dysmorphien).

Gesichtsfeld: Sehfeld, Bereich, in dem bei unbewegtem, ruhendem Auge Objekte wahrgenommen werden können. ↑Perimetrie.

Gesichtsfeldausfall ↑Skotom, ↑Perimetrie.

Gesichtsfurunkel: im Bereich des Gesichts liegender ↑Furunkel mit der Gefahr einer sept.-metastat. Ausbreitung über die V. angularis in die venösen Gefäßplexus der Schädelbasis.

Gesichtshautstraffung ↑Gesicht-Halshaut-Straffung.

Gesichtshöhe: morphol. Gesichtshöhe; geradlinige Entfernung zwischen ↑Nasion u. ↑Gnathion.

Gesichtsindex, morphologischer: prozentualer Anteil der morphol. ↑Gesichtshöhe an der ↑Jochbogenbreite.

Gesichtsindex, physiognomischer: prozentualer Anteil der physiognom. Gesichtshöhe (geradlinige Entfernung zwischen dem Punkt, an welchem die vordere Stirnhaargrenze die Mediansagittalebene schneidet u. dem ↑Gnathion) an der ↑Jochbogenbreite.

Gesichtskrampf: mastikator. ↑Kaumuskelkrampf.

Gesichtslage: extreme ↑Deflexionslage (genau: Gesichts-Einstellung bei Längslage) des Feten unter der Geburt. Häufigkeit etwa 0,5 %. Beim Eintritt des Schädels ins Becken bleibt das Hinterhaupt an der Linea terminalis hängen; es kommt zunächst zur Stirneinstellung; die erhalten bleiben kann (↑Stirnlage), o. es entwickelt sich beim Tiefertreten die volle Deflexion; Durchtritt mit dem Planum tracheoparietale (34 cm Umfang). Bei äußerer Untersuchung (IV. Leopold-Handgriff) fällt 1. der auf der Seite des Rückens sich vorwölbende Schädel auf, der zur Annahme eines abgewichenen Kopfs verleiten kann, 2. zwischen Kopf u. Rücken findet sich eine deutl. Einsenkung, 3. die kindl. Herztöne sind auf der Seite der kleinen Teile deutl. zu hören (bei dorsoanteriorer Lage oft weit lateral). Bei innerer Untersuchung „unebener" vorangehender Teil (Verwechslung mit Beckenendlage mögl.).

Gesichtslähmung ↑Fazialislähmung.

Gesichtslinie: gedachte Linie zwischen fixiertem Objekt u. der Fovea centralis der Netzhaut.

Gesichtslosigkeit ↑Aprosopie.

Gesichtsmasken: Gesichtspackungen unterschiedl. Zusammensetzung zur Hautpflege (Erweichung, Straffung, Anregung der Durchblutung u. ä.).

Gesichtsneuralgie ↑Trigeminusneuralgie.

Gesichtsorganisation: ontogenet. Herausbildung des Gesichts; in der 3. Embryonalwoche kommt es am Vorderteil des Kopfendes durch die Perforation der Rachenhaut zur Verbindung der oralen Höhlung mit dem Vordarm u. damit zur Entstehung der Mundbucht. Während des 2. Embryonalmonats bewirken Impulse von Mundbucht u. Kiemenbogen die Proliferation des unter dem Epithel befindl. Mesenchyms zu 5 Gesichtswülsten, näml. 2 Unterkiefer-, 2 Oberkieferfortsätze, ein Stirnfortsatz. Diese wachsen zur Mittellinie aufeinander zu u. engen die primitive Mundhöhle zunehmend ein. In der 8. Embryonalwoche vollzieht sich die volle Ausbildung des Oberkiefers.

Gesichtsrose ↑Erysipel.

Gesichtsschädel ↑Viscerocranium.

Gesichtsschweiß: vermehrte Schweißabsonderung im Gesicht bei übermäßiger Wärmeentwicklung im Körper. Physiol. bei Arbeitsleistung, vermehrter G. bei vegetativ stigmatisierten Personen.

Gesichtssinn: Vermögen zur Wahrnehmung u. Beurteilung opt. Reize, d. h. elektromagnet. Schwingungen zwischen 400 u. 700 nm Wellenlänge, bzw. Gesamtheit aller anat. Strukturen u. physiol. Prozesse, auf denen dieses Vermögen beruht (visuelles System o. visueller Analysator). Durch den opt.-brechenden Apparat des Auges werden die Umweltobjekte auf der Netzhaut abgebildet. Die gereizten Photorezeptoren (Stäbchen, Zapfen) geben ihre Erregung nach Vorverarbeitung im nervalen Apparat der Netzhaut über die Fortsätze der Netzhautganglienzellen (Fasern des N. opticus) weiter zum Thalamus, wo sich u. a. der spezif. ↑Relaiskern der Sehbahn befindet. Von dort aus erfolgt die Projektion der im Thalamus weiterverarbeiteten Information über die ↑Sehstrahlung (Radiatio optica) zu den Okzipitalfeldern der Großhirnrinde. Zum G. gehören noch die Zentren für die Steuerung der Augenbewegungen im Bereich des Mittelhirns (obere Zweihügel der Lamina quadrigemina), die ebenfalls von der Netzhaut Impulse erhalten u. die mit der Großhirnrinde einerseits u. den motor. Augenmuskelkernen andererseits in Verbindung stehen.

Gesichtsskoliose: Asymmetrie beider Gesichtshälften unter seitl. Verbiegung der Medianebene. ↑Schiefhals.

Gesichtsspalte: Prosoposchisis; Oberbegriff für verschiedenartige u. verschiedengradige, angeborene Spaltbildungen im Gesichtsbereich. ↑Gesichtsspalte, mediane. ↑Gesichtsspalte, quere. ↑Gesichtsspalte, schräge. I. w. S. zählen hierher: ↑Lippenspalten. ↑Lippen-Kiefer-Gaumen-Spalten (Cheilognathopalatoschisis). Ätiol.: genet. bedingt, autosomal rezessiv auch dominanter Erbgang, sowie Phänokopie durch teratogene Wirkstoffe.

Gesichtsspalte, mediane: schwerer Entwicklungsdefekt des Zwischenkieferbereichs. Philtrum, Os incisivum, vorderer Vomer, mediane Zahnleiste (obere 4 Incisivi) fehlen. Unterscheidung von medianen Spaltbildungen der Lippe (↑Lippenspalte).

Gesichtsspalte, quere: Fissura facialis transversa, Fissura buccalis, Meloschisis, Wangenspalte; seltene, angeborene, Spaltbildung des Gesichts vom Mundwinkel bis zum äußeren Gehörgang infolge Störung der mesenchymalen Nivellierung der Furche zwischen den embryonalen Ober- u. Unterkieferwülsten. Meist abortiv als geschlitzter Mundwinkel (↑Makrostomie). ↑Gesichtsspalte.

Gesichtsspalte, schräge: Fissura facialis obliqua; angeborene Spaltbildung des Gesichts. Verläuft vom Nasenloch o. der Oberlippe in Richtung medialer o. (selten) lateraler Augenwinkel. Abortivform: gekerbtes Nasenloch. ↑Gesichtsspalte.

Gesichtsspannung ↑Gesichtshautstraffung.

Gesichtstic: unregelmäßig, örtl. wechselnd u. asynchron ablaufende Zuckungen der Gesichtsmuskulatur ohne organ. Grundlage. Gegen nicht psychogene Phänomene wie ↑Blepharospasmus u. ↑Spasmus facialis abzugrenzen.

Gesichtswinkel ↑Sehwinkel.

Gespräch, psychodiagnostisches ↑Exploration.

Gesprächspsychotherapie: *Abk* GT; deutschsprachige Bez. für die nichtdirektive u. klientenzentrierte Gesprächstherapie von Rogers. Bei der G. handelt es sich um einen zur humanistischen ↑Psychologie gehörenden ther. Ansatz, der auch im Beratungsfeld verbreitet ist. Auf der Grundlage seines Persönlichkeitsmodells einer „fully functioning person" (Übereinstimmung von Ideal- u. Selbstbild, Selbstaktualisierung) ging Rogers davon aus, daß die G. helfe, Selbstentfaltungspotentiale freizusetzen, die zu einem inneren Wachstumsprozeß (reifere emotionale Anpassung) führen. Die drei ther. Kernvariablen 1. ↑Echtheit/Selbstkongruenz, 2. Wertschätzung/Wärme, 3. ↑Empathie/Verbalisierung emotionaler Erlebnisinhalte sollen notwendige u. hinreichende Bedingungen für Psychotherapie u. für zufriedenstellende interpersonelle Kontakte sein.

Gestagene ⟨*lat + gr*⟩ *n Pl*: Schwangerschaftshormone, ↑Corpus-luteum-Hormone; gemeinsame Bez. derjenigen Sexualhormone, die der Implantation u. ↑Nidation der befruchteten Eizelle u. der Entwicklung des Embryos dienen. Sie sind zur Einleitung u. Aufrechterhaltung der Schwangerschaft notwendig u. bewirken eine Ruhigstellung des Uterus (daher zur Behandlung der drohenden Fehlgeburt zu verwenden). Wichtigste G. sind ↑Progesteron, 17-Hydroxyprogesteron u. 20-Hydroxyprogesteron. Bildungsorte: ↑Corpus luteum, ↑Plazenta, zum kleinen Anteil auch die Granulosazellen. Als Steroidhormone stammen sie von Cholesterin ab. Hauptabbauprodukt ist das unwirksame ↑Pregnandiol, das als Glukuronid im Harn ausgeschieden wird. Die G. bewirken den Übergang der Uterusschleimhaut aus der Proliferations- in die Sekretionsphase u. setzten die Motilität des ↑Myometriums herab. Sie verhindern die Reifung weiterer Follikel u. machen auf diese Weise eine Superfetation unmögl. Sie fördern die Ausbildung der Milchdrüsen u. erhöhen die Körpertemperatur um 0,1–1 °C (thermogenet. Effekt). Die Gestagenproduktion wird durch das luteinisierende Hormon des Hypophysenvorderlappens gefördert. G., die auch nach peroraler Aufnahme wirksam sind (Norethisteron o. Norgestrol), dienen als Ovulationshemmer.

Gestagentest: Test zum Ausschluß einer vegetativen Ovarialinsuffizienz. Oral o. parenteral verabreichtes Gestagen führt bei pos. Ausfall des Tests nach einer entsprechenden Frist zur Abbruchblutung. Mit dem Test wird die Fähigkeit des Endometriums geprüft, allein auf Gestagenzufuhr mit einer Hormonentzugsblutung zu reagieren. Der pos. Test besagt, daß eine Gravidität nicht vorliegt, ein durch endogene Östrogene minimal stimuliertes Endometrium vorhanden ist (Ausschluß einer uterinen Amenorrhö) u. die Gonadotropine (FSH u. LH) etwa im Normbereich liegen. Beim neg. Ausfall handelt es sich entweder um eine Gravidität, um eine uterine Amenorrhö o. um eine Amenorrhö II. Grades (vegetative Amenorrhö) mit schwerer Ovarialinsuffizienz o. fehlender Östrogenproduktion. Weitere Tests zur Abklärung sind notwendig.

Gestalttherapie: von Fritz Perls aus der Gestaltpsychologie entwickeltes, der ↑Psychoanalyse nahestehendes Psychotherapieverfahren, das durch ganzheitl., gegenwartsbezogene u. erlebnisintensive Betrachtungs- u. Vorgehensweisen gekennzeichnet ist.

Gestaltwandel: Veränderungen der Körperproportionen im Verlaufe der individuellen Entwicklung. Nach einer Füllephase findet zwischen dem 5. u. 7. Lj. eine Streckungsphase statt, die zum ersten G. führt, der durch den Übergang von der rundl. Kleinkindform in die schlanke Schulkindform gekennzeichnet ist. Der zweite G. setzt bei Mädchen im 11. u. bei Jungen im 12. Lj. ein u. ist mit dem Erreichen der Erwachsenenform abgeschlossen. ↑Körperproportionen.

Gestation ⟨*lat*⟩ *f*: Gestatio; Zeitabschnitt von der Befruchtung über Schwangerschaft, Geburt u. Wochenbett bis zu dessen Abschluß.

Gestationsalter: auf die ↑Konzeption bezogene Entwicklungszeit des ungeborenen o. geborenen Kindes. Bei unsicherem Konzeptionstermin kann das G. nur näherungsweise anhand der ↑Reifezeichen bestimmt werden.

Gestose ⟨*lat + gr*⟩ *f*: Präeklampsie, Toxikose; durch die Schwangerschaft entstandene pathol. Zustände. Einteilung in **Frühgestose** (häufigste Form ↑Hyperemesis gravidarum) u. **Spätgestose** (häufigste Form EPH-Gestose: Sympt.: Ödeme, Proteinurie u. Hypertonus); Pathogenese: Arteriolospasmus. Einteilung in schwere, mittlere u. leichtere Formen sowie in **essentielle G.** u. **Pfropfgestose**. Bei letzterer hat vor der Schwangerschaft eine Nierenerkrankung o. ein Hypertonus vorgelegen, auf welche sich bei eingetretener Schwangerschaft die oben genannten Sympt. „aufpfropfen". In schweren Fällen Gefahr für Mutter u. Kind, insbes. bei Auftreten von Krampfzuständen (↑Eklampsie). Vorbeugung durch Schwangerenbetreuung. Seltene Formen sind **Organgestose** (Hepatose, Dermatose usw.).

Gesundheit: i. w. S. der „Zustand des vollständigen körperl., geistigen u. sozialen Wohlbefindens" (WHO), i. e. S. das Freisein von Krankheit u. Gebrechen. Sozialversicherungsrechtl. in Deutschland der Zustand der Arbeits- bzw. Erwerbsfähigkeit. ↑Krankheit.

Gesundheit, psychische: geistig-emotionelles Wohlbefinden. Dazu gehört sinnvolle Harmonie mit den Zielen u. normenbildenden Funktionen der Gesellschaft, überwiegend beglückende Kooperationsbeziehungen in den ↑Primärgruppen (zwischenmenschl. Beziehungen), entsprechende Möglichkeiten zur schöpfer. Verwirklichung geistig-körperl. Potenzen. P. G. ist untrennbar mit den zugrundeliegenden körperl. Wachstums- u. Reifungsprozessen verbunden. Ziel aller psychohygien. Bemühungen.

Gesundheitsamt: von einem Amtsarzt geleitete ärztl. Dienststelle mit Aufgaben des öffentl. Gesundheitsdienstes.

Gesundheitsausstellung: Exposition von Gegenständen, Anschauungs- u. Textmaterialien (wie Texttafeln, Photos, Graphiken, Modelle, Diapositive, Diatonträger) zur Demonstration der med. Wissenschaft, u. von Ergebnissen des Gesundheitswesens sowie zur Propagierung einer gesunden Lebensweise (↑Gesundheitserziehung) u. der Vermittlung von Kenntnissen über Anat. u. Physiol. des menschl. Organismus. Bewährt hat sich die Integration von G. in Großausstellungen. Histor. Bedeutung hatten die internationalen Hygieneausstellungen (z. B. London 1884, Dresden 1911 u. 1930–31, Düsseldorf 1926). ↑Deutsches Hygienemuseum in Dresden.

Gesundheitsbewußtsein: Gesamtheit der Theorien, Anschauungen u. Ideen sowie Stimmungen u. Gefühle in bezug auf Gesundheit u. Krankheit als Teil des individuellen u. gesellschaftl. Bewußtsein.

Gesundheitserziehung: Gesamtheit der Bildungs- u. Erziehungsmaßnahmen, die auf die Förderung, Erhaltung u. Wiederherstellung der Gesundheit u. Leistungsfähigkeit u. auf ein aktives langes Leben gerichtet sind. G. nimmt Einfluß auf Kenntnisse (Gesundheitswissen), Einstellungen, Überzeugungen u. Motive (↑Gesundheitsbewußtsein) sowie auf das Verhalten (↑Gesundheitsverhalten) in bezug auf Gesundheit u. Krankheit. In der Arbeit der ↑Weltgesundheitsorganisation (WHO) nimmt die G. einen bedeutenden Stellenwert ein. Die WHO sieht das Ziel der G. darin, „die Bevölkerung zu ermutigen, gesundheitsfördernde Lebenspraktiken beizubehalten, die ihr verfügbaren Gesundheitseinrichtungen klug zu nutzen u. in eigener Entscheidung, sowohl individuell als auch kollektiv, ihren gesundheitl. Status u. die Umwelt zu verbessern". Nach der Verfassung der WHO ist eine aufgeklärte Öffentlichkeit u. die aktive Mitarbeit seitens der Gesellschaft außerordentl. wichtig für die Gesundheit der Bevölkerung. Dementsprechend wird in den gesundheitspolit. Programmen u. Resolutionen der WHO sowie in den Strategien der WHO zur Erreichung des Ziels „Gesundheit für alle bis zum Jahre 2000" der G. eine hervorragende Bedeutung beigemessen. Das trifft in bes. Maße für die gesundheitl. Grundbetreuung (Primary Health Care) zu. Die internationale Zusammenarbeit auf dem Gebiet der G. wird auch von einer nichtstaatl. Organisation gefördert: ↑Internationale Union für Gesundheitserziehung. Für die Organisation der G., die in Deutschland Anfang des 20. Jh. eine große Massenbasis besaß, schälten sich als wichtigste Träger Wohlfahrtsvereine, Gemeinden, Sozialversicherungen u. zum geringeren Teil staatl. Instanzen heraus. Die Arbeit orientierte sich an den sog. Volkskrankheiten wie Tuberkulose (Deutsches Zentralkomitee zur Bekämpfung der Tuberkulose), an Suchtgefahren (Arbeiterabstinentenbund, Frauenbund für alkoholfreie Kultur) o. an übergeordneten humanitären Aspekten (Caritas-Verband, Verein für Säuglings- u. Kleinkinderpflege, Volksheilstätten).

Gesundheitsgüter: Güter, die eingesetzt werden, um Krankheiten, Leiden o. Körperschäden festzustellen, zu heilen o. zu lindern o. Geburtshilfe zu leisten sowie die zu versorgenden Personen unterzubringen u. zu verpflegen.

Gesundheitsindikator: zeigt in definierter Weise den gegebenen Gesundheitszustand an. Aufgrund des Fehlens eines allg. anerkannten Gesundheits- bzw. Krankheitsbegriffs gibt es prinzipielle Schwierigkeiten bei der Bestimmung begriffl. Intension u. Extension von G. Das Vorgehen bei der Schaffung u. Anwendung von G. folgt deshalb weitgehend pragmat. Überlegungen. Inhaltl. Anforderungen sind ident. mit Qualitätsmerkmalen übl. Tests (Objektivität, Empfindlichkeit, Spezifität usw.). Die WHO grenzt gegenwärtig vier Grundtypen von G. voneinander ab: 1. gesundheitspolit. Indikatoren, 2. Indikatoren für den Gesundheitszustand, 3. gesundheitsbezogene soziale u. ökonom. Indikatoren, 4. Indikatoren für die Bereitstellung gesundheitl. Betreuung. Die Gesamtzahl vorgeschlagener G. ist kaum noch zu übersehen. Eine gewisse Ordnung läßt sich herbeiführen, wenn als Bezugspunkte die widergespiegelten Merkmale des Gesundheits- bzw. Krankheitsbegriffs gewählt werden (Tab.). G. sind auch direkt meßbare Variablen, die den Gesundheitszustand von Personen in einer Gemeinschaft beschreiben, z. B. Kindersterblichkeitsrate, Inzidenz meldepflichtiger Erkrankungen, Arbeitsunfähigkeit u. a. m. Tab.

Gesundheitskontrolle: spezielle ↑Schutzmaßnahme bei übertragbaren Krankheiten, deren Umfang in Abhängigkeit von den epidemiol. u. klin. Notwendigkeiten festgelegt wird. Besteht z. B. in regelmäßigen Temperaturkontrollen, körperl. Untersuchung o. der Entnahme von Untersuchungsmaterial, wie Blut u. Stuhl.

Gesundheitsleistungen ↑Gesundheitsgüter.

Gesundheitspaß: zur Einreise in best. Länder erforderl. Dokument, das Auskünfte über den Gesundheitszustand sowie Impfungen, Blutgruppe u. ä enthält.

Gesundheitsreformgesetz: Reformgesetz, das am 1.1.1989 in Kraft trat. Wesentl. Ziel dieses Gesetzes war die Entlastung der Krankenkassen von best. Leistungen. ↑Selbstbeteiligung.

Gesundheitsschädigung: eine G. liegt vor, wenn durch direkte Einwirkung von Schadstoffen funktionelle o. morphol. Veränderungen des menschl. Organismus eingetreten sind, die die natürl. Variationsbreite signifikant überschreiten.

Gesundheitsschädlinge: Tiere, insbes. Gliedertiere, auch Nager, die direkt o. indirekt die Gesundheit einschl. des Wohlbefindens der Menschen beeinträchtigen. G. parasitieren am Menschen, geben giftige o. allergene Stoffe ab, rufen durch ihr Auftreten Beunruhigung o. Ekel hervor u. können Krankheitserreger übertragen. Nach bekämpfungstechn. Gesichtspunkten unterscheidet man G., deren Lebenszyklus sich im Freiland abspielt

Gesundheitsindikatoren (Beispiele)

Orientierung an Daten zur Mortalität
- Proportionaler Mortalitätsindex (nach Swaroop u. Kemura)
- Index verlorener Lebensjahre nach Altersperioden (nach Pyll)
- Säuglingssterblichkeit (als Beispiel einer Gruppe von Kennziffern, die Populationsverluste nach der Geburt einschätzen)

Orientierung an Daten zur Morbidität
- Index über die Veränderung des Gesundheitszustands während der Hospitalisierung (nach Rasser u. Watts)
- Disability Index (nach Sullivan)
- Sickness Impact Profile Index (nach Bergner)
- Health Status Index (nach Fanshel u. Bush)

Orientierung an Daten zur Mortalität u. Morbidität
- Health Problem Index (nach Miller)
- Gross National Health Product Index (nach Chen)

Orientierung an Daten des Konzepts zur Gesundheitsförderung
(„positive" Gesundheitsindikatoren)
- Indikatoren für gesundheitsförderndes Verhalten (nach Kar u. Berkanovic)
- Indikatoren für gesundheitsfördernde Lebensbedingungen (nach Castillo-Salgado u. Navarro)
- Indikatoren der Gesundheitsbalance (nach Abelin)

Orientierung an allen verfügbaren Daten
- Summar. Rangordnung (nach Kanep)
- Zusammengesetzter Index (nach Komarov u. Ivanova)
- Reisenburg-Index (nach van Eimeren)

(Bremsen, Stechmücken, Zecken), G., die in umbaute Räume eindringen o. sich in deren Umgebung, d.h. im Siedlungsgebiet, aufhalten (Fliegen, Herbstgrasmilben, Stechmücken, Wespen), G., die sich regelmäßig in Räumen aufhalten u. entwickeln (Bettwanzen, Flöhe, Hausstaubmilben, Taubenzecken, Motten, Pharao-Ameisen, Schaben) u. stationäre Ektoparasiten am Menschen (Krätzmilbe, Läuse). Unter den Nagern sind die wichtigsten G. Langschwanzmäuse (Hausmaus, Wanderratte). Auch verwilderte Haustauben (Columba livia) können zu G. werden. Bekämpfung: Vernichtung der G., die als Reservoir o. Überträger von Krankheitserregern, als Wohnungsungeziefer, Wohnungs- u. Hausschädlinge, Lebensmittel- u. Speicherschädlinge, Vorrats- u. Materialschädlinge o. Pflanzenschädlinge von Bedeutung sind sowie durch Entwesung u. Desinfektion (ursprüngl. nur auf Insekten bezogen). Bekämpfung der Weiterverbreitung, insbes. der Krankheitsüberträger, umfaßt neben der Vorbeugung durch ein allg. Hygieneregime (regelmäßige Körperpflege, Sauberkeit in Wohnräumen u. Lebensmittelbetrieben) die zielgerechte Bekämpfung der G.: durch trockene Hitze: Heißluftentwesung bei 50–60 °C, Textilien 80–90 °C, biol. Bekämpfung durch den Einsatz natürl. Feinde der G. bzw. durch Züchtung u. Aussetzen steriler männl. Schadinsekten, z.B. bei der ↑Fliegenbekämpfung, chem. Bekämpfung durch ↑Schädlingsbekämpfer. Die dafür notwendigen chem. Mittel (Schädlingsbekämpfungsmittel, ↑Pestizide, ↑Antektoparasitika) sind auf eine unbedingt notwendige Menge bzw. auf den unbedingt notwendigen Einsatz zu beschränken. Nagerbekämpfung durch ↑Antikoagulanzienköder, ggf. ↑Raumentwesung. Ursache, Herkunft u. insbes. bei Erstbefall Artenbestimmung der G. sind zu klären u. ggf. notwendige baul. Maßnahmen zur Beseitigung der Schlupfwinkel der G. zu veranlassen.

Gesundheitsschutz: Gesamtheit der Forderungen, Maßnahmen, Mittel u. Methoden, die wissenschaftl. begründet, ausgearbeitet u. realisiert werden, um die Erkenntnisse aus Wissenschaft u. Praxis der Förderung, Erhaltung u. Wiederherstellung von Gesundheit, Wohlbefinden u. Leistungsvermögen des Menschen wirksam zugängl. zu machen.

G

Gesundheitssport: sportl. Selbstbetätigung, freiwillige, regelmäßige Ausübung eines sportl. Trainings von Personen, die ihre Gesundheit u. Leistungsfähigkeit stabilisieren o. verbessern wollen.

Gesundheitsstatistik ↑Individualstatistik.

Gesundheitsstrukturgesetz: Reformgesetz, das am 1.1.1993 in Kraft getreten ist. Zielsetzung dieses Gesetzes ist, analog zum ↑Gesundheitsreformgesetz, die finanzielle Entlastung der Krankenkassen. Der Schwerpunkt dieses Gesetzes liegt auf der Angebotsbeschränkung. Die Ausgaben der Krankenkassen sollen sich an der Entwicklung der ↑Grundlohnsummen orientieren, d.h., daß z.B. die ↑Budgets der Krankenhäuser ebenfalls analog der Grundlohnentwicklung angepaßt werden. Die Budgets werden gedeckelt (Budgetdeckelung).

Gesundheitstraining: körperl. Training, das darauf gerichtet ist, die allg. körperl. u. geistige Leistungsfähigkeit zu verbessern bzw. den mit fortschreitendem Alter zunehmenden Abfall der Leistungsfähigkeit zu verzögern bzw. zu verhindern. G. ist nicht prim. u. unmittelbar auf die Erhöhung einer spezif. sportl. Leistungsfähigkeit gerichtet, sondern zielt darauf ab, daß die Belastbarkeit des Gesamtorganismus bzw. einzelner Teilsysteme verbessert wird. Reaktionsfähigkeit u. Widerstandsfähigkeit des gesamten Organismus werden dadurch gefördert. Regelmäßiges ↑Körpertraining führt nicht nur zu gesteigerter körperl., sondern auch zu erhöhter psych. Belastbarkeit, setzt die Erregbarkeit herab (psychohygien. Effekt). G. motiviert auch andere Seiten der gesunden Lebensführung (↑Gesundheitsverhalten), wie gesundheitsfördernde Ernährung, Normalgewicht, Nichtrauchen, kein übermäßiger Alkoholgenuß. Grundbedingungen für die Wirksamkeit des G. sind: Dauercharakter u. richtige Intensität der körperl. Betätigung sowie Einbeziehung eines möglichst großen Teils der Gesamtmuskulatur. Dem G. liegt theoret. das Konzept der Trainierbarkeit der Gesundheit u. der Graduierung der Gesundheit (Gesundheitsskalierung) zugrunde. Die Trainingseffekte durch adäquate Belastungen bestätigen diese Auffassung. Trainingsformen sind Intensivgymnastik, Dauerlauf, sportl. Gehen, Radfahren, sportl. Wandern, Skiwandern, Schwimmen, Ballspiele, sportl. Tanzen. Wesentl. Grundlagen für das G. kommen aus der ↑Sportmedizin.

Gesundheitsverhalten: ursprüngl. pragmat. Terminus für gesundheitsrelevante Verhaltensvariable in der sozialmedizin. Forschung (Teilnahme an Vorsorgeuntersuchungen, Rauchen, Ernährungsverhalten), heute Begriff der med. Soziol., der das Verhältnis des Pat. zu seiner Gesundheit u. die daraus resultierenden Verhaltensweisen kennzeichnet. Zum G. zählt man die subjektiven Auffassungen von Gesundheit (z. B. als schicksalsgegeben o. erwerbbar), den Rang der Gesundheit in der persönl. Werteskala u. das Maß der Verwirklichung dieser Einstellungen im Alltagshandeln, etwa in einer bewußten gesunden Lebensführung o., bei gesundheitl. Störungen, in der Befolgung professioneller Ratschläge. Insofern ist ↑Krankheitsverhalten ein Teil des G. Für das G. sind nicht die persönl. Einstellungen allein, sondern ebenso die gesellschaftl. Voraussetzungen (ein ausgebautes Gesundheitssystem, die Möglichkeiten, Sport zu treiben o. anderen gesundheitsfördernden Empfehlungen nachzukommen) wesentl.

Gesundheitsvorschriften, internationale: von der 22. Weltgesundheitsversammlung (1969) beschlossene u. durch die 26. Weltgesundheitsversammlung (1973) ergänzte Festlegungen zur Verhütung der Weiterverbreitung der sog. Quarantänekrankheiten Cholera, Gelbfieber, u. Pest im internationalen Reiseverkehr. Die i. G. umfassen Definitionen, Melde- u. Auskunftspflichten der Staaten, Vorschriften über Schutzimpfungen für Personen auf internationalen Reisen, deren Dokumentation u. Absonderungsmaßnahmen. Vorläufer Internationale Sanitätsvorschriften, engl. International Sanitary Regulations.

Gesundheitsvorsorge: vorbeugende Maßnahmen, die der Gesundheit dienl. sind.

Gesundheitswesen: Gesamtheit aller Einrichtungen für die Realisierung der gesundheitl. Betreuung, der Forschung u. a. der Gesundheit dienenden Aufgaben.

Gesundheitszeugnis: ärztl. Attest, das über den Gesundheitszustand eines Menschen Auskunft gibt.

Gesundheitszustand: lt. WHO-Definition Zustand, der nicht nur durch das Fehlen von Krankheiten u. Gebrechen, sondern das Vorhandensein völligen körperl., geistigen u. sozialen Wohlbefindens charakterisiert ist.

Getreidekrätze ↑Bäckerkrätze.

Gewächs ↑Geschwulst.

Gewalt, scharfe: Verletzungen durch Hieb, Stich u. Schnitt. Übergänge zur stumpfen Gewalt gibt es bei Bissen u. Pfählungsverletzungen.

Gewebe: Textus; Verband gleichartig differenzierter Zellen sowie der zugehörigen Interzellularsubstanz. Arten: Epithelgewebe, Binde-Stütz-Gewebe, Muskelgewebe, Nervengewebe, inkl. Neuroglia, Blut als flüssiges G.

Gewebe, adenoides: alte Bez. für lymphat. Gewebe; Lymphknoten wurden früher als Drüsen angesehen (spiegelt sich auch in der heute noch manchmal verwendeten Bez. „adenoide Wucherungen", z. B. der Gaumenmandeln, wider).

Gewebeaktivator: Fibrinokinase, Plasminogenokinase; subsumierende Bez. für die am Plasminogen angreifenden Aktivatoren des fibrinolyt. Systems, die in tier. u. menschl. Geweben (Gewebeaktivatoren), aber auch im Harn (↑Urokinase) nachweisbar sind.

Gewebeantigene ↑Membranantigene; ↑Histokompatibilität.

Gewebeäquivalenz: Ein Material ist gewebeäquivalent, wenn bei ionisierender Bestrahlung die gleichen Wechselwirkungen wie beim menschl. (feuchten) Gewebe auftreten. Das ist für Materialien der Fall, die gleiche atomare Zusammensetzung wie das Gewebe haben.

Gewebeatmungsgifte: schnellwirkende, meist flüchtige Verbindungen, die zu einer reversiblen o. irreversiblen Blockade von Enzymen der Zellatmung führen. Wichtigste Vertreter: ↑Blausäure, Cyanwasserstoff, Halogencyane, Arsen- u. Phosphorwasserstoff.

Gewebeaufschluß ↑Trypsinierung.

Gewebebank: Depot konservierter Gewebe bzw. Einrichtung, die nach versch. Verfahren menschl. (o. tier.) Gewebe avital (Zielsetzung: Behinderung auto- u. heterolyt. Prozesse; Erhaltung best. strukturell-physikal. o. chem. induktiver Eigenschaften) u./o. vital (Zielsetzung: volle Erhaltung der Lebensfähigkeit u. Funktionstüchtigkeit) konserviert u. lagert, um sie auf Anforderung als Transplantationsmaterial abzugeben. Die Methodik der avitalen Konservierung reicht von der chem. Konservierung über die Gefrierlagerung (in Tiefkühltruhen) bis zur ↑Gefriertrocknung, die der vitalen Konservierung konzentriert sich auf die hypotherme Lagerung in Nährmedien u. die ↑Kryokonservierung. Alle genannten Konservierungsverfahren sind keine Desinfektions- o. Sterilisationsverfahren u. erreichen deshalb keine Keimfreiheit in den behandelten Geweben (z. B. Viren, Prionen), so daß das Betreiben von G. heute stark eingeschränkt u. die Verwendung des behandelten Materials auf Ausnahmeindikationen beschränkt ist. Neben (meist überregionalen) G. mit breitem Methoden- u. Präparatespektrum gibt es sog. Monobanken, die auf die Konservierung einer Gewebeart spezialisiert sind (Knochenbank, Hautbank, Korneabank usw., auch Blutbank) u. i. d. R. nur eine Klinik, ein Krankenhaus o. eine Stadt versorgen.

Gewebebasophile ↑Mastzelle.

Gewebe, bradytrophe: Gewebearten, die ledigl. durch Diffusion ernährt werden u. so eine schlechte o. keine Regenerationsfähigkeit besitzen: Augenlinse, hyaliner Knorpel, Bandscheiben, Sehnen. Nach neuen Erkenntnissen nur bedingt richtig.

Gewebebrücken: In Platz-, Riß- u. Quetschwunden vorhandene Gewebebrücken sind eine Unterscheidungsmöglichkeit dieser Wunde von Wunden, die durch scharfe Gewalt entstanden sind, da bei letzteren stets alle Gewebeelemente durchtrennt werden.

Gewebedeformationswiderstand: wird durch gleichzeitige Messung von zwei Drücken aus deren Differenz bei Annahme konstanter Compliance ermittelt:

$$R_t = \frac{P_t}{V} \ (\mathrm{Pa} \cdot \mathrm{l}^{-1} \cdot \mathrm{s})$$

Beispielsweise als Lungengewebewiderstandskoeffizient, indem der ↑Alveolardruck u. gleichzeitig der Ösophagusdruck ermittelt werden.

Gewebedruck: Drücke in zellulären Geweben der Organbereiche; Meßwerte 0–0,7 kPa, die in Wechselwirkung stehen mit den interstitiellen Drücken u. der Lymphdynamik; von bes. Bedeutung für normalen u. gestörten Stoffwechsel der Gewebe.

Gewebeembolie ↑Embolie.

Gewebeeosinophilie: Auftreten von ausgereiften eosinophilen Granulozyten im Gewebe durch Abwanderung aus dem Blut. Außer den G. mit segmentierten Kernen finden sich solche mit runden Kernen, wie sie bei Homozygoten mit Pelger-Kernanomalie zu beobachten sind.

Gewebeexpander: Silikonhülle, die über ein perkutan punktierbares Ventil auffüllbar ist. Durch etappenweises Nachfüllen wird eine Gewebedehnung erzielt.

Die Plazierung des G. ist subkutan o. submuskulär mögl. Bevorzugter Einsatz zur ↑Mammaersatzplastik u. zur Defektkorrektur. Implantatunverträglichkeit mögl.

Gewebefehlbildungen: feinere, mikrosk. erkennbare Schäden an Körpergeweben durch Schädigung in der Differenzierungsphase der Gewebe o. Organe als Differenzierungsstörungen nach Abschluß der Organogenese (↑Fetopathien) o. infolge frühembryonaler Keimversprengungen (↑Choristie, ↑Hamartie). G. liegen auch vor, wenn Zellen, die normalerweise an einen anderen Ort wandern, liegenbleiben (↑Migrationshemmung).

Gewebeflüssigkeit: im Interstitium befindl. wäßrige Flüssigkeit, deren Gehalt an Nährstoffen u. Schlacken sich durch die Stoffwechseltätigkeit der Zellen u. Gewebebestandteile sowie durch Abstrom von Lymphe ständig ändert.

Gewebehalbwerttiefe: die Dicke eines Gewebes, die die Dosisleistung im Nutzstrahlenbündel durch Schwächung auf die Hälfte reduziert. Die G. hängt von der Strahlenqualität, dem Fokus-Oberflächen-Abstand u. der Feldgröße ab.

Gewebeheterotopie: Verlagerung normalen Gewebes an einen anderen Ort (embryonal o. postpartal), z. B. ↑Endometriose.

Gewebehormone: Gruppe von Hormonen, die in versch. Geweben produziert werden, für die die Hormonproduktion entweder nicht typ. ist o. nicht zu den Hauptaufgaben zählt. Dazu gehören die Hormone des Verdauungstrakts (↑Gastrin, ↑Secretin, ↑Cholezystokinin-Pankreozymin u. a.), ↑Erythropoetin, die ↑Kinine, das ↑Renin-Angiotensin-Aldosteron-System, ↑Histamin, ↑Serotonin, die ↑Prostaglandine u. a.

Gewebeimplantation: Gewebeeinpflanzung, ↑Filatow-Gewebetherapie.

Gewebe, interstitielles: Füllgewebe in Organen o. z. B. zwischen Muskeln; meist lockeres Bindegewebe.

Gewebekleber: autopolymerisierende chem. Substanzen mit hoher Gewebeverträglichkeit, meist auf der Basis von Cyanoacrylaten.

Gewebeklebung: Vereinigung von Geweben mit spez. ↑Gewebeklebern.

Gewebekonservierung ↑Gewebebank.

Gewebekultur: Gewebe o. Teile von Geweben o. Organteile tier. Herkunft, die in vitro länger als 24 h lebend erhalten o. zur Vermehrung gebracht werden. Zur ↑Zellzüchtung gibt es fließende Übergänge. **Prim. G.**: Explantatkulturen. Gewebe- bzw. Organteile, die nach ihrer Isolierung erstmalig in ein Kulturgefäß eingebracht werden. Sie sind i. d. R. Tage bis Wochen kultivierbar. Nach der ersten ↑Passage entsteht eine ↑Zellinie. Abb.

Gewebeleitfähigkeit, elektrische: Kehrwert des spezif. elektr. Widerstands des Gewebes (↑Gewebewiderstand, spezifischer). Die G. spielt u. a. bei der ↑Hochfrequenzwärmetherapie, der Elektrochirurgie u. der Ableitung elektr. Potentiale (z. B. EEG) aus dem Organismus eine große Rolle.

Gewebemastzelle: ubiquitär im Bindegewebe vorkommende Zelle von ovaler, kreisrunder o. auch unregelmäßiger Form. Charakterist. der Reichtum an basophilen Granula. Kern um so kleiner, je älter die Zelle. Vorkommen hauptsächl. im Umfeld kleinerer Gefäße. G. des Knochenmarks gehört nicht zu den blutbildenden Zellen. G. besitzt zentrale Bedeutung in Pathogenese atop. Reaktionen. Sie bildet, speichert u. setzt wichtige biol. aktive Substanzen (Mediatoren) u. Enzyme frei. Degranulation

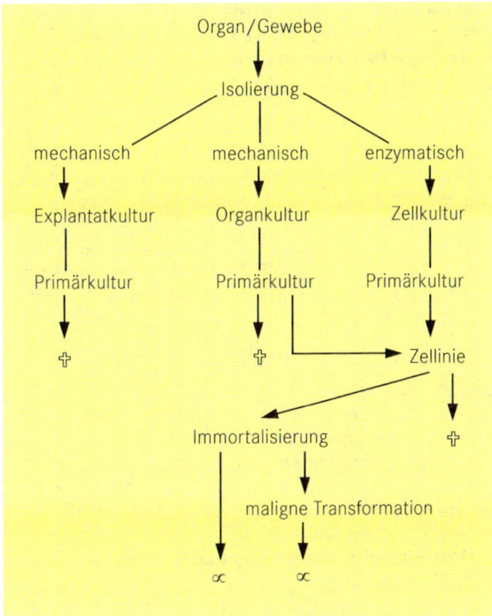

Gewebekultur

mit Liberalisierung dieser Substanzen kann durch atop. Reaktionen, Histaminliberatoren o. tox. Effekte ausgelöst werden. Vermehrung der G. im Knochenmark bei aplast. u. hämolyt. Anämien u. bei Makroglobulinämie Waldenström. Gehäuftes Auftreten im Bindegewebe bei chron.-entzündl. Prozessen u. bei allerg.-hypererg. Zuständen. Terminus G. geht auf P. Ehrlich zurück.

Gewebemißbildung ↑Gewebefehlbildungen.

Gewebeparasiten: Endoparasiten, die intrazellulär (z. B. ↑Toxoplasma gondii, ↑Sarcocystis) bzw. interzellulär (z. B. ↑Cysticercus cellulosae) in versch. Geweben ihrer ↑Wirte lokalisiert sind.

Gewebeparasitosen: durch intra- bzw. interzellulären Parasitenbefall des Organismus bedingte Krankheiten wie z. B. Malaria, Pneumocystis-carinii-Infektion, Toxoplasmose, Trichinose.

Gewebeproteasen ↑Kathepsine.

Gewebeproteine: Proteine, aus denen sich Gewebe zusammensetzen; bei vielen Krankheiten u. bei Verletzungen kommt es zum Abbau von G. bei neg. Stickstoffbilanz. Bes. schwere Proteinverluste (bis 200 g/d) bei Verbrennungen, Dekubitus, Lungenabszeß usw. Auch anhaltender Verlust von Hämoglobin o. Plasmaprotein führt zum sek. Verlust von Gewebeproteinen.

Gewebeschnittveraschung ↑Aschenbild.

Gewebeschonung: relative Schonung des Normalgewebes gegenüber dem Tumorgewebe bei ther. Bestrahlung. Eine G. kann durch Wahl der Strahlenqualität, Dosisverteilung u. durch versch. Fraktionierungsschemata o. Pharmaka erreicht werden.

Gewebetherapie ↑Filatow-Gewebetherapie.

Gewebethromboplastin: Lipoprotein des Gewebes (Gewebefaktor), der als Aktivator der plasmat. Gerinnung bei Kontakt des Blutes mit Substanzen verletzter Gewebe unter Mitwirkung von Kalzium fungiert. ↑Gerinnung.

Gewebetransplantation: freie Übertragung verschiedenster Gewebe, ↑Transplantat, ↑Transplantation.

Gewebetypisierung: Methodenspektrum zur Erfassung der Transplantationsantigene für die Einschätzung der ↑Histokompatibilität i. R. der Spender-Empfänger-Auswahl zur Transplantation. Das Ziel besteht in der Feststellung der HLA-Antigene (↑HLA-System) von Spender u. Empfänger (↑Nettohistokompatibilitätsrate, ↑Match, ↑Rank-Stufen), bei größtmöglicher Übereinstimmung wird die Transplantatüberlebenszeit gesteigert. Zur G. werden spezif. Antiseren verwandt, die von mehrfachtransfundierten o. künstl. sensibilisierten Spendern bzw. von Frauen gewonnen werden, die mehrere Kinder geboren haben. Methoden der G.: Die Leukozytenagglutination ist die einfachste Methode: sie wird als Suchtest eingesetzt, ist sonst aber zugunsten anderer Methoden verlassen worden. Der ↑Zytotoxizitätstest ist das meistgebrauchte u. zuverlässigste Verfahren, das als Mikromethode angewendet wird.

Gewebeversprengung: übergeordneter Begriff für jede Gewebeverlagerung sowohl normalen Gewebes als auch fehlgebildeten Gewebes während des embryonalen u. späteren Lebens.

Gewebewiderstand, spezifischer: Der spezif. elektr. Widerstand biol. Gewebe (Einheit Ohm · cm) hängt stark von der Gewebeart u. von der Frequenz der angelegten Spannung ab. Er spielt in der Med. eine große Rolle bei der ↑Hochfrequenzwärmetherapie, der Bioimpedanzmessung u. bei der Elektrochirurgie u. als Übergangswiderstand, z. B. bei der EEG- u. EKG-Registrierung. Im Bereich 0,3–1 MHz beträgt der s. G. (in $10^3\,\Omega \cdot cm$) für Blut 0,16, für Muskel, Niere, Herz 0,2, für Leber, Milz 0,3, Gehirn 0,7, Lunge 1, Fett 3,3. Die Werte für Knochen liegen um mehrere Größenordnungen darüber. Die Werte für Fett (Muskel) nehmen im Frequenzbereich 1–4 000 MHz von etwa 3–4 kΩcm (150 Ωcm) auf 0,4–0,8 kΩcm (40 Ωcm) ab. Dies hat für die Tiefenwirkung der HF-Wärmetherapie große Bedeutung.

Gewerbearzt: Dienstbezeichnung eines in der staatl. Arbeitsaufsicht (↑Gewerbeaufsicht) angestellten Arztes.

Gewerbeaufsicht: Behörde, die die Einhaltung der Arbeitsschutzbestimmungen im gewerbl. Bereich überwacht.

Gewerbeaufsichtsamt: örtl. Behörde der ↑Gewerbeaufsicht.

Gewerbeekzem ↑Berufsekzem.

Gewerbehygiene ↑Arbeitshygiene.

Gewerbekrankheit ↑Berufskrankheit, ↑Arbeitsmedizin.

Gewerbemedizin ↑Arbeitsmedizin.

Gewerbetoxikologie ↑Arbeitstoxikologie.

Gewichtsabnahme, physiologische: Gewichtsverlust des Neugeborenen in der 1. Lebenswoche bis max. 10 % des Geburtsgewichtes durch Mekoniumausscheidung u. Flüssigkeitsverluste bei noch geringer Nahrungszufuhr. Geburtsgewicht wird nach etwa 10 Tagen wieder erreicht.

Gewichtsentwicklung: Zunahme des Körpergewichts im Laufe der Entwicklung eines Individuums. Geburtsgewicht hängt von der Tragzeit u. von versch. pränatalen Faktoren wie Plazentafunktion ab. Durchschnittl. Geburtsgewicht eines reifen Neugeborenen liegt bei 3 400 g. Jungen sind im Mittel etwas schwerer als Mädchen, Erstgeborene leichter als die nachfolgenden Geschwister. Im 1. Trimenon nimmt ein Kind tgl. etwa 25 g, im 2. etwa 20 g, im 3. etwa 15 g u. im 4. Vierteljahr etwa 10 g zu. Im 5. Lebensmonat verdoppelt sich das Geburtsgewicht ungefähr, im 10.–12. Lebensmonat verdreifacht es sich, u. mit $2^1/_2$ Jahren liegt eine Vervierfachung vor. Im 6. Lj. hat es sich ca. versechsfacht u. mit 10 Jahren verzehnfacht (Perzentilkurven). ↑Längenwachstum.

Gewichtskraft: diejenige Kraft F_G, die ein Körper der Masse m im Schwerefeld der Erde erfährt. Es gilt: $F_G = m \cdot g$ ($g = 9{,}81\ m/s^2$, Fallbeschleunigung). Die Maßeinheit der Gewichtskraft ist das Newton (N). Ein Körper vom Gew. m = 70 kg besitzt eine Gewichtskraft von 687 N.

Gewicht, spezifisches: Verhältnis aus Gew. eines Stoffs zu seinem Volumen. Wegen der Abhängigkeit dieser Größe von der Schwerkraft (geograph. Breite) ist sie durch die prakt. zahlenwertgleiche ↑Dichte verdrängt worden.

Gewohnheit: durch wiederholte Handlungen im Prozeß der Gewöhnung bewußt u./o. unbewußt erworbene, relativ stabile automatisierte Verhaltensweise, deren Ausübung zu einem ↑Bedürfnis geworden ist. Gewohnheitsbildung setzt mit der Geburt ein als eine Art der ↑Anpassung an die Bewältigung der Umweltanforderungen. Im Bereich der Med. spielen v. a. neg. Gewohnheitsbildungen eine Rolle, z. B. Medikamenten-, Nikotin- u. Alkoholmißbrauch. ↑Gewöhnung.

Gewöhnung: Toleranzentwicklung; Wirkungsabnahme eines Pharmakons bei wiederholter Gabe. Wunsch (kein Zwang) nach gehäufter Einnahme von Arzneimitteln (↑Abusus), geringe Tendenz zur Dosiserhöhung, Fehlen von Abstinenzsymptomen, Gefahren vorwiegend auf das Individuum beschränkt. Eine scharfe Trennung zur Sucht (↑Drug dependence) ist nicht mögl. Schnell auftretende Formen der G. können als ↑Tachyphylaxie bezeichnet werden. Die G. kann unterschiedl. Ursachen haben, Verminderung der ↑Resorption (Arsenik), Steigerung der Biotransformation durch ↑Enzyminduktion (Barbiturate u. a.), qualitative u./o. quantitative Veränderung der ↑Rezeptoren (Noradrenalin, Morphin) u. Verarmung an Mediatoren (↑Transmitter) bei Pharmaka mit indirekter Wirkung (Ephedrin). G. von Insekten, Arthropoden, Helminthen, Protozoen, Pilzen, Bakterien u. a. gegenüber Chemotherapeutika wird als ↑Resistenz bezeichnet. ↑Toleranz; ↑Selbstmedikation.

GFAP: **1.** *Abk* für engl. glial fibrillary acidic protein; ↑Gliaglykoprotein, fibrilläres saures; ↑Intermediärfilamente. **2.** *Abk* für ↑Gemeinschaft Fachärztlicher Berufsverbände.

GFR ↑glomeruläre Filtrationsrate.

Gg.: *Abk* für Glandulae; ↑Drüsen.

GGF: *Abk* engl. für glial growth factor; ↑Gliawachstumsfaktor.

Ghon, Anton (1866–1936), Pathol. u. Anat., Prag.

Ghon-Herd (nach Anton G.): fibrinöses Ausheilungsstadium des tuberkulösen ↑Primärherds in der Lunge, regionär vom Lymphknotenherd.

Ghon-Primärkomplex (nach Anton G.): tuberkulöser Primärkomplex der Lunge, besteht aus infiltrativem ↑Primärherd im Lungenparenchym u. durch lymphogene Ausbreitung der Tuberkulosebakterien mit erkrankten, verkästen Lymphknoten im Hilus.

Ghosts ⟨*engl*⟩: schattenartige hämolysierte Erythrozyten.

GHR: *Abk* für galvanischer Hautreflex; ↑Reflex, psychogalvanischer.

GI: Gingivitisindex zur Graduierung der Gingivitis (Löe/Silness).

Gianotti, Fernando (geb. 1920), ital. Dermat.

Gianotti-Crosti-Syndrom (nach Fernando G. u. Agostino C.) ↑ Akrodermatitis papulosa eruptiva infantilis.

Gianuzzi, Guiseppe (1839–1876), Physiol., Siena.

Gianuzzi-Halbmonde (nach Guiseppe G.) ↑ Halbmonde, seröse.

Gla-Protein ↑ Osteocalcin.

Giard, Alfred (1846–1908), Zool., Paris.

Giardia intestinalis ↑ Giardia lamblia.

Giardia lamblia ⟨*lat*⟩ *f*: Giardia intestinalis, früher Lamblia intestinalis; Vertreter der ↑ Flagellata mit bilateral symmetr. Körper u. doppelt angelegten Zellorganen (2 Kerne, 8 Geißeln), bis 20 µm lang u. 10 µm breit, vorn abgerundet, hinten zugespitzt, saugnapfartige Vertiefung im Vorderteil; Zysten mit 4 Kernen. Im menschl. Dünndarm, frei im Lumen u. an Epithelzellen angesaugt, Erreger der ↑ Giardiasis. Abb.

Giardiasis: Giardiose, Lambliasis; verbreitete Dünndarminfektion des Menschen mit ↑ Giardia lamblia. Übertragung fäkal-oral, ggf. über zystenkontaminierte Nahrungsmittel. Nach massivem Befall Krankheitsbild der „Lamblienruhr“.

Gibbs-Donnan-Gleichgewicht (nach Frederick G. D.) ↑ Donnan-Gleichgewicht.

Gibbus ⟨*lat*⟩ *m*: Buckel. Spitzwinklige kyphot. Abknickung der Wirbelsäule infolge Destruktion eines o. mehrerer Wirbelkörper durch Spondylitis tuberculosa (Pott-Buckel).

Gicht ↑ Arthritis urica.

Gichtknoten: Tophus; diagn. entscheidendes Sympt. einer ↑ Arthritis urica. Knotenbildende Ablagerung kristalliner u. amorpher Uratsalze im Bereich der Ohrmuschel, auch des Nasenrückens, Gelenkknorpels u. Knochens (röntg. nachweisbar in Form glattbegrenzter „Ausstanzungen“), namentl. auch in Schleimbeuteln, Sehnenscheiden u. paraartikulär im Bereich kleiner Gelenke der Finger u. Zehen, oft schmerzfrei, gelegentl. Ausgangspunkt eines sehr schmerzhaften akuten Gichtanfalls. Abb.

Gichtmittel ↑ Urikosurika.

Gichtniere: Nierenerkrankung infolge erhöhter Harnsäurespiegel. Es kann hierbei, insbes. bei Hypertonikern, eine interstitielle ↑ Nephritis ausgebildet werden. Zusätzl. Entstehung von Uratsteinen in den ableitenden Harnwegen mögl.

Gicht, sekundäre ↑ Arthritis urica.

Gichttophus ↑ Gichtknoten.

Giemen: vorwiegend exspirator., trockenes Atemgeräusch von hoher Frequenz, das bei spast. verengten Bronchiolen u. zähem Sekret zusammen mit Schnurren u. Brummen (Rhonchi sonori et sibilantes) vorkommt (Asthma bronchiale, spast. Bronchitis).

Giemsa, Gustav (1867–1948), Pharmak., Chem u. Bakt. Institut für Schiffs- u. Tropenhygiene, Hamburg. Verdienste auf dem Gebiet der zytolog.-hämat. Färbemethoden.

Giemsa-Färbung (nach Gustav G.): Färbung mit einem in Glycerol gut lösl. Farbstoffgemisch von Methylenazur-Methylenblau-Eosin (Azur-II-Eosin) zur Darstellung von Blutparasiten u. Blutzellen, die für die Differenzierung der versch. Leukozytenarten bes. günstige Farbtönungen erbringt. Ergebnis der Färbung: Chromatin

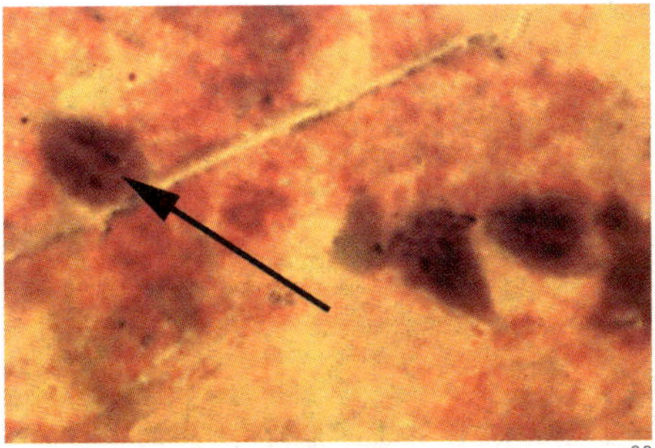

23

Giardia lamblia. Vegetative Form (Pfeil) im Duodenalsaft, Giemsa-Färbung

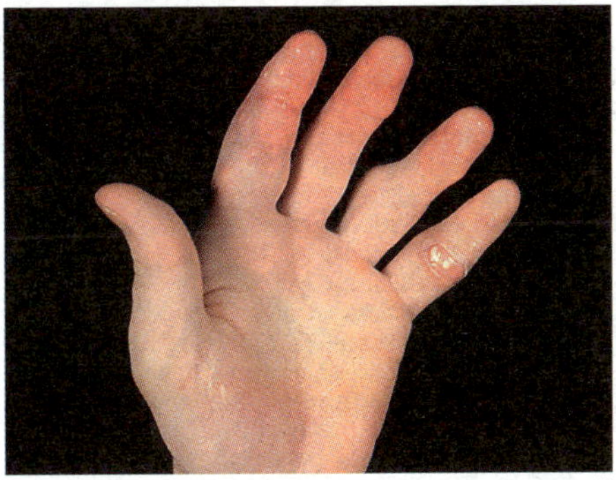

19

Gichtknoten an allen Fingern einer Hand

rotviolett, Zytoplasma von Lymphozyten, Monozyten u. Plasmozyten hellblau, Zytoplasma von reifen Basophilen, Eosinophilen u. Neutrophilen rosa, eosinophile Granula rotbraun, basophile dunkelblau, neutrophile rotviolett, Erythrozyten rosa, Thrombozyten blau. G. ging später in die verbesserte ↑ Pappenheim-Färbung ein u. wurde durch diese abgelöst. G. ist auch eine in der Zytodiagnostik benutzte Färbung bes. bei Präparaten von Körperhöhlenergüssen u. Lymphknoten. G. wird als kombinierte Färbung zur Darstellung z. B. von Spirochäten im Reizraum, Protozoen (z. B. Plasmodien) im Blutausstrich o. Amöben im Stuhlausstrich angewandt.

Gierke, Edgar Otto Conrad von (1877–1945), Pathol., Karlsruhe.

Gierke-Krankheit (nach Edgar O. C. von G.): Glykogenspeicherkrankheit, Stoffwechselstörung durch genet. bedingten Glukose-6-Phosphatase-Mangel (↑ Enzymopathie); Glykogenanhäufung im Gewebe, bes. in der Leber; Kohlenhydratmangel; Minderwuchs, starke Vergrößerung der Leber, Heißhunger mit Hypoglykämie, bis zu Kollapszuständen; gesteigerte Infektionsbereitschaft; Glykogengehalt der Leukozyten gesteigert; Glykogenspeicherung der Nieren.

Gieson, Ira Thompson van (1866–1913), amerik. Pathol., New York.

Gieson-Färbung (nach Ira T. van G.): histol. Färbemethode mit Hämatoxylin-Pikrinsäure-Säurefuch-

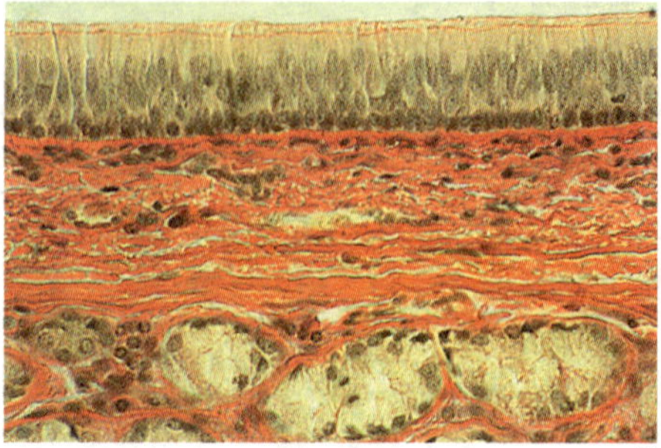

30

Gieson-Färbung. Histologischer Schnitt durch die Trachea; Zellkerne braunschwarz, Zytoplasma gelb, Interzellularsubstanz rot

sin (Dreifachfärbung). Ergebnis: Kerne braun, kollagene Bindegewebefasern rot, Zytoplasma der Muskelzellen gelb. Abb.

Gießbeckenknorpel ↑Cartilago arytenoidea.

Gießfieber ↑Metalldampffieber.

Gießharz: flüssiger, synthet. Werkstoff, mit dem in der Orthopädietechnik überwiegend Glasseiden- o. Baumwollgewebe getränkt u. auf spez. vorbereiteten Gipsmodellen durch Zusatz von Härter u. Beschleuniger zur Aushärtung gebracht werden. Die aus dieser Materialkombination hergestellten ↑Prothesen u. ↑Orthesen sind bes. leicht, hyg. u. kosmet. ansprechend.

Gießkannenschimmel: Gattung der Schlauchpilze, zur Ordnung Mucorales. Häufiges Einatmen der Sporen kann Aspergillose der Lunge verursachen. Von etwa 60 Arten dieser Gattung wahrscheinl. nur Aspergillus fumigatus pathogen.

Gießkunststoff: In der Zahnmed. ein i. a. nach dem Anteigverfahren als zähe Masse aus Polymerpulver u. Monomerflüssigkeit verarbeitete Methacrylsäuremethylester (↑Acrylate) kann durch erhöhten Monomerzusatz in einen gießfähigen Brei überführt werden, der in bes. Küvetten eingefüllt wird. Die Polymerisation erfolgt durch Katalysatoren u. unter Druck. G. besitzen schlechtere mechan. Eigenschaften als die Heißpolymerisate.

Gietzelt, Fritz (1903–1968), Radiol., Berlin.

GIFT: *Abk* für engl. Gamete Intra Fallopian Transfer; Methode der Sterilitätsbehandlung (↑In-vitro-Fertilisation), bei der die Oozyten nach Entnahme aus dem Ovar durch Punktion anschließend mit Spermien zusammen in die Tuba uterina injiziert werden.

Gifte: chem. Stoffe, Toxika sind Pharmaka, die Strukturen u. Funktionen von biol. Systemen schädigen. Die Einteilung der Gifte erfolgt meist nach ihren Wirkungen: Blutgifte, Nervengifte, Lebergifte, Mitosegifte usw. Entscheidend ist die Dosis, denn für alle Stoffe gibt es eine Dosis, in der sie giftig sind, „Sola dosis facit venenum" (↑Paracelsus).

Giftelimination: Entfernung von Giften nach akzidenteller bzw. suizidaler Aufnahme. Prim. G.: Entfernung der Gifte vor Absorption. Sek. G.: Entfernung der Gifte nach Absorption.

Giftfestigkeit: Mithridatismus; auf Mithridatis VI zurückgehend, der sich zum Schutz gegen Giftmord an viele Gifte gewöhnt haben soll. Durch wiederholte Einnahme kleiner noch nicht tox. Dosen mögl., z. B. bei Arsenik. ↑Toleranz, ↑Gewöhnung.

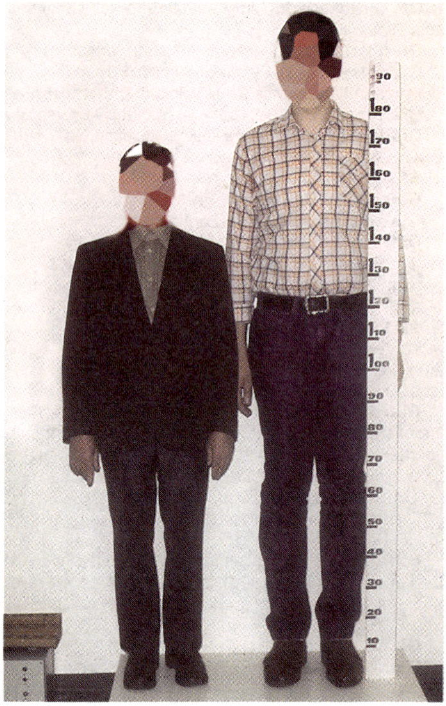

19

Gigantismus bei Hypophysenüberfunktion, 18jähriger Patient neben Vergleichsperson

Giftgesetz: grundlegende Codifikation zum Schutz vor Gefährdung u. Schädigung durch Gifte. G. definiert Gifte als chem. Stoffe, die durch tox. Wirkung im Organismus vorübergehende o. bleibende Gesundheitsschädigungen verursachen o. den Tod herbeiführen können.

Giftinformationszentrale: Auskunftsstellen zur Beratung bei Vergiftungsunfällen, die an Universitätskliniken u. großen Krankenhäusern existieren u. über die Leitstellen erfragt werden können. Telefon. Informationen über den zentralen toxikol. Auskunftsdienst Berlin.

Giftpilze: häufigste Pilzarten Mitteleuropas, die meist zu tödl. Vergiftungen führen, sind der weiße u. der grüne Knollenblätterpilz (↑Amanita phalloides u. vira), ↑Frühjahrslorchel. Weniger giftige Pilze, die v. a. vegetative u. zentralnervöse Sympt. auslösen, sind Rißpilze, Fliegenpilz u. Pantherpilz (Auslösung des ↑Pantherina-Syndroms). Außerdem gibt es eine Reihe von weniger giftigen Pilzen, die hauptsächl. intestinale Sympt. (Übelkeit, Erbrechen, Diarrhö) auslösen. Hauptunterschied zwischen Knollenblätterpilzvergiftung u. a. Pilzvergiftungen ist lange Latenzzeit von 8–24 h bei ersteren u. kürzere Latenzzeit bei letzteren. Tab. 1 u. 2.

Giftung: Pharmaka können durch Biotransformation gegiftet, d. h. aus einer inaktiven in eine aktive, schädigende Verbindung umgewandelt werden, z. B. die Umwandlung von Parathion in Paraoxon o. die Entstehung schädigender CCl_3-Radikale aus CCl_4.

Giftpilze (Tab. 1): Giftpilze Mitteleuropas, die tödlich o. stark giftig wirken

Arten	Inhaltsstoffe	Wirkung
Tödlich giftig		
Knollenblätterpilze:	Amanitin u. Phalloidin	nach 10–40 Stunden: Durchfall, Erbrechen, Schüttelfrost, Schäden an Leber u. Niere; fast immer tödl.
Frühjahrslorchel (Gyromitra esculenta)	Gyromitrin u. Helvellasäure	Durchfall, Erbrechen, Schüttelfrost, Leberschädigung; roh gegessen oft tödl.
Giftig		
Fliegenpilz (Amanita muscaria) u. Pantherpilz (Amanita pantherina)	Ibotensäure, Muscarin u. ähnl. Alkaloide	nach 30 min Speichel- u. Tränenfluß, Erstickungsanfälle, Rauschzustände
Rißpilze (Inocybe-Arten)	Muscarin	nach 15 min: Übelkeit, Schwindel, Brechreiz, Speichel- u. Tränenfluß, Kreislaufkollaps

G

giga- *Präfix*: *Abk* G; vor physikal. Einheiten zur Bez. der 10^9fachen Menge einer Einheit.

Gigantismus: ⟨*gr + lat*⟩ *m*: Riesenwuchs, Makrosomie; symmetr. o. asymmetr. Vergrößerung aller Körperabschnitte (Körperlänge über 2 m), kann proportioniert o. dysproportioniert sein. Meist besteht eine Fehlfunktion der Hypophyse. ↑Akromegalie; somatotropes ↑Hormon. **Partieller G.**: G. localis; lokalisierter Riesenwuchs ungeklärter Ursache kann eine ganze Körperhälfte, nur das Gesicht o. eine Extremität betreffen, auch einzelne Finger o. Zehen. Selten ist ein **gekreuzter G.**: kontralateral Arm u. Bein. Umschriebener Riesenwuchs besteht z. B. beim ↑Klippel-Trenaunay-Syndrom. Abb.

Gigantoblast ⟨*gr*⟩ *m*: große Proerythroblasten bei Vitamin-B_{12}-Mangel, die durch großen Kern u. reichl. Zytoplasma sowie nicht selten durch Polyploidie gekennzeichnet sind.

Gigantomelie: Riesengliedrigkeit; seltene, auf eine Extremität beschränkte Form des Riesenwuchses (Hyperplasia partialis congenita). Erblichkeit nachgewiesen. Beispiel: Makrodaktylie.

Gigantophthalmus ↑Hydrophthalmus.

Gigantozyten: Erythrozyten mit Durchmesser über 12 µm.

Gigli, Leonardo (1863–1908), ital. Gyn., Florenz.

Gigli-Säge (nach Leonardo G.): **1.** geburtshilfl. Instrument zum Durchsägen des fetalen Halses zur ↑Dekapitation. **2.** Drahtsäge zur duraschonenden Knochendurchtrennung (bei ↑Trepanation des Schädels). Dabei wird der Knochen von innen nach außen gesägt. Abb.

GIH: *Abk* für engl. GH-inhibiting hormone; Somatostatin o. SRIF (Somatotropin release inhibiting factor). Hemmfaktor, der die Bildung des Wachstumshormons im Hypothalamus-Hypophysen-System reguliert. Es ist chem. ein Tetradekapeptid. Eröffnet neue Therapiemöglichkeiten der Akromegalie durch Senkung des Wachstumshormonspiegels.

Gilbert, Nicolas Augustin (1858–1927), frz. Int., Paris.

Gilbert-Meulengracht-Krankheit (nach Nicolas A. G. u. Einar M.): funktionelle hereditäre Hyperbilirubinämie (vorwiegend nichtkonjugiertes Bilirubin) durch Transportstörung u. Glukuronyltransferasedefekt, die vorwiegend bei jungen Männern zwischen Pubertät u. 25. Lj. in Erscheinung tritt (Bilirubinwerte bis etwa 68 µmol/l, 4 mg/dl), Mattigkeit, Konzentrationsschwäche, Schweißneigung, Kopfschmerzen, Druck im Oberbauch. Die Erkrankung ist harmlos u. bedarf nur der Patientenaufklärung.

Giftpilze (Tab. 2): Schwach giftige Pilze, die intestinale Erkrankungen hervorgerufen

Auch nach Erhitzen giftig
Riesenrötling
Tigerritterling
Birkenreizker (Giftreizker)
Weißer Giftchampignon
Scharfer Täubling
Bleicher Ziegenbart
Kartoffelbovist
Satanspilz
Schönfußröhrling
Blasse Koralle
Schöne Koralle
Nur in rohem Zustand giftig
Kahler Krempling
Kronenbecherling
Netzstieliger Hexenröhrling

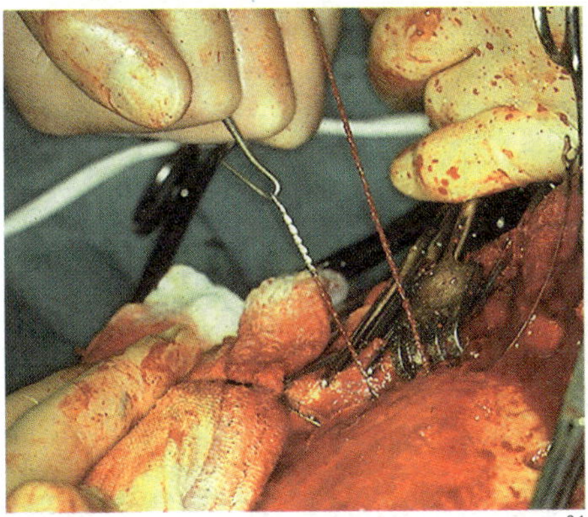

31

Gigli-Säge zur Trepanation des Schädels

Gilchrist, Thomas Casper (1862–1927), amerik. Dermat., Baltimore/Md.

Gilchrist-Krankheit (nach Thomas C. G.): ↑Blastomykose.

Gilchrist-Verband: schlauchförmige Trikot-Bandage mit auslaufenden Schlaufen an jedem Ende. Der Schlauch umhüllt den Arm. Eine Schlaufe wird über dem Nacken zum Handgelenk, die andere über den Rücken zum Oberarm geführt u. fixiert.

Gilford, Hastings (1861–1941), brit. Chir., London. ↑Hutchinson-Gilford-Syndrom.

Gilman, Alfred G. (geb. 1941), amerik. Wissenschaftler, Charlottville, Dallas. 1994 Nobelpreis für Med./Physiol. (mit M. Rodbell) „für die Entdeckung der G-Proteine und deren Bedeutung für die Signalübertragung in Zellen".

Gilvor ⟨*lat*⟩ *m*: erdfahle Hautverfärbung, z.B. bei ↑Bleivergiftung.

Gingiva ⟨*lat*⟩ *f*: der unmittelbar den Zähnen benachbarte Teil der Mundschleimhaut, gehört funktionell zum Zahnhalteapparat, ↑Parodontium.

Gingivaatrophie: Verlust an Gingivagewebe u. extraalveolären Anteile des Zahnhalteapparats unter Verlagerung des Gingivarands nach apikal. ↑Parodontologie.

Gingivadehiszenz: Zahnfleischspalte; spaltförmige Zahnfleischretraktion, entspr. Knochendehiszenz mit einschließend. ↑Parodontologie.

Gingivadurchtrittstelle: Perforation der Gingiva durch zahnmed. ↑Implantat.

Gingivafibromatose: seltene, möglicherweise hereditäre hochgradige Hyperplasie der kollagenen Fasern der Gingiva mit Ausbildung einer Makrulie, meist verbunden mit ektodermalen Dysplasien u. zahlreichen anderen Entwicklungsstörungen.

Gingivahyperplasie: Volumenzunahme der Gingiva durch Vermehrung ortsständiger Elemente, gewöhnl. von ↑Gingivitis begleitet. ↑Parodontologie.

gingival ⟨*lat*⟩ *Adj*: gingivalis, auf die Gingiva bezogen, zur Gingiva hin.

Gingivalrand: Zahnfleischrand; okklusaler Rand der Gingiva, Übergang von äußerem Gingivaepithel u. Verbindungsepithel. ↑Parodontologie.

Gingivapolyp: Wucherung von Gingiva in Hartsubstanzdefekte der Zähne.

Gingivarezession ⟨*lat*⟩ *f*: Gingivaretraktion; unspezif. Ausdruck für einen Rückgang der Gingiva. ↑Gingivadehiszenz, ↑Gingivaatrophie, ↑Parodontologie.

Gingivasulkus: Zahnfleischfurche; flache Furche zwischen Zahn u. Gingivarand, kann bei absoluter Gebißgesundheit fehlen, Nachweis nur histol. mögl. ↑Parodontologie.

Gingivektomie: chir. Eingriff in der ↑Parodontologie zur Beseitigung von Zahnfleischtaschen.

Gingivitis: Entzündung der ↑Gingiva, ↑Parodontologie.

Gingivoplastik: chir. Eingriff in der ↑Parodontologie zur Rekonstruktion typ. Gingivakonturen.

Gingivostomatitis: Entzündung des Zahnfleischs u. der Mundschleimhaut mit leicht blutenden, schmerzhaften Läsionen u. Fötor; kann auch als Frühzeichen von infektiösen Allgemeinerkrankungen auftreten.

Gingivostomatitis herpetica: Erreger: ↑Herpes-simplex-Virus Typ 1. Häufigste Erkrankung nach Primärinfektion im Kindesalter. Herpeseffloreszenzen u. Schmerzen im Mund. ↑Aphthoid, vagantes. ↑Stomatitis.

Ginglymus ⟨*gr*⟩ *m*: einachsiges Scharniergelenk, z. B. ↑Articulationes interphalangeales.

Ginkgo biloba ⟨*chin*⟩ *f*: Ginkgo; Japan. Tempelbaum, Fam. Ginkgoaceae, heim. Ostasien, in Europa kultiviert; Blattdroge enthält O-Acylglykoside von Flavonolen, Biflavonoide (u. a. Ginkgetin) sowie die als Ginkgolide bezeichneten Diterpentrilaktone. Verwendung von auf Flavonolglykoside standardisierten Extrakten bei peripheren, insbes. zerebralen Durchblutungsstörungen.

Ginseng ↑Panax ginseng.

Ginsenoside ↑Panax ginseng.

GIP: *Abk* für glukoseabhängiges insulinotropes Polypeptid bzw. gastr. inhibitor. Polypeptid; Polypeptid aus 42 Aminosäuren (Mol. Gew. 5105), sezerniert durch K-Zellen der Mukosa des Jejunums. Seine Sekretion wird bei Aufnahme von Kohlenhydrat u. Fett stimuliert. Es hemmt die Gastrinsekretion u. potenziert die durch Hyperglykämie verursachte Insulinabgabe. ↑Magenmotilität, ↑Hormone, gastrointestinale.

Gipfelsekretion ↑Peak acid output.

Gips: Kalziumsulfatdihydrat $Ca_2SO_4 \times 2H_2O$. Wird durch Brennen in das Hemihydrat übergeführt u. bildet die Grundlage der med. Gipse. ↑Gipsverband.

Gipsabdruck: Negativform eines Körperabschnitts aus Gips für die Herstellung eines Modells, z. B. zur Anfertigung von Korsetts o. Einlagen.

Gipsallergie ↑Gipsverband.

Gipskorsett: Rumpfgipsverband zur Ruhigstellung der Wirbelsäule o. Korrektur von Wirbelsäulendeformierungen.

Gipsliegeschale: am Rumpf anmodellierte Gipsschale zur Ruhigstellung der Wirbelsäule o. zur Korrektur von Wirbelsäulendeformierungen.

Gipsmieder: Gipskorsett; zirkulärer ↑Gipsverband am Körperstamm zur Ruhigstellung von Wirbelfrakturen, zugunsten der operativen Ther. weitgehend verlassen.

Gipsstiefel: an Wadenweichteilen, Schienbeinkopf u. Ligamentum patella anmodellierter zirkulärer Unterschenkelgehgipsverband. Vorteilhaft in Kunststofftechnik (↑Brace) mit gelenkiger Verbindung in Sprunggelenkshöhe, hohe Belastbarkeit bei nahezu freier Kniegelenkbeweglichkeit. Bes. geeignet für Unterschenkelbrüche im mittleren u. distalen Drittel. Abb.

Gipstutor: Gipshülse; hülsenförmiger ↑Gipsverband zur Ruhigstellung des Kniegelenks. Die benachbarten Gelenke bleiben frei, deshalb ist eine weniger behindernde Beinbelastung mögl.

Gipsverband: in der Unfallchirurgie u. Orthop. angewandter, erhärtender Verband zur Ruhigstellung des

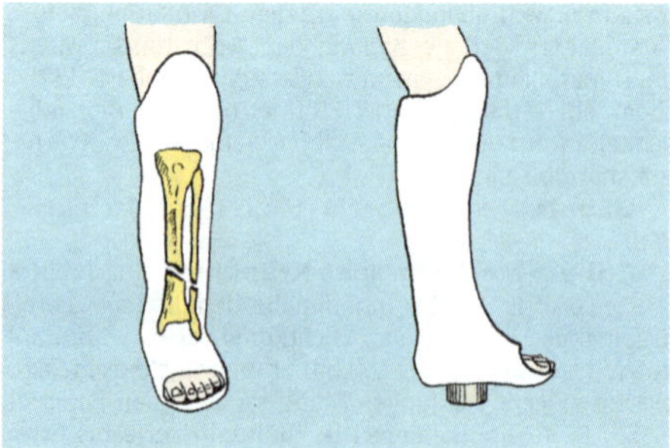

Gipsstiefel

Bewegungsapparats bei Frakturen, Luxationen u. Kapsel-Band-Verletzungen. Häufigste Retentionsmethode in der konservativen Knochenbruchbehandlung. Die Gebrauchseigenschaften der Gipsbinde wurden durch Zusätze verbessert. Polymerisierende Kunststoffe werden bereits als Alternative zum Gipsmaterial (wasserunempfindl.) genutzt. **Anlagetechnik**: Abpolsterung oberflächl. Knochen u. Nerven, lockeres Abrollen der wasserdurchtränkten Gipsbinden, Gelenkfixierung in Funktionsstellung, Vermeidung von Dellen im G. **Komplikationen**: Zirkulationsstörungen (deshalb Längsspaltung des G. bei allen frischen Verletzungen), Druckschäden an Nerven, Drucknekrosen der Haut, allerg. Hautreaktionen, Immobilisierungsschäden an Gelenken, Knochen, Weichteilen. **Formen**: zirkulärer Verband, am häufigsten angewandt. Gipsschiene (Gipslonguette), bes. bei Verletzungen der oberen Gliedmaße. Entfernung des G. mit Gipsschere o. oszillierender Gipssäge.

Gipswässer: veraltete Bez. für Kalzium-Sulfat-Heilwässer.

Giraldes, Joachim Albin (1808–1875), Anat. u. Chir., Paris.

Giraldes-Organ (nach Joachim A. G.): Beihoden. ↑Paradidymis.

Girdlestone-Hüfte ↑Resektionsarthroplastik.

Gitoxigenin: ein ↑Herzglykosid, ↑Digitalis-Arten.

Gitoxin: Herzglykosid aus ↑Digitalis lanata, ohne ther. Bedeutung.

Gitterbestrahlung ↑Siebbestrahlung.

Gitterfaser ↑Faser, retikuläre.

Gitterlunge: durch ausgedehnte Abszedierung zerstörte Lunge, bei der die Höhlen durch Expektoration gereinigt u. bereits epithelisiert sind. Narben u. Gefäßstränge durchziehen wie ein Gitterwerk diese Höhlen.

Gitterwerkstoff: durch gitterförmige Fasern verstärkter plast. zahnmed. Werkstoff.

Giving-way-Phänomen: schmerzbedingtes plötzl. Einknicken beim Laufen im Kniegelenk. Durch Reizung von Nozizeptoren im Kniebinnenraum erfolgt eine reflektor. Tonussteigerung der Knieflektoren bei gleichzeitiger Tonusminderung der Knieextensoren. Typ. Zeichen der Meniskusläsion.

GKS: *Abk* für ↑Glasgow coma scale.

Glabella ⟨*lat*⟩ *f*: Stirnglatze; unbehaarte Erhebung der Stirn, die oberhalb der Nasenwurzel zwischen den Augenbrauen liegt.

Glabellareflex: angeborener Reflex, bei leichtem Fingeraufschlag auf die Glabellaregion kommt es zu einem kurzen Lidschlag mit Augenschluß.

Glabrificine ⟨*lat*⟩ *n Pl*: ursprüngl. von Gruber für die im Serum immunisierter Tiere entdeckten Antikörper gewählter Begriff, den er später durch den Terminus ↑Agglutinine ersetzte.

Glabrifikation ⟨*lat*⟩ *f*: Glatzenbildung.

Glama ⟨*gr*⟩ *n*: eingedickte Sekretansammlung am inneren Lidwinkel.

Glandula ⟨*lat*⟩ *f*: Drüse; Abk *Sg* G. u. *Pl* Gg.; ↑Drüsen. **Gg. acinosae** ↑Drüsen, azinöse. **Gg. alveolares** ↑Drüsen, alveoläre. **Gg. anales**: veraltet Gg. circumanales; große Schweißdrüsen in der Haut des Afters; apokrine Sekretion. **Gg. apocrinae** ↑Drüsen, apokrine. **Gg. areolares mammae**: große Schweißdrüsen im Warzenhof der Brustdrüse; apokrine Sekretion. **Gg. axillares** ↑Achselhöhlenschweißdrüsen. **Gg. bronchiales** ↑Bronchialdrüsen. **Gg. buccales**: kleine Speicheldrüsen in der Wangenschleimhaut. **Gg. bulbourethrales**: Cowper-Drüsen, paarige, tubuloalveoläre Drüsen zwischen den Fasern des M. transversus perinei profundus, die mit langem Ausführungsgang in die Pars spongiosa der männl. Harnröhre münden. **Gg. cardiacae**: tubulöse, verzweigte Schleimdrüsen am Mageneingang (Cardia). **Gg. ceruminosae**: apokrine große Schweißdrüsen im äußeren Gehörgang, deren Sekret dem aus Epithelabschilferungen u. Talg bestehenden Ohrenschmalz (↑Zerumen) die gelbl. Farbe gibt. Abb. **Gg. cervicales uteri**: tubulöse, verzweigte Schleimdrüsen im Halsteil der Gebärmutter (Cervix uteri). Sie bilden einen Schleimpfropf, der als Infektionsschutz u. für die Spermienwanderung bedeutsam ist. Sekretstau führt zu tastbaren Retentionszysten, Ovula Nabothi. Abb. **Gg. ciliares**: Moll-Drüsen; apokrine große Schweißdrüsen am Lidrand, die in den Haarbalg der Zilien o. frei münden. Abb. S. 740. **Gg. compositae**: Drüsen mit verästelten Ausführungsgängen, die jeweils eine Gruppe von sezernierenden Endstücken aufnehmen. **Gg. conjunctivales**: aus Becherzellen bestehende Drüsen der ↑Bindehaut. **Gg. cutis**: Drüsen der Haut; dazu gehören Talgdrü-

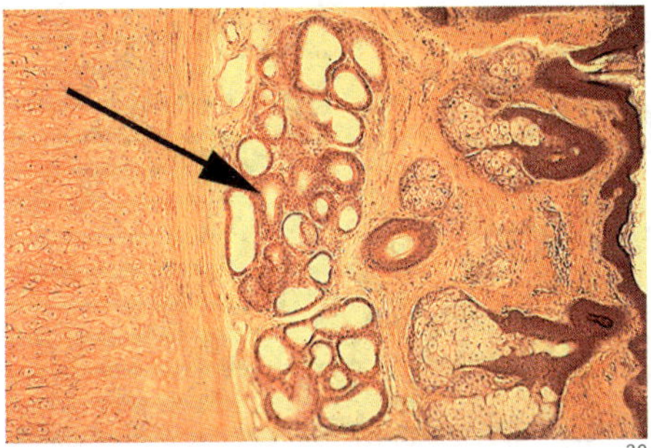

30

Glandulae ceruminosae. Histologischer Schnitt durch den äußeren Gehörgang, HE-Elastika-Färbung; Epidermis mit Haaren u. Talgdrüsen, die weitlumigen G. c. (Pfeil) u. darunter elastischer Knorpel

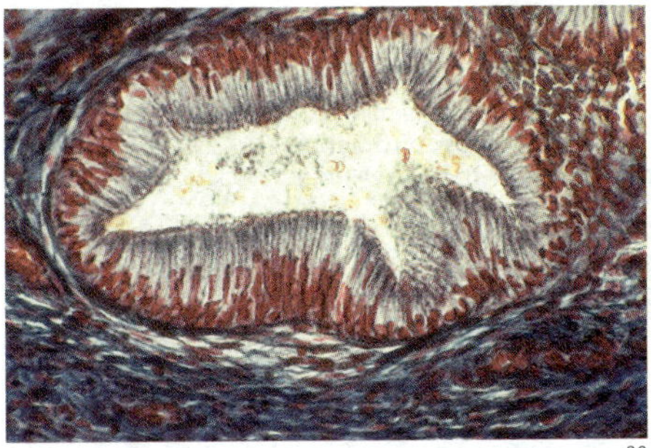

30

Glandulae cervicales uteri. Histologischer Schnitt durch die Cervix uteri, Azanfärbung; Querschnitt einer Glandula cervicalis uteri mit einschichtigem Säulenepithel (typisch: helles apikales Zytoplasma)

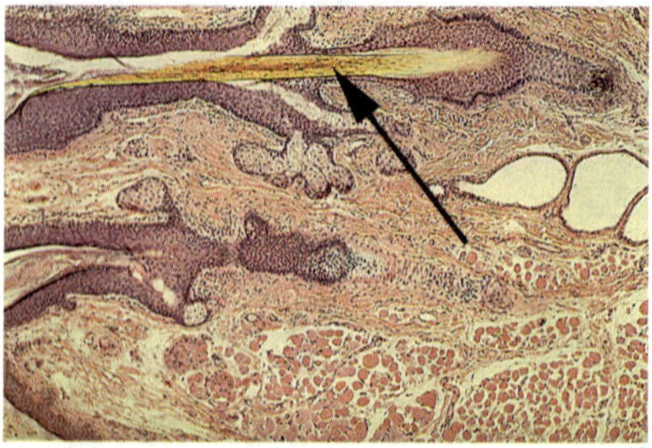

30

Glandulae ciliares. Histologischer Schnitt durch das Augenlid, HE-Färbung; neben dem Haarbalg einer Zilie (Wimper, Pfeil) die weiten G. c.

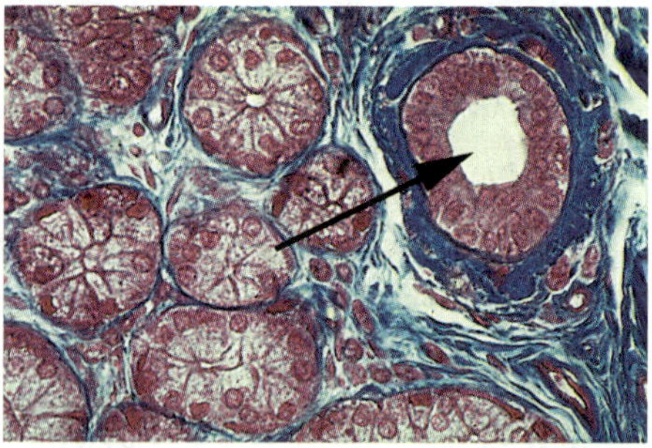

30

Glandula lacrimalis. Histologischer Schnitt, Azanfärbung; seröse Endstücke u. ein kleiner Ausführungsgang (Pfeil)

sen (↑Glandulae sebaceae), kleine Schweißdrüsen (↑Glandulae sudoriferae merocrinae), große Schweißdrüsen (↑Glandulae sudoriferae apocrinae), Brustdrüse (↑Glandula mammaria). **Gg. duodenales** ↑Glandulae submucosae. **Gg. eccrinae**: veraltet für Glandulae merocrinae; ↑Drüsen, merokrine. **Gg. endocrinae** ↑Drüsen, endokrine. **Gg. exocrinae** ↑Drüsen, exokrine. **Gg. gastricae propriae**: wenig verzweigte, im Corpus des Magens gelegene, tubulöse Drüsen. Sie haben im Hals (Cervix) Nebenzellen (Mucocytus cervicalis), helle, schleimbildende Zellen, im Hauptteil (Pars principalis) 1. Hauptzellen (Exocrinocytus principalis), basophile (rER für Proteinsynthese), pepsinogenbildende Zellen u. 2. Belegzellen (Exocrinocytus parietalis), große, azidophile Zellen, die H^+- u. Cl^--Ionen entgegen einem Konzentrationsgefälle in das Drüsenlumen abgeben; dieser Transport ist energieintensiv, die Belegzellen haben deshalb sehr viele Mitochondrien. Oberflächenepithel, Isthmus u. Foveola werden von schleimbildenden Zellen gebildet. Weitere Drüsenzellen sind Zellen des ↑GEP-Systems, in den G. g. p. EC-Zellen (Serotonin), D-Zellen (Somatostatin) u. in den Gg. pyloricae G-Zellen (Gastrin). ↑Magen. **Gg. holocrinae** ↑Drüsen, holokrine. **Gg. intestinales**: Lieberkühn-Krypten; tubulöse Drüsen im Dünn- u. Dickdarm. Abb. **Gg. labiales**: kleine Speicheldrüsen in der

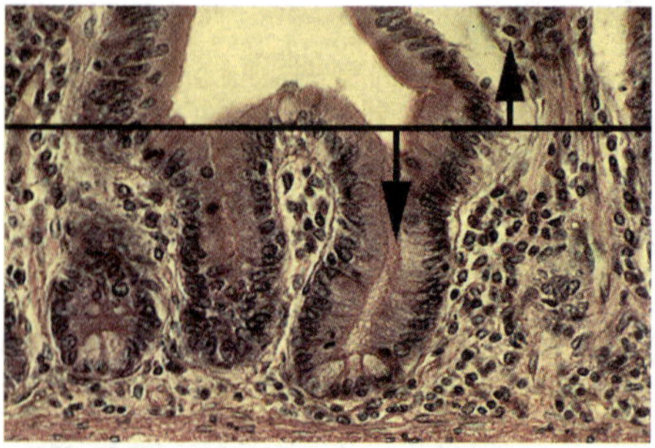

30

Glandulae intestinales. Histologischer Schnitt durch das Jejunum, HE-Färbung; die G. i. senken sich von der Linie in die Lamina propria ein (Pfeil nach unten), von der aus sich die Zotten erheben (Pfeil nach oben).

Lippenschleimhaut. **G. lacrimalis**: Tränendrüse; seröse Drüse, außen u. oben in der Orbita gelegen. Ihr Sekret befeuchtet die ↑Bindehaut u. bildet den wichtigen präkornealen Tränenfilm (↑Kornea). Abb. **Gg. laryngeae**: muköse Drüsen im Recessus laryngis u. in der Taschenfalte zur Befeuchtung der Stimmfalte; ↑Larynx. **Gg. linguales**: kleine Speicheldrüsen der Zunge u. Ebner-Drüsen (Gg. gustatoriae) der Papillae vallatae et foliatae. **G. lingualis apicalis**: Nuhn-Drüse; seromuköse, überwiegend muköse Drüse, an der Zungenspitze bds. vom Frenulum.

Glandula mammaria: Brustdrüse; ***Anat.:*** Grundlage der weibl. Brust (↑Mamma); bei Männern rudimentär vorhanden. Die G. m. liegt bei Frauen verschiebl. der ↑Fascia pectoralis zwischen 3. u. 7. Rippe bzw. zwischen Linea parasternalis u. vorderer Axillarlinie auf. ***Histol.:*** tubuloalveoläre Drüse mit 15–25 Drüsenlappen (Lobi), die in Läppchen (Lobuli) unterteilt sind. Die Ausführungsgänge (Ductus lactiferi) beginnen intralobulär, setzen sich interlobulär fort u. münden in 15–25 Ductus lactiferi colligentes, die mit gleichviel Öffnungen von 0,5 mm auf der Brustwarze enden; vorher hat jeder eine Erweiterung auf 0,8 mm, das Milchsäckchen (Sinus lactifer). Die Endstücke zeigen zwei Zellarten: Drüsenzellen (Exocrinocytus lactus) u. Myoepithelzellen. Sekretionsform: apokrin (Fetttropfen), z. T. merokrin (Eiweißgranula). IgA gelangt aus interstitiellen Plasmazellen in die Milch. Die ruhende G. m. zeigt zusammengefaltete Ductus lactiferi u. englumige Endstücke, eng umgeben von zellreichem Mantelbindegewebe, in sehr viel faserreichem Bindegewebe (Stratum fibrosum). Der Restraum (auch nach Rückbildung nach der Laktation) wird von Fettgewebe (Stratum adiposum) ausgefüllt. Abb. 1 u. 2. **Gg. merocrinae** ↑Drüsen, merokrine. **Gg. molares**: kleine Speicheldrüsen in der Wangenschleimhaut in Höhe der Dentes molares. **Gg. mucosae** ↑Drüsen, muköse. **Gg. mucosae biliosae**: Drüsen in der Tunica mucosa der extrahepatischen ↑Gallengänge. **Gg. multicellulares**: mehrzellige Drüsen. Ggs.: ↑Glandulae unicellulares. **Gg. nasales**: seromuköse Drüsen im Bindegewebe der Nasenschleimhaut neben Becherzellen im Epithel. **Gg. oesophageae**: muköse Drüsen in der ↑Tela submucosa des ↑Ösophagus. **Gg. olfactoriae**: ↑Bowman-Drüsen der Riechschleimhaut (↑Geruchsorgan). **Gg. oris**: Drüsen der Mundhöhle. Dazu gehören die großen Speicheldrüsen (G. sublingualis, G. submandibularis, G. par-

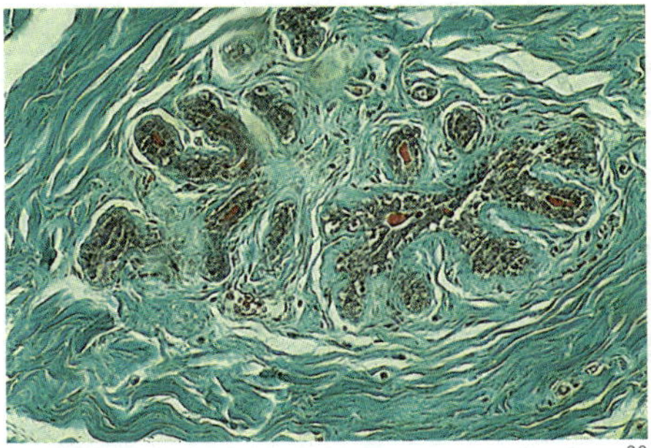

30

Glandula mammaria (Abb. 1). Histologischer Schnitt, Färbung nach Goldner; gefaltete Endstücke der ruhenden G. m.

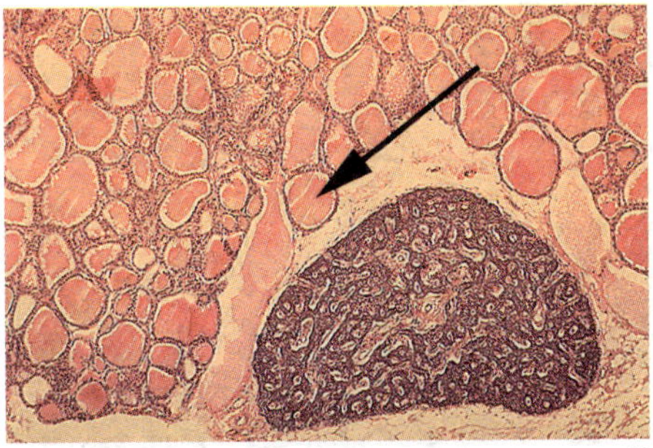

30

Glandula parathyroidea. Histologischer Schnitt, HE-Färbung; unmittelbare Nachbarschaft der G. p. zu Schilddrüsenfollikeln (Pfeil)

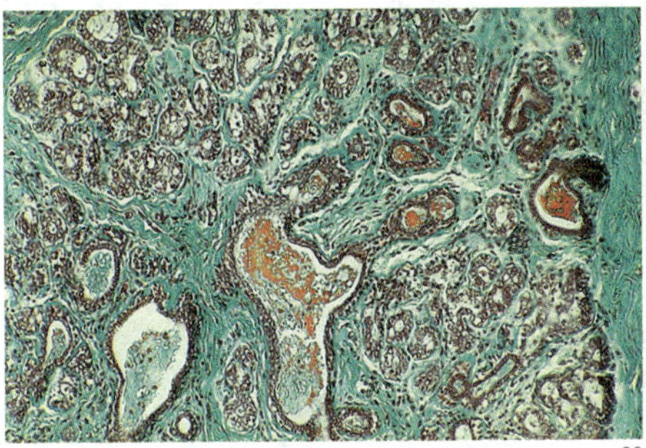

30

Glandula mammaria (Abb. 2). Histologischer Schnitt, Färbung nach Goldner; sezernierende Endstücke der laktierenden G. m.

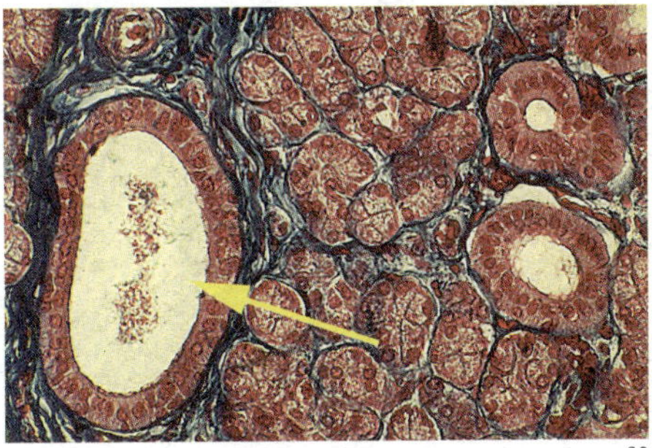

30

Glandula parotidea. Histologischer Schnitt, Azanfärbung; seröse Endstücke, Streifenstücke u. ein Ausführungsgang (Pfeil)

otidea) u. die kleinen Speicheldrüsen (Gg. labiales, Gg. buccales, Gg. molares, Gg. palatinae, Gg. linguales). **Gg. palatinae**: kleine Speicheldrüsen in der Gaumenschleimhaut.

Glandula parathyroidea: Beischilddrüse; unteres (G. p. inferior) bzw. oberes (G. p. superior) Epithelkörperchenpaar. ***Anat.:*** Die G. p. liegen an der Hinterfläche der Schilddrüse als erbsgroße Gebilde; das untere Paar am Unterrand der Schilddrüse, das obere in Höhe des Ringknorpels. ***Histol.:*** Endokrine Drüse aus einem soliden Epithelkörper mit Kapillaren, von einer (häufig mit der Schilddrüse gemeinsamen) Bindegewebekapsel umgeben. Produkt: Parathyrin (↑Parathormon), das Kalzium- u. Phosphatstoffwechsel reguliert. Entfernung der G. p. führt zu Hypokalzämie (↑Tetanie). Hälfte der Bevölkerung hat mehr o. weniger als 4. **Unterzahl**: häufiger als Überzahl. 1 Epithelkörperchen reicht für die Funktion. **Agenesie**: selten, in Kombination mit Thymusagenesie als ↑Di-George-Syndrom. Entstehung durch Differenzierungsfehler des Schlundtaschenentoderms o. spätere Resorption. **Überzahl**: bis 8 beobachtet. Entstehung durch Spaltung der Anlagen. **Dystopie**: angeborene Verlagerung der Drüsen. Sie werden eingeschlossen in Thymus (vorderes Mediastinum), Schilddrüse, Herzbeutel, Submukosa der Pharynxwand gefunden. Bei 10 % der Menschen liegen die unteren Drüsen unterhalb der Schilddrüse, selten deszendieren sie mit dem Thymus in den Thorax. **Zysten**: angeborene, von kub. bis zylindr. Epithel ausgekleidete Hohlräume, von einer homogenen Flüssigkeit gefüllt. Große Zysten können gekammert sein u. treten in den unteren Drüsen häufiger auf, Dyspnoe, Sprachschwierigkeiten, Dysphagie bei großen Zysten, nicht stets Hyperparathyreoidismus, embryol. auf Reste des Lumens von Schlundtaschen, Ductus thymopharyngeus o. Kürsteiner-Kanälen zurückgeführt. Abb.

Glandula parotidea: Ohrspeicheldrüse; größte Kopfspeicheldrüse. ***Anat.:*** Die G. p. liegt außerhalb der Mundhöhle u. besteht aus einem oberflächl. Teil, Pars superficialis, u. einem nach medial in die Tiefe gehenden Teil, Pars profunda. Zwischen beiden bildet der N. facialis ein Geflecht, Plexus parotideus. Die G. p. liegt zwischen Angulus mandibulae u. Arcus zygomaticus auf dem Ramus mandibulae. ***Histol.:*** rein seröse, verzweigt tubuloazinöse Speicheldrüse, deren Drüsenabschnitte aus folgenden Teilen bestehen: seröse Azini mit kleinem Lumen u. apikaler Granulierung, Schaltstücke mit kleinem Lumen von einschichtigem Plattenepithel begrenzt, Streifenstücke o. Sekretrohre mit größerem Lumen u. hochprismat. Epithel. Die Streifenstrukturen sind basale Plasmalemmeinfaltungen mit dazwischen liegenden, in Reihen angeordneten Mitochondrien; Ausführungsgänge mit ein- bzw. zweischichtigem hochprismat. Epithel. Die Azini sind von ↑Myoepithelzellen umgeben. Abb. **Gg. pharyngeales**: kleine Speicheldrüsen in der Rachenschleimhaut.

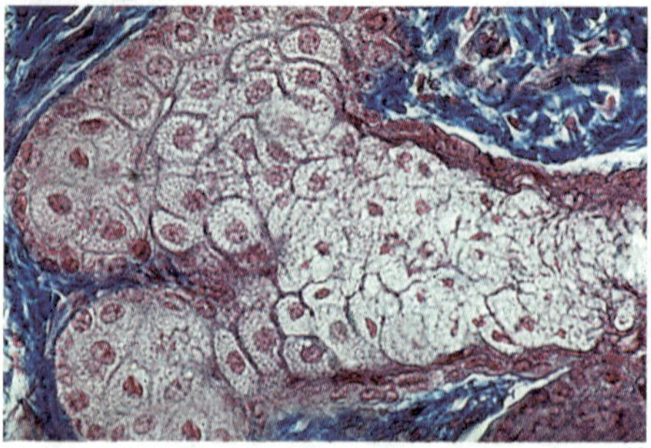

30

Glandulae sebaceae. Histologischer Schnitt, Azanfärbung; typische Anzeichen der holokrinen Sekretion (Untergang der Drüsenzellen)

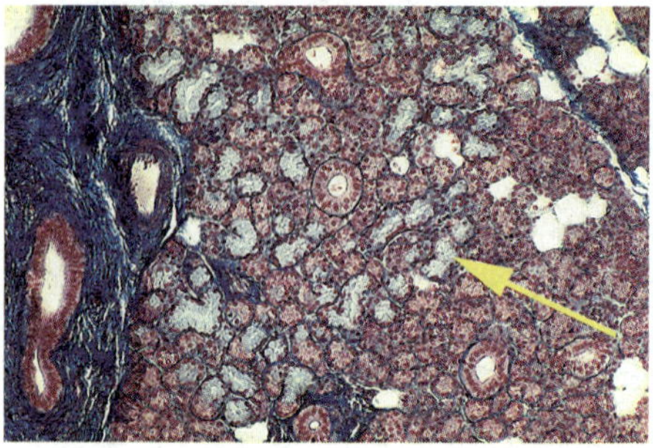

30

Glandula submandibularis. Histologischer Schnitt, Azanfärbung; gemischte Drüse: seröse u. muköse (Pfeil) Endstücke

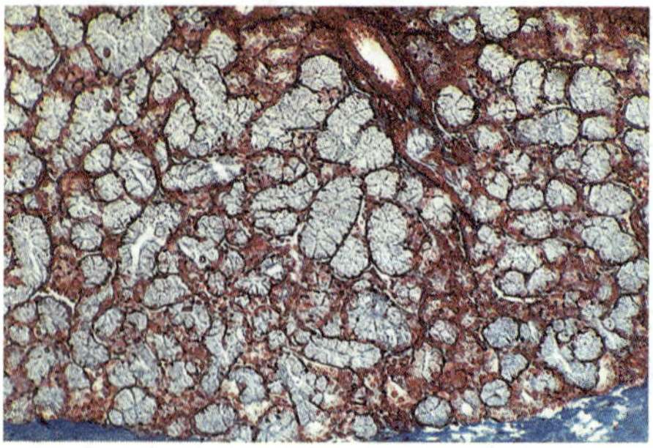

30

Glandula sublingualis. Histologischer Schnitt, Azanfärbung; ausschließlich muköse Endstücke

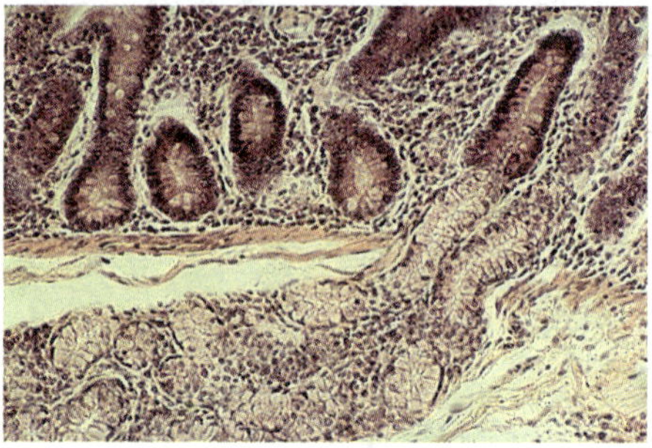

30

Glandulae submucosae. Histologischer Schnitt durch das Duodenum, HE-Färbung; Mündung der G. s. in die Lieberkühn-Krypten

Glandula pinealis ↑Corpus pineale. **G. pituitaria** ↑Hypophyse. **Gg. praeputiales**: Talgdrüsen der Vorhaut. **Gg. pyloricae**: tubulöse, stark verzweigte Drüsen im Pylorusteil des Magens mit nur einer Zellart (mukoide), ↑Magen. **Gg. sebaceae**: Talgdrüsen; holokrine Hautdrüsen. **G. s. pilorum**: Sekretabgabe in das Lumen des Haarfollikels (Canalis folliculi pili). **G. s. liberae**: Sekretabgabe auf die Epitheloberfläche; Vorkommen: Anus, Brustwarze, Glans penis, Labium minus, Lid, Lippenrot, Praeputium. Abb. **Gg. seromucosae**: gemischte Drüsen mit serösen u. mukösen Endstücken. **Gg. serosae** ↑Drüsen, seröse. **G. simplex**: einfache, unverzweigte u. nicht verästelte Drüse. **G. sublingualis**: Unterzungendrüse; kleinste der großen Kopfspeicheldrüsen, liegt der Innenfläche des M. mylohyoideus auf, berührt die mediale Fläche des Corpus mandibulae (↑Fovea sublingualis); ist eine gemischte, seromuköse, tubuloazinöse Drüse mit überwiegend mukösen Anteilen u. serösen Halbmonden, die verschleimten Schaltstücken aufsitzen. Unverschleimte Schalt- u. Streifenstücke fehlen vollständig. Abb.

Glandula submandibularis: Glandula submaxillaris; Unterkieferspeicheldrüse. ***Anat.:*** Die G. s. ist eine außerhalb der Mundhöhle unter dem muskulösen Mundboden im Dreieck zwischen Mandibula u. vorderem Bauch des M. digastricus gelegene seromuköse Drüse; wird vom Platysma u. oberflächl. Blatt der Fascia cervicalis bedeckt. ***Histol.:*** gemischte, überwiegend seröse Speicheldrüse. Struktur: tubuloazinöse Drüse mit serösen Azini, serösen Halbmonden auf verschleimten Schaltstücken u. Sekretrohren. Abb. **Gg. submucosae**: Brunner-Drüsen, Gg. duodenales; in der Tela submucosa des Duodenum gelegene tubulöse Drüsen mit mukoiden Zellen. Sekret: alkal. (pH 8,5). Schleim, der den sauren Magensaft neutralisiert u. so den pH für die Wirksamkeit der Pankreasenzyme einstellt. Abb. **Gg. sudoriferae apocrinae**: große Schweißdrüsen o. Duftdrüsen der Haut (↑Glandulae cutis). Sekretionstyp: apokrin. Struktur: tubuloalveoläre Drüsen. Vorkommen: ↑Achselhöhlenschweißdrüsen, ↑Glandulae anales, ↑Glandulae areolares mammae ↑Glandulae ceruminosae, ↑Glandulae ciliares. **Gg. sudoriferae merocrinae**: kleine Schweißdrüsen der Haut (↑Glandulae cutis). Sekretionstyp: merokrin. Struktur, tubulös. Vorkommen: ubiqitär in der Haut. Abb.

Glandula suprarenalis: Nebenniere. ***Anat.:*** liegt am oberen Nierenpol, eingehüllt in Fettgewebe, an der Unterfläche der Pars lumbalis des Zwerchfells. In der Sicht von vorn ist die re. G. s. dreieckig, die li. G. s. halbmondförmig. ***Histol.:*** Die G. s. hat zwei Anteile mit unterschiedl. Funktion aufgrund unterschiedl. Genese: 1. Rinde (Kortex) aus dem Coelomepithel (Mesoderm) als endokrine Drüse, Hormone: Kortikoide, 2. Mark (Medulla) aus der Neuralleiste (Ektoderm, Ursprungszellen: Sympathogonien), sympath. Paraganglion, Hormone: Adrenalin u. Noradrenalin (Abb. 1.). Die **Nebennierenrinde**

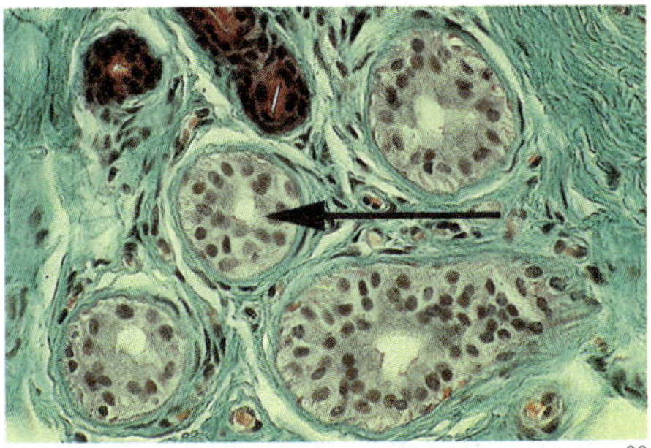

Glandulae sudoriferae merocrinae. Histologischer Schnitt, Färbung nach Goldner; Endstücke (Pfeil) u. Ausführungsgang (dunkel)

besteht aus drei Schichten, von außen nach innen: 1. Zona glomerulosa, schmale Schicht runder Nester von kleinen, azidophilen Epithelzellen; Produkt: Mineralokortikoide, 2. Zona fasciculata, breite Schicht radiärer Zellsäulen von 2–3 Zellen Dicke; Produkt: Glukokortikoide, Unterteilung: a) Pars externa: Zellen mit hellem, wabigem Zytoplasma (herausgelöste Lipide), b) Pars interna: Zellen mit dunklem, kompaktem Zytoplasma, 3. Zona reticularis, netzartig verschlungene Zellbalken aus kleinen, dunklen Zellen mit Lipofuszingranula; Produkt: Androgene. In allen Rindenschichten liegen viele Kapillaren (Abb. 2). **Nebennierenmark**: Stränge großer, epitheloider Zellen, in denen die phäochrome Reaktion abläuft (Katecholamingranula werden in Gegenwart von Chromsalzen oxidiert), chromaffine o. phäochrome Zellen (Phäochromozytom). Die Katecholamine sind Adrenalin u. Noradrenalin, die im Endocrinocytus lucidus bzw. densus lokalisiert sind. Im Mark liegen außerdem vereinzelt multipolare Neurone sowie große Drosselvenen mit Intimapolstern aus glatten Muskelzellen (Polstergefäße). Abb. 1 u. 2. **Gg. tarsales**: Meibom-Drüsen; große Talgdrüsen in der Lidplatte (↑Tarsus), die frei (Glandulae sebaceae liberae, ↑Glandulae sebaceae) auf der Lidkante münden.

Glandula thyroidea: Schilddrüse; größte Hormondrüse des menschl. Organismus. ***Anat.:*** Die G. t. besitzt zwei Seitenlappen (Lobus dexter u. sinister) u. ein schmales Verbindungsstück, den Isthmus. In etwa 50 % der Fälle ist ein pyramidenartiger Mittellappen (Lobus pyramidalis) vorhanden. Der Isthmus liegt auf dem 2. bis 4. Trachealknorpel, die Seitenlappen auf den unteren Teilen der Schildknorpelplatten u. grenzen an Trachea, Ösophagus u. Pharynx. ***Histol.:*** von einer bindegewebigen Kapsel umgebene endokrine Drüse mit Läppchengliederung u. kolloidgefüllten Follikeln, die von Epithel wechselnder Höhe umgeben sind. In einem Wechselspiel von Synthese, Abgabe, Veränderung u. Rückresorption werden von den Follikelzellen (Endocrinoctus follicularis) Thyroxin (T4, Tetraiodthyronin) u. Triiodthyronin (T3) gebildet. Die Follikel zeigen unterschiedl. Funktionszustände: Während der Sekretbildung werden Kolloidtropfen an das Follikellumen abgegeben. In der folgenden Phase der Sekretspeicherung sind die prall gefüllten Follikel von einem niedrig prismat. Epithel ausgekleidet. Bei der Sekretausschwemmung wird verflüssigtes Kolloid von den Follikelepithelzellen rückresorbiert u. dann durch Diffusion

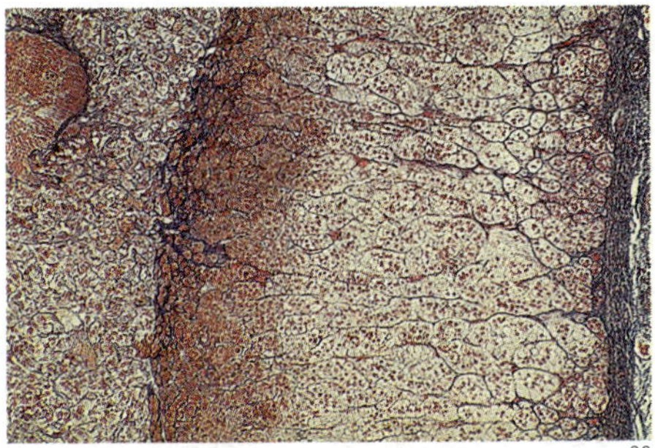

Glandula suprarenalis (Abb. 1). Histologischer Schnitt, Azanfärbung; Kapsel (rechts, blau), Rinde, Mark (links, mit Blutgefäß)

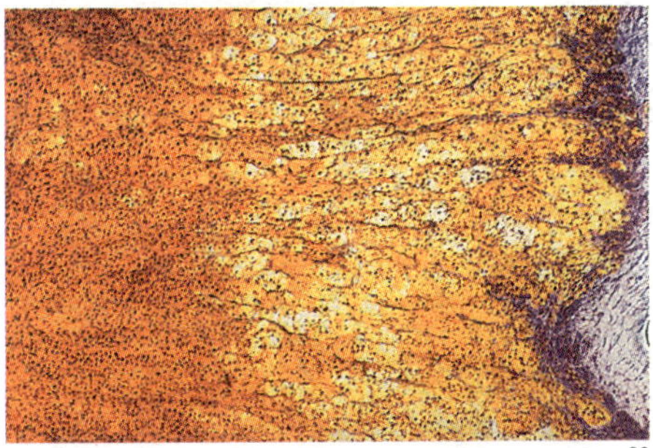

Glandula suprarenalis (Abb. 2). Histologischer Schnitt, Sudan-III-Hämalaun-Färbung; Lipide in steroidhormonebildenden Rindenzellen

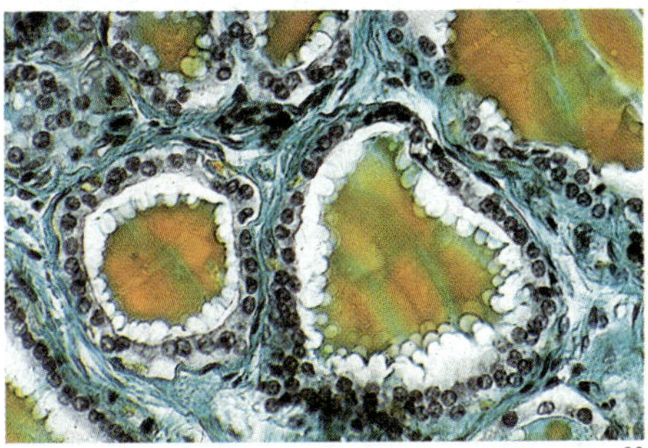

Glandula thyroidea. Histologischer Schnitt, Färbung nach Goldner; kolloidgefüllte Follikel mit einschichtigem Epithel

an die den Follikel umgebenden Blutkapillaren abgegeben. Innerhalb der Basalmembran der Follikel liegen die C-Zellen (Endocrinocytus parafollicularis); sie bilden Calcitonin, das den Blutkalziumspiegel senkt u. somit Gegenspieler des Parathormons der ↑Glandula parathyroidea ist. Abb. **G. thyroidea accessoria**: akzessorische Schilddrüse; angeborenes Vorkommen von Schilddrüsenparenchym zusätzl. zu einer normalen Drüse.

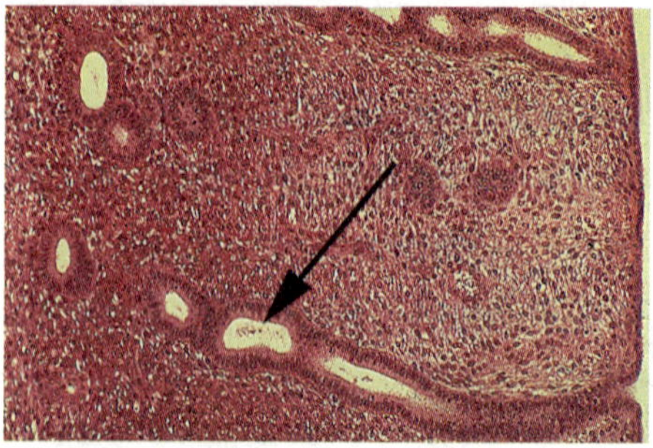

30

Glandulae uterinae. Histologischer Schnitt durch den Uterus, HE-Färbung; tubulöse Drüsen (Pfeil) in der Proliferationsphase

Flächenhafte o. knötchenförmige Struktur im Verlauf des ↑Ductus thyroglossalis o. als ektopes Schilddrüsenparenchym: 1. laterale Schilddrüse als Knötchen, die bindegewebig der seitl. Schilddrüsenkapsel anliegen, sowie Knötchen lateral der Karotisscheide. 2. im Jugulum, im vorderen u. hinteren Mediastinum, im Perikard. Mit dem Deszensus des Herzens u. der Pharyngealbogenarterien verlagert. 3. intratracheal (Dyspnoe, Husten) u. intraösophageal (selten). 4.↑Struma ovarii (Beziehung zu Dermoiden u. Teratomen). **Gg. thyroideae siccatae**: Getrocknete Schilddrüsen. Da biol. Wirksamkeit u. Iodgehalt der Chargen Schwankungen unterworfen waren, werden heute für die Behandlung von Schilddrüsenerkrankungen synthet. Verbindungen benutzt, die den Vorteil der konstanten Zusammensetzung u. damit der exakteren Dosierung bieten. **Gg. tracheales**: seromuköse Drüsen in der Schleimhaut der Luftröhre (↑Trachea). **Gg. tubuloalveolares**: Drüsen mit schlauchförmigen Ausführungsgängen u. bläschenförmigen Endstücken. **Gg. tubulosae** ↑Drüsen, tubulöse. **Gg. unicellulares**: einzellige Drüsen (z. B. ↑Becherzellen), Ggs.: ↑Glandulae multicellulares. **Gg. urethrales**: Littré-Drüsen; muköse Drüsen in der Schleimhaut der Pars spongiosa der männl. Harnröhre (↑Urethra masculina). **Gg. uterinae**: tubulöse Drüsen der Tunica mucosa (Endometrium) der Gebärmutter (↑Uterus). In der Proliferationsphase des Zyklus sind die Gg. gerade u. englumig; in der Sekretionsphase gewunden u. weitlumig mit „Sägeblattform". Abb. **Gg. vesicales**: Schleimdrüsen im Trigonum vesicae der Harnblase.

Glandula vesiculosa ↑Vesicula seminalis. **Gg. vestibulares majores**: Bartholin-Drüsen; zwei tubuloalveoläre Schleimdrüsen, die in das ↑Vestibulum vaginae münden; sie entsprechen den Cowper-Drüsen beim Mann (↑Glandulae bulbourethrales). **Gg. vestibulares minores**: muköse Drüsen, die in das ↑Vestibulum vaginae münden.

Glans penis ⟨*lat*⟩ *f*: Glans phalli, Eichel; das vom ↑Corpus spongiosum penis gebildete, vordere, verdickte Ende des Penis; reich mit sensiblen Nervenendkörperchen ausgestattet.

Glanzauge: Augensymptomatik mit weiter Lidspalte u. weiter Pupille bei erhöhtem Sympathikotonus, kein Hinweiszeichen für das Vorliegen einer Schilddrüsenfunktionsstörung.

Glanzhaut: glattes, glänzendes Aussehen der Haut bes. an Fingern u. Zehen. Tritt auf als Zeichen einer troph. Störung infolge von Spannungszuständen nach Heilung größerer Defekte o. infolge Neuritis.

Glanzkörper: struktureller Bestandteil einiger Lymphozyten. Phasenopt. leicht erkennbar. G. sind Lipochondrien, die aus Lipoproteid-Verbindungen bestehen u. einzeln, doppelt o. mehrfach in der Zelle vorhanden sein können. Anteil der Lymphozyten mit G. („Glanzkornzahl") bei Leberschäden erhöht.

Glanzmann, Eduard (1887–1959), Schweizer Päd., Bern.

Glanzmann-Syndrom (nach Eduard G.): Thrombasthenie, autosomal rezessiv bedingtes Leiden mit multiplen Defekten der Thrombozytenfunktion, hämorrhag. Diathese; petechiale Haut- u. Schleimhautblutungen.

Glanzstreifen ↑Disci intercalati.

Glasampullen ↑Ampulla.

Glasauge: Kunstauge, ↑Augenprothese.

Glasbläserstar ↑Feuerstar.

Gläser: Brillengläser; Glasformen mit opt. Wirkung unter Berücksichtigung der Eigenschaften des menschl. Auges. Man unterscheidet G. mit opt. Wirkung u. G. mit absorbierenden Eigenschaften (Schutzgläser), letztere sollen schädl. o. störende Anteile des Lichtspektrums herausfiltern. Zur Brillenfertigung werden Gläser mit punktuell abbildender Wirkung verwendet. Um bei Blick durch periphere Teile des Brillenglases Störungen durch sphär. o. chromat. Aberration (↑Abbildungsfehler) zu vermeiden, haben die G. mit punktuell abbildender Wirkung eine durchgebogene Form, die auf ihrer Vorderseite konvex u. auf der Rückseite konkav geschliffen ist. Neben **sphär. G.**, deren Brechkraft in allen Schnitten gleich ist, gibt es **tor. G.**, die man sich aus einem sphär. u. einem zylindr. Glas zusammengesetzt vorstellen kann u. deren Brechkraft in einem Hauptschnitt stärker o. geringer als im anderen ist. Sie dienen der Korrektur einfacher o. kombinierter Astigmatismusformen. G. mit prismat. Wirkung dienen der Korrektur manifester o. (mit Einschränkung) latenter Stellungsanomalien des Auges. Mehrstärkengläser: ↑Bifokalgläser, ↑Trifokalgläser, ↑Progressivglas, ↑Glas, phototropes.

Gläser, periskopische: Brillengläser mit halbmondförmigem Querschnitt; ergeben großes Gesichtsfeld u. vermindern prismat. Fehler der Peripherie der übrigen Brillengläser.

Glasfaserendoskop: ↑Endoskop, bei dem die Bildübertragung durch opt. Systeme erfolgt, die aus Bündeln feinster Glasfasern bestehen (Fiberoptik); diese opt. Systeme können flexibel sein. Neben der Bildübertragung kann auch die Beleuchtung durch Glasfaserbündel erfolgen. Auf diese Weise ist es mögl., sehr helles Licht, das mit einer Speziallampe in einem Lichtprojektor erzeugt wird, in die zu untersuchenden Körperhöhlen hineinzuwerfen. Durch Anwendung des G. erhält man ein ca. 10–20 mal helleres Bild als bei Gebrauch der konventionellen Endoskope, bei denen die Beleuchtung durch schwachstrombetriebene kleinste elektr. Lampen erfolgt. Für Photo u. Film Spezialprojektoren, die bis 1 000 Watt Leistung u. große Helligkeit liefern, so daß Fernsehübertragung u. Farbfilmaufnahmen mögl. sind.

Glasgow coma scale: Bewertung des zerebralen Funktionszustands mit der Überprüfung dreier Aktivitäten (Augenöffnen, verbale Antwort, Extremitätenbewegung) u. der Vergabe von Punkten entspr. der Skala. Bei Erreichen von weniger als 8 Punkten als Gesamtpunktzahl muß von einer schweren zerebralen Schädigung ausgegangen werden. Tab.

Glasgow coma scale

Reaktion	Art der Antwort	Punkte
Augenöffnen	spontan	4
	auf Anruf	3
	auf Schmerzreiz	2
	bleibt aus	1
Sprache	orientiert	5
	verwirrt	4
	unzusammenhängende Wörter	3
	unverständlich	2
	keine	1
Motorik	führt Befehle aus	6
	gezielt auf Schmerzreiz	5
	ungezielt auf Schmerzreiz	4
	Beugung auf Schmerzreiz	3
	Strecksynergismen	2
	nicht vorhanden	1

Glasgow outcome scale: Schema zur Beurteilung des Zustands nach Schädel-Hirn-Trauma. Aber auch andere Hirnschädigungen (Herz-Kreislauf-Stillstand mit Reanimation, nach Enzephalitis o. spontaner Hirnblutung) lassen sich damit erfassen. Es werden in unterschiedl. Stufen körperl. u. geistige Defizite beurteilt.

Glasionomerzement: Werkstoff für die ↑Restauration in der Zahnmed. ↑Composite Kalzium-Aluminium-Silikatglas, Polyacrylsäure u. Copolymer aus Acryl- u. Itakonsäure.

Glaskapillarelektroden ↑Metallmikroelektrode, ↑Kapillarmikroelektrode.

Glasknochen: vermehrte Knochenbrüchigkeit, ↑Osteogenesis imperfecta congenita. ↑Osteopsathyrosis.

Glaskörper: Corpus vitreum; Gallertkörper in der Glaskörperkammer des ↑Auges. Bestandteile: 99 % Wasser sowie hydrophile Glykosaminoglykane, die Filamente bilden u. an der Oberfläche zur Membrana vitrea verdichtet sind, die im Dorsalbereich des Bulbus oculi mit dem Stratum limitans internum der Retina verhaftet ist. Die Basis des G. ist eine weitere Verhaftung mit der Netzhaut von der ↑Ora serrata bis zum Äquator bulbi. In der Mitte des G. von der Papille in Richtung auf die Linse verläuft der Cloquet-Kanal. Die Glaskörpersubstanz ist opt. nahezu homogen, nur mit Hilfsmitteln können die Strukturen vitalmikroskop. sichtbar gemacht werden. Die nosolog. Bedeutung des G. liegt 1. in der Neigung zum Verlust des Gel-Zustands, wobei sich die Glaskörperstrukturen von der Netzhaut ablösen (Glaskörperablösung), aber an den Stellen mit festerer Verhaftung mechan. wirksam werden u. zur retinalen Rißbildung führen können (↑Ablatio retinae); 2. in der Bereitschaft, korpuskuläre Teile aufzunehmen u. damit auch opt. wirksame Trübungen zu verursachen (Einblutungen, Trübungen durch zellige u. fibrinöse Entzündungsfolgen); 3. in der Erscheinung, bei krankhaft bedingtem Kontakt mit anderen Zellen (Pigmentepithel, Hornhautendothel) diese zur Metaplasie zu veranlassen, so daß sie sich zu Fibroblasten u. später zu Fibrozyten umbilden. Die dabei entstehenden elast. Fasern bilden feste Glaskörperstränge im Glaskörperraum u. ziehen oft eine Traktionsamotio nach sich. Die ther. Notwendigkeit führte zur Entwicklung einer spez. mikrochirurg. Methodik (Glaskörperchirurgie) mit hohem apparativen u. personellen Aufwand (↑Vitrektomie).

Glaskörperzyste, angeborene: sehr seltene, angeborene Zystenbildung dicht vor der Papilla nervi optici. Evtl. unvollständige Rückbildung der A. hyaloidea.

Glasmesser: im ↑Ultramikrotom eingesetztes, aus spez. Glas gebrochenes Messer.

Glas, phototropes: Brillenglas, das sich durch Ultravioletteinwirkung verdunkelt. Der Prozeß ist reversibel.

Glattflächenkaries: Karies, die nicht an den ↑Prädilektionsstellen auftritt, sondern an den i. d. R. habituell sauberen Glattflächen infolge vernachlässigter ↑Mundhygiene, diätet. Fehlverhalten (↑Flaschenkaries) o. professioneller Exposition (Zucker- u. Mehlstäube, Säure).

Glattform: Smooth-Form; normale Kolonieform der Bakterien. ↑Rauhform.

Glatze: teilweises o. völliges Fehlen der Kopfbehaarung. ↑Alopecia.

Glatzflechte ↑Trichophytie.

Glaubersalz: Natriumsulfat, $Na_2SO_4 \cdot 10\,H_2O$. ↑Natriumsulfat, ↑Laxans.

Glaubersalzwässer: Natrium-Sulfat-Heilwässer.

Glaukom ⟨*gr*⟩ *n*: Glaucoma, grüner Star; Gruppe häufiger Augenerkrankungen u. zugleich eine der wichtigsten Erblindungsursachen des Erwachsenenalters. Mißverhältnis zwischen ↑Augeninnendruck (Regulationsstörung des Kammerwasserzu- u. abflusses) u. Perfusionsdruck der nutritiven Kapillaren des intraokularen Sehnervenabschnitts. Die Folge des erhöhten Augendrucks ist eine glaukomatöse ↑Optikusatrophie mit zunehmendem Gesichtsfeldverfall, der bis zur Erblindung führt (absolutes G.). Einteilung: Prim. Glaukomformen mit G. simplex (Weitwinkelg.) u. Winkelblockglaukom (G. congestivum acutum) sowie Hydrophthalmus (angeborenes G., Buphthalmus); sek. Glaukomformen, bei denen eine andere Augenerkrankung Ursache der Regulationsstörung des intraokularen Drucks ist. Diese Gruppe ist sehr heterogen, so daß bei sehr vielen Augenerkrankungen mit einem Sekundärglaukom als Komplikation gerechnet werden muß. Das **Glaucoma simplex** ist die häufigste Glaukomform (etwa 2 % der Bevölkerung jenseits des 40. Lj.); die Anfangsstadien sind ausgesprochen symptomarm, da sich die Augendruckerhöhung in mittleren Lagen entwickelt u. noch nicht zu Schmerzen führt. Gesichtsfeldausfälle vergrößern sich nur langsam u. verschonen zunächst das Zentrum, sie werden deshalb erst in fortgeschrittenen Stadien bewußt. Hauptmerkmal ist der weit offene Kammerwinkel bei Druckwerten zwischen 4,0–5,0 kPa (30–40 mmHg). Ther.: Das Ziel kann ausschließl. in einer Drucksenkung unter die obere Normgrenze (22–24 mmHg) bestehen. Medikamentöse Behandlung: ↑Miotika, Adrenalinderivate (um die Kammerwasserproduktion zu drosseln), Betarezeptorenblocker, Carboanhydrasehemmer. Operative Behandlung: vorzugsweise mikrochirurg. Eingriffe am Trabekelwerk des Kammerwinkels (Trabekelektomie) o. mit Argon-Laser (↑Lasertrabekuloplastik). Das **Winkelblockglaukom** äußert sich v. a. in anfallsartigen Tensionsanstiegen weit über 5,0–8,0 kPa (40–60 mmHg). Schmerz, Sehverschlechterung u. heftige Rötung des vorderen Augenabschnitts alarmieren über den Druckanstieg, weshalb diese Glaukomform schneller erkannt wird. Der Anfall wird durch die Verlegung des Trabekels im Kammerwinkel durch die Iriswurzel bewirkt u. wird fast ausschließl.

durch operative Ther. (↑Iridektomie, oft in Verbindung mit einer Trabekelektomie) erfolgreich behandelt. Der **Hydrophthalmus** kommt angeboren vor u. beruht auf einer Entwicklungsstörung der Kammerwasserabflußwege. Der erhöhte Augenbinnendruck bewirkt im Frühkindesalter nicht nur eine Optikusatrophie, sondern auch eine Größenzunahme des ganzen Bulbus. Operative Behandlung hat frühzeitig zu erfolgen, meist ist jedoch auch eine zusätzl. medikamentöse Ther. erforderl. Das **Sekundärglaukom** wird prinzipiell zunächst mit der auslösenden prim. Erkrankung behandelt. Erst danach kann auch eine spez. drucksenkende Therapieform eingesetzt werden.

Gleichgewicht: derjenige Zustand eines mechan. Systems, bei dem die Summe der angreifenden Kräfte u. Momente gleich Null ist. Das G. kann verschiedenartig gestaltet sein: **Stabiles G.**, wobei sich das System im Minimum seiner potentiellen Energie befinde. **Labiles G.**: Das System besitzt ein Maximum seiner potentiellen Energie. **Indifferentes G.**: Die potentielle Energie bleibt konstant. Ein Sonderfall des G. ist das ↑Fließgleichgewicht.

Gleichgewicht, chemisches: Zustand, in dem zwei entgegengesetzt gerichtete chem. Reaktionen mit gleichen Geschwindigkeiten ablaufen, so daß von außen keine Konzentrationsänderungen der beteiligten Stoffe mehr festzustellen sind. Mit dem Massenwirkungsgesetz werden diese Verhältnisse quantitativ erfaßt. Bei Veränderung der Konzentration eines Reaktionspartners stellt sich das G. durch bevorzugtes Ablaufen einer Teilreaktion bis zur Wiederherstellung des typ. Konzentrationsverhältnisses erneut ein. Eine Verbindung kann zugleich Partner in mehreren G. sein (↑Fließgleichgewicht). Reaktionsgeschwindigkeiten u. damit auch die Lage des G. hängen von der Temperatur ab.

Gleichgewicht, radioaktives: Ist in einer Zerfallsreihe die physikalischen ↑Halbwertszeit eines Nuklids wesentl. größer als die der Folgeprodukte, so stellt sich nach einer Zeit, die größer ist als die größte HWZ, ein stationäres Gleichgewicht ein, d.h., die Aktivitäten der Nuklide einer unverzweigten Zerfallsreihe werden gleich. Von jedem Nuklid zerfallen je Sekunde soviel Atome, wie durch den Zerfall des in der Zerfallsreihe vorhergehenden Nuklids nachgebildet werden. Die Gleichgewichtsbedingungen lauten: $\lambda_1 N_1 = \lambda_2 N_2 = \lambda_3 N_3$. λ u. N. sind die Zerfallskonstanten u. die Anzahl der Atome jedes Nuklids.

Gleichgewichtskonstante ↑Gleichgewicht, chemisches.

Gleichgewichtsorgan: Labyrinthus vestibularis, Vestibularapparat; Anteil des Gehörgleichgewichtsorgans (Organum vestibulocochleare, ↑Kochlea), im Dienste der Gleichgewichtswahrnehmung u. -regulation. Das G. ist wie das ↑Gehörorgan ein Teil des knöchernen u. häutigen Labyrinths (Labyrinthus osseus et membranaceus). Der Gleichgewichtsteil des knöchernen Labyrinthes besitzt drei in den drei Dimensionen des Raums angeordnete Bogengänge: Canalis semicircularis anterior (superior), posterior, lateralis. An der Basis jedes Bogengangs befindet sich je eine ampulläre Erweiterung (Ampulla ossea anterior, posterior, lateralis). Zwischen Bogengängen u. knöcherner Schnecke existiert ein knöcherner Raum (Vestibulum). Das knöcherne Labyrinth ist mit Perilymphe gefüllt, welche das häutige Labyrinth umspült. Zum häutigen Labyrinth des G. gehören Utrikulus, Sakkulus (durch Ductus utriculosaccularis miteinander verbunden) sowie drei häutige Bogengänge mit ampullären Erweiterungen (Ductus semicircularis anterior, posterior, lateralis mit Ampulla membranacea anterior, posterior, lateralis). Das häutige Labyrinth besteht aus einem einschichtigen Epithel mit bindegewebiger Lamina propria. Im Utrikulus u. Sakkulus befindet sich je ein 1–2 mm großer Bereich von Sinnesepithel in Form der ↑Macula utriculi u. ↑Macula sacculi, welche als Rezeptoren für die Raumorientierung (Lageempfindung) wirken. In den ampullären Erweiterungen der Bogengänge ist ebenfalls je ein Bezirk bes. gebautes Sinnesepithel zur Aufnahme von Reizen bei ungleichförmiger Bewegung enthalten (↑Crista ampullaris). Es wird jedoch nur die ungleichförmige Bewegung registriert, welche der Ebene des betreffenden Bogengangs entspricht. Das häutige Labyrinth enthält Endolymphe. Anteil des Gehör-Gleichgewichts-Organs (Organum vestibulocochleare, ↑Kochlea), im Dienste der Gleichgewichtswahrnehmung u. -regulation. In den Bogengängen sitzen die Sinneszellen in einer Erweiterung (Ampulla membranacea) auf einem leistenförmigen Vorsprung (↑Crista ampullaris) u. registrieren ungleichförmige Bewegungen, im Sakkulus u. Utrikulus auf einer Epithelverdickung (↑Macula utriculi, ↑Macula sacculi) u. vermitteln Lageempfindung im Raum.

Gleichgewichtspotential: Differenz des elektr. Potentials über die Membran einer Zelle in bezug auf best. Ionen u. deren Konzentrationsverhältnis zwischen Innen- u. Außenseite der Membran. Entspr. diesem Verhältnis entsteht ein osmot. Druckunterschied, den der Ionenfluß (Diffusion) auszugleichen bestrebt ist, z.B. wandert K^+ wegen seiner höheren Konzentration im Inneren der Zelle nach außen. Dadurch entsteht ein elektr. Ionendiffusionspotential, z.B. des K^+, dem der eingetretene elektr. Ladungsunterschied als G. entgegenwirkt u. so das Ausströmen weiterer Kaliumionen verhindert. ↑Nernst-Gleichung.

Gleichgewichtsreflexe ↑Stellreflexe.

Gleichgewichtssinn: Vermögen zur Wahrnehmung u. Beurteilung der Stellung des Körpers im Raum in bezug auf die Wirkungsrichtung der Schwerkraft bzw. Gesamtheit aller anat. Strukturen u. physiol. Prozesse, auf denen dieses Vermögen beruht. ↑Stellreflexe, ↑Tiefensensibilität.

Gleichgewichtsstörung: mangelnde Kontrolle der Körperlage im Raum infolge zerebellarer o. spinaler (Hinterstrangsystem) Läsion.

Gleichrichtertheorie: Bestandteil der ↑Ortstheorie des Hörens. Sie versucht, eine Erklärung dafür zu geben, daß die in die Schnecke einlaufenden, von den Steigbügelschwingungen herkommenden Wanderwellen der Basilarmembran zu einer Verschiebung dieser Membran, die die Hörrezeptoren trägt, führen, ohne dabei Schwingungen zu verursachen. Die „Gleichrichtung" der Schwingungen soll nach dieser Ansicht durch Wirbelbildungen in der Flüssigkeit des Schneckengangs (Ductus cochlearis) zustande kommen.

Gleichspannungspotential ↑Bestandspotential.

Gleichstrombehandlung: Galvanisation. Anwendung eines kontinuierl. in gleicher Richtung fließenden elektr. Stroms von niedriger Spannung, aber relativ hoher Intensität. Wirkung beruht physikal. auf Wanderung der Ionen (Gewebe ist Leiter zweiter Klasse) u. der damit verbundenen Störung der lokalen Homöostose. Ther. bedeutsam sind: Steigerung der Erregbarkeit motor. Nerven unter der Kathode, Schmerzlinderung durch Herabsetzung der Erregbarkeit unter der Anode, Förderung der Durchblutung u. Verbesserung der Trophik der Gewebe. Applikation mittels Plattenelektroden, ↑Vierzellenbad o. ↑Stangerbad. Angewendet bei Neuralgien, spast. Paresen, art. Durchblutungsstörungen, schmerzhaften Erkrankungen des Bewegungsapparats.

Gleichstromreizung: Reizung mit nicht in seiner Polarität wechselndem Strom. Die G. kann eine Dauerreizung sein (Polarisation des Gewebes) o. aus kürzeren Stromgaben mit Intervallen bestehen. Letztere Art wird häufig in der ↑Elektrotherapie verwendet. ↑Wechselstromreizung.

Gleitbruch: Inhalt eines Bauchwandbruchs, bei dem das Gekröse eines Darmabschnitts einen Teil des ↑Bruchsacks bildet.

Gleithindernis: Teil eines Zahns, der eine hindernisfreie Bewegung der Kauflächen gegeneinander unmögl. macht.

Gleithoden: leichte Form der ↑Hodenfehllagerung; Hoden läßt sich herunterziehen, bleibt aber nicht im Skrotum.

Gleitmittel ↑Lubrikanzien, ↑Laxanzien.

Gleitsichtglas ↑Progressivglas.

Gleitzirkel: Schieblehre für anthrop. Messungen. ↑Anthropometrie.

Glénard, Frantz (1848–1920), frz. Arzt, Lyon.

Glénard-Handgriff (nach Frantz G.): bei tiefer Inspiration Palpation der Niere zwischen Daumen u. Zeigefinger zur Diagn. einer Nephroptose. Prakt. nur bei mageren Personen mögl.

Glénard-Krankheit: (nach Frantz G.) ↑Enteroptose.

glenoidalis ⟨*gr*⟩ *Adj*: gelenkgrubenartig; ↑Cavitas glenoidalis.

Gletscherblindheit ↑Schneeblindheit.

Gletscherbrand: starke Entzündung an den der Sonne ausgesetzten Hautpartien u. den Konjunktiven durch Einwirkung ultravioletter Strahlen bes. im Hochgebirge, wo noch eine nicht unbeträchtl. Strahlenreflexion durch Schnee u. Eis unterstützend einwirkt.

Glia ⟨*gr*⟩ *f*: Stützgewebe des Nervensystems. ↑Neuroglia.

Gliadin ⟨*gr*⟩ *n*: hitzestabile, alkohollösl. Fraktion des ↑Glutens, das für den tox. Effekt – in Zusammenhang mit einer immun. Reaktionsbereitschaft der Dünndarmschleimhaut – bei der glutensensitiven Enteropathie verantwortl. ist (↑Zöliakie). Vorkommen in Weizen; verwandte Proteine kommen in Roggen, Gerste, Hafer u. aus ihnen hergestellten Produkten vor.

Gliadinantikörper: humorale Antikörper gegen Gliadin; unsichere Korrelation zur Diagn. Zöliakie, mäßig sicherer Zusammenhang mit Floridität der Zöliakie.

Gliadinbelastung: Test zum Beweis einer ↑Zöliakie erforderl. Expositionsversuch mit glutenhaltiger Nahrung bzw. Rohgliadin u. glutenfreier Kost nach ausreichender Zeit der Schleimhautregeneration unter Gliadinkarenz.

Gliafasern: Bez. für die Zellfortsätze von Gliazellen, bes. von ↑Astrozyten.

Gliafibrillen: intrazelluläre Fibrillen als Aggregation von Mikrofilamenten in Gliazellen. G. liegen im Zelleib u. in ↑Gliafasern.

Gliaglykoprotein, fibrilläres saures: für Gliazellen spezif. Glykoprotein der ↑Intermediärfilamente, geeignet zur Charakterisierung dieses Zelltyps.

Gliagrenzmembran: durch Verflechtung von ↑Gliafasern, den Zellfortsätzen der ↑Astrozyten, gebildete perivaskuläre u. oberflächl. Membranen (Membrana limitans gliae perivasculosa/superficialis), die der schützenden Isolierung der Nervenzellen dienen.

Gliaknötchen: bes. in der grauen Substanz des Hirns u. Rückenmarks, bevorzugt in Brücke u. verlängertem Mark auftretende Knötchen, die aus gewucherter ↑Mikroglia bestehen. Vorkommen bei Fleckfieberenzephalitis, Encephalitis japonica, louisiana u. einheim. Panenzephalitis (Pette).

Gliareifungsfaktor: Protein, das Proliferation u. Reifung der Glia in der Ontogenese steuert.

Gliawachstumsfaktor: *Abk* engl. GGF, von Neuronen freigesetztes Protein; wirkt insbes. auf Gliazellen, aber auch auf Fibroblasten proliferationsfördernd.

Gliazellen: Zellen des Stützgewebes des Nervensystems, ↑Neuroglia. Abb.

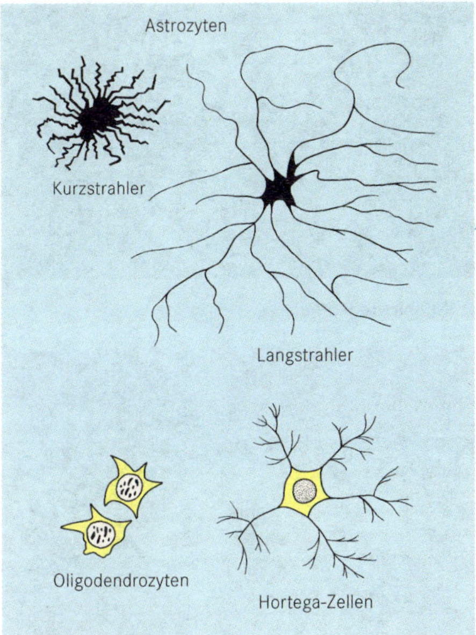

Zentrale **Gliazellen**

Glibenclamid ↑Antidiabetika, orale, ↑Sulfonylharnstoffe.

Gliedertaxe: In der privaten Unfallversicherung wird die Funktionsminderung von Gliedmaßen u. Organen als Schadensfolge in Bruchteilen der Gebrauchsfähigkeit ausgedrückt. Die G. hat ihre Begründung in Erfahrungswerten.

Gliedertiere ↑Articulata, ↑Arthropoden.

Glied, männliches ↑Penis.

Gliedmaßenorthese: orthopädietechn. Hilfsmittel zur funktionellen Unterstützung einer Gliedmaße o. zur Förderung eines in deren Bereich gelegenen Heilungsprozesses. Die Herstellung erfolgt aus synthet. Material (↑Gießharz) o. Leder u. Metall sowie unter Verwendung von orthopädischen ↑Paßteilen individuell nach einem Gipsmodell. In Höhe natürl. Gelenke können einzelne

Teile der ↑Orthese gelenklos o. bewegl. mit u. ohne Sperrmechanismus (↑Schweizer Sperre) verbunden werden.

Glioblasten ⟨*gr*⟩ *m*: Gliablastocyti; Zellen der ↑Gliogenese, aus denen alle Gliazellen entstehen mit Ausnahme der mesodermalen Mikroglia (Hortega-Glia).

Glioblastom: häufigster bösartiger Hirntumor aus blastomatösen mesenchymalen u. gliösen Anteilen, z. T. mit Durchmischung beider Komponenten. Lokalisation: meist frontal u. zentral, teilweise schmetterlingsförmig, d. h. doppelseitig wachsend. Wachstum: infiltrativ, schnell. Klinik: kurze Anamnese, starke Hirndruckzeichen, oft Hemiparese, sonst entspr. der Lokalisation. Ther.: Operation. Oft nur subtotale Entfernung o. sog. innere Entlastung mögl. Selbst Lappenresektionen verhindern das Rezidiv nicht. Bestrahlungs- u. zytostat. Behandlung zeigen bisher keine besseren Erfolge. Abb.

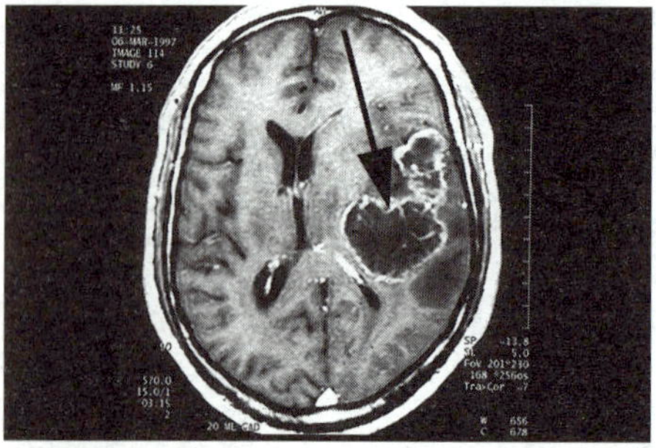

31

Glioblastom (Pfeil)

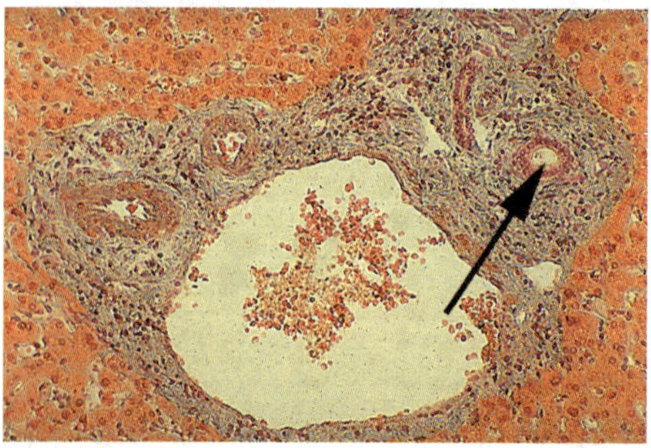

30

Glisson-Dreieck. Histologischer Schnitt durch die Leber, Azanfärbung; im G. die Trias hepatica: Vena interlobularis (weitlumig), Arteria interlobularis (muskelstark), Gallengang (Pfeil)

Glioblastoma apoplecticum: an dünnwandigen Blutgefäßen reiches ↑Glioblastoma multiforme mit ausgedehnten Blutungen, die eine Apoplexie vortäuschen.

Glioblastoma multiforme: In der Reihe der ↑Gliome häufigster bösartiger hirneigener Tumor. Trotz operativer Entfernung folgt in sehr hohem Prozentsatz das lokale Rezidiv. Schlechte Progn.

Gliocladium: Pilzgattung, Produzent von ↑Trichothecenen; ↑Gliotoxin.

Gliocyti centrales ⟨*gr*⟩ *m Pl*: Gliazellen im ZNS: Ependymzellen, Astrozyten, Oligodendrozyten, Mikroglia; ↑Neuroglia.

Gliocyti peripherici: Gliazellen im PNS: Mantelzellen, Schwann-Zellen, Gliazellen der Endapparate; ↑Neuroglia.

Gliogenese ⟨*gr*⟩ *f*: Bildung von Gliazellen aus Glioblasten in Keimzonen des embryonalen ZNS. Vorstufen der Glioblasten u. der Neuroblasten sind ident., Neurogenese u. Gliogenese weisen zeitl. Unterschiede auf.

Glioma retinae ↑Retinoblastom.

Gliomatose: Glioblastose; tumorartige Wucherung der Glia, insbes. bei dysontogenet. Bildungen. Dazu gehören die tuberöse ↑Hirnsklerose u. die ↑Syringomyelie, die häufig auch mit Fehlbildungen im übrigen Organismus vergesellschaftet sind.

Gliome ⟨*gr*⟩ *n Pl*: Tumoren des Gehirns, die von der ↑Neuroglia ausgehen. Ein ↑Grading der Zellmorphologie erlaubt eine begrenzte Beurteilung der biol. Aktivität. Als effektive Behandlungsmethode kommt gegenwärtig nur die operative Entfernung des Tumorgewebes in Frage. Andere Verfahren (Chemotherapie, Bestrahlung) haben bislang schlechtere Langzeitergebnisse. Die Progn. wird durch das Alter des Pat., die Lage u. Ausdehnung des Tumors, den histol. Typ u. den Grad der operativen Tumorgewebeentfernung bestimmt.

Gliose ⟨*gr*⟩ *f*: als Hyperplasie zu wertende Wucherung der Glia. Zu unterscheiden ist eine prim. G., die selbständig ohne ersichtl. Ursache auftritt, von einer sek. G. reparativen (defektfüllenden) o. resorptiven (aufsaugenden) Charakters im Gefolge von Traumen, Entzündungen u. in der Umgebung von Geschwülsten.

Gliosis spinalis: dysontogenet. Gewebeveränderung des Rückenmarks, Grundlage zur Höhlenbildung bei ↑Syringomyelie.

Gliotoxin: Mykotoxin, Produzenten Aspergillus-, Penicillium- u. Gliocladium-Arten. G. hat antifungielle, antibakterielle u. antivirale Eigenschaften (einschl. antipolio), kann aber aufgrund hoher Toxizität nicht ther. genutzt werden.

Gliozyten ↑Neuroglia.

Glissement ↑Dupuytren-Zeichen.

Glisson, Francis (1597–1677), brit. Arzt u. Anat., Cambridge, London. Vertreter des irritabilitätsdynam. Prinzips in der Med. Als Träger des Lebens u. als eigentl. Funktionselement des Körpers sah G. die Faser an, der er eine eigene Lebenskraft (robur vitale) zuschrieb. G. führte den Begriff der ↑Reizbarkeit o. Irritabilität, eine Eigenschaft der lebenden Faser, in die Lehre vom Leben ein. Damit wurde G. zum Vorgänger von A. von Haller, der die Hypothese G. exp. bestätigte. G. lieferte darüber hinaus die erste wissenschaftl. Beschreibung der Rachitis (1650). 1654 veröffentlichte er die „Anatomia hepatis" (Anatomie der Leber).

Glisson-Dreieck (nach Francis G.): Periportalfeld, Canalis portalis; Bindegewebe zwischen Leberläppchen mit Glisson-Trias: A. interlobularis, V. interlobularis u. Ductus interlobularis bilifer. Abb.

Glissonitis ⟨*lat*⟩ *f*: Entzündung der Glisson-Kapsel.

Glisson-Kapsel (nach Francis G.): Bindegewebekapsel (Tunica fibrosa) der Leber, die von der Porta hepatis aus mit den Gefäßen als Capsula fibrosa perivascularis in das Innere zieht.

Glisson-Schlinge (nach G. Francis G.): Vorrichtung zur ↑Extensionsbehandlung der Halswirbelsäule.

global ⟨*lat*⟩ *Adj*: gesamt.

Globalinsuffizienz, respiratorische: durch Störung der äußeren Atmung bedingter Zustand des Gaswechsels, der durch gegenüber der Norm erniedrigten pO_2 u. erhöhten pCO_2 im art. Blut gekennzeichnet ist. Unmittelbare Ursache der G. ist die alveoläre ↑Hypoventilation.

Globalstrahlung: Gesamtheit der auf der Erde auftreffenden Strahlung, die neben der direkten Sonnenstrahlung, die durch Streuung entstehende Himmelsstrahlung umfaßt. Sie stellt eine elektromagnet. Wellenstrahlung dar u. umfaßt Wellenlängen von ca. 280–2 400 nm (↑Sonnenstrahlung).

Globaltests: Untersuchungen, die eine abnorme Hämostase o. Blutgerinnung zwar anzeigen, über die Natur der Störung jedoch nichts aussagen können. Bei diesen typ. Suchtests wird nur dann ein pathol. Ergebnis gefunden, wenn bereits eine stärker ausgeprägte Störung vorliegt. Zu den G. zählen Blutungs- u. Gerinnungszeit mit ihren Modifikationen, die Gerinnungszeit von rekalzifiziertem Zitratblut o. -plasma, der Heparintoleranztest u. in begrenztem Umfang auch die Thrombelastographie.

Globethermometer: Gerät der arbeitshygien. Klimameßtechnik, bestehend aus einer geschwärzten Kupferhohlkugel mit Temperaturfühler, das die Lufttemperatur, Temperaturstrahlung u. Luftgeschwindigkeit zu einem ↑Klimasummenmaß, der Globetemperatur, vereinigt.

Globin ⟨*lat*⟩ *n*: Proteinanteil des ↑Hämoglobins u. ↑Myoglobins. Die Primär- u. Raumstrukturen zahlreicher G. sind aufgeklärt, was zu der Aufstellung eines Hämoglobinstammbaums der Wirbeltiere führte. Danach können die G. aus einem Urglobin abgeleitet werden. Die Globinketten sind im Hämoglobin u. Myoglobin ähnl. gefaltet, beim Myoglobin fehlen aber an der Oberfläche des Moleküls hydrophobe Bereiche, die für die Assoziation der vier Globinketten im Hämoglobin verantwortl. sind.

Globulardentin ⟨*lat*⟩ *n*: kugelförmig mineralisiertes ↑Dentin, ↑Odontogenese.

Globulin, antihämophiles ↑Hämophilie.

Globuline ⟨*lat*⟩ *n Pl*: Gruppe von Proteinen, die in reinem Wasser unlösl., aber in verdünnten Neutralsalzlösungen lösl. sind (↑Einsalzung). Bei höheren Salzkonzentrationen fallen die G. aus (↑Aussalzung). Sie sind durch eine große Mannigfaltigkeit in Struktur u. Funktion gekennzeichnet. Im Blutplasma machen die G. etwa 40 % des gesamten Proteins aus (↑Plasmaproteine). Nach der elektrophoret. Beweglichkeit unterscheidet man Alpha-1-, Alpha-2-, Beta- u. Gammaglobuline. Der hauptsächl. Bildungsort der G. ist die Leber. Eine wichtige Ausnahme sind die ↑Immunglobuline, deren Synthese in ↑Plasmazellen erfolgt. G. haben eine relative Molmasse von $1{,}5 \cdot 10^5 - 1{,}3 \cdot 10^6$; Koagulation bei etwa 60 °C. G. sind durch Enzyme o. Hydrolyse abbaubar. Bei Tier u. Mensch mitverantwortl. für pH-Regelung, Energielieferant, onkot. Druck, Transportfunktionen, Hämostase. Gammaglobuline: Teile der Globulinfraktion der Plasmaproteine, zu dem die ↑Immunglobuline u. Komponenten des Komplementsystems (↑Komplement) gehören. ↑Faktor XI (antihämophiles Globulin C). ↑Faktor IX (antihämophiles Globulin B). ↑Faktor VIII (antihämophiles Globulin A).

Globulinsynthesestörung ↑Hämoglobinopathien.

Globulin, thyroxinbindendes: *Abk* TBG; Transportprotein für ↑Schilddrüsenhormone im Blut, Alpha-2-Globulin, Glykoprotein mit einer relativen Molmasse von 55 000. Struktur ist gut untersucht, da es über Affinitätschromatographie mit immobilisierten Thyroxinderivaten einfach zu gewinnen ist, obwohl seine Konzentration nur 10–20 mg/l Serum beträgt. Bestimmbar mit einem kommerziellen TBG-Radioimmunoassay (↑Radioimmunoassay).

Globuli vaginalis ↑Vaginalia.

Globulus ⟨*lat*⟩ *m*: kleine Kugel aus Glycerolgelatine, Kakaofett u. a. m. mit Arzneistoffen verarbeitet zur vaginalen Applikation, ↑Vaginalia.

Globusbruch: direkter Schädelbruch (Biegungsbruch), bei dem die Bruchlinien von einem zentralen Punkt sternförmig verlaufen u. durch zusätzl. konzentr. verlaufende Brüche nach Art eines Gradnetzes auf einem Globus verbunden sind.

Globus pallidus ⟨*lat*⟩ *m*: blasse Kugel; Bez. für den medialen Teil des ↑Nucleus lentiformis. Der G. p. gehört zu den Basalganglien des Gehirns. Zusammen mit den medialen Kerngebieten des Thalamus steigert er die Bewegungsabläufe u. bildet das Pallidum.

Globussyndrom: lästiges Enge- u. Fremdkörpergefühl im Hals, meist psychogen, aber auch bei Entzündungen, Tumoren u. nach traumat. Einwirkungen im Schlund-Rachen-Bereich.

Glomangiose ⟨*lat + gr*⟩ *f*: Erkrankung der Lunge mit angeborenem Einbau glomusartiger Strukturen in die kleinen Pulmonalarterien. Häufig mit angeborenen Herzfehlern kombiniert; führt zur pulmonalen Hypertension.

Glomeruli cerebellares ⟨*lat*⟩ *m Pl*: Komplexsynapsen im Stratum granulosum des ↑Cerebellum mit exzitator. Umschaltung der afferenten Moosfasern auf Dendriten der Körnerzellen u. inhibitor. Kontakt der Golgi-Zell-Axone zu den Dendriten der Körnerzellen.

Glomeruli olfactorii: Komplexsynapsen im Bulbus olfactorius mit Umschaltung der Axone von Riechzellen (↑Geruchsorgan) auf die Dendriten der Mitralzellen.

Glomerulonephritis ⟨*lat + gr*⟩ *f*: *Abk* GN; Nierenentzündung vorwiegend mit Beteiligung der Glomeruli. Das morphol. Bild der GN folgt nicht immer dem klass. Bild der ↑Entzündung, sondern weist infolge der strukturellen Eigenheiten der Glomeruli ihre Besonderheiten auf. Die Einteilung der GN kann nach pathogenet. Gesichtspunkten in ↑Autoimmunnephritis u. ↑Immunnephritis (↑Immunkomplexkrankheiten) erfolgen; Unterteilung der GN nach dem histol. Erscheinungsbild in der ↑Glomerulonephritisnomenklatur. Die Einteilung in akute u. chron. GN wird heute weitgehend verlassen, mehr gebräuchl. sind die Begriffe akutes nephritisches ↑Syndrom u. nephrotisches ↑Syndrom.

Glomerulonephritis, diffuse endokapillär-proliferative: akute exsudative GN, exsudative GN; histol. definierte Glomerulonephritisform, Befund bei der akuten GN, gekennzeichnet durch Mesangiumzellproliferation u. intrakapilläre Akkumulation von Leukozyten.

Glomerulonephritis, diffuse extrakapilläre: mesangioproliferative GN; mit diffuser Halbmondbildung, histol. definierte Glomerulonephritisform, gekennzeichnet durch extrakapilläre Zellproliferation (Halbmonde) in mind. 80 % der Glomeruli charakterist. für die rapid progressive ↑Glomerulonephritis.

Glomerulonephritis, diffuse membrano-proliferative: mesangiokapilläre GN; histol. definierte Glomerulonephritisform, gekennzeichnet durch Kapillarwandverdickung u. Mesangiumzellproliferation. Die d. m. G. ist Ausdruck einer schweren GN.

Glomerulonephritis, diffuse membranöse: membranöse GN, perimembranöse GN; histol. definierte Glomerulonephritisform, gekennzeichnet durch Verdickung der Basalmembranen u. zumeist mit einem nephrotischen ↑Syndrom einhergehend.

Glomerulonephritis, diffuse mesangioproliferative: intrakapilläre GN; histol. definierte GN mit vorwiegender Proliferation der Mesangiumzellen. Die d. m. G. ist die häufigste Form im Biopsiematerial. Klin. Sympt. u. Progn. sind vielgestaltig. Bei Ausbleiben der Sklerosierung bleibt die Nierenfunktion lange normal.

Glomerulonephritis, diffuse sklerosierende: proliferativ-sklerosierende GN, sklerosierende GN; histol. definierte Glomerulonephritisform, gekennzeichnet durch ausgedehnte Sklerosierungen der Glomeruli. Es handelt sich um ein Terminalstadium, zumeist bereits mit Niereninsuffizienz, wobei der genaue Typ der ursprüngl. Glomeruluserkrankung nicht mehr erkennbar ist.

Glomerulonephritis, endokapillärer Typ: Poststreptokokkenglomerulonephritis; GN mit typ. Befund nach Streptokokkeninfektion. 7–20 Tage nach Infektion (zumeist der oberen Luftwege, der Tonsillen) mit best. hämolysierenden Streptokokkenstämmen (Gruppe A, Typ 1, 4, 12, 25, 41, 49, 51) kommt es insbes. bei jungen Männern zur charakterist. Sympt.: Ödeme, Makrohämaturie, Proteinurie, Hypertonus u. ggf. Einschränkung der Nierenfunktion. Histol. findet sich eine diffuse endokapillär-proliferative GN vom Typ der Immunkomplexnephritis. Unter einer Ther. mit Antibiotika, Diuretika, Bettruhe u. Herdsanierung kommt es in über 60% der Fälle zur Ausheilung. Übergang in eine chron. GN ist mögl.

Glomerulonephritis, exsudative ↑Glomerulonephritis, diffuse endokapillärproliferative.

Glomerulonephritis, extrakapillär-proliferativer Typ: typ. Form der rasch progredienten GN; im extrakapillären Raum der Bowman-Kapsel Proliferation parietaler u. viszeraler Epithelzellen, Monozyteneinwanderung.

Glomerulonephritis, fokal-segmental sklerosierende: zur ↑Glomerulosklerose führende GN mit fokalem Befall einzelner Glomerula. Häufig mit nephrotischem ↑Syndrom einhergehend.

Glomerulonephritis, hypokomplementämische: Form der GN ohne best. morphol. Ausprägung, die sich durch besondere pathogenet. Mechanismen auszeichnen. Z. B. beim Lupus erythematodes disseminatus, bei Endokarditis lenta, Kryoglobulinämie u. nach Streptokokkeninfekt. Bei der membranoproliferativen GN (Typ II) führt ein humoraler Nephritisfaktor zur Komplementaktivierung (Erniedrigung des C3 bei normalem C1).

Glomerulonephritis IgA Typ: Sonderform der mesangialen GN mit immunhistolog. nachgewiesenen IgA-Ablagerungen im Mesangium. Häufigste GN des Erwachsenen. Vorwiegend bei jungen Männern auftretend mit intermittierender Mikro- bzw. Makrohämaturie, häufig in Verbindung mit Hypertonie.

Glomerulonephritis, intrakapilläre ↑Glomerulonephritis, diffuse mesangioproliferative.

Glomerulonephritis, membranoproliferativer Typ: GN mit mesangialer Proliferation, membranöser Depotbildung u. Schlingenverdickung. Nach histol. Kriterien werden Typ I u. Typ II (obligate, ausgeprägte C3-Verminderung) sowie Typ III (Basalmembrandestruktionen) unterschieden.

Glomerulonephritis, membranöse: perimembranöse GN; GN mit subepithelialen Immunkomplexablagerungen an der Basalmembran. Häufigste Ursache des nephrotischen ↑Syndroms bei Erwachsenen, auch medikamentös (z. B. durch Penicillamin), parainfektiös (z. B. bei Hepatitis B, Malaria) o. paraneoplast. verursacht.

Glomerulonephritis, membranös proliferative ↑Glomerulonephritis, diffuse membranoproliferative.

Glomerulonephritis, mesangiale: GN mit Proliferation der Mesangiumzellen, immunhistolog. häufiger Nachweis von IgA- o. IgM-Ablagerungen.

Glomerulonephritis, mesangiokapilläre ↑Glomerulonephritis, diffuse membranoproliferative.

Glomerulonephritis, minimal proliferative: GN mit geringen glomerulären Abnormitäten.

Glomerulonephritis mit diffuser Halbmondbildung, mesangioproliferative ↑Glomerulonephritis, diffuse extrakapilläre.

Glomerulonephritisnomenklatur: Da die GN kein einheitl. Krankheitsbild ist, gab es eine Vielzahl verwirrender Einteilungsversuche. Derzeit unterteilt man die GN nach ihrem histol. Erscheinungsbild. Die aufgeführten histol. Formen entsprechen der WHO-Empfehlung 1977. Bez. anderer gebräuchl. Nomenklaturen (Bohle 1973, Kettler 1973, Zollinger 1971) finden sich als Syn. o. Verweisartikel. Die klin. Unterteilung in akute u. chron. ↑Glomerulonephritis erscheint nicht mehr gerechtfertigt, da eine klare Abgrenzung nicht mögl. ist. Durchgesetzt hat sich die Diagnosebezeichnung Glomerulonephritis unter Hinzufügung der morphol. Diagnostik Bei entsprechenden Gegebenheiten ist der Zusatz akutes nephritisches ↑Syndrom o. nephrotisches ↑Syndrom mögl. Nach der Ätiol. unterscheidet man die ↑Autoimmunnephritis u. die ↑Immunnephritis (↑Lupusnephritis).

Glomerulonephritis, perimembranöse ↑Glomerulonephritis, diffuse membranöse.

Glomerulonephritis, postanginöse: Glomerulonephritisform mit etwa 1–3 Wochen nach Abklingen einer Streptokokken-Angina auftretender Nierenentzündung (↑Fokalinfektion) bei Ansteigen des Antistreptolysintiters u. der klin. Trias Fieber, Hämaturie, Ödeme u./o. Hypertonie.

Glomerulonephritis, proliferativ-sklerosierende ↑Glomerulonephritis, diffuse sklerosierende.

Glomerulonephritis, rapid progressive: subakute Glomerulonephritis; GN mit Entwicklung einer Niereninsuffizienz innerhalb weniger Wochen (bis zu 3 Monaten), der durch Ödeme, Hämaturie, Proteinurie u. exzessiven Hochdruck gekennzeichnet ist. Morphol. handelt es sich zumeist um eine diffuse extrakapilläre ↑Glomerulonephritis. Immun. läßt sich die r. p. G. zuweilen als ↑Autoimmunnephritis klassifizieren. Das ↑Goodpasture-Syndrom weist den Verlauf einer r. p. G. auf.

Glomerulonephritis, rekurrierende: Wiederauftreten einer GN in der transplantierten Niere, wenn der Empfänger als renales Grundleiden eine GN hat.

Glomerulonephritis, sklerosierende ↑Glomerulonephritis, diffuse sklerosierende.

Glomerulonephritis, subakute ↑Glomerulonephritis, rapid progressive.

Glomerulosklerose: Hyalinablagerung in u. zwischen den Kapillaren der Nierenglomeruli mit charakterist. kugel-, kappen- o. keulenförmigen Bildungen (Fibrinoid). Komplikation des Diabetes mellitus nach längerer Krankheitsdauer; ↑Kimmelstiel-Wilson-Syndrom. Unterschieden werden die diffuse u. die noduläre Form. Klin. Proteinurie, Ödeme u. Hypertonie.

glomerulosus ⟨*lat*⟩ *Adj*: geknäuelt, aus Knäueln bestehend.

Glomerulus ⟨*lat*⟩ *m*: *Dim* von Glomus; Knäulchen.

Glomerulusbasalmembran: einzige lückenlose Barriere des Glomerulus, zwischen Endothel u. Podozyten. Dicke: 0,2–0,3 µm, dreischichtige Struktur: Lamina rara externa/ interna (elektrostat. Filter), Lamina densa (mechan Filter). Unpassierbar für hochmolekulare Stoffe (Molekülmasse >70 000).

Glomerulus corpusculi renalis: Kapillarknäuel des Malpighi-Körperchens der Niere (↑Corpusculum renale). Die Kapillaren bilden Lobuli, deren jeder einen Stiel (Mesangiumregion) besitzt, bestehend aus Mesangiumzellen u. mesangialer Matrix (Lamella hyalini). Struktur der Kapillaren: luminal der ↑Glomerulusbasalmembran liegen Endothelzellen u. Mesangiumzellen, außen die Podozyten, deren Sekundärfortsätze (Zytopodium) der Basalmembran direkt aufsitzen. Zwischen den Zytopodien befinden sich 25 nm breite Schlitzporen, die durch ein Schlitzporendiaphragma geschlossen sind. Zu u. Abfluß des G. erfolgt am Gefäßpol des Nierenkörperchens durch die Arteriola glomerularis afferens/efferens. Abb.

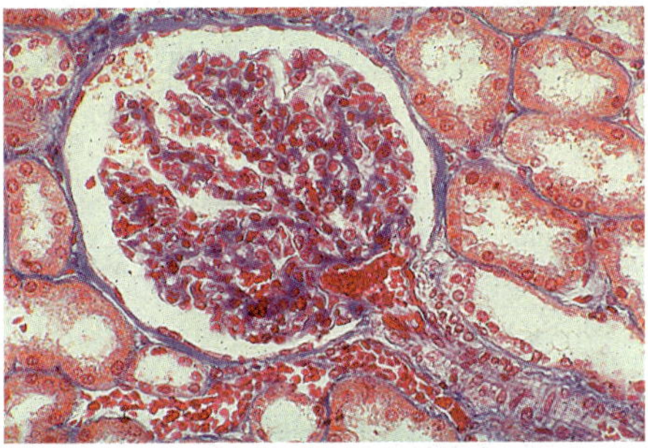

30

Glomerulus corpusculi renalis. Histologischer Schnitt durch die Niere, Azanfärbung; in der Bowman-Kapsel das Kapillarknäuel

Glomerulusfiltrat: in den Glomeruli aus dem Plasma in den Kapselraum abgepreßte Flüssigkeit (↑Primärharn). Das G. stellt ein nahezu eiweißfreies (unter 10 mg/100 ml) Ultrafiltrat des Plasmas dar.

Glomus ⟨*lat*⟩ *n*: Knäuel.

Glomus aorticum: zwei Zellgruppen zwischen Aortenbogen u. Truncus pulmonalis, die Chemorezeptor für den O_2-Partialdruck des Blutes sind. An den Rezeptorzellen (Typ-I- o. Hauptzellen) bilden afferente Fasern des N. vagus Synapsen; sie werden von Typ-II-Zellen (modifizierte Schwann-Zellen) umgeben. Wegen der Bildung von Katecholaminen zählt das G. a. außerdem zu den ↑Paraganglien.

Glomus caroticum: Karotisdrüse, Karotisknötchen, Knötchen in der Karotisgabel, 8 mm lang u. 3 mm breit. Funktion u. Struktur ident. mit ↑Glomus aorticum, ledigl. synapt. Kontakt zum N. glossopharyngeus.

Glomus choroideum: Anschwellung der ↑Tela choroidea an der Grenze zwischen Pars centralis u. Unterhorn der Seitenventrikel im Gehirn.

Glomus coccygeum: Gefäßknäuel an der Steißbeinspitze, das zu den Glomusanastomosen zählt.

Glomusorgane: Form der arteriovenösen Anastomosen, wobei die Gefäßstrecke zwischen Arterie u. Vene stark geknäuelt verläuft u. einen Spezialbau der Wand aufweist. Abkapselung in einer Bindegewebehülle erzeugt organhafte, makrosk. sichtbare Knötchen. G. kommen in der Haut (Finger-, Zehenspitzen), im Bindegewebe vor der Steißbeinspitze (Glomus coccygeum) sowie in der Wand des Enddarms vor. Sie produzieren gefäßaktive Substanzen u. registrieren den Blutdruck (Pressorezeptoren).

Glomustumor: gutartiger Gefäßtumor aus Blutgefäßen, die an arteriovenöse Anastomosen erinnern. Die Lumina sind von breiten Mänteln epitheloider Muskelzellen umgeben. Vorkommen bes. an den Fingern als kleine schmerzhafte Knoten.

Glossa ⟨*gr*⟩ *f*: Zunge.

Glossalgie ⟨*gr*⟩ *f*: Zungenschmerz. ↑Glossodynie, ↑Zungenbrennen.

Glossina ⟨*gr*⟩ *f*: Tsetse-Fliege. In beiden Geschlechtern blutsaugende Fliegen mit nach vorn stehendem kräftigem Stechrüssel. Verbreitet in Äquatorial- u. Südostafrika.

Glossina morsitans: zu ↑Glossinidae gehörende med. bedeutsame Tsetsefliegenart. Hauptüberträger von ↑Trypanosoma rhodesiense, einem Erreger der ↑Schlafkrankheit.

Glossina palpalis: med. bedeutsame Art der ↑Glossinidae. Hauptüberträger von Trypanosoma gambiense, einem Erreger der Schlafkrankheit.

Glossinidae ⟨*gr*⟩ *f Pl*: Tsetsefliegen, Zungenfliegen; Fam. der ↑Diptera. Flügel in der Ruhestellung übereinanderliegend (zungenförmig), Rüssel nach vorn ragend, an der Basis verdickt; beide Geschlechter blutsaugend; es werden verpuppungsreife Larven abgesetzt. Vorkommen in Urwäldern u. Savannen Zentralafrikas, wobei die Arten eine strenge Biotoptrennung u. tageszeitl. unterschiedl. Stechaktivität aufweisen; Überträger menschen- u. tierpathogener Trypanosomen (↑Trypanosoma). Die Erreger der ↑Schlafkrankheit werden von 9 Glossina-Arten übertragen; bedeutsamste Arten: ↑Glossina morsitans, ↑Glossina palpalis.

Glossitis ⟨*gr*⟩ *f*: Zungenentzündung.

Glossitis dissecans: Bildung tiefer, oft schmerzhafter Einrisse der Zungenoberfläche.

Glossitis exfoliativa marginata: Lingua geographica, ↑Exfoliatio areata linguae.

Glossitis gummosa ↑Glossitis syphilitica.

Glossitis Hunteri: nach dem Londoner Chir. Hunter benannte Entzündung der Zunge mit Schmerzen, Brennen u. Atrophie bes. der Zungenränder bei Anaemia perniciosa, ↑Anämie.

Glossitis phlegmonosa: meistens sehr schmerzhafte, zur Eiterung neigende Entzündung der Zunge, gelegentl. durch Verletzungen entstehend. Eine dabei auftretende starke Schwellung kann zu Erstickungsanfällen führen.

Glossitis rhombica mediana: rhombenförmige Veränderung der Zungenoberfläche mit Rötung u. Papillenatrophie ohne subjektive Beschwerden. Genese ungeklärt.

Glossitis superficialis: Vitaminmangelerscheinung in Form schmerzhafter Schwellung u. Bläschenbildung an Zunge u. Gingiva. Durch hohe Dosen Vitamin C u. B zu heilen.

Glossitis syphilitica: Zungensyphilis (Tertiärstadium); 1. Glossitis gummosa: Gumma, das tief in der Zungenmuskulatur sitzt u. ulzerieren kann. 2. Glossitis interstitialis: diffuse Entzündung der Zunge, die zur Makroglossie führt.

Glossodynie ⟨*gr*⟩ *f*: Zungenschmerz mit Mißempfindungen, z.B. als ↑Zungenbrennen o. Neuralgie der Zunge. Meist in Form stechender Schmerzen; evtl. durch Sedativa günstig zu beeinflussen.

glossopharyngeus ⟨*gr*⟩ *Adj*: zu Zunge u. Schlund gehörig, ziehend; z.B. ↑Nervus glossopharyngeus.

Glossopharyngeusneuralgie: einseitige Schmerzattacken im Bereich der Tonsillen, des Zungengrunds u. Rachens sowie des Mittelohrs, mit Hustenreiz u. Geschmacksstörungen einhergehend. Auslösung durch Schlucken, Sprechen u. Trinken kalter Flüssigkeiten.

Glossoptose ⟨*gr*⟩ *f*: seltene, angeborene Rückverlagerung der Zunge, die Atembeschwerden verursachen kann. Tritt in Kombination mit Unterkieferhypoplasie u. Gaumenspalte als ↑Robin-Syndrom auf.

Glossoschisis: Spaltzunge, ↑Schistoglossie; fehlende o. mangelhafte Vereinigung der paarig angelegten Zunge.

Glottis: Teil des Kehlkopfs, aus Stimmlippen, Stimmmuskeln, ↑Cartilago arytenoidea, ↑Rima glottidis u. ↑Conus elasticus bestehend.

Glottiserweiterung ⟨*gr*⟩ *f*: operative Erweiterung der Stimmritze durch Eingriffe, am Muskelapparat z.B. Entfernung der Adduktoren (Mm. lateralis, externus, transversus), an Nerven als Neurolyse o. Dekompression des N. recurrens u. am Aryknorpel (Resektion, Laterofixation).

Glottisverengung: Medianverlagerung eines gelähmten bzw. defekten Stimmbands durch Spaneinpflanzung (Septum- bzw. Rippenknorpel, Schildknorpel, gewebefreundl. Kunststoff).

Glottographie ⟨*gr*⟩ *f*: Verfahren zur Registrierung der Schwingungen der Stimmlippen. Angewendet werden: **Elektroglottographie**, dabei wird der Wechselstromwiderstand des Kehlkopfbereichs über auf die Haut gelegte Elektroden oszillograph. aufgezeichnet, **opt. G.**, wobei das Licht einer äußeren Lichtquelle mittels eines in die Luftröhre eingeführten Lichtleitkabels gemessen wird, **Ultraschallglottographie** mit versch. Techniken wie dem Impuls-Echo-Verfahren, dem Transmissionsverfahren u. dem Doppler-Verfahren, die die durch die Stimmlippenbewegungen verursachten Frequenzverschiebungen erfassen.

Glottographie, optische: Photozelle im Hypopharynx registriert Licht einer am Hals angelegten Lichtquelle zur Darstellung der schwingenden Stimmlippen u. des Schwingungsverhaltens der Stimmlippen. ↑Glottographie.

Glotzauge ↑Exophthalmus.

Glove Box ⟨*engl*⟩: luftdicht abgeschlossener Arbeitskasten, der an einen Abzug angeschlossen ist, mit Sichtscheiben u. gummiabgedichteten Öffnungen für Manipulatoren bzw. Hände versehen zu radiochem. u. radiopharmazeut. Arbeiten mit flüchtigen ↑Radionukliden zur Vermeidung einer ↑Kontamination.

GLP ↑Good Laboratory Practice.

GLP-Regeln: international anerkannte Richtlinien über qualitätsgerechte Durchführung der Arzneimittelprüfung im Tierversuch vor der Zulassung zur Anwendung beim Menschen.

Glucagon ⟨*gr*⟩ *n*: Peptidhormon (29 Aminosäuren) aus den A-Zellen der ↑Langerhans-Inseln des Pankreas. Bei Erniedrigung des Blutglukosespiegels verstärkt ausgeschüttet; G. verursacht eine Steigerung des Glukosespiegels im Blut durch Erhöhung der ↑Glykogenolyse u. ↑Glukoneogenese in der Leber; dadurch Steigerung der hepat. Glukoseproduktion. G. bewirkt Steigerung der Fettsäurefreisetzung aus dem Fettgewebe infolge Aktivierung der hormonsensitiven ↑Lipase des Fettgewebes (Triglyzeridhydrolyse). Nach Bindung des Hormons an einen spezif. Membranrezeptor wird G-Protein vermittelt die ↑Adenylatzyklase aktiviert u. so die intrazelluläre Konzentration des zykl. 3',5'-AMP gesteigert (↑Second messenger), das in einer Reaktionskaskade die Aktivierung der ↑Glykogenphosphorylase u. Inaktivierung der ↑Glykogensynthetase bewirkt. G. bewirkt eine Stimulierung der Insulinabgabe aus dem Pankreas. Durch die Bereitstellung von Substraten, die durch das Insulin in den Stoffwechsel eingeschleust werden, besteht ein abgestimmter Synergismus zu diesem Hormon. G. hemmt die Magen- u. Pankreassekretion sowie die Darmmotilität u. senkt den Tonus des unteren Ösophagussphinkters.

Glucagonfamilie: Glucagon, Secretin, GIP, VIP.

Glucagonom: Tumor aus A-Zellen, der zu einem leichten Diabetes mellitus u. urtikarieller Dermatitis führt. Durch Tumorexstirpation erfolgt Heilung.

Glucagontest: funktionsdiagnost. Verfahren bei klin. Verdacht auf ↑Phäochromozytom bei Blutdruckwerten von 120/80 mmHg (16/10,7 kPa) u. nicht eindeutiger Diagn. durch Urin- o. Plasmakatecholamin- u. Metabolitbestimmung. Prinzip: Unspezif. Stimulation der Katecholaminfreisetzung. Strenge Ind. wegen evtl. unkontrollierbarem Blutdruckanstieg.

Glückshaube: geburtshilfl. Ausdruck für Anteile der ↑Eihäute, die haubenförmig den kindl. Kopf bei der Geburt umschließen. Gefahr der Erstickung des Kindes.

Glucose-dependent insulinotropic peptide ⟨*engl*⟩: *Abk* GIP; ↑Gastric inhibitory peptide.

Glue sniffing ⟨*engl*⟩: Leimschnüffeln zur Rauscherzeugung durch Lösemittel.

Glühkauter: gelegentl. Bez. für chir. Schneidewerkzeuge, deren Wirkung auf Gewebeerhitzung (heute nur noch durch hochfrequente elektr. Ströme) beruht.

Glukagon ↑Glucagon.

Glukoamylase: Gammaamylase; das in den Lysosomen der Leber vorkommende Enzym spaltet aus Glykogen o. Stärke Glukose ab, indem es die dem nichtreduzierenden Kettenende nächstliegende alpha-1,4-glykosid. Bindung hydrolysiert.

Glukobrassicin ↑Glukosinolate.

Glukoglycinurie, familiäre: seltene, dominant vererbte Ausscheidungsanomalie, bei der eine Glukosurie vom Typ B mit renaler Glycinurie einhergeht; klin. symptomlos verlaufende Tubulopathie.

Glukokinase: das in der Leber neben der ↑Hexokinase vorkommende Enzym wandelt ebenfalls Glukose mit Hilfe von ATP zu Glukose-6-phosphat um. Von der Hexokinase unterscheidet sich die G. durch größere Substratspezifität (keine Phosphorylierung von Fruktose), geringere Substrataffinität (höhere Michaelis-Konstante für Glukose) u. Induzierbarkeit (geringe Maximalaktivität beim Fasten, hohe Maximalaktivität bei hoher Glukose- o. Insulinkonzentration im portalen Blut).

Glukokortikoide ⟨*gr*⟩ *n Pl*: Hormone der Nebennierenrinde, die v.a. auf den Kohlenhydrat-, Fett- u. Eiweißstoffwechsel wirken. Die wichtigsten Vertreter sind ↑Cortisol (Hydrokortison), ↑Kortison u. ↑Corticosteron. Synthet. G. sind ↑Prednison, ↑Prednisolon, ↑Dexamethason, Triamcinolon u. a. Sie erhöhen die Glykogenbildung in der Leber, steigern den Blutzuckerspiegel, fördern die ↑Glukoneogenese, steigern den Eiweißabbau im Muskel, bewirken eine neg. ↑Stickstoffbilanz u. begünstigen die ↑Lipolyse im Fettgewebe (katabole Wirkung). Ihre Wirkungen sind antagonist. zu denen des Insulins. Darüber hinaus wirken sie als Entzündungshemmstoffe (↑Antiphlogistika) sowie hemmend auf die Wundheilung; sie unterdrückten die Antikörperbildung u. verhindern die Abstoßung transplantierter Gewebe. Cortisol verursacht eine Verminderung der eosinophilen Granulozyten im Blut. Die G. sind Steroidhormone u. werden aus dem Cholesterin synthetisiert. Ihre Biosynthese u. Sekretion unterliegt einer neg. Rückkopplungskontrolle, an der die Adenohypophyse (adrenokortikotropes ↑Hormon) u. der ↑Hypothalamus (corticotropinfreisetzendes Hormon, ↑Hypothalamushormone) beteiligt sind. Alle G. haben eine unterschiedl. starke, aber gleichsinnige Wirkung auf den Mineralhaushalt wie die ↑Mineralokortikoide. Durch Variation der chem. Struktur kann die biol. Wirksamkeit der künstl. G. qualitativ verändert werden. ↑Cushing-Schwellendosis.

Glukon: wenig gebräuchl. Bez. der Zuckerkomponente in ↑Glykosiden. ↑Aglykon.

Glukoneogenese: die in Leber u. Nieren mögl. Neubildung von Glukose aus Nichtkohlenhydraten (Laktat, glykogene Aminosäuren, Intermediate des Zitronensäurezyklus, Glycerol). Hauptquellen der G. der Leber sind Laktat u. Alanin aus der Muskulatur (↑Glukose-Laktat-Zyklus, ↑Glukose-Alanin-Zyklus) u. Glycerol aus dem Fettgewebe (↑Fettabbau); Glutamin dient der G. in der Niere. Bei der G. werden die reversiblen Reaktionen der ↑Glykolyse in umgekehrter Richtung durchlaufen, die quasi-irreversiblen Reaktionen (Hexokinase, Phosphofruktokinase, Pyruvatkinase) werden durch alternative Reaktionen umgangen, die durch die Schlüsselenzyme der G. (↑Pyruvatcarboxylase, ↑Phosphoenolpyruvatcarboxykinase, ↑Fruktose-1,6-bisphosphatase, ↑Glukose-6-phosphatase) katalysiert werden. Die G. ist gering bei hohem Angebot von Kohlenhydraten u. in körperl. Ruhe, dagegen groß bei Kohlenhydratmangel, nach schwerer körperl. Arbeit u. beim ↑Diabetes mellitus. Insulin senkt die G., Glukokortikoide steigern die G. (Induktion der Schlüsselenzyme der G.).

Glukopyranose ↑Monosaccharide.

D-Glukosamin: Chitosamin; 2-Aminoderivat der Glukose; Bestandteil von ↑Glykoproteinen (N-Acetyl-D-Glukosamin), ↑Glykosaminoglykanen (↑Proteoglykane), Chitin u. bakteriellen Polysacchariden.

Glukoscillaren A ↑Scillaren A.

D-Glukose: zu den Monosacchariden gehörende Aldohexose; liegt als Halbacetal (Pyranose) vor. Wichtigstes Monosaccharid des tier. Organismus; kommt in allen Zellen u. im Blut (↑Blutglukosespiegel) vor; Baustein vieler Oligo- u. Polysaccharide (Saccharose, Laktose, Maltose, Stärke, Glykogen, Zellulose). G. ist Energiequelle (↑Glykolyse) u. Ausgangspunkt vieler Synthesen (↑Glykogensynthese, ↑Pentosephosphatzyklus, Glycerol-1-phosphatsynthese im Fettgewebe ↑Triglyzeridbiosynthese, u. a.). Abb.

Glukose-Alanin-Zyklus: modifizierter ↑Glukose-Laktat-Zyklus. Aus der Muskulatur wird nach Proteolyse u. Transaminierungsvorgängen (↑Pyruvat als Akzeptor) Alanin freigesetzt, dieses auf dem Blutweg in die Leber transportiert u. dort zur ↑Glukoneogenese verwertet. Glukose wird von der Leber wieder abgegeben u. gelangt erneut in die Muskulatur u. in andere glukoseverwertende Organe, z. B. in das Gehirn. Wichtig im ↑Hungerstoffwechsel; Der G. steht unter Kontrolle der ↑Glukokortikoide u. des ↑Glucagons. Abb.

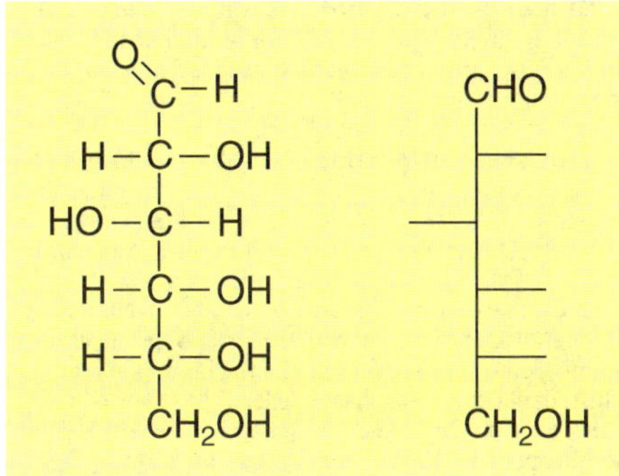

D-Glukose

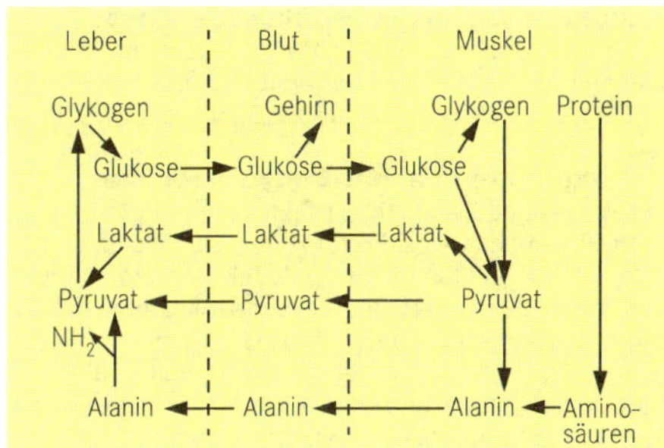

Glukose-Alanin-Zyklus.
Der Glukose-Laktat- u. Glukose-Alanin-Zyklus

Glukose-Galaktose-Malabsorption: genet. bedingtes Fehlen des Carriers für Glukose u. Galaktose in der Dünndarmmukosa. Die im Darm verbleibenden Monosaccharide bewirken eine osmot. bedingte Diarrhö mit Gedeihstörung.

Glukose-Laktat-Zyklus: Cori-Zyklus; Glukoseflux aus Leber in die Muskulatur, wo die Glukose in Laktat umgewandelt wird (↑Glykolyse); das Laktat fließt auf dem Blutweg zurück in die Leber u. wird dort durch die ↑Glukoneogenese wieder zu Glukose aufgebaut. Dieser Zyklus wird durch Adrenalin u. bei plötzl. großer Muskelarbeit bedeutend angeregt (↑Glukose-Alanin-Zyklus).

Glukosemangelsyndrom, fetales ↑Mangelernährung, fetale.

Glukoseoxidase: in Mikroorganismen u. Pflanzen vorkommendes Flavinenzym, das Glukose mit Sauerstoff zu Glukonolakton u. Wasserstoffperoxid oxidiert. Gereinigte G. wird zusammen mit Peroxidase u. o-Dianisidin zur spezif. enzymat. Glukosebestimmung verwendet.

Glukose-1-phosphat: Derivat der Glukose, bei dem die Hydroxylgruppe am C-Atom 1 mit Phosphorsäure verestert ist, Intermediat der Glykogensynthese (↑Phosphoglukomutase) u. Produkt der phosphorolyt. Glykogenolyse (↑Glykogenphosphorylase).

Glukose-6-phosphat: Derivat der Glukose, bei dem die Hydroxylgruppe am C-Atom 6 mit Phosphorsäure verestert ist. Zentraler Metabolit des Kohlenhydratstoffwechsels (↑Glykolyse, ↑Glukoneogenese, ↑Glykogensynthese, ↑Glykogenolyse, ↑Pentosephosphatzyklus).

Glukose-6-phosphatase: in Leber u. Nieren vorkommendes, an die Membranen des endoplasmat. Retikulums gebundenes, hochspezif. Enzym, das den letzten Schritt der ↑Glukoneogenese, die Hydrolyse von Glukose-6-phosphat zu Glukose u. Phosphat, katalysiert u. damit die Abgabe von Glukose an das Blut ermöglicht.

Glukose-6-Phosphatase-Mangel: genet. bedingtes Fehlen der ↑Glukose-6-phosphatase in Leber, Niere u. Darm. Ursache der ↑Glykogenose Typ I.

Glukose-6-phosphat-Dehydrogenase: Zwischenferment, Schlüsselenzym des ↑Pentosephosphatzyklus, das die Oxidation von Glukose-6-phosphat mit Hilfe von NADP zu 6-Phosphoglukonat u. $NADPH_2$, katalysiert.

Glukose-6-phosphat-Dehydrogenase-Defekt: genet. bedingter Defekt der Glukose-6-phosphat-Dehydrogenase der Erythrozyten. Durch die verminderte $NADPH_2$-Bildung wird die Reduktion autoxidierten Glutathions vermindert. Bes. bei der Anwendung oxidierender Arzneimittel o. dem Genuß der Favabohne (↑Favismus) wird so viel Glutathion oxidiert, daß es über die Inaktivierung von SH-Enzymen u. die Veränderung von Membranproteinen zu hämolyt. Krisen kommt. ↑Pharmakogenetik. Die Schwere des Krankheitsbildes wird entscheidend von der vorliegenden Enzymvariante des G. bestimmt. Es besteht ein territorial begrenzter Enzympolymorphismus mit 4 Strukturvarianten, die durch die Allele Gd^B, $Gd^{Mediterran}$, Gd^A u. Gd^{A-} determiniert werden. Außerdem sind bisher noch mehr als 60 seltene Varianten nachgewiesen worden, ↑G-6-PD-Varianten. Der G. liegt bei etwa 100 Mill. Menschen vor. Er wird in einigen endem. Malariagebieten mit einer Häufigkeit von bis zu 60 % angetroffen. Es besteht offensichtl. ein Selektionsvorteil bei G. gegen die Malariaerreger. Als Parasiten sind die Plasmodien auf die Zufuhr von Metaboliten des Hexosemonophosphatshunts der Gasterythrozyten angewiesen. Bei G. sind diese Metaboliten vermindert, die Erreger können sich schlechter vermehren. In Mittel- u. Nordeuropa liegt die Frequenz des G. unter 1 %. Ther. steht nach aktueller Behandlung der hämolyt. Anämie die Vermeidung auslösender Medikamente u. Nahrungsmittel im Vordergrund. Chron. hämolyt. Anämien infolge G-6-PD-Mangel bei homozygoten bzw. hemizygoten Genträgern abnormer Enzymvarianten sind äußerst selten. G-6-PD-Mangel ist nach Diabetes mellitus häufigste Erbkrankheit, wobei Verbreitungsgebiet mit dem der endem. Malaria übereinstimmt. Im Blutausstrich Nachweis von Heinz-Innenkörpern. Versch. Tests zum Nachweis eines G-6-PD-Mangels, die alle die Eigenschaft des Enzyms ausnützen, NADP zu NADPH zu reduzieren. Nachweis während der akuten Hämolyse erschwert, keine kausale Ther. mögl. ↑Erythrozytenstoffwechsel.

Glukose-6-phosphat-Isomerase: Enzym der ↑Glykolyse.

Glukosephosphat-Isomerase-Mangel: mit schwerer hämolyt. Anämie einhergehender seltener Erythrozytenenzymdefekt der Glykolyse, wobei der Erbgang autosomal rezessiv ist. Der Enzymdefekt läßt sich auf kinet. abnorme Enzymvarianten zurückführen, die auch in Leukozyten u. Thrombozyten nachweisbar sind, jedoch deren Zellfunktion nicht beeinflussen. Durch Splenektomie kann die Anämie wenig gebessert werden, ↑Erythrozytenstoffwechsel.

Glukosetoleranz: hormonelle Regulationsfähigkeit zur Homöostase des Blutzuckers. ↑Glukosetoleranztest.

Glukosetoleranztest: Nach peroraler o. intravenöser Glukosegabe wird der Verlauf der Glukosekonzentration im Blut gemessen. Bei normaler Reaktion wird nach 2–3 h der Normalbereich erreicht. Eine verminderte Glukosetoleranz ist durch einen höheren Anstieg u. einen verzögerten Abfall der Glukosekonzentration gekennzeichnet. Der G. wird zur Frühdiagnostik des ↑Diabetes mellitus genutzt.

Glukoside ↑Glykoside.

Glukosinolate: Thioglykoside, Senfölglykoside; pflanzl. N-Glukoside, die aus Isothiocyanaten (↑Senföle), Sulfat u. Glukose aufgebaut sind. Vorkommen variiert in versch. Pflanzen. Bei Zerkleinerung der Nutzpflanzen entsteht in einer unkontrollierten Reaktion zumeist ein Gemisch von tox. Isothiocyanaten (ggf. zyklisierten Folgeprodukten, Goitrin), Nitrilen, Epoxynitrilen, Thiocyanaten u. a. Diese schwefelhaltigen Abbauprodukte wirken zumeist thyreotox. ↑Goitrogene, ↑Iod.

Glukosurie, physiologische: auch bei stoffwechselgesunden Individuen kommt es zu einer minimalen p. G. im Ausmaß von $54 \pm 23 \cdot 10^{-6}$ g Glukose/min. Die Normgrenze liegt etwa bei einer Konzentration von 1,67 mmol/l Urin.

Glukosurie, renale: angeborener o. erworbener Defekt der tubulären Rückresorption von Glukose im proximalen Tubulus. Häufiger bedingt durch eine Abnahme der Anzahl von Glukose-Carrier-Molekülen im proximalen Tubulus, seltener durch eine Affinitätsverminderung des Carriers zur Glukose. Das Erscheinungsbild kann dem des Diabetes mellitus ähnl. sein. Es finden sich im Urin Zuckermengen bis etwa 20 g/Tag. Durch die osmot. Diurese können ↑Polyurie, ↑Polydipsie u. ↑Dehydratation auftreten. Die r. G. kann vom Diabetes mellitus dadurch abgegrenzt werden, daß normale Blutzuckerwerte gefunden werden, daß die G. unabhängig von der Kohlenhydratzufuhr ist u. daß die Glukosetoleranztests normal ausfallen. Eine kausale Ther. der r. G. ist nicht bekannt, symptomat. verhindern zahlreiche kleinere Einzelmahlzeiten eine zu hohe postprandiale Hyperglykämie u. damit größere Zuckerverluste über die Niere.

Glukotropaeolin ↑Glukosinolate.

Glukuronatweg: den ↑Pentosephosphatzyklus einschließende komplizierte zykl. Reaktionsfolge im Kohlenhydratstoffwechsel, die zahlreiche Oxidationen (NAD als Coenzym) u. Reduktionen ($NADPH_2$ als Coenzym) enthält. G. ist von Bedeutung für die Synthese u. den Abbau von ↑Vitamin C u. Myo-Inosit (↑Inositol).

Glukuronsäure: COOH–$(CHOH)_4$–CHO; Uronsäure der Glukose; Bestandteil der ↑Glykosaminoglykane. Durch Reaktion (Konjugation) mit G. werden körpereigene u. körperfremde Substanzen (z. B. Pharmaka) wasserlösl. gemacht u. damit entgiftet u. ausscheidbar (Bilirubin, direktes). In vielen Tierarten (nicht bei Mensch,

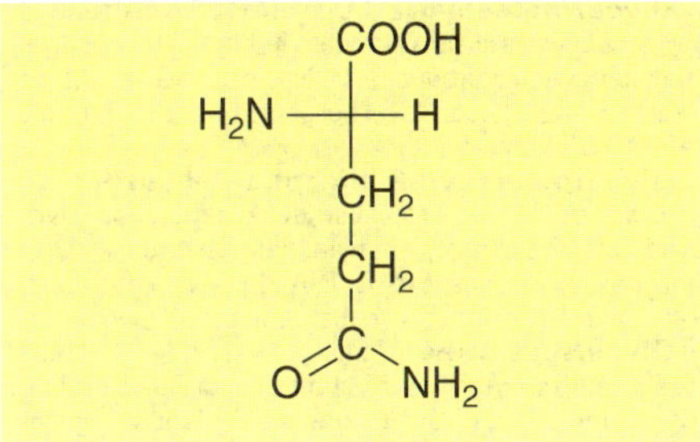

Glutamin

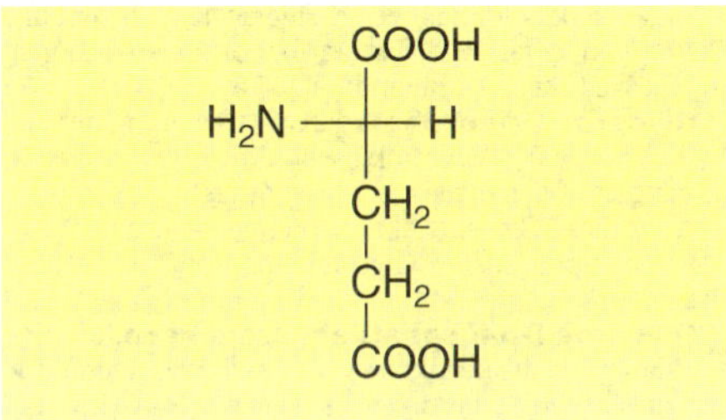

Glutaminsäure

Affe u. Meerschweinchen) ist G. Ausgangssubstanz der Biosynthese von Ascorbinsäure (↑Vitamin C).

Glukuronyltransferase ↑UDP-Glukuronyltransferase.

glutaeus ⟨*gr*⟩ *Adj*: zum Gesäß gehörend, ziehend; z. B. ↑Musculus glutaeus maximus.

Glutamat: Salz der ↑Glutaminsäure.

Glutamatdecarboxylase: in GABAergen Neuronen nachweisbares Enzym, das die Umwandlung von Glutamat in Gammaaminobuttersäure (GABA) katalysiert.

Glutamatdehydrogenase: katalysiert die reversible Dehydrierung von Glutaminsäure unter Bildung von Alphaketoglutarat u. Ammoniumionen. Das in der Mitochondrienmatrix aller Zellen lokalisierte Enzym hat im Gehirn v. a. die Aufgabe, die Ammoniumkonzentration niedrig zu halten. Wirkung auch als Transhydrogenase.

Glutamat-Glutamin-Stoffwechsel: In der Leber u. im Muskel wird aus Glutaminsäure u. Ammoniak durch die ↑Glutaminsynthetase Glutamin gebildet. Glutamin wird von den Darm- u. Nierenzellen verwertet. In den Mukosazellen dient es zur Bildung anderer Aminosäuren u. zur Energiegewinnung; durch die Nierenzellen wird Glutamin v. a. bei azidot. Stoffwechsellage aufgenommen u. zur Freisetzung von Ammoniak (Bekämpfung der Azidose) benutzt. Die entstehende Glutaminsäure wird entweder zur Leber geführt o. zur ↑Glukoneogenese verwendet.

Glutamat-Oxalacetat-Transaminase: *Abk* GOT; ↑Aspartataminotransferase.

Glutamat-Pyruvat-Transaminase: *Abk* GPT; ↑Alaninaminotransferase.

Glutamin: Gammamonoamid der ↑Glutaminsäure; proteinogene ↑Aminosäure, die durch die ↑Glutaminsynthetase aus Glutaminsäure gebildet wird. Durch die ↑Glutaminase wird G. hydrolyt. gespalten. Die Amidgruppe des G. wird bei der Synthese von Purinen, Pyrimidinen, Aminozuckern u. anderen Verbindungen benötigt. Im Blut macht G. ein Fünftel des Aminostickstoffs aus. Von Vorteil ist die leichte Permeabilität des G., es passiert auch die ↑Blut-Hirn-Schranke. G. übt wichtige Funktionen bei der Entgiftung von Ammoniak, als Aminogruppenreserve u. im Säure-Base- u. Mineralhaushalt aus. Abb.

Glutaminase: hydrolyt. Enzym, das die Spaltung von Glutamin in Glutaminsäure u. Ammoniak katalysiert. In der Niere wird das von der G. freigesetzte Ammoniumion gegen tubulär rückresorbierte Kationen ausgetauscht u. dient damit der Kationeneinsparung.

Glutaminsäure: 2-Aminoglutarsäure; proteinogene ↑Aminosäure. G. nimmt im Aminosäurestoffwechsel eine zentrale Stellung ein. Synthese aus Alphaketoglutarat durch Transaminierung o. durch Ammoniakfixierung mit Hilfe der ↑Glutamatdehydrogenase mögl. G. ist eine glukoplast. Aminosäure, da ihr Kohlenstoffskelett zur Glukoneogenese dienen kann. G. ist die in tier. u. pflanzl. Proteinen i. a. am stärksten vertretene Aminosäure. G. spielt bei vielen Reaktionen des Intermediärstoffwechsels eine wichtige Rolle (Amidierung bzw. Desamidierung, Desaminierung, Transaminierung zu Alphaketoglutarat) u. ist z. B. Bestandteil von ↑Folsäure u. ↑Glutathion. Hohe Konzentrationen von G. im Blut werden nicht toleriert, daher Umwandlung von G. während der intestinalen Resorption in Alanin. Die Salze von G. (Glutamate) besitzen nur einen schwach salzig-süßl. Geschmack, verstärken aber erhebl. die Wirkung anderer geschmacksbildender Komponenten, daher Zusatz bei der Bereitung von Speisen. Bei empfindl. Menschen kann das ↑China-Restaurant-Syndrom auftreten. Abb.

Glutaminsynthetase: katalysiert die Bildung von Glutamin aus Glutaminsäure u. Ammoniak unter Verbrauch von ATP. Die Reaktion ist bedeutsam für die Fixierung u. den Transport von Ammoniak.

Glutaral: chem. Glutardialdehyd; keimtötend flüssig u. in der Gasphase für ↑Desinfektion u. aseptische ↑Bereitung, bes. von empfindl. Instrumenten, führt nur zu geringer ↑Korrosion.

Glutaraldehyd: ↑Desinfektionsmittel zur Instrumentendesinfektion.

Glutaraturie: Sympt. bei angeborener Aminosäurestoffwechselstörung (Lysin- o. Leucinstoffwechsel).

Glutarimide: Gruppe von ↑Analeptika (Bemegrid), ↑Antiepileptika (Aminoglutethimid) u. Hypnotika (Glutethimid).

Glutathion: Tripeptid, Gamma-L-Glutamyl-L-cysteinyl-glycin; in allen Zellen vorhanden; die biochem. wichtigsten Reaktionen des G. bestehen in der Wechselwirkung seiner reduzierten u. oxidierten Form mit anderen SH-Gruppen, v. a. SH-Gruppen von Enzymproteinen; es ist ferner Substrat für Transpeptidierungen, die beim Membrantransport von Aminosäuren Bedeutung besitzen, ↑Gammaglutamylzyklus. Es ist Coenzym der Methylglyoxalase. G. besitzt bei der ↑Detoxikation von chem. Stoffen infolge ↑Biotransformation in der sog. Phase II große Bedeutung. Zur Schadwirkung von Stoffen kann es infolge Verarmung des Glutathiongehalts in Geweben u. im Blut kommen (↑Vicin, ↑Favismus). Bei verzögerter Synthese des G. infolge Eiweißmangel wird u. U.

erhöhte Toxizität von Stoffen festgestellt. G. kann nicht mit der Nahrung direkt zugeführt werden (Spaltung des Peptids), sondern muß intermediär gebildet werden.

Glutathion-Insulin-Transhydrogenase: ein mit hoher Aktivität in der Leber vorkommendes Enzym, das am Abbau von ↑Insulin beteiligt ist.

Glutathionmangel in Erythrozyten: Eine ungenügende Glutathionproduktion kann beruhen auf einem Gammaglutamyl-cysteinsynthetase-Mangel, der bisher nur in einer Fam. als autosomal rezessives Leiden bekannt wurde, sowie auf einem Glutathionsynthetase-Mangel mit autosomal rezessivem Erbgang, bisher in 4 Fam. bekannt u. durch eine mäßige chron.-hämolyt. Anämie ausgezeichnet. ↑Erythrozytenstoffwechsel.

Glutathionperoxidase: selenhaltiges Schutzenzym gegenüber Peroxiden u. Peroxidradikalen. Bei der durch dieses Enzym katalysierten Reaktion wird reduziertes Glutathion oxidiert u. dabei das Peroxid bzw. das Radikal in Wasser umgewandelt. Das Enzym spielt in Erythrozyten, in der Leber u. in Granulozyten (↑Phagozytose) eine bedeutende Rolle.

Glutathionperoxidasemangel: sehr seltener genet. bedingter Erythrozytenenzymdefekt mit autosomal rezessivem Erbgang. Beim Neugeborenen besteht eine Erniedrigung des Enzyms, die für das Auftreten arzneimittelinduzierter Hyperbilirubinämien angeschuldigt wird. ↑Erythrozytenstoffwechsel. Vermutl. über eine Anhäufung von nicht gespaltenen Peroxiden soll es zu einer verkürzten Lebensdauer der Erythrozyten mit hämolyt. Anämie kommen.

Glutathionreduktase-Mangel: *Abk* GR-Mangel; Erythrozytenenzymdefekt, der wahrscheinl. überwiegend erworben infolge ungenügender Zufuhr von Riboflavin auftritt, da nach Ausgleich dieses Defizits die GR-Aktivität ansteigt. Ein normalisierender Effekt auf die vorliegende hämolyt. Anämie wird dadurch nicht erzielt. ↑Erythrozytenstoffwechsel.

Glutathionstabilitätstest: Prüfmethode der Empfindlichkeit der SH-Gruppen der Erythrozyten gegenüber oxidierenden Substanzen, womit eine Gruppendiagnose hinsichtl. eines Mangels an reduziertem Glutathion mögl. ist.

Gluten ⟨*lat*⟩ *n*: Protein des Korns in den Getreidearten Weizen, Roggen, Hafer, Gerste; kann zur glutensensitiven Enteropathie (↑Zöliakie) führen. Hauptbestandteil ist das ↑Gliadin.

Glutethimid: Doriden, Piperidinderivat aus der Gruppe der barbituratähnl. Schlafmittel. Wirken qualitativ wie Barbiturate bei etwas höherer Dosierung. Akute Vergiftung ebenso gefährl. wie nach Barbituraten; fälschl. Annahme geringerer Toxizität als bei Barbituraten.

Glycerokinase: das v. a. in der Leber, kaum jedoch im Fettgewebe vorkommende Enzym bildet ↑Glycerol-1-phosphat aus Glycerol u. ATP. G. ist für die ↑Triglyzeridbiosynthese u. ↑Phosphatidbiosynthese sowie für die Einschleusung des Glycerols (aus Fettverdauung u. Lipolyse im Fettgewebe) in den Kohlenhydratstoffwechsel von Bedeutung.

Glycerol ⟨*gr*⟩ *n*: 1,2,3-Trihydroxy-propan; ungiftiger dickflüssiger, hygroskop., dreiwertiger Alkohol mit süßl. Geschmack. In gebundener Form in den ↑Fetten enthalten; aus diesen durch ↑Hydrolyse (Verseifung) herstellbar. G. u. auch Fette gehen beim Erhitzen in das scharf riechende Acrolein (↑Aldehyde) über.

Glycerolaldehyd: 2,3-Dihydroxypropanal; enthält im Ggs. zu Glycerol ein asymmetr. Kohlenstoffatom u. bildet daher zwei Enantiomere. G. ist als einfachstes Monosaccharid anzusehen. Als Phosphorsäureester Intermediat der ↑Glykolyse.

Glycerolaldehyd-3-phosphatdehydrogenase: das Enzym katalysiert die Reaktion von Glycerolaldehyd-3-phosphat, anorgan. Phosphat u. NAD zu Glycerolsäure-3-phosphat u. $NADH_2$. G. wird durch ↑Monoiodessigsäure irreversibel gehemmt (↑Glykolyse).

Glycerolgelatine: Gemisch aus 12,5 % Gelatine, 65,5 % Glycerol u. Wasser; ist als gut im Vaginalsekret. lösl. Grundlage zur Herstellung von Globuli vaginalis (↑Vaginalia) geeignet. G. wird auch als Zäpfchengrundlage verwendet.

Glycerolmonoacetat: Antidot bei Vergiftungen mit organ. Fluorverbindungen (↑Fluoracetat). Hemmt die Bildung von Zitrat zu Fluorzitrat u. verhindert dadurch eine Blockade des ↑Zitronensäurezyklus.

Glycerol-1-phosphat: durch Veresterung mit anorgan. Phosphat (↑Glycerokinase) aktiviertes Glycerol; Ausgangsstoff der ↑Triglyzeridbiosynthese u. ↑Phosphatidbiosynthese. G. entsteht im Fettgewebe aus Dihydroxyacetonphosphat (↑Glycerol-1-phosphatdehydrogenase).

Glycerol-1-phosphatdehydrogenase: das Enzym katalysiert die Reduktion von Dihydroxyacetonphosphat zu ↑Glycerol-1-phosphat mit Hilfe von $NADH_2$. G. ist für den Wasserstofftransport durch die Mitochondrienmembran u. für die Bereitstellung von Glycerol-1-phosphat für die ↑Triglyzeridbiosynthese in Fettgewebe u. Leber von Bedeutung.

Glycerolphosphatide ↑Phosphatide.

Glycerolphospholipide ↑Phosphatide.

Glycerolsäure-1,3-bisphosphat: Anhydrit aus Phosphorsäure u. Glycerolsäure, das am C-Atom 3 mit einem weiteren Molekül Phosphorsäure verestert ist; energiereicher Metabolit der ↑Glykolyse. Aus G. entsteht durch Substratphosphorylierung (Phosphoglyceratkinase-Reaktion) 1 Mol ATP.

Glycerolsäure-2,3-bisphosphat ↑2,3-Bisphosphoglycerat.

Glyceroltrinitrat: Nitroglyzerin, Nitrangin; bei ischäm. Herzkrankheit zur Unterbrechung von Angina-pectoris-Anfällen, sofortiger Wirkungseintritt nach sublingualer Resorption. ↑Nitrate. ↑Angina pectoris.

Glycin: Glycocoll; Aminoessigsäure, einfachste proteinogene ↑Aminosäure. G. entsteht durch Transaminierung aus Glyoxalsäure o. aus ↑Serin durch die Serinhydroxymethyltransferase unter Beteiligung von ↑Tetrahydrofolsäure. Der Abbau verläuft über Glyoxalsäure zu Oxalsäure o. Ameisensäure. Außerdem wird G. für die Kreatin-, Purin- u. Porphyrinsynthese benötigt u. an ↑Gallensäuren gekoppelt. Die Aminogruppe des G. kann methyliert werden (↑Sarcosin, ↑Betaine). Im Rückenmark wirkt G. als inhibitor. ↑Transmitter von ↑Interneuronen. Abb.

Glycinin ⟨*gr*⟩ *n*: wichtigstes Reserveprotein der Sojabohne; es hat ein Mol.-Gew. von 350 000 u. ist aus 6 Untereinheiten aufgebaut.

Glycinurie, familiäre ⟨*gr*⟩ *f*: genet. bedingter Defekt der renal-tubulären Rückresorption der Aminosäure Glycin.

Glyciphagus domesticus ⟨*gr + lat*⟩ *m*: Hausmilbe; ↑Hausstaubmilben.

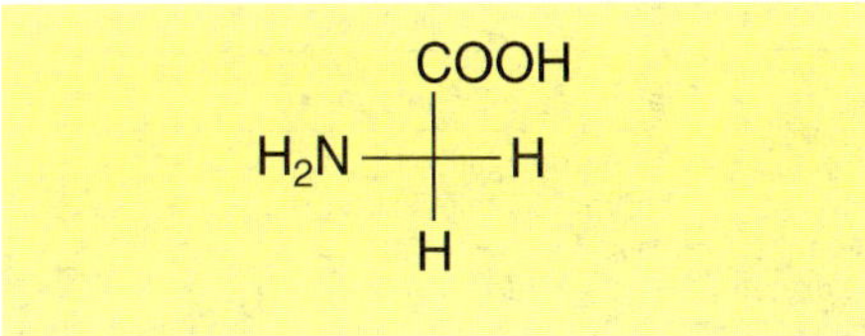

Glycin

Glycyrrhetinsäure: Aglykon des Saponins Glycyrrhizin, ↑Glycyrrhiza glabra; als Hemisuccinat zur Ther. pept. Ulzera (Carbenoxolon), qualitative u. quantitative Verbesserung des Magenschleims u. Normalisierung der Zellabschilferungsrate.

Glycyrrhiza glabra ⟨*gr*⟩ *f*: Süßholz; Staude, Wurzeldroge (Liquiritiae radix) enthält als Hauptwirkstoff das intensiv süß schmeckende Triterpensaponin Glycyrrhizin, außerdem flavonoide Stoffe. Hauptmenge der geernteten Droge dient zur Bereitung von Süßholzextrakt. Droge u. Zubereitungen daraus werden als Expektoranzien, bei Spasmen des Magen-Darm-Trakts u. bei Magengeschwüren angewendet. Spasmolyt. Wirkung ist dem Flavonoidanteil, die günstige Wirkung bei Magengeschwüren dem Glycyrrhizin bzw. der Glycyrrhetinsäure zuzuschreiben. Nebenwirkungen können ähnl. wie bei Überdosierung von Mineralokortikoiden auftreten (Natriumionenretention, Kaliumionenausscheidung u. Ödeme).

Glykämie ⟨*gr*⟩ *f* ↑Blutglukosespiegel, ↑Normoglykämie.

Glykocholsäure ↑Gallensäuren.

Glykodiazin: N-[5-(2-Methoxyethoxy)-2-pyrimidinyl]benzolsulfonamid-Natrium; oral wirkendes Antidiabetikum.

Glykogen ⟨*gr*⟩ *n*: der Stärke verwandtes tier. Speicherpolysaccharid aus (1,4- u. 1,6-Bindungen) Ketten von Alphaglukose. Leberglykogen (bis zu 10 % des Lebergewichts; relative Molmasse etwa 5 000 000), Muskelglykogen (0,5–1 %; relative Molmasse etwa 1 000 000) ist mit etwa 0,05 % Phosphorsäure verestert. Mit Wasser liefert das G. eine opaleszierende Lösung. Abbau von G.: ↑Glykogenolyse. Elektronenmikroskop. baut sich das G. aus 15–30 nm großen Partikeln auf, die sich zu Granula bis zu einer Größe von 0,1 µm zusammenlagern können.

Glykogenase: Betaamylase, Saccharogenamylase; spaltet Maltose vom nichtreduzierenden Molekülende ab, keine Spaltung von alpha-1,6-glykosid. Bindungen. Vorkommen nicht in tier. Zellen, sondern in Getreide u. Mikroorganismen.

Glykogenin: UDP-Glukose-abhängige ↑Glykosyltransferase, die einen ihrer Tyrosinreste glykosyliert u. damit in Kooperation mit der ↑Glykogensynthetase die Synthese des Startmoleküls (Primer) der ↑Glykogensynthese katalysiert.

Glykogennachweis: erfolgt mittels der ↑PAS-Reaktion. Nachweis ist zur Differenzierung unreifzelliger Leukämien geeignet. Lymphoblasten zeigen stark pos. Reaktion, Myeloblasten reagieren neg. o. mit diffuser Anfärbung. Lymphozyten sind schwach PAS-pos. in Form feiner Granula. In Promyelozyten u. Monozyten ist eine geringe diffuse Verteilung des Glykogens nachweisbar. Zur Ergänzung dienen der Nachweis von Esterasen u. der Peroxidase.

Glykogenolyse: Abbau des Glykogens. Die G. in Muskulatur u. Leber erfolgt überwiegend phosphorolyt. mit Hilfe der ↑Glykogenphosphorylase (Spaltung der terminalen alpha-1,4-glykosid. Bindungen; es entsteht Glukose-1-phosphat). Die alpha-1,6-glykosid. Bindungen werden durch die 1,6-Amyloglukosidase spezif. hydrolysiert. Das Glukose-1-phosphat wird mittels Phosphoglukomutase zu Glukose-6-phosphat umgewandelt, das in der Leber mit Hilfe der Glukose-6-phosphatase in Glukose u. Phosphat aufgespalten wird. Die Glukose wird an das Blut abgegeben. In der Muskulatur dient das Glukose-6-phosphat der Energiegewinnung (↑Glykolyse). In der Leber gibt es neben dem phosphorolyt. auch einen der intestinalen G. analogen hydrolyt. Glykogenabbau durch ↑Alphaamylase u. ↑Glukoamylase; (↑Glykogenstoffwechselregulation).

Glykogenose: Glykogenspeicherkrankheit; durch genet. Enzymdefekt bedingte Krankheiten, bei denen es durch den Stoffwechselblock zur abnorm hohen Speicherung von normalem o. atyp. Glykogen in Leber, Muskulatur u. a. Organen kommt. Die auch klin. unterschiedl. Typen haben ihre Ursache im Fehlen eines best. Enzyms des Glykogenstoffwechsels. Die Diagn. der G. erfolgt histol. bzw. histochem. durch den Nachweis der Glykogenspeicherung bzw. des Enzymdefekts im Biopsiematerial der entsprechenden Organe. Die G. führt zur Vergrößerung u. Funktionsstörung der Organe, in denen der Stoffwechselblock lokalisiert ist. Je nach Organbefall u. Bedeutung des Enzyms im Glykogenstoffwechsel haben die G. I, III, V, VI, VIII eine relativ günstige, Typ II, IV dagegen eine ungünstige Progn. Bis auf den Typ V werden die G. autosomal rezessiv vererbt. Ther. kann der bestehenden Hypoglykämie bei den progn. günstigeren Typen durch häufige kleine Mahlzeiten u. proteinreiche Diät begegnet werden. Tab. S. 758.

Glykogenphosphorylase: vorwiegend in Leber u. Muskulatur vorkommendes Enzym; spaltet ↑Glykogen, indem es sukzessive D-Glukosereste vom nichtreduzierenden Kettenende auf anorgan. Phosphat überträgt. Es entstehen Glukose-1-phosphat u. hochmolekulare, verzweigte ↑Grenzdextrine; (↑Glykogenstoffwechselregulation).

Glykogenspeicherkrankheit ↑Glykogenose.

Glykogenstoffwechselregulation: In Leber u. Muskulatur werden sowohl die ↑Glykogensynthese (über die Aktivität des Schrittmacherenzyms Glykogensynthetase) als auch die ↑Glykogenolyse (über die Aktivität der Glykogenphosphorylase) reguliert. Die Glykogensynthetase wird durch Glykogen (neg. Rückkopplung) u. Kalziumionen gehemmt. Die Glykogenphosphorylase wird durch Phosphorylierung (cAMP-abhängige Proteinkinasen phosphorylieren die Phosphorylasekinase, die außerdem durch Kalzium/Calmodulin aktiviert wird) aktiviert. Glukose-6-phosphat hemmt die Glykogenphosphorylase. Hormone, wie Adrenalin o. Glucagon (first messenger), erhöhen die cAMP-Konzentration in der Zelle u. lösen damit die Glykogenolyse aus.

Glykogensynthese: erfolgt in Leber u. Muskulatur. Sie beginnt mit der Umwandlung von Glukose-6-phosphat zu Glukose-1-phosphat (↑Phosphoglukomutase), das mit UTP unter Freisetzung von Pyrophosphat zu ↑Uridindiphosphatglukosid reagiert (UDP-Glukosid-pyrophosphorylase-Reaktion). Eine spezif. Glykosyltransferase (↑Glykogensynthetase) überträgt den Glukoserest auf ein Glykogenkeimpolysaccharid (↑Glykogenin). Das

Glykogenosen

Typ	Enzymdefekt	betroffene Organe	besondere Symptome
I (von Gierke)	Glukose-6-phosphatase	Leber, Niere, Dünndarm	Hepatomegalie, Hyperlipämie, Laktatazidose
II (Pompe)	Amylo-1,4,-glukosidase	Muskel, Leber, ZNS, Leukozyten	Muskelschwäche, vergrößertes Herz
III (Forbes, Cori)	Amylo-1,6,-glukosidase	Leber, Muskel, Leukozyten	mäßige Hypoglykämie, Hepatomegalie
IV (Andersen)	Amylo-1,4-1,6-trans-glukosidase	Leber, Muskel	Leberzirrhose, Aszites
V (McArdle)	Muskelphosphorylase	Skelettmuskel	Ermüdbarkeit, Muskelschwäche, Krämpfe
VI (Hers)	Leberphosphorylase	Leber, Leukozyten	vergrößerte Leber, Hypoglykämie, Ketonkörperbildung, Hyperlipidämie
VII (Tarni)	Phosphofruktokinase	Skelettmuskel	siehe V
VIII (Haijing)	Phosphorylasekinase	Leber, Leukozyten	siehe VI

freiwerdende UDP wird mittels ATP zu UTP regeneriert. Die zunächst unverzweigten Polysaccharidmoleküle werden verzweigt, indem ein endständiges Segment der Kette aus der 4-Stellung auf die 6-Stellung eines zentralen Glukoserests übertragen wird (↑Amylo-(1,4 → 1,6)-transglykosylase); (↑Glykogenstoffwechselregulation).

Glykogensynthetase: in Leber u. Muskulatur vorkommendes Enzym, das den Glukoserest aus ↑Uridindiphosphatglukosid auf ein Keimpolysaccharid unter Knüpfung einer alpha-1,4-glykosid Bindung überträgt. (↑Glykogensynthese). G. tritt in phosphorylierter (inaktiver) u. dephosphorylierter (aktiver) Form auf (↑Glykogenstoffwechselregulation).

Glykogenzellen: metaplast. Plattenepithelien der Prostata nach Östrogentherapie wegen Prostatakarzinom, runde helle Zellen mit kleinen ovalen Kernen u. reichl. Glykogen im Zytoplasma.

Glykogeusie ⟨*gr*⟩ *f*: süße Geschmackswahrnehmung auf pathol. Grundlage.

Glykokalyx ⟨*gr*⟩ *f*: Cell coat, Fuzzy coat; Zellhülle an der Außenseite des Plasmalemms, bestehend aus Oligosaccharidseitenketten von deren Glykoproteinen u. Glykolipiden sowie Proteoglykanen. Struktur: plasmalemmnah eine amorphe Substanz, nach außen gerichtet: Filamente, die bes. auf Mikrovilli sehr lang sind (↑Antennulae microvillares). Bildung: intrazellulär im rER u. Golgi-Apparat, Transport in Vesikeln zur Zelloberfläche, dort Exozytose. Funktion: Zellerkennung, Antigenerkennung, Absorption von Nährstoffen, Schutz vor proteolyt. Enzymen.

Glykol: 1,2-Dihydroxyethan; einfachster Vertreter der Gruppe der zweiwertigen Alkohole (Glykole); eine farblose, zähe, hygroskop. Flüssigkeit von süßem Geschmack; mit Wasser u. Äthanol in jedem Verhältnis mischbar; pharmak. sind die G. in ihrer physiol. Wirkung sehr unterschiedl. u. daher nicht unbedenkl. G. wird im Organismus zur nierenschädigenden Oxalsäure oxidiert. Sympt. der Vergiftung: Benommenheit, Krämpfe, akutes Nierenversagen.

Glykolipide ⟨*gr*⟩ *f Pl*: Gruppe phosphatfreier, sphingosinhaltiger Lipide (↑Sphingolipide), die einen glykosid. gebundenen Kohlenhydratanteil enthalten. G. werden in ↑Zerebroside, ↑Sulfatide u. ↑Ganglioside eingeteilt. G. sind wesentl. Bestandteile aller Zellmembranen; bes. reich an G. ist das Zentralnervensystem. Der vererbbare Ausfall spezif. Enzyme des Abbaus der G. führt zur Speicherung der G. in versch. Organen u. Geweben. Solche Enzymdefekte liegen den Zerebrosidosen (Gaucher-Krankheit, Krabbe-Krankheit) u. den Gangliosidosen (Tay-Sachs-Krankheit) zugrunde.

Glykolsäure ↑Hydroxysäuren.

Glykolyse ⟨*gr*⟩ *f*: in allen Körperzellen ablaufender bedeutendster Abbauweg der Kohlenhydrate. Unter anaeroben Bedingungen (arbeitender Muskel) Abbau der Glukose zu Laktat; unter aeroben Bedingungen nur bis zu Pyruvat, das nach oxidativer Decarboxylierung zu Acetyl-CoA in den ↑Zitronensäurezyklus mündet. G. dient der Energiegewinnung (2 Mol ATP pro Mol Glukose unter anaeroben, 38 Mol ATP unter aeroben Bedingungen) u. der Synthese wichtiger Intermediate des Stoffwechsels (amphiboler Stoffwechselweg). Es lassen sich vier Phasen der G. unterscheiden: 1. Umwandlung eines Moleküls Glukose zu 2 Molekülen Triosephosphat unter Verbrauch von 2 Molekülen ATP. 2. Dehydrierung des Triosephosphats unter Gewinnung von je einem Molekül $NADH_2$; Gewinnung von je einem Molekül ATP. 3. Umwandlung des 2-Phosphoglycerats zu Pyruvat unter Gewinnung von je einem Molekül ATP. 4. Reduktion des Pyruvats zu Laktat unter Regenerierung des NAD (anaerobe Bedingungen) o. oxidative Decarboxylierung des Pyruvats zu Acetyl-CoA (aerobe Bedingungen). Die Regulation der Geschwindigkeit der G. erfolgt hauptsächl. durch das alloster. Enzym Phosphofruktokinase-1.

Glykolyse, aerobe: Abbau von Glukose zu Laktat (↑Glykolyse) in Gegenwart von Sauerstoff. Typ. für geschädigte tier. Zellen, intakte Erythrozyten u. Tumorzellen (↑Crabtree-Effekt, ↑Pasteur-Effekt).

Glykophorin: Sehr kohlenhydratreiches integrales Membranprotein der Erythrozyten. Die Glykophorinmoleküle sind alle so orientiert, daß ihr aus etwa 100 Zuckerresten bestehender sialinsäurereicher Kohlenhydratanteil nach außen gerichtet ist. Hydrophilie u. die anion. Oberfläche der Erythrozyten wird durch G. verursacht.

Glykoproteine ⟨*gr*⟩ *n Pl*: Mukopolysaccharide, Mukoproteine, Muzine; weit verbreitete Gruppe von zusammengesetzten Proteinen, die aus Protein u. einem neutralen Oligosaccharidanteil (> 1 %) bestehen; Bestandteile des Bindegewebes, von Zellmembranen (↑Rezeptoren), schleimiger Sekrete u. des Blutplasmas. Man unterscheidet lösl. G. von Strukturglykoproteinen. Der Kohlenhydratanteil ist aus versch. Bausteinen aufgebaut:

Glukosamin, Galaktose, Fukose (6-Desoxy-L-galaktose), Mannose, Xylose, Galaktosamin u. Neuraminsäure. Diese sind an die Proteinkomponente entweder N-glykosid. (z. B. über einen N-Acetylglukosaminrest an einen Asparaginrest der Polypeptidkette) o. O-glykosid. (z. B. über einen N-Acetylgalaktosaminrest an einen Serin- o. Threoninrest der Polypeptidkette) gebunden. G. sind für die Erkennungs- u. Signalwandlungsfunktionen der Zellmembranen von entscheidender Bedeutung. (z. B. AB0-Blutgruppensubstanzen). Der Kohlenhydratanteil der Proteine ist unterschiedl.: Eiklarglobuline 4 %, Ovalbumin 1,7 %, Kollagen 0,65 %, Serumalbumin 0,47 %. Alle ↑Globuline sind Glykoproteine; Coeruloplasmin, Fibrinogen, Haptoglobin, Transferrin.

Glykosaminoglykane ⟨*gr*⟩ *n Pl*: proteinfreie Polysaccharidanteile der ↑Proteoglykane; die G. wurden früher als saure ↑Mukopolysaccharide bezeichnet. Sie sind Bestandteile des ↑Bindegewebes u. haben als Bausteine ↑Aminozucker, ↑Glukuronsäure u. ↑D-Galakturonsäure. Diese tragen Acetyl- u. Sulfatreste. Vertreter: ↑Chondroitinsulfate A, B u. C, ↑Keratansulfat, ↑Hyaluronsäure, ↑Heparin. G. kommen in Knorpel, Haut, Arterienwänden, Sehnen u. Herzklappen vor.

Glykosidasen: zu den Hydrolasen gehörende Enzyme, die alpha- o. betaglykosid. Bindungen in Kohlenhydraten, Glykoproteinen o. Glykolipiden durch Wassereinlagerung spalten. Bekannte Alphaglykosidasen sind Amylasen, viele Disaccharidasen; Betaglykosidasen sind Invertase, Laktase.

Glykoside: Acetal eines Monosaccharids. Beispiele: Glukoside, Mannoside, Galaktoside. Die glykosidische ↑Hydroxylgruppe eines in der Zyklohalbacetalform vorliegenden Monosaccharids reagiert mit einer weiteren Hydroxylverbindung (Alkohol, Phenol, Monosaccharid) zum G. (Beispiel: Methyl-beta-D-glukosid). Als echte ↑Acetale sind G. gegen Basen beständig u. werden durch verdünnte Säuren wieder in die Komponenten hydrolysiert. Best. Enzyme vermögen G. spezif. zu spalten. In den G. verbinden sich Mono- o. Oligosaccharide acetalartig mit Hydroxylgruppen von Alkoholen o. Phenolen (O-Glykoside, ↑Favismus), Aminogruppen (N-Glykoside) o. Thiogruppen (S-Glykoside, ↑Glukosinolate). ↑Saponine, ↑Nukleoside, ↑Glykoproteine. In Abhängigkeit von der räuml. Stellung des halbacetal. Hydroxyls unterteilt man in alpha- u. betaglykosid. Verknüpfungen. Zucker der D-Reihe sind überwiegend beta-, die der L-Reihe überwiegend alphaglykosid verknüpft. Da Zucker untereinander ebenfalls glykosid. verknüpft sind, z. B. Saccharose, Laktose, Zellulose, unterscheidet man zwischen Holosiden u. Heterosiden. Letztere besitzen sowohl eine Zucker- als auch eine Nichtzuckerkomponente, z. B. herzwirksame G., Saponine. G. werden i. a. durch Enzyme, Betaglukoside z. B. durch Betaglykosidasen, o. durch verdünnte Mineralsäuren gespalten.

Glykoside, zyanogene: Alphahydroxynitrile (Cyanhydrine), deren OH-Gruppe glykosid. mit Glukose u. diese zuweilen mit einem weiteren Monosaccharid verknüpft sind. Verbreitet im Pflanzenreich, u. a. in Prunus-Arten (Fam. Rosaceae). Durch enzymat. Spaltung o. beim Behandeln mit verdünnten Säuren entstehen HCN, ein Keton o. Aldehyd u. die Monosaccharidbausteine.

Glykosom: in Trypanosomen (↑Trypanosoma) vorkommendes Zellorganell (↑Organellen); enthält Glykolyseenzyme.

Glykosyltransferasen: Enzyme, die Monosaccharid- o. Oligosaccharidreste übertragen, z. B. Glykogensynthetase (↑Glykogensynthese), Uridindiphosphatglukosidtransferase (↑Galaktosestoffwechsel), ↑Amylo-(1,4 → 1,6)-transglykosylase.

Glymidin: ein Sulfonylharnstoffderivat, ↑Antidiabetika, orale.

Glyoxal: 1,2-Ethandiol; ein ↑Antiseptikum. Breite Anwendung zur Desinfektion.

Glyoxal-bis-Z-hydroxylanil: Fluoreszenzfarbstoff, wird zuweilen zur Markierung der Mineralisationszonen des Knochengewebes verwandt.

Glyoxisom: in Pflanzen sowie einigen eukaryont. Mikroorganismen vorkommendes Zellorganell; enthält Enzyme des ↑Glyoxylsäurezyklus mit dem Leitenzym ↑Katalase.

Glyoxylsäurezyklus: Krebs-Kornberg-Zyklus; Nebenweg des Zitronensäurezyklus in Mikroorganismen u. Pflanzen, der der Synthese von Oxalessigsäure aus Acetyl-CoA dient; ein anaplerot. Stoffwechselweg.

Glyzeraldehyd-3-phosphatdehydrogenase-Mangel: sehr seltene Erythrozytenenzymopathie, die mit hämolyt. Anämie einhergehen kann. ↑Erythrozytenstoffwechsel.

Glyzeride ⟨*gr*⟩ *Pl n*: Verbindungen (Ester; Lipide) aus den Bausteinen Glycerol u. Fettsäuren; mit 1 Mol Fettsäure entstehen Monoglyzeride, mit 2 Diglyzeride, mit 3 Triglyzeride (Neutralfette); dabei können mehrmals gleiche o. auch versch. Fettsäuren im gleichen Glyzerid vorkommen. Durch Hydrolyse (↑Fettspaltung, Verseifung) erfolgt schrittweise Zerlegung in die Bausteine.

Glyzeridsynthese ↑Triglyzeridbiosynthese.

Glyzerin ↑Glycerol.

GMA: *Abk* für engl. glial maturation activity; ↑Gliareifungsfaktor.

GMC: *Abk* für engl. ↑General Medical Council.

GM-CSF: *Abk* für engl. granulocyte macrophage colony stimulating factor; ↑Zytokin zur Stimulierung der Leukozytenproduktion im Knochenmark. Anwendung bes. zur raschen Leukozytenneubildung nach ↑Chemotherapie.

GMP: *Abk* für engl. ↑Good Manufactoring Practice.

Gm-System: individuelle Differenzen in der Aminosäuresequenz der Gammaketten (H-Ketten des IgG) o. der Quarternärstruktur, die infolge der genet. Steuerung eine ↑Allotypie ergeben. Die Typen werden der WHO-Nomenklatur zufolge mit in Klammern stehenden Ziffern nach dem Symbol bezeichnet, z. B. Gm(1). Die Sequenzstrukturen wirken immunogen u. sind durch Antiseren nachweisbar.

GN: *Abk* für ↑Glomerulonephritis.

Gnathion ⟨*gr*⟩ *n*: anthrop. Meßpunkt am Unterrand des Unterkiefers, der in der Mediansagittalebene am meisten nach unten vorragt.

Gnathodynamometer ⟨*gr*⟩ *n*: Gerät zur Messung der Kaukraft.

Gnathologie: Lehre von den Funktionen des Kauorgans u. ihren Wirkungen unter dem Gesichtspunkt der zahnärztl., insbes. prothet. Ther.

Gnathoschisis, ⟨*gr*⟩ *f*: Kieferspalte; angeborene Spaltung des Alveolarfortsatzes des Oberkiefers seitl. der Medianebene in Richtung Canalis incisivus. Vielfältige Kombination mit Lippenspalten (Cheilognathoschisis) u. Gaumenspalten (Cheilognathopalatoschisis). Vom Begriff her erfaßt G. auch die mediane ↑Unterkieferspalte. Die einseitige G. beschränkt sich auf den Zwischenkiefer bis zum Foramen incisivum infolge Wachstumshemmung zwischen Processus globularis u. Oberkieferwulst. Bei doppelseitiger Spalte springt der Zwischenkiefer bürzelartig nach vorn, teilt die Zahnleiste i. d. R. zwischen seitl. Schneidezahn u. Eckzahn o. spaltet den Keim des Incisivus; es entsteht ein überzähliger Zahn o. ein Zahnrudiment. Ther.: Plast. Verschluß der Spalte u. des vorderen Nasenbodens; ↑Lippen-Kiefer-Gaumen-Spalte u. Gesichtsspalten.

Gnathostat: kieferorthopäd. Hilfsmittel zur Herstellung von Gnathostatmodellen. Verfahren nach P. W. Simon (1919, 1921), durch das Lagebeziehungen des Gebisses zum Schädel festgehalten werden können.

Gnathostoma: Gattung der Fam. ↑Gnathostomatidae. Bis 50 mm lang u. bis zur Körpermitte mit zahlreichen Dornen besetzt. ↑Parasiten bei Vertebraten; Larven von Gnathostoma hispidum gelegentl. beim Menschen als ↑Fehlwirt in versch. Organen (Schädigungen bes. in der Leber), bildet Knötchen in der Haut.

Gnathostomatidae: Fam. der Ordnung ↑Spirurida. Mittelgroße ↑Nematoden mit angeschwollenem u. mit Dornen besetztem Vorderende, Männchen mit kräftigen Kaudalflügeln; die Entwicklung verläuft über Kleinkrebse. ↑Parasiten im Darm von Säugern.

Gnathotom: Instrument zur Resektion des Unterkiefers mit Schraube als Kraftüberträger.

Gneiss *m*: volkstüml. Bez. für Schuppenkrusten auf dem behaarten Kopf der Kinder. Erscheinungen können sich auf das Gesicht u. den Körper ausdehnen (seborrho. Stellen); ↑Seborrhö.

Gnitzen ↑Ceratopogonidae.

Gnomenwaden: auffallend umfangreiche Waden bei ↑Dystrophia musculorum progressiva infolge Pseudohypertrophie der Trizepsmuskulatur. Vermehrt ist meist das Fett- u. Bindegewebe auf Kosten des Muskelgewebes (Lipomatosis luxurians muscularis progressiva).

Gnotobiose: Gnotobiotik; Leben unter keimfreien bzw. keimarmen Bedingungen. Vom exp. Stadium nach 1970 als ther. System bei der Behandlung mit hochdosierten Zytostatika o. für Unfälle mit harter Strahlung ausgebaut, wobei infektgefährdete Pat. in sterilen Einheiten untergebracht werden. Exp. Versuche mit schnittentbundenen Tieren, die im Isolator keimfrei gefüttert wurden u. Nachkommen zeugten, boten wissenschaftl. Grundlage für Behandlung von Pat. in Isoliersystemen aus sterilisierbarem Kunststoff (Life island u. das sterile Zelt), mit Gebläse für Luftfilter, steriler Schleuse u. fest montierten langen Gummihandschuhen, um von außen manipulieren zu können. Das Essen wird im Autoklaven sterilisiert, Flüssigkeit durch bakteriendichte Filter gegeben, andere Versorgungsgüter durch harte Strahlung sterilisiert.

Gnotobiotechnik: Arbeitsmethoden u. Technologie, die in der ↑Gnotobiose Verwendung finden.

GnRh: Gonadoliberin; natürl. im Hypothalamus vorkommendes Dekapeptid mit einem Mol. Gew. von 1 182, welches durch pulsförmige Ausschüttung die Synthese u. Freisetzung von LH u. FSH aus der Hypophyse bewirkt. Ident. mit LH-RH.

GnRh-Analoge: synthet. GnRh, bei dem Aminosäuren der natürl. Sequenz ausgetauscht sind; sie haben nach einer stimulator. Wirkung auf LH-/FSH-Sekretion eine inhibitor. Wirkung, die zur sog. reversiblen Down-Regulation der Gonadenfunktion führt.

GnRh-Test: Funktionstest zur Beurteilung der hypophysären Funktionsreserve bei Hypogonadismus. Die Applikation von Gonadotropin-Releasing-Hormon (GnRh) stimuliert den funktionsfähigen Hypophysenvorderlappen zu erhöhter LH- u. FSH-Sekretion. Es werden die Konzentrationen von LH u. FSH vor u. 30 bzw. 45 min nach GnRh-Gabe gemessen.

Go.: *Abk* für ↑Gonorrhö.

Gobletzellen ↑Becherzellen.

Gocht, Hermann (1869–1938), Orthop., Berlin.

Gocht-Ménard-Shenton-Linie (nach Hermann G., Maxime M. u. Edward W. S.): Auf dem Röntgenbild beschreiben die obere Begrenzung des Foramen obturatum u. die kaudale Kontur des Schenkelhalses einen gleichmäßig verlaufenden Bogen. Bei Luxation o. Subluxation des Schenkelkopfs (↑Hüftgelenkluxation) weist diese Linie durch Höhertreten des Schenkelhalses eine Stufe auf. Röntg. Zeichen der „angeborenen" Hüftluxation.

Godemiché ⟨*frz*⟩: Phallusnachbildung, ↑Dildo.

Goethe, Johann Wolfgang von (1749–1832), Dichter, Weimar. U. a. auch durch naturwissenschaftl. u. anat. Studien hervorgetreten.

Goethe-Knochen (nach Johann W. v. G.) ↑Os incisivum.

Goethe-Oken-Wirbeltheorie (nach Johann W. v. G.): Es wird angenommen, daß der Schädel aus Wirbeln zusammengesetzt sei. Die G. wurde von Goethe 1790 aufgestellt u. später auch von Oken vertreten. Sie entsprang den Anfängen evolutionärer Gedankengänge, Teilstücke (Metamere) eines Organismus als prim. morphol. Einheiten anzusehen.

Goitrogene: die Schilddrüse beeinflussende, kropfbildende ↑Schadstoffe.

Gold: chem. Symbol Au (Aurum), Ordnungszahl 79, relative Atommasse 196,97. Schmelzpunkt 1063 °C. Weiches, gelbes Edelmetall. Chem. reaktionsträge, wird von verdünnten Säuren, Sauerstoff u. Schwefel nicht angegriffen. Reagiert jedoch mit ↑Halogenen u. löst sich in Königswasser (HCl/HNO_3) sowie in Cyanidlösungen. Radioaktives G. (^{198}Au, ^{199}An) wird in der Nuklearmed. in kolloidaler Form wegen seiner selektiven Speicherung in Leber, Milz u. Knochenmark zur ↑Szintigraphie der Leber verwendet, außerdem zur Lymphknotenszintigraphie. Ther. findet G. Anwendung bei chron. Polyarthritis u. als Zahnersatz. Radioaktives, kolloidales G. wird zur Behandlung von Peritoneal- u. Pleurakarzinose u. in Form von Seeds zur interstitiellen Tumortherapie verwendet (Zunge, Lippe).

Goldausschläge: allerg. Reaktionen an der Haut u. an Schleimhäuten, Exantheme, Erytheme, Photosensibilisierung, Enantheme; grauschwärzl. Hautpigmentierung (Chrysiasis), immer verbunden mit Erythem.

Goldberger-Ableitungen: unipolare ↑EKG-Ableitungen (aVR, aVL, aVF).

Goldblatt, Harry, zeitgen. amerik. Arzt, Cleveland.

Goldblatt-Mechanismus (nach Harry G.): 1934 von Goldblatt beschriebener Regelmechanismus des art. Blutdrucks. Eine Verringerung der Nierendurchblutung führt zur Abnahme der Sekretionsleistung, wonach die ↑Macula-densa-Zellen im juxtaglomerulären Tubulus der Niere eine vermehrte Reninausscheidung auslöst. ↑Renin wirkt auf Angiotensinogen u. bildet Angiotensin I, welches durch enzymat. Umwandlung in die eigentl. Pressorsubstanz Angiotensin II überführt wird.

Goldenhar, Maurice, zeitgen. Schweizer Ophth.

Goldenhar-Syndrom (nach Maurice G.): Dysplasia oculoauricularis; uni- o. bilaterale epibulbäre Lipodermoide, Aurikularanhänge, Ohrmuschelfehlbildungen, halbseitige Gesichtshypoplasie, Makrostomie, z. T. Spaltbildungen, Anomalien der Zahnzahl. Erstbeschreibung 1952.

Golden-Kanter-Syndrom: Veränderungen von Tonus u. Motilität des Magen-Darm-Kanals bei chron. Mangelernährung.

Goldflam, Samuel V. (1852–1932), poln. Neurol., Warschau.

Goldflam-Krankheit (nach Samuel V. G.) ↑Myasthenia gravis pseudoparalytica.

Goldhamster: Mesocricetus auratus auratus; zur Ordnung der Nagetiere u. Fam. der Wühlmäuse gehörend. Als Versuchs- u. Spieltier gezüchtet. Winterschläfer. Frühe Geschlechtsreife, Trächtigkeitsdauer 16 Tage. Med. führt die Haltung des Goldhamsters durch Kontakt insbes. mit Kindern u. U. zur Übertragung der ↑Choriomeningitis lymphocytaria. G. ist ein in der Tumorforschung verwendetes Versuchstier. Der G. besitzt Backentaschen, die Ausstülpungen der Backenschleimhaut darstellen u. ihn somit sehr gut geeignet erscheinen lassen für die Studien des Blutstroms in den Gefäßen sowie des Verhaltens der einzelnen Blutbestandteile.

Goldklopffüllung: Versorgung von Hartsubstanzdefekten der Zähne mittels in der Kavität kalt verschweißten Schwammgoldes.

Goldmann, Hans (geb. 1899), Ophth., Bern. Bes. Leistungen bei der Präzisierung der augenärztl. Diagnostik (Perimetrie, Tonometrie).

Goldmann-Formel (nach Hans G.): math. Ausdruck zur Berechnung der Membranspannung U_M an einer Membran, welche für zwei Ionensorten A u. B permeabel ist:

$$U_M = \frac{R \cdot T}{\varphi} \cdot \ln \frac{g_A \cdot C_{A_2} + g_a \cdot C_{B_2}}{g_A \cdot C_{A_1} + g_B \cdot C_{B_1}}$$

g_A bzw. g_B = Leitfähigkeit der Ionensorten in der Membran, C_Ad11, C_Ad12 u. C_Bd11, C_Bd12 = Konzentration der Ionen zu beiden Seiten der Membran. R = allg. Gaskonstante, T = absolute Temperatur; φ = Faraday-Konstante.

Goldmann-Gleichung (nach Hans G.): erweiterte Fassung der Nernst-Formel für die Berechnung des Ruhemembran-Potentials von erregbaren Zellen bzw. Fasern (z. B. Nervenfasern). Dabei werden die hauptsächl. dafür verantwortl. Ionensorten wie Na, K u. Cl hinsichtl. der Permeabilität der Membran für diese u. ihrer Konzentrationen an der Innen- u. der Außenseite der Membran berücksichtigt. Die G. wird auch als Konstantfeldgleichung (engl. constant field equation) bezeichnet, da wahrscheinl. das Potential in der Membran gleichmäßig abfällt, was eine Konstanz der Feldstärke bedeutet.

Goldmann-Perimeter (nach Hans G.): Gerät zur Gesichtsfelduntersuchung, bei dem erstmalig ein standardisiertes Verhältnis zwischen Grundhelligkeit u. Helligkeit der Reizmarken verwirklicht wurde.

Goldmann-Tonometer (nach Hans G.): Applanationstonometer, ↑Tonometer.

Goldregen: Laburnum anagyroides; cytisinhaltige Giftpflanze. Zierstrauch; Gift in allen Pflanzenteilen; häufig Vergiftungen bei Kindern nach Genuß der Samen o. gelben Blüten; nikotinähnl. Wirkung.

Goldsalze: Goldchlorid, kolloidale Goldverbindungen, Natriumgold-III-thiosulfat, Aurothioglukose, Aurothiomalat, Aurokeratinat, Auranofin. Enterale Resorption nur nach massiven Dosen. Zur Ther. der rheumat. Arthritis parenteral appliziert, mit Auranofin peroral. Wirkmechanismus ungeklärt. Nach peroraler Aufnahme möglicherweise Schleimhautschäden, parenteral Nierenschäden, allerg. Reaktionen v. a. der Haut u. Schleimhaut. Nebenwirkungen häufig. Goldverbindungen werden lange im Organismus gespeichert. Halbwertszeit 1 Jahr u. länger. Beschleunigte Ausscheidung mit Komplexbildnern (Ca-Na_2-EDTA, Dimerkaprol).

Goldsolreaktion ↑Kolloidreaktionen im Liquor cerebrospinalis.

Goldstein, Joseph Leonhard (geb. 1940), amerik. Genetiker, Med., Dallas, 1985 Nobelpreis für Med./Physiol. (zusammen mit M. S. Brown) „für ihre Arbeit über die molekularen Grundlagen der Regulation des Cholesterinstoffwechsels und dessen Rolle bei Erkrankungen wie Arteriosklerose und Herzinfarkt".

Goldstein, Kurt (1878–1954), dt. Neurol. Frankfurt/Main, New York.

Goldstein-Syndrom (nach Kurt G.): mehr o. weniger vollständige Kleinhirnsymptomatik bei traumat. Schädigungen o. Krankheiten, die zu umfassender Störung der Kleinhirnfunktionen führen.

Golé, L., zeitgen. Arzt, Frankreich. ↑Touraine-Solente-Golé-Syndrom.

Golfellenbogen ↑Epicondylitis humeri.

Golflochform: charakterist. Verformung des Ureterostiums.

Golfschulter: durch chron. Reizung der langen Bizepssehne des Schlagarms bedingter Schulterschmerz.

Golgi, Camillo (1844–1926), ital. Histol., Neuropathologe, Abbiategrasso, Siena, Pavia. Beschreibung der ↑Golgi-Zellen mit der von ihm 1873 entwickelten Silberimprägnationsfärbung. Entdeckung der ↑Golgi-Mazzoni-Körperchen. 1906 Nobelpreis für Med./Physiol. (mit S. R. Cajal) „in Anerkennung ihrer Arbeit über die Struktur des Nervensystems".

Golgi-Apparat (nach Camillo G.): Complexus golgiensis; eine der drei klass. Zellorganellen, in allen Zellen vorkommend (außer Erythrozyten). Bereits lichtmikroskop. darstellbar. Ein in der Nähe des Zellkerns lokalisiertes System flacher, stapelförmig angeordneter membranumgrenzter Zisternen u. versch. Vesikeltypen; dient vielfältigen Proteinmodifikationen u. der Vermittlung des vom endoplasmatischen ↑Retikulum (ER) ausgehenden intrazellulären Proteintransports u. der Proteinsortierung (↑Protein targeting); in der (im Bezug auf die Lage zum Zellkern) sog. cis-Region des G. (Regenerations- o. Bildungsregion) verschmelzen die vom ER abgeschnürten, dem Proteintransport dienenden Vesikel mit dem Membransystem des G., in dem insbes. Phosphorylierungen u. Glykosylierungen von Proteinen u. Glykosidresten der Glykoproteine stattfinden; in der trans-Region (Reifungsregion) finden weitere spezif. Proteinmodifikationen statt, die zur Sortierung der Proteine in besonderen, von der trans-Region abgeschnürten Vesikeln für den weiteren Transport zu Zellorganellen o. als Sekretproteine führen. Abb. S. 762.

Golgi-Mazzoni-Körperchen (nach Camillo G. u. Vittorio M.): Mechanorezeptor in Dermis bzw. Tela subcutanea, auch in Gelenken. Struktur: Nervenfaserverzweigung zwischen modifizierten Schwann-Zellen, umgeben von einer bindegewebigen Kapsel.

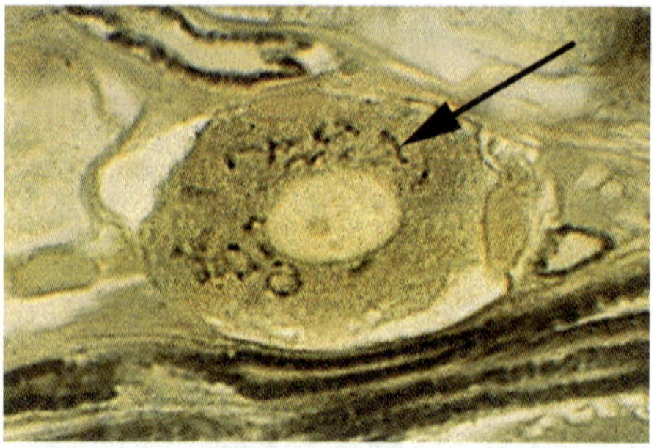

30

Golgi-Apparat. Histologischer Schnitt durch ein Spinalganglion, Osmium-Färbung; lichtmikroskopische Darstellung des G. (Pfeil) in Nervenzellen

Golgi-Methode (nach Camillo G.): Silberimprägnation zur Darstellung von Neuronen im ZNS, meist als Modifikation. Golgi-Kopsch-Methode: einzelne Nervenzellen werden mit allen Fortsätzen sichtbar.

Golgi-Zellen (nach Camillo G.): Neuronum stellatum magnum; große Körnerzellen im Stratum granulosum der Kleinhirnrinde (↑Cerebellum).

Goll, Friedrich (1829–1903), Anat., Zürich.

Goll-Strang (nach Friedrich G.): medialer Teil des Hinterstrangs im Rückenmark (↑Fasciculus gracilis); ↑Tractus spinobulbaris.

Goltz, Friedrich Leopold (1834–1902), Physiol., Königsberg, Straßburg.

Goltz-Klopfversuch (nach Friedrich L. G.): Klopfen auf den Bauch o. die freigelegten Baucheingeweide des Frosches führt auf reflektor. Wege über den N. vagus zu einer Herzschlagverlangsamung (Vagusreflex); kann analog auch beim Menschen vorkommen (Tiefschlag).

Goltz-Umklammerungsreflex (nach Friedrich L. G.): Umklammern eines jeden festen Gegenstands in Höhe zwischen Schädel u. 4. Wirbel durch den männl. Frosch im Frühjahr, sobald der Gegenstand mit der Haut an Brust o. Beugeseite der Vorderextremitäten in Berührung kommt.

Gomori, George (1904–1957), ungar. Int., Chicago.

Gomori-Pilzfärbung (nach George G.): Methenamin-Silbernitrat-Färbung, von Grocott zur Darstellung von Pilzen in histol. Präparaten modifiziert.

Gomphosis ⟨*gr*⟩ *f*: Einkeilung, Einzapfung; Befestigung der Zahnwurzeln in den Zahnalveolen mittels ↑Sharpey-Fasern. ↑Parodontium.

Gonadarche ⟨*gr*⟩ *f*: Reifung der ↑Gonaden mit Funktionsbeginn; bei Mädchen ↑Menarche, bei Jungen erste ↑Pollution.

Gonaden ⟨*gr*⟩ *f*: Geschlechtsdrüsen.

Gonadendosis: Keimdrüsendosis; Strahlendosis, die den Gonaden, insbes. beim Menschen, verabfolgt wird. Aufgrund der natürl. ↑Strahlenexposition liegt die jährl. G. bei 1 mSV (100 mrem) mit einer territorialen Streuung von etwa 0,70–4,0 mSv. Dieser Wert erhöht sich insbes. durch röntgendiagnost. Maßnahmen. Der aus der Strahlentherapie stammende Anteil ist, obwohl für die betroffenen Personen beträchtl., auf die Gesamtbevölkerung bezogen unbedeutend (5 μSv), ebenso der aus den Atombombentests (< 80 μSv) u. von den Kernkraftwerken herrührende Anteil (1975 < 1 μSv). Die G. in der Röntgendiagnostik stammt zum überwiegenden Teil aus Untersuchungen des Bauchraums (Nieren, Kolon, bei Frauen auch Gallenwege) u. Becken- u. Hüftgelenkaufnahmen.

Gonadendysgenesie: Fehlentwicklung u. Funktionsstörung der Keimdrüsen. Isoliert ↑Swyer-Syndrom; kombiniert mit anderen Fehlbildungen ↑Ullrich-Turner-Syndrom, ↑Klinefelter-Syndrom u. a.

Gonadenfunktion: generative (exkretor.) G. ist die Bildung u. Abgabe von Spermien o. Eizellen, die vegetative (inkretor.) G. die Produktion von Sexualhormonen.

Gonadenschutz: Bleigummiabdeckung der Gonaden zur Herabsetzung der ↑Gonadendosis. Es werden Bleigummistücke o. Hodenkapseln benutzt. Enge Einblendung des Strahlenkegels u. objektnahe Blenden sind weitere wesentl. Schutzmaßnahmen.

Gonadoblastom ⟨*gr*⟩ *n*: seltener Tumor des Hodens bzw. des Ovars, enthält neben Keimzellen auch Abkömmlinge der Keimleiste (unreife Granulosazellen u. ↑Sertoli-Stützzellen, zuweilen auch Lutein- o. ↑Hodenzwischenzellen. Die Pat. haben häufig eine gonosomale Chromosomenaberration sowie eine Fehlanlage der Gonaden (Ovarien o. Hoden).

Gonadoliberin ⟨*gr + lat*⟩ *n* ↑GnRh.

Gonadotropine ⟨*gr*⟩ *n Pl*: auf die Funktion der Geschlechtsorgane wirkende Hormone. Die wichtigsten G. werden in der ↑Adenohypophyse gebildet: follikelstimulierendes Hormon (ident. mit dem interstitielle Zellen stimulierenden Hormon) u. Prolaktin. Weitere G. sind das ↑Choriongonadotropin u. das ↑Chorionsomatomammotropin, die von den Trophoblastzellen der Plazenta gebildet werden. Alle G. sind ↑Proteohormone.

Gonadotropintest: Test zur Diagnostik der Amenorrhö. Durch Zufuhr gonadotroper Hormone läßt sich prüfen, ob die Ovarien stimulierbar sind. Ein normales Ovar reagiert mit der Bildung von Östrogenen, die sich im Serum u. Harn nachweisen lassen bzw. typ. Effekte zur Folge haben wie Ausbildung des Farnkrautphänomens im Vaginalsmear u. anderen östrogenbedingten Veränderungen des Zervixsekrets.

Gonan ↑Steran.

Gonarthrose ⟨*gr*⟩ *f*: Arthrosis deformans der Kniegelenke, anfangs durch Reizung des Kapsel- u. Bandapparats Anlauf- u. Stauchungsschmerz beim Abwärtsgehen, später auch Gangunsicherheit u. zunehmende Bewegungseinschränkung (Streckdefizit) bis zur Gehunfähigkeit aufgrund von Achsabweichungen (sek. Varus- o. Valgusstellung) infolge ungleichmäßiger Abnutzung der gelenkbildenden Knochenpartien. Klin. Nachweis durch charakterist. Knirschen u. Knarren, durch Gelenkerguß sowie durch Instabilität o. durch Kontrakturen des Band- u. Kapselapparats.

Gongylonema ⟨*gr*⟩ *f*: Gattung der ↑Spirurida. ↑Parasiten in der Schleimhaut v. a. des Ösophagus von Vögeln u. Säugetieren.

Gongylonema pulchrum: gelegentl. beim Menschen in Mukosa u. Submukosa von Ösophagus, Mund u. Zunge.

Gonin, Jules (1870–1933), Schweizer Ophth. Erkannte erstmalig die kausale Bedeutung der Rißbildung bei der idiopathischen ↑Ablatio retinae. Führte die ersten erfolgreichen Operationen gegen die Netzhautablösung mit dem Ziel des Lochverschlusses aus.

Goniometer ⟨*gr*⟩ *n*: 1. ***Biophysik:*** Gerät für die ↑Röntgenstrukturanalyse nach dem Diffraktometer-Verfahren. Beim G. erfolgt die Registrierung der Röntgenstrahlen anstelle eines Films durch ein Zählrohr, in dem die Röntgenquanten durch Stoßionisation Ladungsträger einen elektr. Impuls erzeugen, der verstärkt u. als Kurve registriert wird. Aufnahme u. Auswertung von Goniometerkurven, z. B. von Harnsteinen, ist wenigen zentralen Speziallaboratorien vorbehalten. **2. *Orthop.:*** Winkelmesser, Instrument zur Messung der Gelenkbeweglichkeit, unter Angabe der Winkelgrade, bei Zugrundelegung der ↑Neutral-Null-Methode. Besteht aus 2 durch ein Scharniergelenk miteinander verbundenen Schenkeln u. einer Winkelskala.

Gonion ⟨*gr*⟩ *n*: anthrop. Meßpunkt am Unterkieferwinkel, der am meisten nach unten, hinten u. außen gerichtet ist.

Gonioskopie ⟨*gr*⟩ *f*: Untersuchung des Kammerwinkels des Auges durch ein Spiegelkontaktglas. Wichtig für die DD des ↑Glaukoms u. die Durchführung der Argon-Laser-Trabekuloplastik.

Goniosynechie: Verwachsung von Iriswurzel mit Kammerwinkelstrukturen, kann durch Abflußblockade des Kammerwassers zu Glaukom führen.

Goniotomie: Operationsmethode zur Glaukombehandlung.

Gonoblennorrhö ⟨*gr*⟩ *f*: durch Gonokokken (↑Neisseria) verursachte eitrige Bindehautentzündung der Neugeborenen. Inkubationszeit 2–4 Tage post partum. Gefährdung der Hornhaut durch perforierende Geschwüre mit Erblindung (↑Augeninfektion; ↑Credé-Prophylaxe). Früher eine der häufigsten Erblindungsursachen im Kindesalter, durch Reduktion der Gonorrhö u. die Credé-Prophylaxe heute sehr selten geworden.

Gonokokken: Neisseria gonorrhoeae, ↑Neisseria.

Gonokokkensepsis: hämatogene Allgemeininfektion mit Endokarditis im Gefolge der ↑Gonorrhö (sehr selten). Häufiger tritt dagegen eine gonorrho. Arthritis meist nur eines Gelenks (Monarthritis) als Folge einer Bakteriämie auf.

Gonorrhö ⟨*gr*⟩ *f*: *Abk* Go.; Tripper; häufigste Geschlechtskrankheit, seit ältesten Zeiten bekannt. Hervorgerufen durch Neisseria gonorrhoeae. Übertragen meist durch Geschlechtsverkehr. Kennzeichnend ist eine Entzündung der sog. übergangsephitheltragenden Schleimhaut u. der Konjunktiven. Ther. rasch zu beeinflussen durch Antibiotika. **G. des Mannes**: Urethritis gonorrhoica anterior, ein bis drei Tage nach dem infektiösen Verkehr Brennen beim Wasserlassen u. eitriger Fluor aus der Harnröhre, in dem sich neben zahlreichen Leukozyten u. Epithelien bei auffallend dezimierter übriger Bakterienflora massenhaft Gonokokken im Abstrich befinden; Urethritis gonorrhoica posterior: 2–3 Wochen nach der Infektion Auftreten dumpfer Schmerzen am Damm u. in der Blasengegend. ↑Zweigläserprobe. Häufigere Komplikationen: Durch weiteres Vordringen der Erreger über die ableitenden Samenwege (Prostata, Prostatitis gonorrhoica; Samenbläschen, Spermatocystitis gonorrhoica) kommt es zur gonorrho. Epididymitis, die durch Schwellung u. Rötung u. Druckschmerzen meist nur eines Nebenhodens bei Fieber u. starkem Krankheitsgefühl gekennzeichnet ist. Dadurch Verödung der Samenkanälchen mögl. **G. bei der Frau**: Urethritis gonorrhoica. Schmerzen beim Wasserlassen, oft verbunden mit Zystitis; Gonorrhoea cervicis. Oft bis auf mäßigen Fluor symptomlos. Später oft anläßl. der Menstruation Übergreifen auf die Cavitas uteri u. damit zur Endometritis specifica führend. Im weiteren Verlauf kann es unter Ausbildung schmerzhafter Adnextumoren zur Salpingitis gonorrhoica u. zur Sterilität („Ein-Kind-Sterilität") kommen; **Gonorrhoea recti**: häufig übersehene, durch herablaufenden infektiösen Fluor verursachte spezif. Entzündung der Rektumschleimhaut; Bartholinitis gonorrhoica. Entzündung der Bartholin-Drüsen mit Sekretstauung u. Abszedierung. **G. kleiner Mädchen**: ↑Vulvovaginitis gonorrhoica infantum. **Conjunctivitis gonorrhoica**: ↑Gonoblennorrhö. **Allgemeinerkrankungen der G.** (sehr selten), Komplikation bei Eindringen von Gonokokken in die Blut- u. Lymphbahn. Arthritis gonorrhoica: sehr schmerzhafte Entzündung meist nur eines Gelenks (Monarthritis) mit nachfolgender Ankylose; Tendovaginitis u. Bursitis gonorrhoica: Entzündung der Sehnenscheiden u. Schleimbeutel bes. an Händen u. Füßen; metastat. Konjunktivitis u. Iritis gonorrhoica; Endocarditis gonorrhoica: gutartige verruköse Entzündung der Mitralklappen des Herzens durch Ansiedlung von Gonokokken.

Gonosomen ⟨*gr*⟩ *n Pl*: Bez. für bewegl. tier. Keimzellen, i. e. S. für Geschlechtschromosomen, die im ↑Karyotyp, funktionelle u. meist auch morphol. Geschlechtsunterschiede zeigen u. mit der Geschlechtsbestimmung u. -entwicklung im Zusammenhang stehen. Beim Menschen zwei submediozentrische ↑X-Chromosomen im weibl. u. ein X- u. ein kleines akrozentr. Y-Chromosom im männl. Geschlecht.

Good Clinical Practice ⟨*engl*⟩: *Abk* GCP; Vorschriften zur Durchführung klin. Prüfungen von Arzneimitteln. EU-Richtlinien, sind auf alle vier Phasen der klin. Prüfung anzuwenden (einschl. Bioverfügbarkeits-, Bioäquivalenzstudien). Sie beinhalten die Definition der Rechte u. der Integrität der Pat., die Regeln zur Anhörung einer ↑Ethikkommission, Standards zur Einwilligungserklärung des Pat. nach Aufklärung, die Sicherstellung der Glaubwürdigkeit der erhobenen Daten, die Definition der Verantwortlichkeiten von Sponsor, Monitor u. Prüfer, die Definition der Anforderungen an die med. Biometrie, Anforderungen an die Qualitätssicherung, den Umgang mit den Daten sowie die Regeln zur Aufstellung eines Prüfplans.

Good Laboratory Practice ⟨*engl*⟩: *Abk* GLP; Prüfvorschriften für Laboratorien für nichtklin. Versuche.

Good Manufactoring Practice ⟨*engl*⟩: *Abk* GMP; Regeln der WHO für eine sachgerechte Herstellung von Arzneimitteln u. ihre Qualitätssicherung.

Goodpasture, Ernest William (1886–1960), amerik. Pathologe, Nashville/Tenn.

Goodpasture-Syndrom (nach Ernest W. G.): Sonderform der Autoimmunnephritis, hervorgerufen durch humorale Antikörper, die sowohl gegen ↑Glomerulusbasalmembranen als auch gegen Basalmembranen der Lungenalveolen gerichtet sind. Das G. tritt bevorzugt bei jungen Männern auf u. ist gekennzeichnet durch das gleichzeitige Auftreten von Hämoptysen (↑Hämoptoe) u. Lungenhämosiderose (↑Hämosiderosis pulmonum) bei ↑Glomerulonephritis. Es entwickelt sich rasch eine Niereninsuffizienz mit Dialysebedürftigkeit. Können die Lungenblutungen nicht beherrscht werden, so ist die Progn. ungünstig. Ther. kommen Plasmapheresebehandlung u. Immunsuppression in Betracht.

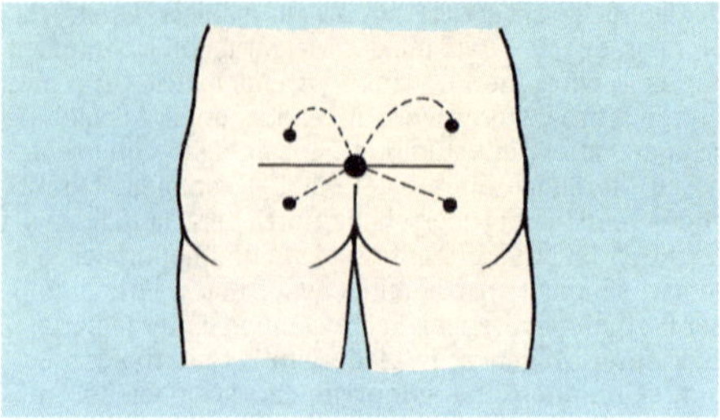

Goodsall-Regel. Perianale Fistelbildung nach der Goodsall-Regel

Goodsall, David H. (1843–1906), brit. Chir., London.

Goodsall-Regel (nach David H. G.): Perianale Fisteln zeigen einen bogenförmigen Verlauf, wenn ihre Öffnung – in Knie-Ellenbogenlage – oberhalb einer durch den Anus gehenden Horizontale liegt. Abb.

Goodwin, W. E., zeitgen. amerik. Urol.

Goormaghtigh, Norbert (1890–1960), Pathol., Gent.

Goormaghtigh-Zellen (nach Norbert G.): extraglomeruläre Mesangiumzellen (Polkissen) als Teil des juxtaglomerulären Apparats am Nierenkörperchen. G. enthalten Angiotensinase A. Beim exp. Drosselungshochdruck wird eine Hypertrophie beobachtet.

Gooseneck ⟨*engl*⟩ *n*: röntg. Zeichen bei einem Endokardkissendefekt. Bei Kontrastmittelinjektion in den li. Ventrikel stellt sich eine an ein G. (= Gänsehals) erinnernde Verformung der Ausflußbahn des li. Ventrikels dar.

Gordon, Alfred (1874–1953), amerik. Neurol., Philadelphia.

Gordon, Harold (geb. 1894), amerik. Pathologe, Louisville, Kentucky.

Gordon, William (1863–1929), brit. Arzt, Exeter.

Gordon-Reflex (nach Alfred G.): Gordon-Zehenzeichen, Dorsalflexion der großen Zehe (wie bei ↑Babinski-Reflex), ausgelöst durch Kneten der Wadenmuskulatur, weist auf Pyramidenbahnläsion hin.

Gordon-Syndrom (nach Harold G.) ↑Gastroenteropathie, exsudative.

Gordon-Test (nach Harold G.): heute nicht mehr durchgeführtes Untersuchungsverfahren zum Nachweis einer exsudativen ↑Enteropathie. Verfahren heute zugunsten eines ↑Ganzkörperretentionstests nach i. v. Injektion von ^{51}Cr-HSA verlassen.

Gorham, Samuel Wittington (1885–1968), amerik. Int., New York.

Gorham-Syndrom (nach Samuel W. G.): Disappearing bone, Vanishing bone; seltene ossäre Krankheit, bei der durch eine Kapillarhämangiomatose Teile eines Knochens o. benachbarter Knochengruppen röntg. vollständig schwinden, 1954 von Gorham u. Mitautoren beschrieben.

Gorlin, Robert J. (geb. 1923), Zahnarzt, Minneapolis.

Gorlin-Goltz-Syndrom (nach Robert J. G. u. Robert W. G.) ↑Basalzellnävussyndrom.

Gorlin-Syndrom (nach Robert J. G.): hyperkin. Herzsyndrom; Verkürzung der Kreislaufzeit, erhöhtes Schlagvolumen, verminderter peripherer Widerstand, wahrscheinl. bedingt durch gesteigerte Empfindlichkeit der Betarezeptoren. Klin. z. T. Hypertonie, Herzhypertrophie, systol. Geräusch.

Gossypium depuratum: Verbandmull, ↑Verbandstoffe.

Gossypol: phenol. Triterpen aus der Baumwollpflanze (Gossypium hirsutum). Als „Pille" des Mannes diskutiert (orale ↑Kontrazeptiva). Wirkungsmechanismus wird über eine reversible Hemmung der Laktatdehydrogenase des Spermiums angenommen. Herzschäden u. ↑Kumulation (vermutl. infolge Reaktion mit Körpereiweiß) auch beim Menschen sprechen gegen die Anwendung von G.

Gottron, Heinrich Adolf (1890–1974), Dermat., Tübingen.

Gottron-Syndrom (nach Heinrich A. G.): **1.** Erythrokeratodermia congenita progressiva symmetrica. **2.** ↑Akrogerie.

Gottsacker-Nährboden: Eiernährboden mit optimalem Eigelbgehalt zur Anzüchtung von Mykobakterien.

Gottstein, Adolf (1857–1941), Sozialhygieniker u. Gesundheitspolitiker, Berlin. G. verfaßte grundlegende Beiträge zu Gesundheitsfürsorge, Gesundheitspolitik, med. Statistik, Sozialhygiene u. Epidemiol. Er rief in Preußen die Sozialhygien. Akademien ins Leben.

Gougerot, Henri (1881–1955), Dermat., Paris.

Gougerot-Blum-Krankheit (nach Henri G.): Dermatitis lichenoides purpurea et pigmentata; verhältnismäßig seltene Hautkrankheit, bei der es vorwiegend an den unteren Extremitäten zu einer Purpura mit Knötchen u. Blutpigmentansammlungen kommt.

Gougerot-Carteaud-Krankheit (nach Henri G.): Papillomatosis confluens et reticularis; im Erwachsenenalter auftretende Hautkrankheit im Bereich des Rumpfes, die mit Bildung polygonaler Knötchen einhergeht u. subjektiv wenig Beschwerden verursacht. Seltene Hautkrankheit, die der Akanthosis nigricans ähnl. ist.

Gougerot-Halley-Krankheit (nach Henri G.): Pemphigus chronicus familiaris benignus; ↑Pemphigus.

Gougerot-Houwer-Sjögren-Syndrom (nach Henri G.): im frz. Schrifttum für ↑Sjögren-Syndrom bzw. Sicca-Syndrom.

Gouley-Syndrom: durch Pericarditis adhaesiva bedingte Einengung der A. pulmonalis mit nachfolgender Rechtsherzhypertrophie.

Goundou: Gundu; meist in jungem Alter beginnende, doppelseitige, fortschreitende Auftreibung der knöchernen Nasenwurzel mit Druckatrophie der Augen u. Gesichtsfeldeinschränkung. Beobachtet an der afrikan. Westküste, vorkolumbian. Indianern u. Affen.

Gowers, Sir William Richard (1845–1915), Int. u. Neurol., London.

Gowers-Bahn (nach Sir William R. G.): vordere Kleinhirnseitenstrangbahn, Tractus spinocerebellaris anterior; Ursprung: große Hintersäulenzellen an der Basis der Hintersäule. Verlauf der Neuriten im Seitenstrang der gleichen u. z. T. auch gegenüberliegenden Seite bis zum Mesenzephalon u. dann durch den Pedunculus cerebellaris superior zum Kleinhirn.

Gowers-Zeichen (nach Sir William R. G.): bei ↑Dystrophia musculorum progressiva zu beobachtendes Sympt., daß Pat. sich beim Aufstehen mit Hilfe der Arme an den eigenen Beinen hochstemmen.

G-6-PD-Defekt: *Abk* für ↑Glukose-6-Phosphat-Dehydrogenase-Defekt.

G-6-PD-Varianten: genet. determinierte Strukturvarianten der Glukose-6-phosphatdehydrogenase. Z. Z. sind mehr als 60 G. bekannt. Unter den 4 häufigsten G. befinden sich auch 2 Defektvarianten, ↑Glukose-6-Phosphat-Dehydrogenase-Defekt. Die überwiegende Mehrheit der seltenen Varianten zeigt im Vergleich zum Wildtypallel Gd^B eine mehr o. weniger stark verminderte G-6-PD-Aktivität, sehr selten auch eine Erhöhung.

G_0-Phase: Intervallum ambiguum; Ruhephase im Ablauf des ↑Zellzyklus, die sich an die ↑G_1-Phase anschließen kann. Die Zelle verbleibt dabei unter gleichzeitiger Differenzierung prakt. in der G_1-Phase, kann aber nach spezif. Reiz erneut in den Zellzyklus eintreten.

G_1-Phase: Intervallum postmitoticum; postmitot. Ruhephase der Zelle nach einer Zellteilung. Dauer variabel, bestimmt im wesentl. die unterschiedl. Dauer des ↑Zellzyklus.

G_2-Phase: Intervallum premitoticum; prämitot. Ruhephase innerhalb des ↑Zellzyklus; kann zeitl. variieren, beträgt meist 1–2 h.

G-Proteine: Fam. von auf der Innenseite der Zellmembran lokalisierten, aus drei Untereinheiten (alpha, beta, gamma) aufgebauten, GTP-bindenden Proteinen, die an der ↑Signalübertragung beteiligt sind (↑Transducin). Man unterscheidet stimulierende (Gs) u. hemmende (Gi) G. Die GTP-tragende Alphauntereinheit besitzt GTPase-Aktivität.

Graaf, Regnier de (1641–1673), Arzt u. Anat., Delft, Paris. Hielt den von ihm beschriebenen sprungreifen Follikel für das menschl. Ei.

Graaff-Generator: Bandgenerator. Eine auf elektrostat. Prinzipien beruhende Spannungsquelle zur Erzeugung sehr hoher elektr. Spannungen. Der G. besteht aus einer großen hohlen Metallkugel als Hochspannungselektrode, der durch ein umlaufendes endloses Band aus Isoliermaterial pos. elektr. Ladung zugeführt, während gleichzeitig neg. Ladung abgeführt wird. Infolge dieser Ladungstrennung kommt es zu Spannungen, die in Abhängigkeit vom Durchmesser der Hochspannungselektrode einige Mill. Volt betragen können. Die durch diese Spannung erzeugbaren Stromstärken betragen allerdings nur einige Milliampere. Der G. dient zur Beschleunigung geladener Teilchen u. zur Erzeugung ultraharter Röntgenstrahlung.

Graaf-Follikel (nach Regnier de G.): Folliculus ovaricus maturus; sprungreifer Follikel, Durchmesser: 1,5 cm. Durch Zunahme von Liquor follicularis ist das Antrum folliculare vergrößert, die Eizelle liegt im Cumulus oophorus exzentr. im Inneren. Der Follikel ragt kuppelartig über die Oberfläche des Ovars hinaus u. platzt bei der ↑Ovulation, die Eizelle kann in den Eileiter gelangen. Abb.

Grabesstille: fehlende Peristaltik bei der Auskultation des Bauchs, Zeichen für Darmlähmung bei paralyt. ↑Ileus, ↑Peritonitis.

Grabmilbe ↑Sarcoptes scabiei, ↑Sarcoptes.

Gradation: Steigung (Neigung gegen X-Achse) der über einer logarithm. geteilten Belichtungsachse dargestellten ↑Schwärzungskurve. $G = \Delta S/\log E$, wobei ΔS die Differenz zweier nahe benachbarter Schwärzungswerte u. $\Delta\log E$ die entsprechende Differenz der Belichtungswerte bedeuten. Die G. hat in unterschiedl. Bereichen der Schwärzungskurven versch. Werte. Das Maximum liegt im Bereich des angenähert geradlinigen Teils der Kurve. Die G. in diesem Bereich heißt mittlerer ↑Gradient o. auch Gammawert.

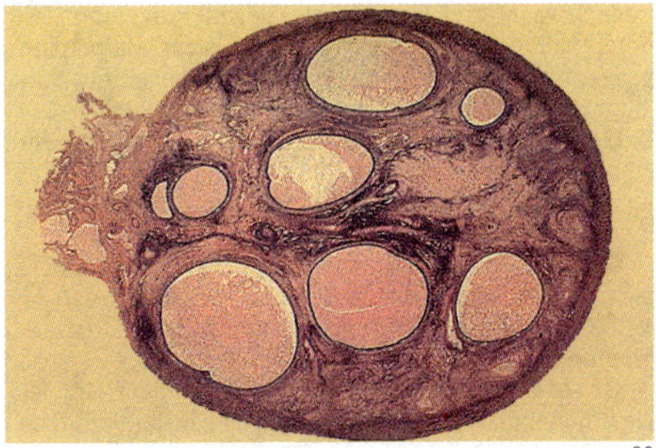

30

Graaf-Follikel. Histologischer Schnitt durch das Ovar, HE-Färbung; größere, sprungreife Follikel

Grad Celsius: Zeichen °C; nach A. Celsius (1701–1744) benannte Maßeinheit der Temperatur. G. C. ist als Temperaturdifferenz gleich dem ↑Kelvin (K). 0 °C entspricht 273,16 K.

Gradenigo, Giuseppe (1859–1926), ital. Otol., Turin, Neapel.

Gradenigo-Syndrom (nach Guiseppe G.): Abduzensparese u. Trigeminusneuralgie bei Ausbreitung einer Otitis media purulenta auf das Felsenbein u. Leptomeningitis.

Gradient ⟨*lat*⟩ *m*: Änderung einer physikal. Größe längs einer Wegstrecke. Die Entstehung des G. setzt ein Potential zwischen den Meßpunkten voraus. In der ↑Lungenfunktionsdiagnostik häufig benutzter Begriff zur Beschreibung von Partialdruckgefällen. ↑Diffusionsstrecke, pulmonale.

Gradient, mittlerer: Anstieg des mittleren Teils von ↑Schwärzungskurven photograph. Materialien. Er tritt an die Stelle der älteren Bez. Gammawert. Der m. G. wird aus der charakterist. Kurve (Schwärzungskurve) als Verhältnis von Schwärzungsdifferenzen zur Differenz der Logarithmen der zugeordneten relativen Belichtung für 2 definierte krit. Punkte errechnet. Die m. G. liegen bei Amateurfilm bei 0,7–1,0, bei Kinonegativfilmen bei 0,5–0,9, bei Photopapier (AgBr, AgCl) bei 1,7 bzw. 2, bei Röntgenfilmen typenabhängig zwischen 2,2 u. 3.

Gradierwerk: früher zur Salzgewinnung verwendete hoch aufgeschichtete Schwarzdornwände, an denen Sole durch Herabrieseln zerstäubt wurde. G. dienen heute in vielen Kurorten zur ↑Freiluftinhalation.

Grading ⟨*engl*⟩: Beurteilung von Geschwülsten hinsichtl. ihres Malignitätsgrades aufgrund von histol. u. zytolog. Kriterien. ↑Staging.

Graefe, Albrecht von (1828–1870), dt. Ophth., Berlin. Reformator der Augenheilkunde in Deutschland. G. führte als erster den von H. von Helmholtz entwickelten Augenspiegel in die prakt. Augenheilkunde ein. Er beschrieb die Stauungspapille, verbesserte die Staroperation, befaßte sich mit der Funktion der Augenmuskeln u. führte zur Heilung des Glaukoms die Iridektomie ein.

Graefe-Sjögren-Syndrom (nach Albrecht von G. u. Hendrik S. C. S.): Hallgren-Syndrom; genet. bedingter Komplex von Entwicklungsstörungen: Retinitis pigmentosa, Intelligenzminderung, spinozerebelläre Ataxie, z. T. Mikrozephalie, Taubheit, Minderwuchs, Kyphose, Genu valgum, Klumpfuß.

Graefe-Syndrom (nach Albrecht von G.): chron. progressive Ophthalmoplegie; Ophthalmoplegica externa progressiva internuclearis. Infolge degenerativer Prozesse motor. Nervenzellen u. der Mittelhirnkerne, Bulbärparalyse. Ausbildung bilateraler Parese der Augenmuskeln: doppelseitige Ptosis, teilweise reflektor. Pupillenstarre.

Graefe-Versuche (nach Albrecht von G.): Bei Augenmuskellähmungen zeigt der Proband am vorgehaltenen Objekt vorbei, wenn die Fixation nur mit dem Auge der gelähmten Seite erfolgt.

Graefe-Zeichen (nach Albrecht von G.): Beim Blick nach unten folgt das Oberlid nicht ausreichend, so daß das Weiße des Auges sichtbar wird. Sympt. des endokrinen Exophthalmus.

Graefe-Zeigeversuch (nach Albrecht von Graefe): beim monokularen Zeigen auf einen Gegenstand wird bei Augenmuskellähmung in die Richtung des Funktionsausfalls vorbeigezeigt.

Gräfenberg-Ring: nicht mehr angewendetes Intrauterinpessar.

Graffi, Arnold (geb. 1910), dt. Pathol., Berlin. Ehem. Direktor am Institut für Experimentelle Krebsforschung, Berlin-Buch.

Graffi-Leukose-Virus: 1954 durch Graffi aus einem ↑Transplantationstumor isoliertes, myelo. Leukämie induzierendes murines Leukämievirus.

Graft ⟨*engl*⟩ *m*: im chir. Sprachgebrauch gebräuchl. Terminus für Transplantationsmaterial (Autograft, Allograft, Heterograft). G. kann i. S. von Organ, Gewebe, Gefäß u. Flicken (↑Patch-Plastik) verstanden werden.

Graft rejection cells ⟨*engl*⟩ *Pl*: „Transplantatverwerfungszelle“. Lymphoide Zellen, die nach erfolgter Vaskularisierung in das Transplantat einwandern u. es zerstören. Begriffsprägung entstammt einer Ära, in der über Subpopulationen der Lymphozyten wenig bekannt war. Dem gegenwärtigen Wissensstand nach sind an der unmittelbaren Rejektion v. a. zytotox. wirkende T-Lymphozyten beteiligt.

Graft versus host reaction ⟨*engl*⟩: *Abk* GVH; Transplantat-gegen-Wirt-Reaktion; Form der immun. Auseinandersetzung, die nur dann zur Ausbildung kommt, wenn immun. reaktive Zellen (z. B. Knochenmark) in einen genet. fremden Organismus, dessen eigene Immunabwehr geschwächt ist o. fehlt transplantiert werden (im Exp. sind auch Milz- o. Lymphknotenzellen verwendbar). Die Reaktion geht von den übertragenen immun. reaktiven Zellen aus, die im Wirt (bezogen auf ihr eigenes Antigengefüge) die fremden Antigenstrukturen erkennen u. eine „Immunabwehr“ dagegen einleiten. (Ist der Wirtsorganismus noch selbst immun. aktiv, so bildet sich seine Abwehr gegen das übertragene alloantigene Zellmaterial, ↑Host versus graft reaction). Um Sympt. u. Wirkungsabläufe einer GVH studieren zu können, muß im Tierexperiment zuvor die Auslösung der anderen Form, der Host-versus-graft-Reaktion durch Ausschaltung des wirtseigenen Immunsystems unterbunden werden (Bestrahlung, Immunsuppression, neonatale Thymektomie). Nach Übertragung immunreaktiver allogener Zellen treten in diesen ihrer eigenen Immunabwehr beraubten Wirten Sympt. auf, die sich insbes. an der Haut, den Schleimhäuten u. den lymphoiden Organen abspielen u. als Symptomentrias bezeichnet werden: Schleimhautblutungen, Haarausfall, Atrophie (lymphoider Organe), später Ausbildung von Tumoren, im Endstadium Kachexie u. schließl. Exitus letalis. In der Klinik stellt die GVH die häufigste Komplikation nach Knochenmarktransplantationen dar, sie kann – wenn auch in seltenen Fällen – als Folge einer Austauschtransfusion bei Frühgeborenen auftreten u. im Falle des Nichterkennens innerhalb weniger Tage zum Tode führen. Weiterhin ist die GVH bei der Dünndarmtransplantation von klin. Bedeutung.

Graham-Steel-Geräusch: frühdiagnost. weiches Decrescendogeräusch li. parasternal 2.–3. ICR; kommt bei MS u. pulmonaler ↑Hypertonie vor (relative Pulmonalisinsuffizienz).

Graham-Tumor: Nonencapsulated sclerosing carcinoma; kleines, nicht abgekapseltes Adenokarzinom mit fibrösem Stroma (Mikrokarzinom in hyperplast. Strumen, bes. bei Basedow), geringe Malignität.

Grains ⟨*frz*⟩ *Pl*: parakeratot. Zellen im Stratum corneum; Zeichen einer ↑Dyskeratose.

Gram, Hans Christian Joachim (1853–1938), dän. Pharmak., Kopenhagen. Entwickelte 1884 ↑Gram-Färbung.

Gram-Färbung (nach Hans C. J. G.): wichtigste dd Färbung in der Bakt. Die zur Färbung verwendete Anilinfarbe (Karbol-Gentianaviolett) reagiert mit der im zweiten Färbeschritt aufgebrachten ↑Lugol-Lösung in der Nähe der zytoplasmat. Membran der Bakterienzelle unter Bildung größerer Komplexe, die bei der nachfolgenden Differenzierung mit Alkohol durch die dünnere Zellwand der gramnegativen Bakterien eluiert werden können, durch die stärkere grampositive Bakterienzellwand aber zurückgehalten werden. Gramnegative Bakterien müssen durch Gegenfärbung (meist mit Fuchsin) sichtbar gemacht werden.

Gramicidin: Bestandteil des Polypeptidantibiotikums ↑Tyrothricin.

Grammäquivalent: Val. Quotient aus ↑Gramm-Atom o. Gramm-Molekül (↑Mol) u. ↑Wertigkeit einer chem. Verbindung o. eines Ions. Sind mehrere Wertigkeiten mögl., so gilt für jede ein G. Beispiel: 1 Val Fe^{2+} = 27,925 g; 1 Val Fe^{3+} = 18,617 g.

Gramm-Atom: relative Atommasse eines Elements in Gramm. Beispiel: 1 G. Gold = 196,97 g.

Gramm-Molekül ↑Mol.

gramnegativ ↑Bakterien.

grampositiv ↑Bakterien.

Grand mal ⟨*frz*⟩ *m*: *Pl* grands maux; großes Übel, Bez. für den großen, generalisierten epilept. Anfall. ↑Epilepsie.

Grandry-Körperchen: Tastkörperchen im Entenschnabel.

Granisetron: Antiemetikum; Serotoninantagonist; Anwendung bei Erbrechen, das durch Zytostatikabehandlung bzw. Bestrahlung hervorgerufen wird.

Granit, Ragnar Arthur (geb. 1900), Neurophysiologe, Helsinki, Stockholm. 1967 Nobelpreis für Med./Physiol. (mit H. K. Hartline u. G. Wald) „für die Aufdeckung primärer physiologischer und chemischer Vorgänge des Sehens“.

Granula ⟨*lat*⟩ *n Pl*: *Sg* Granulum; Körnchen; **1.** ***Hämat.***: im Zytoplasma der Zellen, in fixiertem o. unfixiertem Zustand durch Färbung, im Phasenkontrast-, Hellfeld-, Elektronenmikroskop o. mit anderer Technik nachweisbar in körniger Form vorliegende Stoffe der verschiedensten Substanz (Pigmente, Proteine, Lipide, Ferritin u. a.). **Azidophile G.**: eosinophile G., Durch saure Farbstoffe wie Eosin anfärbbare kugelige o. rotationsellipt. G. im Zytoplasma der eosinophilen ↑Granulozyten bis zu 1 μm groß, mit kristalloider Struktur (Elektronenmikroskop). **Azurophile G.**: ↑Azurgranula. **Basophile G.**: mit basophilen Farbstoffen anfärbbare, grobe metachromat. G. der basophilen ↑Granulozyten u. der Gewebemastzellen, die Heparin u. Histamin enthalten. **Neutrophile G.**: Im Zytoplasma der neutrophilen ↑Granulozyten vorhandene feine G. (0,2 µm Durchmesser), die sich weder mit sauren noch mit bas. Farbstofflösungen stärker anfärben, sondern nur zart rötl. tingiert erscheinen. Möglicherweise enthalten die n. G. Oxidasen u. Peroxidasen. **2.** ***Pharmazie:*** Körnchen, sind kleine Pillen von 0,05–0,06 g Masse. Sie werden mit Gummi arabicum, Laktose u. Sirupus simplex wie Pillen hergestellt. Heute kaum noch gebräuchl.

Granulagigantismus, leukozytärer ↑Chédiak-Higashi-Syndrom.

Granularatrophie: körnige Schrumpfung der Niere bei Arteriosklerose o. chron. Nephritis. Die körnigen Erhebungen entsprechen erhaltenem Nierengewebe, die Einsenkungen narbigen Schrumpfungen.

Granularatrophie des Schädels: röntg. Zeichen fortgeschrittener seniler Osteoporose am Schädeldach mit körniger Struktur der Knochenoberflächen infolge Schwindens der Tabulae.

Granularzellenmyoblastom ↑Myoblastenmyom.

Granularzelltumor: seltener, i. d. R. gutartiger Tumor, der vom peripheren Nervengewebe abgeleitet wird. Vorkommen bes. in der Mundhöhle im mittleren Lebensalter. Bösartige Variante in ca. 2 % der Fälle. Sie ist von der gutartigen histol. schwer zu unterscheiden. ↑Myoblastenmyom.

Granulate ⟨*lat*⟩ *Pl*: zum Einnehmen bestimmte, relativ grobe Haufwerke, die aus Körnern unregelmäßiger Gestalt, aber weitgehend einheitl. Größe bestehen, deren Korngröße 0,8 mm i. d. R. nicht unterschreitet. Sie dürfen mit Schichten aus indifferenten Stoffen überzogen sein (z. B. ↑Magensaftresistenz) u. sind sowohl selbständige ↑Arzneiformen als auch Zwischenprodukte der Arzneizubereitungen wie ↑Tabletten, ↑Dragees.

Granulation: Granulatio, Körnelung; Fleischwärzchen des ↑Granulationsgewebes.

Granulationes arachnoideales: Pacchioni-Granulationen, Arachnoidalzotten; bindegewebige Wucherungen der ↑Arachnoidea encephali; als kolbige, hirse- bis pfefferkorngroße Fortsätze nehmen sie im Alter an Zahl u. Umfang zu, dringen in die ↑Sinus durae matris ein u. können an der Schädelinnenfläche Grübchen (↑Foveolae granulares) verursachen.

Granulationsanomalie ↑Leukozytenanomalien.

Granulationsanomalie-Steinbrinck-Chédiak ↑Chédiak-Higashi-Syndrom.

Granulationsgeschwulst: gutartige tumoröse u. aus Granulationsgewebe entstehende Gebilde, auch statt des Ausdrucks „infektiöse Granulome“ für Produkte einer spezif. Entzündung gebraucht (Tuberkulom, Gumma usw.). ↑Epulis, ↑Enulis.

Granulationsgewebe: junges, gefäß- u. zellreiches Bindegewebe als Ersatz für Gewebedefekte sowie zur Abkapselung von Nekrosen, Fremdkörpern u. ä. Aus ihm geht später das Narbengewebe hervor.

Granulationspolyp: Granulationsgewebebildung bei chron. Schleimhauteiterung der Paukenhöhle; tritt auch in anderen Organen, z. B. im Scheidenstumpf nach Hysterektomie, auf.

Granulation, toxische: durch Persistenz der sonst maskierten azurophilen Granulation der neutrophilen Granulozyten bzw. eine infolge veränderter Enzymaktivität sich dunkelviolett-bräunl.-mißfarben bei panopt. Färbung darstellende (sonst neutrophile) Granulation als qualitative, diagn. verwertbare Veränderung der Granulozytopoese bei Coma hepaticum, Coma uraemicum u. schweren Infektionen, wobei Anzahl u. Größe der Granula Hinweise auf die Schwere des Krankheitsbildes geben. Möglicherweise Zeichen einer gesteigerten Lysosomentätigkeit infolge aktivierten Zellstoffwechsels.

Granulazylinder ↑Zylinder.

Granulom: Granuloma; in der zahnärztl. Umgangssprache gebräuchl. jedoch unzutreffender Ausdruck für die chron. rarefizierende periapikale Ostitis an Zahnwurzeln als Folge einer infizierten Pulpanekrose. Diffuse o. umschriebene Aufhellung im Röntgenbild infolge entzündl. Knochenresorption. Werden durch die Progression des Vorgangs Zellen der ↑Epithelreste aktiviert, resultiert zyst. Entartung (radikuläre Zyste). Bedeutung der G. in bezug auf Fernwirkung (Fokalinfektion) in der Vergangenheit stark überschätzt, selten sind Keime im Gewebe nachweisbar. Exazerbation bei Resistenzminderung, traumat. Einflüssen, Klimawechsel. Ther.: konservativ, langwierig u. unsicher, sicher nur die ↑Apikotomie.

Granuloma anulare: vorwiegend an der Dorsalseite der Hände u. Finger auftretende chron. u. gutartige Hautentzündung mit ringförmig angeordneten, blassen Knötchen, die normale Hautabschnitte einschließen. Heilt ohne Narbenbildung ab. Häufige Rezidive. Ursache unbekannt. Abb.

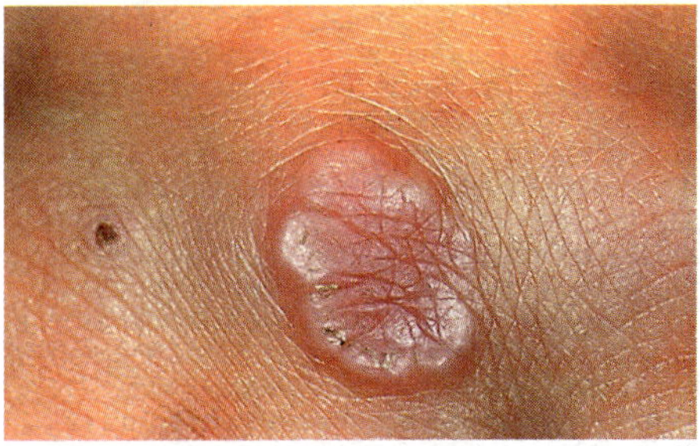

13

Granuloma anulare

Granuloma eosinophilicum: versch. Formen.

Granuloma eosinophilicum faciei: im Gesicht flache, leicht gerötete, manchmal in Gruppen stehende Papeln; Reticulogranuloma eosinophilicum: Beziehungen zum eosinophilen ↑Knochengranulom u. der Hand-Schüller-Christian-Krankheit; histol. Granulationsgewebe mit Polymorphie u. massenhaft eosinophilen Leukozyten sowie Plasmazellen.

Granuloma eosinophilicum periorificiale: vorwiegend perianale u. neben der Vulva gelegene Ulzera mit aufgeworfenen Rändern o. blaurötlichen Knoten. Äußerst torpider Verlauf. Genese unbekannt.

Granuloma fungoides ↑Mycosis fungoides.

Granuloma gangraenescens ↑Wegener-Granulomatose.

Granuloma glutaeale infantum: Infiltratbildung bei ↑Dermatitis glutaealis infantum im Windelbereich.

Granuloma malignum ↑Lymphogranulomatose.

G

Granuloma Miescher
↑Granulomatosis disciformis chronica et progressiva.

Granuloma rheumaticum
↑Aschoff-Geipel-Knötchen.

Granuloma teleangiectaticum: auch als Granuloma pediculatum benignum o. Granuloma pyogenicum bezeichneter, schnellwachsender, aus kapillarreichem Granulationsgewebe bestehender Tumor der Haut u. Schleimhäute von Mund u. Nase. Oft im Anschluß an kleine Verletzungen, wahrscheinl. infektiöser Genese.

Granulomatose, infantile septische ↑Granulomatose, progressive septische.

Granulomatose, progressive septische: Chronic granulomatous disease (CGD); chron.-granulomatöse Erkrankung des Kindesalters; kongenitale Dysphagozytose. Intrazellulärer Enzymdefekt der neutrophilen Granulozyten, der Eosinophilen u. der Monozyten, wodurch ihre Abtötungsfunktion gegenüber katalasepositiven Bakterien erlischt; Erbgang überwiegend X-chromosomal, seltener autosomal rezessiv; fam. Häufung. Sympt.: Vorwiegend bei Jungen seit früher Kindheit schwere bakterielle Infektionen mit starker Lymphadenitis, Pneumonien, eitriger Rhinitis, Konjunktivitis, Stomatitis u. Diarrhöen. Histol. typ. Granulome. Tod im frühen Kindesalter. Wahrscheinl. Mangel an membrangebundener NADH-Oxidase mit der Unfähigkeit, katalasepositive Keime abzutöten, d. h. jene Erreger, die das von ihnen produzierte H_2O_2 selbst inaktivieren (Staphylococcus aureus, Klebsiellen, Enterobacterien, Escherichia coli, Serratia marcescens, Pseudomonas, Proteus, Salmonellen). Während der rezidivierenden bakteriellen Infektionen versucht der Organismus, die Erregerausbreitung mit Kompensationsvorgängen (typ. Riesenzellgranulome mit lymphohistiozytären Elementen u. zentralen Nekrosen) einzudämmen. Nach dem Erfolgen einer Dauerchemoprophylaxe (Trimethoprim/Sulfamethoxazol) sind Infektionen mit Aspergillus das Hauptproblem dieser Pat. Diagn. durch neg. Nitroblau-Tetrazolium-Test: die kranke Zelle kann den blauen Farbstoff Nitroblau-Tetrazolium nicht reduzieren u. entfärben. Progn. ist ungünstig, die meisten Pat. sterben bis zum Schulalter.

Granulomatosis disciformis chronica et progressiva: Granulomatosis pseudosclerodermiformis symmetrica; Dermatose, die häufig im Anschluß an geringfügige Traumen, bevorzugt am Unterschenkel in Form von flachinfiltrierter, polyzykl. Herde von roter bis gelbbräunl. Farbe, zentraler Atrophie u. besenreiserartiger Gefäßzeichnung in der Umgebung in Erscheinung tritt. Ursache unbekannt, vermutl. mit der Nekrobiosis lipoidica diabeticorum ident. Histol. Verbreiterung der Kutis mit Granulomen, Gefäßneubildungen u. Riesenzellen mit schaumig strukturiertem Plasma u. regellos angeordneten Kernen.

Granulomatosis infantiseptica ⟨*lat + gr*⟩ *f*: Listeriose beim Neugeborenen; ↑Neugeborenenlisteriose.

Granuloma venereum: Granuloma inguinale; ↑Donovanosis.

Granulombildung: im Ggs. zur Eiterbildung bei sich vorwiegend intrazellulär ausbreitenden Erregern (Mykobakterien, Brucellen, Typhus-Salmonellen, Listerien) am Ort der Infektion: sog. spezif. Granulome, meist begleitet von allerg. Reaktionen des verzögerten Typs (Typ IV: ↑Allergie).

Granulom, eosinophiles: histiozytäres G. mit Eosinophilie, eosinophiles Knochengranulom, eosinophile Granuloretikulose, Taratynow-Krankheit; Manifestationsform der ↑Histiocytosis X. Ein G. besteht aus Histiozyten, mehrkernigen Riesenzellen, Schaumzellen u. eosinophilen Granulozyten. Lokalisation überwiegend im Skelettsystem, bes. in den platten Knochen, solitär o. multipel. Die Erkrankung verläuft chron. u. neigt zu Spontanheilung. Bevorzugt erkranken Kinder im 1., seltener im 2. Lebensjahrzehnt; Jungen häufiger als Mädchen; Erwachsene können auch befallen werden.

Granulomer ⟨*lat*⟩ *n*: meist zentral gelegener, bei panopt. Färbung durch rötl.-violette Granula ausgezeichneter Bezirk des Blutplättchens.

Granulome, spezifische: Granulationstumoren, die aufgrund ihrer gewebl. Struktur auf auslösenden Erreger wie Tuberkulose, Lepra, Syphilis, Aktinomykose, Nocardiose hinweisen. Heute als granulomatöse Entzündung bezeichnet.

Granulom, internes: bei Pulpitis chronica u. geschlossenem Pulparaum sich entwickelndes Granulom mit Resorption der Zahnhartsubstanzen von innen. Mit fortschreitender Rarefizierung des Zahnschmelzes rosa durchschimmerndes Granulationsgewebes, deshalb auch als Rosa-Flecken-Krankheit bezeichnet.

Granulom, lipophages: Lipidgranulom, Lipogranulom; umschriebene resorptive Entzündung mit Speicherung endogener o. exogener Lipide, die beim Zerfall von Fettgewebe durch Trauma (z. B. Mamma) o. bei Fettgewebenekrosen (Weber-Christian-Krankheit) freigesetzt werden, mit Aufnahme in Bindegewebezellen (Lipophagen). Injektion schwer resorbierbarer öliger Lösungen ruft analoge Befunde hervor.

Granulom, rheumatisches
↑Aschoff-Geipel-Knötchen.

Granulom, rheumatoides: Nodulus rheumaticus, Rheumaknoten; histol. zentrale fibrinoide ↑Nekrose, randl. palisadenartiger Histiozytenwall, umgeben von Bindegewebe. Erbsen- bis kirschgroße, druckschmerzhafte Knoten subkutan u. intrakutan an typ. Stellen in Gelenkbereichen u. Sehnenansätzen (insbes. proximale Unterarmstreckseite) sowie in Lunge, Pleura, Endo-, Myo- u. Perikard, Aorta, Gastrointestinaltrakt, Sklera, Dura mater u. a., mit entsprechender klin. Sympt. Vorkommen bei ↑Rheumatoidarthritis (10–15 %), Bang-Krankheit, Lupus erythematodes, Granuloma anulare, als Kardinalsymptom eines akuten rheumatischen ↑Fiebers; bei Kindern offenbar auch idiopath. Abb.

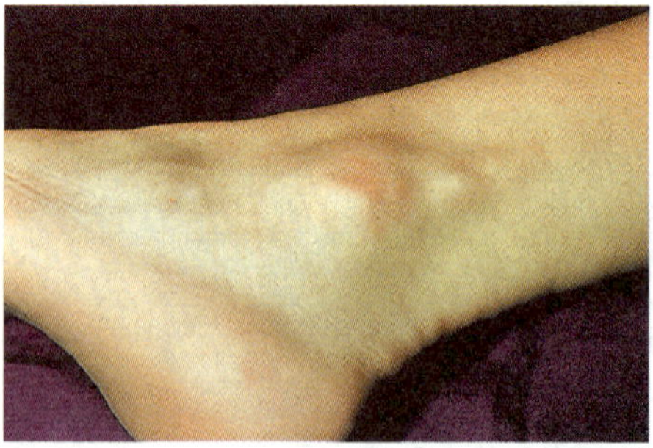
37

Rheumatoides Granulom

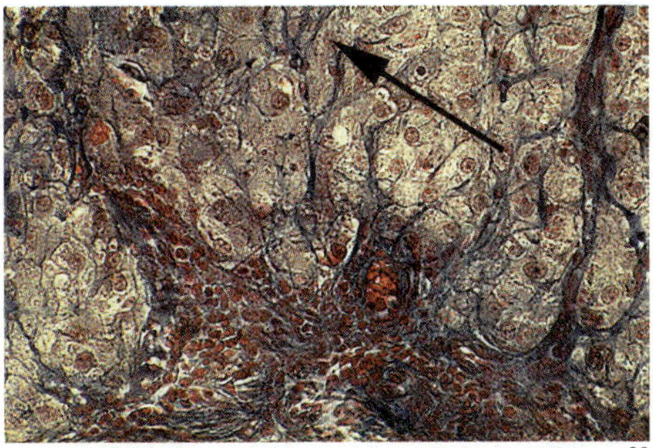

30

Granulosaluteinzellen. Histologischer Schnitt durch das Ovar, Azanfärbung; G. sind große Zellen mit hellem Zytoplasma u. Zellkern (Pfeil).

Granulopoetin ⟨*lat* + *gr*⟩ *n*: Granulopoetin; ein dem Erythropoetin vergleichbarer, die Granulozytopoese stimulierender, vorwiegend auf die determinierten Stammzellspeicher wirkender Stoff, der dem ↑Colony stimulating factor (CSF) entsprechen könnte.

Granulosaluteinzellen: bei der Bildung des ↑Corpus luteum aus Granulosazellen entstandene, lipochromhaltige Zellen, die Progesteron bilden. Abb.

Granulosazellen ↑Follikelepithel.

Granulosazelltumor: epithelialer Tumor der Ovarien teils solid, teils zyst. aus Follikelepithel (Granulosa) ähnl. Zellen mit Bildung von Follikelhormon, das auch nach Aufhören der Geschlechtsreife zu übermäßiger Proliferation des Endometriums (glanduläre Hyperplasie) u. zu Blutungen führt. Ein Teil dieser Tumoren ist maligne.

Granulose ↑Trachom.

Granulosis rubra nasi: Jadassohn-Syndrom; dominant erbl. Anomalie der Schweißdrüsen an Nasenspitze u. -flügeln; bereits im Kindesalter gesteigerte lokale Schweißsekretion, zahlreiche stecknadelkopfgroße, hellrote Knötchen auf gerötetem Grund; oft Spontanheilung in der Pubertät.

granulosus ⟨*lat*⟩ *Adj*: körnerreich, granuliert.

Granulozyt, basophiler: durch eine grobe, das Zytoplasma locker o. dicht füllende, bei Pappenheim-Färbung dunkelviolett basophile Spezialgranulation gekennzeichneter Granulozyt, der sich vom Promyelozyt über mehrere Reifestufen bis zum b.G. ableiten läßt, mit einem Durchmesser von 9–14 µm verhältnismäßig klein ist, einen oft nicht gut abgrenzbaren segmentierten Kern aufweist u. Heparin enthält, wodurch er metachromat. Eigenschaften aufweist. Bei Zählung in der Zählkammer ergeben sich 0,03–0,045 · 10^9/l, der relative Anteil bei Differentialleukozytenzählung liegt normalerweise zwischen 0,005 u. 0,01 (0,5–1,0 %). Seine Funktion wird mit dem Gehalt an Heparin u. Histamin in Verbindung gebracht. Bei Hyperthyreose, Hypercortisolismus, Glukokortikoidgaben kommt es zur Verminderung der b.G. (u.a. bei Streß), eine Vermehrung im Blut findet sich bei Myxödem, Hyperlipämie, Allergien u. Wurminfektionen.

Granulozyten ⟨*lat* + *gr*⟩ *m*: neben Lymphozyten u. Monozyten bestehende Leukozytenart, die der myelo. Reifungsreihe zuzuordnen ist u. durch neutrophile, eosinophile o. basophile (auf best. Färbungen bezogene) Granula (sog. Spezialgranula des G.) gekennzeichnet u. entspr. unterteilt wird, wobei diese, außer der allen G. eigentüml. Migration, Taxis u. Phagozytose, weitere jeweils unterschiedl. Funktionen (teilweise noch ungeklärt) haben. ↑Zellsystem, granulozytäres.

Granulozytenabbauformen: Granulozyten versch. Reifestufen, überwiegend segmentkernige Formen, die im Gewebe o. in entzündl. o. nichtentzündl. Körperhöhlenergüssen i.R. der Nekrobiose durch Pyknose der Kerne, (↑Karyorrhexis) bzw. Kernsegmente, intensive Kernanfärbung u. völligen Funktionsverlust gekennzeichnet sind. ↑Zellsystem, granulozytäres.

Granulozytenkinetik: Beurteilung von Granulozytenproduktion, -kinetik (Umsatzraten, Poolgrößen) u. Überlebenszeit durch Markierung des Zellkerns mit ^{32}P o. ^{3}H-Thymidin, des Zytoplasmas mit DF^{32}P o. ^{51}Cr-Natriumchromat (↑Erythrokinetik, ↑Thrombozytenkinetik). Wegen der komplizierten Untersuchungstechnik wird das Verfahren nur für wissenschaftl. Fragestellungen u. nicht zur Routinediagnostik eingesetzt.

Granulozytenkonzentrat ↑Granulozytentransfusion, ↑Leukozytenkonzentrat.

Granulozytenphosphatase, alkalische: Nachweis des Enzyms gehört zu den diagn. wichtigsten zytochem. Verfahren für Blutzellen. Bedeutung bei DD leukozytärer Erkrankungen. Erhöhte Indexwerte bei reaktiven Leukozytosen, bei endogenen u. exogenen Intoxikationen, im Schock, häufig vermehrt bei unreifzelliger akuter Leukämie, Non-Hodgkin-Lymphomen Lymphogranulomatose, Karzinom, Polyzythämie u. aplast. Anämie. Erniedrigte o. fehlende Indexwerte bei chron. myelo. Leukämie.

Granulozyten, polymorphkernige: *Abk* PNG (für engl. polymorphonuclear granulocytes); polymorphkernige ↑Makrophagen; neutrophile u. eosinophile zirkulierende Granulozyten.

Granulozytenreifungsstufen ↑Reifungsstufen des neutrophilen Granulozyten, ↑Reifungsstufen des eosinophilen Granulozyten, ↑Reifungsstufen des basophilen Granulozyten.

Granulozyten, riesenstabkernige ↑Vitamin-B_{12}-Mangelanämie.

Granulozytenspeicher, marginaler: Marginal granulocyte pool (MGP). Der totale Blutgranulozytenspeicher umfaßt sowohl die frei im Blut zirkulierenden Granulozyten (Circulated granulocyte pool = CGP) sowie den MGP, der die den Oberflächen des Gefäßsystems anhaftenden Granulozyten umfaßt, die bei Streß, Muskelbewegung u.a. mobilisierbar sind, wodurch es zur Verteilungsleukozytose bei unverändertem Leukozytendifferentialblutbild kommt.

Granulozytentransfusion: durch ↑Blutzellseparatoren gewonnene Konzentrate mit Granulozyten, wobei wegen der Gefahr der Sensibilisierung gegenüber den Gewebeantigenen HLA-kompatible Spender herangezogen werden sollen. Ind.: durch Zytokine u. Antibiotika nicht beherrschbare Infekte, wenn Granulozytenwerte im Blut $<0{,}5 \cdot 10^9$/l liegen; Mindestdosierung mit Aussicht auf Effektivität: $2 \cdot 10^{10}$ Granulozyten an 2–4 aufeinanderfolgenden Tagen.

Granulozytenwanderung: Lokomotion; ständige Bewegung der neutrophilen segmentkernigen Granulozyten (während der Lymphozyt Ruhepausen einschaltet), wobei Fortbewegung auf rauher Oberfläche mit erhebl. Geschwindigkeit erfolgt u. etwa drei Bewegungstypen beobachtet werden. Von der Zelle wird ein Pseudopodium hyalinen Ektoplasmas mit gekräuselter Oberfläche, die undulierende Membran, vorangeschoben. In dieses strömt das Endoplasma mit den Granula u. dem sich ständig verformenden Kern. Am Ende der Zelle wird oft ein Bürzel mit phasenopt. dichten Substanzen, Mitochondrien u. Granula nachgezogen. Die Wanderungsgeschwindigkeit ist nicht nur von der Oberflächenbeschaffenheit der Unterlage, sondern auch von der Temperatur, dem pH-Wert u. a. abhängig. Geschwindigkeit auf halbfestem Medium bei 37 °C 29–36 µm/min. Der segmentkernige Granulozyten ist fähig, durch 3 µm große Poren hindurchzutreten. ↑Diapedese.

Granulozyt, eosinophiler: durch eine meist reichl. im Zytoplasma vorhandene, mit Pappenheim-Färbung sich ockerfarben-rötl. (mit der früher übl. Triazidfärbung „eosinophil") tingierende Spezialgranulation gekennzeichneter Granulozyten, der sich vom eosinophilen Promyelozyten ableitet u. schließl. vom eosinophilen Metamyelozyten zum zweisegmentierten e. G. ausreift (mit sog. „brillenförmigem Kern"), einem Durchmesser von im Mittel 15 µm aufweist u. bei Zählung in der Zählkammer einen Normalwertbereich bei Erwachsenen von $0{,}05–0{,}35 \cdot 10^9/l$ im peripheren Blut umfaßt, d. h. der relative Anteil beträgt 0,02–0,05 (2–5 %) bei Differentialleukozytenzählung. Seine Aufgabe in Blut u. Gewebe wird mit seinem Enzymgehalt (Oxidasen, Proteasen) sowie Histamin in Verbindung gebracht, insbes. wird ihnen die Beseitigung bzw. die Verarbeitung von hypererg. Reaktionen veranlassenden Antigenen (sog. Allergenen) zugeschrieben. Durch Steroide der Nebennierenrinde wird ihre Absolutzahl im Blut stark reduziert; bei allerg. Reaktionen, insbes. durch körperfremde Eiweiße, kann es zu einer exzessiven Vermehrung in Blut u. Geweben kommen.

Granulozyt, neutrophiler: durch eine feingranuläre, bei Pappenheim-Färbung sich (im Ggs. zur basophilen Granulation der basophilen Granulozyten u. der eosinophilen Granulation der eosinophilen Granulozyten) „neutral" verhaltende (d. h. nicht anfärbbare) Granulation gekennzeichneter Granulozyt, der das Hauptkontingent der Leukozyten u. bes. der Granulozyt mit einer Absolutzahl von $1{,}5–5{,}0 \cdot 10^9/l$ beim Erwachsenen im peripheren Blut stellt, wobei im Gewebe die vielfache Menge zu finden ist, denn die Granulozyten nutzen das Blutgefäßsystem nur als Transportmittel u. haben ihre Aufgabe der unspezif. zellulären Abwehr fast ausschließl. im Gewebe durchzuführen, wozu sie infolge ihrer Haftfähigkeit u. Taxis, der Migration u. Phagozytose sowie infolge eines differenzierten Enzymsystems zum weitgehenden Abbau phagozytierten Materials in der Lage sind. Der reife n. G. weist einen mittleren Durchmesser von 10–14 µm auf, besitzt einen segmentierten Kern mit im Durchschnitt 3,2 Segmenten u. zeigt bei der Frau in unterschiedl. Häufigkeit einen ↑Trommelschlegelkernanhang als geschlechtsspezif. Merkmal (Geschlechtschromatin). Die Lebensdauer der n. G. läßt sich wegen des Verweilens im Knochenmarkspeicher, im Blutstrom u. im Gewebe schwer feststellen, wobei die Aufenthaltszeit im Knochenmark mit etwa 30 Std. u. im peripheren Blut mit 27 h anzusetzen ist.

Granulozytopenie: Granulopenie; absolute Verminderung der (neutrophilen) Granulozyten im peripheren Blut unter den Referenzbereich, d. h. bei Kindern $< 3{,}0 \cdot 10^9/l$, bei Erwachsenen $< 2{,}2 \cdot 10^9/l$. Eine Verminderung der eosinophilen o. der basophilen ↑Granulozyten wirkt sich dagegen kaum auf die absolute Zellzahl in der Volumeneinheit aus u. wird gesondert vermerkt. Pathogenet. durch unzureichende Produktion hereditär (Tab. 1) o. erworben (Tab. 2) bzw. verstärkten Zelluntergang (wenn Nachschub aus dem Knochenmark nicht ausreicht) bedingt. Substitution passager durch Granulozytenkonzentrate mögl. Zur Verminderung von Infektionen wird bei der Granulozytopenie die proph. Gabe von Antibiotika u. Antimykotika empfohlen. Durch die Gabe von hämopoet. Wachstumsfaktor (z. B. G-CSF, ↑Colony stimulating factor) Verkürzung einer chemotherapiebedingten Granulozytopenie mögl. Tab. 1 u. 2.

Granulozytopenie (Tab. 1): Konstitutionelle (hereditäre) Granulozytopenien bzw. Leukozytopenien

1. Familiäre (dominant vererbbare) Neutrozytopenie (meist ohne klin. Symptomatik)
2. Agranulocytosis infantilis hereditaria Kostmann
3. Familiäre Neurozytopenien mit rezidivierenden Infekten (mit relativ guter Prognose)
4. Chédiak-Steinbrinck-Higashi-Syndrom (mit Neutrozytopenie u. Granulationsanomalien der Leukozyten)
5. Zinsser-Engmann-Cole-Syndrom (oft mit schwerer Granulozytopenie) u. verschiedenen Anomalien
6. Granulozytopenie bei Verwandten von Pat. mit Fanconi-Anämie bzw. idiopath. aplast. Anämie
7. (Teilweise familiär auftretende) zykl. Agranulozytose
8. Kongenitale Aleukie = retikuläre Dysgenesie
9. Konnatale Neutrozytopenie bei exokriner Pankreasinsuffizienz, mit Kleinwuchs u. metaphysärer Dysostose

Granulozytopenie (Tab. 2): Erworbene Granulozytopenien

1. Stammzellschädigung durch tox. Substanzen (Benzen/Benzol, Medikamente u. a.) u. ionisierende Strahlen
2. Verdrängung durch maligne Neoplasien (u. a. Knochenmarkkarzinose, Plasmozytom)
3. Proliferationsstörungen durch Wirkstoffmangel (Vitamin B_{12}, Folsäure, Pyridoxalphosphat u. a.)
4. Immun. bedingte G. durch Isoantikörper (nach wiederholten Bluttransfusionen) u. Autoantikörper (Autoimmungranulozytopenie, allerg. Agranulozytose W. Schultz), Granulozytopenie bei Lupus erythematodes disseminatus
5. Zykl. Agranulozytose (unbekannter Ätiologie)
6. Granulozytopenie bei Splenomegalie-Dyssplenie-Syndrom = „Hypersplenismus"

Granulozytopoese ↑Zellsystem, granulozytäres.

Granulozytose: Erhöhung der absoluten Granulozytenzahl im Blut über die Altersnorm. Dabei kann es sich um eine Neutrophilie (Vermehrung der neutrophilen Granulozyten), eine ↑Eosinophilie o. eine ↑Basophilie handeln. Die Berechnung erfolgt fast immer auf die Volumeneinheit Blut. Nicht im Gefolge einer Hämoblastose auftretende extrem starke Erhöhungen der Granulozyten werden als leukämoide Reaktion bezeichnet. Im Regelfall ist eine G. begleitet von einer mehr o. weniger starken

↑Linksverschiebung der Granulozytenreifestufen im Differentialblutbild. Vom Standpunkt der Kinetik ergeben sich folgende Möglichkeiten einer G.: erhöhte Produktion u. verstärkte Ausschwemmung von Granulozyten aus dem Speicherpool im Knochenmark (bei Infektion, nach Endotoxin u. Glukokortikoiden, als Streßfolge, bei Tumoren insbes. bei Tumorzerfall, bei chron. myelo. Leukämie u. a. myeloproliferativen Erkrankungen u. a.); quantitative Verschiebung vom Randpool in den zirkulierenden Pool (bei Intoxikationen, Hypoxie, Infektionen u. a.); Hemmung der Auswanderung aus dem zirkulierenden Pool in den marginalen Pool (bei Langzeitwirkung von Glukokortikoiden).

Granulozyt, segmentkerniger: polymorphkerniger Granulozyt; durch Einschnürungen über $^1/_3$ der Kernbreite o. durch fadenförmige Brücken zwischen den Kernsegmenten gekennzeichneter Granulozyt mit im Pappenheim-gefärbten Blutausstrich dunkelfleckiger, schlangenhautähnl. Kernstruktur. Das vermehrte Vorkommen von stabkernigen bzw. Metamyelozyten im Differentialblutbild wird als ↑Linksverschiebung bezeichnet. Die durchschnittl. Segmentierungsquote beträgt 3,2; bei Vitamin-B_{12}-Mangel kommt es zu einer Hoch- o. Übersegmentierung mit 5–6 Kernsegmenten, die auch ↑Rechtsverschiebung genannt wird. ↑Zellsystem, granulozytäres; ↑Reifungsstufen des neutrophilen Granulozyten, ↑Reifungsstufen des eosinophilen Granulozyten, ↑Reifungsstufen des basophilen Granulozyten.

Granulozyt, stabkerniger: in der Differenzierungsreihe der Zellen der Granulozytopoese zwischen dem Metamyelozyten (= jugendl. Granulozyten) u. dem segmentkernigen Granulozyten stehende Zelle, die durch eine „Wurstform" des Kerns, der bereits 1,2 o. mehr Einkerbungen zeigt, gekennzeichnet ist u. in seiner Funktion dem segmentkernigen Granulozyten bereits weitgehend entspricht. Die Peroxidase- u. saure Phosphatase-Reaktion ist gegenüber dem Metamyelozyten abgeschwächt, die PAS-Reaktion u. die Sudan-Schwarz-B-Färbung intensiver. Die Reaktion der alkal. Phosphatase ist deutl. (mittlerer Index 24).

Granulozyt, toxisch granulierter: Granulozyt mit mittelgrober, bei panopt. Färbung sich meist dunkelviolett darstellender Granulation im Zytoplasma bei schweren Infektionen durch infektiös-tox. Einwirkung, die als Zeichen einer Reifungsstörung (Reste der Promyelozytengranulation) o. als Zellschädigung, evtl. auch als Ausdruck einer gesteigerten Lysosomentätigkeit gedeutet werden kann.

Granulum ⟨*lat*⟩ *n*: Körnchen.

Granulum cellulare: membranumhüllte Zelleinschlüsse, die nicht zum Zytoplasma zählen, früher als Paraplasma bezeichnet.

Granulum glycogeni: Glykogenkörnchen im Zytoplasma; zahlreich in Leberzellen.

Granulum pigmenti: Pigmentkörnchen im Zytoplasma; ↑Pigment.

Granulum proteini: Eiweißkörnchen im Zytoplasma, die keine Struktureiweiße sind.

Granulum secretorium: Sekretkörnchen, die vom Golgi-Apparat aus in das apikale Zytoplasma gelangen u. an der Zelloberfläche abgegeben werden.

Granzym A: eine Serinesterase in zytolyt. Lymphozyten.

Grape cell ⟨*engl*⟩: Art der ↑Plasmazelle, die durch ↑Russell-Körperchen im Zytoplasma (u. seltener auch im Kern) das Aussehen einer Weintraube hat.

Graphästhesie ⟨*gr*⟩ *f*: Fähigkeit, auf die Haut geschriebene Zeichen (Zahlen, Buchstaben) zu erkennen, ohne sie zu sehen.

Graphitlunge: Mischstaubpneumokoniose; entsteht durch Einatmung von Graphitstaub mit Beimischungen von Quarz, z. B. beim Arbeiten an Graphitöfen. Zu Ballungen neigende Silikose. Beim Zerfall der Schwielen wird graphitschwarzes Sputum expektoriert.

Gräsbeck, Ralph, Laborarzt, Helsinki.

Gräsbeck-Syndrom (nach Ralph G.): Imerslund-Gräsbeck-Syndrom; ↑Anämie, perniziöse juvenile.

Grassi, Giovanni Battista (1854–1925), ital. Arzt, Rom. Erkannte Anopheliden als einzige Überträger der Malaria, schlug gültige Einteilung der Malaria-Plasmodien vor.

Gratiolet, Louis-P. (1815–1865), Anat., Paris.

Gratiolet-Strahlung (nach Louis-P. G.) ↑Sehstrahlung.

G

Grauschleier ↑Schleier.

Graves disease ⟨*engl*⟩ ↑Basedow-Krankheit.

Gravida ⟨*lat*⟩ *f*: die Schwangere.

Graviditas abdominalis: Graviditas extrauterina; ↑Extrauteringravidität.

Graviditas nervosa ↑Grossesse nerveuse.

Gravidität ⟨*lat*⟩ *f*: Graviditas; ↑Schwangerschaft, bei Tieren Trächtigkeit.

Gravidität, ektopische ↑Extrauteringravidität.

Graviditätsdiabetes ↑Schwangerschaftsdiabetes.

gravidus ⟨*lat*⟩ *Adj*: gravid; schwanger.

Grawitz, Paul (1850–1932), Pathologe, Greifswald.

Grawitz-Tumor (nach Paul G.): hypernephroider Tumor; ↑Nierentumoren, ↑Nierenzellkarzinom.

Gray (nach Louis G.): Zeichen Gy; SI-Einheit der ↑Energiedosis

$$1\ \text{Gy} = 1\ \frac{\text{J}}{\text{kg}}$$

Eine früher benutzte Einheit ist das rad: 1 Rad = 0,01 Gy.

Gray-Syndrom: Grey-Syndrom, Grey baby syndrome (grey = gray = grau); Krankheitsbild der Chloramphenicolintoxikation im Neugeborenen- u. frühen Säuglingsalter nach Chloramphenicolgabe in der Spätschwangerschaft. Ungenügende Glukuronidisierungsfähigkeit der Neugeborenenleber. Chloramphenicol in höheren Dosierungen kann nicht ausreichend ausgeschieden werden u. staut sich im Organismus bis zu tox. Konzentrationen an. Sympt.: Graufärbung der Haut, Verschlechterung von Kreislauf u. Atmung, Hypothermie, paralyt. Ileus, schließl. Atem- u. Herzstillstand. Von Sutherland (1959) beschrieben.

Grazilisation ⟨*lat*⟩ *f*: Verfeinerung; anthrop. Bez. für Reduktion von Größe u. Robustizität der Knochen, die beim Vergleich des Jungpaläolithikers mit später lebenden Menschen zu beobachten sein soll.

Grazilisplastik: Operationsmethode zur Behebung von Harninkontinenz. Der frei präparierte, distal abgetrennte M. gracilis wird um die hintere Harnröhre straff herumgezogen u. vernäht.

Gregg, Norman McAllister (1892–1966), austral. Ophth.

Gregg-Syndrom: Embryopathia rubeolica, ↑Rötelnembryopathie.

Grehant-Plateau: Plateaubildung im Verlauf der Blutalkoholkurve, wenn Alkoholaufnahme (Resorption) u. Ausscheidung (Elimination) sich eine Zeitlang die Waage halten.

Greifalter: Entwicklungsetappe eines Säuglings nach der Funktion des Greifens. Handgreifreflex (Neugeborenes); Greifen nach Gegenständen (3./4. Monat); Greifen mit nicht opponiertem Daumen (5. Monat); mit opponiertem Daumen (6. Monat); mit beiden Händen (7./8. Monat); Pinzettengriff (mit gestrecktem Zeigefinger u. opponiertem Daumen, ab 10. Monat); Zangengriff (mit gebeugtem Zeigefinger u. opponiertem Daumen, ab 12. Monat).

Greifenklaue ↑Ulnarislähmung.

Greifreflex: reflektor. Faust- bzw. Zehenschluß bei Berührung von Handfläche bzw. Fußsohle, als primitiver Hirnstammreflex bei schwerer zerebraler Beeinträchtigung; ↑Automatismen; apallisches ↑Syndrom.

Greifswalder Blau: Farblösung aus Brillantgrün 1 : 1 000, Hofmanns Violett 1 : 1 000, Malachitgrün 1 : 1 000, Methylviolett, 1 : 1 000, Safranin 1 : 500, Magdalrot 1 : 500, Toluidinblau 1 : 500. Anwendung bei der Behandlung von Ekzemen, Pyodermien usw.

Greifzangenbildung ↑Krukenberg-Armstumpf.

Greig-Syndrom: Cephalo-Polysyndaktylie-Syndrom, frontodigitales Syndrom; Fehlbildungssyndrom mit auffällig gewölbter Stirn, Hypertelorismus u. breiter Nasenwurzel, kombiniert mit prä- u. postaxialer Polysyndaktylie der Hände u. präaxialer Polydaktylie der Füße. Intelligenz normal. Autosomal dominanter Erbgang. Genort: 7p13.

Greisenkiefer: durch Zahnverlust Atrophie der Alveolarfortsätze bewirkte Reduzierung von Maxilla u. Mandibula mit charakterist. physiognom. Konsequenzen u. Problemen bei der Herstellung von Zahnersatz.

Grenzbereich: Teil eines ↑Referenzbereichs. Er ist der Bereich zwischen der 1. u. 10. Perzentile des Referenzbereichs. Dieser Bereich erlaubt keine eindeutige Zuordnung, da sich die Verteilungskurven der Werte Gesunder u. Kranker in einem für jeden Parameter unterschiedl. Ausmaß überschneiden. Die in dem G. anfallenden Werte sind unbedingt kontrollbedürftig.

Grenzdextrine: beim Abbau von Amylopectin (↑Stärke) o. Glykogen durch ↑Alphaamylase o. Phosphorylase entstehende, durch diese Enzyme nicht weiter spaltbare Oligo- o. Polysaccharide. Alphaamylasegrenzdextrine sind niedrigmolekulare, wenig 1,6-verzweigte Oligosaccharide; Phosphorylasegrenzdextrine sind hochmolekulare, vielfach 1,6-verzweigte Polysaccharide.

Grenzflächen: befinden sich zwischen Phasen (disperse ↑Systeme), senkrecht zu denen sich Dichte u. Zusammensetzung auf einer Strecke molekularer Größenordnung ändern. G. gegen Gase u. Dämpfe bezeichnet man als Oberflächen. Die in G. auftretenden Kräfte bewirken Grenzflächenerscheinungen, die auf Kraftwirkungen nicht abgesättigter, in der G. einseitig gebundener Atome u. Moleküle beruhen, z. B. Grenzflächenspannung, Haftspannung, Kapillarkondensation, Kohäsionsdruck u. a. m. Die Grenzflächenkräfte können durch grenzflächenaktive Stoffe (↑Tenside) herabgesetzt werden. Zu den Grenzflächenerscheinungen rechnet man auch den Transport von Teilchen durch G. ↑Membran.

Grenzflächenpotential: Differenz des elektr. Potentials, die sich an der Grenze zwischen zwei in sich homogenen Medien o. Stoffen aufbaut, die elektr. Eigenschaften wie elektr. Leitfähigkeit, Widerstand, Kapazität besitzen. Zu den G. gehören u. a.: Potentiale zwischen zwei unterschiedl., einander berührenden Metallen, zwischen zwei durch eine Membran teilweise getrennten Lösungen von Ionen (Membran-, Diffusions-, ↑Donnan-Gleichgewicht).

Grenzfrequenz, obere: obere Grenze des ↑Frequenzgangs eines Übertragungssystems.

Grenzfrequenz, untere: untere Grenze des ↑Frequenzgangs eines Übertragungssystems. ↑Analyse, harmonische.

Grenzring ↑Schwalbe-Ring.

Grenzschicht: randnahes Gebiet zwischen einer festen Wand u. einer an ihr vorbeiströmenden Flüssigkeit, welches dadurch gekennzeichnet ist, daß die Flüssigkeitsteilchen eine Drehung erfahren.

Grenzstrahlen: Röntgenstrahlung, die mit Spannungen unter 20 kV in spez. Grenzstrahlröhren erzeugt wurde. Wegen der starken Luftabsorption darf das ↑Abstandsquadratgesetz nicht mehr angewendet werden.

Grenzstrang ↑Truncus sympathicus.

Grenzstrangblockade ↑Sympathikusausschaltung.

Grenzstrangeingriffe ↑Sympathikusausschaltung.

Grenzverweildauer: Legt den Zeitpunkt bei den ↑Fallpauschalen fest, von dem an das Krankenhaus für einen Pat. wiederum Leistungsentgelte in Form eines Abteilungs- u. eines ↑Basispflegesatzes bekommt. Der Fallpauschalenpatient wird zu einem sog. Budgetpatienten. Die Leistungen, die das Krankenhaus in dem Zeitraum zwischen der festgelegten Verweildauer u. der Grenzverweildauer für den Pat. erbringt, werden i. d. R. nicht finanziert.

Grenzwellenlänge: in der Röntgenbremsstrahlung vorkommende kürzeste Wellenlänge. Sie entspricht der höchsten vorkommenden Quantenenergie, die wiederum der max. Röhrenspannung entspricht.

Grenzwert: gesetzl. verbindl. Wert, der einen Quotienten aus einer Grenzdosis u. einem Sicherheitsfaktor darstellt u. dessen Einhaltung unter Arbeitsschutz-, Gesundheitsschutz- u. Umweltschutzaspekten unbedingt erforderl. ist.

Grenzwerte: Normen u. Normative, festgelegt für den Organismus, eine Bevölkerungsgruppe o. eine Sache, die gegen das Eintreten unerwünschter Wirkungen aufgrund spezif. Exposition zu schützen sind; angegeben als zulässige Belastung des Organismus für einen chem. Stoff o. eine absorbierte Strahlungsdosis o. als zulässige Aufnahme des Stoffs. Beispiele: ADI-Wert (engl. **a**cceptable **d**aily **i**ntake) für Lebensmittelzusatzstoffe u. Pestizidrückstände; techn. G., die z. B. Schadstoffemissionen unter festgelegten Bedingungen begrenzen (↑MEK). Alle G. dienen dem Ziel, solche Bedingungen in der (Arbeits-)Umwelt zu schaffen, die die Wahrscheinlichkeit des Eintretens einer Gesundheitsschädigung durch physikal.-chem. u. biol. Umwelteinflüsse möglichst geringhalten; arbeitsmedizin. bedeutsame Grenzwerte sind ↑MAK, ↑TRK, ↑BAT-Werte u. ↑EKA.

Grenzwerte der Jahresaktivitätszufuhr: für strahlengefährdete Personen festgelegter Grenzwert für diejenige Aktivität eines best. Radionuklids o. -gemischs, die nach Zufuhr in den Körper in best. Organen o. Geweben eine ↑Folgeäquivalentdosis bewirkt, die dem Jahresgrenzwert der Teilkörperdosis entspricht. ↑Grenzwerte der Körperdosen.

Grenzwerte der Körperdosen: als prim. G. d. K. im Strahlenschutz gelten für die max. individuelle Strahlenbelastung von strahlengefährdeten Personen in 12 aufeinanderfolgenden Monaten: 50 mSv als effektive ↑Äquivalentdosis (Ganzkörper), 500 mSv als Äquivalentdosis für die (einzelnen) Organe u. Gewebe u. 150 mSv als Äquivalentdosis für die Augenlinse. Für die übrige Bevölkerung gelten 5 mSv als G. für die effektive Äquivalentdosis u. 50 mSv als G. für Organe u. Gewebe. Zusätzl. ist zu sichern, daß der Durchschnittswert der effektiven Äquivalentdosis in einem Zeitraum von 50 Jahren pro Jahr 1 mSv nicht überschreitet.

Grenzwinkel: derjenige Einfallswinkel eines Lichtstrahls, bei dem der gebrochene Strahl beim Übergang von einem opt. dichteren Stoff in einen opt. dünneren in der Grenzfläche beider verläuft. ↑Totalreflexion, ↑Refraktion.

Grenzzoneninfarkt: Hirninfarkt zwischen zwei art. Versorgungsgebieten (z. B. zwischen Anterior- u. Media- bzw. Media- u. Posteriorstromgebiet).

Greppi, Enrico (geb. 1896), ital. Hämat., Florenz. Rietti-Greppi-Micheli-Syndrom, Thalassaemia minor, ↑Thalassämie.

Grey out ⟨*engl*⟩: Grauwerden des Gesichtsfelds als Folge starker Beschleunigung. ↑Black out.

Grey-Syndrom ↑Gray-Syndrom.

Grey-Turner-Zeichen: blaurote Verfärbung in der Lendengegend bei schwerer (akut-hämorrhag.) Pankreatitis.

Gridley-Färbung: modifizierte PAS-Färbung zur Darstellung von Pilzen in histol. Präparaten.

GRID syndrome: *Abk* für engl. Gay Related Immune Deficiency Syndrome; veraltete Bez. für ↑AIDS.

Griesinger, Wilhelm (1817–1868), Psychiater, Neuropathologe u. Int., Tübingen, Kiel, Kairo, Zürich, Berlin. G. vertrat eine naturwissenschaftl.-empir. Richtung. Er gilt als Vorläufer der Reflextheorie u. Begründer der modernen Psychiatrie in Deutschland. Gemeinsam mit Wunderlich u. dem Chir. W. Roser (1817–1888) begründete er das „Archiv für physiol. Heilkunde", später „Archiv für Heilkunde", das eine große Bedeutung für die Verbreitung der streng naturwissenschaftl. ausgerichteten Med. besaß. 1867 schuf er das „Archiv für Psychiatrie u. Nervenkrankheiten".

Grieß-Probe: Methode zum indirekten (chem. Nachweis) von Bakterien im Harn. Kolibakterien vermögen Nitrate in Nitrit umzuwandeln, das mit Sulfanilsäure u. Alphanaphthylamin (Lunges Reagens) einen roten Azofarbstoff bildet. Bei 100 000 Keimen intensive Färbung. Vitamin C, Antibiotika u. einige Arzneimittel stören. Ergänzende Untersuchung zum Harnsediment. Erfaßt 85 % aller pathogenen Bakteriurien. Größere Erfassungsbreite besitzt TTC-Test (↑2,3,5-Triphenyltetrazoliumchlorid). Wichtig zur Diagnostik der Pyelonephritis.

Grimassieren ⟨*frz*⟩: maskenhaftes, oft bizarres Verziehen der Gesichtsmuskulatur. Pathol. Vorkommen u. a. bei der katatonen ↑Schizophrenie.

Grimmdarm ↑Kolon.

Grindausschläge: Hautausschläge mit Krustenbildung.

Grippe ⟨*russ*⟩ *f*: Influenza, Virusgrippe; endem.-epidem.-pandem., aerogen übertragbare, meldepflichtige schwere Zivilisationsseuche. Erreger ↑Influenzaviren (3 Serotypen A, B, C; A mehrere Untergruppen). Inkubationszeit 1–3 Tage. Klin. akuter hochfieberhafter Beginn mit Kopf- u. Gliederschmerzen, Katarrh der Atemwege, meist Laryngotracheobronchitis, bellendem Husten (Pseudokrupp) u. Gefahren der Grippepneumonie, des Kreislaufversagens o. der bakteriellen Sekundärinfektion. Letalität 1–3 %, bes. gefährdet sind Kleinkinder sowie alte u. kranke Menschen. Pathogenese: Nur Influenzaviren, die gespaltenes ↑Hämagglutinin tragen, sind pathogen. Spaltung der Disulfidbrücke des Hämagglutinins durch intrazelluläre u. aus superinfizierenden Bakterien stammende ↑Proteasen als Ausbreitungsfaktor des Virus im Organismus. ↑Grippeschutzimpfung, rechtzeitig mit epidemieeigenen Erregerstämmen appliziert, schützt vor schwerem Krankheitsverlauf. Diagnostik virol.-serol. (↑Virusdiagnostik), der direkte/indirekte Erregernachweis unterliegt der Meldepflicht. Abb.

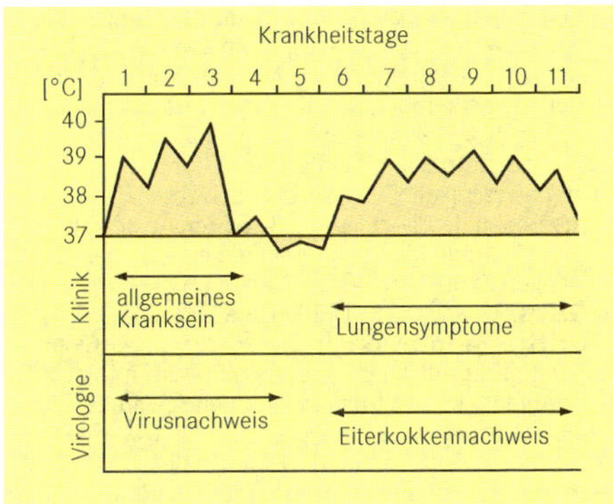

Grippe. Typischer Körpertemperaturverlauf, Klinik u. Virologie

Grippe, asiatische: in China erstmals 1957 aufgetretene Grippepandemie, die sich nach Amerika u. Europa durch Berufs- u. Reiseverkehr ausbreitete. Erreger gehörte zur Untergruppe des A-Virus, Bez. Influenzavirus A_2/Singapore/1/57.

Grippeimpfstoff: aus Epidemiestämmen in Hühnereiern gezüchtete Grippeviren, die nach Reinigung u. Konzentrierung der Allantoisflüssigkeit mit Formalin inaktiviert, an Aluminiumhydroxid adsorbiert u. mit Thiomersal konserviert werden. Der Influenza-Virus-Adsorbat-Impfstoff enthält Grippeviren der Gruppe (des Typs) A; ↑Ganzvirusimpfstoff, ↑Spaltvirusimpfstoff, ↑Subunit-Impfstoff.

Grippepneumonie: während akuter Erkrankung an Influenza auftretende Viruspneumonie. Diese echte G. ist relativ symptomarm, so daß Fieber, Reizhusten, Gliederschmerzen oft nur als Influenzasymptome gewertet werden. Röntg. finden sich weichfleckige Verschattungen, klin. feinblasige Rasselgeräusche. Diagn. beweisend sind Titeranstieg der KBR u. der Virusnachweis aus dem Rachenspülwasser o. Sputum; sek. bakterielle Pneumonie, die sich etwa 2 Wochen nach Beginn eines grippalen Infekts entwickelt. Bronchopneumonie mit meist schwerem Verlauf. Pathol.-anat. kein spezif. Befund, aber meist das „bunte Bild" einer eitrig-hämorrhag. Herdpneumonie mit Neigung zur Abszedierung u. häufiger Pleurabeteiligung. Bei perakutem Verlauf hämorrhag. Lungenödem.

Grippeschutzimpfung: auf freiwilliger Basis für Personen mit erhöhter dispositioneller o. expositioneller Gefährdung indizierte aktive Immunisierung (Influenza-Virus-Adsorbat-Impfstoff, ↑Grippeimpfstoff) u. zwar Herz-Kreislaufkranke, Mitarbeiter im Verkehrswesen, Gesundheitswesen, in Handel u. Versorgung sowie in Lehr- u. Ausbildungsstätten, ferner Kinderheimen. Applikation am günstigsten September bis November; voll ausgebildeter Impfschutz erst mehrere Wochen nach der letzten Injektion, Dauer 6–12 Monate.

Grippe, spanische: in den Jahren 1918/19 pandem. Grippewelle, die durch schwere abszedierende Pneumonien (evtl. Staphylokokkensekundärinfektion) kompliziert war.

Griseofulvin: Antibiotikum aus Penicillium griseofulvum; wirkt gegen ↑Dermatophyten, indem es die Pilzhyphen zu einem atyp. Wachstum („Curling-Faktor") anregt. Verwendung bei Favus, Mikrosporie, Onychomykosen usw. Zentralnervöse Nebenwirkungen (Kopfschmerzen, Schwindel, Sehstörungen), Hautveränderungen u. gastrointestinale Symptome häufig. Resorption wird durch fettreiche Mahlzeiten gefördert. Therapiedauer unterschiedl. 3–5 Wochen bei oberflächl., 5–10 Wochen bei tiefen Dermato- u. 3–6 Monate bei Onychomykosen. Anwendung kontraindiziert in der Frühschwangerschaft.

Gritti, Rocco (1828–1920). Chir., Mailand.

Gritti-Amputation (nach Rocco G.): osteoplast. Amputation am distalen Femurende. Das Ende des Femurstumpfes wird mit der entknorpelten Patella, die in Verbindung mit der Quadrizepssehne bleibt, abgedeckelt. Entspricht Pirogoff-Amputation am distalen Unterschenkel. Wegen ungenügender Belastbarkeit heute kaum noch angewandt.

gr. m. p.: *Abk* für grosso modo pulverisatum; grob gepulvert (Rezeptur), obsolet.

gRNA: *Abk* für engl. guide-RNA; spielt in Mitochondrien u. Trypanosomen (↑Trypanosoma) im Prozeß des ↑RNA-Editing, d. h. von Nukleotidsequenz- u. damit verbundenen Informationsveränderungen eine Rolle.

Grob, Max (1901–1976), Schweizer Kinderchirurg, Zürich. Arbeit über die Malrotation des Darms (↑Malrotatio intestini).

Grobdesinfektion ↑Flächendesinfektion, ↑Raumdesinfektion, ↑Abfalldesinfektion, ↑Abwasserdesinfektion.

Grob-Leistenbruchoperation (nach Max G.): Spaltung der Aponeurose des M. obliquus abdominis externus, Resektion des Processus vaginalis peritonei, Rekonstruktion des Leistenkanals mit 2 Nahtreihen. Die tiefere heftet den Rand des inneren schrägen Bauchmuskels an das Leistenband, eine zweite überlappt die Aponeurose des äußeren.

Grocco, Pietro (1856–1916), ital. Int., Florenz.

Grocco-Rauchfuß-Dreieck (nach Pietro G.): bei großem Pleuraerguß auf der Gegenseite paravertebral feststellbare dreieckige Dämpfungsfigur.

Grocott-Färbung ↑Gomori-Pilzfärbung.

Grodeck, Georg (1866–1934), der ↑Psychoanalyse nahestehender Arzt. Auf ihn geht der Begriff des ↑Es zurück. Früher Vertreter der psychoanalyt. orientierten ↑Psychosomatik.

Groedel-Technik: Röntgenaufnahmetechnik der Thoraxorgane, bei der zur Reduktion der Streustrahlung der Objekt-Film-Abstand gegenüber der konventionellen Technik vergrößert wird. Auch der Fokus-Film-Abstand wird vergrößert (3 m), um die geometr. Abbildungsvergrößerung nicht zu groß werden zu lassen. Die G. arbeitet ohne Streustrahlenraster.

Groenblad, Ester Elisabeth, zeitgen. norweg. Ophth.

Groenblad-Strandberg-Syndrom (nach Ester E. G. u. James V. S.): Elastorrhexis generalisata; genet. bedingte Systemerkrankung der elast. Gewebes, Pseudoxanthoma elasticum, Angiopathien, angioide Netzhautstreifen am Augenhintergrund, psych. u. neurovegetative Störungen.

Groenouw, Arthur (geb. 1862), Augenarzt, Breslau.

Groenouw-Hornhautdegeneration (nach Arthur G.): bröcklige Hornhauteinlagerungen aus sauren Mukopolysacchariden, beginnt im 2.–3. Dezennium u. führt zunehmend zu Visusstörung, dominant hereditär.

Groggy-Zustand ⟨*engl*⟩ *m*: Folge wiederholter Schläge an den Kopf beim Boxen i. S. einer Subcommotio cerebri mit Funktionsminderung des Gehirns (verlangsamte Reaktion; EEG-Veränderungen). Nach rezidivierendem ↑Subkommotionstrauma im Tierversuch morphol. Veränderungen nachweisbar.

Großcurth, Georg (1904–1944), dt. Int., Berlin. G. leistete aktiven Widerstand gegen den Nationalsozialismus, wofür er am 8. Mai 1944 im Zuchthaus Brandenburg hingerichtet wurde.

Größenideen: unangemessene Selbstüberschätzung u. gesteigertes Selbstwertgefühl; kann bei hyperthymen Persönlichkeiten u. bei Psychosen auftreten.

Größen, lichttechnische ↑Strahlungsgrößen.

Größenwahn: wahnhafte Selbstüberschätzung u. gesteigertes Selbstwertgefühl. Übersteigerte Vorstellungen von eigener Leistungsfähigkeit, Bedeutung u. gelegentl. Identität; z. T. als in sich geschlossenes Wahnsystem; bei symptomat. u. endogenen Psychosen.

Grossesse nerveuse ⟨*frz*⟩ *f*: eingebildete Schwangerschaft; die durch Angst, Hoffnung o. Psychose verursachte Vorstellung kann soweit gehen, daß die Frau monatelang alle Zustände durchzumachen meint, die einer Schwangerschaft entsprechen, evtl. die Regel verliert, erbricht, einen aufgetriebenen Leib bekommt, Kindsbewegungen u. Wehen zu verspüren wähnt.

Großfleckenkrankheit ↑Erythema infectiosum.

Großhirnhemisphäre, dominante ↑Lateralisation.

Großhirnrinde: Hirnmantel, Pallium, Cortex cerebralis; aus Nervenzellen bestehender Mantel des Großhirns. Höchstes Integrationsorgan des ↑Zentralnervensystems; etwa 2–5 mm dicke Schicht grauer Substanz mit ca. 17 Milliarden Nervenzellen. Histolog. eingeteilt in sechs oberflächenparallele Schichten (Laminae, L), deren Benennung nach der überwiegend vertretenen Zellart erfolgt. L I: Lamina molecularis, zellarme Schicht, hauptsächl. Cajal-Horizontalzellen, außerdem Tangentialfasern (Stria laminae molecularis). L II: Lamina granularis externa, dicht gelagerte Körnerzellen, wenige Tangentialfasern (Stria laminae granularis externae). L III: Lamina pyramidalis externa, viele, kleine Pyramidenzellen (exzitator. Projektionsneurone), Radiärfasern (aus dem Mark aufsteigende Afferenzen). L IV: Lamina granularis interna, Körnerzellen, viele Tangentialfasern (Stria laminae granularis internae, äußerer ↑Baillarger-Streifen), u. Radiärfasern. L V: Lamina pyramidalis interna, viele, große

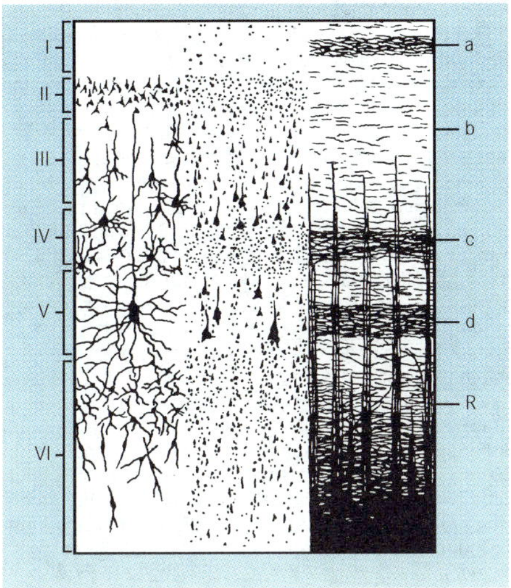

18

Großhirnrinde des Menschen
bei Anwendung versch. Techniken
I: Lamina molecularis
mit Stria laminae molecularis (a),
II: Lamina granularis externa mit Stria laminae granularis externae (sehr schwach entwickelt)(b);
III: Lamina pyramidalis externa;
IV: Lamina granularis interna mit Stria laminae granularis internae (c);
V: Lamina pyramidalis interna mit
Stria laminae pyramidalis internae (d);
VI: Lamina multiformis;
R: Radiärfasern

Pyramidenzellen, viele Tangentialfasern (Stria laminae pyramidalis internae, innerer Baillarger-Streifen) u. Radiärfasern. LVI: Lamina multiformis, versch. geformte Zellen, bes. häufig Spindelzellen, Radiärfasern. Dieser sechsschichtige Rindentyp wird als Neocortex (früher: Isocortex) bezeichnet, da er phylogenet. der jüngste ist; die älteren, dreischichtigen Typen sind der ↑ Archaeocortex u. der ↑ Palaeocortex. Auch der Neocortex weist unterschiedl. Ausprägungen auf: 1. Homotyp. Neocortex: 6 Schichten, z.B. im Gyrus postcentralis, dem sensiblen Zentrum. 2. Heterotyp. Neocortex mit veränderter Schichtenzahl: a) die L IV fehlt z.B. im Gyrus praecentralis, dem motor. Zentrum mit ↑ Betz-Riesenpyramidenzellen in der ↑ Area gigantopyramidalis; b) die L IV ist durch eine immense Verstärkung des äußeren Baillarger-Streifen (der dann ↑ Vicq-d'Azyr-Streifen heißt) dreigeteilt, z.B. in der ↑ Area striata, dem Sehzentrum. Außer diesen horizontalen Gliederungen zeigt die G. in vertikaler Richtung eine Grobgliederung in Areae (Feldereinteilung nach Brodmann) sowie eine Feingliederung in Säulen (Columnae), die histogenetisch aus der Nervenzellmigration entlang von radiären Glialeitstrukturen herrührt u. funktionell die Spezifität der Reizantwort erhöht. Physiol. ist die G. der führende Teil versch. Funktionssysteme des Gehirns. Hierzu gehören die Assoziationsfunktionen, die Analysatorenfunktionen (Verarbeitung der Erregungszuflüsse aus den Sinnesorganen), die Gedächtnis- u. die Lernfunktionen. Bes. eng sind die Wechselwirkungen zwischen G. u. Thalamus (↑ System, thalamokortikales). Hauptsächl. in der G. ist das sog. psychophys. Niveau der Hirntätigkeit lokalisiert. Die Großhirnrindenfläche beträgt ca. 2 000 cm^2, das Volumen ca. 600 cm^3 (= 40 % des Gesamthirnvolumens). Die Nervenzellen sind in Schichten angeordnet (Stratifikationsprinzip) u. zugleich senkrecht dazu in Funktionssäulen o. sog. Modulen (Kolumnenprinzip); sie besitzen ein engmaschiges Dendritennetz, das die Wechselwirkung zwischen den Nervenzellen in vielfältiger Weise ermöglicht. Abb.

Großhirnsichel ↑ Falx cerebri.

Großwuchs ↑ Hochwuchs.

Großzehenzeichen ↑ Babinski-Reflex.

Grotjahn, Alfred (1869–1931), dt. Arzt, Sozialhygieniker u. Gesundheitspolitiker, Berlin. G. systematisierte erstmalig die sozialen Aspekte von Gesundheit u. Krankheit u. begründete die Sozialhygiene, die er definitor. von der exp.-biol. Hyg. abgrenzte (1904), als eigenständige Disziplin. G. verfaßte eine „Soziale Pathologie" (1912), die mehrere Auflagen erlebte.

gr. p.: *Abk* für grosso pulversatum; grob gepulvert (Rezeptur), obsolet.

Grübchennägel: scharfrandige Grübchen auf der Nageloberfläche bei Psoriasis.

Grübelzwang: eintönig sich zwanghaft aufdrängende u. wiederholende Gedankeninhalte, die meist als zentrale Themen Schuld u. Hoffnungslosigkeit beinhalten; bei Depressionen u. Neurosen.

Grubenkopfbandwurm
↑ Diphyllobothrium latum.

Grubenkrankheit ↑ Ankylostomiasis.

Grubennystagmus ↑ Bergarbeiternystagmus.

Grubenwurm ↑ Ancylostoma duodenale.

Gruber, Max von (1853–1927), Hyg., Schüler von C. Voit (1831–1909) u. C. W. F. Ludwig; Graz, Wien, München. Vielseitig profilierter Wissenschaftler. Seine wissenschaftl. Tätigkeit reichte von der Bakt. über die öffentl. Gesundheitspflege bis zur Sozialhygiene. Gemeinsam mit seinem engl. Mitarbeiter E. Durham (1866–1945) entdeckte er die Agglutinationsreaktion, die von F. Widal (1862–1929) mit Erfolg in der Klinik angewandt wurde. Grundlage für das Kauffmann-White-Schema zur Bestimmung der Serotypen der Salmonellen.

Gruber-Widal-Reaktion (nach Max v. G. u. Ferdinand W.): serol. Nachweis von Typhusagglutininen beim ↑ Typhus abdominalis.

Gruby, David (1810–1898), ungar. Arzt, Paris.

Gruby-Krankheit (nach David G.) ↑ Mikrosporie.

Grünblindheit ↑ Farbensinn.

Gründereffekt ↑ Founder-Effekt.

Grundgesamtheit ↑ Grundmenge.

Grundgesetz, biogenetisches: von E. Haeckel festgestellte Gesetzmäßigkeit, nach welcher jeder Organismus in seiner embryonalen Entwicklung spezif. Phasen der stammesgeschichtl. Entwicklung verkürzt u. z.T. verwischt rekapituliert.

Grundgesetz, psychophysisches
↑ Weber-Fechner-Gesetz.

Grundimmunisierung: Erstimpfung; die jeweils erstmals im Leben verabfolgte Schutzimpfung, die bei attenuierten Lebendimpfstoffen meist als singuläre Gabe, bei inaktivierten Vakzinen u. Toxoidimpfstoffen mit mind. zweimaliger Applikation in geeigneten Dosierungen u. Intervallen verabfolgt wird.

Grundkrankheit: Hauptleiden o. prim. Krankheit.

Grundlagenausdauertraining: Form des ↑Ausdauertrainings, bei dem im Training die Belastung so gewählt ist, daß die oxidative Stoffwechsellage beibehalten wird.

Grundlamellen ↑Generallamellen.

Grundlohnsumme: Die Summe der Grundlöhne einer einzelnen Krankenkasse bzw. eines Landes- o. Bundesverbands. Diese Grundlohnsummen können in Abhängigkeit von der Mitgliederstruktur bzw. von der regionalen Wirtschaftsstruktur unterschiedl. sein. Die Grundlohnsumme bildet multipliziert mit dem Beitragssatz die Einnahmenseite der Krankenkassen. ↑Beitragsstabilität.

Grundmenge: Grundgesamtheit, Population, Menge, die alle bezügl. einer Fragestellung interessanten Individuen (Beobachtungseinheiten, Pat., Fälle, Versuchstiere u. ä.) enthält. Die Individuen werden jeweils durch ein o. mehrere ↑Merkmale charakterisiert. Man unterscheidet zwischen prinzipiell unendl. G. (jedes Exp. läßt sich prinzipiell unendl. oft wiederholen), sehr großen (nahezu unendl.) G. u. endl. G. In der schließenden ↑Statistik werden G. i. a. als unendl. angesehen.

Grundnährstoffe: Eiweiß, Fett u. Kohlenhydrate; gebräuchl. ist die Angabe der Relation der einzelnen G. in g bzw. der Nahrungsenergie in %.

Grundpflege: pfleger. Tätigkeiten, die erforderl. sind, um die ↑Bedürfnisse des Pat. i. R. der Aktivitäten des tgl. Lebens (↑ATL) zu befriedigen.

Grundplasma: Hyaloplasma, Zytoplasmamatrix, Zytosol; strukturlose Flüssigkeit zwischen Organellen u. Inklusionen. Hauptbestandteil: Wasser, ferner lösl. Proteine u. Metabolite.

Grundplatte: basaler Teil des Neuralrohrs. Aus ihr entstehen die Vorder- u. Seitenhörner des Rückenmarks sowie die motor. Kerngebiete des Gehirns.

Grundregeln, parasitophyletische: parasitophylet. Korrelationsregeln; eine Reihe von Gesetzmäßigkeiten, die in der Evolution des Wirt-Parasit-Verhältnisses von Bedeutung sind. Betreffen die Parallelentwicklung zwischen ↑Wirten u. ↑Parasiten mit ausgeprägter ↑Wirtsspezifität u. ergeben sich aus der gleichlaufenden stammesgeschichtl. Entwicklung. Nach der Fahrenholz-Regel lassen sich aus der Systematik der Parasiten Rückschlüsse auf die Verwandtschaftsverhältnisse ihrer Wirte ziehen. Die Szidat- o. Evolutionsrichtungsregel besagt, daß von der Organisationshöhe der Parasiten meist unmittelbar auf das relative Stammesalter der Wirte geschlossen werden kann. Nach der Eichler- o. Entfaltungsregel haben Wirtsgruppen mit reicher systemat. Gliederung eine mannigfaltigere Parasitenfauna als größenmäßig gleichwertige Wirtsgruppen mit geringer Gliederung.

Grundsatz der Molekularbiologie, zentraler: durch diesen wird die Richtung des genet. Informationsflusses in einer Zelle definiert (Sequenzhypothese; Informationssysteme der Zelle): sie erfolgt von den Nukleinsäuren zu den Proteinen u. niemals umgekehrt.

Grundstimmung: Teil der ↑Emotionen. Die von aktuellen Voraussetzungen unabhängige Form der habituellen Stimmungslage, vorwiegend mit den Polen depressiv-hypoman.

Grundstoffwechsel ↑Grundumsatz.

Grundsubstanz: Substantia fundamentalis (amorpha), Zwischenzellsubstanz; Kittsubstanz, Teil der bes. in Bindegeweben in größerem Umfang vorhandenen ↑Interzellularsubstanz, der keine mikrosk. sichtbaren Strukturen besitzt; wird von Bindegewebezellen (Fibroblasten) gebildet. Zusammensetzung: polyanion. Proteoglykane, Glykoproteine u. interstitielle Flüssigkeit. Eingelagert in die G. finden sich die Bindegewebefasern.

Grundumsatz: Basalumsatz, Bereitschaftsumsatz, Ruhe-Nüchtern-Umsatz; der unter körperl. Ruhe, frei von Verdauungsarbeit, bei therm. Behaglichkeit (↑Indifferenztemperatur) u. in wachem Zustand gemessene Energiewechsel des Organismus. Der so von seinen Meßbedingungen definierte Umsatz, der günstigstenfalls morgens nach dem Erwachen u. nach zwölfstündiger Nahrungskarenz bestimmt wird, ist weder durch Leistungszuwachs, noch durch temperaturregulator. veränderte Stoffwechselgröße, noch durch die spezifisch-dynamische ↑Wirkung der Nahrungsstoffe beeinträchtigt u. deshalb an ein u. derselben Person reproduzierbar u. mit anderen Versuchspersonen vergleichbar. Der physiol. Grundumsatz ist mit der Körperoberfläche pos. korreliert sowie abhängig von Alter u. Geschlecht. In Kindheit u. Pubertät ist der G. viel höher als im Erwachsenenalter. Ab 20. Lj. fällt der G. stetig bis zum 50. Lj. etwa um 10 %. Für den zwanzig- bis dreißigjährigen Mann rechnet man einen G. von 167,5 $kJ/m^2 \cdot h$; für die gleichaltrige Frau 151 $kJ/m^2 \cdot h$. Für den klin. Gebrauch sind die entsprechenden Werte nach Alter, Geschlecht, Körpergröße u. Körpergewicht tabelliert. Abweichungen um ±4 % sind unkrit., Abweichungen um ±10 % haben jedoch bereits zu 67 %, Abweichungen um ±20 % zu 99 % pathol. Ursachen. Für Erhöhungen des G. kommen u. a. ↑Hyperthyreosen (z. B. Basedow-Krankheit), für Erniedrigungen des G. u. a. ↑Hypothyreosen (z. B. ↑Myxödem) u. Unterfunktionen der Nebennierenrinde (primäre ↑Nebennierenrindeninsuffizienz) in Betracht.

Grünholzfraktur: Knochenbruch mit Erhaltung des Periostschlauchs u. dadurch fehlender Dislokation, bes. bei Kindern. Gipsbehandlung erforderl.

Gruntings ⟨*engl*⟩ ↑Stöhnen, exspiratorisches.

Grünwald, Ludwig (geb. 1863), Otol., München.

Grün-Zonen: Einteilung des Prothesenschafts in sieben Abschnitte, beginnend am lateralen Prothesenrand u. dann entgegen dem Uhrzeigersinn verlaufend.

Gruppe: zwei o. mehr Personen, die durch gemeinsame Interessen, Ziele o. Eigenschaften zusammengehören u. zueinander in sozialen Beziehungen stehen. Durch Gruppenprozesse kommt es zur Ausbildung gemeinsamer Werthaltungen (Gruppennorm). Aufgrund gruppendynam. (↑Gruppendynamik) Prozesse kann es sowohl zu stärkerem Zusammenhalt (Gruppenkohäsion), aber auch zur Bildung von Untergruppen, Außenseitern, Gruppenzerfall kommen. Gruppenprozesse können durch ther. Interventionen für die Behandlung nutzbar gemacht werden (↑Gruppenpsychotherapie).

Gruppe, analgiphore: Teilstruktur des Morphins u. vieler Analgetika vom Morphintyp, auch von vollsynthet. Verbindungen, ohne die keine analget. Wirkung auslösbar ist, mit Ausnahme der Benzimidazolderivate. Ein quarternäres C-Atom ist über zwei weitere C-Atome mit einem tertiären N-Atom verknüpft. Diese Gruppe ist meist an ein Ringsystem gelagert.

Gruppe, haptophore: bindende Gruppe, z. B. eines Toxins, die sich an einen Rezeptor anlagert. ↑Ehrlich-Seitenkettentheorie.

Gruppenallergie: gesteigerte Abwehrreaktion (↑Allergie) eines Probanden in Form einer Überempfindlichkeit auf best. gruppenmäßig zusammenfaßbare Allergene. Ursache wahrscheinl. Kreuzreaktion eines Antikörpers mit immun. ident. Vollantigenen, die durch unterschiedl. Haptene mit wenigstens einem gemeinsamen Strukturmerkmal entstehen. Bes. gefährl., da schon bei Erstkontakt mit einem Arzneistoff eine allerg. Reaktion auftreten kann, weil der Organismus vorsensibilisiert reagiert. ↑Arzneimittelallergie, Kreuzallergie.

Gruppendynamik: auf Kurt Lewin zurückgehender Begriff zur Beschreibung jeder Art psychol. Veränderungen innerhalb von Gruppen. G. bezeichnet insbes. Prozesse, die sich im Verlauf sozialer Interaktionen in ↑Gruppen herausbilden sowie die affektiven Beziehungen zwischen Individuen, die eine Gruppe bilden. Moreno (↑Psychodrama) eröffnete mit der „Soziometrie" Möglichkeiten zur quantifizierenden Erfassung der Struktur u. Dynamik von Gruppen.

Gruppenerkrankung: Auftreten einer übertragbaren Krankheit bei 3 u. mehr Personen in Zeitintervallen von wenigen Tagen bis Wochen; erfordert je nach epidemiol. Situation spez. antiepidem. Maßnahmen; ↑Herdanalyse, epidemiologische.

Gruppenpflege ↑Pflegesystem.

Gruppenpraxis: Gemeinschaftspraxis.

Gruppenpsychotherapie: Gruppentherapie; Psychotherapeut. Behandlungsverfahren unterschiedl. theoret. Ausrichtung (z. B. ↑Tiefenpsychologie, ↑Verhaltenstherapie, ↑Transaktionsanalyse, ↑Psychodrama) für üblicherweise Kleingruppen von 5–15 Pat. Gegenüber der Einzeltherapie hervorzuheben ist die ther. Wirksamkeit gegenseitiger Identifizierungen, der unmittelbaren Rückmeldung u. der fortlaufenden Neuverteilung gruppendynam. Funktionen. Ziel ist u. a. eine Verbesserung der Beziehungsfähigkeit u. der sozialen Kompetenzen. Unterschieden werden homogene (soziale Merkmale, Sympt., usw.) u. heterogene Gruppen, geschlossene (mit konstanter) u. offene Gruppen (mit wechselnder Zusammensetzung), ambulante u. stationäre Gruppen.

Gruppenresistenz: besser ↑Parallelresistenz eines Bakterienstamms gegen mehrere Chemotherapeutika der gleichen Gruppe, z. B. Aminoglykoside.

Gruppensex: von mehr als zwei Personen gemeinsam ausgeübte sexuelle Handlungen.

Gruppenübertragungspotential: charakterisiert den Energiegehalt gruppenübertragender Verbindungen; es ist gleich der freien Standardenthalpie der Hydrolyse dieser Substanzen. Verbindungen mit hohem G. (z. B. ATP) bezeichnet man als energiereiche ↑Verbindungen. Sie ermöglicht die energet. Kopplung von Abbau- u. Syntheseprozessen.

Gruppenverhalten: unter Mitwirkung von sozialen, funktionellen u. Adaptionsfaktoren bestehendes Verhalten von Individuen in einer Gemeinsamkeit.

Gruppenversuch: Versuch mit zwei o. mehreren Gruppen von Probanden, in dem die Wirkung der zu prüfenden Faktoren aus den Differenzen in den Leistungen o. Merkmalen der einzelnen Gruppen ermittelt wird.

Gruppe, prosthetische: niedermolekulare, nichtproteinogene Gruppe in zusammengesetzten Proteinen. In der Enzymologie werden fest an das Apoenzym gebundene ↑Coenzyme als p. G. bezeichnet.

Gruppe, soziale: relativ beständige u. unterschiedl. sozialen Erfordernissen folgende Vereinigung von Menschen, die durch gemeinsame Ziele verbunden sind u. ihre gegenseitigen Beziehungen strukturiert haben, um erfolgreich handeln können. Dieser Definition liegt die Auffassung von der Gruppe als kleiner sozialer Einheit zugrunde, deren Mitglieder sich gegenseitig kennen (Arbeitsgruppe, Familiengruppe). Makrogruppen wie Alters-, Geschlechts-, Bildungsgruppe sind in Wahrheit Mengen von Individuen mit mind. einem gemeinsamen Merkmal. S. G. sind das vermittelnde Glied zwischen gesellschaftl. Verhältnissen u. Persönlichkeit; sie gewähren Handlungsspielraum, vermitteln Selbstbewußtsein u. konkretisieren die sozialen Normen u. Werte. Die wichtigsten s. G. sind Fam. u. Arbeitsgruppe. Eine s. G. ist um so stabiler, je stärker sich die Mitglieder mit den Gruppenzielen u. -interessen identifizieren, je häufiger ihre Kontakte u. je enger ihre Bindungen sind. S. G. haben Leistungsvorteile, die sich aus Wetteifer u. Arbeitsteilung innerhalb der Gruppe ergeben. Die eigenen Gruppennormen u. die Solidarität der Mitglieder können auf Außenseiter als starker Streß wirken.

Grütz, Otto (1886–1963), Dermat. u. Bakt., Elberfeld, Bonn.

Grützagar (nach Otto G.): Nährboden zur Isolierung von Pilzen aus menschl. Untersuchungsmaterial (heute nur noch selten genutzt).

Grützbeutel ↑Atherom.

Gryposis ⟨*gr*⟩: Verdickung u. krallenartige Verkrümmung bes. der Zehennägel infolge starker Verhornung. Ursächl. wohl Ernährungsstörungen der Nagelmatrix; ↑Onychogryposis.

Gsell, Otto, zeitgen. Schweizer Int., Basel.

Gsell-Erdheim-Syndrom (nach Otto G. u. Jakob E.): spontane Aortenruptur. Ruptur der Aorta infolge Medianekrose unbekannter Ätiol.; starke Schmerzen im Thorax- u. Schulterbereich u. Schwindelempfingungen im Prodromalstadium.

GSF: *Abk* für engl. glial stimulating factor; ↑Gliawachstumsfaktor.

GSR: *Abk* für engl. galvanic skin response. gleichbedeutend mit psychogalvanischer ↑Reflex ↑Hautwiderstand, elektrischer.

G-Toleranz: Überlastungstoleranz; Toleranz gegenüber der biodynam. Wirkung von Trägheitskräften, die bei Beschleunigungen des menschl. Organismus entstehen, wobei die Trägheitskräfte den Beschleunigungskräften betragsgleich, aber entgegengesetzt sind (Wechselwirkungsgesetz der Dynamik). Physikal. handelt es sich bei der G. um das Verhältnis der auf den Körper des Menschen einwirkenden Kraft (F_a) zu seiner Gewichtskraft (F_G), ausgedrückt durch das Symbol G: $G = F_a/F_G$. Die an einzelnen Massenelementen des Körpers angreifenden Trägheitskräfte bewirken eine Verschiebung bewegl. Körperstrukturen (z. B. Körperflüssigkeiten) relativ zu unbewegl. Körperteilen. Es kommt zu Flüssigkeitsverschiebungen, Änderungen der mechan. Spannung von Gewebestrukturen einschl. Verformung u. Störung der Funktion; dabei ist die Belastungsrichtung von großer Bedeutung (Tab.). Die G. spielt v. a. in der Luftfahrt bei beschleunigungsintensiven Flugmanövern (z. B. Looping) eine wichtige Rolle, insbes. in der Kopf-Becken-Richtung, wo v. a. visuelle Störungen (z. B. Einschränkungen des peripheren u. zentralen Sehens) Kriterien der G. darstellen. Überprüfungen der G. erfolgen mit ↑Humanzentrifugen. Methoden zur Erhaltung o. Erhöhung der Toleranz gegenüber G-Belastungen in der Richtung Kopf – Becken: 1. physikal. mechan. Methoden u. Mittel, die belastungsbedingte Verschiebungen von Körperflüssigkeiten u. Organen mindern o. verhindern (pneumat. Anti-G-Anzüge, Lageveränderungen des Körpers, Überdruckatmung);

G-Toleranz: Terminologie der Belastungsrichtung

Deskriptiver Terminus	Symbol
Brust - Rücken	+ Gx
Rücken - Brust	- Gx
Kopf - Becken	+ Gz
Becken - Kopf	- Gz
seitl.-links	+ Gy
seitl.-rechts	- Gy

2. physiol.-med. Methoden u. Mittel, die vordergründig auf Unterstützung bzw. Stimulierung vorhandener regulator. u. kompensator. Mechanismen des Organismus gerichtet sind (Muskelanspannung, Atemmanöver, Atmung spez. Gasgemische, phys. Training, Pharmaka u. a.). Tab.

GTP: *Abk* für ↑Guanosintriphosphat.

GTPase: *Abk* für Guanosintriphosphatase; ↑G-Proteine, ↑Transducin u. bei der ↑Proteinbiosynthese beteiligte Elongationsfaktoren weisen G.-Aktivität auf.

GTP-Bindungsproteine: Proteine, die GTP binden; dazu gehören u. a. ↑Translationsfaktoren der Proteinbiosynthese u. ↑G-Proteine.

G-Trisomie ⟨*gr*⟩ *f* ↑Down-Syndrom.

gtt: *Abk* für Guttae; Tropfen (Rezeptur).

G-Typ ↑Schwerkettenkrankheit.

Guaifenesin: Guajacolglyceroläther, Expektorans; oral o. peroral anzuwendendes Hustenmittel mit spasmolyt., sedativer u. antiasthmat. Wirkung.

Guajacol: Brenzcatechinmonomethyläther, Hauptbestandteil des Kreosots. Phenolähnl. Wirkung. Ausscheidung über Bronchialschleimhaut. Desinfizierende, sekretionshemmende u. -lösende Wirkungen. ↑Expektoranzien. Kommt im Buchenholzteer vor; Darstellung u. a. aus ↑Brenzcatechin.

Guajakprobe: Weber-van-Deen-Probe; Prüfung von Kot, Harn usw. auf Anwesenheit von Blut. Ist letzteres vorhanden, so tritt nach Zusatz von Guajactinktur u. Wasserstoffsuperoxid zu dem entspr. vorbereiteten Untersuchungsmaterial Blaufärbung ein. Als Suchtest für Dickdarmkarzinome u. -Polypen geeignet.

Guama-Virus: Virusart der Gattung ↑Bunya-Virus. Erstisolierung in Guama (Brasilien), Vorkommen in Brasilien u. Trinidad. G. kann ein myalgisches ↑Fieber verursachen.

Guanaritovirus: Virusart der Gattung ↑Arenavirus. Erstisolierung 1989 in Guanarito (Venezuela). Krankheit: hämorrhag. Fieber.

Guanethidin: Indirektes Sympatholytikum, Antihypertensivum. Vermindert Speicherfähigkeit der Speichervesikel für Noradrenalin u. hemmt die Erregungsausbreitung an den sympath. Nervenfaserenden. Senkung des Sympathotonus u. damit des Blutdrucks.

Guanidin: H_2N-C(NH)-NH_2, Iminoharnstoff; Diamid der Iminokohlensäure, entsteht durch oxidativen Abbau aus Guanin; starke Base, in Wasser gut lösl. u. aus der Luft Kohlendioxid u. Wasser anziehend; bildet zerfließende Kristalle. Wichtige Derivate sind Guanidinessigsäure (hemmt die Cholinbildung im Körper); Methyl-Guanidin-Essigsäure (Kreatin); δ-Guanidino-α-Aminovaleriansäure o. ↑Arginin. G. wirkt in höherer Konzentration denaturierend auf Proteine; G. u. gewisse Guanidinderivate (Deka- u. Dodekamethyl-Diguanidin; Phenyläthyl-Diguanid) wirken blutzuckersenkend.

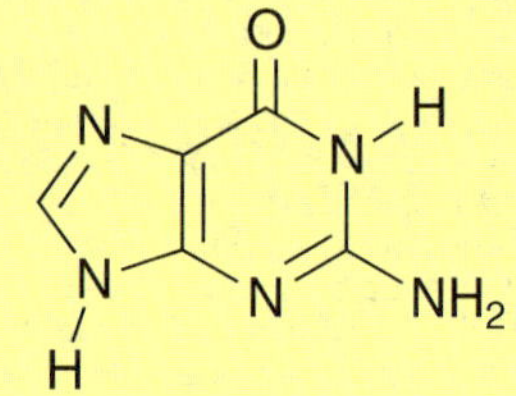

Guanin

Guanidinderivate ↑Biguanide, blutzuckerwirksame, ↑Antidiabetika, orale.

Guanin: 2-Amino-6-hydroxypurin, eine ↑Nukleinsäurebase; entsteht im Verlaufe der ↑Purinbiosynthese aus Xanthosinphosphat. Der Abbau von G. beginnt mit der Desaminierung zu Xanthin. Bei Spinnen wird G. als Endprodukt des Stickstoffwechsels ausgeschieden. G. kommt v. a. in zellreichen Geweben vor (Leber, Milz, Pankreas usw.), ferner in Sekreten (Verdauungssäfte, Galle, Milch); tritt auf in der Haut der Amphibien u. Reptilien sowie in Schuppen u. Schwimmblase der Fische. Die sog. Silbersubstanz der Fische (schillernder Glanz der Fischhaut) geht auf kristallines G. zurück. Abb.

Guanoclor: indirektes ↑Sympatholytikum, ↑Antihypertensiva. Hemmt Biosynthese von Noradrenalin; Bildung falscher Transmitter, Hemmung der Dopamin-Betahydroxylase.

Guanosin: 9-Beta-D-Ribofuranosylguanin, ein ↑Nukleosid aus ↑D-Ribose u. Guanin.

Guanosindiphosphat: *Abk* GDP; ein ↑Nukleosiddiphosphat.

Guanosinmonophosphat: *Abk* GMP; ↑Nukleotid, entsteht im Verlauf der ↑Purinbiosynthese aus Xanthosinphosphat.

Guanosin-3',5'-monophosphat, zyklisches: *Abk* 3',5'-GMP, cyclo-GMP, cGMP; Phosphorsäurediester des Guanins mit wichtigen Funktionen als ↑Second messenger für das atriale natriuretische ↑Peptid sowie beim ↑Sehvorgang. Seine Synthese erfolgt durch die ↑Guanylatzyklase, sein Abbau durch ↑Phosphodiesterasen.

Guanosintriphosphat: *Abk* GTP; ein energiereiches ↑Nukleosidtriphosphat, wird in einigen Reaktionen im Stoffwechsel analog zu dem Adenosintriphosphat als Energiespeicher u. -überträger verwendet. Substrat der ↑G-Proteine.

Guanoxan: ein ↑Antihypertensivum.

Guanylatzyklase: ein analog zur ↑Adenylatzyklase wirkendes Enzym, das die Bildung von zykl. 3',5'-Guanosinmonophosphat (cGMP) aus GTP katalysiert, das als sekundärer ↑Bote im System intrazellulärer ↑Signalübertragungssysteme, z. B. beim Sehvorgang eine wichtige Rolle spielt; ↑G-Proteine.

Guanylsäure ↑Guanosinmonophosphat.

Guarnieri, Giuseppe (1856–1918), ital. Pathologe, Pisa.

Guarnieri-Körperchen (nach Giuseppe G.): Zytoplasmaeinschlüsse in Epithelzellen bei Infektion mit Pockenviren.

Gubernaculum Hunteri ⟨*lat*⟩ *n*: Urnierenleitband; von John Hunter entdeckter Strang, welches embryonal bei beiden Geschlechtern den kaudalen Urnierenbezirk (Region der Keimdrüsen) mit dem Skrotal- bzw. Labialfeld verbindet. Beim weibl. Geschlecht entsteht aus ihm die Chorda uterovaginalis u. uteroinguinalis (rundes Mutterband). Beim männl. Geschlecht verdickt sich das Band zum ↑Gubernaculum testis.

Gubernaculum testis: Leitband des Hodens, welches für das Abwärtswandern desselben aus der Bauchhöhle in das Skrotum während der Embryonalzeit Bedeutung hat; entsteht aus dem Urnierenleistenband.

Gubler, Adolphe M. (1821–1879), frz. Arzt, Paris.

Gubler-Hemiplegie (nach Adolphe M. G.) ↑Millard-Gubler-Syndrom.

Gudden, Bernhard Aloys (1824–1886), dt. Psychiater, München.

Gudden-Zeichen (nach Bernhard A. G.): träge Reaktion der Pupillen auf Lichteinfall u. Konvergieren nach Alkoholgenuß, trifft nicht bei regelmäßigem Alkoholkonsum zu.

Guedel-Tubus (nach Arthur E. G.) ↑Oropharyngealtubus.

Guérin, Alphonse François Marie (1816–1895), Chir., Paris.

Guérin, Camille (1872–1961), frz. Serol., Paris. G. entwickelte zusammen mit Calmette den Lebendimpfstoff gegen Tuberkulose (↑Bacillus Calmette-Guérin, BCG).

Guérin, Jules R. (1801–1886), Orthop., Paris.

Guérin-Fraktur (nach Alphonse F. M. G.): Oberkieferbruch nach Le Fort I. Absprengung des Alveolarfortsatzes vom Oberkiefer mit Eröffnung der Nasen- u. Kieferhöhle, teilweise o. total.

Guérin-Stern-Syndrom (nach Jules R. G.): Rochler-Sheldon-Syndrom; ↑Arthrogryposis multiplex congenita.

Guided tissue regeneration ⟨*engl*⟩: Ther. bei der fortgeschrittenen Parodontitis marginalis, bei der durch eine PTFE-Membran das Tiefenwachstum des Epithels verhindert u. eine Neubildung der bindegewebl. Befestigung des Zahns gefördert werden soll.

guide-RNA ↑gRNA.

Guilford-Piston ↑Teflondrahtpiston.

Guillain, Georges (1876–1961), frz. Neurol., Paris.

Guillain-Barré-Syndrom (nach George G. u. Jean A. B.): Polyradikuloneuritis mit Beteiligung der Rückenmarkwurzeln u. Tendenz zum aszendierenden Verlauf (↑Landry-Paralyse). Vorwiegend motor. Störung der Extremitäten, ziehende Schmerzen wie bei Ischias. Eine para- u. postinfektiöse, neuroallerg. Reaktion (Bedeutung der Neurotropie der Viren) mit charakterist. Liquorveränderungen (albuminozytolog. Dissoziation): stärkere Eiweißvermehrung (etwa 100–300 mg/dl bei normaler o. geringfügig erhöhter Zellzahl), ↑Liquordiagnostik. Vielfältige Ätiol.: para- u. postinfektiöse Reaktionen bei versch. Virusinfektionen. (Klin) Paresen (häufig des Fazialis- u. der Augenmuskelnerven), Muskelatrophien, Hyp- u. Anästhesien, auch ziehende, ischiasähnl. Schmerzen, gelegentl. Blasen-Mastdarm-Funktionsstörungen. ↑Polyneuritis.

Guillemin, Roger (geb. 1924), Physiol., Endokrin., Houston, Paris, San Diego. 1968/69 gleichzeitig mit Schally (aber unabhängig voneinander) Isolierung u. Strukturaufklärung des TRH (Thyreotropin-Releasing-Hormon), später auch anderer ↑Releasing-Hormone. 1977 Nobelpreis für Med./Physiol. (mit Yalow u. Schally) „für ihre Entdeckungen über die Produktion von Peptidhormonen im Gehirn".

Guineapocken ↑Frambösie, ↑Treponematosen, nichtvenerische.

Guineawurm ↑Dracunculus medinensis.

Guineawurmbefall ↑Drakunkulose.

Gull, William (1816–1890), brit. Arzt, London.

Gülle ↑Abwasser.

Gull-Krankheit (nach William G.) ↑Myxödem, ↑Hypothyreose. 1873 von G. beschrieben.

Gullstrand, Allvar (1862–1930), schwed. Ophth., Uppsala. Untersuchungen zu den opt. Vorgängen im Auge (Astigmatismus, Linsenbrechung u. a.). 1911 Nobelpreis für Med./Physiol. „für seine Arbeiten zur Lichtbrechungslehre des Auges".

Gumma ⟨*ägypt + lat*⟩ *n*: Gummiknoten, tertiäres Syphilom, erbs- bis walnußgroßer verkäster Knoten (spezif. Granulom) von hartgummiartiger Konsistenz bei tertiärer ↑Syphilis, bes. in Hoden, Leber, Herz, Muskel (histol. häufig schwierig vom Konglomerattuberkel zu unterscheiden).

Gummel, Hans (1908–1973), Chir., Berlin.

Gummel-Risikogruppeneinteilung (nach Hans G.): Einteilung der Ösophagus- u. Magenmalignome in Risikogruppen; Weiterentwicklung modernster krebschirurg. Operationsverfahren. Durch Früherfassung des Krebses u. Befürwortung kombinierter Behandlungsmethoden in den Stadien III u. IV konnten die Resultate bei der Behandlung wesentl. verbessert werden.

Gummi ⟨*ägypt + lat*⟩ *n*: 1. *Pl* Gummen; pflanzl. Heteropolysaccharid, z. B. ↑Gummi arabicum, Mastixgummi u. a. m., 2. *Pl* Gummis; aus ↑Kautschuk gewonnenes Vulkanisat.

Gummi arabicum ⟨*ägypt + lat*⟩ *n*: aus versch. Akazien-Arten gewonnener, getrockneter Saft. Verwendung als ↑Mucilaginosum, als Emulgator bei Emulsionen u. als Komponente zur Herstellung von ↑Mikrokapseln.

Gummibandligatur: endoskop. Anbringen von Gummiringen zur Ther. von Ösophagusvarizen u. Hämorrhoiden.

Gummibauch: bei akuter Pankreatitis besteht der Eindruck des G. bei Palpation.

Gummihaut ↑Cutis laxa.

Gummiligatur: Hilfsmittel in der ↑Orthodontie bei Zahnbewegungen.

Gummiring: Hilfsmittel zur Durchführung von Zahnbewegungen, muß immer durch Halteelemente gesichert sein.

Gummistrumpf: durch Mitverarbeitung von Gummifäden sehr elast. Strumpf. Anwendung bei Varizen o. Neigung zu Unterschenkelödemen.

gummös *Adj* ⟨*ägypt + lat*⟩: gummosus; zum Gumma gehörend.

Gumprecht, Ferdinand (1864–1941), Int., Weimar.

Gumprecht-Kernschatten (nach Ferdinand G.): von G. beschriebene „Schollen" bzw. „Kernreste" bei chronischer lymphatischer ↑Leukämie, im Blutausstrich gehäuft, offenbar infolge der leichten Vulnerabilität auftretende zerstörte Lymphozyten. Häufigkeit von der Ausstrichmethode abhängig, d. h. G. sind Artefakte.

Gundu ↑Goundou.

Gunn, Robert M. (1850–1909), brit. Ophth., London, Moorfields.

Gunn-Zeichen (nach Robert M. G.): Gunn-Kreuzungsphänomen, d. h. Impression der prall gefüllten u. geschlängelten Venen des Augenhintergrunds bei Kreuzung mit hypertrophierten Arterien bei ↑Hypertonie (↑Fundus hypertonicus).

Günther, Hans (1884–1956), dt. Int., Bonn, Leipzig.

Günther-Krankheit (nach Hans G.): Morbus Günther; Hämatoporphyrie, ↑Porphyrie.

Günther-Syndrom (nach Hans G.): Myositis myoglobinurica. Blutfarbener Harn, aber ohne Erythrozyten; durch Myoglobinausschüttung unbekannter Ätiol. Abgeschlagenheit, rheumatoide Gliederschmerzen u. flächenhafte Erytheme. Progn. ungünstig; Exitus letalis durch Kreislaufversagen.

Günzburg, Alfred Otto (geb. 1861), dt. Arzt, Frankfurt/Main.

Günzburg-Probe (nach Alfred O. G.): Methode zum Nachweis freier HCl im Magensaft.

Gure: ein natürliches ↑Peloid.

Gurkenkernbandwurm ↑Dipylidium caninum.

Gurkenkernbandwurmbefall ↑Dipylidiose.

Gürtelgefühl: Gürtelschmerz; gürtelartige Druck- o. Schmerzempfindung, hervorgerufen durch Reizung der hinteren Spinalwurzeln, v. a. bei ↑Tabes dorsalis.

Gürtelplazenta ↑Placenta zonaria.

Gürtelrose ↑Zoster.

Gußbehandlung: Verfahren der ↑Hydrotherapie; Applikation eines kalten o. warmen Wasserstrahls ohne wesentl. Druck, so daß das Wasser breitflächig auf der Körperoberfläche abläuft. Vorwiegend reflektor. Wirkung, ohne das therm. Gleichgewicht des Körpers zu stören. Der therm. Reiz ist nach Umfang u. Dauer (10 s) dosierbar: Knie-, Arm-, Schenkel-, Ober- u. Gesichtsguß. Die G. dient zum Training der peripheren Kreislaufreaktionen.

Güsse ↑Hydrotherapie.

Gußfüllung: Versorgung von Hartsubstanzdefekten der Zähne mittels nach Wachs- o. Kunststoffmodell gegossener Gußstücke, ↑Restauration.

Gußklammer: nach dem Modellgußverfahren aus spez. Legierungen hergestellte Klammerkonstruktion.

Gutachten, ärztliches: von einem Arzt abgegebene, mündl. o. schriftl. auf seinem berufl. Wissen aufgebaute Äußerung zu einer Krankheit o. einer Person auf Anforderung von Gerichten o. Versicherungsträgern. ↑Gutachten, forensisches, ärztliche ↑Begutachtung.

Gutachten, biostatistisches: Gutachten, die im Zusammenhang o. auch im Anschluß an ein ↑Blutgruppengutachten erstattet werden u. die Angaben über die Wahrscheinlichkeit der Vaterschaft eines Mannes aufgrund des Vorhandenseins von erbl. Bluteigenschaften bei den Beteiligten u. ihrer Verteilung (↑Genfrequenz) in der entsprechenden Population erhalten. Wahrscheinlichkeitswerte über 90 % besitzen einen auf die Vaterschaft hinweisenden Charakter, Werte über 99,8 % können allein ausreichen, um eine Vaterschaft festzustellen. Dementsprechend machen Werte unter 10 % eine Vaterschaft unwahrscheinl. Werte unter 0,2 % werden zum Ausschluß führen.

Gutachten, erbbiologisches: Gutachten bei Abstammungsuntersuchungen zur Klärung der Vaterschaft, bei dem morphol. Merkmale (Haarfarbe, Augenfarbe, Nasenform, Kopf- u. Gesichtsform, Ohrform, Papillarmuster usw.) zwischen Mutter, Kind u. als Erzeuger in Anspruch genommenem Mann miteinander verglichen werden. Liefert i. a. nur Wahrscheinlichkeitswerte u. kann erst dann durchgeführt werden, wenn das Kind mind. 3 Jahre alt ist. Heute Blutgruppenbestimmung u. DNA-Fingerprint bei weitem vorrangig.

Gutachten, forensisches: Gutachten, das ein Arzt vor Gericht erstattet. Hierzu können Ärzte aller Fachgebiete herangezogen werden, u. zwar als ↑Sachverständige, um mit ihrem Sachverstand dem Gericht zu helfen, Probleme innerhalb eines Prozesses zu klären, z. B. verbleibende gesundheitl. Schäden bei dem Opfer einer Körperverletzung. In der Mehrzahl werden f. G. vom Gerichtsmediziner u. vom forens. Psychiater erstattet. Das Gericht hat die Pflicht, ein G. krit. zu prüfen u. ggf. den Sachverständigen zur Erläuterung aufzufordern. Es kann sich aber nicht über ein f. G. hinwegsetzen, sondern muß ggf. ein Zweit- o. sogar ein Drittgutachten anfordern.

Güteprüfung: G. soll feststellen, ob u. in welchem Grade ein psychodiagnost. Verfahren als Meßwerkzeug geeignet ist. Drei erscheinen als bes. wesentl. Die **Objektivität**: Ein Verfahren gilt dann als objektiv, wenn die Ergebnisse von der Person des Auswertenden unabhängig sind bzw. die Person des Untersuchers keinen Einfluß auf das Resultat besitzt. **Zuverlässigkeit bzw. Reliabilität**: Der Test wird mit einem Paralleltest verglichen o. in zwei gleichwertige Hälften zerlegt u. die Ergebnisse beider Hälften miteinander korreliert. Die Zuverlässigkeit ist dann bes. gut, wenn das Verfahren bei einer Wiederholung nach kurzer Zeit zum gleichen Resultat führt. **Gültigkeit o. Validität**: Man mißt es durch Anwendung eines anderen Kriteriums, das bereits seine Validität bewiesen hat. Die Forderung ist für die klin. Praxis nur schwer zu erfüllen, da das ärztl. Urteil als Validitätskriterium von subjektiven Faktoren abhängig ist. Validität ist dann gegeben, wenn eine Aussage über das zu untersuchende Merkmal getroffen wird.

Güter: aus wirtschaftswissenschaftl. Sicht u. damit auch aus Sicht der Krankenhausbetriebswirtschaft Sachgüter o. Dienstleistungen, die die Funktion haben, ↑Bedürfnisse zu decken. G. werden durch die Kombination der ↑Produktionsfaktoren hervorgebracht, können aber auch selbst Produktionsfaktoren sein. G. lassen sich nach versch. Kriterien aufteilen (z. B. Wirtschaftsgüter u. freie Güter bzw. Konsum- u. Investitionsgüter).

Gütevorschrift: für alle Arzneimittel einschl. Impfstoffe u. Immunglobuline wird eine für Hersteller u. Prüfer verbindl. G. erstellt, in der alle Qualitätsmerkmale u. Prüfverfahren festgehalten sind. Die G. von Impfstoffen u. Immunglobulinen wird auf der Grundlage der „Requirements for Biological Substances" der WHO erarbeitet (↑Referenzpräparate).

Guthrie, Robert, zeitgen. Päd., Buffalo.

Guthrie-Test: mikrobiol. Hemm-Test zum Nachweis von genet. determinierten Störungen im Aminosäurestoffwechsel. Eingeführt von R. Guthrie u. A. Susi im Jahre 1963. Beruht darauf, daß durch einen Antimetaboliten das Wachstum von Bacillus subtilis gehemmt wird, Antimetabolit ist für Umsatz eines best. Substrats spezif. Methode verwendet Agarplatten mit Nährmedium u. Antimetabolit. Wachstumshof von Bacillus subtilis ist Konzentration der nachzuweisenden Substanz proportional. Für jede Stoffwechselstörung ein spez. Testansatz erforderl. Test sehr gut geeignet für Massenscreening (↑Mass screening). Verfahren sehr billig u. automatisierbar. Mit dem G. lassen sich nachweisen: Phenylketonurie, Hyperphenylalaninämie, Histidinämie, Galaktosämie, Leucinose, Homocystinurie, hereditäre Tyrosinämie u. a. noch seltenere Formen von Aminoazidopathien.

Gutmann-Syndrom: lokale prim. Amyloidablagerung der Haut; ↑Amyloidose.

Gutta adipis ⟨*lat*⟩ *f*: Fetttropfen; membranumhüllte Neutralfette als ↑Inclusio cytoplasmatica.

Guttae ↑Tropfen.

Guttapercha ⟨*malai*⟩ *f* o. *n*: aus dem Milchsaft von Palaquium- u. Papaya-Arten gewonnene kautschukartige Masse. Mit G. getränkte Papiere (G. lamellatae) u. Gewebe dienen zur Herstellung von wasserundurchlässigen Verbänden. Mit Füllstoffen wie Schlämmkreide, Zinkoxid u. ä. versetzt, wird G. in der Zahnmed. als provisor. Verschlußmaterial (Stangenguttapercha) o. in Chloroform gelöst als Wurzelfüllmaterial (Chloropercha) angewendet.

Guttation ⟨*lat*⟩ *f*: aktive Ausscheidung von Wasser in Tropfenform auf der Oberfläche von pflanzl. Organen o. Organismen (Pilzen, Aktinomyzeten, Blättern).

gutturalis ⟨*lat*⟩ *Adj*: guttural; die Kehle betreffend.

Gutzmann, Hermann sen. (1865–1922), Prof. für Sprachheilkunde, Berlin.

Guyon, Felix (1831–1880), Urol., Paris.

Guyon-Nierenpalpation (nach Felix G.): bimanuelle Nierenpalpationsmethode. Pat. liegt auf dem Rücken. Die Finger der einen Hand des Untersuchers tasten die Niere ventral am äußeren Rektusrand unter dem Rippenbogen beginnend ab, während die Finger der anderen Hand vom Rücken her die Niere nach vorn drücken.

Guyon-Zeichen (nach Felix G.): Sympt. der ballottierenden Niere (prall gefüllte Sackniere).

GVH-Reaktion ↑Graft versus host reaction.

G-Wert: Gemessener o. berechneter Wert, der eine Validierung der therm. ↑Sterilisation als Alternative zur Einhaltung fester Sterilisationstemperaturen mit tabellar. festgelegten Zeiten zuläßt. Der G. kann durch Meß-, Steuer- u. Regeleinrichtungen von Sterilisierwertcomputern bestimmt o. nach Formeln auf der Grundlage von Untersuchungen, z. B. i. R. der ↑Sterilisatorenprüfung, unter Einbeziehung aller Phasen der Sterilisation (Aufheiz-Ausgleichs-Abkühlungsphase) berechnet werden. Unter Verwendung des ermittelten Temperaturverlaufs an den für den Wärmeaustausch ungünstigen Stellen werden Zeit u. Temperatur in dem vorgegebenen Bereich variiert. Für die Sterilisation wird der Wert G-12 gefordert. G-12 bedeutet, daß die mikrobielle Kontamination mit nativen Keimen aus der Umgebung, in der sterilisiert wird, durch die Sterilisation um 12 Zehnerpotenzen (ausgehend von einer fiktiven Kontamination von 10^6 Mikroben auf den erforderl. Wert von 10^{-6} Mikroben) gesenkt werden muß, wobei die Absterbekinetik aerober sporenbildender Bakterien eine bes. Bedeutung hat (↑F-Wert in den Europäischen Pharmakopöe; ↑D-Wert, ↑Z-Wert).

Gynäkologie ⟨*gr*⟩ *f*: Frauenheilkunde; med. Fachdisziplin, die sich mit der Proph., Diagn. u. Ther. der Erkrankungen der weibl. Geschlechtsorgane sowie der Physiol. u. Pathol. der Schwangerschaft u. der Geburt beschäftigt (G. u. Geburtshilfe).

Gynäkomastie: Vergrößerung der männl. Brust durch Wucherung von Milchgängen mit umgebendem Bindegewebe ähnl. der weibl. Brustdrüse. Abb.

gynäkotrop: das weibl. Geschlecht bevorzugend; sexotrop.

Gynander ⟨*gr*⟩ *m*: Individuen, die mosaikartig aus normalen weibl. u. männl. Bezirken zusammengesetzt sind. Bekannt bei Insekten; dort häufig Halbseitenzwitter. Die konträre Sexualität der versch. Bezirke beruht auf einseitigem Verlust eines Geschlechtschromosoms. Beim Menschen echter Hermaphroditismus (↑Hermaphroditismus verus).

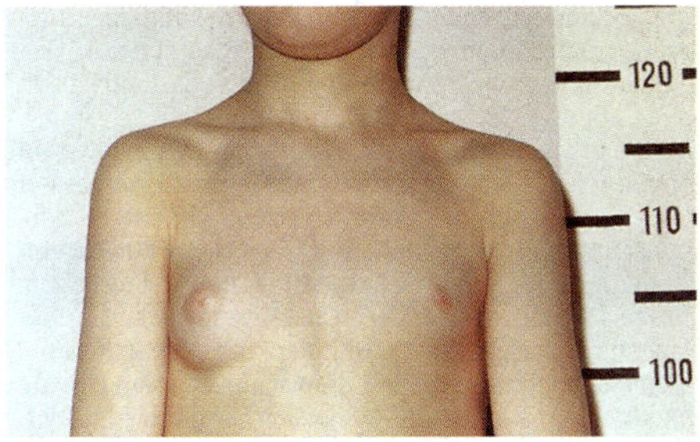

37

Gynäkomastie

Gynandrismus ⟨*gr* + *lat*⟩ *m*: Gynandrie. Die beim Pseudohermaphroditismus femininus (↑Pseudohermaphroditismus), der weibl. Intersexualität, vorhandene männl. o. intersexuelle Genitalentwicklung bei normalen Ovarien, hervorgerufen durch abnorme Androgenwirkung auf die weibl. Genitaldifferenzierung.

Gynandroblastom ⟨*gr*⟩ *n*: sehr seltener hormonbildender Eierstocktumor; Kombination eines ↑Granulosazelltumors mit einem ↑Arrhenoblastom, in dem Östrogene u. Androgene gebildet werden.

Gynatresie ⟨*gr*⟩ *f*: angeborener Verschluß (Atresia) der weibl. Genitalorgane. Isoliertes Vorkommen von Atresia hymenalis (Hymenalplatte ohne Öffnung), Atresia vaginalis (Fehlen der Scheide), Atresia cervicalis (Verschluß des Zervixkanals), Atresia uteri sowie Atresie der Eileiter. Folge der Stauung des Menstrualblutes oberhalb der Atresiestelle ↑Hämatokolpos, ↑Hämatometra.

Gynogamet ⟨*gr*⟩ *m*: weibl. Gamet. Makrogamet; ↑Gameten.

Györgyi-Serumelektrolytformel: Györgyi-Quotient, drückt den Zusammenhang zwischen neuromuskulärer Erregbarkeit u. Konzentration der dafür verantwortl. Faktoren im Serum aus.

$$K = \frac{(K^+) \cdot (HCO_3^-) \cdot (HPO_4^{2-})}{(Ca^{2+}) \cdot (Mg^{2+}) \cdot (H^+)}$$

Anstieg von K bedeutet Übererregbarkeit, Abnahme von K Untererregbarkeit des Nervensystems. Der G.-Quotient erlaubt eine Interpretation der Pathogenese der Tetanie u. erklärt, daß das Symptomenbild nicht nur durch Hypokalzämie verursacht, sondern auch durch den CO_2-Partialdruck u. den Mg-Spiegel sowie durch Änderung des pH-Wertes mitbestimmt wird. Tab.

Gyrase: Typ II der ↑DNA-Topoisomerasen.

Gyrasehemmer: antibakterielle Chemotherapeutika, die durch Hemmung der Gyrase die DNA-Replika-

Györgyi-Serumelektrolytformel: Beziehungen zwischen Kalziumspiegel, CO_2-Partialdruck, pH-Wert u. Tetanie

	pH-Wert erniedrigt	normal	erhöht
Kalzium	keine Tetanie	Tetanie	Tetanie
pCO_2	keine Tetanie	Tetanie	Tetanie

tion blockieren u. dadurch ein breites Wirkungsspektrum gegen grampositive u. gramnegative Aerobier u. Anaerobier haben. Gastrointestinal prakt. vollständig absorbiert. Elimination von der Nierenfunktion abhängig. Durch Derivatisierung, insbes. Fluoridierung, konnten in den letzten Jahren die Eigenschaften wesentl. verbessert werden, so daß aus dem früheren „Hohlraummittel" Nalidixinsäure breit anwendbare Chemotherapeutika entstanden. Nebenwirkungen: zentralnervöse Störungen, Knorpelschäden insbes. bei belasteten Gelenken in der Wachstumsphase. Naphthyridinderivate, Nalidixinsäure, Pipemidsäure, Piromidsäure, Enoxacin, Chinolonderivate (Oxolinsäure, Cinoxacin, Miloxacin, Rosoxacin, Norfloxacin, Pefloxacin, Ofloxacin, Ciprofloxacin).

Gyri breves insulae: senkrecht gestellte kurze Windungen der Inseloberfläche; ↑Insula; ↑Gyrus.

Gyri cerebri: Windungen des Gehirns; ↑Gyrus.

Gyri orbitales: Windungen an der Unterfläche des Stirnlappens vom Großhirn; liegen dem knöchernen Dach der Orbita auf; ↑Gyrus.

Gyri temporales transversi: Heschl-Querwindungen. 2–4 quere Windungen auf der Innenseite des vorderen Abschnitts des Gyrus temporalis superior; Hörrinde; ↑Gyrus.

Gyromitrin: Acetaldehyd-N-methyl-N-formylhydrazon; Giftstoff der Speiselorchel (Gyromitra, Helvella esculanta). Kein Effekt beim Kaninchen bei 0,5 mg/kg.

Gyrus ⟨*gr*⟩ *m*: *Pl* Gyri; Kreis, Windung, Gehirnwindung. Abb.

Gyrus angularis: Windung des Lobus parietalis des Großhirns; bildet den oberen bogenförmigen Abschluß des Sulcus temporalis superior; ↑Gyrus.

Gyrus cinguli: Cingulum, Zwinge; Windung an der Medialfläche des Großhirns; zieht um den Balken vom Lobus frontalis bis zum hinteren Ende des Lobus parietalis; ↑Gyrus.

Gyrus dentatus: dünne gekerbte Hirnwindung, die dem Gyrus parahippocampalis medial angelagert ist; ↑Gyrus.

Gyrus fasciolaris: Fortsetzung des Gyrus dentatus am Splenium des Balkens; ↑Gyrus.

Gyrus frontalis: untere (G. f. inferior), mittlere (G. f. medius) bzw. obere (G. f. superior) Stirnwindung an der Außenfläche des Lobus frontalis des Großhirns; ↑Gyrus.

Gyrus longus insulae: lange untere Windung der Insel; ↑Insula; ↑Gyrus.

Gyrus occipitotemporalis lateralis: äußere der beiden Windungen an der Unterseite des Hinterhaupts- u. Schläfenlappens vom Großhirn; ↑Gyrus.

Gyrus occipitotemporalis medialis: Gyrus lingualis (BNA); zungenförmige Windungen an der Unterseite des Hinterhaupts- u. Schläfenlappens medial des Gyrus occipitotemporalis lateralis; ↑Gyrus.

Gyrus parahippocampalis: Gyrus hippocampi (JNA); mediale Windung an der Unterseite des Schläfenlappens; endet medial vorn mit dem hakenförmigen Uncus g. p.; ↑Gyrus.

Gyrus paraterminalis: Gyrus subcallosus (JNA); kleine Windung an der Medialfläche des Großhirns unterhalb vom ↑Rostrum des Balkens; ↑Gyrus.

Gyrus postcentralis: hintere Zentralwindung des Großhirns; liegen in der Frontalebene an der Grenze zwischen Stirn- u. Scheitellappen u. werden getrennt durch den Sulcus centralis; ↑Gyrus.

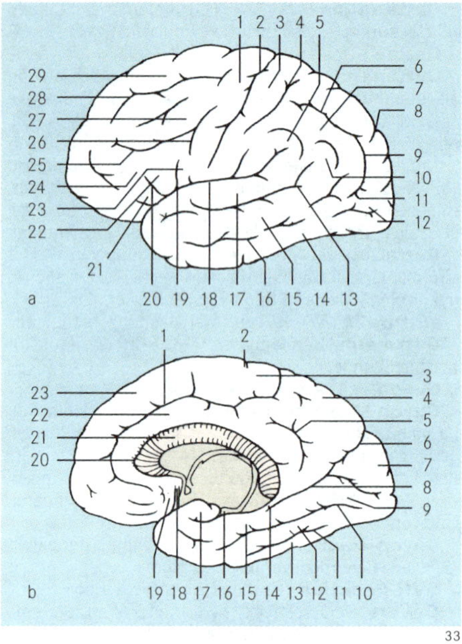

Gyrus.
a: Außenfläche der li. Großhirnhemisphäre
1: Gyrus praecentralis; 2: Sulcus centralis; 3: Gyrus postcentralis; 4: Sulcus postcentralis; 5: Gyrus supramarginalis; 6: Sulcus intraparietalis; 7: Lobus parietalis superior, inferior; 8: Sulcus parietooccipitalis; 9: Verbindung des Sulcus intraparietalis mit dem Sulcus occipitalis transversus; 10: Gyrus angularis; 11: Sulcus occipitalis transversus; 12: Gyri occipitalis laterales; 13: Sulcus temporalis superior; 14: Gyrus temporalis inferior; 15: Gyrus temporalis medius; 16: Sulcus temporalis inferior; 17: Gyrus temporalis superior; 18: Ramus posterior; 19: Ramus ascendens; 20: Ramus anterior; 21: Pars orbitalis; 22: Pars triangularis; 23: Pars opercularis; 24: Gyrus frontalis inferior; 25: Sulcus frontalis inferior; 26: Sulcus praecentralis; 27: Gyrus frontalis med.; 28: Sulcus frontalis superior; 29: Gyrus frontalis superior
b: Mediale Fläche der re. Großhirnhemisphäre
1: Sulcus cinguli; 2: Sulcus centralis; 3: Lobulus paracentralis; 4: Praecuneus; 5: Sulcus subparietalis; 6: Sulcus parietooccipitalis; 7: Cuneus; 8: Sulcus calcarinus; 9: Gyrus occipitotemporalis medialis; 10: Sulcus collateralis; 11: Sulcus occipitotemporalis; 12: Gyrus occipitotemporalis lateralis; 13: Gyrus temporalis inferior; 14: Isthmus gyri cinguli; 15: Gyrus parahippocampalis; 16: Sulcus hippocampi; 17: Uncus; 18: Gyrus paraterminalis; 19: Area subcallosa; 20: Sulcus corporis callosi; 21: Corpus callosum; 22: Gyrus cinguli; 23: Gyrus frontalis superior

Gyrus praecentralis: vordere Zentralwindung des Großhirns; liegen in der Frontalebene an der Grenze zwischen Stirn- u. Scheitellappen u. werden getrennt durch den Sulcus centralis; ↑Gyrus.

Gyrus rectus: gerade Hirnwindung an der Unterfläche des Lobus frontalis medial von Bulbus u. Tractus olfactorius; ↑Gyrus.

Gyrus supramarginalis: Gyrus circumflexus (JNA); bogenförmige Windung des Lobus parietalis, welche das obere Ende des Ramus posterior des Sulcus lateralis cerebri umfaßt; ↑Gyrus.

Gyrus temporalis: untere (G. t. inferior), mittlere (G. t. medius) bzw. obere (G. t. superior) Windung an der Außenseite des Schläfenlappens; ↑Gyrus.

G-Zellen ↑APUD-Zellsystem, ↑Glandulae pyloricae.

G-Zellhyperplasie: Vermehrung der G-Zellen (Gastrinbildner) im Antrum, die ein ähnl. Bild wie das ↑Zollinger-Ellison-Syndrom verursachen kann. Durch Makropartikelbiopsie u. Bestimmung der G-Zelldichte ist die Diagn. mögl. Eine Antrektomie ist angezeigt.

H

h: **1.** *Abk* für Stunde. **2.** *Abk* für Hekto-; ↑Einheitensystem, internationales.

H: chem. Zeichen ↑Wasserstoff.

Haab, Otto (1850–1931), Ophth., Zürich.

Haab-Dimmer-Hornhautdystrophie (nach Otto H.): gittrige Hornhautdystrophie; meist im zweiten Lebensjahrzehnt beginnende, genet. bedingte hyaline Hornhautdegeneration mit gitterartigen Trübungen, Astigmatismus u. Visusverminderung. Schlechte Progn. Heterogen; meist autosomal dominanter Erbgang.

Haab-Linien (nach Otto H.): Descemetrisse bei kongenitalem Glaukom.

Haar: Pilus; Hornfaden, der in einer Einsenkung der Haut (Haartrichter) steckt. Haarschaft (Scapus pili) u. Haarspitze (Apex pili) ragen über die Epidermis hinaus, die Haarwurzel (Radix pili) mit der basalen Haarzwiebel (Bulbus pili) liegt unter der Oberfläche. Die Haarwurzel ist umgeben von einer epithelialen Wurzelscheide (Epidermisfortsetzung) u. einer bindegewebigen Wurzelscheide (Dermisfortsetzung). Am Bulbus pili schlägt die epitheliale Wurzelscheide um u. bildet H. u. innere epitheliale Wurzelscheide. Der Bulbus enthält eine Höhlung, in die sich von kaudal eine gefäßreiche Dermispapille (Papilla pili) schiebt. Über der Papillenspitze bildet der Bulbus das Haarmark, seitl. die Haarrinde, ganz lateral die Haarkutikula. Melanozyten aus dem Bulbus geben Melaninkörnchen an das H.; deren Menge bestimmt die Haarfarbe. Das H. verhornt beim Auswachsen. Abb. 1 u. 2.

Haaranomalien: angeborene, teilweise genet. bedingte Anomalien der Körperbehaarung; **Aplasie der Haare**: totale o. partielle Haarlosigkeit (↑Atrichia, Atrichia congenita). **Hypoplasie der Haare**: totale o. umschriebene Unterbehaarung (↑Hypotrichose, ↑Anhidrosis hypotrichotica). **Hyperplasie der Haare**: totale o. zirkumskripte Überbehaarung (↑Hypertrichosis congenita, ↑Spina bifida occulta). **Dystrophie der Haare**: Wollhaare (Kraushaare), Ringelhaare, Aufspaltung der Haare an den Enden (Trichopilosis), Zerbrechen (Trichorrhexis). H. sind Bestandteil zahlreicher Syndrome: ↑Menkes-Syndrom, ↑Lange-Syndrom, Miescher-Syndrom, ↑Waardenburg-Syndrom, anhidrotische ektodermale ↑Dysplasie.

Haarausfall: Effluvium capillorum. Der normale tgl. Haarausfall beträgt ca. 100 Kopfhaare. Für darüber hinausgehenden, krankhaften Haarausfall, gibt es versch. Ursachen (psych., hormonale Gründe, Infekte). ↑Alopecia; ↑Haarwechsel.

Haarausreißen ↑Trichotillomanie.

Haarbalgmilbe ↑Demodex folliculorum.

Haarbalgmuskel ↑Musculus arrector pili.

Haar-Erde-Kultur: Verfahren zur Kultivierung von keratinophilen Pilzen (u. a. ↑Dermatophyten) auf feuchter Erde, die mit Tierhaaren (meist Pferdehaaren) bedeckt ist (im Autoklaven sterilisieren).

Haarfarbe: Die Farbgebung des Haars hängt ab von der Menge an Melaninkörnchen, die von Melanozyten des Bulbus pili an Zellen des Haars abgegeben werden (Melanintransfer). Graue Haare: Melanozyten sterben ab, zusätzl. wird Luft in Spalten der Hornsubstanz des Haars eingelagert.

Haarfarbentafel: 30 standardisierte Haarproben unterschiedl. Farbe, die einen direkten Vergleich mit der zu bestimmenden Haarfarbe ermöglichen.

Haarfistel ↑Sinus pilonidalis.

Haarfollikel: Wurzelscheiden; ↑Haar.

Haargefäße ↑Kapillaren.

Haargeschwulst: um verschluckte Haare sich bildende, aus Kalzium- u. Magnesiumphosphat bestehende Konkremente in Magen u. Darm (bes. bei Wiederkäuern). In Humanpathologie v. a. bei Geistesgestörten zu beobachten; ↑Bezoar, Trichobezoar.

Haarkolben: kaudale Auftreibung des ausfallenden Haars (Kolbenhaar).

Haarkutikula: dünne Schicht von Hornschuppen an der Oberfläche des Haars.

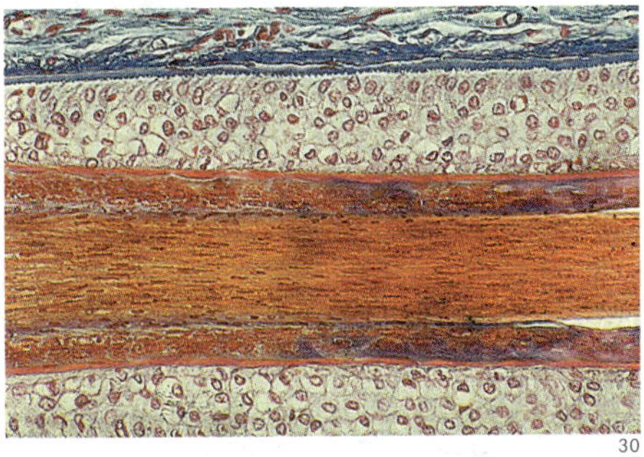

30

Haar (Abb. 1). Histologischer Schnitt durch die Kopfhaut, Azanfärbung; Längsschnitt einer Haarwurzel mit bindegewebigem (blau) u. epithelialem Haarbalg, noch lebende Zellen im H.

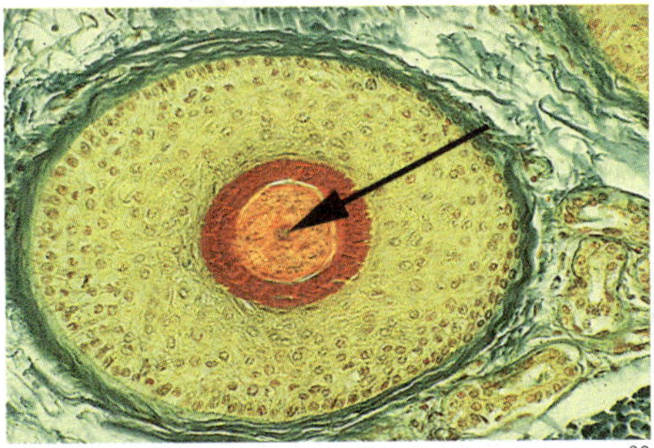

30

Haar (Abb. 2). Histologischer Schnitt durch die Kopfhaut, Pikroindigokarmin-Safranin-Färbung; Querschnitt einer Haarwurzel, H. ist bereits verhornt (Pfeil).

Haarleukoplakie, orale: *Abk* OHL, orale haarförmige Leukoplakie; vermutl. durch Epstein-Barr-Virus verursachte Zungenveränderung mit nicht abwischbaren weißl.-haarförmigen Belegen bei HIV-Infektion o. Immunsuppression. ↑AIDS.

Haarmenschen ↑Hypertrichosis congenita.

Haarmuskel ↑Musculus arrector pili.

Haarpapille: Papilla pili; gefäßreiches Bindegewebe in der Höhlung des Bulbus pili, ↑Haar. Abb.

Haarpflege: Pflegeintervention; Reinigen, Frisieren u. Beobachten von Haaren u. Kopfhaut, zur Pflege einer gepflegten äußeren Erscheinung sowie zur Stimulation u. Entspannung, u. U. die Unterstützung bei der Auswahl einer Perücke bei Haarausfall.

Haarseilschuß: Tangentialschuß, bei dem das Geschoß eine gewisse Strecke unter der Haut verläuft.

Haarwechsel: im ersten Lj. erfolgt der Wechsel vom Lagunohaar (Flaum) zum Wollhaar (Vellus); Weitere Phasen: 2.–6. Jahr Bildungs- u. Wachstumsphase (Anagenphase), Übergangsphase Katagenphase, Ausfallphase (Telogenphase); durchschnittl. Wachstum 0,3 mm/Tag.

Haarwurzel: der unter der Epidermisoberfläche gelegene Teil des Haars.

Haarwurzeltumor: Follikeltumor; von den Haarfollikeln ausgehende Geschwülste; man unterscheidet gutartige (Follikelnävus, ↑Trichofollikulom, Trichoadenom, Akrotrichom, Tricholemmom, Pilomatrikom, Trichoepitheliom, ↑Trichom) u. semimaligne Tumoren; ↑Basaliom.

Haarzellen: **1.** Epitheliocytus sensorius pilosus; Sinneszellen, die sich in Aussparungen der Phalangenzellen auf der Basilarmembran der Innenohrschnecke (↑Organum spirale) u. im Gleichgewichtsorgan befinden. Bei Verbiegung (Scherung) der Härchen wird eine Änderung des Membranwiderstands der H. erzeugt, die bei einer in der Umgebung der H. vorhandenen Stromquelle (aktives Gewebe) bzw. Spannungsquelle zu Ionenströmen führen u. damit zur Erregung. Bildung von Generatorpotentialen. Die Scherung geschieht z. B. durch Bewegungen der Basilarmembran gegenüber der ↑Membrana tectoria, die mit den Härchen verbunden ist. H. sind in einer inneren u. 3 äußeren Reihen angeordnet. An ihrem Plasmalemm beginnt synapt. das dendrit. Axon des N. vestibulocochlearis u. damit die Hörbahn. **2.** kennzeichnende Zellart der ↑Haarzellenleukämie mit schlanken, „haarförmigen" Zytoplasmafortsätzen, die im Vitalpräparat mit Phasenkontrastoptik gut, im gefärbten Blutausstrich nur unsicher erkennbar sind u. den Lymphozyten sehr ähneln. Immunphänotypisierung ergibt Zugehörigkeit zur Gruppe der B-Lymphozyten. Der Nachweis des Isoenzyms 5 der tartrathemmbaren sauren Phosphatase kann nicht als sicheres diagn. Merkmal angesehen werden, so daß alle zytomorpholog. Kriterien nicht ausreichend sind für die Diagnosestellung. ↑Haarzellenleukämie.

Haarzellenleukämie: *Abk* HCL; frühere Bez. leukäm. Retikuloendotheliose; den Non-Hodgkin-Lymphomen u. zwar den lymphozyt. Lymphomen zuzuordnende Form mit Panzytopenie, Splenomegalie u. Nachweis von ↑Haarzellen im peripheren Blut sowie diffusen, teilweise herdförmigen Infiltrationen des Knochenmarks von lymphoiden Zellen, die bei histomorpholog. Untersuchung in einem dichten Fasernetz liegen. Durch Purinanaloga u. ↑Interferon Verbesserung der Progn. mögl.

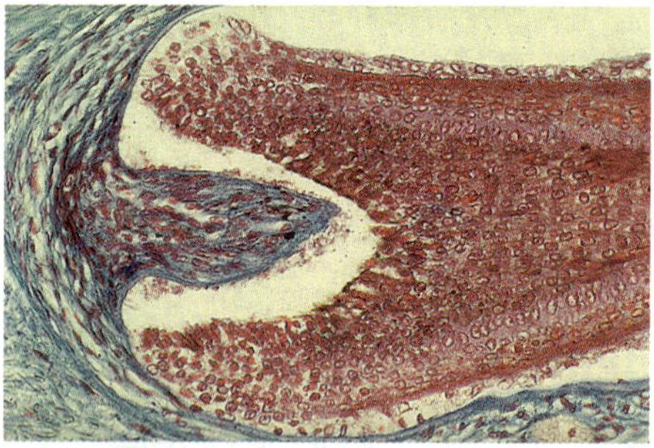

30

Haarpapille. Histologischer Schnitt durch die Kopfhaut, Azanfärbung; Längsschnitt einer Haarzwiebel, in die die H. hineinragt.

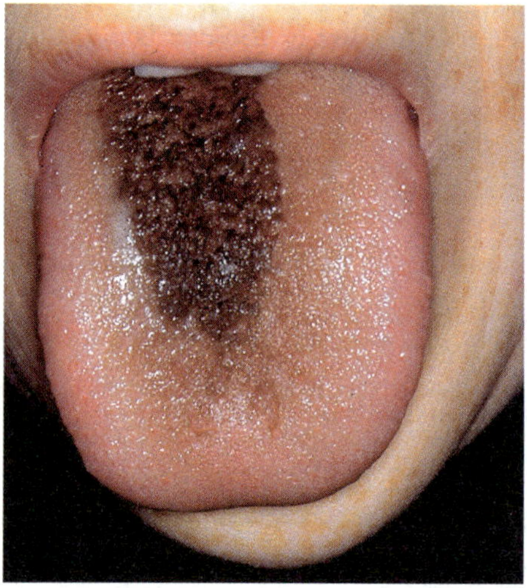

19

Haarzunge

Haarzellen können durch Oberflächenantigen (↑CD-Nomenklatur) von Zellen anderer Lymphome getrennt werden.

Haarzelleukoplakie ↑Haarleukoplakie, orale.

Haarzunge: schwarze Haarzunge, Lingua villosa nigra; Hyperkeratose der ↑Papillae filiformes mit Verlängerung der Papillen, die durch Verfärbung der Hornsubstanz ein braunes bis schwarzes Aussehen annehmen u. den Eindruck erwecken, als ob die Zunge behaart sei; Ursache unbekannt. Abb.

Haarzwiebel: Bulbus pili; aufgetriebener unterer Teil der Haarwurzel, in dem durch Mitosen Zellen für das ↑Haar neu gebildet werden.

Habenula ⟨*lat*⟩ *f*: *Dim* zu Habena; kleine Schnur, kleiner Zügel, Bez. der beiden Stränge weißer Substanz, welche das ↑Corpus pineale mit der ↑Stria medullaris thalami verbinden; oberhalb der ↑Commissura posterior gelegen.

Haber-Regel: toxikol. Regel, die besagt, daß bei den meisten Giften das Produkt aus Konzentration bzw. Dosis

(C) u. Einwirkungszeit (t) für die Wirkung (W) konstant ist. D.h. geringe Konzentrationen bzw. Dosen wirken nach langer Zeit genau so wie hohe Konzentrationen in kurzer Zeit C · t = W (const). Damit wird zu der Paracelsus-Regel „Sola dosis facit venenum“, die die Dosis-Abhängigkeit von Giften beschreibt, die Zeitabhängigkeit der Giftwirkung in Beziehung zur Dosis beschrieben. Diese Regel gilt allerdings nicht für alle Gifte. Bei sehr langen Einwirkungszeiten u. sehr geringen Konzentrationen kann durch Entgiftungsvorgänge ein wirkungsfreies Intervall (e) entstehen. Ausgedrückt als (c–e) · t = W(const). Summation bei ↑Kanzerogenen u. U. über sehr lange Zeit.

Habilitation ⟨*lat*⟩ *f*: Verfahren an Universitäten, um den akadem. Grad eines Privatdozenten zu erlangen. Damit einher geht die Berechtigung an Universitäten u. Hochschulen zu lehren, die H. ist Voraussetzung, um eine Professur einnehmen zu können.

Habit ⟨*engl*⟩ *n*: Angewohnheit; in der Zahnmed. Bez. für parafunktionelle orale o. dentale Aktionen mit pathogenet. Bedeutung: im Kindes- u. Jugendalter für die Entstehung von ↑Gebißanomalien; im Erwachsenenalter für Parodontopathien, ↑Parodontologie.

Habitat ⟨*lat*⟩ *n*: in der Autökologie Bez. natürl. Fund- o. Standorts. Ort des regelmäßigen Auftretens von Einzeltieren bzw. Arten innerhalb eines ↑Biotops. Das H. kann eine best. Baum- o. Blattart, eine best. Bodenschicht u. a. m. sein. Das H. für ↑Parasiten stellt der ↑Wirt dar.

Habituation ⟨*lat + engl*⟩ *f*: Gewöhnung; allmähl. Verschwinden der durch einen Reiz ausgelösten Reaktion bei wiederholter o. langdauernder Anwendung unter unveränderten Bedingungen, z. B. beschleunigter Ausgleich einer zentralen vestibulären Tonusdifferenz nach einseitigem plötzl. Vestibularisausfall durch habituierende Maßnahmen (vestibuläre, opt., somatosensible Belastungsreize) als Training der Afferenzsysteme. Ändert sich der Reiz o. eine seiner Komponenten, kommt es zur **Deshabituation**, dem erneuten Auftreten der Reaktion. Der Begriff wird für Elementarreaktionen (an ↑Rezeptoren, ↑Synapse) u. für komplexe Vorgänge (evoziertes ↑Potential, Verhaltensreaktionen) angewandt. Die H. kann als eine einfache Form des ↑Lernens aufgefaßt werden.

habituell ⟨*lat*⟩ *Adj*: gewohnheitsmäßig, öfter auftretend, auch mit einem best. ↑Habitus begründet, z. B. h. Abort, h. Luxation.

Habitus ⟨*lat*⟩ *m*: Haltung, Aussehen; ↑Konstitution.

Hackbiß: Kaubewegungen, die vornehml. durch den M. temporalis durchgeführt werden u. nur in Öffnungs- u. Schließbewegungen bestehen. Häufig beim ↑Deckbiß.

Hackenbruch, Peter (1865–1924), Chir., Wiesbaden.

Hackenbruch-Anästhesie (nach Peter H.): Infiltrationsanästhesie, bei der das Lokalanästhetikum konzentr. um u. unter das Operationsgebiet injiziert wird.

Hackenfuß: Pes calcaneus; in Dorsalflexion fixierter Fuß. Bei Belastung hat nur die Hacke Bodenkontakt.

Hackenfuß, angeborener ↑Pes calcaneus congenitus.

Hackenfuß, erworbener: Durch Lähmung des M. trizeps surae wird der Fuß in Dorsalflexion fixiert. Alleiniger Ausfall des Trizeps surae führt zum Hackenhohlfuß (z. B. durch fehlerhafte Anlage eines Beinfußgipsverbands in Dorsalflexion). In Hackenfußstellung ist das Abrollen des Fußes nicht mögl.

Hackenversuch ↑Knie-Hacken-Versuch.

Hacker-Handgriff: in der exp. Kardiochirurgie benutzter Handgriff zur Unterbrechung der Blutzirkulation im Herzen. Der 3. u. 4. Finger der li. Hand drückt den re. Vorhof zusammen. Gleichzeitig umgreifen der Daumen u. der Zeigefinger derselben Hand den unteren Teil des Herzens u. halten ihn hoch. Dadurch entsteht eine Abknickung der großen Gefäße.

Hadders-Oterdoom-Syndrom: kavernöses Hämangiom im Bereich langer Röhrenknochen mit Abbau von Spongiosa, bedingt durch die Pulsation.

Hadernkrankheit: durch Inhalation von Milzbrandsporen aus Hadern (Alttextilien, Lumpen, Rohwollresten) verursachter Lungenmilzbrand (↑Milzbrand).

Haeckel, Ernst Heinrich (1834–1919), dt. Zool., Jena.

Haeckel-Gesetz (nach Ernst H. H.): Entwicklungsgesetz, wonach die ↑Ontogenese eine (einfachere) Wiederholung der ↑Phylogenese darstellen soll. Die Richtigkeit des H. wird in Frage gestellt. ↑Entwicklungsgesetze.

Haemangiectasia hypertrophica ⟨*gr*⟩ *f* ↑Naevus osteohypertrophicus.

Haemangioma cavernosum ⟨*gr*⟩ *n*: zu den Blutgefäßnävi (↑Naevus vasculosus) zählende Fehlbildung der Gefäße der Haut o. innerer Organe. Es besteht aus erhabenen, buchtigen, schwammartigen, miteinander kommunizierenden Hohlräumen venöser Herkunft u. zeigt oft hohe Wachstums-, jedoch auch Rückbildungstendenz. Neigung zu Blutungen, Ulzerationen, Infektionen. Hämangiome verweisen oft auf Begleitfehlbildungen: ↑Bloom-Syndrom, ↑Klippel-Trenaunay-Syndrom, Ollier-Erkrankung (↑Enchondromatose, ↑Dysplasia), Hippel-Lindau-Krankheit (zerebrale ↑Gefäßtumoren), ↑Sturge-Weber-Krankheit, ↑Kasabach-Merritt-Syndrom, ↑Maffucci-Syndrom, Rendu-Osler-Syndrom (↑Osler-Krankheit).

Haemangiomatosis placentae ⟨*gr + lat*⟩ *f*: Chorionangiosis, Chorangiom; diffuse o. umschriebene Wucherung der Zottenkapillaren der Plazenta bei gestörter Blutzirkulation. Fehldifferenzierung des chorialen Mesenchyms. Ausbleibende Bildung der fetalen Stoffwechselmembranen der Zottenoberfläche: Absterben des Keimlings im 4. o. 5. Fetalmonat. Die Plazenten sind massig u. schwer.

Haemarthros ⟨*gr*⟩ *m* ↑Gelenkerguß, blutiger.

Haematophaga: von Blutnahrung lebende ↑Parasiten, v. a. ↑Arthropoden, z. B. Läuse, Flöhe, aber auch ↑Helminthen, z. B. ↑Ancylostoma duodenale.

Haematopota pluviales: Regenbremse; 12–15 mm lang, bei regner. Wetter flugaktiv, sticht zur Blutaufnahme häufig den Menschen; in Mitteleuropa weit verbreitet. ↑Tabanidae.

Haematosalpinx: Ansammlung von Blut in den Eileitern bei Extrauteringravidität o. Rückstauung des Menstrualblutes bei schon bestehender ↑Hämatometra u. ↑Hämatokolpos.

Haematotympanon: Bluterguß in der Paukenhöhle mit Ohrendruck, -sausen, Trommelfellvorwölbung, -blaufärbung u. Schalleitungsschwerhörigkeit (↑Schalleitungsblock) infolge Bruch der Paukenhöhlenwände u. intaktem Trommelfell, bes. bei Schädelbasisfraktur, wie Felsenbeinlängsfraktur. Schwierige Abgrenzung vom Hochstand des ↑Bulbus superior venae jugularis.

Haemoccculttest ↑Guajakprobe.

Haemophilus ⟨*gr*⟩ *m*: Bakteriengattung; gramnegative fakultativ anaerobe, sporenlose, unbewegl., pleomorphe Stäbchen, die Wuchsfaktoren benötigen. H. influenzae besiedeln oberen Respirationstrakt, bei Kindern (meist unter 5 Jahren) Meningitis, Epiglottitis u. a. Entzündungsprozesse. H. influenzae kompliziert nicht selten Virus-Grippe. H. aegyptius verursacht akute o. subakute purulente übertragbare Konjunktivitis (Koch-Weeks) in Gebieten mit warmem Klima. H. ducreyi; Erreger des Ulcus molle. Andere H.-Arten bei Tieren sind Schleimhautbewohner u. Teil der normalen Mundflora, bedingt pathogen bei verminderter Resistenz, z. B. H. parainfluenzae, H. haemolyticus.

Haemophilus-Infektion: häufig die Atemwege u. Hirnhäute, seltener die Augen (Konjunktiven) u. die Genitalschleimhaut betreffende Infektion durch Haemophilus-Bakterien (↑Atemwegsinfektion, ↑Augeninfektion, ↑Meningitis, ↑Vaginitis).

Haemophilus vaginalis ↑Gardnerella vaginalis.

Haemorrhagia per diabrosin ⟨*gr*⟩ *f*: Diabrosis o. Arrosionsblutung durch Annagung eines Blutgefäßes von außen her durch Tumor o. Entzündung (z. B. Ulcus ventriculi, tuberkulöse Kaverne).

Haemorrhagia per diaeresin: Blutung aus einem durchtrennten Gefäß.

Haemorrhagia per diapedesin: Diapedesis- o. Durchtrittsblutung; Blutung bei Permeabilitätsstörungen o. solchen der Blutgerinnung.

Haemorrhagia per rhexin: Rhexis- o. Zerreißungsblutung (z. B. bei Ösophagusvarizen o. Traumen).

Haemosporina: Unterordnung der ↑Sporozoea, ↑Kokzidien. Parasiten in Blut-, Endothel- u. Parenchymzellen von Wirbeltieren u. Mensch. Entwicklung mit ↑Generationswechsel u. ↑Wirtswechsel zwischen Vertebraten u. Insekten. Med. bedeutsame Gattung: ↑Plasmodium.

Hafenarzt: im Bereich von Häfen tätiger Arzt mit festgelegten Aufgaben bei der seuchenhygien. Überwachung von Schiffen, der Durchführung von Schutzimpfungen, der hafenärztl. Freigabe von Schiffen, der hyg. Überwachung des Hafens, der Anleitung von Schiffsärzten, der Kontrolle von Schiffsapotheken u. med. Rettungsmitteln sowie der med. Betreuung.

Haferkur: zur Normalisierung hyperglykäm. diabet. Stoffwechselsituationen geeignete Diätbehandlung (vier- bis sechsmal tgl. 2 BE Haferbrei).

Haffkine, Waldemar (1860–1930), Bakteriologe, Moskau.

Haffkine-Vakzine (nach Waldemar H.): hitzeinaktivierter Impfstoff gegen ↑Pest.

Haffkrankheit: Nahrungsmittelvergiftung unbekannter Ursache durch Fische zuerst am Frischen Haff (Ostsee) 1924 beobachtet. Akute Methämoglobin- u. Myoglobinurie, Myopathie.

Hafnia: Bakteriengattung der ↑Enterobacteriaceae. Pathogen für Bienen u. Wespen, für Mensch noch nicht ganz geklärt.

Haften: Bez. für die sog. enechet. Wesensänderung bei chron. Anfallsleiden als typ. formale Denkstörung, die durch zähes Festhalten an einem Gedanken aufgrund mangelnder Assoziationen, Umständlichkeit des Denkens, mangelnde Unterscheidung des Wesentl. vom Unwesentl. charakterisiert ist.

Haftfähigkeit ↑Tenazität.

Haftgläser ↑Kontaktlinse.

Haftpsychose ↑Psychose.

Haftpulver: Pulver aus quellfähigen Substanzen, wie Tragant, Agar-Agar o. Alginaten, das die Haftung der oberen totalen Zahnprothese verbessert.

Haftschalen ↑Kontaktlinse.

Haftstiel: Verbindung zwischen dem kaudalen Ende der Keimanlage der Säuger u. des Menschen mit dem ↑Trophoblast.

Haftzotten: Gewebestränge zwischen Chorion u. Endometrium. Sie werden von Zytotrophoblastzellen gebildet u. füllen sich mit Chorionmesenchym. Ihre verbreiterten Enden bilden eine äußere Trophoblastschale, welche Chorion u. Endometrium miteinander verbinden.

Hagebutten: Cynosbati fructus, Rosa canina. ↑Rosa-Arten.

Hagedorn-Jensen-Verfahren: von H. C. Hagedorn u. B. N. Jensen erarbeitete Methode zur Glukose-Bestimmung im Blut, die auf der Reduktionswirkung der Carbonylgruppe der Glukose beruht. Glukose (u. a. reduzierende Substanzen) reduzieren in heißer, alkal. Lösung mit Kaliumhexacyanoferrat (III) zu Kaliumhexacyanoferrat (II). Das überschüssige Hexacyanoferrat (III) wird iodometr. (↑Redoxpotential) nach Zusatz von Kaliumiodid u. Titration mit Thiosulfatmaßlösung bestimmt. Wegen seiner Störanfälligkeit durch andere Blutbestandteile u. der relativ umständl. Durchführung ist das H. nur noch wenig in Gebrauch u. durch enzymat. Verfahren verdrängt.

Hagelkorn ↑Chalazion.

Hageman-Faktor: Faktor XII; einer der Blutgerinnungsfaktoren, der zur Thrombinbildung im Intrinsic-System notwendig ist, im Kontakt mit geeigneten Oberflächen aktiviert u. sowohl im Plasma als auch im Serum vorhanden ist. Der H. hat Beziehungen zum fibrinolyt. Enzymsystem u. zum Kallikrein-System, das von ihm auch aktiviert werden soll. Die biol. Halbwertszeit wird mit 48–52 h angegeben (bei Messungen an Pat. mit kongenitalem Faktor XII-Mangel).

Hageman-Faktor-Mangel (erstmals bei Pat. Hageman beobachtet): autosomale, rezessive Vererbung. Sympt.: keine hämorrhag. Diathese. Diagnostik: Gerinnungszeit stark verlängert, partielle Thromboplastinzeit verlängert, Thromboplastinbildungstest pathol. (Normalisierung durch Plasma- o. Serumersatz), Einzelbestimmung der Faktoren XII u. XI.

Hagen, Gotthilf H. (1797–1884), frz. Physiol., Paris.

Hagen-Poiseuille-Gesetz (Gotthilf H. u. Jean Louis P): bei stationärer u. laminarer Strömung einer die Rohrwand benetzenden homogenen Flüssigkeit durch ein horizontal liegendes Rohr mit kreisförmigem Querschnitt ist der Strömungswiderstand (W) der Länge (l) des Rohrs u. der Viskosität (η) der Flüssigkeit direkt, dem Radius (r) des Gefäßes umgekehrt proportional

$$W = \frac{8 \cdot \eta \cdot l}{\pi \cdot r^4}$$

Für die Stromstärke I gilt:

$$I = \frac{\Delta P}{W}$$

ΔP steht dabei für den Druckabfall. Die Gleichung kann in Annäherung als Beschreibung der Verhältnisse im Blutkreislauf betrachtet werden. Zu beachten ist, daß im Kreislauf die Gefäßradien druckabhängig u. die Viskosität strömungsabhängig (↑Viskosität, scheinbare) sind. Dennoch bleibt das H. das grundlegende Strömungsgesetz der ↑ Hämodynamik.

H-Agglutination: Agglutination von begeißelten Bakterienstämmen (H-Antigen) durch Sera mit Antikörpern: Die Geißeln vernetzen die Bakterien schneeflockenähnl., es entstehen lockere, leicht aufschüttelbare Agglutinate. Unterschied zur ↑ O-Agglutination. Verwendung für ↑ Widal-Reaktion.

Haglund, Patrik (1870–1937), schwed. Chir., Stockholm.

Haglund-Exostose (nach Patrik H.): 1. funktionell o. traumat. bedingte Ossifikationsstörung der Kalkaneus-Apophyse (asept. Nekrose), im Wachstumsalter auftretend; Fersenschmerz beim Gehen, Druckschmerz entlang der Apophyse, häufig Schwellung dieser Körperabschnitte (Röntgenbild infolge Aufhellungen u. Sklerosierungen nicht mit Fraktur verwechseln). 2. exostosenartig verstärkte Ausziehung der Hinteroberkante des Tuber calcanei. Kann durch Druck des Schuhrands Beschwerden machen u. zur ↑ Achillobursitis führen.

Hahnemann, Christian Friedrich Samuel (1755–1843), dt. Arzt, Leipzig, Köthen, Paris. H. begründete mit der Aufstellung seines Grundsatzes „Similia similibus curentur", den er 1779 in Hufelands „Journal der practischen Heilkunde" erstmals öffentl. bekannt machte, die ↑ Homöopathie. 1810 legte H. im „Organon der rationellen Heilkunst" seine Lehre erstmalig als Ganzes der Allgemeinheit vor u. stellte sie der herrschenden Schulmedizin, die er als ↑ Allopathie kennzeichnete, gegenüber.

Hahnenfußgewächse: Ranunculacae; enthalten wie Kuhschelle, Buschwindröschen u. a. Ranunculol, ein stark lokal reizendes Gift, das Gastroenteritis u. Nephritis hervorrufen kann.

Hahnentritt ↑ Steppergang.

Hahn-Operation: Fibula-pro-Tibia-Operation. Bei Tibiadefektpseudarthrosen wird das proximale Fibulaende nach Osteotomie in den proximalen Tibiastumpf eingebettet. Durch allmähl. funktionelle Anpassung übernimmt die verstärkte Fibula die Kraftübertragung auf das Sprunggelenk.

Hahn-Spalten: auf Röntgenaufnahmen der Wirbelsäule bei Jugendlichen häufig auftretende spaltförmige Zeichnung, die von der Mitte der Vorderfläche der Wirbelkörper ausgeht u. von Hahn als Gefäßzeichnung gedeutet wurde. Nach einer anderen Deutung handelt es sich um eine horizontale flache Zone geringer Spongiosaausbildung mit stark verzweigten Venen.

Haidinger-Büschel: entopt. Phänomen in der Makula durch polarisiertes Licht. Zum Training der zentralen Fixation in der ↑ Orthoptik verwendet.

Hairless-women-Syndrom ⟨*engl*⟩ ↑ Feminisierung, testikuläre, ↑ Androgenresistenz.

Hakenbein ↑ Os hamatum.

Hakenformen: die am Kopf (Skolex) einiger Bandwürmer angelegten Haken unterscheiden sich in der Form, der Anordnung u. Anzahl; dient der Artbestimmung. Der Nachweis von Haken im Sputum bestätigt Echinokokkenbefall der Lunge.

Hakenwurmanämie: Ankylostoma-Anämie; Eisenmangelanämie durch Blutverlust bei Befall des Gastrointestinaltrakts mit dem Parasiten Ancylostoma duodenale o. Necator americanus.

Hakenwürmer: Nematodenarten, die die ↑ Ankylostomiasis des Menschen verursachen. Wahrscheinl. die verbreitetste Wurmkrankheit der Erde. Erreger sind die bis 7–18 mm langen ↑ Ancylostoma duodenale, Necator americanus, Ancylostoma brasiliensis. Die mit den Fäzes abgegebenen Eier gelangen in das Wasser o. in feuchten Boden. Hier entwickeln sich Larven, die sich in die Haut des Menschen einbohren. Nach einer Blut-Lungen-Passage gelangen sie in den Darm, dringen in die Darmschleimhaut ein u. saugen Blut. Dies führt zu schweren Anämien. H. sind v. a. trop.-subtrop. verbreitet, aber auch in Bergwerken (Grubenwurm).

Hakenwurmkrankheit ↑ Ankylostomiasis.

Halasz, Geza (geb. 1888), ungar. Int.

Halasz-Syndrom (nach Geza H.): Dysplasie der re. Lunge, Hyperplasie der A. pulmonalis, Dextroversion des Herzens. Einmündung der Lungenvenen in die V. cava inferior.

Halazon: 4-[(Dichloramino)sulfonyl]benzoesäure; Antiseptikum, gut geeignet zur Sterilisierung von Trinkwasser. ↑ Chloramin.

Halbacetal ↑ Acetale.

Halban, Joseph (1870–1937), Gyn., Wien.

Halban-Krankheit (nach Joseph H.): Persistenz des ↑ Corpus luteum mit Pseudogravidität.

Halbantigene ↑ Haptene.

Halbbäder ↑ Teilbäder.

Halbdesmosomen ↑ Hemidesmosomen.

Halbdurchlässigkeit ↑ Semipermeabilität.

Halberstädter, Ludwig (1876–1949), dt. Röntg., Berlin.

Halberstädter-Prowazek-Körperchen (nach Ludwig H. u. Stanislaus von P.): basophile extranukleäre Einschlußkörperchen beim Trachom, ↑ Chlamydia trachomatis.

Halbkrone: Teilkrone; wird als Brückenanker (↑ Brücke) unter Belassung der sichtbaren Zahnanteile angewendet.

Halbmilch: verdünnte Kuhmilch mit Kohlenhydratzusatz zur Anpassung an die Zusammensetzung der ↑ Frauenmilch. ↑ Säuglingsernährung.

Halbmonde, seröse: Ebner-Gianuzzi-Halbmonde, Semiluna serosa; seröse Endstücke, die in gemischten Speicheldrüsen dem tubulösen, verschleimten Schaltstück am Ende aufsitzen. Abb.

Halbmondkörperchen: als Artefakt in Blutausstrichen nach stundenlanger Färbung auftretende hämolyt. Erythrozyten, denen halbmondförmig das ausgetretene Hämoglobin angelagert ist. Abb. S. 790.

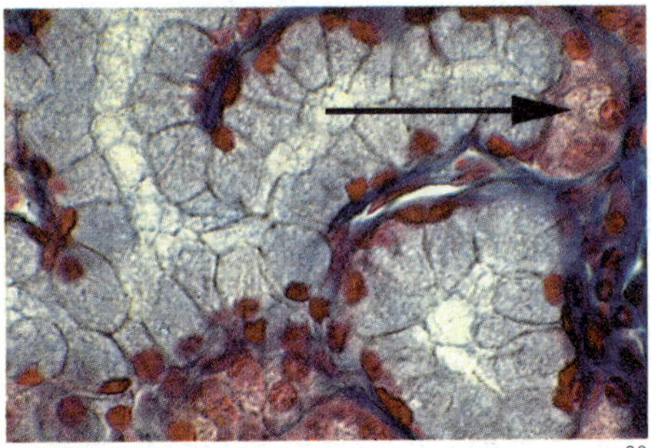

30

Seröse Halbmonde. Histologischer Schnitt durch die Glandula submandibularis, Azanfärbung; s. H. (rot, Pfeil) auf einem mukösen Schaltstück (hellgrau)

H

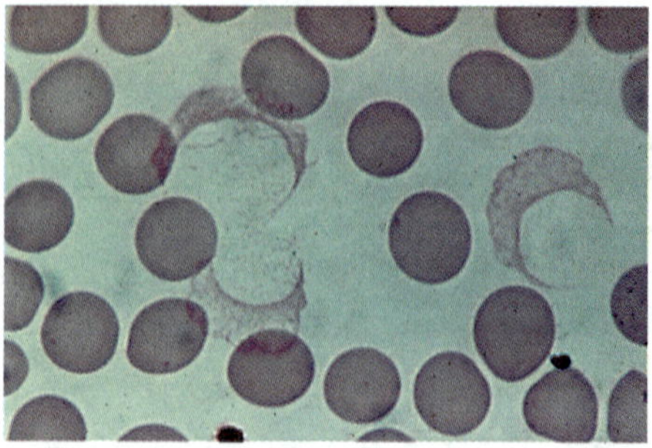

35

Halbmondkörperchen

Halbseitenenchondromatose ↑Enchondromatose.

Halbseitengynandromorph ↑Gynander.

Halbseitenlähmung ↑Hemiplegia.

Halbseitenläsion, spinale ↑Brown-Séquard-Syndrom.

Halbseitensyndrom, affektiv-dysästhetisches: nach Head Reiz- u. Ausfallerscheinungen einer Körperhälfte bei kontralateraler Thalamusläsion.

Halbseitenzwitter ↑Gynander.

Halbtiefentherapie: Strahlentherapie, bei der durch entsprechende Strahlenqualitäten u. Quellen-Oberflächen-Abstände die Tiefendosisverteilung so gestaltet wird, daß bis zu einer Gewebetiefe von etwa 5 cm eine möglichst hohe relative ↑Tiefendosis vorhanden ist u. danach möglichst rasch abnimmt. Günstige Bedingungen für die H. bestehen bei der Anwendung von Elektronen im Energiebereich von 15–25 MeV.

Halbwellengenerator: Halbwellenapparat; ältere Bez. für einen ↑Einpulsgenerator.

Halbwertbreite: H. einer glockenförmigen Kurve heißt die Differenz der Abszissenwerte, die zur halben Ordinate des Maximums gehören. Entspr. Zehntelwertbreite. Der Begriff spielt z. B. bei der Breite von Spektrallinien u. als Resonanzbreite bei Resonanzvorgängen, als Differenz der Frequenzen, bei denen die Amplitude auf die Hälfte des Maximalwertes abgesunken ist, eine Rolle.

Halbwertschichtdicke: *Abk* HWD; HWS (engl. HVL o. HVT). Zur einfachen, aber unvollständigen Charakterisierung der Strahlenqualität benutzt man die Strahlenschwächung in best. Filtermaterialien, häufig Wasser, Al, Cu, Sn, Pb. Die HWD ist diejenige Filterdicke, die bei eng eingeblendeten Strahlenbündeln die Dosisleistung auf die Hälfte herabsetzt.

Halbwertszeit: *Abk* HWZ, Zeichen $T_{1/2}$.

Halbwertszeit, biologische: Eliminationshalbwertszeit; Zeit, in der die Konzentration eines Stoffs in Blut, Plasma o. Plasmawasser um die Hälfte des Ausgangswertes abgenommen hat. Sie kann näherungsweise auch als die Zeit bezeichnet werden, in der eine best. Substanzmenge auf die Hälfte des Ausgangswertes gesunken ist. Math. ist Halbwertszeit die Geschwindigkeitskonstante eines exponentiellen Prozesses, wenn die ↑Evasion einer Funktion 1. Ordnung gehorcht. Tab.

Halbwertszeit, physikalische: *Abk* phys. HWZ bzw. T_p; gibt an, in welcher Zeit die Atomkerne eines vorhandenen Radionuklids auf die Hälfte zerfallen sind. Nach dem Zerfallsgesetz (radioaktiver ↑Zerfall) besteht zwi-

Biologische Halbwertszeit ausgewählter diagnostisch relevanter Parameter

	Halbwertszeit		
	min	h	d
Alaninaminotransferase			2
Albumin			20
Aldosteron	25		
Alphamylase		5	
Antithrombin III			1
Cholesterin		6	
Cholinesterase			10
Chylomikronen	10		
C3-Komplement			1
C4-Komplement			1
Coeruloplasmin			7
Cortisol		2	
Ferritin	30		
Alpha-1-Fetoprotein			6
Fettsäuren, unverestert	1		
Fibrinogen			6
Gerinnungsfaktor II			2
Gerinnungsfaktor V		12	
Gerinnungsfaktor VII		3	
Gerinnungsfaktor VIII		10	
Gerinnungsfaktor IX			1
Gerinnungsfaktor X			1,5
Gerinnungsfaktor XI		10	
Gerinnungsfaktor XII		10	
Gerinnungsfaktor XIII			2
Glutamatdehydrogenase		16	
Gammaglutamyltransferase			3
Glycerol, freies	7		
Alpha-1-Glykoprotein, saures			5
Haptoglobin			3
High-density-Lipoprotein			4
Alphahydroxybutyratdehydrogenase			4
Immunglobulin A			3
Immunglobulin G			25
Immunglobulin M			5
Kreatinkinase		10	
Laktatdehydrogenase 1			5
Laktatdehydrogenase 5		10	
Lipase		4	
Low-density-lipoprotein			3
Alpha-2-Makroglobulin			10
Beta-2-Mikroglobulin		3	
Myoglobin			100
Östrogene	5		
Phosphatase, alkal.			5
Plazentalaktogen	15		
Plasminogen			2,5
Präalbumin			3
Progesteron	3		
Prolaktin	15		
Testosteron	4		
Thyroxin			8
Transferrin			10
Triiodthyronin			1
Very-low-density-Lipoprotein	20		

schen T_p u. der Zerfallskonstante λ folgende Beziehung: $T_p = \ln 2 \cdot \lambda^{-1}$. Sie ist für jedes Nuklid eine charakterist. Größe u. kann Bruchteile von Sekunden, Minuten, Stunden, Tage o. Jahre betragen. In der Nuklearmed. werden Nuklide mit einer T_p von Sekunden bis zu wenigen Tagen eingesetzt. Der physikal. Zerfall u. die biol. Ausscheidung können in der effektiven HWZ $T_{eff} = (T_p - T_b) \cdot (T_p + T_b)^{-1}$ erfaßt werden.

Halbwinkeltechnik: Einstelltechnik bei der enoralen Röntgenaufnahme, ↑Zahnaufnahme.

Halbwirbel: sagittale Spaltbildung im Wirbelkörper. Entstehung von doppelseitigen H. Einseitige H. (meist ↑Keilwirbel) führen zur starken Verbiegung der Wirbelsäule.

Halbzentrenaktivität: In manchen oligomeren, aus chem. ident. Untereinheiten aufgebauten Enzymen reagiert jeweils nur die Hälfte der vorhandenen Untereinheiten mit dem Substrat o. mit Inhibitoren. Beispiel für H.: Hexokinase aus Hefe.

Haldane, John B. S. (1892–1964), Biochem., London.

Haldane, John Scott (1860–1936), Physiol., Oxford.

Haldane-Effekt (nach John S. H.): Douglas-Haldane-Effekt, Christiansen-Douglas-Haldane-Effekt; Abhängigkeit der CO_2-Bindungskapazität des Blutes von der O_2-Sättigung des Hämoglobins. Bei geringerer Oxygenierung ist die CO_2-Bindungskapazität größer.

Haldane-Trinklösung (nach John B. S. H.): elektrolythaltige kaliumfreie Trinklösung. Verwendung allein o. als Ergänzung zur Infusionstherapie zur Proph. u. Ther. des hypovoläm. Schocks, insbes. bei therm. Verbrennungen. Kontraindiziert bei Kreislaufzentralisation, Bewußtseinseinschränkung u. Bauchverletzungen sowie 5 h vor Einleitung einer Allgemeinanästhesie. Zusammensetzung: Natriumchlorat 3,0, Natr. hydrogencarbonic. 1,5, Sol. conserv. 250,0, Aqua ad 1 000,0. Dosierung Erwachsene: 2–3 l/d.

Half-change-Methode ⟨*engl*⟩: Verfahren zur In-vitro-Prüfung von peroralen ↑Depotpräparaten, wobei ausgehend vom pH-Wert des Magensafts in best. Zeitabständen die Hälfte des Prüfmediums entnommen u. durch künstl. Darmsaft allmähl. auf einen pH-Wert von 7,2–7,4 abgepuffert wird. Simulierung der Verhältnisse des Magen-Darm-Trakts.

Halitosis ⟨*lat*⟩ *f*: Geruch, Hauch. Foetor ex ore.

Haller, Albrecht von (1708–1777), Schweizer Anat., Physiol. u. Botaniker, Göttingen. Schüler von H. Boerhaave. Unter Anwendung des qualitativen Exp. gelang es H., die Irritabilität als Haupteigenschaft des Muskels (Verkürzungsvermögen) u. die Sensibilität als Haupteigenschaft des Nerven (Empfindungsvermögen) nachzuweisen. H. kann als Begründer der modernen Experimentalphysiologie angesehen werden.

Hallermann, Wilhelm (geb. 1901), dt. Ophth., Göttingen.

Hallermann-Streiff-Syndrom (nach Wilhelm H. u. Bernard S.): genet. bedingte mandibulo-okulo-faziale Dysmorphie mit vogelkopfähnl. Gesicht durch Mikrogenie u. schnabelförmige Nase, Mikrophthalmie u. Katarakt. Hypotrichosis, proportionierter Minderwuchs. Vorkommen selten, autosomal dominanter Erbgang.

Hallervorden, Julius (1882–1965), dt. Neuropathologe, Berlin, Gießen.

Hallervorden-Spatz-Krankheit (nach Julius H. u. Hugo S.): genet. bedingte Degeneration im ZNS, wahrscheinl. durch lokalen Cysteindioxygenase-Mangel verursacht. Autosomal rezessiver Erbgang. Manifestation ab erstem Lebensjahrzehnt durch progrediente neurol. Sympt. Zunehmende Spastizität, ausgehend von den unteren Extremitäten, Equinovarusdeformation der Füße. Sprach- u. Sehstörungen, Demenz. Lebenserwartung max. 30 Jahre.

Hallgren-Syndrom ↑Graefe-Sjögren-Syndrom.

Hallopeau, François Henri (1842–1919), frz. Dermat., Paris.

Hallopeau-Syndrom (nach François H. H.): Akrodermatitis chronica suppurativa.

Hallux ⟨*lat*⟩ *m*: Großzehe.

Hallux flexus: Beugekontraktur im Großzehengrundgelenk, oft kombiniert mit Arthrosis deformans u. Überstreckung im Endgelenk. Gelegentl. als Pflegefehler bei langer Bettruhe o. bei zu kurzem Sohlenteil eines Unterschenkelfußgipsverbands auftretend.

Hallux malleus: Hammerzehe; Beugekontraktur des Zehenendgelenks, meist kombiniert mit Überstreckung im Grundgelenk.

H

Hallux rigidus: schmerzhafte Einschränkung o. Aufhebung der Dorsalflexion im Großzehengrundgelenk bei Arthrosis deformans. Das erschwerte Abrollen wird verbessert durch kompensator. Dorsalflexion im Endgelenk.

Hallux valgus: X-Zehe; Abwinkelung der Großzehe nach lateral im Grundgelenk. Intermetatarsalwinkel von >9° zwischen I. u. II. Metatarsale. Durch diese Fehlstellung Veränderung der Zugrichtung des M. flexor hallucis longus u. M. adductor hallucis, so daß die Großzehe in Valgusstellung gezogen wird. Entstehung meist in Verbindung mit Spreizfuß. Minderung der Hautdurchblutung über dem vorstehenden Mittelfußköpfchen I. Dadurch Neigung zu Frostschäden: Frostbeule (↑Pernio). Ther.: ↑Scarf-Osteotomie, ↑Brandes-Operation, ↑Hohmann-Operation.

Hallux varus: selten vorkommende Abwinkelung der Großzehe nach medial. Häufigste Ursache: angeborene Fehlbildung des Großzehengrundgliedes.

Halluzinationen ⟨*lat*⟩ *f Pl*: Wahrnehmungsstörungen; Sinneseindrücke ohne äußeren Sinnesreiz, die für ihren Träger Objektivitätscharakter haben. Vorkommen bei ↑Schizophrenie u. symptomat. ↑Psychosen. H. können in allen Sinnesbereichen auftreten. **Akust. H.**: Phoneme („Stimmen hören"), ↑Akoasma. **Opt. H.**: ganze Szenen bis ungeformte Blitze usw. (Photome). **Geruchs- u. Geschmackshalluzinationen, kinästhet. H.** (z. B. Boden hebt u. senkt sich), **schmerzhafte, taktile H.** (z. B. Krabbeln unter der Haut), **coenästhet. H.** (Störungen in der Körperfühlsphäre).

Halluzinogene: Gruppe von Rauschgiften (u. a. zahlreiche Rausch- u. Zauberdrogen Mittel- u. Südamerikas, LSD u. Haschisch), führen zu verändertem Erleben von Raum u. Zeit, in höheren Dosen Illusionen u. ↑Halluzinationen, Zustand der Schizophrenie ähnl. Modellpsychosen; unterliegen dem Betäubungsmittelgesetz.

Halluzinose ⟨*gr*⟩ *f*: psychopatholog. Zustandsbild mit Halluzinationen bei intaktem Bewußtsein.

Halo ⟨*gr*⟩ *m*: durch Kernschrumpfung bei Fixation von Zellmaterial nicht angefärbter perinukleärer Hof. Bes. auffällig bei degenerativer Kernschwellung mit starkem Wasserverlust beim Fixieren.

Halo-Effekt: mögl. Fehlerquelle bei der Beurteilung eines Menschen. Die Kenntnis pos. o. neg. Eigenschaften des Pat. verfälscht die Beurteilung anderer Eigenschaften.

Z. B. werden beim zuverlässigen Pat. auch gute intellektuelle Voraussetzungen vermutet. ↑Beobachtung.

Halofantin: Phenanthrenderivat, Antimalariamittel, das nur zur Ther. u. nicht zur Proph. geeignet ist, Einsatz gegen chlorochinresistente Stämme von Plasmodium falciparum mögl. Starke Nebenwirkungen, u. a. Herzrhythmusstörungen u. gastrointestinale Beschwerden, Kopfschmerz, Hautveränderungen.

Halo-Fixateur ⟨*gr* + *engl*⟩: Halo-Yoke-Fixateur; Fixateur externe zur Ruhigstellung der Halswirbelsäule bei instabilen Frakturen u. Bandverletzungen. Bestandteile: Metallring (Halo), in der Lamina externa des Schädeldachs mit Metallstiften fixiert; Brustkorbweste aus Kunststoff (Yoke); verstellbares Metallgestänge für die stabile Montage von Halo u. Yoke. Der H. hat den Brust-Kopf-Gipsverband verdrängt. Abb.

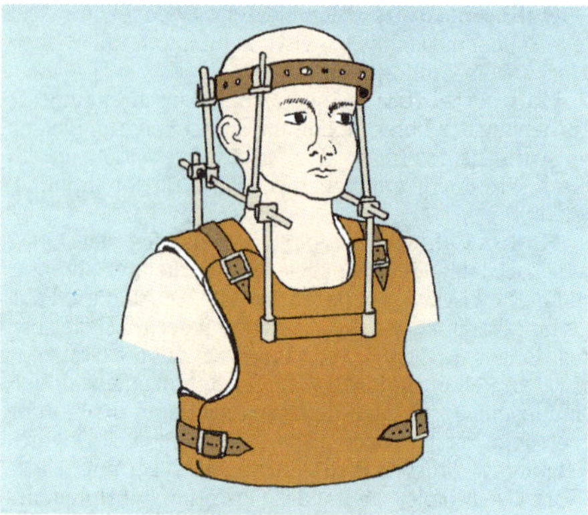

Halo-Fixateur

Halogene ⟨*gr*⟩ *m Pl*: Salzbildner. Elemente der 7. Hauptgruppe des Periodensystems Fluor, Chlor, Brom, Iod, Astatium. Die H. sind chem. sehr reaktionsfähig (starke Oxidationsmittel).

Halogene als Desinfektionsmittel: Desinfizierend wirken Iod, Chlor, Brom u. Verbindungen, die diese Halogene freigeben. In wäßriger Lösung reagiert z. B. Chlor wie folgt:

$$Cl_2 + H_2O \rightarrow H^+ + Cl^- + HOCl$$
$$HOCl \rightarrow H^+Cl^- + O\cdot$$

Unterchlorige Säure zerfällt unter Freisetzung von naszierendem Sauerstoff. Die desinfizierende Wirkung beruht sowohl auf den freien Halogenen, die direkt mit dem Stickstoff der Proteine reagieren können, als auch auf der Anwesenheit der unterchlorigen Säure u. Hypochlorite (Hypobromite, Hypoiodite) sowie des Sauerstoffs. Chlor: Chlorgas (Cl_2 mikrobiozid noch in Konzentration von 10^{-7} molar), Hypochlorite (Calcaria chlorata, Dakin-Lösung), Choramine (Tosylchloramid, Chlorazodin, Halazon); Iod: Iodum wirkt mikrobiozid u. fungizid, Spiritus Iodi concentratus SR, Spiritus Iodi dilutus SR, Lugol-Lösung, Pregl-Lösung, Iodoform.

Halogenkohlenwasserstoffe: *Abk* HKW; chlor-, fluor- o. bromhaltige aliphat., alizykl. u. aromat. Verbindungen mit z. T. großer wirtschaftl. Bedeutung. H. dienen als Lösungsmittel für Fette, Öle u. a. organ. Substanzen (Di-, Tri-, Tetrachlormethan, 1.1.1-Trichlorethan, Tri- u. Tetrachlorethen), als Monomere für Massen- u. Spezialkunststoff (Chlorethan, ↑Vinylchlorid, Tetrafluorethen), als Pestizide (Gamma-HCH, DDT, Hexachlorbenzol), als Feuerlöschmittel (Chlorbrommethan, Tetrafluordibromethan), als Kältemittel (z. B. Difluordichlormethan), als Inhalationsanästhetika (Halothan), als Zwischenprodukte für Synthesen der organ. Chem. u. v. a. m. Aufnahme der H. v. a. inhalativ u. perkutan, orale Aufnahme über Nahrungsstoffe (Rückstände von Pestiziden, polychlorierte Biphenylen), aber auch akzidentell. Unter den H. finden sich nahezu ungiftige (z. B. Difluordichlormethan) u. äußerst tox. Verbindungen (z. B. Perfluorisobutylen). Viele H. wirken depressiv auf das ZNS (narkot. Wirkung einiger H. ther. genutzt, z. B. Halothan), reizen die Haut u. die Schilddrüse u. alterieren das Myokard (Adrenalinüberempfindlichkeit). Charakterist. Zielorgane sind ferner Leber (Tetrachlormethan) u. Nieren (↑1,2-Dichlorethan). Spätschäden sind gesichert (z. B. Vinylchlorid). Toxizität sehr unterschiedl. Die Stabilität der Halogen-C-Bindung steigt mit folgender Reihenfolge: J < Br < Cl < F. Fluorkarbonverbindungen sind deshalb im Organismus am stabilsten. Manche H. werden in der Umwelt nur langsam abgebaut; dadurch erhebl. ökolog. Probleme mögl. (polychlorierte Biphenyle).

Halogenzählrohr: Zählrohr mit einer Edelgasfüllung u. einem Zusatz (< 1 ‰) von Halogenen. Bei H. bricht die durch ein ionisierendes Teilchen ausgelöste Gasentladung von selbst ab (selbstlöschendes Zählrohr). Die Arbeitsspannung liegt niedrig (~ 500 V), bei sehr hoher Lebensdauer (10^{10} Impulse). Gebräuchl. Typen: Cl_2-Argon, Br_2-Krypton, I_2-Argon, Br_2-Neon. H. werden als Auslösezählrohre betrieben.

Halo glaucomatosus ⟨*gr*⟩ *m*: Aderhautschwund um die Papille bei fortgeschrittenem ↑Glaukom.

Halonävus: Naevus Sutton; ↑Naevus pigmentosus, der von einem depigmentierten Hof umgeben wird. Häufig bei Jugendlichen. Histol. Nachweis eines lymphohistiozytären Infiltrats. Gelegentl. komplette Rückbildung des Nävuszellnävus. Alte Bez. Leukoderma centrifugum acquisitum.

Haloperidol: Neuroleptikum aus der Gruppe der Butyrophenone. Wirkung ähnl. wie Phenothiazine. Ausgeprägte antiemet. Wirkung sowie stärkere Nebenwirkungen auf das extrapyramidale System. Sedierende u. antihypertensive Effekte geringer. Abb.

Haloprogin: Antimykotikum zur lokalen Anwendung, aromat. Halogenderivat.

Halothan: F_3C-CHClBr; ↑Inhalationsnarkotikum. Farblose nicht brennbare Flüssigkeit mit einem Siedepunkt von 51 °C. 0,5–1,2 % in der Atemluft narkot. Für genaue Dosierung Verdampfer nötig. Vorteile: reizlos, sekretionshemmend, Hemmung von Larynx-Pharynx-Reflexen. Nachteile: langsames Abfluten, Atemdepression, Arrhythmien, Leberschäden. Einhaltung der MAK-Werte (↑MAK) für den Arbeitsschutz des OP-Personals wichtig.

Halothanhepatitis: nach Narkose mit Halothan auftretende, seltene Leberschädigung mit passagerem Ikterus u. massiver Leberzellnekrose.

Halo-Traction: Extension der Wirbelsäule mittels eines ringförmigen Bügels, der zirkulär knöchern am Stirn-, Schläfen- u. Hinterhauptbein angreift. Vorwiegend angewendet zur Korrektur von Skoliosen.

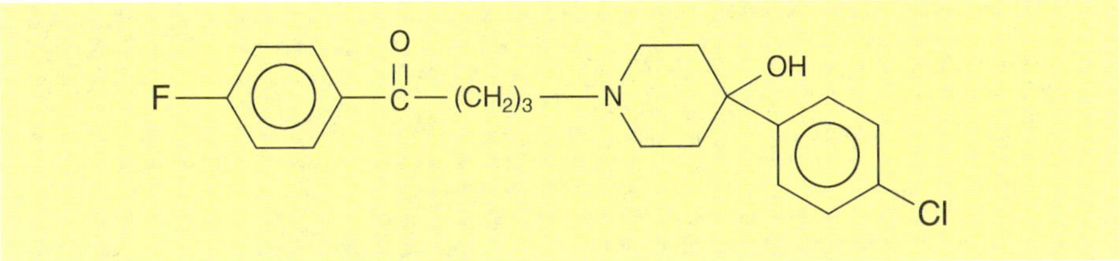

Haloperidol

Halsanhänge: gestielte Hautlappen im seitl. Halsbereich. Enthalten oft Knorpel. Fam. Häufung. Werden ähnl. den ↑Aurikularanhängen auf embryonales Kiemenfurchenmaterial zurückgeführt. Abb.

Halsbucht ↑Sinus cervicalis.

Halsdivertikel: Zenker-Divertikel; ↑Ösophagusdivertikel.

Halsdreiecke ↑Trigonum colli laterale bzw. ↑Trigonum colli mediale.

Halsdrüsentuberkulose: tuberkulöse Erkrankung der Halslymphknoten bei lymphogener Aszension einer Hilusdrüsentuberkulose.

Halsfaszie ↑Fascia cervicalis.

Halsfistel, laterale: Fistula colli lateralis; angeborener Fistelgang, der am Vorderrand des M. sternocleidomastoideus beginnt u. mitunter in einer zyst. Erweiterung endet. (besser: äußerer Halssinus). Absonderung von Schleim. Die Fistel kann zwischen A. carotis interna u. externa weiterführen bis zur Tonsilla palatina (↑Kiemengangfistel). Sie stellt ein Überbleibsel des embryonalen Halsbläschens u. der 2. Pharyngealfurche dar.

Halsfistel, mediane: Fistula colli mediana; Fistelgang der Mittellinie des Halses (unter dem Zungenbein), der in eine ↑Thyreoglossuszyste führt (thyreoglossale Fistel). Entsteht durch Spontanperforation einer unter Sekretionsdruck stehenden u. mit der Halshaut verklebten Zyste. Abb.

Halsganglien ↑Truncus sympathicus, ↑Ganglion.

Halsinfektion ↑Hals-Nasen-Ohren-Infektion.

Halskrause: Stiff-neck; Immobilisation der Halswirbelsäule bei bestehenden o. vermuteten Frakturen in diesem Bereich während Rettung u. Transport mittels gepolsterter äußerer Schienung. Durch die Vermeidung von Rotations- u. Flexionsbewegungen sollen sek. Rückenmarkschäden verhindert werden. Abb.

Halsmuskelkrampf ↑Torticollis spasticus.

Hals-Nasen-Ohren-Infektion: das HNO-Gebiet betreffende Infektion wie Tonsillitis, Rhinitis, Otitis media, Sinusitis.

Halsreflexe, asymmetrisch tonische: Drehung des Kopfs löst durch Dehnung der Nackenmuskulatur reflektor. Streckung der Extremitäten auf der Seite des Gesichts u. Beugung auf der Hinterkopfseite aus. Zur Erkennung von frühkindl. Hirnschäden klin. bedeutsam.

Halsreflexe, symmetrisch tonische: Beim Vorbeugen des Kopfs werden obere Extremitäten gebeugt u. untere Extremitäten gestreckt bzw. bei Rückbeuge des Kopfs umgekehrt. Zur Erkennung vun frühkindl. Hirnschäden klin. bedeutsam.

Halsreflexe, tonische: Haltungsreflexe; Reflexkette von den Rezeptoren der Wirbelgelenke u. der Halsmuskulatur gesteuert, die zu komplexen Muskelaktionen führt. Beim Menschen charakterisieren sie ein best. Sta-

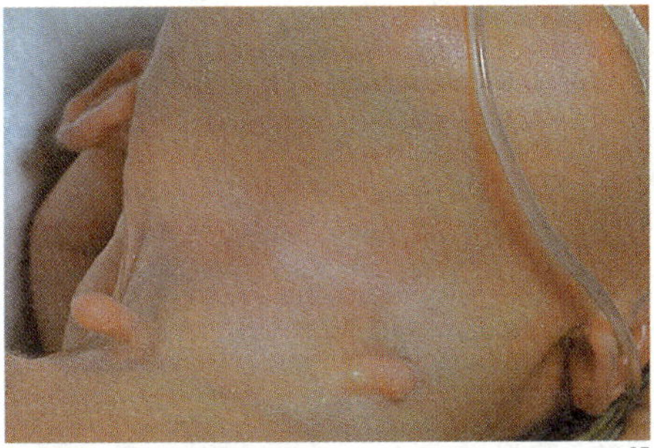
37

Halsanhänge

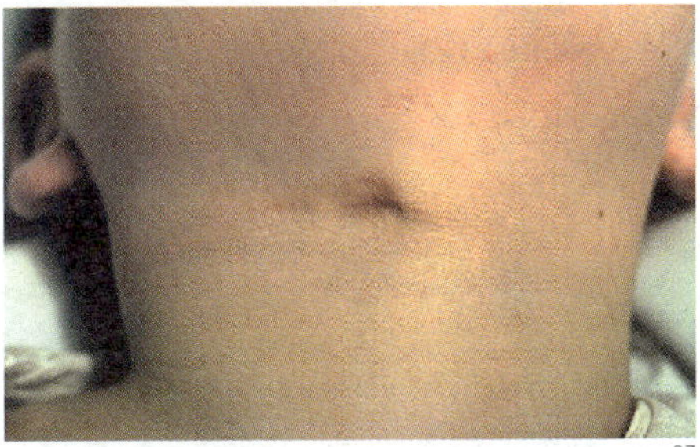
37

Mediane Halsfistel

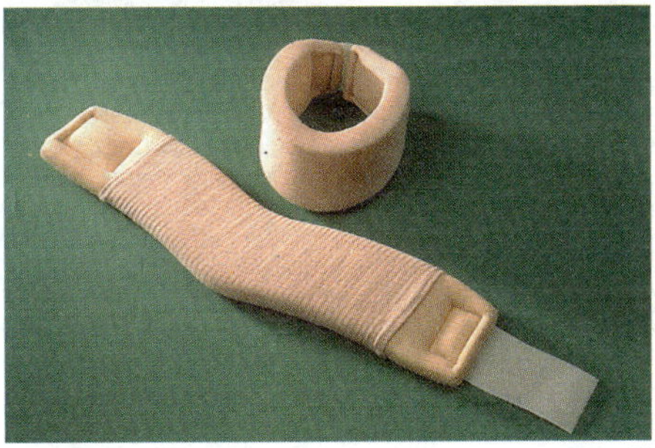
10

Halskrause

H

dium der motor. Ontogenese; bis 3. Lebensmonat nachweisbar.

Halsrippe: Costa cervicalis; verschiedengradige Ausbildung einer zusätzl. Rippe am 7. Halswirbel. Meist bds.; wenn einseitig, meist li. Das Rippenrudiment des Querfortsatzes kann stummelförmig sein o. eine vollkommene, mit dem Sternum artikulierende Rippe darstellen. Selten: Vorkommen am 6., 5. o. 4. Halswirbel. Rudimentäre Form: geteiltes Foramen transversarium. Entstehung neurovaskulärer Störungen (↑Schulter-Arm-Syndrom) durch Einengung der A. subclavia u. Druck auf den Plexus brachialis (Parästhesien im Ulnarisbereich). Kann Sympt. des ↑Skalenus-anterior-Syndroms erzeugen. Als kombinierte Fehlbildung: ↑Klippel-Feil-Syndrom, ↑Kartagener-Syndrom, ↑Arnold-Chiari-Syndrom.

Halsrippensyndrom: Naffziger-Syndrom; Beschwerdebild hervorgerufen durch Kompression von Teilen des Armplexus, die zwischen der Halsrippe des 7. Halswirbels u. der 1. Rippe hindurchziehen. Gelegentl. Ursache von Schulterarmbeschwerden.

Halsschwirren: tastbare Vibration über den Halsschlagadern. Nahezu pathognomon. für eine valvuläre Aortenstenose.

Halsspalte, mediane: Fissura colli mediana; sehr seltene Fehlbildung mit von Epithel ausgekleideter Spaltbildung der Halshaut zwischen Zungenbein u. Jugulum. Embryol. auf Amnionbänder zurückgeführt.

Halsstellreflex ↑Reflexe, angeborene.

Halsstruma: Struma colli; im Halsbereich gelegene Schilddrüsenvergrößerung als diffuse o. knotige ↑Struma unterschiedl. Ätiol.

Halsteratom: meist ↑Teratom der Schilddrüse, das bereits bei Geburt vorhanden ist. Zysten aus versch. Epithelien u. soliden Teilen mit Abkömmlingen aller Keimblätter. Kompression der Trachea.

Halswirbel: Vertebrae cervicales; insges. 7, sie bilden die Halswirbelsäule; Besonderheiten der H. sind die Neigung der Gelenkflächen der Gelenkfortsätze um 45° gegen die Horizontalebene, das Loch der Querfortsätze (Foramen transversarium), Gabelung der Dornfortsätze u. das weite, dreieckige Wirbelloch. ↑Vertebra.

Halswirbelsäulenschleudertrauma: Schleudertrauma; typ. Verletzungsmechanismus bei Auffahrunfällen, ausgelöst durch das Trägheitsmoment des Kopfs mit max. Hyperflexion der Halswirbelsäule u. anschließender Hyperextension (Peitschenhiebmechanismus). Von der Überdehnung ligamentärer Strukturen mit Gewebeeinblutungen sind vielfältige Verletzungsmuster bis zur Luxationsfraktur mögl. Umfassende prim. Diagnostik (ggf. CT, MRT) ist zu empfehlen. Mitunter hartnäckige vegetative Sympt. (Übelkeit, Brechreiz, Kopfschmerz, Schwindel) ohne nachweisbare organ. Verletzungen. Behandlungsziel ist die Wiederherstellung der Wirbelsäulenstabilität. Bei schwerer Instabilität sind die operativen Verfahren der konservativen Behandlung (↑Halo-Fixateur, Brust-Kopf-Gipsverband) überlegen. ↑Wirbelfraktur; ↑Schanz-Wattekragen. Abb.

Halszysten: entstehen aus Resten embryonal angelegter Kiementaschen u. -gänge, die sich bei normaler Entwicklung zurückbilden. Wenn bestehenbleibende Gangreste innen u. außen verschlossen sind, entwickeln sich seitl. laterale H. u. vorn mediale H.; ↑Kiemengangzyste.

Halteapparat: Elemente, die die Befestigung des Zahns in der Alveole bewirken, so Zahnzement, Sharpey-Fasern, Alveolenkortikalis, ↑Parodontium.

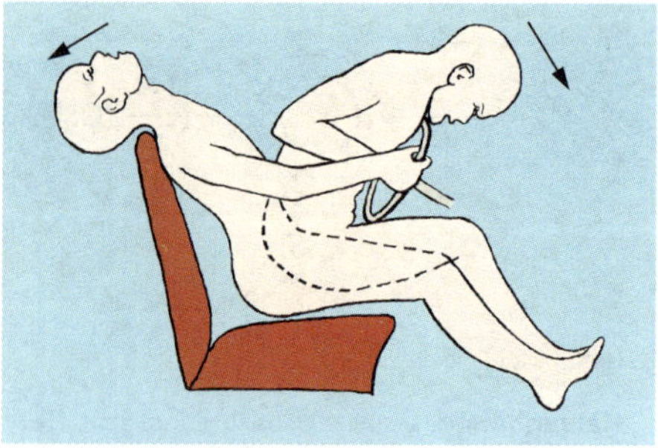

Halswirbelsäulenschleudertrauma. Unfallmechanismus

Haltearbeit: Dauerkontraktion des Muskels z. B. beim Halten einer Last. Wegen der während der H. verminderten Blutversorgung des Muskels u. des damit verminderten Sauerstoffangebots kann eine H. für längere Zeit nur mit ca. 15 % der Maximalkraft ausgeführt werden. Im physikal. Sinne ist die H. nicht als Arbeit anzusehen, da der Zusammenhang Kraft mal Weg nicht gegeben ist, sondern eher mit dem Halten eines Hubschraubers über dem Boden vergleichbar.

Haltedorn: Zahnführungselement an kieferorthopäd. Apparaturen.

Halteelement: federnde Teile von gebogenen o. gegossenen Klammerkonstruktionen, die sich in Unterwölbungen der Klammerzähne erstrecken u. den Halt von Teilprothesen gewährleisten.

Haltelinie: nach jedem Anbaustillstand sich bildende, stark mineralisierte Knochengrundsubstanzschicht im lamellären Knochengewebe, färbt sich mit Hämatoxylin intensiv blau.

Halteregler: Regelkreis, bei dem die Regeleinrichtung über eine ↑Stellgröße so auf die ↑Regelstrecke einwirkt, daß die zu regelnde Größe konstant gehalten wird, z. B. Regelung der Netzhautbeleuchtung über die Pupillenweite, Konstanthalten der Muskelspannung bei stat. Muskeldehnung, Atemregulation.

Haltung: der gesamtkörperl., durch Muskelinnervation bedingte Spannungszustand. Im psychol. Sinne ist charakterl. Festigkeit, Gesinnung u. Zielsetzung gemeint. ↑Einstellung.

Haltungsfehler: vorwiegendes Beibehalten der durch muskuläre Entspannung mögl. Ruhehaltung, z. B. der Wirbelsäule (Rundrücken). Ist durch aktive Muskelanspannung korrigierbar. Bei längerem Bestehen Fixierung durch muskuläre u. bindegewebige Kontraktur, ↑Stellungsfehler u. weitere ↑Formfehler infolge Anpassung der entsprechenden knöchernen Anteile an die prim. Ruhehaltung.

Haltungsreflexe: ↑Stellreflexe; den segmentalen Reflexen übergeordnete motor. Reaktionen, die die Stellung des Kopfs zum Körper u. im Raum vermitteln. Die Afferenzen kommen aus der Nackenmuskulatur (↑Halsreflexe, tonische) u. dem Labyrinth.

Haltungsschule: Übungs- u. Schulungsprogramm zur Stabilisierung der Körperhaltung bzw. Korrektur von Haltungsschäden; soll Gefühl für richtige Haltung u. adäquaten Einsatz der Rückenmuskulatur vermitteln sowie über Fehlbelastungen aufklären.

Haltungsschwäche ↑Haltungsfehler.

Haltungstypen: Varianten der Rückenform durch unterschiedl. Ausprägung der Wirbelsäulenschwingungen in der Sagittalebene: Rundrücken (verstärkte Brustkyphose), Hohlrundrücken (Verstärkung der Brustkyphose u. Lendenlordose), Flachrücken (Abflachung der physiol. Schwingungen). Fließender Übergang zu entsprechenden krankhaften Haltungsfehlern.

Haltungsverfall ↑Stellungsfehler.

Häm ⟨*gr*⟩ *n*: Eisen(II)-protoporphyrin, wobei das Eisen im Zentrum des in einer Ebene angeordneten Porphinskeletts liegt. Es ist an die Stickstoffatome der beiden Pyrrolringe durch Ionenverbindung gekoppelt. An die Stickstoffatome der beiden restl. Pyrrolringe ist es dagegen durch Komplexbindung angeknüpft. ↑Hämoglobin.

häm- ⟨*gr*⟩ *n Präfix*: haem-; Vorsilbe für zahlreiche mit der Lehre vom Blut (Hämat.) zusammenhängende Wörter.

Hämadsorption: Haften von Erythrozyten an den Oberflächen der mit best. hämagglutinierenden Virusarten (z. B. Myxoviren) infizierten Zellen. Prinzip entspricht der ↑Hämagglutination durch Viren. Wird durch spezif. Antikörper gehemmt. Dient zur Identifizierung u. quantitativen Bestimmung von Virusantigenen (z. B. bei ↑Myxoviren u. ↑Paramyxoviridae).

Hämadsorptionshemmtest: durch spezif. Antikörper kann die ↑Hämadsorption in Viruszellkulturen gehemmt werden. Dient wie der ↑Hämagglutinationshemmtest dem Nachweis spezif. Virusantikörper. Wird zur Identifizierung von Viren verwendet (z. B. Myxo- u. Paramyxoviren).

Hämagglutination: Agglutination von Erythrozyten. Spezif. serol. Test zum direkten Nachweis von Blutgruppenantigenen durch agglutinierende Antikörper. Indirekte H.; Erythrozyten werden mit einem Antigen beladen u. agglutinieren, wenn sie mit dem spezif. Antikörper zusammengebracht werden. Sie wirken bei dieser Reaktion nicht selbst als Antigen, sondern nur als Antigenträger. Diese indirekte o. passive H. steigert die Empfindlichkeit des Antikörpernachweises. Sie ist vielfältig in der Bakt. u. Virol. einsetzbar. Die Viren heften sich bei der H. aufgrund des enthaltenen ↑Hämagglutinins an Glukoproteinrezeptoren der Erythrozytenoberflächen an (Hirst, MacClelland u. Hare, 1941). Die H. durchläuft meist die Phasen ↑Adsorption u. ↑Elution.

Hämagglutinationshemmtest: *Abk* HHT; versch. Virusarten (z. B. Myxoviren) haben ↑Hämagglutinine, die Erythrozyten agglutinieren. Diese Agglutination kann durch Antikörper gehemmt werden. In der Praxis kann diese Hemmung der Agglutination als Antikörpernachweismethode eingesetzt werden, z. B. ↑Hirst-Test. Diagn. Anwendung z. B. bei Influenza-, Mumps-, Masern-, Röteln- u. Arbovirusinfektionen. Labordiagnost. Test zur quantitativen Bestimmung des Somatotropen Hormons (STH). Erfaßt werden nur erhöhte Konzentrationen. Die Präzision der Methode ist gering.

Hämagglutinin: 1. virusspezif. Oberflächenantigen des ↑Envelope von ↑Influenzaviren („spikes") u. anderen Virusarten. Bewirkt Anheften des Virus an Glykoproteinrezeptoren der Zelloberfläche (↑Hämagglutination), Induktion virusneutralisierender Antikörper. Bedeutung für Virusdifferenzierung u. Antikörpernachweis. 2. Antikörper, der Erythrozyten agglutiniert. Eiweißstoffe, die in versch. Pflanzen (Phytohämagglutinine) vorkommen. Sie wirken nur tox., wenn sie in die Blutbahn gelangen. Bei oraler Aufnahme ist ihre Giftwirkung gering. H. werden beim Erhitzen denaturiert, d. h. unwirksam gemacht. Isohämagglutinine: Antikörper gegen Erythrozyten der eigenen Art. Heteroagglutinine: Antikörper, die Erythrozyten anderer Spezies agglutinieren.

Hämalaun: Gemisch von ↑Hämatoxylin u. Alaun, bekanntester Kernfarbstoff.

Hämalaun-Eosin-Doppelfärbung: HE-Färbung: Doppelfärbung mit ↑Hämalaun u. ↑Eosin. Ergebnis: Zellkerne blau, Zytoplasma rot, Interzellularsubstanz rosa.

Hamamelis virginiana: virgin. Zaubernuß; Strauch, heim. im atlant. Amerika, Fam. Hamamelidaceae. Die Blattdroge (Hamamelidis folium) enthält ↑Gerbstoffe, die überwiegend Gallotannine sind. Anwendung von Hamamelispräparaten als Adstringenzien.

Hämangioblastom ⟨*gr*⟩ *n*: selten gebrauchtes Syn. für ↑Hämangiom.

Hämangioendotheliom: unreifer, oft bösartiger, von den Blutgefäßen sich ableitender Tumor.

Hämangiom: Haemangioma; gutartiger Blutgefäßtumor, häufig im Kindesalter, kann sich spontan zurückbilden (kavernöses H.). Großes H. mit Thrombopenie: ↑Kasabach-Merritt-Syndrom. H. der Choroidea: isoliert o. bei ↑Sturge-Weber-Krankheit. Sympt. ähnl. wie beim malignen Melanom, DD durch Ultraschalluntersuchung. Abb.

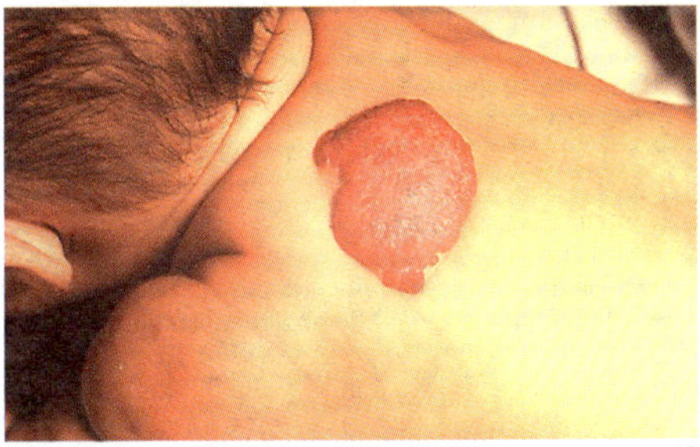

13

Hämangiom

Hämangioperizytom: von den ↑Perizyten, Perithelien (↑Adventitialzellen) abgeleiteter Blutgefäßtumor in gut- o. bösartiger Form, die histol. schwer voneinander abzugrenzen sind. Bevorzugt an den unteren Extremitäten, im Becken u. Peritoneum. ↑Peritheliom. Konzentr. u. diffuse Wucherung von perizytenähnl. Zellen um kapilläre Gefäße.

Hämarthros ⟨*gr*⟩ *m* ↑Gelenkerguß, blutiger, ↑Gelenkpunktion.

Hamartie ⟨*gr*⟩ *f*: nach E. Albrecht eine örtl. Gewebefehlbildung infolge atyp. Ausdifferenzierung von Keimmaterial, die bes. in zusammengesetzten Organanlagen u. durch mangelhafte Vereinigung epithelialer u. mesenchymaler Gewebeteile zustande kommt. Bei Überschußbildung geschwulstartige Fehlbildung, ↑Hamartom, maligne Variante: Hamartoblastom.

Hamartochondrom, pulmonales: umschriebenes, rundherdiges Hamartom mit gelapptem Aufbau, auch knorpelfreie Hamartome der Lunge mögl.

Hamartom ⟨*gr*⟩ *n*: aus ↑Hamartie entstandene tumorähnl. Gewebebildung, die von eigentl. Gewächsen abzugrenzen ist.

Hamartoma pulmonum: geschwulstartige ↑Hamartie des bronchopulmonalen Gewebes. Enthält in unterschiedl. Umfang epitheliale u. mesenchymale Gewebe. Bez. nach den histol. vorherrschenden Strukturen, z. B. Hamartochondrom. Klin. meist symptomlos, röntg. rundherdartige Verschattung.

Hamartom, ektoneurodermales ↑Sturge-Weber-Krankheit.

Hamartom, thorakales: Mesenchymom der Brustwand. Geschwulstartige angeborene Gewebefehlbildung des Thorax, bereits bei Geburt vorhanden. Klin. Symptomlosigkeit o. mehr o. weniger ausgeprägte Asphyxie. Röntg. in Abhängigkeit vom Ausmaß der Knochenbildung schattendichte tumorartige Läsion, z. T. über mehrere Zwischenrippenräume. Makrosk. graurotes, zyst. geschwulstartiges Gewebe, histol. aus proliferierenden mesenchymalen Gewebeanteilen bestehend: Bindegewebe, Faserknochengewebe, Knorpelgewebe aller Arten. Gutartig, gute Progn. nach Operation.

Hamartosis, hereditäre *⟨gr⟩ f* ↑Lentiginosis polyposa digestiva.

Hämaskos: Hämatoperitoneum; Blutansammlung in der Bauchhöhle, z. B. bei Tumoren, Traumen, akute hämorrhag. Pankreatitis, Peritonitis tuberculosa, Polyserositis rheumatica.

Hämatemesis: Bluterbrechen; Erbrechen von Blut, das bei fehlender Magensäure o. bei massiver u. frischer Blutung hellrot ist (nicht schaumig), sonst dunkelbraun bis schwärzlich (Kaffeesatzerbrechen) durch Hämatinbildung mit Magensäure. H. kann bei allen Blutungen oral des Treitz-Bands auftreten (selten bei tieferen Blutungen, z. B. bei Zustand nach Magenresektion). H. weist fast immer auf eine stärkere Blutung hin (Ösophagusvarizen, hämorrhag. Refluxösophagitis, Mallory-Weiß-Syndrom, Erosionen, Ulzera, Tumoren des Magens, Ulcus duodeni, massive Hämobilie).

Hämatin: Chlorhämin, Häminchlorid; entsteht durch Behandlung einer Hämoglobinlösung mit Salzsäure, wobei das Globin abgespalten wird. H. kristallisiert leicht in Form der Teichmann-Kristalle (Blutkristalle), die für den Nachweis von Blut in der forens. Med. eine Rolle spielen.

Hämatinerbrechen ↑Hämatemesis.

Hämatogonien *⟨gr⟩ f Pl*: von Rosenthal u. Mitarbeitern 1952 beschriebene, während der „sarkomatösen" Endphase eines Brill-Symmers-Lymphoms (↑Brill-Symmers-Krankheit) ins Blut eingeschwemmte Tumorzellen. Offenbar sehr seltenes Geschehen.

Hämatoidin: überholte Bez. für ↑Bilirubins.

Hämatokolpos: Ansammlung von Menstrualblut in der Scheide bei Verschluß des Scheideneingangs. Ther. operativ durch Inzision des atret. Hymen. Erfolgt dieser Eingriff nicht rechtzeitig, können höher gelegene Organe wie Uterus (↑Hämatometra) o. Tuben (Hämatosalpinx) einbezogen werden.

Hämatokritverfahren: Die Bestimmung des Hämatokritwertes (relatives ↑Zellpackungsvolumen der Erythrozyten) erfolgt nach drei versch. methodischen Prinzipien: 1. Zentrifugationsverfahren („physikalischer Hämatokrit"), 2. Errechnung aus der Multiplikation von mittlerem korpuskulärem Erythrozytenvolumen (↑MCV) mit der Erythrozytenzahl, 3. Isotopenverdünnungsanalyse („Radio-Hämatokrit"). Die modernen Zentrifugationsverfahren sind Mikromethoden, benutzen hochtourige Zentrifugen u. spez. Glaskapillaren. Das zwischen den gepackten Erythrozyten verbleibende Plasma (engl. trapped plasma = eingefangenes Plasma) darf 2% nicht überschreiten u. kann in der Routinediagnostik vernachlässigt werden. Für die direkte Ablesung des Hämatokritwertes existieren spez. Vorrichtungen, welche die unterschiedl. Kapillarfüllmengen mit antikoaguliertem Blut berücksichtigen. Die Methode nach Wintrobe ist heute obsolet. Die Errechnung des Hämatokritwertes aus dem MCV erfordert teil- o. vollautomatisierte Blutzellzählgeräte, der Hämatokritwert ergibt sich dabei als Produkt aus MCV u. der Erythrozytenzahl. Bei diesen Verfahren ist die Gefahr von „Pseudomakrozytosen" gegeben. Der Hämatokritwert liegt nach dieser Coulter-Methode niedriger als unkorrigierte Werte der Zentrifugationsverfahren. Die Isotopenverdünnungsanalyse verwendet ^{51}Cr-EDTA, ^{125}I-Albumin o. ^{22}Na, die radiochem. Methoden sind von hoher Präzision, aber aufgrund des Aufwands nur für wissenschaftl. Untersuchungen geeignet.

Hämatokritwert ↑Zellpackungsvolumen.

Hämatologe: Zusatzbezeichnung im Fachgebiet Innere Med. o. Kinderheilkunde, Spezialist für die Erkrankungen des Blutes u. der blutbildenden Organe. ↑Hämatologie.

Hämatologie *⟨gr⟩ f*: Spezialgebiet der Inneren Med., das sich mit Physiol., Pathophysiologie u. Pathol. des Blutes u. der blutbildenden Organe befaßt u. die Grundlagen, die Funktion dieser Zellen, Gewebe u. Organe erforscht, um die gewonnenen Erkenntnisse in der Proph. sowie in der Diagnostik u. Behandlung der Pat. mit Blutkrankheiten anzuwenden.

Hämatom *⟨gr⟩ n*: Haematoma; umschriebene Blutansammlung im Gewebe (Bluterguß). Charakterist. ist die Verfärbung von blaurot, gelbgrün bis gelb beim Blutabbau.

Hämatom, epidurales ↑Epiduralhämatom.

Hämatometra *⟨gr⟩ f*: Ansammlung von Blut in der Gebärmutterhöhle bei Verschluß des Zervikalkanals o. der Scheide.

Hämatomole *⟨gr + lat⟩ f*: blutiges Chorion ohne Frucht, das bei Auffindung je nach Zeitpunkt eine dunkelrote, rote o. lehmige Farbe zeigt.

Hämatomphalos: seltenes Sympt. bei einer Blutung in die Bauchhöhle, z. B. bei geplatzter Bauchhöhlenschwangerschaft. Der Nabel der Pat. erscheint bläul.-grünl. (hämatomartig) verfärbt; Hofstätter-Zeichen.

Hämatom, retroplazentares: Blutansammlung zwischen Plazenta u. Uterus bei der Plazentalösung.

Hämatom, subdurales ↑Subduralhämatom.

Hämatomyelie: meist traumat. bedingtes Krankheitsbild mit der Syringomyelie ähnl. o. dem Spinalis-anterior-Syndrom analoger Sympt. (vorderes ↑Spinalarteriensyndrom), jedoch (nach freiem Intervall) plötzl. einsetzend u. ohne Hinweise auf dysrhaph. Störungen.

Hämatoperikard: Hämoperikard; Blutansammlung im Herzbeutel, z. B. bei Herzwandruptur mit tödl. ↑Herzbeuteltamponade.

Hämatoperitoneum ↑Hämaskos.

Hämatophor *m*: flaschenförmiges Gefäß aus Glas zum Auffangen des Menstrualblutes zu diagn. Zwecken.

Hämatopneumothorax: gleichzeitige Ansammlung von Blut u. Luft im Pleuraraum. Ursachen: traumat., z. B. bei Rippenfrakturen u. Lungenpunktion, bei Pleura- u. Lungentumoren u. bei Kavernenruptur. Entleerung durch Drainage, ggf. Operation.

Hämatopoese: Hämopoese, Hämatozytopoese; Blutbildung bzw. Bildung der korpuskulären Bestandteile des Blutes, die in der Embryonalzeit an versch. Orten (↑Blutbildung), beim Erwachsenen im Knochenmark bzw. im lymphat. System erfolgt. Abb.

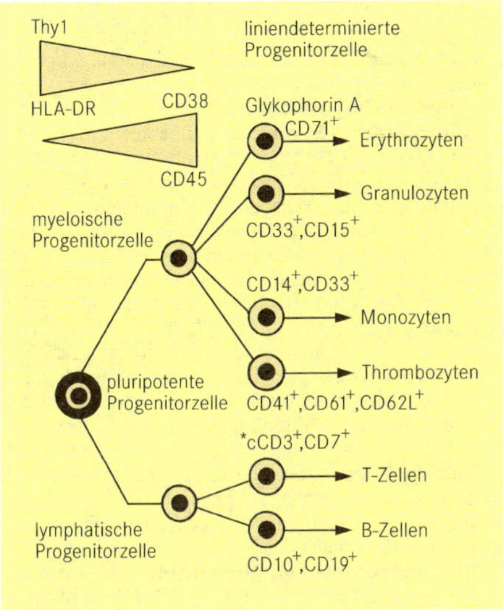

Hämatopoese. Progenitorzelldifferenzierung der Hämatopoese. Alle hämatopoetischen Progenitorzellen sind CD34-positiv.

Hämatoporphyrin: Protoporphyrin IX. Eisenfreier Vorläufer des Häm.

Hämatorrhö: massive Blutung eines Organs mit Entleerung des Blutes nach außen (↑Hämoptoe, ↑Hämatemesis).

Hämatospermie ↑Hämospermie.

Hämatothorax: Hämothorax; Blutansammlung im Pleuraraum zwischen Pleura parietalis u. pulmonalis nach Lungenverletzung, Kavernenruptur, Rippenbrüchen. Entleerung durch Punktion o. Drainage. Bei ther. unzureichender Entleerung Ausbildung einer Pleuraschwarte u. Fibrothorax mit verminderter Atemleistung.

Hämatotoxizität: Schädigung des Knochenmarks o. des Blutes durch Gifte, Blutgifte. ↑Noxen, hämatotoxische.

Hämatoxylin ⟨*gr*⟩ *n*: ein von Waldeyer-Hartz in die histol. Technik eingeführter pflanzl. Farbstoff, der aus dem Blauholz (Haematoxylon campechianum) durch Extraktion mit Äther hergestellt wird. Die auf diese Weise gewonnene Substanz bildet farblose Kristalle, die in Wasser u. Alkohol lösl. sind.

Hämatoxylinkörperchen: beweisend für systemischen ↑Lupus erythematodes. Im erkrankten Gewebe liegende, basophil gefärbte, tropfenartige Gebilde aus depolymerisierter DNA u. Antikörperglobulinen.

Hämatoxylinprobe: Verfahren zur Prüfung auf Neutralität des für panopt. Färbungen zu verwendenden destillierten Wassers mit Hämatoxylin. Für Färbungen brauchbares Aqua dest. soll einen pH von 7,2 besitzen, äthanol. Lösung von Hämatoxylin verleiht Wasser bei diesem pH-Wert eine rosa Färbung.

Hämatozele ⟨*gr*⟩ *f*: Haematocele, Blutbruch; Blutansammlung in einem natürl. Hohlraum o. Gewebespalte, z. B. der Bauchhöhle; bei rupturierter Tubargravidität o. Gefäßruptur aus anderer Ursache. Nach Lokalisation werden unterschieden H. anteuterina, H. retrouterina (im Douglas-Raum), peritubare H.

Hämatozephalus ⟨*gr*⟩ *m*: Haematocephalus; Blutansammlung in einer, mehreren o. allen Hirnkammern (H. internus) o. im subarachnoidalen Raum an der Hirnoberfläche (H. externus); Ursachen sind Hirnmassenblutung, Hirntumoren mit Blutung o. Ruptur eines Aneurysmas der Hirnbasisgefäße. (↑Hirnkammern).

Hämatozephalus des Neugeborenen ↑Blutung, intrakranielle des Neugeborenen.

Hämaturie ⟨*gr*⟩ *f*: Auftreten von Blut im Urin. Man unterscheidet eine Mikrohämaturie o. ↑Erythrozyturie u. eine Makrohämaturie. Die Skala der Intensität reicht von einer einmaligen, kurzdauernden, schmerzlosen Blutung über rezidivierend auftretende H. (mit u. ohne Schmerzen) bis zur Massenblutung mit Blutgerinnselverstopfung der gesamten Blase, der sog. ↑Blasentamponade u. Schocksymptomatik. Von dieser Makrohämaturie mit eindeutigem klin. Bild sind jene Fälle abzugrenzen, bei denen es durch Arzneimittel wie Azoangin, phenolphthaleinhaltige Abführmittel, Rifampicin o. nach dem Genuß von roten Rüben zu einer Rotfärbung des Harns kommt. Fehldiagnosen werden durch die mikrosk. Harnuntersuchung vermieden. Das gilt auch für die Krankheitsgruppe ↑Hämoglobinopathien. Über eine ausgeprägte hämolyt. Anämie treten im Harn vermehrt Vorstufen des Hämoglobins auf u. färben ihn rot. Ursächl. kommen Gravidität, Malaria, Typhus, Bluttransfusionsschäden, Vergiftungen mit Karbolsäure, Anilinabkömmlingen, Pilzen u. Arsenwasserstoff in Frage. Der Harn ist rot bis dunkel, dabei aber klar. Die echte H. ist ein Sympt., das diagn. unbedingt geklärt werden muß. An erster Stelle steht dabei die sofortige Urethrozystoskopie. – Hinter 50 % aller Fälle von erstmals auftretender H. verbirgt sich ein Tumor der ableitenden Harnwege, oft schon im fortgeschrittenen Stadium (Niere, Nierenbecken, Harnleiter, Blase, Prostata, Harnröhre). Außerdem muß bei einer H. dd gedacht werden an ↑Harnsteine, Prostatahyperplasie (benigne ↑Prostatahyperplasie), ↑Ulcus simplex vesicae, ↑Zystitis, Endometriose, ↑Urogenitaltuberkulose, Bilharziose der Harnblase (↑Schistosomiasis), ↑Zystennieren, ↑Pyelonephritis, Verletzung des Urogenitalsystems. Erkrankungen, die eine H. verursachen können, aber keiner urol. Versorgung bedürfen, sind: die ↑Glomerulonephritis, H. bei Hochdruck, Endocarditis lenta u. Bluterkrankungen bei Gabe von Phenylbutazon u. Antikoagulanzien.

Hämaturie, allergische: passagere, progn. gutartige H. als Ausdruck einer allerg. Reaktion in der Niere, Übergang in eine Glomerulonephritis ist mögl.

Hämaturie, asymptomatische: häufiges Sympt. von Glomerulonephritiden u. von Tumoren der Niere u. ableitenden Harnwegen (auch bei Nieren-Tbc). Bei glomerulärem Ursprung der Hämaturie gehäuftes Auftreten von Akanthozyten, dysmorphen Erythrozyten u. Erythrozytenzylindern im Urin, zumeist verbunden mit einer Proteinurie.

hamatus ⟨*lat*⟩ *Adj*: hakenförmig, mit einem Haken versehen; ↑Os hamatum.

H

Hambach-Syndrom: generalisierte Hämangiomatose des Skeletts u. der parenchymatösen Organe.

Hämeisen: eine der drei Bindungsformen des Eisens in eisenhaltigen Proteinen; durch die Ferrochelatase, wird ein Eisen(II)-Ion mit Protoporphyrin IX koordinativ verbunden.

Hämenzyme: zu den Hämoproteinen gehörende Enzyme, deren Vertreter die Eisenporphyrinverbindung ↑Häm als spezif. prosthetische ↑Gruppe enthalten. Beispiel: die elektronenübertragenden Zytochrome der Atmungskette, Zytochrome P 450, Zytochromoxidase, ↑Katalase u. Peroxidase.

Hämhidrose: Blutbeimischung zum Schweiß bei gleichzeitiger Purpura (leichte Verletzbarkeit der Gefäßwände) o. Antikoagulanzienbehandlung.

Hämiglobin ↑Hämoglobin.

Hämiglobinnachweis: Bestimmung mittels eines einfachen Photometers. Spez. Absorption 630 nm. Durch Zusatz von Cyanid bildet sich Cyanhämiglobin mit Absorptionsmaximum bei 546 nm. Durchführung im Blutausstrich nach Kleihauer. Hämiglobin (Methämoglobin) entsteht durch Oxidation des reduzierten Hämoglobins unter Umwandlung von Fe(II) in Fe(III). Unter physiol. Bedingungen kommt Met-Hb nur in Spuren von 0,2–1 % vor, da das laufend gebildete Met-Hb bei intaktem Zellstoffwechsel ständig im Verlauf der Glykolyse durch ein Reduktasesystem reduziert wird. Nachweis von Met-Hb beruht auf der Hemmung der peroxidat. Aktivität des Met-Hb nach Umwandlung des Hb in Cyanmet-Hb. Letzteres wird aus den Erythrozyten durch ein spezif. Elutionsmittel herausgelöst, während das Oxyhämoglobin verbleibt. Nach Färbung mit saurem Hämatoxylin u. Erythrosinlösung erscheinen im Ausstrich Oxi-Hb-Zellen leuchtend rot, Met-Hb-Zellen als leere Schatten. Anstieg des Met-Hb bei Einwirkung tox. Substanzen (Phenacetin, Nitrobenzen) u. bei kongenitalen Enzymopathien. Methämiglobin wird bei der photometr. Bestimmung des Gesamthämoglobins miterfaßt.

Hämiglobinreduktase: Methämoglobinreduktase.

Hämin ⟨*gr*⟩ *n*: Eisen(III)-protoporphyrin IX; entsteht durch Oxidation des II-wertigen Eisens im Porphyrinskelett. Die entsprechende Eiweißverbindung mit dem Globinmolekül ist das Methämoglobin (= Hämiglobin). Am III-wertigen Eisen läßt sich Sauerstoff nicht dissoziativ anlagern, d. h. Methämoglobin steht für den Sauerstofftransport nicht zur Verfügung. Häminchlorid (auch salzsaures H. o. H. i. e. S.) bildet die Teichmann-Kristalle. ↑Hämatin.

Hamman, Louis V. (1877–1946), amerik. Int., Baltimore.

Hamman-Rich-Syndrom (nach Louis V. H. u. Rice R.): chron. diffuse interstitielle Lungenfibrose unbekannter Ätiol. Bei fam. Auftreten genet. bedingt mit autosomal dominantem Erbgang. Vermutl. kein einheitl. Krankheitsbild, sondern entweder Folge einer diffusen interstitiellen Pneumonie o. einer Permeabilitätsstörung in der peripheren Lungenstrombahn bei unterschiedl. Krankheitszuständen mit Ausgang in interstitielle Fibrose. Wechsel von afebrilen u. Fieberperioden mit trockenem Reizhusten u. geringem, aber zähflüssigem Auswurf, später Atembeschwerden u. allg. Zyanose, zunehmende Verschleierung der Lungenfelder, an den Unterfeldern beginnend. Führt zum ↑Cor pulmonale.

Hammer: Malleus.

Hammerfinger: angeborene, meist doppelseitige, vererbbare Beugekontraktur („Hakenfinger") des Mittelgelenks eines Fingers bei Hyperextension des Grundgelenks.

Hammerzehe: digitus malleus; krallenartige Beugekontraktur im Zehenendgelenk, bei gestrecktem Grundgelenk, selten angeboren, vielfach mechan. bedingt (unphysiolog. Schuhe) o. bei neurol. Erkrankungen.

Hammond, William Alex (1828–1900), amerik. Neurol.

Hammond-Syndrom ↑Athetose.

Hämobiliäres Syndrom ↑Hämobilie.

Hämobilie: Austritt von Blut aus der Papilla Vateri, das aus den Gallenwegen stammt. Oberbauchbeschwerden, Hämatemesis, Melaena in Zusammenhang mit einem Bauchtrauma, einer Gallensteinanamnese, einer Leberpunktion bzw. einem operativen Eingriff an den Gallenwegen sollten an eine H. denken lassen. Duodenoskopie, ERCP u. Zöliakographie sichern die Diagn.

Hämoblast: nicht mehr gebräuchl. Bez. für alle Vorläuferzellen des peripheren Blutes. ↑Hämozytoblast.

Hämoblastose: Hämatoblastose; maligne Erkrankungen des Blutes bzw. der blutbildenden Organe u. zwar myeloproliferative ↑Erkrankungen u. maligne ↑Lymphome.

Hämochromatose: Eisenspeicherkrankheit der parenchymatösen Organe. 1. Primäre ↑Hämochromatose als angeborene Erkrankung. 2. erworbene Eisenüberladung als ↑Hämosiderose.

Hämochromatosearthropathie: Gelenkbeschwerden (mehr als 20 %) bei Pat. mit ↑Hämochromatose, bes. der Metakarpophalangealgelenke II u. III, aber auch der Fingermittel- u. -endgelenke sowie der Handgelenke, Osteophyten meist radial an Metakarpalköpfchen.

Hämochromatose, primäre: idiopath. Hämochromatose, hereditäre Hämochromatose; angeborene Erkrankung des ↑Eisenstoffwechsels, die autosomal rezessiv vererbt wird. Eine Mutation im HFE-Gen am codierenden Triplett für die Aminosäure 282 ist die Ursache. Häufigkeit: Bei homozygoten Personen 1 : 300 bis 1 : 400, die der heterozygoten bei 1 : 10 bis 1 : 15; damit eine der häufigsten vererbbaren Stoffwechselerkrankungen; phänotyp. Ausprägung variiert u. ist abhängig von Alkoholkonsum, Eisengehalt der Nahrung, Blutverluste bei Menses u. a. Im Mittelpunkt steht erhöhte Eisenresorption infolge Gendefekt, dadurch Ablagerung von Eisen in versch. Organen mit deren nachfolgender Schädigung von Leber, Pankreas, Herz, Gonaden, Hypophyse, Schilddrüse u. a. klass. klin. Symptomentrias umfaßt Leberzirrhose, Diabetes mellitus u. Hyperpigmentierung der Haut. Frühe Diagn. bewirkt günstige Progn.; Aderlaßbehandlung erfolgversprechend. ↑Hämosiderose.

Hämochromogene: Abbauprodukte des Hämoglobins (↑Gallenfarbstoffe).

Hämocyanin: porphyrinfreies Kupferprotein, das bei Weichtieren u. Krebsen zum Sauerstofftransport dient. H. besteht aus 20–40 Untereinheiten u. zählt zu den größten Proteinmolekülen, die bisher bekannt sind. H. ist immunogen wirksam, wird beim Menschen gelegentl. als Antigen zur Beurteilung best. Fragen des Immunstatus verwendet.

Hämodialyse: extrakorporale Entfernung von harnpflichtigen Substanzen u. Wasser, indem das Blut des Pat. über einen geeigneten Gefäßanschluß (arteriovenöse Fistel, Kunststoff-Shunt) in den ↑Dialysator geleitet wird

u. dort mit dem ↑Dialysat über die Dialysemembran in Kontakt tritt. Die H. beruht im wesentl. auf 3 Grundprinzipien: 1. Diffusion gelöster Teilchen entspricht einem Konzentrationsgradienten, 2. Ultrafiltration von Wasser u. gelösten Teilchen entspricht einem hydrostat. Druckgradienten, 3. Wasserverschiebung entspricht einem osmot. Gradienten. Ind. zur H. sind akute u. chron. Niereninsuffizienz, schwere exogene u. endogene Intoxikationen mit dialysablen Substanzen, schwere Elektrolytstörungen.

Hämodialyseshunt: Voraussetzung für eine zeitgerechte ↑Hämodialyse sind die ausreichende Blutzufuhr u. der entsprechende Abfluß zum Dialysator. Am besten hat sich die Arterialisation der Armvenen durch einen arteriovenösen Shunt bewährt. Die stark hervortretenden Venen lassen sich wiederholt, i. d. R. tausendfach, punktieren u. sichern ein adäquates Volumen.

Hämodialyseshuntinfektion: durch Fremdkörperinfektion entstehende meist Staphylokokkeninfektion (koagulasepositive o. -negative Staphylokokkenstämme).

Hämodilution: Blutverdünnung; Senkung der Viskosität des Blutes durch Erniedrigung des Hämatokrits zur Durchblutungsverbesserung (nach Hörsturz, bei peripheren arteriellen Durchblutungsstörungen, retinaler Venenthrombose). Die H. stellt eine der Methoden zur Verminderung des Fremdblutbedarfs dar; bei paralleler Volumenzufuhr mit Plasmaersatzmitteln (isovoläm. H.). Die H. wird routinemäßig bis auf wenige Ausnahmen (z. B. Babys) bei chirurg. Eingriffen sowie in der offenen ↑Kardiochirurgie angewandt. Durch Vorfüllung der Herz-Lungen-Maschine mit spez. blutfreien Perfusionslösungen wird eine H. während der extrakorporalen ↑Zirkulation erreicht (HK-Werte um 25 %).

Hämodronometer: Instrument zur unmittelbaren Beobachtung der Blutgeschwindigkeit in einem haarnadelförmig gebogenen Gefäß.

Hämodynamik: Lehre von den physikal. Grundlagen des strömenden Blutes im Kreislauf, den Beziehungen von Stromstärke, Druck u. Widerstand unter Berücksichtigung des Gefäßaufbaus, der Verzweigungen u. der Fließeigenschaften des Blutes u. der intermittierenden Herztätigkeit.

Hämofilter: für die Hämofiltration benutzte Membranfilter. In den H. werden eiweißdichte Membranen (verwandt werden u. a. Polysulfon u. Zelluloseacetat) eingesetzt, die eine hohe Ultrafiltrationsrate aufweisen. Die Porengröße dieser Membranen erlaubt eine freie Permeation bis zu einer relativen Molekülmasse von ca. 1 000. Als H. werden auch Filter bezeichnet, die in extrakorporalen Kreisläufen (Herz-Lungen-Maschine) ein Abfiltern von Luftbläschen u. Mikrothromben ermöglichen.

Hämofiltration: Verfahren der extrakorporalen Blutreinigung, für die Behandlung von exogenen u. endogenen Intoxikationen u. Hyperhydrationszuständen. Als arteriovenöse (normale Herz-Kreislauftätigkeit erforderl.) o. venovenöse H. (Bluttransport durch Schlauchsystem u. Hämofilter mittels Doppelrollenpumpen) betrieben. Mit Hilfe eines ↑Hämofilters wird unter Ausnutzung eines transmembranen Druckgefälles dem Blut ein Filtrat entzogen (ca. 12–17 ml/min), das verworfen u. durch eine geeignete, Elektrolyte bzw. Laktat/Acetat/Bikarbonat enthaltende Lösung substituiert wird. Die Substitution erfolgt nach dem Hämofilter (Postdilution) in den extrakorporalen Blutkreislauf. Die Stoffentfernung beruht auf der Grundlage des konvektiven ↑Stofftransports u. ist somit eine Funktion der Ultrafiltrationsrate bzw. der Konzentration des Stoffs im Blut.

Hämoglobin ⟨*gr* + *lat*⟩ *n*: *Abk* Hb, Haemoglobinum, Blutfarbstoff; Hauptprotein der Erythrozyten, das ihnen die Farbe verleiht, 0,338 % Eisen enthält, eine molekulare Masse von 64 400 aufweist u. aus zwei Paaren von ungleichen Peptidketten besteht. Jede Polypeptidkette ist kovalent mit einer Hämgruppe (Ferroprotoporphyrin IX) verbunden. Die Bindung des Häms ist sehr labil. Bei saurem pH zerfällt Hb in seine Dimere. Die versch. Polypeptidketten des Globins werden mit griech. Buchstaben bezeichnet (alpha, beta, gamma, delta, epsilon u. zeta). Es ergeben sich unterschiedl. Möglichkeiten für die Bildung der Tetrameren. Je 2 Polypeptidketten sind ident. Die räuml. Struktur der Ketten ähnelt der des ↑Myoglobins. Die 4 Hämgruppen sind an der Oberfläche des Moleküls lokalisiert. Die Bildung des Hb (↑Hämsynthese) erfolgt in den kernhaltigen roten Blutzellen, weniger in Retikulozyten. Normalwert im Blut männl. 135–175 g/l, weibl. 125–155 g/l bzw. männl. 8,2–10,6 mmol/l, weibl. 7,6–9,4 mmol/l. Gesamtmenge im menschl. Organismus ~ 750 g, bei absolutem Eisenmangel u. bei Eisenverwertungsstörungen (↑Anämien) vermindert. Durch die Bindung eines O_2-Moleküls je Hämgruppe wird aus dem Hämoglobin (desoxigeniertes, sauerstofffreies Hb) das Oxyhämoglobin HbO_2. Die physiol. Funktion des Hb als Sauerstoffträger beruht auf der Reversibilität der O_2-Bindung in Abhängigkeit von der Sauerstoffspannung (O_2-Partialdruck). Durch Bildung von HbO_2 Änderung des Spektrums u. der Farbe (Hb: dunkelrot; HbO_2 = hellrot) HbO_2 ist eine siebzigmal stärkere Säure als Hb; wesentl. als ↑Puffersystem des Blutes u. CO_2-Transport. Bildung von ↑Carbaminohämoglobin. Durch CO-Einwirkung kommt es (bei 100mal stärkerer Affinität des CO zu Hb) zu Carboxy-Hämoglobin (HbCO), wobei erhöhte Affinität durch langsamen Zerfall der HbCO-Verbindung bedingt ist. Durch Oxidation des Hämoglobineisens von der zwei- zur dreiwertigen Stufe entsteht **Hämiglobin** (Methämoglobin), das für den O_2-Transport ausscheidet (mit Sulf- u. Carboxy-Hb gehört es zu den inaktiven H.). In den Erythrozyten beträgt der Hämiglobingehalt 0,5–2,0 % je nach Tierart, Alter u. Umweltbedingung. Das ständig sich bildende Hämiglobin wird durch das Enzym Methämoglobinreduktase reduziert. Durch Einwirkung von H_2S kommt es zur Bildung von Sulfhämoglobin. ↑Hämiglobinnachweis. **Adultes Hämoglobin, Hb-A**: ↑Hämoglobin A. **Anomales Hämoglobin, pathol. Hb** (Hb-Varianten): dominant erbl. Abweichungen des menschl. Hb, wobei diese durch Austausch einer Aminosäure, bes. in der Alpha- o. Betakette o. durch Gruppierung gleichartiger Polypeptidketten (Tetramer) bedingt sein können. Da die Betapolypeptidkettensynthese erst einige Wochen nach der Geburt beendet wird, werden Betavarianten erst dann feststellbar, während Alphavarianten sofort nachzuweisen sind. Die Eigenschaften der anomalen Hämoglobine sind sehr unterschiedl., so daß auch die klin. Sympt. variiert. Homozygote Merkmalsträger besitzen nur anomales, heterozygote normales u. anomales Hb. Der Nachweis ist durch elektrophoret. Verfahren u. durch die Chromatographie zu führen. **HbH**: Pat. mit Alphathalassämie bilden HbH, ein tetrameres Molekül aus Betapolypeptidketten (β_4). Ein weiteres tetrameres Molekül ist Hb Bart's (γ_4). Beide Hämoglobine weisen eine hohe O_2-Affinität, einen fehlenden Bohr-Effekt u. fehlende Häm-Häm-Wechselwirkungen auf. Instabiles ↑Hämoglobin.

Hämoglobin A: *Abk* HbA, adultes Hb; das normale adulte Hb des Erwachsenen, wobei HbA_1 die Hauptkomponente mit dem Globin $\alpha_2\beta_2$ darstellt (↑Hämoglobin, glykolisiertes); die Minorkomponente mit Globin $\alpha_2\delta_2$ wird mit HbA_2 bezeichnet (etwa 1,5–2,5 %). Es tritt erst Wochen nach der Geburt auf. Eine Reihe von Erkrankungen ist durch eine Zunahme des HbA_2-Anteils im Blut gekennzeichnet, so die Betathalassämien u. die megaloblastischen ↑Anämien; andere lassen eine Reduzierung erkennen (Eisenmangelanämie, sideroblast. Anämie). Geringe Abweichungen vom HbA zeigen HbA_{Ia}, HbA_{Ib} u. Hb_{Ic}. Normalerweise liegt der Anteil von HbA_{Ic} bei 5 %. Die N-terminale Aminogruppe der Betaketten dieses Hämoglobins ist kovalent mit Glukose verbunden. Bei Pat. mit Diabetes mellitus reichert sich HbA_{Ic} an (↑Hämoglobin, glykolisiertes).

Hämoglobinabbau: Abbau des Hämoglobins erfolgt v. a. in der Leber, aber auch extrahepat. nach Austritt von Hämoglobin aus den Erythrozyten. Hämoglobin wird an ↑Haptoglobine gebunden zur Leber transportiert, dort erfolgt die Aufspaltung des Protoporphyrinrings durch eine Hämoxigenase unter Freisetzung von Eisen, Kohlenmonoxid u. Biliverdin. Globin wird proteolyt. abgebaut, woran die Betaketten des Haptoglobins beteiligt sind. Eisen wird als Ferritin u. Hämosiderin gespeichert. Aus Biliverdin entsteht durch enzymat. Reduktion (mittels einer NADPH-abhängigen Reduktase) das orangerote ↑Bilirubins, das mit Glukuronsäure gekoppelt u. mit der Galle in den Darm ausgeschieden wird. Dort entstehen nach mikrobieller Abspaltung der Glukuronsäure durch stufenweise Reduktion Mesobilirubin, Mesobilinogen u. Sterkobilinogen. Mesobilinogen u. Sterkobilinogen können durch Sauerstoff zu gelbbraunem Mesobilin u. Sterkobilin oxidiert werden. Ein Teil des Mesobilinogens wird im Dünndarm resorbiert u. nach Leberpassage erneut mit der Gallenflüssigkeit in den Darm abgegeben (enterohepat. Kreislauf). Eine Rückresorption ist auch im Dickdarm mögl., dabei gelangen Mesobilinogen u. Sterkobilinogen direkt in den großen Kreislauf u. erscheinen im Urin. Im Darm werden die Tetrapyrrole z. T. in Dipyrrole gespalten, dabei entstehen Mesobilifuscin u. Bilifuscin.

Hämoglobinämie: Vorkommen von freiem, d. h. nicht an Haptoglobin gebundenem Hämoglobin infolge ungenügender Verfügbarkeit von ↑Haptoglobin, bei schweren Hämolysen auftretend, ist sie bei Überschreiten der Nierenschwelle von ↑Hämoglobinurie gefolgt.

Hämoglobinanomalien: Hämoglobinopathien; genet. determinierte Varianten des menschl. Hämoglobins, bei denen sich die Proteinkomponenten (Alpha-1-, Beta-, Gamma- u. Deltaketten) bzw. deren Kombinationen von den korrespondierenden Ketten des normalen Hämoglobins unterscheiden. Es werden zwei Hauptgruppen der H. unterschieden: die Kettenanomalien u. der Kettenmangel. Die Kettenanomalien sind meist auf Punktmutationen, einige auch auf ↑Crossing over mit Austausch einer, selten auch mehrerer Aminosäuren in einer best. Polypeptidkette zurückzuführen. Bisher sind mehr als 150 versch. Kettenanomalien charakterisiert worden. Die Folgen des Aminosäureaustauschs hängen von der Lokalisation ab. Eine Substitution in der Nähe des Häms hat meist erhebl. Konsequenzen für die Sauerstoffbindung, den Bohr-Effekt, die Pufferwirkung o. die Stabilität u. Löslichkeit des Hämoglobins, instabiles ↑Hämoglobin. Dies führt häufig zur verkürzten Lebensdauer der Erythrozyten u. hämolyt. Anämie. Beispiel: ↑Hämoglobin S, HbC. Bei Aminosäureaustausch des mit dem Häm in Wechselbeziehung stehenden Histidins entsteht eine Reduktionsstörung für Fe^{3+} mit Methämoglobinbildung Hb-M-Typen. Für die meisten H. bestehen keine wesentl. Konsequenzen. Beim Kettenmangel ist die Synthese eines Kettentyps vermindert o. aufgehoben. Nach der gehäuften Verbreitung der durch den Kettenmangel bedingten hämolyt. Anämie im Mittelmeerraum wird diese Anomalie als ↑Thalassämie bezeichnet. Es fehlt entweder die Alpha- o. die Betakette. Durch das relative Überwiegen des nicht betroffenen Kettentyps kommt es zur Zusammenlagerung von gleichen Ketten zu Tetrameren.

Hämoglobinbestimmung: Hämoglobinometrie; Standardmethode ist die photometr. Bestimmung als Hämiglobincyanid (Methämoglobincyanid) auf der Grundlage verbindl. Stoffkonstanten. In einer hämolysierten Blutprobe wird das Hämoglobin mit Kaliumcyanoferrat (III) zu Hämiglobin oxidiert u. dieses dann mit Kaliumcyanid in Hämiglobincyanid überführt, dessen Farbintensität gemessen wird. Es besitzt ein breites Absorptionsmaximum bei 530–550 nm.

Hämoglobinbildung ↑Hämoglobin.

Hämoglobincyanidmethode: international standardisiertes Verfahren zur photometr. Bestimmung des Hämoglobins als Hämiglobincyanid. Grundlage ist die Vereinbarung über wichtige Stoffkonstanten: Molmasse 64 458, Eisengehalt des Hämoglobins 0,347 %, millimolarer Extinktionskoeffizient des Hämiglobincyanid (540 nm, 1 cm) 44,0. Bei der H. wird das Hämoglobin nach Hämolyse der Blutprobe mit Kaliumhexacyanoferrat (III) zu Hämiglobin oxidiert, das mit Kaliumcyanid in Hämiglobincyanid überführt wird. Mit der H. werden alle Hämoglobinverbindungen mit Ausnahme des Sulfhämoglobins erfaßt. Die H. eignet sich aufgrund der geringen Sensitivität nicht zur Bestimmung des freien Hämoglobins im Plasma. – Vorteile der H. sind: Stabilität des Hämiglobincyanids, hohe Reaktionsgeschwindigkeit, breites Absorptionsmaximum, Vernachlässigung von Protein- u. Bilirubingehalt, Erfassung fast aller Hb-Pigmente.

Hämoglobine, instabile ↑Hämoglobinopathien.

Hämoglobinelektrophorese: Prinzip zur Erkennung der versch. Hämoglobine; beruht darauf, daß Abweichungen in der Aminosäuresequenz des Globinanteils eine veränderte elektrophoret. Beweglichkeit bewirken. Zur Darstellung wird ein Hämolysat verwendet, das auf Zelluloseacetatfolien aufgetrennt wird, wodurch zahlreiche Hb-Anomalien erkennbar werden, insbes. sind HbS u. HbC so rasch nachweisbar.

Hämoglobin, embryonales
↑Hämoglobin Gower.

Hämoglobin F: normale Hb-Komponente des Feten, die noch in den ersten Lebensmonaten nachweisbar ist u. dann durch HbA ersetzt wird, so daß im 3. Lj. nur noch 1–3 %, beim Erwachsenen 0,1 % HbF vorliegt. ↑Hämoglobinstruktur. Im Globinmolekül finden sich 2α-2γ-Polypeptid-Ketten. Bei zahlreichen Anämieformen, insbes. auch bei ↑Thalassämie vermehrt. Durch die Alkaliresistenz des HbF ist quantitative Bestimmung mögl.

Hämoglobin, fetales ↑Hämoglobin F.

Hämoglobin-F-Nachweis: Hämoglobin-F unterscheidet sich vom Hämoglobin-A (adultes Hb, HbA) durch höhere Sauerstoffaffinität u. größere Alkaliresistenz, worauf der Nachweis nach Betke u. Kleihauer beruht, bei dem HbA aus den Erythrozyten eines fixierten Blutausstrichpräparates mittels Zitronensäure-Phosphat-Puffer vom pH-Wert 3,2 eluiert wird. Das in den Erythrozyten verbleibende HbF wird mit saurem Hämatoxylin nach Ehrlich gefärbt u. in Erythrosinlösung gebracht. Die zytolog. Differenzierung nach Szelenyi u. Hollan verwendet Harnsäurelösung definierter Konzentrationen zur differenzierten Schädigung der Erythrozytenmembran. Bei gesunden Kindern über 3 Monate u. gesunden Erwachsenen ist HbF in Erythrozyten mit dieser Methode nicht nachweisbar.

Hämoglobin, glykatiertes
↑ Hämoglobin, glykolisiertes.

Hämoglobin, glykolisiertes: Dieses Hämoglobin reagiert, wie auch andere Proteine, nichtenzymat. mit Hexosen u. Hexosephosphaten. Die entstehenden Derivate werden als HbA_1 bezeichnet. Für die Diabetesdiagnostik bedeutsam ist HbA_{1c}, das die größte Fraktion innerhalb des HbA_1 darstellt: Glukose wird an das endständige Valin der Betaketten gebunden. Es entsteht zunächst labiles HbA_{1c} (Aldiminform), das in einer langsamen Reaktion in die stabile Form überführt wird (Ketoaminform). Das stabile HbA_{1c} repräsentiert die Schwankungen des Blutglukosespiegels während der letzten 40–90 Tage u. wird zur Therapiekontrolle bei Diabetes mellitus eingesetzt. Nachweismethodik: Chromatographie, chem. Bestimmung.

Hämoglobin Gower: *Abk* HbP, frühfetales Hb; nur in den ersten Entwicklungswochen beim Embryo nachweisbares Hämoglobin, das aus den beiden Fraktionen Hb Gower 1 (4ε-Ketten) u. Hb Gower 2 (2α- u. 2ε-Ketten) besteht.

Hämoglobin H ↑ Hämoglobin, ↑ HbH.

Hämoglobin-Haptoglobin-Komplex: Hb-Hp-Komplex; im Plasma auftretender stabiler Komplex durch Bindung von Hämoglobin, Hämiglobin, Carboxiglobin o. Cyanhämiglobin an ↑ Haptoglobin. Normalwert (stark differierende Angaben in der Lit.) im Serum um 2 g/l bzw. um 24 μmol/l. Hb-Hp-Komplex verhindert durch sein Mol. Gew. (Hb = 64 400 + Hp 85 000) Hämoglobinverlust über die Niere.

Hämoglobin-H-Nachweis: Das instabile Hämoglobin H (HbH) kann durch Brillantkresylblau intrazellulär präzipitiert werden. HbH-Zellen enthalten viele kleine, kugelige Strukturen, die gelegentl. ↑ Heinz-Innenkörpern ähneln. HbH-Präzipitate sind gegen diese u. Retikulozyten abzugrenzen. Gesunde besitzen keine HbH-Zellen.

Hämoglobininfarkt: Verlegung von Nierenkanälchen durch bräunl. Massen (↑ Hämoglobinzylinder), z. B. nach Transfusion unverträgl. Blutes, fulminanter Hämolyse o. beim ↑ Crush-Syndrom (hier neben Hämoglobin auch Myoglobin); kann zu schwerer Nierenschädigung, der sog. hämoglobinurischen Nephrose (Chromoproteidniere), führen.

Hämoglobin, instabiles: den anomalen Hämoglobinen zuzuordnendes Hb, das klin. ein hämolyt. Syndrom bewirkt mit spontaner o. erst nach Splenektomie sich manifestierender Heinz-Körper-Bildung. Die Instabilität ist durch Austausch nichtpolarer Aminosäuren im Innern des Moleküls v. a. gegen polare verursacht, wodurch es zur Ausbildung von Hämoglobinpräzipitaten (↑ Heinz-Innenkörpern) u. vorzeitiger Hämolyse kommt.

Hämoglobin M ↑ Hämoglobinopathien.

Hämoglobin-M-Typen: Hb-M-Varianten; Hämoglobinanomalien, die durch vermehrte Methämoglobinbildung in den Erythrozyten charakterisiert sind. Bei diesen seltenen Anomalien sind durch Punktmutation solche Aminosäuren betroffen, die in unmittelbarer Wechselwirkung mit dem Häm stehen. Die vermehrte Autoxidation führt zur Methämoglobinämie. Klin. steht deshalb eine Zyanose im Vordergrund.

Hämoglobinopathien ⟨*gr* + *lat*⟩ *f*: Hämoglobinanomalien; Hämoglobinbildungsstörungen durch angeborene Abweichungen der Globinproduktion, die in zwei große Gruppen unterteilt werden: **1. Angeborene Strukturabweichungen** in einer der Globinketten, wobei die physikal. Eigenschaften der gebildeten pathol. Hämoglobine das klin. Bild beim Merkmalsträger bestimmen. **2. Thalassämien** als Ausdruck eines angeborenen Unvermögens zur Synthese einer o. mehrerer Globinketten. Dies hat eine unausgewogene Globinkettenproduktion zur Folge mit ineffektiver Erythrozytopoese, Hämolyse u. unterschiedl. ausgeprägter Anämie. Da die Strukturvarianten des Hämoglobins u. die Thalassämien in der Population mancher Territorien häufig auftreten, ist die Kombination beider Formen von genet. Defekten bei ein u. demselben Individium mögl. (Thalassämie-Syndrome). Da das menschl. Hämoglobinmolekül 574 Aminosäuren enthält, ist die Anzahl mögl. Globinstrukturvarianten sehr groß. Die überwiegende Zahl der bisher beobachteten Strukturvarianten sind äußerst seltene Mutationen, oft begrenzt auf eine einzige Fam. Häufiger sind H. infolge Strukturvarianten durch Hämoglobine, die mit den Buchstaben S, C, D u. E bezeichnet wurden. Weniger häufige verursachen eindeutige klin. Bilder wie Methämoglobinämie, hämolyt. Syndrome, Polyglobulie o. Zyanose. 1949 wurden erstmals die durch HbS bedingten Störungen durch molekulare Veränderungen am Hämoglobinmolekül geklärt, u. die Sichelzellenkrankheit als Molekularkrankheit erkannt: Die Bestimmung der Aminosäuresequenz des HbS ergab, daß es sich um einen Austausch der Glutaminsäure, der 6. Aminosäure vom N-ständigen Ende der Betakette durch Valin handelt. Diese Entdeckung bewies, daß der Austausch einer einzigen Aminosäure in einer Polypeptidkette die Funktion des Hämoglobins derartig verändert, daß umfassende u. eindeutige klin. Erscheinungen dadurch bedingt werden. Die Nomenklatur der H. richtete sich anfangs nach den Buchstaben des Alphabets: S, C, D, E usw.; später wurden sie nach der geograph. Region, ihrem „Fundort" benannt: u. a. Hämoglobin Mexico, Hämoglobin Memphis. Bei früher bereits mit Buchstaben bezeichneten Hämoglobinen wurde die geograph. Bez. zusätzl. notiert (z. B. Hämoglobin M Saskatoon), wobei das M darauf hinweist, daß die Aminosäurensubstitution bei einem Methämoglobin erfolgt. Bei einem vollständig bezeichneten Hämoglobin ist die Aminosäure-Substitution durch einen Hinweis auf die betroffene Globinkette angegeben, so z. B. wird HbS symbolisiert mit $\alpha\beta6\text{Glu} \rightarrow \text{Val}$ u. Hämoglobin G_{Norfolk} mit $\alpha85\text{Asp} \rightarrow \text{Asn}\beta_2$. Zu den bedeutendsten H. sind diejenigen durch das Hämoglobin S (HbS) zu zählen. Die Bez. Sichelstörung (sickling disorder), wird für die Bedingungen benutzt, bei denen die Zellen das Sichelzellenphänomen erst nach Sauerstoffentzug bieten. Die Bez. Sichelzellenerkrankung ist für diejenigen Störungen reserviert, bei denen durch Sichelzellenbildung es zu ausgeprägten klin. Erscheinungen kommt. Einbezogen sind dabei Sichelzellen-Hämoglobin-C-Erkrankung (HbS-C-Erkrankung), Sichelzellen-Hämoglobin-D-Erkrankung (HbS-D-Erkrankung), Sichelzellen-Betathalassämie u. die ↑ Sichelzellenanämie (S-S-Erkrankung), wobei dieser Ausdruck der homozygoten Konstellation des Sichelzellengens vorbehalten ist. Die starke Ausbreitung des HbS-Gens wird mit einem Schutz der HbS-Merkmalsträger, bes. der Kinder, vor Infektionen mit Plasmodium falciparum erklärt, die so von der progn. ungünstigen Malaria tropica verschont bleiben. **Hämoglobin-C-Störungen** werden durch Hämoglobin C verursacht. Die homozygote Hämoglobin-C-Erkrankung (C-C-Erkrankung) ist durch eine mäßig ausgeprägte hämolyt. Anämie mit Splenomegalie gekennzeichnet. Die Erythrozytenlebenszeit ist auf 30–55 Tage verkürzt. Die Hämoglobinbildung von HbC ist auf das 2,5- bis 3fache gegenüber der Norm erhöht, jedoch ist die Kompensation des hämolyt. Syndroms nicht ausreichend. HbC wird als autosomales Gen vererbt. Es wird bei 17–28 % der Bevölkerung in Westafrika gefunden. HbC-Merkmalsträger können klin. symptomlos sein, andererseits jedoch ziehende Leibschmerzen infolge der Splenomegalie haben. Heterozygote Merkmalsträger von HbA u. HbC werden als HbC-Merkmalsträger bezeichnet. Die Progn. der C-C-Erkrankung ist gut. **Hämoglobin-D-Störungen** werden durch HbD: $\alpha_2\beta_2 21 Glu \rightarrow Lys$ verursacht, das bei 3 % der Bevölkerung von Nordwest-Indien vorkommt. Homozygote HbD-Merkmalsträger sind selten, sie haben weder eine Anämie noch eine Splenomegalie. Die osmot. Fragilität der Erythrozyten ist herabgesetzt, die O_2-Affinität höher als die gesunden Blutes. **Hämoglobin-E-Störungen** werden durch HbE, einer Betaketten-Mutation ($\alpha_2\beta_2 26 Glu \rightarrow Lys$), das sich etwas instabil gegen über oxidierenden Substanzen verhält, verursacht. Homozygote Merkmalsträger weisen eine mäßige Anämie auf, die durch eine Mikrozytose u. Targetzellform der Erythrozyten gekennzeichnet ist. HbE macht 30–45 % des Hämoglobins bei heterozygoten Merkmalsträgern aus, die symptomlos sind. HbE wird in Hinterindien u. Indonesien festgestellt, in einigen Territorien bei 30 % der Bevölkerung. Gegenüber HbS, HbC, HbD u. HbE sind die anderen abnormen Hämoglobine vergleichsweise seltene Mutationen. Ein Teil davon führt zu klin. Erscheinungen bei den Merkmalsträgern. Aber auch diejenigen Strukturabweichungen gegenüber dem normalen Hämoglobin, die keine Sympt. verursachen, sind für die Wissenschaft von Bedeutung, da sie Aufschluß vermitteln über den Effekt von Aminosäuresubstitutionen an best. Stellen des Globinmoleküls. Einige Formen von H. sind durch Abweichungen von der normalen Aminosäuresequenz des Methämoglobins bedingt, das sich trotz vorhandener Diaphorase-(Methämoglobinreduktase-)Aktivität anreichert u. für die Zyanose bei dieser H. verantwortl. ist. Diese Gruppe abnormer Hämoglobine wurde von Singer 1955 als **Hämoglobin M** bezeichnet. Dabei wird die durch Aminosäuresubstitution bedingte kongenitale Methämoglobinämie autosomal dominant vererbt, während die angeborene Zyanose als Folge eines Methämoglobinreduktasedefekts autosomal rezessiv vererbt wird. Einige Formen dieser H. gehen mit mäßiger hämolyt. Anämie einher. Auf Ascorbinsäure, Methylenblau o. eine andere Form der Behandlung spricht diese Form der Methämoglobinämie nicht an. Eine Form der H. ist durch Auftreten **instabiler Hämoglobine** gekennzeichnet, die sich durch Aminosäuresubstitution an bes. Stelle gebildet haben. Diese instabilen Hämoglobine sind strukturelle Varianten des HbA, welche einer Denaturierung innerhalb des Erythrozyten unterliegen, wodurch es zur Präzipitation u. Bildung von Einschlußkörperchen (↑Heinz-Innenkörper) kommt. Ihr Vorkommen wurde bei angeborener o. idiopath. Heinz-Körper-Anämie beschrieben, die heute besser als hämolyt. Anämie durch instabiles Hämoglobin bezeichnet werden sollte. Das klin. Bild der hämolyt. Anämie durch instabiles Hämoglobin variiert stark, wobei die Ausprägung der Sympt. in Beziehung steht mit dem Grad der molekularen Instabilität des HbA. Eine weitere bes. Form von H. geht mit einer Polyglobulie einher, weil eine Mutation eines Hämoglobinmoleküls geringere O_2-bindende Eigenschaften als das normale Hb aufweist.

Hämoglobin P: anomales Hämoglobin P; alte Bez. für ↑Hämoglobin Gower.

Hämoglobin S: *Abk* HbS, HbB; Sichelzellen-Hb, $\alpha_2\beta_2 6 Val$; bei Schwarzafrikanern in Äquatorialafrika in 30–40 %, in Indien u. im Mittelmeerraum vorkommendes anomales Hb, das durch das Sichelzellen-Gen bedingt ist u. dominant vererbt wird; in konzentrierten Lösungen parakristallin sich verändert u. Tactoide bildet, die zur Sichelung der Erythrozyten führen. Der Nachweis von HbS erfolgt durch O_2-Reduktion im Vitaldeckglaspräparat. Pauling u. Itano erkannten 1949 die ↑Sichelzellenanämie als eine molekuläre Krankheit (↑Hämoglobinopathien). Klin. Erscheinungen werden bei HbS-Merkmalsträgern nur bei Homozygoten u. auch dann nur unter Hypoxie offenkundig. Es kommt zu hämolyt. Anämie u. Mikroembolien in Knochen, Milz u. Lunge. HbS ist bes. in Malariagebieten weit verbreitet. Es sind etwa 100 Mill. Menschen betroffen. Für diese Regionen besteht also ein balancierter Polymorphismus. Für den Heterozygoten HbS-Träger besteht eine größere Resistenz gegenüber der Malaria als für den HbA-Träger.

Hämoglobin-S-C-Krankheit: durch heterozygote Kombination der Gene für das Sichelzellenhämoglobin (Hb5) u. das Hämoglobin C hervorgerufene Sympt., wobei die dadurch bedingte Anämie ausgeprägter ist als Sichelzellenanämie.

Hämoglobin-S-Nachweis: reduziertes Hämoglobin S (HbS) ist in hochmolekularem Phosphatpuffer im Ggs. zu normalem Hämoglobin unlösl. Nach Anfärbung mit Safranin erscheinen HbS-Zellen im Blutausstrich rötl. bis dunkelrosa. Nachweis eignet sich als Screening-Test zur Auffindung von HbS-Merkmalsträgern. Im Nativpräparat erfolgt der Nachweis nach Reduktion des HbS mittels Suche nach ↑Sichelzellen. Zitratblut wird zur Reduktion des HbS mit Natriumdithionitlösung versetzt. Durch intraerythrozytäre Kristallisation des reduzierten HbS bilden sich Sichelzellen, die mit Phasenkontrastoptik gut zu erkennen sind.

Hämoglobinstruktur: Menschl. Hämoglobine sind Tetramere, die aus 2 Alpha- u. 2 nicht-Alphaketten zusammengesetzt sind: $\alpha_2\beta_2 = Hb\,A_1$, $\alpha_2\delta_2 = Hb\,A_2$, $\alpha_2\gamma_2 = Hb\,F$. Eizelle u. Spermien enthalten je 2 ident. Alphagene, mind. 2 Gammagene, die sich nur hinsichtl. Alanin (Aγ) o. Glycin (Gγ) in Position 136 unterscheiden, ein Delatgen u. ein Betagen. Beim Fetus herrscht die Alpha- u. Gammakettensynthese vor, so daß überwiegend HbF vorliegt. Geringe Mengen an Betaketten werden vom 1. Trimester an gebildet, doch ist bei der Geburt weniger als ein Drittel des Hämoglobins HbA_1. Normalerweise fällt HbF am Ende des 1. Lj. auf 2–3 % ab. Ab 5. Lj. liegen die endgültigen Hb-Verhältniswerte, die für das gesamte weitere Leben gelten, vor: $HbA_1 > 96\,\%$, $HbA_2 < 3{,}5\,\%$, $HbF < 1{,}5\,\%$. Die Alphakette enthält 141 Aminosäuren, die Betakette 146. Jede enthält eine Häm-Gruppe, die eine reversible Bindung mit einem Molekül O_2 eingehen kann.

Hämoglobinsynthese ↑Hämoglobin.

Hämoglobinurie: Ausscheidung von Hämoglobin über die Nieren als Folge massiver intravasaler Hämolysen nach Überschreiten der Bindungskapazität von ↑Haptoglobin, das bei rezidivierenden bzw. chron. hämolyt. Anämien stets vermindert ist u. durch erneute Hämolyse rasch aufgebraucht wird. Während an Haptoglobin gebundenes Hämoglobin nach glomerulärer Filtration in den distalen Nierentubuli wieder rückresorbiert wird, ist dies bei isoliertem, d. h. freiem Hämoglobin nicht der Fall. H. bes. bei akuten hämolyt. Krisen. ↑Marschhämoglobinurie.

Hämoglobinurie, paroxysmale nächtliche: Strübing-Marchiafava-Micheli-Hämoglobinurie; erworbene, chron. intravasale Hämolyse mit Anämie u. hämolyt. Krisen mit Hämoglobinurie; ätiolog. durch Mutation hämatopoet. Stammzellen mit klonalem Defekt der Erythro-, Granulo- u. Thrombozytopoese bedingt. Krankheitsbild kann aplast., myelodysplast. o. myeloproliferativen Syndromen ähneln. Gleichzeitiges Vorliegen dieser Syndrome ist wiederholt belegt. Pathophysiolog. liegt ein Membrandefekt der Blutzellen mit gesteigerter Empfindlichkeit gegenüber ↑Komplement zugrunde. Die Hämolyse findet bevorzugt bei sauren pH-Werten im Blut statt u. tritt dadurch verstärkt nachts auf. Hämoglobinurie ist meist passager, bei einigen Pat. fehlend. Schubweises Auftreten. Infekte u. thrombembol. Komplikationen treten gehäuft auf. Diagnostik: Anämie mit niedrigem Ferritin, Leukozyto- u. Thrombozytopenie. Hämoglobinurie. Säurehämolysetest (HAM). Symptomat. Ther.: Transfusion leukozytendepletierter Erythrozytenkonzentrate. Kurative Ther.: Knochenmarktransplantation.

Hämoglobinurie, paroxysmale syphilitische ↑Kältehämoglobinurie, paroxysmale.

Hämoglobinvarianten: genet. bedingte Veränderungen des Globinanteils des Hämoglobins. ↑Hämoglobinanomalien, ↑Hämoglobinopathien.

Hämoglobinzylinder: Zusammenballung von Hämomyoglobin in den Lumina der Nierentubuli bei massivem Angebot nach akuter Hämolyse o. Muskelzertrümmerung (Chromoprotein- o. Crush-Niere).

Hämogramm: In Abhängigkeit vom Spektrum der differenzierten Zelltypen unterschied Schilling ein einfaches u. erweitertes H. Heute versteht man unter H. ausschließl. das vereinheitlichte Schema zur Erfassung der Gesamtleukozytenzahl der Differentialzählung der Leukozyten nach der Art der Leukozyten (d. h. neutrophile, eosinophile u. basophile Granulozyten) Lymphozyten u. Monozyten mit Aufgliederung der neutrophilen Granulozyten in die versch. Reifungsstufen.

Hämokatharese: Sequestration u. Phagozytose von Zellen des Blutes, z. B. in der Milz.

Hämokompatibilität: Eigenschaft eines Materials, im Idealfall bei Blutkontakt keine Thrombusbildung, keine Zerstörung zellulärer Elemente des Blutes, keine Inaktivierung von Plasmaenzymen u. keine Änderung der Plasmaproteine hervorzurufen. Materialien, die derartige Eigenschaften bis zu einem best. Grad aufweisen, finden sich bei den Polymeren (Silikonkautschuk, Polypropylen, Teflon, Dacron, Polystyren, Polyurethane, Hydron, Zellulose). Des weiteren Edelstahl u. versch. keram. Produkte. Durch Beschichten mit Polymeren (Hydron, Zellulose) o. Albumin kann auch bei nicht hämokompatiblen Materialien eine H. erreicht werden.

Hämokonzentration: Verdichtung der Partikelphase des Blutes. ↑Bluteindickung.

Hamolsky-Test: erster In-vitro-T3-Aufnahmetest zur Beurteilung der Schilddrüsenfunktion. Heute verlassen.

Hämolymphknoten: Blutlymphknoten; bei Tieren (z. B. Rind) vorkommende, makrosk. rot aussehende Lymphknoten, bei denen Blut in dem Lymphsinus enthalten ist. Beim gesunden Menschen kommen H. nicht vor.

Hämolysat: durch ↑Hämolyse der Erythrozyten gewonnene Hämoglobinlösung. Stromafreies H. wird in der Hämat. zur Präzisions- u. Richtigkeitskontrolle der Hämoglobinanalytik eingesetzt. Ausgangsmaterial für das Kontrollmaterial sind Blutkonserven, aus denen eine Erythrozytensuspension hergestellt wird, die mit destilliertem Wasser hämolysiert wird. Die Abtrennung der Stromata erfolgt durch Zentrifugation 45 min bei 4 000 g. H. dient auch als Substrat zur orientierenden Bestimmung der Aktivität von Endopeptidasen (unspezif. Verfahren).

Hämolyse: Abbau o. Auflösung von Erythrozyten. Unterschieden wird 1. physiol. H. entspr. der Lebensdauer des einzelnen Erythrozyten nach etwa 120 Tagen u. 2. gesteigerte H. durch beschleunigten Abbau der Erythrozyten, d. h. einer verkürzten Erythrozytenlebensdauer. Nach dem Ort der H. werden unterschieden: lienale H., hepat. H., hepatolienale H. u. gesteigert intravasale H. Voraus geht stets eine Schädigung der Erythrozytenmembran. Nach den ursächl. Faktoren unterscheidet man: unspezif. H. (osmot. H., mechan. H., tox. u. enzymat. H., stoffwechselbedingte H.) u. spezif. H. (Immunhämolyse). Osmot. H. wird durch hypotones Milieu, mechan. H. kann durch Frieren u. Tauen, tox. H. durch Detergenzien, stoffwechselbedingte H. durch Abnahme von intrazellulären ATP u. Glutathion, Immunhämolyse durch spezif. Antikörper (↑Hämolysine) ausgelöst werden.

Hämolyse, bakterielle: charakterist. Veränderungen des ↑Blutagars durch Bakterien, meist durch toxinbedingte Hämolyse. Die H. beruht auf der Zerstörung von Erythrozyten (↑Betahämolyse) o. auf einer Umwandlung des Hämoglobins in Methämoglobin (↑Alphahämolyse). ↑Gammahämolyse, ↑Hämolysezone, ↑Kolonie, bakteriologische.

Hämolysegifte: ↑Noxen, hämatotoxische, Arsenwasserstoff.

Hämolyse-Plaque-Test: ↑Jerne-Plaque-Test; In-vitro-Test zum Nachweis antikörperbildender Zellen. Prinzip: Immunisierung eines Versuchstieres mit dem Antigen (z. B. Erythrozyten). Nach Ablauf der zur Bildung antikörperproduzierender Zellen notwendigen Zeit werden dem Tier lymphoide Zellen entnommen, mit dem Antigenträger (Erythrozyt) gemischt u. das Gemisch in Agarose als Schicht ausgegossen. Sind in den lymphoiden Zellen antikörperproduzierende ↑Plasmazellen vorhanden, so geben diese ihre Antikörper in die Agaroseschicht ab, dort diffundieren sie u. treffen auf das korrespondierende Antigen. Als Folge der eintretenden Antigen-Antikörper-Reaktion kommt es zur Hämolyse der Erythrozyten (als Antigenträger), die sich als Hämolysehof, als Plaque, um die zentral liegende Plasmazelle ausbildet. Durch method. Details erfolgt eine Unterteilung in direkte (IgM-Nachweis durch Komplementzugabe), indirekte (IgG-Nachweis) u. passive Technik.

Hämolysezone: Bereich der Veränderungen des Blutagars durch ↑Hämolyse unmittelbar um die gewachsene bakteriologische ↑Kolonie. ↑Hämolyse, bakterielle.

Hämolysin ⟨*gr*⟩ *n*: 1. Hämolyse provozierende Auto-, Iso- o. Hetero-Antikörper, sog. Lysin o. Ambozeptor; Lyse in Gegenwart von Ca^{2+} u. Mg^{2+} mittels der Komplementkomponenten. 2. Hämolyse bewirkende Noxen tier. u. pflanzl. Herkunft; u. a. auch bakterielle H., ↑Zytolysine, ↑Hämolyse durch Bakterientoxine, ↑Hämotoxin von Bakterien (↑Pathogenitätsfaktoren).

Hämolytika ⟨*gr*⟩ *n Pl*: Stoffe, die die Erythrozytenmembran so verändern o. zerstören, daß der rote Blutfarbstoff austreten kann. Neben einigen Giften, Seifen u. ↑Detergenzien besitzen einige Pharmaka als Nebenwirkung hämolyt. Potenzen, z. B. Amphotericin B, Chinidin, Chinin, Chlorpromazin, Mefenaminsäure, Menadion, Alphamethyldopa, Nitrofurantoin, Oxytetrazyklin, D-Penizillamin, Phenacetin, Phenylbutazon Sulfanilamide u. a. ↑Noxen, hämatotoxische. Z. T. über Mangel an Glukose-6-Phosphatdehydrogenase

Hämomediastinum: Blutansammlung im Mediastinum, die beträchtl. Ausmaße annehmen kann. Sympt.: Schmerzen, Einflußstauung, extraperikardiale Herzbeuteltamponade. Ursachen: offene Verletzungen, Sternum-, Rippen- o. Wirbelsäulenfraktur, stumpfe Thoraxverletzungen, z. B. Quetschungen, Sturz aus großer Höhe.

Hämometakinesie: starke Veränderung der Blutbewegung bzw. Hämodynamik; Differenz der Drücke, der Strömungsgeschwindigkeiten u. der Durchflußmengen vor u. hinter einer Stenose bei akuten u. chron. Gliedmaßenverschlüssen, bes. bei Unterschreitung des kritischen ↑Verschlußdrucks.

Hämomyelogramm ↑Myelogramm.

Hämopathie: Hämatopathie; erworbene o. angeborene Blutkrankheiten (myeloproliferative Erkrankungen, maligne Lymphome, Anämien, Störungen der Hämostase u. a.).

Hämoperfusion: Verfahren der extrakorporalen Blutreinigung für die Behandlung exogener u. endogener Vergiftungen. Die Elimination der tox. Substanzen erfolgt mittels der Perfusion von Blut über ein zur Adsorption befähigtes Medium. Zur Anwendung gelangen versch. Aktivkohlen bzw. Adsorberharze auf Amberlit-Basis (XAD 4 = Polystyroldiphenylbenzen). Zur Vermeidung von Nebenwirkungen (Abfall der Thrombozyten, Mikroembolien) werden die meisten Aktivkohlen mit einem Polymer (Zelluloseacetat, Hydron) beschichtet. Hauptindikationsgebiete sind die Ther. akuter exogener Vergiftungen (Barbiturate, Hypnotika, Antidepressiva, Herbizide, Glykoside, Pilzgifte) sowie des Leberkomas (u. U. zusammen mit ↑Hämodialyse bzw. ↑Ultrafiltration).

Hämoperikard ↑Herzbeuteltamponade.

Hämoperitoneum: Blutansammlung in der Bauchhöhle nach Verletzungen innerer Organe, seltener nach krankheitsbedingter Organ- bzw. Gefäßruptur.

Hämopexin: häminbindendes Serumglykoprotein. 22,6 % Kohlenhydratgehalt, relative Molmasse 80 000, durchschnittl. Serumkonzentration 80–100 mg/dl, Verminderung bei hämolyt. Anämien, elektrophoret. Mobilität in Beta-1-Position.

Hämophilie ⟨*gr*⟩ *f*: Bluterkrankheit; genet. bedingte Gerinnungsstörung. 1. Echte H. mit X-chromosomalem Erbgang durch Mangel an Aktivität des Faktors VIII (↑Hämophilie, klassische); 2. genet. bedingte Gerinnungsstörung mit Verminderung des ↑Faktors IX; bei Verminderung von Faktor IX (Christmas-Krankheit) treten die gleichen Symptome u. Komplikationen wie bei der klass. Hämophilie auf. 3. H. mit Aktivitätsminderung des ↑Rosenthal-Faktors. 4. ↑Angiohämophilie. 5. ↑Hemmkörperhämophilie. 6. ↑Parahämophilie.

Hämophilie, klassische: Mangel an Faktor-VIII-Aktivität. Prakt. leiden fast ausschließl. Männer an k. H. (Bluter); k. H. bei Frauen ist extrem selten. Das für die Bildung von Faktor VIII verantwortl. Gen ist im X-Chromosom lokalisiert; bei Mutation wird Faktor VIII nicht in normaler Weise gebildet. Aus einer Verbindung eines Bluters mit einer gesunden Frau sind die Söhne phänotyp. u. genet. gesund, die Töchter ↑Konduktorinnen, die phänotyp. gesund sind, da nur eines der X-Chromosomen die Mutation trägt. Aus der Verbindung eines gesunden Mannes mit einer Konduktorin können die Söhne mit gleich großer Wahrscheinlichkeit gesund o. Bluter, die Töchter gesund o. Konduktorinnen sein. Eine Hämophilie kommt auf 10 000–14 000 der Bevölkerung. Es werden nach Schweregrad der Erkrankung unterschieden: schwere Hämophilie = Faktor VIII-Aktivität < 1 % der Norm; mittelschwere Hämophilie = Faktor VIII-Aktivität 1–5 % der Norm; milde Hämophilie = Faktor VIII-Aktivität > 5–15 % der Norm; Subhämophilie = Faktor VIII-Aktivität > 15–30 % der Norm. Zwei Drittel der Hämophilien sind schwere Hämophilien. Die k. H. führt zu Blutungen bei kleinsten Bagatellverletzungen, vor allem zu Einblutungen in Muskeln und Gelenke (↑Arthropathie, hämophile, ↑Blutergelenk). Eine Gerinnungsfaktorsubstitution erfolgt mittels ↑Prothrombinkomplexkonzentrat o. Transfusion (↑Transfusionstherapie).

Hämophthalmus: Einblutung in das Auge.

Hämoproteine: Chromoproteine, die als prosthetische ↑Gruppe ↑Häm gebunden enthalten. Zu den H. zählen versch. ↑Oxidoreduktasen (Katalase, Peroxidase, Zytochrome) u. Proteine, die am Sauerstofftransport (↑Hämoglobin) u. an der Sauerstoffspeicherung (↑Myoglobin) beteiligt sind. H. zeigen ein typ. Lichtabsorptionsverhalten, ihr Spektrum ist durch drei Absorptionsbanden charakterisiert. Zu ihrer Identifizierung dient v. a. die Soret-Bande zwischen 400 u. 415 nm.

Hämoptoe ⟨*gr*⟩ *f*: *Pl* Hämoptysen; Bluthusten, Expektoration von hellrotem schaumigem Blut aus den Atemwegen bei Bronchial- u. Lungenkrankheiten wie Bronchitis, Bronchiektasen, Abszeß, Bronchialkarzinom, tuberkulöser Kaverne, akuter Linksherzinsuffizienz, Lungeninfarkt u. bei tox. bronchopulmonalen Schädigungen, Verletzungen, z. B. Lungenpunktion, ↑Blutsturz.

Hämoptysen ↑Hämoptoe.

Hämoresistometer: Gerät zur Ermittlung der mechan. Resistenz der Erythrozyten. Hat bisher keine breite Anwendung gefunden.

Hämorrhagie ⟨*gr*⟩ *f*: Blutung aus Gefäßen.

Hämorrhoiden ⟨*gr*⟩ *f Pl*: anlagebedingte o. erworbene Hyperplasien des Corpus cavernosum recti mit Blutzufuhr über die A. rectalis superior (innere H.). Äußere H. sind pathogenet. damit nicht ident.

Hämosiderin ⟨*gr*⟩ *n*: zelluläres eisenhaltiges Abbauprodukt des Hämoglobins, dem Ferritin verwandte Verbindung, die als Speichereiweiß zu werten ist u. normalerweise als Depot- bzw. Reserveeisen im Organismus vorliegt. Durch Zugabe von Hexacyanoferrat (II) u. Salzsäure kommt eine kennzeichnende Blaufärbung zustande (Berliner-Blau-Reaktion, ↑Färbeverfahren, hämatologische). Verstärkte Hämosiderinspeicherung tritt idiopath. (primäre ↑Hämochromatose) sowie symptomat. (↑Hämosiderose) auf.

Hämosiderinring: ringförmige Hämosiderinablagerung in der Hornhaut bei ↑Keratokonus.

Hämosiderose: erworbene Eisenüberladung des Organismus durch parenterale Verabfolgung von Eisen o. Blut, bei Eisennutzungsstörung u. Leberschädigung. Pathol.-anat. u. klin. gleiche, jedoch weniger ausgeprägte Befunde als bei der idiopath. primären ↑Hämochromatose. Bei Eisenablagerung in Form von Hämosiderin im Monozyten-Makrophagen-System u. in den Parenchymzellen der meisten Organe treten je nach Schweregrad entsprechende Sympt. mit Schäden der befallenen Organe auf. Einstufung des Schweregrades durch Organfunktionsprüfungen, Histobiopsien u. Messung der Eisenausscheidung im Urin beim Desferrioxamin-Test. Behandlung mit dem Chelatbildner ↑Desferrioxamin.

Hämosiderosis bulbi: Hämosiderineinlagerung im Auge, bes. im Kammerwinkel (hämosiderot. Sekundärglaukom), im Linsenepithel (Hämosiderinkatarakt) u. in der Netzhaut (Hämosiderosis retinae mit Erlöschen des ↑Elektroretinogramm u. Erblindung).

Hämosiderosis iridis: bräunl. Irisverfärbung, erworbene Heterochromie.

Hämosiderosis pulmonum: Siderosis pulmonum, Lungenhämosiderose; **prim. H. p.** als idiopath. Erkrankung des Kindes- u. Jugendlichenalters (Ceelen). Schubweiser Verlauf mit Hämoptysen, zunehmender Verdichtung des Lungenparenchyms durch intraalveoläre u. interstitielle Ablagerung von ↑Hämosiderin u. fibröser Umwandlung u. Anämie. **Sek. H. p.** bei chron. Linksherzstauung mit ebenfalls intraalveolärer u. interstitieller Hämosiderinablagerung u. Übergang in Fibrose.

Hämositen ↑Blutparasiten.

Hämospermie: blutiges Ejakulat bei akuter o. chron. Samenblasenentzündung, bei Tuberkulose, Gewächsen (selten), Steinen, meist vorübergehend, ohne, daß eine Ursache gefunden wird.

Hämostase: Blutstillung bzw. die physiol. Reaktionen auf einen durch Verletzung der kleinen Gefäße drohenden Blutverlust, wobei die Teilbereiche thrombozytäres System, plasmat. Gerinnungsfaktoren u. die Gefäße selbst zusammenwirken.

Hämostaseologie: Lehre von der Blutstillung. Interdisziplinäres Gebiet der Med., welches sich sowohl mit dem Zusammenwirken von Gefäßwand, Blutplättchen, plasmat. Gerinnungsfaktoren u. Fibrinolysemechanismen als auch generell mit allen physiol. u. pathophysiolog. Bedingungen, welche zur Aufrechterhaltung der Gefäßwandintegrität sowie der Fließeigenschaft des Blutes erforderl. sind, befaßt.

Hämostyptika: blutungsstillende Pharmaka, gerinnungsfördernde Substanzen, z. B. thrombokinaseähnl. wirkende Schlangentoxine, hochmolekulare Biopolymere, z. B. Pectin, Kollagenfasern (Kollagen-Hämostyptikum-Vlies), Gelatine, Schwermetallsalze, die eiweißdenaturierend wirken, z. B. Eisen(III)-chlorid, Alaun (Kaliumaluminiumsulfat).

Hämotherapie ↑Transfusionstherapie.

Hämothorax ↑Hämatothorax.

Hämotoxin: Blutgift; chem. o. bakterielles Gift, das infolge Schädigung der Erythrozytenmembran u./o. des Hämoglobins wirksam ist.

Hämotoxin, bakterielles: von versch. Bakterien gebildete blutzerstörende Gifte, z. B. Streptolysin (Streptokokken), Staphylolysin (Staphylokokken), Tetanolysin (Tetanusklostridien), Hämotoxin von Klostridien. Nachweis des H. durch Feststellung versch. Arten von ↑Hämolyse durch Bakterientoxine. Streptolysin O wird zum Nachweis von Antistreptolysin in der Rheumaserodiagnostik benutzt (↑Antistreptolysinreaktion).

Hämoxigenase: am ↑Hämoglobinabbau beteiligtes Enzym, das die Spaltung des Häms in Biliverdin, Kohlenmonoxid u. Eisen(II)-Ionen katalysiert.

Hämoxitensiometer: Gerät zur Messung des art. Sauerstoffdrucks in kleinen Blutproben. Die Messung erfolgt meist polarometr. mittels Sauerstoffelektrode. ↑Oxitensiomethode.

Hämozytoblast: Hämatoblast; als Stammzelle der Blutzellen im Knochenmark mit pluripotenten Potenzen von Ferrata beschrieben, später z. T. als Artefakt gedeutet. Veraltete morphol. Bez. ohne Aussagewert.

Hampelmann-Phänomen: sistieren der Spontanbewegungen u. Schonhaltung der Beine (in Knie u. Hüften halbgebeugt u. außenrotiert) bei subperiostalen Hämatomen, z. B. bei ↑Möller-Barlow-Krankheit bzw. Skorbut.

Hämpräkursoren: Vorstufen des Häm, bei best. enzymat. bedingten Hämsynthesestörungen quantitative diagn. richtungsweisende Veränderungen gegenüber den Referenzwerten in Blut u. Urin. ↑Hämsynthese.

Hampton-Linie: bei röntg. Profildarstellung einer Ulkusnische um den Nischenhals verlaufende, nicht mehr als 1 mm breite Aufhellungslinie, die als Hinweis auf ein benignes Geschehen gilt.

Hämsynthese: Voraussetzung für die Hämoglobinsynthese. Erfolgt in den Erythroblasten u. findet ihren Abschluß im Retikulozyten. Häm- u. Globinsynthese erfolgen unabhängig voneinander. Das für die H. erforderl. Porphyrin wird aus der aus dem Trikarbonsäurezyklus anfallenden Bernsteinsäure (Succinat) u. der Aminosäure Glycin durch enzymat. Reaktionen gebildet. Wichtiges Intermediat ist die Deltaaminolävulinsäure, aus der Porphobilinogen gebildet wird; 4 derartige Verbindungen werden zum Porphyrinring zusammengeschlossen. Durch mehrere Decarboxylierungen u. durch Oxidation wird schließl. über Protoporphyrinogen IX das Protoporphyrin IX bereitgestellt, in welches mittels der Ferrochelatase ein II-wertiges Eisenatom eingebaut wird, wodurch das H. entsteht. Bei Bedarf kann die H. auf das Sechs- bis Achtfache gesteigert werden. Tagesproduktion 260 mg.

Hämsynthetase: veraltete Bez. für die Ferrochelatase (↑Hämsynthese).

Ham-Test ↑Säure-Serum-Test.

Hamulus ⟨*lat*⟩ *m*: Häkchen, hakenförmiger Fortsatz.

Hamulus lacrimalis: hakenförmiger unterer Fortsatz des Tränenbeins, welcher den Canalis nasolacrimalis mit begrenzt.

Hamulus laminae spiralis: hakenförmiger Vorsprung am Ende der Lamina spiralis ossea an der Grenze zwischen Mittel- u. Spitzenwindung der knöchernen Schnecke.

Hamulus ossis hamati: hakenförmiger Fortsatz des Os hamatum; springt nach palmar vor u. begrenzt seitl. den Canalis carpi mit.

Hamulus pterygoideus: kleiner Haken, in welchen die Lamina medialis des Processus p. des Keilbeins ausläuft.

Hamycin: antifungielles Antibiotikum (Polyen), wirksam gegen ↑Candida albicans. ↑Cryptococcus neoformans u. einige weitere Erreger von ↑Systemmykosen.

Hancock-Prothese ↑Conduit.

Hand, Alfred (1868–1949), amerik. Päd., Philadelphia.

Hand: hochentwickelter Körperteil des Menschen, wichtigstes Arbeitsinstrument, Kommunikations- u. Ausdrucksmittel. Funktionen der Hand werden durch präzises Ineinandergreifen von Sehnen, Muskeln, Gelenken durch Nervenimpulse bewirkt. Funktionelle Anatomie der Hand noch nicht völlig geklärt, z. B. Funktion der Mm. interossei u. lumbricales. Funktionsausfälle der H. (angeboren, erworben) haben zu einer Reihe von Bez. geführt: Affenhand o. Schwurhand: bei Ausfall des N. medianus. Dreizackhand: bei ↑Kleinwuchs können die Finger II–IV gleichlang sein u. wie ein Dreizack auseinanderstehen. Fallhand: Ausfall des N. radialis. Flaggenhand: als Folge spinaler Kinderlähmung ulnare Deviation der Finger II–IV. Klauen- o. Krallenhand: bei Ausfall des N. ulnaris kommt es zu Überstreckung der Finger im Grundgelenk sowie Beugung im Mittel- u. Endgelenk. Klumphand: durch angeborenes Fehlen des Radius kommt es zu Handdeformierungen, die der des angeborenen ↑Klumpfußes ähnelt. Predigerhand: Bei Ausfall von N. ulnaris et medianus sind Handgelenk u. Fingergrundgelenke gestreckt, während die übrigen Fingergelenke gebeugt gehalten werden.

Handbreite: geradlinige Entfernung zwischen dem am meisten medial vorspringenden Punkt des Köpfchens des Os metacarpale II u. dem am meisten lateral vorspringenden Punkt des Köpfchens des Os metacarpale V bei gestreckter Hand.

Händedesinfektion: Abtöten von Mikroorganismen zur Verhinderung einer Keimübertragung durch Hände; prakt. nur eine Keimreduktion, da Keime in Hautspalten, Drüsenausführungsgängen u. dgl. nicht erreicht werden. Häufige, einfachste, wirkungsvollste u. billigste Desinfektionsmaßnahme in Gesundheitseinrichtungen u. von wesentl. Bedeutung zur Verhinderung von Krankenhausinfektionen (nosokomiale ↑Infektionen). Es ist zwischen hyg. u. chir. H. zu unterscheiden.

Händedesinfektion, chirurgische: vor operativen Eingriffen, um die residente u. aufgenommene Keimflora der Hände u. Unterarme möglichst weitgehend u. nachhaltig zu reduzieren. Anwendung eines für den spez. Zweck zugelassenen chem. ↑Händedesinfektionsmittels nach dem Waschen mit Wasser und Seife (im Ggs. zur hyg. Händedesinfektion). Im Notfall chir. Schnelldesinfektion ohne Waschung. Klass. Methoden der H. werden heute im Interesse der Verbesserung der Desinfektionswirkung u. der Schonung der Haut modifiziert. ↑Desinfektion.

Händedesinfektion, hygienische: nach Arbeiten mit infektiösem o. kontaminiertem Material beim Verlassen von Isoliereinheiten, bei der Schleusung zwischen Bereichen mit unterschiedl. Infektionsrisiko, vor u. nach dem Verbandwechsel, vor der Essenausgabe an Pat. u. nach der Toilettenbenutzung. Abtötung der auf der Hautoberfläche aufgenommenen Keime mittels zugelassenem chem. Händedesinfektionsmittel u. anschließendem Waschen mit Wasser u. Seife.

Händedesinfektionsmittel: Zur hyg. Händedesinfektion sind z. B. C4, Chloramine, das Desinfektionstuch, Äthanol, Isopropanol, Propanol, Seifengelee u. zur chirurgischen ↑Händedesinfektion Äthanol, Isopropanol, Iodisol u. Propanol zugelassen. Zur gezielten Virusdesinfektion (↑Virusinaktivierung) wird Peressigsäurespiritus zur hyg. Händedesinfektion eingesetzt.

Hand-Fuß-Mund-Syndrom: durch ↑Coxsackievirus Typ A 5, 10 o. 16 verursachte Bläschenbildung mit Ulzerationen in Mundhöhle, Pharynx, Handflächen u. Fußsohlen, gelegentl. auch obere u. untere Extremitäten befallend. Inkubationszeit 5–8 Tage, Krankheitsdauer ca. 8–12 Tage. Abheilung der Bläschen ohne Krustenbildung.

Hand-Fuß-Syndrom: eine Körperseite betreffende schmerzhafte, z. T. fieberhafte Schwellung von Hand u. Fuß bei Kleinkindern mit Sichelzellenanämie. Ursache sind wahrscheinl. Infarkte der kurzen Röhrenknochen mit Osteolysen u. subperiostaler Neubildung von Knochen. Sehr oft Salmonellenosteomyelitis.

Hand-Fuß-Uterus-Syndrom: Hand-Fuß-Genital-Syndrom; genet. bedingte Fehlbildungskombination, autosomal dominanter o. rezessiver Erbgang. Akromikrie, Daumenanomalien u. Uterus duplex bzw. Hypospadie im männl. Geschlecht. Nachweis schon im Kindesalter röntg. mögl. anhand charakterist. Karpal- bzw. Tarsalknochenfusion.

Handgelenke: Articulationes manus; Gelenke der Hand, angefangen bei der ↑Articulatio radiocarpalis bis hin zu den ↑Articulationes interphalangeales.

Handgelenkklonus: klon. Reflexsteigerung in Form von rhythm. Volarflexionen im Handgelenk. Auslösung durch Dorsalflexion.

Handgriff, gedoppelter ↑Siegemundin.

Handgrip-Test: isometr. Belastungstest, bei dem der Proband über ein konstantes Zeitintervall einen Gummiball mit einer individuell festgelegten Kraft komprimiert.

Händigkeit: Bevorzugung einer Hand bezügl. Einsatz, Kraft u. Geschicklichkeit (Rechtshändigkeit, Linkshändigkeit), bedingt durch Hemisphärendominanz. ↑Lateralisation. ↑Asymmetrie, funktionelle.

Handindex ↑Barnett-Nordin-Index.

Handlänge: geradlinige Entfernung zwischen ↑Stylion u. ↑Daktylion.

Handlungsablauf: die für die Erreichung eines Ziels eingesetzten Verhaltensformen (z. B. Verkehrsverhalten).

Handlungsfähigkeit: Geschäftsfähigkeit; Fähigkeit jedes Bürgers, Rechtsgeschäfte verantwortl. zu tätigen. Vom vollendeten 6. bis zum 18. Lj. besteht nur eine beschränkte H. (nur mit Zustimmung des gesetzl. Vertreters). Ist das 6. Lj. noch nicht vollendet, besteht Handlungsunfähigkeit. Bei betreuten Personen ist zu prüfen, ob z. B. eine Psychose o. eine hochgradige Minderbegabung die H. ständig ausschließen. Zu einem vorübergehenden Ausschluß wird es z. B. bei Rauschzuständen kommen, unter Alkohol, Drogen bzw. größeren Mengen von Schlafmitteln. Auch bei ↑Dämmerzuständen o. ↑Psychosen ist die Möglichkeit einer Handlungsunfähigkeit gegeben.

Handplatte: ungegliederte embryonale Frühform der Hand bei menschl. Embryonen von 9–15 mm Länge.

Hand-Schüller-Christian-Krankheit: eine Manifestationsform der ↑Histiocytosis X; bevorzugt im Kindesalter auftretende Retikulohistiozytose mit erst sek. Speicherung von Cholesterinestern; zur Unterscheidung von den prim. Lipidstoffwechselstörungen, den ↑Lipidspeicherkrankheiten, als Lipidgranulomatose benannt. Krankheitskennzeichnend sind die tumorartige Zerstörung des knöchernen Schädels (↑Landkartenschädel) mit Exophthalmus u. Diabetes insipidus. Selten Befall anderer Skeletteile. Milztumor u. biliäre, xanthomatöse Leberzirrhose, Xanthelasmen u. papulöse Exantheme der Haut, hypophysär bedingte Fettsucht. ↑Abt-Letterer-Siwe-Krankheit.

Handspiegelformen: Lymphozytengestalt, die bei Fortbewegung dieser Zellen entsteht. Der Lymphozyt schiebt dabei einen schmalen, granulafreien Zytoplasmasaum voraus, dem der verformbare Kern mit einem granulahaltigen Hyaloplasmateil folgt. Die so orientierte Zelle ähnelt der Form eines Handspiegels.

Handstrahl: Einheit der Fingerphalangen u. der zugehörigen Mittelhand- u. Handwurzelknochen. Die entsprechende Einheit am Fuß ist der Fußstrahl. Dem radialen bzw. ulnaren Handstrahl entsprechen tibialer u. fibularer Strahl; die übrigen werden Binnenstrahlen genannt.

Handstrahldefekt: Fehlbildung der Hände, wobei einer o. mehrere Strahlen teilweise o. vollständig fehlen, evtl. kombiniert mit Fehlen des zugehörigen Unterarmknochens. Fehlen des 1. Strahls: Daumenaplasie. Fehlen der Binnenstrahlen: Spalthand.

Handstück: Griff mit Spannvorrichtung für rotierende o. schwingende Instrumente der Zahnmed., heute mit integriertem Antrieb, Spray- u. Beleuchtungseinrichtung.

Handwurzel: Carpus; proximaler Teil der Hand, dessen Skelett gebildet wird von den Handwurzelknochen. 4 der 8 kurzen Knochen liegen in einer proximalen Reihe: Kahnbein (Os scaphoideum), Mondbein (Os lunatum), Dreiecksbein (Os triquetrum), Erbsenbein (Os pisiforme); die übrigen 4 in einer distalen Reihe: Trapezknochen (Os trapezium); trapezähnl. Knochen (Os trapezoideum), Kopfbein (Os capitatum), Hakenbein (Os hamatum).

Handwurzelknochenaplasie: Fehlen eines o. mehrerer Handwurzelknochen. I.R. von Handstrahldefekten vorkommend.

Handwurzelsynostosen ↑Synkarpie.

Hanf, indischer: Haschisch, ↑Cannabis indica, Cannabis satira.

Hanflunge ↑Byssinose.

Hanganutziu-Deicher-Reaktion ↑Paul-Bunnell-Reaktion.

Hängebauch: Bauchdeckenerschlaffung bei Schwangeren, v.a. bei Mehrgebärenden. Häufig Ursache stat. Beschwerden. Proph. durch Schwangerengymnastik.

Hängegips: Hanging cast; Behandlungsmethode von Humerusschaftbrüchen. Ein ↑Gipsverband, der Unter- u. Oberarm einschließt, dient in erster Linie der Frakturreposition durch sein Eigengewicht. Auf eine optimale Retention wird dabei bewußt verzichtet. Gefahr der unerwünschten Frakturdistraktion.

Hängehüfte, temporäre: von Voß inaugurierte Operationsmethode zur Druckentlastung des Hüftgelenks bei Koxarthrose: Durchtrennung der Iliopsoassehne am Trochanter minor, der Rectussehne u. der Adduktorensehnen. Abschlagen des Trochanter major mit den Ansätzen der kleinen Glutäen.

Hängelage ↑Walcher-Hängelage.

Hanging cast ⟨*engl*⟩ ↑Hängegips.

Hang over ⟨*engl*⟩: posthypnot. Zustände; vorwiegend bei Sedativa/Hypnotika mit langen Halbwertszeiten (z.B. Phenobarbital, Krotylbarbital, Didropyridin) o. bei Kurznarkotika (z.B. Hexobarbital) infolge von Umverteilungsprozessen. ↑Hypnotika. ↑Injektionsnarkotika.

Hanhart, Ernst (1891–1973), Int., Ascona.

Hanhart-Syndrom (nach Ernst H.): **H. I.** Hypophysär bedingter Minderwuchs mit Hypogonadismus, Dystrophia adiposogenitalis u. Greisengesicht. Genet. bedingt, vorwiegend in Inzuchtgebieten. **H. II.** Fehlbildungssyndrom unklarer Ätiol., vermutl. genet. bedingt mit autosomal rezessivem Erbgang. Schwere Behinderung durch Peromelie, charakterist. Vogelgesicht mit Unterkieferhypoplasie u. Opisthodontie. Nur durch fehlende Zungenhypoplasie vom Aglossie-Adaktylie-Syndrom zu unterscheiden.

Hanken-Büngner-Bänder (nach Otto von B.) ↑Nervensystem, ↑Nervenregeneration im PNS.

Hanot, Victor Charles (1844–1896), Arzt, Paris.

Hanot-Leberzirrhose (nach Victor C. H.): splenomegale Leberzirrhose. Mit starkem Ikterus u. großem Milztumor einhergehende hypertrophe Leberzirrhose. Die Krankheit entspricht nach heutiger Auffassung der prim. biliären Leberzyrrhose.

Hansen, Armauer (1841–1912), Arzt, Bergen, Norwegen. Entdeckte 1873 den Erreger der ↑Lepra.

Hansen-Bazillus (nach Armauer H.) ↑Mycobacterium leprae.

Hansen-Krankheit (nach Armauer H.) ↑Lepra.

Hanson, Horst (1911–978), Physiol., Chem., Halle. Grundlegende Beiträge zum Proteinstoffwechsel u. zur Charakterisierung proteolyt. wirkender Enzyme.

Hantaan-Virus: Virusart der Gattung ↑Hanta-Virus. Erstisolierung 1976 aus der Maus u. 1978 vom Menschen am Hantaan-Fluß (Korea). Krankheit: hämorrhagisches ↑Fieber mit renalem Syndrom vom eastern u. ruralen Typ.

Hanta-Virus: Virusgattung der Fam. ↑Bunyaviridae. Vorkommen: persistierend bei Nagetieren (bes. Mäuse, Ratten); Virusausscheidung mit Urin, Kot u. Speichel der Tiere. Übertragung auf Menschen durch Tierkontakt, von Tieren kontaminierte Nahrungsmittel, Feldpflanzen o. Gegenstände. Humanpathogen sind ↑Dobrava-Belgrade-Virus, ↑Hantaan-Virus, ↑Puumala-Virus, ↑Seoul-Virus und die Erreger des ↑Hanta virus pulmonary syndrome.

Hanta-Virus-Infektion: Infektionskrankheit durch ↑Hanta-Virus; benannt nach Hantaan-Fluß in Korea. Verursachen hämorrhagisches ↑Fieber mit renalen Syndrom: korean. hämorrhag. Fieber, hämorrhag. Nephrosenephritis, Nephropathia epidemica. Klin. Verlauf geprägt durch 2 Phasen: 1. tox. Phase mit Fieber, Kopf- u. Rückenschmerzen, petechialen Blutungen u. ausgeprägter Hypotension. 2. renale Phase mit Oligurie, Hypertension, gastrointestinalen u. zerebralen Blutungen. Bei Erkrankungen durch Subtyp Sin Nombre steht pulmonale Sympt. im Vordergrund. Erregerreservoir: Nagetiere. Infektion erfolgt durch respirator. o. orale Aufnahme der Viren bzw. durch Biß infizierter Nager. Letalität je nach Subtyp zwischen 1–50 %. Ther. symptomat. Diagnostik: Serol., Virusnachweis.

Hanta virus pulmonary syndrome: grippeähnl. Infektionserkrankung vermutl. durch Four-Corners-, Muerto-Canyon- u. Sin-Nombre-Virus ausgelöst. Erste Epidemie 1993 im Südwesten der USA. Beginn mit Fieber u. Bronchitis, rasch fortschreitendes interstitielles Lungenödem, schwere Atemnot, Letalität ohne intensivmedizinische Ther. 60–70 %. USA, Kanada, Deutschland.

H-Antigene: Geißelantigene von bewegl. gramnegativen Enterobacteriaceae (z.B. Salmonellen, Escherichia coli, Proteus). Bez. von dem hauchförmigen Wachstum begeißelter Proteusstämme abgeleitet. Die H sind thermolabil. Sie spielen bei der Feststellung des ↑Serotyps eine diagn. Rolle.

Hapalonychie ⟨*gr*⟩ *f*: Zehen- o. Fingernägel von abnormer Weichheit.

haplodont ⟨*gr*⟩ *Adj* ↑Zahnform.

Haploidie ⟨*gr*⟩ *Adj*: Zustand von Zellen bzw. Individuen o. Karyotypen mit einem einfachen Chromosomensatz aus nicht homologen Chromosomen. Mit „n" bezeichnet. Trifft beim Menschen nur für die Gameten u. ihre unmittelbaren Vorstufen zu.

Haplom: haploider Chromosomensatz.

Haplonten: haploide Organismen, in deren Ontogenese nur die Zygote diploid ist; z. B. Sporozoen.

Haptene ⟨*gr*⟩ *n Pl*: Halbantigene, unvollständige Antigene; sie vermögen mit dem spezif. Antikörper zu reagieren (Antigen-Antikörper-Reaktion), sind aber nicht imstande, die Bildung von Antikörpern zu bewirken. Die meisten H. sind kleine Moleküle mit einem Mol. Gew. unter 1 000. Koppelt man die H. an Eiweiß, so werden sie zu Vollantigenen komplettiert, das Eiweiß wirkt als „Schlepper"; nach parenteraler Einverleibung treten im Serum des Versuchstieres spezif. Antikörper auf, von denen einer gegen das H. gerichtet ist. Die meisten Arzneistoffe u./o. Metabolite können als H. reagieren. Sie bilden mit körpereigenen Makromolekülen (Proteinen, Polysacchariden) Haptenkonjugate (Vollantigene). Dadurch kann es zur Antigen-Antikörper-Reaktion kommen. Voraussetzung für eine Hapten-Trägerbindung ist meist eine Aktivierung des Haptens durch Biotransformation, z. B. beim Penicillin (Spaltung des Betalaktamrings). ↑Arzneimittelallergie.

Haptenhemmung: Blockierung der in vivo o. in vitro ablaufenden Immunreaktion durch Applikation des Haptens. Es handelt sich um eine Hemmung der Bindung des Haptens an den vorhandenen Antikörper (z. B. IgE bei Atopikern), dadurch Blockierung der Bindungsstelle u. Hemmung einer Antigen-Antikörper-Reaktion. Ther. anwendbar bei best. Allergikern, z. B. Penizillinüberempfindlichkeit. (↑Desensibilisierung).

Haptide ⟨*gr*⟩ *n Pl*: Haptene, die mit dem spezif. Antikörper eine Bindung eingehen, die aber nicht durch Präzipitation sichtbar wird.

haptisch ⟨*gr*⟩ *Adj*: tastend. Leistungen beim Greifen, bei denen im wesentl. eine Zusammenarbeit von Druck- u. Kraftsinn in Frage kommt.

Haptoglobin: ein ↑Transportprotein des Blutplasmas, das zur Bindung u. zum Transport von Hämoglobin dient. H. besteht aus je zwei leichten (Alpha-) u. schweren (Beta-) Ketten u. zeigt genet. ↑Polymorphismus. Unterschieden werden die homozygoten Haptoglobintypen Hp 1–1 u. Hp 2–2 u. der heterozygote Typ Hp 2–1. Sie weisen spezif. elektrophoret. Muster auf, da die H. der einzelnen Typen versch. Kombinationen der Ketten Alpha-1, Alpha-2 u. Beta darstellen. Die Alphaketten zeigen in der Aminosäurezusammensetzung Ähnlichkeiten mit den L-Ketten der ↑Immunglobuline, die Betakette weist eine trypsinähnl. Proteasewirkung auf u. ist am Abbau des Globins nach Spaltung des Porphyrinrings des Häms in der Leber beteiligt. Die Konzentration von H. beträgt ca. 2 g/l Serum.

Harada, Einouke (1892–1947), jap. Arzt.

Harada-Syndrom (nach Einouke H.): Uveitis (Iritis, exsudative Choroiditis), seröse Netzhautablösung, Meningoenzephalitis, Vitiligo, Poliosis.

Harbitz, Francis (1867–1950), norweg. Arzt, Oslo.

Harbitz-Müller-Syndrom (nach Francis H.): dominant erbl. Hyperlipoproteinämie (↑Hypercholesterinämie) mit frühzeitiger Koronarsklerose u. (bei Homozygotie) Xanthombildung. Häufigste ↑Hyperlipidämie.

Hardy-Weinberg-Gesetz: Gesetz über die anteilmäßige Verteilung zweier ↑Allele eines Gens u. der entsprechenden Phänotypen in einer panmikt. Population. Gilt sowohl für einen begrenzten Querschnitt als auch für die Entwicklungsdynamik über mehrere Generationen. Dabei müssen die durch die beiden Allele bedingten drei unterschiedl. Phänotypen die gleiche Lebenserwartung u. ↑Fitness aufweisen. Ist die Häufigkeit eines Allels $A = p$ u. die des anderen $B = q = 1 - p$ $(p + q = 1)$, so verhält sich die Häufigkeit der drei Phänotypen AA, AB, u. BB wie $p^2 : 2pq : q^2$. Dieses Verhältnis bleibt in weiteren Generationen unabhängig von einer Veränderung der Gesamtindividuenzahl unter den obengenannten Voraussetzungen gleich. Mit Hilfe des H. lassen sich aus einer bekannten Größe die beiden anderen errechnen, z. B. aus dem Anteil von Personen mit einem autosomal rezessiven Defekt die Heterozygotenfrequenz o. aus der Heterozygotenfrequenz die Häufigkeit der beiden homozygoten Phänotypen.

Hargraves-Zellen ↑LE-Zellen.

Häring-Tubus: mit Metallringen verstärktes Latexrohr zur ↑Pertubation des inoperablen Ösophaguskarzinoms.

Harlekin-Baby: schwere Form der ↑Hyperkeratosis congenita, Ichthyosis congenita gravis mit großflächiger hyperkeratot. Plattenbildung der gesamten Haut.

Harmalin ↑Peganum harmala.

Harn: Urin; wird von den ↑Nieren abgesondert. Die tgl. Ausscheidung beträgt etwa 1 500 ml. Schwankungen sind von Wasseraufnahme, Schweißverlust usw. abhängig. Die hellgelbe bis dunkelbraune Farbe wird durch das ↑Urochrom u. das ↑Uroerythrin hervorgerufen. Der pH hängt vorwiegend von der Ernährung ab. Bei gemischter Kost ist der H. schwach sauer, bei pflanzl. Nahrung wird er alkal. Die Dichte beträgt 1,020 (1,001–1,040), der Gefrierpunkt liegt zwischen –0,1 u. –2,5 °C. Tgl. werden etwa 60 g feste Stoffe ausgeschieden. Harnstoff 25–35 g; Kreatinin 1–1,5 g; Harnsäure 1 g; Aminosäuren 1–2 g; Na^+ 4,6 g (200 mmol); K^+ 2,5 g (60–80 mmol); Ca^{2+} 0,3 g (4–12 mmol); Mg^{2+} 0,15 g (5–10 mmol); Cl^- 5,5 g (150–200 mmol); Sulfat 5 g (40–70 mmol): Phosphat 5 g (30–60 mmol); außerdem Oxalat, Zitrat, Laktat, Abbauprodukte von Steroidhormonen u. Gallenfarbstoffen (z. B. Sterkobilinogen u. Sterkobilin). Pathol. Harnbestandteile: Glukose, Eiweiß, Ketonkörper, Bilirubindiglukuronid, mitunter größere Mengen best. Aminosäuren, Kreatin, Indoxylschwefelsäure u. a. Die Analyse der physikal. Eigenschaften u. der chem. Zusammensetzung des H. sowie die mikrosk. Untersuchung des Harnsediments liefern wichtige diagn. Hinweise.

Harnableitungen: Man unterscheidet innere von äußeren H. Letztere führen bes. dann, wenn die H. permanent ist, zu einer psych. Belastung des Pat. Zu den inneren H. gehören die versch. Formen der Wiederherstellung eines krankhaft veränderten Harnleiteranteils: a) die End-zu-End-Anastomose bei kurzen Defekten, b) die Reanastomose mit dem Nierenbecken bei Defekten im oberen Teil, c) die ↑Boari-Plastik zur Überbrückung des pelvinen Harnleiters u. d) die Zwischenschaltung eines Darmsegments bei ausgedehnten Defekten (↑Ureterdünndarmplastik); die versch. Formen der ↑Ureteroneozystostomie mit u. ohne ↑Antirefluxplastik; die Einpflanzung des Harnleiters in den Dickdarm (↑Coffey-Mayo-Operation, ↑Ureteroenteroanastomose); die Bildung von Rektumblasen, ↑Ersatzblasen. Zu den äußeren H. gehören die ↑Nephrostomie, die ↑Ureterokutaneostomie, das Anlegen einer Ureteroileostomie (↑Ileum-Conduit) o. eines ↑Colon-Conduits, 4. die ↑Harnblasenstichfistel, die perineale Urethrostomie (↑Boutonniere) u. der Harnröhrenkatheter als ↑Dauerkatheter. Der Dauerkatheter ist die am häufigsten angewandte Form der H. Unbestritten ist die Anwendung bei Blasenabflußbehinderungen, die wiederholt zu Harnverhaltungen geführt haben, sowie nach operativen Eingriffen an der Harnblase u. nach Blasenauslaßkorrekturen. Die nicht zu vermeidenden Infektionen der Harnröhre u. Harnblase mit mögl. Folgeerscheinungen wie chron. Zystitiden mit Schrumpfungsneigung der Blase, Epididymitiden, Refluxen mit Pyelonephritiden haben dazu geführt, die Ind. zum Legen eines Dauerkatheters einzuschränken. Postoperative Miktionsstörungen, Querschnittslähmungen u. Intensivtherapiepatienten ohne Schockzustände bilden keine Indikationsgruppen zum Legen eines Dauerkatheters. Hier ist die Methode der Wahl zur H. das intermittierende Katheterisieren (↑Katheterisierung, intermittierende).

Harnableitung, künstliche: Ableitung des Harns in den Darm o. als kutane Herausleitung nach außen. Ind.: ↑Ecstrophia vesicae, neurogene ↑Blase. Bei Fehlbildungskomplexen der harnableitenden Wege, bei Steinleiden o. bei Tumoren werden neben bleibenden auch temporäre kutane Harnableitungen erforderl. Harnleiter-Dickdarmanastomose, Dickdarmersatzblase, Ureteroileokutaneostomie: Ileum conduit (1956), Bricker-Blase. Einpflanzung der Harnleiter in ausgeschalteten Ileumabschnitt, der zur Bauchwand herausgleitet u. als Ileostoma eingenäht wird. Ureterosigmoideokutaneostomie: Sigma conduit (1970), Sigmablase. Beide Konduitformen haben keine Blasenfunktion. Der Urin wird in einem Plastikbeutel (Urinal) aufgefangen. Endständige (terminale) Ureterokutaneostomie: Ein- o. beidseitige Harnleiterhautanastomose. Der Urin wird in einem Beutel aufgefangen, der mit einem Klebering an der Haut befestigt wird. Seitl. (laterale) Ureterokutaneostomie: Loop-Anastomose. An einer beliebigen Stelle wird der Harnleiter mit der Haut anastomisiert. Als Alternative zur Durchzugsnephrostomie beim ↑Megaureter wird die hohe, temporäre Ureterokutaneostomie nach Eckstein angelegt.

Harnbildung: In den Nierenkörperchen wird durch ↑Ultrafiltration der ↑Primärharn gebildet. Mit Hilfe von aktiven u. passiven Resorptions- u. Sekretionsprozessen in den Nierenkanälchen u. Sammelrohren entsteht die endgültige Harnmenge u. -konzentration. Die modernen Erkenntnisse bauen auf den Vorstellungen von C. Ludwig (Filtrationstheorie 1844), W. Bowman u. R. Heidenhain (Sekretionstheorie 1842/74) u. A. R. Cushny (Resorptionstheorie 1917) auf.

Harnblase: Vesica urinaria; Harnreservoir, ***Anat.:*** Die H. ist ein muskulöser häutiger Sack, innen mit Schleimhaut überzogen, liegt beim Erwachsenen hinter der Symphyse, Vorderfläche ist durch einen Verschiebespalt von dieser getrennt, der Blasenscheitel ist von Bauchfell überzogen. Fassungsvermögen 300–500 ml. Man unterscheidet Corpus (Körper), Vertex (Scheitel), Fundus (Blasengrund) mit dem ↑Trigonum vesicae u. Collum (Blasenhals). ***Histol.:*** Die Wand der H. besteht aus drei Schichten: 1. Tunica mucosa (Schleimhaut) mit harnsicherem Übergangsepithel (Epithelium transitionale, Urothel), welches Basal-, Intermediärzellen u. große „harnsichere" Deckzellen (mit ausgeprägter Glykokalyx) besitzt; Lamina propria mit kollagenen u. elast. Fasern; 2. Tunica muscularis mit dreischichtig, netzartig angeordneter glatter Muskulatur (Stratum longitudinale internum, Stratum circulare, Stratum longitudinale externum); 3. Tunica serosa an von Peritoneum überzogenen Wandabschnitten, Tunica adventitia im Bereiche extraperitoneal gelegener Wandabschnitte. Abb.

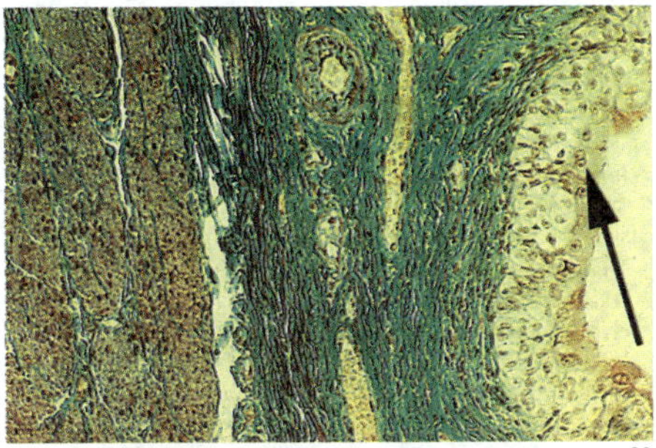

30

Harnblase. Histologischer Schnitt, Färbung nach Goldner; Schleimhaut (rechts) mit Übergangsepithel (Pfeil) u. Bindegewebe (grün); darunter Muskelgewebe (braunrot)

Harnblase, aganglionäre: angeborene, durch Verminderung o. Fehlen parasympath. Ganglien im Beckenbereich u. der Blasenwand bedingte, Dilatation der Harnblase mit schlaffer, nichthypertrophierter Wand, hoher Restharnbildung, klaffenden Ureterostien (Reflux, geschlängelter ↑Megaureter). Auftreibung des Bauchs (evtl. Geburtshindernis). Mitunter mit ↑Hirschsprung-Krankheit kombiniert. Riesenharnblase, die nicht durch postvesikale Stenosen o. Atresien bedingt ist (↑Megazystis). Auch neuromuskuläre Dysfunktion des pelvinen Parasympathikus u. Fehlbildungen des kaudalen Rückenmarks (Spina bifida) erzeugen Riesenharnblasen.

Harnblase, feintrabekuläre
↑Schramm-Phänomen.

Harnblasenagenesie: bisher nur bei wenigen lebenden Kindern (ausschließl. bei Mädchen) bekanntgewordenes Fehlen der Harnblase durch Fehlbildung des kranialen Anteils des ventralen Kloakenrests. Die Ureteren münden in das Vestibulum vaginae. ↑Harninkontinenz.

Harnblasenatonie: Fehlen des Tonus der glatten u. quergestreiften Muskulatur der Blase u. der willkürl. Blasenentleerung als Lähmungserscheinung bei akutem ↑Cauda-Syndrom o. Querschnittslähmung. Durch Verlegung der inneren Öffnung entsteht eine Harnretention mit Überdehnung des Blasenausgangs; es kommt zur Atonie-Überlaufblase; ↑Ischuria paradoxa.

Harnblasendivertikel: angeborene o. (meist) erworbene Aussackungen der Harnblasenwand. Auch dem erworbenen H. liegt oft ein Defekt der Muskelschicht zugrunde, durch den sich bei erhöhtem Harndruck die Harnblasenschleimhaut prolapsartig ausstülpt (Ureterdurch-

H

gangsdivertikel). Angeborene Formen treten am Blasenscheitel auf (↑Urachusdivertikel). Typ. klin. Zeichen: zweiteiliges Wasserlassen, d. h. kurz nach der Miktion erneuter Harndrang u. nochmalige Miktion. Häufig kommt es zur Infektion des im H. verbleibenden ↑Restharns u. in der Folge Blasenentzündung. Stein- o. Tumorbildung im Divertikel mögl. Als Traktionsdivertikel wird ein H. bezeichnet, das durch Zug von außen entsteht, wobei die Blasenwand zipfelig ausgezogen wird (selten).

Harnblasenekstrophie ↑Ecstrophia vesicae.

Harnblasenendometriose: ↑Endometriose der Harnblase.

Harnblasenentzündung ↑Zystitis.

Harnblasenfistel ↑Urachusfistel.

Harnblasenhalsstenose ↑Blasenhalsstenose, angeborene.

Harnblasenhypoplasie: Zwergharnblase; seltene angeborene Kleinheit der Harnblase (bis Kirschkerngröße). Differenzierungsstörungen der Wand, kombiniert mit völligem Fehlen der Nieren u. Ureteren.

Harnblasenkarzinom: ↑Harnblasentumoren.

Harnblasen-Nabel-Fistel ↑Urachusfistel.

Harnblasenpapillom ↑Harnblasentumoren.

Harnblasenpunktion ↑Blasenpunktion.

Harnblasenseptum ↑Vesica bipartita.

Harnblasensphinkter, artifizieller: Implantation eines druckregulierenden Ballons mit Wasser intra- o. extraperitoneal, eines Pumpventilmechanismus im Bereich des Skrotums o. der Labien u. einer Manschette um die Harnröhre. Die verschlossene Harnröhre kann durch das Ventil manuell zur Miktion geöffnet werden.

Harnblasenstichfistel: suprapub. Punktion der vollen Harnblase mit einem Trokar (Trokarfistel), durch den ein Katheter in die Blase eingelegt werden kann, der als Dauerkatheter liegen bleibt. Ind.: bei für den Katheter nicht durchgängiger Harnröhre, nach Operationen o. Verletzungen der Harnröhre, die nicht prim. versorgt werden, vor transurethraler ↑Prostataresektion. Abb.

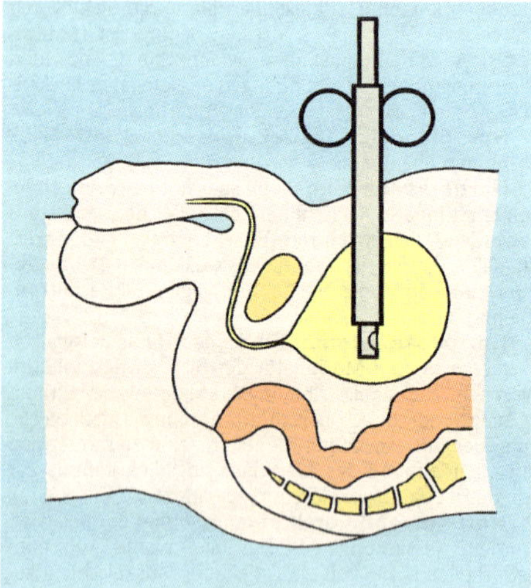

Harnblasenstichfistel

Harnblasentuberkulose: im Gefolge einer Nierentuberkulose o. einer Genitaltuberkulose auftretende tuberkulöse Harnblasenentzündung mit Neigung zur Schrumpfblasenbildung. Gute Heilungstendenz nach operativer Entfernung der erkrankten Niere.

Harnblasentumoren: Histopatholog. Klassifikation der epithelialen Harnblasengeschwülste: 1. Papillom, 2. Urothelkarzinom (überwiegend; mit unterschiedl. Differenzierungsgrad), sehr selten: 3. Plattenepithelkarzinome, 4. Adenokarzinome, 5. undifferenzierte Karzinome. Metastasierung: Lymphweg (regionale Lymphknoten: Beckenlymphknoten bis zur Aortenbifurkation). Leukoplakie u. Papillome der Harnblase gelten als Präkanzerosen. Pathol.: papillär (gestielt, „Papillom"), pilzförmig (dicker Stamm) o. breitflächig (maulwurfhaufenförmig evtl. mit Eisbergphänomen), nicht selten multilokulär in der Blase. **Sympt.**: erstes u. häufigstes: Harnbluten (intermittierend, makrosk. u. mikrosk., meistens schmerzlos, ohne andere Beschwerden; bei massiver Blutung infolge Koagelbildung Harnabflußbehinderung, Folge Schmerzen, Harnsperre (↑Blasentamponade), Peritonealreiz, Schock. Bei Sekundärinfektion: ↑Dysurie u. ↑Pollakisurie. Bei infiltrierender, perivesikaler Ausbreitung suprapub. Schmerzen. Bei Harnleiterobstruktion Nierenschmerzen (Niereninsuffizienz); bei gleichzeitiger Infektion sept. Niere (↑Urosepsis) mögl. **Diagnostik**: erste Untersuchung bei Blutung: sofortige Zysto-Urethroskopie; diagn. Exzision (am besten ↑Elektroresektion), bes. aus der Tumorbasis. Weitere Untersuchungen: Röntgen: Urogramm (↑Urographie, intravenöse) mit Aufnahme nach Miktion (Restharn), ↑Zystographie (Tumorgröße, Reflux), Stufenzystogramm (Infiltrationstiefe), Sonographie, Lymphangiographie, evtl. Beckenangiographie; Zytodiagnostik des Urins (screening) zur Überwachung gefährdeter Berufsgruppen. **Ther.**: I. operativ: 1. transurethrale ↑Prostataresektion als Methode der Wahl zur Diagnostik u. meist auch zur Ther.; 2. transurethrale Laserbehandlung; 3. Blasenresektion (eingeschränkte Ind. wegen der hohen Rezidivrate); 4. totale ↑Zystektomie mit Kombination einer supravesikalen ↑Harnableitung (ein- o. zweizeitig). II. Chemotherapie: 1. intrakavitär als zusätzl. Behandlung nach transurethraler Elektroresektion o. Laserbehandlung oberflächl. Karzinome zur Senkung der Rezidivhäufigkeit u. zur Vermeidung einer Progression; 2. system. als Palliativtherapie. III. Bestrahlung: 1. nach transurethraler Behandlung muskelinfiltrierender Karzinome; 2. in Kombination mit einer system. Chemotherapie. Kontraindiziert: bei Entzündungszuständen der Harnblase, Schrumpfblase, Harnabflußbehinderung (Restharn) u. Stau der oberen Harnwege. **Progn.**: abhängig vom TNM-Stadium sowie dem Differenzierungsgrad (↑Grading) des Tumors. **Epidemiol.**: Risikofaktoren: Exposition gegen berufl. Kanzerogene (Betanaphthylamin, 4-Aminophenyl, 4-Nitrobiphenyl, 4.4-Diaminobiphenyl), Nitrosamine, Zigarettenrauchen (Tryptophan-Stoffwechselprodukte). (↑Anilinkrebs). Abb.

Harnblasenverdoppelung: Vesica duplex; seltene Anlage von 2 Harnblasen mit getrennten Muskelschichten. Jede Blase erhält einen Ureter u. entläßt eine Harnröhre. Evtl. Verdopplung des kaudalen Körperendes: Wirbelsäule, Rückenmark, Kolon, Rektum, Vagina, Uterus.

Harndrang, imperativer: plötzl. u. gebieter. einsetzender, nicht unterdrückbarer Drang zum Wasserlas-

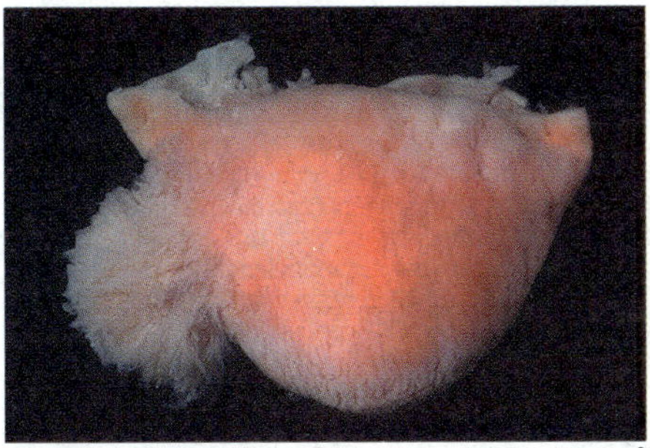
9

Harnblasentumoren. Papillom

sen. Zumeist verbunden mit ↑Pollakisurien. Oft Begleiterscheinung von Blasen- u. Harnröhrenentzündung. ↑Dranginkontinenz.

Harnentnahme: Harn soll in gut gereinigten Gefäßen aufgefangen u. möglichst frisch untersucht werden. Harn kann je nach Bedarf für einzelne Untersuchungen als Spontanharn, Sammelharn o. durch Katheterisierung gewonnen werden. Für qualitativ chem. Harnuntersuchungen, für die Beurteilung des Sediments u. für die Zellzählung ist stets frischer Harn, der erforderlichenfalls als Anfangs-, Mittel- o. Endharn gewonnen wurde, zu verwenden. Für quantitativ chem. Analysen sind Durchschnittsproben des 24-Stunden-Harns erforderl., da die Konzentration der gelösten Substanzen im Laufe des Tages erhebl. Schwankungen ausgesetzt ist. Zur mikrobiol. Prüfung ist Harn unter asept. Bedingungen zu gewinnen u. in sterilem Gefäß verschlossen aufzubewahren. Um Harnproben zu untersuchen, die erwartungsgemäß den höchsten Gehalt an pathol. Bestandteilen zeigen, kann z. B. auch Morgenharn zur Untersuchung gelangen, da er reichl. zelluläre Bestandteile u. Bakterien enthält.

Harnenzyme: erste Enzymbestimmungen im Harn bereits 1908 durch Wohlgemuth mit der Bestimmung der Diastase zur Diagnostik der akuten Pankreatitis. Seitdem sind mehr als 30 Enzyme im menschl. Harn untersucht worden. Dennoch blieb bis in neuere Zeit die Harnenzymologie ohne weitere klin.-prakt. Erfolge. Method. Probleme waren u. sind: Harn ist ungünstiges Milieu für Enzyme, enthält für diagn. wichtige Enzyme spezif. Inhibitoren u. Angabe der Volumenaktivität infolge unterschiedl. Diuresezustände nur bedingt mögl. Enzyme gelangen aus folgenden Quellen u. über folgende Wege in den Harn: aus Zellen der Nieren u. der ableitenden Harnwege, durch glomeruläre Filtration aus dem Blutplasma, durch glomeruläre Filtration u. verminderte tubuläre Reabsorption, aus Genitalsekreten, aus Blutzellen u. aus Bakterien. Hauptquellen sind das proximale Tubulusepithel u. das Blutplasma. H. lassen sich in drei Gruppen klassifizieren: 1. niedermolekulare ↑Verdauungsenzyme (↑Alphaamylase u. ↑Pepsinogen), kommen im Plasma, nicht in der Niere vor, haben keine nephrolog.-diagn. Bedeutung; 2. „nierenspezifische" Enzyme (↑Alaninaminopeptidase, ↑Transamidinase, ↑Betaglukuronidase, Gamma-Glutamyltransferase), kommen in Niere mit hoher Konzentration, im Blutplasma nur aufgrund der physiol. Zellmauserung vor; 3. Enzyme, die in Plasma u. Niere vorkommen (Lysozym, Ribonuklease). Zur Bestimmung der H. wird Sammelharn (auch Spontanharn) verwendet, zur Entfernung interferierender niedermolekularer Substanzen dient heute die Gelchromatographie (↑Chromatographie), welche die ↑Dialyse verdrängt hat, Angabe der Enzymaktivität erfolgt unter Bezug auf Harnkreatinin o. Dichte. Erhöhte Enzymausscheidungen im Harn sind nicht nur bei Nephropathien, sondern auch bei prim. extrarenalen Erkrankungen (Tumoren, bronchopulmonaler Formenkreis, kardiale Erkrankungen, Hyperthyreose) u. Gabe von Medikamenten nachzuweisen. Mit der Enzymkombination ↑Alaninaminopeptidase, ↑Betaglukuronidase u. ↑Lysozym sind unterschiedl. Schädigungstypen der Nephren zu diagnostizieren, H. bereichern die Verlaufsbeobachtung des ANV u. der Nierentransplantation, die Harnröhrenenzymologie informiert über pathophysiolog. Prozesse an der Niere (osmot. Nephropathie). Die Bestimmung von H. sollte z. Z. noch an nephrolog. Zentren gebunden bleiben.

Harnfärbung: ist durch ein Gemisch gelber u. roter Farbstoffe (Urochrom, Urorosein, Urobilin u. a.) bedingt. Sie ist von der Konzentration des Harns u. von der aufgenommenen Nahrung abhängig. Normaler Harn sieht hell- bis dunkelgelb aus. Dunkelgelbe bis bierbraune Verfärbung kann durch Methämoglobin o. Gallenfarbstoffe verursacht sein, rötl. bis rote Verfärbung durch Blut, Hämoglobin, Myoglobin. Bei ↑Melanurie o. ↑Alkaptonurie wird der Harn beim Stehen schwarz. Pharmaka o. ihre Abbauprodukte können den Harn in unterschiedl. Weise verfärben. Z. B. Rotfärbung durch Pyramidon, dunkelbraune Verfärbung durch Phenolderivate, Pyridin u. seine Derivate verursachen orangegelbe Verfärbung usw.

Harnfarbwert: Maß für die Konzentration des ↑Farbstoffs im Harn. Der Farbwert wird photometr. bei einer Wellenlänge von 435 nm an frischem Harn bestimmt u. zur Berechnung der Gesamtfarbstoffausscheidung benutzt.

Harnfilamente: im Harn enthaltene, bereits makrosk. sichtbare Schleimfäden von 1–2 cm Länge, die sich bei mikrosk. Untersuchung als aus einer homogenen Schleimmasse mit eingelagerten Epithelien, Leukozyten u. Kristallen bestehend erweisen.

Harnfistel ↑Urachusfistel.

Harngärung: durch Bakterien bewirkte ammoniakal. Gärung des alkal. gewordenen Harns innerhalb (bei Entzündungen u. Restharnbildung) u. außerhalb der Harnorgane. Typ. ammoniakal. Geruch von längerstehendem Harn.

Harngeruch: frisch gelassener Harn hat einen leicht aromat. Geruch. Der Geruch kann durch aufgenommene Nahrungsmittel (Spargel, Knoblauch) o. durch eingenommene Arzneimittel (Menthol, Eukalyptus) verändert werden. Nach längerem Stehen des Harns entwickelt sich durch Harnstoffzersetzung Ammoniakgeruch. Acetonausscheidung bedingt den charakterist. obstartigen Geruch. Bei schweren entzündl. Erkrankungen der Harnwege nimmt der Harn infolge bakterieller Zersetzung einen faulig-jauchigen Geruch an.

Harngrieß: kleinste Harnkonkremente, Sand; ↑Harnsteine.

Harninfiltration: Eindringen von Harn in das Gewebe neben den ableitenden Harnwegen, also Nieren, Nierenbecken, Harnleiter, Blase, Harnröhre, infolge Verletzung dieser Organe (Katheter- u. Instrumentenperforation, Fremdkörper, Schußverletzung, Nieren- o. Blasenruptur bei Unfällen). Kann sehr schnell zur ↑Harnphlegmone, ↑Urosepsis u. Urotoxikose u. damit zum Tode führen.

H

Harninkontinenz: unwillkürl. Abgang von Harn. Klin. Sympt. einer myogenen o. neurogenen Insuffizienz des Sphinktermechanismus o. einer Detrusordysfunktion. ↑Dranginkontinenz, ↑Reflexinkontinenz, ↑Streßinkontinenz, Überlaufinkontinenz (↑Ischuria paradoxa).

Harnkanälchen: Tubuli renales; ↑Niere.

Harnkonkremente ↑Harnsteine.

Harnkonservierung: Aufbewahrung des 24-Stunden-Sammelharns unter Zusatz eines Konservierungsmittels (z. B. Thymol-Isopropanol, Chloroform u. a.). Bakterienwachstum in Harnproben verändert die Konzentration der zu untersuchenden Harnmetabolite oft schon während der Sammelzeit. Deshalb wird das Konservierungsmittel zum ersten ausgeschiedenen Harn zugegeben. Die Art des Mittels richtet sich nach der geplanten Untersuchung.

Harnkonzentrierung: osmot. Arbeitsleistung der Niere, die unabhängig von der selektiven Rückresorption u. Sekretion von Blutinhaltsstoffen erfolgt; Energie für Filtrationsprozesse liefern der Kreislauf u. mit hohem Sauerstoffverbrauch einhergehende aktive Transportprozesse im Tubulussystem; die Wasserpermeabilität best. Grenzflächen wird durch ADH u. Aldosteron daher selektiv verändert. Die H. erfolgt in 3 Phasen: Plasmaisotonem Harn (↑Primärharn) wird NaCl aktiv im aufsteigenden Schenkel der Henle-Schleife entzogen, dadurch, u. durch die Wirkung des Haarnadelgegenstromsystems, entsteht ein zunehmender Konzentrationsgradient von der Niere zum Mark. Durch ADH wird die Wasserpermeabilität im spätdistalen Tubulus gesteigert. Der Mechanismus der H. ist unter max. Aktivität des antidiuret. Hormons begrenzt vom max. osmot. Konzentrationsverhältnis zwischen Plasma u. Harn während Hydropenie u. Oligurie (U_{osm}/P_{osm}), während osmot. Diurese von der max. Rückdiffusionskapazität von osmot. freiem Wasser ins hypertone Interstitium des Nierenmarks. Nach Hertz stellt der Quotient U_{osm}/P_{osm} für die Beurteilung der konzentrativen Leistung der Niere die beste Meßgröße dar.

Harnleiter ↑Ureter.

Harnleiteratonie ↑Ureteratonie.

Harnleiterblockierung ↑Uretersteine.

Harnleiterdarmanastomosen ↑Ureteroenteroanastomose.

Harnleiterdivertikel ↑Ureterdivertikel.

Harnleiterdünndarmplastik ↑Ureterdünndarmplastik.

Harnleiterektopie ↑Ureterektopie.

Harnleiterendometriose ↑Ureterendometriose.

Harnleiterersatz ↑Ureterdünndarmplastik.

Harnleiterfalten ↑Ureterklappen.

Harnleiterfistel ↑Ureterfistel.

Harnleitergranulom ↑Uretergranulom.

Harnleiterkarzinom ↑Ureterkarzinom.

Harnleiterkatheter ↑Ureterkatheter.

Harnleiterneueinpflanzung ↑Ureteroneozystostomie.

Harnleiterpapillom ↑Ureterpapillom.

Harnleiter, retrokavaler ↑Ureter, retrokavaler.

Harnleiterstein ↑Uretersteine.

Harnleiterstenose ↑Ureterstenose.

Harnleiterverdoppelung ↑Ureter duplex.

Harnleiterverschluß: kompletter o. partieller H. führt zu charakterist. akuten u. chron. funktionellen u. morphol. Abweichungen, an denen auch die Niere beteiligt ist. Bei vollständigem plötzl. Verschluß setzt die Peristaltik aus, u. ohne Dilatation o. Schmerzen kommt es zur Einstellung der Harnproduktion in der abflußbehinderten Niere. Partielle Verlegungen des Harnleiters, z. B. Nierensteine, lösen eine Erhöhung des Basaldrucks u. der Frequenz der Ureterperistaltik bei gleichzeitiger Abnahme der Amplitude aus; nach Übergang zu verbreiterten wellenförmigen Kontraktionen hört die Harnleiteraktivität auf. Die sog. Harnleiterkolik wird also nicht durch Hyperperistaltik, sondern durch zunehmende Spannung u. Dehnung der Ureter- u. Nierenbeckenwand verursacht. Folgen in der gestauten Niere: obstruktive Nephropathie (↑Hydronephrose).

Harnmenge: Die normale Tagesmenge des Harns beträgt bei Männern 1 500–2 000 ml, bei Frauen 1 200–1 700 ml. Bei Kindern ist die H., bezogen auf die Körpermasse, verhältnismäßig größer. Sie ist abhängig von der Flüssigkeitszufuhr u. von der extrarenalen Wasserabgabe. Bei starkem Schweißverlust kann die Tagesharnmenge bis auf 400–500 ml absinken. Krankhafte Vermehrung wird als Polyurie, krankhafte Verminderung als Oligurie u. völliges Versiegen der Harnausscheidung als Anurie bezeichnet.

Harnorgane: Nieren, Nierenbecken, Harnleiter, Blase u. Harnröhre.

Harnphlegmone: Entzündung, durch in die Weichteilgewebe um Nieren, Harnleiter, Blase sowie Prostata austretenden Urin bedingt mit urinöser Durchtränkung des umgebenden Gewebes nach Penetration o. Perforation der Harnwege infolge Trauma, Entzündung, Karzinom o. iatrogener Instrumentenperforation. Komplikation: Abszedierung, Urosepsis, Urotoxikose.

Harnpol: Abgang des Tubulus renalis vom ↑Corpusculum renale. Abb.

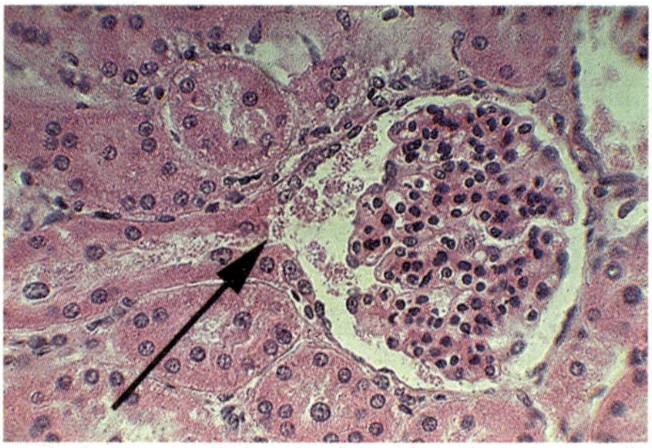

30

Harnpol. Histologischer Schnitt durch die Niere, HE-Färbung; Corpusculum renale mit H. (Pfeil), Tubulus renalis als Fortsetzung des Bowman-Raums (Lumen capsulae)

Harn, reduzierter: Der r. H. berücksichtigt die Harnkonzentration für die Beurteilung der Harnfarbe u. wird mit Hilfe der Harndichte berechnet.

Harnretention: Zurückhalten von Harn, relative H. ↑Restharn, absolute H. ↑Harnverhaltung.

Harnröhre ↑Urethra.

Harnröhrenaplasie ↑Urethraatresie.

Harnröhrenatresie ↑Urethraatresie.

Harnröhrendivertikel: angeborene o. im Gefolge von Abflußbehinderungen des Urins auftretende Aussackungen der Harnröhre, oft als Folge von früheren periurethralen Abszeßhöhlen. Bei der Frau kommen H. selten vor u. liegen v. a. im hinteren Drittel am Urethrovaginalseptum. Pollakisurie, Dysurie, Entzündungen. Beim Mann sind H. oft kombiniert mit partiellen Defekten des Corpus spongiosum. ↑ Urethradivertikel.

Harnröhrenfehlbildungen: angeborene Anomalien der männl. o. weibl. Harnröhre. ↑ Urethralstenose, ↑ Harnröhrenverdopplung, ↑ Harnröhrendivertikel, ↑ Harnröhrenfistel, ↑ Urethralklappen, ↑ Epispadie, ↑ Hypospadie, außerdem Harnröhrenagenesie u. Harnröhrenatresie.

Harnröhrenfistel: angeborene Verbindung der Harnröhre mit benachbarten Organen. Mündung meist in der Pars membranacea urethrae. Bei Mädchen Fistelgang zur Vagina mögl. o. (häufiger) bei Jungen Kommunikation mit dem Rektum. Hier liegt meist eine ↑ Atresia ani u./o. eine ↑ Atresia recti vor. ↑ Rektourethralfistel.

Harnröhrengeschwulst: gutartig: Polyp, Papillom, Kondylom, seltener Fibrom, Angiom, Myom. Bösartig: (selten) Karzinom, Sarkom; schlechte Progn.

Harnröhrengranulom ↑ Urethragranulom.

Harnröhrenkarunkel ↑ Urethrakarunkel.

Harnröhrenklappen ↑ Urethralklappe.

Harnröhrenobliteration ↑ Urethralstenose.

Harnröhrenpolyp ↑ Harnröhrengeschwulst.

Harnröhrenprolaps: Vorfall der Harnröhrenschleimhaut bei der Frau, oft blutend, entzündl. verändert, mitunter schwer von einer ↑ Harnröhrengeschwulst zu differenzieren.

Harnröhrenstein ↑ Urethrastein.

Harnröhrenstenose ↑ Urethralstenose.

Harnröhrenstent: selbstexpandierende Stents; zur Schienung u. Öffnung der prostat. Harnröhre. Erstmals als sog. urol. Spirale bei Prostatahyperplasie 1980. Der Wallstent ist ein platinbeschichtetes Metallgeflecht, das nach Implantation von einer Epithelschicht überzogen wird u. nicht inkrustiert. Gefahr der Dislokation.

Harnröhrenstriktur ↑ Urethrastriktur.

Harnröhrenverdopplung: Urethra duplex, Urethraverdopplung; seltene, angeborene Anlage eines zweiten Kanals neben (selten), vor o. hinter der normalen Urethra. Eine Urethra duplex kann blind enden.

Harnröhrenverletzung: offen o. geschlossen; infolge Gewalteinwirkung von außen, Fall auf den Damm mit Zerreißung der bulbären Harnröhre o. durch transurethral eingeführte Fremdkörper (Masturbation) o. Instrumente (iatrogen). Klin.: Hämaturie, Schmerzen o. Unmöglichkeit des Wasserlassens. Diagnostik: ↑ Urethrographie (keine Harnröhrenkatheterung wegen Infektionsgefahr sowie weiterer Traumatisierung).

Harnsack, embryonaler ↑ Allantois.

Harnsammlung: Sammlung des Harns über einen gewissen Zeitraum zwecks quantitativer Untersuchung von Harnbestandteilen. Die Sammelzeit ist den jeweiligen Erfordernissen angepaßt. Sie beginnt u. endet mit einer vollständigen Entleerung der Blase des Pat. Sammelzeiten von 24 h sind nach Möglichkeit so festzulegen, daß die Sammlung mit der Ausscheidung des Morgenharns beendet wird. Der Harn ist während der Sammelzeit sehr kühl aufzubewahren o., soweit die Gefahr der bakteriellen Zersetzung besteht, zu konservieren. ↑ Harnkonservierung.

Harnsäure: 2,6,8-Trihydroxypurin, beim Menschen u. den Menschenaffen ist H. Endprodukt des ↑ Purinabbaus. Wird durch Oxidation aus Hypoxanthin u. Xanthin

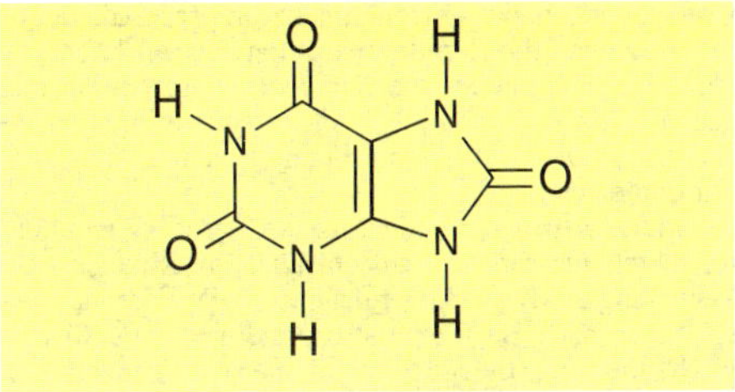

Harnsäure

gebildet (↑ Xanthinoxidase). Eine erhöhte Konzentration der H. im Blut findet man bei ↑ Arthritis urica u. dem ↑ Lesch-Nyhan-Syndrom. H. ist in Wasser nur schwer lösl. u. kann daher in den Harnwegen auskristallisieren (↑ Uratstein). Abb.

Harnsäure-Clearance: endogenes Clearance-Verfahren zum Nachweis bzw. Ausschluß einer Einschränkung der renalen Harnsäureelimination bei sonst voll funktionstüchtiger Niere zur DD der Hyperurikämie. Die im Organismus entstehende Harnsäure wird glomerulär filtriert u. in den proximalen Tubuli fast vollständig rückresorbiert. Der letztl. im Urin ausgeschiedene Anteil wird im distalen Tubulus unter Energieverbrauch sezerniert. Normalwert 6–12 ml/min.

Harnsäureeliminationsbeeinflussung durch Pharmaka: Normalwerte im Serum: Männer 200–420 μmol/l, Frauen 140–340 μmol/l, normale Ausscheidung: 2,1–3,8 mmol/d. Eine Steigerung der Harnsäureausscheidung kann durch eine Verminderung der aktiven tubulären Reabsorption mittels Urikosurika (Tubulusblocker: Probenecid, Benzbromaron, Sulfinpyrazon, Phenylbutazon) erfolgen; da die Harnsäurekonzentration im Endharn dadurch ansteigt, muß für eine ausreichende Wasserdiurese (zusätzl. 2 l Flüssigkeit/Tag aufnehmen) u. Alkalisierung des Harns gesorgt werden.

Harnsäureinfarkt: der Harn des Neugeborenen enthält infolge vermehrten Untergangs kernhaltiger Erythrozyten große Mengen Harnsäure, die im sauren Milieu schlecht lösl. ist u. in den Sammelröhren der Markkegel oft zu gelb gestreiften Ausfällen von Harnsäure führt.

Harnsäurekristalle ↑ Uratkristalle.

Harnsäurestein: Uratstein; Sympt. einer Purinstoffwechselerkrankung. Ursachen: Enzymdefekt, Säurestarre des Harns mit pH-Werten zwischen 4,8 u. 5,5. Bei Überschreiten des Löslichkeitsprodukts fallen Na- u. Ammoniumsalze der Harnsäure in den ableitenden Harnwegen aus. Ther.: Harnalkalisierung, Verminderung der Harnsäureproduktion durch Xanthinoxidasehemmer (Allopurinol).

Harnsäuresteinlitholyse ↑ Harnsteinlitholyse.

Harnsäurezylinder ↑ Pseudozylinder.

Harnschau: Uroskopie; hat sich in systemat. Form in der hippokrat. Med. herausgebildet, fußt auf der humoralpatholog. Auffassung, daß man aus dem Urin auf den Gesundheitszustand schließen könne. Urin wurde als in der Leber bei der sog. 2. Digestion (↑ Blutkreislauf) entstehender Überschuß betrachtet. In der Med. der byzant. u. arab.-islam. Periode sowie später in der europ. Med. des Mittelalters war die H. eine der wichtigsten diagn. Methoden. Die Matula (Harnglas) wurde wie heute etwa das Stethoskop zum Attribut des Arztes. Obwohl sich seit der

H

Mitte des 16. Jh. die Anwendung naturwissenschaftl. Erkenntnisse auf die Harnuntersuchung abzuzeichnen begann (Bestimmung des spezif. Gewichts etc.), verlor die H. erst im beginnenden 19. Jh. mehr u. mehr ihre Bedeutung in der Diagnostik u. machte den chem. u. mikrosk. Urinuntersuchungen Platz.

Harnsediment: Bodensatz des Harns. Gewonnen durch Stehenlassen o. durch Zentrifugation. Mikrosk. Untersuchung des H. wichtiger diagn. Teil der Harnanalyse. Möglichst nach Harnsammlung innerhalb von 20 min durchzuführen. Untersucht wird meist das ungefärbte Präparat. Bei den Bestandteilen des H. unterscheidet man: organisierte Sedimente. Diese stammen aus organ. Formelementen. Dazu zählen Epithelien, Leukozyten, Erythrozyten, ↑Zylinder, ↑Pseudozylinder, Harnfilamente, Mikroorganismen, Bestandteile von Genitaldrüsen u. tier. Parasiten; nichtorganisierte Sedimente. Kristalline u. amorphe Abscheidungen lösl. Harnsubstanzen, deren Niederschlagsbildung von dem kolloidalen Zustand, dem pH-Wert u. der Temperatur des Harns abhängt. Zu den nichtorganisierten Sedimenten gehören Harnsäure, Urate, Kalziumoxalat, Kalziumsulfat, Cystin, Phosphate, Hippursäure, Xanthin, Aminosäuren, Cholesterin, Farbstoffe u. Arzneimittel. Qualitative mikrosk. Beurteilung u. quantitative Auswertung als ↑Addis-Sediment der organisierten Sedimente von diagn. Bedeutung.

Harnsepsis ↑Urosepsis.

Harnsperre ↑Harnverhaltung.

Harnstarre ↑Isosthenurie.

Harnstauung: Aufstauung des von oben (von den Nieren) her fließenden Harns durch ein Hindernis in den ableitenden Harnwegen.

Harnstauungsniere: Erweiterung des Nierenbeckenkelchsystems aufgrund eines Abflußhindernisses. Nach Beseitigung des Hindernisses (u. plast. Operation) völlige Rückbildung zur normalen Niere mögl. im Ggs. zur Hydronephrose, die als irreversibler Endzustand der H. aufzufassen ist.

Harnstein: Urolithiasis, Harnsteinleiden, solitär o. multipel; im harnbereitenden System, also den Nieren (z. B. ↑Nephrokalzinose, Parenchymsteine); im harnableitenden System: sandkorn- (↑Harngrieß) bis über 10 cm groß, als Nierenkelch-, Becken-, Nieren-, Ausguß-, Korallen-, Harnleiter- o. Blasensteine. Aufbau aus organ. Grundgerüstsubstanz (Matrix, bestehend aus Uro-Mukoproteinen) u. kristallinen Komponenten. Steinentstehung aus ultrafeinster Vorstufe, dem Steinkeim, Wachstum über Sphäro-Mikro-Makrolithen zum erfaßbaren Konkrement während spontaner „Steinkrisen". Einteilung nach chem. Aufbau: kristalline Steine: anorg.: Kalziumoxalat (mineralog. Nomenklatur: Whewellit u. Weddellit), Kalziumphosphat (mineralog.: Apatit), Karbonatapatit, Mg-NH_4-phosphat (mineralog.: Struvit); organ.: Ammoniumurat, reine Harnsäure, Cystin, Xanthin. Eiweißsteine: Fibrin Bakterien, sehr selten. Fremdkörpersteine: artifizielle Fremdkörper (auch Nähfäden nach Operationen) als Kern. An ihm angelagert Ca-phosphat- o. Mg-NH_4-phosphat-Kristalle. Kalzium- u. phosphathaltige Steine sind röntgenpositiv, Harnsäuresteine sind röntgennegativ; Xanthin- u. Cystinsteine sind schwach röntgenpositiv.

Harnsteinanalyse: Verfahren zur Ermittlung der chem. Zusammensetzung der Harn- u. Nierenkonkremente. Dient der Abklärung der Pathogenese der Harnsteinbildung u. derem diätet. Therapieregime. Erste Hinweise erhält man durch eine makrosk. Beurteilung der ↑Harnsteine. Analyt. Methoden sind die chem. Untersuchung, die Infrarotspektroskopie, die ↑Röntgenstrukturanalyse, die ↑Thermoanalyse, die Mikroradiographie u. die Polarisationsmikroskopie.

Harnsteinlitholyse: Auflösung von Harnsteinen. Methoden: indirekt: Steinzerfall durch pH-Veränderung des Harns, bei Harnsäuresteinen mit Hilfe medikamentöser Einstellung auf pH-Werte zwischen 6,5 u. 6,8 durch zitronensäurehaltige alkalisierende, peroral zu nehmender Lösungen. Die Nierensteine zerfallen u. gehen als Uratsand ab. Bei Alkalisierung des Harns Gefahr der sek. Phosphatanlagerung an die Harnsäuresteine, die damit röntgenpositiv werden; Verhütung der Rezidivsteinbildung durch Bindung von Phosphaten an Aluminiumpräparate (Ausscheidung durch den Darm statt durch die Nieren); bei Hyperphosphaturie; direkt: Auflösung des Steins durch Umspülen mit chem. Lösungsmitteln (die die Grundgerüstsubstanz angreifen o. die kristallinen Bestandteile entweder durch (operativ o. perkutan eingesetzte) Nephrostomiekatheter mit Zitronensäuregemischen auflösen) o. durch mittels Zystoskop in die Nierenbecken eingelegte zweiläufige Spezialharnleiterkatheter aus Kunststoff (Nierenbeckenspülkatheter); als Spülmittel werden z. Z. vorwiegend Natriumsalze der Äthylendiamintetraessigsäure (EDTA) verwendet, die mit Lithiumhydroxid neutralisiert u. durch Zufügen von Puffersubstanzen, z. B. Trisoxymethylaminomethan (Trispuffer), auf einen geeigneten pH-Wert eingestellt, für Auflösung von kalzium- u. phosphathaltigen Steinen angewandt werden. Zur instrumentellen chem. Auflösung sind jedoch große Mengen von Spülmittel nötig; größere (Korallen-)Steine o. im Kelch liegende Steine werden zu wenig umspült, folgl. nicht aufgelöst; mitunter mehr als 1 000 Spülstunden erforderl., deshalb Infektionsgefahr; die Litholyse allein mit Spülverfahren ist gegenwärtig noch immer im Experimentalstadium. Klin. angewandt wird sie bei kleinen Reststeinen nach operativen Maßnahmen o. perkutaner Steinbehandlung.

Harnsteinmetaphylaxe: Maßnahmen zur Verminderung einer erneuten Steinbildung. Dilution: Harnverdünnung durch Trinkkuren (Brunnen), evtl. dauernde Senkung des spezif. Gewichts des Harns unter 1 015 zur Vermeidung der Entstehung einer übersättigten Lösung; Diät: Meidung der Nahrungsmittel, die einen vermehrten Gehalt der steinbildenden Substanz besitzen; medikamentös: pH Veränderung bei ↑Harnsäuresteinen u. Infektsteinen, Infekttherapie, Ausgleich von Stoffwechselstörungen.

Harnsteintherapie: konservativ: Behandeln der Kolik (Spasmoanalgesie i. v.); Steinabtreibung; Beobachtung z. B. nicht abgangsfähiger Kelchsteine ohne einen Harnwegsinfekt; ↑Harnsteinlitholyse; aktiv: offen-chir. ↑Lithotomie, ↑Pyelolithotomie, ↑Ureterolithotomie, kausal z. B. bei ↑Hyperparathyreoidismus durch operative Entfernung eines Nebenschilddrüsenadenoms vor der Harnsteintherapie; endoskop.: versch. Formen der Blasensteinentfernung ↑Lithotripsie, Harnleitersteinentfernung ↑Zeiss-Schlinge, perkutane Nierensteinentfernung: Nach Punktion des Harnhohlsystems u. Aufbougierung des Punktionskanals über einen Führungsdraht (↑Nephrostomie) wird ein Renoskop eingeführt (↑Pyeloskopie) u. der Stein unter Sicht mit versch. Zangen o. mit Hilfe einer Ultraschallsonde (Sonotrode) zerkleinert u. die Steinkrümel abgesaugt o. mit Faßzangen extrahiert; extrakorporale Stoßwellenlithotripsie (ESWL, ↑Lithotripsie). Mit den beiden letztgenannten Methoden können mehr als 80 % der Harnsteine des oberen Harntrakts entfernt werden, so daß die offenen operativen Methoden stark zurückgedrängt sind.

Harnstoff: CH_4N_2O, Carbamid, Urea; Diamid der ↑Kohlensäure. Beim Menschen u. anderen Ureoteliern zur Entgiftung von Ammoniak gebildet. Als Endprodukt des Stickstoffwechsels ist H. sehr gut geeignet, da er wasserlösl., leicht diffusibel u. nicht tox. ist. Im Blut beträgt seine Konzentration bis 300 mg/l. Die Bildung von H. erfolgt im ↑Harnstoffzyklus. Abb.

Harnstoffderivate: Monoureide, Carbromal, schwach wirksame Hypnotika u. Sedativa. Wirkungsdauer 3–4 h, bei chron. Gabe Bromismus durch abgespaltenes Brom sowie Abhängigkeit mögl.

Harnstoffderivate, blutzuckersenkende ↑Antidiabetika, orale; ↑Sulfonylharnstoffe.

Harnstoffkreislauf, intrarenaler: Harn diffundiert passiv in das Tubuluslumen u. erreicht im Sammelrohr seine höchste Konzentration. Von hier erfolgt Rückdiffusion in den Schleifenharn u. erneuter Zulauf zum Sammelrohr. Die Harnkonzentration im Nierenmark hängt von der Strömungsgeschwindigkeit im Tubulus u. Sammelrohr ab u. bedingt wesentl. die Konzentration des Endharns.

Harnstoffreaktion, paradoxe: steiler Anstieg des Blutharnstoffs (u. Elektrolytentgleisung) bei Pat. mit chron. Urämie nach plötzl. Entlastung (Katheter, Operation) eines gestörten Harnabflusses (Steinverstopfung, Prostatavergrößerung u. ä.), weil durch rasche Harnstoffausscheidung aus dem Blut in den Harn die Blutgewebeschranke verändert, der im Gewebe abgelagerte Harnstoff mobilisiert, in großer Menge ins Blut abgegeben u. nicht schnell genug ausgeschieden wird. Trotz guter o. überschießender Diurese also weiter ansteigender Blutharnstoff. Regulierung des Wasser- u. Elektrolythaushalts notwendig, evtl. auch extrakorporale Dialyse (↑Niere, künstliche).

Harnstoffspaltung: Verwendung der Harnstoffhydrolyse zum Nachweis der Ureasebildung durch Bakterien in der bakt. Diagnostik.

Harnstoffsynthese ↑Harnstoffzyklus.

Harnstoffzyklus: Ornithinzyklus, Krebs-Henseleit-Zyklus; Synthese von ↑Harnstoff aus Ammoniak, Kohlendioxid u. der Aminogruppe der ↑Asparaginsäure. Ammoniak u. Kohlendioxid werden unter Energieaufwand zu ↑Carbamylphosphat umgesetzt u. das gebildete Carbamylphosphat auf Ornithin übertragen. Das entstandene Citrullin wird über Succinylarginin zu Arginin umgewandelt. Durch die ↑Arginase wird das Arginin anschließend zu Ornithin u. Harnstoff hydrolysiert. Der H. läuft teils in den Mitochondrien u. teils im Zytosol der Leber ab. Der entstandene Harnstoff wird über die Niere ausgeschieden. Abb.

Harnstrom, intratubulärer: charakterisiert die Menge des vom Blutplasma abfiltrierten isoton. Harns, der noch die einzelnen funktionell unterschiedl. Teile des Nephrons durchläuft. Nur tierexperimentell mit ↑Mikropunktionsmethoden zu bestimmen; Erkenntnisse aber ohne Einschränkung auf Menschen zu übertragen: 60 % des Filtrationsvolumens werden unabhängig ob bei Wasserdiurese o. unter Antidiurese im proximalen Konvolut resorbiert; Regulation der Wasserdiurese ausschließl. in den distalen Nephronabschnitten.

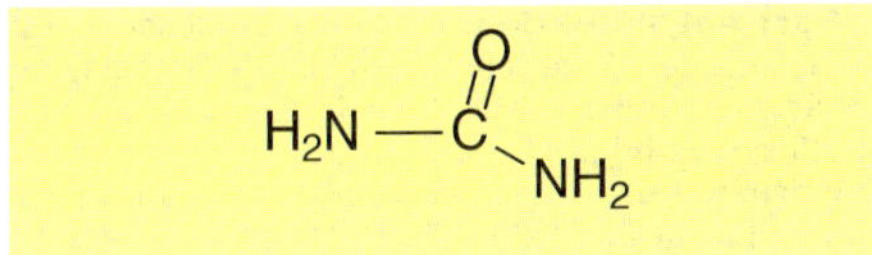

Harnstoff

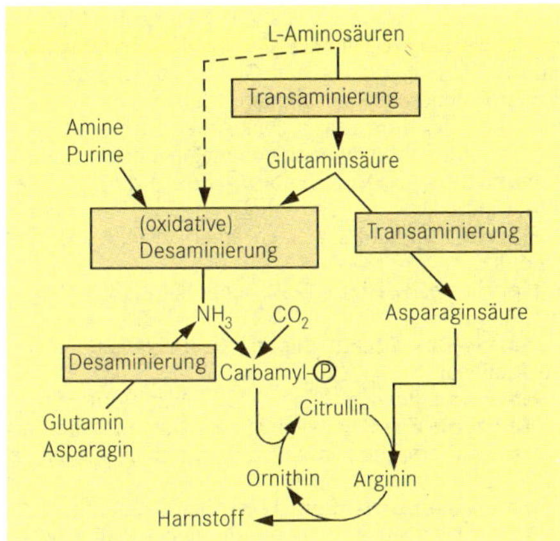

Harnstoffzyklus. Stellung im Aminosäurestoffwechsel

Harntrübung: Undurchsichtigkeit des Harns. Normaler, frisch entleerter Harn ist klar u. frei von trübenden Beimengungen. Nach einigen Stunden scheidet sich ein zarter wolkiger Niederschlag (Nubekula) ab, der aus Schleim u. abgestoßenen Epithelien besteht. Nach längerem Stehen treten Harntrübungen u. Niederschläge infolge des Ausfallens von Salzen in der Kälte auf. Harne, die bereits trüb entleert werden, sind meist pathol. verändert. Eine Ausnahme bildet die Trübung des frischgelassenen Harns bei rein vegetar. Ernährung infolge des Abscheidens von Kalzium- u. Magnesiumphosphaten aus alkal. reagierendem Harn. Trübung durch pathol. Bestandteile kann verursacht sein durch Blut, Eiter, Proteine, Mikroorganismen.

Harnverfärbung: durch medikamentöse (o. ernährungsbedingte) Einflüsse, aber auch als Folge von Erkrankungen nimmt der normalerweise gelbl. Harn charakterist. Farben an. Methylenblau, Indigokarmin: blau bis grünblau; Antipyrin, Antifebrin, Sulfonat: gelbrot bis hochrot; Athrombon: intensiv gelb bis orange-rötl. Prontosil: ziegelrot; Pyramidon: rosarot; Pyridium: orangerot; Santonin: gelb bis gelbgrün; Chinin, Naphthalin, Phenole: dunkelbraun; rote Rüben: blutrot.

Harnvergiftung ↑Urämie.

Harnverhaltung: akute völlige Unmöglichkeit der Harnentleerung infolge eines mechan. Abflußhindernisses (ausgeprägte Prostatahyperplasie, Blasenstein, akut verschwollene Striktur); fälschl. oft als ↑Anurie bezeichnet; chron. unvollständige Harnentleerung, ↑Restharn. In fortgeschrittenen Fällen Phänomen der Überlaufblase (↑Ischuria paradoxa), d. h. immerwährendes Abtropfen von Harn aus der übervollen Blase.

Harnwegsinfektion: bakterielle Entzündung der harnableitenden Wege vom Pyelon bis zur Urethra ohne genaue Angabe der Lokalisation; ↑Pyelitis, ↑Ureteritis, ↑Zystitis, ↑Urethritis, ↑Pyelonephritis.

Harnzucker: Urinzucker, im Harn auftretender Zucker, klin. für Glukose gebräuchl. ↑Glukosurie, renale.

Harnzwang ↑Harndrang, imperativer.

Harnzylinder: Ausgüsse der Tubuli aus Eiweiß, Zellen, Zellfragmenten o. Fettkörnchen, die mikrosk. im ↑Harnsediment erfaßt werden, z. B. hyaline Zylinder aus Eiweiß, granulierte Zylinder aus Eiweiß u. Zellfragmenten, Erythrozytenzylinder bei Glomerulonephritis, Leukozytenzylinder aus Zusammenballungen von Leukozyten o. Auflagerungen von Leukozyten auf Zylinder anderer Struktur; pathognomon. für Pyelonephritis.

Harris, Henry Fountheroux (1867–1926), amerik. Chir., Chicago.

Harris, Leonhard C. zeitgen. amerik. Päd., Calvestone, Texas.

Harris, Seale (1870–1957), amerik. Int., Birmingham, Alabama.

Harris-Band (nach Henry F. H.): Ligamentum hepatoduodenale.

Harrison, Edward (1766–1838), Arzt, Horncastle.

Harrison-Furche (nach Edward H.): Einschnürung beider Brustkorbseiten entlang der Zwerchfellansatzlinie bei ↑Rachitis u. Osteomalazie.

Harris-Osborne-Syndrom (nach Leonhard C. H.): ein- o. beidseitige Hypo- o. Aplasie des Radius unter Beteiligung von Handwurzelknochen u. des Daumenskeletts in Kombination mit Ventrikelseptumdefekt.

Harris-Syndrom (nach Seale H.): spontaner Hyperinsulinismus. Infolge benigner o. maligner Inselzelltumoren, diffuser Adenomatosis o. Inselzellhyperplasie auftretende Hypoglykämie. Nach hypoglykäm. Frühphase mit allg. vegetativen Störungen Kollapsneigung mit ton.-klon. Sympt. u. Bewußtseinsverlust, schließl. ↑Coma hypoglycaemicum, Diapedeseblutungen, Angiospasmen u. unerträgl. Kopfschmerzen.

Hart, Carl (1876–1922), dt. Pathologe, Berlin.

Härtefixierbad: Fixierbad bei der Röntgenfilmverarbeitung mit Zusätzen zur Härtung der Gelatine, um deren Wasseraufnahme herabzusetzen. H. werden bei hohen Temperaturen eingesetzt. Als Härtungsmittel werden verwendet: Kalialaun, Chromalaun, Aluminiumchlorid o. -sulfat, Natriumsulfat.

Hartgips: aus ↑Gips durch Brennen im Autoklaven bei Wasserdampfüberdruck (0,2–1,0 MPa) u. Temperaturen von 120–130 °C als Alphahemihydrat hergestellt. Durch Vermischen mit Wasser entsteht durch Rückbildung des Dihydrates ein hartes Arbeitsmaterial für die Anfertigung von Zahnersatzarbeiten. Erfolgt das Brennen unter Zusatz einer 30%igen wäßrigen Kalzium- o. Magnesiumchloridlösung, so entsteht Spezialhartgips.

Hartline, Haldan Keffer (1903–1983), amerik. Physiol., New York. 1967 Nobelpreis für Med./Physiol. (mit R. A. Granit u. G. Wald) „für die Aufdeckung primärer physiologischer und chemischer Vorgänge des Sehens". H. führte die Retinographie in die Ophthalmologie ein.

Hartmann, Henri (1860–1952), frz. Chir., Paris.

Hartmannbund ↑Verband der Ärzte Deutschlands.

Hartmannella: Gattung freilebender ↑Amöben, welche als apathogen eingeschätzt wird.

Hartmann-Operation (nach Henri H.): Exstirpation eines tiefsitzenden Sigma- o. hochsitzenden Rektumkarzinoms unter Verschluß u. Belassen des Enddarmrests.

Hartmann-Tasche: Formanomalie der Gallenblase. Der Hals geht nicht kontinuierl. in den Ductus cysticus über, sondern buchtet sich neben dem Gang zu einem Blindsack aus. Dadurch mündet der Gang seitl. in den Halsabschnitt der Gallenblase. Angeborene Formen bekannt, jedoch auch auf langdauernde Gallestauungen zurückgeführt.

Hartmetallfibrose: diffuse interstitielle sowie peribronchiale u. perivaskuläre Lungenfibrose durch chron. Inhalation von Hartmetallstäuben, die u. a. Wolfram, Titan, Tantal, Vanadium u. Kobalt enthalten.

Hartnup-Krankheit: nach dem Pat. benannt, bei dem sie erstmalig 1951 beobachtet wurde. Autosomal rezessiver Erbgang. Transportstörung für neutrale Aminosäuren in Darm u. Niere. Es besteht eine Aminoazidurie für diese Aminosäuren. Die intestinale Resorption von Histidin, Tryptophan, Phenylalanin u. Tyrosin ist eingeschränkt. Durch die verminderte Aufnahme des Tryptophans kommt es zu einem Nikotinamidmangel, der pellagra-ähnl. Hauterscheinungen mit Photosensibilität, zerebellaren u. Pyramidenbahnsymptomen, Kopfschmerzattacken u. Demenz erzeugt. Aus dem nichtresorbierten Tryptophan entstehen durch bakterielle Zersetzung Indolderivate, die nach Resorption im Urin ausgeschieden werden. Ihr Nachweis hat diagn. Bedeutung. Die spontane Heilung ohne Ther. erfolgt meistens bis zum 20. Lj.

Hartstrahlaufnahme: Röntgenaufnahme, die mit einer Röhrenspannung oberhalb 100 kV aufgenommen wurde. H. sind durch geringe Weichteil-Knochen-Kontraste ausgezeichnet u. erfordern relativ kurze Belichtungszeiten. ↑Hartstrahltechnik.

Hartstrahltechnik: Verwendung von Spannungen ab 100 kV in der Röntgendiagnostik. Der Bereich ist nicht genau abgrenzbar, da für die Objektkontraste nicht die am Generator eingestellte kV-Zahl, sondern die effektive Quantenenergie der Strahlung maßgebend ist. Als Vorteile der H. gelten: Zunahme der darstellbaren Dichte- u. Dickenunterschiede, starke Abnahme der Knochen-Weichteil-Kontraste (Ordnungszahlkontraste), bei nur geringer Abnahme der Weichteil-Luft-Kontraste (Dichtekontraste), kürzere Belichtungszeiten, damit Abnahme der Bewegungsunschärfe. Bezogen auf gleiche Strahlendosis nimmt die Röhrenbelastung ab. Das Verhältnis Austrittsdosis zu Einfallsdosis wird größer, die Volumendosis nimmt ab.

Hart-Tasche: bei chron. Ulcus duodeni durch Narbenzug bedingte taschenartige Ausstülpung des Bulbus duodeni.

Härtungsgleichwert: Dicke eines Vergleichsstoffs, die für eine best. Strahlenqualität die gleiche Härtung der Strahlung bewirkt wie die gegebene Materieschicht. Die Eigenfilterung von Röntgenröhren u. Hauben wird in Al- o. Cu-H. angegeben. ↑Aluminiumgleichwert, ↑Schwächungsgleichwert.

Hartwassersyndrom: mit starker Übelkeit, Erbrechen, Muskelschwäche, unterschiedl. Blutdruckverhalten, Hitzegefühl, präkordialen Schmerzen u. gelegentl. Herzrhythmusstörungen sowie getrübtem Sensorium einhergehende Komplikation der Hämodialyse infolge akuter Hyperkalzämie o. Hypermagnesiämie. Ursache ist eine fehlerhafte Dialysatzubereitung mit zu hohem Kalzium- o. Magnesiumgehalt.

Harvey, William (1578–1657), brit. Arzt, London, Absolvent der Universität Padua. H. wurde mit seiner Schrift „Exercitationes de generatione animalium" (1651) zum Vorläufer von C. F. Wolff u. K. E. von Baer. Seine bedeutendste Leistung stellt die Entdeckung des großen ↑Blutkreislaufs dar, die er in seiner berühmt gewordenen Schrift „Exercitatio anatomica de motu cordis et sanguinis in animalibus" (1628) veröffentlichte.

Hasenpest ↑Tularämie.

Hasenscharte: umgangssprachl. für seitl. Oberlippenspalte; Fehlbildung, isoliert o. in Verbindung mit weiteren Spaltbildungen vorkommend; ↑Lippen-Kiefer-Gaumen-Spalte. ↑Lippenspalte.

Hashimoto, Hakaru (1881–1934), jap. Pathologe.

Hashimoto-Thyreoiditis (nach Hakaru H.): chron. abakterielle entzündl. Veränderung des Schilddrüsengewebes als Folge lymphozytärer Autoimmunität gegen mikrosomale Thyroxinperoxidase, Thyreoglobulin sowie mikrosomales u. Kolloid-Antigen (plasmazelluläre u. lymphozytäre Infiltration des Drüsengewebes mit Destruktion u. hypertrophen Bezirken). Häufig sind im Serum erhöhte Antikörpertiter gegen Thyroxinperoxidase (TPO) u./o. Thyreoglobulin nachzuweisen

Hasner-Klappe: Schleimhautfalte am Ausgang des ↑Ductus nasolacrimalis, kann beim Säugling zum Verschluß des Tränensackausgangs führen, gibt sich meist spontan mit Wachstum.

Hass, Julius (geb. 1884), Orthop., Wien, New York.

Hassall, Arthur Hill (1817–1894), Arzt, London, Wight, St. Remo.

Hassall-Henle-Körperchen (nach Arthur H. H. u. Friedrich G. J. H.): kleine Verdickungen der ↑Descemet-Membran der Hornhaut.

Hassall-Körperchen (nach Arthur H. H.): Corpusculum thymicum; Zwiebelschalenartig zusammengelagerte Retikulumzellen im Mark des Thymus mit zentraler Einschmelzung o. (seltener) Verkalkung. Zahl der H. nimmt bis zur Pubertät zu, sinkt dann langsam. Abb.

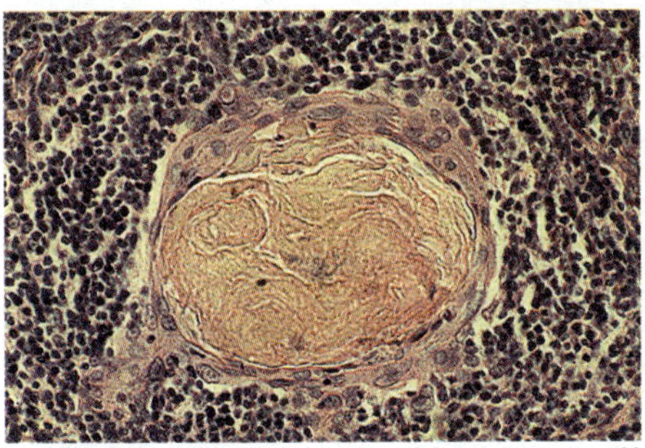

30

Hassall-Körperchen. Histologischer Schnitt durch den Thymus, HE-Färbung; Thymusmark mit einem großen H.

Hasselbalch, Karl A. (1874–1962), Biochem., Kopenhagen.

Hasselbalch-Henderson-Gleichung ↑Henderson-Hasselbalch-Gleichung.

Hässler-Syndrom: asept. Nekrose der Epiphyse des Acetabulum coxae.

Hass-Levin-Syndrom: asept. Nekrose der Epiphyse des Caput humeri.

Haube ↑Tegmentum.

Haubenmeningitis: eitrige Entzündung der weichen Hirnhaut mit bevorzugtem Befall der Hirnkonvexität, so daß diese vom Exsudat haubenförmig eingehüllt erscheint.

Hauffe, Georg (geb. 1872), Arzt, Berlin.

Hauffe-Bäder (nach Georg H.): ansteigende Armbäder nach Hauffe, ↑Teilbäder.

Häufigkeit, absolute: Anzahl des Auftretens eines Ereignisses (einer Beobachtung) o. eines best. Wertes eines ↑Merkmals in einer Untersuchungsserie.

Häufigkeit, relative: absolute Häufigkeit, geteilt durch die Anzahl der Untersuchungseinheiten. Meist ausgedrückt in Prozent. Macht Studien unterschiedl. Umfangs vergleichbar.

Häufigkeitsverteilung: Gesamtheit der absoluten bzw. relativen Häufigkeiten, mit denen die Werte eines metr. o. ordnungsfähigen Merkmals bei einer Untersuchung aufgetreten sind. Die H. wird als Tabelle o. graph. als Histogramm o. Polygonzug dargestellt. In der Tabelle werden den aufsteigenden Merkmalswerten bzw. bei kontinuierl. Merkmalen den Merkmalsklassen die absoluten o. relativen Häufigkeiten zugeordnet. Im Histogramm werden die Häufigkeiten als Säulen, deren Höhe den Häufigkeiten entspricht, dargestellt. ↑Inzidenzrate, kumulative.

Häufungsindex: Relation zwischen Zellhaufen mit 4 u. mehr reifen Plattenepithelien zu Zellgruppen mit weniger als 4 reifen Zellen. In der ↑Funktionszytologie zur Bestimmung zytolog. Bilder bei gleichzeitiger Östrogen- u. Gestagenwirkung eingesetzt.

Hauptbronchus: Bronchus principalis; anat. Bez. für den Anteil des Bronchialbaums zwischen Hauptkarina u. Abgang des re. Oberlappenbronchus (re. H. etwa 1,5 cm lang) bzw. Abgang des li. Oberlappenbronchus (li. H. etwa 4,5 cm lang). Durchmesser des H. 1–1,5 cm.

Hauptdrüsen: Glandulae gastricae propriae im Magenkorpus; ↑Magen.

Hauptebene: eine Bezugsebene opt. Systeme, die durch den ↑Hauptpunkt geht u. von der opt. Achse senkrecht durchsetzt wird. Bei dicken Linsen u. Linsensystemen gibt es eine objektseitige u. eine bildseitige H. Von den H. aus werden die ↑Brennweiten des Systems gemessen.

Hauptnutzzeit: Zeit, die ein Reizstrom von Schwellenstärke (↑Rheobase) einwirken muß, damit eine Erregung entsteht. Zur Feststellung der Zeit-Intensitätsparameter der Erregbarkeit eines Gewebes nimmt man aber nicht die H., die nur ungenau bestimmbar ist, sondern die Nutzzeit, die sich bei Verdopplung der Schwellenstromstärke ergibt. ↑Chronaxie.

Hauptpunkte: zwei der sechs optischen ↑Kardinalpunkte eines opt. Systems.

Hauptsehrichtung: Blickrichtung der beiden Augen, die normalerweise so ausgerichtet sind, daß Netzhautareale gleicher Raumbezogenheit exponiert sind.

Hauptstück: Tubulus proximalis; am Harnpol des ↑Corpusculum renale beginnender Teil des Nierentubulus. Abb. S. 818.

Hauptwirt: Wirt, in o. auf dem ein Parasit optimale Lebensbedingungen vorfindet u. der deshalb am häufigsten u. stärksten befallen wird. ↑Endwirt.

Hauptzellen: Exocrinocytus principalis; Zelltyp der Glandulae gastricae propriae im Magenkörper, der Pepsinogen bildet; ↑Magen.

H

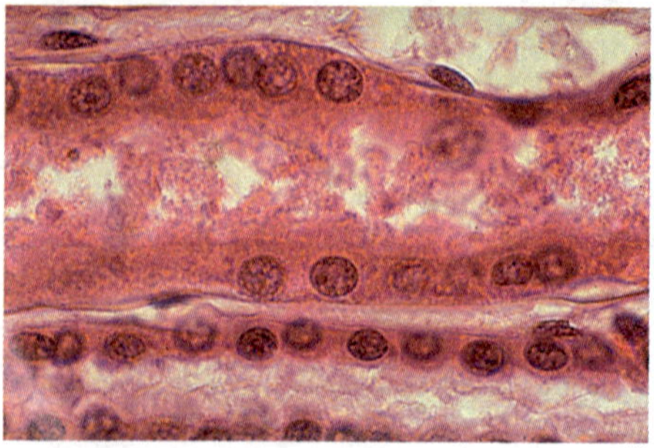

30

Hauptstück. Histologischer Schnitt durch die Niere, HE-Färbung; H. des Nierentubulus (oben) mit unscharf begrenztem Lumen u. hohem Epithel

Hauptzellenadenom: von den Hauptzellen abgeleitetes ↑Hypophysenadenom.

Hausarzt: Arzt, mit i. d. R. langjährigen stabilen Arzt-Patient-Beziehungen; schnelle Erreichbarkeit des Arztes, genaue Kenntnis der fam. Bedingungen, Wahrnehmung des Gesamtspektrums der Betreuung.

Hausmädchenknie: früher gebräuchl. Bez. für ↑Bursitis praepatellaris.

Hausmilben: Glycyphagos domesticus; zur Fam. der ↑Tyroglyphidae gehörende Milbenart; kann in Wohnungen zur Plage werden.

Hausratte: Rattus rattus; vornehml. zu Rudeln organisiert, in Häusern lebend. Die schnelle u. gewandt kletternde H. bekämpft sich mit den stärkeren ↑Wanderratten.

Hausstauballergie: durch Inhalation von Hausstaubbestandteilen mit antigenem Charakter wie Pollen, Pilzsporen, Epidermisanteilen ausgelöste Allergie (allergische ↑Rhinitis; ↑Asthma bronchiale).

Hausstaubmilben: Dermatophagoides farinae, Dermatophagoides pteronyssinus; H. leben u. a. von Hautschuppen u. Mikroorganismen, häufig im Bett. H. lösen als Hausstauballergen u. a. Asthma u. Rhinitis aus. ↑Allergie.

Haustra ⟨*lat*⟩ *n Pl*: wörtl. Schöpfgefäß; anat. Bez. für Ausbuchtungen.

Haustra coli: Ausbuchtungen der Wand des Grimmdarms, durch raffende Kontraktionen der Längsmuskulatur hervorgerufen; sind beim Lebenden einem ständigen Wechsel unterworfen. Den Grenzen der H. c. entsprechen innen die ↑Plicae semilunares coli.

Haustrinkkur: am Heimatort durchgeführte ↑Trinkkur, i. d. R. ohne sonstige balneolog. u. physikal. Begleitbehandlung. Bei zeitl. begrenzter (mehrwöchiger) Anwendung von H. konnten adaptive Wirkungen nachgewiesen werden. H. dienen auch zur Fortsetzung der im Kurort begonnenen Trinktherapie, z. B. bei Harnsteinleiden.

Hauswanzen ↑Cimicidae.

Haut ↑Kutis.

Hautatmung: CO_2-Abgabe u. Sauerstoffaufnahme durch die Haut. 2–3 % des Gasaustauschs gehen beim Menschen durch die Haut. Bei Amphibien werden dagegen $^2/_3$ bis $^3/_4$ des anfallenden CO_2 durch die stets durchfeuchtete Haut abgegeben, die Sauerstoffaufnahme durch die Haut ist jedoch wesentl. geringer.

Hautausschlag, schmetterlingsförmiger ↑Lupus erythematodes.

Hautbeobachtung: Pflegeintervention zur Vorbeugung o. rechtzeitigen Erkennung von Hautschädigungen o. Beeinträchtigungen der Hautintegrität. Die H. umfaßt die Beobachtung von Extremitäten im Hinblick auf Farbe, Durchwärmung, Schwellungen, Pulse, Turgor, Ödeme u. Ulzerationen; die Beobachtung der Haut hinsichtl. Rötungen, Überwärmung o. Ausfluß; die Beobachtung von Hautfarbe, -temperatur, -trockenheit, -ausschlägen, -abschürfungen, -depigmentierungen u. -infektionen; die Beobachtung von Auslösern für Druckschädigungen u. Scherkräfte; die Anwendung von Einschätzungsinstrumenten (↑Norton-Skala) bei besonderer Gefahr einer Beeinträchtigung des Hautzustands; die Anleitung von pflegenden Angehörigen zur ↑Hautpflege.

Hautcreme ↑Salben.

Hautdasselfliegen ↑Hypodermatidae.

Hautdesinfektion: örtl. Vorbehandlung der Haut mit chem. ↑Hautdesinfektionsmitteln zur Verhinderung einer Infektion bei instrumentellen Eingriffen, wie Operationen, Injektionen u. ä. ↑Desinfektion, ↑Händedesinfektion. Die präoperative H. wird mit Äthanol (einmal) u. Peressigsäure- bzw. Iodspiritus (zweimal) durchgeführt. Vor i. m. Injektionen im Bereich der Regio glutaea u. des Oberschenkels, vor Injektion vasokonstriktor. Substanzen, vor Eingriffen an Pat. mit peripheren Durchblutungsstörungen bzw. vor paraneuralen, intrathekalen u. intraartikulären Injektionen u. Punktionen wird nach der Hautreinigung die H. mit Peressigsäurespiritus o. Iodspiritus durchgeführt. Die H. für alle weiteren Eingriffe kann mit anderen ↑Hautdesinfektionsmitteln erfolgen.

Hautdesinfektionsmittel: z. B. Äthanol, Isopropanol, Iodisol, Peressigsäurespiritus, Propanol, Quecksilber(II)-chloridlösung. Spiritus Iodi dilutus (Iodspiritus).

Hautdiphtherie ↑Diphtherie.

Hautdosis: die Energiedosis ionisierender Strahlung in der Keimschicht der Haut. Die H. ist in der Praxis schwer anzugeben, da im Bereich der Hautdicke sich der Dosisgradient i. a. stark ändert. ↑Hautschonung.

Hautdrüsen ↑Glandulae cutis. ↑Kutis.

Hautdurchblutung: topograph. unterschiedl. Regulation i. S. der Thermoregulation zentral vom Hypothalamus ausschließl. über das zentrale u. periphere sympath. System. Bes. große Schwankungen der H. in akralen Abschnitten (Hand, Fuß) bis zur extremen art. Vasokonstriktion u. Kälteschädigung der Gewebe durch Ödem u. Mikrothromben bei örtl., zeitl. begrenzter Kälteeinwirkung; parasympath. Einflüsse von untergeordneter Bedeutung, dagegen Dilatation durch örtl. Gewebehormone wie Bradykinin u. a. (reaktive Hyperämie). Bestimmung der H.: Wie bei der Bestimmung der ↑Muskeldurchblutung kann aus dem Abstrom von Radioxenon (^{133}Xe, ↑Radionuklid, ↑Radiopharmaka) das sub- o. intrakutan injiziert wurde, die Hautdurchblutung ermittelt werden. Ind. z. B. bei Längsschnittuntersuchung nach Hauttransplantation.

Hauteinheitsdosis ↑Hauterythemdosis.

Hautemphysem: Luftansammlung im subkutanen Fettgewebe von z. T. beträchtl. Umfang, so daß die betroffenen Körperpartien monströs verunstaltet sind. Entsteht meist fortgeleitet aus einem ↑Mediastinalemphysem bei Bronchusabriß o. Bronchusruptur o. aus einem Spannungspneumothorax. Beim Abtasten des H. entsteht das

Gefühl des „Schneeballknirschens". ↑Gasödem bei Gasbrand.

Hautersatz: Abdeckung von Wundflächen bei Hautverlust. Temporär durch allogenes Material (Leichenhaut, lyophilisierte Haut, Eihäute) u. xenogenes Material (lyophilisierte Schweinespalthaut, Kunststoff, wie Polyurethanschaumstoff). Definitiver Ersatz nur durch autogenes Gewebe, Spalt-, Vollhauttransplantat, Lappen, Hautplastik.

Hauterythemdosis: *Abk* HED; Dosis ionisierender Strahlung, bei der eine deutl. sichtbare Hautrötung auftritt. Die H. ist abhängig von den Bestrahlungsbedingungen u. vom Zustand der Haut. Bei 180 kV u. 0,9 mm Cu Halbwertschicht liegt die H. bei 800 rd = 8 Gy u. wird in der älteren Lit. als Hauteinheitsdosis bezeichnet. Bei zunehmender Härte der Strahlung steigt der Wert für die H. deutl. an.

Hautfaltendicke: Dicke des Unterhautfettgewebes, die nach Abheben einer Hautfalte an definierten Körperstellen mit Hilfe eines Federdrucktasters mit einem standardisierten Druck von 10 g/mm^2 gemessen wird.

Hautfenstertechnik: Verfahren zur Beurteilung der unspezif. zellulären Infektabwehr. Mittels einer umschriebenen ↑Skarifikation (Hautfenster) wird eine Entzündung provoziert. Damit erhält man eine Information über die Mobilisation intakter Leukozyten aus der Blutbahn in potentielle Infektherde. Qualitatives Verfahren ist die ↑Rebuck-Methode, eine quantitative Methode mit Ermittlung der ↑Blutgranulozyten-Clearance wurde von Senn angegeben.

Hautgangrän, multiple neurotische: spontan auftretende Gangrän, wahrscheinl. auf dem Boden einer akuten Gefäßkrankheit, Vaskulitis, Periarteriitis.

Hautinfektion: durch Bakterien, Viren, Pilze o. Protozoen verursachte teils unspezif., teils spezif. Affektion u. Wundinfektion. Bakterien: Wundinfektion, Phlegmone, Panaritium, Furunkel, Karbunkel, Dermatitis exfoliativa, Impetigo contagiosa, Schweißdrüsenabszeß, Erysipel, Erysipeloid, Hautdiphtherie, Hautmilzbrand, Hautrotz, Tetanus, Gasödem; Syphilis, Frambösie, Pinta, Hauttuberkulose, Lepra. Viren: Herpes simplex, Windpocken, Zoster, Maul-und-Klauen-Seuche, Molluscum contagiosum, Verruca vulgaris. Pilze: Dermatomykosen. Protozoen: Orientbeule, Hautleishmaniose.

Hautjucken ↑Juckreiz.

Hautkarzinom: von den ektodermalen Anteilen der Haut ausgehende Krebsgeschwülste. Nach der Schicht, aus der sie hervorgehen, unterscheidet man ↑Basaliome u. ↑Spinaliome. Zu unterscheiden sind ferner prim. u. sek. metastat. Hautkarzinome.

Hautkontakt: Vermittlung des Gefühls emotionaler Geborgenheit durch Berührungsreize bei unentwickelter o. behinderter sozialer Kommunikationsfähigkeit: Säuglinge, Behinderte, Schwerkranke, Sterbende. ↑Gehörknöchelchenkontakt.

Hautkrebs ↑Hautkarzinom.

Hautleishmaniase ↑Orientbeule.

Hautleishmaniasis, amerikanische ↑Espundia.

Hautleishmanoid: dermales ↑Post-Kala-Azar-Hautleishmanoid.

Hautleistenmuster ↑Daktyloskopie, ↑Papillarleisten.

Hautleitfähigkeit, elektrische: seltener Konduktivität; Kehrwert des spezif. elektr. Widerstands der Haut. Die Werte hängen stark von der Oberflächenbehandlung ab u. liegen bei trockener Haut bei 0,05–1,5 % des Wertes für Blut. Der spezif. Widerstand der trockenen Haut liegt zwischen 10^4 u. $3 \cdot 10^6\,\Omega \cdot$cm.

Hautmaulwurf: Fliegenlarven der Gattungen ↑Gasterophilus intestinalis u. Hypoderma, die auf die Haut des Menschen gelangen, sich einbohren u. unter der Hautoberfläche wandern. Die migrierende Larve wird als ↑Larva migrans bezeichnet. In den Tropen rufen Nematodenlarven klin. ähnl. Bilder hervor. ↑Myiasis. ↑Myiasis linearis migrans.

Hautmilzbrand: durch Eindringen von Milzbrandsporen in die verletzte Haut hervorgerufene Infektionskrankheit. ↑Milzbrand.

Hautmyiasis ↑Myiasis.

Hautnabel: Nabelanomalie, bei der sich die Epidermis auf einen Teil der ↑Nabelschnur erstreckt, so daß ein längerer Nabelstumpf das Bauchniveau überragt.

Hautödem: teigige Schwellung der Haut infolge vermehrter Wasseransammlung im Unterhautgewebe (bei Entzündungen, Herz- u. Nierenleiden); ↑Anasarka, ↑Ödem.

H

Hautparasitosen: durch Ektoparasiten (Flöhe, Läuse, Milben, Wanzen, Zecken) hervorgerufene Krankheiten (ferner Hautmadenfraß).

Hautpflege: Pflegeintervention zur Vorbeugung o. Minderung von Hautschädigungen o. Beeinträchtigungen der Hautintegrität. Die H. umfaßt die ↑Hautbeobachtung; die Unterstützung des Pat. beim Reinigen, Massieren o. Stimulieren der Haut u. beim Regulieren der Hautfeuchtigkeit; den Schutz der Haut vor Ausscheidungen, Körpersekreten, Druck, UV-Licht u. chem.-physikal. Reizstoffen; die Sorge für saubere, trockene u. faltenfreie Bettwäsche u. hautfreundl. Kleidung; die Applikation von verordneten Hautpflegemitteln o. Dermatotherapeutika; die Anleitung u. Schulung von Pat. u. Angehörigen zur H. sowie die Unterstützung bei der Auswahl geeigneter Hautpflegemittel.

Hautpilzerkrankungen ↑Dermatomykose, ↑Tinea.

Hautplastik: Operationsverfahren zum Defektverschluß. Unterschieden werden Nah- u. Fernlappen. **Nahlappen**: lokale Lappenplastik durch Verschiebung benachbarter Haut, ideale Methode in funktioneller u. ästhet. Hinsicht. **1.** Einstielige Nahlappen: ↑Burow-Operation, Dehnungslappenplastik u. ↑Dieffenbach-Verschiebeplastik (V-Y-Plastik). H. durch Rotationslappen (Verlagerungs-, Transpositions- o. Torsionslappen): Lappen, der im Winkel von 30°–180° um den Mittelpunkt des Stiels gedreht wird, um den Defekt zu erreichen (indische Plastik). **2.** Lappenaustauschplastik nach Limberg, ↑Z-Plastik, Doppel-Z-Plastik (↑Butterfly-Plastik, Morestin-Plastik). **3.** Insellappen o. neurovaskulärer Lappen (Hautareal, das mit einem Gefäßnervenbündel versorgt, in den Defekt eingeschlagen wird, z. B. Schaffung sensibler Fingerareale). **4.** Visierlappenplastik (doppelt gestielter Nahlappen, z. B. Stirnlappen, der unter Erhaltung beider Stiele zum Lippenverschluß genutzt wird, ↑Visierlappen, ↑Brückenlappen). **Fernlappenplastik**: Materialbeschaffung zum Defektverschluß von entfernten Körperregionen. **1.** Direkter Fernlappen (Spenderstelle u. Empfängerort können so aneinandergebracht werden, daß der gebildete Lappen direkt eingenäht werden kann), ↑Kreuzlappenplastik, italien. Plastik, ↑Tagliacozza-Methode, ↑Muffplastik, ↑Brückenlappenplastik. **2.** ↑Wanderlappen:

Indirekte Fernlappenplastik: das zum Defektverschluß erforderl. Gewebe muß in mehreren Etappen zum Defekt „wandern", d.h. durch Stielumsetzung dem Empfängerort näher kommen. Verbreitetstes Verfahren ist das von Filatow (1917), Ganzer (1917) u. Gillies (1920), als Roll-, Strang-, Rundstiel-, Henkellappenplastik bekannt, ein Brückenlappen, dessen parallele Wundränder miteinander vernäht werden. **3.** Hauttransplantation mit Spalt-, Vollhauttransplantat o. Vollhaut-Fettgewebe-Transplantat mit mikrovaskulärer Anastomose. ↑Free flap.

Hautproben: dienen zur Feststellung der Ursache allerg. Dermatosen. Epikutantest: in Form der ↑Läppchenprobe; in Form einer Einreibung; Intrakutantest: als intrakutane Injektion u. als Skarifikationstest, ↑Pricktest, Scratchtest. ↑Hauttest.

Hautreflexe: umschriebene motor. Antworten, die entweder auf einer Reizung von Hautrezeptoren beruhen (↑Fremdreflexe) o. die sich auf die Haut als Erfolgsorgan auswirken. Bei den kutiviszeralen Reflexen o. Reaktionen bewirkt die Reizung der Haut, z.B. durch Wärme (Heizkissen), Änderungen der Innervationsstärken von inneren Organen. Dies kann zur Lösung von übermäßig starken Kontraktionen der glatten Eingeweidemuskulatur ausgenutzt werden (reflektor. ↑Spasmolyse). Bei den Reflexen auf die Haut handelt es sich um Schwankungen der Stromstärke in einem elektr. Kreis, in den die Haut bzw. der Körper einbezogen ist. Diese hautgalvan. Reaktion beruht auf Änderungen des elektr. Übergangswiderstands der Haut als Folge veränderter Hautfeuchte (↑Perspiration).

Hautreflex, galvanischer
↑Reflex, psychogalvanischer.

Hautresorption: Aufnahme von Substanzen über die Haut.

Hautrotz ↑Rotz.

Hautsarkom: seltener bösartiger Tumor, histol. meist Fibrosarkom; auch prim. multizentr. Sarkomatose der Haut kommt vor.

Hautschonung: bei der Strahlentherapie Reduktion der Hautdosis durch geeignete Wahl der Bestrahlungsbedingungen (hohe Quantenenergie = Strahlenhärte, Verteilung der Dosis auf eine größere Hautfläche, ↑Bewegungsbestrahlung u. ↑Siebbestrahlung).

Hautschrift ↑Dermographismus.

Hautschutz: Maßnahmen zur Vermeidung berufl. Hautschädigungen; z.B. Tragen von Schutzanzügen, Gesichtsmasken, Schutzhandschuhen u. die Anwendung von Hautschutzsalben (↑Salben), alkalifreien Seifen u.a.m.

Hautsinn: Zusammenfassung aller aus den Hautsinneszellen bzw. aus den freien Endigungen von afferenten Nervenfasern in der Haut stammenden Informationen über die kutanen Reizzustände. Der H. ist ein komplexer Sinn, der einen wesentl. Bestandteil des Gesamtkörpergefühls (somästhet. Sinn) vermittelt. Die wichtigste Komponente des H. ist die Mechanorezeption (Tastsinn). Sie beruht auf der Erregung verschiedenartiger Mechanorezeptoren wie Druck-, Berührungs- u. Vibrationsrezeptoren. Sie werden auch als Intensitäts-, Geschwindigkeits- u. Beschleunigungsdetektoren bezeichnet. Anat. sind dies die Merkel-Zellen (in unbehaarter Haut) u. die Tastscheiben (in behaarter H.) neben den Haaren, die Meissner-Tastkörperchen (im Korium der unbehaarten H. bzw. um die Haarbälge bei behaarter H.) sowie die Lamellenkörperchen (Pacini-K.) in der Subkutis. Die Thermorezeption, vermittelt durch Warm- u. Kaltrezeptoren u., bei zu starker mechan. u. therm. Einwirkung, auch die Endigungen der Schmerznerven, können Komponenten zu dem H. liefern. Durch Verlauf u. Verteilung der Nervenbahnen aus der Haut über Rückenmark, verlängertes Mark, Zwischenhirn u. Großhirnrinde (afferentes Hautprojektionssystem) wird die Körperoberfläche auf der Hirnrinde abgebildet, was dem Bewußtwerden über die Ausdehnung der Körperoberfläche zugrunde liegt (Körperschema).

Hautsinus, kongenitaler ↑Sinus dermalis.

Hautsklerem: Sklerodermie.

Hautspaltlinien: Spannungslinien, in deren Richtung operative Schnitte gelegt werden sollen. ↑Spaltlinien.

Hauttalg: Sekret der Talgdrüsen der Haut; besteht aus freien Fettsäuren, Fetten, Wachs, Cholesterin. Es werden tgl. etwa 2 g gebildet.

Hauttemperatur: eine für die Diagnostik bei Durchblutungsstörungen versch. Genese (auch vorübergehend bei vegetativ-nervösen Funktionsstörungen) wichtige Größe, deren fortlaufende Messung gleichzeitig an mehreren Punkten der Körperoberfläche auf thermoelektr. Wege geschieht. In der modernen Diagnostik finden zunehmend Infrarotdetektoren Anwendung, die in Verbindung mit elektron. Einrichtungen die Temperaturverteilung auf der Hautoberfläche in Form farbiger Äquidensitenbilder zur Darstellung bringen. Die H. hängt ab von der Durchblutung, auch von tiefer liegenden Geweben u. Organen sowie Tumoren, u. von äußeren Bedingungen (Lufttemperatur, Luftfeuchtigkeit, Luftbewegung). Die H. beträgt im Mittel unter der Kleidung 34 °C. In Kälte kann sie an nicht geschützten Stellen auf Werte unter 20 °C absinken. ↑Temperaturregulation.

Hauttest: Testung des Immunstatus durch Antigen- o. Haptenapplikation in o. auf die Haut. Wird zum Nachweis der Überempfindlichkeit o. auch zum Nachweis der Immunität vorgenommen. Bei der Sofortreaktion werden humorale Antikörper am Ort der Antigeninjektion, bei der Spätreaktion zelluläre Antikörper nachgewiesen. Beispiele: Epikutantest (Auftragen des Antigens auf die unverletzte Haut), Intrakutantest (Intrakutaninjektion; Skarifikation o. sog. Scratchtest; multiple Läsionen, z.B. Pricktest), ↑Schick-Reaktion, Toxoplasmin-H. (↑Frenkel-Test), Trichophytin-H., ↑Tuberkulinreaktion u.a. Es können ↑Frühreaktionen, ↑Spätreaktionen o. ↑Arthus-Reaktionen auftreten. Diagn. Bedeutung zur Allergenermittlung bei atop. Erkrankungen, zum Nachweis einer zellvermittelten Immunität o. (bei Ausbleiben von Hautreaktionen) von ↑Immundefekten.

Hauttestung ↑Hauttest.

Hauttoleranzdosis: die Dosis ionisierender Strahlung, bei deren Überschreitung irreparable Schäden der Haut auftreten. Ein best. Dosiswert hierfür läßt sich nicht angeben, weil er von den Bestrahlungsbedingungen u. von der Haut abhängt. ↑Hauterythemdosis.

Hauttransplantat: von der Spenderregion losgelöstes Gewebestück, das ohne eigene Blutversorgung u. Sensibilität frei übertragen wird. Bis zum Gefäßanschluß im Wundbett nach 24–48 h Versorgung durch Diffusion. Verwendung finden heute hauptsächl. vom Oberschenkel mit dem ↑Dermatom entnommene Spalthauttransplantate, die meist als ↑Mesh-graft aufgebracht werden. Spalthaut hat wegen seiner geringen Dicke bessere Einheilungschancen als das erhebl. dickere Vollhauttransplantat. Dieses wird daher nur noch im Bereich besonderer mechan. Beanspruchung (z. B. Fingerkuppe) verwendet (↑Hautplastik). Veraltete Begriffe: freie Lappen, Dermatomlappen, Thiersch-Lappen, ↑Vollhautlappen, Wolfe-Krause-Lappen.

Hauttransplantation ↑Hautplastik.

Hauttuberkulose ↑Tuberkulose, kutane.

Hautwassersucht
↑Hautödem, ↑Anasarka, ↑Ödem.

Hautwiderstand, elektrischer: Eigenschaft der Haut, schwachen elektr. Strömen einen Widerstand entgegenzusetzen. Häufig unterschieden in Basis- o. Grundwiderstand (BSR, für engl. basal skin response) o. psychogalvan. Hautreflex (GSR, für engl. galvanic skin reaction).

Hautzysten: kutane Zysten; mit ektodermalen Anteilen ausgekleidete sog. Hohlräume in der Haut (echte Zysten). Zu diesen gehören von der Epidermis ausgehend: Milium, Epidermalzyste; von den Haaranlagen ausgehend: Tricholemmalzyste (↑Atherom); von den Talgdrüsen ausgehend: ↑Steatozystom; von den Schweißdrüsen ausgehend: ↑Hidrozystom, ekkrin. bzw. apokrin. Weiterhin gibt es eine Reihe falscher o. Pseudozysten, die nicht von einer epithelialen Kapsel umkleidet sind.

HAV: *Abk* für ↑Hepatitis-A-Virus.

Haverhill-Fieber: (H. Ort in USA). Durch ↑Streptobacillus moniliformis infizierte Milch führte 1926 zu Massenerkrankungen in Haverhill, Inkubationszeit bis zu 4 Tage. Klin. Fieber, Erythem, Polyarthritis, Laryngitis; Dauer etwa 6 Wochen (↑Rattenbißfieber).

Havers, Clopton (1657–1702), Arzt, Anat., London.

Havers-Gefäß: Blutgefäße im ↑Havers-Kanal.

Havers-Kanal: Canalis centralis; Kanal im Zentrum des ↑Havers-Systems mit Havers-Gefäß.

Havers-Lamellen: Lamellae osteoni; konzentr. um den ↑Havers-Kanal angeordnete Lamellen aus Matrix ossea u. Kollagenfasern; ↑Havers-System.

Havers-System: Osteonum; Struktur im Os compactum aus konzentr. ↑Havers-Lamellen u. konzentr. Reihen von Osteozyten. Durchmesser: 20–100 µm. Länge: einige Zentimeter; ↑Knochengewebe. Abb.

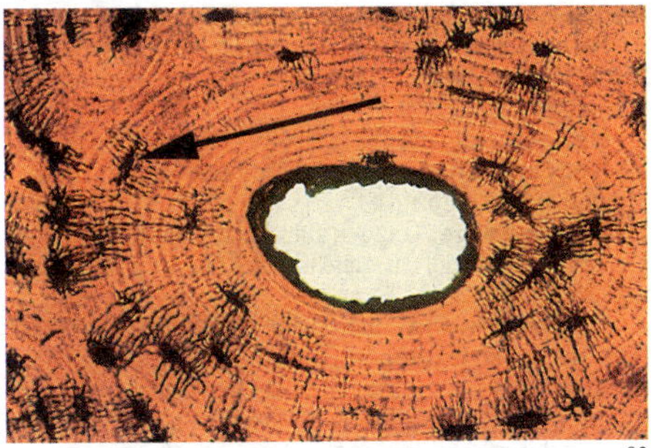

30

Havers-System. Histologischer Knochenschnitt, Silberimprägnation; um den Havers-Kanal konzentrische Lamellen der Interzellularsubstanz u. Reihen von Osteozyten (Pfeil)

HAWIE: *Abk* für Hamburg-Wechsler Intelligenztest für Erwachsene; bekannteste Form der Intelligenzteste. Summe mehrerer Einzelteste (Batterie), die jeweils unterschiedl. Intelligenzbereiche treffen sollen.

HAWIK: *Abk* für Hamburg-Wechsler-Intelligenztest für Kinder; bekannteste Intelligenztestbatterie für Kinder.

Haworth-Formel: von W. N. Haworth 1929 in Weiterentwicklung der Projektionsformel von E. Fischer eingeführte Strukturformel der Kohlenhydrate, die den Zyklohalbacetalcharakter u. die Konformationsverhältnisse der Monosaccharidbausteine beschreibt.

Haxthausen, Holger (1892–1959), dän. Dermat., ↑Blegvad-Haxthausen-Syndrom.

Hayem, Georges (1841–1935), Lehrstuhlinhaber für klin. Med., Paris.

Hayem-Lösung (nach Georges H.): mit Blut isotone Natrium-Quecksilber(II)-chloridlösung, die zur Zählung der Erythrozyten in der Zählkammer dient. Verhindert Erythrozytenaggregration u. Gerinnung.

Hazard-Rate: Risiko des Auftretens eines best. Ereignisses in einem kleinen Zeitintervall unter der Bedingung, daß das Individuum bis dahin ereignisfrei war (momentanes Erkrankungsrisiko, momentanes Sterberisiko).

HBB: *Abk* für ↑2-(α-Hydroxybenzyl)-benzimidazol.

HBc-Ag: *Abk* für Hepatitis-B-core-Antigen; Hepatitis-B-Kern-Antigen. ↑Hepatitisantigene.

HBc-Ak: *Abk* für ↑Hepatitis-B-core-Antikörper.

HBe-Ag: *Abk* für Hepatitis-B-envelope-Antigen; inneres Hepatitis-B-Hüllen-Antigen. ↑Hepatitisantigene.

HBe-Ak: *Abk* für ↑Hepatitis-B-e-Antikörper.

HB-EGF: *Abk* für engl. heparin binding epidermal growth factor like factor; in Makrophagen gebildetes Zytokin, das hohe Homologie mit dem ↑Epidermiswachstumsfaktor (EGF) aufweist u. auch über den EGF-Rezeptor wirkt.

HBGF: *Abk* für engl. heparin binding growth factor; Bez. für heparinbindende ↑Zytokine.

HbH: bei Alphathalassämie durch Überschuß an Betaketten auftretendes tetrameres Betahämoglobin-beta-A-4. Es wandert auf Stärkegel bei pH 8,6 schneller als HbA u. fällt in den Erythrozyten als Innenkörper aus.

Hb Lepore ↑Lepore-Hämoglobin.

H_1-Blocker ↑Antihistaminika.

H_2-Blocker ↑Antihistaminika.

HbS: *Abk* für ↑Hämoglobin S.

HBs-Ag: *Abk* für Hepatitis-B-surface-Antigen; Hepatitis-B-Oberflächen-Antigen, ↑Australia-Antigen. ↑Hepatitisantigene.

HBs-Ak: *Abk* für ↑Hepatitis-B-surface-Antikörper.

HBV: *Abk* für ↑Hepatitis-B-Virus.

Hb-Wert ↑MCH.

HCB: *Abk* für ↑Hexachlorbenzen.

HCG: *Abk* für Human Chorionic Gonadotropin; humanes ↑Choriongonadotropin.

HCH: *Abk* von Hexachlorcyclohexan. Von den 4 Isomeren alpha, beta, gamma u. delta wird gamma als Insektizid (Lindan) verwendet.

HCMV: *Abk* für engl. Human cytomegalovirus, ↑Zytomegalievirus.

HCO_3-Heilwässer hydrogenkarbonathaltige ↑Heilwässer; ↑Heilwässer.

HCRM: *Abk* für engl. host controlled restriction and modification; ↑Restriktionsendodesoxyribonukleasen.

HCV: *Abk* für ↑Hepatitis-C-Virus.

HD: Herddosis.

HD-Ag: *Abk* für Hepatitis-D-Antigen. ↑Hepatitis-D-Virus.

H

HDCS-Tollwutimpfstoff: *Abk* für ↑Human-diploid-cell-strain-Tollwutimpfstoff.

HDL: *Abk* für engl. ↑High-Density-Lipoproteine.

HDL-Cholesterin: Anteil des Gesamtcholesterins im Blutserum, der in den Lipoproteinen hoher Dichte (high density lipoprotein, HDL) enthalten ist. Die Erhöhung des HDL-Anteils weist auf ein vermindertes, die Herabsetzung auf ein verstärktes Atheroskleroserisiko hin; dd Bedeutung hat das LDL-Cholesterin für die Unterscheidung zwischen den Hyperlipoproteinämie-Typen IIb (hohes LDL-C.) u. IV (normales LDL-C.).

HdO: *Abk* für Hinter-dem-Ohr-Gerät; kleines, bananenförmiges ↑Hörgerät, hinter dem Ohr zu tragen.

HDV: *Abk* für ↑Hepatitis-D-Virus.

Head, Sir Henry (1861–1940) brit. Neurol., London.

Head drop phenomen ⟨*engl*⟩ ↑Moro-Reflex.

Head-dropping-Test ⟨*engl*⟩: Nachweis extrapyramidaler Tonussteigerung durch passives Abheben des Kopfs des Pat. von der Unterlage. Der Kopf sinkt dann nur langsam o. unvollständig in die vorher bestehende Lage zurück.

Headgear ⟨*engl*⟩ *n*: Außenbogen, Gesichtsbogen, mittels eines an den Molaren befestigten Innenbogen starr verbundener Drahtbogen, Ther. in der ↑Orthodontie.

Head-Paradoxreflex: bei Frühgeborenen in der postnatalen Phase auftretende tiefe Inspirationen nach normalen Atemzügen.

Head-Zone (nach Sir Henri H.): Zusammenhang von Hautzonen u. dem gleichen Segment zugehörigen inneren Organe; beruht auf dem metameren Aufbau des Körpers. Bei Erkrankungen dieser Organe finden sich in der entsprechenden H. Hyperästhesie, Hyperalgesie u. evtl. Veränderungen des Muskeltonus.

Health Maintenance Organization ⟨*engl*⟩: HMD. In den USA entwickelte gesellschaftl. Organisation zur sozialen Absicherung gegen wirtschaftl. Folgen von Krankheiten auf der Basis von Versicherungsbeiträgen.

Health Planning and Administration: Datenbasis der ↑National Library of Medicine, die für On-line-Recherchen genutzt werden kann. Sie enthält Literaturnachweise zu Fragen der Leitung u. Planung des Gesundheitswesens, die aus ↑MEDLINE, dem Hospital Literature Index der American Hospital Association u. aus zusätzl. relevanten Zeitschriften stammen.

Healthy-Worker-Effekt ⟨*engl*⟩: in industriellen ↑Kohortenstudien auftretendes Phänomen, daß Beschäftigte (Exponierte) geringere Erkrankungs- bzw. Sterberisiken aufweisen als Nichtbeschäftigte (Nichtexponierte). Tritt als Folge eines ↑Selektionsbias auf (Selektion bei der Einstellung, Selektion durch vorzeitiges Ausscheiden).

Heat clearance ⟨*engl*⟩: Wärmeabtransport aus einem umschriebenen Gewebeareal. Die Wärmeleitfähigkeit eines Gewebes ist im wesentl. von dessen Durchblutung abhängig.

Heautoskopie ⟨*gr*⟩ *f*: Heauoskopie; halluzinator. Wahrnehmungsstörung, bei der die eigene Gestalt (z. B. als Doppelgänger o. Spiegelbild) wahrgenommen wird. Vorkommen v.a. bei ↑Schizophrenie.

Heavy chain disease ⟨*engl*⟩ ↑Schwerkettenkrankheit.

Heavy for date newborn ⟨*engl*⟩: für das ↑Gestationsalter zu schweres Neugeborenes; ↑Klassifikation der Neugeborenen.

Hebamme: ausgebildete weibl. med. Hilfskraft, die normale Geburten leiten darf u. Schwangeren, Gebärenden, Wöchnerinnen u. Neugeborenen Hilfe u. Anleitung leistet.

Hebdomadisleptospirose: als Siebentagefieber gelegentl. mit Gelbsucht einhergehende Leptospireninfektion in Südeuropa u. Japan; ↑Leptospirosen.

Hebegerät ↑Lifter, technische ↑Hilfen.

Hebel: gerade o. abgebogene Instrumente zur Extraktion von Zähnen, bes. von Zahnwurzeln (z. B. Geißfuß, Hebel nach Bein, Berten, Lecluse, Winter-Barry).

Hebelkorsett: ↑Rumpforthese mit ↑Beckenkorb, an dem seitl. 1 o. 2 Metallstäbe mit Pelotte bewegl. befestigt sind. Durch dosierbaren Druck in Höhe des Krümmungsscheitels wird Korrektur einer seitl. Wirbelsäulenverbiegung o. Entlastung angestrebt.

Hebephrenie ⟨*gr*⟩ *f*: Erkrankung des schizophrenen Formenkreises, meist des Jugendalters, oft mit Knick der Persönlichkeitsentwicklung. Hervortretende Sympt. sind läpp. o. verschrobenes Verhalten, Affektabflachung, zunehmende Antriebsverarmung, gelegentl. Zerfahrenheit des Denkens, seltener Wahn u. Wahrnehmungsstörungen.

Heberden, William (1710–1801), brit. Arzt, London.

Heberden-Arthrose (nach William H.): Arthrose der Fingerendgelenke mit Ausprägung oft schmerzhafter, zeitweilig geröteter, meist doppelhöckriger Knoten (Heberden-Knoten), vornehml. bei Frauen mit Eintritt der Menopause. Keine Beziehungen zur Gicht.

Heberden-Syndrom (nach William H.) ↑Angina pectoris.

Heberdrainage ⟨*engl+frz*⟩ *f*: Drainage einer Körperhöhle mittels Heberableitung, bes. für die Pleurahöhle beim Empyem nach dem Verfahren von Bülau; ↑Bülau-Drainage, ↑Pleuradrainage.

Hebetest: Untersuchungstechnik zur Beurteilung der Mobilität des Sakroiliakalgelenks (Hyper-, Hypomobilität). Der Pat. befindet sich in Bauchlage. Unter fixiertem Sakrum wird das Ileum angehoben u. dabei die Beweglichkeit im Sakroiliakalgelenk palpiert.

Hebetudo ⟨*lat*⟩ *f*: Stumpfheit; eingeschränktes Leistungsvermögen v. a. der Sinne, z. B. H. visus, H. auris, H. mentis.

Hebra, Ferdinand (1816–1880), Dermat., Wien.

Hebra-Krankheit (nach Ferdinand H.) ↑Impetigo herpetiformis.

Hebra-Salbe: Unguentum diachylon Hebrae; Bleipflaster u. Olivenöl zu gleichen Teilen, als Salbe angewandt.

Hechelatmung: oberflächl. schnelle Atmung. Bei H. ist die ↑Atemlage erhöht, das Atemzugvolumen ist erniedrigt, die Frequenz kann bis über 100 Atemzyklen pro Minute ansteigen. Vorkommen bei hohem Fieber u. bei Intoxikationen, bes. im Kindesalter.

Hecht, Frederick, zeitgen. amerik. Humangenetiker, USA.

Hecht-Riesenzellen (nach Frederick H.): mehrkernige Riesenzellen in der Lunge mit viralen Einschlußkörpern bes. bei Masern- u. Keuchhustenpneumonie.

Hecker, Karl von (1827–1882), dt. Gyn., München.

Hecker-Gesetz (nach Karl v. H.): Kinder Mehrgebärender sind im Durchschnitt schwerer als die Erstgebärender. Jedes Kind soll 150–200 g mehr wiegen als das frühere.

HECLINET: *Abk* für engl. Health Care Literature Information Network. Recherchesystem, das Lit. über das Krankenhauswesen sowie nichtklin. Aspekte der med. Betreuung erfaßt u. auswertet (jährl. 4 500 Arbeiten aus 390 Zeitschriften). Die Erschließung dieser Lit. (bibliograph. Angaben, Kurzreferat) erfolgt arbeitsteilig in Einrichtungen mehrerer europ. Länder. Leistungen sind der „Informationsdienst Krankenhauswesen", Computerrecherchen u. die Literaturbereitstellung vorwiegend auf Mikrofilm.

HED: *Abk* für ↑Hauterythemdosis u. Hauteinfalldosis.

Hedera helix ⟨*gr*⟩ *f*: Efeu; Wurzelkletterer, Fam. Araliaceae. Die Droge (Hederae folium) enthält Triterpensaponine. Expektorierende, sekretolyt., spasmolyt. Wirkung.

Heerfordt, Christian Frederik (1871–1953), dän. Ophth., Kopenhagen.

Heerfordt-Mylius-Krankheit (nach Christian F. H.): fieberhafte subchron. verlaufende Uveitis u. Parotitis mit Ausbildung epitheloidzelliger Granulome. Gleichzeitiger Mitbefall von anderen Speicheldrüsen, Tränendrüsen, Gonaden u. Mammae sowie meningeale Reizerscheinungen u. Hirnnervenparesen mögl. Ursache wahrscheinl. Viren.

Heerfordt-Syndrom (nach Christian F. H.) ↑Mikulicz-Krankheit.

HE-Färbung: *Abk* für ↑Hämalaun-Eosin-Doppelfärbung.

Hefeextrakt: vitaminreicher wäßriger Extrakt aus Kulturhefen; für Nahrungszwecke ebenso wie als Zusatz zu mikrobiol. Nährmedien genutzt.

Hefen: einzellige Pilze, die sich durch ↑Sprossung (55 Gattungen) o. Spaltung (2 Gattungen) vermehren. Zu den H. gehören seit Jahrtausenden genutzte Kulturhefen, wie z. B. Saccharomyces cerevisiae, aber auch fakultative pathogene Arten wie ↑Candida albicans. Viele Hefen können unter best. Bedingungen ↑Pseudomyzel o. echtes ↑Myzel bilden. H. sind wichtige Verderbniserreger in Lebensmitteln u. Getränken. Man unterscheidet askosporogene u. asporogene (Wuchshefen) H.; enthalten u. a. reichl. Eiweiß u. Vitamine (B-Komplex), teilweise auch Fett; Med. H. (Faex medicinalis, gereinigte Bäckerhefe) bzw. daraus hergestellte Präparate sind als Heilmittel obsolet. Nährhefe (Nährhefeflocken), Futterhefe (Tierhaltung); Anwendung als Teiglockerungsmittel, Backhefe (Preßhefe).

Heftpflaster: Collemplastra sind Gewebe, Faservliese o. Kunststoffolien, die mit einer auf der Haut klebenden Masse bestrichen sind. Entspr. dem Verwendungszweck können sie auf der Pflastermasse Auflagen von textilen Geweben o. Faservliesen enthalten, die ihrerseits mit Arzneistoffen imprägniert sein können. H. können perforiert sein u. dürfen in der Pflastermasse Wirkstoffe enthalten. Die Pflastermasse muß auf dem Trägermaterial fest haften u. darf nicht fadenziehend o. schmierig sein. Ein Verkleben darf weder mit dem Abdeckmaterial noch beim Aufrollen des H. mit der Rückseite des Trägermaterials eintreten. H. müssen auch ohne Anwärmen auf der Haut kleben. Anwendung zur Fixierung von ↑Verbandstoffen, med. Instrumenten, zur Unterstützung von Operationsnähten der Haut, ferner zur Blutstillung, rheumat. Erkrankungen u. a. m.

Heftpflasterextension ↑Extension, ↑Streckverband.

Hegar, Alfred (1830–1914), dt. Gyn., Freiburg i. Br.

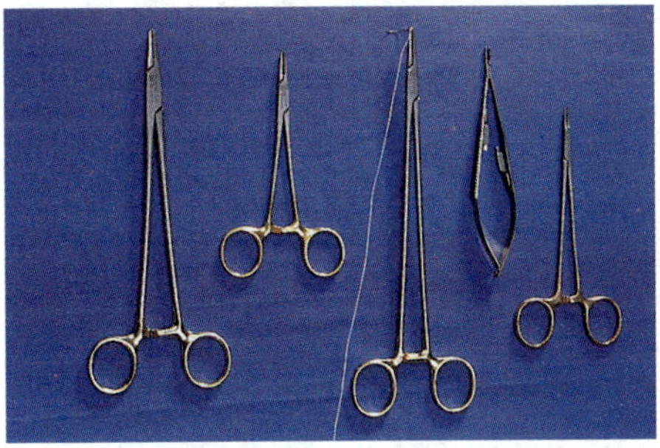

10

Hegar-Nadelhalter u. andere gebräuchliche Nadelhalter.

Hegar-Nadelhalter (nach Alfred H.): gebräuchl., gerader, einfacher Nadelhalter für chir. Nadeln. Abb.

Hegar-Schwangerschaftszeichen (nach Alfred H.): Tastlücke am Gebärmutterhals; beruht auf der frühzeitigen Auflockerung der schwangeren Gebärmutter im Isthmusbereich, der so weich werden kann, daß bei bimanueller Palpation Corpus u. Collum uteri ohne Verbindung zu sein scheinen. ↑Schwangerschaftszeichen.

Hegar-Stifte (nach Alfred H.): Metallstift mit kon. Anfangsteil in versch. Stärken zur Aufdehnung des Gebärmutterhalses vor instrumenteller Ausschabung der Gebärmutter.

Hegemann, Gerd (geb. 1912), dt. Chir., Erlangen.

Hegemann-Syndrom (nach Gerd H.): asept. Nekrose der Epiphyse von Trochlea humeri u. Caput radii.

Hegglin, Robert Marquard (1907–1969), Schweizer Int., Zürich.

Hegglin-Maier-Test (nach Robert H. u. Conrad M): Rotfärbung des Serums durch Hämoglobin bei Inkubation von Vollblut bei 37 °C nach 6 bzw. 24 h als Kriterium für das Vorliegen einer paroxysmalen nächtlichen Hämoglobinurie.

Hegglin-Syndrom (nach Robert H.): **1.** ***Hämat.:*** May-Hegglin-Anomalie. Genet. bedingte harmlose Anomalie der Leukozyten u. Thrombozyten (vermutl. polyphile Reifungsstörungen) mit geringfügiger Neigung zu Hämorrhagien. Nachweis durch typ. RNA-haltige Einschlußkörper bevorzugt in den neutrophilen Granulozyten (↑Döhle-Körperchen). Autosomal dominanter Erbgang. **2.** ***Angiologie:*** energet.-dynam. Herzinsuffizienz, Myokardose; infolge pathol. Elektrolytveränderung (K^+-/Na^+-Stoffwechselstörung) auftretende Herzmuskelkontraktionsstörungen mit Tachy- o. Bradykardie, Hypotonie, Ohnmachtsneigung; im EKG charakterist. Verlängerung der QT-Dauer u. zu früh einsetzendem zweiten Herzton infolge vorzeitig abbrechender hämodynam. wirksamer Systole; Vorkommen bei Hypokaliämie u. a. Mineralstoffwechselstörungen, Coma diabeticum, infektiös tox. Zuständen, Porphyrie, Hypothyreose, Leberinsuffizienz u. a.

Heidelberger Kapsel ↑Endoradiosonde.

Heidelberger-Kurve: nach M. Heidelberger benannte graph. Darstellung der durch Trübungsmessung verfolgten ↑Antigen-Antikörper-Reaktion. Bei konstanter Antikörper-Konzentration nimmt die Trübung (Antigen-Antikörper-Komplexbildung) mit steigender Antigen-Konzentration zunächst zu bis zu einem Bereich, in welchem weder freies Antigen noch freie Antikörper existie-

H

ren (↑Äquivalenzzone). Danach wird die Trübung wieder geringer, da bei Antigenüberschuß die Immunkomplexe ihre Zusammensetzung ändern u. kleiner werden.

Heidelberger Prothese ↑Armprothese, pneumatische.

Heidelberger Winkel: am Schuhboden verankerte Winkelschiene aus Federbandstahl, die hinter der Ferse nach oben geführt wird u. bei Kombination mit einem Konfektionsschuh durch eine Schelle am Unterschenkel befestigt o. in den Schaft eines orthop. Schuhs eingearbeitet wird. Er verhindert das Herabhängen der Fußspitze bei Lähmungen.

Heidenhain, Martin (1864–1949), Anat., Tübingen, Sohn des Physiol. Rudolf Heidenhain (1834–1897).

Heidenhain-Färbungen (nach Martin H.) ↑Azanfärbung, ↑Eisenhämatoxylinfärbung.

Heilbad ↑Kurort.

Heilerde: physikal.-chem. Verwitterungsprodukt von Trümmergestein, bes. Feldspäten mit Korngrößen unter 0,02–0,002 mm, meist Löß, aber auch Mergel, Lehm, das äußerl. mit Wasser angerührt zu warmen o. kalten Umschlägen verwendet o. auch getrunken wird, sofern es dem erforderl. hyg. Reinheitsgrad entspricht. H. besitzt adsorbierende Effekte, wirkt im Magen als Basenlieferant, enthält wichtige Spurenelemente u. vermag in gewissem Umfang Darmgifte zu binden. Vorwiegend in der Volksmedizin zur Behandlung schlecht heilender Wunden u. von Magen-Darm-Störungen angewendet.

Heilfieberbehandlung: spez. als ↑Impfmalaria eingeführte u. angewendete Form der „Reizkörpertherapie" zur Behandlung der Hirnsyphilis; später allg. durch z. B. intravenöse Applikation von abgetöteten Kolibakterien provozierte Temperaturanstiege (Wirkung der bakteriellen ↑Endotoxine) zur Behandlung chron. Krankheiten, z. B. der Gelenke.

Heilgymnastik: nicht mehr gebräuchl. Begriff für ↑Krankengymnastik.

Heilimpfung: Anwendung von Impfantigenen (Immunogenen) nach ausgebrochener Krankheit, z. B. mit krankheits- u. patienteneigenen Erregern (↑Autovakzine), o. meist als ↑Simultanimpfung wie bei Tetanus.

Heilklima: Klimabereich, für den definierte ther. Wirkungen bekannt sind. In Mitteleuropa handelt es sich dabei v. a. um das Hochgebirgs-, das Mittelgebirgs-, das Meeresküsten- u. das Inselklima.

Heilkrampfbehandlung ↑Therapie, elektrokonvulsive.

Heilkunde ↑Medizin.

Heilmassage: befundorientierte Massage, die der Behandlung von Störungen u. Befunden mit Krankheitswert dient. Es werden mit angepaßten Grifftechniken alle Schichten der Körperdecke einbezogen.

Heilmeyer, Ludwig (1899–1969), Int., Hämat., Jena, Düsseldorf, Freiburg/Br. Gründungsrektor Universität Ulm. Arbeiten über Eisenstoffwechsel, Störungen der Bluthämsynthese, med. Spektrophotometrie, Zytostatika (H. prägte diesen Begriff). Zahlreiche weitere Arbeiten zur Blutforschung.

Heilmeyer-Schöner-Erythroblastose (nach Ludwig H.) ↑Erythroblastose des Erwachsenen, chronische.

Heilmittel, natürliche: sprachl. nicht präzise Bez. für Substanzen, die nicht fabriktechn. hergestellt werden, sondern den atmosphär., terrestr., limnolog. o. maritimen Bereichen entstammen u. substantiell unverändert u. unmittelbar zu Heilzwecken Verwendung finden. Die n. H. bedürfen in der Bundesrepublik Deutschland einer staatl. Anerkennung u. regelmäßigen Überwachung, die nach den ↑Begriffsbestimmungen für Kurorte, Erholungsorte und Heilbrunnen durchgeführt wird. Danach gehören dazu: natürl. vorkommende Wässer mit einem best. Mineral-, Gas- o. Spurenelementgehalt (↑Heilwässer); Torfe, Schlamme u. Erden (↑Peloide, natürliche); natürl. Gasausströmungen aus der Erde (Heilgase), aus Wässern o. natürl. Bestandteile der Luft u. die bestimmenden bioklimat. Bedingungen eines Ortes o. Gebiets. Auch das Meereswasser ist zu den H. zu rechnen.

Heilnahrung: Nahrung für Kranke, bei denen die Verdauung infolge intestinaler Erkrankungen bzw. der Zwischenstoffwechsel infolge chron. Organerkrankungen u. a. gestört ist. H. muß die veränderte Toleranz gegenüber einzelnen Nährstoffen, Mangelzustände u. die Versorgung mit essentiellen Nahrungsbestandteilen berücksichtigen (essentielle ↑Fettsäuren, essentielle ↑Aminosäuren, Vitamine, Spurenelemente).

Heilpädagogik: von Georgens u. Deinhardt Mitte des 19. Jh. verwendeter u. von Hanselmann, Zürich, 1930 für eine Theorie der Sondererziehung Behinderter verwendeter Begriff. Er fand bes. in den deutschsprachigen Raum Eingang. Der Terminus H. wird z. T. noch heute in der Schweiz u. in Österreich verwendet, er ist im Ungar. die verbindl. Bez. für das Wissenschaftsgebiet.

Heilpeloide: in Form von ↑Peloidbädern o. ↑Packungen zu Heilzwecken verwendete natürliche ↑Peloide, deren ther. Wirksamkeit wissenschaftl. erwiesen sein muß (↑Begriffsbestimmungen für Kurorte, Erholungsorte und Heilbrunnen).

Heilphase, eosinophil-lymphozytäre: dritte ausklingende Heilphase im Ablauf eines immunbiolog. Abwehrgeschehens bei infektiösen o. infektiös-tox. Erkrankungen; charakterisiert durch Eosinophilie u. relative Lymphozytose im peripheren Blutbild u. Rückgang der absoluten Leukozytenzahl mit Kernverschiebung zur Norm. ↑Leukozytenkurve, biologische.

Heilpraktiker: geschützte Berufsbezeichnung für Personen, die die staatl. Erlaubnis besitzen, ohne ärztl. ↑Approbation berufsmäßig Heilkunde zu betreiben. Rechtsgrundlage ist das zuletzt 1974 geänderte Heilpraktikergesetz. Der H. darf alle Erkrankungen mit seinen Untersuchungs- u. Behandlungsmethoden behandeln außer meldepflichtige Erkrankungen. Er darf keine Geburtshilfe u. Leichenschau vornehmen, keine verschreibungspflichtigen Medikamente (gilt auch für Betäubungsmittel) verordnen sowie keine Röntgenstrahlen alleinverantwortl. anwenden. Der H. hat die gleiche Sorgfaltspflicht gegenüber seinen Patienten wie ein Arzt (Aufklärungs- u. Dokumentationspflicht).

Heilquellen ↑Heilwässer.

Heilschlafbehandlung: i. a. durch Medikamente eingeleiteter Schlaf als Form der ↑Schlaftherapie.

Heilserum: früher gebräuchl. Begriff für heterologe u. homologe Seren o. ↑Immunglobuline zur passiven Immunisierung (↑Immunisierung). Heute durch hochgereinigte u. konzentrierte heterologe Immunglobuline u. homologe Immunglobuline abgelöst.

Heilsport: Sporttherapie; Anwendung von Sport zu Heilzwecken.

Heilstätte: klin. Einrichtung zur Isolierung u. Behandlung von Tuberkulosekranken. Beginn der Heilstättenbewegung um 1875. In den H. wurden alle diagn. u. ther. Verfahren der Tuberkulose zusammengefaßt u. weiterentwickelt, einschl. der chir. Verfahren.

Heilung: Wiederherstellung des Gesundheitszustands, vollständig (Restitutio ad integrum) o. mit verbleibenden geringen morphol. o. funktionellen Defekten.

Heilungsrate: prozentualer Anteil der Heilungen in einer definierten Krankenpopulation. ↑Heilungsziffer.

Heilungsziffer: Verhältnis der Geheilten zu der Gesamtzahl der in einer Zeitspanne beobachteten Kranken; ↑Leistungsziffer, ↑Heilungsrate.

Heilversuch: geplante u. (z. B. statist.) ausgewertete Abweichung (klin. Studie) vom med. Standard mit dem Ziel, Diagnostik u. Ther. zu optimieren bzw. neue Wege der Ther. zu finden. Die Unterscheidung von H. u. ↑Humanexperiment ist für Recht u. Ethik der Forschung wesentl. ↑Helsinki-Deklaration.

Heilwässer: in Form von ↑Heilwasserbädern, ↑Trinkkuren, ↑Inhalationen o. Spülungen zu Heilzwecken verwendetes natürl. Quellwasser, dessen ther. Wirksamkeit wissenschaftl. erwiesen sein muß. Nach den ↑Begriffsbestimmungen für Kurorte, Erholungsorte und Heilbrunnen müssen mind. 1 000 mg an festen gelösten Bestandteilen o. besondere wertbestimmende Eigenschaften (≥ 20 mg Fe^{2+}/l, ≥ 1 mg I^-/l, ≥ 1 mg S/l, ≥ 666 Bq Rn/l, $\geq 1{,}0$ mg F^-/l, $\geq 1\,000$ mg CO_2/l bzw. eine mittlere Jahrestemperatur von ≥ 20 °C) vorliegen. Bei akratischen ↑Heilwässern muß die ther. Wirksamkeit in Einzelgutachten nachgewiesen werden. Ionisierte Inhaltsstoffe natürl. Heilwässer, deren relative Äquivalentanteile 20 mval% überschreiten, werden nach den Nauheimer Beschlüssen in den Quellennamen aufgenommen. Die besonderen wertbestimmenden Bestandteile werden mit dem Zusatz „-haltig" dem Quellennamen vorangestellt. Bei mehr als 1 000 mg CO_2/l kann das Heilwasser als „Säuerling" bezeichnet werden.

Heilwässer, akratische: natürl. mineralstoffhaltige Quellwässer mit einem Gehalt an festen gelösten Bestandteilen von weniger als 1 000 mg/l. Ihre ther. Wirksamkeit muß wissenschaftl. belegt sein (Akratothermen). Traditionelle Ind. sind v. a. Erkrankungen des Bewegungsapparats u. vegetative Regulationsstörungen.

Heilwasseranalyse: umfassen chem. Analysen der ionisierten (Elektrolyte) u. der nichtionisierten (z. B. Matakieselsäure, Metaborsäure) festen Bestandteile, der frei gelösten Gase sowie physikal. Analysen (Radioaktivität, pH-Wert, elektr. Leitfähigkeit, Dichte u. a.) u. bakt. Untersuchungen nach den Erfordernissen der Trinkwasserhygiene. Die H. wird nach den in ↑Begriffsbestimmungen für Kurorte, Erholungsorte und Heilbrunnen festgelegten Kriterien durchgeführt. Ihre Ergebnisse werden in Analysentabellen dargestellt, in denen für die ionisierten Bestandteile neben den absoluten Konzentrationen (mg/l) auch die Äquivalentkonzentrationen (mval) u. die relativen Äquivalentanteile (mval%) angegeben werden.

Heilwässer, arsenhaltige: natürl. Heilwässer mit mehr als 1 mg $HAsO_2$/l, die zu dosierten Trinkkuren verwendet werden, deren Anwendung wegen mögl. tox. Arsenwirkungen heute umstritten ist. Traditionelle Indikationsbereiche sind Stoffwechselstörungen, Anämien u. Hauterkrankungen.

Heilwasserbäder: Mineralbäder; Voll- o. Teilbäder in natürl. ↑Heilwässern.

Heilwässer, CO_2-haltige ↑Kohlenstoffdioxidheilwässer.

Heilwässer, eisenhaltige: natürl. mineralstoffhaltige Wässer, die über 20 mg Fe^{2+}/l enthalten; werden v. a. zu ↑Trinkkuren bei Eisenmangelzuständen u. zur allg. Roborierung eingesetzt.

Heilwässer, fluoridhaltige: Heilwässer mit einem Fluoridgehalt über 1,0 mg/l; sie werden als Trinkwässer zur Fluoridsubstitution u. Kariesprophylaxe eingesetzt (Strenge Dosierungsvorschriften), höher konzentrierte Wässer auch zur unterstützenden Behandlung der Osteoporose.

Heilwässer, hydrogenkarbonathaltige: natürl. mineralstoffhaltige Wässer, die bei einem Gesamtmineralstoffgehalt von über 1 000 mg/l mind. 20 mval% HCO_3 enthalten u. i. d. R. zu ↑Trinkkuren verwendet werden. Die wichtigsten Gruppen sind die Natrium-Hydrogenkarbonat- u. Kalzium-Magnesium-Hydrogenkarbonat-Heilwässer. Ihre ther. Wirkungen beruhen auf der Alkalisierungswirkung des Hydrogenkarbonats, die an eine Mindestkonzentration von 1 300 mg HCO_3/l gebunden sind. Hauptindikationsgebiete sind Magenerkrankungen, Stoffwechselerkrankungen (Diabetes, Hyperurikämie) u. urol. Erkrankungen.

Heilwässer, iodhaltige: natürl. mineralstoffhaltige Wässer mit über 1,0 mg I/l; i. H. sind meistens Solen u. werden zu Bädern, Trinkkuren u. Inhalationen genutzt; Indikationsbereiche sind Herz-Kreislauf-Erkrankungen, Stoffwechselerkrankungen, Augenkrankheiten, Atemwegserkrankungen u. der Iodmangel.

Heilwässer, kalziumhaltige: natürl. mineralstoffhaltige Wässer die bei einem Mindestmineralstoffgehalt über 20 mval% Kalzium aufweisen. Sie kommen als Kalzium-Chlorid-, Kalzium-(Magnesium)-Hydrogenkarbonat- u. Kalzium-Sulfatwässer vor; werden v. a. zu Trinkkuren verwendet. Die wichtigsten Indikationsbereiche sind chron.-entzündl. Magen-Darm-Erkrankungen, Allergien, urol. Erkrankungen u. Kalziummangel.

Heilwässer, lithiumhaltige: natürl. mineralstoffhaltige Heilwässer mit einer Mindestkonzentration von 1 mg Li^+/l; werden überwiegend zu Trinkkuren verwendet u. besitzen meist auch einen nennenswerten Natriumgehalt. Wichtigster Anwendungsbereich sind die man.-depressiven Erkrankungen; strenge Dosierungsrichtlinien.

Heilwässer, magnesiumhaltige: natürl. mineralstoffhaltige Wässer, die bei einem Gesamtmineralstoffgehalt von über 1 000 mg/l mind. 20 mval% an Mg^{2+} aufweisen. Sie enthalten meist auch Kalzium u. kommen meist als Hydrogenkarbonatwässer o. Sulfatwässer vor. Die Eigenwirkungen des Magnesiums kommen bei Trinkkuren in den Indikationsbereichen Nieren u. ableitende Harnwege, entzündl. Magen-Darm-Erkrankungen sowie Magnesiummangelzustände zum tragen.

Heilwässer, natriumhaltige: natürl. mineralstoffhaltige Wässer, die bei einem Gesamtmineralstoffgehalt von über 1 000 mg/l mind. 20 mval% an Na^+ aufweisen. Sie kommen meist als Natriumchlorid-, Hydrogenkarbonat- o. Sulfatwässer vor. Natriumchloridheilwässer mit über 240 mval Na u. Cl werden als ↑Solen bezeichnet. Sie werden überwiegend zu Bädern verwendet. Ihre Wirkungen werden über Veränderungen des Hautzustands vermittelt. Hauptindikationsbereiche sind rheumat., Haut- u. gyn. Erkrankungen. Sie werden wegen synergist. Wirkungen bei Hautkrankheiten häufig mit der UV-Ther. kombiniert (↑Solephototherapie). Für ↑Trinkkuren werden nur hypotone n. H. verwendet, u. zwar zur

Behandlung von Magen-Darm-Erkrankungen orthostatischen u. anderen vegetativen Regulationsstörungen sowie zur Natrium- u. Flüssigkeitssubstitution im Alter. Die Schwellenkonzentration für diese Wirkungen liegt bei 500 mg Na^+/l.

Heilwässer, radioaktive: Heilwässer mit relevanten Gehalten an radioaktiven Substanzen, meist ↑Radon o. ↑Radium.

Heilwässer, radonhaltige: natürl. mineralstoffhaltige Heilwässer mit einer Radonaktivität von mind. 666 Bq/l (18 nCi/l); werden zu Bädern, Trinkkuren u. Inhalationen verwendet. Wirksames Prinzip ist die zugeführte Radioaktivität (Alphastrahlung). Hauptindikationsbereich sind die entzündl.-rheumat. Erkrankungen, insbes. die Spondarthritiden.

Heilwässer, sulfathaltige: natürl. mineralstoffhaltige Wässer, die bei einem Gesamtmineralstoffgehalt von über 1 000 mg/l mind. 20 mval% an SO_4^{2-} enthalten: werden ausschließl. zu ↑Trinkkuren verwendet, ihre Wirkungen beruhen auf der geringen intestinalen Resorbierbarkeit u. dem hohen osmot. Lösungsdruck des SO_4^{2-}, wodurch eine Reihe reflektor. Wirkungen ausgelöst werden können. Indikationsbereiche sind Erkrankungen des Darms u. der großen Verdauungsdrüsen; kommen als Natrium-Sulfatwässer, Magnesium-Sulfatwässer, Kalzium-Sulfatwässer, Eisen-Sulfatwässer u. Aluminiumsulfatwässer vor.

Heimdialyse: Hämodialyse, die von Pat. selbst o. einem Betreuer zu Hause durchgeführt wird.

Heiminfektion ↑Infektion, nosokomiale.

Heimlich-Manöver: Handgriff zur Entfernung aspirierten Fremdmaterials aus den tieferen Atemwegen beim Bewußtlosen durch Erzeugen eines künstl. Hustenstoßes. Dieser wird vom Helfer durch ruckartiges Zusammendrücken des unteren Thorax bzw. Oberbauchs erzeugt. Bestandteil der Wiederbelebungsprotokolle (Freimachen der Atemwege); jedoch wegen nur anekdot. belegter Effektivität u. Verletzungsgefahr (Milz-, Magen-, Leberruptur) umstritten.

Heimlich-Ventil: Einwegventil in der Notfallthoraxdrainage (Behandlung des Pneumo- bzw. Hämatothorax), durch das Luft u. Flüssigkeit aus dem Thorax entweichen, aber bei inspirator. Unterdruck nicht nach intrathorakal gelangen kann.

Heimseuchen ↑Endemie.

Heine, Jacob von (1800–1879), dt. Orthop., Bad Cannstadt.

Heineke, Walter Hermann (1834–1901), dt. Chir., Erlangen.

Heineke-Mikulicz-Plastik (nach Walter H. H.): Längsdurchtrennung des Pylorus mit nachfolgender Quervernähung.

Heine-Medin-Krankheit (nach Jakob H. u. Karl O. M.) ↑Poliomyelitis acuta anterior.

Heinz, Robert (1865–1924), Pharmak., Erlangen, München.

Heinz-Innenkörper (nach Robert H.): Heinz-Körper, Heinz-Ehrlich-Körper, Heinz-Blaukörper, Heinz-Einschlußkörper; durch Supravitalfärbung mit Nilblausulfat sich bes. gut darstellende, tiefblaue, meist exzentr. in den Erythrozyten gelegene Einschlußkörperchen, die 1890 von Heinz als Blaukörner beschrieben wurden. Entstehen durch oxidative Denaturierung u. Präzipitation von Proteinen des Erythrozyten bes. bei intraerythrozytären Enzymdefekten, so des Pentosephosphatzyklus bzw. des Glutathionstoffwechsels, da bei diesen Enzymopathien der Erythrozyt der oxidativen Einwirkung best. Noxen (u. a. Amino- u. aromat. Nitroverbindungen, Antimalariamittel, Wirkstoffe der Saubohne, ↑Favismus) nicht mehr entgegenwirken kann. H. treten auch auf bei hereditären nichtsphärozytären hämolyt. Anämien, ausgelöst durch anomales instabiles Hämoglobin.

Heinz-Innenkörper-Anämien (nach Robert H.): umfassen eine Gruppe hämolyt. Anämien auf der Grundlage einer oxidativen Schädigung der Erythrozyten durch Chem. (insbes. durch Medikamente) sowie bei Vorliegen instabiler Hämoglobine (kongenitale H.).

Heinz-Innenkörper-Nachweis (nach Robert H.): zytomorpholog. Verfahren zum Nachweis der Heinz-Einschlußkörper in den Erythrozyten durch Supravitalfärbung mit Nilblausulfat o. phasenopt. im Vitalpräparat.

Heinz-Innenkörper-Test (nach Robert H.): Funktionsprüfung des erythrozytären Systems. In-vitro-Verfahren nach Beutler u. Baluda. Dient dem Nachweis eines Mangels an reduziertem Glutathion als Ursache einer vermehrten Bildung von Heinz-Körpern bei korpuskulären nichtsphärozytären hämolyt. Anämien. Im H. werden Erythrozyten mit Acetylhydrazin inkubiert. Färbung mit Nilblausulfat. Erythrozyten mit mehr als 4 Heinz-Körpern werden gezählt.

Heißluftbad: Schwitzbad des ganzen Körpers o. einzelner Körperteile in trockener heißer Luft, z. B. in Form des ↑Saunabades, des elektr. beheizten Heißluftkastens o. als Dampfbad, röm.-ir. o. türk. Bad in größeren Badehäusern.

Heißluftbehandlung: Anwendung heißer Luft von 50–70 °C zur lokalen Wärmetherapie, meist in Form des Lichtkastens o. als Glühlichtbad.

Heißluftdampfbad: russ.-röm. Bad; Kombination von Heißluftbad (trocken-heiß) u. Dampfbad (feucht-heiß) mit nachfolgender Abkühlung (Tauchbad, Schwimmbad), evtl. Massage o. anschließender Packung.

Heißluft-Dampf-Heißluft-Verfahren: *Abk* HDH-Verfahren; Verfahren zur Desinfektion von Krankenhaustextilien u. -betten mit erwärmter (120–130 °C) bewegter Heißluft u. Dampf von 105 °C. Die Desinfektion wird in ↑Desinfektionskammern durch einen ↑Desinfektor durchgeführt.

Heißluftdesinfektion: Desinfektion von hitzestabilen Materialien bei 120 °C 150 min. Für bes. Anforderungen (bei Pest, Cholera, Milzbrand) muß die Heißluft bewegt (180 min) werden.

Heißluftsterilisation: Verfahren der Sterilisation durch Hitzebehandlung des thermostabilen ↑Sterilisiergutes in sterilhaltender Verpackung im ↑Heißluftsterilisator bei mind. 160 °C, wobei die H. entweder bei einer festgelegten Temperatur u. einer tabellar. geforderten Einwirkungszeit erfolgt o. Zeit u. Temperatur i. R. des zugelassenen Temperaturbereichs ausgewählt werden. Die H. wird mit dem chem. ↑Sterilisationsindikator ↑Thermotest-H-Indikator, der gleichzeitig ein ↑Sicherheitsindikator ist, überprüft.

Heißluftsterilisator: zur ↑Sterilisation mit Heißluft von 180 °C konstruiertes Gerät, das i. a. mit Umluftbewegung u. automat. Programmschaltung ausgerüstet ist. Dient der Entkeimung von hitzeresistenten Materialien u. Gegenständen aus Metall, Glas, Porzellan, thermostabilem Kunststoff, thermostabilem Pulver, Fetten, fetten Ölen, Paraffinen, Wachsen u. a. Die Betriebszeit der H. setzt sich aus der Erwärmungszeit (vom Einschalten bis zum Erreichen der Betriebstemperatur), der Sterilisierzeit u. der Abkühlzeit (vom automat. Abstellen des Geräts bis zum Temperaturabfall unter 80 °C) zusammen. Die Sterilisierzeit besteht aus der Ausgleichszeit (bis das ↑Sterilisiergut an den Thermometermeßstellen die Sterilisiertemperatur erreicht hat), der Abtötungszeit (die für die Abtötung der Keime erforderl. Zeit) u. einem Sicherheitszuschlag. Der H. muß regelmäßig überprüft werden. ↑Sterilisatorenprüfung.

Heister-Klappe ↑Plica spiralis.

hekto- *Präfix*: *Abk* h; vor physikal. Einheiten zur Bez. der 10^2fachen Menge einer Einheit.

HeLa-Linie: seit 1951 (Gey) in Gewebekultur gezüchtete Zellen eines menschl. Zervixkarzinoms. Eine der ältesten ↑Zellinien überhaupt. Gelegentl. in anderen Zellinien verschleppt.

Held, Hans (1866–1942), Anat., Leipzig.

Held-Endfüßchen (nach Hans H.): runde bis dreieckige Synapsen an Neuronen des ZNS.

Heleidae ↑Ceratopogonidae.

Helferviren: Viren, die fehlende Funktionen zur Replikation von ↑Satellitenviren übernehmen.

Helferzellen: T-Zell-Subpopulation, die an der Antikörperbildung gegen thymusabhängige Antigene (z. B. Erythrozyten, Proteine) durch B-Zellen (Plasmazellen) beteiligt sind. Thymusunabhängige Antigene (Lipopolysaccharide, Pneumokokken-Polysaccharid) bedürfen dieser Helferfunktion nicht, sie wirken direkt auf B-Zellen. Der Mechanismus der Helferzellenfunktion ist noch nicht endgültig geklärt: direkte Kooperation von T- u. B-Zellen durch Kontakt; Bildung von humoralen Mediatoren durch Antigenstimulierung der T-Zellen. Funktionen von H. werden auch von „adhärenten" (makrophagenähnl.) Zellen wahrgenommen. Für die Funktion von H. ist die Mitwirkung von Makrophagen erforderl. Freisetzung der Interleukine 1 u. 2 (↑Interleukine) beschleunigt u. verstärkt den Prozeß. Humane H. reagieren mit dem monoklonalen Antikörper CD4. ↑Lymphozytendifferenzierung.

helicinus ⟨*gr*⟩ *Adj*: schneckenartig, gewunden; ↑Arteriae helicinae.

Helicobacter: seit 1989 eingeführtes Genus mit mind. 8 Spezies; spiralförmige, gramnegative Stäbchen mit polarer Geißel. Wachsen mikroaerophil, spalten Harnstoff, bilden Oxidase u. Katalase, reduzieren Nitrat, haben bes. Anforderungen an die Wachstumsatmosphäre. ↑Helicobacter pylori sind die Bakterien, die bes. im Hinblick auf die Ätiopathogenese der Ulkuskrankheit des Menschen in den Vordergrund getreten sind (>90 % d. Vorkommens). ↑Kampylobakteriosen.

Helicobacter-Infektion: Infektion des Menschen, meist durch ↑Helicobacter pylori. Nach Besiedlung des Magenantrums erfolgt Assoziierung mit chron. Gastritis Typ B u. mögl. Übergang in chron. atroph. Gastritis mit pept. Magen- o. Duodenalulkus u. als mögl. Risikofaktor des Magenkarzinoms. Diagnostik: Magenschleimhautbioptat, Ureaseschnelltest bei jedem unkomplizierten Erstulkus. Serol. ELISA (↑Enzymimmunoassay). Atemtest mit Kohlenstoff-Isotop-markiertem Harnstoff.

Helicobacter pylori: gekrümmte bis spiralförmige, gramnegative Bakterien mit (bi-)polarer lophotricher Begeißelung; früher Campylobacter pylori. Wachstum mikroaerophil, Bildung von Urease u. eines extrazellulären Zytotoxins. Das Vorhandensein von Urease ist für die Überlebensfähigkeit des Keimes essentiell. H. p. besiedelt die schleimsezernierenden Epithelzellen des Magenantrums, wird für den größten Teil der Typ-B-Gastritis (↑Helicobacter-Infektion) verantwortl. gemacht u. spielt bei der Entwicklung der pept. Ulzera sowie vielleicht der Magenkarzinome u. MALT-Lymphome eine maßgebl. Rolle.

Helikasen: i. e. S. Enzyme, die unter ATP-Spaltung DNA-Doppelstränge entwinden u. damit für die Replikation (↑DNA-Biosynthese) notwendig sind (↑DNA-Helikasen). I. w. S. werden auch Proteine, die für die Entwindung von RNA-Schleifenstrukturen (engl. loops) notwendig sind, zu den H. gerechnet, z. B. versch. eukaryont. Initiationsfaktoren der ↑Proteinbiosynthese, die derartige Strukturen der Messenger-RNA als Voraussetzung für die Bindung an ↑Ribosomen auflösen (RNA-H.).

Helikobakteriosen ↑Helicobacter-Infektion.

Helikopodie ⟨*gr*⟩ *f* ↑Zirkumduktion.

Helikotrema ⟨*gr*⟩ *n*: Helicotrema, Schneckenloch; Verbindung der Scala tympani mit der Scala vestibuli an der Spitze der Schnecke des Innenohrs.

Heliosis ⟨*gr*⟩ *f*: Heliose; Sonnenstich.

Heliotherapie ⟨*gr*⟩ *f*: ther. Anwendung der natürl. Sonnen- u. Himmelsstrahlung. Wichtigste Faktoren sind UVB- u. UVA-Strahlung, sichtbares Licht u. Wärmestrahlung. Ind. sind u. a. Vitamin-D-Mangel, Osteoporose, saisonale Depressionen, vegetative Regulationsstörungen. Zur H. sind Meeresküsten- u. Hochgebirgsklima wegen ihrer hohen Strahlungsintensitäten bes. geeignet.

Helix ⟨*gr*⟩ *f*: **1.** ***Anat.:*** Schraubengewinde, das Gewundene; Bez. für Ohrleiste o. -krempe als Teil der Ohrmuschel. **2.** ***Biochem.:*** ein schraubenförmiges Strukturelement der Sekundärstruktur. In Proteinen findet sich v. a. die Alphahelix. Pro Windung enthält die Alphahelix 3,6 Aminosäurereste, sie wird durch Wasserstoffbrücken stabilisiert. Einige proteinogene Aminosäuren sind mit der Alphahelixstruktur unvereinbar, so z. B. Prolin, Valin, Isoleucin u. Threonin. Sie werden als nichthelixbildende Aminosäuren bezeichnet. Durch ↑Disulfidbindungen (Disulfidbrücken) werden Alphahelices zusätzl. stabilisiert. In einigen fibrillären ↑Proteinen finden sich ausschließl. Helixstrukturen als Strukturelemente der Sekundärstruktur, z. B. in Alphakeratin, Myosin u. Elastin. Helices können sich in Längsrichtung zusammenlagern, so entstehen im Keratin u. im Kollagen sog. Superhelices bzw. Tripelhelices. In ↑Desoxyribonukleinsäuren bildet sich als Strukturelement die Doppelhelix aus. Auch in Polysacchariden wie z. B. ↑Stärke treten helikale Strukturen auf.

Helixagglutinine: Schneckenagglutinine, früher Protectine; in der Eiweißdrüse von Weinbergschnecken nachgewiesene antikörperähnl. Substanzen, die mit Erythrozytenantigenen der Blutgruppe A reagieren; werden neben der Blutgruppenbestimmung zur Typisierung best. Bakterien u. in versch. immunchem. u. biochem. Verfahren eingesetzt.

Helix, amphipathische: alphahelikale Bereiche in ↑Proteinen mit amphipath. Strukturelementen; kommen u. a. in aktivierenden Domänen von Transkriptionsfaktoren vor. ↑Transkription.

Helix-Knäuel-Übergang: Vorgang bei der ↑Denaturierung von Proteinen, bei dem geordnete Helixstrukturen in ein ↑Random coil übergehen.

Helkologie ⟨*gr*⟩ *f*: Lehre von Geschwüren.

Helladaptation ⟨*lat*⟩ *f* ↑Adaptation.

Helleborus niger: Christrose, Giftpflanze, die Bufadienolide enthält; 2–3 Samenkapseln tox. für Kinder.

Hellendall-Zeichen: bräunl. Verfärbung der Nabelgegend bei Blutungen in die Bauchhöhle.

H

Heller, Ernst (1877–1964), Chir., Leipzig.

Heller, Theodor (1869–1938), Heilpädagoge, Wien.

Heller-Jalousieplastik (nach Ernst H.) ↑Jalousieplastik, ↑Thorakoplastik.

Heller-Operation (nach Ernst H.) ↑Kardiomyotomie.

Heller-Syndrom (nach Theodor H.): Dementia infantilis; frühkindl., progrediente Intelligenzminderung; Beginn mit Sprachstörungen, Verlust des Sprachverständnisses im 2.–6. Lj., zunehmender Persönlichkeitsverfall (Wutausbrüche, Hemmungslosigkeit, Gewalttätigkeiten, bisweilen Anfallsleiden); Ursache nicht geklärt, evtl. embryofetales Alkoholsyndrom.

Helle-Zellen, renale: Becherzellinseln der Niere; granulierte epitheloide Zellen in der Wand der Arteriola afferens (modifizierte glatte Muskelzellen, Endocrinocytus myoideus); die Granula enthalten Renin. Teil des juxtaglomerulären ↑Apparats.

Helligkeit: physikal. nicht definierter u. daher vieldeutiger Begriff für ↑Leuchtdichte, Lichtstärke o. ↑Beleuchtungsstärke.

Hellin-Regel: Verhältnis von Mehrlingsgeburten zu Einlingsgeburten. Zwillinge 1 : 80, Drillinge $1:80^2$ (1 : 6400), Vierlinge $1:80^3$ (1 : 512 000), Fünflinge $1:80^4$ (1 : 40 960 000).

HELLP-Syndrom: Sonderform einer Gestose mit den Merkmalen: Hämodialyse, Elevated Liver Enzyme (erhöhte Leberenzyme), Low Platelet Count (Thrombopenie).

Hellvella esculenta: Gyromitra esculenta, ↑Frühjahrslorchel; ↑Giftpilze.

Hell-Zellen-System: endokrine Zellen im Darmkanal, ↑GEP-System, ↑APUD-Zellsystem.

Helmholtz, Hermann Ludwig Ferdinand von (1821–1894), dt. Physiol. u. Physiker, Schüler von Johannes Müller; zunächst Militärarzt, später Prof. der Anat. u. Physiol. in Königsberg, Bonn u. Heidelberg sowie Prof. der Physik in Berlin. 1847 formulierte H. unabhängig von Julius Robert Mayer (1814–1878) u. James Prescott Joule (1818–1889) das Gesetz von der Erhaltung der Energie (↑Energieerhaltung). Mit der von H. 1850 erstmalig vorgenommenen exakten Bestimmung der Nervenleitungsgeschwindigkeit begann die naturwissenschaftl. orientierte Neurophysiologie. 1851 entwickelte H. den Augenspiegel, dessen Anwendung durch die Möglichkeit der direkten Beobachtung des Augenhintergrunds völlig neue Bereiche auf diagn. Gebiet eröffnete u. die Ophth. erhebl. förderte.

Helmholtz-Resonator (nach Hermann L. F. von H.): Glas- o. Metallhohlkugeln mit einer Öffnung zum Schallfeld, die der Klanganalyse (Frequenzmessung) dienten. Im Falle der Übereinstimmung der Eigenfrequenz des Resonators mit einer Frequenz des Tongemischs ergibt sich Resonanz.

Helminthen ⟨*gr*⟩ *f*: Eingeweidewürmer; parasit. lebende Vertreter der ↑Trematoda, ↑Cestoda, ↑Nematoda u. ↑Acanthocephala. ↑Endoparasiten.

Helmintheninfektion ↑Helminthiasis.

Helminthiasis ⟨*gr*⟩ *f*: Helminthosen, Helmintheninfektion; durch Wurmbefall (↑Helminthen) verursachte Erkrankung; z. B. Befall durch ↑Cestoda (↑Bandwürmer), ↑Trematoda (Saugwürmer), ↑Nematoda (Fadenwürmer). ↑Taeniasis.

Helmont, Johann Baptista van (1577–1644), niederländ. Arzt, Naturforscher, Vilvorden bei Brüssel. Begründer der ↑Iatrochemie. Von Paracelsus beeinflußt, erklärte H. die Vorgänge im Körper aus chem. Prozessen. Auf H. geht der Begriff Gas (von gr. Chaos abgeleitet) zurück, das er klar vom Wasserdampf trennte. H. ist der Entdecker von Kohlensäure u. Magensäure, mit seiner Verdauungslehre nahm er die Hypothese der Enzymwirkung vorweg.

Helmzelle: Variante des Schizozyten, eines infolge tox., therm. o. mechan. Schädigung fragmentierten Erythrozyten mit helmartiger Form.

Helsinki-Deklaration: Erklärung des Weltärztebundes 1964 in Helsinki zur Regelung der med. Forschung am Menschen (↑Heilversuch, ↑Humanexperiment). Zentrale Forderungen dieser Deklaration sind die Aufklärung u. Einwilligung (↑Informed consent, aufgeklärte Einwilligung) der Pat. bzw. Probanden sowie die Kontrolle aller Versuche an gesunden o. kranken Menschen durch eine ↑Ethikkommission. Versuche, deren Nutzen nicht überwiegt bzw. die zu bleibenden Schäden führen, sind nicht statthaft. Die H. wurde in Tokio (1975), Venedig (1989), Hongkong (1991) u. Somerset (1996) revidiert.

Helveticosid: Herzglykosid aus Strophanthus kombé.

Helweg-Dreikantenbahn ↑Tractus olivospinalis.

Hemdenknopfabszeß: Infektion u. Nekrose einer Haartalgdrüse, noch weitgehend von gesunder Haut bedeckt.

Hemeralopie, erworbene ⟨*gr*⟩ *f*: Tagsichtigkeit; im Deutschen unkorrekt als Nachtblindheit bezeichnete Sehschwäche durch äußere Faktoren, z. B. Vitamin-A-Mangel, Pigmentdegeneration, Choroideaatrophie.

Hemeralopie, kongenitale idiopathische ⟨*gr*⟩ *f*: angeborene Formen der Tagsichtigkeit; im Deutschen unkorrekt als Nachtblindheit bez. Seherkrankung, die dominant, einfach rezessiv o. geschlechtsgebunden rezessiv bedingt ist. Starke Herabsetzung der Dunkeladaptation. Bei rezessiven Formen hohe Achsenmyopie. Farbsinn erhalten, oft Ringskotome. Angeborene Hemeralopie tritt auf bei totalem o. partiellem Albinismus, ↑Atrophia gyrata choroideae et retinae (hochgradige Sklerose der Aderhautgefäße, Atrophie von Retina u. Choroidea, Zerfall des Pigmentepithels, girlandenförmig konfluierende weiße Flecke, Ringskotom, Myopie, oft Katarakt), Oguchi-Krankheit (1907), weißgraue Fundusverfärbung verschwindet nach langer Belichtung, einfach rezessiv, oft Konsanguinität.

Hemiakardier ⟨*gr*⟩ *m*: eineiiger Zwilling mit rudimentär entwickeltem Herzen; ↑Acardiacus.

Hemiakranie: Fehlbildung des knöchernen Schädels, bei der außer der deformierten Schädelbasis auch Anlagen der Deckknochen vorhanden sind (Fehlen diese ↑Akranie). H. ist mit ↑Anenzephalie kombiniert.

Hemialgie ↑Migräne.

Hemiamputatio uteri: plast. Operation bei fehlgebildetem Uterus. Exzision des Verbindungsstiels von Horn u. Uterus.

Hemianästhesie: Sensibilitätsausfall einer Körperhälfte infolge Läsion der sensiblen Rinde bzw. Leitungsbahnen der kontralateralen Hirnhälfte.

Hemianopsie: Halbseitenblindheit. Jede Läsion an der Stelle der Sehnervenkreuzung (↑Chiasma opticum) u. zentral davon führt zu Gesichtsfelddefekten beider Augen. Erkrankungen im Bereich des Chiasma führen zu **heteronymen H.** (binasale o. bitemporale H.), Erkrankungen des ↑Tractus opticus, der ↑Sehstrahlung u. der Okzipitalregion des Großhirns zu **homonymen H.**

Hemiataxie: Ataxie einer Körperhälfte auf der Grundlage einer halbseitigen Kleinhirnläsion.

Hemiatrophia cerebri: narbige Verkleinerung einer gesamten Großhirnhemisphäre. Ursächl. wird ein perinatales, halbseitiges, entzündl. Ödem diskutiert. Abb.

Hemiatrophia faciei progressiva: fortschreitender atrophisierender Krankheitsprozeß, der alle Anteile einer Gesichtshälfte (Haut, Muskeln, Knochen) einbezieht u. sich weiter ausdehnen kann. Das Krankheitsbild steht der progressiven ↑Sklerodermie nahe.

hemiazygos: halb unpaarig; ↑Vena hemiazygos.

Hemiballismus ↑Ballismus.

Hemicholinium: hemmt Acetylcholinsynthese in der Synapse durch Hemmung des Cholintransports, so daß die Cholinacetyltransferase wegen Substratmangel nicht mehr funktioniert. Ther. Nutzung des Effekts nicht mögl.

Hemichorea ↑Chorea.

Hemicormus acardius acephalus: sehr seltene, schwere Fehlbildung, bei der Teile des Rumpfes u. der Kopf fehlen, so daß z. B. das Haupthaar dem Becken aufsitzt. Fehlen eines funktionstüchtigen Herzens. Als fetale Inklusion in der Bauchhöhle von Kindern beobachtet.

Hemidesmosomen: einseitig ausgebildete ↑Desmosomen am Plasmalemm, das an Interzellularsubstanz grenzt, z. B. Stratum basale der Epidermis zur Basalmembran, inneres Saumepithel der Gingiva zum Schmelz.

Hemienzephalie: Fehlbildung mit Defekt des Schädeldachs u. des Gehirns.

Hemignathie ⟨*gr*⟩ *f*: Hemignathia; angeborenes Fehlen einer Kieferhälfte.

Hemihepatektomie: operative Entfernung der re. o. li. Leberhälfte.

Hemihyperästhesie: Überempfindlichkeit der Haut gegenüber Berührungsreizen, oft mit schmerzhafter o. unangenehmer Qualität (Hyperpathie) bei Thalamusaffektionen.

Hemihyperhidrosis ↑Hyperhidrose.

Hemihypertrophie: angeborener halbseitiger Riesenwuchs einer ganzen Körperhälfte o. einzelner Teile derselben. Abb.

Hemikardie: Ausbildung von Vorhof u. Ventrikel nur einer Herzhälfte.

Hemikardius: Fehlbildung, bei der neben schweren verschiedenartigen Herzfehlbildungen auch Defekte an den übrigen inneren Organen u. am Skelettsystem vorkommen.

Hemikephalie ↑Hemienzephalie.

Hemikolektomie: operative Teilentfernung des Kolon. Bei der **linksseitigen H.** kommen Colon descendens u. Flexura coli sinistra, bei der **rechtsseitigen H.** Ileocaecum, Colon ascendens u. Flexura coli dextra in Wegfall.

Hemikranie ↑Migräne.

Hemilaminektomie: operative Eröffnung des Spinalkanals von dorsal her mittels halbseitiger Resektion eines o. mehrerer Wirbelbögen unter Erhaltung der tragenden Wirbelgelenke wegen raumbeengender Prozesse im Spinalkanal, z. B. Tumoren, Bandscheibenvorfälle u. Wirbelsäulenverletzungen.

Hemimelie: ungebräuchl. Syn. für ↑Peromelie.

Hemimetabolie: Form der ↑Heterometabolie; Entwicklung über Larvenstadien, die der ↑Imago ähnl., aber in Anpassung an eine spezif. Lebensweise (z. B. im Wasser) mit bes. Organen ausgestattet sind, z. B. Libellen.

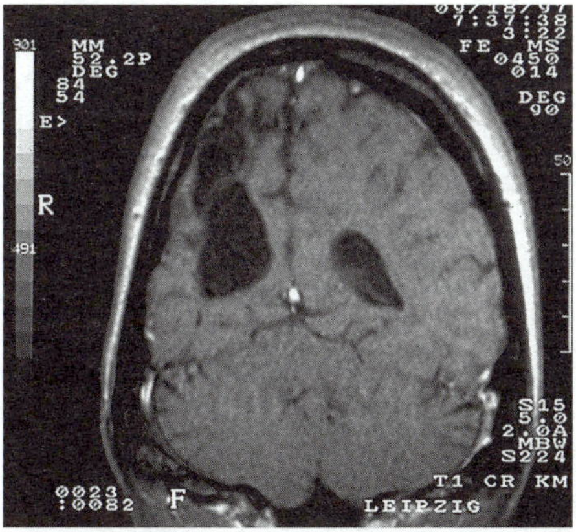

31

Hemiatrophia cerebri

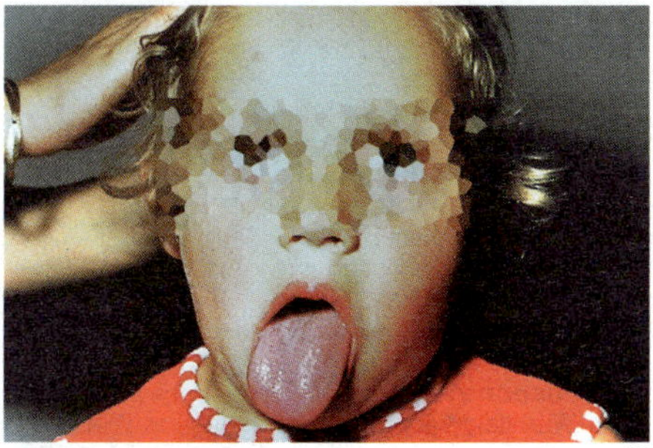

37

Hemihypertrophie.
Asymmetrie des Gesichts u. der Zunge

Hemiparese ↑Hemiplegia.

Hemiparkinson: ↑Parkinson-Syndrom mit Beschränkung auf eine Körperhälfte.

Hemipelvektomie: Amputation des Beins unter Mitnahme der entsprechenden Beckenhälfte, z. B. bei bösartigen Geschwülsten im Hüftgelenkbereich bzw. Becken.

Hemiplegia: Hemiplegie; Lähmung einer Körperhälfte aufgrund einer Unterbrechung der Pyramidenbahn o. Ausfall der motor. Rinde der kontralateralen Hemisphäre, bedingt durch die weiter kaudal erfolgende Pyramidenbahnkreuzung. Plötzl. einsetzende H. sind anfangs durch schlaffen Muskeltonus gekennzeichnet, dann Ausbildung einer spast. ↑Lähmung mit gesteigerten Eigenreflexen u. pathol. Pyramidenbahnzeichen.

Hemiplegia alternans: alternierende Lähmung, bei Hirnstammläsionen häufige Kombination eines homolateralen Hirnnervenausfalls mit einer kontralateralen spast. Halbseitenlähmung o. auch Hemihypästhesie. Lokalisation der Schädigung zwischen Decussatio pyramidum u. dem supranukleären Anteil des betroffenen Hirnnerven. Nach der Hirnnervenbeteiligung ist Zuordnung zur Medulla oblongata, zum Pons o. Mesenzephalon mögl.

Hemiplegia cruciata: gekreuzte Lähmung; Beinlähmung auf der Herdseite, Armlähmung auf der Gegenseite bei Läsionen innerhalb der Pyramidenbahnkreuzung.

Hemiplegia homolateralis: Halbseitenlähmung auf der Herdseite, z. B. bei einem raumfordernden Hemisphärenprozeß. Das Halbseitensyndrom wird jedoch nicht durch den Herdbefund selbst, sondern durch die von ihm bewirkte Massenverschiebung hervorgerufen, z. B. Pyramidenbahnschädigung im Hirnschenkelfuß infolge Hirnstammeinpressung in die Incisura cerebelli.

Hemiplegia lacunaris: Halbseitenlähmung auf der Grundlage mehr- o. vielfacher Gewebelücken durch verstreute kleine malaz. Herde i. R. der zerebralen ↑Durchblutungsstörungen.

Hemiplegia spastica infantilis ↑Zerebralparese, infantile.

Hemirhachischisis: unvollständige Spaltbildung der Wirbelsäule ohne Vorfall des Rückenmarks, meist im sakrolumbalen o. zervikalen Teil. ↑Spina bifida.

Hemisektion: chir. Entfernung (↑Extraktion) einer Zahnhälfte anstelle einer Wurzelspitzenresektion (↑Apikotomie) nach vorheriger Wurzelkanalbehandlung der erhaltungswürdigen Zahnhälfte, hauptsächl. bei Unterkiefermolaren.

Hemispasmus facialis: unwillkürl. Kontraktionen der mim. Muskulatur einer Gesichtshälfte.

Hemisphärektomie: operative Entfernung einer Hirnhemisphäre unter Belassen der Stammganglienbereiche. Eine nur vereinzelt geübte Behandlungsmethode (Epilepsiechirurgie) für konservativ nicht beherrschbare zerebrale Krampfanfälle.

Hemisphärendominanz ↑Lateralisation. ↑Asymmetrie, funktionelle.

Hemispondylie: Hemivertebra, Halbwirbel; angeborene Ausbildung nur eines Abschnitts des Wirbelkörpers, der vorn, hinten o. lateral gelegen sein kann. Der fehlende Wirbelabschnitt ist durch bandscheibenartiges Knorpelgewebe ersetzt, das unter Belastung nachgibt, wodurch Verkrümmungen der Wirbelsäule entstehen. Der Halbwirbel selbst wird dreiseitig deformiert: ↑Keilwirbel, ventraler (äußerst selten) u. dorsaler (selten, verbindet sich mit knöcherner Bogenwurzel, ↑Kyphose, angeborene) Halbwirbel. Lateraler Halbwirbel: liegt re. o. li. u. führt zum seitl. Abkippen der Wirbelsäule („angeborene" Skoliose). Kombination mit Rippenfehlbildungen u. Bestandteil von Syndromen: ↑Ullrich-Nielsen-Syndrom, ↑Arnold-Chiari-Syndrom, ↑Klippel-Feil-Syndrom. Erworbene H.: Osteoporose, Scheuermann-Krankheit u. a.

Hemisporose: seltene Mykose mit gummösen Hauterscheinungen. Erreger ist ein Pilz aus der Gruppe der Hemisporum-Arten.

Hemiuterus: Fehlbildung der Gebärmutter mit Ausbildung nur eines Uterushorns (↑Uterus unicornis). Fusionsfehler der Müller-Gänge.

Hemivertebra: Halbwirbel; ↑Hemispondylie.

Hemizellulosen: aus beta-1,4-glykosid. verbundenen Hexose- o. Pentoseresten aufgebaute pflanzl. Polysaccharide; Gerüst- o. Speichersubstanzen; für den Menschen unverdaul.

Hemizephalus ↑Hemienzephalie.

Hemizygotie ⟨*gr*⟩ *f*: Fehlen eines homologen Gens im diploiden Karyotyp. Normalerweise liegt bei Diploidie jedes Gen doppelt, in Form zweier homologer Gene vor. Beispiel sind Gene der Gonosomen X u. Y im männl. Geschlecht o. im Bereich einer ↑Deletion eines Autosoms. Rezessiv wirksame Gene werden bei H. phänotyp. manifest.

Hemmkonzentration, minimale: *Abk* MHK o. MIC (für engl. minimum inhibitory concentration); kleinste Konzentration (μg/ml) eines antimikrobiellen Wirkstoffs, die die Keimvermehrung in der Kultur verhindert.

Hemmkörperhämophilie: erworbene Immunkoagulopathie, die gekennzeichnet ist durch das Vorliegen von Antikörpern gegen die Faktoren VIII o. IX, die sich i. R. einer Substitutionstherapie entwickeln. Grundsätzl. kann es zu derartigen Hemmkörpern bei allen Faktorendefekten, die einer Substitutionsbehandlung bedürfen, kommen. Bei der Hämophilie A wird das Auftreten eines Hemmkörpers bei 7–10 % der Bluter beobachtet. Durch die als „Hemmkörper" fungierenden Isoantikörper kommt es zur Inaktivierung des betreffenden Faktors. Durch massive Substitution ist bei notwendiger Behandlung der Hemmkörper abzusättigen, so daß wieder ein Anstieg des Gerinnungsfaktors erreicht wird. Immunsuppression u. a. Maßnahmen werden bei H. notwendig. ↑Hämophilie.

Hemmnerven: Nerven, die die Tätigkeit eines Organs teilweise o. ganz hemmen. Ausgeprägt sind die Leistungen der H. am Erregungsbildungssystem des Herzens (N. vagus) sowie der Baucheingeweide (Fasern des Sympathikus, z. B. im N. splanchnicus).

Hemmneurone: Nervenzellen, an deren Axonendigung ein chem. Überträgerstoff freigesetzt wird, der an der nachgeschalteten Nervenzelle eine postsynaptische ↑Hemmung bewirkt (inhibitorisches postsynaptisches ↑Potential). Viele ↑Interneurone im ZNS sind H.

Hemmstoffe: **1.** ***Biochem.:*** Substanzen, die chem. o. biochem. Reaktionen verzögern o. blockieren. ↑Inhibitoren. **2.** ***Mikrobiol.:*** chem. Verbindungen, die Anreicherungsnährböden zur Hemmung der Begleitflora zugesetzt werden (↑Anreicherungsverfahren); ↑Antibiotika; **biogene H.**: natürl. Antagonisten der Phytohormone; dienen der Regulierung von Wachstums- u. Entwicklungsprozessen; **synthet. H.**: organ. Verbindungen, die zur Wachstumsregulierung von Nutzpflanzen in der Landwirtschaft eingesetzt werden.

Hemmstofftest: biol. Verfahren der Schadstoffanalytik (↑Rückstandsuntersuchungen) zum Nachweis des Vorhandenseins hochwirksamer Hemmstoffe für Enzyme u. Mikroorganismen. Hemmstoffe behindern in ihrer Umgebung das Mikrobenwachstum u. sind so erkennbar.

Hemmung: Inhibition; in der Physiol. Zustand o. Vorgang innerhalb des Nervensystems, der eine ↑Erregung beseitigt bzw. ihr entgegenwirkt. Die H. muß streng von der ↑Ermüdung unterschieden werden. Die H. kann durch nervale, hormonelle, pharmak. o. stoffwechselbedingte Ursachen erfolgen; sie kann sich auf Einzelneurone (präsynaptische ↑Hemmung, postsynaptische ↑Hemmung), Neuronenensembles (hemmende ↑Interneurone), Hirnzentren, u. die höheren kognitiven Funktionen erstrecken.

Hemmung, antagonistische: Verminderung o. Verhinderung der Kontraktion eines Beugermuskels, wenn zugleich der am selben Gelenk angreifende Strecker innerviert wird, u. umgekehrt. Die a. H. ist im Ggs. zur rekurrenten Hemmung eine Vorwärtshemmung, da die motor. Nervenzellen vorher nicht erregt waren. Die a. H. wird durch hemmende Zwischenneurone (↑Interneurone) vermittelt, die außerdem jeweils auf die Gegenseite des Rückenmarks kreuzen.

Hemmung, äußere: unbedingte Hemmung; Hemmung eines Funktionsablaufs im ZNS durch die extero- o. interorezeptive Auslösung eines anderen, konkurrierenden Funktionsablaufs (konkurrierende Hemmung.)

Hemmung, autogene: von den Sehnenrezeptoren ausgehende Hemmung der Kontraktion des zugehörigen Muskels, wenn diese sofort mit hoher Intensität einsetzt, so daß die relativ hohe Reizschwelle der Sehnenrezeptoren überschritten wird. Vermittelt wird die a. H. reflektor. über I b-Fasern (afferent), hemmende Zwischenneurone im Rückenmark u. von diesen zu den motor. Nervenzellen (Motoneuronen), deren Impulsentladungen gestoppt werden. ↑Blockierung.

Hemmung, innere: bedingte Hemmung; nach Pawlow allmähl. Verschwinden des bedingten ↑Reflexes bei Ausbleiben der Bekräftigung durch den unbedingten ↑Reflex (Auslöschen, Erlöschen, ↑Differenzierungshemmung). Die i. H. kann sich in einer gesetzmäßig ablaufenden Folge von ↑Phasen entwickeln.

Hemmung, kompetitive: Konkurrenz- o. Verdrängungshemmung; Bez. für die Erscheinung, daß ein Inhibitor (meist ein dem Substrat bzw. Liganden ähnl. Molekül) das Substratmolekül aus dem aktiven Zentrum eines Enzyms bzw. den Liganden vom Rezeptor verdrängen u. seine Stelle einnehmen kann. Aus dem Enzyminhibitorkomplex entsteht kein Produkt.

Hemmung, laterale: durch eine innerhalb einer erregungsleitenden Nervenfasergruppe neben- o. zwischengeschaltete Nervenzelle (inhibitor. ↑Interneurone) verursachte Hemmung. Die Zwischenzellen werden über Abzweigungen der erregungsleitenden Nervenfasern (Kollateralen) in Tätigkeit versetzt. Sie hemmen entweder rückläufig die Zellkörper der benachbarten Nervenfasern (rekurrente H.) o., wenn sie den Zellkörpern vorgelagert sind, in Vorwärtsrichtung (Vorwärtshemmung). Die l. H. dient der Kontrastverschärfung.

Hemmung, nichtkompetitive: Der Inhibitor reagiert mit dem freien Enzym u. dem Enzym-Substrat-Komplex.

Hemmung, postexzitatorische: vorübergehend gesenkte Erregbarkeit nach vorhergegangenen Erregungen von Nerven- u. Sinneszellen. Beruht auf verminderter postsynapt. Aktivierbarkeit (verminderte Aktivierung der Natriumkanäle der postsynapt. Membran. ↑Ionentheorie).

Hemmung, postsynaptische: wird durch spezif. Überträgerstoffe erzeugt bzw. ist durch die Eigenschaften der Membran der Nervenzelle bestimmt, zu der die betreffenden Synapsen Kontakt haben. Der in den Synapsenspalt abgegebene Überträgerstoff ruft an dieser Membran eine Hyperpolarisation hervor, das sub- o. postsynapt. inhibitor. Potential. Durch die Hyperpolarisation wird die Entstehung von Aktionspotentialen verhindert.

Hemmung, präexzitatorische: vor Auftreten einer Erregung trotz schon begonnener Reizwirkung entstehende Hemmung, so daß die Erregung (Exzitation) erst bei Aufhören des Reizes zustandekommt. ↑Off-Effekt.

Hemmung, präsynaptische: auf verminderter Freisetzung eines erregenden chem. Überträgerstoffs an der Synapse beruhende Hemmung. Die p. H. vollzieht sich vor der synapt. Endigung des betreffenden Axons, indem das Axon einer anderen Zelle dort eine Synapse bildet (axo-axonale Synapse). Letzteres kann am ersteren Axon eine Depolarisation bewirken, um welche dann das an der erstgenannten Synapse eintreffende Aktionspotential in seiner Größe vermindert wird. Daraus resultiert die verminderte Freisetzung des Überträgerstoffs.

Hemmung, psychische: Gegenpol der Erregung. Verlangsamung psych. u. motor. Abläufe. Bei der ↑Depression verbunden mit Denkverlangsamung, Antriebreduzierung, Initiativverlust; kann sich zum ↑Stupor steigern. Vorkommen bei endogenen u. körperl. begründbaren Psychosen; gelegentl. Syn. für Schüchternheit, mangelnde Fähigkeit zur Aggressionsabfuhr.

Hemmung, rekurrente: rückläufige Hemmung, ↑Hemmung, laterale.

Hemmung, rückgekoppelte: auf jene Nervenzellen rückwirkende Hemmung, von denen eine Erregung ausgegangen ist, wodurch die Stärke dieser Erregung in Grenzen gehalten wird. Dies geschieht z. B. mit motor. Nervenzellen des Rückenmarks (↑Motoneuron). Sie geben eine Kollaterale ab, die ihrerseits ein hemmendes, an derselben bzw. den gleichen Muskel innervierenden motor. Zelle angreifendes Zwischenneuron aktiviert. Die r. H. ist bes. gut untersucht u. wird nach ihrem Beschreiber auch Renshaw-Hemmung genannt.

Hemmungsfehlbildung: Fehlbildung, die durch Störung des Ablaufs eines sich normalerweise vollziehenden embryonalen Prozesses entsteht. Hemmung grundlegender Entwicklungsmechanismen: Gaumenfortsätze (↑Palatoschisis), Müller-Gänge (↑Uterus bicornis), embryonale Augenbecherspalte (↑Kolobom), Neuralrohr (↑Dysrhaphie), Invagination: Linse (↑Aphakie), Abschnürung: Neuralplatte (↑Platyneurie), Kanalisierung: Gallenwege (↑Gallengangatresie), Tränennasengang (Ductus lacrimalis solidus, ↑Dakryostenose), Spaltung: Truncus arteriosus (↑Truncus arteriosus communis persistens), Trennung: Herzhöhlen (↑Cor triloculare biatriatum), Rückbildung: Halsbläschen (branchiogene Zyste, ↑Kiemengangzyste), ↑Ductus thyroglossalis (↑Glandula thyroidea accessoria).

Hemmungsmißbildung ↑Hemmungsfehlbildung.

Hemmungsprozesse 1. ***Physiol.:*** Sicherung der optimalen Funktions- u. adäquaten Reaktionsfähigkeit aller Ebenen des ZNS in ständigem Zusammenwirken mit Erregungsprozessen u. Verhinderung des Auftretens unkontrollierter Massenentladungen von Neuronengruppen (↑Epilepsie) als ↑Schutzhemmung (Überlastungshemmung). 2. ***Psychol.:*** H. führen zur Verlangsamung der psych. u. motor. Vorgänge, Verlust an Antrieb, Verlangsamung der Denkabläufe, Einfallsarmut, Entschlußlosigkeit, Ausdrucksarmut, ↑Gehemmtheit, endogene Depression (↑Depression).

Hemmung, unkompetitive: Der Inhibitor reagiert nur mit Enzym-Substrat-Komplex (↑Effektor, ↑Enzymhemmung).

Hench, Philip Showalter (1896–1965), amerik. Rheumatologe, Rochester, 1950 Nobelpreis für Med./Physiol. (mit E. C. Kendall u. T. Reichstein) „für ihre Entdeckungen der Struktur und biologischen Wirkungen der Nebennierenrindenhormone".

Henderson, Lawrence J. (1878–1942), Biochem., Boston.

Henderson-Hasselbalch-Gleichung (nach Lawrence J. H. u. Karl A. H.): verbindet die wichtigsten Parameter des ↑Säure-Basen-Haushalts miteinander:

$$\mathrm{pH} = \mathrm{pK} + \log \frac{[\mathrm{HCO_3^-}]}{[\mathrm{H_2CO_3}]}$$

Der normale pH-Wert des Blutes ist 7,40. Als pK wird der neg. dekad. Logarithmus der Aziditätskonstanten bezeichnet, in diesem Falle der ersten Dissoziationsstufe der Kohlensäure, H_2CO_3. Dieser pK ist 6,10, bezogen 37 °C u. auf die Zusammensetzung des Blutplasmas. [HCO_3^-] wird in mmol/l Plasma angegeben. Die Konzentration der Kohlensäure ergibt sich aus dem Produkt des Bunsen-Absorptionskoeffizienten (↑Löslichkeitskoeffizient) des Blutplasmas für Kohlendioxid (0,03) multipliziert mit dem Partialdruck dieses Gases (pCO_2), so daß die H. dadurch in folgende Form gebracht wird:

$$pH = 6{,}10 + \log \frac{[HCO_3^-]}{0{,}03 \cdot pCO_2}$$

Der Zähler des Bruchs wird prim. durch metabol. Einflüsse u. kompensator. durch Niere u. Leber, der Nenner durch die Lungenventilation beeinflußt (↑Azidose, ↑Alkalose).

Henderson-Paterson-Körperchen: Zytoplasmaeinschlüsse in Epithelriesenzellen bei ↑Molluscum contagiosum; enthalten ↑Molluscum-contagiosum-Virus.

Hendersonula toruloidea: Pilz, Erreger von trichophytieähnl. Haut- u. Nagelmykosen. Bisher nur in den Tropen nachgewiesen.

Hendren, W. Hardy, zeitgen. Kinderchirurg, Boston, USA.

Hendren-Operation (nach W. Hardy H.): Rekonstruktion eines stark dilatierten, geschlängelten Ureters. Der Ureter wird durch distale Resektion gekürzt, sein Kaliber durch longitudinale Resektion auf normale Weite vermindert. Neoimplantation mit antirefluxiver Plastik in die Blase.

Henkel, Max (1870–1941), dt. Gyn., Jena.

Henkelkorbschnitt: gerichtsärztl. Technik der Kopfsektion, bei Neugeborenen, um Falx- (Hirnsichel-) u. Tentorium- (Gezelt-) Risse (Geburtsverletzung) festzustellen.

Henkel-Parametrienabklemmung (nach Max H.): Abklemmung der A. uterina vom Scheidengewölbe aus bei postpartaler Atonie o. Zervixriß. Notmaßnahme.

Henkelstellung: Körperlage von Säuglingen mit angewinkelten Armen u. schlaffer Lähmung i. R. der infantilen spinalen Muskelatrophie Werdnig-Hoffmann.

Henle, Friedrich Gustav Jakob (1809–1885), Anat. u. Pathol., Zürich, Heidelberg u. Göttingen. Schüler von J. Müller. Vertreter der naturwissenschaftl. begründeten Richtung in der Med. Trat der Auffassung entgegen, die Ursache der Krankheit sei eine gestörte „Lebenskraft". H. schuf die Grundlagen für die allg. Anat. Auf ihn gehen zahlreiche anat. Entdeckungen (Zylinderepithel des Darmkanals, Endothel der Blutgefäße, Leberzellen, die nach ihm benannte Henle-Schleife der Harnkanälchen) zurück. Begründete die Lehre vom Contagium animatum.

Henle-Koch-Postulate (nach Friedrich G. J. H. u. Robert K.): Formulierung der für eine pathogene Mikrobenart exp. zu erbringenden typ. Eigenschaften: regelmäßiger Nachweis des Erregers in den jeweiligen Krankheitsprodukten, Züchtung des Erregers in Reinkultur außerhalb des erkrankten Organismus, Nachweis der typ. pathogenen Eigenschaften an geeigneten Versuchstieren; ferner der regelmäßige Hinweis auf immun. Erreger-Wirt-Beziehungen.

Henle-Scheide (nach Friedrich G. J. H.): Henle-Schicht; Teil der epithelialen Wurzelscheide des Haars.

Henle-Schleife (nach Friedrich G. J. H.): Ansa nephroni; aus dem proximalen ↑Hauptstück des Nephrons hervorgehender, von der Nierenrinde her tief in das Mark eintauchender u. nach einem scharfen Knick um 180° wieder zurück in Richtung Nierenrinde laufender, wie eine Haarnadel gestalteter Nephronabschnitt. Aufgrund eines Natrium- u. Wasseraustauschmechanismus u. dem sog. Haarnadelgegenstromeffekt nimmt der Harn in der Nähe der Wendepunkte der H. im Nierenmark einen um das Mehrfache höheren osmot. Druck an. Dies ist von Bedeutung für die spätere Rückresorption von Wasser aus dem letzten Abschnitt des Nephron, dem ↑Sammelrohr. Am Aufbau der H. sind beteiligt: 1. Hauptstück, gerader Teil (Tubulus rectus proximalis), 2. Überleitungsstück (Tubulus attenuatus), 3. Mittelstück, gerader Teil (Tubulus rectus distalis). Abb.

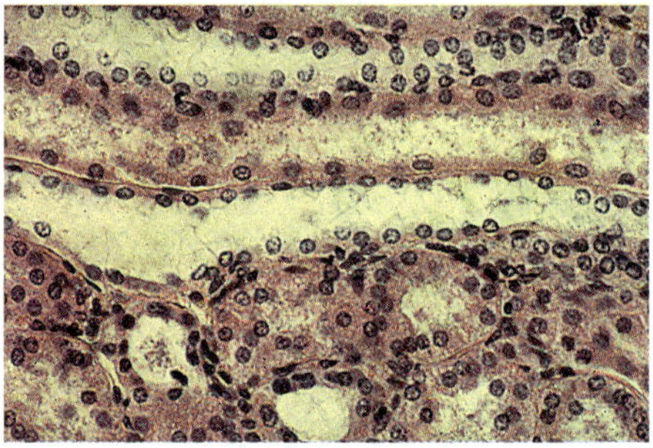

30

Henle-Schleife. Histologischer Schnitt durch die Niere, HE-Färbung; distaler Teil der H. mit dem dünnwandigen Überleitungsstück

Henoch, Eduard Heinrich (1820–1910), dt. Päd., Berlin.

Henoch-Syndrom (nach Eduard H. H.) ↑Schoenlein-Henoch-Purpura.

Henry, James, amerik. Arzt.

Henry: Zeichen H; SI-Einheit der Induktivität, Voltsekunde/Ampere.

Henry-Dalton-Gesetz: ein für den Gasaustausch durch die Alveolarmembran wichtiger Zusammenhang zwischen der Konzentration c eines Gases u. seinem ↑Partialdruck p; $c = \alpha \cdot p$ (α = Bunsen-Löslichkeitskoeffizient, ↑Löslichkeitskoeffizient).

Henry-Gauer-Reflex (James H. u. Otto G) ↑Gauer-Henry-Reflex.

Hensen, Victor (1835–1924), Anat., Physiol., Kiel.

Hensen-Zellen (nach Victor H.): Epitheliocytus limitans externus; begrenzende Stützzellen im ↑Organum spirale.

Hepadnaviridae *f pl*: Virusfamilie mit den Gattungen Avihepadnavirus (vogelpathogen) u. ↑Orthohepadnavirus. Sphär. Virion (40–48 nm), DNA-Genom, kub. symmetr. Kapsid mit Envelope.

Hepar ⟨*gr*⟩ *n* ↑Leber.

Hepar adiposum ↑Fettleber.

Hepar crocatum: Safranleber. Bei gleichzeitigem Ikterus u. diffuser Verfettung der Leber ähnelt ihre Farbe der des Safrans.

Hepar cysticum ↑ Zystenleber.

Heparin ⟨*gr*⟩ *n*: Glykosaminoglykan; Hemmstoff der Blutgerinnung: Bausteine: Glukosamin u. Iduronsäure; relative Molmasse 6 000–20 000. Im Organismus v. a. in Mastzellen in Verbindung mit Histamin. Wirkung: Hemmung von Gerinnungsfaktoren. H. wirkt nur in Verbindung mit Antithrombin II/III. In dieser Verbindung inaktiviert H. Thrombin. Freisetzung bei anaphylaktischem ↑ Schock zusammen mit Histamin. H. hemmt die Bildung von Aldosteron, inaktiviert Komplement u. bewirkt außerdem eine Klärung von Blutplasma.

Heparinisierung, regionale ⟨*lat*⟩ *f*: Verfahren der Heparinisierung bei Anwendung eines extrakorporalen Blutreinigungsverfahrens, z. B. Hämodialyse, Hämoperfusion. Das in den extrakorporalen Kreislauf vor der Detoxikationseinheit (Hämodialysator) gegebene Heparin wird unmittelbar vor dem Rücklauf in den Organismus durch Protaminchlorid wieder neutralisiert. Anwendung bei bestehender Blutung bzw. verstärkter Blutungsgefahr des behandelten Pat. In letzter Zeit zunehmend durch das Verfahren der minimalen Heparinisierung verdrängt, d. h. Gabe von 2 000–4 000 E Heparin pro Behandlung.

Heparinoide: heparinähnl. Stoffe; halbsynthet. Schwefelsäureester von Polysacchariden, die die Blutgerinnung hemmen. Wegen geringerer ther. Breite als Heparin obsolet.

Heparinozyten: reife basophile ↑ Granulozyten, deren Spezialgranulation metachromat. Eigenschaften besitzt. Metachromat. Substanz ist ident. mit Heparin.

Heparintoleranztest: Variante der Rekalzifizierungszeit. Durch Heparinzusatz wir die Zeit der $CaCl_2$-Zugabe bis zur Gerinnung verlängert u. dadurch die Empfindlichkeit des Tests gesteigert. Erfaßt werden verminderte Aktivitäten im ↑ Intrinsic-Gerinnungssystem u. des Thrombozytenfaktors.

Hepar lobatum: Lappenleber nach ungleichförmiger Zirrhose mit Übergängen zur Narbenleber (Kartoffelleber).

Hepar lobatum congenitum: angeborene, abnorme Lappung der Leber durch akzessor. Spalten, die teilweise mechan. bedingt sein können (hypertrophierte Muskelansätze des Zwerchfells, Verlagerung in Hernien). Häufiger wird eine quere Schnürfurche o. eine sagittale Furche an der Oberfläche beobachtet. Unterscheidung von Einziehungen durch Narben (Hepar lobatum syphiliticum).

Hepar mobile: Lebersenkung, Wanderleber; abnormer Tiefstand u. große Beweglichkeit der Leber.

Hepar moschatiforme: Muskatnußleber. Bei länger bestehender chron. Blutstauung zeigt die Leberschnittfläche ein dunkelrotes Netzwerk, das gelb-braune Inseln umgrenzt u. damit der Schnittfläche einer Muskatnuß ähnelt.

Hepar succenturiatum: Nebenleber, angeborene Abspaltung eines Teils der Leber durch mechan. Unterteilung der embryonalen Leberknospe. Häufiger am hinteren Rand u. der Unterfläche. Nebenleber hängt mit Hauptteil durch Gefäßbrücke zusammen. Keine Funktionsbeeinträchtigung.

Hepatalgie ⟨*gr*⟩ *f*: dumpfer Schmerz im re. Oberbauch bei Lebererkrankungen.

hepaticus ⟨*gr*⟩ *Adj*: zur Leber gehörend; z. B. ↑ Ductus hepaticus.

Hepatika: Lebermittel; Arzneimittel bei tox. o. infektiös bedingten Leberparenchymschäden. Meist Infusionslösungen, die Aminosäuren, v. a. Arginin, Glutamin u. Methionin, sowie Sorbit u. versch. Vitamine enthalten. Ther. Effekt wird angezweifelt.

Hepatikareflex ⟨*gr* + *lat*⟩ *m*: Sobald der Blutstrom in der A. hepatica sinkt, wird mit einer Latenz von wenigen Sekunden die Durchblutung der Pfortader gedrosselt. Es bleibt dann das erforderl. art. Druckgefälle für die Ernährung des Lebergewebes erhalten.

Hepatikojejunostomie ⟨*gr* + *lat*⟩ *f*: operative Anlage einer ↑ Anastomose zwischen Ductus hepaticus u. Jejunum.

Hepatikotomie: operative Eröffnung des Ductus hepaticus.

Hepatisation, pulmonale: leberartig verfestigte, jedoch brüchige Lunge infolge Füllung der Alveolen mit Exsudat. Vorkommen bei fibrinöser Pneumonie, die gewöhnl. in vier pathol.-anat. gekennzeichneten Stadien abläuft, in denen die Zusammensetzung des Exsudats die Farbe der Lungenschnittfläche bestimmt. Anschoppung (Hyperämie, seröse Exsudation mit Beimengung von Erythrozyten); zunehmende Fibrinfüllung der Alveolen verfestigt die Lunge; reichl. Beimengung von Erythrozyten, weniger Leukozyten bedingt die rote H.; Auflösung von Erythrozyten u. Zunahme der Leukozyten führt zur grauen Hepatisation im Stadium der gelben Hepatisation u. Lösung zerfallen die Leukozyten, löst sich das Fibrin auf, wird verflüssigt u. resorbiert.

H

Hepatitis ⟨*gr*⟩ *f*: Leberentzündung; entzündl. Reaktion der Gefäßbindegewebeeinheit der Leber, die meist mit Vergrößerung der Leber u. histol. plasmazellulären Infiltraten u. Einzelzellnekrosen einhergeht. Trotz vielfältiger Ätiol. oft ähnl. Sympt. mit akut fieberhaftem, bizykl. Verlauf. Zuerst uncharakterist. Magen-Darm-Beschwerden, dann Leberentzündung mit o. ohne ↑ Ikterus u. Hepatosplenomegalie. Je nach Ursache Gefahr der akuten Lebernekrose mit akutem Leberversagen, einer chron. Hepatitis o. Leberzirrhose u. des Leberkarzinoms. Es lassen sich folgende Gruppen von Hepatitiden unterscheiden: **1. Infektiöse H.**, meist durch Hepatitisviren verursacht (↑ Hepatitis A, ↑ Hepatitis B, ↑ Hepatitis C, ↑ Hepatitis D, ↑ Hepatitis E, ↑ Hepatitis G), seltener durch andere Viren (z. B. Epstein-Barr-Virus, Zytomegalievirus, Mumpsvirus), Bakterien (Brucellen, Treponema pallidum) o. Protozoen (z. B. Toxoplasma gondii). **2. Tox. H.** nach Alkoholkonsum, bei Vergiftungen (z. B. Pilzvergiftungen), durch Medikamente o. Chem. **3. Stoffwechselbedingte H.**, z. B. bei Wilson-Krankheit, Porphyrie, Alpha-1-Antitrypsinmangel o. Hämochromatose. **4. Autoimmune H.**: ↑ Autoimmunhepatitis.

Hepatitis A: Hepatitis epidemica, Hepatitis infectiosa; durch Hepatitis-A-Virus verursachte, fäkal-oral übertragbare Leberentzündung. Vorkommen in Europa v. a. bei Reisenden aus trop. Ländern, Drogengebrauchern, med. Personal, Heimbewohnern u. Gefängnisinsassen. Inkubationszeit ca. 2–8 Wochen. Klin. Sympt. häufig inapparent o. mit anfängl. grippeähnl. Beschwerden, unspezif. Krankheitsgefühl u. Abgeschlagenheit. Im weiteren Verlauf evtl. Druckschmerzhaftigkeit der Leber, selten Ikterus. In 0,1 % akutes Leberversagen. Eine chron. Verlaufsform gibt es nicht. Diagnostik: Schon 1–2 Wochen vor Erkrankungsbeginn ist das Hepatitis-A-Virus im Stuhl nachweisbar. Zu diesem Zeitpunkt sind Anti-HAV der IgM-Klasse als Zeichen einer frischen Infektion nachweisbar. Eine spezif. Ther. gibt es nicht. Proph. durch aktive Immunisierung (Schutzimpfung) gefährdeter Personen mit formalininaktiviertem Totimpfstoff aus Zellkulturen o. passive Immunisierung durch Gabe von Immunglobulinen. In Ländern mit niedrigem Hygienestandard Verzicht auf ungekochte Nahrungsmittel (Obst, Salat, Muscheln) u. nicht abgekochtes Wasser.

Hepatitis amoebiana: durch Amöben verursachte Leberentzündung; ↑Amöbiasis.

Hepatitisantigene: bei Menschen mit Virushepatitis nachweisbare Antigene, die teilweise mit Virusstrukturen identifiziert werden können. Das **Hepatitis-A-Antigen** entspricht den 27 nm messenden Viruspartikeln. Nachweis über eine kurze Zeitspanne der Prodromal- o. frühen Erkrankungsphase im Stuhl. Bei **Hepatitis-B-Antigenen** werden unterschieden: HBs-Antigen (s = surface, Hepatitis-B-Oberflächenantigen, Australia-Antigen), entspricht den freien u. auf der Oberfläche der Hepatitis-B-Viren (Dane-Partikeln) gelagerten 22 nm großen Partikeln. HBc-Antigen (c = core, Hepatitis-B-Kernantigen) entspricht den Innenkörpern des Hepatitis-B-Virus. HBe-Antigen ist ein Abbauprodukt des HBc-Antigens. Bei HBs-Antigen gibt es vier serol. unterscheidbare Subtypen: adr, adw, ayr, ayw. Die gemeinsame Komponente a weiterhin unterteilbar in a_1, a_21, a_23, a_3.

Hepatitis-A-Virus: *Abk* HAV; Virusart der Gattung ↑Hepatovirus. 1 Serotyp, 7 Genotypen. Erstbeschreibung 1973, weltweit verbreitet, wird v. a. fäkal-oral (z. B. durch verschmutztes Trinkwasser) übertragen u. verursacht beim Menschen ↑Hepatitis A.

Hepatitis-A-Virus-Antikörper: *Abk* Anti-HAV; Antikörper gegen Hepatitis-A-Virus; prakt. mit Krankheitsausbruch im Serum nachweisbar. Der Nachweis von Anti-HAV der IgM-Klasse spricht für eine frische Infektion mit Hepatitis-A-Virus. Der Nachweis von Anti-HAV der IgG-Klasse ohne gleichzeitigen Nachweis von Anti-HAV der IgM-Klasse spricht für eine Monate o. Jahre zurückliegende Erkrankung. Abb.

Hepatitis B: Serumhepatitis, Inokulationshepatitis; durch Hepatitis-B-Virus verursachte, parenteral übertragbare Leberentzündung. Vorkommen v. a. bei med. Personal, Dialysepatienten, Drogengebrauchern, Menschen mit häufig wechselnden Sexualpartnern u. Heimbewohnern. Inkubationszeit ca. 1–6 Monate. Klin. Sympt.: im Prodromalstadium evtl. Urtikaria, Arthralgien, Rückenschmerzen, Purpura u. Glomerulonephritis. Abhängig vom individuellen Immunzustand in bis zu 70 % keine stärkeren Beschwerden; schwerer Verlauf mit Leberversagen in ca. 1 %. Chron. Verlauf in 5–10 %, bei Pat. mit Immunschwäche in bis zu 25 %. In 10–30 % kann es bei chron. H. B zu Komplikationen kommen. Eine chron.-aggressive Hepatitis kann zur Leberzirrhose u. Leberzellkarzinom führen. Bei Neugeborenen, die während der Geburt infiziert wurden, in mehr als 90 % chron. Verlauf mit schlechter Progn. Diagnostik: serol. Nachweis von Antikörpern gegen HBs-Antigen, HBe-Antigen, HBc-Antigen (↑Hepatitisantigene) o. direkter Nachweis von Viruspartikeln. Eine spezif. Ther. der akuten H. B gibt es z. Z. nicht; bei akutem Leberversagen o. Komplikationen bei chron. Verlauf ggf. Lebertransplantation. Bei chron. H. B wird Interferon-alpha eingesetzt u. es werden Nukleosidanaloga (z. B. Lamivudin) erprobt. Proph. durch aktive Immunisierung (Schutzimpfung) mit gentechn. hergestellten Impfstoffen o. Totimpfstoff. Eine passive Immunisierung durch Gabe von Immunglobulinen ist mögl.

Hepatitis-B-core-Antigen: *Abk* HBc-Ag; Kernantigen des Hepatitis-B-Virus; ↑Hepatitisantigene.

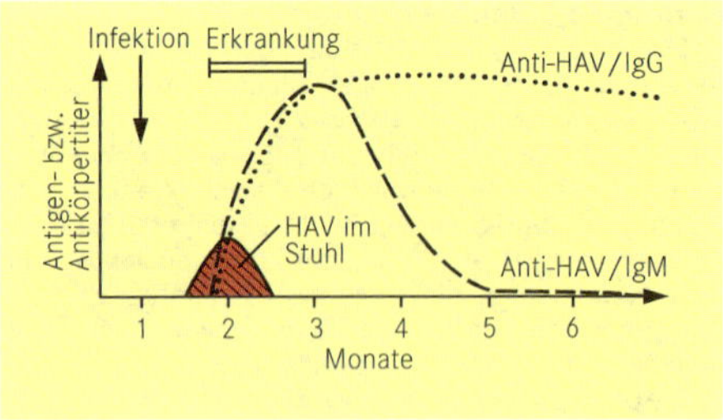

Hepatitis-A-Virus-Antikörper. Antikörpernachweis bei Hepatitis A

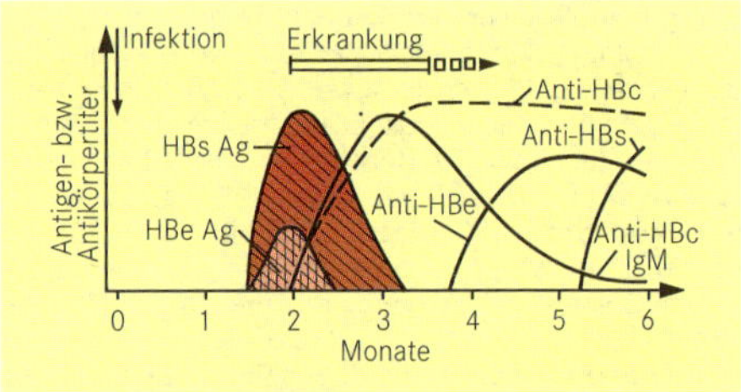

Hepatitis-B-core-Antikörper. Antigen- u. Antikörpernachweis bei Hepatitis B

Hepatitis-B-core-Antikörper: *Abk* HBc-Ak, Anti-HBc; Antikörper der IgG- u. IgM-Klasse gegen HBc-Antigen bei Hepatitis B. Die sehr früh auftretenden Anti-HBc gehören vorwiegend zur IgM-Klasse, die Anti-HBc der Rekonvaleszenzphase vorwiegend zur IgG-Klasse. Persistierende hohe Anti-HBc-Titer sprechen für eine fortbestehende Virusaktivität. ↑Hepatitisantigene. Abb.

Hepatitis-B-e-Antigen: *Abk* HBe-Ag; Strukturantigen, das ein Abbauprodukt des HBc-Ag ist. Ein Persistieren von HBe-Ag nach Abklingen der Erkrankung deutet auf eine schlechtere Progn. ↑Hepatitisantigene.

Hepatitis-B-e-Antikörper: *Abk* HBe-Ak, Anti-HBe; Antikörper bei Hepatitis B gegen ↑Hepatitis-B-e-Antigen. Anti-HBe ist einige Jahre nach der Infektion nachweisbar. ↑Hepatitisantigene.

Hepatitis-B-surface-Antigen: *Abk* HBs-Ag, Australia-Antigen, Hepatitis-B-Oberflächenantigen; aus Proteinen der Virushülle bestehendes Antigen, das eine spezif. Antikörperbildung auslöst; ↑Hepatitisantigene.

Hepatitis-B-surface-Antikörper: *Abk* Anti-HBs; Antikörper von IgM- o. IgG-Typ bei Hepatitis B gegen HBs-Ag. Anti-HBs ist jahrelang nach einer Hepatitis-B-Virusinfektion nachweisbar. ↑Hepatitisantigene.

Hepatitis-B-Virus: *Abk* HBV, früher als Dane-Partikel bezeichnet; DNS-Virus der Gattung ↑Orthohepadnavirus mit 8 Subtypen. Core (↑Nukleokapsid) enthält die ↑Hepatitisantigene HBc-Ag u. HBe-Ag, die Hülle ist ident. mit HBs-Ag. Erstbeschreibung 1970, weltweit verbreitet, v. a. parenteral übertragen, kann beim Menschen eine ↑Hepatitis B u. ein prim. Leberzellkarzinom verursachen.

Hepatitis C: durch Hepatitis-C-Virus verursachte, v. a. parenteral übertragbare Leberentzündung. Vorkommen v. a. bei Personen, die vor Einführung des Hepatitis-

C-Screenings (1992) Blut u. Blutprodukte o. Transplantate erhalten haben (häufigste Form der Posttransfusionshepatitis) sowie bei Drogengebrauchern u. med. Personal. Inkubationszeit ca. 2 Wochen bis 6 Monate. Klin. Sympt. oft ohne ausgeprägte Beschwerden, in über 50 % chron. Verlauf mit zunächst leichter Sympt. Bei chron. H. C können sich als Komplikationen Autoimmunerkrankungen (z. B. Xerostomie, Immunkomplexglomerulonephritis), eine Leberzirrhose mit Leberversagen o. ein Leberzellkarzinom entwickeln. Diagnostik: Nachweis von Antikörpern gegen Hepatitis C (Anti-HCV) im ELISA, ca. 1–5 Monate nach akuter Erkrankung, o. direkter Nachweis von HCV-RNA im Blut mittels PCR. Ther. mit Alphainterferon, bei Leberversagen evtl. Lebertransplantation. Proph. durch Screening von Blut u. Blutprodukten auf Anti-HCV u. Einhaltung von Hygiene- u. Desinfektionsvorschriften. Eine Schutzimpfung gibt es z. Z. noch nicht.

Hepatitis, chronisch-aggressive: *Abk* CAH; persistierende, progressive Leberentzündung. Die CAH ist durch Mottenfraßnekrosen (↑Piecemeal-Nekrosen, Zerstörung u. sukzessiver Untergang von Leberzellen an der Bindegewebe-Parenchym-Grenze u. lymphozyt., plasmazelluläre Infiltrationen) gekennzeichnet. Vorkommen z. B. nach akuter Hepatitis B o. C, bei Autoimmunerkrankungen.

Hepatitis contagiosa: alte Bez. für ↑Hepatitis A.

Hepatitis-C-Virus: *Abk* HCV; 1987 erstmalig nachgewiesenes Virus der Fam. ↑Flaviviridae. 1 Serotyp, 6 Genotypen. Weltweit verbreitetes Virus, das v. a. parenteral (z. B. durch Blut u. Blutprodukte) übertragen werden kann u. beim Menschen eine ↑Hepatitis C verursachen kann.

Hepatitis D: Delta-Hepatitis; durch Hepatitis-D-Virus bei vorbestehender Infektion mit Hepatitis-B-Virus verursachte, parenteral übertragbare Leberentzündung. Vorkommen in Deutschland v. a. bei Reisenden aus dem Mittelmeerraum, Balkanländern, dem vorderen Orient u. Südafrika sowie bei Drogengebrauchern. Inkubationszeit ca. 1–6 Monate. Bei gleichzeitiger Infektion mit Hepatitis-B- u. Hepatitis-D-Virus kommt es in ca. 90 % zur Ausheilung, etwa 10 % der Infektionen verlaufen chron. Bei vorbestehender chron. Hepatitis B u. Superinfektion mit Hepatitis-D-Virus in ca. 90 % chron. Verlauf, in 2 % fulminantes Leberversagen. Diagnostik durch Nachweis von Antikörpern gegen Hepatitis D (anti-HDV). Proph. durch Verhinderung einer Hepatitis-B-Virusinfektion (Schutzimpfung gegen Hepatitis B).

Hepatitis-D-Virus: *Abk* HDV; ↑Satellitenvirus, das zur Vermehrung von einem ↑Helfervirus, dem ↑Hepatitis-B-Virus, abhängig ist. HDV hat einen Durchmesser von ca. 19 nm u. besteht aus RNA-Genom u. Hepatitis-D-Antigen (HD-Ag, Delta-Antigen). Zum reifen, infektionstüchtigen Virion (Durchmesser 34–37 nm) wird HDV durch Umhüllung mit HB_s-Ag. Erstbeschreibung 1977, weltweit, bes. in Mittelmeerländern, Balkanländern, dem vorderen Orient u. Südafrika verbreitet. Wird als Simultaninfektion zusammen mit HBV o. als Superinfektion eines HBs-Ag-Trägers parenteral übertragen u. kann beim Menschen eine ↑Hepatitis D verursachen.

Hepatitis E: durch Hepatitis-E-Virus verursachte, v. a. fäkal-oral übertragbare Leberentzündung. Vorkommen v. a. bei Reisenden aus Vorderasien, Nordafrika, Südamerika o. Balkanländern. Inkubationszeit ca. 2 Wochen bis 2 Monate. Klin. meist relativ gering ausgeprägte Beschwerden. In der Schwangerschaft gehäuft schwere Verlaufsformen mit Leberversagen. Kein Übergang in eine chron. Form. Diagnostik: Nachweis von Antikörpern der IgM-Klasse gegen Hepatitis-E-Virus. Eine spezif. Ther. existiert nicht. Proph.: Eine Impfung gibt es z. Z. nicht. In Ländern mit niedrigem Hygienestandard Verzicht auf ungekochte Nahrungsmittel (Obst, Salat, Muscheln) u. nicht abgekochtes Wasser.

Hepatitis epidemica: alte Bez. für ↑Hepatitis A.

Hepatitis-E-Virus: *Abk* HEV; 1987 erstmalig nachgewiesene Virusart der Gattung ↑Calicivirus. 2 Serotypen, 2 Genotypen. V. a. in Balkanländern, Vorderasien, Nordafrika u. Südamerika verbreitetes Virus, das beim Menschen eine ↑Hepatitis E verursachen kann.

Hepatitis F: nicht allg. als abgrenzbare Form akzeptierte virale Leberentzündung, die durch Hepatitis-F-Virus (HFV, ein DNA-Virus) hervorgerufen sein soll u. klin. u. epidemiol. der Hepatitis A bzw. E ähnelt.

Hepatitis G: durch Hepatitis-G-Virus verursachte, v. a. parenteral übertragbare Leberentzündung. Vorkommen v. a. bei Dialysepatienten, Pat. mit Hämophilie, Drogengebrauchern. Klin. Sympt.: persistierende Infektion, evtl. mit fulminantem Verlauf u. Leberversagen. Eine Impfung gibt es z. Z. nicht.

Hepatitis-G-Virus: *Abk* HGV; RNA-Virus aus der Fam. ↑Flaviviridae. Erstbeschreibung 1995, weltweit verbreitetes Virus, das v. a. parenteral (z. B. durch Blut u. Blutprodukte) übertragen wird u. beim Menschen eine ↑Hepatitis G verursachen kann.

Hepatitisimpfung: aktive o. passive Immunisierung gegen Virushepatitis. Eine aktive Impfung (Schutzimpfung) ist z. Z. gegen Hepatitis-A-Virus u. Hepatitis-B-Virus verfügbar, eine passive Immunisierung bei Hepatitis A u. Hepatitis B mögl.

Hepatitis infectiosa: alte Bez. für ↑Hepatitis A.

Hepatitis, lupoide: bei systemischem ↑Lupus erythematodes vorkommende Leberentzündung.

Hepatitis, persistierende: über mehrere Monate anhaltende Leberentzündung; bei Krankheitsdauer über 6 Monate als chron. persistierende Hepatitis bezeichnet. Hepatitis mit schwach ausgeprägten Beschwerden.

Hepatitis, toxische: entzündl. Reaktion der Leber bei Einwirkung tox. Substanzen. Vorkommen z. B. bei ↑Pilzvergiftung (u. a. Knollenblätterpilz), als ↑Arzneimittelnebenwirkung o. nach Aufnahme chem. Substanzen.

Hepatitis, unspezifische reaktive: leichte entzündl. Veränderungen der Leber von regionaler o. diffuser Ausdehnung, z. B. als schwach ausgeprägte Immunantwort auf eine Virusinfektion, Begleitentzündung bei granulomatösen Prozessen, entzündl. Prozessen des Bauchraums, allg. Infektionskrankheiten.

Hepatoblastom ⟨*gr*⟩ *n*: embryonaler Mischtumor der Leber, der neben epithelialen u. mesenchymalen Anteilen manchmal auch Plattenepithel, Knorpel, quergestreifte Muskelfasern usw. enthält.

Hepatocuprein ↑Cupreine.

Hepatoenterostomie: operative Anlage einer Verbindung zwischen einer an der Leber angebrachten Schnittfläche u. einer eröffneten Darmschlinge, zumeist als ↑Palliativoperation bei inoperablen Verschlüssen in der Leberpforte u. Ikterus.

hepatogen: in der Leber entstehend, von der Leber ausgehend.

Hepatographie: Röntgendarstellung der Leberarterie (A. hepatica communis) mittels Angiographie nach transfemoraler Kathetereinführung u. Sondierung der A. coeliaca. Die H. wird zur Diagnostik von umschriebenen Entzündungen, Zysten, Tumoren, Gefäßveränderungen, Gefäßverletzungen u. a. der Leber angewandt. ↑Angiographie, ↑Aortographie.

Hepatojejunostomie ↑Hepatoenterostomie.

Hepatologie: Teilgebiet der Inneren Med., das sich mit den Erkrankungen der Leber u. Gallenwege befaßt.

Hepatom ⟨*gr*⟩ *n*: Sammelbezeichnung für alle benignen u. malignen, umschriebenen Tumorbildungen in der Leber.

Hepatomegalia glycogenica: Hepatonephromegalia glycogenica; ↑Glykogenose.

Hepatomegalie: Lebervergrößerung.

Hepatom, malignes ↑Leberkarzinom.

Hepatomphalos: angeborene, sehr große ↑Omphalozele, deren Inhalt aus Darm, Leber, Milz besteht. Hemmungsfehlbildung der vorderen Bauchwand.

Hepaton: begriffl. Prägung der funktionellen Einheit von Leberzellen, Gallenkapillaren u. Sinusoiden, bes. innerhalb eines Leberläppchens, ohne daß dieser Verknüpfung eine anat. umgrenzte Struktur, wie beim Nephron o. Neuron, entspricht.

Hepatopathie: Lebererkrankung, ↑Hepatose.

Hepatophlebitis: Entzündung der Lebervenen, gehäuft von Thrombosen gefolgt.

Hepatopoietin: Hepatocyte growth factor (HGF); Ein Zellproliferationsfaktor der Leber. Es ist ein in der Leber gebildetes hitzestabiles Glykoprotein, das in dieser die DNA-Synthese stimuliert u. die Mitose anregt.

Hepatoportoenteroanastomose: Operationsverfahren nach Kasai u. Kimura mit Entfernung des Bindegewebes des Ligamentum hepatoduodenale am Leberhilus u. Anastomosierung des im Hilus entstandenen Defekts mit dem nach Roux (↑Roux-Anastomose) ausgeschalteten Jejunum. Bei der extrahepat. Form der ↑Gallengangatresie angewendete Operationsmethode.

Hepatose: Schädigung des Leberparenchyms durch bakterielle, chem. u. Stoffwechselgifte, die ausschließl. o. überwiegend auf die Leberepithelien einwirken, das Mesenchym verschonen u. zu Einzel-, Gruppen- o. Massennekrosen von Leberzellen führen; z. B. bei Phosphorvergiftung, Eklampsie.

Hepatosplenomegalie ⟨*gr*⟩ *f*: Vergrößerung von Leber u. Milz bei den verschiedensten Erkrankungen. Ein Hinweis auf die Lebervergrößerung ist die Angabe: unterer Leberrand x cm kaudal des re. Rippenbogens in Medioklavikularlinie (MCL) o. Angabe der Lebergesamtlänge (> 12 cm). Bei der Milz wird der Abstand des unteren Milzpols vom Rippenbogen in der MCL angegeben. **Testikuläres Syndrom**: bei ↑Leberzirrhose beim Mann auftretende Hormonausfälle der Gonaden mit Feminisierung u. ä.

Hepatotoxämie: infolge Leberversagens ausgelöste Toxämie (fehlende Entgiftung v. a. von Eiweißabbauprodukten mit dem Bild eines ↑Coma hepaticum).

Hepatotoxine: leberschädigende Gifte. Leber als Hauptort der Biotransformation von Xenobiotika ist für Schädigung durch tox. Metabolite bes. disponiert, z. B. durch CCl_4, Amanitatoxine, Aflatoxine.

Hepatovirus: Virus der Fam. ↑Picornaviridae, das bei Menschen, Affen u. Muscheln vorkommt. Humanpathogen ist das ↑Hepatitis-A-Virus.

Hepatozyt: veraltet für ↑Epitheliocytus hepatis.

Heptachlor: Insektizid aus der Gruppe der Zyklodien-Wirkstoffe. Eine geringe Warmblütertoxizität steht der ↑Kumulation von H. gegenüber. Heute in Europa wenig gebräuchl.

Heptosen: Monosaccharide (7 C-Atome), Polyhydroxiverbindungen; in der Natur finden sich die D-Mannoheptulose (Ketose) in der Avocadofrucht, die D-Sedoheptulose in Sedum-Arten; die Sedoheptulosephosphate sind wichtige Zwischenprodukte des ↑Kohlenhydratstoffwechsels (Pentosephosphatzyklus).

HEP-Vakzine: *Abk* für engl. high egg passage; nach 180. Eipassage nicht mehr enzephalitogene Variante der modifizierten Flury-Vakzine, die zur Lebendimpfung von Hunden u. a. Haustieren gegen Tollwut angewendet wird. ↑Tollwutimpfstoff.

Herba ⟨*lat*⟩ *f*: Kraut, im pharmakognost. Sinn die getrockneten, i. a. während o. kurz nach der Blüte gesammelten oberird. Teile einer meist krautigen Pflanze. In Ausnahmefällen können zusätzl. auch Wurzeln o., bei strauchartigen Pflanzen, ledigl. Sproßspitzen vorliegen.

Herba Stramonii ↑Datura stramonium.

Herbivor ⟨*lat*⟩ *m*: Pflanzenfresser.

Herbizide: Gruppe von ↑Pestiziden, die Pflanzen abtöten o. im Wachstum schädigen; werden zur Bekämpfung von Unkräutern in landwirtschaftl. Kulturen eingesetzt. Totalherbizide vernichten alle Pflanzen. Selektivherbizide greifen nur Unkräuter an. H. gehören z. T. sehr versch. Stoffklassen an (↑Phenoxyalkansäuren wie ↑2,4-D, ↑Carbamate, Dipyridinium-Verbindungen wie ↑Diquat, phosphororganische ↑Verbindungen, Harnstoffderivate, Phenole bzw. Nitrophenole wie ↑Dinitrocresol, Triazine wie Atrazin u. Simazin, Triazole wie ↑Amitrol, Diazine; anorgan. Chlorate u. a.). Moderne H. sind für Warmblüter i. a. wenig tox. u. werden im Boden schnell abgebaut.

Herbstenzephalitis, russische: in Südrußland vorkommende ↑Virusenzephalitis, die mit der japanischen ↑B-Enzephalitis ident. ist.

Herbstfieber, japanisches: Hebdomadisleptospirose; ↑Leptospirosen.

Herbstgrasmilbe ↑Neotrombicula autumnalis.

Herbstkrokus: giftige Pflanze; ↑Safran.

Herbstlaubleber: Leberveränderung bei schwerer chron. Blutstauung der Leber (Rechtsherzinsuffizienz) mit zentraler Atrophie der Leberläppchen, Stauungsstraßen u. Verfettung der peripheren Läppchenanteile, so daß makrosk. eine bunte rotgelbe Schnittfläche resultiert, die an Herbstlaub erinnert.

Herbstzeitlose: ↑Colchicum autumnale; Wirkstoff: ↑Colchicin.

Herd: Fokus; jeder umschriebene Krankheitsherd; Entzündungsherde, ↑Fokalinfektion. ↑Infektionserregerareal.

Herdanalyse, epidemiologische: Charakterisierung u. Abgrenzung der ↑Elementarherde, insbes. in einer ↑Epidemie mit Klärung der Ätiol. u. der Bedingungen, die zur Ausbreitung führten. Teil der antiepidemiolog. Maßnahmen. Die Herdanalyse beginnt mit der epidemiol. Anamnese u. umfaßt nach weiteren spez. Untersuchungen die Charakterisierung des Herdterritoriums, der erkrankten Personen, der Kontaktpersonen u. der wahrscheinl. Infektionsquellen sowie der Art u. Zeit ihrer Verbindungen.

Herdanfall: Epilepsie; Jackson-Anfall, fokaler Anfall.

Herddiagnose: top. Diagn. Feststellung des Sitzes einer Krankheit; bedeutungsvoll z. B. für Hirngeschwülste.

Herddosis: in der Strahlentherapie Energiedosis, Gleichgewichts- o. Hohlraumionendosis an einer anzugebenden Stelle im Herdgebiet. Weiter werden benutzt: minimale, mittlere u. max. H. ↑Herdraumdosis.

Herddosisbestimmung: Ermittlung der ↑Herddosis durch ionisierende Bestrahlung durch Rechnung o. Messung. Heute erfolgt die H. meist durch Anwendung von Computern. Eine Herddosismessung kann an der Körperoberfläche o. wenn der Herd durch eine Körperhöhle zugängl. ist (z. B. Blase, Bronchien, Ösophagus, Rektum, Vagina) o. unter Anwendung von körperähnl. Phantomen erfolgen.

Herdenzephalitis: durch Verschleppung infektiösen Materials auf dem Blutwege entstandene herdförmige Hirnentzündung, sog. metastat. H., wozu auch der Hirnabszeß zu rechnen ist.

Herdenzephalitis, embolische: durch hämatogene, metastat. Keimverschleppung entweder disseminiert multipel auftretend, dann häufig kombiniert mit viszeralen sept. Embolien (z. B. ↑Endocarditis lenta), o. als lokale Eiteransammlung (↑Hirnabszeß). Erreger versch. Eiterkokken, Koli-, Proteus-, Pyozyaneusbakterien.

Herdenzephalitis, perivenöse ⟨*lat + gr*⟩ *f*: akute, diffus auftretende Hirnentzündung, bei der keine spezif. Erreger gefunden werden; eine Form der postvakzinalen Enzephalitis (↑Encephalitis postvaccinalis), ferner als para- u. postinfektiöse Enzephalitis bei Masern, Mumps, Grippe u. a. Virusinfektionen.

Herderkrankungen, zerebrale: abgrenzbare Hirngewebeschädigungen, die dem Ort der Läsion entsprechende umschriebene Funktionsausfälle o. Leistungsstörungen zur Folge haben, im Ggs. zu diffusen Hirnerkrankungen.

Herderscheinungen: auf umschriebene Krankheitsherde hinweisende Sympt. im Ggs. zu Allgemeinerscheinungen. Bes. Reiz- u. Ausfallerscheinungen, die den Sitz einer Hirn- u. Rückenmarkerkrankung bestimmen lassen.

Herdinfektion: durch Bakterien, v. a. Streptokokken u. deren Toxine sowie Stoffwechselprodukte auf allerg.-entzündl. Basis in anderen Körpergeweben u. Organen als dem ursächl. Herd sek. entstandener Krankheitsprozeß (↑Fokalinfektion).

Herdnephritis: auf dem Blutwege entstandene herdförmige Nierenentzündung (glomeruläre Herdnephritis im Ggs. zur diffusen Glomerulonephritis), die Ausdruck einer allerg. Reaktion o. Folge unmittelbarer Bakterien- o. Toxineinwirkung sein kann; ↑Loehlein-Herdnephritis.

Herdnephritis, glomeruläre ↑Veränderungen, fokale segmentale.

Herdpathologie: Lehre von den Fokaltoxikosen.

Herdpneumonie ↑Bronchopneumonie; ↑Pneumonie.

Herdraumdosis: Herdraumvolumendosis; in der Strahlentherapie Produkt aus Dosis im Herdgebiet u. Herdvolumen. Die H. wurde bisher in Röntgenliter o. rd cm^3 angegeben. Im SI erfolgt die Angabe in Gy·l. ↑Raumdosis.

Herdraumdosis, relative: Quotient aus der ↑Herdraumdosis (Dosis im Zielvolumen) u. der ↑Raumdosis, ausgedrückt in Prozent. Die r. H. gibt den Anteil der insges. eingestrahlten Energie an, die im Zielvolumen absorbiert wird. R. H. ist damit eine wichtige Größe beim quantitativen Vergleich versch. Bestrahlungstechniken.

Herdsymptome: klin. Erscheinungen infolge einer Prozeßlokalisation in versch. Hirnregionen mit entsprechenden Reiz- u. Ausfallsymptomen wie Trugwahrnehmungen, Wahnideen, Hemiparesen, Lichterscheinungen, Ohrensausen, Hirnnervenausfällen sowie bulbär-paralyt. Formen.

Herdtiefe: in der Strahlentherapie Entfernung des Herdmittelpunkts von der Körperoberfläche. Meist erfolgt die Angabe der H. auf dem Zentralstrahl.

hereditär ⟨*lat*⟩ *Adj*: erbl., vererbt.

Heredität ⟨*lat*⟩ *f* ↑Vererbung.

Heredoataxia cerebellaris ⟨*gr + lat*⟩ *f*: Nonne-Marie-Krankheit; zerebellare Form der spinozerebellären Ataxie, meistens autosomal dominanter Erbgang mit zerebellarer ↑Ataxie als führendem Sympt. Dazu treten weitere zerebellare Sympt. sowie gesteigerte Eigenreflexe, Blickparesen, Optikusatrophie u. Demenz.

Heredoataxia spinalis: spinale Form der spinozerebellären Ataxie, Friedrich-Krankheit, autosomal rezessiver Erbgang, dem morphol. Substrat, den Gewebeveränderungen im Hinterwurzel-Hinterstrangsystem u. in den spinozerebellären Bahnen entspr. steht eine Kombination von Hinterhorn- u. Hinterstrangsyndrom im Vordergrund, meist begleitet von pathol. Pyramidenbahnzeichen aufgrund gleichzeitigen Befalls der Pyramidenseiten- u. -vorderstränge bei einer durch Hinterhornschädigung bedingten Areflexie. Charakterist. ist der sog. Friedrich-Fuß, eine hohlfußartige Deformierung mit Überstreckung im Grundgelenk u. Plantarflexionen in den Interphalangealgelenken. Fließende Übergänge zur ↑Heredoataxia cerebellaris.

Heredopathia atactica polyneuritiformis ⟨*gr*⟩ *f*: Refsum-Krankheit, autosomal rezessiver Erbgang. Lipoidspeicherkrankheit mit Ablagerung von Phytansäure im Bindegewebe der peripheren Nerven, der Leber u. Niere: ↑Polyneuropathie, zerebellare ↑Ataxie, Retinitis pigmentosa u. weitere Sympt.

Hering, Carl Ewald Konstantin (1834–1918), Physiol., Wien, Prag, Leipzig. Hervorgetreten durch Farbentheorie, Gesetze zur Sinneswahrnehmung.

Hering, Heinrich Ewald (1866–1949), Physiol., Wien, Köln. Hervorgetreten durch Arbeiten zur Blutdruckzüglung, Karotissinusreflex.

Hering-Breuer-Reflex (nach Heinrich H. E.): Beeinflussung des ↑Atemzentrums durch den Dehnungszustand der Lunge; mit zunehmender Lungenfüllung wird das ↑Inspirationszentrum inaktiviert, so daß die Einatembewegung aufhört u. die Ausatmung beginnt.

Heringswurmkrankheit: Anisakiasis; ↑Anisakidae.

Hermansky, F., zeitgen. tschech. Int. u. Hämat., Prag.

Hermansky-Pudlak-Anomalie (nach F. H. u. P. P.): sehr seltenes Krankheitsbild, bei dem Albinismus, mäßige Blutungsbereitschaft infolge einer Dysfunktion der Blutplättchen u. eine Speicherung von ceroidartigem Pigment in den Makrophagen des Knochenmarks, einem Teil der Monozyten des Blutes u. den anderen Zellen des Monozyten-Makrophagen-Systems sowie in den Parenchymzellen versch. Organe beobachtet werden.

Hermaphrodit: Zwitter, ↑Hermaphroditismus.

Hermaphroditismus ⟨*gr*⟩ *m*: Zweigeschlechtigkeit, Zwitterbildung. Im Ggs. zum ↑Pseudohermaphroditismus ist beim Hermaphroditen sowohl ovarielles als auch testikuläres Gewebe vorhanden, u. zwar seitenungleich (lateraler H.) o. innerhalb einer Gonade (Ovotestis, Testovar). Zweidrüsenzwitter sind echte Zwitter (↑Hermaphroditismus verus). Ätiol. heterogen, wahrscheinl. meistens bedingt durch eine Störung der monogenen ↑Geschlechtsbestimmung. Die somat.-genitale Geschlechtsausprägung ist meist intersexuell.

Hermaphroditismus falsus: Form der ↑Intersexualität. ↑Pseudohermaphroditismus o. ↑Hermaphroditismus testicularis u. ↑Hermaphroditismus ovarialis.

Hermaphroditismus ovarialis: Eierstockzwitter. Form der ↑Intersexualität. Individuum mit normalen Ovarien, jedoch inkomplett männl. Genitalien u. sek. Geschlechtsmerkmalen. Chromatinpositive Kerne. Klitoris penisartig vergrößert mit Urethra. Oft Prostata vorhanden. Verschmelzung der Schamlippen kann Skrotum vortäuschen. Meist liegt eine virilisierende ↑Nebennierenhyperplasie evtl. mit Adenomentwicklung vor (adrenogenitales ↑Syndrom). Auch maskulinisierende Ovarialtumoren (↑Arrhenoblastom); Pseudohermaphroditismus femininus (↑Pseudohermaphroditismus).

Hermaphroditismus spurius: Form der ↑Intersexualität. Bez. für Pseudohermaphroditismus masculinus u. Pseudohermaphroditismus femininus (↑Pseudohermaphroditismus).

Hermaphroditismus testicularis: Hodenzwitter; Form der ↑Intersexualität. Individuum mit Ausbildung von (evtl. unterentwickelten) Hoden, jedoch oft unklaren äußeren Genitalen. Weibl. Form: weibl. äußere Genital, Achsel- u. Schamhaare spärl., Brustentwicklung in Pubertät, atret. Vagina, Uterus fehlt, unterentwickelter Penis = große Klitoris, evtl. mit Hypospadie, Hodendystopie, X-chromosomaler Erbgang, testikuläre ↑Feminisierung, chromosomal männl. (46,XY), prim. Amenorrhö, Sterilität. Männl. Form: männl. äußere Genitalien (versch. Grade), Ductus deferens, Uterus, Vagina, Tuben vorhanden (oft in Inguinalhernien), Hoden oft rudimentär. Kerngeschlecht chromatinnegative, aber auch Mosaike, Pseudohermaphroditismus masculinus (↑Pseudohermaphroditismus).

Hermaphroditismus verus: echte Zwitter; Form der ↑Intersexualität. Vorhandensein von Hoden- u. Eierstockparenchym in einer Gonade (Ovotestis, Testovarium, Zweidrüsenzwitter) o. getrennt auf beiden Seiten. Kerngeschlecht chromatinnegative o. -positive (meist Mosaike X,X–X,Y). Morphol. verschiedenartig: Phallus (kleiner Penis o. große Klitoris) mit Hypospadie; Uterus u. Vagina (o. ↑Sinus urogenitalis) stets vorhanden, Vagina kann in die Urethra münden. 50 % menstruieren; Brustentwicklung normal o. gehemmt; Körperformen männl., weibl. o. gemischt. Ductus deferens auf der Seite des Hodens vorhanden. Stets Sterilität. H. v. ist viel seltener als Scheinzwitter (↑Hermaphroditismus testicularis, ↑Hermaphroditismus ovarialis, ↑Pseudohermaphroditismus).

Hernia ⟨*gr*⟩ *f*: Hernie; Bruch, Verlagerung eines Teils der Bauchorgane in eine angeborene o. erworbene Ausstülpung des Bauchfells.

Hernia abdominalis: alle Hernien im Bereich des Bauchs.

Hernia acquisita: erworbene Hernie.

Hernia cerebri ↑Kephalozele.

Hernia congenitalis: angeborene Hernie.

Hernia costovertebralis: Hernie im Bereich des Foramen costovertebrale.

Hernia diaphragmatica ↑Zwerchfellhernie.

Hernia diaphragmatica congenita: angeborene Zwerchfellhernie; angeborene Verlagerung von Baucheingeweiden in den Thorax, wobei das Peritoneum einen Bruchsack bildet. Echte Hernien treten auf als: 1. ↑Hiatushernie. 2. Posterolaterale Hernie, durch das Foramen Bochdalek. 90 % li. Die H. d. c. begleiten: Lungenhypoplasie, Fehlrotation des Darms, ZNS-Fehlbildungen, Ösophagotrachealfistel.

Hernia duodenalis: Hernie im Recessus duodenojejunalis; ↑Hernia recessus duodenojejunalis.

Hernia epigastrica: Vorfall von peritonealem Fett, seltener eines Bauchfellzipfels, durch eine Lücke in der ↑Linea alba zwischen Schwertfortsatz u. Nabel.

Hernia externa: alle äußeren Hernien, im Ggs. zu inneren, in der Bauchhöhle gelegenen Hernien.

Hernia femoralis ↑Schenkelbruch.

Hernia funiculi umbilicalis: Nabelschnurbruch; ↑Omphalozele.

Hernia glutaealis: Hernie im Bereich des Foramen ischiadicum.

Hernia incarcerata ↑Leistenbruch, inkarzerierter.

Hernia inguinalis: Leistenhernie; häufigster Baucheingeweidebruch im Bereich des Leistenkanals. Meist Männer betroffen. Unterteilung in angeborene (Hernia inguinalis congenita) u. erworbene Formen sowie nach Lokalisation der Bruchpforte.

Hernia inguinalis congenita: angeborener Leistenbruch; indirekte Hernie (bei Jungen Ileum, bei Mädchen oft Ovar u. Tube), die einen offengebliebenen Peritonealtunnel (↑Processus vaginalis persistens) im Leistenkanal durchsetzt.

Hernia interna: innerhalb der Bauchhöhle gelegene Hernie.

Hernia ischiadica ↑Hernia glutaealis.

Hernia lumbalis: Hernie im Bereich des Trigonum lumbodorsale.

Hernia mesocolica: Herniierung des gesamten Dünndarms in das Mesokolon. Bei Malrotation II (↑Malrotatio intestini) schiebt sich das Kolon sek. vor das Duodenum zur re. Seite. Der Dünndarm wird vom Mesokolon umhüllt.

Hernia obturatoria: Hernie durch das Foramen obturatorium.

Hernia paraoesophagealis: neben dem Ösophagus durch das Zwerchfell tretende Hernie.

Hernia paraumbilicalis: Hernie in der Umgebung des Nabels.

Hernia pectinea: Sonderform der Hernie femoralis, Durchtritt durch die Fascia pectinea. ↑Schenkelbruch.

Hernia perinealis: im Bereich des Dammes durchtretende Hernie.

Hernia permagna: übergroße Hernie.

Hernia recessus duodenojejunalis: Treitz-Hernie; innerer Eingeweidebruch, bei dem die stark erweiterte Plica duodenojejunalis den Bruchsack bildet, der den gesamten Dünndarm o. einzelne Schlingen enthalten kann.

Hernia retrocaecalis: angeborene Hernie aus Dünndarmschlingen hinter dem Blinddarm, die dessen Verlötung mit der hinteren Bauchwand verhindert. Stellt eine „innere Hernie" ähnl. der ↑Paraduodenalhernie dar.

Hernia scrotalis: bis in den Hodensack reichender Leistenbruch.

Hernia sternocostalis: Hernie im Bereich des Trigonum sternocostale.

Hernia supraumbilicalis: oberhalb des Nabels gelegene Hernie.

Herniation ↑Einklemmung.

Hernia umbilicalis ↑Nabelbruch.

Hernien, angeborene: Austreten von Eingeweiden durch embryonal vorgebildete Kanäle (↑Hernia inguinalis congenita) o. Entwicklungsdefekte (Agenesie, Aplasie) von Membranen (↑Hernia diaphragmatica congenita). Es muß ein Bruchsack aus Serosa vorhanden sein, sonst handelt es sich um einen Prolaps. Schwierigkeiten durch sek. Einreißen des Bruchsacks. Oft ist nicht die Hernie angeboren, sondern der zugrundeliegende Entwicklungsdefekt Hernia funiculi umbilicalis, ↑Treitz-Hernie.

Herniotomie ⟨*gr*⟩ *f*: Bruchschnitt; Inzision des eingeklemmten Leisten- o. Schenkelbruchs, heute nicht mehr gebräuchl. Operationsverfahren.

Heroin: Diacetylmorphin, Diamorphin; halbsynthet. Morphinabkömmling. Besitzt dreifache Wirkungsstärke des ↑Morphins. Sehr großes Abhängigkeitspotential (Entziehungskuren selten erfolgreich), starke Atemdepression.

Herpangina ⟨*gr* + *lat*⟩ *f*: endem.-epidem., fäkal-oral, seltener aerogen übertragbare zykl. Infektionskrankheit. Erreger Coxsackieviren A (↑Coxsackievirus; mit zahlreichen Serotypen), Inkubationszeit 3–5 Tage. Klin. fieberhafter Bläschenausschlag v. a. der hinteren Mundhöhle, der Gaumenbögen, Tonsillen bzw. des Rachenraums. Gute Progn.

Herpes-B-Virus: Cercopithecine Herpesvirus Typ 1 bzw. Herpesvirus simiae; Virusart der Gattung ↑Simplexvirus. Erreger teilweise subklin. oraler u. genitaler Herpeserkrankungen bei Affen. Selten Übertragung auf Menschen (meist Laborinfektionen) durch Kontakt (auch mit Affenzellkulturen) o. Tierbiß (Speichel ist infektiös). Krankheit beim Menschen: ↑Herpes-B-Virus-Enzephalitis.

Herpes-B-Virus-Enzephalitis ⟨*gr* + *lat*⟩ *f*: durch das Affenherpesvirus (Herpesvirus simiae) nach Biß (Makaken) verursachte schwere Infektionskrankheit. Inkubationszeit etwa 3 Tage. Klin. zunächst lokale Bläschenpustelreaktion mit regionaler Lymphadenitis, dann nach einem Intervall von einer o. mehreren Wochen aszendierende Myeloenzephalitis mit motor. u. sensor. Ausfällen; meist tödl. Ausgang.

Herpes corneae: Keratoconjunctivitis herpetica; Herpes-simplex-Infektion der Hornhaut durch ↑Herpes-simplex-Virus Typ 1 (HSV-1). Bei Befall des Epithels entsteht das Bild der Keratitis dendritica mit bäumchenartig verzweigten oberflächl. Zelldefekten u. Verlust der Hornhautsensibilität. Einbruch der Viren in das Stroma der Hornhaut u. Befall der Keratinozyten bewirkt eine Keratitis disciformis (scheibenförmiges Hornhautödem, Begleitiritis, Aufhebung der Hornhautsensibilität). Der H. c. ist seltener Primär-, häufiger Rezidiverkrankung, deshalb eher bei Erwachsenen als bei Kindern.

Herpes-Enzephalitis: Herpes-simplex-Enzephalitis, Meningoencephalitis herpetica, Einschlußkörperchenenzephalitis; Erreger: ↑Herpes-simplex-Virus Typ 1. 30 % Primär- u. 70 % Rezidiverkrankungen. Pathol.-anat. ausgedehnte hämorrhag. Nekrosen in Rinde u. Marklager; Hirnstamm mit prim. entzündl. Veränderungen u. ↑Einschlußkörperchen (Typ A nach Cowdry) in Ganglienzellen, Gliazellen u. Epithelzellen. Die H. hat unbehandelt eine Letalität von über 70 %, deshalb ist bei begründetem Verdacht eine sofortige Ther. mit ↑Aciclovir angezeigt. Diagnostik: klin., Liquoruntersuchung, EEG (↑Elektroenzephalographie), ↑Computertomographie (bis zum 4. Krankheitstag neg.), virol. (im Liquor ↑Polymerasekettenreaktion u. Antikörpernachweis).

Herpes febrilis ↑Herpes simplex.

Herpes genitalis: durch ↑Herpes-simplex-Virus Typ 2 verursachte Haut-Schleimhautinfektion des Genitalbereichs als Primär- u. Rezidiverkrankung. Übertragung durch Geschlechtsverkehr. Bei der Frau als ↑Vulvovaginitis herpetica (Herpeseffloreszenzen am äußeren Genitale u. in der Scheide), beim Mann als Balanitis herpetica (Herpeseffloreszenzen an Eichel u. innerem Vorhautbereich). H. g. gehört zu den häufigsten sexuell übertragenen Krankheiten.

Herpes hominis ↑Herpes simplex.

Herpeskeratokonjunktivitis ↑Herpes corneae.

Herpes labialis: Infektion im Bereich der Lippen durch ↑Herpes-simplex-Virus Typ 1 (HSV-1). Häufigstes Herpesrezidiv bei Erwachsenen. Inkubationszeit: Stunden bis 2 Tage. Prodromi: Juckreiz u. Spannungsgefühl an Lippen. Klin. Bild: auf gerötetem u. geschwollenem Grund Bläschen, die verkrusten. Dauer 7–14 Tage.

Herpes neonatorum ↑Infektion, perinatale.

Herpes simplex: Infektion durch das ↑Herpes-simplex-Virus; je nach Infektionscharakteristik der Herpesvirus-Typen 1 (oraler Typ) u. 2 (genitaler Typ) entweder symptomlos o. mit versch. Sympt. fieberhaft verlaufende Erkrankung (Gingivostomatitis, Keratokonjunktivitis, Vulvovaginitis; Ekzema herpeticum). Meistens im Bereich der Lippen (↑Herpes labialis) o. Genitalbereich (↑Herpes genitalis) lokalisiert. Kann aber auch an allen anderen Körperstellen vorkommen. Der H. s. neigt zu häufigen Rezidiven an derselben Stelle, da das Virus im erscheinungsfreien Intervall inaktiv in den Ganglien der entsprechenden Körperregion liegen bleibt. Als auslösende Ursachen kommen fieberhafte Krankheiten, Sonnenbestrahlungen, Menstruation o. auch psych. Einwirkungen in Frage. Die Erscheinungen beginnen in Form einer Rötung, auf der sich bald Bläschen unter Jucken u. Brennen zeigen. Abheilung ohne Hinterlassung von Residuen. Bestandsdauer etwa 3 Wochen. Schwerer Verlauf bei Immunsuppression mit Herpes-simplex-Sepsis der Kinder u. Erwachsenen. Erreger: HSV-1 o. HSV-2. Primär- u. Rezidiverkrankungen bei immunsupprimierenden Grundkrankheiten: AIDS, Leukämien, Lymphome, Malignome, Organtransplantationen, Knochenmarktransplantationen. Klin. Bild: Nach Virämie Herpesläsionen an Leber (regelmäßig) u. anderen Organen. Hohe Letalität. Ther. mit Antimetaboliten der Virus-DNA-Synthese (Nukleosidanaloga): Iod-Desoxyuridin (↑Idoxuridin), Arabinofuranosyladenin (↑Vidarabin), Acycloguanosin (↑Aciclovir). Äußerl. Anwendung, bei generalisierten Infektionen system. Abb. S. 840.

Herpes-simplex-Enzephalitis ↑Herpes-Enzephalitis.

Herpes-simplex-Rezidiv: häufigste Form des Herpes simplex, meist als ↑Herpes labialis.

Herpes-simplex-Sepsis: generalisierte Form der Herpes-simplex-Infektion. ↑Herpes simplex bei Immunsuppression der Erwachsenen u. Kinder, bei Neugeborenen perinatale ↑Infektionen.

Herpes-simplex-Virus: *Abk* HSV; weltweit beim Menschen verbreitete Virusart der Subfamilie der Alphaherpesvirinae in der Fam. ↑Herpesviridae. Entdeckung 1920 durch Grüter, elektronenmikroskop. Darstellung 1949 durch Evans u. Melnick. 2 Serotypen: **HSV-1**: Hu-

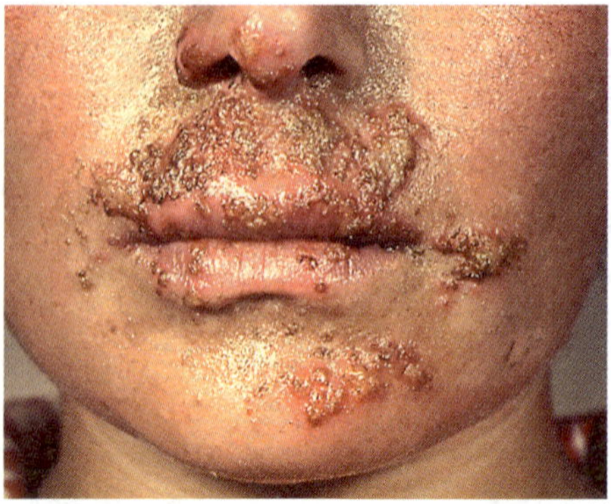

13

Herpes simplex

man Herpesvirus Typ 1 (HHV-1), Herpesvirus hominis Typ 1, orales o. labiales HSV. **HSV-2**: Human Herpesvirus Typ 2 (HHV-2), Herpesvirus hominis Typ 2, genitales o. vener. HSV. Häufigster Ansteckungsweg ist die Kontaktübertragung (Kontakt mit Speichel von Virusausscheidern u. Inhalt von Herpesbläschen). Die Primärinfektion mit HSV-1 erfolgt meist im Kindesalter. Die Primärinfektion mit HSV-2 durch Sexualkontakte. Beide führen nur in ca. 1 % nach einer Inkubationszeit von 3–7 Tagen zu Primärerkrankungen. Viren gelangen über freie Nervenendigungen u. intraaxonal in sensor. Ganglien, wo sie eine latente Infektion verursachen (↑Latenz). Die Durchseuchung der Bevölkerung mit HSV-1 beträgt über 90 %, mit HSV-2 20–40 %. Eine Virusreaktivierung mit Rezidiverkrankungen erfolgt nach einer Inkubationszeit von wenigen Stunden bis 1–2 Tagen in 30–40 % der Pat. mit latenten Infektionen. Krankheiten: 1. Mund: ↑Gingivostomatitis herpetica. 2. Augen: ↑Herpes corneae. 3. Haut: ↑Ekzema herpeticatum, ↑Herpes labialis. 4. Genitale: ↑Vulvovaginitis herpetica, ↑Balanitis herpetica, Proktitis herpetica (↑Proktitis). 5. ZNS: ↑Herpes-Enzephalitis, ↑Meningoenzephalitis. 6. Disseminierte Erkrankungen: ↑Herpes simplex bei Immunsuppression. 7. Herpes-simplex-Embryopathie u. Fetopathie, Herpes neonatorum (perinatale ↑Infektion). Abb.

Herpes tonsurans ↑Trichophytie.

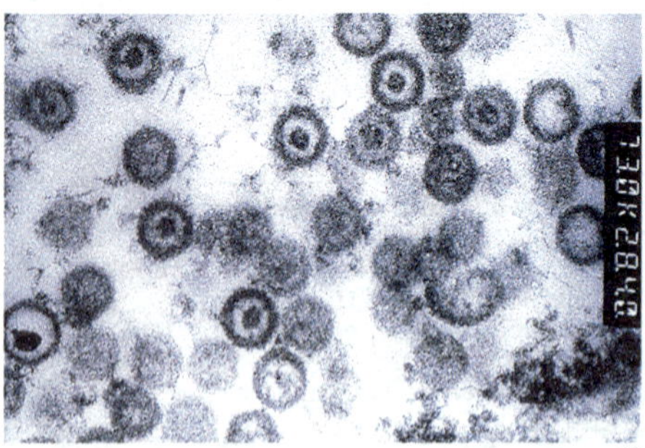

40

Herpes-simplex-Virus.
Elektronenmikroskopische Darstellung, 110 000fache Vergrößerung

Herpesviridae ⟨*gr + lat*⟩ *f pl*: Herpesviren; Virusfamilie mit den Subfamilien ↑Alphaherpesvirinae, ↑Betaherpesvirinae, ↑Gammaherpesvirinae u. zahlreichen unklassifizierten Virusarten. H. besitzen ein sphär. Virion (120–250 nm), DNA-Genom, kub. symmetr. Kapsid mit Hülle (↑Envelope). H. kommen bei Säugetieren (bes. Primaten, Nagetieren, domestizierten Nutztieren), Vögeln, Reptilien, Amphibien u. Fischen vor.

Herpesvirus simiae ↑Herpes-B-Virus.

Herpesvirus Typ 6, humanes: *Abk* HHV-6; Virusart der Gattung ↑Roseolovirus. Erstisolierung 1986 durch Ablashi u. Salahuddin. Stammvariante A u. B, weltweit beim Menschen verbreitet, aerogene (Tröpfchen) u. Kontaktübertragung (Speichel). **Primärinfektion** zu ca. 80 % im 1. u. 2. Lj. führt nur in 10–30 % nach ↑Inkubationszeit von 3–7 Tagen zur Primärerkrankung (Erythema subitum), bei Schulkindern u. Jugendlichen Primärerkrankung auch als HHV-6-Mononukleose. Virus verbleibt latent in Lymphozyten, Monozyten u. Speicheldrüsenzellen (↑Latenz). Durchseuchung der Bevölkerung 95–97 %. **Virusreaktivierung** mögl., aber mit keiner best. Krankheit ätiol. verbunden. Krankheiten: 1. Gesicherte Erkrankungen: ↑Erythema subitum, HHV-6-Mononukleose (↑Mononucleosis infectiosa); 2. mögl. Erkrankungen: histiozytäre nekrotisierende ↑Kikuchi-Fujimoto-Lymphadenitis, chronisches ↑Müdigkeitssyndrom.

Herpeszellen: Zellen im Vaginalausstrich bei Herpes-simplex-Infektion. Ein- u. mehrkernige Epithelzellen mit unscharfer Zellbegrenzung u. betonter Kernmembran. Der Kern enthält zyanophile Einschlußkörperchen u. ein strukturloses Chromatin (Milchglasphänomen). Bei Mehrkernigkeit sind die Kerne mosaikartig gegeneinander abgekantet.

Herpes zoster: ältere Bez. für ↑Zoster.

Herpes zoster ophthalmicus: ältere Bez. für ↑Zoster ophthalmicus.

Herpes zoster oticus: ältere Bez. für ↑Zoster oticus.

herpeticus ⟨*gr + lat*⟩ *Adj*: herpetiformis, herpesartig.

Herpetismus: histor. Bez. für eine Disposition (Arthritismus) zu vasomotor. Störungen, Bronchitis, Hautausschlag.

Herring, Percy T. (1872–1967), brit. Physiol..

Herring-Körper (nach Percy T. H.): Corpusculum neurosecretorium accumulatum: relativ große Axonauftreibungen im Hypophysenhinterlappen (Lobus nervosus). Stau des Neurosekrettransports aus dem Hypothalamus in die Neurohypophyse. Abb.

Hers, Henry G. zeitgen. brit. Biochem.

Hershberger-Test: Bestimmung des Verhältnisses zwischen anaboler u. androgener Wirkung eines Stoffs. Bestimmung des Gew. des M. levator ani bzw. Gew. der Samenblase.

Hershey, Alfred Day (geb. 1908), amerik. Biol. 1969 Nobelpreis für Med./Physiol. (mit M. Delbrück u. S. E. Luria) „für ihre Entdeckung des Vermehrungsmechanismus und der genetischen Struktur der Viren".

Hers-Syndrom (nach Henry G. Hers): Typ VI der ↑Glykogenose. Erstbeschreibung 1959.

Herter, Christian Archibald (1865–1910), amerik. Pathol. u. Pharmak., New York.

Herthoge-Zeichen: Ausfallen des peripheren Anteils der Augenbrauen bei ↑Neurodermitis.

Hertwig, Oscar (1849–1922), dt. Anat., Jena, Berlin. 1875 erste Beobachtung des Befruchtungsvorgangs am

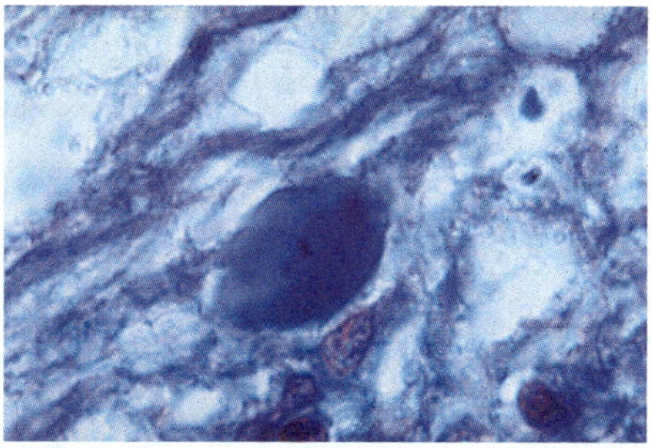

Herring-Körper. Histologischer Schnitt durch die Hypophyse, Azanfärbung; im Hinterlappen der Hypophyse Pituizyten (rot) u. ein H. (blau)

Seeigel. Zusammen mit seinem Bruder Richard Entwicklung der Keimblatt-Theorie.

Hertwig, Paula (geb. 1889), dt. Biol., Halle. Tochter von Oscar Hertwig. H. arbeitete insbes. über Probleme der Keimschädigung durch Radium- u. Röntgenstrahlen u. machte 1927 als erste auf die Gefahren bei Bestrahlung der Keimdrüsen aufmerksam. 1946 gründete sie in Halle das erste biol. Institut an einer dt. med. Fakultät.

Hertwig, Richard (1850–1937), dt. Zool., München.

Hertwig-Epithelscheide (nach Oscar H.): schlauchförmige Epithelproliferation nach Abschluß der Kronenbildung des Zahns, Präformation der Wurzelbildung u. -form. ↑Odontogenese, ↑Epithelrest.

Hertwig-Magendie-Syndrom (nach Richard H. u. François M.): bes. Form des Schielens infolge Läsion (Trauma, Tumoren, Druck- u. Durchblutungsstörung) der Trochleariskreuzung im Bereich des Velum medullare anterius des Kleinhirns; ein Auge blickt nach unten einwärts (Seite der Kleinhirnläsion), das andere nach oben auswärts; Dissoziation der Blickrichtung in allen Richtungen erhalten bleibend.

Hertwig-Weyers-Syndrom (nach Paula H. u. Helmut W.): Oligodaktylie-Syndrom mit Aplasie der Ulna.

Hertz: Zeichen Hz; Maßeinheit für die Frequenz eines period. Vorgangs. Erfolgen z. B. 80 Herzschläge in 60 s, so beträgt die Herzfrequenz $80/60\,s = 1{,}33\,s^{-1} = 1{,}33\,Hz$.

Herxheimer, Karl (1861–1944), dt. Dermat., Frankfurt a. M.

Herxheimer-Reaktion (nach Karl H.) ↑Jarisch-Herxheimer-Reaktion.

Herxheimer-Syndrom (nach Karl H.): Erythromelie; ↑Akrodermatitis chronica atrophicans.

Herz: im li. Thorax gelegenes zentrales Kreislauforgan, das die Pumpfunktion erfüllt. Es besteht aus 2 muskulären Vorhöfen (Arterien) u. Kammern (Ventrikel). In den re. Vorhof münden V. cava cranialis u. caudalis, in den li. die Lungenvenen (Vv. pulmonales). Das in den re. Vorhof einmündende venöse Blut fließt durch die Trikuspidalklappe in die re. Kammer u. wird von dort durch die Semilunarklappe über die A. pulmonalis in die Lunge gepumpt, arterialisiert u. gelangt durch die Lungenvenen in den li. Vorhof, durch die Mitralklappe in den li. Ventrikel. Von dort wird das art. Blut durch die Semilunarklappen der Aorta in den Körperkreislauf gepumpt. Hinter den Aortenklappen gehen die beiden Koronararterien ab, die den Herzmuskel mit Blut versorgen, die Koronarvenen münden im re. Vorhof. Das Herz besteht aus dem bindegewebigen ↑Epikard, dem Myokard (Muskel) u. dem ↑Endokard. Das Herz reguliert seine Funktion weitgehend selbständig (↑Autoregulation der Herzleistung, ↑Erregungsleitung des Herzens) u. ist mit höheren zentralnervösen Zentren eng verbunden.

Herzaktionspotential: elektr. ↑Aktionspotential der Muskelfasern des Herzens. Die zeitl. u. räuml. Änderung des H. bewirkt die einzelnen Phasen eines Herzzyklus u. ist die Grundlage der ↑Elektrokardiographie. Die Membranpotentiale liegen im Bereich um −60 bis −90 mV u. steigen während einer Erregung auf Werte um 20 mV an. Die zu registrierenden Potentialdifferenzen liegen also um 80–110 mV.

Herzaneurysma: umschriebene mulden- bis sackartige Ausbuchtung der Herzwand nach Verschluß des versorgenden Herzkranzarterienastes (↑Herzinfarkt) mit Nachgeben des nekrot. Herzwandanteils (akutes Aneurysma) o. der bindegewebig ersetzten Nekrose (chron. Aneurysma).

H

Herzarbeit: Setzt sich zusammen aus Druck-Volumen-Arbeit u. ↑Beschleunigungsarbeit des Herzens. Letztere unter Ruhebedingungen nur 1 %. Die Druckarbeit läßt sich berechnen aus dem mittleren systol. Druck während der Austreibungszeit multipliziert mit dem Schlagvolumen, genauer als Fläche $\int PdV$ des ↑Arbeitsdiagramms des Herzens. Bei einem Schlagvolumen von 70 ml beträgt die A. des li. Ventrikels 0,93 J u. des re. Ventrikels 0,14 J.

Herzautomatiezentrum: diejenigen Teile des Herzens (sog. spezif. Muskelsystem), die infolge hoher Na^+-Durchlässigkeit u. rhythm. Schwankung der K^+-Durchlässigkeit der Zellmembran in der Lage sind, spontan zu depolarisieren u. durch dieses Schrittmacherpotential Erregung selbständig hervorzurufen. Erregungsbildungsfrequenz sinkt vom Sinus- über Atrio-Ventrikularknoten, His-Bündel, Kammerschenkel bis zu den Purkinje-Fasern ab. Der Sinusknoten wird auch als prim., der AV-Knoten als sek. u. alle tiefer liegenden spezif. Gebilde als tertiäres Erregungsbildungszentrum bezeichnet Schlagfrequenz des Gesamtherzens hängt jeweils vom Zentrum mit der höchsten Erregungsbildungsfrequenz (Schrittmacher) ab. Beeinflußbarkeit durch ↑Herznerven.

Herzautomatismus: Fähigkeit des Herzens zur automat. Erregungsbildung (↑Erregungsleitung, ↑Ersatzrhythmus).

Herzbeutel: bindegewebige Duplikatur, die das Herz außen umschließt u. in Höhe der oberen/unteren Hohlveneneinmündung vom viszeralen auf das parietale Blatt umschlägt. Zwischen den Herzbeutelblättern wenig seröse Flüssigkeit (bei Entzündungen evtl. größere Mengen, ↑Perikarditis).

Herzbeuteldefekte: angeborene Bildungsfehler des Herzbeutels, die von kleinen Verbindungen zur Pleurahöhle (Pleuroperikardfistel) bis zu weiten Kommunikationen zu Pleura- o. Bauchhöhle reichen. Totales o. subtotales Fehlen des Herzbeutels: ↑Perikardagenesie.

Herzbeuteltamponade: Herztamponade, Compressio cordis; wird durch eine größere Flüssigkeitsansammlung (mehr als 200–300 ml) im geschlossenen Herzbeutel (Cavitas pericardialis) verursacht, so bei Blutungen in den Herzbeutel (Hämoperikard), z. B. durch Verletzung des Herzens o. durch Herzwandruptur infolge Herzinfarkt. Auch bei Exsudation in den Herzbeutel (↑Perikarditis). Bewirkt Einflußstauung der großen Körpervenen sowie mangelhafte Füllung u. damit verminderte Auswurfleistung des Herzens. Unverzügl. Entlastung durch Punktion o. Eröffnung des Herzbeutels beseitigt den lebensbedrohl. Zustand. Bedrohl. postoperative Komplikation. Postoperativ, bei eröffnetem Herzbeutel, spricht man von ↑Mediastinaltamponade. In Abhängigkeit vom zeitl. Auftreten postoperativ wird eine frühe u. eine späte (verzögerte) H. unterschieden. Frühform der H. entwickelt sich innerhalb der ersten 48 h nach dem herzchirurg. Eingriff. Spätform der H. entsteht gewöhnl. nach dem 5. postoperativen Tag.

Herzbuckel: präkardiale Vorwölbung des Thorax, die auf eine Herzvergrößerung hindeutet.

Herzdivertikel: angeborene, sehr seltene Ausstülpung meist des li. Ventrikels innerhalb der Perikardhöhle. Große Divertikel gehen meist mit Defekten des Zwerchfells u. der vorderen Bauchwand oberhalb des Nabels einher: Nabelhernie, sichtbare epigastr. Pulsationen.

Herzdruckmessung: grundsätzl. als invasive Methode, blutig über transvenös in den re. Vorhof o. Kammer o. art. in li. Herzteile eingeführte flexible Kunststoffkatheter u. elektromechan. Wandler als elektr. Spannungsänderung. Am Sichtgerät bzw. als registrierte Zeitkurve sind die Werte für Druckanstiegszeit, Druckplateau, Druckabfallszeit, mechan. Systolen- u. Diastolenzeit u. a. sowie bei elektron. Differenzierung die Druck-Zeit-Quotienten zur Beurteilung der ↑Kontraktilität zu erfassen. Die Trägheit der Meßanordnung u. Schleuderbewegungen der Katheterspitze bei den Herzaktionen begrenzen die Genauigkeit der hydrodynam., hydraul. auf induktive, kapazitive o. mit Dehnungsmeßstreifen ausgerüstete Membranmanometer. Eine differenzierte, d. h. zeitgetreue u. amplitudengenaue Registrierung ist nur mit sog. Tip-Manometern (Mikromanometer, deren Meßwandler in der Spitze direkt die lokalen Druckänderungen erfaßt) mögl.

Herzentlastung, mechanische: assistierte Zirkulation; Verfahren, die dem insuffizienten Kreislauf zur mechan. Entlastung zugeschaltet werden. Die erforderl. mechan. Energie zur teilweisen o. vollständigen Entlastung des pumpinsuffizienten Herzens wird von außen zugeführt. Die m. H. erfolgt durch Druck- u./o. Volumenentlastung. Von den sehr vielfältigen u. z. T. ingeniösen Methoden haben sich klin. die intraaortale ↑Ballongegenpulsation (IABP) u. bei begrenzter Ind. der ventrikuloaortaler ↑Bypass u. Rechtsherzbypass durchgesetzt. Inbetriebnahme u. Funktionsweise der IABP sind relativ einfach. Der aufblasbare Ballonkatheter wird in Lokalanästhesie über die A. femoralis bis in die Aorta descendens geschoben. Die pos. hämodynam. Effekte sind nur während der Tätigkeit der Pumpe zu beobachten. Häufiges Ein- u. Ausschalten der Ballonpumpe sind daher kontraindiziert. Es kann zur „Ballonpumpenabhängigkeit" kommen. Der Linksherzbypass ventrikuloaortaler ↑Bypass erfordert einen hohen techn. Aufwand u. setzt fast immer eine Thorakotomie voraus. Es erfolgt eine radikale Dekompression des li. Ventrikel mit hämodynam. u. energet. Entlastung. Die Kanülierung kann transatrial, transapikal o. transaortal erfolgen. Die Linksherzbypassverfahren haben eine begrenzte Ind.

Herzerkrankung, ischämische
↑Herzkrankheit, koronare.

Herzfehler ↑Herzklappenfehler, angeborene.

Herzfehler, angeborene: konnatale Angiokardiopathie. Fehlbildungen des Herzens u./o. der großen Gefäße als Ausdruck einer intrauterinen Entwicklungsstörung in der 3.–8. Embryonalwoche. Häufigkeit: 7–8 ‰ unter den Lebendgeborenen. Einteilung unter Berücksichtigung von Zyanose u. Lungendurchfluß: zyanot. Herzfehler mit vermindertem Lungendurchfluß: Fallot-Krankheit, Pulmonalatresie mit intaktem Ventrikelseptum, Trikuspidalatresie; zyanot. Herzfehler mit vermehrtem Lungendurchfluß: Transposition der großen Arterien, hypoplast. Linksherzsyndrom, totale Lungenvenenfehlmündung, Truncus arteriosus communis, singulärer Ventrikel; azyanot. Herzfehler mit vermindertem Lungendurchfluß: isolierte valvuläre Pulmonalstenose; azyanot. Herzfehler mit normalem Lungendurchfluß: Aortenisthmusstenose, Aortenbogenanomalien, Aortenstenose; azyanot. Herzfehler mit vermehrtem Lungendurchfluß: Ductus arteriosus persistens, Ventrikelseptumdefekt, Vorhofscheidewanddefekt, partielle Lungenvenenfehlmündung.

Herzfehlerlunge
↑Stauungslunge, ↑Lungeninduration.

Herzfehlerzellen: ↑Alveolarmakrophagen, die mit feinkörnigem Hämosiderinpigment beladen sind. Entstehen bei chron. Lungenstauung durch Mikroblutungen u. sind im Sputum mit der Eisen-Reaktion nach Turnbull nachzuweisen.

Herzflimmern ↑Flimmerrhythmus, kardialer, ↑Flatterrhythmus, kardialer.

Herzfrequenz: Herzschlagfrequenz; Anzahl der Kontraktionen des Herzens pro min = Pulszahl. H. hängt ab vom Alter, Geschlecht, Konstitution. Erwachsener 72–75, Kind 30–40. Die H. wird durch Herznerven gesteuert u. ist abhängig von Muskeltätigkeit, Körpertemperatur u. a.

Herzgeräusche: durch Wirbelbildung entstehende Geräusche am Herzen, die in Abhängigkeit von der Herzaktion als präsystol. (dem I. HT unmittelbar vorausgehendes), frühsystol. (dem I HT folgendes), mesosystol. (in der Mitte zwischen I. u. II. HT gelegenes), spätsystol. (prädiastol.) u. holosystol. (die ganze Systole überdauerndes) Geräusch gekennzeichnet werden (ebenso für die diastol. Geräusche). Es wird zwischen Crescendo- (Lautstärke ansteigend), Decrescendo- (Lautstärke abfallend) u. Bandgeräuschen (gleichbleibende Lautstärke) unterschieden. Daneben gibt es sog. Spindelgeräusche (Crescendo-Decrescendo-Geräusch).

Herzgeräusche, akzidentelle: systol. Strömungsgeräusche über dem Herzen ohne nachweisbare anat. Ursachen, meist atmungs-, lagerungs- u./o. frequenzabhängig in Klangcharakter u. Stärke variierend o. verschwindend.

Herzgewicht, kritisches: krit. Grenzwert des Herzgesamtgewichts, der bei etwa 500 g liegt u. eine Grenze für die ausreichende Blut- u. O_2-Versorgung des Herzens darstellt (↑Herzhypertrophie).

Herzgifte: Pharmaka, die in tox. Dosen das Herz schädigen, z. B. Herzglykoside.

Herzglykoside: pos. inotrop wirkende ↑Glykoside, Vorkommen in Drogen: Digitalis purpurea (Roter Fingerhut), Digitalis lanata (Wolliger Fingerhut), Convallaria majalis (Maiglöckchen), Urginea maritima (Meerzwiebel), Adonis vernalis (Adonisröschen), Helleborus niger (Christrose), ↑Nerium oleander (Oleander), Strophanthus gratus, Strophanthus kombé, Hautsekret von Kröten (Bufo bufo). H. bestehen alle aus einem Aglykon o. Genin u. einem Zuckeranteil (von 1–4 Monosacchariden). Das Genin besteht aus einem Cyclopentanoperhydrophenanthren, an das entweder ein fünfgliedriger Laktonring (Cardenolide) o. ein sechsgliedriger Laktonring angelagert ist (Bufadienolide). Spezif. Zucker sind die Rhamnose, Digitalose, Cymarose u. die Digitoxose. Genine haben als endständigen Zucker Glukose. Die Genine wirken wie die Glykoside, nur wesentl. kürzer. Die ther. wichtigsten Glykoside sind die Digitalisglykoside: Digitoxin, Digoxin, Lanatosid C sowie partial synthet. Derivate, Acetyldigitoxin, Acetyldigoxin, Methyldigoxin, Pentaacetylgitoxin. Strophanthusglykoside aus Strophanthus gratus; Ouabain (g-Strophanthin). Urgineaglykoside aus Urginea maritima, Proscillaridin A. Die **Hauptwirkung** der Herzglykoside ist der pos. inotrope Effekt; er bewirkt eine Erhöhung der Kontraktionskraft, bes. am insuffizienten Herzen. Der molekulare Mechanismus der Kontraktionssteigerung beruht auf einer verstärkten Mobilisation von intrazellulären freien Ca^{2+}-Ionen. Dabei spielt die Hemmung der Mg^{2+}-abhängigen Na^+/K^+-ATPase durch die Glykoside sicher eine ursächl. Rolle. Freie Ca^{2+}-Ionen vermitteln über die Aktivierung der Myosin-ATPase eine verbesserte elektromechan. Kopplung u. damit einer Steigerung der Kontraktionskraft des Herzmuskels. Hämodynam. erhöhen die H. in der isometr. Phase der Systole die Druckanstiegsgeschwindigkeit (dp/dt) u. in der isoton. Phase die Auswurfgeschwindigkeit. Es kommt zu einer verlängerten Diastole, einer besseren Ventrikelfüllung u. Koronarperfusion. Damit steigt die venöse Blutmenge, die in jeder Diastole aufgenommen wird, u. der zentrale Venendruck sinkt ab. Am insuffizienten Herzen kommt es zu einem erhöhten Schlag- u. Minutenvolumen. H. wirken neg. chronotrop. u. dromotrop. **Tox. Wirkungen**: am Herzen ↑Herzrhythmusstörungen (AV-Block, ventrikuläre Extrasystolen); extrakardial ZNS-Wirkungen wie Übelkeit u. Erbrechen, Sehstörungen. Die **Pharmakokinetik** der Herzglykoside ist sehr unterschiedl., Digitoxin ist ein Extrem. 100 % enterale Resorption, sehr langsame Elimination (enterohepat. Kreislauf, Plasmaeiweißbindung hoch, starke tubuläre Reabsorption in der Niere), deshalb Kumulationsgefahr. Strophanthin ist das andere Extrem mit entgegengesetzten Eigenschaften: keine enterale Resorption, schnelle renale Elimination. Alle anderen H. liegen hinsichtl. der pharmakokinet. Eigenschaften zwischen diesen beiden Extremen.

Herzgrößenbestimmung: Herzvolumenbestimmung; Herstellung eines Herzmodells u. Bestimmung seiner Wasserverdrängung, durch Berechnung des Volumens aus röntg. gewonnenen Herzmaßen, Ermittlung der Herzgröße aus Herzquerschnitten, die mittels Tomographie gewonnen wurden, durch fernsehtechn. Meßgeräte bei der selektiven Koronar-Angiokardiographie u. Laevokardiographie o. durch Computertomographie.

Herz-Hand-Syndrom: autosomal dominant bedingte Fehlbildungen der oberen Extremitäten u. Herzfehler mit hoher Penetranz u. variabler Expressivität. ↑Harris-Osborne-Syndrom, ↑Holt-Oram-Syndrom. Gelegentl. als Herzfehlbildung auch Koronararterienanomalien, Transposition der großen Gefäße.

Herzhypertrophie: Dickenzunahme normal funktionierender Myofibrillen (> 18 μm), Begriff wird klin. gebraucht für Zunahme der Muskelmasse des Herzens ohne zahlenmäßige Zunahme der Muskelzellen (sonst ↑Hyperplasie). Stellt ein Drei-Kompartment-Modell, bestehend aus Muskulatur (echte Hypertrophie), Interstitium u. Gefäßen dar. Eine Hypertrophie ohne klare Ursache wird als idiopath. H. bezeichnet. Konzentr. H. bei Druckbelastung (ohne Dilatation), exzentr. H. (mit Dilatation) erfolgt v. a. bei Volumenbelastung. Entstehung auch durch Aktivierung von Wachstumsfaktoren bei Hypertonie, hypertrophen Kardiomyopathien, koronarer Herzkrankheit u. Herzinsuffizienz. Hinweiszeichen für eine H. sind röntg. verbreiterter Herzdurchmesser (↑Herzvolumen) bei veränderter Herzsilhouette ohne Zwerchfellhochstand. Diagnostik mittels Echokardiographie. EKG-Diagnostik (Sokolow-Index) sehr gebräuchl., aber in etwa 30 % falsch pos. u. 30 % falsch neg. Ergebnisse.

Herzindex: Cardiac index (CI); Herzminutenvolumenindex = HMV pro m^2 Körperoberfläche (OF); normal $3{,}5\ l/min \cdot m^{-2}$; entspr. werden Schlagvolumenindex = SV/m^2 OF, Index des linksventrikulären enddiastol. Volumens = $LVEDV/m^2$ OF usw. angegeben.

Herzinfarkt: Koronarinfarkt; irreversible u. progn. ungünstige Komplikation einer koronaren ↑Herzkrankheit (IHK) mit Nekrosen von Muskel- u. Bindegewebezellen in einem best., durch das Gefäßversorgungsgebiet definierten Areal. Unabdingbare Grundlage ist eine Koronarsklerose: Auslösung kann sowohl durch prim. Thrombose des muskelversorgenden Koronarastes (sek. Thrombosen nach Eintritt der Nekrose sind sehr häufig) als auch über eine metabol. myokardiale Entgleisung erfolgen u. als Folge eines Beetaufbruchs o. einer Beeteinblutung. Als Anlaß können bei eingeschränkter Koronarreserve (mit u. ohne subjektive Beschwerden i. S. der ↑Angina pectoris) alle körperl. u. psych. Belastungen dienen. Klin. Parameter des eingetretenen Infarkts sind eine Erhöhung der Serumtransaminasen (CPK, LDH, GOT, GPT) u. Veränderungen des EKG (↑Infarkt-EKG). Abb. 1 u. 2.

H

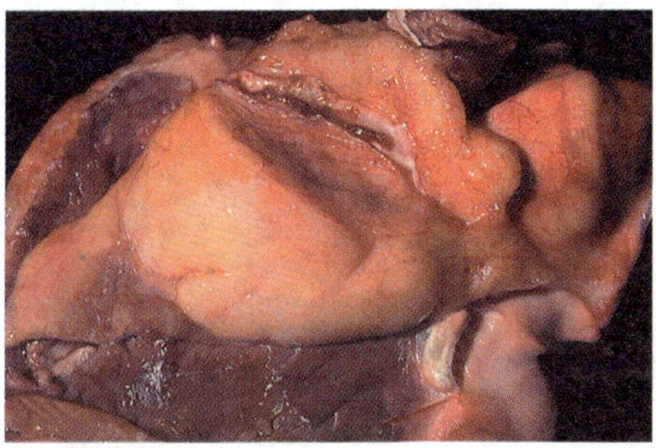

9

Herzinfarkt (Abb. 1). Thrombose der A. coronaria dextra als Ursache

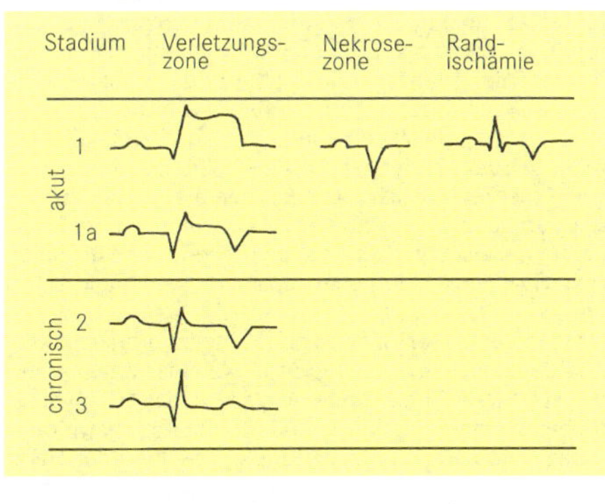

Herzinfarkt (Abb. 2). Hinweise im EKG

Herzinsuffizienz: Herzmuskelinsuffizienz; durch plötzl. akute (Sekunden o. Tage) o. langsam chron., im Verlauf von Monaten bis Jahren sich herausbildende Störung der Versorgung der Energieauswertung (Utilisationsinsuffizienz) kommt es zu charakterist. morphol. u./o. funktionellen Abweichungen wie Herzhypertrophie, -dilatation, Tachykardie, Verminderung des Schlag- u. Minutenvolumens, Vergrößerung des systol. u. diastol. Volumens bei Abnahme der Ejektionsfraktion u. Vergrößerung des Residualvolumens. Bei Kreislaufbelastung überwiegende Frequenzregulation; Störungen des Elektrolyt- u. Wasserhaushalts u. Druckveränderungen sind Ursache der typ. kardialen Ödeme. Häufigste Ursache der H. sind: koronarsklerot. Schädigungen, Druck- u. Volumenbelastungen bei Bluthochdruck o. erworbenen Vitien, Füllungsbehinderung bei Panzerherz, Herzbeuteltamponade, Endokardfibrose, Myokarditiden, lang anhaltende Tachykardie o. extreme Bradykardie. Klin. Stadieneinteilung nach NYHA (↑New-York-Heart-Association-Klassifikation). **Akute H.**: bei ausgedehnten Herzinfarkten (kardiogener ↑Schock), akuter manifester Myokarditis, Herzkompression mit Klappendefekt bei stumpfen Thoraxtraumen. Lokalisator. Einteilung: Linksherzinsuffizienz (Vorwärtsinsuffizienz, engl. forward failure), Rechtsherzinsuffizienz (Rückwärtsinsuffizienz, engl. ↑Backward failure, congestive heart failure) u. Globalinsuffizienz. Die funktionellen Folgen des Versagens charakterisieren die klin. Sympt. der **Linksherzinsuffizienz** mit Lungenstauung u. versuchter Kompensation des verringerten Herz-Zeit-Volumens durch erhöhte Sauerstoffutilisation in der Kreislaufperipherie u. Zyanose. **Rechtsherzinsuffizienz** ist gekennzeichnet durch erhöhten zentralen Venendruck mit Rückstau in den Hals-, Kopf- u. Bauchbereich (gestaute Halsvenen, vergrößerte Leber, periphere Ödeme, Aszites, ↑Proteinurie). **Globale H.** ist die Funktionseinschränkung aller Herzmuskelanteile; Sonderform ↑Cor pulmonale.

Herzinversion ↑Inversio cordis.

Herzjagen ↑Tachykardie.

Herzkammerautomatismus: Fähigkeit der Herzkammern, bei Ausfall der Herzautomatiezentren o. deren Impulse (Herzblock) unabhängig von den Vorhöfen unter dem Einfluß des ↑Atrioventrikularknotens in einer Frequenz von etwa 30 Schlägen/min zu schlagen (atrioventrikulärer Rhythmus). ↑Erregungsleitung des Herzens, ↑Herzautomatiezentrum.

Herzkatheter: langes, röhrenförmiges Instrument aus Kunststoff, teilweise mit eingelegten dünnen Stahldrähten zur Injektion von Kontrastmittel in die Herzkammern u. Herzkranzgefäße zur ↑Angiographie (↑Koronarangiographie, ↑Angiokardiographie), zur intrakardialen Blutentnahme u. aus versch. Gefäßabschnitten zur Blutgasanalyse u. zur Bestimmung versch. Kreislaufkenngrößen (Druck, Widerstände, Geschwindigkeiten usw.); für die spez. Untersuchungen können die H. vor den Untersuchungen vorgeformt werden. Die Einführung der H. geschieht meist durch einen spiralig gedrehten Führungsdraht (↑Seldinger-Methode). Spez. H. sind Judkins- u. Sones-Katheter.

Herzkatheterisierung: Röntgenuntersuchungsverfahren, bei dem über eine Arm- o. Beinarterie o. Vene Spezialkatheter in die großen Gefäße u. das Herz vorgeschoben werden. Durch Anwendung von Kontrastmitteln (↑Angiokardiographie) gelingt die Darstellung der Herzhöhlen u. der Lungengefäße einschl. pathol. Veränderungen u. Fehlbildungen (intrakardiale u. intravasale Kurzschlußverbindungen). Mit der monometr. Aufzeichnung der intravasalen u. intrakardialen Drücke sowie durch die Entnahme von Blutproben zur Blutgasanalyse aus den versch. Herz- u. Gefäßabschnitten erlaubt die H. eine komplexe Diagnostik (Strömungswiderstände, Kreislauf- u. Shuntvolumina, Herzarbeit, Größe der Klappenöffnungsflächen). Die H. hat die Diagnostik der angeborenen Herzfehler u. der Gefäßfehlbildungen entscheidend gefördert u. ist eine Standardmethode der kardiovaskulären Diagnostik.

Herzklappen: Duplikaturen des Endokards mit Schlußfunktion zwischen Vorhöfen u. Kammern (Trikuspidal- bzw. Mitralklappen) sowie zwischen den Kammern u. den beiden großen Gefäßen (Semilunarklappen von Aorta u. a. pulmonalis). Bei entzündl. Veränderungen kommt es zu Stenosen des Klappenostiums o. zur Schlußunfähigkeit (Insuffizienz).

Herzklappen, alloplastische: Herzklappenprothese; nach Form u. Funktion des bewegl. Teils Unterscheidung in Kugel- (z. B. Starr-Edwards), Diskus- (z. B. Cross-Johnes), Kipp- (z. B. Björk-Shiley) u. Doppelflügelklappe (z. B. Carbomedics). Während die beiden erstgenannten Ventile einen seitl. Blutfluß haben, ermöglichen Kipp- u. Doppelflügelklappen einen zentralen Blutfluß. Eine entscheidende Aufgabe bei Herstellung der alloplast. Herzklappe besteht in der Auswahl der Materialien u. in der Bearbeitung der Oberfläche, um Komplikationen wie Thromboembolie, Hämolyse u. Dysfunktion zu vermeiden.

Herzklappenaneurysma: sackartige Vorwölbung an den Herzklappen bei ulzeröser Endokarditis.

Herzklappenatresien: angeborener Verschluß eines Atrioventrikularostiums (Segelklappenatresie) o. eines art. Ostiums (Taschenklappenatresie). Atresien der Segelklappen entstehen durch exzessive Verschmelzung der den gemeinsamen Atrioventrikularkanal teilenden Endokardpolster (↑Mitralatresie, ↑Trikuspidalatresie), Atresien der Taschenklappen durch ungleiche Unterteilung des Truncus arteriosus durch das Septum aorticopulmonale in Aorta u. Truncus pulmonalis (↑Aortenatresie, ↑Pulmonalatresie). Gleichzeitige fehlerhafte Spiralisierung des Septums kann zu hohem Ventrikelseptumdefekt u. „reitenden" Gefäßen führen. Als Aorten- bzw. Pulmonalatresie gelten auch Verschlüsse, die ober- o. unterhalb der eigentl. Klappenebene liegen.

Herzklappen, biologische: Herzklappenprothese. Der bewegl. Teil besteht aus biol. Gewebe (z. B. Perikard) das an einem Gerüst mit Stutzen („stented" b. H.) o. nur an einem Ring ohne Stutzen („stentless" b. H.) befestigt ist. Durch ihren anat. Bau gewährleisten die biol. Herzklappen eine den natürl. Bedingungen fast völlig entsprechende Hämodynamik. Als Nachteil erweisen sich degenerative Veränderungen, daher nur zeitl. begrenzte Funktionsfähigkeit. Vorteil gegenüber den alloplast. Herzklappen besteht in der äußerst geringen Thromboemboliequote; daher kann die postoperative Antikoagulantiengabe nach ↑Herzklappenersatz zeitl. limitiert bzw. eingestellt werden.

Herzklappenersatz: Ersatz funktionsuntüchtiger, nicht mehr zu rekonstruierender Herzklappen durch ↑Herzklappenprothesen. Es werden Einfach- u. Mehrklappenersatzoperationen durchgeführt. Die Operationstechnik ist weitgehend standardisiert. Im extrakorporalen Kreislauf wird die deformierte Herzklappe, vorwiegend

Aorten- u. Mitralklappe, exzidiert u. durch die entsprechende alloplast. Herzklappe o. biol. Herzklappe ersetzt. Auf die Wand übergreifende Verkalkungen werden mit entfernt. Der H. wird, wenn erforderl., mit koronarchirurg. Eingriffen ↑Koronarchirurgie kombiniert.

Herzklappenfehler, angeborene: ↑Pulmonalstenose (8–10 %), angeborene ↑Aortenstenose (5–6 %), ↑Trikuspidalatresie (2–3 %), ↑Pulmonalatresie (1 %), ↑Aortenatresie (1–1,5 %), ↑Mitralstenose (selten). Isoliert o. in Kombination mit weiteren Fehlbildungen. Oft Bestandteil klin. Syndrome. Herzbeteiligung bes. häufig bei Trisomien (13, 18, 21).

Herzklappenfehler, erworbene: meist nach rheumat. o. bakterieller Endokarditis funktionell bedeutsame Stenosen o. Insuffizienzen der Herzklappen. Am häufigsten ist die Mitralklappe (↑Mitralstenose) isoliert verändert, kombinierte Vitien (Mitral- u. Aortenklappe betroffen) sind seltener.

Herzklappenfensterung: degenerative, funktionell bedeutungslose Spalt- u. Lochbildung der Herzklappen zwischen Schließungsgrad u. freiem Rand, meist an Aorten- o. Pulmonalisklappe.

Herzklappeninsuffizienz: mangelhafter Verschluß einer Herzklappe, wobei es durch Regurgitation bzw. Pendelblut zur Volumenbelastung der vor u. hinter der H. liegenden Herzteile kommt. Regurgitationsfraktionen unter 30 % entsprechen einer leichten H. u. werden gut toleriert; über 50 % entsprechen einer schweren H., führen auf die Dauer zu Schädigung des Myokards (↑Dekompensation, kardiale) u. machen eine operative Korrektur nötig. Anhaltspunkte für H. ergeben sich aus Druckmessungen bzw. der klin. Sympt. Eine semiquantitative Diagnostik ist nur durch Messung u. Berechnung des Vorwärts- u. Rückwärtszeitvolumens mittels Indikatormethoden mögl.

Herzklappenöffnungsfläche: funktionell wirksame Öffnung der vier Herzklappen, deren Ventilwirkung Voraussetzung für den Pumpmechanismus des Herzens ist. Bei Einengung kommt es zu Druckerhöhungen vor u. Volumenverminderung hinter der Stenose. Beim Erwachsenen entsprechen Reduktion der Klappenöffnungsfläche auf 1 cm^2 mittelschweren u. erst Werte unter 0,5 cm^2 schweren Stenosen mit ungünstiger Progn. (Druck-Volumen-Hypertrophie mit Dekompensation als Operationsindikation). Die in vivo nicht direkt zu ermittelnde H. kann durch Druckmessungen vor u. hinter der Stenose (ΔP) bei Kenntnis der Durchflußgröße Q mit genügender Genauigkeit berechnet werden. Der Druckabfall allein erlaubt keine ausreichende Information über den Schweregrad einer Stenose.

Herzklappenprothesen: künstl. Modelle zum Ersatz funktionsuntüchtiger Herzklappen. Nach Gestaltung des bewegl. Teils gibt es alloplastische ↑Herzklappen u. biologische ↑Herzklappen.

Herzklappenrekonstruktion: Valvuloplastie; plast. Korrektur der erkrankten Herzklappe. Umwandlung der funktionsuntüchtigen (funktionsgeminderten) Herzklappe in funktionstüchtige Herzklappe mittels spez. Techniken u. Einnähen von bes. geformten Anuloplasty-Ringen. H. ist vorwiegend ↑Anuloplastik u. kommt bevorzugt an der Mitralklappe u. Trikuspidalklappe zur Anwendung.

Herzklappenstenose ↑Herzklappenfehler, angeborene.

Herzklappenvitium: i. R. von angeborenen Störungen o. entzündl. Veränderungen auftretende Verengungen im Bereich des Klappenostiums (Stenosen) o. Schlußunfähigkeit der Klappen (Insuffizienz). Häufig kombinierte Vitien mit Trikuspidal-, Mitral-, Pulmonal- u. Aortenstenose bzw. -insuffizienz. Kombination mit Scheidewanddefekten (↑Fallot-Pentalogie, ↑Eisenmenger-Komplex, Ebstein-Anomalie usw.). Klin. durch Beeinträchtigung des ↑Herzleistungsstadiums, ↑Herzinsuffizienz, Herzgeräusche, ↑Zyanose zu erkennen.

Herzkontusion: Contusio cordis; bei Aufprallverletzungen nicht seltene Herzverletzung durch disseminierte Einblutungen u. Ödembezirke. Im Ggs. zur ↑Commotio cordis prim. von pathol.-anat. Veränderungen begleitet. Sympt. meist erst nach beschwerdefreiem Intervall. Die klin. Sympt. reichen von ↑Herzrhythmusstörungen bis zum Myokardinfarktbild.

Herzkrankheit, chronisch ischämische: häufige Erkrankung des Herzens mit zweiphasigem Verlauf. Die 1. chron. Phase besteht in der über Jahrzehnte fortschreitenden Koronararteriensklerose mit einer kompensator. Entwicklung von Kollateralen ohne myokardiale Veränderungen. Die 2. akute Phase besteht in der Auslösung einer neg. O_2-Bilanz der Herzens mit den verschiedenen Erscheinungsformen ischäm. Myokardschädigung (disseminierte Herzmuskelnekrosen, subtotaler o. transmuraler Herzinfarkt, akuter Herztod). Kausalpathogenet. sind Komplikationen der Koronararteriensklerose (insbes. Thrombose) sowie ein verringertes O_2-Angebot o. ein gesteigerter O_2-Bedarf wichtig.

Herzkrankheit, koronare: *Abk* KHK, ischäm. Herzkrankheit (IHK); Oberbegriff für alle Erscheinungsformen der i. R. koronarer Arteriosklerose auftretenden Störungen (Angina pectoris, Herzinfarkt, disseminierte Herzmuskelnekrosen, Sekundenherztod usw.), die zu morphol. u. funktionellen Abweichungen der Herztätigkeit führen. Die topograph. Bedingungen der art. Gefäßversorgung aller Herzteile machen die Äste des Koronararteriensystems zu funktionellen Endarterien, d. h. eine funktionelle (Spasmus) o. morphol. (arteriosklerot. Auflagerungen, Thromben usw.) Einschränkung des Gefäßlumens um mind. 60 % führen zu einer nachweisbaren druckpassiven Verminderung der Blutströmung distal der Stenose; die Durchblutung im Versorgungsareal der teilweise o. total verschlossenen Koronargefäße ist entspr. eingeschränkt. Hypox. o. ischäm. bedingte Sympt. wie typ. ↑Angina pectoris als Belastungsschmerz bei körperl. Tätigkeit o. das Auftreten sog. Ruheschmerzen erlauben eine Einschätzung des Ausmaßes der ↑Koronarinsuffizienz bzw. der Einschränkung der Koronarreserve. Durch die Ischämie kommt es innerhalb weniger Stunden zum Übertritt von Myoglobin u. von Enzymen des Herzmuskels in das Blutplasma. Es entsteht ein charakterist. Enzymmuster, engl. pattern, das zur Abgrenzung gegenüber funktionell bedingten Stenokardien u. in EKG-stummen Infarkten diagn. genutzt wird. Koronare H. verlaufen progredient mit zunehmenden funktionellen Störungen, wie ↑Arrhythmien, Belastungsschmerzen sowie Ausbildung morphol. Veränderungen wie Herzmuskelfibrose, Mikronekrosen, Infarkte u. Narben sowie Ausbildung von Ventrikelaneurysmen. Klin Schweregradeinteilung der IHK: I = asymptomat., II = Belastungs-Angina-pectoris, III = Angina-pectoris-gravis, Ruhe-Angina pectoris, IV = Herzinfarkt. Ther. Möglichkeiten, die krankheitsverzögernd wirken, sind: Ausschaltung bekannter Risikofaktoren, medikamentöse Stabilisierung des Perfusionsdrucks der Koronarien u. Unterstützung der Herzkraft des Restmyokards, operative Eingriffe nach angiograph. Vordiagnose zur Überbrückung einer o. mehrfacher Stenosen durch Bypassoperation. Lysetherapie, Stenteinlage.

Herzkranzgefäße: Koronargefäße.

Herz-Kreislauf-Regulation: Herzregulation.

Herz-Kreislauf-System: Gesamtsystem des Blutkreislaufs bestehend aus dem ↑Herzen, Arterien, Kapillaren u. Venen.

Herzkühler: mit kaltem Wasser durchflossene Kühlschleife zur lokale Kühlung der Herzgegend zur Verbesserung der subjektiven Verträglichkeit hyperthermaler Peloidbäder.

Herz, künstliches: *Abk* TAH (für engl. total artificial heart), Kunstherz; Ersatz des irreversibel geschädigten Herzens durch implantierte re. u. li. Hilfsventrikel, die extrakorporal mit Steuer- u. Antriebssystem verbunden sind. Vom biol. Herzen werden beide Ventrikel, einschl. der AV-Klappen, exzidiert. Pulmonal- u. Aortenklappe bleiben erhalten. Über Konnektoren erfolgt die Verbindung zwischen dem k. H. u. den Vorhöfen sowie den großen Arterien. Neben dem klass. Konzept des k. H. mit 2 Ventrikeln, die unabhängig voneinander angetrieben werden, in letzter Zeit Entwicklung eines Modells, das in der Anat. u. der Funktion dem natürl. Herzen ähnl. ist. Fortschritte auf dem Gebiet der Mikroelektronik u. der Energieträger lassen die berechtigte Hoffnung zu, daß die Steuersysteme miniaturisiert u. die Energieträger als Implantateinheit verfügbar werden. Im Vordergrund der Forschungen steht die Suche nach geeigneten Biomaterialien, um Membranlecks u. Thrombusbildung an der Grenzlinie des lebenden u. künstl. Materials zu verhindern. Das k. H. kann zum temporären o. permanenten Herzersatz angewendet werden. Beim Menschen wurde von Cooley im April 1969 für 64 h das k. H. vor einer Herztransplantation eingesetzt. Die Arbeitsgruppen um Kolff (Salt Lake City) u. Bücherl (Berlin) haben insbes. zur Weiterentwicklung des k. H. beigetragen. Es dient gegenwärtig als Brückentherapie zur Herztransplantation.

Herzkymographie: Röntgendarstellung der Herzrandbewegungen, ↑Kymographie.

Herzlappen: Lobus cardiacus, Lobus infracardiacus, Lobus inferior accessorius; angeborene Lappungsanomalie der Lunge. Eine Fissur teilt an der medialen Lungenbasis das mediobasale, bronchopulmonale Segment mehr o. weniger vollständig ab, meist re.

Herz-Leber-Wulst: Vorwölbung des Rumpfes durch starke Entwicklung von Herz u. Leber bei vier Wochen alten Embryonen beginnend.

Herzleistungsstadium: Schweregradeinteilung für Pat. mit Herzfehlern: I = Geräuschbefund ohne erkennbare Leistungseinschränkung; II = Leistungseinschränkung (z. B. Atemnot) erst bei starker körperl. Belastung; III = in Ruhe o. bei geringer Belastung Leistungseinschränkung, Herzklopfen, Atemnot, Ermüdung; IV = ständige Leistungsinsuffizienz, dekompensierte Herzinsuffizienz (an Bett o. Stuhl gefesselt).

Herz-Lungen-Maschine: Gerät, das kurzzeitig die Funktion von Herz u. Lunge (Bluttransport u. Gasaustausch) übernehmen kann (extrakorporale ↑Zirkulation). Ihr Einsatz ermöglicht es, das Herz einige Stunden aus dem Kreislauf auszuschalten u. Operationen am Herzen auch bei geöffneten Herzkammern auszuführen. Das Blut gelangt dabei aus den Hohlvenen in einen Oxygenator, in dem der Gasaustausch stattfindet (Sauerstoffzufuhr, Senkung des Kohlendioxidpartialdrucks). Durch eine art. Pumpe (Linksventrikelfunktion; Doppelrollenpumpe; auch Zentrifugalpumpe) wird das mit Sauerstoff angereicherte Blut über einen Wärmeaustauscher zur Erzielung einer konstanten Temperatur u. einen ↑Hämofilter über eine größere Arterie (Aorta ascendens, A. femoralis) wieder dem art. Kreislauf zugeführt.

Herz-Lungen-Verhältnis: Herz-Lungen-Korrelation, Groedel-Relation; Verhältnis aus max. Breite des Herzens u. der Lunge im Röntgenbild. Das H. liegt normal etwa bei 1 : 1,9.

Herzmassage: Methode, bei der i. R. der Wiederbelebung durch rhythm. Kompression des Herzens ein minimaler Blutumlauf erreicht wird. Vorwiegend angewandt als externe H. (extrathorakale H.), bei der der Pat. auf einer festen Unterlage liegen muß u. von Helfern das untere Drittel des Brustbeins ca. 60 mal pro Minute 3–4 cm in Richtung der Wirbelsäule rhythm. gedrückt wird. Unter Operationsbedingungen auch als thorakale o. interne H. (intrathorakale H.) mögl., bei der nach Eröffnung der Brusthöhle das Herz in die Hand genommen u. ausgedrückt werden kann. Durch diese Methode kann über längere (bis zu 2 h) Zeit eine ausreichende Durchblutung des Gehirns gewährleistet werden.

Herzminutenvolumen: pro Minute gefördertes Blutvolumen, das sich als Produkt des Schlagvolumens (etwa 70 ml) u. der Herzfrequenz (in Ruhe etwa 60/min) ergibt. Das H., dem der mittlere Blutfluß durch alle Arterien bzw. Venen entspricht, liegt also bei 4,2 l/min u. steigt bei Belastung bis auf etwa 25 l/min an. Bestimmung des H. durch Herzkatheter: arteriovenöse Sauerstoffdifferenz u. -aufnahme. Indikatorverdünnungskurven.

Herzmuskel ↑Myokard.

Herzmuskelarachnozytose: isolierte kardiale Lipidose; infantile Kardiomyopathie mit histiozytoider Reaktion, fokale Lipidkardiomyopathie, infantile xanthomatöse Kardiomyopathie. Seltene ↑Kardiomyopathie im Kindesalter, bei welcher im Myokard u. in den Herzklappen eigentüml. histiozytoide Zellen (Arachnozyten) mit schaumig-wabigem Zytoplasma nachzuweisen sind. Mädchen erkranken häufiger als Jungen. Schlechte Progn. Die Kinder sterben an Reizleitungsstörungen.

Herzmuskelgewebe ↑Muskelgewebe.

Herzmuskelnekrosen, disseminierte: ischäm. bedingte Herzmuskelnekrosen in mehreren kleinsten Arealen, wobei die Bindegewebezellen erhalten bleiben (im Ggs. zum ↑Herzinfarkt). Ausdruck einer relativ kurzen, reversiblen Ischämie (z. B. schwerer Angina-pectoris-Anfall, ↑Angina pectoris).

Herzmuskelschädigung: allg. Begriff für Läsionen des Herzmuskels aus versch. Ursachen.

Herzmuskelschwiele: Narbenbezirk im Herzmuskel, meist Folge eines älteren überstandenen ↑Herzinfarkts.

Herzmuskelvordehnung
↑Frank-Starling-Mechanismus.

Herzneigungswinkel: auf Röntgenaufnahmen des Thorax der Winkel, den die Längsrichtung des Herzschattens mit der Horizontalen einschließt.

Herznerven: gehören dem orthosympath. (Nn. cardiaci o. auch Nn. accelerantes) u. parasympath. (Rami cardiaci des N. vagus o. auch Nn. retardantes) Nervensystem an. Sie enthalten efferente u. afferente Fasern u. leiten Informationen über Wandspannung einzelner Herzräume u. chem. Veränderungen im Myokard (schmerzafferente Sympathikusfasern; ↑Herzrezeptoren) zum Herzregulationszentrum sowie von da regulator. Impulse zum Herzen, wodurch die Transportleistung dieses Organs den Bedürfnissen des Gesamtorganismus angepaßt wird. Während der ↑Sympathikus das gesamte Herz versorgt, ziehen die re. Rami cardiaci des Vagus vorwiegend zum Sinusknoten, die li. zum Atrioventrikularknoten. Die parasympath. Innervation der Kammern ist beim Säugetierherzen von geringer funktioneller Bedeutung. Der efferente Einfluß der H. auf die Membraneigenschaften der Herzzellen wird nach seinen Auswirkungen auf die Herzfrequenz, den Erregungsverlauf, die Erregbarkeit u. die Herzkraft eingeteilt in inotrope Wirkung (↑Inotropie) u. elektrotrope Wirkung, die ihrerseits als chrono-, dromo- u. bathmotrope Wirkung bezeichnete Folgeerscheinungen zeigt. Stets wirkt der Sympathikus fördernd, der Parasympathikus hemmend in diesem Sinne.

Herzneurose: neurot. Entwicklung mit Fixierung auf das Herz, häufig mit Angst verbunden (Herzphobie, Kardiophobie) o. mit bes. Beobachtung der eigenen Herzfunktion (kardiale Hypochondrie).

Herzohren: Auriculae cordis; ohrförmige vordere Teile der beiden Herzvorhöfe, deren Innenfläche im Ggs. zu den hinteren Vorhofabschnitten gekammert ist.

Herzperiode: Anspannungs- u. Austreibungszeit gehören der Systole, der größe Teil der beiden übrigen Zeiten (Erschlaffungs- u. Füllungszeit) der Diastole bzw. Ruhepause an. Als mittlerer Zeitbedarf für die einzelnen Herzaktionsphasen gilt unter mittlerer Schlagfrequenz beim Menschen etwa: Anspannungszeit 50 ms, Austreibungszeit 220 ms, Entspannungszeit 70 ms u. Füllungszeit 490 ms. Mit steigender Herzfrequenz verringern sich diese Werte, wobei sich die Diastole stärker verkürzt als die Systole.

Herzphasensteuerung: elektrokardiogrammgesteuerte Auslösung von Röntgenaufnahmen, z.B. des Thorax, o. Auslösung von Kontrastmittelinjektion u. Aufnahmeserie bei der ↑Angiographie. Sie dient bei Thoraxaufnahmen der Verminderung der Bewegungsunschärfe durch Verlagerung des Aufnahmezeitpunkts in einen Umkehrpunkt der Herzbewegung u. bedeutet bei der Angiographie eine phasengerechte Kontrastmittelinjektion einschl. einer Kontrastmitteleinsparung bei hochwertiger Kontrastdarstellung. Außerdem wird eine H. zur Steuerung des Antriebs extrakorporaler Systeme zur Herzentlastung (Pulsatoren) o. zur Auslösung einer synchronisierten ↑Kardioversion eingesetzt.

Herzpolyp: der Herzinnenhaut gestielt o. breitbasig aufsitzender organisierter Thrombus o. echtes Myxom.

Herzrezeptoren: durch mechan. u. chem. Reize innerhalb des Herzens können teilweise die Herztätigkeit fördernde, vorwiegend aber hemmende Kreislaufreflexe ausgelöst werden. Zählen zur Vielzahl der intrathorakalen Gefäßwandrezeptoren, die sowohl über das Hochdruck- als auch das Kreislaufniederdrucksystem verteilt sind. An den Mechanorezeptoren sind nicht nur Dehnung, sondern auch Parameter wie Herzfrequenz u. Anstiegssteilheit des Blutdrucks reizwirksam. In den Vorhöfen unterscheidet man A-Rezeptoren (↑Bainbridge-Reflex) u. B-Rezeptoren. Letztere lösen eine Hemmung der sympath. u. eine Erregung der parasympath. Anteile der medullären ↑Kreislaufzentren aus. Bes. ausgeprägte Effekte auf die Nierengefäße (verstärkte renale Flüssigkeitsausscheidung) u. auf die Plasmaverschiebung in das Interstitium. Weiterhin hemmender Einfluß auf ADH-Sekretion (↑Gauer-Henry-Reflex). Ventrikelrezeptoren leiten über Vagusäste vorwiegend neg. chronotrope Effekte auf das Herz ein. Ventrikuläre, auch über koronare Applikation geeigneter Reizsubstanzen (z.B. Veratrinderivate o. Nikotin) auslösbare Chemoreflexe führen zu Vasodilatation u. Herzfrequenzminderung (↑Bezold-Jarisch-Reflex).

Herzrhythmusanalyse: bei der Patientenüberwachung in Intensivpflege u. im Operationssaal eingeführte Analyse des ↑Elektrokardiogramms mittels Computer (↑Arrhythmiecomputer). Es werden Aussagen über die Sequenzen der Vorhof- u. Kammerzyklen u. deren Kopplung gewonnen. Dabei können folgende ↑Herzrhythmusstörungen erfaßt werden: ↑Tachykardie, ↑Bradykardie, AV-Blockierungen, Asystolie, Parameter an QRS-Komplexen unterschiedl. Ursprungs (insbes. ST-Streckenanalyse zur Ischämieerfassung). Die H. ist Bestandteil hochwertiger patientenseitiger Monitore (inkl. Alarmfunktion u. -registrierung).

Herzrhythmusstörungen: Zu dieser Gruppe von Herzfunktionsstörungen gehören Rhythmusstörungen, die von den normalen kardialen ↑Reizbildungszentren ausgehen (nomotope Reizbildungsstörungen wie Sinusbradykardie, Sinustachykardie u. Sinusarrhythmie), u. solche, die von sek. o. tertiären Zentren ausgehen (heterotope Reizbildungsstörung). Zu letzterem gehören der AV-Knotenrhythmus, die ↑Extrasystolie, das Vorhofflimmern u. -flattern, die paroxysmale, anfallsartig auftretenden Tachykardien (supraventrikulär, ventrikulär), das ↑Sinusknotensyndrom, die ↑Pararrhythmie u. die Erregungsleitungsstörungen mit den versch. Blockformen (↑AV-Block, SA-Block) bis zum ↑Adams-Stokes-Anfall.

Herzruptur: Riß der Herzwand, meist Folge akuter Herzmuskelerweichung (Myomalazie) bei ausgedehntem ↑Herzinfarkt. Die geschwächte nekrot. Wandung gibt dem Herzinnendruck nach; von der Lichtung her entstehen Einrisse, in die sich das Blut immer weiter vorwühlt, bis eine tödl. Blutung in den Herzbeutel (↑Herzbeuteltamponade) erfolgt, selten auch bei Trauma.

Herzschall ↑Herzton.

Herzschallaufzeichnung ↑Phonokardiographie.

Herzschlagvolumen: die bei einem Herzschlag aus jedem Ventrikel ausgeworfene Blutmenge. Mißt etwa die Hälfte (Normalpersonen) o. einen kleineren Teil (Sportler; geschädigte Herzen) des enddiastol. ↑Ventrikelvolumens u. liegt normalerweise zwischen 60–70 ml (Bestimmung indirekt aus dem ↑Herzminutenvolumen u. der ↑Herzfrequenz). Das H. wird bei Leistungssteigerung trotz zunehmendem Minutenvolumen bei Normalpersonen kleiner, während es bei Trainierten anfangs ansteigt (Herzfrequenzunterschiede).

Herzschrittmacher: Pacemaker; elektron. Gerät zur elektr. Stimulation des Herzens bei intermittierenden o. persisitierenden symptomat. Bradykardieformen. H. sind Impulsgeneratoren mit fester o. gesteuerter Frequenz, die vorübergehend (extern) o. permanent implantiert (intern) beim Pat. eingesetzt werden. Externe H. sind Geräte für die akute Hilfeleistung. Externe Stimulationsarten sind: a) die transthorakale Stimulation (mit 40–150 V Impulsspannung), b) die Ösophagusstimulation (30–70 V), c) die Trokarstimulation (0,5–10 V) u. d) die transvenöse Stimulation (0,5–10 V). Die implantierbaren

Impulsgeber werden nach Stimulationsort, Detektionsort, Betriebsart, Programmierbarkeit der Einstellungsmodulation u. Antitachykardiefunktion in mehrere Gruppen unterteilt. Zur eindeutigen Charakterisierung verwendet man einen fünfstelligen Schrittmachercode: 1. Stimulationsort: A = Vorhof, V = Ventrikel, D = dual (A+V); 2. Detektionsort: A = Vorhof, V = Ventrikel, D = dual (A+V); 3. Betriebsart (Reaktion): 0 = keine, T = Triggerung, I = Inhibition, D = dual (T+I); 4. Programmierbarkeit: 0 = keine, P = einfach programmierbar, M = Multiprogrammierbarkeit, C = kommunikative Einstellung, R = Einstellungsmodulation; 5. antitachykarde Funktionen: 0 = keine, P = antitachyarrhythmische Impulsgabe, S = Schock, D = dual (P+S). Moderne (physiol.) Schrittmachersysteme werden durch physiol. Parameter gesteuert (Muskelaktivität, QT-Intervall, Atemminutenvolumen, Temperatur, O_2-Sättigung, Druck, Schlagvolumen). Sie ermöglichen eine frequenzadaptive Stimulation, z. B. AAI-R, VVI-R, DDD-R.

Herzsilhouette: in der Röntg. Begrenzung der Herzfigur li. (vom Zwerchfell nach kranial): li. Ventrikel, Herzohr, A. pulmonalis, Aorta; re.: re. Vorhof u. Herzohr, V. caca cranialis.

Herzstillstand: Herz-Kreislauf-Stillstand; Ausfall (Asystolie) o. Wirkungslosigkeit (z. B. Kammerflimmern) der Pumpfunktion des Herzens u. der Sauerstoffversorgung aller Organsysteme; die direkt o. indirekt gemessenen Drücke in den Herzkammern u. großen Arterien betragen dabei fast 0 kPa. Es sind mit den übl. diagn. Methoden der Inspektion, Palpation u. Auskultation keine mechan. Herzaktionen nachweisbar. Der für die Ther. wichtige elektrobiolog. Zustand (Ventrikelflimmern bzw. -flattern; elektromechan. Entkopplung u. ↑Asystolie) kann nur mittels Elektrokardiographie geklärt werden. Die Dauer der zentralnervösen ↑Wiederbelebungszeit begrenzt den ther. Spielraum von wenigen Minuten bei Normothermie; ohne Ther. kommt es zum Hirntod. Bei äußerl. nicht erkennbaren Restfunktionen des Kreislaufs o. sofort einsetzender optimaler Teiltherapie kann ein temporärer Herzstillstand mit optimalen techn. Mitteln noch nach wesentl. Überschreitung der Wiederbelebungszeit behoben werden.

Herzstolpern: subjektive Empfindung des Stolperns bei ↑Herzrhythmusstörungen.

Herzsyndrom, hyperkinetisches: vegetativ-regulative Herz-Kreislaufstörung mit überflüssiger, nicht den augenblickl. notwendigen Bedingungen entsprechender Frequenzerhöhung des Herzens durch vermehrte Empfindlichkeit der sympath. Betarezeptoren des Herzens bzw. des Kreislaufs. Dadurch kommt es zur Erhöhung des Herzzeitvolumens mit Volumenhochdruck, Verkürzung der Kreislaufzeit, Vermehrung der Herzarbeit u. damit des Sauerstoffbedarfs. Betarezeptoren blockierende Pharmaka sind ther. wirksam.

Herzszintigraphie: nuklearmed. Untersuchungsverfahren, basiert auf der Anreicherung von radioaktiven Isotopen im Herzmuskel u. deren Messung von außen. Das Verfahren kann sowohl planar in drei Ebenen (AP, LAO 30°, LAO 45°) als auch topograph. unter Nutzung der SPECT-Technik durch einen um den Pat. rotierenden Detektor durchgeführt werden. **Myokardperfusionsszintigraphie**: I. v. injizierte Radiotracer (^{201}Tl-Chlorid, ^{99m}Tc-Isonitrile) reichern sich im Myokard parallel zur Durchblutung an. Untersuchung erfolgt in Ruhe u. unter Belastung zur Erhöhung der Perfusion (physikal.: Fahr-

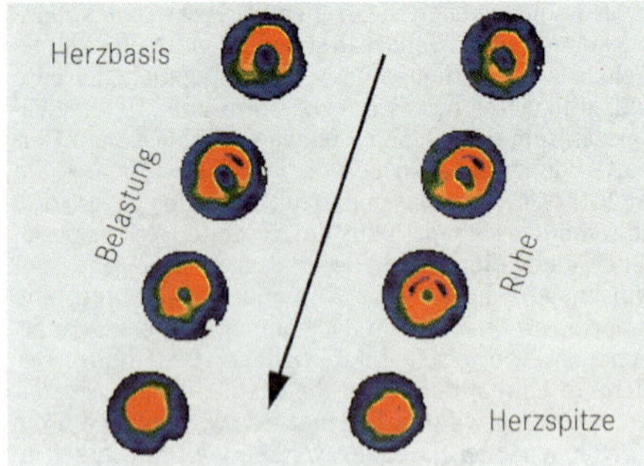

7

Herzszintigraphie (Abb. 1).
Myokardszintigraphie mit ^{201}Tl-Chlorid; Kurzachsenschnitte von der Herzspitze (unten) zur Herzbasis (oben). Speicherdefekt unter Belastung (linke Reihe), füllt sich in Ruhe (rechte Reihe) auf: belastungsabhängige koronare Ischämie

radergometer, Laufband, Kletterstufe bzw. pharmak. nach i. v. Injektion von Dipyridamol, Adenosin, Dopamin o. nach sublingualer Gabe von Nitroglyzerin zur Senkung der Nachlast). Planare Gammakameraaufnahme in anteriorer, links- bzw. rechtsschräger u. linkslateraler Ansicht u./o. SPECT (↑Emissionscomputertomographie; koronale Schnittführung von Herzspitze zur Basis, sog. Kurzachsenschnitte; horizontale u. vertikale Längsachsenschnitte). Topograph. Lokalisation von Speicherdefekten in Beziehung zur Koronararterienanatomie: Speicherdefekt in Ruhe u. unter Belastung bei Infarkt/Narbe, Speicherdefekt unter Belastung u. Wiederauffüllung in Ruhe: belastungsabhängige Ischämie (Abb. 1). Ind.: Differenzierung von Myokardnarbe u. Ischämie, Verdacht koronarer Herzkrankheit in Ergänzung zum Belastungs-EKG, bei koronaren Risikofaktoren, zur Indikationsstellung einer Koronarangiographie, Verlaufsuntersuchung nach Angioplastie o. Bypassoperation zur Früherkennung von erneutem Verschluß o. Restenosierung. **Myokardstoffwechselszintigraphie**: Untersuchungen des myokardialen Fettstoffwechsels mit ^{123}I-Heptadekansäure o. ^{123}I-Phenylpentadekansäure (IPPA) u. a. haben sich in der Praxis zum Nachweis eines Myokardinfarkts bzw. -narbe (Speicherdefekt in sonst homogener Verteilung) nicht durchgesetzt. Klin. bedeutungsvoll ist die Beurteilung des Glukosestoffwechsels mit ^{18}F-deoxy-Glukose-PET. Empfindlichstes Verfahren zur Vitalitätsdiagnostik, zum Nachweis des sog. stunned myocardium (winterschlafendes Gewebe), das in der Perfusionsszintigraphie stumm ist, aber eine Revitalisierung durch Bypassoperation Erfolg verspricht. **Rezeptorszintigraphie**: ^{123}I-, ^{131}I-MIBG (↑Tumorszintigraphie) speichert in den myokardialen adrenergen Rezeptoren. Quantitativ verminderte Aufnahme bei Ischämie, Kardiomyopathie, nach Herztransplantation. **Radionuklidventrikuloszintigraphie**: Untersuchung der Pumpfunktion des Herzens. Methode: 1. First-pass-Technik: i. v. Tracerinjektion (in vitro bzw. in vivo ^{99m}Tc-markierte Erythrozyten, ^{99m}Tc-HSA) als Bolus. Beobachtung u. quantitative Bestimmung des Passage: re. Herz – Lunge – li. Herz in 30° re. schräger (RAO) Position. Bestimmung von Transitzeiten, Schlag- u. Minutenvolu-

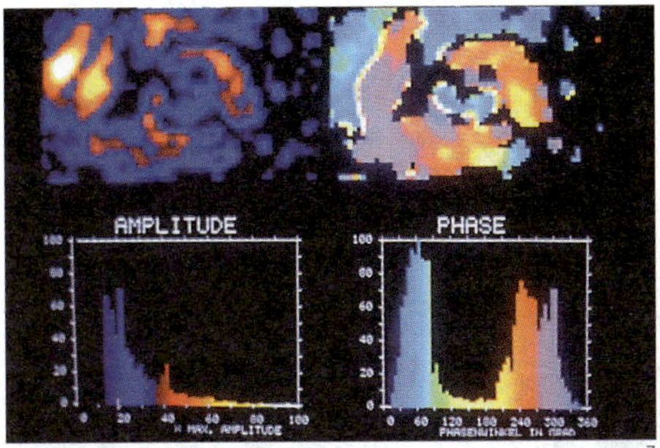

7

Herzszintigraphie (Abb. 2).
Radionuklidventrikuloszintigraphie mit in vivo ^{99m}Tc-markierten Erythrozyten; verschobene Amplituden- (links) u. Phasenbilder (rechts) mit Nachweis einer Dyskinesie im Herzspitzenbereich nach Infarkt

men, Füllungs- u. Auswurfdauer. Angeschlossen wird die 2. Ventrikuloszintigraphie mit Aufsummierung von über 500 Herzzyklen durch R-Zacken synchronisierte EKG-Triggerung in Ruhe u. unter stufenweiser Ergometerbelastung bis zum Erreichen altersabhängiger Abbruchkriterien. Ermittlung der globalen u. regionalen Ejektionsfraktionen aus endsystol. u. enddiastol. linksventrikulären Volumen. Beurteilung der myokardialen Wandbewegung des li. Ventrikels mit quantitativer Sektoranalyse. Topograph. Nachweis regionaler Hypo- u. Akinese unter Auswertung von Amplitudenbildern (herzzyklusabhängige Kontraktionshöhe) u. Phasenbildern (R-Zacken-abhängige Kontraktion) mit Nachweis aneurysmabedingter Dyskinesie u. Reizleitungsstörungen (Abb. 2). Ind.: Herzleistungsbeurteilung, Wandbewegungsstörung in Verbindung mit lokalen Perfusionsstörungen. **^{111}In-Antimyosin-Antikörper-Immunszintigraphie**: Physiol. erfolgt keine Anreicherung im Herzmuskel, Speicherung in nekrot. Herzmuskelzellen. Ind.: akuter Myokardinfarkt, Rejektion nach Herztransplantation, Myokarditis (Abb. 3), Kardiomyopathie, Frühdiagnostik tox. Myokardschädigung unter Chemotherapeutikabehandlung. Abb. 1 bis 3.

Herztaille: Einkerbung der li. Herzsilhouette im Röntgenbild; Ausfüllung z. B. bei Dilatation des li. Vorhofs.

Herztamponade ↑ Herzbeuteltamponade.

Herztätigkeitsregulation: Anpassung der Transportleistung des Herzens (Minutenvolumen) an den Transportbedarf des Organismus. Über die ↑ Herznerven werden Frequenz u. Kontraktionskraft des Herzens verändert. In best. Zentren des ZNS (Kreislaufzentren) ist dazu eine Verarbeitung mannigfaltiger peripherer Meßwerte, z. B. Blutdruck (↑ Blutdruckregulation), Sauerstoffversorgung in den Geweben des Körpers, Druck u. chem. Beschaffenheit des Blutes im Herzen selbst (↑ Herzrezeptoren) usw. notwendig. Dieser extrakardialen Regulation stellt man herzeigene intrakardiale Mechanismen (↑ Frank-Starling-Mechanismus) gegenüber, die vorwiegend der Aufrechterhaltung der Strömungskontinuität im Kreislauf dienen.

Herzthrombose: Thrombenbildung im Herzen, bevorzugt sind die Herzohren (intraaurikuläre Thrombose), die Taschen zwischen den Trabekeln (intertrabekuläre Thrombose) u. die Klappen bei Endokarditis; Gefahr der Embolie.

Herztod: klin. Tod nach Versagen der Pumpfunktion des Herzens, ↑ Herzstillstand. Evtl. Wiederherstellung der Herztätigkeit je nach Situation durch Ausschaltung der Noxen, wie Einwirkung von elektr. Strom, Veränderung des Elektrolytgleichgewichts bei künstl. Herzstillstand (↑ Kardioplegie), indirekte o. direkte Herzmassage, elektrische ↑ Defibrillation, elektr. Notfallstimulation durch externen Schrittmacher. Therapieerfolg von Zeitfaktoren (↑ Wiederbelebungszeit) u. Funktionszustand (ATP-Gehalt) des reaktivierten Myokards abhängig.

Herzton: *Abk* HT; I. HT: Beginn des Druckanstiegs in den Ventrikeln, Schluß von Mitral- u. Trikuspidalklappe. II. HT: Beginn des Druckabfalls in den Ventrikeln, Klappenschluß von Aorta u. Pulmonalis. III. HT: Kammerfüllungston. IV. HT: Vorhofton (↑ Phonokardiographie).

Herztransplantation: Herzverpflanzung; vollständiger Ersatz eines irreversibel geschädigten Herzens durch ein allogenes (homologes) Transplantat. Die operative Technik der orthotopen H. ist weitgehend standardisiert u. wurde 1959 von Lower u. Shumway erstmalig erfolgreich im Exp. bewiesen. Die Abtrennung des Spenderherzens (Donor) erfolgt dergestalt, daß im Empfängerorganismus (Rezipient) nur die Vorhöfe sowie Aorta ascendens u. a. pulmonalis vernäht werden müssen. Die erste erfolgreiche humane H. führte Barnard im Dezember 1967 durch. Durch verbesserte Auswahl von Rezipient u. Donor, Komplettierung der immunsuppressiven

H

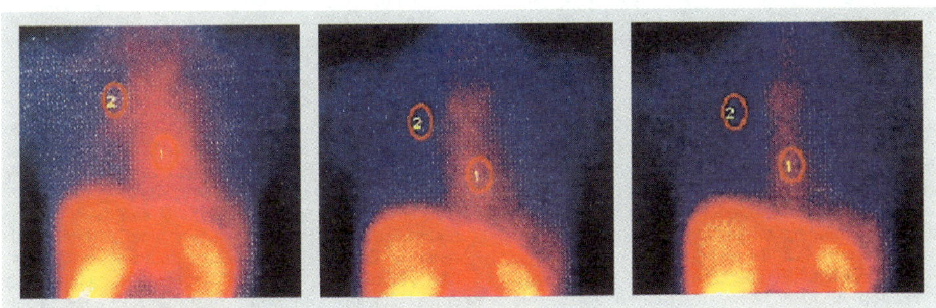

7

Herzszintigraphie (Abb. 3). Anreicherung von ^{111}In-Antimyosin-Antikörpern im Herzmuskel bei Myokarditis. Normalwert des Herz-Lungen-Impulsratenquotienten < 1,5; hier 1,8

Maßnahmen überleben inzwischen über 64 % der Pat. 5 Jahre. Kandidaten zur H. sind vorwiegend Pat. mit Endstadien der ischäm. Herzkrankheit sowie der idiopath. Kardiomyopathie. Kontraindikationen zur H. stellen akute Infektionen u. pos. Lymphozyten-cross-match dar. Die pulmonale Hypertonie gilt als Kontraindikation für die isolierte H. Hier wird heute zunehmend die kombinierte Herz-Lungentransplantation durchgeführt.

Herztreppe: von Schlag zu Schlag zunehmende Kontraktion eines längere Zeit stillgestellten Froschherzens o. eines Warmblüterherzens nach plötzl. Frequenzerhöhung (↑Anpassung, homöometrische des Herzens). Als herzmechan. Erscheinung 1871 von Bowditch beschrieben. Hängt mit der zunehmenden Aufnahme von Ca^{2+} in die Herzzelle u. der verbesserten elektromechan. Ankopplung zusammen. Tritt auch bei gepaarter Reizung auf (↑Paired stimulation, postextrasystolische ↑Potentiation).

Herzvolumen: *Abk* HV; Schätzung des HV aus Thoraxaufnahmen im frontalen u. sagittalen Strahlengang. Kriterium ist ein außen angelegtes Rechteck über der aus dem sichtbaren Teil konstruierten ovalen Herzform, wobei die Seitenlängen der „Herzlänge" entsprechen (von Winkel re. Vorhof/Cava cranialis bis zur Spitze) u. der Abstand der Rechteckseiten der „Herzbreite" sowie der größte Abstand von der vorderen Kontaktfläche des Herzens (Sternum) bis zum Retrokardialraum (seitl. Aufnahme) der „Herztiefe".

$$HV = \frac{\text{Herzlänge} \times \text{Herzbreite} \times \text{Herztiefe} \times 0{,}4}{\text{Körperoberfläche } [m^2]}$$

Es gibt ein systol. u. ein diastol. HV. Normalwerte: 400–550 ml/m^2 (Männer oberer, Frauen unterer Bereich).

Herzwandaneurysma: Ausbuchtung der Herzwand, vorwiegend der li. Herzkammervorderwand nach Myokardinfarkt. Selten traumat. Genese o. angeboren. Das minderwertige Narben- bzw. Narben-Muskel-Mischgewebe gibt dem hohen Herzinnendruck allmähl. nach; es bildet sich ein chron. H. Nach der Form Unterscheidung in sackförmiges H., pilzförmiges H. u. diffuses H. Im H. oft Ausbildung wandständiger Thromben. Bei Myomalazie des Infarktherds Ausbildung des akuten H. mit Spontanruptur. Abb.

Herzwandaneurysmaresektion: Methode der Wahl zur Beseitigung eines bedeutsamen Herzwandaneurysmas Als Ind. gelten Herzinsuffizienz, ↑Herzrhythmusstörungen u. Thromboembolien. In extrakorporaler ↑Zirkulation erfolgt die Präparation des Aneurysmasacks aus den perikardialen Verwachsungen, Resektion der Narbenplatte bis auf einen schmalen Restsaum u. feste Vernähung meist über ↑Patch-Plastiken. Wenn mögl. Durchführung von physiol. H. mit Wiederherstellung der natürl. Herzform. Häufig Kombination mit aortokoronarem Bypass. Resektion kleinerer Aneurysmen ist nur gerechtfertigt, wenn Ind. für koronarchirurg. Eingriff besteht bzw. therapierefraktäre Arrhythmien vorliegen.

Herzwurm ↑Dirofilaria immitis.

Herzzyklus ↑Herzperiode.

Heschl, Richard (1824–1881), pathol. Anat., zuletzt Wien.

Heschl-Querwindungen (nach Richard H.) ↑Gyri temporales transversi.

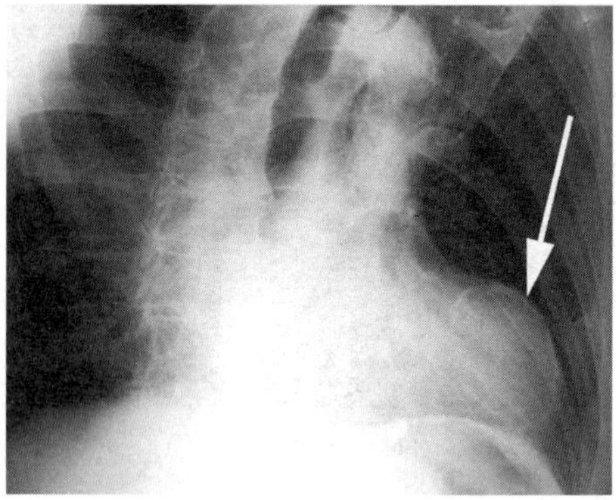

35

Herzwandaneurysma im Bereich des linken Ventrikels mit Ausbildung einer eiförmigen Kalkschale (Pfeil) bei einem 42jährigen Patienten. Röntgenaufnahme des Thorax im 1. schrägen Durchmesser

Hesperidin: Flavononglykosid aus der Schale von Zitrusfrüchten. Setzt die Kapillarpermeabilität herab.

Hess, Carl von (1863–1923), Augenarzt, Würzburg.

Hess, Walter Rudolf (1881–1973), Schweizer Physiol., Zürich. 1949 Nobelpreis für Med./Physiol. (mit A. C. Moniz-Egas) „für die Entdeckung der funktionalen Organisation des Zwischenhirns für die Koordination der Tätigkeit von inneren Organen".

Hessing, Friedrich von (1838–1918), Orthopädiemechaniker. Gründer der Orthop. Heilanstalt in Göggingen. Er konstruierte ↑Orthesen, deren Wirkungsprinzipien noch heute Geltung haben.

Hess-Nachbild (nach Carl von H.) ↑Nachbild.

Heterästhesie ⟨*gr*⟩ *f*: in der Quantität unterschiedl. Empfindung in nebeneinander liegenden Hautarealen.

hetero- ⟨*gr*⟩ *Präfix*: versch., ungleich, anders beschaffen.

Heteroaromaten: aromat. Verbindungen, die an Stelle von Kohlenstoffringgliedern andere Nichtmetallatome besitzen. Das aromat. π-Elektronensextett kann dabei u.U. auch durch Einbeziehung von Elektronen dieser Elemente komplettiert werden. Beispiele: Pyridin, Pyrimidin, Pyrrol, Furan, Thiazol.

Heteroatome: Atome von Nichtkohlenstoffelementen (bevorzugt N, O, S), die in organ.-chem. Verbindungen die Stelle von Kohlenstoffatomen o. Kohlenstoff enthaltenden Gruppen einnehmen.

Heterochromatin: Teile der Chromosomen u. Chromosomensegmente des Interphasekerns, die infolge starker Kondensation des ↑Chromatins in weitgehend spiralisierter Form vorliegen u. als transkriptionsinaktiv (↑Transkription) gelten; histol. durch starke Anfärbbarkeit, elektronenmikroskop. durch starken Kontrast charakterisiert. H. u. Euchromatin sind funktionsbedingt alternative Zustandsformen der ↑Chromosomen. Fakultatives H.: kommt nur in einem der beiden Chromosomen eines Homologenpaars vor.; konstitutives H.: liegt in beiden Chromosomen eines Homologenpaars vor. Konstitutives H. ist reich an repetitiver DNA.

Heterochromatisierung: Zunahme des ↑Heterochromatins im Kern mit Verminderung aktiver genet. u.

metabol. Informationen, z. B. im Alter o. bei der ↑Kanzerogenese.

Heterochromia simplex: Irisfarben beider Augen sind versch.

Heterochromia unilateralis: Iris bicolor; die Iris eines Auges ist in sich sehr verschiedenfarbig.

Heterochromie: Verschiedenfarbigkeit der Irides. H. Typ Herrenschwand ohne entzündl. Begleiterscheinungen; H. Typ Fuchs mit entzündl. Sympt.: zellige Exsudation im Kammerwasser, Präzipitate, Sekundärglaukom u. Katarakt. Nicht selten als Teil des ↑Status dysrhaphicus, Hämosiderosis iridis.

Heterochromosomen: Heterosomen, Geschlechtschromosomen; beim männl. Geschlecht stimmen die beiden H. auch morphol. nicht überein (X- u. Y-Chromosomen), beim weibl. Geschlecht sind zwei äußerl. gleiche Geschlechtschromosomen vorhanden (X-Chromosomen). Von allen anderen Chromosomen sind 22 homologe Chromosomenpaare in der diploiden menschl. Körperzelle vorhanden, die mit den H. zusammen jeweils 46 Chromosomen besitzt.

Heterochronie: zeitl. Verschiebung eines Vorgangs, wodurch dieser einen Krankheitswert erhalten kann, z. B. Frühgeburt, Blutungen in der Menopause, Pubertas praecox. Die **H. des Alterns** bezeichnet ein ungleiches Tempo von Altersveränderungen versch. Funktionen in einem Individuum bzw. gleicher Funktionen in einer Population.

Heterodidymus: Heteropagus; Doppelfehlbildung, bei der der wesentl. kleinere Zwilling mit der Ventralseite des größeren verwachsen ist.

heterodont ⟨*gr*⟩ *Adj*: anisodont; versch. geformte Zähne tragend (z. B. Mensch); ↑Zahnform.

heterofermentativ: zur Kennzeichnung von Milchsäurebakterien, die bei Vergärung von Kohlenhydraten außer Milchsäure auch andere Säuren bilden u. Glukose über den ↑Pentosephosphatzyklus abbauen (↑homofermentativ, ↑Lactobacillus).

Heterogametie ⟨*gr*⟩ *f*: geschlechtl. Differenzierung der Organismen dadurch, daß das eine Geschlecht zwei versch. Geschlechtschromosomen (XY) u. das andere zwei gleiche (XX) besitzt. I. d. R. sind die Männchen heterogamet., doch kommen z. B. bei Schmetterlingen u. Vögeln auch umgekehrte Verhältnisse vor.

heterogen ⟨*gr*⟩ *Adj*: aus versch. Anteilen o. Bestandteilen zusammengesetzt, z. B. Gewebe.

Heterogenese: nach R. Virchow Entwicklung von Geweben von anderer Beschaffenheit, als normalerweise entstehen sollen in Abhängigkeit von zeitl., örtl. o. quantitativer Störung (↑Heterologie).

Heterogenie: Genokopie. Determinierung eines monogen bedingten phänotyp. Merkmals durch unterschiedl. Genloci. Durch die Beteiligung mehrerer Gene an einer Genwirkungskette kann ein Gen die Wirkung des anderen kopieren.

Heterogenote: Bakterien, die zusätzl. zu Genen des eigenen Genoms homologe, jedoch mutierte Gene auf extrachromosomalen Elementen (Plasmiden) besitzen u. daher für dieses Gen diploid u. heterozygot sind.

Heteroglykane: Oligo- bzw. Polysaccharide, die sich nicht wie ↑Stärke, ↑Glykogen o. ↑Zellulose (↑Homoglykane) aus ident., sondern aus verschiedenartigen Monosaccharidbausteinen zusammensetzen. Neben einfachen Monosacchariden kommen in ihnen ↑Aminozucker u. ↑Uronsäuren vor. H. können verzweigt sein (↑Glykoproteine, ↑Proteoglykane, ↑Glykolipide, ↑Glykosaminoglykane, ↑Lipopolysaccharide).

Heteroglykanosen: Speicherung von komplexen Kohlenhydraten (Heteroglykanen) infolge einer (meist autosomal rezessiv erbl.) Störung in ihrem (lysosomalen) Abbau. Eine Gruppe der H. bilden die ↑Mukopolysaccharidosen (Glykosaminoglykanosen); eine weitere Gruppe sind die Glykolipidosen (Gangliosidosen, ↑Lipidspeicherkrankheiten). Tab. S. 855.

Heterogonie: Wechsel zwischen einer zweigeschlechtl. u. einer bzw. mehreren eingeschlechtl. (durch ↑Parthenogenese) sich fortpflanzenden Generationen (z. B. bei Blattläusen).

Heteroinsemination ↑Insemination, artifizielle.

Heterokaryon ⟨*gr*⟩ *n*: zwei o. mehrere versch. Kerne enthaltende Zelle, bei Zellhybridisierung entstehend.

Heterokaryose ↑Heterokaryon.

Heterokrasie ⟨*gr*⟩ *f* ↑Humoralpathologie.

heterolog ⟨*gr*⟩ *Adj* ↑Transplantationsnomenklatur.

Heterologie: krankhafte morphol. u./o. funktionelle Abweichung von der Norm; es werden unterschieden: Heterotopie, -metrie, -chronie u. -krasie.

Heterolyse: **1.** ***Chem.:*** Aufspaltung einer chemischen ↑Bindung mit Verbleib des Bindungselektronenpaares bei einem der beiden Bindungspartner: $X{-}Y \rightarrow X^+ + Y^-$. Die H. erfordert eine gewisse Polarität der zu spaltenden Bindung u. Mitwirkung eines Lösungsmittels, das die Heterolyseprodukte durch Solvatation stabilisiert. ↑Dissoziation. **2.** ***Pathol.:*** Im lebenden Organismus ablaufende Veränderungen an toten Zellen u. Geweben im Ergebnis enzymat. Prozesse, die zum Bild der ↑Nekrose beitragen. Es handelt sich um proteolyt. Enzyme aus der gesunden Umgebung (einwandernde Leukozyten u. im Interstitium vorhandene Enzyme).

Heterolysosom: durch Fusion von prim. ↑Lysosomen u. anderen Vesikeln, z. B. ↑Endosomen, entstehende intrazelluläre Vesikel, in denen insbes. hydrolyt. Abbauprozesse ablaufen; ↑Heterophagosom.

Heteromerie ↑Polygenie.

Heterometabolie: unvollständige Metamorphose der Insekten (↑Insecta), bei der ein Puppenstadium fehlt. Nach Ausbildung der Larvenstadien unterscheidet man: Hemimetabolie, ↑Paurometabolie o. ↑Ametabolie.

Heterometrie: mengenmäßiges Abweichen von der Norm als Ausdruck krankhafter Lebensäußerungen (z. B. hämolyt. Ikterus, Basedow-Krankheit, Herzhypertrophie).

Heteromorphose: Ersatz verlorengegangenen Gewebes durch ein anderes.

Heteropagus ↑Heterodidymus.

Heterophagie ↑Phagozytose.

Heterophagosom: Vesikel, die durch Fusion von Endozytosevesikeln (↑Endosom) mit anderen zytoplasmat. Vesikeln entstehen, nicht jedoch mit prim. ↑Lysosomen; Fusion eines H. mit Lysosomen führt zu ↑Heterolysosomen.

heterophil: Bez. für verschiedenartige Verbindungen zwischen gleichen (↑homotyp) o. versch. (↑heterotyp) Zellen in Zellverbänden, z. B. durch versch. ↑Adhäsionsmoleküle; Ggs.: ↑homophil.

Heterophorie: latentes Schielen, das durch die Fusion latent gehalten wird. H. ist verbreitet, da ein vollständiges Augenmuskelgleichgewicht (Orthophorie) selten erreicht wird. Bei eingeschränkter Fusionsbreite kann

Heteroglykanosen: Übersicht über häufige Formen (nach Spranger)

Bezeichnung	Synonym	Klinik	Enzymdefekt	Genetik	Diagnostik: Urin	Diagnostik: Leukoblast	Diagnostik: Fibroblast
Mukopolysaccharidose I-H	Pfaundler-Hurler	schwere Dysmorphie, Intelligenzminderung, Kleinwuchs, frühe Hornhauttrübung, Lebenserwartung max. 12 J.	Alpha-L-Iduronidase	autosomal-rezessiv	Dermatansulfat Heparansulfat	+	+
Mukopolysaccharidose I-S	Schleie	Gelenkkontrakturen, Hornhauttrübung, normale Intelligenz	Alpha-L-Iduronidase	autosomal-rezessiv	Dermatansulfat	+	+
Mukopolysaccharidose II A (schwer)	Hunter A	wie Mukopolysaccharidose I-H	Sulfoiduronat-sulfatase	X-chromosomal-rezessiv	Heparansulfat, Dermatansulfat	+	+
Mukopolysaccharidose II B (leicht)	Hunter B	wie Mukopolysaccharidose I-S	"	"	"	+	+
Mukopolysaccharidose III A	Sanfilippo A	geringe Dysmorphie, Intelligenzminderung, Hornhaut klar, Lebenserwartung unter 20 J.	Sulfamatsulfatase	autosomal-rezessiv	Heparansulfat	+	+
Mukopolysaccharidose III B	Sanfilippo B	wie Sanfilippo A	α-N-Acetylglucose-minidase	"		+	+
Mukopolysaccharidose III C	Sanfilippo C	wie Sanfilippo A	Acetyl-CoA-α-Glukosaminid-N-Acetyltransferase	"		+	+
Mukopolysaccharidose III D	Sanfilippo D	wie Sanfilippo A	Glukosamin-6-Sulfatsulfatase	"		+	+
Mukopolysaccharidose IV A	Morquio A	disproportionierter Minderwuchs, normale Intelligenz	Galaktosamin-6-Sulfatsulfatase	autosomal-rezessiv	Keratansulfat, Chondroitinsulfat		+
Mukopolysaccharidose IV B	Morquio B	Leichter als Morquio A	Betagalaktosidase	"		+	+
Mukopolysaccharidose V		frei					
Mukopolysaccharidose VI A (schwer)	Maroteaux-Lamy A	schwere Dysmorphie, Kleinwuchs, Hornhauttrübung, Lebenserwartung max. 20 J.	Galaktosamin-4-Sulfatsulfatase	autosomal-rezessiv	Dermatansulfat	+	+
Mukopolysaccharidose VI B (leicht)	Maroteaux-Lamy B	leichte Dysmorphie, Überleben bis Erwachsenenalter	"	"			

Heteroglykanosen (Fortsetzung)

Bezeichnung	Synonym	Klinik	Enzymdefekt	Genetik	Diagnostik		
					Urin	Leukoblast	Fibroblast
Mukopolysaccharidose VII A (schwer)	Betaglucuronidase-Defekt	Kleinwuchs, geistige Retardierung, frühes Manifestationsalter	Betaglukuronidase	autosomal-rezessiv	Dermatansulfat, Heparansulfat	+	+
Mukopolysaccharidose VII B (leicht)	"	Normalwuchs, spätes Manifestationsalter	"	"			
G_{M1}-Gangliosidose I	Betagalaktosidase-Defekt	Manifestation im 1. Lebensjahr, Kirschroter Fleck, Demenz, Tod mit 3 J.	Betagalaktosidase	autosomal-rezessiv	Oligosaccharide, Keratansulfat	+	+
G_{M1}-Gangliosidose II	"	Manifestation im 2. Lebensjahr, Demenz, Lebenserwartung max. 10 J.	"	"	"	+	+
G_{M1}-Gangliosidose III	"	Manifestation ab 6. Lebensjahr, langsamer Verlauf	"	"	"	+	+
Fukosidose I		progrediente Tetraspastik,Lebenserwartung unter 10 J.	Alpha-L-Fukosidase	autosomal-rezessiv	Oligosaccharide	+	+
Fukosidose II		langsam fortschreitende Tetraspastik u. Demenz	"	"	"	+	+
Mukosulfatidose		rasch fortschreitende Neurodegeneration, Lebenserwartung max. 10 J.	multiple Sulfatasen	autosomal-rezessiv	Sulfatid	+	+
Sialidose I	infantile Form des Neuraminidase-Mangels	Hydrops fetalis, schwerste Entwicklungsstörung	Alphaneuraminidase	autosomal-rezessiv	Oligosaccharide	(+)	+
Sialidose II	Nephrosialidose	progrediente Neurodegeneration mit Nierenbeteiligung, Lebenserwartung max. 6 J.	"	"	"	+	
Sialidose III	Mukolipidose I	progrediente Dysmorphie, kirschroter Fleck, Lebenserwartung max. 20 J.	"	"	"	(+)	+
Sialidose IV	Chery-red-macular-spot-Myoklonus-Syndrom	kirschroter Fleck, Myoklonien	"	"	"	(+)	+

Fortsetzung Seite 854

Heteroglykanosen (Fortsetzung)

Bezeichnung	Synonym	Klinik	Enzymdefekt	Genetik	Diagnostik		
					Urin	Leukoblast	Fibroblast
Galaktosialidose I	frühinfantile Form	Hydrops, sonst wie Gangliosidose I	Alphaneuraminidase Betagalaktosidase	autosomal-rezessiv	Oligosaccharide	(+)	+
Galaktosialidose II	infantile Form	Manifestation etwa 1 Jahr nach der Geburt, Skelettdysplasien	"	"	"	(+)	+
Galaktosialidose III	juvenile Form	wie Sialidose III	"	"	"	(+)	+
Galaktosialidose IV	adulte Form	wie Sialidose IV, jedoch mit Skelettveränderungen	"	"	"	(+)	+
Neuraminsäure-speicherkrankheit I	frühinfantile Form	fetaler Hydrops, früher Tod	unbekannt		Neuraminsäure		
Neuraminsäure-speicherkrankheit II	infantile Form	Dysmorphie, Neurodegeneration	"	autosomal-rezessiv			
Neuraminsäure-speicherkrankheit III	spätinfantile Form, Salla-Krankheit	Dysmorphie, Neurodegeneration ab Jugendalter	"	"	"		
Mukolipidose II	Inclusion cell disease	wie Hurler, Lebenserwartung max. 6 J.	multiple lysosomale Enzyme durch Phosphotransferase-Mangel	autosomal-rezessiv		+	+
Mukolipidose III	Pseudopoly-dystrophie	Dysmorphie, leichte Demenz, geringe Hornhauttrübung	"	"		+	+
Mukolipidose IV		Neurodegeneration ab 2. Lebensjahr, Hornhauttrübung	unbekannt	"			

↑Asthenopie entstehen. Je nach Richtung, in die die Augen auseinanderstreben, unterscheidet man Esophorie (latentes Einwärtsschielen), Exophorie (latentes Auswärtsschielen), Hypophorie (latentes Höhenschielen) u. Zyklophorie (latente Ein- o. Auswärtsdrehung). Diagnostik: Abdecktest: Das mit der Hand abgedeckte Auge weicht in die Heterophorieposition ab, kehrt aber sofort nach Freigabe wieder in die Primärposition zurück. Ther.: nur selten erforderl., dann orthopt. Übungen, Prismenkorrektur u. evtl. Operation.

Heterophyes heterophyes ⟨*gr*⟩ *m*: Zwergdarmegel; Vertreter der ↑Digenea; bis 1,7 mm lang u. 0,6 mm breit, mit kleinem Mundsaugnapf, Körperdecke bestachelt. Entwicklung über Schnecken u. Fische als ↑Zwischenwirte, Dünndarmbesiedlung bei Hunden, Katzen, Ratten u. auch beim Menschen. Verbreitungsgebiete: v. a. Ägypten u. Ostasien.

Heterophyiasis: Infektion mit Nematoden-Gattung Heterophyes durch Genuß von rohem Fisch. ↑Darmegel. Bei Menschen vielfach symptomlos o. aber Koliken, Diarrhö u. letal endende Besiedlung von Herz, ZNS u. anderen Organen.

Heteroplasie ⟨*gr*⟩ *f*: durch Zellumwandlung Entstehung eines Gewächses, das eine andere Struktur aufweist als das Herkunftsgewebe. Begriff von R. Virchow (1863) geprägt.

Heteroplastik: operative Verfahren, durch die Gewebe verschiedenster Art umgestaltet u. die von einem Individuum auf eine andere unterschiedl. Spezies übertragen werden, ↑Plastik, ↑Hautersatz, ↑Transplantation, ↑Transplantationsnomenklatur.

Heteroploidie: Abweichen der Chromosomenanzahl von der eines Chromosomensatzes o. dessen Vielfachem.

Heteroptera ⟨*gr*⟩ *Pl*: Wanzen; Ordnung der ↑Insecta; etwa 25 000 Arten, 1–10 mm groß, abgeflacht mit stechend-saugenden Mundwerkzeugen, Vorderflügel als lederartig sklerotisierte Halbdecken ausgebildet. Entwicklung in Form von ↑Paurometabolie. Land- u. Wasserwanzen; med. bedeutsam ↑Cimicidae.

Heterosexualität ⟨*gr + lat*⟩ *f*: sexuelle Orientierung auf Personen des anderen Geschlechts. H. ist beim Menschen u. bei höheren Tieren die häufigste sexuelle Gefühls- u. Verhaltensweise. Es wird relativ konstant ein Anteil von ca. 95 % der Bevölkerung als heterosexuell eingeschätzt, neben ↑Bisexualität versch. Ausprägung. Die H. schließt gelegentl., z. B. in best. Lebensabschnitten u. unter vom anderen Geschlecht isolierenden Lebensbedingungen vorkommende homosexuelle Handlungen nicht aus. ↑Geschlechtsidentität.

Heterosomen ↑Chromosomen.

Heterotaxie: ungebräuchl. Syn. für ↑Situs inversus viscerum.

Heterotopie: Heterotopia; ortsuntyp. Lage von Organen, Geweben o. Zellen. Im makrosk. Bereich wird von Dystopie o. Ektopie gesprochen. Meist ist die Verlagerung von Geweben (Nebennierenrinde im Samenstrang, Magenschleimhaut im Meckel-Divertikel, Knochenbildung in Narben u. a.) o. Zellgruppen (z. B. im Gehirn, ↑Migrationshemmung) gemeint.

heterotopisch *Adj*: an anderem Ort gelegen.

Heterotransplantat ⟨*gr + lat*⟩ *n* ↑Xenotransplantat, ↑Transplantationsnomenklatur.

Heterotransplantation ↑Xenotransplantat, ↑Transplantationsnomenklatur.

Heterotrophie: Ernährungsweise von Organismen, bei der organ. Verbindungen (Kohlenhydrate, Eiweiße, Fette) aufgenommen werden müssen. Darüber hinaus ist häufig die Zufuhr best. essentieller Substanzen (Vitamine, essentielle Aminosäuren, essentielle Fettsäuren) erforderl. Mensch, Tiere, Pilze u. viele Mikroorganismen sind heterotrophe Lebewesen. Ggs.: ↑Autotrophie.

Heterotropie: manifestes Schielen, ↑Strabismus.

heterotyp: aus versch. Zelltypen bestehend; z. B. Zellverbände aus Epithel- u. Bindegewebezellen; Ggs. ↑homotyp.

heterotypisch ⟨*gr*⟩ *Adj*: **1.** heterolog, atyp.; ↑Transplantationsnomenklatur. **2.** Eigenschaft eines Tumors, der in seiner feingewebl. Struktur weitgehend vom Ausgangsgewebe abweicht.

Heterovakzine ⟨*gr+lat*⟩ *f*: aus krankheitsfremden Erregerantigenen gewonnene Impfstoffe; Ggs. ↑Autovakzine.

Heteroxenie: Verschiedenwirtigkeit; der Lebenszyklus eines ↑Parasiten verläuft mit obligatem Wirtswechsel. Häufigste Form: Diheteroxenie (zwei-Wirte-Zyklus). ↑Endwirt, ↑Zwischenwirt.

heterozygot *Adj*: in den beiden Allelen eines ↑Lokus unterschiedl.

Heterozygotennachweis: Feststellung der Wirkung rezessiver, den Metabolismus beeinflussender Gene bei phänotyp. gesunden Organismen. Im streng genet. Sinne liegt dann eine unvollständige Rezessivität respirator unvollständige Dominanz vor. Der Heterozygotennachweis hat erhebl. Bedeutung für genet. Beratungen.

Heterozygotentest: Untersuchungsverfahren zur Feststellung der ↑Heterozygotie in einem best. Genlokus. Bezieht sich vorwiegend auf die Messung biochem., seltener morphol. Abweichungen von den Werten bei ↑Homozygotie zum Nachweis rezessiver Gene. Wichtig für die Erbprognose zur Einschätzung des Risikos bei rezessivem Erbgang.

Heterozygotenvorteil: Fitness-Vorteil, den ein Allel seinem Träger im heterozygoten Zustand gegenüber der Gesamtheit der Population verleiht. Gilt v. a. für rezessiv wirksame Gene, die homozygot nachteilig bzw. letal wirken. Dadurch kommt es trotz Selektion gegen die Homozygoten zum Frequenzanstieg der Gene bzw. entsprechender Kranker. Beispiel: Gen für Sichelzellenanämie in malariagefährdeten Populationen.

Heterozygotie: für einen Genlokus o. für ein diploides Individuum besteht H., wenn sich auf den homologen Chromosomen an einem Genort zwei versch. Allele befinden. Das Individuum ist dann in bezug auf diesen Genort heterozygot.

Heterozyklen: ringförmige aromat. u. nichtaromat. chem. Verbindungen, die neben Kohlenstoff- auch Heteroringatome besitzen (↑Heteroatome).

N-Heterozyklen: Heterozyklen, die ein o. mehrere Stickstoffatome als ↑Heteroatome besitzen. Beispiele: ↑Pyridin, ↑Purin, ↑Pyrimidin.

Heubner, Johann Otto Leonhard (1843–1926), Int. u. Päd., Leipzig, Berlin. Arbeitsgebiete: Hirnsyphilis (Endarteriitis luetica cerebralis), Ernährung (EQ) u. Verdauung im Kindesalter (Zöliakie). Er gilt als Begründer der deutschen Kinderheilkunde.

Heubner-Arterie: Ast der A. cerebri anterior (auch A. striata anterior). Versorgt Knie u. vorderen Schenkel der inneren Kapsel u. Teile des Striatums. Ausfälle führen zu schweren neurol. Defekten.

H

Heubner-Herter-Syndrom (nach Johann O. L. H. u. Christian A. H.) ↑ Zöliakie.

Heufieber ↑ Heuschnupfen.

Heukrätze ↑ Trombikulose.

Heuschnupfen: Heufieber; allerg. Erkrankung, wobei es z. Z. der Blüte von gewissen Gräsern zu Juckreiz in der Nase u. Niesen kommt. Auch Konjunktivitis, asthmat. Anfälle u. Urtikaria gehören zu den häufigsten Sympt.

HEV: *Abk* für ↑ Hepatitis-E-Virus.

Hexabiscarbacholin: ein ↑ Muskelrelaxans.

Hexachlorbenzen: *Abk* HCB; früher als ↑ Fungizid im Pflanzenschutz eingesetzter Wirkstoff; wegen hoher ↑ Persistenz nicht mehr verwendet. H. ist infolge Anwendung in vielen techn. Bereichen ein ↑ Umweltschadstoff; im engl. Sprachraum nicht mit Benzenehexachlorid (Hexachlorcyclohexan) zu verwechseln.

Hexachlorcyclohexan: *Abk* HCH; bei der Synthese als Isomerengemisch anfallendes Produkt. Das Gammaisomere (Gammexan, Lindan) wurde als Insektizid eingesetzt, wegen seiner neg. Eigenschaften der Begleitstoffe Alpha- u. Beta-HCH (Akkumulation im Fettgewebe von Säugetieren) aber durch andere Wirkstoffe abgelöst.

Hexachlorophen: Phenolderivat, das als Desinfektionsmittel in Desodoranzien vorkommt; hemmt bakterielle Schweißzersetzung. In med. Seifen, Zahnpasten u. Bohnerwachs. Hundertfache Desinfektionswirkung von Phenol. Lokal gut verträgl.; ↑ LD Mensch 2–10 g. Wasserunlösl. aufgrund starker Lipophilie; Resorption über intakte u. v. a. entzündete Haut mögl., deshalb Konzentration in Zubereitungen für Säuglinge nicht über 3 %. Neurotox. Erscheinungen nach Resorption.

Hexacyanoferrat: $[Fe(CN)_6]^{n-}$ mit n = 4 (bei Fe^{2+}) u. n = 3 (bei Fe^{3+}). Komplexes Anion des gelben bzw. roten Blutlaugensalzes u. des Berliner Blau.

Hexadaktylie: Hand o. Fuß mit sechs Fingern bzw. Zehen.

Hexamethonium: obsoleter Ganglienblocker ohne ther. Bedeutung. ↑ Ganglioplegika.

Hexamethylentetramin: Urotropin; Kristallin. wasserlösl. H. spaltet bei saurer ↑ Hydrolyse Formaldehyd ab u. wird daher als bequem handhabbarer Formaldehyd-Donator verwendet. In saurem Milieu durch Formaldehydabspaltung desinfizierend wirksam. Anwendung als Harndesinfiziens, perorale Applikation. Antidot bei Phosgenvergiftung in der Latenzphase. Als ↑ Konservierungsmittel für ausgewählte Lebensmittel einsetzbar. Anwendung zusammen mit Nitriten bzw. Nitraten führt zur Bildung von ↑ Nitrosaminen.

Hexamethylmelamin: synthet. antineoplastische ↑ Substanz außerhalb der konventinellen Stoffklassen; wirkt nach metabol. Aktivierung als ↑ Antimetabolit. Anwendung: Ovarialkarzinom, Lungenkarzinom.

Hexapoda ↑ Insecta.

Hexenmilch: Sekret der Brustdrüsen Neugeborener als Reaktion auf die von der Mutter übertragenen Hormone.

Hexenschuß: plötzl. einschießender andauernder Schmerz in der Lendenregion. Ursache: Bandscheibenprotrusion o. Blockierung eines Wirbelgelenks im Lumbalbereich, ↑ Lumbago.

Hexetidin: Desinfiziens mit antibakterieller u. antimykot. Wirkung bes. für Mund u. Rachenraum.

Hexite: 1,2,3,4,5,6-Hexahydroxy-hexane; sechswertige Zuckeralkohole; in der Natur weit verbreitet (Beispiele: Mannit, Dulcit, Sorbit). Sorbit ist ein Süßungsmittel für Diabetiker sowie Ausgangsstoff für die Synthese von Vitamin C.

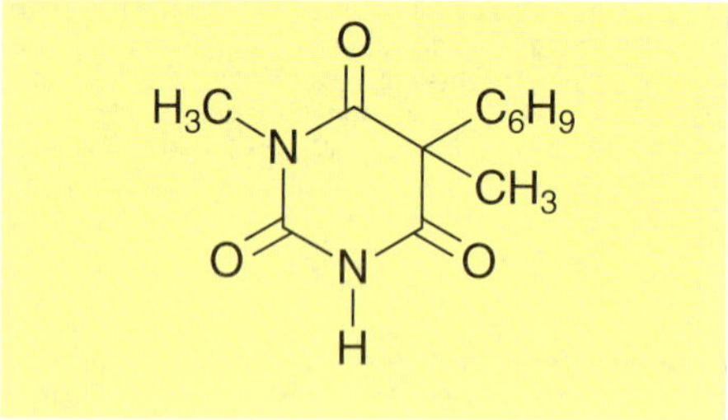

Hexobarbital

Hexobarbital: ein ↑ Barbiturat. Abb.

Hexobendin: Koronardilatator.

Hexokinase: in allen Körperzellen vorkommendes Enzym, das versch. Aldo- u. Ketohexosen mit Hilfe von ATP zu Hexose-6-phosphat u. ADP umwandelt. H. katalysiert die Startreaktion der ↑ Glykolyse.

Hexokinasemangel: Der den hereditären Enzymopathien der Erythrozyten zuzuordnende, aber auch in Blutplättchen u. Leukozyten beobachtete, seltene Hexokinase-(HK)-Mangel führt zu unterschiedl. ausgeprägter chron. hämolyt. Anämie u. a. bei der fam. Panmyelopathie (↑ Fanconi-Anämie). HK-Mangel zieht einen veränderten Glukoseverbrauch nach sich. Bei den erkrankten homozygoten Erbträgern fehlen 1 o. 2 der insges. 3 Isoenzyme der HK. Außerdem können Abweichungen der Enzymkinetik vorliegen. ↑ Erythrozytenstoffwechsel.

Hexonbasen: histor. für die aus 6 Kohlenstoffatomen aufgebauten, infolge des Mehrgehalts an einer Amino- bzw. Iminogruppe bas. reagierenden 3 Aminosäuren Lysin, Arginin, Histidin.

Hexosaminidasen: eine zu den ↑ Hydrolasen der ↑ Lysosomen gehörende Enzymgruppe, die beim Abbau der ↑ Glykolipide eine wichtige Rolle spielen. Aus den ↑ Sphingolipiden spalten sie z. B. ↑ N-Acetyl-D-Galaktosamin ab.

Hexosemonophosphatweg ↑ Pentosephosphatzyklus.

Hexosen ↑ Monosaccharide.

Hexosephosphatisomerasemangel: Glukosephosphatisomerasemangel; genet. bedingter Mangel des Erythrozytenenzyms Hexosephosphatisomerase. Durch den H. wird eine meist leichte hämolyt. Anämie hervorgerufen. Der genet. Defekt wirkt sich in einer Instabilität des Enzymproteins aus, wodurch die unterschiedl. Ausprägung des Defekts in Abhängigkeit vom Alter der Erythrozytenpopulation erklärt wird.

Hexylresorcin: mindertox. Desinfektionsmittel mit antimykot. u. anthelminth. Wirkung. Bei Ankylostomiasis, Askariasis u. Oxyuriasis.

Heymann-Nephritis: tierexperimentell erzeugte Glomerulonephritis vom Typ der ↑ Immunnephritis.

Heymans, Corneille (1892–1968), belg. Physiol., Pharmak., 1938 Nobelpreis für Med./Physiol. „für seine Entdeckung der Rolle von Sinus- und Aortenmechanismus bei der Steuerung der Atmung".

HF: *Abk* für ↑ Herzfrequenz (engl. heart rate, HR).

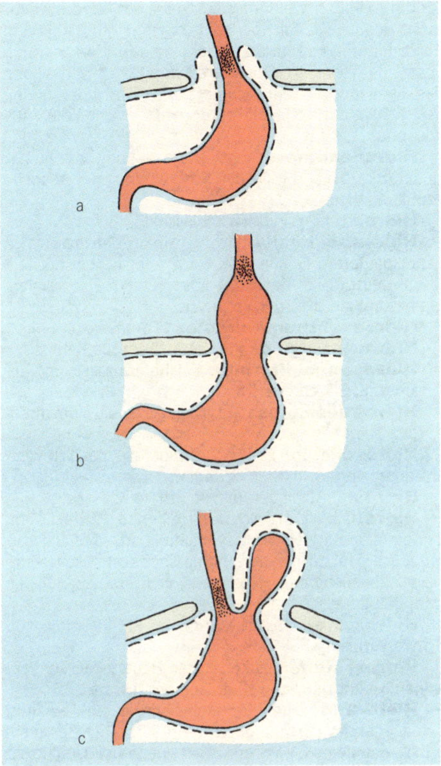

Hiatushernien (Abb. 1). Formen
a: „echte" Hiatushernie;
b: Magenverlagerung bei Brachyösophagus;
c: paraösophageale Hiatushernie

HF-Chirurgiegerät ↑Elektrochirurgiegerät.

H-Fistel: angeborene, seltene Form der ↑Ösophagotrachealfistel. Ösophagus u. Trachea sind durch einen queren Fistelgang in der Mitte der Organe in Kommunikation. Es besteht keine Ösophagusatresie, wodurch bei seitl. Betrachtung die H-Form entsteht.

H-Form: Wachstumsform begeißelter Bakterien auf Agar.

HFOV: *Abk* für engl. high frequency oscillation ventilation; Sonderform der ↑Beatmung bei Neu- u. Frühgeborenen.

HFPPV: *Abk* für engl. high frequency positve pressure ventilation, Hochfrequenzbeatmung; Sonderform der ↑Beatmung bei Neu- u. Frühgeborenen.

Hfr: Zellen von Bakterienstämmen mit ungewöhnl. hoher Rekombinationsrate.

HFRS: *Abk* für hämorrhagisches ↑Fieber mit renalem Syndrom.

Hg: chem. Symbol für Quecksilber.

HGP: *Abk* für Human Genome Project (↑HUGO); ↑Genomprojekt.

HGV: *Abk* für ↑Hepatitis-G-Virus.

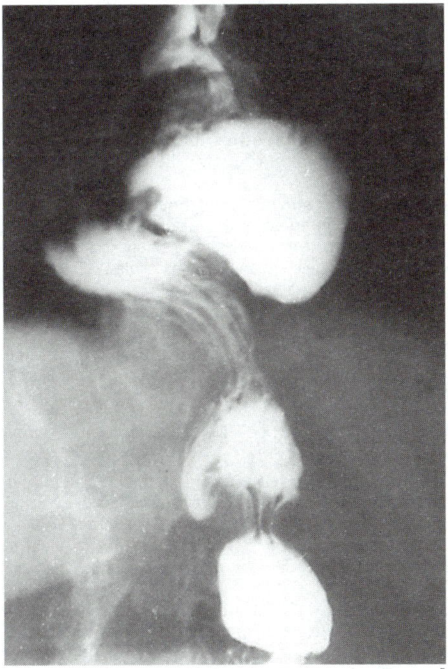
5

Paraösophageale **Hiatushernie (Abb. 2)**

HHL: *Abk* für Hypophysenhinterlappen. ↑Hypophyse.

HHT: *Abk* für ↑Hämagglutinationshemmtest.

HHV: *Abk* für ↑Human herpes virus.

HHV-6-Mononukleose ↑Mononucleosis infectiosa.

Hiatodontie ⟨*gr*⟩ *f* ↑Biß, offener.

Hiatus ⟨*lat*⟩ *m*: Öffnung, Spalte.

Hiatus aorticus: Durchlaß der Pars lumbalis des Zwerchfells in Höhe des 12. Brustwirbels für Aorta u. Ductus thoracicus.

Hiatus canalis nervi petrosi majoris: Öffnung für den Durchtritt des N. petrosus major, einen Ast des N. facialis, an der Vorderfläche der Felsenbeinpyramiden.

Hiatus canalis nervi petrosi minoris: Öffnung unter dem H. c. n. p. majoris für den gleichnamigen Ast des N. glossopharyngeus.

Hiatushernie: angeborene o. erworbene Verlagerung von Teilen des Magens durch den ↑Hiatus oesophageus des Zwerchfells in das Mediastinum. Durch komplizierten Einbau der Speiseröhre in das Diaphragma wird diese Stelle zum angeborenen Schwachpunkt, die Hernie selbst erworben. 1. Brachyösophagus: Ösophagus-Magen-Übergang liegt fixiert im Thorax, kein Bruchsack (keine echte Hernie). 2. Hiatushernie: Verbindung Ösophagus/Magen liegt zeitweise ober- o. unterhalb des Zwerchfells (Gleitbruch). 3. Paraösophageale Hernie: bruchsackumschlossener Austritt des Magenfundus bei intraabdominalem Ösophagus-Magen-Übergang (epiphrenale Magentasche). Abb. 1 u. 2.

Hiatus leucaemicus: Im Blutausstrich von akuten Leukämien besteht eine „Kluft" zwischen dem gehäuften

H

Vorkommen unreifer abnormer Zellen der Leukämie u. den ausgereiften funktionstüchtigen Leukozyten bei Fehlen von Zwischenstufen. Diagn. Kriterium insbes. zur Abgrenzung gegenüber leukämoiden Reaktionen.

Hiatus maxillaris: Öffnung an der inneren (nasalen) Fläche des Corpus maxillae; Zugang zur Kieferhöhle.

Hiatus oesophageus: Lücke zwischen den medialen Zwerchfellschenkeln zum Durchtritt von Ösophagus u. Nn. vagi.

Hiatus sacralis: untere Öffnung des Kreuzbeinkanals an der Hinterfläche des Os sacrum.

Hiatus saphenus: Öffnung der ↑Fascia lata dicht unterhalb des Leistenbands als Durchlaß für die V. saphena magna.

Hiatus semilunaris: halbmondförmiger Spalt zwischen einer großen vorderen Siebbeinzelle (Bulla ethmoidalis) u. dem Processus uncinatus des Siebbeins, welcher vor dem Eingang in den Sinus maxillaris (H. maxillaris) liegt; stellt die nasale Öffnung des ↑Infundibulum ethmoidale dar.

Hiatus tendineus: Hiatus adductorius; ↑Adduktorenschlitz.

Hibernation, artifizielle: künstl. Winterschlaf (Heterothermie), künstliche ↑Hypothermie; insbes. in der modernen Herz-Kreislauf-Hirnchirurgie geübte Methode, durch Unterkühlung des Pat. den Stoffwechsel im Gehirn u. Herz gemäß der ↑RGT-Regel so zu senken, daß die Strukturerhaltungszeit insbes. des Gehirns (Zeit von Eintritt akuter Hypoxie = Herzstillstand bis zum Eintreten irreversibler Störungen) u. damit die Zeit der Wiederbelebungsfähigkeit für die Ausführung chir. Eingriffe verlängert wird. Der Beginn der Unterkühlung erfolgt unter Ausschaltung der Temperaturregulation durch Narkotika.

Hibernom ⟨*gr*⟩ *n*: seltener, solitärer, weicher, subkutaner Tumor mit nur geringer Wachstumsneigung; klin. nicht vom Lipom unterscheidbar. Ausgangspunkt sind wahrscheinl. die embryonalen gelben Fettzellen. Auch maligne H. sind bekannt. ↑Fettgewebe.

Hibler-Nährboden: Nährlösung mit Hirnbrei als Redoxsystem für die Züchtung o. Aufbewahrung anaerober Bakterien.

Hickey-Hare-Test: Carter-Robbins-Test; Diagnostikverfahren zur DD von Diabetes insipidus versus psychogene Polydipsie u. vor weiterer Differenzierung zwischen zentralem u. renalem Diabetes insipidus. Nach Flüssigkeitszufuhr Kontrolle von Urinmenge, Dichte bzw. Osmolalität, anschließend Infundieren einer hyperosmolaren Kochsalzlösung (2,5%ige NaCl-Lösung) i. v. Normal: Absinken der Urinmenge u. Anstieg der Dichte über 1,010. Reagiert ein Pat. nicht in der Weise, ist ein Diabetes insipidus anzunehmen. Zur weiteren Differenzierung 15 min nach Abschluß der Infusion i. v. Injektion o. intranasale Applikation von DDAUP (1-Desamino-8-D-arginin-vasopressin) o. Pitressin (↑Vasopressintest). Bei zentralem Diabetes insipidus Anstieg von Osmolalität u. Dichte, bei renalem Diabetes insipidus kein Anstieg.

Hicks-Syndrom: asept. Nekrose des Os cuneiforme II.

Hidradenitis ⟨*gr*⟩ *f*: Schweißdrüsenentzündung. Man unterscheidet: multiple disseminierte Schweißdrüsenabszesse der Säuglinge (Staphylodermia sudoripara suppurativa), Pseudofurunkel. Entstehen durch Eindringen von Staphylokokken in die ekkrinen Schweißdrüsen. Bilden hellrote bis blaue schubweise auftretende Knoten, bes. am Hinterkopf, Rücken u. Gesäß, meist bei ernährungsgeschädigten Säuglingen. **H. suppurative profunda**: Axillarschweißdrüsenabszesse der Erwachsenen; meist axillar, selten perianal entstehende Abszesse durch Eindringen von Staphylokokken in die apokrinen Schweißdrüsen; ein o. mehrere Knoten, mit Schwellung der Umgebung. Sehr schmerzhaft. Die Entzündung des Schweißdrüsenausführungsgangs wird Periporitis genannt.

Hidradenom ⟨*gr*⟩ *n*: Hidroadenom, Syringom; tumorartige Hyperplasie der Schweißdrüsen von meist papillärem Bau.

Hidroa ⟨*gr*⟩ *n Pl*: Schwitzbläschen.

Hidroa aestivalia: Lichtsensibilisationsdermatose bei disponierten Personen in Form roter Papeln mit bullösem Zentrum an den Licht ausgesetzten Hautpartien. Oft besteht gleichzeitige Porphyrie.

Hidroakanthoma simplex ↑Porom.

Hidroa pruriginosa ↑Dermatitis herpetiformis.

Hidroa vacciniformia: ↑Lichtdermatose im Kindesalter mit Bläschen u. Krusten.

Hidroa vesiculosa ↑Erythema exsudativum multiforme.

Hidroschesis ⟨*gr*⟩ *f*: Verhinderung der Schweißabgabe aus proph. o. ther. Gründen.

Hidrosis: Absonderung von Schweiß.

Hidrotika *n Pl*: schweißtreibende Mittel, Parasympathikomimetika. (Acetylcholin, Carbachol, Pilocarpin, auch Muscarin u. Arecolin), Cholinesterase-Hemmstoffe (Physostigmin, Neostigmin in Eseral); Pyridostigmin, Diaphoretika.

Hidrozysten: bläschenförmige Erweiterung von Schweißdrüsen.

Hidrozystom: sagokornartige Hautzysten der apokrinen o. ekkrinen Schweißdrüsen im Gesicht.

Hiebwunde: Hiebinstrument wird durch Gewalt in den Körper getrieben u. durchtrennt alle Gewebeschichten, so daß keine Gewebebrücken entstehen. Durchtrennung des Gewebes erfolgt nicht durch Zug wie beim Schnitt, sondern nur durch Druck. Wird i. a. zur scharfen Gewalt gerechnet, jedoch gibt es mannigfache Übergänge zu Verletzungsbildern aus dem Bereich der stumpfen Gewalt.

HiFi: *Abk* für engl. high fidelity. Hohe Übertragungstreue im menschl. Hörbereich; genormte Mindestübertragungsqualität elektroakust. Apparaturen. ↑Hörgerät.

HIG: *Abk* für Humanimmunglobulin; ↑Immunglobuline, homologe.

Higashi, O., zeitgen. jap. Arzt, ↑Chédiak-Higashi-Syndrom.

High-Density-Lipoproteine ⟨*engl*⟩ *n Pl: Abk* HDL, Lipoproteine mit hoher Dichte; Klasse der ↑Lipoproteine, deren Dichte größer als die des Blutplasmas ist (> 1,063 g/ml); häufig mit den ↑Very-High-Density-Lipoproteins zusammengefaßt (Alphalipoproteine). Ihr Lipidanteil ist relativ reich an Cholesterinestern u. Phospholipiden, ihr Proteinanteil ist ↑Apolipoprotein A I u. A II. Wie die ↑Low-density-Lipoproteine dienen sie dem Transport von Cholesterinestern, v. a. aber von Phospholipiden. HDL wirkt aktivierend auf die ↑Lipoproteinlipase u. die ↑Lecithin-Cholesterin-Acyl-Transferase. Ihre Konzentration beträgt 200–250 mg/100 ml Blutplasma. HDL wird in der Leber u. im Darm synthetisiert. Der Hauptabbauort ist die Leber. Ein vererbbarer HDL-Mangel besteht bei der ↑Tangier-Krankheit.

High-output failure ⟨*engl*⟩: Herzinsuffizienz mit gleichzeitig erhöhtem ↑HMV, wie bei ↑Anämie u. bei AV-Fisteln.

High risk patient ⟨*engl*⟩: Bez. für Pat. mit hohem Risiko, daß nach einer Krebstherapie die Krebserkrankung fortschreitet bzw. rasch wiederkehrt. Dadurch sind besondere Therapiemaßnahmen erforderl.

Hilfen, technische: Arten gegenständl. Hilfsmöglichkeiten zur Substitution von Körperschäden. T. H. lassen sich einteilen in: körperferne t. H. (z. B. Lifter, Gehstützen, Rollstuhl, Arbeitshilfen), körpernahe t. H. (z. B. Prothese, ↑Orthese), inkorporierte t. H. (z. B. ↑Gelenkendoprothesen, ↑Gefäßendoprothesen, biologische).

Hilflosigkeit: Unfähigkeit einer Person, sich durch aktives Handeln selbst zu helfen. H. kann funktionsbezogen, d. h. beschränkt auf das partielle Unvermögen zur Realisierung best. Funktionen, o. i. e. S. als Unfähigkeit zur autonomen Aufrechterhaltung lebensnotwendiger Prozesse bestehen. Es ist zu unterscheiden zwischen echter u. scheinbarer H. Echte H. liegt vor, wenn eine Person objektiv phys. handlungsunfähig ist (z. B. bei Krankheit, Unfall). Bei echter H. besteht eine gesetzl. geforderte Hilfeleistungspflicht, deren Unterlassung strafrechtl. Konsequenzen nach sich ziehen kann. Scheinbare H. ist nicht objektiv begründet. Sie kann versch. geäußert werden: direkt, als Bitte um Hilfe, indirekt, als Aggression o. Zorn. Scheinbare H. kann als Signal für verstärkte Zuwendung (↑Kommunikation, Kontakt) aufgefaßt werden.

Hilfsatemmuskeln: Hilfsinspirationsmuskeln; Muskeln, welche von oben an die Rippen ziehen, normalerweise keine Atemfunktion haben, jedoch bei Atemnot durch Fixierung ihres Ansatzes die Rippen heben u. so zusätzl. inspirator. wirksam werden können. Zu den H. gehören M. pectoralis major u. minor, M. serratus anterior, M. sternocleidomastoideus u. Mm. scaleni.

Hilfsbedürftigkeit, körperliche: wird bestimmt durch im Tagesablauf begrenzte u. einfache Fremdhilfen, die keine med. Fachausbildung erfordern, sondern durch Verordnung u. Anleitung, z. B. der Eltern u. Erzieher o. anderer Hilfspersonen, vermittelt werden können. Dazu gehören Verrichtungen der persönl. Hyg., Hilfen bei der Fortbewegung i. S. der Sicherung, nicht des Tragens, Verabreichung von Medikamenten bzw. Kontrolle der Einnahme, Überwachung der selbständigen Versorgung mit Windeln bzw. Auffangbeuteln, Kontrolle der selbständigen Anlegung orthop. Hilfsmittel.

Hilfsbedürftigkeit, soziale: wird bestimmt durch Umfang u. Grad fehlender ↑Anpassung an allg. gesellschaftl. Erfordernisse sozialen Verhaltens, wie sie z. B. am Arbeitsplatz, bei der Benutzung öffentl. Verkehrsmittel u. allg. beim selbständigen Bewegen außerhalb der Wohnung auftreten. ↑Pflegebedürftigkeit.

Hilfsenzym: in der Enzymaktivitätsbestimmung o. in der enzymat. Analyse eingesetztes Enzym, welches mit einem Reaktionspartner der vorgeschalteten enzymat. Reaktion reagiert, der selbst nicht direkt analyt. zu erfassen ist u. in stöchiometr. Menge dafür ein Produkt erzeugt, das als Reaktionspartner der Indikatorreaktion (Indikatorenzym) fungiert. Bei der Bestimmung der Kreatinkinase (CK) z. B. dient Pyruvatkinase (PK) als Hilfsenzym u. Laktatdehydrogenase (LDH) als Indikatorenzym. Die Abnahme der $NADH_2$-Konzentration ist dann ein Maß für CK-Aktivität.

$$\text{Creatin} + \text{ATP} \xrightarrow{\text{CK}} \text{Creatin-P} + \text{ADP}$$
$$\text{Phosphoenolpyruvat} + \text{ADP} \xrightarrow{\text{PK}} \text{Pyruvat} + \text{ATP}$$
$$\text{Pyruvat} + \text{NADH} \xrightarrow{\text{LDH}} \text{Lactat} + \text{NAD}$$

Hilfsmittel: Körperersatzstücke, orthop. u. andere H., z. B. Brillen, ↑Sehhilfen.

Hilfsstoffe ↑Additive.

Hilgenreiner, Heinrich, geb. 1870, Chir., Bochum.

Hilgenreiner-Hilfslinie: Hilgenreiner-Horizontale; gedachte Linie durch die Y-Fuge beider Hüftgelenke auf dem Röntgenbild zur Diagnostik der ↑Hüftgelenkluxation.

hilifugal ⟨*lat*⟩ *Adj*: vom Lungenhilus sich ausbreitend.

Hill, Archibald Vivian (1886–1977), brit. Physiol., Manchester, Cambridge, London. 1922 Nobelpreis für Med./Physiol. (mit O. Meyerhof) „für seine Entdeckung der Wärmeproduktion in der Muskulatur".

Hill, Harold, zeitgen. amerik. Radiol.

Hill-Gleichung (nach Archibald V. H.): zur Beschreibung sigmoidaler Substratsättigungskurven bzw. Kennlinien alloster. Proteine o. Enzyme (↑Allosterie) benutzbare phänomenolog. Gleichung:

$$y = \frac{y_{max} \cdot (S)^n}{K_m + (S)^n}$$

y = Substratsättigung des Enzyms, y_{max} = max. Substratsättigung des Enzyms, K_M = Michaelis-Konstante, S = Substratkonzentration, n = Hill-Koeffizient = Sigmoidizitätskoeffizient, ein Maß für die Sigmoidizität der Kurven.

Hill-Relation (nach Archibald V. H.) ↑Kraft-Geschwindigkeits-Relation.

Hill-Sachs-Läsion (nach Harold H. u. Maurice D. S.): Impressionsfraktur des posterolateralen Humeruskopfanteils. Bei vorderer Schulterluxation schlägt der Humeruskopf an die Vorderkante des Glenoids.

Hill-Zeichen (nach Archibald V. H.): Blutdruck an den Beinen (normal 10–20 mmHg, 1,3–2,7 kPa) höher als an den Armen; bei Aorteninsuffizienz bis zu 60 mmHg (8,0 kPa).

Hiloskopie ⟨*lat+gr*⟩ *f*: chir. Freilegung des Lungenhilusbereichs durch eine parasternale Rippenteilresektion u. stumpfe Präparation bzw. Pleuraeröffnung zum Zwecke der diagn. Materialentnahme. Die H. entspricht weitgehend der parasternalen ↑Mediastinoskopie.

Hilum ⟨*lat*⟩ *m*: Hilus; Tor, vertiefte Stelle an der Oberfläche eines Organs, wo Gefäße, Nerven, Gänge etc. aus- bzw. eintreten.

Hilum nodi lymphatici: Lymphknotenhilum; Ein- bzw. Austrittsstelle von Blutgefäßen u. dem Vas efferens des Lymphknotens.

Hilum nuclei dentati: Zahnkernhilum; mediale Öffnung des Nucleus dentatus im Marklager der Kleinhirnhemisphären.

Hilum nuclei olivaris inferior: mediale Öffnung des Olivenhauptkerns im verlängerten Mark des Gehirns.

Hilum ovarii: Eierstockhilum; Ein- bzw. Austrittsstelle von Gefäßen u. Nerven am vorderen Rand des Ovars.

Hilum pulmonis: Lungenhilum; Ein- bzw. Austrittsstelle von Gefäßen, Nerven u. Bronchien an der Medialfläche beider Lungenflügel.

Hilum renale: Hilum renis, Nierenhilum; Ein- bzw. Austrittsstelle von Gefäßen, Nerven u. Ureter an der Medialfläche der Niere. Dem H. r. schließt sich nierenwärts der ↑Sinus renalis an.

Hilum splenicum: Milzhilus an der Eingeweidefläche der Milz.

Hilumzellen: hormonbildende Zellen im Hilumbereich des Ovars.

Hiluskalk: Kalkeinlagerung in den hilären Lymphknoten. Regressive Veränderung meist nach Hiluslymphknotentuberkulose. H. ist röntg. als kalkharte, fleckförmige Verschattung im Hilusbereich sichtbar. ↑Broncholithiasis.

Hiluslymphknotentuberkulose ↑Bronchiallymphknotentuberkulose.

Hilusschicht: tomograph. Abbildung, ↑Tomographie der Organe im Lungenhilusbereich, Trachea, Hauptbronchien, Hilusgefäße u. evtl. vorhandener Lymphome o. Tumoren.

Hilustanz: bei der Röntgenthoraxdurchleuchtung sichtbare Hilusbewegung; deutet auf vergrößerte Druckamplituden in den Lungenarterien (z. B. offener Ductus Botalli, Septumdefekt) u. abnorm hohen systol. Druckanstieg (z. B. Mitralvitium, Emphysem).

Hilustuberkulose ↑Bronchiallymphknotentuberkulose.

Hilustumor: **1.** bes. Form des ↑Mediastinaltumors, lokalisiert im Bereich des Lungenhilus. Kann prim. entstehen, z. B. bei Systemerkrankungen, o. metastat. Natur sein, z. B. beim Bronchialkarzinom. **2.** seltene Form eines zentralen Bronchialkarzinoms mit überwiegender parabronchialer Tumorentwicklung.

Hiluszeichen, paradoxes: scheinbare Vergrößerung des gegenseitigen Hilus im Röntgenbild bei zentralem Bronchialkarzinom. Das p. H. entsteht durch eine reflektor. Umverteilung des pulmonalen Blutvolumens auf die gesunde Seite mit Kalibereinengung der zentralen Lungengefäße auf der Tumorseite. Dabei ist ein Einwachsen des Tumors in die A. pulmonalis nicht Voraussetzung. Die Blutumverteilung läßt sich angiolog. u. szintigraph. nachweisen.

Hiluszelltumor: Leydig-Zelltumor; sehr seltener gutartiger Tumor, der von Hiluszellen des Ovars abgeleitet wird, welche den Leydig-Zellen des Hodens gleichen.

Himbeerzunge: Scharlachsymptom. ↑Scharlach, ↑Zungenveränderungen. Abb.

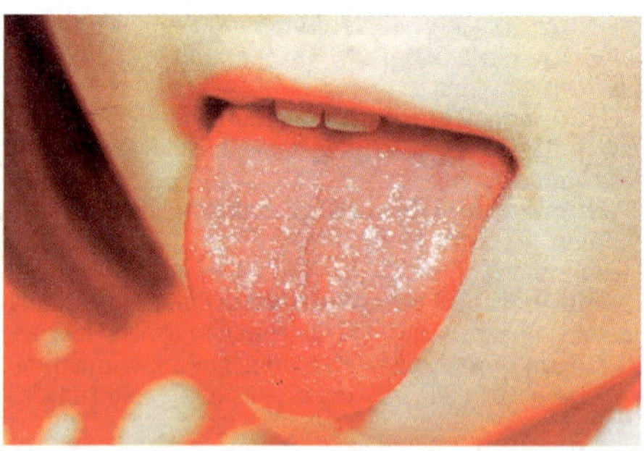

37

Himbeerzunge bei Scharlach

Hinken: unharmon. Gangbild unterschiedl. Genese. Verkürzungshinken: durch einseitige Beinverkürzung. Schmerzhinken: kurze vorsichtige Belastung des jeweiligen Standbeins bei Belastungsschmerzen. Hüfthinken, Trendelenburg-H.: In der Standbeinphase sinkt das Becken zur Gegenseite ab infolge Insuffizienz der kleinen Glutäen bei Hüftluxation bzw. Coxa vara. ↑Trendelenburg-Zeichen.

Hinselmann, Hans (1881–1959), Gyn., Hamburg. Begründer der ↑Kolposkopie (1924); von ihm wurde die Methode der Frühdiagnose des Kollumkarzinoms systemat. aufgebaut.

Hinterdamm: Brücke zwischen After u. Steißbeinspitze. ↑Damm.

Hinterdammgriff: Ritgen-Handgriff, ↑Olshausen-Handgriff.

Hinterdarm: hinterer Abschnitt des Primitivdarms, erstreckt sich vom Mitteldarm bis zur Kloakenmembran u. wird von der A. mesenterica inferior versorgt. Aus ihm entwickeln sich die li. Kolonabschnitte, das Rektum u. ein Teil des Urogenitalsystems.

Hintergrundvariable ↑Variable, ↑Confounder.

Hinterhauptlage: *Abk* HHL; Schädellage des Fetus in der Gebärmutter. Da der fetale Schädel annähernd Eiform hat, geht er am leichtesten u. daher am häufigsten mit der „Spitze“ des Eis (dem Hinterhaupt in der Gegend der kleinen Fontanelle) voran durch das Becken. Dabei rotiert am Beckenboden meist der Nacken nach vorn (vordere HHL), seltener nach hinten (hintere HHL).

Hinterhauptneuralgie ↑Neuralgie.

Hinterhirn ↑Metenzephalon.

Hinterhorn ↑Cornu occipitale, ↑Cornua posteriora.

Hinterhornsyndrom: Störung der epikrit. u. Tiefensensibilität, kombiniert mit Areflexie infolge Unterbrechung des Reflexbogens im afferenten Schenkel.

Hinterscheitelbeineinstellung: Beim Durchtritt des Kopfs durch ein enges Becken nähert sich die Pfeilnaht der Symphyse, so daß das hintere Scheitelbein in Führung kommt (↑Litzmann-Obliquität). Diese Einstellung ist im Ggs. zur günstigeren Vorderscheitelbeineinstellung ein ungünstiges Sympt., schließt als Zeichen eines Mißverhältnisses zwischen Kopf u. Becken die Spontangeburt gewöhnl. aus. ↑Asynklitismus.

Hinterstrang ↑Funiculus posterior.

Hinterstrangsyndrom: Ausfall der epikrit. u. Tiefensensibilität u. dadurch bedingte spinale ↑Ataxie.

Hinterwurzel ↑Radix posterior.

Hiob-Syndrom: wahrscheinl. autosomal rezessivem Erbgang folgende Funktionsstörung der Granulozyten, die teilweise als intrazellulärer Abtötungsdefekt, teilweise als Verminderung der Chemotaxis auftritt. Klin. Verlauf ist durch relativ milde (kalte) Abszesse mit Staphylococcus aureus gekennzeichnet. Diagn. Abgrenzung gegenüber anderen Defekten des Infektabwehrsystems erforderl. Progn. günstig.

Hippel, Eugen von (1867–1939), dt. Ophth., Göttingen.

Hippel-Lindau-Krankheit (nach Eugen v. H. u. Arvid V. L.) Gefäßtumoren, ↑zerebrale.

Hippoboscidae ⟨*gr*⟩ *f Pl*: Lausfliegen; Fam. der ↑Diptera. 2–10 mm lang, meist braun gefärbt, Flügel je nach Art gut entwickelt bis verkümmert. Entwicklung: ↑Holometabolie, Pupipara. ↑Ektoparasiten (Blutsauger) bei Säugetieren u. Vögeln; versch. Arten, wie die Pferdelausfliege, Hippobosca equina, u. die Hirschlausfliege, Lipoptena cervi, treten als ↑Lästlinge beim Menschen auf.

Hippokampektomie ⟨*gr*⟩ *f*: operative Entfernung von Teilen des Hippocampus (↑System, limbisches) bei best. Formen der Epilepsie.

Hippokampus ⟨*gr*⟩ *m*: Ammonshorn, Cornu ammonis; halbmondförmiger, in das Unterhorn des Seitenventrikels des Gehirns vorspringender Wulst des Gyrus parahippocampalis. Als wichtiger Bestandteil des limbischen ↑Systems spielt der H. eine große Rolle in der Kontrolle u. Steuerung von wichtigen Verhaltensreaktionen wie Orientierung auf neuartige Reize, Aufmerksamkeitsreaktion, Steuerung zielgerichteter Bewegungen. Außerdem ist er von Bedeutung für die Speicherung neuer Informationen (rezentes Gedächtnis, deklaratives Gedächtnis) in anderen Hirngebieten, bes. der Großhirnrinde u. der Abrufung von dort gespeicherter Information. Er ist damit an Prozessen des Erkennens der Bedeutsamkeit von Reizen für den Organismus beteiligt. Hieraus leitet sich seine Einbeziehung bei der Ausbildung von bedingten ↑Reflexen ab. Die durch elektr. Reizung in ihm auslösbaren elektr. Krampf- u. Nachentladungen, die auch auf andere Hirngebiete übergehen, haben Ähnlichkeit mit den im menschl. EEG (↑Elektroenzephalographie) zu beobachtenden Schwankungskomplexen bei der Epilepsie. Bei beidseitig totalem Ausfall orthograde (anterograde) Amnesie (Korsakow-Syndrom).

Hippokrates von Kos (um 460–370 v. Chr.), gr. Arzt. Entstammte einer alten Arztfamilie, die ihren Stammbaum auf den Heilgott ↑Asklepios zurückführte. H., um dessen Person sich viele Legenden ranken, gilt allg. als Begründer der wissenschaftl. Med. Die mit seinem Namen verbundene Schriftensammlung, das ↑Corpus Hippocraticum, umfaßt 58 med. Werke, von denen aber keines mit Sicherheit als von H. verfaßtes nachgewiesen werden kann. ↑Eid des Hippokrates.

Hippotherapie: neurophysiolog. begründete Methode der Physikal. Ther., bei der die rhythm. Schwingungen im Bewegungsablauf des Pferdes auf den Pat. übertragen werden u. damit dessen Bewegung stimulieren (sensomotor. Prinzip). Anwendung bei Kindern mit zentralen Bewegungsstörungen (frühkindl. Hirnschäden) bzw. Erwachsenen nach Schlaganfall, Schädel-Hirn-Trauma bzw. multipler Sklerose.

Hippursäure ↑Benzoylglycin.

Hippus: Hippus pupillae, Athetosis pupillae; Springen der Pupille, plötzl. rhythm.-sprunghafte Pupillenerweiterung u. -verengung. Bei ZNS-Erkrankungen, aber auch bei Gesunden.

HIP-Test ↑Schwangerschaftstest, immunologischer.

Hirano-Körperchen: parakristalline, aus Stapeln membrangebundener ↑Ribosomen bestehende Einschlußkörper im Gehirn bei neurodegenerativen Veränderungen.

Hirci ⟨*lat*⟩ *m Pl*: Haare in der Ohrmuschel.

Hirn ↑Gehirn.

Hirnabszeß: lokale eitrige Gewebeeinschmelzung im Gehirn. Klin. schweres Krankheitsbild mit Fieber, Kopfschmerz, Schwindel, Schwäche, ↑Herdsymptomen der spez. Hirngegend, ferner mit den Zeichen der intrakraniellen ↑Drucksteigerung (Erbrechen, Sehstörungen, Stauungspapille, Bradykardie). Entstehung entweder durch Fortleitung, z. B. otogen (↑Otitis media chronica), nach einem Trauma mit offener Schädelverletzung o. metastat.-hämatogen (↑Encephalitis metastatica), dann meist multipel (bei Pleuraempyem, Bronchiektasen, Lungenabszeß). Erreger v. a. Staphylokokken, Streptokokken, Pneumokokken, Kolibakterien, seltener Proteusbakterien. Progn.: abhängig vom Zustand des Pat. z. Z. der Operation. Man unterscheidet zwischen Früh- u. Spätabszessen. Behandlungsziel: Entfernung des Abszesses u. Beseitigung der prim. Infektionsquelle. Behandlungsverfahren: 1. die gezielte Abszeßpunktion von einem Bohrloch aus. Schnell, wenig belastend u. risikoarm ausführbar. Angezeigt bei Pat. im schlechten Allgemeinzustand mit akut dekompensiertem Hirndruck, ferner im Frühstadium des Abszesses bei noch fehlender Kapselbildung; 2. Exstirpation des abgekapselten Abszesses gilt als Methode der Wahl. Techn. entspricht das Vorgehen dem der intrazerebralen Tumorexstirpation. Die Totalexstirpation wird beim abgekapselten Abszeß im Stadium des kompensierten Hirndrucks ausgeführt.

Hirnabszeßbehandlung: Behandlungsziel ist die operative Beseitigung des Abszesses o. die Punktion seines Inhalts. Letztere Methode wird unter Antibiotikaschutz bes. im Kindesalter angewandt.

Hirnaneurysma ↑Aneurysma, intrazerebrales.

Hirnangiom: von den Hirngefäßen ausgehendes ↑Angiom.

Hirnangiombehandlung: therapeut. Maßnahmen bei diagnostizierten Hirnangiom. Wegen der Blutungsgefahr u. der hämodynam. Beeinflussung des zerebralen Kreislaufs wird die Ind. zum operativen Eingriff gestellt. Die Unterbrechung (mittels Koagulation o. Federclipanlage) des speisenden Angiomgefäßes, die Entfernung des gesamten Angiomkonvolutes u. der Verschluß der drainierenden Gefäße stellen die einzelnen operativen Manöver dar. Öfter genutzte Verfahren sind die Bestrahlung des Angioms u. der Verschluß von speisenden Gefäßen mittels Ballonkatheter o. ↑Coiling.

Hirnanhangsdrüse ↑Hypophyse.

Hirnantikörper: Immunglobulinmoleküle, deren ↑Combining site gegen ↑Antigendeterminanten von Hirnproteinen (bzw. Nervengewebe) gerichtet sind, die als hirntyp. gelten i. S. von Differenzierungsantigenen. H. sind nicht nur Spezies-spezif., sie reagieren ferner kreuzreaktiv mit Antigenen anderer Organe. Klin. Bedeutung ist i. R. diagn. Wertigkeit gering.

Hirnarteriographie ↑Angiographie, zerebrale.

Hirnarteriosklerose ↑Arteriosklerose, zerebrale.

Hirnatrophie: Verminderung des Hirngewebes durch atrophisierenden Prozeß, der umschriebenen o. diffusen Charakter haben kann, führt zu Verschmälerung der Hirnwindungen (Hydrocephalus externus) bzw. zu Erweiterung des Ventrikelsystems (Hydrocephalus internus, ↑Hydrozephalus), bei Schädigungen unterschiedl. Ätiol. o. Krankheiten, die durch einen atrophisierenden Prozeß gekennzeichnet sind, z. B. ↑Pick-Krankheit, senile ↑Demenz.

Hirnbläschen: Erweiterungen des Neuralrohrs. In der 4. Embryonalwoche entstehen 2 prim. H., ein Vorder- u. Rautenhirnbläschen (↑Prosenzephalon u. ↑Rhombenzephalon), daraus bilden sich in der 5. Embryonalwoche 5 sek. H., End-, Zwischen-, Mittel-, Hinter- u. Nachhirnbläschen (↑Telenzephalon, ↑Dienzephalon, ↑Mesenzephalon, ↑Metenzephalon u. ↑Myelenzephalon). Aus den Hohlräumen der H. entwickelt sich das Ventrikelsystem.

Hirnblutleiter ↑Sinus durae matris.

Hirnblutung ↑Apoplexie.

Hirnblutung, geburtstraumatische ↑Blutung, intrakranielle des Neugeborenen.

Hirnbruch ↑Kephalozele.

Hirndruck ↑Drucksteigerung, intrakranielle, ↑Entlastungstrepanation, subtemporale.

Hirndurchblutung: autoregulator. konstant gehaltene Größe des Blutflusses durch das Gehirn über die Aa.

carotides u. Aa. vertebrales mit 750 ml/min (55 ml/min pro 100 g Hirnmasse). Die H. zeigt Abhängigkeit von Sauerstoffspannung. Verminderung der Sauerstoffspannung bedingt Erhöhung der H. Lokale H. nicht nur Beziehung zu Gefäßverteilung, auch durch Autoregulation Anpassung an funktionelle Aktivität. ↑Energiestoffwechsel, ↑Hirnszintigraphie.

Hirnentwicklung: nach räuml.-zeitl. Programm ablaufender Prozeß des strukturellen Aufbaus u. der Entwicklung der funktionellen Leistungen des Gehirns. Zellbiolog. Aspekte: in Keimzonen zeitl. aufeinanderfolgende Bildung von Zellen, ↑Neurogenese, ↑Gliogenese. Mit ↑Migration werden ↑Differenzierung u. Ausprägung der morphol. u. funktionellen Individualität eingeleitet. Determinierte bzw. variable Axonwachstumsrichtung mit ↑Synaptogenese. Die H. unterliegt genet. u. epigenet. Faktoren. Best. Phasen der H. sind von spez. Stoffwechselprozessen begleitet. Die H. läuft von kaudal nach rostral ab. Physiol. Aspekte: Zur zeitgerechten vollen Realisierung der H. ist die sensor. Rückmeldung über die Funktionsaufnahme der funktionellen ↑Systeme erforderl. ↑Systemogenese, sensorische ↑Deprivation.

Hirnentwicklung, postnatale: die nach der Geburt ablaufende Periode der H. Krit. Phasen der p. H.: erhöhte Empfindlichkeit gegenüber exogenen Noxen (Röntgenstrahlen, Mangelernährung, Stoffwechselgifte) während der Periode der Zellproliferation, der ausgeprägten Volumen- u. Gewichtszunahme des Gehirns.

Hirnentzündung ↑Enzephalitis.

Hirnentzündung, übertragbare ↑Virusenzephalitis.

Hirnerschütterung ↑Commotio cerebri.

Hirngefäßaneurysmabehandlung: Verschluß des Aneurysmahalses mit einem Federclip. 95 % aller Aneurysmaformen u. -lokalisationen können durch dieses direkte Verfahren behandelt werden. Für 5 % bleiben indirekte Verfahren (Umhüllung des Aneurysmas, Verschluß des zuführenden Gefäßes). Der Zeitpunkt für die Aneurysmabehandlung soll so früh wie mögl. nach Diagnosestellung o. Ruptur durchgeführt werden, um einer Blutung o. Rezidivblutung u. die in einem hohen Prozentsatz die ↑Subarachnoidalblutung begleitenden zerebralen ↑Vasospasmen zu verhindern o. zu mindern. Die Versorgung des Aneurysmas mittels ↑Ballonkatheter o. ↑Coiling ist ebenfalls mögl. ↑Hirnangiombehandlung.

Hirngefäßerkrankungen ↑Zerebralsklerose.

Hirnhaut ↑Meninges.

Hirnhautentzündung, übertragbare: ↑Meningokokkenmeningitis, ↑Virusmeningitis.

Hirnhauthernie: Vorfall der Hirnsubstanz durch bestehende Spalten der harten Hirnhaut mit grubenförmiger Aushöhlung des begrenzenden Knochens, meist in der mittleren Schädelgrube. Vorkommen nur bei intrakranieller Drucksteigerung durch Volumenzunahme des Gehirns (z. B. bei Hirngeschwülsten); ↑Einklemmung.

Hirninfarkt ↑Apoplexie.

Hirnischämie ↑Apoplexie.

Hirnkammern: Gehirnventrikel, Ventriculi encephali; Hohlräume im Innern des Gehirns, die dem Zentralkanal des Rückenmarks entsprechen u. mit ihm, untereinander sowie mit dem Subarachnoidalraum in Verbindung stehen. Die H. sind mit Liquor cerebrospinalis angefüllt. Je ein Seitenventrikel in den Großhirnhemisphären (Ventriculus dexter bzw. sinister) ist durch das Foramen interventriculare mit dem Hohlraum des Zwischenhirns (Ventriculus tertius) verbunden. Dieser geht über den Aquaeductus cerebri in den Hohlraum des Rautenhirns (Ventriculus quartus) über. Die H. sind mit Ependym ausgekleidet, welches die ↑Tela choroidea an best. Stellen nach innen vorwölbt. Abb.

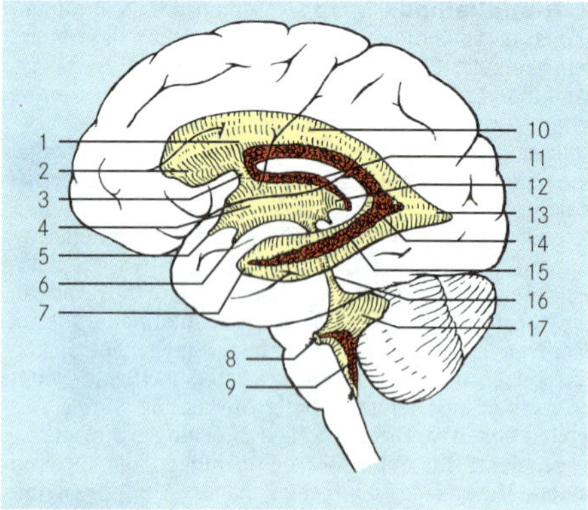

Hirnkammern. Die Hirnventrikel in ihren Lagebeziehungen zu den Teilen des Gehirns
1: Ventriculus lateralis; 2: Cornu anterius; 3: Foramen interventriculare; 4: Ventriculus tertius; 5: Recessus opticus; 6: Recessus infundibuli; 7: Cornu inferius; 8: Recessus lateralis, Apertura lateralis ventriculi quarti; 9: Tela choroidea ventriculi quarti, Plexus choroideus; 10: Pars centralis; 11: Tela choroidea ventriculi tertii; Plexus choroideus; 12: Recessus pinealis, Recessus suprapinealis; 13: Cornu posterius; 14: Glomus choroideum; 15: Plexus choroideus ventriculi lateralis; 16: Aquaeductus cerebri; 17: Ventriculus quartus

Hirnkarten: Oberflächenmarkierung der histol. unterschiedl. Felder (Areae) der ↑Großhirnrinde. Bes. bekannt die Felderung nach ↑Brodmann.

Hirnkompression ↑Compressio cerebri.

Hirnkontusion ↑Contusio cerebri.

Hirnmantel ↑Großhirnrinde.

Hirnmassenblutung, hypertonische ↑Apoplexie.

Hirnnarben: Narbenbildungen posttraumat., entzündl. o. blutungsbedingter Genese können zwischen Dura u. Hirn, im Bereich der Leptomeninx o. als Glianarbenbildung zwischen Hirnrinde u. -mark entstehen. Klin.: Anfallsleiden mögl. Neben medikamentöser Behandlung (EEG-Verlaufskontrollen) ist u. U. eine Operationsindikation mit der Zielsetzung der Beseitigung der Hirn-Dura-Narbe gegeben: osteoplast. Trepanation bzw. exakte Darstellung einer bestehenden posttraumat. Schädeldachlücke. Mit dem mikroneurochirurg. Instrumentarium wird die Hirnnarbenentfernung trichterförmig so ausgeführt, daß nach Entfernung das umgebende Hirngewebe makrosk. unverdächtig erscheint (Kortikographie). Entspr. der jeweiligen Hirnregion ist das Vorgehen zu modifizieren (z. B. Zentralregion, Sprachzentrum u. a.).

Hirnnerven: Nn. craniales encephali; Nerven, die am Hirnstamm austreten u. den Schädel durch die Schädelbasis verlassen. Entspr. der Reihenfolge ihres Abgangs vom Gehirn von oben nach unten werden sie mit röm. Ziffern numeriert. Die ersten beiden H. (Nn. olfactorii bzw. N. opticus) sind als Hirnteile aufzufassen u. werden deshalb nicht mehr zu den eigentl. H. gerechnet. Folgende H. gibt es: III. N. oculomotorius, IV. N. trochlearis, V. N. trigeminus, VI. N. abducens, VII. N. facialis, VIII. N. vestibulocochlearis (N. statoacusticus), IX. N. glossopharyngeus, X. N. vagus, XI. N. accessorius, XII. N. hypoglossus. Die sensiblen u. parasympath. Anteile des N. facialis können als XIII. Hirnnerv, N. intermedius, aufgefaßt werden.

Hirnnervenlähmungen, angeborene: auf ↑Kernagenesie zurückgeführte, angeborene Lähmung motor. Hirnnerven. Es gibt erbl. Formen. Lähmung des N. facialis: als dominant erbl., isolierte Lähmung. In Kombination mit anderen Fehlbildungen: ↑Moebius-Syndrom, ↑Ullrich-Nielsen-Syndrom, ↑Ankyloglossum-superius-Syndroms, ↑Noonan-Syndrom, ↑Alajouanine-Syndrom, ↑Rossi-Syndrom, ↑Ullrich-Turner-Syndrom. Lähmung des N. trigeminus: Trigeminus- u. Abduzensparese mit Horner-Symptomenkomplex beim ↑Status dysrhaphicus. Lähmung der Augenmuskelnerven: am häufigsten. Meist horizontales Lähmungsschielen (N. VI), evtl. einseitige Amblyopie u. Refraktionsanomalien. Lähmung des N. oculomotorius: meist als einseitige, kongenitale Ptosis (↑Ptosis congenita). Lähmung des N. abducens: mit Fazialisparese als „infantiler Kernschwund" beschrieben. Kombination mit Defekten des M. pectoralis major, Ohranomalien, Klumpfuß u. a.

Hirnödem: durch versch. endogene u. exogene Einwirkungen bedingte Flüssigkeitseinlagerung u. -umlagerung im Zentralnervensystem. Die Flüssigkeitsansammlung erfolgt in der Rinde vorwiegend intrazellulär in den Fortsätzen der ↑Astrozyten (früher: Hirnschwellung). Im Mark kann auch eine extrazelluläre Flüssigkeitsvermehrung stattfinden. Die Unterschiede zwischen den makrosk. feststellbaren Befunden der Hirnschwellung u. dem H. sind wahrscheinl. quantitativer Art. Das Gehirn erscheint makrosk. blaß, die Gyri sind flach, die Sulzi verstrichen, das Kleinhirn zeigt einen sog. Druckkonus (Hirndruck). Das H. stellt eine Komplikation von mit pathol. Prozessen des Zentralnervensystems (z. B. Tumoren, kollaterales H., Entzündungen, Intoxikationen, Gefäßprozessen) einhergehenden bzw. nach Operationen auftretenden Störung des Wasser- u. Elektrolythaushalts des Gehirns dar. Im ganzen handelt es sich um einen sehr komplexen Vorgang, auf den zahlreiche Faktoren einwirken. Der vitalen Gefährdung des Pat. wird durch Normalisierung des vasogliären Stoffwechsels, kombinierte Onko-Osmo-Ther., isotonen Volumenersatz u. a. Maßnahmen in einer komplexen Ther. begegnet.

Hirnprellung ↑Contusio cerebri.

Hirnprolaps: Vorfall von Gehirnanteilen durch Schädellücken nach Schädel-Hirn-Traumen o. nach Tumoroperation bei intrakranieller ↑Drucksteigerung.

Hirnprotein ↑Proteine, enzephalitogen wirkende.

Hirnpunktion: über ein Bohrloch Punktion von intrakraniellen ↑Raumforderungen, um Gewebe zur zytolog. u. histol. Untersuchung zu gewinnen. Die Punktion wird mittels stereotakt. Technik u. in Verbindung mit der Computertomographie mit hoher Genauigkeit ausgeführt.

Hirnreizung: örtl. mit elektr. Strom über metall. Leiter (Elektroden), feine Pipetten o. Kanülen (chem. Substanzen) o. über Thermoden (örtl. Wärmezufuhr) erfolgende Beeinflussung von Hirngewebe, z. B. best. Hirnzentren u. Nervenzellgruppen (Mikrostimulation). Am häufigsten wird die erstgenannte Art der H. angewendet. Sie dient der Auslösung von motor. u. vegetativen Reaktionen als Bestandteilen von ganzheitl. Verhaltensakten.

Hirnrinde ↑Großhirnrinde.

Hirnrindenfensterung: Hirnrindenexzision über der „stummen" Region zur Schaffung einer Verbindung zwischen raumfordernden zyst. Prozessen, abgekapselten Ergüssen, Hydrozephalus u. a. mit dem Subarachnoidal- bzw. Subduralraum i. S. der Entlastung. Verklebungen können den Erfolg beeinträchtigen.

Hirnsand: Acervulus; namentl. in der ↑Tela choroidea u. in der Zirbeldrüse vorkommende, mikrosk. u. röntg. sichtbare Ansammlungen von Kalkkonkrementen.

Hirnschädel ↑Neurocranium.

Hirnschädelkapazität ↑Schädelkapazität.

Hirnschädigung, diffuse: Veränderungen des Gehirns aus unterschiedl. Ursachen.

Hirnschädigung, frühkindliche: sprachl. u. inhaltl. wenig befriedigende Zusammenfassung von ätiol., zeitl. (prä-, peri- u. postnatal) u. pathol.-anat. verschiedenartigen organ. Schäden, die das in Entwicklung befindl. Gehirn des Kindes treffen. Klin. bedeutungsvoll sind die neurol. u. psych. Folge- bzw. Restzustände. Oft überlagert durch sek. Reaktionen u. Einflüsse der Umwelt auf das sich entwickelnde geschädigte Individuum.

Hirnschenkel ↑Pedunculus cerebri.

Hirnschlag ↑Apoplexie.

Hirnschwellung ↑Hirnödem.

Hirnsichel ↑Falx cerebri.

Hirnsinus ↑Sinus durae matris.

Hirnsklerose, tuberöse: Pringle-Bourneville-Syndrom; neurokutanes Syndrom, autosomal dominante Phakomatose, genet. heterogen, Genorte: 11q22, 12q22–24, 16p13. Epilept. Anfälle seit früher Kindheit, Hautveränderungen u. Intelligenzminderung. Zu den Hautveränderungen gehören multiple Fibroadenome (↑Adenoma sebaceum, Naevus Pringle), Café-au-lait-Flecke, Fibrome u. Lipome. Neuropatholog. finden sich multiple Ventrikeltumoren mit Kalkeinlagerungen u. Rindenfehlbildungen des Gehirns in Form von „tuberösen" Verklumpungen u. Vorwölbungen, die durch Gliavermehrung sklerot. verändertes entdifferenziertes Gewebe enthalten. Weiterhin finden sich Mundschleimhautveränderungen, Rhabdomyom des Herzens, Stauungspapille, Hydronephrose, Lungenzysten u. Osteolysen.

Hirnstamm: Truncus encephalicus, Truncus cerebri; Oberbegriff für Myelenzephalon, Metenzephalon (ohne Kleinhirn), Mesenzephalon, Dienzephalon u. Basalganglien des ↑Telenzephalon.

Hirnstammanfälle, tonische: durch Hyperventilation o. Veränderung der Kopfhaltung ausgelöste, meist schmerzhafte ton. Muskelkontraktion einer Körperhälfte, keine Bewußtlosigkeit, keine Krampfpotentiale im EEG, Dauer bis zu 1 min. Vorkommen bei organ. Gehirnerkrankungen unterschiedl. Genese, aber auch ohne erkennbares Grundleiden.

Hirnstammaudiometrie ↑Audiometrie.

Hirnstammotorik: durch elektr. o. chem. Reizung, z. B. örtl. Applikation von Transmittern wie ↑Katecholaminen, eines als locomotor strip bezeichnet, di- u. mesenzephalen Hirngebiets können Laufbewegungen ausgelöst werden (Lokomotionszentrum des Hirnstamms).

Hirnstammpotentiale: vom Vertex durch Stimulation (Klicks, Tonbursts) ableitbare schnelle Potentiale mit Latenz von 2–12 ms, bioelektr. Antwort durch Reizmittlung.

Hirnstammreflexe: Reflexe, deren Zentren sich im verlängerten Mark (Medulla oblongata) u. dem Mittelhirn befinden. Viele H. sind unmittelbar lebenswichtig wie die vasomotor. Reflexe, der Karotissinusreflex, Schluckreflex. Weitere H. sind: Pupillen-, Akkommodation-, Husten-, Nies-, Speichelsekretions-, Magenresektions- u. -entleerungsreflexe (Erbrechen).

Hirnstammsyndrome: bei uneinheitl. Abgrenzung des Hirnstammbegriffs Symptomkombinationen, zu denen meistens Hirnnervenausfälle gehören, die eine topograph. Zuordnung zur Medulla oblongata, dem Pons o. dem Mittelhirn ermöglichen, andererseits durch Läsion der durchziehenden Bahnen lokalisator. weniger verwertbare Sympt. wie kontralaterale Halbseitenlähmung durch Läsion der weiter kaudal kreuzenden Pyramidenbahn (Hemiplegia alternans), bei Schädigung innerhalb der Pyramidenbahnkreuzung. ↑Hemiplegia cruciata. Charakterist. für Läsionen der Medulla oblongata sind: ↑Bulbärparalyse, ↑Wallenberg-Syndrom u. a. alternierende Syndrome, ↑Einklemmung im Tentoriumschlitz; für Schädigung der Brücke: ↑Foville-Syndrom, ↑Millard-Gubler-Syndrom, horizontale Blicklähmungen; für Mittelhirnläsionen: ↑Weber-Syndrom, ↑Benedikt-Syndrom u. ↑Parinaud-Syndrom, internukleäre Ophthalmoplegie, vertikale Blicklähmungen, versch. Formen von Nystagmus. Bei ausgedehnten, schweren Schädigungen bzw. funktioneller Trennung von Hirnstamm u. Rinde treten primitive Hirnstammreflexe auf, es kommt zum apallischen ↑Syndrom o. ↑Hirntod. Tab.

Hirnstoffwechsel während der Entwicklung: allg. erhöhte Stoffwechselaktivität (z. B. Sauerstoffverbrauch, Proteinsynthese) bedingt durch Zellzunahme u. -differenzierung. Sequentielle Entwicklung best. Stoffwechselprozesse, chemische ↑Transmission. Best. Stoffwechselwege zeigen erhöhten Umsatz, z. B. Synthese, ↑Lipide während ↑Myelinisierung. Stoffwechselkompartimentierung erst in späten Entwicklungsphasen nachweisbar.

Hirnszintigraphie: nuklearmed. Untersuchungsverfahren zur Diagnostik u. a. von Durchblutungsstörungen. 1. Dynam. Methode: a) i. v. Injektion eines Bolus (z. B. ^{99m}Tc-DTPA). Sequenzszintigraphie des Schädels in anteriorer o. posteriorer Position. Quantitative Beurteilung des Durchstroms durch A. carotis interna bzw. A. vertebralis u. deren Aufzweigungen. Seitengetrennte hemispherielle Analyse u. Bestimmung der Transitzeiten, die bei Zerebralsklerose verlängert sind. b) intraarterielle Injektion von lipophiler ^{133}Xe-Kochsalzlösung. Regionäre Bestimmungen der Auswaschkurven ergeben quantitative Größen der Durchblutung (für wissenschaftl. Zwecke, nicht in der Praxis genutzt). 2. Stat. Verfahren: i. v. Injektion von ^{99m}Tc-HMPAO bzw. -ECD o. von ^{123}I-Amphetamin. SPECT-Aufnahmen. Speicherdefekte zeigen Minderperfusion bzw. Infarktbezirke an. Untersuchung mit ^{18}FDG u. ↑Positronenemissionscomputertomographie zur Beurteilung regional verminderten Glukosestoffwechsels. Ind.: TIA, PRIND, Lokalisation epilept. Herde, Alzheimer-Demenz (symmetr. temporoparietookzipitale Verminderung von Perfusion u. Glukosestoffwechsel), Hirntod. 3. Hirntumor-SPECT: Untersuchung mit markierten Aminosäuren (^{11}C-Methionin, ^{123}I-Alphamethyltyrosin) o. mit ^{201}Tl-Chlorid. Ind.: Tumorlokalisa-

Hirnstammsyndrome (Auswahl)

	Lokalisation	Symptomatik ipsilateral	Symptomatik kontralateral	Bemerkung
Laterales Oblongata-Syndrom (Wallenberg)	dorsolateraler Anteil der Medulla oblongata	Hemihypästhesie im Trigeminusversorgungsgebiet, Lähmungen von seiten des IX. u. X. Hirnnerven, zerebellare Ataxie, Horner-Syndrom	Hemihypalgesie, Hemithermhypästhesie	Nystagmus (meist) zur Herdseite rotierend
Paramedianes Oblongata-Syndrom (Jackson)	ventrolateraler Anteil der Medulla oblongata	Zungenlähmung	motor. Halbseitenlähmung	Hemiplegia alternans hypoglossica
Foville-Syndrom	kaudale Brückenhaube	horizontale Blicklähmung, Ausfälle von VI. u. VII	motor. Halbseitenlähmung	
Millard-Gubler-Syndrom	kaudale Brückenhaube, weiter lateral	periphere Fazialislähmung	motor. Halbseitenlähmung	Hemiplegia alternans facialis
Weber-Syndrom	Mittelhirnfuß	Okulomotoriuslähmung	motor. Halbseitenlähmung	Hemiplegia alternans oculomotoria
Unteres Rubersyndrom (Benedikt)	Mittelhirn, Nuclens ruber	Okulomotoriuslähmung, Blicklähmung zur Herdseite	Hemiparese, Intentionstremor, Hemiataxie, Rigor, Hemichorea, Myorhythmien	internukleäre Ophthalmoplegie mögl.

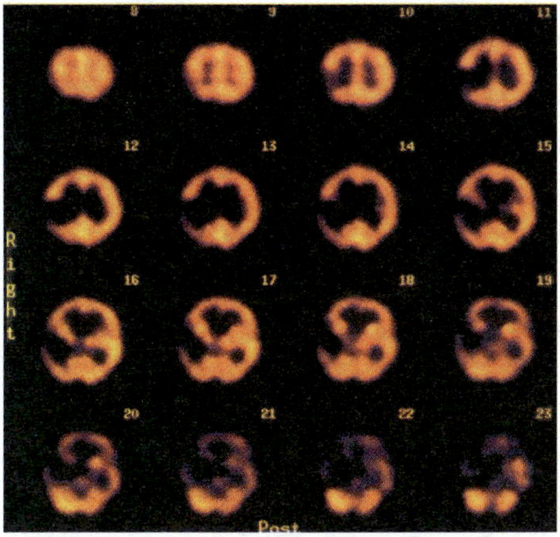

7

Hirnszintigraphie. Hirnperfusionsszintigraphie mit ^{99m}Tc-ECD; transversale Schnitte (SPECT), Speicherdefekte rechts temporoparietal bei Verschluß der Arteria cerebri media

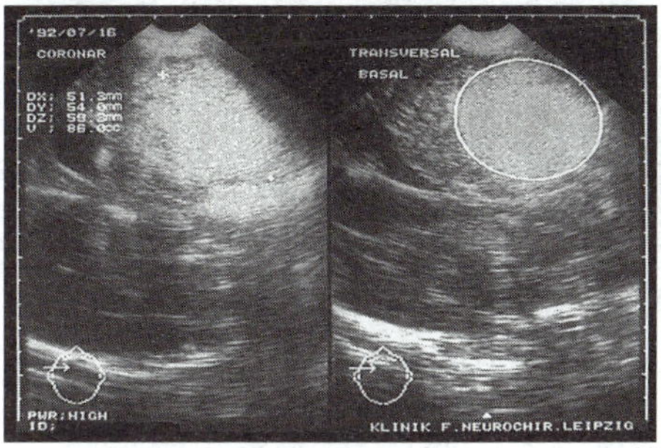

31

Hirntumor im Ultraschallbild (Kreis)

tion, postoperatives Tumorrezidiv, Verlaufsuntersuchung unter Bestrahlung u. Chemotherapie. 4. Rezeptorhirnszintigraphie: Nachweis verminderter Rezeptordichte mit markierten Rezeptormarkern (z. B. ^{123}I-IBZM). Ind.: Parkinson-Syndrom, Chorea Huntington, Prüfung von Pharmakawirksamkeit. Abb.

Hirntod: Wesentl. Charakteristika des H. sind fehlende klin. Hirnfunktion (↑Hirntodsyndrom), fehlende Hirndurchblutung (Hirnkreislaufstillstand; Nachweis z. B. in der Doppler-Sonographie) u. fehlende hirnelektr. Aktivität (Nullinien-EEG). Kriterien für den H. müssen wiederholt geprüft werden. Der H. gilt als eine Voraussetzung für die Entnahme von Organen zur Transplantation. Die Kriterien des H. wurden vom wissenschaft. Beirat der Bundesärztekammer aufgestellt u. werden regelmäßig revidiert.

Hirntodsyndrom: fehlendes Bewußtsein, fehlende Reaktion auf sensible u. sensor. Reize (außer spinale), fehlende zerebral gesteuerte Spontanmotorik, fehlender Muskeltonus, fehlende Spontanatmung, zerebrale Areflexie. Während der Schwebezeit müssen alle Sympt. ununterbrochen u. gleichzeitig vorliegen.

Hirntumor: im klin. Sprachgebrauch benutzter Begriff für alle im intrakraniellen Raum vorkommenden Tumoren. Der Begriff H. schließt alle hirneigenen Tumoren (↑Gliome), die nicht neuroektodermalen Prozesse (↑Meningiom, ↑Neurinome), Adenome (↑Hypophysenadenome) u. Fehlbildungstumoren (↑Kraniopharyngeom, ↑Dermoide) ein. Abb.

Hirntumoroperation: operative Entfernung von Tumorgewebe aus dem intrakraniellen Raum. Dafür ist stets eine ↑Trepanation erforderl. Die Anwendung von mikrochirurg. Operationstechnik, Laser u. Ultraschallgewebeverflüssiger ermöglicht ein risikoarmes Entfernen des gesamten Tumorgewebes (↑Exstirpation) o. eine Verkleinerung des Tumorgewebes (↑Resektion). Die Ind. zum Eingriff wird nach dem Allgemeinzustand, bes. der zerebralen Situation des Pat., nach der Lage, Ausdehnung u. Größe des Tumors u. nach dem vermeintl. Verdacht bezügl. der histol. Art des Prozesses gestellt.

Hirnvenenthrombose: Abflußbehinderungen durch Thrombosierung von Hirnvenen zu umschriebenem ↑Hirnödem u. Hirninfarkten, meist schweres Krankheitsbild mit Bewußtseinsstörungen; ↑Sinusthrombose.

Hirnventrikel ↑Hirnkammern.

Hirnverletzungen: Schädel-Hirn-Trauma; Folge einer Krafteinwirkung auf die als Einheit anzusehende Körperregion Schädel (Weichteile, Knochen) u. Gehirn (Hirnhäute, Hirnsubstanz, Gefäße). Betroffen sind in unterschiedl. Maße immer beide Formationen. Zu unterscheiden sind die Sofortfolgen, die in ihrer Ausdehnung mit dem Unfallgeschehen vorliegen, von den Sekundärfolgen, welche erst nach einem Intervall von Stunden o. Tagen klin. manifest werden. Eine Beurteilung des zerebralen Zustands wird mit der ↑Glasgow coma scale vorgenommen. Für die Bewertung des frühen posttraumat. Abschnitts haben Klassifizierungen, wie leichtes, moderates o. schweres Schädel-Hirn-Trauma o. eine Gradeinteilung I bis III keine klin. Relevanz. Für eine spätere Begutachtung kann so eine Graduierung in der Form einer katamnest. Wertung genutzt werden. Der klin. Zustand des oft polytraumatisierten Verletzten wird mit dem Anführen der gesamten Verletzungsfolgen beschrieben. Das Vermeiden o. das rechtzeitige Erkennen der Sekundärfolgen ist das Grundprinzip des Behandlungsregimes. **Einteilung**: 1. gedeckte Formen: Commotiosyndrom, ↑Contusio cerebri u. ↑Compressio cerebri (intrakranielle Blutungen, raumfordernde Kontusionsherde u. traumat. Hirnödem). Psych. Erscheinungen: sofortige, evtl. nur Sekunden, Minuten, mitunter aber auch Tage, Wochen u. Monate anhaltende Bewußtseinsstörung unterschiedl. Grade, Erinnerungslücke an den Unfall, oft kombiniert mit einer solchen an die Zeit vor dem Unfall (retrograde Amnesie). Vegetative Erscheinungen (durch die traumat. Schädigung der im Hypophysen-Zwischenhirn-System liegenden Zentren): Störungen von Pulsfrequenz, Blutdruck, Gefäßtonus, Stoffwechsel, Temperatur u. Atmung sowie Erbrechen. Das neurol. Syndrom wird gekennzeichnet durch Reflexstörungen, Augensymptome (Pupillenzeichen, Nystagmus u. a.) sowie Paresen. 2. Offene Schädel-Hirn-Verletzung: penetrierende Schädeldachverletzung, fronto-, rhino- u. laterootobasale ↑Schädel-Hirn-Verletzung. **Ther.** der H.: Sofortmaßnahmen am Unfallort mit Stabilisierung der Atmungs- u. Kreislauffunktionen (Schockbekämpfung). Orientierende Allgemein- u. neurol. Beurteilung mit Befundfixierung. Steriler Verband bei offenen Formen. Vorbereitung auf den Transport. In der

Klinik erfolgen Diagnostik u. Ther., die sich nach Art u. Schwere der Schädel-Hirn-Verletzung richten. Komplikationen: intrakranielle posttraumat. Blutungen, raumfordernde Kontusionen u. posttraumat. Hirnödem. Spätfolgen: organneurolog. u./o. psych. Ausfälle. **Progn.**: betrifft bes. die Differenzierung zwischen Commotio u. Contusio cerebri. Früher nach der Einteilung von Tönnis u. Loew abschließend beurteilt (für gutachterl. Beurteilungen der Hirnschäden). I: funktionelle Störungen bis zu 4 Tagen, völlige Rückbildung. II: mit funktionellen Störungen, die innerhalb von 3 Wochen abklingen. III: mit funktionellen Störungen über 3 Wochen u. meist irreparablen Schäden. Modifikationen dieser Einteilung sind gebräuchl., z. B. Einteilung in leichte, mittelschwere, schwere u. schwerste gedeckte Schädel-Hirn-Verletzung bzw. Einteilungen, die als wichtigstes Kriterium der Schwere der Hirnschädigung die Dauer der Bewußtlosigkeit u. Benommenheit als Grundlage haben.

Hirnvorfall ↑ Hirnprolaps.

Hirnwarzen: solitäre o. multiple, Ausstülpungen der Großhirnwindungen. Pathogenet. handelt es sich um Differenzierungsstörungen der Hirnrinde nach Abschluß der Migrationsphase der Neuroblasten (↑ Migrationshemmung).

Hirnwasser ↑ Liquor cerebrospinalis.

Hirnwindung ↑ Gyrus.

Hirnzeltriß ↑ Tentoriumriß.

Hirnzentren: Begriff der klass. Lokalisations- u. Zentrenlehre, die eine mechanist. Übertragung der bei kortikalen Läsionen beobachteten Syndrome zur Grundlage hat. Vielfach wurde in gleicher Weise auch die entsprechende normale Hirnleistung lokalisiert. Diese Auffassung entspricht der Assoziationstheorie, also dem Reiz-Reaktion-Schema, d. h. je genet. älter eine Funktion ist, um so intensiver wird sie von einem eng umschriebenen Zentrum gesteuert. Ungeachtet der z. T. unzulässigen Schlußfolgerungen haben zahlreiche Neuronensysteme hochspezif. funktionelle Potenzen u. damit eine spezif. Störbarkeit, so daß bei Läsionen dieser „Zentren" best. Syndrome aufgrund der gegebenen strukturell-funktionellen Beziehungen resultieren. Dies gilt für elementare Hirnleistungen (z. B. Sehrinde u. opt. Wahrnehmung) u. für höhere zerebrale Leistungen (z. B. Temporalregion u. Sprachverständnis, sensorische ↑ Aphasie). Unter Berücksichtigung moderner Erkenntnisse spricht man besser von zerebraler Zuordnung; es wurde eine dynam. ↑ Lokalisationslehre entwickelt.

Hirnzysten ↑ Gehirnzysten.

Hirschberg, Julius (1843–1925), dt. Ophth. Bes. durch Arbeiten über die Geschichte der Augenheilkunde bekannt.

Hirschgeweihstein: Nierenausgußstein mit Fortsätzen in alle Kelche von der Form eines Hirschgeweihes.

Hirschlausfliege: Lipoptena cervi; Art der Lausfliegen (Pupipara); abgeflachte Insekten, die u. a. auf der Haut von Hirschen u. Rehen parasitieren. Sie können Menschen anfliegen u. hierbei Erreger der ↑ Tularämie übertragen.

Hirschsprung, Harald (1830–1916), dän. Kinderarzt, Kopenhagen.

Hirschsprung-Krankheit (nach Harald H.): kongenitale ↑ Aganglionose, Megacolon congenitum, 1888 erstmals beschriebene Erweiterung eines Teils (Megasigmoideum congenitum) o. des ganzen Kolon mit Wandhypertrophie infolge eines aboral gelegenen engen Segments. Ursache: Aplasie o. Hypoplasie des intramuralen N. parasympathicus bei gleichzeitiger Hyperplasie des extramuralen N. parasympathicus u. N. sympathicus innerhalb eines best. Darmabschnitts, vorwiegend Rektum mit permanenter Kontraktion dieses Darmabschnitts. Bis 25 % der Obstruktionen des Neugeborenen werden dadurch verursacht. Gewöhnl. tritt die Sympt. im 1. Lebensmonat auf, sie kann aber auch später manifest werden. Rektaldigital findet sich ein leeres u. enges Rektum. Der Röntgenkontrasteinlauf läßt das enge Segment u. den darüber aufgeweiteten Darm erkennen, es fehlt die Internusrelaxation des Analsphinkters u. histochem. zeigt sich der Nachweis einer gesteigerten Acetylcholinesteraseaktivität der parasympath. Nervengeflechte mittels Saugbiopsie. Klin. Erscheinungen können bereits bei Neugeborenen beobachtet werden. Frühkomplikation ist Darmperforation. Operative Ther. meist erforderl.: ↑ Swenson-Operation; ↑ State-Operation; ↑ Rehbein-Durchzugsoperation; ↑ Duhamel-Operation; ↑ Soave-Operation. Abb.

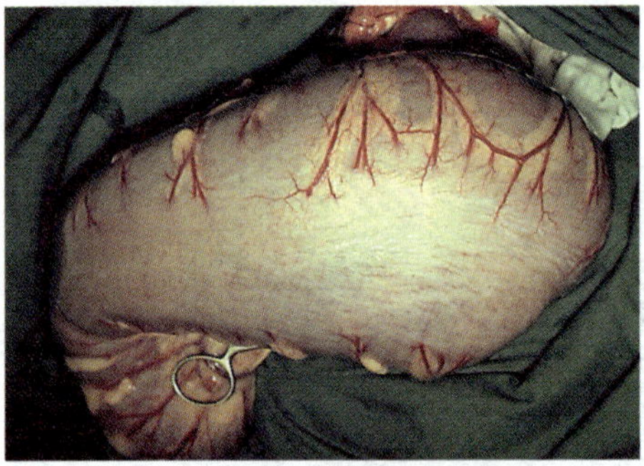

4

Hirschsprung-Krankheit. Stark erweiterter Dickdarm mit Wandhypertrophie.

Hirst, Georg Keble (geb. 1909), amerik. Mikrobiol., New York.

Hirst-Test (nach Georg K. H.): Nachweismethode von Virusinfekten auf dem Boden einer antikörperbedingten Hemmung virusbedingter Erythrozytenagglutination.

Hirsutismus ⟨*lat*⟩ *m*: Haarwuchs von männl. Typus bei Frauen. Kann zusammen mit anderen Zeichen von Vermännlichung (Virilismus) auftreten; in ausgeprägten Fällen bei Nebennierenhyperplasie, Late onset, AGS; Nebennierenrinden- u. Ovarialtumoren sowie bei polyzyst. Ovarien (↑ PCO); in leichtem Grad zuweilen während der Menopause durch ovarielle Hiluszellenhyperplasie, in ausgeprägten Fällen bei Nebennierenrindenhyperplasie u. Nebennierenrinden- sowie Ovarialtumoren. Abb.

Hirtenstabform: kranial konvexe Verbiegung des Schenkelhalses einschl. des proximalen Femurendes infolge verminderter Belastbarkeit des Knochens durch mitunter stoffwechselbedingte Strukturveränderungen des entsprechenden Femurabschnitts, z. B. bei Osteogenesis imperfecta. ↑ Osteofibrosis deformans juvenilis Uehlinger.

Hirudin: ein Hemmstoff der Blutgerinnung aus ↑ Hirudo medicinalis (Blutegel), der ↑ Thrombin inaktiviert. H. ist ein Protein mit einer relative Molmasse von 10 000, das in einer Teilsequenz dem Prothrombin ähnelt.

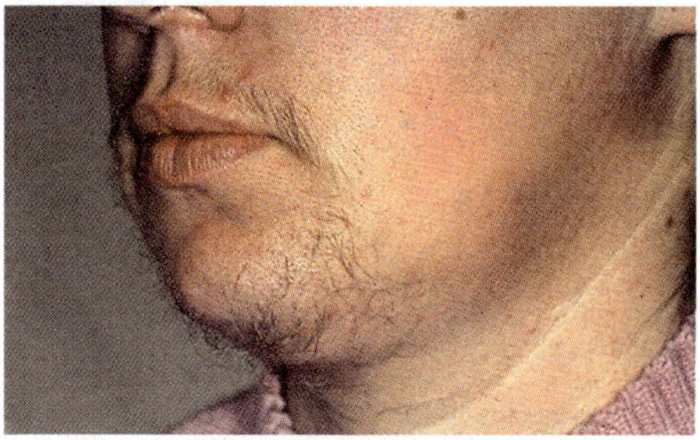

19

Hirsutismus bei einer 30jährigen Frau

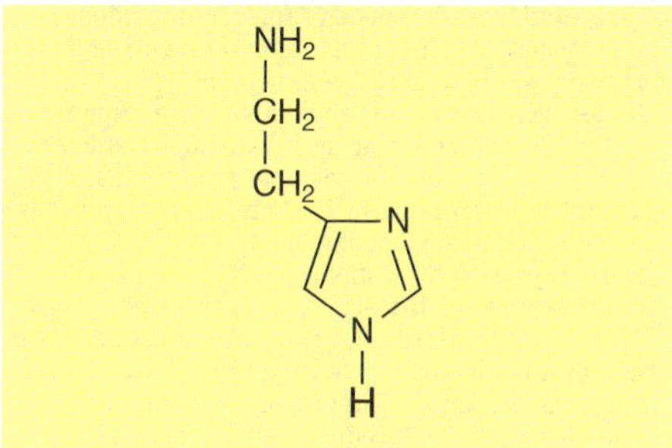

Histamin

Hirudinea: Egel; zur Gruppe der Gürtelwürmer gehörende ↑Anneliden (Ringelwürmer); in Wasser, zeitweise terrestr. lebende, zwittrige Blutparasiten mit typ. Saugnapf an beiden Körperenden; meist temporär-ektoparasit.; med. bedeutsame Gattungen: ↑Hirudo medicinalis.

Hirudiniasis: meist ektoparasit. Befall mit Blutegeln.

Hirudintoleranztest: Variante der Vollblutgerinnungszeit. Zitratblut wird mit einer Hirudin-$CaCl_2$-Lösung versetzt u. die Zeit bis zum Eintritt der Gerinnung gemessen. Hirudin (Antithrombin) bindet einen definierten Teil des entstehenden Thrombins, führt so zur Verzögerung der Gerinnung u. macht den Test dadurch empfindlicher. Erfaßt werden ↑Intrinsic-Gerinnungssystem u. Thrombozytenfaktor 3.

Hirudo: Gattung der Hirudinea. ↑Hirudo medicinalis.

Hirudo medicinalis: med. Blutegel; zur ektoparasitären Gattung der ↑Hirudinea gehörende Blutegel, die zur Schröpftherapie med. eingesetzt werden u. der Gewinnung von ↑Hirudin dienen.

Hirzismus ⟨*lat*⟩ *m*: verstärkte axilläre ↑Bromhidrosis.

His, Wilhelm jun. (1863–1934), Anat., Int., Berlin.

His-Bündel (nach Wilhelm H.): Fasciculus atrioventricularis; tertiäres Reizbildungszentrum des Herzens, zieht vom Aschoff-Tawara-Knoten des re. Vorhofs bis zum Oberrand der Pars muscularis des Septum interventriculare.

His-Bündel-Elektrographie (nach Wilhelm H.): Prototyp der intrakardialen Elektrographie mit Ableitung elektr. Signale von den versch. Abschnitten des Erregungsleitungssystems zur Lokalisation von Leitungsstörungen bzw. der Diagn. der Blockebene sowie zur Erkennung des Mechanismus von Tachykardien. Zumeist angewandt in Verbindung mit spez. Techniken der Elektrostimulation.

His-Potentiale (nach Wilhelm H.): kardiale ↑Mikropotentiale zwischen P-Welle u. Q-Zacke des EKG, die durch die Erregungsausbreitung im ↑His-Bündel entstehen.

Histamin: 2-Imidazolethylamin; biogenes Amin, das durch Decarboxylierung (Histidindecarboxylase) aus Histidin entsteht. In inaktiver Form zusammen mit ↑Heparin in Mastzellen gespeichert u. bei Antigen-Antikörper-Reaktionen freigesetzt. Abbau durch Aminoxidase, durch enzymat. Acetylierung u. N-Methylierung. Als Gewebehormon reguliert H. die lokale Durchblutung, die Magensaftsekretion u. Immunreaktionen. Zwei Rezeptortypen: H_1-Vasodilatation, Bronchokonstriktion, Kontraktion von Darm u. Uterus, Permeabilitätssteigerung von Kapillaren. H_2-Steigerung der Magensaftsekretion. Abb.

H

Histaminantagonisten ↑Antihistaminika.

Histaminase: Aminooxidase, Diaminooxidase; ein Kupferprotein, das unter Beteiligung von ↑Pyridoxal-5-phosphat die unspezif. Oxidation von Aminen zu Aldehyden katalysiert. Molekularer Sauerstoff dient als Elektronenakzeptor.

Histaminkopfschmerz ↑Erythroprosopalgie.

Histaminrezeptor: Molekülstruktur an der Zellmembran, z. B. von Nervenzellen, Drüsenzellen, welche durch Kopplung an G-Proteine die Wirkung von ↑Histamin vermittelt, 3 Typen. Der H_2-Rezeptor ist mit ↑Adenylatzyklase u. ↑Guanylatzyklase gekoppelt. Im ZNS ist er für eine hemmende Wirkung von Histamin auf die Aktivität von Neuronen mit verantwortl. Die Wirkung von ↑Neuroleptika wird teilweise über H. vermittelt.

Histamintest: früher angewendeter Funktionstest zur Beurteilung der max. Magensaftsekretion nach Histaminapplikation. Durch den ↑Pentagastrintest abgelöst. Provokationstest. Histamin führt zur Steigerung der Katecholaminausschüttung aus dem Nebennierenmark. Bei Tumoren des Nebennierenmarks ist diese Steigerung bes. groß. Meßgröße ist der Blutdruckanstieg, wobei die Gefahr einer hypertonen Krise besteht.

Histaminvergiftung: Lebensmittelvergiftung, die vorzugsweise nach Verzehr nicht mehr einwandfreier Thunfische o. Makrelen beobachtet wird: 30–120 min nach der Mahlzeit treten Unwohlsein u. Schwindelgefühl, Erbrechen u. Durchfall, Gefäßdilatation u. damit Hypotonie auf. Ursache ist die Entstehung von Histamin durch zumeist bakterielle Decarboxylierung der für den Erwachsenen nicht essentiellen Aminosäure Histidin.

Histidin: Imidazolylalanin; proteinogene ↑Aminosäure, die bei einigen Enzymen an der Katalyse beteiligt ist u. Bedeutung für die Pufferwirkung von Proteinen im physiol. pH-Bereich besitzt. H. ist im Kindesalter essentiell, für den Erwachsenen nicht mehr. Abb. S. 868.

Histidinämie: genet. bedingtes Fehlen der Histidin-Ammoniak-Lyase in der Leber. Als Folge des Enzymblocks kommt es zur Erhöhung der Histidinkonzentration im Blutplasma u. zur vermehrten Ausscheidung im Urin. Über einen Nebenweg entstehen durch Transaminierung u. nachfolgende Reduktion u. Decarboxylierung die Metaboliten Imidazolpyruvat, Imidazollaktat u. Imidazolacetat. Diese werden ebenfalls im Urin ausgeschieden u. haben diagn. Bedeutung. Klin. bestehen Sprachstörungen

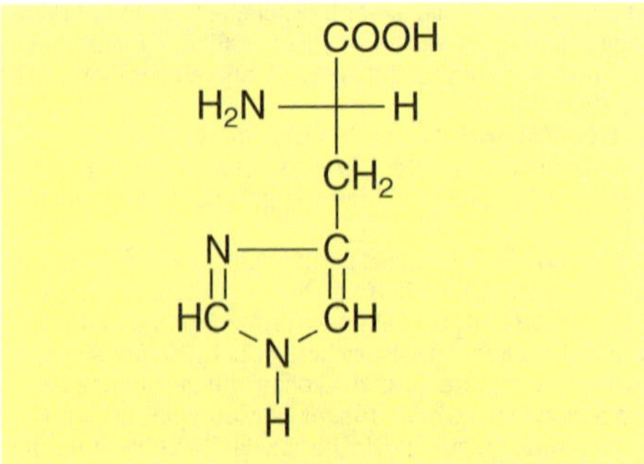

Histidin

u. Retardierung der geistigen Entwicklung. Behandlung mit histidinarmer Diät.

Histidinase: Histidase, Histidindesaminase, Histidin-Ammoniak-Lyase; katalysiert die Spaltung von ↑Histidin in Urocaninsäure (4-Imidazolacrylsäure) u. Ammoniak.

Histidindecarboxylase ↑Histamin.

Histidinsynthese: geht von ↑5-Phosphoribosyl-1-pyrophosphat aus. Dieses wird zu Phosphoribosyl-ATP umgewandelt. Nach Hydrolyse zum Phosphoribosyl-AMP erfolgt eine Ringöffnung im Adenin u. die Bildung des Histidins über vier Zwischenstufen.

Histiocytosis X: neoplast. Proliferation großer Histiozyten, die elektronenmikroskop. durch stäbchenförmige Korpuskel mit pentalaminärem Aufbau charakterisiert sind (sog. X-bodies). Beinhaltet drei Erkrankungsformen, die z. T. Übergänge u. Mischformen zeigen: 1. ↑Abt-Letterer-Siwe-Krankheit, 2. ↑Hand-Schüller-Christian-Krankheit, 3. eosinophiles ↑Granulom Jaffé-Lichtenstein.

histioid ⟨*gr*⟩ *Adj*: veraltete Charakterisierung von Gewächsen, die im wesentl. aus nur einer Zellart bestehen u. keinen organoiden Aufbau aus Stroma u. Parenchym erkennen lassen.

Histion ⟨*gr*⟩ *n*: als funktionelle Einheit angenommener Komplex aus Gefäß mit umliegendem Bindegewebe u. interstitiellem Raum.

Histiosiphon ⟨*gr*⟩ *n*: durch Parasiten (Skabiesmilbe u. a.) erzeugter Gang in der Haut.

Histiotrophe ⟨*gr*⟩ *f*: Gemisch aus Kapillarblut u. Drüsensekret des Endometrium. Die H. diffundiert in die Keimblase u. dient der Ernährung des Tropho- u. Embryoblasten.

Histiozyt ⟨*gr*⟩ *m*: Macrophagocytus stabilis; Bindegewebezelle von unregelmäßiger, meist rundl. Gestalt, die regelmäßig im lockeren Bindegewebe vorkommt u. zur Phagozytose befähigt ist. Im Zytoplasma sind Lysosomen u. Phagosomen nachweisbar. Monozyten wandeln sich im Gewebe zu Makrophagen um, die den Histiozyten entsprechen. Durch Reize können sich diese sog. ruhenden Wanderzellen in bewegl. Wanderzellen (Macrophagocytus nomadicus) umwandeln. ↑Monozyten-Makrophagen-System.

Histiozytom ⟨*gr*⟩ *n*: gutartiges kapillar- u. zellreiches Fibrom mit nur geringer Faserbildung. Meist Speicherung von Hämosiderin u. Lipiden, letztere oft in xanthomartig gehäuften Speicherzellen, z. T. als Riesenschaumzellen o. sog. Touton-Riesenzellen.

Histiozytom, malignes fibröses: häufigster bösartiger Weichteiltumor des Erwachsenenalters, erst 1964 von O'Brien u. Stout beschrieben. Histogenese noch unklar, von Histiozyten o. primitivem Mesenchym abzuleiten. Früher oft als Rhabdomyosarkom, Fibrosarkom o. Liposarkom verkannt. Nach der Klassifikation von Enzinger (1980) werden versch. morphol. Varianten unterschieden: 1. pleomorphes m. f. H., bösartigste Form, häufig Rezidive, lymphogene u. hämatogene Metastasierung; 2. myxoides m. f. H., Progn. etwas günstiger, abzugrenzen vom gutartigen Myxom u. Fasciitis nodularis; 3. riesenzelliges m. f. H., ident. mit der seltenen bösartigen ↑Riesenzellgeschwulst der Weichteile; 4. entzündl. Typ, gekennzeichnet durch Gehalt an Lymphozyten, Leukozyten, Schaumzellen, Progn. günstiger als beim pleomorphen m. f. H. Vorkommen des m. f. H. bes. an den unteren Extremitäten, aber auch an den Armen, retroperitoneal u. in den Organen, selten im Knochen. Aus dem Sitz in der Subkutis ist auf eine günstigere, bei Lokalisation in der Tiefe der Weichteile auf eine ungünstige Progn. zu schließen. Zu den semimalignen Varianten werden gerechnet: das ↑Dermatofibrosarcoma protuberans u. die angiomatoide Variante des m. f. H., abzugrenzen vom gut- o. bösartigen ↑Hämangioperizytom.

Histiozytosis X ↑Histiocytosis X.

Histiozyt, seeblauer: seeblauer Makrophage; ca. 20 µm großer Makrophage mit exzentr. gelegenem Kern u. dichter Anhäufung von seeblauen bzw. blaugrünen Granula (bei panopt. Färbung von 3–4 µm Durchmesser), die sich durch Fettfärbungen, PAS u. saure Phosphatase darstellen u. Autofluoreszenz zeigen. Auftreten der s. H. in Milz, Leber, Lymphknoten, Knochenmark bei versch. erworbenen Erkrankungen, insbes. solche mit starkem Zellumsatz (u. a. bei chron. myelo. Leukämie, Polycythaemia vera, Immunthrombozytopenie, Thalassämie, Sichelzellenkrankheit, Sarkoidose, Hyperlipoproteinämie u. a.) sowie in großer Zahl beim vererbbaren Sea-blue-histiocyte-Syndrom.

Histochemie ⟨*gr*⟩ *f*: chem. Reaktionen an Gewebeschnitten zum spezif. Nachweis von Enzymen, Substraten, anorg. Substanzen u. Antikörpern.

Histogenese: strukturelle Differenzierung von Geweben aus undifferenzierten embryonalen Zellen.

Histogramm: Darstellungsform einer ↑Häufigkeitsverteilung. Die Untersuchungsergebnisse einer Probandengruppe werden in etwa 10 jeweils gleich breite Klassen eingeteilt u. die Probandenhäufigkeit dieser Klassen in Form eines Säulendiagramms dargestellt. Z. B. Tuberkulinhistogramm: Messung der Stärke der Tuberkulinreaktion in Millimetern Infiltration u. ihrer absoluten o. relativen Häufigkeit innerhalb einer getesteten Population. Zellzahlhistogramm: Diagramm, bei dem die Zellzahl über den DNA-Gehalt der Einzelzelle aufgezeichnet wird. Die Messung einer Zellpopulation läßt normalerweise einen deutl. ↑diploiden u. je nach Zellteilungsaktivität einen teraploiden Gipfel erkennen. Bei atyp. Zellen sind neben ↑euploiden auch aneuploide (↑Aneuploidie) Gipfel zu sehen.

Histokompatibilität ⟨*gr*⟩ *f*: Gewebeübereinstimmung bzw. -verträglichkeit. H. (genauer: dessen Inkompatibilität) stellt die Ursache einer immun. bedingten Transplantatabstoßung (↑Rejektion) dar. Die molekularbiol. Grundlage von H. ist durch die Existenz genet. gesteuerter ↑Histokompatibilitätsantigene gegeben.

Histokompatibilitätsantigene ⟨*gr* + *lat*⟩ *n Pl*: *Abk* H-Ag; genet. determinierte, immun. aktive Areale auf

Zelloberflächen, die nach Übertragung des Gewebes in einen Empfänger die Immunabwehr mobilisieren u. daher zur Abstoßung eines Transplantats (↑Rejektion) führen (nicht ident. mit H-Substanz des AB0-Blutgruppensystems). Begriff nach Snell 1948 geprägt. H-Ag sind bei eineiigen Zwillingen ident., Transplantationen in solchen Fällen immun. konfliktlos. Genet. Steuerung von H-Ag erfolgt durch Allele, deren Loci im ↑Majorhistokompatibilitätskomplex eng beieinander liegen. Zu den H-Ag beim Menschen werden die Antigene des HLA-Systems (Genprodukte des A-, C-, B- u. D [DR]-Lokus) gezählt sowie die H-Y-Antigene. Grundlegende Untersuchungen erfolgten im Tierexperiment mit Hilfe koisogener Mäusestämme.

Histokompatibilitätsteste: i. e. S. Methoden zur Ermittlung der Antigene des HLA-Systems (Agglutinationsmethoden, ↑Zytotoxizitätstest, Komplementfixationsteste, ↑Lymphozytenmischkultur). I. w. S. gehören zur Testung der Histokompatibilität (Grad der Übereinstimmung der Antigenmuster von Spender u. Empfänger) die Bestimmung der Antigene des AB0-, HL-A- u. anderer Systeme sowie die Ermittlung einer evtl. Präsensibilisierung des Empfängers durch entsprechende Kreuzteste.

Histologie ⟨*gr*⟩ *f*: mikrosk. Morphol. von Geweben (Histologia generalis) u. Organen (Histologia specialis).

Histone ⟨*gr*⟩ *n Pl*: bas. Proteine, Hauptkomponenten des ↑Chromatins. Bei Säugern kommen im wesentl. 5 versch. H. vor, die durch Unterschiede im Gehalt der Aminosäuren Lysin u. Arginin charakterisiert sind. Lys-reich: H 1, mäßig Lys-reich: H 2A u. H 2B, Arg-reich: H 3 u. H 4. Dimere der H 2A, 2B, 3 u. 4 bilden, gemeinsam mit etwa 140–160 Basenpaaren der ↑Desoxyribonukleinsäure, die Grundstruktur des sog. Cores eines ↑Nukleosoms. H 1 hat offenbar eine Linker-Funktion zwischen benachbarten Nukleosomen in der Nukleofilamentstruktur des Chromatins. Durch unterschiedl. Verteilung der versch. Aminosäuren sind die H. durch Sequenzen mit unterschiedl. Anteilen an geladenen bzw. polaren u. apolaren Aminosäureresten ausgezeichnet, die für Wechselwirkungen mit der DNA bzw. der H. untereinander im Nukleosom verantwortl. sind.

Histopathologie ⟨*gr*⟩ *f*: Lehre von den krankhaften Veränderungen der Gewebe des menschl. u. tier. Organismus.

Histoplasma capsulatum: Pilz, Erreger der ↑Histoplasmose, Anamorph von ↑Ajellomyces capsulatus. H. c. wächst auf Herzhirnagar ohne Blut bei 25 °C als ↑Fadenpilz, mit Blutzusatz im Medium entwickelt sich bei 37 °C die Hefephase. Laborinfektion mögl.

Histoplasmin: aus Histoplasma capsulatum gewonnenes Antigen für den ↑Histoplasmintest.

Histoplasmintest: Hauttest zum Nachweis einer Überempfindlichkeit vom Spättyp gegen Histoplasma capsulatum. Ergibt im pos. Falle Hinweis auf eine abgelaufene o. floride ↑Histoplasmose.

Histoplasmose ⟨*gr*⟩ *f*: in den Tropen vermutl. weit verbreitete ↑Mykose. Erreger Histoplasma capsulatum, im trop. Afrika Histoplasma duboisii. Infektion erfolgt durch Einatmen sporenhaltigen Staubs. 2 Verlaufsformen: 1. Pilzbefall der Atemwege mit unproduktivem Husten, Fieber, Brustschmerzen, nicht selten bronchopneumon. Infiltrationen; 2. disseminierte Verlaufsform mit Granulombildungen in versch. Organen. Hepatosplenomegalie, abszedierende u. kavernöse Lungenveränderungen, Endokarditis, Meningitis, Geschwüre u. polypöse Veränderungen an der Haut. Kombinationen der einzelnen Sympt. sind mögl. Fieber, Anämie, Gewichtsverlust. Diagn. durch mikrosk. u. kulturellen Nachweis aus Blut, Knochenmark, Sputum u. Biopsiematerial. Hauttest mit Histoplasmin, Serol. Behandlung mit Ketoconazol.

Historadiographie ⟨*gr*⟩ *f*: Abbildung von Molekülen o. Substanzen in histol. Schnitten mit radiol. Mitteln.

histotrop ⟨*gr*⟩ *Adj*: dem Gewebe sich zuwendend. Die damit zum Ausdruck gebrachte Wirkung auf den Zell- u. Gewebestoffwechsel ist eine Begleiterscheinung der trophotropen Wirkung des Sympathikus.

Hitchings, George Herbert (1905–1998), amerik. Biochem., Triangle Park/North Carolina, 1988 Nobelpreis für Med./Physiol. (mit J. W. Black u. G. B. Elion) „für die Entdeckung wichtiger Prinzipien der Pharmakotherapie". (Nukleinsäureantimetaboliten). H. beschäftigte sich mit der Entwicklung von Medikamenten zur Krebstherapie u. lieferte die Grundlagen für die Herstellung des Wirkstoffs Azidothymidin; wird zur AIDS-Therapie eingesetzt.

Hitzdrahtanemometer ↑Anemometer.

Hitzeakklimatisierung: Die Gewöhnung an hohe Umgebungstemperaturen u. die Erhaltung einer möglichst hohen Leistungsfähigkeit vollzieht sich durch Veränderungen der Kreislauffunktion u. der Schweißproduktion innerhalb von 1–3 Wochen bei relativ wenigen o. kurzen Expositionen. Die Sekretion eines dünnflüssigen, wenig Elektrolyte enthaltenden Schweißes erfolgt schon bei geringer Erhöhung der Kerntemperatur u. gleichmäßiger während der Hitzeexposition verteilt. Dadurch wird übermäßiger Kochsalzverlust vermieden; durch die Schweißverdunstungskälte auf der Haut u. die verstärkte Hautdurchblutung zur Förderung der Wärmeabgabe werden nach H. krit. Kerntemperaturen erst bei höherer Umgebungstemperatur o. größeren Arbeitsleistungen erreicht.

Hitzearbeit: berufl. Tätigkeit unter Klimabedingungen, die die ↑Wärmeabgabe des Organismus an die Umgebung erhebl. einschränken o. insges. eine Wärmezufuhr verursachen (z. B. Metallurgie, Untertagebergbau, hohe Lufttemperatur u. -feuchte in den Tropen). Bei H. erfolgt die Wärmeabgabe überwiegend durch Schweißverdunstung. Als Folgen hoher Beanspruchung der ↑Temperaturregulation können neben Befindensbeeinträchtigung (↑Schwüle) u. Leistungsminderung akute Gesundheitsstörungen (↑Hitzekollaps, ↑Hitzehyperpyrexie) auftreten. Proph. durch techn. Hitzeschutz, Arbeitsorganisation (Wechsel zwischen H. u. Tätigkeiten in nichtbelastendem Klima), Körperschutz (↑Hitzeschutzkleidung) u. ↑Trinkregime. Bei ↑Wärmestrahlung wird zusätzl. die Globetemperatur (↑Globethermometer) berücksichtigt.

Hitzedenaturierung: Zerstörung der nativen Raumstruktur von Proteinen u. Nukleinsäuren beim Erwärmen. Bei Nukleinsäuren ist die H. mit einer typ. sigmoidalen Änderung der opt. Eigenschaften verbunden, die die Bestimmung eines „Schmelzpunkts" erlaubt, bei dem die Hälfte der Nukleinsäuremoleküle denaturiert vorliegt. Auf den Verlauf der H. haben die Strukturen der Nukleinsäuren u. Proteine einen erhebl. Einfluß. In thermophilen Mikroorganismen lassen sich Proteine nachweisen, die selbst bei hohen Temperaturen nicht denaturieren u. ihr Wirkungsoptimum bei 60–80 °C aufweisen. Eine solche Thermostabilität läßt sich bisher noch keinem allg. Strukturprinzip zuordnen.

Hitzedenaturierungstest ↑Hitzestabilitätstest.

Hitzeerschöpfung, saloprive: beruht auf Kochsalzverarmung durch starkes Schwitzen. Klin. stehen Muskelkrämpfe, Kreislaufinsuffizienz, psychoneurot. Störungen im Vordergrund. Ther.: Kochsalzzufuhr. Proph.: Einnahme von Salztabletten bei hitzeexponierten Personen. **H. hydroprive**: Wasserverarmung des Körpers durch anhaltend starkes Schwitzen. Klin. Sympt. durch ↑Exsikkose geprägt. Ther.: reichl. Wasserzufuhr. **H. anhydrot.**: tritt gewöhnl. erst nach längerem Tropenaufenthalt auf, durch ↑Miliaria rubra o. M. profunda vermindert sich die Schweißsekretion im Bereich des Stamms u. der Extremitäten, u. es kommt zum Schweißstauungssyndrom. Kompensator. Hypersekretion der ungeschädigten Schweißdrüsen (Gesicht). Klin. Sympt. sind Dyspnoe, Herzbeklemmung, Übelkeit, Erbrechen, Unruhe, Reizbarkeit. Haut heiß u. trocken. Ther.: Aufenthalt an kühlem Ort.

Hitzeerythem: entzündl. Hautrötung bei Verbrennung 1. Grades; ↑Combustio.

Hitzefibrin: unspezif. Schnellmethode zur Abschätzung der Fibrinogenkonzentration im Plasma. Bei 56 °C wird Fibrinogen als sog. Hitzefibrin ausgefällt, nach Zentrifugation die Höhe der Sedimentsäule gemessen u. mit entsprechenden Eichproben verglichen.

Hitzefixierung: Methode zur ↑Fixierung bakt. Präparate. Der Objektträger mit dem luftgetrockneten Ausstrich wird mit der Schichtseite nach oben dreimal langsam durch die Flamme gezogen. Anwendung bei ↑Gram-Färbung, Ziehl-Neelsen (↑Ziehl-Neelsen-Färbung), Neisser (↑Neisser-Polkörperchenfärbung) u. a.

Hitzehaut ↑Melanodermia reticularis calorica.

Hitzehyperpyrexie: Hitzschlag; schwerste, durch völligen Zusammenbruch der Thermoregulation gekennzeichnete Hitzeschädigung. Lebensbedrohl. Krankheitsbild mit hoher Letalität – durchschnittl. 20 %. Klin. Bild ist geprägt von stark erhöhter Körpertemperatur, zentralnervösen Sympt. u. Zeichen der Kreislaufinsuffizienz. Initiales Warnphänomen ist verminderte o. eingestellte Schweißproduktion. Haut gerötet, trocken: rotes o. Irritationsstadium. Es folgen zerebrale Sympt.: Bewußtseinstrübungen u. Unruhezustände (Tropenkoller). Häufig Gefäßinsuffizienz: Haut blaß zyanot. (graues Stadium). Sonderformen: Sonnenstich, Hitzekrämpfe. Ther. besteht in Normalisierung der Körpertemperatur (z. B. Eisbäder), intensive Schockbekämpfung, Ausgleich des Wasser- u. Elektrolythaushalts.

Hitzekollaps: Kollaps infolge hochgradiger Erweiterung der peripheren Gefäße u. reduziertem venösem Rückstrom durch erhöhte Umgebungswärme mit geröteter schweißbedeckter Haut, Durst, trockenen Schleimhäuten, Kopfschmerzen, Schwindel u. a. mit mögl. Übergang in Hitzschlag (↑Hitzehyperpyrexie). Eintritt des H. hängt von individueller Wärmeverträglichkeit ab.

Hitzekrämpfe: Folge großer Schweißabsonderung. Bei ↑Hyperthermie verarmt das Blut an Kochsalz, da ein Liter Schweiß bis zu 3 g Kochsalz enthalten kann. Die Kochsalzverluste führen zu tetan. Krämpfen, Vasodilatation, Erhöhung der Pulsfrequenz u. zu Störungen der Erregungsleitung am Herzen. Die Störungen lassen sich rasch durch i. v. Kochsalzinjektionen beheben.

Hitzekrebs: langdauernde, immer wiederkehrende Hitzeeinwirkungen können über chron. Ekzeme zu Plattenepithelkarzinomen führen, z. B. Kangrikrebs.

Hitzenberger-Atemversuch: mittels Durchleuchtung vorgenommener Funktionstest der Zwerchfellbeweglichkeit. Der Pat. führt eine kurze, ruckartige Einatmung durch die Nase durch, Schnupfversuch. Dabei treten normalerweise beide Zwerchfelle synchron nach kaudal. Bei einseitiger Phrenikuslähmung schnellt die betroffene Zwerchfellseite im H. nach kranial, sog. Waagebalkenphänomen.

Hitzeödem: tritt als Folge der Instabilität des Kreislaufs in den ersten Tagen der ↑Hitzearbeit u. beim Übergang vom gemäßigten Tropenklima in Form von leichten Knöchel- u. Fußödemen auf, die bei Gesunden spontan im Verlauf der ↑Akklimatisation abklingen.

Hitzeresistenz: Widerstandsfähigkeit von Organismen gegen hohe Temperaturen. Sie ist abhängig von der Einwirkungszeit, der Einwirkungstemperatur u. der Feuchtigkeit. Die höchste H. weisen Sporen best. Bakterienarten auf, die selbst die Einwirkung von strömendem Wasserdampf bei Normaldruck über mehrere Stunden überleben. Die H. ist ein wichtiges Kriterium bei der Prüfung von Sporen auf Eignung als biol. Indikatoren zur Kontrolle der ↑Sterilisation.

Hitzeschockgene: für ↑Hitzeschockproteine codierende Gene, die im ↑Promotor für ihre Aktivierung, d. h. die Bindung spezif. Transkriptionsfaktoren (Hitzeschockfaktoren; HSF) spezif. DNA-Sequenzstrukturen (Hitzeschockelemente; HSE) besitzen.

Hitzeschockproteine: *Abk* Hsp, Streßproteine; Proteine, die in Pro- o. Eukaryontenzellen nach Hyperthermie o. anderem Streß gebildet werden. Sie erhöhen die Thermotoleranz u. sichern das Überleben der Zellen. Die meisten H. sind ↑Chaperone (z. B. Hsp 70).

Hitzeschockreaktion ↑Hitzeschockgene.

Hitzeschutzkleidung: Spezialkleidung zum Schutz des menschl. Organismus vor Hitzeeinwirkungen. H. muß flammenfest o. zumindest schwer entflammbar sein u. über gute Wärmeisolation verfügen, die Schweißverdunstung aber wenig behindern. Für die Schutzwirkung gegen Wärmestrahlung ist ein hohes Reflexionsvermögen maßgebend, wie es sich etwa durch Aufbringen einer Metallschicht (z. B. Aluminium) erreichen läßt. Länger dauernde Arbeit unter extrem hohen Temperaturen ist nur mit gekühlten o. belüfteten Schutzanzügen mögl.

Hitzestabilitätstest: Hitzedenaturierungstest, Hitzelabilitätstest; Bestimmung der relativen Beständigkeit von Isoenzymen gegenüber Erhitzung der mit $NADH_2$ versetzten Probe auf 57 °C bzw. 65 °C mit anschließendem Vergleichen der noch vorhandenen Aktivität mit einer noch nicht behandelten Kontrollprobe. Beispiel: Für Laktatdehydrogenase (LD) im Serum ergibt 20–40 % LD_1 (hitzestabil bis >65 °C), 35–55 % LD_2, LD_3 u. LD_4 (hitzestabil bis <65 °C), u. 10–30 % LD_5 (hitzestabil, Zerstörung >57 °C).

Hitzesterilisation: physikal. Entkeimung durch trockene Hitze (↑Heißluftsterilisation) o. feuchte Hitze (↑Dampfsterilisation).

Hitzestreß: übergeordneter Begriff für alle biol. Reaktionen des Organismus auf extreme Hitzebelastung, als mehrphasig ablaufendes Anpassungssyndrom definiert. Initiale Alarmreaktion ist gekennzeichnet durch Mobilisierung der Nebenniere u. des Hypothalamus, so daß eine Anpassung mögl. ist (Adaptionsphase). Versagen der endokrinen Anpassungsfunktionen durch weiter bestehende Hitzebelastung (Erschöpfungsphase).

Hitzesynkope: kurzzeitige Bewußtseinsstörung bei extremer Hitzebelastung infolge zerebraler ↑Hypoxie. Ursache ist ein Mißverhältnis zwischen zirkulierendem

Blutvolumen u. wärmebedingt weitgestelltem Gefäßsystem; ↑Hitzekollaps.

Hitzetauglichkeit: Tauglichkeit für ↑Hitzearbeit. Die Leistungsfähigkeit des Menschen bei Arbeiten in Wärme ist eng mit der Kapazität der ↑Temperaturregulation verknüpft, die durch die Leistungsfähigkeit von Herz-Kreislauf-System, Wasser- u. Elektrolythaushalt u. Lungenfunktion begrenzt wird. Funktionseinschränkende Erkrankungen, z. B. Asthma bronchiale, best. chron. Erkrankungen der Haut u. Schweißdrüsen, degenerative Gefäßerkrankungen u. Nierenkrankheiten, schließen H. aus.

Hitzetod: Folge eines ↑Hitzschlags. Die obere letale Kerntemperatur des Menschen liegt bei 43,5–44,5 °C. Der Tod tritt durch Lähmung der medullären Atemzentren u. durch Herzinsuffizienz infolge Irregularität der Herztätigkeit ein.

Hitzig, Eduard (1838–1907), dt. Psychiater, mit Flechsig Untersuchungen zur Funktion des sensomotor. Kortex, Zürich, Halle.

Hitzig-Zonen (nach Eduard H.): hypästhet. Hautbezirke unter der Mamillarlinie, meist bei ↑Tabes dorsalis.

Hitzschlag: Hyperthermie mit ZNS-Sympt. infolge eingeschränkter Wärmeabgabe. Notfallsituation. ↑Hitzehyperpyrexie.

HIV: *Abk* für engl. Human immunodeficiency virus, humanes Immundefizienzvirus, alte Bez. Lymphadenopathie-assoziiertes Virus (LAV), Human T-cell lymphotropic virus type 3 (HTLV-III); Lentivirus, von dem bislang 2 Serotypen mit zahlreichen Subtypen beschrieben wurden u. das zuerst 1983 (HIV-1) bzw. 1986 (HIV-2) isoliert wurde. Virion von 100–120 nm Durchmesser, das zur Infektion der Zielzellen, v. a. Zellen des Immunsystems mit CD4-Rezeptor (CD4-Lymphozyten, Monozyten, Makrophagen, Langerhans-Zellen, dendrit. Nervenzellen, Gliazellen) u. zu einer Immunschwäche (↑AIDS) führt. Häufigste Übertragungswege sind Geschlechtsverkehr, gemeinsamer Gebrauch von Injektionsbesteck (↑Needle-sharing) u. die prä- o. perinatale Übertragung von der HIV-infizierten Mutter auf das Kind. ↑Retroviridae.

HIV-Antikörpertest: Nachweis von Antikörpern gegen HIV (↑AIDS). Als sog. Suchtest o. Screeningtest wird ein HIV-ELISA verwendet, der Antikörper gegen HIV-1 u. HIV-2 im Patientenserum mittels enzymmarkierter Anti-Human-IgG-Antikörper u. Farbreaktion mit chromogenem Enzymsubstrat nachweist. Pos. Ergebnisse müssen im Bestätigungstest (i. d. R. Western blot) überprüft werden. ↑Laborberichtsverordnung.

HIV-Infektion ↑AIDS.

HK: Hkt; *Abk* für Hämatokrit; ↑Hämatokritverfahren.

H-Kette: engl. heavy chain, schwere Kette; ↑Immunglobuline.

H-Ketten-Krankheit ↑Schwerkettenkrankheit.

HLA-Antigene ↑HLA-System.

HLA-Lokus ↑HLA-System.

HLA-System: *Abk* für engl. Human leucocyte antigen; zuerst auf der Oberfläche von Leukozyten (Dausset) 1956 gefundene, genet. determinierte u. mittels Antiseren nachweisbare Antigenstrukturen, später auch auf der Oberfläche zahlreicher anderer Gewebezellen nachgewiesen. Antigene des HLA-Systems (Nomenklatur mehrfach korrigiert) werden durch Allele codiert, die auf vier eng beieinanderliegenden Genorten auf dem kurzen Arm des 6. Chromosomenpaares lokalisiert sind. Loci werden als HLA-A, HLA-C, HLA-B u. HLA-D bezeichnet, sie sind Bestandteile des ↑Majorhistokompatibilitätskomplexes (angegebene Reihenfolge entspricht ihrer Lage im Chromosomenabschnitt). Während die Genprodukte (Antigene) der Allele des A-, C- u. B-Lokus durch Antiseren erfaßt werden können (Gewebetypisierung als Vorleistung zur Transplantation) – Antiseren stammen von Multiparae, Multitransfundierten o. artifiziell Immunisierten –, wurden die Genprodukte des D-Lokus durch die gemischte Lymphozytenkultur (MLC) entdeckt. Danach wurden jedoch Antiseren gefunden, deren Testergebnisse zuerst an ein weiteres System denken ließen: Ia-Antigene (immune associated) wurden zuerst auf der Oberfläche von B-Lymphozyten gefunden. Später stellte sich heraus, daß die MLC-Resultate mit den durch Ia-Antiseren faßbaren Ergebnissen weitgehend übereinstimmten. Daher erfolgte in der Nomenklaturneufassung Umbenennung des Ia-Lokus in DR-Lokus (R für related). D- o. DR-Lokus sind ident. o. sehr eng miteinander gekoppelt. D- bzw. DR-Genprodukte befinden sich vorwiegend auf B-Lymphozyten sowie auf sensibilisierten T-Lymphozyten, ferner auf Epidermiszellen u. Spermien. Den Antigenen des A- u. B-Lokus wird eine Erkennungsfunktion für „fremd“ zugeschrieben (aber offenbar nicht für jedes fremde Antigen). Dem menschl. H. entsprechen Analoga bei Tieren: bei der Maus das H-System, das RhLA beim Affen. Prakt. Bedeutung erlangten vorwiegend Antigene des 1. u. 2. Lokus. Jeder Mensch besitzt für den 1. u. 2. HLA-Lokus je zwei, also insges. vier, zumeist versch. HLA-Antigene. Für den ersten Genort sind 19 allele Gene u. den 2. Genort 20 Allele bekannt. Daraus ergeben sich über 20 000 Kombinationsmöglichkeiten (↑Phänotyp) der HLA-Antigene. Die früher angestrebte HLA-Identität zwischen Spender u. Empfänger erweist sich aufgrund dieser Kenntnis als unmögl.

H

HMG-Protein: *Abk* für engl. high mobility group proteins; Bez. für versch. „kleine“ (10–30 kD) Nichthistonproteine des ↑Chromatins mit einem hohen Anteil geladener Aminosäuren (daher bei elektrophoret. Trennung mit hoher Geschwindigkeit wandernd); binden an ↑Nukleosomen u. DNA.

H-Milch: durch Ultrahocherhitzung (> 135 °C bei kontinuierl. Durchfluß) u. asept. Abpackung haltbar gemachte Milch, die mehrere Monate ohne Kühlung gelagert werden kann.

HMPAO: *Abk* für Hexamethyl-Propylen-Amin-Oxin; ein ^{99m}Tc-markiertes Radiopharmakon als Flußmarker für die ↑Hirnszintigraphie.

HMSN: *Abk* für hereditäre motor. sensible Neuropathie; ↑Muskelatrophie, neutrale.

HMV: *Abk* für Herzminutenvolumen; pro Minute durch das li. Herz in den großen Kreislauf geförderte Blutmenge in l/min (↑Herzindex). Bestimmung nach Farbstoffdilutionstechnik (o. ↑Fick-HMV) o. mit Hilfe radioaktiver Isotope. Normalwerte abhängig von der Leistung u. der Bestimmungsmethode, in Ruhe 5–7 l/min.

HNO: *Abk* für Hals-Nasen-Ohren-Heilkunde. ↑Otorhinolaryngologie.

HNP: *Abk* für eine Gruppe argininreicher Peptide (ca. 30 Aminosäuren), die neben anderen antimikrobiell wirksamen Peptiden insbes. in Phagozytosevakuolen polymorphkerniger neutrophiler Granulozyten vorkommen; werden zur Gruppe der ↑Defensine gerechnet.

hnRNA *Abk* für engl. heterogenous nuclear RNA; hochmolekulare RNA-Moleküle, die hauptsächl. Vorstufen der ↑Messenger-RNA sind. ↑Prozessierung.

Hobelspanphänomen: Phänomen bei der ↑Pityriasis versicolor. Die glatte, milchkaffeefarbene Oberfläche der einzelnen Krankheitsherde zeigt beim Kratzen eine weißl., kleieförmige Schuppung, beruht auf Lockerung der Hornzellen durch Einwachsen von Pilzen.

Hochdosischemotherapie: Anwendung einer letalen Chemotherapiedosis in der Onkologie (bes. Leukämien) mit dem Ziel alle Krebszellen zu vernichten. Dabei kommt es zur Zerstörung des Knochenmarks, deshalb unbedingte Notwendigkeit der Stammzellen- bzw. Knochenmarktransplantation.

Hochdruck ↑Hypertonie.

Hochdruckgebiet: antizyklonales Wettersystem, bei dem sich die Luft durch Absinken erwärmt, wodurch es durch Steigerung der Wasseraufnahmekapazität der Luft zum Aufklaren kommt. Im Winter kann sich in Hochdruckgebieten eine ↑Inversionswetterlage ausbilden.

Hochdruckkontrastmittelinjektionsgerät: bei der Angiographie verwendetes Injektionsgerät, das Kontrastmittel unter wählbaren Injektionsdrucken o. unter wählbaren Zeiten über ein Schlauchsystem in das Gefäß einspritzt u. dabei durch eine Kopplung mit dem Röntgengenerator den Beginn der Röntgenaufnahmeserie automat. auslöst. Diese Geräte werden in Verbindung mit einem ↑Filmwechsler o. einer digitalen ↑Subtraktionsangiographie benutzt.

Hochfrequenzaudiometrie: wertvoll für die Früherkennung der Lärmhörschädigung, erlaubt Frühdiagnose u. Vorhersage über mögl. Progredienz von Hörschäden bei versch. Noxen. ↑Audiometrie.

Hochfrequenzkoagulation: 1907 eingeführte, seither im Hinblick auf die Erzeugung der Hochfrequenzenergie wesentl. verbesserte Methode zur Gewebevernichtung, insbes. bei Operationen bösartiger Geschwülste. Die elektr. Energie wird über den elektr. Widerstand des zu vernichtenden Gewebes in Wärme umgewandelt. Die örtl. freiwerdende Wärmeenergie hängt vom spezifischen ↑Gewebewiderstand, der Elektrodenform, der Einwirkungsdauer u. der Stromform (kontinuierl. o. gepulste HF-Schwingungen) ab. Unterschieden wird die Tiefenkoagulation u. die Blutstillung. Bei der ersteren wird das Gewebe mit Kugel- o. Plattenelektroden mit großen Stromdichten großflächig verkocht u. anschließend abgetragen. Blutstillung kann entweder an einzelnen Gefäßen mit Pinzetten o. Klemmen mit impulsmodulierten HF-Strömen erfolgen o. großflächig bei Sickerblutungen.

Hochfrequenzwärmetherapie: Hochfrequenztherapie, HF-Ther.; früher als Diathermie bezeichnete Anwendung hochfrequenter elektr. Ströme o. elektromagnet. Felder zur Erwärmung einzelner Körperbereiche o. des ganzen Körpers (↑Hyperthermie). Die Wirkung beruht auf der Umwandlung elektr. Energie in Wärmeenergie durch den elektr. Widerstand der Körpergewebe. Angewendet werden heute Kurzwellen (Frequenz 27 MHz, Wellenlänge 11 m), nach der Kondensatorfeld- o. Spulenfeldmethode, Dezimeterwellen (Frequenz 437 MHz, Wellenlänge 0,69 m) u. Mikrowellen (Frequenz 2 450 MHz, Wellenlänge 0,12 m) nach der Strahlenfeldmethode (elektromagnet. Strahlung eines Dipols). Die Erwärmung der einzelnen Gewebeschichten ist abhängig von den physikal. Konstanten der Gewebe (elektr. Widerstand ε u. Dielektrizitätskonstante E) u. den geometr. Verhältnissen der Gewebeschichten. Da erstere frequenzabhängig sind, ergeben sich typ. voneinander abweichende Temperaturverteilungsmuster im Gewebe. Die Dosierung der H. erfolgt durch Messung der vom Gerät abgegebenen Leistung o. subjektiv nach dem Wärmeempfinden des Pat. Die Ind. ergibt sich aus der Notwendigkeit, erkrankte Gewebe zu erwärmen. Wirkungen im bestrahlten Objekt: Schmerzlinderung, Steigerung der Durchblutung, Muskelrelaxation, Stoffwechselzunahme, Anwendung bei entzündl. Prozessen, insbes. bei rheumat. Erkrankungen u. nach Traumen. ↑Kurzwellentherapie, ↑Dezimeterwellentherapie, ↑Mikrowellentherapie.

Hochgebirgsklima: Klima des Hochgebirges, das v. a. durch mit der Höhe abnehmenden Luftdruck (ca. −12 %/1 000 m), Sauerstoffpartialdruck (ca. −12 %/1 000 m), Wasserdampfdruck (ca. −25 %/1 000 m), Lufttemperatur (ca −6 °C/1 000 m) u. zunehmende Global- (+10–20 %/1 000 m) u. UV-Strahlung (+20–30 %/1 000 m) charakterisiert ist. Hinzu kommt eine relative ↑Allergenarmut. Ther. sind v. a. die ↑Höhenadaptation u. Allergenkarenz von Bedeutung. Gefahren entstehen in goßen Höhen durch die ↑Höhenkrankheit u. mögl. Strahlenschäden.

Hochgeschwindigkeitskinematographie: Darstellung der Bewegungsabläufe der Stimmlippen im Detail durch Wiedergabe mit Normalgeschwindigkeit bei Aufnahmegeschwindigkeit von 3 000–10 000 Bildern/s.

hochgestellt: hochkonzentriert (z. B. Urin).

Hochkopf ↑Akrokranie, ↑Turmschädel.

Hochleistungsschwebstoffilter: HOSCH-Filter, dienen der bakterienfreien ↑Filtration der Luft für Sterillaboratorien (↑Clean bench) u. Laminarstromeinrichtungen (reine Werkbänke). H. haben ein hohes Rückhaltevermögen. Partikeln < 0,3 μm werden zu 99,9 % zurückgehalten.

Hochleistungstraining: letzter Abschnitt eines langfristigen einheitl. Trainingsprozesses, in dem das Erreichen der individuellen Höchstleistung angestrebt wird. Ziele: Erreichen der individuellen sportl. Höchstleistung in einer Sportart; stabile u. steigerungsfähige sportl. Höchstleistungen zu Wettkämpfen; möglichst lange Höchstleistungsphase.

Hochnaht: Fixation der ↑Dura mater encephali am knöchernen Trepanationsrand durch Naht, um postoperative epidurale Nachblutungen zu verhindern.

Hochpasteurisierung ↑Pasteurisierung.

Hochpotenz: in der ↑Homöopathie Bez. für Verdünnung von Arzneien; vielfach gehen von Homöopathen angewandte Höchstverdünnungen über die Loschmidt-Zahl hinaus, die mit der Zahl $6{,}025 \cdot 10^{23}$ die Anzahl der Moleküle wiedergibt, die in einem Mol eines Stoffs enthalten sind. Bei Verdünnungen (Potenzen) über D23 ist mit Sicherheit kein Molekül mehr in der Lösung vorhanden. Hochpotenzen mit D200 ($1 : 10^{20}$) sind keine Seltenheit, aber ohne nachgewiesene biol. Wirksamkeit.

Hochrisikostrategie ↑Präventionsprogramme.

Hochspannung: elektr. Spannung, deren Effektivwert größer als 1 kV ist. In der radiol. Technik bedeuten Hochspannungsangaben in kV o. MV, wenn nichts anderes angegeben ist, stets Scheitelwerte.

Hochspannungselektrophorese: Papier- u. Dünnschichtelektrophorese, bei der die Trennung bei hohen Spannungen (50–100 V/cm) erfolgt. Die H. wird v. a. zur Auftrennung von Aminosäuren u. Peptiden verwendet.

Höchstdosis ↑Maximaldosis.

Höchstmengen: zur Sicherstellung der gesundheitlichen ↑Unbedenklichkeit zumeist gesetzl. festgelegte größte Konzentration eines chem. Stoffs (↑Schadstoff, ↑Additive, ↑Fremdstoff, ↑Xenobiotika, ↑Umweltschadstoffe u. a.). Es gibt mehrere sinngleiche Bez.: ↑Toleranzen für Lebensmittel, max. zulässige Konzentration, max. zulässige Rückstandsmengen duldbare Konzentration, Grenzwert, Prüfwerte u. a. Landesspezifisch werden versch. sinngleiche Begriffe in Gesetzen u. Verordnungen verwendet.

Hochtonaudiometrie: Prüfung des menschl. Hörvermögens zwischen 8 000 u. 16 000 Hz in Ergänzung der übl. Audiometrie, zur Beurteilung von Schallempfindungsschwerhörigkeiten. Möglichkeit einer erweiterten tonaudiometr. Diagnostik, z. B. Aussagen hinsichtl. Disposition u. Progn. bei lärmempfindl. Lärmarbeitern, zur Abklärung der funktionellen Asymmetrie der Hirndominanz bei der Umerziehung einer Linkshändigkeit zur Rechtshändigkeit. ↑Audiometrie.

Hochvakuum: Vakuum im Druckbereich kleiner als 0,13 Pa.

Hochvoltbestrahlung: Strahlentherapie mit Strahlenqualitäten von 400 kV bis 3 MV. Gegenüber der konventionellen Röntgentiefentherapie mit einer Erzeugerspannung bis etwa 400 kV bietet die H. eine Steigerung der relativen ↑Tiefendosis, eine Verringerung der Raumdosis durch schärfere Begrenzung der Strahlenkegel, eine bessere Hautverträglichkeit u. Allgemeinverträglichkeit u. eine Verringerung der Absorption in Knochen. Die Einzel- u. Gesamtdosis wird gegenüber der Röntgentiefentherapie wesentl. erhöht.

Hochvoltelektronenmikroskop ↑Elektronenmikroskopie.

Hochwuchs: übernormale Abweichung von der Körperlänge. In Mitteleuropa gilt: Großwuchs (Makrosomie) männl. über 200 cm weibl. über 185 cm; Riesenwuchs (Gigantismus) männl. über 200 cm, weibl. über 185 cm. Bei Kindern spricht man von Großwuchs, wenn das zur Körperlänge passende Durchschnittsalter mind. 20 % oberhalb der Norm, von Riesenwuchs, wenn es mind. 40 % oberhalb der Norm liegt o. wenn die Körperlänge die dreifache Standardabweichung der Normallänge überschreitet (Prader). ↑Längenwachstum. Ursachen eines H. lassen folgende Einteilung zu: Primordialer (ursprüngl.) H. mit normalen ↑Körperproportionen u. zeitl. normalem Entwicklungsablauf; neuraler u. hormoneller H. durch gestörte Funktion des Hypothalamus (z. B. dyszerebraler H., Pubertas praecox bis zum 10. Lj.), des Hypophysenvorderlappens, der Nebennieren (z. B. adrenogenitales ↑Syndrom bis zum 10. Lj.), der Schilddrüse (Hyperthyreose) o. der Gonaden (z. B. Tumoren); H. bei Chromosomenaberrationen (z. B. ↑Klinefelter-Syndrom) o. ätiol. unklaren Fehlbildungssyndromen. Eine Sonderform ist der partielle Riesenwuchs bei isolierter Vergrößerung eines best. Körperabschnitts (z. B. Halbseitenriesenwuchs, Elephantiasis, ↑Marfan-Syndrom).

Hochwuchs, eunuchoider: vermehrtes Längenwachstum infolge hormonell bedingten verspäteten Schlusses der knorpeligen Wachstumsfugen.

Hocken: Hockerstellung; Verhalten von Kindern mit zyanot. Herzfehlbildungen, insbes. Fallot-Krankheit: nach geringer Belastung hocken sich die Pat. mit angezogenen Knien auf die Erde. Dabei Zunahme der art. Sauerstoffsättigung u. Abnahme der Dyspnoe. Dieses Krankheitsstadium kann durch frühzeitige Korrekturoperation verhindert werden.

Höckerführung: Festlegung der Bewegungsbahnen des Unterkiefers durch die Neigung von Zahnhöckern der Oberkiefer- u. Unterkieferzahnreihen.

Hockergymnastik: gezielte schonende krankengymnast. Übungsbehandlung zur Kräftigung u. Lockerung der Rumpfmuskulatur im Lendenbereich u. der Beckenbodenmuskulatur sowie zu einer geringen Herz-Kreislauf- u. Atembelastung, wobei der Pat. auf einem Hocker sitzt.

Hoden: Testis, Didymus, Orchis; männl. Keimdrüse. ***Anat.:*** Der Samenzell- u. der Hormonbildung dienendes paariges männl. Geschlechtsorgan; liegt als ovoider Körper im ↑Skrotum. Beim Erwachsenen beträgt sein Gew. 25–30 g, seine Maße sind 2 · 3 · 4,5 cm. ***Histol.:*** Struktur: dicke Bindegewebekapsel (Tunica albuginea), zarte bindegewebige Septula testis, welche pyramidenförmige ↑Hodenläppchen (Lobuli testis) begrenzen, deren Inhalt die ↑Hodenkanälchen (Tubuli seminiferi) sowie die ↑Hodenzwischenzellen sind. Die Pyramidenspitze der Lobuli ist zum Mediastinum testis gerichtet, wo die Tubuli seminiferi in das spaltförmige Rete testis münden, das die Tunica albuginea durchsetzt u. in die ↑Ductuli efferentes testis mündet, die wiederum in den Nebenhodengang (↑Ductus epididymidis) münden. Abb.

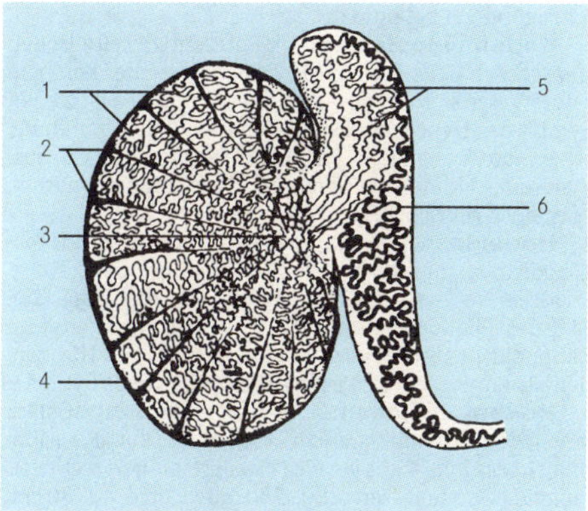

Hoden u. Nebenhoden.
Schematische Darstellung
1: Lobuli testis; 2: Septula testis; 3: Rete testis;
4: Tunica albuginea; 5: Ductuli efferentes;
6: Ductus epididymidis

Hodenagenesie: angeborenes Fehlen der Hoden durch Nichtanlage. Einseitiges Fehlen (Monorchie) durch Fehlen der embryonalen Genitalleiste ist selten u. verläuft symptomlos. Niere u. Ductus deferens können fehlen. Doppelseitiges Fehlen kann ohne Chromosomenanomalien u. Feminisierung auftreten, jedoch auch als Ausdruck einer Störung der Geschlechtschromosomen (besser Keimdrüsendysgenesie,
↑Ullrich-Turner-Syndrom, ↑Klinefelter-Syndrom).

Hoden, akuter: plötzl. schmerzhafte Anschwellung einer Skrotalhälfte bei ↑Hodentorsion, ↑Orchitis, ↑Epididymitis.

Hodenanhang:
↑Appendix testis, ↑Morgagni-Hydatide.

Hodendystopie ↑Hodenfehllagerung.

Hodenektopie ↑Hodenfehllagerung.

Hodenentzündung ↑Orchitis.

Hodenfehllagerung: Lageanomalie des Hodens. Beobachtet bei 2–3 % aller reifen Neugeborenen. Versch. Formen: Ectopia testis: Hoden durch den Leistenkanal gewandert, danach vom physiol. Weg abgewichen. Ectopia testis superficialis: häufigste Form der H., Hoden fixiert oberhalb des äußeren Leistenrings, der Aponeurose des ↑Musculus obliquus abdominis externus aufliegend. Ectopia testis penilis (unter der Haut des Penisschafts), cruralis (am Oberschenkel), perinealis (am Damm). Gekreuzte Dystopie: Hoden liegt in der gegenüberliegenden Skrotalhälfte. Ursache der H. nicht aufgeklärt. Behandlung mit gonadotropem Hormon, meist aber operativ (↑Prentiss-Operation, ↑Schoemaker-Operation). Behandlung sollte im 2.–3. Jahr abgeschlossen sein. Mögl. Folgen der H.: Fertilitätsstörung, erhöhte Neigung zu maligner Entartung. ↑Retentio testis.

Hodenhochstand: Form der Hodendystopie. Im Ggs. zur Ectopia testis ist der Hoden nicht fixiert. Es besteht altersentsprechende Größe u. Konsistenz. Oft liegt der Hoden in Höhe des Skrotalansatzes. Meist erfolgt noch spontaner Deszensus. Er bleibt dystop, wenn die Normallage nicht bis etwa zum 6. Lj. erreicht ist. ↑Hodenfehllagerung, ↑Retentio testis.

Hodenhypoplasie: stark unterentwickelte Hoden (Erbsgröße). Bei einseitiger H. besteht mitunter kompensator. Vergrößerung des zweiten Hodens. Es bestehen Sympt. des Hypogenitalismus. Substitutionsbehandlung. H. ist oft Bestandteil folgender Syndrome: ↑Curtius-Syndrom, ↑Klinefelter-Syndrom, ↑Rothmund-Syndrom, ↑Schäfer-Syndrom.

Hodeninsuffizienz, inkretorische: bei ↑Hypogonadismus auftretender Androgenmangel, der zu charakterist. Veränderungen des männl. Habitus, zum klin. Bild des ↑Eunuchoidismus führt. In Abhängigkeit vom Zeitpunkt des Auftretens u. dem Ausmaß des Hormondefizits entwickeln sich früh- o. späteunuchoide Sympt.

Hodenkanälchen: Tubuli seminiferi; zuerst stark gewunden (Tubuli seminiferi convoluti), vor der Mündung in das Rete testis gerade (Tubuli seminiferi recti) verlaufend. Durchmesser: 200–280 µm, Länge 40–80 cm. Struktur: 1. Außenbegrenzung: Lamina limitans mit Myofibroblasten u. Kollagenfasern, 2. zum Lumen: Keimepithel (Epithelium spermatogenicum) mit ↑Sertoli-Stützzellen u. Keimzellen. In den Keimzellen läuft die Spermatogenese ab, man findet: ↑Spermatogonien, Spermatozyten (prim. u. sek.), ↑Spermatiden. Die Teilungen bleiben zytoplasmat. unvollständig, vier Spermatiden bilden ein Keimzellklon. In engem Kontakt zu den Sertoli-Zellen erfolgt die Spermiogenese, werden Spermatiden zu Spermien. Abb. 1 u. 2.

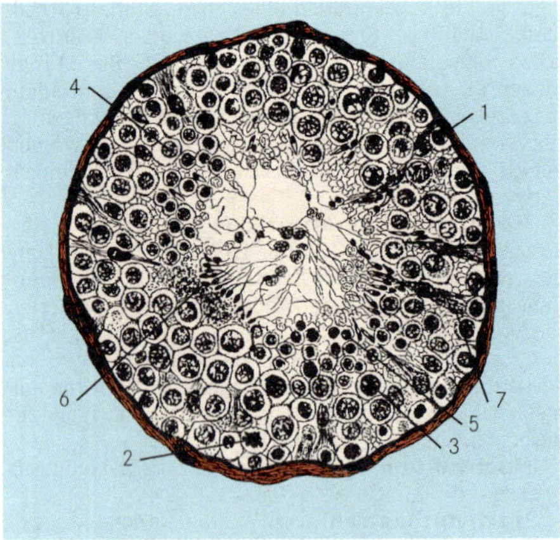

Hodenkanälchen (Abb. 1). Querschnitt
1: Spermatogonien; 2: Mitose einer Spermatogonie; 3: primäre Spermatozyte; 4: sekundäre Spermatozyte; 5: Spermatide; 6: Spermium; 7: Sertoli-Stützzelle

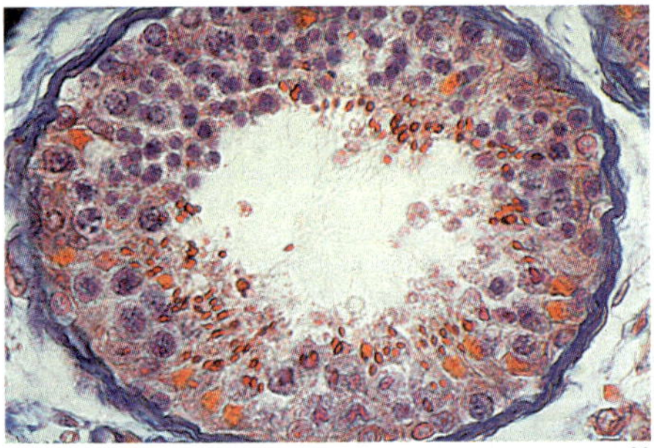

30

Hodenkanälchen (Abb. 2).
Histologischer Schnitt durch den Hoden, Azanfärbung; Querschnitt eines H. mit Lamina limitans u. Keimepithel

Hodenkapsel: Bleigummi- o. Bleikapsel zur Reduzierung der ↑Gonadendosis bei Röntgenuntersuchungen im Becken- u. Oberschenkelbereich.

Hodenkarzinom: Hodenkrebs; bösartiger epithelialer Tumor des Hodens; ↑Hodentumor.

Hodenläppchen: Lobuli testis; pyramidenförmige Parenchymbezirke, die durch die bindegewebigen Septula testis begrenzt werden u. jeweils 1–4 Hodenkanälchen enthalten.

Hodenperfusionsszintigraphie: Skrotum-Szintigraphie; nuklearmed. Untersuchungsverfahren. Methode: i.-v.-Injektion als Bolus von ^{99m}Tc-Pertechnetat o. ^{99m}Tc-DTPA. Gammakamera-Sequenzaufnahmen. Ind.: Nachweis einer Ischämie bei Hodentorsion. DD: Orchitis, Epididymitis: Speicherdefekt mit hyperäm. Randsaum (Halo).

Hodenretention ↑Retentio testis.

Hodenteratoid: zweithäufigster Hodentumor auf dysontogenet. Grundlage. Sehr unreif, besteht aus Abkömmlingen aller 3 Keimblätter o. nur aus einem Zelltyp.

Hodenteratom ↑Hodentumoren, ↑Teratom.

Hodentorsion: Samenstrangtorsion; plötzl. Drehung (Torsion) des Hodens u. Samenstrangs um mehr als 180° um die Längsachse, wodurch die Blutzufuhr gedrosselt wird. Folge: heftige Schmerzen, Anschwellung des Hodens, Verfärbung dunkelblau bis schwarz. Nekrose, wenn nicht innerhalb von 4 h operiert u. der Hoden zurückgedreht u. befestigt wird (Orchidopexie); betroffen meist Kinder. DD gegenüber akuter Epididymitis u. Orchitis: positives ↑Prehn-Zeichen. 2 Formen: Supravaginale H. durch Drehung des Samenstrangs außerhalb, intravaginale H. durch Drehung innerhalb der Tunica vaginalis.

Fixierung des kontralateralen Hoden wichtig. ↑Hydatidentorsion, ↑Skrotalödem, akutes.

Hodentuberkulose: tuberkulöse Entzündung des Hodens, fast immer durch Übergreifen einer Nebenhodentuberkulose entstanden, sehr selten prim.

Hodentumor: Geschwulst des Hodens. Klassifizierung: I. germinale H.: zweckmäßig klin. Einteilung in 1. reine Seminome (großzelliger Tumor, monozellulär, strahlensensibel), häufigster H. mit Maximum zwischen 20. u. 40. Lj. 2. Nichtseminome (häufig Mischtumoren), d. h. Seminom durchsetzt mit anderen Tumorstrukturen. a) Adultes Teratom, b) embryonales Karzinom (aus allen Keimblattanteilen), c) Teratokarzinom (aus allen Keimblattanteilen im Unterschied zum embryonalen Karzinom ausgereift), d) Chorionkarzinom (kennzeichnend: Zyto- u. Synzytiotrophoblasten), ungünstige Progn., e) Mischtumoren. II. Nichtgerminale H. 1. aus interstitiellen Großzellen, 2. aus Sertolizellen, 3. aus Orchidoblastomzellen, 4. aus Stroma, Rete testis. III. Metastasen im Hoden: 1. Lymphom, 2. Myom, 3. Karzinom (Penis, Prostata, Rektum), 4. Melanom. Sympt. u. Klin. der bösartigen H.: anfängl. bis auf die schmerzlose Schwellung u. ein Schweregefühl völlig symptomloser Verlauf, frühzeitiges Metastasieren (lymphogen paraaortal, beim Chorionkarzinom hämatogen). Gehäufte maligne Entartung nicht normal deszendierter Hoden (↑Descensus testis), auch nach operativ. Korrektur (↑Orchidopexie). Diagnostik: 1. Tastbefund, 2. Sonographie, 3. Bestimmung der ↑Tumormarker (↑Alphafetoprotein, ↑Beta-HCG), 4. Histol. (Stufenschnitte) nach hoher Semikastratio. Zur Ausbreitungsdiagnostik 5. Lymphographie, 6. Computertomographie. Ther.: 1. hohe Semikastratio, 2. Bestrahlung bei reinen Seminomen, 3. Ausräumung der regionalen Lymphknoten (↑Lymphadenektomie, retroperitoneale) bei Nichtseminomen, 4. Zytostatika (kombinierte Chemotherapie) bei Lymphknotenmetastasen nach Lymphadenektomie, prim. Fernmetastasen o. prim. Inoperabilität der Lymphknoten (Bulky disease), 5-Jahres-Überlebensrate bei Seminomen 90 % (schlecht bei Fernmetastasen z. Z. der Diagnosestellung), bei Nichtseminomen durch Kombinationstherapie von hoher Semikastration, Lymphadenektomie, retroperitonealer u. Zytostatikatherapie von 25–30 % auf etwa 80 % gestiegen. Ausnahme: H. mit chorealen Anteilen, die durch zeitige hämatogene Metastasierung eine ganz geringe 5-Jahres-Überlebensrate haben.

Hoden, überzählige ↑Polyorchie.

Hodenverschmelzung: seltene, angeborene Fusion beider Hoden mit zwei Nebenhoden; kombiniert mit Hufeisenniere.

Hodenzwischenzellen: Leydig-Zellen, Endocrinocytus interstitialis; große, epitheloide Zellen, die in Gruppen zwischen den Tubuli seminiferi liegen u. das Steroidhormon Testosteron bilden. Die H. machen etwa 10–12 % der Organmasse des Hodens aus. Sie enthalten oft ↑Reinke-Kristalle. Abb.

Hodenzwitter ↑Hermaphroditismus testicularis.

Hodge, Hugh Lennox (1796–1873), amerik. Gyn., Philadelphia.

Hodge-Parallelebenensystem (nach Hugh L. H.): theoret. Beckenebenen, die der kindl. Kopf unter der Geburt passieren muß. Die 1. Parallelebene entspricht der Beckeneingangsebene, die 2. Ebene verläuft durch den unteren Schoßfugenrand, die 3. Ebene ist die Interspinalebene, als 4. Ebene zählt die Steißbeinebene.

Hodge-Pessar (nach Hugh L. H.): gebogener Ring, der nach Aufrichtung des Gebärmutterkörpers in die Scheide eingelegt wird. Zur Behandlung der ↑Retroflexio uteri.

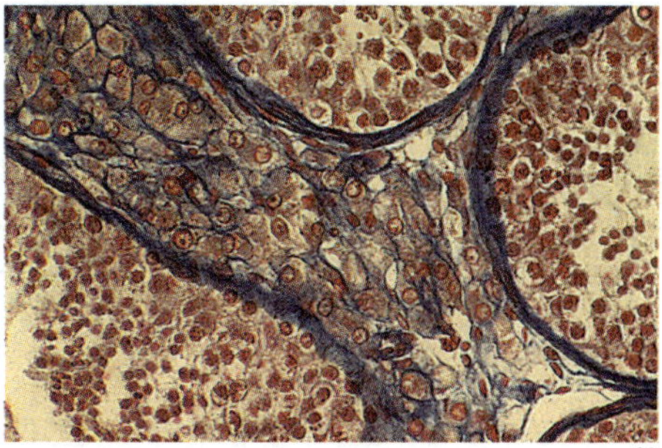

30

Hodenzwischenzellen. Histologischer Schnitt durch den Hoden, Azanfärbung; zwischen den Hodenkanälchen die epitheloiden H.

Hodgkin, Alan Lloyd (geb. 1914), brit. Physiol., Cambridge. 1963 Nobelpreis für Med./Physiol. (mit J. C. Eccles u. a. F. Huxley) „für ihre Entdeckungen über die Ionenmechanismen bei Erregung und Hemmung zentraler und peripherer Teile der Nervenzellmembran".

Hodgkin, Thomas (1798–1866), Hospitalarzt, Ethnologe u. Konservator des Museums am Guy's Hospital, London. Beschreibt 1832 die später nach ihm benannte Krankheit als Pseudoleukämie, Granuloma malignum. ↑Lymphogranulomatose.

Hodgkin-Lymphom (nach Thomas H.) ↑Lymphogranulomatose.

Hodgkin-Zelle (nach Thomas H.) ↑Lymphogranulomatose.

Hoeve, Jan van der (1878–1952), niederländ. Ophth., Groningen, Leiden.

Hoeve-Syndrom (nach Jan van der H.): Kombination von Osteogenesis imperfecta Typ Lobstein (↑Lobstein-Syndrom) u. einer ↑Otosklerose. Trias: abnorme Knochenbrüchigkeit („Glasmenschen"), blaue Skleren u. Schalleitungsschwerhörigkeit. Autosomal rezessiver Erbgang.

Hoffa, Albert (1859–1907), Orthop., Berlin.

Hoffa-Fettkörper (nach Albert H.): keilförmiger Fettkörper, der den Zwischenraum zwischen Ligamentum patellae u. vorderem Anteil der Gelenkhöhle des Kniegelenks ausfüllt.

Hoffa-Krankheit (nach Albert H.): chron.-entzündl. Erkrankung des Hoffa-Fettkörpers, die oft mit dessen Sklerosierung einhergeht.

Hoffmann, Friedrich (1660–1742), dt. Arzt u. Naturforscher, Halle. H. war neben G. E. Stahl u. H. Boerhaave einer der drei großen Systematiker der Med. in der 1. Hälfte des 18. Jh. In seinen med. Anschauungen nahm er eine Mittelstellung zwischen dem Vitalismus Stahls u. der mehr mechanist. ausgerichteten Lehre Boerhaaves ein. Sein Konzept von der Med. zeigt cartesian. Einflüsse, was insbes. in der Auffassung des Körpers als einer Art Maschine zum Ausdruck kommt. Als Träger des Lebens sah H. einen im ganzen Weltall verbreiteten „Äther" an, der sich überall, also auch im menschl. Organismus, nachweisen lasse. Aus dem im Blut enthaltenen Äther entsteht seiner Meinung nach im Gehirn das Nervenfluidum (Seele), das den Spannungszustand der den Körper

H

bildenden Fasern regelt. Gesundheit u. Krankheit sind durch den richtigen Tonus bedingt. Eines der von ihm entwickelten Mittel, um den Spannungszustand zu beeinflussen, war das – als „Hoffmanns-Tropfen" bekanntgewordene – Gemisch von drei Teilen Äther u. einem Teil Alkohol.

Hoffmann, Paul (1884–1962), dt. Physiol., Freiburg. ↑H-Reflex.

Hoffmann, Johann (1857–1919), dt. Neurol., Heidelberg. Werdnig-Hoffmann-Krankheit.

Hoffmann-Reflex (nach Paul H.) ↑H-Reflex.

Hoffmann-Syndrom (nach Johann H.): bei Erwachsenen als Erscheinung der typ. hypothyreot. Myopathie beschrieben (bei Kindern Debré-Semelaigne-Syndrom). Proportional mit der Schilddrüsenunterfunktion kommt es zur verlangsamten Muskelrelaxation. Weitere klin. Sympt. einer Pseudomyotonie mit verstärkter mechan. Erregbarkeit, Krampfneigung u. Muskelschwäche bei Hypertrophie sind selten.

Hoffmann-Tinel-Zeichen (nach Paul H. u. Julius T.): Hoffmann-Klopfzeichen zur Rückbildungsbeurteilung einer peripheren Lähmung. Bei der nach distal fortschreitenden Regeneration löst Beklopfen des Nerven in umgekehrter Richtung an der Stelle der frischen Regenerationsvorgänge leicht schmerzhafte Mißempfindungen aus. Dieser Punkt verschiebt sich im günstigsten Falle tgl. um 1–2 mm.

Hoffmann-Zeichen (nach Johann H.) ↑Knipsreflex.

Hofmeier, Max (1854–1927), dt. Gyn., Würzburg.

Hofmeier-Impression (nach Max H.): histor. Handgriff, bei dem vom Bauch her der fetale Schädel in das Becken gepreßt wird.

Hofmeister-Ionenreihe: gibt an Gelatinemembranen die Funktion von Durchlässigkeit u. Quellungsgrad von Ionen wieder. Lyotrope Reihe.
Anionen: $SO_4^- < Cl^- < Br^- < NO_3^- < SCN^- < I^-$;
Kationen: $Li^+ < Na^+ < Cs^{2+} < Rb^{2+} < K^+$;
Biol. Wirkungen von Ionen folgen der gleichen Ionenreihe, z. B. der Einfluß von Ionen auf Enzyme o. der entquellende Effekt von ↑Expektoranzien.

Höhenabbau ↑Abbau.

Höhenadaptation: durch die Klimabedingungen des Hochgebirges (↑Hochgebirgsklima) ausgelöster komplexer Adaptationsprozeß, der u. a. zu einer langsameren Ruheherzfrequenz, niedrigerem Ruheblutdruck, größerer Vitalkapazität, vermehrter Erythrozytenzahl, erhöhtem Pulmonalisdruck u. Veränderungen des intermediären Energiestoffwechsels führt.

Höhenakklimatisation ↑Höhenadaptation.

Höhendiagnose: segmentale Zuordnung spinaler Prozesse, bei radikulären Reiz- o. Ausfallerscheinungen, Vorder- u. Hinterhornläsionen unter Berücksichtigung von Reflexausfällen, Paresen u. Sensibilitätsstörungen, Sicherung durch neuroradiolog. Untersuchung, v. a. durch ↑Myelographie, ↑Computertomographie, ↑Kernspintomographie.

Höhenemphysem: Wasserdampfansammlungen in Haut u. Geweben durch Unterschreitung des Dampfdrucks des Wassers bei einer Körpertemperatur von 37 °C infolge sehr niedrigen atmosphär. Drucks (↑Ebullation).

Höhenklima ↑Hochgebirgsklima.

Höhenkrankheit: Bergkrankheit; im Hochgebirgsklima meist vorübergehend auftretendes Syndrom mit Übelkeit, Kopfschmerzen, Erbrechen, Schwindel u. Atemnot. In großen Höhen (ab ca. 3 000 m ü. NN). kann es durch steigenden Pulmonalisdruck zum Höhenlungenödem kommen. ↑Höhenwirkungen.

Höhenlungenödem ↑Höhenkrankheit.

Höhenmeteorismus: durch erschwerten Abgang von im Magen-Darm-Trakt vorhandenen u. sich bei Höhenaufstieg u. Druckabfall ausdehnenden Gasen hervorgerufene Barofunktionsstörung bzw. ↑Barotrauma. Die Zunahme des Gasvolumens erregt dabei Muskularis bzw. Mukosa u. löst über viszerale Afferenz z. B. Tachykardie, Tachypnoe, Schweißausbruch, Blässe u. Verdrängungserscheinungen (z. B. Zwerchfellhochstand) aus. Subjektiv treten in Abhängigkeit vom Schweregrad Blähungsgefühl, starke Schmerzen im Bauchraum, Atemnot u. Übelkeit auf.

Höhenödem: Form des Lungenödems beim Aufenthalt in Höhen über 3 000 m, betrifft v. a. untrainierte Personen. Ätiol. kommen mehrere Faktoren in Frage: Abfall des alveolären Drucks, hypox. bedingter Anstieg des Pulmonalarteriendrucks, tox. Schädigung der Diffusionsstrecke durch größeren Ozongehalt in diesen Höhen.

Höhenschielen ↑Strabismus.

Höhenstrahlung: kosm. Strahlung; von Hess (1911/13) u. Kohlhörster (1913/14) entdeckte, sehr energiereiche, aus dem Weltraum einfallende Strahlung. Die in die äußere Atmosphäre einfallende Strahlung besteht im wesentl. aus Protonen u. mit geringerer Häufigkeit aus Alphateilchen, Atomkernen u. Teilchenenergien bis 10^{20} eV. Beim tieferen Eindringen in die Atmosphäre entstehen durch Stoß sek. Nukleonen u. Mesonen sowie Photonen sowie pos. u. neg. Elektronen. Ein Höhenstrahlteilchen kann bis zu 10^{11} Sekundärteilchen erzeugen. In Erdbodennähe besteht die H. zu 80 % aus μ-Mesonen. Im extraterrestr. Raum beträgt die Teilchenflußdichte etwa 4 Teilchen/cm² s. Im Höhenbereich der Überschallflüge (~ 20 km) können während solarer Eruptionen Oberflächendosisleistungen von über 10 rem/h entstehen. Bei Weltraumflügen können im Bereich max. Flußdichte (~ 3 000 km Höhe) in der Kabine 100 rem/Tag auftreten.

Höhentraining: Training in mittleren Höhen (2 000–3 000 m) unter Ausnutzung der ↑Hypoxie zur Erzielung hoher Adaptationsgrade in leistungsbestimmenden Organsystemen. Neben regulativen u. kompensator. Mechanismen (Atmung, Blut, Herz-Kreislauf) sind insbes. die muskelzellulären Adaptationen im Bereich des Energiestoffwechsels (Enzymbesatz, Substratbevorratung u. -verbrauch) als wesentl. anzusehen. Dient der Vorbereitung von Sportlern auf Wettkämpfe in der Höhe, verbessert auch für einen kurzen Zeitraum die Leistungsfähigkeit im Flachland.

Höhenwirkungen: physiol. u. teilweise pathophysiolog. Erscheinungsbild beim Aufenthalt des Menschen in der Höhe aufgrund von Veränderungen (meist Verminderungen) des atmosphär. Drucks u. Verminderungen des Sauerstoffpartialdrucks in der Inspirationsluft (hypobare hypox. Hypoxie). Neben individuellen Faktoren (Alter, aktueller Gesundheitszustand, psych. Situation, Kondition, Höhentoleranz u. a.) wird die Verträglichkeit von Höhenexpositionen durch den Betrag des Druckfalls (absolute Höhe), die Zeitspanne, in der die Höhe erreicht bzw. verlassen wird (Druckgradient), die Dauer des Höhenaufenthalts (Höhenexpositionszeit) sowie die Art der Höhenexposition (aktiver Höhenaufstieg, passiver Transport auf Höhe) beeinflußt. Höhenexpositionen lösen vielfältige Reaktionen bzw. Veränderungen im Organismus aus. Vorgänge, die im Bereich von Minuten u. Stunden ablaufen, werden als Höhenumstellung bezeichnet, dabei werden 4 Stadien unterschieden: 1. indifferentes Stadium (0–3 000 m): bezügl. Alltagsbelastungen existieren keine Einschränkungen. 2. kompensiertes Stadium (3 000–4 500 m): Anstieg von Herzschlag- u. Atemfrequenz bei körperl. Ruhe, beginnende Einschränkung von Sehfunktionen. 3. Störungsstadium (4 500–6 000 m): Hyperventilation u. Herzfrequenzerhöhungen werden begleitet von Zeichen allg. Erregung (Lebhaftigkeit, Heiterkeit, Hastigkeit), Funktionsstörungen der Sinnesorgane (z. B. Farbsehen). 4. krit. Stadium (6 000–7 000 m): es treten Bradykardie, Störungen der Bewegungskoordination, verlangsamte Handlungen (Zeitlupeneffekt), Artikulationsprobleme u. a. auf. Bewußtlosigkeit u. ton.-klon. Krämpfe können bei anhaltender Hypoxie Vorstufen des Höhentodes sein. Höhenaufenthalte von Tagen bis Monaten führen zur ↑Höhenadaptation.

Hohlanodenröhre: Röntgenröhre für Körperhöhlen- u. Oberflächenbestrahlung, bei der sich der Brennfleck auf der Innenseite des Abschlußbleches eines zur Anode gehörenden Rohrs befindet.

Höhlentherapie ↑Speläotherapie.

Höhlenwassersucht: Ansammlung zell- u. eiweißarmer aus dem Blut stammender Flüssigkeit (↑Transsudat) in der Brusthöhle (↑Hydrothorax), der Bauchhöhle (↑Aszites) u. dem Herzbeutel (↑Hydroperikard); oft mehrere Liter. Ursache ist eine Behinderung der Blutzirkulation, z. B. bei dekompensiertem Herzleiden, Leberzirrhose u. a.; auch als Folge von Mangelernährung.

Hohlfaserniere ↑Dialysator.

Hohlfuß: pathol. Verstärkung des Fußlängsgewölbes.

Hohlkehlpräparation: in der Zahnmed. bewährte Form der Gestaltung des zervikalen Rands des Kronenstumpfes für die Aufnahme einer gegossenen Krone.

Hohlraumionendosis: Dosisgröße ionisierender Strahlung im Energiebereich über 3 MeV. Es ist die Ionendosis, die von einer Photonen- o. Elektronenstrahlung in einem luftgefüllten Hohlraum beliebiger Wandung erzeugt wird, wenn die Bragg-Gray-Bedingungen (die Kammer darf am Meßort das durch die Bestrahlung entstandene Elektronenfeld nicht stören) erfüllt sind.

Hohlspiegel: meistens in Form eines Rotationsparaboloids gewölbte elektromagnet. o. andere Wellen gut reflektierende Flächen. H. dienen zur Wellenbündelung u. zur optischen ↑Abbildung.

Hohlvene ↑Vena cava.

Hohlvenenmetastasierungstyp ↑Metastasierungstyp.

Hohlvenenpersistenz ↑Vena cava superior sinistra.

Hohlwarze: Fehlbildung, bei der die Brustwarze das Niveau des Warzenhofes nicht überragt. Kann bei Druck auf die Areola mammae hervortreten o. die Konkavität bleibt bestehen (Stillschwierigkeiten). Hemmungsfehlbildung infolge mangelhafter mesenchymaler Proliferation.

Hohlweg, Walter (geb. 1902), Endokrin., Berlin, Graz.

Hohlweg-Effekt (nach Walter H.): Förderung der Sekretion des ↑Lutropins aus der Adenohypophyse durch ↑Östrogene (pos. Rückkopplung). Der H. führt zu einem Lutropingipfel in der Mitte des ↑Menstruationszyklus u. ist für die ↑Ovulation verantwortl. Auftreten von zahlreichen großen Corpora lutea in den Ovarien von geschlechtsreifen Rattenweibchen, wenn über 4 Wochen tgl. 240 μg Östron verabreicht werden.

Hohmann, Georg (geb. 1880), Orthop., München.

Hohmann-Filzkreuz (nach Georg H.) ↑Filzkreuz.

Hohmann-Operation (nach Georg H.): Resektion des Grundgliedköpfchens einer Zehe zur Korrektur der Krallenzehe: subkapitale Keilosteotomie des 1. Mittelfußstrahls zur Korrektur des Hallux valgus; operative Einkerbung der Streckaponeurose am Epicondylus humeri lateralis bei therapieresistenter Epicondylitis humeri lateralis.

Hohn, Josef (geb. 1877), Bakteriologe, Essen.

Hohn-Nährböden (nach Josef H.): Eier-Nährböden nach Hohn mit unterschiedl. Zusammensetzung für Züchtung von Tuberkulosebakterien (↑Mycobacterium).

Hoigné, Rolf (geb. 1923), Int., Bern.

Hoigné-Syndrom (nach Rolf H.): Schock durch multiple Embolien nach versehentl. intravasaler Injektion von Depot-Penicillin.

holandrisch ⟨*gr*⟩ *Adj* ↑Erbgang.

Holergasie ⟨*gr*⟩ *f*: psych. Erkrankung, die die gesamte Persönlichkeit verändert.

Holger-Nielsen-Methode: nicht mehr gebräuchl. Beatmungsverfahren, wobei dem in Bauchlage liegenden Pat. abwechselnd die Arme angehoben u. der Brustkorb komprimiert werden.

holistisch ⟨*gr*⟩: ganzheitl., das Ganze betreffend, z. B. ganzheitliche ↑Medizin.

Hollander-Test: Test zur Prüfung der Vollständigkeit einer ↑Vagotomie. Hypoglykämie (durch i. v. Injektion von 0,15 E Altinsulin/kg Körpergewicht) führt zu einer Vagusstimulation u. somit zu einer vermehrten Säuresekretion, wenn der Vagus nicht vollständig durchtrennt wurde. H. wird kaum noch angewandt.

Hollander-Zellen ↑Rhagozyten.

Höllenstein: $AgNO_3$, Silbernitrat; ↑Adstringens.

Holley, Robert William (geb. 1922), amerik. Biochem., Ithaca, San Diego. 1968 Nobelpreis für Med./Physiol. (mit H. G. Khorana u. M. W. Nirenberg) „für die Interpretation des genetischen Codes und seiner Funktion bei der Proteinsynthese."

Holmgren, Emile Algot (1866–1922), Histol., Stockholm.

Holmgren-Trophospongium (nach Emile A. H.) ↑Golgi-Apparat.

holo- ⟨*gr*⟩ *Präfix*: ganz, vollständig.

Holoacardiacus ⟨*gr*⟩ *m*: Holoacardius; zu den freien Doppelbildungen (eineiige Zwillinge) zählende, schwere Fehlbildung, bei der Herz u. die großen Gefäße fehlen (Akardie) o. nur als Rudimente angelegt sind; ↑Duplicitas. Die Ernährung des fehlgebildeten Keimlings erfolgt über den Plazentakreislauf des normalen Zwillings durch retrograde Durchströmung. Tod spätestens bei Abnabelung. Bei Vorhandensein eines stark fehlgebildeten (funktionsunfähigen) Herzens spricht man von ↑Hemiakardier. Nach Art u. Stärke der begleitenden Fehlbildungen werden unterschieden: ↑Holoacardiacus acephalus, ↑Holoacardiacus acormus, ↑Holoacardiacus amorphus.

Holoacardiacus acephalus: freie Doppelbildung, bei der einer der (eineiigen) Zwillingspartner schwer fehlgebildet ist: Die Herzanlage fehlt o. ist degeneriert. Es fehlt der gesamte Kopf, die übrigen Körperregionen sind weitgehend unversehrt. ↑Duplicitas. Abb. S. 878.

H

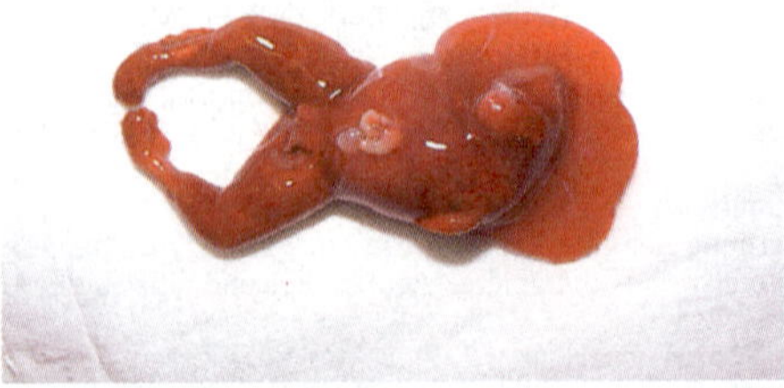

38

Holoacardiacus acephalus

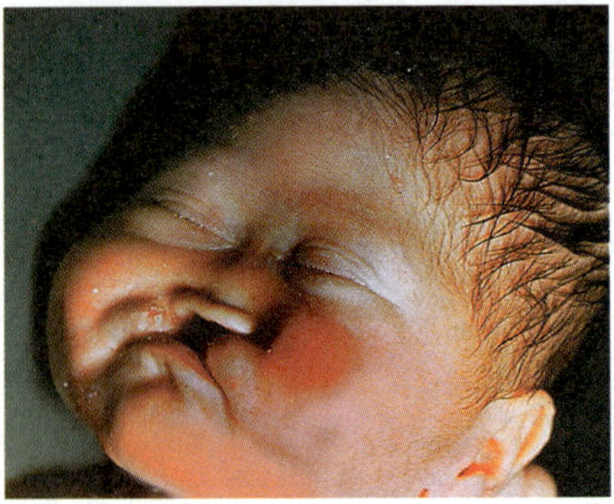

37

Holoprosenzephaliesyndrom

Holoacardiacus acormus: schwere Fehlbildung eines Partners eineiiger Zwillinge (freie Doppelbildungen): Fehlen des Herzens durch Nichtanlage o. Rückbildung kombiniert mit Fehlen des kaudalen Rumpfes. ↑Duplicitas.

Holoacardiacus amorphus: Anideus; freie Doppelbildung, bei der ein Zwillingspartner keine menschl. Gestalt erkennen läßt („formlos"). Da kein Herz vorhanden ist, erfolgt die Ernährung über den Plazentakreislauf des gesunden Zwillings. Tod meist bereits vor der Geburt. Weitere Formen ↑Holoacardiacus, ↑Duplicitas.

Holoakranie ⟨*gr*⟩ *f*: schwere Fehlbildung des Schädels, bei dem nur die Schädelbasis vorhanden ist. Der gespaltene Schädel entspricht einer Cranioschisis totalis (↑Kranioschisis). Sind Ansätze anderer Knochen vorhanden, besteht ein Mittelliniendefekt (↑Merokranie, Cranioschisis partialis). Stets mit ↑Anenzephalie kombiniert.

holoendemisch ↑Endemie.

Holoenzym ⟨*gr*⟩ *n*: katalyt. aktiver Komplex aus ↑Apoenzym, prosthetischen ↑Gruppen u. Metallionen.

Holographie: photograph. Verfahren zur Aufzeichnung räuml. Bilder auf einer Photoplatte extrem hoher Auflösung. Das Objekt wird mit dem kohärenten Licht eines ↑Lasers bestrahlt. Durch Überlagerung des vom Objekt ausgehenden (reflektierten) Lichtwellenfelds mit einer Referenzwelle entsteht in der Ebene der Hologrammplatte ein Interferenzbild, das die gesamte Information des Wellenfelds (Amplitude u. Phase) enthält. Bei Beleuchtung des fertigen Hologramms mit dem Laser entsteht das Wellenfeld des Objekts hinter der Hologrammplatte durch Beugung des Laserlichts an der Silberverteilung in der Schicht. Das Objekt scheint für den Betrachter wirkl. im Raum zu stehen, u. er kann es aus versch. Blickwinkeln betrachten. Die H. kann als Verfahren der Bildspeicherung u. zur Erzeugung eines räuml. Bildes eingesetzt werden.

Holometabolie: Entwicklungsweise bei Insekten (↑Insecta), bei der aus dem Ei eine vom ausgewachsenen Tier völlig versch. Larve mit meist anderer Lebensweise schlüpft (vollkommene Metamorphose). Die typ. Entwicklung erfolgt über Ei, Larve (Raupe, Made), Puppenstadium, ↑Imago, so z. B. bei Fliegen, Mücken u. Flöhen.

Holomorphie: vieldimensionale Gesamtgestalt des Merkmalsträgers, die die morphol., physiol. u. etholog. Eigenschaften umfaßt.

Holoprosenzephaliesyndrom: genet. bedingtes Fehlbildungssyndrom mit Fehlentwicklung des Großhirns, Augenhöhlenengstand, Störungen im Nasen-Mund-Bereich, Minderwuchs, Lippen-Kiefer-Gaumen-Spalte, Mikrozephalie, Choanalatresie, Exophthalmus, Annäherung beider Augen bis zur zyklopen Verschmelzung. Schwerster Grad der Fehlentwicklung des Prosenzephalons: blasenartige Hirnanlage mit gemeinsamem Ventrikel, Fehlen von Balken, Hypophyse, Septum pellucidum. Tod im 1. Lj. Beziehung zur Arrhinenzephalie-Reihe. Kann Teilsymptom des ↑Pätau-Syndroms sein. Abb.

holosystolisch ⟨*gr*⟩ *Adj* ↑Herzgeräusche.

Holt, Mary (geb. 1924), brit. Kardiol., London.

Holter-EKG: fortlaufende EKG-Registrierung auf Langzeitrekordern (Bandspeicher o. digital) über Stunden (Tage) zur Suche nach passageren ↑Herzrhythmusstörungen.

Holtermüller, Kurt, zeitgen. Päd., Saarbrücken.

Holtermüller-Wiedemann-Syndrom (nach K. H. u. Hans-Rudolf W.): ↑Kleeblattschädel; sehr seltene progrediente u. zum Tode führende monströse Verformung des Schädels mit versch. Begleiterscheinungen (Spaltbildungen). Erstbeschreibung 1958/59.

Holt-Oram-Syndrom (nach Mary H. u. Samuel O.): atriodigitale Dysplasie; autosomal dominanter Erbgang. Fehlbildung des Daumens u. Vorhofscheidewanddefekt. Skelettanomalie kann geringfügig sein, Behinderung der Opponierbarkeit des Daumens, radioulnare Synostose mit Begrenzung der Pronationssupinationsfähigkeit. ↑Herz-Hand-Syndrom.

Holunder ↑Sambucus nigra.

Holzbock ↑Ixodes ricinus.

Holzel-Syndrom: prim. ↑Laktosemalabsorption.

Holzknecht, Guido H. (1872–1931), Röntg., Wien.

Holzknecht-Raum (nach Guido H.): Retrokardialraum; auf seitl. Aufnahme röntg. sichtbarer Zwischenraum zwischen Herz u. Wirbelsäule.

Holzphlegmone ⟨*gr*⟩ *f*: bes. am Hals auftretende, von Lymphknoten ausgehende Infektionen mit brettharter Infiltration der Weichteile, überwiegend bei ↑Aktinomykose.

Homans, John (1877–1954), Chir., Boston.

Homans-Zeichen (nach John H.): Wadenschmerz bei Dorsalflexion des Fußes als unsicheres Zeichen einer tiefen Venenthrombose.

Homatropin: Atropinanaloger Ester des Tropins u. der Mandelsäure. Wie Atropin 1–2 % in der Ophth. zur Pupillenerweiterung. Vorteil gegenüber Atropin, Wirkung klingt schon nach Stunden ab.

Home, Everard (1756–1832), Chir., London.

Home-Lappen (nach Everard H.): vergrößerter intravesikaler Mittellappen bei Prostatahyperplasie (benigne ↑Prostatahyperplasie), der wie ein Ventil wirkt u. Harnabflußbeschwerden u. ↑Harnverhaltung hervorruft.

Homilopathie ⟨*gr*⟩ *f*: Sonderform der paranoiden Entwicklung, v.a. bei Gehörlosen, hochgradig Schwerhörigen u. Menschen, die die Sprache des Landes, in dem sie sich befinden, nicht verstehen. Aus der Unmöglichkeit der sprachl. Verständigung entwickelt sich eine entsprechende Erlebnisreaktion, wenn die hierfür notwendige grundlegende Persönlichkeitshaltung i.S. der paranoiden ↑Reaktion vorhanden ist. Die nichtverbale ↑Kommunikation bleibt erhalten. Die H. tritt darum vorwiegend bei Menschen auf, die nicht gelernt haben, sich nonverbal zu verständigen. Sympt.: dysphor. o. mißtrau. Grundstimmung, permanente Abwehrhaltung, Isolierungsreaktion bis hin zu akust. Sinnestäuschungen. Teilweise geht die Entwicklung bis zur Psychose.

Homing ⟨*engl*⟩: Rückkehr von Lymphozyten in schleimhautassoziiertes lymphoides Gewebe.

Hominidae ⟨*lat*⟩ *f Pl*: alle rezenten u. fossilen Menschenformen der Unterfamilie ↑Homininae mit der Gattung Homo u. deren Vorläufer (Australopithecinae, Ramapithecinae), ↑Anthropoidea.

Homininae ⟨*lat*⟩: echte Menschen, Unterfamilie der ↑Hominidae mit der einzigen Gattung Homo.

Hominoidea ⟨*lat*⟩: menschenartige Überfamilie der ↑Anthropoidea.

Homo ⟨*lat*⟩ *m*: Mensch, zur Gattung der Hominidae gehöriges Säugetier. Arten: ↑Homo sapiens, ↑Homo erectus, ↑Homo habilis. ↑Anthropogenese.

homo- ⟨*gr*⟩ *Präfix*: gleich, gleichartig.

Homocystein: nichtproteinogene ↑Aminosäure; entsteht nach Methylübertragung des ↑S-Adenosylmethionins aus dem verbleibenden S-Adenosylhomocystein. H. kann durch die Methioninsynthetase zum Methionin remethyliert o. über ↑Cystathionin u. Homoserin zu Ketobutyrat abgebaut werden.

Homocystinurie ⟨*gr*⟩ *f*: genet. bedingter Mangel an Cystathionin-Synthetase in Leber u. Gehirn. Als Folge des Enzymdefekts ist eine Zunahme der Homocystin- u. Methioninkonzentration in Blutplasma, Urin u. Gewebe nachweisbar. Beim Vorliegen einer H. werden atyp. Metaboliten ausgeschieden: S-Adenosylhomocystein, Homolanthionin u. 2-Hydroxy-4-merkaptobutyrat-homocystein-disulfid. Klin. besteht ein vielgestaltiges u. variables Bild. Intelligenzminderung, Linsenluxation, extreme Myopie, Glaukom, art. u. venöse Thromboseneigung, Embolien, Osteoporose mit Skoliose der Wirbelsäule, Hochwuchs. Neuerdings wurde eine H. beobachtet, bei der kein Defekt der Cystathionin-Synthetase vorliegt. Bei diesem Typ (H. II) ist die Resynthese von Methionin durch Methylgruppenübertragung von N-Methyl-Tetrafolsäure gestört.

homodont ⟨*gr*⟩ *Adj*: isodont; gleichförmige Zähne tragend (z.B. Reptilien). ↑Zahnform.

Homo erectus: Frühmenschen (Archanthropinae), Menschenart, die im Mittel- bis Jungpleistozän lebte. ↑Anthropogenese.

homofermentativ: zur Kennzeichnung von Milchsäurebakterien, die bei Vergärung von Kohlenhydraten Milchsäure als Endprodukt bilden u. Glukose durch Glykolyse abbauen. ↑heterofermentativ, ↑Lactobacillus.

Homogamie ⟨*gr*⟩ *f*: Paarungssiebung; bevorzugte Partnerwahl nach einem best., gemeinsamen Merkmal. So heiraten z.B. schwer Hörgeschädigte über zufallsgemäß häufig untereinander. Dadurch kann es zur Anhäufung zugrunde liegender Gene in entsprechenden Sippen kommen.

homogen ⟨*gr*⟩ *Adj*: von gleichartiger Beschaffenheit. In der Biometrie wird eine Grundmenge, die durch Klassifikation nach einem Faktor strukturiert ist, als h. bezeichnet, wenn ihre Teile sich bezügl. der ↑Wahrscheinlichkeitsverteilungen o. spez. Parameter nicht unterscheiden. Beispiel Homoskedastizität = Homogenität bezügl. der Varianzen.

Homogenie ⟨*gr*⟩ *f*: im Ggs. zur ↑Heterogenie Determinierung eines monogen bedingten Merkmals durch nur einen mögl. Genlokus.

Homogenisation: **1.** ***Zahnmed.:*** Konzentrationsausgleich der inhomogenen Struktur von Legierungen durch Diffusion bei erhöhter Temperatur. **2.** ***Biochem.:*** Zerkleinerung von Organmaterial unter schonenden isotonen Bedingungen bis zur Zerstörung der Zellstruktur. Subzelluläre Strukturelemente (Kerne, Mitochondrien, Mikrosomen, Lysosomen) sollen erhalten bleiben u. liegen als Suspension vor. Durch Ultrazentrifugation werden die subzellulären Partikel angereichert. Das bei der H. erhaltene Produkt ist also nicht homogen i.S. der physikochem. Definition.

Homogentisinsäure: Zwischenprodukt beim Abbau von ↑Tyrosin zu Fumarsäure u. Acetessigsäure. Ein genet. Defekt der Homogentisinsäureoxidase führt zur Anhäufung von H. u. Ausscheidung im Urin. Beim Stehen färbt sich dieser Urin durch Oxidation der H. schwarz (↑Alkaptonurie). Die Untersuchung der Ausscheidung von H. bei Alkaptonurikern in Abhängigkeit von zugeführtem Protein führte Garrod zur Konzeption der angeborenen Stoffwechselfehler. ↑2,5-Dihydroxyessigsäure.

Homoglykane *n Pl*: polymere Verbindungen, die aus ident. Monosaccharideinheiten als Bausteine aufgebaut sind (↑Stärke, ↑Glykogen, ↑Zellulose).

Homograft ⟨*engl*⟩ ↑Transplantation.

Homo habilis: Menschenart, die bis zum Jungpleistozän vorkam u. als erster Hersteller von Steingeräten galt. H.h. wird auch zu den Australopithecinae (Australopithecus habilis) gezählt. Die ersten Vormenschen, die vermutl. bereits primitives Werkzeug benutzten, waren die Ramapithecinae. ↑Anthropogenese.

Homo Heidelbergensis: etwa 450 000 Jahre alte Frühmenschenart, von der ein Unterkiefer 1907 bei Mauer in der Heidelberger Gegend gefunden wurde.

homoio- ⟨*gr*⟩ *Präfix*: gleich.

homoiolog ⟨*gr*⟩ *Adj* ↑homolog.

Homoioplastik ⟨*gr*⟩ *f*: Homöoplastik, Homoiotransplantation; operative Verfahren, durch die Gewebe verschiedenster Art umgestaltet werden, um sie von einem Individuum zum anderen gleicher Spezies zu übertragen, nur als ↑Transplantat mögl.

homoiotypisch ⟨*gr*⟩ *Adj*: homolog; Tumor, aus weitgehend gereiften Zellen bestehend, die dem Ursprungsgewebe entsprechen (z.B. Leberzelladenom, Schilddrüsenadenom).

Homokaryon: Homokaryose; Verbände von Zellen mit genet. ident. Kernen.

homolateral: auf der gleichen Körperseite befindl., gleichseitig.

homolog: übereinstimmend, zusammengehörig; in der vergleichenden Anat. Bez. für Teile o. Organe, die sich auf gleiche Anlagen zurückführen lassen, in der Funktion aber differieren können; z. B. Kiefergelenk der Haifische u. Hammer-Amboß-Gelenk der Säugetiere. Gegensätzl. Bez.: analoge Organe, die gleiche Funktion ausüben, ohne herkunftsmäßig gleichartig zu sein; z. B. Augen von Säugetieren u. Tintenschnecken. In der ↑Transplantationsnomenklatur heute durch die Bez. ↑allogen ersetzt.

Homologie ⟨*gr*⟩ *f*: Begriff aus der vergleichenden Anat. für Strukturen u. Organe, die durch das Kriterium der Lage, der spezif. Qualität der Strukturen u. dem Stetigkeitskriterium zum Beweis für die Evolution der Organismen herangezogen werden.

Homologieregion: Sequenzabschnitte innerhalb der schweren bzw. der leichten Ketten der Immunglobulinmoleküle, die auch als ↑Domänen bezeichnet werden. So wird die Gammakette in die H. V_H u. C_H1 C_H2 u. C_H3 unterteilt, die Leichte Kette in V_L u. C_L. V steht für variabel (N-terminal), C für konstant.

Homologous disease ⟨*engl*⟩ ↑Graft versus host reaction.

Homolyse: chem. Reaktion mit Trennung eines Bindungselektronenpaares u. Entstehung von zwei Teilchen mit Einzelelektronen:

$$X - Y \rightarrow X\cdot + \cdot Y$$

Die für die H. erforderl. Energie (↑Bindungsenergie) kann durch UV-Strahlung o. Startradikale aufgebracht werden.

homonym ⟨*gr*⟩ *Adj*: gleichnamig.

homöo- ⟨*gr*⟩ *Präfix*: gleich.

Homöopathie ⟨*gr*⟩ *f*: von Samuel Hahnemann als Ggs. zur ↑Allopathie begründetes Therapieverfahren, das durch Anwendung hochverdünnter Arzneizubereitungen (↑Potenzen) u. das Simileprinzip mit Anwendung von Substanzen nach der Ähnlichkeit der subjektiven u. objektiven Sympt. charakterisiert ist. Begründet wird diese Form der Ther. mit „Potenzierung" o. ↑Hochpotenz, mit der Wirkungsumkehr bei extrem niedriger Dosierung (Pseudogesetz von Arndt-Schulz). Evtl. Wirkungen sind auf ↑Plazeboeffekte zurückzuführen. Homöopath. Arzneimittel sind nicht rezeptpflichtig. Gefährl. kann die Anwendung der H. bei Erkrankungen sein, gegen die es wirksame Arzneimittel gibt.

Homöoplasie: Neubildung vom Gewebetypus des Mutterbodens.

Homöostase: von Cannon geprägter Begriff zur Kennzeichnung der Eigenschaft lebender Organismen bzw. organism. Regelsysteme, best. physiol. Größen konstant bzw. in gewissen Grenzen zu halten (Konstanz des inneren Milieus: Blut-pH, Blutdruck, Blutglukosekonzentration, Körpertemperatur usw.). Dabei sind zwei Fälle zu unterscheiden: 1. Konstanthaltung durch einfache o. vermaschte ↑Regelkreise; 2. Übergang von einem infolge Störungen nicht mehr aufrechtzuhaltenden Zustand zu (i. a. mehreren mögl.) anderen, bis Konstanthaltung wieder gewährleistet ist. Für die unter 2. beschriebene Form der H. hat Ashby ein techn. ↑Modell konstruiert, das als ↑Homöostat bezeichnet wird. ↑Regelungstheorie.

Homöostat: von R. Ashby konstruiertes techn. ↑Modell eines selbstorganisierenden Systems, dessen Bez. sich von dem durch Cannon geprägten Begriff der ↑Homöostase biol. Systeme herleitet. Der H. besitzt die Fähigkeit, die Stabilität seiner inneren Zustände sowohl gegen äußere, aus der Umgebung herrührende als auch gegen innere Störungen (Beeinträchtigungen o. gar Ausfall der Funktion einiger seiner Elemente) zu bewahren.

homophil: Bez. für gleichartige Verbindungen zwischen gleichen (↑homotyp) o. versch. (↑heterotyp) Zellen in Zellverbänden, z. B. durch gleiche Zelladhäsionsmoleküle; Ggs.: ↑heterophil.

Homophilie ⟨*gr*⟩ *f*: Zuneigung zu Personen des eigenen Geschlechts. ↑Homosexualität.

Homophobie ⟨*gr*⟩ *f*: zwanghafte Abneigung gegen Personen des eigenen Geschlechts, z. B. als Ausdruck einer Verdrängung der eigenen ↑Homosexualität.

Homoplastik ↑Homoioplastik.

Homo sapiens: Menschenart, vom Jungpleistozän bis zur Gegenwart die Erde bewohnend. Gliederung in Altmenschen (Palaeanthropinae, H. sapiens neanderthalensis) u. Neumenschen (Neanthropinae, H. s. sapiens u. H. s. praesapiens). ↑Anthropogenese.

Homosexualität: wörtl. Gleichgeschlechtlichkeit; ausschließl. o. vorwiegend auf Personen des eigenen Geschlechts gerichtetes sexuelles Bedürfnis. Es wird relativ konstant ein Anteil von ca. 5 % der Bevölkerung als homosexuell eingeschätzt, neben ↑Bisexualität versch. Ausprägung. Über die Ursachen der H. gibt es versch. biol. u. psychogenet. Theorien. H. macht sich meist schon vor u. während der Pubertät bemerkbar, das volle Bewußtwerden der H. erfolgt oft erst später (↑Coming out). Körperl. Besonderheiten sind nicht nachweisbar, typ. psych. Besonderheiten sind umstritten. Manche vermeintl. Auffälligkeiten im Verhalten sind Folge einer Außenseiterstellung. Behandlungsversuche wie Psychotherapie, Verhaltenstherapie, Hypnose, Aversionstherapie, Hormonbehandlung sind bei H., die man nicht als Krankheit, sondern als gleichwertige Variante sexueller Orientierung auffassen muß, nicht indiziert, sondern evtl. schädl. u. bewirken oft Neurosen. Wirksame Unterstützung besteht im Abbau von Vorurteilen u. der gleichberechtigten Integration homosexueller Menschen in die Gesellschaft. Im Lauf der Geschichte war die Haltung der Gesellschaft gegenüber Homosexuellen unterschiedl. u. reichte von der härtesten Bestrafung (Todesstrafe) bis zur allg. Duldung. Weibl. Homosexualität (Lesbismus, lesbische Liebe) wurde im Ggs. zur männl. nur in wenigen Gesellschaften strafrechtl. verfolgt, weil sie sozial weniger auffallend u. seltener subkulturell organisiert war. In immer mehr Staaten werden i. S. einer Humanisierung der Gesetzgebung u. angesichts der gesellschaftl. Ungefährlichkeit der Homosexuellen gegen sie gerichtete Strafbestimmungen aufgehoben. ↑Heterosexualität.

Homo-Steinheimensis-Schädel: zum Skelett eines Frühmenschen gehörender Schädel aus dem mittleren Pleistozän. ↑Anthropogenese.

Homotransplantat ⟨*gr* + *lat*⟩ ↑Allotransplantation. ↑Transplantationsnomenklatur.

homotyp: Bez. für Verbände aus gleichen Zelltypen, z. B. nur aus Epithelzellen bestehend; Ggs.: ↑heterotyp.

Homoxenie: Gleichwirtigkeit; der Lebenszyklus eines ↑Parasiten verläuft ohne ↑Wirtswechsel.

Homozygotie: für einen Genlokus o. für ein diploides Individuum besteht H., wenn beide homologe Gene gleich sind, d. h. ein Paar ident. Allele vorliegt. Das Individuum ist dann in bezug auf diesen Genort homozygot.

Homozygotieeffekt: stärkere phänotyp. Ausprägung autosomal dominant bedingter Merkmale bei Homozygotie als bei Heterozygotie. Das autosomal dominant wirksame Gen für ↑Achondroplasie führt z. B. bei Homozygotie zu schwerster, mit dem Leben nicht vereinbarer Chondrodysplasie des Neugeborenen.

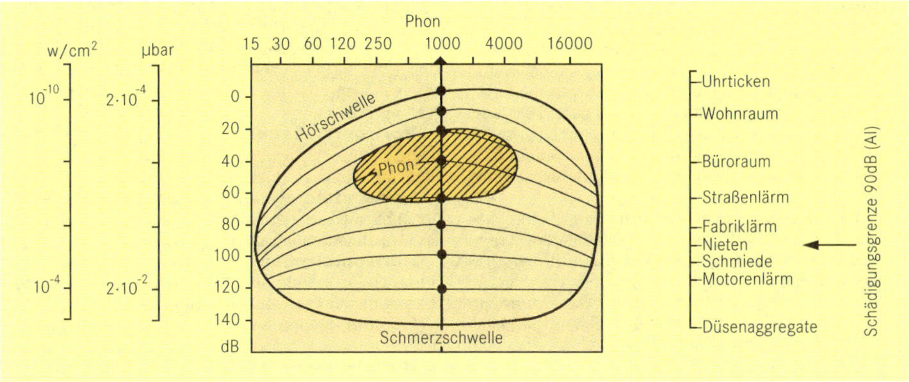

Hörbereich. Schema des menschlichen Hörbereichs

Homunculus ⟨*lat*⟩ *m*: wörtl. Menschlein; Schema für die somatotop. Repräsentation in der motor. o. sensiblen Hirnrinde.

Honeycomb lung ⟨*engl*⟩ ↑Honigwabenlunge.

Honeymoon-Zystitis: während der ersten Ehemonate auftretende Zystitis infolge Harnröhren- u. Blasenausgangsödem mit Miktionshemmung u. Keimaszension.

Honig, pontischer: Honig von Azaleenblüten, aconitinartige Giftwirkung durch enthaltene veresterte Diterpenalkaloide (Andromedotoxin).

Honigwabenlunge: typ. makrosk. Veränderung des Lungenparenchyms bei schweren Fällen von Mukoviszidose u. Bronchiolitis obliterans. Das Veränderungsbild entsteht durch Schrumpfung des Parenchyms distal von vollständig fibrosierten Verschlüssen.

Honigwabenmuster ↑Zervixzellen.

Hook ⟨*engl*⟩: Haken; ↑Universalgreifgerät.

Hooke, Robert (1635–1703), engl. Physiker u. Naturforscher, London.

Hooke-Gesetz: eine auf viele elast. Stoffe anwendbare lineare Beziehung zwischen elast. Spannung (σ) u. ↑Dehnung (ε): $\sigma = E \cdot \varepsilon$ (E = Elastizitätsmodul). Während die meisten techn. Stoffe dem H.-G. folgen, gibt es bei Knochen u. Geweben deutl. Abweichungen. ↑Elastizitätsmodul.

Hooker-Forbes-Test: nach Gestagengaben kommt es bei erwachsenen kastrierten weibl. Mäusen zu einer ähnl. Vergrößerung der Endometriumzellkerne mit Auflockerung des Kernchromatins wie während der Gravidität o. Laktation, empfindlichster Gestagentest, Nachweis von 0,0002 µg Progesteron.

Hopfen ↑Humulus lupulus.

Hopkins, Frederik Gowland (1861–1947), brit. Biochem., Cambridge. 1929 Nobelpreis für Med./Physiol. (zusammen mit Ch. Eijkman) „für seine Entdeckung der wachstumsfördernden Vitamine".

Hoppe-Seyler, Ernst Felix Immanuel (1825–1895), physiol. Chem., Schüler von J. von Müller u. R. Virchow; Tübingen, Straßburg. H. gehört zu den Begründern der physiol. Chem. als eigenes Fach. Er beschäftigte sich mit dem Stoffwechsel der Fette u. Lipide, Gärungsvorgängen, insbes. aber mit der Chem. des Blutes, bes. des ↑Hämoglobins – die Bez. geht im übrigen ebenso wie der Begriff Biochemie auf ihn zurück.

Horaire embryopathique ⟨*frz*⟩: Gregg-Syndrom; ↑Rötelnembryopathie.

Hörapparat: elektron. Hörhilfen für Knochen- o. Luftleitung zur Verbesserung des Hörvermögens von Schwerhörigen. Werden im Ohr o. hinter dem Ohr plaziert. ↑Hörgerät.

Hörbahn: Bahn des Nervensystems, über welche die akust. Erregungen aus dem Innenohr bis zur Großhirnrinde gelangen. Sie setzt sich in ihrer einfachsten Form aus mind. 4 hintereinander geschalteten Neuronen zusammen. 1. Neuron vom Corti-Organ bis zu den Nuclei cochleares am Boden der Rautengrube; 2. Neuron von den Kochleariskernen bis zu den Colliculi inferiores des Tektum; 3. Neuron von den unteren Hügeln bis zum medialen Kniehöcker; 4. Neuron vom medialen Kniehöcker bis zur prim. Hörrinde in den Heschl-Querwindungen. Der größte Teil der H. kreuzt zur Gegenseite.

Hörbereich: Wahrnehmungsbereich des menschl. Gehörs. Liegt zwischen 1 000 u. 4 000 Hz mit unterer Grenze bei 16 Hz u. oberer Grenze bei 20 000 Hz. Abb.

Hörbrille: Hörapparat im Bügel einer Brille.

Hordein ↑Gliadin der Gerste.

Hordeolosis: gehäuftes rezidivierendes Vorkommen von Hordeola, bes. bei ↑Diabetes mellitus.

Hordeolum ⟨*lat*⟩ *n*: Gerstenkorn; **H. externum**: eitrige Entzündung der Hautdrüsen des Lidrands. **H. internum**: eitrige Entzündung der Meibom-Drüsen im Tarsus des Lides. Abb.

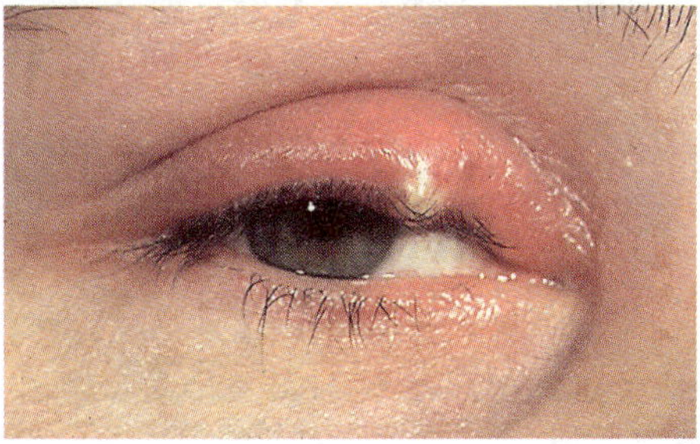

13

Hordeolum

Hören: Empfindung von akust. Phänomenen aller Art, wie Töne, Klänge, Geräusche. Die auf das Ohr treffenden Schallwellen werden in mechan. Schwingungen umgewandelt u. führen zu Nervenimpulsen im Corti-Organ (↑Organum spirale) u. zur zentralen Verarbeitung.

Hörermüdung, normale: tritt auf nach Belastung mit Lautstärken, die bei Dauereinwirkung zur bleibenden Hörschädigung führen. Normale H. als temporärer Tonschwellenschwund (TTS) normale Vorstufe der ↑Lärmschwerhörigkeit.

Hörermüdung, pathologische: Funktionsstörung in neuralen o. zentralen Anteilen des ↑Hörsystems nach Einwirkung normalerweise nicht hörschädigender Lautstärken (< 85 dB); Hörschwellenverschlechterung hält Minuten o. auch Stunden an, Abgrenzung zur pathol. ↑Adaptation im mon- bzw. binauralen Lautheitsvergleich. Unterscheidung von Hörermüdung u. Adaption mit ↑Békésy-Audiometrie.

Hörfeld: mit der ↑Audiometrie feststellbarer Bereich des Hörens hinsichtl. Frequenz, oberer u. unterer Tongrenze u. Intensität sowie der Hör- u. Schmerzschwelle, normaler Bereich in der Tonaudiometrie 128–12 000 Hz. Primäres H.: in der Hörrinde gelegen, verbunden mit sek. Feldern.

Hörgerät: Schallverstärker zur Anhebung des Schalldruckpegels für Hörbehinderte über die Wahrnehmungsgrenze (↑Hörschwelle). Ältere Varianten: Hörfächer, Hörschlauch, Hörrohr. Moderne elektr. Geräte bestehen aus Mikrofon, regelbarem Verstärker, Hörer u. Stromquelle als Taschenhörgerät mit Einsteckhörer, als Hörbrille o. als in den Gehörgang einsetzbare Geräte. Als Schallempfänger werden elektromagnet., piezokeram. u. Elektretmikrofone verwendet. Die Stromversorgung erfolgt i. d. R. durch Knopfzellen mit Betriebsspannungen zwischen 1,2 u. 1,5 V. Die Verstärkung liegt bei Hörbrillen zwischen etwa 30–60 dB, bei Taschenhörgerät zwischen etwa 60–80 dB. H. werden eingesetzt bei Innenohrschwerhörigkeit (Alters-, Lärmschwerhörigkeit) sowie degenerativ-, entzündl. bzw. tox.- u. (schall-) traumat. bedingter Schwerhörigkeit, nicht operativ verbesserungsfähiger Schalleitungs- u. kombinierter Schwerhörigkeit. Bei Kindern frühestmögl. Versorgung (beidohrig) nötig. Hörgerätverordnung u. -anpassung immer durch Facharzt, danach Hörtraining mit Hörgerät. Abb.

Hörgerätkuppler: Ohrsimulator; Druckkammer mit den gleichen akusto-mechan. Eigenschaften (Impedanz) wie Trommelfell u. Restgehörgangslumen.

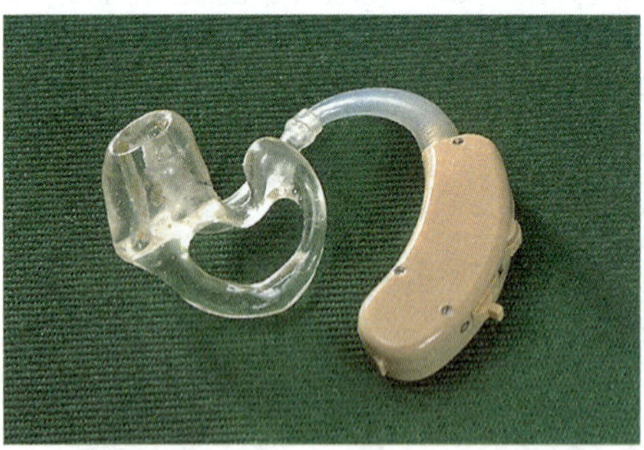

10

Hörgerät

Hörigkeit: hochgradige Abhängigkeit von einer Person, z. B. in sexueller Hinsicht. H. ist verbunden mit Verlust der Selbständigkeit, Hingabebereitschaft u. maßloser Eifersucht. In der Pubertät kann H. vorübergehend aus unreifer Partnerschaft erwachsen. Vorkommen meist bei Persönlichkeitsstörungen o. neurol. Störung.

Horizontalebene: quer zur Körperlängsachse liegende Ebene, welche die ↑Frontalebenen u. die ↑Sagittalebenen senkrecht schneiden. ↑Ohr-Augen-Ebene.

Horizontalumfang: Kopfumfangsmaß, bei dessen Abnahme die Lage des Bandmaßes durch die ↑Glabella u. das ↑Opisthokranion bestimmt wird.

Horizontalzellen: Neuronum horizontale; Nervenzellen im Stratum nucleare internum der ↑Retina mit Integrationsfunktion mehrerer Sinneszellen.

Hörlein, Philipp Heinrich (1882–1954), Arzt, Düsseldorf.

Hörlein-Weber-Syndrom (nach Philipp H. H. u. Frederick P. W.): genet. bedingte ↑Methämoglobinämie.

Hormesis ⟨*gr*⟩ *f*: Anregung; Hypothese, daß Minimalmengen, z. B. von Strahlen, eine biopositive Wirkung haben.

Hormodendrum ⟨*gr*⟩ *n* ↑Fonsecaea.

Hormologie: noch umstrittene Theorie, wonach physikal. bzw. chem. Streßfaktoren (z. B. niedrige Dosierungen von Strahlungen, tox. Stoffen) anregend auf Lebensprozesse wirken. Solche Befunde wurden für Mikroorganismen sicher belegt.

Hormon, adrenokortikotropes ⟨*lat* +*gr*⟩ *n*: *Abk* ACTH; Corticotropin; glandotropes, auf die ↑Glandula suprarenalis gerichtetes Hormon der ↑Adenohypophyse; Polypeptid aus 39 Aminosäureresten. A. H. bewirkt ↑Hyperplasie u. ↑Hypertrophie der Nebennierenrinde u. fördert in ihr die Synthese u. Ausschüttung der ↑Glukokortikoide; Sekretion von a. H. wird durch (das Corticotropin freisetzend wirkende Hormon) Corticoliberin (↑Hypothalamushormone) stimuliert.

Hormon, antidiuretisches: *Abk* ADH; Vasopressin, Adiuretin; Octapeptid, chem. verwandt mit ↑Oxytocin; im Nucleus supraopticus des Hypothalamus in Form einer Polypeptidvorstufe gemeinsam mit ↑Neurophysin I gebildet, daran gebunden wird es axonal in die ↑Neurohypophyse transportiert, dort gespeichert u. bei Bedarf sezerniert. Reguliert über Volumen- u. ↑Osmorezeptoren die renale Wasserausscheidung. Ausschüttung bei Erhöhung des osmot. Drucks im Blut u. bei Abnahme des zirkulierenden Blutvolumens. Priorität hat die Osmoregulation. Daneben führen andere Reize u. Pharmaka zur ADH-Ausschüttung: Schmerz, Acetylcholin, Nikotin, Morphin, Analgetika, Barbiturate, Äther u. Coffein. Alkohol hemmt die ADH-Sekretion u. führt deshalb zur Wasserdiurese. ADH bedingt eine Erhöhung der Wasserdurchlässigkeit in den distalen Tubuli sowie eine Förderung der Wasserrückresorption in den Sammelröhren der Niere u. bewirkt dadurch eine Konzentrierung des Harns. Gefäßwirkung durch Kontraktion der Kapillaren (Blutdruckanstieg) tritt erst in 1 000fach höherer Konzentration auf. Fehlen von ADH (z. B. bei Ausfall der Neurohypophyse) bewirkt Verlust der Fähigkeit zur Harnkonzentrierung u. verursacht übermäßige Harnproduktion (↑Diabetes insipidus). Als Ther. bei Diabetes insipidus: Desmopressin, synthet. Produkt; Applikationsort: Nasenschleimhaut. Nebenwirkungen: Ödeme, Blutdruckanstieg, Angina pectoris. Wegen Oxytocinwirkungen bei Schwangeren strenge Ind.

Hormonantikörper: Immunglobuline, die Epitope auf Protein- o. Polypeptidmolekülen mit Hormonfunktion erkennen u. binden können, z. B. Antikörper gegen Insulin.

Hormonbestimmungen, radioimmunologische ↑Radioimmunoassay.

Hormon, corticotropinfreisetzendes: *Abk* CRH; ↑Hypothalamushormone.

Hormone ⟨*gr*⟩ *n Pl*: Produkte von Drüsen mit innerer Sekretion bzw. von Nervenzellen (↑Neurohormone) o. anderen Geweben (↑Gewebehormone). H. sind biol. aktive, schon in sehr kleinen Konzentrationen wirkende Substanzen, die durch das Blut in ihre Erfolgsorgane gelangen u. dort koordinierende u. regulator. Wirkungen entfalten. Hinsichtl. ihrer chem. Natur unterscheidet man: ↑Proteohormone u. ↑Peptidhormone, Steroidhormone, Aminosäureabkömmlinge (z. B. ↑Thyroxin, ↑Adrenalin, ↑Histamin), Fettsäureabkömmlinge (z. B. Prostaglandine). Nach ihrer molekularen Wirkungsweise heben sich zwei Gruppen heraus: 1. H., die auf der äußeren Zelloberfläche von spezif. ↑Hormonrezeptoren gebunden werden; dazu gehören die Proteo- u. Peptidhormone sowie das Adrenalin, ↑Second messenger; 2. H., die in die Zelle eindringen u. dort ihre Wirkungen entfalten; dazu gehören die Steroidhormone u. das Thyroxin.

Hormone, freisetzungshemmende: ↑Hypothalamushormone, ↑Statine, ↑Somatostatin.

Hormone, gastrointestinale: im Bereich des Magen-Darm-Kanals von versch., in der Schleimhaut liegenden endokrinen Zellen gebildete Polypeptide, die auf dem Blutweg zu den im wesentl. zum Verdauungssystem gehörigen Erfolgsorganen gelangen u. Einfluß auf deren ↑Sekretion u. Motilität nehmen. ↑Gastrin I u. II: ↑Secretin; ↑Cholezystokinin-Pankreozymin (CCK-PKZ); ↑Gastric inhibitory peptide (GIP); vasoaktives intestinales ↑Polypeptid (VIP); ↑Motilin; ↑Villikinin; ↑Enterogastron; ↑Enteroglucagon; ↑Somatostatin; pankreatisches ↑Polypeptid; ↑Neurotensin; ↑Gastrin releasing peptide (GRP). Viele g. H. fördern außerdem die Sekretion von ↑Insulin. G. H. kommen als Neuropeptide o. Kotransmitter in versch. Neuronen des ZNS vor.

Hormone, glandotrope ⟨*lat + gr*⟩ *n Pl*: gemeinsamer Name für die auf periphere endokrine Drüsen wirkenden Hormone der Adenohypophyse: 1. adrenokortikotropes ↑Hormon, 2. follikelstimulierendes ↑Hormon; 3. ↑Luteinisierungshormon; 4. ↑Prolaktin; 5. ↑Thyreotropin.

Hormone, gonadotrope: Gonadotropine; steuern Entwicklung, Reifung, Hormonproduktion u. -abgabe der Gonaden. 1. Hypothalam. Gonadotropin (Gonadotropin-Releasing-Hormon, ↑GnRh) bewirkt die Freisetzung der hypophysären Gonadotropine (Hypothalamushormone). 2. Luteinisierendes Hormon (LH), Lutropin. Beim Mann stimuliert LH (auch interstitielle Zellen stimulierendes Hormon genannt) in den Leydig-Zwischenzellen der Testes die Testosteronsynthese; bei der Frau reifen unter LH Graaf-Follikel, wird die Ovulation ausgelöst u. der Follikel unter Progesteronbildung zu einem funktionsfähigen Corpus luteum umgebildet. Die Hormone Progesteron u. Testosteron üben einen neg. Rückkopplungseffekt auf die LH-Freisetzung aus. 3. Follikelstimulierendes ↑Hormon (Follitropin, FSH). FSH ist beim Mann für Spermatogenese, Reifeteilung u. die Bildung befruchtungsfähiger Samenzellen erforderl. Bei der Frau entwickeln sich durch FSH die Follikel im Ovar, u. es werden Östrogene gebildet.

Hormone, intestinale: im Magen-Darm-Kanal gebildete Hormone, z. B. ↑Gastrin, ↑Cholezystokinin-Pankreozymin u. a.

Hormone, lipotrope: auf den Fettstoffwechsel gerichtete Hormone; die Bez. ist vorwiegend bezogen auf die lipolysefördernd wirkenden Hormone der Adenohypophyse: adrenokortikotropes ↑Hormon, somatotropes ↑Hormon. Weitere Hormone mit derartigen Wirkungen sind ↑Glucagon, ↑Adrenalin; ↑Thyroxin u. ↑Glukokortikoide.

Hormone, neurohypophysäre: in der Neurohypophyse (Hypophysenhinterlappen) werden die zwei Neurohormone Adiuretin (antidiuretische ↑Hormon) u. ↑Oxytocin gespeichert (Bindung an ↑Neurophysine) u. aus dieser auch sezerniert. Der Syntheseort dieser Hormone ist jedoch der ↑Hypothalamus. Von diesem gelangen sie entlang der Axone (↑Neurosekretion) in die Neurohypophyse. Adiuretin wirkt blutdrucksteigernd u. antidiuret., Oxytocin bringt die Uterusmuskulatur zur Kontraktion. ↑Hypophyse.

Hormon, follikelstimulierendes: *Abk* FSH, Follikulotropin, Follitropin, Gonadotropin I; Hormon der Adenohypophyse; Glykoprotein (relative Molmasse 30 000). Das FSH stimuliert bei der Frau Wachstum u. Reifung der Follikel im Ovar bis zum ↑Graaf-Follikel u. steigert die Bildung u. die Ausschüttung von ↑Östrogenen. Zwei Rückkopplungseffekte der Östrogene sind bekannt: erhöhte Östrogenspiegel bremsen Sekretion von GnRh (neg. Feed-back-Mechanismus), präovulator. kurzdauernde, aber starke Östrogenerhöhungen bremsen FSH, steigern LH-Sekretion (pos. Rückkopplung), der östrogeninduzierte LH-Peak löst die Ovulation aus. Physiol. Konzentrationen von ↑Prolaktin scheinen für die Wirkung der Gonadotropine LH u. FSH erforderl. zu sein. Heranreifende Follikel bilden das FSH supprimierende ↑Inhibin. Beim Mann erhöht es die ↑Spermatogenese. FSH löst in den Sertolizellen die Bildung von androgenbindendem Protein aus, dadurch Versorgung der Spermiogenesezellen mit Testosteron. Wahrscheinl. wird das Polypeptid Inhibin auch in den Sertolizellen gebildet; es hemmt FSH-Sekretion.

Hormonimplantate ↑Depotpräparate.

Hormon, interstitielle Zellen stimulierendes: *Abk* ICSH; gonadotropes Hormon der ↑Adenohypophyse, das mit dem Lutropin ident. ist. Es stimuliert in den Leydig-Zellen die Produktion u. Sekretion der ↑Androgene. Die Androgene hemmen die Sekretion von ICSH u. steuern dadurch mittels neg. Rückkopplung über den ↑Hypothalamus u. die Adenohypophyse ihre eigene Bildung (↑Hormonsekretionsregulation).

Hormon, kortikotropes ↑Hormon, adrenokortikotropes.

Hormon, laktogenes ↑Prolaktin.

Hormon, luteotropes ↑Prolaktin.

Hormon, Lutropin-Follitropin freisetzendes: *Abk* LH-FSH-RH; ↑Hypothalamushormone.

Hormon, melanotropinfreisetzendes: Melanotropin, ↑Hypothalamushormone.

Hormon, melanozytenstimulierendes: *Abk* MSH; von den basophilen Zellen des Hypophysenvorderlappens gebildet, stimuliert es die Melaninsynthese in den Melanozyten. Es sind bekannt: Alpha-MSH u. ein speziesverschiedenes Beta-MSH. Beide haben große Strukturähnlichkeit mit dem adrenokortikotropen

H

↑Hormon. Bei primärer ↑Nebennierenrindeninsuffizienz führt das vermehrt gebildete MSH zu den charakterist. Pigmentierungen.

Hormon, Prolaktinfreisetzung hemmendes: Prolaktostatin; ↑Hypothalamushormone.

Hormonrezeptor: hormonbindendes Protein einer Zelle. Je nachdem, ob ein Hormon an die Oberfläche einer Zelle gebunden wird o. in diese eindringt, unterscheidet man zwei Typen von H.: **membrangebundene H.**, die meist über ein ↑G-Protein mit einem Effektorenzym (z. B. ↑Adenylatzyklase o. ↑Phospholipasen) in Wechselwirkungen stehen (↑Signalwandlungssysteme, zelluläre). Im Zytoplasma vorkommende, **lösl. Rezeptorproteine**, binden das Hormon nach dessen Eintritt in die Zelle, reagieren mit weiteren Proteinen (z. B. ↑Hitzeschockproteinen), treten dann in den Zellkern über u. beeinflussen dort die Transkriptionsgeschwindigkeit best. Strukturgene, wodurch sich das Enzymmuster der Erfolgszelle ändert (Steroidhormone, Thyroxin u. a.).

Hormonrezeptoranalyse: Untersuchungen der Steroidbindungsfähigkeit an spezif. Rezeptorproteine nach versch. Verfahren (Dextran-Charcoal, Dichtegradientenzentrifugation, Gelfiltration, Agarelektrophorese) als Prognosekriterium u. Prädikation einer Hormonsensibilität, klin. bedeutsam (Mammakarzinom). Rezeptorbestimmungen mittels monoklonaler Antikörper gegen Rezeptorproteine gewinnen an Bedeutung.

Hormonsekretionsregulation: erfolgt durch mind. drei versch. Regelkreise, näml. durch pos. o. neg. Rückkopplung, indem Blutspiegelveränderungen einer best. Substanz die Sekretion des Hormons unmittelbar beeinflussen (z. B. Insulin, Glucagon, Parathormon, Calcitonin); durch das System Hypothalamus, Hypophysenvorderlappen u. periphere endokrine Drüse, das mit Rückkopplungsmechanismen ausgestattet ist; durch Einbau best. Rezeptoren in den Regelkreis, die Abweichungen in den Konzentrationen best. Substanzen registrieren u. diese dann der jeweiligen inkretor. Drüse auf humoralem (z. B. beim ↑Aldosteron) o. auf nervalem Wege (z. B. beim antidiuretischen ↑Hormon) weitermelden. Abb.

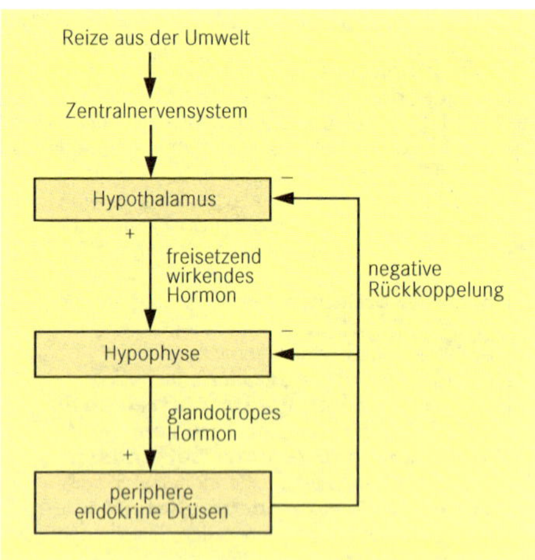

Hormonsekretionsregulation
durch Rückkopplung

Hormonsensibilität: Beeinflußbarkeit der Proliferationsprozesse von Tumoren durch Hormone.

Hormon, somatotropes: *Abk* STH, Wachstumshormon, human growth hormone (HGH), Somatotropin; Proteohormon, Polypeptid aus 191 Aminosäuren (Mol. Gew. 22 000). In der Adenohypophyse gebildetes Hormon, das seine Wirkung im peripheren Zielgewebe über STH-Rezeptoren entfaltet. Hypothalam. durch Somatotropin-Releasing-Hormon (SRH, GHRH) u. Somatotropin-Release-Inhibiting-Hormon (SRIH, SIH) gesteuert. Halbwertszeit im Blut 25 min. Streß, Hypoglykämie, Arginin, Vasopressin, ACTH u. Betarezeptorenblocker stimulieren die STH-Sekretion; Glukose, Proteinzufuhr, Kortikosteroide u. Alphablocker supprimieren sie. Ausschüttung erfolgt episod. mit mehreren (v. a. nächtl.) Sekretionsspitzen. Wirkungen: fördert Wachstum, spez. das enchondrale Knochenwachstum; stimuliert die Eiweißsynthese (anabole Wirkung) u. den Fettabbau, hemmt die Glukoseaufnahme in der Muskulatur, stimuliert die Synthese von Somatomedinen. Überproduktion führt, in Abhängigkeit vom Lebensalter, zu ↑Gigantismus o. ↑Akromegalie.

Hormon, somatotropinfreisetzendes: *Abk* SRH; ↑Hypothalamushormone.

Hormon, Somatotropinfreisetzung hemmendes ↑Somatostatin, ↑Hypothalamushormone.

Hormontherapie, additive: ther. Hormonzufuhr zur Erhöhung der Hormonkonzentration, Östrogene: Prostatakarzinom, Mammakarzinom, postmenopausaler Frauen; Androgene: Prostatakarzinom, Mammakarzinom, prämenopausaler Frauen; Antiöstrogene: Mammakarzinom, prä- u. postmenopausaler Frauen; Gestagene: Mammakarzinom, postmenopausaler Frauen; Substanzen, die in die Biosynthese bzw. den Metabolismus von Hormonen eingreifen, z. B. Aromatasehemmer beim Mammakarzinom prä- u. postmenopausaler Frauen; Kortikoide: Mammakarzinom, Prostatakarzinom, maligne Lymphome.

Hormon, thyreotropinfreisetzendes: *Abk* TRH; ↑Hypothalamushormone.

Hormon, thyroideastimulierendes: *Abk* TSH; ↑Thyreotropin.

Hormonwirkung, permissive: Abhängigkeit der Wirkung eines Hormons durch ein anderes Hormon, dessen Wirkung als permissiv bezeichnet wird. Beim Fehlen des Insulins z. B. ist das Wachstumshormon unwirksam, d. h., Insulin wirkt permissiv für Wachstumshormon, Glukokortikoide wirken permissiv für Adrenalin auf die Lipolyse im Fettgewebe usw.

Hormon, zwischenzellenstimulierendes ↑Hormon, interstitielle Zellen stimulierendes.

Hörnchenphänomen: henkelartige Verziehung des prävesikalen Harnleiterabschnitts. Bes. bei der subvesikalen Form der Prostatahyperplasie (benigne ↑Prostatahyperplasie); röntg. im Urogramm (intravenöse ↑Urographie) darstellbar.

Horner, Johann Friedrich (1831–1886), Schweizer Ophth., Zürich.

Horner-Syndrom (nach Johann F. H.): Bernard-Horner-Syndrom, Bernard-Syndrom, Horner-Symptomenkomplex, okulopupilläres Syndrom; Miosis, Ptosis, Enophthalmus durch Läsion des Hals- o. Brustsympathikus (z. B. nach Stellatum-Blockade, okulärer Teil des Status dysrhaphicus). Bei der zentralen Form (Schädigung zwischen Hypothalamus u. Zentrum ciliospinale) tritt auf

Cocain Pupillenerweiterung ein, die bulbäre Form (Substantia reticularis) ist stets beidseitig.

Horney, Karen (1885–1952), Psychotherapeutin, Vertreterin der Neo-Analyse. Distanzierte sich von der orthodoxen Psychoanalyse u. betonte die Bedeutung sozialer Einflüsse auf die Entwicklung der Psyche.

Hornhaut ↑ Kornea, ↑ Epidermis.

Hornhautdegeneration: Gruppe von Eintrübungen der Hornhaut des Auges, die nichtentzündl. Ursache, sondern entweder Alternsvorgänge o. genet. bedingte Prozesse sind. Epitheliale H.: Keratomalazie, neurotroph. Keratopathie, bandförmige Hornhautdegeneration. senile Randdegeneration; Stroma-H.: Lipoiddystrophie, heredofamiliäre Dystrophien (bröcklige, fleckförmige, gittrige Dystrophie), H. i.R. von Thesaurismosen (Cystinose, Ochronose, Hurler); endotheliale H.: Fuchs-Dystrophie, sek. endotheliale H. Erhebl. Beeinträchtigung des Sehvermögens, deshalb oft Keratoplastik erforderl.

Hornhautdystrophie ↑ Hornhautdegeneration.

Hornhautendothel: veraltet für Epithelium posterius corneae, einschichtiges Plattenepithel mit Barrierenfunktion gegen das Kammerwasser.

Hornhautentzündung
↑ Keratitis, ↑ Keratoconjunctivitis.

Hornhautgeschwür ↑ Ulcus corneae.

Hornhautkegel ↑ Keratokonus.

Hornhautnarben: Trübungen der Kornea nach Entzündungen, Ulzerationen u. Traumen. Nach Dichte u. Größe wird unterschieden: Nubekula, Makula, Leukom, Staphylom (Narbe mit Irisanlagerung).

Hornhautödem: gestörter Wassertransport durch die Hornhaut; Quellung, Verdickung u. Trübung des Stromas, unregelmäßige Oberfläche des Epithels.

Hornhautrandektasie: degenerative Verdünnung u. Vorwölbung des Hornhautrands ohne Einlagerung von Uveaanteilen, oft mit erhebl. Astigmatismus einhergehend. Gefahr der Perforation. Vorläufer oft ausgeprägtes ↑ Gerontoxon u. immer chron. verlaufende ↑ Randfurchenkeratitis mit Pannusbildung u. Zerstörung von Bowman- u. gelegentl. auch Descemet-Membran. Dystroph. Degeneration, Heredität selten nachweisbar.

Hornhautringabszeß: schwerste eitrige Entzündung des gesamten Hornhautgewebes. Gefahr des breiten Durchbruchs in die Vorderkammer u. der ↑ Panophthalmie.

Hornhautstaphylom: Vorwölbung der Hornhaut nach Keratitis, Verätzung o. angeboren.

Hornhautstichelung: Behandlungsmethode der rezidivierenden Hornhauterosion (↑ Erosio corneae). Mit einer feinen Nadel werden oberflächl. Grübchen in die ↑ Bowman-Membran gesetzt, damit die basale Epithelschicht wieder festere Haftung gewinnt.

Hornhauttopometer: Gerät zur feinsten Topometrie der Hornhautoberfläche.

Hornhauttrübungen, angeborene: verschiedengradige, in unterschiedl. Schichten der Kornea des Auges liegende Trübungszonen, denen meist Defektbildungen des Hornhautendothels u. der Descemet-Membran zugrunde liegen. Kombination mit weiteren Anomalien. Dominanter u. rezessiver Erbgang bekannt. Formen: ↑ Sklerokornea, ↑ Peters-Anomalie, ↑ Embryotoxon corneae, ↑ Leucoma corneae.

Hornhautvaskularisation: Eindringen von Gefäßen in die normalerweise gefäßlose Kornea i. R. reparativer Prozesse unter Bildung narbigen (trüben) Gewebes. Sonderform: Pannus, z. B. bei ↑ Trachom.

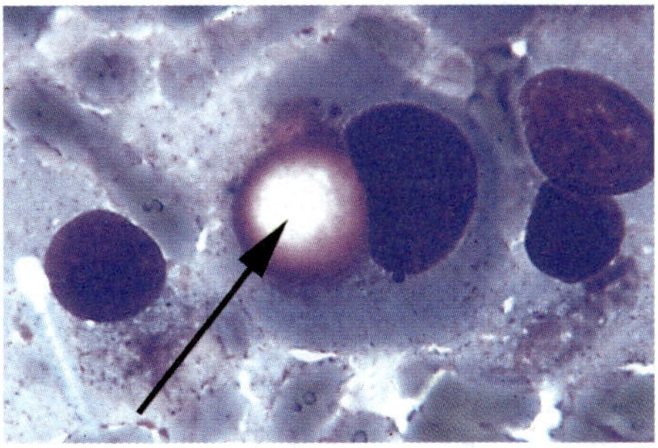

35

Hornperlen. Ausstrich von Tumorgewebe, Pappenheim-Färbung; Zellen mit H. (Pfeil) im Zytoplasma bei einem verhornenden Plattenepithelkarzinom.

H

Hornisse: Vespa crabro; Wespenart aus der Fam. Vespidae. 20–35 mm lang; Toxinbildner, Stich verursacht lokale Hautreaktion. ↑ Hymenoptera.

Hornkrebs ↑ Spinaliom.

Hornperlen: zwiebelschalenartig geschichtetes Plattenepithel mit zentraler Verhornung. Häufig bei ausreifender Metaplasie u. verhornendem Plattenepithelkarzinomen. Abb.

Hornschicht: Stratum corneum: oberste Schicht der ↑ Epidermis aus toten Hornschuppen.

Hornschollen: im Zellausstrich von der Cervix uteri einzeln u. in Gruppen vorkommende kernlose Schollen, die sich in der Papanicolaou-Färbung lachsrot u. bei Hämatoxylin-Eosin-Färbung kräftig hellrot anfärben. H. im Ausstrich weisen auf eine Leukoplakie hin.

Hornwarze: starkt verhornte ↑ Verruca vulgaris.

Hornzellen: starkt verhornte Keratinozyten, teils kernlos. ↑ Epidermis.

Horopter ⟨*gr*⟩ *m*: gekrümmte Fläche bzw. von oben gesehen Kreis, auf dem die Knotenpunkte des opt. brechenden Systems beider Augäpfel liegen sowie das jeweils fixierte Objekt. Bei der dem Abstand des Objekts entsprechenden Konvergenzstellung der Bulbi – die mit der Nahakkommodation verbunden ist – wird dieses u. sämtl. auf dem H. noch liegenden Objekte auf ident. korrespondierenden Netzhautarealen abgebildet u. dadurch einfach gesehen. Alle nicht auf dem gegebenen H. liegenden Objekte erzeugen Doppelbilder, die für das räumliche ↑ Sehen bedeutsam sind.

Hörprüfung: Verfahren zur Überprüfung der Hörfähigkeit u. Feststellung von Ort, Art u. Ausmaß einer Hörstörung. Methoden der H. sind u. a. Stimmgabel, Flüster- u. Umgangssprache, ↑ Audiometrie.

Horror autotoxicus ⟨*lat*⟩ *m*: von Paul Ehrlich 1901 aufgestellter Begriff, der ausdrücken soll, daß es normalerweise im eigenen Organismus nicht zur Entwicklung einer Autoimmunität o. Sensibilisierung gegen körpereigene Zell- u. Gewebeantigene kommt, die für andere Spezies antigenwirksam sein können.

Hörschäden: Formen von Schwerhörigkeit u. Taubheit.

Hörschädigung: Kategorie der phys.-psych. Schädigung, dominierendes Charakteristikum ist die auditiv bedingte, eingeschränkte verbale Kommunikation, die sich auf die gesamte Persönlichkeitsentwicklung auswirkt. Im

Verständnis der Rehabilitationspädagogik Hörgeschädigter führt die Wechselwirkung eines Schadens des auditiven Analysators, auch Hörschaden genannt, als Komponente der inneren Entwicklungsbedingungen eines Menschen u. dafür inadäquaten sozial-kommunikativen, insbes. pädagog. Entwicklungsbedingungen, zur H. Eine H. kann zu jedem Zeitpunkt im Leben eines Menschen eintreten. Inwieweit sich eine H. entwickelt, hängt von der Art, vom Grad u. vom Zeitpunkt ab, zu dem der Schaden des auditiven Analysators eingetreten ist, sowie vom aktuellen Entwicklungsstand der Persönlichkeit. Die H. ist aufgrund der ihr innewohnenden Dynamik durch komplexe Rehabilitation beeinflußbar. Früherfassung u. rehabilitative Früherziehung sind von bes. Bedeutung.

Hörschwelle: entspricht der Minimalintensität des Schalls am Trommelfell, die eben eine Hörempfindung hervorruft. Sie ist schallfrequenzabhängig. Zwischen 2000–4000 Hz ist die H. am niedrigsten. Die Reizstärke beträgt dann 10^{-5} N/m^2 (als Schalldruck) o. 10^{-16} W/cm^2 als Schalleistung. In der subjektiven Lautheitsskala entspricht dies 0 Phon. Die H. steigt mit dem Alter an. Sie wird mit Audiometern gemessen.

Hörschwellenaudiogramm: Registrierung der ↑Hörschwelle, d. i. der notwendige Schalldruck, bei dem ein Ton gerade noch hörbar ist, in Abhängigkeit von der Frequenz des Tons. ↑Audiometrie, ↑Audiometer.

Hörsenke: Absinken der Innenohrleistung in einem best. Frequenzbereich, am häufigsten um 4 000 Hz (3 000–6 000 Hz) im Hochtonbereich: c_5-Senke, infolge akuter u. chron. Lärmeinwirkung. Hörsenkencharakteristik bei geringgradigen Hörstörungen am auffälligsten. H. im mittleren Frequenzbereich (1 000–2 000 Hz) selten; genet. bedingt, H. im tiefen Frequenzbereich (125–1 000 Hz) als Tieftonhörsenke bezeichnet.

Hörstörung: **kochleär bedingte H.** mit Schädigung des Corti-Organs (Haarzellschädigung, ↑Organum spirale); **retrokochleäre H.** mit Schädigung von Hörnerv u. zentraler Hörbahn. Audiometr. Diagnostik mittels Geräuschaudiogramm, Lautheitsausgleich (Recruitment, ↑Fowler-Test), Intensitätsbreiten- u. Intensitätsunterschiedsschwelle. Abb.

Hörstummheit: bei normalem Gehör vorhandene Stummheit, wahrscheinl. aufgrund einer Erkrankung des ZNS.

Hörsturz, akuter ↑Hörverlust, akuter.

Hörsystem: bestehend aus Rezeptor u. Hörbahnen, Entstehung mechan. u. elektr. Phänomene als Ausdruck lokaler u. fortgeleiteter sensorieller u. nervöser Aktivität; Komplexität des zentralen Apparats, erhöht durch Existenz eines efferenten Systems, wirkt hemmend.

Hortega, vollständiger Name Del Rio Hortega, Pio (1882–1945), Neurohistologe, Madrid, Paris, Oxford, Buenos Aires. Schüler des Nobelpreisträgers Ramón y Cajal.

Hortega-Zellen (nach Pio del Rio H.): Mikroglia; Zellart der ↑Neuroglia im ZNS mit längl., dunklen Zellkernen. Wegen der Fähigkeit zur Phagozytose („Abräumzellen") u. zur Antigenpräsentation oft als Makrophagen (aus dem Blut eingewanderte Monozyten) eingestuft. Da diese mesenchymaler Herkunft sind, werden die H. auch als Mesoglia bezeichnet.

Hörtheorien: beziehen sich auf die in der Schnecke des Innenohrs, dem Ort der eigentl. Reizaufnahme durch die Hörzellen, auftretenden physikal. Erscheinungen, z. B. Schwingungen der Basilarmembran (↑Lamina basilaris), die zur Erregung der dort befindl. Haarzellen u. zur Erregungsweiterleitung im 1. Neuron der Hörbahn führen. Die Wanderwellentheorie u. Wellendispersionstheorie werden am häufigsten vertreten. ↑Ortstheorie des Hörens, ↑Resonanztheorie des Hörens, ↑Schallbildertheorie.

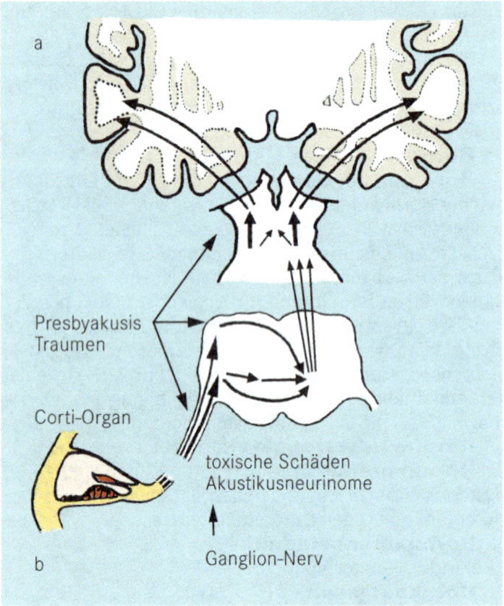

Hörstörung. Ursachen der Innenohrschwerhörigkeit nach ihrer Lokalisation
a: zentrale Hörbahn (frühkindl. Hörschäden, Tumoren, multiple Sklerose, Hirndurchblutungsstörungen); b: Corti-Organ (Lärmschäden, Ménière-Krankheit, akuter Hörsturz, Durchblutungsstörungen, Labyrinthitis, Streptomycinschädigung, Fehlbildungen)

Horton, Bayard Taylor (1895–1980), amerik. Int., Rochester.

Horton-Magath-Brown-Syndrom (nach Bayard T. H., T. B. M. u. George E. B.): Riesenzellarteriitis. ↑Arteriitis temporalis.

Horton-Syndrom (nach Bayard T. H.): Horton-Bing-Syndrom; bes. Form der Migräne, die durch kurz dauernde, sehr starke einseitige Kopfschmerzen charakterisiert ist; Dilatation endokranieller Gefäße durch Histamin wird als Ursache angesehen; Anfall kann durch Gabe von Antihistaminika kupiert werden.

Hörverlust: Lautstärkemehrbedarf gegenüber Normhörigen.

Hörverlust, akuter: Hörsturz; plötzl., einseitige selten beidseitige reine Innenohrstörung unterschiedl. Grades, auch Erlöschen der Kochlearisfunktion. Vorwiegend bei Menschen mittlerer Altersgruppe. Daneben Ohrgeräusche, Unsicherheitsgefühl, Schwindel. Pos. Recruitment als Hinweis für Corti-Schädigung (↑Rekrutierung). Ätiol.: vaskulär-, tox., allerg., vegetativ-, HWS-bedingt, wahrscheinl. Zusammenwirken mehrerer Faktoren. Abgrenzung gegen Ménière-Krankheit u. ↑Zervikalsyndrom.

Hörzellen: Epitheliocytus sensorius pilosus, Haarzelle; Sinneszellen im ↑Organum spirale mit apikalen „Haaren" (Stereozilien), die mit der Membrana tectoria verbunden sind. Basal beginnt an ihnen synapt. der Hörnerv.

Hörzentrum: der Hörwahrnehmung dienende Gebiete im Gehirn; man unterscheidet ein (phylogenet.) prim. H. im Colliculus inferior des Mittelhirns, eine prim. Hörrinde im oberen Bereich des Lobus temporalis des Großhirns (↑Gyri temporales transversi) als Endigung der ↑Hörbahn u. ein diese umgebendes sek. akust. Erinnerungsfeld.

Hospital: Spital, Krankenhaus; Übersetzung des gr. Worts xenodocheion, was soviel wie Fremdenasyl heißt. Das Xenodocheion war eine Art Unterkunftsanstalt christl. Prägung für alle, die der Fürsorge bedurften (Obdachlose, Reisende usw., Kranke u. Gebrechliche). Die ersten Xenodochien, deren Errichtung unmittelbar mit der Ausbreitung des christl. Glaubens zusammenhängt, entstanden im byzantin. Kleinasien. Erst im 18. Jh. vollzog sich der Übergang vom H. zum ↑Krankenhaus im modernen Sinn. ↑Krankenhauswesen.

Hospitalbrand: früher (vor Möglichkeiten der Antisepsis) gefürchtete anaerobe Wundinfektion, z. B. das ↑Gasödem der Hospitäler, ↑Gangraena nosocomialis.

Hospitalinfektion ↑Infektion, nosokomiale.

Hospitalisierung ↑Einweisung, ↑Aufnahme.

Hospitalismus ⟨*lat*⟩ *m*: psych. u. phys. Schäden als Folge einer mangelhaften emotionalen, sensor., motor. u. kognitiven Stimulierung bei längerem Aufenthalt in Krankenstationen, Sanatorien, Altersheimen, psychiatr. Abteilungen, Kinderheimen, Kindergärten u. -krippen. Bes. gefährdet sind Säuglinge u. Kleinkinder. Folgen des H.: Zurückbleiben in der motor. Entwicklung, des Spracherwerbs, der Sauberkeitserziehung. Bedeutung gewinnt der H. zunehmend hinsichtl. der Isolierung alter Menschen sowohl in Altersheimen als auch in ihren Wohnungen, wenn es nicht gelingt, sie durch Zuwendung u. Anregung aus ihrer Isolierung zu lösen. ↑Deprivationssyndrom. Stadien der Hospitalismusforschung: 1. Empir. Periode, etwa 1850–1930, Beschreibung der Erscheinungen, Ursachen u. Folgen des H. durch Päd. (v. Pfaundler, Peiper, Schlossmann); 2. Alarmierende Periode, etwa 1930–1950, Studien über die Bedeutung mangelnder mütterl. Zuwendung für die spätere geistige u. soziale Entwicklung des Menschen (Bühler-Hetzer, R. Spitz, W. Goldfarb, J. Bowlby); 3. krit. Periode, etwa 1950–1960, Differenzierung der Ergebnisse nach versch. ätiol. Faktoren: biol., sensor., affektiv-emotionale u. soziale Deprivation, stärkere Beachtung etholog.-statist. u. exp. Zusammenhänge; 4. experimentell-theoret. Periode, etwa ab 1960, vertieftes Studium der Wechselwirkung zwischen Kind u. Umwelt, vergleichende Untersuchungen aus der Verhaltensforschung, Neurophysiologie, Lernpsychologie u. Isolationsforschung. H. kann verhindert werden durch intensive Zuwendung u. Bedürfnisbefriedigung in emotionaler Form.

Hospitalismus, infektiöser
↑Infektion, nosokomiale.

Hospitalismus, infektiöser indirekter: Ausbreitung von infektiösen Hospitalismen in Fam. o. anderen Kollektiven durch entlassene Pat., Besucher, Krankenhauspersonal o. nicht ordnungsgemäß dekontaminiertes Material.

Hospitalkeime: bei Infektionen in Klinikabteilungen in best. Zeitabständen permanent wiederkehrende, meist gegen mehrere Antibiotika versch. Struktur u. Wirkungsweise resistente Keimarten.

Hospitalstaphylokokken: Staphylokokkenhospitalismus; früher vorherrschende nosokomiale Infektionen, hauptsächl. mit koagulasepositiven Staphylokokken. In den letzten Jahren fand ein Erregerwandel zugunsten gramnegativer Keime, z. B. Escherichia coli, Klebsiellen, Enterobacter, Proteus, Pseudomonas statt. Hoch infektiös sind multiresistente Staphylococcus aureus, ↑MRSA.

Hospiz: ursprüngl. christl. Herberge, heute Kurzbezeichnung für vom St. Christopher H. in London ausgehende Konzepte zur ambulanten o. stationären palliativen Betreuung von sterbenden Menschen. H. stehen i. a. unter pfleger. Leitung u. bieten eine interdisziplinäre Versorgung durch Ärzte, Pflegepersonal, Pastoren, Psychol. u. Sozialarbeiter an. ↑Palliativmedizin.

Hostel *n*: aus Hospital u. Hotel zusammengesetzte Bez. für eine Form der halbstationären ↑Betreuung.

Hostienpilz: ident. mit Serratia marcescens; Bakterienstamm, der blutrote Überzüge o. blutstropfenartige Kolonien auf kohlenhydrathaltigen Lebensmitteln, z. B. auf Brot, bildet. Name durch „Blutflecken" auf Hostien 1369 in der Gegend von Brüssel.

H

Host versus graft reaction ⟨*engl*⟩: *Abk* HVG; Wirt-gegen-Transplantat-Reaktion; Gesamtheit einer immun. Abwehrreaktion des Wirtsorganismus (host) gegen ein übertragenes Gewebe (Transplantat, engl. graft) auf der Grundlage der Aktivierung von Immunzellen (vorwiegend T-Lymphozyten u. Makrophagen) mit dem Ziel der Abwehr von Fremdgewebe, gleichbedeutend mit Transplantatzerstörung, die klin. als Transplantatabstoßung (Rejektion) imponiert. Eine Transplantatabstoßung ist abhängig von Eigenschaften des Wirts (intaktes Immunsystem) u. Eigenschaften des Transplantats (Gewebefremdheit gegenüber dem Wirt), ↑Histokompatibilität, Transplantationsantigene (↑Histokompatibilitätsantigene). Das einer HVG zugrunde liegende immun. Abwehrprinzip ist dasselbe wie gegen andere Antigene, die in den Organismus eindringen. Zu unterscheiden ist nur zwischen humoraler u. zellulärer Abwehr. Die Rejektion ist vorwiegend zellulär bedingt. Nicht zu verwechseln ist die HVG mit der ↑Graft versus host reaction.

Hot spot ⟨*engl*⟩: bevorzugter Mutationsort innerhalb eines Gens.

Hounsfield, Godfrey Newbold (geb. 1919), brit. Elektroingenieur. 1979 Nobelpreis für Med./Physiol. (zusammen mit A. M. Cormack) „für die Entwicklung der Computertomographie".

Hounsfield-Einheit (nach Godfrey H.): *Abk* HE; Dichtewerte in der Computertomographie werden in HE angegeben. ↑CT-Wert.

Housekeeping genes ⟨*engl*⟩: Gene, die konstitutiv exprimiert werden, d. h., deren Aktivität nicht gewebe- o. entwicklungsspezif. reguliert wird; Beispiele sind Gene für Enzyme der Glykolyse o. des Zitratzyklus.

Houssay, Bernardo Alberto (1887–1971), argentin. Physiol., Buenos Aires. 1947 Nobelpreis für Med./Physiol. (mit C. F. Cori u. G. T. Cori) „für ihre Entdeckung der Rolle der Hypophysenvorderlappenhormone im Zuckerstoffwechsel".

Houssay-Syndrom (nach Bernardo A. H.): sehr selten vorkommende plötzl. Verminderung des Insulinbedarfs bei IDDM infolge akuter Hypophyseninsuffizienz.

Hövels, Otto, zeitgen. dt. Päd., Erlangen, ↑Dysostosis maxillofacialis.

Howard, Janet, Biochem., Baltimore.

Howard, John Eager (geb. 1902), Biochem., Baltimore.

Howard-Phosphaturietest (nach Janet H.): Funktionsprüfung zum Nachweis eines ↑Hypoparathyreoidismus durch exogene Kalziumzufuhr.

Howard-Test (nach Janet H.): semiquantitative seitengetrennte Nierenfunktionsprobe. Vergleichende Untersuchungen des Harns beider Nieren nach Ureterenkatheterismus als Hinweis zur Diagn. einer einseitigen Nierenarterienstenose. H. ist pos., wenn Harnvolumen der betroffenen Seite um wenigstens 60% u. die Natriumkonzentration im Ureterharn um mind. 15% erniedrigt sind sowie die Kreatininkonzentration um mehr als 50% gegenüber der gesunden Seite erhöht ist. Heute nicht mehr gebräuchl.

Howell, William Henry (1860–1945), Physiol. an der John-Hopkins-Universität, Baltimore. Arbeiten über Erythrozyten, Proteine, Blutserum u. Gerinnung.

Howell-Jolly-Körper (nach William H. H.): runde, homogene, bei Giemsa-Färbung rotviolett gefärbte Kernfragmente in Erythrozyten o. Erythroblasten, geben aufgrund ihres Gehalts an DNA eine pos. ↑Feulgen-Reaktion. Auftreten bei überstürzter Ausschwemmung von Erythrozyten aus dem Knochenmark, nach Milzexstirpation, bei Milzatrophie u. best. Anämien, wobei die nach Mitosen im Zytoplasma verbliebenen Chromosomen durch die Milz nicht ausgekämmt werden.

Howship, John (1781–1841), brit. Chir. London.

Howship-Lakunen (nach John H.): Lacuna erosionis; durch Osteoklasten in die Knochengrundsubstanz hineingenagte Lücken bei der direkten Knochenentwicklung (↑Osteogenesis membranacea). Abb.

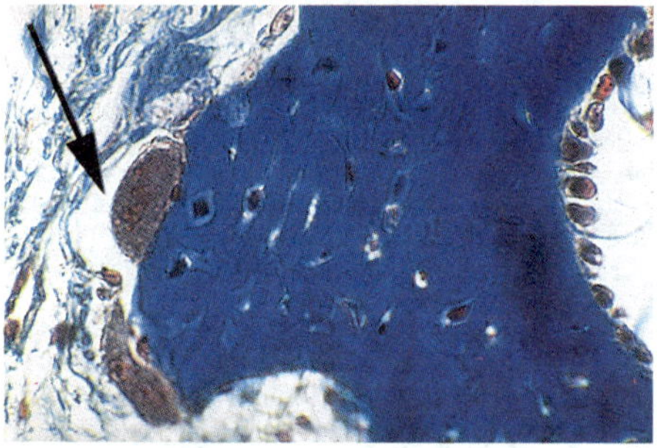

30

Howship-Lakunen. Histologischer Schnitt durch den Schädelknochen eines Embryos, Azanfärbung; Osteogenesis membranacea, links zwei Osteoklasten in H. (Pfeil)

Howship-Romberg-Syndrom (nach John H. u. Moritz H. R.): Neuralgia obturatoria; Reizsyndrom des N. obturatorius, Schmerzhaftigkeit im Verlauf des Nerven zwischen Foramen obturatum u. Knie-Innenseite, auch bis in den Fuß ausstrahlend.

hpGRF: *Abk* für engl. human pancreatic growth hormone-releasing factor; ein aus 44 Aminosäuren bestehendes Polypeptid, aus einem Pankreastumor isoliert, das die Sekretion von Wachstumshormon aus dem Hypophysenvorderlappen stimuliert u. ↑Akromegalie verursacht. ↑Hypophyse.

HPLC: *Abk* für engl. high pressure liquid chromatography; ↑Chromatographie.

HPT: *Abk* für ↑Hyperparathyreoidismus.

HPV: *Abk* für humanes ↑Papillomavirus.

H-Reflex: Hoffmann-Reflex; durch elektr. Reizung eines peripheren sensiblen Nerven über die intakte Haut einschl. afferenter Ia-Nerven aus den ↑Muskelspindeln auslösbare Reaktion im Elektromyogramm (↑Elektromyographie) des betreffenden Muskels, dessen motor. Innervationszellen (Motoneurone) im Rückenmark durch Endigungen dieses sensiblen Nervenastes erregt worden sind. Z. B. führt Reizung des N. tibialis im Kniegelenk zu dieser Reaktion (Hoffmann-Welle) in der Wadenmuskulatur. Der H. ist von klin.-diagn. Bedeutung.

H_1-Rezeptorenblocker ↑Antihistaminika.

H_2-Rezeptorenblocker ↑Antihistaminika.

hsGF: *Abk* für engl. human skeletal growth faktor; Protein des menschl. Knochens, das das Knochenwachstum stimuliert u. die Osteoblastentätigkeit anregt.

H_2S-Heilwässer ↑Schwefelheilwässer.

Hsp: *Abk* für ↑Hitzeschockproteine.

H-Streifen: Zona lucida; ↑Myofibrille.

H-Substanzen: ↑Histamin, ↑Heparin, ↑5-Hydroxytryptamin. Freisetzung bei anaphylakt. Reaktionen.

HSV: *Abk* für ↑Herpes-simplex-Virus.

5-HT: *Abk* für ↑5-Hydroxytryptamin.

HTLV: *Abk* für engl. Human T-cell lymphotropic virus u. Human T-cell leukemia virus; Erstisolierung von HTLV-I 1978 u. von HTLV-II 1982 durch R. Gallo. Retrovirus mit mind. 2 Serotypen. Nach jahrelanger Inkubationszeit Transformation der infizierten Zellen mit Erkrankungen. **HTLV-I** kommt v. a. in Indien, Japan, Karibik, Neuguinea, Zentralafrika vor u. kann zu adulter ↑T-Zell-Leukämie, T-Zell-Lymphomen (↑Mycosis fungoides, ↑Sézary-Syndrom), Myelopathie mit spast. Lähmungen (trop. spast. Paraparese), Arthritis u. Augeninfektionen (Keratokonjunktivitis, Iritis, Uveitis, Retinitis) führen. **HTLV-II** (hauptsächl. in USA) wurde bei ↑Haarzellenleukämie isoliert. Als **HTLV-III** wurde früher das humane Immundefizienzvirus (↑HIV) bezeichnet.

Hubel, David H. (geb. 1926), Neurobiologe, Montreal, Boston. 1981 Nobelpreis für Med./Physiol. (zusammen mit R. W. Sperry u. T. N. Wiesel) „für ihre Entdeckungen über die Informationsverarbeitung beim Sehen".

Hubhöhe: Amplitude der Muskelzuckung bei Hebung einer Masse.

Hufeisenniere: Ren concretus, Ren unguliformis, Ren arcuatus; wichtigster Typ der ↑Verschmelzungsnieren. In 95% Verschmelzung beider unteren Pole durch einen Isthmus aus Nierenparenchym o. Kapselbindegewebe vor Aorta u. V. cava inferior. Gleichzeitig Fehlrotation: Nierenhilum zeigt nach vorn. Häufig: Verdopplung der Ureteren, Herz-, Darm- o. anorektale Fehlbildungen. 5–10% aller Hufeisennieren sind invertiert: Verschmelzung der oberen Pole. Sehr selten Ringniere. Hufeisennierensyndrom: ↑Rovsing-Symptomenkomplex. H. tritt gehäuft auf bei folgenden Syndromen: ↑Ullrich-Turner-Syndrom, ↑Hertwig-Weyers-Syndrom. Abb.

Hufeisenplazenta ↑Placenta lunata.

Hufeland, Christoph Wilhelm (1762–1836), dt. Arzt in Weimar, Prof. in Jena, Berlin. Sein ärztl. Denken, das in erster Linie durch die alte hippokrat. Tradition geprägt blieb, zeigte eklekt. Züge. H. war Vitalist. Ganz im Geiste der antiken ↑Diätetik geschrieben ist sein 1796 er-

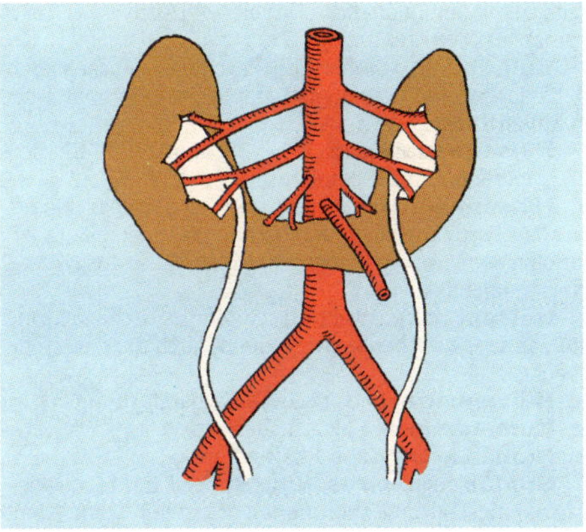

Hufeisenniere

schienenes Hauptwerk „Die Kunst, das menschliche Leben zu verlängern" (seit der dritten Auflage als „Makrobiotik" bekannt). H. vertrat nachdrückl. die Auffassung, daß der Staat für die Gesundheit seiner Bürger verantwortl. sei. H. hat in Berlin die erste Poliklinik gegründet u. geleitet. 1795 rief er das „Journal der praktischen Arzneikunde u. Wundarzneikunst" ins Leben u. eröffnete 1799 die Zeitschrift „Bibliothek der praktischen Heilkunde".

Hüftalgodystrophie, transitorische: seltene, bei Männern im Alter von 30–50 Jahren im Anschluß an ein Bagatelltrauma auftretende Hüftschmerzen, Hinken. Gehen vielfach nur mit Stock mögl., nach ca. 4 Wochen röntg. Nachweis einer starken diffusen, gelegentl. fleckigen Knochenatrophie. Spontanes Abklingen der Schmerzen nach Rückbildung der knöchernen Veränderungen nach 6–9 Monaten. In Ausnahmefällen kommt es zum Aufpfropfen einer „frozenhip", dann längerdauernde schmerzhafte Bewegungseinschränkung.

Hüftbein ↑Os coxae.

Hüftgelenk ↑Articulatio coxae.

Hüftgelenkdysplasie: Dysplasia coxae luxans; angeborene, unvollständig dominant erbl. Entwicklungsstörung der gelenkbildenden Anteile des Hüftgelenks. ↑Hüftgelenkluxation.

Hüftgelenkentzündung ↑Koxitis.

Hüftgelenkluxation: Luxationshüfte; kommt erworben u. angeboren vor. **Angeborene H.**: Luxatio coxae congenita; auf der Grundlage einer ↑Hüftgelenkdysplasie pränatal (selten) o. postnatal entstehende Subluxations- o. Luxationsstellung des Femurkopfs oberhalb des Azetabulums. Häufigster Bildungsfehler des menschl. Skeletts, weibl. zu männl.: 5 : 1. Unvollständig dominanter Erbgang in Zusammenwirken mit exogenen Faktoren. Häufiger einseitig. **3 Stadien**: 1. Dysplasie des Hüftgelenks. Häufigste angeborene Fehlbildung mit fam. Häufung von etwa 20 %: flache, unterentwickelte Pfanne mit steilstehendem Pfannendach u. verzögerter Verknöcherung des proximalen Femurendes. Kollodiaphysenwinkel u. Antetorsionswinkel verstärkt. Durch ungenügenden Widerhalt wird der Schenkelkopf durch Muskelkraft im 1. Lj. nach kranial aus der Pfanne bewegt: Übergang zum 2. Stadium: Subluxation. 3. Stadium: komplette Luxation. **Ther.**: 1. Dysplasie: Lagerung der Beine in Beugeabspreizstellung. Spreizbandage bzw. Spreizkissen. 2. Subluxation u. Luxation: Reposition, Retention im Gipsverband. Danach weiter wie Dysplasie. In allen 3 Stadien ist Heilung mögl. Unvollständige Gelenkentwicklung hat Bedeutung als präarthrot. Deformität. Optimale Behandlungsergebnisse sind im Dysplasiestadium zu erwarten. Deshalb Diagn. in diesem Stadium erforderl., i. a. werden sämtl. Neugeborene auf das Vorliegen einer Hüftluxation untersucht. Bei Bestehenbleiben der Luxation bzw. Dysplasie sind in frühester Kindheit operative Korrekturmaßnahmen erforderl., um die Gelenkentwicklung pos. zu beeinflussen. **Sympt.**: 1. Hüftdysplasie: Einschränkung der Abduktionsfähigkeit bei gebeugtem Hüftgelenk, Glissement (↑Dupuytren-Zeichen), ↑Ortolani-Zeichen. Großer Prozentsatz ohne klin. Sympt. Familienanamnese. 2. Subluxation u. Luxation: unterschiedl. starke Fehlhaltung des Säuglingsbeins in Beugeabduktionsaußenrotationsstellung, Bewegungsarmut gegenüber der gesunden Seite. Abduktion eingeschränkt. Rotation u. Adduktion vermehrt mögl. Dem Ausmaß der Luxation entsprechende relative Beinlängenverkürzung. Trochanter major vermehrt konturgebend. Asymmetrie der Gesäßhälften. Hochstand der Adduktorenfalten auf der Innenseite des Oberschenkels. Im Kindesalter bei einseitigem Befall Beckentiefstand auf der erkrankten Seite infolge relativer Beinverkürzung, bei doppelseitigem Befall verstärkte Lordose infolge Rückverlagerung der Hüftgelenkachse. Durch Annäherung von Ursprung u. Ansatz der kleinen Gesäßmuskeln (Insuffizienz) entsteht Trendelenburg-Zeichen u. Trendelenburg-Hinken. Doppelseitige H.: Watschelgang. **Diagnostik**: endgültige Diagn. durch Röntgenaufnahme, zu deren Deutung versch. Hilfslinien hinzugezogen werden, ↑Shenton-Ménard-Linie, ↑Gocht-Ménard-Shenton-Linie, ↑Calvé-Linie, ↑Hilgenreiner-Hilfslinie, ↑Ombrédanne-Lot, ↑Wiberg-Winkel. Oft in **Kombination**: ↑Arthrogryposis multiplex congenita, ↑Dysmelie, angeborener ↑Klumpfuß, Torticollis u. als Bestandteil von Erbsyndromen: ↑Ehlers-Danlos-Syndrom, ↑Noonan-Syndrom, ↑Incontinentia pigmenti, ↑Ullrich-Turner-Syndrom, ↑Ullrich-Nielsen-Syndrom, ↑Bartenwerfer-Syndrom, ↑Dreyfus-Syndrom, Minkowski-Chauffard-Gänsslen-Syndrom (↑Sphärozytose, hereditäre), ↑Rossi-Syndrom. **Erworbene H.**: Verrenkung durch erhebl., meist indirekte Gewalteinwirkung bei Verkehrsunfällen, Sturz aus großer Höhe, Verschüttung. Formen: Luxatio iliaca, Luxatio pubica, Luxatio ischiadica, Luxatio obturatoria. Komplikationen: Pfannenrandabsprengungen: (↑Beckenbruch), Kompression der Femoralgefäße, Nervenlähmungen (N. ischiadicus u. N. femoralis).

Hüftgelenkverrenkung, angeborene ↑Hüftgelenkluxation.

Hüftkopfgleiten ↑Epiphyseolysis capitis femoris.

Hüftkopfnekrose, aseptische ↑Perthes-Legg-Calvé-Erkrankung.

Hüftkopfnekrose, avaskuläre ↑Schenkelkopfnekrose, avaskuläre.

Hüftlendenstrecksteife: Im Stehen mit gestreckten Knien ist Rumpfbeugung u. Beugung der Hüftgelenke hochgradig eingeschränkt bzw. läßt sich im Liegen bei passivem Anheben der Beine an den Hacken der Rumpf bis zur Halswirbelsäule wie ein Brett anheben (Brettsymptom). Ursache: reflektor. Blockierung der Hüft- u. Rumpfbeugung unterschiedl. Genese: Bandscheibenprolaps, Tumor, entzündl. Prozeß im Bereich der unteren Lendenwirbelsäule. Durch verstärkte Lendenlordose ↑Schiebegang.

Hüftluxation, angeborene: Hüftverrenkung bei röntg. normal ausgebildeter Hüftgelenkpfanne im Ggs. zur angeborenen ↑Hüftgelenkluxation mit Dysplasie der Pfanne. Oft kombiniert mit anderen Extremitätenfehlbildungen.

Hüftnerv ↑Nervus ischiadicus.

Hüftpfannenbrüche: Bruchformen: dorsale u. ventrale Pfannenrandfrakturen, dorsale u. ventrale Pfeilerfrakturen, vielfältige Kombinationen, bes. Form: zentrale Hüftverrenkung (Einstauchung des Schenkelkopfs in das kleine Becken). Ursache sind massive direkte Gewalteinwirkung, ↑Armaturenbrettverletzung. Ther.: Wiederherstellung der Kongruenz des Hüftgelenks, meist Operation (↑Osteosynthese) erforderl.

Hüftschraube, dynamische: *Abk* DHS; von der ↑AO weiterentwickeltes Verfahren zur gedeckten, früh belastbaren Osteosynthese des ↑Schenkelhalsbruchs nach geschlossener Reposition unter Bildverstärkersicht. Kompressionsschraube (Frakturstabilisierung) u. Platte (Fixierung am Femur) sind so konstruiert, daß beim Zusammensintern der Frakturzone die Schraube nach außen gleitet u. nicht ins kleine Becken eindringen kann.

Hüfttuberkulose: Hüftgelenktuberkulose. Bes. Form der postprimäre Organtuberkulose. Entsteht durch hämatogene Tuberkelbakterienaussaat. Bes. Form der Hüftgelenkentzündung; erfordert Synovialektomie. ↑Gelenktuberkulose.

Huggins, Charles Brenton (geb. 1901), Chir., Chicago. 1966 Nobelpreis für Med./Physiol. (zusammen mit F. P. Rous) „für seine Arbeiten über die Hormontherapie des Prostatakarzinoms".

HUGO: HGP; *Abk* für Human Genome Organization; Vereinigung zur Koordinierung der für die Aufklärung des menschl. Genoms erforderl. Forschungsaktivitäten. ↑Gentechnologie, ↑Genomprojekt.

Huguier, Pierre Charles (1804–1873), frz. Chir.

Huguier-Krankheit (nach Pierre C. H.): ↑Lymphopathia venerea.

Hühnerauge: Clavus; vorwiegend an den Zehen durch Schuhdruck entstehende Wucherung der Stachelzellschicht der Haut, in deren Mitte der Clavus kegelartig in die Tiefe wächst u. durch Druck auf die Kapillarnerven erhebl. Schmerzen verursachen kann.

Hühneraugenpflaster: enthalten ↑Keratolytika, z. B. organ. Säuren wie Salicylsäure.

Hühnerbrust ↑Pectus carinatum.

Hühnerfloh ↑Ceratophyllus.

Hühnergrippe: Vogelgrippe. Durch ↑Influenzaviren des Subtyps H5N1 verursachte, mit generalisierten ↑Hämorrhagien einhergehende Infektion bei Vögeln, an der Anfang 1997 in Hongkong einige tausend Hühner verendeten. In der Folgezeit wurde das Virus auch von Menschen isoliert, die an einer schweren, in einem Drittel der Fälle letal verlaufenden Grippe erkrankt waren. Dies zeigt, daß der direkte Sprung eines Influenza-A-Virus von Vögeln ohne Zwischenstation über ein anderes Säugetier auf den Menschen möglich ist. Als Ursache für die hohe ↑Virulenz des Virus für Vögel wurde die durch eine zusätzl. Aminosäure veränderte Struktur des Hämagglutinins (H5) erkannt. Eine weitere Strukturänderung an einer anderen Stelle des H5-Moleküls ist möglicherweise für die Überwindung der Artbarriere verantwortl. Eine Übertragung von Mensch zu Mensch wurde bislang nicht beobachtet.

Huhner-Test: Sims-Test; mikrosk. Untersuchung des post coitum an der Zervix entnommenen Spermas zur Erkennung individueller Unverträglichkeit zwischen Sperma u. Zervikalschleim.

Hull, Clark L. (1884–1952), Psychol. Entwickelte den Behaviorismus (↑Verhaltenstherapie) zu einer math. deduktiven Theorie.

Hülsenbandwurm: volkstüml. Bez. für den dreigliedrigen ↑Hundebandwurm.

Hülsenkapillaren: Arteriola ellipsoidea; kleine, aus den Pinselarteriolen hervorgehende, präkapilläre Arteriolen der Milz, die von einer dichten Hülse aus Makrophagen umgeben sind.

Hülsenkrone: aus Blech gelötete o. gezogene Krone auf Zähnen, wird heute weitgehend durch die Gußkrone abgelöst.

Hülsenwurm ↑Echinococcus hydatidosus.

Humanalbumin ↑Plasmaderivate.

Human astrovirus ↑Astroviren.

Human calicivirus: Virusart der Fam. ↑Caliciviridae (keine Gattungszuordnung). Weltweit beim Menschen verbreitet; Krankheit: Enteritis.

Human cytomegalovirus ⟨*engl*⟩: *Abk* HCMV; humanes ↑Zytomegalievirus.

Human-diploid-cell-strain-Tollwutimpfstoff ⟨*engl*⟩: *Abk* HDCS-Tollwutimpfstoff; auf humanen Diploidzellen kultiviertes inaktiviertes ↑Virus fixe für den ↑Tollwutimpfstoff.

Humanexperiment: Im Ggs. zum ↑Heilversuch sollen durch Versuche meist an gesunden Menschen (↑Proband) wissenschaftl. Daten erhoben werden, die nicht direkt der Krankenbehandlung dienen (↑Wissenschaft, medizinische). Die Unterscheidung von H. u. Heilversuch ist für Recht u. Ethik der Forschung wesentl. ↑Helsinki-Deklaration.

Humangenetik: Lehre von der Vererbung über Erbanlagen beim Menschen. Für die Med. wichtig sind folgende Teilgebiete: Med. o. klin. Genetik, ↑Pharmakogenetik, ↑Populationsgenetik, ↑Zytogenetik, biochem. Genetik, Serogenetik, ↑Immungenetik.

Human herpes virus: *Abk* HHV; durchnumerierte Herpesvirusarten beim Menschen: HHV-1 (HSV-1), HHV-2 (HSV-2), HHV-3 (VZV), HHV-4 (EBV), HHV-5 (HCMV). HHV-6, HHV-7 u. HHV-8 ohne Trivialbezeichnung.

Human herpes virus Typ 7: *Abk* HHV-7; Virusart der Fam. ↑Herpesviridae, Gattung Roseolovirus. Erstisolierung 1990 von Lymphozyten gesunder Personen, weltweit beim Menschen verbreitet; Primärinfektion im Kindesalter bleibt asymptomat. Bei allen Infektionen gelangen Viren in ↑T-Lymphozyten, hier latente ↑Infektion (↑Latenz). Durchseuchung der Bevölkerung mit HHV-7 80–95 %. Bisher keine zugehörige Erkrankung nachgewiesen.

Human herpes virus Typ 8: *Abk* HHV-8; Kaposi-Sarkom-Herpesvirus (KSHV); Virusart der Fam. Herpesviren (↑Herpesviridae). 1994 wurden DNA-Sequenzen des Virus erstmalig in Zellen von Kaposi-Sarkomen nachgewiesen. Noch keiner Subfamilie zugeordnet, möglicherweise Gamma-Herpesvirus. Mögl. ätiol. Kofaktor bei Kaposi-Sarkom.

Humanimmunglobulin: *Abk* HIG; ↑Immunglobuline, homologe.

Humanimmunglobulin-Antitetanus: nach aktiver Hyperimmunisierung mit ↑Tetanustoxoid von Spendern mit einem ausreichend hohen Tetanusantitoxinspiegel gepooltes u. gereinigtes HIG.

Human immunodeficiency virus ⟨*engl*⟩: *Abk* HIV; humanes Immundefizienzvirus; ↑HIV.

Humanismus: ursprüngl. Lehre von der Menschlichkeit bzw. von der Erziehung der Menschen zur Menschlichkeit. In Italien entstandene u. an antike gr. Gedanken (u.a. Aristoteles, Protagoras, Hippokrates) anknüpfende geistige Bewegung der Renaissance. Hauptvertreter u.a. Dante, Hutten, Erasmus, Morus. Wiederbelebung im 18. Jh., als Freiheit, Recht u. Würde des Menschen erneut gegen absolutist. Schranken geltend gemacht wurden. Hauptvertreter in Deutschland u.a. Kant, Herder, Goethe, Schiller, Humboldt, Hufeland. Im Mittelpunkt standen das Individuum, das sich durch Bildung u. gute Taten für die Menschen vervollkommnen sollte, u. der moral. Appell an die Herrschenden, allen Menschen gleichermaßen das Recht auf Bildung u. ein menschenwürdiges Leben zu gewähren.

Human leucocyte locus ⟨*engl*⟩ ↑HLA-System.

Humanmedizin ⟨*gr + lat*⟩ *f*: med. Wissenschaft u. Praxis, die sich mit dem Menschen u. seinen Erkrankungen beschäftigt.

Human polio virus: Virusart der Gattung ↑Enterovirus mit 3 Serotypen. Erkrankung des grauen Rückenmarks. Entdeckung 1908 in Wien durch Landsteiner. Erstisolierung 1948 in Boston durch Enders, F. C. Robbins u. Weller. Krankheit: ↑Poliomyelitis acuta anterior.

Human respiratory syncytial virus ⟨*engl*⟩: *Abk* RSV, RS-Virus; zellsynzytienbildendes respirator. Virus. Virusart der Gattung ↑Pneumovirus. Weltweit beim Menschen verbreitet. Krankheiten meist bei Kindern: Rhinitis (↑Atemwegsinfektion), grippeähnliche ↑Erkrankung, ↑Bronchitis mit ↑Krupp-Syndrom, ↑Säuglingspneumonie. Abb.

Human T-cell leukemia virus: *Abk* ↑HTLV.

Human T-cell lymphotropic virus: *Abk* ↑HTLV.

humanus ⟨*lat*⟩ *Adj*: human; menschl., den Menschen betreffend.

Humanwissenschaften: Oberbegriff für die Wissenschaften, die den Menschen zum Gegenstand haben. Hierzu gehört auch die Med. ↑Naturwissenschaften.

Humanzentrifuge: Anlage zur Simulation flugdynam. Wirkungen (Beschleunigungswirkungen, Überlastung) auf den Menschen. Das Funktionsprinzip besteht darin, daß ein leistungsstarker elektr. Antrieb eine Rotorkonstruktion in Kreisbewegungen versetzt, an deren äußerem Ende ein bewegl. Kabinensystem für die Aufnahme des Probanden angebracht ist. Bei modernen H. erfolgen die Kabinenbewegungen nicht trägheitsbedingt passiv, sondern über Stellantriebe ausschließl. aktiv. Kabine kann auch als ↑Unterdruckkammer ausgeführt sein. Die H. wird in der Luft- u. Raumfahrtmedizin zur Funktionsdiagnostik u. zum Training von Flugzeugführern u. Astronauten eingesetzt.

Humby-Messer: Gerät zur Entnahme von Hauttransplantaten, ähnl. dem ↑Dermatom nach Schink.

Humerus ⟨*lat*⟩ *m*: Oberarmknochen; langer Röhrenknochen des Oberarms.

Humerusdefekte: angeborene Reduktionsfehlbildungen des Oberarmknochens. Seltener als Defekte anderer Röhrenknochen. H. sind meist mit Defekten der Unterarmknochen u. mit Reduktion der Handstrahlen verbunden. **Humerusaplasie**: totale Form (völliges Fehlen; äußerst selten) o. partielle Form (meist fehlt proximaler Abschnitt). **Humerushypoplasie**: alle Teile vorhanden, verkürzt, verschmälert. Bestandteil: Brachydaktylie-Syndrom, ↑Holt-Oram-Syndrom.

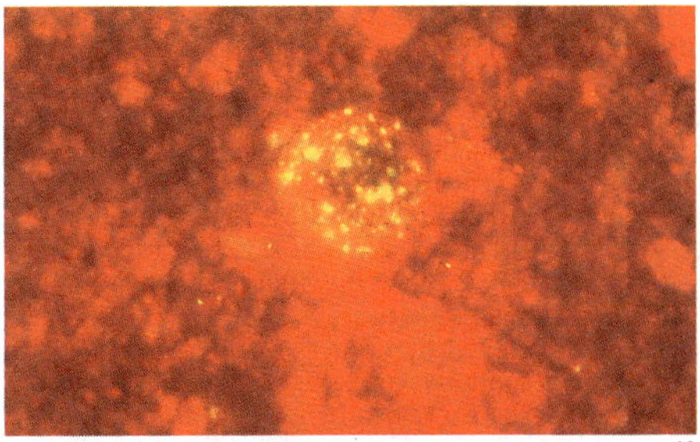

40

Human respiratory syncytial virus. RSV-spezifische Antigene in zellhaltigem Abstrichmaterial aus dem Nasopharynx eines Kindes mit Bronchopneumonie. Immunfluoreszenztest, 120fache Vergrößerung

H

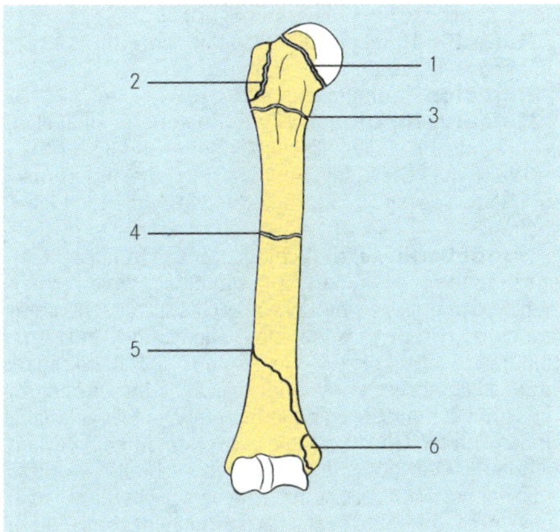

Humerusfrakturen. Häufige Lokalisation 1: Collum anatomicum; 2: Abrißbruch Tuberculum majus; 3: Collum chirurgicum (subkapitale Fraktur) 4: Oberarmschaft; 5: distaler Schaft (suprakondyläre Fraktur); 6: Abrißbruch des Epicondylus ulnaris

Humerusfrakturen: Oberarmbrüche. Die häufigsten Frakturen in den einzelnen Abschnitten des Humerus sind 1. proximale H.: subkapitale H. (Collum chirurgicum) u. Abrißfrakturen des Tuberculum majus, Ther.: vorwiegend funktionell (↑Poelchen-Methode), dislozierte Abrißbrüche des Tub. majus operativ; 2. Humerusschaftbrüche: Biegungsbrüche im mittleren Drittel, Gefahr der Interposition des N. radialis, Ther.: konservativ (↑Hängegips, ↑Brace), zunehmend operativ (↑Marknagelung); 3. distale H.: suprakondyläre H. u. Abrißbrüche der Epikondylen. Ther.: vorwiegend operativ; 4. kondyläre H.: ↑Ellenbogengelenkfraktur. Abb.

humidus ⟨*lat*⟩ *Adj*: feucht.

Huminsäuren: alkalilösl., säurefällbare Produkte der Vertorfung, deren Anteil an Badetorfen zwischen 10 u. 50 % schwanken kann; wirken adstringierend auf die Haut.

Hummerschere ↑Ektrodaktylie.

Humor ⟨*lat*⟩ *m*: Flüssigkeit, Feuchtigkeit.

humoral ⟨*lat*⟩ *Adj*: auf dem Flüssigkeitsweg (Blut- u. Lymphstrom) übertragen, z. B. adrenokortikotropes ↑Hormon vom Hypophysenvorderlappen auf die Nebennierenrinde. Humorale ↑Regulation.

Humoralpathologie: Krankheitskonzept, wonach Gesundheit u. Krankheit Ausdruck einer regelrechten (Eukrasie) o. falschen (Dyskrasie) Mischung der Körpersäfte sind. Die klass. vier Grundflüssigkeiten sind Blut, Schleim (Phlegma), gelbe u. schwarze Galle. Daraus folgt, daß Ther. darauf gerichtet sein muß, die Dyskrasie nach dem Prinzip contraria contrariis curantur (Gegensätzliches mit Gegensätzlichem heilen) wieder zur Ausgeglichenheit zu führen. Einer heißen Mischung ist z. B. mit kühlenden Mitteln entgegenzuwirken. ↑Solidarpathologie.

Humor aqueus ↑Kammerwasser.

Humps ⟨*engl*⟩ *Pl*: der Außenseite der glomerulären Basalmembran „höckerartig" aufgelagerte, subepitheliale, nicht gegen Nierengewebe gerichtete lösl. Antigen-Antikörper-Komplexe bei Glomerulonephritis.

Humulin: Humaninsulin, das mit gentechn. Methoden hergestellt ist.

Humulon ↑Humulus lupulus.

Humulus lupulus ⟨*lat*⟩ *m*: Hopfen, zweihäusige, rechtswindende Pflanze, weibl. Blütenstände enthalten ätherische ↑Öle u. sog. Hopfenbitterstoffe, u. a. Humulon, Lupulon; besitzen antimikrobielle u. sedative Eigenschaften.

Hundebandwurm: Echinococcus granulosus, Hülsenbandwurm; Ordnung ↑Cyclophyllidea, weit verbreiteter, 3–6 mm langer, nur aus 3–4 Gliedern aufgebauter Bandwurm, Uterus des graviden Gliedes mit seitl. Ausstülpungen, am Skolex 4 Saugnäpfe u. 2 Hakenkränze, Finne: ↑Echinococcus hydatidosus. Lebt im Dünndarm vom Hund u. hundeartigen Raubtieren. Die Eier gelangen mit dem letzten Glied ins Freie u. können durch Belecken auf dem Fell verteilt o. durch Fliegen verbreitet werden. Zwischenwirt sind u. a. Rinder, Schafe, Schweine, auch der Mensch. Infektion per os nach Streicheln von Hunden o. über von Fliegen kontaminierte Nahrungsmittel. Die Finne (Hydatide) entwickelt sich meist in der Leber, aber auch in Lunge u. Gehirn. Schweres Krankheitsbild, ↑Echinokokkose.

Hundebandwurmbefall ↑Echinokokkose.

Hundefloh ↑Ctenocephalides canis.

Hundehakenwurmkrankheit: durch die wandernde 3. Larve (Larva migrans) der zu den kleinen Strongyliden zählenden u. bei Hund, Feliden, Wolf u. Bär vorkommenden Ancylostoma brasiliense verursachte Zoonose feuchtwarmer Gebiete Amerikas u. Asiens: papulöse Hautveränderungen, Ödeme, Hornhauttrübungen, Anämie, Enteritis u. Eosinophilie. Diagnostik serol., Ther. u. Proph. durch Applikation von Anthelminthika, Sanierung der Haushunde u. -katzen u. persönl. Hyg.

Hunde-Kala-Azar: viszerale ↑Leishmaniase des Hundes.

Hundekrätze ↑Sarcoptidae.

Hundespulwurm: Toxocara canis; Nematode, parasitiert im Dünndarm von Hunden sowie Fuchs u. Wolf. Männchen 8–12 cm, Weibchen 10–18 cm lang; selten im Menschen, wird hier nicht geschlechtsreif; Zoonoseerreger. Befall löst bes. bei Kindern Fieber u. Eosinophilie aus. ↑Larva migrans.

Hundezecke: Rhipicephalus sanguineus; 4–12 mm lang, dreiwirtig. Ektoparasit des Hundes (↑Hauptwirt), auch Befall des Menschen; Überträgt Rickettsia conori (Bouttonneuse-Fieber) auf den Menschen. H. ist in wärmeren Gebieten verbreitet, kommt jedoch auch in Mitteleuropa vor.

Hundsfieber: ↑Pappatacifieber; Bez. stammt von den geröteten Augen (Konjunktivitis).

Hundspetersilie: Aethusa cynapium, giftig.

Hundswut ↑Tollwut.

Huneke, Ferdinand (1891–1966), dt. Arzt, Düsseldorf.

Huneke-Fokaltest (nach Ferdinand H.): diagn. Verfahren i. R. der ↑Neuraltherapie. Injektion einer kleinen Menge Procain o. Lidocain in herdverdächtige Bereiche (Tonsillen, Zähne, Narben u. andere „Störfelder"). Ein pos. H. mit Sekundenphänomen liegt vor, wenn ein vorher in vom Injektionsort entfernten Regionen o. Organen bestehender Schmerz verschwindet, eine best. Zeit (Tonsillen ca. 20 h, Zähne ca. 8 h) verschwunden bleibt u. bei Wiederholung des Tests das Ergebnis reproduziert wird.

Hünermann, Carl, Päd., Köln.

Hungate-Technik: leistungsfähiges Verfahren der Anaerobierzüchtung, bei dem mittels Rollröhrchenmethode in Reagenzröhrchen mit Schraubverschluß alle Arbeitsgänge unter sauerstofffreiem Gasstrom erfolgen. Wegen des techn. Aufwands für bakt. Routinediagnostik nicht geeignet.

Hunger: biol. Situation nach mehr o. weniger langer Nahrungskarenz. H. tritt bei Leere des Magen-Darm-Kanals durch Vermittlung afferenter Nerven u. bei einem Absinken des Blutzuckerspiegels unter eine best. Grenze infolge direkter Wirkung des Glukosemangels auf die Zellen des Zwischenhirns auf.

Hungeranämie ↑Anämie, alimentäre.

Hungeratrophie: Rückbildung von Organen u. Geweben im Ergebnis chron. Hungers, entweder nutritiv o. durch zehrende Krankheiten wie Karzinom o. solche mit Störung der Nahrungsverwertung.

Hungerazidose: Erniedrigung des pH-Wertes des Blutes bei längerer Nahrungskarenz infolge Erhöhung der Konzentration an ↑Ketonkörpern u., bedingt dadurch, der Erniedrigung der HCO_3^--Konzentration (metabol. Azidose); der diabet. Azidose vergleichbar (↑Azidose, ↑Henderson-Hasselbalch-Gleichung).

Hungerdauer: Bei Sicherung einer (joulefreien) regelmäßigen Vitamin-, Elektrolyt- u. Flüssigkeitsaufnahme kann der Organismus mehrere Wochen ohne Nahrungsaufnahme bleiben (normale Umgebungstemperatur u. geringe körperl. Belastung vorausgesetzt). Hauptenergielieferant ist das Depotfett. ↑Hungerstoffwechsel.

Hungerdiabetes: bei Wiederfütterung (tierexperimentell) o. Wiederernährung mit kohlenhydratreicher o. normaler Mischkost nach längerer Hungeradaptation tritt eine passagere ↑Hyperglykämie u. Glukosurie auf.

Hungerdyspepsie: funktionelle Darmstörung mit häufig entleerten substanzarmen alkal. Stühlen bei Mangelernährung.

Hungerdystrophie ↑Dystrophie.

Hungerkontraktion: kräftige Kontraktionen des leeren Magens u. Darms, bei Nüchternheit im Rhythmus von etwa 90 min auftretend, begleitet von Gallenblasenkontraktion, Pankreassekretion u. Anstieg von ↑Motilin im Blutplasma. ↑Komplex, interdigestiver.

Hungerkot: besteht aus Bakterien, Epithelzellen u. Schleimsubstanzen, 20–30 g tgl.

Hungerminimum: Höhe der Stickstoffausscheidung nach längerdauernder Nahrungskarenz. Es liegt mit etwa 5 g tgl. ausgeschiedenen Stickstoffs (entspr. 30–35 g abgebautem Eiweiß, ↑Kjeldahl-Methode) etwa doppelt so hoch wie das endogene ↑Minimum. Bei vollständiger Nahrungskarenz werden auch Eiweiße zur Energiegewinnung herangezogen u. abgebaut, was unter den Bedingungen der Ermittlung des endogenen Minimums nicht der Fall ist.

Hungerosteomalazie ↑Hungerosteopathie.

Hungerosteopathie: alimentäre Osteopathie; qualitative o. quantitative Unterernährung wie z. B. Rachitis. ↑Osteoporose u. ↑Osteomalazie sind Folge eines eingeschränkten Knochenstoffwechsels, verbunden mit Abbau der Knochenmatrix. Es besteht ein verminderter Blutkalzium- u. Blutphosphorspiegel, eine erhöhte alkal. Serumphosphatase u. Hypoproteinämie. Radiol. zeigen sich Kortikalisverschmälerung u. -aufsplitterung sowie ↑Looser-Umbauzonen.

Hungerstoffwechsel: Bei Nahrungskarenz kommt es zunächst zu einem Aufbrauchen der Glykogenvorräte in der Leber, danach zu einer gesteigerten ↑Glukoneogenese mit Aminosäuren als Substrat, die durch Abbau von Muskelprotein entstehen (↑Glukose-Alanin-Zyklus) u. einer erhöhten ↑Lipolyse im Fettgewebe. Letztere führt zu einer gesteigerten Fettsäureoxidation u. zu einer Erhöhung der ↑Ketogenese in der Leber. Fettsäuren u. Ketonkörper werden in der Muskulatur verwertet. Später erwirbt auch das Gehirn die Fähigkeit zur Ketonkörperverwertung (↑Gehirnstoffwechsel, ↑Hungerazidose).

Hungerstuhl: volumenarmer, dunkel-bräunl. Stuhl mit seltener Entleerung als Hinweis auf verminderte Nahrungsaufnahme o. Nahrungsverlust durch gehäuftes Erbrechen.

Hungerulkus: durch Unterernährung bedingtes Ulkus.

Hunter, Charles H. (1873–1955), kanad. Int., Manitoba.

Hunter, John (1728–1793), schott. Anat. u. Chir., London. H. machte den anat. Gedanken auch für die Chirurgie nutzbar u. gab so der Chirurgie eine wissenschaftl. Grundlage. H. erforschte die Entzündungsvorgänge u. den Wundheilungsprozeß. Darüber hinaus beschrieb er den Descensus testiculorum u. das nach ihm benannte ↑Gubernaculum testis. H. führte als erster die Unterbindung eines Aneurysmas oberhalb des Sacks aus. H. erkannte, daß durch konstanten Druck ein Zahn an jede beliebige Stelle des Kiefers allmähl. verschoben werden kann (Leitgedanke der ↑Orthodontie). H. ist Verfasser des grundlegenden Werkes der wissenschaftl. Zahnmed. „Natural history of the human teeth".

Hunter, William (1861–1937), brit. Arzt, London. ↑Hunter-Glossitis.

Hunter-Glossitis (nach William H.): Rötung u. Schmerzhaftigkeit der Zunge durch Schwund der Papillen u. Atrophie des Epithels, so daß die Zunge „wie lackiert" aussieht. Sympt., von H. 1788 beschrieben, später als Hinweis auf Vorliegen einer ↑Vitamin-B_{12}-Mangelanämie erkannt.

Hunter-Schreger-Streifen (nach John H. u. Christian H. T. S.): mikrosk. Struktur des Zahnschmelzes. ↑Odontogenese.

Hunter-Syndrom (nach Charles H. H.): Typ II einer ↑Mukopolysaccharidose.

Hunt-Hess-Schema: mehrstufige Einteilung eines Zustands nach Subarachnoidalblutung. Berücksichtigt subjektive Beschwerden u. neurol. Sympt. Von großer progn. Bedeutung.

Hunting reaction ⟨*engl*⟩: bei lokaler Abkühlung auf tiefe Temperaturen period. auftretende Gefäßkonstriktionen u. schmerzhafte Gefäßdilatationen.

Huntington, George (1851–1916), amerik. Arzt, Ohio, New York.

Huntington-Chorea (nach George H.) ↑Chorea.

Hunt-Syndrom: Dyssynergia cerebellaria myoclonica; seltene genet. bedingte Erkrankung des ZNS mit unbekanntem Basisdefekt. Zerebellare Ataxie ist kombiniert mit Myoklonien u. Epilepsie. Beginn im Kindesalter, progredienter Verlauf. Autosomal dominanter Erbgang.

Hurler, Gertrud, zeitgen. dt. Pädiaterin. Pfaundler-Hurler-Syndrom; ↑Mukopolysaccharidose Typ I.

Hürthle, Karl Wilhelm (1860–1945), Histol., Breslau.

Hürthle-Zelladenom (nach Karl W. H.): großzellig-eosinophiles Adenom der Schilddrüse. Follikulär, trabekulär o. selten papillär strukturiert, aus großen Epithelien mit gekörntem eosinophilen Zytoplasma (Onkozyten) bestehend. Die H. können als Präkarzinose aufgefaßt werden.

Hürthle-Zellen (nach Karl W. H.): ↑Onkozyten. Bes. Zelltyp in der Schilddrüse.

Husten: reflektor. ausgelöster o. willkürl. vorgenommener, kräftiger Exspirationsstoß. Dem eigentl. Hustenstoß geht eine starke Anspannung der Exspirationsmuskeln mit Druckerhöhung im Thorax bei geschlossener Glottis voraus. Durch plötzl. spaltförmiges Öffnen der Glottis wird der Druckunterschied zwischen Thoraxraum u. umgebender Atmosphäre in eine hohe tracheale Luftströmung umgesetzt, die Sekret, Eiter, Fremdkörper u. a. aus dem Tracheobronchialbereich ins Freie mitreißt. H. ist ein wichtiges Sympt. bei vielen bronchopulmonalen Erkrankungen, kann mit (produktiver H.) u. ohne (unproduktiver H.) Expektoration einhergehen.

Hustenmittel ↑Antitussiva.

Hustenschmerz: Entstehung o. Verstärkung der Ischiasschmerzen bei Bandscheibenprolaps durch Hustenstoß o. Niesen (Bauchpresse).

Hutbandekzem: Hautentzündung an der Stirn durch Inhaltsstoffe des Hutschweißbands.

Hutchinson, Sir Jonathan (1861–1941), brit. Arzt. ↑Hutchinson-Gilford-Syndrom.

Hutchinson, Sir Jonathan (1828–1913), brit. Chir. u. Dermat., London. ↑Hutchinson-Trias, ↑Peutz-Jeghers-Syndrom.

Hutchinson-Gilford-Syndrom (nach Sir Jonathan H. u. Hastings G.): ↑Progerie; hochgradige Vergreisung im Kindesalter, mit senilem Aussehen, pergamentartiger Haut, dünnem grauem Kopfhaar, Akromikrie, persistierendem Milchgebiß, Osteoporose, Genitalhypoplasie, normaler Intelligenz, teilweise Hydrozephalie u. Neigung zu apoplekt. Insulten; trotz offener Epiphysenfugen Wachstumsstillstand, proportionierter Minderwuchs. Tod im 1. o. 2. Lebensjahrzehnt. Genet. bedingt, wahrscheinl. autosomal rezessiver Erbgang, der Basisdefekt ist unbekannt.

Hutchinson-Handgriff (nach Sir Jonathan H.): zum Herausmassieren eines Darminvaginates ergreift die Hand den Invaginationstumor u. drückt vorsichtig das Invaginat heraus. ↑Invagination, ↑Evagination.

Hutchinson-Trias (nach Sir Jonathan H.): bei Syphilisinfektion des Fetus auftretende Sympt.: Keratitis parenchymatosa, Labyrinthschwerhörigkeit, Veränderung der Zahnform: Tonnenform der oberen Schneidezähne, Maulbeerform der 1. bleibenden Molaren.

Hutchinson-Weber-Peutz-Syndrom (nach Sir Jonathan H., Frederick P. W. u. Johannes L. A. P.): ↑Peutz-Jeghers-Syndrom. Pigmentfleckenpolypose.

Hutchison, Sir Robert (1871–1960), brit. Pädiater.

Hutchison-Syndrom (nach Sir Robert H.): früher gebräuchl. Bez. für Neuroblastom mit Knochenmetastasen (↑Neuroblastoma sympathicum).

Hutkrempenregel: Faustregel, die besagt, daß Schädelverletzungen oberhalb der sog. Hutkrempenebene eher für Schlageinwirkung verdächtig sind, während Verletzungen in u. unterhalb der Hutkrempenebene eher auf einen Sturz hinweisen. Nicht immer mögl.

Huxley, Andrew Fielding (geb. 1917), brit. Physiol., London. 1963 Nobelpreis für Med./Physiol. (mit J. C. Eccles u. a. L. Hodgkin) „für ihre Entdeckungen über die Ionenmechanismen bei Erregung und Hemmung zentraler und peripherer Teile der Nervenzellmembran".

Huxley, Thomas Henry (1825–1895), Marinearzt, Naturwissenschaftler. Freund Darwins.

Huxley-Schicht (nach Thomas H. H.): Stratum epitheliale internum. Teil der epithelialen Wurzelscheide des ↑Haars.

Huygens, Christiaan (1629–1695), niederländ. Physiker u. Mathematiker, Den Haag.

Huygens-Prinzip: ein auf jede Wellenbewegung anwendbares Prinzip, wonach jeder Punkt eines Wellenfelds als Mittelpunkt einer kugelförmig sich ausbreitenden Elementarwelle angesehen werden kann. Das aus den Elementarwellen resultierende Wellenfeld ist mit dem ursprüngl. Wellenfeld ident. Werden bei der Konstruktion des resultierenden Wellenfelds sowohl die Amplituden der Elementarwellen als auch deren gegenseitige Phasendifferenz berücksichtigt, so ergibt sich das Prinzip von Fresnel-Huygens. Beide Prinzipien dienen zur Erklärung der Reflexion, Brechung u. ↑Beugung Wellen.

HV: *Abk* für ↑Herzvolumen.

HVG-Reaktion ↑Host versus graft reaction.

HVL: *Abk* für Hypophysenvorderlappen. ↑Hypophyse.

HVM-Verletzung ⟨*engl*⟩: Schußverletzung durch kleinkalibrige Hochgeschwindigkeitsgeschosse (engl.: high velocity missile). Aufgrund der veränderten ↑Wundballistik mit erhöhter Energieabgabe an die Gewebe kommt es zu schwereren u. weiterreichenden Verletzungen als durch Schußverletzungen aus übl. Handfeuerwaffen.

hwG.: *Abk* in der Geschlechtskrankenfürsorge für Personen mit häufig wechselndem Geschlechtspartner. ↑Promiskuität.

HWS: *Abk* für Halswirbelsäule.

HWZ: *Abk* für Halbwertszeit; ↑Halbwertszeit, physikalische.

Hyalin ⟨*gr*⟩ *n*: morphol. Begriff, unter den Eiweiße unterschiedl. chem. Beschaffenheit u. physikal. Struktur fallen, die makrosk. u. histol. homogen u. transparent erscheinen. Anfärbbarkeit mit sauren Farbstoffen (Eosin, Fuchsin). Man unterscheidet: **Intrazelluläres H.** (z. B. in Tubulusepithelien der Niere, ↑Councilman-Körper, ↑Mallory-Körperchen). **Bindegewebiges H.**: Einlagerung in Bindegewebefasern als dicke balkige Masse unter Verlust der typ. welligen Struktur (z. B. in Narben, Gewächsen u. im Retikulum von Lymphknoten).

Hyaline-Membran-Krankheit: Atemnotsyndrom in engerem Sinne. Erkrankung der Neugeborenenlunge mit Atelektasen, hyalinen ↑Membranen u. Hyperämie. Die H. führt unbehandelt zu einer neonatalen ↑Hypoxie, in deren Folge Gerinnungsstörungen u. Blutungen (bes. Lungen- u. intrakranielle Blutungen) auftreten können. Als Ursache werden Lungenunreife mit Surfactantmangel u. die pulmonale Hypoperfusion bei intrauteriner fetaler ↑Hypoxie angesehen. Die H. tritt bes. bei Frühgeborenen auf.

Hyalinknorpel ↑Knorpelgewebe.

Hyalinose ⟨*gr*⟩ *f*: Hyalinosis; auch hyaline Umwandlung; Umwandlung von Bindegewebe in Hyalin; z. B. Glomeruli bei chron. Glomerulonephritis, von Uterusmyomen, Corpora albicantia des Ovars, homogene Wandverdickung der Arterienwand bei allg. ↑Arteriosklerose.

Hyalinosis cutis et mucosae ↑Lipidproteinose.

Hyalinzylinder ↑Zylinder.

Hyalitis: entzündl. Infiltration des Glaskörpers, z. B. bei ↑Zyklitis, ↑Uveitis intermedia.

Hyalomer ⟨*gr*⟩ *n*: bei panopt. Anfärbung sich schwach basophil. darstellender Anteil des Blutplättchens (neben dem Granulomer). Elektronenmikroskop. werden in der dem H. entsprechenden Sol-Gel-Zone 3 Fasersysteme unterschieden: die submembranösen Filamente, die Mikrotubuli u. die Mikrofilamente. ↑System, thrombozytäres.

Hyalomukoid: hyaluronsäurehaltiges ↑Muzin, das im Glaskörper des Auges nachweisbar ist.

Hyaloplasma ↑Grundplasma.

Hyalubiuronsäure ⟨*gr* + *lat*⟩ *f*: disaccharidähnl. Baustein der ↑Hyaluronsäure; sie besteht aus Glukuronsäure u. N-Acetylglukosamin u. wird durch ↑Betaglukuronidase gespalten.

Hyaluronidase ⟨*gr*⟩ *f*: Enzym, das ↑Hyaluronsäure hydrolyt. spaltet u. dabei ↑Hyalubiuronsäure als Spaltprodukt liefert. Das Enzym kommt als ↑Pathogenitätsfaktor (z. B. von betahämolysierenden Streptokokken der Serogruppe A) in Bakterien (↑Spreading-factor), Spermatozoen u. im Schlangengift vor. Durch seine Wirkung geht die Siebwirkung des Bindegewebes verloren, wodurch die Ausbreitung von Keimen u. Toxinen begünstigt wird. Die Auflösung der Matrixsubstanz zwischen den Granulosazellen durch H. erleichtert die Befruchtung.

Hyaluronsäure ⟨*gr*⟩ *f*: weit verbreiteter Bestandteil des Bindegewebes; sie kommt v. a. im Knorpel (↑Knorpelgewebe), der ↑Synovialflüssigkeit, der ↑Nabelschnur u. im ↑Glaskörper des Auges vor. Ihre Bestandteile sind Glukuronsäure u. Acetylglukosamin, die das Disaccharid ↑Hyalubiuronsäure aufbauen. H. bildet infolge ihrer fadenförmigen, unverzweigten Molekülstruktur hochvisköse Lösungen u. ist wichtiger Bestandteil des „Siebsystems" des lockeren Bindegewebes. Im Bindegewebe ist sie eng mit den ↑Proteoglykanen vergesellschaftet. Ihr Abbau erfolgt durch die ↑Hyaluronidase.

HY-Antigene ⟨*lat*⟩ *n Pl*: immun. schwach wirkende Oberflächenantigene (Transplantationsantigen) auf Spermien u. anderen männl. Zellen bei Mensch u. Tier, deren Ausprägung durch einen Genabschnitt auf dem Y-Chromosomen codiert wird. Von Eichwald u. Silmser 1955 durch Abstoßung von Transplantaten männl. Spender auf weibl. Rezipienten des gleichen Inzuchtstamms entdeckt.

Hybrid-Antikörper ⟨*lat*⟩: durch (exp.) Rekombination entstandene „artifizielle" Immunglobulinmoleküle, deren Combining site gegen zwei versch. Antigenspezifitäten gerichtet sind. Spaltprodukte (vor der Rekombination) bestehen aus je einer schweren u. einer leichten Kette (↑Immunglobulin); durch Zusammenschluß zweier (differenter) Spaltprodukte entstehen H.

Hybridgen ↑Fusionsgene.

Hybridisation ⟨*gr*⟩ *f*: Erzeugung von Heterozygoten.

Hybridisation, generative: geschlechtl. Hybridisation; Vereinigung der Geschlechtszellen zweier Individuen, die sich durch best. Merkmale unterscheiden (Kreuzung).

Hybridisierungsreaktion: **1.** Nukleinsäurenachweis mit außerordentl. hoher Spezifität u. Sensibilität (im Pikogramm-Bereich). Nach Extraktion der DNA o. RNA werden mit markierten, bekannten, einsträngigen DNA- o. RNA-Sonden homologe Nukleinsäuren als Doppelstränge nachgewiesen. **2.** Zellkultur: Fusion zweier o. mehrerer somat. Zellen zu einer, deren Nachkommenschaft Eigenschaften der Ursprungszellen vereinigt. Sie kann spontan auftreten, aber auch durch sog. Fusogene (Polyäthylenglykol, elektr. Feldimpulse) induziert werden. Diese Technik wird bei der Erzeugung von Hybridomen angewandt, um die Proliferationsfähigkeit von Plasmozytomen mit der Fähigkeit zur Synthese von Antikörpern zu kombinieren (zum Zweck der Gewinnung monoklonaler Antikörper). Zellhybride sind in ihrem Chromosomenbestand unstabil.

Hybridom ⟨*gr*⟩ *n*: in geeigneten Tieren (z. B. Maus) züchtbarer Tumor aus ausgewählten monoklonalen Zellhybriden, die durch Zellverschmelzung zwischen immunkompetenten Lymphozyten u. Zellen geeigneter Tumoren dieser Tiere hergestellt wurden (monoklonale ↑Antikörper).

Hybridplasmid: Rekombinantenplasmide mit genet. Information (DNA-Sequenzen) aus Organismen, die auch normalerweise genet. Information austauschen können.

Hybridproteine ↑Fusionsproteine.

Hybridprothese: **1.** Kurzform für Hybrid-Totalendoprothese der Hüfte; Hybrid bezieht sich auf die Implantationstechnik. Es wird jeweils eine Komponente zementiert u. zementfrei eingesetzt. **2.** Kunstglied, in dem zur Bewegung techn. Gelenke versch. Antriebssysteme (z. B. elektr. u. pneumat.) kombiniert werden.

Hydantoine: Antikonvulsiva, Phenytoin; bei Grand-mal-Anfällen u. psychomotor. Epilepsie. Bewährt in Kombination mit Barbituraten. Keine sedativen Nebenwirkungen, hemmt die Ausbreitung von Krampfpotentialen. Nebenwirkungen: Verhaltensänderungen, Exantheme, neurotox. Sympt., Gingivahyperplasie, teratogene Wirkungen. H. werden auch als Antiarrhythmikum verwendet.

Hydantoinhyperplasie: durch Hydantoinpräparate (i. R. der Epilepsietherapie verabreichte Medikamente, z. B. ↑Phenytoin) verursachte Gingivahyperplasie. ↑Parodontologie.

Hydantoinsyndrom: Hydantoin-Barbiturat-Embryopathie, sog. Antiepileptika-Embryofetopathie; Störung der embryonalen u. fetalen kindl. Entwicklung mit Fehlbildung von Gesicht, Schädel o. Gliedmaßen, das bei Ther. der Mutter während der Frühschwangerschaft mit Hydantoin auftreten kann. ↑Embryopathien.

Hydarthros ⟨*gr*⟩ *n*: Hydrarthros; Hydrops articuli; seröser Gelenkerguß. Krankhafte Ansammlung seröser Flüssigkeit in Gelenkhöhlen, z. B. nach Traumen, bei Gelenkentzündungen.

Hydatide ⟨*gr*⟩ *f*: Echinokokkenblase; Finne des ↑Hundebandwurms, Echinococcus granulosus. Eine von einer weißl. Wand gebildete Blase, gefüllt mit farbloser, klarer Flüssigkeit. Im Innenraum bilden sich Tochter- u. Enkelblasen mit vielen Bandwurmkopfanlagen (Protoskolizes). ↑Echinokokkose.

Hydatidenschwirren: Fremitus hydatidis, Echinokokkenschwirren; bei Palpation o. Perkussion einer Hydatide auftretendes schwirrendes Geräusch durch Anschlagen der Flüssigkeit an der Zystenwand.

Hydatidentorsion: Torsion einer ↑Morgagni-Hydatide. Schmerzhafte Schwellung der befallenen Seite, oft von ↑Hodentorsion nicht zu differenzieren. Resektion der infarzierten Hydatide. ↑Skrotalödem, akutes. Abb.

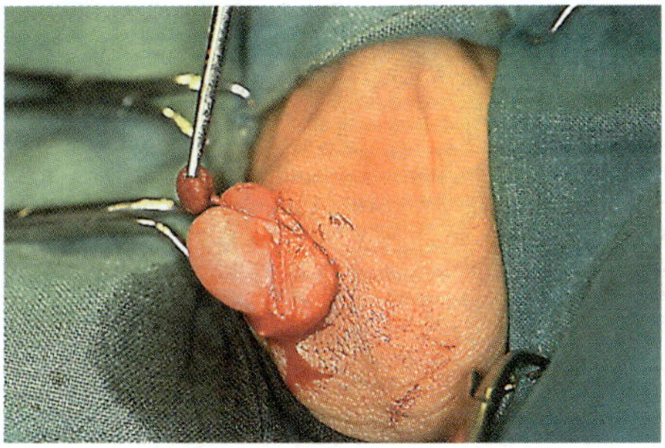

4

Hydatidentorsion. Stieldrehung der Morgagni-Hydatide am oberen Hodenpol

Hydatidose ⟨*gr*⟩ *f* ↑Echinokokkose.

Hydergin: Dihydroergotoxinmesilat, ↑Sympatholytikum, das in der Intensivtherapie zur Dämpfung eines erhöhten Sympathikotonus benutzt wird.

Hydragyrum: chem. Symbol Hg; ↑Quecksilber.

Hydralazin: ↑Dihydralazin, ein ↑Antihypertensivum.

Hydralazin-Syndrom: Nebenwirkung bei chron. Hydralazinbehandlung in höheren Dosen. Klin. nicht zu unterscheiden vom ↑Lupus erythematodes.

Hydrämie ⟨*gr*⟩ *f*: Vermehrung des Wassergehalts des Blutes; absolute o. relative Vermehrung der flüssigen Phase des Blutes in Relation zur zellulären Phase (u. a. bei Anämie, Herz- u. Nierenkrankheiten). Ggs. zur H. ist Polyglobulie bzw. Hämokonzentration.

Hydramnion ⟨*gr*⟩ *n*: Vermehrung des Fruchtwassers über 2 l. Entsteht durch exzessive Bildung bei Erkrankungen (Nephritis, Diabetes mellitus, Syphilis), auch durch verminderte Resorption bei Anenzephalie, Gaumenspalten, Ösophagus- u. Duodenalatresie (Verhinderung des Schluckvorgangs durch den Keimling, wodurch Resorption im Darm u. Abtransport über Plazenta unterbleiben).

Hydranenzephalie ⟨*gr*⟩ *f*: Umwandlung der Großhirnhemisphären zu dünnwandigen, mit Liquor gefüllten Blasen, deren Wände von den weichen Hirnhäuten u. der Molekularschicht der Hirnrinde gebildet werden. Schwerste Folge ausgedehnter fetaler Zerfallsvorgänge im Marklager des Gehirns einschl. des Ependyms, wahrscheinl. durch Zirkulationsunterbrechung infolge

Drosselung der Halsgefäße durch Nabelschnurumschlingung o. Amnionstränge.

Hydrargyrosis: Anreicherung von Quecksilber, ↑Quecksilberintoxikation.

Hydratation *⟨gr⟩ f*: Anlagerung von Wassermolekülen an andere Teilchen entweder durch Ausbildung kovalenter Bindungen (↑Bindung, chemische), z. B. Alken + Wasser → Alkohol, o. durch Nebenvalenzen (u. a. ↑Wasserstoffbrückenbindung) mit Bildung von Hydraten.

Hydrazin: H_2NNH_2; farblose, an der Luft rauchende, ammoniakartig riechende Flüssigkeit; Siedepunkt 114 °C. Reines H. geht bei erhöhter Temperatur explosionsartig in Stickstoff u. Ammoniak über. In Wasser ist H. sehr gut lösl. Die wäßrige Lösung reagiert schwach bas. u. wirkt stark reduzierend. H. u. aromat. substituiertes H. sind wichtige Nachweisreagenzien für organ. Verbindungen mit Aldehyd- u. Ketoncharakter (Bildung von Hydrazonen).

Hydrazinderivate: thymeret. (↑Thymeretika) wirkende Monaminoxidase-Hemmstoffe, z. B. Phenelzin; wirken bei ausgeglichener o. depressiver Stimmungslage antriebssteigernd u. stimulieren die psychomotor. Aktivität u. Reaktivität. Bei endogenen Depressionen Erhöhung des Suizidrisikos. Hemmung der oxidativen Desaminierung biogener Amine führt zu einer Anhäufung der Transmitter im ZNS u. damit zur vermehrten spontanen u. impulsabhängigen Transmitterfreisetzung. Wirkungen von Barbituraten, Narkotika, Neuroleptika u. Antidepressiva werden verstärkt. Wichtige natürl. H. sind Agaritin u. ↑Gyromitrin.

Hydrazon ↑Hydrazin.

Hydremesis *⟨gr⟩ f*: Erbrechen von wasserklarer Flüssigkeit mit geringem HCl-Gehalt.

Hydrenzephalie *⟨gr⟩ f*: Hydrencephalia, Hydrozephalie, ↑Hydrocephalus congenitus.

Hydrenzephalomeningozele ↑Enzephalozystomeningozele.

Hydriatrie *⟨gr⟩ f*: durch den Arzt verordnete Wasserbehandlung, ↑Hydrotherapie.

Hydrierung: katalyt. Addition von elementarem Wasserstoff an die X=Y– u. X≡Y– Gruppe organ.-chem. Verbindungen. Beispiele: Alkene → Alkane, Fetthärtung.

Hydroa *⟨gr⟩ f* ↑Hidroa.

Hydroamnialis: Abgang von Fruchtwasser bei Zerreißung der ↑Eihäute.

Hydrocele ↑Hydrozele.

Hydrocele colli: Kiemengangszyste am Hals.

Hydrocele funiculi spermatici *⟨gr + lat⟩ f*: Flüssigkeitsansammlung im Samenstrang mit partiellem Offenbleiben des Vaginalfortsatzes des Bauchfells (↑Processus vaginalis persistens).

Hydrocele muliebris: Hydrocele feminae; Anschwellung der großen Labie durch Ansammlung wäßriger Flüssigkeit im distalen Anteil des persistierenden Processus vaginalis der Frau.

Hydrocele spinalis ↑Spina bifida.

Hydrocele testis: Wasserbruch, der durch Flüssigkeitsansammlung in einem offengebliebenen Vaginalfortsatz des Bauchfells (↑Processus vaginalis persistens) entsteht, wenn dieser nur im Bereich des inneren Leistenrings o. Samenstrangs obliteriert bzw. sich stark verengt. Die sog. „angeborene" H. t. ist gleichzeitig eine Hydrozele des Samenstrangs. Die erworbene H. t. liegt nur in der Tunica vaginalis testis.

Hydrocephalus chondrodystrophicus congenitus: von H. Welter (1936) geprägte Bez. für die heute als ↑Kleeblattschädel bezeichnete Kopfform des ↑Holtermüller-Wiedemann-Syndroms.

Hydrocephalus congenitus: Hydrozephalie, sog. Wasserkopf; vermehrte Liquormenge als Folge von Überproduktion o. Verschluß der Zirkulationswege. Ein angeborener Hydrozephalus kann durch pränatale Erkrankungen (Toxoplasmose, Zytomegalie) verursacht, ein erworbener Hydrocephalus angeboren sein, sich jedoch erst später manifestieren. **H. c. occlusus**: Verschlußhydrozephalus (stark erweiterte Hirnventrikel infolge Liquorzirkulationsstörung). **H. c. communicans**: vermehrte Liquoransammlung im Subarachnoidalraum o. Volumenvergrößerung durch Mikrozephalie (beide entsprechen dem alten Begriff Hydrocephalus externus). **Mißbildungshydrozephalus**: 1. dysrhaph. Hydrozephalus: Stenosen, Gabelungen des Aquäduktes, Atresie der Foramina Luschkae u. Magendie (↑Dandy-Walker-Syndrom). 2. Hydrozephalus bei monoventrikulären Gehirnen: Zyklopie-Arrhinenzephalie-Reihe. 3. ↑Hydrocephalus hypersecretorius: Hyperplasie der Plexus choroidei. 4. Hydrozephalus durch Arachnoidalzysten: Verlegung der Abflüsse im 4. Ventrikel.

Hydrocephalus externus ↑Hydrozephalus.

Hydrocephalus hypersecretorius: Hyperplasie der Plexus choroidei. Hydrozephalus durch Arachnoidalzysten: Verlegung der Abflüsse im 4. Ventrikel. Selten sind erbl. Formen u. der Hydrozephalus bei ↑Holtermüller-Wiedemann-Syndrom, durch Ultraschall in der Schwangerschaft erkennbar, kann bei geringgradigem Ausmaß postnatal durch Spezialoperation korrigiert werden; bei hochgradigen Formen mit dem Leben nicht vereinbar.

Hydrocephalus internus ↑Hydrozephalus.

Hydrochlorothiazid: ↑Diuretikum vom Benzothiadiazintyp; ↑Benzothiadiazinderivate.

Hydrochylosus ↑Chylothorax.

Hydrocodon: Dicodid, halbsynthet. Morphinderivat; ↑Antitussivum; Atemdepression u. Suchtpotential gering.

Hydrodecidualis: Abgang von wäßrigem Sekret aus der dezidual umgewandelten Gebärmutterschleimhaut.

Hydroenzephalozele ↑Enzephalozystozele.

Hydrogenkarbonat: Lösungen von Natrium-Hydrogenkarbonat werden zum Puffern von ↑Azidosen des Extrazellularraums benutzt, d. h. bei Übersäuerung des Organismus ist diese Substanz in der Lage, H^+-Ionen zu binden u. dadurch das Säure-Basen-Gleichgewicht zu stabilisieren.

Hydrokolloidabformmassen: in der Zahnmed. verwendete gallertige Substanzen, die durch Erwärmen in den plast. Solzustand übergehen u. durch Abkühlung wieder zu einem elast. Gel erstarren. Hauptbestandteil ist Agar-Agar, der durch Füllstoffe eine bessere Formbeständigkeit erhält. Vorteile: hohe Abformschärfe u. Volumengenauigkeit.

Hydrokortison ↑Cortisol.

Hydrolasen: Enzyme dieser Klasse katalysieren die Hydrolyse von Estern (↑Esterasen), Glykosiden (↑Amylasen, ↑Nukleosidasen), Peptiden (↑Proteasen, ↑Peptidasen), Amiden (↑Glutaminase, ↑Urease) u. Säureanhydriden (↑Adenosintriphosphatasen).

Hydrolethalussyndrom: letales Fehlbildungssyndrom, genet. bedingt, autosomal rezessiver Erbgang. Massives Hydramnion, Totgeburten o. nicht lebensfähige Frühgeburten mit Hydrocephalus externus u. Corpus-callosum-Agenesie, Mandibulahypoplasie, Polydaktylie u. charakterist. Hallux duplex.

Hydrolyse: Spaltung einer chem. Verbindung durch Wasser. Je nach dem polaren Charakter der zu spaltenden chemischen ↑Bindung erfordert die H. eine erhöhte Temperatur o. die Mitwirkung eines dritten Stoffs, z. B. eines Katalysators.

Hydrolyse, enzymatische: Spaltung von Proteinen durch Exo- u. Endopeptidasen o. von Nukleinsäuren durch Exo- u. Endonukleasen. Eine Methode der Sequenzanalyse von Proteinen u. Nukleinsäuren (↑Hydrolasen).

Hydromeningozele: angeborene o. erworbene hernienartige Vorstülpung der weichen Hirnhaut durch Defekte des Schädeldachs mit Flüssigkeitsansammlung.

Hydrometra: wäßrig-schleimige Sekretansammlung in der Gebärmutterkörperhöhle bei Verschluß des Zervikalkanals, kann bei Infektion in ↑Pyometra übergehen.

Hydromikrozephalie: gleichzeitiges Vorkommen von Mikrozephalie (abnorme Kleinheit des Kopfs) u. ↑Hydrozephalus.

Hydromorphon: ↑Morphinderivat, fünffache Wirkungsstärke u. gleiches Suchtpotential wie Morphin; ↑Opiate.

Hydromyelia ⟨*gr*⟩ *f*: Hydromyelie; angeborener, abnorm weiter, liquorgefüllter Zentralkanal des Rückenmarks. Neuralgewebe kann als „Kapsel" den Hohlraum umschließen. Oft nur als spaltförmige, dorsale Ausziehung des Zentralkanals mit atyp. Geweben in der Dorsalnaht vertreten. Einreihung in die sek. Schlußstörungen des Neuralrohrs (↑Dysrhaphie).

Hydromyelozele ⟨*gr*⟩ *f*: dysontogenet., hernienartige Verlagerung von Rückenmarkgewebe u. wäßriger Flüssigkeit, ↑Myelozystozele.

Hydronephrose: Ausweitung des Nierenbeckens u. der Kelche (Wassersackniere) durch eine mechan. o. dynam. bedingte, zuweilen angeborene, unvollständige Abflußbehinderung des Harns. Die H. ist der irreversible u. irreparable Endzustand einer ↑Harnstauungsniere. Bei Infektion der H. kann eine ↑Pyonephrose entstehen.

Hydropenie: Wasserarmut; Wassermangelzustand des Organismus.

Hydroperikard: Hydroperikardium; Flüssigkeitsansammlung im Herzbeutel.

Hydroperitoneum ↑Aszites.

Hydroperoxidasen: wasserstoffperoxidspaltende Enzyme (↑Peroxidasen u. ↑Katalase). Sie kommen in vielen Zellarten vor u. enthalten als prosthetische ↑Gruppe ↑Hämin.

hydrophil *Adj*: wasserlösl., mit Wasser mischbar, Wasser anziehend.

Hydrophilie: Wasserfreundlichkeit. Neigung einer (hydrophilen) Substanz, sich in Wasser zu lösen o. mit Wassermolekülen zu verbinden.

Hydrophobie: 1. ***Chem.:*** Wasserfeindlichkeit, Abneigung einer Substanz mit Wassermolekülen zu interagieren. 2. ***Biol.:*** Wasserscheu; Furcht vor Schluckkrämpfen, die schon beim Anblick von Wasser auftreten, charakterist. bei ↑Tollwut.

Hydrophthalmus ⟨*gr*⟩ *m*: angeborenes ↑Glaukom, Hydrophthalmie, Buphthalmus, Gigantophthalmus; Glaukom des Säuglings- o. Kleinkindalters. Wechselnde intraokulare Drucksteigerungen, Vergrößerung von Auge, Kornea, vorderer Augenkammer. Kornea oft eingetrübt, Irisatrophie, Auge stark myop, Photophobie. Überwiegend autosomal rezessiver Erbgang, oft besteht Konsanguinität. Verursacht durch Fehldifferenzierung des Trabeculum iridocorneale o. Agenesie des Schlemm-Kanals. Bestandteil von Syndromen: ↑Marfan-Syndrom, ↑Sturge-Weber-Krankheit, ↑Lowe-Syndrom, ↑Waardenburg-Syndrom.

hydropigen ⟨*gr*⟩ *Adj*: Wassersucht erzeugend.

Hydrops ⟨*gr*⟩ *m*: Wassersucht; Ansammlung von Flüssigkeit im Gewebe (↑Ödem) u. in Körperhöhlen. Ursächl. sind Nieren- u. Leberkrankheiten, kardiale Insuffizienz (↑Transsudat), zu berücksichtigen.

Hydrops congenitus ⟨*gr*⟩ *m*
↑Morbus haemolyticus fetalis.

Hydrops intermittens: selten, period. auftretende Kniegelenkergüsse, schmerzarm. Rolle als nosolog. Entität fragl., gelegentl. Prodrom einer ↑Rheumatoidarthritis, vielfach Ausdruck rezidivierender Synovialitiden bei ↑Spondylitis ankylosans o. ↑Arthritis urica.

Hydrops neonatorum universalis
↑Morbus haemolyticus fetalis.

Hydropyelon: Erweiterung des Nierenbeckens infolge Harnstauung bei Abflußbehinderungen durch Nierensteine, Tumoren, abnorme Schleimhautfaltenbildung u. a.

Hydropyrimidindione: Antikonvulsiva, z. B. Primidon.

Hydrorrhö: wäßriger Sekretabfluß aus der Scheide.

Hydrosalpinx: Ansammlung von wäßriger Flüssigkeit im Eileiter bei Verklebung des abdominalen Endes. Folgezustand einer Entzündung des Eileiters.

Hydrotherapie: Wasserbehandlung; Verfahren der Physikal. Med., beruht im wesentl. auf der Anwendung des Wassers als Wärmeträger: ↑Thermotherapie; daneben auch mechan. u. chem. Reizfaktoren. Die Wirkung der H. ist entspr. Umfang, Dauer, Intensität, Anstiegssteilheit u. Wechsel der Reize abstufbar. Man unterscheidet: kleine H.: Waschung, Abreibung, Teilbäder, Wickel; mittlere H.: Bein-, Sitz- u. Halbbäder, Schöpf- u. Bürstenbäder, Halbpackung, Sauna, Duschen, Vollguß; große H.: Überwärmungsbad, Dampfbad, Ganzpackung. H. ist bei akuten Erkrankungen (Infekt, Bronchitis, Arthritis) o. bei chron. Krankheitszuständen kurmäßig, als sog. Reizserie angezeigt, um langfristig adaptive Prozesse u. Umstimmung im Körper auszulösen mit dem Ziel der Optimierung der Kreislaufregulation, Thermoregulation u. der Stabilisierung der vegetativen Reaktionslage.

Hydrotherapiegerät: Gerät zur Reiztherapie mit Wasser unterschiedl. Temperatur, meist in Kombination mit mechan. Druckreizung durch Duschkatheter (Unterwasserstrahlgeräte). Die Geräte arbeiten mit einem Wasserkreislauf, bei dem das Wasser mittels Pumpe aus der Wanne angesaugt u. mit regelbarem Druck (bis etwa 50 Pa) über eine Drüse aufgespritzt wird.

Hydrothorax: massive Flüssigkeitsansammlung als ↑Transsudat im Pleuraraum bei (Rechts-)Herzinsuffizienz. Kann zu erheblicher Ventilationsstörung führen.

Hydrotika ↑Hidrotika.

Hydrotis ⟨*gr*⟩ *f*: Flüssigkeitsansammlung im Mittelohr.

Hydrotympanon: seröser Erguß der Paukenhöhle.

Hydroureter: Erweiterung des Harnleiters infolge Harnstauung bei Abflußbehinderung durch Nierensteine, Tumoren, häufig auch Kompression durch Tumormetastasen. Ther.: Ureterozystoneostomie, Harnableitung, Nephrektomie.

Hydroxide: Verbindungen von Metall- u. anderen Kationen mit dem Hydroxidanion OH^-. H. reagieren in wäßriger Lösung alkal.

Hydroxyanthrachinone: abführende Mittel (↑Laxanzien) mit glykosid. Struktur; die Aglykone heißen Emodine. Enthalten Faulbaumrinde, Aloe, Sennesblättern, Rhabarberwurzeln u. a.

Hydroxyäthylsalicylat: Ethylenglykol-monosalicylsäureester; ein ↑Analgetikum. ↑Antiphlogistika.

Hydroxyäthylstärke: *Abk* HES; Polysaccharid mit 1,4-glykosid. Bindung (MG 200 000–450 000); als 6- o. 10 %-Lösung als Plasmaersatzmittel zur Volumen- u. Schocktherapie eingesetzt. Die partielle Substitution mit Hydroxyäthylgruppen in den Glukosebausteinen bestimmt den Volumeneffekt u. die Verweildauer (Abbaubehinderung durch ↑Alphaamylase).

p-Hydroxybenzoesäure: Ester der H. sind Desinfektionsmittel, z. B. Nipagin, Nipasol, Paraben; Konservierungsmittel in Arzneimitteln u. Kosmetika.

p-Hydroxybenzoesäuremethylester: Desinfektions- u. Konservierungsmittel für Lebens- u. Arzneimittel, ↑Nipa-Ester.

p-Hydroxybenzoesäurepropylester: Nipasol M; ein ↑Konservierungsmittel.

2-(α-Hydroxybenzyl)-benzimidazol: *Abk* HBB; in Kombination mit ↑Guanidin hemmt H. die Vermehrung von Picornaviren (↑Picornaviridae) in vitro, jedoch nicht in exp. infizierten Tieren. ↑Virusbekämpfung.

3-Hydroxybuttersäure: ein ↑Ketonkörper.

Hydroxycarbamid: Hydroxyurea; synthet. antineoplastische ↑Substanz außerhalb der konventionellen Stoffklassen, blockiert Ribonukleotidreduktase durch Chelatbildung u. hemmt damit die DNA-Synthese. Anwendung bei chron. myelo. Leukämie, soliden Tumoren, Melanomen.

Hydroxychinolinsulfosäure: Chiniofon; ein ↑Amöbizid.

Hydroxycobalamin ↑Vitamin B_{12}.

4-Hydroxycumarinderivate: z. B. Phenprocoumon; ↑Cumarine.

5-Hydroxyindolylessigsäure: Metabolit von Serotonin. Falschpositive Werte bei Reserpin u. nach Verzehr von Bananen, Ananas, Pflaumen, falschnegative Befunde bei MAO-Hemmer. Ausscheidung erfolgt beim Karzinoidsyndrom nicht kontinuierl. sicher beim Flush. Kontrollen wichtig.

Hydroxykarbonsäure: Karbonsäure, die im Kohlenwasserstoffteil des Moleküls eine o. mehrere an Kohlenstoff gebundene Hydroxylgruppen besitzt.

11-Hydroxykortikosteroide: Steroidhormone der Nebennierenrinde mit je 21 Kohlenstoffatomen. Zu ihnen gehören: Corticosteron, Cortisol u. 11-Dehydroxycorticosteron. Den Eigenschaften nach gehören sie zu den Glukokortikoiden. Von den Nebennierenrindenhormonen machen Corticosteron u. Cortisol 60–95 % aus.

Hydroxylapatit: $Ca_5(PO_4)_3OH$; Hauptbestandteil des Zahnschmelzes u. der Knochen.

Hydroxylapatitkeramik: synthet. Kalziumphosphatkeramik in der Zahnmed. zur Auffüllung von Knochendefekten, Rekonstruktion des Alveolarkammes u. zur Beschichtung von dentalen ↑Implantaten verwendet.

Hydroxylapatitsynovialitis: eine auf die Ablagerung von Kalziumhydroxylapatitkristallen zurückgeführte chron. Synovialitis, die neben Gicht u. Chondrokalzinose als dritter eigenständiger Typ der Kristallarthropathien umstritten ist u. statt dessen der ↑Detritussynovialitis zugeordnet wird.

Hydroxylasen: zu den Oxidoreduktasen gehörende Gruppe der Oxygenasen; meist metallhaltige (Eisen, Kupfer, Mangan) Enzyme, die die Hydroxylierung von Aromaten, Steroiden o. zykl. Aminosäuren (z. B. Prolin) mittels molekularen Sauerstoffs u. eines Wasserstoffdonators katalysieren. Dabei dient ein Sauerstoffatom der Hydroxylierung, das andere als Wasserstoffakzeptor (mischfunktionelle Oxygenase).

Hydroxylgruppe, glykosidische: die durch die Ausbildung der Zyclohalbazetale in Monosacchariden gebildete OH-Gruppe. Im Vergleich zu den daneben vorhandenen alkohol. OH-Gruppen ist die g. H. bes. reaktionsfähig (reduzierende Wirkung der Zucker). Sie ist z. B bei der Bildung von Disacchariden beteiligt.

Hydroxylysin: Lysinabkömmling, der am δ-C-Atom eine OH-Gruppe trägt; Vorkommen im Kollagen. H. entsteht nach Fertigstellung des ↑Prokollagens durch die Wirkung der Lysylhydroxylase. Gewisse H.-Reste des Kollagens sind mit Zuckermolekülen verbunden.

Hydroxymethylpyridin: Pyridylcarbinol, Nikotinsäureester; ↑Antilipidämikum u. ↑Vasodilatans.

Hydroxynervon: ein ↑Zerebrosid, das Alphahydroxynervonsäure (Δ^{15}-2-Hydroxytetrakosensäure) enthält.

Hydroxyprogesteron: oral applizierbares Gestagen. ↑Kontrazeptiva, orale.

Hydroxyprogesteroncaproat: Progesterondepot; ↑Hormon, das für die antineoplast. Chemotherapie verwendet wird. Durch seine Depot-Funktion ist es länger am Wirkort verfügbar. Anwendung: Mamma-, Endometriumkarzinom.

Hydroxyprolin: Abkömmling des ↑Prolins u. Bestandteil des ↑Kollagens. Ähnl. wie das ↑Hydroxylysin entsteht auch H. nach der Biosynthese des ↑Prokollagens durch die Wirkung der ↑Prolinhydroxylase. Die Ausscheidung von freiem H. u. von niedermolekularen hydroxyprolinhaltigen Peptiden im Harn ist ein Maß für den Kollagenumsatz im menschl. Körper.

Hydroxyprolinämie: Durch Fehlen der Hydroxyprolinoxidase kommt es zur Vermehrung von Hydroxyprolin im Blutserum u. im Harn. Die H. führt zu Defekten des ZNS u. zerebralen Entwicklungsstörungen.

Hydroxysäuren: Carbonsäuren mit mind. einer zusätzl. Hydroxygruppe im Kohlenstoffteil. Beispiele: Glykolsäure, Milchsäure, Weinsäure, Mandelsäure, Salicylsäure.

5-Hydroxytryptamin: 5-HT, Serotonin, Enteramin; Transmitter im ZNS u. Gewebehormon im Magen-Darm-Trakt. Biosynthese durch von Tryptophan u. anschließende Decarboxylierung; Abbau durch Monaminoxidase zu 5-Hydroxyindolessigsäure. Vorkommen: enterochromaffine Zellen, Thrombozyten, versch. Hirnabschnitte. Reserpin entleert 5-HT-Speicher; Monoaminoxidasehemmer erhöhen 5-HT-Gehalt im Gewebe. Wirkung: Kontraktion der glatten Muskulatur (Magen-Darm-Trakt, Bronchien, Uterus u. a.). LSD u. ↑Methysergid sind 5-HT-Antagonisten.

5-Hydroxytryptophan: Vorstufe des ↑5-Hydroxytryptamins bei dessen Biosynthese aus Tryptophan.

Hydroxytyramin ↑Dopamin.

Hydroxyurea: Hydroxyharnstoff; ausschließl. S-phasenwirksames Zytostatikum, das sich durch raschen Wirkungseintritt auszeichnet, so daß mit H. bei chron.

Leukämieformen ein schneller Effekt (auf extremen Milztumor, Priapismus o. ä.) erreicht werden kann. Geringer suppressiver Effekt auf die Thrombozytopoese. ↑Zytostatikatherapie, hämatologische.

Hydroxyzin: Diphenylmethanderivat, Atarax; Tranquilizer durch ↑Benzodiazepine verdrängt. Wirkt außerdem antihistamin., lokalanästhet., analget. u. nikotinantagonist. Barbituratwirkung wird verstärkt.

Hydrozele ⟨*gr*⟩ *f*: Hydrocele; Wasserbruch, Ansammlung von wäßriger Flüssigkeit in der Tunica vaginalis des Hodens (Hydrocele testis, H. i. e. S.), im Bereich des Samenstrangs (↑Hydrocele funiculi spermatici), im Bereich beider (↑Hydrocele testis et funiculi spermatici), bei Ausdehnung auf den in der Bauchhöhle gelegenen Teil des Samenstrangs (Hydrocele vaginalis communicans), bei mehreren abgekapselten Kammern (Hydrocele multilocularis). ↑Hämatozele, ↑Spermatozele. Abb.

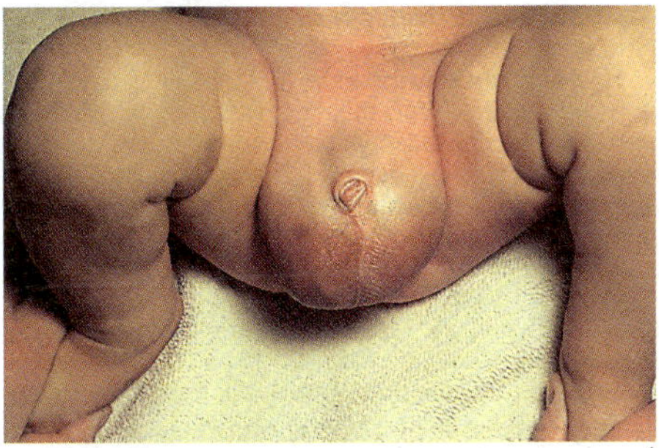

4

Hydrozele beiderseits bei einem Säugling

Hydrozephalus ⟨*gr*⟩ *m*: Hydrocephalus externus; Erweiterung der Hirnfurchen durch Verschmälerung der Windungen (↑Hirnatrophie), Hydrocephalus internus durch Erweiterung des Ventrikelsystems mit Volumenzunahme des Liquor cerebrospinalis. ↑Hydrocephalus congenitus.

Hydrozephalusfehlbildungen: dysrhaph. H.: Stenosen, Gabelungen des Aquäduktes, Atresie der Foramina Luschkae u. Magendie (↑Dandy-Walker-Syndrom, 4. Ventrikel zu großer Zyste umgebildet). Hydrozephalus bei monoventrikulären Gehirnen: prim. Hirnhypoplasie (Hydrocephalus ex vacuo) bei Zyklopie-Arrhinenzephalie-Reihe.

Hydrozephalustherapie: Entscheidend für die Therapie ist die jeweilige Form des Hydrozephalus. Frühzeitige Indikation zur Operation besteht bei zunehmendem, von der normalen Schädelgröße abweichenden Schädelwachstum. Hirnmanteldicke u. Alter relativ unbedeutend. Operationsziel: Senkung des erhöhten Hirnkammer-Liquordrucks auf den physiol. Liquordruck. 2 Operationsverfahren: 1. Die direkte operative Beseitigung des Passagehindernisses (Tumor, Verklebung u. a.), ggf. auch die ↑Ventrikulozisternostomie nach Torkildsen zur Behandlung eines Verschlußhydrozephalus, sofern die basalen Zisternen durchgängig sind. 2. Drainage bzw. Ableitungsoperation beim Hydrozephalus communicans: Mittels Implantation eines Drainagesystems wird der aufgestaute Liquor aus den Ventrikeln über ein druckgesteuertes Ventil über die V. facialis u. V. jugularis interna entweder in das Venenblut des re. Herzvorhofs (ventrikuloatrialer Shunt) o. nach Untertunnelung der Haut im Thoraxbereich in den freien Bauchraum (ventrikuloperitonealer Shunt) abgeleitet. Für den Liquorshunt stehen Modifikationen u. altersentsprechend verschiedene Ventiltypen u. -systeme (Spitz-Holter, Pudenz-Heyer o. Cordis-Hakim u. a.) mit entspr. variablen Öffnungsdrucken (Mittel-, Normal- u. Niederdruck u. a.) zur Verfügung.

Hygiene ⟨*gr*⟩ *f*: med. Disziplin, die durch Untersuchung der Wechselbeziehungen zwischen Organismus u. Umwelt hyg. Standards u. Maßnahmen erarbeitet, deren Durchsetzung die Verhütung von Krankheiten sichert u. so optimale Bedingungen für das Leben u. das Wohlbefinden schafft. Hyg. Lehrgebiete: ↑Arbeitshygiene, ↑Kommunalhygiene, ↑Sozialhygiene, ↑Umwelthygiene.

Hygiene, technische *f*: befaßt sich als Teil der ↑Umwelthygiene mit den Verflechtungen zwischen vorbeugendem Gesundheitsschutz u. Technik; dabei stehen einerseits hyg. Maßnahmen u. Kontrollen, andererseits sanitärtechn. Realisierungen unter Beachtung der wirtschaftl. Notwendigkeiten u. der techn. Möglichkeiten im Vordergrund. So entstehen produktionsbezogene hyg.-techn. Probleme bei der Herstellung von Pharmaka, medizintechn. Erzeugnissen, Nahrungs- u. Genußmitteln, Kosmetika u. anderen Erzeugnissen. Produktionsbezogene hyg.-techn. Prüfungen sind bei best. Stoffen u. Geräten unumgängl. (z. B. Arzneimittel, chir. Nahtmaterial, Organersatz, Medizinkunststoff, aber auch Spielwaren usw.). Umfangreichstes Arbeitsgebiet der t. H. ist jedoch die Gesundheits- u. Sanitärtechnik, in der Anwendungsverfahren auf ihre direkte u./o. indirekte gesundheitl. Unbedenklichkeit allg. u. unter spezif. Bedingungen (z. B. Krankenhäusern) zu prüfen sind: Heizungs-, Kälte-, Be- u. Entlüftungs-, Beleuchtungs-, Schall- u. Feuchtigkeitsdämmungs-, Gas- u. Wasserinstallations-, Abwasser- u. Abfallbehandlungstechnik. Zunehmende Bedeutung kommt der techn. Trinkwasserhygiene zu: neue Aufbereitungsverfahren, neue Materialien u. Hilfsstoffe. Die Verflechtung mit den klass. Teilgebieten der Kommunalhygiene sowie mit der Krankenhaushygiene ist offensichtl., woraus sich die Forderung ergibt, bereits bei der Ausbildung in diesen techn. Fächern eine hyg. Denkweise zu vermitteln.

Hygienisierung, professionelle orale: Entfernung von harten u. weichen ↑Auflagerungen auf der Zahnkrone u. auf der Zahnwurzel sowie in der parodontalen ↑Tasche durch den Zahnarzt o. geschultes Fachpersonal. ↑Phase, hygienisierende.

Hygrom ⟨*gr*⟩ *n*: Hygroma; Wassergeschwulst, tumorartige Anschwellung von Schleimbeuteln u. Sehnenscheiden durch seröse Flüssigkeit, als Folge meist einer chron. Entzündung.

Hygroma colli cysticum
↑Lymphangioma colli cysticum.

Hygroma cysticum colli congenitum: angeborenes zyst. ↑Lymphangiom; ↑Lymphangioma colli cysticum.

Hygroma durae matris: der Durainnenfläche anliegender, von wäßriger Flüssigkeit erfüllter Hohlraum, der die Hirnoberfläche komprimieren kann; Entstehung aus ↑Subduralhämatom o. ↑Pachymeningeosis haemorrhagica interna.

Hygromatosis rheumatica ⟨*gr*⟩ *f*: chron. Entzündung der Sehnenscheiden, verbunden mit multipler u. symmetr. Hygrombildung der Schleimbeutel. Rolle als nosolog. Entität fragl., meist extraartikuläre Manifestation einer ↑Rheumatoidarthritis.

H

Hygromyzin A: Antibiotikum aus Streptomyces hygroscopicus mit breitem Wirkungsspektrum; Kreuzresistenz mit Tetrazyklinen.

hygrophil ⟨*gr*⟩ ↑hydrophil.

hygroskopisch ⟨*gr*⟩: wasseranziehend.

Hylobatidae ↑Anthropoidea.

Hymen ⟨*gr*⟩ *m*: Jungfernhäutchen, Schleimhautfalte am Scheideneingang. Unverletzter H. (H. intactus) Zeichen der ↑Virgo.

Hymenalatresie ↑Hymen imperforatus.

Hymenalplatte ↑Hymen imperforatus.

Hymen anularis: ringförmiger Hymen.

Hymen cribriformis: Hymen mit zwei nebeneinander gelegenen Öffnungen.

Hymen imperforatus: Hymenalatresie, Atresia hymenalis, Hymenalplatte; Verschluß der Vagina durch einen nichtperforierten Hymen (Hymenalplatte). Leichtestete Form einer Vaginalatresie. Ansammlung von Schleim (Hydrokolpos) bzw. von Blut (↑Hämatokolpos).

Hymenolepiasis ⟨*gr*⟩ *f*: durch den Zwergbandwurm (↑Hymenolepis nana) hervorgerufene Parasitose des Menschen. Weltweit verbreitet, bevorzugt in warmen Ländern, bes. häufig befallen sind Kinder. Im Dünndarm entwickeln sich aus oral aufgenommenen Eiern über ↑Onkosphären u. Zystizerkoide die geschlechtsreifen Würmer innerhalb von 4 Wochen. Nur bei stärkerem Befall Bauchschmerzen, Inappetenz, Durchfall. Diagn. durch Einachweis im Stuhl. Ther. Niclosamid, Praziquantel.

Hymenolepididae ⟨*gr*⟩ *f Pl*: Fam. der ↑Cyclophyllidea (↑Eucestoda). Skolex mit 4 Saugnäpfen; unbewaffnet o. mit einem o. mehreren Hakenkränzen, meist mit Rostellum. Die Entwicklung verläuft über Mollusken, ↑Annelida u. ↑Arthropoden. ↑Endoparasiten bei Vögeln, Säugetieren u. beim Menschen.

Hymenolepis nana ⟨*gr*⟩ *f*: Vampirolepis nana, Zwergbandwurm; Vertreter der ↑Hymenolepididae. Bis 6 cm lang u. 1 mm breit mit Rostellum u. breiten Proglottiden; weltweit verbreiteter Dünndarmparasit bei Nagetieren u. Mensch (bes. Kinder). Entwicklung direkt (Finne u. adulter Bandwurm im ↑Endwirt) o. indirekt über Flöhe, Käfer u. andere Insekten.

Hymenoptera ⟨*gr*⟩ *Pl*: Hautflügler; Ordnung der ↑Insecta. 2 Paar häutige Flügel, die bei einem Geschlecht fehlen o. abgeworfen werden können, beißende o. leckend-saugende Mundwerkzeuge; häufig Sexualdimorphismus, Weibchen mit Lege- o. Giftstachel. Entwicklung in Form von ↑Holometabolie, bei mehreren Arten Entwicklung von Staatengebilden. Med. bedeutsam: Ameisen, Wespen, Bienen.

Hymen septus: Hymen mit zwei untereinander gelegenen Öffnungen bei quergestelltem Septum.

hyoglossus ⟨*gr*⟩ *Adj*: vom Zungenbein zur Zunge ziehend; ↑Musculus hyoglossus.

Hyoidbogen: zweiter Branchialbogen. Aus dem Knorpel des H. (Reichert-Knorpel) entwickeln sich der Steigbügel, Processus styloideus, die kleinen Zungenbeinhörner, aus dem Mesenchym entstehen die mim. Muskeln, der M. stapedius, M. stylohyoideus u. Venter posterior des M. digastricus. Der Nerv des H. ist der N. facialis.

hyoideus: Y-förmig, zum Zungenbein, ↑Os hyoideum, gehörend.

hyopharyngeus: vom Zungenbein zum Schlund gehend, z. B. Musculus hyopharyngeus (jetzt ↑Musculus constrictor pharyngis medius).

Hyoscin ↑Atropa belladonna.

Hyoscyamin ↑Atropa belladonna, ↑Atropin.

Hyoscyamus niger: Bilsenkraut, enthält ↑Atropin u. ↑Scopolamin.

Hypalbuminämie ⟨*gr + lat*⟩ *f*: erworbene Verminderung der Albumine im Blut häufig als Sympt. schwerer entzündl. u./o. maligner Prozesse, bei Leberzirrhose, nephrot. Syndrom, exsudativer Enteropathie sowie Eiweißmangelernährung (Kwashiorkor), teilweise durch Synthesestörung, teilweise durch Verlust sowie infolge Relationsverschiebung der Serumeiweißkörper bei Anstieg der Globuline. H. ist von Verminderung des kolloidosmot. Drucks gefolgt. ↑Hypoproteinämie, ↑Analbuminämie.

Hypalgesie ⟨*gr*⟩ *f*: reduzierte Schmerzempfindlichkeit.

Hypästhesie ⟨*gr*⟩ *f*: reduzierte Berührungsempfindlichkeit.

Hyperabduktionssyndrom ↑Schultergürtelkompressionsphänomene.

Hyperabduktionstest: funktionelle Ausschlußdiagnostik beim Hyperabduktionssyndrom (↑Schultergürtelkompressionsphänomene); Pat. sitzt mit gesenktem Kopf, die Arme hängen locker herab. Bei max. Anheben (Abduktion) der Arme Abschwächung o. Verschwinden des Radialispulses u./o. Auftreten eines systol. Subklaviageräuschs.

Hyperaldosteronismus ⟨*gr*⟩ *m*: Conn-Syndrom; vermehrte Bildung u. Abgabe von ↑Aldosteron (Mineralokortikoid der Nebennierenrinde). **Prim. H.**: aldosteronproduzierender Tumor der NN (↑Aldosteronom); durch Hypokaliämie werden Muskelschwäche, intermittierende Lähmungen, Obstipation, Wachstumsstörungen (Minderwuchs), EKG-Veränderungen sowie Nierenfunktionsstörungen (Hypo- bis Isosthenurie, Polyurie, Nykturie, Polydipsie) hervorgerufen. Durch Rückresorption von Natrium unter Aldosteronwirkung entwickelt sich eine Hypernaträmie, Hypervolämie, ein erhöhter Gefäßtonus u. eine Hypertension, die bald zu einer Retinopathie u. Kardiomegalie führt. Als Folge einer Alkalose werden tetan. Sympt. u. Parästhesien beobachtet. **Sek. H.**: Zustände mit vermehrter Aldosteronproduktion, die durch außerhalb der Nebennierenrinde gelegene Ursachen hervorgerufen werden; meist erhöhte Renin-Angiotensin-Sekretion bei Ödemkrankheiten als normale Nierenreaktion auf vermindertes zirkulierendes Blutvolumen, wie bei nephrot. Syndrom, Leberzirrhose, idiopath. Ödemen u. Herzinsuffizienz. Bei Hypertonie führen die renalen u. malignen Formen der Hypertonie zum H., meist mit Hypokaliämie, bei der essentiellen Hypertonie ohne Komplikationen findet sich keine vermehrte Aldosteronproduktion. Eine seltene angeborene Form der sek. H. ist das ↑Bartter-Syndrom mit erhöhtem Plasmarenin ohne Hypertonus. Ursache ist ein mangelndes Ansprechen der Arteriolen auf Angiotensin II.

Hyperalgesie: gesteigerte Schmerzempfindung.

Hyperalimentation ↑Überernährung.

Hyperalimentationssyndrom: alle mittelbaren u. unmittelbaren Krankheitserscheinungen, die infolge ständiger ↑Überernährung entstehen können.

Hyperämie: vermehrter Blutgehalt von Organen o. Teilen derselben. **Aktive H.**: art. H.; beruht auf vermehrter arterieller Durchblutung durch Weitstellung von Arteriolen, aber auch Kapillaren u. Venolen (funktionelle H., kompensator. H., reaktive H., Entlastungshyperämie).

Passive H.: venöse H.,Stauungshyperämie; beruht auf Blutabflußbehinderung in venösem Gefäß bei völligem o. teilweisem Verschluß desselben; von innen durch Thromben u. von außen durch Tumoren, Strangulation, Exsudat o. Stieldrehung entsprechender Tumoren (Myome, Ovarialkystome). Folgen reichen von Ödembildung bis zur hämorrhagischen ↑Infarzierung. **Terminale H.**: Weitstellung des terminalen Strombettes mit verlangsamter Durchströmung des Blutes unter Bildung von Fibrinthromben u. Schwellung der Kapillarendothelien. Folge: Nekrosen; tritt auf u. a. bei Entzündungen, Erfrierungen, Verbrennungen.

Hyperaminoazidurie: vermehrte Ausscheidung von Aminosäuren mit dem Urin; Sympt. versch. Nierenerkrankungen.

Hyperammonämie: Ornithinämie; genet. bedingter Mangel an Carbamoylphosphat-Synthetase (H. Typ 1) o. der Ornithin-Carbamoyl-Transferase (H. Typ II) in Leber u. Jejunum. Als Folge beider Erkrankungen kommt es durch die Blockierung im Harnstoffszyklus zu einer Erhöhung der Ammoniumkonzentration im Blutplasma u. im Liquor. Die Krankheitssymptomatik wird durch die tox. Wirkung des Ammoniaks auf das Gehirn erklärt. Spast. Krämpfe, Hyperreflexie, Intelligenzminderung.

Hyperästhesie: gesteigerte Berührungsempfindung. Bezeichnet in der Zahnmed. Überempfindlichkeit von Zähnen gegenüber therm., mechan. u. chem. Reizen; dd abzugrenzen von der Pulpitis. Voraussetzung für H. ist das Freilegen von Dentin durch ↑Retraktion der Gingiva o. ↑Abrasion. Karies als Sperrsymptom.

Hyperauxesis: übermäßiges (umschriebenes) Wachstum.

Hyperbilirubinämie: Erhöhung des Bilirubinspiegels im Blutplasma über 19 μmol/l (0,011 g/l). Übersteigt die H. einen Wert von 34 μmol/l (0,02 g/l), entsteht durch Ablagerung des Bilirubins in den Skleren u. in der Haut ein ↑Ikterus. **Ursachen**: Überproduktion durch gesteigerten Erythrozytenabbau bei allen Formen der erworbenen u. genet. bedingten hämolyt. Anämien u. bei Shunthyperbilirubinämie. Verminderte Aufnahme in die Leberzelle durch Störung des Transports, z. B. durch Arzneimittel (↑Arzneimittelikterus) bzw. bei genet. bedingtem Mangel des Transportproteins (Gilbert-Meulengracht-Syndrom). Konjugationsdefekte: Häufig durch Leberzellschäden versch. Ursachen (Hepatitis, Zirrhose, Toxine, Arzneimittel). Die Bilirubin-UDP-Glukuronyl-Transferase kann genet. bedingt vollständig (Crigler-Najjar-Syndrom) o. partiell (↑Arias-Syndrom) fehlen. Eine zeitweilige Erniedrigung der Enzymaktivität bzw. Hemmung durch Pregnandiolabkömmlinge der Muttermilch liegt beim physiol. Neugeborenenikterus vor. Exkretionsstörung: Die Ausscheidung des konjugierten Bilirubins erfolgt durch aktiven Transport, der bei Leberzellinsuffizienz u. durch Hormone u. Medikamente gestört sein kann. Seltene genet. bedingte Störungen der Ausscheidung sind das Rotor- bzw. Dubin-Johnson-Syndrom. Gallengangverschluß: Bei Störungen des Abflusses der Galle durch Konkremente, Tumoren o. Cholangitis tritt Bilirubinglukuronid in das Blutplasma über. Die 3 erstgenannten Ursachen führen zur H. des vorwiegend unkonjugierten (indirekt reagierenden) Bilirubins. Die beiden letztgenannten Ursachen bewirken eine H. mit vorwiegend konjugiertem (direkt reagierendem) Bilirubin.

Hyperbilirubinämie des Neugeborenen: Anstieg des Bilirubins im Serum auf Werte über 240 μmol/l (14 mg/100 ml), bei Frühgeborenen über 205 mol/l (12 mg/100 ml). Das Bilirubin wirkt bei erhöhter Konzentration intrazellulär tox. Die schwerste Folge ist eine Schädigung der Ganglienzellen (↑Bilirubinenzephalopathie), daneben können aber auch Leber- u. Myokardschäden beobachtet werden. Zusätzl. Belastungsfaktoren wie neonatale Hypoxie, Azidose u. erniedrigter Eiweißgehalt im Serum können auch bei Bilirubinwerten unter 240 μmol/l zu Zellschäden u. in der Folge zu neurol. Störungen (↑Dysfunktion, minimale zerebrale) führen. Als Ursache der H. d. N. kommen in Frage: Leberunreife, bes. bei Frühgeborenen, gesteigerte Hämolyse bei ↑Morbus haemolyticus neonatorum u. bei angeborenen hämolyt. Anämien, Fehlbildungen der abführenden Gallenwege, seltener Infektionen mit Leberschädigung (z. B. Toxoplasmose, Listeriose, Zytomegalie, Syphilis) u. Endokrinopathien (Hypo- u. Athyreose). Ther.: ↑Phototherapie, Enzyminduktion u. Austauschtransfusion.

Hyperbilirubinämie, familiäre konstitutionelle ↑Gilbert-Meulengracht-Krankheit.

Hyperbilirubinämie, intermittierende: nicht einheitl. Ikterusform, die bei Cholangitis, chron. Hepatitis, Leberzirrhose usw. auftreten kann.

Hyperbilirubinämie, posthepatitische: geringe Hyperbilirubinämie, die noch Jahre nach einer Hepatitis bestehen kann u. wahrscheinl. Ausdruck einer bis zur Hepatitis larvierten ↑Gilbert-Meulengracht-Krankheit ist.

Hyperbilirubinämie, unkonjugierte: indirekte Hyperbilirubinämie; vorwiegend durch unkonjugiertes Bilirubin bedingte H. (hämolyt. Schub bei hämolyt. Anämie, Neugeborenenikterus, Crigler-Najjar-Syndrom, ↑Gilbert-Meulengracht-Krankheit).

Hyperbulie: abnorme, auch krankhafte Willensstärke, z. B. bei Erleiden von Qualen o. Belästigungen.

Hypercalcämie ↑Hyperkalzämie.

Hypercalcitonismus ↑Hyperkalzitonismus.

Hyperchlorämie: Vermehrung der Chlor-Ionen im Blut; folgt meist passiv den Veränderungen des Natrium-Blutspiegels im Dienste der Osmoregulation unter Aldosteroneinfluß. Da aber vorwiegend Chlor- u. Bikarbonat-Anionen die Elektroneutralität aufrecht erhalten, verändern sich deren Konzentrationen gegensinnig; es kommt z. B. bei Nierenstörungen als hyperchloräm. Azidose (Lightwood-Albright-Syndrom) o. bei Ureterosigmoidostomie infolge gesteigerter Chloridresorption aus dem Darm zur H., die von den Natriumwerten im Blut abweicht.

Hyperchlorhydrie: vermehrte Säuresekretion, erhöhter Säureoutput (MAO > 25 mval/h; ↑Maximal acid output).

Hyperchloridämie: erhöhter Chloridspiegel im Serum. Ursachen sind bei ↑Hypernaträmie NaCl-Intoxikation, Läsionen im Hypothalamus-Neurohypophysen-Bereich, osmot. Diurese, hyperosmolares. Koma (ohne Ketoazidose) u. nephrogener Diabetes insipidus, bei ↑Azidose, Diarrhö, Ureterenterostomie, NH_4Cl-Verabreichung, renaltubulären Azidosen.

Hypercholesterinämie: erhöhter Spiegel von Gesamtcholesterin im Serum. ↑Hyperlipoproteinämien (HLP) mit H. sind die polygenen H. vom Typ IIa u. IIb nach Frederickson mit einer Häufigkeit von 5 % der Population, die seltene Dysbetalipoproteinämie (broad betadisease) vom Typ III, die fam. HLP vom Typ V mit leichter Cholesterinerhöhung. Sek. HLP mit H. sind Dysglobulinämien, Hypothyreose, idiopath. Hyperkalzämie, Chole-

H

stase, nephrot. Syndrom u. Porphyrie. Bei diabet. Ketoazidose, chron. Alkoholkonsum, Gicht, Glykogenosen, Urämie u. Pankreatitis kann eine leichte H. ein Begleitsyndrom sein.

Hyperchromasie: verstärkte Kernanfärbung infolge Chromatinvermehrung teilungsaktiver u. maligner Zellen.

Hyperchromatose ↑ Hyperchromasie.

Hyperchromie: Erhöhung des Hämoglobingehalts des Einzelerythrozyten, erhöhter ↑ MCH. Ausgeprägte H. bei kongenitaler Sphärozytose.

Hyperchylomikronämie: essentielle Hyperlipämie, idiopath. ↑ Lipidspeicherkrankheit, ↑ Bürger-Grütz-Krankheit. Vermehrung der Chylomikronen im Blut bei Störung der ↑ Assimilation von Nahrungsfetten bzw. einer Lipidspeicherkrankheit. Ursache ist ein autosomal rezessiv vererbter Defekt einer Triglyzeridlipase des Restheparin-Lipoprotein-Lipasesystems im Serum u. Fettgewebe; auch im Serum von Konduktoren nachweisbar. Die postprandiale Lipämie nach alimentärer Fettzufuhr ist dadurch erhöht u. verlängert in Form einer Nüchternlipämie bzw. H. In der klin. Sympt. der meist jugendl. Pat. dominieren eruptive Xanthome, Hepatosplenomegalie u. abdominelle Krisen, letztere evtl. Ausdruck einer Pankreatitis bei vermehrter Lysolecithinfreisetzung durch Phospholipase.

Hypercortisolismus: Hypercortizismus; Erhöhung des Serumcortisolspiegels, entweder endogen verursacht durch ↑ Nebennierenrindenüberfunktion mit dem klin. Bild des ↑ Cushing-Syndroms, aber auch iatrogen auslösbar durch Langzeittherapie mit synthet. Glukokortikoiden.

Hyperdaktylie: Polydaktylie; Überzahl von Fingern o. Zehen.

Hyperdiploidie: Hyperploidie im diploiden Chromosomensatz, wobei ein Chromosom o. mehrere Chromosomen zuviel vorhanden sind.

Hyperdontie ⟨*gr*⟩ *f*: Hyperdontia, Überzahl von Zähnen. Häufig Ursache für Zahnstellungsfehler. Man unterscheidet eutyp. von dystyp. überzähligen Zähnen. Eutyp. Zähne sind normalen Zähnen gleichgeformt, meist im Bereich des seitl. Schneidezahn- u. Prämolarengebiets. Überzahl von Eckzähnen selten. Dystyp. Zähne haben unterschiedl. Formen. Häufig als Zapfenzahn nahe der Mittellinie (Mesiodens), auch als Paramolaren (Bolk) o. Doppelanlagen oberer zentraler o. lateraler Schneidezähne. Überzählige Zähne sind im Hinblick auf eine normale Gebißentwicklung u.U. rechtzeitig zu entfernen. Abb. 1 u. 2.

Hyperemesis: lang anhaltendes Erbrechen; auch bei leerem Magen, starker Durst, Gewichtsabnahme, Fieber, Ikterus u. evtl. Benommenheit bei schweren Verläufen.

Hyperemesis gravidarum: unstillbares Schwangerschaftserbrechen, behandlungsbedürftige Frühgestose im Ggs. zur harmlosen ↑ Emesis gravidarum; entsteht durch ungenügende Anpassungsfähigkeit des vegetativen Nervensystems an die Schwangerschaft.

hyperendemisch *Adj* ↑ Endemieindex.

Hypereosinophiliesyndrom, idiopathisches: *Abk* IHES. Eosinophilie von mind. $1{,}5 \cdot 10^9$ Eosinophilen/l von mehr als 6 Monaten Dauer. Am IHES erkranken v.a. Männer zwischen 20 u. 50 Jahren (Männer zu Frauen 9 : 1); zwei Erkrankungsformen: 1. Eosinophilie mit Lungenbeteiligung u. Angioödem, gute Progn. bei Ther. mit Glukokortikoiden. 2. kardiale u./o. zentralnervöse Sympt., Progn. quoad vitam schlecht, Abgrenzung zum ↑ Eosinophilie-Myalgie-Syndrom.

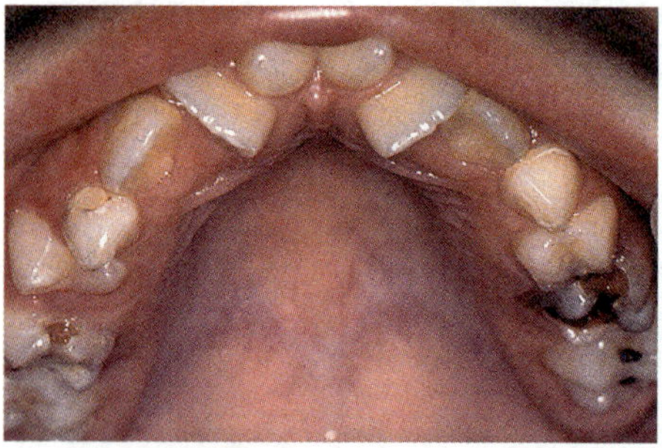

28

Hyperdontie (Abb. 1).
Zwei zusätzliche Mesiodentes

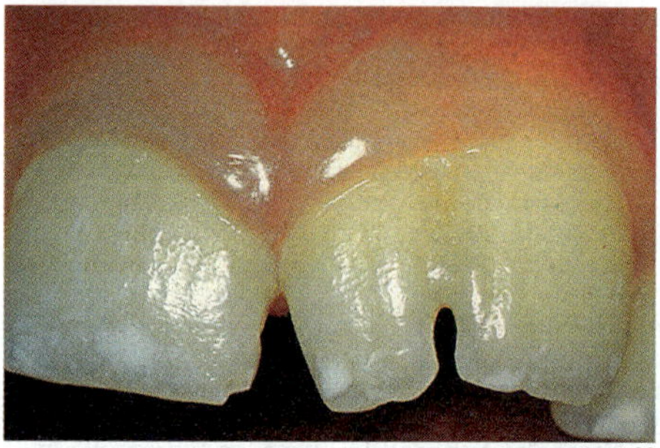

28

Hyperdontie (Abb. 2). Zwillingsbildung durch Verschmelzung der Kronen

hyperergisch: überhöhte Reaktionsbereitschaft.

Hyperextension: pathol. Überstreckbarkeit eines Gelenks.

Hyperexzitabilität: wörtl. Übererregbarkeit; i.e.S. zusammenfassende Bez. für Zustandsbilder mit erhöhter Erregbarkeit bzw. erniedrigter Reizschwelle.

Hyperexzitabilitätssyndrom: wörtl. Übererregbarkeitssyndrom; Zustandsbilder Neugeborener mit erhöhter Erregbarkeit bzw. erniedrigter Reizschwelle, überschießenden Eigenreflexen muskulärer Hypertonie, auch Tremor, Krämpfen u. schrillem Schreien, bes. als Folge einer perinatalen Hypoxie, bei Fetopathia diabetica, durch Medikamente bzw. deren Entzug (z.B. Diazepam-Entzugssyndrom), bei Hypoglykämie u. Elektrolytstörungen.

Hyperfibrinolyse: ein durch intravasale Aktivierung des fibrinolyt. Mechanismus gekennzeichnetes Geschehen, bei dem es zur Entstehung von aktivem Plasmin in der Blutbahn kommt, wodurch nicht nur das Fibringerinnsel zerstört, sondern auch irreversible Änderungen am Fibrinogenmolekül sowie an den Faktoren V u. VIII hervorgerufen werden, wodurch eine hämorrhag. Diathese resultiert. Da Fibrin- u. Fibrinogenspaltprodukte selbst gerinnungshemmend wirken, indem sie als Antithrombin VI die Fibrinpolymerisation blockieren, kann es durch diese kombinierte Gerinnungsstörung zu schwersten Blutungsmanifestationen kommen.

Hyperflexionsphänomen: bei zerebellär bedingter ↑Hypermetrie vorkommende übersteigerte Beugebewegung, z. B. im Kniegelenk bei Durchführung des ↑Knie-Hacken-Versuchs.

Hypergalaktie: gesteigerte Milchsekretion.

Hypergenitalismus: übermäßige bzw. vorzeitige Entwicklung der prim. u. sek. Geschlechtsmerkmale.

Hyperglykämie: Erhöhung des Blutglukosespiegels gegenüber der normalen Konzentration von 5 mmol/l Blut (80–90 mg/100 ml). Eine vorübergehende H. beobachtet man in der absorptiven Phase nach einem kohlenhydratreichen Gericht. Pathol. tritt eine H. z. B. beim Diabetes mellitus auf. Oberhalb 10–11 mmol/l (200 mg/100 ml) beobachtet man infolge Überschreitung des tubulären Rückresorptionsmaximums eine Glukoseausscheidung im Harn.

Hyperhidrose ⟨*gr*⟩ *f*: gesteigerte Schweißabsonderung, oft einseitig, bei Erregung o. durch andere auslösende Faktoren bedingt, bes. an Händen u. Füßen.

Hyperhydratation: Überwässerung, Wasserintoxikation. Formen (nach Osmolarität) u. wichtige Ursachen. **Hypertone H.**: Überwässerung des ↑Extrazellularraums, prim. ↑Hyperaldosteronismus, Trinken von Meerwasser. **Hypotone H.**: bei Nebenniereninsuffizienz, reine Glukoseinfusion, Herzerkrankungen. **Isotone H.**: kardiale o. renale Ödeme. Zufuhr von Elektrolytlösungen nach Blutverlusten.

Hyperhydrie ↑Hypervolämie.

Hypericin ↑Hypericum perforatum.

Hypericum perforatum ⟨*gr*⟩ *n*: Johanniskraut, Tüpfelhartheu; Krautdroge enthält ätherische ↑Öle, Flavonoide, Gerbstoffe, Hyperforin u. photodynam. aktive Dianthronderivate (Hypericin, Pseudohypericin). Anwendung bei depressiven Verstimmungen.

Hyperimmunglobulin ↑Immunglobuline, homologe.

Hyperimmunmechanismus: durch wiederholte Immunisierung mit gleichem Antigen erzeugtes Antiserum mit hohem Anteil an Immunglobulinen.

Hyperimmunseren: durch wiederholte Antigen-(Immunogen-)Applikationen gewonnenes, hochtitriges u. gereinigtes sowie konzentriertes Immunglobulin-(Antikörper-)Serum zur passiven Immunisierung für proph. u. ther. Zwecke bei Infektionskrankheiten (↑Heilserum, heterologe ↑Immunglobuline, homologe ↑Immunglobuline, Humanimmunglobulin). Exakte Kriterien, nach denen ein Immunserum als H. zu bezeichnen ist, existieren nicht.

Hyperinsulinismus: absolute o. relative Insulinüberproduktion bei B-Zelladenomen, ↑Insulinom. Symptomat. mit dramat. ↑Hypoglykämien einhergehend. Ursächl. Ther. nur chir. Ther. Versuche mit ↑Streptozotocin mögl.

Hyperinvolution: übermäßige Zurückbildung, z. B. der Gebärmutter nach der Schwangerschaft o. im Postklimakterium.

Hyperkaliämie: über 5,5 mmol/l erhöhter Kaliumgehalt des Blutplasmas. Relative H., wenn der Kalium-Kalzium-Quotient >2 ist. Klin. kommt es zu Verwirrtheitszuständen, Halluzinationen, Bradykardie, Arrhythmie, Herzstillstand, das EKG ist charakterist. verändert. Vorkommen der H. bei massiver Hämolyse, Nebennierenrindeninsuffizienz, Niereninsuffizienz o. nach übermäßiger Kaliumzufuhr.

Hyperkaliämie, arzneimittelbedingte: nach parenteraler Kaliumzufuhr (bei Niereninsuffizienz auch nach oraler Applikation), nach hohen Dosen Progesteron, nach Aldosteronantagonisten, z. B. Spironolacton (Aldactone A), Acidum canrenoicum, Kalii canrenoas (Soldactone), nach den Pseudoaldosteronantagonisten, Triamteren u. Amilorid.

Hyperkalurie: erhöhte Kaliumausscheidung mit dem Harn. Die normale Ausscheidung wird angegeben zwischen 40–100 mmol/d. Ausscheidungsrate während der Nacht geringer als am Tag. Ausscheidung erhöht unter der Einwirkung von Diuretika (ausgenommen kaliumretinierende), in der polyur. Phase chron. Nierenerkrankungen, bei Defekten der tubulären Funktion, unter der Einwirkung von Kortikosteroiden (Cushing-Syndrom, prim. u. sek. Hyperaldosteronismus), in Zusammenhang mit einer gesteigerten Hydrogen-Karbonat-Ausscheidung (Alkalose) u. erhöhter Ausscheidung von organ. Anionen (metabol. Azidosen).

Hyperkalzämie: erhöhter Kalziumspiegel im Blutserum. Sympt. sind Durst, Polyurie, Übelkeit, Obstipation, paralyt. Ileus, Glykosidempfindlichkeit. Ursachen sind: autonomer Hyperparathyreoidismus, Malignome mit Metastasierung der Knochen, Malignome ohne Knochenbefall mit paraneoplast. Sekretion parathormonähnl. Substanzen (Pseudo-HPT) (Adenokarzinom des Pankreas, des Kolons, der weibl. Genitale, Hypernephrom), Vitamin-D- u. Dihydrotachysterol-Intoxikationen, gesteigerte Sensibilität gegenüber Vitamin D (Sarkoidose, Tuberkulose), akute Inaktivitätsosteoporose, Hyperthyreose, Addison-Krankheit, Akromegalie, Hartwassersyndrom bei chron. Dialyse. Bei H. kann die nachlassende Konzentrationsleistung der Niere zu Exsikkose u. Urämie führen. Bei lang anhaltender H. kommt es zur Verkalkung von Organen. Bei Werten über 3 mmol/l droht die lebensbedrohende hyperkalzäm. Krise (hohe Letalität).

Hyperkalzämie, idiopathische ↑Williams-Beuren-Syndrom.

Hyperkalzitonismus: Vorkommen bei medullärem Schilddrüsenkarzinom, sog. C-Zellen-Karzinom. Die hierbei vorliegende Überproduktion von Calcitonin wird durch einen sek. ↑Hyperparathyreoidismus kupiert, so daß eine Hypokalzämie nicht deutl. in Erscheinung tritt. Die Nebenschilddrüse reagiert auf den H. mit einer Hyperplasie, bei längerem Bestehen kann sich aus dem reaktiven ein autonomes Geschehen, ein sog. tertiärer Hyperparathyreoidismus entwickeln.

Hyperkapnie: Erhöhung des pCO_2 im Organismus, dadurch Entstehung einer respiratorischen ↑Azidose sowie bei zunehmendem Schweregrad Benommenheit, Bewußtlosigkeit sowie Kreislaufversagen.

Hyperkeratose ⟨*gr*⟩ *f*: Hyperkeratosis; Hypertrophie des ↑Stratum corneum, vornehml. durch mechan. Einflüsse (z. B. sog. Arbeitsschwielen), gelegentl. auch durch chem. Einwirkungen (z. B. sog. Arsenhyperkeratose). Bildung kernloser ↑Hornschollen.

Hyperkeratosis areolaris et mamillaris naeviformis: im Bereich der Brustwarzenvorhöfe vorkommender papillärer hyperkeratot. Nävus.

Hyperkeratosis congenita: Hyperkeratose; angeborene Verhornungsanomalie. Bereits in der Fetalzeit einsetzende vermehrte Hornbildung am gesamten Körper (↑Ichthyosis u. ↑Erythrodermia ichthyosiformis congenita bullosa). Bei leichten Formen ledigl. universelle fischschuppenartige Verhornung u. weitgehendes Fehlen der Hautanhangsgebilde. Bei schwerer Form Ausbildung eines Hornpanzers (angeborenes diffuses malignes Keratom). Intrauterines Absterben o. Tod kurz nach der Ge-

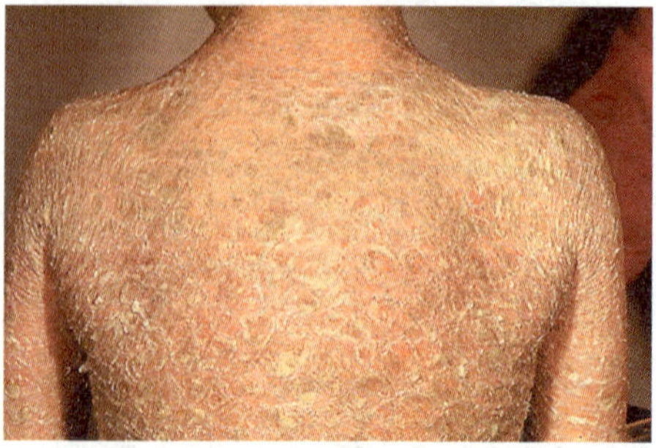

13

Hyperkeratosis congenita (Abb. 1).
Typische sog. Reptilienhaut

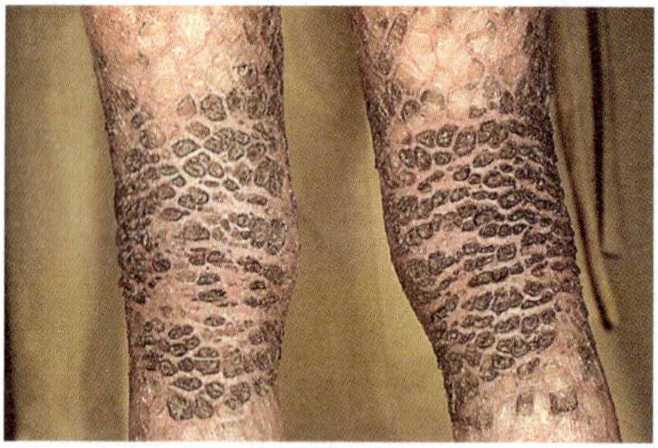

13

Hyperkeratosis congenita (Abb. 2)

burt mögl. ↑Sjögren-Larsson-Syndrom. ↑Chondrodysplasia punctata. Abb. 1 u. 2.

Hyperkeratosis lenticularis perstans: bei Männern wahrscheinl. genet. bedingte persistierende keratot. Papeln bes. an den Unterschenkeln.

Hyperkeratosis linguae: Hyperkeratose der Zunge.

Hyperkeratosis senilis: bei alten Leuten, bes. solchen, die viel im Freien gearbeitet haben, gewöhnl. an Gesicht, Ohren u./o. Handrücken auftretende, meist flache, aber auch dickere (↑Cornu cutaneum), der Unterlage fest anhaftende Hyperkeratose. Die darunterliegende Haut ist meist wenig verändert.

Hyperkeratosis ungium ↑Pachyonychia congenita.

Hyperkeratosis universalis congenita ↑Hyperkeratosis congenita.

Hyperkinese ⟨*gr*⟩ *f*: Hyperkinesie; pathol. gesteigerte Motilität i. R. extrapyramidaler ↑Bewegungsstörungen o. psychomotor. bedingt, z. B. bei ↑Psychosen o. ↑Hysterie.

Hyperkoagulabilität: Zustand der Übergerinnbarkeit des Blutes; Vorkommen bei Antithrombin-III-Mangel, Protein-C-Mangel u. Protein-S-Mangel; im Anfangsstadium der Verbrauchskoagulopathie; verstärkte Thromboplastineinschwemmung in den Kreislauf nach Operationen, Traumen u. ä.; Hyperfibrinogenämie; Hyperviskosität des Blutes.

Hyperkrinie: übermäßige Absonderung.

Hyperlipämie: im Nüchternzustand über 2,0 mmol/l (1,8 g/l) erhöhte Triglyzeridkonzentration im Blut. Nach Nahrungsaufnahme kommt es zu einer H. mit einem Maximum 4 h nach der Nahrungsaufnahme. Endogene H. tritt bei versch. Typer der ↑Hyperlipoproteinämie auf.

Hyperlipazidämie: über 1,25 mmol/l (0,35 g/l) vermehrte Konzentration freier Fettsäuren im Blut. Eine H. entsteht durch verstärkte Freisetzung von freien Fettsäuren im Fettgewebe bei Hunger, Insulinmangel, Hyperthyreose, Phäochromozytom u. Übergewicht. Folgen der H. sind vermehrte Fettsäureoxidation, Fettleber, Ketonämie, Abnahme der Glukosetoleranz, erhöhte Gerinnbarkeit des Blutes.

Hyperlipidämie: Hyperlipoidämie; durch Vermehrung einer o. mehrerer Lipidfraktionen über 9,3 g/l erhöhte Gesamtlipidkonzentration im Blutplasma. Da alle Blutlipide an Proteine gebunden sind u. somit als Lipoproteine vorliegen, besteht bei einer H. gleichzeitig auch eine ↑Hyperlipoproteinämie.

Hyperlipoproteinämie: *Abk* HLP; Hyperlipoproteidämie; vermehrte Konzentration von Lipoproteinen im Blut. Die Zunahme der Lipidkonzentration im Plasma kann in einer Erhöhung der Triglyzeride (↑Hyperlipämie o. Hypertriglyzeridämie), u./o. in einer Erhöhung des Serumcholesterins (Hypercholesterinämie) bestehen. Dadurch kann der Anstieg der atyp. Präbetalipoproteine im Plasma erklärt werden. Als diagn. Kriterium für eine HLP wird sowohl die Erhöhung der absoluten Konzentration der Lipide als auch der Lipoproteinklassen gerechnet. Weiterhin ist eine HLP durch die Verschiebung des relativen Anteils der LDL- bzw. VLDL-Fraktion an den Gesamtlipoproteinen gekennzeichnet. Als **prim. HLP**, auch fam. HLP, werden die genet. bedingten Krankheitsformen zusammengefaßt. Als Ursachen dieser autosomal rezessiv o. dominant vererbten Formen werden genannt: Enzymdefekte, Apolipoproteindefekte, Rezeptordefekte. **Sek. HLP** sind erworben. Es besteht ein Kausalzusammenhang mit einer Grundkrankheit bzw. der Nahrungsaufnahme. Eine HLP tritt bei etwa 10 % der Bevölkerung auf. Die ständige o. über längere Zeit anhaltende HLP stellt ein erhebl. Arterioskleroserisiko dar. Der prim. HLP werden nach Fredrickson 5 Typen I–V zugeordnet (Tab. 1). HLP II u. HLP IV sind bes. häufig (> 80 % der pim. HLP). Obwohl die Hyperlipoproteinämietypen nur eine begrenzte diagn. Aussagekraft besitzen – so kann ein Typ II bei Ther. in den Typ IV übergehen – wird man klin. mit dem Fredrickson-Schema weiterarbeiten müssen, ehe ein ätiopathogenet. begründetes System der HLP erarbeitet ist. **HLP I** (Syn.: fettinduzierte Hyperlipidämie, Hyperchylomikronämie, Bürger-Grütz-Lipidämie). Es besteht ein angeborener Mangel an Lipoprotein-Triglyzerid-Lipase. Die Chylomikronen im Blutplasma sind deshalb stark vermehrt. Es kommt zu Lipidablagerungen in Leber u. Milz (Hepatosplenomegalie) sowie in der Haut (Xanthome) u. Retina (Lipämia retinae). **HLP II**: Hyperbetalipoproteinämie, Hypercholesterinämie; durch den angeborenen Mangel an ↑LDL-Rezeptor fällt die Rückkopplungshemmung der mikrosomalen HMG-CoA-Reduktase weg, wodurch es zur ungezügelten exzessiven Cholesterinbiosynthese kommt. Bei dem Subtyp **HLP IIb** ist neben der Zunahme der LDL- auch eine Erhöhung der VLDL-Fraktion nachweisbar. Cholesterin wird in den Sehnen (tendinöse Xanthome) periorbital (Xanthelasmen) u. in der Kornea in Form eines gelben Trübungsrings abgelagert (Arcus lipoides corneae). Frühzeitig tritt eine schwere, progrediente

Hyperlipoproteinämie (Tab. 1): Primäre HLP (Typen nach Fredrickson)

Typ	TG	Ch	Quotient CH/TG	LP-Elektrophorese	Ultrazentrifuge	Genese	Atherosklerose-risiko
I	↑↑	↑	< 0,2	Chylo ↑↑		Lipasemangel	gering
IIa	n (↑)	↑	> 1,5	Beta-LP ↑↑	LDL ↑	Membran-rezeptormangel	sehr hoch
IIb	↑	↑↑	versch.	Präbeta-LP ↑ Beta-LP ↑↑	VLDL ↑ LDL ↑	Membran-rezeptormangel	sehr hoch
III	↑	-	~ 1 (0,3-1,5)	Breite Beta-LP-Bande (abnorme Präbeta-LP)	Beta-VLDL ↑	Apo-LP-E-2 ↑ Apo-LP-3,4 fehlen	sehr hoch
IV	↑↑	n (↑)	< 1	Breite Präbeta-LP-Bande ↑↑	VLDL ↑	endogene VLDL-Synthese ↑↑	hoch
V	↑↑	↑	0,15-0,6	Chylo ↑ Präbeta-LP ↑	VLDL ↑	unbekannt z. T. LP-Lipase-Mangel Apo-LP CII ↑	gering bzw. wenig erhöht

TG = Triglyzeride, Ch = Cholesterol, gesamt, Chylo = Chylomikronen, LP = Lipoproteine,
↑↑ = sehr stark, ↑ = stark, (↑) = mäßig Erhöhung,
LDL = Low-density-Lipoproteine, VLDL = Very-low-density-Lipoproteine

Arteriosklerose auf. **HLP III**: In der VLDL-Fraktion tritt ein atyp. Beta-VLDL auf. Die damit verbundene Triglyzeriderhöhung soll entweder auf ein genet. verändertes Apolipoprotein mit Veränderung des Apolipoprotein-E-Musters (Apo-Lp-E-2-, -E-3-, -E-4-Anstieg) o. die fehlende Wirkung einer Lebertriglyzeridlipase zurückzuführen sein. Dadurch wird die Aufnahme der VLDL- u. Chylomikronenremnants über die Apo-E-Rezeptoren der Leber vermindert. Die seltene Erkrankung tritt erst nach dem 20. Lj. auf. Das klin. Bild ist durch Xanthome mit schwerer Arteriosklerose geprägt. **HLP IV**: kohlenhydratinduzierte Hyperlipidämie, endogene Hyperlipidämie; kohlenhydratreiche Nahrung bewirkt die Vermehrung der VLDL des Präbeta-Bereichs. Die Glukosetoleranz ist herabgesetzt. Vermehrte Synthese, evtl. auch verminderter Abbau der Triglyzeride werden für die Erhöhung verantwortl. gemacht. Auffallend häufig ist die Kombination mit Diabetes mellitus, Hyperurikämie u. Übergewicht. **HLP V**: nahrungsinduzierte Hyperlipämie; biochem. handelt es sich um eine Kombination der HLP I u. IV mit Zunahme der Chylomikronen u. Präbetalipoproteine im Plasma. Der prim. Defekt ist unklar. Bei einigen Fällen besteht wie bei HLP I ein Lipoprotein-Lipase-Mangel. Bei anderen wird ein relativer Apo-LP-C-II-Mangel beschrieben. Das Krankheitsbild entspricht dem des HLP I, tritt aber im Ggs. zu diesem erst nach dem 25. Lj. auf. Nicht im Fredrickson-Schema aufgeführt ist eine **HLP mit Erhöhung** der Alpha-LP-Bande. Diese Form der HLP stellt im Ggs. zu allen anderen Formen keine Krankheit dar. Sie ist dagegen mit hoher Lebenserwartung korreliert. **Ther.** der HLP: jede H. ist behandlungsbedürftig. Die Senkung des Lipoproteinspiegels kann durch diätet. Maßnahmen erreicht werden. Das Prinzip der Ther. richtet sich nach dem Typ der HLP. Die sek. HLP sind im Ggs. zu den prim. HLP Folge einer best. Grundkrankheit, die nicht selbst prim. eine Störung des Lipidstoffwechsels darstellt. Sie können auch durch

Hyperlipoproteinämie (Tab. 2): Sekundäre HLP

Grundkrankheit bzw. exogene Ursachen	Veränderungen der Lipoproteinfraktion des Plasmas			Zuordnung zu HLP-Typ
	Chylo	Beta-LP	Präbeta-LP	
Diabetes mellitus	↑		↑	IV, selten V, I
Hyperurikämie			↑	IV, selten IIb, V
Hypothyreose	↑	↑	↑	IIa, selten IV, I
HVL-Insuffizienz			↑	IV
Glykogenosen			↑	IV
Nephrot. Syndrom		↑	↑	IV, II
Urämie			↑	IV
Pankreatitis	↑		↑	IV, V
Alkoholismus	↑		↑	IV, selten V, I
Lipidreiche Ernährung		↑		II
Hyperkalor. kohlenhydratreiche Ernährung			↑	IV
Ovulationshemmer			↑	IV
Kortikosteroide		↑		II
Gravidität		↑	↑	IV, II

exogene Faktoren (Nahrungsaufnahme, Alkohol u. a. Gifte, Medikamente) bedingt sein. Ihr elektrophoret. Bild läßt sich phänomenolog. den HLP-Typen zuordnen. (Tab. 2). Die sek. HLP werden durch die erfolgreiche Ther. des Grundleidens o. Absetzen des auslösenden exogenen Faktors geheilt. Tab. 1 u. 2.

Hyperlordose: verstärkte ventrale Konvexität der Wirbelsäule im HWS-, häufiger im LWS-Bereich.

Hypermagnesiämie: erhöhte Magnesiumkonzentration im Serum. H. mit einem Mg-Wert über 1,25 mmol/l bei normaler Nierenfunktion sehr selten. Klin. hat die H. auf die neuromuskuläre Überleitung curareähnl. Wirkungen. Bei Werten über 2,5 mmol/l sind als Sympt. Obstipation, Erbrechen, Lethargie, Muskelinsuffizienz zu beobachten, Anstieg auf über 5 mmol/l führt zu Atemlähmung u. diastol. Herzstillstand. Ursachen der H. sind exzessive Magnesiumzufuhr (parenteral, peroral, intravenös), Austritt von intrazellulärem Magnesium bei Hungern u. diabet. Ketoazidose, renale Magnesiumretention bei chron. Nephritiden u. in der oligur. Phase des akuten Nierenversagens, Hypothyreose, Addison-Krankheit. H. geht meist mit Hyperkaliämie einher, daher klin. u. elektrokardiograph. Veränderungen schwierig zu differenzieren.

Hypermastie: Polymastie; Überzahl von Brustdrüsen (meist bei Frauen). Die überzählige Mamma kann dem Verlauf der embryonalen Milchleiste (Achselhöhle bis Leistenbeuge) entsprechen (akzessor. Brustdrüse) o. davon entfernt liegen (ektope Brustdrüse: Nacken, Schulter, Rücken). Akzessor. Drüsen ($^2/_3$ der Fälle eine, $^1/_3$ der Fälle 2, selten mehrere bis 10) liegen in der Mehrzahl dicht unterhalb der nomotopen Drüse o. axillär, selten abdominal o. im Bereich der Vulva. H. schließt das Vorhandensein von Drüsenkörpern, Areola u. Brustwarze ein. Allein überzählige Brustwarze: ↑Hyperthelie. Anschwellung während Menstruationszyklus o. bei Gravidität. ↑Mamma aberrata. Abb.

Hypermelie: sehr seltene Anlage einer fünften (o. sechsten) Extremität, die meist mehrere Fehlbildungen (Überschußbildungen o. Reduktionsdefekte) aufweist.

Hypermenorrhö: zu starke Regelblutung. ↑Regelanomalien.

Hypermerismus: überschüssige Segmentierungen von Organen o. Lappen, z. B. Lobi accessorii von Lunge o. Leber. Ggs.: ↑Hypomerismus.

Hypermetrie: überschießende Bewegungsausführung bei Zielbewegungen, z. B. beim ↑Finger-Nase-Versuch, meistens zerebellar bedingt.

Hypermetropie ↑Hyperopie.

Hypermnesie: Gedächtnisstörung durch Übersteigerung best. Formen des Gedächtnisses. So ist die Merkfähigkeit für z. T. unwichtige Dinge pathol. gesteigert. H. tritt mit bes. Lebhaftigkeit im Traum, im Fieber, in der Hypnose, aber auch bei Hirnkrankheiten auf, bei denen z. B. vergessen geglaubte Erinnerungen wieder aktualisiert werden.

Hypermobilität: erhöhte Beweglichkeit, z. B. von Gelenken.

Hypermotilität ↑Hyperkinese.

Hypernaträmie: Erhöhung der Natriumkonzentration im Serum auf Werte über 150 mmol/l bei Chloridkonzentrationen von 115–125 mmol/l; Durchschnittswerte extrazellulär um 142 mmol/l, intrazellulär 10 mval/l. Zustände von H. finden sich bei exzessiver Natriumzufuhr bei unzureichender Wasserzufuhr (gefährdet sind bes. Kleinkinder), bei Natriumretention (Mineralokortikoidgaben, Conn- u. Cushing-Syndrom), bei gesteigerten Wasserverlusten (Läsionen im Hypothalamus-Hypophysen-Bereich, osmot. Diurese nach exzessiver Proteinzufuhr u. gastrointestinalen Blutungen, Störungen im Mechanismus der Harnkonzentrierung). Klin. Symptomatologie der H. entspricht den Befunden der hypertonen Dehydration bzw. Hydration. Extremwerte bei der H. von 170 bis 200 mmol/l sind mögl.

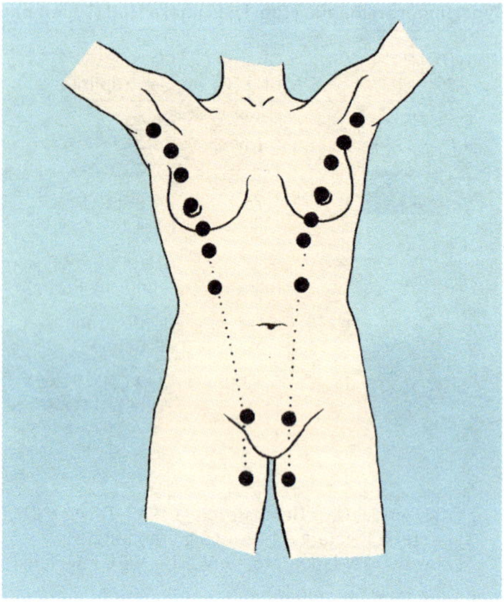

Hypermastie

Hypernatriämie ↑Hypernaträmie.

Hypernephrom: hypernephroide Tumoren. ↑Nierentumoren.

Hyperonychie ⟨*gr*⟩ *f*: gesteigerte Bildung von Nägeln.

Hyperopie: Hypermetropie, Weitsichtigkeit, Übersichtigkeit; Refraktionsanomalie durch 1. Verkürzung der Augenachse (Achsenlängenhyperopie.) o. 2. verringerte ↑Brechkraft der opt. Medien (Brechungshyperopie). Bei nicht zu starker H. u. ausreichender ↑Akkommodationsbreite kann die H. teilweise durch ↑Akkommodation behoben werden (latente H.). Dabei kann bei Kindern wegen der unwillkürl. Kopplung von Akkommodation u. ↑Konvergenz Strabismus convergens (Einwärtsschielen) auftreten; ↑Strabismus. Wird zur Korrektur der H. eine Brille o. Kontaktlinsen getragen (Plusgläser), spricht man von manifester H.

Hyperopie, latente ↑Hyperopie.

Hyperorchismus ⟨*gr*⟩ *m*: Hyperorchidie, Polyorchie. Vorkommen von mehr als zwei Hoden. Meist ↑Triorchismus.

Hyperorexie: Polyphagie; krankhaft gesteigertes Hungergefühl, Heißhunger, als Sympt. bei hypothalam. bzw. hypophysären Endokrinopathien u. Schädigung des hypothalam. Sättigungszentrums sowie bei Stirnhirnerkrankungen; führt zu Adipositas.

Hyperosmolalität: zentralnervöse Störung der Osmoregulation meist ohne Polyurie u. inadäquat niedriger ADH-Sekretion. Wahrscheinl. handelt es sich um den funktionellen Ausfall des sog. Durstzentrums im Hypothalamus, das auf die gesteigerten osmot. Werte des Blutes nicht o. nur ungenügend anspricht; dadurch entsteht eine chron. H. mit Adipsie. Bei dieser Form der zentralen ↑Hypernaträmie können Serum-Natriumwerte von 170 mmol/l kurz o. sogar langzeitig auftreten.

Hyperosmolarität: Steigerung der Osmolarität im Serum durch starke Hyperglykämie bei der sog. hyperosmolaren Form des Coma diabeticum. Die dadurch im Präkoma ausgelöste hypertone Dehydrierung kann ohne Kompensation durch genügende Wasserzufuhr zur Hypovolämie mit Anstieg der Harnstoffwerte führen u. dadurch die H. verstärken.

Hyperostose ⟨*gr*⟩ *f*: volumenmäßige Knochengewebehyperplasie exogener Ursache. Die Qualität des Knochengewebes kann dabei sehr unterschiedl. sein. Zu den exogenen Formen gehören kreislaufbedingte H., entzündl. H. (oft nur Sklerosen genannt) sowie die durch Fluor bedingten H., zu den endogenen Formen alle sklerosierenden Knochendysplasien. Beispiele: ↑Pyknodysostose, kraniometaphysäre ↑Dysplasie, ↑Melnick-Needles-Syndrom, ↑Dysplasie, progressive diaphysäre, infantile kortikale Hyperostose sowie spez. Formen inkl. endokriner H.

Hyperostose, angeborene diffuse generalisierte: Koszewski-Syndrom; angeborene endostale Hyperostose der Kompakta, gesteigerter Muskeltonus mit Krampfbereitschaft, gesteigerte Reflexe, Anämie.

Hyperostose, endostale: in zwei genet. unterschiedl. Formen vorkommende Anomalie der Knochendicke: autosomal rezessive Form (Buchem-Syndrom) sowie autosomal dominante Form (Worth-Syndrom). Röntg. Sklerose des Schädels, Vergrößerung der Kieferknochen, bes. der Mandibula, Verdickung der Diaphysen der langen Röhrenknochen. Keine Knochenverbiegungen, gute Knochenfestigkeit. Bei autosomal dominantem Typ alkal. Phosphatase normal, beim autosomal rezessiven Typ ist sie erhöht. Die Sklerose ist bei autosomal dominanten Typ milder ausgeprägt, eine Kompression der Gehirnnerven ist selten. Die Buchem-Variante ist bisher nur in Holland beobachtet worden. Abb.

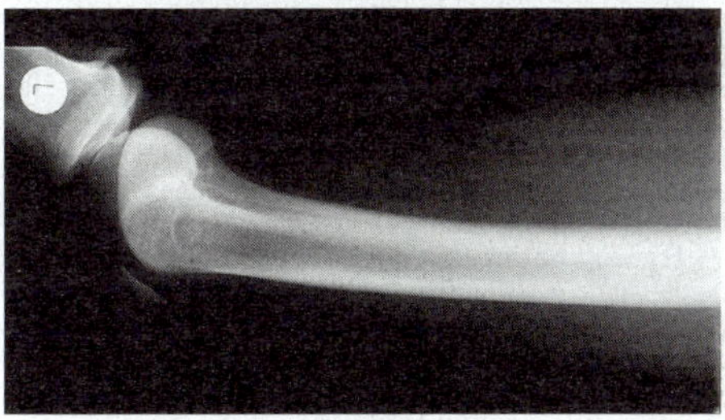

38

Endostale Hyperostose. Worth-Syndrom

Hyperostose, infantile kortikale: Hyperostosis corticalis infantilis, Caffey-Silverman-Syndrom; ätiol. unklare, oft pränatal beginnende Erkrankung des frühen Säuglingsalters. Schmerzhafte, asymmetr. Weichteilschwellungen im Kiefergesichtsbereich, an Klavikula, Skapula u. Extremitäten werden von periostalen Hyperostosen gefolgt. Genet. Faktoren wahrscheinl.

Hyperostose, infantile sklerotische ↑Dysplasie, progressive diaphysäre.

Hyperostose, periostale idiopathische: Knochenerkrankung im Schulkindalter, hohes Fieber, Dysproteinämie (Hypalbuminämie, Erhöhung der Alpha-2-Globuline), Entwicklung periostaler Hyperostosen mit starken Knochenschmerzen. Verstärkung der Hyperostosen nach Fieberabfall. Röntg. Rückbildung Jahre nach Erkrankungsbeginn.

Hyperostose Riley-Schwachmann: Riley-Schwachmann-Syndrom; generalisierte diaphysäre unregelmäßige Sklerose der langen Röhrenknochen mit Muskelschwäche, Entwicklung im frühen Kindesalter.

Hyperostose triangularis ↑Iliitis condensans.

Hyperostosis frontalis: bei Akromegalie durch erhöhte Sekretion von somatotropem Hormon bedingtes appositionelles Knochenwachstum, bes. des Stirnbeins sowie der supraorbitalen u. Jochbeinwülste.

Hyperostosis frontalis intera: knöcherne Verdickung der Lamina interna des Stirnbeins; im Klimakterium gemeinsam mit Bartwuchs, Hypertonie u. seborrh. Warzen. Teil des ↑Morgagni-Syndroms.

Hyperostosis generalisata: Pachydermoperiostose; selten. Sympt.: Pachydermie mit Trommelschlegelfingern, röntg. symmetr. diaphysäre Kortikalisverdickung, dd Abgrenzung gegenüber hypertropher Osteoarthropathie (↑Marie-Bamberger-Syndrom).

Hyperoxalurie: Oxalose; autosomal rezessiver Erbgang. Stark erhöhte Ausscheidung von Oxalsäure (100–300 mg/d) im Harn bei gesteigerter Oxalsäurekonzentration im Blut u. Vorhandensein einer Oxalosis, d. h. Ablagerungen von Kalziumoxalatkristallen in versch. Geweben, bes. Niere, Herzmuskel u. Knochenmark. Das klin. Bild wird von der Nephrolithiasis mit fortschreitender Niereninsuffizienz bestimmt. Nach biochem. Befunden sind zwei Formen zu unterscheiden: Beim Typ I besteht ein kompletter Mangel der peroxisomalen Alanin-Glyoxylat-Aminotransferase, bei Typ II ein Defekt der 2-Hydroxy-3-oxaoadipatcarboxylase.

Hyperoxie ⟨*gr*⟩ *f*: Zustand mit Sauerstoffüberangebot in den Körpergeweben, tritt in der Folge von überhöhter Sauerstoffzufuhr bei künstl. Beatmung o. in Überdruckkammern (hyperbare ↑Oxygenation) auf.

Hyperoxietest: Bestimmung des art. Sauerstoffpartialdrucks unter Luft- u. Sauerstoffatmung. Bes. zur Diagnostik großer intrakardialer Rechts-Links-Shunts beim Neugeborenen, z. B. ↑Transposition der großen Arterien.

Hyperparathyreoidismus ⟨*gr*⟩ *m*: *Abk* HPT; Überfunktion der Nebenschilddrüsen mit vermehrter Bildung von ↑Parathormon (PTH) u./o. Vitamin-D-Hormon, die zu einer Veränderung der Kalzium- u. Phosphathomöostase führt o. durch diese induziert wird. **Klassifizierung: Prim. HPT**: erhöhte PTH-Sekretion der Nebenschilddrüsen unabhängig vom Bedarf des Organismus durch Hyperplasie, Adenome (auch ektop. Lokalisation) u. Karzinome. **Sek. H.**: reaktive Erhöhung der PTH-Sekretion als Folge einer gestörten Kalzium- u./o. Phosphathomöostase bei noch intaktem Feedback-Mechanismus. **Gastrointestinaler HPT**: Ursache sind gastrointestinale Erkrankungen mit Malassimilationssyndrom u. dadurch verminderter Kalzium- u. Phosphat-, mitunter auch Vitamin-D_3-Absorption. **Renaler HPT**: bei Niereninsuffizienz mit Verminderung der Phosphaturie als auch der Bildung von 1,25-(OH)-2-Dihydroxycholecalciferol. Zunehmende Einschränkung der exkretor. Nierenfunktion führt zu Phosphaterhöhung im Blut; der Mangel an Vitamin-D-Metaboliten vermindert die intestinale Absorption u. tubuläre Rückresorption von Kalzium u. führt zu

Hypokalzämie, deren Ausgleich durch zunehmende PTH-Sekretion versucht u. damit die osteoklastäre Osteolyse weiter gesteigert wird. **Tertiärer HPT**: Entwicklung einer autonomen, vom Serumkalziumspiegel unabhängigen PTH-Basalsekretion (normokalzäm. Hyperparathyreoidismus) auf der Basis eines regulativen, sek. HPT. **Klinik des prim. HPT**: lange Anamnese, polysymptomat., bezieht sich sowohl auf die Niere (Nierensteine, rezidivierende Nierenkoliken, Nephrokalzinose; 5 % aller Pat. mit einseitigem u. über 10 % mit beidseitigem Nierensteinleiden haben einen HPT) als auch auf den Gastrointestinaltrakt mit den klin. Auswirkungen der ↑Hyperkalzämie (Gallensteine; Magen- u. Duodenalulzera infolge erhöhter Säureproduktion des Magens; Obstipation, Pankreatitis) u. das Muskel- u. Skelettsystem mit Schwäche der Muskulatur, Knochen- u. Gelenkschmerzen, auch Osteoporose u. Spontanfrakturen. **Klinik des sek. HPT**: bei der gastrointestinalen Form beziehen sich die anamnest. Angaben u. klin. Befunde v. a. auf Leber-, Magen-Darm-Krankheiten (Magenresektion, Crohn-Krankheit, Kolitis) u. Erkrankungen des Pankreas, dazu Knochenschmerzen u. uncharakterist. rheumat. Beschwerden. Bei der renalen Form anamnest. u. klin. Hinweise für Nierenerkrankungen (Glomerulo-, Pyelonephritis mit beginnender bis fortgeschrittener Niereninsuffizienz), dazu zunehmende Knochenschmerzen infolge verminderter Belastbarkeit des Skeletts u. Entwicklung einer renalen Osteopathie; bei niedrigem Serumkalziumwert kann durch hohen Serumphosphatspiegel Löslichkeitsprodukt überschritten u. metastat. Kalkablagerungen in Weichteilen, Gefäßen u. periartikulärem Gewebe auftreten. **Diagnostik des prim. HPT**: 1. Labor: Serumkalzium erhöht u. Phosphat vermindert; PTH im Serum erhöht; alkal. Phosphatase erhöht, unspezif. Indikator für gesteigerte Aktivität der ↑Osteoblasten. 2. Bildgebende Verfahren: Röntg. vermehrter Knochenabbau des Skeletts bei über 50 % der Pat., abhängig von Erkrankungsdauer. Frühsymptome sind subperiostaler Umbau u. Spiculae an der Kompakta der Phalangen, großporige Auflockerung der Spongiosa der Schädelkalotte, ↑Looser-Umbauzonen der Beckenknochen u. ↑Osteoklastome der Röhrenknochen. Durch ↑Szintigraphie mit osteotropen Radioisotopen, z. B. Technetium-Diphosphonat, sind frühzeitig Intensität, Ausdehnung u. Verteilungsmuster eines erhöhten Knochenstoffwechsels nachweisbar. Lokalisationsdiagnostik von Veränderungen der Nebenschilddrüsen sonograph., als echoarme Gebilde an der Rückseite der Schilddrüse, Aussage kaum mögl., wenn atyp. Lage o. die Schilddrüse regressiv verändert ist, ein spezif. Tracer für die Nebenschilddrüse ist bisher nicht bekannt. **Diagnostik des sek. HPT**: 1. Gastrointestinale Form: im Serum Kalzium vermindert u. Phosphat normal o. vermindert; Parathormon immer erhöht. Weitere Abklärung der gastrointestinalen Grundkrankheit mit funktionsdiagnost. bzw. bildgebenden Verfahren. Die Szintigraphie bzw. Röntgenuntersuchung des Skeletts kann das Ausmaß der durch die Grundkrankheit verursachten Knochenschädigung charakterisieren. 2. Renale Form: anfängl. keine Veränderung von Serum-Kalziums u. Phosphat, Parathormon (mittregionaler Assay) schon erhöht, da Metabolismus des PTH verändert ist u. v. a. biol. inaktive PTH-Fragmente mit längerer HWZ gebildet werden; mit zunehmender Niereninsuffizienz kommt es zu Anstieg des Kreatininwertes, Abfall des Serum-Kalzium u. Anstieg von Phosphat u. Parathormon. Zur Charakterisierung der Skelettveränderungen Röntgendiagnostik u. Szintigraphie. Durch Knochenbiopsie histomorphometr. Klassifizierung der renalen Osteopathie: gesteigerte osteoklastäre Resorption u. ↑Osteomalazie. **Ther. des prim. HPT**: Frühzeitige Operation u. Resektion des Adenoms bzw. Entfernung hyperplast. Gewebes; in Vorbereitung der Operation kalziumarme Kost, reichl. Flüssigkeitszufuhr evtl. kombiniert mit Furosemid; Glukokortikoide; Calcitonin o. Bisphosphanate zur Hemmung der osteoklastären Osteolyse. Eine persistierende Hyperkalzämie nach der Operation ist Hinweis für noch vorhandene Überfunktion der Nebenschilddrüsen. **Ther. des sek. HPT**: 1. Gastrointestinale Form: Behandlung des Grundleidens; Kost kalzium- u. phosphatreich; orale Kalziumzufuhr, Vitamin-D-Zufuhr zur Steigerung der intestinalen Kalziumabsorption; heute auch Vitamin-D-Metabolite bei Leber- u. Nierenerkrankungen, die bessere Steuerbarkeit der Ther. erlauben. 2. Renale Form: orale Kalziumzufuhr u. Hemmung der intestinalen Phosphatabsorption mit Aluminiumhydroxiden, Vitamin-D-Metaboliten u. Dialyse. Abb.

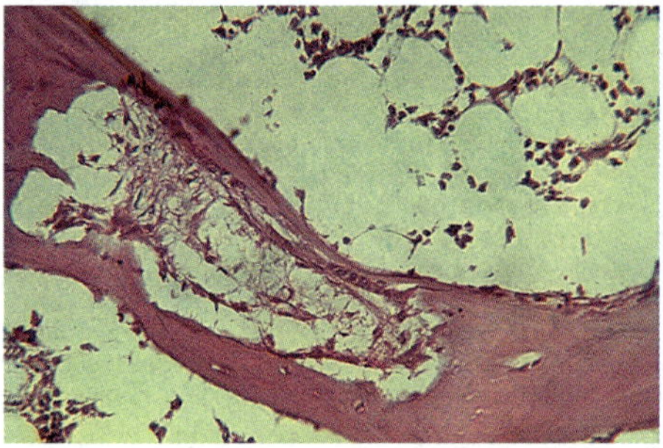

9

Hyperparathyreoidismus.
Charakteristischer Knochenabbau in Form der sog. tunnelierenden Resorption (dissezierende Fibroosteoklasie)

Hyperpathie ⟨*gr*⟩ *f*: Sensibilitätsstörung, die nicht nur durch gesteigerte Schmerzempfindlichkeit (Hyperalgesie), sondern durch Verschiebung der Schmerzschwelle bei Schmerzauslösung eine weitere Steigerung u. qualitative Veränderung erfährt, auch länger anhält u. in die Umgebung ausstrahlt, bei Thalamusaffektion u. nach peripheren Nervenläsionen, Begriff von O. Foerster.

Hyperphalangie ⟨*gr*⟩ *f*: Vermehrung der Anzahl der Phalangen an Fingern o. Zehen. Am Daumen bzw. Großzehe: Anlage einer spurhaften o. voll entwickelten Mittelphalanx am ersten Finger- bzw. Zehenstrahl (↑Triphalangie, selten an der Großzehe). 2.–4. Strahl: Anlage einer scheinbaren 4. Phalanx; der 4. Knochenkern entspricht der selbständig entwickelten Epiphyse der Grundphalanx. Der entsprechende Strahl (meist Mittelfinger) ist meist gleichzeitig verkürzt (Brachyhyperphalangie).

Hyperphenylalaninämie, persistierende: seltene Variante der ↑Phenylketonurie, bei der noch 10–20 % der Phenylalaninhydroxylaseaktivität nachweisbar ist. Der Phenylalaninspiegel im Blutplasma erreicht Werte von 0,06–0,16 g/l. Im Ggs. zur Phenylketonurie wird kein Phenylpyruvat im Urin ausgeschieden. Der Krankheitsverlauf ist wesentl. leichter u. meist ohne Intelligenzbeeinträchtigung. Vermutl. liegt eine durch Mutation veränderte atyp. Phenylalaninhydroxylase vor.

Hyperphorie ↑Heterophorie.

Hyperphosphatämie: erhöhter Spiegel von anorgan. Phosphat im Serum. Ursachen der H. sind Hypoparathyreoidismus, Pseudohypoparathyreoidismus, renale tubuläre Azidose (mit Hypokalzämie) u. progressive diabet. Azidose. H. findet sich auch bei Akromegalie, wobei eine Umkehr der zirkadianen Rhythmik des Phosphorspiegels zu beobachten ist. Erhöhte Phosphatkonzentration auch bei Sarkoidose, Vitamin-D-Intoxikation, Milch-Alkali-Syndrom u. nach Knochenfrakturen im Heilungsstadium. Steigerung des Serum-Phosphorspiegels durch Wachstumshormon in der Pubertät u. Menopause physiol.

Hyperplasie *⟨gr⟩ f*: Vergrößerung eines Organs durch Zunahme der Zellzahl u. anderer Gewebebestandteile.

Hyperplasie, fokale noduläre: umschriebene knotige Wucherung des Leberparenchyms mit einer zentralen sternförmigen Narbe u. radiären fibrot. Septen, meist solitär unter der Leberkapsel, selten mehrere Herde. Häufiger bei Frauen, bes. nach langjähriger hormonaler Kontrazeption, selten bei Männern. Maligne Umwandlung nicht bewiesen.

Hyperplasie, foveoläre: Verlängerung u. Verzweigung der Foveolae gastricae, z. B. bei Gastritis o. bei Polypen.

Hyperplasie, glanduläre: Vergrößerung der Glandulae gastricae, z.B. beim ↑Zollinger-Ellison-Syndrom.

Hyperplasie, glandulär-zystische: übermäßige Wachstumssteigerung des Endometriums mit zyst. Veränderungen der vermehrten u. unregelmäßigen Drüsen als Folge starker u. andauernder Follikelhormonwirkung (bei ↑Follikelpersistenz, beim Granulosa- u. selten beim Thekazelltumor).

hyperplasiogen *⟨gr⟩ Adj*: aus einer ↑Hyperplasie entstanden; z. B. h. Tumor.

Hyperploidie *⟨gr⟩ f*: Form der Heteroploidie, wobei ein Chromosom o. mehrere Chromosomen mehr als im normalen Chromosomensatz o. dessen ganzzahligem Vielfachen vorhanden sind. Eine entsprechende Zelle bzw. der entsprechende Organismus sind dann hyperploid.

Hyperpnoe: Atemtätigkeit, die im Verhältnis zur Arbeitsbelastung u. Stoffwechsellage des Organismus zu hoch ist. Tritt auf bei Störungen des Atemzentrums.

Hyperpolarisation: über dem Normalwert der elektr. Membranspannung liegende Potentialdifferenz (Polarisation, inhibitorisches postsynaptisches ↑Potential). Die starke Negativierung des Zellinnern gegenüber der Membranoberfläche senkt die Erregbarkeit der Zelle. ↑Hemmung.

Hyperprolaktinämie: permanente Bereitschaft, auf ein Reizsignal in supraphysiolog. Höhe PRL auszuschütten (latente Form) u./o. die dauerhafte Erhöhung des Serum-PRL (manifeste Form) außerhalb von Schwangerschaft u. Laktation. Ursachen der latenten H.: funktionell, z. B. bei individuell erhöhter Streß-Sensibilität, der manifesten prolaktinproduzierender HVL- Makro- o. Mikroadenome, mit o. ohne Sellavergrößerung (↑Prolaktinom), Unterbrechung der Transportwege im Infundibulum o. Sekretionshemmung durch Psychopharmaka des prolaktinhemmenden Faktors (PIF=Dopamin). Weitere funktionelle H. bei hypothyreoter Stoffwechsellage, durch vermehrte endogene Sekretion von TRH, das auch als Prolactin-Releasing-Faktor wirkt; schwere int. Krankheiten wie z. B. Niereninsuffizienz bzw. Urämie führen zur H. Chir. o. medikamentöse Ther. je nach DD mögl. H. führt bei der geschlechtsreifen Frau zu Sterilität, Zyklusstörungen, Galaktorrhö u. Amenorrhö; beim Mann zu Hypogonadismus, i. d. R. ohne Galaktorrhö. Abb.

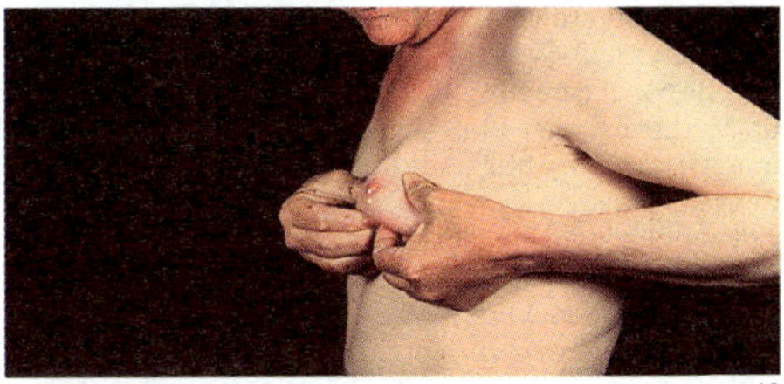

19

Hyperprolaktinämie. Galaktorrhö als Symptom einer H. beim Mann

Hyperprosexie: abnorm o. krankhaft gesteigerte Aufmerksamkeit.

Hyperproteinämie: Zustände mit Vermehrung der Plasmaeiweißkörper (sog. Gesamteiweiß) über den Referenzbereich (62–87 g/l).

Hyperpyrexie *⟨gr⟩ f*: Fieber über 40 °C, z. T. sehr lange anhaltend, z. B. bei sept. Erkrankungen o. als Narkosekomplikation, maligne ↑Hyperthermie.

Hyperpyrexiesyndrom: hyperosmolares Syndrom, hypernatriäm. Syndrom, Neurotoxikose, hyperpyret. Enzephalopathie, Enzephaloenteritis; Stoffwechselkatastrophe mit Beeinträchtigung lebenswichtiger Regulationsfunktionen; pathol.-anat. Grundlage ist ein Hirnödem; meist i. R. einer enteralen o. parenteralen Infektion. Altersgipfel 1. u. 2. Lj. Hochakuter Beginn nach erscheinungsfreiem Intervall, Hyperpyrexie (40 °C u. mehr), teigiger Hautturgor, kein wesentl. Gewichtsverlust, Berührungsempfindlichkeit, Krämpfe, Koma, Tod. Wichtig: frühzeitige diagn. u. ther. Abgrenzung von ↑Toxikose durch Salzverlust.

Hyperreflexie *⟨gr + lat⟩ f*: aufgrund herabgesetzter Reizschwellen von Rezeptoren o. erleichterter Erregungsübertragung über die zentralnervösen ↑Synapsen gesteigerte Reflexantworten, die nicht auf den ursprüngl. ausgelösten Reflex beschränkt zu sein brauchen, sondern durch ↑Irradiation der Erregung die Antwort auf andere Effektoren ausdehnen.

Hyperregeneration: Superregeneration; überschüssiger Ersatz verlorengegangenen Gewebes ohne Tumorcharakter.

Hyperreninismus: vermehrte Reninausschüttung. Als prim. H. bei reninsezernierenden Tumoren der Niere o. als sek. H. bei Schrumpfnieren mit pathol. intrarenaler Gefäßdrosselung, die über Hypoxiemechanismen die Reninaktivität steigert.

Hyperresponder: Begriff aus der tierexperimentellen Forschung, der zum Ausdruck bringt, daß unter definierten exp. Bedingungen eine kleine Gruppe von Tieren mit einer nicht erwarteten Überrektion bei der Bestimmung funktioneller u. morphol. Parameter reagiert, paradoxe Fälle.

Hypersarkose: übermäßige Entwicklung von Muskulatur o. Hautteilen (↑Elephantiasis), auch von Granulationen.

Hypersegmentierung: Hochsegmentierung. Vorliegen von mehr als 5 Kernsegmenten (eigentl. Kernteile)

bei segmentkernigen neutrophilen Granulozyten (Referenzbereich 2,44–3,49 Kernsegmente). Die **konstitutionelle H.** der neutrophilen Granulozyten (Undritz) ist für Merkmalsträger ohne klin. Bedeutung. Die **erworbene H.** ist ein wichtiger diagn. Hinweis bei Vitamin-B_{12}-Mangelanämie, bei Zwillingsfehlbildung segmentkerniger Granulozyten. Eine Form der erworb. H. ist die ↑Radialsegmentierung der Leukozyten infolge Einwirkung von Antikoagulanzien. ↑EDTA-Blut.

Hypersekretion: vermehrte Saftproduktion, erhöhtes Sekretionsvolumen.

Hypersensibilität ↑Hyperästhesie.

Hypersensitation: Empfindlichkeitssteigerung der Alpha- u. Betamotoneuronen nach Degeneration absteigender Bahnen durch Wegfall der physiol. Hemmung als sog. ↑Alphaspastizität.

Hypersensitivitätsangiitis: allerg. Nephropathie; befällt vorwiegend Nierengefäße distal der Arcuataarterien einschl. der Glomeruluskapillaren, dadurch von der klass. Periarteriitis nodosa (Kussmaul-Maier) zu unterscheiden. Histol. ist der Entzündungsprozeß durch eine fibrinoide Medianekrose u. zelluläre Infiltration mit fibröser Umwandlung u. maligner Schrumpfung gekennzeichnet. Durch Mangeldurchblutung werden Hochdruck, progressive Niereninsuffizienz u. Rindeninfarkte bedingt; bei nekrotisierender Kapillariitis der Glomerulusschlingen kann u. U. Makrohämaturie bestehen.

Hypersexualität ⟨*gr* + *lat*⟩ *f*: Hypersexualismus; abnorme Stärke bzw. Häufigkeit sexuellen Dranges, zumeist einhergehend mit einer Verkümmerung anderer Interessen u. Bedürfnisse durch völliges Absorbiertsein von der Suche nach Möglichkeiten geschlechtl. Befriedigung, wobei sich das Spektrum stimulierender Reize vergrößert u. oft moral. Prinzipien verletzt werden. Ther.: Psychotherapie, in Ausnahmefällen ↑Antiandrogene. ↑Nymphomanie, ↑Satyriasis.

Hypersiderinämie: Erhöhung des Plasmaeisenspiegels über den Referenzwert infolge vermehrtem Anfall o. ungenügendem Verbrauch, so z. B. bei gesteigertem Hämoglobinzerfall, verminderter bzw. ineffektiver Erythrozytopoese, sideroblast. Anämie u. a. Eisenverwertungsstörungen, idiopath. Hämochromatose, infektiöser Hepatitis.

Hypersomatotropismus: bei ↑Akromegalie durch Überschuß an somatotropem Hormon bewirktes Wachstum der Weichteile u. Knochen.

Hypersomnia periodica: ↑Kleine-Levin-Syndrom; Störung der Aktivitätsregulation, bei der Schlafzustände überwiegen, die nur von kurzen period. Wachzuständen unterbrochen werden. Polyphagie, Gewichtszunahme u. Ängstlichkeit, seltener pathol. sexuelle Verhaltensweisen charakterisieren das Krankheitsbild. Wach- u. Schlaf-EEG sind unauffällig. Als Ursache der H. p. ist eine dienzephale Dysregulation anzunehmen. ↑Pickwick-Syndrom. ↑Narkolepsie.

Hyperspermie: vermehrte Samenfadenbildung; ↑Polyspermie, ↑Ejakulat.

Hyperspleniesyndrom: Hypersplenismus o. Dyssplenie ist gekennzeichnet durch Verminderung aller Zellelemente im peripheren Blut wechselnder Ausprägung, zellreiches Knochenmark (sog. kompensator. Knochenmarkhyperplasie), Splenomegalie u. Normalisierung der Befunde nach Splenektomie. Pathol. ist das H. ausgelöst durch vermehrte Sequestration von Blutzellen in der Milz. Von einem larvierten H. wird gesprochen, wenn klin. noch kein H. vorliegt, durch die Kapazitätsprüfung mit ^{51}Cr-markierten Erythrozyten jedoch verkürzte Lebensdauer der Erythrozyten u. die Milz als Hauptabbauort der roten Blutzellen (z. B. bei der Splenomegalie bei chronischer lymphatischer ↑Leukämie) nachweisbar sind. ↑Pseudo-Banti-Syndrom.

Hypersplenismus ↑Hyperspleniesyndrom.

Hypersteatosis: abnorm starke Talgabsonderung.

Hyperstimulationsanalgesie: theoret. Grundlage für best. Formen der Schmerztherapie, die auf Anwendung intensiv schmerzhafter ther. Reize beruht. Hyperstimulation aktiviert i. R. der zentralnervösen Verarbeitung nozisensor. Informationen auch absteigende schmerzhemmende Bahnen im Rückenmark. Grundlage für Kauterisation, Moxibustion, Akupunktur u. manche Formen der transkutanen elektrischen ↑Nervenstimulation.

Hyperstimulationseffekt: Counterirritation; Hypothese zur Erklärung der schmerzlindernden Wirkung intensiver, z. T. schmerzhafter Therapieformen; durch Weiterleiten des ther. Schmerzes über die segmentalen Ebenen hinaus, werden körpereigene, schmerzhemmende supraspinale Zentren stimuliert u. über absteigende Bahnen die Eingänge im Hinterhorn blockiert.

Hypertelorismus: Verbreiterung des Augenabstands (meist mit Abflachung der Nasenwurzel). Augenwinkelindex > 38 u. Umfang-Interorbital-Index > 6,8.

Augenwinkelindex:

$$\frac{\text{Distanz der inneren Augenwinkel [cm]} \times 100}{\text{Distanz der äußeren Augenwinkel [cm]}}$$

Umfang-Orbital-Index:

$$\frac{\text{Distanz der inneren Augenwinkel [cm]} \times 100}{\text{Kopfumfang [cm]}}$$

Dominanter u. rezessiver Erbgang sind beobachtet worden. Mittelgradige Vergrößerung des ↑Augenwinkelindex u. des Umfang-Interorbital-Index nennt man Euryopie (häufiges Begleitsymptom bei Dysmorphie- u. Dyskraniesyndromen). Exzessive Formen des H. findet man bei ↑Greig-Syndrom. Der **erworbene H.** tritt manchmal nach zentralen Mittelgesichtsfrakturen auf; ↑Aufrichtung des Nasenrückens bei Erstversorgung u. Korrektur der Lidwinkel durch mediane Fixation.

Hypertensin: Angiotensin II; ↑Angiotensine.

Hypertensinase ↑Angiotensinasen.

Hypertensinogen ↑Angiotensine.

Hypertension, portale ↑Pfortaderstauung.

Hypertensionssyndrom, adrenogenitales: Sonderform des adrenogenitalen ↑Syndroms.

Hyperthecosis ovarii: Stromahyperplasie des Ovars, ↑Stein-Leventhal-Syndrom.

Hyperthelie ⟨*gr*⟩ *f*: Polythelie; angeborene Überzahl von Brustwarzen bei fehlenden Drüsenkörpern. Können als pigmentierte Flecke „Leberflecke" entlang der Anlage der Milchleiste (von Axilla bis Leistengegend), jedoch auch an anderen Stellen vorkommen. Auch bei Männern. Kombination mit dysrhaph. Störungen. Abb.

Hyperthermie: künstl. Fieber. Wärmetherapie durch Erzeugung hochfrequenter elektr. Ströme u. deren Umwandlung im Gewebe in Joule-Wärme in der Form der

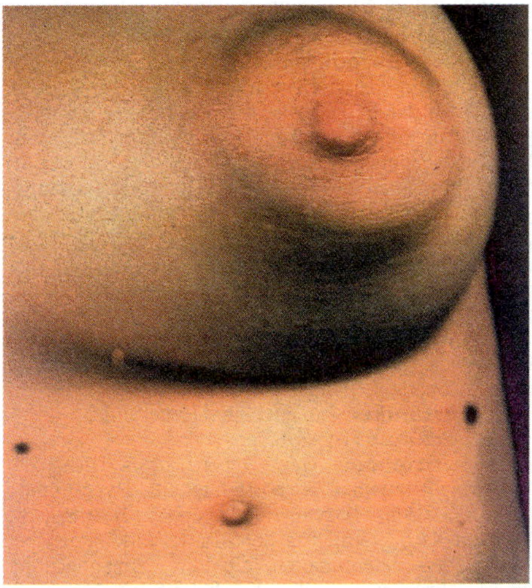
39

Hyperthelie

Ganzkörperbehandlung (Diathermie). Dabei werden Körpertemperaturen von 38–42 °C erzeugt u. bis zu mehreren Stunden aufrechterhalten. Die Applikation erfolgt in kleinen Kabinen, die den Kopf freilassen. Wasserdampfgesättigte, erwärmte Luft in der Kabine dient der Wärmeisolation. Die Wärmeerzeugung im Körper erfolgt mit Wirbelströmen nach der Spulenfeldmethode (bis etwa 400 W) u. zusätzl. mit Dezimeterwellen (bis 250 W). U. a. ist die H. bei der Polyarthritis u. zur Empfindlichkeitssteigerung von Tumorgewebe bei der Strahlentherapie u. der Anwendung von Zytostatika angewendet worden. Als lokale Wärmetherapie der Prostatahyperplasie. Gewebetemperatur 42–45 °C.

Hyperthermie, maligne: seltene (Vorkommen ~ 1 : 80 000) Narkosekomplikation, bei der durch Triggersubstanzen (↑Inhalationsnarkotika; depolarisierende Muskelrelaxanzien) eine Kalziumstoffwechselstörung ausgelöst wird. Autosomal dominanter Erbgang (veränderter Ryanodin-Rezeptor des SR; codiert im Chromosom 19q 13.1–13.2 bei 50 % der im In-vitro-Kontrakturtest pos. Pat.). Gehäuft beobachtet bei kongenitalen Myopathien, Muskel- u. Skelett-Anomalien. Klin. Manifestation: progredienter Anstieg der Körpertemperatur, Rigor, kardiovaskuläre, respirator., renale, hämostaseolog. u. neurol. Komplikationen. Als Ther. muß sofort die Narkose unterbrochen werden. Neben einer symptomat. Ther. sind letztlich nur Dantrolen-Infusionen wirksam.

hyperthym ⟨*gr*⟩ *Adj*: überschwengl., überdurchschnittl. lebhaft u. betriebsam mit gehobener Stimmung u. Unternehmungslust sowie gesteigertem Selbstbewußtsein (als Akzentuierung der Persönlichkeit). Im Unterschied zur hypoman. Psychopathie, bei der über die h. Akzentuierung hinaus eine allzu oberflächl. Einstellung zum Leben, unzulängl. Selbstkritik, abschweifender Gedankengang u. Vielgeschäftigkeit auffällt.

Hyperthyreoidismus ↑Hyperthyreose.

Hyperthyreose ⟨*gr*⟩ *f*: Schilddrüsenüberfunktion, Thyreotoxikose, M. Basedow; Überangebot an Schilddrüsenhormon in der Peripherie mit Stoffwechselsteigerung (Hypermetabolismus) u. unterschiedl. Auswirkung auf die Organe, bes. Herz, Magen-Darm-Kanal, Nervensystem, Haut u. Augen. Bei Immunthyreopathien werden durch ↑Schilddrüsenantikörper (Thyreotropinrezeptor-Antikörper) die TSH-Rezeptoren der Thyreozyten belegt u. dauerhaft stimuliert; der normale Regelkreis zwischen Hypophysenvorderlappen u. Schilddrüse ist außer Kraft gesetzt. Erkrankungen, die durch Entzündung o. infiltratives Wachstum Schilddrüsengewebe zerstören, können Ursache einer vermehrten Abgabe von Schilddrüsenhormonen aus dem Restgewebe in das Blut sein. Exzessive Iodzufuhr bei einer in der Autoregulation beeinträchtigten Schilddrüse. Einteilung der H.: 1. thyreogene Autonomie, hierzu gehören die immunogene Autonomie M. Basedow, die disseminierte Autonomie u. das autonome uni- o. multilokulare Adenom. 2. Immunogene o. bakterielle Entzündungen der Schilddrüse (↑Thyreoiditis). 3. H. bei Schilddrüsenkarzinom. 4. H. durch hypothalam.-hypophysäre Ursachen (vermehrte Bildung von TSH). 5. H. bei ↑Paraneoplasie. 6. Iodinduzierte H., Iodbasedow, bei Iodmangelstrumen mit disseminierter Follikelautonomie u. exzessiver Iodzufuhr (Kontrastmittel, iodhaltige Medikamente). 7. Iatrogene H.: Hyperthyreosis factitia. Frauen erkranken 4–5-mal häufiger als Männer. **Klinik**: vielfältige Sympt.; ~ 20 % der Pat. mit H. haben keine ↑Struma; 40 % keine endokrine ↑Ophthalmopathie. Allg. Sympt.: häufig Nervosität, Unrast, körperl. Schwäche, Gewichtsverlust trotz ↑Polyphagie; Wärmeintoleranz, Ein- u. Durchschlafstörungen; Haut warm; feucht. Lokal: bei vorhandener Struma Schwirren über dem Organ palpator. o. auskultator. nachweisbar. Kardial: ↑Herzrhythmusstörungen, Dauertachykardie o. absolute Arrhythmie bei Vorhofflimmern, meist Hypertonie. Gastrointestinal: Neigung zu Durchfällen. Neuromuskulär: Reflexe, ↑Achillessehnenreflex u. ↑Patellarsehnenreflex, gesteigert; feinschlägiger Fingertremor muskuläre Schwäche, endokrine ↑Myopathie. Diagnostik der H.: in vitro: T_3 immer erhöht, TSH supprimiert bzw. nicht nachweisbar u. im ↑TRH-Stimulationstest nicht stimulierbar, T_4 erhöht, bei immunogener H. MAK-anti-TPO-Titer u. TAK-anti-Tg-Titer pos. (↑MAK), in vivo: ↑Sonograph u. ↑Szintigraphie der Schilddrüse zur Klärung evtl. Ursachen. **Ther.**: abhängig von Schwere der Erkrankung, auslösender Ursache der H., Alter des Pat. u. den Begleitkrankheiten, medikamentöse Ther. mit ↑Thyreostatika; bei älteren Pat. mit autonomen Adenom auch ↑Radioiodtherapie; subtotale Strumektomie bei immunogener H. bzw. Enukleation des Adenoms nach Erzielung einer Euthyreose durch Thyreostatika. Die Behandlung mit Thyreostatika ist das Mittel der Wahl. Behandlungsdauer ca. 1 Jahr unter Kontrolle von klin. Befinden u. T_3-, T_4- u. TSH-Serumkonzentration ggf. TRH-Test. Nach Absetzen des Medikamentes kann es in ca. 50 % zu einem erneuten Auftreten der H. kommen. Exazerbation der H.: ca. 40 % der Pat. erkranken 1–15 Jahre nach der ersten Ther. mit Thyreostatika erneut an einer Rezidiv der H.

Hyperthyreosis factitia ⟨*gr* + *lat*⟩ *f*: durch exogene Zufuhr von Schilddrüsenhormon induzierte Schilddrüsenüberfunktion (↑Hyperthyreose), die z. B. bei Ther. einer ↑Hypothyreose o. euthyreoten Struma entstehen kann u. bei Reduktion der Dosis o. passagerer Unterbrechung der Hormonapplikation schnell rückbildungsfähig ist.

hyperton: übermäßiger ↑Tonus; ↑Hypertonie.

Hypertonie: Hypertonus, art. Hypertonie, Bluthochdruck. Bezeichnet chron. Erhöhung des art. Blutdrucks >140/90 mmHg (WHO 1993). Schweregradeinteilung WHO: I: H. ohne Zeichen der kardialen Hypertrophie, II: H. mit kardiovaskulärer Hypertrophie, IIIa: H. mit sek. Organschäden (Niere, Gehirn, Augen), IIIb: maligne H. mit schneller Progredienz bezügl. zentralnervöser Veränderungen u. quod vitam. Andere klin. relevante Einteilungen berücksichtigen auch die Blutdruckhöhe. Meist (>90%) essentielle (prim.) Hypertonieformen. Neben erbl. Faktoren spielen auch falsche Ernährung (kalorien- u. salzreich), Übergewicht, Bewegungsmangel, Rauchen, übermäßige Hektik (Streß), Lärmbelästigung, zu wenig Schlaf eine Rolle. Seltener (ca. 10%) sind sek. Formen: organ. Störungen wie Nieren- u. hormonale Krankheiten. Hormonelle Systeme haben in allen Phasen der Hypertonieentwicklung eine große Bedeutung (↑Renin-Angiotensin-Aldosteron-System). 15–25% der erwachsenen Bevölkerung leiden unter hohem Blutdruck. Oft besteht jahrelang Wohlbefinden, so daß die Diagn. zufällig o. bei Reihenuntersuchungen gestellt wird (Kopfschmerz, Schwindel, Herzbeschwerden, Atemnot, Müdigkeit). Komplikationen: Herz- u. Nierenversagen, Herzinfarkt u. Schlaganfall. Je früher Bluthochdruck erkannt u. behandelt wird, desto besser können die direkt druckabhängigen Komplikationen Schlaganfall u. Herzinsuffizienz vermieden werden. Überwiegend lebenslängl., nicht zu unterbrechende Behandlung nötig. Abb.

Hypertonie, pulmonale: pathol. Erhöhung des mittleren Pulmonalarteriendrucks in Ruhe u. unter Belastung. Mittlerer Pulmonalarteriendruck >20 mmHg (2,7 kPa) in Ruhe o. >30 mmHg (4,0 kPa) systol. unter Belastungsbedingungen. Der diastol. Wert ist erst in schweren Stadien erhöht (>12 mmHg, 1,6 kPa). Häufigste Ursache der p. H. ist eine Einschränkung des Gesamtquerschnitts des pulmonalen Gefäßbettes. Je nach Sitz der morphol. Gefäßveränderungen kann die p. H. durch präkapilläre, kapilläre u. postkapilläre Widerstandserhöhung bedingt sein. Zur p. H. führen sowohl prim. bronchopulmonale Leiden (chron. obstruktive Bronchitis, Fibrose u. a.) als auch prim. vaskuläre Erkrankungen (Angiitis). Idiopath. p. H. mögl. ↑Cor pulmonale.

Hypertoniker: Pat. mit einer ↑Hypertonie.

Hypertonus ↑Hypertonie.

Hypertrichose ⟨*gr*⟩ *f*: Hypertrichosis, Trichauxis, Hirsuties, Polytrichia, Trichosis hirsuties, Hypertrophia pilorum, Dasyma, Dasytes Homines pilosi, Haarmensch, Hundemensch; vermehrte Behaarung. Vorkommen bei Nebennierenrindentumoren, die zur Vermännlichung führen (Virilisationssyndrom), ↑Hirsutismus, ↑Cushing-Syndrom, Thymustumor o. auch als atavist. Überbehaarung (sehr selten). Umschriebene H. durch zahlreiche Ur-

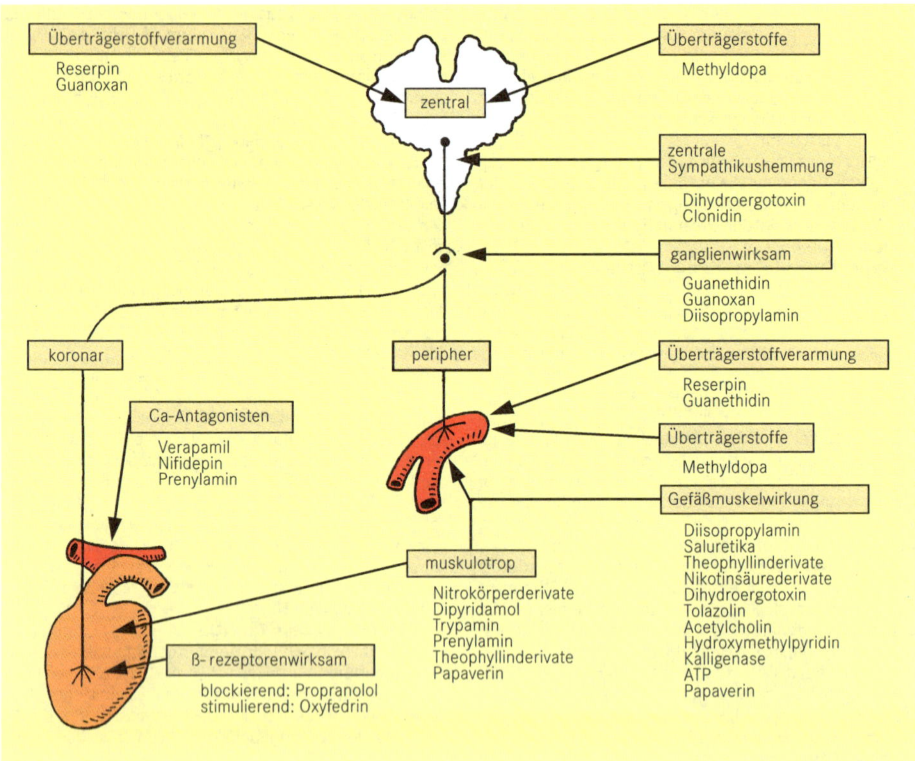

Hypertonie. Angriffspunkte wichtiger Vasoaktiva u. Antihypertensiva

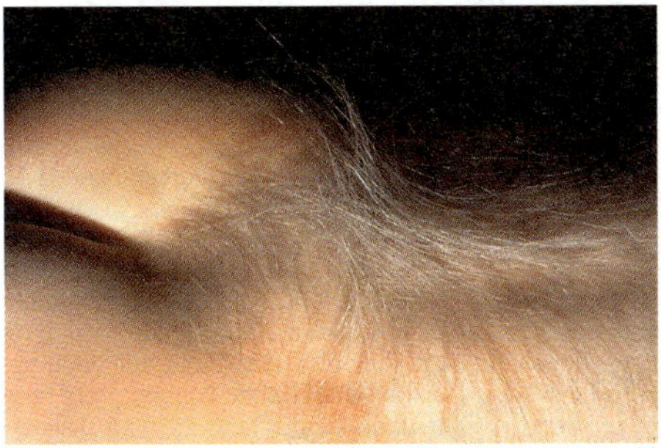

Hypertrichose. Überbehaarung in der Kreuzbeingegend

sachen an versch. Stellen (z. B. Spina bifida). Fam. Häufung erlaubt Rückschluß auf genet. Faktoren. Abb.

Hypertrichosis circumscripta: Hypertrichosis simplex u. Hypertrichosis hypertrophica; umschriebene Haarbüschel, z. B. Ohrbehaarung, Büschel über einer Spina bifida occulta.

Hypertrichosis congenita ⟨*gr*⟩ *m*: Hypertrophia pilorum, Polytrichie; angeborene, oft genet. bedingte Überbehaarung der Haut. Entsteht durch Vermehrung der Haarfollikel o. durch Persistenz normalerweise ausfallender Haare. H. universalis kann sich auf Terminalhaare o. Lanugohaare beziehen. Bei letzterer Persistenz fetaler Lanugohaare am gesamten Körper, bes. Gesicht, Nacken, Hals, Arme (Löwen-, Wald-, Haarmenschen). Bei Formen mit autosomal dominanten Erbgang sind oft nur Incisivi im Gebiß.

Hypertrichosis lanuginosa acquisita: aus unterschiedl. Ursache (Wärme, Licht, Farbstoffe usw.) verstärkte Pigmentation der Haut. ↑Pigment.

Hypertrophia pilorum ↑Hypertrichose.

Hypertrophia symmetrica ↑Makrosomie.

Hypertrophie ⟨*gr*⟩ *f*: Hypertrophia; Vergrößerung von Geweben u. Organen durch Volumenzunahme der Einzelzellen aufgrund erhöhter Leistungsanforderung (Arbeitshypertrophie), z. B. des Herzmuskels (Sportlerherz, Hypertonie). Die kompensator. o. vikariierende H. tritt bei paarigen Organen als Vergrößerung eines Organs nach Entfernung o. krankheitsbedingter Zerstörung des anderen (z. B. Niere) auf.

Hypertropie ⟨*gr*⟩ *f* ↑Strabismus.

Hyperurikämie: Harnsäureerhöhung im Blutplasma über 420 (Männer) bzw. 340 µmol/l (Frauen). Harnsäureanstieg kann durch verminderten Abbau, Überproduktion o. gestörte renale Ausscheidung bedingt sein. Als symptomat. H. zu beobachten bei Niereninsuffizienz (Azotämie, Azidosen), bei abnorm vermehrtem Zelluntergang (Leukämien, Polyzythämien, multiplem Myelom, Remission einer perniziösen Anämie, Lymphoblastom), bei schweren Infektionen, Vergiftungen, bei Herzinfarkt, bei Psoriaris, bei Ther. mit Strahlen, Zytostatika, Diuretika, Antituberkulotika (Pyrazinamid). Bei allen Formen der Überproduktion ist die Ursache für die H. der gesteigerte Nukleinsäureumsatz u. der damit verbundene erhöhte Purinabbau.

Hyperventilation: Gesamtventilation (alveoläre u./o. Totraumventilation), die im Verhältnis zur Arbeitsbelastung u. Sauerstoffwechsellage des Organismus zu hoch ist. Dadurch vermehrte CO_2-Abgabe u. Senkung des CO_2-Partialdrucks im Blut u. Zunahme des pH-Wertes; ↑Alkalose. H. führt zur ↑Hypokapnie. Mit H. werden kompensiert: Gewebehypoxien aufgrund arterieller Hypoxämien o. mangelhafter Perfusion (Herzpumpversagen); mangelnder O_2-Transport bei Anämie; metabol. Azidosen. H. kann auch durch direkte Reizung des Atemzentrums durch lokale Prozesse u. von der Blut- u. Liquorseite aus verursacht werden. Auslösende Faktoren können auch starke sensible u. sensor. Reize, bes. Schmerz. sein. Diagn. bes. Bedeutung hat die psych. bedingte H. Als sek. Folgen einer respirator. Alkalose durch H. sind die neuromuskuläre Erregbarkeitssteigerung (Tetanie), Mangeldurchblutung der Haut, bes. der Akren, des Gehirns, der Koronarien u. der Leber, Frequenzanstieg u. Blutdruckabfall.

Hyperventilationsalkalose: Die bei der ↑Hyperventilation zustandekommende Verminderung der alveolären u. damit auch der im Blut u. den Gewebeflüssigkeiten gegebenen CO_2-Konzentration bedingt eine leichte pH-Verschiebung nach der alkal. Seite, bevor gegenregulator. Maßnahmen (vermehrte Abgabe von Hydrogenkarbonationen mit dem Harn) wirksam werden. Da während der alkalot. Phase die Konzentration an freiem Kalzium vermindert ist, kann es zu tetanieartigen Sympt. kommen, obgleich der Gesamtkalziumspiegel nicht herabgesetzt ist (↑Hyperventilationstetanie).

Hyperventilationseffekt: durch verstärktes Atmen u. dadurch bewirkte Alkalose provoziertes Hervortreten latenter EEG-Veränderungen, häufigste Provokationsmethode in der ↑Elektroenzephalographie.

Hyperventilationssyndrom: infolge akuter o. chron. Hyperventilation auftretende Parästhesien u. Tremor, Bewußtseinstrübung, Angst- u. Beklemmungsgefühle, Schwindel, temporäre Visusverschlechterung, Trockenheit der Schleimhäute, Aerophagie, teilweise tetan. Krankheitszeichen; die durch Hyperventilation auftretende Alkalose führt zu Hirnstoffwechselstörung; Psychoneurose o. symptomat. infolge Erkrankung des ZNS (Enzephalopathie, Enzephalitis).

Hyperventilationstetanie: neuromuskuläre Übererregbarkeit als Folge einer ↑Hyperventilationsalkalose. Durch übermäßige CO_2-Ausscheidung kommt es zur Abnahme des extrazellulären H^+ bzw. zum pH-Anstieg; dadurch Verminderung des ionisierten Kalziums bei unverändertem Gesamtkalziumspiegel.

Hypervigilität ⟨*gr*⟩ *f*: gesteigerte Wachheit.

Hyperviskositätssyndrom: Coma paraproteinaemicum; durch Zunahme der zellulären Phase (Polyglobulie) u./o. der relativen bzw. absoluten Vermehrung der Globuline, insbes. des IgM-Anteils, im Bereich der flüssigen Phase des Blutes auftretende Sympt., die mit Präkoma bzw. Koma einhergehen kann u. durch Behandlung rückbildungsfähig sind. Klin: neurol. Störungen, Retinopathien mit Visusverlust, Fundus paraproteinaemicus mit herdförmigen Blutungen u. veränderten Venen, Schleimhautblutungen u. digitalisrefraktäre Herzinsuffizienz.

Hyperviskositätssyndrom des Neugeborenen: Anstieg der Blutviskosität durch ↑Polyglobulie (zentralvenöser Hämatokrit über 70 %), in der Folge Verschlechterung der Gewebeoxygenierung u. Bildung von Mikroembolien.

Hypervitaminosen: nach Verabreichung zu hoher Vitamingaben im Organismus auftretende Störungen.

Beim erwachsenen Menschen i. a. selten; sie klingen nach Einschränkung der Vitaminzufuhr meist wieder ab. Schwangere haben bei A-H. Fehlbildungen ihres Kindes zu befürchten. Bei Kleinkindern, die stark überhöhte Mengen an **Vitamin A** über Monate erhalten, können Sympt. einer A-H. auftreten; es kommt zu einer Verdickung der Epidermis, die Haut ist trocken, bräunl. gefärbt u. ödematös. Sehr stark überhöhte Gaben führen zu tox. Erscheinungen. Bei über Wochen fortgesetzter Überdosierung an **Vitamin D** treten Erscheinungen einer H. auf. Im Blut sind die Kalziumwerte erhebl. erhöht. Daraus ergibt sich eine Vielzahl von Schädigungen durch Verkalkung der Gefäße, der Nieren u. anderer Organe; es kann auch durch Mobilisierung des Kalziums zu einer Entkalkung des Knochens kommen. Bei normaler Ernährung u. Verzehr industriell angereicherter Lebensmittel sind H. nicht zu befürchten.

Hypervolämie: Vergrößerung des Volumens eines Flüssigkeitskompartiments des Organismus. Man unterscheidet isoosmot. H. (z. B. ↑Ödem) von hyper- bzw. hypoosmot. H. (↑Darrow-Yannet-Diagramm). Eine hyperosmot. H. entsteht bei einem Salzüberschuß, eine hypoosmot. H. bei Aufnahme übermäßiger Mengen Wasser o. Zufuhr größerer Volumina isotoner Glukoselösung (↑Wasservergiftung). Zur Vermehrung des Blutvolumens (Plethora) kommt es durch Zunahme der zellulären (↑Polyglobulie) o. der flüssigen Phase (u. a. nach Übertransfusion), wobei es zu einer Überlastung bes. der venösen Seite des Kreislaufs mit Erhöhung des zentralen Venendrucks u. seinen mögl. Folgen kommt.

Hyperzementose: übermäßige Zementbildung, meist im apikalen Wurzeldrittel von Zähnen, als Folge funktioneller Überbelastung o. Fehlbelastung o. in Verbindung mit chron. entzündl. Vorgängen.

Hyperzirkulation: absolute o. relativ auf die Körperoberfläche bezogene Erhöhung des HMV. ↑Herzindex.

Hyperzirkulationssyndrom: Symptomenkomplex mit Herzklopfen, Tachykardie, hoher Blutdruckamplitude, schnellendem Puls, systol. Austreibungsgeräusch u. erhöhtem HMV (hyperkinetisches ↑Herzsyndrom u. ↑Hyperzirkulation).

Hyphaema ⟨*gr*⟩ *n*: Einblutung in die Vorderkammer des Auges.

Hyphen ⟨*gr*⟩ *f Pl*: Pilzfäden, feine, farblose Schläuche mit o. ohne Zellquerwände. Die H. durchziehen humöse Böden, Pflanzenteile, aber auch tier. u. menschl. Gewebe. ↑Mykose. H. bilden ↑Myzelien, ↑Fruchtkörper, ↑Konidien u. ↑Gameten.

Hyphidrosis ⟨*gr*⟩ *f* ↑Hypohidrosis.

Hyphomycetes ↑Moniliales.

hypnagog ↑Zustände, hypnagoge.

Hypnoanalyse ⟨*gr*⟩ *f*: unter der ↑Hypnose durchgeführte Exploration besonderer traumat. Erlebnisse mit dem Ziel der anschließenden bewußten Bearbeitung.

hypnoid ⟨*gr*⟩ *Adj*: schlafähnl.; ↑Zustände, hypnoide.

Hypnokatharsis: Abreaktion hochgradiger emotioneller Erregung unter hypnot. Schutz.

Hypnonarkose: hypnot. Anästhesie; Verringerung des Schmerzempfindens in der ↑Hypnose.

Hypnose ⟨*gr*⟩ *f*: durch Suggestion herbeigeführter tranceähnl. Zustand der Bewußtseinsänderung. Der zu Hypnotisierende wird i. d. R. durch ↑Induktion (Suggestion von Schwere u. Entspannung) u./o. die Faszination (Konzentration auf einen sensor. Reiz) in seiner Konzentration von außen nach innen geführt. Versch. Anwendungsbereiche: 1. Bewußtwerdung verdrängter Konflikte ursprüngl. von Freud zur Aufdeckung unbewußter Inhalte eingeführt. 2. zur Ther. bei chron. Schmerzen o. anstelle von Anästhetika. 3. hypnot. herbeigeführter Schlaf. 4. zur Aktivierung phys. u. psych. Ressourcen beim Heilungsprozeß. ↑Hypnotherapie.

Hypnotherapie: ther. Verfahren nach Milton Erickson, in dem der Klient hauptsächl. im Trancezustand seine Probleme bearbeitet. Zur Anwendung kommen die direkte Ansprache autonomer Funktionen, das Wieder- o. Nacherleben problemat. Ereignisse sowie von Phantasien, die sich auf die Zukunft beziehen können. Der Ther. ist teildirektiv. Er induziert den Trancezustand u. folgt dann den Vorgaben des Pat. Durch kreative Aufgaben in der Ther. o. für die Lebenssituation des Pat. sollen dessen Blockaden durch aktives Erleben durchbrochen werden.

Hypnotika ⟨*gr*⟩ *n Pl*: Schlafmittel, Pharmaka zur Behebung von Schlafstörungen. Einteilung: Aldehyde u. Alkohole, z. B. Paraldehyd (↑Paraformaldehyd), ↑Chloralhydrat; ↑Harnstoffderivate, z. B. ↑Bromisovalerianylharnstoff; ↑Barbiturate, z. B. Phenobarbital; ↑Piperidindionderivate, z. B. Thalidomid; ↑Chinazolinonderivate, z. B. Methaqualon; ↑Benzodiazepine, z. B. Nitrazepam. H. können in niedriger Dosierung sedativ u. in hoher Dosis narkot. wirken, z. B. Barbiturate. Mißbrauch von H. kann zur Abhängigkeit vom Alkohol-Barbiturat-Typ führen. Einteilung in Einschlaf- (z. B. Hexobarbital) u. Durchschlafmittel (z. B. Phenobarbital). Kombination versch. H. kann zur Potenzierung der Wirkung führen (z. B. Barbiturate u. Alkohol), von toxikol. Bedeutung.

Hypnozyten: latente exoerythrozytäre Parasitenformen, als kleine einkernige Gebilde 1979 von Krotoski et al. in Leberbiopsien von Affen nachgewiesen, Reifung zu unterschiedl. Zeiten, verantwortl. für Spätrezidive bei ↑Malaria tertiana, möglicherweise auch ↑Malaria quartana. ↑Malaria.

Hypoaldosteronismus ⟨*gr*⟩ *m*: verminderte Sekretion von ↑Aldosteron bei ↑Nebenniereninsuffizienz o. Syntheseblockierung.

Hypoblast ⟨*gr*⟩ *m*: untere lockere Zellschicht der Keimscheibe des unbebrüteten Hühnereis.

Hypobulie ⟨*gr*⟩ *f* ↑Abulie.

Hypocalcämie ↑Hypokalzämie.

Hypocalcitonismus ↑Hypokalzämie.

Hypochlorhydrie: verminderte Säuresekretion (MAO < 8 mval/h, ↑Maximal acid output).

Hypochloridämie: erniedrigter Chloridspiegel im Serum. Ursache bei ↑Hyponatriämie sind Wasserintoxikation, akutes Nierenversagen, Herz- u. Leberinsuffizienz, überschießende Vasopressinsektretion u. Addison-Krankheit, bei ↑Alkalose durch Verlust an Magen-HCI (Anorexia nervosa, Pylorusstenose, gastrointestinale Fisteln), Chloriddiarrhö, Cushing-Syndrom u. prim. Hyperaldosteronismus (Conn-Syndrom) u. bei Diuretikagaben u. Bartler-Syndrom. Extremwerte bis zu 30 mmol/l bei gastrointestinalen Chloridverlusten mögl. Die H.-Alkalose kann dabei mit tetan. Sympt. einhergehen. Auf der Anionenseite des Ionogramms kommt es zu einem Anstieg von Bikarbonat. pH-Wert bleibt im Normbereich, solange ein pCO_2-Anstieg durch alveoläre Hypoventilation mögl. ist. Veränderungen des Chloridhaushalts gehen meist parallel zu Veränderungen des Natriumstoffwechsels.

Hypochlorite: Salze der unterchlorigen Säure HOCl. Beispiel: Chlorkalk Ca(OCl)Cl. H. hydrolysieren in wäßriger Lösung unter Bildung der HOCl u. sind in Lösung starke Oxidationsmittel.

Hypochondrie ⟨*gr*⟩ *f*: Neigung, eine mögl. Bedrohung der körperl. Integrität u. Gesundheit als schon geschehen o. jederzeit zu erwarten zu erleben u. an dieser Vorstellung mit kaum zu erschütternder Überzeugung festzuhalten u. diese Überzeugung zu einem zentralen Bestandteil der Beschäftigung mit dem Selbst zu machen (neg. ↑Narzißmus). Flüchtigere Formen der H. sind ubiquitär v. a. bei Personen, die nicht zum Verleugnen von Körpersignalen neigen, im Zusammenhang mit realen Körperschädigungen, deren Reichweite nicht abgeschätzt werden kann o. mit professioneller Beschäftigung mit Krankheitsbildern (Medizinstudenten), durch Identifikation mit der Erkrankung nahestehender Personen o. durch öffentl. Informationen über Gesundheitsgefahren, deren Bedeutung nicht eingeschätzt werden kann. I. R. von neurot. Erkrankung u. ↑Persönlichkeitsstörung dient die H. der Angstbindung (z. B. Herztodphobie bzw. ↑Herzneurose), der Wendung der ↑Aggression gegen die eigene Person, z. B. i. R. unbewußter Schuldgefühle. Wahnhafte Formen (mit unerschütterl. Gewißheit u. bizarren Ausgestaltungen) sind Bestandteil psychot. Krankheitsbilder o. psychot. Formen von H. (z. B. Dermatozoenwahn).

Hypochondrium: Regio hypochondriaca; seitl. unter dem Rippenbogen (↑Arcus costalis) liegender Teil des Oberbauchs.

Hypochondroplasie: genet. bedingte Störung der endochondralen ↑Ossifikation mit nur geringer Ausprägung: im Schulalter disproportionierter Minderwuchs, Brachymelie, Brachyzephalie, Wirbelsäulenverbiegung. Zusammenhang mit dem klin. Vollbild einer enchondralen Ossifikationsstörung (↑Achondroplasie) bisher nicht geklärt.

Hypochromasie: verminderte Anfärbbarkeit der Zellkerne infolge verringerten Chromatingehalts.

Hypochromie: verminderter Pigmentgehalt; i. e. S. fast immer auf verminderten Hämoglobingehalt der Erythrozyten bezogen. H. läßt diagn. fast stets auf ungenügende Bereitstellung von Eisen schließen (Infekt- u. Eisenmangelanämie). ↑Anulozyten.

Hypochylie: verminderte Magensekretion.

Hypodaktylie ⟨*gr*⟩ *f*: Hypodactylia; angeborenes Fehlen von Fingern o. Zehen. ↑Oligodaktylie.

Hypoderma ↑Myiasis.

Hypodermatidae: Hautdasselfliegen; Fam. der Diptera. Bis 20 mm lange, dichtbehaarte Fliegen mit rudimentären Mundwerkzeugen, aphag; Entwicklung in Form von ↑Holometabolie. Die Larven sind Erreger der Hautmyiasis bei Paarhufern u. Nagern (↑Dasselbeule); beim Menschen konnten in Europa einige Fälle durch Hypoderma bovis bzw. Hypoderma lineatum verursachter Ophthalmomyiasis interna nachgewiesen werden.

Hypodermitis: Entzündung, vorwiegend im subkutanen Fettgewebe; ↑Pannikulitis.

Hypodiploidie: Hypoploidie im diploiden Chromosomensatz. Es können ein Chromosom o. mehrere fehlen.

Hypodontie ⟨*gr*⟩ *f*: Hypodontia, Form der ↑Zahnunterzahl, bei der im Ggs. zur ↑Oligodontie wenige, best. Zähne nicht angelegt sind; 1. obere seitl. Incisivi, 2. Prämolaren, untere mittlere Incisivi, 3. Molaren. Gelegentl. fam. vorkommend. Im Milchgebiß selten. Die H. verlangt immer orthodont. Behandlung, zumindest Überwachung der Gebißentwicklung. Abb.

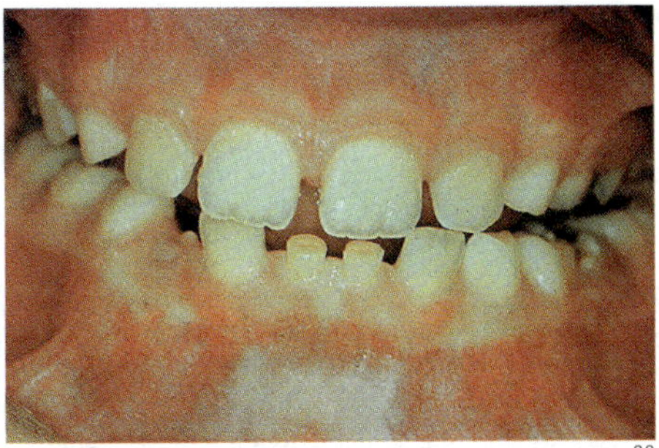

28

Hypodontie. Fehlende permanente Schneidezähne, Persistenz der beiden Milchzähne

Hypofermentie ↑Enzyminsuffizienz.

Hypofibrinogenämie: kongenitaler o. erworbener Mangelzusand an Fibrinogen, d. h. einer quantitative Verminderung (im Ggs. zum qualitativen Defekt der ↑Dysfibrinogenämie). Die kongenitale H. ist von der ↑Afibrinogenämie durch nur mäßig erniedrigten Fibrinogenspiegel unterschieden. Autosomal dominanter Erbgang mit günstiger Progn., evtl. ohne Blutungstendenz. Erworbene H. ist wesentl. häufiger als kongenitale H., so bei schweren Infekten, Hämoblastosen, Leberzirrhose, Tuberkulose, nach Verbrennungen entweder durch verminderte Produktion o. verstärkten Verbrauch von Fibrinogen. Starker Verbrauch bei ↑Kasabach-Merritt-Syndrom u. ↑Hyperfibrinolysen.

Hypofunktion ⟨*gr* + *lat*⟩ *f*: Funktionsminderung.

Hypogalaktie: ungenügende Sekretionsleistung der laktierenden Mamma, bedingt durch schlechte Warzenbildung o. mangelnde Entwicklung der Drüsenkörper.

Hypogammaglobulinämie ↑Defektproteinämien.

Hypogammaglobulinämie, infantile transitorische ↑Defektproteinämien.

hypogastricus ⟨*gr*⟩ *Adj*: im Unterbauch liegend; z. B. ↑Plexus hypogastricus inferior u. ↑Hypogastrium.

Hypogastrium ⟨*gr*⟩ *n*: Unterbauchgegend; ↑Mesogastrium.

Hypogenie ⟨*gr*⟩ ↑Mikrogenie.

Hypogenitalismus: Unterentwicklung der Geschlechtsorgane bei ↑Hypogonadismus, beim Mann mit kleinem, kindl. Penis, kleinem, glattem Skrotum, nur kuppel- u. nicht sackförmig, unpigmentiert, die Prostata ist nicht o. nur als haselnußgroßer Knoten fühlbar. Eine genitale Hypoplasie ist bei der Frau bei Entwicklungsstörungen von Uterus u. Tuben vorhanden. H. korreliert mit einer unvollständigen Ausbildung der sek. Geschlechtsmerkmale.

hypoglossus ⟨*gr*⟩ *Adj*: unter der Zunge gelegen. Z. B. ↑Nervus hypoglossus.

Hypoglossusparese: Lähmung des N. hypoglossus, führt durch Ausfall der motor. Zungeninnervation bei einseitiger Läsion zum Abweichen der Zunge nach der kranken Seite, bei doppelseitiger Parese zur Unbeweglichkeit. Außerdem treten fibrilläre Zuckungen auf, bei längerer Dauer Zungenatrophie.

Hypoglykämie ⟨*gr* + *lat*⟩ *f*: Erniedrigung des Glukosespiegels unter den regulator., zwischen 2,50 u. 6,50 mmol/l schwankenden Normwert. ↑Rhythmus, zir-

H

kadianer. H. führt zum Glukosemangel der Zellen u. damit zur Störung des Energiestoffwechsels mit vielseitigen klin. Sympt., ↑Schock, die sich im Gehirn bes. dramat. bemerkbar machen. H. kommen bei körperl. Arbeit, Sport u. Hunger physiologischerweise vor; pathol. H. werden bei Endokrinopathien beobachtet u. kommen bei Inselzelladenomen u. -karzinomen vor. Bei Diabetikern treten H. als unerwünschte Begleiterscheinungen einer nicht optimalen ↑Insulintherapie auf. H. ist nicht selten diabet. Frühsymptom u. als Ausdruck einer frühzeitigen Insulin-Glukose-Dysregulation zu werten.

Hypoglykämie, frühe transitorische: beim Neugeborenen Serumglukosewerte unter 2,0 mmol/l (1. Lebenstag), Frühgeborene unter 1,4 mmol/l, bes. bei intrauteriner fetaler ↑Retardierung, postnatalen Adaptationsstörungen u. ↑Fetopathia diabetica.

Hypognathie ↑Mikrognathie.

Hypogonadismus ⟨*gr*⟩ *m*: angeborene o. erworbene exkretor. (tubuläre) u./o. inkretor. (interstitielle) Insuffizienz der Keimdrüsen des Mannes, die zur Infertilität u. zum klin. Bild des ↑Eunuchoidismus führen. Die Ausfallerscheinungen sind abhängig vom Ausmaß des Hormondefizits u. vom Zeitpunkt der Erkrankung. Die Insuffizienz kann die exkretor. Hodenfunktion betreffen, d. h. die Bildung befruchtungsfähiger Samenzellen in den Samenkanälchen, sowie auch die inkretor. Funktion, die Bildung von Testosteron in den Leydig-Zellen. Samenkanälchen u. Leydig-Zellen als Hauptbestandteile des Hodenparenchyms bedürfen zur Entwicklung u. Aufrechterhaltung ihrer spez. Funktion der Regulation durch hypophysäre Gonadotropine, die in der ↑Hypophyse produziert werden. Von bes. Bedeutung ist das follikelstimulierende Hormon (FSH), das beim Mann die Spermiogenese, insbes. die Reifeteilung u. damit die Bildung befruchtungsfähiger Samenzellen fördert. Das LH (interstitial cell stimulating hormone, ICSH) reguliert die Testosteronbildung in den Leydig-Zellen. Im hormonalen Regulationssystem üben die Hoden als peripheres endokrines Organ eine Rückkopplung u. damit eine hemmende Wirkung auf die gonadotrope Funktion der Adenohypophyse aus. Wegfall der gonadalen Hemmung, z. B. bei Kastration, führt zu überschießender Bildung der hypophysären Gonadotropine, zum hypergonadotropen H. Dagegen kommt es bei angeborenen Defekten der hypophysären Gonadotropinbildung, einer prim. verminderten Sekretion von FSH bzw. LH, zum hypogonadotropen H. Die Sekretion der hypophysären Gonadotropine wird durch das GnRh gefördert. Die Beeinträchtigung der Hodenfunktion beim H. kann verbunden sein mit einer Veränderung von Größe, Konsistenz o. Lage des Hodens u. hinsichtl. der exkretor. Funktion in einer Abnahme von Quantität u. Qualität der funktionstüchtigen Spermien im Ejakulat u. Einschränkung der ↑Fertilität zum Ausdruck kommen. Die inkretor. Insuffizienz führt zum klin. Bild des ↑Eunuchoidismus, dessen Ausprägung in Abhängigkeit vom Lebensalter steht, in dem der Testosteronmangel auftritt. Ähnl. wie beim Mann kann bei der Frau der H. angeboren o. erworben sein. Bei der angegebenen Form handelt es sich meist um eine Gonadendysgenesie bzw. um Chromosomenaberration, z. B. Ullrich-Turner-Syndrom; peripubertär entwickelt sich ein hypergonadotroper H., d. h. FSH u. LH sind erhöht, da die rudimentären Ovarien nicht in der Lage sind, rückkopplungswirksame Östrogene u. Progesterone zu sezernieren; der Follikelapparat ist atrophiert. Vorzeitge ovarielle Erschöpfung (vor 35. Lj.), deren Ursache häufig unerkannt bleibt (evtl. Autoimmunprozesse), führt ebenfalls zum hypergonadotropen H. Meist funktionelle hypothalamohypophysäre Störungen (Streß), selten Hypophysentumoren (z. B. Prolaktinome u. a.) verursachen den erworbenen H.; er kann normo- o. hypogonadotrop sein: bei normalen FSH-LH-Serumspiegel häufig Anovulation, Oligomenorrhö, bei erniedrigten Gonadotropinen Amenorrhö. **H. in der Pubertät u. Adoleszens**: H. bei Pubertas tarda ohne u. mit Minderwuchs durch konstitutionelle Reifungsverzögerung sowohl beim männl. als auch beim weibl. Geschlecht. Ursache sind meist temporäre Defekte der hypophysären Gonadotropinbildung aus bislang nicht geklärter Ursache, die häufig mit sexuellem Infantilismus, retardierter Skelettreife u. proportioniertem Minderwuchs einhergehen. H. bei symptomat. Pubertas tarda infolge konsumierender, chron. Erkrankungen, aber auch psychosozial bedingt die zur Störung der gesamten biol. Reifung führen. Pubertas tarda infolge Endokrinopathien, z. B. Hypothyreosen als prim. H. u. a. bei Hodenerkrankungen, durch Hodenschädigung bei Geburt (Steißlage), Anorchie, Hodendysgenesie u. Samenstrangtorsionen, als sek. H. mit isoliertem, aber permanentem Defekt der hypophysären Gonadotropinproduktion. Er findet sich bei folgenden Syndromen: dem idiopath. Eunuchoidismus ohne o. mit kompletter Anosmie (↑Kallmann-Syndrom), dem ↑Pasqualini-Syndrom, dem idiopath., hypophysären Zwergwuchs, hier in Kombination mit Mangel an somatotropem Hormon u. bei organ. Erkrankungen im Hypothalamus-Hypophysen-Bereich. **H. im Erwachsenenalter**: Es ist mögl., daß ein H. schon zur Zeit der Adoleszenz besteht, erst im jugendl. Erwachsenenalter diagnostiziert wird u. zwar meist um so später, je weniger die Zeichen der inkretor. Insuffizienz im Vordergrund stehen. Diagn. Bestimmung der hypophysären Gonadotropinsekretion ist erst nach Einsetzen ihrer peripubertären Produktion, meist nach dem 13. Lj. bei Jungen bzw. nach dem 10 Lj. bei Mädchen mögl. **H. bei Germinalzellaplasie**, Fehlen der Samenzellen bei normalen Samenkanälchen ohne Zeichen der inkretor. Hodeninsuffizienz (Sertoli-Zell-Syndrom). **H. bei echtem, pos. Klinefelter-Syndrom** mit bilateraler Hodenhypoplasie. **H. durch exogene Schädigung** der Hodenfunktion durch Infektionen, z. B. Mumpsorchitis, durch Traumen, Strahlen, Wärmeschäden. **H. bei versch. angeborenen Syndromen**, wie ↑Laurence-Moon-Bardet-Syndrom, ↑Rothmund-Syndrom. Die Ther. des H. im jugendl. Alter sollte mögl. frühzeitig durchgeführt werden, um Entwicklungsstörungen zu verhindern. Sie besteht im Ausgleich des Testosterondefizits u. der Gabe von Choriongonadotropin (HCG) mit ICSH-Aktivität u. Menopausengonadotropin (HMG) mit FSH-Aktivität. Dadurch kann v. a. beim sek. H. die Hodenfunktion stimuliert werden.

Hypohidrosis ⟨*gr*⟩ *f*: allg. verminderte Schweißabsonderung. Vorkommen bei u. a. Diabetes mellitus, Myxödem u. Ichthyosis.

Hypohydrie ↑Hypovolämie.

Hypokaliämie: unter 3,5 mmol/l verminderte Kaliumkonzentration im Blutplasma. H. entsteht bei starken Verlusten von Magen-Darm-Sekreten, z. B. Erbrechen u. Diarrhö, bei Nebennierenrindenüberfunktion, z. B. ↑Cushing-Syndrom, o. Langzeitbehandlung mit Kortikosteroiden bzw. mit Saluretika. H. äußert sich in Müdigkeit, Muskelschwäche, Hyporeflexie u. Herzinsuffizienz. Im EKG charakterist. Veränderungen mit abgeflachter T-Zacke, Senkung ST u. Hebung der U-Welle.

Hypokaliämie, arzneimittelbedingte: nach ↑Abusus von ↑Laxanzien ist enteraler u. renaler Kaliumverlust mögl. (Circulus vitiosus), auch nach ACTH-Präparaten (Tetracosactid, Norleusactid, Tosactid, Seractidacetat), Aldosteron, Amphotericin B u. den Saluretika (Diuretika vom Benzothiadiazintyp), wie Hydrochlorothiazid (Disalunil), Cyclopenthiazid sowie Furosemid (Lasix, Furesis).

Hypokalzämie ⟨*gr* + *lat*⟩ *f*: Hypokalzitonismus; Verminderung des Blutkalziumgehalts unter 2,3 mmol/l. Der Kalziumstoffwechsel wird hormonal geregelt, wobei eine Wechselwirkung mit dem Phosphatstoffwechsel besteht. Das Gesamtserumkalzium ist vorwiegend vom momentanen physikochem. Gleichgewicht der mineralaustauschenden Oberfläche der Skelettknochen abhängig, die eine „kalziostat." Wirkung ausüben. H. wird am häufigsten bei Unterfunktion der Epithelkörperchen als wichtigstes Zeichen des ↑Hypoparathyreoidismus gefunden. Als sek. Störung tritt H. bei chron. Nierenerkrankungen u. Urämie auf, wenn die Kalziumfreisetzung aus den Knochen durch Vitamin D gestört ist u. Hyperphosphatämie u. Kalziumverluste in Darmsekreten zusammenwirken; durch Veränderungen der Reizschwellen u. damit der Erregbarkeit im neuromuskulären Bereich kommt es zur ↑Tetanie u. spez. EKG-Veränderungen.

Hypokalzämie, frühe neonatale: beim Neugeborenen Serumkalziumwerte unter 2,0 mmol/l bis zum 3. Lebenstag, z. B. bei Unreife, perinataler Hypoxie u. Fetopathia diabetica.

Hypokapnie: Zustand, bei dem der CO_2-Partialdruck im art. Blut unter dem Normalwert von 40 mmHg (5,3 kPa) liegt. Entsteht durch alveoläre ↑Hyperventilation.

Hypokinese ⟨*gr*⟩ *f*: Hypokinesie, Hypodynamie; Bewegungsarmut mit Einschränkung der motor. Aktivität. Eine allg. H. kann bedingt sein durch Erkrankungen (z. B. Parkinson-Syndrom), Bettlägerigkeit, stark eingeschränkten Lebensraum o. Aufenthalt in der Schwerelosigkeit. Bei der H. verringert sich die afferente u. efferente Impulsation von u. zum Stütz- u. Bewegungsapparat als einer wesentl. Voraussetzung für die Aufrechterhaltung von Struktur u. Funktion. Die H. führt u. a. zu Atrophie der Skelettmuskulatur, Dekonditionierung des kardiorespirator. Systems, Verminderung der orthostat. Toleranz, Demineralisation des Knochengewebes, erhöhter Kalzium- u. Phosphatausscheidung im Urin, Rückgang der Immunität. Plötzl. Übergang von einer Phase hoher muskulärer Aktivität in H. führt zu streßähnl. Reaktionen (↑Entlastungssyndrom). Als H. des Herzens werden Störungen der Herzwandmotilität bezeichnet.

Hypolaktasie ↑Laktasemangel. ↑Disaccharidmalabsorption.

Hypolibidimie: Hypolibidinie; sexuelle Funktionsstörung, bei der die ↑Libido nur schwach ausgeprägt ist o. völlig fehlen kann (↑Alibidimie).

Hypolipoproteinämie: Erniedrigung der Lipoproteine im Blutplasma unter die Untergrenze des jeweils gültigen Referenzbereichs. **Prim. H.** sind genet. bedingt. Sie betreffen i. d. R. Defekte der Apolipoproteine (↑Apolipoproteinopathien). Fehlende Apo-A-I-Synthese bewirkt extrem niedrige HDL-Konzentration (↑Analphalipoproteinämie, familiäre, Tangier-Krankheit). Bei der A-Betalipoproteinämie, auch Bassen-Kornzweig-Syndrom, sind weder Apo B-100 noch Apo B-48 sowie die entsprechenden Lipoproteine LDL, VLDL im Plasma nachweisbar. Bei einer normotriglyzeridäm. Form der A-Betalipoproteinämie ist die Apo B-48 Konzentration normal. **Sek. H.** sind Folge von: verminderter Aufnahme aus dem Darm (Maldigestion u. Malabsorption), erhöhtem Verlust (exsudative Gastroenteropathie), gesteigertem Katabolismus, z. B. der LDL (Hyperthyreose, Polytrauma) sowie verminderter Synthese (Leberinsuffizienz).

Hypomagnesiämie: Reduktion des Magnesiumgehalts im Blut, z. B. bei ungenügender Magnesiumaufnahme o. best. Nierenkrankheiten.

Hypomanie: abgeschwächte Form einer Manie (manisches ↑Syndrom). Heitere Stimmung mit Tätigkeitsdrang, Rededrang u. einer Neigung, im Gedankengang abzuschweifen bis zur Andeutung einer Ideenflucht (↑Denkstörungen).

Hypomelanosis Ito: Incontinentia pigmenti achromians Ito, Naevus achromians; genet. bedingtes neurokutanes Syndrom. Kennzeichnend sind meist schon bei Geburt nachweisbare symmetr. wirbelförmig gemusterte Depigmentierungsstreifen im Rumpfbereich. Assoziiert können auftreten Augen- u. Zahnanomalien, geistige Retardation u. versch. Skelettanomalien.

Hypomenorrhö: zu schwache Regelblutung; ↑Regelanomalien.

Hypomer ⟨*gr*⟩ *m*: ventrale Anlage der Rumpfmuskulatur. Die Zellen entstammen den Myotomen aus ↑Somiten. Aus dem H. entstehen die Hals-, Brust- u. Bauchmuskeln. Sie werden von Rami ventrales der Spinalnerven innerviert.

Hypomerismus: mangelnde Segmentierung von Organen, z. B. fehlender Mittellappen der re. Lunge, reduzierte Lappung der Leber. Ggs.: ↑Hypermerismus.

Hypomimie ↑Amimie.

Hypomochlion: Drehpunkt eines Hebels. In der Geburtshilfe jene Stelle des Kindes, welche sich gegen die Unterkante der Symphyse stemmt, wenn der vorangehende Teil der Überwindung des Knies der Geburtsachse um 90° nach ventral gelangen muß.

Hypomotilität ↑Hypokinese.

Hyponatriämie: Hyponaträmie, Natrium-Mangelsyndrom; Verminderung des Natriumgehalts im Serum unter 132 mmol/l. Kaum durch Beschränkung der äußeren Salzzufuhr, da regulativ die Natriumausscheidung der Niere auf 3 mmol/d gedrosselt werden kann. H. findet sich bei Expansion der extrazellulären Flüssigkeit, bei Wasserretention (akutes Nierenversagen, überschießende Vasopressinsekretion, Hypothyreose, Herz- u. Leberinsuffizienz); bei gesteigerten Natriumverlusten mit den Verdauungssäften, bei renalen Natriumverlusten (Diuretika, Addison-Krankheit, Bartter-Syndrom, kongenitale Nebennierenrindenhyperplasie), bei hypotonen Störungen des Wasserhaushalts wie De- u. Hyperhydration u. als Sick-cell syndrome bei schweren Erkrankungen, die mit Hypoxie u. Hyperthermie einhergehen, o. bei Intoxikationen mit metabol. Giften. Bei Hyponatrie, der Senkung des gesamten Natriumbestands des Körpers, ist das Extrazellulärvolumen erniedrigt. Als sog. Pseudohyponaträmie werden Zustände bezeichnet, bei denen Natrium von anderen Teilchen mit pos. Ladung o. entsprechender osmot. Aktivität verdrängt wird, wie Mannit, Glukose, Lipide, Paraproteine. Klin. Symptomatologie der H. entspricht der hypotonen Dehydration bzw. Hydration. Extremwerte bei H. sind bis zu 90 mmol/l mögl.

Hyponychium: Übergang des Epithels des Nagelbettes (Lektulus) in das der Epidermis als Unterlage des freien Rands (Margo liber) am ↑Nagel.

Hypoparathyreoidismus ⟨*gr*⟩ *m*: Unterfunktion der Nebenschilddrüsen mit erniedrigtem Parathormonspiegel o. normaler Funktion, jedoch Endorganresistenz gegenüber PTH (↑Parathormon). Es resultieren ↑Hypokalzämie u. Hyperphosphatämie mit gesteigerter neuromuskulärer Erregbarkeit, ↑Tetanie. **Einteilung**: Prim. Form mit Fehlen o. Mangel an PTH. Hauptsächl. postoperativ (parathyreopriver H.) nach Schilddrüsenoperationen, bei subtotaler Strumektomie in ca. 3 % der Fälle; bei totaler Schilddrüsenresektion infolge Struma maligna in mehr als 10 %; nach Nebenschilddrüsenoperation bei ↑Hyperparathyreoidismus mit Dreiviertelresektion der Epithelkörperchen. Idiopath. als Folge einer Autoimmunparathyreoiditis sehr selten; dann meist in Kombination mit pluriglandulären Syndromen. Sek. Formen mit Endorganresistenz gegenüber Parathormon: ↑Pseudohypoparathyreoidismus; ↑Pseudopseudohypoparathyreoidismus. **Diagnostik**: Serumkalzium immer vermindert, einzige Ausnahme ist die normokalzäm. Form der ↑Tetanie. Mit der Hypokalzämie ist eine Veränderung der neuromuskulären Erregbarkeit verbunden. Das Ionengleichgewicht wird durch die Formel von Szent-Györgyi beschrieben. Relative o. absolute Zunahme der Ionen des Zählers, z. B. Alkalose, führt zu Erniedrigung der Erregbarkeitsschwelle; Erhöhung des Nenners, z. B. Azidose, hat stabilisierende Wirkung. Klin. Substrat der gesteigerten neuromuskulären Erregbarkeit ist die Tetanie. Sie steht beim **akuten H.**, z. B. nach Strumektomie, im Vordergrund. Die **idiopath. chron. H.**, meist mit langjährigem Verlauf, bewirkt Störungen der Trophik von Haut u. Haaren, überzufällig häufig Kombination mit Pilzerkrankungen der Haut, Schleimhäute u. anderer Organe. Beim H. treten häufig Ablagerungen von Kalziumsalzen in disponierten Organen, bes. am Auge, als subkapsuläre, corticale Kataraktbildung (Tetaniestar), in den Basalganglien sowie im Kleinhirn auf. Beim **kindl. H.** zeigt sich häufig generalisierte Übererregbarkeit mit Zittern, Zuckungen u. epileptiformen Krampfanfällen. Der niedrige Kalziumspiegel führt zu Entwicklungsstörungen der Zähne mit Schmelzdefekten, Zahnverhalten sowie Wachstumsstörungen am Skelett. Zur Behandlung des **idiopath. chron. H.** ist Kalziumzufuhr u. Vitamin D unter Kontrolle von Serumkalzium- u. Phosphatspiegel erforderl.

Hypoparathyreoidismus-Moniliasis-Nebenniereninsuffizienz-Syndrom: fam. endokrines Syndrom, beginnt mit einer Moniliasis der Haut u. Schleimhäute im Säuglings- u. Kleinkindalter, einige Jahre danach folgen der ↑Hypoparathyreoidismus, Monate bis Jahre danach manifestiert sich die Nebenniereninsuffizienz. Außerdem inkonstant Steatorrhö, Keratokonjunktivitis, Alopezie, Anaemia perniciosa, Thyreoiditis Hashimoto. Autosomal rezessiver Erbgang, pathogenet. Erklärung ist eine Polyimmunopathie. Schlechte Progn., Tod meist im 3. Dezennium.

Hypoparathyreoidismus, primärer ↑Whitaker-Syndrom.

Hypophorie ⟨*gr*⟩ *f* ↑Heterophorie.

Hypophosphatämie: unter 0,8 mmol/l (0,03 g/l) verminderte Phosphatkonzentration im Blutplasma. H. wird durch Hyperparathyreoidismus, durch mangelhafte Phosphatrückresorption bei gestörter Tubulusfunktion der Niere (↑Albright-Butler-Bloomberg-Syndrom) sowie durch Septikämie hervorgerufen.

Hypophosphatasie: Vitamin-D-resistente ↑Rachitis.

Hypophosphatasie, kongenitale: angeborene Stoffwechselkrankheit mit verminderter Aktivität der alkal. Phosphatase. Die pränatale Form weist eine Letalität von 100 % auf, die frühinfantile Form eine solche von 40 %; die infantil-juvenile u. die adulte Form haben eine gute Progn. Erbgang autosomal rezessiv (adulte Form möglicherweise autosomal dominant). Inzidenz der pränatalen Form 1 : 110 000. Klin. Kraniotabes, Skelettdeformitäten. Verringerte Mineralisation des Skeletts, am ausgeprägtesten bei der pränatalen Form. Die Kinder sterben an einer Ateminsuffizienz. Bei belasteter Anamnese sonograph. Diagn. ab 16. Schwangerschaftswoche mögl. o. mittels monoklonaler Antikörper gegen die Leber-Knochen-Nieren-Isoenzyme der alkal. Phosphatase im Chorionbiopsiematerial.

hypophrenisch ⟨*gr*⟩ *Adj*: unterhalb des Zwerchfells gelegen.

Hypophyse ⟨*gr*⟩ *f*: Hypophysis cerebri, Hirnanhangsdrüse, Glandula pituitaria. ***Anat.:*** übergeordnete Hormondrüse, welche ihrerseits wieder dem Hypothalamus untersteht, mit dem sie über den Hypophysenstiel (Infundibulum) verbunden ist. Sie liegt in der ↑Fossa hypophysialis der Sella turcica. Gegen das Gehirn ist die H. durch ein ↑Diaphragma sellae der Dura mater abgegrenzt, durch welches das Infundibulum zieht. Klin. bedeutsame Angrenzungen sind vorn u. oben das Chiasma opticum u. seitl. die A. carotis interna mit dem Sinus cavernosus. Die H. wiegt 0,6 g. ***Histol.:*** **Gliederung**: 1. Adenohypophyse (epitheliale Drüse); a) Pars distalis (Hypophysenvorderlappen, HVL), b) Pars tuberalis (ventraler Teil des Hypophysenstiels), c) Pars intermedia (Hypophysenzwischenlappen, HZL), 2. Neurohypophyse (Hirnanteil); a) Infundibulum (dorsaler Teil des Stiels), b) Lobus nervosus (Hypophysenhinterlappen, HHL). **Struktur**: **1. Adenohypophyse**: a) Pars distalis (HVL): Stränge u. Follikel von Epithelzellen. Zellarten: chromophobe Zellen (Gammazellen) ohne färbbare Granula, ruhende Reservezellen, ca. 50 %, azidophile Zellen (Alphazellen) mit azidophilen Granula, ca. 40 %. Unterteilt in somatotrope Zellen, die somatotropes Hormon (STH) bilden u. mammotrope Zellen mit Prolaktinbildung (PRL). Basophile Zellen (Betazellen) mit basophilen Granula, ca. 10 %. Unterteilt in thyrotrope Zellen, die Thyroidea stimulierendes Hormon (TSH) bilden, gonadotrope Zellen mit Bildung von Follikel stimulierendem Hormon (FSH), luteinisierendem Hormon (LH) bzw. interstitielle Zellen stimulierendem Hormon (ICSH) sowie Kardiodilatin, kortikotrope Zellen, Bildung von adrenokortikotropem Hormon (ACTH). b) Pars tuberalis: Stränge von „Tuberaliszellen", die den chromophoben Zellen ähneln. Keine Hormonbildung. c) Pars intermedia (HZL): Stränge basophiler Zellen u. kolloidgefüllte Follikel (Rathke-Zysten). Bildung von Melanozyten stimulierendem Hormon (MSH), Gegenspieler des Melatonin aus der Epiphyse (↑Corpus pineale). Die Hormonausschüttung der Adenohypophyse erfolgt durch Steuerhormone, ↑Hypothalamushormone **2. Neurohypophyse**: gleiche Struktur in a) Infundibulum u. b) Lobus nervosus (HHL): marklose Nervenfasern u. Pituizyten (spez. Gliazellen). In den Axonen wird Neurosekret (Adiuretin/Vasopressin u. Oxytocin) aus dem Hypothalamus in den HHL transportiert u. dort an Blutgefäße abgegeben. Die Hormone werden nicht im HHL gebildet. Sekretstau in den Axonen ergibt ↑Herring-Körper. ***Physiol.:*** Die H. hat im endokrin. Regulationssystem eine zentrale Stellung, da von ihr wesentl. Impulse für die endokrine Peripherie ausgehen. Die H. besteht aus folgenden Teilen: Hypophysenvorder-, -mittel-, u. hinterlappen. **Hypophysenvorderlappen:** *Abk* HVL; Adenohypophyse. Der HVL bildet mit dem übergeordneten H. eine funktionelle Einheit, in der dessen Releasinghormone (RH) bzw. Releasingfaktoren (RF, heute als ↑Liberine bezeichnet) o. Inhibiting-Hormone (IH, heute als ↑Statine bezeichnet) die Synthese u. Ausschüttung der HVL-Hormone stimulieren o. hemmen können. Nach der Form der Informationsübermittlung an die endokrine Peripherie können die HVL-Hormone untergliedert werden in nichtadenotrope Hormone, die ihre Wirkung direkt, d. h. ohne Vermittlung von endokrinen Drüsen, entfalten, u. in adenotrope Hormone, die Steuerungshormone für die vom HVL abhängigen endokrinen Organe, näml. Schilddrüse, Nebennieren u. Gonaden sind. Die Stimulation der Schilddrüse erfolgt durch das Thyreotropin (thyreoideastimulierendes Hormon, TSH), einem Glykoproteid mit einem Mol. Gew. von 25 000–28 000. Es fördert Vaskularisation u. Hyperplasie der Schilddrüse u. mobilisiert Thyroxin u. Triiodthyronin aus dem Thyreoglobulin. Auf die Nebenniere wirkt das Corticotropin (adrenokortikotropes Hormon, ACTH), ein Proteohormon mit einem Mol. Gew. von 4 540. Es führt zu einer vermehrten Bildung u. Ausschüttung von Glukokortikoiden u. adrenalen Androgenen u. ist mitbeteiligt an der Regulation des mineralokortikoiden Aldosteron. Die hypophysäre Steuerung der Gonaden ist bei Mann u. Frau eine zweifache u. erfolgt durch Gonadotropine. Dazu gehören Gonadotropin I: Follikelreifungshormon (follicle stimulating hormone, FSH), ein Glycoproteid mit einem Mol. Gew. von 41 000. Es stimuliert Wachstum, Reifung u. Hormonbildung der weibl. Follikel, beim Mann wirkt es auf die Hodentubuli u. die Spermienreifung. Gonadotropin II: Luteinisierungshormon (LH, Gelbkörperreifungshormon, interstitial cell stimulating hormone, ICSH), ein Glykoproteid mit einem Mol. Gew. von 30 000. Bei der Frau stimuliert LH die Corpus-luteum-Entwicklung u. -Reifung, beim Mann das ICSH die Leydig-Zellen u. damit die gonadale Testosteronproduktion. Die adenotropen Hormone Thyreotropin, Corticotropin u. die Gonadotropine I u. II unterliegen nach den hormonalen ↑Regulationsprinzipien einem Feedback-Mechanismus mit neg. Rückkopplung. Ihre Halbwertszeit liegt zwischen Minuten bis Sekunden, ein tagesrhythm. Verhalten konnte bestätigt werden. Die Gonadotropine steuern außerdem noch im Zusammenspiel mit ihren Releasing- bzw. Inhibiting-Faktoren die Periodizität des weibl. Zyklus. Von hypophysären Gonadotropinen ist noch das Gonadotropin III bekannt, auch luteotropes Hormon (LTH, Prolaktin, PRL): ein dem STH artverwandtes, nicht glandotropes Hormon aus 198 Aminosäuren. Mol. Gew. von etwa 22 000. Hauptwirkung ist mammotrop, bewirkt Wachstum u. Milchsekretion der Brust, es hemmt die Progesteronbildung u. beim Mann die Testosteronsekretion. PRL wird episod. gebildet, weist einen Tag-Nacht-Rhythmus auf, mit niedrigsten Konzentrationen am Nachmittag u. Höchstwerten in der Nacht. Muskelarbeit, Streß u. Hunger steigern die Sekretion, Dopamin, Noradrenalin u. ↑Gammaaminobuttersäure hemmen die Basalsekretion. Zu den nichtadenotropen Hormonen des HVL gehören das somatotrope Hormon (STH), auch menschl. Wachstumshormon (human growth hormone, HGH) genannt, ein Proteohormon mit hoher Artspezifität u. einem Mol. Gew. von 21 500. Es ist ein mehrphasig wirkendes Stoffwechselhormon, das die Glukoseaufnahme hemmt, die Lipolyse steigert u. durch Förderung der Eiweißsynthese anabole Wirkung hat, was gleichzeitig Voraussetzung für das Wachstum schafft. Im Erwachsenenorganismus erhält es die Homöostase bei katabolen Zuständen, wie Hunger, Fasten o. Hypoglykämie. STH wirkt synergist. für LH, Testosteron u. ACTH, antagonist. gegenüber Insulin. Weiterhin wird das melanozytenstimulierende Hormon (MSH) gebildet, von dem man heute zwei Formen kennt, das Alpha-MSH, ein Polypeptid mit 13 Aminosäuren u. ein Beta-MSH mit 22 Aminosäuren. Die Aminosäuresequenzen beider MSH ähneln denen des ACTH. Beschrieben wurden weiterhin die aus Hypophysenextrakten versch. Tierarten gewonnenen Stoffwechselhormone mit STH-ähnl. Wirkung, Adipokinin o. Lipotropin genannt, sowie ein pankreatotropes Hormon. Eine Bedeutung für den Menschen konnte bisher noch nicht mit Sicherheit erwiesen werden. Die quantitative Bestimmung der HVL-Hormone im Plasma in Verbindung mit spezif. Funktionstesten ermöglicht heute, die Funktionsreserve des HVL zu messen u. Art u. Umfang der hormonalen Störungen bei hypophysären Erkrankungen zu beurteilen. **Hypophysenmittellappen:** Er liegt zwischen HVL u. HHL u. besteht aus kolloidhalti-

H

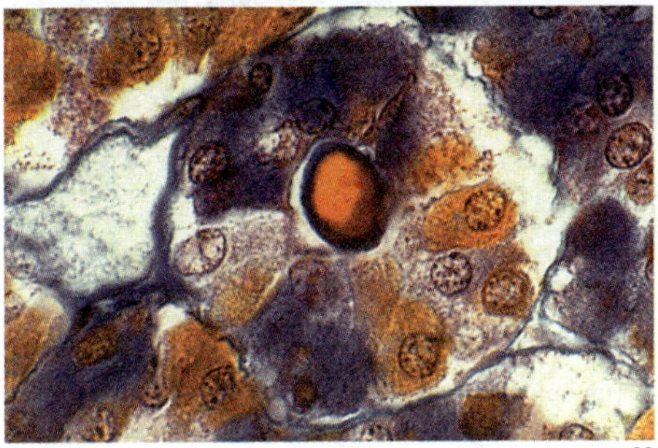

30

Hypophyse (Abb. 1). Histologischer Schnitt durch die Adenohypophyse, Eisenhämatoxylin-Erythrosin-Orange-G-Anilinblau-Färbung; Epithelzellnest mit chromophoben, basophilen u. azidophilen Zellen

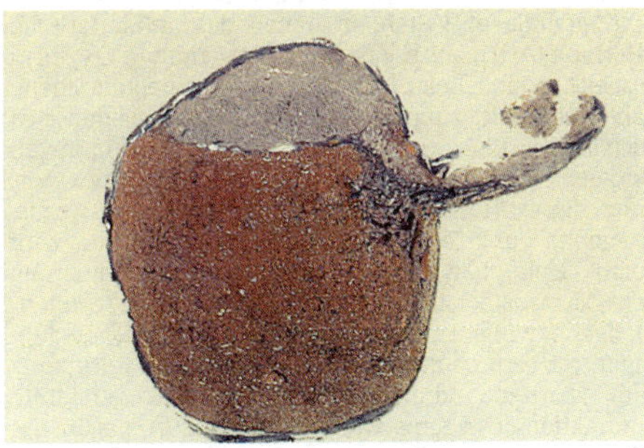

30

Hypophyse (Abb. 2). Histologischer Schnitt, Eisenhämatoxylin-Erythrosin-Orange-G-Anilinblau-Färbung; Übersicht mit Hypophysenstiel, Neurohypophyse (oben) u. Adenohypophyse (unten)

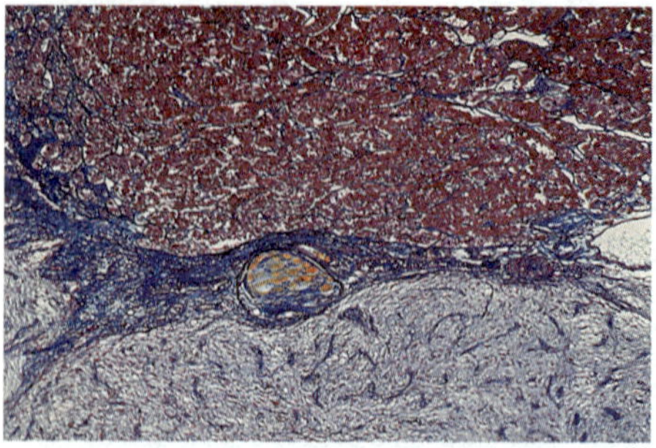

30

Hypophyse (Abb. 3). Histologischer Schnitt, Azanfärbung; oben der epitheliale Hypophysenvorderlappen (rot), unten der Hypophysenhinterlappen (graurosa), dazwischen Follikel des Hypophysenzwischenlappen

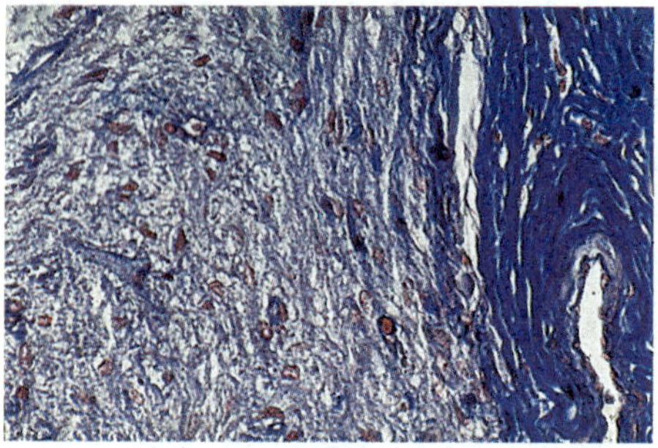

30

Hypophyse (Abb. 4). Histologischer Schnitt durch den Hypophysenhinterlappen, Azanfärbung; marklose Nervenfasern (graublau), Pituizyten (Zellkerne rot), Kapsel (tiefblau)

gen, von Epithel ausgekleideten Zysten ohne endokrin. Aktivität. **Hypophysenhinterlappen**: *Abk* HHL; Neurohypophyse. Im HHL endet der Tractus hypothalamoneurohypophyseus, dessen Nervenendigungen viel Neurosekretgranula enthalten, in denen das antidiuretische ↑Hormon (ADH), auch Vasopressin genannt, u. Oxytocin gespeichert sind. Beide Hormone sind Oktapeptide, chem. nahe verwandt, zum geringen Teil überschneiden sich auch ihre Wirkungen. Der Name Vasopressin stammt von der zuerst entdeckten u. wahrscheinl. nicht physiol. Wirkung dieses Hormons. ADH reguliert die Wasserausscheidung durch die Nieren, seine Ausschüttung wird durch Osmo- bzw. Volumenrezeptoren bei Änderung der Plasmaosmolalität o. des Blutvolumens reguliert. Mangel bzw. Fehlen von ADH führt zum ↑Diabetes insipidus, Überproduktion durch vermehrte Freisetzung zum ↑Bartter-Syndrom. Oxytocin bewirkt verstärkte Kontraktion des Uterus während der Geburt, begünstigt die Laktation u. fördert die Milchabgabe beim Saugakt. Abb. 1 bis 4.

Hypophysenadenome: feingewebl. gutartige epitheliale Geschwülste des HVL. Eosinophile H. bestehen aus Alphazellen, basophile aus Beta- u. die Hauptzelladenome aus Gammazellen. Fetale H. bestehen aus Zellen ohne Formbesonderheiten. Sie führen zu 2 Kardinalsymptomen: 1. hormonelle Störungen infolge Beeinflussung des Hypophysen-Hypothalamus-Systems u. 2. Visusherabsetzung u. Gesichtsfeldausfälle als Folge der Tumorbeziehung zum N. opticus bzw. zur Sehnervenkreuzung. Man trennt weiter zwischen hormonaktiven u. inaktiven H. Bei Hormonaktivität entstehen unterschiedl. hormonelle Störungen. Die Größe der H. schwankt vom Mikroadenom bis zum Makroadenom (2 bzw. 1 cm). Entspr. sind die knöchernen Sellaveränderungen (Ausweitung, Druckatrophie u. Verdünnung des Sellabodens bis hin zum Aufbrauch der Keilbeinhöhle). Wachstumsrichtung: para-, supra- u. retrosellär. Nach der Ausdehnungsrichtung u. Größe richten sich die klin. Ausfälle. Behandlung u. Progn. sind um so erfolgreicher u. günstiger, je frühzeitiger das H. erkannt, behandelt bzw. operiert wird. Intraselläre Mikroadenome haben die günstigste Progn. Da Gonadenfunktionsstörungen anamnest. am längsten zurück zu verfolgen sind, muß bei jungen Frauen mit prim. o. sek. Amenorrhö immer an das H. gedacht werden. Die Operationsindikation wird wegen des Hormonexzesses o./u. wegen der lokalen Kompressionserscheinungen gestellt. Als Zugangsweg kommt vorwiegend der transsphenoidale Zugang in Frage. Auf den sellären Raum beschränkte sog. Prolaktinome können funktionell u. auch morphol. durch Bromocriptin-Gabe günstig beeinflußt werden.

Hypophysenerkrankungen: endokrine Über- o. Unterfunktion der Hypophyse in Verbindung mit o. auch ohne Lokalsymptomatik, wie Hirndruckzeichen mit Nausea, Erbrechen, Kopfschmerzen, Störungen des Farbsehens, Gesichtsfeldeinschränkungen u. Visusbeeinträchtigung bis -verlust, die in Abhängigkeit von Lokalisation u. Ausdehnung des Hypophysenprozesses stehen. Bei endokrin inaktiven Tumoren der Hypophyse sind diese Lokalsymptome anfängl. der einzige Hinweis auf das Vorliegen einer hypophysären Erkrankung. Überfunktion der Hypophyse führt bei vermehrter Sekretion von Wachstumshormonen im Jugendalter bei noch nicht geschlossenen Epiphysenfugen zum ↑Gigantismus, im Erwachsenenalter zur ↑Akromegalie; vermehrte Sekretion von Prolaktin zum ↑Prolaktinom (↑Forbes-Albright-Syndrom); von ACTH zum ↑Cushing-Syndrom, meist als hypothalam.-hypophysäre Form. ACTH-Überproduktion nach Adrenalektomie führt zum Nelson-Syndrom (↑Nelson-Tumor), Überproduktion von antidiuretischem ↑Hormon zum ↑Bartter-Syndrom. Unterfunktion der Hypophyse mit Mangel an adenotropen u. nichtadenotropen Hormonen führt im Erwachsenenalter zum ↑Hypopituitarismus; Mangel an Gonadotropinen bewirkt im Kindes- u. Adoleszentenalter den idiopath. ↑Eunuchoidismus; Mangel an somatotropem Hormon in Verbindung mit Gonadotropinmangel führt zu hypophysärem ↑Kleinwuchs u. an antidiuret. Hormon zum ↑Diabetes insipidus.

Hypophysenfehlbildungen: Agenesie des Hinterlappens bei ↑Anenzephalie. Vorderlappen ist hypoplast. Führt zu ↑Nebennierenhypoplasie. Dystopie bei Fehlbildungen der Sella turcica mit Fehldifferenzierung der Hypophyse. Inkretor. Störungen (Dystrophia adiposogenitalis, hypophysärer Kleinwuchs). Heterotopie. Vorkommen von ↑Erdheim-Epithelnestern im Trichterlappen.

Hypophysengangstumoren: Erdheim-Tumoren, Kraniopharyngeome. Im Bereich des fetalen Hypophysengangs (Ductus cranio-pharyngeus) u. des Hypophysenstiels vorkommende plattenepithelhaltige zystenbildende Geschwülste, die sich aus dort liegengebliebenen o. versprengten Resten des Ductus cranio-pharyngeus entwickeln.

Hypophysenhinterlappen: Teil der ↑Hypophyse.

Hypophysennekrose, postpartale ↑Sheehan-Syndrom.

Hypophysenstieldurchtrennung: funktioneller Ausfall der hormonalen Transportwege der Portalgefäße von den hormonproduzierenden Kerngebieten des Hypothalamus zum Hypophysenvorderlappen nach traumat. Durchtrennung o. Okklusion der Transportwege im Hypophysenteil durch Sella-Tumoren; im zweiten Fall ist nach Revaskularisation eine Wiederherstellung der HVL-Funktionen mögl; meist einhergehend mit Begleithyperprolaktinämie.

Hypophysenstielgefäßokklusion ↑Hypophysenstieldurchtrennung.

Hypophysentumoren: Adenome, Hyperplasien sowie bösartige Gewächse der Hypophyse mit vom vermehrten Zelltyp abhängigen endokrinen Störungen sowie lokalen Verdrängungsvorgängen (Sellaerweiterung, Chiasmakompression). Abb.

Hypophysenvorderlappen ↑Hypophyse.

Hypophysenvorderlappennekrose, postpartale ↑Sheehan-Syndrom.

Hypophysitis: Entzündung der Hypophyse, welche die Adenohypophyse, die Neurohypophyse o. beide Anteile betreffen kann. Insges. sehr selten. Ursachen: Eitererreger bei Septikopyämie, Tuberkulose, Lues. Als Sonderform gilt die lymphozytäre H., die als Teilbild einer Autoimmunopathie aufgefaßt wird.

Hypopituitarismus ⟨*gr + lat*⟩: HVL-Insuffizienz; ↑Simmonds-Krankheit, Panhypopituitarismus, ↑Sheehan-Syndrom. Unterfunktion des Hypophysenvorderlappens. Partieller o. kompletter Ausfall der glandotropen u. nichtglandotropen Hormone des HVL. Ursache: endokrin inaktive (Kraniopharyngeom, chromophobes Adenom) o. endokrin aktive (↑Cushing-Syndrom, ↑Akromegalie, ↑Prolaktinom) Hypophysentumoren; ischäm. Hypophysennekrose nach schweren Blutverlusten o. Schädelverletzungen, nach basaler Meningitis, als Folge einer Strahlentherapie im Kopfbereich u. nach Operationen o. Bestrahlung der Hypophyse. Klinik: Im Erwachsenenalter Beginn mit Ausfall der Gonadotropine; führt zu sek. ↑Hypogonadismus, Regelstörungen bzw. sek. Amenorrhö bei Frauen mit Ovarialatrophie, Rückgang von Libido u. Potenz mit sek. Hodenatrophie bei Männern. Ausfall von TSH führt zu sek. ↑Hypothyreose; zuletzt Einschränkung der ACTH- u. MSH-Bildung, sek. ↑Nebennierenrindeninsuffizienz. Meist liegt Normalgewicht vor, teilnahmsloser Gesichtsausdruck, blasse alabasterfarbene Haut, Rückgang der Körperpigmentierung u. der Axillar- u. Pubesbehaarung. V. a. bei suprasellär wachsenden Prozessen treten Hirndruckzeichen mit Übelkeit u. Erbrechen, Kopfschmerzen, Störungen des Farbsehens u. Gesichtsfeldausfälle auf (↑Chiasmasyndrom). Im Kindes- bzw. Adoleszentenalter kann der Mangel an Gonadotropinen zu ↑Eunuchoidismus bei zusätzl. Ausfall von Wachstumshormon zum hypophysärem ↑Kleinwuchs führen. Diagnostik des H.: Verminderung der hypophysär stimulierten Hormone T_3 u. T_4, Cortisol u. Testosteron beim Mann bzw. Östradiol bei der Frau, müssen durch eine PRL-Bestimmung ausgeschlossen werden (↑Prolaktinome).

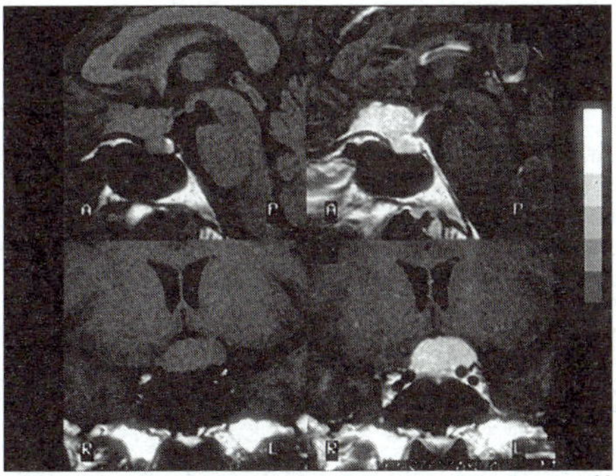

32

Hypophysentumor. Kernspintomogramm in koronarer (oben) und sagittaler Schichtung (unten) vor (links) und nach (rechts) i. v. Kontrastmittelinjektion

Prüfung der Partialfunktion der Hypophyse durch folgende Funktionsteste: ↑GnRh-Test für Bestimmung von FSH/LH o. Testosteron bzw. Östradiol, ↑TRH-Stimulationstest für Bestimmung von TSH u. PRL, ↑Metopirontest für ACTH, ↑Hollander-Test für Stimulation von Wachstumshormon. Bildgebende Verfahren, Röntgenaufnahme der Sella zur Größenbeurteilung bzw. Nachweis von Verkalkungen (↑Kraniopharyngeom), CT der Sellaregion für Tumornachweis; Gesichtsfeldprüfung. Ther. des H.: Neurochirurg. o. Entfernung des Adenoms, evtl. kombiniert mit Radiatio. Prä u. post operationem Substitution der Hormonausfälle: Gonadotropinsubstitution für Männer Testosteron, für Frauen östrogen- u. gestagenhaltige Präparate; Schilddrüsenhormonsubstitution mit T_4 o. T_3/T_4-Kombinationspräparat, Substitution der Nebennierenrindenhormone mit Prednisolon o. einem synthet. ↑Glukokortikoid, bei STH-Mangel Behandlung mit Wachstumshormon.

Hypoplasia femoris congenita ↑Femurdefekte.

Hypoplasie ⟨*gr*⟩ *f*: Hypoplasia; entwicklungsbedingte Kleinheit eines Organs. Nicht mit ↑Atrophie zu verwechseln.

Hypoplasie, kaudale ↑Dysplasie, kaudale.

hypoploid ⟨*gr*⟩ *Adj* ↑Aneuploidie.

Hypopnoe ⟨*gr*⟩ *f*: Atemtätigkeit, die im Verhältnis zur Arbeitsbelastung u. Stoffwechsellage des Organismus zu gering ist. Tritt auf bei Störungen des Atemzentrums.

Hypopolarisation: Senkung des Membranpotentials unter seinen normalen Ruhewert. Das Membranpotential nähert sich dadurch jenem Wert, bei dessen Erreichung es zur vollständigen Depolarisation der Membran u. damit zum Entstehen eines fortgeleiteten Aktionspotentials kommt.

Hypoproteinämie: Verminderung der Bluteiweiße unter den Normbereich (Normbereich für Gesamteiweiß im Serum Erwachsener 62–87 bzw. 67–75 g/l). H. infolge ungenügender Produktion (Leberzirrhose, Hungerkachexie u. a.) o. verstärktem Verlust (Proteinurie bei nephrot. Syndrom, exsudative Enteropathie). Folge der H. ist ein verminderter kolloidosmot. Druck, eine Reduktion der Transportfunktion, Auftreten hypoproteinäm. Ödeme.

Hypoprothrombinämie: Verminderung des Prothrombingehalts im Blut, die eine Herabsetzung der Koagulationsfähigkeit des Blutes u. damit eine Steigerung der Neigung zu Blutungen (hämorrhag. Zustände) im Gefolge hat. Durch Vitamin K können der Prothrombingehalt auf die normale Höhe u. die Blutungen zum Stillstand gebracht werden. Beim Menschen sind Mangelerscheinungen selten, weil die Darmflora Vitamin K produziert u. zur Verfügung stellt. Bei stark beschleunigter Darmpassage bzw. bei künstl. Entleerung des Darms, z. B. bei der prä- u. postoperativen Pflege von Magen- u. Darmoperierten, besteht deshalb die Gefahr einer H. mit der Neigung zu bedrohl. Blutungen. Auf Vitamin-K-Mangel zurückzuführende H. können auftreten bei: hämorrhag. Diathesen, bei Neugeborenen, Zöliakie, Ikterus, Pylorusstenose, akuter Gastroenteritis, chron. Dyspepsie, Gallensteinleiden, Hepatitis, Sprue, ulzeröser Kolitis, Darmanastomosen. Nicht durch Vitamin-K-Mangel verursachte H. treten bei schweren Leberparenchymschädigungen auf, die eine Störung der Prothrombinsynthese in den Leberzellen hervorrufen; auch die H. bei chron. Herzkrankheiten (Herzinsuffizienz) geht auf eine Funktionsstörung der Leber zurück.

Hypopyon: Eiteransammlung in der Vorderkammer des Auges. Ursache: Hypopyonkeratitis (Ulcus serpens), intraokulare Infektion nach Verletzung o. Operation, hämatogene Infektion, Behçet-Syndrom, Iritis.

Hyporesponder: Escaper; Begriff aus der tierexperimentellen Forschung, der zum Ausdruck bringt, daß unter definierten Versuchsbedingungen Tiere nicht mit der erwarteten funktionellen o. morphol. pathol. Veränderung reagieren.

Hyposensibilisierung: Desensibilisierung. Durch quantitative o. qualitative Veränderung der im allerg. reagierenden Organismus vorhandenen Antikörper bedingte verminderte allerg. Reaktionsbereitschaft. ↑Haptenhemmung.

Hyposexualität: abnorm schwach ausgeprägtes sexuelles Bedürfnis. ↑Hypolibidimie.

hyposom ⟨*gr*⟩ *Adj*: von zu kleinem Wuchs.

Hyposomatotropismus: Minderwuchs, meist in Kombination mit sexueller Retardation, als Folge eines im Kindesalter auftretenden partiellen o. totalen ↑Hypopituitarismus.

Hypospadia glandis: Harnröhrenmündung an Unterseite der Glans penis o. im Sulcus coronarius (häufigste Form).

Hypospadia penis: Harnröhrenmündung an Unterseite des Penisschafts. Abb.

Hypospadia perinealis: Harnröhrenöffnung zwischen den nicht verschmolzenen Skrotumhälften, die Schamlippen vortäuschen. Kryptorchismus. Äußere Genitalien führen zur Diagn. des männl. ↑Pseudohermaphroditismus. Entstehung durch unvollständige ↑Abfaltung der Urethralplatte. In 25 % bestehen weitere Fehlbildungen: Kryptorchismus, Vergrößerung des Utriculus prostaticus, Urachuspersistenz. Z. T. Erbanlage. H. ist Bestandteil zahlreicher Fehlbildungssyndrome. Ther. der H.: operativ Aufrichtungsoperation, Harnröhrenneubildung (zahlreiche Methoden, heute meist einzeitige Operationen).

Hypospadia scrotalis: Hypospadia penoscrotalis; Öffnung an Peniswurzel. Oft besteht Hautfalte zur ↑Raphe scroti. Oft ↑Scrotum bipartitum. Corpus spongiosum besteht aus Bindegewebestrang, der den Penis abknickt u. torquiert.

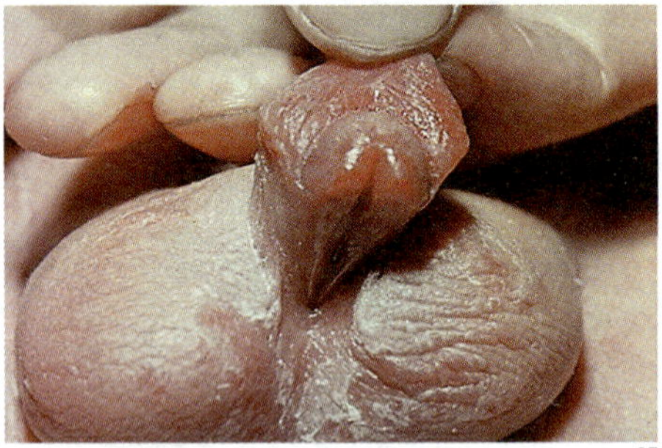
37

Hypospadia penis

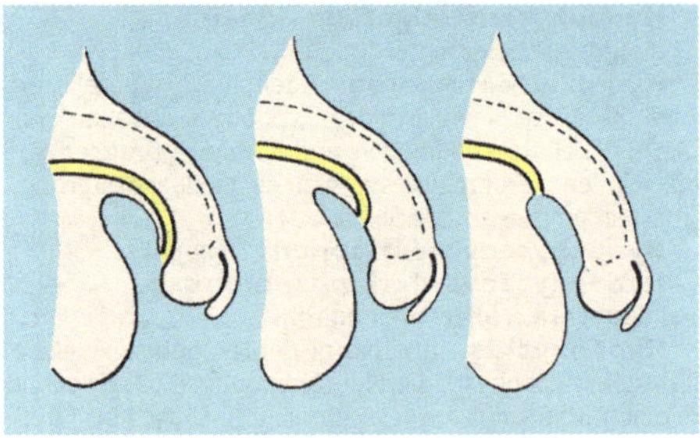

Hypospadie

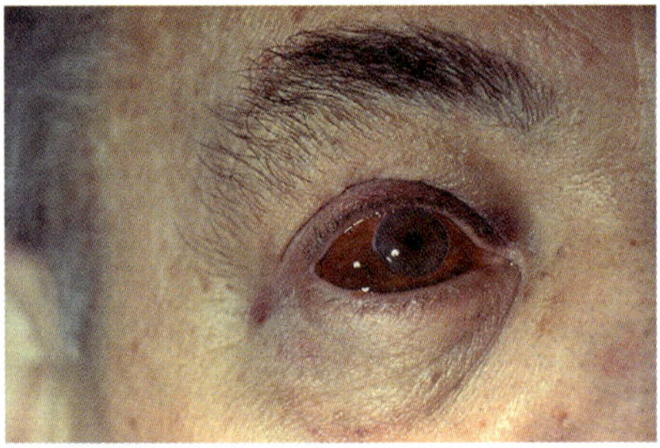
35

Hyposphagma. Subkonjunktivale Blutung

Hypospadie ⟨*gr*⟩ *f*: Hypospadia; Offenbleiben der Urethra bei Jungen an der Unterseite des Penis o. am Damm, bei Mädchen in der vorderen Vaginalwand. **H. glandis**: Öffnung an Unterseite der Glans penis o. im Sulcus coronarius (häufigste Form). **H. penis**: Öffnung an Unterseite des Penisschafts. **H. scrotalis**: Öffnung an Peniswurzel. ↑Scrotum bipartitum. **H. perinealis**: Öffnung zwischen den nicht verschmolzenen Skrotumhälften. Fehldeutung als ↑Pseudohermaphroditismus. Abb.

Hyposphagma: Unterblutung der ↑Bindehaut, z. B. durch Gefäßruptur. Abb.

Hypostase: Hypostasis. **1.** ***Pathol:*** Senkungsblutfülle abhängender Körperteile, bes. der hinteren unteren Lungenpartien bei Bettlägerigen mit geschwächtem Herzen u. mangelnder Lungenbelüftung, häufig auslösendes

Moment einer dort lokalisierten ↑Pneumonie; Senkungsblutfülle der Gewebe bei Stillstand des Kreislaufs. Führt nach dem Tode zum Auftreten der Totenflecke u. Blutfülle der inneren Organe in den abhängenden Partien. **2.** ***Genetik:*** Überdeckbarkeit einer Erbanlage durch eine andere, die nicht zum Erbanlagepaar gehört. ↑Epistasie.

Hyposthenie: mäßiger Grad einer allg. Körper- u. Muskelschwäche; ↑Asthenie.

Hyposthenurie: Konzentrationseinschränkung der Nieren mit stark erniedrigtem Konzentrationsmaximum. Im Spätstadium fließender Übergang zur ↑Isosthenurie mit Ausscheidung eines Urins, der in seiner Dichte u. Osmolarität dem enteiweißten Blutplasma entspricht.

Hypostom: Teil der Mundwerkzeuge der Chelicerata (Fühlerlose), zu denen die med. wichtige Klasse ↑Arachnida gehört; dorsal rinnenförmiger Mundrand, mit Zähnen besetzt, zur Verankerung in der Haut u. zum Blutsaugen.

Hypotelorismus: angeborene Verminderung des Augenabstands. Seltener als ↑Hypertelorismus. Kommt bei kraniofazialen Dysmorphien vor. H. ist häufiges Begleitsymptom der Trisomie E 18 (↑Edwards-Syndrom).

Hypotension, kontrollierte: kontrollierte Blutdrucksenkung, Verfahren zur kalkulierten Herabsetzung des art. Blutdrucks während chir. Eingriffe zur Senkung der Blutfülle im Operationsgebiet u. des Blutverlusts. Spielt bes. Rolle in der Neurochirurgie u. der HNO. Folgende Methoden sind für diese Zwecke erprobt worden: Reduktion des zirkulierenden Blutvolumens (ungünstig), Ganglienblockade, die eine periphere Vasodilatation bewirkt, z. T. noch im Gebrauch, aber schlecht steuerbar. Tiefe Halothannarkose, die durch Reduktion der Herzleistung u. Weiterstellung der peripheren Gefäße zur Blutdrucksenkung führt. Z. Z. modernstes Verfahren: Anwendung von ↑Nitroprussidnatrium, das über Infusionspumpen angewendet eine subtile Steuerung des art. Blutdrucks ermöglicht. Bes. Vorteil: Wirkungsdauer ca. 2 min.

hypothalamicus ⟨*gr*⟩ *Adj*: unter dem Sehhügel, im Bereich des Hypothalamus liegend; z. B. ↑Sulcus hypothalamicus.

Hypothalamus ⟨*gr + lat*⟩ *m*: unter dem ↑Thalamus gelegen. Teil des limbischen ↑Systems bzw. i. e. S. des Zwischenhirns; spielt eine bedeutende Rolle in der Regulation der Tätigkeit des vegetativen Nervensystems. In ihm werden die versch. afferenten Erregungen aus den Thorakal- u. Abdominalorganen sowie aus dem Kreislauf u. von Rezeptoren in versch. Geweben verarbeitet. Umgekehrt wirkt der H. auf die Funktionen innerer Organe in komplexer Weise über den Sympathikus u. den Parasympathikus sowie das Endokrinium. Bei der vegetativ-hormonellen Regulation vermittelt der H. zwischen Großhirnrinde, limb. System u. den tiefer gelegenen Zentren (Mittelhirn, Medulla oblongata) für die Innervation der Organe u. Gefäße. Dabei beteiligt sich der H. selbst wesentl., da er Detektoren (bes. Nervenzellen) für die Hauttemperatur, Blutkonzentrationen von Hormonen u. a. organ. Substanzen besitzt. Dies manifestiert sich auch im Anpassungsverhalten zum Zwecke der inneren ↑Homöostase. ↑Motivation.

Hypothalamushormone: in Kernen des Hypothalamus gebildete Hormone (↑Neurosekretion), die 1. intraneuronal in den HHL der Neurohypophyse transportiert u. dort an das Blut abgegeben werden (Effektorhormone des hypothalamo-neurohypophysären Systems), 2. im Infundibulum der Neurohypophyse an Kapillaren abgegeben werden u. über das Pfortadersystem der Hypophyse in die Adenohypophyse gelangen (Steuerhormone des hypothalamo-infundibulo-adenohypophysären Systems). **Steuerhormone**: 1. Liberine (Releasing-Faktor): Gonadoliberin (Freisetzung von LH, ICSH, FSH), Corticoliberin (Freisetzung von ACTH), Melanoliberin (Freisetzung von MSH), Somatoliberin (Freisetzung von STH), Thyroliberin (Freisetzung von TSH). 2. Statine (Inhibiting-Faktor): Melanostatin (Hemmung der Freisetzung von MSH), Prolaktostatin (Hemmung der Freisetzung von PRL), Somatostatin (Hemmung der Freisetzung von STH).

Hypothalamus-Hypophysenhinterlappen-System ↑Zwischenhirn-Hypophysen-System; ↑Hypophyse.

Hypothalamus-Hypophysen-Nebennierenrinden-Achse: nerval-hormonelles Steuer- u. Rückkopplungssystem zur bedarfsgerechten Steroidhormonproduktion u. -abgabe aus der Nebennierenrinde. Exogene u./o. endogene Streßreize werden dabei nach Bearbeitung im Kortex o. a. Arealen im Hypothalamus integriert. Vom Hypophysenvorderlappen wird dann durch ACTH die Nebennierenrinde aktiviert. Der Blutspiegel der freigesetzten Steroidhormone reguliert über humorale Rückkopplungen im Hypothalamus bzw. HVL die weitere Hormonproduktion. Durch spez. Tests können Störungen der einzelnen Teile der Achse erkannt werden.

Hypothalamus-Hypophysenvorderlappen-System ↑Zwischenhirn-Hypophysen-System; ↑Hypophyse.

Hypothenar ⟨*gr*⟩ *n*: Antithenar; Kleinfingerballen.

Hypothenarmuster: auf dem Kleinfingerballen der Hand vorkommende Musterbildung der ↑Papillarleisten.

Hypothermie ⟨*gr*⟩ *f*: Unterkühlung; wenn durch zu große Wärmeabgabe die untere Grenze der ↑Temperaturregulation unterschritten o. die zentralen Prozesse der Temperaturregulation aus ärztl. Ind. ausgeschaltet sind (↑Hibernation, artifizielle). Die tiefe H. ist durch erhöhte Blutviskosität, durch Verkleinerung des Plasmavolumens, ein deutl. reduziertes Herzminutenvolumen, Verringerung der Sauerstoffaufnahme gemäß der ↑RGT-Regel u. durch einen niedrigen art. Blutdruck gekennzeichnet. Die untere Grenze ist bei den Homoiothermen sehr versch. u. hauptsächl. von der Wärmeisolation der Körperbedeckung abhängig. Ein unbekleideter Mensch hält beispielsweise bei −1 °C Lufttemperatur nur eine Stunde seine Körpertemperatur konstant, obgleich max. Vasokonstriktion u. fünffache Steigerung der Wärmebildung vorliegen. Im Wasser ist das Überleben Schiffbrüchiger bei −1 °C auf eine Stunde begrenzt, bei 15–21 °C auf 10 h. Aktives Schwimmen verlängert die Toleranzzeiten beträchtl. Unter 32 °C rektal kommt es zu retrograder Amnesie. Unter 25 °C rektal erlöschen die Eigenreflexe der Muskeln, der Pupillenreflex u. die Spontanatmung. Anhaltende tiefe H. führt zum ↑Kältetod.

Hypothermie, akzidentelle: unbeabsichtigte Unterkühlung des Körpers, die bei niedriger Außentemperatur u. ungünstigem Schutz vor Auskühlung auftritt (häufig bei Alkoholintoxikation).

Hypothermie der Neugeborenen: Unterkühlung bei mangelndem Wärmeschutz als Folge des ungünstigen Verhältnisses von Oberfläche u. Körpervolumen u. des ungenügenden Fettpolsters (Wärmeisolation). Bes. gefährdet sind Frühgeborene u. Neugeborene mit einer

Asphyxie. Die H. d. N. ist kein lebenserhaltender Faktor, daher konsequenter Wärmeschutz beim Neugeborenen.

Hypothermie, künstliche: Herabsetzung der Körpertemperatur zur Reduktion der Stoffwechselvorgänge, die eine eingeschränkte Sauerstoffversorgung ermöglicht. Anwendungsgebiete während komplizierter Operationen, in deren Verlauf die Blutversorgung lebenswichtiger Organe ganz o. teilweise eingeschränkt werden muß, z. B. Gefäßoperationen, Hirnoperationen, Nierenoperationen, sowie in der Intensivtherapie. Am häufigsten als Oberflächenhypothermie angewandt (Applikation von Eis bzw. kalter Luft auf die Hautoberfläche) o. als extrakorporale Blutstromkühlung während der extrakorporalen Zirkulation mit Hilfe von Wärmeaustauschern. Voraussetzung für eine H. ist eine ausreichende medikamentöse Dämpfung der körpereigenen Gegenregulation. Bleibt diese Regulation erhöht, tritt keine Senkung, sondern erhebl. Steigerung des Sauerstoffbedarfs auf. Vorher Untersuchung auf Kälte-Agglutinine erforderl. (Kontraindikation).

Hypothermie, selektive: Verfahren zur Unterkühlung einzelner Organe o. Körperabschnitte, während im Gesamtorganismus die Temperatur weitgehend normal bleibt. Modernes Verfahren, das z. B. eine Herabsetzung der Hirntemperatur in einen Bereich gestattet, in dem eine totale Kreislaufunterbrechung mögl. ist. Erforderl. zur Operation zentral sitzender Tumoren u. Aneurysmen. Z. Z. noch in der Entwicklung.

hypothym ⟨*gr*⟩ *Adj*: geringer o. fehlender affektiver Rapport.

Hypothyreoidismus ⟨*gr*⟩ *m* ↑Hypothyreose.

Hypothyreose ⟨*gr*⟩ *f*: Hypothyreoidismus, ↑Myxödem, Gull-Krankheit, Schilddrüsenunterfunktion; durch mangelnde Versorgung der Körperperipherie mit Schilddrüsenhormon verursachtes Krankheitsbild mit Stoffwechseldepression (Hypometabolismus), unphysiolog. Einlagerung von Mukopolysacchariden im Gewebe u. Einschränkung von Organfunktionen. **Klassifizierung**: Prim. H.: unzureichende Hormonproduktion der Schilddrüse. Sek. H.: TSH-Mangel u. fehlende thyreote Stimulation bei Hypophysenvorderlappeninsuffizienz (↑Hypophysenerkrankungen), häufig gleichzeitig Störungen der Gonaden u./o. Nebennierenrindenfunktion. Tertiäre H.: Ausfall von TRH infolge Hypothalamusläsion. **Differenzierung** der prim. H. in: angeborene H.: Schilddrüsendys- o. -aplasie, Hormonsynthesedefekte, periphere Hormonresistenz. Beim Neugeborenen fehlende o. geringe Sympt. (Ikterus prolongatus, Makroglossie), nach 3–5 Wochen charakterist. Sympt. (Bewegungsarmut, Trinkunlust, Obstipation), psych. Retardierung, Intelligenzminderung, Minderwuchs u. Ossifikationsstörungen, muskulärer Hypotonie u. Ausbildung einer trockenen, rauhen Haut mit verdicktem Unterhautfettgewebe (Myxödem, nicht obligator.). Bei rechtzeitiger Ther. normale Entwicklung, daher Screening aller Neugeborenen, ↑TSH-Screening. Die angeborene H. ist die häufigste Endokrinopathie im Kindesalter. Inzidenz etwa 1 : 3 500. Erworbene H.: Kann mit o. ohne Struma vorkommen. Ursachen: Ausfall von funktionstüchtigem Schilddrüsengewebe durch Neoplasien, Operation, Strahlenbehandlung (thyreoprive H.); autoimmunolog. nach Hashimoto-Thyreoiditis; Überdosierung antithyreoidaler Medikamente, strumigene Substanzen, extremer Iodmangel. Abgrenzung einer subklin. H. von der klin. manifesten H. ist zunehmend wichtig. Die **klin. Sympt.** der prim. H. im Erwachsenenalter ist vielfältig, beginnt meist schleichend u. gibt Anlaß zu Fehldiagnosen. Frauen erkranken etwa achtmal häufiger als Männer. Das Anfangsstadium ist mono- bzw. oligosymptomat. Antriebsmangel, Trägheit, Leistungsminderung, Müdigkeit sowie trockene, kühle Haut mit teigigen Schwellungen, bes. im Gesicht, den Unterschenkeln u. an Hand- u. Fußrücken, mit gelbl. Kolorit; Bradykardie mit Herzdilatation (Myxödemherz); muskuläre Ermüdbarkeit (hypothyreote Myopathie), Heiserkeit u. tiefe Stimme sowie Hypercholesterinämie u. eine meist normochrome Anämie. **Diagn.** der H.: laborchem. durch Bestimmung von T_4 bzw. ETR (erniedrigt). TSH_{basal} (erhöht bei prim. H., vermindert bei sek. H.) sowie ↑TRH-Stimulationstest (sehr hohe Differenz zwischen TSH_{basal} u. $TSH_{stimuliert}$); T_3-Serumspiegel ist zur Diagnostik der H. weniger geeignet. Humorale Immunphänomene pos., wenn eine Autoimmunerkrankung Ursache der Schilddrüsenunterfunktion ist. Die **Ther.** der H. besteht in einer ausreichenden Substitution mit Schilddrüsenhormonen. Bei unerkannter bzw. unzureichend behandelter H., nach Hypophysenoperation ohne ausreichende postoperative Hormonsubstitution kann sich durch Traumen, Infekte, Operationen o. Kälteeinwirkung ein hypothyreotes ↑Koma ausbilden. Abb.

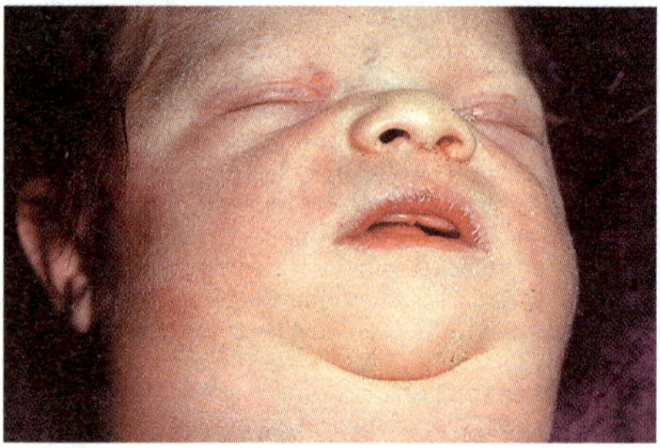

37

Hypothyreose. Neugeborenes mit Myxödem und Struma

Hypotonie ⟨*gr*⟩ *f*: Hypotension; Verminderung des Blutdrucks unter die (altersentsprechende) Norm (z. B. < 100 mmHg, < 13,3 kPa). Prim. unklarer Ursache, sek. (symptomat.) bei konsumierenden Erkrankungen, Fieber, Schock, hormonalen Störungen (Addison-Krankheit), Hypothyreose. H. sind oft bes. bei sich verändernden Druckwerten (Orthostase) mit starken subjektiven Beschwerden verbunden (von Kopfschmerz bis zur Ohnmacht), meist aber ohne Krankheitswert.

Hypotonie, muskuläre: herabgesetzte Spannung bes. der quergestreiften (Skelett-)Muskulatur aufgrund von Kleinhirnschädigungen o. Ausfall von ↑Motoneuronen, z. B. bei ↑Poliomyelitis acuta anterior.

Hypotoniker: Pat. mit einer ↑Hypotonie.

Hypotrichose ⟨*gr*⟩ *f*: Hypotrichosis, Hypotrichia; erworbene o. angeborene Minderbehaarung des Körpers o. einzelner Regionen, z. B. in Form der Glatzenbildung (↑Alopecia) o. der allg. Unterbehaarung aus innerer Ursache (Veranlagung, Stoffwechselkrankheiten, hormonelle Störungen, Medikamente, bes. Zytostatika, Antikoagulanzien). Unter den Begriff H. fällt auch die verspätete Entwicklung der Behaarung. Oft fam. auftretend (autosomal dominanter Erbgang) u. Bestandteil ektodermaler Hautdysplasien. Kombination mit Störungen der Zahnentwicklung, Nageldysplasie, ↑Onychogryposis, bei ↑Anhidrosis hypotrichotica, ↑Erythrodermia ichthyosiformis congenita, Hyperkeratosis palmoplantaris (Typ Spannlang-Tappeiner). Bestandteil von Syndromen: ↑Dysplasie, anhidrotische ektodermale, ↑Unna-Thost-Syndrom, ↑Ullrich-Fremerey-Dohna-Syndrom.

Hypotrophie: Unterernährung; leichtere Form der ↑Atrophie.

Hypoventilation: Verminderung der äußeren Atmung, als Folge von Erregbarkeitsverminderung des Atemzentrums o. Schwäche bzw. Lähmung der Atemmuskulatur, wobei dem Zwerchfell bes. Bedeutung zukommt. Es kommt zur art. Hypoxämie u. Hyperkapnie sowie pH-Senkung im Blut, zur respirator. Azidose durch alveoläre ↑Hypoventilation (respirator. Globalinsuffizienz nach Rossier); die alveoläre Hypoxie führt zur Zunahme des Gefäßwiderstands in der Lunge u. über pulmonalen Hochdruck bei chron. Verlauf zum Cor pulmonale.

Hypoventilation, alveoläre: pathol. Zustand, bei dem einzelne Alveolarbereiche o. die gesamte Lunge minderbelüftet sind, während die Durchblutung nicht in gleicher Weise verringert ist. Hieraus resultieren Hypoxie u. bei stärkerer a. H. Zyanose. Ursachen der a. H. können in der Lunge selbst u. im Atemantrieb liegen. ↑Ventilations-Perfusions-Verhältnis. ↑Pickwick-Syndrom.

Hypovitaminosen: Vitaminmangelkrankheiten, ↑Avitaminose.

Hypovolämie: Verminderung des Volumens eines Flüssigkeitskompartiments. Man unterscheidet isoosmot. H., z. B. nach Blutverlusten, Erbrechen o. Durchfall von hyper- u. hypoosmot. H. (↑Darrow-Yannet-Diagramm). Eine hyperosmot. H. entsteht bei Flüssigkeitskarenz (↑Exsikkose) u. wird dann als prim. ↑Dehydratation (↑Hydropenie) bezeichnet. Eine hypoosmot. H. besteht bei einem ↑Salzmangel.

Hypoxämie ⟨*gr*⟩ *f*: Verminderung der Sauerstoffsättigung des Hämoglobins bzw. Senkung des pO_2 im Vergleich zur Norm; demnach art. u./o. venöse H. zu unterscheiden. Die H. kennzeichnet nicht den absoluten O_2-Gehalt des Blutes, der z. B. bei Anämie ohne H. vermindert ist; leichte bis mittelschwere Formen (pO_2 11,3–7,3 kPa; O_2-Sättigung 96–82 %) werden bei normalen Blutwerten toleriert.

Hypoxanthin: 6-Hydroxypurin, entsteht bei ↑Purinabbau aus Adenin- u. Inosinverbindungen. H. kommt als seltene ↑Nukleinsäurebase in manchen RNA-Arten vor.

Hypoxanthin-Guanin-Phosphoribosyltransferase: *Abk* HGPRT; IMP-Pyrophosphorylase; eine ↑Nukleotidpyrophosphorylase, die die Reaktion von Inosinmonophosphat o. ↑Guanosinmonophosphat u. Pyrophosphat zu Hypoxanthin bzw. Guanin u. Phosphoribosylpyrophosphat katalysiert. Erbl. Mangel des Enzyms führt zu ↑Lesch-Nyhan-Syndrom.

Hypoxidose ⟨*gr*⟩ *f*: Summe der metabol. Veränderungen im Gewebe bei O_2-Mangel. Unterschieden werden die histotox. (Verwertungsstörung von O_2 durch Hemmung der zellulären Atmung) u. die hypox. H. (zu geringes O_2-Angebot).

Hypoxie ⟨*gr*⟩ *f*: O_2-Mangel im Gewebe. Ursachen können im Bereich der Sauerstoffkaskade von der atmosph. Luft bis zu den Mitochondrien liegen (Ventilation, Diffusion, Perfusion, Transport). Folge: ↑Hypoxidose, bis hin zu Gewebetod u. Nekrose.

Hypoxie, anämische: Hb-Gehalt bei normalem art. PO_2 vermindert; Folge einer Anämie o. der Reaktion des Hb mit anderen Stoffen (z. B. CO).

Hypoxie, histotoxische: Verwertungsstörung für O_2 im Gewebe durch Atmungshemmung (z. B. Cyanid).

Hypoxie, intrauterine fetale: Fetal distress; akuter o. chron. Sauerstoffmangel des Feten infolge verminderter Sauerstoffzufuhr aus dem plazentaren Blut. Ursache der i. f. H. können sein: reduzierte uterine Durchblutung, vorzeitige Plazentalösung, Vena-cava-Kompressionssyndrom, Schock, Anämie, Blutung, Gestose, Übertragung, Hypertonie, Diabetes mellitus, Nabelschnurkompression. Die Folgen der i. f. H. sind von der Dauer u. dem Ausmaß des Sauerstoffmangels abhängig. Eine kurzfristige u. leichte i. f. H. kann vollständig kompensiert werden, eine akute i. f. H. führt vorwiegend zu kardiovaskulären Reaktionen des Feten (↑Kardiotokogramm), metabol. Veränderungen (↑Azidose, Blutgasanalyse) u. ↑Asphyxie beim Neugeborenen. Bei chron. i. f. H. kommt es zu Kompensationsreaktionen mit erhaltener Versorgung der lebenswichtigen Organe (Gehirn, Herz) u. infolge Vasokonstriktion zur Mangelversorgung der anderen Organe (Haut, Darm, Lunge), in diesen Bereichen dann anaerober Stoffwechsel mit Glykolyse. Die Sauerstoffmangelversorgung des Darms führt zur Hyperperistaltik u. in der Folge zum Mekoniumabgang (↑Amnioskopie, ↑Aspirationssyndrom des Neugeborenen), die Hypoperfusion der Lunge wird als Mitursache der ↑Hyaline-Membran-Krankheit angenommen.

Hypoxie, neonatale: Sauerstoffmangel beim Neugeborenen. Die n. H. ist ein lebensgefährdender Zustand, der nur wenige Minuten ohne Schädigung, bes. des Gehirn, überstanden wird. Die n. H. ist die zentrale Störung der ↑Asphyxie u. steht im Vordergrund bei deren Behandlung (↑Reanimation). Die häufigsten Ursachen der n. H. sind die alveoläre Hypoventilation bei Apnoen der Frühgeborenen, Narkosemittelwirkung, Pneumothorax, der verminderte Sauerstofftransport bei Schock, Blutungsanämie, Hämolyse (↑Morbus haemolyticus neonatorum) u. der Rechts-Links-Shunt bei persistierendem fetalen Kreislauf, Hyaline-Membran-Krankheit u. angeborenen Herzfehlbildungen.

Hypoxie, perinatale: Sauerstoffmangel in der ↑Perinatalperiode. Allg. Begriff, der im wesentl. die intrauterine fetale Hypoxie u. die neonatale Hypoxie zusammenfaßt.

Hypoxie, ventilatorische: respirator. Hypoxie, hypoxische Hypoxie; arterieller pO_2, vermindert, Hb-Gehalt normal; tritt ein bei Erkrankungen mit ↑Hypoventilation, alveolokapillärem Diffusionsblock o. abnormem Ventilations-Perfusions-Verhältnis bzw. bei Verminderung des pO_2 der Inspirationsluft während eines Höhenaufstiegs (hypobare hypox. H.).

Hypoxie, zirkulatorische: ischäm. Hypoxie; Folge verminderter Gewebedurchblutung bei normaler O_2-Transportkapazität des Blutes (arterieller pO_2 normal, Hb-Gehalt normal).

Hypoxis rooperi ⟨*gr*⟩ *f*: in Südafrika heim. Pflanze. Fam. Agavaceae. Enthält insbes. hohen Anteil an Phytosterinderivaten. Extraktpräparate bei entzündl. Erkrankungen der Gelenke (chron. Polyarthritis) u. der Prostata (benigne Prostatahyperplasie) verwendet.

Hypsarrhythmie ⟨*gr*⟩ *f*: Mischung von multifokalen u. generalisierten Spitzenpotentialen im EEG, charakterist. für Blitz-Nick-Salaam-Krämpfe, Sonderform der ↑ Epilepsie.

hypsodont ⟨*gr*⟩ *Adj*: Zähne mit hoher, zylindr. Krone u. weit offenem ↑ Foramen apicale, z. B. Pferd. Ggs. brachydont, ↑ Zahnform.

Hysteralgie ⟨*gr*⟩ *f*: Gebärmutterschmerz.

Hysterektomia: Hysterektomie; Entfernung des ↑ Uterus.

Hysterektomia abdominalis: Entfernung des Uterus nach Eröffnung der Bauchhöhle.

Hysterektomia vaginalis: Entfernung des Uterus von der Scheide her.

Hysterese ⟨*gr*⟩ *f*: Hysteresis; tritt als elast. H. bei Verformung von Körpern, auch bei Dehnung von Hohlkörpern, z. B. von Lunge u. Thorax, auf. Für die Verformung ist Arbeit, z. B. Druckarbeit, erforderl., die aber bei Rückkehr in die ursprüngl. Form (o. Dehnungszustand) nicht völlig zurückgewonnen wird, was mit der Entstehung von Wärme bei der Verformung zusammenhängt. Im Verformungs- o. Längenspannungsdiagramm kommt dies in einer Kurvenschleife zur Darstellung, die Hystereseschleife genannt wird.

Hysterese, zelluläre: Verfestigung der Eiweißmoleküle im Lebensablauf. Führt zu Veränderungen in Struktur u. Funktion der Zellen u. somit zum Altern.

Hysterie ⟨*gr*⟩ *f*: neurot. Störung (↑ Neurose), bei der Konversionsymptome (↑ Konversionsneurose) und dissoziative Phänomene (dissoziative ↑ Störung) im Vordergrund stehen. Für den Symbolisierungscharakter der Konversionssymptome sowie für Bewußtseinsveränderungen werden unbewußte Vorstellungen und Phantasien angenommen. Sympt. und Grundpersönlichkeit tragen oft expressive, agierende und dramatisierende Züge (histrion. Persönlichkeitsstörung).

Hysteroepilepsie ⟨*gr*⟩ *f*: bes. im Kindesalter vorkommende Zustände, die klin. einem psychogenen (hyster.) Anfall entsprechen, im EEG jedoch spezif. epilept. Potentiale aufweisen.

Hysterographie: Röntgenuntersuchung der Cavitas uteri mit Kontrastmittel.

Hysteropexie: Anheftung des Uterus an Bauchdecken o. Kreuzbein; seltenes Verfahren bei Senkung o. Vorfall des Uterus.

Hysteroptose: Senkung o. Vorfall des Uterus.

Hysterosalpingographie: Röntgenabbildung des Zervikalkanals, der Cavitas uteri u. der Tuben bei Verwendung von Kontrastmittel (wasserlösl. triiodierte Benzoate).

Hysterotomia abdominalis: Schnittentbindung nach Eröffnung der Bauchhöhle.

Hysterotomia anterior vaginalis: Schnittentbindung von der Scheide her.

Hysterotomie: operative Eröffnung des Uterus.

Hystrizismus ⟨*gr*⟩ *m* ↑ Ichthyosis hystrix, ↑ Ichthyosis.

Hz: *Abk* für ↑ Hertz, Einheit der Frequenz.

HZV: *Abk* für Herzzeitvolumen, ↑ HMV.

HZW: *Abk* für Herzzwerchfellwinkel.

I

I: 1. *Abk* für ↑Schneidezahn (= Incisivus), ↑Gebißschema. 2. *Abk* für International. 3. Chem. Symbol für ↑Iod. 4. Formelzeichen für elektr. Stromstärke.

i. a.: *Abk* für intraarteriell.

IAC: *Abk* für ↑International Academy of Cytology.

IADL: *Abk* für Instrumental Activities of Daily Living; erweiterte Form des ↑Barthel-Index u. der ↑ADL Skala zur Einschätzung instrumenteller Selbstversorgungsfähigkeiten.

I. a. N.: *Abk* für Internationale anatomische Nomenklatur.

IARC: *Abk* für ↑International Agency for Research on Cancer; Internationale Agentur für Krebsforschung.

-iater ⟨*gr*⟩ *Suffix*: -arzt, z. B. Pädiater, Kinderarzt.

Iatrochemie ⟨*gr*⟩ *f*: Richtung der Med., die die Gesetze der Chem. zur Erklärung der biol. Prozesse heranzog. Sie entstand im Gefolge der sich im 17. Jh. als Naturwissenschaft herausbildenden Chem. Die I. reicht in ihren Wurzeln bis zu Paracelsus zurück. Als ihr Begründer gilt J. B. van Helmont.

iatrogen ⟨*gr*⟩ *Adj*: durch den Arzt entstanden.

Iatrogendiabetes: pharmak. Diabetes, ausgelöst durch ↑Steroide, somatotropen ↑Hormon, ↑Schilddrüsenhormone, ↑Diazoxid u. orale ↑Kontrazeptiva.

Iatrogenie ⟨*gr*⟩ *f*: ungewollt durch ärztl. Handlungen hervorgerufene Krankheitserscheinungen o. deren Verschlechterung; neben durch Fehler verschuldeten u. unvermeidbaren Schäden durch diagn. o. ther. Maßnahmen, auch durch unbedachte Äußerungen induzierte neurot. Reaktionen u. Entwicklungen.

Iatrophysik: Richtung der Med., die dadurch charakterisiert ist, daß physikal. (spez. mechan.) Gesetzmäßigkeiten zur Erklärung biol.-physiol. Prozesse herangezogen werden. Die I. bildete sich unter dem Einfluß der im 17. Jh. aufkommenden klass. Mechanik heraus. Bedeutende Vertreter der I. sind Giorgio Baglivi, Lorenzo Bellini (1643–1704) u. Giovanni Alfonso Borelli (1608–1679). Borelli vertrat innerhalb der I. eine die Math. betonende Richtung, die als Iatromathematik bezeichnet wurde.

Iatroplazebogenese: Einfluß des Arztes u. seiner Tätigkeit auf die Reaktion des Pat. gegenüber ↑Plazebo.

I-Band: I-Streifen, Discus isotropicus; ↑Myofibrille, ↑Myomerum.

I-Blutgruppe: I-System; sehr weit verbreitete ubiquitäre Blutgruppenantigene an menschl. Erythrozyten, Thrombozyten, Leukozyten u. in versch. Körperflüssigkeiten. Man unterscheidet versch. Stärkegrade; Beziehungen bestehen zu hämat. Erkrankungen. Bei erworbenen hämolyt. Anämien treten Anti-I u. Anti-i häufiger als Kälte-Autoantikörper, seltener als natürl. Antikörper auf. Verträgl. Blutkonserven sind schwer zu beschaffen.

Ibn an-Nafis (um 1210–1288), arab. Arzt u. Theologe, lehrte in Damaskus u. Kairo. Von seinen med. Schriften hat bes. sein Kommentar zum Kanon des ↑Avicenna Bedeutung erlangt, in dem er als erster die Überleitung des Blutes von der re. Herzhälfte in die li. über die Lungen postulierte u. so zum Entdecker des kleinen ↑Blutkreislaufs wurde.

Ibn Sina, Abu Ali, ↑Avicenna.

Ibotensäure: Gift in Fliegen- u. Pantherpilz, mit verantwortl. für ↑Pantherina-Syndrom.

Ibuprofen ↑Analgetikum, ↑Antirheumatikum.

i. c.: 1. *Abk* für intrakutan. 2. *Abk* für engl. intracardial.

ICAM: *Abk* für engl. intercellular adhesion molecules; ↑Interzellularsubstanz.

ICD: *Abk* für engl. International Classification of Diseases; Klassifikation der WHO. Sie unterteilt nach den Merkmalen Krankheitsursache, Krankheitsverlauf u. Lokalisation einer Krankheit; z. Z. gilt die 10. Revision. ↑Internationale Statistische Klassifikation der Krankheiten, Verletzungen und Todesursachen.

Ich: Im Instanzenmodell S. Freuds vermittelt das I. zwischen den Forderungen des ↑Über-Ich, den Triebansprüchen des ↑Es u. den Bedingungen der Außenwelt. Das I. umfaßt bewußte, vorbewußte u. unbewußte Anteile u. stellt im neurot. Konflikt die Abwehr der Persönlichkeit mit Hilfe versch. ↑Abwehrmechanismen bereit. Das I. verfügt über die willkürl. Bewegungen u. dient der Selbstbehauptung, durch das Erkennen äußerlicher Reize, durch die Speicherung von Erfahrungen (Gedächtnis), die Vermeidung u. Anpassung an Reize sowie Veränderung der äußeren Welt für den eigenen Vorteil. Gegenüber dem Es gewinnt es Herrschaft über die Triebansprüche. Aus der Wissenschaft von der Entwicklung, Pathol. u. Struktur des I. begründete sich die I.-Psychol. mit Vertretern wie A. Freud, H. Hartmann, Löwenstein u. Rappaport. Die Ich-Störung (präödipale-, frühe-, basale Störung) bezeichnet eine Psychopathologie des I. mit defizitärer Strukturierung des I., mit Störungen im Affekt- u. Abwehrsystem, oft ohne neurot. Konflikt.

Ich-Ideal: psychoanalyt. Terminus. Das I. entsteht aus der Idealisierung des ↑Ichs u. den Identifizierungen mit den Eltern. Es stellt ein Vorbild dar, an das das ↑Ich sich anzugleichen sucht. ↑Über-Ich.

Ich-Psychologie: Bestandteil u. Richtung der psychoanalyt. Theorie u. ihres Krankheitskonzeptes. Ausgehend von der Entdeckung unbewußter Anteile des Ichs (unbewußte Schuldgefühle) entwickelte S. Freud das sog. Schichtenmodell (↑Bewußtes, ↑Vorbewußtes, ↑Unbewußtes) weiter zum Instanzen- o. Strukturmodell (↑Ich, ↑Es, ↑Über-Ich). In der Weiterentwicklung der I. werden differenzierte Ich-Funktionen unterschieden.

Ich-Störungen: Entfremdungserlebnisse, bei denen das eigene Ich o. Teile des Körpers als fremd o. verändert erlebt werden (bei endogenen ↑Depressionen, ↑Schizophrenien u. hirnorgan. Erkrankungen, aber auch bei verminderter Vigilität). ↑Depersonalisation.

Ichthyol ↑Ammoniumsulfoichthyolicum.

Ichthyosis ⟨*gr*⟩ *f*: Fischschuppenkrankheit; genet. bedingte Verhornungsstörung der Haut, besser als Reptilienhaut bezeichnet. Eingeschränkte o. fehlende Talg- u. Schweißdrüsenabsonderung; oft sek. Hautkrankheiten (Ekzem, Pyodermie).

Ichthyosis congenita ↑Hyperkeratosis congenita.

Ichthyosis congenita tarda ↑Erythrodermia ichthyosiformis congenita.

Ichthyosis hystrix: Hystrizismus; eine nach dem Stachelschwein (Hystrix) benannte Krankheit der menschl. Haut. Bildung von hornartig vorspringenden Auswüchsen; Hyperkeratosis congenita.

Ichthyosis nigricans: Schuppen von dunkler Färbung.

Ichthyosis nitida perlmuttartig glänzende Schuppen.

Ichthyosis simplex: geringe kleieförmige Abschuppung.

Ichthyosis vulgaris: Retentionshyperkeratose mit autosomal dominantem o. X-chromosomalen Erbgang. Klin. Manifestation meist zwischen 1. u. 4. Lj. Bevorzugter Befall der Streckseiten der Extremitäten u. des Stamms, Gelenkbeugen bleiben frei. Abb. 1 u. 2.

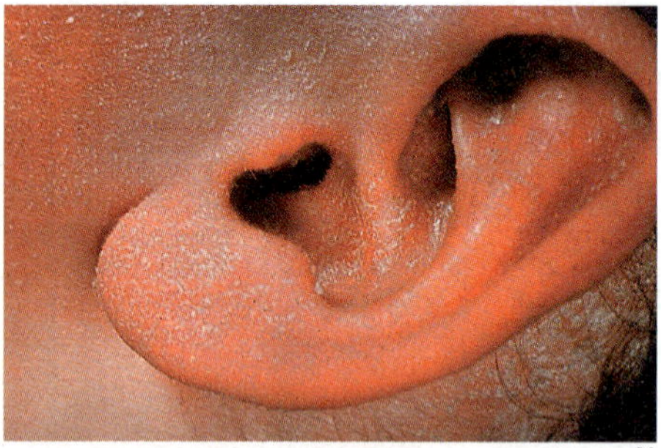

39

Ichthyosis vulgaris (Abb. 1). Ohrschuppung

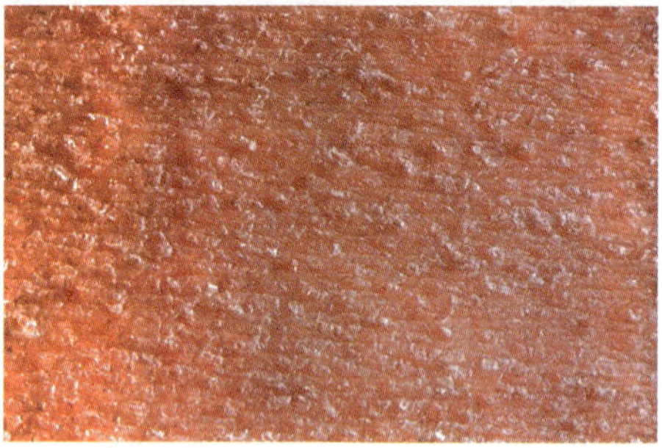

39

Ichthyosis vulgaris (Abb. 2). Typische Hyperkeratosen

Ichthyotoxine ⟨*gr*⟩ *n Pl*: Gifte, die bei einigen Fischen in versch. Körperorganen (z. B. Barbe), im Blut (z. B. Aal) o. in bes. Giftapparaten (z. B. Muräne) enthalten sind.

ICIDH: *Abk* für engl. International Classification of Impairments, Disabilities, and Handicaps; ↑Internationale Klassifikation der Schädigungen, Fähigkeitsstörungen und Beeinträchtigungen.

ICN: *Abk* für engl. International Council of Nurses. Weltbund der Krankenschwestern u. -pfleger. Internationale Interessenvertretung für Pflegende.

ICNP: *Abk* für engl. International Classification of Nursing Practice; Projekt des ↑ICN zur weltweiten Datensammlung, Entwicklung, Überprüfung u. Verbreitung einer Klassifikation von Pflegediagnosen, Pflegeinterventionen u. Pflegeergebnissen.

ICP: *Abk* für infantile ↑Zerebralparese.

ICPM: *Abk* für Internationale Klassifikation der Prozeduren in der Medizin; mit Hilfe der ICPM werden die Operationen (Prozeduren) nach topograph.-anat. Aspekten in eine numer. Systematik gegliedert.

ICR: *Abk* für Interkostalraum, Zwischenrippenraum.

ICRE: *Abk* für engl. International Commission on Radiological Education; Internationale Kommission für radiol. Ausbildung.

ICRO: *Abk* für engl. ↑International Cell Research Organization.

ICRP: *Abk* für engl. ↑International Commission on Radiation Protection; Internationale Kommision für Strahlenschutz. Berichte der ICRP bilden eine Grundlage der Strahlenschutzgesetzgebung.

ICRU: *Abk* für engl. ↑International Commission on Radiological Units and Measurements; Internationale Kommission für radiol. Einheiten u. Messungen.

ICSH: *Abk* für interstitielle Zellen stimulierendes ↑Hormon; ↑Luteinisierungshormon.

ICSU: *Abk* für engl. ↑International Council of Scientific Unions.

Icterus ↑Ikterus.

Icterus gravidarum: Schwangerschaftsikterus; allg. Bez. für Ikterus, der während der Schwangerschaft auftritt. Differenzierung in **I. e graviditate** (idiopath. Schwangerschaftsikterus, bei Hyperemesis gravidarum, Eklampsie u. Verbrauchskoagulopathie) u. **I. in graviditate** (virale Hepatitis u. alle Ikterusformen, die auch unabhängig von der Schwangerschaft auftreten können).

Icterus haemolyticus: Gelbsucht durch vermehrte Hämolyse. Die Leber wird in ihrer Kapazität, Bilirubin zu konjugieren, überfordert, so daß das unkonjugierte Bilirubin im Serum ansteigt u. das Haptoglobin abfällt. Ursachen: genet. bedingte hämolyt. Anämien, erworbene hämolyt. Anämien.

Icterus infectiosus ⟨*lat*⟩ *m*: Weil-Krankheit, ↑Leptospirosen.

Icterus neonatorum gravis: infolge einer ↑Rh-Inkompatibilität in den ersten Lebenstagen schnell entstehender ↑Ikterus, der zu einer Schädigung der Stammganglien führen kann.

Icterus neonatorum simplex: physiol. Neugeborenenikterus; sichtbarer Hautikterus in der 1.–2. Lebenswoche infolge Leberunreife o. Überlastung der bilirubinausscheidenden Systeme. Die Bilirubinkonzentration im Serum bleibt beim I. n. s. unter dem Grenzwert von 240 µmol/l (14 mg/100 ml), bei Frühgeborenen unter 205 µmol/l (12 mg/100 ml); werden diese Grenzwerte überschritten, liegt eine ↑Hyperbilirubinämie vor.

Icterus prolongatus: Hautikterus über die 2. Lebenswoche eines Neugeborenen hinaus. Ursache eines I. p. können versch. Erkrankungen sein, wie angeborene Hypo- u. Athyreose, Galaktosämie, Glukuronyltransferasemangel (↑Crigler-Najjar-Syndrom), auch schwerer ↑Morbus haemolyticus neonatorum u. erhebl. Leberunreife bei Frühgeborenen, Infektionen u. Sepsis. Bei angeborenen Infektionen u. Sepsis läßt sich i. d. R. ein hoher Anteil von direktem Bilirubin (Bilirubinmonoglukuronid) nachweisen.

Ictus ⟨*gr*⟩ *m*: Iktus; Stoß, Schlag, Schock, plötzl. auftretendes Sympt.

Ictus cordis: Herzspitzenstoß.

Ictus solis: Sonnenstich.

ID: *Abk* für ↑Initialdosis.

IDDM: *Abk* für engl. insulin-dependent diabetes mellitus; klin. manifester ↑Diabetes mellitus.

Idealisierung: psychoanalyt. Terminus; ↑Abwehrmechanismus mittleren Reifegrades, bei dem das Objekt im Subjekt zur Vollkommenheit gelangt.

Ideenflucht ↑Denkstörungen.

Ideen, überwertige: aus wunsch- u./o. gefühlsbetontem Denken hervorgehende Überzeugungen, die das Denken in einem von den realen Gegebenheiten u. Notwendigkeiten her nicht berechtigten Ausmaß beeinflussen u. zunehmend beherrschen. Ihre Existenz wird überwiegend durch Affekte bedingt, nicht durch Denkleistung, Logik u. Erfahrung.

Ideen, wahnhafte: sich verstehbar aus Charakter, erschütternden, kränkenden o. das Schuldgefühl belastenden Erlebnissen entwickelnde wahnähnliche Vorstellungen (z.B. Versündigungswahn); im Ggs. zu den ↑Wahnideen also aus einem nicht wahnhaften Schlüsselerlebnis als sekundär ableitbar.

Identifikation ⟨*lat*⟩ *f*: Identifizierung; mehr o. weniger bewußte Angleichung an Denken, Fühlen, Einstellung, Werte u. Handeln eines anderen Menschen, der i.S. eines Vorbildes o. Lernmodells wirkt. In der ↑Psychoanalyse ist die Identifikation ein Reifungsschritt u. ein ↑Abwehrmechanismus (↑Ödipuskomplex). Die I. ist eine Form der ↑Introjektion auf höchster Ebene, in der das Subjekt einen Aspekt, eine Eigenschaft, ein Attribut des anderen in sich aufnimmt u. sich vollständig o. teilweise nach dem Vorbild des anderen umwandelt. ↑Inkorporation.

Identifizierung, projektive: psychoanalyt. Terminus; M. Klein definiert die p.I. als einen primitiven ↑Abwehrmechanismus, bei dem unliebsame Teile zur Erleichterung des eigenen (späteren) ↑Ich in das Objekt hineinverlegt u. dort kontrolliert werden. W. R. Bion faßt die p.I. als eine notwendige Voraussetzung jegl. Kommunikation mit dem Gegenüber auf.

Identifizierungsschwelle: Intensität, die ein Reiz besitzen muß, damit er vom Subjekt nicht ledigl. als vorhanden aber unspezif. festgestellt wird, sondern näher in seiner Modalität charakterisiert werden kann; so liegt beim Geschmackssinn die I. um den Faktor 10 höher als die unspezif. Wahrnehmungsschwelle (salzige Empfindung erst bei 10facher Absolutschwellenkonzentration von NaCl).

ideokinetisch ⟨*gr*⟩ *Adj*: einen aus der Vorstellung heraus entstandenen Bewegungsablauf betreffend; z.B. i. ↑Apraxie, i. motor. ↑Aphasie.

Ideomotorik ⟨*gr + lat*⟩ *f*: koordinierter Bewegungsablauf, der von der Psyche beeinflußt wird (eine intensiv vorgestellte Bewegung hat eine Tendenz, sich zu realisieren). In der modernen Verkehrsmedizin: Vorstellung, man könne mit seinem Fahrzeug gegen ein anderes o. einen Gegenstand auffahren: Der Lenker fährt auf. Vorstellung im Kino, man fahre einen im Film gezeigten Rennwagen mit: Zuschauer legt sich in die Kurve. Personen, die früher in ein Auto gelaufen sind, laufen in der lebhaften Vorstellung wieder in ein Auto (sog. „Unfaller" nach Marbe). Exp. physiol. gut begründet (Carpenter-Effekt).

ideomotorisch ⟨*gr*⟩ *Adj*: psychomotor., die von der Psyche abhängig o. beeinflußte Motorik betreffend, psychomotor. ↑Epilepsie.

Idiogramm ⟨*gr*⟩ *n* ↑Karyogramm.

Idiopathic respiratory distress syndrome ⟨*engl*⟩: ↑Atemnotsyndrom, ↑Hyaline-Membran-Krankheit.

idiopathisch ⟨*gr*⟩ *Adj*: prim., essentiell, genuin; spontan, selbständig, ohne erkennbare Ursache, nicht erklärbar.

Idiosom: das ↑Zentriol umgebender Plasmabereich.

Idiosynkrasie ⟨*gr*⟩ *f*: histor. Bez. für allerg. Reaktion ohne nachweisbar vorausgegangene Sensibilisierung. Von Hippokrates geprägter Begriff für „eigentümliche Säftemischung". ↑Allergie.

Idiotie ⟨*gr*⟩ *f*: veraltete Bez. für die schwerste Form der geistigen Behinderung (3. Grades). ↑Intelligenzminderung.

Idiotie, amaurotische ⟨*gr*⟩ *f*: veraltete klin. Bez. für eine Gruppe von ↑Gangliosidosen (↑Tay-Sachs-Syndrom) u. ↑Zeroidlipofuszinosen.

Idiotie, versatile: ereth. Form der schwersten ↑Intelligenzminderung, mit starkem Bewegungsdrang u. aggressivem Verhalten einhergehend.

Idiotyp ⟨*gr*⟩ *m* ↑Genotyp.

Idiotypie ⟨*gr*⟩ *f*: System von Antigenspezifitäten (↑Spezifität, immunologische) im variablen Abschnitt von Immunglobulinmolekülen (auch als Idiotope bezeichnet). Die variablen Abschnitte befinden sich N-terminal in den schweren u. leichten Ketten (Immunglobulin). Da der variable Bereich (↑Fab-Fragment) eines Immunglobulinmoleküls die Fähigkeit zur Bindung mit anderen Antigenen trägt, ist die Struktur dieses Bereichs (Aminosäurensequenz) unter den versch. Immunglobulinmolekülen nur innerhalb einer einzigen Antikörperspezifität ident., u. nur diese ident. Antikörper tragen dieselben Idiotope (↑Antigendeterminanten) u. ergeben damit denselben Idiotyp.

IDIS: *Abk* für Institut für Dokumentation Sozialmedizin u. öffentliches Gesundheitswesen (Sitz: Bielefeld).

IdO: *Abk* für In-dem-Ohr-Gerät; IO-Gerät; in einem individuellen Ohrpaßstück eingebautes ↑Hörgerät, in der Concha der Ohrmuschel u. im Eingang des Gehörgangs zu tragen.

Idoxuridin: *Abk* IDU, 2'-Desoxy-5-ioduridin; ↑Virostatikum (iodiertes Thymidinderivat), das gegen Herpesvirusinfektionen eingesetzt wird. Pyrimidinanalogon, Hemmstoff der DNA-Synthese. Lokale Anwendung bei Herpes labialis u. herpet. Keratitis. ↑Chemotherapie, antivirale.

IDS: *Abk* für Immundefektsyndrom; ↑Immundefekt.

IDU: *Abk* für ↑Idoxuridin.

L-Iduronsäure: Bestandteil des ↑Chondroitinsulfates B u. des ↑Heparins. Die L-Iduronsäure ist ein Stereoisomeres der ↑Glukuronsäure.

IE: *Abk* für ↑Internationale Einheiten.

IEP: *Abk* für isoelektrischer ↑Punkt.

IF: *Abk* für ↑Intermediärfilamente, ↑Initiationsfaktoren.

IFCC: *Abk* für International Federation of Clinical Chemistry.

IFN ↑Interferone.

Ifosfamid: Holoxan, Iphosphamid. Alkylierende antineoplast. Substanz, Strukturisomer des ↑Cyclophosphamids. Anwendung: Hodenkarzinom, gastrointestinale Karzinome.

Ig: *Abk* für Immunglobulin: IgA, IgD, IgE, IgG, IgM. ↑Immunglobuline.

Sekretorisches IgA: Eigenschaften des Serum IgA, des sekretorischen IgA u. der Sekretkomponente

Eigenschaften	Serum-IgA	Sekretorisches IgA	S-Komponente
Sedimentationskonstante	7	11,4	4,2
Molmasse	170 000	430 000	75 000
IgA-Subklassen	90 % IgA 1	75 % IgA 1	
	10 % IgA 2	25 % IgA 2	

Igakushi ⟨*jap*⟩: akadem. Grad in Japan, der bei Abschluß des Medizinstudiums verliehen wird.

IgA-Nephropathie: Sonderform der diffusen mesangioproliferativen Glomerulonephritis mit mesangialen Immunglobulinablagerungen überwiegend von IgA. Die Erkrankung befällt vorwiegend Männer u. führt zu Hämaturie u. Hypertonid. Die I. führt nicht selten zur terminalen Niereninsuffizienz, bes. bei Pat. mit Hochdruck.

IgA, sekretorisches: Immunglobulin A in Körpersekreten, unterscheidet sich vom IgA des Serums durch eine zusätzl. Strukturkomponente, die Sekretkomponente (S-Komponente), u. eine zusätzl. ↑J-Kette. Die S-Komponente ist dabei kovalent mit zwei IgA-Molekülen verbunden. S-Komponente wird auch in nicht an IgA-gebundener Form gefunden. Ihre Bildung erfolgt nicht in lymphoiden Zellen, sondern in Epithelzellen. Möglicherweise ist die S-Komponente für den selektiven Transport des IgA in den extravaskulären Raum verantwortl. S. IgA ist gegen Proteolyse resistenter als Serum-IgA. Tab.

Igbo-ora-Virus: Virusart der Gattung ↑Alphavirus. Erstisolierung 1966 in Igbo-ora u. Ibadan (Nigeria). Vorkommen bei Wirbeltieren, Übertragung auf Menschen durch Moskitos. Krankheit: myalgisches ↑Fieber.

Igelfloh ↑Archaeopsylla erinacei.

IGF: *Abk* für engl. insulin-like growth factor; ↑Wachstumsfaktoren, insulinähnliche.

IgG: *Abk* für ↑Immunglobulin G.

IgG-Trypsinfragmente: Spaltprodukte des Immunglobulin-G-Moleküls nach Einwirken von Trypsin. Es entstehen tFab u. tFc analog den ↑Papainfragmenten u. zusätzl. ein als tFab' bezeichnetes Bruchstück, bei dem die variablen Regionen sowohl der leichten Ketten als auch die des Schwerkettenrests fehlen.

IgM-FTA-Abs-Test: Variante des ↑Fluoreszenz-Treponemaantikörper-Absorbtionstest, bei dem spezif. IgM-Antikörper in der Frühphase der Syphilis nachgewiesen werden. Als Zeichen der Reaktivierung können sie in der Spätphase wieder auftreten, wobei der Test durch gleichzeitiges Vorhandensein von IgG-Antikörpern blockiert werden kann. In diesem Fall wird das Serum durch Gelfiltration fraktioniert u. der 19S-IgM-FTA-Abs-Test im Spezillaboratorium durchgeführt.

IgM-Test: Nachweis krankheitsspezif. IgM-Antikörper bei frischen Infektionen. Bei länger zurückliegender Infektion neg.

Ignipunktur ⟨*lat*⟩ *f*: Eröffnung der Zysten bei ↑Zystennieren; früher mittels Thermokauter nach Payr, heutzutage nicht mehr durchgeführt.

Ignis sacer ⟨*lat*⟩ *m*: „Heiliges Feuer" o. „St.-Antons-Feuer"; mittelalterl. Bez. für Ergotismus, Vergiftung mit ↑Mutterkorn aus ↑Claviceps purpurea (in Ähren wachsender u. Brotgetreide verunreinigender Pilz).

IH: **1.** *Abk* für infektiöse Hepatitis; ↑Hepatitis A. **2.** *Abk* für ↑Inhibiting-Hormone.

IHD: *Abk* für engl. Ischemic Heart Disease, ↑Herzkrankheit, koronare.

IHK: *Abk* für ischäm. Herzkrankheit; ↑Herzkrankheit, koronare.

IKDC-Score: *Abk* für engl. International Knee Dokumentation Committee; Evaluationsblatt amerik. u. europ. Orthop. zur Beurteilung der Kniestabilität, mit dem eine international einheitl. u. damit vergleichbare Dokumentation erreicht werden soll.

IKK: *Abk* für ↑Internationale Statistische Klassifikation der Krankheiten, Verletzungen und Todesursachen.

Ikterus ⟨*lat*⟩ *m*: Icterus, Gelbsucht; Gelbverfärbung von Haut, Schleimhäuten u. Skleren durch Ablagerung von Bilirubin im Gewebe bei Werten über 34 μmol/l (1,3 mg/dl). Bei Verursachung durch Leber-Gallenwegserkrankungen besteht häufig zusätzl. eine Cholämie. Der I. kann nach versch. Gesichtspunkten klassifiziert werden: **prähepatozytärer I.**: prim. Shunt-Hyperbilirubinämie, hämolyt. Anämien, massiver Blutabbau anderer Ursache, z. B. Hämatome; **hepatozytärer I.**: kongenital (unkonjugierte Hyperbilirubinämie, konjugierte Hyperbilirubinämie), erworben (cholostat., nicht cholostat); **posthepatozytärer I.**: prim. sklerosierende Cholangitis, bei Tumoren, Steinen, Entzündungen im Bereich der ableitenden Gallenwege o. der umgebenden Organe. Der physiol. Neugeborenenikterus (↑Icterus neonatorum simplex) wird durch die vorübergehende Unreife der Kopplungs- u. Transportsysteme der Leber verursacht.

Ikterus, acholischer: Ikterus ohne Bilirubinurie, im wesentl. also bei hämolyt. Anämien o. der seltenen prim. Shunt-Hyperbilirubinämie.

Ikterus, cholestatischer: Ikterus durch Störung der Bilirubinausscheidung (intrahepat. o. extrahepat.).

Ikterus, falscher: Ikterus durch Karotten, Atebrin.

Ikterus, fetaler: bereits intrauterin auftretender Ikterus, meist durch Blutgruppeninkompatibilität.

Ikterus, hämolytischer ↑Icterus haemolyticus.

Ikterus, septischer: infolge einer ↑Sepsis auftretender I.

Iktus ⟨*gr*⟩ *m* ↑Ictus.

IL *Abk* für ↑Interleukine.

ILA: *Abk* für engl. insuline-like activity.

Ile ⟨*lat*⟩ *n*: *Pl* Ilia; Weiche, Hüfte, seitl. Teil des Unterleibs; fast ausschließl. im Pl gebraucht, z. B. ↑Os ilium.

Ileitis ⟨*lat*⟩ *f*: Entzündungen des Ileums.

Ileitis follicularis: nicht selten bei Kindern u. Jugendl. vorkommende, bes. ausgeprägte Mitbeteiligung der Peyer-Plaques bei entzündl. Erkrankungen des Bauchraums o. generalisierten Entzündungen.

Ileitis, nichtsklerosierende: benigne chron. Form der Ileitis follicularis, die ausheilt.

Ileitis terminalis: Ileitis, die sich im Bereich der letzten 15 cm des Ileums abspielt. Früher syn. mit ↑Crohn-Krankheit des terminalen Ileums gebraucht. Am häufigsten durch Viren o. Yersinien bedingte Entzündung, die aber auch beim ↑Typhus abdominalis beobachtet wird.

Ileoaszendostomie ⟨*lat*⟩ *f*: operativ angelegte ↑Anastomose zwischen Ileum u. Colon ascendens.

Ileokolitis: auf das Ileum übergreifende ↑Kolitis (z. B. bei Colitis ulcerosa als sog. Back-wash-ileitis) o. vom Ileum auf das Kolon übergreifende Entzündung (z. B. Ileocolitis granularis).

Ileorektostomie: operativ angelegte Anastomose zwischen Ileum u. Rektum, mit o. ohne vorhergehende ↑Kolektomie.

Ileosigmoideostomie: operativ angelegte Anastomose zwischen Ileum u. Colon sigmoideum, mit o. ohne vorhergehende Kolonresektion.

Ileostoma: Öffnung des Ileums im Hautniveau nach ↑Ileostomie.

Ileostomie: Anlegen einer Öffnung im Ileum nach außen als temporäre Entlastung bei distal liegenden Passagestörungen o. als definitive I. bei ↑Proktokolektomie. Durch Operationen nach Kock als „kontinente" I.

Ileotransversostomie: operativ angelegte Anastomose zwischen Ileum u. Colon transversum, mit o. ohne vorhergehende rechtsseitige ↑Hemikolektomie.

Ileovesikalfistel ↑Ecstrophia cloacae.

Ileoxiphopagus: unfreie Doppelbildung mit infraumbilikalem, Zusammenhang (↑Duplicitas anterior, Duplicitas symmetros).

Ileozäkalgeräusch: typ. gurrendes Geräusch zu Beginn des ↑Typhus abdominalis bei Palpation der Ileozäkalgegend.

Ileozäkalklappe ↑Bauhin-Klappe.

Ileozäkalregion: zusammenfassender Begriff für terminales Ileum, Zäkum u. Anfangsteil des Colon ascendens.

Ileozäkalresektion: operative Entfernung der ↑Ileozäkalregion.

Ileozäkaltuberkulose: als sek. Darmtuberkulose im Ileozäkalbereich. Im frischen Stadium zirkulär angeordnete flache Ulzera mit Schrumpfungstendenz, später proliferative submuköse Veränderungen ähnl. einer Crohn-Krankheit bis zur Ausbildung eines entzündl. ↑Ileozäkaltumors. Nur noch selten in Mitteleuropa.

Ileozäkaltumor: die ↑Ileozäkalregion umfassende gutartige (entzündl.) o. bösartige Geschwulst.

Ileozystoplastik: Erweiterung o. Neubildung der Harnblase durch ausgeschalteten Dünndarmabschnitt; ↑Ersatzblasen, ↑Dünndarmringplastik.

Ileum ⟨*lat*⟩ *n*: Intestinum ileum, Krummdarm; unterer Teil des Dünndarms. Das I. geht in der Bauhin-Klappe in den Dickdarm über. ↑Intestinum crassum. ***Histol.:*** Wandschichten wie allg. im ↑Intestinum tenue. Besonderheiten: 1. Zahl u. Höhe der Kerckring-Falten u. der Zotten nimmt nach kaudal ab. 2. Gegenüber dem Mesenteriumansatz liegen in der Lamina propria mucosae u. der Tela submucosa die Peyer-Plaques (Noduli lymphoidei aggregati, Pfeil). Abb.

Ileumatresie ↑Dünndarmatresie.

Ileum-Conduit ⟨*frz*⟩ *m*: Harnableitung nach außen über eine Dünndarmschlinge, in die die Ureteren eingepflanzt werden. Harnentleerung über ein Hautstoma; keine Ersatzblase, da keine Reservoirfunktion. Wegen des größeren Lumens u. der Möglichkeit, gleichzeitig mit der Harnleitereinpflanzung eine ↑Antirefluxplastik anzulegen, wird auch der Dickdarm verwendet (↑Colon-Conduit).

Ileumneoblase ↑Ersatzblasen.

Ileumprolaps, angeborener: Vorfall der Hinterwand des Ileums durch einen kurzen, offenbleibenden Dottergang durch den Nabelring. Er kann normal sein u. enthält zwei Öffnungen, die in das proximale u. distale Ileum führen. Dazwischen liegt Darmschleimhaut. ↑Ductus omphaloentericus persistens.

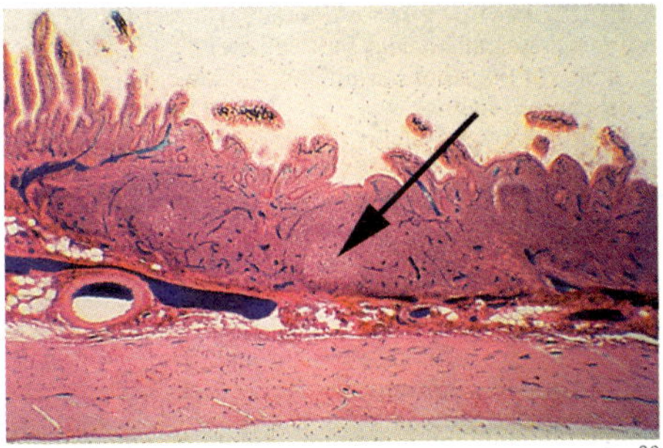

30

Ileum. Histologischer Schnitt, HE-Färbung und Gefäßinjektion mit Berliner Blau; Wandung im Bereich eines Peyer-Plaque (Pfeil)

Ileus ⟨*gr*⟩ *m*: Darmverschluß, Darmlähmung; Unterscheidung in **mechan. I.** durch Obstruktion des Darmlumens, Obturationsileus, durch Kompression von außen o. Strangulation (↑Adhäsionen, ↑Briden); **paralyt. I.** (dynam. I.) durch Lähmung der Darmwand bei lokalen o. allg. infektiös-tox. Prozessen. (Peritonitis, Urämie u. a.). Eine nach Operationen auftretende Darmlähmung wird als **postoperativer I.** bezeichnet. ↑Dünndarmileus.

Ileus congenitus: angeborener Darmverschluß auf der Grundlage von Fehlbildungen des Darmtrakts: ↑Dünndarmatresie, ↑Kolonatresie, ↑Malrotatio intestini.

Ileus verminosus: durch Wurmknäuel von v. a. ↑Ascaris lumbricoides verursachter Darmverschluß.

Ilex paraguariensis: Mate-Tee, coffeinhaltiges ↑Psychostimulans.

Ilia ⟨*lat*⟩ *n Pl* ↑Ile.

iliacus ⟨*lat*⟩ *Adj*: zur Weiche o. zum Weichenbein (Darmbein) gehörend; z. B. ↑Musculus iliacus.

Iliakalabszeß ⟨*lat*⟩ *m*: in der Leistengegend hervortretender Abszeß, der von der erkrankten Wirbelsäule ausgeht u. oft tuberkulöser Natur ist.

Iliitis condensans ⟨*lat*⟩ *f*: Osteosis condensans, Ostitis condensans, Hyperostosis triangularis; harmlose, meist zufällig entdeckte iliakoparaartikuläre Hyperostose, dreieckförmige, homogene Verdichtung an der Gelenkkontur, keine Hinweise auf Resorption; dd Abgrenzung gegenüber einer ↑Iliosakralarthritis als Sympt. einer ↑Spondylitis ankylosans.

Ilioinguinalissyndrom: durch ↑Kompression des N. ilioinguinalis lästige, z. T. heftige Schmerzen im Bereich der vorderen Bauchwand u. des Leistenbands, des Kreuzbeins u. der Lendengegend, gelegentl. Bewegungseinschränkung des Hüftgelenks (Innenrotation, Extension) u. vornüber gebeugte Haltung beim Gehen.

iliosakral ⟨*lat*⟩ *Adj*: sacroiliacus; zur Kreuz-Darmbeingegend gehörig bzw. da gelegen; z. B. ↑Articulatio sacroiliaca.

Iliosakralarthritis: Sakroiliakalarthritis; Entzündung der Sakroiliakalgelenke (Kreuzbein-Darmbein-Fuge), oft erst klin. wie röntg. nachweisbare Manifestation einer ↑Spondylitis ankylosans.

Iliothoracopagus: symmetr. Doppelfehlbildung mit Verschmelzung beider Individualteile im Bereich der Brust bis zur Höhe der Darmbeinschaufeln.

Ilisarow, Gabriel, A. (1921–1992), russ. Orthop. u. Traumatologe, Kurgan. Begründer eines Operationsverfahrens zur plast. Korrektur angeborener u. posttraumat. Verformungen o. Defekte an Röhrenknochen durch ↑Kallusdistraktion.

Ilisarow-Ringfixateur: eine der zahlreichen techn. Varianten eines ↑Fixateur externe (Schienung, äußere).

Illicium verum ⟨*lat*⟩ *n*: Sternanisbaum. Früchte dienen zur Gewinnung der ätherischen ↑Öle (Anisi aetheroleum). Hauptkomponente Anethol.

Illusion ⟨*lat*⟩ *f*: im Ggs. zur ↑Halluzination werden objektiv vorhandene Sinneseindrücke umgedeutet; häufig affektabhängig; meist bei hirnorgan. Störungen.

Iloprost: Prostazyklin-Analogon, Antihypertensivum, Verbesserung der Mikrozirkulation der Nieren unter Entnahmebedingungen u. Hemmung der Thrombozytenaggregation.

ILVEN: *Abk* für inflammator. lineärer verruköser epidermaler Nävus. Seit Kindheit vorwiegend an Beinen lokalisierter Nävus.

i. m.: *Abk* für intramuskulär, z. B. i. m. Applikation.

IM: *Abk* für infektiöse Mononukleose; ↑Mononucleosis infectiosa.

Imago ⟨*lat*⟩ *f*: *Pl* Imagines; **1.** ***Parasitologie:*** geschlechtsreifes Stadium der ↑Insecta. **2.** ***Psychol.:*** psychoanalyt. Begriff, meint das nachwirkende „innere Bild" einer wichtigen Beziehungsperson aus der frühkindl. Umwelt, welches Entscheidungen u. Handlungen des Erwachsenen beeinflußt. S. Freud verstand unter I. die Persönlichkeitsverkennung, welche im Verlauf der ther. ↑Übertragung auftreten kann, der Psychotherapeut wird z. B. zur Vaterimago.

Imbezillität ⟨*lat*⟩ *f*: veraltete Bez. für geistige Behinderung 2. Grades; ↑Intelligenzminderung.

Imbibition ⟨*lat*⟩ *f*: Durchtränkung.

Imbibition, blutige: postmortale Hämolyse mit Austritt von Hämoglobin u. rötl. Verfärbung v. a. der Gefäßintima, Herzklappen u. a.

Imbibitionstotenflecke ↑Diffusionstotenflecke.

Imbretil: Hexamethylen-bis-carbamoylcholin, stark wirkendes Muskelrelaxans der Gruppe ↑Depolarisationsblocker.

Imerslund, Olga, zeitgen. Kinderärztin, Oslo.

Imerslund-Gräsbeck-Syndrom (nach Olga I. u. Ralph G.) ↑Anämie, perniziöse juvenile.

Imidazol: chem. Verbindung mit zwei 1,3-ständigen Stickstoffatomen im aromat. Fünfring. In Wasser lösl., sehr schwache Säure (pK_a 14,5), bas. gegenüber starken Protonendonatoren. Das Molekülgerüst des I. ist Strukturbestandteil des ↑Purins.

Imidazolinderivate: ↑Alphasympathomimetika mit ausgeprägten Alphawirkungen; Anwendung nur lokal zum Abschwellen der Schleimhaut bei Rhinitis. Naphazolin, Tetryzolin. Wegen gefährl. Nebenwirkungen nicht für Säuglinge.

Imidazothiazole: ↑Anthelminthikum gegen Askariden u. Oxyuren; z. B. Tetramisol. Vermizide Wirkung durch spezif. Hemmung des Energiestoffwechsels der Würmer.

Iminoglycinurie, familiäre ⟨*gr* + *lat*⟩ *f*: genet. bedingter Defekt der renal-tubulären Rückresorption der Aminosäuren Prolin, Hydroxyprolin u. Glycin.

Iminogruppe: funktionelle Gruppe NH in organ. Verbindungen.

Iminosäuren: entstehen bei der Oxidation von ↑Aminosäuren, enthalten die Iminogruppe NH anstelle der Aminogruppe der Aminosäuren u. reagieren mit Wasser spontan unter Bildung von Ketosäuren. Ebenfalls als I. sind die zykl. Aminosäuren Prolin u. Hydroxyprolin aufzufassen.

Imipenem: Betalaktam-Antibiotikum mit hoher Stabilität gegenüber Betalaktamasen vom Escherichia-coli-, Enterobacter-, Klebsiella- u. Pseudomonastyp. Kombiniert mit dem Dehydropeptidasehemmer Cilastatin im Handel als Zienam.

Imipramin: Tofranil; erstes trizykl. ↑Antidepressivum zur Behandlung von endogenen Depressionen; bewirkt Aufhellung der Stimmungslage u. Antriebssteigerung. Bei Gesunden nur vegetative Sympt. Wirkungseintritt erst 1–2 Wochen nach Therapiebeginn. Wirkungsmechanismus noch nicht völlig aufgeklärt, da beobachtete Veränderungen des Noradrenalinstoffwechsels im ZNS im Ggs. zur ther. Wirkung sofort auftreten. Nebenwirkungen: zentrale u. periphere cholinolyt. Effekte u. a. vegetative Wirkungen. I. besitzt auch Eigenschaften von ↑Neuroleptika (z. B. Narkosepotenzierung, Sedation, Hypothermie, Hemmung der Vigilität, Hemmung von Konzentration u. von Denkprozessen).

Imitation ⟨*lat*⟩ *f*: Nachahmung; mehr o. weniger bewußte Tendenz, motor., kognitive, emotionale u. soziale Verhaltensweisen eines Vorbildes zu kopieren. In der Sozialpsychologie als Modellernen gefaßt, ist das Lernen am Vorbild neben den Prinzipien des klass. u. operanten Konditionierens insbes. in der Kindheit das wesentl. Lernprinzip für Verhaltensweisen. ↑Lernen, ↑Identifikation.

Imitationsversuch: Hinweis auf zerebellar bedingte ↑Hypermetrie: Der Pat. wird aufgefordert, bei geschlossenen Augen in Rückenlage mit einem Bein die gleiche Haltung einzunehmen, wie sie beim anderen Bein durch den Untersucher passiv herbeigeführt wurde. Der Versuch ist pos., wenn die Bewegung über das Ziel hinausgeht.

Imlach, Francis (1819–1891), brit. Azt, Edinburgh.

Imlach-Fettpfropf (nach Francis I.): Fettgewebe im Canalis inguinalis der Frau.

immaturus ⟨*lat*⟩ *Adj*: unreif; meist für Feten vom 5.–7. Schwangerschaftsmonat verwendet. Ab 7. Monat praematurus.

Immediatnekrose ⟨*lat* + *gr*⟩ *f*: schlagartig einsetzende Nekrose bei Einwirkung hochgespannten elektr. Stroms (Betriebsunfälle, Blitzschlag). Dabei ist das nekrot. Gewebe – abgesehen von einer festeren Konsistenz – wenig verändert; es verzögert sich aber die Abstoßung der Nekrose u. Heilung des daraus entstehenden Geschwürs.

Immediatprothese: Sofortprothese, die gleich nach der Extraktion der Zähne eingegliedert wird. Die zu entfernenden Zähne werden am Gipsmodell radiert. Die I. reduziert das psych. Trauma des Zahnverlusts, begünstigt die Wundheilung u. erhält die Kaufunktion.

Immersion ⟨*lat*⟩ *f*: Eintauchen von Teilen o. des gesamten Körpers in ein Teil- o. Vollbad.

Immersion foot syndrome ⟨*engl*⟩: durch längeren Aufenthalt in Wasser o. feuchter Umgebung unter 10 °C bedingte Ischämie mit nachfolgender Gewebeläsion bis zur Nekrose u. Gangrän, ähnl. wie nach Erfrierungen. Vorwiegend untere Extremitäten betroffen.

Immersionsobjektiv: Mikroskopobjektiv, das mit einer Immersionsflüssigkeit zwischen Objekt u. Objektiv zu verwenden ist. Die numerische ↑ Apertur u. damit auch das ↑ Auflösungsvermögen erhöhen sich um den Wert der ↑ Brechzahl der Immersionsflüssigkeit. Verwendet werden Öle, Wasser, Glycerol. Mit I. werden numer. Aperturen bis 1,4 erreicht, gegenüber etwa 0,95 bei Trockenobjektiven.

Immigration ‹*lat*› *f*: Gastrulation, bei welcher sich Zellen aus dem Verband der Blastomeren des vegetativen Pols herauslösen u. in die Blastula einwandern. Die Urdarmhöhle entsteht durch einen Spaltraum, u. der Urmund bricht sek. nach außen durch.

imminens ‹*lat*› *Adj*: drohend; z. B. Abortus i.

Immission ‹*lat*› *f*: Verunreinigungszustand der erdbodennahen Schichten der Atmosphäre; stoffbezogen u. mit Konzentrationsangaben verbunden, abhängig sowohl von den Emissionen als auch von meteorolog. Einflußgrößen. ↑ Luftverunreinigung.

Immissionskonzentration ↑ MIK.

Immobilisation: **1.** ***Serol.:*** durch ↑ Immobilisine bewirkte Unbeweglichkeit (bzw. Abtötung) aktiv bewegl. Bakterien o. Protozoen. **2.** ***Orthop.:*** Immobilisierung; Ruhigstellung einer Gliedmaße durch Gips- o. Schienenverbände, in der Unfallchirurgie zur Behandlung von Frakturen, Distorsionen, Weichteilverletzungen, nach Verrenkungen.

Immobilisationschäden: Folgen einer langen Immobilisation an Gelenken, Knochen u. Weichteilen. ↑ Frakturkrankheit.

Immobilisationsosteoporose: Inaktivitätsosteoporose, sek. Osteoporose; Knochensubstanzverlust durch fehlende o. mangelhafte mechan. Beanspruchung des Skeletts. Bei Schwerelosigkeit, langdauernder Bettlägerigkeit, Lähmungen, bei Muskelatrophien, an der eingegipsten Extremität bei Frakturen. Im Frühstadium der I. ist der Knochengewebeabbau gesteigert, das Knochenmark hyperäm. Lokal zuerst in der Spongiosa der Epi- u. Metaphysen (röntg. fleckförmige Entkalkung). Im Spätstadium Knochenabbau verlangsamt. Trotz histol. vieler Osteoblasten Osteoporose. Ausweitung der Markräume durch Spongiosierung der Kompakta.

Immobilisationstest: Verfahren zum Nachweis bzw. zur Titration von Antikörpern (↑ Immobilisation) gegen bewegl. Bakterien o. Protozoen durch mikroskop. Beobachtung der „immobilisierenden" Wirkung dieser Antikörper. Ursachen dieser Bewegungshemmung kann entweder eine Agglutination der Fortbewegungsorganellen sein (z. B. bei Trichomonaden) o. aber eine mit Komplementbeteiligung bewirkte Schädigung der Zellwand (z. B. bei Syphilistreponemen im ↑ Treponema-pallidum-Immobilisationstest). ↑ Nelson-Test.

Immobilisine ‹*lat*› *f*: Antikörper, die die Fähigkeit haben, aktiv bewegl. Bakterien o. Protozoen unbewegl. zu machen.

Immotile cilia syndrome ‹*engl*›: Syndrom der unbewegl. Cilia. Wahrscheinl. erbl. bedingtes Fehlen der Zilienaktivität infolge Reduktion o. Fehlens der Dynein-Arme der Mikrotubuli. Vorkommen in Spermien (Sterilität) u. Bronchialepithel (Beziehungen zum ↑ Kartagener-Syndrom).

Immunabwehr ‹*lat*› *f*: Reaktionsabläufe in einem Makroorganismus auf humoraler u. zellulärer Ebene, die nach Einwirken eines Fremdstoffs einsetzen u. physiol. auf dessen Beseitigung ausgerichtet sind. Einteilung in unspezif. Vorgänge (↑ Resistenz) u. spezif. Reaktionen (zellulären ↑ Immunreaktionen). Daran beteiligt sind neben dem ↑ Immunsystem das Endokrinium u. das autologe Nervensystem (↑ Psychoneuroimmunologie). ↑ Immunantwort.

Immunadhärenz: Anheften von Antigen-Antikörper-Komplexen an Zellmembranen, z. B. von Erythrozyten u. Granulozyten (bei Primaten), o. an Thrombozyten bei Nichtprimaten. Für die Anlagerung an Primatenerythrozyten ist ↑ Komplement erforderl. In dieser Form ist die I. eine empfindl. Nachweismethode für komplementbindende Antikörper.

Immunadsorbenzien: korpuskuläre Matrix verschiedenster Stoffklassen, an deren Oberfläche ein immun. Reaktionspartner (Antigen o. Antikörper) aufgrund seiner Proteinnatur chem. gekoppelt werden kann. Gegenwärtig am häufigsten verwendet wird Sepharose, früher meist Zellulose. Verwendung von I. zur Affinitätschromatographie, ↑ Adsorption.

Immunanämie: durch Antigen-Antikörper-Reaktion bewirkte hämolyt. Anämie.

Immunantwort: Immunreaktion; komplexer physiol. Prozeß im Wirbeltierorganismus, der über die Erkennung eines eingedrungenen Antigens u. dessen Phagozytose zur Ausbildung von humoralen Abwehrstoffen u./o. zur zellulären Sensibilisierung führt mit dem Ziel der Rückwirkung der gebildeten Abwehrstoffe o. zellulären Effektoren auf das Antigen u. dem Ergebnis der Antigenvernichtung bzw. -eliminierung bzw. der Antigenduldung bei Eigenantigenen (↑ Immuntoleranz). ↑ Immunität schließt bei zahlreichen Antigenen das Wirksamwerden des „immunolog. Gedächtnisses" ein, d. h. das Wirksamwerden eines beschleunigten Ablaufs der I. von einer best. Phase an, so daß versch. Antigene (z. B. best. Bakterien) ihre meist durch Toxine eintretende krankmachende Wirkung nicht o. nur abgeschwächt entfalten können (Wirkungsweise der aktiven ↑ Schutzimpfung). Wirkungsablauf zur Entstehung von Immuntoleranz weitgehend ungeklärt. Bei pathol. Ablauf der I. können versch. Krankheitsbilder entstehen, z. B. die einzelnen Formen der ↑ Allergie o. der ↑ Autoaggression. Die bekanntesten humoralen spezif. Abwehrstoffe sind die von Plasmazellen (Enddifferenzierungsprodukt von B-Lymphozyten) gebildeten Antikörper (↑ Immunglobulin), aber ebenfalls humoral wirksam, d. h. lösl. im Blut zirkulierend, sind zahlreich bekannt gewordene Vermittler der I. (Zytokine). Realisatoren der zellulären Immunität sind die T-Lymphozyten, bestehend aus versch. Subpopulationen. Zytokine werden nicht nur von T-Lymphozyten sezerniert u. wirken nicht nur auf B- u. T-Lymphozyten, sondern auch auf Granulozyten, Eosinophile u. Makrophagen. Die wichtigsten Organe, in welchen die Immunzellen gebildet werden bzw. ausdifferenzieren, sind das Knochenmark u. die Thymusdrüse (prim. lymphoide Organe) sowie bei Vögeln die ↑ Bursa Fabricii (u. einem bei Säugern postulierten Analogorgan) sowie Milz, Lymphknoten u. das gesamte lymphoide Epithel (sek. lymphoide Organe).

Immunchemie: spez. Arbeitsgebiet der Immun., das mit Hilfe chem. (biochem.) Arbeitsmethoden zur Aufklärung von Struktur u. Wirkungsweise immun. Reaktionspartner beiträgt.

Immunchimäre ↑ Chimäre.

Immuncholangitis: ähnl. Bild wie die chron. destruierende nichteitrige Cholangitis, aber mit antinukleären Antikörpern. Verläuft chron.-schubweise u. spricht auf eine immunsuppressive Ther. an.

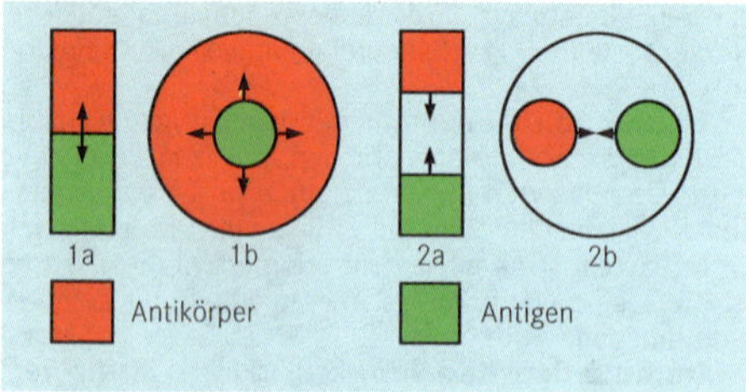

Immundiffusion (Abb. 1)
1a u. 1b: einfache, eindimensionale Immundiffusion;
2a: eindimensionale Doppeldiffusion;
2b: zweidimensionale Doppeldiffusion

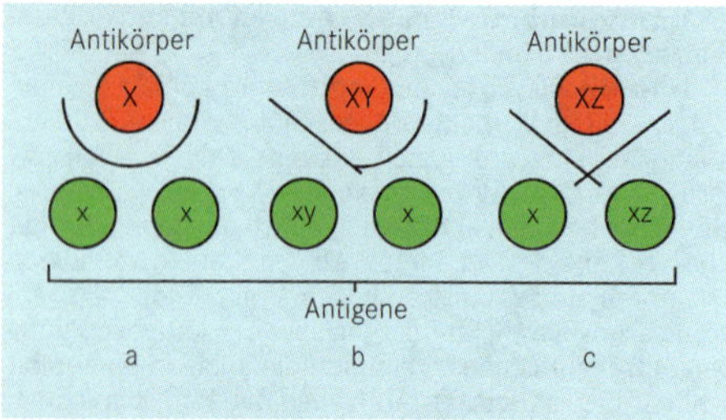

Immundiffusion (Abb. 2)
a: Identitätsreaktion, beide Präzipitationsbanden verschmelzen; b: Teilidentität (Spornbildung); c: Nichtidentität

Immundefekt: genet. bedingte o. sek. erworbene Störung im Prozeßablauf der normalen ↑Immunantwort auf der Grundlage einer mangelhaften Abwehrbereitschaft infolge gestörter Immunzytopoese o. Zellfunktionen. Ein I. geht mit der Ausbildung von Krankheitsbildern einher, deren Leitsymptom z. B. in der mangelhaften Antikörperbildung bestehen kann (klin. zur Umschreibung noch gebräuchl. Begriffe: Immunmangelkrankheit, Antikörpermangelsyndrom, Hypo- o. Agammaglobulinämie), o. führt zu Störungen im Wechselspiel von Immunzellen, bedingt durch Anlagestörungen, z. B. der Thymusdrüse (Hypo- o. Aplasie). Neueren Einteilungen liegen Kausalitätsprinzipien zugrunde: prim. genet. bedingte I.: 1. Störungen in der Zytopoese der Knochenmarkstammzellen. I. manifestieren sich auf der humoralen Ebene (gestörte Antikörperbildung) u. in der zellulären Abwehr (sog. schwere kombinierte I.). 2. Störungen in der zellulären Immunabwehr, dabei kann die Immunglobulinbildung, d. h. die Antikörperproduktion intakt sein, wenn die Funktion der ↑Helferzellen (T-Zellen) nicht mit gestört ist. 3. Störungen vorwiegend o. ausschließl. in der humoralen Abwehr (fehlende o. mangelhafte Antikörperbildung, zelluläre Abwehr i. d. R. intakt). Die Tab. gibt einen Überblick über die wichtigsten Immundefektsyndrome u. ihre kausalen Zusammenhänge, soweit diese bekannt sind. Nicht zu den I. werden sog. immunpatholog. Veränderungen, wie Autoimmun- u. Allergieprozesse gezählt. Tab. S. 936 u. 937.

Immundefektsyndrome, primäre: *Abk* IDS; Oberbegriff für alle angeborenen Funktionsstörungen des ↑Immunsystems.

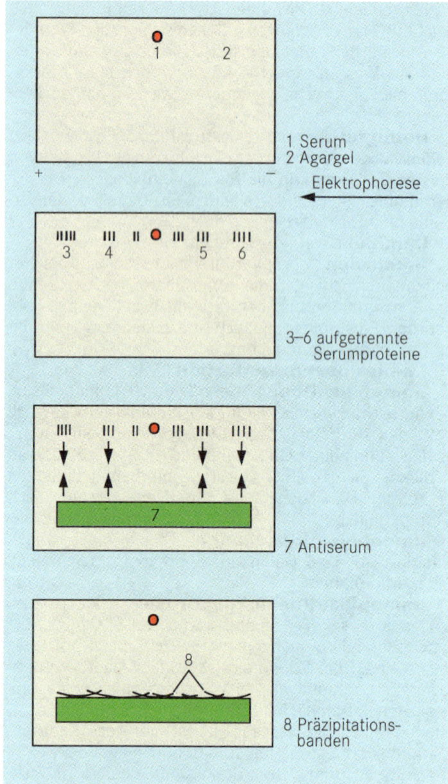

Immunelektrophorese (Abb. 1)

Immundefizienzsyndrom, erworbenes: Acquired immune deficiency syndrome; ↑AIDS.

Immundefizienzvirus, humanes: Human immunodeficiency virus; ↑HIV. ↑AIDS.

Immundeviation: Abweichung; sich nur auf best. ↑Antigendeterminanten beschränkende Immuntoleranz, Sonderform der ↑Immuntoleranz, auch als split tolerance (engl.) o. Immunabweichung bezeichnet. (Ausbleiben bzw. Unterdrückung der zellvermittelten Immunität bei Ingangkommen der humoralen Antikörperbildung).

Immundiffusion: Präzipitationsreaktion in einem Gel. Ist die Konzentration der Trägersubstanz (Agar, Agarose) niedrig (0,3–1,5 %), dann bewegen sich Antigen u. Antikörper nach dem Gesetz der freien Diffusion in Flüssigkeiten. Sie wandern aufeinander zu, u. in der Äquivalenzzone kommt es zur Bildung von Antigen-Antikörper-Komplexen, deren Größe eine weitere Wanderung verhindert. Die I. wird in zahlreichen Varianten durchgeführt. Einfache I. (direkter Kontakt von antigen- u. antikörperhaltigen Gelen): einfache, eindimensionale I.; einfache, zweidimensionale I. (radiale I., Mancini-Technik). Doppeldiffusion (Wanderung von Antigen u. Antikörpern in ein proteinfreies Gel): eindimensionale Doppeldiffusion (Oudin-Technik); zweidimensionale Doppeldiffusion (Ouchterlony-Technik). Mit der Mancini-Technik wurden quantitative Serumproteinbestimmungen

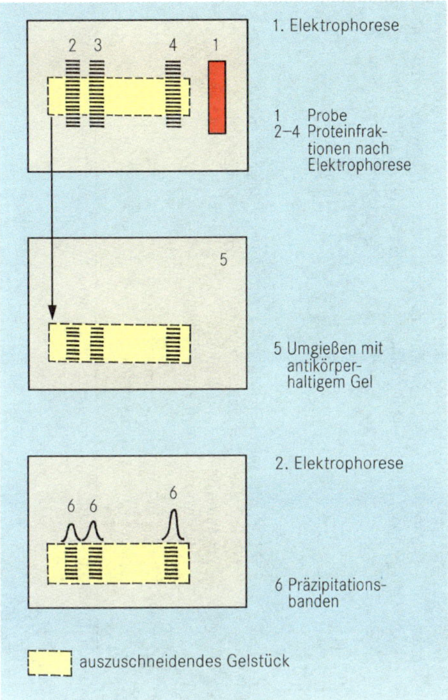

Immunelektrophorese (Abb. 2)
Zweidimensionale Immunelektrophorese

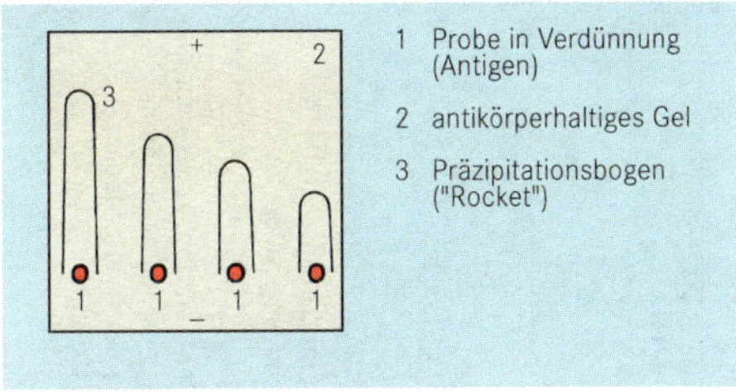

Immunelektrophorese (Abb. 3)
Rocket-Elektrophorese

durchgeführt. Das antikörperhaltige Gel enthält z. B. Anti-Haptoglobin, das zentrale Loch Patientenserum (Antigen). Um das antigenhaltige Loch entwickelt sich ein Präzipitationshof aus Haptoglobin-Antihaptoglobin, dessen Durchmesser im Vergleich zu einer Standardkurve den Haptoglobingehalt des Serums errechnen läßt. Die Ouchterlony-Technik erlaubt nicht nur Antigen- bzw. Antikörpernachweise, es lassen sich auch Aussagen zur Identität der Antigene (Antikörper) machen. Eine Kombination der I. mit der Elektrophorese erlaubt weitergehende Aussagen. ↑Immunelektrophorese. Abb. 1 u. 2.

Immunelektronenmikroskopie: Kombination elektronenmikroskop. Technik mit immunchem. Methoden, z. B. Kopplung von Antigenen o. Antikörpern mit elektronendichten ↑Markern zum Nachweis des jeweiligen Reaktionspartners in o. auf der Zelle mit Hilfe der Elektronenmikroskopie. Einteilung in direkte u. indirekte I. Im ersteren Falle wird der Antikörper für ein nachzuweisendes Antigen direkt mit einem elektronendichten Marker gekoppelt, im zweiten Falle liegt eine sog. Sandwich-Methode vor, in der zunächst eine Inkubation von Zellmaterial u. Antikörpern erfolgt u. erst in einem nachfolgenden Schritt ein Anti-Immunglobulin, gekoppelt mit dem elektronendichten Marker, zugegeben wird.

Immunelektroosmophorese
↑Gegenstromelektrophorese.

Immunelektrophorese: Kombination von Elektrophorese u. ↑Immundiffusion im Gel. In zahlreichen Variationen bekannt. Die ursprüngl. Form, von Grabar u. Williams 1953 entwickelt, umfaßt 2 Schritte: elektrophoret. Auftrennung des Proteingemischs (Serum) u. Diffundieren der Serumproteine im Doppeldiffusionstest gegen ein Antiserum (Abb. 1). Zweidimensionale I. (crossed immunoelectrophoresis) nach Laurell (Abb. 2). Elektrophorese des Materials im Gel. Ausschneiden des Gels, Übertragen auf 2. Glasträger u. Umgießen mit antikörperhaltigem Gel, erneute Elektrophorese in zweiter Richtung, Ausbildung von Präzipitaten. Zur quantitativen Bestimmung dient die Rocket-Elektrophorese (Abb. 3). Das Antigen wird in Verdünnungen in Stanzlöcher in das antikörperhaltige Gel gefüllt u. elektrophoresiert. Höhe der „Raketen“ verhält sich proportional zur Antigenkonzentration, mittels Standard kann eine quantitative Bestimmung vorgenommen werden. Abb. 1 bis 3.

Immunelimination: Beseitigung von Antigenen in vivo durch Zugabe korrespondierender Antikörper. Es entstehen durch ↑Antigen-Antikörper-Reaktionen Immunkomplexe (↑Antigen-Antikörper-Komplex), die beschleunigt phagozytiert werden. Bei Ablagerung von Immunkomplexen (fehlender Phagozytose) kann es zur Ausbildung best. Krankheitsbilder kommen, ↑Autoaggression. Ein der I. analoges Bild kann bei der Serumtherapie mit Tierserum entstehen u. zur ↑Serumkrankheit führen. Inwieweit I. als Grundlage z. B. der sog. Rh-Prophylaxe anzusehen ist, bedarf weiterer Klärung.

Immunendokrinologie: Spezialgebiet der Immun. zur Erforschung der vorhandenen Wechselbeziehungen zwischen ↑Immunsystem u. ↑Endokrinium. ↑Psychoneuroimmunologie.

Immunenzymtechnik: Technik zum Nachweis von Antigenen o. Antikörpern durch Markierung mit Enzymen. ↑Enzyme labelled immunoassay, ELISA (↑Enzymimmunoassay).

Immune-response-Gene: *Abk* Ir-Gene; beim Menschen auf dem kurzen Arm des 6. Chromosomenpaares, in einem Lokus des ↑Majorhistokompatibilitätskomplexes lokalisierte Gene (Allele), welche die jeweilige Ausbildung der Titerhöhe einer Immunglobulinspezifität kontrollieren. Anzahl der Allele bisher nur durch genet. bedingte Unterschiede der IgE-Klasse erschlossen. Bei Inzuchttieren durch artifizielle Immunisierungen nachgewiesen. Einteilung erfolgt in High- u. Low-Responder, die sich jedoch nur auf eine gegebene Antikörperspezifität bezieht, für ein anderes Antigen können die Verhältnisse umgekehrt liegen. Möglicherweise werden die Ir-Gene auch in komplexerer Weise wirksam, z. B. indem sich ihre Produkte (auf T-Lymphozyten) an der Antigenerkennung beteiligen u. die Titerhöhe der resultierenden Antikörper eine Folgeerscheinung darstellt.

Immundefekt: Wesentliche kongenitale Immunmangelsyndrome

Syndrom	Wirkungsdefekt			Klinik		Genetik
	B-Zellreihe (vorwiegend betroffene Ig-Klasse)	T-Zellreihe	Thymus	Defekt anderer Systeme	Immun. Folgen	
Kombinierte Defekte						
Retikuläre Dysgenesie	defekt	defekt	generalisierte hämatopoet. Hypoplasie	letaler Verlauf		
Wiskott-Aldrich	M↓	defekt	normal	Thrombozytopenie Monozyten Fc-Rezeptor	progredient, letal vor dem 2. Jahrzehnt. Blutungen u. lympho-retikuläre Tumoren. IgA, IgG normal, IgM stark vermindert	Genmutation, X-chromosomal rezessiv, betroffen sind Jungen, Erkrankungen familiär gehäuft
Schwerer kombinierter Immundefekt (KID) (Agammaglobulinämie, Schweizer Typ)	stark↓	defekt	Hypoplasie	Fälle mit u. ohne ADA[1]-Mangel-Eosinophilie	Lymphopenie letal bis 2. Lebensjahr (Graft-versus-host-Reaktion nach Transfusion)	Genmutation, autosomal rezessiv u. X-chromosomal, häufig Mädchen betroffen
Nezelof	selektiv o. normal	defekt	Hypoplasie	letale Verlaufsform wie KID, nur verzögert		
Louis-Barr, Ataxia teleangiectatica	A+E↓	partiell 60 % der Fälle	Kortikal- u. Medullastruktur gestört, keine Hassel-Körperchen	zerebellare Ataxie, Teleangiektasie, Sprachstörung	meist letal, bis 3. Lebensjahrzehnt pulmonale Infekte, in 10 % der Fälle lymphoretikuläre Malignome	Genmutation autosomal rezessiv, Chromosomenbrüche, Translokation von Chromosom 14 auf andere Autosomen u. X-Chromosomen
Humoral manifestierte Defekte						
Agammaglobulinämie Typ Bruton (infantile geschlechtsgebundene Agammaglobulinämie Gitlin)	sämtl. Klassen	intakt	normal		Ig aller Klassen in Spuren vorhanden. Mit Erlöschen der Leihimmunität Zunahme der Infekthäufigkeiten (Staphylokokken, Pneumokokken, Meningokokken, Virusinfekte in der Regel komplikationslos), akute lymphat. Leukämie	Genmutation x-chromosomal (rezessiv). Betroffen sind Jungen

[1] ADA = Adenosin-Deaminase, für die Purin-Rezirkulation notwendiges Enzym in Erythrozyten. Durch Enzymsubstitution konnte Immundefekt kompensiert werden

Immundefekt: Wesentliche kongenitale Immunmangelsyndrome (Fortsetzung)

Syndrom	**Wirkungsdefekt** B-Zellreihe (vorwiegend betroffene Ig-Klasse)	T-Zellreihe	Thymus	**Klinik** Defekt anderer Systeme	Immun. Folgen	**Genetik**
Selektiver Ig-Mangel (Dysgammaglobulinämie)						
1.	A	intakt	normal		selektiver IgA-Mangel häufigste Form, entspr. Infektionen der Luftwege, Durchfall, Autoimmunerkrankungen, B-Zellzahl normal, bei IgA-Mangel häufig Anti-Antigen vorhanden	sporad. u. familiär gehäuft Anomalien des Chromosoms 18
2.	A, G, M	intakt	normal	Neutropenie Thrombozytopenie Autoimmunanämie		autosomal (rezessiv), Geschwisterfälle bekannt
3.	A, M	intakt	normal		schwere Formen von Kokkeninfektionen	
4.	G (Subklassen)	intakt	normal		anfällig gegen bestimmte Bakterienantigene	
Zellulär manifestierte Defekte						
Di George (kongenitale Thymusaplasie)	B-T-Zell-Kooperation gestört	defekt	Aplasie	betroffen 3. u. 4. Kiementasche (Thymus u. Nebenschilddrüse) Übergänge zu Hypoplasie mit erhaltenen T-Zellfunktionen mögl.	neonatale Tetanie, in den ersten Lebenswochen schwere Infektionen durch Viren u. Pilze	autosomal rezessiv, Geschwisterfälle bekannt
Mukokutane Candidiasis	weitgehend intakt	partiell defekt			persistierende Candidose	
Hong-Good	weitgehend intakt	partiell defekt		Hypoplasien von Thymus u. Schilddrüse		

Immunferritintechnik: immunelektronenmikroskop. Nachweis von Antigenorten mit ferritinmarkierten Antikörpern. ↑ Immunelektronenmikroskopie.

Immunfluoreszenz: Laborverfahren, bei dem Antigene durch Markierung von gegen diese Antigene gerichteten Antikörpern mit Fluoreszein, Rhodamin o. Isothiocyanat nachgewiesen werden. Anwendung zum spezif. Nachweis von bakteriellen, viralen o. a. Antigenen.

Immunfluoreszenztechnik: Laborverfahren zum Nachweis von Antigenen mittels fluoreszierender Antikörper. Bei der **direkten I.** werden Antikörper mit einem fluoreszierenden Farbstoff (z. B. Fluoreszeinisothiocyanat o. Rhodamin B-isothiocyanat) gekoppelt u. auf das zu untersuchende Präparat aufgebracht (Bakterienausstriche, Präparate virusinfizierter Zellen, Gewebeschnitte). Der fluoreszeinmarkierte Antikörper bindet sich mit dem Antigen. Nach Auswaschen des ungebundenen Antikörpers Untersuchung im Fluoreszenzmikroskop. Die markierten Antikörper leuchten im UV-Licht u. zeigen damit die Anwesenheit u. die Lokalisation des dem Antikörper entsprechenden Antigens. Anwendung: Identifizierung u. Nachweis von Mikroorganismen u. Viren, Antigenlokalisation. Bei der **indirekten I.** o. Sandwich-Technik wird das Antigen mit nicht markiertem Antiserum (z. B. von Kaninchen) inkubiert, gespült u. danach mit markiertem Antiserum (gegen Kaninchen) bedeckt. Diese Methode ist empfindlicher als die direkte I.

Immungenetik: Spezialgebiet der Immun. zur Erforschung der Genetik von Immunantworten u. den molekularbiol. Grundlagen der Typen (Allo-, Iso-, Idio-Typ) u. ihrer Grenzgebiete. Die eine Immunantwort steuernden Gene (↑ Immune-response-Gene) sind beim Menschen auf dem kurzen Arm des 6. Chromosomenpaares im Majorhistokompatibilitätskomplex lokalisiert. Die Polypeptidkette des DR-Genprodukts auf B-Lymphozyten (u. a. Zellen) wird durch das 15. Chromosomenpaar codiert.

Immunglobulin A: *Abk* IgA; Immunglobulinklasse. Neben der monomeren Struktur aus 2 ($\alpha_{1,2}$) H- u. 2 L-Ketten kommt IgA in unterschiedl. Polymerformen vor. Molmasse des Monomeren IgA beträgt 160 000. Die H-Ketten der Subklassen IgA_1 u. IgA_2 unterscheiden sich in der Molmasse Alpha-1 = 56 000, Alpha-2 = 52 000. Polymeres IgA enthält eine zusätzl. J-Kette (joining chain) pro Molekül, die hinsichtl. ihrer Antigenität von H- u. L-Ketten als auch von der Sekretkomponente differiert. Ihre Funktion besteht vermutl. in der Verbindung der Untereinheiten u. Stabilisierung der Tertiärstruktur. In Sekreten kommt IgA ausschließl. als sekretorisches ↑ IgA vor, eine dimere Form mit einer Molmasse von 385 000 u. einem zusätzl. Glykoproteid, der Sekretkomponente. Einwirkung proteolyt. Enzyme auf Serum IgA führt zu Fab-ähnl. Fragmenten. IgA ist das dominierende Immunglobulin in den Sekreten (z. B. Speichel, Kolostrum, Tränenflüssigkeit, Nasenschleim, Bronchialsekret u. a.). IgA der Sekrete stammt wahrscheinl. nicht aus dem Serum, sondern wird lokal synthetisiert. Die Sekretkomponente entstammt den epithelialen Zellen u. verbindet sich bei Sekretion mit dem IgA-Molekül. 40 % des IgA sind intravaskulär verteilt, die Halbwertszeit beträgt 5,8 Tage. IgA besitzt bes. hohe Antikörperaktivität gegen Mikroorganismen u. Viren. IgA-Antikörper aktivieren Komplement (alternativer Aktivierungsweg). Die Konzentrierung von IgA in Sekreten bedeutet eine Schutzfunktion in Schleimhäuten gegenüber lokalen Infektionen. Normalbereich im Serum: 0,9 bis 4,5 g/l. IgA-Konzentration im Serum steigt mit zunehmendem Alter an. Keine signifikanten Geschlechtsunterschiede. Klin. Bedeutung: IgA im Serum erhöht bei alkohol. Fettleber, chron. Infekten, Wiskott-Aldrich-Syndrom, IgA-Myelom, chron. Polyarthritis u. akutem rheumat. Fieber. Erniedrigte Werte bei Antikörpermangelsyndrom (Anti-IgA-Bildung ist mögl.), Ataxia teleangiectatica (hereditäre Agammaglobulinämie, selektiver IgA-Mangel), nephrot. Syndrom, Hodgkin-Krankheit.

Immunglobulin binding factor ⟨*engl*⟩: *Abk* IBF; Lymphokin aus sensibilisierten Lymphozyten nach entsprechendem Antigenkontakt. Bedeutung in vivo unklar. Nachweis in vitro durch Ausbleiben der komplementinduzierten Hämolyse von IgG-sensibilisierten Schaferythrozyten, offenbar bedingt durch Behinderung der Bindung von C_1q; ↑ Komplement.

Immunglobulin D: *Abk* IgD; Immunglobulinklasse. Glykoproteid. Struktur besteht entspr. der Grundstruktur des Immunglobulinmoleküls aus 4 Peptidketten (zwei ident. H-Ketten mit etwa 450 Aminosäuren u. zwei L-Ketten mit etwa 217 Aminosäuren, über 3 Disulfidbrücken kovalent verbunden). Molmasse etwa 185 000. IgD besitzt hohe Sensitivität gegenüber proteolyt. Enzymen, von denen es in Fab- u. Fc-ähnl. Fragmente gespalten wird. Die Halbwertszeit beträgt 2,8 Tage. IgD wurde 1965 von Rowe u. Fahey in einem Serum bei multiplem Myelom entdeckt. Im Organismus ist IgD zu 75 % intravasal verteilt, Vorkommen außer im Serum auch in Harn, in Liquor cerebrospinalis, in immunkompetenten Zellen u. auf der Oberfläche von Lymphozyten. IgD ist nicht plazentagängig u. besitzt keine Hautreaktivität. Seine Antikörpereigenschaften sind unbestritten. IgD ist ein Antigenrezeptor auf der Lymphozytenmembran u. für die Entwicklung der immunglobulinproduzierenden Plasmazelle von Bedeutung. IgD fungiert als Trigger-Rezeptor für die Immunantwort, Verlust von IgD führt zur Toleranzinduktion. Bestimmung von IgD im Serum erfolgt mittels radialer Immundiffusion durch Radioimmunoassay. Referenzbereich: 0,3–0,4 g/l. Erhöhte IgD-Konzentration bei IgD-Plasmozytom, bei atop. Erkrankungen, bei Kollagenosen, bei Erkrankungen des rheumat. Formenkreises u. bei chron. Bronchitis, Hepatitis, Glomerulonephritis u. Pyelonephritis.

Immunglobulin E: *Abk* IgE; Immunglobulinklasse, Glykoproteid. Träger der homozytotropen Antikörpereigenschaft (↑ Reagine). IgE besteht aus zwei ident. H-Ketten (ε) u. zwei ident. L-Ketten. Molmasse beträgt etwa 195 000. Elektrophoret. zeigt es $Gamma_1$-Mobilität. Spaltung mit Papain führt zu zwei Fragmenten, die dem Fc- u. Fab-Stück des IgG entsprechen. Die klassenspezif. IgE-Determinanten liegen auf dem Fc-Fragment. Charakterist. für IgE sind der hohe Anteil an Methionin in den H-Ketten u. Cystein in der Fc-Komponente. IgE besitzt die Fähigkeit zur Gewebefixierung u. -sensibilisierung bei Mensch (↑ Prausnitz-Küstner-Versuch) u. Tier (passive kutane Anaphylaxie). Nach Bindung von IgE mit dem Fc-Fragment an ↑ Gewebemastzellen o. basophilen Granulozyten kommt es bei Reaktion mit einem spezif. Antigen (Allergen) o. direkt mit einem Anti-IgE-Antikörper über eine enzymat. Aktivierung in den Trägerzellen zur Freisetzung vasoaktiver Substanzen (Bradykinin, Serotonin, Histamin). Das klin. Bild entspricht einer Allergie vom Sofort-Typ in Haut u. Schleimhäuten. Bildungsorte des IgE sind vorwiegend Plasmazellen der Tonsillen u. Adenoide, der

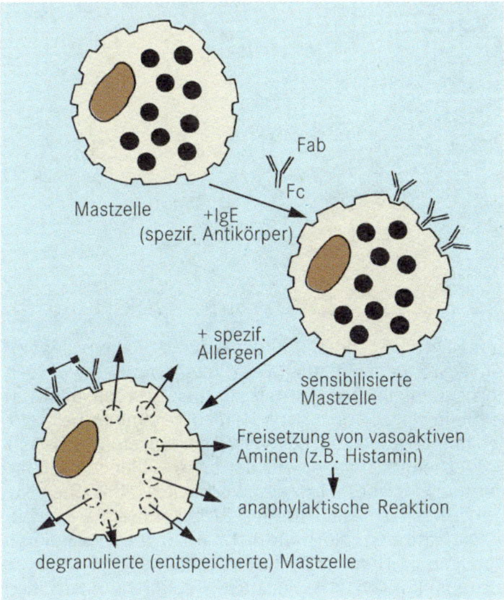

Immunglobulin E.
Schema zum Ablauf der IgE-vermittelten allergischen Reaktion vom Sofort-Typ

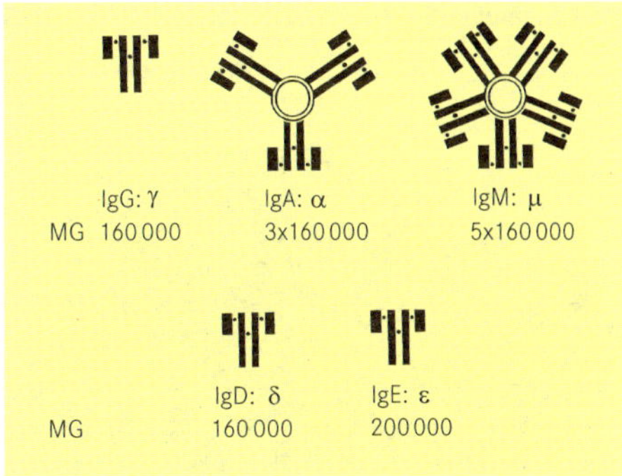

Immunglobuline (Abb. 1).
Schematische Darstellung der Immunglobuline u. deren Valenzen zur Bindung für Antigendeterminanten

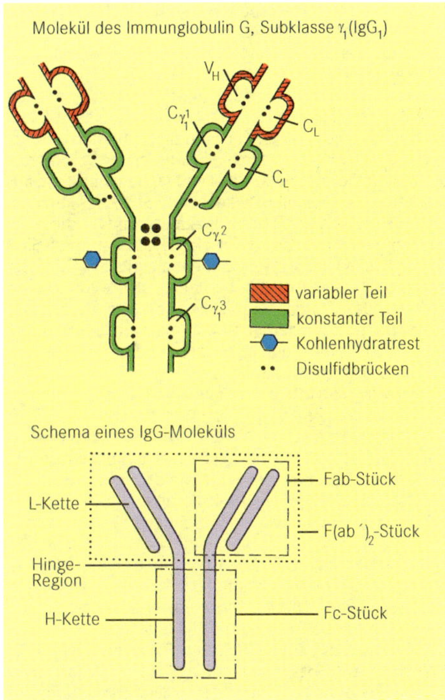

Immunglobuline (Abb. 2)

Bronchial- u. Peritoneallymphknoten sowie der Respirations- u. Gastrointestinalschleimhaut. Freies IgE kann im Serum, Harn, Sputum, Nasen- u. Bronchialsekret nachgewiesen werden, es ist nicht plazentagängig. Bestimmungsmethoden für IgE: ↑Radio-Immuno-Sorbent-Test bzw. ↑Papierscheiben-Radio-Immuno-Sorbent-Test. Die Halbwertszeit des Serum-IgE beträgt 2,3 Tage. Nachweis von allergenspezif. Antikörpern der IgE-Klasse wird mit dem ↑Radio-Allergo-Sorbent-Test, dem Histaminliberationstest u. der Prausnitz-Küstner-Reaktion geführt. Die IgE-Konzentration ist u. a. abhängig von der Dauer des Auftretens klin. Sympt. (kurze atop. Attacken, z. B. Urtikaria, zeigen daher häufig normale IgE-Spiegel) u. von der Zahl der Allergene, gegen die ein Pat. allerg. reagiert. Erhöhung der IgE-Konzentrationen im Serum bei allerg. (atop.) Erkrankungen (Asthma, ↑Heuschnupfen), bei atop. Ekzem (Neurodermitis diffusa), bei einigen parasitären Erkrankungen (Askaris, Echinococcus, Schistosoma), bei Defekten der zellvermittelten Sensibilisierung sowie IgG-Defekten (Wiskott-Aldrich-Syndrom) sowie IgE-Plasmozytom. Verringerung der IgE-Konzentration häufig bei IgA-Defekten u. bei Tumoren. Abb.

Immunglobuline ⟨*lat*⟩ *n Pl*: allg. Terminus für Serumglobuline mit Antikörperaktivität. Unterteilt in (Klassen): IgG, IgM, IgA, IgD u. IgE. Die I. werden nach einem Antigenreiz von differenzierten ↑B-Lymphozyten, den ↑Plasmazellen, gebildet u. reagieren spezif. mit dem sie induzierenden bzw. homologen Antigen. I. finden sich im Serum (75 % IgG, 16 % IgM, 8 % IgA), teilweise auch an Gewebe gebunden u. als Rezeptoren, v. a. an B-Lymphozyten. Vorkommen auch in Speichel, Darmsaft (Koproantikörper), Tränenflüssigkeit, Kolostrum. Die Grundform des Immunglobulinmoleküls besteht aus 2 leichten (L)-Ketten u. 2 schweren (H)-Ketten. Das IgM ist aus 5 derartigen Einheiten zusammengesetzt. (L)-Ketten werden aufgrund serol. Eigenschaften in λ- u. κ-Ketten unterteilt, die allen I. gemeinsam sind. Die schweren (H)-Ketten tragen die Bez. der Klasse: gamma, my, alpha, delta bzw. epsilon. (Tab.) L-Ketten bestehen aus 212–214 Aminosäuren, die Zählung beginnt am NH_2-terminalen Ende u. läuft zum OH-terminalen Ende. Bis Aminosäure 108 unterscheidet sich die Anordnung der Aminosäuren stark

Immunglobuline

Immunglobulinklasse	Frühere Bezeichnung	H-Ketten (Anzahl)	L-Ketten (Anzahl)
IgG	γ, $γ_2$, $γ_{ss}$, 7S γ, 6,6S γ	2γ	2κ o. 2λ
IgM	$γ_1$M, $β_2$M, 19S, 19Sγ, Gammamakroglobuline	5 · 2μ	5 · 2κ o. 5 · 2λ
IgA	$γ_1$A, $β_2$A	2α	2κ o. 2λ
IgD	$γ_1$J	2δ	2κ o. 2λ
IgE		2ε	2κ o. 2λ

zwischen den einzelnen Antikörpern. Dieser Teil wird als variabler Teil bezeichnet (V_L-Region), der folgende zweite Teil der Kette, der konstante Teil (C_L-Region), hat bei allen Leichtketten eine ähnl. Konfiguration. Die schweren (H)-Ketten bestehen aus etwa 430 Aminosäuren, wovon etwa 108 den variablen Teil bilden (V_H-Region), das restl. 3/4 der Kette ist der konstante Teil (C_H-Region). Der variable Teil beider Ketten ist an der Antigenbindung beteiligt (Antigenbindungsorte). Durch Disulfidbrücken sind die Polypeptidketten in Schleifen gelegt, wodurch eine Molekülstabilisierung erreicht wird. Die Schleifenteile werden als ↑Domänen bezeichnet, sind durch Proteasen schwer angreifbar u. haben untereinander eine ähnl. Aminosäuresequenz (↑Homologieregion), die darauf deutet, daß ein Urgen bestand, das in der Evolution verdoppelt wurde. Spaltung durch Papain ergibt 2 Fab-Fragmente u. 1 Fc-Fragment. Ein Fab-Fragment besteht aus 1 L-Kette, dem variablen Teil u. einem Stück des konstanten Teils der H-Kette. Das Fc-Fragment umfaßt die restl. konstanten Teile beider H-Ketten. Pepsinspaltung beläßt beide Fab-Fragmente in Zusammenhang $(Fab')_2$. Fab-Fragmente binden das Antigen, besitzen also die Antikörper-Aktivität, das Fc-Fragment bindet Komplement, ist verantwortl. für die Membranfixierung, sensibilisiert die Haut für allerg. Reaktionen, bindet ↑Rheumafaktoren, ist Träger der allotyp. Spezifität. Abb. 1 u. 2. Tab.

Immunglobuline, heterologe: tier. Immunglobuline; aus dem Blut von Tieren (Schaf, Pferd, Rind, Esel) gewonnene Hyperimmunseren; werden durch Aufschluß- u. Fällungsverfahren gereinigt u. konzentriert u. zur ther. u./o. proph. passiven ↑Immunisierung Erkrankter bzw. Inkubierter verabreicht, wenn noch keine o. nicht ausreichend homologe ↑Immunglobuline zur Verfügung stehen. Abbau u. Ausscheidung des artfremden Eiweißes erfolgt innerhalb 10–14 Tagen. Gefahren der Unverträglichkeit durch ↑Anaphylaxie, ↑Serumkrankheit u. ↑Arthus-Reaktion können durch eine entsprechende Vortestung (intrakutan o. als Ophthalmotest) erkannt werden. Folgende h. I. stehen beispielsweise zur Verfügung: Diphtherie-Antitoxin vom Pferd (ggf. vom Schaf) zur ther. Sofortanwendung bei ↑Diphtherie o. Diphtherieverdacht; Bosea A + B + E, Botulismus-ABE-Antitoxin vom Pferd: ther. zur frühest mögl. Anwendung bei Verdacht auf ↑Botulismus u. bei Erkrankung (↑Lebensmittelvergiftungen) sowie proph. bei fehlenden Sympt. nach Genuß von möglicherweise botulinustoxinhaltigen Speisen; Gammaglobulin vom Pferd zur ↑Tollwutprophylaxe; best. Schlangengift- u. Spinnengiftseren, meist vom Pferd. H. I. heute weitgehend durch monoklonale Antikörper ersetzt.

Immunglobuline, homologe: Human-Immunglobuline, Immunglobulinum humanum; von hyperimmunisierten Spendern (Blutspender o. Rekonvaleszenten) gewonnene Immun- bzw. Hyperimmunsera; werden hochgereinigt u. konzentriert zur ther. u. proph. passiven ↑Immunisierung eingesetzt. Haben gegenüber heterologen Immunglobulinen den Vorteil der längeren Persistenz (4 Wochen u. länger) sowie der meist fehlenden Allergisierung. Trotz dieser besseren Verträglichkeit können Nebenwirkungen wie Unruhe, Tachykardie, Schocksymptome auftreten. **Normale h. I.**: a) zur intramuskulären Applikation, Human-Gammaglobulin zur Proph. von Viruserkrankungen, z. B. Hepatitis A u. Röteln u. zur Ther. bei schweren Infektionskrankheiten; b) zur intravenösen Ther. u. Proph. Human-Gammaglobulin bei schweren Allgemeinkrankheiten, Blutkrankheiten, Verbrennungen, Operationsschutz für immunsupprimierte Pat.; c) M-Gammaglobulin proph. u. ther. bei schweren Erkrankungen durch gramnegative Bakterien. auch als IgM-Substitutionstherapie. **Spezif. h. I.**: Human-Immunglobulin Anti-(X), wobei X angibt, gegen welches Immunogen dieses h. I. sich richtet. Alle Präparate werden intramuskulär appliziert. Human-Immunglobulin Anti-Tetanus zur ↑Tetanusprophylaxe ungeimpfter Verletzter; Human-Immunglobulin Anti-Rabies zur postexpositionellen ↑Tollwutprophylaxe; Human-Immunglobulin Anti-HBs zur postexpositionellen Proph. von ↑Hepatitis B; Human-Gammaglobulin zur Rötelnprophylaxe bei Schwangeren.

Immunglobuline, tierische ↑Immunglobuline, heterologe.

Immunglobulin G: *Abk* IgG; Immunglobulinklasse, Molekülstruktur entspricht der Grundstruktur u. besteht aus 4 Polypeptidketten, zwei ident. H-Ketten (gamma) mit etwa 450 Aminosäuren u. zwei L-Ketten mit etwa 217 Aminosäuren. Molmasse von IgG beträgt etwa 150 000, gegenüber allen anderen Ig-Klassen durch einen niedrigen Kohlenhydratgehalt charakterisiert. Proteolyt. Enzyme spalten IgG in Fab- u. Fc-Fragmente bzw. $F(ab')_2$-Fragmente. Durch Analyse von Plasmozytomproteinen vom IgG-Typ wurden Subklassen differenziert, die sich durch Aminosäuresequenz der H-Ketten unterscheiden. Bez. der Subklassen als IgG_1, IgG_2, IgG_3 u. IgG_4 folgt der Häufigkeit des Auftretens als Myelomprotein. Die IgG-Subklassen zeigen Unterschiede in ihrer biol. Funktion: IgG_4 keine, IgG_2 nur schwache Komplementfixation; IgG_2 keine passive kutane Anaphylaxie; IgG_2 u. IgG_4 keine Bindung an Makrophagenrezeptoren. IgG hat als einziges Ig die Fähigkeit der Plazentapassage (mögl. Antikörperübertragung auf den Feten) u. vermag das Nierenfilter zu passieren. Wird leicht zwischen Blut u. extravasalem Raum ausgetauscht. Syntheseort sind Plasmazellen. Halbwertszeit beträgt 23 Tage. IgG-Fraktion ist das dominierende Immunglobulin des menschl. Serums, es ist

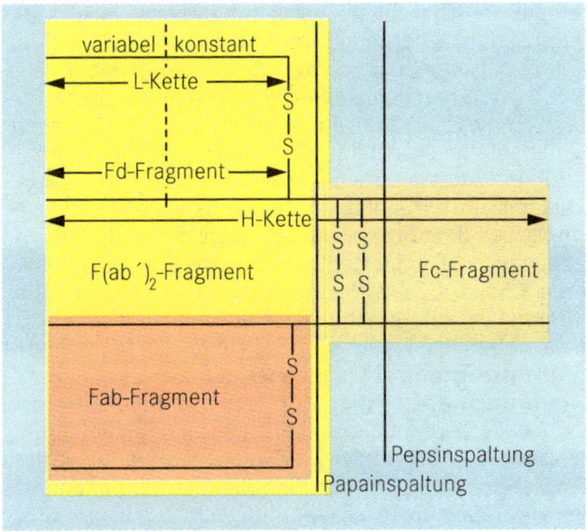

Immunglobulin G.
Darstellung der wichtigen Fragmente bei enzymatischer Einwirkung von Pepsin bzw. Papain

Träger der meisten zirkulierenden Antikörperaktivitäten u. Träger vieler Autoantikörperspezifitäten. IgG-Antikörper besitzen Abwehrfunktionen vorrangig gegen grampositive Bakterien u. deren Antigene, gegen Viren u. Toxine. Normalbereich im Serum: 8–18 g/l. IgG-Konzentration sinkt in ersten 3 Lebensmonaten ab, da mütterl. Ig-Moleküle (↑Leihimmunität) abgebaut werden u. Eigensynthese des Säuglings nur langsam ansteigt. Weiterer Anstieg der IgG-Werte auch bei gesunden Erwachsenen mit zunehmendem Alter. Klin. Bedeutung: IgG im Serum ist erhöht bei entzündl. Leberkrankheiten, chron. Infekten, Autoimmunkrankheiten, IgG-Myelom. Erniedrigte Werte bei Antikörpermangelsyndrom (hereditäre Agammaglobulinämie). Diagn. Bedeutung der Subklassen liegt in der unterschiedl. Pathogenität v. a. für Autohäm-Antikörper. Immun. Grundlagen der H-Ketten-Krankheit in 3 unterschiedl. Manifestationsformen: Gammatyp, Alphatyp, Mytyp. Abb.

Immunglobulin M: *Abk* IgM; Immunglobulinklasse. Molekülstruktur entspricht zumeist einem Pentamer der 4-Ketten-Grundstruktur des IgG-Moleküls. Verknüpfung zum Pentamer erfolgt über Disulfidbrücken. Pro Molekül enthält IgM eine J-Kette. Die Struktur des IgM-Moleküls bedingt eine bes. hohe Bindungsvalenz an mehrere Antigendeterminanten. Proteolyt. Einwirkung (Trypsin, Pepsin, Papain) führt zu unterschiedl. Fragmenten. Molmasse wird mit 900 000 angegeben. IgM kommt vorrangig intravaskulär vor, in Sekreten nur in Spuren vertreten. Halbwertszeit beträgt 5 Tage. IgM vermag weder die Plazenta noch das Nierenfilter zu passieren. Zur IgM-Klasse gehören nahezu alle „natürlichen" Antikörper gegen bakterielle o. zelluläre Antigene. IgM-Antikörper besitzen stark agglutinierende u. zytolyt. Eigenschaften. Fungieren als Opsonine, ohne Hautsensibilisierung. Beteiligung der IgM-Antikörper in der Frühphase der Immunreaktion gegen Infektionen. Normalbereich im Serum: 0,6–2,8 g/l. IgM-Konzentrationen im Serum steigen mit zunehmendem Alter an; Erwachsenenwerte werden mit 4–16 Jahren erreicht u. bleiben dann konstant. Klin. Bedeutung: IgM im Serum ist erhöht bei akuter Hepatitis, Zirrhosen, Autoimmunkrankheiten, chron. Infekten, Makroglobulinämie Waldenström, Myokardinfarkt u. nephrot. Syndrom. Erniedrigte Werte bei Antikörpermangelsyndrom, Wilson-Krankheit u. Hodgkin-Krankheit.

Immunglobulinmangelsyndrom
↑Immunitätslücken.

Immunglobulinum-humanum Anti-(x)
↑Immunglobuline, homologe.

Immunhämatologie: funktionell orientierte Hämat., wobei die physiol. u. pathol. Bedingungen auf die zwei Grundformen der Immunität der angeborenen bzw. natürl. u. der spezif. zurückgeführt werden. Absteckung der ersten Grenzmarken durch K. Landsteiner durch Einführung des AB0-Blutgruppensystems (1900–1902 mit Decastello u. Sturli), die Entdeckung der Rhesusfaktoren (1941 mit Wiener), die Beschreibung der Allergie vom verzögerten Typ (1942 mit Chase). 1952 Klärung der allerg. Genese der Pyramidonagranulozytose durch Moeschlin u. Wagner, der Sedormidpurpura durch Aokroyd, der Autoantikörpergenese der idiopath. Thrombozytopenie 1951 durch Harrington. Erste zusammenfassende Darstellung der I. 1957 durch Miescher u. Vorlaender: Immunpathologie in Klinik u. Forschung.

Immunhämolyse: Auflösung von Erythrozyten durch antierythrozytäre Antikörper unter Einwirkung von ↑Komplement.

Immunhistochemie: immun. Methode zum Nachweis von Antigenen im Gewebe o. an Einzelzellen (Immunzytochemie) mit Hilfe polyklonaler o. monoklonaler Antikörper. Die Sichtbarmachung der Antigen-Antikörper-Reaktion erfolgt durch Markierung der Antiseren mit Fluoreszenzfarbstoffen (↑Immunfluoreszenztechnik), Enzymen, Schwermetallen o. Radioisotopen. Die Methode findet breite Anwendung in Diagnostik u. Forschung.

Immunisierung: natürl. o. künstl. Vorgang der Antigen-Immunogen-Zufuhr (aktive I.), der Applikation von sensibilisierten Immunlymphozyten (adoptive I.), o. von Immunglobulinen (passive I., ↑Heilserum), der zur ↑Immunität führt. I. kann durch Krankheitserreger o. gezielt als aktive Impfung erfolgen. Die entstehende ↑Immunabwehr ist im Falle der Impfung beabsichtigt u. im Falle z. B. einer Transplantation unerwünscht (Abschwächung der Immunantwort, ↑Immunsuppression). Neben der aktiven I. gibt es die passive Form, d. h. die Zuführung von Antikörpern (statt Antigenen), um aus ther. o. proph. Gründen eine sofortige Immunität eines Pat. zu erzeugen. Bei einer (erwünschten) aktiven I. – d. h. Zuführung von Antigenen – Unterscheidung zwischen klin. Anwendung (Impfung) u. exp. I. zum Zwecke einer Antiserumgewinnung (meist am Versuchstier, in ausgewählten Fällen auch I. Freiwilliger, z. B. zur Erzeugung von Blutgruppen- o. HLA-Antiseren). Steigerung der aktiven Immunität, d. h. Erzeugung höherer Antikörpertiter durch ↑Adjuvanzien (Immunpotentatoren), die dem Antigengemisch zugesetzt werden o. durch Adsorption von Impfantigenen zur Wirkung kommen (↑Adsorbatimpfstoff). Infektionen stellen aktive I. dar u. führen in vielen Fällen zu anhaltender Immunität.

Immunität: natürl. o. künstl. erworbene spezif. Abwehrkraft gegen Infektionserreger o. deren Gifte nach einem zweiten (wiederholten) Kontakt mit den ursächl. Erregern o. deren Giften bzw. mit den entsprechenden abgetöteten o. attenuierten lebenden Impfkeimen. Bis zum nachweisbaren Schutz (Antikörperbildung) vergeht nach Antigenerstexposition die Zeit der Sensibilisierung. Diese ist charakterisiert durch den Vorgang der Aufnahme, Verarbeitung u. Beantwortung des antigenen Reizes, d. h. durch die Aktivierung, Vermehrung u. Differenzierung von Antigen-stimulierten Lymphozyten mit Ausbildung antikörperbildender Plasmazellen (humorale I.). Demgegenüber führt die Gabe von Immunlymphozyten, adoptive I., zu einer sofortigen, aber temporären I.; die anfangs beschriebene aktive I. ist je nach Art u. Applikationsweise der Antigene eine antibakterielle I. (spezif. Schutz gegen die Vermehrung bakterieller Infektionserreger), eine antitox. I. (Neutralisierung von Bakterienektotoxinen) o. eine antivirale I. (Hemmung des Virus-Zell-Kontakts durch virusneutralisierende Antikörper). Die erworbene I. tritt meist zusammen mit der natürl. unspezif. Abwehrkraft auf (↑Resistenz). Die durch Antikörper vermittelte humorale I. kann eine lokale I. sein, die über sekretorisches ↑IgA als humorale Schleimhautimmunität vorliegt. Die Anwendung antikörperhaltiger ↑Heilsera (heterologe ↑Immunglobuline, homologe ↑Immunglobuline) bewirkt eine sofortige, aber temporäre passive I., vergleichbar der adoptiven I. Als Prämunität o. Infektionsimmunität bezeichnet man das Persistieren vermehrungsfähiger Krankheitserreger im infektionsimmunen Organismus, während die sterile I. das Fortdauern der I. nach Immunelimination der Erreger charakterisiert. Neben der humoralen, durch Antikörper passiv übertragbaren I. gibt es die zellvermittelte I. (zelluläre o. zellgebundene I.), die durch sensibilisierte Lymphozyten passiv übertragbar ist (adoptive I.).

Immunität, konkomitierende ⟨*lat*⟩ *f*: die ein Tumorwachstum begleitende Immunität gegenüber Antigenen eines Zweittumors derselben Spezifität des Primärtumors, z. B. nach Übertragen durch exp. Transplantation. Der transplantierte (Zweit)-Tumor wächst i. d. R. nicht an, k. I. bewirkt im Exp. auch Untergang des zuerst transplantierten Tumors. Wirkungsweise ungeklärt; ↑Paradoxon, immunologisches.

Immunität, potentielle ⟨*lat*⟩ *f*: auf der Grundlage des Immungedächtnisses (↑Memory cell) beruhende Immunreaktivität, die beim Zweitkontakt mit dem homologen (korrespondierenden) Antigen, z. B. Infektionserregern, eine schnelle, starke Antikörperbildung bewirkt (↑Booster-Impfung).

Immunitätskörper ↑Immunglobuline.

Immunitätslücken: auf Kollektive o. Einzelpersonen zu beziehende Ausfälle im Immunitätsspektrum gegen best. Krankheitserreger o. deren Gifte, die ggf. durch ↑Impfung soweit wie mögl. zu schließen sind (↑Impfkalender).

immunkompetent *Adj*: im Zusammenhang mit Zellen (z. B. Lymphozyten) für immun. Reagieren verantwortl.

Immunkomplex ↑Antigen-Antikörper-Komplex.

Immunkomplexkrankheiten: Erkrankungen bzw. Krankheitssymptome, die ganz o. teilweise, direkt o. indirekt Folge einer Bildung von Antigen-Antikörper-Komplexen (= Immunkomplexen) sind. Zahlreiche Nephritiden sind Immunkomplex-Nephritiden. Immunkomplexe sind am Lupus erythematodes (SLE) u. an der akuten ↑Serumkrankheit beteiligt. Vermutl. beteiligt sind I. bei rheumatoider Arthritis, Sjögren-Syndrom, Polyarteriitis nodosa, nekrotisierender Angiitis, Polymyositis, Dermatomyositis. Exp. führt die Injektion von Immunkomplexen (IC) nicht zur Ablagerung, ebenso nicht Antigeninjektionen bei immunisierten Tieren. Dazu ist ein weiterer Faktor notwendig (vasoaktive Amine). Die Größe der Immunkomplexe spielt eine Rolle: nur lösl. Immunkomplexe im Antigenüberschuß werden abgelagert (Sedimentationskonstante über 19 S). Sehr große Komplexe im Antikörperüberschuß werden schnell ausgeschieden, u. sehr kleine zirkulieren lange ohne Ablagerung. Nach Bindung der Immunkomplexe an Basalmembranen wird ↑Komplement aktiviert; die Komplementfaktoren C3a u. C5a wirken chemotakt. für Neutrophile. Während der Phagozytose der Komplexe werden lysosomale proteolyt. Enzyme aus den Leukozyten freigesetzt.

Immunmangel ↑Immundefekt.

Immunnephritis: durch Immunkomplexe (↑Antigen-Antikörper-Komplex) hervorgerufene Glomerulonephritis. Der Begriff der I. orientiert sich an der Pathogenese, eine I. liegt in über 80 % aller Glomerulonephritiden vor. Weder die beteiligten Antigene noch die Antikörper der Immunkomplexe haben etwas mit der Niere zu tun. Zirkulierende Immunkomplexe sammeln sich infolge der Filterfunktion im Glomerulus an. Diskutiert wird auch eine prim. Bindung von Antigen im Bereich der Glomerulusbasalmembran mit nachfolgender Bindung von Antikörpern, also einer lokalen Bildung der Immunkomplexe. Die glomerulär fixierten Immunkomplexe besitzen die Fähigkeit zur Komplementaktivierung u. bewirken somit eine Aktivierung von Granulozyten, die mit ihren lysosomalen Enzymen Endothelzellen u. Basalmembran zerstören. Über eine Aktivierung der Thrombozyten sowie durch die ihres Endothelschutzes beraubte Basalmembran kommt es mittels des Gerinnungssystems zur Fibrinablagerung, wodurch die Entzündungsreaktion weiter unterhalten wird. Die so gesetzte Läsion führt zu den morphol. verschiedenartigsten (↑Glomerulonephritisnomenklatur) Veränderungen der akuten o. chron. ↑Glomerulonephritis. Ebenso vielgestaltig sind Verlauf, Sympt. u. Progn. der I.

Immunoassay ⟨*engl*⟩: Immuntest.

Immunoblast: stimulierter Lymphozyt, basophile Stammzelle, Germinoblast, Lymphoblast, Proplasmoblast; von Dameshek eingeführte Bez. für eine primitive große Zelle (Blast), die unter dem Einfluß mitogener o. antigener Reize (in vivo u. in vitro) entsteht. Zytomorpholog. große runde bis polygonale Zelle mit rundem o. ovalem Kern (mittlerer Durchmesser 10 µm) mit lockerem Chromatingefüge u. 1–3, meist großen Nukleolen; Zytoplasma meist mittelbreit, gelegentl. schmal; bei panopt. Färbung mäßige bis starke Basophilie mit perinukleärer Aufhellung. Häufig in Lymphknoten (Rinde), Thymus, Milz (weiße Pulpa). I. R. von Immunreaktionen Bildung immun. funktionstüchtiger ↑Effektorzellen für humorale u. zellständige Abwehr; Bildung von Mediatoren.

Immunoblastom: immunoblast. Non-Hodgkin-Lymphom (NHL) der Kiel-Klassifikation; ein NHL von hohem Malignitätsgrad; umfaßt Teile des Retikulosarkoms der früheren dt.-sprach. Klassifikation u. ist histopatholog. mit dem diffusen histiozyt. Lymphom vergleichbar. Tritt vorwiegend nach dem 45. Lj. bei beiden Geschlechtern etwa gleich häufig auf. Überwiegend rasche Progredienz mit extranodalem Befall. Der Tumor geht von lymphat. Zellen, vornehml. von B-Zellen aus.

Immunoblot: Westernblot; Antikörpernachweismethode im Serum durch Bindung an elektrophoret. aufgetrennte Antigene.

Immunogen ↑Antigen.

Immunogenetik ↑Immungenetik.

Immunogenität: Gesamtheit der immunogenen Eigenschaften eines Stoffs (Körperfremdheit, Phago- bzw. Pinozytierbarkeit, Abbaufähigkeit, Molekülgröße, Zugängigkeit der Determinanten) für die Immunerkennung sowie die einem Stoff immanenten Eigenschaften, z. B. Peptidstruktur bzw. Kohlenhydratstruktur (starke I.) o. Lipidnatur (offenbar infolge Biegsamkeit der Kette wechselnde o. fehlende Determinierung). I. eines Stoffs kann für differente Individuen (Spezies) unterschiedl. sein bzw. durch die Wirkung unterschiedl. Ir-Gene zu differenten Resultaten führen. Zur Verstärkung der I. bzw. der erwünschten Immunantwort: ↑Adjuvans, zur Unterdrückung o. Abschwächung der Immunantwort: ↑Immunsuppression. I. ist i. e. S. die ↑Immunität erzeugende Fähigkeit eines Impfantigens (Immunogens), die bei der ↑Impfstoffprüfung nach Infektion o. Intoxikation vorimmunisierter Versuchstiere mit sicher tödl. Dosen virulenter Testkeime o. Standardgifte getestet wird (↑Challenge).

Immunological enhancement ⟨*engl*⟩: Steigerung der Immunreaktion durch spezif. u. unspezif. Maßnahmen.

Immunologie: Lehre von der Struktur u. den Funktionen des Immunsystems. Bestandteile des Immunsystems werden in prim. u. sek. lymphoide Organe geteilt, wesentl. Zellen für die Realisation der Immunantwort sind die Lymphozyten im Zusammenspiel mit Makrophagen u. a. Zellen. Da I. nicht nur in der Med., sondern als allg. Wirkungsprinzip in der Biol. bei der Aufrechterhaltung des Lebens eine Rolle spielt, wird häufig von Immunbiologie gesprochen, wobei darunter v. a. die normalen Prozeßabläufe zur Aufrechterhaltung der Individualintegrität verstanden werden (Immunität u. Toleranz). Abzugrenzen davon sind die immunpatholog. Prozesse, z. B. ↑Immundefekte u. Prozesse der ↑Autoaggression. Wesentl. Spezialgebiete sind: Immungenetik, Immunpharmakologie, Immunchemie, Immunendokrinologie, Immunpathologie, Tumorimmunologie, Transplantationsimmunologie.

immunologisch akzeptabel: self; ↑körpereigen.

Immunopathie: Krankheiten unterschiedl. Ätiopathogenese, deren Manifestation bzw. immun. Sympt. sich vorwiegend auf der humoralen Ebene abspielt, z. B. Gammopathie, Immundefekte.

Immunophiline: intrazelluläre Bindungsproteine für Immunsuppressiva (↑Ciclosporin, ↑Tacrolimus).

Immunozyt: Zelle, die mit einem Antigen spezif. zu reagieren vermag. Nach erstem Antigenkontakt entsteht z. B. aus unsensibilisierten Lymphozyten der sensibilisierte, d. h. einem best. Antigen verpflichtete Lymphozyt, der sowohl der B-Zell- als auch der T-Zell-Reihe angehören kann.

Immunozytom: malignes B-Zell-Lymphom niedrigen Malignitätsgrades. 3 Subtypen: lymphoplasmozyt., lymphoplasmozytoid, polymorph. Häufig intrazytoplasmat. Immunglobulinnachweis. ↑Lymphome, maligne.

Immunparalyse ↑Immuntoleranz.

Immunpathologie: Lehre von den Krankheiten, die durch Antigen-Antikörper-Reaktionen bedingt sind. Forschungsgebiet, das die ablaufenden Prozesse u. morphol. Veränderungen untersucht.

Immunphagozytose: Phagozytose opsonisierter Partikeln mit nachfolgender Ausbildung einer ↑Immunantwort gegen das phagozytierte Antigenmaterial.

immunpotent *Adj*: für immun. Reaktionen prädisponiert, meist im Zusammenhang mit Lymphozyten gebraucht.

Immunpotentatoren ↑Adjuvans.

Immunproliferationskrankheiten: klin. gebräuchl. Sammelbegriff für benigne o. maligne Wucherungen durch Zellvermehrung eines o. versch. Immunzelltypen bzw. -gewebe (ohne Berücksichtigung nosolog. Kriterien). Bei maligner Proliferation eines Zelltyps ↑Immunozytom, ↑Lymphosarkom, ↑Plasmozytom, Endothelsarkom; bei Entartung mehrerer Zelltypen ↑Lymphogranulomatose. Bei örtl. begrenzter Proliferation entsteht das Bild des Sarkoms, bei universellem Ablauf das eines multiplen Myeloms (Plasmozytom) bzw. das der Leukämien. Einteilung ferner nach neoplast. autonomem Verlauf (Lymphosarkom bzw. auf Zelltyp u. Gewebe begrenzt bleibend: Sarkoidose, infektiöse Mononukleose). Für die Progn. einer I. sind ferner die Chronizität bzw. das akute Geschehen von Bedeutung.

Immunprophylaxe ↑Impfung, ↑Impfkalender.

Immunreaktion ↑Immunantwort. ↑Allergie.

Immunreaktionen, pulmonale: Einteilung versch. bronchopulmonaler Erkrankungen nach der Art der immun. Antwort in 4 Reaktionstypen (Parish u. Pepys; Coombs u. Gell). Typ-I-Reaktion (Anaphylaxie): Sofortreaktion auf der Basis von IgE-Antikörpern, typ. für das Extrinsic-Asthma; Typ-II-Reaktion (zytotox. Reaktion): Zusammenbruch der Immuntoleranz körpereigener Lymphozyten mit Ausbildung von IgG-Autoantikörpern gegen körpereigene Gewebe, z. B. beim ↑Goodpasture-Syndrom; Typ-III-Reaktion (Arthus-Phänomen, Immunkomplexkrankheiten): Ausbildung von zirkulierenden IgG- o. IgM-Antikörpern, Freisetzung lysosomaler Enzyme mit nachfolgender Entzündung o. Nekrose der angrenzenden Gewebe, typ. hierfür die allerg. Alveolitis, als Typ-III-Reaktion laufen auch ab: Farmerlunge, eosinophiles Infiltrat, system. Lupus erythematodes, Reaktionseintritt nach 5–8 h als sog. verzögerte Reaktion; Typ-IV-Reaktion (Immunreaktion vom Spättyp): Träger dieser Reaktion sind nicht Antikörper, sondern T-Lymphozyten u. mononukleäre Zellen, Zellen reagieren mit dem Antigen nach 24–48 h in Form einer Zellzerstörung, typ. hierfür ist die Tuberkulinreaktion, als Typ-IV-Reaktion verlaufen auch: versch. Granulombildungen, die Transplantatabstoßung u. die körpereigene Krebsabwehr (↑Immunological enhancement).

Immunreaktionen, zelluläre: durch T-Lymphozyten vermittelte Teilschritte im Prozeß der Immunabwehr (↑Immunität). Einteilung in z. I. u. humorale Immunreaktionen (vermittelt durch Antikörper) ist übl., jedoch laufen bei der überwiegenden Zahl der untersuchten Prozesse humorale u. z. I. integriert ab u. meist unter Beteiligung von Makrophagen. Unterscheidung von In-vitro- u. In-vivo-Reaktionen teilweise mögl. In-vivo-Methoden sind: ↑Tuberkulinreaktion, Transplantatabstoßung, Hauttestungen mit T-Zell-abhängigen Antigenen. In-vitro-Verfahren: ↑Lymphozytentransformation, gemischte Lymphozytenkultur, Zytotoxizitätstest. In anderen Versuchsanordnungen steht der Lymphokinnachweis im Mittelpunkt der Untersuchung. Hier verwischen sich die Grenzen zwischen z. I. u. humoraler Immunität bzw. zu den makrophagenabhängigen Teilschritten. (Lymphokintests: ↑Makrophagenmigrationshemmtest, ↑Lymphokine, ↑Zytokine). T-Lymphozytensubpopulationen werden unterteilt in zytotox. T-Zellen (Zerstörung der Targetzellen durch direkte Zytotoxizität: Zell-zu-Zell-Kontakt von Lymphozyt u. Zielzelle), in antikörpervermittelte Zytotoxizität (Lymphozyt-Antikörper-Zielzelle) o. in makrophagenvermittelte Zytotoxizität (Zielzelle – Lymphozyt – Lymphokinfreisetzung – Makrophage – Zielzellenzerstörung). Helferzellenfunktionen (unterteilt nach T_{H1} u. T_{H2}) bewirken eine lymphokinvermittelte Steuerung der Antikörperbildung gegen T-Zell-abhängige Antigene, ferner die Bildung zytotox. Zellen (z. B. Ausbildung der Überempfindlichkeit vom verzögerten Typ). T-Zellenlymphokine sind wahrscheinl. bei der Entstehung von Suppressorzellen u. am Ablauf der ↑Lymphozytenmischkultur beteiligt. Die Wirkung von Suppressorzellen wird zu z. I. gezählt. Hier stehen die Prozesse der Zellkooperation im Mittelpunkt.

Immunschwächesyndrom, erworbenes: Acquired immune deficiency syndrome; ↑AIDS.

Immunstatus: aktueller Zustand des Immunsystems; i. e. S. Bez. für Fähigkeit, Fremdantigene zu erkennen u. abzuwehren. Die Erhebung eines I. erfolgt je nach Fragestellung in mehreren Stufen: Quantifizierung von B- u. T-Zell-Subpopulationen (z. B. Bestimmung des ↑CD4/CD8-Quotienten bei HIV-Infektion), Allergentestungen (z. B. ↑Hauttest) bei Verdacht auf allerg. Reaktionen, Ig-Bestimmungen bei Verdacht auf Immundefekte o. bei immunsuppressiv behandelten Pat., Nachweis spezif. Antikörper bei Schwangeren o. vor einer gewünschten Gravidität zwecks Ausschluß einer Embryopathiegefährdung (z. B. durch Röteln). Gezieltere Untersuchungen ergeben sich je nach Fragestellung, z. B. bei ↑Autoimmunkrankheiten, Tumoren, ↑Transplantation, ↑AIDS etc. ↑Lymphozytendifferenzierung.

Immunstimulanzien: Substanzen, die die Immunreaktionen verstärken; i. a. wird ihre Wirkung nur bei verringerten Immunreaktionen (Immunsuppression) deutl., z. B. bei der Ther. mit Immunsuppressiva u. bei infekt- o. krebsbedingter Immunsuppression. Neg. Folgen einer I. können verstärkt allerg. Sympt. (einschl. Autoimmunreaktionen) sein. Substanzen: Antigene o. ↑Adjuvanzien (z. B. komplettes ↑Freund-Adjuvans), ↑Bacillus Calmette-Guérin, ↑Interferone, ↑Levamisol, ↑Diäthyldithiocarbaminsäure sowie zahlreiche Faktoren aus Bakterien, meist bakterielle ↑Lipopolysaccharide.

Immunsuppression: Dämpfung der Immunabwehr. Klin. gebräuchl. Verfahren sind Applikation von ↑Immunsuppressiva bzw. von ionisierenden Strahlen. Eine I. ist antigenunspezif., d. h., es wird die Immunabwehr gegen sämtl. Antigene gedämpft. Ther. Anwendung z. B. bei Autoimmunprozessen u. nach Transplantation. Ausgedehnte u. intensive I. steigern die Infektgefahr u. erhöhen das Neoplasmarisiko. Für die Organtransplantation erfolgt die I. als Kombinationstherapie. Typischerweise wird bei Transplantation mit einer hochdosierten dreifach Kombination (tripple drug therapy) aus Prednisolon, Azathioprin u. Ciclosporin begonnen. Bei hoher Rejektionswahrscheinlichkeit kann zusätzl. für wenige Tage ein Antilymphozytenantikörper verabreicht werden. Die I. wird dann über ca. 1 Jahr auf eine zwei- bis dreifache Erhaltungstherapie reduziert. In zunehmendem Maße werden in Problemfällen Ciclosporin durch ↑Tacrolimus (FK 506) u. Azathioprin durch ↑Mycophenolatmofetil ersetzt. Die Ther. einer akuten Rejektion erfolgt mit einer Steroidbolusgabe o. einem Antilymphozytenantikörper (↑Antilymphozytenglobulin, ATG, ↑OKT 3) u. zunehmend durch einen Steriodbolus in Kombination mit einem Wechsel von Ciclosporin auf ↑Tacrolimus.

Immunsuppressiva: Substanzen, die Immunreaktionen unspezif. hemmen. ↑Kortikoide, ↑Cyclophosphamid u. ↑Azathioprin hemmen Zellteilung von Lymphozyten u. a. Zellen mit großer Mitoserate (z. B. Knochenmark- u. Tumorzellen); Ciclosporin hemmt spezif. Lymphozytenproliferation.

Immunsystem: aus versch. Organen, Geweben bzw. zirkulierenden Zellen bestehende Funktionseinheit zur Abwehr von fremden u. alterierten körpereigenen Antigenen sowie zur Aufrechterhaltung der Duldung körpereigener Antigenstrukturen mit Einteilung in prim. u. sek. lymphoide Organe. Prim. lymphoide Organe: Knochenmark, Thymus, bei Vögeln ↑Bursa Fabricii, bei Säugern wird ein Analogorgan postuliert (evtl. Knochenmark). Wesentl. Zelltyp zur Realisierung der Funktionen des I. ist der Lymphozyt (unterteilt in B- u. T-Zellreihe sowie möglicherweise eine dritte Population: „natürliche Killerzellen" [NK-Zellen] u. Nullzellen). Entwicklung der Lymphozyten beginnt aus der Knochenmarkstammzelle, Differenzierung der T-Zellreihe unter Einfluß des Thymus, Entwicklung der B-Zellreihe unter Einfluß des postulierten Analogorgans, Funktionsablauf ↑Immunabwehr. Verteilung der Zellen in den sek. lymphoiden Organen (Lymphknoten, Milz, lymphat. Subepithel) sowie zirkulierend in Lymphe u. Blut. Funktionen des I. werden genet. gesteuert, ↑Majorhistokompatibilitätskomplex, u. hormonell beeinflußt, z. B. durch ↑Thymosin. Vom I. i. e. S. (als antigenspezif. Geschehen) wird unter phylogenet. Aspekt erst mit dem Entstehen der Wirbeltiere gesprochen (Produktion von Immunglobulinen als Antwort auf einen Antigenreiz). In den Gesamtprozeß sind zahlreiche unspezif. Teilschritte, z. B. Komplementzytolyse, Phagozytose, eingeschlossen. ↑MALT.

Immunszintigraphie: nuklearmed. Untersuchungsverfahren. Methode: Gammakameraaufnahmen (planar u./o. SPECT) von Ganzkörper- o. Organregionen nach i. v. Injektion ^{99m}Tc-, ^{111}In-, ^{123}I- o. ^{131}I-markierter Antikörper. Verwendet werden gegen ein Zielorgan o. einen Tumortyp gerichtete IgG-Antikörper o. deren $F(ab')_2$-Fragmente gegen ein spezif., vom jeweiligen Gewebe exprimiertes Antigen. Sie werden renal o. hepatobiliär ausgeschieden. Kameraaufnahmen erfolgen zu mehreren Zeitpunkten zwischen 2 u. 48 Std. zur Beurteilung der Kinetik u. um günstiges Impulsratenverhältnis von Tumor- zur Untergrundaktivität zu erhalten. In Abhängigkeit von der Antikörpermenge (0,5–2 mg) können sich Antikörper gegen den markierten Antikörper (sog. H-anti-Maus-Antikörper, HAMA) bilden, die 4 Wochen danach mit einem In-vitro-Test quantitativ bestimmt werden. Ind.: lokale Rezidivdiagnostik nach Tumorresektion von Kolonkarzinom (anti-CEA, anti-CA 19.9), Ovarialkarzinom (anti-CA 125), maligne Melanome. Für andere Tumorarten noch in Entwicklung. Einsatz des Anti-Granulozytenantikörpers zur Entzündungs- u. Knochenmarksszintigraphie. ^{111}In-anti-Myosin für die Herzinfarkt- u. Myokarditisdiagnostik (↑Herzszintigraphie). Abb.

Immuntherapie: Behandlung von Krankheiten durch Beeinflussung immun. Reaktionen, insbes. I. des Krebses; beruht auf Erkenntnissen der Pathophysiologie der Tumorentstehung. Durch ↑Gentechnologie u. Hybridomtechnologie bes. in den letzten 10 Jahren weitere Aufklärung des Immunsystems sowie der Beziehungen zwischen Tumor u. Wirt. Zentrale Rolle kommt dabei den ↑Zytokinen zu (↑Zytokintherapie, onkologische). An den Immunisierungsvorgängen bes. beteiligt sind ↑Makro-

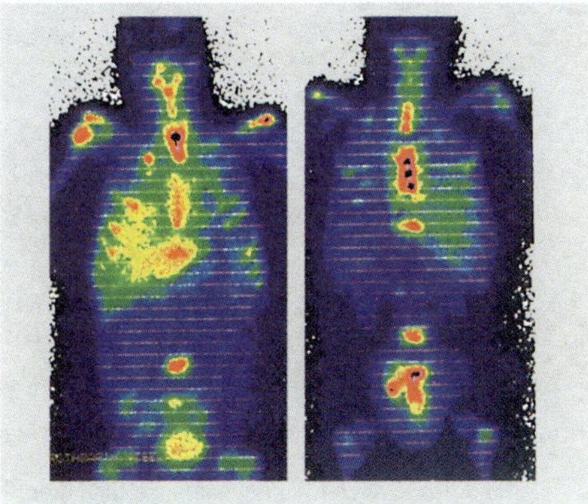

7

Immunszintigraphie mit dem Tumormarker ^{99m}Tc-anti-CEA; multiple Metastasen eines Mammakarzinoms (Schulter, Wirbelsäule, rechter Hemithorax), Ganzkörperaufnahme von vorn (rechts) u. hinten (links)

phagen u. ↑Lymphozyten (↑T-Lymphozyten als Zytokinproduzenten, B-Zellen). Hauptaufgabe der I. des Krebses: Tumorzellen (z. B. durch Bildung tumorassoziierter Antigene) dazu zu bringen bzw. so zu markieren, daß sie für das Immunsystem des Tumorträgers als Tumorzellen erkennbar werden, ihre immun. Neutralität verlieren u. durch das Immunsystem damit angegriffen u. zerstört werden können. Erste Therapieerfolge liegen vor, weitere Fortschritte sind zu erwarten. ↑Immunsystem, ↑Immunabwehr. I. von Infektionskrankheiten: durch ↑Heilserum bei Inkubierten o. Erkrankten, ggf. bei Kontaktpersonen anzuwendende passive Immunisierung, z. B. Serumtherapie bei Diphtherie, Botulismus, Tetanus; Gammaglobulinprophylaxe der Hepatitis A (↑Inkubationsimpfung).

Immunthrombozytopenie: *Abk* ITP; immun. bedingte ↑Thrombozytopenie.

Immuntoleranz: Duldung von Antigenstrukturen in einem zur Immunität befähigten Organismus. Ein Antigen, das zur I. führt, wird Tolerogen genannt. Dabei ist es gleich, ob ein Tolerogen körpereigener o. körperfremder Herkunft ist. Entstehung von I. bezügl. körpereigener Tolerogene erfolgt in der Fetalphase, Entstehungsprinzip unbekannt. I. ist nicht als ↑Immundefekt anzusehen. Oral verabreichte Antigene (Nahrungseiweiße) führen normalerweise zur I., ausgenommen Nahrungsmittelallergie. Nachweis einer I.: Fehlen der Immunabwehr gegen das Tolerogen (spezif.) u. Persistenz des jeweiligen Tolerogens. I. ist als spezif. Prozeß zu betrachten u. muß daher von der unspezif. Immunsuppression abgegrenzt werden.

Immunvaskulitis: Gefäßentzündung mit Hinweisen auf Immunpathogenese. Bindung von zirkulierenden Antikörpern an Antigene, die in der Gefäßwand lokalisiert sind, o. Ablagerung von zirkulierenden Immunkomplexen (↑Antigen-Antikörper-Komplex). Aktivierung der Komplementkaskade mit Freisetzung von Entzündungsmediatoren. Nachweis von Immunglobulinen u. Komplement an der Gefäßwand. ↑Periarteriitis nodosa, ↑Vasculitis allergica, ↑Papulosis atrophicans maligna.

impaktiert ⟨*lat*⟩ *Adj*: in der zahnärztl. Pathol. gebrauchter Begriff für solche Zähne, die durch Raummangel o. Keimverlagerung am Durchbruch verhindert sind; untere Weisheits- u. obere Eckzähne am häufigsten betroffen.

Impaktion ⟨*lat*⟩ *f*: Retention; Ergebnis einer mechan. Behinderung der ↑Eruption eines Zahns, der wegen Verlegung des Durchbruchswegs durch benachbarte Zähne o. wegen abnormer Position des Zahnkeimes nicht durchbricht. Reimpaktion bezeichnet die sek. Überwachsung eines Milchzahns mit Gingiva in der Wechselgebißperiode, nachdem er in Funktion gestanden hatte.

Impedanz ⟨*lat*⟩ *f*: der nach außen hin wirksame Widerstand (Innenwiderstand) des Ein- o. Ausgangs eines Geräts (z. B. Verstärker, Stromquelle usw.). Dieser Ein- bzw. Ausgangswiderstand wird in Ohm angegeben. Wird der Eingang eines Geräts mit einer Signalquelle verbunden, so wird auf den Eingang ein Maximum an elektr. Leistungen übertragen, wenn Ein- u. Ausgangsimpedanz übereinstimmen (Anpassung). Bei Fehlanpassungen gibt der Ausgang entweder eine zu kleine Spannung o. einen zu kleinen Strom ab. Der Begriff I. spielt auch bei anderen Leistungs- u. Wellenvorgängen als elektrische ↑Impedanz eine Rolle (Schallkennimpedanz).

Impedanz, akustische: Quotient aus Schalldruck u. Schallfluß. Die a. I. bestimmt die Schallübertragungseigenschaften akust. Rohrleitungen. Maßeinheit: Newton s/m^5. Früher akust. Ohm (1 akust. Ohm = 10^5 NS/m^5). Die a. I. stellt den Widerstand dar, den ein Medium (Trommelfell, Mittelohr) dem Schall entgegensetzt. Akust. Energie wird vom Trommelfell z. T. reflektiert, z. T. absorbiert. Geringe Impedanz bei normalem Trommelfell u. Mittelohr, hohe Impedanz bei verdicktem Trommelfell o. Flüssigkeitsansammlung im Mittelohr. Amplitude u. Phase des reflektierten Anteils abhängig von der Impedanz, Information über Zustand des Mittelohrs.

Impedanzänderung: Zunahme des akust. Widerstands von Trommelfell u. Mittelohr durch Kontraktion der Mittelohrmuskeln (M. tensor tympani, M. stapedius) o. Druckerhöhung im äußeren Gehörgang, ausgelöst durch akust. o. mechan. Reflexe zur Diagnostik von Mittelohrerkrankungen, ↑Fazialislähmung, ↑Akustikusneurinom.

Impedanz, elektrische: frequenzabhängiger Wechselstromwiderstand eines elektr. Systems, der durch zwei Kenngrößen charakterisiert wird, z. B. durch Betrag der e. I. u. dem Phasenwinkel zwischen Spannung u. Stromstärke. Die Darstellung der e. I. erfolgt in einem ↑Zeigerdiagramm.

Impedanz, mechanische: in Analogie zur elektrischen ↑Impedanz gebildeter frequenzabhängiger Widerstand eines mechan. Systems, z. B. die m. I. des Innenohrs.

Impedanz, membranbiologische: Anwendung der Impedanz auf erregbare Membranen. Impedanzmessung an Schleimhäuten dient der Differenzierung von Schleimhautveränderungen bis hin zum Karzinom.

Impedanzplethysmographie: Registrierung der Volumenpulsation eines Körperteils o. Organs (Impedanzkardiographie) durch Messung der entsprechenden Impedanzschwankungen (elektrische ↑Impedanz). Dazu wird ein Wechselstrom bekannter Stärke durch das Objekt geschickt (Frequenzbereich 30 kHz–100 kHz). Änderungen der Impedanz erzeugen zeitl. variable Spannungsänderungen. Die I. kann zur indirekten Blutdruckmessung, zur Durchblutungsmessung in den Extremitäten u. am Schädel u. als Näherungsmethode zur Herzschlagvolumenbestimmung dienen.

Impedanzpneumographie: Aufzeichnung des Atemvolumens durch Messung des im Rhythmus der Atmung schwankenden komplexen Wechselstromwiderstands bei seitl. angelegten hochfrequenten Wechselströmen (10–60 kHz). Die I. ist bes. für eine telemetr. Messung geeignet, erfordert aber eine individuelle Eichung.

imperativ ⟨*lat*⟩ *Adj*: erforderl., zwingend.

Imperforatio ⟨*lat*⟩ *f* ↑ Atresie.

imperforatus ⟨*lat*⟩ *Adj*: nicht perforiert, nicht geöffnet; fehlender Durchbruch embryonal verschlossener Hohlorgane. Beispiele: Duodenum imperforatum, ↑ Hymen imperforatus.

Imperial Cancer Research Fund: Forschungsorganisation in Großbritannien (Sitz: London), die mit Spendenmitteln Krebsforschung finanziert.

impermeabel ⟨*lat*⟩ *Adj*: undurchlässig, undurchdringbar.

Impetiginisation ⟨*lat*⟩ *f*: Aufpfropfen einer ↑ Impetigo auf eine andere (meist juckende) Hauterkrankung (Ekzem, Skabies, Pedikulose).

Impetigo ⟨*lat*⟩ *f*: Eitergrind, Eiterflechte; ansteckende, meist bei Kindern auftretende häufige Hautkrankheit mit Blasen- o. Pustelbildung u. sek. Krustenbildung. Vorkommen bes. im Gesicht u. an Händen, aber auch, wo gekratzt wird.

Impetigo Bockhart ↑ Folliculitis superficialis.

Impetigo contagiosa: kleinblasige Form (häufig), Mischinfektion von Staphylokokken u. Streptokokken. Meist perioral juckende Bläschen mit entzündl. Randsaum. Typ. honiggelbe Schuppenkrusten nach Zerstörung der Blasendecke. Großblasige Form (seltener) überwiegend staphylogen; bis erbsgroße stabile Blasen, nach deren Platzen glänzende Erosionen mit flottierendem Randsaum, wenig Schuppenkrusten. Abb.

Impetigo follicularis ↑ Folliculitis superficialis.

Impetigo gangraenosa ↑ Ekthyma gangraenosum terebrans.

Impetigo herpetiformis: sehr seltene, lebensbedrohl. ↑ Schwangerschaftsdermatose mit ↑ Hypoparathyreoidismus. Der ↑ Psoriasis pustulosa nahestehend o. ident. Beginn mit Pusteln in der Leistengegend, den Achselhöhlen u. unter den Brüsten. Von dort schubweise Ausbreitung auf den übrigen Körper. Charakterist. nach innen gerichtete Schuppensäume, tetan. Krämpfe, Nierensymptome.

Impfantigene ⟨*lat + gr*⟩ *n Pl*: in Impfstoffen enthaltene Wirkgruppen (Immunogene), die für die Erzeugung einer ↑ Immunität notwendig sind.

Impfarzt: Arzt, der Impfungen durchführt, bescheinigt u. kontrolliert. Als solcher kann nur tätig sein, wer im Besitz einer gültigen Impfberechtigung ist.

Impfberechtigung ↑ Impfarzt.

Impfdurchbruch: Auftreten einer Infektionskrankheit trotz vorangegangener Schutzimpfung. Ursachen: unwirksamer Impfstoff, ↑ Nonresponder o. zu langer Abstand nach der Schutzimpfung.

Impfenzephalitis ↑ Encephalitis postvaccinalis.

Impferfolg: durch Erzielung einer ↑ Immunität gegen die Vermehrung o. Ausbreitung bzw. Giftigkeit best. Krankheitserreger gekennzeichnete Wirkung von Impfstoffen, d. h. je nach Qualität u. Stärke des Impfschutzes die Verhütung der Infektion, die Senkung der Morbidität o. des schweren, komplikationsreichen Krankheitsverlaufs, schließl. die Senkung der Letalität.

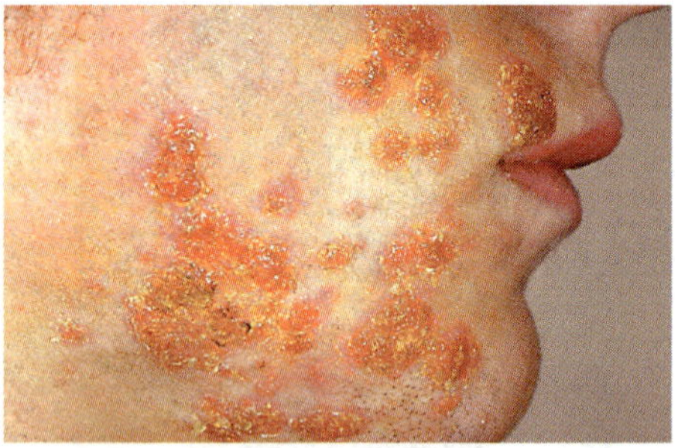

13

Impetigo contagiosa, staphylogene Form

Impffeder: stahlfederartige, zweischneidige Lanzette, die zur Impfung o. Blutentnahme verwendet wird.

Impfgesetze: i. R. des Seuchengesetzes autorisierte Maßnahmen zur Wahrnehmung regelmäßiger öffentl. Impftermine, Durchführung von Impfkampagnen sowie der Schutzimpfungen für Auslandsreisende zum Schutz gegen die Ausbreitung von Seuchen. Berücksichtigung des gesetzl. festgelegten Entschädigungsrechtes im Falle des Auftretens von ↑ Impfschäden. Erstes dt. Impfgesetz war das 1874 erlassene Reichsimpfgesetz zur Durchführung der allg. Pockenschutzimpfung.

Impfkalender: Impfschema; tabellar. Übersicht über notwendige bzw. empfohlene Impfungen für das jeweilige Lebensalter. Tab.

Impfkapelle: Vorrichtung zum sterilen asept. Arbeiten durch Abschirmung des Arbeitsfelds im Laborraum.

Impfkarzinom: bei chir. Eingriffen verschleppte u. implantierte Karzinomzellen i. S. einer ↑ Impfmetastase.

Impfkomplikationen: im kausalen (zeitl.) Zusammenhang mit Impfungen auftretende atyp. Verläufe bzw. gesundheitl. Schädigungen des Impflings nach Anwendung von Impfstoffen (aktive Immunisierung) o. Immunglobulinen (passive Immunisierung). Atyp. Verläufe: v. a. Überempfindlichkeitsreaktionen wie anaphylaktischer ↑ Schock, ↑ Arthus-Reaktion (lokale Anaphylaxie), ↑ Serumkrankheit. Abnorme Impfreaktionen lokaler o. allg. Art infolge Provokation artgleicher o. -fremder Infektionserreger, z. B. ↑ Encephalitis postvaccinalis, ferner Aktivierung anderer Grundleiden (Diabetes mellitus, Hepatitis, Tuberkulose, Nephritis, Asthma, Rheumatismus, Ekzem). Fehlerhafte Impftechnik: mangelhafte Sterilität, Gefahr der lokalen (Allgemein-) Infektion. Fehlerhafte Impfstoffe: Gefahren der Unsterilität, Pyrogenität, Virulenz, Toxizität.

Impflücken: in Gruppen der Bevölkerung o. bei Einzelpersonen vorhandene Ausfälle im Spektrum der durch Schutzimpfungen zu erzielenden spezif. Immunität.

Impfmalaria: nach Wagner von Jauregg (1917) empfohlene Methode der Verimpfung von Malaria-tertiana-Erregern (↑ Plasmodium vivax) zur Fiebertherapie der Gehirnsyphilis (progressive Paralyse).

Impfmetastase: Übertragung eines Tumors durch Kontakt von einer Körperstelle auf eine andere; z. B. von Unterlippe auf Oberlippe; intrakanalikulär im Verdau-

Impfkalender nach den Empfehlungen der Ständigen Impfkommission am Robert-Koch-Institut (Stand: März 1998)

Alter	Impfung
ab Beginn 3. Monat	D P T Hib IPV HB
ab Beginn 4. Monat	D P T (Hib)
ab Beginn 5. Monat	D P T Hib IPV HB
12.-15. Monat	D P T Hib IPV HB M M R
ab Beginn 6. Jahr	T d M M R
11.-15. Jahr	T d IPV
	für ungeimpfte Jugendliche HB (3mal)
	für noch nicht 2mal geimpfte Jugendliche M M R
Erwachsenenalter	T d (Auffrischimpfungen in 10jährigem Abstand)

Abkürzungen:
D, d = Diphtherie; HB = Hepatitis B; Hib = Haemophilus influenzae Typ B; MMR = Masern, Mumps, Röteln; IPV = inaktivierte Poliovakzine; P = Pertussis; R = Röteln; T = Tetanus

ungskanal, Genital-, Harntrakt o. in den Gallenwegen. Tumorgewebe von höher gelegenen Abschnitten wird verschleppt u. siedelt sich an tiefergelegenen an, ebenso Ablagerung von Tumorzellen im Stichkanal nach Punktion. ↑Krukenberg-Tumor.

Impfmethoden: diverse Verfahren der Impfstoffapplikation wie Inhalationsimpfung, Kutanimpfung, Multipunktur, Schluckimpfung, Skarifikationsimpfung.

Impfpaß: Ausweis zur Dokumentation vorgenommener Schutzimpfung bei Kindern u. Jugendlichen.

Impfpaß, internationaler: von der WHO herausgegebenes Heft zur Dokumentation von Impfungen bei Auslandsreisenden.

Impfplan: Gesamtheit der zur Durchführung einer best. Schutzimpfung notwendigen Impfmaßnahmen. ↑Impfkalender.

Impfpocken: nach ↑Pockenschutzimpfung auftretende, durch Vacciniaviren (↑Poxviridae) hervorgerufene, über die Haut inokulierte Impfkrankheit. Inkubationszeit nach Erstimpfung 4 Tage; Beginn mit lokalen Zeichen an der Impfstelle (Vaccinia), dann Impffieber mit Allgemeinreaktion wie Blutbildveränderung, Milzschwellung u. postvakzinalem Exanthem. Pockenimmunität ab 7. Tag nach der Impfung. Gefürchteste Komplikation war die (seltene) ↑Encephalitis postvaccinalis. Die aktive Immunisierung gegen Pocken wird nach Eradikation der Pocken nicht mehr allg. durchgeführt.

Impfprogramm: Gesamtheit der Impfmaßnahmen über einen längeren Zeitraum (meistens 5 Jahre), der im Ggs. zu dem auf das Einzelindividuum abgestimmten ↑Impfkalender den jeweils erforderl. Durchimmunisierungsgrad der Bevölkerung o. Teile derselben berücksichtigt; z. B. Tetanusschutzimpfung der Erwachsenen, Freiwilligen-Grippeschutzimpfung best. Berufsgruppen (↑Impfplan).

Impfreaktion: nach parenteraler Applikation von Impfstoffen auftretende normale Lokalreaktion (Entzündung mit Hitze, Rötung, Schmerz, Schwellung), ggf. Allgemeinreaktion (Fieber, Abgeschlagenheit, Blutbildveränderungen, u. U. Milzschwellung). ↑Impfkomplikationen.

Impfschäden: im kausalen (zeitl.) Zusammenhang mit Schutzimpfungen beobachtete Gesundheitsschädigung des Impflings (↑Impfkomplikationen). Es besteht das Recht auf Entschädigung (↑Impfgesetze).

Impfschema: i. R. gesetzl. vorgeschriebener Schutzimpfungen zeitl. u. örtl. wahrzunehmende Impfmaßnahmen, ↑Impfkalender.

Impfschutz: die nach aktiver o. passiver Immunisierung (↑Impfung, ↑Heilserum) gegen Infektionserreger o. deren Gifte resultierende spezif. ↑Immunität.

Impfstoffe: Vakzine; Stoffe, die abgetötete bzw. abgeschwächte lebende Krankheitserreger o. nur best. Bestandteile o. deren Stoffwechselprodukte enthalten. Nach Aufnahme der I. bildet der Körper Abwehrstoffe (aktive Immunisierung), die ihn in den meisten Fällen gegen die betreffenden Erreger immun machen. Diese I. werden aus Krankheitserregern außerhalb des Körpers hergestellt (↑Autovakzine); im Ggs. dazu ↑Heilserum. Für die aktive Immunisierung (↑Impfung) werden artfremde virale o. bakterielle Antigene (Immunogene) eingesetzt, die entweder als abgeschwächte modifizierte Lebendimpfkeime (attenuierte I.), als abgetötete Erreger (inaktivierte I.) o. als entgiftete Bakterienektotoxine (Toxoidimpfstoffe) zum Einsatz kommen. Neue gentechn. synthetisierte I. werden z. B. in Hefen exprimiert (Hepatitis-B-Virus, RS-Virus), ↑Lebendimpfstoff, rekombinanter. Alle I. unterliegen gesetzl. vorgeschriebenen Prüfbestimmungen (↑Impfstoffprüfung).

Impfstoffprüfung: gesetzl. vorgeschriebene Prüfung der Wirksamkeit u. Unschädlichkeit von Impfstoffen durch die staatl. Kontrollbehörde. Die Messung des zu prüfenden Präparats erfolgt unter den gleichen Versuchsbedingungen mit einem stabilen Standardpräparat (↑Referenzpräparat) zum Vergleich. Es wird die zu einer best. Menge des Standardpräparats wirkungsgleiche Dosis des zu testenden Präparats in Schutzeinheiten (SE bzw. IE) pro ml angegeben (biol. Standardprinzip).

Impftechnik ↑Impfmethoden.

Impftuberkulose: Inokulationstuberkulose; entsteht durch direkten Kontakt von tuberkulösem Material meist mit der Haut u. stellt eine tuberkulöse Zweit- bzw. Superinfektion, selten eine Primärinfektion dar. Kann als Berufskrankheit auftreten (Pathologen, Tierärzte, Melker, Fleischer, Laboranten).

Impftumor: ↑Impfmetastase; Transplantationsmetastase.

Impfung ⟨*lat*⟩ *f*: Schutzimpfung; Applikation von ↑Impfstoffen durch best. ↑Impfmethoden als gezielter Eingriff zur aktiven Immunisierung gegen Krankheitserreger u. deren Gifte mit Erzeugung einer spezif. ↑Immunität. Ind.: Hauptziel der I. ist die Schließung von ↑Impflücken zur individuellen u. allg. Seuchenprophylaxe, d. h. der Kontrolle von Heimseuchen u. Abwehr von Fremdseuchen unter Berücksichtigung der individuell gezielten Ind. zum Schutze bes. gefährdeter Personen (Berufsgruppen, Auslandsreisende), z. B. I. gegen Typhus abdominalis, Cholera asiatica, Gelbfieber. Kontraindikation: Den Impfling u. seine fam. sowie berufl. Umgebung einbeziehende Gegenanzeigen der I. umfassen alle Infektionskrankheiten, das Vorliegen konsumierender Erkrankungen vielfältigen Ursprungs, viele Arten von Hautkrankheiten, ferner anamnest. belastende bzw. latent vorhandene Nerven- u. Gehirnaffektionen. Die bei der I. in der Inkubationszeit mit homologen Impfstoffen beobachtete vorübergehende Reduktion vorhandener spezif. Antikörper im Serum des Probanden bezeichnet man als neg. Phase. Sie kann i. S. einer Provokation des Krankheitsprozesses bei der späten ↑Inkubationsimpfung Bedeutung haben (↑Bündelungseffekt).

Impfung, genetische: genet. Immunisierung; eine neue Form der Vakzinierung, bei der nicht Erreger o. Fremdproteine, sondern ihre (ausgewählten) Gene verwendet werden, über deren Expression (↑Genexpression) im Organismus Immunreaktionen ausgelöst werden; ↑Genmedikamente.

Impfung, simultane: zur Kombination aktiver u. passiver Immunisierungsverfahren mit sofort einsetzender, langanhaltender spezif. Immunität (z. B. Tetanussimultanschutzimpfung).

Impfung, synchrone: gleichzeitige aktive Immunisierung mit versch. nicht mischbaren Impfstoffen an versch. Körperstellen.

Impfwesen: die Gesamtheit der med., techn., organisator., gesetzl. u. Schutzgütebestimmungen umfassenden Probleme u. Maßnahmen der Impfprophylaxe.

Impingement: Durch Einengung des subkorakoakromialen Raums kommt es zur Reizung der Supraspinatussehne, die bei chron. Zuständen bis zur Ruptur führen kann. Typ. Position des Arms für ein I. ist die Abduktion, Flexion u. gleichzeitige Innenrotation.

Implantat ⟨*lat*⟩ *n*: zur Überbrückung o. zum ständigen Verbleib eingepflanztes Material, das aus nichtlebensfähigem Gewebe (z. B. Knochenspan, Faszien) o. anderen Stoffen (Metalle, Keramik, Kunststoffe) besteht; z. B. in der Unfallchirurgie metall. Fremdkörper, die bei einer Osteosynthese in den Körper versenkt werden. Das Implantatmetall besteht aus einer hochwertigen, weitgehend korrosionsresistenten, gewebefreundl. Metallegierung, deren mechan. Eigenschaften den Anforderungen an eine Osteosynthese optimal angepaßt sind, zunehmend Verwendung von Titan.

Implantatbruch: Ermüdungsbruch des Metalls, meist Folge einer fehlerhaften Osteosynthesetechnik.

Implantat, dentales: in den Kieferknochen eingepflanzte alloplast. Zahnwurzel (enossales I.), deren die Schleimhaut durchbrechender u. in die Mundhöhle ragender Anteil als sog. Suprakonstruktion mit einer ↑Kronenprothese (Einzelzahnimplantat) o. als Pfeiler einer ↑Brücke versorgt werden kann. Als d. I. werden hauptsächl. Glaskeramiken, Aluminiumoxidkeramiken o. mit Titanoxid beschichtete Metallkörper verwendet. Im Ggs. zu den ↑Endoprothesen (geschlossene I.) sind d. I. offene I., deren immun. u. mikrobiol. Problematik durch die Biokompatibilität der Werkstoffe, durch peinl. Mundhygiene u. durch regelmäßige Revision weitgehend gelöst werden konnte. Im Angebot befinden sich unterschiedl. Formen: Zylinder-, Hohlzylinder-, Schrauben-, Anker-, Nadel- u. Blattimplantate Das Implantatbett wird mögl. atraumat. mittels spez. gekühlter Fräsen in den Kieferknochen geschnitten (↑Bohrschablone). Beim einphasigen Verfahren schließt sich die Herstellung der Suprakonstruktion unmittelbar an, beim zweizeitigen Verfahren geschieht dies nach einer 3–6 Monate währenden Einheilungsphase als geschlossenes I. Die Ind. für d. I. muß eng gesehen werden: günstige anat. Voraussetzungen u. Hygieneverhalten des Pat.

Implantat, endodontisches: Verlängerung der durch ↑Apikotomie verkürzten o. Schienung der frakturierten Zahnwurzel durch einen keram. o. metall. Stift im Wurzelkanal (Transfixation).

Implantatentfernung ↑Osteosynthese.

Implantationsepidermoid ↑Epithelzyste.

Implantationsmetastase ↑Impfmetastase.

Implantationszyste: Komplikation nach perforierenden Verletzungen des Auges u. intraokularen Operationen. In die Vorderkammer eingedrungene Epithelzellen bilden dort eine kleine Zyste.

Implantatkorrosion ↑Korrosion.

Implantatlockerung: Folge einer Knocheninfektion u. fehlerhaften Osteosynthesetechnik, bei osteoporot. Knochen.

implizit ⟨*lat*⟩ *Adj*: eingeschlossen, einbezogen.

Implosion ⟨*lat*⟩ *f*: Aktivierung eines Symptoms bis zur Erschöpfung.

Impotenz ⟨*lat*⟩ *f*: Impotentia; Unfähigkeit, sexuelles Unvermögen. I. e. S. wird unter I. die Unfähigkeit des Mannes verstanden, den ↑Koitus auszuüben, i. w. S. das Unvermögen sexuellen Vollzugs u. Erlebens bei beiden Geschlechtern. Formen der I. nach dem Vorkommen: **prim. I.**: vom ersten Koitusversuch an bestehend; **sek. I.**: nach einer Zeit gelingenden Geschlechtsverkehrs auftretend; absolute u. relative I.; permanente u. temporäre I. Nach den Ursachen: organ., funktionelle, psychogene, persönlichkeitsbedingte, situative, partnerbedingte I. u. a. **I. coeundi**: am häufigsten vorkommend; Unfähigkeit, den Koitus auszuüben, weil das Glied wegen mangelhafter Erektion nicht in die Scheide einführbar ist o. wegen raschen Erschlaffens darin nicht verweilen kann, keine ausreichenden Friktionen vollziehbar sind (I. erigendi, erektile Dysfunktion). Nur selten kommt beim Mann die **I. satisfactionis** vor, die Unfähigkeit zu sexueller Befriedigung. Die **I. generandi** bedeutet Zeugungsunfähigkeit; Ursachen sind Sterilität, meist als Folge von Erkrankung der Hoden o. Nebenhoden, die zu Oligospermie, Azoospermie o. Nekrospermie führen. **Psych. Ursachen**: Mind. die Hälfte der Fälle der I. beim Mann sind funktioneller Art o. überwiegend psych. bedingt: Furcht vor Versagen, Verunsicherung nach sexuellen Mißerfolgen, Schüchternheit, Erwartungsangstmechanismen, neurot. Persönlichkeitszüge, ferner zu starke sexuelle Leistungserwartung, Abwertung, Enttäuschungsreaktionen, Störungen der Partnerbeziehungen u. der Kommunikation, gestörte Einstellung zur Sexualität. **Organ. Ursachen** der I. sind u. a. endokrine Erkrankungen, die zu einem Androgenmangel führen, Stoffwechselkrankheiten (v. a. Diabetes mellitus), chron. Hepatopathien, best. traumat. Rückenmarkschädigungen, urogenitale Defekte, Entzündungen, Zustand nach ↑Priapismus, ferner chron. Alkoholkrankheit, ↑Arzneimittelnebenwirkungen (z. B. Psychopharmaka, Antihypertonika, Spasmolytika). Mit der Verbesserung diagn. Möglichkeiten (Doppler-Ultraschall des Penis, Kavernosographie u. a.) werden heute zunehmend gefäßbedingte Formen der I., hauptsächl. der erektilen Dysfunktion festgestellt (verminderter arterieller Zufluß o. beschleunigter venöser Abfluß aus den Schwellkörpern). Ggf. Behandlung des Grundleidens u. **Ther.** u. a. mit Psychotherapie, Verhaltenstherapie, Sexualberatung u. Sexualtherapie. Einbeziehung der Partner erforderl. (Paartherapie). Penisvakuumpumpe, ↑Schwellkörperautoinjektionstherapie (SKAT), ↑Sildenafil. Nur in Einzelfällen sind als ultima ratio Schwellkörperimplantate aus Kunststoff indiziert. ↑Dysfunktion, erektile.

Impression ⟨*lat*⟩ *f*: Impressio, Hineindrücken, Eindellung; sowohl anat. (Impressiones digitatae an der Schädelinnenfläche, Impressio cardiaca der Leber) als auch pathol. (Impressionsfraktur). In der Zahnmed. traumat. Eintreibung i. d. R. nur von oberen Milchschneidezähnen (Sturz) in den Kiefer, u. U. mit Schädigung des Ersatzzahns (↑Dilazeration), ↑Intrusion.

Impression, basale: Fehlbildung der Schädelbasis mit Lokalisation im Bereich der hinteren Schädelgrube. Die Umgebung des meist formgestörten Foramen magnum wölbt sich in das Schädelinnere vor u. führt zu Hirndruck. ↑Platybasie; Begleitsymptom bei ↑Dysostosis cleidocranialis.

Impression, basiläre ↑Arnold-Chiari-Syndrom.

Impressiones digitatae: Abdruck der Gyri cerebri (↑Gyrus) an der Innenseite der Schädelkalotte. Bei verstärkter Ausbildung spricht man vom Wolkenschädel.

Impressionsfraktur
↑Fraktureinteilungen, ↑Schädelbrüche.

Impressionstonometer ↑Tonometer.

Imprinting, genetisches: nichtäquivalente Expression von Genen entweder mütterl. o. väterl. Allele, wodurch eine genom. Prägung erreicht wird; dazu gehört z. B. das Gen für den insulinähnlichen ↑Wachstumsfaktor IGF-2, der an der Regulation von Wachstum u. Entwicklung beteiligt ist. Die Veränderungen (Imprints) der entsprechenden homologen autosomalen Gene sind ungeklärt, u. a. werden Methylierungen von Basen, insbes. Cytosin, diskutiert.

Imprintzytologie ⟨*gr + lat*⟩ *f*: mikrosk. Beurteilung eines Tumors anhand zytolog. Tupfpräparate als Ergänzung der histol. Untersuchung.

Impuls: **1.** ***Physik:*** Kraftstoß, Bewegungsgröße; bei der fortschreitenden Bewegung eines punktförmigen Körpers gleich dem Produkt aus Masse m u. Geschwindigkeit v. Nach dem 1. Axiom der Mechanik ist die Änderung des I. gleich dem Kraftstoß $F \cdot \Delta t$ einer während der Zeit Δt einwirkenden Kraft F. Bei der Rotation eines ausgedehnten Körpers ist der I. gleich dem Produkt seines auf die Drehachse bezogenen ↑Trägheitsmomentes u. der Winkelgeschwindigkeit. Für den I. gilt ein Erhaltungssatz, wonach beim Fehlen äußerer Kräfte bzw. Momente der Impuls konstant ist. Der I. dient zur Beschreibung von Bewegungsvorgängen in der Sport- u. in der Unfallmedizin. **2.** ***Physiol.:*** fortgeleitetes ↑Aktionspotential in peripheren u. zentralen Nerven.

Impulsation, afferente: Nervenfasern, die von der Peripherie zum Zentrum Erregungen (Impulse, d. h. ↑Aktionspotentiale) übertragen.

Impulsdichtemesser: Meßgerät zur Anzeige einer durchschnittl. Dosisleistung o. Impulsrate. Die statist. auftretenden Zerfallsereignisse werden in einen zeitl. Mittelwert umgewandelt. Die Dämpfung des I. geschieht durch die gewählte ↑Zeitkonstante. Man unterscheidet je nach Anzeige analoge u. digitale I.

Impuls-Echo-Verfahren ↑Ultraschalldiagnostik.

Impulshandlung: ungehemmte Trieb- o. Affekthandlung, bei der die bewußte Kontrolle fehlt o. vermindert ist. Die I. wird nicht durch ein Ziel bestimmt, sondern durch die Ursache, die sie entstehen ließ. Bei krankhaften Zuständen spricht man von Impulsivhandlungen, d. h. Triebhandlungen, bei denen die Überlegung o. der zweckbewußte Wille fehlt o. ungenügend ausgeprägt ist. Die Entladungen sind durch Heftigkeit, Schnelligkeit u. Rücksichtslosigkeit gegen sich selbst u. andere charakterisiert. Bei Pat. mit Persönlichkeitsstörungen, geistig Behinderten, Epileptikern u. Schizophrenen vorkommend.

Impulshöhenanalysator: eine z. B. in der Nuklearmed. benutzte elektron. Baugruppe, die nur dann ein Ausgangssignal abgibt, wenn die Amplitude des Eingangssignals zwischen den Schwellwerten zweier ↑Diskriminatoren liegt. Dem entspricht, daß das auslösende Quant o. Teilchen in einem best. Energieintervall liegt. I. werden als Ein- bis Vielkanalgeräte zur Bestimmung des Energiespektrums von Radionukliden, zur Nulleffektreduzierung o. zur Nuklidtrennung bei Untersuchungen mit doppelt markierten Radiopharmaka verwendet.

Impulshöhenanalyse: Bestimmung des Energiespektrums von Radionukliden o. Röntgenstrahlung aufgrund der Proportionalität zwischen Teilchen bzw. Quantenenergie u. erzeugter Impulshöhe in versch. Strahlungsdetektoren (Proportionalzähler, Szintillationszähler). Aus der Lage der Energiemaxima können das Nuklid o. die einzelnen Anteile eines Nuklidgemischs ermittelt werden. Die I. wird mit ↑Impulshöhenanalysatoren durchgeführt, die Teile eines ↑Szintillationsspektrometers sind.

Impulsiv-Petit-mal ⟨*lat + frz*⟩ *n*: myoklon. Petit-mal-Epilepsie, Manifestation im 12.–20. Lj.; charakterist. sind Zuckungen, vorwiegend in der Schultergürtelmuskulatur, Wegschleudern von in der Hand gehaltenen Gegenstände, generalisierte multiple Spitzen u. hohe langsame Wellen im EEG. Häufig Kombination mit Absencen u. großen Anfällen.

Impulsmuster: Folge von fortgeleiteten Aktionspotentialen in der Nervenfaser. In den I. ist die Information verschlüsselt, die dem ZNS von den Rezeptoren aus zufließt o. die das ZNS in Richtung auf die Effektoren wie Muskulatur, Drüsen, Eingeweide verläßt. Wenn die mehr o. minder gleichzeitig in einem Nervenzellverband auftretenden Aktionspotentiale gemeint sind, spricht man vom Raum-Zeit-Muster der Nervennetze.

Impulsrate: Anzahl der von Teilchen o. Quanten ausgelösten Impulse je Zeiteinheit in der Kernstrahlungsmeßtechnik.

Impulsstrom: Folge von Stromimpulsen. Bei moduliertem I. ändern sich die Impulshöhe u./o. der Impulsabstand period. o. stochast. I. mit rechteckigen, sinusförmigen u. gradlinig o. exponentiell dreiecksförmigen Impulsen werden bei der Reizstromapplikation eingesetzt. ↑Reizstromgerät.

Impulsstromtherapie: Reizstromtherapie mit Impulsstrom; erzielt werden neuromuskuläre Reizwirkungen auf die denervierte u. nichtdenervierte u. spast. quergestreifte u. glatte Muskulatur; Schmerzlinderung; Durchblutungsförderung u. Folgen wie Resorptionsförderung; Trophikverbesserung. Die genannten Wirkungen treten meist gekoppelt auf. Als Stromformen werden angewendet: Rechteck- u. Dreieckimpulse (0,5–5 ms Dauer, Folgefrequenz 40–100 Hz, z. T. als ↑Schwellstrom) bei der Behandlung nicht denervierter Skelettmuskulatur

(Faradisation); Dreieckimpulse regelbarer Dauer bis etwa 1 s u. 3–5 mal längeren Impulspausen zur Behandlung denervierter Skelettmuskulatur; Schmerzbehandlung u. Verbesserung der Durchblutung mit einer Kombination aus Sinushalbwellen u. Gleichstrom (diadynamischer ↑Strom); Rechteckimpulse von 2 ms Dauer, 140 Impulse/s zur Schmerzlinderung (Träbert-Strom); Interferenzströme: im Gewebe sich kreuzende sinusförmige Wechselstromfelder von 3,9 u. 4 kHz; Impulse von 5 ms Dauer mit 15 ms Pause als kontinuierl. Folge o. unterbrochen, auch mit ansteigender (einschleichender) Amplitude, meist in Kurznarkose zur Ther. von Psychosen, Schizophrenien u. Depressionen. ↑Reizstromgerät.

Impulszytophotometrie: photoelektr. Messung des DNA-Gehalts von Zellkernen durch Fluoreszenzmarkierung, z. B. als Durchflußzytophotometrie, wobei die markierten Zellkerne durch eine Glaskapillare an einer Photozelle vorbeifließen. Das Ergebnis der I. ist das ↑Histogramm. ↑Zytometrie, ↑Zytophotometrie.

IMVCi-Test: bunte Reihe für ↑Koliforme als Hygieneindikatoren für fäkale Verunreinigungen. I = Indolbildung, M = Methylrottest, V = Voges-Proskauer-Reaktion, Ci = Zitratausnutzung.

In: chem. Symbol für ↑Indium.

Inaktivierung ⟨*lat*⟩ *f*: **1.** ***Immun.:*** Maßnahme, die eine biol. Aktivität unwirksam macht; z. B. in der Serol.: Zerstörung der Aktivität des ↑Komplements im Serum durch Erhitzen auf 56 °C für 30 min; in der Enzymimmunologie: Zerstörung der Enzymaktivität durch Einwirkung spezif. Antikörper; bei der Impfstoffherstellung: Abtötung pathogener Mikroorganismen durch Hitze, Formalin, Phenol o. Betapropiolakton, um aus ihnen inaktivierte Impfstoffe herzustellen. I. derartiger Stoffe geht mit partieller o. weitreichender Denaturierung einher. Bei Toxinen wird auch von Neutralisierung gesprochen, z. B. durch Kopplung mit dem korrespondierenden Antikörper. Ziel der I. unter immun. Aspekt ist die Beseitigung der stoffspezif. Wirkung (z. B. eines Toxins), aber Erhaltung seiner immunogenen Eigenschaften, ↑Immunogenität (Prinzip der ↑Toxoidimpfstoffe). **2.** ***Neurophysiologie:*** schneller Abfall der Leitfähigkeit der Membran erregbarer Zellen für Ionen, insbes. Na^+, u. damit schnelle Verminderung des Ionenflusses durch die Membran. Diese I. tritt kurz nach Auslösung eines ↑Aktionspotentials, dessen Beginn mit einem starken Natrium-Einwärtsstrom in die Zelle verbunden ist, auf. Der Na^+-Einstrom wird dadurch auf den Ruhewert zurückgebracht. Kalziummangel hemmt die I. u. erhöht damit die Erregbarkeit. ↑Tetanie.

Inaktivitätsatrophie ⟨*lat + gr*⟩ *f*: Muskelatrophie durch längeren Nichtgebrauch o. Ruhigstellung von Gliedmaßen. Es fehlen sonstige Zeichen der peripheren motor. Lähmung.

Inanition ⟨*lat*⟩ *f*: Hungerzustand, völlige Entkräftung des Organismus durch fehlende o. unzureichende bzw. fehlerhafte Ernährung.

inapparent ⟨*lat*⟩ *Adj*: symptomarm, symptomlos; meist in Zusammenhang mit ↑Infektionen gebraucht.

Inappetenz ⟨*lat*⟩ *f*: Appetitlosigkeit, Verlangen zur Nahrungsaufnahme fehlt.

Incarceratio ⟨*lat*⟩ *f*: Inkarzeration; Einklemmung.

incarnatus ⟨*lat*⟩ *Adj*: eingewachsen.

Incicisor ⟨*engl*⟩ *n* ↑Schneidezahn.

incipiens ⟨*lat*⟩ *Adj*: beginnend.

incisalis ⟨*lat*⟩ *Adj* ↑inzisal.

Incisio ⟨*lat*⟩ *f*: operativer Eingriff.

Incisivus ⟨*lat*⟩ *m*: Inzisivus, Dens incisivus; ↑Schneidezahn.

Incisura ⟨*lat*⟩ *f*: Einschnitt, Einbuchtung, Einsenkung. ***Anat.:*** z. B. I. angularis an der kleinen Kurvatur des Magens, I. cardiaca am Vorderrand des Oberlappens der li. Lunge, I. ischiadica major bzw. minor am Hinterrand des Os ischii. ***Physiol.:*** Kurveneinschnitt, wie er bei den meisten art. Pulskurven nachweisbar ist: z. B. scharfer Einschnitt der ↑Karotispulskurve (CPK), der 0,02 bis 0,04 s nach der Aortenkomponente des II. HT liegt.

Incisura myelini: Schmidt-Lantermann-Einkerbung; trichterförmige Kerben im Myelin markreicher Nervenfasern durch Spaltenbildung zwischen den Membranlamellenwickelungen.

Inclinatio pelvis ⟨*lat*⟩ *f*: Beckenneigungswinkel zwischen der Beckeneingangsachse u. der Waagerechten, beim Mann 55°, bei der Frau 60°.

Inclusio fetalis ⟨*lat*⟩ *f* ↑Fetus in fetu.

Inclusion body disease ⟨*engl*⟩: Einschlußkörperchenkrankheit, ↑Zytomegalie.

Inclusiones cytoplasmaticae: früher Paraplasma; membranumhüllte Zelleinschlüsse, die nicht zum Zytoplasma zählen; ↑Granulum glycogeni, pigmenti, proteini, secretorium, ↑Gutta adipis, Inclusio crystalloidea.

incompletus ⟨*lat*⟩ *Adj*: unvollständig, inkomplett; im Zusammenhang mit der Plazenta bei Abort u. Geburt gebraucht (Abortus i., Placenta i.).

Incontinentia ⟨*lat*⟩ *f* ↑Inkontinenz.

Incontinentia pigmenti ⟨*lat*⟩ *f*: Melanosis cutis degenerativa, Bloch-Sulzberger-Krankheit; angeborene Pigmentdermatose mit auf der Grundlage (evtl. pränatalen) entzündl. Effloreszenzen entstehenden, spritzerförmigen Pigmentanhäufungen in Kombination mit Fehlbildungen des Gebisses, Atrichose, Nageldystrophien, Katarakt, Pseudogliom. Später Abblassung der Pigmentflecke. Fast ausschließl. Mädchen betroffen: X-chromosomaler Erbgang. Von B. Bloch (1926) u. M. B. Sulzberger (1927) beschrieben. Abb. 1 u. 2.

Incontinentia pigmenti achromians Ito ↑Hypomelanosis Ito.

Incrementum ⟨*lat*⟩ *n*: Anstieg, Zunahme.

Incrustatio ⟨*lat*⟩ *f*: Inkrustation; Ablagerung von Kalksalzen.

incurabilis ⟨*lat*⟩ *Adj* ↑inkurabel.

Incus ⟨*lat*⟩ *m*: Amboß; amboßförmiges Gehörknöchelchen, das gelenkig mit ↑Malleolus u. ↑Stapes verbunden ist.

1,3-Indandionderivate: Antikoagulanzien mit indirekter Wirkung; ↑Phenindion, ↑Chlorphenindion; ↑Cumarine.

Indexametropie ⟨*gr*⟩ *f*: Refraktionsanomalie infolge Änderung des Brechungsindex der Augenlinse.

Index, chemotherapeutischer: Begriff der exp. ↑Chemotherapie mikrobieller Infektionen. Verhältnis der Dosis tolerata zur Dosis curativa.

Index, hämolytischer: *Abk* H. I.; Maß für Wertbestimmung von Saponindrogen mit Hilfe der Hämolyse. H. I. einer Droge gibt Menge einer Rinderblutverdünnung (meist 1 : 100) in Millimetern an, die von 1 g Droge vollständig hämolysiert wird.

Indexieren: indizieren; Kennzeichnung des Inhalts eines wissenschaftl. Dokuments durch best. Begriffe, die entweder aus einem ↑Thesaurus (kontrolliertes I.) o. aus der natürl. Sprache (freies I.) stammen.

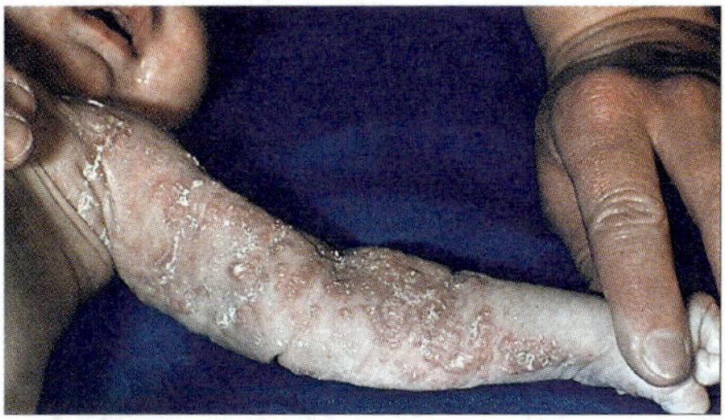

37

Incontinentia pigmenti (Abb. 1).
Exanthem beim Neugeborenen

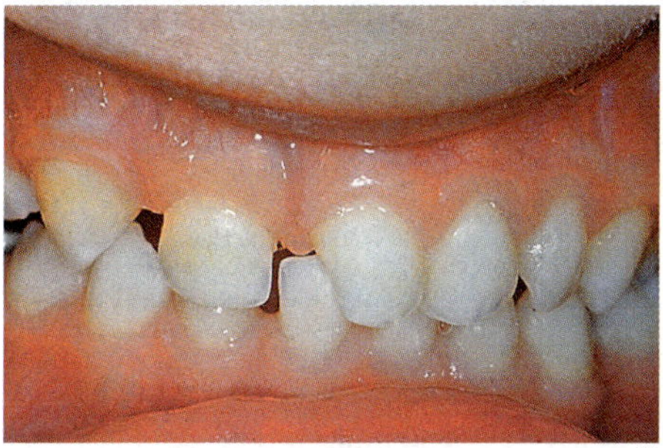

28

Incontinentia pigmenti (Abb. 2).
Hypodontie und Zahnformanomalien

Index, lithogener: Quotient des Gewichtsverhältnisses von Cholesterin zu Gallensäuren in der Gallenflüssigkeit. Der normale l. I. beträgt 1 : 20. Bei Absinken des l. I. unter 1 : 13 fällt das weitgehend wasserunlösl. Cholesterin aus. Der l. I. ermöglicht Aussagen über die Fähigkeit der Galle, Steine zu bilden o. aufzulösen.

Index Medicus: monatl. erscheinendes Informationsmittel der ↑National Library of Medicine, seit 1964 Produkt des Recherchesystems ↑MEDLARS. Literaturnachweise (in engl. Sprache) werden unter den jeweils zutreffenden Begriffen der ↑Medical Subject Headings sowie nach der alphabet. Reihenfolge der Autoren aufgeführt.

Index, opsonischer ↑Opsoninindex.

Index, therapeutischer: Quotient von LD_5/ED_{95}. Abstand der Dosis, bei der 5 % der Versuchstiere sterben, zu der Dosis, bei der in 95 % ein ther. Effekt zu sehen ist. Diese Dosenrelationen geben wie die therapeutische ↑Breite (LD_{50}/ED_{50}) Anhaltspunkte für das Anwendungsrisiko eines Pharmakons u. über die Wahrscheinlichkeit, mit der tox. Effekte auftreten können. Je größer dieser Quotient ist, um so geringer ist das Risiko.

indifferent ⟨*lat*⟩ *Adj*: uncharakterist., neutral, unentschieden.

Indifferenzlage: Tonhöhenbereich innerhalb unterem Drittel des Stimmumfangs, Quarte bis Quinte über Untergrenze, ermöglicht anhaltendes u. müheloses Sprechen mit geringstem Kraftaufwand. ↑Stimmumfang, ↑Sprechstimmlage, mittlere.

Indifferenztemperatur ⟨*lat*⟩ *f*: Behaglichkeits- o. Komforttemperatur, d. h. diejenige Umgebungstemperatur, die dem Organismus gestattet, seine Wärmeabgabe pro Zeiteinheit mit einem Minimum an thermoregulator. Aufwand zu leisten. Bezügl. der therm. Empfindung liegt die I. bei 29–32 (31) °C integraler Hauttemperatur. Für hydrotherapeut. o. balneolog. Anwendungen rechnet man die I. für den Bereich von 34–36 °C. Dieser Bereich weist jedoch größere interindividuelle Varianzen auf u. deckt sich nicht mit der sog. metabol. I., welche über 38 u. unter 28 °C (mit unterschiedl. Breite für best. Körperfunktionen u. Systemleistungen) angenommen werden kann. Physikal. ist unter I. die therm. Neutralität zu verstehen.

Indifferenzzone: Wachstumszone der Gewebe, hier erfolgt physiol. u. pathol. Regeneration. Häufig Ausgangspunkt von Gewächsen (z. B. von Haut- u. Magenkarzinomen).

Indigestion ⟨*lat*⟩ *f*: unbestimmte Verdauungsstörung.

Indikan: Kaliumsalz der Indoxylschwefelsäure u. Indoxylglukuronsäure. Beide Substanzen entstehen aus dem anaeroben Abbau von Tryptophan zu Indol durch Kolibakterien im Darm; Indol wird resorbiert, in der Leber zu Indoxyl oxidiert, Indoxyl durch Veresterung entgiftet u. die Ester mit dem Harn ausgeschieden. Ausscheidungsmenge abhängig von Verweildauer des Darminhalts im Darm. Vermehrte Ausscheidung bei Ileus, Darmstenose, Obstipation, bei Enteritis, Typhus, bei Dyspepsien, bei Tumoren, Abszessen, bei Hartnup-Krankheit. Nachweis besitzt auch heute zytodiagnost. Relevanz beim akuten Abdomen, klin. Sympt. steht im Vordergrund. Normale Ausscheidung 30–100 mg/d. Erhöhter Proteinzerfall kann ohne Indikanurie verlaufen (Ausscheidung durch Darm). Nachweis mit Blei(II)-acetat, Thymol u. Obermayers Reagens nach Jolles, nach Ausschütteln in Chloroform violette Färbung.

Indikation ⟨*lat*⟩ *f*: med.-fachl. allg. anerkannter Grund für med. Betreuungsmaßnahmen wie z. B. Diagnostik, Ther., stationäre Behandlung. Eine vitale I. liegt bei lebensbedrohenden Erkrankungen o. Verletzungen vor. In bes. Fällen wird auch eine soziale I. anerkannt.

Indikationsimpfungen ↑Impfung.

Indikator ⟨*lat*⟩ *m*: organ. chem. Farbstoff, der seine Farbe in Abhängigkeit von der Konzentration best. Ionen (H^+, Metallkationen) aufgrund von Additions-, Dissoziations- o. Komplexierungsvorgängen deutl. ändert. Anwendung z. B. in der ↑Maßanalyse.

Indikatordilutionstechnik: zur Bestimmung von Kreislaufgrößen (↑HMV, Durchblutungsgrößen) verwendete Methode, bei der die Verdünnung von Farbstoffen (↑Farbstoffdilution), Kälte (↑Thermodilution) u. Isotopen Grundlage des Meßprinzips ist.

Indikatorgas: Gase bzw. Gasmischungen bekannter Art u. Konzentration zur Bestimmung der ventilator. Verteilung, der Perfusion o. des Ventilations-Perfusions-Quotienten V/Q bei der Lungenfunktionsdiagnostik. Eingesetzt werden vorwiegend Stickstoff zur Bestimmung der N_2-Clearance o. N_2-Auswaschzeit, Helium zur Erfassung der He-Einmischzeit u. radioaktives Xenon bei der ^{133}X Lungenszintigraphie, mit der global o. lokal die Verteilung der Radioaktivität bzw. die ventilator. Verteilung gemessen werden können.

Indikatorgen ↑Reportergen.

Indikatorohr: Benennung für das Ohr mit der Sonde zur Messung des ↑Binnenohrmuskelreflexes bei der Stapediusreflexmessung (↑Stapediusreflex) am ↑Sondenohr (dem Gegenohr).

Indikatororganismen: empfindl., kurzfristig u. gut erkennbar auf Umweltveränderungen reagierende

Organismen, deren Reaktionen Umweltschäden, u. a. Luft-, Boden- u. Wasserverschmutzungen, anzeigen, z. B. Flechten, Moose, Fische, Vögel.

Indikatorpapier: dient zur Bestimmung der Reaktion (sauer, neutral, alkal.) bzw. der Wasserstoffionenkonzentration (pH) von Untersuchungssubstanzen; Lackmus-, Azolitmin-, Phenolphthaleinpapier usw.

Indikatorverdünnungsmethoden: Methoden zur quantitativen Untersuchung der peripheren art. Zirkulation; basieren auf dem Fick-Prinzip. Fremdindikatoren (Farbstoffe, Kälte, H^+-Ionen, Isotopen) werden stoßweise zugeführt u. fern vom Applikationsort registriert. Die Genauigkeit der I. steigt mit Zunahme des Herz-Zeit-Volumens. Zu den I. gehören ↑Farbstoffverdünnungsmethode, ↑Thermodilution, Röntgendensitometrie (↑Röntgenkinematographie).

Indinavir: antiretrovirales Medikament, das die Protease von HIV hemmt (Proteaseinhibitor) u. zur Behandlung von HIV-Infektion u. AIDS eingesetzt wird. ↑Chemotherapie, antiretrovirale.

Indium: chem. Zeichen In. Ordnungszahl 49, relative Atommasse 114,8, Dichte 7,3 g/cm^3. ^{113m}In ist ein kurzlebiges Tochterprodukt (HWZ = 1,7 h) des ^{113}Sn (HWZ = 118 d) u. ein reiner Gammastrahler (0,4 MeV). ^{111}In zerfällt mit einer HWZ von 2,81 d u. hat eine Gamma-Energie von 0,172 MeV (90 %) u. 0,247 MeV (94 %). ^{111}In wird zur Blutzellmarkierung als ^{111}In-Oxim (↑Entzündungsszintigraphie, ↑Thromboseszintigraphie), zur Markierung von Antimyosin (↑Herzszintigraphie), von DTPA (↑Liquorraumszintigraphie), von Somatostatinderivaten u. Tumormarkern (↑Tumorszintigraphie, Rezeptorszintigraphie) verwandt.

Individualdisposition: Krankheitsbereitschaft des Einzelwesens im Ergebnis ererbter u. erworbener Eigenschaften; ↑Disposition.

Individualität, biochemische: die durch die Gesamtheit der Protein- u. Enzymmuster bedingte unverwechselbare biochem. Charakterisierung eines Individuums. Die b. I. ist durch einen hohen Grad der genet. Heterogenität der menschl. Population bedingt. Der Polymorphismus der Enzyme u. Proteine sowie die Proteinvarianten sind der biochem. Hintergrund der Variabilität der Spezies u. damit auch der Reaktionsbereitschaft des Einzelwesens u. a. gegenüber Krankheit u. Ther. Aufgrund der b. I. gibt es für biol. Parameter keine scharf begrenzten „Normalwerte“ sondern stat. bedingte Verteilungen, ↑Referenzbereiche, individueller ↑Normalwert.

Individualprophylaxe: i. R. der ↑Kariesprophylaxe auf den Pat. und seine individuellen Probleme abgestimmte Einzelberatung durch den Zahnarzt o. zahnmed. geschultes Fachpersonal (Prophylaxehelferin). Ziel der I. ist, Karies und Parodontopathien zu vermeiden, und zwar in aufklärender Zusammenarbeit mit dem Pat. Zum Katalog gehören Sichtbarmachen der Plaque durch Anfärben der Zähne, Erhebung eines Index, z. B. Approximalplaqueindex, API, Sulkusblutungsindex, SBI; Demonstration u. Üben geeigneter Zahnputztechniken, Anamnese u. Beratung zu Ernährungsgewohnheiten, Fluoridierungsmaßnahmen (↑Fluoridierung) und bei Kindern die Fissurenversiegelung an bleibenden Molaren. Die I. ist ein wichtiger Bestandteil der ↑Jugendzahnpflege.

Individualpsychologie: **1.** Zweig der Psychol., der spez. individuelle Unterschiede untersucht. **2.** Psychotherapeut. Konzeption, entwickelt von Alfred Adler; betrachtet unbewußte Komplexe, z. B. Minderwertigkeitsgefühle, Machtstreben (als Kompensation) usw., als Triebfedern menschl. Handelns. Ansatzpunkt dieser Konzeption ist individuell unterschiedl. „Organminderwertigkeit“ (herabgesetzte Leistungsfähigkeit einzelner Organe), deren angestrebte Kompensation zur unbewußten Leitlinie u. ggf. zur Quelle von Neurosen wird. Umfaßt auch eine psychotherapeut. Methode zur Behandlung von Neurosen. Insbes. wird Wert gelegt auf die Entwicklung des Gemeinschaftsgefühls.

Individualresistenz: die Gesamtheit der die unspezif. Abwehrkräfte eines Individuums umfassenden Widerstandskraft (↑Resistenz), im Ggs. zur ↑Disposition.

Individualstatistik: Im Ggs. zur Fallstatistik, die ledigl. best. Ereignisse, wie Krankheit, Invalidität o. Tod registriert, sie für einen best. Zeitraum addiert u. auf eine gegebene Bevölkerung bezieht, stellt die von dem dt. Medizinalstatistiker Roesle (1875–1962) inaugurierte I. erstmals die Person, das Individuum, in den Blickpunkt statist. Betrachtungsweise. Grundlage für die Berechnung ihrer Indizes ist die 0- bis x-mal aufgetretene Häufigkeit der Ereignisse Krankheit u. Unfall, jeweils für 100 Personen bei einem Beobachtungszeitraum von 1 Jahr berechnet. Mit einem Teil der dargestellten Indizes, dem allg. Gesundheitsindex, dem biol. Gesundheitsindex u. der Nichtunfallziffer, wurde es mögl., Aussagen über den Anteil von Gesundgebliebenen in einer beobachteten Population zu machen. Deshalb wurde später für die I. auch oft der Ausdruck Gesundheitsstatistik verwendet. Abb.

Individualtod: Tod des Gesamtorganismus im Ggs. zum Zell- o. Gewebetod, der erst einige Zeit nach dem I. eintritt.

Individualvariabilität: Im Ggs. zur überwiegend genet. bedingten interindividuellen Variabilität der Wirkung von Pharmaka kann die intraindividuelle auf folgende Faktoren zurückgeführt werden: unterschiedl. Rezeptorenempfindlichkeit u./o. Pharmakokinetik in Abhängigkeit vom Lebensalter, von pathol. Zuständen vorwiegend der Eliminationsorgane Leber u. Niere, vom Zustand der resorbierenden Flächen (z. B. Füllungszustand des Gastrointestinaltrakts) u. von zirkadianen Rhythmen (↑Chronopharmakologie).

Individuation ⟨*lat*⟩ *f*: psychol. Reifungs-, Wandlungs- u. Differenzierungsprozeß, bei welchem das ↑Selbst die treibende Kraft darstellt. Der Begriff entstammt der komplexen Psychol. C. G. Jungs. I. bedeutet Selbstverwirklichung u. wird bewußt im psychotherapeut. Prozeß betrieben. I. will dem Menschen zur Reife verhelfen u. spielt insbes. in der Lebensmitte eine große Rolle. Im Kern ist eine allseitige Entwicklung der Persönlichkeit gemeint.

indiziert ⟨*lat*⟩ *Adj*: angezeigt, notwendig.

Indocyaningrünausscheidung: exogene Belastungsprobe zur Untersuchung der exkretor. Leberfunktion mit Indocyaningrün (ICG), einem Tricarbocyaninfarbstoff. Vorteile gegenüber dem ↑Bromsulfophthaleintest: Irritationen bei paravenöser Injektion u. allerg. Reaktionen nicht bekannt, schnelle u. vollkommene Bindung an Eiweiß, ausschließl. Elimination über die Leber, Farbstoff unterliegt keinem Metabolismus u. zeigt keinen extrahepat. Kreislauf.

Indol: bizykl. organ.-chem. Verbindung mit einem N-Ringatom. Sehr schwache Base; gegenüber sehr starken Basen NH-acid. Das Indolmolekülgerüst ist Strukturbestandteil zahlreicher Naturstoffe.

Indolbildung, bakterielle: beruht auf der Spaltung von Tryptophan bis zum Indol in Nährlösungen. Ver-

Krankheitsgeschehen → Unfallgeschehen

Ereignishäufigkeit	Bezeichnung des Index		Ereignishäufigkeit
	allgemeiner Gesundheitsindex		
0-mal Krankheit	biologischer Gesundheitsindex	Nichtunfallziffer	0-mal Unfall
1-mal Krankheit	einfache individuelle Morbidität	einfache individuelle Unfallziffer	1-mal Unfall
2-mal Krankheit	zweifache individuelle Morbidität	zweifache individuelle Unfallziffer	2-mal Unfall
3-mal Krankheit	dreifache individuelle Morbidität	dreifache individuelle Unfallziffer	3-mal Unfall
⋮	⋮ ⋮	⋮ ⋮	⋮
x-mal Krankheit	x-fache individuelle Morbidität	x-fache individuelle Unfallziffer	x-mal Unfall

11

Individualstatistik

wendung ↑IMVCi-Test o. bunten ↑Reihe, insbes. zur DD der ↑Enterobacteriaceae.

indolent ⟨*lat*⟩ *Adj*: schmerzunempfindl., gleichgültig.

Indolenz ⟨*lat*⟩ *f*: verminderte Schmerzempfindung aufgrund psych. o. somat. Erkrankungen; allg. gebraucht für Minderung psych. Leistungen, bes. des Antriebs u. der Zuwendung.

Indometacin: Analgetikum. ↑Antipyretikum mit ausgeprägter antiphlogist. antirheumat. Wirkung. Wegen relativ häufiger Nebenwirkungen (Magen-Darm-Trakt, Nierenfunktion, ZNS) sind aus der gleichen Gruppe Ibuprofen, Diclofenac o. Piroxicam vorzuziehen.

Indometacin GITS ↑Systeme, therapeutische.

Indoxyl: Oxidationsderivat des ↑Indols (Keto- u. Enolform), tritt verbunden mit Schwefelsäure als Harnindikator auf (Indoxylschwefelsäure; gepaarte Schwefelsäure), das aus dem Tryptophanabbau stammt; Entgiftungsreaktion.

Indoxylschwefelsäure ↑Indikan.

Induced fit ⟨*engl*⟩: induzierte Anpassung; Substrate, Coenzyme o. Effektoren induzieren bei ihrer spezif. Bindung an ein Enzym sowohl eine Änderung (Anpassung) ihrer Raumstruktur als auch der Raumstruktur (↑Konformation) des Enzymproteins. So entsteht ein optimaler Kontakt zwischen Enzym u. Liganden, u. die Katalyse wird ermöglicht.

Induktion ⟨*lat*⟩ *f*: **1.** ***Genetik:*** genet. Kontrolle adaptiver Enzymsynthesen durch Induktoren; Induktoren sind v. a. Substrate entsprechender kataboler Enzyme, auch ↑Derepression, Genaktivierung. ↑Enzyminduktion; **2.** ***Psychol.:*** der log. Schluß, der von einer endl. Zahl gegebener Aussagen zu einer Aussage führt. I. führt dann zu einer Gesetzmäßigkeit, welche die bes. einzelnen Fälle zusammenfaßt. In der Psychopathologie Beeinflussung durch ↑Suggestion. **3.** ***Physiol.:*** Hervorrufung eines nervalen Hemmungsvorgangs durch einen Erregungsprozeß o. umgekehrt.

Induktion, elektromagnetische: Erzeugung elektr. Spannungen o. Ströme durch sich ändernde Magnetfelder. Auf der e. I. beruht prakt. die gesamte Elektrizitätserzeugung (Dynamo). Außerdem wird die Bez. **magnet. I.** für eine physikal. Größe (das Produkt aus magnet. Feldstärke H u. der Induktionskonstanten μ, die auch als absolute Permeabilität des Vakuums bezeichnet wird, mit der Maßeinheit Tesla = 1 Weber/m^2 = 1 V s/m^2) gebraucht, die zunehmend auch als magnet. Flußdichte bezeichnet wird.

Induktionsbehandlung: Beschleunigung der Lungenreifung des Feten bei drohender Frühgeburt, wenn die Unreife der Lunge durch Mangel an ↑Surfactant Anpassungsschwierigkeiten verursacht, ↑Hyaline-Membran-Krankheit. Die I. erfolgt i. a. durch Kortikoid- o. Bromhexin-Präparate.

Induktionspsychose: von einem psych. Kranken (durch „Induktion") übernommene Ideen u. Überzeugungen. Die Ursachen sind u. a. Imitationsneigungen, Suggestibilität, u. U. auch kritiklose Identifikation.

Induktionstherapie: Remissionsinduktion. Einleitung einer zytostat. Ther. mit dem Ziel, so viele neoplast. (leukäm.) Zellen wie mögl. zu zerstören, um eine ↑Remission zu erzielen. Bei Erfolg der I. wird i. a. die Überlebenszeit des Pat. verlängert. Die I. wird abgelöst von der Konsolidierungs- o. Erhaltungstherapie. ↑Zytostatikatherapie, hämatologische.

Induktionstumor: durch best. Noxen, v. a. durch verschiedenste, chem. gut definierte Stoffe (Karzinogene, Kanzerogene) erzeugte Geschwülste; Terminus der exp. Tumorforschung, der der Unterscheidung dieser von ↑Spontantumoren u. ↑Transplantationstumoren dient.

Induktionszeit ↑Latenzzeit.

Induktor ⟨*lat*⟩ *m*: aus dem Körper stammende o. von außen zugeführte Substanzen, die Wachstums- o. Differenzierungsprozesse einleiten.

Induration ⟨*lat*⟩ *f*: Induratio; Verhärtung eines Organs durch Vermehrung kollagener Fasern; z. B. braune I. der Lunge, schiefrige I. der Lunge bei Tuberkulose (mit starker Rußablagerung); Stauungsinduration der Leber, Niere, Milz.

Induration, braune: für chron. Blutstauung charakterist. Veränderung der Lungen mit Verfestigung des Organs durch Kollagenfaservermehrung sowie Braunfärbung infolge Erythrozytenaustritt mit Bildung von Hämosiderin. ↑Herzfehlerzellen.

Induratio penis plastica: penile Fibromatosis, Peyronie disease; im 4.–5. Lebensjahrzehnt schleichend (prim. chron.) herdförmig beginnende (manchmal diffus sich ausbreitende) bindegewebige, mitunter verkalkende o. verknorpelnde u. sogar verknöchernde Verhärtung zwischen Tunica albuginea u. den Corpora cavernosa, längl. flach, spangen- o. plattenartig, meist in der Mitte der Pars pendulans des Penis. Im erigierten Zustand unterschiedl. starke Schmerzen. Verkrümmungen (Deviationen) u. Erektionsstörungen bis zur Kohabitationsunmöglichkeit. Ursache unbekannt. Disposition zur überschießenden Narbenbildung wahrscheinl., da nicht selten gleichzeitig ↑Dupuytren-Kontraktur, Knuckle pads, Keloid.

induriert ⟨*lat*⟩ *Adj*: verhärtet, verfestigt.

Industrieneurologie: Richtung der ↑Neurologie, die sich mit der Diagnostik, Ther., Proph., Rehabilitation u. Begutachtung arbeitsbedingter Schädigungen des Nervensystems befaßt. Die I. wirkt mit bei der Aufklärung der Ätiopathogenese arbeitsbedingter Krankheiten, bes. von Funktionsstörungen des zentralen u. vegetativen Nervensystems durch chem. Noxen u. neuropsych. Arbeitsbelastungen.

Industrietoxikologie ↑Arbeitstoxikologie.

induziert ⟨*lat*⟩ *Adj*: durch äußere Einwirkungen entstanden.

Inebrianzien ⟨*lat*⟩ *n Pl*: Schnüffelstoffe, Lösungsmittel, z. B. Triäthylen, Toluol, Aceton, Benzin, Äther, aber auch Klebstoffe, Nagellack, Lack- u. Gummiverdünner, die beim Schnüffeln zu rauschartigen Zuständen führen. ↑Drug dependence.

inert ⟨*lat*⟩ *Adj*: Eigenschaft von Stoffen ohne Bereitschaft zu chem. Reaktionen.

Inertance ⟨*engl*⟩ *n*: Trägheit; Verhältnis von bewegendem Druck zur Volumenbeschleunigung. Maßeinheit $kPa \cdot l^{-1} \cdot s^2$, wird in der ↑Lungenfunktionsdiagnostik verwendet.

inf.: *Abk* für ↑inferior.

Inf.: *Abk* für Infusum, Infus (Rezeptur).

INF: *Abk* für ↑Interferone.

Infantilismus ⟨*lat*⟩ *m*: Kindlichkeit; das Stehenbleiben auf kindl. Entwicklungsstufen in körperl. u. seel.-geistiger Hinsicht. Diese Entwicklungshemmung (↑Retardierung) kann vielfältige organ.-hormonelle o. psychosoziale Ursachen haben. Tritt im Verlauf vieler Erkrankungen auf u. wird dann mit dem Namen des erkrankten Organs belegt (hepat., renaler, intestinaler I.). Der Begriff infantil wird auch benutzt für das Wiederauftreten kindgemäßer Erlebens- u. Verhaltensweisen im Krankheitsverhalten Erwachsener; ↑Regression.

Infant respiratory distress syndrome ⟨*engl*⟩ *n* ↑Atemnotsyndrom.

Infant servo-control ⟨*engl*⟩: Regelsystem für ↑Inkubatoren, bei dem die Lufttemperatur einem Hauttemperatursollwert angepaßt wird.

Infarkt ⟨*lat*⟩ *m*: ischäm. ausgelöste Nekrose. Formen: anäm. I.: weiß, meist in Herz, Niere, Milz; hämorrhag. I.: rot, meist in Lunge, Darm; Vorraussetzung: Blutstauung u. Existenz einer funktionellen u. nutritiven Blutversorgung o. von Kollateralen; sept. I. bei bakterieller Besiedlung im Ggs. zum blanden Infarkt. Harnsäure- o. Lipoid-Kalkinfarkt der Nierenpapille, kein I. im eigentl. Sinne.

Infarkt-EKG: Typ. Veränderung der EKG-Kurve beim Herzinfarkt sind im I. Stadium (akut): überhöhte T-Welle (Erstickungs-T), ST-Hebung, in der entsprechenden Brustwandableitung, Fehlen von R, in der entsprechenden Extremitätenableitung breites, tiefes Q; im II. Stadium: spitznegative T, Senkung der ST-Strecke unter die isoelektr. R-Verlust u. breites, tiefes Q in entsprechenden Ableitungen; im III. Stadium: T wird wieder pos., breites tiefes Q in entsprechender Extremitätenableitung bleibt bestehen, dgl. reduziertes (fehlendes) R in zugehöriger Brustwandableitung. Die Geschwindigkeit, mit der diese Stadien durchlaufen werden, ist unterschiedl.

Infarktkaverne: Hohlraumbildung innerhalb eines Lungeninfarkts durch Nekrose, bakterielle Infektion u. Expektoration des nekrot. Gewebes.

Infarktlokalisation im EKG: Die deutlichsten EKG-Infarkthinweise finden sich bei den versch. Lokalisationstypen in folgenden Ableitungen: Hinterwandinfarkt: D, aVF, III; Anterolateralinfarkt: A, aVL, V_5–V_6; Posterolateralinfarkt: D, aVF, III, V_5–V_6; Anteroseptalinfarkt: V_2–V_3; Vorderwandspitzeninfarkt: A, J, I, aVL, V_2–V_5.

Infarktpleuritis: reaktive Entzündung des Lungenfells über einem hämorrhagischen ↑Lungeninfarkt.

Infarktpneumonie: Entzündung im Bereich eines hämorrhagischen ↑Lungeninfarkts.

Infarktschrumpfniere: Nierenschrumpfung als Folge von ausgedehnten anämischen ↑Niereninfarkten.

Infarkt, subtotaler: Herzinfarkt in den inneren Wandschichten der li. Herzkammerwand; Entstehung multizentr. bei relativer ↑Ischämie.

Infarkt, transmuraler: Herzinfarkt, bei dem die Nekrose vom Endokard bis zum Epikard reicht, ausgenommen schmale subendokardiale u. subepikardiale Muskelstreifen; Entstehung unizentr. bei absoluter ↑Ischämie.

Infarzierung, hämorrhagische ⟨*gr* + *lat*⟩ *f*: Im Ggs. zum ↑Infarkt ist die h. I. die Folge einer massiven Blutstauung bei Drosselung des venösen Blutabflusses; z. B. h. I. des Darms bei Mesenterialvenenthrombose, h. I. von Ovarialtumoren bei Stieldrehung.

infaust ⟨*lat*⟩ *Adj*: infaustus; unheilbringend, angewendet zur Kennzeichnung einer aussichtslosen Progn.

Infekt ↑Infektion.

Infektanämie ↑Anämie.

Infektarthritis: umstrittener Begriff für Arthritiden nach allg. Infektion, Abszeß, Osteomyelitis, Gelenkpunktionen u. -injektionen durch direkte Infektion mit Mikroorganismen, u. a. mit Mykobakterien, Staphylo- u. Streptokokken, seltener Entero-, Pneumo- u. Meningokokken, Salmonellen, Hämophilus u. a. Akuter Beginn, monartikulär, schwere lokal-entzündl. Veränderungen. Eitriges Gelenkpunktat, über 50 000 Granulozyten/µl. Nachweis von Bakterien im Ausstrich u. in der Kultur. Röntg. destruierende Veränderungen: Gelenkspaltverschmälerung, subchondrale Osteolyse, später reparative Vorgänge, oft Defektheilung, Gefahr fibröser o. knöcherner Ankylose.

Infekt, grippaler: Gruppe der akuten ↑Atemwegsinfektionen (↑Virusschnupfen), die meist aerogen durch Husten – Sprechen – Niesen übertragen werden. Inkubationszeit Stunden bis Tage. Akuter Schleimhautkatarrh der oberen Luftwege. Bedeutung der disponierenden Klimaeinflüsse wie Zugluft – Durchnässung – Verkühlung (Erkältungskrankheiten). Wichtigkeit der virol. serol. Abgrenzung der ↑Grippe (Influenza, Virusgrippe), v. a. während Epidemiezeiten.

Infektion ⟨*lat*⟩ *f*: Infekt; Eindringen u. Vermehrung von Infektionserregern nach Durchbrechung schützender Haut- bzw. Schleimhautbarrieren des Organismus. Kontakt u. Haftfähigkeit (Tenazität) der Erreger sind Voraussetzung für die Ansteckung (Kontagiosität) als Vorbedingung für die I. Nur die Vermehrung pathogener (↑Pathogenität) Mikroben führt zu einer Infektionskrankheit, die durch den Wettstreit zwischen Erregervermehrung u. -ausbreitung (↑Infektiosität) einerseits sowie Aktivierung u. Potenzierung unspezif. u. spezif. Abwehrreaktionen andererseits meist in best. Stadien o. Phasen abläuft (zyklische ↑Infektion): schwach virulente Erreger o. eine gute ↑Immunität bewirken eine atyp. leicht verlaufende, abortive I., ggf. eine unbemerkt bleibende, inapparente I. Die ↑Fokalinfektion umfaßt sek. Fernwirkungen eines nicht abgeheilten prim. Infektionsherds. Die gangränöse I. entsteht durch feuchte Zersetzung einer anaerobierbehafteten Gewebenekrose. Latente I. verlaufen trotz persistierender Erreger unbemerkt. Lokalinfektionen bieten Entzündungserscheinungen am Infektionsherd ohne Stadienablauf mit Neigung zum Rezidiv u. werden als pyogene I. durch Eitererreger verursacht; die sept. I. ist eine generalisierte I., deren „Eröffnung" im Ggs. zur zykl. I. von normierter ↑Inkubationszeit u. anschließender Generalisation gekennzeichnet ist.

Infektion, chirurgische: nach chir. Eingriffen auftretende ↑Wundinfektion, die zur Sekundärheilung (↑Wundheilung) führt. Wichtige Erreger: Staphylokokken, Streptokokken; häufiger gramnegative Bakterien wie Koli-, Proteus-, Pyozyaneusbakterien; ferner gefürchtete anaerobe Wundkomplikationen wie ↑Tetanus u. ↑Gasödem (↑Infektion, nosokomiale).

Infektion, endogene ↑Autoinfektion.

Infektion, enterale ⟨*gr + lat*⟩ *f Pl*: Magen-Darm-Infektion; nach der ↑Atemwegsinfektion die zweithäufigste endem.-epidem. Infektionskrankheit unserer Breiten mit Meldepflicht. Von Bedeutung ist die übertragbare Darminfektion mit dem Leitsymptom des Durchfalls (↑Diarrhö, ↑Lebensmittelvergiftungen, ↑Stuhlbeschaffenheit). Typ. Häufung in den Sommer-, Herbstmonaten. Orale Übertragung durch Schmutz- u. Schmierinfektion (fäkal – oral) bzw. über kontaminierte Lebensmittel. Klin. Beginn der fieberhaften Darminfektion mit Abgeschlagenheit, Übelkeit, Erbrechen, Leibschmerzen u. Tenesmen mit Durchfällen. DD wichtig sind Leber- u. Milzschwellung. Wichtigste **Erregergruppen**: Viren (Enteroviren, ECHO-Viren, Coronaviren, Rotaviren; „unspezif." Magen-Darmstadien der Infektionen durch Polioviren, Coxsackieviren, Hepatitisviren, Adenoviren, Grippeviren: ↑Darmgrippe). Bakterien (Typhus-Paratyphusbakterien, tier. Salmonellen, Shigellen, Kolienteritisbakterien, Choleravibrionen; Milzbrandbazillen, Tularämiebakterien, Yersinien, Campylobacter, Klostridienarten: ↑Kolitis, pseudomembranöse, ↑Lebensmittelvergiftungen). Protozoen (Ruhramöben, Balantidien, Giardia lamblia, Cryptosporidien). Würmer (Trichinen: Darmstadium der ↑Trichinellose, Bandwürmer, Askariden, Oxyuren; Hakenwürmer, Schistosoma-Arten: Darmschistosomiasis). **Diagnostik**: Mikrobiol. ↑Stuhluntersuchung. Meldepflicht des direkten bzw. indirekten Erregernachweises.

Infektion, generalisierte ↑Allgemeininfektion.

Infektion, gynäkologische: die weibl. Fortpflanzungsorgane betreffende, infektionsbedingte Entzündung wie Vulvitis, Vulvovaginitis, Vaginitis, Endometritis, Oophoritis, Salpingitis.

Infektion, iatrogene: eine vom Arzt ausgehende bzw. durch die Behandlung verursachte Infektion; Trennung von nosokomialer ↑Infektion oft nicht mögl.

Infektion, inapparente ↑Infektion, stumme.

Infektion, intrauterine ↑Infektion, pränatale.

Infektion, konnatale: während der Schwangerschaft transplazentar übertragene Infektion mit häufig schweren gesundheitl. Folgen für das Kind, z. B. konnatale ↑Syphilis, konnatale Toxoplasmose (↑Fetopathia toxoplasmotica), Listeriose (↑Neugeborenenlisteriose), HIV-Infektion, Tuberkulose, Candidose, Zytomegalie, Malaria. ↑Embryopathien, ↑Fetopathien, ↑Infektion, perinatale, ↑TORCH.

Infektion, latente: Verlauf einer Infektion, bei dem die Erreger in einem Wirt eine bestimmte Zeit (↑Latenzzeit) o. permanent persistieren, ohne daß Krankheitszeichen auftreten. ↑Inkubationszeit.

Infektion, lokale ↑Lokalinfektion.

Infektion, nosokomiale: Krankenhausinfektion, Hospitalinfektion, infektiöser Hospitalismus; Auftreten einer Infektion bei Pat. in ambulanten u. stationären Einrichtungen des Gesundheitswesens, bei Heimbewohnern u. in Einrichtungen zur Unterbringung von Kindern. Durch Mikroorganismen (Bakterien, Viren, Protozoen, Pilze) hervorgerufene Infektion, unabhängig davon, ob Krankheitserscheinungen nachweisbar sind o. nicht. In etwa 80 % der Fälle handelt es sich dabei um Harnwegs-, Wund- u. Atemwegsinfektionen. Pathogenet. können unter den n. I. folgende Hauptgruppen unterschieden werden. **Exogene n. I.**: Sie wird hervorgerufen durch Mikroorganismen, die häufig gegen Antibiotika, Chemotherapeutika u./o. Desinfektionsmittel (mehrfach-)resistent sind u. aus dem Krankenhausmilieu (↑Hospitalkeime) stammen. I. d. R. liegen dem Verstöße gegen die Asepsis u. Antisepsis zugrunde. Bei Häufungen besteht ein epidemiol. Zusammenhang mit Infektketten wie Patient – Pflegepersonal – Patient, Pflegepersonal – Gerät – Patient, Patient – Instrument – Patient. **Endogene n. I.**: Sie wird hervorgerufen durch die körpereigene Mikroflora des Pat. (Mundhöhle, Darm usw.), die für den Betroffenen selbst pathogen wird. Ursachen sind resistenzmindernde Umstände, wie Operationen, Intensivtherapie, Stoffwechselstörungen, Unterernährung o. Behandlung mit Immunsuppressiva, Kortikosteroiden, Zytostatika, Gammastrahlen. Endogene n. I., auch ↑Autoinfektion genannt, ist prim. ohne epidemiol. Zusammenhang, die Erreger meist therapieempfindl. Zwischen exogener u. endogener n. I. bestehen fließende Übergänge. Ermittlung der Ätiol. u. Übertragungsmechanismen. Festlegung von Maßnahmen der ↑Distanzierung u. des antimikrobiellen ↑Regimes.

Infektion, odontogene pyogene: unspezif. entzündl. Prozeß, der ursächl. vom Zahnsystem ausgeht (Infektionsweg meist über Exazerbation einer chron. periapikalen Parodontitis, seltener über marginales Parodontium) u. sich in Form von entzündl. Infiltrat, Abszeß, Phlegmone (meist Mischformen) in Logen u. Spalträumen des Mundhöhlen-, Gesichts- u. Halsbereichs ausbreiten kann. Ausgehend von Zähnen des Unterkiefers: perimandibulärer Abszeß, submentaler Abszeß, submandibulärer Abszeß, sublingualer Abszeß, Wangenabszeß, Abszeß im Spatium pterygomandibulare, Abszeß im Spatium massetericomandibulare, Parapharyngealabszeß, Mundbodenphlegmone; akute Gefährdung des Pat. durch Glottisödem, Absinken der Infektion ins Mediastinum mögl. Ausgehend von Zähnen des Oberkiefers: Palatinalabszeß, Abszeß in der Fossa canina, Wangenabszeß, Abszeß in der Parotisloge, retromaxillärer Abszeß, infratemporaler Abszeß, odontogene Infektion der Kieferhöhle; akute Gefährdung des Pat. durch weitere Ausbreitung in Richtung Schädelbasis (↑Sinusthrombose) u. Orbita (Orbitalphlegmone) mögl.

Infektion, opportunistische: *Abk* OI; Infektionskrankheit, die v. a. bei stark abwehrgeschwächten Pat. (z. B. bei Immunsuppression o. AIDS), i. d. R. jedoch nicht bei Personen mit intaktem Immunsystem auftritt u. z. B. durch atyp. Mykobakterien, Herpesviren, Nocardien o. Pneumocystis carinii verursacht wird.

Infektion, parasitäre ⟨*gr* + *lat*⟩ *f Pl* ↑ Parasitosen.

Infektion, perinatale: in der ↑ Perinatalperiode übertragene o. erworbene Infektion des Kindes mit Viren, Bakterien o. Protozoen, i. e. S. unter Ausschluß von Infektionen der Embryonal- u. frühen Fetalzeit. Dia- o. transplazentare Infektion erfolgt hämatogen, transamniot. Infektion meist mit Erregern aus dem mütterl. Darm- o. Vaginalbereich, subpartale Infektion beim Passieren des Geburtskanals, postnatale Infektion durch Übertragung von der Mutter, dem Pflegepersonal, aus der Umgebung, begleitend bei schweren Grundkrankheiten o. als Komplikation bei Intensivpflege. **Bakterielle p. I.**: Listerien (↑ Neugeborenenlisteriose), Treponema pallidum (konnatale ↑ Syphilis). **Virale p. I.**: ↑ Herpes-simplex-Virus: Herpes neonatorum bzw. Herpes-simplex-Sepsis des Neugeborenen. Erkrankung nach Primärinfektion mit HSV-2 unter der Geburt bei ↑ Herpes genitalis der Mutter o. mit HSV-1 bei der Pflege des Neugeborenen in den ersten Lebenstagen durch eine an Herpes erkrankte Person. 3 Erscheinungsformen: 1. Skin-eye-mouth-Herpes (Sympt. an Haut, Augen, Mund). 2. ↑ Herpes-Enzephalitis. 3. Herpessepsis. Letalität unbehandelt 50–70 %. Ther.: ↑ Aciclovir. Humanes Immundefizienzvirus (HIV): Übertragung von HIV von der HIV-infizierten Mutter auf das Neugeborene unter der Geburt o. (selten) durch Muttermilch. Regional unterschiedl. Häufigkeit mit einer Übertragungsrate von bis zu 25 % in den USA u. unter 10 % in Westeuropa. Eine Proph. ist evtl. durch antiretrovirale ↑ Chemotherapie während der Schwangerschaft u. Kaiserschnittentbindung mögl. Zytomegalievirus: perinatale o. postnatale Zytomegalie. Primärinfektion des Neugeborenen mit ↑ Zytomegalievirus unter der Geburt o. durch Muttermilch. Klin. Bild: i. d. R. asymptomat.; bei Frühgeborenen evtl. schwere klin. Erscheinungen mit Bronchitis, interstitieller Pneumonie, Enteritis, Hepatitis, mononukleoseartigen Sympt. Hepatitis-B-Virus: HBe-Antigen-pos. Mütter infizieren unter der Geburt in 20–50 % das Neugeborene. Bei ca. 90 % der infizierten Kinder chron. Verlauf der Hepatitis B mit ungünstiger Progn. Passive u. aktive Immunprophylaxe sofort nach der Geburt erforderl. **Protozoenbedingte p. I.**: ↑ Fetopathia toxoplasmotica. ↑ Embryopathien, ↑ Fetopathien, ↑ Neugeborenensepsis, ↑ TORCH.

Infektion, persistierende: im Organismus über längere Zeit (Jahre bis Jahrzehnte) fortdauernde Infektion mit vermehrungsfähigen, virulenten Erregern, z. B. Tuberkulose, Syphilis, Toxoplasmose, Herpes-Virusinfektion, Slow-Virus-Infektion. ↑ Latenz.

Infektion, pränatale: intrauterine Infektion; Infektion der Frucht während der Schwangerschaft. In der Embryonalperiode vorwiegend durch Viren, in der Fetalperiode Viren, Bakterien, Protozoen u. auch Pilze. Die p. I. kann hämatogen-diaplazentar (mütterl. Blut – Zwischenzottenraum – fetale Zotten – Zottengefäße – Nabelvene – fetales Blut) o. vaginal-aszendierend erfolgen, dann meist über das infizierte Fruchtwasser (mütterl. Geburtsweg – Fruchthäute – Fruchtwasser – Haut, Atem- u. Verdauungstrakt – fetales Blut). Voraussetzung für die diaplazentar-hämatogene Infektion ist i. d. R. eine Allgemeininfektion der Mutter mit Virämie, Bakteriämie o. Sepsis. Folgen der p. I.: je nach Art, Menge, Virulenz der Erreger u. Stadium der Keimentwicklung entweder kindl. Sepsis mit Tod, Fehlbildungen, entzündl. Organschäden z. Z. der Geburt. ↑ Embryopathien; ↑ Fetopathien. ↑ Infektion, perinatale.

Infektion, respiratorische ↑ Atemwegsinfektion.

Infektion, ruhende ↑ Infektion, latente.

Infektionsabwehr: Gesamtheit der unspezif. u. spezif. Vorgänge im Organismus, die an der Erkennung, Aufnahme, Verarbeitung, Beantwortung u. Zerstörung von Infektionserregern beteiligt sind (↑ Resistenz, ↑ Immunität).

Infektionsallergie: die im Verlauf der immun. Prozesse einer Infektionskrankheit sich verändernde Reaktionsbereitschaft des Organismus gegenüber best. antigenen (allergenen) Bestandteilen des Erregers. Die allerg. Reaktivität durchläuft i. a. die zykl. Stufen empfindlich (normerg.), überempfindl. (hypererg.), unterempfindl. (hyperg.) u. unempfindl. (anerg.). Der Organismus kann ggf. gegen die Vermehrung der Erreger immun, zugleich gegen Bestandteile derselben allerg. sein.

Infektionsdosis: die zur Infektion (eines Versuchstieres) führende Menge einer pathogenen Keimart. Sie wird beispielsweise zur Bestimmung der Schutzwirkung eines Impfstoffs bei der ↑ Impfstoffprüfung unter definierten Versuchsbedingungen zugrunde gelegt. In der Klinik der Infektionskrankheiten die zur ↑ Serokonversion u. somit nachweisbaren Vermehrung der Infektionserreger im Organismus führende Menge der Erreger.

Infektion, septische: Erkrankung mit schweren Allgemeinerscheinungen, unbehandelt meist tödl. verlaufendes Krankheitsbild. ↑ Sepsis.

Infektionserreger: Gesamtheit der kontagiösen, im Wirtsorganismus vermehrungsfähigen u. ggf. eine Infektionskrankheit hervorrufenden Mikroben u. Parasiten: Viren; Bakterien einschl. Rickettsien, Bartonellen, Mykoplasmen, Chlamydien; Pilze; ferner Protozoen u. Würmer (Endoparasiten) sowie die auf der Haut des Wirts schmarotzenden Ektoparasiten wie Flöhe, Läuse, Wanzen, Zecken u. Milben.

Infektionserregerareal: Existenzraum eines Infektionserregers. Das I. ist nach den Existenzbedingungen für die Erreger in Kern-, Rand- u. Einstreugebiet gegliedert. Das Kerngebiet ist epidemiol. das hyperendem. Gebiet mit optimalen Bedingungen für die Erreger, es kommen ständig Infektionen vor. Die entspr. große ↑ Populationsimmunität führt dazu, daß ↑ Epidemien kaum auftreten u. die Erregerzirkulation vorwiegend im Kindesalter abläuft. Das Randgebiet ist epidemiol. das hypendem. Gebiet. Hier läuft der epidem. Grundvorgang unter nicht optimalen Bedingungen für die Erregererhaltung ab. In den Populationen kommen Erkrankungen selten vor; es entwickelt sich eine geringe Bevölkerungsimmunität. Das Infektions- u. Erkrankungsalter ist über alle Altersgruppen verteilt, die Populationsempfänglichkeit ist hoch. Die Veränderung der ökolog. u. sozialen Bedingungen kann hier deshalb zum Ausbruch von Epidemien führen. ↑ Endemieindex.

Infektionserregerausscheidung: Ausscheidung von Infektionserregern mit Sekreten o. Exkreten aus dem ↑ Infektionserregerreservoir. Die I. beginnt i. a. mit dem Prodromalstadium u. ist an Gewebeschädigungen gebunden, ↑ Exspirationströpfchen, Fäzes, pathol. Produkte befallener äußerer Gewebe u. a. m. fäkal-orale Infektionserregerübertragung, Kontakt- u. Verletzungsinokulationsübertragung. Nach der klin. Ausheilung läuft die I. i. a. aus (↑ Dauerausscheider, ↑ Keimträger).

Infektionserregereintrittspforten: Eintrittsstellen von Infektionserregern bei der Übertragung durch Faktoren der Erregerübertragung. Die Übertragungsfaktoren führen den Erreger in die Gewebe o. Organe entspr. seinem Tropismus ein. Übl. Eintrittspforten sind das blutführende System (↑ Arthropoden, ↑ Infektionserregerübertragung), die Außenhäute (↑ Kontaktübertragung, ↑ Verletzungsinokulationsinfektion), der Verdauungstrakt (fäkal-orale ↑ Übertragung) u. die Atmungsorgane. ↑ Übertragung, aerogene.

Infektionserregerökologie: innerartl. Beziehungen der Infektionserreger u. zu ihrer Umwelt (Autökologie) o. Beziehungen der Infektionserregerpopulation zum gesamten biot. u. abiot. Lebensraum (Synökologie).

Infektionserregerreservoire: tote organ. Substrate o. Lebewesen, in o. auf denen Infektionserreger natürl. verweilen, sich vermehren o. entwickeln u. von denen aus Tiere o. Menschen infiziert werden können. Unterscheidung von ↑ Saprozoonosen, ↑ Zoonosen u. ↑ Anthroponosen (primäres ↑ Reservoir u. sekundäres ↑ Reservoir). Im Spektrum der Reservoire haben Mensch, Haustiere, Nagetiere u. Vögel bes. Bedeutung; sie resultiert aus den ökolog. Beziehungen zum Menschen, den Massenvermehrungen mit Massenwanderungen, der Lebensweise mit sehr engem Kontakt u. Begünstigung der Infektionsausbreitung, v. a. der Anpassung an die verschiedensten Lebensräume mit neuen Kontaktmöglichkeiten. Im epidem. Grundvorgang sind die Reservoire (ihre ökolog. Bedingungen: Massenvermehrungen, Bevölkerungsdichte, Wanderungen sowie das Verhalten) sehr wesentl. Unterschiedl. Lokalisation der Reservoire in der Natur u. ihre ökolog. Beziehungen zum Menschen: seltener Kontakt des Menschen zu menschenfernen prim. Reservoiren, jedoch ständige Gefahr durch menschennahe Reservoire, z. B. Haustiere o. der Mensch selbst. Gefahrenklasse 1 der Reservoirgruppen umfaßt deshalb Infektionskrankheiten, deren Reservoire der Mensch o. monophale Ektoparasiten des Menschen sind; Gefahrenklasse 2 solche, deren Reservoire Haustiere o. tier. Hausbewohner sind; Gefahrenklasse 3 u. 4 Wildtiere der Kulturlandschaften bzw. der natürl. Landschaften. Die Reservoirgruppen sind untereinander verbunden u. führen über Wanderungen zur Verlagerung von Erregerzyklen aus menschenfernen o. näheren Gebieten bis in die Städte hinein.

Infektionserregerübertragung: Übergang von Infektionserregern im Wirtswechsel von ↑ Infektionserregerreservoiren auf empfängl. Individuen (horizontale ↑ Übertragung u. germinative ↑ Übertragung).

Infektionsimmunität: an die Persistenz der Infektionserreger im Gewebe gebundene Immunität, die nach Eliminierung der Erreger, z. B. als Folge einer spezif. Chemotherapie, erlischt (↑ Prämunität).

Infektionsimmunologie: Fachdisziplin, die eine Beschreibung u. Erklärung der mit der Vermehrung von Infektionserregern im Organismus einhergehenden immun. Vorgänge gibt u. die Grundlagen für immundiagnost., -ther. u. -proph. Methoden erarbeitet (↑ Impfung, ↑ Heilserum).

Infektionskrankheit: übertragbare Krankheit, ansteckende Krankheit; durch Krankheitserreger (Viren, Rickettsien, Bakterien, Protozoen, Prionen o. Pilze) verursachte, unmittelbar o. mittelbar auf den Menschen, Tiere (o. Pflanzen) übertragbare Krankheit. Entspr. dem Bundesseuchengesetz § 3 besteht für best. Krankheiten Meldepflicht (Tab.). Zykl. I.: in Stadien verlaufende I., beginnend mit einer häufig normierten ↑ Inkubationszeit, in der sich die symptomlose Anfangsvermehrung der Infektionserreger vollzieht, der Generalisation mit Ausbreitung der Infektionserreger über die Lymph- u. Blutbahn, die von Allgemeinreaktionen wie Fieber, Blutbildveränderungen, Milzschwellung begleitet sein kann, u. der Organmanifestation, in der sich die Erreger auf jeweils best. Gewebe o. Organe zurückziehen. Das Überstehen einer zykl. I. hinterläßt oft eine langjährige, auch lebenslange stabile Immunität. **Altersverteilung von I.**: Verteilung der Fälle einer I. auf einzelne o. zu Gruppen zusammengefaßte Altersjahrgänge. Die Altersverteilung der Erkrankungsfälle kann als Prozentanteil in bezug auf die Erkrankungsfälle als Gesamtheit u. als altersspezif. Morbidität, bezogen auf die Bevölkerungsaltersgruppe als Gesamtheit, angegeben werden. Die Altersverteilung charakterisiert die Empfänglichkeit der einzelnen Altersgruppen u. ihre Exposition. **Jahreszeitl. Verteilung von I.**: Verteilung der Fälle einer I. o. der Morbidität auf Perioden im epidemiol. Jahr. Eine ungleiche Verteilung entsteht durch period. Einwirkungen des Klimas auf Erreger, ↑ Infektionserregerreservoire, ↑ Infektionserregerübertragung u. auf die ↑ Populationsempfänglichkeit (↑ Saisonkrankheit). Tab. S. 958.

Infektionspforten: Eintrittsstellen der Erreger, die Infektionen verursachen (natürl. Körperöffnungen, verletzte Haut, Wunden usw.). ↑ Infektionserregereintrittspforten.

Infektionsphase, parasympathikotone: Verschiebung des dynam. Gleichgewichts im vegetativen Nervensystem zugunsten des Parasympathikus (↑ Parasympathikotonie) mit langsamer Pulsfrequenz, Hypotonie, Hypoglykämie, Alkaloseneigung u. Leukopenie; entspricht der Heilphase der Infektionskrankheit nach Ablauf der sympathikotonen Kampfphase (Aktivierung der Nebennierenfunktion durch Hypothalamus-Hypophyse, ↑ Adaptationssyndrom). ↑ Leukozytenkurve, biologische.

Infektionsphase, sympathikotone: Verschiebung des Gleichgewichts des vegetativen Nervensystems zugunsten des Sympathikus mit beschleunigter Pulsfrequenz, Hypertonie, Blutzuckeranstieg, Leukozytose u. Linksverschiebung, Azidoseneigung. Ausdruck der sog. Kampfphase mit Aktivierung der Nebennierenfunktion über Hypothalamus u. Hypophyse.

Infektionsprophylaxe ↑ Infektionsschutz.

Infektionsprophylaxe, chirurgische: Maßnahmen zur Verhütung chir. Infektionen. Sie beinhalten das Anlegen steriler Verbände, die Ruhigstellung bei Frakturen u. größeren Weichteilverletzungen, die Vermeidung schnürender Verbände zur Verhinderung ischäm. Schäden sowie eine exakte chir. Wundversorgung.

Infektionspsychosen ↑ Reaktionstypen, exogene.

Infektionsquelle: aktueller Ausgangspunkt eines epidem. Grundvorgangs. I. können ↑ Arthropoden, ↑ Infektionserregerreservoire sein (↑ Infektionserregerübertragung).

Infektionsschutz: Gesamtheit der med. u. administrativen Maßnahmen zur Verhütung u. Bekämpfung übertragbarer Krankheiten, umfaßt u. a. ↑ Meldepflicht übertragbarer Krankheiten, ↑ Gesundheitserziehung, Be-

Infektionskrankheiten mit Meldepflicht

Krankheitsverdacht, Erkrankung sowie Tod an
1. Botulismus
2. Cholera
3. Enteritis infectiosa — a) Salmonellose; b) übrige Formen einschl. mikrobiell bedingter Lebensmittelvergiftung
4. Fleckfieber
5. Lepra
6. Milzbrand
7. Ornithose
8. Paratyphus A, B u. C
9. Pest
10. Pocken
11. Poliomyelitis
12. Rückfallfieber
13. Shigellenruhr
14. Tollwut
15. Tularämie
16. Typhus abdominalis
17. virusbedingtem hämorrhag. Fieber

Erkrankung sowie Tod an
1. angeborener — a) Zytomegalie; b) Listeriose; c) Lues; d) Toxoplasmose; e) Rötelnembryopathie
2. Brucellose
3. Diphtherie
4. Gelbfieber
5. Leptospirose — a) Weil-Krankheit; b) übrige Formen
6. Malaria
7. Meningitis/Enzephalitis — a) Meningokokenmeningitis; b) andere bakterielle Meningitiden; c) Virusmeningoenzephalitis; d) übrige Formen
8. Q-Fieber
9. Rotz
10. Trachom
11. Trichinose
12. Tuberkulose (aktive Form) — a) der Atmungsorgane; b) der übrigen Organe
13. Virushepatitis — a) Hepatitis A; b) Hepatitis B; c) nicht bestimmbare u. übrige Formen
14. anaerober Wundinfektion — a) Gasbrand/Gasödem; b) Tetanus

Tod an
1. Influenza (Virusgrippe)
2. Keuchhusten
3. Masern
4. Puerperalsepsis
5. Scharlach

Jeder Ausscheider von
1. Choleravibrionen
2. Salmonellen — a) Salmonella typhi; b) Salmonella paratyphi A, B u. C; c) übrige
3. Shigellen

Verletzung eines Menschen durch ein tollwutkrankes o. -verdächtiges Tier sowie die Berührung eines solchen Tieres o. Tierkörpers.

seitigung von Seuchengefahrenquellen u. endem. Herden, ↑Schutzimpfungen u. a. Schutzanwendungen, ↑Desinfektion, ↑Sterilisation, Bekämpfung von ↑Gesundheitsschädlingen, ärztl. Untersuchung u. Behandlung, Durchführung spezieller ↑Schutzmaßnahmen.

Infektionsstation: in einer Abteilung zusammengefaßte Möglichkeiten der Diagnostik, Ther. u. Pflege versch. Arten von Infektionskrankheiten nach dem räuml. strikten Isolierungsprinzip auf ein u. derselben Station.

Infektionssystem, geschlossenes: Infektionskrankheiten, bei denen im Ggs. zu den offenen Infektionskrankheiten i. e. S. die Krankheitserreger den Wirt nicht verlassen, sondern durch Vektoren (blutsaugende Insekten) übertragen werden (z. B. Fleckfieber, Malaria, Gelbfieber).

Infektion, stumme: inapparente Infektion; latenter Verlauf einer ↑Infektion, der bei best. Infektionen zum natürl. Stadienablauf gehört, z. B. Syphilis u. Tuberkulose. Charakterist. ist die Gegenwart der Erreger im Gewebe bzw. in best. Zellen bei pos. Immunreaktionen (Serodiagnostik, Hauttest) u. fehlenden klin. Erscheinungen.

Infektionswechsel: Infektionsvorgang, bei dem chemosensible Infektionserreger durch chemoresistente Erreger überwuchert werden.

Infektionsweg ↑Infektionserreger, ↑Übertragung.

Infektion, systemische ↑Allgemeininfektion.

Infektionsziffer: Zahl der effektiven infektiösen Kontakte pro Person u. Zeiteinheit.

Infektion, zyklische: gesetzmäßig ablaufende Allgemeinerkrankung durch Infektionserreger (Höring), die charakterisiert ist durch die ↑Inkubationszeit (Vermehrung der Erreger an der Eintrittspforte ohne klin. Erscheinungen), die Generalisation (Ausbreitung der Erreger auf dem Lymph- u. Blutweg mit Fieber, Leukozytose o. Leukopenie, Milzschwellung, Hauterscheinungen, z. B. Exanthem) u. Organmanifestation (Rückzug der Erreger in diagn. meist leicht faßbare Organsysteme). Abheilung meist unter Ausbildung einer stabilen Immunität. ↑Lokalinfektion.

Infektion, zytozidale: Infektion mit Zerstörung der Wirtszelle, z. B. als Folge der Virusreplikation.

infektiös ⟨*lat*⟩ *Adj*: die Merkmale der ↑Infektiosität zusammenfassende Eigenschaft von ↑Infektionserregern. Hierzu zählt das gesonderte Merkmal der ↑Pathogenität, d. h. der Störung des Wirtsorganismus durch schädigende Toxine u./o. Stoffwechselprodukte des Erregers. Die quantitativ abstufbaren Merkmale der (qualitativen) Pathogenität nennt man Virulenzfaktoren.

Infektiosität: die Fähigkeit der Übertragbarkeit, Haftfähigkeit, des Eindringungs- u. Vermehrungsvermögens zusammenfassende Eigenschaft von ↑Infektionserregern.

Infektkrämpfe ↑Fieberkrampf.

Infektologie ⟨*lat + gr*⟩ *f*: Infektiologie; Lehre von den Infektionen u. Infektionskrankheiten in ihrer Gesamtheit. Umfaßt interdisziplinär Mikrobiol., Klinik, Epidemiol., Pathol., Immun.

Infektpseudarthrose ↑Pseudarthrose, ↑Osteomyelitis.

inferior ⟨*lat*⟩ *Adj*: weiter unten gelegen, unterer; Ggs. superior.

Infertilität ⟨*lat*⟩ *f*: Zustand der Unfruchtbarkeit; Unfähigkeit, eigene Nachkommen zu haben. Im Ggs. zu ↑Sterilität kann Zeugungs- bzw. Empfängnisfähigkeit bestehen, die Frucht ist jedoch nicht entwicklungsfähig o. kann nicht ausgetragen werden.

Infestation ⟨*lat*⟩ *f*: anstelle von ↑Infektion verwendeter Begriff für Befall eines ↑Wirts mit ↑Parasiten ohne multiplikative Reproduktion (Mehrzahl der ↑Helminthen).

Infibulation ⟨*lat*⟩ *f*: Verschluß der Genitalöffnung durch Vernähung o. Plombierung, um einen Koitus zu verhindern.

Infiltrat, eosinophiles: meist einseitige flächenhafte, infiltrative Lungenverschattung. Besteht nicht länger als 10–14 Tage, geht mit einer Bluteosinophilie einher. Selten klin. Sympt. wie Fieber u. Husten. Pathol.-anat. finden sich alveoläres u. interstitielles Ödem u. Eosinophilie. Ursachen des e. I.: pulmonale Passage von Larven von ↑Ascaris lumbricoides, allerg. Reaktionen, z. B. auf Pollen u. Med.

Infiltration ⟨*lat*⟩ *f*: Infiltrat; örtl. Eindringen von Entzündungs- o. Gewächszellen in das bindegewebige Interstitium; Durchtränkung des Interstitium mit Flüssigkeiten bei Infiltrationsanästhesie.

Infiltration, kleinzellige: Durchsetzung von Geweben mit Lymphozyten u. Plasmazellen; Ausdruck einer chron. fortdauernden Entzündung.

Infiltrationsanästhesie ⟨*lat + gr*⟩ *f*: Leitungsanästhesie (-analgesie) an einer lokal begrenzten Stelle, herbeigeführt durch Einbringen eines geeigneten Wirkstoffs an dieser Stelle.

Inflammatio ⟨*lat*⟩ *f* ↑Entzündung.

Inflowmeter ⟨*engl*⟩ *n*: Methode zur Messung der Koronardurchblutung am offenen Thorax, wobei hauptsächl. nichtkanülierende elektromagnet. Flowmeter Anwendung finden. Durch I. erfolgt direkte Messung des Einstroms in die Hauptstämme der Koronararterien. Beim Menschen intra operationem anwendbar, im chron. Tierversuch auch als Implantat.

Influenza ⟨*lat*⟩ *f* ↑Grippe.

Influenzaimpfung ↑Grippeschutzimpfung.

Influenzaviren: Grippevirus; werden in der Gattung Influenzavirus der Fam. ↑Orthomyxoviridae zusammengefaßt. Erreger der Grippe. **I. Typ A**: meist artgebundenes Vorkommen bei Menschen, Pferden, Schweinen, anderen Säugetieren, Vögeln (↑Hühnergrippe); mehrere Subtypen aufgrund variabler Hämagglutinin- u. Neuraminidaseoberflächenantigene. Virusbezeichnung nach Serotyp, Isolierungsort, Stamm-Nr., Isolierungsjahr, numeriertes Hämagglutinin- u. Neuraminidaseantigen. Beispiel: A/Erfurt/8/75/H3N2. Krankheit: Grippe; weltweit verbreitet. Epidemien durch ↑Antigendrift, Pandemien durch ↑Antigenshift. **I. Typ B**: Vorkommen nur bei Menschen; nur ein Hämagglutinin-Neuraminidase-Serotyp, deshalb fehlt der Virusbezeichnung die numerierte Hämagglutinin- u. Neuraminidaseantigenangabe. Beispiel: B/Ann Arbor/1/86. Krankheit: Leichtere Grippe; weltweites Vorkommen. Epidemien durch Antigendrift, Pandemien u. Antigenshift nicht mögl. **I. Typ C**: Vorkommen nur bei Menschen; nur ein Serotyp mit Hämagglutinin-, aber ohne Neuraminidase-Oberflächenantigen. Virusbezeichnung nach Serotyp, Isolierungsort, Isolierungsjahr. Beispiel: C/California/78. Krankheit: leichte Grippe; weltweit. Nur ↑Endemien, meist bei Kindern. Tab. S. 960. Abb.

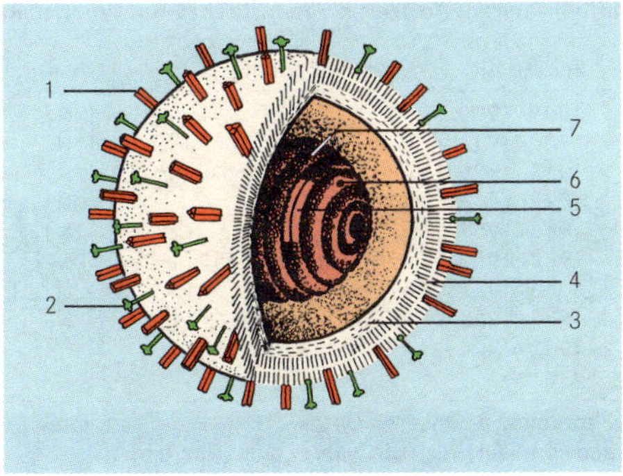

Influenzavirus. Aufbau
1: Hämagglutinin; 2: Neuraminidase;
3: Matrixprotein; 4: Lipiddoppelschicht;
5: RNA; 6: Polymerase; 7: Nukleoprotein

Influenzazunge: stark gerötete, an Scharlach erinnernde sog. Erdbeer- o. Himbeerzunge.

Informatik, medizinische: Hochschulstudium der Informatik mit med. Schwerpunkt.

Information ⟨*lat*⟩ *f*: jede Mitteilung, die von einer Person A zu einer Person B gelangt, jede verbale u. nichtverbale ↑Kommunikation. Theoret. definiert sich I. als eine aus einer Konfiguration von Elementarbestandteilen zusammengesetzte Nachricht über den eingetretenen Ausgang eines i. a. komplexen Ereignisses, die durch einen Empfänger gedeutet werden kann, d. h. über einen aktuellen o. potentiellen Sinn verfügt. Die I. setzt sich aus Wirkungen mit Zufallscharakter zusammen, ihr quantitatives math. Studium erfolgt deshalb mit den Mitteln der Wahrscheinlichkeitstheorie (↑Entropie). Der Informationsgehalt einer Nachricht ist um so größer je unwahrscheinl. der Eintritt des Ereignisses ist.

Information, extranukleäre genetische: außerhalb des Zellkerns bzw. von Chromosomen vorkommende genet. Informationsträger; hierzu gehören ↑Episome bzw. ↑Plasmide bei Bakterien, ↑Mitochondrien u. ↑Plastiden bei Eukaryonten. Die e. g. I. wird unter dem Begriff Plasmotyp zusammengefaßt u. dem Genotyp der chromosomalen DNA gegenübergestellt.

Information, genetische: in Form von Nukleotidtripletts in der DNA, bei RNA-Viren in der RNA enthaltene Information, die in ↑Ribonukleinsäuren bzw. bei Retroviren mittels reverser Transkription in cDNA transkribiert wird u. über die, in ↑Messenger-RNA transkribierte Information, im Prozeß der Translation bei der Synthese von Polypeptiden realisiert wird. ↑Code, genetischer.

Influenzaviren: Auftreten von Influenza-Subtypen u. ihre epidemiologische Zuordnung (nach Klenk)

Zeitraum	Prototypstamm	Oberflächenantigene
1889-1900		H2N2[1,2]
1900-1918		H3N2[1]
1918-1929	A/Swine/Wisconsin/30	Hsw1N1[2]
1929-1946	A/PR/8/34	H0N1
1946-1957	A/FM/1/47	H1N1
1957-1968	A/Singapore/1/57	H2N2[2]
1968-1977	A/Hongkong/1/68	H3N2, H1N1
1977-1982	A/Philippines/2/82	H3N2
1982-1990	A/Chile/1/83	H1N1

[1] Zuordnung nach serol. Daten
[2] schwere klin. Verläufe während der Pandemien

Informationsbias: systemat. Verzerrung (Über-, Unterschätzung) des interessierenden Effekts in einer ↑Beobachtungsstudie (↑Epidemiologie) infolge von Unterschieden im Gewinnen der Information über die Exposition (in ↑Fallkontrollstudien) bzw. über die Krankheit (in ↑Kohortenstudien). In Fallkontrollstudien tritt I. als Interviewer-Bias, ↑Recall-Bias o. als Fehlklassifikation der Expositionsangaben der Probanden in Abhängigkeit von ihrem Krankheitsstatus auf.

Informationssystem, medizinisches: mehrere Bausteine umfassendes Informationssystem, das inhaltl. der Verallgemeinerung med. Erfahrungen u. Kenntnisse aus dem Betreuungsprozeß dient u. funktionell die Arbeitsstufen: Gewinnung, Erfassung, Speicherung, Übertragung, Analyse u. Interpretation von Informationen einschließt.

Informationsverarbeitung: in der Psychol. alle Prozesse der Zuordnung, Verknüpfung u. Bewertung von ↑Informationen, also Mitteilungen bzw. verbale u. nichtverbale ↑Kommunikationen, die dem Verhalten u. Erleben zugrunde liegen.

Informationsverbreitung, selektive: *Abk* SIV; laufende Überwachung der eingehenden neuen Informationen nach vom Nutzer vorgegebenen spezif. Suchermerkmalen (Suchprofilen). SIV kann manuell erfolgen, ist heute aber eine typ. Leistung von Recherchesystemen (z. B. ↑SDILINE). An großen Informationszentren werden für die SIV der Nutzer gleichzeitig mehrere Systeme überwacht.

Informed consent ⟨*engl*⟩: eth. Handlungsprinzip, das für ärztl. Entscheidung die Zustimmung des Pat. auf der Basis ausreichender Information voraussetzt; Presumed i. c.: Zustimmung wird unterstellt; Voluntary i. c.: Zustimmung wird ausdrückl. schriftl. verlangt.

Informitas ⟨*lat*⟩ *f*: Unförmigkeit, Körperlosigkeit; stark fehlgebildete, nicht lebensfähige Keimlinge (bes. Acardiacus amorphus).

Informosome: aus Proteinen u. ↑Messenger-RNA (mRNA) bzw. ↑hnRNA bestehende Komplexe (mRNP-Partikel), die dem Transport der RNA aus dem Zellkern in das Zytoplasma u. dabei dem Schutz vor Abbau dienen.

Infradentale ⟨*lat*⟩ *n*: anthrop. Meßpunkt. Schnittpunkt der Vorderkante des unteren Alveolarfortsatzes mit der Medianebene.

Infrahyalmuskeln: Muskeln, die von unten an das Zungenbein gelangen u. es herabziehen. Zu den I. gehören M. sternothyreohyoideus, M. thyreohyoideus, M. sternohyoideus sowie M. omohyoideus.

Infraktion ⟨*lat*⟩ *f*: Einbruch, unvollständige ↑Fraktur.

Infraokklusion: die Kauflächen einzelner Zähne befinden sich unterhalb der ↑Kauebene.

Infraorbitalanästhesie: Leitungsanästhesie am Foramen infraorbitale bei Zahnextraktionen im Front- u. Seitenzahnbereich, Kieferhöhlenoperationen.

Infraorbitalneuralgie: Neuralgie im Versorgungsgebiet des N. infraorbitalis. ↑Trigeminusneuralgie.

Infraposition: fehlender Antagonistenkontakt einzelner Zahnpaare bei ↑Okklusion.

Infrarot: Abschnitt des elektromagnet. Spektrums zwischen sichtbarem Licht u. Mikrowellen mit Wellenlängen von 760 nm bis 1 mm. Nachweisbar durch Wärmewirkung (z. B. mit Thermosäule, Bolometer) o. photograph. Berufl. Exposition kann abhängig von Strahlungsintensität u. Ausmaß der bestrahlten Körperoberfläche allg. (↑Hitzearbeit) o. lokale (Wärmeschmerz ab 0,5 W/cm^2, ↑Verbrennungen) Wärmeschäden verursachen. Über lange Zeit wiederholte Einwirkung kann Hitzehaut (↑Melanodermia reticularis calorica) o. ↑Feuerstar hervorrufen. Ther. Anwendung in ↑Infrarotbestrahlung, ↑Infrarotstrahler.

Infrarotabsorptionsanalyse: Ausnutzung der substanzspezif. Absorption infraroter Strahlung durch Gase u. Dämpfe zur Konzentrationsbestimmung. Das Verfahren wird z. B. zur CO_2-Bestimmung in der Atemluft angewendet. Es handelt sich im Prinzip um ein photometr. Verfahren, bei dem Infrarotstrahlung durch eine Bezugs- u. eine Analysenkammer geschickt u. danach z. B. mit Thermoelementen gemessen wird.

Infrarotbestrahlung: Anwendung elektromagnet. Wellen von λ 3 000–760 nm. Wirksam als Strahlungswärme; nur oberflächl. Wirkung, da das Eindringungsvermögen in die Haut sehr gering (mm) ist; ther. wird nur kurzwelliges IR (λ 1 400–760 nm) genutzt. Vorteil: berührungsfreie Anwendung, starke reflektor. Wirkung. ↑Phototherapie.

Infrarotkoagulation: Stillung parenchymatöser Blutungen bei Operationen an parenchymatösen Organen mit Hilfe von ↑Infrarot.

Infrarotmikroskopie: mikrosk. Verfahren, das Objekte, die im Sichtbaren lichtundurchlässig sind, mit infraroter Strahlung abbildet. Für Wellenlängen bis 1,3 µm können Glühlampen, Bogenlampen u. Xenonhöchstdrucklampen zusammen mit einem Infrarotfilter als Lichtquelle dienen. Verwendet werden apochromat. Objektive u. als Empfänger spez. Photomaterial. Für größere Wellenlängen werden Spiegelobjektive u. als Lichtquelle spez. Infrarotstrahler verwendet.

Infrarotphotographie: Photographie mit Infrarotstrahlung im Wellenlängenbereich, der sich direkt an den sichtbaren Bereich anschließt (etwa 700–1 100 nm) unter Verwendung spez. sensibilisierten Photomaterials (Film, Platten). Dabei werden gewöhnl. Kleinbild- o. Plattenkameras verwendet. Um die photograph. Wirkung des sichtbaren Lichtanteils zu vermeiden, werden Infrarotfilter benutzt. Anwendungsgebiete: Fernaufnahmen bei Dunst o. Nebel, Luftbildaufnahmen; Kriminalistik; wegen des gegenüber dem sichtbaren Licht veränderten Absorptionsvermögens vieler biol. u. med. Objekte ist die Photographie z. B. durch Chitinpanzer u. die menschl. Haut hindurch (Venendarstellung) mögl. Eine verbreitete Anwendung ist die ↑Thermographie. Eine I. ist unter Einsatz spez. Bildverstärker (Nachtsichtgeräte) auch dann noch mögl., wenn die darzustellenden Objekte den Ort gewechselt haben, sofern am alten Ort die Temperaturverteilung beeinflußt wurde (z. B. Schattenbildung bei Sonneneinstrahlung).

Infrarotstrahler: Temperaturstrahler; Wärmestrahler deren Emissionsspektrum vorwiegend im infraroten Bereich des Spektrums liegt. Die Wellenlänge λ_m mit dem Höchstwert der Strahlungsdichte je Wellenlängenbereich ist der absoluten Temperatur T des I. proportional: $\lambda_m \cdot T = 2{,}9 \cdot 10^{-3} m \cdot K$. Man unterscheidet Hell- u. Dunkelstrahler. Hellstrahler sind Glühlampen mit einer Temperatur der Glühwendel von etwa 2 200 K mit $\lambda_m =$ 1 300 nm. Sie dienen zur Behandlung von rheumat. Erkrankungen, Entzündungen u. a. Dunkelstrahler arbeiten bei einer Temperatur von 1 000 K mit $\lambda_m = 2\,880$ nm u. werden vorwiegend für die elektr. Raumheizung verwendet.

Infraschall: Schallwellen mit einer Frequenz unter 16 Hz, die somit vom menschl. Ohr nicht wahrgenommen werden. I. tritt bei Gebäudeschwingungen u. bei einigen Arbeitsmaschinen auf.

Infundibilia: Injektions- u. Infusionszubereitungen.

Infundibulotomie: Freilegung des ↑Infundibulum frontale endonasal endoskop. zum Einblick in die Stirnhöhle für kleinere ther. Maßnahmen in der Stirnhöhle bzw. am Stirnhöhlenboden.

Infundibulozystitis: Siphopathie; vorwiegend intramurale lymphoplasmozytäre Entzündung des Infundibulums u. des Ductus cysticus bei noch unauffälligem Fundus u. Korpus.

Infundibulum ⟨*lat*⟩ *n*: Trichter, Fortsatz des Zwischenhirnbodens, welcher die Hypophyse mit dem Hypothalamus verbindet.

Infundibulum ethmoidale: trichterförmiger Kanal, welcher von der Nasenhöhle in die Oberkieferhöhle führt; die nasale Öffnung ist der ↑Hiatus semilunaris.

Infundibulum frontale: Stirnhöhlentrichter.

Infundibulumstenose ↑Pulmonalstenose; ↑Aortenstenose, angeborene.

Infundibulum tubae uterinae: abdominaler, trichterförmiger Anfang des Eileiters; öffnet sich in die Bauchhöhle u. ist am Rand mit Fimbrien besetzt.

infundieren ⟨*lat*⟩: eingießen, Flüssigkeiten tropfenweise zuführen (intravenös, subkutan, rektal). ↑Infusion.

Infus ⟨*lat*⟩ *n*: Infusum; ↑Aufguß; Tee.

Infusion ⟨*lat*⟩ *f*: Einfließenlassen einer meist größeren Flüssigkeitsmenge, heute i. d. R. tropfenweise (Tropf) auf intravenösem, subkutanem o. rektalem Wege. Infusionszubereitungen für die parenterale Applikation müssen keim-, pyrogen- u. schwebstofffrei sein; das Lösungsmittel (↑Aqua ad iniectabilia) muß physiol. indifferent sein, außerdem wird ↑Isotonie u. ↑Isohydrie gefordert. Nach ihrer Ind. lassen sich die I. wie folgt einteilen: Basis-, Nierenstarter-, Vollelektrolytlösungen, Lösungen zur Behandlung der hypertonen Dehydratation, der nicht respirator. Azidose o. Alkalose, zum Kaliumersatz, zur Peritonealdialyse, zur Energiezufuhr, zur Behandlung von Lebererkrankungen u. Plasmaexpander. Auch die ↑Bluttransfusion ist eine Form der I.

Infusion, rechnergestützte: Kopplung von Servoinjektionseinrichtung (elektromechan. Spritzenpumpe o. ä.) für Dauerinfusion mit Prozeß- o. Mikrorechner. Einsatzmöglichkeit u. a. in Geburtshilfe, Intensivtherapie, Neonatologie, exp. Med. Aus Meßwerten werden in Closed-loop-Steuerung (geschlossener Regelkreis) u. a. Arzneimittel infundiert (z. B. Wehenmittel, Antiarrhythmika). Die Gesamtkontrolle durch med. Fachpersonal bleibt trotzdem erforderl.

Infusionsurogramm ⟨*lat + gr*⟩ *n*: eine Form der Ausscheidungsurographie (intravenöse ↑Urographie) zur Röntgendarstellung der Nieren u. der ableitenden Harnwege, wobei hochprozentiges triiodiertes Kontrastmittel intravenös infundiert wird. Röntgenaufnahmen; bei Abflußhindernissen u. verzögerter Ausscheidung Spätaufnahmen bis 24 h. Mit dem I. sind der (gefährlicheren u. unphysiolog.) retrograden ↑Pyelographie gleichwertige, oft sogar überlegene Röntgenbilder der ableitenden Harnwege zu erzielen. Kontraindikationen: Anurie u. Niereninsuffizienz. Bei einem Kreatinwert >400 μmol/l ist durch die starke Verdünnung des Kontrastmittels das Harnhohlsystem nicht mehr darstellbar.

ING: *Abk* für Isotopennephrogramm bzw. ↑Isotopennephrographie.

Ingesta ⟨*lat*⟩ *n Pl*: die Gesamtheit der aufgenommenen festen u. flüssigen Lebensmittel.

Ingestion ⟨*lat*⟩ *f*: Aufnahme der Nahrung.

Ingestionsallergene ↑Allergene.

Inguen ⟨*lat*⟩ *n*: Leistengegend.

inguinal ⟨*lat*⟩ *n Adj*: inguinalis; zur Leistengegend gehörend, in der Leistengegend gelegen.

Inguinalhernie ↑Hernia inguinalis.

Inguinaltunnelsyndrom: Kompressionssyndrom (↑Engpaßsyndrom) des N. cutaneus femoris lateralis durch Druckwirkung an der Durchtrittsstelle des Nerven unter dem Leistenband, oft Ursache der ↑Meralgia paraesthetica.

INH: Isoniazid; ↑Chemotherapie, tuberkulostatische.

Inhalation ⟨*lat*⟩ *f*: Einatmung. ↑Aerodispersionen, ↑Aerosol.

Inhalationen: balneolog. Behandlungsform, bei der Heilwässer o. andere ther. wirksame Substanzen mit der eingeatmeten Luft in die versch. Abschnitte der Atemwege transportiert werden, einerseits zur Beeinflussung der Schleimhäute des Respirationstrakts u. andererseits zur Resorption über die Alveolen.

Inhalationen, pneumatische: Inhalationstechnik bei der durch intermittierende Überdruckbeatmung die Deposition des Aerosols in der Peripherie des Bronchialbaums verbessert wird.

Inhalationsallergene: Substanzen, die als Stäube o. Aerosole nach längerdauernder Einatmung zur ↑Allergisierung des Organismus führen. Zu den I. zählen u. a. Hausstaub, Pollen, Getreideinhaltsstoffe, proteolyt. Tierepithelien, Enzyme, Holzstaub. ↑Asthma bronchiale.

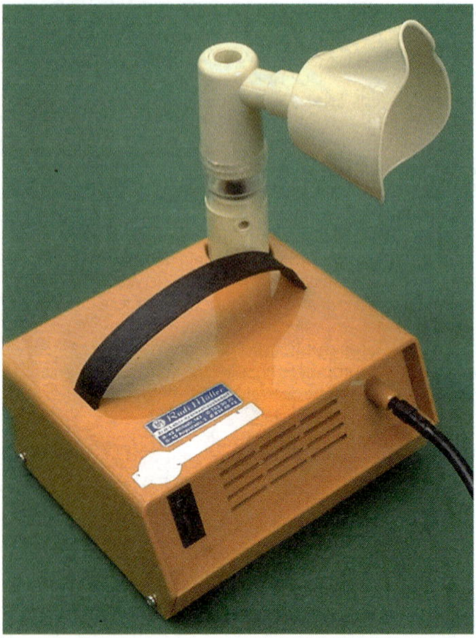

10

Inhalationsapparat

Inhalationsanästhetika ↑ Inhalationsnarkotika.

Inhalationsapparat: Inhalator; Gerät, das der Zerstäubung bzw. Vernebelung gelöster Medikamente dient. Eingesetzt werden Ultraschall- u. Düsenaerosolgeräte u. durch Sprühdosen erzeugte Treibgasaerosole. Tascheninhalationsapparate sind kleine Düsengeräte, bei denen – abgesehen von den Sprühdosen (Dosieraerosol) – die Druckluft durch kleine Gummibälle erzeugt wird. Die Gerätecharakteristik bezügl. ↑ Tröpfchengrößenspektrum u. ↑ Nebeldichte beeinflussen den Wirkort der ↑ Inhalationen in entscheidendem Ausmaß. Abb.

Inhalationsbehandlung: Einatmung von zerstäubten Medikamenten u. Heilwässern zur unmittelbaren Wirkung in den Atemwegen. Zur Zerstäubung dienen Luft, Sauerstoff, Dampf u. fluorierte Chlorkohlenwasserstoffe sowie Ultraschall. Nach der Tröpfchengröße unterscheidet man ↑ Sprays (10–40 μm), die sich vorwiegend in den oberen Atemwegen niederschlagen u. ↑ Aerosole (0,5–5 μm) mit Niederschlag in den Broncheolen u. Alveolen. Wirkung: sekretolyt., antiphlogist., broncholyt., antiinfektiös. Verwendete Medikamente: Beta-2-Mimetika, Antibiotika, Glukokortikoide, Sekretolytika. Angewendet bei chron. Atemwegserkrankungen u. diagn. Tests. ↑ Inhalationstherapie.

Inhalationsgeräte ↑ Inhalationsapparat.

Inhalationsimpfung: durch ein Zerstäubergerät in beide Nasenöffnungen zu applizierender Impfstoff, z. B. gegen Grippe.

Inhalationsnarkose: Form der Allgemeinanästhesie, bei der gas- o. dampfförmige ↑ Inhalationsnarkotika über den Respirationstrakt aufgenommen werden. Es lassen sich folgende Phasen unterscheiden: Anflutung: zunehmende Vertiefung der Anästhesie durch Aufnahme des Inhalationsanästhetikums; Phase der Aufrechterhaltung: Hier wird nur so viel Anästhetikum zugeführt, um die gewünschte Narkosetiefe zu halten; Abflutung: Beendigung der Zufuhr des Inhalationsnarkotikums entspr. dem umgekehrten Diffusionsgefälle, Abflachen der Narkose durch Abatmung des Inhalationsnarkotikums.

Inhalationsnarkotika: gas- o. dampfförmige Stoffe, die inhaliert werden können u. nach pulmonaler Resorption ins ZNS gelangen. Die An- u. Abflutungsgeschwindigkeit wird vom Partialdruck im Narkotika/Luftgemisch u. von der Blutlöslichkeit bestimmt. Eine exakte Dosierung von modernen I. kann nur mit Narkosegeräten durchgeführt werden. Pharmaka: N_2O (↑ Lachgas), ↑ Halothan, Enfluran, ↑ Isofluran, ↑ Desfluran, ↑ Sevofluran u. a.

Inhalationstherapie: Einatmung ther. wirksamer Substanzen zur lokalen o. Allgemeinbehandlung. Zur I. werden benutzt: Gase (Sauerstoff) o. ↑ Aerosole (Wasser o. Salzlösungen, ↑ Broncholytika, Antibiotika, Hormone).

Inhalationstoxizität: tox. Konzentrationen von Gasen, Dämpfen u. Stäuben in der Luft. Wichtig für die Bestimmung der MAK-Werte (↑ MAK). Im Tierversuch werden dazu spez. Systeme benutzt, in denen eine konstante Konzentration über längere Zeit aufrechterhalten werden kann (Expositionstest).

inhalativ ⟨*lat*⟩ *Adj*: durch Einatmung aufgenommen.

Inhibin: Substanz mit Hormoncharakter, die in den Hodentubuli u. in den ovariellen Follikel sezerniert wird u. die FSH-Sekretion hemmt.

Inhibiting-Hormone: *Abk* IH; Inhibiting-Faktoren (IF), neuroendokrine Hormone, Neurohormone; im Hypothalamus gebildete, hypophyseotrope Hormone, die im Hypophysenvorderlappen die Bildung u. Ausschüttung der glandotropen Hormone hemmen. Es sind Oligopeptide aus 3–14 Aminosäuren, die durch das Portalgefäßsystem vom Hypothalamus zur Hypophyse transportiert werden. Folgende I. sind bekannt: SIH für das somatotrope u. MIH für das melanozytenstimulierende Hormon, Dopamin ist mit dem PRL inhibierenden Faktor (PIF) gleichzusetzen. Für die endokrinen Organe, die über hormonale ↑ Regulationsprinzipien mit glandotropen Hormonen u. neg. Rückkopplung gesteuert werden, sind bisher keine I. nachgewiesen.

Inhibition ⟨*lat*⟩ *f*: Hemmung im neurophysiolog. Sinne, z. B. I. der Aktivität von Nervenzellen, der Übertragung der Erregung usw.

Inhibition, allogene: Hemmung des Zellwachstums in der Lymphozytenkultur o. deren Zerstörung durch allogene Zellen.

Inhibition, laterale: Hemmung; spez. Form der Verschaltung in Neuronennetzen. Jedes Neuron (o. auch Gruppen von Neuronen) wird von den Nachbarneuronen über zwischengeschaltete hemmende Interneurone, entweder postsynapt. total in seinem afferenten Modul, o. präsynapt. partiell in seiner efferenten Wirkung neg. beeinflußt. Die l. I. spielt z. B. bei der Informationsverarbeitung in Auge u. Ohr eine wichtige Rolle. U. a. führt sie zur Verstärkung von Kontrasten.

Inhibition, reziproke: von Wolpe entwickelte Methode der Assoziation einer zu löschenden unerwünschten emotionalen Reaktion mit einer stärkeren angenehmen Konstellation, deren Wirkung mit der neg. Emotion unvereinbar ist. Führt schnell zur Hemmung der unerwünschten emotionalen Reaktion, vorausgesetzt, daß die Wirkung der pos. Einwirkung tatsächl. überwiegt.

Inhibitoren: Hemmstoffe, z. B. von Enzymen, die durch reversible o. irreversible Bindung an das Enzymprotein dessen katalyt. Aktivität verringern (↑Enzymhemmung).

Inhibitorproteine: Proteine, die die biol. Aktivität anderer Eiweiße hemmen. Zu den I. zählen u. a. ↑Proteaseinhibitoren, Repressorproteine (Nukleinsäuresynthese), ↑Chalone, ↑Interferone. Die Hemmung kann reversibel o. irreversibel erfolgen u. von unterschiedl. Spezifität sein. Im Stoffwechsel haben I. Schutz- u. regulator. Funktionen. Sie treten intra- u. extrazellulär auf.

inhomogen ⟨*lat + gr*⟩ *Adj*: ungleichartig, nicht in allen Teilen gleiche Beschaffenheit, Struktur o. Zusammensetzung aufweisend.

Inhomogenität, ventilatorische: ungleichmäßige Ventilation (Belüftung) der einzelnen funktionell o. strukturell unterschiedl. Bereiche der Lunge. V. I. werden durch die regionale o. funktionale Verteilungsanalyse erfaßt u. als Verteilungsfunktion der Gesamtventilation auf die einzelnen Bereiche dargestellt.

Inienzephalie ⟨*gr*⟩ *f*: seltene Fehlbildung mit stark retroflektiertem Kopf infolge extremer zervikothorakaler Lordose. Kopfhaut geht direkt in Rückenhaut über, der Nacken fehlt. Schädelbasis u. Halswirbelsäule fehlgebildet. Es besteht dorsale Schlußstörung der Wirbelsäule (↑Rhachischisis) im Halsbereich. Vorstufe der ↑Anenzephalie (sek. Zerreißung des hydrozephalen Gehirns). ↑Notenzephalie. Abb.

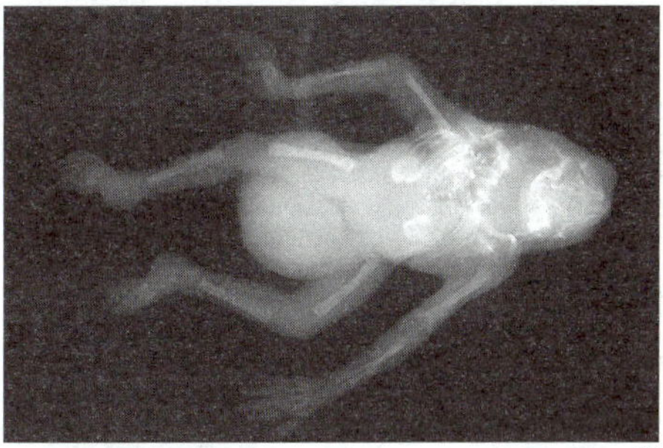

38

Inienzephalie

Inion ⟨*gr*⟩ *n*: anthrop. Bez. für die ↑Protuberantia occipitalis externa.

Iniopagus ⟨*gr*⟩ *m*: Form einer unfreien, symmetr. Doppelfehlbildung (↑Duplicitas symmetros) mit Vereinigung beider Partner im Nackenbereich.

INIS ↑International Nuclear Information System.

Initialdelirien ⟨*lat*⟩ *n Pl*: zu Beginn einer Infektionskrankheit auftretende Delirien.

Initialdosis: *Abk* ID. Stoßdosis. engl. Loading dose. Einmalige hohe Dosis am Anfang der Ther. zur schnellen Erreichung des ↑Vollwirkspiegels im Vergleich zur übl. ↑Erhaltungsdosis, v. a. bei Pharmaka mit langen Eliminationshalbwertszeiten.

Initialkaries ↑Kariesinitial.

Initialkaverne: frische ungereinigte ↑Kaverne der Lunge bei Tuberkulose (in der Umgebung noch käsige ↑Pneumonie).

Initialläsion ↑Kariesinitial.

Initialperfusion ↑Organkonservierung.

Initialschrei: unwillkürl. Aufschreien des Pat. zu Beginn eines großen epilept. Anfalls, erfolgt mechan. durch Atemmuskelkontraktion bei fast geschlossener Stimmritze.

Initialsklerose: Anfangsverhärtung, Ulcus durum; Primäraffekt bei ↑Syphilis.

Initialsyndrom: die Sympt. kurze Zeit nach einem Schädel-Hirn-Trauma.

Initialtherapie: hygienisierende Phase, Vorbereitung für die systemat. Ther. der plaqueinduzierten marginalen Parodontitis: professionelle orale Hygienisierung, Befähigung u. Motivation des Pat. zu effektiver Mundhygiene, u. U. Pharmakotherapie.

Initialwärme: Wärmebildung im Muskel, die zeitl. mit der Kontraktion zusammenfällt u. die aus anaeroben Umsetzungen bestritten wird, im Ggs. zur verzögerten o. Erholungswärme nach der Kontraktion.

Initiationsfaktoren: **1.** für die Initiation als Teilprozeß der ↑Proteinbiosynthese notwendige Proteine für die Bindung von ↑Initiator-tRNA u. ↑Messenger-RNA an die kleine Untereinheit der ↑Ribosomen sowie die Assoziation der beiden Ribosomenuntereinheiten; in Prokaryonten gibt es drei I., bei Eukaryonten sind bisher ca. 12 I. bekannt, die für Eukaryonten spezif. Funktionen im komplexen Initiationsprozeß der Proteinbiosynthese wahrnehmen, z. B. als ↑Cap-Bindungsproteine o. ↑Helikasen. **2.** Faktoren für die spezif. Initiation der ↑Transkription von RNA an der DNA, z. B die Sigmauntereinheit der ↑RNA-Polymerasen bei Prokaryonten.

Initiatorcodon: Startcodon Adenin-Uracil-Guanin-Nukleotidtriplett der ↑Messenger-RNA, das im Initiationsprozeß der ↑Proteinbiosynthese für die Bindung der ↑Initiator-tRNA an die kleine Untereinheit des ↑Ribosoms verantwortl. ist u. für die Aminosäure Methionin codiert.

Initiator-tRNA: für den Start der ↑Proteinbiosynthese am ↑Ribosom erforderl. methioninspezifische ↑Transfer-RNA mit dem zum ↑Initiatorcodon AUG basenkomplementären ↑Anticodon UAC.

Initiierungsphase: Frühphase bei der Entstehung eines malignen Tumors. Durch ↑Mutation Umwandlung von ↑Pro-Onkogenen zu ↑Onkogenen mit Ausbildung eines genet. fixierten malignen Potentials. Jedoch noch keine phänotyp. Expression der neuen Informationen.

Injektion ⟨*lat*⟩ *f*: **1.** ***Innere Med.:*** Einspritzungen von Lösungen in den Körper zu ther. o. diagn. Zwecken unter Umgehung des Magen-Darm-Trakts. Die wichtigsten Injektionsarten sind intrakutan (in die Haut), subkutan (unter die Haut), intramuskulär (in den Muskel), intravenös (in die Vene), intrakardial (in die Herzhöhle), intra- o. perineural (in o. unmittelbar an die Nerven), intralumbal (in den Lumbalsack), intraperitoneal (in die Bauchhöhle). Infusionszubereitungen sind zur I. bestimmte Lösungen, Suspensionen o. Emulsionen. **2.** ***Ophth.:*** Hyperämie der Gefäße des vorderen Augenabschnitts.

Injektion, intraarterielle: Einspritzen von Flüssigkeiten in eine Arterie. Anwendung zur Behandlung von Gefäßerkrankungen (Durchblutungsstörungen) u. zur intraarteriellen ↑Anästhesie. Dabei werden Lokalanästhetika in die Arterie appliziert, z. B. für Röntgenuntersuchungen mit Kontrastmitteln.

Injektion, intraartikuläre: Methode der Lokaltherapie, bes. der ↑Rheumatoidarthritis u. der ↑Arthrose. Bei ersteren i. I. u. a. von Kortikoiden, Radioisotopen, Osmiumtetroxid, Zytostatika, bei letzteren u. a. von Mukopolysaccharid-Präparaten. Ind. bei akut entzündl. Exazerbationen (oft mit Ergußbildung) einer Rheumatoidarthritis, insbes. mon- o. oligoartikulären Arthritiden sowie bei einer aktivierten Arthrose; wegen der Gefahr einer eitrigen Arthritis streng asept. Vorgehen.

Injektion, intrakardiale: Einspritzen von Medikamenten in die Hohlräume des Herzens. Wird trotz Komplikationsmöglichkeiten (Injektion in die Koronarien, Injektion in den Herzmuskel) in der Reanimation angewandt, bevorzugte Injektionsstelle 5. ICR li. parasternal.

Injektion, intrathekale: Injektion in eine Kapsel o. Hülle, z. B. von Kontrastmittel (Gas o. Flüssigkeit) in den Rückenmarkkanal bei der ↑ Myelographie.

Injektion, konjunktivale: Hyperämie der Bindehautgefäße (stärkere Verzweigung, Verschieblichkeit auf der Unterlage, helles Rot), Zeichen für eine Konjunktivitis.

Injektion, retrobulbäre: Verabfolgung von Medikamenten o. Lokalanästhetika hinter den Augapfel.

Injektionsallergene ↑ Allergene, ↑ Allergie.

Injektionsnarkotika: Narkotika, die nach intravenöser Injektion schnell zur Narkose führen. Ihre Wirkung ist meist nur kurz. Stoffe besitzen meist eine gute Lipidlöslichkeit, so daß die Anflutung im ZNS von der Injektionsgeschwindigkeit bestimmt wird. Abflutung erfolgt durch Rückverteilung in weniger durchblutetes Muskel- u. Fettgewebe. Endgültige Elimination durch Biotransformation u. renale Exkretion. I. sind für den Pat. bes. schonend, da der Bewußtseinsverlust ohne Exzitation erfolgt. **Barbiturate**: Hexobarbital-Natrium (Evipan), Thiopental (Pentothal), Methohexital (Brevimytal). Pat. sind nach 12 h wieder fußgängertüchtig (unter Aufsicht), nach 24 h fahrtüchtig. **Ketamine**: Ketaminhydrochlorid (Ketanest), wegen psychomimet. Wirkungen bei Erwachsenen oft mit Diazepam kombiniert (Tranquanalgesie). Der nach dem Wiedererlangen des Bewußtseins anhaltende sog. Hang over resultiert aus der Redistribution der Narkotika vom Fettgewebe in das ZNS, nachdem der Effekt der schnellen Applikation abgeklungen ist, Pat. nach 24 h fahrtüchtig. **Etomidat. Benzodiazepine**: Diazepam, Flunitrazepam, Lormetazepam, Midazolam. ↑ Propofol.

Injektionsparesen: iatrogen, durch Einspritzungen hervorgerufene Schädigungen von Nerven, meistens durch fehlerhafte Injektionstechnik.

Injektionstechnik: in der Morphol. geübte Methode zur Darstellung v. a. des Blut- u. Lymphgefäßsystems, dabei werden Flüssigkeiten (z. B. Tusche, Gelatine, Farblösungen) unter Druck in größere Gefäße gespritzt, deren Verlauf, Verzweigung u. Äste das Injektionsmittel markiert.

Injektion, ziliare: tiefe Injektion; Hyperämie der Rami ciliares der Konjunktiva. Rami liegen episkleral unverschiebl. Z. I. erscheint als perikornealer leicht livider Ring. Sympt. eines tieferen Prozesses, z. B. Keratitis, Skleritis, Iritis, Zyklitis. Eine Hyperämie der oberflächl. Rami conjunctivales wird als konjunktivale ↑ Injektion bezeichnet, die Kombination beider als gemischte Injektion.

Inka-Knochen: Inka-Bein, Os Incae, Os interparietale; dreieckiger Knochen, der dem oberen Teil der Hinterhauptschuppe entspricht. Er wird durch eine horizontal verlaufende Naht, Sutura occipitalis transversa, von der Squama des Os occipitale abgetrennt. Der I. ist eine Varietät, die an Schädeln der Inka erstmalig beschrieben wurde, aber auch bei anderen Populationen vorkommt.

Inkarzeration ⟨*lat*⟩ *f*: Einklemmung, z. B. eines Bruchs. ↑ Hernia.

Inklusion ⟨*lat*⟩ *f* ↑ Inclusiones cytoplasmaticae.

Inklusionen, fetale: ausgereifte Teratome, die nach Ansicht einiger Embryol. einen in die Bauchhöhle eingeschlossenen Zwillingsparasiten darstellen.

Inkohärenz ⟨*lat*⟩ *f*: zusammenhangloses, sprunghaftes Denken. ↑ Denkstörungen.

inkompatibel ⟨*frz*⟩ *Adj*: unverträgl.; ↑ Inkompatibilität.

Inkompatibilität ⟨*frz*⟩ *f*: Unverträglichkeit. **Arzneistoffinkompatibilität**: Arzneistoffe, die nicht gemeinsam in einem Medium verarbeitet werden dürfen, da eine chem. o. physikal. Veränderung eintritt, o. die nicht gemeinsam appliziert werden dürfen, da ihre spezif. Wirkung verändert, abgeschwächt o. aufgehoben wird. I. o. pharmaz. Interferenzen können außerhalb des Organismus auftreten, wenn Arzneistoffe kombiniert werden, die miteinander reagieren (Oxidationen, Reduktionen, Komplexbildungen, Hydrolysen, Veresterungen usw.). Die Reaktionen können makrosk. unbemerkt bleiben o. mit Trübungen, Ausfällungen, Verfärbungen, Verflüssigung usw. einhergehen. Bes. Bedeutung beim Zusatz von Arzneistoffen zu Infusions- o. Injektionslösungen („Mischspritzen"), bei der Herstellung von Zäpfchen usw. **Immun. I.** bei ↑ Transplantationen von nicht HLA-kompatiblem Spendermaterial o. z. B. bei Transfusion von gruppenfremdem Blut, Fehltransfusion. AB0-Inkompatibilität, ↑ Rh-Inkompatibilität.

Inkontinenz ⟨*lat*⟩ *f*: Störung der Schließmuskelfunktion der Blase (Incontinentia urinae o. vesicae) o. des Darms (I. alvi) u. dadurch bedingter unfreiwilliger Harn- o. Stuhlabgang. Ursächl. kommen mechan. Faktoren im Organbereich, Störungen der peripheren Innervation o. Läsionen der entsprechenden spinalen Zentren in Frage. Zu unterscheiden sind: aktive o. intermittierende I. vesicae (Harnentleerung reflektor. bei best. Füllungsgrad der Harnblase im Strahl infolge Enthemmung der Blasenautomatik), passive o. permanente I. (ständiges tropfenweises Abfließen bei fast leerer Blase infolge Lähmung des Schließmuskels) in Abhängigkeit davon, ob die Schädigung ober- o. unterhalb des Centrums vesicospinale im Sakralmark zu lokalisieren ist. Als weitere Möglichkeit ist die Ischuria paradoxa (Harnträufeln bei Erreichen eines best. Füllungsgrades der Blase) zu nennen.

Inkorporation ⟨*lat*⟩ *f*: **1.** ***Allg.:*** Aufnahme von Stoffen in den Organismus. ↑ Ingestion, ↑ Inhalation. **2.** ***Zahnmed.:*** Gewöhnung an den Fremdkörper Prothese u. Ausbildung der für die volle Funktion erforderl. neuromuskulären Reflexe. **3.** ***Psychol.:*** In der Psychoanalyse ist I. eine phantasierte Einverleibung des Objekts durch das Individuum in sein Körperinneres. Dieser Vorgang ist eine best. Form der Objektbeziehung in der oralen ↑ Phase. ↑ Identifikation, ↑ Introjektion.

Inkorporationsdosimetrie: Lehre von der Berechnung u. Messung der Dosis in Organen u. Organsystemen nach Applikation von Radiopharmaka über den Verdauungstrakt (Ingestion), die Atemwege (Inhalation) o. die Haut des menschl. Körpers, wobei es gleichgültig ist, ob die Applikation gezielt o. ungewollt erfolgte. Das modernste math. System wurde 1968 vom MIRD-Committee (↑ MIRD) vorgeschlagen.

Inkrement ⟨*lat*⟩ *n*: Zuwachs, Anwachsen. In der Physiol. der Erregung bedeutet I. ein Größerwerden der Erregung bei ihrer Ausbreitung, z. B. in sich verzweigende Nervenfasern, die eine immer größere Zahl von Nervenzellen synapt. aktivieren.

Inkret ⟨*lat*⟩ *n*: von endokrinen Drüsen abgegebene Substanz. ↑ Hormone.

Inkretdrüse ↑Drüsen, endokrine.

Inkretenzyme: Gruppe von plasmaspezif. Enzyme, die im endoplasmat. Retikulum von Leber und Blutzellen gebildet werden. Übertritt in das Blutplasma ist ein physiol. Vorgang zur Erfüllung best. Funktionen. Ursprungsort sind die Leber (Cholinesterase, Cöruloplasmin) u. Blutzellen (z.B. Plasminogen aus eosinophilen Granulozyten). Sind bei chron. Erkrankungen (Beeinträchtigung der Syntheseleistung) des Organs (zirrhot. u. atroph. Prozesse) im Serum vermindert.

Inkretin: Anfang des Jh. vermutetes Hormon des Duodenums, das die innere Sekretion des Pankreas stimulieren sollte.

inkretorisch ↑endokrin.

Inkrustation ⟨*lat*⟩ *f*: Ablagerung von Salzen (insbes. Kalksalzen) in (nekrot.) Gewebe o. Anlagerung an Fremdkörper (z. B. Parasiten).

Inkubation: Bebrütung, z.B. I. einer Bakterienkultur. Auch Kurzform für ↑Inkubationszeit.

Inkubationsausscheider ↑Ausscheider. ↑Infektionserregerausscheidung.

Inkubationshämolyse ↑Erythrozytenresistenz.

Inkubationsimpfung: aktive Immunisierung, die in die Inkubationszeit einer Infektionskrankheit fällt. Die ↑Tollwutschutzimpfung ist eine I. Bei einigen Krankheiten besteht die Gefahr der Provokation eines schweren Krankheitsverlaufs, bes. bei „später" I., z.B. Pertussis, Typhus abdominalis, Tuberkulose, während bei anderen Erkrankungen (z.B. Hepatitis B) die Möglichkeit besteht, daß nach einer I. ein milderer Erkrankungsverlauf resultiert.

Inkubationsresistenz ↑Erythrozytenresistenz.

Inkubationszeit ⟨*lat*⟩ *f*: symptomloses Intervall zwischen dem Eindringen u. Ansiedeln von ↑Infektionserregern bis zum Ausbruch der ↑Infektionskrankheit. Zeitl. Schwankungen entstehen in Abhängigkeit von der Art, Menge u. ↑Virulenz der Erreger sowie der allg. u./o. lokalen ↑Disposition des infizierten Wirts. Zykl. Infektionskrankheiten haben häufig eine normierte I., ↑Lokalinfektionen dagegen stärker variierende I.

Inkubationszeit, extrinsische: Zeit zwischen Aufnahme von Infektionserregern in Arthropoden u. Möglichkeit der Erregerübertragung.

Inkubator ⟨*lat*⟩ *m*: Gerät zur Pflege von Früh- u. Neugeborenen. Der I. besteht aus Patientenraum u. Geräteteil, wobei der Patientenraum als kleine Klimakammer angesehen werden kann, in der für das Neugeborene günstige Umgebungsbedingungen hergestellt werden. Im Patientenraum wird die Lufttemperatur, bei einzelnen Typen auch die Sauerstoffkonzentration geregelt, sonst werden Sauerstoffkonzentration u. Feuchte gesteuert. Die Lufttemperaturregelung erfolgt nach vorgegebenen Sollwerten o. durch Anpassung an einen Hauttemperatursollwert (Infant Servo Control, ISC). Das Geräteteil enthält ein Aggregat für die bakterienreduzierte Luftumwälzung mit Frischluftzufuhr u. Sauerstoffinjektion, kombiniert mit Lufterwärmung u. -anfeuchtung, sowie die elektron. Systeme für Regel- u. Alarmfunktionen.

inkurabel ⟨*lat*⟩ *Adj*: incurabilis; unheilbar.

Inlay ⟨*engl*⟩ *n*: ↑Einlagefüllung, ↑Restauration.

INN: *Abk* für engl. International Non-proprietary name for Pharmaceutical Substances; international nicht wortgeschützte Namen (Freinamen) von Arzneistoffen.

Innenband: Ligamentum collaterale tibiale, inneres Seitenband des Kniegelenks.

Innenbandschaden: Zerrung des inneren Seitenbands des Kniegelenks, z. B. bei Fußballspielern u. Skifahrern.

Innenkolben: Teil des ↑Corpusculum lamellosum (Vater-Pacini-Körperchen) aus zytoplasmat. Fortsätzen von Schwann-Zellen u. Verzweigungen eines dendrit. Axons.

Innenkörper ↑Heinz-Innenkörper.

Innenkörpernachweis ↑Heinz-Innenkörper-Nachweis.

Innenohr ↑Auris interna.

Innenohrdefekte, angeborene: angeborene Defektbildungen im Bereich des häutigen o. knöchernen Labyrinthes lassen sich schwer von sek. Degenerationen abgrenzen u. können ↑Taubheit bedingen (z.B. Agenesie des Labyrinthes, des Corti-Organs, des VIII. Hirnnerven o. des Ganglion spirale, der Reissner-Membran, Stapedessynostose). ↑Ohrmuscheldefekte, angeborene, ↑Gehörgangatresie, ↑Mittelohrdefekte, angeborene.

Innenohrentzündung ↑Labyrinthitis.

Innenohrhydrops: hervorgerufen z. T. durch Strömungsstörung der Endolymphe.

Innenohrschwerhörigkeit: Labyrinthschwerhörigkeit; Störung der Schallempfindung durch Veränderung der Basilarmembran, des Labyrinthwassers, Fraktur des Corti-Organs. Audiometr. Senkung von Luft- u. Knochenleitung nachweisbar. Ursachen: angeboren, im Alter, Durchblutungsstörungen, Infektionskrankheiten, tox. Schäden.

Innenpfeiler: Epitheliocytus pilaris internus: Stützzelle im ↑Organum spirale als Begrenzung des inneren Tunnels (Cuniculus internus).

Innenpolmagnet: Riesenmagnet zur Entfernung intraokularer Fremdkörper.

Innenschuh: techn. Hilfsmittel zum Ausgleich von angeborenen u. erworbenen Fuß- o. Beinlängendifferenzen bzw. zur Kompensation motor. Störungen.

Innenwiderstand: ein durch die Art der Spannungsquelle vorgegebener elektr. Widerstand. Es werden Spannungsquellen mit kleinem I. (Akkumulator) u. solche mit hohem I. (Membranen) unterschieden. Der I. bewirkt, daß bei einem Stromfluß die Klemmenspannung einer Spannungsquelle stets kleiner als ihre Urspannung ist.

Innervation, reziproke ⟨*lat*⟩ *f*: spiegelbildl. Beeinflussung zweier, funktionell einander ergänzender Effektoren. So wird während eines ↑Eigenreflexes die Kontraktion des zugehörigen Muskels gefördert (Synergistenmuskel), jene aber des antagonist. Muskels gehemmt (Antagonistenhemmung). Grundlage für phas. Wechselwirkungen zwischen zwei nervalen Zentren, wobei das eine erregt, wenn das andere gehemmt ist, was im rhythm. Wechsel geschieht, z.B. beim Einatmungs-Ausatmungs-Zentrum in der Medulla oblongata, am Auge: mit ansteigender Erregung des agonist. Augenmuskels wird der Antagonist gegensinnig gehemmt. (Gesetz der r.I. nach Sherrington).

Innervation, segmentale: radikuläre Innervation; nervale Versorgung der Körperregionen in Abhängigkeit von der segmentalen Gliederung des Rückenmarks u. den in den einzelnen Segmenten paarig abgehenden Spinalnerven. Daraus ergibt sich die segmentale Gliederung der Haut in Dermatome u. der Muskulatur in Myotome. Außerdem sind die inneren Organe betroffen. ↑Radikulärsyndrom.

Innervationsstille: vorübergehendes Aufhören der Erregungsimpulse der motor. Nerven für einen Skelettmuskel, was für 50–100 ms dessen Erschlaffung verursacht. Die I. tritt unmittelbar nach einer Eigenreflexzuckung des Muskels auf. Sie beruht auf der zuckungsbedingten plötzl. Entlastung der ↑Muskelspindeln u. der damit einhergehenden Reduktion der afferenten Erregungen von dort, auf Erregungen von Sehnenrezeptoren (autogene rückgekoppelte ↑Hemmung) u. auf hyperpolarisierenden Potentialen an den aktiviert gewesenen Motoneuronen des Muskels infolge vorübergehender Aktivierung von Renshaw-Zellen, die auf synchron entladende Motoneurone hemmend zurückwirken.

Inocybe patouillardi: Mai- o. ziegelroter Rißpilz; ↑Pantherina-Syndrom, ↑Giftpilze.

Inokulation ⟨*lat*⟩ *f*: in der Pathol. Pfropfung, in der exp. Pathol. auch für die Übertragung von Impftumoren o. für homoio- u. heteroplast. Transplantationen verwendet (↑Transplantation u. Implantation). Hineinbringen einer Substanz in den Organismus. Geschieht meist durch parenterale Injektion. ↑Kutanimpfung, ↑Impfmethoden.

Inokulationsinfektion: Inokulationsübertragung; Infektion, die durch Inokulation („Einimpfung"), Stichverletzungen o. penetrierende Hautverletzungen entsteht.

Inoperabilität ⟨*lat*⟩ *f*: Unmöglichkeit eines an sich notwendigen chir. Vorgehens wegen der örtl. Umstände (lokale, techn. I.) o. wegen des (reduzierten) Gesamtzustands des Pat. (allg. I.).

Inopia ⟨*lat*⟩ *f*: Mangel, Armut, Dürftigkeit; Oberbegriff für verschiedenartige morphol. o. funktionelle Fehlentwicklungen o. Insuffizienzen. Beispiele: Kanalisationsfehler (I. canalisationis: Ductus lacrimalis solidus), Nichtanlage eines Organs (↑Agenesie), abnormale Anlage (↑Dysplasia), Plazentainsuffizienz (I. placentalis).

Inosin: ein ↑Nukleosid aus ↑D-Ribose u. Hypoxanthin.

Inositol: meso-Inosit, myo-Inosit; 1,2,3,5/4,6-Isomere des Hexahydroxycyclohexans. Vorkommen in eukaryonten Zellen vorwiegend als Bestandteil von Phosphatiden, in höheren Pflanzen auch in Sphingolipiden. In Pilzen, Bakterien u. Pflanzen (bes. in Blättern, Samen u. Früchten) meist in Form von ↑Phytinsäure vorliegend. ↑Inositol-1,4,5-trisphosphat. Abb.

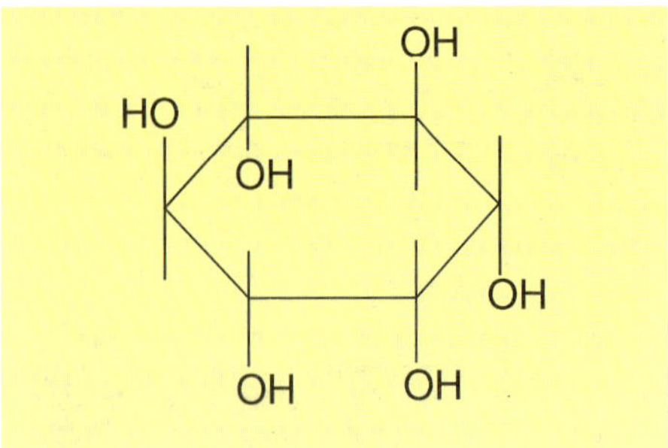

Inositol

Inositolphosphatide: Gruppe der ↑Phosphatide, bei denen der Phosphorsäurerest mit ↑Inositol verestert ist. Wichtiger Zellmembranbestandtiel (Vorläufer für ↑Second messenger wie ↑Inositol-1,4,5-trisphosphat u. Diacylglycerol) u. Anker für membranassoziierte Proteine. ↑Diglyzeride.

Inositol-1,4,5-trisphosphat: aus ↑Phosphatidylinositol-4,5-bisphosphat gebildeter kurzlebiger ↑Second messenger für Hormone (z. B. Thyreotropin, Serotonin, Adrenalin). I. öffnet die Kalziumkanäle der Zisternen des endoplasmat. Retikulums u. erhöht so die zytosol. Kalziumkonzentration. Gemeinsam mit Diacylglycerol stimuliert I. die ↑Proteinkinase C. ↑Diglyzeride.

Inositurie: Inosurie; Ausscheidung von ↑Inositolen im Harn.

inotrop ⟨*gr*⟩ *Adj*: sich an die Kraft wendend; spielt in der Physiol. des Skelett- u. Herzmuskels eine Rolle. ↑Inotropie; z. B. pos. i. (kontraktilitätsfördernd, z. B. als Glykosideffekt).

Inotropie ⟨*gr*⟩ *f*: Kontraktionsfähigkeit des Herzmuskels, bezogen auf vergleichbare Vorbelastung (Preload) während der Ruhe vor der Zuckung. Sympathikuswirkung ruft pos. inotrope Wirkung hervor, d. h., der Kontraktionsgipfel wird schneller erreicht u. ist erhöht, während der Vagus die umgekehrte Wirkung zeigt. Beruht größtenteils auf einer Förderung (bzw. Hemmung) des Ca^{2+}-Einstroms in die Herzmuskelzelle während der Erregung.

Inscriptiones tendineae ↑Intersectiones tendineae.

Insecta ⟨*lat*⟩ *n Pl*: Insekten, Hexapoda, Kerbtiere; artenreichste (etwa 75 % aller rezenten Tierarten), ubiquitär verbreitete Klasse der ↑Arthropoden. Der heteronom segmentierte Körper der ↑Imagines besteht aus dem Kopf (Caput) mit 2 Fühlern (Antennen), Facetten- u. bisweilen Punktaugen, dem Brustabschnitt (Thorax), an dem sich 3 Beinpaare u. ursprüngl. 2 Flügelpaare befinden, sowie dem ursprüngl. in 11 Segmente geteilten Hinterleib (Abdomen). Mundwerkzeuge beißend-kauend, leckend-kauend, leckend-saugend o. stechend-saugend. Atmung über Tracheen; getrenntgeschlechtl. Fortpflanzung durch ↑Oviparie, bei einigen Vertretern ↑Ovoviviparie o. ↑Pupiparie. Entwicklung in Form von ↑Holometabolie o. ↑Heterometabolie. Med. bedeutsame Ordnungen: ↑Blattariae, ↑Anoplura, ↑Heteroptera, ↑Diptera, ↑Siphonaptera.

Insect repellents ⟨*engl*⟩ ↑Repellents.

Insekten ↑Insecta.

Insektenstiche: Ictus; Stiche von Insekten, z. B. Läusen, Flöhen, Wanzen, Fliegen, Mücken, Bienen, Wespen, Hornissen, können schmerzhafte o. juckende (Histaminfreisetzung) Effloreszenzen auf der Haut hervorrufen, häufig Quaddeln mit zentraler Blasenbildung, manchmal Stichkanal erkennbar. Lebensbedrohl. Zustände bei Stichen im Bereich der Mundschleimhaut (Zungenschwellung, Glottisödem), nicht selten Bienengiftallergie. Übertragung von Krankheitserregern ist durch Insekten mögl. (Malaria, Fleckfieber, Pest usw.).

Insekten, synanthrope: die den Menschen bzw. seine unmittelbare Umgebung als Lebensraum nutzenden Insekten, z. B. Stubenfliege, Kopflaus.

Insektizide: Mittel zur Abtötung von Insekten. Wirksamkeit als Kontakt-, ↑Atmungsgift o. Fraßgift. Wichtige Stoffklassen: chlorierte ↑Kohlenwasserstoffe (Gammaisomeres des HCH, DDT), ↑Organophosphate, Karbamidsäureester, ↑Pyrethrum (pflanzl. I.), ↑Pyrethroide, makrozykl. Laktone (Avermektine). Einige I. wirken system., d. h. über Blut o. Gewebeflüssigkeit des Wirts. I. können für die menschl. Gesundheit direkte Bedeutung erlangen bei akuten Vergiftungen nach unsachgemäßem Umgang u. durch Störungen ökolog. Systeme, die auf die Existenz u. die Gesundheit des Menschen Rückwirkungen haben.

Insektizidprüfung: Mittelprüfung; Prüfung von (v. a. neu entwickelten) ↑Insektiziden auf ihre biol. Wirksamkeit am Schadinsekt, prakt. Eignung sowie akute u. chron. Toxizität (erfolgt an warmblütigen Versuchstieren) im Vergleich zu einem Standardpräparat.

Insektizidresistenz: Widerstandsfähigkeit eines Insektenstamms, der sich mehr o. weniger rasch gegen ein ursprüngl. wirksames Insektizid ausbildet (z. B. Resistenz von ↑Musca domestica gegenüber Metrifonat nach längerer Anwendung); dabei wird die Dosis eines Insektizids, das ursprüngl. letal auf die betroffene Insekten-Spezies wirkte, toleriert.

Inseladenome ↑Inselzelladenome.

Inselhormone ↑Langerhans-Inseln, ↑Insulin, ↑Glucagon, ↑Somatostatin.

Inselhyperplasie: Zunahme u. Vergrößerung der Pankreasinseln, bes. im fetalen Pankreas bei Diabetes mellitus o. Prädiabetes der Mutter als kompensator. Hyperplasie. Die I. wird weiterhin beobachtet bei fetaler Erythroblastose, zyst. Pankreasfibrose u. Glykogenspeicherkrankheit.

Inselhypoplasie: Abnahme u. Verkleinerung der Pankreasinseln, bes. bei jugendl. Diabetes mellitus.

Inselkarzinome: von den Zellen der Pankreasinseln abgeleitete bösartige Geschwülste. Unterschieden werden B-Zell-Karzinome (Insulinproduktion) u. A-Zell-Karzinome (Glucagonproduktion). ↑B-Zellen-Tumoren, A-Zell-Tumoren.

Inselklima ↑Meeresküstenklima.

Inselorgan: endokriner Teil des Pankreas, ↑Langerhans-Inseln.

Inseltransplantation: Übertragung von homolog. o. heterolog., adulten o. fetalen Langerhans-Inseln (meist nach Zellkulturpassagen) in Muskel, Leber, Fettgewebe o. Peritonealhöhle. Erfolgreiche I. bei spontandiabet. u. exp.-diabet. Versuchstieren u. bei diabet. Menschen unter Kombination mit ↑Immunsuppression durchgeführt.

Inselzelladenome: von den versch. Inselzellen ausgehende Adenome mit Neigung zur malignen Entartung u. endokrinen Aktivität, z. B. von den A-Zellen: Glucagonome, von den B-Zellen: Insulinome, den pathologischerweise dort vorkommenden G-Zellen: Gastrinome. ↑A-Zell-Tumoren. ↑B-Zellen-Tumoren.

Inselzellantikörper: bei Diabetes mellitus nachweisbare Auto-Antikörper gegen Oberflächenantigene der Alpha-, Beta-, Deltazellen des Inselorgans. Nachweis durch Immunfluoreszenz.

Inselzellen ↑Langerhans-Inseln.

Inselzelltumor ↑Inselzelladenome.

Insemination ⟨*lat*⟩ *f*: Besamung; Eindringen des Samenfadens (Spermium) in die Eizelle.

Insemination, artifizielle: Gewinnung männl. Samens u. Einspritzung desselben in die Gebärmutterhöhle zum Zeitpunkt der Ovulation; in der Tiermedizin zur Qualitätszüchtung verwendet, beim Menschen ther. Möglichkeit zur Behandlung ungewollter ehel. Kinderlosigkeit. Die maritogene Insemination (MAI) hat androlog. u. gyn. Ind. (Subfertilität des männl. Partners durch Abweichungen des ↑Ejakulats von der Norm, Verhinderung der intravaginalen Ejakulation durch anat. Defekte o. funktionelle Störungen, therapieresistente Störungen des zervikalen Faktors, Sterilität ohne erkennbare Ursache) u. verwendet zur Samenübertragung ausschließl. Samen des Ehemannes. Jurist. unproblemat. Die donogene Insemination (DAI) ist allein androlog. indiziert (Infertilität des Ehemannes, therapieresistente pathol. Ejakulatbefunde, Erbkrankheiten, Rh-Inkompatibilität) u. erfordert die Samenspende eines nach med. u. eth.-moral. Aspekten geeigneten jungen Mannes. Voraussetzungen zur DAI: Stabilität der Ehe, freier Entschluß des Ehepaares, beurkundete Willenserklärung, Aufklärung der Pat. über Technik u. Komplikationen, gyn. Sterilitätsdiagnostik, Wahrung der Anonymität. Methode: MAI u. DAI mit Nativ- o. Kryosperma, während der Ovulationsphase 1–3 Inseminationen (intravaginal, Portiokappe, intrazervikal o. intrauterin). Kontraindikationen der a. I.: gyn. Konzeptionshindernisse, Erbkrankheiten, kongenitale Fehlbildungen u. defekte Spermatozoen (bei MAI), Infektionen des Genitaltrakts, Einfluß von Strahlen, Zytostatika, Immunosuppressiva, Alter des Mannes >50 Jahre (MAI), Alter der Frau >35 Jahre.

INSERM: *Abk* für frz. Institut National de la Santé et de la Recherche Médicale; Nationalinstitut für Gesundheit u. med. Forschung in Frankreich. Einrichtung des Ministeriums für Gesundheitswesen, das in eigenen Labors o. über die Vergabe von Mitteln med. Forschung durchführt o. fördert.

Insertasen: Bez. für Enzyme, die Basen in Apurin- o. Apyrimidin-Polynukleotide einbauen (inserieren).

Insertion ⟨*lat*⟩ *f*: Insertio; **1. *Anat.:*** Ansatzpunkt, z. B. eines Muskels am Knochen o. der Nabelschnur an der Plazenta: I. funiculi umbilicalis; I. centralis, mittelständig; I. lateralis, seitenständig; I. velamentosa: häutiger Ansatz (Nabelschnur geht vom Nabel des Fetus zu den Eihäuten, die Plazenta wird von vorzeitig aufgesplitterten Gefäßen einzeln erreicht). Beim Blasensprung kann es zum Einriß solcher fetaler Blutgefäße u. zur Verblutung des Fetus kommen. **2. *Genetik:*** Einbau von DNA-Sequenzen o. einzelner Nukleotide in DNA (Gene, Genome) durch ↑Rekombination (↑Integration) bzw. mittels gentechn. Methoden; I. eines o. mehrerer Nukleotid(e) können auch das Ergebnis von Mutationen sein; ↑Interkalation.

Insertionsaktivierung: Aufhebung der strukturellen u. funktionellen Integrität eines Gens durch Einbau fremder DNA bzw. synthet. Oligo- o. Polynukleotide; ↑Genspaltung, ↑Insertion.

Insertionselemente: Insertionssequenzen, IS-Elemente, IS-Sequenzen; ca. 700–5 700 Basenpaare umfassende DNA-Elemente, die in viele versch. Orte eines bakteriellen Genoms eingebaut werden u. in diesem über rekombinationsähnl. Prozesse innerhalb eines Genoms ihre Position wechseln (springen) können; sind an beiden Enden durch sog. „inverted repeats", d. h. umgekehrte repetitive ↑Sequenzen (Sequenzwiederholungen) charakterisiert u. codieren ledigl. für Proteine, die für die ↑Transposition notwendig sind (↑Transposasen).

Insertionsfasziitis ↑Insertionstendinitis, ↑Insertionstendopathie.

Insertionsort: Klonierungsstelle; Restriktionsort in einer DNA, in den nach Spaltung durch spez. ↑Restriktionsendodesoxyribonukleasen fremde DNA eingebaut

I

werden kann; auch zur Bez. des Integrationsortes eines ↑Transposons o. ↑Insertionselements angewandt.

Insertionssequenz ↑Insertionselemente.

Insertionstendinitis: klin. gleiche Sympt. wie ↑Insertionstendinose, röntg. Auffaserung der Knochenstruktur an der Sehnenansatzstelle (Fibroostitis). Vorkommen insbes. bei ↑Spondylitis ankylosans, ↑Reiter-Krankheit, ↑Osteoarthropathia psoriatica.

Insertionstendinose: Insertionstendinosis; multiple Formen bei generalisierter Tendomyopathie, lokalisierte Formen durch Überbelastung der Muskulatur, u. a. ↑Epicondylitis humeri („Tennisellenbogen"). Mitwirken propriozeptiver Reflexe als Zusatzfaktoren. Subjektiv Schmerzen an den Insertionsstellen mit umschriebener Hyperalgesie u. Ausstrahlung entlang der Sehne in die Muskeln. Objektiv Lokaler Druckschmerz an der Insertion u. im Verlauf der Sehne sowie im Muskel, Schmerz bei Dehnung u. Bewegung gegen Widerstand, Nachlassen in Ruhe u. Entspannung. Röntg. regelrechte Befunde (Aufnahme: ossifizierende I. bei ↑Spondylosis hyperostotica).

Insertionstendopathie: Folge rezidivierender Fehl- u. Überbelastung im Bereich von Sehnenursprüngen u. -ansätzen. Am häufigsten als „Epikondylitis" an den Humerusepikondylen. Ferner als Korakoiditis, Styloiditis (radii et ulnae) u. als Adduktorensyndrom. ↑Insertionstendinose.

Insertionsvektoren: Klonierungsvektoren (meist vom Phagen Lambda abgeleitet), die einen einzigen Ort für die ↑Insertion einer exogenen DNA enthalten.

Insertosom ↑Insertionselemente.

insipidus ⟨*lat*⟩ *Adj*: nichtschmeckend. ↑Diabetes insipidus.

in situ ⟨*lat*⟩: in natürl. Lage im Körper o. in einem Organ.

In-situ-Hybridisierung: Strategie zur Lokalisierung von DNA-Sequenzen innerhalb des Genoms. ↑Hybridisierungsreaktion mit radioaktiv o. fluoreszenzmarkierten ↑DNA-Sonden mit komplementären Sequenzen am Chromosom o. im Chromatin in der Interphase.

Insolation ⟨*lat*⟩ *f*: intensive Sonnenbestrahlung u. ihre Folgen (Sonnenstich, Insolationsenzephalitis).

insolubel ⟨*lat*⟩ *Adj*: insolubilis; unlösl.

Insomnie ⟨*lat*⟩ *f*: Schlaflosigkeit, ↑Asomnie.

INSPEC: *Abk* für engl. Information Service in Physics, Electrotechnology, Computers and Control. Recherchesystem des Institute of Electrical Engineers in Großbritannien (in Kooperation mit dem Institute of Electrical and Electronics Engineers der USA). Pro Jahr werden über 150 000 Publikationen (Zeitschriftenartikel, Monographien, Patente u. a.) erfaßt u. ausgewertet. Informationsleistungen sind Magnetbanddienste, gedruckte Referatezeitschriften u. Titellisten. Medizinrelevante Teile sind Biophysik, Med., Physik, Medizintechnik u. ä.

Inspektion ⟨*lat*⟩ *f*: äußere Betrachtung eines Menschen zur Erkennung von krankhaften Befunden.

Inspiration ⟨*lat*⟩ *f*: Inspirium, Einatmung; durch aktive Erweiterung des Thorax (Kostalatmung) u. Abflachen des Zwerchfells (Abdominalatmung) entsteht eine Drucksenkung in der Lunge, u. Außenluft strömt ein.

Inspirationskapazität ↑Lungenvolumina.

Inspirationsluft: Außenluft, die mit Einatmung aufgenommen wird; ↑Partialdrücke trockener Luft in Meereshöhe: pO_2 159 mmHg (21,9 kPa), pCO_2 0,2 mmHg (26 Pa), pN_2 596 mmHg (79,4 kPa), Rest Edelgase.

Inspirationszentrum: Nervenzellansammlung in der Medulla oblongata (↑Myelenzephalon). Die Nervenzellen erhöhen ihre Impulsaktivität kurz vor bzw. während der Einatmung. Das I. ist ein Teilgebiet des komplex aufgebauten ↑Atemzentrums (ein anderes Teilgebiet ist z. B. das Exspirationszentrum).

Inspirium ⟨*lat*⟩ *n*: Einatmungsphase, die dem Exspirium vorausgehende Phase. Aber auch klin. für Einatmungsgeräusch gebraucht.

Inspissated bile syndrom ⟨*engl*⟩ *n* ↑Syndrom der eingedickten Galle.

Inspissatum ⟨*lat*⟩ *n*: Abdampfung, Eindickung, z. B. ↑Extrakt.

Instantisierung ⟨*lat*⟩ *f*: durch Sprüh- o. Gefriertrocknung gewonnene trockene Pulver, die durch ihre große innere Oberfläche eine schnelle Auflösungsgeschwindigkeit besitzen.

Instanzenmodell: aus der Gerichtssprache von S. Freud übernommener Begriff, zur Beschreibung einer stufenweisen, hierarch. Gliederung des Psych. mittels den versch. Instanzen ↑Über-Ich, ↑Ich u. ↑Es.

Instillation ⟨*lat*⟩ *f*: Eingießung, Einträufelung von Flüssigkeit.

Instinkt ⟨*lat*⟩ *m*: hierarch. organisierter nervöser Mechanismus, der auf best. vorwarnende, auslösende u. richtende Impulse, sowohl innere wie äußere, anspricht u. sie mit wohlkoordinierten, lebens- u. arterhaltenden Bewegungen beantwortet. Instinkthandlungen werden von allen Individuen derselben Art unter gleichen Voraussetzungen (Geschlecht, Alter, Jahreszeit usw.) in gleicher Weise ausgeführt. Bei Haustieren, wie auch beim Menschen, können sich manche I. nur wenig entfalten; bei domestizierten Tieren brechen jedoch natürl. Instinktanlagen bald wieder durch, sobald diese Tiere allein auf sich gestellt sind u. verwildern. Jedem I. geht eine Reizsuche (Appetenzverhalten) voraus, bevor er in die Endhandlung ausläuft. Jede Instinkthandlung setzt sich aus einer Instinktbewegung u. einer Taxiskomponente zusammen. Die Instinktbewegung äußert sich in einer ungerichteten komplexen Bewegungsfolge, wird durch endogene o. exogene Reize ausgelöst, tritt aber ohne diese auf. Die Taxis (Orientierungshandlung) ist situationsangepaßt u. richtet die Instinktbewegung auf das Ziel der Instinkthandlung aus. Instinktbewegung u. Instinkthandlung laufen gleichzeitig ab o. folgen einander. Beim Menschen treten instinktive Bewegungen u. instinktgeprägtes Verhalten vorwiegend beim Säugling in Erscheinung. Im Verlaufe der Evolution wurde die Erbprogrammierung des Verhaltens zunehmend zugunsten einer individuellen Erwerbsprogrammierung durch Lernvorgänge abgebaut. ↑Trieb.

Institute of Scientific Information ⟨*engl*⟩: *Abk* ISI; kommerzielle Informationseinrichtung in Philadelphia, USA, die Informationsleistungen für Natur- u. Gesellschaftswissenschaften vertreibt. Am bekanntesten sind die vom Gründer des ISI Eugene Garfield entwickelten Informationsmittel ↑Current Contents u. ↑Science Citation Index bzw. ↑Social Science Citation Index. Grundlage der Informationstätigkeit ist ein Recherchesystem, das etwa 5 200 Zeitschriften aller Bereiche umfaßt. Zu den Leistungen dieses Informationssystems gehört neben dem Verkauf von Datenträgerdiensten (Scisearch) auch eine wöchentl. selektive Informationsverbreitung (ASCA = Automatic Subject Citation Alert).

Institut für Dokumentation und Information über Sozialmedizin und öffentliches Gesundheitswesen: *Abk* IDIS; 1956 gegründete Einrichtung des Landes Nordrhein-Westfalen (Sitz: Bielefeld). Das IDIS sammelt Lit., Informationen über Forschungsprojekte, Statistiken u. a. für Gebiete wie Arbeitsmedizin, Hyg., Rehabilitation, Drogen- u. Alkoholmißbrauch, öffentl. Gesundheitswesen u. ä., stellt dazu Dokumentationen zusammen u. beantwortet Anfragen.

Institutionalisierung: Aufnahme in einer stationären Einrichtung, z. B. in einer Klinik (Hospitalisierung bzw. Rehospitalisierung) o. in einem Alten- u. Pflegeheim.

Instrumente ⟨*lat*⟩ *n Pl*: Geräte zur Durchführung chir. operativer Eingriffe. Grundsätzl. werden unterschieden: schneidende I. (Skalpell, Messer, Schere u. a.), haltende I., darunter festhaltende I. (Pinzette, Klemme u. a.) u. weghaltende I. (Haken, Spatel u. a.). Abb. 1 u. 2.

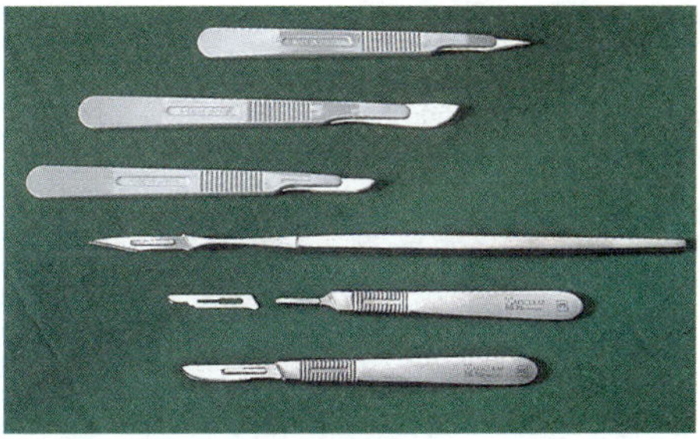
10

Instrumente (Abb. 1). Skalpelle

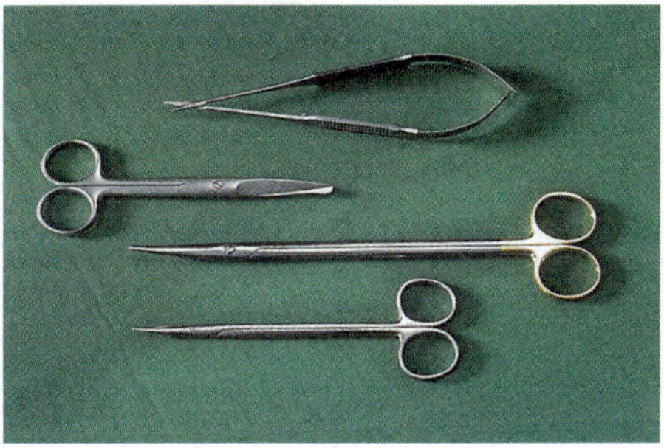
10

Instrumente (Abb. 2). Scheren

Instrumentendesinfektion: der Entseuchung von ärztl. Instrumentarium dienende Maßnahme, die früher mit dem Instrumentenkocher, heute in best. Spezialgeräten mit schonender Wärmeeinwirkung durchzuführen u. daher als nur bedingt sterilisierende Methode zu verstehen ist (↑ Äthylenoxidsterilisation).

Instrumentenmyopie: durch die visuelle Arbeit an opt. Instrumenten bewirkte übermäßige Akkommodation des Auges, die eine transitor. Myopisierung verursacht.

Insuffizienz ⟨*lat*⟩ *f*: reduzierte Funktions- u. Leistungsfähigkeit eines Organs o. Organsystems.

Insuffizienzgefühl: Minderwertigkeitsgefühl; anhaltendes Gefühl des Versagens, Angst, den eigenen u. fremden Ansprüchen nicht zu genügen.

Insuffizienz, globale
↑ Insuffizienz, respiratorische.

Insuffizienz, immunisatorische
↑ Immunitätslücken.

Insuffizienz, motorische: unzureichende Muskelkraft. V. a. für die ungenügende Kontraktionsfähigkeit von Hohlorganen gebraucht (Herz, Magen, Harnblase).

Insuffizienz, respiratorische: Unvermögen der äußeren Atmung, den atmosphär. Bedingungen entsprechende art. Sauerstoff- u. Kohlendioxidpartialdrücke aufrechtzuerhalten. Eine latente r. I. liegt vor, wenn das Unvermögen nur bei körperl. Belastung auftritt, eine manifeste r. I., wenn dies bereits in Ruhe der Fall ist. Ist nur der Sauerstoffpartialdruck anormal, handelt es sich um eine ↑ Partialinsuffizienz; sind sowohl O_2- als auch CO_2-Druck betroffen, spricht man von der respiratorischen ↑ Globalinsuffizienz.

Insuffizienz, zerebrovaskuläre
↑ Durchblutungsstörungen, zerebrale.

Insufflation ⟨*lat*⟩ *f*: künstl. Einstrom eines Gases in die Atemwege. Findet Anwendung als sog. Insufflationsanästhesie bei Eingriffen im Oropharyngealbereich.

Insula: ⟨*lat*⟩ *f*: Insel. Teil der Großhirnrinde, welcher während der Embryonalentwicklung von stärker wachsenden Hirnabschnitten überlagert wird. Die überdeckenden Teile heißen ↑ Operculum frontale, ↑ Operculum frontoparietale bzw. ↑ Operculum temporale. Die I. weist ↑ Gyri breves insulae u. einen ↑ Gyrus longus insulae auf.

Insulae pancreaticae ↑ Langerhans-Inseln.

Insulin ⟨*lat*⟩ *n*: blutzuckersenkendes Proteohormon der B-Zellen der ↑ Langerhans-Inseln des ↑ Pankreas. Zunächst wird I. als ↑ Präproinsulin synthetisiert u. danach durch limitierte ↑ Proteolyse über ↑ Proinsulin zum hormonal aktiven I. umgewandelt. I. besteht aus zwei Polypeptidketten (die A-Kette hat 21, die B-Kette 30 Aminosäuren), die durch zwei Disulfidbrücken verbunden sind. Die insges. 51 Aminosäuren variieren speziesabhängig geringfügig; relative Molmasse um 6 000. Herstellung durch HCl-Extraktion tier. Pankreata (bes. vom Schwein), heute zunehmend gentechn. (Humaninsulin). Erstmals 1921 durch Banting, Best u. Macleod extrahiert u. ther. appliziert (Nobel-Preis). I. wird bei Anstieg des ↑ Blutglukosespiegels vermehrt sezerniert; auch ein Konzentrationsanstieg von Aminosäuren, v. a. der verzweigtkettigen, bewirkt eine verstärkte Insulinfreisetzung. An der Insulinsekretion sind der Glukosestoffwechsel der B-Zelle, ATP-abhängige Kaliumkanäle u. Ca^{2+}-Ionen beteiligt. Glucagon, Adrenalin, zahlreiche Peptide des Gastrointestinaltrakts u. einige orale Antidiabetika (Sulfonylharnstoffe) erhöhen ebenfalls die Insulinsekretion. Im Blut unterscheidet man zwei Fraktionen mit Insulinwirkungen, nämlich immunreaktives ↑ Insulin (IRI) u. NSILA (↑ Nonsuppressible insulin-like activity). I. ist ein ↑ Wachstumsfaktor für nahezu alle Säugerzellen. I. entwickelt nach Bindung an den ↑ Insulinrezeptor u. a. folgende Wirkungen: Leber: Steigerung der Glykogensynthese aus Glukose u. Erhöhung des Leberglykogens, Hemmung der Glukoneogenese, Erniedrigung der hepat. Glukoseproduktion, Erhöhung der Synthese von Fettsäuren u. Triglyzeriden aus Glukose, Hemmung des Fettsäureabbaus u. der Ketonkörperbildung, Steigerung der Proteinsynthese; Muskel: Erhöhung der Glukosepermeabilität, Steigerung der Glukoseverwertung (Stimulierung der Glykogenbildung u. der Glukoseoxidation), Steigerung der Proteinsynthese; Fettgewebe: Erhöhung der Glukosepermeabilität u. Steigerung der Glukoseverwertung, Erniedrigung der Lipolyse u. Senkung der Freisetzung von Fettsäuren, Erhöhung der Triglyzeridsynthese, Steigerung der Proteinsynthese.

Insulinallergie: meist als lokale, seltener als generalisierte Hautreaktion nach ↑Insulintherapie auftretend. Hierzu ist auch die chron. verminderte Insulinansprechbarkeit mit Übergang in die ↑Insulinresistenz zu zählen. Man unterscheidet: lokale allerg. Reaktionen vom Spättyp, lokale allerg. Reaktionen vom Soforttyp, das Arthus-Phänomen mit gelegentl. Nekrosebildung, seltenere allerg. Reaktionen (Gastrointestinaltrakt, Urtikaria, Bronchospasmus). Insulin mit einem Mol. Gew. von etwa 6 000 als Monomer, stellt kein Vollantigen dar. Alle Verzögerungsstoffe (↑Depotinsuline) wie Globin, Protamin, Isozyanat, Surfen, – Desinfektionszusätze wie Chlorethan, Phenol, Kresol, Methyl-p-oxybenzoat, Nipaginester haben allergene Eigenschaften.

Insulinantikörper: als Folge meist langzeitiger ↑Insulintherapie bei Diabetes mellitus im Pat. entstehende Antikörper, deren Combining site gegen best. Antigendeterminanten des Insulins gerichtet sind. Immunogenität von I. i.a. gering, unterschiedl. bei einzelnen Präparaten u. mitabhängig vom Denaturierungs- u. Verunreinigungsgrad. I. können appliziertes Insulin „neutralisieren" unter Immunkomplexbildung u. dadurch einen erhebl. höheren Insulinbedarf vortäuschen; Ther.: Wechsel auf ein Insulin anderer Spezies.

Insulinarten: Die versch. Handelsinsuline unterscheiden sich nach ihrer Wirkungscharakteristik, ↑Altinsulin, ↑Depotinsulin, o. durch ihren Reinheitsgrad, ↑Monokomponentinsulin bzw. durch das verwendete tier. Ausgangsmaterial, ↑Monospeziesinsulin.

Insulinase: wenig gebräuchl. Bez. für eine ↑Peptidase, die die getrennten A- u. B-Ketten des Insulins, nicht jedoch das intakte Insulinmolekül spaltet.

Insulingegenregulationssyndrom: mögl. gegenregulative Störung bei Diabetikern nach Insulinbehandlung; Insulin, in der posthypoglykäm. Phase verabreicht, kann Hypoglykämie-Sympt. (Blässe, Unruhe, Brechreiz) auslösen, die mit sehr hohen Blutzuckerwerten u. Azidose einhergehen.

Insulin, immunreaktives: *Abk* IRI. Radioimmunolog. Bestimmung von Insulin im Serum, bei der das in der Patientenprobe enthaltene Insulin an im Überschuß vorhandene Antikörper gebunden wird. Der nicht gebundene Antikörperanteil wird an radioaktives Antigen (^{125}I-Insulin) gebunden. Anschließend erfolgt die Trennung in antikörpergebundene u. antikörperfreie Fraktion. Verglichen wird die Menge des freien radioaktiven Antigens mit dem an Antikörper gebundenen radioaktivem Antigen.

Insulinismus, perniziöser: Hyperinsulinismus; spontan auftretende o. induzierte Ausschüttung von Insulin, die zu einem Absinken der Glukosekonzentration im Blut ↑Hypoglykämie führt. Ursachen des Insulinüberschusses können Tumoren der B-Zellen der Langerhans-Inseln des Pankreas (↑Insulinome) o. Inselzellhyperplasien sein, aber auch insulinproduzierende extrapankreat. Tumoren, wie bei der multiplen endokrinen Neoplasie (↑MEN-Syndrom) Typ IIb.

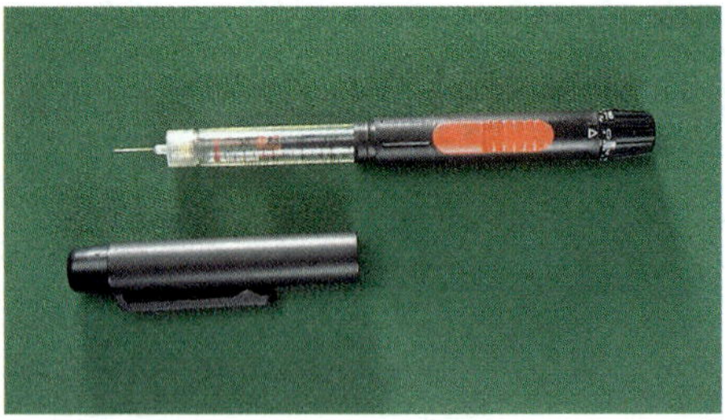

10

Insulin-Pen

Insulin-like growth factor ⟨*engl*⟩: *Abk* IGF; ↑Wachstumsfaktoren, insulinähnliche.

Insulinom: Insulom; von den B-Zellen des Pankreas ausgehendes Adenom, das zu Hypoglykämien bei längerem Hungerzustand o. nach körperl. Belastungen führt.

Insulin-Pen: nachfüllbares Spritzensystem zur subkutanen Insulingabe. Insulinmenge kann am I. eingestellt werden, einfache Handhabung. Geeignet auch für sehbehinderte u. alte Menschen. Abb.

Insulinpumpe: implantierbares o. am Körper tragbares System, das Insulin an den Patienten in an den Blutzuckerspiegel angepaßter Dosierung abgibt. Abgabe erfolgt intraperitoneal, intravenös o. subkutan.

Insulinreflex: reflektor. Insulinsekretion; unbedingter Hormonreflex, der bei oraler Nahrungsaufnahme nervös-reflektor. über den ↑Nervus vagus die erste Insulinsekretionsphase einleitet. Die zweite Phase wird durch ↑Enterohormone des Magens u. Duodenums nervös-humoral vermittelt. Die dritte Insulinsekretionsphase wird ausschließl. humoral durch blutspiegelbildende Resorptions- bzw. Abbauprodukte (↑D-Glukose, ↑Aminosäure, ↑Fettsäuren) direkt an der ↑B-Zelle ausgelöst.

Insulin releasing polypeptide ⟨*engl*⟩ *n*: *Abk* IRP. Peptid aus der Mukosa des Duodenums u. des Jejunums, das die Insulinfreisetzung aus dem Pankreas stimuliert (↑Insulin).

Insulinresistenz: Durch ↑Insulinantikörper wird Insulin inaktiviert, so daß der ther. notwendige Insulinbedarf eines Menschen von durchschnittl. ~ 40 IE/d wesentl. überschritten werden muß, um zu einer normoglykäm. Stoffwechsellage zu gelangen. Die I. ist definiert als ein Insulinbedarf ≥ 200 IE/d. Durch die Reversibilität der Antigen-Ak-Bindung kann es zur Freisetzung größerer Insulinmengen kommen, die zu schweren ↑Hypoglykämien führen kann.

Insulinrezeptor: heterotetrameres integrales Membranprotein; hat eine sehr hohe Affinität zum Insulin. Er besteht aus zwei Paaren von Untereinheiten: zwei nach außen gerichteten insulinbindenden Alphauntereinheiten u. zwei nach innen gerichteten, katalyt. aktiven Betauntereinheiten. Nach Bindung von Insulin an die Alphaketten wird in den Betaketten eine Tyrosinkinaseaktivität induziert. Diese phosphoryliert sich zunächst an einigen ihrer Tyrosylreste selbst (Autophosphorylierung). Der Insulin-Insulinrezeptor-Komplex wird nach einiger Zeit durch Endozytose in die Zellen aufgenommen, das Insulin an die Lysosomen abgegeben u. in diesen abgebaut, der I. kehrt an die Zelloberfläche zurück (Recycling), wo er erneut Insulin binden kann. Der Zustand weitgehender Internalisierung des I. wird als Downregulation bezeichnet. Die Zellen sind dann gegenüber Insulin nur minimal ansprechbar.

Insulinrezeptorsubstrate: mind. zwei intrazelluläre Proteine (IRS-1, IRS-2), die durch den aktivierten ↑Insulinrezeptor, aber auch andere Tyrosinkinasen, wie den TNF-alpha-Rezeptor, an Tyrosinresten phosphoryliert u. damit aktiviert werden können u. danach das System der ↑MAP-Kinasen sowie die Translokation des Glukosetransporters 4 (↑Transporter) zur Zellmembran stimulieren.

Insulinschockbehandlung: heute obsoletes psychiatr. Verfahren zur Behandlung der Schizophrenie, bei dem durch starke Insulindosen ein hypoglykäm. Schock ausgelöst wurde.

Insulinsekretionsstarre: Bei erwachsenen Diabetikern u. bei subklin. diabet. Personen ist der max. Insulinanstieg nach Provokationstest deutl. verzögert. Es handelt sich dabei um ein vermindertes u. verzögertes Ansprechen der B-Zellen der Langerhans-Inseln auf Sekretionsreize; ↑Altersdiabetes.

Insulintest ↑Hollander-Test.

Insulintherapie: Substitution von Insulin bei Diabetes mellitus, um Blutglukosewerte zu erreichen, die denen Gesunder entsprechen. Konventionelle I.: 2–3 tgl. Insulininjektionen nach einem starren Schema, jede Injektion enthält eine Mischung aus schnell wirksamen Insulinen u. verzögert wirkenden Insulinen. Intensivierte I.: Imitation der basalen Insulinsekretion von Gesunden mittels Basis-Bolus-Prinzip, d. h. der jeweiligen Nahrung angepaßte Normalinsulingabe sowie zweimalige Verzögerungsinsulingabe (morgens u. abends).

Insulitis: entzündl. vorwiegend lymphozytäre Infiltration der ↑Langerhans-Inseln, die als Virusätiopathogenese aufgefaßt wird. Gelegentl. werden auch eosinophile Granulozyten, Makrophagen u. Lymphozyten beschrieben, die intra- u. periinsulär im Zusammenhang mit der Diabetesmanifestation nachgewiesen werden können.

Insult ⟨*lat*⟩ *m*: ↑Apoplexie. ↑Durchblutungsstörungen, zerebrale.

intakt ⟨*lat*⟩ *Adj*: intactus; unverletzt, unberührt, z. B. Hymen intactus; Graviditas intacta.

Intal ↑Dinatriumcromoglicat.

Integraldosis: Massendosis; Produkt von bestrahlter Masse u. der dieser Masse applizierten Dosis. Als Dosis wird die Ionen- o. die Energiedosis verwendet. Die I. wird angegeben in Grammröntgen, Erg, Joule o. Kalorien. SI-Einheiten sind Joule o. Gray · kg.

Integralvektor: Summenvektor; in der Vektorkardiographie als Resultante aus allen zu einem Zeitpunkt vorliegenden Dipolvektoren des Herzens angewendet. Die erregte Einzelfaser verhält sich wie ein elektr. Dipol, dargestellt durch einen Vektor, der in Faserrichtung von minus (erregt) nach plus (unerregt) zeigt. Der I. projiziert sich auf die jeweilige Ableitlinie im EKG (↑Elektrokardiogramm) u. bestimmt die EKG-Kurve.

Integrase: durch Phagengene, ↑Transposonen o. Gene von Retroviren (↑Retroviridae) codierte Enzyme, die am ortsspezif. Einbau (Integration) von Prophagen, ↑Insertionselementen o. Virus-cDNA in Fremdgene bzw. Wirtsgenome beteiligt sind.

Integration: Einbau (meist) kleinerer DNA-Moleküle in (meist) größere DNA-Moleküle, z. B. bei der genet. ↑Rekombination, beim Einbau von Plasmid-DNA in chromosomale DNA, dem Einbau von Prophagen-DNA in Wirts-DNA von Bakterien o. aber mit Hilfe gentechn. Methoden.

Integration, medizinische: für die Ganzheitsbetrachtung notwendiges Gewinnen, Zusammenfassen u. Verarbeiten möglichst vieler Informationen über einen Pat. Erhärtet die Diagn. o. Beurteilung u. erleichtert die Entscheidung über weiteres ärztl. Vorgehen. Die Informationen betreffen: Anamnese, vom betreuenden Arzt erhobene klin. u. paraklin. Befunde, Befunde anderer Ärzte, Persönlichkeit u. Umweltbezüge eines Pat. Zunehmende Spezialisierung macht die m. I. zur Voraussetzung für die effektive Betreuung. In seiner Schlüsselposition ist der Allgemeinmediziner bes. für die m. I. prädestiniert.

Integratorfunktion: allg. Ausdruck der Neurophysiologie für das Zusammenfügen nervaler Einzelleistungen zu abgestimmter Gesamttätigkeit. Die Mechanismen sind versch. u. im einzelnen oft unbekannt. Die von der Peripherie einlaufenden Signale werden in Schaltstellen höherer Ordnung miteinander verrechnet u. bestimmen zusammen mit zentralen Erregungen die efferente Impulsabgabe von Neuronen u. -gruppen sowie die subjektive Wahrnehmung.

Integrine ⟨*lat*⟩ *n*: in der Plasmamembran lokalisierte Rezeptoren (Glykoproteine) für extrazelluläre Matrixproteine, z. B. ↑Kollagene, Laminin, Fibronektin, Fibrinogen, Vitronektin, Thrombospondin; werden daher auch als Substratadhäsionsmoleküle (SAM) bezeichnet, interagieren aber auch mit Komponenten des ↑Zytoskelett. I. bestehen aus Kombinationen versch., in der Plasmamembran nichtkovalent miteinander assoziierter Untereinheiten, wodurch die Vielfalt ihrer Wechselwirkungen mit versch. extrazellulären Liganden zustande kommt.

Integrität ⟨*lat*⟩ *f*: Unversehrtheit.

Integumentum ⟨*lat*⟩ *n*: Decke, Hülle.

Integumentum commune: Körperdecke, zusammengesetzt aus Haut (↑Kutis) u. Unterhautbindegewebe (↑Tela subcutanea).

Intellektualisierung: psychoanalyt. Terminus; reifer ↑Abwehrmechanismus, bei dem unlustvolle Impulse aus dem emotionalen in den intellektuell-theoret. Bereich verlagert u. in formaler, affektloser Weise behandelt werden. Gegenstück zur ↑Emotionalisierung.

Intelligenz ⟨*lat*⟩ *f*: die hierarch. strukturierte Gesamtheit jener Fähigkeiten, die das Niveau u. die Qualität der Denkprozesse einer Persönlichkeit charakterisieren. Die I. ermöglicht es dem Individuum, die für das Handeln wesentl. Eigenschaften einer Situation in ihren Zusammenhängen zu erkennen u. die Situation gemäß dieser Einsicht entspr. best. Zielsetzungen zu verändern (Guthke, 1972). Eine etwas abweichende Definition bezeichnet die I. als Fähigkeit, sich unter zweckmäßiger Verfügung über Denkmittel auf neue Forderungen einzustellen. Nach neueren Forschungen gibt es kein qualitativ einheitl. Persönlichkeitsmerkmal, das man als „die I." bezeichnen kann, sondern die I. gilt als eine interindividuell variierende habituelle Persönlichkeitseigenschaft bzw. als ein Komplex von Persönlichkeitseigenschaften. In der Psychol. beschäftigen sich Intelligenzpsychologie u. Denkpsychologie mit dem gleichen Gegenstand. In der ↑Psychopathologie werden I. u. Denken voneinander getrennt, da bei best. Syndromen prim. das Denken inhaltl. o. formal bzw. bei anderen die I. gestört ist. Dementsprechend beschäftigt sich in dieser Sicht das Denken mit der aktuellen Bewältigung von Anforderungen intellektueller Art, während die I. vorzugsweise die Dispositionen o. Fähigkeiten stellt. In der Psychopathologie wird darüber hinaus die I. von ihren Vorbedingungen getrennt, also von ↑Merkfähigkeit, ↑Gedächtnis, Grad der Ermüdbarkeit, ↑Antrieb, ↑Wahrnehmung, fernerhin von den erworbenen Kenntnissen. Hiervon wird unterschieden die eigentl. Intelligenz. Weitere Unterteilungen trennen die formale I., prakt. I., abstrakte I. Intelligenzuntersuchungen werden durch den ↑Intelligenztest durchgeführt. Einfache Intelligenzprüfungen in der med. Praxis: Fragen nach Dingen aus dem Alltagsleben o. nach Sinnwidrigkeiten, Oberbegriffe prüfen o. Begriffsunterschiede bzw. Sprichworte erklären lassen.

Intelligenzalter: ein theoret. Begriff, der von Binet u. Simon 1908 in die Psychol. eingeführt wurde. Es bezeichnet eine Intelligenzstufe, die dem empir. ermittelten durchschnittl. Niveau der intellektuellen Entwicklung einer best. Altersgruppe entsprechen soll. Stimme diese I. mit dem Lebensalter überein, so ist der ↑Intelligenzquotient (IQ) gleich 100. Von dem Begriff des I. wird nur noch in der Kindheit Gebrauch gemacht, nachdem man erkannt hat, daß im höheren Alter nicht gesetzmäßig ein Sinken der Intelligenz besteht, sondern eine Umstrukturierung innerhalb der einzelnen Intelligenzfähigkeiten.

Intelligenz, künstliche: maschinelle Intelligenz; Nachbildung der Grundlagen der menschl. Intelligenz auf Computern. Wesentl. Elemente sind Informationsaufnahme u. Speicherung, Bildung interner Modelle der Umwelt u. deren Analyse, adaptives Verhalten (Lernen), Problemlösungs- u. vorausschauendes Verhalten. Bisher gibt es diese Eigenschaften bei Computern nur in ersten Ansätzen. ↑Frage-Antwort-System, ↑Computerdiagnostik, rechnergestützte ↑Entscheidungsfindung.

Intelligenzminderung: Oligophrenia, Minderbegabung, geistige Behinderung, Intelligenzstörung; mangelnde Entwicklung der ↑Intelligenz oft einhergehend mit einer Beeinträchtigung der Gesamtpersönlichkeit. Die I. ist gekennzeichnet durch einen Mangel an geistiger Beweglichkeit, durch Armut an Vorstellungen u. Begriffen, Unfähigkeit zur Bildung abstrakter Begriffe u. Mangel an Übersicht, Voraussicht u. Selbständigkeit im Denken. Im Ggs. zur I. wird der langsam progrediente Verlust erworbener intellektueller Fähigkeiten (meist auch des Gedächtnisses) in späterem Lebensalter als ↑Demenz bezeichnet. **Organ. Ursachen**: 1. chromosomal bedingt: ↑Down-Syndrom, ↑Ullrich-Turner-Syndrom, ↑Klinefelter-Syndrom; 2. metabol. bedingt: Stoffwechselerkrankungen, z. B. ↑Phenylketonurie (erfolgreiche Behandlung u. Vermeidung bei Früherkennung mögl.); 3. exogen erworben: nach Enzephalitis, bei Hypothyreose o. frühkindl. Hirnschädigung. **Psych. Ursachen**: erhebl. Vernachlässigung im Säuglings- u. Kleinkindalter. ↑Deprivation, ↑Hospitalismus. Die I. werden im klin. Alltag nach dem **Grad des Defekts**, des Intelligenzmangels eingeteilt in **1. leichte geistige Behinderung** (veraltet: Debilität): Betroffene können durch gezielte Fördermaßnahmen berufl. integriert werden, selbständiger Erwerb des Lebensunterhalts mögl. (IQ 67–52); **2. mittlere geistige Behinderung** (veraltet: Imbezillität): mäßige Lern- u. Bildungsfähigkeit, förderungsfähige Pat. erlernen die Sprache, hyg. Gewohnheiten u. einfache Tätigkeiten, die dem eigenen Lebensunterhalt dienen. Unfähigkeit zum Schreiben- u. Lesenlernen (IQ 51–20); **3. schwerste geistige Behinderung** (veraltet: Idiotie): kaum bildungsfähige Pat.; Sprache, hyg. Gewohnheiten u. sinnvolle Tätigkeiten werden nicht erlernt. Unfähigkeit zum Sprechen u. Verstehen von Gesprochenem (IQ unter 20). Man unterscheidet ferner zwischen ereth. (leicht erregbaren, unruhigen) u. torpiden (antriebsschwachen) Pat.

Intelligenzquotient: *Abk* IQ; das durch einen Intelligenztest ermittelte Intelligenzalter mit 100 multipliziert u. durch das tatsächl. Lebensalter geteilt. Löst z. B. ein fünfjähriges Kind die Aufgaben, die für Sechsjährige bestimmt sind, so beträgt der IQ 120. Löst es nur diejenigen für vierjährige, so ist der IQ 80. In modernen Intelligenztests ist der I. statist. definiert als das Maß der individuellen Abweichung von der durchschnittlichen Bezugsgruppenleistung. ↑Intelligenz.

Intelligenzstörung ↑Intelligenzminderung.

Intelligenztest: versucht die unter ↑Intelligenz genannten Faktoren zu ermitteln. Da Intelligenz nicht eine übergreifende Eigenschaft ist, prüfen die I. unterschiedl. Bereiche bzw. werden Intelligenztestbatterien zusammengestellt, z. B. ↑HAWIE, ↑HAWIK. Schwierigkeiten bestehen darin, daß in den I. erworbene Bildung u. Kenntnisse in versch. Umfang eingehen, so daß die Erfassung einer „reinen Intelligenz" als Fiktion erscheint. Die standardisierten Intelligenzbatterien sind eine Kombination einzelner Prüfverfahren für versch. intellektuelle Fähigkeiten u. Kernfunktionen, z. B. das log.-abstrakte Denken, das Erfassen von Beziehungen, das räuml. Vorstellungsvermögen usw. Das Ergebnis wird errechnet durch den ↑Intelligenzquotienten.

Intensität ⟨*lat*⟩ *f*: die Stärke o. Größe einer Einwirkung o. eines Prozesses.

Intensitätssensitometrie: sensitometr. Verfahren zur Bestimmung von Filmeigenschaften, bei dem die Schwärzungstreppe durch unterschiedl. Strahlungsintensitäten bei konstanter Belichtungszeit erzeugt wird. Bei der gewöhnl. Photographie werden Schwärzungstreppen aufbelichtet, bei Röntgenaufnahmen Metalltreppen mit hinreichend feiner Dickenabstufung. ↑Sensitometrie, ↑Zeitsensitometrie.

Intensivbehandlungseinheit ↑Intensivstation.

Intensivbeobachtung ↑Intensivtherapie.

Intensive care ⟨*engl*⟩: Intensivpflege, ↑Intensivtherapie.

Intensivmedizin: med. Gebiet, das sich mit intensiver Diagnostik u. Ther. lebensgefährl. u. akuter Notsituationen u. Krankheitsphasen befaßt. Das geschieht meist in Wach- o. Intensivstationen u. mit hohem ärztl., pfleger., apparativem u. medikamentösem Einsatz.

Intensivstation: *Abk* ITS; eine Weiterentwicklung der Intensive-care-Pflegestufe des amerik. Progressive Patient Care (↑Pflegesystem) bei Betonung des ther. Aspektes. 1–10 % in Krankenhäuser der Maximalversorgung der Gesamtbettenzahl werden für I. eingesetzt. Die ITS sollte über mind. 8 Betten verfügen. In der Praxis häufig Mischformen von I. u. Intensivpflege. Spezialeinrichtungen: Neonatologie; Coronary Care Unit.

Intensivtherapie: bedeutet Anwendung aller Möglichkeiten zur Überwachung, Unterstützung u. zum temporären Ersatz gestörter o. ausgefallener vitaler Organfunktionen bei gleichzeitiger Behandlung des diese Störungen verursachenden Grundleidens.

Intention ⟨*lat*⟩ *f*: Absicht, Streben, Bemühung; per primam intentionem: prim. Wundheilung, per secundam intentionem: sek. ↑Wundheilung.

Intentionstremor ⟨*lat*⟩ *m*: bei Zielbewegungen mit zunehmender Annäherung stärker werdendes Zittern bzw. Wackeln als zerebellares Sympt., z. B. beim ↑Finger-Nase-Versuch.

Intentionsübung: Behandlungsvariante der Schwellstromtherapie (↑Schwellstrom) nach Foerster. Gleichzeitig mit dem Willensimpuls zur Muskelkontraktion wird vom Pat. selbst mit elektr. Stromimpuls die Kontraktion auslöst u. unterstützt. Dient der psychomotor. Bahnung von Willkürbewegungen, z. B. bei funktionellen Restlähmungen, nach Unfällen.

Intention-to-treat-Auswertung ⟨*engl*⟩: Die Auswertung einer kontrollierten klinischen ↑Studie hat in aller Regel die Therapiearme (Gruppen) so zu belassen, wie sie sich nach der Randomisierung ergeben haben. Ausfälle, Therapieabbrecher u. Wechsler werden dabei so behandelt, als ob sie unter der Ther. verblieben wären. Das Ergebnis ist eine konservative Abschätzung des Therapieeffekts.

Interaktion ⟨*lat*⟩ *f* ↑Arzneimittelkoergismus.

Interaktion, soziale: durch ↑Kommunikation vermittelte wechselseitige Beeinflussung von Individuen o. Gruppen.

Inter-alpha-Trypsininhibitor ⟨*lat*⟩ *m*: Serumglykoprotein des Menschen, inaktiviert die Proteasewirkung des Trypsins.

Interalveolarlinie: Verbindungslinie zwischen den zahnlosen Alveolarkämmen. Leitlinie für die Aufstellung der Seitenzähne bei Vollprothesen.

Inter-Beobachter-Varianz ↑Reliabilität.

Interchain ⟨*engl*⟩: zwischen den leichten u. schweren Ketten von ↑Immunglobulinen gelegenen u. die Ketten verbindenden Disulfidbrücken.

Interchromatingranula ⟨*lat*⟩ *n Pl*: 20–25 nm große Ribonukleoproteingranula im Zellkern; ↑Nukleus.

interdental ⟨*lat*⟩ *Adj*: zwischen den Zähnen gelegen.

Interdental bone ⟨*engl*⟩: interproximal bone; interalveoläres Septum, Teil des Alveolarfortsatzes zwischen zwei benachbarten durchgebrochenen Zähnen, ↑Parodontium.

Interdental col ⟨*engl*⟩: sattelförmige Einsenkung zwischen den beiden sichtbaren Anteilen der Zahnfleischpapille, ↑Parodontium, ↑Col.

Interdentalfeder: in der Kieferorthopädie gebräuchl., zwischen den Zähnen verlaufende Feder zur Sagittalbewegung.

Interdentalität: fehlerhafte Aussprache der Laute N, D, T, L, S, Z, X. Die Zungenspitze tritt bei der Lautbildung zwischen der oberen u. unteren Zahnreihe hervor. ↑Dyslalie.

Interdental papillae ⟨*engl*⟩: interproximal papillae; Zahnfleischpapille, Teil der Gingiva zwischen benachbarten Zähnen, bestehend aus dem vestibulär u. oral sichtbaren Anteil u. dem dazwischen gelegenen ↑Interdental col, ↑Parodontium.

Interdentalpapille ↑Interdental papillae.

Interdentalraum: Zahnzwischenraum, Approximalraum.

interdigital ⟨*lat*⟩ *Adj*: zwischen den Fingern u. Zehen befindl.

Interdigitalmykose ⟨*lat + gr*⟩ *f*: Pilzkrankheit im Bereich der Interdigitalräume, Trichophytia manuum et pedum (↑Trichophytie).

Interdigitalräume: Räume zwischen den Fingern bzw. Zehen.

Interdigitation ⟨*lat*⟩ *f*: Verzahnung benachbarter Zellen mittels fingerförmiger Zellfortsätze (Processus digitiformis).

Interferenz ⟨*lat*⟩ *f*: **1.** ***Physik:*** Überlagerung von zwei o. mehreren elektromagnet. o. mechan. Wellen. Je nach dem Gangunterschied (= Phasendifferenz) u. den Höhen der Wellenberge (Amplitude) kommt es zur Verstärkung o. Schwächung der Wirkung in den einzelnen Raumpunkten. Haben die interferierenden Wellen geringfügig unterschiedl. Wellenlänge, kommt es zu Schwebungen, d. h., bei der resultierenden Welle nimmt die Amplitude zu u. ab. Die I. des Lichts wird für versch. Zwecke in der Med. verwendet (Interferenzmikroskopie). **2.** ***Virol.:*** Hemmung der ↑Virusreplikation durch: 1. defekte Viruspartikel des gleichen Virus (Autointerferenz), 2. verwandte Viren (homologe I.), 3. nicht verwandte Viren (heterologe I.) bei Doppel- o. Superinfektion einer Zelle. Ursache: Bildung von ↑Interferon.

Interferenzdissoziation: inkomplette ↑AV-Dissoziation.

Interferenz, immunologische: Aufhebung bzw. Einschränkung der zellvermittelten Immunität durch best. (blockierende) Antikörper, d. h. eine humorale Unterdrückung der zellvermittelten Immunität. Das Phänomen wird auch als antikörperbedingte, passive ↑Immuntoleranz bezeichnet. Mögl. Bedeutung im Pathomechanismus best. Infektionskrankheiten wie Tuberkulose, Lepra, Syphilis, Brucellose, Aktinomykose, Malaria, Systemmykosen (Histoplasmose, Kokzidioidomykose).

Interferenz, medikamentöse: 1. direkte Beeinflussung der Ergebnisse von klin.-chem. Bestimmungsmethoden durch Pharmaka o. deren Abbauprodukte. Dabei interferiert das Pharmakon mit dem zu bestimmenden Stoff, mit dem Substrat einer Bestimmungsmethode der angewandten Analysemethode o. täuscht zu bestimmenden Stoff vor. 2. Störungen durch gegenseitiges Einwirken bei gleichzeitiger Applikation versch. Medikamente, auch bei ↑Chemotherapeutika, ↑Arzneimittelkoergismus.

Interferenzmikroskop: mit einem Interferometer gekoppeltes Mikrosk. Das Interferometer erzeugt unabhängig vom Untersuchungsobjekt zwei kohärente Wellenfronten, die in der Zwischenbildebene des Mikroskops zur Interferenz gelangen u. dort Details, die sich in Brechzahl u. Dicke unterscheiden u. nur die Phase, aber nicht die Amplitude des hindurchgehenden o. reflektierten Lichts ändern (Phasenobjekte), kontrastreich abbilden.

Interferenz, parasitäre: gegenseitige Hemmung versch. Parasitenarten im gleichen Wirtsorganismus.

Interferenzstrombehandlung: Mittelfrequenztherapie; Anwendung von Interferenzströmen bei der Reizstromtherapie. Mit sich kreuzenden Wechselstromfeldern (Frequenzen um 4 000 Hz) werden Schwebungsfrequenzen von 1–100 Hz erzeugt. Bei der Applikation werden Platten- o. Handschuhelektroden verwendet. Die I. hat analgesierende u. die Muskelfasern aktivierende Wirkungen. Bei internen Erkrankungen können die Reflexzonen (Head-Zonen) mit niedrigen Schwebungsfrequenzen u. kleinen Stromstärken behandelt werden. Die Ind. entsprechen denen bei der Anwendung diadynamischer ↑Ströme.

Interferometer: Geräte, die unter Ausnutzung der Interferenzen kohärenter Lichtbündel der genauen Längenmessung (Meßstäbe, Wellenlängen des Lichts) o. dem Vergleich zweier kohärenter Lichtbündel nach Durchlaufen versch. Stoffe (z. B. Brechzahlbestimmung) dienen. Durch kombinierte Reflexion u. Brechung werden aus einem Lichtbündel zwei kohärente erzeugt, die wegen unterschiedl. Lichtwege einen Gangunterschied aufweisen u. interferieren. Die Lichtwege können dann durch kleine

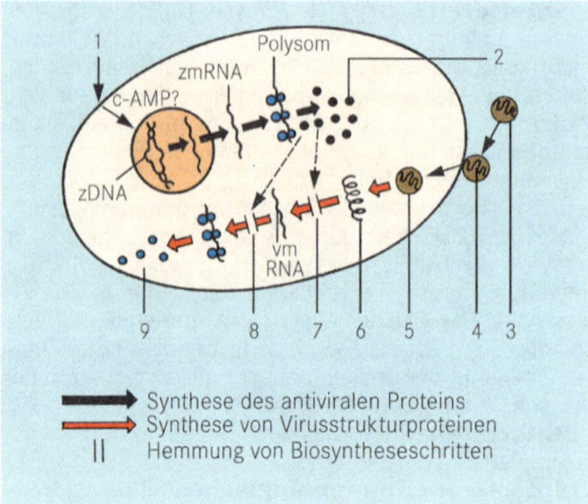

Interferone.
1: Interferon; 2: antivirales Protein; 3: Virus; 4: Adsorption; 5: Penetration; 6: Uncoating; 7: Transkription; 8: Translation; 9: Virusstrukturproteine

Abstandsänderungen o. Einbringen von Stoffen mit anderer Brechzahl verändert werden. Aus der Verschiebung der Interferenzstreifen kann dann die Änderung der Brechzahl o. des Lichtwegs ermittelt werden. In der Med. sind I. zur Atemgasanalyse eingesetzt worden.

Interferone ⟨*lat*⟩ *n Pl*: *Abk* INF; Fam. kleiner Proteine (relative Molmasse 15 000–35 000), die nach einer Virusinfektion von der betroffenen Zelle synthetisiert u. sezerniert werden u. die Resistenz anderer Zellen gegen Virusinfektion erhöhen. Man unterscheidet drei Interferonklassen: Alpha-INF (Makrophageninterferone), Beta-INF (Fibroblasteninterferone) u. Gamma-INF (Imuninterferone). Bes. Gamma-INF wirkt auch zellteilungshemmend. I. sind wirtsspeziesspezif. Abb.

Interglobulardentin ⟨*lat*⟩ *n*: Spatium interglobulare; der zwischen der kugelförmigen verkalkten Dentingrundsubstanz (Globuli dentinales) gelegene, unregelmäßig begrenzte u. weniger mineralisierte Raum; im Wurzeldentin als Tomes-Körnerschicht bezeichnet (Stratum granulosum dentini radicis). Abb.

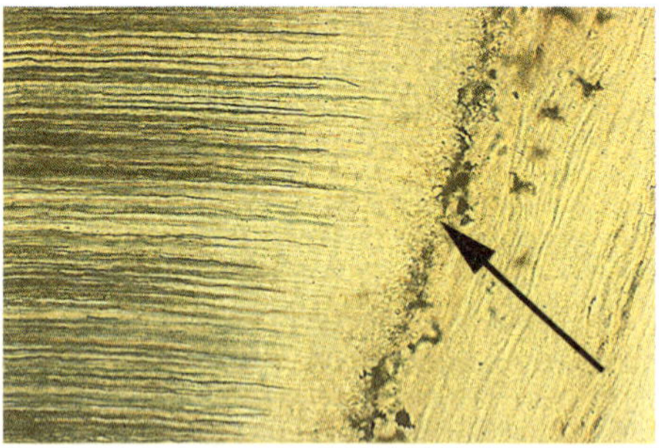

30

Interglobulardentin. Zahnschliff, quer; an der Grenze von Dentin (mit parallelen Kanälchen) zum Zement liegt unregelmäßiges I. (Pfeil)

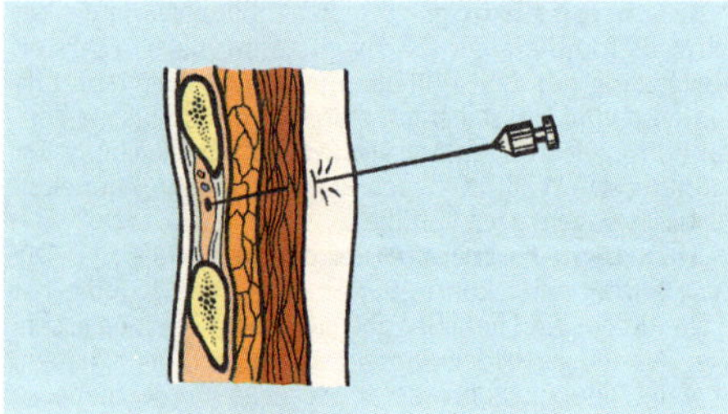

Interkostalblockade

Interglobularraum: mindermineralisierte Dentinbezirke zwischen den Sphäriten des ↑Globulardentins, ↑Odontogenese.

Interimsprothese ⟨*lat*⟩ *f*: für eine begrenzte Nutzungsdauer, meistens bis zur Anfertigung des endgültigen Zahnersatzes vorgesehene Prothese.

Interkalation ⟨*engl*⟩ *f*: Einlagerung koplanar angeordneter dreigliedriger aromat. Ringsysteme zwischen benachbarten Basenpaaren doppelsträngiger DNA (z. T. auch in entsprechende Bereiche von RNA), z. B. von Acridinen o. Aktinomyzin; infolge der damit verbundenen Störungen der Geometrie der DNA-Struktur (Streckungen) kommt es bei der Replikation zu ↑Deletionen o. ↑Insertionen von Nukleotiden in der DNA, die sog. ↑Frameshift Mutationen (Verschiebungen des Leserahmens) bedingen können.

Interkondylarachse: Verbindungslinie zwischen den beiden Kondylen, um die sich der Unterkiefer während eines Teils der Öffnungsbewegung drehen kann.

Interkostalblockade: Form der Leitungsanästhesie zur Ausschaltung der Segmentnerven, die an der Unterkante der Rippen halbkreisförmig von der Wirbelsäule zum Brustbein verlaufen. Kommt zur Anwendung bei Rippenfrakturen, nach Thorakotomien u. bei chron. Schmerzzuständen im Brustkorbbereich. Abb.

Interkostalmyalgie: Spontan- u. Druckschmerz der Mm. intercostales i. R. eines Thorakalsyndroms, einer ↑Tendomyose o. eines intramuskulären Fibrositis-Syndroms (↑Weichteilrheumatismus).

Interkostalnerven: Nn. intercostales.

Interkostalneuralgie: vieldeutiges Syndrom. Meist Ausdruck radikulär o. pseudoradikulär ausstrahlender Schmerzen, mit segmental angeordneten ↑Tendomyosen, verursacht durch degenerative (↑Osteochondrose, ↑Spondylarthritiden u. a.) o. entzündl. Veränderungen der Brustwirbelsäule (↑Spondylitis ankylosans), auch als „thorakales spondylogenes (vertebrogenes) Syndrom" bezeichnet, begünstigt o. ausgelöst durch Fehlstellungen u. -haltungen der Brustwirbelsäule. ↑Zosterneuralgie.

interkurrent ⟨*lat*⟩ *Adj*: dazwischenlaufend, zusätzl. hinzukommend.

Interkuspidation ⟨*lat*⟩ *f*: Zusammenschluß der Zahnreihen im max. ↑Vielpunktkontakt.

Interleukin-1: 17 kD Protein mit 2 versch. Subtypen (IL-1α, IL-1β). Wird v. a von aktivierten Monozyten freigesetzt. u. löst eine komplexe Entzündungsreaktion mit Fieberanstieg (endogenes Pyrogen), Hypotension, Expression von ↑Adhäsionsmolekülen, Synthese von Akute-Phase-Proteinen u. Freisetzung von IL-6, TNF-alpha u. autokrin. IL-1 aus Makrophagen. Neben der Freisetzung versch. anderer Mediatoren (Prostaglandine, NO, PAF) stimuliert es außerdem die Kollagenaseauschütung u. ist somit an der entzündl. Knorpeldestruktion beteiligt.

Interleukin-2: zentrales Zytokin in der Regulation der ↑Immunantwort. Wird von T1-Helferzellen nach MHC II vermittelter Antigenerkennung freigesetzt. Es bewirkt die Proliferation von T-Lymphozyten (Helfer-u. Effektorzellen) sowie von NK-Zellen u. damit eine Aktivierung v. a. der zellulären Abwehr.

Interleukin-3: aus T-Lymphozyten stammender Wachstumsfaktor für pluripotente Stammzellen. Fördert die linienspezif. koloniestimulierenden Faktoren: GM-CSF, M-CSF, erythrozytendifferenzierender Faktor (↑Colony stimulating factor).

Interleukin-4: wird von aktivierten T2-Helferzellen gebildet u. führt zur B-Zellproliferation sowie einer Expression von MHC II auf B-Zellen u. Monozyten/Makrophagen. IL-4 ist vereinfacht gesehen das Pendant des IL-2 für die humorale Abwehr. Daneben besitzt es entzündungshemmende Eigenschaften über eine Inhibition proinflammator. Zytokine (IL-1, IL-8, TNF).

Interleukin-5: wird von T2-Helferzellen sezerniert u. bewirkt eine Differenzierung von eosinophilen u. basophilen Granulozyten. Fördert den koloniestimulierenden Faktor Eo-CSF.

Interleukin-6: proinflammator. Zytokin das von vielen versch. Zellarten nach Stimulation (z. B. Lipopolysaccharid) von Lymphozyten, Endothel u. Monozyten/Makrophagen produziert wird. Es bewirkt eine Proliferation von B- u. T-Lymphozyten sowie von Knochenmarkstammzellen. ↑Akute-Phase-Proteine (z. B. CRP) werden induziert.

Interleukin-7: Zytokin das von Stromazellen des Knochenmarks gebildet wird u. Effekte auf B- u. T-Lymphozyten besitzt.

Interleukin-8: wird in großen Mengen von Monozyten/Makrophagen u. Endothelzellen gebildet u. nach inflammator. Stimulation freigesetzt. Es bewirkt eine Chemotaxis u. Aktivierung von neutrophilen Granulozyten. Ebenfalls chemotakt. wirkt IL-8 auf T-Lymphozyten.

Interleukin-9: hat einen proliferativen Effekt auf Mastzellen u. T-Lymphozyten von denen es gebildet wird.

Interleukin-10: wird hauptsächl. von T2-Helferzellen, aktivierten B-Zellen u. Makrophagen gebildet u. bewirkt Verminderung der Zytokinfreisetzung, MHC-II-Expression aus Monozyten/Makrophagen u. inhibiert so die Antigenpräsentation an T1-Helferzellen. Es führt daher zu einer Unterdrückung der zellulären Abwehr. T2-Helferzellen werden in entgegengesetzter Weise beeinflußt u. so die humorale Abwehr aktiviert.

Interleukin-11: Bildung durch Fibroblasten. Bewirkt ein Steigerung der Hämopoese an versch. Angriffspunkten.

Interleukin-12: wird hauptsächl. von Makrophagen gebildet. Es aktiviert T1-Helferzellen, CD8 + Zellen u. NK-Zellen. Außerdem wird die Freisetzung von IFN-gamma stimuliert. IL-12 polarisiert, daher die Abwehr in Richtung der zellulären Antwort; ist bes. wichtig in der Abwehr intrazellulärer Pathogene.

Interleukin-13: Bildung u. Funktion ähnl. wie ↑Interleukin-4.

Interleukin-14: wird von T- u. B-Zellen gebildet u. bewirkt eine weitere Proliferation von bereits aktivierten B-Zellen.

Interleukin-15: Durch Bindung an IL-2 R ähnl. Wirkung wie IL-2. Wird von versch. Zellen gebildet.

Interleukine ⟨*lat + gr*⟩ *n Pl*: *Abk* IL, gefolgt von einer Ziffer, derzeit 1–15 akzeptiert. Von immuninvolvierten Zellen freigesetzte lösl. Mittlerstoffe unterschiedl. Molekülgrößen, die im Prozeßablauf einer ↑Immunantwort die interzellulär erforderl. Zellkommunikation steuern (d. h. in den Prozeß z. B. von Zellproliferation, Zytokinproduktion, Inflammation sowie Chemotaxis fördernd o. hemmend eingreifen). Das allg. Wirkungsprinzip besteht in der Freisetzung von Interleukinmolekülen einer Spezifikation (IL-1–15) durch einen Zelltyp (z. B. IL-1 durch Makrophagen o. andere APZ) u. der Präsenz bzw. Exprimierung entsprechender Empfängerrezeptoren auf anderen Zellen, an denen IL ankoppeln u. dadurch ein weiteres Signal auslösen. Näher erforscht sind derzeit 15 versch. IL mit unterschiedl. bzw. teilident. Wirkung. Am frühesten bekannt wurde der lymphozytenaktivierende Faktor (LAF), heute als IL-1 bekannt, u. der die T-Lymphozytenproliferation fördernde Faktor (TCGF), vorwiegend produziert von T-Lymphozyten, heute als IL-2 bezeichnet. Tab.

Interleukine u. deren ältere Bezeichnungen

Bez.	ältere Nomenklatur
IL-1 (α, β)	lymphozyten-aktivierender Faktor
IL-2	T-Zell-Wachstumsfaktor
IL-3	koloniestimulierender Faktor
IL-4	B-Zell-stimulierender Faktor 1
IL-5	T-cell replacing factor
IL-6	B-Zell-stimulierender Faktor 2

Interleukin-1-R: IL-1-Rezeptor, Cdw121; Typ-I-Transmembranprotein der Ig-Superfamilie. Vorkommen v. a. auf Monozyten/Makrophagen u. Endothelzellen.

Interleukin-2-R: IL-2-Rezeptor; Vorkommen auf T-Zellen, Monozyten, NK-Zellen u. Untergruppen von B-Zellen.

Interleukin-1-R-Antagonist: dem IL-1 sehr ähnl. Protein, das zu einer kompetitiven Inhibition des IL-1-R führt. I. wird z. T. nach Induktion durch IL-4 u. IL-10 aus Makrophagen u. Neutrophilen freigesetzt.

interlobär ⟨*lat*⟩ *Adj*: interlobaris; zwischen zwei Organlappen (lobus) befindl.

Interlobärerguß: Ansammlung von ↑Transsudat o. Exsudat zwischen zwei Lungenlappen. Fließt nicht ab zur Zwerchfellbasis, wenn die Lappengrenzen entzündl. miteinander verklebt sind. Im Röntgenbild stellt sich der I. spindelförmig o. rundherdartig dar. ↑Pseudotumor, pulmonaler.

interlobulär ⟨*lat*⟩ *Adj*: interlobularis; zwischen zwei Organläppchen (lobulus) befindl.

intermaxillär ⟨*lat*⟩ *Adj*: zwischen den Kiefern; i. Verschnürung durch Gummi- o. Drahtzüge zur elast. o. starren Immobilisation bei der Ther. von ↑Kieferfrakturen.

Intermaxillarknochen: Zwischenkiefer (Os incisivum, Os praemaxillare) besteht aus dem Körper, der die Schneidezähne enthält, dem Nasen- u. Gaumenfortsatz; ist beim Menschen etwa bis ins 4. Jahr, bei Tieren zeitlebens ein selbständiger Knochen; entsteht hauptsächl. im mittleren Nasenfortsatz, zum geringeren Teil im seitl. Nasenfortsatz u. nur andeutungsweise im Oberkieferwulst, gehört demnach nicht zum Kiemenbogenskelett wie der Oberkiefer. Trennt eine angeborene Kieferspalte den mittleren Nasenfortsatz vom Oberkieferwulst, so kann sich eine vollständige Zwischenkieferhälfte im medialen Teil entwickeln, andererseits kann sich auch ein Stückchen Zwischenkiefer lateral von der Spalte entwickeln. Trennt diese Spalte den Keim des seitl. Schneidezahns in zwei Teile, so entstehen drei Incisivi, zwei im medialen Teil u. einer im lateralen. Der I. heißt auch „Os Goethei", da durch die vergleichenden anat. Untersuchungen von Goethe der Zwischenkiefer erstmalig bei den Zool. an Interesse gewann.

intermediär ⟨*lat*⟩ *Adj*: dazwischen liegend (zeitl. o. räuml.).

Intermediärfilamente: *Abk* IF; Teilstrukturen des intrazellulären Zytoskeletts u. Karyoskeletts; etwa 8–12 nm dicke, stabile filamentäre Strukturen, die den Raum zwischen Zellkern u. Plasmamembran sowie das Innere des Zellkerns durchziehen; I. des Zytoskeletts tragen wesentl. zur Gestaltgebung u. Formfestigkeit von Interphasezellen bei; Proteinzusammensetzung weist gewebespezif. Merkmale auf: Keratinfilamente in Epithelzellen, Neurofilamente in Neuronen, aus ↑Vimentin bestehende I. in Mesenchymzellen, ↑Desminfilamente in Muskelzellen; in I. des Zellkerns kommen insbes. ↑Laminine vor. Die Bildung der I. aus den monomeren Proteinen erfolgt stufenweise durch verschiedenartige Assoziationen (parallel, End-zu-End) über Dimere, Tetramere u. Protofilamente; Proteine der I. sind mit versch. anderen Proteinen assoziiert, z. B. Epinemin, Paranemin, Peripherin, Plektin, Synemin. Das gewebe- u. entwicklungsspezif. Vorkommen von Proteinen der I. wird u. a. zur immunzytochem. DD von Tumoren u. Metastasen angewandt.

Intermediärkörper: Corpusculum intermedium, mid-body; Restverbindung der Tochterzellen in der späten Telophase der ↑Mitose, bestehend aus polar angeordneten Mikrotubuli des Spindelapparats.

Intermediärsinus: Sinus corticalis perinodularis; Lymphsinus zwischen Randsinus (Sinus subcapsularis) u. Marksinus (Sinus medullaris) im ↑Lymphknoten.

Intermediärstadium: bei phasenhaften Krankheitsverläufen ein zeitl. Abschnitt zwischen der Anfangs- u. Endphase.

Intermediärstoffwechsel: Zwischenstoffwechsel; Stoffwechsel der Kohlenhydrate, Fette, Eiweiße u. Nukleinsäuren im Innern des Organismus, d. h. nach der Resorption ihrer jeweiligen Bausteine durch die Darmmukosa. Alle Bestandteile des Organismus befinden sich in einer ständigen Erneuerung, d. h. sie werden kontinuierl. auf- u. abgebaut.

Intermediärwirt ↑Zwischenwirt.

Intermediärzellen ↑Plattenepithelien.

Intermediat ⟨*lat*⟩ *n*: Substanz (↑Metabolit), die Zwischenprodukt eines Stoffwechselwegs ist.

Intermediusneuralgie: Neuralgie des N. intermedius. Schmerzen tief im Gehörgang, paroxysmal mit Triggerpunkt im Ohr.

intermenstruell ⟨*lat*⟩ *Adj*: intermenstrual; den Zeitraum (Intermenstruum) zwischen zwei Monatsblutungen betreffend.

Intermission ⟨*lat*⟩ *f*: erscheinungsfreies Intervall zwischen 2 Fieber- o. Krampfanfällen.

intermittierend ⟨*lat*⟩ *Adj*: zeitweilig auffallend, nachlassend, aussetzend.

intermolekular ⟨*lat*⟩ *Adj*: „zwischen den Molekülen". An i. Vorgängen sind zwei o. mehr Moleküle beteiligt.

Internalisation: Vorgänge, die der intrazellulären Weiterleitung von Agonisten u. Signalen dienen. Endozytose (↑Zytose), ↑Signalübertragungssysteme, intrazelluläre.

International Academy of Cytology: *Abk* IAC; aus Mitgliedsbeiträgen finanzierte internationale wissenschaftl. Gesellschaft (Sitz: Quebec, Canada), die internationale Zytologiekongresse durchführt u. die Zeitschrift „Acta Cytologica" herausgibt.

International Agency for Research on Cancer: *Abk* IARC; Arbeitsgruppe der ↑Weltgesundheitsorganisation, 1965 gegründet. Sitz Lyon. Verbunden mit der IUCC. Beschäftigt sich mit Fragen der Karzinogene durch Umweltfaktoren (Forschungen, Datensammlung).

International Atomic Energy Agency: *Abk* IAEA; Internationale Atomenergiebehörde bzw. -Organisation (IAEO). 1957 durch Mitwirkung der Vereinten Nationen (UNO) gegründet mit Sitz in Wien. Beschäftigt sich mit der friedl. Nutzung der Kernenergie, z. B. Strahlenbiologie, -diagnostik u. -therapie, Nebenwirkungen der Strahlenbehandlung, Strahlenschutz. Informationssystem, ↑International Nuclear Information System.

International Brain Research Organization: *Abk* IBRO; Abteilung der UNESCO als internationales Hirnforschungszentrum. 1960 gegründet.

International Cell Research Organization: *Abk* ICRO. Internationale Organisation (Sitz: Paris), die im Auftrag der ↑UNESCO Zellforschung fördert.

International Classification of Diseases, Injuries and Causes of Death: *Abk* ICD; von der WHO aufgestellter fünfstelliger Diagnoseschlüssel. ↑Internationale Statistische Klassifikation der Krankheiten, Verletzungen und Todesursachen.

International Classification of Impairments, Disabilities and Handicaps: *Abk* ICIDH; ↑Internationale Klassifikation der Schädigungen, Fähigkeitsstörungen und Beeinträchtigungen.

International Code of Nomenclature of the Bacteria and Viruses: vom International Committee on Bacteriological Nomenclature nach dem 1. Kongreß 1930 erstmals herausgegebene Nomenklatur, die durch Vorschläge auf nachfolgenden Kongressen ständig erweitert u. ergänzt wurde bzw. wird.

International Commission on Radiation Protection: *Abk* ICRP; Internationale Strahlenschutzkommission, ein ständiger Ausschuß der International Society of Radiology. 1928 gegründet.

International Commission on Radiological Units and Measurements: *Abk* ICRU; ständiger Ausschuß der International Society of Radiology (ISR) zur Festlegung radiol. Einheiten u. Messungen.

International Council of Scientific Unions: *Abk* ICSU; Internationaler Rat der Wissenschaftlichen Gesellschaften. Internationale nichtstaatl. Organisation (1931 Nachfolge des International Research Council), bestehend aus 18 wissenschaftl. Gesellschaften u. 69 nationalen Mitgliedern (sowie weiteren assoziierten Mitgliedern). Ziele der ICSU sind die Förderung internationaler Forschungsprogramme, die Erleichterung der Kommunikation zwischen Wissenschaftlern, die Entwicklung internationaler Standards (Einheiten, Symbole, Terminologie) u. a.

Internationale Agentur für Krebsforschung: *Abk* IARC; ↑International Agency for Research on Cancer.

Internationale anatomische Nomenklatur: international anerkannte Nomenklatur anat. Bez. 1955 in Paris festgelegt: Pariser Nomina Anatomica (PNA).

Internationale Arbeitsorganisation: engl. International Labor Organization (ILO); 1919 als Organisation des Völkerbundes gegründet, seit 1949 Spezialorganisation der UNO. Medizinrelevante Fragen umfassen Arbeitshygiene, -schutz, -medizin.

Internationale Atomenergie-Agentur: *Abk* IAEA; ↑International Atomic Energy Agency.

Internationale Einheiten: *Abk* IE; International Unit (I. U.); die in einer best. Gewichtsmenge enthaltene, neuerdings auch auf vorgegebene Ampullenvolumina zu beziehende biol. Aktivität eines Wirkstoffs. ↑Impfstoffe, Seren (↑Heilserum), ↑Impfstoffprüfung, ↑Referenzpräparate.

Internationale Elektrotechnische Kommission: *Abk* IEC; Kommission, deren einzelne Komitees für die einschlägigen Gebiete international vereinheitlichte Empfehlungen u. Standards erarbeiten. Das techn. Komitee (TC) 62 (elektr. Geräte in der med. Praxis) besteht aus 4 Subkomitees: Allgemeine Aspekte (62 A), Röntgengeräte bis 400 kV u. Zubehör (62 B), Hochenergiegeräte u. Geräte für die Nuklearmed. (62 C), Elektromedizin. Geräte (62 D).

Internationale Klassifikation der Schädigungen, Fähigkeitsstörungen und Beeinträchtigungen: *Abk* ICIDH (International Classification of Impairments, Disabilities, and Handicaps); herausgegeben von der WHO. Voneinander unabhängig werden ↑Schädigungen, ↑Fähigkeitsstörungen, u. ↑Beeinträchtigungen klassifiziert. Die drei Phänomene sind über das ↑Krankheitsfolgenmodell miteinander verknüpft. Der Entwurf einer revidierten Fassung der I. (ICIDH-2) wurde 1997 von der WHO zur Erprobung herausgegeben. Er weist zahlreiche Erweiterungen auf.

Internationaler Standard: von der WHO u. internationalen Gesundheitsbehörden empfohlene Standards für Impfstoffe u. Testseren u. a. als Internationale Einheiten (IE).

Internationaler Verband für den bahnärztlichen Dienst ↑Union Internationale des Services Medicaux des Chemins de Fer.

Internationales Arzneibuch: Pharmacopoea internationalis. ↑Arzneibuch.

Internationales Institut für Systemanalyse: *Abk* IIASA (International Institute for Applied Systems Analysis); 1972 gegründete Nichtregierungsorganisation (Sitz: Laxenburg, Österreich), an der wissenschaftl. Akademien u. ä. Institutionen als nationale Mitgliedsorganisationen auf Kosten der beteiligten Länder mitarbeiten. Ein Teil der wissenschaftl. Arbeit berührt das Gesundheitswesen (z. B. Modelle der med. Betreuung).

Internationales Komitee vom Roten Kreuz: internationale Institutionen (gegründet 1863) zur Überwachung der Grundsätze des Roten Kreuzes. Sitz Genf.

Internationale Statistische Klassifikation der Krankheiten, Verletzungen und Todesursachen: *Abk* IKK; Bemühungen um Nomenklaturen wurden seit Mitte des 19. Jh. angestellt. Die erste anerkannte internationale Liste war die des Internationalen Statistischen Instituts von Bertillon (1851–1922) zur Erfassung der Todesursachen. Ihre Überprüfung u. Ergänzung erfolgte alle 10 Jahre. Die Statistische Kommission beim Hygienekomitee des Völkerbundes führte unter Mitarbeit Roesles (1875–1962) weitere Verbesserungen ein. Weitere Revisionen erfolgten nach dem 2. Weltkrieg unter Federführung der WHO. Prim. zur Aufstellung von Morbiditäts- u. Mortalitätsstatistiken vorgesehen, erlauben Zusatzklassifikationen eine solche der Schädigungen u. Behinderungen, Klassifikation der äußeren Ursachen von Verletzungen u. Vergiftungen sowie der Faktoren, die den Gesundheitszustand beeinflussen, sowie schließlich den Nutzungsbereich auf Gebiete der med. u. sozialen Betreuung auszudehnen. Die IKK läßt für die Diagnostik die traditionelle Möglichkeit der Klassifizierung nach der Ätiologie u. als neue erweiterte Form die fakultative zusätzl. Klassifizierung nach der Organmanifestation zu. Gegenwärtig gilt die 10. Revision (Stand 1998).

Internationale Union für Gesundheitserziehung: *Abk* IUGE; International Union of Health Education (IUHE), Union internationale d'Education pour la Santé (UIES); internationale nichtstaatl. Organisation für Gesundheitserziehung. Wurde 1951 mit dem Ziel gegründet, die Verbesserung der Gesundheit der Bevölkerung der Welt mit Hilfe der Gesundheitserziehung zu unterstützen. Die IUGE stimuliert die Forschung u. Lehre, fördert den Informations- u. Erfahrungsaustausch u. gewährt method. Hilfe bei der Gründung nationaler Gesundheitserziehungdienste. Die IUGE arbeitet eng mit der WHO zusammen. Sitz Paris. Zur Lösung spezif. Probleme werden Regionalbüros der IUGE gebildet, deren Tätigkeit das Pariser Hauptquartier koordiniert. Offizielles Publikationsorgan der IUGE ist das International Journal of Health Education.

Internationale Union gegen den Krebs: *Abk* UICC (Union International Contre le Cancer); 1933 gegründete Organisation (Sitz: Genf, Schweiz), die zahlreiche internationale Aktivitäten zur Krebsbekämpfung fördert: Durchführung von Krebskongressen, Herausgabe von Zeitschriften (z. B. „International Journal of Cancer"), Fort- u. Weiterbildungsprogramme, ↑TNM-Klassifikation u. a.

Internationale Vereinigung für Soziale Sicherheit: *Abk* IVSS; weltweite Organisation, die von der ILO (International labour office) abhängig ist, in der nicht nur nationale Zentralen für Sozialversicherung, sondern auch nationale Organisationen für die Verhütung von ↑Arbeitsunfällen u. ↑Berufskrankheiten Mitglied sind.

International Federation of Clinical Chemistry: *Abk* IFCC; internationale Gesellschaft, in der nationale Gesellschaften, die das Fachgebiet der Pathol. u. klin. Biochem. repräsentieren, zusammengeschlossen sind. Die I. führt alle drei Jahre Weltkongresse sowie alle zwei Jahre regionale Kongresse durch. Die versch. Sektionen u. Expertengremien erarbeiten Standpunkte zu Fragen der Ausbildung, Forschung u. med. Betreuung des Fachgebiets.

International Health Regulations ⟨*engl*⟩ ↑Gesundheitsvorschriften, internationale.

International Nuclear Information System: *Abk* INIS; seit 1970 bestehendes Recherchesystem der Internationalen Atomenergiebehörde (↑International Atomic Energy Agency) in Wien. Jährl. werden von den teilnehmenden 60 Ländern etwa 70 000 wissenschaftl.

Publikationen zu Kernwissenschaft u. -technik arbeitsteilig erfaßt u. ausgewertet. Leistungen von INIS sind Magnetbanddienst, selektive Informationsverbreitung, retrospektive Recherchen, die Herausgabe des INIS-Atomindex u. die Bereitstellung der Dokumente. Medizinrelevante Sachgruppen des INIS betreffen Strahlenbiologie, -diagnostik, -therapie, -folgen.

International Pharmaceutical Abstracts: *Abk* IPA; Informationsdienst der American Society of Hospital Pharmacists. Jährl. werden etwa 7 000 arzneimittelrelevante Arbeiten erfaßt u. referiert. Die Nutzung erfolgt als gedrucktes Informationsmittel o. durch Magnetbanddienst einschl. On-line-Recherchen.

International Research Communication System: *Abk* IRCS; neuartiges Publikationssystem, ursprüngl. nur von IRCS Ltd., Lancaster, Großbritannien, jetzt gemeinsam mit Elsevier, Niederlande, produziert. Prinzip: Die angenommenen wissenschaftl. Arbeiten (max. 1 000 Wörter, engl. Sprache) werden innerhalb von 15 bis 45 Tagen in sehr spezialisierten Serien (32 Specialist journals) veröffentlicht, alle Arbeiten (etwa 900 pro Jahr) werden in einem „Library Compendium" (Mikrofilm o. Papier) aufgenommen, Arbeiten von allg. Interesse erscheinen außerdem in einem sog. Key Journal. IRCS kann als Volltextdatenbank u. On-line-Zeitschrift beim DIMDI (↑ Deutsches Institut für Medizin, Dokumentation und Information) genutzt werden.

International Union of Biochemistry: *Abk* IUB; gegründet 1952; erster internationaler Kongreß für Biochem. 1949 in Cambridge, England.

International Union of Pure and Applied Chemistry: *Abk* IUPAC; Internationale Union für reine u. angewandte Chem. Die IUPAC gibt u. a. die internationale Nomenklatur zur Darstellung u. Schreibweise chem. Verbindungen heraus.

International Unit ⟨*engl*⟩: *Abk* U; ↑ Internationale Einheit; durch Definition 1961 festgelegte Enzymeinheit. 1 U ist diejenige Menge eines Enzyms, die unter standardisierten Bedingungen 1 Mikromol Substrat je Minute umsetzt. Mit der Einführung des SI (↑ Einheitensystem, internationales) ist diese Definition überholt. Als Einheit für die Enzymmenge ist danach verbindl. die Größe Mol Substratumsatz pro Sekunde unter Standardbedingungen (Katal).

Internet: weltweiter Zusammenschluß von Computern (Servern) in Form eines Computernetzes. Das Internet entsprang militär. Konzeption u. wurde von den amerik. Universitäten zum Austausch von Daten ausgebaut. Es ist heute öffentl. zugängl. Das I. bietet in der Med. v. a. eine Basis zum Daten- u. Meinungsaustausch sowie zur schnellen Literatur- u. Diagnoserecherche.

Interneuron ⟨*lat + gr*⟩ *n*: Zwischenneuron, Schaltneuron; Neuron, das nicht in Verbindung mit ↑ Rezeptoren u. ↑ Effektoren steht, sondern innerhalb des ZNS Verbindungen zwischen anderen Neuronen herstellt. I. wirken meist nur über kurze Strecken u. können inhibitor. u. exzitator. Funktionen erfüllen. Die weitaus größte Zahl der Nervenzellen im ZNS sind I. Eine Form von I. im Rückenmark wird als ↑ Renshaw-Zelle bezeichnet.

Interneuronenblocker ↑ Interneuronengifte.

Interneuronengifte: wie ↑ Strychnin u. ↑ Tetanustoxin blockieren die Wirkung von ↑ Interneuronen im Rückenmark durch Hemmung des Glycinrezeptors bzw. Verhinderung der Glycinfreisetzung u. führen zu Krämpfen, die durch Reflexe ausgelöst werden können.

Interorezeptoren ⟨*lat*⟩ *m Pl*: reizaufnehmende Strukturen als freie Nervenendigungen o. als Rezeptorzellen in inneren, vom vegetativen Nervensystem versorgten Organen u. Geweben wie Brust- u. Baucheingeweide. Es gibt I. für chem., mechan. u. therm. Reize.

Interphalangealarthrose: Arthrosis deformans im Bereiche der Fingermittel- u. Endgelenke; ↑ Bouchard-Knoten, ↑ Heberden-Arthrose.

Interphase ⟨*lat*⟩ *f*: Periodus intermitoticus: Teil des ↑ Zellzyklus zwischen zwei mitot. Teilungen. Umfaßt: G_1-Phase (postmitot. Ruhephase), S-Phase (DNA-Synthese) u. G_2-Phase (prämitot. Ruhephase).

Interpleuraldruck ↑ Donders-Druck.

Interpleuralraum: der Hohlraum zwischen den beiden Pleurablättern, der ↑ Pleura parietalis u. der Pleura visceralis (pulmonalis); ↑ Donders-Druck.

Interponation ⟨*lat*⟩ *f*: Eine ventrikuläre ↑ Extrasystole wird zwischen zwei vom Sinusknoten ausgehende Normalerregungen eingeschoben (im Ggs. zur kompensierten Extrasystole, wo die nächste normale, vom Sinusknoten ausgelöste Vorhoferregung in die Refraktärzeit des Kammermyokards fällt u. damit keine Ventrikelerregung stattfindet).

Interpositio coli ⟨*lat*⟩ *f*: Chilaiditi-Krankheit; Verlagerung des Colon transversum zwischen Leber u. Zwerchfell.

Interposition ⟨*lat*⟩ *f*: in der Unfallchirurgie für Zwischenlagerung (Einschlagen) von Periostlappen, Kapselanteilen, Sehnen, Nerven in den Frakturspalt. Ind. zum operativen Vorgehen, da die Reposition erschwert u. Knochenbruchheilung gestört wird. ↑ Pseudoarthrose. In der Abdominalchirurgie Zwischenschaltung eines beidseitig ausgeschalteten Hohlorgans nach Teilentfernung eines anderen Hohlorgans, z. B. Dickdarminterposition nach Entfernung der Speiseröhre, Dünndarminterposition nach Entfernung des Magens zur Wiederherstellung der Kontinuität.

Interpositionsplastik ⟨*lat*⟩ *f*: Arthroplastik. Bei der I. wird eine Membran aus organ. o. anorgan. Material zwischen die entknorpelten Gelenkflächen gebracht, um ihre knöcherne Vereinigung zu verhindern.

Interradicular bone ⟨*engl*⟩ *n*: interradikulärer Knochen, Teil des Alveolarfortsatzes zwischen den Wurzelästen eines durchgebrochenen Zahns, ↑ Parodontium.

interradikulär ⟨*lat*⟩: zwischen den ↑ Zahnwurzeln gelegen.

Interruption ⟨*lat*⟩ *f*: Interruptio; Unterbrechung der intakten Schwangerschaft (Interruptio graviditatis); ↑ Schwangerschaftsabbruch.

Intersectiones tendineae ⟨*lat*⟩ *f Pl*: Interscriptiones tendineae (JNA); 3–4 kurze, quere, sehnige Unterbrechungen in der Kontinuität des M. rectus abdominis. Die I. t. sind mit dem vorderen Blatt der ↑ Rektusscheide verwachsen. Dadurch wird der M. rectus abdominis in die Funktionen der seitl. Bauchwandmuskeln einbezogen.

Intersexualität ⟨*lat*⟩ *f*: Intersexualitas; Zwitter. Besteht bei Individuen, bei denen Diskrepanzen zwischen dem gonadalem Geschlecht u. dert Ausbildung der äußeren Geschlechtsorgane u./o. der sek. Geschlechtsmerkmale bestehen. 1. ↑ Hermaphroditismus verus: echte Zwitter mit Hoden u. Ovar. 2. Hermaphroditismus falsus (↑ Pseudohermaphroditismus, Hermaphroditismus spurius) mit Hoden o. Ovarien, ↑ Hermaphroditismus testicularis; ↑ Hermaphroditismus ovarialis. I. w. S. zählen dazu: 3. phänotyp. männl. Individuen mit defektiven Hoden

(↑Klinefelter-Syndrom); 4. phänotyp. weibl. Individuen mit defektiven Ovarien (↑Ullrich-Turner-Syndrom).

Interspinallinie: gedachte Linie, welche die beiden vorderen oberen Darmbeinstachel o. die beiden Sitzbeinstachel verbindet.

interstitiell ⟨*lat*⟩ *Adj*: im Interstitium befindl., d. h. zwischen dem eigentl. epithelialen, muskulären o. nervösen Parenchym gelegen.

Interstitium ⟨*lat*⟩ *n*: Zwischenraum; Raum zwischen Geweben, Organen o. Zellen, der mit Bindegewebe, Interzellularsubstanz o. Flüssigkeit ausgefüllt ist.

Intertrigo ⟨*lat*⟩ *f*: Wundsein; entzündl. Rötung, Erosion, Mazeration im Bereich eng aneinanderliegender Hautflächen, bedingt durch Feuchtigkeit, Wärme, Reibung. Vorkommen bes. an Achselhöhlen, unter der Brust, Oberschenkel, Damm, Analgegend. Disposition durch Fettleibigkeit, Diabetes mellitus, stärkeres Schwitzen; oft Besiedlung der Wundflächen mit Bakterien o. Hefepilzen.

Inter-2-Trypsininhibitor: gehört zur Gruppe der bisher entdeckten Plasmaproteaseinhibitoren. Molmasse 160 000. Serumkonzentration: 0,5 g/l. Inhibitor. Spezifität noch unklar. Vermutl. Funktion innerhalb der Kontrolle des Komplementsystems.

Intervall ⟨*lat*⟩ *n*: zeitl. Zwischenraum, oftmals frei von Krankheitssymptomen trotz Weiterbestehen einer Erkrankung o. Unfallfolge.

Intervallappendektomie: operative Entfernung der ↑Appendix vermiformis nach akuter ↑Appendizitis in einem beschwerdefreien Zeitraum.

Intervall, freies: relativ symptomloser Zeitraum zwischen einem Schädeltrauma u. einer später infolge zunehmenden Hirndrucks einsetzenden Bewußtlosigkeit. Führt mitunter dazu, daß das Trauma als Ursache für die Bewußtlosigkeit u. den evtl. später eintretenden Tod nicht erkannt wird.

Intervallhistogramm: graph. Darstellung der Häufigkeit best. Zeitabschnitte zwischen diskreten Ereignissen. Anwendung bes. in der Neurophysiologie als Mittel der statist. Analyse der Zeitabstände zwischen 2 Aktionspotentialen in ↑Impulsmustern. Aufstellung von Verbundintervallhistogramm zum Aufzeigen evtl. Zusammenhänge zwischen dem Auftreten aufeinanderfolgender Intervalle. Die beiden untersuchten Intervalle werden jeweils auf Abszisse u. Ordinate eines Diagramms aufgetragen, wobei sich durch ihre Unregelmäßigkeit eine Punktwolke ergibt.

Intervall, photochromatisches: notwendige Zunahme der Leuchtdichte eines farbigen Gegenstands in der Dämmerung o. Dunkelheit, damit zusätzl. zur Wahrnehmung seiner Helligkeit auch seine Farbe wahrgenommen wird (durch Miterregung der Zapfen neben den erregten Stäbchen). Da bei Rot das p. I. am kleinsten ist, wird es als Warnsignalfarbe auch in Dämmerung u. Dunkelheit benutzt.

Intervalltraining: Methode zum sportl. Training, bei der körperl. Belastung u. Pausen abwechseln; auch angewandt in der ↑Krankengymnastik, z. B. bei art. Durchblutungsstörungen. Im Vergleich zur kontinuierl. Belastung gestattet die systemat. Zwischenschaltung von Pausen eine höhere Belastungsintensität.

Intervention ⟨*lat*⟩ *f*: ther. Eingriff.

Interventionsgerontologie: pos. Beeinflussung von Alternsprozessen auf der Grundlage wissenschaftl. Erkenntnisse der ↑Gerontologie, z. B. durch Präventionsmaßnahmen o. direkte Einflußnahme wie ↑Rehabilitation.

Interventionsradiologie: sich rasch entwickelndes, im Vergleich zur Chirurgie risikoärmeres Arbeitsgebiet der (diagn.) Radiol. mit starker interdisziplinärer Bindung, das etwa 100 versch. Verfahren bzw. Ind. umfaßt. Unter Röntgendurchleuchtungs- u. teilweise auch Ultraschallkontrolle werden unter Einsatz von Kathetern o. Endoskopen perkutan, häufig unter Ausnutzung von Gefäßen (transvasal), geeignete Werkzeuge o. Medikamente an den Einsatzort gebracht. Prakt. Anwendung finden: Rekanalisation (Dilatation) von Gefäßen (perkutane, transluminale Angioplastik, PTA, insbes. auch der Koronarien, PTCA), analog auch von Stenosen des Ösophagus, des Magenein- u. ausgangs, des Duodenums u. des Kolons sowie der Gallengänge; Verschluß von (blutenden) Gefäßen, arteriovenösen Fisteln u. Tumorgefäßen (Embolisation); Lysetherapie durch Einbringen von Thrombolytika z. B. in die Koronar-, Extremitäten- o. Pulmonalarterien; Entnahme von Gewebeteilen (Biopsie, ↑Feinnadelpunktion) o. von Blut; Implantation von Filtern in Blutgefäße (Vena-cava-Filter); verödende Methoden wie Zystenverödung in Niere, Leber, Lunge, Perikard, Gefäßverödung; drainierende Methoden in den Gallenwegen, im Perikard, Drainage von Abszessen, Implantation von z. B. Harnleiterprothesen; entfernende Methoden wie Fremdkörperentfernung (Katheterteile) aus dem Gefäßsystem u. dem Herzen, Steinentfernung aus den Gallenwegen u. dem Harnsystem, sonstiges wie z. B. perkutane Gastro- u. Kolostomien, shuntschaffende Methoden wie ↑TIPSS. Einige Methoden der I. haben z. T. ältere chir. Verfahren erhebl. eingeschränkt (z. B. Gefäßchirurgie, Drainagen) o. nahezu verdrängt (Nierensteinentfernung, ↑Lithotripsie).

Interventionsstudie: prospektive Studie, bei der der Untersucher aktiv auf die Beobachtungseinheiten einwirkt u. im zeitl. Verlauf die Folgen dieser Einwirkung beobachtet. Vergleichbar mit einer exp. Untersuchung.

Interview ⟨*lat*⟩ *n*: in der Sozialforschung übl. Form der Befragung, i. d. R. durch eine standardisierte Batterie von Fragen, die nacheinander gegeben u. entweder mit Ja-Nein-Antworten o. differenzierter beantwortet werden. Im Ggs. zur ↑Exploration verzichtet der Interviewer auf jede eigene Stellungnahme. Das I. hat gegenüber der Exploration den Vorteil, daß die Ergebnisse, wenn sie in standardisierter Alternativform erhoben werden, exakt vergleichbar sind. Der Nachteil liegt darin, daß ein Eindringen in Konflikte u. verdrängte Erlebnisse nicht mögl. ist. Anwendung z. B. bei epidemiol. Untersuchungen.

Interzellularbrücke, echte: 1–3 µm lange Zytoplasmakommunikation zwischen den einen keimzellklonbildenden Spermatiden, ↑Spermatogenese.

Interzellularbrücke, falsche: lichtmikroskop. darstellbare enge Zellverbindungen (Desmosomen) im Stratum spinosum der Epidermis.

Interzellularpathologie: von Rössle u. Eppinger vertretene Lehre, nach der auch den extrazellulären Substanzen eine wesentl. Bedeutung bei krankhaften Prozessen zukommt; ↑Permeabilitätspathologie.

Interzellularspalt: Spatium intercellulare; 10–20 nm breiter Raum zwischen eng benachbarten Zellen, meist im Epithelgewebe.

Interzellularsubstanz: Substantia intercellularis, extrazelluläre Matrixstruktur; unmittelbares o. mittelbares Produkt von Zellen. Es fehlen autonome Vermehrung u. Reizbarkeit; Stoffwechsel u. Wachstum werden hochgradig von den umgebenden Zellen reguliert. Bes. stark ausgeprägt in Binde- u. Stützgeweben, dort Gliederung in: 1. amorphe Grundsubstanz (Substantia fundamentalis), 2. Bindegewebefasern (Fibrae textus connectivi). Besteht aus ↑Kollagenen, versch. Glykoproteinen (z. B. ↑Laminin, Fibronektin, Thrombospondin, Tenascin) sowie ↑Proteoglykanen (z. B. ↑Versikan, Aggregan, Perlekan, Dekorin).

intestinalis ⟨*lat*⟩ *Adj*: intestinal; zum Darmkanal (Intestinum) gehörig.

Intestinalkrisen: anfallsweise auftretende kolikartige Schmerzen im Bereich des Verdauungstrakts, ursprüngl. nur für Krisen bei Tabes dorsalis gebraucht.

Intestinalsonde: für intrakorporale Messung von z. B. pH-Wert u. Temperatur mit einem kleinen Sender für elektromagnet. Wellen ausgestattete Kapsel, die per os in den Magen-Darm-Kanal gelangt (↑Endoradiosonde, Endotelemetrie).

Intestinum ⟨*lat*⟩ *n*: Enteron, Darm; längster Abschnitt des Verdauungsrohrs, der vom Magenpförtner bis zum After reicht u. sich in 2 Teile gliedert: Dünn- u. Dickdarm. ***Histol.:*** Die Darmwand läßt einen allg. Bauplan erkennen, der in den einzelnen Darmabschnitten (↑Duodenum, ↑Jejunum, ↑Ileum, ↑Kolon, ↑Appendix vermiformis) jeweils typ. Besonderheiten aufweist. Die Darmwand besteht aus folgenden Schichten: 1. ↑Tunica mucosa, Schleimhaut besteht aus Epithelium, Lamina propria u. Lamina muscularis mucosae. 2. ↑Tela submucosa. 3. ↑Tunica muscularis mit Stratum circulare et longitudinale. 4. ↑Tunica serosa mit Lamina propria u. ↑Mesothelium. Darmabschnitte ohne Peritonealüberzug besitzen als 4. Schicht eine Tunica adventitia. Abb.

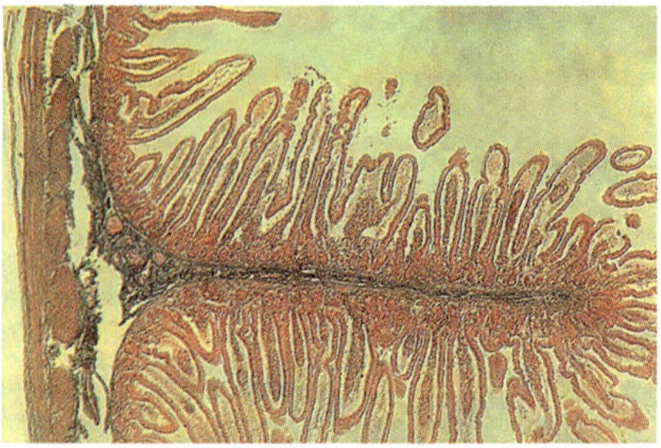

Intestinum. Histologischer Schnitt durch das Jejunum, Azanfärbung; eine Kerckring-Falte (Mucosa u. Submucosa) mit Zotten bzw. Krypten links Muscularis u. Serosa

Intestinum crassum: Dickdarm; etwa 1,30 m lang, besteht aus Blinddarm (↑Zäkum) mit Wurmfortsatz (↑Appendix vermiformis) u. dem Grimmdarm (↑Kolon). Er dient der Weiterbeförderung u. Eindickung der unverdaul. Nahrungsteile zum Kot. Der Mastdarm (↑Rektum) besteht aus ↑Canalis analis sowie einer Auftreibung (↑Ampulla recti), die als Kotbehälter fungiert, u. endet mit dem After. Der histol. Aufbau des I. c. läßt in den einzelnen Dickdarmabschnitten jeweils typ. Besonderheiten erkennen.

Intestinum tenue: Dünndarm; 3–4 m langer, gewundener Teil des Darms. ***Anat.:*** Das I. t. besteht aus Zwölffingerdarm (↑Duodenum), Leerdarm (↑Jejunum) u. Krummdarm (↑Ileum). In ihm findet die Verdauung u. Aufsaugung (Resorption) der Nahrung statt. ***Histol.:*** Wandschichten: 1. Tunica mucosa (Schleimhaut); a) Epithelium mucosae als einschichtiges Säulenepithel mit 2 Zellarten: Saumzellen u. Becherzellen, b) Lamina propria mucosae aus retikulärem Bindegewebe, c) Lamina muscularis mucosae mit glatten Muskelzellen. 2. Tela submucosa aus lockerem Bindegewebe, Gefäßen u. Nerven sowie Ganglien des Plexus submucosus (↑Meissner-Plexus). Gegenüber vom Ansatz des Mesenteriums liegen im Ileum Ansammlungen von lymphat. Knötchen (Follikel), die als Noduli (Folliculi) lymphoidei aggregati (Peyer-Plaques) bezeichnet werden. 3. Tunica muscularis aus glatten Muskelzellen, a) Stratum circulare, b) Stratum longitudinale, zwischen diesen Schichten liegt der Plexus myentericus (↑Auerbach-Plexus). 4. Tunica serosa, a) Lamina propria serosae mit lockerem Bindegewebe, b) ↑Mesothelium aus Peritonealepithel. 5. In extraperitoneal gelegenen Abschnitten Tunica adventitia aus Bindegewebe. Im Unterschied zum Dickdarm hat der D. Falten (Plicae circulares, ↑Kerckring-Falten) u. Zotten (↑Villi intestinales).

Intima ⟨*lat*⟩ *f*: Kurzw. für Tunica interna (früher: Tunica intima); innerste Wandschicht der Arterien (↑Arteria), Venen (↑Vena) u. ↑Lymphgefäße.

Intimafibrose: Verdickung der Innenhaut von Blutgefäßen durch Zunahme kollagener, häufig auch elast. Fasern; physiol. im Alter in größeren Schlagadern, unter krankhaften Bedingungen, bes. als Teilbild der ↑Arteriosklerose; fließende Übergänge sind mögl.

Intimaödem: Frühveränderung der Arteriosklerose mit herdförmiger Ansammlung eines großmolekularen Plasmainsudats in der Arterienintima infolge einer Permeabilitätserhöhung der Blut-Gefäßwand-Schranke. Rückbildung ohne Defekt mögl.

Intimatuberkel: in die Innenhaut von Gefäßen (Lungenvenen, Ductus thoracicus usw.) einbrechender tuberkulöser Herd, der hierdurch Ausgangspunkt einer ↑Miliartuberkulose werden kann.

Intimsphäre ⟨*lat + gr*⟩ *f*: privater, persönl. Bereich; i. e. S. menschl. Liebes- u. Geschlechtsleben.

Intoleranz ⟨*lat*⟩ *f*: Unverträglichkeit, Widerstandslosigkeit gegen best. Schädlichkeiten.

in toto ⟨*lat*⟩: im ganzen.

Intoxikation ⟨*lat + gr*⟩ *f* ↑Vergiftungen.

Intoxikationspsychosen ↑Reaktionstypen, exogene.

intra- ⟨*lat*⟩ *Präfix*: innerhalb, inner-, in, z. B. intravenös, in die Vene.

Intrachain ⟨*engl*⟩: in einer Peptidkette des Immunglobulins gelegen, spez. gemeint sind die darin vorhandenen u. die Kettenstruktur stabilisierenden Disulfidbrücken.

Intracodonrekombination: intragen. Rekombination zwischen benachbarten Nukleotiden eines ↑Codons.

Intradiabetesgravidität: Schwangerschaft bei Diabetes mellitus; erfordert optimale, normoglykäm. Stoffwechseleinstellung (↑Eumetabolisierung) bereits zum Zeitpunkt der Konzeption zur Vermeidung einer Schädigung des Kindes. ↑Fetopathia diabetica.

Intrafusalfasern: quergestreifte Skelettmuskelfasern im Innern einer ↑Muskelspindel.

intrakutan ⟨*lat*⟩ *Adj*: *Abk* i. c.; intracutan; in die Haut (intradermal) o. in der Haut.

Intrakutannaht: intradermale Naht. Fortlaufende wellenförmige Naht mit Monofil o. Draht, die im Korium (↑Dermis) parallel zur Hautoberfläche geführt wird, so daß der Faden von außen über der Wunde nicht mehr sichtbar, später aber ausziehbar ist. Bevorzugt bei Operationen im Gesicht o. an exponierten Körperstellen.

Intrakutanreaktion: gebräuchlichste Form des Tuberkulintests. Einbringen der Testsubstanz durch intrakutane Injektion als Quaddel (Mendel-Mantoux-Tuberkulinprobe) o. auch Applikation auf die eingeritzte Haut (Pirquet). I. läßt sich auch zur Allergentestung verwenden.

Intrakutantest: Nachweis einer Sensibilisierung durch intrakutane Injektion des gelösten o. suspendierten Antigens. Bei der Sofortreaktion entwickelt sich innerhalb von 10–20 min am Applikationsort eine Quaddel (evtl. Allgemeinreaktion bis zum anaphylakt. Schock), bei einer Spätreaktion (häufig bei Bakterien u. Pilzantigenen) nach 1–3 Tagen Rötung u. Infiltration, bei stärkerer Reaktion Blasenbildung u. Nekrosen. Modifikationen des I. sind Scratch- u. Pricktest.

intraligamentär *Adj*: im Raum zwischen der Bauchfellduplikatur der Plicata lata gelegen. In ihr verläuft die Tube. Nicht selten entwickeln sich im i. Raum Geschwülste, z. B. Parovarialzysten o. Myome.

intramedullär *Adj*: im Rückenmark gelegen.

intramolekular *Adj*: innerhalb des Moleküls existierend o. stattfindend.

intramuskulär *Adj*: *Abk* i. m.; in einen Muskel hinein (Injektion), in einem Muskel gelegen.

intraneural: im Nerven befindl.

intraokular: im Augeninneren befindl.

Intraokularlinse: künstl. Augenlinse aus Kunststoffmaterial zur Implantation (als Linsenersatz) in die hintere, seltener vordere Augenkammer bei ↑Kataraktextraktion.

intraoperationem: während der Operation.

intraoral ⟨*lat*⟩ *Adj*: in der Mundhöhle.

Intraoralschiene: Kieferschiene, bei der die Retention an den Zähnen o. am Alveolarfortsatz angreift, wobei Draht- u. Plattenschienen zur Anwendung kommen.

intra partum ⟨*lat*⟩: unter der Geburt; im Zeitraum vom Wehenbeginn bis zur Ausstoßung der Plazenta.

intraperitoneal ⟨*lat*⟩ *Adj*: im Peritonealraum liegend.

Intrapleuraldruck ↑Donders-Druck.

intratympanal ⟨*lat + gr*⟩ *Adj*: in der Paukenhöhle gelegen.

intrauterin ⟨*lat*⟩ *Adj*: im Uterus liegend.

Intrauterinpessar: *Abk* IUP, IUD (für engl. intra uterine device); aus gewebefreundl. Kunststoff bestehende Spiralen versch. Formen zur intrauterinen Einlage mit dem Ziel der Schwangerschaftsverhütung.

Intravasalraum: Raum innerhalb der Blutgefäße; er setzt sich aus den Volumina der versch. Blutzellen u. des Blutplasmas zusammen u. macht etwa 8 % des Körpergewichtes aus.

intravenös *Adj*: *Abk* i. v.; in eine Vene, auf dem Weg über eine Vene, in einer Vene befindl.

intra vitam: während des Lebens.

intrazellulär *Adj*: intercellularis; im Inneren der Zelle gelegen.

Intrazerebralhämatome ↑Epiduralhämatom, ↑Subduralhämatom. ↑Apoplexie.

Intrazytose ↑Zytose.

Intrinsic activity ⟨*engl*⟩ ↑Wirkaktivität.

Intrinsic asthma: bes. Form des Asthma bronchiale, bei dem sich immun. Typ-I- bzw. Typ-II-Reaktionen nicht nachweisen lassen. Auch als infektbedingtes Asthma bronchiale bezeichnet.

Intrinsic factor: Faktor, der die Aufnahme des Extrinsic factors, des Vitamin B_{12}, in den Organismus ermöglicht u. der als ein vorwiegend im Korpus-Fundus-Abschnitt des Magens von den Belegzellen gebildetes, thermolabiles, wasserlösl. Mukoprotein identifiziert wurde; geht mit dem Vitamin B_{12} eine für Darmbakterien nicht angreifbare Verbindung ein, so daß die Absorption von Vitamin B_{12} im Ileum erfolgen kann. Bei Fehlen des I. f. infolge einer A-Gastritis, Magenresektion u. a. kommt es zur ↑Vitamin-B_{12}-Mangelanämie.

Intrinsic-factor-Antikörper: gegen den Intrinsic factor gerichteter Antikörper (Auto-Ak), der die Aufnahme des Vitamin B_{12} in den Organismus verhindert u. als wesentl. pathogenet. Faktor der Vitamin-B_{12}-Mangelanämie anzusehen ist.

Intrinsic-Gerinnungssystem: Reaktionsweg zur Aktivierung des Faktor X. Erster Schritt des I. ist die Aktivierung des Faktors XII. Sie erfolgt über das Kallikrein-Kinin-System (Kontaktaktivierung), ist aber auch durch Plasmin u. durch direkten Kontakt des Faktors XII mit neg. geladenen Oberflächen mögl. Faktor XIIa aktiviert gemeinsam mit Fitzgerald-Faktor den Faktor XI. Faktor XIa überführt nun den Faktor IX in die aktive Form. Faktor IXa, Faktor VIII u. Ca^{2+}-Ionen bilden gemeinsam mit Phospholipidmizellen (Thrombozytenfaktor 3) einen Komplex, der in der Lage ist, den Faktor X zu aktivieren. Geringste Thrombinspuren beschleunigen diese Komplexbildung stark. An der Stelle der Faktor-X-Aktivierung münden I. u. ↑Extrinsic-Gerinnungssystem in ihre gemeinsame Endstrecke. Faktor Xa, Faktor V u. Ca^{2+}-Ionen bilden wiederum mit Phospholipidmizellen einen Komplex. Auch hier wirkt Thrombin beschleunigend. Dieser Komplex katalysiert die Umwandlung von Prothrombin in Thrombin. Thrombin spaltet vom Fibrinogenmolekül 2 Fibrinopeptide A u. B ab. Die so entstandenen Fibrinmonomere polymerisieren u. werden unter dem Einfluß des durch Thrombin u. Ca^{2+}-Ionen aktivierten ↑Faktor XIII quervernetzt. Das stabile Fibringerinnsel retrahiert sich anschließend mit Hilfe der eingeschlossenen Thrombozyten. Das I. wird durch zwei Hemmechanismen kontrolliert: 1. Die Plasmaproteine Antithrombin II, Alpha-2-Makroglobulin, Alpha-1-Antitrypsin u. C_1-Inaktivator hemmen die Aktivität der Enzyme (Thrombin, Faktoren Xa, IXa, XIa, XIIa, Kallikrein). 2. Protein C proteolysiert selektiv die Faktoren VIII u. V. Verringerte Aktivitäten im I. können mit Hilfe der Vollblutgerinnungszeit (↑Gerinnungszeit), der ↑Rekalzifizierungszeit, der ↑Partialthromboplastinzeit u. durch Bestimmung der Einzelfaktoren des I. festgestellt werden.

Intrinsic obstruction ↑Duodenalverschlüsse, angeborene.

Introitis ⟨*lat*⟩ *f*: Entzündung des Scheideneingangs.

Introitus ⟨*lat*⟩ *m*: Eingang; z. B. I. vaginae, Scheideneingang.

Introjektion ⟨*lat*⟩ *f*: psychonanalyt. Terminus; als ein primitiver ↑Abwehrmechanismus definiert, der die Grundlage erster Bedürfnisbefriedigung darstellt, eine innere Spannung, z. B. den Hunger, zu lösen. Gleichzeitig wird durch diesen Vorgang eine Beziehung zum Objekt, in Form einer Einverleibung (↑Inkorporation), hergestellt, welche die Grundlage späterer reifer Identifizierung mit dem Objekt ist. Die I. ist das Spiegelbild der ↑Projektion. Die erste I. des Objekts ist sowohl eine Abwehrform als auch ein Reifungsschritt. Die Ich-Entwicklung durchläuft die Schritte Inkorporation, I. u. ↑Identifikation. Dies führt zur Differenzierung von ↑Selbst u. Objekt u. zur Festlegung der Ich-Grenzen.

Intron ⟨*lat*⟩ *n*: nichtcodierender Teil eines eukaryont. ↑Mosaikgens (gespaltenes Gen), der bei der Synthese (Transkription) der Messenger-RNA (mRNA) an der DNA zusammen mit codierenden Exonsequenzen (↑Exon) transkribiert, jedoch im Prozeß des posttranskriptionalen ↑Spleißens aus den prim. Transkripten entfernt wird, in der „reifen" mRNA also nicht mehr enthalten ist; gilt i. w. S auch für höhermolekulare Vorstufen (Primärtranskripte) von ribosomaler ↑RNA u. ↑Transfer-RNA (tRNA).

Introspektion ⟨*lat*⟩ *f*: Beobachtungsmethode, bei der der Beobachter seine Aufmerksamkeit bewußt auf eigene intrapsych. Inhalte (Erleben) u. Verhaltensweisen lenkt.

Intrusion ⟨*lat*⟩ *f*: Verkürzung bzw. Versenkung von Zähnen, meist Unfallfolge bes. bei Milchzähnen, bei Alveolarfortsatzfrakturen.

Intubation ⟨*lat*⟩ *f*: Einführung eines Tubus, einer Hohlsonde in ein Hohlorgan.

Intubation, endotracheale: Verfahren zur sicheren Freihaltung der Luftwege, bei dem ein Endotrachealtubus unter Sicht o. blind durch den Kehlkopf in die Luftröhre eingeführt wird. Standardverfahren in der Notfallmedizin u. Anästhesie. Abb.

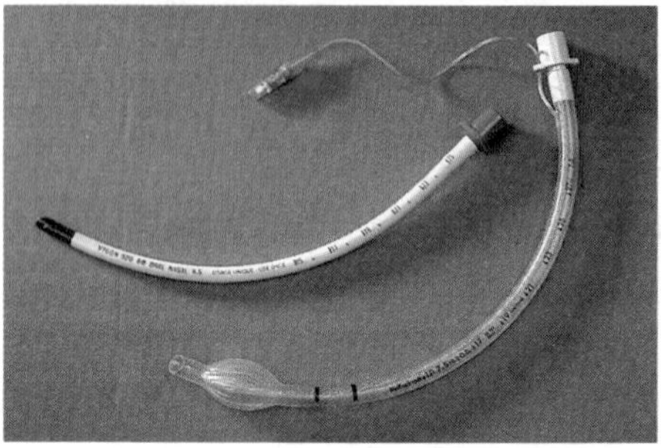

10

Endotracheale Intubation. Tuben zur e. I.

Intubation, endotracheale retrograde: Bei schwierigen anat. Verhältnissen, die eine von außen nach innen durchgeführte Intubation unmögl. machen, besteht die Möglichkeit, gewissermaßen zur Schienung, über eine Tracheapunktion einen dünnen Katheter über den Pharynx aus Mund o. Nase herauszuführen. Über diesen Katheter läßt sich ein Endotrachealtubus mit hoher Sicherheit auch bei schwieriger Anat. durch den Kehlkopf in die Trachea leiten.

Intubation, nasale: Verfahren der endotrachealen ↑Intubation, wobei der Tubus (z. B. Magill-Tubus) durch den unteren Nasengang in den Rachenraum u. über den Kehlkopf in die Trachea geführt wird.

Intubation, orotracheale: Intubation durch die Mundhöhle, i. Ggs. zur nasalen Intubation; endotracheale ↑Intubation.

Intubation, prolongierte: endotracheale Intubation für einen längeren Zeitraum u. bei Fortbestehen einer Ateminsuffizienz. Bei sorgfältiger Pflege durch Absaugen u. Tubuswechsel kann dieses Verfahren über mehrere Tage u. in Einzelfällen Wochen angewendet werden. Als Komplikationen drohen jedoch eine Kehlkopfschädigung (insbes. der Stimmbänder) u. Trachealstenosen.

Intubationskatheter: für die ↑Endotrachealnarkose eingesetzter endotrachealer, endobronchialer u. a. Tubus.

Intubationsnarkose ↑Endotrachealnarkose.

Intuition ⟨*lat*⟩ *f*: unmittelbarer Eindruck; zwischen Introspektion u. Gesamtbeobachtung stehendes Erfassen von Dingen u. Verhältnissen, ohne daß eine Vergegenwärtigung der dabei mitwirkenden o. vorausgehenden Einzelbeobachtungen u. Schlußfolgerungen mögl. ist. Unterbewußter Rückschluß auf frühere Erfahrungen, Erlebnisse u. Einsichten, die nicht unmittelbar im Zusammenhang mit verstandesmäßigen Überlegungen stehen.

Intumeszenz ⟨*lat*⟩ *f*: Intumenscentia, Anschwellung; z. B. I. cervicalis o. I. lumbosacralis, normal-anat. Anschwellung bzw. Verdickung des Hals- u. Lendenmarks, wo die Nerven für die Extremitäten aus- bzw. eintreten.

Intumeszenz cerebri: Hirnschwellung.

Inturgeszenz ⟨*lat*⟩ *f*: starke Anschwellung infolge Flüssigkeitsansammlung.

Intussuszeption ↑Invagination.

Intussuszeptum ↑Invaginat.

Intussuszipiens: der ein Invaginat (Intussuszeptum) einschließende Darmabschnitt.

Inulin: Fructan (Fructosan), aufgebaut aus 20–40 betaglykosid. 1,2-verknüpften Fructofuranoseresten u. durch einen 1-Alphaglukoserest terminiert. Kommt als wasserlösl. Speicherpolysaccharid bes. in den unterird. Organen der Asteraceae (Korbblütler) vor. I. wird durch die Niere unverändert ausgeschieden u. ermöglicht so den Einsatz in der Nierenfunktionsdiagnostik, ↑Nieren-Clearance.

Inulin-Clearance ↑Nieren-Clearance.

Inulinraum: der gesamte extrazelluläre Flüssigkeitsraum. Der I. umfaßt mit Interstitium, Plasma u. Lymphe etwa $^{1}/_{3}$ des gesamten Körperwassers. Inulin verteilt sich gleichmäßig in diesem Raum, wenn ein Gleichgewicht zwischen parenteraler Zufuhr u. renaler Ausscheidung eingestellt ist. In die Körperzellen dringt Inulin nicht ein.

Invaginat ⟨*lat*⟩ *n*: Intussuszeptum. eingescheideter Darmanteil bei ↑Invagination.

Invaginatio colica: Dickdarmeinstülpung.

Invaginatio ileo-coeco-colica: Dünndarm (u. Zäkum) in den Dickdarm gestülpt.

Invaginatio ileo-ilealis: Dünndarm in Dünndarm eingescheidet.

Invaginatio ileo-ileo-colica: mehrfache Dünndarmeinstülpung als Invaginat im Kolon. Ätiol. nicht geklärt. Jenseits des 2. Lj. wird häufig ein ↑Meckel-Divertikel, Polyp, Tumor o. auch anderes morphol. Substrat gefunden. Dieses fehlt meist im Säuglingsalter, dessen 2. u. 3. Trimenon das Prädilektionsalter für die I. ist.

Invagination: Einstülpung eines Bestandteils in einen anderen. **1.** ***Histol.:*** Plasmalemm-I. (Invaginatio cellularis), z. B. bei Endozytose **2.** ***Embryol.:*** ursprüngl. Form der Gastrulation durch Einstülpung des vegetativen Teils der Blastulawand u. Verdrängung der prim. Leibeshöhle bis zur Bildung eines zweischichtigen Keimes. **3.** ***Pathol.:*** I. von Darmabschnitten in andere (Intussuszeption). Teleskopartige Einstülpung von Darmabschnitten aboralwärts in der Längsachse, in seltenen Fällen oralwärts als sog. retrograde I. (Komplikation nach Magenresektion). Zunächst Durchblutungsstörung des eingescheideten Teils, des Invaginates, durch zunehmende Drosselung der Gefäße, dann Verschluß des Darmlumens durch Stauung u. Ödem. Einteilung nach Lokalisation.

Invaginationshypothese: Erklärung der Entstehung differenzierter Zahnformen durch Invagination. ↑Dimertheorie, ↑Konkreszenztheorie.

Invaginationskopf: vorangehender, am weitesten eingescheideter Teil bei der ↑Invagination. Meist durch Blutstauung u. Ödem in typ. Weise verformt.

Invalidität: Erwerbsunfähigkeit.

Invasin: Oberflächenprotein von ↑Yersinia pestis, das das Eindringen des Bakteriums über ↑Integrine u. Endozytose in die Wirtszelle vermittelt.

Invasion ⟨*lat*⟩ *f*: Eindringen. **1.** In der ↑Parasitologie häufig verwendeter Begriff für den Befall mit parasit. ↑Protozoa, ↑Helminthen u. ↑Arthropoden; andere nehmen den Befall mit Protozoa heraus u. reihen ihn unter ↑Infektion, den mit metazo. Parasiten unter ↑Infestation o. auch Infektion ein. **2.** Pharmakokinet. Prozeß von der Aufnahme der Pharmaka aus dem äußeren Milieu bis zum Erreichen des Rezeptors. Teilschritte: ↑Resorption, Verteilung (bis zum Erreichen des Verteilungsgleichgewichts). Invasionsgeschwindigkeit numer. ident. mit der Geschwindigkeit der Abnahme des Stoffs am Applikationsort. I. abhängig von Stoffeigenschaften, Verteilungsvolumen, Bedingungen am Applikationsort u. der Arzneiform.

Invasionsfähigkeit ↑Invasivität.

Invasionsgeschwindigkeit ↑Invasion.

Invasionskonstante: *Abk* k_i o. k_1; Parameter für die Zunahmegeschwindigkeit von Pharmaka im Blut o. Serum. Bei einer Reaktion nullter Ordnung (etwa bei aktiven Transportmechanismen) gilt:

$$c'_t = k_1 \cdot t$$

Für Reaktionen 1. Ordnung gilt:

$$c'_t = c'_0(1 - e^{-k_1 t})$$

c'_0 bzw. c'_t: Konzentrationen zur Zeit t = 0 bzw. t.

Invasionskrankheiten: Krankheiten, die durch das aktive Eindringen von Krankheitserregern (↑Invasion) in den Organismus entstehen, d.h. durch best. Protozoen- u. Wurminfektionen hervorgerufen werden.

invasiv ⟨*lat*⟩ *Adj*: eindringend, infiltrierend.

Invasivität ⟨*lat*⟩ *f*: Eindringungsvermögen; wichtiges Pathogenitätsmerkmal vieler ↑Infektionserreger (↑Virulenz).

Inventare ⟨*lat*⟩ *n Pl*: Frageschemata zur umfassenden Erhebung von Informationen über individuelle Verhaltensweisen, Empfindungen, Interessen, Durchsetzungsvermögen usw. Abhängig von Kooperationsbereitschaft u. Aufrichtigkeit des Pat. ↑Psychodiagnostik.

invers ⟨*lat*⟩ *Adj*: umgekehrt, verkehrt. ↑Inversion.

Inversio cordis: Herzinversion; Fehlbildung des Herzens, bei der die natürl. Beziehungen zwischen Vorhöfen u. den entsprechenden Ventrikeln fehlen. Das re. Herz besteht aus dem Atrium dextrum u. einem Ventrikel, der morphol. der li. Kammer entspricht mit zweisegeliger Mitralklappe. Ursprung des Truncus pulmonalis. Ventrikelinversion ist am häufigsten bei der hämodynam. normalen Form der korrigierten ↑Transposition.

Inversion ⟨*lat*⟩ *f*: Inversio; Strukturumbau innerhalb eines Chromosoms, bei dem ein Chromosomenabschnitt herausgelöst u. um 180° gedreht wieder eingebaut wird. Je nach Beteiligung des Zentromers wird unterschieden zwischen zentr. u. parazentr. I.; wirkt sich zunächst als balancierte Chromosomenaberration phänotyp. nicht aus, kann durch ↑Crossing over innerhalb des invertierten Abschnitts zu ↑Deletionen u. Duplikationen führen.

Inversionswetterlage: austauscharme Wetterlage, die in winterl. Hochdruckgebieten entsteht, in der wärmere Luft über kälterer Bodenluft lagert. Da sich in den bodennahen Kaltluftschichten Luftschadstoffe anreichern, stellen I. gesundheitl. belastende Wetterlagen dar, wobei bes. Pat. mit Lungen- u. Bronchialerkrankungen o. mit Herz-Kreislauf-Erkrankungen gefährdet sind.

Inversio uteri: Ausstülpung der Gebärmutter, wobei die Schleimhaut nach außen gekehrt ist. Bedrohl. Komplikation in der Nachgeburtsperiode. Gefahr des Schocktodes durch extremen Peritonealzug.

Inversio viscerum ↑Situs inversus viscerum.

Invertase ↑Betafruktosidase.

Invertseifen: grenzflächenaktive Stoffe (Tenside), die im Ggs. zu den gewöhnl. Seifen hydrophile kation. Gruppen (quarternäre Ammoniumverbindungen) enthalten. Biol. Wirkung: I. zerstören aufgrund ihrer spezif. Struktur (hydrophile u. hydrophobe Gruppen in relativ großem Abstand) biol. Membranen. Es kommt zur Leckbildung u. dem Verlust von Enzymen, Coenzymen, Stoffwechselprodukten usw. Bakterien werden abgetötet, Sporen, Viren, Pilze u. Tuberkelbakterien werden weniger erfaßt. Seifen, Serum, Eiweiß, Eiter hemmen u. alkal. Milieu fördert die Wirkung. Resorptivvergiftungen sind nur bei unsachgemäßem Gebrauch (auch als ↑Abortiva), mögl. I. wirken als Detergenzien (schäumende u. reinigend) mit zusätzl. desinfizierender Wirkung. Bilden leicht lösl. Kalziumsalze, sind deshalb auch in hartem Wasser wirksam.

Invertzucker: bei der Spaltung der rechtsdrehenden ↑Saccharose entstehendes linksdrehendes Gemisch von D-Glukose u. D-Fruktose. Kunsthonig besteht im wesentl. aus I.

Investigational new drug ⟨*engl*⟩: *Abk* IND; in USA Bez. für Medikament, das zur Erprobung für best. Krankheiten zugelassen wurde.

Investition: langfristige Anlage von Kapital zum Zwecke einer Veränderung der Sachgüterbestände einer Unternehmung (auch eines Krankenhauses). Nach den Vorgaben der ↑Abgrenzungsverordnung gehört demnach der Kauf von Anlagegütern zu den Investitionen.

Investitionskosten: Nach dem ↑Krankenhausfinanzierungsgesetz gehören zu den I. die Kosten der Errichtung von Krankenhäusern u. der Anschaffung der zum Krankenhaus gehörenden Wirtschaftsgüter (ohne ↑Verbrauchsgüter) sowie die Kosten der Wiederbeschaffung von Anlagegütern.

Investitionsverträge: Krankenhäuser u. Krankenkassen können Verträge vereinbaren, notwendige ↑Investitionen ganz o. teilweise durch einen Zuschlag auf den ↑Pflegesatz zu finanzieren. Gegenstand dieser Verträge können ab 1996 auch ↑Rationalisierungsinvestitionen sein.

inveteriert 〈*lat*〉 *Adj*: veraltet, lange bestehend.

in vitro 〈*lat*〉: im Glas, Exp. o. Kultivierung außerhalb des Organismus.

In-vitro-Fertilisation: *Abk* IVF; 1978 wurde in England unter der Verantwortung des Physiol. Robert Edwards u. des Gyn. Patrick Steptoe das erste auf diese Weise gezeugte Kind geboren. Bei dem Verfahren werden Oozyten aus dem Ovar entnommen u. im Reagenzglas extrakorporal mit Spermien inkubiert. Nach 15–20 h ist mikrosk. erkennbar, ob eine Befruchtung der Eizelle stattgefunden hat. Nach 48–72 h wird im 4- bis 8-Zell-Stadium der Embryo in den Uterus der Pat. transferiert. Während die homologe IVF (Eizelle der Ehefrau, Samenzellen des Ehemannes) rechtl. zulässig ist (Embryonenschutzgesetz), gibt es gegen die heterologe IVF (Eizelle einer Spenderin o. Samen eines Spenders) Einwände. ↑GIFT, ↑Leihmutterschaft, ↑TESE.

In-vitro-Kontrakturtest: Test zum Nachweis bzw. Ausschluß einer Disposition zur malignen ↑Hyperthermie durch In-vitro-Exposition von Skelettmuskel des Probanden mit steigenden Halothan- bzw. Koffeinkonzentrationen zur Feststellung der Kontrakturschwellenwerte.

In-vitro-Test: Laboruntersuchung von biol. Flüssigkeiten in Plasma, Serum o. Urin; spez. werden darunter hochempfindl. mikroanalyt. Verfahren der ↑Sättigungsanalyse, des Radio- bzw. Enzym- o. Fluoreszenzimmunoassay, der ↑Radioreagenzanalyse verstanden, mit denen geringste Substanzmengen im Nano- bis Pikogrammbereich u. darunter nachweisbar sind (Hormone, Enzyme, Pharmaka, Toxine).

in vivo 〈*lat*〉: im lebenden Organismus, im Leben.

In-vivo-Konditionierung: psychotherapeut. Einflußnahme in der tatsächl. Lebenssituation. Der Pat. stellt sich in Gegenwart des Ther. der angsterzeugenden Situation. Der Ther. begleitet z. B. den Klaustrophobiker in einen Fahrstuhl.

Involution 〈*lat*〉 *f*: Involutio, Rückbildung; der Anteil der Ontogenese, der durch eine Rückbildung der Organe u. damit der psych. u. phys. Funktionen gekennzeichnet sein soll. Die **organ. I.** betrifft alle Organe u. Gewebe in qualitativ charakterist. Weise. Quantitativ bestehen zwischen den alterstyp. Veränderungen der versch. Organe erhebl. Unterschiede. Die organ. I. soll am Ende des 5. Lebensjahrzehntes beginnen. Eine **psych. I.** ist umstritten. In jedem Lebensalter führt das Verhältnis der Persönlichkeit zu ihren Sozialbereichen zu einer neuen, mit der vorhergehenden Phase nicht ohne weiteres vergleichbaren Strukturierung. Von einer I. im psych. Bereich darf man erst dann sprechen, wenn hinsichtl. der Gesamtpersönlichkeit eine Kompensation o. Ausgleichsfähigkeit nicht mehr vorhanden ist.

Involutionsformen: in älteren Kulturen u. unter dem Einfluß von chem. Noxen o. Antibiotika auftretende atyp. Zellformen bei Bakterien, z. B. Fadenbildung, Anschwellungen, Verzweigungen.

Involutionsosteoporose: die mit dem Alterungsprozeß des Organismus einhergehende Osteoporose; vorwiegend an der Wirbelsäule lokalisiert.

Involutionsperiode: **1.** ↑Klimakterium. **2.** postpartale Rückbildungsvorgänge im Wochenbett.

Involutionspsychosen: in der 2. Lebenshälfte erstmals auftretende depressive (Involutionsdepression) o. paranoid-halluzinat. ↑Psychosen; werden teils in Abhängigkeit vom klin. Bild den endogenen Psychosen zugeordnet, teils als eigenständige Krankheitsbilder betrachtet.

In-V-System: durch genet. gesteuerten Austausch einer Aminosäure in der Kappa-Kette (C-terminale Hälfte der leichten Kette) bedingte Immunglobulin-Allotypie des Menschen. Betroffen können die Aminosäurepositionen 153 (Ala ersetzt durch Val) bzw. Position 191 sein (Leu ersetzt durch Val). Codierung erfolgt durch 4 Allele.

Inzest 〈*lat*〉 *m*: sog. Blutschande; Geschlechtsverkehr zwischen Blutsverwandten, in Deutschland strafbar, wenn er zwischen Verwandten in aufsteigender Linie o. Geschwistern erfolgt.

Inzidenz 〈*lat*〉 *f*: Ereignis, Neuerkrankungszahl (↑Inzidenzrate). Die I. gibt an, wie oft eine Krankheit (o. ein anderes Ereignis) bei Personen in einer gegebenen Zeit neu aufgetreten ist. Definition einer Neuerkrankung bereitet Schwierigkeiten, z. B. bei der Tuberkulose mit Reaktivierung aus früher erfaßten Fällen o. aus früher latenten Minimalbefunden. Ferner muß der Zeitpunkt der ersten ärztl. Behandlung (mit der folgenden Erfassung der Neuerkrankung) nicht mit dem Zeitpunkt des Erkrankungsbeginns übereinstimmen. Die Präzision der I. ist bei Totalerhebungen wie für Städte o. Länder gering, in ↑Bevölkerungsuntersuchungen demgegenüber groß, wenn klare Definitionen zum Begriff Neuerkrankungen vorliegen.

Inzidenzdichte: Anzahl der Neuerkrankungen an einer best. Krankheit in einem definierten Zeitraum in einer Population dividiert durch die Anzahl der Personenjahre (Personenzeit) der Bezugspopulation, die unter dem Risiko steht, an der Krankheit zu erkranken.

Inzidenzrate: Ereignisrate; Anzahl der Neuerkrankungen (Fälle o. Personen) einer best. Krankheit innerhalb eines best. Zeitraums pro 100, 1 000, 10 000 o. 100 000 Personen einer ↑Risikopopulation o. in einer Population exponierter Personen in der Mitte des Zeitraums. Bezogen auf 10 000 Personen:

$$IF = \frac{\text{Anzahl der Neuerkrankungen pro Zeiteinheit}}{\text{Risikopopulation in der Mitte der Zeiteinheit}} \times 10\,000$$

oder

$$IP = \frac{\text{Anzahl der Personen mit Neuerkrankungen pro Zeiteinheit}}{\text{Risikopopulation in der Mitte der Zeiteinheit}} \times 10\,000$$

Inzidenzrate, kumulative: relative Häufigkeit von Neuerkrankungen an einer best. Krankheit in einer Population in einem definierten Zeitraum bezogen auf die unter Risiko stehende Population zu Beginn des Zeitraums.

inzisal 〈*lat*〉 *Adj*: zur Schneidekante gerichtet, an der Schneidekante.

Inzision 〈*lat*〉 *f*: Einschneidung, Durchtrennung von Körpergeweben.

Inzisivus 〈*lat*〉 *m* ↑Incisivus.

Inzucht: Befruchtung von miteinander eng verwandten Individuen.

Iod 〈*gr*〉 *n*: früher Jod; chem. Symbol I, Ordnungszahl 53, relative Atommasse 126,90, ↑Halogen. Für den Menschen essentielles Element als Bestandteil von Schilddrüsenhormonen, das er aus der Umwelt aufnehmen muß. Iodmangel führt zum Kropf u. zur ↑Hypothyreose. Als Bestandteil in organ. Molekülen wegen seiner kontrastgebenden Eigenschaften als Röntgenkontrastmittel verwendet. Außerdem ↑Desinfektionsmittel, z. B. zur Hautdesinfektion als Iodtinktur.

Iodakne: akneartiger Ausschlag, nach innerl. Anwendung von Iodverbindungen, ähnl. der ↑Chlorakne.

Iodausschlag: tox. o. allerg. ausgelöste Hautausschläge bei äußerl. o. innerl. Anwendung iodhaltiger Präparate. Unterschiedl. klin. Bilder mögl.: Erytheme, Urtikaria, Blasen, Purpura, Ekzem.

Iodbedarf: der tgl. Bedarf des Menschen an Iod ist von seinem Entwicklungsstand abhängig; Neugeborene u. Säuglinge benötigen etwa 50 µg, Jugendliche mind. 150 µg, Erwachsene 200 µg, Schwangere u. Stillende mind. 250 µg.

Iod, butanol-extrahierbares: *Abk* BEI; Anteil des im Blutserum zirkulierenden Iods, welcher sich durch Butanol extrahieren läßt. B. I. besteht aus den iodhaltigen Aminosäuren (Hormonen) Tetraiodthyronin (Thyroxin, T_4) u. Triiodthyronin (T_3). Normalbereich für BEI: 160–470 nmol I/l Serum. Chem. Bestimmung u. diagn. Aussage analog zum proteingebundenen ↑Iod. BEI erfaßt den Hormonanteil spezif.

Iodchloroxichinolin: Clioquinol; Chemotherapeutikum bei Amöbenruhr. Nebenwirkung: subakute Myelooptikoneuropathie (SMON), vornehml. bei Japanern beobachtetes Syndrom; tödl. Ausgang mögl.

Iodfehlverwertung: Iodverwertungsstörung; sporad. u. genet. bedingte, aber auch erworbene Störungen der Schilddrüsenhormonsynthese. Als Ursache wird ein Enzymdefekt angenommen. Bisher sind folgende 6 Typen von I. bekannt: Typ 1: Iodinationsdefekt, Unfähigkeit der Schilddrüse, Iod zu akkumulieren. Typ 2: Iodisationsdefekt, Unfähigkeit der Schilddrüse, das akkumulierte Iod an Tyrosin zu binden. Typ 3: Kopplungsdefekt, Störung der Kondensation der Iodtyrosine zu Tyroninen. Typ 4: Deiodasedefekt, Schilddrüse u. Peripherie können Iodtyrosine nicht deiodieren. Typ 5: Proteasenmangel, Freisetzung der normal synthetisierten Hormone gestört, bisher selten beobachtet. Typ 6: NBEI-Syndrom (non butanol extractable iodine syndrome), häufigste erworbene Form. Mit der BEI-Bestimmung werden nur Triiodthyronin u. Thyroxin erfaßt, mit dem proteingebundenen Iod (PBI) noch die unspezif. Iodproteine sowie pathologischerweise im Blut vorkommenden Hormonvorstufen. Beim NBEI-Syndrom besteht eine hohe Differenz zwischen PBI u. BEI. Bei einer I. entwickelt sich immer eine Struma, wobei die Übergänge in der Stoffwechsellage von euthyreot., bei partiellem, inkomplettem Block zu hypothyreot. mit hochgradiger Synthesestörung u. totalem Enzymblock, der auch durch Schilddrüsenhyperplasie nicht mehr kompensiert werden kann, fließend sind. Beim sporad. ↑Kretinismus sind 30 % der Strumen auf eine I. zurückzuführen.

Iodgorgosäure: Diiodtyrosin, entsteht während der Synthese von ↑Thyroxin.

Iodide: Salze der Iodwasserstoffsäure, z. B. Kaliumiodid (KI). I. wirken auf ↑Kolloide entquellend u. werden deshalb als Expektoranzien verwendet. Auch best. Erkrankungen der Blutgefäße u. der Schilddrüse sowie Entzündungen der Atemwege können günstig beeinflußt werden.

Iodiodkaliumlösung: Lugol-Lösung; 2,0 g Kaliumiodid werden in wenig Wasser gelöst, 1 g Iod dazugegeben u. auf 300 ml mit destilliertem Wasser aufgefüllt; dient zum empfindl. Nachweis von ↑Stärke: tiefblaue Farbe bei Reaktion mit ↑Amylose, die in der Wärme verschwindet u. in der Kälte wieder auftritt; rotviolette Färbung mit ↑Amylopectin.

Iodisationsdefekt ↑Iodfehlverwertung.

Iodismus: Schleimhautentzündung (Bronchitis, Konjunktivitis, Stomatitis, Gastroenteritis), Appetitlosigkeit, Fieber, Gesichtsschwellung, Hyperthyreose bis zur Iodkachexie nach interner Zufuhr von Iod. Iodschnupfen, Iodhusten, Iodausschlag.

Iododerma tuberosum ⟨*lat* + *gr*⟩ *n*: überwiegend im Gesicht u. an den Extremitäten nach längerer Iodeinnahme auftretende flache Knoten, vermischt mit pustulösen Herden. Die Knoten können zu wuchernden Geschwüren mit blasig abgehobenem Rand zerfallen.

Iodoform: Triiodmethan, CHI_3. Wundantiseptikum.

Iodometrie: maßanalyt. Bestimmung von oxidierbaren u. reduzierbaren Stoffen in wäßriger Lösung durch I_2 bzw. I^-:

$$2I^- \rightleftarrows I_2 + 2e^-$$

Bei der direkten I. reagieren oxidierbare Verbindungen, z. B. As^{3+}, mit einer Lösung, die elementares Iod in bekannter Konzentration enthält. Der Iodverbrauch kann nach Zusatz von wenig Stärke am Verschwinden der Blaufärbung der Iod-Stärke-Verbindung zuverlässig festgestellt werden. Bei der indirekten I. bilden reduzierbare Verbindungen, z. B. Cu^{2+}, mit Iodidionen eine best. Menge I_2, die durch Titration mit einer Natriumthiosulfatlösung bekannter Konzentration quantitativ erfaßt wird.

Iodopsin ⟨*gr*⟩ *n*: Sehpigment der Zapfen der Retina (↑Rhodopsin), das aus dem ↑$Retinal_1$ u. dem Zapfenopsin, einem Eiweiß, aufgebaut ist u. unter der Einwirkung von Licht zerfällt; sein Absorptionsmaximum liegt bei 562 nm (↑Sehvorgang).

Iodothiouracil ↑Thyreostatika.

Iodpemphigus: bullöses Exanthem nach Iodeinnahme.

Iodprobe: Verfahren 1. zum Nachweis von Biliverdin im Harn (3 ml Harn werden vorsichtig mit 1 %iger alkohol. Iodlösung überschichtet, bei Vorhandensein von Biliverdin grüner Ring); 2. zur besseren Differenzierung von Platten- u. Zylinderepithelgrenzen im Ösophagus, z. B. Barrett-Ösophagus; 3. zur Kennzeichnung der Glykogenakanthose im Ösophagus; 4. ↑Schiller-Iodprobe.

Iod, proteingebundenes: *Abk* PBI; Anteil des im Blutserum vorhandenen Iods, der überwiegend in Form von iodhaltigen Aminosäuren (Thyroxin u. Triiodthyronin) an Transporteiweiße gebunden zirkuliert. Die Bestimmung erfolgt nach Eiweißfällung u. Veraschung durch Messung des katalyt. Einflusses des Iods auf die Reaktion zwischen Cer-IV u. Arsen-III.

Iodpurpura: Blutungen in die Haut nach Iodeinnahme.

Iodspeisesalz: iodiertes Speisesalz, das je 1 kg insges. 5 mg Kalium-, Natrium- o. Kalziumiodid enthält; findet bei Iodmangel Verwendung zur proph. Bekämpfung des Kropfes. ↑Struma.

Iodstärkereaktion: Blaufärbung einer iodhaltigen Lösung bei Zugabe von wenig lösl. Stärke. Die I. beruht

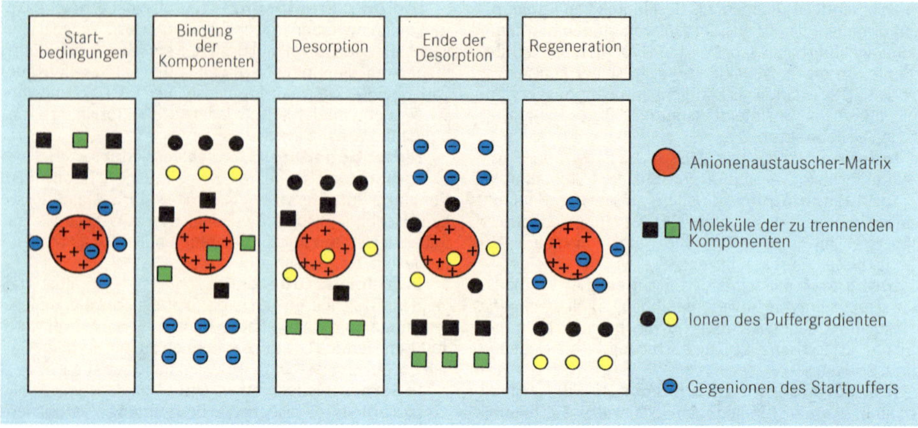

Ionenaustauschchromatographie

auf einer Einlagerung von Iodteilchen in die Zwischenräume des Stärkemakromoleküls (Poly-a-Glukose). Die I. ist sehr empfindl. u. zeigt bereits sehr geringe Iodkonzentration an.

IO-Gerät: im Ohr lokalisiertes Hörgerät.

Iomeglamsäure: Röntgenkontrastmittel zur Gallenwegsdarstellung; oral zu applizieren.

Ionen ⟨*gr*⟩ *n*: elektr. geladene Teilchen, die in Lösung zur Anode (Anion Y^{n-}) o. Kathode (Kation X^{n+}) wandern. I. entstehen aus den Elementen durch Elektronenzufuhr (Anionen) o. -entzug (Kationen). In Salzen besetzen sie best. Kristallgitterplätze u. werden durch heteropolare Bindungen zusammengehalten (chemische ↑Bindung).

Ionenaktivität: effektive Konzentration einer Ionenart in einer Lösung. Die I. ist nur in sehr stark verdünnten Lösungen gleich der lt. Einwaage zu erwartenden Konzentration. In allen anderen Fällen setzen Wechselwirkungen zwischen den Ionen mit Ausbildung von Ionenpaaren u. -assoziaten die Konzentration der freien Einzelionen herab. Nur sie wird durch die I. angegeben. Beispiel: Die I. einer 0,1 N Salzsäure ist gleich 0,082.

Ionenantagonismus: Entgegenwirken der ein- u. zweiwertigen Ionen im Plasma, hauptsächl. des K^+, Ca^{2+} u. Mg^{2+}. K^+ wirkt quellend, Ca^{2+} u. Mg^{2+} wirken entquellend.

Ionen, atmosphärische: pos. o. neg. geladene Teilchen in der Luft. Die Kleinionen, bestehend aus etwa 10–30 Molekülen, bewirken die elektr. Leitfähigkeit der Luft, ihre Konzentration ist örtl., auch strahlungsbedingt, sehr unterschiedl. Ca. 500–1 000 Kleinionen pro cm^3 Luft indizieren eine gute Luftqualität, in luftverunreinigten Gebieten herrschen die Mittel- u. Großionen vor; diese sind Abgasprodukte, die an die Kleinionen nur angelagert sind.

Ionenaustausch: Austausch einer Ionensorte durch eine andere. Wird techn. realisiert in Kunstharzen (z. B. Zeolithen), die in Mikrohohlräumen eine Ionensorte durch schwache Wechselwirkung an der Harzoberfläche festhalten u. beim Durchströmen einer Lösung mit anderen Ionen einen durch das Verhältnis der Ionenkonzentrationen u. -wechselwirkungen best. I. ermöglichen. Ein I. findet auch in den Kanälchen der Niere bei der Bildung des Urins statt.

Ionenaustauschchromatographie: Verfahren zur Trennung von Ionen gleichen Ladungssinns an Ionenaustauscher. Trennprinzip ist ein Ionenaustausch aufgrund der unterschiedl. Aktivität der Ionen zum Ionenaustauscher. I. ist eine Flüssigkeit-Fest-Chromatographie u. läuft in zwei Phasen ab: Bindung der Substanzen u. selektive Ablösung unter gleichzeitiger Trennung. Zur Ablösung der gebundenen Komponenten werden die Ionenstärke (Salzkonzentration) o. der pH-Wert des Trennmediums kontinuierl. o. stufenweise verändert. Der Ablauf eines Ionenaustauschprozesses mittels eines Konzentrationsgradienten ist in der Abb. dargestellt. Als Ionenaustauschertypen werden Kunstharz-, Zellulose- u. Dextranionenaustauscher eingesetzt, sie kommen als ↑Anionenaustauscher o. ↑Kationenaustauscher zur Anwendung. Wichtige Eigenschaften für die Trennqualität der Ionenaustauscher sind Korngröße, Vernetzung, Kapazität, Selektivität u. Stabilität. Für eine erfolgreiche Trennung sind Auswahl des günstigen Ionenaustauschers u. Puffersystems von Bedeutung. Bei Wahl des Ionenaustauschers sind zu berücksichtigen: Gebiet der Löslichkeit, isoelektr. Punkt, chem. u. biol. Stabilität der zu trennenden Substanzen. Bei Einsatz von Anionenaustauscher sollen kation. Puffer, bei Kationenaustauscher anion. Puffer verwendet werden. Eine Beteiligung des Puffers am Ionenaustausch wird dadurch ausgeschlossen. Exp. Techniken sind die ↑Säulenchromatographie u. das Batch-Verfahren. Die I. wird in Med. u. klin. Biochem. eingesetzt zur Trennung u. Reinigung von Substanzen, zur Bestimmung von Ammoniak, der Katecholamine, der Deltaaminolävulinsäure, des Thyroxins. Kontinuierl. arbeitende Systeme dienen der Gewinnung demineralisierten Wassers u. zur Aminosäureanalyse (Bausteinanalyse). Abb.

Ionenbeziehung ↑Bindung, chemische.

Ionendiagramm ↑Gamble-Diagramme.

Ionendiffusionspotential ↑Gleichgewichtspotential.

Ionendosis: die von einer ionisierenden Strahlung in einem Luftvolumen dV erzeugte Ladungsmenge dQ im

Verhältnis zur Masse der Luft dm, die in dV enthalten ist. Die Einheit der I. ist das Röntgen (R) u. im SI das C/kg. Es gilt 1 R=2,58 · 10^4 C/kg. Das entspricht numer. der früheren Definition des Röntgen als einer elektrostat. Ladungseinheit je 1,293 mg Luft. Die I. wurde durch die DIN-Normen 6 809 u. 6 814, T. 3, festgelegt, während die prakt. gleiche „exposure" von der ICRU empfohlen wurde.

Ionenkanäle ↑Ionentheorie.

Ionenpermeabilität: Durchlässigkeit der ↑Zellmembran u. anderer Membranen für Kationen u. Anionen. Ionen können durch die Zellmembran entweder passiv o. aktiv transportiert werden. Ein passiver ↑Transport ist ein Ausgleichstransport, d. h. das Ion folgt dem Konzentrationsgradienten. Ein solcher Transport wird durch Ionentransporter vermittelt o. erfolgt durch spezif. Ionenkanäle (↑Ionentheorie). Ein aktiver ↑Transport erfolgt gegen das Konzentrationsgefälle u. erfordert die Bereitstellung von Energie aus dem Zellstoffwechsel, z. B. von ATP.

Ionenprodukt: Ausdruck zur Kennzeichnung solcher chem. Dissoziationsgleichgewichte, für die der Nennerausdruck im Massenwirkungsgesetz prakt. konstant ist. Das I. wird aus dem Produkt der Gleichgewichtskonstanten mit dem Nennerausdruck gebildet. Beispiele: KW bei der ↑Autoprotolyse des Wassers, Löslichkeitsprodukt schwer. lösl. Salze.

Ionenstärke: Maß für die Elektrolytaktivität einer Lösung, wobei die molare Konzentration u. die Ladung der Ionen die Stärke bestimmen. In die Berechnung sind alle Ionen der Lösung einzeln einzubeziehen.

Ionentheorie: I. der Erregung; Erklärung für die Entstehung von erregungsrelevanten Schwankungen des elektr. Potentials über die Membran von erregbaren Zellen, z. B. Nerven-, Muskelzellen. Während im nichterregten Zustand das Membranpotential im wesentl. ein ↑Gleichgewichtspotential des Kaliums darstellt, kommt es bei Auslösung einer Erregung, z. B. in Form eines ↑Aktionspotentials, zur schnellen Zunahme der Leitfähigkeit der Membran für Natriumionen, die aufgrund der Öffnung von Natriumkanälen passiv in Richtung ihres Konzentrationsgradienten von außen auf die Innenseite der Membran strömen. An der Kanalöffnung u. -schließung sind Proteinrezeptormoleküle beteiligt, die durch potentialgesteuerte Schwenkungen wie bei einem Tor den Kanaldurchmesser vergrößern o. verkleinern. Im Ruhezustand, aber noch viel stärker nach dem Ablauf von Erregungen, muß das ins Zellinnere eingeströmte Natrium aktiv wieder nach außen befördert werden. Gleiches gilt für das Kalium, das jedoch in umgekehrter Richtung, ins Zellinnere, zurücktransportiert werden muß. Hierfür sorgt eine sog. Ionenpumpe. Ihre Energie bezieht sie aus der Spaltung von ↑Adenosintriphosphat u. verwendet sie für die Aktivierung von Trägermolekülen, welche die Ionen durch die Membrankanäle schleusen.

Ionentherapie: beruht auf der Beobachtung, daß Anreicherung der Luft mit neg. Ionen einen fördernden Einfluß auf biol. Vorgänge hat, etwa Wachstumsstimulierung von Pflanzen, Förderung der Wundheilung, Beeinflussung vegetativer Störungen.

Ionentransport ↑Na^+/K^+-ATPase.

Ionisation: Erzeugung von ↑Ionen aus Atomen o. Molekülen. Der I. geht eine Energiezufuhr zum Atom o. Molekül voraus. In der Radiol. spielt die I. bei der Messung ionisierender Strahlung eine große Rolle.

Ionisationsarbeit: diejenige Arbeit, die erforderl. ist, um ein Elektron von einem Atom zu lösen u. hinreichend weit zu entfernen. Im Mittel beträgt die I. etwa 30 eV.

Ionisationsdosimeter: Geräte zur Messung der Dosis o. Dosisleistung ionisierender Strahlung. Ein I. besteht aus einer Kombination einer ↑Ionisationskammer mit einem Ladungs- o. Strommeßgerät (Faden-, Quadranten-, Schwingkondensatorelektrometer, elektron. Schaltungen mit Elektrometerröhren). Die auftretenden Ionisationsströme liegen in der Größenordnung 10^{-9} bis 10^{-15} A. Während der Messung sind Kammer u. Meßgeräte über ein Kabel verbunden o. getrennt (Kondensatorkammer). Die Umrechnungsfaktoren von den ermittelten Skalenteilen in die Dosiseinheiten hängen von der Strahlenqualität ab. Um diese Abhängigkeit gering zu halten, wählt man für die Kammerwandung luftäquivalentes Material.

Ionisationskammer: Detektor für ionisierende Strahlung. Anordnung von zwei gegeneinander sehr hochohmig isolierten Elektroden, zwischen denen sich ein Gas, meist Luft, befindet. Legt man an die Elektroden Spannung, so wandern die bei Bestrahlung durch Ionisation im Gasraum gebildeten Ladungsträger im elektr. Feld zu den Elektroden, u. es fließt ein Ionisationsstrom. Die Größe dieses Stroms ist ein Maß für die Dosisleistung. Die Empfindlichkeit der Kammer ist ihrem Volumen proportional. Je nach Aufbau u. Verwendungszweck unterscheidet man Parallelplatten-, Fingerhut-, Zylinder-, Kugel-, Standard-, Streustrahlen-, Phantom-, Weichstrahl-, Schlauch- u. Extrapolationskammern.

Ionisierungsenergie: Maß für die Gesamtenergie des Elektrons, das sich im Grundzustand des Atoms auf dem höchsten Energieniveau befindet. Die I. entspricht der Arbeit, die erforderl. ist, um dieses Elektron aus dem Atom zu entfernen (↑Affinität).

Ionogramm ↑Gamble-Diagramme.

Ionophore: **1.** Kalziumtransportierende Membranproteine (z. B. ↑Calciphorin der Innenmembran der Mitochondrien). **2.** Chem. Verbindungen, die spezif. Ionen binden u. gemeinsam mit diesen biol. Membranen unter Umgehung von Ionenkanälen bzw. -carriern passieren können, z. B. ↑Valinomycin (ein Kaliumionophor) o. A 23 187 (ein Kalziumionophor).

ionotrop: kurzzeitig (1 ms) transsynapt. Wirkung von Neurotransmittern auf Membrankanäle der Zielzelle, z. B. eines Neurons (Glutamat, ↑Gammaaminobuttersäure) o. einer Muskelzelle (Acetylcholin). Die Änderungen der Kanaldurchlässigkeit gegenüber kleinen Ionen führen beim Neuron entweder zur Depolarisation (Erregung, Glutamat) o. Hyperpolarisation (Hemmung, GABA). I. Wirkungen haben meistens auch eine ↑metabotrope Komponente.

Iontophorese ⟨*gr*⟩ *f*: Ionenbewanderung; Anwendung von Gleichstrom zum Einbringen von Medikamenten durch die intakte Haut. Dient der Behandlung von Bindegewebe u. Periostbefunden, z. B. Salicylationtophorese bei chron. entzündl. Veränderung der Gelenkkapsel in der Päd., in Form der Pilocarpiniontophorese eingesetzte Methode zur Stimulation der Schweißbildung. Sie wird benutzt bei der Schweißgewinnung zu diagn.-analyt. Zwecken, z. B. bei der Na^+- o. Cl^--Bestimmung im Schweiß zur Diagnostik der ↑Mukoviszidose.

i. p.: *Abk* für intraperitoneal.

IP: *Abk* für isoelektrischer ↑Punkt.

IPA: *Abk* für ↑International Pharmaceutical Abstracts.

IPD: Interpupillardistanz. ↑Pupillendistanz.

Ipecacuanha: subtrop. Blütenpflanze, deren Wurzel (Ipecacuanhae radix = Brechwurz) Alkaloide, z. B. Emetin, enthält; Anwendung als ↑Emetikum (Sirupus i.).

Iphosphamid: ein Strukturisomeres des ↑Cyclophosphamids.

Ipm: *Abk* für Impulse pro Minute; cpm (counts per minute); Einheit der Zählrate in kernphysikal. Meßtechnik in der Nuklearmed. ↑Ips; ↑cpm, ↑cps.

Ipratropiumbromid: Parasympatholytikum; ther. als Bronchospasmolytikum bei Asthma bronchiale.

Iproniazid: ein ↑Monoaminooxidasehemmer.

Iproveratril: alte Bez. für ↑Verapamil.

Ips: *Abk* für Impulse pro Sekunde, counts per second, ↑Ipm, ↑cpm.

Ipsation ⟨*lat*⟩ *f*: Selbstbefriedigung; ↑Masturbation.

IPSP: *Abk* für inhibitorisches postsynaptisches ↑Potential.

IPV: *Abk* für inaktivierte Poliovakzine; ↑Polioformolimpfstoff.

IRCS: *Abk* für engl. International Research Communication System.

IRDS: *Abk* für engl. infant respiratory distress syndrome; ↑Atemnotsyndrom.

Iridektomie ⟨*lat*⟩ *f*: Ausschneidung der Regenbogenhaut. Periphere I. ist heute die Standardoperationsmethode beim akuten ↑Glaukom. Meist mit Laser vorgenommen (Argon, YAG). Die totale I. mit Wegnahme des Sphincter pupillae ist ther. nur noch selten angezeigt.

Iridenkleisis ⟨*lat + gr*⟩ *f*: obsolete Glaukomoperation, bei der Irisgewebe in die Sklera eingeklemmt wurde.

Irideremia congenita ↑Aniridie.

Iridodialyse: traumat. Ablösung der Iriswurzel vom Ziliarkörper, meist infolge einer schweren ↑Kontusion des Auges, ↑Kammerwinkelrezession.

Iridodiastasis ⟨*gr*⟩ *f*: Fehlbildung der Regenbogenhaut. Der an der Iriswurzel nahe dem Ziliarkörper gelegene Gewebedefekt steht nicht mit der Pupille in Verbindung u. stellt ein partielles ↑Coloboma iridis dar.

Iridodonesis ↑Irisschlottern.

Iridopsie ↑Regenbogenfarbensehen.

Iridoschisis: Schwund u. Degeneration des vorderen Stromablattes. Fast immer im fortgeschrittenen Lebensalter, in der Hälfte der Fälle mit Glaukom verknüpft.

Iridoschisma ↑Coloboma iridis.

Iridotomie: Einschnitt in die Regenbogenhaut bei Augenoperationen.

Iridozyklitis: Regenbogenhaut-Ziliarkörper-Entzündung des Auges. Bei allen Entzündungen der vorderen Uvea ist die Kombination I. die Regel, wenn auch klin. die Iritis o. die Zyklitis zu überwiegen scheinen. Sympt.: ziliare ↑Injektion, zellig-fibrinöse Exsudation in das Kammerwasser u. den vorderen Glaskörper, Hyperämie der Iris u. Miosis, meist Hypotonie, nicht selten auch Sekundärglaukom, Schmerz, Sehverschlechterung, an der Hornhautrückfläche ↑Präzipitate zwischen Irisrückfläche u. Linse Verklebungen (Synechien). Vollständige hintere Synechierung führt zur ↑Occlusio pupillae, ↑Napfkucheniris (Iris bombé) u. heftigem Sekundärglaukom.

Iris ⟨*lat*⟩ *f*: Regenbogenhaut des Auges, Teil der mittleren Augenhaut (Tunica vasculosa bulbi), der Uvea; bildet die Grenze zwischen vorderer u. hinterer Augenkammer, Funktion einer Blende: Verstellung des Pupillendurchmessers, wodurch der Lichtstrom zur Retina verändert werden kann. ↑Randstrahlen. Struktur: 1. Stroma

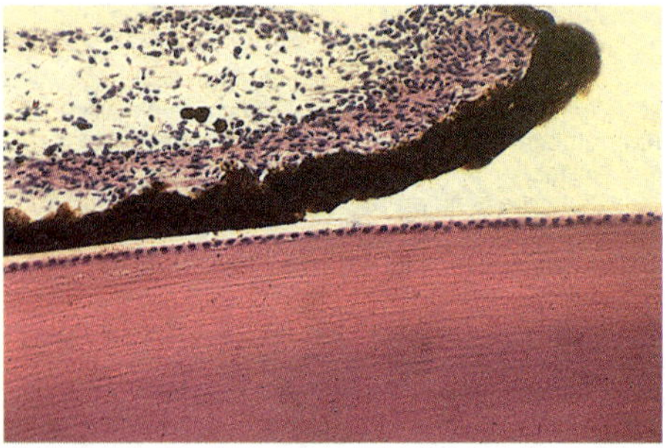

30

Iris. Histologischer Schnitt durch das Auge, HE-Färbung; vor der Linse (unten) die I. mit Pigmentschichten, Stroma u. Muskel

iridis: Fibrozyten u. Melanozyten; sie bilden die rauhe, zerklüftete Oberfläche zur vorderen Augenkammer, es gibt kein Epithel. 2. Musculus sphincter pupillae: ringförmiger, glatter Muskel, bewirkt Engstellung der Pupille (Miosis), wird parasympath. innerviert. 3. Pars iridica retinae: zweischichtig an der Hinterfläche der I. a) Myopigmentocyti iridicae, deren Myofibrillen enthaltender Zellteil den radiär flächenhaft angeordneten Musculus dilatator pupillae bilden. Er bewirkt Weitstellung der Pupille (Mydriasis) u. wird sympath. innerviert, b) Epithelium posterius pigmentosum: einschichtig, pigmentiert. Beide Muskeln sind ektodermalen Ursprungs. Die Augenfarbe wird durch die Anzahl an Melanozyten im Stroma iridis bestimmt (wenige: blau, viele: braun), nicht durch das Pigmentepithel. Abb.

Irisaplasie ↑Aniridie.

Irisatrophie, progressive essentielle: zunehmender Schwund der Iris in ganzer Dicke (Stroma u. Pigmentblatt) mit Verlagerung der Pupille, Bildung neuer Löcher in der Iris. Erhebl. Veränderungen des ↑Kammerwinkels führen zum Glaukom, das medikamentös schwer zu beherrschen ist. Die Erkrankung ist genet. bedingt. Frauen sind häufiger betroffen.

Iris bicolor ↑Irisheterochromie.

Iris bombé ⟨*frz*⟩ ↑Iridozyklitis.

Irisdiagnose: Irisdeutung, Augendiagnose. Erste Wurzeln bereits in der traditionellen chin. Med. Prinzip: Auf der vorderen Iristapete sollen mit Lupen Krankheiten, insbes. Organerkrankungen, Stoffwechselleiden, Steinleiden, Entzündungen ebenso wie die Konstitution (eigene Konstitutionslehren) erkennbar sein. Krankheiten zeigen sich durch Ausbildung versch. Pigmente, Gewebeverdichtungen o. Rarefizierungen an best. Stellen. Jedes Organ u. jeder Körperabschnitt haben ihre charakterist. Stelle. Die somatotop. Ordnung ist aus sog. Iriszirkeln (Tafeln von der re. u. li. Iris mit eingezeichneten Stellen, die das „Reflexfeld" des jeweiligen Organs usw. ausweisen) zu ersehen. Es gibt zahlreiche, einander völlig widersprechende Zirkel. Die I. ist widerlegt u. ohne Aussagekraft.

Irisheterochromie: abweichendes Farbmuster der Regenbogenhaut eines Auges gegenüber der gegenseitigen Iris (Dicorus), auch für sektorenförmige Pigmentanomalien innerhalb einer Iris gebraucht (Iris bicolor, Heterochromia unilateralis). Heterochromia simplex: einseitig helle Iris, harmlos. Heterochromia complicata: helle Iris, kombiniert mit Sekundärglaukom, Trübungen in

Hornhaut, Linse u. Glaskörper (Fuchs-Heterochromie, autosomal dominant). Heterochromia sympathica: sympath. Innervationsstörung. Farbanomalie einer Iris u. Horner-Symptomenkomplex.

Irishypoplasie, kongenitale: angeborene, Entwicklungsstörung des mesenchymalen Irisstromas, das fehlt (totale k. I.) o. sektorenförmig hypoplast. ist (partielle k. I.). Beteiligung beider ektodermaler Pigmentschichten mögl. K. I. ist Bestandteil des ↑Waardenburg-Syndroms u. der ↑Dysplasia palpebroiridolabyrinthica.

Iriskliplinse: von der Iris getragener Typ der künstl. Intraokularlinse, ↑Vorderkammerlinsen.

Iriskolobom ↑Coloboma iridis.

Iris-Nävus-Syndrom: Cogan-Reese-Syndrom; nävusartige Veränderungen der Iris, vordere Synechien, Vorwachsen des Korneaendothels über die Vorderfläche der Iris.

Irisprolaps: Vorfall der Iris bei traumat. o. operativer Eröffnung der Hornhaut o. Lederhaut.

Irisschlagschatten: Schatten, der bei seitl. Beleuchtung entsteht, wenn die tieferen Linsenabschnitte getrübt, die oberflächl. noch klar sind. ↑Beleuchtung, fokale.

Irisschlottern: Iridodonesis; Vibration der Regenbogenhaut des Auges bei Bulbusbewegungen, wenn sie nicht von der unterlagernden Linse gestützt wird. Tritt bei Entfernung der Linse, Glaskörperverlusten, aber auch angeboren bei Linsenagenesie (↑Aphakie), ↑Ectopia lentis congenita, ↑Ectopia pupillae auf, dann meist kombiniert mit ↑Megalokornea. ↑Linsenschlottern.

Irissynechie: Verwachsung der Iriswurzel mit den Kammerwinkelstrukturen, z. B. nach Iritis. Verursacht Sekundärglaukom durch Abflußstörung des Kammerwassers.

Irisxanthogranulom: juveniles Naevoxanthoendotheliom. Meist bei jüngeren Menschen in der vorderen Uvea vorkommende ätiol. unklare Granulomform aus Histiozyten, Eosinophilen u. Touton-Riesenzellen, auch an der Lidhaut als gelbl. Knötchen. Häufige Hyphämaursache im Kindesalter.

Iriszysten, kongenitale: angeborene, durch Epithelversprengung des embryonalen Augenbecherrands erklärbare, pigmentierte o. unpigmentierte Bläschen innerhalb der Regenbogenhaut des Auges; liegen oft im Pigmentblatt.

Iritis rheumatica: Iridozyklitis. Entzündung der Regenbogenhaut, als Augensymptom insbes. bei ↑Spondylitis ankylosans, juveniler chron. Arthritis, ↑Reiter-Krankheit, ↑Behçet-Syndrom, seltener bei ↑Rheumatoidarthritis u. akutem rheumatischen ↑Fieber.

Irkintja: endem. ↑Syphilis in Australien.

Irradiation: Ausstrahlung, Strahlung, z. B. ausstrahlende Schmerzen über den Ort einer Schädigung hinaus.

irreparabel ⟨*lat*⟩ *Adj*: nicht wiederherstellbar.

irreponibel ⟨*lat*⟩ *Adj*: nicht zurückschiebbar, bei ↑Hernia: Unmöglichkeit, den Bruchinhalt in die Bauchhöhle zurückzuschieben.

irreversibel ⟨*lat*⟩ *Adj*: nicht mehr rückgängig, unumkehrbar.

Irreversibilitätsgesetz: Dollo-Gesetz; Entwicklungsgesetz: Organe, die phylogenet. verlorengegangen sind, werden nie wieder in der ursprüngl. Form angelegt. Ein Tier kann den allg. Ablauf seiner Evolution ändern u. z. B. zu einer früher übl. Lebensweise zurückkehren, die längst aufgegeben war. Seine Organe bilden sich aber nicht zu der früheren Struktur zurück.

Irrigation ⟨*lat*⟩ *f*: Ausspülung, die bei Darmspülungen, dem Einlauf, bei Magen- u. Blasenspülungen angewendet wird. Bei der I. wird ein Gefäß mit einem Schlauch (Irrigator) verwendet, aus dem je nach Höhenunterschied (Heben, Senken) die Flüssigkeit mit unterschiedl. Druck ausläuft.

irritabel ⟨*lat*⟩ *Adj*: reizbar.

Irritabilität ⟨*lat*⟩ *f* ↑Reizbarkeit.

Irritanzien ⟨*lat*⟩ *n Pl*: hautreizende, entzündungshemmende Stoffe, z. B. Senföl, Canthariden (obsolet). ↑Rubefazienzien.

Irritationstheorie: Reiztheorie der Gewächsentstehung. 1863 von R. Virchow aufgestellt. Bösartige Gewächse sollen durch chron. Reize auf ein Gewebe entstehen. Die Reize können exogener (Pott 1775, Skrotalkrebs der Schornsteinfeger) o. endogener (Gallenblasenkrebs bei chron.-vernarbender Cholezystitis, Ulkuskarzinom) Natur sein.

Irrtumswahrscheinlichkeit: Symbol α; bei statist. Tests Wahrscheinlichkeit für den Fehler (1. Art), die ↑Nullhypothese abzulehnen, obwohl sie wahr ist.

Irvine-Gass-Syndrom: Makulaödem nach Kataraktoperationen.

Isatinderivate ↑Laxanzien.

Ischämie ⟨*gr*⟩ *f*: örtl. Blutleere bei erhebl. Verminderung (relative ↑Ischämie) o. völliger Unterbrechung (absolute o. totale I.) der art. Durchblutung.

Ischämie, absolute: komlette Ischämie; bei art. Verschluß durch Thrombus o. Embolus. Folge: ↑Infarkt.

Ischämie, paradoxe arterielle: mangelnde Sauerstoffversorgung, insbes. der inneren Wandschichten der li. Herzkammer, infolge gestörter O_2-Bilanz bei intakten Herzkranzarterien (z. B. bei Herzhypertrophie) durch Überforderung der ↑Koronarreserve.

Ischämie, periphere: akute arterielle ↑Durchblutungsstörungen; inkomplette ↑Ischämie kommt bei Gefäßverschlüssen mit funktionstüchtiger Kollateralzirkulation, komplette ohne diese vor. Klin. Zeichen sind Schmerz, Blässe, Zyanose, Hauttemperaturerniedrigung. Erhaltensein von Motorik u. Sensibilität sowie ↑Zyanose sprechen für inkomplette, Blässe u. fehlende neurol. Funktionstüchtigkeit für komplette Ischämie.

Ischämie, relative: inkomplette Ischämie; bei verringertem Blutangebot (Arteriosklerose, Perfusionsstörung, verringerter O_2-Kapazität o. -Effektivität) o. gesteigertem O_2-Bedarf (vermehrte Leistung, hormonale Faktoren); auch definiert als Mißverhältnis zwischen O_2-Angebot u. O_2-Bedarf unter den Bedingungen einer Belastung. Folgen: Claudicatio intermittens, Angina pectoris, Angina abdominalis; morphol.: subtotaler ↑Infarkt, elektive Parenchymnekrose.

Ischämiereperfusionsschaden: Schädigung von Geweben durch eine vorübergehende partielle o. totale ↑Ischämie u. anschließender Reperfusion. Während einer totalen Ischämie kommt es zu einer Energieverarmung der Zellen u. zu einer langsam fortschreitenden Zellschädigung. Die Reperfusion d. h. die Freigabe des Blutstroms mit Reoxygenierung führt zu einer raschen Progredienz der Schädigung, die je nach Dauer der vorhergehenden Ischämie u. der Reperfusionsbedingungen reversibel o. irreversibel sein kann. Den Mechanismus des I. stellt man sich z. Z. wie folgt vor. Nach Reperfusion kommt es zu einem erhöhten Anfall tox. ↑Sauerstoffradikale die von durch die Ischämie deregulierten Enzymsystemen stammen (Atmungskette, Xanthinoxidase). Diese führen zu einer Lipidperoxidation u. damit zu einer direkten Membranschädigung. Dadurch werden weiterhin membranständige Enzyme wie die Phospholipase A2 aktiviert, wodurch chemotakt. (Leukotrien B4), vasoaktive (Thromboxane u. Prostaglandine) u. viele andere (↑Tumornekrosefaktor, ↑PAF, ↑Interleukin-6, ↑Interleukin-8) Mediatoren entstehen u. Adhäsionsmoleküle auf den Endothelien (ICAM 1, P-Selectin) exprimiert werden. Es entsteht so eine interstitielle Entzündungsreaktion mit granulozytärer Infiltration, Ödem u. einer Mikrozirkulationsstörung (↑No-reflow-Phänomen). Intrazellulär kommt es zu einer Azidose u. in der Folge zu einem erhöhten Kalziumeinstrom was zu einer unkontrollierten Aktivierung intrazellulärer Enzymsysteme u. Proteasen führen kann. klin. Relevanz hat der I. v. a. in der Organtransplantation, der Herz- u. Gefäßchirurgie u. der Intensivmedizin für das Schockgeschehen (viszeraler I.). Die Ther. des I. ist z. Z. noch exp. Sie zielt auf eine Verminderung der anfallenden ↑Sauerstoffradikale (Hemmung der ↑Xanthinoxidase, Abfangen der Radikale durch ↑Superoxiddismutase o. ↑Antioxidanzien), der Reduktion der granulozytären Infiltration u. der Blockade von Kalziumkanälen.

Ischämietest: bei Myopathien Prüfung der Leistungsfähigkeit der Muskulatur bzw. der Aktivitäten der Muskelenzyme durch eine mittels übersystol. Staudrucks erzeugte Ischämie u. Messung des hierbei durch Glykolyse entstandenen Laktats u. Pyruvats.

Ischämie, transitorische zerebrale: durch passagere Mangeldurchblutung bedingte flüchtige Herdsymptome i. R. der zerebralen ↑Durchblutungsstörung.

ischiadicus ⟨*gr*⟩ *Adj*: zum Sitzbein gehörend, z. B. ↑Nervus ischiadicus.

Ischiadikusdehnungszeichen: bei der neurol. Untersuchung als Hinweis auf eine Affektion des N. ischiadicus zu bewertende Phänomene, v. a. Schmerzauslösung durch zur Dehnung des Nerven führende Handgriffe, z. B. Kernig-Zeichen, ↑Lasègue-Zeichen.

Ischiagra ⟨*gr*⟩ *n* ↑Ischialgie.

Ischialgie ⟨*gr*⟩ *f*: Ischias, Ischiagra, lumbales spondylogenes (vertebrogenes) Syndrom (Lumbalgie); im Ischiadikusgebiet, von der Kreuzbeingegend bis in den Fuß ausstrahlende Schmerzen, meistens durch Dehnung des Nerven ausgelöst, hervorgerufen durch Irritation der Nervenwurzeln L_5/S_1 bei lateralem Bandscheibenprolaps o. andere Einwirkungen, selten des N. ischiadicus selbst; häufig kombiniert mit ↑Lumbalgie (Lumboischialgie), ↑Nucleus-pulposus-Hernie. Außerdem Schmerzphänomene im Ausbreitungsgebiet des N. ischiadicus, die mit Parästhesien, Sensibilitäts-, Reflex- u. Motilitätsstörungen im Bereich der unteren Lumbal- (L IV–V) u. der oberen Sakralsegmente (S I–III) einhergehen können. Keine Krankheitseinheit, vielfältige Ätiol., Ursache u. a.: ↑Kompression (Syndrom) intraspinaler Nervenwurzeln, insbes. bei Nucleus-pulposus-Prolaps, ↑Osteochondrose, ↑Spondylarthritiden, ↑Spondylitis ankylosans. Störungen der Körperstatik verschiedenster Ätiol.; Tumoren, intradural u. im Becken; system. Knochenerkrankungen im Lumbosakralgebiet; tox. u. infektiöse Erkrankungen; Affektionen peripherer Nervenstämme u. a. ↑Ilioinguinalissyndrom; ↑Koxarthrose, Koxitis; Schmerzprojektionen aus anderen Organsystemen (Abdominal-, Urogenitalsystem, Retroperitonealraum); neurol. u. psych. Affektionen. Klin. Bild: z. T. sehr heftige Schmerzen im Bereich der unteren Lendenwirbelsäule (LWS) u. des Kreuzbeins, Gesäß, Rückseite des Oberschenkels, Wade. Verstärkung bei Bewegungen des Beins mit Dehnung des N. ischiadicus (pos. ↑Lasègue-Zeichen), beim Husten, Niesen u. Pressen, bei Druck auf die Muskulatur u. best. Abschnitte des N. ischiadicus (↑Valleix-Druckpunkte). Neurol. Abschwächung o. Aufhebung des Achillessehnenreflexes u. sensible Ausfallerscheinungen (Außenseite des Unterschenkels u. Fußrückens). Einnahme einer Schonhaltung. Bei Fortbestehen der auslösenden Ursachen Entwicklung von Haltungsanomalien u. Gangstörungen mit Entlastung der erkrankten Seite, evtl. Skoliose der LWS mit Konvexität zur erkrankten Seite.

Ischias ↑Ischialgie.

Ischiassyndrom ↑Ischialgie.

Ischiopagus ⟨*gr*⟩ *m*: unfreie Doppelbildung mit Verschmelzung der beiden Individualteile im Bereich des Beckens. Abb.

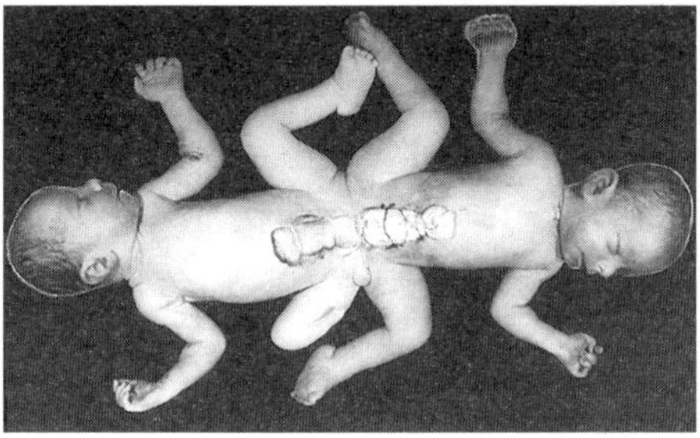

9

Ischiopagus

Ischiopagus parasiticus: unfreie, asymmetr. Doppelfehlbildung (↑Duplicitas), bei der am kaudalen Körperende des „normal“ gebildeten Keimlings ein Parasit aus Bauch u. Beinen befestigt ist.

Ischiopubeotomie: histor. Methode. Durchschneidung des Beckenrings seitl. im Schambeinbereich zur Erweiterung des engen Beckens unter der Geburt.

Ischiothorakopagus: unfreie symmetr. Doppelbildung mit Verschmelzung des Rumpfes beider Individualteile vom Brustkorb bis zum Sitzbein.

Ischium ⟨*gr*⟩ *n*: Gesäß, Hüfte; z. B. ↑Os ischii.

Ischuria ⟨*gr*⟩ *f*: Ischurie; ↑Harnverhaltung.

Ischuria paradoxa: Form der ↑Harninkontinenz durch Übersteigen des Druckmaximums in der Harnröhre durch den intravesikalen Druck (infolge passiver Überdehnung der Harnblasenwand). Ursache: subvesikale Harnabflußstörung (benigne ↑Prostatahyperplasie, ↑Urethrastriktur u. a.), neuromuskuläre Detrusorareflexie. Unwillkürl. Urinabgang aus der Urethra bei voller Blase ohne Destrusorkontraktionen.

IS-Elemente ↑Insertionselemente.

ISI ↑Institute of Scientific Information.

ISO *Abk* für International Organisation for Standardisation, Genf.

Isoagglutinin ⟨*lat + gr*⟩: Alloagglutinin; „natürl.“ Antikörper der IgM-Klasse, entweder gegen die menschl. Blutgruppe A, B o. AB, die als Anti-A u. als Anti-B bezeichnet werden. Die Blutgruppe, deren Erythrozyten sich nicht durch Anti-A o. Anti-B agglutinieren lassen, hat die Bez. 0. Die Blutgruppenmerkmale A u. B sind bei Geburt bereits serol. faßbar, jedoch haben Neugeborene noch kein Anti-A o. Anti-B. Die Eigenproduktion der I. ist nicht vor der 20.–22. Woche post partum nachweisbar. Die I. sind keine homogenen Antikörper, sondern ein Gemisch versch. Antikörpermoleküle. So setzt sich das Anti-A der Blutgruppen B u. 0 aus den beiden Hauptfraktionen Anti-A_1, das nur mit A_1-Blutkörperchen reagiert, u. dem eigentl. Anti-A zusammen, das mit A_1-, A_2- u. anderen A-Subgruppen reagiert. Titerspanne u. Wärmeamplitude der I. sind unterschiedl.

Isoaminil: synthet. ↑Antitussivum ohne Opioidstruktur o. -wirkung.

Isoamylalkohol ↑Alkohole.

Isoamylasen: Im Serum u. Urin lassen sich zwei Gruppen von I. nachweisen: Pankreas- u. Speicheldrüsenisoamylasen Amylasen des weibl. Genitaltrakts u. der Leber sind normalerweise nicht im Serum vorhanden. I. haben Bedeutung in der Diagnostik von Pankreaserkrankungen.

Isoamylnitrit ↑Nitrite.

Isoantigen: Antigen eines Individuums, das bei anderen, genet. versch. Individuen derselben Spezies eine ↑Immunantwort hervorrufen kann (z. B. Antigene, die die Blutgruppenspezifität vermitteln).

Isoantikörper: isologer Antikörper gegen ein arteigenes, individualfremdes Antigen (z. B. Blutgruppenisoantikörper, Isohämagglutinine, Isohämolysine).

isobar ⟨*gr*⟩ *Adj*: bei konstantem Druck erfolgende Zustandsänderung eines Gases.

Isochinolinderivate: Spasmolytika, z. B. ↑Papaverin.

isochor ⟨*gr*⟩ *Adj*: bei konstantem Volumen erfolgende Zustandsänderung eines Gases.

Isochromaten: allg. Kurven gleicher Farbe, also gleicher Wellenlänge o. Frequenz. Bei Strahlern Kurven, die die Strahlungsleistung in Abhängigkeit von der Temperatur bei konstanter Wellenlänge darstellen.

Isochromosom: Typ der Chromosomenaberration, wobei ein Chromosom aus zwei ident. Armen besteht. Entsteht durch einen Chromosomenbruch in der Zentromerregion u. einen Strukturumbau, in deren Folge sich zwei Schwesterchromatiden wie zwei Arme eines Chromosoms verhalten. Beim Menschen v. a. von akro- u. subakrozentr. Chromosomen bekannt; bedeutet Trisomie für den betroffenen Arm u. Verlust bzw. Monosomie für den anderen Arms des Chromosoms.

isochron ⟨*gr*⟩ *Adj*: gleichzeitig.

Isocyanate: Diisocyanate; I. sind mit Polyolen Monomere bei der Synthese von Polyurethanen. I. sind enthalten u. a. in PUR-Wärmeisolationsschaum; die gebräuchlichsten I. sind 2,4-/2,6-TDI (Toluylendiisocyanat), MDI (Diphenylmethan-4,4-diisocyanat), HDI (1,6-Hexamethylendiisocyanat). Die Wirkungen auf den Menschen sind tox. Irritationen (Tränenfluß, Augenreizungen, Hautreizungen); Überempfindlichkeitsreaktion (Isocyanatasthma, allerg. Alveolitis); unspezif. bronchiale Hyperreagibilität (bronchospast. Reaktion) bei einer spezif. I.-Überempfindlichkeit reichen Konz. Von 0,01–0,02 mc/m^3 Luft, um bronchiale Obstruktionen auszulösen; MAK-Wert: 0,01 ml/m^3 Luft.

isodens: ⟨*gr + lat*⟩ *Adj*: bei der Computertomographie Bez. für einen Objekt- o. Bildbereich, dessen ↑CT-Wert (Schwächungswert) gleich einem Wert an einer Bezugstelle (Umgebung) ist.

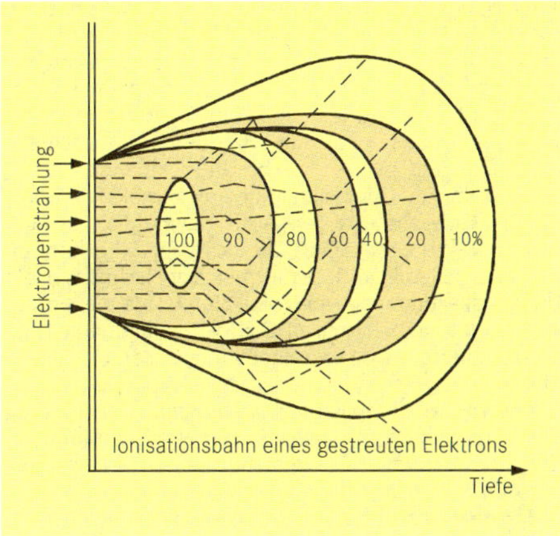

Isodosen für Bestrahlungen von Wasser mit hochenergetischen Elektronen

Isodesmosin: isomere Form des ↑Desmosins.

isodont ⟨*gr*⟩ *Adj*: homodont; Gebiß mit nur gleichartig geformten Zähnen tragend (z. B. Reptilien). ↑Zahnform.

Isodosen: Isodosenkurven; in einem Strahlungsfeld Linien gleicher (Energie- o. Ionen-) Dosis in einer Ebene. Die Lage der I. gibt Auskunft über die Dosisverteilung im bestrahlten Objekt. Abb.

Isodynamie ↑Isodynamiegesetz.

Isodynamiegesetz: eine von M. Rubner aufgestellte Gesetzmäßigkeit, wonach sich die Nährstoffe nach Maßgabe ihrer Verbrennungswärmen vertreten können; es ist für den Organismus gleichgültig, ob er die für seine Leistungs-, Funktions- u. Strukturerhaltung notwendige Energie aus Fetten, Kohlenhydraten o. Eiweißen entbindet, solange sein Intermediärstoffwechsel ungestört abläuft u. der Umfang seiner Energieentbindung nicht begrenzt wird. Der Gültigkeitsbereich des I. ist limitiert; so kann aus Gründen des Stickstoffhaushalts nicht auf alles Eiweiß verzichtet werden. Die minimal notwendige tgl. Eiweißmenge muß dem Organismus die Stickstoffbilanz sichern (Bilanzminimum); sie ist abhängig von der Größe des Stickstoffhaushalts u. von der biol. Wertigkeit des zugeführten Eiweißes. Eine fettfreie Ernährung führt zu Störungen; der Organismus verarmt an essentiellen ungesättigten Fettsäuren u. fettlösl. Vitaminen. Kohlenhydratfreie Kost führt zu Störungen des Intermediärstoffwechsels, indem eine erhöhte Ketonkörperbildung stattfindet. Auch die Kapazität des Verdauungstrakts setzt der Isodynamie eine Grenze.

Isodynamieregel: die Nahrungsstoffe (Kohlenhydrate, Fette, Eiweiße) können sich entspr. ihrem kalorischen ↑Wert in der Nahrung gegenseitig ersetzen (1 g Kohlenhydrat = 1 g Eiweiß = 0,44 g Fett). ↑Isodynamiegesetz.

Isoenzyme: in einem Organismus vorkommende multiple Formen eines Enzyms mit gleicher Substratspezifität, jedoch genet. determinierten Unterschieden in der Primärstruktur. I. unterscheiden sich voneinander im isoelektr. Punkt, in der Affinität zu Substraten u. Effektoren, pH- u. Temperaturoptimum, Hitzelabilität, immun. Eigenschaften u. Verteilung in den versch. Organen. Meßbare

Unterschiede im Mol. Gew. bestehen meist nicht. Ursachen für die Herausbildung der I.: 1. Von zwei versch. Genen werden zwei Enzyme gleicher Substrat- u. Reaktionsspezifität gebildet (z. B. Malatdehydrogenase des Cytosols u. der Mitochondrien); 2. Bildung hybrider Heteropolymere (oligomere Enzyme, die durch unterschiedl. Kombinationen zweier versch. Untereinheiten entstehen, z. B. die fünf I. der Laktatdehydrogenase); 3. multiple ↑Allelie. Gelegentl. werden auch Enzyme gleicher Substrat- u. Reaktionsspezifität, die sich von völlig getrennten Genen ableiten als I. bezeichnet. Der Nachweis u. die Aktivitätsbestimmung von I. im Blutplasma dienen der Diagnostik u. der Verlaufskontrolle von Krankheiten (z. B. ↑Kreatinkinase u. ↑Laktatdehydrogenase bei Herzinfarkt).

Isofluran: ↑Inhalationsnarkotikum. Gegenwärtig weit verbreitet wegen der geringen Nebenwirkung auf die vitalen Organsysteme (fehlende Leber- u. Nierentoxizität durch geringe Metabolisierung; 0,2 %).

Isogameten ↑Gameten.

Isogamie: ursprüngl. Form der geschlechtl. Fortpflanzung, bei der 2 morphol. u. physiol. gleiche ↑Gameten verschmelzen. Isogameten können sich im physiol. Verhalten unterscheiden.

isogen ⟨*gr*⟩ *Adj* ↑Transplantationsnomenklatur.

isognath ⟨*gr*⟩ *Adj*: Gebiß, dessen oberer u. unterer Zahnbogen gleich weit ist, z. B. bei Raubtieren. Ggs.: anisognath.

Isohämagglutinin ⟨*lat* + *gr*⟩ *n*: mit ↑Isoantigenen der Erythrozytenoberfläche reagierender u. agglutinierender Antikörper, z. B. I. gegen Antigene des ↑AB0-Blutgruppensystems.

Isohydrie: Ausdruck dafür, daß die H^+-Ionenkonzentration in den Körperflüssigkeiten einer genauen Regulation unterliegt u. der pH-Wert in den versch. Körperflüssigkeiten zwar nicht ident. ist, aber konstant gehalten wird. Als isohydr. Flüssigkeiten werden solche mit gleichem pH-Wert bezeichnet. ↑Euhydrie.

Isoimmunisierung: Immunisierung mit ↑Isoantigenen, z. B. Sensibilisierung der Mutter durch fetale Erythrozyten o. Sensibilisierung des Empfängers durch inkompatible Spendererythrozyten mit der mögl. Folge der Entstehung von Isoantikörpern (irreguläre Antikörper).

isointens: bei der Kernspintomographie die gleiche Signalintensität aufweisend (als Objekt- o. Bildbereich) wie eine Bezugsstelle.

Isoionie: Aufrechterhaltung der normalen Ionenzusammensetzung des Blutplasmas. Die I. wird durch die Nierentätigkeit in Verbindung mit Hormonen (antidiuretische ↑Hormon, ↑Aldosteron) gewährleistet. I. ist eine Anforderung an Infusionslösungen, um das Elektrolytgleichgewicht im Organismus nicht zu stören.

Isokaryose: in einem Gewebe o. in einem Zellausstrich vorkommende Zellkerne gleicher Größe.

Isokortex: veraltet für ↑Neocortex.

Isolat: von anderen Populationen getrennte Fortpflanzungsgemeinschaft. I. entstehen aus geograph., religiösen o. sozialen Gründen. Durch eine hohe Inzuchtrate u. damit Häufung von autosomal rezessiv bedingten Defekten gekennzeichnet.

Isolation, soziale: Minimum an sozialem Kontakt u. Maximum an sozialer Distanz zwischen Individuen u. Gruppen. Folgen sind Vereinsamung, aggressives, depressives o. paranoides Verhalten, Verkümmerung o. Fehlentwicklung der Persönlichkeit. ↑Hospitalismus, ↑Deprivation.

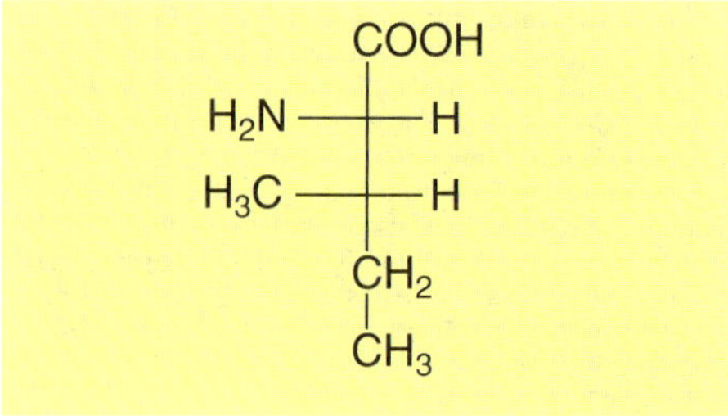

Isoleucin

Isoleucin: 2-Amino-3-methylvaleriansäure; neutrale proteinogene ↑Aminosäure. I. ist für den Menschen essentiell. In Mikroorganismen ist ↑Threonin Ausgangspunkt für die Isoleucinsynthese. I. zählt zur Aspartatfamilie. Abb.

Isoleukagglutinine: mit ↑Isoantigenen auf der Zellmembran weißer Blutkörperchen reagierende agglutinierende Antikörper, z. B. im Serum von Pat., die zahlreiche Transfusionen erhalten haben.

Isolierung ⟨*lat*⟩ *f*: Separierung von Infektionskranken o. verdächtigen Personen o. Gruppen von anderen Personen o. ↑Risikobereichen zur Verhütung der Weiterverbreitung von Infektionskrankheiten. Die I. erfolgt in unterschiedl. strenger Form als ↑Absonderung, Krankenhauseinweisung mit Unterbringung in Isolierstationen (Hospitalisierung) o. ↑Quarantäne. ↑Schutzmaßnahmen, spezielle.

isolog ⟨*gr*⟩ *Adj*: ältere Bez. für synogen. ↑Transplantationsnomenklatur.

Isomaltose: reduzierendes Disaccharid aus zwei alpha-1,6-glykosid. verbundenen Glukosemolekülen. Entsteht beim Abbau verzweigter Polysaccharide wie ↑Amylopectin o. ↑Glykogen.

Isomerasen: die Enzyme katalysieren intramolekulare Umwandlungen isomerer Verbindungen. Man unterscheidet Racemasen u. Epimerasen (↑UDP-Glukose-4-Epimerase), intramolekulare Oxidoreduktasen (Glukose-6-phosphat-Isomerase) u. intramolekulare Transferasen.

Isomerie ⟨*gr*⟩ *f*: Existenz von zwei o. mehreren chem. Verbindungen versch. Struktur bei gleicher Elementarzusammensetzung. Beispiele: ↑cis-trans-Isomerie, ↑Spiegelbildisomerie, ↑Tautomerie. Formal liegt eine I. auch dann vor, wenn ein kettenförmiges Molekül versch. Verdrillungszustände (Konformationen) aufweist.

Isometrieregel: röntg. Gesetz zur Erzielung verhältnisgerechter Aufnahmen der Zähne. Zentralstrahl muß senkrecht auf die Halbierungsebene von Zahnachse u. Filmebene auftreffen. (Dieck-Cieszynski-Gesetz). Abb.

isometrisch ⟨*gr*⟩ *Adj*: von gleichbleibender Länge. Es gibt eine isometr. Kontraktion beim Skelett- wie beim Herzmuskel. Die in den Myofibrillen der Muskelfaser vorhandenen Filamente aus ↑Aktin u. ↑Myosin werden durch Brückenschläge ineinandergezogen. Dies geschieht rhythm. mit Frequenz von etwa 50/s, woraus eine Dauerkontraktion resultiert. In diesem Falle ändert sich die Spannung in den Muskeln, nicht aber deren Länge. Sie ist für Haltevorgänge in der Skelettmuskulatur von Bedeutung, z. B. das Halten eines Gew. auf der ausgestreckten Hand. Beim Herzen ist es die Form der Herzmuskelkontraktion in der Anspannungsphase, die den Ventrikel-

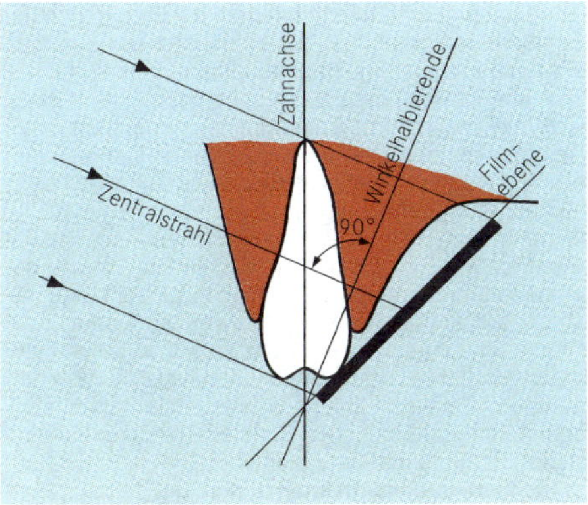

Isometrieregel

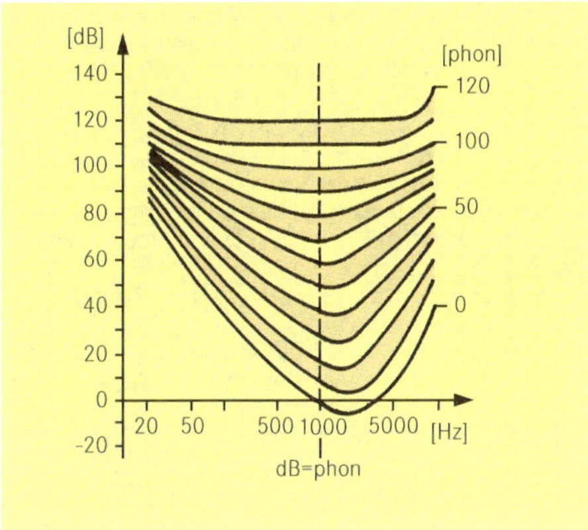

Isophonkurve
Kurven gleicher subjektiver Lautstärke.
Ordinate: Schallintensitäts-Verhältnis-Größen in db.
Rechts die Bezeichnung einiger von
13 Isophonkurven in Schritten von 10 Phon;
daneben Schallintensitäts-Verhältnis-Größen
in Phon

innendruck auf das Niveau des Drucks in der Aorta o. A. pulmonalis hebt.

Isomorphie ⟨*gr*⟩ *f*: 1. ***Pathol.:*** Gleichgestaltigkeit, Übereinstimmung in der Form im Ggs. zu Vielgestaltigkeit (↑Polymorphie). 2. ***Kybernetik:*** Ähnlichkeitsgrad zwischen Erscheinungen u. Vorgängen, z. B. zwischen einem Modell, dem Abbild der Wirklichkeit u. der Wirklichkeit selbst.

Isoniazid: ↑Tuberkulostatika, INH, ↑Chemotherapie, tuberkulostatische.

Isonikotinsäurehydrazid: Isoniazid, INH; ↑Tuberkulostatika, ↑Chemotherapie, tuberkulostatische.

Isoonkotie ⟨*gr*⟩ *f*: Plasmaexpander bzw. Blutersatzflüssigkeiten sollen I., d. h. den gleichen kolloidosmot. Druck, der durch die wasseranziehende Kraft der Kolloide u. durch Elektrolyte bedingt ist, besitzen.

Isopathie ⟨*gr*⟩ *f*: extreme, aus der ↑Homöopathie entwickelte Lehre, die bes. im 19. Jh. vertreten wurde, nach der Krankheiten nicht nach dem homöopath. Prinzip „similia similibus", sondern nach dem „aequalia aequalibus" zu bekämpfen seien. Bei Herzerkrankungen werden Herzextrakte, bei Knochenbrüchen Knochenextrakte, bei Lebererkrankungen Leberextrakte, bei Hirnerkrankungen Hirnextrakte usw. verabfolgt. Grundgedanke ist, den geschädigten Organen zu helfen. Führte zu der Verirrung, daß man z. B. gegen Tbc Auswurf von Tuberkulösen als Medikament verordnete. Zahllose merkwürdige Mittel auf dieser Basis sind erhältl.

Isopeptidbindung: kovalente Amidbindung zwischen der Epsilon-Aminogruppe von Lysin u. der Seitenkettenkarboxylgruppe von Asparagin- o. Glutaminsäure; kommt z. B. in polymerisiertem Fibrin vor; die I. ist resistent gegenüber menschl. Peptidasen, wird aber durch bakterielle Peptidhydrolasen im Intestinum gespalten.

isophän ⟨*gr*⟩ *Adj*: mit gleicher äußerer Erscheinung; von gleichem ↑Phänotyp.

Isophasen: Verbindungslinien zwischen zeitl. übereinstimmenden Punkten der Herzkontur auf Elektrokymogrammen. ↑Phasenanalyse.

Isophonkurven: Kurven gleicher Lautstärkepegel in bezug auf best. Frequenzen innerhalb des Hörbereichs (0,02–20 kHz). Bei 2–4 kHz werden zum Erreichen der ↑Hörschwelle wesentl. geringere Schalldrucke benötigt ($2 \cdot 10^{-3} N/m^2$) als z. B. bei 50 Hz ($2 \cdot 10^{-3} N/m^2 8$). Schalldruck- u. Lautstärkepegel sind bei 1 kHz ident. Sonst aber ist für eine best. Lautstärke- o. Lauteinheitsempfindung notwendige Schallenergie frequenzabhängig, was der Verlauf der Isophonkurven, bes. bei geringen Schallintensitäten, zeigt. Abb.

Isopren: 2-Methyl-1,3-butadien. Grundkörper der ↑Terpene.

Isoprenalin: N-Isopropylnoradrenalin; ↑Alphasympathomimetika.

Isoprengruppe: von Isopren (2-Methyl-1,3-butadien) abgleitete Naturstoffe wie Vitamin A u. K, Carotinoide.

Isopropamid: ein ↑Parasympatholytikum.

Isopropanol: ein ↑Alkohol, der als ↑Rubefaziens u. organisches ↑Lösungsmittel eingesetzt wird.

Isopropanolpräzipitationstest: Test zur Feststellung instabiler Hämoglobine, dem heute der Hitzedenaturierungstest vorgezogen wird.

Isopropylalkohol: Isopropanol.

Isopropylaminophenazon ↑Propyphenazon.

Isopropylchlorid: Rauschnarkotikum, obsolet.

Isoproterenol: Isoprenalin, Novodrin, Sympathomimetikum mit betastimulierender Wirkung, angewandt v. a. zur Asthmatherapie u. i. R. der Reanimation.

Isoptere ⟨*gr*⟩ *f*: Verbindungslinie zwischen Punkten gleicher Empfindlichkeit im ↑Gesichtsfeld.

Isosorbiddinitrat ↑Nitrate.

Isosorbidmononitrat ↑Nitrate. ↑Vasodilatanzien.

Isospora ⟨*gr*⟩ *f*: Gattung der ↑Kokzidien (↑Sporozoea, ↑Apicomplexa). Epithelzellschmarotzer, vorwiegend im Verdauungstrakt bei Fischen, Vögeln, Säugetieren u. Mensch. Im Verlauf der Außenweltphase (Sporogonie) entstehen in der Oozyste 2 Sporozysten mit je 4 Sporozoiten. Erreger von Kokzidiosen. Med. bedeutsam: ↑Isospora hominis, I. belli u. I. lindemanni.

Isospora belli: Kokzidienart; Dünndarmparasit des Menschen, direkte Entwicklung mit Generationswechsel

(Schizogenie, Gamogenie); Infektion mit I. b. verläuft subklin. o. als Diarrhö, Steatorrhö.

Isospora hominis: Kokzidienart; Fäkalform der im Dünndarm des Menschen als Endwirt parasitierenden Sarkosporidienart.

Isospora lindemanni ↑Sarcocystis lindemanni.

Isosporose: Isosporiasis; durch die Kokzidienart Isospora hominis o. Isospora belli verursachte ↑Kokzidiose des Menschen, die u. a. zu Fieber, Diarrhö u. gastrointestinalen Blutungen führt. Vorkommen z. B. bei Immunsuppression o. AIDS.

Isosthenurie ⟨*gr*⟩ *f*: Harnstarre; Verlust der Konzentrierungs- u. Verdünnungsfähigkeit der ↑Niere. Bei I. entspricht die Dichte des Harns der des eiweißfreien Plasmas u. liegt auch im Wasser- u. ↑Durstversuch unverändert bei 1,010.

Isotachophorese: elektrophoret. Trennverfahren auf der Basis unterschiedl. Nettobeweglichkeiten. Den zu trennenden Substanzen wird zur Markierung noch eine weitere zugesetzt, deren Nettobeweglichkeit zwischen den Analysekomponenten liegt, u. diese Mischung auf eine Polyarylamidgelsäure (Kapillare) gebracht. Einer sehr hohen Gleichspannung folgend, verlassen die Substanzen in der Reihenfolge ihrer Nettobeweglichkeiten die Säule am anderen Ende, werden durch einen kontinuierl. Pufferstrom eluiert (evtl. fraktioniert aufgefangen) u. analysiert.

Isothermie: In der Med. wird mit I. das Gleichbleiben der Körpertemperatur verstanden. Im strengen Sinne trifft dies nicht zu, weil die Körpertemperatur ständig kleine Schwankungen um ihren ↑Sollwert aufweist.

Isothiocyanate: ↑Senföle, ↑Glukosinolate, Goitrin.

Isotonie: Gleichheit zweier Lösungen in ihrem osmot. Druck. Gleicher osmot. Druck wie Gewebewasser. Voraussetzung für flüssige Arzneizubereitungen, die subkutan o. intramuskulär appliziert werden sollen, sowie für Infusionslösungen.

isotonisch *Adj*: Eine Muskelkontraktion, die nur zu einer Verkürzung bei konstanter Spannungsentwicklung führt, nennt man i. Bei i. Kontraktionen setzt sich die initiale Wärmebildung aus der ↑Aktivierungswärme u. der der Muskelverkürzung proportionalen ↑Verkürzungswärme zusammen; ihr fehlt die mechanische ↑Verlustwärme. Isoton. Maxima des Muskels o. Herzmuskels sind Kurven (Funktionen), die die max. i. Verkürzungen einer Serie von Muskelkontraktionen in Abhängigkeit von der Ausgangslänge u. passiver Dehnung (Ruhedehnung) abbilden.

Isotop ⟨*gr*⟩ *n Pl*: Nuklide mit gleicher Protonen- u. unterschiedl. Neutronenzahl, die an gleicher Stelle im Periodensystem stehen: z. B. ^{123}I, ^{125}I, ^{127}I, ^{131}I, ^{132}I; Nuklide von versch. Ordnungs- u. Neutronenzahl, aber gleicher Massenzahl, werden **Isobare** genannt (z. B. ^{127}I, ^{127}Cs, ^{127}Xe). In der Praxis wird heute der Begriff I. durch den allgemeineren Begriff Nuklid bzw. ↑Radionuklid ersetzt.

Isotopendilution ↑Verdünnungsanalyse.

Isotopennephrographie: *Abk* ING; Radioisotopennephrographie (*Abk* RIN), Renographie; Untersuchungsverfahren zur seitengetrennten Bestimmung der Nierenfunktion mit Radiopharmaka, ^{123}I-, ^{131}I-Hippurat, ^{99m}Tc-MAG-3. Nach i. v. Injektion des Präparats erfolgt die Registrierung einer Aktivitätszeitkurve (↑Impulsdichtemesser) mit einem kolliminierten ↑Szintillationsdetektor bzw. mit der ↑Gammakamera (↑Nierenszintigraphie) über beiden Nieren u. wahlweise auch über Herz u./o. Harnblase. Normale Kurve zeigt einen wenige Sekunden anhaltenden steilen Anstieg (erste Phase), eine flacher ansteigende zweite Phase (Sekretionsphase), die 3–5 min nach Injektion erreicht ist, u. eine steil abfallende dritte Phase (Exkretionsphase). Ein verzögerter Durchfluß infolge prärenaler Durchblutungsstörungen, intrarenaler Funktionsstörungen o. der tubulären Sekretion des Radiopharmakon o. postrenaler Harnabflußstörungen ist seitengetrennt leicht zu erkennen, eine Differenzierung der Ursachen ist anhand der Kurve nicht mögl. Die Leistungsfähigkeit des ING ist oft überbewertet worden. Sehr geringe Strahlenbelastung, Einsatz auch in Schwangerschaft mögl. Semiquantitative Kurvenanalyse: Bestimmung der Gipfelzeit (Injektionsbeginn bis Kurvenmaximum) u. der Exkretionshalbwertszeit (Zeit vom Kurvenanstieg bis zur halben Maximalhöhe).

Isotopenverdünnungsmethode: quantitative radiochem. Bestimmungsmethode, bei der einer Analysenprobe mit der zu bestimmenden Substanz A eine bekannte Menge radioaktiv markierter Substanz (A^x) zugesetzt wird. Nach gleichmäßiger Verteilung des Isotops wird ein Teil des zu bestimmenden Substrats abgetrennt u. die Radioaktivität gemessen. Aus der spezif. Aktivität (z. B. Radioaktivität pro Gewichtseinheit, bezogen auf den stöchiometr. Anteil der Substanz A im Niederschlag) läßt sich bei Kenntnis der zugesetzten Menge A^x die ursprüngl. Konzentration der Substanz A errechnen.

Isotope, radioaktive: Bez. für die Isotope, die die Eigenschaft der ↑Radioaktivität aufweisen im Ggs. zu den stabilen ↑Isotopen eines Elements.

Isotransplantat ⟨*gr* + *lat*⟩ *n* ↑Transplantationsnomenklatur.

isotrop ⟨*gr*⟩ *Adj*: Körper, dessen physikal. Kenngrößen für jeden Punkt des Körpers u. in jeder Raumrichtung denselben Wert haben.

Isotypie: durch genet. bedingte Ausbildung versch. Varianten bei speziestyp. Proteinen entstehende Heterogenität eines Proteinsystems, z. B. Isoagglutinine alpha/beta, versch. Isoenzyme, Immunglobulinisotypie (Einteilung beim Menschen nach Schwerketten alpha, gamma, my usw). I. ist abzugrenzen von ↑Allotypie (dort bezieht sich die Strukturdifferenz auf Varianten innerhalb einer Proteinkette) u. von ↑Idiotypie (Strukturdifferenzen innerhalb eines best. Kettenabschnitts, näml. der variablen Region von Immunglobulinmolekülen). Allotyp. u. idiotyp. Proteinstrukturen gehen unberücksichtigt in die I. ein.

Isovalerianazidämie: genet. Defekt im Leucinabbau (Isovaleryl-CoA-Dehydrogenase-Defekt). Symptomat. Erbrechen beim jungen Säugling, Exsikkose, Koma; starker Schweißgeruch, Ketoazidose u. Glycinurie geben Hinweise. Autosomal rezessives Leiden. Ther.: eiweißarme Kost.

Isovolämie: reziproke Anpassung der Blutmenge an die Kapazität des Gefäßsystems. Daraus resultiert der Druck im Kreislaufniederdrucksystem u. somit der Füllungsdruck des Herzens. Die Regulation des Blutvolumens umfaßt die Regulation des Plasmawassers mit Elektrolyten, Plasmaproteinen u. Gesamtvolumen der Erythrozyten. Die I. wird in erster Linie durch Barorezeptoren im juxtaglomerulären Apparat gewährleistet.

isovolumetrisch: Anspannungsphase des Herzmuskels von der elektr. Kammererregung an bis zur Klappenöffnung (Aorta, Pulmonalis), wobei das Herz sich von der ovalen einer Kugelform nähert.

Isoxazolylpenicilline ↑ Penicilline.

Isozentrum: bei radiol. Bestrahlungsgeräten der Mittelpunkt der kleinsten Kugel, durch welche die Achsen des Nutzstrahlenbündels bei allen Strahler- u. Blendenkopfdrehwinkeln verlaufen. Von isozentr. Patientenlagerung spricht man, wenn die Drehachsen des Lagerungstisches bei einer Bestrahlung ebenfalls durch das I. gehen.

Isozitratlyase: mikrobielles Enzym, das Isozitronensäure in Bernsteinsäure u. Glyoxylsäure spaltet (↑ Glyoxylsäurezyklus).

Isozitronensäure ↑ Zitronensäurezyklus.

Isozitronensäuredehydrogenase: manganhaltiges alloster. Regulatorenzym des ↑ Zitronensäurezyklus, das sowohl die Dehydrierung der Isozitronensäure (mittels NAD) als auch die Decarboxylierung der dabei entstehenden Oxalbernsteinsäure zu Alphaketoglutarsäure katalysiert (zweiköpfiges Enzym). Daneben kommt in Cytosol u. Mitochondrien eine NADP-abhängige I. vor.

Israel, James Adolf (1848–1926), Urol., Chir., Berlin.

Israel-Nierenschnitt (nach James A. I.): Flankenschnitt nach von Bergmann-Israel.

Israel-Palpation (nach James A. I.): Verfahren zur Nierenpalpation; Pat. liegt in Seitenlage mit an den Bauch herangezogenen Knien (evtl. Kissen unter der Taille). Die eine Hand des Untersuchers palpiert ventral unterhalb des Rippenbogens lateral vom Rand des M. rectus die Niere, welche die andere Hand von dorsal (Lumbalgegend) entgegendrückt.

IS-Sequenz ↑ Insertionselemente.

IS-Spike ⟨*engl*⟩: *Abk* für Initialsegment-Spike; Aktionsspitzenpotential, das bei Erregung einer Nervenzelle im Anfangsteil (Ursprungskegel) von deren Axon entsteht u. über dieses weitergeleitet wird.

Isthmus ⟨*gr*⟩ *m*: enge, schmale Verbindung. ***Zahnmed.:*** in der ↑ Füllungstherapie bruchgefährdete schmalste Partie zwischen zentralem u. approximalem Füllungsteil.

Isthmus aortae: Aortenisthmus; Aortenenge, seichte Einschnürung der Aorta zwischen ↑ Arcus aortae u. Aorta descendens.

Isthmus cartilaginis auricularis: Ohrknorpelenge, schmale, den Knorpel der Ohrmuschel mit dem des äußeren Gehörgangs verbindende Knorpelbrücke.

Isthmus faucium: Rachenenge; Übergang von Mund- u. Rachenhöhle zwischen Gaumenbögen, weichem Gaumen u. Zungenwurzel.

Isthmus glandulae thyroidae: schmales Verbindungsstück der beiden Schilddrüsenseitenlappen.

Isthmus gyri cinguli: durch den Sulcus calcarinus bedingte Einengung des Gyrus cinguli an dessen Übergang zum ↑ Gyrus parahippocampalis an der Medialfläche des Gehirns.

Isthmus pharyngis: Trennungsebene bzw. Öffnung zwischen Nasen- u. Mundrachen, analog ↑ Isthmus faucium als funktionellem Abschluß zwischen Mundhöhle u. Rachen; gebildet aus ↑ Musculus palatopharyngeus u. ↑ Musculus constrictor pharyngis superior.

Isthmus prostatae: Lobus medius; Mittelteil der Vorsteherdrüse.

Isthmusstenose ↑ Aortenisthmusstenose.

Isthmusstenosesyndrom, umgekehrtes ↑ Takayasu-Syndrom.

Isthmus tubae auditivae: Tubenenge, engste Stelle der Ohrtrompete am Übergang vom knöchernen zum knorpeligen Teil.

Isthmus tubae uterinae: enger (3–5 mm dicker), uterusnaher Teil des Eileiters.

Isthmus uteri: Gebärmutterenge zwischen Körper u. Hals des Uterus.

I-Streifen: Discus isotropicus; ↑ Myofibrille.

Istwert: der Wert, den eine Größe (meistens die ↑ Ausgangsgröße eines gesteuerten o. geregelten Systems) zum betrachteten Zeitpunkt tatsächl. hat. ↑ Sollwert.

Itai-Itai-Krankheit: Ursache kadmiumverseuchtes Trinkwasser, das Ende der Fünfzigerjahre auf Reisfelder in Japan geleitet wurde u. über eine kadmiumbedingte Nierenschädigung zu einem vermehrten Kalziumverlust des Organismus u. bes. des Skeletts führte; häufiges Auftreten von Frakturen u. Knochendeformationen.

Itard, Jean Marc Gaspard (1775–1838), frz. Ohrenarzt u. Taubstummenlehrer.

Item ⟨*engl*⟩ *n*: einzelne Testaufgabe.

Iteration ⟨*lat*⟩ *f*: krankhafte dauernde Wiederholung von Worten, Sätzen o. Bewegungen; bei organ. Hirnschäden u. Schizophrenie.

Iteretur ⟨*lat*⟩: es werde wiederholt. Anordnung zur Wiederholung einer Arzneiverschreibung.

I/t-Kurve: Intensität-Zeit-Kurve; ↑ Elektrodiagnostik, konventionelle; stellt die gesetzmäßige Beziehung zwischen Reizstärke u. Reizzeit zur Auslösung von Muskelzuckungen dar. Vorfelduntersuchung zur Diagnostik neuromuskulärer Erkrankungen u. Grundlage für selektive Reizstromtherapie. Sie ist charakterisiert durch ↑ Chronaxie, ↑ Rheobase u. ↑ Akkommodationsquotient.

Ito-Syndrom: genet. bedingter Fehlbildungskomplex mit Pigmentstörungen in Form streifenförmiger zebraartiger Hauterscheinungen, Makrozephalie, Beinhypoplasie, hoher Gaumen, Intelligenzminderung, Anfälle, Hypohydrose, Mammafehlbildungen; Schmelzflecken an den Zähnen, Schiefhals, Kyphose, Skoliose, Wirbelanomalien. ↑ Hypomelanosis Ito.

Ito-Zelle: Lipocytus perisinusoideus; Lipide speichernde Zelle im ↑ Disse-Raum der ↑ Leber, ↑ Fettspeicherzelle.

I:T-Quotient: Verhältnis der unreifen (immatur) u. reifen (term) neutrophilen Leukozyten im Blutausstrich bei Früh- u. Neugeborenen zur Diagnostik von Infektionen.

ITR: *Abk* für engl. inverted terminal repeats; spiegelbildl. gleiche o. ähnl. Nukleotidsequenzen an den Enden von Virus-DNA-Molekülen, die für die Replikation der DNA wichtig sind.

ITS: *Abk* für Intensivtherapiestation; ↑ Intensivstation.

IU: International Unit; ↑ Internationale Einheiten.

IUB: *Abk* für ↑ International Union of Biochemistry.

IUD: *Abk* für engl. Intrauterine Device. Intrauterinpessar, ↑ Antikonzeptiva.

IUP ↑ Intrauterinpessaren.

IUPAC: *Abk* für ↑ International Union of Pure and Applied Chemistry.

i. v.: *Abk* für intravenös.

IVDA: *Abk* für intravenöser Drogenabhängiger.

IVDU ⟨*engl*⟩: *Abk* für **i**ntra**v**enous **d**rug **u**ser; intravenöser Drogengebraucher.

Ivemark, Björn, zeitgen. schwed. Päd., Stockholm.

Ivemark-Syndrom (nach Björn I.) ↑Aspleniesyndrom.

Ivermectin: Wurmmittel (↑Anthelminthika), das gegen zahlreiche Nematoden wirksam ist u. bei Onchozerkose u. Skabies eingesetzt wird. Nebenwirkungen sind u. a. Schwindel, Juckreiz u. Hypotonie. Keine Nebenwirkungen im ZNS, da die Substanz nicht die ↑Blut-Hirn-Schranke passiert.

Ivory-Matrize: Hilfsmittel bei der ↑Füllungstherapie, ↑Kontaktpunkt. Halbbandmatrize, bestehend aus spez. Halter u. kragenförmigen, gelochten Stahlbändern.

IVSS: *Abk* für ↑Internationale Vereinigung für Soziale Sicherheit; eine Tochterorganisation der ILO (Internationale Arbeitsorganisation).

IVUS: *Abk* für intravasaler Ultraschall; zur Diagnostik wird ein spez. Ultraschallkatheter in ein Gefäß, häufig perkutan, zur intraluminalen Bildgebung (↑B-Bild) o. zur Bestimmung der Blutflußgeschwindigkeit (↑Doppler-Ultraschall) eingeführt. Benutzte Frequenzen: 10–30 MHz. Anwendungsgebiet ↑Interventionsradiologie, z. B. nach perkutaner transluminaler ↑Angioplastie.

Iwanstee ↑Epilobium-Arten.

Ixodes ricinus ⟨*lat + gr*⟩ *m*: Holzbock; Vertreter der ↑Ixodidae (Schildzecken) Männchen bis 4 mm, Weibchen bis 5 mm, vollgesogen bis 12 mm lang. Entwicklungsdauer 2–5, i. d. R. 3 Jahre. Die Larven u. Nymphen saugen an Kleinsäugern u. Vögeln, die Imagines befallen vorwiegend Großsäuger, den Menschen befallen Larven, Nymphen u. Weibchen, bevorzugt werden weichhäutige Körperteile. Die Weibchen lassen sich von Sträuchern auf Warmblüter herabfallen, bohren sich mit ihrem Saugrüssel in die Haut u. saugen Blut. Ihr Hinterleib ist stark dehnbar. Der Holzbock kann Rickettsien, Borrelia burgdorferi, Babesia divergens (einheim. Rinderpiroplasmose), Salmonellen u. Viren übertragen (↑Lyme-Borreliose, ↑Zeckenenzephalitis, ↑Tularämie, ↑Q-Fieber). Nach Zeckenstich können Erythema chronicum migrans, Lymphadenosis cutis benigna u. Akrodermatitis chronica atrophicans Herxheimer auftreten. Beim gewaltsamen Entfernungsversuch können die Mundwerkzeuge in der Haut steckenbleiben u. ein Fremdkörpergranulom verursachen. Entfernung des Holzbocks durch Auflegen eines Äther- o. Benzintupfers o. durch Auftragen von Öl o. eines ↑Akarizids. Abb.

Ixodidae ⟨*gr*⟩ *f Pl*: Schildzecken; Fam. der ↑Ixodoidea, ↑Acari. Körperoberfläche mit chitinigen Schilden bedeckt, Rückenschild reicht beim Männchen bis zum Hinterrand, beim Weibchen bedeckt es nur den Vorderrücken, übriger Körper mit dehnbarer Haut versehen. Mundwerkzeuge zum längeren Blutsaugen eingerichtet (↑Chelizeren, ↑Pedipalpen, ↑Hypostom). Entwicklung über Ei, Larve, Nymphe, Imago, wobei je nach Anzahl der eingeschalteten Wirte ein-, zwei- u. dreiwirtige Zecken unterschieden werden. Vorkommen v. a. in feuchten Wäldern u. in Strauchwerk in der Nähe von Weiden; in allen Entwicklungsstadien temporäre Blutsauger an Kriechtieren, Vögeln, Säugetieren u. Mensch. Mehrere med. bedeutsame Arten, in Mitteleuropa dominiert die dreiwirtige Zecke ↑Ixodes ricinus.

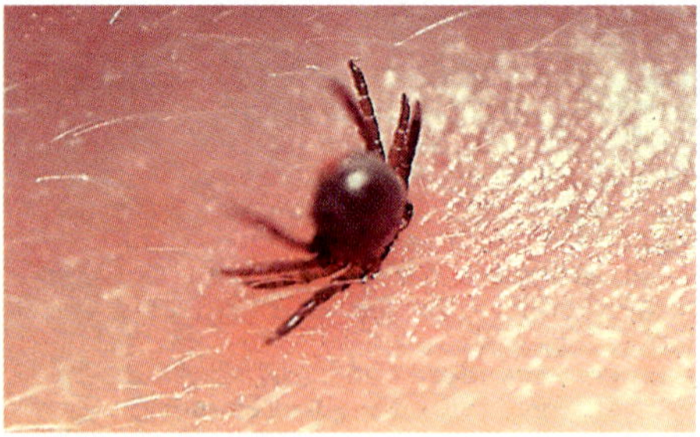

13

Ixodes ricinus

Ixodoidea ⟨*gr*⟩ *n Pl*: Zecken; Überfamilie der ↑Acari, die die beiden med. bedeutsamen Zeckenfamilien ↑Ixodidae (Schildzecken) u. ↑Argasidae (Lederzecken) umfaßt. Temporäre Blutsauger mit tox. wirkendem Speicheldrüsensekret, ↑Vektoren von Krankheitserregern.

I-Zellen-Krankheit: Mukolipidose; angeborene Stoffwechselerkrankung mit zytoplasmat. Einschlüssen in kultivierten Fibroblasten (I-Zellen); Wachstumsstillstand, psychomotor. Retardierung, dysmorphe Facies mit Gingivahyperplasie, verdickter Haut, Skelettanomalien; leichte Hepatomegalie. Defizienz der Betagalaktosidase u. anderer lysomaler Enzyme in Leber, ZNS u. kultivierten Hautfibroblasten. die progressive Krankheit führt etwa im 4. Lj. zum Tode.

Izumi-Fieber: in der jap. Stadt Kanazawa 1927 erstmals beobachtetes fieberhaftes masern- o. scharlachähnl. Exanthem.

J

J: **1.** veraltet chem. Symbol für ↑Iod. **2.** physik. Zeichen für Joule. **3.** Kurzzeichen für ↑Ionendosis.

Jaborandiblätter ↑Pilocarpus-Arten.

Jaccoud-Arthritis: sehr seltene Verlaufsform eines akuten rheumatischen ↑Fiebers o. Manifestation bei system. Lupus erythematodes. Nach zahlreichen Rezidiven der Arthritis über Jahre u. Jahrzehnte kommt es zu einer ausgeprägten fibrösen Veränderung der Gelenkkapsel, die eine typ. Deformierung u. evtl. Einsteifung der Gelenke bewirkt. Radiol. i. d. R. keine Gelenkdestruktionen.

Jacketkrone ⟨*engl*⟩: veraltet für Mantelkrone, Restauration der Zahnkrone mit zahnfarbenen Kunststoffen (Kunststoffmantelkrone) o. keram. Massen (Keramikkrone).

Jackson, Chevalier Joseph (1866–1958) Laryngologe, Bronchologe, Philadelphia (USA).

Jackson, John Hughlings (1834–1911), brit. Neurol. u. Ophth., London.

Jackson, Victor Hugo (1850–1929), amerik. Zahnarzt, New York.

Jackson-Epilepsie (nach John H. J.) ↑Epilepsie.

Jackson-Klammer (nach Victor H. J.): Überwurfklammer aus Stahldraht für ↑Molaren. Der Draht wird beidseits des Klammerzahns über die Kontaktpunkte geführt u. erstreckt sich bukkal schlaufenförmig unter dem Zahnäquator. Die J. dient zur Retention von einseitigen Prothesen an der geschlossenen Zahnreihe der Gegenseite.

Jackson-Krankheit (nach Chevalier J. J.): fulminante, akute Laryngotracheobronchitis (Laryngotracheobronchitis peracuta maligna) mit schlechter Progn. bei Kindern.

Jackson-Lähmung (nach John H. J.) ↑Hemiplegia alternans hypoglossica, homolaterale Zungenlähmung u. kontralaterale Halbseitenlähmung.

Jacob, François (geb. 1920), frz. Biol. Genetiker, Paris. 1965 Nobelpreis für Med./Physiol. (mit A. M. Lwoff u. J. L. Monod) „für ihre Entdeckungen auf dem Gebiet der genetischen Kontrolle der Synthese von Enzymen und Viren".

Jacobaeus, H. C. (1879–1937), Int., Stockholm. Führte die Laparoskopie u. Thorakoskopie als diagn. Methoden in die Klinik ein, entwickelte die Thorakokaustik.

Jacob-Monod-Modell: Modell über die Induktion u. Repression der Enzymsynthese, das von 4 Faktoren abhängt: 1. Gruppe von Strukturgenen, die einen biochem. Syntheseprozeß kontrolliert; 2. Operatorgen, das die Induktion bzw. Repression der Transkription o. Repression der Strukturgene bestimmt; 3. Promotorregion, die zwischen 1. u. 2. liegt u. an der die Transkription der DNA u. Translation der messenger-RNA der Strukturgene beginnt; 4. ein unabhängiges Operatorgen, durch das eine spez. Repressorsubstanz produziert wird.

Jacobson, Ludwig Levin (1783–1843), Arzt, Kopenhagen.

Jacobson-Anastomose (nach Ludwig L. J.): durch Nn. tympanicus u. petrosus minor hergestellte Verbindung von Ganglion infasius nervi glossopharyngei u. Ganglion oticum.

Jacobson-Organ (nach Ludwig L. J.): bei Amphibien u. Reptilien in der Wand der Nasenhöhle o. am Dach der Mundhöhle mit Sinnesepithel ausgekleideter paariger Raum, der zum olfaktor. System gehört. Bes. gut entwickelt bei Eidechsen u. Schlangen (Einführen der gegabelten Zunge in das J. zur Übertragung von Riechstoffen). Fehlend bei Schildkröten, Krokodilen u. Vögeln, bei Säugetieren z. T. entwickelt. Beim Menschen während der Embryonalperiode immer angelegt. Später Rückbildung. Beim Erwachsenen ist das J. als kleiner Kanal nur selten ausgebildet.

Jacod-Syndrom (nach Maurice J.): Syndrom der mittleren Hirnnervengruppe. Ausfall der Nerven I–VI mit Gesichtsschmerzen, Lähmung der Kaumuskulatur, Sensibilitätsstörungen, Ophthalmoplegie u. Amaurose infolge in die Schädelbasis einwucherndem Epipharynxtumor.

Jactatio ↑Jaktation.

Jactatio capitis: Hin- u. Herwerfen des Kopfs unter Beteiligung des Schulterbereichs.

Jactatio corporis: Schaukelbewegungen des ganzen Körpers, tritt bes. im Kindesalter auf. Ursachen: psych. Fehlentwicklung, ↑Milieu, ↑Deprivation, ↑Hospitalismus, frühkindl. Hirnschaden bes. hyperkinetisches ↑Syndrom, ↑Intelligenzminderung. Psychotherapie, bes. verstärkte Zuwendung zum Kind; Progn. von den Ursachen abhängig.

Jadassohn, Josef (1863–1936), Dermat., Bern, Breslau.

Jadassohn-Krankheit (nach Josef J.) ↑Granulosis rubra nasi.

Jadassohn-Lewandowsky-Syndrom (nach Josef J. u. Felix L.): angeborene Nagelfehlbildung an allen Fingern u. Zehen i. S. einer Pachyonychie, follikuläre Hyperkeratose, Hyperhidrose, Schleimhautveränderungen. Selten geistige Behinderung.

Jaffé, Henry L. zeitgen. amerik. Arzt, New York.

Jaffé-Lichtenstein-Uehlinger-Syndrom (nach Henry L. J.) ↑Osteofibrosis deformans juvenilis Uehlinger.

Jahr, praktisches: *Abk* PJ; letztes Ausbildungsjahr im Medizinstudium nach theoret. Ausbildung; wird meist im Lehrkrankenhaus abgeleistet; danach wird das 3. Staatsexamen abgelegt.

Jakob, Alfons (1884–1931), dt. Neurol., Hamburg.

Jakob-Creutzfeldt-Krankheit (nach Alfons J. u. Hans G. C.) ↑Creutzfeldt-Jakob-Krankheit.

Jaksch, Rudolf Ritter von J.-Wartenhorst (1855–1947), Int., Prag, Wien.

Jaksch-Hayem-Loutit-Anämie (nach Rudolf Ritter von J.-Wartenhorst u. Georges H.) ↑Anämie.

Jaksch-Melaninreaktion (nach Rudolf Ritter von J.-Wartenhorst): Zugabe von verdünnter $FeCl_3$-Lösung schwärzt melanin- u. melaninogenhaltigen Harn.

Jaksch-Probe (nach Rudolf Ritter von J.-Wartenhorst): Bleinachweis im Harn als PbI_2 nach Pb-Vergiftung.

Jaktation ⟨*lat*⟩ *f*: Jactatio; stereotype Schaukelbewegung.

Jalousieplastik ⟨*frz* + *gr*⟩ *f*: von dem Leipziger Chir. Heller entwickelte Operationsmethode, um eiternde

Hohlräume im Brustkorbraum dadurch zu verschließen, daß nach Entfernung der diese Hohlräume bedeckenden Rippen die zurückbleibenden Weichteilspangen wie ein Jalousiegitter in den Hohlraum hineinverlagert werden. ↑Thorakoplastik.

James-Faser: akzessor., atrio-nodale erregungsleitende Faser. Grundlage von ↑Erregungskreisen beim ↑LGL-Syndrom.

Jamestown-Canyon-Virus: Virusart der Gattung ↑Bunya-Virus, benannt nach einer Landschaft in North Dakota, USA. Das J. kommt in den USA vor u. kann bes. bei Kindern eine virale ↑Meningoenzephalitis (↑Meningoenzephalitis) verursachen.

Jamin, Friedrich (1872–1951), dt. Int., Erlangen.

Jamin-Glossitis (nach Friedrich J.): alle 90–100 Tage eintretende Glossitis superficialis mit Depapillation des Zungenrückens.

Jamison-Hopkins-Syndrom ↑Bagassose.

Jammergestalt: von hochgradigem Muskelschwund gekennzeichnetes Erscheinungsbild bei ↑Dystrophia myotonica.

Jampel, Robert S. (geb. 1926), amerik. Päd.

Jamshidi-Nadel ↑Knochenmarkbiopsie.

Janbou, Marcel (geb. 1898), frz. Arzt, Montpellier.

Janbou-Syndrom (nach Marcel J.): Enteritis nach Gabe von Antibiotika wegen der Überwucherung der normalen Darmflora durch resistente Keime.

Janet, Pierre (1861–1940), Urol., Paris.

Janet-Spritze (nach Pierre J.): Blasenspritze.

Janet-Spülung (nach Pierre J.): Mittels einer mit Olive armierten Blasenspritze injiziert man unter (mäßigem) Druck Spülflüssigkeit durch die sich dehnende Harnröhre in die Blase. Vorsicht vor Anwendung von zu hohem Druck, da die Harnröhrenwand rupturieren u. die Spüllösung ins paraurethrale Gewebe o. direkt in eröffnete Blutgefäße eindringen kann. Kontraindikationen: Restharn, akute Urethritis, Zustand nach Katheterisierung o. Instrumentation.

Janiceps ⟨*lat*⟩ *m*: Januskopf; doppelsymmetr. Fehlbildung mit Verschmelzung der Köpfe beider Individualteile.

Jannik, B. (1829–1892), Augenarzt, Kopenhagen.

Jannik, Pertersen B. (1851–1920), Augenarzt, Kopenhagen.

Janus asymmetros ⟨*lat + gr*⟩ *m* ↑Cephalothoracopagus monosymmetros.

Janus disymmetros ↑Cephalothoracopagus disymmetros.

Janusgrünfärbung: Supravitalfärbung zur Darstellung von Mitochondrien.

Janus parasiticus: unfreie, asymmetr. Doppelbildung (↑Duplicitas), bei der in den Kopf des Autositen ein 2. Kopf „hineingeschoben" ist. Rumpf des Parasiten rudimentär.

Japan-B-Enzephalitis ↑B-Enzephalitis, japanische.

Jarcho-Syndrom: bei (häufig nicht erkanntem) szirrhösem Magenkarzinom (z. T. auch Sigmakarzinom) mit Metastasen im Knochenmark u. Lymphgefäßen bes. der Lunge auftretende respirator. Insuffizienz mit Rechtsherzversagen, Anämie, Thrombozythämie u. Knochenschmerzen.

Jargonaphasie ⟨*frz + gr*⟩ *f*: i. R. der sensor. ↑Aphasie produziertes, auf Beeinträchtigung der „inneren Kontrolle" beim Sprechen (↑Paraphasie, Paragrammatismus, ↑Neologismen u. ↑Perseverationen), zurückzuführendes Kauderwelsch.

Jarisch, Adolf (1850–1902), österreich. Dermat., Wien, Innsbruck, Graz.

Jarisch-Herxheimer-Reaktion (nach Adolf J.): nach Injektion eines Antisyphilitikums auftretendes Fieber, allg. Krankheitserscheinungen u. verstärkte Hautaffektionen, bedingt durch Treponemenzerfallstoxine.

Jaspers, Karl (1888–1969), dt. Psychiater u. Philosoph, Heidelberg u. Basel. Bekannt als Begründer der Psychopathologie durch die „Allgemeine Psychopathologie" sowie polit.-philosoph. Schriften. ↑Phänomenologie.

Jaudon-Syndrom ↑Salzverlustsyndrom, adrenogenitales.

Jaunde-Fieber: Yaeundé-Fieber; 5-Tage-Fieber in Westafrika, virusbedingt.

Javal-Ophthalmometer ⟨*lat + gr*⟩ *n*: Gerät zur Messung der Brechkraft u. des Krümmungsradius der Hornhautvorderfläche u. ihrer Differenz in den beiden opt. Hauptschnitten (Astigmatismus). Gerät zur objektiven Refraktionsbestimmung.

Javatee ↑Orthosiphon aristatus.

Jaworsky, Walery (1849–1925), poln. Int., Krakau.

Jaworsky-Kerne (nach Walery J.): Jaworsky-Körperchen. Kerne von Leukozyten im Magensaft, deren übriger Zelleib durch den proteolyt. Magensaft verdaut wurde.

JC-Virus: Virusart der Gattung ↑Polyomavirus. Erstisolierung 1971 aus dem Gehirn eines Pat. mit Initialen J. C. Weltweit beim Menschen verbreitet; treffen zufällig ↑Immunsuppression u. Infektion der ↑Oligodendrozyten mit JC-Virus zusammen, kann eine progressive multifokale ↑Leukoenzephalopathie (PML) entstehen.

Jecur ⟨*lat*⟩ *n*: Leber; noch bei Vesal auch anat., heute nur noch pharmaz. gebraucht.

Jeep-disease ⟨*engl*⟩ *f* ↑Pilonidalsinus.

Jeghers, Harold (geb. 1904), Int., Boston.

Jejunalatresie ⟨*lat + gr*⟩ *f* ↑Dünndarmatresie.

Jejunaldivertikel: meistens Pseudodivertikel (Aussackung von Mukosa u. Submukosa). Häufigkeitsabnahme von oral nach aboral. Obstruktionen, Fistelbildungen, Perforation, Peritonitis, selten Blutungen sind Komplikationen. Noch seltener kommen Magen- o. Pankreasgewebe bzw. Karzinome in Divertikeln vor. Bei größeren u./o. vielen Divertikeln ist Entwicklung des ↑Blindsacksyndroms mögl.

Jejunitis: Entzündung im Bereich des ↑Jejunums. ↑Enteritis necroticans.

Jejunoileostomie: operative Anastomosenbildung zwischen Jejunum u. Ileum, z. T. zur Gewichtsreduktion vorgenommen.

Jejunostomie: operative Anlage einer ↑Fistel zwischen dem Dünndarm u. der Körperoberfläche.

Jejunostomie, perkutane endoskopische: *Abk* PEJ; gleiches Prinzip wie perkutane endoskopische ↑Gastrostomie, wobei allerdings das Endoskop bis in das Jejunum gebracht wird.

Jejunum ⟨*lat*⟩ *n*: Intestinum jejunum, Leerdarm; ***Anat.:*** Teil des Dünndarms (↑Intestinum tenue), der sich in der ↑Flexura duodenojejunalis an das ↑Duodenum anschließt. ***Histol.:*** Wandaufbau: Tunica mucosa (Schleimhaut) mit einschichtigem hochprismat. Epithel mit Becherzellen, der bindegewebl. Lamina propria u. der Lamina muscularis mucosae; Tela submucosa mit locke-

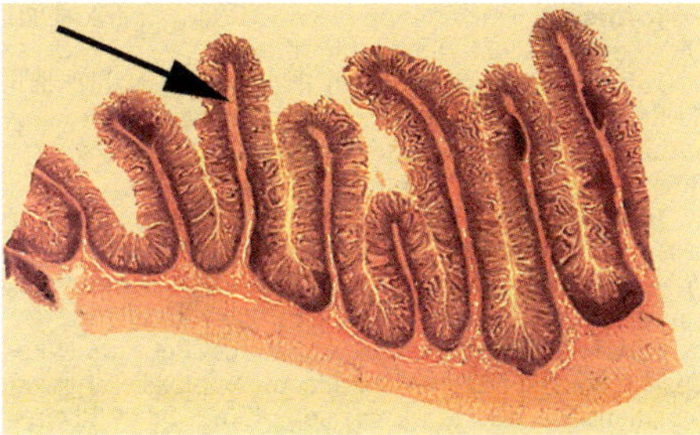

30

Jejunum (Abb. 1). Histologischer Schnitt, HE-Färbung; Übersicht mit hohen, dichtstehenden Kerckring-Falten (Pfeil)

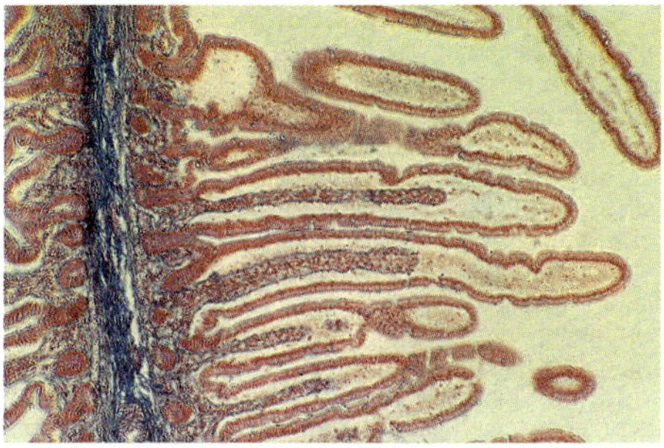

30

Jejunum (Abb. 2). Histologischer Schnitt, Azanfärbung; hohe, dicht stehende Zotten auf einer Kerckring-Falte. Die Tunica submucosa (blau) ist an der Faltenbildung beteiligt.

rem Bindegewebe, Gefäßen u. Nerven u. dem Plexus myentericus (↑ Meissner-Plexus); Tunica muscularis mit Stratum circulare u. longitudinale; Tunica subserosa, bestehend aus lockerem Bindegewebe; Tunica serosa, bestehend aus Peritonealepithel (= Mesothel). Im Vergleich zum ↑ Ileum besitzt das J. längere Zotten (↑ Villi intestinales), kürzere Lieberkühn-Krypten (↑ Glandulae intestinales), längere Kerckring-Falten (Plicae circulares), weniger Becherzellen. Abb. 1 u. 2.

Jejunumatresie ↑ Dünndarmatresie.

Jejunumersatzmagen ↑ Ersatzmagenbildung.

Jellinek, Stefan (1871–1964), Pathologe, Wien, Oxford. Beschrieb die Pigmentation der Augenlider als typ. Zeichen für eine Basedow-Krankheit.

Jenaer Nomenklatur: 1936 in Jena von der Anatomischen Gesellschaft an Stelle der Baseler Nomenklatur eingeführte Neufassung anat. Bez.; Beseitigung von Eigennamen u. gr.-lat. Hybridbildungen, bevorzugt vom Lateinischen abgeleitete Namen. 1955 wurde die J. N. durch die jetzt gültige Pariser N. (PNA) ersetzt.

Jendrassik, Ernö (1858–1921), ungar. Kliniker, Budapest.

Jendrassik-Handgriff (nach Ernö J.): in der neurol. Untersuchungstechnik angewandte Methode, um die Auslösung der Patellar- u. Achillessehnenreflexe zu ermöglichen. Der Pat. wird aufgefordert, die Finger beider Hände ineinanderzuhaken u. kräftig zu ziehen. Dies bewirkt eine Aktivierung der spinalen Alphamotoneurone über eine Aktivierung des Gamma-Systems u. der Muskelspindeln. Außerdem wird der bei vielen Pat. die Untersuchung behindernden Verspannung der Muskulatur durch die Konzentration des Pat. auf die Ausführung des J. entgegengewirkt. ↑ Eigenreflex.

Jenner, Edward (1749–1823), brit. Wundarzt in Berkeley; Schüler von J. Hunter. J. entwickelte 1796 die Kuhpockenimpfung (Vakzination), die an die Stelle der seit Jahrtausenden bekannten, aber gefährl. Einpfropfung von Menschenpocken (↑ Variolation) trat. Die 1798 publizierte Entdeckung kann als die größte proph. Errungenschaft des 18. Jh. angesehen werden. ↑ Vakzination.

Jensen, Carl Olaf (1864–1934), dän. Veterinärpathologe, Kopenhagen.

Jensen-Sarkom (nach Carl O. J.): auf Ratten transplantables Sarkom (1901).

Jericho-Beule ↑ Leishmaniasen, ↑ Orientbeule.

Jerne, Niels Kaj (geb. 1911), Physiol., Immun., Basel. 1984 Nobelpreis für Med./Physiol. „für seine Arbeiten über den spezif. Aufbau und die Steuerung des Immunsystems".

Jerne-Plaque-Test (nach Niels K. J.): Hämolyse-Plaque-Test; Test zum quantitativen Nachweis antikörperbildender Zellen. Zellen aus lymphoiden Organen (z. B. Milz) eines gegen Schaferythrozyten sensibilisierten Tieres werden mit diesen Erythrozyten in verflüssigter ↑ Agarose vermischt u. in Petrischalen o. auf Objektträger ausgegossen. Nach Erstarren wird bei 37 °C inkubiert u. ↑ Komplement darübergegeben. Jede Zelle, die Antikörper gegen die Schaferythrozyten gebildet hat, bewirkt eine ↑ Immunhämolyse der Schaferythrozyten, die als Plaque sichtbar wird. In gleicher Weise lassen sich Antikörper gegen nichterythrozytäre Antigene nachweisen, wenn diese vorher wie bei der indirekten Hämagglutinationsreaktion an Erythrozyten gebunden wurden (indirekter Jerne-Plaque-Test).

Jervell-Lange-Nielsen-Syndrom (nach Anton J. u. Fred L.-N.): QT-Syndrom; angeborene Verlängerung der QT-Zeit infolge einer inhomogenen Repolarisation der Ventrikelmuskelfasern mit paroxysmalem, häufig letal endendem Kammerflattern. Obligat ist ein gleichzeitiges Vorliegen einer Innenohrschwerhörigkeit bzw. Taubheit. Das symptomat. QT-Syndrom ist artifiziell bedingt durch Gabe von Antiarrhythmika (Chinidin). Das angeborene QT-Syndrom ohne Innenohrschädigung ist als ↑ Romano-Ward-Syndrom bekannt.

Jet-lag-Syndrom ↑ Zirkadiansyndrom.

Jet-Ventilation: Beatmungsform, bei der ein kontinuierl. Sauerstoffstrom in die Luftwege geleitet wird. Teilweise erfolgt eine Hochfrequenzunterbrechung i. S. der High Frequency Ventilation. Hat sich als Beatmungsform bisher nicht durchsetzen können i. R. der Intensivtherapie. Wird vorwiegend genutzt zur Durchführung von Laryngoskopien bzw. endolaryngealen u. endotrachealen Eingriffen.

Jetztmensch: Neumensch, ↑ Anthropogenese.

Jeune-Syndrom: asphyxierende Thoraxdysplasie, thorako-pelvico-phalangeale Dystrophie; ↑ Osteochondrodysplasie vorwiegend des Thoraxskeletts mit typ. kurzen Rippen u. des Beckens. Im späteren Alter Niereninsuffizienz, Retinopathie, Leber- u. Pankreasfibrose.

Jírovec-Peter-Medium: Nährboden für Reinkulturen von ↑ Trichomonas vaginalis aus Fleischbouillon, Maltose u. Serum vom Menschen.

Jitter: Maß für zeitl. Variabilität der Entladungsfolge zweier Muskelfasern der gleichen motor. Einheit in der Einzelfaserelektromyographie.

Jitter-Phänomen: erhöhte Asynchronie bei der Erregungsüberleitung vom Axon auf die Muskelfasern bei Ermüdung i. R. der ↑ Myasthenia gravis pseudoparalytica.

J-Kette: Polypeptidkette polymerer Immunglobuline (IgA einschl. Sekret-IgA sowie IgM), Funktion wird in der Aufrechterhaltung der Tertiärstruktur des Polymers gesehen. Verbindet die C-terminalen Bereiche der Alpha- o. Myketten.

JNA: *Abk* für Jenaer Nomina Anatomica; ↑ Jenaer Nomenklatur.

Jobe-Test: Provokationstest bei Impingement o. ↑ Rotatorenmanschettenruptur am Schultergelenk. Pat. klagen über Schulterschmerzen o. Abduktionsschwäche, wenn der 90° abduzierte, 30° flektierte u. innenrotierte Arm vom Untersucher heruntergedrückt wird.

Job's syndrome ⟨*engl*⟩ ↑ Hiob-Syndrom.

Jochbein ↑ Os zygomaticum.

Jochbeinfraktur ↑ Kieferfraktur, ↑ LeFort-Bruchlinie.

Jochbeinpfeiler: einer der ↑ Kaudruckpfeiler des Schädels, welcher den Kaudruck von den oberen Backenzähnen über das Jochbein nach vorn zum Stirnbein o. nach hinten zum Schläfenbein ableitet.

Jochbogen ↑ Arcus zygomaticus.

Jochbogenbreite: Gesichtsbreite; geradlinige Entfernung zwischen den am meisten seitl. vorstehenden Punkten der Jochbeine.

Jod ↑ Iod.

Jodamoeba buetschlii: Amöbenart im Dickdarm des Affen; vegetative Form bis 10 μm groß, Zysten kugelig, bis 15 μm groß mit Glykogenvakuole, die sich mit Lugol-Lösung intensiv rotbraun färbt; wahrscheinl. apathogen.

Joga ↑ Yoga.

Jogging ⟨*engl*⟩: als Gegenreaktion auf Bewegungsarmut u. dadurch bedingte Schäden entstandene Laufbewegung. J. ist eine Form des Dauerlaufs (Trablauf), der im Prinzip pos. zu beurteilen ist, jedoch bei Nichtgesunden der ärztl. Beratung bedarf. Neben phys. treten auch psych. Effekte auf.

Joghurt: Yoghurt; aus Schaf-, Ziegen- o. Büffelmilch, auch eingedickt, mit einem spezif. Enzympräparat hergestelltes feinflockiges u. gallertiges Sauermilchprodukt aus Voll-, Trink- o. Magermilch. Die Joghurtkulturen bestehen aus Milchsäurebakterien (Mischkulturen von Streptococcus thermophilus u. Thermobacterium bulgaricum). Das Fertigprodukt weist säuerl. Geruch, aromat. Geschmack u. eine günstige diätet. Wirkung auf.

Johannisbrotbaum: Ceratoniae fructus, Ceratonia siliqua; ↑ Caroben.

Johanniskraut ↑ Hypericum perforatum.

Johanson, Bengt, zeitgen. schwed. Chir.

Johanson-Plastik: Operationsmethode zur Beseitigung von Harnröhrenstrikturen.

Johansson, Sven C. J. (1880–1976), schwed. Chir., Göteborg.

Johimbin ↑ Yohimbin.

Johne-Krankheit: chron. hämorrhag. Enteritis der Rinder, hervorgerufen durch Mycobacterium paratuberculosis. Die J. weist pathol.-anat. keine Ähnlichkeit mit der Tuberkulose auf.

Johnson, Frank Graig (1894–1934), amerik. Päd. ↑ Erythema exsudativum multiforme.

Johnson-Medium (nach Frank G. J.): Nährboden für Reinkulturen von ↑ Trichomonas vaginalis aus Ringer-Lösung, Bactopeptan, Bactoagar, Cysteinchlorid, Maltose, Difco-Leberextrakt, Natronlauge u. Methylenblau.

Joint play ⟨*engl*⟩: Gelenkspiel, vom Untersucher passiv vorgenommene, „unphysiologische" Bewegungen im Gelenk. Diese geben Hinweise für Gelenkerkrankungen u. dienen der Therapiekontrolle.

Joliffe-Syndrom: Sonderform der ↑ Pellagra. Nikotinsäuremangel-Enzephalopathie mit Vakuolisierung von Ganglienzellen u. Markscheiden. Klin.: Bewußtseinsstörungen, Hyperkinesen, Rigor verbunden mit Veränderungen von Haut u. Schleimhäuten.

Jolly, Friedrich (1844–1904), dt. Neurol. u. Psychiater, Würzburg, Straßburg, Berlin.

Jolly, Jules Justin (1870–1953), Histol., Paris.

Jolly-Ermüdungsreaktion (nach Friedrich J.): myasthen. Reaktion, Verringerung der Muskelkontraktionen bis zum Erlöschen bei fortlaufender farad. Reizung. Untersuchungsmethode zum Nachweis der ↑ Myasthenia gravis pseudoparalytica.

Jolly-Körperchen (nach Jules J. J.): Jolly-Kernkugeln, Howell-Jolly-Körper; kugelige Chromatinteile, die bei versch. Anämien vermehrt auftreten, bes. nach Splenektomie häufig. Aufgrund dieser Kernkugeln schloß J., daß der eigentl. Kern der roten Blutkörperchen bei den Vertebraten durch Ausstoßung entfernt wurde (1906, sog. Jolly-Stini-Theorie).

Jones, Ernest (1879–1959), aus Großbritannien stammender Psychoanalytiker, der neben Arbeiten zum Symbolbegriff v. a. durch eine Biographie Sigmund Freuds bekannt wurde.

Jones-Kriterien, modifizierte (nach Dukett T. J.): diagn. Kriterien des akuten rheumatischen ↑ Fiebers, Formulierung von 5 Haupt- bzw. Kardinalsymptomen u. einer Reihe von Nebenkriterien.

Jonon ⟨*gr*⟩ *n*: Sechsring mit drei Methylgruppen, der aus zwei Isoprenmolekülen entstanden ist; je nach der Lage der einen Doppelbindung unterscheidet man Alpha- u. Betajonon. Je einen Ring vom Alpha- u. Betajonontyp findet man im Alphacarotin, zwei Betajononringe im Betacarotin u. einen Betajononring im Gammacarotin (↑ Carotine).

Jordans-Anomalie ↑ Leukozytenanomalien.

Jota: Zeichen: ι, Ι; 9. Buchstabe des griech. Alphabets; als Präfix u. wissenschaftl. Konstante gebraucht.

Joule, James Prescott (1818–1889), brit. Physiker u. Brauer. Arbeiten über das mechan. Wärmeäquivalent u. über die Stromwärme.

Joule (nach James P. J.): Maßeinheit der Energie (Arbeit, Wärme) entspr. der SI-Einheit im internationalen ↑ Einheitensystem; 1 J (Joule) = 0,2388 cal (Kalorien) = 1 Ws (Wattsekunde).

Joule-Gesetz (nach James P. J.): Zusammenhang zwischen der Wärmeentwicklung Q in einem stromdurchflossenen Leiter, der Stromstärke I u. dem Widerstand R des Leiters: $Q = I \cdot U \cdot t$ oder mit dem ↑ Ohm-Gesetz $Q = I^2 \cdot R \cdot t$ (I: in Ampere, U: in Volt, R: in Ohm). Bei konstantem Widerstand ist die entstehende Wärme dem Quadrat der Stromstärke proportional.

Juckreiz: Pruritus; sehr unangenehmes subjektives Sympt. bei zahlreichen Hautkrankheiten u. Stoffwechselstörungen. Die eigentl. Ursache des Juckreizes ist bisher nicht bekannt, wird aber meistens als unterschwelliger Schmerz definiert. Verantwortl. ist fernerhin wohl ein abartiger Zellchemismus. Der Juckreiz kann ledigl. symptomat. bekämpft werden durch äußerl. Mittel, vorwiegend solchen wie Kühlen u. innerl. Beruhigungsmittel.

Juckseuche ↑ Pseudolyssa.

Judet-Endoprothese: Ersatz des Schenkelkopfs durch einen Kunstharzkopf (Acryl), der mit seinem Stiel im Schenkelhals fixiert wird. Von den Gebrüdern Judet in den vierziger Jahren entwickelt, heute nicht mehr angewendet.

Juga alveolaria ⟨*lat*⟩ *n Pl*: durch die Zahnfächer (↑ Alveolen) bedingte Erhabenheiten am Ober- u. Unterkiefer.

Jugendalter: umfaßt die zwischen der Kindheit u. dem Erwachsenenalter liegende Zeitspanne. Aufgrund dieser Zwischenstellung, der intensiveren Begegnung u. krit. Auseinandersetzung mit der Gesellschaft u. Kultur u. der Entdeckung der eigenen Individualität sind psychol. Besonderheiten gegeben: 1. Entwicklung der Selbstfindung u. des Selbstwerterlebens (Betonung der äußeren Erscheinung, Selbstreflexion, Ichbezogenheit, Überbewertung der eigenen Person, labiles Selbstwertgefühl u. damit verbunden z. T. erhöhtes Geltungsstreben u. Imponiergehabe als Kompensation, Suche nach Vorbildern bzw. Identifikationsmöglichkeiten, oft in Gruppen bzw. Subkulturen Jugendlicher, Fähigkeit zur Selbsterziehung). 2. Veränderung der geistigen Einstellungen (Zukunftsbezogenheit, Beruf, Partner, Lebensplanung; Interesse an weltanschaul., gesellschaftl. Problemen; Entwicklung der Abstraktionsfähigkeit). 3. Ablösung von der Fam. (Streben nach Selbständigkeit; insbes. in Fragen der Kleidung, Frisur u. Freizeitgestaltung, Generationskonflikt, Entwicklung sexueller Beziehungen). 4. Volle Normenverinnerlichung u. Aufbau eines Wertesystems (Verinnerlichung sozialer Verhaltensweisen, der Normen des Leistungsverhaltens u. der gesellschaftl. Normen; Aufbau eines Wertesystems in ideolog. u. weltanschaul. Sicht, Entwicklung der Steuerungsfähigkeit, der Folgenkritik). Diese psychol. Besonderheiten sind in starkem Maße gesellschaftsabhängig u. nicht kausal biol. bedingt. Ihre Kenntnis ist bes. in der Pädagogik u. im forens. Bereich (Beurteilung der Schuldfähigkeit) wichtig.

Jugendarzt: Arzt, dessen Kenntnis u. Erfahrungen das Jugendalter u. seine besonderen Probleme umfassen.

Jugendpsychiatrie: Arbeitsrichtung der Psychiatrie, die sich mit psych. Erkrankungen u. Störungen des Jugendalters befaßt. Die meisten dieser Krankheiten o. Störungen haben ursächl., symptomat., progn., ther. u. rehabilitative Eigentümlichkeiten, die sich aus den psychol. Besonderheiten des Jugendalters ergeben.

Jugendpsychologie: Teil der ↑ Entwicklungspsychologie, die sich prim. mit den Besonderheiten des Jugendalters beschäftigt.

Jugendsexualität: für das Jugendalter spez. Entwicklungen, Formen u. Probleme des Geschlechtslebens. Sexuelle Regungen kommen bereits bei Kindern vor, ebenfalls erste ↑ Pollutionen u. ↑ Orgasmen. Durch die Akzeleration u. gewandelte, freiere u. positivere Einstellung zur Sexualität hat sich auch der erste Geschlechtsverkehr, die ↑ Kohabitarche, vorverlegt.

Jugendzahnpflege: Maßnahmen zur prim. u. sek. Prävention von Karies, Parodontopathien u. Zahnstellungs- u. Kieferanomalien im Kindes- u. Jugendalter. ↑ Bonner System, ↑ Frankfurter System.

Jugofrontalindex: prozentualer Anteil der kleinsten Stirnbreite (geradlinige Entfernung zwischen dem re. u. li. ↑ Frontotemporale) an der ↑ Jochbogenbreite.

Jugomandibularindex: prozentualer Anteil der ↑ Unterkieferwinkelbreite an der ↑ Jochbogenbreite.

Jugularispunktion: verbreitetes Verfahren in der Intensivtherapie zur Schaffung u. Aufrechterhaltung eines venösen Zugangs über längere Zeit. Dabei wird vorwiegend die V. jugularis interna, aber auch externa im Halsbereich kanüliert.

Jugulum ⟨*lat*⟩ *n*: Höhlung, Kehle; i. e. S. Drosselgrube, oberhalb des Manubrium sterni zwischen beiden Schlüsselbeinen gelegene Grube.

Jugum ⟨*lat*⟩ *n*: *Pl* Juga; Joch, Kamm.

Junctio ⟨*lat*⟩ *f*: Verbindung.

Junction ⟨*engl*⟩ ↑ Zellverbindungen.

Junctiones intercellulares ⟨*lat*⟩ *f Pl* ↑ Zellverbindungen.

Junctions: engl. Bez. für zellverbindende Strukturen; ↑ Gap junctions, Tight junctons.

Junctura ⟨*lat*⟩ *f*: Verbindung. ↑ Articulatio.

Junet, Robert Maurice (geb. 1907), Schweizer Int., Genf.

Jung, Carl Gustav (1875–1961), Schweizer Psychiater u. erster Schweizer Psychoanalytiker, der sich in den Jahren vor dem Ersten Weltkrieg von Sigmund Freud trennte u. seine eigene Theorie u. Praxis (analyt. Psychotherapie) u. eine weitverbreitete psychotherapeut. Schule gründete. Sein umfangreiches Werk enthält viele kulturanthropolog. Beiträge.

Jungfernhäutchen ↑ Hymen.

Jüngling, Otto A. (1884–1944), dt. Chir., Flensburg.

Jüngling-Krankheit (nach Otto A. J.): von Morosoff (1908) entdeckte, von Jüngling näher beschriebene Knochenerkrankung, auch als Ostitis multiplex cystoides bezeichnet, bes. Lokalisation der ↑ Sarkoidose.

Junininfektion ↑ Fieber, argentinisches hämorrhagisches.

Juninvirus: Virusart der Gattung ↑ Arenavirus. Krankheit: argentinisches hämorrhagisches ↑ Fieber, erster Krankheitsfall 1955 in Junin (Argentinien).

Juniperus communis ⟨*lat*⟩ *m*: Wacholder; beerenähnl. Früchte liefern die Droge (Juniperi fructus), enthält ätherische ↑ Öle. Verwendung z. B. in harntreibenden Tees.

junk-DNA: engl. Bez. für außerhalb codierender Bereiche vorkommende DNA eines Genoms, der (bisher) keine Funktionen zugeordnet werden konnte (Schrott-DNA).

Junktionsnävus ⟨*lat*⟩ *m*: gutartiger Pigmentzellnävus mit Proliferation von Nävuszellen an der Verbindungsstelle (Junktion) zwischen Epidermis u. Kutis. ↑ Nävuszellnävus.

jun-Onkogen: ein für Transkriptionsfaktoren codierendes ↑ Onkogen.

Jurasz, Anton (1847–1923), dt. HNO-Arzt, Heidelberg, Lemberg.

Jurasz-Zange (nach Anton J.): Instrument zur Abtragung von Gewebe im Nasenrachen (Adenoide, Choanalpolyp). ↑ Adenotomie.

Jürgens, Rudolf (1898–1961), Hämat., Berlin, Basel.

Jürgens-Kneifversuch (nach Rudolf J.): ↑ Kneifversuch. ↑ Willebrand-Jürgens-Syndrom.

Juvenilenstruma: Adoleszentenstruma; im Jugendalter auftretende, meist weiche diffuse, blande euthyreote Struma, die oft Ausdruck eines Iodmangels bzw. einer Hypothyreose des jugendl. Organismus ist.

Juvenilstadium: Stadium der postembryonalen o. Jugendentwicklung im Verlauf der Ontogenese eines Individuums, in dem, mit Ausnahme der ↑Pädogenese, die Geschlechtsreife noch nicht erreicht wird. In der Helminthologie u. ↑Arachnoentomologie häufig benutzter Begriff.

Juvenologie ⟨*lat*⟩ *f*: Wissenschaftsgebiet, das sich mit den Besonderheiten des jugendl. Organismus befaßt.

juxtaglomerulär ⟨*lat*⟩ *Adj*: neben dem Glomerulus.

Juxtaposition ⟨*lat*⟩ *f*: Anlagerung, Auflagerung, Ansetzung, z. B. bei Steinbildung.

juxtapylorisch ⟨*lat* + *gr*⟩ *Adj*: dicht neben dem Pylorus gelegen.

K

k: 1. ***Physik:*** *Abk* für Kilo; ↑ Einheitensystem, internationales. 2. ***Chem.:*** *Abk* für ↑ Zeitkonstante einer Reaktion erster Ordnung.

k_{10}: *Abk* für ↑ Eliminationskonstante aus dem zentralen Kompartiment.

K: 1. Zeichen für die Einheit Kelvin der (thermodynam.) Temperatur. Es gilt $T\,[K] = t\,[°C] + 273{,}16$. K. ist eine der sieben Grundeinheiten des internationalen ↑ Einheitensystems. 2. chem. Symbol für Kalium.

ka: *Abk* für Absorptionsresorptionskonstante.

Kabat, Hermann, zeitgen. amerik. Neurophysiologe.

Kabat-Behandlung (nach Hermann K.): Krankengymnastik mit spezif. Stimulierung der Propriorezeptoren zur komplexen Aktivierung paret. Muskelketten (Komplexbewegung), PNF-Behandlung.

Kabatschnik-Hörtest: Hörtest, bei dem eine schwingende Stimmgabel, deren Ton nicht mehr wahrgenommen wird, auf den Nagel eines den Gehörgang verschließenden Fingers aufgesetzt wird, was bei normalem Gehör zu einer Tonwahrnehmung führt.

Kabeltransplantat: Aus mehreren Faszikeln bestehendes freies Nerventransplantat zur Überbrückung von Nervendefekten. ↑ Nerventransplantation.

Kachexie *⟨gr⟩ f*: Kachexia; extremes Untergewicht, Auszehrung mit Kräfteverfall. Ursachen: maligne, konsumierende Erkrankungen; endokrine Erkrankungen (↑ Hyperthyreose, primäre ↑ Nebennierenrindeninsuffizienz); Stoffwechselerkrankungen, Entwicklung eines Diabetes mellitus Typ 1; ↑ Anorexia nervosa. Nicht mehr gebräuchl.: K. exophthalmica, K. hypophysealis, K. thyreopriva u. K. strumipriva.

Kadaverin: 1,5-Diaminopentan. ein ↑ Ptomain.

Kadaverniere ↑ Leichenniere.

Kadaverreaktion: völlige Unerregbarkeit des Muskels, höchster Grad der Schädigung nach totaler Degeneration des Nerven, ↑ Entartungsreaktion.

Kadavertransplantat: Transplantat eines Leichenorgans, entnommen aus einem hirntoten Spender.

Kader, Bronislaw (1863–1937), poln. Chir.

Kader-Fistel (nach Bronislaw K.): Form der ↑ Gastrostomie, bei der mit einem Katheter eine Fistel zur Ernährung angelegt wird.

Kadmium: chem. Symbol Cd, Ordnungszahl 48, relative Atommasse 112,4. In der Natur kommen Kadmiumsalze (Sulfid, Karbonat) als Begleiter entspr. Zinksalze vor. Metall. K. eignet sich als Neutronenabsorber in Kernkraftwerken. Biol. Wirkung: starkes Enzymgift, blockiert ähnl. wie Blei die Sulfhydrylgruppen u. entkoppelt die oxidative Phosphorylierung. Exposition über Intestinal- u. Atemtrakt. Resorbiertes Cd wird in der Leber als Metallothionin-Eiweißkomplex gebunden, dessen Synthese durch Cd in Leber u. Niere induziert u. zur Niere weitergeleitet wird. Kadmiumausscheidung im Urin ist Maß für die Schädigung des Aufnahme-, Transport- u. Akkumulationsmechanismus. Extrem lange biol. Halbwertszeit (16–33 Jahre). Sog. itai-itai-Krankheit, 1955 in Japan durch Umweltverschmutzung mit Cd; z. Z. nimmt der Mensch 25–60 μg K./d mit der Nahrung auf. FAO/WHO empfehlen, die wöchentl. Aufnahme (↑ Tolerable weekly intake) auf 400–500 μg (d. h. ~ 70 μg/d) zu begrenzen.

Kadmiumvergiftung: Sympt. einer akuten K. nach: bei oraler Aufnahme Erbrechen, Durchfälle u. Kollaps, bei inhalativer Aufnahme starker Reizhusten bis zum Bild der ↑ Reizgasvergiftung. Bei fortgesetzter Kadmiumaufnahme erhöhte Kadmiumausscheidung im Harn u. oft ein Kadmiumsaum (ockergelbe Ablagerung von Kadmiumsulfid an den Zahnhälsen). Sympt. der chron. K. sind chron. Entzündungen der oberen u. unteren Atemwege, Lungenemphysem, Nierenschäden mit ausgeprägter Proteinurie u. infolge erhöhter Kalzium- u. Phosphatausscheidung, Osteoporose u. Umbauzonen wie beim ↑ Milkman-Syndrom (↑ Itai-Itai-Krankheit). Leberschäden kommen vor. ↑ Arbeitsunfall, ↑ Berufskrankheit.

Käfer ↑ Coleoptera.

Kaffee: aufbereitete rohe (grüne Kaffeebohnen) bzw. zur Entwicklung des Aromas bei 200–220 °C geröstete, ganze, von der Fruchtschale völlig, von der Samenschale weitgehend befreite Samen des in den Tropen kultivierten Kaffeestrauches (Gattung Coffea; Coffea arabica robusta, liberica). Die anregende Wirkung der durch das Rösten erzeugten Aromastoffe wird durch das im K. enthaltene ↑ Coffein (1–2 %) verstärkt; er wirkt leistungssteigernd u. beseitigt Ermüdungszustände, verursacht aber bei übermäßigem Genuß Erregungszustände, Herzklopfen, Schlaflosigkeit; im Handel sind coffeinarmer (nicht mehr als 0,2 % Coffein) u. coffeinfreier (nicht mehr als 0,08 % Coffein) K. Weitere Inhaltsstoffe, die in das Getränk mit übergehen, sind ↑ Trigonellin, ↑ Chlorogensäure u. Röstprodukte. Letztere können Magenreizungen bewirken.

Kafindo: Kapfuro; in Burundi u. anderen Staaten Zentralafrikas auftretende Meningitis, verbunden mit borkiger Glossitis u. Pharyngitis.

Kagaminetsu-Fieber: in Japan auftretendes intermittierendes Fieber.

Kahler, Otto (1849–1893), Int., Prag, Wien.

Kahler-Krankheit (nach Otto K.) ↑ Plasmozytom.

Kahlheit, angeborene: Atrichia congenita; ↑ Atrichia.

Kahmhaut: von Mikroorganismen auf der Oberfläche von flüssigen Nährmedien bzw. nährstoffhaltigen Flüssigkeiten gebildete feine Haut.

Kahnbauch: Einsinken des Bauchs unter das Niveau des Brustkorbs, oft im Frühstadium einer ↑ Peritonitis o. bei ↑ Kachexie.

Kahnbein ↑ Os scaphoideum u. ↑ Os naviculare.

Kahnbeinbruch: Quer- o. Schrägbruch durch Sturz auf die überstreckte Hand. Langfristige Ruhigstellung (3 Monate) im Unterarmgips mit Daumengrundgliedeinschluß erforderl., Pseudarthrosengefahr wegen ungünstiger biomechan. u. troph. Voraussetzungen. Zunehmend operative Stabilisierung durch Verschraubung. Der K. wird leicht übersehen (Röntgenkontrolle).

Kahn-Flockungsreaktion: Histor. Methode einer ↑ Flockungsreaktion zum Nachweis von ↑ Reaginen in Serum von Syphilitikern.

Kahnschädel ↑Skaphozephalie.

Kahr, Heinrich (1888–1948), Gyn., Wien.

Kahr-Plastik (nach Heinrich K.): hintere Plastik bei Scheidenvorfall. Drast. Verengung des ↑Introitus vaginae durch Raffung der Dammuskulatur.

Kaininsäure: starres Glutaminsäureanalog. Zerstört nach intrazerebraler Injektion prakt. alle ↑Neuronen im Verteilungsgebiet, ohne Beeinflussung durchziehender Nervenfasern.

Kairoer Herz: Form eines Intrauterinpessars.

Kaiserling, Karl (1869–1942), Pathologe, Königsberg.

Kaiserling-Lösung (nach Karl K.): Konservierungsflüssigkeit für anat. Präparate, welche die natürl. Eigenfarbe erhält.

Kaiserschnitt: Volksethymologie zu Sectio caesarea. Die Lex regia des Numa Pompilius (um 800 v. Chr.) befahl, bei gestorbenen Schwangeren den Fetus aus der Gebärmutter zu schneiden. Diese „caesones ex utero" haben zu dem Wort „Caesar" (dt.: Kaiser) u. somit zum Begriff „Kaiserschnitt" geführt, der sprachl. u. inhaltl. nicht zutrifft. Bessere Bez. Schnittentbindung, ↑Sectio caesarea.

Kakao: Theobroma cacao; aus den Früchten des Kakaobaums hergestelltes Erzeugnis; die Kakaobohnen werden nach der Entfernung aus den Früchten des Kakaobaums etwa 10 Tage fermentiert (gerottet), gereinigt u. bei 90–140 °C geröstet, wodurch sich die Kerne leicht von den Schalen u. Keimen befreien lassen. Die gerösteten Kerne, die etwa 50 % Fett enthalten (Kakaobutter), werden z. T. entölt u. sehr fein zu Kakaopulver, Schokoladen u. a. vermahlen. Kakaopulver enthält etwa 1,5 % Theobromin (das neben dem in geringen Mengen enthaltenen Coffein die schwach anregende Wirkung bedingt) sowie geringen Mengen an den Vitaminen A, B_1, B_2, Nikotinsäure.

Kakaobutter: ist das aus Kakaokernen, Kakaobruch (max. 2 % Kakaogrus enthaltend) o. aus Kakaomasse o. aufgeschlossener Kakaomasse durch Abpressen (nicht Extrahieren), mit o. ohne Filtration, ohne chem. Behandlung gewonnene Fett; Säuregrad max. 8; von heller reingelber Farbe, feinem Kakaoaroma; bei Zimmertemperatur (20 °C) von fester, spröder Konsistenz; Schmelzpunkt 32–35 °C; es enthält überwiegend Glyzeride gesättigter fester Fettsäuren. Verwendung bei der Herstellung von Schokoladenerzeugnissen u. Überzugmassen (Kuvertüre), in der Pharmazie (Suppositorien), in der Kosmetik (Hautpflegemittel).

Kakaofett ↑Adeps Cacao.

Kakerlaken ⟨*niederländ + span*⟩ *f Pl*: **1.** ↑Albino, Weißlinge; ↑Albinismus; **2.** volkstüml. Bez. für Schaben, bes. Küchenschaben. ↑Blatta orientalis.

Kakidrosis ⟨*gr*⟩ *f*: übelriechende Schweißabsonderung.

Kala-Azar ⟨*ind*⟩ *f*: schwarze Krankheit, viszerale ↑Leishmaniase, Dum Dum Fever, Death fever, Leishmaniose viscérale; subikter. bis dunkel-graubräunl. Hautkolorit durch verstärkte Pigmentierung hat der Krankheit in Indien ihren Namen gegeben. Vorkommen in Südeuropa (Mittelmeerküste) u. best. Zonen Asiens, Afrikas u. Lateinamerikas. Erreger Leishmania donovani (subspec. infantum Mittelmeerraum; subspec. donovani, Asien, Afrika; subspec. chagasi, Lateinamerika), Überträger: blutsaugende ↑Phlebotominae (Sandfliegen). K. ist die einzige Form der Leishmaniasen, bei der Erreger das Hauptorgan verlassen u. sich auf dem Blutweg im Retikuloendothel innerer Organe (bes. Milz, Leber, Knochenmark, Lymphknoten) ansiedeln. Krankheitsbeginn oft schleichend, Inkubationszeit meist 2–6 Monate. Bes. wichtiges, frühzeitiges Sympt. hochgradige ↑Splenomegalie mit Fieber, Anämie. Anfängl. wenig beeinträchtigtes Allgemeinbefinden verschlechtert sich mehr u. mehr bis zur allg. ↑Kachexie, häufig Sekundärinfektionen. Diagnostik: Klinik, Parasitennachweis, Serol. Unbehandelt endet K. nach 1–2 Jahren letal. Ther. mit fünfwertigen Antimonverbindungen, Pentamidin, Amphotericin B.

Kalabarbeule ↑Kalabarschwellungen.

Kalabarödem ↑Kalabarschwellungen.

Kalabarsamen ↑Physostigma venenosum.

Kalabarschwellungen: bei ↑Loiasis (Loa loa), frühestens 3 Monate nach der Invasion plötzl. eintretende, weitgehend schmerzlose, isolierte Schwellungen der Haut, nach 2–3 Tagen abklingend, treten an mehreren Körperstellen erneut auf.

Kälberflechte ↑Trichophytie.

Kälberkrätze ↑Trichophytie.

Kälberserum: aus Kälbern o. Rinderfeten (fetales K.) gewonnenes ↑Serum, das in ↑Zellzüchtungen u. ↑Gewebekulturen als wachstumsfördernder Medienzusatz verwendet wird.

Kalikopapillitis ⟨*lat*⟩ *f*: umschriebene Entzündung im Kelchpapillenbereich (Fornix) der Nieren. Im Verlauf einer K. kann es zur ↑Papillennekrose, evtl. mit Abstoßung derselben u. Ausbildung einer vorübergehenden Harnabflußbehinderung kommen; oft ↑Hämaturie.

Kalilauge: wäßrige Lösung von Kaliumhydroxid KOH, sehr starke Base.

Kalilaugenpräparat: mikrosk. Präparat zur Direktuntersuchung von Hautschuppen, Haaren o. Nägelspänen auf Pilze. Dieses Untersuchungsmaterial wird in Kalilauge 15 %ig in einer feuchten Kammer mehrere Stunden mazeriert.

Kalium ⟨*arab*⟩ *n*: chem. Symbol K; Ordnungszahl 19, relative Atommasse 39,10. Silberweiß glänzendes, relativ weiches, chem. sehr reaktionsfähiges Alkalimetall.

Kaliumaktivatoren: K-Agonisten. Pharmaka, die die K^+-Kanäle „öffnen", z. B. Pinacidil, Chromakalium, Nicrorandil, Anwendung bei Hypertonie, Angina pectoris, peripheren Gefäßkrankheiten, Asthma. Synergismus zu ↑Kalziumantagonisten. ↑Kaliumantagonisten.

Kaliumantagonisten: Pharmaka, die die K^+-Kanäle blockieren, z. B. Tolbutamid, Glibenclamid, Sotalol, Bretyliumtosylat, Bethanidinsulfat.

Kaliumargonmethode: Verfahren zur absoluten ↑Altersbestimmung fossiler Skelettreste, sofern diese im Gestein vulkan. Herkunft gefunden worden sind. Die K. beruht auf dem radioaktiven Zerfall von Kalium 40 zu Kalzium 40 u. Argon 40. Bei der Entstehung des vulkan. Gesteins wird durch die Hitze das Argon verflüchtigt u. erst nach dem Erkalten neu gespeichert. Aus dem ^{40}Ar-Gehalt des Gesteins kann auf das Alter der in ihm lagernden Skelettreste geschlossen werden.

Kalium bromatum: Kaliumbromid; ↑Bromide.

Kaliumchlorat ↑Kalium chloricum.

Kalium chloratum: Kaliumchlorid, nicht mit tox. Kaliumchlorat verwechseln.

Kalium chloricum: Kaliumchlorat; giftiges Oxidationsmittel, ↑Methämoglobinbildner; Totalherbizid, in pyrotechn. Erzeugnissen zusammen mit leicht oxidierbaren Substanzen.

Kaliumchromat ↑ Chrom.

Kaliumcyanid ↑ Blausäure.

Kaliumdichromat ↑ Chrom.

Kaliumdiffusionspotential: Hauptursache für das Bestehen eines elektr. Potentials über die Membran erregbarer Zellen u. Fasern, mit Negativität im Inneren. Diese kommt zustande durch Diffusion von Kaliumionen (+) längs ihres Konzentrationsgradienten von innen nach außen u. Zurückbleiben von nichtdiffusiblen neg. Ladungsträgern in der Zelle (z. B. Proteine). Am Beginn einer Erregung hingegen überwiegt die Permeabilität der Membran für Natriumionen, die elektr. Polarität der Membran kehrt sich um. ↑ Ionentheorie, ↑ Gleichgewichtspotential.

Kaliumhexacyanoferrat (III): Rotes Blutlaugensalz; giftiges Pulver, wirkt durch Abgabe von Blausäure.

Kaliumhydroxid: Ätzgift; führt konzentriert auf der Haut o. nach peroraler Aufnahme in Mund, Ösophagus u. Magen zu ↑ Kolliquationsnekrosen, z. B. bei Benutzung falscher Pipetten im Labor. Antidot: verdünnte Zitronen- o. Essigsäure.

Kalium iodatum: Bestandteil von Lugol-Lösung, mildes Desinfiziens, ↑ Expektorans.

Kaliumkanäle ↑ Ionentheorie.

Kaliummagnesiumasparaginat: in Infusionslösungen zur Kaliumsubstitution, z. B. bei Herzinsuffizienz, -infarkt u. -glykosidintoxikation.

Kaliummangelsyndrom: infolge unzureichender Kaliumzufuhr, gesteigertem Kaliumverlust o. von Transmineralisationsvorgängen auftretendes Krankheitsbild, das durch eine Störung des Gleichgewichts zwischen dem Gesamtkaliumgehalt des Körpers u. der Gesamtkaliumkapazität ausgelöst wird; als Begleiterscheinung anderer Krankheiten, nie isoliert auftretend.

Kalium-Natrium-Antagonismus: Zwischen der Aufnahme u. Ausscheidung von Na^+- u. K^+-Ionen bestehen reziproke Beziehungen. Eine erhöhte Zufuhr von Na^+ führt zu einer neg. K^+-Bilanz u. umgekehrt. Auch bei der Regulation der Sekretion u. der Wirkung von ↑ Aldosteron gibt es einen K^+- Na^+-Antagonismus.

Kaliumoxalat ↑ Oxalsäure.

Kaliumperchlorat: $KClO_4$; obsoletes Thyreostatikum.

Kaliumpermanganat: konzentriert Ätzgift, in verdünnter, wäßriger Lösung Oxidations- u. Desinfektionsmittel für Haut u. Schleimhäute sowie zur Magenspülung nach Ingestion tox. Alkaloide o. Injektion nach Bissen von Giftschlangen.

Kaliumpumpe ↑ Ionentheorie.

Kaliumrhodanid: ein ↑ Thyreostatikum.

Kaliumseife ↑ Sapo kalinus.

Kalium sulfuricum: Kaliumsulfat. Salin. Laxans im Karlsbader Salz.

Kalium, übermangansaures ↑ Kaliumpermanganat.

Kalk, Heinz (1895–1973), Int., Berlin, Kassel.

Kalk: wenig spezif. Bez. für versch. Kalziumverbindungen. Beispiele: CaO Branntkalk, gebrannter Kalk; $Ca(OH)_2$ gelöschter Kalk; $CaCN_2$ Kalkstickstoff; $CaCO_3$ Kalkstein.

Kalkablagerung ↑ Kalkinfiltration.

Kalkaneopathie: ↑ Enthesiopathie des ↑ Kalkaneus.

Kalkaneus ⟨*lat*⟩ *m*: Calcaneus, Fersenbein.

Kalkaneusextension ↑ Extension.

Kalkdiabetes: Nephrokalzinose; Kalkniederschlag im tubulären u. interstitiellen System der Niere, bedingt durch eine Hyperkalziurie bei Hyperkalzämie infolge eines prim. ↑ Hyperparathyreoidismus.

Kalkfänger: Gewebe, die sich aufgrund eines verminderten Stoffwechsels mit Kalksalzen beladen (dystroph. Verkalkung). Nekrosen (Sublimatnephrose, -verkäsungen); bradytrophe Gewebe (oft gemeinsam mit Lipiden; z. B. Lipidkalkinfarkt der Nierenpapille); Hyalin (Uterusmyome).

Kalkfängertheorie: Adsorptionstheorie der Verkalkung; hypothet. Annahme einer die Verkalkung fördernden Substanz, wodurch Kalzium u. Phosphat angereichert werden u. nach Erreichen hoher Konzentration Kristalle ausfallen. Als solche Substanzen werden Eiweiße, Glykosaminoglykane u. Kollagen angesehen. Für die Mineralisation des Zahnschmelzes ist die K. nicht annehmbar, da der Zahnschmelz keine kollagenen Fasern enthält.

Kalkgicht ↑ Calcinosis interstitialis.

Kalkinfarkt: bes. Form der Verkalkung des Bindegewebes der Nierenpapille.

Kalkinfiltration: Kalkablagerung, Verkalkung, Kalzifizierung, Kalzinose. Abscheidung von Kalksalzen. 1. Dystroph. Verkalkung von nekrot. Gewebe bei versch. Krankheitszuständen u. im alternden (bradytrophen) Gewebe. 2. Kalkmetastase bei Hyperkalziämie infolge gesteigerten Knochenabbaus (Osteomalazie, Knochenmetastasen, chron. Nierenkrankheiten o. Epithelkörperchenadenom).

Kalkmetastase: Bei erhöhtem Blutkalziumspiegel Kalkablagerung in Lunge, Niere, Magen, Herzmuskel. ↑ Kalkinfiltration.

Kalkmilchgalle: stark kalkhaltige Galle. Bereits auf Röntgenleeraufnahmen zu erkennendes Bild der Gallenblase.

Kalknephrose: Verkalkung nekrot. Harnkanälchen bei hypochloräm. Nephrose infolge Chlorverarmung des Blutes nach dauerndem Erbrechen o. nach Sublimatvergiftung.

Kalkosphärit ⟨*lat* + *gr*⟩ *m*: kugelförmige mineralisierte Gebilde (↑ Globulardentin); das Wachstum der Kristalle bewirkt bogig begrenzte Zwischenräume (↑ Interglobularraum). ↑ Odontogenese.

Kalkpräparat ↑ Kalziotherapeutika.

Kalkseifen: Kalziumseifen; Kalziumsalze bilden mit höheren Fettsäuren schwerlösl. Salze (Fettmalabsorption).

Kalkspritzer ↑ Fettgewebenekrosen.

Kalkstickstoff Kalziumsalz des ↑ Cyanamid.

Kalkverätzung ↑ Verätzung.

Kalkwasser: Suspension von Kalziumhydroxid $Ca(OH)_2$ in Wasser.

Kallidin ⟨*lat*⟩ *n*: ein zur Gruppe der ↑ Kinine gehörendes ↑ Gewebehormon; Oligopeptid aus 10 Aminosäuren. K. besitzt wie alle Kinine eine hohe Umsatzgeschwindigkeit; es wirkt gefäßerweiternd, steigernd auf die Kapillarpermeabilität u. bringt schon in sehr kleinen Konzentrationen glatte Muskulatur zur Kontraktion. Wirkung ähnl. ↑ Bradykinin.

Kallikreine ⟨*lat*⟩ *n Pl*: Gruppe von Proteasen, die aus ↑ Kininogen (Alpha-2-Globulin) des Blutplasmas die ↑ Kinine freisetzen. Die K. selbst entstehen aus ↑ Kallikreinogen u. kommen im Blutplasma, in den Granulozyten, den Speichel-, Tränen- u. Schweißdrüsen sowie in den Nieren, im Pankreas u. im Darm vor. Die Aktivierung des Prokallikreins ist an den ↑ Hageman-Faktor geknüpft. Die K. sind durch Proteaseinhibitoren von Polypeptidcharakter (Lunge u.a. Geweben) hemmbar. Hemmung der Plasminaktivierung durch ε-Aminokapronsäure bedeutet auch Hemmung der Präkallikreinaktivierung.

Kallikrein-Kinin-System: ein weit verbreitetes, im Organismus schnell einsetzendes u. nur kurzdauerndes System zur Erweiterung der Gefäße, Erhöhung der Kapillarpermeabilität, Förderung der Leukozytenmigration u. der Spermatozoenmotilität. ↑Kinine erhöhen die Bildung der ↑Prostaglandine u. fördern über eine Durchblutungssteigerung die Glukoseverwertung des arbeitenden Muskels. Die Kinine werden durch ↑Kallikrein aus ↑Kininogen durch limitierte ↑Proteolyse freigesetzt.

Kallikreinogen ⟨*lat*⟩ *n*: inaktive Vorstufe des ↑Kallikreins; Prokallikrein; an seiner Aktivierung ist der ↑Hageman-Faktor beteiligt.

Kallmann-Syndrom: genet. bedingter hypogonadotroper Hypogonadismus. Testikuläre Reifungshemmung, Eunuchoidismus, sexueller Infantilismus, Aplasie des Bulbus olfactorius (↑Anosmie), z.T. Farbenblindheit. Mangel an follikelstimulierendem, interstitielle Zellen stimulierendem Hormon sowie an Leydig-Zellen.

kallös *Adj*: callosus; schwielig.

Kallotomie ⟨*gr*⟩ *f*: operative Durchtrennung des Balkens, ↑Corpus callosum.

Kallus ⟨*lat*⟩ *m*: Narbe; Narbengewebe zur Stabilisierung einer Fraktur, unter dessen Schutz sich die eigentl. Knochenregeneration vollzieht.

Kallusbildung: Organisation des Frakturhämatoms durch einsprossende Fibroblasten. Differenzierung dieses Bindegewebes (bindegewebiger K.) zu Geflechtknochen (Fixationskallus). Erst dieses Knochenersatzgewebe wird unter Einfluß physiol. mechan. Kräfte zur Kompakta- bzw. Spongiosastruktur transformiert. ↑Knochenbruchheilung. Überschießende Kallusbildung (Callus luxurians) ist Ausdruck mechan. Instabilität o. erhebl. Weichteiltraumatisierung. paraossale heterotope ↑Ossifikation.

Kallusdistraktion: Verfahren zur Verlängerung o. Defektüberbrückung (Segmenttransfer) von Röhrenknochen. Biol. Prinzip: Nach Kortikotomie unter weitgehender Erhaltung von Knochenhaut u. Markraum wird das junge periostale Regenerat (Kallusvorstufe) mittels Fixateur externe o. auf einem Marknagel gleitend kontinuierl. distrahiert (tgl. 1 mm). Es bildet sich ein Röhrenknochensegment durch allmähl. Mineralisation. Das Verfahren geht auf Bier (1923) zurück, von Ilisarow (1971) zur Praxisreife ausgebaut. Vorteile gegenüber der ↑Spongiosaplastik: Das knöcherne Regenerat entspricht der Diaphysenarchitektur, Spongiosaentnahme entfällt.

Kalmus *m* o. *n* ↑Acorus calamus.

Kalomel: Hg_2Cl_2, Hydragyrum chloratum; obsoletes Laxans u. Diuretikum. Weniger tox. als ↑Sublimat ($HgCl_2$), da weniger wasserlösl.

Kalorie ⟨*lat*⟩ *f*: Maßeinheit für die Energie (Wärme, Arbeit). Entspr. dem internationalen ↑Einheitensystem wird jetzt Joule verwendet. 1 cal (Kalorie) = 4,187 J (Joule).

Kalorimeter ⟨*lat* + *gr*⟩ *n*: Gerät zur Messung der spezif. Wärme von Körpern o. der notwendigen bzw. freiwerdenden Wärme bei physikal. u. chem. Prozessen.

Kalorimetrie: Bestimmung des Energiewechsels lebender Materie. Da die Richtung aller Energieumwandlungen durch den Zuwachs an Entropie bestimmt ist, wird nach dem II. Hauptsatz der Thermodynamik alle Energie im Laufe ihrer Umwandlung als Wärmeenergie frei. Die Bestimmung der Wärmeabgabe eines Organismus unter Konstanz seines Wärmeinhalts gibt somit den Bruttobetrag seines Energiewechsels wieder. Man unterscheidet drei Arten von Energiewechselbestimmungen: **Bilanzierungsbestimmungen**: aus der Verbrennungswärme der Nahrung läßt sich die zugeführte Kalorienmenge berechnen, wenn die Ausnutzungsverluste im Kot abgezogen werden. Diese Methode führt nur bei langen Beobachtungszeiten zu vernünftigen Resultaten, da die zugeführten Nahrungsstoffe nur teilweise gleich oxidiert, teilweise jedoch gespeichert u. in andere Stoffe umgewandelt werden. Bei der **direkten K.** mißt man in einem isothermen ↑Kalorimeter die Wärmeabgabe eines Organismus an seine Umgebung in kJ, die man pro Quadratmeter Oberfläche o. pro Gewichtseinheit auf Tag, Stunde o. Minute bezogen angibt. Für Energiewechselmessungen am Menschen ist diese Methode apparativ zu aufwendig. Grundlage der **indirekten K.** ist das kalor. Äquivalent des Sauerstoffs o. das CO_2-Äquivalent, die stöchiometr. Beziehung von Gaswechsel u. Wärmetönung, wodurch die Messung der Wärmebildung eines Organismus aus dessen Gaswechsel mögl. ist. Da das kalor. O_2-Äquivalent wie der respirator. Quotient von der Mischung der Nahrungsstoffe in der Ernährung abhängt, ist für genaue Bestimmungen die Größe des respiratorischen ↑Quotienten (RQ) nötig, um damit das zutreffende kalor. O_2-Äquivalent zu berechnen. Wird bei der Energiewechselbestimmung nur eine Gaskomponente erfaßt, so gilt bei einem max. Fehler von ± 3,5 % ein mittlerer RQ von 0,81 für ein kalor. O_2-Äquivalent von 20,3 kJ/l O_2.

Kalorisation: adäquate labyrinthäre Reizung mittels exakt definierter Kalt- u. Warmwasserspülung zur Auslösung eines vestibulären exp. ↑Nystagmus, Möglichkeit der gesonderten Beurteilung beider Labyrinthe, Beobachtung bei ausgeschalteter opt. Fixation unter ↑Frenzel-Brille.

Kalotte ⟨*frz*⟩ *f*: Schädeldach.

Kalottenartikulation: ein hindernisfreies Gleiten u. ein max. ↑Vielpunktkontakt bei Totalprothesen durch Anordnung der Kauflächen der Zähne entspr. einer Kugelkalotte. Daher kalottenförmige Aufstellungshilfen bei modernen Artikulatoren.

Kalottenhöhe: auf einer das ↑Nasion u. das Inion (Vereinigungspunkt der beiden Lineae nuchae superior in der Mediansagittalebene) verbindenden Geraden wird eine die höchste Erhebung der Mediansagittalkurve des Hirnschädels berührende Vertikale zu dieser Linie errichtet u. deren Länge bestimmt.

Kaltblütertuberkulose: Bei Kaltblütern (Fisch, Frosch, Schildkröte, Schlangen) vorkommende Tuberkulose. Die Erreger der K., Unterarten von Mycobacterium poicilothermorum, lassen sich nur kulturell u. im Tierversuch von Mycobacterium tuberculosis unterscheiden. Sie sind für den Menschen nicht pathogen.

Kälteadaptation: durch klimat. Kaltreize ausgelöster Adaptationsprozeß, der neben Schwellenverschiebungen der Mechanismen der Kaltabwehr auch zu ther. nutzbaren funktionelle Umstellungen versch. vegetativ gesteuerter Funktionen einschl. Herz-Kreislauf- u. Immunsystem führt.

Kälteagglutinine: charakterist. Komponente der Serumglobuline, die sich bei niedrigen Temperaturen, optimal bei 0 °C, an Erythrozyten bindet u. oberhalb von 30 °C von diesen wieder eluiert u. isoliert werden kann; K. kommen in sehr geringer Konzentration physiol. im Serum fast aller erwachsenen Menschen vor. Bei versch. Erkrankungen mehr o. weniger stark vermehrt, wobei wesentl. ist, daß sie sich innerhalb ihrer therm. Wirkungsbreite an körpereigene (in vitro auch an körperfremde, artgleiche, z. T. auch an artfremde) Erythrozyten binden u. diese agglutinieren. Je höher der 0°-Titer, um so höher ist die obere Grenztemperatur. Kälteagglutinine mit patholog. erhöhtem Titer sind außerdem i. d. R. bei Anwesenheit von Komplement durch eine hämolyt. Aktivität ausgezeichnet, deren Temperaturoptimum meist zwischen 20–25 °C liegt. Komplementfaktoren sind für die Agglutination nicht erforderl. Die Titer physiol. K. liegen bei gesunden Menschen von 20–30 Jahren zwischen 2–64, meistens bei 8. Pathol. Titer können Werte zwischen 128–1 000 000 erreichen. Zwischen der Höhe des Kälteagglutinintiters u. der Höhe des Hämolysintiters besteht keine Proportionalität. K. sind Makroglobuline der 19 S-Klasse, die sich immunelektrophoret. im IgM-Bereich (sehr selten im IgA-Bereich) darstellen.

Kälteagglutininkrankheit: seltene Form einer hämolyt. Anämie mit einer nach Unterkühlung auftretenden Anämie mit Akrozyanose o. extremer Blässe der Akren u. serol. mit Nachweis quantitativ u. qualitativ abnormer Antikörper vom Typ der ↑Kälteagglutinine.

Kälteagglutininkrankheit, akute postinfektiöse: durch eine zeitl. begrenzte stark vermehrte Bildung von Kälteagglutininen mit autohämolyt. Aktivität i. R. von Infektionskrankheiten, hauptsächl. bei Mykoplasmenpneumonien, selten bei Mononucleosis infectiosa gekennzeichnet, wobei die Diagnosestellung durch Nachweis eines hohen Kälteagglutinintiters u. einer pos. Mykoplasma-KBR zu sichern ist.

Kälteagglutininkrankheit, chronische idiopathische: ist als Non-Hodgkin-Lymphom mit monoklonaler Gammopathie aufzufassen, die sich von der sehr ähnl. Makroglobulinämie Waldenström durch die „biologische Aktivität" der produzierten Makroglobuline unterscheidet. Die Kälteagglutinine bewirken im Bereich der Kapillaren, wo die Bluttemperatur um 25 °C o. weniger erreicht, eine Autoagglutination der Erythrozyten, wodurch es zur Verlegung der Gefäße bzw. zur Hämostase kommt. Bei hämolyt. Aktivität der Kälteagglutinine kann es außerdem zur Hämoglobinurie kommen. Klin. treten Akrozyanose, Blässe der Akren, Livedo annularis bzw. Cutis marmorata in Erscheinung. Bei Blutentnahmen (für Blutausstriche, BSG u. a.) kommt es zur Verklumpung der Erythrozyten. Durch ↑Ehrlich-Fingerversuch u. ↑Eiswürfeltest ergeben sich kennzeichnende Befunde. Bei manchen Pat. findet sich das Phänomen der Kältepräzipitation. Progn. quoad vitam gut, quoad sanationem schlecht.

Kälteagglutininkrankheit, chronische symptomatische: Form der Kälteagglutininkrankheit, die sek. z. B. bei malignen Lymphomen auftritt. Entspricht in Serol. u. Sympt. der idiopath. Form, wobei ätiopathogenet. wahrscheinl. kein prinzipieller Unterschied besteht. Die Progn. wird weitgehend von der Grundkrankheit bestimmt.

Kälteallergie: Allergie gegen Kältereize. Häufigste Form ist die Kälteurtikaria, die vorzugsweise an kälteexponierten Körperstellen lokalisiert ist. Bei grobflächiger Abkühlung u. entsprechender Reaktionsbereitschaft des Menschen kann es durch massive Histaminfreisetzung zu schockartigen Zustandsbildern kommen. Abb.

Kälteanästhesie ↑Eisanästhesie.

Kältearbeit: Arbeit unter Kältebelastung (↑Belastungsklima), bei der system. (↑Unterkühlung) o. lokale Kälteschäden (↑Erfrierung) drohen.

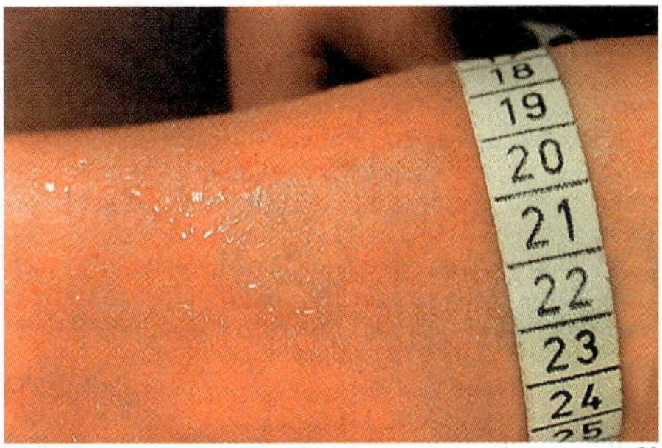

39

Kälteallergie. Kälteurtikaria nach Eiswürfel-Test

Kältedilatation: Bei plötzl. starker Kältereizung der Haut v. a. im Hand- u. Fußbereich kann es zu einer Vasodilatation kommen (Rötung der betroffenen Hautpartien). Neben dieser reflektor. K. gibt es eine Lähmungsdilatation der Gefäße aller Hautpartien, z. B. nach übermäßigem Alkoholgenuß (Alkoholkältetod im Freien).

Kälteempfindung: normale Empfindung, die bei Reizung eines ↑Kältepunkts auftritt. Es gibt auch eine paradoxe K., bedingt durch Erregung der Kälteempfänger bei Temperaturen über 45 °C.

Kältehämoglobinurie, paroxysmale: Anämie durch bitherm. Antikörper. Autoimmunhämolyt. Anämie durch Donath-Landsteiner-Hämolysine. Plötzl. einsetzende Hämoglobinurie bei Erwärmung des Körpers nach lokaler o. allg. Abkühlung, hervorgerufen durch Hämolysine vom Donath-Landsteiner-Typ. In einem hohen Prozentsatz fällt die Luesserologie pos. aus.

Kältehämolysin: antierythrozytär wirkender hämolysierender Kälteantikörper, der entweder als monotherm. K. (Säurehämolysin) mit Antikörperbindung u. komplementabhängiger Hämolyse bei gleicher Temperatur (optimal 2 °C bei pH 6,3) o. als bitherm. K. (↑Donath-Landsteiner-Antikörper) mit Antikörperbindung optimal bei 0 °C u. Hämolyse bei 15–40 °C reagiert. Durch Donath-Landsteiner-Test nachzuweisen. ↑Kältehämoglobinurie, paroxysmale.

Kältemischung: Kühlbad zur Erzeugung tiefer Temperaturen. Einfachste Mischung: Eis u. Wasser, Temp. 0 °C. Zur Erzeugung tieferer, aber nicht konstanter Temperaturen bis etwa −40 °C werden Alkohol u. Salz zugesetzt. Mit festem CO_2 (Trockeneis), gemischt mit Alkohol, Aceton u. a., erreicht man jeweils konstante Temperaturen bis etwa −79 °C.

Kältepunkte: umschriebene, sehr kleine Hautbezirke mit intensiver Kälteempfindung. Rezeptor sind freie Nervenendigungen (Terminatio nervi libera) in oberflächl. Teilen der ↑Dermis.

Kälteschaden: Schädigung des Körpers o. von Körperteilen durch Unterkühlung, ↑Erfrierung.

Kältetod: Folge tiefer Hypothermie, oft ausgelöst durch Herzversagen (Asystolie, Kammerflimmern) bei Temperaturen von 15–20 °C rektal. Als Ursache des Herztodes nimmt man Störungen im Enzymsystem des Herzens an.

Kältetoleranz: Summe der Fähigkeiten, durch geschlechtsspezif. (stärkere Entwicklung des Unterhautfettgewebes bei Frauen) o. konstitutionsbedingte morphol. Eigenschaften o. Adaptation sowie bedingt reflektor. erworbene Kreislaufveränderungen u. Stoffwechselsteigerung individuell gegen Kälte bzw. Abkühlung eine größere Widerstandsfähigkeit als gegen Hitze u. Erwärmung zu entwickeln.

Kältetotenflecke: normal ausgebildete ↑Totenflecke nehmen hellrote Farbe an, wenn die Leiche in eine kalte Umgebung (Kühlzelle) gebracht wird. Geben keine Hinweise auf die Todesursache.

Kältewirkung: gesetzmäßige Veränderung aller mechan., nervösen u. physikal.-chem. Vorgänge, bei zunehmender Abkühlung des menschl. Körpers (Hypothermie) von 37 °C auf 15 °C.

Kältezittern: somatomotor., vom zervikalen Rückenmark vermittelte Muskelaktivität zur Steigerung der Wärmebildung aus thermoregulator. Gründen (↑Temperaturregulation). Bei starkem Absinken der Umgebungstemperatur, aber auch bei Temperatursollwertverstellung im ↑Fieber kommt es über eine Steigerung des temperaturregulator. Skelettmuskeltonus zu raschem Wechsel von Kontraktion u. Erschlaffung. Dies geht mit sprunghaftem Anstieg des O_2-Verbrauchs der Muskulatur um das Mehrfache des Ruhewertes einher. Damit wird auch die Wärmeproduktion erhöht. Der Wirkungsgrad des K. ist hoch, wenn zugleich durch Verengung der Hautgefäße der Abfluß dieser Zitterwärme an die Umgebung verhindert wird. Starkes K. wird auch als Schüttelfrost bezeichnet; dabei ist die tiefe Rückenmuskulatur bes. aktiv, wenn extreme Kältebelastungen o. plötzl. Sollwertverstellungen wie beim Fieberanfall auftreten, wobei im letzteren Fall pyrogene Stoffe ins Blut gelangen.

Kaltfußdysurie: infolge spast. (arterieller) Beckendurchblutungsstörungen bei vegetativ parasympathikotonen Pat. auftretende, mit ↑Dysurie, Pollakisurie, Harnzwang u. Zystitissymptomen einhergehende, durch kalte Füße hervorgerufene Erscheinungen, oft i. R. einer allg. Spasmophilie. Häufig betroffen Frauen des jüngeren u. mittleren Lebensalters. Infolge der Gefäßspasmen Neigung zu kalten Füßen, infolge der kalten Füße verstärkte Durchblutungsstörungen mit konsekutiven Blasenbeschwerden (Wechselwirkung, Circulus vitiosus); häufig herabgesetzte Blutkalziumwerte.

Kaltischämiezeit: Zeitraum von der Kaltperfusion eines zum Zwecke der Transplantation entnommenen Organs bis zur Wiederfreigabe der Durchblutung nach erfolgreicher Anastomosierung im Empfängerorganismus (↑Organkonservierung).

Kaltlicht: wird erzeugt durch Gasentladung o. Lichtprojektoren, durch Temperaturstrahler mit nachgeschaltetem Wärmefilter u. über ein Lichtleitfaserbündel an den gewünschten Ort transportiert (z. B. Kaltlichtendoskope).

Kaltpunkte: umschriebene kleine Hautareale, die bei Berührung mit punktförmigen (gekühlten) Metallsonden Kaltempfindungen verursachen. Die K. sind auf der Körperoberfläche wesentl. häufiger als Warmpunkte. Im Versorgungsbereich des N. trigeminus sind mehr als 13 K./cm^2, im Bereich des Rumpfes u. Halses befinden sich 9–13 K./cm^2, im Schulter-Brust-Bereich 3–6 K./cm^2, an den unteren Extremitäten 0–3 K./cm^2. Als Folge der ungleichmäßigen Verteilung der K. sind Kaltreize im Bereich des Rumpfes, des Gesichts u. des Halses weit wirksamer als im Bereich der unteren Extremität.

Kaltsterilisation: Verfahren unterhalb der Koagulationstemperatur von Eiweißen. Behandlung verpackter Güter mit keimtötenden Gasen wie ↑Äthylenoxid o. Formaldehyd; ↑Formaldehydsterilisation, ↑Sterilisation.

Kalzergie: Gewebeverkalkung ohne vorherige Sensibilisierung; wie bei der ↑Kalziphylaxie, exp. zu erzielen durch Metallionen (Ca, Cu, Fe, Pb, Zn u. a.), klin. bei Hyperkortisonismus, Hyperkalzämien.

Kalzifikation ⟨*lat*⟩ *f*: Verkalkung, ↑Mineralisation, ↑Odontogenese.

Kalzinose ⟨*lat*⟩ *f*: Kalkablagerung, ↑Calcinosis.

Kalzinosefaktor: A.T. 10; ↑Antitetanika.

Kalzinose, interstitielle ↑Calcinosis interstitialis.

Kalziotherapeutika: 1. Calcium carbonicum (↑Kalziumkarbonat) bei Hyperazidität, Kalkmangel, Diarrhöen. 2. Calcium carbonicum crudum (rohes Kalziumkarbonat) für veterinärmedizin. Zwecke. 3. weitere, vielfach verwendete Substanzen: Calcium carbonicum leve (leichtes Kalziumkarbonat), Calcium chloratum (Kalziumchlorid, $CaCl_2 \cdot 2\ H_2O$), Calcium citricum (Kalziumzitrat), Calcium gluconicum (Kalziumglukonat) 9 % Ca, Calcium glycerophosphoricum (Kalziumglycerolphosphat), Calcium hydrogenphosphoricum (Kalziumhydrogenphosphat, $CaHPO_4 \cdot 2\ H_2O$), Calcium hydroxydatum (Kalziumhydroxid, $Ca(OH)_2$, Calcium lacticum (Kalziumlaktat) 13 % Ca, Calcium pantothenicum (Kalziumpantothenat) 8,5 % Ca, Calcium propionicum (Kalziumpropionat), Calcium sulfuricum ustum (gebranntes Kalziumsulfat $CaSO_4 \cdot {}^1/_2\ H_2O$).

Kalzipenie: Mangel an Kalzium im Knochengewebe.

Kalziphylaxie: stellt eine bes. Reaktionsform des Organismus dar, in deren Ablauf eine selektive Gewebeverkalkung entsteht.

Kalzitonin ↑Calcitonin.

Kalzium: Calcium; chem. Symbol Ca; Ordnungszahl 20; relative Atommasse 40,08. ↑Erdalkalimetall. Bestandteil zahlreicher Mineralien u. des Knochenminerals ↑Apatit; Konzentration im Blutplasma: 5 mval/l; Kalziumionen (Ca^{2+}) sind unentbehrl. für die ↑Muskelkontraktion u. -erregung sowie für die ↑Blutgerinnung. Von der Ca^{2+}-Konzentration hängt die Wirkung zahlreicher Hormone u. einiger Enzyme ab. Der Stoffwechsel des Ca^{2+} wird durch ↑Vitamin D, ↑Parathormon u. ↑Calcitonin beeinflußt; Bedarf des Erwachsenen 0,8 g tgl., bei Schwangerschaft u. Laktation ist der Bedarf höher. Die Gesamtmenge des K. im Organismus beträgt etwa 1 000 g, 99 % davon im Knochensystem u. den Zähnen. ↑Phytinsäure.

Kalziumantagonisten: Pharmaka, die den Einstrom von Kalzium in die Zelle hemmen o. blockieren, durch Reduktion der Gesamtdauer, während der die Kalziumkanäle für den Kalziumeinwärtsstrom offen stehen. Sie hemmen den langsamen transmembranösen Kalziumeinstrom durch Blockierung sog. L-Kanäle. 3 Gruppen von Kalziumantagonisten: 1. Phenylalkylamine – Verapamil, Gallopamil. 2. Benzothiazepine – Diltiazem. 3. Dihydropyridine – Nifedipin, Nisoldipin, Nitrendipin, Nilvadipin, Felodipin, Isradipin, Amlopidin. Phenylalkylamine u. Benzothiazepine beeinflussen die Erregungsbildung u. -leitung in den Vorkammern des Herzens u. sind neg. inotrop. Dihydropyridine wirken vorwiegend vaskulär (antikonstriktor., gefäßerweiternd u. blutdrucksenkend). Neuere Kalziumantagonisten hemmen den transmembranalen Kalziumeinstrom durch Blockade sog. T-Kanäle (Transient lasting, vorübergehende Inaktivierung des Kanals). K. setzen die Kontraktilität des Myokards durch Eingriff in die elektromechan. Kopplung herab, dadurch Abnahme des Gefäßwiderstands.

Kalziumbelastungstest: zur Differenzierung einer Hyperkalziurie bei Harnsteinerkrankung in eine absorptive-intestinale u. resorptive Form nach Pak durch orale Kalziumgaben u. folgende Urinuntersuchung in definierten Abständen.

Kalziumcyanamid: Kalkstickstoff, führt wie ↑Disulfiram zur Alkoholunverträglichkeit. Düngemittel.

Kalziumdobelisat: Kalziumsalz der Hydrochinonsulfonsäure. Kapillarabdichtendes Mittel.

Kalziumeinstrom, langsamer: In allen Herz- u. Gefäßmuskelzellen nachweisbar, erfolgt über langsamen Kalziumkanal (L-Kanal). Mit Hilfe der Mikroelektroden-Patch-clamp-Technik charakterisierter L-Kanal, der durch eine lange Öffnungszeit (long lasting) u. hohe Leitfähigkeit den transmembranösen Kalziumeinstrom potentialgesteuert ermöglicht. Bedeutung für die Kontraktionssteuerung von Herz- u. Gefäßmuskelzellen sowie Bedeutung für das Plateau des Herzaktionspotentials u. auch der spontanen Depolarisation der Sinusknotenzellen. Aktivierung des Kanals durch Haltepotentiale von über −50 mV. Blockierung dieses Kanals durch versch. ↑Kalziumantagonisten.

Kalziumfolinat: Leucovorin, Citrovorumfaktor; Substanz, „aktive Folsäure“, die bei hochdosierter Methotrexattherapie als spezif. Antidot eingesetzt wird, um den von ↑Methotrexat verursachten metabol. Block zu umgehen. Das verwendete N-Formyltetrahydrofolat kann in der Zelle leicht in das essentielle Coenzym Tetrahydrofolat umgewandelt werden.

Kalziumhydroxid: gelöschter Kalk; infolge Freisetzung von OH-Ionen oberflächl. ätzend u. desinfizierend, Tiefenwirkung wird durch Ausfällung einer Kalziumkarbonatbarriere verhindert. In der ↑Endodontie als Wirkstoff bei der indirekten u. direkten Überkappung, für die Ausheilung periapikaler Ostitis u. für die Stimulierung der Wurzelbildung nach endodont. Ther. im jugendl. bleibenden Gebiß verwendet.

Kalziumkanal ↑Kalziumeinstrom, langsamer.

Kalziumkarbonat: $CaCO_3$; kommt in der Natur u. a. als Kalkstein, Kreide u. Marmor vor; ist im Ggs. zum Kalziumhydrogenkarbonat in Wasser schwer lösl. Beim Erhitzen harten Wassers scheidet sich daher K. gemäß

$$CaCO_3 + H_2CO_3 \rightleftarrows Ca(HCO_3)_2$$

ab („Kesselstein“). Beim Erhitzen auf 900–1 000 °C zersetzt sich K. unter Bildung von CaO („Branntkalk“) u. CO_2.

Kalziumoxid: gebrannter Kalk, lokale Reizwirkung v. a. auf Schleimhäute, Laugenwirkung, am Auge Hornhauttrübung; gefährl. nur in Substanz; mit Wasser starke Erwärmung. Behandlung: Spülung unter fließendem Wasser; augenärztl. Behandlung.

Kalziumphosphat: prim. K. $Ca(H_2PO_4)_2$, in Wasser leicht lösl.; sek. K. $Ca(HPO_4)$ u. tert. K. $Ca_3(PO_4)_2$, beide in Wasser schwer lösl. In der Natur kommt bes. tert. K. als Doppelverbindung mit CaF_2 bzw. $Ca(OH)_2$ in den Apatiten vor (z. B. ↑Fluorapatit in der Zahnsubstanz, ↑Hydroxylapatit in der Knochensubstanz).

Kalziumphosphatkeramik: Knochenersatzwerkstoff, in der Zahnmed. zur Rekonstruktion des Kieferkamms, zur Auffüllung von Knochentaschen u. zur Beschichtung von dentalen ↑Implantaten verwendet.

Kalziumphosphatprodukt ↑Osteopathie, renale.

Kalziumpräparate ↑Kalziotherapeutika.

Kalziumthiosulfat: CaS_2O_3 $6H_2O$. Antidot bei ↑Blausäurevergiftung u. ↑Oxalsäurevergiftung.

Kalziumtrinatriumdiäthylentriaminpentaessigsäure: *Abk* DTPA; Antidot für Kadmium, Blei, Zink, Mangan u. Radionuklide, bildet Metallkomplexe, ↑Komplexbildner.

Kalziumwolframat: $CaWO_4$, häufigster Leuchtstoff in Röntgenverstärkerfolien. Maximum der Lichtemission liegt im blauen Bereich u. paßt daher gut zum Empfindlichkeitsmaximum des unsensibilisierten Silberbromid in Röntgenfilmen. Verwendet werden Kristallgrößen von etwa 2–10 µm mittlerem Kristalldurchmesser.

Kambiumschicht ⟨*lat*⟩: Stratum osteogenicum; innere, zell- u. gefäßreiche Schicht des ↑Periosts, deren Osteoblasten das Dickenwachstum von Knochen bewirken bzw. Reparation ermöglichen.

Kamera: Gerät zur optischen ↑Abbildung eines Gegenstands auf einer lichtempfindl. Schicht. ↑Bildverstärkerphotographie, ↑Bildverstärkerkamera, ↑Röntgenkinematographie, ↑Schirmbildphotographie, Szintillationskamera (↑Gammakamera).

Kamerunbeule ↑Kalabarschwellungen.

Kamille ↑Matricaria recutita.

Kamillenbäder ↑Bäder, dermatologische.

Kaminer, Gisa (1883–1941), österreich. Ärztin, Wien.

Kammerdruckkurve ↑Ventrikeldruckkurve.

Kammer, feuchte: abgeschlossenes Gefäß (Petri- o. Drigalski-Schale), in dem durch Einlegen von nassem Filterpapier o. durch Einbringen von Wasser eine relative Luftfeuchtigkeit von 100 % erzeugt wird. Die f. K. wird u. a. in Verbindung mit der ↑Objektträgerkultur verwendet.

Kammerflattern ↑Flatterrhythmus, kardialer.

Kammerflimmern ↑Flimmerrhythmus, kardialer.

Kammerscheidewand: Septum ventriculorum; zum größten Teil muskulöse Wand zwischen den beiden Herzkammern. ↑Herz.

Kammerschenkel ↑Tawara-Schenkel.

Kammerseptumdefekt, subaortaler ↑Pars-membranacea-Defekte.

Kammerwasser: Flüssigkeit in der hinteren u. vorderen Augenkammer, die vom Ziliarkörperepithel teils durch aktive Sekretion, teils durch Ultrafiltration produziert wird. Abfluß hauptsächl. im Winkel der Vorderkammer über das Trabekel (↑Reticulum trabeculare), den ↑Schlemm-Kanal, die Kollektorgefäße u. die Kammerwasservenen. In der Zusammensetzung ähnelt das K. dem Liquor cerebrospinalis.

Kammerwinkel: Angulus iridocornealis; Winkel zwischen ↑Iris u. ↑Kornea in der vorderen Augenkammer mit den von einem Balkenwerk (↑Reticulum trabeculare) begrenzten Fontanaräumen (Spatia anguli iridocornealis), über die das Kammerwasser in den Schlemmkanal (↑Sinus venosus sclerae) abfließt. Untersuchung des K. mittels ↑Gonioskopie. Abb. S. 1010.

Kammerwinkelrezession: traumat. Einriß des Ziliarkörperbands.

Kammlinie: Verbindungslinie der höchsten Punkte des zahnlosen Alveolarfortsatzes.

Kampfer *m* ↑Cinnamomum camphora.

K

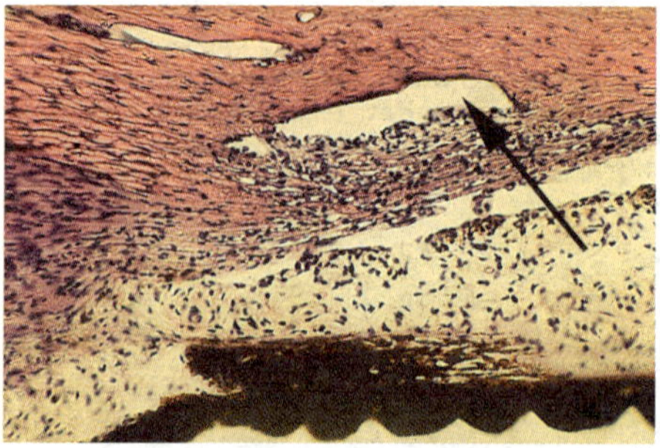

30

Kammerwinkel. Histologischer Schnitt durch das Auge, HE-Färbung; Iris (unten) mit Pigmentepithel, Cornea (oben) mit Fontana-Räumen u. deutlichem Schlemm-Kanal (Pfeil)

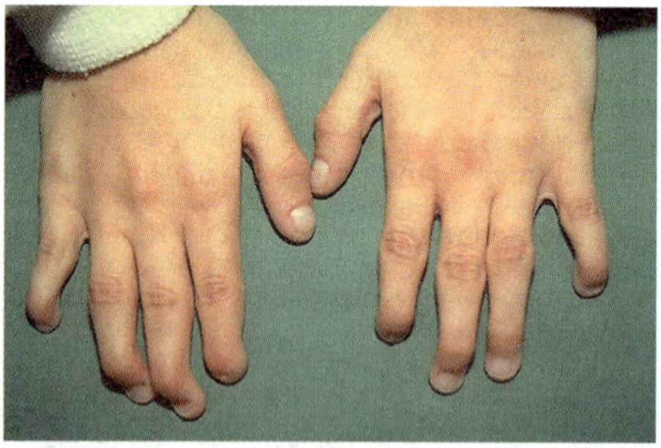

38

Kamptodaktylie distaler Interphalangealgelenke

Kampfhunde: ursprüngl. für Hundekämpfe benutzte, kräftige, muskulöse Hunderassen (z. B. Bullterrier, Shar Pei). Heute häufig sehr aggressive Schutzhunde. In einigen Bundesländern wurden wegen der mögl. Gefährdung des Menschen „Verordnungen zur Abwehr von Gefahren durch gefährliche Hunde" erlassen.

Kampfphase, neutrophile ↑Leukozytenkurve, biologische.

Kampfstoffe: Gifte, die mißbräuchl. zur massenhaften Tötung o. Inaktivierung von Menschen eingesetzt werden. Bei binären K. entsteht Gift erst aus harmlosen Ausgangsstoffen; schwer kontrollierbar.

Kampfstoffe, chemische: militär. nutzbare Gifte, die wegen ihrer physikochem. u. biol. Eigenschaften für den Einsatz gegen Menschen, Tiere u. Pflanzen geeignet sind u. in den entsprechenden erforderl. Mengen produziert werden können. Einteilung nach ihren pharmakotoxikolog. Hauptwirkungen in nervenschädigende, erstickend wirkende, hautschädigende, psychotoxische ↑Kampfstoffe.

Kampfstoffe, lungenschädigende: chem. Kampfstoffe; allg. flüchtige, langsamwirkende Verbindungen, die mit dem Ziel der Tötung des Gegners eingesetzt werden; führen nach Inhalation zum tox. Lungenödem (↑Phosgenintoxikation); Verbindungen aus der Gruppe der Halogenderivate der Kohlensäure u. der Fluorhalogenverbindungen. Wichtigste Vertreter: ↑Phosgen, ↑Diphosgen.

Kampfstoffe, psychotoxische: ausgewählte synthet. u. natürl. Verbindungen, die bei Menschen psych. Anomalien (Modellpsychosen) o. zentralnervöse Störungen anderer Art hervorrufen u. zu einer zeitweiligen psych. u./o. phys. Handlungs- u. Gefechtsunfähigkeit führen. Einteilung in psychotomimet. (führen zur Störung im psych. Verhalten) u. in psychotrope Kampfstoffe (führen zur phys. Handlungsunfähigkeit). Wichtigste Vertreter: 3-Chinuclidylbenzilat (BZ), Lysergsäurediäthylamid (LSD), Ditran, N,N-Dimethyltryptamin (DMT). ↑Kampfstoffe, chemische.

Kampimetrie ⟨*lat*⟩ *f*: Untersuchung des zentralen Gesichtsfeldanteils.

Kamptodaktylie ⟨*gr*⟩ *f*: genet. bedingte, meist beidseitig auftretende Beugekontraktur der Fingergelenke bei Überstreckung der Grundphalanx („Hammerfinger"). Schrumpfung u. Verkürzung von Sehnen u. Sehnenscheiden verhindern Normalstellung. Kombination mit Hammerzehen o. Polydaktylie. Bestandteil zahlreicher Syndrome: ↑Ullrich-Turner-Syndrom, ↑Klippel-Feil-Syndrom, ↑Rossi-Syndrom, ↑Arnold-Chiari-Syndrom, ↑Arthrogryposis multiplex congenita, ↑Ullrich-Nielsen-Syndrom. Abb.

Kamptopsie ⟨*gr*⟩ *f*: bei Netzhauterkrankungen auftretender welliger Verlauf von Linien.

Kampylobakteriosen: durch menschenpathogene, enterotoxinbildende Campylobacter-Spezies (Campylobacter jejuni, Campylobacter coli) verursachte enterale ↑Infektionen (↑Enterokolitis). Meldepflicht von Verdacht, Erkrankung u. Sterbefall. Neben Salmonellosen u. Shigellosen häufigste Enteritisbakterieninfektion des Menschen. Übertragung von infizierten Tieren durch ungares Fleisch, Eier, Milch. Inkubationszeit 2–7 Tage. Klin. akut fieberhafter Durchfall mit wäßrigschleimigen, seltener blutigen Stühlen, Exsikkose, Kopf- u. Gliederschmerzen, in Ausnahmefällen Sepsis, Meningitis (Erreger: Campylobacter fetus bei resistenzgeschwächten Personen). ↑Guillain-Barré-Syndrom, ↑Reiter-Krankheit. ↑Helicobacter pylori.

Kanadabalsam: Balsamum canadense; im Xylen lösl. Harz von Albies balsamea zum Eindecken histolog. ↑Dauerpräparate. Am zweckmäßigsten ist neutraler K. Heute wird vielfach synthet. K. verwendet (z. B. Durobalsam, Balsamum canadense artificiale).

Kanal ⟨*lat*⟩ *m*: Canalis; in der Zahnmed. weichgewebig ausgefüllte röhrenförmige Aussparung in Hartgeweben. 1. Dentinkanal: charakterist. mikrosk. Struktur des Dentins, Inhalt Odontoblastenfortsatz. 2. Markkanal o. Seitenkanal: akzessor. Pulpa-Parodont-Verbindung hauptsächl. im apikalen Wurzeldrittel u. im Bereich von Bi- o. Trifurkationen. 3. Wurzelkanal: mit Pulpagewebe ausgefüllter Markraum der Zahnwurzel.

Kanalikulitis: Entzündung der Tränenröhrchen, bes. durch Aktinomyces, seltener Nocardia o. Candida. Häufig kommen ↑Dakryolithen vor.

Kanalikulorhinostomie: Einnähen der Tränenröhrchen in eröffnete Nasenschleimhaut bei Tränensackverschluß.

Kanamycin: Aminoglykosid-Antibiotikum aus Streptomyces kanamyceticus, zu 98 % aus K. A u. zu 2 % aus K. B u. C, weniger breit wirksam u. wirkungsschwächer als Gentamicin. Nebenwirkungen: Oto-, Nephrotoxizität, neuromuskuläre Blockaden. Anwendung weitgehend überholt.

Kandidat der Wissenschaften: akadem. Grad in den meisten osteuropä. Ländern, mit dem Dr. med. vergleichbar.

Kangri-Krebs ⟨*tibet*⟩: in Kaschmir beobachtetes Hautkarzinom infolge lang andauernder Hitzeeinwirkung aufgrund eines unter der Kleidung getragenen Kohlenbeckens.

Känguruh-Methode: Pflegemaßnahme bei Frühgeborenen, bei denen das Kind von der Mutter zeitweise unmittelbar am Körper mit direktem Hautkontakt getragen wird. Ziel: Förderung des Mutter-Kind-Kontakts.

Kanikolafieber ⟨*lat*⟩: Leptospirosis canicola, Stuttgarter Hundeseuche; weltweit verbreitete, enzoot.-epizoot., meist von Hunden (seltener von Ratten, Schweinen, Rindern) durch Kontakt auf den Menschen übertragbare, dann vorwiegend als Einzel- o. Familienkrankheit auftretende ↑Leptospirose mit Meldepflicht. Bizykl.-fieberhafter, gelegentl. ikter. Verlauf.

Kankroid ⟨*lat + gr*⟩ *n*: veraltete Bez. für verhornendes Plattenepithelkarzinom der Haut; ↑Spinaliom.

Kankroidperlen: konzentr. geschichtete Hornperlen in einem verhornenden Plattenepithelkarzinom.

Kankrophobie ⟨*lat + gr*⟩ ↑Karzinophobie.

Kantennagel: Variante der ↑Platonychie. Die Nagelplatte besitzt gradlinige Längskanten mit Aufteilung des Nagels in 3 Flächen.

Kanthariden: Canthariden; zentrale Erregungserscheinungen mit Krämpfen, Hämaturie, Dysurie, Priapismus, Anurie.

Kanthoplastik ⟨*gr*⟩ *f*: Lidwinkelplastik, z. B. bei ↑Blepharophimosis.

Kanthotomie: Durchtrennung des äußeren Lidwinkels.

Kanthus ⟨*gr*⟩ *m*: Lidwinkel.

Kanüle ⟨*frz*⟩ *f*: Hohlnadel zur ↑Injektion, ↑Infusion o. ↑Punktion.

Kanzerisierung ⟨*lat*⟩ *f*: Prozeß der Umwandlung von einer normalen zur Krebszelle.

kanzero- *Präfix*: den Krebs betreffend.

kanzerogen ⟨*lat*⟩ *Adj*: krebserzeugend, karzinogen; z. B. chem. Stoffe, die bei chron. Aufnahme Tumoren induzieren können.

Kanzerogene: Karzinogene; Chemikalien, Pharmaka, Viren, Kunststoffe, Strahlen, die Krebs auslösen können, z. B. Anilin, Dimethylnitrosamin, Asbest u. a. Die Malignisierung des Zielgewebes kann als direkte Folge des K. o. unter Mitwirkung unspezif. Kofaktoren eintreten, ↑Kokarzinogene. Stoffgruppen: aromat. Kohlenwasserstoffe, z. B. Benzpyren, aromat. Amine, z. B. Betanaphthylamin, alkylierende Stoffe, z. B. N-Lost, Naturstoffe, z. B. Aflatoxine. Tierexperimentell geprüft sind: Azofarbstoffe, Mykotoxine, Asbest, UV-, Röntgen-, Radiumstrahlung. Die Zahl der beim Menschen wirksamen im Berufsleben vorkommenden Karzinogene beträgt etwa 40 (Angaben der WHO). Auch zahlreiche industrielle Prozesse sind mit einem Krebsrisiko belastet. ↑Berufskrebs. Virale K. ↑Tumorviren.

Kanzerogene, chemische: Verbindungen, Stoffgemische, Produktionsprozesse, die nach Einwirkung auf den Organismus in versch. Geweben u. Organen krebsverursachend wirken können. Die Mehrzahl c. K. bedarf metabol. Aktivierung zu ultimalen Wirkformen. Direkt wirkende Kanzerogene reagieren unmittelbar mit zellulären ↑Targetstrukturen.

Kanzerogenese: Karzinogenese; Prozeß der Umwandlung normaler in maligne Zellen (Krebszellen), unabhängig von den dafür verantwortl. ätiol. Faktoren.

Kanzerogenese, diaplazentare: pränatale Induktion bösartiger Tumoren der Nachkommen nach Einnahme chem. Substanzen während der Schwangerschaft. Bisher eindeutig belegt nach Verabreichung des synthet. Östrogens Diäthylstilbestrol vor der 18. Schwangerschaftswoche (Behandlung drohender Aborte): Entwicklung von vaginalen Adenosen, Adenokarzinomen der Cervix uteri u. der Vagina bei Mädchen im Alter von 14–18 Jahren.

Kanzerogenese, pränatale ↑Kanzerogenese, diaplazentare.

Kanzerologie ↑Karzinologie.

Kanzerostatika ↑Substanzen, antineoplastische.

Kaolin: weißer Ton, ↑Bolus alba. Besteht aus Aluminiumsilikaten. Bindet hervorragend bas. Stoffe. Adsorptionsmittel bei Gastroenteritis. Grundmasse von Pulvern u. Salben.

Kapazitanz: Begriff der Funktionsdiagnostik der Lunge, gebraucht als Substanzkapazitanz: Substanzmengenzunahme pro Partialdruckeinheit, Maßeinheit $mol \cdot kPa^{-1}$, u. als volum. K.: Substanzkonzentrationszunahme pro Partialdruckeinheit, Maßeinheit $mol \cdot l^{-1} \cdot kPa^{-1}$.

Kapazität, elektrische: Die Elektrizitätsmenge, die auf einem Kondensator gespeichert werden kann, hängt von der angelegten Spannung U u. einer e. K. genannten Größe ab, die nur von den geometr. Abmessungen der Leiterplatten u. dem Material zwischen diesen abhängt. Gelegentl. wird e. K., also die Eigenschaft eines Kondensators, auch für den Kondensator selbst benutzt.

Kapazitation ⟨*lat*⟩ *f*: Ausschalten inhibitor. Proteine an den Spermienköpfen, wodurch diese befruchtungsfähig werden. Die K. wurde 1951 von Austin u. Chang entdeckt u. erfolgt beim Menschen im Uterus u. in den Tuben.

Kapazität, vitale ↑Lungenvolumina.

Kapillarblut: Blut aus den Endstrombahnabschnitten des Gefäßsystems. Die Entnahme erfolgt für klin.-chem. Untersuchungen aus der Fingerbeere, der Ferse (beim Säugling) o. dem Ohrläppchen. Nach Desinfektion wird mit einer sterilen Lanzette eine 2–3 mm tiefe Wunde gesetzt u. das frei heraustretende Blut mittels Glaskapillaren o. geeigneten Aufnahmegefäßen aufgefangen. Durch induzierte Steigerung der Durchblutung (Hyperämisierung) versucht man, die chem. Zusammensetzung des Kapillarblutes möglichst der des art. Blutes anzunähern. K. unterscheidet sich vom Venenblut in vieler Hinsicht. Die Konzentration von Stoffen im K. ist durch Änderung des Gefäßwiderstands u. veränderte Abfiltration innerhalb kurzer Zeit starken Schwankungen ausgesetzt.

Kapillarbronchitis: Bronchiolitis, kapilläre Bronchitis. Entzündung der kleinsten Bronchien u. Bronchiolen. Als selbständige schwere Erkrankung bes. bei Säuglingen.

Kapillarembolien: Verstopfung der Haargefäße infolge Verschleppung thrombot. (↑Thrombus) o. blutfremden Materials auf dem Blutwege, z. B. Fett bei Fettembolie, Fruchtwasserbestandteile bei Fruchtwasserembolie.

Kapillaren ⟨*lat*⟩ *f Pl*: Vasa capillaria, Haargefäße; Austauschsystem (O_2, Metaboliten) des Blutkreislaufs. Durchmesser: 7–9 μm. Wandbau: 1. Endothel, 2. Basal-

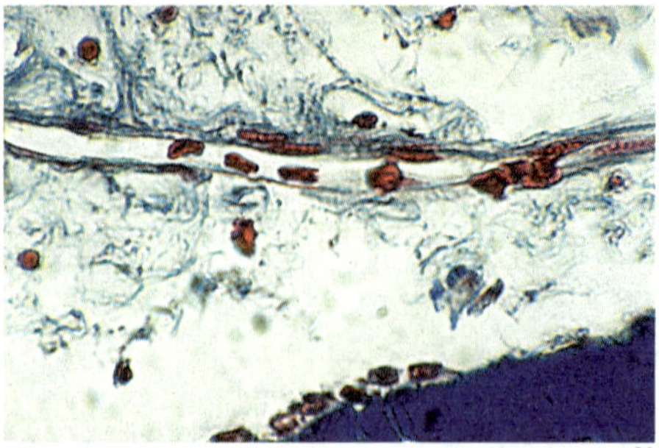

30

Kapillaren. Histologischer Schnitt durch die Kopfschwarte eines Embryos, Azanfärbung; Längsschnitt einer K. mit Erythrozyten

membran, 3. Perizyten. Endothel: Variante A: nichtgefenstert, daher erschwerter Stoffdurchtritt, z. B. im Gehirn (↑Blut-Hirn-Schranke); Variante B: gefenstert, mit intrazellulären Poren für erleichterten Stoffaustausch. Basalmembran: Variante A: kontinuierl. (begrenzt Größe der durchtretenden Stoffe); Variante B: diskontinuierl. (ohne Größenbeschränkung beim Stoffaustausch). Sonderform der K.: sinusoide K. (Vas capillare sinusoideum) mit interzellulären Lücken im Endothel u. diskontinuierl. Basalmembran, z. B. in der Leber u. im Knochenmark zwecks Durchtritts großer Moleküle o. Partikel. Abb.

Kapillarendothel ↑Kapillaren.

Kapillargrundhäutchen ↑Basalmembran.

Kapillarhämangion: Haemangioma capillare; aus kapillären Gefäßen bestehendes ↑Hämangiom.

Kapillarisation: Eröffnung vorhandener, bisher aber nicht vom Blut bzw. Blutplasma durchflossener Kapillaren in einem Organ- o. Gewebebezirk. Beruht auf der Überwindung des kritischen ↑Verschlußdrucks an den Präkapillaren durch ansteigenden Perfusionsdruck o. durch Öffnung von Präkapillarsphinkteren durch Metabolite. Auch Einwachsen von Kapillaren, z. B. in ein Narbengewebe (↑Vaskularisation).

Kapillarmikroelektrode: zu einer dünnen (0,5–5 μm) Spitze ausgezogenes Spezialglasröhrchen, das mit einer Elektrolytlösung als elektr. Volumenleiter 2. Ordnung gefüllt ist, meistens mit KCl-Lösung. Die K. dient der Ableitung elektr. Potentiale von Zellen, indem sie nahe an die Zelle herangeführt o. in diese eingestochen wird. Die Weiterleitung des Stroms erfolgt über einen in die Lösung eintauchenden unpolarisierbar gemachten Draht, z. B. Silber mit Chloridüberzug. ↑Metallmikroelektrode.

Kapillarniere ↑Dialysator.

Kapillarpermeabilität: Durchlässigkeit der Endstrombahnabschnitte für ungeformte Blutbestandteile (Wasser, Salze, Proteine). Sie ist eine physiol. Eigenschaft der Kapillarwand, die für den Stoffaustausch zwischen intra- u. extravasalem Raum in beiden Richtungen verantwortl. ist. In einzelnen Organen u. Geweben liegen unterschiedl. Verhaltensweisen vor. Pathol. Steigerung der Kapillarpermeabilität ist ein wichtiger pathophysiolog. Teilfaktor bei entzündl. Organerkrankungen. Steigerung durch Plasminogen, Hyaluronidase, Fibrinpeptide u. a., Verminderung durch Chlorpromazin, Phenylbutazon, Hydrokortison u. a. Die gesamte kapillare Austauschfläche beträgt etwa 1 000 m^2, die Diffusionsquote für Wasser 0,001 $m^2 \cdot s^{-1}$. Die Permeabilität wasserlösl. Stoffe ist in Abhängigkeit von der Molekülgröße kleiner (für Albuminmoleküle z. B. 10 000mal). Fettlösl. Substanzen (z. B. CO_2 u. Alkohol) können frei diffundieren.

Kapillarpuls: sichtbares Pulsieren der Kapillaren (z. B. stoßweise Rötung im Nagelbett) bei Aorteninsuffizienz mit Pulsus celer et altus (↑Pulsformen).

Kapillarresistenz: Widerstand der Kapillarwand, mikrosk. sichtbare korpuskulare Elemente in der Blutstrombahn zu halten. Die K. wird gemessen an der Durchlässigkeit der Kapillarwand für Erythrozyten unter einem best. definierten Unter- o. Überdruck. Zur Objektivierung einer verminderten K. eignet sich der ↑Kneifversuch u. bes. der in wenigen Minuten durchzuführende ↑Rumpel-Leede-Stauversuch.

Kapillarviskosimeter: Gerät zur Bestimmung der dynamischen ↑Viskosität einer Flüssigkeit auf der Grundlage des ↑Hagen-Poiseuille-Gesetzes. Prakt. wird dabei die Zeit gemessen, in der ein best. Flüssigkeitsvolumen durch eine Kapillare fließt.

Kaplan, Eugène, zeitgen. amerik. Arzt.

Kaplan, Herbert, zeitgen. amerik. Arzt.

Kaplan-Klaskin-Syndrom (nach Herbert K. u. Gerald K.): Assoziation von Sarkoidose, Psoriasis u. Gicht, Hyperurikämie u. Hyperglobulinämie.

Kaplan-Meier-Schätzung: nichtparametr. Schätzung der Überlebensfunktion (Absterbefunktion). Berücksichtigt zensierte individuelle ↑Überlebenszeiten. Graph. Darstellung in Form einer Treppenfunktion mit Stufen zu jedem Sterbezeitpunkt. Geeignet auch für kleine Datenumfänge.

Kapnographie ⟨*gr*⟩ *f*: Registrierung des Kohlendioxidgehalts in der Atemluft aufgrund der selektiven Absorption infraroter Strahlung im Wellenlängenbereich zwischen 4 u. 5 μm. Die K. wird zur Überwachung des CO_2-Gehalts in der abgeatmeten Luft eingesetzt u. erlaubt funktionsdiagnost. Aussagen, die den Gasaustausch betreffen bei einer Reihe von Krankheiten u. bei der maschinellen Beatmung.

Kaposi, Moritz (1837–1902), Dermat., Wien.

Kaposi-Krankheit (nach Moritz K.): **1.** ↑Sarcoma idiopathicum multiplex haemorrhagicum; **2.** ↑Ekzema herpeticum Kaposi.

Kaposi-Libman-Sacks-Syndrom (nach Moritz K., Emanuel L. u. B. S.) ↑Libman-Sacks-Endokarditis.

Kaposi-Sarkom (nach Moritz K.): *Abk* KS; ↑Sarcoma idiopathicum multiplex haemorrhagicum.

Kappa: Zeichen: κ, K; 9. Buchstabe des griech. Alphabets; als Präfix u. wissenschaftl. Konstante gebraucht.

Kappa-Kette ⟨*gr*⟩: Zeichen κ. Bez. für eine der beiden Leichten Ketten von Immunglobulinen des Menschen, in etwa 60 % aller Immunglobuline enthalten. Durch Austausch von Aminosäuren in den Positionen 153 bzw. 191 wird eine ↑Allotypie bedingt (Km-System).

Kappazismus ⟨*gr*⟩ *m*: Sprachstörung, bei der der Laut „k“ durch „t“ o. „d“ ersetzt wird.

Kappeler-Naht ↑Aufhängenähte.

Kappenbildung: temperaturabhängige Umverteilung von Markern bzw. Rezeptoren auf der Oberfläche lebender Zellen unter dem Einfluß korrespondierender Rezeptorliganden o. von gegen Marker gerichteten Antikörpern. Marker u. Rezeptoren sind in unbeeinflußtem Zustand diffus über die Zelloberfläche verteilt (ringförmige

Färbung mit fluoreszierenden Antiseren). Während einer Inkubation bei +20 °C mit dem Antiserum tritt innerhalb weniger Minuten eine Rezeptorenanhäufung an einem Zellpol auf (sog. K., auch als cluster bezeichnet), nach weiteren Minuten wird der rezeptorgebundene Ligand endozytiert. Danach werden die Rezeptoren neu aufgebaut. Bis zu ihrem Wiederaufbau erfolgt keine Ligandenbindung. Ursache ist möglicherweise der fluide Zustand der Zellmembran. ↑Rezeptoren.

Kappenplastik: eine ↑Arthroplastik des Hüftgelenks. Der neugeformte deformierte Schenkelkopf wird mit einer Metallkappe o. einer allogenen Knorpelknochenkappe überzogen.

Kappenschiene: Aufbau abradierter o. in ↑Infraposition stehender Zähne i. R. einer Bißhebung mit Hilfe von Metallkappen, die die fehlenden Zahnanteile ergänzen. Sie sind untereinander u. mit der abnehmbaren Prothese verbunden u. liegen den zu kurzen eigenen Zähnen auf.

Kappenverschlüsse: Verschlüsse für mikrobiol. Kulturgefäße. Metall- o. Kunststoffkappen nach Kapsenberg; Glaskappen nach Knöll (sog. Jenaer Glaskappe). K. können auch mit Watteverschluß kombiniert werden.

Kapsaizin ↑Capsicum-Arten.

Kapsel ↑Capsula.

Kapselantigen: in Kapseln der Bakterien lokalisierte ↑Antigene. Verwendung für die serol. Differenzierung durch ↑Kapselquellungsreaktion, z. B. von ↑Klebsiella, ↑Streptococcus pneumoniae, o. ↑Agglutination, z. B. ↑Escherichia coli, Klebsiellen.

Kapselbakterien ↑Klebsiella, ↑Bakterienkapsel.

Kapselblutung: hyperton. Massenblutungen bei zerebrovaskulärer Insuffizienz betreffen meistens die striopallidären Äste der A. cerebri media, deren Ruptur zur intrazerebralen Blutung in die Capsula interna mit dem typ. Bild des Schlaganfalls führt. ↑Durchblutungsstörungen, zerebrale.

Kapselhäutchen, echtes: Abgeschilferte Schuppen der vorderen Linsenkapsel durch Aufsplitterung der Linsenkapsel beim Wärmestar. ↑Pseudoexfoliation.

Kapselhäutchenglaukom: Glaucoma capsulare, ↑Pseudoexfoliation, Pseudoexfoliationsglaukom.

Kapsel, innere ↑Capsula interna.

Kapselisthmus: taillenförmige Verengung des Gelenkkapselschlauchs bei hochstehender sog. angeborener Hüftluxation. ↑Repositionshindernis.

Kapseln: geformte, i. d. R. elast. Hohlkörper, die Arzneimittel enthalten. Die Wandungen bestehen vorwiegend aus Gelatine (↑Gelatinekapseln) o. aus ↑Stärke, aber neuerdings auch aus Kunststoffmaterialien. Als K. werden auch Zubereitungen bezeichnet, die aus der geschmolzenen Mischung von Gelatine, Wasser u. Arzneistoffen durch Abtropfen in ein Fällbad (Vollgelatinekapseln) entstehen, sowie Arzneizubereitungen, die in Gelatine o. in einem anderen Stoff eingeschlossene Flüssigkeiten o. Feststoffe enthalten. K. sind nach spez. Verfahren auch im Bereich von µm, ↑Mikrokapseln bzw. nm (↑Nanokapseln) herstellbar.

Kapselphlegmone: eitrige Entzündung einer Gelenkkapsel u. ihrer Umgebung.

Kapselquellungsreaktion: starkes Aufquellen der Kapseln der Bakterien durch Antikörper; Quellung im mikrosk. Präparat sichtbar. Hauptsächl. gebräuchl. zur serol. Typisierung von ↑Streptococcus pneumoniae (Neufeld-Kapselquellungsreaktion) u. ↑Klebsiella.

Kapselstar: Linsentrübungen dicht unter der Linsenkapsel.

Kapselsynechien: entzündl.-fibröse Verklebung der Gewebeschichten der ↑Bowman-Kapsel; die entzündl. Veränderungen können sich halbmondförmig markieren, wobei eine massive Halbmondbildung eine ungünstige Progn. bedeutet; Vorkommen bei maligner ↑Glomerulonephritis, auch beim ↑Goodpasture-Syndrom, systemischem ↑Lupus erythematodes u. bei der ↑Schoenlein-Henoch-Purpura.

Kapsid ⟨*lat*⟩ *n*: aus ↑Kapsomeren bestehender Proteinmantel, der das ↑Virusgenom umhüllt.

Kapsolutflaschen ↑Durchstichflaschen.

Kapsomeren ⟨*lat* + *gr*⟩ *Pl*: aus einem o. mehreren Polypeptiden bestehende, morphol. ident. u. symmetr. angeordnete Untereinheiten, die ein ↑Kapsid zusammensetzen.

Kapsulorhexis: elegante Methode der scheibenförmigen Eröffnung der vorderen Linsenkapsel durch Reißmanöver bei der Phakoemulsifikation (↑Kataraktextraktion).

Kaptation ⟨*lat*⟩ *f*: Eiabnahme.

Karat ⟨*gr*⟩ *n*: veraltete Angabe für den Goldgehalt einer Legierung. Reines Gold besitzt 24 Karat.

Karaya-Gummi: Gummi Tragacantha indica, ind. Tragant. ↑Schleimdrogen.

Karbachol ↑Carbachol.

Karbamate ↑Carbamate.

Karbamazepin ↑Carbamazepin.

Karbamylphosphat-Synthetase-Defekt: kongenitale Hyperammonämie Typ. I. Genet. Störung des Harnstoffwechsels. Sympt. beim Säugling Erbrechen, Krämpfe, Dehydratation, Ketoazidose. Ther.: Alphaketoanaloge der essentiellen Aminosäuren senken den Plasmaammoniakspiegel.

Karbid ⟨*gr*⟩ *n*: sehr harte Verbindung von Kohlenstoff mit Metallen, Bor o. Silizium. In der Zahnmed. Borkarbid als Werkstoff für Werkzeuge, Siliziumkarbid (↑Karborund) als Schleifmittel verwendet.

Karboanhydrasehemmer ↑Carboanhydrasehemmer.

Karbol: veraltete Bez. für ↑Phenol.

Karbolfuchsinfärbung: Färbung von Tuberkulosebakterien nach Ziehl-Neelsen; auch zur Gegenfärbung bei der ↑Gram-Färbung.

Karbolgentianaviolettlösung: Farblösung zur ↑Gram-Färbung der Bakterien.

Karbonatapatit ↑Apatit.

Karbonate ↑Kohlensäure.

Karbonatsteine ↑Harnsteine.

Karbonsäuren: organ. chem. Verbindungen R-COOH mit der Acylgruppe R-CO u. der Carboxylgruppe COOH. Im organ. Molekülteil R können H-Atome durch andere Gruppen X substituiert sein. Beispiele: X = COOH (↑Dikarbonsäuren, Trikarbonsäuren), X = OH (↑Hydroxysäuren), $X = NH_2$ (↑Aminosäuren). K. sind schwächere Säuren als Mineralsäuren (↑Azidität).

Karborund: Karborundum, Siliziumkarbid; blau- o. grünglänzende Kristalle mit einer Härte von fast 10 nach der Mohs-Härteskala. Daher ein sehr gut geeignetes, künstl. hergestelltes Schleifmaterial.

Karboxilatzement ↑Zement.

Karbunkel ⟨*lat*⟩ *n*: schwerste Verlaufsform eines Furunkels. Foudroyante Entwicklung einer tiefreichenden nekrotisierenden Entzündung, z. T. mit phlegmonösem Charakter. Schweres Krankheitsbild mit Fieber, Abgeschlagenheit, Lymphadenitis. Bevorzugt erkranken Männer nach dem 40. Lj. Prädilektionsstellen sind Nacken u. Rücken. Häufig Mischinfektionen von Staphylokokken u. Streptokokken. Disposition bei Diabetes mellitus.

Kardia ⟨*lat*⟩ *f*: Pars cardiaca ventriculi. Mageneingang.

Kardiaachalasie: mangelhafter Kardiaverschluß durch erniedrigten Tonus des Ösophagussphinkter, beim Neugeborenen oft passager, kann aber ↑Refluxösophagitis auslösen.

Kardiadrüsen ↑Glandulae cardiacae.

Kardiafornixfehlanlage ↑Hiatushernie.

Kardiainsuffizienz ↑Hiatushernie.

Kardiaka: Wirkstoffe, die die Tätigkeit des Herzens beeinflussen, z. B. ↑Kardiotonika, ↑Antiarrhythmika, ↑Koronarmittel.

Kardia, klaffende ↑Hiatushernie.

kardial *Adj*: das Herz betreffend.

Kardia, mobile ↑Hiatushernie.

Kardiareflex: reflektor. Schluß der Kardia, ausgelöst durch HCl-Gehalt u. Dehnung des Magens (↑Reflex, viszeroviszeraler). Mageninhalt kann deshalb nicht während der Verdauung in die Speiseröhre zurückgelangen. Der K. steht im Wechselspiel mit dem Kardiaöffnungsreflex, der durch mechan. Reizung der Schleimhaut des unteren Teils der Speiseröhre zustande kommt (↑Ösophagusperistaltik, ↑Schluckakt). Starke Reize auf die Schleimhaut des Ösophagus führen zum Kardiaschluß.

Kardiaresektion: operative Entfernung der Kardia u. der angrenzenden Teile von Ösophagus u. Magen.

Kardinalpunkte, biologische: charakterist. physikochem. Kenngrößen, unter denen ein biol. System lebenswichtige Reaktionen, wie Wachstum, Stoffumsetzung o. Differenzierungsvorgänge, beginnt (Minimum), mit höchster Intensität vollführt (Optimum) o. beendet (Maximum). Die quantitative Abstufung der Einflußgrößen, wie Temperatur, Luftfeuchtigkeit, Stoffkonzentration, pH-Wert, Sauerstoffsättigung u. a. m., ergibt bei graph. Darstellung oft eine glockenförmige Kurve mit Minimum u. Maximum als Grenzpunkte u. Optimum als Gipfelpunkt.

Kardinalpunkte, optische: auf der Achse des Strahlengangs in einem lichtbrechenden System, wie z. B. dem des Auges, angeordnete 3 Paare von Punkten: vorderer u. hinterer Brennpunkt, Hauptpunkte, Knotenpunkte. Durch ihre Lage kann zu jedem Gegenstand seine Projektion auf die Bildfläche entworfen werden.

Kardioangiographie ⟨*gr*⟩ *f* ↑Angiokardiographie.

Kardiochirurgie: Herzchirurgie, Chirurgie des Herzens u. der herznahen Abschnitten der großen Gefäße. Beginn der K. mit der ersten erfolgreichen Herznaht durch L. Rehn 1896. Entscheidender Durchbruch der K. erfolgte 1953 mit der klin. Einführung der Herz-Lungen-Maschine durch J. H. Gibbon. Stürm. Entwicklung der K. der letzten vier Jahrzehnte in enger interdisziplinärer Zusammenarbeit mit Kardiol., Anästhesie u. zugehörigen Grundlagenwissenschaften erlauben heute die Korrektur fast aller angeborenen u. erworbenen Fehler des Herzens sowie der herznahen Gefäße. **Offene K.**: operative Eingriffe am Herzen in extrakorporaler Zirkulation o. in Hypothermie. **Geschlossene K.**: operative Eingriffe am Herzen o. der herznahen Gefäße ohne extrakorporale Zirkulation.

Kardiographie: Röntgendarstellung der Herzkammern. **Dextrokardiographie**: Rechtsherzdarstellung nach Kontrastmittelinjektion über einen transvenös in den re. Vorhof o. den re. Ventrikel eingeführten Katheter. **Lävokardiographie**: Linksherzdarstellung nach Kathetereinführung mittels Seldingertechnik über eine Arterie bis in den li. Ventrikel (perkutane retrograde art. Lävok.) o. als transseptale Lävokardiographie nach Kathetereinführung über die V. cava, den re. Vorhof, nach Punktion des Vorhofseptums, über den li. Vorhof in den li. Ventrikel. ↑Angiokardiographie.

Kardiolipin: Phospholipid aus Glycerol, dessen äußere OH-Gruppen mit je einer ↑Phosphatidsäure verestert sind. Bestandteil von ↑Membranen, als Antigen in der Syphilisserologie eingesetzt; durch Kadmiumchloridfällung aus alkohol. Rinderherzextrakt gewonnen; hoher Gehalt an ungesättigten Fettsäuren (> 70 % Linolsäure); weit verbreitet im Pflanzen- u. Tierreich sowie Bakterien, relativ hoher Anteil in Mitochondrien.

Kardiolipinmikroflockungstest: *Abk* CMT; Flockungsreaktion zum Nachweis von Antikörpern, die für die Syphilis charakterist. sind. Kardiolipin, ein aus Rinderherzextrakten gewonnenes Phosphatid, wird als Antigen verwendet. Reaktion des Suchspektrums der ↑Syphilisserologie.

Kardiologie ⟨*gr*⟩ *f*: Lehre von den Herz-Kreislauf-Krankheiten. I. e. S. werden die Herzkrankheiten betrachtet, gebräuchlicher ist die Betrachtung aller Herz-Kreislauf-Krankheiten (auch „Kardiol./Angiologie."). Eine international verbindl. Unterteilung des Fachgebiets liegt nicht vor. Eine mögl. Klassifikation ist: organ. (akut, chron., entzündl., nichtentzündl.) u. funktionelle Herzerkrankungen, Hypertonie (prim. u. sek.), Hypotonie, Gefäßkrankheiten: Arterien (organ., funktionell, akut, chron., entzündl., nichtentzündl.), Venenerkrankungen (akut, chron.), Lymphgefäßerkrankungen (prim., sek.).

Kardiolyse: operative Auslösung des Herzens aus einem vernarbten (verkalkten ↑Panzerherz) Herzbeutel bei Pericarditis constrictiva (↑Perikarditis).

Kardiomegalie: pathol. großes (u. schweres) Herz, unabhängig von der Ursache u. der Zeit des Auftretens. ↑Kardiomyopathien.

Kardiomyopathien: Gruppe kausal-pathogenet. ungeklärter Herzmuskelkrankheiten, deren wesentl. Charakteristikum eine Hypertrophie ist. Man unterscheidet bei der **prim. K.**: 1. Hypertrophe K. mit Obstruktion, gekennzeichnet durch asymmetr. Hypertrophie des Kammerseptums mit Einengung der aortalen u./o. pulmonalen Ausflußbahn; histol.: Texturstörungen der Herzmuskulatur. 2. Hypertrophe K. ohne Obstruktion; bei der nichtobstruktiven K. besteht eine diffuse Myokardfibrose, in die auch das Reizleitungssystem einbezogen sein kann. Sie tritt bes. im jüngeren u. mittleren Lebensalter auf. Einem Teil der Fälle könnte eine abgelaufene Virusmyokarditis zugrunde liegen. Die Pat. sterben an einer therapieresistenten Herzinsuffizienz. 3. Kongestive K.: exzentr. Herzhypertrophie, Endokardthromben u. Myokardnarben (dd schwer gegenüber postmyokardit. Veränderungen u. dekompensierten Hypertonieherzen abzugrenzen); 4. restriktive (obliterative) K.: ↑Endokardfibroelastose, ↑Endomyokardfibrose. Andere Einteilung: Prim. K.: hypertrophe obstruktive Kardiomyopathie (HOCM), hypertrophierte (re. u./o. li.) Ventrikel mit kleinen EDV/ESV evtl. mit Stenose der Ausflußbahn. Als kongestive K. werden K. mit ↑Herzinsuffizienz bezeichnet, bei denen ein vergrößertes EDV/ESV gefunden wird.

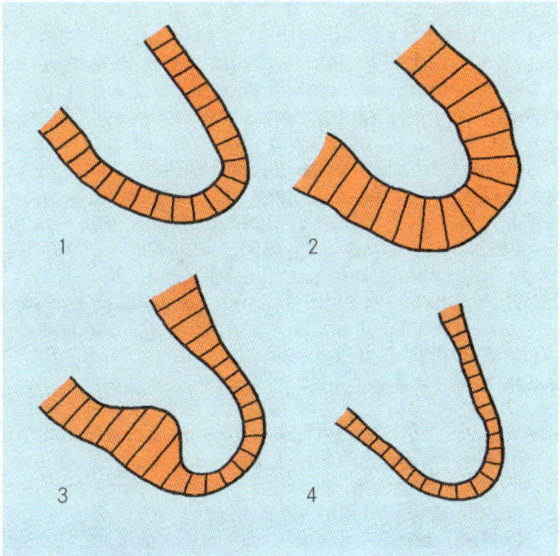

Kardiomyopathien
1: normales Herz; 2: hypertrophe Kardiomyopathie ohne Obstruktion; 3: hypertrophe Kardiomyopathie mit Obstruktion; 4: kongestive Kardiomyopathie

Sek. K.: durch Entzündungen (Bakterien, Viren, Protozoen, Pilze, Rheuma, Kollagenosen, allerg. Erkrankungen), tox. (Ernährung, Alkohol, Bakterien, Pharmaka) u. metabol. (Speicherkrankheiten, endokrine Störungen) bedingte sowie durch Neuromyopathien, Traumen u. Tumoren ausgelöste Myokarderkrankungen mit resultierenden klin., elektrokardiograph. u. hämodynam. erkennbaren kardialen Störungen. Abb.

Kardiomyotomie: Durchtrennung der Ösophagusmuskulatur im Bereich der Kardia bei ↑Achalasie, ↑Kardiospasmus (Heller-Operation).

Kardionatrine ↑Peptid, atriales natriuretisches.

Kardiophobie ↑Phobie.

Kardioplegie: Herzlähmung bei kardiochirurg. Eingriff, in Verbindung mit Hypothermie. Kardiopleg. Lösungen enthalten erhöhte Kaliumkonzentration, die die Membran bis zur Inaktivation der Na- u. Ca-Kanäle depolarisieren, wenig Na^+ u. keine Ca^{2+}-Ionen, dafür erhöhte Mg-Konzentration, um totale elektromechan. Entkopplung zu erzielen, reichl. Histidin zur Vergrößerung der Pufferkapazität.

kardiopulmonal ⟨*gr* + *lat*⟩ *Adj*: Herz u. Lunge betreffend.

Kardiosklerose ⟨*gr*⟩ *f*: Fibrosen des Herzens aufgrund von ischäm. o. entzündl. Vorgängen mit Herzhypertrophie u. -insuffizienz: z. T. auch für Koronararteriensklerose benutzter Begriff.

Kardiospasmus: Syn. mit ↑Achalasie gebraucht, aber auch für erhöhten Tonus des unteren Ösophagussphinkters bei sonst normaler Ösophagusmotorik.

Kardiotachograph: Gerät zur fortlaufenden Messung u. graph. Darstellung der momentanen Herzfrequenz im Kardiotachogramm. Bei der Patientenüberwachung in der Intensivpflege u. im Operationssaal wird mit elektron. Mitteln aus dem ↑Elektrokardiogramm aus R-Zacken (nach Verstärkung) u. Impulsformung ein der Herzfrequenz proportionales Signal gewonnen. Die Erfassung der Herzfrequenz zur Kontrolle der mechan. Herzfunktion kann auch durch photoelektr. Erfassung des Pulses an Fingerbeere o. Ohrläppchen erfolgen (kleine Lichtquelle u. Photowiderstand) o. auch durch Druckrezeptoren (Kondensatoren mit druckabhängiger Kapazität).

Kardiotachometer: gestattet die fortlaufende Messung der Herzschlagfrequenz in Gestalt einer Kurve, deren Höhe umgekehrt proportional ist dem Abstand zweier R-Zacken des EKG. ↑Kardiotachograph.

Kardiotokogramm: *Abk* CTG; Aufzeichnung des fetalen Herzschlages durch Registrierung eines zeitl. biol. Signals. Dazu wird dies Signal elektron. in einen Impuls umgewandelt u. die Folge dieser Impulse zeitl. mit einem Schreiber als Herzfrequenzkurve aufgezeichnet. Synchron dazu erfolgt die Aufzeichnung eines die Wehentätigkeit widerspiegelnden Signals. Die Kardiotokographie wird zur Überwachung der Wehentätigkeit eingesetzt. Parameter: basale Herzfrequenz, Fluktuationen, Reaktion auf Wehen, Dezelerationen. Aus den Kurvenverläufen sind Rückschlüsse auf das Befinden des Kindes, auf evtl. Hypoxie Asphyxie, Kavakompressionssyndrom u. Plazentainsuffizienz mögl.

Kardiotonika: Pharmaka, die pos. inotrop (Förderung der Kontraktionskraft der Herzmuskulatur) u. neg. chronotrop. (Abnahme der Herzfrequenz) wirken, sog. Herzglykoside: v. a. Digitoxin, aber auch Digoxin, g-Strophanthin, Pengitoxin. Andere isotrop wirkende Pharmaka: Dopamin, Dobutamin, Salbutamol, Glucagon, Amrinon, Milrinon, Methylxanthine.

K

kardiovaskulär *Adj*: das ↑Herz-Kreislauf-System betreffend.

Kardioversion: Elektrokonversion von tachykarden Herzrhythmusstörungen (z. B. Vorhofflimmern) mittels Gleichstromschock, wobei ein Stromimpuls über ein EKG gesteuert appliziert wird.

Kardiozentese: ⟨*gr*⟩ *f*: ultraschallgestützte Punktion des fetalen Herzens zur Gewinnung einer Blutprobe bzw. zur Durchführung einer intrauterinen fetalen Transfusion o. um bei einer Fehlbildung den Feten zu entbluten bzw. durch Embolisation zu töten (↑Fetizid).

Karditis: Entzündung des Herzens. ↑Endokarditis, ↑Myokarditis, ↑Perikarditis.

Karenzzeit: Sperrfrist o. Wartezeit.

Karezza ⟨*sanskrit* + *gr*⟩ *f*: Geschlechtsverkehr mit Verzicht auf Ejakulation durch langes Verweilen des Penis in der Vagina ohne zum Orgasmus führende Friktionen. K. soll die seel. Verbundenheit vertiefen.

Karies ⟨*lat*⟩ *f*: Caries; Morschsein, Fäulnis. 1. ***Anat.:*** Knochenfraß; umschrieben zerstörender Prozeß an der Knochensubstanz, meist tuberkulöser Genese; z. B. mit Sequesterbildung, auch Caries sicca, weil keine eitrige Einschmelzung erfolgt. **2. *Zahnmed.:*** Zahnkaries, Caries dentium: irreversible Zerstörung der Zahnhartsubstanzen durch säurebildende (Streptococcus mutans) u. proteolyt. Mikroorganismen (↑Miller-Kariestheorie). Voraussetzungen: aus dem Speichel stammende organ. Auflagerungen auf der Zahnoberfläche, selektive Besiedlung mit Mikroorganismen der Standortflora, Entstehung eines spez. Mikrobiotops (↑Dentalplaque, ↑Auflagerung), Diffusion von Kohlenhydraten, spez. Disacchariden, aus der Nahrung in die Dentalplaque, lang anhaltendes Bestehen des Mikrobiotops (Mundhygiene). Exp. nachgewiesen: unverzügl. pH-Abfall auf etwa 5,0 bei Mundspülung mit 10%iger Glukoselösung; keimfrei gehaltene Versuchstiere erkranken auch bei kariogener Kost nicht; durch Schlundsonde zugeführte kariogene Kost löst keine K. aus; mechan. Plaquereduzierung (Zahnbürste) limitiert den Kariesbefall. Nosolog. Einteilung: Caries acuta: Karies mit normalem Kavitationstempo. Caries alba: weiße K., infolge hohen Kavitationstempos unterbleibt die typ. Braunfärbung des erweichten Dentins. Caries chronica: K. mit stark verlangsamtem Kavitationstempo. Caries complicata: durchgehende kariöse Erweichung bis zur Pulpa, ↑Endodontie. Caries florida: K. mit hohem Kavitationstempo. Caries humida: feuchte K. bei Caries acuta u. Caries florida. Caries media: Schmelzkaries u. kariöse Erweichung peripheren Dentins. Caries nigra: schwärzl. Färbung des Dentins bei Caries chronica o. Sistieren der K., ↑Brown spot caries der Caries penetrans: Caries complicata. Caries profunda: Schmelzkaries u. kariöse Erweichung bis ins pulpanahe Dentin. Caries sicca: trockene K. Caries superficialis: Schmelzkaries, ↑Kariesinitial. Topograph. Differenzierung: Approximalkaries, Fissurenkaries, ↑Glattflächenkaries, Wurzelkaries, Zahnhalskaries, zervikale K. Bäckerkaries: ausgeprägte zirkuläre K. infolge professioneller Exposition mit Mehl- u. Zuckerstäuben, ↑Zahnhartsubstanzschädigung, säurebedingte. Primärkaries: erster Kariesbefall einer ↑Prädilektionsstelle. Sekundärkaries: sek. Randkaries, erneuter Kariesbefall am Rand einer ↑Restauration. Zementkaries: initiale Wurzelkaries. Zirkuläre K.: im Zahnhalsbereich den gesamten Zahnumfang betreffende K. bes. im ↑Milchgebiß, bei professioneller Exposition u. individueller Disposition (↑Bäckerkaries, ↑Zahnhartsubstanzschädigung, säurebedingte), im höheren Erwachsenenalter infolge Retraktion der Gingiva.

Kariesaktivität: Maß für die quantitative u. qualitative Karieszunahme je Person in der Zeiteinheit.

Kariesanfälligkeit: Disposition für Karies.

Kariesbefall: Anzahl der in einem Gebiß von Karies befallenen Zähne, gleichgültig ob kariös, gefüllt o. extrahiert.

Kariesdisposition: Anfälligkeit für ↑Karies; abhängig von der genet. determinierten Makromorphologie, Mikromorphologie u. Ultrastruktur der Zähne sowie der Speichelparameter.

Kariesfrequenz: relative Häufigkeit der kariesbefallenen Personen in einer Stichprobe o. Population.

Kariesindex: Quotient zur numer. Angabe des durchschnittl. Kariesbefalls in einer Population. Am gebräuchlichsten ↑DMF-Index, ↑Karies.

Kariesinitial: 1. Reversible subfizielle Initialläsion; unter der hypermineralisierten Rindenschicht des Zahnschmelzes ist nach Plaquebeseitigung, Mundhygieneinstruktion u. Applikation fluoridhaltiger Zubereitungen eine ↑Remineralisation o. wenigstens eine Stagnation der kariösen Veränderungen zu erwarten (white spot caries). 2. Irreversible superfizielle Initialläsion infolge Einbruchs o. Auflösung der hypermineralisierten Rindenschicht des Zahnschmelzes. Kariesfrühtherapie nach vereinfachten Regeln u. unter Verzicht auf präventive Extension erforderl.

Kariesmarke: arretierte Karies, ↑Brown spot caries.

Kariesprophylaxe: Maßnahmen zur Minderung des individuellen Kariesbefalls u. der allg. Morbidität. Prim. Prävention: Minderung der Säurelöslichkeit des Zahnschmelzes durch kontinuierl. Verabfolgung von Fluorid, v. a. während der Zahnentwicklung, ↑Fluoridierung, Minderung der Exposition durch Gesundheitserziehung, spez. zur Zahn- u. Mundhygiene sowie Ernährungsdisziplin. Sek. Prävention: Früherkennung der Karies durch Reihenuntersuchungen u. anschließende Frühbehandlung einschl. evtl. prim. präventiver Maßnahmen. Tertiäre Prävention: Verhütung von Rezidiven u. Folgeerscheinungen durch Einhaltung der diagn. u. ther. Regeln seitens des Zahnarztes einerseits u. durch Motivation andererseits, spez. zur Zahn- u. Mundhygiene, Ernährungsdisziplin u. regelmäßige Kontrolluntersuchung. Kollektive Maßnahmen sind solche, die sich an meist sehr große Gruppen wenden u. oft das eigene Bemühen nicht aktivieren, z. B. Trinkwasserfluoridierung, Gesundheitspropaganda in Massenmedien. Individuelle Maßnahmen, wie erzieher. Gespräche, müssen die kollektiven Maßnahmen ergänzen bzw. sind bei bes. ↑Kariesanfälligkeit in Form spez. Beratung u. lokaler Fluoridapplikation zur Minderung des extremen Kariesfortschritts erforderl., ↑Individualprophylaxe. Bei Zusammenwirken von Zahnarzt u. Pat. bei Einsatz der Möglichkeiten der Präventionsstufen, der kollektiven u. individuellen Maßnahmen ist eine spürbare Senkung der Morbidität u. der Befallsschwere mögl.

Kariesrezidiv: erneutes Auftreten von Karies in der Tiefe von Kavitäten u. unterhalb von Füllungen.

Karies, zirkuläre ↑Karies.

Karieszone: histol. u. mikrobiol. determinierte Stadien der kariösen Zerstörung der Zahnhartsubstanz von außen nach innen. Abb.

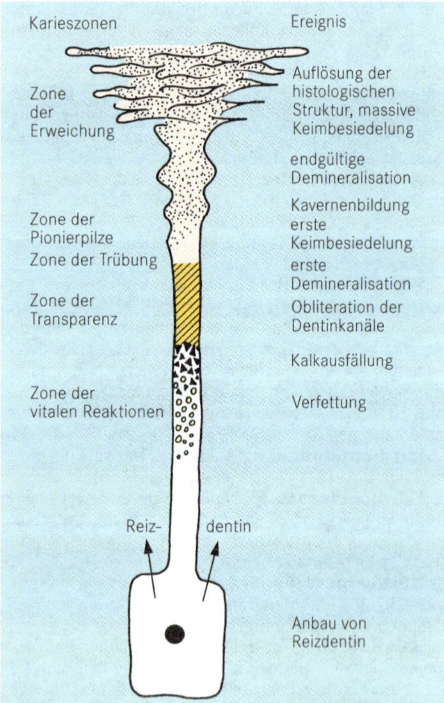

Karieszonen. Pathohistologie der Dentinkaries, dargestellt an einem Dentinkanal bzw. Odontoblastenfortsatz

Karinapunktion: Punktion der Bifurkationslymphknoten zur Tumorsuche unter bronchoskop. Kontrolle.

kariogen ⟨*lat* + *gr*⟩ *Adj*: karieserzeugend.

Karlsbader Salz, künstliches: Sal carolinum factitium. Zusammensetzung: 22 Teile Na_2SO_4, 9 Teile K_2SO_4, 9 Teile $NaHCO_3$, Salin. Laxans, Cholagogum, Antazidum.

Karminativa ⟨*lat*⟩ *n Pl*: Carminativa; blähungstreibende Mittel, z. B., Kamillenblüten, Anis, Kümmel, Fenchel.

Karminfärbung ↑ Best-Karminfärbung.

Karnaubawachs ↑ Cera carnauba.

Karnifikation ⟨*lat*⟩ *f*: Verdichtung des Lungengewebes infolge bindegewebiger Umwandlung (Organisation) eines pneumon. Exsudats als nicht häufiger Ausgang einer Lungenentzündung.

Karnofski-Index: graduelle Einschätzung des Gesamtzustands eines Pat. (100 % hat ein Pat. ohne jegl. Einschränkung).

Karolinska Institutet: *Abk* KI; 1810 gegründet, heute größte u. bedeutendste med. Hochschule, Klinik u. Forschungseinrichtung Schwedens (Sitz Stockholm). Ein aus Vertretern des Lehrkörpers des KI gewähltes Komitee bestimmt die jährl. Nobelpreisträger für Med. u. Phys. Das Informationszentrum des KI (↑ Medical Information Center) ist als MEDLARS-Zentrum bekannt geworden (↑ MEDLARS).

Károlyi, M. (1865–1945), Zahnarzt, Wien.

Károlyi-Effekt (nach M. K.): unphysiolog. Belastungen der Zähne durch Parafunktionen wie Knirschen u. Pressen, die zu Abrasion u. parodontalen Schäden führen können.

Karotin ↑ Carotine.

Karotis ↑ Arteria carotis communis.

Karotisangiographie ↑ Angiographie, zerebrale.

Karotisgabel: Aufteilungsstelle der A. carotis communis in A. carotis interna u. A. carotis externa. Häufiger Sitz von Gefäßveränderungen (Plaques, Stenosen, Obliteration) bei extrakranieller Arteriosklerose. Reich an Rezeptoren für die Herz-Kreislauf-Regulation. ↑ Durchblutungsstörungen, zerebrale.

Karotisknötchen ↑ Glomus caroticum.

Karotispulskurve: CPK; Druckpulskurve, die am liegenden Pat. in exspirator. Apnoe über einen Meßwandler, der über der A. carotis aufgesetzt wird, nach Meßwandlung als Zeitkurve registriert wird. Ermöglicht als noninvasive Kreislaufuntersuchung einer herznahen Arterie, deren Druckablauf weitgehend dem der Aorta ascendens entspricht, eine Auswertung nach formalen u. zeitl. Kriterien u. somit die Beurteilung von Störungen der Entleerung der li. Herzkammer. Eine Druckeichung ist nicht mögl.

Karotisschwirren ↑ Halsschwirren.

Karotissinus ↑ Sinus caroticus.

Karotissinus-Cavernosus-Fistel: ↑ Ballonkatheter nach Serbinenko.

Karotissinusnerv: nach H. E. Hering, 1924; Ast des N. glossopharyngeus, der die Pressorezeptoren des ↑ Sinus caroticus versorgt. Er wirkt auf die ↑ Kreislaufzentren in der gleichen Weise ein wie der Aortennerv (↑ Blutdruckregulation).

Karotissinusreflex: Blutdruck- u. Herzfrequenzabfall bei Reizung der Barorezeptoren im Karotissinus.

Karotissinusstimulation: umstrittenes Behandlungsverfahren bei Angina pectoris u. hypertonen Krisen, bei dem die vagalen Nervenendigungen mittels hochfrequenter Gleichstromimpulse gereizt werden. Implantierbare Geräte zur K. sind entwickelt.

Karotissinussyndrom: hypersensitiver ↑ Karotissinusreflex; nach äußerl. Druck auf den Karotissinus, evtl. nur durch Kopfwendebewegung entstehende vagale Bradykardie gelegentl. mit Auftreten von Synkopen. ↑ Charcot-Weiss-Baker-Syndrom.

Karotissiphon: in der Schädelhöhle befindl. S-förmig verlaufender Abschnitt der A. carotis interna; röntg. wichtiger Begriff für die Orientierung am Hirnarteriogramm.

Karotisstenose: spontan o. traumat. durch Thrombosierung zustande kommende Einengung der A. carotis communis o. interna, meistens im Bereich der Teilungsgabel.

Karpalgelenk ↑ Articulatio mediocarpalis.

Karpaltunnel: Canalis carpi; durch Sulcus carpi u. Ligamentum carpi transversum gebildeter Handwurzelkanal, durch den die Sehnen der Fingerbeugemuskeln u. des N. medianus ziehen.

Karpaltunnelsyndrom: Medianuskompressionssyndrom; Symptomenkomplex, der durch Kompression des N. medianus u. der Beugesehnen in dem (von den Handwurzelknochen u. dem kräftigen Ligamentum carpi transversum) osteofibrös umschlossenen Karpaltunnel ausgelöst wird. Akute Verlaufsform (ausgelöst durch Hämatom bzw. Ödem bei Handwurzelverletzungen, Weichteilkontusionen, Infektionen): Sensibilitätsstörung der Hand im Versorgungsbereich des N. medianus, schmerzhaft behinderte Fingerbeugung, Spontanschmerz. Chron. Verlaufsform (bei Erkrankungen des Sehnengleitgewebes, unfallbedingte Deformierungen im Handwurzelbereich): Sympt. des akuten Verlaufs in abgeschwächter Form, zusätzl. Atrophie der vom N. medianus innervierten Daumenballenmuskulatur. Bei einigen Berufsausübungen häufig vorkommend, ↑ Melkerlähmung. ↑ Kompartmentsyndrom.

Karpogramm ⟨*gr*⟩ *n*: Röntgenaufnahme des Handskeletts zwecks Feststellung der Knochenreifung. Aussage ist in den ersten Lj. sicherer als später. Abb. S. 1018.

Karpometakarpalreflex: Handrückenreflex, Beklopfen des Handrückens löst Volarflexion der Finger aus. Seitendifferenzen bzw. übermäßige Reaktion weisen auf pathol. Steigerung des Eigenreflexes hin.

Karpopedalspasmen: Beugung in Hand- u. Ellenbogengelenken (Pfötchenstellung), Streckhaltung der Beine, Supination der Füße u. Plantarflexion der Füße u. Zehen bei ↑ Tetanie.

Karrageen *f*: Carrageen; getrocknete atlant. Rotalgen (Chondrus crispus u. Gigartina mamilosa), ir. Moos; mildes Antitussivum. Tierexperimentell: Rattenpfotenödem durch Injektion zur Testung antiphlogist. Pharmaka.

Karrer, I., zeitgen. Schweizer Arzt.

Karrer-Gasser-Syndrom (nach I. K. u. Conrad G.) ↑ Erythroblastopenie.

Karrier ⟨*lat*⟩ *n* ↑ Carrierproteine.

Kartagener, Manes (1897–1975), schweizer. Int., Zürich.

Kartagener-Lungeninfiltrat (nach Manes K.): chron. eosinophiles Lungeninfiltrat.

Kartagener-Syndrom (nach Manes K.): Fehlbildungskomplex mit Situs inversus, Polyposis nasi, Bronchiektasien verbunden mit Sinusitis u. chron.-rezidivie-

K

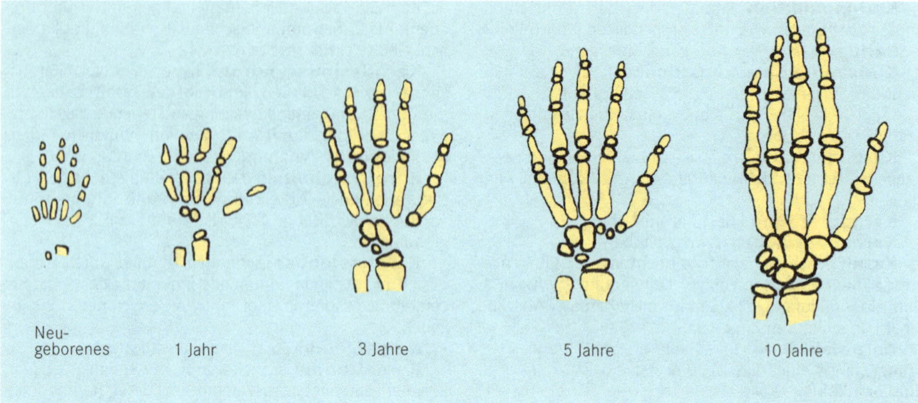

Karpogramm

renden Pneumonien. ↑Immotile cilia syndrome. Z.T. Herzfehler, Thoraxanomalien, Sterilität, männl. Geschlecht bevorzugt. Genet. bedingt, autosomal rezessiver Erbgang.

Karte, genetische: Darstellung der linearen Anordnung von Mutationsorten innerhalb eines Gens u. der Lokalisation von Genen (↑Genlokus) im ↑Genom u. in Chromosomen. ↑Chromosomenkarte, ↑Kartierung.

Kartenherzbecken: kartenherzförmige Einengung der Beckeneingangsebene bei ↑Osteomalazie, ↑Rachitis, ↑Osteopsathyrosis.

Kartierung: Bez. für die Unterteilung von ↑Genomen u. Genen in kleinere Bereiche u. Zuordnung bzw. Lokalisierung von Genen o. definierten Genstrukturen in Genomen u. Chromosomen. ↑Chromosomenkarte; ↑Karte, genetische.

Kartoffel: wichtiges vegetabiles Nahrungsmittel; Stärkegehalt bis zu 21 %, 2 % N-haltige Substanzen mit biol. verhältnismäßig hochwertigem Eiweiß; sehr wichtiger Vitamin-C-Träger (in frischen K. bis 15 mg/100 g). In unreifen u. grünen K. sowie in den Keimen findet sich das giftige Solanin, ein Glykosid des Solanidins mit einem Steringerüst.

Kartoffelbovist: Bovist; ungenießbarer, leicht giftiger Pilz.

Kartoffel-Ei-Diät: selektiv proteinarme Kost für die konservative Behandlung der chron. ↑Niereninsuffizienz. Die Proteinmischung von Kartoffel- u. Eiereiweiß in einem Verhältnis von 3:2 hat eine hohe biol. Wertigkeit, so daß 0,4 g Eiweiß pro kg Körpermasse u. Tag zur Aufrechterhaltung einer pos. Stickstoffbilanz ausreichend sind. Eiweißarmes Brot ist notwendig. Auf Fleisch-, Wurst- u. Fischwaren muß verzichtet werden. Als Brotaufstrich verwendet man vegetar. Pasten. K. führt zu einer Verminderung der harnpflichtigen Substanzen u. damit zu einer Besserung der uräm. Stoffwechsellage.

Kartoffelfrüchte: giftige, solaninhaltige Fruchtkörper an den grünen Pflanzenteilen.

Kartoffel-Glycerol-Vollblutagar: von Bordet u. Gengou entwickelter Spezialnährboden zur Züchtung von Bordetella pertussis. Sog. „Hustenplatten" mit Penicillinzusatz werden bei Keuchhustenverdacht an drei aufeinanderfolgenden Tagen während eines Hustenstoßes etwa 20–30 cm vor den Mund des Kindes gehalten.

Kartoffelkur: eine nur wenig Fett u. Protein enthaltende, vorwiegend aus Kartoffeln bestehende Nahrung (Entfettungskur). Sie ist eine der einseitigen Entfettungsdiäten u. ist heute als überholt anzusehen.

Kartoffelleber: grobknotiger, durch Bindegewebesepten markierter unregelmäßiger Leberumbau nach ausgedehnten Lebernekrosen. Meist Folge einer akuten Leberdystrophie.

Kartoffelnährböden: sterilisierte Kartoffelstücke. Sie dienen der Feststellung der Farbstoffbildung u. des Sporenbildungsvermögens von Bakterien u. Hefen.

Kartoffelnase: angeborene, vererbbare Fehlbildung der äußeren Nase. Verbreiterung des Nasenrückens bei Aplasie der Ossa nasalia, Verbreiterung des zwischen den Nasenlöchern liegenden Knorpelseptums.

Karunkel ↑Urethrakarunkel.

Karyogamie ⟨*gr*⟩ *f*: Kernverschmelzung somatischer Zellen o. haploider Gameten.

Karyogramm: Idiogramm; in der Zytogenetik diagrammat. Darstellung eines ↑Karyotyps nach der Größe der ↑Chromosomen u. der Lage des Zentromers.

Karyokinese: die mit der indirekten Zellteilung, ↑Mitose, verbundenen Umwandlungen des Kerns mit Auflösung der Kernmembran, Formierung der Chromosomen usw.

Karyolyse: Auflösung des Zellkerns mit Verlust der Färbbarkeit beim Zelltod; ↑Nekrose.

Karyomegalie: starke Kernvergrößerung durch endomitot. Chromatinvermehrung.

Karyometrie: histol. Methode zur objektiven Beurteilung der Größe von Zellkernen (Durchmesser, Oberfläche, Volumen).

karyophag ⟨*gr*⟩ *Adj*: den Zellkern phagozytierend.

Karyoplasma: veraltet für Nukleoplasma; ↑Nukleus, ↑Kernplasma.

Karyopyknose: durch Flüssigkeitsverlust bedingte Kernschrumpfung, degenerative Zellveränderung, die mit Zelltod einhergeht.

Karyopyknoseindex: im Vaginalausstrich Verhältnis von Superfizialzellen mit pyknot. Kernen zu großen Intermediärzellen mit Bläschenkernen. Zuverlässiger Indikator zur Beurteilung der östrogenen Stimulation des Plattenepithels.

Karyorrhexis: Zerfall des Zellkerns in Chromatinbrocken (Kernfragmentation) beim Zelltod; ↑Nekrose.

Karyoschisis: schollige Zersplitterung des Zellkerns bei ↑Zelltod.

Karyosoma: veraltet für Granulum chromatini; ↑Nukleus.

Karyotheca: veraltet für Nukleolemma; ↑Nukleus.

Karyotyp: Gesamtheit der Chromosomen einer Zelle, einer Zellinie bzw. aller Zellen eines Organismus, charakterisiert durch Anzahl u. Art der ↑Chromosomen. Untersuchung an Metaphasechromosomen. Dargestellt im ↑Karyogramm. Normaler Karyotyp beim Menschen: 46,XX bzw. 46,XY; ↑Denver-Schema.

Karyotypevolution: durch Selektion nicht zufallsgemäße Veränderung des Karyotyps in aufeinanderfolgenden Generationen von Zellen eines wachsenden Gewebes (Krebsgewebe) o. von In-vitro-Zellen.

karzino- *Präfix*: den Krebs betreffend.

karzinogen ↑kanzerogen.

Karzinogene ↑Kanzerogene.

Karzinogenese ↑Kanzerogenese.

Karzinoid ⟨*gr*⟩ *n*: den ↑Apudomen zugerechneter niedrig maligner Tumor des Magen-Darm-Kanals (bes. Appendix u. Dünndarm), z. T. der Bronchien u. anderer Organe. Histol. Nester u. Stränge argentaffiner Zellen. Serotoninbildung bes. bei Metastasierung. ↑Karzinoidsyndrom.

Karzinoidsyndrom: durch die Stoffwechselaktivität eines metastasierenden K. ausgelöstes Syndrom; Primärtumor meist im Dünndarm, selten im übrigen Magen-Darm-Trakt o. Lunge, vereinzelt in anderen Organen; Metastasen bes. in Leber u. Lunge. Erhöhung des Serotonin-(5-Hydroxytryptamin-)Spiegels im Blut u. der Oxyindolessigsäure-Ausscheidung im Harn; anfallsweise Blutwallungen („flush"); häufig diffuse Endokardfibrose im Bereich der re. Herzhälfte mit fibroplast. „Endokarditis" der Pulmonalklappen, bei Bronchialkarzinoid entsprechende Veränderungen in der li. Herzhälfte. Lokalisation durch Octreotidszintigraphie u. a.

karzinokolytisch ⟨*gr*⟩ *Adj*: von krebswachstumhemmender Wirkung.

Karzinologie ⟨*gr*⟩ *f*: Lehre von der Krebskrankheit.

Karzinom ⟨*gr*⟩ *n*: Carcinoma; vom Epithel ausgehendes bösartiges Gewächs. Histol. Einteilung nach der Relation von Epithel zu Stroma: a) medulläres K. (Markschwamm, Carcinoma medullare) mit Überwiegen der epithelialen Komponente, b) einfaches K. (Carcinoma simplex), c) szirrhöses K. (Szirrhus, Carcinoma scirrhosum) mit Überwiegen des bindegewebigen Stroma; nach Zelltyp u. der Wuchsform: a) Plattenepithelkarzinom (Carcinoma platycellulare seu planocellulare), von dem eine nichtverhornende u. eine verhornende (Carcinoma platycellulare keratosum) Form unterschieden wird, b) Zylinderzellkarzinom (Carcinoma cylindrocellulare seu cylindromatosum) in solider (solidum), drüsenbildender (adenomatosum) u. zyst.-papillärer (papilliferum) Ausprägung, c) undifferenziertes K. (Carcinoma polymorphocellulare u. Carcinoma anaplasticum), d) Spezialtypen wie z. B. Hypernephrom, Seminom usw.

Karzinom, adenosquamöses: Karzinom, das wechselnde Anteile drüsiger u. plattenepithelialer Strukturen enthält. Vorkommen u. a. im Uterus, Pankreas.

Karzinom, branchiogenes: von persistierenden Kiemengangsepithelien ausgehendes Karzinom. Kiemengangkarzinom; ↑Kiemengangfistel u. -zysten.

Karzinom, embryonales ↑Hodentumor.

Karzinom, frühinvasives: Karzinom im Frühstadium, ist überwiegend auf das Epithel beschränkt u. beginnt, eben in die Tiefe zu wachsen, d. h. zu infiltrieren.

Karzinom, großzelliges: durch große, teilweise eosinophile Zellen definiert. Vorkommen z. B. in Schilddrüse, Lunge.

Karzinom, hereditäres nichtpolypöses kolorektales: *Abk* HNPCC; ↑Lynch-Syndrom.

Karzinom, klinisches: klin. u. pathol.-anat. diagnostiziertes Karzinom.

Karzinom, kolorektales: dritthäufigste Krebserkrankung des Menschen in Deutschland; bösartiger Tumor des Kolons u. des Rektums. Inzidenzanstieg in allen sog. Industriestaaten, was mit ballaststoffarmer u. zu fettreicher Nahrung sowie der längeren Verweildauer dieser im Darm in Verbindung gebracht wird, wodurch die Bildung von kanzerogenen Substanzen möglicherweise gefördert wird. Vorkommen bei beiden Geschlechtern, deutl. Überwiegen bei der Frau. Genet. Disposition vorhanden (↑Polyposis coli, ↑Lynch-Syndrom), Ernährung wichtiger ätiolog. Faktor. Das k. K. kommt am häufigsten im Rektosigmoid (50 %) vor, ferner im Zäkum, an der Bauhin-Klappe, an den Flexuren. Histol. meist Adenokarzinom o. Gallertkrebs, seltener Szirrhus, am Anus Plattenepithelkarzinom. Einteilung nach ↑Dukes-Klassifikation o. ↑TNM-Klassifikation (Tab.). Symptomat. am häufigsten durch Blut im Stuhl, oft okkult (wichtige Untersuchung i. R. der ↑Krebsvorsorgeuntersuchung), erst bei fortgeschrittenem Tumorbefall durch Gewichtsabnahme, Subileus o. Ileus bei Lumenverlegung. Diagnostik: rektale ↑Untersuchung, ↑Rektoskopie, ↑Koloskopie, ↑Dickdarmröntgenuntersuchung. Nach ↑Staging meist operative Therapie (Lebermetastasen häufig). Je nach Sitz des k. K. ↑Hemikolektomie, ↑Low-anterior-resection, ↑Rektumresektion. ↑Analkarzinom. Tab.

Kolorektales Karzinom

Stadium	Ausdehnung
Tis	Carcinoma in situ;
T 1	Mukosa, Submukosa
T 2	Muscularis propria
T 3	Infiltration aller Wandschichten, Überschreiten der Darmwand
T 4	Infiltration benachbarter Organe
Lymphknotenbefall:	
N 1	1–3 regionäre Lymphknoten
N 2	>3 Lymphknoten
N 3	Lymphknoten entlang der Gefäße

Karzinom, latentes: klin. nicht vermutetes, erst bei der Autopsie entdecktes K.

Karzinommetastasen ↑Metastase.

Karzinom, okkultes: erst aus Metastasen o. anderen Folgen erkanntes Malignom, dessen prim. Sitz u. U. auch autopt. nicht gefunden wird.

Karzinom, osteoklastisches: mit Knochenzerstörung einhergehende Karzinommetastasen.

Karzinom, osteoplastisches: mit Knochenbildung einhergehende Karzinommetastasen, die zu einer Verdichtung der Knochenstruktur führen. Häufig Erhöhung der alkal. Phosphatase im Serum.

Karzinomprophylaxe: Vermeidung einer Krebsentstehung. Umfaßt die Reduzierung o. Beseitigung kanzerogener Substanzen (Asbest, Teer), Antiraucheraktionen (Tabakrauch als wesentl. Krebsursache), individuelle Krebsvorsorge (ballaststoffreiche Ernährung), Krebsfrühdiagnostik (Vorsorgeuntersuchungen, z. B. Mammographie, Zervixzytologie), Tumornachsorge zur Früherkennung eines Tumorrezidivs mit der Möglichkeit der kurativen Ther.

Karzinom, transitionales: ursprüngl. eine durch große Strahlenempfindlichkeit ausgezeichnete Sonderform der im Nasenrachenraum vorkommenden Plattenepithelkarzinome. Begriff ist jetzt erweitert auf weitere anaplast. Plattenepithelkarzinome.

Karzinophobie ⟨*gr*⟩ *f*: krankhafte Furcht, an Krebs zu leiden, bei objektiv fehlendem Befund.

Karzinosarkom: seltenes bösartiges Gewächs, das sich aus karzinomatösen u. sarkomatösen Anteilen zusammensetzt.

Karzinose ⟨*gr*⟩ *f*: dichte Aussaat von Karzinommetastasen, z. B. auf Pleura, Peritoneum o. in ein Organ.

Kasabach-Merritt-Syndrom: Thrombozytopenie-Hämangiom-Syndrom; ausgedehnte tuberonodöse Angiome bei Säuglingen u. Kleinkindern, die an Haut u. inneren Organen lokalisiert sind u. erhebl. Größe aufweisen können. Die Thrombozytopenie ist durch mikrothrombot. Veränderungen im Hämangiom bedingt. Spontane Regression o. operative Entfernung.

Kasai-Operation ↑Hepatoportoenteroanastomose.

Kaschin, Nicolai (1825–1872), russ. Arzt, Irkutsk.

Kaschin-Beck-Krankheit (nach Nicolai K.): Osteoarthritis deformans; endem. (Transbaikalien, Rußland, Mongolei) auftretende, chron. Osteoarthrose mit schmerzhaften Gelenkschwellungen, später Epiphysennekrosen u. Schlottergelenk. Ursächl. werden Pilztoxine sowie ein hoher Eisengehalt des Trinkwassers angeschuldigt. Klin. u. röntg. Ähnlichkeiten zu Gelenkveränderungen bei der ↑Hämochromatose.

Kaschmirkrebs ↑Kangri-Krebs.

Käsefliege: Piophila casei; 4–5 mm lang, schwarz mit roten Augen; weißl. Larven bis 10 mm groß. Larven an Käse (feste Käsesorten), Fleisch, Schinken, anderen Lebensmitteln o. Kadavern. Schädling in Lebensmittelgeschäften. Mit der Nahrung aufgenommene Larven können Gastrointestinalstörungen auslösen, sich in seltenen Fällen im Darm des Menschen weiterentwickeln. Larven der K. sind außergewöhnl. resistent gegenüber Insektiziden.

Kasein ↑Casein.

Käsemilbe ↑Tyrophagus casei.

Käseschmiere ↑Fruchtschmiere.

Käse, tuberkulöser ↑Verkäsung.

Käsewäscherlunge: allergische ↑Alveolitis durch Einatmung der Sporen von Penicillen, Aspergillen u. Mucor in Käsereien. ↑Berufskrankheiten.

Kaskadenmagen: Aussackung des Magens im Fornixbereich nach dorsal, die relativ häufig beobachtet wird u. meistens keine Beschwerden macht. Große Kaskaden können zu Völlegefühl u. Speisenretention im Liegen führen.

Kaspar-Hauser-Syndrom: Form des psych. ↑Hospitalismus bedingt durch hochgradige frühkindl. Vernachlässigung mit phys. u. psych. Entwicklungsrückstand.

Kassenärztliche Bundesvereinigung: öffentl.-rechtl. Einrichtung, welche die Tätigkeit der Kassenärzte in relativer Selbständigkeit organisiert, indem sie als Mittler zwischen den Kassenärzten u. den jeweiligen Krankenkassen fungiert.

Kassette: für die Aufnahme von Filmen bestimmte flache (Blattfilm) o. trommelförmige (Rollfilm) Behälter aus Metall o. Kunststoff. In der Röntgendiagnostik werden für Filmfolienkombinationen flache, aufklappbare Aluminiumbehälter verwendet. Auf der Rückseite befindet sich innen eine Filzschicht, um einen guten Andruck der Film-Folien zu sichern. Gut schließende Kassetten, die die Folien optimal an den Film pressen, sind Voraussetzung für eine hohe Abbildungsgüte. Um optimalen Andruck zu erzielen, wurden Vakuumkassetten entwickelt, deren Vorderseite aus Kunststoff besteht u. deren Folie in einen Kunststoffolienbeutel eingelegt wird. Spez. Geräte übernehmen die Erzeugung des Vakuums u. das Zuschweißen der Kassette durch Erhitzung.

Kasten, schwarzer: Black box; Bez. für ein System, dessen innere Struktur u. konkreter Aufbau unbekannt u. evtl. unzugängl. sind, bei dem jedoch die Beziehung zwischen seinen Ein- u. Ausgangsgrößen bekannt o. mind. der Untersuchung zugängl. ist. Mit der sog. Methode des schwarzen Kastens („Black-box-Methode") werden mit Hilfe ausgewählter ↑Testsignale entsprechende Ausgangssignale hervorgerufen u. das Verhalten des Systems analysiert.

Kastoröl: Rizinusöl; ↑Ricinus communis.

Kastrat ⟨*lat*⟩ *m*: Mensch, dem die Keimdrüsen entfernt sind. ↑Kastration.

Kastration ⟨*lat*⟩ *f*: Ausschaltung o. Entfernung der männl. o. weibl. Keimdrüsen. Beim Mann: biol. K.: durch Zufuhr von Östrogenen über Rückkopplungsmechanismen zur Hypophyse Abnahme der Androgenproduktion. Kann reversibel sein; chir. K.: Entfernung beider Hoden (Eunuch), d. h. des eigentl. Keimgewebes nach Spalten der Hodenkapsel. Die Hodenanhangsgebilde bleiben erhalten, so daß die Operation nicht sichtbar ist. Evtl. Kunststoffprothese aus Silikon. Funktionsausschaltung durch Röntgenstrahlen. Bei der Frau (vollständige) Ovarektomie. Die körperl. u. psych. Veränderungen nach K. hängen von Geschlecht u. Alter ab. Am folgenschwersten ist sie beim männl. Geschlecht, wenn sie vor der ↑Pubertät erfolgt: Hemmung o. Ausfall der Entwicklung maskuliner somat. u. psych. Geschlechtsmerkmale, Ausbleiben der Libido u. Potenz. Bei späterer K. mehr o. weniger starke Feminisierung u. Libidominderung. Der irreversible verstümmelnde Eingriff wurde im Mittelalter zur Erhaltung der hohen Kinderstimme (Sängerknaben, Kastratenstimme) vorgenommen u. wird in manchen Ländern bis heute als eth. fragwürdige Ultima ratio bei wiederholt rückfälligen Sexualdelinquenten durchgeführt. Bei beiden Geschlechtern kann eine K. durch best. Krankheiten der Keimdrüsen, z. B. bösartige Tumoren der Hoden o. Eierstöcke, indiziert sein u. bewirkt endgültige Infertilität, bei der Frau auch die Menopause. Unerwünschte Nebenwirkungen lassen sich durch hormonelle Substitution mildern. ↑Eunuchoidismus.

Kasuistik ⟨*lat*⟩ *f*: Darstellung eines o. einzelner Krankheitsfälle, z. B. in Publikationen.

kat: Zeichen für ↑Katal.

Kat ↑Catha edulis.

Katabiose ⟨*gr*⟩ *f*: Abbau von Substanzen in lebendem Gewebe. Gegenteil von Anabiose.

katabol ⟨*gr*⟩ *Adj*: den Abbaustoffwechsel (↑Katabolismus) betreffend; Ggs. ↑anabol.

Katabolismus ⟨*gr*⟩ *m*: Gesamtheit der Abbauprozesse des Stoffwechsels (hauptsächl. Hydrolysen u. Oxidationen). Dabei werden die Biopolymeren (Proteine, Nukleinsäuren, Polysaccharide) zunächst bis zu ihren Monomeren, diese u. die Lipide weiter zu Wasser, Kohlendioxid, Ammoniak o. einfachen organ. Verbindungen (Harnstoff, Harnsäure) abgebaut. Unter anaeroben Bedingungen wird Energie (ATP) nur durch ↑Substratphosphorylierung, in Anwesenheit von Sauerstoff hauptsächl. durch ↑Atmungskettenphosphorylierung gewonnen. Ggs. ↑Anabolismus.

Katabolitengenaktivatorprotein ↑Protein, cAMP-bindendes.

Katabolitrepression ⟨*gr* + *lat*⟩ *f*: bei zahlreichen Prokaryonten bewirkt Glukose als Kohlenstoffquelle eine Repression der Synthese solcher Enzyme, die für den Glukoseabbau nicht gebraucht werden (↑Enzymrepression). K. wird durch Konzentrationsänderungen des zyklischen ↑Adenosin-3',5'-monophosphates gesteuert. Die K. ist Ursache für die ↑Diauxie.

Katadynsilber: Silberpräparat mit 10% fein verteiltem Silber, zur milden Desinfektion der Mundhöhle u. zur Wundbehandlung.

Katadyn-Verfahren: Entkeimung von Wasser durch fein verteiltes Silber, das entweder direkt dem Wasser zugefügt o. auf Filtermasse (Kies) niedergeschlagen wird. Man kann auch Silberelektroden in das Wasser eintauchen u. einen schwachen elektr. Strom hindurchleiten.

Katagenhaar: in der Katagenphase des Haarzyklus aus dem Follikelhaar umgewandeltes Kolbenhaar (0,5–1,0% im Haarwurzelstatus).

Katakalzin: Expressionsprodukt des Calcitoningens. Wird als Peptid mit 22 Aminosäuren (PDN-21) vom Procalcitonin abgespalten u. dann sezerniert. ↑Tumormarker des medullären Schilddrüsenkarzinoms.

Katal *n*: Zeichen kat; Maßeinheit der Enzymaktivität entspr. dem internationalen ↑Einheitensystem. 1 kat entspricht dem Umsatz von 1 Mol Substrat pro Sekunde unter standardisierten Bedingungen.

Katalase: das bes. in ↑Peroxisomen der Leber u. Erythrozyten vorkommende tetramere Hämenzym spaltet Wasserstoffperoxid in Wasser u. Sauerstoff; Schutz der Zelle vor dem hochgiftigen Wasserstoffperoxid. K. wirkt bei sehr niedrigen Wasserstoffperoxidkonzentrationen als ↑Peroxidase.

Katalepsie ⟨*gr*⟩ *f*: langes Verbleiben in einer einmal eingenommenen, oft unbequemen u. abnormen Körperhaltung; Willensstörung, nicht selten kombiniert mit ↑Flexibilitas cerea. ↑Syndrom, katatones.

Kataloge: in der elektron. Datenverarbeitung ein organisator. Hilfsmittel zur Verschlüsselung von Sach-, Personen-, Zeit-, Orts- u. anderen Bezügen, um damit die Arbeit zu systematisieren u. zu effektivieren. Beispiele in der Med.: International Classification of Diseases (ICD der WHO), Systematic Nomenclature of Medicine (SNOMED).

Katalyse ⟨*gr*⟩ *f*: Beschleunigung einer chem. Reaktion durch einen Stoff (Katalysator), der die ↑Aktivierungsenergie herabsetzt, die Lage des chem. Gleichgewichts aber nicht beeinflußt. Bes. wirksame Katalysatoren sind die ↑Enzyme der Lebewesen.

Katalyse, nukleophile: kovalente Katalyse; auf der Ausbildung kovalenter Bindungen zwischen nukleophilen Gruppen eines Enzyms (u. a. SH, OH) u. best. Molekülpositionen eines Substrats beruhender, reaktionsbeschleunigender Effekt. Enzym u. Substrat bilden so eine äußerst reaktionsfähige Zwischenverbindung. Die n. K. wirkt gewöhnl. in Kombination mit anderen die Reaktivität u. die gegenseitige Orientierung der Reaktionspartner beeinflussenden Effekten.

Katamnese ⟨*gr*⟩ *f*: nach Ablauf der Erkrankung u. Abschluß der Behandlung erfolgende Beschreibung des Krankheitsfalls mit Stellungnahme zur Progn.

Kataphasie ⟨*gr*⟩ *f*: Schizophasie; von Leonhard beschriebene Formen der („unsystemat.“) Schizophrenien, die bes. durch Erregung o. Hemmung im Denk- o. Sprachablauf mit zerfahrenen u. sinnlosen Sprachäußerungen bei sonst weitgehend situationsgerechtem Verhalten gekennzeichnet sind.

Kataphorese ⟨*gr*⟩ *f*: Transport längs eines Wegs. Elektrokinet. Erscheinung, die an Grenzflächen entsteht, wo sich ein elektr. Feld durch die Berührungsspannung zweier Phasen, z. B. einer festen u. einer flüssigen, aufbaut (elektr. Doppelschicht). Die K. ist eine Elektrophorese, wobei Teilchen mit neg. Ladung ihrer Oberfläche, z. B. Kolloide, auf die Anode zuwandern. In der Med. Einführung von elektr. geladenen Teilchen mittels eines elektr. Felds durch die Haut (transkutane K.). Die K. ist eine Form der Ionophorese.

Kataplasie ⟨*gr*⟩ *f*: Rückbildung; undifferenzierte Gewächse können vom Ausgangsgewebe strukturell u. funktionell so stark abweichen, daß selbst ein Vergleich mit unreifem embryonalen Gewebe nicht mögl. ist, Zeichen für Bösartigkeit.

Kataplasma ⟨*gr*⟩ *n*: thermotherapeut. äußere Anwendung in Form eines heißen Breiumschlages auf pflanzl. (z. B. Leinsamenkataplasma., Kartoffelkataplasma) o. mineral. Basis (z. B. Fango, Heilerde) zur Schmerzlinderung u. bei oberflächl. gelegenen Entzündungen u. Eiterungen.

Kataplexie ⟨*gr*⟩ *f*: affektiver Tonusverlust, auch Schreckstarre o. Lachschlag; kurz dauernder, plötzl. Verlust des Tonus der Streck- u. Haltemuskulatur nach emotionalen Einwirkungen. In ausgeprägten Fällen knicken die Beine ein u. die Betroffenen fallen zu Boden. Mitunter Begleiterscheinung der ↑Narkolepsie.

Katarakt ⟨*gr*⟩ *f*: Cataracta, grauer Star; Linsentrübung, erworben o. angeboren. Häufigste Augenerkrankung, deren Substrat Zerfall der Linsenfasern darstellt. Kann erworben, selten im Jugendalter auftreten (Cataracta juvenilis), meist erst im höheren Lebensalter (Cataracta senilis). Viele Ursachen, u. a. Stoffwechselerkrankungen (Cataracta diabetica, tetanica), Hauterkrankungen (Cataracta syndermatotica, z. B. Neurodermitis, Sklerodermie), ionisierende Strahlen (Cataracta radiogenica), Verletzungen der Linsenkapsel (Cataracta traumatica), Uveitis (Cataracta complicata), Wärmestrahlung (Cataracta calorica, Glasbläserstar) o. stumpfes Bulbustrauma (Contusionsstar). Nach Stadien unterscheidet man: Cataracta incipiens (beginnend), intumescens (quellend), matura (sehr ausgeprägt), provecta (rasch fortschreitend). Nach Lokalisation: Cataracta nuclearis, subcapsularis posterior (stört bes. Visus u. Lichtsinn), subcapsularis anterior. Auch Formbeschreibung (Cataracta coronaria, stellata, cuneiformis, cristallinea) u. Farbbeschreibung (Cataracta brunescens).

Kataraktextraktion: Entfernung der getrübten Augenlinse auf operativem Wege. Die K. wurde erstmals etwa 1745 von J. J. Daviel ausgeführt (vorher war der „Starstich“ die vorherrschende Operationsmethode) u. ist heute das einzige wirksame Behandlungsverfahren. Man unterscheidet zwischen intrakapsulärer K. („in der Kapsel", d. h. Entfernung der gesamten Linse) u. extrakapsulärer K. (Kapsel u. Aufhängeapparat der Linse verbleiben im Augeninneren). Heute dominiert die letztere Methode in Form der Phakoemulsifikation, bei der der Linsenkapselinhalt mit Ultraschall verflüssigt u. durch Saugspülung abgesaugt wird. Die stehenbleibende u. „geputzte" Hinterkapsel hilft, die implantierte Hinterkammerlinse zu tragen u. trennt den Glaskörper von der Hinterkammer. Diese Kunstlinse stützt sich mit einer Haptik im ↑Sulcus ciliaris ab. Ist der Linsenkern sehr hart, kann er auch ohne Verflüssigung ganz o. in Teilen aus dem zu Beginn der Operation eröffneten Kapselsack (↑Kapsulorhexis) entfernt werden. Das ist die eigentl. extrakapsuläre K.

Katarrh ⟨*gr*⟩ *m*: katarrhal. Entzündung. Schleimhautentzündung, bei der je nach Exsudat ein seröser, schleimiger o. desquamativer K. unterschieden wird.

Katastrophenmedizin: Teilgebiet des Rettungswesens u. der Medizin, das die med. Versorgung im Katastrophenfall regelt. Die Maßnahmenkataloge der K. haben nur in der Ausnahmesituation eine berechtigte Rationalität. Unbrauchbar für den med. Alltag sind v. a. Schemata der Triage u. Patientenselektion.

Katayamafieber: Katayamasyndrom, Yangtse-Flußfieber; ↑Bilharziose, hepatolienale; ↑Schistosomiasis.

Katechine ↑Gerbstoffe.

Katecholamine: Alkylaminoderivate des o-Dihydroxybrenzkatechins, z. B. ↑Adrenalin, ↑Noradrenalin.

Katelektrotonus ⟨*gr* + *lat*⟩ *m*: Form des physiol. Elektrotonus, der sich auf die Änderung der Erregbarkeit u. der Erregungsleitung des Nerven im Bereich der Kathode bei Durchströmung mit Gleichstrom bezieht. Bei der Schließung des elektr. Kreises ist die Erregbarkeit des Gewebes o. der Faser unter der Kathode erhöht, die Membran erleidet eine Depolarisation (lokale ↑Antwort), die durch Vollaktivierung der Natriummembrankanäle die Schwelle zur Auslösung eines Aktionspotentials erreichen kann.

Katenine: in ↑Desmosomen vorkommende Proteine; binden an zytoplasmat. Domänen von ↑Cadhärinen u. vermitteln damit deren Anbindung an ↑Intermediärfilamente.

Katgut: Näh- u. Unterbindungsmaterial. Nicht, wie man aus dem Namen ableiten könnte, aus Katzendarm, sondern aus dem Dünndarm des Rindes hergestellt. Nach gründl. Reinigung werden die Muskularis- u. Serosaschicht von der Submukosaschicht entfernt. Aus dem submukösen Darmschlauch werden dann nach spez. Verfahren Fäden von 0,1–0,8 mm Durchmesser hergestellt. Zur Verlängerung der Resorptionszeit können diese während der Fertigung mit gerbenden Stoffen versch. Konzentration behandelt werden. Sterilisation des K. erfolgt durch Gammastrahlung.

Katharsis ⟨*gr*⟩ *f*: Vorstellung einer seel. Entlastung durch emotionales Abreagieren.

Kathe, Johannes (1880–1965), Bakteriologe u. Hyg., Rostock. Schüler von C. Eberth u. C. Fränkel. K. befaßte sich insbes. mit Leptospirose, Tuberkulose, Hepatitis u. der Wasserhygiene.

Kathepsine: intrazelluläre Proteasen, die vorwiegend in den Lysosomen lokalisiert sind. K. zeigen unterschiedl. pH-Optima, Substratspezifitäten u. Katalysemechanismen.

Kathepsin R: eine intrazelluläre ↑Endopeptidase, die zur Fam. der ↑Serinproteasen gehört u. mit der kleinen Untereinheit der ↑Ribosomen assoziiert ist.

Katheter ⟨*gr*⟩ *m*: aus Glas, Gummi o. Kunststoff gefertigtes, röhrenförmiges Instrument zur Injektion, Instillation, zum Absaugen u. Ablassen von Körperflüssigkeiten, als Träger von Meßsonden u. a. (z. B. Blasenkatheter, Harnleiterkatheter, Bronchialkatheter, Herzkatheter, Gefäßkatheter). In der Radiol. werden strahlenabsorbierende K. verwendet: Metras-Katheter: K. mit radiopaker Spitze u. variabel geformten Enden zur gezielten Einführung in die versch. Lappenbronchien bei der Bronchographie. Gefäßkatheter für die ↑Angiographie: aus Polyäthylen o. Polyurethan gefertigte K., evtl. mit eingelegten Stahlsaiten, meist aus radiopakem Material, die bei Erwärmung geformt werden können, sich aber bei der Einführung über den Führungsdraht vorübergehend wieder strecken lassen. Judkins-K.: 1. Radiopaker K. mit nur endständiger Öffnung für die transfemorale ↑Koronarangiographie u. spez. Krümmungen. 2. Radiopaker K. mit zopfartig geformtem, vorn offenem Ende u. mit mehreren Seitenlöchern hinter der Spitze für die ↑Angiographie. Sones-K.: K., der für die selektive Koronarangiographie über die Oberarmarterie eingeführt wird. Amplatz-K.: vorgeformter Katheter zur selektiven Koronarangiographie. Oedmann-Ledin-K.: verformbare radiopake K. für Angiographien u. Angiokardiographien. Sidewinder-K. u. Headhunter-K.: durch ein in die Katheterwand eingelassenes Drahtgeflecht torsionsstabil gemachte K. Fogarty-K.: Ballonkatheter für die ↑Interventionsradiologie für Verschlüsse u. Dehnung von Stenosen, K. für die Applikation von Embolisaten o. für Instrumente o. zur Sondierung von Gefäßen, Hohlräumen usw. Schwemmkatheter: schon im Altertum bekannte Röhrchen, die ursprüngl. aus Gold, Silber, Bronze o. Eisen gefertigt, durch natürl. Körperöffnungen eingeführt, zur Entleerung von Flüssigkeit u. Spülung der Harnblase dienten. Man unterscheidet: 1. starre K. aus Metall, Glas (gefährl. Instrumente) u. Kunststoff; 2. halbstarre K. aus Seidengespinst mit Lacküberzug (schwer zu sterilisieren) u. Kunststoff, Rüschelit; 3. weiche K. aus PVC, Latex, Weichgummi. Vorderes, inneres, vorangehendes Ende eines K. heißt Katheterschnabel; hinteres, äußeres Ende Katheterpavillon, sofern es kon. aufgeweitet ist. Weitere gebräuchl. K.: Mercier-K., Foley-Katheter, ↑Ballonkatheter als Dauer- o. Verweilkatheter, ↑Casper-Katheter, ↑Pezzer-Katheter, Millin-K., Staehler-K. sowie versch. Harnleiterkatheter: ↑Ureterkatheter, Pflaumer-K. (Weichgummiharnleiterkatheter mit Spanndraht), Woodruff-K. (kon. kürzerer o. längerer Flötenschnabelharnleiterkatheter). Alle K. werden hinsichtl. ihrer Dicke (Umfang o. äußerer Durchmesser) nach ↑Charrière gemessen. Ihre Länge wird in cm angegeben. Abb.

Katheterbiopsie: von Friedel 1958 inaugurierte bronchoskop. Methode zur Gewebeentnahme aus der Bronchial- u. Lungenperipherie.

Katheterdilatation: modernes Verfahren, bei dem versucht wird, eine Dilatation arteriosklerot. veränderter Koronararterien mit Hilfe eines Ballonkatheters zu erzielen.

Katheterembolisation, arterielle: röntgendiagnost. u. ther. Verfahren, bei dem mittels Embolie bei art. Blutungen, insbes. bei malignen Tumoren, Gefäßverschlüsse mit Blutleere bewirkt werden. Ind.: z. B. präoperative Embolisation zur Blockierung der Durchblutung bei Tumoren im Versorgungsbereich der A. carotis externa.

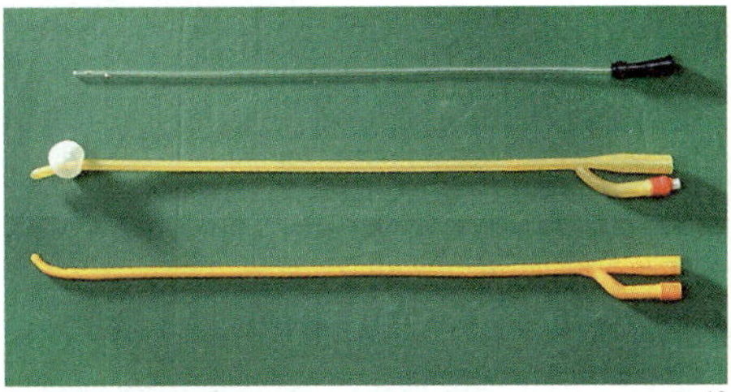

Katheter. Verschiedene Typen von Blasenkathetern

Bei präoperativer K. von Nierentumoren erfolgt eine totale Embolisation aller die betreffende Niere versorgenden Arterien zur weitgehenden Blutleere während der Operation; präoperative Unterbindung von Blutungen.

Katheterfieber: kann nach Katheterisierung u. Einführen von Instrumenten (Zystoskop) auftreten u. ist ein Zeichen dafür, daß Bakterien in die Blutbahn eingedrungen sind; kann mit Schüttelfrost, u. U. mit Schockzuständen einhergehen (bakteriäm. Schock). Tritt nach einer (mißlungenen) Katheterisierung Fieber, Schüttelfrost, Schock u. Anurie auf, so liegt eine anur. aszendierende iatrogene perakute ↑Pyelonephritis vor, die als akute Lebensgefahr einzuschätzen ist; ↑Urosepsis.

Kathetergleitmittel: zur Instillation in die Harnröhre vor Katheterisierung o. Einbringen von Instrumenten, z. B. Instillagel, Endosgel.

Katheterharn ↑Katheterurin.

Katheterisierung: Einführen eines Katheters, z. B. Harnleiterkatheterisierung o. Harnröhrenkatheterisierung.

Katheterisierung, intermittierende: zeitl. genau festgelegte Katheterisierung der Harnblase dreimal tgl. unter sterilen Bedingungen, v. a. nach frischen Querschnittslähmungen mit neurogenen Blasenentleerungsstörungen. Im Ggs. zum Verweilkatheter wird die Gefahr der Infektion der Harnorgane mit ihren Folgen (Schrumpfblase, Steinbildung, ↑Pyelonephritis) auf ein Minimum herabgesetzt, die Harnblase behält ihr normales Fassungsvermögen. ↑Blasenatonie u. neurogene ↑Blase.

Katheterismus ↑Katheterisierung.

Katheteroperationen: operative Verfahren, bei denen unter Durchleuchtungskontrolle mittels Katheter transvasal ther. Eingriffe durchgeführt werden. Beispiele: Verschluß des Ductus arteriosus persistens ohne Thorakotomie mit einem über die A. femoralis eingeführten Schaumstoffpfropfen; atriale Septostomie mit Ballonkatheter bei Neugeborenen mit kompletter Transposition der großen Arterien; Beseitigung kurzstreckiger arteriosklerot. Verschlußaffektionen durch transvasale Behandlung mit Kathetern; Katheterverfahren zur Entfernung von Katheterteilen, Führungsdrahtstücken, Implantaten u. ä. aus früheren Eingriffen; zur Proph. einer fulminanten Lungenembolie bei einer Thrombose in der unteren Körperhälfte Fixierung von Sieben in der unteren Hohlvene, die über Venen (V. jugularis) durch Gefäßkatheter eingeführt u. fixiert werden (Cava-Sieb-Implantation). Heute auch selbstöffnende Drahtröhren (Stent) zur Dilatation. K. werden auch unter Ultraschallsicht durchgeführt o. durch direkte, perkutane endoskop. Verfahren ersetzt (z. B. bei Nieren- u. Gallensteinen). ↑Litholapaxie, perkutane.

Katheterschleuse: in der Röntgendiagnostik bei der Angiographie eine katheterförmige Kunststoffhülle (Teflon, Polyäthylen), die bei der ↑Seldinger-Methode zusammen mit Herz- u. Gefäßkathetern sowie Katheterinstrumenten o. Herzschrittmacherelektroden in das Blutgefäßsystem eingeführt wird. K. dienen als Führung beim Katheterwechsel u. der Gefäßwandschonung in der Nähe der Kathetereinführung.

Katheterurin: durch Einführung eines Katheters gewonnener Urin für diagn. insbes. bakt. Untersuchungen, nur bei strenger Ind. anwenden, Gefahr der iatrogenen ↑Infektion, besser ↑Mittelstrahlharn o. in bes. Fällen Gewinnung durch suprapub. ↑Blasenpunktion.

Kathin ↑Catha edulis.

Kathode: neg. Elektrode in elektrolyt. Zellen, Batterien u. Elektronenröhren einschl. Photozellen, Röntgenkamera u. Bildverstärkerröhren usw.

Kathodenöffnungszuckung: Muskelzuckung, die bei Öffnung eines Gleichstroms auftritt, wenn im Stromkreis die Kathode als differente Elektrode dem Reizpunkt aufliegt. Tritt normalerweise nur bei hohen Spannungen auf u. ist sonst als ein Zeichen von latenter ↑Tetanie zu bewerten (bes. bei Kindern).

Kathodenschließungstetanus: tetan. Muskelkontraktion, in die die ↑Kathodenschließungszuckung bei größeren Reizströmen übergehen kann. Tritt sie schon bei relativ niedriger Reizstärke auf, so ist dies ein Zeichen von latenter ↑Tetanie.

Kathodenschließungszuckung: Muskelzuckung, die bei Schließung eines Gleichstroms auftritt, wenn die Kathode als differente Elektrode dem Reizpunkt aufliegt.

Kathodenstrahloszillograph: Gerät zur nahezu trägheitsfreien Aufzeichnung beliebiger elektr. Signale. Das wesentl. Bauelement eines K. ist die Kathodenstrahlröhre. Im Hochvakuum werden von einer elektr. geheizten Kathode Elektronen emittiert u. durch die zwischen Kathode u. Anode anliegende elektr. Spannung beschleunigt. Die Elektronen gelangen durch eine Öffnung in der Anode auf einen Leuchtschirm, wo sie eine Lichtstrahlung auslösen. Zwischen Anode u. Leuchtschirm befinden sich zwei senkrecht zueinander angeordnete Plattenpaare, die den Elektronenstrahl proportional zu der zwischen den Platten liegenden Spannung in vertikaler bzw. horizontaler Richtung ablenken. Wird an das eine Plattenpaar eine sägezahnförmige Spannung der gleichen o. ganzzahlig geteilten Frequenz wie das an dem anderen Plattenpaar anliegende period. Signal gelegt, so entsteht auf dem Leuchtschirm ein stehendes Bild des Spannungs-Zeit-Verlaufs des Signals. Der K. ist ein universelles Meßgerät mit hohem Eingangswiderstand u. sehr hoher oberer ↑Grenzfrequenz. Die untere Grenzfrequenz beträgt meistens einige Hz. Mit dem K. lassen sich zahlreiche elektrophysiolog. Vorgänge (z. B. Membranspannungen) registrieren.

Kation ⟨*gr*⟩ *n*: pos. geladenes Teilchen, das bei der ↑Elektrolyse in Lösung o. Schmelze zur Kathode wandert.

Kationenaustauscher: Stoffklasse mit der Fähigkeit zum Austausch von Kationen, enthalten in der Matrix eingebaute neg. funktionelle Gruppen u. austauschbare pos. Gegenionen. Ankergruppen sind u. a. Hydroxyl-, Carboxyl- u. Sulfonsäuregruppen. Einsatz als stationäre Phase in der ↑Ionenaustauschchromatographie. K. sind zumeist synthet. organ. Polymere auf Kunstharz-, Zellulose- u. Dextranbasis. ↑Austauscher, ↑Anionenaustauscher.

K

Kato-Miura-Verfahren: Stuhluntersuchungsverfahren, modifiziert nach Britz/Krause (1974), zum mikrosk. Nachweis von Protozoen- u. Helminthenstadien, bei dem eine Stuhlprobe mit einem mind. 24 h in einer Glycerol-Malachitgrün-Lösung aufbewahrten Zellglasplättchen bedeckt, gequetscht u. nach frühestens einer, spätestens 8 h durchmustert wird.

Katral-Gläser: Brillenglastyp, der zur Korrektur staroperierter Augen entwickelt wurde u. ↑Abbildungsfehler reduzieren soll.

Katz, Bernard (geb. 1911), Biophysiker, London. 1970 Nobelpreis für Med./Physiol. (mit J. Axelrod u. U. S. Euler) „für die Aufklärung der Erregungsübertragung in Nervensynapsen mit Hilfe chemischer Mediatoren".

Kätzchentest ↑Dolman-Kätzchentest.

Katzenauge, amaurotisches: gelber Reflex aus der Pupille eines erblindeten Auges bei Retinoblastom o. Pseudogliom.

Katzenaugensyndrom: Schmid-Fraccaro-Syndrom; angeborene Fehlbildungskombination von Iriskolobom, charakterist. Fazies (niedrige Nasenwurzel, Hypertelorismus, antimongoloide Lidachsenstellung, Epikanthus) u. Vaginalatresie. Oft Mikrophthalmie, Mastdarmfisteln, Aurikularanhänge, geistige Retardierung, Herz- u. Harnwegsfehlbildungen. Ursache ist ein zusätzl. Chromosom.

Katzenbart ↑Orthosiphon aristatus.

Katzenfloh ↑Ctenocephalides felis.

Katzenkratzkrankheit: Erreger sind Rochalimea henselae (↑Rickettsia), die von Katzen durch Kontakt auf den Menschen übertragen werden. Die regionären Lymphknotengruppen schwellen stark an u. bilden sich entweder spontan zurück o. schmelzen ein u. heilen nach Entleerung des Eiters vollständig ab.

Katzenleberegelbefall ↑Opisthorchis felineus, ↑Clonorchis sinensis.

Katzenohr: Becherohr; Fehlbildung der Ohrmuschel, die meist mit Verkleinerung (↑Mikrotie) einhergeht. Leichte Einrollung der hinteren oberen Helix bis völlige Umklappung nach vorn.

Katzenschreisyndrom: Cri-du-Chat-Syndrom, Lejeune-Syndrom; Verlust des kurzen Arms des Chromosoms 5; Häufigkeit 1 : 50 000–100 000; Gynäkotropie (5 : 1), niedriges Geburtsgewicht, kraniofaziale Dysplasie mit Mikrozephalie, schwere körperl. u. geistige Entwicklungsstörung, katzenähnl. Schreien im frühen Kindesalter. Progn. quoad vitam relativ günstig. Erstbeschreibung 1963.

Katzenspulwurm ↑Toxocara mystax.

Katzenzähne: Umschreibung für hyperkeratot. veränderte Analpapillen bei chron. Papillitis.

Kauakt: Ab- u. Adduktionsbewegung des Unterkiefers, teils mit Lateralverschiebung, der mechan. Zerkleinerung u. Einspeichelung der Nahrung dienend. K. hat reflektor. Charakter. Rezeptoren für Spannungskontrolle der Kiefermuskulatur u. Kaudruckregulation in Kaumuskeln, Kiefergelenk u. -kapsel sowie Zahnfächern. Weitere Rezeptoren in Zunge u. Mundschleimhaut. Afferenzen über ↑Nervus trigeminus u. ↑Nervus glossopharyngeus zu Kauzentrum in Medulla oblongata. Efferenzen über Trigeminus, Facialis u. Hypoglossus zu Kau-, Wangen- u. Zungenmuskeln.

Kaubahnträger: Gerät zur Aufstellung der Zähne für Vollprothesen ohne Nachahmung der Gelenkführung. Die mit Bißwällen im Munde des Pat. aufgezeichneten Bewegungsbahnen des Unterkiefers werden auf den K. übertragen.

kaudal ⟨*lat*⟩ *Adj* ↑caudalis.

Kaudalvariation ↑Lumbalisation.

Kaudasyndrom ↑Cauda-Syndrom.

Kaudruck: der bei Kontraktion der Mundschließmuskeln zwischen antagonist. Zahnpaaren ausgeübte Druck.

Kaudruckpfeiler: verstärkte Partien (Knochenpfeiler) des Schädels, über welche der Kaudruck abgeleitet wird. Auf dem Gesichtsschädel lastet der Kaudruck, z. B. wirkt auf die Molaren beim Erwachsenen eine Kraft bis zu 700 N. Dieser beträchtl. Druck muß abgefangen u. um empfindl. Abschnitte, wie Augen- u. Nasenhöhle, geleitet werden. 3 K. dienen dieser Funktion: ↑Stirnnasenpfeiler, ↑Jochbeinpfeiler sowie ↑Flügelfortsatzpfeiler.

Kaudruckzentrum: Stelle der größten Kraftausübung beim Kauvorgang. Im vollbezahnten Gebiß im Bereich des 1. Molaren, verlagert sich bei Zahnverlust auf benachbarte Antagonistenpaare.

Kauebene: Okklusionsebene, wird vom Kontaktpunkt der Schneidekanten der unteren mittleren Schneidezähne u. den distobukkalen Höckern der 2. unteren Molaren gebildet.

Kauffmann, Fritz (1899–1978), Serol., Berlin, Kopenhagen. Bekannt durch seine Arbeiten auf dem Gebiet der Enterobacteriaceae-Forschung.

Kauffmann-White-Schema (nach Fritz K.): diagn. Schema zur Bestimmung der Antigenstruktur (O- u. H-Antigene) der Salmonellen, dazu dienen spezif. agglutinierende Seren, mit denen einzelne O-Faktoren (Agglutinogene) u. H-Faktoren bestimmt werden können. Die H-Antigene können in 2 Phasen vorliegen, von denen eine mit kleinen lat. Buchstaben, die andere mit Zahlen bezeichnet wird, z. B. hat Salmonella paratyphi B folgende Antigenstruktur: O-Antigene 1, 4, 5, 12, H-Antigene b o. 1, 2.

Kaufläche: okklusale Fläche der Prämolaren u. Molaren. Bei Frontzähnen Schneidekante.

Kaufmann, Carl (geb. 1900), dt. Gyn., Berlin, Marburg, Köln.

Kaufmann, Eduard (1860–1931), dt. Pathologe. ↑Achondroplasie.

Kaufmann-Hormonversuch (nach Carl K.): Gabe von Follikelhormon u. Gelbkörperhormon zum Aufbau einer Schleimhaut in der Gebärmutter bei sek. Amenorrhö. Die Schleimhaut wird durch Hormonentzug abgestoßen (Entzugsblutung); keine echte Menstruation, die einen Follikelsprung voraussetzt. ↑Ovulation.

Kaukasier: Europide, ↑Rassen.

Kaukraft: die durch die ↑Adduktoren zwischen Ober- u. Unterkiefer ausgeübte Kraft.

Kauleistung: bei der Nahrungszerkleinerung durch die Kaumuskulatur erbrachte Leistung, die zur Anzahl der Kaubewegungen u. der Anzahl der Antagonistenpaare des Gebisses in Relation steht.

Kaulquappenzellen ↑Metaplasiezellen.

Kaumuskelgeräusch ↑Muskelgeräusch.

Kaumuskelkrampf: bei Irritation des motor. Trigeminusanteils in den versorgten Muskeln auftretende Krampferscheinungen, Trismus als ton. Muskelkrampf bei Tetanus, Meningitis u. Epilepsie, Zähneknirschen u. Zähneklappern als klon. Muskelkrampf.

Kaumuskeln: Muskeln, die Kieferschluß, Beiß-, Nage- u. Mahlbewegungen des Unterkiefers bewirken, an welchem sie alle ansetzen. Zu den K. i. e. S. gehören M. masseter, M. temporalis, M. pterygoideus medialis bzw. lateralis.

Kauorgan: umfassender Begriff für Gebiß. K. umfaßt neben den Zähnen die Alveolarfortsätze, die Kieferbasen im Ober- u. Unterkiefer, die Kiefergelenke u. alle zu ihm gehörenden Muskeln, Nerven, Gefäße u. Weichteile. Ist einer sehr langen u. komplizierten Entwicklung unterworfen. Während der einzelnen Wachstums- u. Entwicklungsphasen wird auch die Funktion erhöhter Beanspruchung ausgesetzt. Endresultat von Entwicklung u. Wachstum sowie zahnärztl. Maßnahmen soll ein voll funktionstüchtiges, ästhet. anspruchsvolles K. sein, dessen Zahnstellung, okklusoartikuläre Beziehungen u. neuromuskuläre Adaptation harmonisieren.

kausal ⟨*lat*⟩ *Adj*: ursächl., bedingt.

Kausalgie ⟨*gr*⟩ *f*: heftiger brennender Schmerz in manchen Fällen meist offener Verletzungen der Hand o. des Fußes, bes. an der Volar- bzw. Plantarseite. Charakterist. ist eine anfallsartige Verstärkung bei affektiven Erregungen. Als Ursache werden sog. ephat. Verbindungen, Nebenschlüsse zwischen afferenten sensiblen u. efferenten vegetativen Fasern bei partiellen Läsionen vorzugsweise des N. medianus o. des N. tibialis angenommen. Häufig verbunden mit vasomotor. u. troph. Störungen. Ausbreitung auf die andere Körperseite mögl. Meist spontane Heilung nach Monaten, zeitweilige Besserung durch Kühlen u. Anfeuchten.

Kausalindikation: Indicatio causalis. Hinweis auf eine Ther., die gegen die Ursachen der Erkrankung gerichtet ist.

Kausalität ↑Pathogenese.

Kausalzusammenhang: Der K. umfaßt alle Faktoren, deren Zusammenwirken im Komplex vielfältiger Bedingungen durch die Einwirkung der ↑Ursache auf ein Objekt eine Zustandsänderung (Wirkung) desselben bewirkt. Er bezieht die bei der Entstehung der Krankheit bedeutsamen äußeren Faktoren sowie system. Bedingungen ein u. betrifft nicht nur den Beginn der Krankheit, sondern auch die unterschiedl. Zustandsfolgen des ↑Krankheitsprozesses.

Kaustimme: stimml. Änderungen beim Kauen mit tiefer, voller, gelöster Stimmgebung; im unteren Bereich der normalen mittleren ↑Sprechstimmlage.

Kautabletten ↑Tabletten.

Kautschuk: Milchsaft o. Latex der Hevea brasiliensis (Rohkautschuk) konnte durch die Entdeckung des Vulkanisationsverfahrens durch Charles Goodyear 1839 in einen verarbeitungsfähigen Zustand überführt werden. 1852 wurde die erste Kautschukprothese angefertigt. K. war bis zur Einführung des Polymethacrylsäuremethylesters über 80 Jahre lang das dominierende zahnärztl. Prothesenmaterial. Nachteile des K.: schwierige Verarbeitung im zahntechn. Laboratorium, unnatürl. Farbe u. Porositäten der Prothesen.

Kautschukkopf ↑Caput membranaceum.

Kautschukpflaster ↑Heftpflaster.

Kavafilter: Kavasieb; zur Vermeidung von Lungenembolien unter Röntgenkontrolle perkutan transjugular o. transfemoral mit dem Katheter in die V. cava inferior eingeführtes siebartiges Implantat zum Auffangen von Blutgerinnseln bei gleichzeitigem Erhalt des Blutflusses. Abb.

Kavakatheter: Katheter, der über die V. saphena magna o. V. femoralis in die V. cava eingeschoben wird,

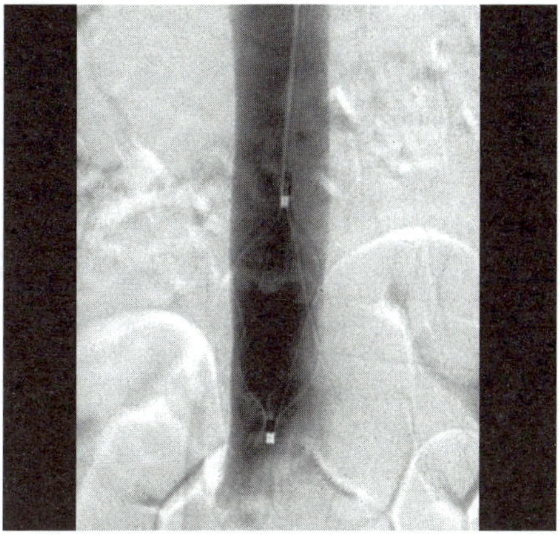

32

Kavafilter. Digitale Subtraktionsangiographie des Kontrastmittelabstroms der Vena cava inferior

z. B. zur Dauerinfusion, Venendruckmessung, Kavographie.

Kavakompressionssyndrom: bei Schwangeren im 3. Trimenon in Rückenlage durch den Uterusdruck eintretende Kompression der V. cava inferior. Hypovoläm. Schock, Blutdrucksenkung, Tachykardie, Blässe, Schweißausbruch, Einschränkung des Kardiotokogramms.

Kavametastasierungstyp ↑Metastasierungstyp.

Kavaobstruktionssyndrom: Syndrom mit unterschiedl. klin. Erscheinungen bei Verschluß der V. cava im oberen, mittleren u. unteren Drittel. Vena-cava-superior-Verschlüsse erwecken Verdacht eines malignen Prozesses, bei Vena-cava-inferior-Syndrom sind häufig Thrombosen die Ursache u. die Folge ein postthrombotisches ↑Syndrom. Bei Verschluß wichtiger Organgefäße (Niere, Darm) Gefahr der hämorrhagischen ↑Infarzierung.

Kava-Wurzel ↑Piper methysticum.

Kaverne ⟨*lat*⟩ *f*: Hohlraumbildung; meint meist Lungenkaverne. Entsteht durch Nekrose von Lungenparenchym, v. a. bei der Tuberkulose. Das nekrot., infizierte Material wird über den ↑Ableitungsbronchus expektoriert. K. typ. für die isolierte Organtuberkulose. Kavernenbildung kommt auch beim Lungeninfarkt u. beim Bronchialkarzinom vor.

Kavernenblutung: gefährl. Komplikation beim Auftreten einer ↑Kaverne der Lunge. Entsteht durch entzündl. Arrosion größerer Pulmonalgefäße. ↑Blutsturz.

Kavernendrainage: von Monaldi (1938) angegebene perthorakale Dauersogdrainage tuberkulöser Kavernen.

Kavernenkarzinom: Entstehung eines Karzinoms in einer chron. Kaverne der Lunge. Die ständigen entzündl. u. regenerativen Vorgänge in der Kavernenwand bilden den Ausgangspunkt für das K.

Kavernenperforation: ernste Komplikation bei der Lungentuberkulose. Die Perforation erfolgt durch die Pleura visceralis in den Pleuraraum. Als Folgen der K. können eintreten: Pneumothorax, Pleuritis, Pleuraempyem, Hämatothorax, Pleuraschock.

Kavernitis ⟨*lat* + *gr*⟩ *f*: Entzündung der Schwellkörper des Penis.

Kavernom ⟨*lat* + *gr*⟩ *n*: kavernöses Hämangiom (↑Hämangiom).

Kavernosogramm: röntg. Darstellung der Schwellkörper des Penis durch Kontrastmittel, das durch Einstich in dieselben hinter dem ↑Sulcus coronarius eingespritzt wird, z. B. bei Verdacht auf eine ↑Penisfraktur. Dynam. K. bei erektiler Dysfunktion.

Kavernosographie: Röntgendarstellung der Corpora cavernosa u. der ableitenden Venen nach Injektion von wasserlösl. Kontrastmittel in die Schwellkörper.

Kaviarkörperchen: im Alter auf der Unterseite der Zunge anzutreffende Venektasien (↑Phlebektasie).

Kavität ⟨*lat*⟩ *f*: zur dauerhaften Aufnahme von Füllungen in bes. Weise umgeformte Zahnhartsubstanzdefekte, ↑Restauration. **Kavitätenklassen** nach Black: Klasse I: K. in Fissuren; Klasse II: K. der Approximalflächen von Prämolaren u. Molaren; Klasse III: K. der Approximalflächen von Schneide- und Eckzähnen; Klasse IV: K. der Approximalflächen von Schneide- und Eckzähnen mit einem Wiederaufbau der Schneidekante; Klasse V: zervikale K.

Kavitätenpräparation: Vorbereitung der Kariesshöhle eines Zahns durch gezieltes Beschleifen mittels Hand- o. Maschineninstrumenten zur Aufnahme einer Füllung. K. nach Black: best. Regeln zur Verankerungsform einer Füllung und zur Vermeidung des Kariesrezidivs, die z. T. noch Gültigkeit haben. Herstellung einer Retentionsform durch Präparation von Kasten und Schwalbenschwanz; Verlegung und Ausdehnung der Füllung in habituell kariesgefährdete Gebiete, z. B. Fissuren. Diese Regel der „Extension for prevention" wird inzwischen zu Gunsten der Zahnsubstanzschonung vernachlässigt, auch in Verbindung mit gezielten Maßnahmen der Individualprophylaxe.

Kavitationstempo: Progression der kariösen Zerstörung in der Zeiteinheit, bei Caries acuta dauert es vom ↑Kariesinitial bis zur Caries complicata u. U. 10 Jahre, bei Caries florida erhebl. beschleunigt, bei Caries chronica erhebl. verlangsamt o. aufgehoben ↑Karies, ↑Brown spot caries.

Kavographie ⟨*lat* + *gr*⟩ *f*: angiograph. Röntgendarstellung der unteren u. oberen Hohlvene. Die K. dient zum Nachweis von Tumoren u. Tumormetastasen im Retroperitonealraum, die an dünnwandigen Venen Pelotteneffekte u. Verschlüsse erzeugen können.

Kawa-Lactone ↑Piper methysticum.

Kawasaki-Syndrom: mukokutanes Lymphknotensyndrom (MCLS); akutes, ätiol. ungeklärtes Krankheitsbild, vorwiegend bei Kleinkindern, mit hohem Fieber, generalisierten Lymphknotenschwellungen bes. im Halsbereich sowie Exanthemen u. entzündl. Veränderungen der Lippen-, Wangen-, Rachenschleimhaut u. Augenbindehaut. Fakultativ Gelenkschwellungen, Karditis, Arteriitis mit nachfolgenden Aneurysmen bes. im Koronarbereich, Thrombozytose u. Leukozytose. Nicht immer vollständige Wiederherstellung, sondern Übergang in kardialen Dauerschaden u. tödl. Ausgang mögl. Erstbeschreibung 1967.

Kawa-Wurzel ↑Piper methysticum.

Kayser-Fleischer-Pigmentring: kupferhaltige Hornhautpigmentierung in peripherer ringförmiger tiefer Anordnung bei hepatolentikulärer Degeneration (Wilson-Krankheit). Abb.

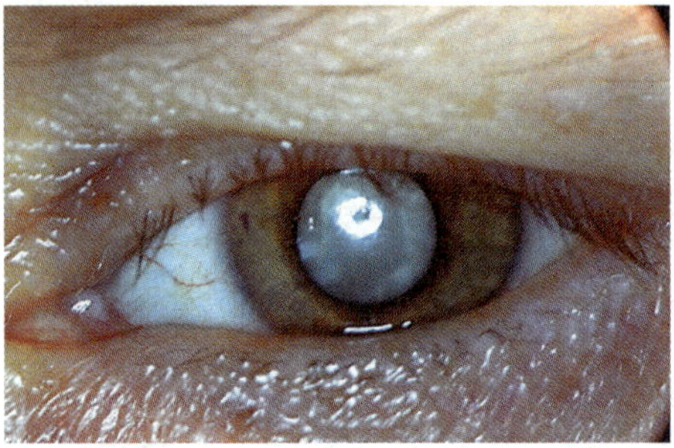

35

Kayser-Fleischer-Pigmentring

KBR: *Abk* für ↑Komplementbindungsreaktion.

KCN-Test: Verfahren zur Differenzierung von ↑Enterobacteriaceae durch unterschiedl. Wachstumsfähigkeit in Gegenwart von Kaliumcyanid. Wenn trotz Zusatz von KCN zum flüssigen Nährboden nach Bebrütung eine Trübung infolge Keimwachstums auftritt, ist der Test pos.; Bestandteil der bunten ↑Reihe.

kD: kd, KDa; *Abk* für Kilodalton (1 000 Dalton). ↑Dalton.

Kearns-Sayre-Syndrom: progressive myopath. externe Ophthalmoplegie u. Pigmentdegeneration der Retina. Kardiomegalie, Herzinsuffizienz, Reizleitungsstörungen. Bedingt durch Mutationen im mitochondrialen Genom.

Kebuzon: ein ↑Antirheumatikum.

Kefir ⟨*türk*⟩ *m*: Kephyr; schäumende, milchsaure, alkoholhaltige, in Turkestan u. im Kaukasus heim., ursprüngl. aus Stuten-, jetzt auch aus Kuhmilch hergestellte Getränke, wobei spezif. Gärungserzeuger (Kefirkörner, Kumysenzym) enthaltende Milchsäurebakterien u. der Kefirbazillus (Bacillus caucasi) zur Wirkung gelangen. Der Milchzucker wird teils in Milchsäure, teils in Alkohol u. Kohlendioxid umgesetzt; Gehalt an Milchsäure 0,5–1,0 %, an Alkohol 0,2–0,8 %; es treten als Abbauprodukte des Caseins Polypeptide auf. Molkereierzeugnisse: Kefirsauermilch, Kefirsprudel, Traubenzuckerkefir, Kurkefir; Kefirkuren aus ther. u. diätet. Gründen.

Kehldeckel ↑Epiglottis.

Kehldeckelknorpel ↑Cartilago epiglottica.

Kehlkopf ↑Larynx.

Kehlkopfatresie ↑Larynxatresie.

Kehlkopfchorea: choreat. Hyperkinesen des Larynx mit Störungen der Phonation.

Kehlkopfdiaphragma: angeborene Membranbildung im Kehlkopf, meist von der vorderen Kommissur der Stimmbänder ausgehend u. mit sichelförmigem Rand dorsal abschließend. Evtl. Dyspnoe u. Stridor. Selten totaler Verschluß o. Diaphragmenbildung zwischen Taschenbändern.

Kehlkopfdiphtherie ↑Diphtherie.

Kehlkopf, elektronischer: äußerl. am Hals aufzusetzende Sprechhilfe; erzeugt einen Brumm- o. Summtons, der durch Weichteile in Rachen u. Mundhöhle gelangt u. Resonanz herstellt; Frequenzänderungen mögl. zur Vermeidung sprachl. Monotonie.

Kehlkopfentzündung ↑Laryngitis.

Kehlkopfexstirpation: Laryngektomie, ↑Kehlkopfteilresektion.

Kehlkopftumor: Bösartiger Tumoren im HNO-Bereich

		Frühsymptome	Spätere Symptome
Kehlkopf	Stimmband Sonstige Larynxtumoren	Heiserkeit	Schluckbeschwerden (Kloß-, Fremdkörpergefühl)
Nase	äußere Nase innere Nase	unklare „Geschwüre" einseitiger blutiger Schnupfen	
Nebenhöhlen	Alveolarkamm	Zähne lockern sich, Prothese paßt nicht mehr	
	Kieferhöhle Siebbein		unklare Trigeminusschmerzen, einseitiger blutiger Schnupfen
Nasenrachen		einseitiger Tubenmittelohrkatarrh	Trigeminusschmerzen, Augenmuskellähmungen, Halslymphknotenmetastasen
Mundhöhle	Schleimhaut	alle unklaren Schleimhautveränderungen (Leukoplakien, usw.) Geschwüre	
	Zungengrundtonsille		Schluckbeschwerden, vermehrter Speichelfluß, Zungenbeweglichkeits-. störungen
Speicheldrüsen Hals			alle unklaren Schwellungen im Bereich der Speicheldrüsen u. des Halses

K

Kehlkopfkarzinom: Larynxkarzinom, ↑Kehlkopftumor.

Kehlkopf, künstlicher: Gerät zur Tonerzeugung nach Kehlkopfexstirpation, wenn eine Ersatzstimme nicht erlernt wird. Der k. K. wird mechan. über Gummibandvibratoren am Tracheostoma o. elektr.-elektron. betrieben. ↑Kehlkopf, elektronischer.

Kehlkopflähmung: Lähmung aller o. einzelner Muskeln wie der Glottisöffner o. -schließer, des M. posticus o. der Mm. vocales. Ursache entweder bulbär (Bulbärparalyse, multiple Sklerose, Blutungen u. Tumoren des Bulbusbereichs u. a.) über Störungen des zentralen Vagus o. peripher durch Läsionen des N. recurrens (Rekurrenslähmung).

Kehlkopfödem: aus den verschiedensten Ursachen auftretende Flüssigkeitsansammlung im subepithelialen Gewebe des Kehlkopfbereichs, z. B. Glottisödem mit Fremdkörpergefühl, Reizhusten, Atemnot u. Erstickungsanfälle.

Kehlkopfpolyp: gutartige papilläre, fibroepitheliale, angiomatöse o. entzündl. z. T. gestielte Wucherungen, vorwiegend einseitig im mittleren Abschnitt der Stimmbänder. Häufig Folge von Überbeanspruchung der Stimme.

Kehlkopfreflex: reflektor. Verschluß der Stimmritze mit nachfolgendem Hustenreiz aufgrund äußerer Reize, z. B. Fremdkörper. Physiol. wird der Kehlkopfeingang reflektor. beim Schluckakt geschlossen. Reflektor. Erweiterungen u. Einengungen der Glottis finden bei der Atmung statt.

Kehlkopfresektion: Laryngektomie; operative Entfernung des Kehlkopfs, vorwiegend wegen eines Tumors.

Kehlkopfspiegel: Planspiegel, der im Winkel von 120–125° an einem Stiel befestigt ist zur indirekten Laryngoskopie.

Kehlkopfstenose: Einengung in Glottis- o. Krikoidhöhe mit Heiserkeit u. Atemnot bis zur Erstickungsgefahr. Ursache: Entzündungen, Traumen o. Tumoren. ↑Larynxstenose, erworbene.

Kehlkopfteilresektion: funktionserhaltende Operationsverfahren bei bösartigen Tumoren des Kehlkopfinneren (Epiglottis bzw. Kehlkopfeingang, Taschen-, Stimmband) mit strenger Indikationsstellung unter Berücksichtigung anat. Verhältnisse (Gefäßversorgung, Lymphabfluß). Horizontale u. vertikale Teilresektion mit versch. Modifikationen unter Belassung eines Knorpelrahmens des Kehlkopfs, dadurch Atem- u. Stimmfunktion des Restkehlkopfs erhalten, Vermeidung von ↑Tracheostoma u. ↑Trachealkanüle. ↑Kehlkopftumor.

Kehlkopftuberkulose: tuberkulöse Entzündung im Kehlkopf, beginnt meist als Schleimhauttuberkulose, infiltrativ, proliferativ o. ulzerös, kann alle Wandschichten erfassen. Entsteht i. d. R. als ↑Abseuchungstuberkulose, selten hämatogen. Sympt.: Heiserkeit, Husten (infektiös), Schluckschmerzen.

Kehlkopftumor: Unterscheidung zwischen inneren (glott., supra- u. subglott.) u. äußeren (Hypopharynx, Sinus piriformis) K. mit unterschiedl. Sympt. u. Behandlung (Chirurgie, Strahlentherapie o. Kombination beider Verfahren) sowie Progn. ↑Larynx. Tab.

Kehlkopfzyste, angeborene ↑Larynxzyste, angeborene.

Kehr, Hans (1862–1916), dt. Chir., Halberstadt.

Kehr-Drain (nach Hans K.) ↑T-Drain.

Kehrer-Syndrom: Fünfer-Syndrom. psychosomat. Komplex bei Frauen mit Dyspareunie; 1. persistierende koitale Hyperämie; 2. Hyperästhesie des kleinen Beckens; 3. Fibrosklerose der Ligamenta sacrouterina; 4. hypertrophe Fibrose des Uterus u. Sekretretention der Zervixdrüsen; 5. Fluor vaginalis.

Kehrer-Zeichen: Druckschmerzhaftigkeit am Austrittspunkt des N. occipitalis major.

Kehr-Zeichen (nach Hans K.): in die li. Schulter ausstrahlender Schmerz bei ↑ Milzruptur.

Keilbein ↑ Os sphenoidale.

Keilbein-Syndrom: Meningiome der vorderen Schädelgrube. Optikusatrophie, Schmerzen, Exophthalmus, Augenmuskellähmungen.

Keilfilter: Ausgleichsfilter in der Strahlentherapie, dessen Dicke im Strahlenfeld linear zunimmt. K. dienen bei der Stehfeldbestrahlung zur Homogenisierung der Dosisverteilung, zur Vergrößerung des relativen Dosismaximums bei der Bewegungsstrahlung, zum Ausgleich schräger Oberflächen u. unterschiedl. absorbierender Gewebe (Lunge).

Keilosteotomie: Osteotomie mit Wegnahme eines Knochenkeils zur Korrektur von Knochendeformierungen, z. B. Wegnahme eines medialen Knochenkeils bei intertrochanterer Osteotomie zur Verkleinerung des Schenkelhalsschaftwinkels.

Keilresektion ↑ Lungenresektion.

Keilschädel ↑ Trigonozephalie.

Keilwirbel: keilförmige Deformierung eines Wirbelkörpers durch Zusammenbrechen unter Belastung. Erworbene Formen: Osteoporose, ↑ Scheuermann-Krankheit. Angeborene Formen: Deformierung eines angeborenen Halbwirbels (↑ Hemispondylie) bei Belastung. Angeborene K. werden auch bei Fehlbildungssyndromen beobachtet: ↑ Klippel-Feil-Syndrom, ↑ Chondrodysplasia punctata, ↑ Arnold-Chiari-Syndrom, ↑ Dyschondroosteose, ↑ Dysrhaphiesyndrome, Eulenburg-Sprengel-Syndrom (angeborener ↑ Schulterblatthochstand), ↑ Noonan-Syndrom. K. bedingen Skoliosen o. Kyphosen.

Keilwirbel, traumatischer: keilförmige Deformierung eines Wirbelkörpers durch Stauchungsmechanismus in Verbindung mit einem starken Biegemoment nach ventral. Von der leichten Kompression bis zum erhebl. Höhenverlust mit Trümmerzonen gibt es alle Übergänge. ↑ Wirbelfraktur.

Keilzange ↑ Zahnzangen.

Keimabsiedlung: bakterielle Metastase. Von einem Entzündungsherd auf dem Blut- o. Lymphwege verschleppte Bakterien, die sich entfernt davon festsetzen; z. B. von einem Furunkel ausgehender paranephrit. Abszeß.

Keimausscheider ↑ Ausscheider. ↑ Infektionserregerausscheidung. ↑ Keimträger.

Keimbahn: Zellfolge, die von der Zygote bis zu den Keimzellen des nachfolgenden Organismus führt. Die Betonung solcher K. führte zur Vorstellung von der Kontinuität des Idioplasmas (Weismann). Die Keimzellen entwickeln sich keineswegs unabhängig von den ↑ Somazellen. Es lassen sich bei Wirbeltieren erste Keimzellen vor der Gonadenbildung im Entoderm o. Mesoderm feststellen. Bei den Säugetieren entstehen die ersten erkennbaren Keimzellen im dorsalen Hinterdarm u. wandern in frühembryonaler Zeit amöboid in die Keimfalten als Anlagen der Gonaden ein.

Keimbahnmosaik: genet. Mosaik innerhalb der generativen Zellen. Die Trennung der Keim- u. Somazellen erfolgt in der frühen Ontogenese. Mutationen, die unmittelbar danach in der Keimbahn eintreten, können zu unterschiedl. Zellklonen unter den Gametenvorstufen führen. Autosomal dominante Defekte o. Chromosomenaberrationen bei Geschwistern, deren Eltern gesund sind, werden mit K. erklärt.

Keimbesiedlung ↑ Besiedlung, bakterielle.

Keimblase ↑ Blastozyste.

Keimblätter: in der Zool. bzw. Embryologie Lagen embryonaler Zellen, die sich nach der Furchung infolge von Zellverschiebungen bei Gastrulation ausbilden. Zuerst entstehen das innere u. das äußere Keimblatt Entoderm u. Ektoderm, dann, bei Tieren mit echter Leibeshöhle, ein drittes, mittleres Keimblatt o. Mesoderm.

Keimdislokation: Keimversprengung, ↑ Choristie, angeborene Gewebeverlagerung, z. B. Pankreasgewebe in der Darmschleimhaut; ↑ Heterotopie.

Keimdrüsen: ↑ Testis u. ↑ Ovar.

Keimdrüsenband ↑ Gubernaculum Hunteri.

Keimdrüsenhormone: Sexualhormone; Hormone, die bei der Frau in Ovarien u. beim Mann in den Testes produziert werden u. v. a. die sek. Geschlechtsmerkmale prägen. Bei der Frau sind es ↑ Östrogene, ↑ Gestagene u. eine geringe Menge ovarieller Androgene; beim Mann ↑ Testosteron u. Androstendion u. eine geringe Menge an Östrogenen.

Keime, opportunistische: Mikroorganismen wie z. B. atyp. Mykobakterien, Herpesviren, Nocardien o. Pneumocystis carinii, die bes. bei stark abwehrgeschwächten Pat. (z. B. bei Immunsuppression o. AIDS) eine generalisierte Erkrankung hervorrufen können, bei Personen mit intaktem Immunsystem i. d. R. jedoch keine Erkrankung verursachen.

Keimepithel: Epithelium spermatogenicum; Innenauskleidung der ↑ Hodenkanälchen (Tubuli seminiferi). Zellarten: 1. Sertoli-Stützzellen (Epitheliocytus sustentans), 2. Samenbildungszellen (Cellulae spermatogenicae). Abb.

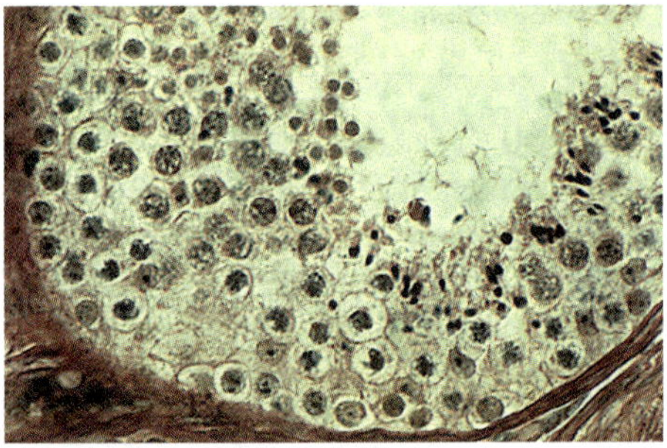

30

Keimepithel. Histologischer Schnitt durch den Hoden, Eisenhämatoxylin-Chromotrop-Färbung; Hodenkanälchen mit K.

Keimfleck: hervorstehender Nukleolus im flüssigkeitsreichen Kern der Eizelle.

Keimfreiheit: 1. nach Infektion; ↑ Immunität (sterile Immunität). 2. nach Sterilisation, ↑ Sterilität.

Keimlage: Anordnung der Zahnanlage im Kiefer. Fehlerhafte Lage kann Ursache für Stellungsanomalie der Zähne sein.

Keimleistentumoren: Gewächse, ausgehend von der Keimleiste mit endokrin. aktivem Stroma. Einteilung in follikuläre, weibl. determinierte (Granulosazelltumor, Thekazell-Tumor, Luteom), testikuläre, männl. determinierte (Androblastom, Gynandroblastom) u. unklassifizierbare Tumoren.

Keimplasma: histor. Bez. für die Erbsubstanz, die in ihrer Gesamtheit durch Zellteilung nur in der Keimbahn weitergegeben wird.

Keimplasmatheorie: von A. Weissmann 1885 formulierte Theorie, daß Zelldifferenzierung während der Embryonalentwicklung auf räuml. determiniert unterschiedl. Verteilung des ↑Keimplasmas in somat. Zellen beruht.

Keimpolysaccharid ↑Glykogensynthese.

Keimschädigung: Schädigung der väterl. o. mütterl. Keimzellen o. der heranwachsenden Frucht, z. B. durch Strahlen radioaktiver Stoffe, Sauerstoffmangel o. Erkrankungen der Mutter während der Schwangerschaft.

Keimschädigung, pränatale: durch pränatale ↑Infektionen verursachte Schäden des Keimlings.

Keimscheibe: aus Keimblättern bestehende Embryonalanlage. Die zweiblättrige K. (Länge 0,1–0,2 mm) besteht aus Ektoderm u. Entoderm, die dreiblättrige (Länge 0,4 mm) aus allen drei Keimblättern, Ekto-, Ento- u. Mesoderm.

Keimschicht: Stratum germinativum; zusammenfassende Bez. für Stratum basale u. Stratum spinosum der ↑Epidermis, in denen Zellneubildung erfolgt.

Keimschlauch ↑Sporozyste.

Keimstränge: aus dem Zölomepithel entstehende Zellverbände. Sie entwickeln sich unter dem induktiven Einfluß der ↑Urgeschlechtszellen. Bei männl. determinierten Embryonen bilden sie die Hodenkanälchen, bei weibl. das Follikelepithel, das die Eizelle umgibt.

Keimstrangtumoren: Gewächse, die alle Zellen der Gonaden einschl. Stromazellen in unterschiedl. Menge enthalten können. (Arrhenoblastom, Granulosa-Zelltumor usw.).

Keimträger: **1.** Personen, die asymptomat. mit (fakultativ) pathogenen Mikroorganismen besiedelt sind u. dadurch zur Infektionsquelle werden können. **2.** Mit definierten Keimmengen präparierte u. unterschiedl. gestaltete Träger aus versch. Materialien zur Prüfung von Desinfektionsverfahren.

Keimverlagerung: Aberration; embryonale Versprengung von Gewebekeimen, ↑Dystopie.

Keimzahl: Anzahl der in einer definierten Menge des Untersuchungsmaterials enthaltenen Keime. Angabe erfolgt in koloniebildenden Einheiten (KBE) pro Volumen. ↑Kolonie, bakteriologische.

Keimzahlbestimmung: die quantitative Erfassung mikrobieller Organismen. Die Bestimmung kann erfolgen: 1. in Flüssigkeiten a) durch Lebendkulturen nach dem Koch-Plattenverfahren, b) durch direktes Auszählen in der Zählkammer unter dem Mikroskop entweder nach Färbung bei normaler Betrachtung o. ungefärbt im Phasenkontrastverfahren, c) im Photometer entweder durch Messung der Extinktion o. Trübung, d) durch Sedimentation, e) durch chem. Reaktionen, z. B. die Reduktaseprobe. a) u. e) erfassen nur die lebenden Keime, b), c) u. d) alle Keime, auch die abgestorbenen. 2. in Luft durch Sedimentation auf einer Nährbodenplatte o. mit Hilfe eines Schlitzsammlers, dem ein Volumenmesser vorgeschaltet ist. 3. im Boden a) nach dem Koch-Plattenverfahren, gibt hier wenig zuverlässige Werte, b) Direktbeobachtung nach Winogradski nach Färbung, c) Aufwuchsplattenmethode nach Cholodny. Alle Verfahren zu 3. sind unbefriedigend.

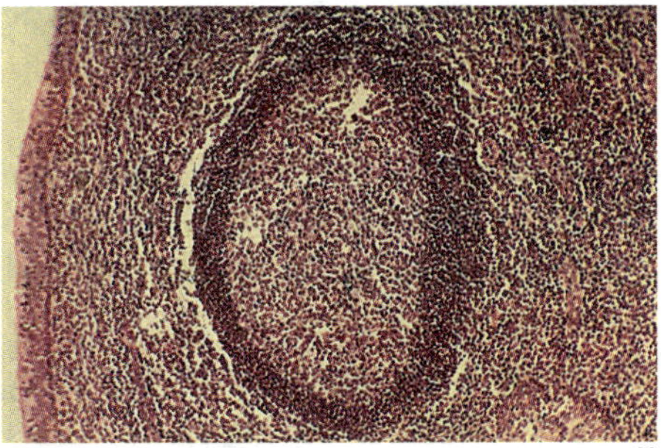

30

Keimzentrum. Histologischer Schnitt durch die Tonsilla palatina, HE-Färbung; Sekundärknötchen mit hellem K.

Keimzellen ↑Gameten.

Keimzentrum: Centrum germinale, Reaktionszentrum; zentraler Bezirk der Sekundärknötchen in Lymphknoten u. Malpighi-Körperchen in der Milz, heller gefärbt infolge des Überwiegens von B-Lymphozyten u. B-Immunoblasten. Abb.

Keimzentrumsreaktion ↑Follikelzentrumsreaktion.

Keimzonen: Matrix; in best. Abschnitten der sich entwickelnden Hirnventrikel liegende mehrschichtige Zellplatte. Aus neuroektodermalen, undifferenzierten Matrixzellen stammen alle zellulären Elemente des Nervensystems. Ort der ↑Neurogenese, ↑Gliogenese.

Keith-Flack-Sinusknoten: Erregungsleitungssystem des Herzens. ↑Herzautomatiezentrum.

Keith-Wagner-Barker-Stadien: Stadieneinteilung hypertoner Augenhintergrundveränderungen.

Kelchdivertikel ↑Nierenkelchdivertikel.

Kelchhalsstenose, renale: Verengung eines o. mehrerer Nierenkelche: durch Spasmus (↑Disse-Sphinkter); durch entzündl.-sklerotisierenden Prozeß bes. bei ↑Urogenitaltuberkulose.

Kelchstein: Harnstein, der in einem Kelch liegt.

Kell-Blutgruppensystem: von Coombs, Mourant u. Race 1946 entdecktes Blutgruppensystem, das seinen Namen nach der Pat. Kellacher erhielt, bei welcher ein bis dahin unbekannter, inkompletter irregulärer Antikörper gefunden wurde. Antigen Kell (K), Antikörper Anti-Kell (Anti-K). 1949 wurde von Levine ein Antikörper u. das Antigen nach einem Pat. Cellano benannt, wobei das Antigen sich als Allel zum Antigen Kell erwies u. das Symbol k, der Antikörper Anti-Cellano das Symbol Anti-k erhielt. K. u. k besitzen starke antigene Eigenschaften, so daß es bereits nach mehrmaliger Injektion von K-pos. Blut zur Ausbildung von K-Antikörpern kommen kann. Antigene des K-Systems verursachen selten u. erst nach mehreren Schwangerschaften einen ↑Morbus haemolyticus fetalis, ↑Morbus haemolyticus neonatorum. Transfusionsbedingte Immunisierungen sind mögl. Als Testseren dienen menschl. Immunseren, die im Supplementtest, im AHG-Test, selten im agglutinierenden Milieu o. im Enzymtest wirksam sind.

Keloid ⟨*gr*⟩ *n*: plattenförmige, selten knollige, fibromartige Narbenwucherung bes. nach Sekundärheilung von Operationswunden u. Verbrennungen 3. Gra-

K

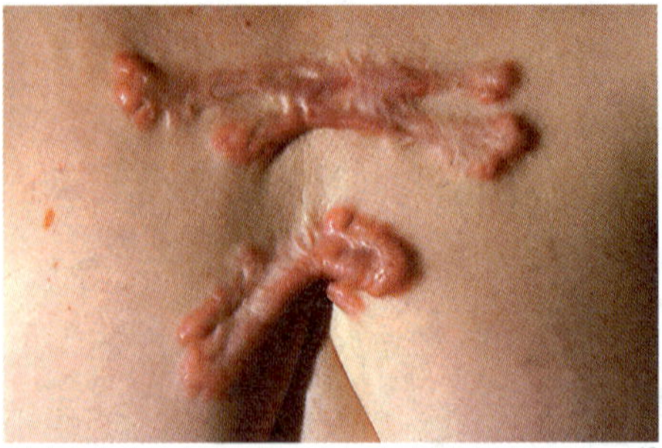

13

Keloid. Krebsscherenartiges Spontankeloid

des. Die sog. spontane Keloidbildung beruht auf kleinen Verletzungen, am häufigsten an der Thoraxhaut. Die Neigung zur Keloidbildung kann universell sein. Große Rezidivneigung. Aussichtsreichste Behandlung: Exzision u. Nachbestrahlung. Abb.

Keloidakne ↑ Folliculitis nuchae scleroticans.

Keloidblastomykose: Lobo-Mykose; Mykose der Haut u. Subkutis, bei der keloidartige Wucherungen entstehen. Erreger ↑ Loboa loboi, vorwiegend in Mittel- u. Südamerika.

Keloidose: allg. Neigung des Narbengewebes zur Keloidbildung.

Kelosomie ⟨*gr*⟩ *f* ↑ Zölosomie.

Kelvin (nach Sir W. Thomson, Lord K. of Largs): Zeichen K; Maßeinheit der Temperatur im internationalen ↑ Einheitensystem (SI). Das Kelvin ist der 273,16. Teil der thermodynam. Kelvin-Temperatur des Tripelpunkts des Wassers.

KEMAR: *Abk* für engl. Knowles Electronics Manikin for Acoustical Research. Puppe für akust. Forschungszwecke; Modellpuppe mit den Maßen eines statist. durchschnittl. Menschen deren Ohren mit einem Kuppler versehen sind, zur Simulation der elektro-akust. Eigenschaften von ↑ Hörgeräten.

Kemerovo-Virus: Virusart der Gattung ↑ Orbivirus. Vorkommen bei Nagetieren in Sibirien. Übertragung auf Menschen durch Zecken; grippeähnl. Erkrankungen, selten virale ↑ Meningoenzephalitis.

Kendall, Edward Calvin (1886–1972), amerik. Biochem., Rochester. 1950 Nobelpreis für Med./Physiol. (mit P. S. Hench u. T. Reichstein) „für ihre Entdeckungen der Struktur und biologischen Wirkungen der Nebennierenrindenhormone".

Kenia-Fieber: ↑ Boutonneuse-Fieber in Ostafrika, ↑ Rickettsiosen.

Kennlinie: kurvenmäßige Darstellung einer empir. o. math. ermittelten funktionellen Abhängigkeit einer Ausgangsgröße in einem System von einer Eingangsgröße. Beispiele: Reizzeit-Reizintensitäts-K., Empfindlichkeitskurven von Sinnesorganen, biol. Meßwandler, K. von Rezeptoren.

Kennzeit ↑ Chronaxie.

Kensey-Katheter: Katheter für die perkutane transluminale ↑ Angioplastie, an dessen Spitze sich eine schnell rotierende Turbine (bis 100 000 U/min) zur „Mikrozertrümmerung" von thrombot. Material befindet. Hat trotz Einzelerfolgen keine breite Anwendung gefunden.

Kent-Faser ↑ Reizbildungszentren, kardiale.

Kentomanie ⟨*gr*⟩ *f*: krankhaftes Verlangen nach Injektionen.

Kephalgie ⟨*gr*⟩ *f* ↑ Kopfschmerz.

Kephalhämatom ⟨*gr*⟩ *n*: Kopfblutgeschwulst; subperiostale Blutung im Bereich der Schädelknochen beim Neugeborenen. Das K. ist typischerweise auf einen Schädelknochen beschränkt. Es entsteht durch tangential wirkende Kräfte mit Gefäßabrissen unter der Geburt. I. d. R. erfolgt Spontanresorption.

Kephaline: Colaminphosphatide (Phosphatidylcolamin, Phosphatidyläthanolamin) u. Serinphosphatide. K. sind ↑ Phosphatide, bei denen der Phosphorsäurerest mit Äthanolamin (Colamin) o. Serin verestert ist. Alphakephaline enthalten den Phosphorsäure-Colamin- o. -Serinrest an einem äußeren C-Atom des Glycerols, Betakephaline am mittleren C-Atom. K. kommen in biol. Membranen, im Zentralnervensystem, in Leber, Blutplasma u. Eidotter vor.

Kephalinlösung: Kephalin wird durch Extraktion von Kaninchen-, Rinder- o. Humanhirn mit organ. Lösungsmittel gewonnen u. zur Verwendung als Reagens bei der Bestimmung der ↑ Partialthromboplastinzeit in physiol. Na-Cl-Lösung suspendiert. Wirksame Bestandteile des Präparats sind Phospholipide, die den Thrombozytenfaktor 3 im Test ersetzen.

Kephalisation ⟨*lat* + *gr*⟩ *f*: phylogenet. Tendenz, wichtige Teile des Sinnes- u. Nervensystems im kranialen Körperende zu konzentrieren u. die Leistungsfähigkeit dieser Organe zu erhöhen.

Kephalofazialindex ⟨*gr* + *lat*⟩ *m*: prozentualer Anteil der ↑ Jochbogenbreite an der größten ↑ Kopfbreite (transversaler K.) o. prozentualer Anteil der ↑ Gesichtshöhe an der Ohrhöhe des Kopfs (vertikaler K.).

Kephalogramm: Zusammenstellung der Meßwerte des Schädels. ↑ Kephalometrie, ↑ Anthropometrie.

Kephalometer: Meßzirkel zur Ermittlung von Schädelabmessungen, z. B. in der Geburtshilfe u. für anthrop. Messungen.

Kephalometrie: 1. ***Zahnmed.:*** die Bestimmung von Abständen u. Winkeln zwischen anat. Strukturen auf seitl. Röntgenaufnahmen des Schädels. Zur Verminderung von Verzerrung werden die Aufnahmen bei großem Fokus-Film-Abstand angefertigt. Die K. wird in der Orthodontie zur Gewinnung von Informationen über das Schädelwachstum, Lagebeziehungen zwischen dem Kiefer u. über Gebißabnormalitäten eingesetzt. **2. *Geburtshilfe:*** intrauterine Bestimmung von Schädelform u. Schädelgröße, meist durch Ultraschalluntersuchung.

Kephalon ⟨*gr*⟩ *n*: ungebräuchl. Syn. für ↑ Makrozephalie.

Kephalopagus ↑ Kraniopagus.

Kephalosporine ↑ Cephalosporine.

Kephalosporiose: Akremoniose (Potron u. Noisette). Seltene Hautmykose mit derben indolenten Knoten, die nach Perforation gelbgrünen Eiter entleeren. Erreger ist Cephalosporium.

Kephalothorakoileopagus: unfreie symmetr. Doppelfehlbildung (↑ Duplicitas symmetros) mit ventraler Vereinigung vom Kopf bis zum Becken.

Kephalothorakopagus: Doppelfehlbildung, bei der die Körper bis zum Nabel verwachsen sind.

Kephalotomie: Perforation des Schädels bei totem Kind, um mechan. Geburtshindernisse (enges Becken, Geschwülste u. a.) zu umgehen o. Verletzungen der Mutter zu vermeiden. Das Gehirn wird durch die Schnittstelle

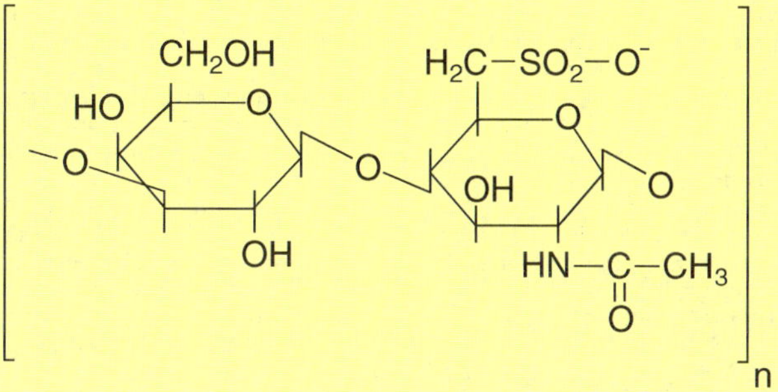

Keratansulfat

herausgespült, die Schädelknochen klappen zusammen, der Kopfumfang verkleinert sich wesentl.

Kephalotripsie: Kephalothrypsie. Schädelzertrümmerung. Der Kopf des toten Kindes wird mittels eines Kephalothryptors o. Kephalotriben, eines zangenförmigen, durch Schrauben zusammendrückbaren Instruments, zermalmt u. gebärfähig gemacht.

Kephalozele: Hirnbruch, Hernia cerebri, Zephalozele; angeborener Austritt von Gehirnteilen u./o. weichen Hirnhäuten durch einen medianen Dura- u. Schädeldachdefekt (↑Diastematokranie) o. zwischen Knochen der Schädelbasis. Bruchsack ist bei Schädeldachkephalozele die Haut.

Kerasin: ein ↑Zerebrosid, das ↑Lignocerinsäure enthält.

Kerasinspeicherung ↑Gaucher-Krankheit.

Keratalgie ⟨*gr*⟩ *f*: einige Zeit nach ↑Keratoconjunctivitis o. Hornhautverletzungen plötzl. auftretende Fremdkörpergefühle, Tränenfluß, Lichtscheu u. Schmerzen der vorderen Augenabschnitte.

Keratansulfat: zu den ↑Glykosaminoglykanen gehörig; man findet es in den Zwischenwirbelscheiben, der Kornea u. der Aortenwand. Verwandt mit dem ↑Chondroitinsulfat, von dem es sich dadurch unterscheidet, daß es anstelle von Glukuronsäure Galaktose enthält. Abb.

Keratektasie: krankhafte Verdünnung der Hornhaut.

Keratine: unlösl. ↑Strukturproteine in Epidermis, Haaren, Federn, Wolle, Hufen u. anderen Epithelgeweben. Man unterscheidet Alphakeratine u. Betakeratine. Alphakeratine bestehen aus mehrfach verdrillten Alphahelices; Betakeratine weisen Faltblattstrukturen auf.

Keratinfilament: spezif. Form von ↑Intermediärfilamenten in Epithelzellen; insbes. durch Vorkommen von ↑Keratinen ausgezeichnet.

Keratinisation ↑Verhornung.

Keratinisierung: Verhornungsprozeß in Plattenepithelien mit Bildung von ↑Keratohyalingranula u. scholliger Keratinablagerung im Plasma mit Kernauflösung u. Bildung von ↑Hornschollen o. mit ↑Karyopyknose u. ↑Parakeratose.

Keratinozyten: Bez. für die Epithelzellen der ↑Epidermis auf ihrem Weg u. bei ihrem Formwandel von der basalen Säulenzelle zur oberflächl. Hornschuppe (Verhornung = Keratinisation).

Keratinozytenwachstumsfaktor: *Abk* KGF; ein von Fibroblasten gebildetes ↑Zytokin; wirkt für Zellen epithelialer Abstammung parakrin proliferationsfördernd, nicht aber für Endothelzellen u. Fibroblasten.

Keratitis ⟨*gr*⟩ *f*: Hornhautentzündung des Auges. Jede K. geht mit Ödem, Trübung, ziliarer ↑Injektion, Schmerz u. Beeinträchtigung des Sehvermögens einher. Die Heilung erfolgt mit Trübung, Gefäßeinsprossung, unregelmäßiger Oberfläche (↑Astigmatismus irregularis). Nekrotisierende Entzündungen führen zum ↑Ulcus corneae, das evtl. mit einem drohenden Durchbruch (↑Descemetocele) o. einer Perforation endet. Bes. Formen der K.: K. parenchymatosa (Lues connata, konnatale ↑Syphilis), Ringabszeß, Ulcus rodens, Randfurchenkeratitis, K. eczematosa (phlyktaenulosa). Ursachen: Austrocknung (Tränenmangel), K. neuroparalytica, Herpes-Infektion, Herpes zoster, Kokken (Ulcus corneae serpens) in Verbindung mit Hypopyonbildung; Pilzinfektionen (↑Keratomykose); Immun. Reaktionen (Rosazea-K.); posttraumat. Entzündungen; degenerativ-entzündl. Ursachen (Keratomalazie).

Keratoakanthom ⟨*gr*⟩ *n*: Molluscum pseudocarcinomatosum; kleiner gutartiger Hauttumor, bei dem sich die Epidermis lippenförmig über einen mit Hornmassen angefüllten zentralen Krater erstreckt. An Basis u. Rand des Kraters papilläre Plattenepithelproliferation mit unterschiedl. ausgeprägten Dysplasien. Spontanheilung mögl.

Keratoconjunctivitis: Keratokonjunktivitis; Entzündung der Horn- u. der Bindehaut des Auges. Verschiedene Formen: epidem. K.: ↑Keratoconjunctivitis epidemica, trockene K.: ↑Sjögren-Syndrom; herpet. K.: ↑Herpes corneae.

Keratoconjunctivitis epidemica: Keratoconjunctivitis nummularis; infektiöse Bindehauthornhautentzündung durch ↑Adenoviren.

Keratoconjunctivitis herpetica ↑Herpes corneae.

Keratoconjunctivitis sicca ↑Sjögren-Syndrom.

Keratodermatosen: Verhornungsanomalien der Haut, ↑Keratose, ↑Hyperkeratose.

Keratoelastosis verruciformis: schwielenartige Verdickung mit unregelmäßig gestalteter Oberfläche (warzenähnl.) bei älteren Menschen an der Dorsalseite des Daumens u. der Fingergelenke; ätiol. kommen Traumen u. senilaktin. Elastose in Betracht.

Keratoglobus: angeborene Vergrößerung der Hornhaut des Auges (doppelseitig). Hornhautstroma sehr dünn. Harmlos, wenn keine Kombination mit ↑Hydrophthalmus vorliegt (dann oft erbl.). Oft syn. mit ↑Megalokornea gebraucht.

Keratohyalin: Mischung versch. Eiweiße (bes. Filagrin) in den ↑Keratohyalingranula.

Keratohyalingranula: Odland, Granulum keratohyalini; aus ↑Keratohyalin bestehende, lichtmikroskop. stark basophile Körnchen in den Zellen des Stratum granulosum der ↑Epidermis. Ultrastruktur: elektronendicht, aber ohne Membranumhüllung, 0,2–5 μm dick.

Keratokonjunktivitis ↑Keratoconjunctivitis, ↑Keratitis.

Keratokonus: kegelförmige Vorwölbung der Hornhaut des Auges bei normalem Innendruck, meist in der frühen Jugend beginnend. Nachlassen des Sehvermögens (asymmetr. Astigmatismus), Narbenbildung an der Konusspitze, Risse der Descemet-Membran, Fleischer-Hämosiderinring an der Kegelbasis. Progredienz. Manifestationsalter: Pubertät. Unregelmäßig dominante, auch rezessive (Konsanguinität) Vererbung beobachtet. Kombinationen. ↑Retinopathia pigmentosa, infantile tapetoretinale Amaurose, Aniridie, Katarakt, Kolobom, ↑Down-Syndrom, ↑Marfan-Syndrom.

Keratolysis bullosa hereditaria ↑Epidermolysis bullosa hereditaria.

Keratolytika: hornhautlösende Arzneimittel, z. B. ↑Hühneraugenpflaster.

Keratom ⟨*gr*⟩ *n*: Keratoma; starke tumorartige Verdickung der Hornschicht der Epidermis.

Keratoma benignum congenitale: gutartige Form der ↑Hyperkeratosis congenita.

Keratomalazie ⟨*gr*⟩ *f*: degenerativ-entzündl. Trübung der Hornhaut durch chron. Mangelernährung u. Vitaminmangel (insbes. Vitamin A).

Keratoma malignum: schwere Form der ↑Hyperkeratosis congenita.

Keratoma palmare et plantare dissipatum: kleine kegelartige Verhornungen an Handtellern u. Fußsohlen; Auftreten nach der Pubertät. Variante des Keratoma palmare et plantare hereditarium.

Keratoma palmare et plantare hereditarium: genet. bedingte auf die Haut der Handteller u. Fußsohlen beschränkte Verhornungsanomalie. Es zeigen sich beim ausgeprägten Krankheitsbild mächtige, plattenartige Hornschwielen mit schmerzhaften Rhagaden. Auftreten in den ersten Lj. Abb.

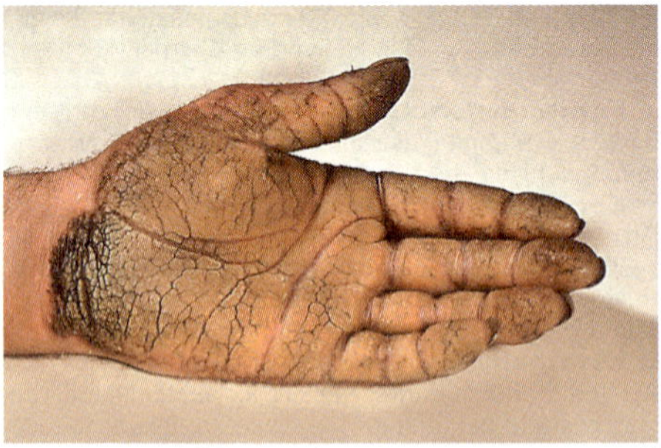
13

Keratoma palmare et plantare hereditarium

Keratoma palmare et plantare striatum: streifenförmige Hyperkeratose an der Hohlhand, den Beugeseiten der Finger, weniger an den Füßen; Auftreten bis zum 10. Lj.

Keratoma senile ↑Hyperkeratosis senilis.

Keratometer: Gerät zur Bestimmung der Hornhautabmessungen des Auges u. des Scheitelabstands von Brillengläsern u. Refraktionsprüfgläsern.

Keratomileusis: Operation zur Verringerung der ↑Myopie durch Abflachung der Hornhautkrümmung.

Keratomykose: Pilzinfektion der Hornhaut des Auges, meist ↑Candida albicans. ↑Keratitis.

Keratopathie: degenerativ-entzündl. Erkrankungen der Hornhaut aus unterschiedl. Ursache (z. B. Keratopathia neuroparalytica bei Nervus-trigeminus-Erkrankungen, Keratopathia bullosa bei Endotheldegenerationen), beträchtl. Trübung u. Minderung der Sehschärfe.

Keratoplastik: plast. Operationsmethode an der Hornhaut des Auges mit dem Ziel, getrübte Anteile durch transparente, erkrankte durch gesunde, irregulär geformte durch Teile mit regulärer Oberfläche zu ersetzen. Je nach Herkunft des Spenderpfropfes (des zu transplantierenden Hornhautteils) unterscheidet man Auto-, Homöio- u. Alloplastik. Einteilung nach Zielsetzung: opt. K.; tekton.-kurative K.; dringl.-kurative K.; refraktor. K. (Keratomileusis, Keratophakie); Keratoprothetik. Einteilung nach Operationstechnik: perforierend (total, subtotal, partiell), lamellär (total, subtotal, partiell). Ind. u. Progn. werden stark von der Art u. dem Ausmaß der Grundkrankheit bestimmt.

Keratoprothese: aus Kunststoff bestehende künstl. Hornhaut, die bei Erblindung durch eine vollständige Eintrübung der natürl. Hornhaut implantiert wird.

Keratose ⟨*gr*⟩ *f*: Keratosis. **1.** Meist i. S. von krankhafter Verhornung gebraucht. Man unterscheidet: a) übermäßige Verhornung (↑Hyperkeratose) als festhaftende, sonst regelrechte Verhornung (Hyperorthokeratose), z. B. Hühnerauge, Schwiele, Hauthorn, Ichthyosis, o. als lockere Schuppung (Hyperparakeratose); abartige Verhornung, Hornzellen noch kernhaltig. Folge entzündl. Dermatosen (z. B. Psoriasis); b) mittelmäßige Verhornung durch raschere Abstoßung der Hornschicht nach Entzündungen (z. B. Sonnenbrand) o. bei der Pityriasis capitis (Orthokeratose), einfache Parakeratose bei entzündl. Hautkrankheiten (z. B. Ekzem), ↑Dyskeratose (i. e. S.). Verhornungsanomalie mit „Ballonzellen", große, mißgestaltete Hornzellen (↑Dyskeratosis follicularis vegetans, Bowen-Krankheit). **2.** Verhornung der Augenbindehaut.

Keratose, seborrhoische ↑Verruca senilis.

Keratosis actinica: Verhornungsanomalie als chron. Lichtschaden der Haut. Abb.

Keratosis follicularis ↑Lichen pilaris.

Keratosis follicularis lichenoides ↑Lichen pilaris.

Keratosis palmoplantaris ↑Keratoma palmare et plantare hereditarium, ↑Keratoma palmare et plantare striatum.

Keratosis pilaris rubra atrophicans faciei ↑Ulerythema ophryogenes.

Keratosis subungualis: Hyperkeratosis subungualis; stärkere Verhornung unter der Nagelplatte; meist Sympt. einer Nagelpilzkrankheit (Onychomykose) o. der Psoriais vulgaris.

Keratosis suprafollicularis ↑Lichen pilaris.

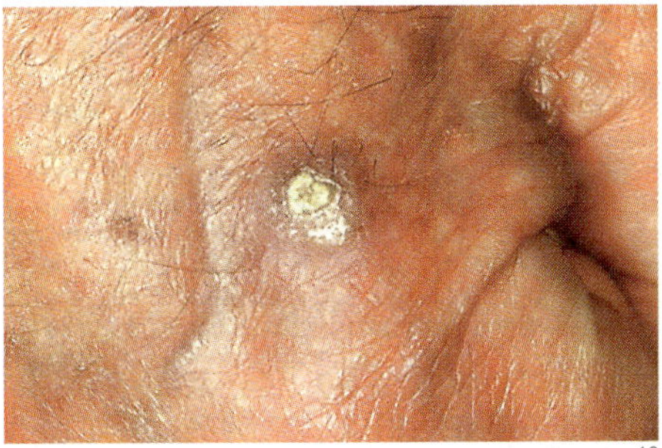

13

Keratosis actinica

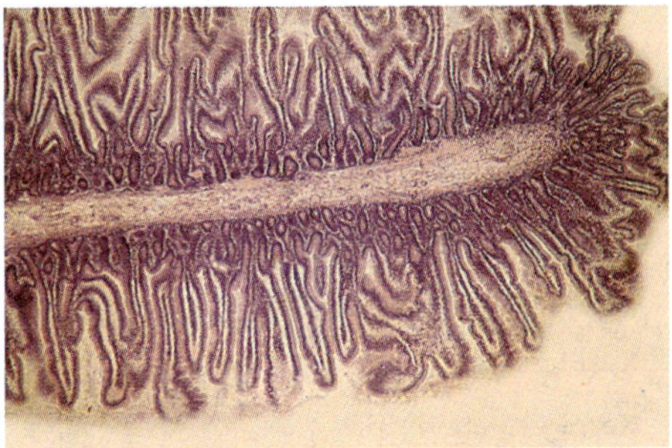

30

Kerckring-Falten. Histologischer Schnitt durch das Jejunum, HE-Färbung; Faltenbildung durch Tunica mucosa u. Tunica submucosa, auf der Falte Zotten u. Krypten

Keratoskop: durch Abbildung konzentr. Ringe auf der Hornhaut entstehende Möglichkeit, Krümmungsanomalien zu beurteilen.

Keratotomie: Einschnitt in die Hornhaut zur Brechkraftänderung, z. B. bei hohem Astigmatismus o. Myopie, mit dem Excimerlaser (↑ Excimer).

Keratotorus: zur Gruppe des Keratokonus gehörendes seltenes Krankheitsbild mit unterschiedl. Krümmung in den Hauptschnitten der Hornhaut.

Keratozele: durch den ↑ Augeninnendruck bedingte Vorwölbung stark verdünnter Hornhautstellen.

Kerbtiere ↑ Insecta.

Kerckring, Theodor (1640–1693), Arzt, Amsterdam, Hamburg.

Kerckring-Falten (nach Theodor K.): Plicae circulares; nach innen gerichtete Falten der Dünndarmwand, ca. den halben Umfang umgreifend u. quer zur Längsachse ausgerichtet. Beteiligte Schichten: Tunica mucosa u. Tela submucosa. K. sind am höchsten im Jejunum u. dienen der Oberflächenvergrößerung. Abb.

Kerion Celsi: profunde ↑ Trichophytie des behaarten Kopfs mit kreisrundem Haarausfall u. starker Entzündung.

Kerley-Linien: auf Röntgenaufnahmen der Lunge sichtbare Linien, bedingt durch zunehmende Transsudationen mit Sichtbarwerden der Lymphräume. A-Linien: einige Zentimeter lange Streifen vom Hilus in die Peripherie verlaufend. B-Linien: in den Mittel- u. Unterfeldern horizontal verlaufende, bis zu 3 cm lange Linien. Sie treten auf bei Blutdrucksteigerungen, Mitralklappenfehlern, fibrösen Verdichtungen bei interstitiellen entzündl. Prozessen. C-Linien: feines Netzwerk u. Streifen.

Kermesbeere: Phytolacca americana; saponinhaltige Giftpflanze, in Gärten kultiviert.

Kern ↑ Nukleus.

Kernagenesie: Nichtanlage best. Kerngruppen im Gehirn o. Rückenmark. Bedingt Lähmung der zugehörigen Muskulatur. ↑ Hirnnervenlähmungen, angeborene.

Kernanomalie: Anomalie der Zellkerne, bes. der Blutzellen, ↑ Pelger-Huët-Kernanomalie.

Kernaplasie: Aplasien, Hypoplasien bzw. Fehlentwicklung im Bereich der Hirnnervenkerne u. nicht mehr faßbare sek. Kernzerstörungen (Pseudoaplasien).

Kernatypie: Abweichung der Größe u. der Form des Zellkerns, ↑ Kern-Plasma-Relation, ↑ Hyperchromasie, ↑ Kernpolymorphie, Kernpyknose.

Kernauflösung ↑ Karyolyse.

Kerndrängelung: dicht beieinanderliegende Zellkerne, die sich gegenseitig eindellen u. zu einer Mosaikstruktur führen (z. B. Herpeszellen, kleinzelliges Bronchialkarzinom im Ausstrich).

Kerndualismus: Kerndimorphismus; Aufteilung generativer u. vegetativer Funktionen der Zelle auf einen Mikronukleus u. einen Makronukleus; kommt bei versch. Protozoen vor.

K

Kerne, isomere: Isomere; metastabile Atomkerne mit gleicher Ordnungs- u. Neutronenzahl, aber unterschiedl. Energiegehalt (angeregte Kerne). Es erfolgt entweder unter Gammaemission Übergang in einen energet. tiefer gelegenen Zustand (meist Grundzustand) o. auch durch Teilchenemission Umwandlung in ein anderes Nuklid. Die Kennzeichnung der Isomere erfolgt durch hochgestelltes m vor dem Elementsymbol, z. B. ^{99m}Tc, aus drucktechn. Gründen auch häufig Tc99m.

Kerne, isotone: Atomkerne mit gleicher Neutronenzahl, aber unterschiedl. Ordnungszahl (z. B. $^{55}_{25}Mn$, $^{54}_{24}Cr$, $^{56}_{26}Fe$).

Kernextrusion: Ausstoßung des Zellkerns aus dem orthochromat. Erythroblasten (Normoblast) beim Übergang zum Retikulozyten.

Kernfragmentation ↑ Karyorrhexis.

Kerngerüst ↑ Nukleus.

Kerngeschlecht ↑ X-Chromatin.

Kerngröße: Das Volumen des Zellkerns steht in Relation zur Größe des Zytoplasmas (Perikaryon). Sehr große Kerne findet man in Eizellen u. Nervenzellen. Vergrößerung des Zellkerns kann eintreten bei Zunahme des Kernsafts (funktionelle Kernschwellung) o. einer Vermehrung der Chromosomenzahl bei ↑ Endomitose. Die K. wechselt in Zellen versch. Ursprungs schon physiol. stark. Auch in ein u. demselben Gewebe treten Größenunterschiede durch differenten Reifungsgrad auf. Trotzdem ist die K. ein wichtiges Kriterium für die Beurteilung der Malignität (↑ Isokaryose, ↑ Anisokaryose).

Kernhülle: Nucleolemma, Karyotheka, Kernmembran, Kernwand; aus der inneren u. äußeren Kernmembran bestehende Umhüllung des Zellkerns; die äußere Membran (Membrana nuclearis externa) bildet ein Kontinuum mit dem Membransystem des endoplasmatischen ↑ Retikulums; der Raum zwischen beiden Membranen wird als perinukleäre Zisterne (Cisterna nucleolemmae) bezeichnet, die mit den Zisternen des endoplasmat. Retikulums in Verbindung steht; die innere Membran (Membrana nuclearis interna) ist karyoplasmaseitig mit einem feinfasrigen, lamininhaltigem Netzwerk (Lamina fibrosa) assoziiert, das die K. mit dem ↑Chromatin verbindet; innere u. äußere Membran sind über Kernporen-Komplexe miteinander verbunden, die dem Stoffaustausch zwischen Zellkern u. Zytosol dienen, z. B. der Ausschleusung von Vorstufen der ↑Ribosomen u. ↑Messenger-RNA bzw. der Einschleusung von Kernproteinen aus dem Zytoplasma; wird zu Beginn der ↑Mitose aufgelöst u. in der Telophase wieder gebildet. ↑Nukleus.

Kernig, Waldemar (1840–1917), Arzt, St. Petersburg.

Kernig-Zeichen (nach Waldemar K.): Meningit. Zeichen (Schmerzen bei der Beugung des gestreckten Beins im Hüftgelenk).

Kernikterus ↑Bilirubinenzephalopathie.

Kern-Kernkörperchen-Relation: Verhältnis zwischen der Kerngröße u. der Größe des Kernkörperchens. In Zellen bösartiger Tumoren oft deutl. Verschiebung der K. zugunsten des Kernkörperchens.

Kernkörperchen ↑Nukleolus.

Kernladungszahl: Zahl der Protonen im ↑Atomkern, ident. mit der Ordnungszahl. In den Elementen ist die K. gleich der Zahl der Elektronen in der Atomhülle.

Kernläsion: Schädigung eines Hirnnervenkerns o. des Kerns eines Spinalnerven, führt zur peripheren Lähmung. Außerdem werden supra- u. infranukleäre Läsionen unterschieden.

Kernmembran: Nukleolemma; ↑Nukleus. ↑Kernhülle.

Kernnasen: einseitige, spitz auslaufende Kernfortsätze, die an Zellkernen von Adenomen vorkommen, dd zur Abgrenzung gegen hochdifferenzierte Karzinome wertvoll.

Kernplasma: Karyoplasma, Nukleoplasma; Gesamtheit der von der ↑Kernhülle umgebenen Kernsubstanz mit ↑Chromatin, ↑Nukleolus.

Kern-Plasma-Relation: Verhältnis zwischen Kerngröße u. Gesamtgröße der Zelle. Wird als zelluläres ↑Malignitätskriterium herangezogen.

Kernpolymorphie: unterschiedl. Gestalt von Zellkernen eines Gewebes; ↑Malignitätskriterien, zelluläre.

Kernpore: Porus nuclearis; ↑Nukleus.

Kernpyknose: Nucleus pyknoticus; Chromatinverdichtung u. Kernschrumpfung, meist bei beginnendem Zelltod; ↑Nekrose.

Kernpyknoseindex ↑Karyopyknoseindex.

Kernreaktion: physikal. Vorgang zwischen den Nukleonen eines Atomkerns, der mit einer Umwandlung des Kerns verbunden ist. K. verlaufen entweder von selbst (radioaktiver ↑Zerfall) o. durch Beschuß mit energiereichen geladenen Partikelchen o. mit Neutronen. Während geladene Teilchen wie Protonen, Deuteronen u. Alphateilchen die Coulomb-Abstoßungskräfte des Kerns überwinden müssen, können auch energiearme Neutronen wegen des neutralen elektr. Zustands in den Kern eindringen. Es gibt eine große Mannigfaltigkeit von K. Beispiele sind der (n, gamma)-Prozeß, bei dem ein energiearmes Neutron in einen Kern gelangt, seine Massenzahl um 1 erhöht u. die Emission eines Gammaquants erfolgt; der (n, p)-Prozeß, wobei durch energiereichere Neutronen die Abspaltung eines Protons aus dem Kern erfolgt, so daß sich die Ordnungszahl um 1 vermindert, wodurch der Kern eines im Periodensystem voranstehenden Elements gebildet wird. Die durch K. entstehenden neuen Kerne lassen sich in der ↑Nuklidtafel übersichtl. darstellen.

Kernreaktor: Anlage zur Energiegewinnung u. Herstellung von Radionukliden aus der Kernspaltung von natürl. vorkommenden Radionukliden (Uran, Plutonium). Die dabei entstehenden energiereichen, schnellen Spaltneutronen werden durch Moderatoren (Wasser, schweres Wasser, Graphit) abgebremst, wodurch therm. Neutronen (Energie 0,025–0,1 eV) entstehen. In Bestrahlungskanäle des Reaktors werden inaktive Nuklide eingebracht u. einem Beschuß mit schnellen o. therm. Neutronen ausgesetzt. Die Aktivierung mit schnellen Neutronen folgt einer (n, p)-Reaktion, bei der sich die Ordnungszahl um eine Einheit ändert u. ein neues, trägerfreies Element der nächstkleineren Ordnungszahl entsteht: ^{32}S (n, p) ^{32}P o. $^{32}_{16}S + {}^{1}_{0}n \rightarrow {}^{32}_{15}P + {}^{1}_{1}p$. Die Aktivierung mit therm. Neutronen folgt einer (n, gamma)-Reaktion, bei der sich die Massenzahl um eine Einheit erhöht, die Ordnungszahl nicht ändert u. ein Isotop des gleichen Elements in relativ niedriger spezif. Aktivität entsteht: z. B. ^{31}P (n, gamma) ^{32}P o. ^{59}Co (n, gamma) ^{60}Co. Zur Erhöhung der radiochem. Reinheit eines Radionuklids werden stabilisotop angereicherte Targets bestrahlt: Während ein normales inaktives Eisenpräparat die stabilen Isotope ^{54}Fe (5,8 %), ^{56}Fe (91,7 %), ^{57}Fe (2,2 %) u. ^{58}Fe (0,3 %) enthält, entstehen nach Aktivierung ^{59}Fe (~ 10 %) u. ^{55}Fe (~ 90 %). Reichert man das ^{54}Fe-Isotop zu 98 % im Isotopengemisch an, erhält man nach Aktivierung eine nahezu 100 %ige Ausbeute von ^{55}Fe. Bei einer Anreicherung von ^{58}Fe kann die Ausbeute des radioaktiven ^{59}Fe wesentl. erhöht werden. Durch chem. Aufbereitung von bei der Kernspaltung (f) ausgebrannten Brennelementen (Uranmetall, Uranoxid) bzw. deren Rückständen werden Spaltprodukte abgetrennt. Aus dem ^{235}U können über die (n,f)-Kernspaltung u. a. folgende in der Nuklearmed. angewandte Kerne entstehen: ^{131}I, ^{132}Te ($\rightarrow$ ^{132}I), ^{99}Mo ($\rightarrow$ ^{99m}Tc). Die Gase ^{85}Kr u. ^{133}Xe werden bei der Auflösung des Targetmaterials freigesetzt. Nach Aktivierung erfolgt eine chem. Trennung der versch. aktivierten Radionuklide u. Verunreinigungen durch Destillation, Präzipitation, Ionenaustausch u. a.

Kernreste in Erythrozyten ↑Howell-Jolly-Körper, ↑Jolly-Körperchen, ↑Cabot-Ringe.

Kernrotation: bei Untersuchung von Gewebekulturen in einigen Zellarten nachgewiesene Rotation des Zellkerns.

Kernsaft: solartige, Proteine enthaltende Flüssigkeit in den Maschen des Kerngerüsts; ↑Nukleus.

Kernschwellung: Vergrößerung des Zellkerns durch Wasseraufnahme mit Verlust der Chromatinstruktur u. Bildung von Milchglaskernen. Degenerative Kernveränderung an gut- u. bösartigen Zellen.

Kernschwellung, funktionelle: Volumenzunahme mit Aufhellung des Karyoplasmas durch Hydratation. Reaktion auf gesteigerte Stoffwechselaktivität, z. B. bei erhöhter Eiweißsynthese.

Kernschwund: Nachlassen bzw. Fehlen der Färbbarkeit des Zellkerns; Ausdruck des Zelluntergangs.

Kernspin: inhärente Eigenschaft best. Atomkerne, die einen charakterist. Drehimpuls u. ein magnet. Moment erzeugt; bei Protonen u. Neutronen der Eigendrehimpuls (Spin). Bei zusammengesetzten Kernen unkorrekt auch für den gesamten Kerndrehimpuls, der sich jedoch aus dem Bahndrehimpuls u. dem Spin der den Kern bildenden Protonen u. Neutronen zusammensetzt.

Kernspindel: Mitosespindel; sich bei der Kernteilung ausbildende Struktur aus Mikrotubuli, die die beiden an den Zellpolen gelegenen Zentriolen verbindet u. die Bewegung der Chromosomen zu den Zellpolen bewirkt. Spindelgifte (↑Colchicin) verhindern die Zellteilung.

Kernspinresonanz: *Abk* NMR (für engl. nuclear magnetic resonance); Adsorption o. Emission von elektromagnet. Energie durch Atomkerne in einem stat. Magnetfeld nach Anregung durch geeignete Hochfrequenzimpulse. Die Resonanzfrequenz ist der Magnetfeldstärke direkt proportional. Nur Kerne mit einem von Null abweichenden Spin (↑Kernspin) haben ein entsprechendes magnet. Dipolmoment u. treten in Wechselwirkung mit Magnetfeldern.

Kernspinresonanzspektroskopie: In Abhängigkeit von der chem. Umgebung eines Atomkerns im Molekül kommt es zu einer relativen Verschiebung der Resonanzfrequenz. Auf der Basis dieser sog. chem. Verschiebung sind über eine feine Frequenzauflösung im Spektrum Informationen zur Molekülstruktur zu gewinnen. Anwendung dieses Verfahrens zur chem. Strukturanalyse von Molekülen, z. B. tertiärer u. quartärer Eiweißstrukturen sowie noninvasiven Untersuchung biochem. Stoffwechselvorgänge, z. B. dynam. Veränderungen des Energiestoffwechsels durch Erfassung solcher Metaboliten, wie ↑Adenosintriphosphat u. Phosphokreatin.

Kernspintomographie: nichtinvasives computergestütztes, bildgebendes Verfahren zur Darstellung von Schnittbildern des Körpers in beliebiger Orientierung. Die Differenzierung von Geweben im Bild erfolgt auf der Basis unterschiedl. Protonendichte u. Relaxationsparameter der Atomkerne nach Hochfrequenzanregung im stat. Magnetfeld. ↑Schichtebene. Abb.

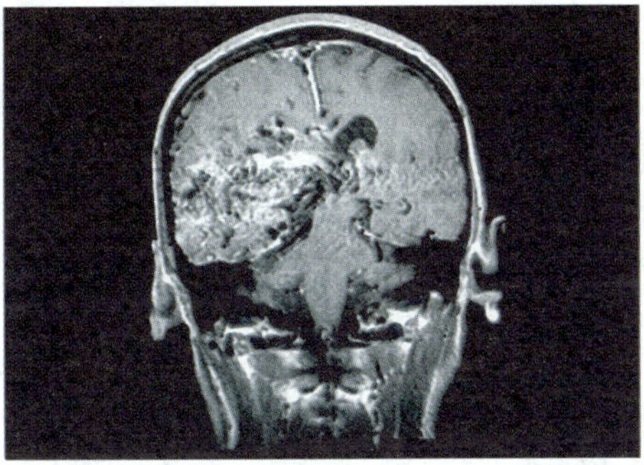

32

Kernspintomographie.
Arteriovenöse Malformation im Hirn nach i. v. Kontrastmittelinjektion

Kernspintomographie, mikroskopische: Kernspinmikroskopie; stark vergrößerte Darstellung von (wählbaren) Schichten kleiner Objektbereiche mittels ↑Kernspintomographie. Die mögl. Volumenauflösung liegt bei 10^{-6} mm^3 (Würfel mit 10 µm Kantenlänge); erreicht sind 24.000 μm^3.

Kernstrahlung ↑Zerfall, radioaktiver.

Kernteilung, direkte ↑Amitose.

Kernteilung, indirekte ↑Mitose.

Kerntemperatur: die im Körperinneren (Rumpf, Kopf) bestehende konstante Temperatur (Mensch normal 37,0–37,5 °C), die Differenzen zur Temperatur der Körperschale von einigen Zehntel Grad u. mehr aufweist. K. wird durch eine Ösophagus- bzw. Rektumsonde gemessen. Wichtig zur Beurteilung der Kreislaufleistung bei Vergleich mit der Oberflächentemperatur, z. B. beim Schock.

Kerntrümmermakrophagen ↑Makrophagen.

Kerntrümmerphagen: große Retikulumzellen (20–60 µm) im lymphat. Gewebe mit phagozytierten Chromatinbruchstücken. Viele K. u. Zentroblasten sind ein zytolog. Hinweis für floride Keimzentren mit Sternhimmelzellen im histol. Präparat.

Kernvererbung: Vererbung der in den ↑Chromosomen des Zellkerns enthaltenen genet. Erbinformationen.

Kernwandhyperchromatose: Anlagerung von Chromatin an die Kernmembran; reversibel o. erste Phase des Kernuntergangs.

Kernwandsprossung: bei Zelluntergang zu beobachtende hefeartige Sprossung des Kerns, übergehend in Kernzerfall (↑Karyorrhexis).

Kernwandverdichtung ↑Kernwandhyperchromatose.

Kernzerfall: übergeordneter Begriff für alle Formen des Kernuntergangs bei Zelltod; ↑Chromatolyse, ↑Karyorrhexis, ↑Pyknose.

Kerr, Robert McNab (1870–1960), amerik. Zahnarzt.

Kerrmasse (nach Robert McNab K.): in der Zahnmed. therm. Kompositionsabformmasse. Bestandteile: Harze, Weichmacher, Füll- u. Farbstoffe. Anwendung bei Kupferring-Kerr-Abdruck.

Kerzenfleckphänomen ↑Psoriasis.

Keshan: Kokuzan-Krankheit; nekrotisierende Myokarditis mit multiplen Infarkten ohne Koronararteriensklerose unbekannter Ursache. 1935 bei Bauern in der Mandschurei beschrieben.

Ketamin ↑Injektionsnarkotika.

Ketoazidose: durch ↑Ketonämie erzeugte metabolische ↑Azidose.

Ketobemidon: synthet. Opiat; Wirkung von Morphin bei größerem Suchtpotential.

Keto-Enol-Tautomerie ↑Tautomerie.

Ketogenese ⟨*gr*⟩ *f*: Unter den Bedingungen des Kohlenhydratmangels, des ↑Hungers o. beim ↑Diabetes mellitus werden in der Leber verstärkt die ↑Ketonkörper gebildet. Die Ketonkörper gelangen in das Blutplasma, wo sie eine pH-Erniedrigung (metabol. Azidose) hervorrufen. Während Aceton nur ausgeschieden werden kann, münden Acetessigsäure u. Betahydroxybuttersäure wieder in den Intermediärstoffwechsel ein (↑Ketonkörperverwertung). Die Ursache gesteigerter K. besteht in einem Überangebot an Acetyl-CoA aus dem gesteigerten ↑Fettsäureabbau u. dem Abbau ketoplast. Aminosäuren bei gleichzeitig verminderter Acetyl-CoA-Verwertung durch den ↑Zitronensäurezyklus, hervorgerufen durch einen Mangel an Oxalessigsäure infolge verstärkter Glukoneogenese. Gesteigerte K. ist pathognost. bedeutsam zur Erkennung von Fettsäurestoffwechselstörungen.

Ketokarbonsäure: $R\text{-}CO\text{-}(CH_2)_n\text{-}COOH$ mit organ. Rest R. Beispiele: Brenztraubensäure ($R = CH_3$, $n = 0$), Acetessigsäure ($R = CH_3$, $n = 1$), Lävulinsäure ($R = CH_3$, $n = 2$).

Ketolyse ↑Ketonkörperverwertung.

Ketonämie: Acetonämie; erhebl. über dem normalen Blutspiegel von 0,01–0,03 mmol/l erhöhte Konzentration der Ketonkörper (Aceton, Acetacetat u. Betahydroxybutyrat). K. entsteht im Hungerzustand, bei kohlen-

K

hydratfreier Ernährung u. bes. bei dekompensiertem Diabetes mellitus. Die Ketonkörperbildung erfolgt in der Leber aus Acetyl-CoA, das bei der Betaoxidation der Fettsäuren entsteht u. bei den genannten pathol. Zuständen nicht ausreichend über den Zitratzyklus abgebaut werden kann. Das in einem bes. Reaktionszyklus gebildete Acetacetat wird enzymat. zu Betahydroxybutyrat hydriert bzw. zu Aceton decarboxyliert. Im Hungerzustand bzw. bei kohlenhydratfreier Ernährung werden Ketonämiewerte von 3–5 mmol/l i. d. R. nicht überschritten, da Muskel u. a. Gewebe die Ketonkörper zur Energiebildung verstoffwechseln. Beim dekompensierten Diabetes mellitus dagegen werden Werte von 20 mmol/l u. mehr erreicht. Als Folge kommt es zur schweren metabolischen ↑Azidose u. Ausscheidung der Ketonkörper im Urin, Ketonurie.

Ketone: chem. Verbindungen R-CO-R' mit organ. Resten R u. R'. Beispiele: Aceton ($R = R' = CH_3$; Acetophenon $R = CH_3$, $R' = C_6H_5$). K. zeigen die typ. Nachweisreaktionen der ↑Carbonylgruppe, wirken aber anders als die ↑Aldehyde nicht reduzierend.

Ketonkörper: Acetessigsäure, Aceton u. Betahydroxybuttersäure. Die K. werden normalerweise in geringen Mengen, bei ↑Hunger o. ↑Diabetes mellitus verstärkt, in der Leber synthetisiert (↑Ketogenese). Erhöhte Konzentrationen der K. im Blut (Ketonämie) verursachen eine Azidose. K. sind für das Zentralnervensystem tox., lösen Kopfschmerz aus u. können bis zur Bewußtlosigkeit führen.

Ketonkörperverwertung: Acetessigsäure u. Betahydroxybuttersäure können in Skelettmuskulatur, Herz u. Gehirn wieder in den Intermediärstoffwechsel eingeschleust werden. Aus Acetessigsäure entsteht durch Reaktion mit Coenzym A u. ATP o. mit Succinyl-CoA wieder Acetoacetyl-CoA, das durch Coenzym A thiolyt. zu 2 Molekülen Acetyl-CoA gespalten wird. Alle Ketonkörper werden mit dem Harn ausgeschieden, Aceton wird zudem über die Lunge abgeatmet.

Ketonzucker: Ketosen. Kohlenhydrate, die im Ggs. zu den Aldosen (↑Monosaccharide) die Carbonylgruppen mit beidseitiger Flankierung durch Kohlenstoffbindungspartner besitzen. Beispiel: D-Fruktose.

Ketophenylbutazon ↑Phenylbutazon.

Ketoprofen: ein ↑Analgetikum u. ↑Antirheumatikum.

17-Ketosteroide: Abbauprodukte der ↑Androgene, die sowohl aus den Gonaden als auch aus dem Nebennierenrindestamm am C-Atom 17 des Steran-Skeletts eine Ketogruppe tragen. Es handelt sich im einzelnen um: Androsteron, Etiocholanolon, Epiandrosteron u. Dehydroepiandrosteron; sie werden als Sulfatester o. Glukuronide im Harn ausgeschieden. Ihre Bestimmung ist obsolet, da sämtl. Androgene direkt im Serum bestimmt werden können.

Ketotifen: Antihistaminikum; stabilisiert die Mastzellmembran, auch als Antiasthmatikum verwendet.

Kettenanomalie: Untergruppe der ↑Hämoglobinanomalien.

Kette, neurovaskuläre: Transportwege der Neurosekrete aus den hypophysennahen Kernarealen des Hypothalamus zum Hypophysenvorderlappen (HVL). Dazu gehören infundibuläre Spezialgefäße u. das Pfortadersystem der Hypophyse, das zwischen dem Kapillarnetz des Hypophysenstiels u. den Sinuskapillaren des HVL eingeschaltet ist.

Kettenfraktur: gleichzeitig entstandene, aber anat. getrennte Frakturen an einer Extremität. Ursache sind massive, meist axial einwirkende Gewalten, die auf mehrere Knochen übergreifen. Typ. Folge von Auffahrunfällen (↑Armaturenbrettverletzung) u. Stürzen aus großer Höhe.

Kettenkokken ↑Streptococcus.

Ketten, leichte ↑Immunglobuline.

Kettenreaktion: durch ein Neutron ausgelöste Spaltung eines schweren Kerns, wobei mehrere neue Neutronen entstehen u. im Durchschnitt mind. eines pro Spaltung wieder einen weiteren gleichartigen Spaltungsvorgang auslöst. Die K. ist ein Grundprozeß der ↑Kernreaktoren.

Ketten, schwere ↑Immunglobuline.

Keuchhusten ↑Pertussis.

Keuchhustenbakterium ↑Bordetella.

Keuschheit: sexuelle Zurückhaltung bis zur Wahrung völliger Unberührtheit u. sexuelle ↑Abstinenz als Lebenseinstellung o. charakterl. Haltung. K. galt unter dem Einfluß der christl. Moral für das weibl. Geschlecht als anzustrebendes Ideal, zumindest bis zur Eheschließung, u. wird im Zölibat von Priestern, Mönchen u. Nonnen gefordert.

KGF: *Abk* für engl. keratocyte growth factor; ↑Keratinozytenwachstumsfaktor.

Khellin: spasmolyt. wirksames Furanochromon.

KHK: *Abk* für koronare ↑Herzkrankheit.

Khorana, Har Gobind (geb. 1922), Biochem., Madison, Wisconsin. 1968 Nobelpreis für Med./Physiol. (mit R. W. Holley u. M. W. Nirenberg) „für die Interpretation des genetischen Codes und seiner Funktion bei der Proteinsynthese."

KI: *Abk* für ↑Intelligenz, künstliche.

Kidd-Blutgruppensystem: nach einer Frau namens Kidd, bei welcher von Allen u. Mitarbeitern 1951 ein bis dahin unbekannter Antikörper entdeckt worden war, der den ↑Morbus haemolyticus neonatorum ihres Kindes bewirkt hatte, bezeichnetes Merkmalssystem. Der Antikörper wurde Anti-Kidd (Symbol Anti-JK_a), das Antigen Kidd (Symbol JK^a) bezeichnet. Der antithet. Antikörper Anti-JK^b u. das Antigen JK^b wurden 1953 beschrieben. Die Vererbung erfolgt kodominant. Mit Hilfe der Antiseren Anti-JK^a u. Anti-JK^b sind Genotypen u. Phänotypen direkt nachweisbar. Es handelt sich um seltene Antikörper, die stets Immunantikörper sind u. als Ursache für Morbus haemolyticus neonatorum, schwere Transfusionszwischenfälle u. pos. Reaktion bei Kreuzproben verantwortl. sein können.

Kiefer ↑Mandibula, ↑Maxilla.

Kieferanomalie: ↑Dysgnathie, ↑Gebißanomalie.

Kieferbasisebenenwinkel: Kieferbasenwinkel, Grubenebenenwinkel. Winkel bei der Vermessung des Fernröntgenbildes (↑Fernröntgen), wird gebildet durch den Verlauf der Ober- u. Unterkiefergrundebene (SpP u. MP). Gibt Auskunft über echte skelettale Abweichungen des Gebisses in der Vertikalen. Als solche weit vom Mittelwert abweichende Messungen können gelten: Winkel über 36° (skelettal offener Biß) o. unter 18° (skelettal tiefer Biß).

Kieferfraktur: Bruch der Kieferknochen. Im Oberkiefer an erster Stelle Fraktur des Alveolarfortsatzes, sodann Absprengungen des Oberkieferkörpers, häufig Querfrakturen mit Aussprengung des halben Nasenbodens, des Oberkieferkörpers ohne u. mit benachbarten

Gesichtsknochen. Sagittalfraktur längs der medianen Gaumensutur. Zertrümmerungsfraktur. Im Unterkiefer bevorzugte Bruchstellen in der Eckzahn- u. Weisheitszahnalveole (Kieferwinkel), quer u. längs im Kieferast u. Gelenkfortsatz. Zahlenverhältnis Ober- zu Unterkiefer wie 3:7. Dislokationen der Bruchstücke meist nach innen. Nebenverletzungen betreffen Augen-, Kieferhöhle. Gefäße, Trigeminus u. Fazialis.

Kiefergelenk: Articulatio temporomandibularis; kombiniertes Dreh- u. Gleitgelenk, das die Bewegung des Unterkiefers gegenüber dem Oberkiefer vermittelt. Die artikulierenden Flächen sind: die Gelenkgrube (Fossa mandibularis), die unmittelbar vor dem Gehörgang in der Schuppe (Pars squamosa) des Schläfenbeins eingelassen ist, mit dem davorliegenden Gelenkhöcker (Tuberculum articulare) u. dem Gelenkkopf (Caput mandibulae) des Gelenkfortsatzes des Unterkiefers (Processus condylaris). Der Gelenkspalt (Cavitas auricularis) wird durch einen Discus articularis in eine obere u. untere Etage geteilt. Der Gelenkhöcker übernimmt mit seiner hinteren schräg abfallenden Fläche bei der Öffnungsbewegung die Führung des Kieferkopfs u. schreibt damit die Gelenkbahn vor.

Kiefergelenkerkrankungen: organ. u. funktionelle Inkoordinationen (nach Birke). Zu organ. Inkoordinationen zählen u. a.: akute Traumen, Unterkieferdislokationen, Arthritiden, Ankylosen. Funktionelle Inkoordinationen relativ häufig: früher als Arthropathia deformans bezeichnet, heute als Myoarthropathie o. Schmerzdysfunktionssyndrom angesehen. ↑Costen-Syndrom.

Kieferhöhle: Highmore-Höhle, Sinus maxillaris; Nasennebenhöhle mit Auskleidung aus Zylinderepithel u. Ausführungsgang im mittleren Nasengang.

Kieferhöhlenempyem: Ansammlung von Eiter in der K., röntg. meist Spiegelbildung nachweisbar. Rhinogener, häufig auch odontogener Infektionsweg.

Kieferhöhlenperforation: oro-antrale Perforation; Komplikation nach Zahnextraktion, operativer Verschluß sobald als mögl. erforderl., Gefahr der odontogenen Sinusitis, ↑Kieferhöhlenempyem.

Kieferkamm: der nach Zahnverlust verbleibende Knochenkamm der Kiefer.

Kieferklemme: teilweise o. ganz gehemmte Kieferöffnung; 1. neurogen reflektor. bei Entzündung der Kaumuskeln; 2. sek. entzündl. bei Osteomyelitis, Aktinomykose des Unterkiefers, regelmäßig bei Dentitio difficilis (↑Dentitio) der unteren Weisheitszähne, bei perimandibulären Abszessen, schweren ↑Stomatitiden u. ↑Parotitiden; 3. narbig nach spezif. u. unspezif. Entzündungen, Traumen; 4. durch Gelenkerkrankungen mit Ausgang in Ankylose.

Kieferkompression: Gebißanomalie mit dem hervorstechendsten Sympt. der Kieferenge. ↑Bonner System unterscheidet: K. mit engstehender Protrusion, K. mit lückiger Protrusion, K. mit frontalem Engstand. Da Kompression eine nachträgl. Deformierung eines ursprüngl. breiteren Kieferbogens beinhaltet, hat A. M. Schwarz die neutralere Bez. ↑Schmalkiefer erfolgreich eingeführt. Heute wird diese Fehlentwicklung des Kauorgans häufig Befundgruppen zugeordnet, die nach „Leitsymptomen" (Reichenbach, Klink-Heckmann) – in diesem Fall „des Platzmangels" – systematisiert sind.

Kieferlippenspalte
↑Lippen-Kiefer-Gaumen-Spalte.

Kieferluxation: Unterkieferverrenkung, meist doppelseitig mit Verschiebung nach vorn, nur ausnahmsweise nach hinten u. außen. Ursachen: starkes Gähnen, Ohrfeigen, Überbeißen in zu große Früchte usw. Habituelle K.: häufig wiederkehrende Luxation infolge Erschlaffung der Gelenkkapsel o. deformierender Arthropathie mit dem Sympt. des Gelenkknackens am Ende der Mundöffnung.

Kiefernekrose ↑Phosphornekrose.

Kieferorthopädie: Lehre von der Entstehung, Vorbeugung, Behandlung u. Nachsorge fehlerhafter Zahnstellungen, Bißlagen u. Funktionen im stomatognathen System. Therapiekonzepte: 1. die nordamerikan. ↑Orthodontie korrigiert Stellungsanomalien der Zähne vorwiegend mechan. mittels festsetzender Apparaturen, 2. die westeuropäische K. bevorzugt funktionelle Methoden u. abnehmbare aktive Geräte, 3. das norweg. System (Andresen, Häupl) verwendet spez. funktionskieferorthopäd. Apparaturen (Funktionsregler).

Kieferosteomyelitis: Vorkommen überwiegend im Unterkiefer, hämatogener Infektionsweg außer bei Kindern selten, meist odontogen, traumat. (Bruchspalt-Osteomyelitis) o. durch Infektion des durch Röntgentherapie geschädigten Knochens (radiogene Osteomyelitis). Akute Verlaufsform selten, meist prim.-subakut bis prim.-chron. (letztere Osteomyelitis sicca, Pseudo-Paget). Im Säuglings- u. Kleinkindalter auch Befall des Oberkiefers (sog. Zahnkeimosteomyelitis). Folgen einer frühkindl. Unterkieferosteomyelitis u. U. Entwicklungshemmung (↑Vogelgesicht) evtl. Ankylose des Kiefergelenks.

Kieferrelation: dreidimensionale Festlegung der Lage des zahnlosen Unterkiefers zum zahnlosen Oberkiefer.

Kieferspalte ↑Gnathoschisis.

Kiefersperre: Behinderung des Zahnreihenschlusses bei Kieferluxationen, Arthritiden der Kiefergelenke u. bei vielen Kieferbrüchen.

Kieferwinkel: Angulus mandibulae, Gonionwinkel; liegt zwischen Basalfläche des Körpers u. Hinterrand des Astes, schwankt zwischen 90–140°, beim Neugeborenen ca. 150°. Größe des K. kann für Lage des Unterkiefers in seinem Verhältnis zum Oberkiefer entscheidend sein.

Kieferzyste: **Odontogene K.**: radikuläre K.: häufigste Form, aus periapikalen Entzündungsherden u. Malassez-Epithelnestern; follikuläre K.: zyst. Veränderung des Zahnsäckchens bei noch nicht durchgebrochenen Zähnen; parodontale K.: vom Epithel des marginalen Parodonts ausgehend; primordiale K.: aus versprengten Epithelien der Zahnanlage; residuale K.: nach Extraktion des Zahns zurückgelassene K. **Dysontogenet. K.**: Ausgang von Epithelresten embryonaler Gesichtsspalten: K. des Ductus nasopalatinus, globomaxilläre K., Naseneingangszysten. **Pseudozysten**: Fehlen des epithelialen Zystenbalges, hämorrhag. K., aneurysmat. K. Ther. der K.: Zystektomie mit Exstirpation des Zystenbalges, bei großen K. Zystostomie; Umwandlung der Zystenhöhle in Nebenhöhle der Mundhöhle. Abb. S 1038.

Kielbrust ↑Pectus carinatum.

Kieler Knochenspan: zur Transplantation verwendetes Knochenfragment best. Knochen vom Kalb. Der Knochen wird durch die Aufarbeitung immunbiolog. neutralisiert. Heute nur noch selten angewandt.

Kiel-Klassifikation ↑Lymphome, maligne.

Kielkopf ↑Skaphozephalie.

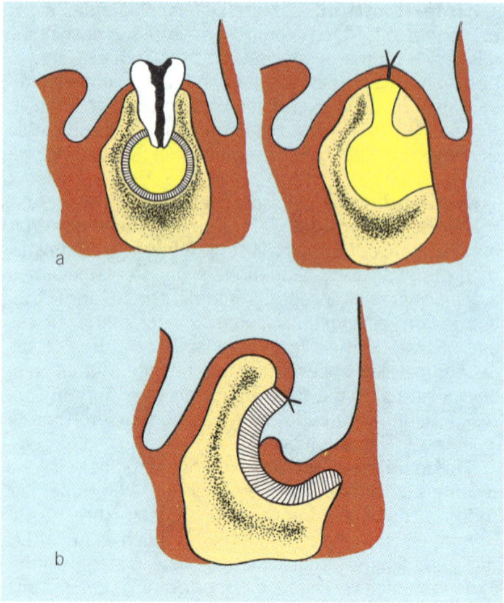

Kieferzyste.
a: Zystektomie (Partsch-II-Methode), bei kleineren Zysten, links präoperativ, rechts postoperativ;
b: Zystostomie (Partsch-I-Methode), bei großen Zysten

Kielnagel: Variante der ↑Platonychie. Kielförmiges Aussehen der Nagelplatte durch mediale Längskante.

Kiemenbögen: Branchialbögen; häutige, später knorpelige u. knöcherne Gewebestreifen zwischen den Kiemenspalten. Bei Säugern u. beim Menschen läßt sich nur noch in der Embryonalentwicklung u. der Kopfnervenversorung die bei den Fischen vorhandene segmentale Entstehung erkennen. Aus dem 1. K. entwickeln sich bei den Säugern Unterkiefer, Hammer u. Amboß, aus dem 2. K. der Steigbügel u. Teile des Zungenbeins u. aus dem 3. K. der Körper u. das große Horn des Zungenbeins.

Kiemenbogenarterienfehlbildungen: K. der 1. Kiemenbogenarterie: Variation im Bereich von A. maxillaris u. A. carotis externa. K. der 2. Kiemenbogenarterie: ↑Arteria stapedia persistens. K. der 3. Kiemenbogenarterie: Agenesie des proximalen Abschnitts (A. carotis interna entspringt aus Arcus aortae), Persistenz bei Fehlen des 4. Bogens, zervikaler Aortenbogen (steigt re. bis Kehlkopf auf, dann hinter dem Ösophagus nach li.). K. der 4. Kiemenbogenarterie: ↑Aortenhypoplasie, ↑Kinked Aorta, ↑Arcus aortae duplex, ↑Arcus aortae dexter, ↑Aortenisthmusstenose, ↑Aortenatresie. K. der 6. Kiemenbogenarterie: ↑Pulmonalarterienanomalien, ↑Ductus arteriosus. I. w. S. zählen dazu: ↑Arteria lusoria, ↑Truncus arteriosus communis persistens, aortopulmonales ↑Fenster.

Kiemenbogensyndrome: Fehlbildungssyndrome durch gestörte Umformung der Derivate des 1. Kiemenbogens. Symptomenkomplexe: ↑Dysostosis mandibulofacialis, ↑Robin-Syndrom.

Kiemengangfistel: branchiogene Fistel, Fistula colli lateralis; angeborener Fistelgang mit offener Verbindung zwischen Körperoberfläche u. Pharynx. 1. Reste der zweiten Kiemenfurche u. Schlundtasche (Mehrzahl der Fisteln): äußere Öffnung am Vorderrand des M. sternocleidomastoideus. 2. Reste der dritten Kiemenfurche u. Schlundtasche: komplette Fisteln unbekannt. Ein äußerer Halssinus öffnet sich an gleicher Stelle wie Reste der zweiten Kiemenspalte. ↑Halsfistel, laterale.

Kiemengangzyste: branchiogene Zyste; angeborene; versch. große Hohlräume, die auf Persistenz unterschiedl. embryonaler Spalten zurückgehen u. evtl. nach außen durchbrechen. Meist gehen sie auf Reste der zweiten Kiemenfurche o. der 2. Schlundtasche zurück. Sie folgen dem Verlauf, den eine Halsfistel der zweiten Kiemenspalte nimmt (↑Kiemengangfistel). Tiefe Halszysten (am N. vagus) können auf die dritte Kiemenspalte o. den Ductus thymopharyngeus bezogen werden. Häufige Lokalisation von Zysten: Kieferwinkel.

Kiemenspalten: Branchialspalten; Viszeralspalten, die bei allen Wirbeltieren aus seitl. Einbuchtungen des Vorderdarms entstehen, denen Einbuchtungen des äußeren Kopfepithels entgegenwachsen. Während bei Fischen u. Amphibien echte Spalten entstehen, entwickeln sich bei Vögeln u. Säugern Kiemenfurchen u. Schlundtaschen. In der Embryonalentwicklung des Menschen sind 4 Schlundtaschen u. ein Rudiment zu erkennen. Aus der ersten leiten sich die prim. Paukenhöhle u. die Ohrtrompete ab, aus der zweiten die Tonsillenbucht u. aus den restlichen 3 K. inkretor. Halsdrüsen, Thymus u. Epithelkörperchen.

Kiementaschen ↑Schlundtaschen.

Kienböck, Robert (1871–1953), Röntg., Wien.

Kienböck-Atrophie (nach Robert K.) ↑Sudeck-Syndrom.

Kienböck-Krankheit (nach Robert K.) ↑Lunatummalazie.

Kienböck-Zeichen (nach Robert K.): röntg. Zeichen bei Läsion des N. phrenicus, im Vergleich zum normalen gegenläufige Zwerchfellbewegung bei der Atmung.

Kieselalgen ↑Diatomeennachweis.

Kieselgelnährboden: Nährböden, denen Kieselsäuregel zur Verfestigung zugesetzt wurde.

Kieselgurlunge: durch chron. Inhalation von Kieselgurstaub ausgelöste Lungenfibrose, ähnl. ↑Mischstaubsilikosen. Lungenparenchym schwielig umgewandelt u. mit phagozytären Knötchen durchsetzt, in denen man Diatomeen findet. Im Auswurf bei K. können ↑Pseudoasbestkörperchen vorkommen.

Kieselsäure: Säure des Siliziums, die sich formal vom Siliziumdioxid SiO_2 ableitet. Die einfachste K. H_4SiO_4 (Orthokieselsäure) geht unter Wasserabspaltung leicht in höhermolekulare K. über, die mehrere Si-Atome enthält. Das Endprodukt der Entwässerung ist das hochmolekulare $(SiO_2)_n$. Die Salze der K. heißen Silikate.

Kieser, W., dt. zeitgen. Arzt.

Kiesselbach, Wilhelm (1839–1902), Erlangen, dt. Otol.

Kiffen: umgangssprachl. für Haschischrauchen.

Kikuchi-Fujimoto-Lymphadenitis, histiozytäre nekrotisierende: subakute nekrotisierende Entzündung der Halslymphknoten; HHV-6-Nachweis (humanes ↑Herpesvirus Typ 6); ätiol. Bedeutung der Viren noch nicht gesichert, möglicherweise Reaktivierung einer latenten HHV-6-Infektion durch die Krankheit.

Kilian, Hermann Friedrich (1800–1863), Gyn., Bonn.

Killerzellen: K-Zellen; Sammelbezeichnung für zytotox. wirkende Lymphozyten. Dazu gehören: zytotox.

T-Lymphozyten (abgekürzt T_c, Wirkungsweise direkt u. spezif.), natürl. K. (Wirkung direkt u. unspezif.), K. i. e. S. sind T-Lymphozyten, deren Zytotoxität antikörpervermittelt ist (abgekürzt als ADCC, ↑Antibody dependent cell-mediated cytotoxicity) sowie zytotox. wirkende Makrophagen.

Killerzellen, lymphokinaktivierte: Zellen, welche eine zytotox. Aktivität von gewissen Lymphozyten gegen Tumorzellen induzieren können, die dann ohne spezif. immun. Vermittlung eintritt. Immun. Vorgang, der von ↑Interleukin-2 moduliert wird.

Killian, Gustav (1860–1921), dt. HNO-Arzt, Freiburg in Breisgau. Maßgebl. an der Entwicklung der Laryngoskopie u. Bronchoskopie sowie der Chirurgie des Septums u. der Nasennebenhöhlen beteiligt. Erste Bronchoskopie 1897.

Killian-Schleudermuskel (nach Gustav K.): Pars fundiformis des Cricopharyngeus, am Aufbau u. Funktion der 1. physiol. Ösophagusenge beteiligt, darunter befindet sich Laimer-Dreieck.

kilo- *Präfix*: *Abk* k; vor physikal. Einheiten zur Bez. der tausendfachen Menge einer Einheit. ↑Einheitensystem, internationales.

Kilobasenpaar: *Abk* kbp; eintausend Basenpaare; Einheit, in der Moleküllängen o. Molekülmassen doppelsträngiger DNA angegeben werden.

Kilogramm: Zeichen kg; Basiseinheit der Masse im internationalen ↑Einheitensystem (SI). 1 kg entspricht der Stoffmenge eines Platin-Iridium-Zylinders von 39 mm Durchmesser u. gleicher Höhe.

Kiloh-Nevin-Syndrom: Interosseus-anterior-Syndrom; Parese der Endgliedbeugung der Finger 1–3 ohne Sensibilitätsstörungen.

Kilopond: Krafteinheit im veralteten techn. Maßsystem. Im internationalen ↑Einheitensystem durch das Newton ersetzt. Es gilt: $1\,kp = 9{,}81 \cdot 10^5\,dyn = 9{,}81$ Newton.

Kilowatt: *Abk* kW; im internationalen ↑Einheitensystem Maßeinheit der ↑Leistung. 1 kW = 1 000 Watt = 1 000 Volt · Ampere.

Kilowattstunde: *Abk* kWh; im internationalen ↑Einheitensystem Maßeinheit für die elektr. ↑Energie; 1 kWh = 860 kcal = 3 600 kJ.

Kimara-Krankheit: durch multiple intradermale u. intraossäre Herdbildungen angioblast.-histiozytär profilierenden Charakters gekennzeichnetes Krankheitsbild. Die ossären Herde sind röntg. lyt., gutartig. Die Herde heilen nach monatelangem Verlauf spontan aus.

Kimmelstiel, Paul (1900–1970), Pathologe, Hamburg, Boston.

Kimmelstiel-Wilson-Syndrom (nach Paul K. u. Clifford W.): ein beim Diabetes mellitus nach längerer Krankheitsdauer vorkommender Symptomenkomplex (Diabetes, Hypertonie, Albuminurie, Nephrose, Retinopathia diabetica), dessen anat. Grundlage eine Glomerulosklerose ist, bei der in bzw. zwischen den Kapillaren der Nierenglomeruli Hyalin abgelagert wird, das zu charakterist. kugel-, kappen- o. keulenförmigen Bildungen führt. Unterschieden werden die noduläre u. die diffuse Form der Glomerulosklerose.

Kimura-Operation
↑Hepatoportoenteroanastomose.

Kinasen: Enzyme aus der Gruppe der Phosphotransferasen, die Phosphatgruppen v. a. von ATP, gelegentl. auch von anderen Nukleosidtriphosphaten auf Hydroxylgruppen versch. Akzeptoren übertragen; von Bedeutung für die Regulation der Aktivität von Enzymen metaboler Prozesse (z. B. Hexokinase, Pyruvatkinase, Kreatinkinase) sowie von Proteinen, die der Regulation der Genaktivität (↑Genregulation) u. von Signalübertragungsprozessen dienen, insbes. ↑Proteinkinasen; ↑MAP-Kinasen, ↑Phosphotransferasen, ↑Phosphoproteine.

Kinästhesie ⟨*gr*⟩ *f*: Kinästhetik, Bewegungsempfindung; Empfindung von Bewegungen des eigenen Körpers o. einzelner Körperteile gegeneinander sowie der dabei auftretenden Kraftleistungen. Am Zustandekommen der K. sind ↑Propriorezeptoren, ↑Gelenkrezeptoren u. Rezeptoren der Oberflächen- u. Tiefensensibilität beteiligt. Die Erregungen werden in den Hintersträngen des Rückenmarks zentralwärts geleitet u. nach zahlreichen Umschaltungen in die sensomotor. Hirnrinde projiziert. Herabsetzung o. Aufhebung der K. ist ein wichtiges neurol. Hinterstrangsymptom. Es werden unterschieden: 1. dem spinalen Hinterstrang zugeordnete Qualität der epikrit. Sensibilität. Störung führt zur spinalen ↑Ataxie. Prüfung bei der neurol. Untersuchung durch passive Bewegungen von Gliedmaßen, z. B. der großen Zehe; 2. der parietalen Hirnrinde zugeordnete Leistung, die sich auf die „innere Kontrolle“ der Sprechbewegungen u. der Praxie bezieht. Ihre Störung führt zur kinästhet. (afferenten motor.) ↑Aphasie o. ↑Apraxie.

Kinästhesietraining: Körpertastarbeit, sensomotor. Üben, Körperwahrnehmung, Schulung der Empfindung für Körperhaltung u. Bewegung. Umleitung zum bewußten Empfinden u. Kontrolle von Bewegungsabläufen u. Spannungen in der Muskulatur. Wichtig u. a. in Sport u. ↑Krankengymnastik.

Kinästhesiometer: Gerät zur Bestimmung der Wahrnehmungsschwelle von Änderungen der Muskelspannung bzw. Muskellänge.

Kinästhetik ⟨*gr*⟩ *f*: die „Lehre vom Bewegungsempfinden“ wurde von der amerik. Psychol. Lennie Maietta u. dem Verhaltenskybernetiker u. Tänzer Frank Hatch entwickelt. Die Übertragung der kinästhet. Grundgedanken auf die Krankenpflege wurde durch die Schweizer Krankenschwester Suzanne Schmidt u. die Krankenschwester u. Dipl. Pädagogin Christel Bienstein geleistet. K. beschreibt, analysiert u. vermittelt die Aspekte der Bewegung als grundlegende Voraussetzung für jede menschl. Funktion. Sie untersucht u. vermittelt die Aspekte der Bewegung in der Entwicklung u. Lernfähigkeit. K. verdeutlicht die wesentl. Rolle von Bewegungen u. Bewegungsempfinden in Wahrnehmung, Interaktion u. Kognition. Sie vermittelt die Fähigkeit, Bewegungen u. Bewegungsempfinden als Mittel der Arbeit mit Menschen einzusetzen, u. sie stellt systemat. Programme zum Erwerb dieser Fähigkeiten für versch. Berufsgruppen zu Verfügung. Die fünf kinästhet. Grundkonzepte sind 1. Interaktion; 2. Massen u. Zwischenräume, wobei Massen als gewichtstragende, stabile Strukturen mit Eigengewicht u. Zwischenräume als Bewegung ermöglichende Strukturen gekennzeichnet werden; 3. menschl. Bewegung (Transport- u. Haltungsbewegungen); 4. menschl. Funktion (Grundposition u. Fortbewegungsfunktion); 5. Anstrengung (Zug u. Druck) als Kommunikationsmittel.

kinästhetisch *Adj*
↑Kinästhesie, ↑Aphasie, ↑Apraxie.

Kindberg, Michel Léon (1883–1945), frz. Arzt.

Kindbett: Wochenbett, ↑Puerperium; Zeit der Rückbildungsvorgänge nach der Geburt. Dauer etwa 6 Wochen.

Kindbettfieber ↑Puerperalfieber.

Kinderarbeit ↑Kindesmißbrauch.

Kinderchirurgie: Chirurgie des Kindes von der Geburt bis zum Abschluß des Wachstums. Das Fach umfaßt die Begutachtung u. operative Behandlung chir. Erkrankungen, Fehlbildungen u. Verletzungen, deren entsprechende Voruntersuchungen, konservative Behandlungsverfahren u. die Nachsorge.

Kindergartenalter: Bez. für die Entwicklungsetappe vom 4–6./7. Lj.

Kinderheilkunde: Fachgebiet der Medizin, das sich mit der Proph., Diagn. u. Ther. von Kinderkrankheiten beschäftigt.

Kinderkrankenpflege ↑Krankenpflege.

Kinderkrankheiten: wegen ihrer hohen Kontagiosität bereits überwiegend im Kindesalter auftretende Erkrankungen. Die als K. bezeichneten Infektionskrankheiten wie Poliomyelitis, Masern, Windpocken, Keuchhusten u.a. können bei fehlender Immunität auch im (jugendl.) Erwachsenenalter auftreten. Nur systemat. lückenlose Impfungen können zur ↑Elimination o. ↑Eradikation von K. führen.

Kinderlähmung, spinale ↑Poliomyelitis acuta anterior.

Kinderlähmung, zerebrale: alte Bez. für infantile ↑Zerebralparese.

Kinderneurologie: klin. Neurol. des Kindesalters, in manchen Ländern eigenständiges Fachgebiet, o. zusammen mit der Kinderpsychiatrie Subspezialisierungsgebiet „Kinderneuropsychiatrie" mit Zugang für Fachärzte der Neurol. u. Psychiatrie u. Päd.

Kinderpsychologie: Teilgebiet der ↑Entwicklungspsychologie, die sich v.a. mit dem Kindesalter (0–14 Jahren) beschäftigt.

Kinder- und Jugendlichenpsychotherapie: versch. psychotherapeut. Verfahren (↑Psychoanalyse, ↑Gesprächspsychotherapie, ↑Verhaltenstherapie), die an die bes. Entwicklungs- u. Lebensbedingungen von Kindern u. Jugendlichen adaptiert sind, z.B. stehen szen. o. spieler. Arrangements im Vordergrund. Die Eltern werden in die Psychotherapie einbezogen.

Kindesmißbrauch: Benutzung von Kindern zu selbstsüchtigem Lustgewinn (sexueller Kindesmißbrauch) o. Profit (Kinderarbeit). ↑Mißbrauch, sexueller.

Kindesmißhandlung: strafbare Handlung von Eltern o. Erziehungsberechtigten an Kindern, meist angebl. aus erzieher. Gründen, mit schweren körperl. (Blutungen, Frakturen u.a.), aber auch psych. Schäden. ↑Mißhandlung.

Kindestötung: Tötung eines Neugeborenen unter o. gleich nach der Geburt durch die Mutter. Wird strafrechtl. deshalb bes. erfaßt, weil bes. Lage u. psych. Verfassung der Mutter unter u. direkt nach der Geburt berücksichtigt werden sollen.

Kindesvernachlässigung: mangelhafte Versorgung eines Kindes mit Nahrung, Kleidung, angemessenem Wohnraum, mangelnder Zuwendung, Erziehung u. Beschäftigungsanregung.

Kindler-Zeichen: durch Druck auf V. jugularis bds. bewirkter Liquordruckanstieg; bei einseitiger Thrombose des Sinus sigmoideus o. V. jugularis steigt der Liquordruck bereits bei Abdrücken der gesunden Seite. Eine weitere Liquordruckerhöhung bei Druck auf die erkrankte Seite bleibt aus.

Kindling ⟨*engl*⟩: im Tierversuch, bes. bei Ratten, verwendetes Epilepsie-Auslösemodell. Unterschwellige tetan. Reizung u.a. im limbischen ↑System führt nach wiederholten Malen, über mehrere Tage verteilt, zu krampfartigen Entladungen im EEG. Das K. ist geeignet zur Testung von Antikonvulsiva.

Kindsbewegungen: objektive u. subjektive Bewegungen der Leibesfrucht, die von der Schwangeren ab der 16.–18. Schwangerschaftswoche wahrgenommen werden. Mit Hilfe der ↑Ultraschalldiagnostik können K. von der 5. Schwangerschaftswoche an registriert werden.

Kindslage: Beziehungen der Längsachse des Fetus zur Längsachse der Gebärmutter u. zum Geburtskanal. Gerad- o. Längsachsen (99 %). Unterteilung nach dem vorangehenden, sich präsentierenden Teil: Schädellagen (mit versch. Einstellung; Praesentatio): Hinterhaupts-, Vorderhaupts-, Stirn-, Gesichtslage (die erstere eine Beugehaltung, Flexionslage, die anderen drei Streckhaltungen des Kopfs, Deflexionslagen); Beckenendlagen: Steiß-, Steißfuß-, Fuß- u. Knielagen. Man unterscheidet nach der statist. Häufigkeit noch erste Lagen (Rücken li.) u. zweite Lagen (Rücken re.), Beckenschräg- u. Querlagen (1 %); je nach der Stellung des Rückens dorsoanterior, -posterior, -superior, -inferior; Unterteilung: I. Querlage (Kopf li.), II. Querlage (Kopf re.). Die häufigste Lage ist die Hinterhauptlage, bei welcher unter der Geburt der Rücken nach vorn gelangt.

Kindspech ↑Mekonium.

Kindstod, plötzlicher: *Abk* SIDS (für engl. Sudden infant death syndrome); nächtl. Tod eines Säuglings ohne erkennbare organ. Ursache, meist zwischen dem 2. u. 4. Lebensmonat; als Ursache wird eine unreife Atemregulation diskutiert; die Atemruhephasen, die während des Nachtschlafs bes. lang sind, dehnen sich unter ungünstigen Bedingungen bis zum Atemstillstand aus. Ungünstige Faktoren sind niedriges Geburtsgewicht, Geschwister mit SIDS, Kinder mit behinderter ↑Nasenatmung; gewissenhafte Beobachtung dieser gefährdeten Kinder in den ersten Lebenswochen.

Kinematik: Die Lehre von der Bewegung der Körper ohne Bezug auf die Kraft, die die Bewegung auslöst. Die häufigsten beim Menschen untersuchten Bewegungen sind Flexion, Extension, Abduktion, Adduktion, Innenrotation u. Außenrotation. Die Kinematik besitzt große Bedeutung für Orthop. u. Rehabilitation.

Kinematographie ↑Röntgenkinematographie.

Kineradiographie ⟨*gr*⟩ *f*: Teil der radiol. Abbildungsverfahren, der sich mit Bewegungsstudien befaßt. Dazu gehören die Schnellserientechnik, ↑Röntgenkinematographie u. die Aufzeichnung auf Videoband.

Kinesin ⟨*gr*⟩ *n*: zur Gruppe der mikrotubuliassoziierten Proteine gehörendes ↑Motorprotein, das für gerichtete Bewegungsvorgänge an Mikrotubuli von Bedeutung ist, z.B. Chromosomensegregation o. anterograden intrazellulären Vesikeltransport; K. besteht aus zwei superhelikal organisierten schweren Peptidketten (sog. coiled-coil-Struktur) mit assoziierten Proteinen sowohl am C- als auch N-Terminus; Motorfunktion ist mit der Spaltung von ATP verbunden.

Kinesiologie ⟨*gr*⟩ *f* ↑Bewegungslehre.

Kinesitherapie: Kinesiotherapie, Bewegungsbehandlung; Oberbegriff, unter dem ↑Krankengymnastik, ↑Sporttherapie, ↑Ergotherapie u. ↑Gesundheitssport zusammengefaßt werden. Gemeinsame Basis ist eine allg. Bewegungslehre. Teilgebiet der Physiotherapie u. physikal. Med. mit gezieltem Einsatz von Bewegungsabläufen zu Heilzwecken. K. dient der Erhaltung, Förderung u. Wiederherstellung von Bewegungsabläufen, der Leistungen von Bewegungssystem, Kreislauf, Stoffwechsel u. Atmung.

Kinetik chemischer Reaktionen: Lehre von der Geschwindigkeit chem. Reaktionen u. der sie beeinflussenden Faktoren. Mit ihrer Hilfe werden nähere Vorstellungen von den „Reaktionsmechanismen" sowie der Möglichkeit gewonnen, Reaktionen durch Änderung äußerer Bedingungen zu steuern. Besondere Bedeutung besitzt die Kinetik der ↑Katalyse.

Kinetochor: Kinetonema, Kinetomer; ↑Zentromer.

Kinetoplast: bei zahlreichen Flagellaten, insbes. Trypanosomen an der Basis der Geißeln vorkommendes Riesenmitochondrium, das reich an ringförmiger u. in ↑Catenanen organisierter DNA ist; zur autonomen Replikation befähigt; frühere Bez. Blepharoplast.

Kinetose ⟨*gr*⟩ *f*: Bewegungskrankheit; Störungen, die durch Bewegungen hervorgerufen werden, z. B. von Verkehrsmitteln (See-, Automobil-, Eisenbahn- u. Luftkrankheit). Ursache sind v. a. geradlinige Beschleunigungen, die den adäquaten Reiz für den Otolithenapparat des Vestibularapparats darstellen, sowie Radial- u. Winkelbeschleunigungen. Pathogenet. spielt der Otolithenapparat mit den Bogengängen des Vestibularapparats die entscheidende Rolle, des weiteren Störungen in der Zusammenarbeit des vestibulären, propriozeptiven, taktilen u. interozeptiven Analysators sowie psych. Einflüsse. Ohne funktionstüchtigen Vestibularapparat beider Innenohren kann keine K. ausgelöst werden. Während zwischen den aufgeführten Formen der K. keine grundsätzl. Unterschiede in der Sympt. bestehen, unterscheidet sich die kosm. Form dadurch, daß sie sich langsamer entwickelt (innerhalb von Stunden), insges. protrahierter verläuft (über Tage) u. einen geringeren Ausprägungsgrad der Sympt. aufweist. Die Behandlung der K. erfolgt medikamentös. Eine wirksame Proph. besteht in spezif. Trainingsmaßnahmen des Vestibularapparats.

Kinetosom ⟨*gr*⟩ *n*: Basalkörperchen; die Pars intracellularis einer ↑Zilie.

Kininasen ⟨*gr*⟩ *f Pl*: zu den ↑Proteasen zählende Enzyme, die den Abbau der ↑Kinine katalysieren. ↑Peptide, biogene.

Kinine: Gruppe von Gewebehormonen mit Oligopeptidcharakter, ↑Bradykinin, ↑Kallidin, ↑Methylkallidin. Vorstufe sind die ↑Kininogene; K. fördern die Synthese der ↑Prostaglandine u. wirken (wenigstens teilweise) über das Adenylatzyklasesystem. ↑Peptide, biogene.

Kininogen: zur Gruppe der Alpha-2-Globuline gehörendes Plasmaprotein, aus dem durch die ↑Kallikreine eine Gruppe von ↑Gewebehormonen, die ↑Kinine, freigesetzt werden. ↑Peptide, biogene.

Kininogenasen: Bez. für die Gruppe von neutralen Serinproteasen, die aus Kininogen Kininpeptide (↑Bradykinin, ↑Kallidin, Meth-Lys-bradykinin u. a.) freisetzen. Dazu zählen Plasmakallikrein, Gewebekallikrein u. ↑PMNL-Elastase.

Kininpeptide ↑Kinine.

Kinked aorta ⟨*engl*⟩: Pseudokoarktation, Aortenknickung. Abknickung der Aorta im Isthmusbereich, so daß diese einen nach vorn – abwärts gerichteten Bogen bildet. Auf dem Bogenscheitel Ansatz des Ligamentum arteriosum (Botallo). Evtl. Erweiterung der Aorta nach der Knickung. Symptomlos. Keine Stenoseerscheinungen, normaler Blutdruck in oberen u. unteren Extremitäten, fehlende Kollateralkreisläufe.

Kinking ⟨*engl*⟩: Abknicken. Knickstenosen, die bei Entlastung einer arteriosklerot. verlängerten Arterie entstehen. Führen zu zeitweiligen Durchblutungsstörungen.

Kinn: Teil des Corpus mandibulae. Der Kinnvorsprung besteht aus dreieckigem Feld: dem Vorsprung (Protuberantia mentalis) u. 2 lateralen Höckerchen (Tubercula mentalia).

Kinnbildung: das vorspringende Kinn ist ein Erwerb des rezenten Menschen; beim Europäer am deutlichsten ausgebildet. ↑Anthropogenese.

Kinnfistel: Fistelmaul auf der äußeren Haut im Kinngebiet, Ursache odontogene chron.-entzündl. Prozesse in der Wurzelspitzengegend der unteren Frontzähne.

Kinnhöhe: Distanz zwischen Meßpunkten am Kinn, in der Anthrop. zwischen ↑Infradentale u. ↑Gnathion, in der Kieferorthopädie zwischen ↑Stomion u. ↑Gnathion.

Kinnkappe: Kopf-Kinn-Kappe; extraorales kieferorthopäd. Hilfsmittel nach Oppenheim bes. zur unterstützenden Behandlung von Gebißanomalien mit dem Leitsymptom des unteren Frontzahnvorbisses, wird nachts getragen. Besteht aus Kopfkappe mit kreuzweise verstärkten Bändern u. Kinnkappe aus Kunststoff. Beide werden mit Knopflochgummiband so verbunden, daß die Kraft des elast. Zuges in Richtung des horizontal verlaufenden Unterkieferastes verläuft.

Kinozilium ⟨*gr + lat*⟩ *n*: Kinetocilium, ↑Zilie.

Kinsey, Alfred (1984–1956), amerik. ursprüngl. Zool., später Sexuologe, Indiana. Weltweit wurden seine mit zahlreichen Mitarbeitern durchgeführten Befragungen über das Sexualverhalten von über 10 000 US-Bürgern als „Kinsey-Report" bekannt. Hauptwerke: Das sexuelle Verhalten des Mannes (1948); Das sexuelle Verhalten der Frau (1953).

Kippmeider: Konstruktionselement bei ↑Freiendprothesen, das eine Rotation der Freiendsättel um die Klammerzähne durch Abstützung an den Frontzähnen verhindert.

Kipptischgerät: Röntgendurchleuchtungsgerät mit einem an einem klappbaren Tisch befestigten Röntgenstrahler. Das K. dient der Lagerung des Pat. bei Durchleuchtungen u. Aufnahmen in senkrechter Stellung, bei Kopftieflage des Pat. u. in beliebigen Zwischenstellungen. Neben dem Lagerungstisch besteht ein K. aus einem ↑Zielaufnahmegerät u. einer Röntgenbildverstärkerfernsehkette.

Ki-ras: K-ras; virales ↑Onkogen des Kirsten-Sarkomvirus, das für ein ↑GTP-Bindungsprotein codiert.

Kirlian-Photographie: elektrophotograph. Verfahren der Paramedizin. Legt man Spannung von einem Tesla-Generator (Hochfrequenzapparat) auf einen Arm u. die Finger auf photograph. Material, das auf einem geerdeten metall. Block liegt, so kommt es an den Fingern zu einer Funkenabstrahlung (Funkenkorona), die das photograph. Material an den Aufliegestellen belichtet. So entstehen aparte Abbildungen, die von Heilkundigen als ↑Aura bezeichnet u. schließl. zu wenig fundierter Krankheitsdiagnose o. gar zum Auffinden von Akupunkturpunkten verwendet werden.

Kirschner, Martin (1879–1942), dt. Chir., Heidelberg.

Kirschner-Angelhakenschnitt (nach Martin K.) ↑Thorakolaparotomie.

Kirschner-Draht (nach Martin K.): elast. Draht mit scharfer Spitze, der mit Bohrmaschinen in den Knochen eingetrieben wird. Der K. findet in der Unfallchirurgie vielseitige Verwendung: ↑Streckverband, ↑Zuggurtungsosteosynthese, ↑Bündelnagelung.

Kirschner-Drahtextension (nach Martin K.): Extensionsbehandlung von Frakturen vorwiegend langer Röhrenknochen. Der Draht wird durch das distale Knochenende gebohrt u. mittels Spannbügel stark gespannt. Der Längszug greift an dem Spannbügel an.

Kirschner-Empyemresthöhlenplombierung (nach Martin K.) ↑Thorakoplastik.

Kissing spine ⟨*engl*⟩ ↑Baastrup-Syndrom.

kit: Onkogen, das für ein ↑Tyrosinkinaserezeptorsystem codiert; verursacht in aktivierter Form Sarkome bei der Katze, möglicherweise auch akute myeloische ↑Leukämien.

Kittniere ↑Mörtelniere.

Kittsubstanzen: Interzellularsubstanz; meist bei engem Interzellularspalt angewandt.

Kitzler ↑Klitoris.

Kjeldahl-Methode: von J. Kjeldahl 1883 erarbeitetes Verfahren zur Bestimmung des Stickstoffs in organ. Verbindungen (Eiweiße, Aminosäuren, „Reststickstoff"). Eine bekannte Menge organ. Substanz wird in konzentrierter Schwefelsäure stark erhitzt. Die organ. Verbindung wird dabei völlig zersetzt u. verascht. Aller Stickstoff liegt dann als Ammoniumsulfat vor. Nach beendeter Veraschung wird mit Natronlauge alkalisiert, das dabei entstehende Ammoniak durch Wasserdampfdestillation in eine Vorlage überführt u. dort durch Säure gebunden. Die restl. Menge an Säure in der Vorlage wird durch ↑Titrationsanalyse bestimmt.

Kjelland, Christian (1871–1941), norweg. Gyn., Oslo.

Kjelland-Zange (nach Christian K.): gerades geburtshilfl. Zangenmodell, das eine geringe bajonettförmige Abknickung der Löffel in Richtung Kreuzbeinhöhle sowie ein Gleitschloß besitzt. Zangenkonstruktion mit universeller Anwendbarkeit.

Kladiose ↑Skopulariopsismykose.

Klammer: mit elast. Elementen versehene Verbindungsteile zwischen Restgebiß u. abnehmbarer Prothese. Alle unterhalb der Klammerführungslinie am Zahn liegenden Teile wirken als Halteelemente, alle oberhalb liegenden als Stütz- u. Schubverteilungselemente.

Klammernahtgerät: Stapler; mechan., halbautomat. Gerät zur (Wieder-)Vereinigung von Hohlorganen nach operativen Maßnahmen mit Hilfe von Metallklammern.

Klammerreflex ↑Goltz-Umklammerungsreflex.

Klapp, Rudolf (1873–1949), dt. Orthop., Marburg, Berlin.

Klappen: im Flüssigkeitskreislauf der tier. Organismen vorhandene ventilartige Einrichtungen zur Gleichrichtung der Strömung (Verhinderung des Rückflusses). K. finden sich als ↑Herzklappen, in den Venen u. in den Lymphbahnen.

Klappenfehler ↑Herzklappenfehler, angeborene.

Klappenhämatome: Blutknötchen; bis stecknadelkopfgroße blutgefüllte Zysten an den Herzklappen Neugeborener; entwickeln sich durch Blutansammlung in vorbestehenden Spalträumen der Klappenwandung.

Klappenhydronephrose: Erweiterung des Nierenbeckens durch Harnstauung infolge angeborenen, spitzwinkligen Abgangs des Ureters vom Nierenbecken. Füllung des Nierenbeckens bedingt Ventilverschluß.

Klappeninsuffizienz: Schlußunfähigkeit klappenartiger Gebilde in Hohlraumorganen, die zum Rückfluß des Hohlrauminhalts in den der Klappe vorgeschalteten Organanteil führt. Bes. Blutrückfluß bei Herzklappeninsuffizienz (↑Herzklappenfehler, angeborene; ↑Herzklappenvitium), bei Venenklappeninsuffizienz (↑Varizen), Rückfluß von Darminhalt bei Insuffizienz der Valvula Bauhini.

Klappenperforation: durch umschriebene Nekrosen bedingte Lochbildungen an den Herzklappen bei ulzeröser Endokarditis.

Klappenstenose: Lichtungseinengung der Herzklappen infolge narbiger Schrumpfung bei chron. Endokarditis o. angeborenem ↑Herzklappenfehler, auch bei aufsteigender Aortenklappensklerose.

Klapperschlangengift: Krotoxin.

Klapp-Kriechübungen (nach Rudolf K.): Übungsverfahren zur Behandlung von Skoliosen, wobei bes. Wert auf die aktive Korrektur der Krümmung u. passive Dehnung der kontrakten Weichteile gelegt wird.

Klärverfahren, biologische: in Anlagen zur Behandlung kommunaler u. z. T. auch industrieller Abwässer eingesetzte Verfahren zum Abbau kolloidaler u. gelöster organ. Substanzen durch Mikroorganismen. Die b. K. schließen sich an die mechan. Klärung des Abwassers an.

Klarzellhidradenom: von den ekkrinen Schweißdrüsen (↑Glandulae sudoriferae merocrinae) ausgehender gutartiger Tumor. ↑Syringom, ↑Hidradenom.

Klarzellkarzinom, ovarielles: vom Müller-Epithel abgeleitetes Karzinom, das histol. Drüsen u. Zysten mit hellem Epithelbesatz (reich an Glykogen) aufweist. Die Klarzellkarzinome umfassen 5–11 % aller Ovarialkarzinome.

Klarzellsarkom: 1965 von Enzinger beschriebener ungewöhnl. bösartiger Tumor, vermutl. von den peripheren Nerven abzuleiten. Histol. dicht gepackte runde o. spindelige Zellen mit bläschenförmigen Kernen u. prominenten Nukleolen, enthalten in 60 % Melanin. Vorkommen bes. an Fuß u. Knöchel bei jungen Menschen.

Klassifikation: **1.** Ordnungsprinzip, bei der die Begriffe nach ihrer Verwandtschaft, d. h. systemat. angeordnet sind. **2.** ↑Cluster-Analyse.

Klassifikation der Neugeborenen: Einteilungsprinzip für Neugeborene, bei dem Geburtsgewicht u. Gestationsalter in Beziehung gesetzt werden, um die außerhalb des Normbereichs (Geburtsgewicht) liegenden Kinder diagnostizieren zu können. Es sind versch. Klassifikationssysteme in Gebrauch, die sich hauptsächl. durch die Festlegung der Normgrenzen unterscheiden. Am gebräuchlichsten sind die 2s-Grenze o. die 5. bzw. 10. Perzentile (↑Normalverteilung). Die Einteilung nach dem Gestationsalter in Früh- u. Reifgeborene ist von der K. d. N. unabhängig. Von Neugeborenen mit gleichem ↑Gestationsalter, dem Gesamtkollektiv, werden 10 % der unteren Gewichtsgruppe (unterhalb der 10. Perzentile) u. 10 % der oberen Gewichtsgruppe (oberhalb 90. Perzentile) abgegrenzt. Im Normbereich (zwischen 10. u. 90. Perzentile) befinden sich definitionsgemäß 80 % des Gesamtkollektivs der Neugeborenen. Das durchschnittl. Geburtsgewicht entspricht der 50. Perzentile. Die Kinder der unteren Gewichtsgruppe werden als untergewichtige bzw. hypotrophe Neugeborene (Light for date newborns)

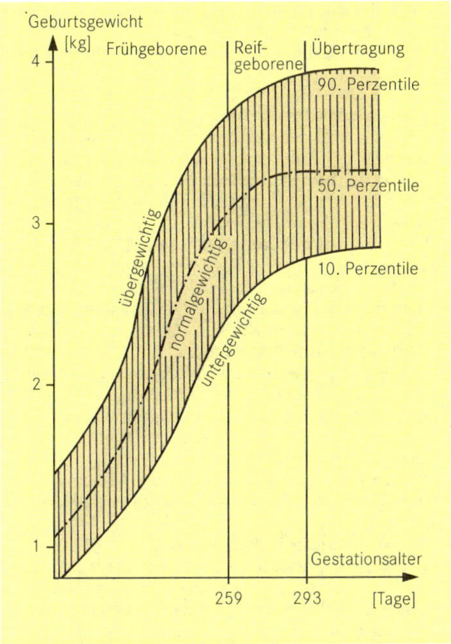

Klassifikation der Neugeborenen

bezeichnet. Als Hauptursache der Hypotrophie wird eine fetale ↑Mangelernährung angesehen. Die Kinder der oberen Gewichtsgruppe werden als übergewichtige bzw. hypertrophe Neugeborene (Heavy for date newborns) u. die Kinder im Normbereich als normalgewichtige bzw. eutrophe Neugeborene (Appropriate for date newborns) klassifiziert. Abb.

Klassifizierung: in der automatischen ↑Bildverarbeitung die Zuordnung von Objekten zu Klassen durch Vergleich ermittelter Objekteigenschaften mit vorgegebenen Klasseneigenschaften.

Klathrate: Gittereinschlußverbindungen, bei denen das Gastmolekül in die Hohlräume des Kristallgitters des Wirtsmoleküls aufgenommen wird. Meist erfolgt die Herstellung durch Auskristallisation der einschließenden Wirtsverbindung aus einer Lösung der einzuschließenden Gastsubstanz. Sie eignen sich zur Herstellung magensaftresistenter Arzneiformen. K. mit Harnstoff, Thioharnstoff u. Desoxycholsäure dienen in der pharmaz. Technologie überwiegend zur Herstellung fester Arzneiformen u. stabiler oxidationsgeschützter Addukte, z. B. Vitamin A u. Harnstoff.

Klatschpräparat: Methode zur mikrosk. Untersuchung der Lagerung von Bakterien im Kolonieverband. Ein Deckglas wird auf die Kolonie gelegt, evtl. leicht angedrückt, mit einer Pinzette senkrecht abgehoben, fixiert u. gefärbt.

Klatskin-Tumor: in der Leberpforte gelegenes kleines Gallengangkarzinom mit langsamer Wachstumstendenz. Das ther. Vorgehen ist umstritten.

Klauenhand: undifferenzierte Hand mit plumpen, kurzen Fingern, z. B. bei ↑Mukopolysaccharidose Typ II (Hunter).

Klauenhohlfuß: krankhaft überhöhtes Längsgewölbe mit Klauenstellung der Zehen, die im Grundgelenk nach dorsal subluxiert u. in den Mittelgelenken stark gebeugt sind.

Klaustrophobie ⟨*lat + gr*⟩ *f*: Claustrophobia; krankhafte Angst vor Aufenthalt in geschlossenen Räumen. ↑Phobie.

Klaviertastenphänomen: Sympt. der Luxation im Akromioklavikulargelenk. Das äußere Schlüsselbeinende läßt sich herunterdrücken, federt aber sofort wieder zurück. ↑Schultereckgelenksluxation.

Klavikula ⟨*lat*⟩ *f*: Schlüsselbein; ein S-förmiger Knochen, der beidseits die Schulterregion mit dem Brustbein knöchern verbindet.

Klavikulaagenesie: partielle o. totale, ein- o. beidseitige Nichtanlage des Schlüsselbeins. Tritt isoliert o. als Bestandteil von Fehlbildungssyndromen (↑Dysostosis cleidocranialis) auf. Partielle Agenesie betrifft meist das akromiale Ende.

Klebebrücke ↑Adhäsivbrücke.

Klebereiweiß ↑Gluten.

Klebs, Edwin (1834–1913), pathol. Anat., Bakteriologe, Prag, Zürich, Chicago. Nach ihm benannt die Bakteriengattung ↑Klebsiella.

Klebsiella: Gattung der Fam. ↑Enterobacteriaceae; gramnegative, fakultativ anaerobe, unbewegl., sporenlose, bekapselte Stäbchen mit abgerundeten Enden; Wachstum unter aeroben Bedingungen auf gewöhnl. Nährsubstraten.

Klebsiellainfektion: i. d. R. bei resistenzgeschwächten Pat., dann v. a. als infektiöser Hospitalismus (nosokomiale ↑Infektion) auftretende Erkrankung: die sich langsam entwickelnde Friedländer-Pneumonie (Klebsiella pneumoniae) mit Lobär- o. Lobulärcharakter, relativ niedrigen Temperaturen, sehr schleimigem Exsudat, gelegentl. ↑Lungenabszeß u. eitrige Pleuritis, ferner Sinusitis, Otitis, Cholezystitis, Zystopyelitis.

Klebsiella oxytoca: Art der Gattung ↑Klebsiella. Besitzt selten Fimbrien (↑Pili); verursacht Harnwegsinfektionen. ↑Infektion, nosokomiale.

Klebsiella ozaenae: Art der Gattung ↑Klebsiella; Erreger der ↑Ozaena.

Klebsiella pneumoniae: Art der Gattung ↑Klebsiella; 82 K-Antigentypen, 3 Subspecies; meist mit Fimbrien (2 Typen, ↑Pili), mehrere Biotypen (↑Biochemotypie); verursacht u. a. Infektionen des Respirations- (Friedländer-Pneumonie) u. Urintrakts.

Klebsiella rhinoscleromatis: Art der Gattung ↑Klebsiella; keine Fimbrien, Erreger des Rhinoskleroms. ↑Ozaena.

Kleeblattschädel: akrozephaler Reliefschädel, Hydrocephalus chondrodystrophicus congenitus. Auf enchondraler Wachstumshemmung der Schädelbasis beruhende Dyskranie mit blasenförmiger Vorwölbung der Gegend der großen Fontanelle u. beider Schläfenregionen (dreiblättriges Kleeblatt). An letzteren sitzen (horizontal orientiert) die Ohrmuscheln. Die Ausbuchtungen entsprechen den enorm erweiterten Ventrikeln (sek. Okklusionshydrozephalus). Wabenförmige Schädelknochen. Kombiniert mit Mikromelien, hohem Gaumen, Spaltgaumen u. Orbita- bzw. Kieferanomalien beim ↑Holtermüller-Wiedemann-Syndrom.

Kleesalz ↑Oxalsäure.

Kleesattel-Kavernenbehandlung: von Kleesattel 1937 angegebenes Verfahren zur „offenen Kavernenbehandlung" bei Lungentuberkulose. Besteht aus

K

Thoraxfenstern mit Eröffnung der Kaverne, offener Wundbehandlung, Deckung durch Muskelplastik. Nur noch angewandt, wenn Lungenresektion wegen verminderter Atemleistung nicht mögl.

Kleiderlaus ↑ Pediculus humanus.

kleido- ⟨*gr*⟩ *Präfix*: zum Schlüsselbein gehörig, ziehend.

Kleidotomie: Durchtrennen eines o. beider Schlüsselbeine des abgestorbenen Feten zum Zweck der Verkleinerung des Schultergürtels.

Kleieflechte ↑ Pityriasis versicolor.

Kleihauer-Test: Nachweis HbF-haltiger Erythrozyten im Blut der Mutter nach der Geburt. ↑ Transfusionssyndrom, fetomaternales.

Klein, Melanie (1882–1960), Psychoanalytikerin, Wien, Berlin u. London. Bedeutende psychoanalyt. Theoretikerin, Mitbegründerin der Kinderpsychoanalyse. Ihre Hypothesen zu den frühesten Entwicklungsstadien spielen bis heute in der psychoanalyt. Theorie eine wichtige Rolle.

Kleine-Levin-Syndrom: period. Schlafsucht. Bevorzugt bei männl. Jugendl. auftretende period. Somnolenz mit Heißhungerzuständen, wahrscheinl. infolge dienzephaler Störungen o. postinfektiöser Enzephalitis.

Kleinfingerballen ↑ Hypothenar.

Kleinhirn ↑ Cerebellum.

Kleinhirnabszeß: im Kleinhirn gelegener ↑ Hirnabszeß.

Kleinhirnagenesie: entwicklungsbedingtes Fehlen des Kleinhirns.

Kleinhirnaplasie: seltene, angeborene, hochgradige Unterentwicklung des gesamten Kleinhirns o. einzelner Abschnitte (Paläo-, Neozerebellum, Vermis), hypoplast. Kleinhirnstiele u. -kerne .

Kleinhirnataxie: zerebellare ↑ Ataxie.

Kleinhirnatrophien: mit Atrophie des Kleinhirns einhergehende Systemkrankheiten wie olivopontozerebelläre ↑ Atrophie, zerebellare myoklonische ↑ Dyssynergie, ↑ Atrophia tardive, ↑ Heredoataxia cerebellaris.

Kleinhirnbrückenwinkel: Vertiefung an der Hirnbasis zwischen verlängertem Mark, Brücke u. Kleinhirn; Austrittsstelle von N. facialis, N. intermedius u. N. vestibulocochlearis aus dem Gehirn.

Kleinhirnbrückenwinkelsyndrom: typ. Kombination zerebellarer Sympt. mit Akustikusausfall, Vestibularisschädigung u. weiteren Hirnnervenschädigungen, in erster Linie des N. facialis u. des N. trigeminus, fast immer durch im Kleinhirnbrückenwinkel gelegene Tumoren, meistens Akustikusneurinome, seltener Meningiome o. andere raumfordernde Prozesse, hervorgerufen. Dementsprechend finden sich die zum ↑ Kleinhirnsyndrom gehörenden Krankheitszeichen sowie zunehmende, meist einseitige Schwerhörigkeit, Tinnitus, Gleichgewichtsstörungen, Nystagmus u. a. Bei Frühdiagnose gute Heilungschancen durch operative Ther. außer bei den selten hier vorkommenden malignen Geschwülsten bzw. Metastasen. Intrakranielle ↑ Drucksteigerung, ↑ Aquäduktverschluß, ↑ Einklemmung im Tentoriumschlitz belastet die Progn.

Kleinhirnbrückenwinkeltumor ↑ Kleinhirnbrückenwinkelsyndrom.

Kleinhirndysrhaphie: angeborene Spaltbildung versch. Ausmaßes. ↑ Arhaphien betreffen bes. das Gebiet des Unterwurms u. das angrenzende Marksegel, oft kombiniert mit Fehllagerung (Heterotopie) des Anlagematerials der Kleinhirnkerne (↑ Migrationshemmung). Bei gleichzeitiger Spaltung des Os occipitale tritt mitunter eine Zerebellomeningozele aus. Zu den dysrhaph. Störungen gehört das ↑ Arnold-Chiari-Syndrom.

Kleinhirnheterotopie: angeborene Störung der Windungsbildung der Kleinhirnrinde durch ↑ Migrationshemmung der Neuroblasten.

Kleinhirnhyperplasie: angeborene, selten isoliert auftretende Vergrößerung des Kleinhirns. Meist mit Megaloenzephalie kombiniert.

Kleinhirnhypoplasie: angeborene, selten isoliert auftretende Verkleinerung des Zerebellums.

Kleinhirnplatte: Anlage des Kleinhirns. Sie entsteht zwischen 40. u. 45. Tag aus beiden Rautenlippen u. vergrößert sich im 3. Monat zum Kleinhirnwulst.

Kleinhirnrinde ↑ Cerebellum.

Kleinhirnschwindel: vom sog. systemat. Schwindel, der durch Störung des vestibulären Systems hervorgerufen wird, oft schwer abgrenzbare Schwindelerscheinungen, die auf zerebellar bedingten Gleichgewichtsstörungen beruhen.

Kleinhirnseitenstrangbahnen: ↑ Tractus spinocerebellaris anterior u. ↑ Tractus spinocerebellaris posterior.

Kleinhirnsichel ↑ Falx cerebelli.

Kleinhirnsyndrom: mehr o. weniger vollständige Kombination der den einzelnen zerebellaren Neuronensystemen zuzuordnenden Störungen der motor. Koordination, Gleichgewichtsstörungen u. Dysregulationen des Muskeltonus: Lobus anterior: Gangataxie, Rumpfataxie (↑ Abasie, ↑ Astasie), ↑ Dysarthrie. Lobulus flocconodularis: ↑ Gleichgewichtsstörungen, Rumpfataxie, Abasie, Atasie, Fallneigung nach vorn o. hinten, zentraler Lagerungsnystagmus. Lobus posterior: ↑ Ataxie der Extremitäten, ↑ Intentionstremor, ↑ Adiadochokinese, ↑ Dysmetrie, pathol. ↑ Rebound-Phänomen, ↑ Asynergie, Muskelhypotonie, skandierende ↑ Sprache.

Kleinhirntumoren: Gewächse im Bereich des Cerebellum. Einteilung: 1. Neuroblastome: differenziert u. undifferenziert (Medulloblastome). 2. Gangliogliome: aufgebaut aus Ganglien- u. Gliazellen, gutartig o. bösartig, z. T. auch als Hamartome o. Dysplasie mit blastomatösem Einschlag bezeichnet. 3. Medulloblastom: häufigster intrakranieller maligner Tumor des Säuglings- u. Kleinkindalters. 4. Kleinhirnastrozytome (polare Spongioblastome des Kleinhirns): langsam wachsende, gliöse Geschwülste mit Neigung zur Zystenbildung. 5. Ependymome: gehen meist vom Boden des IV. Ventrikels aus u. wachsen entweder in den Kleinhirnbrückenwinkel o. zapfenförmig in den erweiterten Aquäduct o. in die Cisterna cerebellomedullaris ein. 6. Plexuspapillome: im Bereich des IV. Ventrikels o. im Kleinhirnbrückenwinkel lokalisiert. 7. Epiphysengeschwülste (Pinealozytome, Pinealisgliome u. Keimzelltumoren): können bei kaudaler Ausbreitung den Oberwurm u. die angrenzenden Kleinhirnhemisphären verdrängen bzw. infiltrieren. Bei Obturation des Aquäduktes Hydrozephalusentwicklung. Kleinhirnbrückenwinkeltumor (↑ Kleinhirnbrückenwinkelsyndrom). 8. Meningiome: im Bereich des Tentorium cerebelli, am Clivus, am Foramen occipitale magnum u. im Kleinhirnbrückenwinkelbereich. 9. Lipome: im Kleinhirnwurm, im IV. Ventrikel o. in der Fossa interpeduncularis. 10. Metastat. Kleinhirnprozesse.

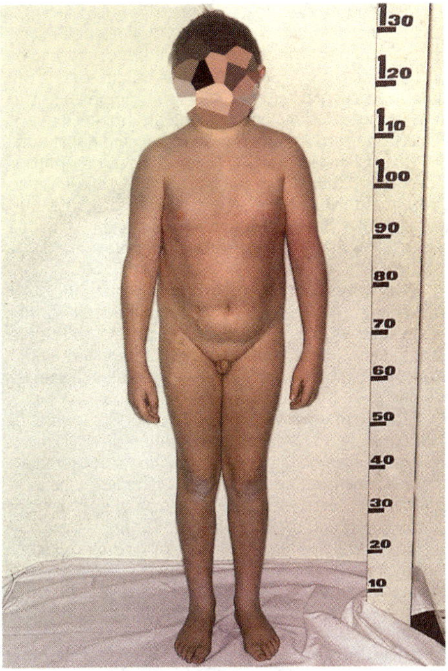

19

Hypophysärer Kleinwuchs
bei einem 18jährigen Mann

Kleinhirnzeichen: Gangabweichung, meist zur Tumorseite hin, Seitendifferenz beim Finger-Nasen-Versuch u. beim Knie-Hacken-Versuch, lokomotor. u. stat. Ataxie, grobschlägiger Horizontalnystagmus, Hypotonie u. Dysmetrie sowie Rumpfataxie. Unterwurmtumoren verursachen bevorzugt Einklemmungssymptome, oft auch Kopfschiefhaltung. Beteiligung der Hirnnerven kann unterschiedl. sein. Nicht selten findet man eine wechselnde Sympt. Ther.: Lokalisation, Ausdehnung u. Zustand des Pat. erfordern eine individuelle Entscheidung, ob der Prozeß als operabel o. inoperabel zu werten ist.

Kleinhirnzysten: angeborene, mit Glia ausgekleidete Zysten treten in der Schließungslinie des Kleinhirns auf u. werden als dysrhaph. Störungen gedeutet. Beziehungen zur ↑Syringomyelie.

Kleinkind: Bez. für Kinder im Alter von 1–3 Lj.

Kleinkindalter ↑Entwicklungsphasen.

Kleinraumbestrahlung: nicht exakt definierte Bez. in der Strahlentherapie, die im Zusammenhang mit der Bestrahlung relativ kleiner Volumina benutzt wird, z. B. bei der intrakavitären o. interstitiellen Bestrahlung.

Kleinwuchs: Zwergwuchs, Mikrosomie, ↑Minderwuchs; Abweichen des Längenalters für ein Kind um mehr als 40 % von der Norm. Bei Anwendung dieses Maßstabs für Erwachsene liegt beim Mann K. vor, wenn er kleiner ist als 145 cm, u. bei der Frau, wenn sie weniger als 135 cm groß ist. Genet. bedingte Formen (Nanosomia vera) müssen von Systemerkrankungen des Skeletts mit K. u. exogenen Körperwachstumshemmungen differenziert werden.

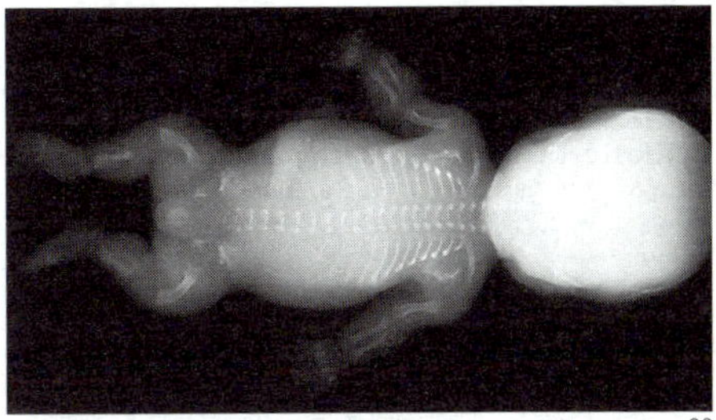

38

Thanatophorer Kleinwuchs

Kleinwuchs, athyreotischer
↑Nanus athyreoticus.

Kleinwuchs, diastrophischer: angeborenes Fehlbildungssyndrom mit starkem Minderwuchs, Mikromelie, Klumpfüßen, Verbildungen der Hand- u. Fußknochen, bes. des 1. Strahls, Ohrmuscheldysplasien, Gaumenspalte (nicht obligat). Später einsetzende Kyphoskoliose, Luxationen. Nach Überleben der Säuglingszeit Progn. quoad vitam gut. Spätfolgen: Kontraktionen, Arthrosen. Autosomal rezessiver Erbgang.

Kleinwuchs, hypophysärer: proportionierte Wachstums- u. Reifestörung des Skeletts mit Kleinwuchs (130–150 cm Körperlänge) u. verzögerter Knochenkernentwicklung bzw. fehlendem Epiphysenschluß, durch Mangel an Somatotropin bedingt. Abb.

Kleinwuchs, metatrophischer: angeborenes Fehlbildungssyndrom mit Verschmälerung der Wirbelkörper u. Keilwirbeln im unteren Wirbelsäulenbereich, später starke Wirbelverformungen, Hellebardenbecken, d. h. breite, kreisrunde Beckenschaufeln u. tiefe Incisurae ischiadicae, lange spitze Spinae iliacae anteriores superiores, Pfannendach horizontal, typ. hantelartige Form der langen Röhrenknochen durch Auftreibung der Epi- u. Metaphysen u. Diaphysenverkürzung. Schmaler Thorax, kurze Rippen, unregelmäßige Fußknochen. Im Säuglingsalter zu großer Rumpf, später m. K. mit Abschluß des Längenwachstums ungefähr bei 120 cm. Offenbar autosomal rezessiver Erbgang.

Kleinwuchs, ovarieller
↑Ullrich-Turner-Syndrom.

Kleinwuchs, thanatophorer: angeborenes Fehlbildungssyndrom mit Kleinwuchs u. Untergewicht bei Geburt, übergroßer Hirnschädel mit weit offenen Fontanellen, Sattelnase; langer schmaler Thorax, extrem kurze Extremitäten in sog. Hampelmannstellung. Tod noch im 1. Lebensmonat. Abb.

Klein-Zeichen: Zeichen für die Plazentalösung nach Geburt des Kindes. Beim Pressen rutscht die Nabelschnur aus der Vagina hervor, zieht sich bei noch nicht gelöster Plazenta zurück, bei gelöster Plazenta bleibt sie liegen. ↑Nabelschnurzeichen.

Klenow-Fragment: Teil der Escherichia-coli-DNA-Polymerase I ohne 5',3'-Exonukleaseaktivität; wichtiges Enzym für die ↑Gentechnologie, z. B. für DNA-Sequenzierung, die Synthese des zweiten Strangs an Einstrang-DNA o. Endmarkierung von DNA-Fragmenten.

Kleptomanie ⟨*gr*⟩ *f*: „Stehlsucht"; fälschlicherweise zu der Gruppe der Manien gezählter Drang zum Diebstahl ohne äußere Notlage, wobei das Stehlen von einer (evtl. sexuellen) Erregung begleitet wird. Das Vorliegen einer K. wird zu häufig angenommen. Voraussetzung ist eine dranghafte Form der Erregung, v. a., wenn andere Motivationen, z. B. Bereicherung, aber auch Abenteuerlust ausscheiden.

Klerikermedizin: Klostermedizin.

Kletterfasern: Neurofibra ascendens, Climbing fiber; Kleinhirnafferenzen, die an den Purkinje-Zell-Dendriten aufwärts „klettern" u. Synapsen ausbilden; ↑ Cerebellum.

Kletterpuls ↑ Mahler-Zeichen.

Kletterstufentest: Master-Test; wenig dosierbares Belastungsverfahren der klin. Elektrokardiographie zur Erkennung der Einschränkung der Koronarreserve bzw. zur Provokation belastungsabhängiger Herzrhythmusstörungen. Zwei 23 cm hohe Stufen werden in 90 s herauf- u. heruntergestiegen.

Klick, systolischer: hochfrequenter Extraton in der Systole. Auskultator. in der späten Systole bei Mitralklappenprolaps, als Dehnungston (Ejection click) in der frühen Systole (Öffnungston der Taschenklappen).

Kligler-Agar: dd Nährboden für ↑ Enterobacteriaceae, der die Laktose-, Glukosespaltung u. H_2S-Bildung anzeigt. ↑ Reihe, bunte.

Klima ⟨*gr*⟩ *n*: längerfristig ($\geq$ 30 Jahre) bestehendes, ortsspezif. Charakteristikum der Atmosphäre. Wichtigste Klimaelemente sind Solarkonstante, Strahlungsbilanz, Luftzusammensetzung u. typ. Wärmeströme. In der ↑ Klimakur sind v. a. das Hochgebirgs-, das Mittelgebirgs- u. das Meeresküstenklima von Bedeutung.

Klima am Arbeitsplatz: umfaßt Lufttemperatur, Luftfeuchte, Luftgeschwindigkeit u. Temperaturstrahlung bzw. Temperatur der Umschließungsflächen im räuml. Arbeitsbereich. ↑ Mikroklima.

Klimaanalyse: den ↑ Heilwasseranalysen entsprechende nach den ↑ Begriffsbestimmungen für Kurorte, Erholungsorte und Heilbrunnen durchgeführte Messung u. Bewertung des Ortsklimas im Hinblick auf seine ther. Nutzung. Die K. umfaßt sowohl ther. (Strahlung, Abkühlungsgröße, Luftreinheit u. a.) als auch pathogene (Industrieabgase, Schwüle u. a.) Klimafaktoren.

Klimabewertung: in der ↑ Arbeitshygiene Beurteilung der Qualität des ↑ Klimas am Arbeitsplatz. Durch K. wird ein Urteil über die Einhaltung der arbeitshygien. Grenzwerte (Mikroklima in Arbeitsräumen) abgegeben u. eine Kennzeichnung belasteter Klimabedingungen nach Art u. Intensität ihrer therm. Wirkung auf der Basis (↑ Klimasummenmaß) von Belastungsindizes vorgenommen.

Klimaexpositionsverfahren: zur Ther. verwendete, dosierte Expositionen gegenüber den ther. nutzbaren entrinnbaren ↑ Klimafaktoren, wie z. B. Freiluftliegekuren, Sonnenbad, Terrainkuren (Bewegungstherapie im Klima).

Klimafaktoren, entrinnbare: Klimafaktoren, die v. a. durch das Verhalten des Menschen dosiert werden können (z. B. Strahlung, Temperatur).

Klimafaktoren, unentrinnbare: Klimafaktoren, die nicht durch das Verhalten des Menschen dosiert werden können (z. B. O_2- u. Wasserdampfpartialdruck).

Klimagutachten: auf einer ↑ Klimaanalyse basierendes Gutachten zur Anerkennung eine Ortes als heilklimatischen ↑ Kurort. K. müssen nach den ↑ Begriffsbestimmungen für Kurorte, Erholungsorte und Heilbrunnen zum Ausschluß schädl. Klimafaktoren auch für Heilbäder u. ↑ Kurorte angefertigt werden.

Klimakterium ⟨*gr*⟩ *n*: Klimax, Climacterium; Wechseljahre der Frau. Alter: 40.–50. Lj. (vor dem 40. Lj = Climacterium praecox, nach dem 58 Lj. = Climacterium tarda). Durch Reduktion o. Wegfall der Follikelreifung mit Unterbrechung des Feedbacks auf die ↑ Hypophyse u. dadurch gesteigerter FSH-Produktion kommt es zu Blutungsunregelmäßigkeiten, Labilität des autonomen Nervensystems (Depressionen, Manien), Hitzewallungen, Schlafstörungen, Herzrhythmusstörungen, Dyspareunie, Pruritus, Chondropathie u. Osteoporose. Behandlung: Dauersubstitution von Östrogenen u. Gestagenen. **Präklimakterium**: unmittelbare Zeit vor dem K., gekennzeichnet durch Unregelmäßigkeiten im Menstruationszyklus. **Postklimakterium**: unmittelbar auf das K. folgende Zeit.

Klimakterium, künstliches: Kastration durch Entfernung o. Röntgenbestrahlung der Eierstöcke als ther. Maßnahme. Sympt.: Hitzewallungen, Angstgefühl, Fingerkribbeln, Reizbarkeit, gelegentl. Depression; Sympt. können durch Östrogen-Gestagen-Substitution behandelt werden.

Klimakterium virile: Vergleichbares mit dem Klimakterium der Frau gibt es beim Mann nicht. Es läßt sich jedoch ein altersbedingter Rückgang der Testosteronproduktion in den Leydig-Zellen beim Mann feststellen. Die Funktion der Testes erlischt nicht abrupt, wie die der Ovarien bei der Frau, sondern allmähl. Vermindert sich die Testosteronproduktion, folgt eine vermehrte Ausschüttung der hypophysären Gonadotropine, u. dieses kompensierte Stadium läßt Ausfallerscheinungen nicht auftreten. Dieser Prozeß kann zwischen dem 40. u. 60. Lj. beginnen.

Klimakur: systemat. Krankenbehandlung, die unter Anwendung spez. ↑ Klimaexpositionsverfahren Klimafaktoren ther. nutzt. Da das wesentl. Therapieprinzip die funktionelle Adaptation an die Klimafaktoren ist, sollten Klimakuren i. d. R. 4 Wochen dauern. Wichtige Ind. sind Hautkrankheiten, Atemwegserkrankungen, Herz-Kreislauf-Erkrankungen u. vegetative Regulationsstörungen.

Klima-Michel-Modell: auf Freiluftverhältnisse übetragene ↑ Diskomfort-Gleichung, die neben den klimat. Verhältnissen der Wärmeabgabe, einschl. Stahlung, auch die Wärmeproduktion des Organismus bei versch. schwerer Arbeit [kJ] u. die Bekleidung [clo] berücksichtigt.

Klimareize: zur Klimatherapie nutzbare Reizfaktoren des Klimas, z. B. Strahlung, Kälte, O_2-Mangel.

Klima-Rosegger-Knochenmarkkanüle ↑ Knochenmarkbiopsie.

Klimasummenmaß: Maßeinheiten, die den Einfluß der atmospär. Umweltbedingungen auf den Menschen beschreiben, z. B. ↑ Effektivtemperatur, ↑ Diskomfort-Gleichung, ↑ Klima-Michel-Modell, ↑ ASHRAE-Skala.

Klimatherapie ↑ Klimakur.

Klimatologie, medizinische: Lehre vom Einfluß des ↑ Wetters u. des ↑ Klimas auf die Gesundheit des Menschen, wobei sowohl ther. (Klimatherapie) als auch pathogenet. (↑ Biotropie, ↑ Meteoropathologie) Faktoren Gegenstand der m. K. sind.

Klimax ⟨*gr*⟩ *f* ↑ Klimakterium.

Klinefelter, Harry F. (geb. 1912), amerik. Arzt.

Klinefelter-Syndrom (nach Harry F. K.): Klinefelter-Reifenstein-Albright-Syndrom; Form einer numer., gonosomalen Aberration (Trisomie 47,XXY) mit der Folge eines hypergonadotropen Hypogonadismus. Häufigkeit im männl. Geschlecht 1 : 500 bis 1 : 1 000. Ab der Pubertät fallen mangelnde Entwicklung der sek. (männl.) Geschlechtsmerkmale, eunuchoider Hochwuchs, weibl. Habitus (Makromastie) sowie später Osteoporose u. Steri-

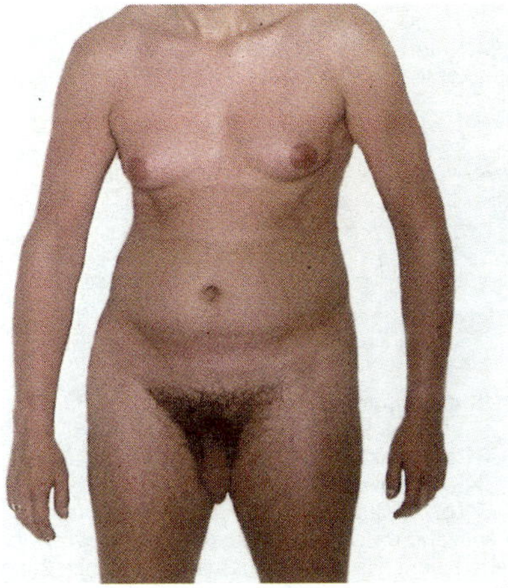

19

Klinefelter-Syndrom. Kleine Hoden, feminine Schambehaarung, Gynäkomastie

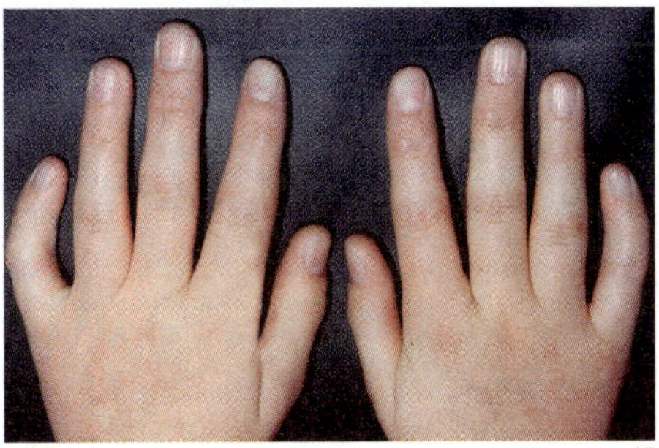

37

Klinodaktylie des 5. Fingers

lität (Aspermie) auf. Diagn. wird durch das Karyogramm gesichert, wodurch auch die atyp. Zwischen- u. Übergangsformen (z. B. Mosaik) erkannt werden. Erstbeschreibung 1942. Abb.

Klingelhose: Weckmethode bei Enuresis nocturna (↑Enuresis).

Klinik ⟨*gr*⟩ *f*: 1. alle Maßnahmen der stationären med. Betreuung. 2. ↑Krankenhaus.

Kliniker: im Krankenhaus tätiger, behandelnder Arzt.

Kliniklabor: med.-diagn. Laboratorium, das einer einzelnen Klinik zugeordnet ist.

Klinikopathologie: Teilgebiet der Pathol., das über patho-histol. Beurteilung von menschl. Biopsie-, Exzisions- u. Operationsmaterial in enger Zusammenarbeit mit der Klinik steht.

Klinodaktylie ⟨*gr*⟩ *f*: angeborene Abweichung eines Finger- o. Zehenendgliedes (meist) i. S. einer Adduktion an den 3. Strahl. Tritt am kleinen Finger, aber meist an der 5. Zehe auf. Abb.

Klinozephalie: Sattelkopf; durch vorzeitige Verknöcherung der Nähte zwischen den Scheitel-, Keil- u. Schläfenbeinen auftretender, dolichozephaler ↑Turmschädel. Form der ↑Akrokranie.

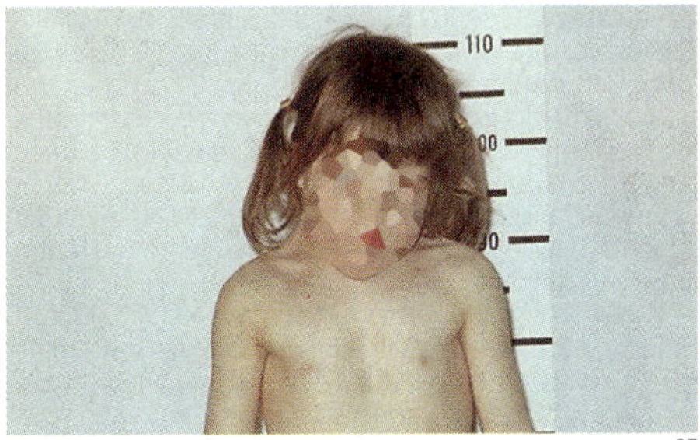

37

Klippel-Feil-Syndrom. Schiefhals durch Anomalien der Halswirbel

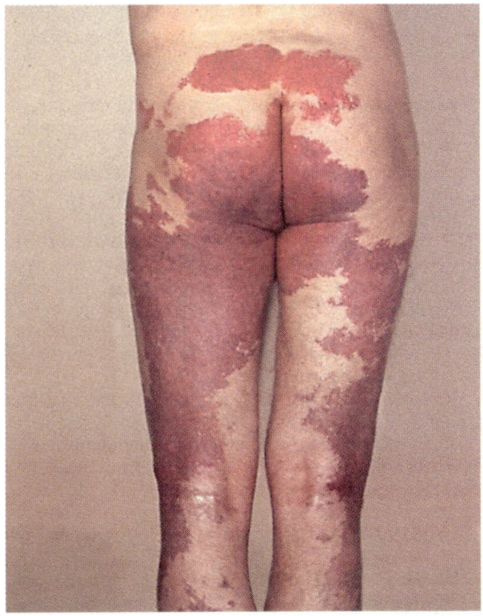

13

Klippel-Trenaunay-Syndrom

Klippel, Maurice (1858–1942), Neurol., Paris.

Klippel-Feil-Syndrom: Segmentationsdefekt an der Wirbelsäule, wobei es zur Fusion von zwei o. mehreren Halswirbeln kommt. Pat. besitzt einen ungewöhnl. kurzen Hals. Häufige zusätzl. Anomalien sind Hemivertebra, zervikale Meningomyelocele, thorakale Wirbelsäulenstörungen, Keilwirbel Skapulahochstand (↑Sprengel-Deformität), Hörstörungen, viszerale u. dentale Fehlbildungen. Abb.

Klippel-Trenaunay-Syndrom (nach Maurice K. u. Paul T.): i. a. einseitige breitflächige Hämangiome (meist der Beine) mit umschriebener Hypertrophie von Knochen u. Weichteilen u. Riesenwuchs, Varizenbildung, Störungen der Sekretion u. Trophik der Haut. Abb.

Klippel-Trenaunay-Weber-Syndrom (nach Maurice K., Paul T. u. Frederick P. W.): einseitiger Buphthalmus, Katarakt, Iriskolobome, Riesenwuchs, Gefäßdysplasien.

Klistier ⟨*gr*⟩ *n*: Klysma, Einlauf, Einfüllung von Flüssigkeit in das Rektum zur Abführung, künstl. Ernährung, Arzneimittelzufuhr.

Klitoridektomie ⟨*gr*⟩ *f*: **1.** operative Entfernung der Klitoris bei Tumorbefall; **2.** rituelle weibl. Beschneidung mit Entfernung der Klitoris zur Vermeidung sexueller Empfindungen, die als verstümmelnder Eingriff in die körperl. Unversehrtheit i. S. einer Menschenrechtsverletzung gewertet wird.

Klitoris ⟨*gr*⟩ *f*: Clitoris, Kitzler; mit Nerven u. Blutgefäßen reich versorgtes weibl. Sexualorgan unterhalb der Vereinigungsstelle der kleinen Schamlippen, bestehend aus Klitorisschaft, bedeckt von der Haube u. der Eichel. Funktion der K. ist Rezeption u. Transformation sexueller Reize. Adäquate Stimulation der K. durch direktes Massieren o. indirekt durch Druck u. Zug während der Friktionen in der Scheide führen zu geschlechtl. Erregung, die mit Erektion der K. einhergeht. Die psychoanalyt. Lehrmeinung, wonach der nur klitoridal auslösbare Orgasmus als Zeichen von Frigidität gilt, ist heute widerlegt. ↑Sexualzyklus.

Klitorishypertrophie: Vergrößerung der Klitoris, z. B. bei adrenogenitalem Syndrom. Operationsverfahren im Kindesalter: zur Erhaltung sensibler Partien Verkleinerung des Schafts durch Nahtreihen o. Resektion der Schwellkörper mit Erhaltung der Glans.

Klitorishypertrophie, isolierte: bei Beinschluß sichtbare, über 2 cm große Klitoris. Vorkommen: **1.** Folge einer transplazentaren Virilisierung. Ursachen sind von der Mutter in der Schwangerschaft eingenommene, androgen wirkende Medikamente o. androgenproduzierende Tumoren der Mutter. **2.** Genet. Störung im peripheren Testosteronmetabolismus (Alphareduktasemangel). ↑Syndrom, adrenogenitales.

Klitorismus: Überentwicklung der Klitoris; ↑Klitorishypertrophie.

Klivuskantensyndrom: Symptomenkomplex aus Ophthalmoplegia interna (einseitige Mydriasis u. Pupillenstarre) sowie Ptosis durch Druckschädigung des N. oculomotorius an der Klivuskante bei Schädelbasistumoren; im fortgeschrittenen Stadium komplette Okulomotoriuslähmung.

Kloake: erweitertes Ende des ↑Hinterdarms mit den Mündungen der ↑Urnierengänge. In der 5. Woche wird die K. durch das ↑Septum urorectale in einen vorderen u. hinteren Abschnitt geteilt. Ersterer wird zum ↑Sinus urogenitalis, aus dem Harnblase u. Harnröhre entstehen, der hintere Teil wird zum Anorektalkanal, aus dem Rektum u. oberer Teil des Analkanals hervorgehen.

Kloakenekstrophie ↑Ecstrophia cloacae.

Kloakenfehlbildungen: schwere angeborene Defekte sind die ↑Kloakenpersistenz u. die ↑Ecstrophia cloacae. I. w. S. können die Septierungsfehler der Kloake hinzugerechnet werden: ↑Atresia recti mit ↑Rektovesikalfistel.

Kloakenmembran: aus Ekto- u. Entoderm bestehende Haut. Sie verschließt den ↑Hinterdarm, wird durch das ↑Septum urorectale in die ↑Urogenitalmembran u. Analmembran gegliedert.

Kloakenpersistenz: Cloaca permanens; seltene, bei Mädchen auftretende Kloakenfehlbildung, bei der Rektum, Urethra u. Vagina in einen gemeinsamen Raum münden, der sich an der Körperoberfläche öffnet. Störungen der Kloakenseptierung u. Fehlbildung des ↑Sinus urogenitalis. Abb.

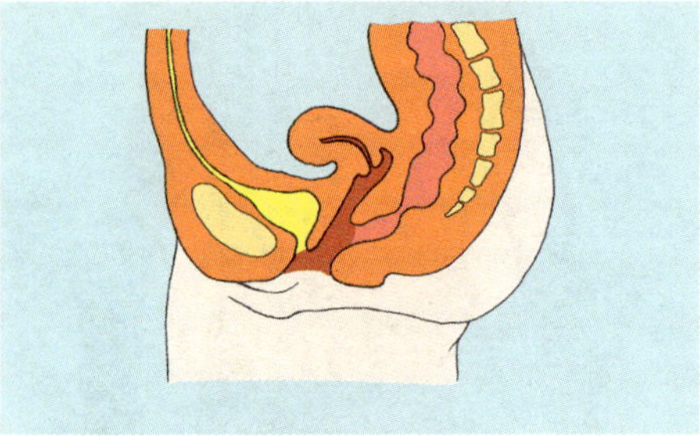

Kloakenpersistenz

Klofibrat ↑Clofibrat.

Klofibrinsäure ↑Clofibrat.

Klon: **1.** aus einer Zelle durch asexuelle Vermehrung (Replikation, Zweiteilung, Sprossung) hervorgegangene, genet. ident. Nachkommenschaft (Zellklone); **2.** mit Hilfe gentechn. Methoden erzeugte multiple Kopien ident. DNA-Moleküle.

Klone, genomische: Kopien (Klone) der genomischen ↑DNA, meist nur der DNA des Kerngenoms.

Klonidin ↑Clonidin.

Klonierung: Verfahren zur ident. Vermehrung biol. Individuen: 1. in der Zellbiologie Herstellung genet. ident. Zellen durch asexuelle Vermehrung (↑Klon); 2. in der Molekularbiol. Übertragung von DNA in Einzelzellen (z. B. mit Hilfe von ↑Klonierungsvektoren, ↑Transfektion, Transformation) u. ident. Vervielfachung dieser DNA durch asexuelle Vermehrung in Zellklonen.

Klonierungsvektoren: DNA-Moleküle, die zur Übertragung von arteigener o. -fremder DNA in andere Organismen verwendet werden. Am häufigsten gebraucht ↑Plasmide, Bakteriophagen, ↑Cosmide.

klonisch ⟨*gr*⟩ *Adj*: rhythm. krampfend; von ↑Klonus abgeleitet u. in zusammengesetzten Bez. gebräuchl., z. B. k. Reflexsteigerung, k. Phase des epilept. Anfalls (ton.-k. Krampfablauf bei ↑Epilepsie).

Klonselektionstheorie: Theorie zur Antikörperbildung von Burnet, ↑Antikörperbildungstheorien.

Klonus ⟨*gr*⟩ *m*: Schüttelkrampf. 1. Form der pathol. Steigerung von Eigenreflexen, erschöpfl. o. unerschöpfl. rhythm. ablaufend, bes. beim Patellarsehnen- u. Achillessehnenreflex (Patellar- u. Fußklonus), 2. durch stoßende Bewegungen gekennzeichnete Phase des ton.-klon. Krampfablaufs bei ↑Epilepsie.

Klopfschall: bei der ↑Perkussion entstehende Schallschwingungen, die sich in Häufigkeit, Dauer u. Amplitude unterscheiden, z. B. laut, gedämpft, sonor. **Hypersonorer K.**: K. mit hoher u. voller Klangfarbe über Lungengewebe mit vermehrtem Luftgehalt (Emphysem) o. auch über einem Pneumothorax.

Klostridien ↑Clostridium.

Klostridienonkolyse ↑Onkolyse.

Klostridientumorphänomen ↑Tumor-Klostridien-Phänomen.

Klostridientumortest: serol. Methode zum allg. Nachweis von Organtumoren früher Stadien versch. Lokalisation mit Hilfe selektiv im Tumor wachsender atox. Klostridien. Der Teststamm gelangt als Sporensuspension nach intravenöser Injektion mit dem Blutstrom zur Ansiedlung, Auskeimung u. Vermehrung im Tumorgewebe. Der Tumorträger reagiert mit signifikanten Antikörpertitern gegen Klostridienstäbchen, ggf. gegen Klostridiensporen, der tumorfreie Organismus nur gegen Klostridiensporen. Klin. Relevanz nicht gesichert.

Klumpenniere: entwicklungsbedingte klumpenförmige Deformierung der Niere, bisweilen mit ↑Dystopie einhergehend.

Klumpfuß: Pes varus.

Klumpfuß, angeborener: einseitige o. doppelseitige Fußdeformität, die folgende Komponenten enthält: Spitzfuß, Hohlfuß, Varusstellung des Rückfußes, Adduktion u. Supination des Vorfußes. Jungen doppelt so häufig befallen wie Mädchen.

Klumpfuß, erworbener: lähmungsbedingte o. posttraumat. Deformierung des Fußes mit den vorwiegenden Komponenten: Spitzfußstellung u. Supination mit Belastung des Fußaußenrands.

Klumphand: Talipomanus, Manus vara.

Klumphand, angeborene: Beugekontraktur des Handgelenks, Straffheit der Bänder u. der Kapsel, Radialabweichung der Hand (Manus vara). Kombination meist mit Radiusaplasie bei oft fehlendem Daumenstrahl (↑Radiusdefekte), Verkrümmung der Ulna u. weiteren Gelenkkontrakturen: Finger, Ellenbogen, Schulter. Seltener als Klumpfuß.

Klumphand, erworbene: durch Wachstumsstörung der distalen Radiusepiphysenfuge o. durch deformiert verheilte distale Radiusfraktur entstanden.

Klumpke-Lähmung (nach Augusta Déjerine-K.): Klumpke-Déjerine-Lähmung; untere Plexuslähmung, durch Schädigung der 7. u. 8. Zervikal- u. der 1. Thoraxwurzel bedingter partieller Ausfall des Plexus brachialis mit Paresen der kleinen Handmuskeln, der langen Beuger u. einiger Strecker am Unterarm (Pfötchenstellung) sowie Sensibilitätsstörungen an der ulnaren Seite des Unterarms u. der Hand. Bei Mitschädigung des Ramus communicans der 1. Thorakalwurzel ↑Horner-Syndrom.

Klüver-Bucy-Syndrom: bei doppelseitiger Resektion des Temporallappens einschl. Ammonshorn beobachtete neurol. u. psychiatr. Sympt.: opt. u. taktile ↑Agnosie, ↑Automatismen, Hypersexualität, Wesensveränderungen.

Klysma ⟨*gr*⟩ *n*: Klistiere. Flüssigkeiten, die als Einläufe in den Mastdarm gebracht werden.

Klysopompspritze: Spritze mit Ventilverschluß; gelegentl. zur Selbstabtreibung benutzt, äußerst gefährl., da Luftembolie bei Anwendung.

km: *Abk* für die ↑Zeitkonstante der Metabolisierung (Biotransformation).

Km: *Abk* für Michaelis-Menten-Konstante; ↑Enzymkinetik.

Knabenliebe ↑Päderastie.

Knallgasreaktion: die explosive Wasserbildung aus Knallgas, einem Gemisch aus molekularem Wasserstoff u. molekularem Sauerstoff; eine stark exergone Reaktion mit einer freien Enthalpie von −238,7 kJ/mol. Die ↑Atmungskette kann als eine in Teilschritte zerlegte, gesteuerte K. aufgefaßt werden, deren Energie zum großen Teil in Form chem. Energie (ATP) gespeichert wird.

Knalltrauma ↑Lärmhörschaden.

Knappschaft: Sozialversicherungsträger für Beschäftigte im Bergbau.

Knäueldrüsen ↑Glandulae sudoriferae merocrinae.

Knäuel, statistische ↑Random coil.

Knaus, Hermann (1892–1970), Gyn., Prag, Wien.

Knaus-Konzeptionsoptimum (nach Hermann K.): Knaus-Ogino-Methode; geht von der Konstanz der Gelbkörperphase aus, die bei jedem Zyklus 15 Tage andauern soll. Das K. liegt demnach 15 Tage vor Beginn der zu erwartenden Regel. Bei Berücksichtigung der Lebensfähigkeit der Eizelle (12 h) u. der Spermatozoen (48 h) errechnet sich der 12. bis 15. Tag beim 28tägigen Zyklus als ↑Befruchtungsoptimum. Nicht sichere Methode zur Geburtenregelung.

Knaus-Ogino-Methode ↑Knaus-Konzeptionsoptimum.

Knaus-Regel (nach Hermann K.): Errechnung der „unfruchtbaren“ Tage aus dem Zyklusablauf. ↑Knaus-Konzeptionsoptimum.

Knebel-Verfahren: histor. Verfahren zum Hindurchgleiten des kindl. Kopfs bei engem Becken, sog. „Symphysenpendeln“.

Kneifversuch: grobe Orientierungsmethode zur Beurteilung der Kapillarresistenz. Mit Daumen u. Zeigefinger wird eine Hautfalte im Bereich des Thorax unterhalb der Klavikula abgehoben u. gedreht. Das Auftreten von petechialen Blutungen in diesem Bereich spricht für eine verminderte Kapillarresistenz, kann aber auch Hinweis für eine thrombozytär bedingte Blutungsneigung sein (Thrombozytopenie, Thrombozytopathie). Bei plasmat. bedingter Blutungsneigung u. ausgeprägter Thrombozytopenie treten Hämatome auf. Anstelle des Kneifversuches wird meist der ↑Rumpel-Leede-Stauversuch durchgeführt.

Kneipp, Sebastian (1821–1897), Pfarrer in Wörishofen. Entwickelte Wasserheilkur. ↑Kneipp-Kur.

Kneipp-Kur (nach Sebastian K.): Kurheilverfahren zur ganzheitl. Beeinflussung des Organismus zur Anregung der inneren Ordnungskräfte. Basiert auf den 5 Säulen: Wasser, Bewegung, Ernährung, Phyto- u. Ordnungstherapie. Anwendung bei Herz-Kreislauf-, Atemwegserkrankungen, Rekonvaleszenz, Stoffwechselstörungen.

Kneise, Otto (1875–1952), Urol., Halle.

Knickfuß: Pes valgus. Valgusstellung des Fersenbeins u. Supinationsstellung des Vorfußes als angeborene o. erworbene Deformität. Durch seitl. Abgleiten des Taluskopfs vom Kalkaneus entsteht der ↑Doppelknöchel. Mobiler K.: Die Fehlstellung läßt sich aktiv u. passiv korrigieren. Kontrakter K.: Die Fehlstellung ist knöchern o. ligamentär fixiert u. nicht aktiv korrigierbar (↑Formfehler).

Knickplattfuß: Pes planovalgus. Mit zunehmender Knickfußstellung wird das Fußlängsgewölbe abgeflacht. Der nach kaudal abgerutschte Taluskopf kann tiefster Punkt der Fußsohle werden: ↑Schaukelfuß.

Knicksenkfuß ↑Knickplattfuß.

Knidosis ⟨*gr*⟩ *f*: Nesselsucht, ↑Urtikaria.

Kniebinnenverletzung: Läsion intraartikulärer Strukturen (Knorpel, Menisken, Kreuzbänder). Ältere Bez. des Komplexes Meniskus-Kreuzbandschaden. Nur die Einbeziehung von Knorpel-, Seitenband- u. Kapselläsionen berücksichtigt enge biomechan. u. damit pathogenet. Zusammenhänge gelenkstabilisierender u. funktionell erforderl. Strukturen. Verletzungskombinationen relativ häufig, z. B. als Unhappy trias (medialer Meniskus u. mediales Seitenband sowie vorderes Kreuzband). ↑Rotationsinstabilität. Verzögerte operative Ther. führt zu permanenter biomechan. Fehlbelastung u. zur ↑Chondropathia patellae (↑Chondropathie). Letztere bestimmt das funktionelle Schicksal des Gelenks. Frühoperation im Lei-

K

stungsalter zwingend zwecks Entfernung geschädigter intraartikulärer Strukturen (Knorpel, Menisken) u. Wiederherstellung ligamentärer Gelenkführung.

Knieellenbogenlage: Lagerung der Pat. auf die Knie u. Ellenbogen zu Untersuchungs- u. Operationszwecken.

Knieführungsschiene: Gliedmaßenorthese zu Beeinflussung der Kniegelenkbeweglichkeit u. Entlastung des Kapsel-Band-Apparats des Kniegelenks.

Kniegelenk ↑ Articulatio genus.

Kniegelenkluxation: Luxatio genus. **1.** Die Verrenkung des Femurtibialgelenks ist mit schwersten Zerreißungen des Kapsel-Band-Apparats verbunden. Häufige Komplikationen sind Rupturen der A. u. V. poplitea, Verletzungen des N. tibialis u. fibularis. Behandlung immer operativ, da ein gutes Spätresultat die Rekonstruktion der kompliziert aufgebauten u. funktionell eng verflochtenen bindegewebigen Strukturen voraussetzt. **2.** Auf einer Bildungsstörung des Kniegelenks beruhende Verrenkung, die alle Grade von ↑ Genu recurvatum über Subluxation bis zum totalen Abrutschen des Femurs nach hinten u. der Tibia nach vorn annehmen kann. Kombinationen mit Rotationsanomalien (Fußspitze nach hinten), Patellafehlbildungen, Klumpfuß, Hüftgelenkdysplasie weisen auf erbl. Komponente hin. Vorkommen: meist Mädchen.

Knie-Hacken-Versuch: dem ↑ Finger-Nase-Versuch analoge Methode zur Prüfung der Bewegungskoordination. Der Pat. soll bei geschlossenen Augen das eine Bein von oben mit der Ferse auf die Kniescheibe des anderen Beins aufsetzen. Ggf. sind zerebellare o. spinale ↑ Ataxie o. ↑ Hypermetrie erkennbar.

Knielage: seltenste Form der ↑ Beckenendlage des Feten bei der Geburt. ↑ Kindslage.

Kniescheibe ↑ Patella.

Knie, schnappendes: hör- u. sichtbares Schnappen des Kniegelenks bei Beugung u. Streckung als Hinweis auf einen angeborenen ↑ Scheibenmeniskus.

Kniesehnenreflex ↑ Patellarsehnenreflex.

Kniest-Syndrom: autosomal dominante, angeborene spondyloepimetaphysäre Dysplasie durch eine Synthesestörung der Alpha-1-Kette des Typ-II-Prokollagens (Genort: 12q13) mit rhizomelem Kleinwuchs u. progredienter Dysplasie des Achsen- u. Extremitätenskeletts. Assoziiert sind faziale Dysmorphien, Schwerhörigkeit, Myopie u. Netzhautablösung. Zunehmende Einschränkung der Gelenkbeweglichkeit. Normale Intelligenz.

Knife maker ⟨*engl*⟩: Gerät zur Herstellung von ↑ Glasmesser für ↑ Ultramikrotome.

Knipping, Hugo Wilhelm (geb. 1895), dt. Int., Köln, Düsseldorf. Erarbeitete techn. Grundlagen der Spirometrie u. Ergometrie u. untersuchte Zusammenhänge der Pathophysiologie der Atmung.

Knipping-Apparat (nach Hugo W. K.) ↑ Gasmeßmethoden.

Knipsreflex: Dehnungsreflex der Fingerbeugemuskeln (↑ Trömner-Reflex), durch Knipsen der Fingernägel am Mittel- o. Zeigefinger auszulösender Eigenreflex. Einseitige deutl. Steigerung der zu erwartenden ruckartigen Fingerbeugung weist auf Pyramidenbahnschädigung hin.

Knirscherschiene: meist im Tiefziehverfahren hergestellter Aufbißbehelf bei ↑ Abrasion o. ↑ Parafunktion.

Knisterrasseln: Auskultationsphänomenen bei interstitiellen Lungenerkrankungen. ↑ Entfaltungsknistern (Sklerophonie).

KNN: *Abk* für künstliche neuronale ↑ Netze.

Knoblauch ↑ Allium sativum.

Knöchelbruch: Knochen bzw. Knochen-Band-Verletzungen des oberen Sprunggelenks, die häufig zur Subluxation des Sprungbeins führen. Einteilung nach unfallgenet. Gesichtspunkten von Lauge-Hansen: Frakturen vom Typ Supination/Eversion, Supination/Adduktion, Pronation/Abduktion, Pronation/Eversion. Einteilung nach anat.-funktionellen Gesichtspunkten von Weber: Frakturen unterhalb (Typ A), in Höhe (Typ B) u. oberhalb (Typ C) der tibio-fibulären Bandverbindungen. Das Ausmaß der Bänderschäden ist nur mit Hilfe gehaltener Röntgenaufnahmen in anteriorer-posteriorer sowie in medialer-lateraler Richtung sicher festzustellen. Der K. vom Typ C ist immer mit schweren Bandrupturen o. -ansatzausrissen verbunden (Gabelsprengung, ↑ Syndesmosensprengung). Behandlungsziel ist anat. Reposition der Frakturen u. Rekonstruktionen des Bandapparats. Geringste Inkongruenzen führen zur Arthrose. Abb.

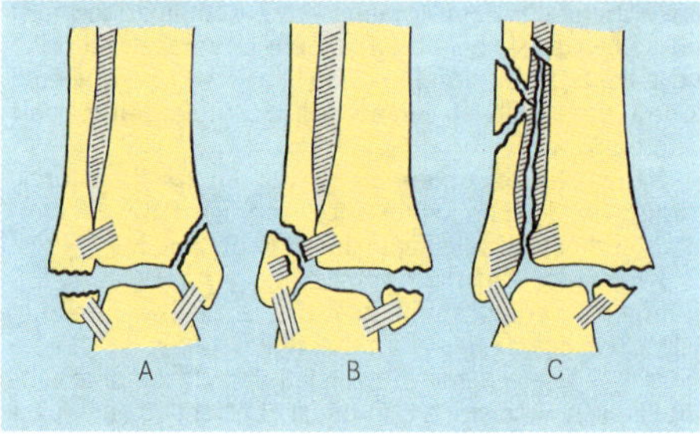

Knöchelbruch. Einteilung nach Weber

Knochen: Os; Zusammensetzung: Osteoblasten, Osteozyten, Osteoklasten, blutbildende Zellen; Knochenmatrix: vorwiegend Kollagen, Glykoproteine u. Proteoglykane, weiterhin Lipide u. Zitrat; Knochenmineral: ↑ Apatit; Bildung: Osteoblasten, teilweise auch Osteozyten synthetisieren die Matrix u. haben eine Funktion bei der Ablagerung von Ca^{2+} u. Phosphat (Mineralisation). Osteoblasten können diese Ionen in ihren ↑ Mitochondrien akkumulieren. Sie besitzen pseudopodienartige Fortsätze, in denen sich Hydroxylapatitkristalle befinden. Diese sind die Keime für die weitere Ablagerung des Knochenminerals. Die im Knorpel u. in der Knochenmatrix vorhandenen Ca^{2+}-akkumulierenden Vesikel entstehen möglicherweise durch Abschnürung der Pseudopodien von den Osteoblasten. Die polyanion. ↑ Glykosaminoglykane u. neuraminsäurehaltigen ↑ Glykoproteine der Knochenmatrix erhöhen durch Ca^{2+}-Bindung dessen lokale Konzentration; Phosphat hingegen wird an Kollagen gebunden. Durch diese Ionenkonzentrierung entstehen günstige Bedingungen für das Wachstum der Apatitkristalle. Resorption der Knochen: Mobilisierung von Ca^{2+} u. Phosphat aus den Knochen u. Abbau der Knochenmatrix durch die Tätigkeit der ↑ Osteoklasten. Rolle der Osteoblasten: Synthese u. Sekretion von Kollagen, Proteoglykanen u. Glykoproteinen, Konzentrierung von Ca^{2+} u. Phosphat u. deren Sekretion; Vesikelbildung; Hormonwirkungen auf den K.: STH, Parathormon, Calcitonin, Thyroxin, Östrogene, Androgene, Glukokortikoide, Insulin, Glucagon; Vitaminwirkungen auf den K.: Vitamin D, Vitamin A, Vitamin C.

Knochenabbaufläche, spezifische: Summe der Oberfläche an Howship-Lakunen pro Volumen Knochengewebe. Maß der osteoklast. Aktivität, gemessen in mm^2/mm^3.

Knochenabbaurate ↑ Knochenresorptionsrate.

Knochenabszeß: umschriebene eitrige Einschmelzung des Knochens bei ↑ Osteomyelitis.

Knochenakkretionsrate: sog. Knochenanlagerungsrate, informiert über die Bildung neuer Kristalle bei der Mineralisation, den langsamen intrakristallinen Austausch sowie den raschen Mineralaustausch auf u. in der Oberfläche gebildeter Apatitkristalle.

Knochenalter: Skelettalter, Skelettreifung. Es charakterisiert die Reifungsstufe eines Individuums u. ist aussagefähiger als das chronolog. Alter. Die Bestimmung des Knochenalters erfolgt durch Röntgenuntersuchung der Ossifikationszentren versch. Skelettabschnitte, die in best. zeitl. Reihenfolge auftreten u. verschmelzen u. präzise Anhaltspunkte über das Reifealter vermitteln. Aus Tabellen sind für Jungen u. Mädchen die wichtigsten Ossifikationszentren u. die Reihenfolge ihres Auftretens in Beziehung zum Lebensalter zu entnehmen. Eine krankhafte Beschleunigung o. Verzögerung der Skelettreifung ist dann anzunehmen, wenn die Abweichung bis zum 3. Lj. ± 1 Jahr u. bei Schulkindern u. Adoleszenten ± 2 Jahre überschreitet. ↑ Altersbestimmung.

Knochenalterung: alle zur altersbedingten Eigenschaftsänderung der Knochen beitragenden Faktoren. Morphol. makrosk. Formveränderung u. feingewebl. Strukturwandel, chem. Änderung des gegenseitigen Verhältnisses der Bausteine, physikal. Volumenverlust u. Wandel der mechan. Belastbarkeit.

Knochenangiom: ossäres Angiom; solitäre u. multiple Blutgefäßgeschwülste der Knochen. Schädeldach u. Wirbelsäule sind am häufigsten befallen. Klin. meist stummer Verlauf. Röntg. umschriebene grobsträhnige Struktur bis zur Osteolyse. Histol. wie in den Weichteilen kapilläre, kavernöse u. gemischte Formen. Gute Progn.

Knochenasche: Glührückstand des Knochengewebes, ändert sich mit der gewählten Temperatur.

Knochenatrophie: Substanzverlust des Knochengewebes. Wie bei allen übrigen Organen kausal pathogenet. prim. Formen (Alter, Hormone, Inaktivität, neurogen) u. sek. (Mangel an best. Stoffen, Druck).

Knochenatrophie, akute ↑ Immobilisationsosteoporose.

Knochenbank: konserviert u. lagert Knochengewebe für Transplantationszwecke; ↑ Gewebebank.

Knochenbildung: Histogenese des Knochens; ↑ Osteogenesis cartilaginea, ↑ Osteogenesis membranacea.

Knochenbiopsie ⟨*gr*⟩ *f* ↑ Knochenmarkbiopsie.

Knochenbruch ↑ Fraktur.

Knochenbruchheilung: Die Fähigkeit zur Neubildung von Knochengewebe besitzen das Periost, Endost u. Havers-System der Kortikalis. **Prim. K.**: Bei anat. Reposition, absoluter mechan. Neutralität im Bruchspalt u. guter Durchblutung wird der Knochenbruch prim., d. h. ohne intermediäres Binde- o. Knorpelgewebe im Bruchspalt bzw. ohne endostalen o. periostalen Schienungskallus ausgeheilt. Von den dem Bruchspalt benachbarten Havers-Kanälen aus bilden Osteoklasten Resorptionskanäle, welche von Kapillaren mit randständigen Osteoblasten ausgefüllt werden. Durch diese kallusfreie, prim. angiogene Knochenheilung entstehen die neuen Osteone direkt. **Sek. K.**: die häufigste u. natürl. (Tierreich) Form der K. Induziert durch Frakturhämatom, Weichteiltrauma u. begrenzte mechan. Unruhe wird ein periostaler u. endostaler Schienungskallus (Geflechtknochen) mit dem Ziel der Frakturruhigstellung gebildet. Erst danach erfolgt der Umbau zum lamellären Knochen u. die Anpassung der Form an die Funktion. Die prim. u. sek. K. sind biol. gleichwertig. ↑ Kallus.

Knochenbrüchigkeit: krankhafte Neigung zu Knochenbrüchen. Vorkommen im Alter, ferner bei ↑ Osteomalazie, ↑ Osteoporose, ↑ Osteodystrophia fibrosa generalisata, ↑ Osteogenesis imperfecta congenita u. a.; ↑ Osteopsathyrosis.

Knochenchondromatose ↑ Enchondromatose.

Knochendichte: Dichte des Knochengewebes, liegt zwischen 1,46 (Osteoid) u. 2,21 (vollmineralisiertes Knochengewebe), ist direkt physikal. am Knochengewebe, jedoch auch röntg. am genauesten mit der ↑ Computertomographie zu ermitteln.

Knochendruckfestigkeit: Belastbarkeit eines Knochens mit Druck. Der Durchschnittswert für menschl. Knochen liegt bei 15 kp/mm^2.

Knochendysplasie, osteofibröse: langsam wachsende osteofibröse Knochenläsion der langen Röhrenknochen, vorwiegend in der Tibia u. bei Kindern unter 10 Jahren. Histol. große Ähnlichkeit mit einem ossifizierenden Knochenfibrom.

K

Knochenentwicklung: Entstehung von Knochen durch Osteoblasten, welche eine kollagene Grundsubstanz ausscheiden, die später verkalkt. Desmale Knochen entstehen im Bindegewebe, daher auch Bindegewebeknochen bzw. Deck- o. Belegknochen. Chondrale Knochen entstehen auf knorpeliger Grundlage. Mit den Gefäßen eindringende Bindegewebezellen bauen zuerst den Knorpel ab, der dann durch Knochengewebe ersetzt wird, ↑ Osteogenesis cartilaginea. Die desmale Verknöcherung erfolgt frühzeitiger als die chondrale Knochenbildung (↑ Osteogenesis membranacea).

Knochenerkrankungen, konstitutionelle: alle angeborenen o. erworbenen Systemerkrankungen des Skeletts. Systematisierung nach der Einteilung des Comitee on Nomenclatur of Intrinsic Diseases of Bone von 1983.

Knochenerweichung ↑ Osteomalazie.

Knochenfibrom: gutartiger bindegewebiger Knochentumor. Unterschieden werden: Myxom, vom primitiven Mesenchym ausgehend, Sitz bevorzugt in den Kieferknochen; Desmoidfibrom, desmoplast. Fibrom, Desmom, ausschließl. aus ausgereiftem Bindegewebe bestehend; ossifizierendes Fibrom, vom knochenbildenden Mesenchym abzuleiten, Sitz bevorzugt in den Kieferknochen; nicht ossifizierendes Fibrom, fibröser Kortikalisdefekt, metaphysärer fibröser Defekt, eigenartige vermutl. dysgenet. Knochenläsion, bevorzugt in der Metaphyse von Tibia u. Femur im Alter bis zu 20 Jahren, kann sich spontan zurückbilden.

Knochenfluorose: bei langdauernder hoher Fluoraufnahme auftretende Knochengewebevermehrung mit Hyperostose u. Osteosklerose, periostaler Knochenneubildung an vorbestehenden Vorsprüngen u. Sehnen- u. Muskelansatzverknöcherungen. Beginn am Stammskelett. Bewegungseinschränkung mögl. Vorkommen endem. bei erhöhtem Fluorgehalt des Trinkwassers o. bei Arbeitern der Fluorindustrie. Anzeigepflichtige ↑ Berufskrankheit. ↑Dentalfluorose. Nach Aufhören der Exposition graduelle Rückbildung der Befunde mögl.

Knochenformation: Knochenneubildung, Knochenanbau; endostale u. periostale osteoblastäre Knochengewebeproduktion. Zuerst wird das organ. Knochengewebegerüst gebildet, die Mineralisation erfolgt später in Phasen.

Knochenformationsrate: Knochenanbaurate. **1.** neugebildetes Knochengewebe je Zeiteinheit, Feststellung mit der intravitalen mehrzeitigen Fluoreszenzmarkierung. **2.** Prozent der endostalen Knochenoberfläche mit erkennbarer Knochenneubildung. Feststellung mit der quantitativen Mikroradiographie.

Knochengeschlechtsbestimmung: Versuch der Geschlechtsbestimmung aus Merkmalen des Skeletts, bes. der Beckenknochen. Meist werden versch. Maße u. Relationen bestimmt Maße, bes. von Sternum u. Humerus, verwandt.

Knochengeschwulst ↑Osteom.

Knochengewebe: Textus osseus; festes Stützgewebe. **Bestandteile**: 1. Zellen (Osteocyti), 2. Interzellularsubstanz (Matrix ossea) mit a) Grundsubstanz (Substantia fundamentalis), mit eingelagerten anorgan. Bestandteilen u. b) Fasern (Fibrae collagenosae). Die Grundsubstanz besteht aus a) Mineralien, anorgan. Bestandteilen. Die durchschnittl. Zusammensetzung für humanes männl. Knochengewebe mittleren Alters beträgt: Kalzium 34–37 %, anorgan. Phosphat 48–51 %, CO_3 6–7 %, Na 0,4–0,8 %, Mg 0,4–0,6 %, K 0,2 %, F 0,01–0,3 %, Cl 0,1 %, H 0,2 %; Zitrat 1 %. b) Organ. Bestandteile: Proteine (Osteonektin, Osteocalcin), Proteoglykane bzw. Glykosaminoglykane; 2. Fasern (Fibrae collagenosae) – Kollagen Typ I. Der organ. Gewebeanteil (1 b u. 2. kann mittels der Gesamt-N-Bestimmung gemessen werden, da alle Komponenten Stickstoff enthalten. **Knochengewebearten**: 1. Geflechtknochen (Textus osseus reticulofibrosus): Zellen, Matrix u. Fasern sind regellos angeordnet. Vorkommen: in den ersten 3 Lj. im gesamten Skelett, später nur noch: Felsenbein-, Schädelnähte- u. Sehnenansatzstellen. 2. Lamellenknochen (Textus osseus lamellosus): Osteozyten liegen in Reihen zwischen Matrixlamellen, in denen jeweils auch die Fasern parallelisiert sind. ↑Knochenstruktur.

Knochengewebeauflösung: intravitaler Vorgang mit Beteiligung der Osteoklasten u. Osteozyten. Zuerst aktive H^+-Ionensekretion, Carboanhydrataseanstieg im Knochengewebe, Demineralisation, anschließend Abbau der organ. Matrix. Auslösung: örtl. langdauernde lokale Inaktivität eines Knochengewebeabschnitts mit Verlöschen des piezoelektr. Effekts, generalisiert durch ↑Hyperparathyreoidismus u. bei ↑Paraneoplasie.

Knochengranulom, eosinophiles: knotige, den Knochen zerstörende Herde aus proliferierenden Retikulumzellen u. eosinophilen Leukozyten, die einzeln o. in der Mehrzahl bes. den Schädel u. andere platte Knochen befallen. Vorkommen bevorzugt bei Kindern u. Jugendlichen männl. Geschlechts. Die akute Säuglingsretikulose (↑Abt-Letterer-Siwe-Krankheit), das e. K. u. die Lipoidgranulomatose (↑Hand-Schüller-Christian-Krankheit) werden als Varianten eines einzigen Krankheitsprozesses aufgefaßt, der von Lichtenstein als ↑Histiocytosis X bezeichnet worden ist. Das e. K. beschränkt sich auf den Knochen. Selten sind regionäre Lymphknoten beteiligt.

Knochenhärte: Widerstand, den ein Knochen dem Eindringen eines Körpers in ihn entgegensetzt, wird mit der Kugeldruckprobe nach Brinelli best., beträgt für menschl. Femurkompakta 0,035.

Knochenhaut ↑Periost.

Knochenheilung: die Knochengeweberegeneration nach Nekrosen u. Frakturen (↑Knochenbruchheilung). Dabei wird stets zuerst endostal u. periostal durch Osteoblasten Faserknochengewebe produziert, das später in Lamellenknochen umgebaut wird. Die mechan. Belastung spielt bei der K. eine bes. Rolle, ↑Kallus. Nur bei absoluter Ruhigstellung u. unter Druck entsteht sofort lamelläres Knochengewebe.

Knochenhemmung: Einschränkung des Bewegungsumfangs eines Gelenks durch Knochen; z. B. verhindert das Anschlagen des Olekranons an der Hinterseite des Humerus eine Überstreckung im Ellenbogengelenk.

Knochenhöhlchen: Lacunae osseae; flache, bis 30 µm lange Hohlräume der verkalkten Matrix ossea, in denen jeweils ein Osteozyt liegt.

Knocheninfarkt: Durchblutungsstörung im Knochengewebe in Versorgungsgebieten von Endarterien wie z. B. Femurkopf; radiol. Nachweis.

Knochenkanälchen: Canaliculi ossei; ca. 1 µm dünne Kanälchen in der verkalkten Matrix ossea, in denen die Zellfortsätze der Osteozyten liegen. Abb.

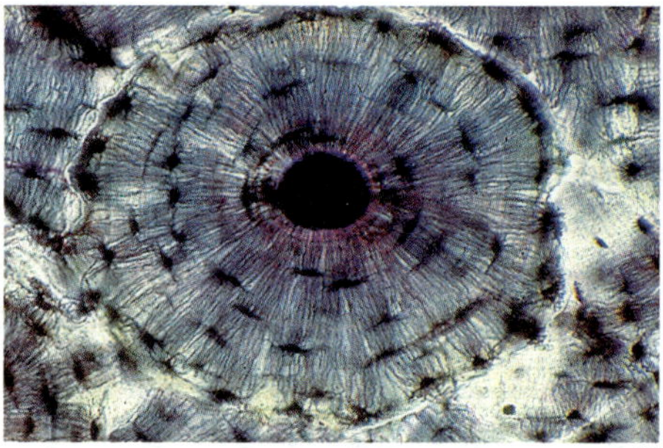

30

Knochenkanälchen. Knochenschliff, Fuchsinfüllung; Osteon mit konzentrisch angeordneten Lakunen, von denen Kanälchen abgehen

Knochenkern: Ossifikationszentrum bei der ↑Knochenreifung.

Knochenkernentwicklung: 1. fetal: in den Diaphysen als prim., diaphysärer Knochenkern i. R. der ↑Osteogenesis cartilaginea, an best. desmal o. chondral vorgebildeten Knochen, beginnt im zweiten Fetalmonat in der Pars petrosa ossis temporalis u. im lateralen Anteil der Klavikula. 2. führt postnatal als sek., epiphysärer Knochenkern zur Verknöcherung der Epiphysen.

Knochenleitung: beim Hören Leitung des Schalls zu den Sinneszellen des Corti-Organs über die Schädelknochen. Während Frequenzen unter 2 500–3 000 Hz bevorzugt über die Luft an Trommelfell, Mittelohr u. Gehörknöchelchenkette transportiert werden (Eigenfrequenz dieses Systems etwa 800–1 400 Hz), wird oberhalb 3 000 Hz dieser Weg umgangen, u. die Schwingungen der Schädelknochen wirken direkt auf das Reizverteilungsorgan Perilymphe, Ductus cochlearis).

Knochenleitung osseotympanale: Sonderform der Knochenleitung, die im Frequenzbereich von 2 000–3 000 Hz wirksam u. beim Hören der eigenen Stimme von

Bedeutung ist. Dabei komprimieren die auf den Schädelknochen übertragenen Schwingungen den äußeren Gehörgang u. die pneumat. Räume u. wirken wie bei der Luftleitung über das Mittelohr auf das Innenohr. Da bei offenem Gehörgang ein großer Teil der so erzeugten Druckschwankungen nach außen abgegeben wird, hört man die eigene Sprache (im Frequenzbereich unter 2 000 Hz) bei verschlossenem Gehörgang lauter.

Knochenliegezeit: Liegealter eines Skeletts o. Skeletteils, in der Paläontologie u. in der Gerichtsmedizin gebräuchl.

Knochenmark: Medulla ossium; Weichgewebe im Innenraum der Knochen. Der Rauminhalt steigt von ~ 60 ml beim Neugeborenen auf ~ 1 400 ml beim Erwachsenen. Funktionell ist das K. als einheitl. Organ aufzufassen. Seine Gesamtmasse beträgt beim Erwachsenen ~ 2 500 g (1 600–3 700 g). Makrosk. zu unterscheiden: 1. gelbes K. (Medulla ossium flava), Fettgewebe, 2. rotes K. (Medulla ossium rubra), Blutbildungsgewebe (Textus haemopoeticus), Rotfärbung durch viele Erythrozyten. Anteilmäßig machen beide etwa die Hälfte aus. Das Fettmark kann bei bes. Anforderungen an die Blutbildung o. bei pathol. Prozessen weitgehend durch hämatopoet. Mark ersetzt werden (Reservefunktion). Im kindl. Knochen findet sich fast ausschließl. rotes, hämatopoet. Mark. Beim Erwachsenen ist dieses vorwiegend in Brustbein, Rippen, Beckenknochen, platten Schädelknochen, Wirbelkörpern, Hand- u. Fußwurzelknochen zu finden. In ein Maschenwerk (Stroma) ist das hämatopoet. Parenchym eingelagert. Das Stroma umfaßt das ↑Endost, ein Faserwerk aus Retikulumzellen u. retikulären Fasern. Das hämatopoet. K. zeichnet sich durch einen starken Gefäßreichtum aus. Das Parenchym steht in enger Beziehung zu den Knochenmarksinus. Die eigentl. Blutbildung erfolgt extravasal. Die Zellzusammensetzung des hämatopoet. K. ist in versch. Knochen nahezu konstant, insbes. die Relation zwischen Granulo- u. Erythrozytopoese (G/E-Index). Neben ↑Erythrozyten u. ↑Granulozyten werden Thrombozyten (↑System, thrombozytäres) gebildet u. an das zirkulierende Blut abgegeben. Im K. finden sich auch zahlreiche lymphat. Zellen einschl. der ↑Plasmazellen. Damit spielt das K. eine wichtige Rolle bei Immunreaktionen sowie der Bildung von Serumeiweißen (↑Gammaglobuline). Die Blutbildung im K. ist zahlreichen regulativen Einflüssen unterworfen (↑Wachstumsfaktoren, Inhibitoren, ↑Chalone). Einen bes. Bildungsreiz für die Erythrozytopoese stellt die ↑Hypoxämie dar. Zellbildung u. Zellabgabe an das zirkulierende Blut müssen nicht parallel gehen (ineffektive Blutbildung). Normalerweise ist das relative Zellpackungsvolumen in den Knochenmarksinus für die Abgabe von Erythrozyten der entscheidende Regelfaktor. Auf die Blutbildung nehmen auch die Stromazellen Einfluß (sog. „Mikromilieu"). Wegen des hohen Zellumsatzes ist das K. bes. empfindl. gegen endogene u. exogene Noxen. Tab. ***Histol.:*** Innerhalb des retikulären Bindegewebenetzes aus Retikulumzellen u. einem feinen Fasergitter (Retikulinfasern) entwickeln sich alle Blutzellen aus einer gemeinsamen hämatopoet. Stammzelle (Progenitorzellen, Hämozytoblast, morphol. nicht unterscheidbar). In den Interzellularräumen liegen Vorstufen u. reife Zellformen von Erythrozyten, Granulozyten, Lymphozyten, Monozyten, Plasmazellen u. Megakaryozyten (↑Knochenmarkriesenzellen). Die Bildung der Erythrozyten (Erythrozytopoese) erfolgt über Proerythroblasten u. versch. Formen der Erythroblasten. Während der Entwicklung der Granulozyten (Granulozytopoese) entstehen: Myeloblasten, Promyelozyten, Myelozyten u. Metamyelozyten (3 Formen). Megakaryozyten entstehen aus Megakaryoblasten, Plasmazellen aus B-Lymphozyten, Monozyten aus Monoblasten, Thrombozyten aus Megakaryozyten u. die versch. Formen der Lymphozyten aus Lymphoblasten: T-Lymphozyten werden vom K. zur Thymusrinde transportiert u. nach „Reifung" z. T. in lymphat. Organe befördert. B-Lymphozyten erreichen die Nodi lymphatici (↑Lymphknötchen) der lymphat. Organe. Die „Reifung" der B-Lymphozyten erfolgt bereits im K. (↑Blutbildung). Die Beurteilung des Zustands des K. erfolgt durch Untersuchung des gefärbten zytolog. o. histol. Knochenmarkpräparates, ↑Myelogramm. Tab. Abb.

Knochenmark: Normale Zellverteilung im Knochenmark des Erwachsenen (nach Boll)

Zellart	Mittelwert (%)
Proerythroblasten	1,0
basophile Erythroblasten	3,0
polychromat. Erythroblasten	13,0
orthochromat. Erythroblasten	3,0
(Erythrozytopoese gesamt)	20,0
Myeloblasten	2,7
Promyelozyten	9,5
Myelozyten	14,0
Metamyelozyten	10,5
Stabkernige Granulozyten	9,8
Segmentkernige Granulozyten	17,5
(Granulozytopoese gesamt)	64,0
eosinophile Myelozyten	1,4
eosinophile Granulozyten	1,4
basophile Myelozyten	0,4
basophile Granulozyten	0,5
Promonozyten	0,5
Monozyten	1,4
Lymphozyten	6,3
Plasmazellen	1,4
Sonstige	2,7

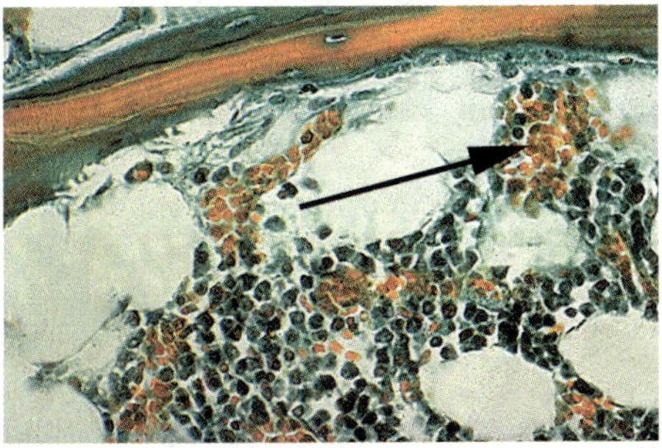

30

Knochenmark. Histologischer Schnitt durch eine Rippe, Färbung nach Goldner; oben ein Spongiosabälkchen, darunter K. mit Fettzellen u. Blut- bzw. Blutbildungszellen (Pfeil)

Knochenmarkaplasie: völliger Schwund des hämatopoet. Parenchyms im Knochenmark. Im peripheren Blut findet sich eine ↑Panzytopenie. Es handelt sich meist um erworbene Defekte der Blutbildung (chem. Noxen, io-

K

nisierende Strahlung). Angeborene K. (z. B. Fanconi-Anämie) sind selten.

Knochenmarkausstrich: hämat. Arbeitstechnik zum Auftragen u. Verteilen von Markbröckeln aus aspiriertem Markmaterial auf einem Objektträger. Verfahren analog zum ↑ Blutausstrich.

Knochenmarkbeurteilung: Methode zur quantitativen u. qualitativen Feststellung der Zellzusammensetzung zur Diagnostik mit Hilfe mikrosk. Techniken. In der klin. Hämat. ist neben der quantitativen Beurteilung von Knochenmarkquetsch- bzw. ausstrichpräparaten auch die Beurteilung histol. Schnitte von Knochenmarkbiopsiematerial (Knochenmarkzylinder) etabliert. Bei der Befundung werden die Zellen best. Zellreihen u. deren Reifestufen zugeordnet sowie zytomorpholog. Abweichungen an Zellkern o. Zytoplasma erkannt. Für die Beurteilung des Speichereisens u. die Klassifikation atyp. Zellen sind neben den übl. hämatologischen ↑ Färbeverfahren zusätzl. zytochem. Reaktionen notwendig. Wesentl. Erkenntniszuwachs brachte der Einsatz monoklonaler Antikörper i. R. immunzytolog. bzw. immunhistolog. K. Neben der qualitativen K. ist eine semiquantitative K. mit Hilfe des Myelogramms mögl. Dabei werden 200–1 000 Knochenmarkzellen klassifiziert. Die Schwankungsbreite der so gewonnenen prozentualen Werte ist erhebl.. Für die Einschätzung quantitativer Relationen sowie die Beurteilung von Markfibrosen, infiltrativen Prozessen u. knochenmarkfremden Zellen ist die K. anhand histol. Präparate von Knochen bzw. Knochenmark ergiebiger. Zytologie u. Histol. sind ergänzende, nicht konkurrierende Methoden. Die histol. K. erlaubt zusätzl. Aussagen über Knochenbälkchen, Knochenan- u. Abbauzonen sowie die Knochenmarkgefäße.

Knochenmarkbiopsie: Gewinnung von Knochenmark zu diagn. Zwecken mittels Knochenmarkpunktion (Arinkin 1929; Klima u. Rosegger 1935). Die hierfür geeignete Punktionsnadel sollte mit einer verstellbaren Arretierungsplatte versehen sein, mit der die max. Punktionstiefe eingestellt werden kann. Als Punktionsort hat das Sternum wesentl. Nachteile (Gefahr der Perforation, auch tödl. Zwischenfälle, psychol. Beeinträchtigung des Pat.), die bei Punktion des Beckenkammes (Crista iliaca posterior superior) vermieden werden. Bei Kindern bis zu zwei Jahren wird an der medialen Fläche der Tibia (oberes Drittel) punktiert. Die Knochenmarktrepanation dient der Gewinnung eines Knochen- bzw. Knochenmarkzylinders zur histol. Untersuchung (C. Seyfarth 1922). Von Burkhard wurde die Technik der Myelotomie entwickelt, die am Beckenkamm mit einer maschinell betriebenen Hohlfräse durchgeführt wird. Weite Verbreitung fand die Knochenmarkbiopsietechnik nach Jamshidi, die für den Pat. weitaus schonender ist u. eine Kombination von Knochenmarkaspiration u. -biopsie ermöglicht. Die hierbei verwendeten weitlumigen Nadeln besitzen einen scharfgezähnelten Mandrin, mit dem die Kompakta im Bereich der Crista iliaca posterior superior analog der Punktionstechnik mit der Klima-Rosegger-Nadel durchstoßen wird. Nach Erreichen der Markhöhle wird der Mandrin entfernt, es kann jetzt aspiriert o. durch weiteres manuelles Vordringen der Nadel ein Knochenmarkzylinder gewonnen werden. Die offene Biopsie des Knochenmarks (chir. Keilexzision) ist heute ohne Bedeutung.

Knochenmarkchimären ⟨*gr*⟩ *f Pl*: dauerhaftes Anwachsen von Spenderzellen in einem Empfängerorganismus nach Knochenmarktransplantation kann zum Auftreten versch. genet. gesteuerter Merkmale (Chimärismus) führen, z. B. Nachweis best. Chromosomen, Blutgruppenmerkmale usw. von Spender u. Empfänger.

Knochenmarkfibrose: Verdrängung des hämat. Parenchyms im Knochenmark durch faserreiches Bindegewebe. Die Fibrose kann herdförmig o. generalisiert auftreten. Ätiol. u. Pathogenese von K. sind uneinheitl. Neben reaktiven (sek.) K. werden idiopath. (prim.) Formen unterschieden. Chron. Entzündungen, Durchblutungsstörungen, exogene chem. u. physikal. Noxen können zur K. führen. Von bes. Bedeutung ist die K. i. R. myeloproliferativer ↑ Erkrankungen, wobei sie stets mit einer extramedullären Hämatopoese einhergeht.

Knochenmarkinsuffizienz: Funktionsstörung des blutbildenden Knochenmarks, die mit einer Verminderung der Zellen im peripheren Blut einhergeht. An der peripheren Hämozytopenie können Erythrozyten, Leukozyten u. Thrombozyten in unterschiedl. Ausmaß beteiligt sein. Um die gestörte Bildung der Blutzellen zu unterstreichen, wird auch vom aplast. Knochenmarksyndrom gesprochen. Im typ. Fall findet sich bei der Knochenmarkbiopsie ein zellarmes Mark (↑ Knochenmarkaplasie bzw. -hypoplasie). Es kann jedoch auch ein zellreiches Mark mit ineffektiver Blutzellbildung vorliegen. Ätiol. kommen bei den erworbenen Formen v. a. exogene Noxen (ionisierende Strahlung, organ. Lösungsmittel, Medikamente, Schwermetalle) sowie Infektionskrankheiten (Virushepatitis, generalisierte Tuberkulose) in Betracht. Pathogenet. können die hämatopoet. ↑ Blutstammzellen, das Mikromilieu im ↑ Knochenmark sowie hormonelle u. immun. Faktoren im Mittelpunkt des Geschehens stehen.

Knochenmarkkarzinose: diffuse o. kleinherdige Infiltration des Knochenmarks mit Tumorzellen bei metastasierenden Karzinomen. Bei ausgeprägter K. kommt es zur Verdrängung des hämatopoet. Parenchyms u. zur peripheren Hämozytopenie. Der Nachweis der K. erfolgt mit der ↑ Knochenmarkbiopsie.

Knochenmarkkultur: Verfahren zur Züchtung von Knochenmarkzellen unter künstl. Bedingungen. Kurzzeitkulturen über nur wenige Stunden dienen der Untersuchung des Zellstoffwechsels mit Hilfe der Isotopenmarkierung. Zur ↑ Chromosomenanalyse sind die Kulturen mit mitosearretierenden Substanzen (Colchicin, Vinblastinsulfat) zu versetzen. Längerfristige K. sind mit u. ohne Wechsel des nährstoffhaltigen Mediums mögl. Die Methoden entsprechen weitgehend den zur Charakteristik hämatopoet. ↑ Blutstammzellen herangezogenen Verfahren.

Knochenmarkpunktion ↑ Knochenmarkbiopsie.

Knochenmarkriesenzellen: Megakaryocytus; bis 150 μm große Zelle mit gelapptem, polyploidem Zellkern, von deren Zytoplasma die Blutplättchen (Thrombocytus) abgeschnürt werden.

Knochenmarkszintigraphie: nuklearmed. Untersuchungsverfahren. Funktionsprüfung u. Lokalisation des RHS-Systems (↑ RHS-Szintigraphie) u. des blutbildenden Marks. Rotes erythropoet. Mark wird mit dem Positronenstrahler ^{52}Fe mit der Gammakamera o. mit ^{59}Fe durch Oberflächenprofilmessungen nachgewiesen, granulopoet. Mark wird mit ^{99m}Tc-Nanokoll o. ^{99m}Tc-markierten Granulozytenantikörpern (↑ Immunszintigraphie) dargestellt. Ind.: Nachweis markverdrängender Prozesse, extramedulläre Blutbildung in Fettmark o. Milz, Früherkennung von Metastasen u. Lymphoblastoseninfiltration. Abb.

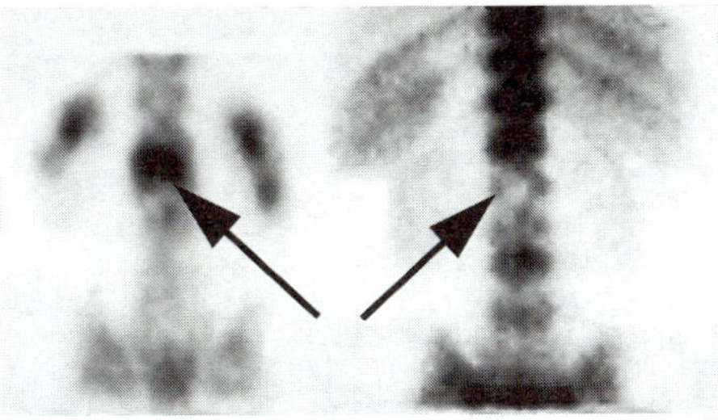

7

Knochenmarkszintigraphie. Aufnahme mit ^{99m}Tc-Granulozytenantikörpern (rechts): Speicherdefekt bei LWK 3 u. 4 durch Tumorbefall; Skelettaufnahme mit dem osteotropen ^{99m}Tc-MDP (links): gesteigerter Stoffwechsel in der gleichen Region (Pfeil)

Knochenmarktransitzeit: *Abk* MTZ; mittlere Ausreifungszeit des Erythrozyten zum Retikulozyten im Knochenmark. Beträgt etwa 84 h. Auf die MTZ folgt im peripheren Blut die Retikulozytenmaturationszeit (RMZ) mit etwa 24 h.

Knochenmarktransplantation: Übertragung von Knochenmark (hämatopoet. Stammzellen) von einem Spender auf einen Empfänger, ↑Transplantation. Bei der Isotransplantation sind Spender u. Empfänger eineiige Zwillinge, d. h. sie sind genet. ident. Bei einer Allotransplantation sind Spender u. Empfänger genet. versch. (gehören aber der gleichen Spezies an). Neben den Histokompatibilitätsantigenen (HLA-System), die bei allogenen Organtransplantationen von entscheidender Bedeutung für die Verträglichkeit des Transplantats sind, wird die K. zusätzl. durch die sog. ↑Graft versus host reaction (GVH) kompliziert. Die K. ist absolut indiziert bei schwerem angeborenen kombiniertem Immundefekt (Schweizer Typ). Sie stellt darüber hinaus eine zusätzl. Therapiemöglichkeit bei schweren aplast. Syndromen sowie akuten u. chron. Leukämien als lebensrettende supportive Ther. nach subletaler zytostat. myeloablativer Chemo- u. Strahlentherapie dar. Die Ind. zur K. finden eine ständige Erweiterung. Ein spez. Anwendungsgebiet hat die autologe K. Hierbei wird dem Pat. Knochenmark vor einer zytostat. Ther. entnommen u. nach Verabfolgung dieser Ther. wieder zurückgegeben. Dabei entfallen die komplizierten Probleme der Spenderauswahl. Ziel der K. besteht in der Neubesiedlung des Empfängerorganismus mit Spenderblutzellen (Chimärismus). Erholung des empfängereigenen aplast. Marks wird vereinzelt beobachtet. Neben der K. hat sich die Verabfolgung von Konzentraten auto- u. allogener ↑Blutstammzellen nach myeloablativer Chemo- u. Ganzkörpertherapie bei entsprechender Ind. etabliert.

Knochenmarktyphus: Typhuserkrankung, in deren Verlauf eine akute ↑Osteomyelitis auftritt (↑Typhus abdominalis).

Knochenmarkzytologie ↑Knochenmarkbiopsie.

Knochenmatrix: Osteoid; organ Fraktion des Knochens, besteht zu 95 % aus Kollagenfasern, die in der gallertartigen sulfathaltigen Grundsubstanz (↑Mukopolysaccharide) eingebettet sind.

Knochenmazeration: **1.** Verfahren, bei welchem man die organ. Anteile des Knochens zerstört, um ein vorwiegend aus anorgan. Substanzen bestehendes reines Knochenpräparat zu erhalten. **2.** Auszug einer ↑Droge mit Wasser o. Äthanol-Wasser-Mischungen bei Zimmertemperatur. ↑Tinctura, ↑Extrakte, ↑Mazeration.

Knochenmeßbrett: Gerät für osteometr. Untersuchungen an langen Einzelknochen, bestehend aus einem Grundbrett mit an je einer Längs- u. Breitseite senkrecht befestigten Anschlagbrettern. Das Grundbrett ist mit Millimeterpapier beklebt, auf das die Knochenmeßpunkte mit Hilfe eines Winkelstücks übertragen werden.

Knochenmineralisation: Die Kalzifizierungsfront ist mit Osteoblasten ausgekleidet, die als Permeabilitätsbarriere u. als transportierende Oberfläche wirken. Initial wird Kalziumphosphat ($CaHPO_4$) gebildet, das sich in kristallinen Hydroxylapatit ($Ca_{10}(PO_4)_6(OH)_2$) umbildet. Osteoblasten u. Osteozyten akkumulieren Ca^{2+}- u. Phosphationen. Von den Osteoblasten schnüren sich die Matrixvesikel ab, die reich an Ca^{2+}-Phospholipidkomplexen sowie an alkal. Phosphatase, Pyrophosphatase u. ATPase sind. Das durch die Wirkung dieser Enzyme aus Pyrophosphat u. org. Phosphatverbindungen freigesetzte Phosphat fällt mit den an die anion. Gruppen der Phospholipide gebundenen Ca^{2+}-Ionen als Kalziumphosphat aus, das danach in den Hydroxylapatit übergeht. Wichtige Ca^{2+}-bindende Makromoleküle der Knochenmatrix sind Kollagen, polyanion. Glykosaminoglykane u. best. Phosphoproteine sowie das Osteocalcin, dessen Carboxyglutamylreste Ca^{2+}-Ionen binden. Osteocalcin wird posttranslational Vitamin-K-abhängig carboxyliert.

Knochennekrose: abgestorbener Knochen o. Teil eines Knochens, z. B. aseptische ↑Knochennekrose. Ursachen: Osteomyelitis (Sequester), embol. Gefäßverschluß (Knocheninfarkt), Röntgentiefenbestrahlung (Radioosteonekrose), chron. Traumatisierung.

Knochennekrose, aseptische: Nekrose umschriebener Skelettanteile durch lokale Ischämie, deren Ursachen vorwiegend ungeklärt sind. Betroffen ist bes. das wachsende Skelett, u. hier wiederum die Apo- u. Epiphysen, Hand- u. Fußwurzelknochen sowie Wirbelkörper. Unter best. Bedingungen können sie bis ins hohe Alter auftreten (Schenkelkopfnekrosen nach traumat. Hüftluxation; langjährige Arbeit mit Preßluftwerkzeugen, ↑Druckluftwerkzeugerkrankung). Tab. S. 1056.

Knochenplombierung: Auffüllung von Knochenhöhlen mit Spongiosa- o. Kompaktastücken, z. B. bei juvenilen Knochenzysten o. Resorptionszyste bei Pseudarthrosen des Os naviculare. ↑Matti-Plombe.

Knochenproteine, morphogenetische: eine aus Knochen isolierte Gruppe von 3 Proteinen, die die Knochenbildung auf versch. Stufen fördern u. ihre Wirksamkeit von der Knorpelbildung bis zur vollständigen Ausbildung des Knochens entfalten.

Knochenpunkte, tastbare: Gesamtheit der Knochen, die man durch die Haut des Menschen tasten kann (z. B. Sternum, Rippen, Klavikula). Sie sind der unmittelbaren ärztl. Untersuchung durch Palpation zugängl., im Ggs. zu anderen Skeletteilen, welche verborgen in der Tiefe des Körpers liegen (z. B. Femurkopf, Wirbelkörper). Abb. S. 1056.

Knochenregeneration: Die Neubildung u. der Aufbau von Knochengewebe gehen vom Periost u. Endost durch Osteoblasten vor sich u. nicht vom Knochengewebe selbst aus. Deshalb ist bei Resektion kranker Knochen die Knochenhaut möglichst zu schonen. Ein abgetrenntes Perioststück vermag nach seiner Transplantation eine entsprechende Knochenanlage zu erzeugen.

Aseptische Knochennekrosen (Auswahl)

Lokalisation	Bezeichnung nach Erstbeschreibern
Wirbelkörper	Calvé-Wirbel
Synchondrosis ischiopubica	Neck-Erkrankung
Femurkopf u. -hals	Perthes-Legg-Calvé-Erkrankung
medialer Femurkondylus	Morbus Ahlbäck
Patella	Larsen-Johansson-Syndrom
Tibiakopf	Blount-Syndrom
Kalkaneusapophyse	Haglund-Exostose
Os naviculare pedis	Köhler-Erkrankung, Müller-Weiss-Krankheit
Capitulum humeri	Panner-Erkrankung
Wirbelkörpergrund u. -deckplatten	
Wirbelkörperrandleisten	
Tuberositas tibiae	Osgood-Schlatter-Erkrankung
Metatarsalköpfchen II u. III	Freiberg-Köhler-Erkrankung (II)
Basis des Großzehengrundgliedes	Thiemann-Erkrankung
Osteochondrosis dissecans	
Os lunatum	Kienböck-Erkrankung
Epiphyse der Talusrolle	Mouchet-Syndrom

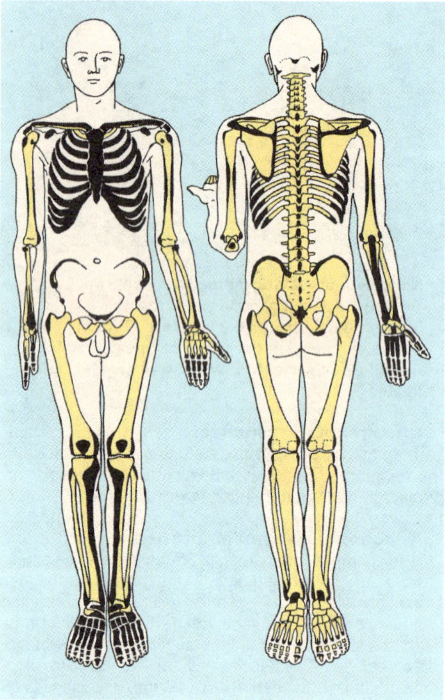

Tastbare Knochenpunkte.
links: von vorn; rechts: von hinten

Knochenreifung: Skelettentwicklung, erkennbar an Zahl, Größe u. Form der ↑Knochenkerne sowie am erfolgten Schluß der Epiphysenfuge.

Knochenresorption: Knochenabbau durch Knochenfreßzellen (↑Osteoklasten) an der Oberfläche bzw. osteolyt. Osteozyten im Inneren.

Knochenresorptionsrate: Knochenabbaurate; prozentualer Anteil der endostalen Knochenoberfläche mit Resorptionszeichen, in der Mikroradiographie gebräuchl.

Knochensalze: In den anorgan. Verbindungen der Knochenhartsubstanz kann Kalzium durch Blei, Zink, Strontium, Radium u. a. Metalle ersetzt werden. Für das Phosphat können Karbonate, Sulfate, Arsenate u. a. entsprechende Gruppen treten; die OH-Gruppen sind schließl. durch Fluor u. Chlor ersetzbar. Außer diesen Hydroxylapatiten kommen in geringerer Menge vor: Octakalziumphosphatkarbonat u. Octakalziumphosphat.

Knochensarkom ↑Osteosarkom.

Knochensequester: aus seinem Verband herausgelöstes nekrot. Knochenstück bei Osteomyelitis. Wird entweder abgestoßen o. in eine sklerot. Kapsel eingemauert: ↑Totenlade.

Knochenspaltungsrate: Maß des Abbaus von Apatitkristallen, mit stabilen Isotopen wie ^{45}Ca meßbar.

Knochenspan: körpereigenes o. körperfremdes Knochenstück zur ther. Anlagerung o. Einlagerung im Knochen. ↑Gewebebank.

Knochenstruktur: Es gibt zwei Anteile: 1. fester Knochen (Os compactum); 2. Bälkchenknochen (Os spongiosum). Beide sind Lamellenknochen. Lokalisation: Os compactum liegt als Außenwand der Diaphyse von Röhrenknochen vor, Os spongiosum als Bälkchen (Trabecula ossea), die in die Markhöhle (Cavitas medullaris) hineinreichen bzw. den Hauptteil der Epiphyse, Metaphyse sowie der kurzen Knochen bilden. Im Os compactum treten als besondere Strukturen die ↑Havers-Systeme (Osteonum) auf: konzentr. Lamellen, die um den ↑Havers-Kanal (Canalis centralis) angeordnet sind. Zwischen den Osteonen liegen interstitielle o. Schaltlamellen, nach außen u. innen hat das Os compactum die äußere bzw. innere Generallamelle u. ist außen von der Knochenhaut (↑Periost) u. innen vom ↑Endost begrenzt. Im Zentralkanal jedes Osteons liegt das Havers-Gefäß, benachbarte Osteone haben Gefäßverbindungen über perforierende Kanäle, Verbindungen durch die Generallamellen hindurch nach innen u. außen heißen Volkmann-Kanäle. Abb.

Knochensyphilis: die im Gefolge einer ↑Syphilis auftretende spezif. entzündl. Knochenerkrankung; beim Erwachsenen: Erscheinungsform der tertiären Syphilis, Vorkommen als ossifizierende Periostitis; flächenhafte o. umschriebene Knochenverdickung, bes. der hautnahen Röhrenknochen (Tibia, Ulna, Klavikula); als gummöse K. mit umschriebener Knochenzerstörung, Abstoßung von Sequestern u. Knochenneubildung, bes. häufig am Schädel (Scheitel- u. Stirnbein). Beim Säugling: als angeborene Syphilis unter dem Bild der Osteochondritis syphilitica

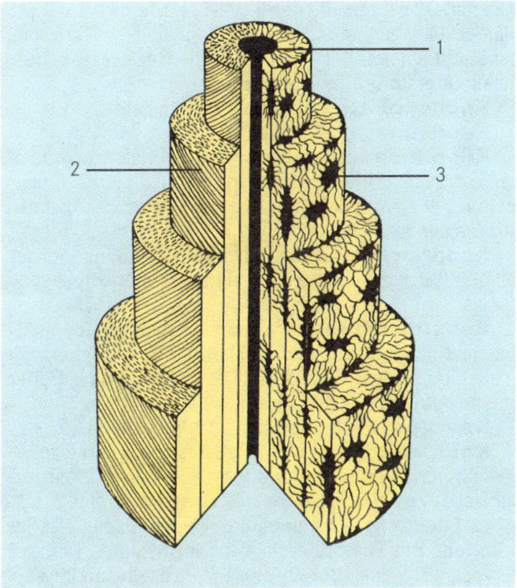

Knochenstruktur. Schematische Darstellung des Havers-Systems
1: Havers-Kanal; 2: Havers-Lamellen mit Verlauf der Kollagenfasern; 3: Osteozyten

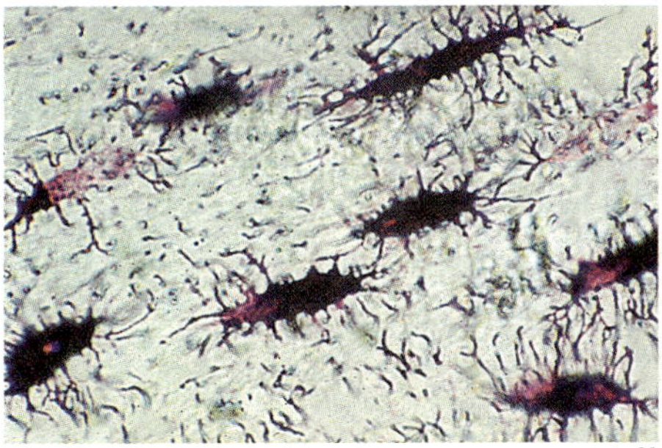

Knochenzellen. Knochenschnitt, Fuchsinfärbung; Flache K. mit zahlreichen Zellfortsätzen

mit Störung des Verknöcherungsvorgangs im Bereich der Epiphysenlinien.

Knochentransplantat: Knochengewebe, das ohne Weichteilverbindung an eine andere Stelle verpflanzt wird. ↑Spongiosaplastik.

Knochentransplantation: Operationsmethoden zum Einfügen von frei übertragenen Knochenstückchen aus Beckenkamm, Rippe, Tibia, Fibula in Knochendefekte nach Unfall, Osteomyelitis, Tumorentfernung o. Pseudarthrosenbildung als autogene Transplantate, allogene Transplantate, die durch versch. Verfahren konserviert wurden, o. xenogene Transplantate (↑Kieler Knochenspan). Zunehmend findet auch die autologe vaskularisierte K., z. B. der Fibula, Verwendung.

Knochentuberkulose: durch hämatogene Aussaat von Tuberkelbakterien entstandene Entzündung des Knochengewebes, Übergriff auf Knochenhaut u. Gelenke mögl. Typ. postprim. isolierte Organtuberkulose. Es können alle Knochenabschnitte betroffen sein, bevorzugte Lokalisation: Wirbel, lange Röhrenknochen, Hand- u. Fußwurzelknochen. Granulierende K. (Caries sicca) führt zur allmähl. Zerstörung des Knochens, die verkäsende K. zu Fisteln u. kalten Abszessen (Senkungsabszeß). Im Röntgenbild je nach Art der Entzündung Destruktion o. Auftreibung. Diagn. schwierig zu stellen, oft erst nach Biopsie. Die K. erfordert eine Langzeitbehandlung in Form von Ruhigstellung u. tuberkulostat. Ther., operative Unterstützung (Ausräumung, Resektion) oft als unterstützende Maßnahme notwendig.

Knochentumoren: alle in knöchernen Geweben vorkommenden Geschwülste, z. T. jedoch auch für knochengewebebildende Gewächse gebraucht. Prim. K. entwickeln sich aus den in den Knochen vorkommenden Gewebearten, sek. K. sind Metastasen.

Knochen, überzählige ↑Ossa accessoria.

Knochenumbau: Remodeling; Ersatz des desmal u. chondral entstandenen Faserknochengewebes in lamelläres Knochengewebe sowie der zeitlebens bestehende altersgemäße Strukturwandel des Knochens, auch der pathol. K. durch unterschiedl. pathogene Faktoren. Der quantifizierte Prozeß ist der Knochenumsatz. Durch Aktivierung der Resorption bzw. der Osteoklasten, durch Botenstoffe von Osteoblasten erfolgt Lysierung kleiner Knochenareale durch Osteoklasten u. Ausbildung Howship-Lakunen, zugleich Abgabe von Aktivierungssignalen an Osteoblasten, Auffüllung des Defekts mit Osteoid durch aktivierte Osteoblasten, Mineralisierung des neugebildeten Knochens (unverkalktes Osteoid) bei ausreichendem Angebot von Kalzium- u. Phosphationen. Auf den zellulären Dialog von Osteoblasten u. Osteoklasten nehmen außer dem Kopplungsfaktor u. Hormonen (Parathormon, Östrogene, Vitamin-D-Hormon, Kortikosteroide, Calcitonin u. a.) eine Vielzahl weiterer Substanzen Einfluß.

Knochenumbau, funktioneller: nur der durch funktionelle Ursachen induzierte K. Ursächl. zwischen Körpergewicht, Schwerkraft sowie Bewegung. Wesentl. Änderungen dieser Faktoren bedingen einen f. K. Der f. K. ist dabei die Summe von Ab- u. Anbau. An Biegungen erfolgt der Abbau stets auf der konvexen Seite, der Anbau auf der Konkavseite. Fehlbeanspruchungen ändern auch die Trabekelstruktur.

Knochenwachstumszentren: nach Baume die im Knorpelgewebe auftretenden Verknöcherungen vor ihrem röntg. Erscheinen.

Knochenwachstumszone: nach Baume Orte desmaler Knochenbildung.

Knochenzellen: Osteozyten; in Knochenhöhlen (Lacunae osseae) gelegene, flache Zellen mit zahlreichen verzweigten Zellfortsätzen, die in kleinen Kanälchen liegen (Canaliculi ossei). Abb.

Knochenzement: Zwei-Komponenten-Kunstharzzement, der nach Mischen beider Komponenten durch Polymerisation in wenigen Minuten unter Wärmeabgabe erhärtet. Anwendung: Fixierung von Gelenkendoprothesen im Knochen. Stabilisierung von pathol. Knochenbrüchen vorwiegend bei Metastasen.

Knochenzyste: Hohlraumbildung im Knochen, der dadurch aufgetrieben werden kann. Abb. S. 1058.

Knochenzyste, aneurysmatische: geschwulstähnl. makrosk. u. röntg. zyst. Knochenläsion, prim. a. K.

K

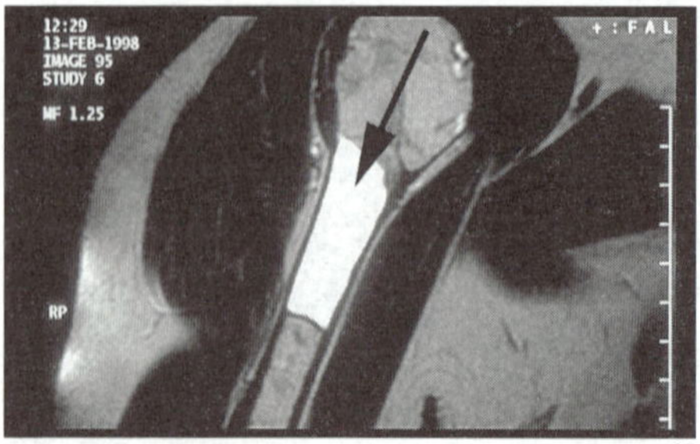

35

Knochenzyste. Einfache (nicht gekammerte) Zyste (Pfeil) im rechten Humerus einer 55jährigen Patientin, Kernspintomographie

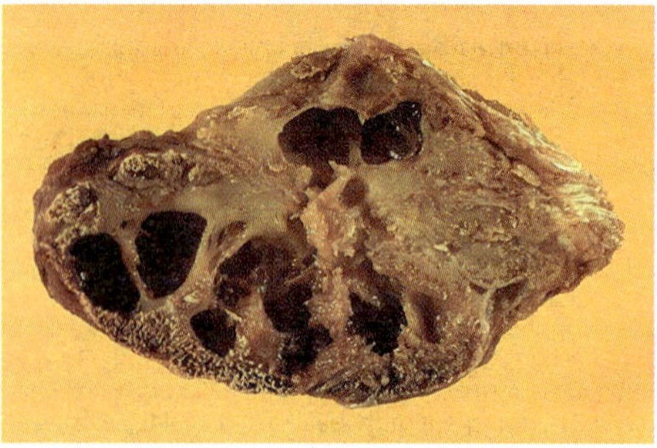

9

Aneurysmatische Knochenzyste im proximalen Ende der Fibula

zeigen keine vorbestehende Knochenkrankheit. Sek. a. K. entstehen auf dem Boden pathol. Prozesse. Klin. leichte Schmerzen, gelegentl. Schwellung u. pathol. Frakturen. Röntg. zentrale Formen u. periphere, die einen Knochenabschnitt aneurysmat. aussacken. Histol. mit Blut o. blutartiger Flüssigkeit gefüllte Räume ohne Gefäßcharakteristika, dazwischen bindegewebige Septen mit z. T. viel Riesenzellen, Rundzellen, evtl. Knorpel- u. Knochenbildung. Vorwiegend im 1. u. 2. Lebensjahrzehnt metaphysär in den langen Röhrenknochen auftretend. Röntg. können als zyst. Knochenläsionen außerdem imponieren: Riesenzelltumor, benignes Chondroblastom (Codman), fibröse Dysplasie (Jaffé-Lichtenstein), nicht ossifizierendes Knochenfibrom, Chondromyxoidfibrom, u. U. auch osteogene Sarkome u. Knochenmetastasen. Abb.

Knochenzyste, jugendliche solitäre: ausschließl. im Kindes- o. Jugendalter, meist bei Jungen auftretende Zyste in den Metaphysen langer Röhrenknochen (meist proximal): Humerus, Femur, Tibia. Die Zyste enthält seröse o. blutige Flüssigkeit u. Riesenzellen, treibt die verdünnte Kompakta kolbig auf, wird oft erst durch Spontanfraktur entdeckt.

Knock-out-Zustand ⟨*engl*⟩: Bewegungslosigkeit nach Gifteinwirkung; u. a. in der Insektizidprüfung gebräuchl. Begriff.

Knöllchenbakterien: Bakterien der Gattung Rhizobium, die symbiont. in den Wurzeln von Leguminosen leben u. an denen sie 1–3 mm große Gewebewucherungen (Knöllchen) hervorrufen. K. fixieren mittels Leghämoglobin molekularen Stickstoff u. machen ihn der Pflanze zugängl., die ihrerseits den K. Nährstoffe liefert u. optimale Lebensbedingungen bietet. Im Stickstoffkreislauf der Natur spielen K. bei der Anreicherung organ. gebundenen Stickstoffs eine große Rolle.

Knollenblätterpilz ↑ Amanita phalloides.

Knollennase ↑ Rhinophym.

Knopflochdeformität: charakterist. Deformität der Finger bei ↑ Rheumatoidarthritis mit fixierter Beugestellung der proximalen u. Hyperextension der distalen Interphalangealgelenke.

Knopflochluxation: Luxation eines Fingermittelgelenks durch die längsgespaltene Streckaponeurose nach dorsal.

Knopflochstenose: knopflochartige Einengung der Herzklappenlichtung durch narbige Schrumpfung der Schließungsränder bei chron. fibroplast. Endokarditis, bes. an der Mitralklappe.

Knorksen ↑ Stöhnen, exspiratorisches.

Knorpeldegeneration: regressive Knorpelgewebeveränderungen, wie Verfettung von Zellen u. Grundsubstanz, Verkalkung, degenerative Atrophie, Ödem, mukoide Entartung, albuminoidkörnige Entartung, fasrige Entartung mit Faserdemaskierung im hyalinen Knorpelgewebe, ↑ Degeneratio asbestosa, Weichselbaum-Lückenbildung. Bei K. an Gelenken entstehen konsekutive Veränderungen an der Synovialis (Fibrose) u. am Knochen (Spongiosklerose).

Knorpel, elastischer ↑ Knorpelgewebe.

Knorpelgeschwulst ↑ Chondrom.

Knorpelgewebe: Textus cartilagineus, halbfestes Stützgewebe. **Bestandteile**: 1. Zellen (Chondrocyti), 2. Interzellularsubstanz (Matrix cartilaginea), a) Grundsubstanz (Substantia fundamentalis), b) Fasern (Fibra matricis). **Arten des K.**: 1. hyaliner K. (Cartilago hyalina): druckfest, durchsichtig; Vorkommen: Luftröhre, Kehlkopf, Gelenkflächen, Rippenknorpel (Abb. 1). 2. Elast. K. (Cartilago elastica); Vorkommen: Kehldeckel, Ohrmuschel, Tuba auditiva, einige Bronchien (Abb. 2). 3. Faserknorpel, Bindegewebeknorpel (Cartilago fibrosa): druckfest; Vorkommen: Zwischenwirbelscheiben, Disci, Menisci der Gelenke (Abb. 3). **Struktur**: Chondrozyten liegen in Knorpelhöhlchen, entweder eine Zelle (Chondron) o. mehrere (Territorium bzw. Aggregatio chondrocytica). Das Höhlchen wird von einer Knorpelkapsel u. einem Knorpelhof umgeben, die beide als Matrix territorialis cellularum zum Territorium zählen. Dazwischen liegt die Interterritorialsubstanz (Matrix interterritorialis). Die Matrix enthält u. a. das zu den polyanion. Proteoglykanen zählende Chondroitinsulfat, das ↑ Metachromasie erzeugt u. die Fibrae matricis „maskiert“: Fasern u. Matrix weisen den gleichen Brechungsindex auf, sind daher opt. nicht zu differenzieren. „Demaskierung“ der Kollagenfasern, sog. „Asbestfaserung“, ist eine regressive Altersveränderung. Die o. g. Struktur trifft auf den hyalinen K. zu; beim elast. K. gibt es zusätzl. Netze aus elast. Fasern, die bei normaler Färbung auch maskiert sind, mit Elastikafärbung aber selektiv darstellbar sind; Faserknorpel hat nichtmaskierte Kollagenfasern u. nur einzelne Knorpelzellgruppen mit wenig Matrix cartilaginea. Abb. 1 bis 4.

Knorpel-Haar-Dysplasie: Fehlbildung im Bereich der knorpeligen Gewebe u. Hautanhangsgebilde (↑ Ellis-Creveld-Syndrom); häufig kombiniert mit anderen schweren Störungen an Organsystemen meso- u. ektodermalen Ursprungs wie ↑ Panmyelopathie, ↑ Immundefekt u. a.

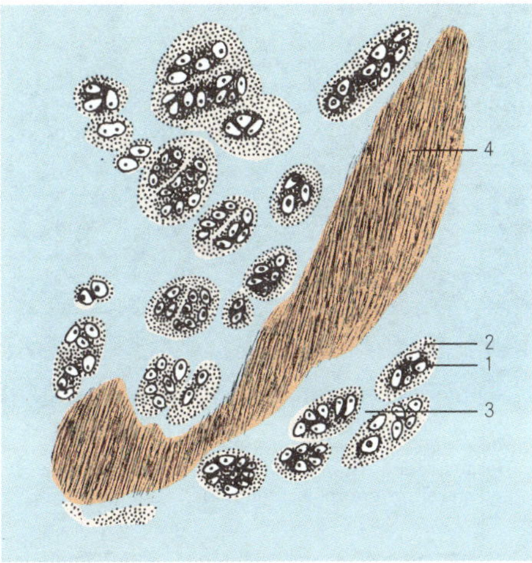

Knorpelgewebe (Abb. 1).
Hyaliner Knorpel. 1: Gruppen von Knorpelzellen mit Knorpelkapsel; 2: Knorpelhof = Chondrone o. Territorien; 3: Interterritorialsubstanz; 4: Demaskierung von Kollagenfibrillen, Asbestfaserung

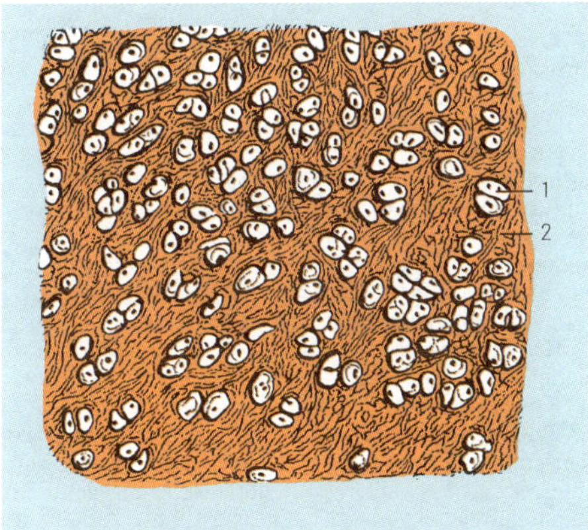

Knorpelgewebe (Abb. 2). Elastischer Knorpel
1: Knorpelzellgruppen; 2: elastische Fasern

Knorpelhaut ↑Perichondrium.

Knorpel, hyaliner ↑Knorpelgewebe.

Knorpelinduktor, embryonaler: aus der ↑Chorda dorsalis isolierter Komplex, der in vitro Knorpeldifferenzierung induziert.

Knorpelinseln: Knochengewebeeinschlüsse aus zellhaltigem Knorpelgewebe, Reste des ursprüngl. Knorpelskeletts u. periostal neugebildetes Gewebe. Beim Menschen selten.

Knorpelkalklinie: Rest der präparator. Verkalkungszone enchondral verknöchernden Knorpels, mikrosk. feine kalkhaltige, in Hämatoxylin-Eosin-Färbung dunkelblaue Linie im Gelenkknorpel, wellenförmig parallel zur subchondralen Knochenschicht verlaufend.

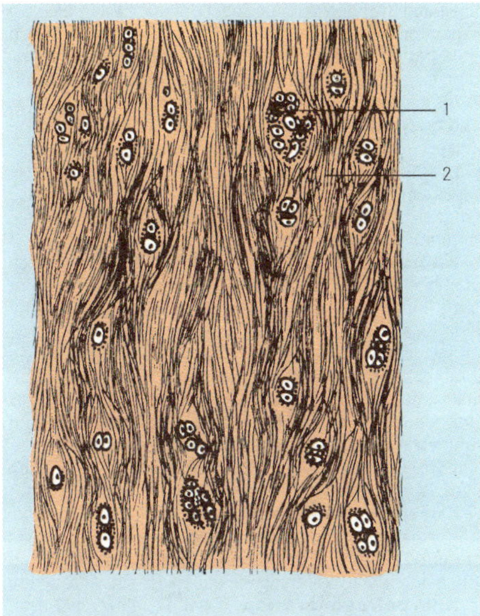

Knorpelgewebe (Abb. 3). Faserknorpel
1: Gruppen von Knorpelzellen; 2: kollagene Fasern

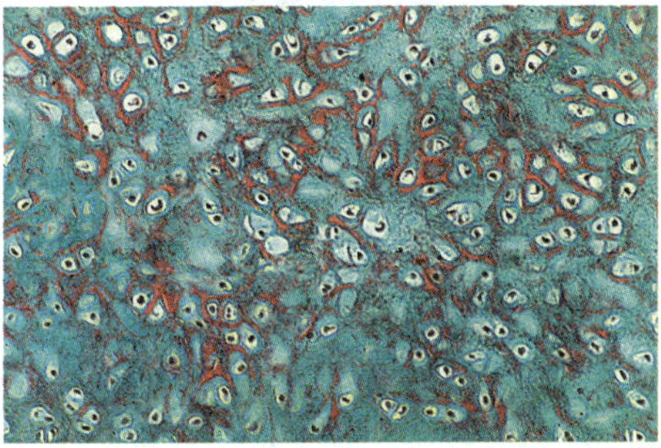

30

Knorpelgewebe (Abb. 4). Histologischer Schnitt durch die Epiglottis, Elastika-Goldner-Färbung; zellreicher elastischer Knorpel, Zellen in Einzelhöhlen, elastische Fasern (braunrot)

Knorpel-Knochen-Grenze: Längenwachstum des Knochens geht von hier aus (enchondrale Ossifikation). Der Knorpel (Epiphysenknorpel) zeigt histol. charakterist. Zonen: ruhender Knorpel, Knorpelwucherungszone, Zone des Säulen- bzw. großblasigen Knorpels, präparator. Verkalkungszone, Eröffnungszone, prim. u. sek. Spongiosa. Bei Rachitis mangelhafte Ausbildung der K. durch Verbreiterung der Knorpelwucherungs- u. Säulenknorpelzone (rachit. Rosenkranz der Rippen); bei der Osteochondritis syphilitica Verzögerung der enchondralen Ossifikation, dadurch werden die einzelnen Zonen auseinandergezogen („Gummibandphänomen"); bes. die präparator. Verkalkungszone stellt sich als gelber Streifen deutl. dar (mikrosk. „Kalkgitter"). In schweren Fällen besteht eine zusätzl. diffuse gummöse Osteomyelitis mit Übergreifen auf die Epiphysenlinie (Parrot-Lähmung).

Knorpelknötchen: intraspongiöser Bandscheibenprolaps. Eindringen von Bandscheibengewebe in die benachbarten Wirbelkörper im Wachstumsalter, das später von einer Knochenschale im Wirbelkörper abgedeckt u. so röntg. sichtbar wird, ↑Schmorl-Knorpelknötchen, pathognomon. für Scheuermann-Krankheit.

Knorpel, kondylärer: Knorpelgewebe an den Kondylen des Unterkiefers. Erfüllt Doppelfunktion: dient als artikulärer u. Wachstumsknorpel. Weist aber histochem. u. strukturell Unterschiede gegenüber der Epiphysenfuge auf. Durch seine Wachstumsleistung wird, in Kombination mit periostaler u. enostaler Wachstumsaktivität angrenzender Regionen, der aufsteigende Ast des Unterkiefers nach hinten u. oben verlängert. Entgegen früheren Ansichten ist er weder das den ganzen Unterkiefer beeinflussende Wachstumszentrum noch der alleinige „Schrittmacher" der Unterkieferverlagerung.

Knorpelneubildung: Die Neubildung von Knochen geschieht 1. appositionell durch Chondroblasten des Stratum chondrogeneticum im ↑Perichondrium, 2. interstitiell durch Matrixbildung u. Teilung der Chondrozyten.

Knorpelregeneration: nach Defekten periostal neugebildetes Knorpelgewebe. Die reifen Chondrozyten besitzen keine Regenerationspotenz.

Knorpelterritorien: Einheit aus Knorpelkapsel, Knorpelhof u. isogener Knorpelzellgruppe.

Knorpeltransplantation: Knorpelgewebeverpflanzung. Nur autogenes Material überlebt vollständig, allogenes Material kann überleben, doch wird die Grundsubstanz durch ein Fasergewebe ersetzt. Anwendung in der plast. Gesichtschirurgie, zum Teil- o. Totalersatz von Gelenken, zum Ersatz von Knorpeldefekten großer Gelenke.

Knorpelverfettung: pathol. Fettablagerung im Knorpelgewebe, ist vom physiol. Fettgehalt abzugrenzen. Die K. erfaßt Zellkern u./o. Zytoplasma u. Grundsubstanz.

Knorpelwachstum: embryonale u. postembryonale Knorpelgewebeentwicklung. Die Entwicklung des ↑Knorpelgewebes verläuft embryonal in drei Stadien. Bei der Entwicklung des hyalinen Knorpelgewebes werden kollagene Fasern produziert u. in die Grundsubstanz eingelagert, beim elast. Knorpel elast. Fasern. Faserknorpelgewebe entwickelt sich bindegewebeähnl. Das embryonale Wachstum erfolgt durch Zellteilung u. Faser- sowie Grundsubstanzproduktion, postembryonal sind die Knorpelzellen nur zur Bildung interzellulärer Substanz fähig (interstitielles o. intussuszeptionelles Wachstum). Nur vom Perichondrium ist postembryonal eine Regeneration mögl. (appositionelles Wachstum). Abb.

Knorpelwachstumsarten: das mitot. appositionelle u. intussuszeptionelle (interstitielle) Knorpelwachstum.

Knorpelzellen ↑Chondrozyten.

Knorr-Topf: Anaerostat. Zur Züchtung anaerober Bakterien wird durch Auspumpen der Luft aus einem luftdicht verschließbaren Gefäß ein Vakuum erzeugt.

Knospung ↑Virusreplikationszyklus.

Knötchen ↑Papula.

Knötchenflechte ↑Lichen ruber planus.

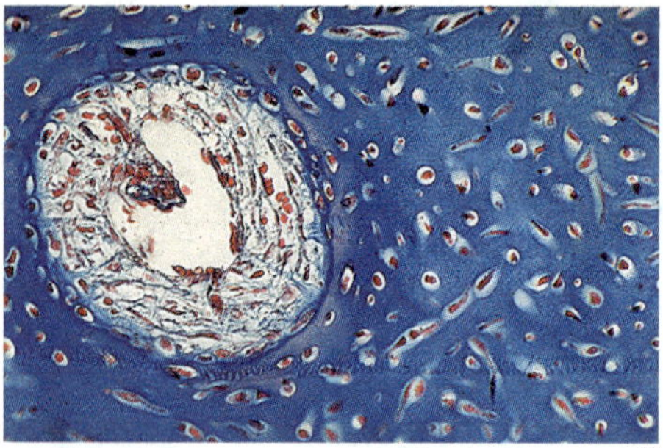

30

Knorpelwachstum. Histologischer Schnitt durch embryonalen Knorpel, Azanfärbung; die Zellen sind noch fibrozytenähnlich, der Knorpel weist Inseln mit Blutgefäßen auf (ausgereifter Knorpel ist gefäßlos).

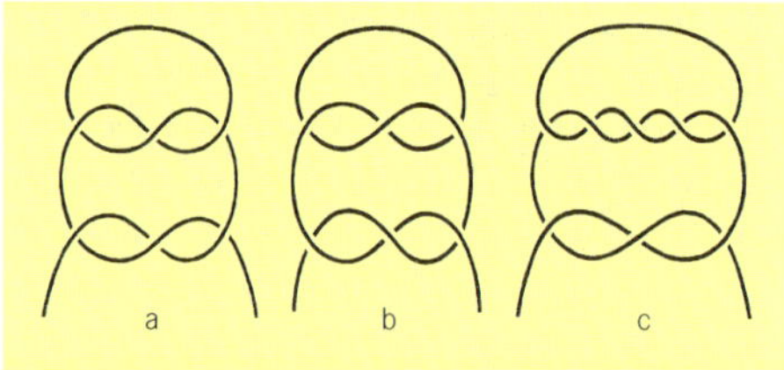

Knoten
a: Weiberknoten; b: Schifferknoten;
c: chirurgischer Knoten

Knoten: Verknüpfung der Enden des Nahtmaterials nach chir. ↑Naht. Am häufigsten angewendete Techniken sind der chir. Knoten (c), der Schifferknoten (b) u. der Weiberknoten (a). Abb.

Knoten, juxtaartikuläre: fibröse Knoten in Gelenknähe, bevorzugt Ellenbogen; Vorkommen bei Akrodermatitis chronica atrophicans, Spätsyphilis, Frambösie.

Knoten, kalter: Adenom der Schilddrüse ohne hormonelle Aktivität (= malignitätsverdächtig).

Knotenpunkte ↑Kardinalpunkte, optische.

Knotenrhythmus: AV-Knoten besitzt Schrittmacherfunktion u. erregt die Ventrikel regelrecht, die Vorhöfe retrograd. 1. Oberer K.: Vorhoferregung geht der Kammererregung voraus. 2. Mittlerer K.: die Vorhoferregung erfolgt simultan mit der Kammererregung. 3. Unterer K.: Vorhoferregung folgt der Kammererregung nach. Diagn. u. Differenzierung durch EKG mögl.

Knotenstruma: Schilddrüsenvergrößerung mit uni- o. multilokulären mikro- o. makronodulären Anteilen, die sich bei Palpation in ihrer Konsistenz weich, prall, derbzyst. deutl. von ihrer Umgebung, dem gesunden o. diffus vergrößerten Schilddrüsengewebe, abgrenzen lassen. Häufig auch nur durch eine Sonographie erkennbar. Bei einer K. muß eine Abklärung über Art des Knotens eine Schilddrüsenszintigraphie erfolgen. Man unterscheidet: szintigraph. kalter Knoten: Zyste, Blutungen, hormonell inaktives, regressiv o. degenerativ verändertes Gewebe; szintigraph. warmer Knoten: Adenome (↑Schilddrüsenadenom) hormonell aktives Gewebe; szintigraph.

heißer Knoten: meist autonome Adenome. Bedeutungsvoll sind die kalten Knoten, hier muß durch ↑Feinnadelpunktion Malignität ausgeschlossen werden, ggf. operative Entfernung erforderl.

Knoten, subkutane ↑Granulom, rheumatoides.

Knuckle pads ⟨*engl*⟩ *n Pl*: Knöchelpolster; gutartige bindegewebige Wucherungen über den kleinen Fingergelenken auf der Streckseite; den oberflächl. ↑Fibromatosen zuzuordnen.

Koagulasen ⟨*lat*⟩ *f Pl*: Enzyme, die in der Lage sind, eine Koagulation (Gerinnung) herbeizuführen, z. B. Lab- u. Fibrinferment.

Koagulation ⟨*lat*⟩ *f*: Gerinnung. 1. Übergang von Proteinlösungen in einen Gelzustand durch Änderung der Proteinstruktur u. damit verbunden der Löslichkeit. Die K. kann durch Erhitzen o. durch Änderung des pH-Wertes der Lösungen u. durch proteolyt. Enzyme hervorgerufen werden (↑Milchgerinnung, ↑Blutgerinnung). 2. Übergang kolloidal verteilter Stoffe aus dem Sol- in den Gelzustand (↑Kolloide). Als Methode zur Zerstörung von Gewebe mit Hilfe eingeführter Elektroden verwendet. ↑Elektrokoagulation, ↑Stereotaxie.

Koagulationsnekrose: Gerinnungsnekrose; Form der Nekrose, die auf Denaturation des Gewebeeiweißes beruht, z. B. im anäm. Infarkt u. nach Säureverätzungen von Haut u. Schleimhäuten.

Koagulationsthrombus ↑Thrombus.

Koagulationsvitamin ↑Vitamin K.

Koagulopathie ⟨*lat*⟩ *f*: Störung der plasmat. ↑Blutgerinnung u. ↑Fibrinolyse. Bei K. besteht eine Neigung zu flächenhaften Blutungen im Bereich der Haut (Hämatome, Suffusionen) sowie zu Gelenkblutungen. Im Mittelpunkt der Pathogenese steht eine gestörte Fibrinbildung bzw. eine vorzeitige Auflösung des zunächst gebildeten Fibringerinnsels.

Koagulum ⟨*lat*⟩ *n*: Gerinnsel; Endprodukt des Gerinnungsvorgangs, wobei Thrombozyten u. Fibringeflecht sich zum Gerinnsel (↑Thrombus) verfestigen.

Koaktivierung: ***Physiol.:*** Versetzung zweier o. mehrerer Vorgänge in ihren aktivierten Zustand. In der Neurophysiologie der Bewegungssteuerung ist die K. die gleichzeitige Erregung von motor. Nervenzellen des Alpha- u. des Gammatyps (↑Gammasystem) durch Einflüsse aus der Großhirnrinde u. subkortikalen motor. Zentren beim Vollzug von Willkürbewegungen. ↑Alpha-Gamma-Koaktivierung.

Koarktation ⟨*lat*⟩ *f*: Coarctatio; Einengung des Aortenbogens. ↑Aortenisthmusstenose (Coarctatio aortae).

Koaxialtechnik: in der ↑Interventionsradiologie angewandtes Verfahren, bei dem über einen in das Gefäßsystem eingebrachten Führungskatheter Mikrokatheter durch das Katheterlumen in kleine Gefäße zur Ther. z. B. perkutane transvasale ↑Embolisation eingeführt werden. Hauptanwendungsgebiet ist der Verschluß von Tumorgefäßen im Kopf- u. Halsbereich.

Koazervat ⟨*lat*⟩ *n*: Modell einer hypothet. Entwicklungsstufe bei der Entstehung des Lebens. Es handelt sich um kolloidal strukturierte Makromoleküle, die durch eine Hydratationshülle gegenüber der Umwelt abgegrenzt sind u. in denen stoffwechselähnl. Prozesse ablaufen können.

Kobalamin ↑Vitamin B_{12}.

Kobalt: Cobalt, chem. Symbol Co; Ordnungszahl 27; relative Atommasse 58,93; stahlgraues, magnet. Metall; Schmelzpunkt 1 490 °C. K. ist in seinen Verbindungen zwei- u. (bes. in ↑Komplexen) dreiwertig. Weit verbreitetes ↑Spurenelement; Zentralion im Corrin-Ringsystem des ↑Vitamin B_{12}. K. ist ein essentieller Cofaktor einiger Enzyme (Arginase, Peptidasen, Pyrophosphatasen). K. ist wichtiger Bestandteil zahnärztl. Legierungen für ↑Modellguß.

Kobaltdesferrioxamin: Antidot bei Cyanidvergiftungen, ↑Kobalt-EDTA.

Kobalt-EDTA: Antidot der Cyanidvergiftungen (↑Blausäurevergiftung).

Kobalt-60-Gerät: Bestrahlungsgerät der Strahlentherapie mit Co^{60} als Strahlenquelle. Telegamma-Therapieeinrichtung.

Kobalttherapie: Kobaltionen üben eine stimulierende Wirkung auf die Erythrozytopoese aus. Wahrscheinl. kommt diese Stimulation unter Mitwirkung von ↑Erythropoetin zustande. In Kombinationspräparaten (meist mit Eisen) wird Kobalt in einer Dosierung von 2–10 mg tgl. oral o. parenteral zur Behandlung von Infekt- u. Tumoranämien eingesetzt. Die Wirksamkeit ist äußerst begrenzt. Höhere Kobaltdosen haben tox. Wirkungen.

Kober-Test: Methode, um östrogene Stoffe mit Hilfe einer Farbreaktion zu bestimmen.

Köbner-Phänomen ↑Reizeffekt, isomorpher.

Kobragift: Gifte der Kobraschlangen, z. B. Naja nigricollis, Naja naja, Naja tripudians, Neurotoxin mit analget. u. curareähnl. Wirkung.

Koch, Heinrich Hermann Robert (1843–1910), dt. Arzt u. Bakt., Schüler von Friedrich Gustav Jakob Henle, zunächst Kreisarzt in Posen, später Mitglied des Kaiserlichen Deutschen Gesundheitsamtes, Prof. für Hyg. u. zuletzt Direktor des Instituts für Infektionskrankheiten in Berlin. K. hat mit seiner 1876 veröffentlichten Arbeit „Die Ätiologie der Milzbrand-Krankheit, begründet auf die Entwicklungsgeschichte des Bacillus anthracis", in der erstmals die Ätiol. einer Infektionskrankheit lückenlos dargestellt u. bewiesen wurde, die Bakt. begründet. Durch die einwandfreie Isolierung des Erregers, wozu die von Ferdinand Cohn (1828–1898) entwickelte Anwendung fester Nährböden die Voraussetzung geschaffen hatte, konnte K. die Konstanz des Erregers für den Milzbrandbazillus einwandfrei nachweisen. Nach den in seiner Wollsteiner Landpraxis erzielten Ergebnissen erlernte K. u. a. bei dem Pathol. Julius Cohnheim in Breslau die histol. Technik. 1879 Entdeckung der Erreger von Wundinfektionen, wodurch die Theorien des engl. Chir. Joseph Lister u. die Lehre des ungar. Arztes Ignaz Philipp Semmelweis Bestätigung u. Erklärung fanden. Nach seiner Berufung in das Kaiserliche Deutsche Gesundheitsamt widmete sich K. der Erforschung der Tuberkulose. Auf der Sitzung der Berliner Physiologischen Gesellschaft am 24. 3. 1882 gab er seine Entdeckung des „Tuberkulosebazillus" bekannt. Reisen nach Asien u. Afrika erbrachten die Isolierung des Choleraerregers (1883) sowie eine Anzahl von Arbeiten über Pest, Malaria u. Schlafkrankheit. 1885 übernahm K. den neugeschaffenen Lehrstuhl für Hyg. an der Berliner Universität. Wenige Jahre danach wechselte er an das Institut für Infektionskrankheiten (heute Robert-Koch-Institut) über. 1905 erhielt K. den Nobelpreis für Med./Physiol. „für seine Untersuchungen und Entdeckungen auf dem Gebiet der Tuberkulose".

Koch-Bazillus (nach H. H. Robert K.) ↑Mycobacterium tuberculosis.

Kocher, Emil Theodor (1841–1917), Chir., Bern. Begründer der Kropfchirurgie. 1909 Nobelpreis für Med./Physiol. „für seine Arbeit über Physiologie, Pathologie und Chirurgie der Schilddrüse". K. entwickelte die Kocher-Klemme u. andere chir. Instrumente.

Kocher-Klemme (nach Emil. T. K.): ↑Gefäßklemmen.

Kocher-Kragenschnitt (nach Emil T. K.): bogenförmige Schnittführung an der Vorderseite des Halses zur Freilegung der Schilddrüse.

Koch-Grundversuch: von Koch 1890 festgestelltes Phänomen, nach dem Meerschweinchen, die eine Erstinfektion mit Tuberkulosebakterien überlebt haben, bei einer erneuten, durch subkutane Injektion erzeugten Zweitinfektion auf diese nur mit einer lokalisierten, nicht aber erneuten generalisierten Tbc reagieren. Diese Fähigkeit der Tiere ist Ausdruck einer erworbenen Infektionsimmunität. Aus dem K. wurden grundlegende Erkenntnisse der Tbc-Immunitätsforschung abgeleitet. ↑Tuberkuloseschutzimpfung.

Koch-Krankheit (nach H. H. Robert K.): heute wenig gebräuchl. Bez. für die ↑Tuberkulose.

Kochlea ⟨*gr*⟩ *f*: Schnecke; Innenohrteil (Labyrinthus cochlearis) des Gehörgleichgewichtsorgans (Organum vestibulocochleare). Die K. wird von einem schneckenartig gewundenen, knöchernen Kanal (Canalis spiralis cochleae) gebildet (Abb. 1 u. 2). Ein von dessen Mittelachse (Modiolus) nach lateral gerichteter Knochenkamm (Lamina spiralis ossea), ergänzt durch die bindegewebige Basilarmembran (Lamina basilaris) u. die laterale Crista spiralis, trennt den Kanal in eine obere (Scala vestibuli) u. eine untere (Scala tympani) Treppe. Beide Scalae enthalten Perilymphe u. kommunizieren an der Schneckenspitze (Cupula) im Helikotrema. Von der Scala vestibuli wird durch die Reissner-Membran der Schneckengang (Ductus cochlearis) abgetrennt (Abb. 3). Er enthält Endolymphe, u. in ihm liegt auf der Basilarmembran das Corti-Organ (↑Organum spirale), das die Hörzellen enthält. Abb. 1 bis 3.

Kochleaimplantat: mikrochirurg. Implantation einer ein- o. mehrkanaligen Elektrode durch das runde Fenster in die Kochlea (Scala tympani) bei einseitig tauben Menschen zur direkten Reizung der Hörnerven o. Stimulierung der Nervenendigungen in der Schnecke. Dadurch Umwandlung akust. Signale in Geräuschempfindungen (bis zu 20 versch. Frequenzen). Keine Sprachdiskrimination, aber durch Erkennen von Rhythmus, Modulation u. Betonung der Stimme u. Hintergrundgeräuschen Kontakt mit der Umwelt, auch Wahrnehmung von Telefon, Klingel u. Motorengeräuschen, wichtige Hilfe für den Gehörlosen. Fernziel: Schaffung einer brauchbaren elektron. Hörprothese.

Kochlearisreflexe: Reflexe, die durch akust. Reize ausgelöst werden u. über die Verbindung des Nucleus cochlearis ventralis mit Hirnnervenkernen entstehen, z. B. Lidreflex, Pupillenerweiterung, Zucken des Gesichts u. der Stimmlippen, Wendung von Kopf u. Rumpf.

Kochlearisströme: im Corti-Organ registrierbare Potentialveränderungen infolge von Ionenströmen. ↑Kochlearpotential.

Kochlearpotential: Unterschied des elektr. Potentials, der sich innerhalb der Innenohrschnecke, zwischen dem Endolymphschlauch (+80 mV) u. außerhalb davon gelegener Gewebebezirke aufbaut. Quelle des Potentials ist die Stria vascularis der Kochlea. Bei Beschallung leitet

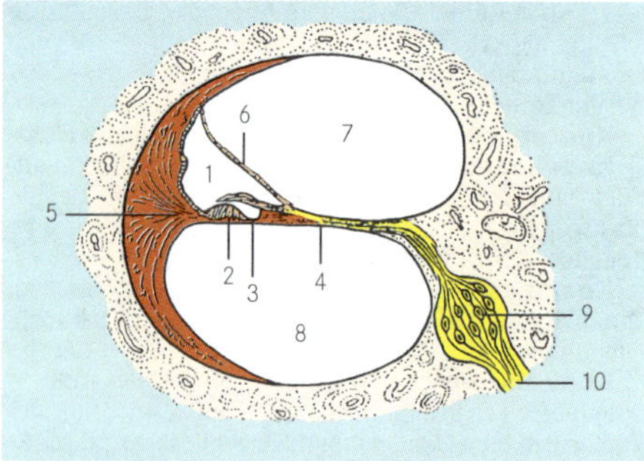

Kochlea (Abb. 1). Querschnitt durch die Schnecke
1: Ductus cochlearis; 2: Organum spirale; 3: Lamina basilaris; 4: Lamina spiralis ossea; 5: Crista spiralis; 6: Membrana vestibularis (Reissner); 7: Scala vestibuli; 8: Scala tympani; 9: Ganglion spirale; 10: Ast der Pars cochlearis des N. vestibulocochlearis

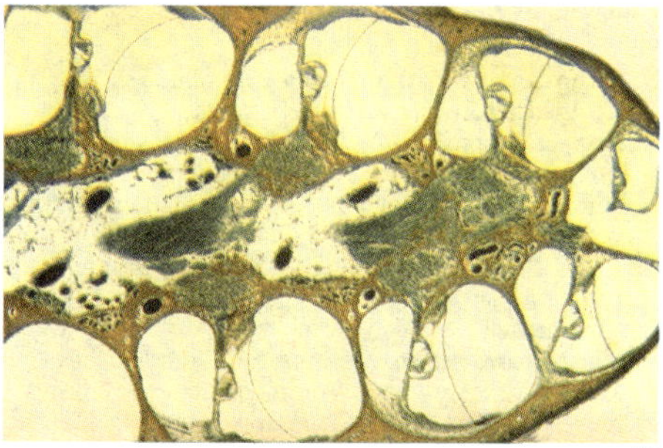

30

Kochlea (Abb. 2). Histologischer Schnitt (Übersicht), Eisenhämatoxylin-Chromotrop-Färbung; Achse (Modiolus) u. mehrfache Anschnitte des spiraligen Schneckenkanals

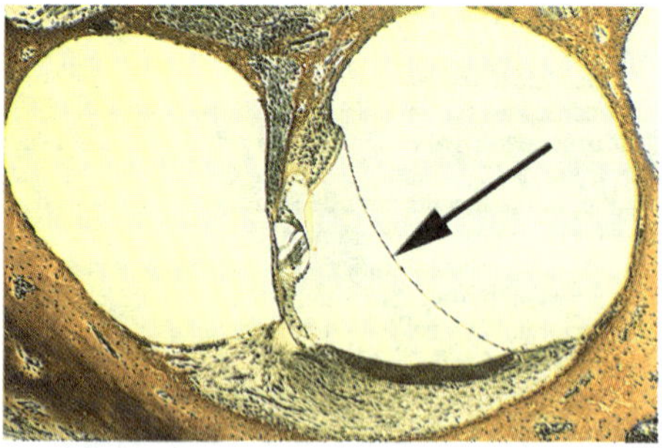

30

Kochlea (Abb. 3). Histologischer Schnitt durch den Schneckenkanal, Eisenhämatoxylin-Chromotrop-Färbung; Scala tympani (rechts), Scala vestibuli (links), davon durch die sehr dünne Reissner-Membran (Pfeil) abgetrennt der Ductus cochlearis

man zusätzl. zu diesem Dauer- o. Bestandspotential schallfrequenzgetreue Potentialschwankungen als Summe aller ↑Rezeptorpotentiale ab (z. B. mit Mikroelektroden am runden Fenster): Mikrophonpotentiale.

Kochlearreserve: vorwiegend bei ↑Otosklerose bestehende Reserve. Schalleitung u. -empfang, aus der die Leistungsgrenzen des Innenohrs u. damit die mögl. operativen Verbesserungen abgelesen werden können.

Koch-Postulate ↑Henle-Koch-Postulate.

Kochprobe: Methode zum qualitativen Nachweis von Eiweiß im Harn. Einstellung des Harns mit Natriumacetat-Puffer auf einen pH-Wert nahe dem isoelektr. Punkt der Proteine u. ↑Denaturierung durch Erhitzen. Beurteilung von Opaleszenz, Trübung, Flockung o. Niederschlag. Spezif. Protein-Nachweis.

Kochsalz: NaCl, Natriumchlorid; in großen Mengen in Meereswasser enthalten sowie als Steinsalz in Salzlagerstätten, die durch Eintrocknen von Meeren der Vorzeit entstanden sind. Farblose Kristalle mit charakterist. Aufbau (Steinsalzgitter); Schmelzpunkt: 801 °C, Löslichkeit in Wasser: 35,6 g/100 g Wasser bei 0 °C. Reines K. ist nicht ↑hygroskopisch im Ggs. zu einem mit Magnesiumsalzen verunreinigten K. K. ist chem. Syntheseausgangsstoff für zahlreiche andere Natriumverbindungen u. wird für zahlreiche Zwecke direkt verwendet (z. B. Kältemischungen, Konservierung, Würzmittel). Übermäßige Nahrungsaufnahme von K. über 10 g/d hinaus ist zu vermeiden. ↑Diätsalze, ↑Iodspeisesalz.

Kochsalzanreicherungsmethode ↑Flotationsverfahren.

Kochsalzlösung, physiologische: eine zum Blutplasma (0,310 osmol/l) isotone NaCl-Lösung; sie ist 0,9%ig an NaCl, d. h., ihre Kochsalzkonzentration ist 0,155 mmol/l.

Kochsalzwässer ↑Heilwässer, natriumhaltige.

Kochwissenschaft: Bromatik; Wissenschaftsdisziplin, die sich mit den chem. u. physikal. Veränderungen der Bestandteile von Nahrungsrohstoffen bei der küchenmäßigen Zubereitung befaßt u. diese Kenntnisse, auch unter Berücksichtigung ökonom. Gesichtspunkte, bei Lebensmittelverarbeitung u. Speisenzubereitung in Haushalts- u. Großküchen sowie in der industriellen Speisenproduktion berücksichtigt.

Kode ↑Code, genetischer.

kodominant ⟨*lat*⟩ *Adj*: Die Wirkung eines Allels ist k. mit einem anderen Allel, wenn sie sich bei Heterozygotie beide nebeneinander phänotyp. manifestieren. Für diese Allele besteht Kodominanz. Beispiel: Die Allele für die Blutgruppen A u. B verhalten sich k.

Kodon ↑Codon.

Koebner-Phänomen ↑Reizeffekt, isomorpher.

Koeffizient, olfaktorischer: Maß für die Empfindlichkeit gegenüber einem Geruchsstoff. Bez. Gasvolumen in µl, das in beide oberen Naseneingänge gleichzeitig eingebracht werden muß, damit eine spezif. Geruchsempfindung entsteht (z. B. Terpentin 10,7, Kampfer 14,9). ↑Geruchssinn.

Koelliker, Rudolf Albert (1817–1905), schweiz. Anat. ↑Faserknochen.

Koenen-Tumoren: sub- u. periunguale Fibrome bei der tuberösen ↑Hirnsklerose.

Koergismus ⟨*lat. + gr*⟩ *m*: Zusammenwirken versch. Pharmaka in einem biol. System. Kombination: ↑Wirkungsinterferenz bei gleichzeitiger Gabe; Sukzession: Wirkungsinterferenz bei aufeinanderfolgender Gabe. K. auf versch. Ebenen mögl. 1. Physikal. u./o. chem. Reaktion zwischen zwei Pharmaka. Häufig i. S. eines Antagonismus genutzt (z. B. Antidottherapie); 2. Pharmakokinet. Zusammenwirken, z. B. Resorptionsverzögerung o. Exkretionsbeschleunigung; 3. Interferenz auf Rezeptorebene; Synergismus o. Antagonismus mögl.; 4. Der Gesamteffekt einer Kombination kann bei Reaktion mit differenten aber funktionell gekoppelten Rezeptoren verändert sein (z. B. Pupillenweite, Synergismus von Adrenergika u. Cholinolytika), Antagonismus zwischen Adrenergika u. Cholinolytika. Ein überradditiver Synergismus (Potenzierung) liegt vor, wenn zum Auslösen der gleichen Wirkungsstärke die Summe der Dosen der einzelnen Stoffe kleiner ist als die äquieffektive Einzeldosis eines Stoffs; ist die Summe gleich, so liegt ein additiver Synergismus vor; ist die Summe größer, handelt es sich um Antagonismus.

Kofaktoren ↑Cofaktoren.

Koffein ⟨*arab*⟩ *n* ↑Coffein.

Kofferdam ⟨*engl*⟩ *m*: 1. Gummituch (Spanngummi), das mittels Perforation (Kofferdamlochzange) über einen zu behandelnden Zahn gezogen wird u. so diesen vom Mundmilieu isoliert (absolute Trockenlegung). 2. in der klin. Umgangssprache Bez. für die absolute Trockenlegung.

kognitiv ⟨*lat*⟩ *Adj*: erkenntnismäßig, auf die Erkenntnis bezogen. Zu den k. Funktionen zählen: Wahrnehmung, Erkennen, Vorstellen, Urteilen, Gedächtnis, Lernen u. Denken.

Kohabitarche ⟨*lat + gr*⟩ *f*: erster Geschlechtsverkehr im Leben eines Menschen. Erfolgt heute in den meisten europ. Ländern bei 50 % der Jungen u. Mädchen bis zur Mitte des 17. Lj. Gegenüber älteren Generationen zeigt sich eine Vorverlegung i. R. einer allg. ↑Akzeleration u. stärkeren Bejahung der jugendl. Sexualität. ↑Defloration, ↑Koitus.

Kohabitation ⟨*lat*⟩ *f*: Beischlaf, Durchführung des Geschlechtsverkehrs; ↑Koitus.

Kohäsion ⟨*lat*⟩ *f*: Wirkung von Anziehungskräften zwischen den Teilchen eines Gases, einer Flüssigkeit (↑Oberflächenspannung) o. eines festen Körpers (Zerteilung eines Stoffs).

Kohle, medizinische ↑Carbo medicinalis.

Kohlenbergarbeiterpneumokoniose ↑Anthrakosilikose.

Kohlendioxid: CO_2; ↑Anhydrid der Kohlensäure H_2CO_3, Produkt der Verbrennung kohlenstoffhaltiger Materialien unter Sauerstoffüberschuß. Farbloses, nicht brennbares Gas. Löslichkeit in Wasser 1 l CO_2/l bei 15 °C. Aufgrund der Bildung von Kohlensäure reagiert die wäßrige Lösung schwach sauer. K. läßt sich unter Druck leicht verflüssigen; beim Entspannen des flüssigen K. entsteht festes K. als Kohlensäureschnee (Trockeneis), ein bei −78,5 °C sublimierender, als Kälte- u. Löschmittel geeigneter Stoff. K. ist 1,5mal schwerer als Luft; in der freien Atmosphäre als Folge der Verbrennung fossiler Brennstoffe mit jährl. um etwa 1 ppm steigender Konzentration z. Z. mit 0,034 Vol.-%, in der Ausatemluft zu ~ 4 Vol.-% enthalten. Durch IR-Absorption des K. wird langfristig ein Temperaturanstieg der Erdatmosphäre erwartet. K. kann als Bestandteil von Erdgasen („schwere Wetter“) in Kohlen- u. Kalisalzbergwerken, bei Fäulnisprozessen, bei der Gärung u. im Organismus durch Oxidationsvorgänge des Stoffwechsels auftreten. Erhöhte CO_2-Konzentration im Blut führt zur Steigerung der Atemtätigkeit durch Erregung des Atemzentrums mit stechendem u. brennendem

K

Gefühl der Haut („Reithosengefühl"). Bei zunehmender CO_2-Konzentration der Atemluft kommt es zu deutl. Atemnot u. Ansteigen des Blutdrucks. 2,5 Vol.-% in der Atemluft werden noch stundenlang ohne größere Schädigung vertragen. 4–5 % können bei längerer Einatmung schon Bewußtlosigkeit hervorrufen, u. 8 % führen nach 30–60 min zu Bewußtlosigkeit u. Tod. Tödl. Arbeitsunfälle sind in Gefrierbanken u. CO_2-Vorratslagern in Heilbädern vorgekommen.

Kohlendioxid, aktives: durch Bindung an das Coenzym ↑Biotin aktiviertes Kohlendioxid, beteiligt an ↑Carboxylierungen, ↑Decarboxylierungen u. Transcarboxylierungen.

Kohlendioxiddissoziationskurve des Blutes: graph. Beziehung zwischen ↑Partialdruck des CO_2 u. der in der Volumeneinheit vorhandenen CO_2-Menge. Die Lage der Kurve ist wesentl. abhängig vom Oxygenierungsgrad des Hämoglobins.

Kohlendioxidfixierung: Vorgang in Pflanzen u. Mikroorganismen, der bei Photosynthese o. Chemosynthese mögl. ist. ↑Assimilation von Kohlendioxid.

Kohlenhydratantigene: immunogen wirkende Strukturen, deren Determinanten aus K. bestehen. Zu unterscheiden ist dabei in reine K. (z. B. gereinigte Polysaccharide) u. K. in Verbindung mit Zelloberflächenstrukturen (z. B. Blutgruppensubstanzen) o. mit Proteinen. Kohlenhydratantigenanteile eines zusammengesetzten K. erhöhen dessen Immunogenität. Reine K. (z. B. Pneumokokkenkapsel-Polysaccharid) wirken in versch. Spezies unterschiedl. stark immunogen.

Kohlenhydrate: Klasse von Naturstoffen, die Vertreter mit der Summenformel $C_n(H_2O)_n$ u. deren Derivate umfaßt. Nach der Molekülgröße unterscheidet man Mono-, Oligo- u. Polysaccharide. Mono- u. Oligosaccharide werden auch als Zucker bezeichnet. K. sind in allen Lebewesen enthalten. Sie entstehen bei der Photosynthese der grünen Pflanzen u. bilden einen Hauptnährstoff der Tiere u. des Menschen. ↑Aminozucker; ↑Disaccharide.

Kohlenhydratstoffwechsel: der ständige Auf-, Um- u. Abbau der Kohlenhydrate im Organismus. Hauptabschnitte des K. sind der Auf- u. Abbau des Glykogens, der Polysaccharidspeicherform, die gegenseitige Umwandlung der Monosaccharide ineinander, der Abbau der Monosaccharide zur Energiegewinnung u. die Neusynthese von Glukose aus Nichtkohlenhydraten (Laktat, glukoplast. Aminosäuren), die ↑Glukoneogenese. Zentraler Metabolit des K. ist das Glukose-6-phosphat. Es ist der Startmetabolit der Glykogensynthese, des Pentosephosphatzyklus u. der Glykolyse. Glykogenabbau u. Glukoneogenese münden in Glukose-6-phosphat, aus dem durch Hydrolyse in Leber u. Niere Glukose gebildet werden kann, die an das Blut abgegeben wird (↑Blutglukosespiegel).

Kohlenhydratverdauung: Die Nahrungskohlenhydrate bestehen aus Polysacchariden (Stärke, Glykogen), Disacchariden (z. B. Saccharose, Laktose) u. Monosacchariden (z. B. Glukose, Fruktose). Die Verdauung der Polysaccharide erfolgt durch die ↑Alphaamylasen des Speichels (Ptyalin) u. des Pankreas. Dabei entstehen Glukose, Maltose u. Isomaltose. Die Disaccharide werden durch die in der Bürstensaummembran der Mukosazellen des Dünndarms lokalisierten Disaccharidasen: Alphaglukosidase (Maltase), Alpha-1,6-Glukosidase (Isomaltase) u. Betagalaktosidase (Laktase) gespalten. In enger Nachbarschaft zu den Disaccharidasen befinden sich die Transportsysteme für die Resorption der Monosaccharide aus dem Darmlumen in die Mukosazellen. Glukose u. Galaktose werden gemeinsam mit Natriumionen unter ATP-Verbrauch (aktiver Transport) resorbiert. Fruktose wird passiv durch ↑Carriertransport aufgenommen. Hauptorte der Monosaccharidresorption sind Duodenum u. Jejunum.

Kohlenmonoxid: CO; ↑Anhydrid der ↑Ameisensäure. K. entsteht bei unvollständiger Verbrennung von organ. Material (Schwelgas) als farb-, geruch- u. geschmackloses Gas; hat eine 300fach höhere Affinität zu Hb als O_2.

Kohlenmonoxid-Hämoglobin-Nachweis: Bei Nachweis von CO-Hämoglobin (CO-Hb) im Blut mittels photometr. Analyse sind Werte ab 10 % CO-Hb als sicher pathol. zu werten. Physiol. kommen 2 % bis max. zu 5 % des Hb als CO-Hb, bei starken Rauchern bis zu 10 % im Blut vor. CO-Hb ist im Blutausstrich (Methodik nach Kleihauer) nach dem Prinzip nachweisbar, daß Oxyhämoglobin u. reduziertes Hb sich zu Hämiglobin oxidieren lassen, CO-Hb jedoch nicht. Met-Hb kann dann mittels KCN in Cyanmethämoglobin überführt werden, CO-Hb jedoch nicht. Elution u. Färbung entsprechen dem ↑Hämiglobinnachweis.

Kohlenmonoxidvergiftung: Vergiftung mit Kohlenmonoxid prim. durch O_2-Mangel bedingt. Durch die höhere Affinität des Kohlenmonoxids zum Hämoglobin als zu Sauerstoff kommt es zur Gewebehypoxie, bes. neg. für Herz u. Hirn. Vergiftungserscheinungen durch Bildung von CO-Hämoglobin (↑Hämoglobin) u. O_2-Verdrängung. Bei akuter K. ab 30 % CO-Hb Kopfschmerzen u. Schwindel, ab 40–50 % Bewußtlosigkeit u. Kollaps, ab 60–70 % Erstickungstod. Ther. Überdruckbeatmung mit reinem Sauerstoff. Spätschäden am zentralen u. peripheren Nervensystem sind mögl. Chron. Intoxikationen durch jahrelange unterschwellige Exposition (Kopfschmerzen, Reizbarkeit, Antriebs- u. Gedächtnisschwäche). Akute K. ggf. als Arbeitsunfall, chron. K. als Berufskrankheit anzeigepflichtig.

Kohlenoxid ↑Kohlenmonoxid.

Kohlensäure: H_2CO_3; bezeichnet häufig auch ↑Kohlendioxid; liegt in der wäßrigen Lösung des Kohlendioxids zu ca. 0,1 % vor. K. ist an sich eine mittelstarke Säure (pK_a 3,3) wirkt aber in wäßriger Lösung aufgrund ihrer geringen Konzentration nur schwach sauer ($pK_{a1} \sim 7$). Die Salze heißen Karbonate.

Kohlensäurebäder: Bäder in natürl. ↑Kohlenstoffdioxidheilwässern o. als medizinische ↑Bäder; auch als ↑Gasbäder.

Kohlensäuredioxid: CO_2; ↑Kohlendioxid.

Kohlensäuredisulfid ↑Schwefelkohlenstoff.

Kohlensäurehydrogenkarbonatpuffer: pH-stabilisierende wäßrige Lösung, die aufgrund der Reaktion

$$H_2O + CO_2 \rightleftarrows H_2CO_3 \rightleftarrows H^+ + HCO_3^-$$

die schwache Kohlensäure u. das Hydrogenkarbonat-Anion nebeneinander enthält. Im Vergleich zu anderen ↑Puffern ist das K.-System dadurch ausgezeichnet, daß die Konzentration der Kohlensäure H_2CO_3 wegen ihres Gleichgewichts mit Kohlendioxid prakt. konstant ist. Zusatz von Säure (H^+) bewirkt daher über beide Gleichgewichte eine Abgabe von CO_2; Zugabe von Base bewirkt die Nachlieferung von Protonen durch Aufnahme von CO_2. Die Bedingungen für dieses Funktionieren des K. sind z. B. im System von Alveolarluft (~ 5 % CO_2) u. Blutplasma gegeben.

Kohlensäurepartialdruck: pCO_2 wird gemessen als art. Kohlensäurespannung (Normwert 5,34 kPa) u. gibt Ausdruck über die Ventilation (Anstieg, unzureichende Atmung o. Hypoventilation, Abfall, gesteigerte Atmung o. Hyperventilation).

Kohlensäureschneebehandlung: Vereisung der Haut durch Anwendung flüssiger Kohlensäure, die durch Verdunstung u. dadurch bedingte Abkühlung zu einer schneeartigen Masse erstarrt (Trockeneis). Zur Behandlung versch. Hautneubildungen geeignet (↑Kryotherapie).

Kohlensäuretetrachlorid: CCl_4; ↑Tetrachlormethan.

Kohlenstoff: chem. Symbol C; Ordnungszahl 6, relative Atommasse 12,01. Elementarer K. kommt als hexagonal, schichtförmig strukturierter, relativ weicher, elektr. leitfähiger Graphit vor u. als kristalliner farbloser, stark lichtbrechender, äußerst harter Diamant, der elektr. Strom nicht leitet. Als dritte Modifikation wurden in neuerer Zeit kugelförmige Strukturen nachgewiesen, deren Oberfläche nach Art eines Fußballs aus Fünf- u. Sechsecken gebildet wird („Fullerene"). Entspr. den jeweiligen Eigenschaften finden die Kohlenstoffmodifikationen vielseitigen Einsatz in der Praxis.

Kohlenstoffdioxidheilwässer: natürl. mineralstoffhaltige Heilwässer mit mind. 1 000 mg frei gelöstem CO_2/l, die zu Bädern u. Trinkkuren verwendet werden. Die Bäderwirkungen beruhen im wesentl. auf der durchblutungssteigernden Wirkung des CO_2. K. werden wegen ihrer empfindlichkeitsdämpfenden Wirkungen auf die Kälterezeptoren der Haut mit 32–33 °C appliziert. Die wichtigsten Bäderindikationen sind Herz-Kreislauf-Erkrankungen. Die Wirksamkeitsschwelle für die Badeanwendung liegt bei 400 mg CO_2/l. Trinkkuren mit K. werden v. a. bei funktionellen Magenkrankheiten durchgeführt. Die Wirksamkeitsschwelle liegt für Trinkkuren bei 2 000–2 500 mg CO_2/l.

Kohlenwasserstoffe, aliphatische: Alkane; gasförmig (Methan, Ethan, Propan, Butan) o. flüssig (Pentan etc.), ↑Benzin. Vergiftungen durch Inhalation in der Industrie, bei unsachgemäßer Handhabung in geschlossenen Räumen (Garage), bei falscher Anwendung im Haushalt, beim ↑Schnüffeln u. bei Ingestion von Haushaltschemikalien, v. a. durch Kinder. Akute Vergiftung: Rauschstadium mit Erregung bis zu Krämpfen, Narkose; bei peroraler Aufnahme zusätzl. Reizung der Magenschleimhaut u. Erbrechen. Benzinpneumonie bei Inhalation hoher Konzentrationen o. nach Exhalation bei peroraler Aufnahme; Lungenödem u. Nierenversagen mögl. Chron. Vergiftung: Degenerative Nervenerkrankungen durch 2-Hexanon, 2,5-Hexandion (metabol. Bildung aus n-Hexan).

Kohlenwasserstoffe, aromatische: Benzen/Benzol, Toluen, Xylen. LD per os 10–30 ml. Akute Wirkung wie Alkane, ↑Benzin. Chron. Wirkung nur bei Benzen: Panmyelopathie mit Tendenz zur Leukämie.

Kohlenwasserstoffe, aromatische polyzyklische: kondensierte aromat. Ringsysteme, deren Kohlenstoffringe gemeinsame C-Atome aufweisen. Aus Steinkohlenteer u. synthet. hergestellt: ↑Anthracen, 1,2-Benzanthracen, ↑3,4-Benzphenanthren, Coronen, ↑Naphthalin, Naphthochinon, ↑Naphthol, ↑Phenanthren, Pyren. Wichtige Ausgangs- u. Zwischenprodukte für Farbstoffe, Pharmazeutika u. Insektizide. ↑Lösungsmittel, organische. Karzinogene Wirkung vieler p. a. K. im Tierversuch nachgewiesen. Optimaler Arbeits- u. Umweltschutz erforderl. ↑Berufskrankheiten.

Kohlenwasserstoffe, chlorierte: Halogenkohlenwasserstoffe; chem. heterogene Gruppe chlorhaltiger organ. Verbindungen: aliphat. Kohlenwasserstoffe (↑1,2-Dichlorethan, ↑Trichloräthylen, ↑Chloroform); alizykl. Kohlenwasserstoffe (↑Hexachlorcyclohexan), aromat. Kohlenwasserstoffe (↑Chlorbenzene, ↑Dichlorbenzen, ↑Hexachlorbenzen); c. K. haben einen komplexen chem. Aufbau (z. B. best. ↑Insektizide wie ↑DDT, Heptachlor; auch polychlorierte ↑Biphenyle). C. K. finden techn. sehr vielfältige Anwendungen. Gemeinsames Wirkmerkmal sind eine hohe ↑Persistenz u. ↑Kumulation in der Umwelt infolge hoher Löslichkeit in Lipiden. Beim Umgang mit c. K. ist deshalb bes. Sorgfalt geboten. C-Halogenverbindungen werden leichter metabol. gespalten; die dabei entstehenden Radikale sind Ursache der Toxizität der c. K. Prototyp der radikalbildenden Kohlenwasserstoffe ist CCl_4 aus dem CCl_3-Radikale entstehen, die v. a. am Ort der Bildung (Niere u. Leber) schädigend wirken. Prototyp der stabileren c. K. ist Trichloräthylen, das ohne Entstehung radikaler Zwischenstufen zu Trichloressigsäure umgewandelt wird. Besitzt nur narkot. u. kardiotox. Eigenschaften (sensibilisiert gegen adrenerge Reize). Tab.

K

Chlorierte Kohlenwasserstoffe

Starke Lebergifte	Schwache Lebergifte
CCl_4	$Cl_2C{=}CHCl$
Tetrachlorkohlenstoff	Trichloräthylen
$CHCl_2$-$CHCl_2$	$Cl_2C{=}CCl_2$
Tetrachlorethan	Tetrachloräthylen
$CHCl_2$-CH_2Cl	(Perchloräthylen)
Trichlorethan	Cl_3C-CH_3
CH_2-Cl-CH_2Cl	1,1,1,-Trichlorethan
Dichlorethan	CH_2Cl_2
	Dichlormethan
	(Methylenchlorid)

Kohlenwasserstoffe, kanzerogene: Verbindungsklasse, die sich durch lineare u. anguläre Kondensation von Benzenkernen strukturell beschreiben läßt. Bekannteste Vertreter: Benzo[a]pyren, Benzo[g,h,i]perylen, Benzo[a]anthracen, Dibenzo[a,h]anthracen u. Benzo[k]fluoranthen. Hauptvorkommen in Zigarettenrauch u. Kfz-Abgasen. Entstehen in unterschiedl. Maße in Abhängigkeit von den Reaktionsbedingungen bei der Pyrolyse organ. Verbindungen unter mangelndem O_2-Zutritt. Senkung der Kohlenwasserstoffemissionen durch Prozeßoptimierung mögl. Entstehung in geringen Konzentrationen auch unter natürl. Bedingungen (Keimung von Pflanzensamen), mögl. Indikator der k. K. ist Benzo[a]pyren, das an allen untersuchten Spezies kanzerogene Eigenschaften zeigt u. in der menschl. Umwelt ubiquitär vorkommt. Promotion u. Inhibition der kanzerogenen Wirkung durch andere Kohlenwasserstoffe nachgewiesen. Abbau im Organismus, sowohl zu unschädl. als auch zu ultimalen Metaboliten durch mischfunktionelle Oxidasen. Wirkung als ↑Kanzerogene beruht oft auf Bindung intermediär gebildeter Epoxide an DNA. ↑Nukleinsäureaddukte.

Kohlenwasserstoffe, polyzyklische: kanzerogene Kohle- u. Teerprodukte, z. B. Benzpyren, Methylcholanthren, Benzanthracen; Kanzerogenität Folge ihrer Biotransformation, bei der reaktive Zwischenprodukte entstehen, die in den Zellen DNA-Addukte bilden.

Köhler, Georges, J. F. (geb. 1946), dt. Biol., Immun., Basel, Freiburg, 1984 Nobelpreis für Med./Physiol. (mit C. Milstein) „für die Entdeckung des Prinzips der Produktion von monoklonalen Antikörpern".

Köhler-Erkrankung (nach Georges K.): asept. Osteonekrose des Os naviculare pedis (Köhler I), des Mittelfußköpfchens II o. III (Köhler II).

Köhler-Prinzip: Köhler-Beleuchtungsverfahren. Beim Mikroskopieren mit einer künstl. Lichtquelle benutzte Methode zur gleichmäßigen Ausleuchtung des auf dem Objektträger befindl. Objekts. Eine asphär. Kollektorlinse erzeugt in der Ebene der vor der Kondensorlinse liegenden Aperturblende ein vergrößertes Bild der Lichtquelle, während gleichzeitig mittels der Kondensorlinse die nahe an der Kollektorlinse liegende Leuchtfeldblende scharf in der Präparatebene abgebildet wird.

Kohlrausch-Knick: Unterbrechung der Dunkeladaptationskurve infolge des Übergangs von der Zapfen- zur Stäbchenadaptation. ↑Adaptation.

Kohn-Poren: spaltförmige Verbindungen zwischen benachbarten Lungenalveolen, ermöglichen eine Kollateralbelüftung von Bezirken, die z. B. durch bronchiolären Verschluß von der Ventilation ausgeschlossen sind. Von Kohn 1893 entdeckt.

Kohnstamm-Effekt: wie von „Geisterhand" gezogene Kontraktion eines Muskels unmittelbar nach isometr. Muskelanspannung, die einige Zeit andauert. Der K. kann subjektiv sehr beeindruckend sein u. erklärt den Fanatismus der Wünschelrutengänger, die von dem Phänomen überrascht sind.

Kohorte ⟨*lat*⟩ *f*: Personengruppe. In einer prospektiven Studienpopulation Gruppe von Individuen mit gemeinsamem Ausgangsmerkmal (ursprüngl. Geburtsjahrgangskohorte), die über längere Zeiträume beobachtet u. deren Krankheitsereignisse registriert werden.

Kohortenanalyse: In vielen epidemiol. Beobachtungsstudien besteht die Notwendigkeit, Alter, Expositionsdauer bezügl. eines Risikofaktors u. Alter zu Expositionsbeginn als möglichst eigenständig zum Erkrankungsrisiko beitragende Faktoren zu betrachten. Da zwischen diesen drei Größen aber eine unmittelbare rechner. Abhängigkeit besteht, sind Modellüberlegungen erforderl., um den Beitrag der einzelnen Faktoren zu ermitteln.

Kohortenmodell: Betrachtung von Ereignissen in kalendar. Zeiten. In der sonstigen Betrachtungsweise werden Ereignisse in die individuelle Zeitordnung eingereiht, z. B. Eintritt eines Ereignisses bezogen auf das Alter der Person. Im K. werden Ereignisse nach dem Jahr ihres Auftretens u. nach der individuellen Zeit registriert. Das K. wird dort angewandt, wo der Einfluß des Alters von epochalen Einflüssen zu trennen ist.

Kohortenstudie: Cohort study; prospektive epidemiol. Studie zum Vergleich einer Kohorte Exponierter u. einer Kohorte Nichtexponierter zur Ermittlung des Effekts der Exposition (pot. Risikofaktor) auf das Erkrankungsrisiko (Inzidenz). Für die Planung ist zu beachten: exakte Zielsetzung, Auswahl des Versuchsplans (↑Matching, ↑Paarvergleich, ↑Studie, kontrollierte klinische, ↑Screening, ↑Prophylaxe, ↑Populationsuntersuchungen), Definition der betroffenen Bevölkerung, Definition der zu verfolgenden Erkrankungen o. Merkmale u. der notwendigen u. hinreichenden diagn. Methoden, Auswahl der Stichprobe mit Angabe der geschätzten Beteiligungsrate, geschätzten Ausfallquote, geschätzten Inzidenz, gewünschten statistischen ↑Sicherheit, Mindestgröße der nachzuweisenden Differenzen für die Berechnung des Stichprobenumfangs. Möglichkeiten personeller u. materieller Art. Beginn mit einer Anfangsuntersuchung, Weiterführung mit kontinuierl. o. period. Nachuntersuchung. Bei Interventionsstudien Zusammenstellung von 1 o. 2 Kontrollgruppen (1. Kontrollgruppe: Stichproben-Screening zu Anfang u. Ende, 2. Kontrollgruppe: kein Screening). Vorteile gegenüber der Querschnittsuntersuchung (Cross sectional study, Prävalenzstudie): Bestimmung der Inzidenz von Erkrankungen o. Merkmalen ist mögl. Zusammenhänge von Veränderungen mehrerer Merkmale sind prüfbar. Nachteile sind: hoher Aufwand (Geld, Mitarbeiter, Material), größere Ausfallrate im Laufe der Zeit, Aufrechterhaltung von Standardbedingungen über längere Zeiten schwierig, Ergebnisse werden erst nach längerer Zeit zugängig, neue Hypothesen können im Verlauf der Untersuchung nicht getestet werden.

Koilonychie ⟨*gr*⟩ *f*: löffelartige zentrale Einsenkung der Nagelplatte genet. bedingt o. durch exogene Einflüsse (Arbeit in feuchtwarmem Material, Nägelkauen).

Koilozyt ⟨*gr*⟩: mit einem humanen Papillomavirus infizierte Plattenepithelzelle. Sie ist zytolog. erkennbar an einem zentralen hellen Hof in der Zelle, in der ein vergröberter Zellkern liegt. Die einzelnen Virustypen können mit der In-situ-Hybridisierung o. mit monoklonalen Antikörpern in der Zelle nachgewiesen werden.

Koilozytose: große, perinukleäre Aufhellungen, die nicht verwechselt werden dürfen mit fixationsbedingtem ↑Halo o. mit Vakuolen. K. tritt auf bei geringen Dysplasien des Plattenepithels u. bes. häufig in den Zellen spitzer Kondylome.

Koinzidenz ⟨*lat*⟩ *f*: Zusammenfallen, gleichzeitiges Auftreten, Vergesellschaftung (von Krankheiten u. a.).

Koinzidenzrefraktometer: Gerät zur Messung der Refraktion der Augen u. Ermittlung einer Fehlsichtigkeit nach dem ↑Scheiner-Versuch. Dabei wird eine Strichmarke durch eine Blende mit zwei feinen Löchern betrachtet. Die Bilder fallen auf der Netzhaut nur dann zusammen, wenn die Marke innerhalb der Akkommodationsbreite liegt.

Koitus ⟨*lat*⟩ *m*: Geschlechtsverkehr, Kohabitation, Beiwohnung, Beischlaf, Kongressus; sexuell motivierte, gegenseitige körperl. Kontakte u. Handlungen zweier Partner, meist versch. Geschlechts, mit dem Ziel geschlechtl. Erregung u. Befriedigung. Unter K. werden sowohl der Vaginalverkehr mit Einführung des Penis in die Vagina o. der Analverkehr mit Einführung des Penis in den After als auch der Oralverkehr verstanden. Der K. durchläuft mehrere Phasen vom Vorspiel (↑Präludium) bis zum ↑Orgasmus mit versch. psych. u. physiol. Besonderheiten. ↑Sexualzyklus.

Koitusfrequenz: Häufigkeit der Ausübung des Koitus, hängt ab von äußeren Bedingungen u. Möglichkeiten, dem Vorhandensein eines Partners, der Stärke der Libido, der sexuellen Konkordanz u. vom Lebensalter. Die höchste K. liegt in den jüngeren Jahren u. bleibt bis zum 40. Lj. relativ konstant.

Koituspositionen: Stellungen, Körperhaltungen u. Lagen, die beim Koitus eingenommen werden. Es gibt mehrere hundert Möglichkeiten u. Varianten von K., eine „Normalposition" gibt es nicht. Häufig sind K. mit Lage des Mannes auf der Frau mit bds. ventralem Kontakt (Vis-a-vis-Haltung) u. K., bei denen die Frau auf dem Mann liegt o. hockt, A-tergo-Stellungen u. Seitenlagen. Für die sexuelle Befriedigung der Partner ist nicht die Vielfalt der benutzten K. entscheidend, sondern neben psych. Übereinstimmung das Finden der vom jeweiligen Paar als optimal empfundenen K.

Koitusverbot: auferlegte Enthaltung vom Koitus, als med. indizierte Maßnahme o. Empfehlung, um Gefahren für die Gesundheit des Pat. o. seines Partners abzuwenden, z.B vor u. nach Operationen o. einer Entbindung. Ferner ist ein K. gelegentl. während der Behandlung der ↑Impotenz sinnvoll, um den Mann vom sexuellen Leistungsdruck mit Erwartungsängsten als psychol. Hemmnis für eine Erektion zu entlasten.

Kojewnikow-Syndrom
↑Epilepsia partialis continua.

Kokain ↑Cocain.

Kokardenzellen: Schießscheibenzellen, Target cells; normal große, aber abnorm dünne Erythrozyten. Peripherie u. Zentrum hämoglobinreich, dazwischen eine wenig gefärbte Zone. Vorkommen bei Thalassämien u. hypochromen Anämien, bei HbC-Merkmalsträgern u. nach Milzexstirpation. Vereinzelt auch bei Gesunden. Erhöhte osmot. Erythrozytenresistenz.

Kokarzinogene: inkomplette Karzinogene; wirken karzinomfördernd, aber nicht -erregend. Verstärken den Effekt karzinogener Substanzen. Beispiele für chem. K.: Crotonöl (entzündungsförderndes Öl aus Samen der trop. Pflanze Croton tiglium), Öle aus Fruchtschalen von Zitrusfrüchten. K. üben eine unspezif. Wirkung auf die Zellproliferation aus (steigernd) K., auch Promotoren genannt, bewirken die Tumormanifestation.

Kokkelskörner ↑Picrotoxin.

Kokken ⟨*gr*⟩ *f Pl*: kugelförmige, nicht sporenbildende, grampositive o. gramnegative Bakterien, versch. Lagerung zueinander, z.B. Staphylo-, Strepto-, Diplokokken, Tetraden.

Kokkosen ⟨*gr*⟩ *f Pl*: durch Staphylokokken, Streptokokken, Pneumokokken, ferner Neisserien verursachte Infektionskrankheiten.

Kokzidien ⟨*gr*⟩ *Pl*: Coccidia; Unterklasse der ↑Sporozoea; parasitäre Protozoen mit Generationswechsel (↑Schizogonie, ↑Gamogonie, ↑Sporogonie) u. in den meisten Fam. auch Wirtswechsel. Parasiten im Gewebe (↑Eimeria, ↑Isospora, ↑Cryptosporidium, ↑Sarcocystis, ↑Toxoplasma gondii) bzw. Blut (↑Plasmodium) ihrer Wirte.

Kokzidienruhr ↑Kokzidiose.

Kokzidioidintest: Intrakutantest mit dem Pilzextrakt Kokzidioidin bei Verdacht auf Kokzidioidomykose.

Kokzidioidomykose ⟨*gr*⟩ *f*: in trocken-heißen Gebieten der USA, Mittel- u. Südamerikas verbreitete Mykose. Erreger ↑Coccidioides immitis. Mykose wird durch Einatmen der Sporen erworben. Lungenbefall führt zu Bronchitis, Bronchopneumonie, Mitbeteiligung der Pleura. Gelegentl. allerg. Erscheinungen u. Gelenkbeschwerden. Relativ selten Generalisierung der Pilzinfektion mit miliaren, manchmal konfluierenden u. abszedierenden Granulomen im ganzen Körper. Disseminierte granulomatöse Verlaufsform hat hohe Letalität. Diagn. mikrosk. o. kulturell aus Eiter, Gewebeflüssigkeit o. Organmaterial, ferner serol. (↑Komplementbindungsreaktion, Präzipitinreaktion); Coccidioidin-Hauttest. Ther. mit Ketococonazol, Amphoterizin B. ↑Blastomykose.

Kokzidiose ⟨*gr*⟩ *f*: Befall mit ↑Kokzidien; akute, meist gutartige, in warmen Ländern auftretende Dünndarminfektion. Erreger sind Isospora belli u. I. hominis. Orale Aufnahme der ↑Oozysten mit verunreinigter Nahrung. Massiver Befall führt zum Krankheitsbild einer akuten Enteritis. In den meisten Fällen nach 2–4 Wochen Spontanheilung. Diagnostik: Nachweis von Oozysten im Stuhl, schwierig wegen geringer Ausscheidung.

Kokzygodynie ⟨*gr*⟩ *f*: heftige Schmerzen an der Steißbeinspitze, postoperativ, traumat., entzündl. o. durch Tumor bedingt. Reflektor. durch Störungen im Segment bzw. Blockierungen anderer Wirbelsegmente. Schmerzauslösend ist vielfach eine Verspannung des M. levator ani.

Kolbendaumen: Kurzdaumen. Genet. bedingte Verkürzung des Daumenendgliedes (Form der ↑Brachytelephalangie).

Kolbenfinger: Trommelschlegelfinger; Auftreibungen von Knochen u. Gelenken, bes. der Endphalanx bei chron. Herz-Lungen-Erkrankungen.

Kolbenhaar: Pilus claviformis; ausfallendes ↑Haar mit einer sog. Vollwurzel (intaktes Haar hat eine Hohlwurzel: Cavitas der Haarzwiebel).

Kolbenschimmel ↑Gießkannenschimmel.

Kolchizin ↑Colchicin.

Kolektomie ⟨*gr*⟩ *f*: operative Entfernung des gesamten Dickdarms, jedoch ohne Mastdarm, ↑Proktokolektomie.

Koli: Kolibakterien; ↑Escherichia coli.

Kolidyspepsie ↑Kolienteritis.

Kolienteritis: endem.-epidem., meldepflichtige, fäkal-oral übertragbare Lokalinfektion des Darms. Erreger: Enteritis-Koli, d.h. enterotoxinbildende Kolibakterien (best. Escherichia-Serotypen mit Kapselantigenen; es wurden für Erwachsene pathogene Typen gefunden). Inkubationszeit 3–6 Tage. Klin. fieberhafte schwere Säuglingsdyspepsie mit Durchfall, Exsikkose, Toxikose; Dünndarmentzündung (Ödem, Katarrh) bis zur schweren ulzerös-nekrotisierenden Enteritis.

Kolienteritisbakterien ↑Enteritiskoli.

kolieren ⟨*lat*⟩: durchseihen durch ein Koliertuch, das auf einem Kolierrahmen (Tenakel, ein mit 4 spitzen Nägeln o. Klammern versehener Holzrahmen) gespannt ist. Anwendung bei Sirupherstellung.

Koliforme: Gruppe gramnegativer, sporenloser, glukose- u. laktosepositiv, im Zytochrom-Oxidasetest neg. ↑Enterobacteriaceae versch. Gattungen. Für die Wasserdiagnostik von Bedeutung. Können fäkalen Ursprungs sein, gelten daher als Indikator für eine Verunreinigung.

Kolik ⟨*gr*⟩ *f*: heftigste Schmerzsymptomatik durch Kontraktionen eines abdominalen Hohlorgans, die wehenartig sind, häufig zu Erbrechen, Schweißausbruch u. Kollapssymptomatik führen. Ursprüngl. nur für die Schmerzen des Kolons benutzt.

Koliruhr: bei älteren Kindern u. Erwachsenen durch nichtenterotoxinbildende Enteritiskolibakterien hervorgerufene ruhrähnl. Erkrankung mit Meldepflicht. Übertragung fäkal-oral, indirekt über Nahrungsmittel u. Trinkwasser. ↑Escherichia coli (EIEC).

Kolisepsis: eine durch Kolibakterien hervorgerufene Allgemeininfektion; ↑Sepsis.

Kolitis ⟨*gr*⟩ *f*: Colitis; Entzündung des Dickdarms; versch. Ursachen: Mikrobionten, Toxine, Strahlung, autoimmunolog. Prozesse u.a.

Kolitis, akute selbstlimitierende: abrupt auftretende Kolitis von kurzer Dauer mit blutigen Diarrhöen u. dem endoskop. Bild einer Colitis ulcerosa. Umfaßt akute flüchtige Kolitis unbekannter Ätiol., infektiöse Kolitis, antibiotikaassoziierte Kolitis, allerg. Kolitis u. ischäm. Kolitis.

Kolitis, antibiotikaassoziierte
↑Kolitis, pseudomembranöse.

Kolitisarthropathie: reaktive Arthritis; Arthralgien u. leichte, flüchtige oligoartikuläre, vielfach rezidivierende Arthritiden an größeren Extremitätengelenken; seronegative, oft asymmetr. Entwicklung der Arthritis meist bei akutem Schub einer Colitis ulcerosa; spontan abheilend, gelegentl. geringe Residuen; beide Geschlechter gleich häufig betroffen. In 5 % der Fälle von Colitis ulcerosa Auftreten einer typ. ↑Spondylitis ankylosans, umgekehrt bei letzterer bis zu 10 % Colitis-ulcerosa-Sympt. Gleiches klin. Bild – Arthritis u. Spondylitis – bei Enteritis regionalis (↑Crohn-Krankheit), hier in 5 %, schließl. bei ↑Whipple-Krankheit u. ↑Zöliakie.

Kolitis, ischämische: durch eine vaskuläre Insuffizienz bedingte Kolitis, die in ihrer Ausdehnung, Schwere u. Progn. sehr unterschiedl. sein kann. Sie tritt bes. an den Stellen auf, wo die Versorgungsgebiete zweier Arterien aneinandergrenzen (li. Flexur = A. mesenterica superior et inferior, Rektosigmoid = A. mesenterica inferior et iliaca interna). Am häufigsten werden Personen über 60 Jahre betroffen. Es kommt zum plötzl. Auftreten krampfartiger Schmerzen im li. Ober- o. Unterbauch, rektaler Blutung, manchmal Erbrechen u. Fieber. Die Blutung sistiert meistens bald. Dabei können Zeichen einer linksseitigen Peritonitis auftreten. Röntg. findet man in zeitl. Folge daumenabdruckartige Impressionen (Thumb printing), sägezahnartige Konturen, tubuläre Engen u. Sakkulationen. Abb.

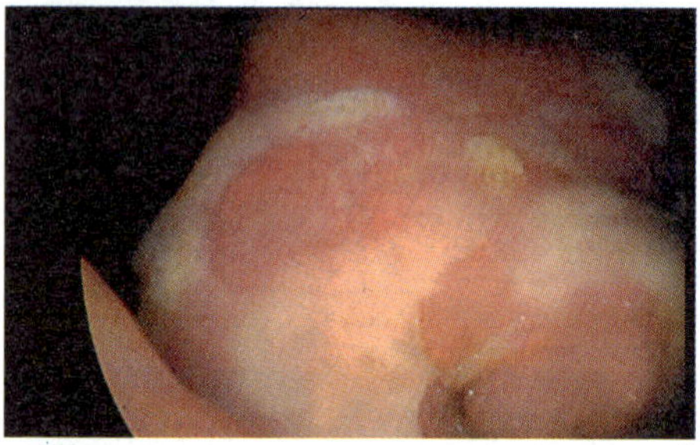

5

Ischämische Kolitis

Kolitis, kollagene: bandförmige Kollagenablagerungen unter der epithelialen Basalmembran des Kolons in Verbindung mit einer unspezif. chron. Entzündungsinfiltration. Betrifft vorwiegend Frauen mittleren o. höheren Alters u. geht mit erhebl. wäßrigen Durchfällen einher.

Kolitis, pseudomembranöse: Colitis pseudomembranacea, antibiotikaassoziierte Kolitis; meist unter o. nach einer antibiot. Ther. (↑Clindamycin) auftretende schwere Diarrhöen, die durch das zytotox. Toxin-A von Clostridium difficile ausgelöst werden. Häufig mit Fieber, Darmkoliken, ggf. Schock u. Kolonperforation. Im Kolon (Rektum kann ausgespart bleiben) finden sich multiple,

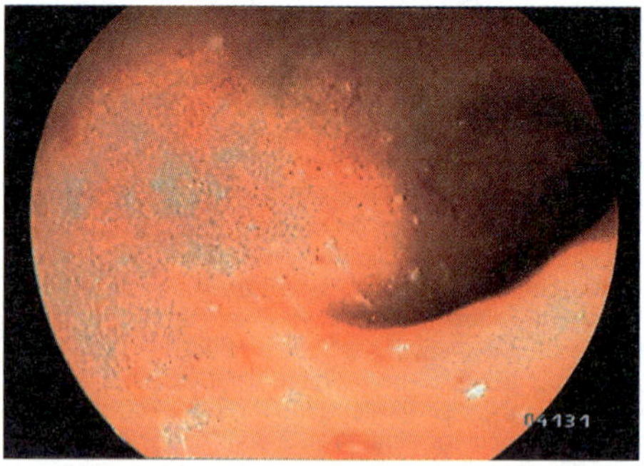

5

Pseudomembranöse Kolitis

flacherhabene, gelbl.-weiße Plaques zwischen ödematöser u. hyperäm. Schleimhaut. Tritt auch als nosokomiale ↑Infektion durch Schmierinfektion auf. Auch Staphylokokken, Shigellen, Schwermetallintoxikationen können das Bild einer p. K. verursachen. Abb.

Kolititer: **1.** dient der Beurteilung der biol.-bakt. Wasserqualität. K. 100 besagt, daß in 100 ml Wasser Escherichia coli noch nachweisbar ist, jedoch nicht mehr in kleineren Wassermengen. Einwandfreies Wasser ist in 100 ml frei von Escherichia coli u. Koliformen. ↑Trinkwasser. **2.** Maß für den Gehalt der Milch u. Milcherzeugnisse an koliformen Keimen.

Kolititerzahl: Anzahl der Kolibakterien in 1 l Wasser o. auch auf andere Mengen bezogen, z. B. zur Beurteilung der Fäkalverunreinigung von Lebensmitteln.

Kolizin: Colicin; ↑Bakteriozine von ↑Escherichia coli. ↑Citrobacter, ↑Shigella.

kollabieren ⟨*lat*⟩: zusammensinken, in den Zustand des Kollaps geraten.

Kollagen ⟨*gr*⟩ *n*: ein unlösl. fibrilläres Protein, das 25–30 % des Gesamtproteins im tier. Organismus ausmacht. K. ist Bestandteil von Knochen, Knorpel, Zähnen, Sehnen, Gefäßwänden u. der Haut. Die Aminosäurezusammensetzung weicht deutl. von der anderer Proteine ab. Etwa 30 % aller Aminosäuren entfallen auf Glycin, ca. 25 % auf Prolin u. Hydroxyprolin. Schwefelhaltige Aminosäuren fehlen fast vollständig. K. besteht aus versch. Polypeptidketten (Alpha-1- u. Alpha-2-Ketten). Diese Ketten bilden Tripelhelices (↑Tropokollagen), die sich zu Kollagenfasern zusammenlagern (Kollagenfibrille, ↑Faser, kollagene). Zwischen den einzelnen Ketten eines Tropokollagenmoleküls u. zwischen versch. Tripelhelices bilden sich kovalente Quervernetzungen, die die Kollagenstruktur stabilisieren. In den einzelnen Geweben finden sich versch. Kollagentypen. In Knochen, Haut, Zähnen tritt v. a. der Typ I auf, in knorpeligen Geweben ist der Typ II u. in der Aorta der Typ III. Als Membranbaustein findet sich der Typ IV. Diese Kollagentypen unterscheiden sich in ihrer Aminosäurezusammensetzung, dem Hydroxylierungsgrad u. im Kohlenhydratgehalt. Bildung des K. in Bindegewebezellen (↑Kollagenstoffwechsel). Veränderungen im Verhältnis der Kollagentypen zueinander führen zu Störungen des Bindegewebes (Ehlers-Danlos-Syndrom, ↑Osteogenesis imperfecta congenita).

Kollagenase: kollagenabbauendes Enzym, das eine Rolle bei der Involution des Uterus, der Wundheilung, bei Arthritis u. im alternden Gewebe (↑Prokollagenase) spielt. Ausscheidung von ↑Hydroxyprolin ist Indikator für

Kollagenumsatz im Organismus. Zahlreiche Mikroorganismen (z. B. Clostridium histolyticum u. Clostridium perfringens) sezernieren hochaktive K., die die Ausbreitung der Keime durch Gewebezerstörungen fördern.

Kollagenfaser ↑Faser, kollagene.

Kollagenkrankheiten ↑Kollagenosen.

Kollagenosen ⟨*gr*⟩ *Pl*: diffuse Kollagenkrankheiten. Von Klemperer et al. (1942, 1950) als Überbegriff für eine Reihe seltener Krankheiten geprägt, die „anatomisch durch generalisierte Veränderungen des Bindegewebes charakterisiert sind, insbes. durch Abweichungen der extrazellulären Komponenten". Zugerechnet werden u. a. systemischer ↑Lupus erythematodes, progressive systemische ↑Sklerose, ↑Polymyositis, ↑Sjögren-Syndrom, auch die ↑Rheumatoidarthritis u. das akute rheumatische ↑Fieber (im erweiterten Sinne). Gemeinsam sind ihnen best. klin. Sympt. seitens der Gelenke, der serösen Häute u. der kleinen Gefäße sowie die Häufigkeit in der Einbeziehung innerer Organe, die reich an Bindegewebe sind, schließl. durch die anat. Veränderungen des Bindegewebes.

Kollagenstoffwechsel: Die Synthese des Kollagens erfolgt in Fibro-, Chondro- u. Osteoblasten als lösl. Vorstufe (Prokollagen). Drei Prokollagenketten lagern sich zu einer Tripelhelix zusammen, die durch Disulfid- u. Wasserstoffbrücken stabilisiert wird. Danach werden Prolin u. Lysin hydroxyliert (↑Prolinhydroxylase) u. Galaktose u. Glukose durch Transferasen an Hydroxylysinreste angelagert. Während o. nach der Ausschleusung in den Extrazellularraum werden die endständigen, cysteinhaltigen Peptide unter Bildung des Tropokollagens abgespalten, das sich zu Kollagenfibrillen zusammenlagert. Durch oxidative Desaminierung von Lysin- u. Hydroxylysinresten entstehen Aldehyde, die untereinander o. mit den ε-Aminogruppen von Lysinresten kovalente intra- u. intermolekulare Quervernetzungen bilden. Der Abbau des Kollagens erfolgt durch Kollagenasen, die stark vernetztes Kollagen langsamer abbauen als weniger vernetztes. Ein Maß des Kollagenumsatzes ist die Ausscheidung von Hydroxyprolin im Harn.

Kollaps ⟨*lat*⟩ *m*: Zusammenfallen eines Organs bzw. Organteils (K. eines Lungenlappens) o. Zusammenbruch der Blutzirkulation (Kreislaufkollaps).

Kollapsinduration: Verfestigung atelektat. Lungenbezirke infolge chron. Entzündung mit teilweiser Verödung der Alveolen.

Kollapsluft: die Luftmenge, die bei Anlage eines ↑Pneumothorax aus den Lungen entweicht; beträgt etwa 800 ml; ↑Lungenvolumina.

Kollapsmilz: verkleinerte Milz mit gerunzelter Kapsel u. blasser Schnittfläche bei Kollaps versch. Genese, z. B. im Gefolge akuter Blutverluste (hämorrhag. Kollaps) u. bei Peritonitis infolge Entleerung der Milz als Blutspeicher.

Kollapssyndrom ↑Charcot-Weiss-Baker-Syndrom.

Kollapssyndrom, tracheobronchiales: exspirator. Tracheobronchialkollaps. Beim Hustenstoß über das normale Maß hinausgehende dorsoventrale Abflachung der Trachea u. der Hauptbronchien, so daß im Extremfalle Vorder- u. Hinterwand einander berühren. Das t. K. ist oft mit einer Instabilität des Knorpelgerüsts kombiniert. Es kommt überwiegend bei jungen Frauen vor, die Ätiol. ist unbekannt, die Ther. besteht in einer chir. Versteifung der Pars membranacea. Als sek. Krankheitsbild wird das t. K. bei chron.-entzündl. destruierenden Prozessen beobachtet.

kollar ⟨*lat*⟩ *Adj*: in der Halsgegend.

kollateral ⟨*lat*⟩ *Adj*: collateralis; seitl. mit anderen Strukturen zusammen verlaufend. Auch als Präfix verwendet: z. B. Kollateralgefäße (↑Kollateralkreislauf), Axonkollateralen (Nebenäste des Axons).

Kollateralkreislauf: Blutversorgung über Nebenäste eines Hauptgefäßes, die untereinander in Verbindung stehen. Bei Unterbrechung des Blutstroms im Hauptgefäß kann über Nebenäste die Blutversorgung des betroffenen Gewebeabschnitts aufrechterhalten werden.

Koller-Test: Vitamin K-Test; Prinzip beruht auf der durch Vitamin-K-Mangel verursachten Verminderung der Gerinnungsfaktoren II u. VII. Vitamin K bedarf zu seiner Resorption im Darm der Mitwirkung von Galle u. Pankreaslipase. Damit Möglichkeit zur Unterscheidung zwischen extrahepat. u. hepatozellulärem Ikterus mittels Vitamin K-Gaben u. Bestimmung des Thromboplastinzeitwertes nach Quick in stufenweisem Vorgehen. Liegt Resorptionsstörung durch Verschlußikterus vor, ist diese durch parenterale Vitamin-K-Zufuhr zu kompensieren, Normalisierung des Quick-Wertes.

kolligativ ⟨*lat*⟩ *Adj*: zusammengefaßt.

Kölliker, Rudolf Albert von (1817–1905), Anat. u. Physiol., Würzburg. Schüler von J. Henle. K. arbeitete auf mikrosk. Gebiet. Er gilt als Begründer der systemat. durchgeführten Gewebelehre, bes. durch sein Werk „Mikroskopische Anatomie".

Kollimator ⟨*lat*⟩ *m*: Teil der Abschirmung eines Strahlungsdetektors zur Ausblendung unerwünschter Streustrahlung o. strahlender Bezirke, um eine Richtwirkung zu erzielen. Anwendung z. B. in der Nuklearmed. u. bei der ↑Computertomographie. Typen: Einlochkollimator u. Viellochkollimator mit parallelen o. konvergierenden Bohrungen.

Kolliquation ⟨*lat*⟩ *f*: Einschmelzung bzw. Verflüssigung toter Gewebe.

Kolliquationsnekrose: örtl. Gewebetod mit sek. Verflüssigung des toten Gewebes (Verflüssigungsnekrose) im Ggs. zur ↑Koagulationsnekrose.

kolliquativ ⟨*lat*⟩ *Adj*: erschöpfend (in bezug auf Durchfälle, Erbrechen, Schwitzen).

Kollisionstumor ⟨*lat*⟩ *m*: Mischgeschwulst, bei der z. B. Karzinom u. Sarkom als selbständiges Gewächs benachbart entstehen u. ineinander wachsen.

Kollodiaphysenwinkel: Centrum-Collo-Diaphysen-Winkel (CCD-Winkel), Schenkelhalsschaftwinkel; wird von der Schenkelhalsachse u. der Femurdiaphysenachse begrenzt. Sein Mittelwert ist altersabhängig: Säuglinge: 145°, Erwachsene: 125°. Vergrößerung dieses Winkels: ↑Coxa valga; Verkleinerung: ↑Coxa vara.

Kollodium ⟨*gr*⟩ *n* ↑Collodium.

Kollodiumbaby: Das Neugeborene ist von einer pergamentartigen fettigen Masse umhüllt; ausgehend von Einrissen über den Gelenken Abschälung innerhalb einiger Wochen. In einigen Fällen Entwicklung einer Erythroderma ichthyosiforme congenita. Abb. S. 1070.

Kollodiumhaut: dünnes, pergamentpapierähnl. Häutchen, in das gelegentl. Neugeborene eingehüllt sind, zerreißt alsbald. ↑Kollodiumbaby.

Kollodiummembranen: zur bakterienfreien ↑Filtration, auch zur Ultrafiltration von Viren o. kolloiddispersen Flüssigkeiten geeignetes Substrat.

Kolloide: Stoffe in einem best. Verteilungszustand, der durch eine Teilchengröße zwischen 10^{-5} u. 10^{-7} cm sowie durch ein typ. Dispersionsmilieu gekennzeichnet

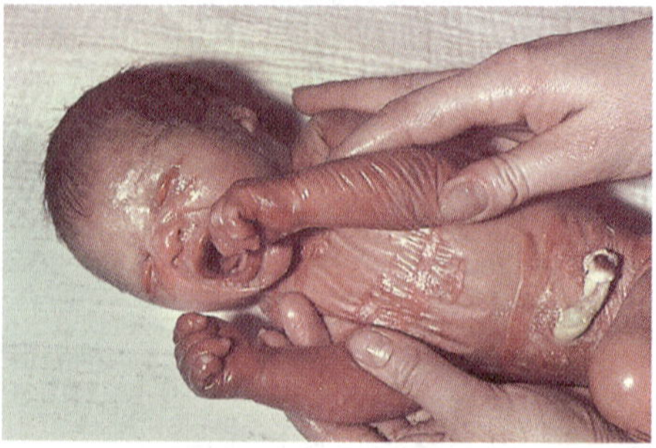

37

Kollodiumbaby

ist. Man unterscheidet Sole (Feststoff dispergiert in Flüssigkeit), Emulsionen (Flüssigkeit in Flüssigkeit), Schäume (Gas in Flüssigkeit) u. Aerosole (Flüssigkeit o. Feststoff in Gas). Best. K. besitzen große physiol. Bedeutung, so z.B. Plasmaproteine in kolloidaler Verteilung im Blut. K. können durch Dialyse, Elektrodialyse o. Ultrafiltration von niedrigmolekularen Begleitstoffen befreit werden. Man unterscheidet lyophobe K., deren Teilchen nur durch die Abstoßung der gleichnamigen Ladungen im kolloiden Zustand gehalten werden u. die bei geringem Elektrolytzusatz meist irreversibel ausflocken, von lyophilen K., die durch ihre Hydrathülle stabilisiert werden u. die erst bei Entzug der Hydrathülle (z.B. durch Zugabe größerer Elektrolytmengen, aussalzen) meist reversibel ausgefällt werden. Proteine sind lyophile K.

Kolloidkrebs ↑Gallertkrebs.

Kolloidmilium: Pseudomilium colloidale. Durch gallertartige Dystrophie des Bindegewebes entstandene gelbl. durchscheinende kleine Knötchen mit gelatinösem Inhalt an Gesicht, Hals, Brust u. Armen.

Kolloidreaktionen im Liquor cerebrospinalis: bei pathol. Globulin-Albumin-Quotienten im Liquor auftretende Trübung o. Ausfällung, wenn Liquor mit best. Kolloidlösungen, z.B. Goldsol o. Mastixharz zusammengebracht wird.

Kolloidstruma ↑Struma colloides nodosa.

Kollumkarzinom ⟨*lat* + *gr*⟩ *n*: Muttermundkrebs, Portiokarzinom, Zervixkarzinom; früher häufigster Krebs bei der Frau. Histol. meist Plattenepithelkarzinom, selten Adenokarzinom. Internationale **Einteilung der Stadien** nach der TNM-Klassifikation (Tab.) u. nach FIGO: Gruppe 0: sog. Oberflächenkarzinome (auch intraepitheliales K., karzinomatöses Epithel, präinvasives K., Carcinoma in situ). Gruppe 1: Das K. ist auf den Muttermund beschränkt. Gruppe 2: Das K. greift auf die Scheide o. die uterusnahen Bezirke des Parametriums über. Gruppe 3: Das K. hat die Parametrien bis zur Beckenwand besiedelt. Gruppe 4: Das K. ist in die Nachbarorgane, Blase u. Mastdarm eingebrochen. Diagn. der Frühstadien durch ↑Kolposkopie u. Papanicolaou-Färbung, ↑Schiller-Iodprobe. **Ther.**: stadienabhängig: ↑Konisation, operativ n. Wertheim o. Schauta (↑Wertheim-Operation), Radiatio, Chemotherapie o. Kombinationen. Tab.

Kollumwinkel: mögl., stark ausgeprägte anat. Winkelbildung zwischen Kronen- u. Wurzelanteil oberer Schneidezähne. ↑Deckbiß.

Kolobom ⟨*gr*⟩ *n*: Coloboma; Spaltbildungen an Lidern, Augapfel o. Sehnerv. Angeborene K. lassen sich als Hemmungsfehlbildungen auf die Persistenz der embryo-

Kollumkarzinom

Stadium	Ausdehnung
Tis	Carcinoma in situ
T 1a	nur histol. diagostizierbares Mikrokarzinom mit max. Tiefenausdehnung bis 5 mm
T 1b	Läsion > als 1a, auf Uterus begrenzt
T 2a	Uterus überschritten, Vagina befallen, Parametrien frei
T 2b	Parametrien mitbefallen
T 3a	Befall auch des unteren Drittel der Vagina
T 3b	Befall der Beckenwand u./o. Hydronephrose
T 4	Schleimhaut von Blase o. Rektum
Lymphknotenbefall (Lk)	
N 1	regionäre Lk bis zur Aortenbifurkation, zum Leistenband
N 2, N 3	nicht angewendet
N 4	Lk oberhalb der Aortenbifurkation, unterhalb des Leistenbands

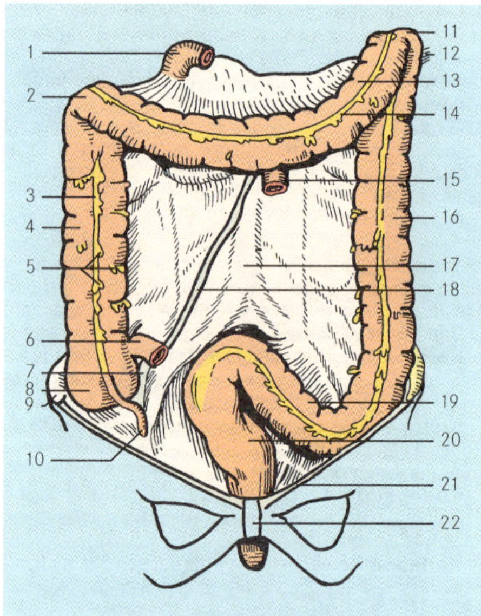

Kolon (Abb. 1). Dickdarm, Dünndarm, Mesenterium
1: Duodenum; 2: Flexura coli dextra;
3: Taenia libera; 4: Colon ascendens; 5: Appendices epiploicae; 6: Ileum; 7: Mesenteriolum; 8: Zäkum; 9: Spina iliaca anterior superior; 10: Appendix vermiformis; 11: Flexura coli sinistra;
12: Ligamentum phrenicocolicum; 13: Colon transversum; 14: Taenia omentalis; 15: Jejunum;
16: Colon descendens; 17: Pars abdominalis aortae;
18: Radix mesenterii; 19: Colon sigmoideum;
20: Rektum; 21: Ligamentum inguinale;
22: Symphysis pubica

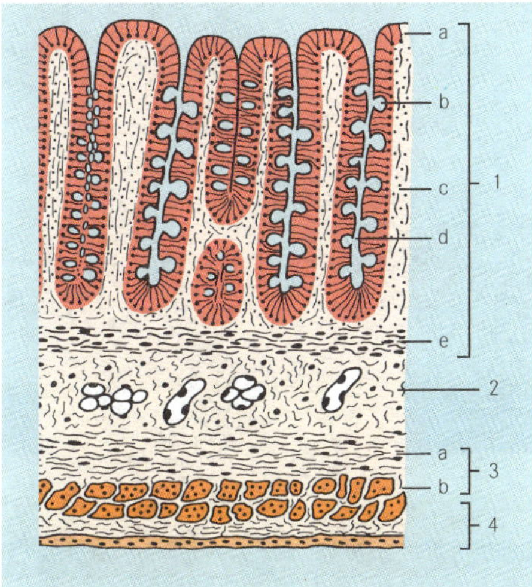

Kolon (Abb. 2). Mikroskopischer Querschnitt
1: Tunica mucosa; 1a: einschichtiges Säulenepithel; 1b: Becherzellen; 1c: Lamina propria; 1d: Glandula intestinalis, Lieberkühn; 1e: Lamina muscularis mucosae; 2: Tela submucosa 3: Tunica muscularis; 3a: Stratum circulare; 3b: Stratum longitudinale; 4: Tunica serosa mit Tela subserosa u. Mesothel

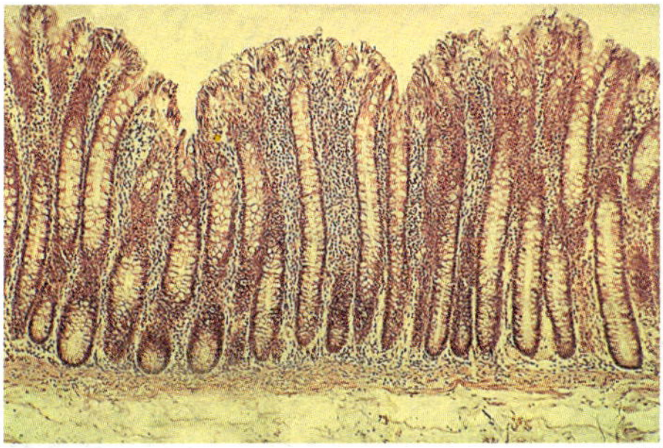

30

Kolon (Abb. 3). Histologischer Schnitt, HE-Färbung; Schleimhaut mit tubulösen Drüsen (Krypten), darunter Tela submucosa

nalen Augenbecherspalte zurückführen u. liegen nasal unten (typ. Kolobome). Kombination mit zahlreichen weiteren Fehlbildungen: ↑Lidkolobom, ↑Makulakolobom, ↑Coloboma iridis, ↑Coloboma choroideae, ↑Coloboma lentis, ↑Coloboma retinae, ↑Coloboma nervi optici. Erworbene K. können operativ o. traumat. entstehen.

Kolon ⟨*gr*⟩ *n*: Colon, Grimmdarm; Hauptteil des Dickdarms. ***Anat.:*** zwischen Blinddarm u. Mastdarm gelegen. Steigt vom re. Unterbauch auf als Colon ascendens, zieht unter der Leber nach li. als Colon transversum, steigt dann ab in den li. Unterbauch als Colon descendens. Sein Endabschnitt vor dem Übergang ins Rektum ist das S-förmig gekrümmte Colon sigmoideum (Abb. 1).

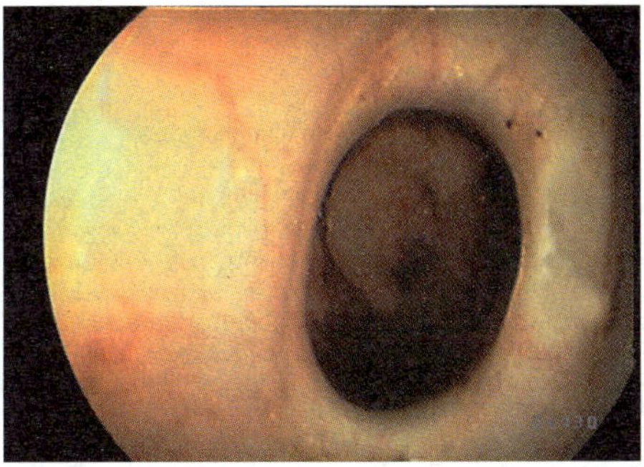

5

Kolondivertikel

Makrosk. Merkmale des K. sind ↑Appendices epiploicae, Haustren (↑Haustra coli) u. Tänien (↑Taenia). ***Histol.:*** Schichten: 1. Tunica mucosa, Schleimhaut mit einschichtigem Zylinderepithel u. zahlreichen einzelligen Drüsen (Becherzellen). Darunter liegt die aus lockerem Bindegewebe bestehende Lamina propria, die durch die Lamina muscularis mucosae von der Tela submucosa abgegrenzt wird. Die Lamina propria mucosae enthält zahlreiche einfach tubulöse Drüsen (Glandulae intestinales). 2. Die Tela submucosa besteht aus lockerem Bindegewebe mit Gefäßen u. dem Meissner-Nervengeflecht (Plexus submucosus). 3. Tunica muscularis, aus einem inneren Stratum circulare u. einem äußeren Stratum longitudinale bestehend (glatte Muskulatur), zwischen beiden liegt der Plexus myentericus (Auerbach-Plexus). 4. Die Tunica serosa besteht aus der bindegewebigen Tela subserosa u. dem Peritonealepithel (Mesothel). In Kolonabschnitten ohne Peritonealepithel befindet sich an Stelle der Tunica serosa u. Tela subserosa eine Tunica adventitia. In der Kolonwand kommen Noduli lymphoidei aggregati vor. Das K. hat nur Lieberkühn-Krypten (↑Glandulae intestinales), keine Zotten. Abb. 1 bis 3.

Kolonatresie: angeborener Verschluß des Kolons. Die Formen entsprechen denen der ↑Dünndarmatresie. K. machen 5–10 % aller Darmatresien aus.

Kolondivertikel: Aussackungen der gesamten Kolonwand (echte Divertikel) o. Schleimhautprolaps durch eine Muskellücke (falsche Divertikel). Abb.

Kolonie, bakteriologische: abgegrenzte, makrosk. sichtbare u. durch Vermehrung bedingte Anhäufung von Mikroorganismen (Bakterien u. Pilze) auf der Oberfläche fester Nährböden. Form, Größe, Beschaffenheit u. Farbe der Kolonien sind z. T. charakterist. für best. Mikroorganismenarten. ↑Reinkultur.

Kolonieinhibitionstest: Verfahren zur Testung proliferationshemmender Substanzen, erlaubt visuelle Auswertung (Auszählung der Zellen).

Kolon, irritables ↑Reizkolon.

Kolonisation ↑Besiedlung, bakterielle.

Kolonisation, mikrobielle ⟨*gr*⟩ *f*: Ansiedlung von Mikroorganismen auf episomat. Biotopen.

Kolonkarzinom ↑Karzinom, kolorektales.

Kolonmassage: Spezialmassage; das Kolon wird anuswärts massiert, z. B. 5-Druckpunkt-Massage nach Krauß in der Ther. des Reizdarmsyndroms.

Kolonpneumatosis ↑Pneumatosis cystoides intestinalis.

Kolonpolypen: umschrieben gestielte o. sessile Vorwölbungen der Kolonschleimhaut unabhängig davon, ob der Prozeß von der Schleimhaut selbst o. von tieferen Darmwandschichten (mesenchymale Neubildung) ausgeht. Die submukösen polypoiden Veränderungen sind selten (Lipome, Fibrome, Leiomyome, Hämangiome, Neurinome u. a.). Die von der Schleimhaut ausgehenden K. werden in die neoplast. u. nichtneoplast. sowie die hamartomatösen K. eingeteilt. Nichtneoplast. K.: hyperplast. Polypen, kaum über 5 mm, halbkugelige Gebilde, blasser als die umgebende Schleimhaut. Entzündl. K. (Pseudopolypen): unspezif. Granulationsgewebepolypen, z. B. bei Colitis ulcerosa, Crohn-Krankheit. Lymphoide K.: Vermehrte Lymphozyten u. Histiozyten machen die polypoide Veränderung. Colitis cystica profunda: Ausstülpung der Dickdarmkrypten bis in die Submukosa. Zu den Hamartomen: juvenile K.: zyst. ausgeweitete Drüsen, entzündl. verändertes Stroma z. T. gefäßreich u. Peutz-Jeghers-K.: Die Muscularis mucosae strahlt mit Muskelfasern in das Stroma. Wichtigste Gruppe der K. sind die Adenome, da der weitaus größte Anteil der Dickdarmkarzinome aus ihnen entsteht. Einteilung in: tubuläre, villöse u. tubulovillöse Adenome. Am häufigsten sind tubuläre Adenome. Die größte Malignisierungspotenz ist den villösen K. zuzuschreiben, die, auch flächenhaft wachsend, größere Kolonanteile einnehmen können (dann häufig mit Kalium- u. Eiweißverlust einhergehend). Die Potenz zur Malignisierung nimmt mit der Größe der K. zu. Ist das Kolon von Polypen übersät, dann liegt eine Polypose vor. Folgende Formen: fam. Polyposis coli, multiple Polypose (Adenomatose) des gesamten Gastrointestinaltrakts u. Sonderformen ↑Gardner-Syndrom, ↑Turcot-Syndrom, ↑Zanca-Syndrom, Oldfield-Syndrom. Die Polyposen sind Präkanzerosen, so daß eine Kolektomie erforderl. ist. Die meisten K. bleiben lange unbemerkt. Sympt.: Blutung, Schleimabgang, Subileussymptomatik u. Änderungen im Stuhlverhalten. Röntgenkontrasteinlauf u. Koloskopie sind die entscheidenden diagn. Verfahren. Alle K. müssen entfernt werden (vorwiegend koloskop. Polypektomie). Sehr große Polypen u. solche, bei denen das Karzinomgewebe in die Lymphgefäße des Kolonpolypenstiels eingebrochen sind, bedürfen des chir. Vorgehens. Abb. 1 u. 2.

Kolonresektion ↑Hemikolektomie.

Kolonrezessus: unregelmäßig vorkommende, taschenförmige Vertiefungen des Bauchfells im Verlaufe des Grimmdarms; 1. Sulci paracolici, meist in der Mehrzahl, zwischen Colon ascendens bzw. Zäkum u. lateraler Bauchwand; 2. Recessus retrocaecalis hinter dem Zäkum nach oben; 3. Recessus ileocaecalis superior bzw. inferior im oberen bzw. unteren Winkel zwischen Ileum u. Zäkum; 4. Recessus intersigmoideus an der li. Seite des Mesocolon sigmoideum. K. können Anlaß zu inneren Bauchfellbrüchen geben.

Kolontumoren: Geschwülste des Dickdarms. Einteilung in gutartige u. bösartige K. Zu den gutartigen gehören die Polypen (↑Kolonpolypen). Der häufigste bösartige K. ist das Kolonkarzinom. Es ist am häufigsten ein Adenokarzinom, Lymphome u. Sarkome sind selten. ↑Karzinom, kolorektales. Abb.

Kolonulkus: Geschwür des Dickdarms. Vorkommen bei versch. Grunderkrankungen (Colitis ulcerosa, Crohn-Krankheit, ischäm. Kolitis, Amöbenruhr u. a.). Außerdem: unspezif. Ulkus des Kolons. Dieses kann in jedem Abschnitt auftreten, bevorzugt aber Zäkum u. Colon ascendens sowie Rektosigmoid. Perforation sowie dumpfer Schmerz, der während der Stuhlentleerung ansteigt, Blut-, Blutschleimabgang sind mögl. Sympt.

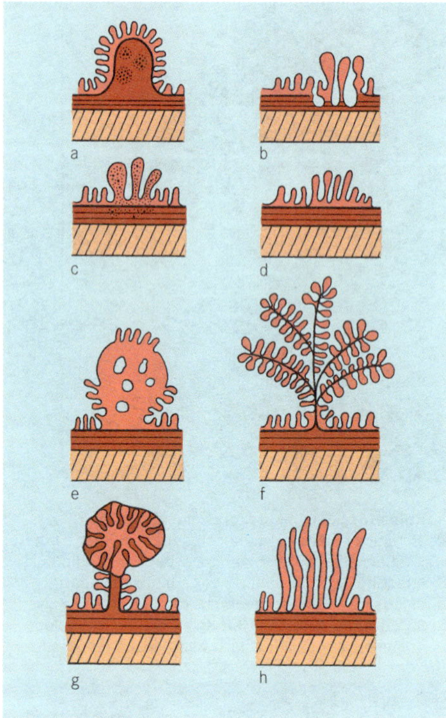

Kolonpolypen (Abb. 1). Klassifikation
a: Colitis cystica profunda; b: lymphoider Polyp;
c: entzündlicher Polyp; d: hyperplastischer Polyp;
e: juveniler Polyp; f: Peutz-Jeghers-Polyp;
g: tubuläres Adenom; h: villöses Adenom

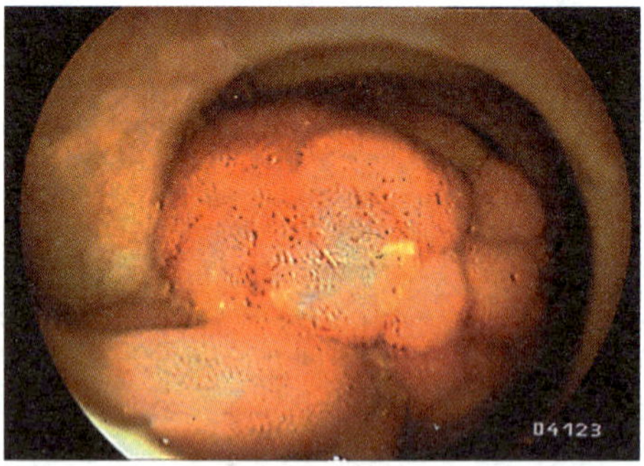

5

Kolonpolyp (Abb. 2)

Kolonverdoppelung: seltene, angeborene Duplikationen von Kolon- u./o. Rektumabschnitten, die meist klein (zyst.) sind o. größere Abschnitte einbeziehen (tubulär). Verdopplung weiterer Organe wie Harnblase, Vagina, kaudale Wirbelsäule.

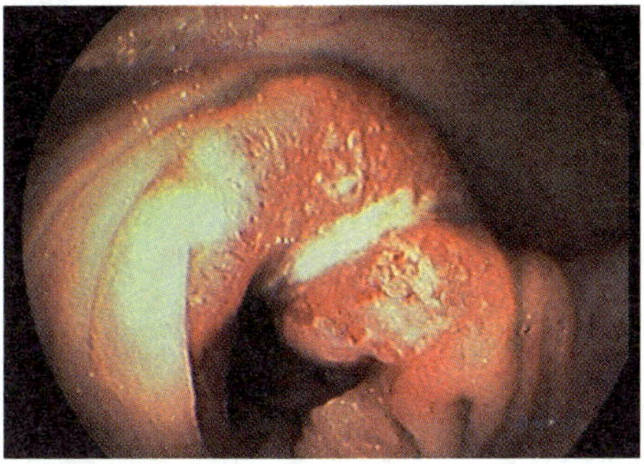

5

Kolontumoren. Kolonkarzinom

Kolopexie: operative Fixation des Kolons, z. B. das Colon sigmoideum bei Rektumprolaps.

Kolorimetrie: analyt. Verfahren zur Bestimmung von Substanzen, die Licht absorbieren o. durch vorgeschaltete Reaktion in absorbierende Verbindungen überführt werden können. Beim Durchgang von Licht durch eine solche Substanzlösung wird die eintretende Strahlungsintensität (I_0) durch Absorption auf die Intensität I geschwächt. Der Grad der Lichtschwächung (ausgedrückt als Extinktion E) hängt dabei von der Konzentration der absorbierenden Substanz (c), von der Wellenlänge des eingestrahlten Lichts, vom molaren Extinktionskoeffizienten (ε_λ) bei dieser Wellenlänge u. von der Schichtdicke (d) ab (Lambert-Beer-Gesetz).

$$E = -\log \frac{I}{I_0} = \varepsilon_\lambda \cdot c \cdot d$$

Bei Konstanz der Meßbedingungen besteht also eine lineare Korrelation zwischen Extinktion u. Konzentration.

Kolorit ⟨*lat*⟩ *n*: Hautfarbe; ↑Pigment.

Koloskop ⟨*gr*⟩ *n*: Kolonoskop; Endoskop zur Betrachtung u. Photographie des Dickdarms.

Koloskopie: Spiegelung des Dickdarms. Ursprüngl. mit starren Instrumenten nur intraoperativ u. streckenweise mögl. Durch Glasfiber- u. Videokoloskopie totale K. bis in das terminale Ileum. Linksseitige K.: bis zur li. Flexur. Bei der K. können Gewebeentnahmen, Bürstenabstriche, Polypektomien, Blutstillungen, Fremdkörperentfernungen, Dilatationen, Darmdekompressionen u. Stentimplantationen durchgeführt werden.

Koloskopie, virtuelle: computergesteuerte Rekonstruktion des Kolons nach CT, die sich in versch. Lagen u. unterschiedl. Blickwinkeln darstellen läßt. Noch in Erprobung.

Kolostoma: Öffnung des Kolons im Hautniveau nach ↑Kolostomie.

Kolostomie: operativ angelegte Verbindung zwischen Kolon u. Körperoberfläche, ↑Anus praeternaturalis.

Kolostomiebeutel: auf die Haut aufklebbare Plastikbeutel zur Versorgung eines Kolostoma.

Kolostrum ⟨*lat*⟩ *n*: erste Milchabsonderung der Wöchnerin; Zusammensetzung; ↑Frauenmilch.

Kolotomie: operative Eröffnung des Kolon.

Kolpaporrhexis ↑Kolporrhexis.

Kolpeurynter ⟨*gr*⟩ *m*: Scheidendehner; früher verwendetes Instrument zur Verhütung eines vorzeitigen Blasensprunges, erregt meist auch Wehen. Die eigentl. Kolpeuryse (Scheidendehnung) ist nicht mehr übl.

Kolpitis ⟨*gr*⟩ *f*: Vaginitis, Entzündung der Scheide.

Kolpitis adhaesiva: Verklebung der Scheidenwände bei Entzündung.

Kolpitis cystica: erbsgroße Bläschen vorwiegend im hinteren Scheidengewölbe.

Kolpitis diphtherica: nach ↑Diphtherie auftretende Entzündung.

Kolpitis emphysematosa: Infektion der Scheide mit gasbildenden Bakterien.

Kolpitis granularis: stecknadelkopfgroße Pünktchen, die leicht auf Berührung bluten.

Kolpitis senilis: durch Östrogenmangel bedingte klimakter. atroph. Veränderung der Scheide bei alten Frauen.

Kolpohysterektomie ⟨*gr*⟩ *f*: Hysterectomia vaginalis: operative Entfernung der Gebärmutter von der Scheide aus.

Kolpohysterotomie: Hysterotomia anterior vaginalis; vaginale Schnittentbindung (↑Sectio caesarea).

Kolpokeratose: Verhornung der Scheidenepithelien, bes. bei Pessarträgerinnen; Östrogen- u. Vitamin-A-Mangel.

K

Kolpokleisis: operativer Verschluß der Scheide (u. a. bei sehr alten Frauen mit Scheiden-Gebärmutter-Vorfall); u. a. Methode nach Neugebauer-Le Fort.

Kolpomikroskopie: von Antoine u. Grünberger (Wien) in die Gyn. eingeführte Methode zur mikrosk. Betrachtung (Auflichtmikroskopie) der Portiooberfläche ohne Gewebeentnahme am lebenden Objekt. Heute durch Kolposkopie ersetzt.

Kolpomyiasis: ↑Myiasis der Vagina.

Kolpoperineoplastik: Kolpoperineorrhaphie; Scheidendammplastik bei Senkung der Scheide.

Kolpophotographie: photograph. Aufnahme durch Aufsetzen einer Kamera auf ein ↑Kolposkop. Auf diese Weise wird das durch die Kolposkopie gesehene Bild festgehalten.

Kolporrhaphie: Colporrhaphia; gyn. Operation (vordere u. hintere K., Colporrhaphia anterior et posterior) bei Senkung o. Vorfall der vorderen u. hinteren Scheidenwand mit Raffung der ausgeweiteten Scheidenwände bei gleichzeitiger Straffung der Beckenbodenmuskulatur.

Kolporrhexis: Scheidenabriß vom Uterus (u. a. durch Geburt, Kohabitation).

Kolposkop: Gerät zur vergrößerten Betrachtung (bis 32fach) des in die Scheide hineinragenden Teils des Uterus (Portio). ↑Kolposkopie.

Kolposkopie: Betrachtung der Portio uteri mit Hilfe eines Mikroskops (↑Kolposkop), das 8-, 12- u. 32fach vergrößert. Durch Hinselmann (1925) zur DD der gut- u. bösartigen Veränderungen der Portio eingeführt. Heute neben der ↑Zytologie die wichtigste Methode zur Früherkennung des Kollumkarzinoms.

Kolpotomie: Scheidenschnitt bei Ansammlung von Exsudat im Douglas vorgenommen.

Kolpozele: Senkung der Scheide u. Heraustreten derselben vor die Vulva.

Kolpozöliotomie: vaginale Bauchhöhleneröffnung.

Kolpozystostomie: Aufschneiden der Harnblase von der Scheide aus.

Kolumnenprinzip: Anordnung von Nervenzellverbänden in als Zylinder o. Säule zu denkenden Gewebevolumina (Nervenzellsäule), die v. a. in der Großhirnrinde, senkrecht zu deren Oberfläche ausgerichtet, zu finden sind u. auch als Module bezeichnet werden. In den Säulen werden ein best. Bereich der Körperfläche, aber auch der Netzhaut, der Basilarmembran des Innenohrs repräsentiert u. die von dort kommenden Informationen weiter verarbeitet. Kolumnen gibt es aber auch in nichtsensor., assoziativen Hirnrindenfeldern u. außerhalb der Großhirnrinde, z. B. in der Vierhügelplatte.

Koma ⟨*gr*⟩ *n*: Coma; **1.** ***Med.:*** ↑ Bewußtseinsstörungen. **2.** ***Physik:*** ↑ Abbildungsfehler.

Koma, hypophysäres: komplexer Zusammenbruch der hormonalen Regulation des Hypophysenvorderlappens bei bereits vorhandener Insuffizienz durch zusätzl. Belastung. H. K. ist durch Hypothermie, Bradykardie, Hypotonie, Hypoventilation, Hyperkapnie u. Hypoglykämie klin. gekennzeichnet (↑ Panhypopituitarismus).

Koma, hypothyreotes: hypothyreote Krise, Myxödemkoma; lebensbedrohl. Situation einer länger bestehenden, unerkannten Schilddrüsenunterfunktion mit vermindertem T_4- u. T_3-Spiegel, Hypometabolismus, Hypothermie u. Kreislaufzentralisation bei Hypovolämie u. Kardiodepression sowie respirator. Insuffizienz (Hypoventilation). Ein H. kann bei bestehender Hypothyreose ausgelöst werden durch Infektionen, Traumen, Operationen, Medikamentenüberdosierung (bes. Diuretika, Sedativa, Tranquilizer), Streßsituationen o. nach Schilddrüsenoperation ohne adäquate -hormonsubstitution. Das Krankheitsbild entwickelt sich schleichend, mit zunehmender Müdigkeit, Muskelschwäche, Somnolenz, myxödematösem Aussehen u. Hypothermie, teilweise bis unter 30 °C, Bradykardie. Das klin. Bild ist für die sofortige Einleitung einer Behandlung entscheidend, Laborbefunde zur Diagnosesicherung können nicht abgewartet werden. Wichtigste Maßnahme ist die intravenöse Gabe von Schilddrüsenhormonen neben intensivmedizinischen Maßnahmen.

Komaklassifikation: Einteilung eines bewußtlosen Zustands (↑ Koma). 1. Einteilung in vier Grade: I. Bewußtlosigkeit keine weitere neurol. Störung; II. Bewußtlosigkeit mit Paresen, Krämpfen, Pupillenstörungen; III. wie II. plus Strecksynergismen; IV. wie III. plus weite lichtstarre Pupillen, noch Spontanatmung. 2. ↑ Glasgow Coma Scale.

Komazylinder: nach einem ↑ Coma diabeticum im Harn auftretend. Gelegentl. im sauren Harn vorkommend. ↑ Harnsediment.

Kombinationsimpfstoffe: aus Antigenen (Immunogenen) versch. Erregerarten o. deren Giften zusammengesetzte Vakzinen, z. B. Diphtherie-Pertussis-Tetanus-Impfstoff mit teils additiver, teils potenzierter Schutzwirkung (Bordetella-Endotoxin mit Adjuvanseffekt für Diphtherie- u. Tetanusformoltoxoid).

Kombinationsleistung: Kombination von Pflegegeldleistung u. Pflegesachleistung i. R. des Pflegeversicherungsgesetzes (§ 38).

Kombinationsnarkose: gleichzeitige Anwendung mehrerer Anästhetika, die unter dem Gesichtspunkt der selektiven Wirkung u. der individuellen Bedingungen des Pat. (präoperativer Zustand, Art u. Ausmaß des Eingriffs) ausgewählt werden. Als ↑ Inhalationsnarkotika: balancierte ↑ Anästhesie; häufige Kombinationen sind Barbiturat + Lachgas, Halothan + Muskelrelaxanzien o. Neurolept + Lachgas + Muskelrelaxanzien. Zahl der mögl. Kombinationen steigt ständig. In den letzten Jahren werden auch Verfahren der Leitungsanästhesie (z. B. Periduralanästhesie mit Allgemeinnarkosen) kombiniert.

Kombinationsschutzimpfung: Anwendung von ↑ Kombinationsimpfstoffen (↑ Dreifachschutzimpfung).

Kombinationstherapie: kann unter vier Zielsetzungen erfolgen: 1. Wirkungsverbreiterung, z. B. antimikrobielle K. zur Spektrumserweiterung u. bei vitaler Ind. 2. Wirkungsverstärkung, z. B. bei Monoinfektionen (Streptokokkenkarditis mit Penicillin/Gentamicin; Brucellose mit Tetrazyklin/Streptomycin). 3. Verminderung konzentrationsabhängiger tox. Nebenwirkungen, z. B. bei der Ther. der Hypertonie, der Anwendung oraler Kontrazeptiva u. Mischanalgetika. 4. Unterdrückung der Nebenwirkungen anderer Pharmaka, z. B. Koffeinzusatz bei der Ther. mit Antiepileptika u. Antihistaminika. ↑ Arzneimittelkoergismus. K. kann auch Verbindung von zwei o. mehreren Therapiemethoden, z. B. Psychotherapie u. Pharmakotherapie bedeuten.

Kombinationswirkung: Wirkung, hervorgerufen durch die gleichzeitige Aufnahme versch. chem. Stoffe in den Organismus. Die K. kann sich additiv aus den Wirkungen der Einzelstoffe zusammensetzen, aber es kann auch eine Verstärkung (Überadditivität, Potenzierung, Synergismus) o. eine Abschwächung (Antagonismus) der Wirkung auftreten.

Komedo ⟨*lat*⟩ *m*: Comedo, Mitesser; auf dem Boden einer Seborrhö durch übermäßige Verhornung des Epithels der Haartrichter entstandene Talganhäufungen in den Ausführungsgängen der Talgdrüsen. Sind als kleine dunkle Punkte auf der Haut sichtbar u. lassen sich durch Druck herausquetschen. Man unterscheidet den durch Reduktion des Keratins abgestoßener Epithelien schwarz gefärbten Kopf u. den weißen, aus Hornmassen u. Talg bestehenden Schwanz. Abb.

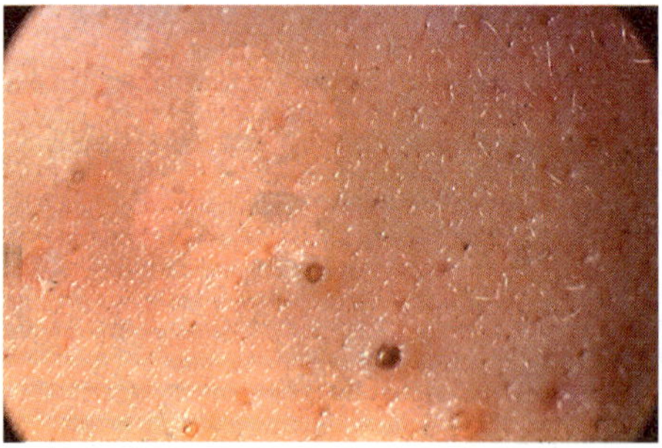

13

Komedonen

Komedokarzinom: intraduktales Mammakarzinom mit zentralen Nekrosen, die als komedoähnl. Zelldetritus die Lumina ausfüllen.

Komfortzone: Umgebungstemperatur, meist auf Lufttemperatur bezogen, in der bezügl. der Wärmeempfindung Behaglichkeit besteht. Beim ruhenden, unbekleideten Menschen liegt die K. in unbewegter Luft mittlerer Feuchtigkeit zwischen 28 u. 31 °C. Für den leicht bekleideten Menschen liegt die K. zwischen 19 u. 21 °C. Unter den Bedingungen der K. reicht das gegebene Temperaturgefälle zur Umgebung aus, um die im Organismus gebildete Wärme ohne thermoregulator. Arbeit abzuführen. U. a. eine Vorbedingung zur Bestimmung des Grundumsatzes.

Kommabazillus ↑ Vibrio.

Kommandoneuron ⟨*lat* + *gr*⟩ *n*: hypothet. Annahme, daß ein Einzelneuron (↑ Interneuron) aufgrund der in ihm integrierten sensorischen ↑ Afferenzen u. Reafferenzen in der Lage ist, ein best. spezif. Verhalten auszulösen. Diese für einfache Systeme bei Wirbellosen wahrscheinl. Funktion kann in den hierarch. organisierten Nervensystemen höherer Tiere von vernetzten Neuronenstrukturen (↑ Kommandosysteme) übernommen werden.

Kommandosysteme: Nervenzellpopulationen, die bei Wirbellosen u. dort schon auf einzelne Neurone zutreffend bzw. bei Vertebraten einschl. der Säugetiere u. Primaten den letzten Schritt in der Efferenz für Verhaltensakte auslösen.

Kommandozellen ↑ Kommandoneuron.

Kommensalen ⟨*lat*⟩ *n Pl*: Organismen, die von der überschüssigen Nahrung eines anderen Organismus (↑ Wirt) leben, ohne diesen zu schädigen (z. B. einige ↑ Flagellata im Verdauungstrakt von Warmblütern).

Kommensalismus ⟨*lat*⟩ *m*: Zusammenleben von ↑ Kommensalen u. Wirt ohne Schädigung des Wirts; Zwischenform der gegenseitigen Abhängigkeit. ↑ Symbiose, ↑ Parasitismus.

Kommission der Vereinten Nationen für Suchtgifte: UN-Commission on Narcotic Drugs; UN-Behörde, die auf eine Vereinbarung des Völkerbundes (1931) über Erzeugung u. Verteilung von Drogen mit narkotisierender Wirkung zurückgeht. Seit 1961 besteht dafür eine Konvention, die international den Drogenmißbrauch verhindern soll. Forschungsprogramme über Drogenabhängigkeit werden gemeinsam mit der ↑ Weltgesundheitsorganisation durchgeführt.

Kommissurotomie: operative, fast ausschließl. instrumentelle Beseitigung der Verwachsungen zwischen den Kommissuren in den Herzklappen mittels Spezialdilatatoren o. des Skalpells. Die Kommissuren sind entweder durch rheumat. entzündl. Prozesse verwachsen (Mitral-, Aorten-, Trikuspidalklappenstenose) o. bereits kongenital vereinigt (Aorten- u. Pulmonalstenose). Die K. bei valvulärer Aortenstenose erfolgt offen im extrakorporalen Kreislauf. Die ↑ Mitralkommissurotomie kann offen u. geschlossen erfolgen. In zunehmendem Maße wird die K. durch Spezialkatheter ohne herzchirurg. Eingriff durchgeführt (Valvuloplastie, Interventionskardiologie).

Kommunalhygiene ⟨*lat* + *gr*⟩ *f*: Gegenstand der K. sind Verhütung u. Bekämpfung übertragbarer u. nicht übertragbarer Krankheiten, die ihre Ursache o. zumeist Teilursache in der natürl. (einschl. der darin gebauten) Umwelt haben, d. i. Umwelt der Städte u. Gemeinden (kommunale U.). Als med. Disziplin mit der Ätiol. befaßt, als hyg. Disziplin zugleich mit der Proph. Zielsetzung kommunalhygien. Proph. ist u. a.: hyg. Absicherung der Trinkwasserversorgung, Einflußnahme auf die hyg. Beseitigung der Abfallstoffe, Kontrolle der allg. u. spez. Luftverunreinigung, kommunaler Lärmschutz, Überwachung radioaktiver Verunreinigung, Beseitigung von Seuchengefahrenquellen u. endem. Herden, Verhütung von Erkrankungen durch Gemeinschaftsverpflegung, Kontrolle nahrungsfremder Stoffe, Bekämpfung von Nagern, Arthropoden u. a. Krankheitsüberträgern; Durchführung komplexer hyg. Maßnahmen bei Notstands- u. Katastrophensituationen, Epidemien u. ä.

Kommunikation ⟨*lat* + *frz*⟩ *f*: Austausch von ↑ Information zwischen Systemen gleicher o. unterschiedl. Art; z. B. K. zwischen Menschen (durch Sprache, Mimik, Gestik usw.), K. zwischen Mensch u. Maschine, K. zwischen Rezeptoren u. ZNS (Afferenz) o. ZNS u. Endorganen (Efferenz) im Organismus.

Kommunikation, nichtverbale: Kommunikation, auch Interaktion, ist ein zwischenmenschl. Mitteilungsvorgang an dem (außer der Sprache) eine Vielzahl von Ausdrucksverhaltensweisen beteiligt sind. Es ist also ein Geschehen, an dem der ganze Körper der Kommunikationspartner beteiligt ist. Aspekte der n. K. sind u. a. Mimik u. Blickverhalten, Gestik u. sonstige Körperbewegungen, äußere Aufmachung, nichtverbale Aspekte des Sprechens (wie Pausen, Tonhöhe, Verlegenheitsäußerungen, Stottern) usw.

kommunizierend ⟨*lat*⟩ *Adj*: verbindend.

Kompakta ⟨*lat*⟩ *f*: Substantia compacta; veraltet für ↑ Os compactum. Feste Substanz an der Oberfläche des Knochens. ↑ Knochenstruktur.

Kompartiment ⟨*lat*⟩ *n*: ein morphol. u. funktionell eindeutig zu definierender Raum, dessen Inhalt durch eine best. Zusammensetzung charakterisiert ist u. der in regulierbaren Wechselwirkungen mit angrenzenden Räumen steht, z. B. zelluläres K., mitochondriales K., extrazelluläres K., intrazelluläres K.

Kompartimentierung: interne Gliederung der Eukaryontenzelle in morphol. u. funktionell versch. membranumgrenzte Reaktionsräume, z. B. Zellkern (↑ Nukleus), Mitochondrien, Plastiden (in Pflanzen), endoplasmat. Retikulum, Golgi-Apparat, Lysosomen, Peroxisomen, die auch als Zellorganellen bezeichnet werden, wobei die Membranen dem Kompartiment zugerechnet werden. Auch die Räume zwischen den von zwei Membranen umgrenzten Organellen, z. B. zwischen der äußeren u. der inneren Mitochondrienmembranen, werden als eigenes Kompartiment betrachtet, mitunter auch das zwischen den Organellen befindl. ↑ Zytoplasma. Zellkompartimente sind keine in sich hermet. abgeschlossenen, funktionell autonomen Substrukturen der Zelle, sondern stehen in vielfältigen Wechselwirkungen miteinander. K. ist für zahlreiche zellphysiolog. Prozesse von fundamentaler Bedeutung, z. B. für das gleichzeitige Ablaufen anaboler u. kataboler Vorgänge, vektoriell organisierte Substanz- u. Informationsflüsse sowie Herabsetzung des Anteils der Diffusion als geschwindigkeitsbestimmender Schritt biochem. Prozesse durch Konzentrierung von Reaktionspartnern in kleineren Räumen; den intrazellulären Kompartimenten werden in ihrer Gesamtheit das extrazelluläre Kompartiment gegenübergestellt (extrazelluläre Matrix, extrazelluläre Flüssigkeit, Extrazellularraum).

Kompartimenttheorie: Analyse komplizierter inhomogener Systeme durch Zerlegung in eine endl. Anzahl homogener Teilsysteme, die Kompartimente. Die K. spielt bes. bei der quantitativen Untersuchung von Phänomenen des Transports u. der Transformation chem. Substanzen (z. B. Arzneimittel) in biol. Systemen eine Rolle.

Kompartmentsyndrom: Kompressionssyndrom, Logensyndrom. Prim. Störung der Durchblutung, sek. der Sensibilität u. Motorik einer Gliedmaßen infolge Drucksteigerung innerhalb einer Faszienloge. Zumeist akut ausgelöst durch Frakturen, Weichteilkontusionen, nach Behebung einer längeren Ischämiezeit. Hämatom u. Ödem

Komplement: Klassischer Weg

Komponenten	Molekulargewicht	Serumkonzentration (g/l)	Globulinfraktion
C1q	400 000	0,19	gamma
C1r	168 000	0,1	beta
C1s	79 000	0,12	alpha
C2	100 000	0,02-0,04	beta
C3	185 000	0,9-1,4	beta
C4	240 000	0,4	beta
C5	180 000	0,75	beta
C6	95 000	0,6	beta
C7	130 000	0,5	beta
C8	150 000	0,8	gamma
C9	79 000	0,2	alpha

führen innerhalb des unnachgiebigen bindegewebigen Mantels zur Drosselung der Muskeldurchblutung, des venösen Rückflusses u. Kompression der Nerven, während die durchlaufenden Arterien offen bleiben (Puls bleibt tastbar). Am häufigsten ist das K. in den 4 Unterschenkelmuskelbogen. Ther. operativ. Notfallmäßige Haut- u. Faszienspaltung zur Dekompression, um irreversiblen Gewebeschäden (drohende Amputation) vorzubeugen. Zum Sammelbegriff K. zählen auch das ↑Karpaltunnelsyndrom, ↑Tarsaltunnelsyndrom, ↑Volkmann-Kontraktur.

kompatibel ⟨*lat*⟩ *Adj*: verträgl. Ein ↑Transplantat o. ↑Implantat ist k., wenn es den Empfängerorganismus nicht schädigt bzw. wenn es keine Abwehr (Entzündungs-, Abstoßungsreaktion) des Empfängers auslöst.

Kompatibilität ⟨*lat*⟩ *f*: Verträglichkeit, ↑kompatibel.

Kompensation ⟨*lat*⟩ *f*: **1.** ***Pathol.:*** Ausgleich o. Ersatz für pathol. bedingten Ausfall von Organen o. Organteilen durch andere mit Einschränkung der Stabilität des kompensierenden Organs bzw. Organteils; z. B. Ersatz durch Verletzung ausgefallener Hirnteile durch andere (Kompensationsprinzip nach Wundt). Ebenso K. gestörter Organfunktion bei angeborenen ↑Herzklappenfehler durch Hypertrophie der Kammerwandmuskulatur (↑Dekompensation, kardiale; ↑Rekompensation, kardiale). **2.** ***Psychol:*** Ausgleich bewußter o. unbewußter Minderwertigkeit gegenüber individuellen, fam. u. gesellschaftl. Vorbildern o. Normen. Kann aus körperl. o. geistiger, aus tatsächl. o. eingebildeter Minderwertigkeit entstehen. Sie kann zu vorteilhaften Persönlichkeitsveränderungen führen, aber auch zu Fehlentwicklungen. ↑Neurosen. **3.** ***Genetik:*** partielle o. komplette Wiederherstellung eines durch Mutation unvollständiges Gens.

Kompensationsmechanismen im Säure-Basen-Haushalt: Mechanismen zur Wiederherstellung des normalen pH-Wertes des Blutes von 7,4 nach einer Abweichung. Man unterscheidet den vollkompensierten vom teilweise kompensierten u. vom nichtkompensierten Zustand. Die Prinzipien der Kompensation lassen sich von der ↑Henderson-Hasselbalch-Gleichung herleiten: Eine prim. Veränderung im pCO_2 (respirator. verursachte Abweichung) wird sek. durch Veränderung der renalen HCO_3^--Ausscheidung, eine prim. HCO_3^--Veränderung (nichtrespirator. bzw. metabol. Abweichung) wird sek. respirator., d. h. durch Hypo- o. Hyperventilation ausgeglichen. Bei schweren Störungen des ↑Säure-Basen-Haushalts, z. B. beim Diabetes mellitus, greift der Organismus zu allen ihm zu Gebote stehenden Kompensationsmechanismen. Die renalen Kompensationsmöglichkeiten bestehen dabei 1. in der Produktion eines sauren Harns (Sekretion von H^+ u. Rückresorption von Na^+); 2. in der Ausscheidung von NH_4^+; 3. in der Rückresorption von HCO_3^-.

Kompensationsschreiber: zur Darstellung von Meßgrößen geringer Spannung bzw. Stromstärke u. langsamer Veränderlichkeit verwendetes Registriergerät ohne systemat. Fehler. Als Punkt- o. Linienschreiber können mit dem K. parallel zahlreiche Meßgrößen aufgezeichnet werden.

Kompetenz, soziale: Fähigkeit, sich in sozialen Situationen anforderungsgemäß u. erfolgreich zu verhalten. S. K. beinhaltet psychol. Handlungsvoraussetzungen, die zur Bewältigung definierter interpersonaler Kommunikations- u. Kooperationsanforderungen notwendig sind u. eine bedürfnisgerechte Teilhabe an gesellschaftl. Realitätskontrolle ermöglichen.

kompetitiv ⟨*lat*⟩ *Adj*: konkurrierend.

Kompleanz ↑Compliance.

Komplement ⟨*lat*⟩ *n*: *Abk* C.; System biol. aktiver Eiweiße (v. a. Proteasen), deren Aktivitäten vorwiegend gegen Zellmembranen gerichtet sind. Durch Wechselwirkung zwischen Komplementkomponenten u. Membranrezeptoren kommt es zur Membranschädigung u. Zellauflösung (Lyse). Andere Wirkungen betreffen Oberflächeneigenschaften (Phagozytose, Immunadhärenz) o. die Freisetzung von Wirkstoffen (Histamin, Chemotaxis). Das klass. K. besteht aus 11 Komponenten (Tab.). Der sog. „alternative Weg" umfaßt mind. 15 Komponenten. Zur Erfassung der Komplementaktivität eignen sich Immunhämolyseteste (Gesamtkomplement), Messungen einzelner Komponenten durch immunchem. Verfahren sowie indirekte Aktivitätsteste (Bakterienabtötung, Chemotaxis, Immunadhärenz, Phagozytose). Dem Komplementsystem kommen vielfältige Funktionen i. R. der Entzündung, der Infektabwehr, der Blutgerinnung u. bei Autoimmunerkrankungen zu. ↑Alexine, ↑Lysin. Tab.

Komplementaktivierung: Die Aktivierung des Komplementsystems stellt einen enzymat. Prozeß dar, bei dem in best. Reihenfolge die einzelnen Komplementkomponenten einbezogen werden. Man unterscheidet den „klassischen Weg" vom „alternativen Weg", wobei nur die initiale Aktivierung Unterschiede aufweist u. beide Wege in eine gemeinsame Endstrecke münden. Beim „klassischen Weg" werden die sog. frühen Komponenten (C1, C4, C2) einbezogen. Immunkomplexe (Antigen-Antikörper-Komplexe), die IgG o. IgM enthalten, bin-

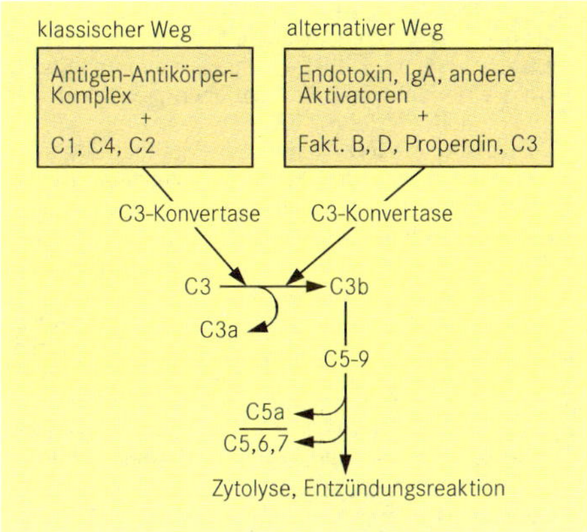

Komplementaktivierung

den sich an C1q. Durch diese Bindung wird C1r aktiviert, das seinerseits C1s aktiviert. Letzteres besitzt Esterasewirkung u. spaltet C4 in das kleine Bruchstück C4a u. das größere C4b, das sich an den Immunkomplex bzw. die Zellmembran bindet. Aktiviertes C1s u. C4b wirken zusammen bei der Spaltung von C2. Dabei entsteht ein kleineres Fragment C2a, das kininartige Eigenschaften hat. Das größere Fragment von C2 verbindet sich mit C4b zu einer magnesiumabhängigen Convertase, die auf C3 einwirkt. Der „alternative Weg" führt zu einer Aktivierung des C3 unter Umgehung von C1, C4 u. C2. Statt dessen wirken hier eine Esterase (Faktor D), ein Faktor B, Properdin sowie C3. Als Auslöser für den alternativen Weg kommen Endotoxin, andere Polysaccharide, aggregiertes IgA u. Immunkomplexe in Betracht. Die C3-Convertase des alternativen Wegs wird gebildet aus den Faktoren D, B u. C3, ist magnesiumabhängig u. wird durch Properdin stabilisiert. Ab der C3-Spaltung vereinigen sich klass. u. alternativer Weg. Es entsteht das kleinere Bruchstück C3a u. das größere Fragment C3b, das aktivierend auf den alternativen Weg einwirkt. ↑C3-Komponente. Ein spezif. C3b-Inaktivator ist bekannt. Die terminalen Komplementkomponenten (C5–C9) werden durch die C5-Convertase aktiviert, die ein kleines Fragment, C5a, abspaltet. C5b, der größere Rest, verbindet sich mit C6 u. C7 zu einem Komplex, der seinerseits C8 u. C9 bindet u. lyt. auf Zellmembranen einwirkt. Der Dreierkomplex C5b C6 C7 kann sich auch von der Zelloberfläche lösen, an andere Zellen mit Komplementrezeptor anheften u. diese gemeinsam mit C8 u. C9 zur Lyse bringen. Die Komplementfaktoren C3a u. C5a binden sich auch an Rezeptoren von basophilen Leukozyten u. Mastzellen, wodurch Histamin u. a. Mediatoren anaphylakt. Reaktionen freigesetzt werden. Abb.

Komplementärfarben: Farben, bei deren additiver Mischung unter Berücksichtigung eines best. Intensitätsverhältnisses die Farbe Weiß entsteht. So gibt die Mischung von Rot mit 659 nm u. Blau von 492 nm Wellenlängen den Weiß-Eindruck. In der Physik heißen die K. auch kompensative Strahlungen.

Komplementärgene: Gene, die gemeinsam für die Ausprägung eines best. Phänotyps notwendig sind, z. B. für versch. Untereinheiten eines heteromeren Enzyms o. versch. Enzyme von Reaktionsketten o. -zyklen codierende Gene. ↑Genwirkketten.

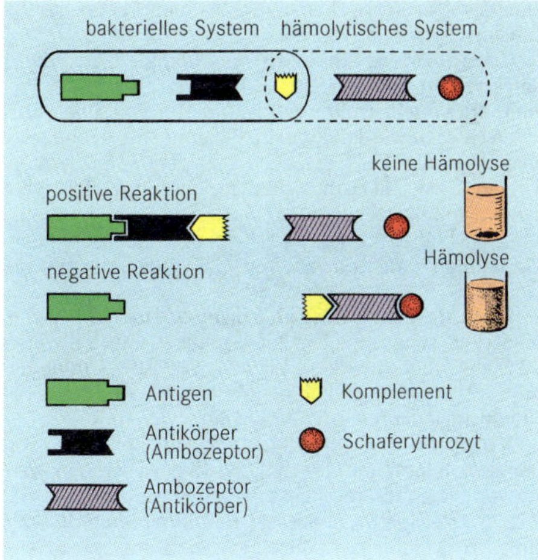

20

Komplementbindungsreaktion

Komplementärluft: inspirator. Reservevolumen. Diejenige Luftmenge, die nach einer normalen Inspiration noch weiter eingeatmet werden kann.

Komplementärmedizin: zusammenfassender Begriff für diagn. u. ther. Verfahren, die ergänzend zur Schulmedizin eingesetzt werden, z. B. Homöopathie, Naturheilkunde, Phytotherapie. ↑Alternativmedizin.

Komplementation: Kompensation durch genet. Strukturen (Plasmid, Virus), so daß die notwendigen Gene ergänzt werden. Reziproke K.: nicht vermehrungsfähige Viren ermöglichen sich gegenseitig unter best. Bedingungen die Replikation. Nicht reziproke K.: ↑Helferviren ermöglichen ↑Satellitenviren die Replikation.

Komplementbindungsreaktion: *Abk* KBR; Komplementfixationsreaktion, Komplementablenkungsreaktion; serol. Test zum Nachweis von komplementbindenden Antikörpern, verläuft in zwei Schritten. Im 1. Schritt wird Antigen mit Patientenserum (bakterielles System) u. Komplement gemischt u. inkubiert. Wenn Antikörper vorhanden sind, bindet sich das Komplement an diesen Antigen-Antikörper-Komplex. Im 2. Schritt werden Schaferythrozyten u. Schaferythrozytenantikörper (hämolyt. System) zugegeben. Hämolyse tritt nur ein, wenn auch freies Komplement vorhanden ist, im Patientenserum also keine Antikörper gegen das betreffende Antigen vorhanden waren. Sonst würde das Komplement bereits bei der ersten Stufe der KBR verbraucht, u. die Hämolyse kommt nicht zustande. Bekannteste KBR ist die ↑Wassermann-Reaktion zum Nachweis syphilit. Antikörper. Weitere Anwendungsmöglichkeiten in der Virusserologie, zum Nachweis von Rickettsiosen, Brucellose, Mykoplasmainfektionen u. a. m. Abb.

Komplementdefekte: Erkrankungen durch angeborene o. erworbene Defekte einzelner o. mehrerer ↑Komplementfaktoren bzw. spezif. Inhibitoren. Erworbene Störungen des Komplementsystems finden sich v. a. bei Autoimmunerkrankungen wie Lupus erythematodes,

K

Rheumatoidarthritis, hämolyt. Anämien, Lebererkrankungen, Glomerulonephritis.

Komplementfaktoren: am Komplementaktivierungsmechanismus beteiligte Faktoren, die nach Bildungsort, Proteinstruktur u. Inaktivierungsmechanismus unterschieden werden können. Bekannt sind die hitzelabilen Faktoren C1 (bestehend aus den Komponenten q, r, s) u. C2, die im Darm o. in Makrophagen gebildet werden, u. die hitzestabilen C3, C4 u. C5. Sie sind biochem. den Euglobulinen bzw. Alpha-, Beta- o. Gammaglobulinen zuzuordnen. Weitere Faktoren C6–C9 werden unterschieden.

Komplementmangel, angeborener: beim Menschen selten. Beobachtet wurden C1- u. teilweise C2-Mangel bei Thymusaplasie; Mangel an C1-Inhibitor (Alpha-2-Neuraminglykoprotein) ist als Ursache des hereditären angioneurot. Ödems bekannt.

Komplex ⟨*lat*⟩ *m*: **1.** ein zusammenhängendes Ganzes (philosoph. u. psychol.). **2.** In der Psychoanalyse die von Sigmund Freud beschriebenen unbewußten, affektbesetzten, pathogenen, seel. Konflikte, deren Ursache ein psych. Trauma ist u. die zu ↑Fehlleistungen u. ↑Neurosen führen können.

Komplexbewegung ↑Kabat-Behandlung.

Komplexbildner: Chelatbildner; organ., z.T. auch anorgan. Verbindungen, die zwei o. mehr funktionelle Gruppen haben u. mit Metallkationen Chelate (ringförmige Komplexe) bilden. Kalziumdinatriumäthylendiamintetraacetat (Edetamin), Dimercaprol (BAL), D-Penicillamin, Desferoxamin (Desferal), meso-2,3-Dimercaptobernsteinsäure (DMSA), 2,3-Dimercapto-1-propansulfonsäure (DMPS, Unitol), Polyphenolaminocarboxylate, Biphenyle, 1-Amino-3-(2-pyridyl)-isochinoline, Dithiocarbamate u. a. Zur Antidottherapie bei Schwermetallvergiftungen; z. B. Penicillamin, EDTA; auch zur Entionisierung von wäßrigen Lösungen.

Komplexe: Neutrale Verbindungen o. Ionen, die durch relativ feste chemische ↑Bindung von kleineren Teilchen (↑Liganden) an ein zentrales Teilchen, gewöhnl. ein Metallkation, entstehen u. qualitativ andersartige chem. Reaktionen als die Einzelbausteine zeigen. Die Zahl der Liganden (Koordinationszahl) richtet sich u. a. nach dem Größenverhältnis vom zentralen Teilchen zum Liganden. Ein spez. Komplextyp sind die sog. Chelate, in denen Chelatbildner (gewöhnl. bifunktionelle organ. Moleküle) mit elektronenreichen Gruppen ein pos. Teilchen „in die Zange nehmen". Je nach der Bindung innerhalb des Komplexes (Anlagerungskomplexe: überwiegend elektrostat. Bindung; Durchdringungskomplexe: überwiegend kovalente Bindung) dissoziieren K. nur sehr wenig in die Komponenten.

Komplexherd: Infektionserregerareal mit selbständigen Naturherden, enzoot. Herden u. endem. Herden mit einer Wechselbeziehung durch primäre u. sek. Reservoire.

Komplex, interdigestiver: interdigestive Darmaktivität; interdigestive Darmbewegungen, die in der gastroduodenalen Zone beginnen u. langsam über den gesamten Dünndarm bis zum terminalen Ileum wandern. Ein Fehlen des i. K. kann zur bakteriellen Überwucherung führen. Das bestbekannte interdigestive Motilitätsmuster ist der Migrating motor complex (MMC), bei dem 4 Phasen regelmäßig nacheinander ablaufen, bis er von der Nahrungsaufnahme unterbrochen wird. Während Phase 1 ist der Darm ruhig, in der Phase 2 besteht eine irreguläre Aktivität, die zum Ende der Phase intensiver wird. Die Phase 3 (Aktivitätsfront) zeigt Bündel rhythm. Kontraktionen, die den Darm hinabwandern. Die Phase 4 ist kurz u. geht in die Phase 1 über. Gallenblasenkontraktion u. Pankreassekretion zeigen Korrelationen zum MMC (sekretor. Komponente des MMC).

Komplexometrie: maßanalyt. Methode zur quantitativen Bestimmung von Metallionenkonzentrationen, die auf der Bildung von Chelatkomplexen (↑Komplexe) beruht, z. B. Bestimmung von Ca^{2+}-Konzentrationen mit EDTA als ↑Komplexbildner.

Komplexschaden ↑Mehrfachbehinderung.

Komplikation ⟨*lat*⟩ *f*: unerwartetes Ereignis innerhalb eines Krankheitsverlauf mit geringer Erwartungswahrscheinlichkeit, durch das der durchschnittl. Ablauf einer Erkrankung neg. beeinflußt wird, z. B. Herzwandruptur bei Myokardinfarkt, Perforation eines Magenulkus o. Lungenabszeß bei Pneumonie; postoperative K.: Thrombose, Wundheilungsstörung.

Komposit ↑Composite.

Kompositionsabformmaterial: in der Zahnmed. reversible thermoplast. Massen, die aus Harzen, Weichmachern, wie Fettsäuren, Paraffin, Füll- u. Farbstoffen zusammengesetzt sind. Sie werden als Kerr-Masse für Kupferringabdrücke u. als Harzkompositionsmassen für funktionelle Abformung des zahnlosen Unterkiefers angewendet.

Kompositionstumor: Mischgeschwulst, bei der karzinomatöse u. sarkomatöse Anteile in einem Gewächs kombiniert sind (z. B. karzinomatös u. sarkomatös entartetes Teratom).

Kompositum ⟨*lat*⟩ *n*: Gemisch versch. Arzneistoffe in einem Arzneimittel (z. B. Triampur); wird jedoch nur selten explizit ausgewiesen.

Kompostierung: Methode zur Beseitigung „fester" Abfallstoffe (biol. aerobe Zersetzung). ↑Abfallstoffe, ↑Bodenhygiene.

Kompressen: thermotherapeut. Anwendungen, wobei lokal begrenzte, nicht zirkuläre Auflagen mit zwei o. drei Tüchern auf ein Haut- o. Organgebiet, gelegt werden, z. B. Dampf- u. Leberkompressen.

Kompression: Compressio, Druck. ***Anat.:*** Zusammendrücken eines Organs o. Organteils. ***Radiol.:*** Methode zur Verminderung der zu durchstrahlenden Gewebeschichtdicke. Ziel der K. ist die Herabsetzung der Volumendosis u. der Streustrahlung u. die Verkürzung des Abstands vom Herd bzw. Detail zur Patientenoberfläche. Für die K. werden benutzt: 1. Kompressionstubusse, 2. Kompressionsbänder, die den Pat. an den Tisch drücken u. so die Dicke des Abdomens herabsetzen, 3. Ureterkompressorien: Auf dem Unterbauch wird mit einem Gurt eine Kunststoffplatte befestigt. Zwischen dem Pat. u. der Platte befinden sich zwei aufblasbare Gummibälle, die luftgefüllt die Ureter zusammendrücken u. so einen Harnstau bewirken.

Kompression, interfragmentäre: dynam. Kompression; eines der techn. Grundprinzipien der ↑Osteosynthese. Ziel: Erhöhung der Frakturstabilität, Voraussetzung für die ↑Knochenbruchheilung. Der Effekt der interfragmentären K. wird erreicht durch das Aufeinanderpressen der Bruchflächen mit stat. o. dyn. Mitteln. Neutralisation von Scher-, Torsions- u. Biegungskräften, exakte Reposition, Möglichkeit der prim. Knochenbruchheilung. Stat. i. K.: z. B. ↑Zugschraubenosteosynthese. Dynam. i. K.: z. B. ↑Zuggurtungsosteosynthese.

Kompressionsabdruck: zahnmed. Abdruck der zahnlosen Kiefer mit spez. Materialien zur Berücksichtigung der regional unterschied. Nachgiebigkeit durch die spätere Prothesenbasis.

Kompressionsatelektase: durch Druck auf die Lungenoberfläche entstandene ↑Atelektase. Ursachen der K.: massive Pleuraergüsse, intrathorakale Tumoren, Pneumothorax.

Kompressionsmyelose: degenerative Veränderungen im Rückenmark (klin. bis zur Querschnittsläsion), die auf eine Kompression desselben durch Tumoren, Parasiten o. raumbeengende entzündl. Prozesse, aber auch auf Veränderungen der Wirbelsäule traumat. o. entzündl. Art zurückzuführen sind.

Kompressionssonde: ein- o. mehrlumige Ballonsonden zur temporären indirekten Blutstillung (↑Sengstaken-Blakemore-Sonde u. ↑Linton-Nachlas-Sonde).

Kompressionssyndrome: periphere Einklemmungsneuropathien; Schmerzzustände durch Einklemmung peripherer Nerven; sie sind nicht „rheumatischer" Genese, können aber als Initialsymptom o. im Verlaufe einer Erkrankung der Gelenke o. der Wirbelsäule auftreten. Klass. Beispiele: ↑Nucleus-pulposus-Hernie u. ↑Karpaltunnelsyndrom. **K. der oberen Extremität**: Karpaltunnelsyndrom u. K. des N. ulnaris: Kompression des N. ulnaris zumeist am Ellenbogen, bei Epicondylitis humeri lateralis nach Traumen, bei Arthritis u. Arthrose. Parästhesien im Bereich der ulnaren Seite der Hand, gelegentl. Schmerzen (bei Druck u. spontan), Taubheitsgefühl, später auch Muskelatrophie. Verifizierung der Diagn. durch Elektromyographie. **K. im oberen Halsdreieck**: auch im Schultergürtelbereich, verursacht durch ständige o. intermittierende Kompressionen der A. subclavia u. des Plexus brachialis durch anat. Veränderungen bzw. Gegebenheiten; nach der Topographie der K. unterschieden zwischen Halsrippen-, Skalenus-, Kostoklavikular-, Hyperabduktions-, Pectoralis-minor-Syndrom, Syndrom der engen oberen Thoraxapertur u. nach der Kombination der Sympt.: anfallsweise o. ständige, ein- o. beidseitige Brachialgie, Parästhesien, Kältegefühl u. periphere Zyanose, evtl. troph. Störungen, ↑Tendomyosen, allg. Muskelschwäche, ggf. Paresen u. Atrophie der kleinen Handmuskeln. Auslösung o. Verschlimmerung durch best. Kopfhaltungen o. Bewegungen im Schultergürtel. Röntg. Nachweis von anat. Veränderungen, Bestätigung durch Angiographie. **K. der unteren Extremität**: Neben der ↑Ischialgie u. den spinalen radikulären Wurzelsyndromen sind das Ilioinguinalis- u. das Tarsaltunnelsyndrom sowie die Meralgia paraesthetica, die Obturationsneuralgie, die Sakralgie u. die ↑Morton-Dudley-Krankheit zu nennen. **K. durch mechan. Druck**: im Raume eines Bewegungssegments auf die Medulla o. die Nervenwurzeln: radikuläre u. medulläre Kompressionssyndrome mit Läsionen spinaler Nervenwurzeln u. entsprechenden neurol. Störungen. Ursachen: Diskushernien, Tumoren, spondylot. Wulstbildungen (dd Abgrenzung gegenüber spondylogenen ↑Syndromen). Sympt.: Schmerzen im Ausbreitungsgebiet der betroffenen Wurzel, Auslösung o. Steigerung durch mechan. Einwirkungen (u. a. Bewegungen, Husten, Niesen), Sensibilitätsstörungen in den segmentalen Dermatomen, motor. Ausfälle entspr. radikulärer Innervation („Kennmuskeln"), Reflexstörungen, Dehnungsschmerz. Von klin. Bedeutung zervikale ($C_{3/4}$,C_5–C_7) u. lumbale Wurzelsyndrome (L_3, L_4, L_5, S_1, Komb. L_4/L_5 sowie L_5/S_1).

Kompression, statische: axiale Kompression bei Diaphysenfrakturen durch Plattenvorbiegung u. Spanngerät ↑Zugschraubenosteosynthese, axiale Kompression mit dem ↑Fixateur externe.

Kompressionstubus: Hohlkegel aus strahlenabsorbierenden Material zur ↑Kompression, der sich entweder am Röntgenstrahler befindet (Mammatubus) o. am Zielgerät (z. B. Röntgenuntersuchung des Magen-Darm-Kanals).

Kompressionsverband: Druckverband; dient der Stillung von Blutungen aus kleinen Gefäßen. Technik: Wundbedeckung mit steriler Platte, Auflegen eines Druckpolsters (Mullkompressen) u. festes Anwickeln mit elast. Binden. Abschnürung des venösen Rückflusses ist zu vermeiden.

Kondensation ⟨*lat*⟩ *f*: **1.** Abscheidung der flüssigen Phase beim Abkühlen eines Gases. **2.** Chem. Reaktion, bei der zwei Moleküle unter Abgabe von H_2O (auch NH_3 o. H_2S) zu einem größeren Molekül zusammentreten. Beispiel: Bildung makromolekularer Verbindungen durch Polykondensation. **3.** Verkürzung der Chromosomen durch DNA-Spiralisation im Verlaufe der Prophase u. Metaphase, ↑Mitose.

Kondensation, marginale ↑Kernwandhyperchromatose.

Kondensatorfeldbehandlung: gebräuchl. Applikation der ↑Kurzwellentherapie, bei der sich Pat. zwischen den Elektroden im hochfrequenten elektromagnet. Feld befindet. ↑Hochfrequenzwärmetherapie.

K

Kondensatorreizung: histor. Methode der elektr. Reizung, bei der ein aufgeladener Kondensator durch Einschaltung in den Reizstromkreis zur Entladung gebracht wird. Die Reizwirkung hängt von der Größe des Kondensators (Kapazität) u. von der Höhe der angelegten Spannung ab.

Kondensor: von einer Lichtquelle ausgehende Strahlen bündelnde Optik; ↑Köhler-Prinzip.

Kondition ⟨*lat*⟩ *f*: Zustand, allg. Verfassung eines Organismus mit den durch Umwelteinflüsse erworbenen Eigenschaften.

Konditionalismus: philosoph. Schule, die Ereignisse nicht auf best. Ursachen, sondern äquivalente Bedingungen zurückführt.

Konditionierung ⟨*lat*⟩: Bedingungen, Voraussetzungen schaffen; **1.** ***Physikal. Ther.:*** Methode zur Erhöhung der phys. u. psych. Reaktionsbereitschaft u. Leistungsfähigkeit durch wiederholte Anwendung best. Belastungen u. Übungen; **2.** ***Verhaltensforschung:*** Ausarbeitung von bedingten ↑Reflexen (engl. conditioning), indem durch Kombination eines Fremdreizes mit einem unbedingten ↑Reflex ersterer zum bedingten Reiz gemacht wird. **Klass. K.** auf der Basis bedingter Reflexe. Ein unspezif. Reiz wird mit einem reaktionsspezif. so lange gekoppelt dargeboten, bis der ursprüngl. unspezif. Reiz alleine die spezif. Reaktion auslöst (Pawlows Exp. mit Speichelsekretion eines Hundes). **Operante (instrumentelle) K.** In Abweichung vom klass. K. tritt die Bekräftigung erst nach erfolgter Reaktion ein. Es wird erlebt, welches Verhalten belohnt o. bestraft wird. Anwendung in der ↑Verhaltenstherapie. **3.** ***Neurol.:*** neuroelektrophysiolog. Methode der Anwendung sukzessiv gepaarter Reize, ↑Reiz, konditionierender. **4.** ***Zahnmed.:*** chem. o. physikal. Herstellung eines Mikroreliefs im Zahnschmelz o. Dentin für die adhäsive ↑Restauration von Hartsubstanzdefekten. **5.** ***Mikrobiol.:*** Veränderung des Kulturmediums durch Abgabe von Wirkfaktoren o. Stoffwechselprodukten durch kultivierte Zellen in das umgebende Medium, die für die Zellen günstig sein kann (z. B. für die Proliferationsfähigkeit). Sofern die wirksamen Faktoren nicht bekannt sind, ist ein Zusatz von konditioniertem Medium zur Nährlösung oft eine wirksame Maßnahme in der Praxis der ↑ Zellzüchtung.

Konditionierung, verdeckte: im Ggs. zur direkten (offenen) Konditionierung findet der Konditionierungsprozeß verdeckt, d. h. nur mental auf der Vorstellungsebene statt. Verhaltensauslösende Faktoren, die zu verändernden Verhaltenssequenzen u. Auftreten o. Wegfall von pos. bzw. neg. Konsequenzen werden durch (Selbst-)Instruktionen möglichst intensiv erlebbar gemacht, um im offenen Verhalten Änderungen zu bewirken.

Konditionstraining: Form des Trainings mit dem Ziel der Vervollkommnung einzelner o. komplexer konditioneller Fähigkeiten. Eine organisationsmethod. Form ist das ↑ Kreistraining (Circuit-Training).

Kondom ⟨*frz*⟩ *n*: Präservativ, Gummi; mechan. Kontrazeptivum, dessen Anwendung zugleich das Risiko einer Infektion mit sexuell übertragbaren Krankheiten stark reduziert. Im Ggs. zu den meisten anderen Arten der Antikonzeption gibt es beim K. fast keine gesundheitl. Kontraindikation, abgesehen von seltenen Fällen allerg. Reaktion auf Latex. **1. K. für den Mann**: aus hauchdünnem Latex gefertigte, vor dem Geschlechtsverkehr über den Penis zu streifende anat. geformte Hülle, in der das ↑ Ejakulat aufgefangen wird. Die meisten K. haben dafür ein sog. Reservoir in Form einer Auswölbung. Eine der am häufigsten angewandten, relativ sicheren Methoden zur Empfängnisverhütung. Versagerquote (Pearl-Index) ca. 7 auf 1 200 Anwendungsmonate. **2. K. für die Frau**: in die Scheide einzulegender, tütenförmiger Polyurethanschutz. ↑ Antikonzeption.

Kondomurinal: Urinableitung über ein am Penis klebendes Kondom in einen Auffangbeutel, bei ↑ Inkontinenz ohne Restharn.

Konduit ⟨*engl*⟩ *m*: Conduit; in der Herzchirurgie gebräuchl. Terminus für Gefäßprothese mit u. ohne künstl. Klappe. K. wird z. B. verwendet zum Ersatz einer hypoplast. A. pulmonalis bei ↑ Fallot-Pentalogie, bei Totalkorrektur des Truncus arteriosus u. beim Ersatz der Aorta ascendens mit Aortenklappe.

Konduktanz, atemmechanische: Kehrwert des Atemwegswiderstands. Wegen der umgekehrt proportionalen Abhängigkeit der Widerstände vom Lungenvolumen ergibt sich für die Widerstandskehrwerte (Leitwerte) eine angenährte lineare Abhängigkeit vom Volumen. Die Steilheit dieser Geraden wird vom Ausmaß der Volumenabhängigkeit der Atemwegsdurchmesser bestimmt.

Konduktion ⟨*lat*⟩ *f*: Wärmeleitung, Wärmetransport durch ruhende Medien entlang eines Temperaturgefälles. Die Wärmeleitung im Gewebe ist im Vergleich zum konvektiven Wärmetransport gering. Tab.

Konduktor ⟨*lat*⟩ *m*: **1.** Überträger, Leiter, insbes. von Reizen vom Rezeptor zum Empfänger im Reflexbogen. **2.** Überträger der in den Geschlechtschromosomen lokalisierten Erbanlagen, z. B. dient phänotyp. gesunde, homogamete Frau als K. des auf dem X-Chromosom lokalisierten Hämophiliegens (klassische ↑ Hämophilie). ↑ Vererbung, geschlechtsgebundene.

Konduktion durch verschiedene Medien

Haut	0,0293 J/cm · s · k
Fettgewebe	0,0188 J/cm · s · k
Skelettmuskel	0,0356 J/cm · s · k
Leber	0,0481 J/cm · s · k
Blut (35 °C)	0,0477 J/cm · s · k
Luft	0,0023 J/cm · s · k
Wasser	0,0628 J/cm · s · k

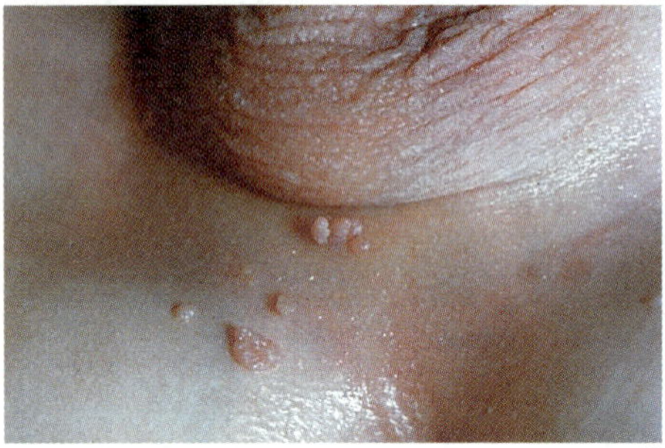

37

Kondylome im Dammbereich

Kondylenbahn: Bahn, den der Kondylus bei der Öffnungsbewegung des Unterkiefers durchläuft.

Kondylenplatte: L-förmige Winkelplatte, spez. für die Osteosynthese gelenknaher Femurschaftfrakturen. Der abgewinkelte, klingenförmige Teil der K. wird quer zur Längsachse des Knochens in das Kondylen- bzw. Trochantermassiv eingeschlagen u. verleiht der Osteosynthese zusätzl. Stabilität. ↑ Plattenosteosynthese.

Kondylom ⟨*gr*⟩ *n*: Condyloma, Feigwarzen; Hyperplasie des Plattenepithels nach einer Infektion mit ↑ Papillomavirus (↑ Condylomata acuminata) meist im anogenitalen Bereich o. bei Syphilis (↑ Condyloma latum). Abb.

Konfabulation ⟨*lat*⟩ *f*: Ausfüllung von amnest. Lücken durch beliebige Einfälle, die die Kohärenz der Ausführungen unterbrechen. Vorkommen: sympt. ↑ Psychosen, insbes. ↑ Korsakow-Syndrom, amnestisches ↑ Syndrom.

Konfidenzintervall ↑ Vertrauensbereich.

Konfiguration ⟨*lat*⟩ *f*: räuml. Anordnung von Atomen o. Atomgruppen in einem Molekül ohne Berücksichtigung von Rotationen um Einfachbindungen; meistens Anordnung der Substituenten an einem asymmetr. Kohlenstoffatom; die zwei mögl. Konfigurationen, die sich zueinander wie Bild u. Spiegelbild verhalten, werden als D- u. L-Form bezeichnet; ↑ Enantiomere.

Konfiskate ⟨*lat*⟩ *n Pl*: Schlachthofabfälle.

Konflikt, psychischer: intrapsych. Konflikt; Zusammentreffen gegensätzl. Strebungen. In der ↑ Psychoanalyse sind ungelöste unbewußte Konflikte die Ursache für neurot. Symptombildung. Das Sympt. als Kompromißbildung stellt die jeweils beste, aber unteroptimale Organisationsform eines p. K. dar.

Konformase: Prolin-cis-trans-Isomerase; Enzym, das Prolin in Proteinen von der trans- in die cis-Form umwandelt, z. B. Nina-A-Protein; ↑ Peptidyl-Prolyl-cis-trans-Isomerase.

Konformation ⟨*lat*⟩ *f*: dreidimensionale Anordnung von Atomgruppen u. Atomen in Molekülen; wird insbes. durch Orientierung u. freie Drehbarkeit (Rotation), d.h. Anzahl der Bindungen zwischen Atomen bzw. Atomgruppen bestimmt, wobei Moleküle i.d.R. den energet. stabilsten Zustand einnehmen. In aktivierten Zuständen bilden sich hingegen K. höheren Energieinhalts aus; die Summe von K. bestimmt bei Biopolymeren (Nukleinsäuren, Proteine) die Sekundär- u. Tertiärstruktur.

Konformationsdeterminante: immun. spezif. reagierender Bereich auf der Oberfläche eines räuml. Antigens (↑Antigendeterminante). Denaturierungen eines Proteins führen zu Veränderungen in der tertiären Struktur u. damit zu Veränderungen der immun. Spezifität durch Zerstörung von K.; gleichzeitig können neue K. entstehen o. andere Determinanten freigelegt werden.

Konfrontation ⟨*lat*⟩ *f*: in der Psychotherapie Aufzeigen von Widersprüchen, z.B. zwischen dem Vorsatz eines Pat. u. seinem Verhalten. Es dient dazu, die unbewußten Hintergründe u. Motive des Verhaltens u. Erlebens aufzuklären.

kongenital ⟨*lat*⟩ *Adj*: angeboren, immer genet. bedingt. Der Begriff k. sollte nicht i.S. von ↑konnatal angewendet werden.

Kongestion ⟨*lat*⟩ *f*: lokale Blutstauung, ↑Hyperämie.

Konglomeration ⟨*lat*⟩ *f*: Zusammenballung. ↑Agglomeration.

Konglomerattuberkel: Solitärtuberkel.

Konglomerattumor: klin. als Gewächs imponierende, meist entzündl. Verklebungen u. Verwachsungen von Organen u. Gewebeteilen.

Konglutinationsmittel: Supplement; makromolekulare organ. Verbindungen (Gelatine, Dextran usw.), in denen Erythrozyten aufgeschwemmt werden, um ein Milieu herzustellen, in dem inkomplette Antikörper mit den Erythrozyten reagieren.

Konglutinin ⟨*lat*⟩ *n*: in tier. Serum (bes. von Wiederkäuern) vorkommendes Protein (Mol.Gew. 75000), das durch Bindung an ↑Komplement die Aggregation von ↑Antigen-Antikörper-Komplexen bewirkt (z.B. Erythrozyten, inkomplette Erythrozytenantikörper plus Komplement). Immunkonglutinine sind Iso- o. Autoantikörper gegen die Komplementkomponenten C3 u. C4, wirken wie K. u. werden bei Infektionen, Immunisierungen, Autoimmunerkrankungen gebildet. I.w.S. werden Substanzen als K. bezeichnet, welche durch Verminderung der Hydrophilie der Zelloberflächen (Erythrozyten, Bakterien) zur Agglutination durch inkomplette Antikörper führen: Gelatine, Dextrane, Periston, Gummi arabicum u.a.

Kongressus ⟨*lat*⟩ *m*: alte Bez. für ↑Koitus.

Konidien: ein- o. mehrzellige vegetative Sporen von Pilzen.

Koniferenöl: Terpentinöl u.a. ↑Rubefazienzien. Nebenwirkungen: lokale Hautreizung bis zum Ekzem, system. Bronchopneumonie, tox. Nephritis, zentralnervöse Lähmung. Vergiftungsursache meist versehentl. orale Aufnahme, v.a. bei Kindern. LD per os 60–100 g. ↑Terpentin.

Koniin ↑Coniin.

Konimeter ⟨*gr* + *lat*⟩ *n*: Staubmeßgerät zur Bestimmung der Teilchen u. Faserzahl pro cm^3 Luftvolumen (auch numer. o. konimetr. Staubkonzentration). In der gebräuchl. Ausführung wird mittels einer Kolbenpumpe die Probeluft durch eine Düse angesaugt u. bis nahezu auf Schallgeschwindigkeit beschleunigt. Vor der Düsenmündung prallt der Luftstrom gegen eine Glasplatte, wobei die Staubteilchen aufschlagen u. durch eine dünne Klebschicht festgehalten werden. Das Staubpräparat wird lichtmikroskop. ausgezählt.

Koniocortex ⟨*gr* + *lat*⟩ *m*: Teil der ↑Großhirnrinde mit sehr gut entwickelten Körnerschichten. Vorkommen: Körperfühlsphäre, Sehrinde, Hörrinde.

Koniopneumofibrosen ↑Pneumokoniose.

Koniotomie: Notfallmaßnahme zur Herstellung einer Atmungs- bzw. Beatmungsmöglichkeit, z.B. bei ausgedehnten Gesichtsschädelverletzungen ohne Intubationsmöglichkeit. Durch eine Inzision u. Spreizung des Ligamentum cricothyreoideum (Ligamentum conicum) wird ein Tubus in die Trachen geführt.

Konisation ⟨*lat*⟩ *f*: Ausschneiden eines Gewebekegels aus der Portio uteri zur histol. Sicherung von zytolog. Verdachtsbefunden. ↑Karzinom.

konjugal ⟨*lat*⟩ *Adj*: ehel.

Konjugasen ⟨*lat*⟩ *f Pl*: Enzyme, die, v.a. in der Leber, aber auch in anderen Geweben vorkommend, aus Pteroylpolyglutaminsäuren (Folsäurekonjugate) Gammaglutamylreste mit freier Carboxylgruppe unter Bildung der biochem. aktiven Pteroylmonoglutaminsäure (Lactobacillus-casei-Faktor) abspalten u. damit die Verwertung im Organismus sicherstellen. I.a. sind K. Enzyme, die ↑Konjugate synthetisieren. K. übertragen bei der ↑Biotransformation kleine Moleküle. ↑Transferasen.

Konjugat ⟨*lat*⟩ *n*: Verbindung aus Proteinen (als Antigen o. als Antikörper) u. anderen funktionellen Substanzen, z.B. fluoreszierenden Farbstoffen o. Enzymen. K. ermöglichen sensitive Testkombinationen unter Ausnutzung sowohl der Eigenschaften der jeweiligen Proteine (als Antigen o. als Antikörper) im Zusammenhang mit den empfindl. Reaktionseigenschaften von Enzymen (↑Enzymimmunoassay).

Konjugate: Syntheseprodukte der 2. Phase der ↑Biotransformation von körpereigenen Stoffen u. ↑Xenobiotika. K. entstehen in pflanzl. u. tier. Organismen u. im Menschen. Bei dieser Synthese von K. erfolgt oft eine ↑Detoxikation, da K. meist besser wasserlösl. u. ausscheidbar als die Ausgangssubstanz sind. K. entstehen meist enzymat. (↑Konjugasen), mitunter auch nichtenzymat. (↑Glutathion).

Konjugationsikterus: durch ungenügende Glukuronyltransferaseaktivität (o. -mangel) bedingter Ikterus; es kommt zur Anreicherung von nicht konjugiertem Bilirubin. ↑Icterus neonatorum simplex, ↑Crigler-Najjar-Syndrom.

Konjugationsreaktionen: Kopplung aktivierter polarer Gruppen an meist schon vorher hydroxylierte Xenobiotika durch Transferasen in der Leber, z.B. Glukuronyltransferase. Hauptgruppen: Acetyl-CoA, aktivierte Methylgruppen o. aktivierte Glukuronsäure, Glutathion. Polare Konjugationsprodukte werden schneller renal eliminiert. ↑Biotransformation.

Konjunktiva ⟨*lat*⟩ *f* ↑Bindehaut.

Konjunktivaltest: Prüfung der Schleimhautreaktion der Konjunktiva auf Allergene u. Antigene.

Konjunktivitis ⟨*lat*⟩ *f*: Bindehautentzündung; Ursachen: Viren (Keratoconjunctivitis epidemica, auch bei Masern, Rubeolen, Varizellen, Herpes simplex u. Herpes zoster, Mumps u.a.); Chlamydien (↑Trachom, Einschlußkonjunktivitis, Schwimmbadkonjunktivitis); Kokken (Staphylokokkenkonjunktivitis, Gonoblennorrhö, Ophthalmia neonatorum. Aktinomykose, Lepra, Tuberkulose u. sehr selten Syphilis); Mykosen (Candida albicans, Mikrosporen usw.); Parasiten (Loa loa, Onchozerkose, Bilharziose, Ophthalmomyasis). Physikal. Ursachen: UV-Strahlung (Conjunctivitis photo-electrica, Schneeblindheit). Chem. Ursachen: Verätzungen u. chem. Reizungen. K. in Begleitung von Hautkrankheiten: Rosazeakonjunktivits, Pemphigus u. Pemphigoide, Allerg.-reaktive K.: Conjunctivitis vernalis, Conjunctivitis phlyktaenulosa, Conjunctivitis scrophulosa. Milieubedingte K.: bei ungenügender Sekretion o. falsch zusammengesetzter Tränenflüssigkeit, bei Störungen des Tränentransports über die Bulbusoberfläche, Abflußstörungen. Austrocknungskonjunktivitis bei unzureichendem Lidschluß. Conjunctivitis simplex: Ursache nicht immer leicht zu klären. Sympt.: konjunktivale Injektion (= Hyperämie), bei der sich die erweiterten Bindehautgefäße über der Episklera verschieben lassen; ↑Epiphora, Eiter- u. Schleimabsonderungen; Jucken u. Brennen; Lichtscheu, evtl. Blepharospasmus. Ther.: nach Ursache.

Konjunktivitis, akute hämorrhagische: Infektion durch humanes Enterovirus Typ 70 (↑Enterovirus), humanes Coxsackievirus A 24 (↑Coxsackievirus). Epidem. Auftreten. Übertragung: durch Kontakt o. aerogen (Virusausscheidung in Tränenflüssigkeit, Atemsekret u. Stuhl); Inkubationszeit: 12–30 h. Klin. Bild: akuter Beginn mit Brennen, Jucken, Fremdkörpergefühl u. starkem Tränenfluß. Konjunktivitis mit punktförmigen o. flächenhaften subkonjunktivalen Blutungen, Schwellung u. Schmerzen der Augenlider, leichtes Fieber; nach 4–7 Tagen Spontanheilung, i. d. R. ohne Folgeschäden.

Konkavlinse: Zerstreuungslinse (neg. Brennweite) mit 2 hohlkugelförmigen Begrenzungsflächen (bikonkav o. konkavkonvex) o. einer Planfläche u. einer hohlkugelförmigen Fläche (plankonkav). Zur Korrektur der Kurzsichtigkeit als Brillenglas verwendete Linse. Die Brennpunkte sind virtuell. Einfallende Strahlen werden so gebrochen, daß sie vom Brennpunkt herzukommen scheinen. Eine reelle Abbildung eines Gegenstands ist mit einer K. allein nicht mögl., jedoch in Kombination mit einer Sammellinse, wie sie die Linse des kurzsichtigen Auges darstellt.

Konkrement ⟨*lat*⟩ *n*: 1. ***Pathol.:*** festes Gebilde (Steine, Grieß) in Körperhohlräumen o. Geweben. K. entstehen durch Auskristallisation sonst gelöster Substanzen oft um einen Kern aus totem organ. Material (Zellen, Haare, Schleim, Kot) o. auch um Fremdkörper. Beispiele: Gallen-, Harn- (Blasen-, Harnleiter-, Nieren-,) Kot-, Speichel-, Bronchialsteine, Phlebolithen, Psammonkorn. Die K. können als Kernstein o. als Kombinationssteine gebildet werden. Kernstein: Kristallisationskern eines K. einschl. der allmähl. angelagerten chem. gleichartigen Substanzen entweder prim. metabol. aus sog. Kernbildnern (z. B. Urat, Oxalat, Kalziumphosphat, Cystin, Cholesterin, Pigment) entstanden o. infektiös bedingt. Kombinationssteine sind mehrschichtig, meist bestehend aus einem zentralen Kernstein u. konzentr. o. mantelförmig oft scharf begrenzten Sekundärauflagerungen von chem. andersartigen Sedimenten (Pigment, Kalk, Zelldetritus). 2. ***Zahnmed.:*** erworbene ↑Auflagerung auf der Zahnoberfläche.

Konkreszenztheorie: Hypothese von Greve, wonach die komplizierten Kronenformen der höher entwickelten Vertebratenzähne durch Verschmelzung der kegelförmigen u. in mehreren Reihen angeordneten Reptilienzähne entstanden sein sollen.

Konkurrenzhemmung ↑Hemmung, kompetive.

Konkurrenz, individuelle ↑Overcrowding effect.

konnatal ⟨*lat*⟩ *Adj*: angeboren; k. Krankheiten bzw. k. Fehlbildungen schließen genet. bedingte (kongenitale) u. während der Schwangerschaft o. Geburt erworbene Schäden ein.

Konnektivität ⟨*lat*⟩ *f*: Prinzip der synapt. Verschaltung u. Vernetzung von Nervenzellen im ZNS, was eine vielfältige informationelle Verbindung ermöglicht (↑Plastizität des Gehirns, ↑Gedächtnis). Die K. gewährleistet die Verhaltensanpassung.

Konnektivitiden ⟨*lat*⟩ *f Pl* ↑Konnektivitis.

Konnektivitis ⟨*lat*⟩ *f*: entzündl. Erkrankungen (Konnektivitiden, ↑Kollagenosen) des Bindegewebes; nicht mehr gebräuchl. Begriff.

Konnexine ↑Connexine.

Konsanguinität ⟨*lat*⟩ *f*: Blutsverwandtschaft.

konservativ ⟨*lat*⟩ *Adj*: erhaltend; nicht chir. Behandlung (medikamentöse o. physikal. Maßnahmen) eines Krankheitszustands.

Konservierungslösung: Resuspensionslösung, zur Herstellung von buffy-coat-freiem ↑Erythrozytenkonzentrat in additiver Lösung. Zugabe erfolgt nach Abtrennung von Plasma u. Buffy-coat-Schicht. Sichert die Aufrechterhaltung des Erythrozytenstoffwechsels u. der Erythrozytenüberlebensrate über den gesamten Zeitraum der Anwendbarkeit (35 d bzw. 49 d nach Herstellung der ↑Blutkonserve), z. B. SAGM-Lösung (Saline-Adenine-Glukose-Mannitol) PAGGS-M (Phosphat-Adenin-Guanosin-Glukose-Saline-Mannitol). ↑Erythrokinetik.

Konservierungsmittel: Zusätze zu Lebensmitteln, Kosmetika u. Arzneimitteln ohne Eigenwirkung; in den angewandten Konzentrationen zur Verlängerung der Haltbarkeit.

Konsiliarius ⟨*lat*⟩ *m*: beratender Arzt.

Konsilium ⟨*lat*⟩ *n*: Beratung, ggf. Untersuchung eines Pat. von Ärzten u. Vertretern anderer Wissenschaftsdisziplinen zur gemeinsamen Festlegung von diagn. u. ther. Maßnahmen.

Konsistenz ⟨*lat*⟩ *f*: Festigkeit.

konsolidieren ⟨*lat*⟩: festmachen, festigen, z. B. vollständige Heilung von Knochenbrüchen.

Konsolidierung ⟨*lat*⟩ *f*: In der med. Psychol. der Übergang von Gedächtnisspuren aus ihrem funktionellen Dasein in eine verfestigte stoffl. strukturierte Form als Produkt spezif. Eiweißsynthese. ↑Gedächtnis.

Konsolidierungstherapie ↑Zytostatikatherapie, hämatologische.

Konstitution ⟨*lat*⟩ *f*: anlagebedingte Gesamtheit aller psych. u. körperl. Eigenschaften u. Merkmale eines Organismus, die seine Reaktivität, Leistungsfähigkeit u. Verhaltensweise gegenüber seiner Umwelt bestimmen. K. ist genet. bestimmt u. durch die Umwelt beeinflußt. Der Versuch einer Einteilung in physiol. u. pathol. ↑Konstitutionstypen ist nicht unwidersprochen geblieben.

Konstitutionstypen ⟨*lat*⟩ *m Pl*: Typologien, die eine Korrelation zwischen körperl. u. psych. Merkmalen herzustellen versuchen. Die bekanntesten sind die K. von Kretschmer, der den Körperbautyp des Leptosomen, des Asthenikers, des Pyknikers u. des Athletikers beschrieb. Der Leptosome sei nicht nur schlank u. relativ hochwüchsig, sondern zeige in seinem Gesicht durch die herausragende Nase, fliehende Stirn u. Kinn ein Dreiecksprofil (bevorzugt Lungenerkrankungen). Der Astheniker habe ein ↑Tropfenherz, ein leptosomes Äußeres; beide K. schrieb Kretschmer vorzugsweise Schizophrenen zu. Beim Pykniker bestehe eine starke Umfangsentwicklung der Eingeweidehöhlen, bes. im mittleren Lebensalter, Neigung zur Stammfettsucht. Es besteht nach Kretschmer eine Korrelation zwischen dem pykn. Körperbautyp, Erkrankungen der Verdauungsorgane u. der manisch-depressiven ↑Krankheit. Der Athletiker sei muskulös mit einer Veranlagung zur Epilepsie. Versuche, diese Korrelation bis in den psych. Normalbereich zu verfolgen (schizothym, zyklothym) u. daraus best. Verhaltens- u. Reaktionsweisen abzuleiten, sind spekulativ. Derartige Überlegungen vernachlässigen den Einfluß der sozialen Umwelt auf die Persönlichkeitsentwicklung.

Konstriktion ⟨*lat*⟩ *f*: Constrictio, Zusammenschnürung; angeborene o. erworbene Verengungen von Hohlorganen (Stenosen) durch Einwirkungen von außen her.

Konstruktionsbiß: Bißnahme am Pat., um die Kieferstellung zu fixieren. Arbeitsvorgang zur Herstellung von funktionskieferorthopäd. Geräten. ↑Aktivator. ↑Monoblock.

Konsultation ⟨*lat*⟩ *f*: **1.** Inanspruchnahme des Rats eines anderen Arztes o. Vertreters einer anderen Wissenschaftsdisziplin durch einen Arzt. **2.** Inanspruchnahme des Arztes durch einen Pat.

Konsumptionskrankheiten: Krankheiten, die aufgrund eines chron. Krankheitsprozesses, wie Karzinom, Tbc den Körper auszehren.

Kontagion ⟨*lat*⟩ *n*: Kontagium; ↑Ansteckung, ↑Kontamination.

Kontagionist: Anhänger der Lehre vom ↑Contagium animatum.

Kontagionsindex ⟨*lat*⟩ *m*: quantitativer Ausdruck für die Erkrankungswahrscheinlichkeit nach Ansteckung bei einer Erstinfektion mit den betreffenden Erregern, d. h. das Verhältnis der Erkrankten auf 100 empfängl. (exponierte nichtimmune) Personen (↑Manifestationsindex). K. 1,0 bedeutet, daß 100 % der erstmalig Infizierten erkranken. Er beträgt z. B. für Masern 0,95, für Typhus abdominalis 0,50 u. für bakterielle Ruhr 0,15.

kontagiös ⟨*lat*⟩ *Adj*: ansteckend; ↑Ansteckung.

Kontagiosität: Ansteckungskraft eines ↑Infektionserregers als Voraussetzung für die ↑Infektiosität.

Kontaktallergie: durch Kontakt mit einem schädigenden Agens bedingte ↑Allergie, vorwiegend der Haut.

Kontaktdermatitis: Hautentzündung infolge Kontakt mit einer schädigenden Substanz.

Kontaktekzem: nach epidermaler Sensibilisierung Allergie vom Spättyp (Typ IV nach Gell u. Coombs). Meist niedermolekulare sensibilisierende Substanzen wie z. B. Chrom, Nickel, Kobalt, Parastoffe, Arzneimittel (Haptene) werden durch Bindung an epidermale Proteine zum Vollantigen, welches zur T-Zellsensibilisierung fähig ist. Die Ekzemreaktion tritt prim. im Bereich des Allergenkontakts auf. Nachweis des allergen. Kontaktekzems durch Epikutantest. ↑Ekzem. ↑Berufsekzem.

Kontaktekzeme, arzneimittelbedingtes: entsprechen dem Typ IV allerg. Reaktionen u. können induziert werden durch Chemotherapeutika (Penicilline, Tetrazykline, Sulfanilamide, Streptomycin, INH, PAS), Analgetika (Codein, Morphin, Opium, Goldpräparate), Antihistaminika, Kardiaka (Chinidin), Antimalariamittel, Desinfizienzien (Phenol, quarternäre Ammoniumverbindungen). Auch andere Noxen (Nickel, Chromat usw.) können eine Rolle spielen.

Kontakte, oral-genitale: allg. Bez. für Berührungen von Mund u. Geschlechtsorganen, z. B. als Oralverkehr (↑Cunnilingus, ↑Fellatio). Galten o. K. früher als anstößig o. gar pervers, so werden sie heute als normale sexuelle Aktivität aufgefaßt, deren Ausübung ganz dem Ermessen u. den Wünschen des Paares überlassen sein sollte. ↑Koituspositionen.

Kontaktfähigkeit: Fähigkeit eines Individuums, soziale Beziehungen zu einem anderen Menschen o. einer Gruppe herzustellen. Es bestehen erhebl. individuelle Unterschiede in der Art der Kontaktaufnahme, der Mittel, der Dauer u. Stabilität. Diese Unterschiede hängen u. a. von gesellschaftl.-kulturellen Normen, Erziehung, Geschlecht, Alter, Persönlichkeit u. aktueller Situation ab. Störungen der K. gehören zum Krankheitsverhalten, v. a. bei psych. Erkrankungen, u. müssen als Therapieziel beachtet werden.

Kontakthemmung: Eigenschaft von Zellen, in der Gewebekultur ihre Vermehrung einzustellen, sobald sich ihre Zellmembranen berühren. K. aufgehoben bei Gewächszellen.

Kontakt, indirekter infektiöser: Kontakt mit Infektionserregern durch Berührung kontaminierter Gegenstände. Hierbei liegt ein indirekter, nicht unmittelbarer Kontakt zum ↑Infektionserregerreservoire vor.

Kontaktinfektion ↑Kontaktübertragung.

Kontaktlinse: auf die Hornhaut des Auges aufzusetzende Schale zur Korrektur von Refraktionsanomalien o. zur kosmet. (auch opt.) Deckung entstellender Trübungen. Harte K. bestehen aus Polymethylmethacrylat (PMMA), weiche K. aus Hydroxmethacrylat (HEMA). Beide haben Vor- u. Nachteile. Letztere sind besser verträgl., müssen aber sorgfältig gepflegt werden (Desinfektion u. Reinigung). Alle Formen der K. sind opt. günstiger als Brillengläser, da sie sich näher am opt. Mittelpunkt des Auges befinden u. die Netzhautbildgröße weniger beeinflussen. Sie können jedoch den Hornhautstoffwechsel beeinträchtigen u. zu Trübungen führen. In bes. Fällen können K. auch zu ther. Zwecken eingesetzt werden.

Kontaktmetastase: Abklatschmetastase; entsteht durch Übertragung u. Ansiedlung von Tumorzellen auf anliegendes gesundes Gewebe, z. B. von vorderer auf hintere Magenwand.

Kontaktperson: gesunde Person mit Kontakt zu einer ↑Infektionsquelle. Bei gefährl. Infektionskrankheiten werden K. isoliert (↑Quarantäne).

Kontakt, primärer: die in der letzten Phase des Kieferschlusses in Erscheinung tretenden ersten Okklusions- u. Artikulationskontakte einzelner Zähne o. Zahngruppen. Häufig im Milchgebiß bei den Eckzähnen vorkommend. Abgleitbewegungen in sagittaler o. transversaler Richtung führen dann zur Progenie o. zum Kreuzgebiß. Nur genaue Beobachtung u. Üben des Schließens in zentr. Okklussion zeigt die funktionelle Abweichung.

Kontaktpunkt: Berührungsstelle zwischen zwei benachbarten Zähnen. Auch sofort nach dem Zahndurchbruch nicht immer punktförmig, da plane o. konkave Form der Approximalflächen mögl. ist. Während der Funktionsperiode durch interstitielle ↑Abrasion Ausbildung flächenförmiger Kontakte. Infolge physiol. Mesialdrift der Zähne mit zunehmendem Alter erhöhte Kontaktdichte, d. h. die Zähne stehen enger beieinander.

Kontaktschale ↑Kontaktlinse.

Kontaktstörung: Störung des Aufbaus u. der Erhaltung zwischenmenschl. Beziehungen; meist konstitutionell (bei Persönlichkeitsstörungen), aber auch bei ↑Psychosen u. anderen Erkrankungen.

Kontakttherapie: Bestrahlungsmethode in der Strahlentherapie. Dabei wird der Röntgenstrahler (unterhalb 60 kV Röhrenspannung) o. ein Betastrahler direkt an den Herd gebracht. Man erreicht dadurch neben einer hohen Herddosis einen steilen Dosisabfall hinter dem Herd u. damit eine Gewebeschonung hinter dem Zielvolumen. Wegen der starken Abnahme der relativen Tiefendosis können mit der K. nur dünne, flächenhaft ausgebreitete Herde, z.B. Hautkarzinome (98 % Heilerfolge), Hämangiome, Hyperkeratosen o. Warzen, behandelt werden.

Kontakttherapieeinrichtung: Röntgeneinrichtung für die ↑Kontakttherapie mit Röhrenspannungen bis 60 kV. Verwendet werden Röntgenröhren (Schräganodenröhren, Spitzanodenröhren), die eine geringe Eigenfilterung aufweisen u. Fokus-Haut-Abstände bis herunter auf 1 cm zulassen. ↑Nahbestrahlungstherapieeinrichtung.

Kontaktübertragung: Kontaktinfektion; Übertragung von Infektionserregern durch unmittelbaren phys. Kontakt, vorwiegend ohne Beteiligung von Faktoren der Erregerübertragung, z.B. K. durch Schleimhautkontakte (Gonorrhö, Syphilis u.a.) o. K. durch Bißkontakt (Tollwut, Rattenbißfieber). ↑Infektionserregerübertragung.

Kontaktzeit: Zeit, in der die Erythrozyten in den Lungenkapillaren in Kontakt mit der Alveolarluft (↑Alveolargas) stehen u. während der der Gasaustausch erfolgen kann. Sie beträgt beim Gesunden 0,3 s.

Kontaminanten: chem. sehr versch. ↑Schadstoffe, die in Lebensmitteln o. in der Umwelt als Verunreinigungen vorkommen. Meist handelt es sich um unsichtbare Mengen (ppb, ppm), die mitverzehrt o. auf anderen Wegen aufgenommen werden. Ihrer Herkunft nach können K. natürl. o. synthet. Ursprungs sein. K. sind ↑Pestizide (Agrochemikalien), Mittel zur biol. Prozeßkontrolle, Rückstände der Tierbehandlung, Umwelt-Industrie-Chemikalien, Mineralstoffe, Verunreinigungen aus Bedarfsgegenständen u.a. Sie können als ↑Sekundärprodukte entstehen, als Rückstände in ↑Additiven u. anderen bewußt angewandten Stoffen (Pestizide) auftreten. Krit. werden K. betrachtet, die einer ↑Kumulation unterliegen. Zahlreiche K. sind ubiquitär in unserer Umwelt verbreitet u. sind generell unerwünscht. Sie können ungiftig, schwach bis stark tox. sein. Bei Einhaltung der Toleranzen sind K. gesundheitl. unbedenkl. ↑Umweltbelastung, ↑Acceptable daily intake, ↑Biozide.

Kontamination ⟨*lat*⟩ *f*: **1.** Ansteckung, infektiöser Kontakt, Keimverschleppung, Keimverschmutzung, Verseuchung, „Verkeimung". **2.** Verunreinigung; das unbeabsichtigte Eindringen von Chemikalien, Abfallstoffen der Industrie, des Verkehrs u. des Haushalts sowie Stoffwechselprodukten schädl. Mikroorganismen (↑Kontaminanten) in die Umwelt u. in Lebensmittel. ↑Fremdstoffe, ↑Biozide, ↑Umwelttoxikologie.

Kontamination, radioaktive: radioaktive Verseuchung; durch radioaktive Stoffe entstandene Verunreinigung von Wänden, Fußböden, Ausrüstungsgegenständen, Kleidung, Körperoberfläche, Nahrungsmitteln u. der Umgebung. Der Grad der r.K. hängt von der Art u. Menge der verwendeten radioaktiven Substanz, ihren chem. u. physikal. Eigenschaften, der Oberflächenbeschaffenheit, der Häufigkeit des Luftwechsels u. dem Gesamtstaubgehalt der Raumluft ab. Regelmäßige Kontrollmessungen u. Reinigungsmaßnahmen verhindern eine Summation der r.K. u. erfassen den Kontaminationsgrad u. den Bereich der r.K. Durch die r.K. besteht eine Gefahr der unkontrollierten Inkorporation. Für höchstzulässige Oberflächenkontamination in Laboratorien existieren Grenzwerte. Der Nachweis erfolgt mit kernphysikal. Strahlungsmeßgeräten direkt o. über einen ↑Wischtest. Die Entfernung wird als Dekontamination bezeichnet u. mit physikal. Verfahren (Staubsaugen, Entfernen von Abzugslack u.a.) bzw. chem. Verfahren (Benetzung mit Wasser, mit Dekontaminationsmitteln, Komplexbildnern u. a.) durchgeführt.

Kontinenz ⟨*lat*⟩ *f*: Fähigkeit, etwas zurückzuhalten, z.B. Harnkontinenz, Stuhlkontinenz.

Kontingenztafelanalyse: Methode zur Untersuchung der Abhängigkeit von zwei o. mehr qualitativen ↑Merkmalen. Die beobachteten Häufigkeiten werden in einer Tabelle mit 2 o. mehr Eingängen (Kontingenztafel) zusammengestellt u. mit theoret. Häufigkeiten verglichen, die unter best. Hypothesen der Unabhängigkeit zu erwarten wären. Die Entscheidung wird mit Hilfe des Chi^2-Tests getroffen (↑Test, statistischer).

Kontinua ⟨*lat*⟩ *f* ↑Febris continua.

kontinuierlich ⟨*lat*⟩ *Adj.*: fortdauernd, zusammenhängend.

Kontinuität ⟨*lat*⟩ *f*: Zusammenhang, Verbindung.

Kontinuitätsbedingung des Kreislaufs: In einem starrwandigen Rohr ist zu einem gegebenen Zeitpunkt die Stromstärke ($I = v \cdot Q$) über allen totalen Querschnitten (Q) gleich groß. Bei Rohrverzweigungen gilt als totaler Querschnitt die Summe der Querschnitte aller parallelgeschalteten Rohre. Damit ist die mittlere Strömungsgeschwindigkeit (v) an einem beliebigen Ort dem entsprechenden Querschnitt umgekehrt proportional.

$$\left(v = \frac{i}{Q}\right)$$

Gilt mit Einschränkung (Gefäßelastizität, Diskontinuität der Herzaktion) auch für das Blutgefäßsystem.

Kontraindikation ⟨*lat*⟩ *f*: Situationen, die es verbieten, diagn. o. ther. Maßnahmen wegen eines zu hohen Risikos für den Pat. durchzuführen, z.B. Krankheiten, Medikamente, Alter, Schwangerschaft.

Kontrainzision: Gegeninzision, Anbringen einer weiteren ↑Inzision, meist an gegenüberliegender Stelle, zum besseren Sekretabfluß.

kontraktil ⟨*lat*⟩ *Adj*: fähig zur Zusammenziehung.

Kontraktilität ⟨*lat*⟩ *f*: Fähigkeit zur Verkürzung, bes. ausgeprägt bei Muskelzellen. Sie beruht auf der Entstehung u. Wiederlösung von Bindungskräften parallel gelagerter, zu den Myofibrillen vereinigter fadenartiger Eiweißmoleküle, bei der Muskelzelle insbes. auf Wechselwirkung zwischen ↑Myosin u. Aktin. Die K. ist von der Anzahl der gleichzeitig aktivierten Elemente unabhängig. Die homöometrische ↑Anpassung des Herzens bei Erhöhung der extrazellulären Kalziumkonzentration (Glykosidwirkung) beruht wahrscheinl. zum großen Teil auf Änderungen der K.

Kontraktilitätsindex: Indizes zur Beschreibung der ↑Kontraktilität. In der Lit. unterschiedl. verwendet: LVET/DAZ o. diastol. Blutdruck/DAZ o. DAZ/LVET.

Kontraktion ⟨*lat*⟩ *f*: Zusammenziehung von Muskelfasern. Jede Faser o. Zelle hat eine fibrilläre Feinstruktur, die aus Aktin- u. Myosinfilamenten sowie Regulatorproteinen besteht. Durch die Enzymwirkung des Myosins wird ATP gespalten. Myosin kann Aktin binden u. unter Abgabe von Phosphat u. nachfolgend ADP eine Verschiebung bewirken. Durch diese Kreuzbrückenschläge werden die Myosinfäden zwischen die Aktinfäden gezogen o. geschoben, so daß eine Verkürzung des Sarkomers auftritt. Auslöser für den Gesamtvorgang sind Kalziumionen, die in Vorratsbläschen des sarkoplasmat. Retikulums aufbewahrt u. beim Eintreffen eines Aktionspotentials von der motor. Endplatte her teilweise in den Aktin- u. Myosinbereich freigesetzt werden. ATP bewirkt auch die Wiedererschlaffung (Weichmacherwirkung). Die K. der Myofibrillen geht mit opt., therm. u. elektr. Erscheinungen einher: Verlust der Doppeltbrechung, Initial-, Kontraktions- u. Erschlaffungswärme, Depolarisation der Muskelfasermembran. Bei Eintritt des Todes sinkt der ATP-Spiegel völlig ab, die Brücken bleiben haften. ↑Totenstarre.

Kontraktion, auxotonische: Kontraktion eines Muskels bei Entwicklung von Spannung unter gleichzeitiger Verkürzung. Unter physiol. Bewegungsbedingungen die häufigste Form der Kontraktion. Beim Herzmuskel herrschen während der Austreibung des Schlagvolumens in die Aorta bzw. in die A. pulmonalis Bedingungen einer a. K., wobei sich Druck u. Volumen in den Herzkammern ändern.

Kontraktion, exzentrische ↑Arbeit, negativ-dynamische.

Kontraktion, isometrische: Kontraktion bei gleichbleibender Länge des Muskels, also bei alleiniger Entwicklung von Spannung. Sie ist für das Halten einer best. Körperposition, für das Halten eines Gewichts von Bedeutung. Bei der Entwicklung von Druck in den Herzkammern (↑Anspannungszeit des Herzens) herrscht eine i. K.

Kontraktion, isotonische: Kontraktion eines Muskels unter Verkürzung bei gleichbleibender Spannung, z. B. beim linearen Heben einer gleichbleibenden Last o. langsamen Bewegungen unter Wasser o. in der Schwerelosigkeit.

Kontraktion, konzentrische ↑Arbeit, positiv-dynamische.

Kontraktionsatelektase: Lungenatelektase, die durch Kontraktion der glatten Lungenmuskulatur bedingt sein soll. Die Möglichkeit der Atelektasebildung (↑Atelektase) durch alleinige Muskelkontraktion ist sehr umstritten.

Kontraktionsenergie: Kontraktionswärme; therm. Effekt beim Zusammenziehen von Muskelfasern. Isoton. Kontraktion erzeugt mehr K. als isometr. Muskelkontraktion.

Kontraktur ⟨*lat*⟩ *f*: **1.** Dauerverkürzung eines Muskels mit Zwangsstellung von Gelenken. **2.** Bei neurol. Untersuchungen verstärkter Widerstand gegen passive Bewegungen. Gelenkkontraktur: Sperrung einer Bewegungsrichtung in einer best. Funktionsstellung. Ursachen: Muskelverkürzung durch ständige Annäherung von Ursprung u. Ansatz (muskuläre K.), Schrumpfung der Gelenkkapsel (arthrogene K.), Schrumpfung von Narben, die über ein Gelenk ziehen. ↑Dupuytren-Kontraktur. ↑Adduktorenkontraktur.

Kontraktur, angeborene: durch Weichteilschrumpfung bedingte, bereits bei Geburt vorhandene o. sich im Kindesalter manifestierende Zwangshaltungen von Körperteilen. 1. Gelenkkontrakturen: ↑Klumpfuß, angeborener, angeborene ↑Klumphand, ↑Kamptodaktylie, Pes adductus congenitus, ↑Windmühlenflügelstellung der Finger, angeborener Hacken-, Spitz-, Hohl-, Plattfuß, multiple angeborene Gelenkkontrakturen (↑Arthrogryposis multiplex congenita). 2. Muskelkontrakturen: angeborener muskulärer ↑Schiefhals (Torticollis congenitus).

Kontrastdarstellung: Zur Darstellung von Hohlräumen u. Schleimhautreliefs mit Röntgenstrahlen werden Röntgenkontrastmittel verwandt. Bei der passiven Darstellung wird das kontrastgebende Medium direkt in das entsprechende Hohlorgan gebracht. Zur Darstellung des Magen-Darm-Kanals werden meistens bariumsulfathaltige Flüssigkeiten benutzt. Für andere Hohlorgane sowie zur Darstellung von Fistelgängen werden meist iodhaltige, wasserlösl. o. öllösl. organ. Verbindungen verwendet. Höchste Anforderungen werden an Kontrastmittel zur Angiographie gestellt, da sie möglichst unverdünnt in kurzer Zeit ein best. Gefäßgebiet erreichen müssen. Die wichtigste Nebenwirkung ist der plötzl. Blutdruckabfall, bedingt durch neurogene Effekte, z. B. bei zerebraler Angiographie, durch eine neg. inotrope Wirkung auf den Herzmuskel, durch Erythrozytenagglutination, durch direkte Wirkung auf die Gefäßwand. Bei der aktiven Kontrastmitteldarstellung kommt es zu einer Anreicherung iodhaltiger Kontrastmittel in den Exkretionsorganen Niere, Blase u. Gallenblase (Urographie, Cholezystographie u. Cholangiographie). Zwischenfälle bei Gefäßdarstellungen u. intravenöser Urographie sind relativ häufig.

Kontrasteinlauf: rektale Zuführung eines ↑Kontrastmittels in Rektum u. untere Darmabschnitte zur röntg. Untersuchung. ↑Dickdarmröntgenuntersuchung.

Kontrastfärbung: Färbung von mikrosk. Präparaten mit mehreren Farbstoffen zur besseren Differenzierung der Strukturen. Man unterscheidet Sukzedanfärbungen mit aufeinanderfolgender Einwirkung versch. Farblösungen u. Simultanfärbungen mit Farbstoffgemischen. Die Methode der K. wird in der mikrobiol. Diagnostik zur besseren Erkennung der Erreger im Untersuchungsmaterial (z. B. ↑Ziehl-Neelsen-Färbung) sowie zur Differenzierung von Bakterien (↑Gram-Färbung) o. Blutparasiten (↑Giemsa-Färbung) angewendet.

Kontrastierung: Methode der elektronenmikroskop. Technik. Bessere Strukturdarstellung durch Anlagerung von Schwermetallen (Uran, Blei).

Kontrastmittel: Stoffe, die aufgrund ihrer relativen Atommasse u. ihrer Dichte Röntgenstrahlen im Vergleich zum umgebenden Substrat stärker o. geringer schwächen. **Ordnungszahlkontrastmittel**: Substanzen mit größerer Strahlenabsorption als Gewebe (Wasser), z. B. Iod- o. Bariumverbindungen. **Dichtekontrastmittel**: Stoffe mit geringerer Strahlenabsorption als Gewebe; Luft, Sauerstoff, Kohlendioxid, Distickstoffoxid, Edelgase werden bevorzugt angewandt. Infolge ihrer hohen Resorptionsgeschwindigkeit sind auch bei intravasaler Fehlinsufflierung keine Gasembolien zu erwarten. Bei intrakavitärer Einblasung müssen die Röntgenaufnahmen unmittelbar darauf angefertigt werden. Verfahren mit Anwendungen von **Gasen als K.**: alle ↑Doppelkontrastdarstellungen, Gasmyelographie, Pneum-, ↑Arthrographie. **Wasserunlösl. K.**: Bariumsulfat, für die Röntgendiagnostik des Magen-Darm-Kanals eingesetzt. **Wasserlösl. K.** sind triiodierte organ. Substanzen (meist Benzoesäurederivate mit kovalenter Bindung an natürl. Aminosäuren) mit relativ fester Iodbindung im Molekül (nur Abspaltung von Iodiden in Spuren). **Nephrotrope K.**: Überwiegende Ausscheidung mittels glomerulärer Filtration in der Niere

(Trizoate, Jothalamate. Joglicinate, Joserinate u. a. m.). Anwendung: ↑Angiographie, ↑Angiokardiographie, intravenöse ↑Urographie, ↑Hysterosalpingographie, ↑Fistelfüllung, ↑Arthrographie, ↑Röntgendiagnostik des Magen-Darm-Kanals, für die ↑Myelographie. **Hepatotrope K.**: triiodierte wasserlösl. K., die nach Kopplung an die Bluteiweißkörper u. Transport in die Leber durch diese in die Gallenwege ausgeschieden werden; die nicht an Eiweißkörper gebundenen Anteile werden durch die Nieren ausgeschieden. Anwendung zur intravenösen ↑Cholegraphie (Iodipamide, Iodoxamate, Ioglycamide, Iotroxamide) u. für die perorale Cholegraphie: fettlösl., triiodierte, aromat. Karbonsäure o. ihre wasserlösl. Natriumsalze: Iomeglamsäure, Iopodinsäure, Iophenoxidsäure. **Kontrastmittelschäden**: 1. durch Dichtekontrastmittel, Gase: Gefahr durch Gasembolie bei Verwendung von atmosphär. Luft o. von Sauerstoff durch Fehleinblasung des Gases statt in das Gewebe in die Blutbahn. 2. Durch Ordnungszahlkontrastmittel: a) Entstehung von Bariumgranulomen bei der Anwendung von Bariumsulfat bei bestehender Perforation im Magen-Darm-Kanal mit Übertritt des K. in die Bauchhöhle o. in den Retroperitonealraum; b) Schäden durch wasserlösl., nephrotrope sowie hepatotrope K. Lokale Schäden: Intimareizungen, Gefäßspasmen, Thrombosen, Ischämie. Allgemeinerscheinungen: chemotox. Organwirkungen; vasoneurale Reaktionen, z. B. Blutdruckabfall; hyperergische (Idiosynkrasie, Überempfindlichkeit) Reaktionsweisen. Das Risiko schwerer u. tödl. Kontrastmittelzwischenfälle ist bei Beachtung der spez. Ind., Kontraindikationen, Beherrschung der spez. Kontrastmitteluntersuchungsverfahren durch Erfahrene sehr gering, bei der Angiokardiographie u. Koronarangiographie etwas höher als bei der Cholegraphie u. insbes. der Urographie.

Kontrast, physiologischer: Ob objektiv vorhandene Kontraste erkannt werden o. nicht, hängt von einer Reihe von Faktoren ab, wie allg. Leuchtdichteniveau, Detailgröße, Form u. Umgebung (an geraden Linien werden sehr viel kleinere Kontraste erkannt als an Details unbekannter u. geometr. nicht definierter Form), Darbietungszeit, ↑Signal-Rausch-Verhältnis u. Adaptation. Der kleinste bei gegebenen Bedingungen erkennbare Kontrast heißt Schwellenkontrast, sein Kehrwert Unterschiedsempfindlichkeit. An den Detailgrenzen tritt eine dem photograph. Nachbareffekt ähnl. Erscheinung, der ↑Mach-Streifen auf. Nahe der Grenzlinie wird das dunkle Feld dunkler, das helle heller empfunden als das übrige Feld.

Kontrast, visueller: Heraushebung der Helligkeits- u. Farbenunterschiede zweier aneinander grenzender objektiv versch. heller bzw. farbiger Flächen sowie Verschärfung der Grenze zwischen beiden. Dieser Simultankontrast kann zur Verbesserung der relativ schlechten opt. Abbildungsgüte der Netzhautbilder auf der Ebene der opt. Wahrnehmung beitragen. Der v. K. beruht auf den rezeptiven Feldeigenschaften der Netzhautganglienzellen sowie von Nervenzellen höherer Verarbeitungsstationen der Sehbahn. ↑Sukzessivkontrast.

Kontrazeption ⟨*lat*⟩ *f*: Maßnahmen zur Verhütung einer ↑Konzeption (Befruchtung); ↑Geburtenregelung, ↑Antikonzeption.

Kontrazeptiva, orale: sog. Antibabypille; regelmäßig durch die Frau einzunehmende Präparate, die Hormone enthalten: Östrogene u. synthet. Steroide, Derivate von Progesteron, Testosteron u. Nortestosteron. Progesteronderivate: Chlormadinon, Hydroxyprogesteron, Testosteronderivate: Methyltestosteron, Chlortestosteron, Metandienon, Ethisteron. Nortestosteronderivate: Nortestosteron, Ethinylnortestosteron, Chlornortestosteron, Norethisteron. Wirkungsmechanismus: 1. Hemmt die Freisetzung von follikelstimulierendem ↑Hormon u. interstitielle Zellen stimulierendem ↑Hormon aus der Hypophyse, dadurch Ovulationshemmung. 2. Hemmt die Einnistung der Eizelle in der Gebärmutterschleimhaut. 3. Produktion von zähflüssigem für Spermatozoen nicht durchgängigen Zervixschleim. Wirksame u. nebenwirkungsarme Kontrazeption erfordert Kombination von Östro- u. Gestagenen im Verhältnis 1 : 10/20. Kombination entweder durch gleichzeitige Gabe von Östro- u. Gestagenen (Einphasenbehandlung) o. durch sukzessive zyklusgerechte Gabe (Zweiphasenbehandlung). Kontrazeptiver Effekt vollständig reversibel. Bei zyklusgerechter Einnahme treten regelmäßig menstruationsartige Abbruchblutungen auf. O. K. erfordern krit. Wichtung von Nikotinabusus, Übergewicht, Gerinnungsstörungen u. hereditäre thrombo-embol. Erkrankungen.

Kontrollbereich: Strahlenschutzbereich I. Beim Strahlenschutz der Bereich, in dem Personen bei berufl. Tätigkeit jährl. Strahlenbelastungen des Gesamtkörpers oberhalb $^3/_{10}$ der ↑Grenzwerte der Körperdosen erhalten können. Im K. tätige Personen gelten als berufl. strahlenexponiert u. unterliegen einer gesetzl. geregelten ärztl. Überwachung. Dem K. schließt sich zu kleineren Dosen hin der Überwachungsbereich an.

Kontrolle, zentrifugale: von efferenten Nerven ausgeübter Einfluß auf Rezeptoren in bezug auf deren Empfindlichkeitsverstellung. So laufen im Hörnerven auch efferente, von den unteren Olivenkernen der Medulla oblongata kommende Fasern, die auf die Haarzellenrezeptoren auf der Basilarmembran der Schnecke einwirken. ↑Gammasystem.

Kontrollgene: Gene, deren Produkte die Aktivität anderer Gene regulieren, z. B. für ↑Repressoren o. Transkriptionsfaktoren codierende Gene. ↑Transkription.

Kontrollgruppe: bei einer Studie, einem klin. Versuch, einem Tierexperiment Gruppe von Beobachtungseinheiten, die unbehandelt bleiben (Tierexperiment), denen ein ↑Plazebo verabreicht wird (Medikamentenversuch) o. die nicht an der zu untersuchenden Krankheit leiden (↑Fallkontrollstudie).

Kontrollvariable ↑Variable.

Kontrollwert, biologischer: Substanz-Metaboliten-Konzentration im biol. Material, die keine unzulässige Reaktion auslöst o. eben noch zulässige Intensität (Enzymaktivität, Substratkonzentration) der Reaktion des Organismus auf die innere Belastung durch den Schadstoff u. seine Metaboliten. Meßwerte, die oberhalb des Kontrollwertes liegen, geben Veranlassung, die Expositionsbedingungen u. alle Maßnahmen des Gesundheitsschutzes zu überprüfen, kurzfristige Wiederholungen des Expositionstests u. weitere diagn. Abklärung vorzunehmen.

Konturfolgeverfahren: in der automatischen ↑Bildverarbeitung ein Verfahren zum Auffinden der Kontur eines Objekts durch Analyse der der Kontur benachbarten Bildpunkte.

Konturmerkmale: in der automat. Bildanalyse eine Merkmalsgruppe zur Objektbeschreibung anhand von Eigenschaften der Kontur des Objekts (Form, Umfang).

Konturschuß: Ringelschuß.

Kontusion ⟨*lat*⟩ *f*: Contusio, Prellung; Gewebequetschung mit posttraumat. morphol. Substrat u. unterschiedl. Folgen für Gesundheit und Überleben: ↑Contusio cerebri, ↑Contusio thoracis, Contusio cordis mit lebensbedrohl. Folgen. Contusio hepatis, Contusio lienalis, Contusio renalis mit potentieller Lebensbedrohung. Knorpelkontusion führt zu funktionell relevanter ↑Chondropathie. Haut-, Muskel-, Gelenkkontusionen: sehr häufige Unfallfolgen. Oft als „Bagatelltrauma" bezeichnet, obwohl schwerwiegende Konsequenzen mögl. sind, z. B. nach Hautquetschungen, Nekrose u. Infektion, nach Muskelquetschung ↑Muskelhernien o. Infektionen (pyogen, putride, tox.) u. nach Gelenkquetschung. ↑Gelenkerguß, blutiger.

Kontusionspneumonie: durch bronchogene, selten hämatogene Infektion einer Lungenkontusion (↑Contusio pulmonis) entstandene Pneumonie.

Kontusionsring ↑Schürfsaum.

Kontusionsrosette: unter der vorderen Linsenkapsel gelegene Trübung, durch stumpfe Augenverletzungen verursacht.

Konus ⟨*gr*⟩ *m* ↑Conus.

Konusarterie: Varietät der Verzweigung der re. Herzkranzarterie, indem der zur Ausflußbahn des re. Ventrikels (Conus arteriosus) führende Zweig selbständig aus der re. Tasche der Aortenklappe entspringt. Als akzessor. Koronararterie ohne Bedeutung.

Konuskrone: Form der Teleskopkrone. Dem kon. beschliffenen Zahnstumpf wird als Kariesschutz eine gleichmäßig dicke Gußkrone, der Innenkonus, aufzementiert. Eine exakt passende u. mit der Prothese fest verbundene äußere Konuskrone ermöglicht eine gute Führung, einen gewissen Halt der Prothese u. eine gute Kaudrucküberträgung auf die überkronten Zähne.

Konusstenose: subvalvuläre Stenose; morphol. o. funktionelle Enge der Ventrikelausflußbahn unterhalb der Taschenklappen. Linksventrikulär (Subaortenstenose) 3 Typen: 1. Ringleistenstenose: 1–3 cm unterhalb der Klappe fibroelast. Ring mit kleinerer Öffnung als das Klappenostium. 2. Hypertrophie des Myokards, funktionelle Stenose nur während der Systole. 3. Stenose durch deformierte Mitralklappe. ↑Aortenstenose, angeborene; ↑Pulmonalstenose.

Konussyndrom: **1.** Sympt. bei Schädigung des Conus medullaris in Höhe des ersten Lumbalwirbels, Ausfall des Analreflexes, Blasen-Mastdarm-Störungen, „Reithosenanästhesie", wie beim ↑Cauda-Syndrom, jedoch ohne ↑Paraparese. **2.** Konusförmige Einpressung der Tonsillen in das Foramen occipitale magnum bei intrakranieller Drucksteigerung.

Konvektion: ⟨*lat*⟩ *f*: Transport von Energie o. Materie in einem bewegten Medium, z. B. von Wärme mit dem strömenden Blut. ↑Wärmeabgabe.

Konvergenz: Zusammenführung der Sehachsen durch Drehung der Augäpfel um deren vertikale Achse nach innen, so daß bei der ↑Akkommodation des Auges auf die Nähe das angesehene Objekt auf raumwertgleichen Arealen der Netzhaut abgebildet bleibt, d. h. nicht doppelt gesehen wird. Die K. ist mit einer Verengung der ↑Pupille (Konvergenzreaktion) u. locker mit einer vermehrten Akkommodation verbunden. Die Kopplung von K. u. Akkommodation wird durch Vorsetzen von Brillengläsern gemessen, das Ergebnis heißt relative Konvergenzbreite. Eine unzureichende K. wird als Konvergenzinsuffizienz bezeichnet, während die Konvergenzlähmung plötzl. infolge einer neurol. Läsion des Konvergenzzentrums im vorderen Mittelhirn entsteht.

Konvergenzbestrahlung: Form der ↑Bewegungsbestrahlung bei der Strahlentherapie, bei der eine mehrdimensionale Bewegung der Strahlungsquelle während der Bestrahlung stattfindet. Dabei geht der Zentralstrahl immer durch einen festen Punkt. Bewegungsformen: ↑Spiralkegelkonvergenzbestrahlung u. ↑Pendelkonvergenzbestrahlung. Die K. erlaubt eine gute Schonung des Normalgewebes bei hoher Dosis im Zielvolumen. Der entscheidende Nachteil der K. ist der meist zu kleine Bereich des Dosismaximums. Die K. hat deshalb keine breite Anwendung gefunden.

Konvergenz, neuronale: Zusammenlaufen von Afferenzen aus vielen Neuronen auf ein nachgeschaltetes Neuron, so daß es zur räumlichen ↑Summation u. damit Bahnung der postsynapt. Potentiale in diesem Neuron kommt. Die n. K. findet sich in zentripetalen (z. B. sensor.) Systemen wie auch zentrifugalen motor. Systemen.

Konvergenzreaktion ↑Pupillenreaktion.

Konversion ⟨*lat*⟩ *f*: **1.** ***Psychol.:*** Umwandlung von einem psychischen ↑Konflikt, einer unerledigten Affektregung in ein körperl. Sympt. Gehört zu den ↑Abwehrmechanismen. ↑Hysterie, ↑Konversionsneurose, ↑Psychosomatik. **2.** ***Molekularbiol.:*** Ausprägung best. neuer Eigenschaften in virusinfizierten Zellen durch das Virusgenom: z. B. Synthese spezif. Toxine, Antigene o. Veränderungen in der Sensibilität gegenüber Effektoren o. anderen Viren. **3.** ***Infektologie:*** Wandel von neg. zu pos. o. von fehlendem zum nachweisbaren Befund. **Serokonversion**: Umwandlung eines Serums von antikörperfrei zu antikörperhaltig, z. B. durch Schutzimpfung, Antigenkonversion der Bakterien durch Milieueinflüsse zu zellwandfreien Protoplasten o. Umschlag eines Hauttests von neg. nach pos. nach Antigenwirkung; Verwendung für serol. Untersuchungen. Lysogene o. ↑Phagenkonversion der Bakterien, ↑Bakteriophagen. **Immun. K.**: Umwandlung der serol. o. immun. Reaktivität eines Probanden nach Erreger- o. Impfantigenkontakt von neg. in pos. (Serokonversion, Tuberkulinkonversion); auch umgekehrtes Verhalten (progn. ungünstig).

Konversionsfaktor: **1.** Umrechnungsfaktor von Röntgeneinheiten in Rad bzw. Gray. Für Luft gilt unabhängig von der Quantenenergie (solange Elektronengleichgewicht herrscht) f = 0,869 rd/R = 8,69 mgy/R. Dieser Wert wird auch als Energieäquivalent des Röntgen für Luft bezeichnet. **2.** K. eines elektronenopt. Röntgenbildverstärkers ist Verhältnis der ↑Leuchtdichte des Ausgangsbildes zur Einfallsdosisleistung.

Konversionsneurose: Neuroseform, bei der Konversionssymptome im Vordergrund der neurot. Problembewältigung stehen. Die unbewußte Organwahl erfolgt nicht zufällig, sondern auf der Basis von traumat. (Kindheits-)Erfahrungen u. Vorschädigungen. Betroffen sind v. a. Funktionen der Willkürmuskulatur u. der Wahrnehmungsorgane. Häufig ist die K. den hyster. Neurosen zuzurechnen. ↑Hysterie.

Konvexgläser ↑Gläser.

Konvexitätsmeningitis: bevorzugte Ausbreitungsform eitriger Meningitiden gegenüber der z. B. für tuberkulöse Meningitis typ. Ausbreitung an der Hirnbasis, grobe u. ungenaue Abgrenzung.

Konvexspiegel: nach außen gewölbter Spiegel. K. erzeugen ein virtuelles, aufrechtes verkleinertes Bild eines Gegenstands.

Konvolut ⟨*lat*⟩ *n*: miteinander verklebte o. verwachsene Darmschlingen o. Krampfadern (↑Varizen).

Konvulsionen ⟨*lat*⟩ *f Pl*: klon. Krampferscheinungen am ganzen Körper o. eines Körperteils.

Konvulsiva ↑Analeptika.

Konzentration ⟨*lat*⟩ *f* ↑Aufmerksamkeit.

Konzentration, duldbare: *Abk* DK; unter Berücksichtigung von Verzehrgewohnheiten werden aus dem ↑No effect level unter Verwendung eines ↑Sicherheitsfaktors die Mengen eines chem. Stoffs (Schadstoff, Additiv, Fremdstoff, Xenobiotika, Umweltschadstoff u. a.) für einzelne Lebensmittel berechnet, die eine Überschreitung der annehmbaren Dosis ausschließen.

Konzentration, maximal zulässige: *Abk* für MZK; Die max. zulässige Aktivität eines Schadstoffs, insbes. Radionuklids o. eines Gemischs versch. Radionuklide in der Luft, Wasser o. anderen Stoffen je Volumeneinheit (Bq/l, Ci/l). Ersetzt durch ↑Grenzwerte der Jahresaktivitätszufuhr.

Konzentrationsfähigkeit, maximale osmotische: entspricht dem maximalen osmot. Konzentrationsverhältnis zwischen Urin u. Plasma während ↑Oligurie u. ↑Hydropenie.

Konzentrationsschwäche: Verminderung der Auffassung von Wahrnehmungen in Umfang u. Intensität o. von Gedanken o. von Vorstellungen; erhöhte Ablenkbarkeit, abnorme Ermüdbarkeit. ↑Neurasthenie bzw. Erschöpfungssyndrom.

Konzentrationstest: Tests zur Prüfung der Aufmerksamkeit u. Konzentration, die i. d. R. andere Funktionen, z. B. Dauerbelastbarkeit u. Ermüdbarkeit, miteinschließen.

Konzentrationsversuch: Durstversuch, ↑Volhard-Versuch, semiquantitative ↑Nierenfunktionsprüfung; Prinzip: Fehlendes Ansteigen der relativen Dichte des Harns nach einer Durstperiode von max. 24 h zeigt ein insuffizientes Konzentrationsvermögen der Nieren an (sicher pathol. sind Werte unter 1,022, suspekt unter 1,026). Beim Gesunden wird meist schon nach 18 h eine relative Dichte von 1,026–1,030 neben abnehmender Harnmenge registriert. Nicht verwertbar sind Ergebnisse bei Proteinurie, Glukosurie u. extrarenalen Flüssigkeitsverlusten.

Konzeption ⟨*lat*⟩ *f*: Empfängnis; Vereinigung von Ei. u. Samenzelle. I. a. (auch jurist.) wird darunter der zur ↑Befruchtung führende Geschlechtsverkehr verstanden.

Konzeptionsoptimum: günstigster Zeitabschnitt im ↑Menstruationszyklus zur Befruchtung eines Eis; ↑Befruchtungsoptimum.

Konzeptionsverhütung: Empfängnisverhütung durch mechan. u. chem. Mittel, ferner durch Wahl des Zeitpunkts der Kohabitation; ↑Geburtenregelung. Heute medikamentöse K. durch ↑Ovulationshemmer. ↑Kontrazeption.

Kooperation ⟨*lat*⟩ *f*: funktionsteilige Abstimmung individueller Aktivitäten auf ein gemeinsames Ziel. In der Sozialpsychologie meint K. die soziale Wechselwirkung zwischen mind. zwei Individuen. ↑Interaktion, soziale; ↑Kommunikation, ↑Gruppe.

Kooperativität ⟨*lat*⟩ *f*: Bei alloster. Enzymen (↑Allosterie) beobachtet man, daß die Affinität des Enzyms zum Substrat eine Funktion der aktuellen Substratsättigung des Enzyms ist. Erleichtert die Bindung eines Substratmoleküls die Bindung weiterer Substratmoleküle, spricht man von pos. K. (sigmoidale Enzymkennlinien). Verringert die Bindung eines Substratmoleküls die Substrataffinität des Enzyms, liegt neg. K. (Antikooperativität) vor.

Koordimeter ⟨*lat*⟩ *n*: Gerät zur Bestimmung der Störung von Augenbewegungen bei Muskelparesen.

Koordination ⟨*lat*⟩ *f*: Abgestimmtheit. In der Physiol. geordnetes Zusammenspiel von Organteilen, Organen u. Organsystemen zur Gewährleistung einer den jeweiligen Gegebenheiten angepaßten Funktion; von bes. Bedeutung für die normale Funktion des Bewegungsapparats (Zusammenspiel der versch. Muskelgruppen untereinander durch geordnete Tätigkeit der entsprechenden Nervenzentren). Wichtige Koordinationsstörungen sind ↑Ataxie u. ↑Intentionstremor sowie andere Tremorerscheinungen, z. B. bei ↑Chorea.

Koordination, relative: Die r. K. stellt die gegenseitige Abhängigkeit u. Beeinflussung von rhythm. Prozessen bei zeitweilig synchronisierten Rhythmen dar, im Ggs. zum Ablauf bei gleichbleibendem Rhythmus (absolute Koordination).

Koordinationszahl ↑Komplexe.

Kooxidation: Zugleich mit Oxidationen des normalen Stoffwechsels ablaufende Mitoxidationen von Fremdstoffen, ↑Xenobiotika. Als Oxidationssysteme sind Peroxidasen u. die verwandte Prostaglandin-H-Synthase anzusehen, als Substrate Phenole, Amine etc. Die kooxidative Giftung von Präkanzerogenen, z. B. in der Niere, erklärt die Entstehung von Tumoren der ableitenden Harnwege (z. B. Benzpyren, 5-Nitrofurane, Paracetamol).

Kopf ↑Caput.

Kopfbiß: Okklusionsstellung der Zähne, bei der die Schneidekanten der oberen u. unteren Frontzähne aufeinandertreffen u. die Seitenzähne flache Höcker haben. Schlittenartikulation. ↑Vielpunktkontakt.

Kopfbox: Kunststoffhaube für Neugeborene u. Säuglinge zur Sauerstoffanreicherung der Atemluft, ähnl. einem ↑Sauerstoffzelt.

Kopfbreite: geradlinige Entfernung zwischen dem re. u. li. ↑Euryon.

Kopfdampfbad: intensive Erwärmung von Kopf u. oberen Atemwege durch aufsteigenden Wasserdampf; häusl. Krankenpflege, bei Sinusitis, chron. Rhinitis.

Kopffalte: durch Wachstum der Hirnanlage bedingte Vorwölbung. Sie entsteht in der 3. Woche über der Herzanlage im Ergebnis der ↑Abfaltung der Keimscheibe.

Kopffortsatz: Zellstrang des Mesoderms. Der K. wächst von der ↑Primitivgrube zur Prächordalplatte vor u. bildet den Chordakanal. Die ventralen Zellen des Chordakanals verschmelzen mit den Entodermzellen u. degenerieren. Dadurch entsteht eine Verbindung zwischen Amnionhöhle u. Dottersack, ↑Canalis neurentericus. Die Zellen am Dach des Chordakanals bilden die ↑Chorda dorsalis.

Kopfgelenke: Gelenke, in denen die Bewegung des Kopfs gegen die Halswirbelsäule erfolgt. Man unterscheidet die oberen K. (↑Articulatio atlantooccipitalis) sowie die unteren K. (↑Articulatio atlantoaxialis lateralis bzw. ↑Articulatio atlantoaxialis mediana).

Kopfgeschwulst ↑Geburtsgeschwulst.

Kopfgrippe: Blutungen im Marklager bei tox. Grippeverlauf (↑Purpura cerebri); ferner als parainfektiöse Meningoenzephalomyelitis zu kennzeichnendes Geschehen bei Virusgrippe. (↑Virusenzephalitis, sek. ↑Enzephalitis).

Kopfhautmassage: Pflegemaßnahme, die zur Beruhigung, Entspannungsförderung o. Anregung des Pat. angewendet wird. Die K. besteht aus bi- u. unilateral ausgeführten klein- u. großflächigen Kreisungen, die mit den Fingerkuppen auf der Kopfhaut des Pat. durchgeführt werden. Neben den Kreisungen werden noch Dehnungen u. Ausstreichungen der Nackenmuskulatur, das „Einshampoonieren" der Kopfhaut u. das Ziehen an einzelnen Haarbüscheln angewendet.

Kopfhöcker: in reifen ↑Teratomen u. ↑Dermoidzysten gegen die Lichtung der Höhle vorspringender Höcker, in dem die verschiedensten ausgereiften Organgewebe liegen.

Kopfkappe: Akrosom; Überzug von 2 Drittel des Kopfs des ↑Spermiums.

Kopf-Kinn-Kappe: Hilfsmittel zur Behandlung von ↑Kieferfrakturen, auch zur Unterstützung einer kieferorthopäd. Behandlung.

Kopfkühler: mit kaltem Wasser durchströmte Kühlschleife zur lokalen Kühlung des Kopfs zur Verbesserung der subjektiven Verträglichkeit hyperthermaler Bäder.

Kopflänge: geradlinige Entfernung zwischen ↑Glabella u. ↑Opisthokranion.

Kopflaus ↑Pediculus capitis.

Kopfmesektoderm: vor der Prächordalplatte gelegenes Zellmaterial aus der Neuralleiste. Daraus entstehen Schädelknochen, Hirnhäute, Kopfmuskeln, Dentin, Zahnzement, Bindegewebe.

Kopfschmerz: Cephalgie, Kephalgie, Kephalaea; äußerst häufiges Sympt. ganz unterschiedl. Ätiol. u. Bedeutung; dd Klärung wichtig, bes. ob es sich um banalen K. als Begleitsymptom einer anderen Krankheit ohne Bedeutung o. um das Leitsymptom z.B. eines Hirntumors handelt. Verdacht auf einen gravierenden Hintergrund ist gegeben, wenn K. im jugendl. o. höheren Alter erstmalig auftreten, progredienten Charakter behalten u. mit konstantem neurol. Lokalsymptomen einhergehen. Man unterscheidet: diffuse chron. K. (vasomotor. K., K. als Begleitsymptom bei chron. Krankheiten, posttraumat. u. tox. bedingte K.), diffuse subakute K. (Liquorunterdrucksyndrom, Meningoenzephalitiden, Infektionskrankheiten), umschriebene chron. K. (Arteriitis gigantocellularis, Hirntumoren, Spondylosis cervicalis, Sinusitiden), erstmalig plötzl. einsetzende, heftige K. (intrakranielle Blutungen, intrakranielle Drucksteigerung), attackenartig auftretende K. (↑Migräne, ↑Erythroprosopalgie, Hochdruckkrisen).

Kopfschüttelnystagmus: durch Kopfschütteln sichtbar werdender latenter vestibulärer ↑Nystagmus; entspricht Spontannystagmus, rasch erschöpfbar.

Kopf, verlorener: In der Zahnmed. Reservoir, aus dem beim zahntechn. Guß von Metallteilen das durch die Kontraktion des Metalls beim Übergang vom flüssigen in den festen Zustand bedingte Defizit in der Gußform ausgefüllt wird, um Schwundvakuolen zu vermeiden. Der v. K. wird als Wachskugel etwa 1 mm oberhalb des Gußstücks am Gußstift angebracht.

Kopfwachstum ↑Schädelnormen.

Kophochirurgie ⟨*gr*⟩ *m*: hörverbessernde Chirurgie.

kopiös ⟨*lat*⟩ *Adj*: massenhaft, massig.

Koplik, Henry (1858–1927) amerik. Päd., New York.

Koplik-Flecken (nach Henry K.): Belski-Filatow-Symptom; rötl. Flecken mit weißem Zentrum an der Wangenschleimhaut in Höhe der Molaren bei Masern, 1–2 Tage vor Auftreten des Exanthems.

Koppelmedium: Koppelwasser; Wasser o. ein entsprechendes Medium, das bei Ultraschallanwendung vom Schwinger (Quelle) den Energietransport zum Medikament (Aerosolerzeugung) übernimmt o. zwischen Schallkopf u. Pat. zur Vermeidung von Luftspalten dient. Damit Schall sich ohne wesentl. Reflexionsverlust über Grenzflächen zwischen zwei Medien hinweg ausbreiten kann, müssen die Schallwellenwiderstände (Produkt aus Dichte eines Stoffs u. Schallgeschwindigkeit) in beiden Medien etwa gleich sein. Beim Übergang von Schallwellen aus festen o. flüssigen Stoffen in Luft u. umgekehrt beträgt die Reflexion nahe 100 %.

Kopplung: besteht für im Chromosom bzw. in der DNA eng benachbarte Loci, deren Allele mit hoher Wahrscheinlichkeit gemeinsam, d.h. nicht durch ↑Crossing over getrennt auf die Nachkommenschaft vererbt werden. Entspr. gekoppelte Gene gehören zu einer Kopplungsgruppe.

Kopplungsgruppe ↑Kopplung.

Koproantigentest: Immundiagnost. Verfahren für den Nachweiß von Parasiteninfektionen im Stuhl.

Koproantikörper: Antikörper, die in den Fäzes u. im Darmvolumen gefunden werden, unabhängig davon, welchen Ursprungs sie sind u. welchen Ig-Klassen sie zugehören.

Koprokultur: Technik zur Züchtung von Parasitenlarven aus Eiern, die im Kot enthalten sind, zur Bestimmung der Arten.

Koprolagnie ⟨*gr*⟩ *f*: geschlechtl. Erregung durch Kot. ↑Exkrementophilie.

Koprolalie: wiederholtes zwanghaftes Aussprechen obszöner Wörter aus der Anal- u. Genitalsphäre.

Koprolith ↑Kotsteine.

Koprologie: Beschäftigung mit dem Stuhl.

Koprom: Fäkulom; eingedickter Stuhl, der durch die Bauchdecken hindurch tastbar ist.

Koproovoskopie ↑Ovoskopie.

Koprophagie: Kotessen; Vorkommen z.B. bei psychiatr. Erkrankungen o. als Form der Koprophilie.

Koprophilie: Lustempfinden durch Kontakt mit Exkrementen; Vorkommen z.B. bei Kleinkindern u. psychiatr. Pat. o. als Form der ↑Exkrementophilie.

Koproporphyrie ↑Porphyrie.

Koproporphyrie, hereditäre: autosomal dominant vererbbare Stoffwechselkrankheit. Form der akuten hepat. ↑Porphyrie. Gesteigerte Porphyrinbildung durch Enzymdefekt mit Induktion der hepat., mitochondrialen Deltaaminolävulinsäure-Synthetase.

Koproskopie ↑Untersuchung, koproskopische.

Koprostanol: Koprosterin; zu den ↑Sterolen gehörender Alkohol; häufiges Sterol der Fäzes. K. entsteht aus Cholesterin durch Reduktion (eine Wirkung der Darmbakterien).

Koprostase: Verhaltung, Aufstauung von Kot im Dickdarm.

Kopsch, Friedrich (1868–1955), dt. Anat., Histol., Berlin. 1905–1955 Alleinautor von 13 Auflagen des anat. Lehrbuchs „Rauber-Kopsch".

Kopsch-Methode (nach Friedrich K.): verbesserte Silberimprägnationsmethode zur Darstellung von Nervenzellen mit allen Fortsätzen; ↑Golgi-Methode.

Kopulation ⟨*lat*⟩ *f*: Copulatio; **1.** Vereinigung der Gameten zur Zygote. **2.** ↑Begattung.

Korallenstein: Harnstein, der das Nierenbecken, die Kelchhälse u. die Kelche ausfüllt. Man unterscheidet: Nierenbeckenausguß- u. Kelchausgußsteine. Hirschgeweihsteine als inkomplette, sog. partielle K. u. komplette Nierenausgußsteine, sog. totale o. große K.

Korallenstockthrombus: Form des weißen Thrombus aus Balkenwerk von Thrombozyten bestehend, dessen Lücken von lockerem Fibrinnetz mit eingelagerten korpuskulären Blutbestandteilen ausgefüllt werden.

Korazidium ⟨*lat* + *gr*⟩ *n*: Coracidium; erstes Larvenstadium der ↑Pseudophyllidea; rundlich, allseitig bewimpert, vor Eindringen in den ↑Zwischenwirt frei im Wasser lebend.

Korbhenkelmeniskus: basisnaher, intermediärer Längsriß des Meniskus, der sich dadurch korbhenkelartig in das Gelenk einschlagen kann. ↑Meniskusriß.

Korbzelle: **1.** Neuronum corbiferum; multipolare Nervenzelle in der Kleinhirnrinde (Stratum moleculare) mit parallel zur Oberfläche verlaufenden Neuriten. Die Kollateralen des Neuriten bilden um den Zelleib der Purkinje-Zellen perizelluläre synapt. Faserkörbe, ↑Cerebellum; **2.** hämoglobinarmer Erythrozyt, der sich im gefärbten Ausstrich nur als farbstoffarme Hülle darstellt. Tritt vermehrt bei hämolyt. Krisen bei ↑Glukose-6-Phosphatdehydrogenase-Defekt auf.

Korektopie ⟨*gr*⟩ *f* ↑Ectopia pupillae.

Koremien: an gebündelten Trägerhyphen befindl. ↑Konidien.

Korium ⟨*lat*⟩ *n*: Corium; veraltet für ↑Dermis.

Korkenzieherösophagus: plötzl. Auftreten simultaner, lang anhaltender, kräftiger Kontraktionen im Speiseröhrenkörper, die röntg. das Bild eines Korkenziehers erzeugen (tertiäre Kontraktionen).

Korkenzieherureter: gewundener Verlauf u. Erweiterung des Harnleiters bei Säuglingen u. Kindern ohne Hydronephrose o. Hydroureter. Ursache sind physiol. Engen am Pyelon-Ureter-Abgang. ↑Megaureter, ↑Hydroureter.

Kornberg, Arthur (geb. 1918), amerik. Biochem., St. Louis, Stanford. 1959 Nobelpreis für Med./Physiol. (mit S. Ochoa) „für ihre Entdeckung der Mechanismen der biologischen Synthese der RNA und DNA".

Körnchenkugeln: sog. Fettkörnchenzellen; bei Markscheidenzerfall Lipide speichernde u. abtransportierende Mikorglia- u. Adventitialzellen.

Kornea ⟨*lat*⟩ *f*: vorderer durchsichtiger uhrglasförmiger Teil der Tunica fibrosa bulbi, der am Limbus in die weiße Augenhaut (Sklera) übergeht. Schichten von außen nach innen: 1. Epithelium anterius, mehrschichtiges unverhorntes Plattenepithel, 2. Lamina limitans anterior, ↑Bowman-Membran, 3. Substantia propria mit 200–250 Lamellen kollagener Fibrillen u. Fibrozyten, 4. Lamina limitans posterior, ↑Descemet-Membran, als dünne Basalmembran, 5. Epithelium posterius (Endothelium corneale), einschichtige Lage flacher Bindegewebezellen. Die bradytrophe K. besitzt keine Blut- u. Lymphgefäße, wohl aber eine reichl. sensible Innervation vom N. ophthalmicus des N. trigeminus. Der Durchmesser der K. beträgt 10,6–11,7 mm, die Dicke peripher 0,67, zentral 0,52 mm. ↑Auge. Die K. ist stärker gewölbt als die Sklera, der Krümmungsradius r der Vorderfläche beträgt im Mittel 7,8 mm, der Hinterfläche 6,5 mm. Die K. trägt gemeinsam mit dem dreischichtigen präkornealen Tränenfilm mit 47 von 58 dpt den größten Teil der Gesamtbrechkraft des Auges (infolge des Wechsels der Brechungsindizes Luft/Hornhautgewebe u. der Krümmung). Die Transparenz der K. beruht auf der Wasserbindungsfähigkeit der Keratoglykosaminglykane in der Substantia propria. Störungen der opt. Funktion: Neben der Schutzfunktion ist die Transparenz die wichtigste Eigenschaft der K., die durch jede Erkrankung gestört werden kann. Die Transparenzabnahme kann durch Ödem, entzündl. Infiltration, Ulzeration u. Vaskularisation sowie Narbenbildung (Makula, Leukom, Staphylom) erfolgen. Die opt. Aufgabe der K. wird weiterhin durch die Form u. Regularität der Grenzflächen beeinflußt. Irreguläre Oberflächen entstehen durch Narben (↑Astigmatismus irregularis). Eine zu geringe Krümmung (↑Cornea plana) verursacht eine Hyperopie, jede stärkere eine Myopie. Abweichungen von der sphär. Krümmung der Korneaoberfläche verursachen einen Astigmatismus, der mit ↑Zylindergläsern o. Haftschalen (↑Kontaktlinse) o. operativen Eingriffen ausgeglichen wird. Erkrankungen: 1. Erosion des Epithels, 2. Stromaentzündung, 3. Perforation durch Verletzung o. Ulkusdurchbruch, 4. Störungen des Tränenfilms (generelle o. lokale Xerophthalmie), 5. Traumen (stumpf, perforierend, Verätzung, Verbrennung), 6. Degenerationen (Dystrophien). Abb.

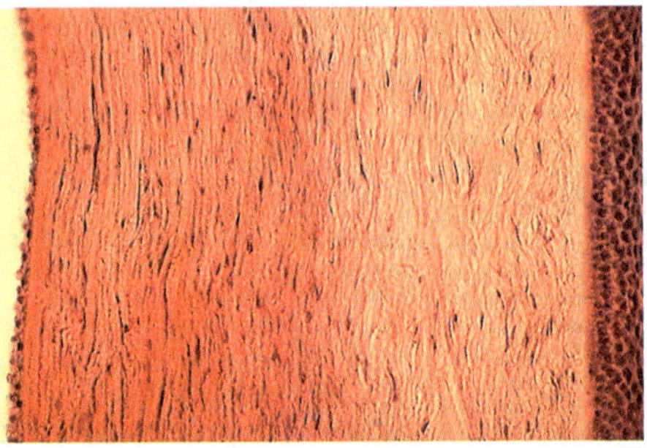

30

Kornea. Histologischer Schnitt durch die Hornhaut des Auges, HE-Färbung; rechts das Epithelium anterius, links das Epithelium posterius, dazwischen die Substantia propria

Körnerkrankheit ↑Trachom.

Körnerschicht: **1.** Epidermale K.: Stratum granulosum; Schicht der ↑Epidermis, enthält intrazelluläre Keratohyalinkörnchen. **2.** K. des Kleinhirns: Stratum granulosum der Kleinhirnrinde, die wegen der vielen, dicht liegenden Zellkerne der Körnerzellen u. Golgi-Zellen als K. bezeichnet wird. ↑Cerebellum. **3.** K. der Großhirnrinde: Lamina granularis externa u. interna. Als K. wegen des Überwiegens von Körnerzellen (Neurone mit rundem Zelleib) im Ggs. zu Pyramidenzellen in Pyramidenzellschichten; ↑Großhirnrinde. **4.** Retinale K.: Stratum nucleare externum bzw. internum der Augennetzhaut; die zahlreichen Zellkerne der Stäbchen- u. Zapfenzellen u. der bipolaren Nervenzellen (1. Neuron der Sehbahn) liegen dicht zusammen; ↑Retina. **5.** ↑Tomes-Körnerschicht. Abb. 1 u. 2.

Kornifikationsindex: Verhältnis der eosinophilen Superfizialzellen zur Gesamtzahl der Zellen. Nicht zu verwechseln mit dem ↑Eosinophilieindex.

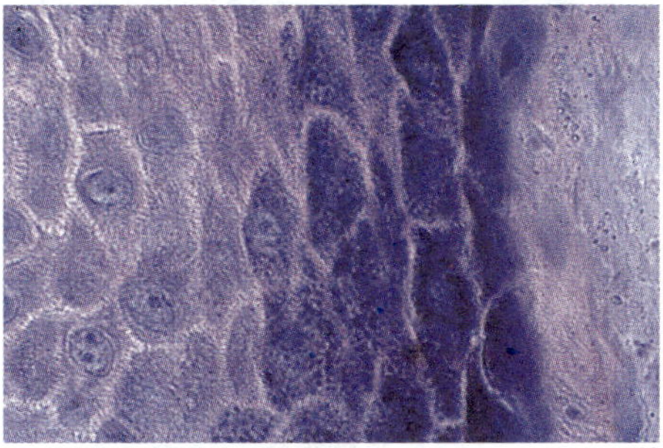

30

Körnerschicht (Abb. 1). Histologischer Schnitt durch die Epidermis, HE-Färbung; epidermale K. dunkel durch intrazelluläre Einlagerung von Keratohyalinkörnchen

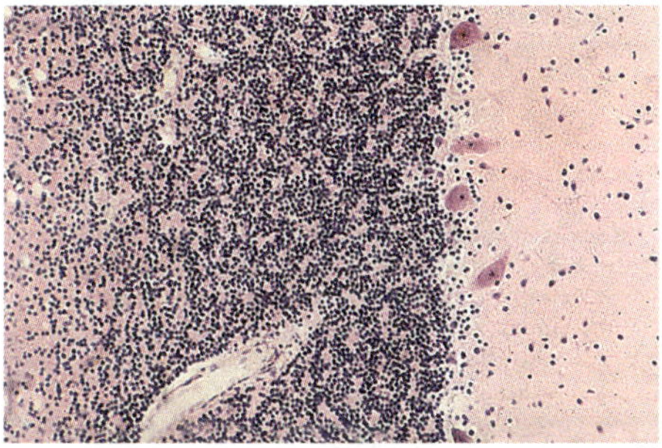

30

Körnerschicht (Abb. 2). Histologischer Schnitt durch die Kleinhirnrinde, HE-Färbung; dichtliegende Zellkerne in der K. (links)

Kornrade: Agrostemma githago; enthält ↑Saponine. Früher Ursache von „Brotvergiftungen" (Gastroenteritis, Delirien, Tod durch Atemlähmung in sehr hohen Dosen).

Kornzweig, Abraham, zeitgen. amerik. Arzt.

Kornzweig-Syndrom (nach Abraham K.) ↑A-Betalipoproteinämie.

koronar ⟨*lat*⟩ *Adj*: coronarius; die Korona betreffend, die Herzkranzgefäße betreffend.

Koronarangiographie: Röntgenaufnahme der Koronargefäße (↑Angiokardiographie). Selektive K. nach direkter Sondierung der Koronararterien mit Spezialkathetern u. nachfolgender Kontrastmittelinjektion. a) Methode nach Sones: Einführung eines Sones-Katheters nach Arteriotomie der A. brachialis (Sones-Technik). b) Methode nach Judkins u. Amplatz: perkutane, transfemorale, selektive Sondierung der re. u. li. Koronararterienabgänge mit Judkins-Kathetern. Die Methoden gelten heute als Methoden der Wahl. Retrograde, transfemorale, thorakale Aortographie mit Spezialkathetern u. Injektion des Kontrastmittels in die Aortenwurzel in Höhe der Abgänge der Koronararterien. Die Bildaufzeichnung erfolgt als digitale ↑Subtraktionsangiographie.

Koronararterien: aus den Sinus Valsalvae, hinter den Taschenklappen der Aorta abgehende Herzkranzgefäße: re. K. u. li. K. Die re. K. versorgt normalerweise den überwiegenden Teil des re. Herzens, Teile des Septums u. der Hinterwand des li. Ventrikels. Die Durchblutung hängt vom Funktionszustand des Herzens u. den Impulsen von Vagus bzw. Sympathikus ab.

Koronararterien, akzessorische: normalerweise entspringen vorhandene Äste der Herzkranzarterien selbständig im Aortensinus. Häufigste Varietät ist die ↑Konusarterie, wesentl. seltener entspringen R. circumflexus u. R. interventricularis anterior der li. Koronararterie getrennt.

Koronararterienanomalien: Abweichungen in Ursprung, Verlauf, Verzweigungsmuster der Herzkranzarterien. **Varietäten** (ohne Krankheitswert): 1. Ursprung aus Aorta ascendens: oft kombiniert mit Truncus arteriosus persistens o. Transposition; 2. eigenständiger Ursprung normaler Äste (↑Koronararterien, akzessorische); 3. alle Verzweigungen der Koronararterien vorhanden, jedoch nur ein Ursprung (beide entspringen gemeinsam, o. eine Arterie fehlt u. wird durch verlängerte Äste der anderen ersetzt). **Fehlbildungen**: 1. ↑Koronararterienfistel. 2. ↑Koronararterienektopie.

Koronararterienektopie: fehlerhafter Ursprung der Herzkranzarterien aus dem Truncus pulmonalis (venöses Blut). 1. Beide entspringen ektop (selten): Dyspnoe, Zyanose. Tod kurz nach Geburt. 2. Eine Arterie entspringt ektop (meist A. coronaria sinistra): Stromumkehr im ektopen Gefäß infolge Druckgefälles (von Aorta nach Pulmonalis), Links-Rechts-Shunt. Bestehen keine ausreichenden Kollateralen zu dem von der ektopen Arterie versorgten Bezirk (infantiler Typ), erfolgt Tod meist im 1. Lj. (Tachykardie, Zyanose; ↑Bland-White-Garland-Syndrom). Bei ausreichenden Kollateralen (Adulttyp) oft symptomlos. Anomaler Ursprung der re. Kranzarterie oft Zufallsbefund. Bis zur Geburt keine Störungen, da in beiden Ventrikeln annähernd gleiche O_2-Sättigung. 3. Beide Arterien entspringen normal, verbinden sich aber mit einer starken Anastomose aus dem Truncus pulmonalis (selten).

Koronararterienfistel: angeborene Verbindung eines Kranzarterienastes mit einem der 4 Herzräume, dem Truncus pulmonalis, den Vv. pulmonales o. einer persistierenden V. cava superior sinistra ohne Zwischenschaltung von Kapillaren. Rechtsherzhypertrophie u. pulmonale Hypertension. Öffnung in das li. Herz (seltener) erzeugt Erscheinungen der Aorteninsuffizienz: Linksherzhypertrophie, Aortendilatation.

Koronararteriographie: röntgenkinematograph. Darstellung der Koronararterien nach Injektion von Kontrastmitteln über art. Katheter, ↑Koronarangiographie.

Koronarchirurgie: Spezialgebiet der Kardiochirurgie, umfaßt alle operativen Maßnahmen, die der Verbesserung der direkten Myokardrevaskularisation dienen. K. bedeutet Bypass-Chirurgie. Seit der klin. Einführung des aortokoronaren Venenbypass durch Favaloro im Jahre 1967 hat sich die K. zu einer bewährten Behandlungsmethode der ischäm. Herzkrankheit entwickelt. Die Bypass-Operation ist der häufigste herzchirurg. Eingriff. Die Domäne der K. ist die therapierefraktäre Angina pectoris. Voraussetzung für die K. ist die Koronarangiograhie. Es muß eine hochgradige Stenose (75 %) bzw. ein Gefäßverschluß distal, ein anschlußfähiges Koronargefäß (> 1 mm) sowie ein noch funktionsfähiger Herzmuskel vorliegen. Die komplette Revaskularisation des Myokards ist anzustreben. Das Verfahren der Wahl ist der mammarokoronare ↑Bypass. Die Spätergebnisse bei Anwendung der A. thoracica interna am R. interventricularis anterior sind denen nach Venenbypass überlegen. Für den aortokoronaren Venenbypass dient i. d. R. die V. saphena magna als Transplantat. Nach 10 bis 11 Jahren findet man in etwa 50% eine bedeutsame Sklerose im Venentransplantat. Die Häufigkeit der Reoperationen nimmt daher zu. Neben der Venenbypass-Sklerose erfordert die progrediente Koronarарsklerose eine erneute Operation. Vorwiegend werden der R. interventricularis anterior, die re. Koronararterie, Diagonaläste u. hintere Ventrikeläste der li. Koronararterie anastomosiert. Obwohl es sich um ein palliatives Operationsverfahren handelt, stellt die K. den wesentlichsten Fortschritt in der Ther. der Angina pectoris dar. Es ist gesichert, daß durch die K. bei Stammstenosen der Koronararterien bzw. bei mehrortiger Koronararteriosklerose ein lebensverlängernder Effekt erzielt wird. Während die K. bei der chron. ischäm. Herzkrankheit heute ihren festen Platz hat, sind koronarchirurg. Eingriffe bei akuter Koronarinsuffizienz, insbes. dem eingetretenen Myokardinfarkt, von bes. Voraussetzungen abhängig. Häufig erfolgt hier die Kombination mit der intraaortalen ↑Ballongegenpulsation. Vereinzelt erfolgt K. ohne Einsatz der ↑Herz-Lungen-Maschine mittels minimal invasiver Chirurgie. Abb.

Koronardilatanzien ⟨*lat*⟩ *n Pl* ↑Koronarmittel.

Koronardurchblutung: Versorgung des Herzmuskels mit Blut durch die Herzkranzgefäße (↑Koronararterien). Die selektive röntg. ↑Koronararteriographie stellt die Gefäßmorphologie (Gefäßwandveränderungen, Stenose, Verschluß) bis zu einem Gefäßdurchmesser von 1 mm dar, gestattet aber keine Beurteilung der Mikrozirkulation. Diese regionale Koronarperfusion kann nichtinvasiv durch i. v. Injektion von ^{201}Tl bzw. $^{13}NH_3$ u. a. untersucht werden (↑Herzszintigraphie). Die topograph. Beziehung zur Gefäßversorgung gelingt nur durch intrakoronare Injektion eines ↑Radiopharmakons während der Koronargraphie. 1. ^{133}Xe in physiol. Kochsalzlösung, anschließend Sequenzaufnahmen mit einem Gammakamera-Computer-System. Aus den Histogrammen über mehreren ROI (↑ROI-Technik) des Versorgungsgebiets kann die quantitative Berechnung des Muskelblutflusses in ml/min/100 g Muskelgewebe erfolgen, 2. Beurteilung der Endstrombahn durch intrakoronare Injektion von ^{131}I- bzw. ^{99m}Tc-Humanserumalbuminaggregaten bzw. Mikrosphären. Danach Szintigraphie im li. u. re. schrägen Durchmesser mit Szintiscanner (↑Scanner) o. ↑Gammakamera in Rückenlage. Der Gefäßbezug obliterierter Koronaräste ist anhand der Speicherdefektlage zu erkennen, während gesundes Gewebe eine Aktivitätsbelegung infolge Mikroembolisation der Endstrombahn zeigt (↑Lungenszintigraphie).

Koronarfistel ↑Koronararterienfistel.

Koronarinfarkt ↑Herzinfarkt.

Koronarinsuffizienz: Mißverhältnis zwischen Sauerstoffbedarf des Herzens u. Sauerstoffangebot insbes. wegen Koronararteriensklerose o. bei erhöhtem Bedarf des Herzens bei ↑Herzhypertrophie.

Koronarkreislauf: Blutkreislauf in den Herzkranzgefäßen; für die Ernährung des Herzens bedeutungsvoll. Beträgt in Ruhe etwa 13 $cm^3 \cdot kg^{-1} \cdot s^{-1}$. Stromstärke im K. ist von der Druckdifferenz zwischen aufsteigender Aorta u. re. Vorhof u. vom transmuralen Druck abhängig, wodurch sie in der Systole gering, in der Diastole des Herzens hoch ist. Die Regulation der Weite der Koronargefäße erfolgt hauptsächl. über myokardiale O_2-Spannung. Eine neurogene Gefäßerweiterung über ↑Betarezeptoren existiert ebenfalls.

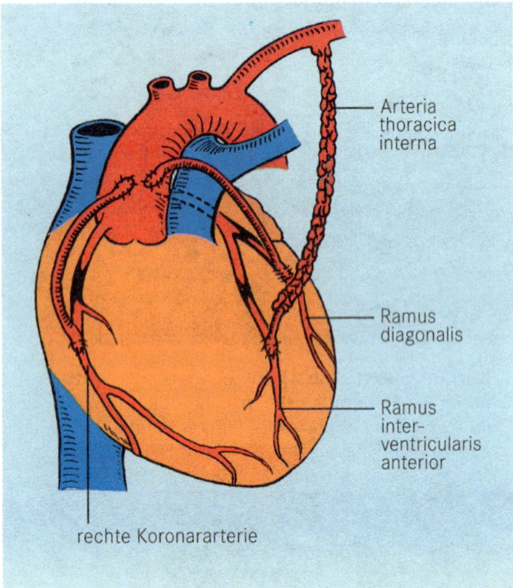

Koronarchirurgie

Koronarmittel: Pharmaka, die bei Angina pectoris o. Koronarinsuffizienz eingesetzt werden. Wirkung entweder über eine Senkung des peripheren Widerstands, Erweiterung u./o. Neubildung von Koronargefäßen, Senkung des Sauerstoffbedarfs des Herzmuskels. Wirkung teilweise unsicher u. umstritten. 1. Organ. Nitrite u. Nitrate: Amylnitrit, Nitroglycerol (Nitroderm TTS), Isosorbidmono- u. dinitrat; 2. Molsidomin; 3. ↑Betarezeptorenblocker; 4. ↑Kalziumantagonisten: Nifedipin (Adalat), Verapamil, Diltiazem, Nimodipin, Prenylamin; 5. ↑Theophyllin; 6. Dipyridamol (Persantin), cave: koronares Steal-Phänomen; 7. Trapidil.

Koronarographie ↑Koronarangiographie.

Koronarpharmaka ↑Koronarmittel.

Koronarreserve: unklar definierter Begriff. 1. Das Vielfache der max. verglichen mit der normalen Sauerstoffbereitstellung des gesamten Koronarblutstroms. 2. Das Vielfache des max. verglichen mit dem normalen Koronarblutstrom (eine evtl. variable Sauerstoffausschöpfung bleibt unberücksichtigt).

Koronarsklerose: Arteriosklerosemanifestation im Bereich der Herzkranzgefäße. Die Folge ist eine Einschränkung der Durchblutungsreserve des Herzens (Koronarreserve, Koronarinsuffizienz) mit Gefahren für den Funktions- u. Strukturstoffwechsel bei außergewöhnl. Anforderungen an die Herzfunktion, bei Stoffwechselstörungen der Herzmuskelzellen, bei thromboembol. Verschluß des versorgenden Gefäßes usw. (↑Herzinfarkt, ↑Angina pectoris, chronisch ischämische ↑Herzkrankheit).

Koronarthrombose: Thrombose in einer Herzkranzarterie. Nach der Koronarsklerose häufigste Ursache eines Herzinfarkts.

Koronarvenen: aus den Vv. minimae cordis u. Vv. parvae cordis gebildetes venöses Abstromgebiet der Herzmuskulatur. Die Mündung erfolgt über den Sinus coronarius, die V. magna cordis in den re. Vorhof u. über die Thebesi-Venen in die re. Herzkammer.

Korotkow, Nikolai S. (1874–1937), russ. Chir., Moskau, St. Petersburg.

Korotkow-Geräusche: bei unblutiger Blutdruckmessung benutzte niederfrequente ↑Gefäßgeräusche, die durch die Gefäßkompression bedingt sind.

Körperbauindex: Body mass index (BMI); Verhältnis des Körpergewichts zur Körperhöhe, berechnet aus dem Körpergewicht (kg) multipliziert mit 1 000, dividiert durch die ↑Körpergröße (cm) zum Quadrat. ↑Körperfülleindex.

Körperbautypen ↑Konstitutionstypen.

Körperbedingungen: *Abk* BTPS (für engl. body temperature and pressure, saturated); Gasvolumen bei 37 °C, jeweils herrschendem Luftdruck, mit Wasserdampf gesättigt ($pH_2O = 6{,}26$ kPa $= 47$ mmHg).

körpereigen: durch das Genom eines Individuums codierte Antigenstrukturen enthaltend. Die Antigenstrukturen wirken im jeweiligen Organismus, in dem sie entstanden sind, nicht immunogen, sondern führen zur Toleranz (↑Immuntoleranz). Gegenstück zu k. ↑körperfremd.

Körperfarbstoffe ↑Pigment.

Körperflüssigkeit ↑Flüssigkeitsräume.

körperfremd: nicht durch das Genom eines Individuums codierte Antigenstrukturen enthaltend. Die Antigenstrukturen wirken im Regelfall immunogen u. verursachen Immunität. Ausnahmen stellen Fremdantigene dar, die bereits in der Fetalphase in einen Organismus gelangen; sie wirken dann – obwohl nicht durch das Genom codiert – wie körpereigen. Ferner wirken nicht durch das Genom codierte – also definitionsgemäß k. – Antigenstrukturen z. B. bei Tumorwachstum u. Trächtigkeit bzw. alimentäre Antigene wie körpereigen. Andererseits können genomcodierte Strukturen bei physiol. Alterungsprozessen o. bei Autoaggressionsgeschehen wie k. Strukturen wirken.

Körperfühlsphäre: somästhet. Großhirnrindenfeld, in dem sich die zentralen Repräsentationen des Druck-, Warm-, Kalt-, Kraft- u. Schmerzsinns befinden. Die K. ist in Zusammenarbeit mit u. im Übergang zu motor. Hirnrindenfeldern zu betrachten. ↑Hautsinn, ↑Tiefensensibilität.

Körperfülleindex: Rohrer-Index; Verhältnis des Körpergewichts zur Körperhöhe, berechnet aus dem Körpergewicht (kg) multipliziert mit 100 000, dividiert durch die mit 3 potenzierte ↑Körpergröße (cm).

Körpergewicht: von Körpergröße, Alter, Geschlecht, Ernährungszustand u. a. Faktoren abhängiges Gew. des Körpers. ↑Gewichtsentwicklung.

Körpergleichgewicht: Beibehaltung der normalen Aufrechtstellung des Körpers (Körperhaltung) dank der Funktion der Schwerkraftrezeptoren im Vestibularorgan u. der Rezeptoren bes. in den Halsmuskeln. Die resultierenden afferenten Erregungen werden im Hirnstamm in Zusammenhang mit dem Kleinhirn zu entsprechenden Steuerbefehlen für die Skelettmuskelgruppen verrechnet. ↑Stellreflexe.

Körpergröße: Körperhöhe; vertikale Entfernung des Scheitels (↑Vertex) vom Boden bzw. der Fußsohle. Die K. wird an der aufgerichtet u. frei stehenden Person gemessen. Bei Neugeborenen, kleinen Kindern u. Leichen wird die K. im Liegen unter Streckung der unteren Extremitäten gemessen (horizontale K.).

Körperhämatokrit ↑Blut.

Körperhöhlenbestrahlung: strahlentherapeut. Methode, bei der die Strahlungsquelle (radioakives Präparat o. Röntgenröhre) sich während der Bestrahlung ganz o. teilweise in einer Körperhöhle befindet. Verwendung: Vagina, Rektum, Mund (Endotherapie).

Körperhöhlenröhre: Röntgenröhre für Körperhöhlen u. Oberflächenbestrahlungen (bis 60 kV), bei der sich der Brennfleck auf der Innenseite einer hohlrohrförmigen geerdeten Anode mit Berylliumfenster (geringe Strahlenschwächung) befindet. Durch Benutzung spez. geformter Tubusse wird die gewünschte Isodosenverteilung erzeugt.

Körperkern ↑Kerntemperatur.

Körperkern-Körperschalen-Verhältnis: unterschiedl. hohe Stoffwechselintensitäten der Gewebe u. Organe bedingen im Organismus durch konvektiven Wärmetransport in den Körperkern eine komplizierte Temperaturverteilung. Man unterscheidet Körperkern u. Körperschale, wobei der Körperkern der Bereich ist, der innerhalb einer 37-°C-Isotherme liegt u. mind. Gehirn, Herz, Nieren u. Bauchorgane einschließt. Diese Organe sind, obwohl sie nur 8 % des Körpergewichts betreffen, bei Ruhe zu mehr als 70 % am Gesamtumsatz beteiligt. Bei körperl. Arbeit steigt dagegen der Umsatz der in der Körperschale befindl. Muskulatur, was zu einer Vergrößerung des Körperkerns führt. Auch bei hoher Umgebungstemperatur vergrößert sich der Körperkern auf Kosten der Körperschale, um bei extrem hohen Außentemperaturen (Sauna) die Gesamtmasse des Körpers einzunehmen. Da bei homoiothermen Tieren die Temperatur des Körperkerns die geregelte Größe ist, sind sie neben einer Regulation ihrer ↑Wärmebildung u. ↑Wärmeabgabe befähigt, erhebl. Wärmemengen isotherm., d. h. bei Wahrung ihrer normalen Körperkerntemperatur zu speichern bzw. zu entspeichern.

Körperkerntemperatur ↑Kerntemperatur.

Körperkreislauf: „großer Kreislauf" vom li. Herzen über Arterien, ↑Kapillaren u. Venen zum re. Herzen.

Körperlage: Sitzen, Liegen, Stehen; wirkt sich entscheidend auf die Wasserverteilung zwischen intra- u. extravasalem Raume aus. Bei Gesunden, die 12 h lagen, vermindert sich beim Übergang in die senkrechte K. das Plasmavolumen innerhalb von 10–15 min um etwa 10 %. Entspr. steigt die Konzentration mikrosk. u. hochmolekularer Teilchen um den gleichen Betrag an. Diese Veränderungen sind noch krasser bei Pat. mit Ödemneigung. Aus diesem Grunde wird für best. Untersuchungsmethoden die Art der K. für die Probennahme standardisiert. Die K. beeinflußt weiterhin die Magenpassage, den Blutdruck, Herz- u. Atemfrequenz u. den Liquordruck.

Körperlänge: beträgt bei der Geburt bei Jungen im Durchschnitt 50 cm, bei Mädchen 49 cm. Nach einem Jahr weist sie 75, nach 2 Jahren 85, nach 4 Jahren 100, nach 10 Jahren 135 cm auf, dann erfolgt eine allmähl. Steigerung, bis mit 14 Jahren etwa 155 cm u. mehr erreicht sind; ↑Akzeleration. ↑Längenwachstum.

Körpermaße: quantitative Größenmerkmale des Körpers. Es werden absolute u. relative K. unterschieden. Zu den absoluten K. gehören lineare Maße (direkt geradlinige, projektiv geradlinige u. Bogenmaße), Gewichtsbestimmungen, Flächen- u. Volumenbestimmungen. Indizes sind relative Maße. Für zahlreiche K. des Menschen wurden Meßvorschriften in der ↑Anthropologie entwickelt. ↑Anthropometrie.

Körper, multivesikulärer: Corpus multivesiculare; membranumgebene Vakuole (0,3–2 μm Durchmesser), in deren Innerem zahlreiche Vesikel (50 nm Durchmesser) liegen.

Körperoberfläche: die von der äußeren Haut bedeckte äußere Oberfläche des Körpers. Sie beträgt beim Erwachsenen rund 1,8 m^2. Wichtig als Bezugsgröße für die Dosierung von Arzneimitteln u. Infusionsflüssigkeiten u. Funktionsuntersuchungen in der Klin. Chem. sowie für die Ermittlung des Energieumsatzes. Zu errechnen aus Körperlänge u. -masse nach der ↑Dubois-Formel.

Körperproportionen: Relation versch. Körperteile zueinander. Während der Entwicklung eines Menschen verändern sich die K. (Gestaltwandel eines Kindes). Ursache ist die vom Kopf zur unteren Körperhälfte fortschreitende Wachstumsgeschwindigkeit (zephalokaudale Progression). Abb.

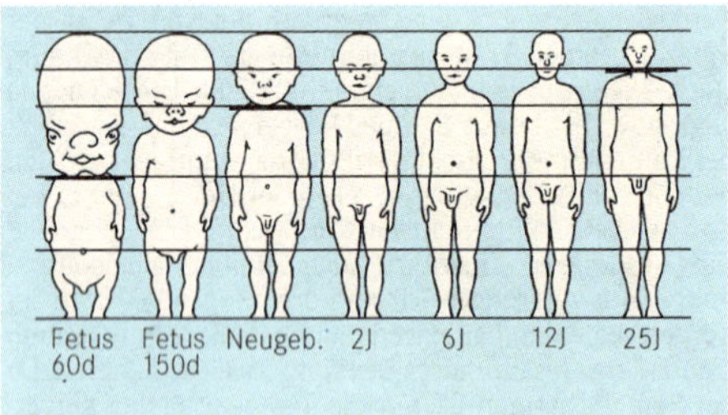

Körperproportionen

Körperschaden: med. Begriff, mit dem in der ärztlichen ↑Begutachtung regelwidrige körperl., geistige u. seel. Zustände erfaßt u. beurteilt werden, die die allg. Leistungsfähigkeit im tgl. Leben u. die ↑Erwerbsfähigkeit für eine längere Dauer beeinträchtigen. Der Grad des Körperschadens wird in Prozentsätzen ausgedrückt (Minderung der Erwerbsfähigkeit, MdE, im Renten- u. Unfallversicherungsrecht u. Grad der Behinderung, GdB, im Versorgungswesen). Der K. bezieht sich nicht auf die infolge des K. eingetretene tatsächl. Beeinträchtigung der Arbeitsfähigkeit, der Berufsfähigkeit, der Erwerbsfähigkeit o. des Arbeitseinkommens. (angewandt zur Begutachtung von Unfallfolgen u. Berufskrankheiten.) Als Anhalt für die Einschätzung des Grades des K. dient eine Körperschadenstabelle.

Körperschale: äußere Anteile eines Körpers. Wichtig bei der Unterscheidung zwischen ↑Kerntemperatur und Oberflächentemperatur (↑Temperaturregulation).

Körperschallmikrofon: Gerät zur Registrierung von Körperschall. K. sind Beschleunigungsaufnehmer, die den piezoelektrischen ↑Effekt ausnutzen. ↑Phonokardiographie.

Körperschema: Grundlage der auch ohne visuelle Mitwirkung gegebenen Orientierung am eigenen Körper als Ergebnis zentralnervöser Verarbeitung aller nervalen Afferenzen, kann i. R. hirnpatholog. (gnost.) Störungen verlorengehen.

Körper, schwarzer: schwarzer Strahler; Körper, der Licht aller Wellenlängen vollständig absorbiert. Hohes Absorptionsvermögen ist stets mit hohem Emissionsvermögen gekoppelt, so daß s. K. von allen Strahlern bei gleicher Temperatur die stärkste Strahlungsemission aufweisen. S. K. sind nur angenähert zu verwirklichen. Benutzt werden zylinderförmige geschlossene Hohlkörper mit heizbarer Wandung, mit einer kleinen Öffnung in einer Stirnfläche als Strahlenaustrittsfenster.

Körperschwerpunkt: Punkt, in dem man sich die ganze Masse des Körpers vereinigt denken kann, wobei dann die gleichen Kräftewirkungen erzielt werden wie beim ganzen lebendigen Organismus. Er befindet sich bei normaler Körperhaltung im Canalis sacralis, kranial vom zweiten Kreuzwirbel.

Körpersprache: averbales Ausdrucksverhalten; phylogenet. älteste Kommunikationsweise. Vielfach auch in der zwischenmenschl. Begegnung, da die Schranken der verbalen Logik u. krit. Zensur gewissermaßen unterlaufen werden, u. U. wirkungsvoller als sprachl. Mitteilungen.

Körperstellung: über den Stellungssinn u. den aus dem Gleichgewichtsorgan kommenden Informationen über die Lage des Kopfs zur Schwerkraftrichtung eingeregelte Grundstellung des Körpers im Raum. Haltungs- u. ↑Stellreflexe, ↑Stützmotorik.

Körpertastarbeit ↑Kinästhesietraining.

Körpertemperatur: Bei der K. des Menschen unterscheidet man Kerntemperatur, Körperoberflächen-, Schalen- o. Hauttemperaturen u. Körpermitteltemperatur, da der Organismus aus einem komplizierten räuml. Temperaturfeld besteht, welches temperaturregulator. wie zeitl. period. Schwankungen unterliegt. Als Körperkern bezeichnet man diejenige zentrale Körpermasse, die das Innere von Kopf u. Rumpf einschließt u. zu der alle übrigen Gewebe gehören, die von einer 37-°C-Isotherme umhüllt werden. In warmer Umgebung wird somit der Körperkern vergrößert, in kalter Umgebung verkleinert. Die Körperkerntemperatur ist die beim Homiothermen geregelte Größe. In der Praxis benennt man sie nach dem Meßort (Rektal-, Oral-, Vaginal-, Axillartemperatur). Die period. Schwankungen sind Ausdruck komplizierter, zeitabhängiger Sollwertverstellung. So beträgt die Amplitude der Tagesperiodik 0,7–2,1 °C mit einem Minimum morgens 6 Uhr u. einem Maximum abends 18 Uhr. Als Tagesmitteltemperatur wird für den Mann 36,7 °C rektal, für die Frau 37,0 °C rektal, für Säuglinge u. Kleinkinder 37,5 °C rektal angegeben. Bei der Frau ist die Tagestemperatur außerdem vom Menstruationszyklus abhängig. An der Körperschale (Haut, Muskulatur an Kopf, Rumpf, Extremitäten) fällt die Temperatur radial vom Körperkern zur Körperoberfläche ab. Die Mächtigkeit der Schale u. ihre Temperatur sind somit von Körperkern- u. Umgebungstemperatur abhängig. Die Körpermitteltemperatur errechnet man aus Kern- (δ_K) u. Oberflächentemperatur (δ_n) nach der Gleichung $\delta_m = a \cdot \delta_K + b \cdot \delta_n$, worin a u. b den jeweiligen Gegebenheiten angepaßt werden müssen: b wird bei Indifferenztemperatur mit 30 %, in Kälte mit 40 %, in Wärme mit 20 % angesetzt.

Körpertherapie: eine Gruppe von Psychotherapieverfahren unterschiedl. theoret. Herkunft, welche insbes. Pat. mit funktionellen, psychosomat. u. psychiatr. Störungsbildern behandelt. Es können drei Typen von Körpertherapien unterschieden werden: 1. die funktionellen Verfahren wie Atemtherapie, konzentrative u. integrative Bewegungstherapie, ↑Entspannungsverfahren wie autogenes ↑Training u. progressive ↑Muskelrelaxation nach Jacobson. Ihr Ziel ist es, die Körperwahrnehmung, die Entspannungsfähigkeit v. a. auch zur Vorbereitung u. Motivation für verbale Psychotherapieformen insbes. bei solchen Pat. zu ermöglichen, welche eine geringe Fähigkeit zur Introspektion u. zu symbol. Ausdrucksformen haben; 2. konfliktorientierte Verfahren. Sie leiten sich aus Vorstellungen über Zusammenhänge von Charakterstruktur u. Körperlichkeit ab. Ziel ist das Aufdecken des biograph. Ursprungs von muskulären Verspannungen u. die Förderung des adäquaten Ausdrucks von Emotionen.

Körpertraining: nach festem Plan durchgeführte Körperübungen, die auf die Erhaltung o. Vervollkommnung phys. Fähigkeiten o. auf sportl. Leistungen gerichtet sind. Unter den körperl. Fähigkeiten Kraft, Ausdauer, Schnelligkeit u. Gewandtheit kommt der Ausdauerfähigkeit eine zentrale Bedeutung für die Gesundheitsstabilität zu. Deshalb ist das **Ausdauertraining** für die Förderung u. Erhaltung der Gesundheit (↑Gesundheitstraining) von bes. Wert. Ausdauertraining zielt darauf ab, die Widerstandsfähigkeit gegenüber Ermüdung bei Langzeitbelastungen zu erhöhen bzw. die Fähigkeit zu langandauernder muskulärer Tätigkeit mit mittlerer Intensität auszubilden. Charakterist. für diese Fähigkeit sind der vorwiegend aerob ablaufende Prozeß der Energiebereitstellung u. eine hohe Ökonomie aller physiol. Funktionen (Herz, Kreislauf, Stoffwechsel, Atmung). Anpassungserscheinungen regelmäßigen Ausdauertrainings sind die Abnahme der Pulsfrequenz in Ruhe u. für eine best. Leistung, die verbesserte max. Sauerstoffaufnahme u. pos. Veränderungen des Blutdrucks. Ausdauersportarten (Lauf, Radfahren, Schwimmen, Rudern, Kanu, Skilanglauf, Wandern u. einige Sportspiele) eignen sich bes. für Freizeit- u. Erholungssport u. sind vorteilhafte Formen regelmäßiger sportl. Tätigkeit für Erwachsene. Die Ausdauerleistungsfähigkeit wird zumeist mit Hilfe von Lauftests o. Stufentests erfaßt. K. hat pos. Auswirkungen auf andere gesundheitl. Verhaltensweisen des Menschen (gesundheitl. „Leitverhaltensweise").

Körperübungen: histor. entstandene, sich ständig weiterentwickelnde u. neu entstehende, sozial determinierte Mittel der körperl. Bildung u. Erziehung. K. werden zur Entwicklung der körperl.-sportl. Leistungsfähigkeit eingesetzt. Unter trainingsmethod. Aspekt werden allgemeinentwickelnde Übungen, Spezial- u. Wettkampfübungen unterschieden. Anwendungsgebiete sind: Kinder- u. Jugendsport, Freizeit- u. Erholungssport (↑Gesundheitstraining), Rehabilitationssport u. Leistungssport.

Körperumrißdrucker: Gerät zur Anwendung in der Strahlentherapie zur vollautomat. Erfassung des Umfangs des Pat. in der Bestrahlungsebene. Der K. besteht aus zwei übereinanderliegenden Ringen, von denen der untere unbewegl. ist u. den Pat. umgibt, der bewegl. obere Ring trägt die Druckanlage. Eine Sonde tastet die Oberfläche des Pat. automat. ab, u. der Umfang wird auf der Druckunterlage ausgedruckt.

Körperviertelsyndrom: bei Reizung des Halssympathikus vorkommende neurovegetative Störungen in einer oberen Körperhälfte.

Körpervolumen: Bestimmung erfolgt beim ganzen Körper, bei Körpersegmenten o. Einzelorganen durch die Verdrängung von Wasser in einem Tauchtank.

Körperwachstum: Wachstumsverlauf einzelner Körperteile u. Gewebe ist pränatal u. postnatal sehr unterschiedl. ↑Längenwachstum. Dem Körperwachstumsverlauf entspricht weitgehend das Wachstum des Gesichtsskeletts.

Körperwasser ↑Flüssigkeitsräume.

Korpuskarzinom: im Corpus uteri lokalisierter, polypös wachsender, bösartiger epithelialer Tumor. Histol. meist Adenokarzinome, selten Adenoakanthome (↑Adenokankroid), vom Endometrium ausgehend. Seltener u. weniger bösartig als das Kollumkarzinom. Späte Metastasierung, bevorzugt in der Menopause um das 60. Lj. auftretend.

Korpuskularphase ↑Übertragung, aerogene.

Korpuskularstrahlung: Kernstrahlung, K-Strahlung; ionisierende Strahlung aus Materieteilchen (↑Alphastrahlen, ↑Betastrahlen).

Korrekturabformung: Die Herstellung von Einstückgußkronen u. -brücken für die Aufbrennkeramik erfordert Modelle mit genauer Wiedergabe der Verhältnisse am Zahnfleischrand zur exakten Gestaltung der Kronenränder. Dafür erweist sich eine Kombination von zähplast. Silikonabdruckmaterial (Öffnung der Zahnfleischtaschen) u. dünnflüssigem Silikonabformmaterial (Abformung der Feinstruktur) als gut geeignet. Neben der gleichzeitigen Applikation beider Materialien (Doppelmischverfahren) sind zweizeitige Modifikationen, bei denen nach Abdruck mit einem zähplast. Material eine zweite Abformung zur Ergänzung bzw. Korrektur mit dünnflüssigem Material durchgeführt wird, mögl.

Korrekturgene ↑Genmedikamente.

Korrekturosteotomie ↑Osteotomie.

Korrelation ⟨*lat*⟩ *f*: Wechselbeziehung zwischen zwei Variablen, ohne daß hiermit etwas über kausale Beziehungen zwischen diesen beiden gesagt werden kann. ↑Korrelationskoeffizient.

Korrelationsanalyse: 1. Methodik zur Analyse der Abhängigkeit von 2 o. mehr meßbaren ↑Merkmalen. Im einfachsten Fall wird aus Paaren von Werten, die an jeder Beobachtungseinheit gemessen werden, der ↑Korrelationskoeffizient als Maß der Abhängigkeit berechnet. K. u. ↑Regressionsanalyse stehen in engem Zusammenhang. 2. Autokorrelation zum Auffinden von Gesetzmäßigkeiten in zeitabhängigen Kurven (z. B. EEG, Kardiotachogramm). Aufeinander folgende Werte einer Zeitreihe werden miteinander korreliert.

Korrelationsfunktion: math. Funktion, die für Zufallsprozesse gegenseitige Abhängigkeit o. statist. Kopplung zweier Realisierungen (im Spezialfall: zweier zeitl. auseinanderliegender Momentanwerte) eines Zufallsprozesses (Autokorrelationsfunktion) o. zweier Zufallsprozesse (Kreuzkorrelationsfunktion) beschreibt.

Korrelationskoeffizient: Maß für die ↑Korrelation zweier untersuchter variabler Größen. Er wird errechnet aus den ermittelten Wertepaaren u. kann Werte zwischen +1 u. −1 annehmen. Strebt der K. nach +1, so liegt eine pos. Korrelation vor. Bei einem Wert nahe 0 fehlt die Korrelation, u. bei Werten nahe −1 spricht man von einer neg. Korrelation.

Korrelationsregeln, parasitophyletische ↑Grundregeln, parasitophyletische.

Korrespondenz ⟨*lat*⟩ *f*: Zuordnung zweier Netzhautstellen jeden Auges, die gleichen Raumwerten entsprechen (gleichen Stellen im gemeinsamen Teil des ↑Gesichtsfelds). Aufgrund der normalen K. verhalten sich korrespondierende Netzhautareale so, daß man sich beide Augen zu einem gemeinsamen Mittelauge vereinigt denken könnte. Sie ist die Voraussetzung für ein vollwertiges binokulares ↑Sehen mit Stereopsis. Anomale K. ist eine sensor. Anpassung beim Schielen (↑Strabismus) mit dem Ziel, das sonst auftretende Doppeltsehen zu vermeiden. Hierbei korrespondieren andere Netzhautstellen als im Normfalle, u. es wird keine Stereopsis erreicht. Der Grad

K

der anomalen K. kann durch den Anomaliewinkel am ↑Synoptophor bestimmt werden. Eine harmon. anomale K. liegt vor, wenn objektiver u. subjektiver ↑Schielwinkel übereinstimmen, sonst disharmon. anomale K.

Korrigenzien: Corrigentia; korrigierende Stoffe, meist Geschmackskorrigenzien bei schlecht schmeckenden Arzneizubereitungen, z.B. Sirupus simplex (Zuckersirup), Sirupus Rubi idaei (Himbeersirup), Sirupus Cerasi (Kirschsirup), insbes. für Kinder.

korrodieren ⟨*lat*⟩: anfressen, annagen, anätzen.

Korrosion ⟨*lat*⟩ *f*: Gewebezerstörung, z.B. durch Entzündung, bösartige Gewächse, Säure- u. Laugenverätzung. In der Unfallchirurgie: Anätzung metall. ↑Implantate. Ursachen: 1. mangelnde Reinheit der Legierung mit Herauslösung von Einschlüssen („Lochfraß"), 2. galvan. K. bei Kontakt unterschiedl. Metalle, 3. Reibungskorrosion bei Metalldefekten infolge mechan. Instabilität. Die K. kann eine chron., asept. Gewebeentzündung unterhalten.

Korrosionspräparat: anat. Präparat, welches dadurch entsteht, daß Hohlorgane wie Blutgefäße u.a. mit erstarrenden Flüssigkeiten (z.B. Harz, Wachsmasse, ↑Wood-Metall) gefüllt u. dann die umgebenden Gewebe mittels chem. Agenzien zerstört (korrodiert) werden, so daß nur die Ausgußformen übrig bleiben.

Korsakow, Sergei (1854–1900), russ. Psychiater u. Neurol., Moskau. K. arbeitete u.a. über Alkoholparalyse u. pathol. Gedächtnisstörungen. 1887 beschrieb er das Korsakow-Syndrom. Er gehört zu den Begründern der russ. Psychiatrie.

Korsakow-Psychose (nach Sergei K.) ↑Alkoholpsychose.

Korsakow-Syndrom (nach Sergei K.): amnest. Syndrom; mit verminderter Merk-, Konzentrations- u. Orientierungsfähigkeit (bei erhaltenem Altgedächtnis) einhergehende Erkrankung infolge Alkoholabusus u. anderer tox., infektiöser o. traumat. schwerer Schädigungen, mit retrograder ↑Amnesie gerade erlebter Situationen, Neigung zur ↑Konfabulation, um amnest. Perioden zu überbrücken; schlechte Progn. ↑Alkoholpsychose.

Korsett ↑Rumpforthese.

Kortex ⟨*lat*⟩ *m*: Cortex, Rinde, Schale.

Kortex, limbischer ↑System, limbisches.

Kortikoide ⟨*gr*⟩ *n Pl*: Kortikosteroide, Nebennierenrindenhormone; von den mehr als 30 versch. in der Nebennierenrinde gebildeten ↑Steroiden sind die wichtigsten Hormone das in der Zona fasciculata gebildete ↑Cortisol, ein ↑Glukokortikoid, das in der Zona glomerulosa gebildete ↑Aldosteron, ein ↑Mineralokortikoid, sowie die in der Zona reticularis gebildeten ↑Sexualhormone, v.a. die adrenalen ↑Androgene.

Kortikosteroide ⟨*gr*⟩ *n Pl* ↑Kortikoide.

Kortison: ein Steroidhormon (↑Glukokortikoid); es wird aus ↑Cholesterin in der Zona fasciculata der ↑Glandula suprarenalis gebildet; seine Bildung u. Sekretion wird durch das adrenokortikotrope Hormon der ↑Adenohypophyse gesteigert; es ist das Oxidationsprodukt des ↑Cortisols.

Kortisonentzugssyndrom ↑Slocumb-Syndrom.

Kortisonglaukom: Augendrucksteigerung infolge lokaler o. genereller Kortisonanwendung.

Kortisonkatarakt: Trübung der Linse des Auges (meist am hinteren Augenpol beginnend) infolge langanhaltender u. hochdosierter Kortisontherapie.

Kortisonmyopathie: Veränderungen der quergestreiften Skelettmuskulatur u. gelegentl. sichtbare Atrophie bei überlanger Kortikosteroidtherapie, bes. mit fluorierten Präparaten. Histochem. Nachweis des Schwundes der Phosphorylasen der vorwiegend anaerob arbeitenden Muskelfasern vom Typ 2; Glykogenabbau gestört u. vermehrte Speicherung in Muskelfasern; Zunahme der Mitochondrien; Kreatinurie. Alle Veränderungen sind reversibel; die aerob arbeitenden Myokardfasern sind nicht beteiligt.

Koryza ⟨*gr*⟩ *f* ↑Virusschnupfen.

Kosmetika ⟨*gr* + *lat*⟩ *n Pl*: Körperpflegemittel, Schönheitsmittel; z.B. Puder, Lippenstift, Pomaden, Schminken. Häufig Ursache von Hautreizung, insbes. Allergien.

Kosmomedizin *f* ↑Raumfahrtmedizin.

Kossel, Albrecht (1853–1927), dt. physiol. Chem., Berlin, Marburg, Heidelberg. 1910 Nobelpreis für Med./Physiol. „für seine Arbeit über die Chemie der Zelleiweiße und Nukleine".

Kostalatmung ↑Atemtyp, kostaler.

Kost, alkalisierende: Diätform, die z.B. bei mit Azidose einhergehenden Erkrankungen eingesetzt wird; führt zur Ausscheidung eines alkal. reagierenden Harns. Alkalisierende Lebensmittel sind solche, die einen Überschuß an basenbildenden Elementen (Kalium-, Natrium-, Kalzium-, Magnesiumsalzen usw.) enthalten u. diesen Charakter verlieren können, wenn das Kochwasser (wirkt lösend) entfernt wird. Basenüberschüssige Lebensmittel sind Kartoffeln, Gemüse (nicht Rosenkohl), Obst (nicht Preiselbeeren), Milch, Blut u. dessen Erzeugnisse; auf dieser Grundlage Zusammenstellung der Diät (laktovegetabile Kost).

Kosten: in einem Betrieb (auch in einem Krankenhaus) erfolgender wertmäßiger Verzehr von ↑Produktionsfaktoren zur Erstellung u. Verwertung betriebl. ↑Leistungen u. zur Sicherung der dafür notwendigen Kapazitäten. K. u. Leistungen sind somit nicht voneinander zu trennen sind.

Kosten, pflegesatzfähige: zur Errechnung des Pflegesatzes heranziehbare Kosten, in erster Linie die ↑Kosten zur Erstellung der allg. Krankenhausleistungen sowie die Kosten der Qualitätssicherung u. die Kosten der betriebsnotwendigen Fort- u. Weiterbildung.

Kostenrechnung: Gebiet des Rechnungswesens eines Unternehmens (auch eines Krankenhauses), entspricht der Betriebsbuchhaltung. Sie wird häufig auch als Kosten- u. Leistungsrechnung bezeichnet, da sie immer auf der Basis einer Leistungsrechnung erfolgen muß. Die K. besteht aus der Kostenartenrechnung, der Kostenstellenrechnung u. der Kostenträgerrechnung. Die **Kostenartenrechnung** will die Frage beantworten, welche Kosten angefallen sind. Danach lassen sich grob die Personal- u. die Sachkosten unterscheiden. Mit der **Kostenstellenrechnung** wird ermittelt, wo die Kosten entstanden sind. Aus diesem Grunde wird das Krankenhaus in einzelne Teile zerlegt (Kostenstellen). Diese Kostenstellen werden wiederum in Haupt-, Hilfs-, Nebenkostenstellen aufgeteilt. Diese Aufteilung erfolgt im Krankenhaus durch die Vorgaben der Buchführungsverordnung. Aufgabe der Kostenstellenrechnung ist es, die ↑Gemeinkosten aus der Kostenartenrechnung aufzunehmen u. die auf jede Kostenstelle entfallenden Gemeinkosten per Schlüsselung umzulegen. Die **Kostenträgerrechnung** dient der Beantwortung der Frage wofür die Kosten angefallen sind. Die Kostenträgerrechnung übernimmt die ↑Einzelkosten aus der Kostenartenrechnung u. die Gemeinkosten aus der Kostenstellenrechnung. Sie verrechnet die Kosten auf die Kostenträger. Kostenträger sind z. B. Pat. o. homogene ↑Fallgruppen.

Kost, lakto-vegetabile: Mischkost, die neben pflanzl. Produkten v. a. Milch u. Milchprodukte enthält.

Kostmann, Rolf (geb. 1909), schwed. Päd., Norrköping.

Kostmann-Syndrom (nach Rolf K.)
↑Agranulocytosis infantilis hereditaria.

Kosto-: den Rippen zugehörig, bei den Rippen gelegen.

Kostobrachialsyndrom ↑Halsrippensyndrom.

Kostoklavikularsyndrom: neurovaskuläres ↑Kompressionssyndrom durch Kompression der A. subclavia u. des Plexus brachialis zwischen Klavikula u. 1. Rippe. Schmerzen im Schultergürtel bei Hängenlassen u. Zurücknahme der Schultern. ↑Thoracic-outlet-Syndrom.

Kostoklavikulartest: Ausschlußdiagnostik eines ↑Kostoklavikularsyndroms. Sitzende Haltung, Arme auf die Oberschenkel auflegen, Schultern werden gesenkt u. nach hinten geführt, ohne daß der Kopf gesenkt o. nach hinten gebeugt wird (pos. Ausfall bei Verschwinden des Radialispulses u./o. Auftreten von Subklaviastenosegeräuschen).

Kostoperichondrose: umschriebene punktförmige Druckschmerzhaftigkeit im Bereich eines Rippenknorpels; ↑Tietze-Syndrom.

Kostosternalsyndrom: Druck- bzw. gelegentl. Spontanempfindlichkeit einer o. mehrerer Kostosternalverbindungen.

Kostotomie: Rippenresektion, Rippendurchschneidung.

Kostotransversektomie: Zugang zum Wirbelkörper, zum Rückenmark o. zu den mediastinalen Organen durch Abtragung des Querfortsatzes bzw. des Rippenköpfchens im Thorakalabschnitt u. des seitl. Bogenanteils.

Kost, purinfreie: Diät zur Basisbehandlung der Gicht; Kost frei von relativ purinhaltigen Eiweißträgern wie Fleisch, Wurstwaren, Innereien, Fisch u. Fischwaren; Ersatz durch Milch, Milchprodukte u. Eier; sog. lakto-ovo-vegetabile Kost. Von unbedeutendem Puringehalt bzw. purinfrei sind weiterhin Weizenmehl, -brot, Honig, Zucker, Obst, Gemüse mit Ausnahme von Hülsenfrüchten, Körnerfrüchten, Spargel, Spinat, Blumenkohl, Rosenkohl.

Kost, säuernde: Diät zur Erzielung eines sauren Harns durch säurebildende Kost, z. B. durch Fleisch, Eier, Käse; Leguminosen. ↑Kost, alkalisierende, ↑Säure-Basen-Haushalt.

Kot ↑Fäzes.

Kotälchen ↑Strongyloides stercoralis.

Koterbrechen ↑Miserere.

Kotkultur ↑Koprokultur.

Kotransmitter im VNS: vegetative Ganglien enthalten versch. Typen von synapt. Vesikeln, d. h. ein u. dieselbe Formation setzt versch. Transmitter o. Modulatoren frei, z. B. zusammen mit Acetylcholin auch Adenosin. Durch die entsprechenden purinergen Rezeptoren werden Acetylcholineffekte moduliert. Auch vasoaktives intestinales ↑Polypeptid (VIP), eines der neuroaktiven Peptide, ist ein Kotransmitter des ACH, z. B. in den Verdauungsdrüsen. Noradrenalin koexistiert an seinen Wirkorten mit den neuroaktiven Mediatoren Somatostatin, Enkephalin, Neurotensin, Neuropeptid Y (NPY) u. ADP. Sie werden von den chromaffinen Zellen des Nebennierenmarks gebildet u. zusammen mit Noradrenalin u. Adrenalin durch Exozytose in die Blutbahn gebracht. Kotransmitter können auch die Terminalformationen der postganglionären Sympathikusneurone freisetzen. Man nennt solche Transmitter non-adrenerg.

Kotschmieren: bes. im Kindesalter bei ↑Enkopresis. Ursachen: psych. Fehlentwicklung, Intelligenzminderung, Psychosen. Progn. von den Ursachen abhängig.

Kotsteine: bis kirschgroße feste Gebilde aus einem Kern eingedicktes Kots, der schalenförmig von eingedicktem kalkinkrustiertem Schleim umgeben ist.

Kotuntersuchung ↑Untersuchung, koproskopische.

Koxalgie ⟨*lat + gr*⟩ *f*: im fortgeschrittenen Alter auftretende Hüftgelenkbeschwerden unterschiedl. Ursache.

Koxarthrose: Arthrosis deformans des Hüftgelenks; Abnutzungserscheinung unterschiedl. Genese, z. B. aufgrund einer ↑Hüftgelenkdysplasie, nach ↑Epiphyseolysis capitis femoris, ↑Perthes-Legg-Calvé-Erkrankung o. posttraumat. bedingt. Die Bewegungseinschränkung beginnt häufig in der Hüftrotation. Klin. geben Pat. oftmals zuerst Schmerzen im Kniegelenk an.

Koxitis: Coxitis; schmerzhafte Hüftgelenkentzündung mit akut o. chron. ablaufendem Prozeß, der das das Gelenk zusammensetzende Gewebe (Innenhaut, Kapsel, Knorpel, Knochen) zersetzt. Akute Entzündung: schmerzhafte Bewegungseinschränkung, Schonhaltung des Beins in Beugung, leichter Abduktion u. Außenrotation. Die im Säuglingsalter häufige infektiöse Koxitis kann für das Gelenk schwere Folgen nach sich ziehen. K. führt im Erwachsenenalter häufig zur Adduktionsbeugekontraktur. Vielfältige Ätiol.: Tuberkulose, Gonorrhö, Osteomyelitis, Typhus abdominalis, rheumat. Fieber.

Kraatz, Helmut (1902–1983), dt. Gyn., Berlin.

Kraatz-Rollenplastik, Kraatz-Halbringplastik (nach Helmut K.): spez. gyn.-urol. Operationsmethode bei Harninkontinenzrezidiven.

Krabbe, Knut Haraldsen (1885–1965), dän. Neurol., Kopenhagen.

Krabbe-Syndrom: **1.** infantile, akute, diffuse, fam. Hirnsklerose. Autosomal rezessiver Erbgang, durch fortschreitenden Entmarkungsprozeß der beiden Hemisphärenmarklager gekennzeichnet, manchmal auch Kleinhirn betroffen u. diffuse Entmarkung des Rückenmarks; infantile Form der Leukodystrophia cerebri progressiva hereditaria; nach normaler Entwicklung meist im 4.–6. Lebensmonat beginnende Erkrankung mit zunehmender Rigidität, v. a. der unteren Extremitäten, motor. Unruhe (extrapyramidale Hyperkinesen), ton. Krampfanfällen; Optikusatrophie; Endzustand: Enthirnungsstarre. Fast ausschließl. beim männl. Geschlecht vorkommend. **2.** Hypoplasia musculorum generalisata congenita. Sehr selten beobachtete Hypoplasie der Muskulatur, genet. bedingt. Spontane Besserungstendenz, Progn. durch Pneumoniegefahr in den 1. Lebensmonaten ungünstig.

Kraepelin, Emil (1856–1926), dt. Psychiater, Schüler von B. Gudden (1824–1886), P. Flechsig u. W. Wundt (1832–1920); Dorpat, Heidelberg u. München. K. führte, beeinflußt durch die Experimentalpsychologie W. Wundts, naturwissenschaftl.-exp. Untersuchungsmethoden in die Psychiatrie ein u. wurde damit zu einem der Begründer der wissenschaftl. Psychiatrie. Sein 1883 erschienenes Lehrbuch der Psychiatrie hatte entscheidenden Einfluß auf die Entwicklung der Psychiatrie. K. baute die Lehre von der man.-depressiven Krankheit, von der ↑Dementia praecox u. von der ↑Paranoia systemat. aus. Er gründete 1917 in München eine Forschungsanstalt für Psychiatrie (heute Max-Planck-Institut für Psychiatrie).

Krafft-Ebing, Richard von (1840–1902), österreich. Nervenarzt, Sexualwissenschaftler, Graz, der bes. durch sein Werk „Psychopathia sexualis" 1866 die Sexualpathologie, v. a. die Perversionslehre, begründete u. systematisierte.

Kraft: Zeichen F; ↑Einheitensystem, internationales; auf das Muskelgefühl zurückgeführte physikal. Vektorgröße, die in der Lage ist, feste Körper zu deformieren o. den Bewegungszustand bewegl. Körper zu verändern. Die quantitative Definition von F erfolgt durch das 2. Newton-Axiom der Mechanik: (m Masse, v Geschwindigkeit).

$$F = \frac{d(m \cdot v)}{dt}$$

Die SI-Einheit der Kraft ist Newton (N). Ein Körper der Masse m = 0,102 kg besitzt im Schwerefeld der Erde die Gewichtskraft 1 N.

Kraftausdauer: komplexe konditionelle Fähigkeit, die es ermöglicht, Kraftleistungen bei hohem Ermüdungswiderstand zu vollbringen; wird wesentl. vom aeroben Adaptationsniveau u. der quantitativen Muskelfasertypenverteilung, bes. STF-Anteil (slow twitch Faser, ↑Muskelfaserspektrum) in der beanspruchten Skelettmuskulatur bestimmt.

Kraftausdauertraining: Form des ↑Krafttrainings, mit dem Ziel, durch Verbesserung der ↑Kraftausdauer den Sportler zu Kraftleistungen bei hohem Ermüdungswiderstand zu befähigen.

Kraft, elektromotorische: *Abk* EMK; max. Arbeit, die aus einer chem. Reaktion hervorgehen kann (↑Reaktionsenthalpie). Für viele Reaktionen kann die e. K. in galvan. Elementen im stromlosen Zustand direkt gemessen werden.

Kraft-Geschwindigkeits-Relation: nach dem engl. Physiol. Hill die Abnahme der Verkürzungsgeschwindigkeit von Skelettmuskeln bei zunehmender Ausgangsbelastung. Die zu erhaltende Kraft-Geschwindigkeits-Kurve hat einen hyperbol. Verlauf.

Kraftsinn ↑Tiefensensibilität.

Krafttraining: Training, das der unmittelbaren Verbesserung von Kraftfähigkeiten (↑Maximalkraft, ↑Schnellkraft, ↑Kraftausdauer) dient.

Kragenknopfprothese: kragenknopfähnl. geformte Kunststoffprothese zur Paukenhöhlendrainage durch das Trommelfell. ↑Ohrprothese.

Kragen, spanischer ↑Paraphimose.

Krähenfußbildung: bei Verbrennungen auftretende Aussparungen in den brandbedingten Hautveränderungen (Verkohlungen), die durch ein reflektor. Zusammenkneifen der Augenlider zustande kommen u. ein Hinweis darauf sind, daß der Betreffende lebend in die Flammen geraten ist.

Krallenhand: typ. Erscheinungsbild der ↑Ulnarislähmung.

Krallennagel ↑Onychogryposis.

Krallenschiene: aus Metall gegossene Schienungselemente für parodontal geschädigte Zähne, bei denen krallenähnl. Teile in eingeschliffene Mulden auf die labiale Seite der Frontzähne übergreifen, um eine Auswärtsbewegung der Zähne zu verhindern.

Krallenzehe: Beugekontraktur der Zehen bei Flexion im Mittel- u. Endglied. Häufige Ausbildung eines Clavus über dem proximalen Interphalangealgelenk.

Krameria triandra:
Wurzeldroge, enthält Catechingerbstoffe.

Krampfader ↑Varizen.

Krampfaderleiden ↑Varizen.

Krampfanfall ↑Epilepsie.

Krampfbehandlung
↑Therapie, elektrokonvulsive.

Krampfgifte: Pharmaka, die in hohen Dosen zu Krämpfen führen. Stammhirnkonvulsiva (koordinierte ton.-klon. Krämpfe): ↑Pentetrazol, ↑Picrotoxin, Bemegrid. Rückenmarkkonvulsiva (nur ton. Krämpfe): Strychnin, Tetanustoxin. Im EEG (↑Elektroenzephalographie) bei chem. induzierten Krämpfen typ. Krampfpotentiale wie bei Epilepsie. Im Tierversuch dienen induzierte Krämpfe zur Suche nach neuen Antiepileptika. K. können in niedrigen Dosen als ↑Analeptika dienen.

Krampfhusten ↑Pertussis.

Krampfschwelle: reziprokes Maß der Empfindlichkeit versch. zerebraler Gebiete, bei aktivierenden Reizen motor. Teilerregungen der Körpermuskulatur auszulösen; ansteigende Empfindlichkeit in der Reihenfolge Hippokampus, prämotor. u. motor. Kortex, Gyrus cinguli, Temporalpol, parietaler-, frontaler-, okzipitaler Kortex.

Krampfströme ↑Elektroenzephalographie.

Krampf, tonisch-klonischer ↑Epilepsie.

Krampfurämie ↑Urämie.

Krampfwehen ↑Clonus uteri.

Krampon: in dem festen Kern der Keramikzähne nach dem Solila-Prinzip eingelöteter Metallstift zur mechan. Befestigung von Keramikzähnen in Kunststoffprothesen.

Krampus *m*: sehr schmerzhafter ton. Muskelkrampf, z. B. Waden- o. Zehenkrampf, oft durch Bewegungen ausgelöst. Bei konstitutioneller Bereitschaft wird auch von Krampuskrankheit gesprochen.

kranial ⟨*lat*⟩ *Adj* ↑cranialis.

Kranialvariation ↑Sakralisation.

Kraniodysostose ⟨*gr*⟩ *f*: Entwicklungsstörung (Dysplasie) des knöchernen Schädels, die nicht auf einem prim. Entwicklungsfehler der Hirnanlage beruht. Unterscheidung von Dysostosen, die auf „Materialfehlern" (pathol. Knochenbildung o. -struktur) beruhen (z. B. ↑Dysostosis multiplex, ↑Osteogenesis imperfecta congenita, ↑Marmorknochenkrankheit), von solchen, die „Konstruktionsfehler" (normales Knochengewebe) darstellen. ↑Akrokranie, ↑Crouzon-Syndrom, ↑Dysostosis mandibulofacialis.

Kraniodysplasie: Entwicklungsfehler des knöchernen Schädels. ↑Kraniodysostose, wobei die Konstruktion einzelner Schädelabschnitte verändert ist. ↑Dysostosis mandibulofacialis, ↑Dysostosis mandibularis.

Kranioklasie ↑Kranioklast.

Kranioklast: zangenartiges Instrument zum Zerkleinern des perforierten Kindskopfs (Kranioklasie); ↑Basiothryptor, Kephalothripsie.

Kraniologie: Schädelkunde; Lehre vom Bau u. der Entwicklung des Schädels.

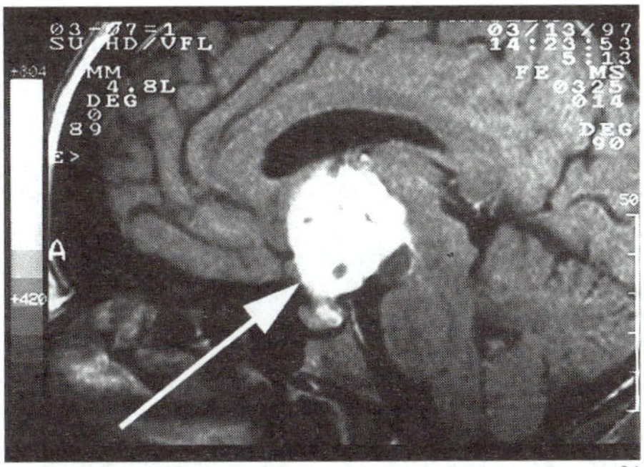

31

Kraniopharyngeom (Pfeil)

Kraniometrie: Schädelmessung. ↑Anthropometrie, ↑Schädelnormen.

Kraniopagus: symmetr. Doppelfehlbildung mit Verwachsung der beiden Individuen am Schädeldach.

Kraniopharyngeom ⟨*lat* + *gr*⟩ *n*: Erdheim-Tumor; dysontogenet., aus persistierenden Resten des ektodermalen Hypophysengangs (Ductus craniopharyngeus) entstehender Tumor des Jugendalters im Hypophysenvorderlappen. Schubweises Wachstum kann mit langzeitigen Wachstumsstillständen abwechseln. Die Tumoren können in die Sella einwachsen (intraselläres Wachstum), o. sich supraselIär ausbreiten. Bei intra- u. suprasellärem Wachstum werden Hypophyse u. extraselläre Strukturen, wie Chiasma opticum u. Hypothalamus, geschädigt. Klin. stehen Augen- u. Hirndrucksymptome. Hormonal kann sich bei intrasellärem Wachstum ein ↑Hypopituitarismus, bei suprasellärer Ausbreitung ein Fröhlich-Syndrom (Fettsucht mit Hypogonadismus) o. ein ↑Diabetes insipidus entwickeln. Abb.

Kraniophor ⟨*lat* + *gr*⟩ *m*: Kraniostat; in der ↑Anthropometrie verwendeter Schädelhalter zur Orientierung des Schädels, z. B. bei Messungen.

Kraniorhachischisis: angeborene Schädel- u. Wirbelsäulenspalte meist kombiniert mit schweren Schäden an Gehirn u. Rückenmark. ↑Rhachischisis.

Kranioschisis: Cranium bifidum; angeborene Spaltbildung am Schädel, meist kombiniert mit schweren Hirnschäden.

Kraniosklerose: Leontiasis cranii; Verdichtung der Diploë mit Zunahme der Schädelknochendicke bis auf 4 cm.

Kraniostenose ↑Stenozephalie.

Kraniostenose-Syndaktylie-Syndrome: Sammelbegriff für erbl. Dysostosen, die vorwiegend das Schädel- u. Hand- bzw. Fußskelett betreffen. Es können versch. Typen unterschieden werden: ↑Akrozephalien Typ I: Apert-Wheaton (schwere Form), Typ II: ↑Saethre-Chotzen-Syndrom (milde Form), Typ III: Waardenburg (deutl. Ossifikationsverzögerung), Typ IV: Pfeiffer (Schwachform), Typ V: Summit (milde Form mit Fettsucht); Akrozephalopolysyndaktylie Typ I: Carpenter (schwere Form). Abb.

Kraniosynostose: Craniosynostosis; vorzeitige, prämature Verknöcherung von Schädelnähten unterschiedl. Schweregrades u. versch. Kombination. ↑Stenozephalie, ↑Akrokranie.

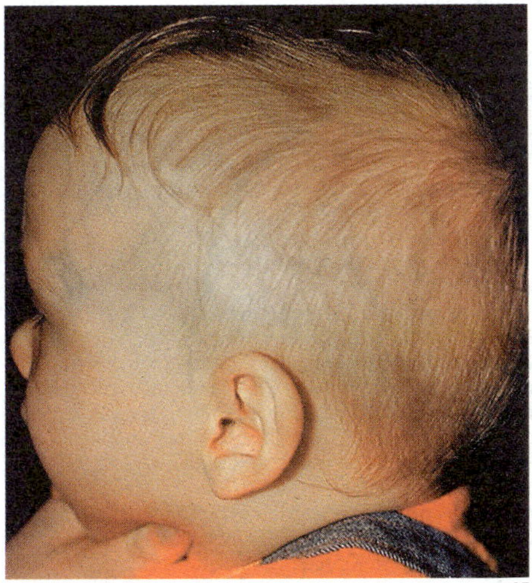

37

Kraniostenose-Syndaktylie-Syndrom. Dolichozephalie bei Kranznahtaplasie

Kraniotabes: kongenitale Erweiterung im Bereich der Lambdanaht des Hinterhaupts. Die Ursache liegt in der schnelleren Gehirnzunahme gegenüber der Knochenkalzifikation des Schädels im letzten Monat der Gestation, z. B. bei Rachitis u. Osteogenesis imperfecta.

Kraniotomie: Kopfschnitt. 1. geburtshilfl. perforierende Operation am kindl. Schädel bei totem Kind nach Siebold, Smellie o. Blot; anschließend Extraktion des Kopfs mit ↑Kranioklast; ggf. noch ↑Kephalotripsie. 2. Trepanation.

Kraniotraxie: geburtshilfl. Maßnahme, Herausziehen eines toten Kindes am perforierten Kopf. Selten.

Krankenfahrstuhl ↑Hilfen, technische.

Krankengeschichte: schriftl. vorliegende Informationen über frühere Lebensdaten u. Krankheiten sowie den aktuellen Krankheitsablauf, die sich auf subjektiven Angaben des Pat. u. seiner Angehörigen sowie objektiven Daten aufbauen.

Krankengymnastik: Heilgymnastik; Verfahren der ↑Kinesitherapie mit gezielter Anwendung heilgymnast. Übungen mit Pat. zur Wiederherstellung u. Förderung der Funktion des Bewegungssystems sowie Herz-Kreislauf-, Magen-Darm- u. Atmungssystems.

Krankenhaus: nach den Vorgaben des ↑Krankenhausfinanzierungsgesetzes u. des 5. Bundessozialgesetzbuches eine Einrichtung, in der jederzeit ärztl. u. pfleger. Leistungen erbracht u. in der Personen untergebracht u. verpflegt werden können, um ↑Krankheiten, Leiden, Körperschäden zu heilen o. zu lindern u. in der Geburtshilfe geleistet wird. Im Ggs. zu Vorsorge- u. Nachsorgeeinrichtungen stehen K. fachl.-med. unter ständiger ärztl. Leitung. Aus der Differenzierung nach K. u. Vorsorge- bzw. Nachsorgeeinrichtungen ergibt sich ein unterschiedl. ↑Kündigungsrecht der Krankenkassen.

Krankenhausbausysteme: architekton. u. funktionelle Varianten des Baus von Krankenhausanlagen. Die bekanntesten sind: Pavillonsystem: einzeln stehende Bettenhäuser bzw. Kliniken. Blockbauweise: mehrere

Fachdisziplinen in einem Haus. Hochhausbauweise: alle Fachdisziplinen in einem Baukörper.

Krankenhausbelegung ↑Bettenauslastung.

Krankenhausbett: Kapazitätseinheit des Bettenhauses. Die Bettenkapazität eines Krankenhauses (o. Territoriums) wird entspr. dem statist. o. analyt. Anliegen in Kinder-, Erwachsenen-, Frauen-, Entbindungs-, Neugeborenen-, Frühgeborenen- o. auch nach Fachbetten gegliedert.

Krankenhauseinweisung ↑Einweisung.

Krankenhausepidemien ↑Infektion, nosokomiale.

Krankenhausfinanzierungsgesetz: Das Gesetz zur wirtschaftl. Sicherung der Krankenhäuser u. zur Regelung der Krankenhauspflegesätze hat die Aufgabe der wirtschaftl. Sicherung der Krankenhäuser, um eine bedarfsgerechte Versorgung der Bevölkerung mit leistungsfähigen, eigenverantwortl. wirtschaftenden Krankenhäusern zu gewährleisten u. sozial tragbare ↑Pflegesätze zu ermöglichen.

Krankenhausfreudigkeit: das (statist. nachweisbare) steigende Bedürfnis der Bevölkerung nach Inanspruchnahme von Krankenhausleistungen.

Krankenhaushygiene: Gesamtheit aller erforderl. hyg. Maßnahmen in stationären u. ambulanten Gesundheits- u. Sozialeinrichtungen. Hauptaufgabe ist die Verhütung des Auftretens u. der Weiterverbreitung von Krankenhausinfektionen. K. beinhaltet aber auch Fragen der ↑Kommunalhygiene (Lärm, Klima, Beleuchtung, Farbgebung), der Lebensmittel- u. Ernährungshygiene, der Bau- u. Psychohygiene.

Krankenhausinfektion ↑Infektion, nosokomiale.

Krankenhausinformationssystem: *Abk* KIS; umfassendste Form der Anwendung der elektron. Datenverarbeitung u. allg. der Rechentechnik in einem Krankenhaus (mit Poliklinik). Das K. basiert auf dem Prinzip der Integration der Informationen u. Informationsbeziehungen auf der Basis einer medizinischen ↑Datenbank mit Teildatenbanken für z. B. Pat., Struktureinheiten, Leitung, Abrechnung. Der Nutzen eines K. ist beträchtl., setzt jedoch hohe Disziplin der Datenerfassung voraus u. verlangt die aktive Mitwirkung der Ärzte der Anwendungsbereiche.

Krankenhauskategorie: Gruppierung des Krankenhauses nach dem geplanten Leistungsprofil. ↑Krankenhaus.

Krankenhausleistungen, allgemeine: die Krankenhausleistung, die unter Berücksichtigung der Leistungsfähigkeit eines ↑Krankenhauses im Einzelfall nach Art u. Schwere der ↑Krankheit für die med. zweckmäßige u. ausreichende Versorgung des Pat. notwendig ist.

Krankenhausleitung: Die Leitung eines Krankenhauses besteht heute i. d. R. aus dem sog. Dreierdirektorium, das ständig besetzt ist. Im Direktorium ist somit das ökonom., das pfleger. u. das med. Direktoriumsmitglied vertreten. In den letzten Jahren wird im Zusammenhang mit der Veränderung der ↑Rechtsform in Richtung einer GmbH die Geschäftsführung (plurale o. singulare) favorisiert. Funktion u. Struktur einer Krankenhausleitung entsprechen der Führung anderer Unternehmen.

Krankenhausplanung: Planung der Krankenhausbetten, getrennt nach Disziplinen u. Regionen, durch die jeweilige Landesregierung. Ziel der Planung ist die bedarfsgerechte Versorgung der Bevölkerung mit eigenverantwortl. wirtschaftenden ↑Krankenhäusern.

Krankenhausprofil: Leistungsebene eines Krankenhauses, die sich in personeller Qualifikation u. Besetzung u. med.-techn. Ausstattung ausdrückt. Zum K. gehören Grundversorgung, spezialisierte u. hochspezialisierte Behandlung.

Krankenhausstruktur: Gliederung des Krankenhauses in med.-fachl. u. ökonom. Bereiche, i. e. S. nach Fachdisziplinen.

Krankenhausverpflegungssatz: vom Krankenhausträger festgelegter finanzieller Aufwand für die Beköstigung eines Pat.

Krankenhausverweildauer: Aufenthaltsdauer der Pat. im Krankenhaus. Die K. soll aus ökonom. Gründen so kurz wie med., fachl. u. sozial vertretbar gestaltet werden.

Krankenhauswesen: Der Begriff Krankenhaus ist i. e. S. nur auf eine med. Einrichtung anwendbar, in der ausschließl. Kranke prim. längere Zeit stationär von einem Arzt behandelt werden. Nach diesem Maßstab kann von einem Krankenhaus, abgesehen von der Spezifik der ↑Valetudinarien bei den Römern, in der Antike noch nicht die Rede sein. Das z. T. in den Häusern der Ärzte befindl. Iatreion (Behandlungszimmer, Konsultationsraum) diente nur in Ausnahmefällen zur stationären Behandlung. Ebenfalls kaum mehr als ein Vorläufer späterer öffentl. Krankenhäuser sind die Iatreien der Gemeindeärzte u. die zu Unterrichtszwecken den Asklepiea angegliederten Behandlungsräume. Die eigentl. Vorläufer des Krankenhauses waren die unter dem Einfluß des Christentums im 4. Jh. erstmals entstehenden Xenodochien (↑Hospital). Aufgabenbereiche waren soziale Hilfeleistungen für Arme u. Gebrechl., Asylierung u. Behandlung von Kranken. Diesen Charakter behielt das Hospital prakt. bis ins 18. Jh. Allerdings kam es zu einer gewissen Differenzierung u. Spezialisierung, u. man findet spez. Irrenasyle, Invalidenhäuser u. a. Städtegründungen im 14. u. 15. Jh. brachten auch Veränderungen des Hospitalwesens mit sich. Nachdem die Leitung der Xenodochien bzw. Hospitäler auf päpstl. Verlangen lange Zeit in den Händen der christl. Orden gelegen hatte, weshalb zahlreiche Klosterhospitäler entstanden waren, zeichneten sich nun Ansätze eines öffentl. Gesundheitswesens ab u. die Verwaltung der Hospitäler ging mehr u. mehr in städt. Hände über. Anfang des 18. Jh. begann sich die Med. im ↑Hospital fest zu etablieren.

Krankenkasse: Träger der gesetzl. Krankenversicherung mit unterschiedl. Status u. Leistungsumfang.

Krankenkost ↑Diät.

Krankenpflege: Ausbildungsberuf, der eine Ausbildungszeit von drei Jahren umfaßt. Die Ausbildungszeit beträgt mind. 1 600 h theoret. u. 3 000 h fachprakt. Unterricht. Der erfolgreiche Abschluß der Ausbildung berechtigt zur Führung der Berufsbezeichnung „Krankenschwester/Krankenpfleger". Das Ziel der Ausbildung besteht darin, Kenntnisse, Fähigkeiten u. Fertigkeiten zur verantwortl. Mitwirkung bei der Verhütung, Erkennung u. Heilung von Krankheiten zu vermitteln. Die Ausbildung sollte gerichtet sein auf: 1. die sach- u. fachkundige, umfassende, geplante Pflege des Pat., 2. die gewissenhafte Vorbereitung, Assistenz u. Nachbereitung bei Maßnahmen der Diagnostik u. Ther., 3. die Anregung u. Anleitung zu gesundheitsförderndem Verhalten, 4. die Beobachtung des körperl. u. seel. Zustands des Pat. u. der Umstände, die seine Gesundheit beeinflussen, sowie die Weitergabe dieser Beobachtungen an die an der Diagnostik, Ther. u. Pflege Beteiligten, 5. die Einleitung lebensnotwendiger Sofortmaßnahmen bis zum Eintreffen der Ärztin o. des Arztes, 6. die Erledigung von Verwaltungsaufgaben, soweit sie in Zusammenhang mit den ↑Pflegemaßnahmen stehen.

Krankenpflegehilfe: Ausbildungsberuf, der eine Ausbildungszeit von einem Jahr umfaßt (Berufsbezeichnung Krankenpflegehelferin bzw. Krankenpflegehelfer). Das Ziel der Ausbildung besteht darin, Kenntnisse, Fähigkeiten u. Fertigkeiten für die Versorgung der Kranken u. die damit verbundenen hauswirtschaftl. u. sonstigen Assistenzaufgaben in Stations-, Funktions- u. sonstigen Bereichen des Gesundheitswesens zu vermitteln.

Krankenpflegepersonal: alle an der ↑Krankenpflege beteiligten Personen.

Krankenpfleger ↑Krankenschwester.

Krankenschwester: männl. Äquivalent: Krankenpfleger; ausgebildete Kraft für die med.-pfleger. Betreuung von Pat. Entspr. Qualifikation u. Funktion unterscheidet man: Fachschwester (z. B. Anästhesie, Operation), Stationsschwester, Abteilungskrankenschwester, ↑Oberin, Oberschwester, Hilfsschwester.

Krankenstand ↑Morbidität.

Krankentransport: Transport verletzter u. erkrankter Personen mit einem Krankenkraftfahrzeug, im Interesse erforderl. med. Betreuung (Aufnahme in eine stationäre Einrichtung, Durchführung einer diagn. Maßnahme usw.), wenn diese nicht gehfähig sind.

Krankenversicherung ↑Krankenkasse.

Krankheit: Nach dem Urteil des Bundessozialgerichts vom 16.5.1972 ist Krankheit i. S. der gesetzl. Krankenversicherung ein regelwidriger Körper- u. Geisteszustand, dessen Eintritt entweder die Notwendigkeit einer Heilbehandlung u./o. Arbeitsunfähigkeit zur Folge hat.

Krankheit, artifizielle: selbsterzeugte Krankheit („heimliche Selbstmißhandlung") mit vielfältiger Sympt. (v. a. artifizielles Fieber u. Infektionen, Hautläsionen, aber auch Sympt. aufgrund von Medikamenteneinnahmen). Häufig handelt es sich um Pat. mit schwerer Traumatisierungserfahrung. Aufgrund ausgeprägter Verleugnungstendenzen vor sich selbst bzw. vor anderen ist ein ther. Zugang erschwert. ↑Münchhausen-Syndrom, ↑Verhalten, selbstverletzendes.

Krankheit, chronische: entweder Verlaufsform einer akuten Krankheit (insbes. entzündl. Genese) o. prim. chron. verlaufend (z. B. Arteriosklerose, chron.-obstrukt. Lungenkrankheit u. a.). Folgende Merkmalskombination ist kennzeichnend: Chronizität, Progredienz, Irreversibilität, morphol. Destruktion mit Umbau. Kann stationär (↑Pathos) o. mit dem Tode enden. Bes. Probleme bei der Erkennung des kausalen Zusammenhangs zu Beginn u. in den versch. Etappen des Prozesses.

Krankheiten, absonderungspflichtige: nach dem ↑Bundesseuchengesetz besteht die Verpflichtung für die zuständigen Behörden, auf Vorschlag des Gesundheitsamtes Quarantäne o. andere Maßnahmen festzulegen, wenn übertragbare Krankheiten wie Cholera, Pest, Typhus abdominalis u. a. festgestellt werden.

Krankheiten, arbeitsbedingte ↑Berufskrankheiten.

Krankheit, englische ↑Rachitis.

Krankheiten, innere: Krankheiten, deren Diagn. u. Ther. in das Gebiet der inneren Medizin fallen.

Krankheiten, konstitutionelle: Erkrankungen, die an eine best. ↑Konstitution gebunden sind.

Krankheiten, lysosomale: durch genet. bedingten Mangel an spezif. lysosomalen Enzymen o. durch deren genet. bedingte fehlerhafte Adressierung hervorgerufene Abbaustörung hochmolekularer körpereigener Substanzen mit z. T. hochgradiger Speicherung dieser Stoffe in den Lysosomen versch. Organe. ↑Lipidspeicherkrankheiten, ↑Mukopolysaccharidosen.

Krankheiten, meldepflichtige ↑Infektionskrankheit.

Krankheiten, organische: beruhen auf Strukturveränderungen in Organen bzw. Geweben; im Ggs. zu Erkrankungen, bei denen nur die Funktion gestört ist.

Krankheiten, primär chronische: von vornherein chron. verlaufende Krankheiten, z. B. Arteriosklerose.

Krankheiten, sexuell übertragbare: Sexually transmitted diseases (STD); durch Sexualkontakt übertragbare Krankheiten. Die Definition der Weltgesundheitsorganisation WHO umfaßt neben den klass. ↑Geschlechtskrankheiten Syphilis, Gonorrhö, Ulcus molle u. Granuloma venereum versch. erregerbedingte Krankheitsbilder: Urethritis, genitale Geschwüre, Kondylome, Prostatitis, Proktitis, Kolpitis, Zervizitis, Adnexitis, Infertilität, Hepatitis, AIDS. Ferner perinatale bzw. kongenitale Erkrankungen des Neugeborenen. Erreger: Neisseria gonorrhoeae, Treponema pallidum, Haemophilus ducreyi, Chlamydia trachomatis; Gardnerella vaginalis, Mycoplasma hominis, Ureaplasma urealyticum; Herpes-simplex-Virus Typ 2, Hepatitis-B-Virus, Zytomegalievirus, humanes Papillomavirus (zahlreiche Typen), humanes Immundefizienzvirus (HIV); Trichomonas vaginalis, Candida albicans; als Ektoparasiten: Phthirus pubis, Sarcoptes scabiei.

Krankheiten, übertragbare ↑Infektionskrankheit.

Krankheit, fünfte: Ringelröteln; ↑Erythema infectiosum.

Krankheit, hepatikovenooklusive: ↑Budd-Chiari-Syndrom, Endophlebitis obliterans hepatica.

Krankheit, manisch-depressive: ↑Zyklothymie; endogene Psychose charakterisiert durch man. u. depressive Krankheitsphasen (affektive ↑Syndrome). Dauer der Phasen ist unterschiedl., vor Einführung der modernen Pharmakotherapie bis zu mehreren Jahren. Die man. u. depressiven Phasen wechseln (bipolare Form), o. es treten ausschließl. man. bzw. (häufiger) depressive Phasen auf (monopolare Form). Relativ große Vererbungstendenz. Ther.: Kombination von pharmako- u. psychotherapeut. Maßnahmen, ↑Lithiumprophylaxe.

Krankheitsbedingungen: Faktoren, die Voraussetzung für das Zustandekommen einer Krankheit (Wirkung) sind.

Krankheitsbegriff: beinhaltet als Definition die allen Krankheiten gemeinsamen invarianten Merkmale; in Abhängigkeit vom allg. wissenschaftl. Erkenntnisstand, dem wissenschaftl.-techn. Fortschritt sowie weltanschaul. Grundlagen erfährt der K. einen ständigen histor. Wandel.

Krankheitsbegriff, ontologischer: Auffassung von Krankheit als eigenständigem Wesen, das von außen in den Menschen eindringt.

Krankheitsbegriff, theurgischer: Auffassung von Krankheit als Strafe Gottes.

Krankheitsbewußtsein: bezeichnet das Gefühl des Krankseins aufgrund des subjektiven Befindens (meist vermittelt durch Veränderung vegetativer Funktionen o. veränderte Leibgefühle).

Krankheitscluster: eine ungewöhnl. Aggregation von Krankheitsereignissen. Diese Ereignisse müssen räuml. u./o. zeitl. konzentriert auftreten.

Krankheitseinsicht: bedeutet, daß der Pat. selbständig o. nach entsprechender Aufklärung erkennt, worauf die Krankheit zurückzuführen ist, welche Folgen sich hieraus ergeben u. welchen eigenen Beitrag er zu seiner Heilung o. Rehabilitation leisten kann.

Krankheitserfahrung: Gesamtheit der Kenntnisse eines Kranken über seine Krankheit, ihre Sympt., Verlaufsformen, ihre Diagnostik u. Ther. u. v. a. ihre soziale Bedeutsamkeit. K. ist eine wesentl. Einflußgröße der ↑Compliance.

Krankheitserreger ↑Infektionserreger.

Krankheitsfaktoren ↑Krankheitsbedingungen.

Krankheitsfolgenmodell: wurde in der ↑Internationalen Klassifikation der Schädigungen, Fähigkeitsstörungen und Beeinträchtigungen (WHO 1980, 1993) zur Beschreibung von ↑Behinderung verwendet. Danach können Krankheiten ↑Schädigungen zur Folge haben, die ihrerseits ↑Fähigkeitsstörungen auslösen können, die ihrerseits ↑Beeinträchtigungen zur Folge haben können. K. gilt heute wegen seiner Linearität u. Nichtberücksichtigung der Komplexität der Entstehung von Behinderungsprozessen als überholt.

Krankheitsgewinn: bewußt o. unbewußt angestrebter Vorteil im Zusammenhang mit einer Erkrankung. Der K. ist die Summe aller pos. Begleiterscheinungen einer Erkrankung, z. B. die stärkere Umsorgung, die Krankschreibung u. a. Unterschieden wird prim. K. (i. d. R. unbewußte Leidensminderung zur Stabilisierung der Ichstruktur) u. sek. K. (soziale Gratifikation). In der Verhaltenstherapie: Symptomerfolg.

Krankheitshäufigkeit ↑Prävalenz.

Krankheitskonzept: System theoret. Aussagen zur Krankheit mit forschungs- u. handlungsanleitender Funktion. Das K. enthält Aussagen zum ↑Krankheitswesen, zu ↑Krankheitsursachen u. zum Krankheitsbegriff. Von aktueller Bedeutung ist das humanwissenschaftl. K., das vom Menschen als einer biopsychosozialen Einheit ausgeht.

Krankheitskonzept, humanwissenschaftliches: sieht den Menschen in der Krankheit nicht nur unter naturwissenschaftl. Aspekt, sondern diesen im Kontext mit seinen psychosozialen Eigenschaften.

Krankheitskonzept, naturwissenschaftliches: auf R. Virchow zurückzuführendes Konzept, das menschl. Krankheit nur unter naturwissenschaftl. Gesichtspunkten erklärt.

Krankheitskonzept, organismisches: Begreift Krankheit aus dem biol. Systemcharakter des Organismus.

Krankheitskonzept, psychosoziales: erklärt Krankheit aus der psychosozialen Befindlichkeit des Menschen.

Krankheitsmodell: Versuch, menschl. Krankheit im Tierexperiment nachzugestalten. Ein K. erfordert: 1. homogenes Tiermaterial; 2. weitgehende Standardisierbarkeit u. 3. Reproduzierbarkeit. Der Ablauf eines Modellversuchs besteht aus folgenden Phasen: 1. Sammlung der vorhandenen Informationen über das Original. 2. Zusammenstellung der für die zu beantwortende Fragestellung wesentl. Informationen über das Original (Modelldefinition). 3. Feststellung der vorhandenen Analogien in den zur Wahl stehenden Modellen. 4. Wahl des Krankheitsmodells. 5. Eingriffe u. Beobachtungen am K. 6. Systematisieren der auf diese Weise über das K. gewonnenen Informationen. 7. Übertragung dieser Informationen mittels Analogieschluß auf das Original.

Krankheitsprozeß: im Ergebnis der Mechanismen der Krankheitsentstehung (↑Pathogenese) eintretende dynam. Zustandsfolgen, die unterschiedl. Gesetzmäßigkeiten folgen. Der K. wird durch einen Anfang u. eine Ende begrenzt u. umfaßt die i. R. der formalen Pathogenese ablaufenden Veränderungen.

Krankheitsstatistik ↑Morbiditätsstatistik.

Krankheitsüberträger ↑Vektoren.

Krankheitsursachen: aus der Umwelt stammende Faktoren, die in Einheit mit der ↑Disposition für die Entstehung einer Krankheit mitverantwortl. sind. Einteilung in belebte (bakteriell-tox., tier., pflanzl., virale) u. unbelebte (therm., chem., physikal., Störungen der Nahrungsaufnahme u. -verwertung).

Krankheitsverhalten: Begriff der med. Soziol. zur Kennzeichnung des Umgangs eines Pat. mit seiner Krankheit. Man unterscheidet beim K. einzelne Phasen o. Verhaltensbestandteile: Symptombewußtwerdung, Handlungsentscheidung (etwa den Arzt, ein Laiensystem o. niemanden aufzusuchen), Patientencompliance u. Krankheitsbewältigung (↑Coping). In theoret. Konstrukten wird versucht, das Verhalten voraussagbar zu machen, etwa im „Health Belief Model“ von Becker/Häfner/Kirscht, die als Einflußfaktoren die subjektiv empfundene Bedrohlichkeit der Sympt., allg. Einstellungen zur Gesundheit u. das Vertrauen in den Arzt nennen, die durch soziodemograph. psychol. u. andere Variablen weiter modifiziert werden. ↑Gesundheitsverhalten.

Krankheitsverlauf: beinhaltet den von inneren u. äußeren Faktoren bzw. Bedingungen abhängigen, damit differenten kausalen Zusammenhängen unterliegenden, zeitl. die räuml. individuell unterschiedl. gerichteten Krankheitsprozeß. Typ. K. wird von Notwendigkeit bestimmt, entspricht der Erwartung. Der unerwartete K. wird vom Zufall bestimmt (↑Komplikation).

Krankheitswesen: nur dem theoret. Denken u. nicht der Sinneserkenntnis zugängl. Das weitgehend stabile K. steht mit seinen Erscheinungen in mehr o. weniger direkter Beziehung. Unter Beachtung des K. lassen sich Störungen der metabol.-epigenet. Regulation, der informationsspeichernden Strukturen (DNA) sowie des psych. Erlebens abgrenzen.

Krankheit, vierte
↑Geschlechtskrankheiten, ↑Lymphopathia venerea.

Kranzarterien ↑Koronararterien.

Kranznaht ↑Sutura coronalis.

Kranzstar: Cataracta coronaria; ↑Katarakt.

Krappwurzel ↑Rubia tinctorum.

K-ras ↑Ki-ras.

Krasenlehre: von Rokitansky aufgestellte, nach scharfer Kritik durch R. Virchow wieder aufgegebene humoralpatholog. Lehre von der Krankheit.

Krätze ↑Skabies.

Krätzeliniment: Linimentum contra Scabiem, obsolet.

Kratzer ↑Acanthocephala.

Krätzmilbe ↑Sarcoptes scabiei.

Kraurosis penis ⟨*gr* + *lat*⟩ *f*: atroph.-sklerot. Umwandlung des inneren Vorhautblattes u. der Eichel, Juckreiz, Verengung der Harnröhrenöffnung. Bei Auftreten nach vorheriger Zirkumzision: Balanitis xerotica obliterans (Stühmer). Form des ↑Lichen sclerosus et atrophicus.

Kraurosis vulvae: atroph.-sklerosierende Schrumpfung des äußeren weibl. Genitales mit Labien- u. Klitorisverlust, Östrogenmangel, Pruritus, Präkanzerose.

Kraus, Friedrich (1858–1936), dt. Int., Graz, Berlin. Schüler von F. Hofmeister (1850–1922), C. E. K. Hering u. O. Kahler; K. arbeitete über Fragen der Konstitution sowie über Stoffwechsel-, Blut-, Infektions-, Herz- u. Lungenkrankheiten. Er führte die physiol. Methodik als diagn. Mittel in die Med. ein. K. hat Röntgenuntersuchung, Elektrokardiographie u. hämat. Untersuchungsverfahren in die Innere Med. eingeführt. K. war u. a. an der Herausgabe der Deutsch-Russischen Medizinischen Zeitschrift (1925–1928) beteiligt.

Krause, Wilhelm Johann Friedrich (1833–1910), dt. Anat., Göttingen, Berlin.

Krause-Endkolben (nach Wilhelm J. F. K.): kleinere, leicht modifizierte Form des Vater-Pacini-Lamellenkörperchen (↑Corpusculum lamellosum). Lokalisation: Stratum papillare der ↑Dermis. Funktion: Mechanorezeptor.

Krause-Uthoff-Zeichen (nach Wilhelm J. F. K.): Erweichung der Bulbi oculorum (Augäpfel) bei starker ↑Exsikkose o. im ↑Coma diabeticum.

Kräuter ↑Herba.

Kreatin ⟨*gr*⟩: N-Amidinosarcosin, Methylguanidinacetat; ein Derivat des ↑Glycins. Durch Transamidierung entstehen in der Niere aus Glycin u. Arginin Guanidinoessigsäure u. Ornithin. Guanidinoessigsäure wird mit Hilfe von S-Adenosylmethionin zu K. methyliert. Im menschl. Organismus ist K. v. a. in der Muskulatur lokalisiert, wo es zu ↑Kreatinphosphat umgewandelt als Energiespeicher dient. Durch Dehydratisierung geht K. in ↑Kreatinin über.

Kreatinin: Creatinin; Dehydratisierungs- u. Ausscheidungsprodukt des ↑Kreatins. K. wird normalerweise glomerulär filtriert ausgeschieden. Unter diesen Umständen sind der Serumkreatininspiegel u. die ausgeschiedene Kreatininmenge allein von der glomerulären Funktion u. der Muskelmasse abhängig. Bei stark erhöhten Kreatininspiegeln erfolgt auch eine tubuläre Sekretion.

Kreatinin-Clearance ↑Nieren-Clearance.

Kreatinkinase: Creatinkinase (CK); das v. a. in der Muskulatur vorkommende Enzym katalysiert die reversible Reaktion von Kreatin u. ATP zu Kreatinphosphat u. ADP (↑Lohmann-Reaktion). K. liegt in drei Isoenzymformen vor, die sich aus verschiedenen Untereinheiten zusammensetzen (CK-BB: K. des Gehirns; CK-MM: K. des Skelettmuskels; CK-MB: K. v. a. des Herzmuskels). Die Bestimmung der Aktivität der K. im Blutplasma dient der Diagnostik u. Verlaufskontrolle des Herzinfarkts, der zu einer Freisetzung von K. (CK-MB) aus dem zerstörten Herzmuskel führt.

Kreatinphosphat: energiereiche Verbindung des Muskels, die aus ↑Kreatin u. Phosphat besteht, bedeutender Energiespeicher für die Muskelkontraktion. K. wird durch die ↑Kreatinkinase gebildet. Bei Muskelarbeit sinkt K. ab, in der Erholungsphase steigt seine Konzentration wieder an. Abb.

Kreativität ⟨*lat*⟩ *f*: Fähigkeit, neue Beziehungen zu sehen, neue, ungewöhnl. u. originelle Ideen u. Lösungen zu produzieren u. von herkömml. Denkschemata abzuweichen.

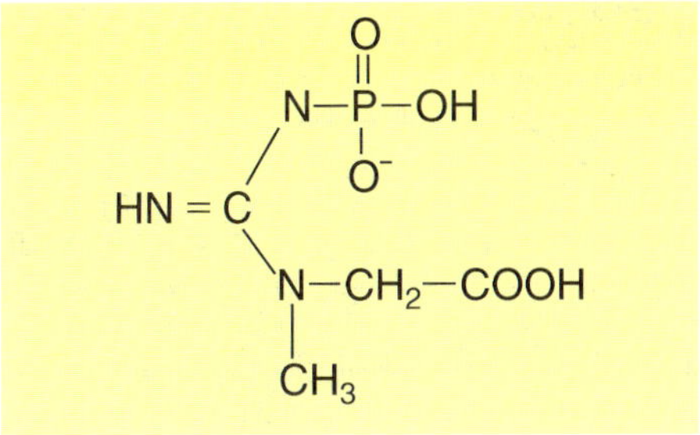

Kreatinphosphat

Kreatorrhö ⟨*gr*⟩ *f*: Erscheinen unverdauter Fleischfasern im Stuhl (unzureichende Digestion, beschleunigte Passage).

Krebs, Edwin G. (geb. 1918), amerik. Biochem., Seattle, USA. 1992 Nobelpreis für Med./Physiol. (mit E. H. Fischer) „für ihre Entdeckungen über die reversible Proteinphosphorylierung als biologischer Regulationsmechanismus". Wichtiger Mechanismus für zelluläre Wachstumsvorgänge, bei der Verarbeitung von Sinneseindrücken u. im Stoffwechsel des Muskels; auch von Bedeutung in der Pathophysiologie von Krebserkrankungen u. Depressionen.

Krebs, Hans Adolf (1900–1981), Biochem., Cambridge, Sheffield, Oxford. Entdecker des ↑Harnstoffzyklus u. des ↑Zitronensäurezyklus; Pionierarbeiten auf dem Gebiet der Stoffwechselregulation. 1953 Nobelpreis für Med./Physiol. (zusammen mit F. A. Lipmann) „für seine Entdeckung des Zitronensäurezyklus".

Krebs ↑Karzinom.

Krebsepidemiologie: Untersuchung der Häufigkeit des Auftretens von Krebserkrankungen in menschl. Populationen zur Darstellung der Verteilung der Erkrankung in Raum u. Zeit u. zur Ermittlung von ↑Risikofaktoren.

Krebsgentherapie ↑Gentherapie bei Krebs.

Krebs-Henseleit-Zyklus ↑Harnstoffzyklus.

Krebs-Kornberg-Zyklus ↑Glyoxylsäurezyklus.

Krebsmehrschritttherapie: Verkettung von Maßnahmen zur Behandlung maligner Tumoren, entwickelt von Manfred von Ardenne; Übersäuerung des Krebsgewebes durch Glukoseinfusion, Hyperthermie, BCG-Impfung zur Steigerung der körpereigenen Abwehr usw., in Verbindung mit übl. antitumoraler Ther. (Zytostatika, Strahlentherapie).

Krebsmilch: bei best. Karzinomen infolge fettiger Degeneration des Parenchyms von der Schnittfläche abstreifbare milchige Flüssigkeit.

Krebsnabel: durch zentrale Einschmelzung mit nachfolgender bindegewebiger Vernarbung entstehende, nabelförmige Einziehung bei oberflächl. gelegenen Metastasen, bes. bei ↑Lebermetastasen.

Krebsnachsorgebehandlung: onkolog. Rehabilitation; stationäre med. Rehabilitationsmaßnahme für Personen mit bösartigen Tumor- o. malignen Systemerkrankungen. Ziel der K. ist, daß die krankheits- u. therapiebedingten Auswirkungen der Krebserkrankung nicht zu dauerhaften körperl., psych. u. psychosozialen Nachteilen u. ↑Beeinträchtigungen führen.

Krebsperlen: in verhornenden Spinaliomen auftretende, zwiebelschalenartige Hornperlen.

Krebsregister: i. a. mit informationstechn. Mitteln geführte Datensammlung zu an Krebs erkrankten (verstorbenen) Personen. Entscheidend sind die Zielsetzung, das Einzugsgebiet bzw. die Referenzpopulation des spez. Registers sowie der mit der Registrierung verbundene Dokumentationsinhalt. Ein epidemiol. K. hat zum Ziel, mit minimalem Dokumentationsaufwand inzidente Erkrankungen bezogen auf eine definierte Wohnbevölkerung vollständig zu registrieren. Ein klin. K. hat zum Ziel, für die Pat. einer o. mehrerer Kliniken wesentl. Diagnose- u. Therapiedaten zur Krebserkrankung zusammenzuführen, um daraus Basisinformationen zur Zusammensetzung des Patientenguts, zur Behandlungsorganisation u. zur Progn. der Pat. abzuleiten. Ein Nachsorgekrebsregister hat das Ziel, bezogen auf alle Versorgungsträger einer Region, Dokumentationen zur Behandlung u. zur onkolog. Nachsorge zusammenzuführen, um damit die Nachsorgeorganisation zu unterstützen, eine Qualitätsevaluation der Nachsorge zu ermöglichen sowie Basisdaten zur Nachsorge u. Langzeitprognose der Pat. zu erhalten.

Krebsschere ↑ Ektrodaktylie.

Krebstheorien: versuchen den Prozeß der ↑ Kanzerogenese zu erklären. Aktuell drei Phasen der Krebsentstehung: 1. sog. Initialphase, eigentl. Karzinogen bewirkt irreversible molekulare Transformation der Körperzelle mit neuer genet. Information; 2. Promotionsphase, durch Einwirkung von ↑ Kokarzinogenen entstehen durch Expression der genet. Information präneoplast. Zellen; 3. in der Progressionsphase entsteht der eigentl. maligne Tumor durch ungehemmte Zellproliferation sowie Ausprägung des von der Ursprungszelle abweichenden funktionell morphol. Phänotyps der Tumorzelle.

Krebstherapie, supportive: Maßnahmen zur Verbesserung der Lebensqualität von Pat. mit Krebserkrankung. Bei ca. 60 % der Krebserkrankungen ist eine Heilung heute nicht mögl., es gibt jedoch viele Möglichkeiten, die Krebserkrankungen in einen chron. Verlauf mit guter Lebensqualität zu überführen. Maßnahmen der s. K.: Psychoonkologie, Rehabilitation, soziale Hilfen, Geh- u. Bewegungshilfen, Linderung der Atemnot, Überwindung von Passagehindernissen (Verdauungskanal, Harntrakt), Ernährungshilfen, Tumorschmerztherapie, Maßnahmen zur Proph. u. Ther. von Chemotherapiefolgen (Zytokine bei Knochenmarkdepression).

Krebsviren ↑ Tumorviren.

Krebsvorsorgeuntersuchung: dient der Erkennung bösartiger Tumoren. Gesetzl. festgelegter Umfang der K.: Frauen ab dem 20. Lj., Männer ab dem 45. Lj. betreffend. Es sollen v. a. Krebserkrankungen der Mamma, der weibl. u. männl. Geschlechtsorgane sowie kolorektale Tumoren frühzeitig erkannt werden. Die K. ist je nach Patientenalter vom Umfang versch., sollte jährl. durchgeführt werden u. gehört zum Leistungsspektrum der gesetzl. Krankenversicherungen.

Krebszapfen: **1.** im Röntgenbild nachweisbare, fingerartige Ausstülpung des Kontrastbreies bei sonstigem Füllungsdefekt, z. B. bei Magenkarzinomen o. intestinalen Karzinomen. **2.** aus Plattenepithelkarzinomen ausquetschbare weißgelbe Nester.

Krebszytokintherapie ↑ Zytokintherapie, onkologische.

Kreisatmungssystem: halbgeschlossenes u. geschlossenes ↑ Narkosesystem.

Kreislaufdysregulation: Störung der nervalen Kreislaufregulation (Sympathikus, Parasympathikus) mit labilem Blutdruck, Neigung zur Orthostase, häufig kombiniert mit Kopfschmerzen, Schwindel, Synkopen, Leistungsschwäche, Herzbeschwerden. Oftmals leptosomer Körperbau. Mit Kreislaufbelastungstests (z. B. Schellong-Proben) gelegentl. zu objektivieren.

Kreislaufdysregulation, orthostatische: mit Stehen bzw. Aufstehen eintretende ↑ Kreislaufdysregulation bei oft konstitutioneller Neigung (Ausnahme z. B. antihypertensive Pharmakotherapie). Subjektive Sympt. durch Blutdruck- u. Blutdruckamplitudenabnahme: Schwindel, Kopfschmerz, Schwarzwerden vor Augen. Pulsfrequenzanstieg u. Schlagvolumenabnahme.

Kreislauf, enterohepatischer: innerer Kreislauf einiger Substanzen wie Gallensäuren u. -farbstoffe sowie Cholesterin zwischen Darm u. Leber. Von 1,5 g tgl. mit Galle in den Darm gegebenem Cholesterin werden nur 0,5 g mit Kot ausgeschieden, der Rest wird resorbiert u. über Pfortadersystem o. Lymphe zur Leber transportiert. An Gallensäuren werden tgl. 20–30 g abgegeben u. resorbiert, neu gebildete Menge von 0,8 g entspricht etwa Verlust mit dem Kot. Der e. K. eines Pharmakons bedeutet Wirkungsverlängerung durch verzögerte Elimination. Abb.

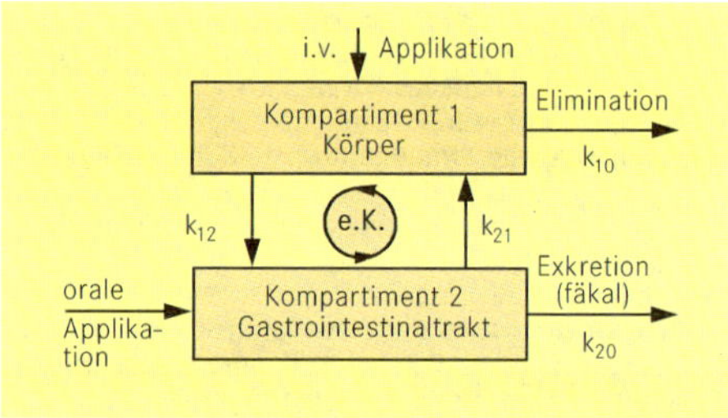

Enterohepatischer Kreislauf.
Kompartimentmodell für Pharmaka, die dem enterohepatischen Kreislauf unterliegen.

Kreislauf, kleiner: Lungenkreislauf, im Ggs. zum Körperkreislauf (großer Kreislauf).

Kreislaufkollaps ↑ Kollaps.

Kreislaufmittel: Pharmaka, die eine Wirkung auf das Kreislaufsystem ausüben; i. e. S. Mittel, die bei Kollapszuständen angewandt werden, da sie gefäßverengend wirken, ↑ Vasokonstriktanzien. Aber auch allgemeine ↑ Vasodilatanzien, ↑ Kardiotonika.

Kreislaufniederdrucksystem: der Teil des Gefäßsystems (Venolen bis Aortenklappen in der Diastole; in der Systole unter Ausschluß des Volumens des li. Ventrikels), dessen Druck im wesentl. vom Blutvolumen im Verhältnis zum Fassungsvermögen bestimmt wird u. von der dynam. Leistung des Herzens weitgehend unabhängig ist. Wegen der Unterschiede in der Dehnbarkeit teilt man es ein in das intrathorakale Blutvolumen (zentrales ↑ Blutvolumen, vermehrt um den Raum des re. Herzens u. der großen intrathorakalen Venen) u. das Volumen des übrigen venösen Kreislaufs. Während ersteres nur etwa 25–30 % u. letzteres 55–60 % des Gesamtblutvolumens ausmachen, verteilt sich eine zusätzl. in den Kreislauf eingebrachte Flüssigkeit zu gleichen Teilen auf beide Räume.

Kreislaufreflexe ↑ Kreislaufregulation.

Kreislaufregulation: Einstellung der jeweils optimalen Blutstromverteilung im Organismus. Einige diesem Prinzip untergeordnete Regulationsmechanismen wie die Konstanthaltung des art. Mitteldrucks (↑Blutdruckregulation) u. die Aufrechterhaltung der erforderl. Gesamtstromstärke können isoliert betrachtet werden. Ein wichtiges ↑Stellglied in der Gesamtkreislaufregulation ist die Gefäßweite in den versch. Gefäßbezirken. Sie verändert sich 1. autonom (Gefäßverengung bei Innendruckerhöhung, ↑Bayliss-Effekt); 2. durch Einwirkung mit dem Blutstrom antransportierter Substanzen (Katecholamine, Hypertension, Serotonin) im wesentl. konstriktor., durch lokal gebildete Stoffe (CO_2-Partialdruckerhöhung, H^+-Ionen, Milchsäure, ATP) i. S. einer Vasodilatation (↑Arbeitshyperämie); 3. durch die Gefäßinnervation über Vasokonstriktoren (↑Vasomotoren) u. ↑Vasodilatatoren, induziert durch die Aktion sog. ↑Kreislaufzentren im ZNS. Zahlreiche reproduzierbare Reiz-Wirkungs-Beziehungen können als Kreislaufreflexe verstanden werden (z. B. ↑Blutdruckregulation; ↑Gauer-Henry-Reflex; ↑Bainbridge-Reflex usw.).

Kreislaufsteuerung ↑Kreislaufregulation.

Kreislaufzeit: Bestimmung der Zeit, die zwischen der Injektion einer Testsubstanz in eine Vene u. ihrem Auftreten an irgendeinem anderen Ort des Kreislaufs vergeht. Ist vom Stromzeitvolumen u. dem Gesamtquerschnitt des untersuchten Gefäßgebiets abhängig sowie von der genauen Bemessung der injizierten Testsubstanzmenge u. der Schärfe des Nachweiskriteriums (meist subjektiv) am Zielort. Häufig wird K. von der Armvene zur Zunge mit der ↑Decholinmethode bestimmt.

Kreislaufzentren: mehr o. weniger abgegrenzte Gebiete von Ganglienzellen, die bei Ableitung pulssynchrone Modulation bzw. Aktivitätsänderungen auf Blutdruckänderung zeigen, deren Reizung o. Ausschaltung Wirkung auf Gefäßtonus u. Herztätigkeit haben: Auf spinaler Ebene sympath. Seitenhornzellen mit Spontanaktivität nach Halsmarkdurchtrennung, durch chem. Reize beeinflußbar. Im medullären Hirnstamm ein laterales Pressorfeld mit sympath. Efferenz u. ein kaudal-mediales Depressorfeld im Gebiet des Nucleus tractus solitarii u. Nucleus ambiguus. Pressor. u. depressor. Neurone sind reziprok verbunden. Im hinteren Hypothalamus sind Neurone, die der Kreislaufumstellung bei komplexen vegetativen Leistungen (Thermoregulation, Nahrungsaufnahme) dienen. Im ventrolateralen Kern entspringen cholinerge Dilatatorfasern zu den Muskelgefäßen. Auf kortikaler Ebene sind pressor. Reaktionen von motor. Arealen, depressor. Reaktionen vom limbischen ↑System als Bestandteile emotionaler Verhaltensweisen auslösbar.

kreißen: in den Wehen stehen, gebären.

Kreißsaal: Entbindungsraum einer Klinik.

Kreistraining: Circuit-Training; organisator. method. Form des ↑Konditionstrainings, bes. des ↑Kraftausdauertrainings.

Kremasterreflex ⟨*gr* + *lat*⟩ *m*: physiol. Fremdreflex, der durch Bestreichen der Innenseite der Oberschenkel ausgelöst wird. Die Kontraktion des M. cremaster bewirkt ein Aufsteigen der Testes im Skrotum. Der Reflexausfall weist auf Schädigungen im Rückenmarksegment L_2 bzw. in den Wurzelsegmenten L_1/L_2 (↑Konussyndrom, ↑Cauda-Syndrom) hin.

Kremation ⟨*gr*⟩ *f* ↑Bestattung.

Kreme ↑Creme.

Krempling, kahler: Paxillus involutus; giftiger Pilz, der durch Verwechslung mit ähnl. aussehenden Speisepilzen zur Allergisierung führen kann.

Kren ⟨*österreich*⟩ *m*: Meerrettich, Cochlearia armoracia; dient zum Würzen der Speisen, als Beikost; der scharfe, beißende Geschmack u. Geruch gehen auf Senföle versch. Struktur zurück; K. ist reich an Peroxidase (Häminenzym).

Krepitation ⟨*lat*⟩ *f*: Crepitatio, Knarren, Knistern. **1.** Auskultator. Knisterrasseln bei beginnender Pneumonie (↑Crepitatio indux) u. beim Lösen der Pneumonie (↑Crepitatio redux), das nur sehr flüchtig ist. **2.** Das spürbare Aufeinanderreiben der Bruchenden bei Frakturen.

Kretin: Mensch, der an ↑Kretinismus leidet.

Kretinismus: kongenitale Hypothyreose. Der K. ist die irreparable Folge einer schon im Fetalleben ungenügenden Schilddrüsenfunktion (↑Schilddrüsenagenesie), mit Entwicklungsstörungen von Skelett, Nervensystem u. Gehörorgan (↑Nanus athyreoticus, verspäteter Verschluß von Schädelnähten u. Fontanellen, verzögerte Dentition). ↑Kretinismus, sporadischer, ↑Kretinismus, endemischer.

Kretinismus, endemischer: in Strumaendemiegebieten auftretender, durch mütterl. Iodmangel o. strumaerzeugende Substanzen in Wasser o. Nahrung hervorgerufener K. Er führt intrauterin zu irreparablen Defekten, mit ↑Intelligenzminderung bis zur schwersten geistigen Behinderung, Schwerhörigkeit bis Taubheit, spast.-hypotonem Symptomenkomplex, Reifungsstörungen des Skeletts, bes. Kretinhüfte, Kleinwuchs u. offenen Epiphysenfugen. Klin. gibt es alle Schweregrade bis hin zum Vollkretin. Der Rückgang des e. K. gelang durch exogene Iodprophylaxe an Schwangere im Endemiegebiet nicht vollständig, so daß noch zusätzl. extrathyreoidale Faktoren für seine Entstehung anzunehmen sind.

Kretinismus, sporadischer: konnatale Hypothyreose, mit kretinist. Entwicklungsstörungen. Ursache sind durch endogen-genet. Faktoren bedingte, v. a. morphol. Entwicklungsstörungen der Schilddrüse (Aplasie, Dystopien) u. angeborene Hormonbildungsstörungen, ↑Iodfehlverwertung mit Struma, die intrauterin u. konnatal zu mangelhafter Hormonversorgung mit Entwicklungsstörungen führen. Das klin. Bild ist abhängig vom Ausmaß des Hormondefizits, dem Zeitpunkt des Einsetzens des Hormonmangels, dem Therapiebeginn u. deren konsequenter Durchführung u. optimaler Dosierung.

Kretschmer, Ernst (1888–1964), Psychiater, Marburg, Tübingen. Bekannt bes. durch die Lehre über die versch. ↑Konstitutionstypen, publiziert u. a. in „Körperbau und Charakter".

Kretschmer-Holmgreen-Reflex (nach Ernst K.): Atemschutzreflex, der bei Einatmung reizender Geruchsstoffe zur Unterbrechung der Inspiration führt. Läuft über den N. trigeminus ab u. wird wirksam bei der Einleitung einer Inhalationsnarkose, wenn die Konzentration zu schnell gesteigert wird.

Kreuzallergie ↑Gruppenallergie.

Kreuzbandplastik: Rekonstruktion eines gerissenen Kreuzbands i. a. durch die Sehne des M. gracilis bzw. durch einen Streifen der Fascia lata (nach Hay-Groves).

Kreuzbandverletzung: Kniebinnenverletzung, Überdehnung, inkomplette o. komplette Ruptur des vorderen u./o. hinteren Kreuzbands (Ligamentum cruciatum anterior et posterior) bzw. ↑Abrißfraktur der Eminentia intercondylaris. Ursachen sind direktes o. indirektes Trauma bei Sport (64%), Straßenverkehr (14%), Arbeit (12%), Freizeit (10%). Folge: Gelenkinstabilität in der Sagittalebene mit Nachweis durch vorderes u./o. hinteres ↑Schubladenphänomen; häufig durch kräftigen M. quadriceps femoris kompensiert. Als isolierte Verletzung selten, meist kombiniert mit Meniskus- u./o. Seitenband-Kapsel-Läsionen. Letztere führen zur ↑Rotationsinstabilität.

Kreuzbein ↑Os sacrum.

Kreuzbein-Darmbein-Gelenk ↑Articulatio sacroiliaca.

Kreuzbiß: Kieferanomalie, die mit Störungen der lateralen Okklusionsbeziehungen einhergeht u. bei der im Schlußbiß linguale Höcker unterer Seitenzähne in die Längsfissur der oberen eingreifen. Der regelrechte Überbiß wechselt manchmal schon bei den Schneidezähnen, meist aber bei den Eckzähnen „übers Kreuz". Er kann einseitig o. beidseitig vorkommen. Beim einseitigen K. liegen häufig Unstimmigkeiten der Mittellinienbeziehungen der Kiefer zueinander vor, diese können alveolär o. artikulär bedingt sein. Die Lateralverschiebung des Unterkiefers kann als Parallel- o. Diagonalverschiebung auftreten. Letztere geht mit seitenungleicher Bißlage einher.

Kreuzfeuertechnik: Bestrahlungstechnik in der Strahlentherapie, bei der aus versch. Einfallswinkeln, also durch versch. Hautbereiche, mit unbewegter Röhre nacheinander Nutzstrahlungsbündel auf das Zielvolumen gerichtet werden. Dabei gehen die Zentralstrahlen durch den Mittelpunkt des Zielvolumens.

Kreuzimmunität: wechselseitige ↑Immunität gegen das applizierte homologe u. ein artverschiedenes heterologes Immunogen. Beispiele: BCG-Impfstoff schützt gegen humane u. bovine Mykobakterien, Pockenvakzine gegen Pocken (Variola major), Alastrim (Variola minor) u. Impfpocken (Vaccinia).

Kreuzinfektion: Cross infection; Kennzeichnung des sich kreuzenden Ausbreitungswegs von ↑Hospitalkeimen über direkten u. indirekten Kontakt (Krankenausscheidungen, Gegenstände, Instrumente, Verbandsmaterial, Nahrungsmittel) vom erkrankten Pat. über die infizierte Pflegeperson (Ärzte, Schwestern, Küchenpersonal) zum noch nicht infizierten (kontaminierten) Pat.

Kreuzlappenplastik: Operationsverfahren, bei dem ein ↑Lappen von einer Extremität o. deren Teilen durch Überkreuzen der Extremitätenachsen zum Defektverschluß der anderen verwendet wird, z. B. gekreuzter Bein- o. Fingerlappen. ↑Cross flap, ↑Hautplastik.

Kreuzotter: Vipera berus; 60–80 cm lange Giftschlange, die in Heide-, Moor- u. Gebirgsgegenden Mitteleuropas lebt. Mit dunklem Zickzackband auf dem Rücken. Der Biß bedarf unbedingt ärztl. Behandlung, führt aber selten zum Tode. Lokal schmerzhafte hämorrhag. Entzündung, Ödem, Lymphadenitis. Bei Eindringen des Giftes in die Blutbahn Übelkeit, Erbrechen, Gastroenteritis, Tachykardie, Blutdrucksenkung, evtl. Hämolyse, Lähmungserscheinungen u. Herzschädigung. Ther.: venöse Stauung, polyvalentes Schlangenserum, Glukokortikoide i. v.

Kreuzprobe: Kreuztest; In-vitro-Tests zur Sicherung der serol. Verträglichkeit zwischen Spender u. Empfänger vor der Transfusion erythrozytenhaltiger Blutkonserven. V. a. im indirekten Antihumanglobulintest wird die Verträglichkeit zwischen Empfängerserum u. Spendererythrozyten (Hauptkreuzung-Majortest) überprüft. Zur Kontrolle auf Autoagglutination wird Empfängerserum gegen Empfängererythrozyten (Eigenkreuzung) getropft. Vor Organtransplantationen werden bei der Spender-Empfänger-Auswahl Kreuzteste (↑Cross match) zur Erkennung HLA-spezif. zytotox. Antikörper im Serum des prospektiven Organempfängers durchgeführt. Bei refraktären Thrombozytopenie ermöglichen Thrombozytenkreuzteste die Auswahl kompatibler Spender.

Kreuzreaktion: Antigen-Antikörper-Reaktion zwischen immun. Reaktionspartnern mit unvollständiger Identität bzw. Spezifität. Die Struktur der Antigendeterminante, die mit dem Antikörper reagiert, entspricht nur teilweise jener Determinante, die zur Bildung des Antikörpers geführt hat, ist ihr aber so ähnl., daß eine Antigen-Antikörper-Reaktion noch stattfinden kann. Potentielle Kreuzreaktivität ist in der Natur weitverbreitet. Beispiele: Veränderung einer Antigenstruktur im Organismus unter dem Einfluß von Viren, Strahlen, Mutationen (↑Antigendrift, ↑Antigenshift). Hochgradige Ähnlichkeit von Determinanten unter versch. Stämmen von Bakterien bzw. zwischen Bakterien u. erythrozytären Antigenen (↑Forssman-Antigen), Streptokokken (pyogene) u. Determinanten der Herzmuskelzelle des Menschen o. Streptokokken u. Basalmembran der Glomerulusschlingen. Antikörperbildung gegen das Fremdantigen (Mikroorganismen) führt infolge von K. zur Mitreaktion der Determinanten auf körpereigenem Gewebe u. verursacht dessen Schädigung: Glomerulonephritis, Endokarditis usw.

Kreuzreaktivierung: Cross reactivation, Marker rescue; Reaktivierung best. ↑Marker eines inaktiven Virus durch intra- o. interchromosomale ↑Rekombination nach Doppelinfektion der ↑Wirtszelle mit einem infektionstüchtigen Virus.

Kreuzreaktivität: pos. Reaktion eines Virus mit Antikörpern gegen andere Viren o. Virustypen durch Antigenverwandtschaft.

Kreuzresistenz: Resistenz eines Erregers nicht nur gegen ein best. Chemotherapeutikum, sondern auch gegenüber meist chem. verwandten Stoffen, z. B. gegen Penicilline u. Cephalosporine.

Kreuzschädel: Persistenz der Stirnnaht (↑Metopismus) bedingt eine vierstrahlige Nahtanordnung im vorderen Bereich des Schädeldachs. Häufiges Sympt. der Dysostosis deidocranialis.

Kreuzstützbandage: ↑Rumpforthese zur Entlastung u. Ruhigstellung umschriebener Bereiche der Lendenwirbelsäule u. zur Stützung der Bauchdecken. Sie besteht aus einem Stoffmieder u. einer dem zu stützenden LWS-Bereich angeformten Pelotte aus starrem o. elast. Material.

Kreuztest ↑Kreuzprobe.

Kreuztoleranz: Verminderung der Wirkungsstärke eines Pharmakons durch Vorbehandlung mit einem anderen; z. B. durch ↑Enzyminduktion kann nicht nur der Abbau der induzierenden Substanz, sondern auch der anderer Stoffe beschleunigt werden. Phenobarbital beschleunigt den eigenen Abbau, aber auch den vieler anderer Pharmaka, z. B. von Steroidhormonen.

Kreuzzylinder: Vorhalteglas für die subjektive ↑Refraktionsbestimmung.

kribriform ⟨*lat*⟩ *Adj*: siebartig.

Kriebelmücken ↑Simuliidae.

Kriechbehandlung: nach R. Klapp benannte krankengymnast. Übungen, die vorwiegend im Vierfüßlergang ausgeführt werden; sie dienen der aktiven Mobilisierung u. Stabilisierung der Wirbelsäule. Anwendung bei Haltungsfehlern, insbes. Skoliose, nach Bandscheibenvorfall.

Krieto-Calfo-Zeichen: ziehende Schmerzen im re. Unterbauch, die bei Miktion deutl. nachlassen. Relativ charakterist. Hinweiszeichen auf ↑Crohn-Krankheit.

Krikotomie ⟨*gr*⟩ *f*: mediane Spaltung des Ringknorpels bei Stenosen im Kehlkopfbereich.

Krim-Kongo-Fieber, hämorrhagisches: *Abk* CCHF; virale Infektionskrankheit. Erreger gehören zur Virusart der Gattung ↑Nairovirus. Ersterkrankungen im 2. Weltkrieg auf der Krim. Erstisolierung des Hämorrhagische-Krim-Kongo-Fieber-Virus 1967 im ehemaligen Belgisch Kongo. Vorkommen: Wildnager, Wildvögel, Haustiere in Osteuropa, Asien, Afrika. Übertragung auf Menschen durch Zecken, Kontakt mit Blut infizierter Tiere, Einatmen viruskontaminierter Aerosole beim Schlachten o. ↑nosokomial. ↑Fieber, hämorrhagisches.

Krinophagie ⟨*gr*⟩ *f*: Form der ↑Autophagie, durch die überschüssige Sekretgranula in Autophagosomen abgebaut werden.

Krippe: Einrichtung zur Betreuung, Erziehung u. Bildung von Kindern bis zum vollendeten 3. Lj. während der Arbeitszeit der Eltern.

Krise ⟨*gr*⟩ *f*: Crisis. **1.** Krankheitsphase, in der eine entscheidende Wende zum Guten o. Schlechten auftritt. **2.** Plötzl. Störung, die beim Gesunden auftritt o. bei einem chron. Kranken zu einer akuten Verschlechterung führt. **3.** Schneller, steiler Fieberabfall bei Infektionskrankheiten, d. h. innerhalb 24 h entweder zur normalen o. subnormalen Temperatur zurückkehrend; Einleitung der Genesung. **4.** In der Neurol. sowohl als Bez. für heftige Schmerzzustände als auch für lebensbedrohl. Komplikationen gebräuchl. **5.** Dramat. Auseinandersetzung mit psych. o. anderen Konflikten.

Krise, abdominelle: Durch plötzl. auftretende Gefäßverschlüsse werden bei Sichelzellenanämie Infarkte in versch. Organen des Bauchraums verursacht, die mit erhebl. Schmerzsymptomatik einhergehen u. ein akutes Krankheitsbild von 3–4 Tagen Dauer hervorrufen. Pathogenet. spielen das aus hämolysierten Erythrozyten freigesetzte thromboplast. Material, das zu Thrombosierungen führt, sowie Gefäßspasmen eine entscheidende Rolle. Abdominelle K. treten auch bei nächtlicher paroxysmaler ↑Hämoglobinurie sowie bei ↑Porphyrien auf.

Krise, akinetische: plötzl. einsetzende, lebensbedrohl. Akinese, mit Schluck- u. Atemstörungen einhergehend, bei abrupter Reduktion dopaminerger Pharmaka, ↑Dopa-Entzugssyndrom, malignes.

Krise, aplastische: Arrest in der Erythrozytopoese, erkennbar am Absinken der Retikulozytenzahlen bei gleichzeitig rasch zunehmender Anämie (ohne Ausbildung bzw. Verstärkung des Ikterus), bes. bei hereditärer Sphärozytose, Elliptozytose, Stomatozytose, Sichelzellenanämie u. Enzymdefektanämien; passager, bei bereits ungünstiger Ausgangssituation mit schlechter Progn., Ursache ist eine Parvovirus-B19-Infektion der erythropoet. Vorläuferzellen. ↑Erythroblastopeniesyndrom, akutes.

Krise, cholinergische: myasthen. K., Komplikationen der ↑Myasthenia gravis pseudoparalytica von gegensätzl. Bedeutung.

Krise, hämoklastische: plötzl. Verminderung peripherer Blutzellen im Zusammenhang mit allerg. bzw. hypererg. Reaktionen. Es können einzelne Zellsysteme (Granulozyten, Thrombozyten) in unterschiedl. Ausprägung o. alle peripheren Blutzellen einbezogen sein, was vorwiegend durch die Art der beteiligten Antikörper bzw. Immunkomplexe modifiziert wird.

Krisen, gastrische: anfallsartig auftretende heftige Magenschmerzen u. Erbrechen bei ↑Tabes dorsalis.

Krisenintervention: ther. Konzept zur Bewältigung psych. Notfallsituationen. K. setzt den Akzent auf Ichstabilisierung u. auf eine schnelle Beseitigung der akuten Komplikationen.

Krise, parathyreotoxische: Hyperkalzämie, akuter Hyperparathyreoidismus; Ursache: Anstieg des Serumkalziumspiegels auf über das Doppelte des oberen Normwertes durch: 1. Steigerung der Kalziummobilisation aus dem Knochen bei neoplast. Erkrankungen (Hyperkalzämiesyndrom). 2. Verstärkte PTH-Ausschüttung bei primärem ↑Hyperparathyreoidismus. 3. Erhöhung der intestinalen Kalziumabsorption (↑Vitamin-D-Hypervitaminose). Klinik: Im Frühstadium Polydipsie, Polyurie; Muskelschwäche bis Lähmungen, endokrines ↑Psychosyndrom (neurol. Fehldiagnosen häufig), Hyperkalz-, Hyperkali- u. Hypernatriurie. ↑Parathormon nur bei Vorliegen eines prim. HPT erhöht. Umschlag von polyur. in oligoanur. Phase leitet Spätstadium ein, es entwickelt sich Hypovolämie, Exsikkose, Niereninsuffizienz mit zunehmender Somnolenz bis Koma. Behandlung: 1. bilanzierte Infusionstherapie mit physiol. NaCl-Lösung u. Diuretika (Furosemid), Glukokortikoide, Biphosphonate. 2. Hämodialyse gegen kalziumarmes Dialysat bei Anurie zur Kalziumsenkung in Vorbereitung einer Notparathyreoidektomie bei prim. HPT Mittel der Wahl.

Krise, tabische: v. a. gastr. Krisen, anfallsweise auftretende starke Schmerzen in der Magengegend bei ↑Tabes dorsalis, aber auch als schmerzhafte Husten- u. Atemnotanfälle (Larynxkrise), Pharynxkrise, Blasen-Mastdarm-Krise, Klitoriskrise.

Krise, thyreotoxische: endokrines Koma, Basedow-Koma; Komplikation der ↑Hyperthyreose. Akute Exazerbation der Hyperthyreose mit lebensbedrohl. Stoffwechselveränderung mitunter ausgelöst durch Streßsituationen, Operation hyperthyreoter Strumen mit ungenügender thyreostat. Vorbereitung, Iodexposition euthyreoter Strumen mit disseminierter Autonomie, nach Traumen, Infektionen, Sympt. der thyreotox. Krise: Haut heiß, feucht, Struma mit Schwirren, Tachykardie o. Tachyarrhythmie, Hyperthermie, myasthen. Adynamie, Dehydratation. Zunehmende Kreislaufinsuffizienz, kardiogener ↑Schock, Sauerstoff- u. Substratmangel; metabol. Azidose. Koma. Ther.: übl. intensivmedizin. Maßnahmen u. intravenöse Thyreostase.

Kristallisationstest ↑Farnkrauttest.

Kristallite ↑Apatit.

Kristalloid: **1.** Intrazelluläre Eiweißkristalle, z. B. Crystalloidum in Hodenzwischenzellen, ↑Reinke-Kristall. **2.** Extrazellulärer Mineralisierungspunkt (Crystallum hydroxyapatiti) der Interzellularsubstanz von Knochen, Dentin, Schmelz.

Kristallsynovialitis: durch Kristalle ausgelöste bzw. induzierte Entzündung der ↑Membrana synovialis, durch Uratkristalle bei der ↑Arthritis urica, durch Pyrophosphatkristalle bei der ↑Chondrokalzinose.

Kristallviolett: Farbstoff. 0,1- bis 1%ig lokal bei Dermatomykosen u. zur Wundbehandlung. ↑Anthelminthika, ↑Triphenylmethanfarbstoffe. Beim Eindringen in Gewebe Nekrosen. („Tintenstiftnekrose").

Kristeller, Samuel (1820–1900), dt. Gyn., Berlin.

Kristeller-Handgriff (nach Samuel K.): Unterstützung der ↑Bauchpresse bei der Geburt durch Druck von oben auf das Kind in Richtung Geburtsachse.

Kristeller-Pfropf (nach Samuel K.): Zervikalschleim, dessen zähgallertige, glasige Konsistenz wichtige Funktionen (Konzeption, Spermapenetration, Abdichtung des Zervikalkanals) hat. Seine Beschaffenheit ändert sich im Menstruationszyklus.

Kriterium ⟨*lat*⟩ *n*: entscheidendes o. auch unterscheidendes Merkmal, mit dem andere Merkmale verglichen werden. Als K. werden auch krit. Werte bezeichnet, bei deren Erreichung Alternativen erwogen werden.

Kritikminderung: im klin. Alltag Begriff für Minderung der Fähigkeit zu log., krit. u. abstraktem Denken. Vorkommen: endogene ↑Psychosen, ↑Demenz.

Krogh, August Steenberg (1874–1949), dän. Physiol., Kopenhagen. 1920 Nobelpreis für Med./Physiol. „für seine Entdeckungen über die Regulationsmechanismen des Kapillarkreislaufs".

Krogh-Diffusionskoeffizient (nach August S. K.): Zeichen K; Proportionalitätsfaktor im 1. Fick-Diffusionsgesetz, falls die Konzentration mittels des ↑Henry-Dalton-Gesetzes durch den Partialdruck ersetzt wird; $K = \alpha \cdot D$, α: Bunsen-Löslichkeitskoeffizient (↑Löslichkeitskoeffizient), D: ↑Diffusionskoeffizient.

Krogh-Diffusionskonstante (nach August S. K.): Begriff der ↑Lungenfunktionsdiagnostik, bezeichnet die Substanzmenge, die pro Zeiteinheit durch die Querschnittseinheit pro Partialdruckeinheit diffundiert.

Krogh-Zylinder (nach August S. K.): von Krogh eingeführtes math. Modell zur Berechnung der stationären O_2-Partialdruckverteilung in einem zylinderförmigen, von einer zentralen Kapillare versorgten Gewebebezirk.

Krokodilstränensyndrom: gustator. Weinen; bei (seltener) fehlerhafter Reinnervation nach peripherer ↑Fazialislähmung vorkommende Tränensekretion beim Essen durch sekretor. Fasern der Speicheldrüse.

Krokus ⟨*gr*⟩ *m*: Safran; die getrockneten Narben (Stigmata croci) von Crocus sativus. braunrotes, goldgelbes, stark riechendes Pulver, Verwendung als kostbares Gewürz, zum Färben von Lebensmitteln.

Kronenprothese: aus zahnfarbenen Materialien (Kunststoff, keram. Massen), Metallegierungen (Goldplatin, Silberpalladium) o. Kombination beider hergestellte festsitzende Restauration der gesamten Zahnkrone. Als Anker für festsitzenden Zahnersatz (Brücke) nutzbar.

Krönig, Georg (1856–1911), dt. Int., Berlin.

Krönig-Schallfelder (nach Georg K.): hosenträgerartige Perkussionszone zwischen Halsansatz u. Schulter, die einseitige Schrumpfungsprozesse im Lungenspitzenbereich erkennen läßt.

Krönlein, Rudolf (1847–1910), Chir., Zürich.

Krönlein-Operation (nach Rudolf K.): operativer Zugang zur ↑Orbita von der temporalen Seite.

Krönlein-Schema (nach Rudolf K.): Trepanationsschema zur Notfallversorgung akuter posttraumat. Epi- u. Subduralhämatome. Linie 1: untere Horizontale, unterer Orbitarand u. obere Gehörgangbegrenzung (Linea orbitalis o. horizontalis inferior). Linie 2: obere Horizontale, oberer Orbitarand parallel zur Linie 1 verlaufend. Linie 3: vordere Vertikallinie, Jochbogenmitte, senkrecht auf Linie 1 aufgesetzt (Linea verticalis zygomatica). Linie 4: mittlere Vertikallinie, Mitte des Kiefergelenks (Linea verticalis articularis). Linie 5: hintere Vertikallinie, hinterer Ansatzpunkt des Processus mastoideus, senkrecht auf Linie 1 aufgesetzt (Linea verticalis retromastoidea). Die Schädeldachbohrlöcher werden am Schnittpunkt der Linien 2 u. 3 sowie der Linien 2 u. 5 angelegt. Zur Hämatomausräumung u. subduralen Kontrolle ist ggf. eine osteoklast. Erweiterung erforderl.

Kropf: Knoten, ältere Bez. für Schilddrüsenvergrößerung, ↑Struma.

Kropfendemie: Auftreten der blanden, euthyreoten ↑Struma bei mehr als 10 % der Bevölkerung eines geschlossenen Gebiets u. gleicher Häufigkeit bei Männern u. Frauen. Solche Gebiete werden als Endemiegebiete bezeichnet. 1. Gebirgs- bzw. bergige Gebiete (Alpen, Jugoslawien, Himalajagebirge). Auslösender Faktor für das gehäufte Auftreten ist hier der ernährungsbedingte Iodmangel, der zu Schilddrüsenhormonmangel führt. Er kann durch Iodprophylaxe verhindert werden, z. B. durch Iodieren von Kochsalz u. Trinkwasser. 2. Flachland u. Gebiete an der Meeresküste. Hier sind strumigene Faktoren tier. o. pflanzl. Herkunft auslösende Ursache, die auch bei ausreichendem Angebot die Iodverwertung in der Schilddrüse erschweren. Als Folge kommt es zu einem Mangel an Schilddrüsenhormonen im Organismus, der über die Ausschüttung von thyreotropem Hormon das Wachstum der Schilddrüse induziert. Hier ist die Beseitigung der strumigenen Noxen anzustreben bzw. eine Substitution mit Schilddrüsenhormon indiziert.

Kropfherz, toxisches: Myokarditis bei Basedow-Krankheit, seltener bei Thyreotoxikose. Histol. zunächst seröse Myokarditis, später lymphozytäre Infiltration des Myokards.

Kropfresektion ↑Strumaresektion.

Krosse: Verbindungsvene zwischen oberflächl. u. tiefem Venensystem der Beine.

Krötengifte ↑Bufotenin, ↑Bufadienolide.

Krötenkopf ↑Anenzephalie.

Krötentest: histor. Schwangerschaftstest.

KRST-Syndrom: *Abk* für Kalzinosis-Raynaud-Sklerodaktylie-Teleangiektasie-Syndrom; günstig verlaufende Form der progressiven ↑Sklerodermie.

Krückenlähmung: Druckschädigung des Plexus brachialis durch heute kaum noch verwendete Achselkrücken. Schädigung betrifft vorwiegend den N. radialis.

Krukenberg, Friedrich Ernst (1871–1946), Pathologe, Marburg.

Krukenberg, Hermann (1863–1935), dt. Chir., Elberfeld.

Krukenberg-Armstumpf (nach Hermann K.): kineplast. Operation nach Unterarmamputation im distalen Drittel. Durch Trennung der beiden Unterarmknochen wird eine aktiv zu öffnende u. zu schließende Greifzange gebildet. Anwendung vorwiegend bei Ohnhändern.

Krukenberg-Spindel (nach Friedrich E. K.): vertikal-spindelförmige Pigmentierung der Hornhautrückfläche, meist beim ↑Pigmentdispersionsglaukom.

Krukenberg-Tumor (nach Friedrich E. K.): metastat. solider Ovarialtumor; entsteht auf dem Lymphwege o. durch Absiedlung bei Metastasierung prim. schleimbildender Magenkarzinome.

Krummdarm ↑Ileum.

Krümmungsanomalien ↑Astigmatismus.

Krümmungsmerkmal: Querschnitt der Frontzähne zeigt nach mesial einen stärker bogenförmigen, nach distal einen abgeflachten äußeren Verlauf. Daher läßt sich nach dem K. die Seitenzugehörigkeit eines Frontzahns festlegen.

Krümmungsradius: Maßzahl für die Brechkraft eines der opt. wirksamen Teile des Auges.

Kruorgerinnsel: Cruor sanguinis; aus Erythrozyten u. wenig Fibrin bestehendes Leichengerinnsel; Ggs. zum ↑Speckhautgerinnsel.

Krupp: heiserer bellender Husten mit Atembehinderung infolge einer fibrinös-pseudomembranösen Entzündung der Atmungswege, insbes. von Kehlkopf, Trachea u. Bronchien (Laryngotracheobronchitis acuta infectiosa). „Echter" K. bei ↑Diphtherie, Pseudokrupp bei Masern, Grippe, Keuchhusten; ferner akuter allerg.-spast. K.

Krupp-Husten: der bei Kehlkopfdiphtherie typ. bellend-heisere Husten (↑Diphtherie).

Krupp-Syndrom: Pseudo-Krupp; Oberbegriff für Erkrankungen im Vorschulalter, bei denen es zu einer Mitbeteiligung des Kehlkopfs kommt (veraltete Schreibweise Croup). Leitsymptome: inspirator. ↑Dyspnoe, inspirator. ↑Stridor, Ursache z. B. akute stenosierende subglott. Laryngitis (↑Laryngitis subglottica). DD: ↑Krupp bei Diphtherie.

Kruralhernie: Hernia femoralis.

Krurotomie: je nach Sitz des otosklerot. Herds (↑Otosklerose) im vorderen o. hinteren Fußplattenanteil Durchtrennung u. Resektion des vorderen (zumeist) o. hinteren Steigbügelschenkels u. Querfrakturierung der Fußplatte, so daß der vordere o. hintere Schenkel mit dem entsprechenden Fußplattenanteil bewegl. u. eine normale ↑Schalleitung zum Innenohr mögl. wird.

Kruse, Walter (1864–1943), dt. Hyg., Bonn, Königsberg, Leipzig. Arbeiten über Ruhrbakterien.

Kruse-Sonne-Ruhr (nach Walter K. u. Carl O. S.) ↑E-Ruhr; bakterielle ↑Ruhr.

Kruse-Sonne-Ruhrbakterien (nach Walter K. u. Carl O. S.): veraltete Bez. von ↑Shigella sonnei.

Kruste ↑Crusta.

Kryästhesie ⟨*gr*⟩ *f*: erhöhte Empfindlichkeit gegen Kälte.

Kryochirurgie: Durchführung chir. Eingriffe durch Kälteanwendung mittels flüssigem Stickstoff über Applikatoren.

Kryoenzymologie: Untersuchung enzymkatalysierter Reaktionen bei Temperaturen weit unter 0 °C in (flüssigen) Gemischen wäßriger Lösung (Puffer) u. organ. Lösungsmittel. Die C. erlaubt infolge der hohen Zeitauflösung Einblicke in den Feinmechanismus der Enzymwirkung (z. B. Stabilisierung sonst kurzlebiger Intermediate).

Kryoextraktion: Methode der intrakapsulären ↑Kataraktextraktion, bei der die Linse nicht mit einer Pinzette sondern mit einem Kryoextraktor durch Anfrieren aus dem Auge entfernt wird.

Kryoglobulinämie: Auftreten von kältelabilen Eiweißkörpern im Blut. Es handelt sich dabei vorwiegend um Globuline, die zu Störungen der Mikrozirkulation infolge Viskositätserhöhung des Blutes sowie zu Hämostasedefekten führen können. Häufig entwickelt sich eine Glomerulonephritis, die zur Niereninsuffizienz führen kann. Immunchem. konnten monoklonale Immunglobuline, gemischte Kryoglobuline mit einem monoklonalen Anteil sowie polyklonale Immunglobuline nachgewiesen werden. Neben der idiopath. (essentiellen) K. kommen symptomat. K. i. R. von paraproteinäm. Hämoblastosen, metastasierenden Karzinomen u. Leberzirrhosen vor.

Kryoglobuline ⟨*gr* + *lat*⟩ *n Pl*: Cryoglobuline; Serumproteine, meist ↑Immunglobuline o. deren Fragmente, die ein auf ca. +4 °C abgekühltes Serum gelieren lassen o. ihm eine abnorme Viskosität verleihen. K. fallen nur in extrem seltenen Fällen als nadelförmige Pseudokristalle aus. Reversibilität des Vorgangs bei Wiedererwärmung. K. können als Begleitung eines Grundleidens (z. B. versch. Formen von monoklonaler Gammopathie, chron. lymphat. Leukämie, Lymphosarkom, Erkrankung des rheumatoiden Formenkreises u. a.) o. idiopath. existieren.

Kryokauter: Kryocautère; Vignat-Gerät zur Behandlung von Gefäßmälern, Warzen, u. a. nach dem Gefrierverfahren. Eine Kältemischung aus Kohlensäureschnee u. Aceton wird in versch. geformte Kupferhülsen gefüllt u. mittels eines federnd angebrachten Handstücks, durch welches ein meßbarer Druck ausgeübt werden kann, an den Krankheitsherd herangebracht.

Kryokoagulation: Kryopexie; Kältebehandlung der Netzhaut bei der ↑Ablatio retinae.

Kryokonservierung: Gefrierkonservierung; Konservierung biol. Materials durch Frieren u. Lagerung im gefrorenen Zustand unter Erhaltung der Lebensfähigkeit. Voraussetzung für eine erfolgreiche K. ist die Inkubation des Materials in einem kryoprotektiven Medium, das mind. aus einem Elektrolytanteil u. einem ↑Kryoprotektivum besteht sowie ein optimales Gefrier-Tau-Regime. Unter Berücksichtigung einer direkten Korrelation zwischen Lagerungstemperatur u. der notwendigen Konzentration des Gefrierschutzstoffs kann die Lagerung im Bereich von etwa 233–253 K (−40 bis −20 °C) in handelsübl. Kühlschränken bzw.-truhen, bei etwa 173–193 K (−100 bis −80 °C) in spez. Kühlanlagen bzw. auf CO_2-Eis o. bei 77–113 K (−196 bis −160 °C) in flüssigem Stickstoff (LN_2) bzw. der Dampfphase über ihm erfolgen. Die Lagerfähigkeit liegt in Abhängigkeit von der Lagertemperatur bei Monaten bis Jahren; in flüssigem Stickstoff ist sie prakt. unbegrenzt, da der biol. Nullpunkt unterschritten ist. Die K. bei 193 K (−80 °C) u. darunter, spez. bei der Temperatur von LN_2, wird auch als ↑Tieftemperaturkonservierung (TTK) bezeichnet. Med. bedeutungsvoll ist die K. von Blutzellen, Keimzellen, isolierten Zellen bzw. Zellkomplexen (Pankreasinseln), Gewebeaspiraten bzw. fragmentierten Geweben (Knochenmark, Parathyreoidea) sowie Geweben in dünnen Schichten (Spalthaut). ↑Blutkonservierung, ↑Gewebebank, ↑Zellbank.

Kryopathie: Krankheitsgruppe, zu der Kryoglobulinämie, Kryofibrinogenämie, paroxysmale Kältehämoglobinämie (Kälteagglutinationssyndrom, Kältehämolysinsyndrom), die fam. u. physikal. Kälteallergie gehören. Deutl. Kälteintoleranz, Zyanose, Parästhesien, Raynaud-Phänomen (manchmal fehlen die typ. 3 Phasen: Blässe, Zyanose, Rötung) an den Fingern, Händen, Zehen, Füßen, an der Nase u. den Ohren. Urtikaria, Purpura, Ulzera, Gangrän an Akren kommen vor, weiterhin oft hämolyt. Anämie, Hämoglobinurie, Fieber.

Kryoproteine: meist Paraproteine bzw. Komponenten des Gammaglobulinsystems, die bei Abkühlung von Plasma (Kryofibrinogenämie) o. Serum (Kryoglobulinämie) unter 37 °C einen Proteinniederschlag bilden, der sich bei Wiedererwärmung ganz o. teilweise auflöst.

Kryoprotektivum: Gefrierschutzstoff; wenig tox. bis inerte chem. Substanz, die biol. Objekte vor einer Gefrier-Tau-Schädigung schützt u. im Stoffwechsel nicht o. nur in kryoprotektiv unwirksamen Konzentrationen auftritt; obligator. Bestandteil eines kryoprotektiven Mediums (↑Kryokonservierung). Man unterscheidet niedermolekulare, die Zellmembran permeierende u. vorwiegend intrazellulär wirkende (z. B. Glycerol, Dimethylsulfoxid, Dimethylacetamid) u. hochmolekulare, extrazellulär wirkende Kryoprotektiva (z. B. Polyvinylpyrrolidon, Dextran, Hydroxyäthylstärke). Kryoprotektiva wirken durch kolligative, antioxidative u. wasserbindende Eigenschaften.

Kryoskopie: Verfahren der indirekten Osmometrie zur Bestimmung der ↑Gefrierpunkterniedrigung. Manuelle kryoskop. Methode war das Verfahren nach Beckmann, heute abgelöst durch elektron. messende Geräte (↑Osmometer).

Kryosperma: tiefgefrorenes Sperma (−196 °C bzw. 77 K), kann mehrere Jahre konserviert werden. Es dient der artifiziellen Insemination.

Kryostat: Gerät, das konstante, niedrige Temperaturen mittels Kompressor u. Kältemittelverdampfer erzeugt. K. arbeiten ohne zusätzl. Kühlung durch Wasser, Trockeneis usw. Sie werden für Temperierungen im Temperaturbereich unterhalb der Zimmertemperatur eingesetzt. Gelegentl. werden in K. eingebaute Gefriermikrotome unkorrekt als K. bezeichnet.

Kryostatmikrotom: Mikrotom mit einer Tiefkühlkammer zum Schneiden unfixierten Gewebes, z. B. für histochem. Untersuchungen.

Kryotherapie: Eisbehandlung; intensiver lokaler Wärmeentzug, der bei Kurzzeitanwendung (1–3 min) nur Reizwirkung hat (↑Hyperstimulationsanalgesie), bei Langzeitanwendung (10–20 min) Dämpfung von Stoffwechsel, Muskeltonus, Nervenleitung u. Schmerzprozessen bewirkt. Die Dauer der K. ist von der erforderl. Tiefenwirkung abhängig. Anwendung bei lokalen Schmerz- u. Entzündungsprozessen.

Kryoultramikrotom: Schneidegerät für die Elektronenmikroskopie, mit dem eingefrorenes, nicht eingebettetes Gewebe geschnitten wird. Vergleichbar mit dem ↑Gefrierschnitt in der Lichtmikroskopie.

Kryozykloanämisation: Einfrieren des Ziliarkörpers zur Sekretionsminderung beim ↑Glaukom, bes. beim hämorrhag. Glaukom.

Kryptantigene ⟨*gr + lat*⟩ *n Pl*: von terminalen Zuckern verdeckte u. durch glykosid. wirkende Enzyme freilegbare ↑Antigendeterminanten (Beispiel: Friedenreich-Antigene). Von K. abzugrenzen sind Pseudokryptantigene, die durch Proteasebehandlung freigelegt (2. Ordnung) u. dadurch den Antikörpern besser zugängl. werden (1. Ordnung).

Kryptästhesie: außersinnl. Wahrnehmung; ↑Parapsychologie.

Krypten ⟨*gr*⟩ *f Pl*: Einbuchtungen.

Kryptenabzeß: in den Lieberkühn-Krypten sich herdförmig ansammelnde Granulozyten u. Mikroorganismen. Durch Größenzunahme u. Ruptur ins Kolonlumen entstehen Ulzera. Relativ typ. Befund bei der Colitis ulcerosa.

Kryptitis: Entzündung der zwischen den Analpapillen liegenden Morgagni-Krypten. Es kommt zum dumpfen Schmerzgefühl im Anus, das durch Defäkation gesteigert wird.

kryptogen ⟨*gr*⟩ *Adj*: versteckt, verborgen; aus unbekannter Ursache entstanden.

Kryptokokkose: Systemmykose durch ↑Cryptococcus neoformans, akute o. chron. Formen, z. T. mit sek. Hautbeteiligung. Schwere Fälle mit ZNS-Beteiligung sind oft therapieresistent.

Kryptophthalmus: seltene, schwere Fehlbildung im Bereich der Augenlider u. des Bulbus. Die Haut überzieht ohne Ausbildung von Lidern o. Lidspalte (↑Ablepharie) den meist verkleinerten (↑Mikrophthalmus) o. fehlgebildeten Augapfel. Die Haut ersetzt Kornea u. Konjunktiva. Erbl. Komponente.

Kryptorchismus: Cryptorchismus; fehlender Eintritt des Hodens in das Skrotum. Oft syn. mit ↑Retentio testis gebraucht, obwohl beide Hoden kleiner (hypoplast.) sind. Unterentwickelte Genitalien. Der mangelnde Deszensus scheint in einem prim. Anlagefehler des Hodens zu liegen.

Kryptosporidien ↑Cryptosporidium.

Kryptotetanie: rasche Reaktion auf Hyperventilation u. Ischämie mit tetan. Mehrfachentladungen von Pat. ohne nachweisbare Störung des Kalzium- u. Magnesiumstoffwechsels mit allg. Übererregbarkeit des zentralen Nervensystems.

KS: *Abk* für Kaposi-Sarkom; ↑Sarcoma idiopathicum multiplex haemorrhagicum.

K-Strahlung ↑Korpuskularstrahlung.

KT 1 000: Arthrometer zur manuellen Messung der Tibiaverschieblichkeit gegenüber dem Femur. Dient der sofortigen intraoperativen Kontrolle der Kniestabilität nach Kreuzbandplastik.

kubital ⟨*lat*⟩ *Adj*: cubitalis; zum Ellenbogen gehörig.

Kubitaldrüsen: Nodi Lymphatici cubitales. Lymphknoten in der Ellenbeuge, v. a. über dem Epicondylus humeri medialis an der V. basilica gelegen.

Kuboid ⟨*gr*⟩ *n* ↑Os cuboideum.

Kuchenniere: Fehlbildung, bei der die mittleren Anteile beider Nieren miteinander verwachsen sind.

Küchenschabe ↑Blatta orientalis.

Kuebler-Ross, Elisabeth (geb. 1926), Schweizer Ärztin. Begründerin der ↑Sterbeaufklärung in der Neuzeit.

Kufs, Hugo (1871–1955), Neuropathologe, Leipzig.

Kufs-Syndrom (nach Hugo K.): veraltet auch adulte amaurot. Idiotie; progrediente Intelligenzminderung mit zerebralen u. epileptiformen Sympt.; Sehstörungen infolge Pigmentdegeneration der Retina (↑Lipidspeicherkrankheiten). Erstbeschreibung 1924.

Kugelbakterien ↑Kokken.

Kugelberg-Welander-Krankheit ↑Muskelatrophie, spinale.

Kugelblutung des Gehirns: Diapedeseblutung; das ausgetretene Blut liegt der Kapillarwand dicht an. Ggs. dazu ↑Ringblutungen des Gehirns.

Kugelgelenk: Articulatio sphaeroidea. ↑Articulatio.

Kugelkallus: üppige, kugelförmige Kallusbildung infolge mechan. Instabilität (Schlüsselbeinbruch). ↑Kallus, ↑Knochenbruchheilung.

Kugelkammer: Typ einer ↑Ionisationskammer mit kugelförmiger innerer u. äußerer Elektrode.

Kugellinse ↑Sphärophakie.

Kugelmann, Louis (1828–1902), prakt. Arzt u. Gyn., Hannover.

Kugel-Stoloff-Syndrom: schon im frühen Säuglingsalter entstehende Herzhypertrophie mit Lipidspeicherung unbekannter Ursache. Klin. paroxysmale Tachykardie, EKG-Niedervoltage, Lungenstauung, Dyspnoe.

Kugelzange: einzinkiges, zangenartiges Instrument zum Fassen der Portio.

Kugelzelle ↑Sphärozyt.

Kugelzellenanämie ↑Sphärozytose, hereditäre.

Kühlpuder: entziehen der Haut aufgrund der guten Wärmeleitfähigkeit der Pudergrundlage Wärme, wofür vor allen Dingen Stärkesorten (↑Stärke) durch Wassergehalt verantwortl. sind. Auch ↑Stearate üben eine Kühlwirkung aus.

Kühlsalben: Emulsionssalben vom Typ Öl/Wasser, die der Haut durch Wasserverdunstung Wärme entziehen. Sie mindern lokale Hitze u. Spannungszustände u. wirken dadurch juckreizstillend, z. T. entzündungswidrig. Unguentum leniens (Cold Cream) ist eine Pseudoemulsionssalbe mit geringer Stabilität. Die nach Applikation von Mentholsalben zu beobachtende Kühlwirkung beruht auf einer Reizung der Kälterezeptoren, ist subjektiv u. nicht mit Temperaturerniedrigung verbunden.

Kuhmilchallergie ↑Enteropathie, kuhmilchsensible.

Kuhn-System: ventilloses halboffenes Narkosesystem, das sich bes. für die Anwendung bei Säuglingen u. Kleinkindern eignet. Geringer Totraum u. niedriger Atemwiderstand bei hohem Frischgasverbrauch (Zwei- bis Dreifache des Atemminutenvolumens).

Kuhpocken: Variola vaccina; milde Form der Pocken bei Kühen, ausgelöst durch Kuhpockenvirus; Übertragung vom Euter der Kühe meist auf die Hand des Melkers (↑Melkerpocken). Erkrankung des Menschen an K. schützt gegen Menschenpocken u. Impfpocken; histor. Grundlage der ↑Pockenschutzimpfung mit Vacciniavirus.

Kuhpockenimpfung ↑Vakzination.

Kuhpockenvirus: Virusart der Gattung ↑Orthopoxvirus. Erreger der ↑Kuhpocken (pustulöse Dermatitis an Euter u. Zitzen). Übertragung auf Menschen durch Kontakt. Krankheit: ↑Melkerpocken.

Kuldoskopie ⟨*gr*⟩ *f*: endoskop., transvaginale Untersuchungen des Douglas-Raums.

Kuldotomie: Eröffnung des Douglas-Raums durch Inzision im hinteren Scheidengewölbe.

Kulenkampff, Dietrich (1880–1967), Chir., Zwickau.

Kulenkampff-Plexusanästhesie (nach Dietrich K.): supraklavikuläre Plexusanästhesie; Verfahren der Leitungsanästhesie am Plexus brachialis, das, oberhalb der Klavikula angewendet, Operationen im Bereich des gesamten Arms ermöglicht.

Kulmination ⟨*lat*⟩ *f*: Erreichung des Scheitelpunkts, Höhepunkt.

Kultivation: Vorgang, der die Herstellung einer Population in vitro gezüchteter Zellen gestattet. Man unterscheidet K. auf Oberflächen u. in Suspension. Als wesentl. Bedingungen für eine erfolgreiche K. sind Keimfreiheit u. ein geeignetes Nährmedium zu nennen. ↑Kultur.

Kultur: Züchtung von Mikroorganismen auf bzw. in ↑Nährmedien. In der bakt. Diagnostik dient die Primärkultur der Anzucht des Erregers aus dem Untersuchungsmaterial mit dem Ziel, durch ↑Passagen ↑Reinkulturen zur Erregeridentifizierung u. ↑Resistenzbestimmung zu erhalten. Nach Art der Züchtungsbedingungen unterscheidet man bei eukaryont. Zellen: **Durchströmungskultur** (Perfusionskultur) nach Rose: Kultivierungssystem, das gestattet, die Umweltbedingungen ständig zu kontrollieren u. relativ konstant zu halten. Unter diesen Bedingungen werden höhere Zelldichten als bei stationärer Kultivierung erreicht. **Fibroblastenkultur**: in serumhaltigen Medien wird in Explantatkulturen eine Population mesenchymaler Zellen (Fibroblasten) bevorzugt zur Proliferation angeregt. **Kaltblüterzellkultur**: Zell- o. Organkulturen, bei denen Gewebe o. Organe versch. Kaltblüter (Fische, Amphibien, Reptilien, neuerdings v. a. Insekten) Verwendung finden. Diese erfordern spez. Nährmedien. **Rollerkultur**: durch langsame Rotation der Kulturgefäße (Röhrchen o. Rundflaschen) wird eine bessere Versorgung von Monolayer-Zellkulturen mit Nähr- u. Wirkstoffen erzielt. **Suspensionskultur** (z. B. in Spinnerflaschen): hierfür geeignete Zellen werden in ↑Kulturflaschen größerer Volumina (100 ml bis 5 l) o. noch größeren Fermentatoren scherkraftarm bewegt u. dadurch in der Schwebe gehalten. **Klontechnik** (auch Kolonietechnik): Verdünnung von Zellsuspensionen auf Grenzwerte, von denen dann ↑Klone zu isolieren sind. Weitere z. T. in der Industrie genutzte Kulturverfahren: ↑Emerskultur, ↑Submerskultur, ↑Fermenter.

Kulturflaschen: Glas- bzw. Plastikgefäße versch. Form u. Größe für die Kultivierung von Zellen, Geweben u. Organen. **Carrel-Flaschen**: spez. Glasflaschen (benannt nach dem Erstbeschreiber). **Leighton-Röhrchen**: Kulturröhrchen unterschiedl. Größe, mit Gummistopfen o. verschraubbarer Kappe verschließbar, die Fenster für die mikrosk. Beobachtung der Zellen besitzen. **Spinnerflasche**: Glasgefäß mit einem eingebauten rotierenden Rührer, wird für Suspensionskulturen benutzt. **Rollerflaschen**: K., die geeignet sind, um ihre Längsachse bewegt zu werden.

Kulturverfahren: Züchtung von Mikroorganismen nach best. Verfahren o. unter best. Bedingungen, z. B. aerobe o. anaerobe K.; selektive K. durch Zusatz von Hemmstoffen zu den Nährsubstraten für best. Bakterien, wodurch die gesuchten Bakterien besser wachsen können, o. Stoffen, die das Wachstum best. Mikroorganismen fördern. ↑Kultur.

Kumarine ↑Cumarine.

Kümmel ↑Carum carvi.

Kümmel-Punkt: Druckpunkt bei Appendizitis, der etwa 2 cm unterhalb einer vom Nabel zur Spina iliaca anterior superior verlaufenden Linie u. 2 cm seitl. vom Nabel liegt.

Kumulation ⟨*lat*⟩ *f*: Anreicherung eines Stoffs im Organismus, wenn mehr zugeführt wird, als eliminiert werden kann; nach Dettli ein sich selbst begrenzender Vorgang, der in Abhängigkeit von der Dosis u. dem Dosierungsintervall zu einem Kumulations-Steady-state führt (wenn die Elimination einer Exponentialfunktion folgt). Bei wiederholter Äthanolaufnahme wird dagegen kein steady state erreicht, sondern der Alkoholspiegel steigt kontinuierl. an. Bes. leicht kumulieren Stoffe mit langen Eliminationshalbwertszeiten, z. B. Phenobarbital (t_{50} 50–150 h), Digitoxin (t_{50} 500–200 h), Bromide, Blei, Quecksilber. Wenn diese Tatsache beim Dosierungsregime nicht berücksichtigt wird, können tox. Blutspiegel leicht erreicht werden. Die K. kann vermieden werden durch lange ↑Applikationsintervalle u./o. entspr. niedrige ↑Erhaltungsdosen (z. B. Ther. mit Digitoxin). Die Gefahr der K. wächst bei Einschränkungen der Elimination (Leber- u. Nierenfunktionsstörungen; Früh- u. Neugeborene, Säuglinge, Greise). Neben der ↑Stoffkumulation gibt es eine kumulative ↑Wirkung, z. B. bei Kanzerogenen. Abb. S. 1112.

Kumulationsfaktor: *Abk* R; beschreibt nach Dettli, wieviel mal höher der Arzneistoffgehalt im Kumulations-Steady-state ist im Vergleich zur einmaligen Applikation.

Kumulogramm: graph. Darstellung zur Information über Intensität, Symmetrie u. Regelmäßigkeit opt.-vestibulärer Reaktionen.

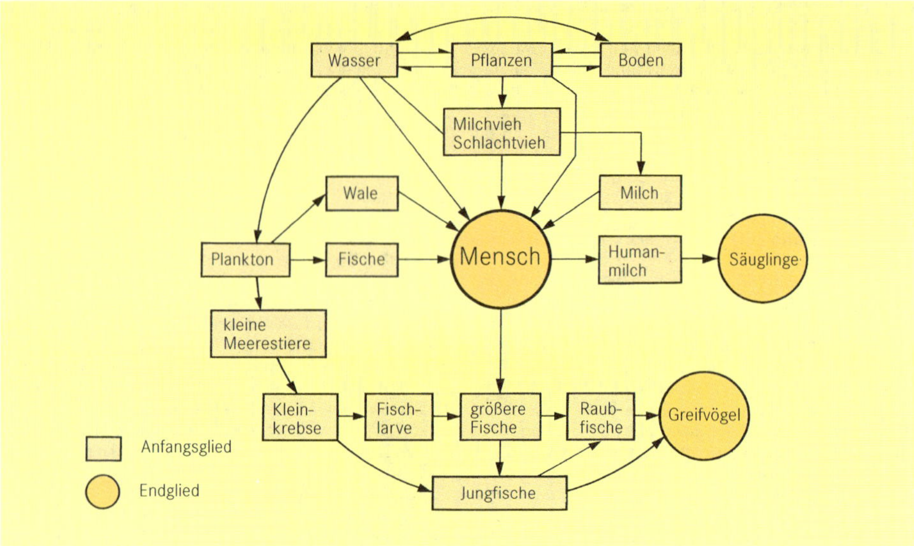

Kumulation. Kumulation von Schadstoffen in der Nahrungskette.
Schema der Nahrungsketten, über die es zu einer Kumulation von Schadstoffen kommen kann.

Kündigungsrecht: Nach dem SGB V haben ↑ Krankenkassen das Recht, ↑ Versorgungsverträge ganz o. teilweise zu kündigen. Eine Kündigung ist nur zulässig, wenn die Kündigungsgründe nicht nur vorübergehend bestehen. Bei Plankrankenhäusern ist die Kündigung mit einem Antrag an die zuständige Landesbehörde auf Aufhebung o. Änderung des Feststellungsbescheids verbunden.

Kunjinfieber: in Nordaustralien vorkommende Arbovirose, übertragen durch Stechmücken. Klin. Sympt.: Fieber, z. T. Meningoenzephalitis.

Kunjinvirus: Virusart der Gattung ↑ Flavivirus. Vorkommen in Nordaustralien bei Wirbeltieren. Übertragung auf den Menschen durch Moskitos. Krankheit: ↑ Kunjinfieber.

Kunstafter ↑ Anus praeternaturalis.

Kunst, ärztliche: 1. Anwendung der med. Wissenschaft u. der persönl. Erfahrung des Arztes auf den einzelnen Pat. unter Berücksichtigung seiner Individualität. 2. Der med. Wissenschaft wird nur eine Hilfsfunktion eingeräumt, o. sie wird ganz in Frage gestellt (Antiszientismus). Die ä. K. dagegen wird überbewertet bis mystifiziert als vorwiegend endogen u. intuitiv angesehen u. ist angebl. nur vor dem eigenen Gewissen zu verantworten.

Kunstauge: Augenprothese, zumeist aus Glas. Dem Augenäußeren nachgebildete Schale, auf bewegl. Implantat montiert.

Kunstfehler: ärztl. Behandlung unter Verstoß gegen die allg. anerkannten Grundsätze der ärztl. Wissenschaft.

Kunstglied: früher gebräuchl. Bez. für ↑ Prothese.

Kunstherz ↑ Herz, künstliches.

Kunststoff: makromolekularer organ. Werkstoff, der entweder synthet. o. durch Umwandlung von Naturprodukten hergestellt wird. Synthet. K. enthält i. d. R. ↑ Additive. Auch die Abgabe von Resten des Monomeren aus dem K. ist bei Bedarfsgegenständen zu beachten. Die reinen synthet. Hochpolymeren sind inaktiv. Bei halbsynthet. K. sind herstellungsbedingte Verunreinigungen zu beachten.

Kunststoffprothese: aus Kunststoffen (Kautschuk, Gummi, Keramik) hergestellte ↑ Prothesen.

Kunststoffzahn: aus Polymethylmethacrylaten als Grundmaterial aufgebauter künstl. Zahn.

Kunsttherapie: Gestaltungstherapie; auf kreative u. künstler. Äußerungsformen aufbauende Psychotherapieform (Maltherapie, Musiktherapie), in der es um prim. unverbalisierte Darstellung von Gefühlen geht, die evtl. sek. interpretiert u. versprachlicht werden können.

Küntscher, Gerhard (1900–1972), dt. Chir., Hamburg. K. hat durch sein Verfahren der Markraumnagelung die Entwicklung der modernen Unfallheilkunde wesentl. beeinflußt.

Küntscher-Nagelung (nach Gerhard K.): intramedulläre Osteosynthese langer Röhrenknochen mit einem starren, durch Kleeblattprofil querelast. Nagel. Hohe Stabilität der Knochenverbindung erreichte K. durch das Aufbohren des Markraums, in dem sich der Nagel gleichmäßig über längere Distanz verklemmen kann. Die K. wurde inzwischen weiterentwickelt. ↑ Marknagelung, ↑ Verriegelungsnagelung. Abb.

Kupfer: chem. Symbol Cu; Ordnungszahl 29; relative Atommasse 63,55; Dichte 8,9; unentbehrl. ↑ Mikroelement in biol. Systemen. Bestand des Organismus an Cu^{2+} etwa 100 mg; tgl. Bedarf 2,5 mg; Cu^{2+} ist Bestandteil zahlreicher Oxidasen; ↑ Zytochromoxidase, Laktase (↑ Betagalaktosidase), ↑ Lysyloxidase, Ferrioxidase, ↑ Superoxiddismutase u. a. Im Blutplasma findet man zwei Cu^{2+}-Fraktionen, eine an Ferrioxidase (↑ Coeruloplasmin) fest gebundene u. eine an Albumin locker gebundene Fraktion. Letztere ist für den Cu^{2+}-Transport von Bedeu-

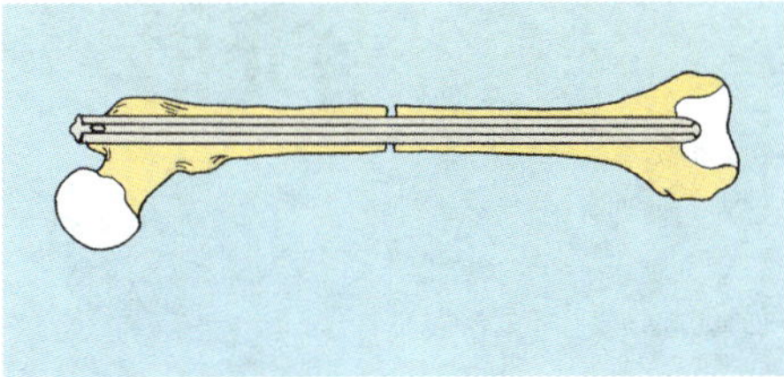

Küntscher-Nagelung

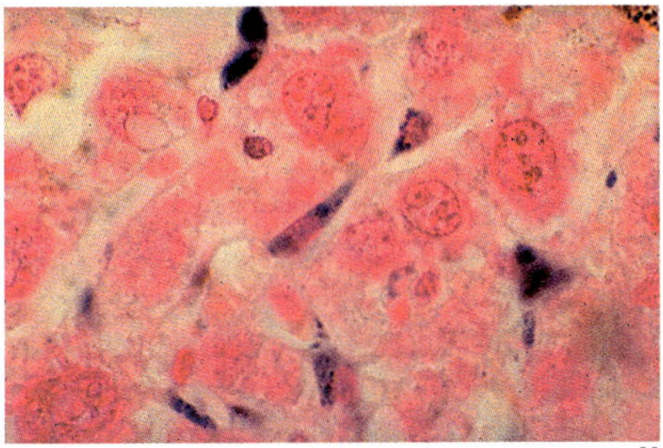

30

Kupffer-Sternzellen. Histologischer Schnitt durch die Leber einer Maus, Vitalfärbung mit Trypanblau, Gegenfärbung mit Kernechtrot; K. mit phagozytierten blauen Tropfen

tung. Ausscheidung von Cu^{2+} erfolgt durch die Gallenflüssigkeit. Bei unzureichender Ausscheidung entsteht die Kupferspeicherkrankheit (↑Wilson-Krankheit). K. besitzt eine starke oligodynamische ↑Wirkung. Langsame Resorption aus dem Magen-Darm-Kanal. Kupferstaub führt zum Kupferfieber. Kupfersalze haben eine adstringierende Wirkung.

Kupferdrahtarterien ↑Fundus hypertonicus.

Kupferfinnen: Rotfinnen; ↑Rosazea.

Kupferproteine ↑Coeruloplasmin, ↑Cupreine, ↑Superoxiddismutase.

Kupferring-Kerr-Abdruck: dient der Modellgewinnung von präparierten Einzelzähnen, wobei dem Zahnhals entspr. dem Verlauf des Gingivalsaumes ein Kupferring angepaßt wird. Der Abdruck erfolgt mit ↑Kerrmasse.

Kupferstar ↑Chalkosis.

Kupfersulfat: $CuSO_4$, Emetikum, ↑Kupfer.

Kupffer, Karl Wilhelm von (1829–1902), Anat., Dorpat, Kiel, Königsberg, München.

Kupffer-Sternzellen (nach Karl W. v. K.): Macrophagocytus stellatus; durch Fortsätze sternförmige Zellen der Lebersinusoide, die z.T. im Endothelverband, z.T. dem Endothel außen aufliegen u. deren Zellfortsätze das Sinusoidlumen kreuzen können. K. sind zur Phagozytose befähigt u. gehören zum ↑Monozyten-Makrophagen-System. Abb.

Kupidobogen: obere Begrenzung des Oberlippenrots.

Kupplung, fixe: zeitl. konstante Ankupplung einer ↑Extrasystole an eine physiol. gebildete u. geleitete elektr. Systole (im Ggs. zur gleitenden Kupplung bei ständig sich änderndem Abstand vom Normalschlag).

Kupulolithiasis ⟨*lat* + *gr*⟩ *f*: Kontusion des Labyrinths mit Mobilisierung der Otolithen infolge Verletzung des Ohrs o. Schädels, Operationen o. Entzündungen des Mittelohrs, bes. nach Stapedektomie. Klin. anfallartiger paroxysmaler Schwindel bes. bei plötzl. Kopfbewegungen sowie rotator. Nystagmus.

Kupulometrie: Prüfung der Vestibularisfunktion.

Kur: zeitl. begrenzte Behandlung, die i.d.R. in einem Heilbad o. Kurort durchgeführt wird u. in deren Mittelpunkt die serielle Anwendung der Balneotherapie (↑Bäder, medizinische, ↑Trinkkuren ↑Inhalationen) steht. Die K. beinhaltet darüber hinaus einen Klima- u. Milieuwechsel, physikal. Therapieformen einschl. Bewegungstherapie, Diät, Gesundheitsbildung u. ggf. Psychotherapie.

Kurarealkaloide ↑Curare.

Kurarzt ↑Badearzt.

Kureffekt: bis zum Ende der Behandlung eingetretene Wirkung einer ↑Kur, die noch keine Rückschlüsse über die Langzeitwirkung (↑Kurerfolg) zuläßt.

Kurella, Ernst G. (1725–1799), Arzt, Berlin.

Kurerfolg: Langzeitwirkung einer ↑Kur, die nicht mit dem ↑Kureffekt ident. sein muß u. frühestens 3–6 Monate nach deren Abschluß beurteilt werden sollte.

Kürettage ⟨*frz*⟩ *f*: Abrasio. 1. ***Gyn.:*** Ausschabung der Gebärmutterschleimhaut zur Gewinnung von Material bei postklimakteriellen Blutungen o. zur Entfernung von embryonalem Gewebe. 2. ***Zahnmed.:*** Ausräumung von Granulationsgewebe o. Schleimhaut aus Alveolen, Zahnfleischtaschen. ↑Parodontologie.

Kürette ⟨*frz*⟩ *f*: **1.** gestieltes, ringförmiges Instrument zum Abkratzen von Schleimhaut, z.B. in der Gyn. ↑Kürettage. **2.** In der ↑Parodontologie rechtwinklig abgebogene u. unterschiedl. geformte Instrumente mit einseitiger Schneide (Ggs. ↑Scaler) zur Abtragung der Schleimhautauskleidung der parodontalen ↑Tasche.

Kurierfreiheit: bedeutet, daß sowohl der Pat. seinen Arzt wählen als auch der Arzt grundsätzl. die Behandlung ablehnen kann.

Kurierpflicht ↑Behandlung.

Kurkin, Pjotr Iwanowitsch (1858–1934), russ. Arzt; bedeutender Medizinalstatistiker.

Kurkrise ↑Kurreaktion.

Kurloff-Körperchen: Kernabsprengungen im Zytoplasma von Karzinoidzellen.

Kurmittel: Heilmittel der ↑Kurortmedizin bzw. ↑Balneologie (↑Heilwässer, Heilgase, ↑Heilpeloide). In heilklimat. Kurorten kann es sich bei den K auch um ther. nutzbare Klimafaktoren, bei den Kneippkurorten um Einrichtungen zur ↑Kneipp-Kur handeln.

Kurort: Ort in dem Kurmittel zur Behandlung von Pat. zur Verfügung stehen u. die über eine zur Kurbehandlung notwendige Infrastruktur verfügen. Die Kriterien für die Anerkennung von K. sind in den Begriffsbestimmungen für Kurorte, Erholungsorte u. Heilbrunnen festgelegt. Es wird zwischen Heilbädern, Seeheilbädern, Seebädern, Kneippheilbädern, Kneippkurorten, heilklimat. Kurorten u. Luftkurorten unterschieden (↑Begriffsbestimmungen für Kurorte, Erholungsorte und Heilbrunnen, herausgegeben vom Deutschen Bäderverband u. dem Deutschen Fremdenverkehrsverband, Bonn).

Kurort, heilklimatischer: Ort, der ein ↑Heilklima nachweisen kann, frei von belastenden Klimafaktoren ist u. eine zur Klimatherapie geeignete Infrastruktur aufweist, kann in der Bundesrepublik Deutschland auf An-

K

trag nach den Kriterien der ↑Begriffsbestimmungen für Kurorte, Erholungsorte und Heilbrunnen das Prädikat h. K. erlangen.

Kurortmedizin: Bereich der Med. u. Wissenschaftsdisziplin, die sich mit der kurmäßigen Anwendung der natürl. Heilmittel u. sämtlichen sonst am ↑Kurort zur Verfügung stehenden Heilmethoden befaßt. Darüber hinaus gehört zur K. auch ein Bereich der med. Diagnostik, dessen Schwerpunkt neben krankheitsspezif. Untersuchungen auf der Feststellung der Belastbarkeit sowie der Reaktionsprognostik liegt.

Kurortwissenschaften: Wissenschaftsdisziplin, die sich mit allen Fragen, die mit der Anwendung der natürl. Heilmittel in Zusammenhang stehen, befaßt (↑Balneologie, ↑Kurortmedizin, ↑Klimatologie, medizinische).

Kurprozeß, reaktiver: der durch die Kurbehandlung ausgelöste Prozeß der funktionellen Adaptation; zeichnet sich durch eine charakterist. reaktive Verlaufsperiodik der Funktionsänderungen aus; besteht aus gedämpften Perioden von etwa 7- o. 10tägigen Periodendauern (Circaseptan- u. Circadekanperiodik). ↑Normalisierung, adaptive.

Kurreaktion: i. R. der funktionellen Adaptation, bevorzugt im Bereich des 7. o. 21. Kurtages auftretende, vorübergehende vegetative Regulationsstörung, in deren Rahmen es zu Schlaf- u. Befindensstörungen, Verschlechterungen der Krankheitssymptomatik, interkurrenten Infekten u. a. kommen kann.

Kürschnernaht ↑Naht.

Kuru-Krankheit: seit Anfang des 20. Jh. auftretende ↑Slow-Virus-Infektion, Prioneninfektion des ZNS bei Angehörigen des Fore-Stamms (Kannibalen auf Neu-Guinea). Inkubationszeit 5–15 Jahre. Klin. progredienter Verlauf mit Kleinhirnataxie, Tremor, Muskelatrophie; Lähmung (ohne Bewußtseinsschwund) u. tödl. Ausgang. Pathol.-anat. herdförmige Neuronendegeneration ohne deutl. Zeichen der Entzündung. Übertragung beim rituellen Kannibalismus des erkrankten Gehirns.

Kurvatur ⟨*lat*⟩ *f* ↑Curvatura.

Kurvenschreiber: Plotter. Ausgabegerät einer elektron. Datenverarbeitungsanlage, das digitale Daten in Form von Kurven (Polygonzügen) in einem zweidimensionalen Koordinatensystem ausgibt. Es können beliebige graph. Darstellungen in der Ebene aufgezeichnet werden. (Digigraphie). Z. B. in der Orthop. u. in der Bestrahlungsplanung einsetzbar.

Kurzdarmsyndrom: angeborene Verkürzung des Dünndarms um bis zu 80 %, des Dickdarms um die Hälfte der normalen Länge. Assoziiert mit Malrotation des Darms (↑Malrotatio intestini). In Neugeborenenzeit Trinkschwäche, wäßriger Stuhl, Erbrechen. Später Sympt. der Malabsorption. Sehr seltene Fehlbildung mit schlechter Progn.

Kurzhals ↑Klippel-Feil-Syndrom.

Kurzpsychotherapie: Sammelbegriff v. a. für psychoanalyt. orientierte ↑Psychotherapien, die sich von den psychoanalyt. Standardverfahren durch geringere Stundenzahlen u. -frequenzen u. eine eingegrenzte Thematik unterscheiden. Ein Beispiel ist die Fokaltherapie, bei der in ca. 10–15 Sitzungen ein neurot. Zentralkonflikt bearbeitet wird.

Kurzrippensyndrom: ↑Osteochondrodysplasie des Thoraxskeletts; kann ohne o. mit ↑Polydaktylie auftreten. Es werden versch. Typen (Schweregrade) unterschieden: Saldino-Noonan-Syndrom, ↑Majewski-Syndrom, letale Thoraxdysplasie. Abb.

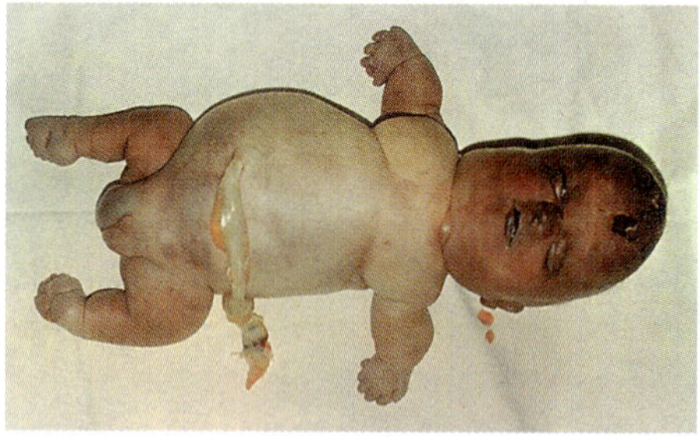

37

Kurzrippensyndrom. Saldino-Noonan-Syndrom mit Mikromelie, Heptadaktylie und schmalem Thorax

Kurzrock-Miller-Test: sterilitätsdiagnost. Verfahren, bei dem männl. Samen mit dem Sekret aus der Cervix uteri zusammengebracht wird. Es wird festgestellt, ob der männl. Samen in seiner Beweglichkeit gehemmt wird u. damit nicht an das weibl. Ei gelangen kann.

Kurzschädel ↑Brachyzephalie.

Kurzschluß: physiol. Gefäßverbindung, die dem venösen Blut art. (li.-re. K.) o. art. Blut venöses (re.-li. K.) beimischt.

Kurzschlußanastomose: beabsichtigte o. unbeabsichtigte ↑Anastomose zwischen Darmabschnitten mit der Folge einer Ausschaltung größerer Darmanteile.

Kurzschluß, arteriovenöser ↑Shunt, arteriovenöser.

Kurzschlußhandlung: aufgrund einer heftigen Gefühlsreaktion entstehende triebartige Handlung ohne Kontrolle der höheren Anteile der Persönlichkeit. Bei der K. sind im Ggs. zur reinen Affektreaktion jedoch planende Anteile zu erkennen, z. B. geplanter Selbstmordversuch in partnerschaftl. Konfliktsituation, der nach erneutem heftigen Streit in die Tat umgesetzt wird.

Kurzschlußsyndrom, portokavales: portosystem. Enzephalopathie, bedingt durch Ammoniakintoxikation, die durch nicht in der Leber abgebaute Eiweißbestandteile im Kreislauf entsteht.

Kurzschluß, vaskulärer: Zustand der Lungenperfusion, gekennzeichnet durch einen Übertritt des Blutes aus dem präkapillären Bereich in den postkapillären, ohne daß es durch Gasaustausch zu einer Sauerstoffsättigung des Blutes kommt. Als Ursachen des v. K. kommen die Blutpassage nichtventilierter Alveolarbezirke o. intrapulmonale arteriovenöse Shunts in Frage. Der v. K. führt zur peripheren art. Hypoxie u. kann durch Sauerstoffatmung nicht vollständig ausgeglichen werden.

Kurzsichtigkeit: ↑Myopie, ↑Refraktionsanomalie.

Kurzstäbchen: stäbchenförmige Bakterien, deren Länge kleiner als ihre doppelte Breite ist.

Kurzstrahler: Astrozyten mit kurzen Zellfortsätzen (Astrocytus protoplasmaticus); ↑Neuroglia. Ggs.: ↑Langstrahler.

Kurzwellen: elektromagnetische ↑Felder des Frequenzbereichs 3–30 MHz, entspr. der Wellenlänge 100–10 m.

Kurzwellentherapie: Form der ↑Hochfrequenzwärmetherapie; λ 11,06 m, 27,12 MHz (entspricht in der Technik dem Ultrakurzwellenbereich). Wärmebildung im elektromagnet. Feld. Bei Applikation der Energie mittels ↑Kondensatorfeldbehandlung, wird zwar das Unterhautfettgewebe zehnmal stärker als die Muskulatur erwärmt, jedoch ist bes. bei großem Elektrodenhautabstand eine Erwärmung bis in die Tiefe der Gewebe nachweisbar. Bei Anwendung der Spulenfeldmethode, ↑Wirbelstromelektrode bevorzugte Erwärmung der Muskulatur, da vorwiegend die magnet. Komponente des elektromagnet. Felds wirksam wird. ↑Thermotherapie.

Kurzzeitgedächtnis: nicht dauerhaftes, d. h. noch nicht in die Konsolidierungsphase eingetretenes Gedächtnis. Es beruht auf Erleichterung der synapt. Übertragung, die noch nicht zu dauerhaften mikrostrukturellen u. metabol. Änderungen der Konnektivität geführt hat. ↑Potenzierung.

Kurzzeitsulfonamide ↑Sulfonamide.

Kussmaul, Adolf (1822–1902), Int., Heidelberg, Erlangen, Freiburg im Breisgau u. Straßburg. Schüler von F. K. Naegele (1778–1851); K. wandte mit Erfolg die Magenpumpe in der Praxis an (1867). Im Jahre 1869 beschrieb er in klass. Weise die sog. „große" Atmung beim ↑Coma diabeticum.

Kussmaul-Atmung (nach Adolf K.): pathol. Atemtyp in Form einer ↑Hyperpnoe mit großem Atemzugvolumen u. konstanter, manchmal hoher Atemfrequenz. Kommt vor bei schwerer metabol. Azidose (Azidämie).

Kussmaul-Maier-Syndrom (nach Adolf K. u. Rudolf R. M.) ↑Periarteriitis nodosa.

Küstenklima ↑Meeresküstenklima.

Küstner, Otto Ernst (1849–1931), Gyn., Breslau.

Küstner-Lösungszeichen (nach Otto E. K.): Plazentalösungszeichen; ↑Nabelschnurzeichen.

Küstner-Steißhaken (nach Otto E. K.): geburtshilfl. Instrument; stumpfer, fingerartiger Haken aus Metall, der bei der ganzen Extraktion toter Kinder aus ↑Steißlage eingesetzt werden kann.

Küstner-Uterusfaßzange (nach Otto E. K.): Instrument für gyn. Laparotomien.

kutan ⟨*lat*⟩ *Adj*: cutan, die Haut betreffend.

Kutanimpfung: Kutanprobe; gebräuchl. Methode der Einspritzung von Impfantigenen (Immunogenen) o. Testantigenen (Allergenen) in die Haut zu proph. Zwecken (↑Impfung) o. zur Diagnostik (↑Hauttest).

Kutikula ⟨*lat*⟩ *f*: *Dim* zu Kutis; Cuticula; Häutchen.

Kutikularsaum ↑Bürstensaum.

Kutis ⟨*lat*⟩ *f*: Cutis, Haut; setzt sich aus einem epithelialen Anteil, der Oberhaut (↑Epidermis), u. dem darunterliegenden bindegewebigen Anteil, der Lederhaut (Korium, ↑Dermis), zusammen. Letztere geht ohne scharfe Grenzen in das Unterhautgewebe (Tela subcutanea, Subkutis) über. Unterscheidung in Leistenhaut an Hohlhand u. Fußsohle mit Papillarleisten (Cristae cutis) u. Felderhaut an der gesamten übrigen Körperoberfläche mit Furchen (Sulci cutis), die rhomb. Felder (Areae cutis) begrenzen. Die Fläche der Haut des Erwachsenen beträgt ca. 1,6 m^2, das Gew. des gesamten Hautorgans $^1/_6$ des Körpergewichtes. Als epitheliale Anhangsgebilde der Haut werden Haare (Pili), Nägel (Ungues), Talg- u. Schweißdrüsen bezeichnet. Haare u. Talgdrüsen treten an den Follikelmündungen aus, während die kleinen Schweißdrüsen eigene Öffnungen haben. In der Dermis verlaufen die Blutgefäße zur Ernährung der Haut u. ihrer Anhangsgebilde. Im ganzen ist die Haut bradytroph, weshalb man sie schichtweise transplantieren kann. Ferner hat sie reichl. Lymphgefäße u. Nerven sowie Nervenendigungen (Terminationes nervorum). Eine Hautdrüse ist auch die Brustdrüse, Glandula mammaria. Die Hautbeschaffenheit ändert sich mit dem Alter (Cutis senilis), ihre Funktionen sind vielfältig: ↑Temperaturregulation, Infektionsschutz, Sinnesorgan (↑Hautsinn), Ausscheidungsfunktion. Abb. 1 u. 2.

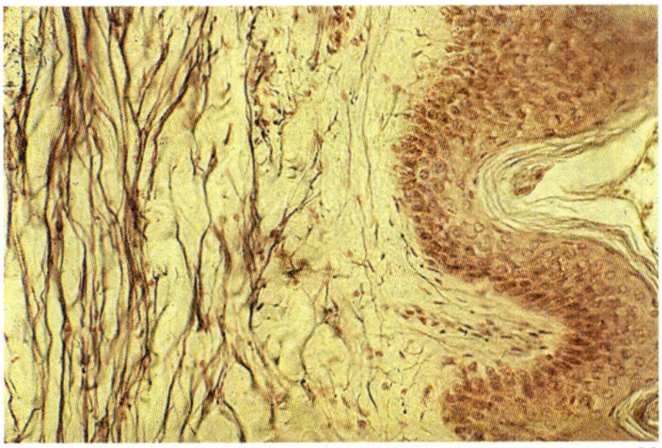

30

Kutis (Abb. 1). Histologischer Schnitt durch die Wangenhaut, Elastika-Färbung; unter der zellreichen Epidermis die Dermis mit zahlreichen elastischen Fasern im Stratum reticulare

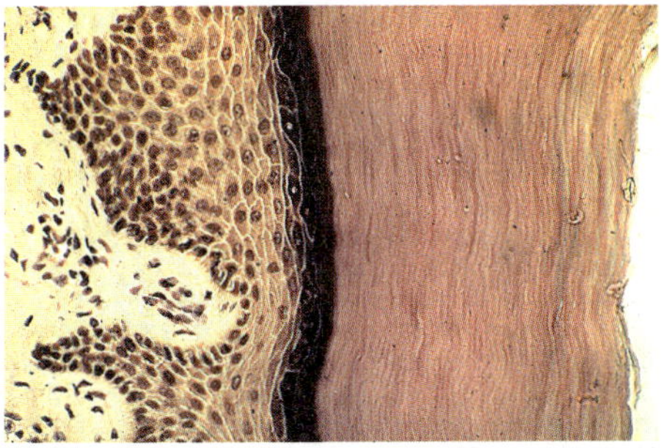

30

Kutis (Abb. 2). Histologischer Schnitt durch die Fingerhaut, HE-Färbung; Epidermis mit dicker Hornschicht, Stratum papillare der Dermis

Kutisnabel: Nabel, der dadurch entsteht, daß sich die Haut verlängert auf der Nabelschnur fortsetzt.

Kutisplastik: nach E. Rehn bezeichnete Methode zum Defektverschluß mittels ↑Kutistransplantat. Weitere Anwendungsgebiete: Operationen am Stütz- u. Bewegungsapparat, Einsatz bei Bauchwanddefekten.

Kutistransplantat: untere Schicht der Haut, Kutis o. Korium genannt, wird entnommen u. als ↑Transplantat verwendet, 1913 erstmals von O. Löwe beschrieben (veraltete Bez. Kutislappen).

Küttner-Tumor: chron., atroph. sklerosierende Sialadenitis; Sonderform der chron. Sialadenitis mit ausgeprägter Drüsenatrophie u. Sklerose, so daß ein harter Tumor vorgetäuscht wird. Bevorzugt betroffen ist die Submandibulardrüse. In 50 % liegt eine Sialolithiasis vor.

Kveim, Morton Ansgar (geb. 1892), norweg. Arzt, Oslo.

Kveim-Antigen (nach Morton A. K.): aus Sarkoidoseorganen (Milz, Lymphknoten) extrahierbares Antigen. Struktur wenig bekannt. Eingesetzt als Test-Antigen

K

im ↑Kveim-Test, auch im ↑Lymphozytentransformationstest.

Kveim-Test (nach Morton A. K.): Intrakutantest mit Kveim-Antigen. Diagn. relevant zur Früherkennung der Sarkoidose. Mäßig hohe Spezifität. Falschpositiv auch bei Crohn-Krankheit, Zöliakie u. Brucellose. Abgeschwächte Reaktion bei Kortikosteroiden.

Kwashiorkor: Mangelkrankheit durch Eiweißmangel im Kindesalter, häufig verbunden mit anderen Formen der Fehlernährung (Vitaminmangel), weit verbreitete Krankheit in trop. Regionen Afrikas, Asiens u. Südamerikas. Betroffen vorwiegend ärmste Bevölkerungsschichten, bes. gefährdet Kinder 1.–4. Lj. (Cholin u. Methioninmangel bereits in der Muttermilch) u. Polyavitaminose. Hohe Letalität. Gewichtsverlust u. Wachstumsstörungen, Reizbarkeit u. Apathie, Ödeme. Änderung der Hautpigmentierung (schwarzes Haar wird rötl.-braun) u. pellagraähnl. Hautveränderungen, gastrointestinale Störungen prägen das Bild.

Kwashiorkoranämie ↑Anämie, alimentäre.

Kyasanur-Waldfieber ⟨*ind*⟩: bisher nur im Mysore-Gebiet (Indien) beobachtete Infektionskrankheit. Erreger: ↑Kyasanur-Waldfieber-Virus. Gefährdet sind Waldarbeiter u. Bauern. Inkubationszeit 5–8 Tage. Sympt.: im Prodromalstadium plötzl. hohes Fieber, Übelkeit, Kopfschmerzen u. Lymphadenopathie, Dauer 7–10 Tage, anschließend fieberfreies Intervall (Dauer 7–21 Tage); klin. Sympt. in der zweiten Fieberperiode mit Hämorrhagien o. Meningoenzephalitis; Letalität ca. 10%. Ther.: sympt., keine proph. Schutzimpfung. ↑Arbovirosen.

Kyasanur-Waldfieber-Virus: Arbovirus der Gattung ↑Flavivirus. Vorkommen in Indien bei Vögeln, Nagern u. Fledermäusen. Übertragung auf Affen u. Menschen durch Schildzecken (Haemophysalis spinigera). Krankheiten: ↑Kyasanur-Waldfieber o. virale ↑Meningoenzephalitis.

Kybernetik ⟨*gr*⟩ *f*: von Norbert Wiener geprägte Bez. für die Gesamtheit von Wissenschaftsdisziplinen, die sich mit der Informationsverarbeitung u. Steuerung in Lebewesen, d. h. auch im Menschen, u. in Maschinen befassen. Die ↑Biokybernetik untersucht die rückgekoppelten Regelmechanismen in biol. Systemen (Molekularbiologie, Zellbiologie), die Neurokybernetik die Systembeziehungen in ↑Regelkreisen zwischen ZNS u. Körperperipherie, innerhalb des ZNS u. zwischen Organismus u. Umwelt. ↑Bionik.

Kyborg: Cyborg; Kunstwort aus „kybernetischer Organismus", funktionelle Einheit von Mensch u. Maschine, z. B. bei elektron. ↑Prothesen (↑Orthesen), wobei das elektron. Gerät mit dem Nervensystem verbunden wird.

Kyematopathien ⟨*gr*⟩ *f*: Oberbegriff für ↑Blastopathien (Schädigungen während der Blastogenese, 1.–14. Tag), ↑Embryopathien (Schädigung während der Embryogenese, 3.–8. Wo.) u. ↑Fetopathien (Schädigung ab 9. Wo. bis zur Geburt).

Kyle-Test: Kalziuminfusionstest.

Kymographie: Verfahren zur Aufzeichnung von Bewegungsvorgängen, z. B. auf sich drehende Zylinder. In der Röntgendiagnostik Aufzeichnung der Organbewegung, z. B. des Herzens u. der großen Gefäße, des Ösophagus, des Magens u. des Zwerchfells. Es gibt mehrere techn. Varianten. Flächenkymographie: Es wird ein mit Schlitzen versehenes Bleiblech in den Strahlengang gebracht u. senkrecht zur Längsrichtung der Schlitze während der Röntgenaufnahme bewegt. Es resultiert eine gezackte bildl. Darstellung des Objekts. Hinter jedem Schlitz bildet sich ein Zacken ab, der der Bewegung der vom Schlitz überstrichenen Randkontur entspricht. Die max. Ausdehnung u. die Zacken lassen Schlüsse auf die Bewegungsform u. -geschwindigkeit zu. Weitgehend durch die ↑Echokardiographie ersetzt.

kynodont ⟨*gr*⟩ *Adj*: Zähne mit kleiner Pulpakammer tragend, z. B. Mensch. Gegenwort taurodont, ↑Zahnform.

Kynospasmus ⟨*gr*⟩ *m*: vorwiegend bei Tetanus auftretender Spasmus des M. caninus mit Heben der Mundwinkel u. Entblößen der Zähne (hundeähnl.).

Kynurenin ⟨*gr*⟩ *n*: Zwischenprodukt beim Tryptophanabbau (↑Tryptophanstoffwechsel), entsteht durch Abspaltung von Ameisensäure des N-Formylkynurein durch die Kynureninformylase.

Kynurensäure: 4-Hydroxychinolin-2-karbonsäure, entsteht bei einer Nebenreaktion des Tryptophanabbaus aus ↑Kynurenin.

Kyphose ⟨*gr*⟩ *f*: dorsalkonvexe Biegung der Wirbelsäule. Verstärkung der im Brustwirbelsäulenabschnitt physiol. K.: Rundrücken (↑Haltungsfehler, ↑Scheuermann-Krankheit). Kyphosierung im Hals- u. Lendenbereich meist als schmerzbedingte Schonhaltung.

Kyphose, angeborene: dorsal konvexe Verkrümmung der Wirbelsäule auf der Grundlage von Wirbelfehlbildungen bei Belastung. Ursache ist meist Aplasie von Wirbelkörpern: Durch Vereinigung der Knochenkerne der Wirbelbögen vor dem Rückenmark entstehen dorsale Halbwirbel (↑Hemispondylie), die sich keilförmig umgestalten (↑Keilwirbel). Die darüberliegende Wirbelsäule kippt nach ventral ab. A. K. ist Bestandteil von Syndromen: ↑Marfan-Syndrom, Pfaundler-Hurler-Syndrom (↑Mukopolysaccharidose), ↑Dreyfus-Syndrom, Calvé-Syndrom (↑Calvé-Wirbel), Parrot-Kaufmann-Syndrom (↑Achondroplasie), ↑Chondrodysplasia punctata.

Kyphoskoliose: Seitverbiegung (Skoliose) der Wirbelsäule mit gleichzeitig verstärkter Kyphose. Kyphosierung häufig vorgetäuscht durch konvexseitigen ↑Rippenbuckel.

Kystadenom ⟨*gr*⟩ *n*: gutartiger Eierstocktumor mit überwiegend zyst. Anteilen.

Kystom ⟨*gr*⟩ *n*: Cystoma, ↑Kystadenom.

K-Zelle ↑Killerzellen.

L

l: *Abk* für Liter.

L: 1. ***Anat.***: *Abk* für Lumbalwirbel.
2. ***Ophth.***: *Abk* für Leuchtdichte.

L_1–L_5: *Abk* für 1.–5. Segment im Lendenteil des Rückenmarks. ↑Rückenmarksegmente.

l. a.: *Abk* für ↑Lege artis.

LA: *Abk* für ↑Lebensaktivitäten.

La: chem. Symbol für Lanthan.

Lab: Labenzym, Chymosin, Rennin; in den ersten Monaten nach der Geburt im Magen aus der Vorstufe Prochymosin gebildete pepsinähnl. ↑Protease; ersetzt das noch nicht vorhandene Pepsin. Der aus der Schleimhaut der Labmägen (Abomasum) junger Saugkälber gewonnene Extrakt dient Zubereitungen in der Labkäserei (Dickung der Milch, Labgerinnung). L. wird vom Menschen wahrscheinl. nicht gebildet.

Labbé-Vene: venöse Verbindung zwischen der Sylvii-Gefäßgruppe u. dem Sinus transversus.

Labeling ⟨*engl*⟩: Etikettierung; Zuordnung zu einer Diagnosegruppe. Wird vielfach für eine diskriminierende Zuordnung von Menschen zu ungünstigen Kategorien u. den damit im Zusammenhang stehenden, oft permanenten Benachteiligungen aufgrund ungenügender Untersuchungskriterien verwandt.

Labgerinnung: Milchgerinnung. Die milchgerinnende Wirkung von ↑Lab (Rennin) ist auf gezielte Proteolyse des κ-Casein der Milch zurückzuführen. κ-Casein wird in ein Glykopeptid u. in das als unlösl. Kalziumsalz präzipitierende ↑Paracasein gespalten. Bei der Proteolyse wird eine Peptidbindung zwischen Phenylalanin u. Methionin gespalten. Pepsin u. Chymotrypsin, nicht aber Trypsin, spalten ebenfalls diese Peptidbindung des κ-Caseins.

Labhardt, Alfred (1874–1949), Gyn., Basel.

Labhardt-Operation (nach Alfred L.): hohe hintere Dammplastik, bei Gebärmuttervorfall die Scheide operativ fast völlig verschließend (auch Kahr-Operation).

labial ⟨*lat*⟩ *Adj*: zur Lippe hin.

Labial: Kurzw. für Labiallaut; Lippenlaut; mit den Lippen gebildeter Laut (b, p).

Labialbogen: Grundelement einer herausnehmbaren kieferorthopäd. Apparatur, dient als Feder zur Bewegung der Frontzähne u. als Klammer zum Halt der Platte; schwächt auch den Lippendruck ab. Er ist aus 0,8 mm starkem federhartem Stahldraht u. liegt den Labialflächen der Frontzähne bis einschl. mesialem Drittel der Eckzähne im oberen Kronendrittel an. Die U-Schlaufen führen vom mesialen Drittel der Eckzähne in halbe Höhe der Umschlagfalte u. zwischen Eckzahn u. Prämolar auf die Gaumenseite der Platte, wo der L. befestigt ist.

Labia-minora-Verschmelzung: angeborene Fusion der kleinen Schamlippen. Meist besteht eine kleine Öffnung am vorderen Ende der Vulva. Die normalgroße Klitoris unterscheidet den Zustand von einem geringen Grad eines Pseudohermaphroditismus.

Labidodontie ⟨*gr*⟩ *f*: Kopfbiß o. Zangenbiß; die Schneidezähne des Ober- u. Unterkiefers treffen mit den Schneidekanten aufeinander.

Labiensynechie: Synechie beider (kleiner, seltener großer) Schamlippen; kann Harnfluß behindern u. muß in diesem Fall operativ korrigiert werden.

labil ⟨*lat*⟩ *Adj*: veränderl., schwankend.

Labilität ⟨*lat*⟩ *f*: Neigung des vegetativen Systems zu qualitativ u. quantitativ abwegigen Reaktionen, möglicherweise Normvariante (Leistungsschwäche, Kopfschmerzen, Schwindel, Herzklopfen, Tremor, deutl. Dermographismus).

Labilitätsproben: relativ einfache Untersuchungsmethoden, die grobe Aufschlüsse über die Zusammensetzung der Serumeiweißkörper geben. Sie beruhen auf der Tatsache, daß eiweißhaltige Lösungen (Serum, Plasma, Liquor) komplizierte kolloiddisperse Systeme darstellen. Jede Dys- u. Paraproteinämie hat eine Änderung der Kolloidstabilität zur Folge. Durch Eiweißfällung mittels Salzen, Säuren, organ. Lösungsmitteln, Hitze u. Elektrolytentzug tritt je nach Ausmaß u. Art der Dys- bzw. Paraproteinämie früher o. später eine Umwandlung vom Sol- in den Gelzustand ein. Demzufolge stellen die L. je nach Art des verwendeten Reagenzes Trübungs-, Flockungs- o. Fällungsreaktionen dar. Gebräuchl. L.: Blutsenkungsreaktion, Thymoltrübungstest, Lipoproteintrübungstest, Eiweißnachweis im Liquor.

Labium ⟨*lat*⟩ *n*: Labrum, Lippe, Lefze, Rand.

Labium anterius: vordere Muttermundlippe an der Portio vaginalis des Uterus.

Labium externum: äußerer Rand der ↑Crista iliaca.

Labium fissum ↑Lippenspalte.

Labium inferius oris: Unterlippe des Mundes.

Labium internum: innerer Rand der ↑Crista iliaca.

Labium laterale: außen gelegener erhabener Rand der ↑Linea aspera des Femurs.

Labium limbi: Lippe, in welche die Lamina spiralis ossea der Schnecke des Innenohrs ausläuft; das L. l. tympanicum liegt basal, nach der Scala tympani zu, das L. l. vestibulare spitzenwärts nach der Scala vestibuli zu. Zwischen beiden befindet sich der Sulcus spiralis internus.

Labium majus pudendi: große Schamlippe.

Labium mediale: innen gelegener erhabener Rand der ↑Linea aspera des Femurs.

Labium minus pudendi: kleine Schamlippe.

Labium posterius: hintere Muttermundlippe an der Portio vaginalis des Uterus.

Labium superius oris: Oberlippe des Mundes.

Labium vocale: paarige Stimmlippe zu beiden Seiten der ↑Rima glottidis des Kehlkopfs.

Laborassistent, medizinisch-technischer: Lehrberuf für durchzuführende labordiagnost. Untersuchungen innerhalb der klin. Chem., der Hämat., der Immun., der med. Mikrobiol. u. der Histol. bzw. Zytologie.

Laboratory Animal Centre: *Abk* LAC; Nationales Labortierzentrum, das die Aufgabe hat, Krankheitsfreiheit u. Qualität der zur Forschung genutzten Versuchstiere zu überwachen. Krankheitsfreiheit der Versuchstiere ist eine Grundvoraussetzung der biomedizin. Forschung. Die Definition (LAC) wurde 1958 in Großbritannien aufgestellt.

Laborberichtsverordnung: Verordnung von 1987, die die anonyme Meldung von im Bestätigungstest pos. ausfallenden HIV-Antikörpertests an das zentrale HIV-Infektionsregister des Robert-Koch-Instituts (Berlin) festlegt.

Labordatenverarbeitung: in den meisten Kliniken verwendetes EDV-gestütztes System zur Erfassung, Verarbeitung u. zum Verfügbarmachen von Labordaten. Ziel ist, die Labordaten immer u. überall abrufbereit zu haben (↑Krankenhausinformationssystem). Abb.

Labores parturientium ⟨*lat*⟩ *m Pl*: „Mühsal der Gebärenden"; ↑Wehen.

Laborinfektion: beim berufl. Umgang mit Krankheitserregern im Laboratorium erworbene Infektion. Zur Vermeidung einer L. ist das Arbeiten mit Erregern übertragbarer Krankheiten u. mit anderen Mikroben genehmigungs- u. kontrollpflichtig; es unterliegt der Anleitung u. Aufsicht durch autorisiertes Fachpersonal u. erfordert vorschriftsgemäß eingerichtete, baul. als geeignet befundene Fachlaboratorien. ↑Infektionserreger.

Labormaus: am häufigsten verwendetes Versuchstier. Stammt von Mäusen, die in Japan aus Liebhaberei gezüchtet wurden. Heute gibt es mehrere hundert Mäuse-Inzucht-Stämme. ↑Maus.

Laborschwein ↑Miniaturschwein.

Labortiere ↑Versuchstiere.

La Brosse-Test: Schnelltest zur Ermittlung einer gesteigerten Katecholaminausscheidung im Harn. Einige Tropfen Urin werden auf Filterpapier mit wenigen Tropfen einer frischen Lösung aus alkal. diazotiertem p-Nitroanilin überdeckt. Pos., wenn intensive Violettfärbung. Einfacher, wenn auch nicht absolut zuverlässiger Test zum Nachweis von Tumoren des sympath. Nervensystems o. deren Metastasen.

Labrum ⟨*lat*⟩ *n*: Labium; Lippe, Rand.

Labrum acetabulare: Labium articulare (JNA). Faserknorpelige Gelenklippe am Rand der Hüftgelenkpfanne (Acetabulum).

Labrum glenoidale: Labium articulare (JNA); faserknorpelige Gelenklippe am Rand der Schultergelenkpfanne (Cavitas glenoidalis).

Laburnum anagyroides ⟨*lat*⟩ *n*: Goldregen; Zierstrauch, sämtl. Teile der Pflanze enthalten Alkaloide, höchster Gehalt in Samen, Hauptalkaloid Cytisin (Chinolizidin-Alkaloid), nikotinähnl. Wirkung, lähmt sympath. Ganglien, emet. wirksam. ↑Zytisismus, Anwendung als Nikotinentwöhnungsmittel.

Labyrinth ⟨*gr*⟩ *n* ↑Organum spirale.

Labyrinth, basales ⟨*gr*⟩ *n*: Einfaltungen des basalen Plasmalemms in Flüssigkeiten u. Ionen transportierenden Zellen. Zwischen diesen Falten gibt es Zytoplasma (Schweißdrüsen, Plexus choroideus u. a.) u. Mitochondrien in parallelen Reihen (Streifenstück in Speicheldrüsen, Tubulus renalis), bereits lichtmikroskop. als Limbus basalis striatus zu erkennen (↑Basalstreifung).

Labyrinthitis: Innenohrentzündung, serös, eitrig o. hämorrhag. bedingt durch Bakterien, Viren, Toxine, posttraumat., z. T. Übergreifen von Erkrankungen der Nachbarorgane, Otitis media, Cholesteatom. Klin. Vestibularisreizsymptome wie Schwindel, Erbrechen, ↑Nystagmus u. Ertaubung. Übergreifen auf die Meningen mögl.

Labyrinthmethode: In einem Irrgarten muß ein Laboratoriumsversuchstier zahlreiche, teilweise blind endende Gänge zum Erreichen seines Futters durchlaufen. Es werden die Zahl der angelaufenen Sackgassen u. die Zeit bis zum Erlernen des fehlerlosen Durchlaufens ermittelt. Die L. kann jedoch nicht als alleiniges Kriterium für das Leistungsniveau eines Tieres angesehen werden, da das Lernverhalten der einzelnen Tierarten von deren natürl. Umgebung beeinflußt wird.

Labyrinthplakodeplatte: Ohrplakodeplatte; Zellverdichtung im Ektoderm oberhalb der 2. Kiemenfurche zu Beginn der 4. Woche. Daraus wird das Labyrinthbläschen, aus dem Utrikulus, Sakkulus, Bogengänge u. Ductus cochlearis entstehen.

Labyrinthreflex ↑Stellreflexe.

Labyrinthschwerhörigkeit ↑Innenohrschwerhörigkeit.

Labyrinthtonus ↑Stellreflexe.

lacer ⟨*lat*⟩ *Adj*: zerrissen; z. B. Foramen lacerum.

Laceratio ⟨*lat*⟩: Lazeration, Einriß; z. B. L. cervicis, Gebärmutterhalsriß (↑Emmet-Riß).

Lacertus fibrosus ⟨*lat*⟩ *m* ↑Aponeurosis musculi bicipitis brachii.

Lachapele-Syndrom: isolierte Verdichtung der Knochenkerne beider Fersenbeinapophysen.

Lachen, pathologisches: mim. Enthemmungsphänomen bei organ. Hirnschädigungen, weniger zutreffend auch als „Zwangslachen" bezeichnet, bes. bei ↑Bulbärparalyse, ↑Pseudobulbärparalyse, extrapyramidalen ↑Bewegungsstörungen, ↑Epilepsie u. als Prodromalerscheinung vor ↑Apoplexie.

Lachgas: Distickstoffoxid, N_2O; nicht brennbares, geruchs- u. geschmackloses Gas. ↑Inhalationsnarkotikum. Starke analget. Wirkung bei nur schwach ausgeprägter hypnot. Komponente.

Lachgasanalgesie: Analgesieverfahren, bei dem durch Inhalation eines Lachgas-Sauerstoff-Gemischs von 1 : 1 bis 3 : 1 eine ausreichende Analgesie erzeugt werden kann, um kurze Eingriffe an der Körperoberfläche vornehmen zu können. Bei sachgemäßer Durchführung erreichen die Pat. max. das Stadium I_3 nach Guedel. Sie sind noch ansprechbar, haben eine retrograde ↑Amnesie, erwachen schnell u. zeigen prakt. keine Nachwirkungen.

Lachgassperre: Sicherheitsvorrichtung an Narkosegeräten, durch die bei unbemerktem Sauerstoffausfall automat. die alleinige Lachgaszufuhr gesperrt wird, um die Gefahr einer lebensbedrohl. Hypoxidose zu vermeiden.

Lachkrampf: anfallsartig auftretendes, unbegründetes Lachen, bei ↑Enzephalitis, ↑Epilepsie, Intelligenzminderung u. a.

Lachman-Test: Sicherster, schmerzfreier (-armer) Nachweis der frischen Ruptur des vorderen Kreuzbands. Abnorme Verschieblichkeit des Schienbeinkopfs in der Sagittalebene bei Kniegelenkbeugung um 20° i. S. des ↑Schubladenphänomens.

Lachschlag: durch Lachen o. affektive Erregung ausgelöste ↑Kataplexie.

Lacis-Zellen: Goormaghtigh-Zellen; extraglomeruläre Mesangiumzellen.

Lackhand: glatte, glänzende Volarseite der Finger durch Kaltwellenflüssigkeit (Thioglykolsäure) bei Friseuren.

Lacklippen: leuchtend rote, glänzende Lippen bei schwerer Leberzirrhose u. drohendem Leberkoma.

Lac-Operon: Lac-Region des ↑Operons. ↑Derepression, ↑Genstruktur.

Lacrima ⟨*lat*⟩ *f*: Träne.

lacrimalis *Adj*: zu den Tränen o. den Tränenorganen gehörend.

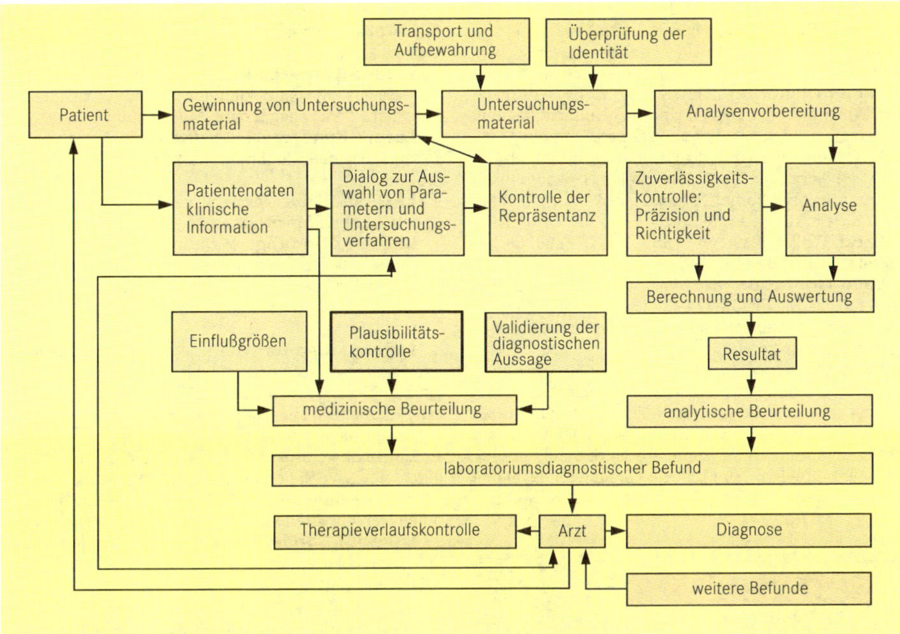

Labordatenverarbeitung. Schema eines kommunikativen Systems zur datengestützten laboratoriumsdiagnostischen Befunderhebung.

La-Crosse-Virus: Virusart der Gattung ↑Bunya-Virus. Erstisolierung 1960 in La Crosse (Wisconsin). Das L. kommt in den USA vor u. kann bes. bei Kindern eine virale ↑Meningoenzephalitis verursachen.

Lactafuga ⟨*lat*⟩ *n Pl*: Mittel zur Hemmung u. Unterdrückung der Laktation, z. B. Östrogen-Gestagen-Androgen-Kombinationen, Depotöstrogene (Quinöstrol o. Ethinylöstradiolsulfonat). Auch der Dopaminantagonist Bromocriptinmesilat (Pravidel) sowie die Secalealkoloidderivate 2-Brom-alpha-Ergocryptin u. Lisurid wirken als Prolaktininhibitoren u. können die Milchsekretion hemmen.

Lactagoga ⟨*lat*⟩ *n Pl*: Pharmaka mit sekretionsfördernder Wirkung auf die Milchdrüsen. Für das Ingangkommen der Milchsekretion ist ein lactogener Hormonkomplex notwendig, der neben Prolaktin auch Insulin, Thyroxin u. Kortikosteroide umfaßt. Oxytocin fördert die Milchejektion durch Kontraktion der myoepithelialen Elemente der Milchdrüsen.

Lactariussyndrom: durch Lactarius forminosus (Giftreizker) bedingte Vergiftung, die sich 4–5 h nach der Aufnahme mit Übelkeit, Erbrechen, Diarrhö, Koliken, Kreislaufkollaps u. Erregungszuständen z. T. Wadenkrämpfen äußert.

lactifer ⟨*lat*⟩ *Adj*: milchführend; z. B. ↑Ductus lactiferi.

Lactitol: Disaccharid aus Galaktose u. Sorbitol; entspricht in Wirksamkeit (Laxans) der ↑Laktulose.

Lactobacillaceae: Fam. grampositiver, sporenloser, meist unbewegl. anaerober o. fakultativ anaerober stäbchenförmiger Bakterien. ↑Lactobacillus.

Lactobacillus: Laktobakterien, Milchbakterien; Bakteriengattung der Fam. ↑Lactobacillaceae. Die in der Normalflora des Menschen im Mund, Intestinaltrakt u. Vagina vorkommenden Arten sind nicht pathogen. Der Döderlein-Vaginalbazillus soll eine Mischung versch. Arten der L. sein. Vorkommen in tier. u. pflanzl. Produkten u. Wasser, große Bedeutung für die Lebensmittelindustrie.

Lactobacillus bifidus ↑Bifidobacterium.

Lactobacillus-bifidus-Faktor: Wuchsstoff für L. bifidus, der in der Frauenmilch vorkommt u. aus stickstoffhaltigen Oligosacchariden besteht. Mit Muttermilch ernährte Säuglinge entwickeln infolge seiner Anwesenheit eine Darmflora, die vorwiegend aus L. bifidus besteht; er bildet Vitamin B_1 u. unterdrückt Escherichia coli u. a. Mikroorganismen, die nach dem Abstillen die Oberhand gewinnen.

Lactobacillus-casei-Faktor: ident. mit ↑Folsäure; Wachstumsfaktor für Lactobacillus casei.

Lactoflavin: Riboflavin. ↑Flavine. ↑Vitamin B_2.

Lactoflavin-5′-phosphorsäure: Riboflavin-5'-phosphorsäure, ↑Flavinmononukleotid; mit Phosphorsäure verestertes ↑Vitamin B_2 (Lactoflavin, Riboflavin); es ist Coenzym der Flavinenzyme (Flavoproteide), die als wasserstoffübertragende Dehydrogenasen wirken.

Lactose ↑Laktose.

Lacuna ⟨*lat*⟩ *f*: Lakune, Lücke, Spalte.

Lacuna erosionis ↑Howship-Lakunen.

Lacuna musculorum: Muskellücke; zwischen lateralem Abschnitt des Leistenbands u. Hüftbein befindl. Spaltraum, durch welchen M. iliopsoas u. N. femoralis treten.

Lacuna ossea ↑ Knochenhöhlchen.

lacunaris ⟨*lat*⟩ *Adj*: buchtenreich; in Zusammensetzungen, z. B. Angina l.; auch lakunär i. S. von lückenhaltig, z. B. lakunäre Umwandlung des Gehirns.

Lacuna vasorum: Gefäßlücke, zwischen medialem Abschnitt des Leistenbands u. Hüftbein befindl. Spaltraum, durch welchen A. u. V. femoralis treten.

LAD: *Abk* für engl. left axis deviation; Linksabweichung der elektr. Herzachse, überdrehter Linkstyp (EKG-Typen), z. B. bei ↑ Vorhofseptumdefekt (↑ ASD), Ostium-primum-Defekt.

Ladd, William Edwards (1880–1667), amerik. Chir. u. Kinderchirurg, Boston, USA.

Ladd-Operation (nach William E. L.): Durchtrennung von das Duodenum einengenden ↑ Briden, die vom Duodenum zur lateralen Bauchwand ziehen. ↑ Duodenalverschlüsse, angeborene.

Ladd-Syndrom (nach William E. L.): konnataler Volvulus des Dünndarms u. äußere Duodenalobstruktion. Mechan. Ileus des Mitteldarms infolge des Volvulus u. am Duodenum durch ↑ Briden. Die ausgebliebene Fixation des Mesenterium an der hinteren Bauchwand, an welchem der Mitteldarm hängt, ist die Voraussetzung für den Volvulus. Die Entstehung der Briden am Duodenum ist nicht geklärt. Abb.

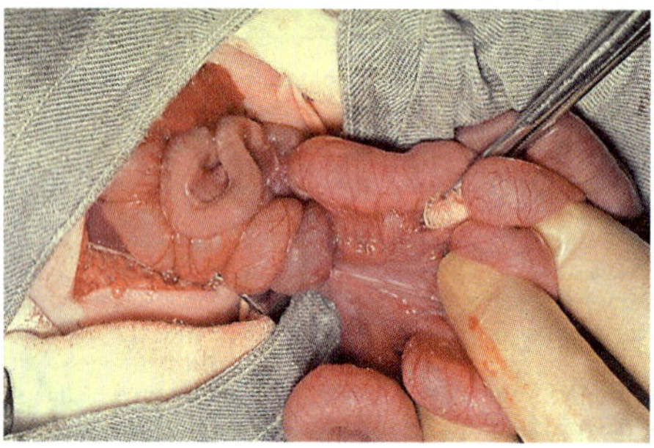

4

Ladd-Syndrom. Volvulus des Dünndarms

LADME: *Abk* für engl. Liberation (Freisetzung des Arzneistoffs aus dem Arzneimittel), Absorption (Resorption), Distribution (Verteilung), Metabolismus (Biotransformation, Stoffwechsel) u. Exkretion (Ausscheidung); pharmakokinet. Untersuchungsalgorithmus.

Laënnec, René-Théophile-Hyacinthe (1781–1826), frz. Arzt, Paris. Schüler von F. Corvisart, Prof. der prakt. Med. am Collège de France. Auf L. geht die Entdeckung der mittelbaren Auskultation mit dem Stethoskop zurück, worüber er 1819 ein zweibändiges Werk „Traité de l'auscultation médiate et des maladies des poumons et du coeur" veröffentlichte.

Laënnec-Zirrhose (nach René-Théophile-Hyacinthe L.): kleinknotige, atroph. Leberzirrhose (portale Alkoholzirrhose).

Laevokardiogramm ⟨*lat + gr*⟩ *n*: Laevogramm; röntg. Darstellung der li. Herzhöhlen durch Kontrastmittelinjektion in den li. Vorhof o. im Zusammenhang mit einem Dextrokardiogramm nach erfolgter Lungenpassage.

Laevopositio cordis: Verlagerung des Herzens aus seiner normalen Position nach li. infolge extrakardialer Ursachen, z. B. Hypoplasie der li. Lungen.

laevus ⟨*lat*⟩ *Adj*: links.

Lafora, Rodriguez (geb. 1886), span. Pathologe, Madrid.

Lafora-Körperchen (nach Rodriguez L.): Einschlüsse aus Glykoproteiden u. Mukopolysacchariden in Ganglienzellen, Leber, Herz u. Muskulatur zu finden.

Lafora-Syndrom (nach Rodriguez L.): myoklon. Epilepsie, Demenz, Erblindung mit autosomal rezessivem Erbgang.

LAG: *Abk* für Landesarbeitsgemeinschaft der Lehrerinnen u. Lehrer für Pflegeberufe.

Lageempfindung: Wahrnehmung der Stellung von Extremitäten o. Körperteilen im Raum ohne opt. Kontrolle, Qualität der epikrit. Sensibilität. Bei der Untersuchung schwer von der Bewegungsempfindung zu unterscheiden.

Lagenystagmus: zentral vestibulärer Spontannystagmus; Auftreten bei gewisser Kopflage (Rechts-, Links-, Rücken-, Kopfhängelage) in allen Schlagrichtungen; vorwiegend bei zerebellaren Schäden. ↑ Nystagmus. ↑ Lagerungsnystagmus.

Lagereaktionen: Reaktionen, die beim Säugling durch plötzl. Veränderung der Körperlage ausgelöst werden; sie geben Auskunft über den Reifezustand des zentralen Nervensystems u. über die posturale ↑ Reaktibilität.

Lagerlöf-Sonde: doppellumige Sonde (ohne Ballon), die ein getrenntes Absaugen von Magen- u. Duodenalsaft erlaubt.

Lagerungsnystagmus: Spontannystagmus, kurzdauernd rotator. mit Drehrichtung zum unten liegenden Ohr, nach Einnahme der Rückenlage unter Rechts- o. Linksdrehung des Kopfs mit starkem Schwindel. Nach Wiederaufrichten neuerl. kurzzeitiger rotatorischer ↑ Nystagmus mit entgegengerichteter Drehrichtung (benigner, peripherer L.); labyrinthär bedingt, rasch erschöpfbar.

Lagerungsprobe: Wippbewegung der Füße der hochgehobenen Beine in Rückenlage führt bei art. Durchblutungsstörungen schnell Schmerzen (in den Waden) herbei, bei Herabhängen der Beine kommt es zur verzögerten reaktiven ↑ Hyperämie.

Lageschwindel: zentral vestibulärer ↑ Schwindel in Abhängigkeit von bereits eingenommener Körper- o. Kopflage.

Lageveränderung: erworbene Lageveränderung von Organen, meist in Form der sog. Senkung (Wanderniere); sog. Gebärmutterknickung (Retroflexio) o. angeboren, z. B. Verlagerung von Bauchorganen in die Thoraxhöhle bei Zwerchfellhernie o. ↑ Situs inversus viscerum.

Lagewechselschwindel: durch Veränderung der Körper- o. Kopflage bedingter kurzdauernder ↑ Schwindel, erschöpfbar (periphere Labyrinthläsion) o. unerschöpfbar (zentral vestibuläre Schädigung). ↑ Lageschwindel, ↑ Lagerungsnystagmus.

Lagophthalmus ⟨*gr*⟩ *m*: Unfähigkeit zum Lidschluß. Betroffene Lidspalte meist weiter als gesunde (Tonus des Musculus levator palpebrae überwiegt). Häufigste Ursache: Fazialislähmung (paralyt. L.) mit Lähmung des Musculus orbicularis oculi. Auch mechan. L. mögl. durch angeborene (Kolobom) u. erworbene (Narbenzug) Verkleinerung o. Verkürzung der Lider o. durch ↑ Exophthalmus. Die Gefahr des L. besteht in einer ↑ Keratitis e lagophthalmo u. dem Ulcus e lagophthalmo (↑ Ulcus corneae), bes. bei gering ausgebildetem o. fehlendem ↑ Bell-Phänomen. Dieser Gefahr wird durch Uhrglas- o. Salbenverband o. durch eine ↑ Tarsorrhaphie vorgebeugt.

Lag-Periode ⟨*engl*⟩ ↑ Latenzphase.

Lag-Phase ⟨*engl*⟩ ↑ Latenzphase.

Lag-Time ⟨*engl*⟩: Latenzzeit, z. B. Zeit von der Applikation eines Pharmakons bis zum ersten Nachweis im Blut.

Lahey-Bray-Syndrom: neuromuskulärer Erkrankungskomplex mit Muskelschwäche u. -atrophie, Krampfanfällen, Haut- u. Subkutisveränderungen; Hepatopathie, geistige Retardierung, z. T. Blindheit, Hyperaminoazidurie, Phosphoäthanolaminurie, Hyperphosphatämie. Obsolet.

Lähmung: i. w. S. Funktionsausfall eines Körperteils o. Organsystems, i. e. S. Bewegungsunfähigkeit durch Läsion des zentralen o. peripheren motor. Neurons bzw. der Muskulatur, insges. nicht eindeutig abgegrenzter Oberbegriff, auch mit unterschiedl. Bedeutung in zusammengesetzten Bez. verwendet, z. B. alternierende L. (↑ Hemiplegia alternans), Atemlähmung, paroxysmale ↑ Lähmung, sensible L. Die vollständige L. wird in der Neurol. als ↑ Paralyse, die unvollständige L. als ↑ Parese bezeichnet.

Lähmung, alternierende ↑ Hemiplegia alternans.

Lähmung, internukleäre: internukleäre Ophthalmoplegie, Adduktionslähmung des gleichseitigen Auges beim Blick zur Gegenseite, oft vergesellschaftet mit einem dissoziierten, horizontalen Blickrichtungsnystagmus durch Schädigung des medialen Längsbündels, zwischen Abduzenskernen einer Seite u. Okulomotoriuskern der anderen.

Lähmung, paroxysmale: Westphal-Syndrom; i. R. mehrerer Syndrome meist fam. auftretende, aber auch exogen verursachte, period., v. a. nachts o. morgens auftretende, vorwiegend Rumpf u. Extremitäten betreffene schlaffe Lähmung, die mit Stoffwechselstörungen einhergeht. Man unterscheidet: hypokaliämische p. L., auch i. R. des Conn-Syndroms (prim. Hyperaldosteronismus) mit Hypernatriämie u. vermehrter Kaliumausscheidung, ↑ Adynamia episodica hereditaria; normokaliäm. p. L., autosomal dominant, im Säuglingsalter manifest.

Lähmung, periodische ↑ Lähmung, paroxysmale.

Lähmungsschielen: Strabismus paralyticus; ↑ Strabismus.

Lähmungswut: Trinidad-Krankheit; nach Biß durch blutsaugende Fledermäuse (Vampire) zumeist bei Rindern, in selteneren Fällen aber auch beim Menschen vorkommende, mit Lähmungen auftretende Form der ↑ Tollwut.

Laienpflege: vom niederländ. Mantelsorg abgeleiteter Begriff, der jene Art von Pflege kennzeichnet, die von einer Person einer anderen auf der Basis der Bereitschaft zur Gegenseitigkeit gegeben wird. Der Begriff der L. wird mitunter syn. mit dem Begriff ↑ Dependenzpflege verwendet.

Laienreanimation: Ausführung der Basis-Maßnahmen der Wiederbelebung (↑ ABC-Maßnahmen) durch entspr. geschulte Personen. Wegen der kurzen Zeitspanne zwischen Herz-Kreislauf-Stillstand u. Beginn zerebraler Schädigung (3–5 min) ist die Befähigung zur Laienreanimation der entscheidende Schritt für verbesserte Reanimationsergebnisse.

Laiensystem: persönl., nichtmedizin. Beratungs- u. Behandlungssystem, worin man sich gesundheitl. Ratschläge holt; dazu gehören vertraute u. krankheitserfahrene Freunde, Verwandte, Familienmitglieder, aber auch Drogerien, Fitness-Center, Saunen, Bücher zur Gesundheitspflege, zu „alternativen" Heilmethoden u. a.

Laimer-Divertikel: dorsal gelegenes, am Unterrand der Pars cricopharyngea des M. constrictor pharyngis inferior entstehendes, bis 10 cm großes Pulsionsdivertikel.

LAI-Test ↑ Leukozytenadhärenzinhibitionstest.

Laki-Lorand-Faktor ↑ Faktor XIII.

Laktalbumin: Eiweißbestandteil der Milch, der für die Biosynthese der Laktose in der Milchdrüse unentbehrl. ist. A. erhöht die Affinität der Laktosesynthetase für Glukose u. macht durch diese alloster. Wirkung die durch dieses Enzym katalysierte Reaktion zwischen UDP-Galaktose u. Glukose mögl. Es besitzt selbst keine Enzymnatur. ↑ Allosterie.

Laktase ↑ Betagalaktosidase.

Laktasemangel: Mangel an Beta-1-Galaktosidase in der Bürstensaummembran der Dünndarmschleimhaut, der angeboren o. erworben u. dann häufig nur passager auftreten kann. Weiter können ein symptomat. u. relativer L. unterschieden werden. **Kongenitaler L.**: wird bald nach Geburt manifest, ist aber relativ selten. **Erworbener L.**: schwer von kongenitalen L. zu differenzieren, häufigster Disaccharidasemangel im Erwachsenenalter. **Symptomat. L.**: i. a. auf eine Schädigung der Dünndarmschleimhaut zurückzuführen (glutensensitive Enteropathie, Darminfektionen u. a.), es kommt hier zur Maldigestion noch die Malabsorption i. e. S. dazu. **Relativer L.**: durch Dünndarmresektionen, Crohn-Krankheit usw. verursacht. Die Laktasekonzentration ist zwar normal, die Absolutmenge reicht aber zur Hydrolyse (bei entsprechendem Angebot) nicht aus.

Laktat: Salz der Milchsäure. Entsteht durch Reduktion von Pyruvat mittels NADH (↑ Laktatdehydrogenase). L. ist Endprodukt des anaeroben Glukoseabbaus in Muskulatur u. Erythrozyten u. eine Quelle der ↑ Glukoneogenese in der Leber (↑ Glukose-Laktat-Zyklus). ↑ Hydroxysäuren.

Laktatazidose: durch metabol. gebildete Milchsäure entstehende Verschiebung der Blutsäurewerte auf pH 7,0–7,3 bei einem Basenüberschuß BE –3 mmol/l u. zunächst unverändertem pCO_2. Als endogene Säurebelastung u. Maß des anaeroben Muskelstoffwechsels bei stärkerer körperl. Belastung, im Zustand der Zentralisation beim Schock, schweren Leberschädigungen, kardialer Stauungsinsuffizienz, versch. Stoffwechselerkrankungen, bes. Diabetes mellitus. ↑ Laktazidämie.

Laktatdehydrogenase: das Enzym katalysiert die Reduktion von Pyruvat durch NADH zu Laktat u. NAD^+ (reversible Reaktion). Das oligomere Enzym besteht aus vier Untereinheiten, von denen im Organismus zwei Typen, die als H- (Herzmuskel) u. M-Typ (Skelettmuskel) bezeichnet werden, vorkommen. Durch Kombination der Untereinheiten entstehen fünf versch. ↑ Isoenzyme, die sich in ihrem isoelektr. Punkt (Auftrennbarkeit in der Elektrophorese), in ihren kinet. Eigenschaften, in ihrer Hitzelabilität u. in ihrer Verteilung in den einzelnen Organen (Isoenzymmuster) unterscheiden. Die Bestimmung der Aktivität der L. im Blutplasma dient der Diagnostik von Herzinfarkt u. Hepatitis (hohe Enzymaktivität im Plasma infolge der Gewebezerstörungen). Gereinigte L. dient der Bestimmung von Enzymen (Pyruvatkinase, Enolase, Transaminasen) u. Metaboliten (ATP, ADP, Laktat, Pyruvat) in Körperflüssigkeiten mit Hilfe des optischen ↑ Tests.

Laktat im Liquor cerebrospinalis: Labordiagnost. Untersuchung zur DD der Meningitiden. Starke Erhöhungen über 3,5 mmol/l treten v. a. bei bakterieller Meningitis, aber auch bei Blutungen, malignen Tumoren, ischäm. Insulten u. Intoxikationen auf. Leichte Erhöhungen bis max. 3,7 mmol/l werden bei Virusenzephalitis, Virusmeningitis u. anderen neurol. Erkrankungen gefunden.

Laktation ⟨*lat*⟩ *f*: Lactatio; Milchproduktion in der weibl. Brustdrüse (↑Mamma). ↑Lactagoga.

Laktationsamenorrhö: physiol. Form der ↑Amenorrhö während der Laktationsperiode.

Laktationsausstrich: nach Pundel Veränderungen des Vaginalabstrichbildes zwischen 25. u. 30. Tag post partum.

Laktationshormon: luteotropes Hormon (LTH); ↑Prolaktin.

Laktationsperiode: Zeitraum, in welchem nach der Entbindung die Brust Milch absondert.

Laktatstoffwechsel ↑Laktat.

Laktazidämie ⟨*lat* + *gr*⟩ *f*: Laktatazidose; Erhöhung der Laktatkonzentration im Blut infolge einer allg. o. lokalen Hypoxie (z. B. Steigerung der ↑Glykolyse, bei ↑Diabetes mellitus o. bei ↑Glykogenose Typ I). Sie ist Ursache einer nichtrespirator. (metabol.) Azidose (Erniedrigung des HCO_3^--Spiegels im Blut; ↑Henderson-Hasselbalch-Gleichung).

Laktobakterien ↑Lactobacillus.

Laktodensimeter ⟨*lat*⟩ *n*: Milchwaage; Aräometer (Senkwaage) zur Bestimmung der Dichte der Milch. Die Zahlen der Skala 20–40 entsprechen der Dichte 1,020–1,040, die Laktodensimetergrade geben (bis auf 1 Dezimale angegeben) keinen zuverlässigen Aufschluß über den Fettgehalt der Milch, weil die durch Entrahmen (Fettentzug) erhöhte Dichte durch Wasserzusatz wieder auf normale Größe herabgesetzt werden kann.

Laktoferrin: eisenbindendes Protein der Milch, das auch in Granulozyten, im Sekret der Samenblasen u. in der Synovialflüssigkeit vorkommt. Bei Entzündung ist das L. in der Gelenkflüssigkeit erhöht, als Quelle fungieren hierfür offenbar die neutrophilen Granulozyten. L. besitzt bakteriostat. Eigenschaften. Obwohl Mol. Gew. u. elektrophoret. Beweglichkeit von L. dem Serumtransferrin ähnelt, bestehen immun. keine Beziehungen. Vorkommen als ↑Spermaantigen.

Laktogenese ↑Laktation.

Laktoglobuline: Gruppe von Proteinen, die neben dem ↑Laktalbumin u. dem ↑Casein in der Milch vorkommen u. in ihren Löslichkeitseigenschaften den Plasmaglobulinen ähnl. sind.

Laktone: zykl. Ester, die durch intramolekulare H_2O-Abspaltung beim Erhitzen organ. Gamma- u. Deltahydroxysäuren entstehen.

Laktophenolblau: Farbgemisch zur Untersuchung von Pilzen. ↑Polyvinylwasserblau.

D-Laktose: Milchzucker; reduzierendes ↑Disaccharid aus Beta-D-Galaktose, die mit ihrer glykosid. OH-Gruppe mit der alkohol. OH-Gruppe des C-Atoms 4 der D-Glukose verbunden ist. L. ist das wichtigste Kohlenhydrat der Säugetiermilch. Abb.

Laktosebelastung: Funktionstest zur Diagnostik der Laktosemalabsorption. Laktosegabe führt bei Gesunden zum Anstieg der Blutglukose. Bei Laktosemangel bleibt dieser aus, es tritt eine Diarrhö auf, der Nachweis reduzierender Substanzen im Urin wird pos., der Glukosenachweis bleibt neg. Beweisend für den Laktosemangel ist die Aktivitätsbestimmung in der biopt. gewonnenen Jejunumschleimhaut. Heute wird der Test in Form des ↑Breath-Test durchgeführt.

Laktoseindikatorplatte: Nährsubstrate zur Unterscheidung der laktosenegative ↑Enterobacteriaceae (z. B. Typhus-, Paratyphus-, Ruhrbakterien) von den laktosespaltenden Bakterien (z. B. Kolibakterien). ↑Endo-Nährboden.

Laktoseintoleranz ↑Alaktasie.

Laktosemalabsorption: durch Laktasemangel bedingte Malabsorption der Laktose. Eigentl. liegt eine Laktosemaldigestion vor, nur beim symptomat. Laktasemangel zusätzl. eine L. ↑Disaccharidmalabsorption.

Laktosurie: Laktoseausscheidung im Harn; kann bei stillenden Müttern auftreten. Ursache ist wahrscheinl. der Übertritt der Laktose aus den Milchdrüsen ins Blut. Da Disaccharide nur im Darm gespalten werden können, erscheint die Laktose unverändert im Harn.

Laktulose: synthet. Disaccharid, 1,4-Galaktosidofruktose; zur Ther. bei Leberversagen; bindet Ammoniak im Darm. Abführmittel, auch zur Giftentfernung bei Erwachsenen. Ähnl. Präparat Lactitol.

lakunär ⟨*lat*⟩ *Adj*: höhlenartig, buchtig.

Lakunarzellen: abortive Sternberg-Zellen mit reichl. hellem Plasma. Bei Paraffineinbettung entstehen große Lakunen um die Zellen. Typ. Zellen für den Typ II, die noduläre Sklerose der Hodgkin-Krankheit.

Lallatio ⟨*lat*⟩ *f*: Wiederholen von sinnlosen Laut- o. Silbenreihen.

Lallen: undeutl. bzw. unverständl. Sprechweise, durch Funktionseinschränkung im Bereich der Sprechmuskulatur o. deren Innervation bedingt, z. B. unter alkohol. o. anderer tox. Einwirkung.

LAL-Test ↑Limulus-Amöbozyten-Lysat-Test.

Lambda ⟨*gr*⟩ *n*: Zeichen: λ, Λ; 11. Buchstabe des griech. Alphabets; als Präfix u. wissenschaftl. Konstante gebraucht.

Lambda-Kette: eine Form der beiden leichten Ketten von Immunglobulinen des Menschen, in etwa 40 % der Immunglobuline enthalten. C-terminale Region trägt den genet. Marker Oz. Die variable Region von L. kann in 5 Subgruppen unterschieden werden.

Lambdanaht ↑Sutura lambdoidea.

lambdoideus ⟨*gr*⟩ *Adj*: lambdaähnl.; ↑Sutura lambdoidea.

Lambert, Johann Heinrich (1728–1777), Physiker, Astronom, Philosoph, Basel, Chur, Berlin.

Lambert-Beer-Gesetz (nach Johann H. L.): Grundgleichung der Spektralphotometrie, beschreibt die Absorption monochromatischen Lichts durch einen Stoff in verdünnter Lösung: $I = I_0 \exp(-\varepsilon c l)$. Dabei ist l: die durchdrungene Schichtdicke in m; I, I_0: die durchgelassene bzw. einfallende Intensität; c: die Konzentration des gelösten Stoffs in $mol \cdot m^{-3}$ u. ε der molare Extinktionskoeffizient in $mol^{-1} \cdot m^2$. Dieser ist für die gelöste Substanz charakterist. ↑Spektrophotometer.

Lambert-Eaton-Syndrom (nach Johann H. L.): Eaton-Lambert-Syndrom, paraneoplast. Syndrom, Pseudomyastheniesyndrom bei kleinzelligem Bronchialkarzinom u. anderen Neoplasmen. Abschwächung o. Ausfall der ↑Eigenreflexe durch schwere Beeinträchtigung der neuromuskulären Überleitung an der motorischen ↑Endplatte.

Lambl, Wilhelm Dusan (1824–1895), Pathologe, Charkow.

Lambl-Exkreszenzen (nach Wilhelm D. L.): von Endothel überzogene, fadenförmige, papilläre Aus-

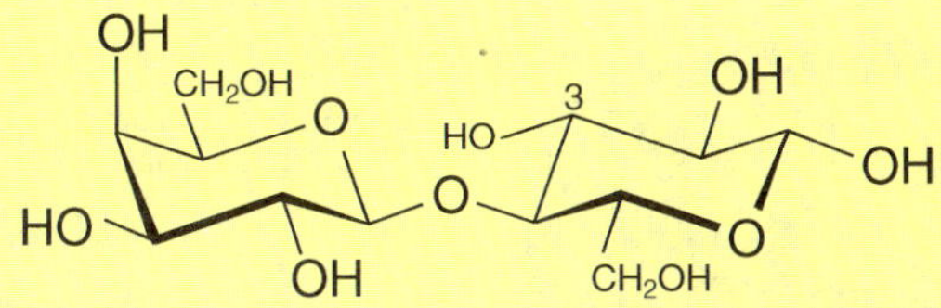

D-Laktose

wüchse aus kollagenem u. elast. Gewebe, bevorzugt an der Aortenklappe.

Lamblia intestinalis: ältere Bez. für ↑Giardia lamblia.

Lambliasis ↑Giardiasis.

Lamblienruhr ↑Giardiasis.

Lamella ⟨*lat*⟩ *f*: Lamelle, dünnes Blättchen.

Lamella circumferentialis externa: äußere ↑Generallamellen. ↑Knochenstruktur.

Lamella circumferentialis interna: innere ↑Generallamellen. ↑Knochenstruktur.

Lamella interstitialis: Schaltlamellen zwischen den Osteonen, ↑Knochenstruktur.

Lamella ossea: Lamellen aus Interzellularsubstanz (Matrix ossea) im ↑Lamellenknochen, zwischen denen die ↑Knochenzellen (Osteozyten) in Reihen liegen; ↑Knochengewebe.

Lamella osteoni: Havers-Lamellen; konzentrisch um den ↑Havers-Kanal angeordnete Lamellen, ↑Knochenstruktur.

Lamellen, annullierte: Lamellae annulatae; Zellorganell in schnell prolierierenden Zellen in Form von 5–20 parallelen glatten Zisternen mit Poren, die denen der Kernmembran ähneln.

Lamellengranula: Granulum lamellosum; membranumhüllte Lipide in den Zellen des Stratum granulosum der ↑Epidermis, die in den Interzellularspalt als Permeabilitätsbarriere gegen parazellulären Wassertransport abgegeben werden.

Lamellenknochen: Textus osseus lamellosus; im Os compactum u. Os spongiosum vorliegende Art des ↑Knochengewebes mit Lamellae osseae.

Lamellenkörperchen: Hautrezeptor für Vibration. ↑Corpusculum lamellosum.

Lamina ⟨*lat*⟩ *f*: Blatt, Platte, Tafel. **L. affixa**: dünner Teil der Endhirnwand (Teil der Begrenzung der Pars centralis des Seitenventrikels), der sich der Oberfläche des Thalamus aufgelagert hat u. mit ihm verwachsen ist. **L. arcus vertebrae**: Wirbelplatte, Schlußstück des ↑Arcus vertebrae mit Processus spinosus. **L. basalis**: **1.** Basalmembran. **2.** Innere Schicht der Aderhaut des Auges (Glashaut), welche sich als 2 µm dünne Basalmembran außen dem Pigmentepithel der Retina anfügt. **L. basilaris**: L. b. cochleae; Basilarmembran der Schnecke; untere Wand des Ductus cochlearis. Die L. b. besteht aus radiär gestellten, straffen Bindegewebefasern (einer kollagenen Platte), die am freien Rand der L. spiralis ossea entspringen u. sich an der gegenüberliegenden knöchernen Wand mit einem bindegewebigen Wulst, dem Ligamentum spirale cochleae, befestigen. Die Basilarmembran hat an der Schneckenbasis eine Faserlänge von 100 µm, an der Schneckenkuppel von etwa 500 µm. Die L. b. trennt den Ductus cochlearis von der Scala tympani. Sie verbindet die Crista spiralis mit der Lamina spiralis ossea. Auf der L. b. befindet sich das ↑Organum spirale (Corti). Sie ist an der Schneckenbasis schmal u. im Bereich der Schneckenspitze am breitesten. **L. choriocapillaris**: aus einem dichten Netz von Kapillaren bestehende Schicht der Aderhaut (Choroidea) des Auges. **L. cribrosa**: schmale Knochenplatte bds. der Crista galli des Siebbeins, welche siebartig von zahlreichen Löchern durchsetzt ist. **L. cribrosa sclerae**: Siebplatte der Sklera am Durchtritt des Sehnerven, der dahinter Markscheiden gewinnt. Davor liegt die Lamina chorioidalis des Sehnerven, in der Astrozyten die Fortsetzung der Kollagenfaserbündel bilden. **L. dura**: verdichtete Randzone, Alveolenkortikalis; röntg. Terminus zur Benennung der knöchernen Alveolenwand. ↑Parodontium. **L. elastica choroideae** ↑Bruch-Membran. **Laminae medullares**: weiße Faserzüge, welche die Kerne des Thalamus (L. m. thalami) bzw. die vom Marklager des Kleinhirns zur Rinde ziehenden Markblätter (L. m. cerebelli o. Laminae albae) abtrennen. **L. episcleralis sclerae**: gefäßreiche Außenschicht der Sklera. **L. fibrosa**: Zonula nucleum limitans, filamentöse Schicht, die bei best. Zellarten an der inneren Kernmembran lokalisiert ist. **L. fusca sclerae**: Innenschicht der Sklera, durch Anreicherung von Chromatophoren u. elast. Elementen bräunl. gefärbt. **L. granularis**: Körnerschichten der ↑Großhirnrinde (L II u. L IV). **L. horizontalis**: Ossis palatini; waagerechte Platte des Gaumenbeins, welche den hinteren Teil des harten Gaumens bildet. **L. lateralis**: Processus pterygoidei; äußere Platte des Flügelfortsatzes des Keilbeins lateral der Choanen. **L. limitans anterior**: Bowman-Membran. ↑Kornea. **L. limitans posterior**: Descemet-Membran. ↑Kornea. **L. medialis**: Processus pterygoidei; innere Platte des Flügelfortsatzes des Keilbeins lateral der Choanen. **L. molecularis**: Molekularschicht der ↑Großhirnrinde (L I). **L. multiformis**: veraltet für ↑Lamina neuronorum fusiformium der ↑Großhirnrinde. **L. muscularis mucosae**: Schleimhautmuskelschicht aus glattem Muskelgewebe im Magen-Darm-Kanal an der Grenze zur Tela submucosa. Abb. S. 1124. **L. neuronorum fusiformium**: Schicht der spindelförmigen Nervenzellen (früher: Lamina multiformis) der ↑Großhirnrinde (L VI). **L. orbitalis**: dünne Knochenplatte, welche die laterale Begrenzung des Siebbeinlabyrinths bildet; Teil der medialen Wand der Orbita. **L. parietalis**: Periorchium; äußeres Blatt der ↑Tunica vaginalis testis. **L. perpendicularis ossis ethmoidalis**: mediane Platte des Siebbeins, die den oberen Abschnitt der knöchernen Nasenscheidewand bildet. **L. perpendicularis ossis palatini**: senkrecht stehende Platte des Gaumenbeins, welche mit der Lamina horizontalis ossis palatini einen nach innen offenen rechten Winkel bildet.

L

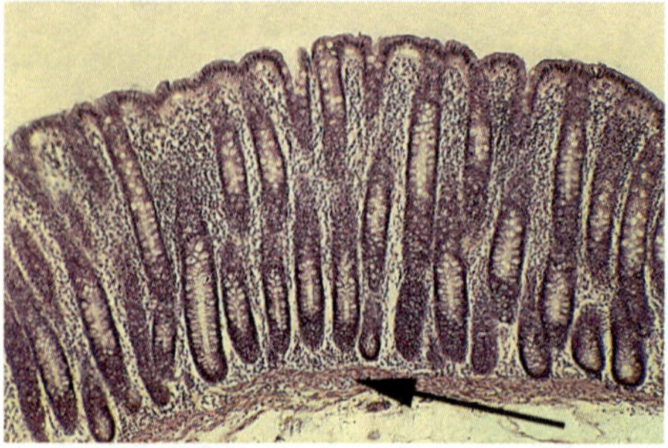

30

Lamina muscularis mucosae. Histologischer Schnitt durch das Kolon, HE-Färbung; unter dem Kryptengrund liegt die L. m. m. (Pfeil).

Lamina propria mucosae: Schleimhautbindegewebeschicht unter dem Epithel. Im Magen-Darm-Kanal retikuläres, sonst lockeres Bindegewebe. **L. propria serosae**: Bindegewebeschicht unter dem Peritonealepithel (Mesothel). **L. pyramidalis**: Pyramidenzellschichten der ↑Großhirnrinde (L III u. L V).

Laminar-airflow-System ⟨*engl*⟩ ↑Laminar-flow-System.

Laminarbox: Arbeitsplatz für Arbeiten unter staubfreien bzw. sterilen Bedingungen. Die L. besteht aus Filterkasten, Gestell u. Arbeitsfläche. Prinzip: durch einen Lüfter angesaugte Raumluft wird über Vorfilter von größeren Staubpartikeln befreit u. anschließend durch ↑Schwebstoffilter gedrückt. Die aus dem Filterkasten in Form einer laminaren Strömung austretende staub- u. keimfreie Luft füllt den durch das Gestell abgegrenzten Arbeitsbereich aus u. verhindert das „Einfliegen" von Staubpartikeln u. Mikroorganismen in den Arbeitsbereich. Man unterscheidet L. mit horizontaler Luftströmung, d. h. von der Rückwand auf den Arbeitenden zu, u. mit vertikaler Luftströmung, d. h. von oben nach unten. Für Arbeiten, bei denen tox. Gase u. Stäube o. infektiöse Aerosole entstehen, dürfen nur L. mit vertikaler Luftströmung u. Spezialtischen aus Lochplatten eingesetzt werden, um die Luft aus der Arbeitszone abzusaugen.

Laminar-flow-System: techn. System zur Erreichung asept. Raumluftbedingungen, Bestandteil der Reinraumtechnik. Die betreffenden räuml. Bezirke, z. B. in Laboratorien o. Operationssälen, werden kontinuierl. von extrem keimarmer filtrierter Luft laminar u. damit turbulenzarm bei hohen Luftwechselraten durchströmt. Zur Kontrolle der asept. Bedingungen im L. wird der Keimgehalt von 150 l Luft mit Hilfe eines ↑Schlitzsammlers (ggf. von 2 · 100 l Luft mit Hilfe von ↑Membranfiltern) in koloniebildende Einheiten (KBE, ↑Kolonie, bakteriologische) je m^3 Luft bestimmt. Er darf im L. höchstens 10 KBE/m^3 betragen. Diese Untersuchungen müssen nach Filterwechsel, nach Reparaturen bzw. mind. jährl. erfolgen. Von den Arbeitsflächen, Wänden, Geräten u. a. kann der Keimgehalt durch Abklatschproben von mind. 1 000 mm^2 in KBE/mm^2 ermittelt werden. Zur Überprüfung der ↑Händedesinfektion werden Hände u. Fingerkuppen auf Keimgehalt überprüft. Anwendung horizontal u. vertikal, als Box, Zelt, Lüftungsdecke („Raum-in-Raum"-Prinzip). ↑Gnotobiose.

Laminaria digitata ⟨*lat*⟩ *n Pl*: Laminarstifte; zu Quellstiften verarbeiteter Tang, welcher in den Zervikalkanal eingelegt zu dessen langsamer Dilatation führt.

Laminarströmung: Parallelschichtenströmung. Liegt in zylindr. Gefäßen vor, wenn die ↑Reynolds-Zahl

$$Re = r \cdot v \cdot \frac{\varrho}{\eta}$$

bei Newton-Flüssigkeiten unter 1 000 liegt (r = Radius, v = Strömungsgeschwindigkeit, ϱ = Dichte, η = Viskosität), darüber meist ↑Turbulenz. Ist durch koaxiale Zylinderflächen gleicher Strömungsgeschwindigkeit mit parabol. Geschwindigkeitsprofil charakterisiert, wobei v in der Achse max., am Rande Null u. im Mittel = $^1/_2 \cdot v_{max}$ ist.

Lamina spiralis ossea: von der Außenfläche des Modiolus der Schnecke vorspringendes Knochenplättchen, an welches sich die L. basilaris anheftet. **L. spiralis secundaria**: spiraliges Knochenplättchen gegenüber der L. s. ossea; nur in der Basalwindung der Schnecke vorhanden. **L. tectalis**: Vierhügelplatte, dorsaler Abschnitt des Mittelhirns; ↑Mesenzephalon. **L. terminalis cerebri**: vor u. über dem Chiasma opticum sich erstreckende dünne Platte grauer Substanz; vorderer Abschluß des III. Ventrikels.

Lamine ⟨*lat*⟩ *n Pl*: Proteine aus der Gruppe der Intermediärfilamentproteine, die über spezif. Rezeptoren an der Innenseite der inneren Kernmembran mit der ↑Kernhülle in Form der netzartigen ↑Lamina fibrosa assoziiert sind u. Verbindung zwischen dieser u. dem ↑Chromatin herstellen.

Laminektomie ⟨*lat*⟩ *f*: Eröffnung des Spinalkanals von dorsal zur Versorgung von raumbeengenden Prozessen (Tumor, entzündl. Prozesse, Bandscheibenvorfall u. a.) u. traumat. Wirbelsäulen-Rückenmark-Verletzungen. Um das Rückenmark freizulegen, müssen Dornfortsätze u. Wirbelbögen unter Erhaltung der tragenden Wirbelgelenke reseziert werden. Die halbseitige Entfernung wird als Hemilaminektomie bezeichnet. Bei Bandscheibenvorfällen (↑Nucleus-pulposus-Hernie) ist die interlaminäre Fensterung gebräuchl. Die L. kann in Seitenlage, in Bauchlage u. im Zervikalbereich in sitzender Position des Pat. vorgenommen werden.

Laminin ⟨*lat*⟩ *n*: weitverbreitetes hochmolekulares (M_r ~ 900 kd) Glykoprotein der Basalmembran u. der extrazellulären Matrix; bereits im Zweizellstadium nachweisbar. L. spielt eine zentrale strukturelle u. funktionelle Rolle u. hat Sequenzhomologien zum epidermalen ↑Wachstumsfaktor. L. bindet an ↑Kollagen Typ IV, ↑Heparin, ↑Chondroitinsulfat u. an das ↑Integrin der Zellmembran, wodurch es die Zellen in der Matrix verankert. L. fördert die Zelladhäsion, Zellmigration, das Neuritenwachstum u. die Zelldifferenzierung. In fibrot.-zirrhot. Lebern kommt es im ↑Disse-Raum zu vermehrter subendothelialer Ablagerung von L. Wird als pathogenet. Mechanismus der intrasinusoidalen Ursache der portalen Hypertension angesehen. Bestimmung im Blutserum mittels RIA (↑Radioimmunoassay). Erhöhte Konzentration bei Portalvenenhochdruck.

Lamininrezeptor: Rezeptor aus der Gruppe der ↑Integrine, der ↑Laminin der extrazellulären Matrix bindet; wichtig für Zelladhäsion u. Wachstum von Axonen u. Dendriten.

Lamivudin: *Abk* 3TC; antiretrovirales Medikament (Nukleosidanalogon), das die reverse Transkriptase von HIV hemmt u. zur Behandlung von HIV-Infektion u. AIDS eingesetzt u. bei chron. Hepatitis B erprobt wird. ↑Chemotherapie, antiretrovirale.

Lampenölvergiftung: bei Kleinkindern nach Einnahme von Lampenöl wegen dessen physikal. Eigenschaften (kriecht unter die Epiglottis) auftretende chem. Pneumonitis. Tod durch schwere respirator. Insuffizienz ist schon mit einem Schluck Lampenöl mögl. Es wird nicht resorbiert, eine Giftentfernung ist kontraindiziert. Evtl. Notbeatmung in der Klinik. Ein Verbot des Lampenöls ist in Vorbereitung.

Lampert, Heinrich (geb. 1898), Int., Frankfurt/M., ↑Reaktionstypen nach Lampert.

Lamy, Maurice Emile-Joseph (1895–1975), frz. Päd.

Lamy-Maroteaux-Syndrom (nach Maurice E.-J. L.): diastroph. Dysplasie; Osteochondrodysplasie mit unbekanntem Basisdefekt (Glukosaminoglykanstoffwechselstörung des Knorpels). Genet. bedingt, Erbgang autosomal rezessiv. Bei Geburt manifeste Mikromelie mit Klumpfüßen u. charakterist. Abspreizstellung von Daumen u. Großzehe sowie pathognomon. Ohrmuschelveränderung (Blasenohr). Durch progrediente Kyphoskoliose u. Kontrakturen sowie Luxationsneigung der Gelenke entsteht ein diastroph. (verdrehter, verkrüppelter) Minderwuchs. Endgröße max. 140 cm. Geistige Entwicklung normal. Erhöhte Frühsterblichkeit. Lebenserwartung vermindert.

LAN: *Abk* für engl. Local Area Network (lokales Rechnernetz); Vernetzung von Rechnern unterschiedl. o. ähnl. Leistung. Die mögl. Entfernungen liegen z. Z. bei wenigen Kilometern bis zu etwa 40 km, je nach Leistungsfähigkeit der einsetzbaren Mittel. LAN sind deshalb bes. für Krankenhäuser geeignet.

Lana ⟨*lat*⟩ *f*: Wolle, Wollhaar.

Lanataglykoside ↑Herzglykoside.

Lanatoside A–E: Primärglykoside (genuine Glykoside) von ↑Digitalis lanata. ↑Herzglykoside.

Lancefield, Rebecca Craighill (1895–1981), amerik. Mikrobiol. Schuf die serol. Gruppeneinteilung der Streptokokken, wichtige Beiträge zur Erforschung des rheumat. Fiebers. ↑Streptococcus.

Lancefield-Präzipitationstest (nach Rebecca C. L.): Ringtest zur serol. Gruppeneinteilung der Streptokokken.

Landau-Reflex: frühkindl. Reflex; tritt frühestens im 3. Lebensmonat auf u. erlischt bis 12. Lebensmonat; wichtiges statomotor. Entwicklungszeichen: In schwebender Bauchlage wird zunächst (ab 3. Monat) der Kopf gehoben (Landau I), später (ab 7. Monat) werden auch Wirbelsäule u. Beine gestreckt (Landau II).

Landesversicherungsanstalt: Träger der gesetzl. Rentenversicherung der Arbeiter.

Landing-Syndrom: veraltet auch als generalisierte amaurot. Idiotie; schwere Verlaufsform der ↑Tay-Sachs-Syndrom (↑Lipidspeicherkrankheiten).

Landkartenschädel: bei der ↑Hand-Schüller-Christian-Krankheit vorkommende fleckförmige Zerstörung des Schädeldachs, das im Röntgenbild landkartenähnl. Strukturveränderungen zeigt.

Landkartenzunge: Lingua geographica, ↑Exfoliatio areata linguae.

Landmannshaut: durch Witterungseinflüsse u. bes. Disposition an der Gesichts- u. Handhaut entstandene Pigmentveränderungen. Kollagenosen, Runzeln, Verhornungsanomalien. Nach längerem Bestehen der L. häufig multipel auftretende Hautkrebse.

Landolt, Edmund (1876–1926), Schweizer Ophth., Zürich u. Paris.

Landolt-Ringe (nach Edmund L.): Optotypen; Ringe von unterschiedl. Größe mit einer Öffnung. Der Pat. hat bei der Sehschärfenbestimmung anzugeben, in welche Richtung das offene Segment zeigt. Sehr gutes Prinzip, da Formerkennungsvermögen, Intelligenz u. Ausdrucksvermögen geringe Rolle spielt u. Prinzip der angulären Sehschärfe am besten realisiert wird. In der Röntgendiagnostik werden L. als geschlitzte Zylinder unterschiedl. Höhe (es resultieren unterschiedl. Bildkontraste) zur Beurteilung der Detailerkennbarkeit auf Röntgenbildern benutzt.

Landouzy, Louis Théophile (1845–1917), Arzt, Paris.

Landouzy-Déjerine-Atrophie (nach Louis T. L. u. Joseph J. D.): wenig gebräuchl. Bez. für seltene im Kindesalter vorkommende skapulohumerale Form der ↑Dystrophia musculorum progressiva.

Landouzy-Krankheit (nach Louis T. L.): Weil-Krankheit, eine ↑Leptospirose.

Landouzy-Sepsis (nach Louis T. L.): akut generalisiert verlaufende Tuberkulose (Sepsis tuberculosa generalisata acutissima).

Landouzy-Syndrom (nach Louise T. L.) ↑Dystrophia musculorum progressiva.

Landry, Jean B. L. (1826–1865), frz. Arzt, Paris.

Landry-Paralyse: Paralysis spinalis ascendens acuta; akut aufsteigende Rückenmarklähmung, die in den unteren Extremitäten beginnt, über die Rumpfmuskulatur in die oberen Extremitäten steigt u. bei progressivem Verlauf auf die Bulbärmuskulatur (Schluck- u. Atemmuskeln) mit dann meist lebensgefährl. Komplikationen übergreift. Vielfältige Ätiol. wie Poliomyelitis, infektiöse ↑Polyradikuloneuritis, ↑Polyneuritis (↑Guillain-Barré-Syndrom), myelit. Prozesse i. R. von ↑Impfkomplikationen.

Landsteiner, Karl (1868–1943), Pathol., Wien, New York. Begründer der Blutgruppenserologie u. Immunchemie. 1901 Entdeckung des AB0-, 1927 des MN-Blutgruppensystems, 1940 des Rhesusfaktors (zusammen mit A. S. Wiener). 1930 Nobelpreis für Med./Physiol. „für seine Entdeckung der menschlichen Blutgruppen".

Lanettewachs ↑Alcohol emulsificans.

Langatvirus: Virusart der Gattung ↑Flavivirus. Vorkommen in Malaysia bei Wirbeltieren. Übertragung auf Menschen durch Zecken. Krankheit: virale ↑Meningoenzephalitis (↑Meningoenzephalitis). ↑Arbovirosen.

Langdon-Down-Krankheit (nach John L. D.) ↑Down-Syndrom.

Lange, Cornelia de (1871–1950), niederländ. Päd.

Lange, Fritz (1864–1952), Orthop., München.

Lange, Wilhelm (1875–1954), HNO-Arzt. Leipzig. Begründer der Felsenbeinsammlung der Leiziger HNO-Klinik.

Längenalter: durchschnittl. Körperlänge gesunder Kinder in Beziehung zum chronolog. (kalendar.) Alter.

Langenbeck, Bernhard Rudolf Konrad (1810–1887), Chir., Göttingen, Kiel, Berlin. Bedeutender Kriegschirurg, der zahlreiche neue Techniken auf dem Gebiet der plast. Chirurgie entwickelte u. die Gelenkresektion verbesserte. Bedeutendste Vertreter der L.-Schule: Theodor Billroth, Friedrich Trendelenburg.

Längen-Breiten-Index ↑Schädelnormen.

Langendorff, Oskar (1853–1908), dt. Physiol., Rostock.

Langendorff-Apparat (nach Oskar L.): Apparat zur Koronarperfusion des isolierten Warmblüterherzens.

Längenwachstum: Zunahme der Körperlänge im Lauf der Entwicklung eines Individuums. Das L. erfolgt diskontinuierl.: bes. in den ersten 2 Lj. (1. Wachstumsschub) u. zu Beginn der Pubertät (weibl. mit 10, männl. mit 12 Jahren) als Präpubertätswachstumsschub (Perzentilkurven). Während des L. ändern sich die ↑Körperproportionen. Abb. 1 u. 2.

Lange-Probe (nach Carl F. L.) ↑Kolloidreaktionen im Liquor cerebrospinalis.

Langerhans, Paul (1847–1888), Pathologe, Freiburg im Breisgau, Berlin, Arzt in Funchal auf Madeira. Entdeckte 1869 die nach ihm benannten „Inseln" in der Bauchspeicheldrüse (Pankreas).

Langerhans-Granulum (nach Paul L.): Birbeck-Granulum; plättchenförmiges, membranumgebenes Körperchen in Langerhans-Zellen der ↑Epidermis, 0,5 μm lang, 30 nm breit.

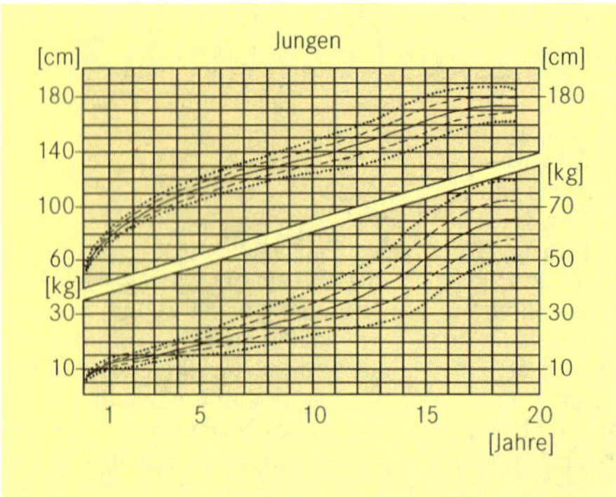

Längenwachstum (Abb. 1). Längenwachstum (oberer Teil) u. Gewichtsentwicklung (unterer Teil). Perzentilkurve für die Entwicklung der Körperlänge u. des -gewichts bei Jungen

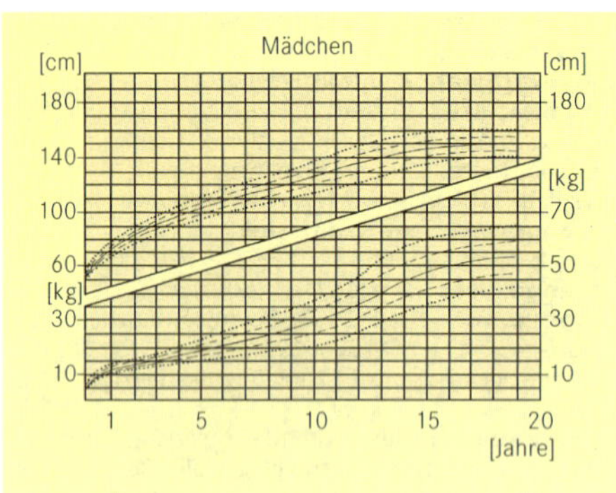

Längenwachstum (Abb. 2). Längenwachstum (oberer Teil) u. Gewichtsentwicklung (unterer Teil). Perzentilkurve für die Entwicklung der Körperlänge u. des -gewichts bei Mädchen

Langerhans-Inseln (nach Paul L.): Insulae pancreaticae; endokriner Teil des ↑Pankreas.

Langerhans-Zellen (nach Paul L.): in der Epidermis (Stratum spinosum) lokalisierte, ortsständige dendrit. Zellen des mononukleären phagozytären Systems. Sie sind durch eine pos. ATPase-Reaktion nachweisbar, sind elektronenmikroskop. durch die Birbeck-Granula (↑Langerhans-Granula) charakterisiert. Sie haben oft engen Kontakt zu ↑T-Lymphozyten, „präsentieren" ihnen das Antigen u. können ↑Interleukin-1 bilden.

Langer-Syndrom: mesomele Dysplasie Osteochondrodysplasie mit Beteiligung der Extremitätenknochen u. Mandibulahypoplasie. Beziehungen zum ↑Nievergelt-Syndrom u. ↑Reinhardt-Pfeiffer-Syndrom. Autosomal rezessiver Erbgang.

Lange-Stellung (nach Fritz L.): Abspreizung u. Einwärtsdrehung der Beine im Hüftgelenk zur Retention nach Einrenkung der angeborenen Hüftverrenkung.

Lange-Syndrom (nach Cornelia de L.): Status degenerativus Amstelodamensis, Brachmann-de-Lange-Syndrom; Typ I: angeborene Kombination von primordialem ↑Minderwuchs u. kraniofazialer Dysmorphie mit Hypertrichose der Augenbrauen u. Stirn, tiefer Nasenwurzel, Hypertelorismus, verbreiterter Oberlippe, tiefsitzenden Ohrmuscheln, Unterkieferhypoplasie bei versch. Skelettfehlbildungen (Brachyzephalie, Syn-, Polydaktylie, Wirbeldeformitäten) sowie Intelligenzminderung. Typ II: Fehlbildungskomplex mit Muskelhyperplasie u. -hypertrophie, Zerebralschaden u. anderen variablen Fehlbildungen. Ursache bisher ungeklärt.

Langhans, Theodor (1839–1915), Pathologe, Bern.

Langhans-Riesenzellen (nach Theodor L.): mehrkernige, bis zu 500 μm große Zellen mit halbmondförmig gelagerten Kernen. Entstehen aus Epitheloidzellen. Charakterist. für sog. spezif. Entzündungen wie Tuberkulose, Sarkoidose, Lepra, Lues. Abb.

Langhans-Struma (nach Theodor L.): Adenome der Schilddrüse in Knotenform, z. T. metastasierend.

Langlebigkeit: Erreichen eines Lebensalters, das deutl. über der statist. (mittleren) Lebenserwartung einer Population liegt. Die Ursachen für L. sind im Zusammenwirken von individuellen Faktoren u. Umweltbedingungen zu suchen, jedoch in ihrem komplexen Zusammenwirken bislang weitgehend unbekannt. Studien an Hundertjährigen haben gezeigt, daß mind. ein Drittel dieser Personen ein weitgehend kompetentes u. selbständiges Leben führt.

Langleistung ↑Dauerleistungsgrenze.

Langleistungsgrenze: Grenzwert einer körperl. Leistung, die für annähernd 2 h erbracht werden kann; auch als WC 130, ↑PWC o. W 130 bezeichnet. Bei dieser Arbeitsintensität befinden sich Milchsäureproduktion u. -abbau des Organismus im Gleichgewicht, die Sauerstoffschuld bleibt konstant, die Herzschlagfrequenz steigt jedoch fortlaufend an, so daß bei Gesunden im Leistungsalter ein Arbeitsabbruch etwa nach 2 h Arbeit erfolgt.

Langley, John Newport (1852–1925), brit. Physiol., Cambridge. L. teilte nach elektr. Reizversuchen am vegetativen Nervensystem die Wirkungen in ortho- u. parasympath. ein, die zugehörigen Nervenfasern in orthosympath. (sympath.) u. parasympath.

Langniere: meist einseitige, vergrößerte Niere mit Vermehrung der Nierenpapillen, 2 Nierenbecken u.

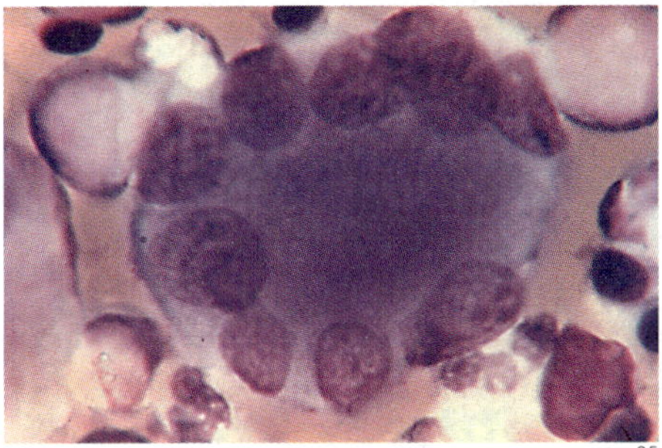

35

Langhans-Riesenzellen im Ausstrich eines exstirpierten tuberkulösen Lymphknotens, Pappenheim-Färbung

2 Ureteren. Oft ist das untere Nierenbecken größer. Meist 2 getrennte Gefäßstiele. Die Ureteren können getrennt in die Harnblase münden, o. sich vorher vereinigen. Doppelnieren in Kombination mit Trommelschlegelfingern treten beim seltenen, genet. bedingten ↑Allemann-Syndrom auf. ↑Nierenverdoppelung.

Längsdissoziation: anat., funktionelle u. elektr. Trennung von Anteilen des Erregungsleitungssystems. Die erregungsleitenden Strukturen unterscheiden sich aufgrund unterschiedl. Leitungsgeschwindigkeiten u. Refraktärperioden. Die L. ist Ursache von Tachykardien infolge ↑Erregungskreisen.

Längskonstante: Strecke längs der Membran einer Nerven- o. Muskelfaser (Zelle), innerhalb derer das durch punktförmige Stromzuführung entstandene, elektroton. ausgebreitete Membranpotential (lokale ↑Antwort) auf 1/e (37 %) seines unter der stromzuführenden Elektrode vorhandenen Wertes abgefallen ist. Die L. ist um so größer u. damit der Längsstrom um so weiter greifend, je geringer der innere Längswiderstand der Membran. Die L. ist in erster Näherung proportional der Wurzel aus Membranwiderstand, dividiert mit dem Längswiderstand. ↑Erregungsleitung.

Längslage: mütterl. u. fetale Längsachse decken sich; ↑Kindslage.

Längsschnittstudie: prospektive Beobachtung von Gruppen von Individuen (prospektive ↑Studie) o. Aneinanderreihung von Querschnitten (↑Stichproben aus einer definierten ↑Grundmenge zu versch. Zeitpunkten) zur Untersuchung des Zusammenhangs zwischen Einflußgrößen (z. B. Risikomerkmalen) u. Zielgrößen (z. B. Krankheiten).

Längsstrom ↑Längskonstante.

Langstäbchen: stäbchenförmige Bakterien, deren Länge größer als ihre doppelte Breite ist.

Langstrahler: Astrozyten mit langen Zellfortsätzen, sog. „Gliafasern" (Astrocytus fibrosus); ↑Neuroglia. Ggs.: ↑Kurzstrahler.

Längswiderstand ↑Längskonstante.

Langzeitantibiotika: Antibiotika mit verlängerter Wirkungszeit, z. B. Benzathin-Penicillin G, ein langwirkendes Depot-Penicillin o. Procain-Penicillin G.

Langzeitarzneiformen ↑Depotpräparate.

Langzeitausdauer: Form der Ausdauerfähigkeit (Ausdauerleistung). Die L. charakterisiert die Fähigkeit zu langdauernder kontinuierl. Arbeit mittlerer Intensität auf aerober Energiestoffwechselbasis u. ist entscheidende Grundlage für alle über 30 min dauernden Ausdauerleistungen.

Langzeitbehandlung: systemat. Ther. von Erkrankungen über längere Zeiträume. L. erfolgt mit dem Ziel, Krankheit zu heilen, Beschwerden zu lindern u. Leben zu verlängern. L. umfaßt planmäßige medikamentöse, physikal. u. psych. Maßnahmen in abgestimmter Form. Im Interesse des Pat. soll L. in der Hand eines Arztes (Hausarzt, Familienarzt) unter Einbeziehen von Spezialisten aus dem stationären u. ambulanten Bereich bleiben. Für erfolgreiche L. ist die Kooperationsbereitschaft des Pat. (Compliance) sehr wesentl.

Langzeitbetreuung: med. pfleger. u. soziale Betreuung eines Menschen über einen längeren Zeitraum durch den gleichen Arzt bzw. anderes professionelles Gesundheitspersonal (Sprechstundenhilfe, Gemeindeschwester, Fürsorgerin) zu proph. diagn., ther. o. metaphylakt. Zwecken. L. umfaßt über die ↑Langzeitbehandlung hinaus ↑Gesundheitserziehung, Beratung zu allen Lebensbereichen, ↑Impfungen u. Vorsorgeuntersuchungen des Gesunden, Diagnostik u. Ther. akuter Krankheiten einschl. evtl. ↑Rehabilitation.

Langzeit-EKG: kontinuierl. Registrierung des EKG über 24 o. besser 48 h. ↑Holter-EKG.

Langzeitgedächtnis ↑Gedächtnis.

Langzeitpotenzierung: *Abk* LTP (von engl. long term potentiation). Wenn eine Zielneuronengruppe anhaltend mit Impulsen hoher Frequenz belegt wird, entwickelt sich an den axodendrit. Spine-Synapsen dieser Neurone eine LTP der synapt. Übertragung. Sie kann z. B. an Pyramidenneuronen des Hippokampus, einer für die Speicherung afferenter Sinnessignale wichtigen Struktur (↑Gedächtnis), für Stunden, Tage o. Monate in Form erhöhten EPSP (exzitatorische postsynaptische ↑Potentiale), die auf einen elektr. Testreiz folgen, nachgewiesen werden. Für die Entstehung der LTP sind kongruente prä- u. postsynapt. Veränderungen grundlegend, wie vermehrte Abgabe von Transmittern, als Folge des schnellen präsynapt. Einstroms von Kalziumionen, woran die exzitator. Aminosäure Glutamin bzw. ihr Natriumsalz Glutamat als ein „schneller Transmitter" in erster Linie beteiligt sind.

Langzeitpräparate ↑Depotpräparate.

Langzeitsulfanilamide: Sulfaclomid, Sulfamerazin, Sulfalen, Sulfamethoxypyridazin, Sulfamethoxydiazin. ↑Sulfonamide.

Langzeitsulfonamide ↑Sulfonamide.

Lanolin: aus dickflüssigem Paraffin, Wasser u. Wollwachs bestehende Salbengrundlage.

Lanosterol: Lanosterin. Bes. reich im Wollfett der Schafe vorkommendes Triterpen. Wichtiges Intermediat der Biosynthese der ↑Steroide.

Lantermann, A. J. (1855–1910), amerik. Anat., Cleveland, ↑Schmidt-Lantermann-Einkerbungen.

Lanthanide ↑Erden, seltene.

Lantibiotica: biol. aktive Peptide mit antibiot. Eigenschaften; ribosomal in grampositiven Bakterien synthetisiert; sie enthalten die Thioäther-Aminosäure Lanthionin, dehydratisierte u. anderweitig modifizierte Aminosäuren. L. kommen in zwei Typen vor, A: lange amphiphile Moleküle; B: kompakte globuläre Moleküle.

L-Antigen ↑Kapselantigen.

Lanugo ↑Lanugohaare.

Lanugohaare ⟨*lat*⟩: feine Haare, die am Ende des dritten Schwangerschaftsmonats auf der Haut des Fetus auftreten. In den letzten 4–6 Wochen verliert die Haut im

L

Gesicht u. am Unterleib die Behaarung; gilt als Reifezeichen.

Lanz, Otto (1865–1935), Amsterdam, Chir.

Lanzettegel ↑ Dicrocoelium dendriticum.

Lanzettfischchen: Branchyostoma lanceolatum.

Lanz-Punkt: Druckpunkt bei ↑ Appendizitis im Grenzbereich zwischen re. u. mittlerem Drittel der Linea interspinalis superior.

LAP: *Abk* für ↑ Leucinaminopeptidase.

Laparoskop: Endoskop zur Betrachtung der Bauchhöhle u. der Oberfläche der Bauchorgane. Abb.

Laparoskopie: Peritoneoskopie; Betrachtung des Bauchraums mit seinen Organen durch ein Laparoskop, das nach Anlegen eines Pneumoperitoneums über eine Stichinzision in den Bauchraum eingeführt wird. Weitere diagn. Maßnahmen wie transhepat. Cholezystocholedochographie, gezielte Punktionen der Bauchorgane u. bei der gyn. L. Prüfung der Tubendurchgängigkeit, Ausschluß einer Extrauteringravidität sowie ther. Maßnahmen (Tubensterilisation, Punktion von Ovarialzysten, Koagulation von Endometrioseherden u. a.) mögl. **Notfallaparoskopie**: nach Bauchtraumen zum Ausschluß o. Nachweis einer Blutungsquelle, beim akuten Bauch zur Diagn. der verursachenden Abdominalerkrankung.

Laparotomie: Bauchschnitt; operative Eröffnung der Bauchhöhle.

Laparozele: Bauchwandbruch, Hernia.

Lapis infernalis ⟨*lat*⟩ *m*: Höllensteinstift; $AgNO_3$ zum Wegätzen von hyperplast. Bindegewebe.

Laplace, Pierre Simon Marquis de (1749–1827), frz. Math. u. Physiker, Paris. Bedeutende Beiträge zu math. Physik, Himmelsmechanik u. Kosmogonie.

Laplace-Gesetz (nach Pierre Simon Marquis de L.): physikal. Beziehung über elast. Hohlkörper (Gasblasen, Herz, Gefäße). Die Wandspannung t, die bei Glasblasen (Alveolen) von der Oberflächenspannung, bei Herz u. Gefäßen von der passiven Spannung der elast. Fasern u. der aktiven Kraft der Muskelfasern gebildet wird, steht im Gleichgewicht mit dem transmuralen Druck p u. dem Radius des Hohlraums r u. dessen Wanddicke d. Es gilt: $t \sim p \cdot r/d$. Dilatiert also ein Hohlkörper, steigt die Wandspannung, was wiederum zu einer Radiusvergrößerung u. somit zu einem circulus vitiosus führen kann (Herzversagen, Aneurysmenbildung).

Laplace-Transformation (nach Pierre Simon Marquis de L.): Funktionaltransformation, die eine gegebene Funktion f(t) (das Original) in eine Funktion F(p) (die Laplace-Transformierte) der komplexen Variablen p entspr. der Gleichung überführt. Neben dieser einseitigen L. betrachtet man auch die zweiseitige L., bei der das Integrationsintervall $(-\infty, \infty)$ ist. Anwendung findet die L. bei der Lösung von gewöhnl. Differentialgleichungen in der Weise, daß man von einer Gleichung für die unbekannte Funktion zu einer Gleichung für deren Laplace-Transformierte übergeht. Diese Gleichung ist dann keine Differentialgleichung mehr, sondern eine gewöhnl. algebra. Gleichung, aus der die Laplace-Transformierte bestimmt werden kann. Die Rücktransformation gestattet dann die Bestimmung des gesuchten Originals. Die Hauptbedeutung der L. besteht darin, daß sie die Transformation einer partiellen in eine gewöhnl. Differentialgleichung gestattet, die dann üblicherweise mit anderen Standardmethoden gelöst wird. Die L. dient ferner zur Definition der ↑ Übertragungsfunktion bei Regelsystemen.

Läppchenfistel: Form einer angeborenen Ohrfistel, die als das Ohrläppchen durchsetzender Gang ausgebildet ist. Entstehung durch Ektodermverlagerung bei der Verschmelzung der mesenchymalen Ohrhöcker zur Bildung der Ohrmuschel. ↑ Fistula auris congenita.

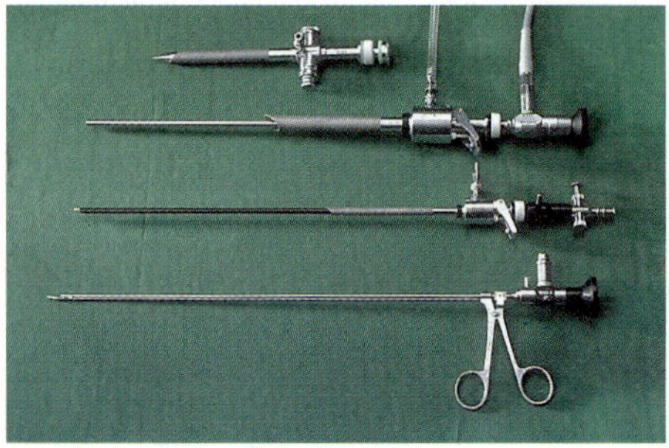

10

Laparoskope

Läppchenprobe: Methode zum Nachweis eines allerg. ↑ Kontaktekzems. Das vermutete Allergen wird in subtox. Konzentration mittels eines Testpflasters auf die Haut gebracht (meist Rücken). Bei pos. Ausfall nach 2–3 Tagen Rötung, Papeln, Vesikeln im Testfeld. ↑ Hauttest.

Lappen: gestielte, mikrochirurg. Gewebeverpflanzung im Ggs. zum ↑ Transplantat. Hautbezirk, mit Fettgewebe, Gefäßen u. Nerven, dessen Ernährung durch einen o. zwei Stiele bis zur völligen Einheilung in die Empfängerregion gewährleistet wird. Dann kann Stieldurchtrennung erfolgen, wie z. B. beim Fernlappen. Unterschiedl. Verhältnis von Lappenlänge zu -breite an einzelnen Körperstellen muß beachtet werden. ↑ Hautplastik. ↑ Fernlappenplastik.

Lappenfibrose: Lappenfibromatose, hyperplast. Gewebewucherungen im Vestibulum oris durch chron. Reiz schlechtsitzender Prothesen. Kein echtes Fibrom, sondern Granulationsgewebe.

Lappen, freier: Gewebetransplantat (z. B. Haut-Fett-Lappen, evtl. mit Muskulatur, Muskellappen) mit versorgendem Gefäß- u. Nervenstiel, der am Empfängerort mit den lokalen Gefäßen (u. Nerven) zur gesicherten Ernährung mikrochirurg. anastomosiert wird. Oft unkorrekt für ↑ Transplantat gebraucht.

Lappenmesser: Spezialmesser für kieferchirurg. Zwecke in Form eines abgeschrägten Meißels.

Lappenplastik: Deckung von Haut- o. Schleimhautdefekten durch gestielte Lappen aus der Nachbarschaft des Defekts (z. B. Verschiebelappenplastik, Rotationslappenplastik, Schwenklappenplastik).

Lärchenschwamm ↑ Giftpilze, ↑ Toxin.

Large-for-date newborn ⟨*engl*⟩: heavy for date newborn; für das ↑ Gestationsalter zu großes Neugeborenes mit zu hohem Geburtsgewicht (sog. Riesenkind), z. B. bei ↑ Fetopathia diabetica. ↑ Klassifikation der Neugeborenen.

Lärm: gehörschädigender Schall. Phon als Maßeinheit der Lautstärke, die dem Gehöreindruck entspricht; Dezibel (dB) als Bez. für den Schallpegel des L. Es gilt $L = (20 \lg p/p_0) dB$, p = effektiver Schalldruck in µbar u. $p_0 = 2 \cdot 10\,\mu bar$ (Bezugsschalldruck, Hörschwelle des Menschen bei 1 000 Hz). Lärmwirkungen sind Reaktionen des Gesamtorganismus, abhängig von Stärke, Dauer, Frequenzspektrum u. Impulshaltigkeit, Alter u. Vorschäden. Dennoch Zuordnung zu Lautstärkebereichen zweckmäßig. Lärmbereich IV (> 120 dB) direkte Einwirkung auf ZNS; Lärmbereich III (90–120 dB) temporäre Hörschwellenanhebung bis bleibender Hörverlust u. Lärmschwerhörigkeit; Lärmbereich II (65–90 dB) sog. prim. vegetative Reaktionen; Lärmbereich I (30–65 dB) psych. Lärmwirkungen. Objektive Beurteilung spez. Lärmsituationen durch Lärmmessung. Kommunaler Lärmschutz durch rechtsverbindl. Emissionsgrenzwerte für Industrieerzeugnisse, techn. Gebäudeausrüstungen u. Kfz sowie Grenzwerte für die Lärmimmission für versch. Gebiets- u. Raumkategorien (z. B. Krankenzimmer, Behandlungs-, Untersuchungszimmer). Festlegung von Lärmschutzgebieten mit Sonderregelung mögl.

Lärmdosimeter: Meßgerät zur Ermittlung des äquivalenten Dauerschalldruckpegels (*Abk* L_{eq}), Anwendung des L. orts- o. personengebunden, wobei die versch. Pegel an unterschiedl. Aufenthaltsorten berücksichtigt werden. Aufbau analog zum Schallpegelmesser, Integration der Pegel u. Anzeige des L_{eq} erfolgen elektron.

Lärmdosis: Maß für gehörschädigende Wirkung von Lärm.

Lärmhörschaden: durch Lärmeinwirkung hervorgerufene Schwerhörigkeit. In Abhängigkeit von Intensität u. Zeitverhalten der Lärmeinwirkung unterscheidet man 1. Knalltrauma: durch kurzfristige (≤ 1,5 ms) Einwirkung ungewöhnl. großer Schallintensitäten, z. B. durch Mündungsknall, entstandene, häufig einseitige, zumindest deutl. seitendifferente Innenohrschwerhörigkeit im Hochtonbereich (kochleobasal), seltener im mittleren Tonbereich (mediokochleär). 2. Explosionstrauma: längere Lärmeinwirkzeit > 1,5 ms mit meist schwerwiegenderen Verletzungsfolgen als beim Knalltrauma. Innen- u. Mittelohrschädigung. 3. Akutes Lärmtrauma: durch länger andauernde, in Stunden zu bemessende u. durch sehr hohe Lärmintensitäten entstandene, meist beidseitige, den gesamten hörbaren Frequenzbereich betreffende (pankochleäre) Innenohrschwerhörigkeit. 4. Chron. Lärmtrauma: durch langzeitige, sich über Jahre erstreckende Einwirkung höherer Schallintensität ab 85 dB, z. B. bei regelmäßiger Arbeit an Motorprüfständen, in Schiffsmaschinenräumen u. ä., entstandene Innenohrschwerhörigkeit mit Hochtonsenke, meist bei Lärmschwerhörigkeit von etwa seitengleicher Ausprägung.

Larmor-Frequenz: Nach dem Physiker Joseph Larmor (1857–1942) benannte Frequenz der Präzession des Drehimpulsvektors eines bewegten Teilchens um die Feldrichtung eines äußeren Magnetfelds. ↑Kernspinresonanz.

Lärmschutz, kommunaler: Vermeidung bzw. Herabsetzung gesundheitsschädigender, in die kommunale Umwelt dringender Schallereignisse, die Lärmcharakter annehmen u. zivilsator. Ursprungs sind. Teilgebiet der Umwelthygiene. Nach der Übertragung unterscheidet man Körperschall (Ausbreitung in festen Stoffen) u. Luftschall (Ausbreitung in der Luft, kommunalhygien. von großer Bedeutung). Das Maß der phys. Schallempfindung des Ohrs ist die Lautstärke (Messung in Phon). Physikal. Definition des Schalldruckpegels in Dezibel (dB). Die Bewertung erfolgt unter Berücksichtigung sinnes- u. empfindungsphysiolog. Aspekte. Lärm beeinflußt das Wohlbefinden des Menschen (Belästigung, Herabsetzung der Leistungsfähigkeit). Durch kommunale Lärmeinwirkung können Hörschäden (z. B. durch Feuerwerk, verstärkte Musik) psychosomat. u. neurot. Sympt., nervöse Schlafstörungen u. a. verursacht werden. Ein umweltwirksamer Lärmschutz kann durch entsprechende städteplaner. u. bauakust. Maßnahmen (günstige Verkehrsführung, schalldämmende Abschirmungen, z. B. Schallschutzfenster) sowie durch Entwicklung lärmarmer Maschinen u. Verkehrsmittel erzielt werden, unterstützt durch organisator. (z. B. Festlegung von Lärmschutzgebieten) u. erzieher. Maßnahmen. Durch Normative u. Standards sind gesundheitl. begründete Grenzwerte festzulegen.

Lärmschwerhörigkeit: Durch langdauernde Lärmeinwirkung oberhalb eines Schalldruckpegels von 85 dB(A) verursachte ↑Innenohrschwerhörigkeit. Das Ausmaß der L. wird mittels Audiometrie festgestellt u. durch den Hörverlust in dB bei best. Frequenzen o. durch ein daraus abgeleitetes Hörverlustmaß angegeben. ↑Berufskrankheiten. Prävention: techn. Lärmbekämpfung zur Einhaltung der arbeitshygien. Lärmgrenzwerte, organisator. Maßnahmen zur Minderung der Lärmexposition, Gehörschutzmittel, arbeitsmedizin. Vorsorgeuntersuchungen. ↑Lärmhörschaden.

Laron-Syndrom: Form des hypophysären Kleinwuchses, mit radioimmunolog. normalen Wachstumshormonen (STH-Spiegel). Offenbar wird ein biol. inaktives STH-Molekül gebildet, das die STH-Rezeptoren blockiert, da auch ther. zugeführtes exogenes STH zu keinem Anstieg des Somatomedinspiegels führt.

Larrey, Dominique Jean, Baron de (1766–1842), frz. Generalchirurg der Napoleonischen Armee, Paris.

Larrey-Hernie (nach Dominique J. Baron de L.) ↑Zwerchfellhernie.

Larrey-Spalte (nach Dominique J. Baron de L.): Larrey-Lücke, Trigonum sternocostale; Spalte zwischen Pars sternalis u. Pars costalis des Zwerchfells; Durchtrittsstelle der Vasa epigastrica superiora.

Larsen, Christian Magnus Sinding (1866–1930), norweg. Arzt, Oslo.

Larsen-Johansson-Syndrom (nach Christian M. Sinding L. u. Sven C. J.): Osteopathia patellae juvenilis; Ossifikationsstörung im Patellabereich mit Kniegelenkschmerzen, Druckschmerz u. Schwellung über der Patella; bei Jugendl. nach übermäßigem Fußballspielen u. Tanzen auftretend.

Larsen-Syndrom (nach Christian M. S. L.): Skelettfehlbildungssyndrom mit erhebl. Bänderschlaffheit u. Luxationsneigung der Gelenke. Genet. bedingt, Erbgang autosomal rezessiv o. dominant. Bevorzugt sind Knie-, Hüft- u. Ellenbogengelenk verändert. Typ. Manifestation ist die angeborene Kniegelenkluxation mit vorderer Tibiadislokation. Charakterist. kraniofaziale Dysmorphie: quadrat., flaches Gesicht, vorgewölbte Stirn, flache Nasenwurzel, Hypertelorismus, periphere Skelettanomalien u. spatelförmige Finger durch Brachytelephalangie. Fakultativ Wirbelanomalien, Gaumenspalte u. Hydrozephalus. Geistige Entwicklung u. Lebenserwartung normal.

Larva migrans: Wanderlarve; Phänomen einer atyp. Wanderung der Larvenstadien von ↑Parasiten, spez. von ↑Nematoden, in ↑Fehlwirten, insbes. beim Menschen. Die Formen der Wanderlarven können nach der Lokalisation unterschieden werden. **L. m. cutanea**: Hautmaulwurf; Infektionslarven versch. ↑Hakenwürmer von Hund u. Katze (z. B. ↑Ancylostoma duodenale) sowie von Strongyloides-Arten dringen in die oberen Hautschichten ein u. rufen stark juckende Hauteffloreszenzen, meist in Form gewundener Gänge, hervor. **L. m. ocularis**: bei Aufnahme von infektiösen Eiern des Hundespulwurms, ↑Toxocara canis, können Larven in die Augen einwandern u. chron. Endophthalmitiden sowie Granulome in der Retina verursachen, die bisweilen zur Erblindung

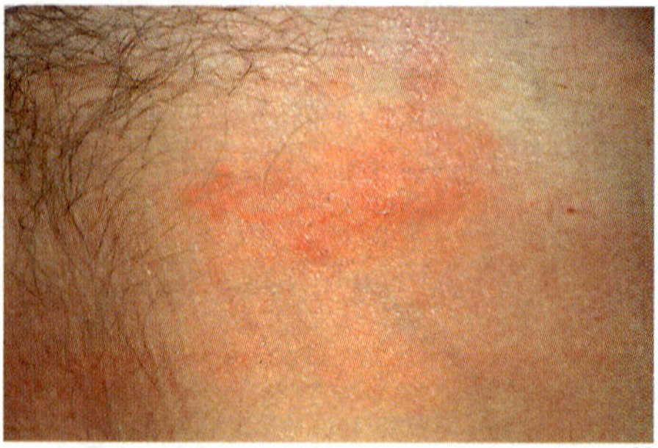

23

Larva migrans. Hauterscheinungen bei L. m. cutanea

führen. **L. m. visceralis**: durch engen Kontakt bzw. Umgang mit spulwurmbefallenen Hunden (insbes. Welpen) bzw. durch orale Aufnahme von Erde o. Sand, die mit Eiern von Toxocara canis o. ↑Toxocara mystax kontaminiert sind, können sich insbes. Kleinkinder infizieren. Die Spulwurmlarven wandern in Organe u. Gewebe ein u. verursachen Fieber u. je nach Sitz Husten, Muskelschmerz, Leber- u. Milzvergrößerung sowie oftmals Eosinophilie. Abb.

Larve ⟨*lat*⟩ *f*: Larva, Made; Entwicklungsstadien in der Jugendphase tier. Organismen mit Metabolie im Verlauf der ↑Ontogenese. Vorkommen in zahlreichen systemat. Gruppen. Med. bedeutsam sind v. a. die Larven von ↑Helminthen u. ↑Arthropoden als Infektionsstadien bzw. Krankheitserreger. Die L. kann sich weitgehend in Bau, in der Größe o. durch den Besitz spez. Larvalorgane vom erwachsenen (adulten), geschlechtsreifen Tier unterscheiden.

Larve, filariforme: Larvenstadium der ↑Nematoda mit fadenförmigem, wie bei ↑Filarien gestaltetem Ösophagus; Bedeutung für die Determination von Nematodenlarven.

Larven, rhabditiforme: Erst- u. Zweitlarve der ↑Nematoda mit dreigeteiltem, wie bei der Ordnung ↑Rhabditida gestaltetem Ösophagus. ↑Larve, filariforme.

larviert ⟨*lat*⟩ *Adj*: larvatus; versteckt, maskiert; die Krankheitssymptome nicht deutl. zeigend, z. B. l. Malaria: anstelle der typ. Fieberzyklen zeigen sich Neuralgien, Neuritiden, Paresen, Psychosen.

Larviparie: das Gebären von Larven, z. B. bei Tsetsefliegen u. Trichinen.

larvizid *Adj*: das Larvenstadium abtötend, z. B. Antiparasitikum.

Larvoskopie: Stuhluntersuchung zum Nachweis von Larvenstadien von ↑Parasiten. ↑Auswanderverfahren.

Laryngektomie ⟨*gr*⟩ *f*: Totalexstirpation des Kehlkopfs mit Stimmverlust u. notwendiger Anlegung eines ↑Tracheostomas, bes. bei malignen Tumoren des ↑Larynx.

Laryngismus ⟨*gr*⟩ *m*: Krampf der Glottis mit Stridor, Atemstillstand, Bewußtlosigkeit, Zyanose u. z. T. Herzstillstand.

Laryngitis: Entzündung des Kehlkopfs, bes. der Stimmbänder in versch. Formen.

Laryngitis, akute: bei Infektionen des Nasen-Rachen-Raums.

Laryngitis, chronische: infolge nicht abgeheilter akuter Laryngitis, bei chron. exogenen Schäden (Stäube, Dämpfe, Nikotinabusus) o. bei Stimmbandpolypen u. bei falscher Stimmtechnik.

Laryngitis subglottica: stenosierende Laryngotracheitis, Pseudokrupp, akute obstruktive subglott. Laryngitis. Hauptursache für ↑Krupp-Syndrom im Vorschulalter. Haupterkrankungsalter: 6 Monate bis 3 Jahre, Jungen gehäuft. Erreger sind Viren. Es besteht erhebl. indurierte Schwellung des subglott. Gewebes. Sympt.: bellender (kruppartiger) Husten, in- u. exspirator. ↑Stridor, rasch zunehmende Atemnot bis zur ↑Zyanose. Ther.: Sedierung, feuchte Luft, evtl. mit Sauerstoff angereichert, evtl. Kortikosteroide, bei Bedarf Adrenalininhalation, Intubation.

Laryngitis supraglottica ↑Epiglottitis.

Laryngographie ⟨*gr*⟩ *f*: Röntgendarstellung des Kehlkopfs, v. a. seines Innenraums, nach direkter Instillation von flüssigem ↑Kontrastmittel (nach Kehlkopfschleimhautanästhesie). Übl. sind Röntgenaufnahmen in beiden Ebenen, in Phonation u. als ↑Schichtaufnahmen. Die L. dient der Erfassung von Tumorprozessen, die einer direkten Betrachtung nicht zugängig sind.

Laryngologie: Fachgebiet der HNO, das sich mit dem Kehlkopf u. seinen Krankheiten beschäftigt.

Laryngomalazie: angeborene Weichheit der Kehlkopfknorpel, die ihre Stützfunktion ungenügend erfüllen. Meist ist die Epiglottis verformt. Bei der Einatmung verengt der Sog die Luftwege u. erzeugt einen inspirator. Stridor (↑Stridor connatus).

Laryngoösophagealfistel: angeborene Verbindung des Kehlkopflumens mit dem Ösophagus. In Form einer Spalte, die zwischen den Stellknorpeln einschneidet, die Ringknorpelplatte spaltet u. sich versch. weit in die Trachea fortsetzt. Embryol. liegt ein Arrest der Abspaltung des Atemtrakts vom Vorderdarm vor (Mitte 2. Monat): unvollständige Ausbildung des Septum ösophagotracheale.

Laryngopapillomatose: durch das ↑Papillomavirus verursachte Larynxpapillome des Menschen, die insbes. bis zur Pubertät vorkommen.

Laryngoskop: in einfachster Form ein an einem Stiel befestigter Spiegel zur Inspektion des Kehlkopfs; o. ↑Endoskop mit Lichtquelle u. Betrachtungsoptik. Zur Laryngoskopie können auch ↑Bronchoskope benutzt werden. Abb.

Laryngoskopie: Untersuchung des ↑Larynx mit dem ↑Laryngoskop, entweder in Lokal- o. Allgemeinan-

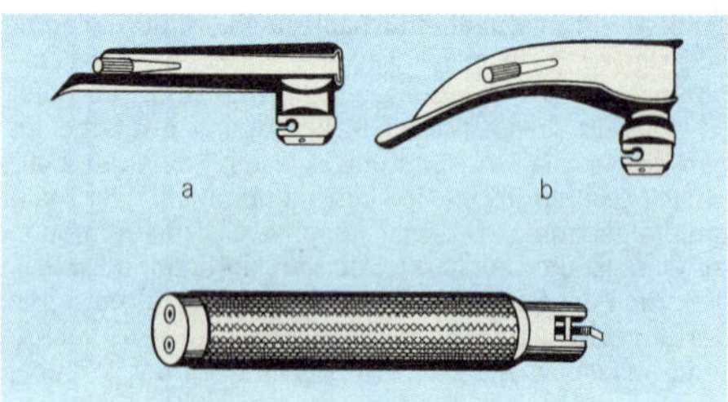

Laryngoskope
a: Miller-Laryngoskop;
b: Macintosh-Laryngoskop

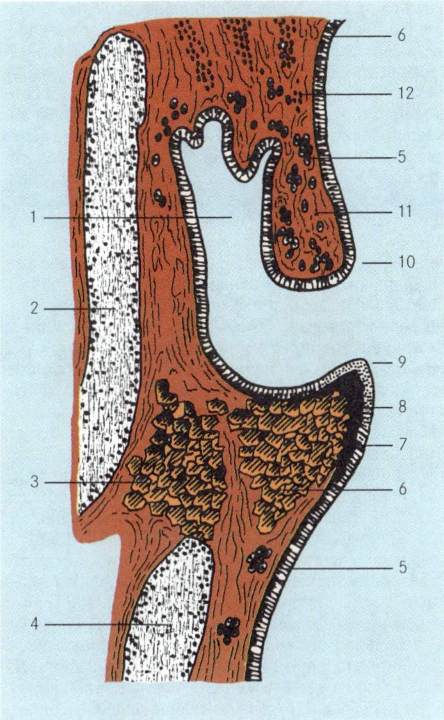

Larynx (Abb. 1). Frontalschnitt einer Hälfte (ca. 10x) 1: Ventriculus laryngis; 2: Cartilago thyroidea; 3: Musculus thyreoarytenoideus; 4: Cartilago cricoidea; 5: Glandulae laryngeae; 6: mehrreihiges Flimmerepithel mit Becherzellen; 7: Ligamentum vocale (Stimmband); 8: mehrschichtiges Plattenepithel; 9: Plica vocalis (Stimmfalte); 10: Plica vestibularis (Taschenfalte); 11: Lamina propria; 12: Fettzellen

ästhesie, mit u. ohne Intubation (Injektorbeatmung, Beatmungslaryngoskopie) als Schwebelaryngoskopie (Killian), Stütz- o. Suspensionslaryngoskopie (Seiffert); mit Mikroskop zur binokulären Betrachtung bis zu dreißigfacher Vergrößerung (Mikrolaryngoskopie).

Laryngospasmus: krampfartige Einengung der Glottis. Klin. Stridor, Atemnot, Angstzustände, Zyanose.

Laryngostroboskop: ↑Stroboskop zur Untersuchung der Bewegung der Stimmlippen.

Laryngotrachealrohr: gemeinsamer Entodermschlauch, der die Anlage für Kehlkopf, Luftröhre, Bronchien u. Lungen bildet. Er entsteht in der 3. Woche aus dem Vorderdarm u. wird in der 5.–7. Woche durch das Tracheoösophagealseptum getrennt.

Laryngotracheitis ↑Atemwegsinfektion.

Laryngotracheobronchitis ↑Atemwegsinfektion.

Laryngotyphus: geschwürige Kehlkopfveränderungen bei ↑Typhus abdominalis vom Ende der 2. Krankheitswoche an; u. U. die Ursache für akute Kehlkopfstenosen.

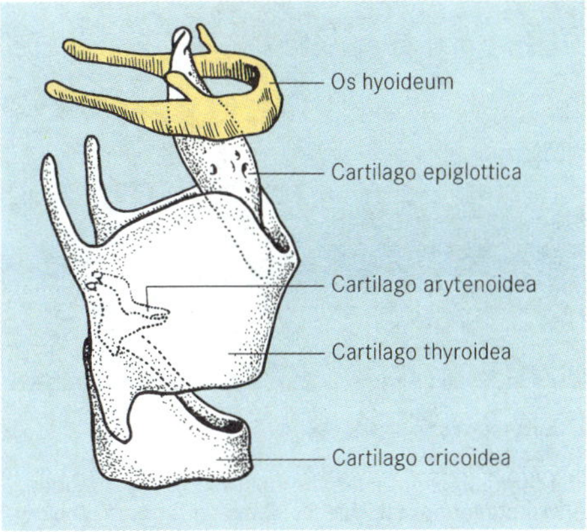

Larynx (Abb. 2). Knorpelskelett des Kehlkopfs u. Zungenbeins

Laryngozele: angeborene, mitunter erworbene Aussackung des ↑Ventriculus laryngis (Morgagni). Bei Lage innerhalb des Kehlkopfs meist asymptomat. Vergrößerung führt zur Dyspnoe, evtl. Dysphagie u. Dysphonie.

Larynx ⟨*gr*⟩ *m*: Kehlkopf; in den kranialen Teil der Atemwege eingebautes Stimmorgan. Besteht aus einem Gerüst teils bewegl. Knorpel, der Kehlkopfmuskulatur, dem Kehlkopfhohlraum u. dem Stimmapparat (↑Glottis). Die Wand des L. besteht aus ↑Tunica mucosa u. Tunica musculocartilaginea. Das Innenrelief (Cavitas laryngis) wird gebildet von der Taschenfalte (↑Plica vestibularis) mit Flimmerepithel u. seromukösen Drüsen sowie lymphat. Einzelknötchen, dem Recessus laryngis, vertieft zum labyrinthartigen Saccus laryngis mit Flimmerepithel, der Stimmfalte (↑Plica vocalis) mit mehrschichtigem, unverhorntem Plattenepithel, dem Stimmband (Ligamentum vocale) in der Lamina propria u. dem Musculus vocalis. Kehlkopfknorpel sind hyalin mit Ausnahmen der Epiglottis, der Cartilago corniculata u. der Cartilago cuneiformis, die elast. sind; Muskeln: quergestreifte Skelettmuskulatur; Stimmband: elast. Fasern. Abb. 1 u. 2.

Larynxatresie: angeborener Verschluß der Luftwege im Bereich des Kehlkopfs. Membranöse Verschlüsse in Höhe der Stimmfalten, seltener auch der Taschenfalten o. Atresien, an denen stark fehlgebildete u. verschmolzene Knorpel auslösend sind.

Larynx, infantiler ↑Laryngomalazie.

Larynxkarzinom ↑Kehlkopftumor.

Larynxmaske: orolaryngeale Luftbrücke mit gegenüber der endotrachealen Blockung unsicherer Abdichtung von Nasenrachenraum u. Ösophagus zur ↑Inhalationsnarkose u. Narkosebeatmung. Abb. S. 1132.

Larynxphotographie: Photographie indirekt über Kehlkopfspiegel bzw. ↑Endoskop o. direkt mittels ↑Laryngoskop zur Objektivierung u. Dokumentation von Larynxbefunden.

Larynxphotokymographie: indirekte Photographie des Kehlkopfs mittels Kamera mit Schlitzverschluß, Abbildung der Schwingungsphase der Stimmlippen, wellenförmiges Bild der Stimmlippenränder, Erfassung u. Dokumentation vollständiger Schwingungsabläufe. Damit

L

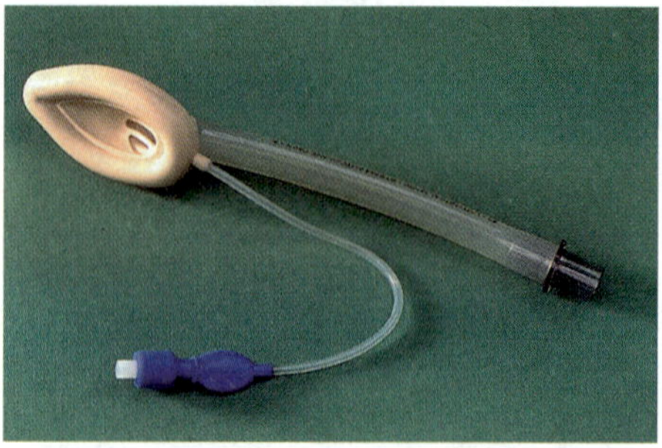

10

Larynxmaske

sind Stimmlippenfrequenz, Amplitudengröße, Frequenz- u. Amplitudenunterschiede, Randkantenverschiebung, Stimmlippenlänge erfaßbar. ↑Kymographie, ↑Elektrokymographie, ↑Phoniatrie.

Larynxstenose, angeborene: Verengungen des Kehlkopflumens durch subglott. Knorpeldeformationen, meist aber membranbedingt. Die mehr o. weniger ausgedehnte Membran verbindet meist beide Stimmfalten im vorderen Winkel. Selten liegen sie in Höhe der Taschenfalten. Komplette Membranen bedingen Verschlüsse (↑Larynxatresie).

Larynxstenose, erworbene: allerg. o. infektionsbedingte Kehlkopfverengung, z. B. bei ↑Diphtherie (↑Krupp), ↑Grippe, ↑Masern (↑Krupp-Syndrom).

Larynxtuberkulose ↑Kehlkopftuberkulose.

Larynxzyste, angeborene: Sitz auf Epiglottis o. Plica aryepiglottica, selten von der lateralen Kehlkopfwand ausgehend. Bei Geburt teilweise schon starke Einengung des Kehlkopflumens.

LAS: 1. *Abk* für engl. Lung Alvèolar ↑Surfactant. 2. *Abk* für Lymphadenopathiesyndrom. ↑AIDS.

Lasègue, Ernst Charles (1816–1883), frz. Arzt, Paris.

Lasègue-Zeichen: Nervus-ischiadicus-Dehnungszeichen; Schmerzauslösung im Versorgungsgebiet der z. B. durch einen Bandscheibenprolaps geschädigten, lumbosakralen Wurzeln durch passive Ventralflexion der gestreckten Beine in Rückenlage des Pat. Als „umgekehrtes" L. wird die Schmerzauslösung durch Überstrecken der Beine im Hüftgelenk bezeichnet, pos. z. B. bei weit lateral gelegenem Bandscheibenvorfall. ↑Polyneuropathie, radikuläre ↑Kompressionssyndrome.

Laser ⟨*engl*⟩ *m*: Kurzw. für Light amplification by stimulated emission of radiation (Lichtverstärkung durch stimulierte Emission von Strahlung). Diese Lichtverstärkung erfolgt in einem Lasermedium (Gas/Gasgemisch, kristalliner Festkörper, Halbleiter) nach Energiezufuhr, z. B. aus einer Gasentladung. Gegenwärtig gibt es L., die monochromat. kohärentes Licht im ultravioletten, sichtbaren u. infraroten Spektralbereich in Form von kontinuierl. Wellen bzw. Lichtimpulsen emittieren (Betriebsarten: Dauerstrich- u. Impulslaser mit Impulsdauern von 0,1–1 μs). Laserstrahlung ist charakterisiert durch hohe Strahlungsintensität infolge hoher zeitl. u. räuml. Kohärenz sowie gute Fokussierbarkeit. Diese physikal. Eigenschaften bedingen zahlreiche med. **Anwendungen**: 1. Als opt. Skalpell: Infolge der hohen Energiedichte erzeugt der L. hohe therm. Wirkungen mit Gewebenekrosen u. Koagulation von Blutungen (Laserchirurgie: Neurochirurgie, Ophth., Otorhinolaryngologie, Urol., Gastroenterologie, Gyn. u. a.; ↑Laseroperationstechnik). Besondere Bedeutung besitzen der CO_2-Gaslaser, gekennzeichnet durch hohe Schnitt- u. geringere Koagulationswirkung, sowie der Neodym-YAG-Laser. Dieser Festkörperlaser, der Yttrium-Aluminium-Granat-Kristalle mit Neodym-Ionen als Lasermedium benutzt, hat eine geringere Schnittwirkung, jedoch hervorragende Koagulationswirkung. Deshalb wird dessen nekrotisierender u. adhäsionsbildender Effekt bei der Endoskopie zur Blutstillung in Hohlräumen, z. B. im Gastrointestinalbereich, genutzt. Das gewebeschonende u. blutarme Schneiden bietet Vorteile gegenüber dem Skalpell. Ind.: plast. Chir., operative Maßnahmen an parenchymatösen Organen u. blutreichen Gebilden, bei Blutungs- u. Gerinnungsstörungen. In der Neurochirurgie kann sowohl präpariert, geschnitten als auch ein Tumorbett vaporisiert werden (Lasereinsatz bei Glioblastom-, Astrozytom-, Meningiom- u. Kleinhirnoperationen sowie bei intramedullären Gliomen u. bei Tumoren am Boden des IV. Ventrikels). 2. Laserangioplastie: Abbau von Ablagerungen in Arterien, Rekanalisation arterieller Obstruktionen in der Herzchirurgie, Transmyokardiale ↑Laserrevaskularisation. 3. Laserlithotripsie: Zerstörung von Konkrementen in den Gallengängen. 4. Ophth.: Adhäsionskoagulation von Netzhautdefekten: Bes. Argonlaser werden zur Erzeugung punktförmiger Koagulationsherde benutzt. Damit werden periphere Degenerationsherde abgeriegelt, die zur ↑Ablatio retinae Anlaß geben könnten, o. sehr flache Netzhautablösungen behandelt. Bei der diabetischen ↑Retinopathie ist die Laserkoagulation die erfolgreichste Behandlungsmethode. Gefäßproliferationen u. -tumoren der Netzhaut können in frühen Stadien verödet werden. Auch Lückenbildungen in der Iris (YAG- u. Argonlaseriridotomie) u. Glaukombehandlung im Kammerwinkel (↑Lasertrabekuloplastik) sind mögl. Bei Überdosierung Anreiz zu Gliaproliferation, subretinaler Neovaskularisierung u. Gefahr von Blutungen. ↑Laserophthalmoskop, ↑Lasik, Korneaablation mit Excimer-Laser (↑Excimer). 5. Lasereinsatz zur photodynamischen ↑Therapie. 6. Laseranwendungen in der biomedizin. Meßtechnik als ↑Lasernephelometrie u. als hämorheolog. Meßverfahren in vitro zur Messung von Erythrozytenaggregation u. -deformation mit Hilfe der Laserlichtstreuung, in vivo Bestimmung von Blutflußgeschwindigkeiten in der Mikrozirkulation über den akustischen ↑Doppler-Effekt am monochromat. Laserlicht (Laserscanmikroskopie). 7. L. zur Visus- u. Brechzahlmessung in der Augenheilkunde.

Laser-Imager: Gerät zur Aufzeichnung eines elektron. gespeicherten digitalen Bildes auf Film. Die Belichtung erfolgt mit einem helligkeitsmodulierten Laserstrahl, der zeilenweise über den Film geführt wird.

Lasernephelometrie: Verfahren der nephelometr. Immunanalyse zur quantitativen Bestimmung von Einzelproteinen. Wurde durch Entwicklung des Lasernephelometers mögl., wobei als Lichtquelle ein Helium-Neon-Laser dient. Die hohe, eng gebündelte Energie des Laserstrahls bedingt die hohe Sensitivität der Methode. Gute ↑Reproduzierbarkeit mit Korrelation zur radialen ↑Immundiffusion, Bestimmung aller ↑Plasmaproteine, für die geeignete Antiseren verfügbar sind, mögl. Vorrangig geeignet für eiweißanalyt. Zentren mit hohen Analysenfrequenzen.

Laseroperationstechnik: chir. Verfahren, bei dem mit Hilfe von Laserstrahlung Gewebe koaguliert, disseziert o. vaporisiert wird. Die Applikation des Laserstrahls erfolgt über Handstück, Operationsmikroskop o. Endoskop. Die gegenwärtig am häufigsten eingesetzten chir. Lasersysteme sind Kohlendioxid-, Neodym-, YAG- u. Argon-Laser. Die chir. Effekte werden von diesen Lasertypen durch photochem. Energietransmission über Absorption bzw. Streuung hervorgebracht. Die laserchirurg. Wirkung wird v. a. bestimmt von Wellenlänge, Leistungsdichte u. Einwirkzeit des Laserstrahls sowie Wassergehalt, Pigmentation u. Vaskularisation des Gewebes. Zunehmend gewinnen Lasersysteme (z. B. ↑Excimer) an Bedeutung, die auf photochem. Grundlage ablativ bzw. dissezierend wirksam sind. Bevorzugte Einsatzgebiete der L. sind Ophth., Urol., Gyn., Gastroenterologie, Bronchiologie, HNO, Neurochirurgie, Dermat. Die Vorzüge der L. bestehen v. a. in der Möglichkeit zum hochpräzisen, blutungsarmen, transendoskop. u. ambulanten Vorgehen. Voraussetzungen für den Einsatz sind spez. Ausbildung u. Schutzmaßnahmen.

Laserophthalmoskop: Laser-Scanning-Ophthalmoskop; ↑Ophthalmoskop mit Laserstrahl, gestattet feinste Messungen von glaukomatösen Frühveränderungen der Papilla nervi optici u. der Nervenfaserschicht.

Laserrevaskularisation, transmyokardiale: *Abk* TMR; Verfahren der indirekten ↑Myokardrevaskularisation zur Behandlung der diffusen Koronarsklerose. Es werden mittels Laser bis zu 30 Kanäle in den Herzmuskel „geschossen". Damit besteht eine direkte Verbindung zum Ventrikelkavum. Als Wirkungsmechanismen werden die Verbesserung der Myokarddurchblutung über die Laserkanäle u. deren Anschluß an die Sinusoide bzw. eine Neoangiogenese über die bei der t. L. induzierten Entzündungsreaktion angegeben. Die TMR befinden sich noch im Stadium der klin. Erprobung.

Lasertrabekuloplastik: Methode der Glaukombehandlung mit dem Argonlaser. Es werden 50 µm große Herde durch ein Gonioskop (↑Gonioskopie) auf den vorderen Anteil des Trabeculum corneosclerale gesetzt.

Lasik: Kurzw. aus Laser in situ keratomileusis; Verfahren der refraktiven Hornhautchirurgie mit Excimer-Laser-Anwendung in der Tiefe des Hornhautstroma nach temporärer Abhebung eines oberflächl. Hornhautscheibchens. ↑Keratotomie.

Läsion ⟨*lat*⟩ *f*: Schädigung eines Gewebes o. Organs o. des ganzen Menschen in morphol. u./o. funktioneller Hinsicht.

Lassa-Fieber: hämorrhagisches ↑Fieber mit hoher Letalität; weit verbreitet in Westafrika (Lassa: Ort in Nordnigeria). Erreger ↑Lassa-Virus. ↑Zoonose. Hauptreservoir „Vielzitzenratte" Mastomys natalensis. Übertragung durch direkten Kontakt, auch aerogen. Inkubationszeit 3–16 Tage. Beginn mit hohem Fieber, ulzeröse Entzündungen in Mundhöhle, makulopapulöses Exanthem, später gastrointestinale Erscheinungen, hämorrhag. Diathese, Herz- u. Nierenschäden; Diagn.: Virusnachweis, Serol., Ther. symptomat., Ribavirin. Quarantänepflichtig.

Lassar, Oskar (1849–1907), Dermat., Berlin.

Lassar-Paste (nach Oskar L.): Pasta zinci salicylata, obsolet.

Lassa-Virus: Virusart der Gattung ↑Arenavirus. Erstisolierung 1969 in Lassa (Ort in Nordnigeria). Krankheit: hämorrhag. ↑Lassa-Fieber; Vorkommen im trop. Afrika; auch nosokomial übertragen.

Lassitudo ⟨*lat*⟩ *f*: Erschöpfung.

Lästlinge: Lebewesen (vorrangig Vertreter der Arthropoden), die nicht direkt schädigen (↑Gesundheitsschädlinge), aber insbes. in Massen auftretend für Mensch u. Tier belästigend wirken (z. B. ↑Drosophila melanogaster).

Latamoxef: Oxabetalaktam-Antibiotikum mit In-vitro-Aktivität gegenüber grampositiven o. gramnegativen Aerobiern u. Anaerobiern, bes. gegenüber Pseudomonas aeruginosa. Hohe Betalaktamasestabilität. Moxalaktam.

Latanoprost: Prostaglandinanalogon (↑Prostaglandine) zur top. Glaukombehandlung; verstärkt uveoskleralen Abfluß des ↑Kammerwassers.

latent ⟨*lat*⟩ *Adj*: verborgen, unbemerkt, ohne Sympt. verlaufend; z. B. fehlende Krankheitszeichen bei latenter Syphilis trotz Nachweis von Treponema pallidum. ↑manifest.

Latenz ⟨*lat*⟩ *f*: Verborgensein, unbemerkt Vorhandensein. ↑Virusinfektion, latente; ↑Latenzperiode; ↑Latenzphase; ↑Latenzzeit.

Latenzperiode: **1.** Zeit, die ein erregbares Gebilde, z. B. ein Rezeptor, braucht, um nach Auftreffen eines Reizes in Erregung zu geraten, bzw. die Zeit, die vergeht, bis nach Reizung eine Reflexantwort auftritt. So beträgt die L. der Reaktion eines Skelettmuskels auf Reizung seiner Rezeptoren (↑Muskelspindel) 2–10 ms. **2.** Zeitintervall zwischen der Injektion von Bakteriophagen-DNA bzw. Induktion der Prophagen-DNA bis zur ↑Lysis der Bakterienzelle.

Latenzphase: 1. ***Infektologie:*** Latenz, Latenzstadium; Klin.: Ruhestadium einer Krankheit bis zum Ausbruch von Krankheitserscheinungen, bei ↑Infektionskrankheit durch das Fehlen klin. Erscheinungen trotz Anwesenheit der (nachweisbaren) Erreger bzw. der spezif. Antikörper gekennzeichnet. Nicht gleichbedeutend mit der ↑Inkubationszeit, auch nicht mit der inapparenten Infektion. Immun. entspricht dem L. die ↑Infektionsimmunität o. ↑Prämunität wie Syphilis u. Tuberkulose. 2. ***Psychoanalyse:*** Phase der kindl. Entwicklung (6.–10. Lj.). Die sexuellen Bedürfnisse treten in den Hintergrund, werden latent, im Vordergrund steht die Ich-Entwicklung.

Latenzzeit: Latenz, Induktionszeit; der Zeitraum zwischen Beginn der Einwirkung eines ursächl. Schadfaktors u. der Manifestation einer dadurch verursachten Erkrankung. ↑Expositionszeit, berufliche. Belastungs- u. Expositionsfaktoren führen häufig nicht zu einem pathognomon. Krankheitsbild, so daß der L. Bedeutung als ↑Brückensymptom v. a. in der Begutachtung zukommt. Die L. spielt in der ↑Arbeitsmedizin u. a. bei der Begutachtung von Infektionskrankheiten, Vergiftungen, bösartigen Neubildungen, Verschleißkrankheiten, Pneumokoniosen u. ↑Strahlenschäden eine Rolle.

Late-onset-Myopathie ⟨*engl*⟩ *f*: nekrotisierende Spätmyopathie mit fehlenden o. geringen entzündl. Erscheinungen bei Pat., die an malignen Tumoren o. Kollagenosen leiden; kann aber auch ohne nachweisbare Ursache auftreten.

Late-onset-Sepsis: sek. ↑Sepsis des Neugeborenen nach den ersten Lebenstagen, i. d. R. durch multiresistente Bakterien der Stations- bzw. Krankenhausflora (nosokomiale ↑Infektion).

lateral ⟨*lat*⟩ *Adj*: lateralis; seitl., seitwärts, nach außen zu gelegen; Ggs. medialis.

Lateralinfarkt: Herzinfarkt an der Grenze von Vorder- u. Hinterwand.

Lateralisation: Die genet. angelegte u. epigenet. modulierte L. zeigt beim Menschen in beiden Großhirnhemisphären qualitativ unterschiedl. Informationsspeicherung. In der verbal dominanten Hemisphäre (bei Rechtshändern li., bei 50 % der Linkshänder re.) Speicherung verbal-abstrakter, kontralateral konkret-anschaul. Informationen (↑Split-brain-Patient). Bei Läsion der verbal dominanten Hemisphäre ↑Aphasie, die partiell rückbildungsfähig ist. Bei frühkindl. Schädigung kann die nicht dominante Hemisphäre die Sprachfunktionen voll übernehmen.

Lateralisation, akustische ↑Richtungshören.

Lateralisation, hirnfunktionelle: Bezogenheit übergreifender Hirnfunktionen auf die li. o. re. Hemisphäre. So sind Störungen in der Wahrnehmung des ↑Körperschemas, der Bewegungssteuerung, Sprechstörungen häufiger u. in schwererem Grade bei Schädigungen der li. Hemisphäre (bei Rechtshändern) anzutreffen, aufgrund einer durch die L. entstehenden funktionellen Asymmetrie.

Lateralität ↑Seitigkeit.

Lateralsklerose, amyotrophische ⟨*gr* + *lat*⟩ *f*: *Abk* ALS; myatroph. Lateralsklerose, Charcot-Krankheit; ätiol. nicht eindeutig geklärte Krankheit mit Degeneration der Vorderhornganglienzellen im Rückenmark, der kaudalen motor. Hirnnervenkerne u. der Pyramidenbahn (diskutiert werden Heredität u. Slow-virus-Infektion). Sympt. wie Kombination von spinaler ↑Muskelatrophie u. spastische ↑Spinalparalyse. Unterschiedl. Verlaufsformen, z. B. prim. spast. Form. Terminalstadium: progressive Bulbärparalyse.

Lateralsklerose, myatrophische *f* ↑Lateralsklerose, amyotrophische.

Laterjet-Operation: Operation bei anteriorer glenohumeraler Instabilität. Transfer des Korakoid zum anteroinferioren Glenoidbereich des Schultergelenks u. dortige Fixation.

Lateroflexio uteri ⟨*lat*⟩ *f*: Seitwärtsknickung der Gebärmutter.

latero-lateral *Adj*: Seit-zu-Seit; ↑Anastomose.

Lateropositio uteri: Seitwärtsliegen der Gebärmutter.

Lateropulsion: überschießende Ausführung von Körperbewegungen in seitl. Richtung, z. B. Seitwärtsgehen, mit Fallneigung i. R. des ↑Parkinson-Syndroms.

Laterotrusion ⟨*lat*⟩ *f*: Seitwärtsbewegung des Unterkiefers.

Laterotrusionsseite: die Seite des Unterkiefers, die sich bei einer Lateralbewegung von der Medianebene weg bewegt.

Latex ⟨*lat*⟩ *m*: Suspension von Polystyrolpartikeln. Findet in der Serol. bei den ↑Latextesten Verwendung.

Latexallergie: allerg. Hautentzündung meist durch den Gebrauch von Latexhandschuhen.

Latextest: Latexfixationstest, Latexagglutinationstest; Latexpartikeln werden mit lösl. o. auch korpuskulären Antigenen beladen (z. B. Bakterien, Bakteriengeißeln, Bakterienextrakten, Helminthenantigenen, Kardiolipin u. a.). Nach Zugabe von spezif. Antikörpern werden die sensibilisierten Latexpartikeln agglutiniert. Sie dienen somit in ähnl. Weise als Antigenträger wie die Erythrozyten bei der indirekten ↑Hämagglutination. Der L. nach Singer u. Plotz dient dem Rheumafaktornachweis (↑Rheumafaktortests). Beim Latexschnell- o. -Tropfentest werden unverdünntes, inaktiviertes Patientenserum u. Latexreagenz auf einem Objektträger in Reaktion gebracht; ergibt nur ein qualitatives Ergebnis u. dient als Suchreaktion.

Lathyrismus ⟨*lat*⟩ *m*: Lebensmittelvergiftung durch versch. Lathyrogene von ↑Leguminosen (z. B. Lathyrus sativus), enthalten auch Alkaloide. Vorkommen in Indien, Algerien, Äthiopien, Italien. Sympt. als Neurolathyrismus o. Osteolathyrismus sind Übelkeit, Diarrhö, Leibschmerzen, Fieber, Parästhesien an den Beinen bis zu spast. Paraplegie, Harninkontinenz u. Impotenz. Intoxikation verläuft meist chron. Selten tödl. Ausgang. Neben motor. u. sensiblen Reizerscheinungen des Rückenmarks u. vielfältigen peripheren Lähmungserscheinungen können Blasen-Mastdarm-Störungen u. Störungen der Genitalorgane auftreten. Das klin. Bild kann der Tabes dorsalis o. der Pellagra ähnl. sein. Spasmen, Paresen, Kontrakturen können persistieren. Ther.: Ausschaltung der Giftzufuhr.

Lathyrogene: Lathyrismus verursachende natürl. Schadstoffe. L. weisen die chem. Grundstruktur von Aminosäuren auf u. enthalten eine Cyano- (-CN) bzw. eine Oxalylamino-Gruppe.

Lathyrus sativus: Saatplatterbse, ↑Lathyrismus.

latissimus ⟨*lat*⟩ *Adj*: sehr breit, der Breiteste; z. B. M. latissimus dorsi, der breiteste Rückenmuskel.

LATS: *Abk* für engl. long acting thyroid stimulator. Gammaglobulin, das an den TSH-Rezeptor bindet u. Thyreozyten stimuliert.

Latschenkiefernöl: Pini pumilionis aetheroleum; aus frischen Nadeln der Latschenkiefer gewonnene ätherische ↑Öle. Anwendung zur Inhalation bei Erkrankungen der Atmungswege.

Lattes-Verfahren: Methode zur Bestimmung der klass. Blutgruppen in Blutspuren durch Nachweis der Isoagglutinine in einem Blutschüppchen mit Hilfe bekannter Testerythrozyten (Deckglasverfahren).

latus ⟨*lat*⟩ *Adj*: breit, weit.

Latus *n*: Seite, seitl. Teil, Flanke.

Lauchöle ↑Allium sativum.

Laudanum ⟨*lat*⟩ *n* ↑Opium.

Lauenstein, Carl (1850–1915), dt. Röntg., Hamburg.

Lauenstein-Einstellung (nach Carl L.): 90° Beugung u. 35° Abduktion der Beine im Hüftgelenk zur Darstellung der 2. Ebene des Schenkelhalses auf einer Beckenröntgenaufnahme. Bes. Bedeutung zum Nachweis der ↑Epiphyseolysis capitis femoris u. pathol. Torsion des Schenkelhalses.

Laufalter: Entwicklungsetappe eines Kindes nach der Funktion des Laufens. Variabler Normbereich zwischen 10 u. 18 Lebensmonaten.

Laufbandergometer: endloses Laufband mit belastungsadäquat einstellbarer Bandlaufgeschwindigkeit u. Steigungswinkel. Die Testperson bleibt während des Laufens scheinbar stehen u. kann so versch. Untersuchungen unterzogen werden, z. B. Spirometrie, Blutgasanalyse, EKG. ↑Fahrradergometer.

Laufrad: von Franz Schede empfohlenes Dreirad für Kinder zur Entlastung der Hüftgelenke nach Reposition einer angeborenen Hüftverrenkung. Fortbewegung erfolgt durch Abdrücken mit den Fußspitzen vom Boden.

Laugen ↑Ätzgifte.

Laurell-cross-Elektrophorese: quantitative zweidimensionale Immunelektrophorese. Einer normalen Elektrophorese im ↑Agarosegel schließt sich senkrecht dazu eine zweite Elektrophorese in Antiserum enthaltendem Agarose-Gel an. Durch jeweils spezif. ↑Antigen-Antikörper-Reaktionen entstehen Präzipitationslinien. Die Lage u. Höhe der Peaks charakterisieren die einzelnen Serumproteine bzw. zeigen ihr quantitatives Verhältnis an. In normalen menschl. Seren lassen sich etwa 20 Fraktionen auswerten.

Laurence, John Zachariah (1830–1874), brit. Ophth., London.

Laurence-Moon-Bardet-Syndrom: Laurence-Moon-Biedl-Bardet-Syndrom; Fehlbildung mit autosomal-rezessivem Erbgang, das u. a. einhergeht mit Retinopathie, leichter Intelligenzminderung, Innenohrschwerhörigkeit, spast. Parese.

Laurén-Klassifikation: Klassifikationsschema des Magenkarzinoms. Intestinaler Typ: vorwiegend drüsige Karzinomstrukturen mit intestinalen Zylinderzellen, expansiv wachsend. Diffuser Typ: infiltrativ wachsende, wenig differenzierte Karzinomstrukturen.

Laurinsäure: Dodecansäure, CH_3-$(CH_2)_{10}$-COOH; geradkettige gesättigte Fettsäure, in den Glyzeriden des Kokosfetts u. des Palmenkernfetts u. der Butter enthalten.

Laurus nobilis ⟨*lat*⟩ *f*: Lorbeerbaum; Droge: Blätter u. Früchte, ätherische ↑Öle enthaltend, Gewürz. Früchte dienen außerdem zur Herstellung des Lorbeeröles (Lauri oleum).

Läuse: echte L.; Insekten. Blutsaugende Ektoparasiten an Säugetieren einschl. des Menschen, meist klein, 2–6 mm, mit unvollständiger Metamorphose (hemimetabol). Larven u. Imago zeigen gleiche Lebensweise. ↑Pediculus capitis, ↑Pediculus humanus, ↑Phthirus pubis.

Läusebefall ↑Pedikulose.

Läusefleckfieber: epidem. ↑Fleckfieber, ↑Rickettsiosen.

Läuserückfallfieber
↑Rückfallfieber, ↑Borreliosen.

Läusetest: Nachweis der Erreger des Fleckfiebers (↑Rickettsia prowazekii) u. des wolhyn. Fiebers (Rickettsia quintana) im Darmtrakt der Kleiderlaus nach künstl. Ansetzen u. Saugen dieser Laus an erkrankten Menschen. Durch Vermehrung der Erreger in der Laus leichterer Nachweis als im Blut des Pat.

Lausfliegen ↑Hippoboscidae.

Lautbildung: Bildung eines niederfrequenten Geräuschspektrums im Kehlkopf (prim. Kehlkopfton). Besteht aus einem Grundton infolge Stimmbandschwingungen u. zusätzl. Schallanteilen durch Wirbelbildung im supraglott. Raum. Bildung von Teiltönen im Ansatzrohr (Lippe, Zunge, Gaumen, Gaumensegel, Rachenwand, Nase, Nasennebenhöhlen, Nasenrachen) durch Resonanz u. Anblasen, dadurch Entstehung eines formantmodulierten lautspezif. Geräuschspektrums bei Vokalen u. stimmhaften Konsonanten. Der endgültige Vokallaut ist durch ein harmon., formantmoduliertes Teiltonspektrum charakterisiert.

Lautheit: diejenige doppelte Lautstärkeempfindung eines Tonreizes der Frequenz 1 000 Hz gegenüber der Lautstärkeempfindung eines Bezugsreizes der gleichen Frequenz. Die L. wird in sone gemessen. Ein 1 000-Hz-Ton der Lautstärke 40 dB hat die L. von 1 sone.

Lautlehre ↑Phonetik.

Lautstärke: physiol., d. h. auf die Empfindlichkeit des menschl. Ohrs bezogene, Größe zur Messung der subjektiven L. Die subjektiv empfundene L. ist mit der physikal. Größe ↑Schallintensität durch das ↑Weber-Fechner-Gesetz verknüpft. Die L. wird durch den subjektiven Vergleich der Lautstärkenempfindung des zu beurteilenden Schalls mit der eines Bezugsschalls der Frequenz 1 000 Hz gemessen. Der Schallintensitätspegel des gleichlaut empfundenen Normtons dient dabei als Lautstärkenmaß. Maßeinheit ↑Phon. 0 Phon entsprechen der Schallintensität der menschl. Hörschwelle; bei 1 000 Hz: 10^{-12} W/m². Beispiele: 0 Phon Hörschwelle, 20 Phon Flüstersprache, 40 Phon Unterhaltungssprache, 60 Phon lautes Sprechen, 80 Phon Schreien, 100 Phon Rennmotorrad, 120 Phon Flugzeugmotor, 130 Phon Schmerzschwelle.

Lautstärkemesser: Meßgerät für die ↑Lautstärke, das aus einem Mikrophon u. einem Meßverstärker besteht. Das Mikrophon registriert Schallintensitätswerte (↑Schallintensität), die nach Verstärkung entspr. der spektralen Schallempfindlichkeit des menschl. Ohrs elektron. gefiltert werden. Für die Filterkurven gibt es internationale Vereinbarungen (IEC-Empfehlung). Neben der Angabe in ↑Phon wird auch der Schalldruckpegel zur Bewertung von Geräuschen u. Lärm unter Berücksichtigung der Hörempfindung in ↑Dezibel angegeben (db(A)-Bewertung).

Lautstärkeskala: subjektiv gewonnene Skala für die Lautstärkeempfindung. ↑Phon. Der Nullpunkt der L. wird durch die ↑Hörschwelle für einen Ton der Frequenz 1 000 Hz festgelegt (Schalldruck von $2 \cdot 10^{-4}$ µbar = $2 \cdot 10^{-5}$ Pa). Die Phonskala der Lautstärke stimmt bei einer Frequenz von 1 000 Hz mit den ↑Dezibel (dB) der Schallstärkeskala (Schallintensitätsskala) überein.

L

LAV: *Abk* für lymphadenopathieassoziiertes Virus; alte Bez. für humanes Immundefizienzvirus, ↑HIV.

Lavage ⟨*frz*⟩ *f*: Waschung, Spülung. Im med. Sprachgebrauch Spülung von Hohlorganen, z. B. der Blase, des Magens, auch der Bronchien, evtl. mit zytolog. Untersuchung der Spülflüssigkeit v. a. auf Tumorzellen (diagn. L.). ↑Peritonealspülung.

Lavage, alveoläre: bronchoalveoläre Lavage, BAL, ↑Bronchiallavage.

Lavandula angustifolia ⟨*lat*⟩ *f*: Lavendel, frische Blüten liefern Lavendelöl (Lavandulae aetheroleum), Hauptbestandteile Ester des Linalools.

Laveran, Charles Louis Alphonse (1845–1922), frz. Parasitologe, Tropenmediziner, Paris. 1880 Entdeckung der Malariaerreger, später Untersuchungen über Trypanosomen u. andere Parasiten. 1907 Nobelpreis für Med./Physiol. „in Anerkennung seiner Arbeit über die Bedeutung von Protozoen als Krankheitserreger".

Lävokardie ⟨*lat* + *gr*⟩ *f*: Laevocardia, Sinistrokardie; normale Lage des Herzens mit linksgerichteter Herzspitze. Von der L. bestehen über die ↑Mesokardie zur ↑Dextrokardie alle Übergänge. L. kann gemeinsam mit Situs viscerum inversus partialis auftreten, dann meist kombiniert mit Transposition der großen Gefäße.

Lävulose ↑Fruktose.

Lävuloseprobe: 100 g Lävulose werden morgens nüchtern oral verabreicht; der Harn wird in den nächsten 6 h zweistündl. untersucht. Pos. Ausfall (↑Lävulosurie) weist auf Erkrankungen des Leberparenchyms hin.

Lävulosurie: Fruktosurie; Ausscheidung von ↑Fruktose bzw. Lävulose im Harn.

Lawrence, Robert Daniel (1895–1968), brit. Diabetologe, London.

Lawrence-Syndrom (nach Robert D. L.): lipatropher insulinrefraktärer Diabetes mit hochgradiger Reduktion des subkutanen Fettgewebes, Muskeldystrophie, Hepatomegalie mit Übergang in Zirrhose, Hyperlipämie, Hypertrichose u. Wachstumssteigerung.

Lawrentjew, B. J. (1892–1944), russ. Neurohistologe, Kasan, St. Petersburg, Moskau. Erstellte exp. Arbeiten über das Vegetativum.

Laxans ⟨*lat*⟩ *n* ↑ Laxanzien.

Laxanzien ⟨*lat*⟩ *n Pl*: Abführmittel; Pharmaka die Darmpassage beschleunigen bzw. den Defäkationsreflex indirekt auslösen. Einteilung: 1. Gleitmittel beschleunigen Passage durch „Schmiereffekt"; Paraffinum subliquidum oral, Glycerol rektal. 2. Füllmittel lösen durch Quellung Volumenreiz im Darm aus; Agar-Agar, Ballaststoffe, Na_2SO_4, $MgSO_4$. 3. Hemmung der Elektrolytresorption aus dem Darm, dadurch Wassereinstrom u. Volumenreiz. Rizinusöl, versch. ↑ Anthrachinone aus den Drogen Sennesblätter, Faulbaumrinde, Rhabarberwurzel. 4. Synthet. L.: Phenophthalein, Bisacodyl u. Isatinderivate.

Laxanzienabusus: dauerhafte mißbräuchl. Einnahme von Laxanzien bei chron. Obstipation statt sinnvollerer Ernährungsweise. Sympt.: Diarrhö mit Elektrolytverlusten, Muskelschwäche, Leistungsminderung, Gewichtsabnahme, Darmkoliken, Hyperaldosteronismus; bei Isatinderivaten Leberschädigung.

Laxativum ⟨*lat*⟩ *n* ↑ Laxanzien.

laxieren ⟨*lat*⟩: abführen.

Layer ⟨*engl*⟩ *n*: Schicht. Adamantine l.: Zahnschmelz; Ameloblastic l.: inneres Schmelzepithel; Odontoblastic l.: Odontoblastenschicht; Subodontoblastic l.: ↑ Weil-Schicht; Tomes granular l.: ↑ Tomes-Körnerschicht; Weil-basal l.: ↑ Weil-Schicht.

Lazarett: militärmedizin. Einrichtung für qualifizierte u. spezialisierte med. Hilfe.

Lazeration ⟨*lat*⟩ *f*: Laceratio; Zerreißung.

Lazerationsektropium ⟨*lat + gr*⟩ *n*: Herauswachsen der Gebärmutterhalsschleimhaut auf die Oberfläche der Portio als Folge einer Verletzung des Muttermundes.

Lazy leucocyte syndrome ⟨*engl*⟩: die als träge bezeichneten Leukozyten weisen eine Störung der Eigenbeweglichkeit auf. Der Chemotaxisdefekt betrifft neutrophile Granulozyten u. läßt sich durch Zugabe von Normalplasma nicht korrigieren. Andere Zellfunktionen wie Phagozytose u. intrazelluläre Bakterizide sind nicht gestört. Pat. mit diesem angeborenen Krankheitsbild weisen bereits im Kindesalter rezidivierende Infekte u. eine ↑ Neutropenie auf. Der Knochenmarkbefund zeigt keine Normabweichungen. Es werden beide Geschlechter betroffen, eine fam. Häufung ist nicht bekannt. Bei Infektionen überwiegen die durch grampositive Mikroben verursachten. Das L. l. s. kann auch als Begleitphänomen bei versch. Alters- u. Krankheitszuständen auftreten: Neugeborene, Down-Syndrom, Diabetes mellitus.

LBBB: *Abk* für engl. left bundle branch block; ↑ Linksschenkelblock.

LBM: *Abk* für engl. ↑ Lean body mass.

L. c.: *Abk* für ↑ Lues cerebrospinalis.

LCAT: *Abk* für ↑ Lecithin-Cholesterin-Acyl-Transferase.

LCB: *Abk* für ↑ Lymphadenosis cutis benigna.

LCM: *Abk* für lymphozytäre Choriomeningitis; ↑ Choriomeningitis lymphocytaria.

LCM-Virus ↑ Choriomeningitisvirus, lymphozytäres.

LD: 1. ***Infektologie:*** *Abk* für engl. legionnaires' disease; ↑ Legionärskrankheit. **2.** ***Pharmak.:*** *Abk* für letale Dosis (entspricht DL); wird zur Kennzeichnung der Toxizität einer Noxe verwendet, z. B. **LD_{50}**: Dosis einer Noxe (Strahlung, Droge), die bei 50 % der Versuchsobjekte in einer gewissen Zeit den Tod herbeiführt (Letaldosis). Diese Zeit wird meist in Tagen hinter der 50 angegeben (z. B. $LD_{50/30}$). Die LD_{50} ist mit hinreichender Genauigkeit nur aus der Dosis-Wirkungs-Kurve zu berechnen.

LDH: *Abk* für ↑ Laktatdehydrogenase.

LDL: *Abk* von ↑ Low-density-Lipoproteine; ↑ Lipoproteine.

LDL-Rezeptor: auf der Zelloberfläche von Fibroblasten u. a. Zellen lokalisiert. Der L. erkennt spezif. das für LDL charakterist. ↑ Apolipoprotein B, zu dem er eine hohe Affinität hat. Bindung von LDL leitet den sog. rezeptorvermittelten Abbau dieser Lipoproteine ein. Der nächste Schritt besteht in der Endozytose (↑ Zytose) des LDL-Rezeptor-Komplexes. Das Endozytosebläschen vereinigt sich danach mit Lysosomen, in denen die Cholesterinester der LDL gespalten u. die LDL-Apoproteine abgebaut werden. Der Rezeptor diffundiert an die Zelloberfläche zurück (Recycling). Das Cholesterin wird in die intrazellulären Membranen eingebaut. Dieser Weg ist stark rückgekoppelt, denn die Synthese des Rezeptors steht unter der Kontrolle des intrazellulären Cholesterins. Hat die Zelle ausreichend Cholesterin aufgenommen, so wird die Neusynthese des L. reprimiert u. so die Aufnahme von neuem Cholesterin durch die Zelle verhindert. Bei normalem Cholesterinspiegel (120 mg/100 ml Blutplasma) werden etwa zwei Drittel des Blutcholesterins durch diesen Weg abgebaut. Bei Hypercholesterinämie bzw. erhöhter LDL-Konzentration tritt der rückgekoppelte, rezeptorvermittelte u. rezeptorkontrollierte Weg des Cholesterinabbaus an Bedeutung zurück u. es tritt mehr u. mehr der sog. ↑ Scavenger-Weg in den Vordergrund.

L-Dopa-Therapie ↑ Parkinson-Syndrom.

LE: *Abk* für ↑ Lupus erythematodes.

Lead-time-Bias: zeitl. ↑ Bias, der bei der Überlebenszeitanalyse auftritt, wenn infolge Vorverlagerung der diagn. Entdeckung einer Krankheit (Lead time) die Überlebenszeit künstl. verlängert wird.

Leakage ⟨*engl*⟩ *n*: Undichtigkeit, ungenügender Randschluß bei Zahnfüllungen ↑ Restauration.

Lean body mass ⟨*engl*⟩: *Abk* LBM; totales Körpergewicht minus Körperfett. Berechnung für Männer: LBM = 1,10 · KG − 128 (Masse²/Länge²), für Frauen: LBM = 1,07 · KG − 148 (Masse²/Länge²). KG in kg, Länge in cm.

Leben: Existenzweise der Lebewesen, die durch best. Eigenschaften ausgezeichnet sind: 1. Stoffwechsel auf der Grundlage molekularer Selbstorganisation u. Selbstregulation, die die ↑ Homöostase des Systems gewährleisten; 2. Wachstum; 3. Fortpflanzung u. Vermehrung auf Grundlage der Vererbung von strukturellen u. funktionellen Eigenschaften. Das menschl. L. ist u. a. ausgezeichnet durch Erkenntnis u. bewußte Selbstgestaltung u. Möglichkeit zur Reflexion des eigenen Daseins. ↑ Menschenbild, ↑ Sterben, ↑ Tod.

Lebendgeborenenüberschuß: pos. Differenz zwischen der Zahl der ↑ Geborenen u. der Zahl der Gestorbenen (bei definiertem Gebiet u. Zeitraum).

Lebendgeborenes ↑ Geborenes.

Lebendgeburt ↑ Geburt.

Lebendimpfstoff: Lebendvakzine; Impfstoff aus lebenden modifizierten, d. h. virulenzgeschwächten (attenuierten) Erregern, die keine o. nur abgeschwächte

Sympt. der natürl. Infektionskrankheit, aber eine langanhaltende humorale u./o. zelluläre Immunität hervorrufen. Die früher durch Tier- o. Kulturpassagen erreichte Virulenzabschwächung erfolgt heute zunehmend durch systemat. Rekombinationen, Gensubstitutionen u. Selektion. Die verwendeten Erreger sind vermehrungsfähig u. können v. a. bei Pat. mit Immunschwäche zu einer symptomat. Infektion führen. Lebendimpfstoffe werden z. B. gegen Tuberkulose (BCG-Impfstoff), Typhus, Cholera, Poliomyelitis (Schluckimpfung), Masern, Mumps o. Gelbfieber eingesetzt.

Lebendimpfstoff, rekombinanter: Impfstoff, bei dem in das Genom vermehrungsfähiger attenuierter bzw. avirulenter Träger- o. Vektorkeime Gene pathogener Mikroben durch Rekombination eingefügt sind, die für die Impfantwort immun. wichtige Antigene codieren.

Lebendspende: Organ- o. Gewebeentnahme beim lebenden (meist blutsverwandten) Spender. Angewendet in größerem Umfang für die Nieren- u. für die segmentale Lebertransplantation bei Kindern (Seg. 2 + 3). ↑Organtransplantation.

Lebendvakzine ↑Lebendimpfstoff.

Lebensaktivitäten *Abk* LA; nach dem Pflegekonzept (Roper, Logan u. Tierney, ↑RLT-Modell) umfassen die 12 Lebensaktivitäten: für eine sichere Umgebung sorgen, kommunizieren, atmen, essen u. trinken, ausscheiden, sich sauberhalten u. kleiden, die Körpertemperatur regulieren, sich bewegen, arbeiten u. spielen, sich als Mann o. Frau fühlen u. verhalten, schlafen, sterben.

Lebensbeginn: Zeitpunkt in der Entwicklung des Embryos bzw. Feten, an dem aus der befruchteten Eizelle ein lebendes Wesen bzw. beim Menschen ein menschl. o. gar menschl.-personales Wesen wird. Der biol. Prozeß kennt aber keinen Punkt der eigentl. Menschwerdung; deswegen geht die med. Ethik v. a. vom Prozeßcharakter des Lebensbeginns aus.

Lebensdauer ↑Lebenserwartung, mittlere.

Lebenserhaltungssystem: Anlage, die das Leben von Menschen bzw. Tieren in einem hermet. abgeschlossenen Raum insbes. während eines Weltraumflugs sichert. Tgl. verbraucht ein Mensch etwa 550 l O_2, 1,5 kg feste Nahrung, 1,6 l Trinkwasser u. gibt durch Atmung u. die Haut etwa 450 l CO_2, 1,2 l H_2O u. versch. organ. Verbindungen ab, von denen einige eine hohe Toxizität besitzen. Bei phys. o. psych. Belastung variieren diese Werte stark.

Lebenserwartung: Erwartungswert des Sterbealters einer Kohorte gleichzeitig Geborener. Wird aus Sterbewahrscheinlichkeiten berechnet, die aus den altersspezif. Sterbeziffern geschätzt sind. Die L. e_x eines x-Jährigen heißt fernere Lebenserwartung, falls $x > 0$ ist. Ist $x = 0$, spricht man von mittlerer Lebenserwartung. In entwickelten Ländern liegt e_0 bei Frauen zur Zeit um 77–80, bei Männern um 72–75 Jahre. Die theoret. mögl. L. liegt auf der Grundlage gesicherter Geburtsinformationen derzeit bei etwas über 120 Jahren.

Lebenserwartung, aktive: die durchschnittl. Anzahl von Lj., die einer gesunden Person eines best. Alters verbleiben, bevor es zu Funktionsverlust u. Behinderung kommt. Eine längere a. L. ist Zielparameter präventiver Maßnahmen.

Lebenserwartung, fernere: Zeit, die ein Mensch nach Erreichung des Erwachsenenalters noch zu erleben hat (errechenbar aus Sterbetafeln).

Lebenserwartung, mittlere: Zahl der Jahre, die eine Person im Durchschnitt, unter Beachtung der gegebenen Sterblichkeitsverhältnisse der jeweiligen Bevölkerung, noch erleben kann. Die m. L. wird für jedes Lj. errechnet. Wird dies nicht gesondert angegeben, handelt es sich um die m. L. der Neugeborenen, die auch als mittlere Lebensdauer bezeichnet wird.

Lebenserwartung, sexualdifferente: Frauen haben weltweit eine höhere mittlere L. als Männer. Die Ursache hierfür ist wahrscheinl. multifaktoriell.

Lebensjahre, potentiell verlorene: Differenz der für die entsprechende Alter-Geschlechts-Kohorte der Gesamtbevölkerung errechneten ferneren ↑Lebenserwartung u. der ferneren Lebenserwartung einer Studienpopulation mit einer best. Krankheit.

Lebenskraft ↑Vitalismus.

Lebensmittel: alle Stoffe (auch diätet. Produkte), die dazu bestimmt sind, im unveränderten, zubereiteten o. verarbeiteten Zustand vom Menschen aufgenommen zu werden, soweit sie nicht den Charakter von Arzneimitteln haben. Hierzu rechnen einmal die Nahrungsmittel u. das Wasser, aber auch die Genußmittel, denen ein eigentl. Nährwert nicht zukommt, z. B. Kaffee, Tee, alkohol. Getränke usw. Zahlreiche nationale Lebensmittelgesetze zählen zu den L. auch Tabakerzeugnisse.

Lebensmittelallergene: Allergie auslösende Antigene in Lebensmitteln, Lebensmittelzusätzen u. Lebensmittelverunreinigungen. Wichtigste Allergene bei pflanzl. Lebensmitteln: Getreide, Leguminosen, Samen u. Bohnen; bei tier. Lebensmitteln: Kuhmilch, Eier u. Fisch. ↑Unverträglichkeiten gegenüber Nahrungsmitteln.

Lebensmittel, basenüberschüssige: Lebensmittel, die beim metabol. Umsatz vorwiegend alkal. (bas.) reagierende Produkte liefern; es sind dies jene Lebensmittel, bei denen die bei der biol. Oxidation entstehende Kohlensäure (CO_2) an vorhandene Alkalimetalle (Kalium, Natrium) als Hydrogenkarbonat gebunden werden. B. L. sind Obstsäfte (auch der stark „saure" Zitronensaft), Milch, Kartoffeln, Tomaten, Spinat, Bohnen usw.

Lebensmittelbestrahlung: physikal. Verfahren zur Keimfreimachung von best. Lebensmitteln u. Verlängerung ihrer Haltbarkeit. Je nach der Höhe der Strahlendosis werden Mikroorganismen geschädigt bzw. völlig abgetötet. Behandelte Produkte bleiben in ihrem ursprüngl. Zustand erhalten, was bei anderen Konservierungsverfahren (Erhitzen, Trocknen u. a.) nicht der Fall ist. Man geht von einer gesundheitl. Unbedenklichkeit bestrahlter Lebensmittel aus, wenn eine Strahlendosis von 10 Mrad nicht überschritten wird. Lebensmittel werden dabei nicht radioaktiv. Die Zerstörung von Fetten (↑Autoxidation, Radikalbildung) u. der Vitamine A, B_1, C u. E ist mögl. Es ist sinnvoll, nur geeignete Lebensmittel (Gewürze, Zwiebeln) zu bestrahlen. Nach einer Stellungnahme der WHO-Expertenkommission von 1981 in zahlreichen Ländern zugelassen, in der Bundesrepublik Deutschland ist die L. weitgehend gesetzl. untersagt.

Lebensmittel, diätetische: nach bes. Gesichtspunkten ausgesuchte u. geordnete Lebensmittel, die spezif. Bedürfnissen bei der Nahrungszusammenstellung entsprechen: Kindernährmittel, Diabetikernahrung usw.

Lebensmittelgesetz: Gesetz über den Verkehr mit Lebensmitteln, Tabakerzeugnissen, kosmet. Mitteln u. sonstigen Bedarfsgegenständen (LMBG). Rahmengesetz u. weitere damit im Zusammenhang stehende Rechtsvorschriften gewährleisten den Schutz vor Gesundheitsschädigungen durch nicht einwandfreie Lebensmittel u. Bedarfsgegenstände.

Lebensmittelhygiene: Wissenschaftsdisziplin, deren Inhalt es ist, den Menschen vor Gesundheitsschädigungen (↑Lebensmittelvergiftungen) zu bewahren, die durch Verzehr nicht einwandfrei beschaffener Lebensmittel (↑Lebensmittelverderb) auftreten können, die Weiterverbreitung von Tierseuchen durch Lebensmittel zu verhindern, die Qualität von Lebensmitteln zu garantieren u. zu überwachen (↑Lebensmitteluntersuchung), bei der Steigerung von Quantität u. Qualität der Lebensmittel mitzuwirken sowie bei der Senkung der Verluste durch Verderb zu schützen. Im Vordergrund stehen Fragen der gesunden Ernährung. Vorrangige Aufgaben der L.: Erarbeitung u. Kontrolle der Normative für Fremdstoffe in Lebensmitteln, hyg. Charakterisierung der Lebensmittel, Überwachung des Verkehrs mit Lebensmitteln u. Bedarfsgegenständen (Produktions-, Verpackungs- u. Transportmitteln für Lebensmittel, Koch-, Trink- u. Eßgeschirre, aber auch Körperpflegemittel, Spielwaren, Bekleidungs- o. Haushaltstextilien u. andere Gegenstände mit unmittelbarem Hautkontakt sowie die Farben u. Reinigungs- o. Pflegemittel für solche Bedarfsgegenstände), lebensmittelhygien. Kontrolle u. Probenahme, Verhütung u. Bekämpfung lebensmittelbedingter Erkrankungen (Vergiftungen, Infektionen).

Lebensmittelinfektion: meldepflichtige, durch erregerkontaminierte Nahrungs- u. Genußmittel o. Trinkwasser oral übertragene Allgemein- o. Lokalinfektion (↑Lebensmittelvergiftungen), die vorzugsweise als eine ↑Explosivepidemie im Versorgungsgebiet mit dem entsprechenden Nahrungsmittel (Trinkwasser) aufzutreten pflegt: Typhus u. Paratyphus, Salmonellenenteritis, bakterielle Ruhr, Cholera asiatica, Darmmilzbrand, innere Tularämie, Brucellose, Listeriose, Trichinose, Hepatitis A, Poliomyelitis, Enterovirus-Infektion, Coxsackievirus-Infektion, Amöbenruhr, Balantidiose, Giardiasis, Bandwurmbefall, Askariasis.

Lebensmittelkontaminanten ↑Kontaminanten.

Lebensmitteluntersuchung: Einheit aller sensor., physikal., chem., mikrobiol. u. sonstigen Verfahren zur Feststellung der Beschaffenheit eines Lebensmittels, wobei Qualitätsfaktoren, ernährungsphysiolog., hyg. Faktoren u. psychol. Faktoren des Endprodukts beachtet werden.

Lebensmittelunverträglichkeiten ↑Unverträglichkeiten gegenüber Nahrungsmitteln.

Lebensmittelverderb: Gesamtheit meist komplexer chem., physikal.-chem. bzw. mikrobiol., stoffl. Veränderungen von Lebensmitteln, wodurch die Genußfähigkeit eingeschränkt bzw. ausgeschlossen wird. Beeinflussende Faktoren sind v. a. Luftsauerstoff u. -feuchtigkeit, Licht (Sonnenlicht), Wärme, Metallspuren (Eisen, Kupfer usw.), lebensmitteleigene Enzyme (Autolyse), Mikroorganismen (Hefen, Bakterien, Schimmelpilze usw.). Beim L. entstehen vielfach tox. ↑Sekundärprodukte. Nachteilige sinnesphysiolog. Veränderungen (Farbe, Geruch, Geschmack) mindern die Qualität der Lebensmittel. Verdorbene L. sind vom Verzehr auszuschließen.

Lebensmittelvergiftungen: allg. durch Lebensmittel verursachte Schädigungen (Vergiftungen). Spez. durch das Vorhandensein von Bakterien u. deren Toxinen in Lebensmitteln verursachte L. Diese Vergiftungsursache ist in der überwiegenden Zahl der festgestellten L. zutreffend. Außerdem können durch in Lebensmitteln von Natur aus nicht enthaltene, fahrlässig o. irrtüml. verwendete o. durch Unfälle hineingelangte Stoffe (↑Fremdstoffe, ↑Schadstoffe) L. verursacht werden (↑Minimata-Krankheit, ↑Spanish toxic oil syndrome). Bei sachgemäßer Anwendung von Agrochemikalien u. ↑Additiven sind bisher keine L. aufgetreten, wenn der ↑Acceptable daily intake eingehalten wird.

Lebensmittelzusatzstoff ↑Additive.

Lebensperioden: Die Bez. der L. des Menschen richten sich nach dem Alter. Kindheit: 0–14 Jahre; jugendl. Alter: 15–18 Jahre; junges Erwachsenenalter: 19–29 Jahre; Reifealter: 30–44 Jahre; Umstellungsphase: 46–60 (bei Frauen mitunter ab 40. Lj. angegeben); Seneszenz: 61–74 Jahre; Senium: 75–90 Jahre; Langlebigkeit: über 90 Jahre. Ferner werden folgende Bez. verwendet: Menschen mittleren Alters: 45–59 Jahre; ältere Menschen: 60–74 Jahre; alte Menschen: 75 Jahre u. älter.

Lebensqualität: mit der L. wird die Beschaffenheit des individuellen Lebens beschrieben u. der Grad der sozialen, körperl. u. geistigen Zufriedenheit beurteilt. Es gibt weder absolute Kriterien zur Bestimmung der L., noch ist das subjektive Befinden des Menschen eindeutig festzustellen. Bes. Bedeutung erhält die L. bei Erkrankungen. Hier ist z. B. zwischen palliativer u. kurativer Ther. o. über Behandlungsaufnahme bzw. Behandlungsverzicht o. Abbruch zu entscheiden, wobei evtl. weder ökonom., noch med.-ther. Kriterien, sondern individuelle Bedürfnisse des Pat. ausschlaggebend sind.

Lebensstil: individuelle Lebensweise, die das Auftreten best. Erkrankungen begünstigen u. andererseits von Krankheiten erhebl. beeinflußt werden kann. ↑Risikofaktorenkonzept.

Lebenswecker ↑Baunscheidtismus.

Lebensweise: **1.** ***Biol.:*** artenspezif. Gesamtheit der Modalitäten des Lebens; von versch. Erscheinungsformen u. Qualitäten des Lebens zeugend. L. hängt insbes. von der phys. u. psych. Organisation der Lebewesen, ihrem Verhältnis zur Umwelt, der Qualität u. Quantität ihrer Lebensmittel u. von ihrer gegenseitigen Einflußnahme ab. **2.** ***Soziol.:*** Gesamtheit der histor. veränderl. u. sozial differenzierten Formen u. Arten menschl. Lebenstätigkeit. ↑Lebensqualität, ↑Lebensstil.

Lebenszeichen: den Tod widerlegende Symptome wie Atmung (nachweisbar durch Beschlagen eines Spiegels vor dem Mund), Hautrötung bei Hitzereizen, Abwehrbewegungen, Blutungen, fehlender Ausgleich der Körpertemperatur mit der Umgebungstemperatur u. einige weitere Tests.

Lebenszeitrisiko: Wahrscheinlichkeit für ein Individuum aus einer Kohorte (Alter, Geschlecht, Exposition), im Verlauf seines Lebens an einer best. Krankheit zu erkranken (zu versterben).

Lebenszyklus ↑Ontogenese.

Leber, Theodor (1840–1917), dt. Ophth., Berlin, Göttingen u. Heidelberg.

Leber: Hepar, Jecur. ***Anat.:*** größte Drüse des menschl. Organismus. Sie wiegt beim Erwachsenen 1 500 g u. liegt im Oberbauch, zum größten Teil unter dem re. Rippenbogen. Die L. ist dunkelrotbraun, hat eine weiche Konsistenz u. wird mit Ausnahme einer kleinen Fläche unterhalb des Zwerchfells (Area nuda) von Peritoneum umgeben. Die obere Fläche liegt dem Zwerchfell an (Facies diaphragmatica). Die untere Fläche (Facies visceralis) grenzt an Eingeweide des Oberbauchs. Hier befindet sich die Leberpforte, Porta hepatis, an welcher A. hepatica propria, V. portae u. Ductus hepaticus communis aus- bzw. eintreten (Abb. 1). ***Histol.:*** Außenbegrenzung durch: 1. Tunica serosa (Peritoneum), 2. Tunica fibrosa (Glisson-Kapsel). Innere Struktur der L. besteht aus zahlreichen, etwa 1,5–2 mm großen Leberläppchen (Lobuli hepatis), die ein axial verlaufendes Gefäß (V. centralis) enthalten. Das Leberläppchen wird von einer bindegewebigen Kapsel umgeben, in der nebeneinander die A. interlobularis (Ast der A. hepatica), die V. interlobularis (Ast der V. portae) u. der Gallengang (Ductus interlobularis bilifer) gelegen sind. Die drei Gebilde zusammen werden als Trias der L. bezeichnet (Trias hepatica). Die Leberläppchen bestehen aus zahlreichen Leberzellbalken bzw. -platten (Epitheliocyti hepatis), die ein dreidimensionales Fachwerk bilden. Zwischen dem Raumgitter der Leberzellbalken liegen die Lebersinusoide (Vas sinusoideum). Sie werden von Endothelzellen u. zu dem mononukleären phagozytären ↑System gehörenden Kupffer-Zellen (Macrophagocytus stellatus), ohne darunterliegende Basalmembran, begrenzt. Zwischen ihnen u. der Leberzelloberfläche liegen im ↑Disse-Raum (Spatium perisinusoideum) Filamente, Kollagenfibrillen u. Ito-Zellen (Lipocyti perisinusoidei). Bei elektronenmikroskop. Untersuchung zeigt die Leberzelloberfläche in Richtung zum Disse-Raum zahlreiche ↑Mikrovilli. Zwischen den Leberzellen befindet sich das Netz der Gallenkanälchen (↑Canaliculi biliferi), das an keiner Stelle mit dem Blutgefäßsystem in Zusammenhang steht. Es lassen sich an der die Gallenkanälchen begrenzenden Zelloberfläche zahlreiche feine Zellfortsätze (Mikrovilli) nachweisen (Abb. 2 u. 3). ***Stoffwechsel:*** die Gesamtheit der in der L. als zentralem Organ stattfindenden Stoffwechselvorgänge hat große Bedeutung für den Abbau u. die Stoffwechselregulation in den peripheren Organen. Kohlenhydratstoffwechsel: Glykogensynthese, Glykogenolyse, Glukoneogenese, Glykolyse, Zitratzyklus; Lipidstoffwechsel: Synthese u. Abbau der Fettsäuren, der Triglyzeride u. der Phospholipide, Synthese u. Abbau von VLDL (↑Very-Low-Density-Lipoproteins) u. HDL (↑High-Density-Lipoproteine), Synthese von Cholesterin, von Gallensäuren u. Durchführung von Teilschritten im Stoffwechsel des Vitamins D; Umwandlung von Alkohol in Fett; Eiweiß- u. Aminosäurestoffwechsel: Synthese (außer Immunglobulinen) u. Abbau von Blutplasmaproteinen u. Gerinnungsfaktoren; Abbau von Hämoglobin; Durchführung von Transaminierungen u. Desaminierungen im Aminosäurestoffwechsel, Harnstoffsynthese. Die L. besitzt genau arbeitende Mechanismen für die ↑Homöostase zahlreicher Blutbestandteile zwecks kontinuierl. Versorgung der Peripherie mit Substraten bzw. zur Eliminierung o. Wiederverwertung von Stoffwechselprodukten. Das Ausmaß der jeweils in ihr beschrittenen o. g. Stoffwechselwege hängt von der Substratversorgung bzw. dem Substratbedarf u. dem hormonalen Milieu des Organismus ab (absorptive ↑Phase; ↑Phase, postabsorptive; ↑Hunger, ↑Diabetes mellitus usw.). Abb. 1 bis 3. S. 1139 u. 1140.

Leberabszeß: umschriebene eitrige Einschmelzung von Leberparenchym. Nach dem Weg, auf dem die Bakterien in die Leber gelangt sind, unterscheidet man: **pylephlebit. L.**: Bakterien über Pfortader aus deren Quellgebiet eingeschleppt, z. B. bei eitriger Appendizitis; **cholangit. L.**: von einer eitrigen Entzündung der Gallenwege ausgehend; **pyäm. L.**: im Verlauf einer ↑Pyämie entstanden; **idiopath. L.**: in den Tropen häufige Abszeßform im Gefolge einer Amöbenruhr.

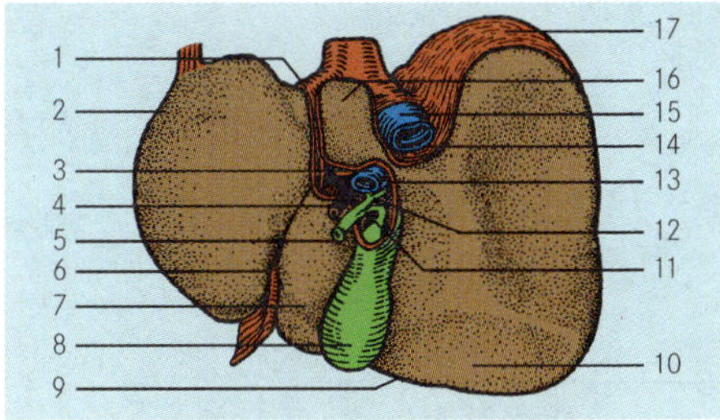

Leber (Abb. 1). Untere Eingeweidefläche (Facies visceralis)
1: V. hepatica; 2: Lobus sinister; 3: V. portae; 4: A. hepatica propria; 5: Ductus choledochus; 6: Incisura ligamenti teretis; 7: Lobus quadratus; 8: Vesica fella; 9: Margo inferior; 10: Lobus dexter; 11: Ductus cysticus; 12: Ductus hepaticus communis; 13: Porta hepatis; 14: Sulcus venae cavae; 15: V. cava; 16: Lobus caudatus; 17: Area nuda

Leberagenesie: angeborenes Fehlen der Leber, extrem selten u. mit schwersten Körperfehlbildungen kombiniert (↑Holoacardiacus amorphus, ↑Epignathus). Häufiger ist die Nichtanlage (Agenesie) des li. Leberlappens.

Leberatrophie, akute gelbe: akute gelbe Leberdystrophie. Schweres, häufig zum Tode führendes Leiden, bei dem eine tox. Schädigung der Leberzellen in kurzer Zeit deren völligen Untergang herbeiführt. Das Parenchym verfettet, wird ikter. u. verfällt einer ausgedehnten Nekrose, dadurch Leberverkleinerung (Atrophie). Die a. g. L. kann schlagartig die ganze Leber befallen o. sich auf einzelne Bezirke des Parenchyms beschränken. Je nach dem Grad des Parenchymzerfalls akuter o. subakuter Verlauf. Bei Stillstand des Leberzerfalls Übergang in Leberzirrhose mögl. Klin. besteht schwerer Ikterus mit hepat. Koma. Ursächl. kommen 3 Faktoren in Betracht, die allein o. in Kombination wirksam werden können: 1. maligne Form der ↑Hepatitis; 2. Eiweißmangel o. -verlust; 3. tox. Leberschädigung bes. bei Phosphor- u. Pilzvergiftung (Knollenblätterpilz).

Leberatrophie, akute rote: akute rote Leberdystrophie; seltene Variante der akuten gelben Leberatrophie. werden die Leberzellnekrosen sek. verflüssigt, bleiben nur die blutgefüllten Leberkapillaren bestehen u. bestimmen den Farbton der Leber.

Leberausfallkoma ↑Coma hepaticum.

Leberausflußblock: gestörter Abfluß des Lebervenenblutes ohne extrahepat. Stauungsursache. Vorwiegend bei vermehrter Histaminausschüttung, Adrenalin- o. Peptoneinwirkung bzw. Azidosen, Hypoxie, Bakterientoxinen, massiven Transfusionen nichthomologen Blutes, retrograder Perfusion hochviskösen Dextrans.

Leberbilharziose: massive Ablagerung von Schistosomeneiern in der Leber. Entwicklung einer interstitiellen Fibrose, Übergang in Leberzirrhose mögl. ↑Bilharziose, hepatolienale; ↑Schistosomiasis.

Leberbiopsie: Probeentnahme aus der Leber mit Hilfe spez. Punktionsnadeln (Menghini, Roholm, Vim-Sivermann, Iversen) als transkutane (blinde) o. gezielte L. bei einer ↑Laparoskopie o. auch als Keilexzision unter der Operation zur histol. Untersuchung des Lebergewebes.

L

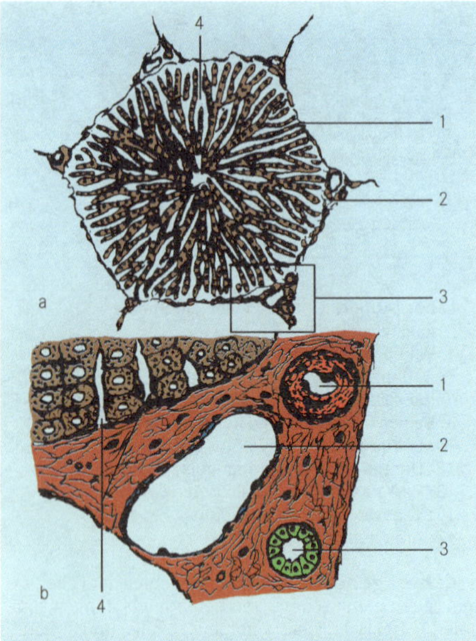

Leber (Abb. 2). Mikroskopische Darstellung
a: Querschnitt durch ein Leberläppchen;
1: Leberzellbalken; 2: perilobuläres Bindegewebe;
3: Periportalfeld, 4: Sinusoid
b: Läppchenperipherie mit Periportalfeld;
1: A. interlobularis; 2: V. interlobularis;
3: Ductus interlobularis bilifer;
4: Lebersinusoide

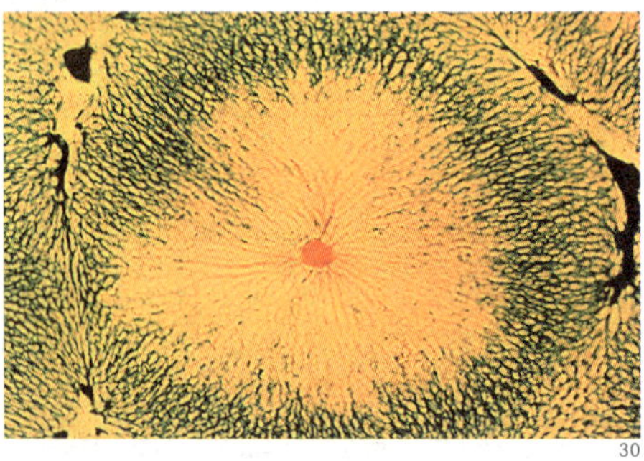

30

Leber (Abb. 3). Histologischer Schnitt durch ein Leberläppchen, Doppelinjektion; in der Peripherie Zustrom durch die V. portae (blau), zentraler Zustrom durch die V. centralis (rot)

Leberblindpunktion ↑ Leberbiopsie.

Leberblutgefäße: 1. funktioneller Kreislauf – Äste der V. portae, 2. nutritiver (v. a. O_2-) Kreislauf – Äste der A. hepatica. In den Sinusoiden fließen beide Kreisläufe zusammen.

Leberbouillon: mikrobiol. Nährböden mit Zusatz von Leber zur Züchtung von Anaerobiern u. Entamoeba histolytica.

Leberdämpfung: perkutor. Dämpfung im re. Oberbauch, hervorgerufen durch die von der Lunge nicht überdeckten Leberanteile, sie verschwindet bei einem Pneumoperitoneum (z. B. bei Perforationen von Hohlorganen o. nach Laparoskopie).

Leberdystrophie, akute gelbe ↑ Leberatrophie, akute gelbe.

Leberechinokokkus: Leberbefall durch die Finnen von Echinococcus granulosis o. Echinococcus multilocularis. Differenzierung in die zyst. u. alveoläre Form. Sympt.: Druckgefühl in der Lebergegend, Zunahme des Leibesumfangs, Atembehinderung, Hochtreten der re. Zwerchfellhälfte, Eosinophilie. Es kann zur Kompression der Gallenwege mit Ikterus o. Perforation in die freie Bauchhöhle kommen. Diagnostik: Immundiagnostik, Sonographie, CT, Angiographie erlauben die Lokalisation.

Leberegelbefall: durch versch. Leberegel hervorgerufene Erkrankung. Großer Leberegel (Fasciola hepatica) ist weltweit verbreitet. Menschl. Erkrankung (↑ Fasziolíasis) relativ selten. Vorwiegend Parasit der Weidetiere. Metazerkarien werden von Menschen oral aufgenommen, durchbohren Dünndarmwand, Leberkapsel u. parasitieren in Gallengängen. Sympt. sind Oberbauchbeschwerden, Diarrhöen, Fieberschübe, Verschlußikterus, allerg. Erscheinungen. ↑ Infestationen verlaufen häufig subklin. Diagn. durch Nachweis der Wurmeier im Stuhl u. Duodenalsaft. Ther. schwierig, Versuch mit Praziquantel. Kleiner Leberegel (Dicrocoelium dendriticum): Vorkommen in Nordafrika, Sibirien, Südamerika; menschl. Erkrankungen sehr selten; vorwiegend Parasit von Weidetieren. ↑ Clonorchis sinensis (Chines. Leberegel), Auslöser der ↑ Clonorchiasis u. ↑ Opisthorchis felineus (Katzenleberegel), Erreger der ↑ Opisthorchiasis.

Leberegel, chinesischer ↑ Clonorchis sinensis.

Leberegel, kleiner ↑ Dicrocoelium dendriticum.

Leberegelschnecken: Wasserschnecken, die Zwischenwirte für Leberegel, aber auch für andere Saugwürmer sind. Wichtige L. sind, abhängig von der geograph. Verbreitung, die Gattungen Bithynia, Melania, Galba (Lymnaea). Bekämpfung der L. durch ↑ Molluskizide, spez. gegen Schnecken entwickelte chem. Mittel, unterbricht den Entwicklungszyklus der Egel u. verhindert Infektionen.

Leberentzündung ↑ Hepatitis.

Lebereventration: Verlagerung der Leber aus dem Bauchraum bei Bauchwanddefekten, Bauchwandbrüchen, ↑ Gastroschisis.

Leberfeld: Verdichtung der Entodermzellen am unteren Ende des Vorderdarms. In der 3. Woche vertieft sich das L. zur Leberbucht mit einer Pars hepatica, aus der die Leber entsteht, u. Pars cystica, aus der Gallenblase u. -gänge hervorgehen.

Leberfibrose: vermehrte Bindegewebebildung, die auch am Beginn eines zirrhot. Umbaus nach Leberzellnekrosen stehen kann, wobei die Leberarchitektur aber erhalten ist. Portale L.: Verbreiterung der Glisson-Felder; intralobuläre L.: intralobuläres Leberparenchym ist durch Bindegewebe ersetzt; biliäre L.: nach Cholestase, Stauungsfibrose bei chron. Herzinsuffizienz. Spez. fibrosierende Lebererkrankungen: Bilharziose, Vinylchloridschädigung, kongenitale L.

Leberfibrose, kongenitale: cholangiodysplast. Pseudozirrhose; angeborene Fehlbildung der intralobulären Gallengänge mit Vermehrung des umgebenden Bindegewebes. ↑Caroli-Erkrankung.

Leberfleck ↑Naevus pigmentosus.

Leberfunktionsproben: früher wurden damit die sog. ↑Serumlabilitätsproben bezeichnet. Heute sind die gebräuchlichsten L.: Bromsulfan-, Galaktose- u. Kollertest.

Lebergifte: Hepatotoxine; z. B. Tetrachlorkohlenstoff, Amanitin, Ethionin, gelber Phosphor, Allylalkohol u. a.

Leberhypoplasie: angeborene Verkleinerung der Leber o. eines Leberlappens (meist li.)

Leberinfarkt: Lebergewebezerfall aus unterschiedl. Ursachen: **roter L.**: Der Verschluß von Pfortaderästen führt bei Kreislaufschwäche gelegentl. zur Ausbildung eines keilförmigen dunkelroten Herds im Leberparenchym, der durch Rückstrom des Lebervenenblutes in das durch den Pfortaderverschluß blutarm gewordene Lebergewebe entsteht. **Weißer (anämischer) L.**: umschriebener Gewebezerfall im Versorgungsgebiet eines Leberarterienastes bei Verschluß desselben. Seltenes Ereignis; sog. **Fettinfarkt**: umschriebene Verfettung als Folge von Zirkulationsstörungen, vorwiegend im Bereich des Leberhilus.

Leberinsuffizienz ↑Coma hepaticum.

Leberkarzinom: als prim. L. am häufigsten aus einer Leberzirrhose hervorgehend (Anstieg des Alphafetoproteins). Histol. werden die häufigeren hepatozellulären von den cholangiozellulären u. anaplast. Tumoren abgegrenzt. Es gibt auch Mischformen. Sehr selten sind als prim. Lebertumoren Hämangioendotheliome bzw. -sarkome u. Lebersarkome. L. werden im Tierexperiment durch eiweißarme bzw. cholinfreie Ernährung hervorgerufen. In industriell entwickelten Ländern selten (1 % der Krebssterblichkeit), in Südost- u. Ostasien, ferner in Afrika (bei der ärmeren Bevölkerung) die häufigste neoplast. Erkrankung (mehr als 40 % der Krebssterblichkeit). Die chron., v. a. perinatal erworbene Hepatitis-B- u. Hepatitis-C-Infektionen sind die häufigsten Ausgangserkrankungen für die Entwicklung eines Leberzellkarzinoms.

Leberkoma ↑Coma hepaticum.

Leberläppchen: Lobulus hepatis; ↑Leber.

Leberlappen: eine äußerl. Unterteilung der Leber in einen größeren re. Lappen, Lobus hepatis dexter, u. einen kleineren li. Lappen, Lobus hepatis sinister, geschieht durch den Ansatz des Bauchfells (↑Ligamentum falciforme hepatis). Nach der Blutgefäßaufteilung im Organinneren gehören der vor bzw. hinter der Leberpforte gelegene Lobus quadratus bzw. Lobus caudatus mit zum li. L.

Leberlappen, akzessorische: angeborene Unterteilung der Leberlappen in weitere Untereinheiten durch tief einschneidende Furchen (↑Hepar lobatum congenitum). 1. ↑Riedel-Lappen; 2. Supradiaphragmat. Lappen durch einen Zwerchfelldefekt. 3. Knötchen aus Leberparenchym, die als ektope Gewebe in der Wand der Gallenblase, in Nebenniere, Pankreas, Milzkapsel gefunden werden.

Leberlappenresektion: Entfernung eines Leberlappen entspr. anat. Strukturen. ↑Leberresektion.

Lebermetastasen: sek. Leberneoplasmen durch Absiedlung von Krebszellen prim. Geschwülste bes. Gallenblasen-, Gallengang-, Magen-, Pankreas-, Darm-, Bronchial-, Brustdrüsenkrebs usw. in die Leber.

Lebermetastasierungstyp ↑Metastasierungstyp.

Leber-Optikusatrophie (nach Theodor L.): Lebererkrankung, zwischen 15. u. 30. Lj. einsetzende Form der fam. ↑Optikusatrophie, Erbgang noch unklar, vermutl. dominant, X-chromosomal. Beginn mit hyperäm. u. ödematöser Papille. Vielleicht handelt es sich um eine Infektion mit einem slow virus. Angeborene Amaurose nach L.: Amaurose retinalen Ursprungs durch Anlagestörung der Außenglieder der Netzhautsinneszellen, vorwiegend der Zapfen. Meist autosomal rezessiv, gelegentl. autosomal dominant. Oft von sek. ↑Retinopathia pigmentosa gefolgt. Leberzellen: große Makrophagen in der Substantia propria der Bindehaut im Stadium II des Trachoms. Lebermiliaraneurysmenretinitis: meist unilaterale retinale kapilläre Teleangiektasie mit lampionförmig aufgereihten Mikroaneurysmen der Netzhautperipherie bei Kindern u. Jugendlichen. Durch subretinale Exsudation Ausgang in Coats-Erkrankung. Verhütung dieser Komplikation durch Licht- o. Laserkoagulation der Mikroaneurysmen.

Leberpassage, erste: pharmak. Ausdruck für denjenigen Anteil eines intestinal resorbierten Arzneimittels, der durch Biotransformation o. biliäre Ausscheidung sofort in der Leber eliminiert wird.

Leberperfusion: Form der regionalen ↑Chemotherapie inoperabler prim. o. sek. Lebertumoren über einen operativ o. angiograph. gelegten Katheter. ↑Leberperfusion, isolierte.

Leberperfusion, isolierte: Form der regionalen ↑Chemotherapie von bösartigen Lebertumoren mit temporärer Ausschaltung der Leber aus dem Körperkreislauf u. deren isolierter Zytostatikaperfusion zur Erzielung max. auf die Leber begrenzter Zytostatikakonzentrationen. ↑Leberperfusion.

Leberpuls: vergrößerte pulsierende Leber bei Trikuspidalinsuffizienz.

Leberresektion ⟨*lat*⟩ *f*: Teilentfernung der Leber. Es wird unterschieden die typ. L. mit prim. Präparation der Gefäß- u. Gallengangstrukturen im Leberhilus von einer atyp. L. o. zentripetalen L., bei der die Gefäß- u. Gallengangstrukturen schrittweise auf der Resektionsfläche unterbunden werden. ↑Finger-fracture-Technik.

Leberruptur: Zerreißung u. Zertrümmerung von Leberparenchym durch stumpfe, massive auf die untere re. Brustkorbhälfte u. den re. Oberbauch gerichtete direkte Gewalteinwirkung. Ursache: hauptsächl. Verkehrsunfälle, Sturz aus großer Höhe, Einklemmungen, Verschüttungen. Akute Lebensgefahr infolge Blutungsschock (Blutung in die freie Bauchhöhle, ↑Hämatothorax), galliger Peritonitis, ↑Hämobilie. Diagnostik: Sonographie, ggf. diagn. ↑Peritonealspülung, CT. Ther.: bei leichten Schweregraden (subkapsuläres Hämatom, oberflächl. Einriß) konservativ. Bei höheren Schweregraden operativ. Unterbindung verletzter Gefäße u. Gallengänge, Naht des Parenchyms, ggf. Resektions-Débridement, temporäre Bauchtuchumhüllung („Packing"), Drainagen. Progn.: ernst, bes. bei Mitverletzung der großen Gefäße.

Leberschäden, arzneimittelbedingte: Die Anzahl der Pharmaka, die hepatotox. u./o. -allerg. i. S. einer Cholestase o. eines hepatozellulären Ikterus wirken, ist groß. Die Häufigkeit des Auftretens beträgt allerdings nur bei Erythromycinestolat, Triacetyloleandomycin, Chlorpromazin u. Norethandrolon 2–3 %. Bei allen anderen Pharmaka ist die Rate kleiner o. wesentl. kleiner als 1 %, z. B. bei Chemotherapeutika (Chloramphenicol, Pe-

L

nicillin, Novobiocin, Nitrofurantoin, Sulfanilamide, PAS, INH, Rifampicin), Analgetika (Acetanilid, Aminophenazon, Phenacetin, Phenylbutazon, Indometacin, Goldsalze), Psychopharmaka (Promazin, Promethazin, Prochlorperazin, Thioridazin, Meprobamat, Imipramin, Amitriptylin, Chlordiazepoxid, Diazepam, Haloperidol), Sedativa/Hypnotika (Barbitale, Reserpin), Antiepileptika (Hydantoine), Antidiabetika (Tolbutamid, Chlorpropamid, Phenformin, Acetohexamid, Tolazamid). Zytostatika (Mercaptopurin, Methotrexat, Busulfan, Chlorambucil, Fosfesterol, Demecolcin), Antikoagulanzien, Gallenkontrastmitteln, Thyreostatika, Hormonen (Testosterone, Östrogene, Kontrazeptiva). Die Häufigkeit von a. L. ist abhängig von der Dosis, der Dauer der Anwendung, Interferenzen mit anderen Pharmaka u. mögl. Lebervorschäden.

Leberschmerz: Druckempfindlichkeit o. direkter Tiefenschmerz der Leber, der vorwiegend durch eine akute Volumenzunahme bei akuter Stauungsleber ausgelöst wird.

Lebersiderose: Eisenüberladung der Leber. **Symptomat. L.**: durch vermehrte Eisenablagerung bei hämolyt. Anämien, sideroblast. Anämien, häufigen Bluttransfusionen. **Nutritiv.-tox. L.**: Zirrhosen mit vermehrter Eisenablagerung (Säufereisen) u. bei Porphyria cutanea tarda. Bei Hämochromatose bes. starke Ablagerungen in Gallengangepithelien, dadurch aber keine sichere Abgrenzung zu symptomat. Formen.

Leberstauung ↑ Stauungsleber.

Leberszintigraphie: nuklearmed. Untersuchungsverfahren. 1. Stat. Leber-RHS-Szintigraphie (↑ RHS-Szintigraphie). Methode: i. v. Injektion ^{99m}Tc-markierter Kolloide, die im RHS gespeichert werden. Ind.: Verlaufsuntersuchung bei chron. Hepatitis u. Leberzirrhose (Abb. 1). Zum Nachweis raumfordernder Prozesse durch Sonographie, CT, MRT ersetzt. 2. Leberperfusionsszintigraphie, Methode: i. v. Bolusinjektion von ^{99m}Tc-DTPA, Gammakamerasequenzaufnahmen u. Funktionskurven. Ind.: Hämangiom, Quantifizierung der Leberdurchblutung bei portaler Hypertension, Lebertransplantatabstoßung (Abb. 2). 3. Hepatobiliäre Sequenzszintigraphie mit Radiopharmaka, die über die Leberzellen in die Galle ausgeschieden werden (↑ Gallenwegsszintigraphie). Abb. 1 u. 2. Tab.

Lebertran: Oleum jecoris Aselli; Leberöl von Kabeljau, Schellfisch, Dorsch, Heilbutt. Inhaltsstoffe: hochungesättigte Fettsäuren, Sterine, wechselnder Gehalt an Vitamin A. u. D. Anwendung: früher zur Proph. der Rachitis; Lebertransalben zur Epithelisierung von Hautdefekten.

Lebertransplantation: erste, erfolgreiche allogene L. 1963 durch Starzl. Durch die Verbesserung der ↑ Organkonservierung, der operativen Technik u. der immunsuppressiven Ther. (↑ Ciclosporin) heute breitere klin. Anwendung. Ind. für L. sind Lebererkrankungen mit letztl. infauster Progn. wie: prim. benigne Lebererkrankungen (Zirrhose, prim. sklerosierende Cholangitis, sek. sklerosierende Cholangitis, biliäre Atresie, ↑ Budd-Chiari-Syndrom), angeborene Stoffwechselerkrankungen (Alpha-1-Antitrypsin-Mangel, ↑ Wilson-Krankheit), das akute Leberversagen, die chron. Hepatitis mit progredienter Leberinsuffizienz. Von den malignen Lebererkrankungen zählt nur noch das kleine hepatozelluläre Karzinom in einer zirrhot. Leber als Ind. zur L. Große Tumoren u. Metastasen gelten in den meisten Zentren wegen der extremen Rezidivraten als Kontraindikation. Die L. erfolgt i. d. R. orthotop nach Hepatektomie, wobei zunehmend

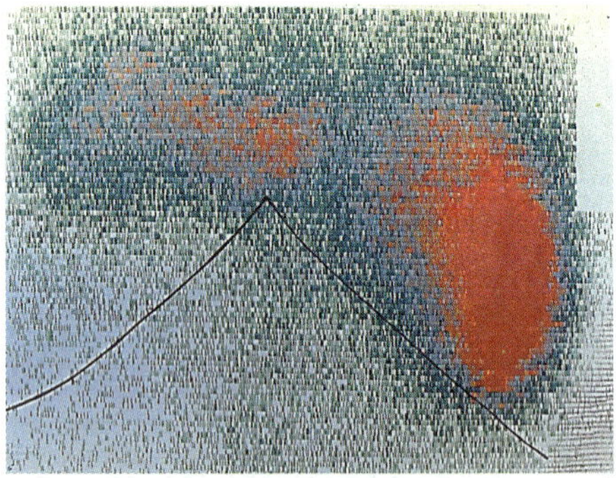

7

Leberszintigraphie (Abb. 1). Statische Leber-Milz-RHS-Szintigraphie mit ^{99m}Tc-Sulfid-Kolloid bei fortgeschrittener atropher Leberzirrhose mit kompensatorischer Splenomegalie; links kleine, inhomogen speichernde Leber

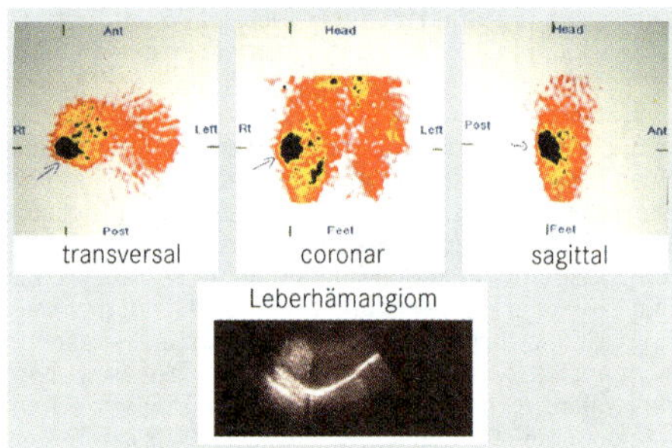

7

Leberszintigraphie (Abb. 2). Hier die Leberperfussionsszintigraphie mit ^{99m}Tc-Erythrozyten zum Nachweis eines Hämangioms im rechten Leberlappen; SPECT-Aufnahme (oben), als Korrelat echodichter Herd im Sonogramm (unten)

die hepati. V. cava inferior belassen wird. Die Anastomosen werden dann seit-zu-seit zwischen V. cava des Spenders u. der des Empfängers u. end-zu-end für die A. hepatica, den D. choledochus u. die Pfortader ausgeführt. Während des Abklemmens der V. cava inferior u. der V. porta kann es zu einem ungenügenden Rückfluß u. damit zu Stauungserscheinungen u. Blutdruckabfall kommen. Deshalb wird häufig zuvor ein extrakorporaler, pumpengetriebener Shunt zwischen der V. femoralis u. der V. porta einerseits u. der V. axillaris andererseits angelegt. Insbes. für Kinder findet die Teiltransplantation der Leber (Split liver) auch als ↑ Lebendspende Verwendung, wobei die Rate techn. Komplikationen höher eingeschätzt werden muß. Die Progn. nach L. bei benignen Ind. ist gut. Inzwischen werden bei elektiven L. Einjahresüberlebensraten von ca. 90 % erzielt. Im Ggs. zu anderen Organtransplantationen sind Spätrejektionen selten.

Lebervenenatrophie: kongenitale Atrophie o. auch Stenose der Lebervenen, die zum postsinusoidalen Block führt.

Leberszintigraphie

Darzustellendes System	Szintigraphiemethode	Radiopharmakon
RHS von Leber u. Milz	stat. Szintigraphie	markierte Kolloide: ^{99m}Tc-S-Kolloid, $^{+}$In-Kolloid, früher ^{198}Au-Kolloid; ^{99m}Tc-, $^{+}$In-HSA-Mikrosphären
Polygonalzellen, Gallenwege	Funktionsszintigraphie	^{131}I-BSP, ^{131}I-Rose bengale, ^{99m}Tc-HIDA, ^{99m}Tc-Pyridoxilidenglutamat
Gefäßsystem, Blutpool	a) Perfusionsszintigraphie	^{99m}Tc-Pertechnetat, ^{99m}Tc-S-Kolloid, $^{+}$In-Chlorid, $^{+}$In-Transferrin
	b) Splenoszintigraphie	^{99m}Tc-Pertechnetat intralienal u. $^{+}$In-, ^{99m}Tc-, ^{131}I-HSA-Mikrosphären bzw. Makroaggregate
intrahepat. Tumoren	stat. Tumorszintigraphie	^{111}In-Bleomycin, Na^{131}I für Schilddrüsenkarzinommetastasen; relativ unspezif.: ^{75}Se-Methionin, ^{67}Ga-Citrat

Lebervenendruck: normal 0,4–1,0 kPa. Erhöhung des L. ist wichtiges Kriterium für Leberstauung; meist als Rückflußstauung des Blutes vor dem re. Herzvorhof.

Lebervenenstenose: kongenital o. durch Kompression (Metastasen, exzentr. hypertrophe Leberzirrhose, Verschwartung bei Polyserositis), es entsteht das Bild eines postsinusoidalen Blocks.

Leberviruskrankheiten ↑Virushepatitis.

Lebervolumenbestimmung: durch Ultraschalltomographie der Leber (mehrere sagittale Schnitte von kranial nach kaudal, Planimetrie u. nach Ermittlung des kraniokaudalen Durchmessers). Weitere Methoden mit Nukliden u. Computertomographie.

Leberzelladenom: bis haselnußgroße gutartige Tumoren aus Leberzellbalken u. Kapillaren, die den typ. Bau des Leberläppchens vermissen lassen u. gegen das Parenchym abgegrenzt sind. Besonders nach langjähriger Einnahme von Kontrazeptiva. Gefahr der Spontanblutung; Transformation in ein Karzinom selten.

Leberzellkrebs ↑Leberkarzinom.

Leberzerfallskoma ↑Coma hepaticum.

Leberzirrhose: Cirrhosis hepatis; chron. Lebererkrankung mit knotigem, fast immer das gesamte Organ umfassenden Umbau des Leberparenchyms u. Umwandlung des Gefäßapparats als Folge von Leberzelluntergängen, chron. proliferativer Entzündung mit diffuser Bindegewebeneubildung u. knötchenförmiger Regeneration des Parenchyms. Der Zusammenbruch der Leberzellfunktion führt zum ↑Coma hepaticum, die Umwandlung des Gefäßapparats zum Pfortaderhochdruck, bei Dekompensation zum Aszites. Unterschieden werden L. nach akuter o. chron. Hepatitis, alkohol. L. u. prim. (nach chron. destruierender nichteitriger Cholangitis) u. sek. biliäre Zirrhose (nach langdauernder Gallestauung o. Cholangitis) sowie seltene ätiol. definierte Zirrhosen (z. B. Pigmentzirrhose bei Siderophilie; metabol. Zirrhose im Säuglingsalter bei Galaktosämie, Fruktoseintoleranz, Alpha-1-Antitrypsin-Mangel; im frühen Kindesalter bei Glykogenose Typ IV, Niemann-Pick-Krankheit; im Adoleszentenalter bei Wilson-Krankheit). Die seltene endophlebit. L. ist Folge der Endophlebitis hepatica obliterans, ↑Budd-Chiari-Syndrom i. e. S. Ein Teil der Zirrhosen ist ätiol. nicht klassifizierbar (kryptogene Zirrhosen). Nach dem makrosk. Aussehen der Leber können mikro- u. makronoduläre Formen bzw. Mischformen unterschieden werden. Außerdem kann die L. aktiv o. inaktiv (die Entzündung betreffend) sowie kompensiert o. dekompensiert sein (Aszites, Ikterus usw.). Abb.

Leberzyste, kongenitale: angeborene, intrahepat. (oft re. Lappen) liegende Solitärzyste, meist gekammert, evtl. gestielt. Auch multiple Solitärzysten werden beobachtet. ↑Zystenleber.

Lecithinasen: ältere Bez. für Phospholipasen (↑Phosphatidabbau, ↑Lysophosphatide). L. A entspricht der Phospholipase A_2, L. B entspricht der Lysophospholipase, L. C entspricht der Phospholipase C u. L. D der Phospholipase D.

Lecithin-Cholesterin-Acyl-Transferase: *Abk* LCAT; in der Leber gebildetes Enzym des Blutplasmas, das für den Umsatz der ↑Lipoproteine von großer Bedeutung ist. Es katalysiert in den Lipoproteinen die Übertragung des Fettsäurerests vom C-Atom 2 des Lecithins auf das Cholesterin u. führt so zur Bildung von Cholesterinestern. Bevorzugte Substrate sind die Phospholipide u. das Cholesterin der HDL (↑High-Density-Lipoproteine) u. ↑Low-density-Lipoproteine. In HDL hat das Enzym Bedeutung für die Überführung von Cholesterin aus den peripheren Geweben in die Leber. Verestertes Cholesterin wird schneller aus dem strömenden Blut entfernt als unverestertes.

Lecithine *⟨gr⟩ n Pl*: Cholinphosphatide, Phosphatidylcholin; Vertreter aus der Gruppe der ↑Phosphatide. Der Grundkörper Glycerol ist mit zwei Fettsäuren an seinen C-Atomen 1 u. 2 verestert (am C-Atom 2 sitzt meist eine ungesättigte Fettsäure). Sein 3. C-Atom trägt eine

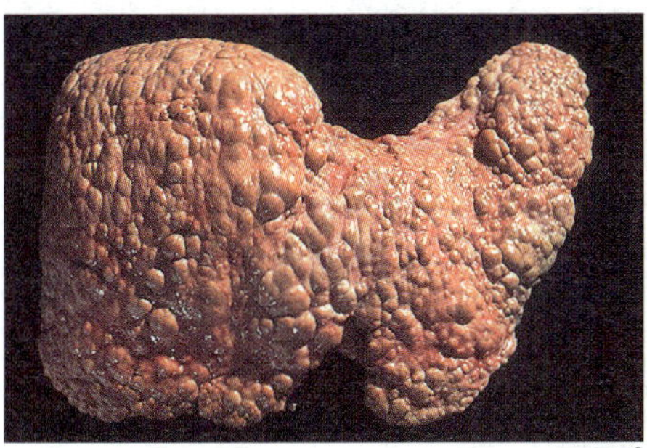

9

Grobknotige **Leberzirrhose**

L

Phosphatgruppe u. diese wiederum ist mit Cholin verestert („Kopfgruppe"). L. kommen in allen biol. Membranen vor u. bilden deren strukturelle Basis. Infolge ihrer amphipath. Eigenschaften (hydrophile Kopfgruppe u. hydrophobe Fettsäurereste) bilden sie spontan molekulare Doppelschichten aus, in denen nach außen die hydrophilen Kopfgruppen u. nach innen die hydrophoben Fettsäurereste gerichtet sind (↑Membran). In der pharmaz. Praxis werden L. v. a. als Emulgatoren (↑Tenside) verwendet.

Lecithinkörnchen: gehören zu den organisierten Harnsedimenten u. entstammen aus Beimengungen von Prostatasekret, mikrosk. als hellglänzende, stark lichtbrechende Strukturen zu erkennen.

Lecithin-Sphingomyelin-Quotient: L/S-Ratio; ↑Sphingomyelin-Lecithin-Quotient.

Leckstrahlung: ältere Bez. für ↑Durchlaßstrahlung; die Röntgenstrahlung, die außerhalb des Fensters das ↑Röhrenschutzgehäuse verläßt.

Lecluse, Pierre (1711–1792), frz. Chir., Zahnarzt, Paris.

Lecluse-Hebel (nach Pierre L.) ↑Hebel.

Lectine ↑Lektine.

Ledakrin: synthet. antineoplastische ↑Substanz (Acridinderivat), die kovalent an ↑Desoxyribonukleinsäure gebunden wird.

Lederberg, Joshua (geb. 1925), amerik. Genetiker, Wisconsin, Stanford. 1958 Nobelpreis für Med./Physiol. (mit G. W. Beadle u. E. L. Tatum) „für seine Entdeckungen über die genetische Neukombination und über die Organisation des genetischen Materials bei Bakterien".

Lederfetischismus: relativ häufige Variante des ↑Fetischismus, die darin besteht, daß Kleidungsstücke aus Leder wie Stiefel, Handschuhe, Röcke, Hosen o. a. Lederwaren u. deren Berührung als bes. starker o. ausschließl. sexueller Reiz wirken.

Lederhaut: bindegewebiger Teil der Haut, ↑Dermis (früher: Corium).

Lederknarren: bei ↑Pleuritis sicca auftretendes Geräuschphänomen.

Leede, Stockbridge Carl (geb. 1882), Arzt, Seattle, USA. ↑Rumpel-Leede-Stauversuch.

Leerdarm ↑Jejunum.

Leerlaufverhalten: Ablauf einer angeborenen Handlungskoordination ohne äußeren Auslöser. Es wird angenommen, daß die Auslöseschwelle so weit absinkt, daß die Handlung spontan im Leerlauf ausgeführt wird.

Leeuwenhoek, Antony van (1632–1723), niederländ. Naturforscher, Delft. Pionier der Mikrosk. Entdeckte mit selbstgebauten Mikroskopen menschl. Blutzellen.

Leeway ⟨*engl*⟩: Platzreserve; Differenz der Summen der mesiodistalen Durchmesser der Milch- u. Dauerzähne in den Stützzonen des Ober- u. Unterkiefers. L. ist im Unterkiefer ca. 1 mm größer als im Oberkiefer. Bei Mädchen etwas größer als bei Jungen.

LE-Faktor: ein Anti-Desoxyribonukleoprotein-Antikörper (Anti-DPN-Antikörper). Vorkommen im Serum, zugehörig zur Klasse der Immunglobuline. Ist Ursache für das LE-Phänomen, wobei die von Hargraves beschriebene ↑LE-Zelle das morphol. Substrat für einen Antigen-Antikörper-Komplex, bestehend aus DPN, Anti-DPN-Antikörper u. Komplement, ist. L. bewirkt zunächst eine Schädigung von Leukozytenkernen, die daraufhin von neutrophilen Granulozyten phagozytiert werden. Diese Nukleophagozytose ist typ. für den system. Lupus erythematodes.

LeFort, Leon (1829–1893), frz. Chir., Paris.

LeFort-Bougie (nach Leon L.): Spezialsonde zur Dehnungsbehandlung sehr enger Harnröhrenstrikturen. Prinzip: auf ein filiformes Leitbougie werden, nachdem die Striktur passiert u. die Blase erreicht ist, ansteigend dickere Metall- o. Kunststoffkatheter angeschraubt u. durch die Harnröhre geleitet, wodurch die Striktur langsam aufgedehnt o. gewaltsam (gefährl.) gesprengt wird. Nur noch selten angewandt, heute Ballondilatation.

LeFort-Bruchlinie (nach Leon L.): typ. Frakturlinien bei zentralen Mittelgesichts- bzw. Oberkieferfrakturen. LeFort I: Absprengung des Alveolarfortsatzes (↑Guérin-Fraktur). LeFort II: Aussprengung des gesamten Mittelgesichts, wobei die Bruchlinie durch Nasenwurzel, Orbita u. Jochbein verläuft. LeFort III: Abtrennung des Gesichtsschädels vom Hirnschädel, Bruchlinie verläuft durch die Orbita, Nasenwurzel, Jochbogen. ↑Kieferfraktur. Eine isolierte Nasenskelettfraktur wird gelegentl. als LeFort-IV-Fraktur bezeichnet. Abb.

Legal-Probe: Methode zum qualitativen Nachweis von Acetessigsäure im Harn. Beruht auf der Bildung von purpurviolettem Isonitrosoaceton aus Acetonkörpern u. Dinatrium-pentacyano-nitrosylferrat (III) in stark essigsaurem Milieu. Zahlreiche Modifikationen sind bekannt. Getrennter Nachweis von Aceton, Acetessigsäure u. Betahydroxybuttersäure normalerweise klin. nicht relevant.

Legasthenie ⟨*gr*⟩ *f* ↑Lese-Rechtschreib-Schwäche.

Lege artis ⟨*lat*⟩: kunstgerecht, nach den Gesetzen der Kunst; im med. Sprachgebrauch Methoden, wie die Erkenntnisse der med. Wissenschaft sie vorschreiben.

Legg, Arthur T. (1874–1939), Chir., Boston.

Leghämoglobin: O_2-bindendes Protein der Leguminosen, das in den stickstoffixierenden Wurzeln dieser Pflanzen vorkommt. Strukturell dem Hämoglobin u. Myoglobin verwandt. L. schützt die sauerstoffempfindl. Nitrogenase der Knöllchenbakterien (stickstoffixierendes Enzym) vor Sauerstoff.

Legionärskrankheit: *Abk* LD, legionnaires' disease; Veteranenkrankheit; eine ↑Legionellose. Bez. nach dem erstmals 1976 in der amerikan. Legion von Veteranen in Pennsylvania, USA, aufgetretenen Seuchenausbruch als schwere Form einer bakteriellen ↑Pneumonie.

Legionella pneumophila: wichtigste u. häufigste Spezies der ↑Legionellen, bisher 6 Serotypen. Erreger der

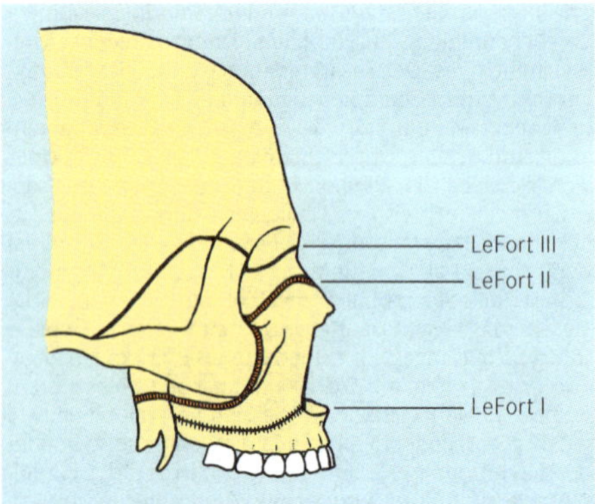

LeFort-Bruchlinie. Typische Bruchlinien bei Oberkiefer- bzw. Mittelgesichtsfrakturen

↑Legionärskrankheit u. des ↑Pontiac-Fiebers; ↑Legionellosen. Direkte Isolierung aus Lungengewebe, Pleuraflüssigkeit, transtrachealen Aspiraten, Sputum o. Blut bzw. serol. Antikörpernachweis in der indirekten Immunfluoreszenz bzw. Antigennachweis im Urin.

Legionellen: Bakteriengattung der Fam. Legionellaceae; 1977 nach dem Auftreten der ↑Legionärskrankheit entdeckt; obligat aerobe, gramnegative, nicht sporenbildende, schlanke o. kokkoide, meist mit einer o. zwei Geißeln versehene Stäbchen. Die L. wachsen nicht auf normalen Nährböden u. sind oft schlecht anfärbbar. Alle L. sind für den Menschen potentiell pathogen. Der wichtigste Vertreter ist ↑Legionella pneumophila. Sechs Spezies mit mehr als 30 Serotypen bisher bekannt. Ubiquitäres Vorkommen in Oberflächengewässern u. im Erdboden, in Kühltürmen, Trinkwasserbehältern, Klimaanlagen u. a. Selten manifeste Erkrankungen, ↑Legionellosen.

Legionellosen: entweder epidem. o. sporad. Infektionskrankheiten durch ↑Legionella pneumophila, gehäuft auftretend im Spätsommer/Herbst. Inkubationszeit 2–10 Tage; entweder Pneumonien mit einer (unbehandelt) hohen Letalität (↑Legionärskrankheit) o. akute ↑Atemwegsinfektionen (↑Pontiac-Fieber), seltener auch Infektion anderer Organsysteme (gastrointestinale Erkrankungen, zentralnervöse Störungen). Zunahme der L. bei Risikofaktoren: Raucherschäden der Lunge, Immunsuppression (z. B. nach Transplantationen), Alkoholabusus, Diabetes mellitus sowie im Alter ab 50 Jahre. Etwa 5–10 % aller Krankenhauspneumonien können durch Legionellen bedingt sein. Bei gehäuftem Auftreten Desinfektion des infizierten Wassers durch Erhitzen über 60 °C (↑Naßkeime, ↑Infektion, nosokomiale). Diagnostik bakt.-serol.

Legionellosis ↑Legionellosen.

Legionnaires' disease ⟨*engl*⟩ ↑Legionärskrankheit.

Leguminosen: Hülsenfrüchte; für die menschl. Ernährung bedeutsam sind Bohnen, Erbsen, Linsen, Sojabohnen, süße Lupinen, Erdnüsse (als Ölfrucht). L. enthalten native ↑Schadstoffe (Proteaseinhibitoren, ↑Lektine, ↑Glykoside), die durch Zubereitung (Erhitzen) inaktiviert werden müssen. Rohe L. sind deshalb, insbes. für Kinder, tox. L. sind zumeist eiweißreich u. zur Gewinnung von Eiweißkonzentraten bzw. -isolaten geeignet.

Lehm: durch Eisen, Sand u. a. verunreinigtes aus der Verwitterung von Silikaten hervorgegangenes terrestr. Sediment (Ton), das u. a. zur Peloidbehandlung (↑Peloide, natürliche) verwendet wird.

Lehmann, J. O. Orla (geb. 1927), schwed. Pathol., Göteborg.

Lehndorff, Heinrich L. (geb. 1877), Päd., Wien.

Lehndorff-Zeichen: Gerüstmarkzone; röntg. Zeichen langer Röhrenknochen; diaphysenseitig der ↑Trümmerfeldzone; bei ↑Möller-Barlow-Krankheit.

Lehranalyse: psychoanalyt. Selbsterfahrung; integraler Bestandteil u. Kern der psychoanalyt. Ausbildung. Die Kenntnis des eigenen Unbewußten ist Grundvoraussetzung (↑Übertragung) für eine prakt. psychoanalyt. Tätigkeit. ↑Selbsterfahrung; ↑Psychoanalyse.

Lehrkrankenhaus: neben den Universitätskliniken Krankenhäuser, die durch eine Vereinbarung mit einer Universität berechtigt sind, an der klin. Ausbildung von Medizinstudenten mitzuwirken. Voraussetzung ist die Existenz von Fachabteilungen u. entsprechende personelle u. techn. Absicherungen.

Lehrkrankenhaus, akademisches: Krankenhaus, an dem das med. prakt. Jahr als Teil des Medizinstudiums abgeleistet wird.

Leibbinde: ↑Rumpforthese aus Stoff zur Stützung der Bauchdecken. Sie umfaßt das Abdomen zirkulär flächenhaft u. wirkt indirekt auch entlastend auf die Lendenwirbelsäule.

Leibeshöhle ↑Coelom.

Leibschmerz: im Leib lokalisierter Schmerz, obwohl z. B. auch durch Erkrankungen im Thoraxraum ausgelöst. Wichtig sind bei der Diagnostik Fragen nach dem Ort des Beginns der Beschwerden, ihrer Ausstrahlung, des Wechsels der Lokalisation sowie der Intensität, ihrer Abhängigkeit von der Nahrungsaufnahme u. vom Stuhlgang sowie der Körperhaltung (flache Lage, gebückte Haltung, Liegen mit angezogenen Beinen, Stehen besser als Liegen). Außerdem kann die Art der Schmerzen (kolikartig, krampfend, bohrend, nagend usw.) wichtige Hinweise geben.

Leichdorn ↑Hühnerauge.

Leiche: Leichnam; nach der ärztl. Leichenschauordnung ist eine menschl. L. der Körper eines Menschen, der keinerlei Lebenszeichen aufweist.

Leichenblut: dunkelblaurotes, z. T. geronnenes Blut (Cruor, Speckhautgerinnsel) eines Toten. Da die Gerinnung erst etwa sechs Stunden nach dem Tod einsetzt, kann L. unter best. Voraussetzungen zu Leichenblutkonserven verwendet werden. L. ist nach CO- u. Cyanvergiftungen o. in der Kälte hellrot.

Leichenbluttransfusion: Übertragung von Blut, dessen Abnahme bis zu 6 h post mortem von geeigneten Leichen ohne Blutstabilisator wegen der postmortalen Fibrinolyse (Fibrinolyseblut) erfolgt. Bes. aus eth. Gründen kaum in der Praxis angewendet.

Leichenbrand: Reste verbrannter Leichen, die zumeist aus Knochen- u. Zahnfragmenten bestehen. L. läßt i. d. R. noch die Feststellung der Anzahl der verbrannten Individuen, des Geschlechts u. des annähernden Alters sowie der ungefähren Brandtemperatur zu.

Leichenfauna: tier. Lebewesen (insbes. Insekten) aller Art, die Leichen besiedeln u. verzehren.

Leichenflecke ↑Totenflecke.

Leichenflora: pflanzl. Organismen, die die Leiche besiedeln, v. a. Schimmel- u. Spaltpilze (Bakterien) sowie Algen.

Leichengeburt ↑Sarggeburt.

Leichengift: bas. alkaloidähnl. Stoffe wie Cadaverin, Tyramin, Histamin, Putrescin, Necrosamin u. a. Bez. als L. sind irreführend, da ihnen eine nennenswerte Giftwirkung weder bei Hautkontakt noch durch Inhalation zukommt. Todesfälle nach Leichenkontakt (Blutvergiftung) sind auf bakterielle Infektionen (z. B. bei an Sepsis Verstorbenen) zurückzuführen. ↑Ptomaine.

Leichenhypostase: nach Todeseintritt sinkt das Blut nach den Gesetzen der Schwerkraft in die abhängigen Körperpartien ab.

Leichenkälte: Abkühlung der Leiche; Absinken der Körpertemperatur nach Todeseintritt. Wichtig für die Bestimmung des Todeszeitpunkts. Faustregel: In den ersten 6 h nach Todeseintritt etwa 1 °C/h. Hängt jedoch stark von der Umgebungstemperatur, Bekleidung u. evtl. von der Aufliegefläche ab.

Leichenniere: im klin. Sprachgebrauch Kadaverniere; funktionstüchtige Niere für die ↑Nierentransplantation, die nach dem Eintritt des Todes entnommen wird (↑Organspender).

Leichenöffnung ↑Autopsie.

Leichenpaß: von Gesundheitsbehörden ausgestellte Unbedenklichkeitsbescheinigung zur Beförderung einer Leiche bes. in ein anderes Land.

Leichenschändung: Störung der Totenruhe mit Ausübung sexueller Handlungen an einer Leiche. ↑Nekrophilie.

Leichenschau: Besichtigung u. Untersuchung einer menschl. Leiche durch einen Arzt zwecks Feststellung des eingetretenen Todes, der Todesursache u. der Todeszeit.

Leichenstarre ↑Totenstarre.

Leichentoilette: Reinigung des Verstorbenen, Schließen von Augen u. Mund sowie Kleidung u. Lagerung zur Abschiednahme, ggf. Wiederherstellung des Leichenantlitzes nach Verstümmelung o. Fäulnisveränderung.

Leichenveränderungen: Veränderungen nach Eintritt des Todes. Sie haben für die Feststellung des Todeszeitpunkts Bedeutung. Frühe L. sind Eintrocknung, Abkühlung, Hypostase (Totenfleckenbildung), Totenstarre. Die späten L. führen letztl. zur Zersetzung u. Auflösung des Körpers. Zu ihnen gehören Autolyse, Fäulnis u. Verwesung mit den Sonderformen der Fettwachsbildung u. Mumifikation.

Leichenvergiftung: durch Erreger in der Leiche u. Leichengifte (Ptomaine) bedingte Intoxikation (meist nach Schnittverletzungen) bei Obduzenten u. Helfern.

Leichnam ↑Leiche.

Leichtenstern, Otto (1845–1900), dt. Int., Köln.

Leichtenstern-Zeichen: Klopfschmerzhaftigkeit der Extremitäten bei epidem. Meningitis (↑Meningokokkenmeningitis).

Leichtkettenkrankheit: Erkrankung mit isolierter, monoklonaler Synthese u. Freisetzung leichter Ketten, die Bruchstücke von ↑Immunglobulinen darstellen. Die L. stellt i.d.R. eine maligne Systemerkrankung dar, deren morphol. Substrat lymphoplasmozytoide Zellen sind. Die leichten Ketten werden als ↑Bence-Jones-Protein im Harn ausgeschieden; im übrigen liegt eine Hypogammaglobulinämie vor (↑Plasmozytom). Neben der malignen Systemerkrankung kommt auch eine benigne idiopath. L. vor.

Leiden: **1.** i.S. der allg. Pathol. bedingt angepaßter Zustand des Organismus an funktionelle Einschränkungen, z.B. aufgrund von Krankheit. **2.** Beeinträchtigung von Wohlbefinden u. Lebensfreude aufgrund des Erlebens neg. Seiten der subjektiven Lebenssituation sowie neg. Veränderungen in der sozialen Umwelt (z.B. Verlust sozialer Bindungen, Tod nahestehender Personen). Leiden ist nicht ausschließl. objektiv u. pathophysiolog., sondern immer auch als subjektives Empfinden zu erklären.

Leidensdruck: Ausmaß, in dem ein kranker Mensch unter seiner Erkrankung mit ihren Sympt. psych. o. phys. leidet. Der L. ist abhängig von der Krankheit, ihrer Schwere, persönl. Verarbeitungsweisen, aber auch von sozialen Auswirkungen einer Erkrankung. Der ↑Krankheitsgewinn beeinflußt den L. Bei geringem L. u. hohem Krankheitsgewinn ist die Motivation zu einer Ther. niedrig.

Leifson-Nährboden: Leifsonagar, Desoxycholatzitratagar; stark selektiver Nährboden zur Enterobacteriaceae-Diagnostik.

Leigh, Denis, zeitgen. brit. Neuropathologe, London.

Leigh-Syndrom (nach Denis L.): subakute nekrotisierende Enzephalomyelopathie; wahrscheinl. autosomal rezessiv erbl. Störung im Thiamin- u. Pyruvatstoffwechsel. Speicherung von Thiamin u. Pyrophosphat in Hirnzellen mit Degeneration großer Hirnabschnitte; Pyruvatcarboxylasemangel (↑Pyruvatcarboxylase) in der Leber (gemeinsamer Coenzymdefekt wird vermutet). Die fortschreitende Zerebralschädigung führt schon im Kleinkindalter zum Tod. Morphol. Befund der ↑Wernicke-Enzephalopathie vergleichbar. Entmarkung mit vorwiegend astrozytärer Gliareaktion.

Leighton-Röhrchen ↑Kulturflaschen.

Leihimmunität: natürl. passive ↑Immunität des Kindes nach Plazentapassage mütterl. IgG-Antikörper ab Ende des 4. Schwangerschaftsmonats. Durchschnittl. Dauer bis zu 6 Monaten nach der Geburt. Übergang der abklingenden L. in die Periode der ansteigend aktiven Immunisierung des Säuglings u. Kleinkindes. Abb.

Leihmutterschaft: Übernahme der Schwangerschaft durch eine Frau für eine andere, deren Ei in vitro befruchtet worden ist u. die meist wegen fehlendem Uterus das Kind nicht austragen kann. Wegen zahlreicher rechtl. u. eth. Probleme ist die L. nicht erlaubt. ↑In-vitro-Fertilisation.

Lein ↑Linum usitatissimum.

Leiner, Carl (1871–1930), österreich. Päd., Wien.

Leiner-Krankheit (nach Carl L.) ↑Erythrodermia desquamativa.

Leiomyoblastom ⟨*gr*⟩ *n*: von der glatten Muskulatur abgeleiteter Tumor von überwiegend solider epitheloider Struktur, deshalb auch als epitheloides L. bezeichnet. Bevorzugt im Magen u. Darm nach dem 50. Lj. Malignitätsverdächtig sind große Tumoren (Durchmesser über 10 cm) mit erhöhter Mitosezahl.

Leiomyofibrom: gutartige mesenchymale Geschwulst aus glatter Muskulatur u. kollagenfasrigem Bindegewebe. Neigung zu zentralen Nekrosen u. Verkalkungen. Vorkommen bes. am Uterus, meist in Vielzahl (Uterus myomatosus). Ausbildung kindskopfgroßer Tumorknoten nicht selten.

Leiomyom: gutartige Geschwulst aus glatten Muskelzellen. Bis walnußgroße, derbe, druckschmerzhafte Tumoren; bevorzugte Lokalisation: Extremitäten, Rücken, Skrotum; meist multiples L.

Leiomyomatosis pulmonum: muskuläre Lungenzirrhose; geschwulstartige, zirrhöse Wucherungen

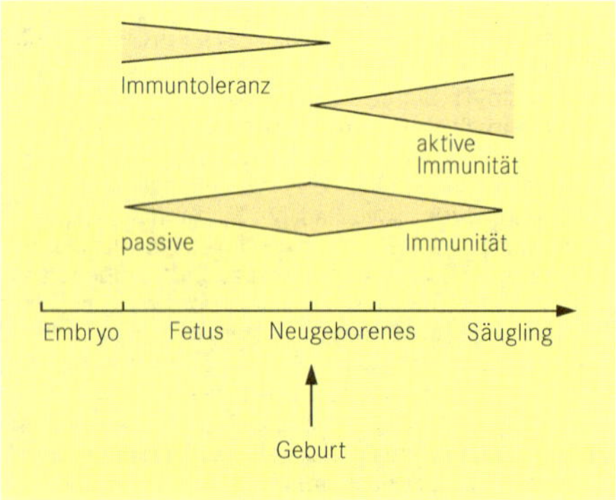

Leihimmunität des Säuglings

der glatten Lungenmuskulatur. Kommt vorwiegend bei Frauen vor, führt zu respirator. Insuffizienz. Ursache noch ungeklärt.

Leiomyosarkom: bösartiger mesenchymaler Tumor, die glatte Muskulatur imitiert. Histol. zellreicher Tumor aus atyp. spindelförmigen Zellen mit nur geringer Bildung glatter Muskelfilamente. Vorkommen bes. am Uterus, seltener Magen, Darm, Harnblase; wichtig für Bewertung Mitosezahl.

Leiomyosarkom, epitheloides: stammt von glatten Muskelzellen ab, es besteht aus großen, teilweise azidophilen Zellen mit geringer Querstreifung, reichl. Mitosen u. einer Vielgestaltigkeit der Tumorzellen.

Leishman, William Boog (1865–1926), brit. Militärarzt, Nettley. Entdecker des Erregers der ↑Kala Azar. Flagellaten nach ihm benannt. ↑Leishmania.

Leishmania: Gattung der ↑Trypanosomatidae (↑Zoomastigophorea). Rundl. oval, bis 4 µm lang u. 2 µm breit, mit ↑Kinetoplast, unbegeißelt. Im Wirbeltier u. Menschen in den Zellen des retikulo-endothelialen Systems sowie in Monozyten; Vermehrung durch Zweiteilung. Überträger sind Phlebotomen (↑Phlebotominae), in denen eine Umwandlung in die begeißelte Leptomonas-Form (↑Leptomonas) sowie eine Vermehrung durch Zweiteilung erfolgt. Erreger von ↑Leishmaniasen bei Mensch u. Hund: ↑Leishmania donovani, ↑Leishmania tropica, ↑Leishmania brasiliensis.

Leishmania brasiliensis: Erreger der südamerikan. Schleimhautleishmaniose (↑Espundia) bei Mensch u. Hund.

Leishmania donovani: Erreger der ↑Kala Azar o. viszeralen Leishmaniase bei Mensch u. Hund in Europa, Asien, Afrika, Amerika.

Leishmaniase, lepromatöse: Leishmaniasis cutis diffusa; Form der Hautleishmaniase (lepromatoider Typ u. tuberkuloider Typ). Erreger: in Hochlagen Afrikas Leishmania aethiopica, in Amerika Leishmania-mexicana-Komplex; klin. Bild ähnl. der ↑Lepra u. nur durch Erregernachweis zu unterscheiden. Typ. Knoten o. plaqueförmige Läsionen breiten sich in fast alle Hautareale aus. Lymphadenopathie u. -ödem kommen vor. Spontanheilungen wurden nicht beobachtet. ↑Leishmaniasen.

Leishmaniasen: Leishmaniosen; Krankheiten, die durch Protozoen der Gattung ↑Leishmania verursacht werden; obligator. Überträger der L. auf den Menschen sind blutsaugende Mückenarten (↑Phlebotominae), die durch ihr geograph. begrenztes Vorkommen die Ausbreitung der L. bestimmen. Für den Menschen werden 2 bedeutsame Gruppen der L. unterschieden: viszerale (↑Kala Azar) u. kutane bzw. mukokutane Formen (↑Orientbeule, ↑Espundia, ↑Pian bois, ↑Amazonasleishmaniase).

Leishmaniasis cutis diffusa ↑Leishmaniase, lepromatöse.

Leishmaniasis infantum: Kinderleishmaniase. Die lateinamerikan. Kala-Azar-Infektionen betreffen vorwiegend Kinder (80 %), auch im mediterranen u. anderen geograph. Bereichen häufig bei Kindern. Erreger: Leishmania donovani infantum.

Leishmaniasis interna: viszerale Form der Leishmaniase. ↑Kala Azar.

Leishmaniasis tropica: durch Leishmania tropica hervorgerufene ↑Orientbeule.

Leishmania tropica: Erreger der Hautleishmaniose (↑Orientbeule) bei Mensch u. Hund in Südeuropa, Afrika, Asien, Amerika.

Leiste: Regio inguinalis; ↑Inguen.

Leistenbeuge: Furche zwischen Bauch u. Oberschenkel.

Leistenbruch ↑Hernia inguinalis.

Leistenbruch, angeborener ↑Hernia inguinalis congenita.

Leistenbruch, inkarzerierter: Bruch, der nicht reponibel ist. Schwellung zunehmend schmerzhaft. Erbrechen, anfangs durch Zug am Peritoneum, später bei Drosselung der Zirkulation auch als Ileuszeichen (wenn Darm eingeklemmt ist). Bei stundenlang bestehender Inkarzeration auch blutige Infarzierung bzw. Gangrän mögl.

Leistenbruch, kindlicher: Hervortreten einer Darmschlinge, eines Ovars o. von Teilen des großen Netzes durch den Leistenkanal innerhalb eines nicht obliterierten Processus vaginalis peritonei (sog. indirekter Leistenbruch). Eine der häufigsten chir. Erkrankungen im Kindesalter. Betrifft überwiegend Jungen u. meist die re. Seite, was mit dem später eintretenden Deszensus des re. Hodens begründet wird. Wird der Leistenbruch erst nach dem 1. Lj. manifest, ist er doch als angeboren einzuschätzen. Sympt.: äußerl. sichtbare Schwellung in der Leistenregion bzw. bis zum Skrotum reichend, indolent. Spontanheilung selten. Bei der notwendigen Operation des Leistenbruch wird der Processus in Höhe des inneren Leistenrings reseziert u. die normale Anatomie des Leistenkanals rekonstruiert. ↑Ferguson-Operation, ↑Grob-Leistenbruchoperation. Andere Verfahren mit Verlagerung des Samenstrangs (z. B. Bassini) sind mit narbiger Retraktion u. Atrophie des Hodens belastet, daher im Kindesalter abzulehnen. Abb.

Leistenhernie ↑Hernia inguinalis.

Leistenhoden ↑Hodenfehllagerung.

Leistenkanal ↑Canalis inguinalis.

Leistenschmerz: typ. ↑Insertionstendopathie im Bereich der Ursprünge von M. adductor longus (Adduktorensyndrom) u. M. gracilis (Grazilissyndrom). Gehäuft bei Fußballspielern als sportarttyp. rezidivierendes ↑Mikrotrauma.

Leiste, weiche: evtl. Vorstufe einer Leistenhernie (↑Hernia inguinalis), Vorwölbung der Hinterwand des Leistenkanals.

Leistung: Zeichen P; Verhältnis einer Arbeit W, die in der Zeit t verrichtet wird. Die SI-Einheit der L. ist das Watt. Der untrainierte menschl. Organismus vermag kurzzeitig etwa 700 W zu leisten.

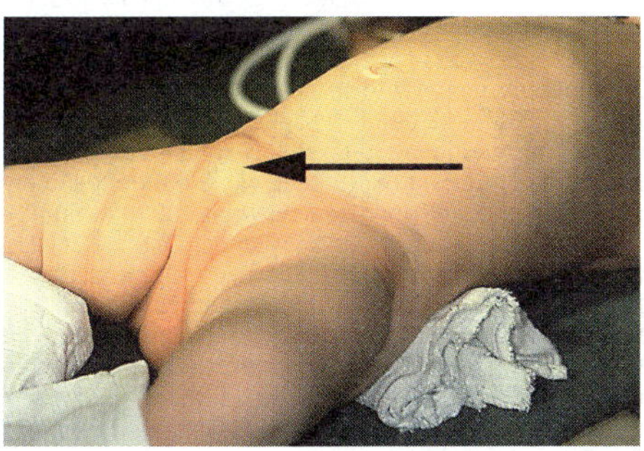

4

Kindlicher Leistenbruch. Hervortreten des rechten Ovars (Pfeil) bei einem weiblichen Säugling mit angeborenem Leistenbruch.

Leistungen: das Ergebnis der in einem Betrieb (auch in einem Krankenhaus) erfolgenden Fächerkombination, also die in Erfüllung des ↑Betriebszieles erstellten ↑Güter u. Dienstleistungen. Korrelatbegriff zu ↑Kosten.

Leistungen, ambulante: Leistungen eines Krankenhauses, bei denen der Pat. nicht stationär aufgenommen wird, sondern nach erfolgter Behandlung nach Hause geht. Seit dem ↑Gesundheitsstrukturgesetz von 1993 gilt der Grundsatz „Ambulant vor stationär". Die Krankenhäuser müssen somit dem ambulanten ↑Operieren u. der vor- u. nachstationären Behandlung Vorrang geben. Zu den ambulanten Leistungen eines Krankenhauses gehören auch die Leistungen in den ↑Ambulanzen.

Leistungen, stationäre: voll- o. teilstationäre Leistungen. Bei der Erbringung einer vollstationären Leistung muß der Pat. in der sog. Mitternachtsstatistik erfaßt werden. Bei teilstationären Leistungen ist der Pat. weniger als 24 h im Krankenhaus.

Leistungen, vor- und nachstationäre: Bei Verordnung von vollstationärer Krankenhausbehandlung kann das Krankenhaus Versicherte auch ohne Unterkunft u. Verpflegung behandeln, um z. B. die vollstationäre Behandlung vorzubereiten (vorstationäre Behandlung) o. um im Anschluß an eine vollstationäre Behandlung den Behandlungserfolg zu sichern u. zu festigen (nachstationäre Behandlung). Die vorstationären Leistungen sind auf max. 3 Behandlungstage, die nachstationären Leistungen auf 7 Behandlungstage beschränkt. Die vor- u. nachstationäre Behandlung ist in einem dreiseitigen Vertrag geregelt (z. B. Finanzierung der Leistungen).

Leistungsbereitschaft: zu den Leistungsvoraussetzungen gehörig, charakterisiert die pos. Einstellung, eine definierte Leistung zu erbringen, die einem Menschen abverlangt wird.

Leistungsdokumentation: eine formalisierte u. meist patientenbezogene Beschreibung durchgeführter diagn. u. ther. Maßnahmen. Sie dient u. a. der Leistungserfassung. ↑Dokumentation, medizinische.

Leistungsfähigkeit: unter Normalbedingungen erreichbare phys. u. psych. Leistung, die vom Leistungswillen, der Kondition u. den Umweltbedingungen sowie der gesellschaftl. Motivation u. Anerkennung abhängt. Sie kann in Notsituationen kurzfristig übertroffen werden u. wird bei Erkrankungen meist reduziert.

Leistungsfähigkeit, körperliche: charakterisiert die Fähigkeit eines Menschen, körperl. Leistungen zu erbringen, i. e. S. also die Fähigkeit zur Entwicklung mechan. Energie. L. ist von zahlreichen inneren u. äußeren Faktoren abhängig (z. B. Lebensalter, Geschlecht, Trainingszustand, ↑Leistungsbereitschaft, Umgebungsfaktoren). Während berufl. Tätigkeit wird das Maximum der k. L. nicht eingesetzt. Leistungsfähigkeit ist nicht direkt meßbar, zu ihrer Beurteilung werden unter definierten Bedingungen Kenngrößen des Kreislauf- u. Atmungssystems herangezogen, ergänzt durch Parameter des motor. Apparats. Die Verknüpfung von k. L. u. geistiger Leistungsfähigkeit befähigt den Menschen zur bewußten, aktiven Auseinandersetzung mit seiner Umwelt.

Leistungsfähigkeit, sportliche: Gesamtheit der Voraussetzungen des Sportlers für das Bewältigen sportl. Leistungen. Die s. L. entwickelt sich auf der Grundlage von ererbten Anlagen, erlernten Fertigkeiten u. antrainierten Fähigkeiten. Sie wird durch den Ausprägungsgrad der konditionellen u. koordinativen Fähigkeiten, der sportl. Bewegungsfertigkeiten, der takt. Fähigkeiten, der intellektuellen Fähigkeiten sowie von Kenntnissen u. Erfahrungen charakterisiert u. von der Leistungsbereitschaft beeinflußt.

Leistungsförderer: In der Tierernährung alle Stoffe, die das Wachstum stimulieren (früher daher als Wachstumsförderer bezeichnet). Der Begriff wird auf diejenigen Ergotropika angewendet, deren Verabreichung bei Beachtung aller futtermittelrechtl. Vorschriften als zugelassene Futteradditiva zu einer Verbesserung der Zunahmen an Körpermasse durch Erhöhung der Futteraufnahme u./o. Verringerung des Futteraufwands u. damit zur Erhöhung der Wirtschaftlichkeit der Tierhaltung führt. L. sind keine Nährstoffe, ihr Mangel verursacht keine Sympt. Zu den L. i. e. S. werden folgende Stoffgruppen gezählt: Antibiotika (↑Fütterungsantibiotika), versch. Chemotherapeutika mit antibakterieller Wirkung, Tranquillanzien, Hormone, unbekannte Wachstumsfaktoren u. eine Reihe neuerer Ergotropika. Der Einsatz versch. L. wird in Deutschland unter strengen Kautelen v. a. für wachsende Schweine u. für das Mastgeflügel empfohlen, nicht aber beispielsweise für Milchkühe. Probleme können sich beim Einsatz von Fütterungsantibiotika o. Chemotherapeutika mit antibakterieller Wirkung im Zusammenhang mit der Ausbildung resistenter Keime u. dem Auftreten von Rückständen versch. L. im Tierkörper u. einer verminderten Verbraucherakzeptanz tier. Lebensmittel ergeben, v. a. nach unkontrolliertem (kriminellem) Abusus. Tranquillanzien haben eine unterschiedl. pharmak. Wirkung, weshalb ihr Einsatz wie auch der von Hormonen (insbes. Anabolika) u. synthet. Stoffen mit Hormonwirkung als L. in der EU verboten ist. Mißbrauch wurde in der Vergangenheit v. a. immer wieder in der Kälber-, aber auch in der Schweinemast beobachtet. Unbekannte Wachstumsfaktoren sind in Brennereirückständen, Fischpreßsaft, Grassaft, Sorbosemutterlauge, Molke u. a. enthalten. Zu den weniger benutzten Ergotropika zählen Pansenstabilisatoren, Hemmstoffe der Methanbildung im Pansen, versch. Enzyme, Proteinschutzstoffe, Saccharin, Hydroxyderivate der Benzoesäure u. a.

Leistungsgrenzen, körperliche: individuell unterschiedl., durch Training beeinflußbare, von Tageszeit u. Klima abhängige Fähigkeit zu mittelschwerer bis schwerer körperl. Arbeit über längere Dauer. Bei Überschreitung der k. L. kommt es zur Ermüdung o. Erschöpfung.

Leistungsindex, kardialer: blutig gemessener Leistungsparameter des Herzens berechnet aus: Schlagvolumen mal mittlerer systol. Ventrikeldruck mal Herzfrequenz (kp m/min/m^2).

Leistungsknick: mitunter in Umstellungsphase zu beobachtender phys. u. psych. Leistungsabfall.

Leistungsminderung: Minderung des Leistungsvermögens.

Leistungspulsindex: *Abk* LPI; bei ansteigender Belastung (0 ... 100 W in 10 min) erfolgende Zunahme der Herzschlagfrequenz pro Zeiteinheit. Wegen unzutreffender Prämissen ist das Verfahren für die Bestimmung der ↑Dauerleistungsgrenze nicht geeignet.

Leistungsspektrum: spektrale Leistungsdichte S(f), Darstellung der Verteilung der in einem stochast. Prozeß enthaltenen Leistung auf einzelne Frequenzen o. Frequenzbereiche. Das L. wird benutzt zur Analyse, Diagnostik u. Interpretation biol. Zeitfunktionen x(t), z. B. EEG (↑Elektroenzephalographie), EP (evoziertes ↑Potential), EMG (↑Elektromyographie). Aus dem zeitbegrenzten Vorgang x(t) berechnet man über die spektrale Amplitudenverteilung X(f), die Fouriertransformierte S(f) von x(t). Die Integration der spektralen Leistungsdichte über alle Frequenzen ergibt den Effektivwert der im Signal enthaltenen Gesamtleistung.

$$S(f) = \lim_{T\to\infty} \frac{[X(f)]^2}{2T}$$

$$X(f) = \int_{-\infty}^{+\infty} x(t)\ \exp(-j\omega t)\ dt$$

ω: Kreisfrequenz; T: Periodendauer; j: √-1.

Leistungstest: Belastungstest; für den psychopatholog. Bereich problemgezielte Anwendung von Verfahren mit ausreichender Beobachtungsdauer u. guter Wiederholungsmöglichkeit zur Erfassung von Aufmerksamkeit, Konzentration u. Belastbarkeit, z.B. Additions- u. Subtraktionsleistung einstelliger Zahlen unter Einbeziehung der Merkfähigkeit für Zwischenergebnisse. Andere Tests verlangen Leistungen hinsichtl. der Fehlersuche u. Identifizierung. Sie stellen damit gleichzeitig Anforderungen an die visuelle Aufmerksamkeit u. Konzentrationsfähigkeit.

Leistungs- und Kalkulationsaufstellung: *Abk* LKA; nach den Vorschriften der ↑Bundespflegesatzverordnung müssen die Krankenhäuser diese Aufstellung i.R. der ↑Pflegesatzvereinbarungen vorlegen. Die LKA beinhaltet die Auflistung der vereinbarten Vergütungen, die Leistungsdaten sowie die Kalkulation von ↑Budget u. ↑Pflegesätzen.

Leistungsverrechnung, innerbetriebliche: interne, nicht für den Absatz bestimmte Leistungen eines Unternehmens, die in dessen Betriebsprozeß eingesetzt werden. Sie werden auch Eigenleistungen o. Innenaufträge genannt. Im Krankenhaus sind dies z.B. die Leistungen, die durch das Labor im Auftrag einer Station erstellt werden. Die i.L. ist Bestandteil der Kostenstellenrechnung (↑Kostenrechnung).

Leistungsziffer: Verhältnis der Geheilten zur Gesamtzahl der in einem best. Stadium o. mit einer best. Methode behandelten Kranken; ↑Heilungsziffer.

Leistungszuwachs: Da nach dem I. Hauptsatz der Thermodynamik Energie nicht entsteht, sondern nur von einer Form in die andere umgewandelt wird, ist zwangsläufig jede vom Organismus abgegebene körperl. Arbeit mit der Erhöhung seines Energieumsatzes verbunden. Der auf die Arbeit (Kraft·Weg) entfallende Anteil der Umsatzerhöhung wird L. genannt. Er ergänzt somit den ↑Grundumsatz zum Gesamtumsatz bei Arbeit. Der L. ist bei ein u. derselben Arbeit der Leistung (Arbeit/Zeiteinheit) proportional, jedoch für versch. Arten Arbeit versch., weil nicht alle Arbeiten mit gleichem Nutzeffekt bzw. ↑Wirkungsgrad ablaufen. So ist der Wirkungsgrad eines Muskels Null, wenn er sich isometr. kontrahiert, wobei der Wegfaktor der Arbeit gleich Null ist. Nur bei einem best. Verhältnis von metr. u. ton. Kontraktion nimmt die angegebene meßbare Arbeit bei gleichem L. ein Maximum an, damit den max. mögl. Nutzeffekt o. Wirkungsgrad. Nur bei wenigen Arten von Arbeit wird dieses günstige Verhältnis eingestellt. Der L. beträgt beispielsweise bei ruhigem Liegen 0 kJ/m²·min, beim Sitzen 1,6 kJ/m²·min, beim Gehen 5,4 kJ/m²·min, beim Marschieren 12,5 kJ/m²·min, beim 100-m-Lauf auf 1 min extrapoliert 102 kJ/m²·min. Den L. begrenzende Faktoren sind das Atemminutenvolumen (7,5 bis max. 100 l/min.), die O_2-Aufnahme (0,25 bis max. 5 l/min.), die mittlere arteriovenöse O_2-Ausschöpfung AVD_{O2} (5 bis max. 10 Vol.-%), das Herzminutenvolumen (5 bis max. 20 l/min.), die max. azidot. Belastung (pH im Plasma 6,9), die max. O_2-Schuld (20 l) u. die max. Arbeitshyperthermie (40,5 °C Rektaltemperatur).

Leitenzyme: die in einer Zell- o. Membranfraktion vorwiegend o. ausschließl. vorkommenden Enzyme. Sie dienen der biochem. Charakterisierung u. Reinheitsprüfung der beim Aufschluß von Zellen o. Geweben erhaltenen Fraktionen. Mitochondrien: ↑Zytochromoxidase; Lysosomen: ↑Betaglukuronidase; endoplasmat. Retikulum: ↑Glukose-6-phosphatase; Zytosol: ↑Laktatdehydrogenase.

Leitfähigkeit: Fähigkeit zum Transport elektr. Ladung. In Metallen u. Graphit (↑Kohlenstoff) beruht die L. auf dem Transport von Elektronen, in Elektrolytlösungen auf der Wanderung von Ionen. Elektr. L. ist der reziproke Wert des spezif. ↑Widerstands. Elektrolyt. L.: in der physikal. Chem. auf Ionenleitung beruhender Transport elektr. Ladungen in Salzschmelzen u. Elektrolytlösungen, sie hängt ab von der Anzahl, Ladungsdichte u. Beweglichkeit der Ionen. Die Reinheit von demineralisiertem ↑Wasser (Aqua) wird mit Hilfe der L. kontrolliert. Physiol. L.: ↑Membranleitfähigkeit. L. einer Röntgenröhre: die mittlere innere L. ist der Quotient aus der Änderung des Röhrenstroms u. der Änderung der Anodenspannung, welche die Stromänderung hervorruft. Die L. hängt von der Röhrenspannung u. vom Heizstrom der Glühkathode ab.

Leitfähigkeitsmessung: Über die Messung der Leitfähigkeit ist die Ermittlung der Konzentration bzw. Konzentrationsänderung wäßriger Elektrolytlösungen mögl., die aufgrund ihrer Dissoziation den elektr. Strom leiten. Meßtechn. erfolgt die L. über die reziproke Größe, den Widerstand. Von prakt. Bedeutung ist die L. bei der Leitfähigkeitstitration zur Bestimmung von Elektrolyten, bei der Überwachung der Spülflüssigkeiten in der Hämodialyse u. bei elektr. ↑Zählkammern, wobei man bei den zellulären Blutbestandteilen die Eigenschaft des Nichtleiters nutzt.

Leitner, S. J., zeitgen. Schweizer Arzt.

Leitner-Syndrom: generalisierte, verkäsende ↑Tuberkulose des lymphat.-hämatopoet. Systems mit atyp. Verlauf.

Leitstelle: in der Geburtshilfe tiefster Punkt des Kindes in der ↑Führungslinie, führender Teil des Kindes.

Leitung ↑Führung.

Leitung, aberrierende: abnormaler Verlauf eines kardialen elektr. Impulses durch den normalen Leitungsweg, der sich in einer Änderung der EKG-Form äußert. Sie kann innerhalb der Herzkammer o. der Vorhöfe eintreten.

Leitung, anterograde: Leitung eines elektr. Impulses im Herzen innerhalb der physiol. Strukturen des Erregungsleitungssystems in regelrechter Leitungssequenz (Sinusknoten – Vorhof – Av-Knoten – His-Bündel – Bündelstamm – Schenkel bzw. Faszikel – Purkinje-System).

Leitung, orthograde ↑Erregungsleitung.

Leitung, retrograde: Sequenz der Erregungsleitung entgegen der physiol. Erregungsrichtung.

Leitung, saltatorische ↑Erregungsleitung, saltatorische.

Leitungsanästhesie: wichtige Verfahren der Lokalanästhesie, bei denen die Lokalanästhetika in die unmittelbare Nähe leicht zugängl. Nervenäste injiziert werden. Das Versorgungsgebiet dieser Nervenäste wird bei korrektem Sitz u. ausreichender Dosierung schmerzunempfindl., z. B. Pudendusanästhesie, Maxillarisanästhesie, Oberst-Anästhesie.

Leitungsanästhesie, parazervikale: Verfahren der Lokalanästhesie, das in der Gyn. die Anästhesierung der Zervixregion durch beidseitige Injektion in die Parametrien ermöglicht.

Leitungsanästhesie, subaxilläre: Form der Leitungsanästhesie für Eingriffe an der oberen Extremität. Unterhalb der Achselhöhle wird medial im Verlauf der Hauptnervenstränge um die A. axillaris bzw. A. brachialis ein entsprechendes Depot gesetzt, das Eingriffe bis zum Ellenbogen ermöglicht.

Leitungsaphasie ↑ Aphasie.

Leitungsbahn: Tractus; Funktionseinheit aus hintereinander geschalteten Neuronen im ZNS, deren parallelisierte Nervenfasern definierte Teile der weißen Substanz einnehmen.

Leitungsgeschwindigkeit: Geschwindigkeit von Aktionspotentialen in Axonen (unter 1 m bis 120 m/s).

Leitungssystem, internodales: Erregungsleitungssystem vom Sinusknoten zum AV-Knoten in 3 Ästen (für 3 Teile des AV-Knotens: oberer, mittlerer, unterer).

Leitung, verborgene: Phänomen der EKG-Diagnostik, bei dem aufgrund sek. Merkmale auf die Leitung eines Impulses innerhalb der physiol. Strukturen des Erregungsleitungssystems geschlossen werden kann.

Leitwert: durch die ↑ Leitfähigkeit bestimmte Größe, in $1/\Omega = S$ (↑ Siemens) angegeben.

Lejeune, Jérome Jean-Louis Maria (geb. 1926), frz. Päd.

Lejeune-Syndrom (nach Jérome J.-L. M. L.) ↑ Katzenschreisyndrom.

Lektine ⟨*lat*⟩ *n Pl*: Phytohämagglutinine, Phytagglutinine; Extrakte (pflanzl. Glykoproteine) aus den Samen versch. Pflanzen, die blutgruppenspezif. Substanzen enthalten; haben Bedeutung v. a. für die Bestimmung der A-Untergruppen u. für Blutgruppennachweis in Spuren; reagieren mit best. Oligosaccharidstrukturen der Zelloberfläche z. B. auf Erythrozyten u. führen zu deren Agglutination, bewirken ferner eine unspezif. Stimulierung des Stoffwechsels von T-Lymphozyten, unter diesem Aspekt werden sie als ↑ Mitogene bezeichnet.

Le-Master-Technik ⟨*frz*⟩: Einstellung von Zahnröntgenfilmen im Oberkiefer durch Einlegen einer Watterolle zwischen Zahn u. Film, so daß Zahnachse u. Film nahezu parallel sind.

Lemmozyten ↑ Schwann-Zellen.

Lemniscus ⟨*gr*⟩ *m*: Schleife.

Lemniscus lateralis: laterale Schleife; Teil der ↑ Hörbahn, in welchem die von den Nuclei cochleares des Rhombenzephalons kommenden Nervenfasern zum Colliculus inferior des Mittelhirns bzw. von da weiter durch das Brachium colliculi inferioris zum medialen Kniehöcker gelangen.

Lemniscus medialis: mediale Schleife; afferente, sensible Fasern des ↑ Tractus bulbothalamicus, die gekreuzt dorsal der Pyramidenbahn im mittleren Bereich des Rautenhirns verlaufen u., mit dem Tractus spinothalamicus zusammen, durch die Haube des Mittelhirns zum Thalamus gelangen.

Lemniscus spinalis: sich dem ↑ Lemniscus medialis anlagernde Fasern des ↑ Tractus spinothalamicus.

Lemniscus trigeminalis: sich dem Lemniscus medialis anlagernde Fasern aus dem sensiblen Hauptkern des ↑ Nervus trigeminus, welche die epikrit. Sensibilität aus dem Kopfbereich dem Thalamus zuführen.

Lemniskussystem: dickes Bündel bogenförmig durch Rauten- u. Mittelhirn ziehender Nervenfasern, welches im Thalamus endet u. folgende aufsteigende Systeme zusammenfaßt: ↑ Lemniscus medialis, ↑ Lemniscus trigeminalis; ↑ Lemniscus spinalis.

Lemoine, J. M., Int., Bronchologe, Paris. Beschrieb das Syndrom der Megatrachea.

Lenden: hintere u. seitl. Abschnitte der Rumpfwand zwischen Darmbeinkamm u. unteren Rippen.

Lendenbruch ↑ Hernia lumbalis.

Lendenrippe: Costa lumbalis; rippenartige Ausbildung des als Processus costarius bezeichneten Rippenrests des 1., selten auch des 2. Lendenwirbelkörpers.

Lendenwirbel: Vertebrae lumbales. Insges. 5, bilden die Lendenwirbelsäule. Besonderheiten der L. sind die mächtigen Wirbelkörper, die sagittal gestellten Flächen der Gelenkfortsätze, die horizontal stehenden plumpen Dornfortsätze sowie die aus Rippenmaterial hervorgegangenen Processus costarii. ↑ Vertebra.

Lendenwulst: Hervortreten des M. erector trunci im Lendenbereich auf der Konvexseite von Lumbalskoliosen infolge der skoliosebedingten Wirbelrotation. Entspricht ↑ Rippenbuckel im Brustwirbelsäulenbereich.

Lenegre-Erkrankung: seltene progressiv-degenerative Veränderungen des re. u. li. Schenkels der ↑ Erregungsleitung des Herzens ohne nachweisbare myokardiale o. koronare Grundkrankheit. Folgen sind zunächst Rechtsschenkelblock-, dann Linksschenkelblockbilder u. schließl. totaler AV-Block. Gelegentl. werden auch Fibrosen im benachbarten myokardialen Bereich gefunden (Lev-Erkrankung).

LE-Nephritis ↑ Lupusnephritis.

Length-Bias: zeitl. Bias, infolge dessen Individuen mit längerer Überlebenszeit eine größere Rekrutierungschance in einer Prävalenzstudie erhalten als Individuen mit kurzer Überlebenszeit.

Lengthening reaction ⟨*engl*⟩: Verlängerungsreaktion eines Muskels. ↑ Erschlaffungsreaktion.

leniens ⟨*lat*⟩ *Adj*: lindernd, mild wirkend.

Lenienzien: lindernde Salben u. Arzneimittel.

Leningallol: Pyrogalloltriacetat; weißes, in Wasser unlösl. Pulver. Anwendung bei Ekzemen in Form von 0,1–10%igen Salben u. Pasten (wenig gebräuchl.).

lenitivus ⟨*lat*⟩ *Adj*: lindernd, mild.

Lennander, Karl Gustav (1857–1908), schwed. Chir., Upsala.

Lennander-Schnitt: Lennander-Kulissenschnitt; versetzte Durchtrennung der einzelnen Muskelschichten beim Pararektalschnitt. ↑ Schnitt.

Lennert, K., geb. 1921, dt. Pathologe, Kiel, inaugurierte die Kiel-Klassifikation der malignen Lymphome.

Lennert-Lymphom (nach K. L.): lymphoepitheloides Lymphom, epitheloidzellige Lymphogranulomatose; malignes T-Zell-Lymphom niedrigen Malignitätsgrades.

Lennox, William Gordon (1884–1960), amerik. Kinderneurologe, Boston.

Lennox-Syndrom (nach William G. L.): myoklon.-astat. Anfallsleiden, Petit-mal-Variante: bes. Verlaufsform der ↑ Epilepsie im frühen Kindesalter (1.–6. Lj.), vielfältige, nicht konvulsive Anfälle. Charakterist. Veränderungen (langsame spitze Wellen-Komplexe) im EEG. Beschreibung 1939.

Lens ⟨*lat*⟩ *f*: Augenlinse; ↑Linse.

Lenta-Sepsis ⟨*lat* + *gr*⟩ *f*: durch einen schleichend uncharakterist. Beginn mit Allgemeinsymptomen wie Ermüdbarkeit, Schwäche, leichter Temperaturerhöhung, gefolgt von Herzgeräuschen, Pulsfrequenzsteigerung, Anämie u. Milzvergrößerung gekennzeichneter, progredient sept. Verlauf (↑Endocarditis lenta; aber gelegentl. auf der Grundlage einer Cholezystitis-Cholangitis, ↑Gallenwegsinfektion, extrahepatische). Erreger Streptococcus viridans, ↑Enterokokken.

lenteszierend ⟨*lat*⟩ *Adj*: sich hinschleppend, langsam schleichend, z. B. eine Infektionskrankheit.

Lenticula ⟨*lat*⟩ *f*: kleine Linse.

lenticulosus ⟨*lat*⟩ *Adj*: linsenförmig.

Lentigines, multiple ⟨*lat*⟩ *Pl*: vielfaches Vorkommen pigmentierter Linsenflecke. Treten als seltenes, autosomal dominantes Erbleiden in Kombination mit weitem Zwischenaugenabstand, großen Ohrmuscheln, Progenie, Herzfehlern u. intrakardialen Überleitungsstörungen, Minderwuchs, Thoraxdeformitäten, Hodenhochstand, Hypospadie, Innenohrschwerhörigkeit, Scapula alata auf. Nach den Leitsymptomen auch LEOPARD-Syndrom genannt (**L**entigines, **E**lectrocardiographic conduction defects, **O**cular hypertelorism, **P**ulmonary stenosis, **A**bnormality of genitalia, **R**etardation of growth, **D**eafness).

Lentiginosis centrofacialis: multiple Pigmentflecken in der mittleren Gesichtspartie, auch Hals- u. Mundschleimhaut mit Fehlbildungen u. neuropsych. Sympt.; dominanter Erbgang.

Lentiginosis polyposa digestiva: hereditäre Hamartose. Autosomal dominant vererbbare Kombination von Ansammlung kleiner Pigmentflecken an Haut u. Schleimhaut mit Polyposis intestini (maligne Entartung). Polypen auch in Dickdarm, Harnblase u. Nasenhöhle beobachtet. Nach den Beschreibern (in wechselnder Zusammenstellung) auch als Syndrom bezeichnet: J. Hutchinson (1896), F. P. Weber (1919), J. L. A. Peutz (1921), H. Touraine u. F. Couder (1945), J. Jeghers, V. A. Mc. Kusick u. K. H. Kratz (1949).

Lentiginosis profusa: bei Jugendlichen u. jüngeren Erwachsenen Eruptionen zahlreicher Lentigenes.

Lentiglobus ⟨*lat* + *gr*⟩ *m* ↑Lentikonus.

Lentigo ⟨*lat*⟩ *f*: *Pl* Lentigenes; Linsenfleck; im Gesicht als „Schönheitsfleck" bezeichnet, etwa linsengroßer, etwas erhabener ↑Nävuszellnävus.

Lentigo maligna ↑Dubreuilh-Krankheit.

Lentikonus ⟨*lat*⟩ *m*: Lentiglobus, angeborene, seltene Vorwölbung des vorderen (L. anterior) o. hinteren (L. posterior) Poles der Augenlinse. Linse besitzt doppelten Brennpunkt. Ursächl. sind Störungen der embryofetalen Tunica vasculosa lentis. Kombination mit Mikrophthalmus, Kammerwinkelfehlbildungen, Kolobomen.

Lentikonus anterior: verstärkte Vorwölbung des vorderen Linsenpoles.

Lentikonus posterior: verstärkte Vorwölbung des hinteren Linsenpoles. Häufiger als der L. anterior. Er überwiegt bei Frauen, ist meist einseitig u. tritt gewöhnl. isoliert auf o. ist Teil des ↑Lowe-Syndroms. Klin. sieht man im Pupillarbereich der Linse einen „Ölkugelreflex". Von der Form her wäre die Bez. Lentiglobus zutreffender. Histol. wölbt sich unter der in diesem Bereich verdünnten Linsenkapsel die Linsenrinde vor, u. atyp. Epithelzellen begrenzen sie. Ursächl. scheinen Störungen im Bereich der embryofetalen Tunica vasculosa lentis vorzuliegen (Rückbildungsstörungen der A. hyaloidea beim hinteren L.) bzw. Abfaltungsstörungen des ektodermalen Linsenbläschens von der Epidermis (vorderer L.). Kombination mit Mikrophthalmus, Kammerwinkelfehlbildungen, Kolobomen zeigen dominanten o. rezessiven Erbgang.

Lentiviren: Viren aus der Gattung der Fam. ↑Retroviridae, die langsam progredient verlaufende Erkrankungen mit i. d. R. langer Latenzzeit verursachen. Vorkommen beim Menschen (z. B. Humanes Immundefizienzvirus, ↑HIV), Affen (SIV, ↑Simian immunodeficiency virus), Katzen, Pferden, Rindern, Schafen, Ziegen.

Lentopathie, diabetische ⟨*lat* + *gr*⟩ *f*: Cataracta diabetica; Erkrankung, die vorwiegend im diabet. Kindes- u. Jugendalter auftritt u. mit subkapsulären Vakuolen u. grauweißen Trübungsflecken in der vorderen Rindenschicht der Linse beginnt. Progredienter Verlauf bis zur Cataracta intumescens, meist im Verlauf mit schweren Stoffwechselentgleisungen.

Lentulo, Henri (1889–1981), frz. Zahnmed., Paris.

Lentulo (nach Henri L.): aus Stahldraht spiralförmig gedrehtes Instrument. Die mit einem Schaft versehene Spirale wird in einem zahnärztl. Handstück befestigt u. zum Füllen von Wurzelkanälen mit Pasten benutzt.

lentus ⟨*lat*⟩ *Adj*: langsam.

Lenz, Widukind (1919–1996), Humangenetiker, Münster.

Lenzmann, Richard (1856–1927), dt. Chir., Duisburg.

Lenzmann-Punkt (nach Richard L.): 5 cm einwärts auf einer Verbindungslinie beider Spinae iliacae ventrales re. gelegener Punkt, Druckschmerz bei ↑Appendizitis.

Lenz-Syndrom (nach Widukind L.): genet. bedingte ein- o. beidseitige Mikrophthalmie unterschiedl. Ausprägung kombiniert mit Intelligenzminderung u. Fehlbildungen anderer Organe (Zähne, Skelett, innere Organe). Erbgang X-chromosomal.

Leonhard, Karl (1905–1988), dt. Psychiater u. Neurol., Berlin; erarbeitete u. a. eine differenzierte Aufteilung der endogenen ↑Psychosen.

Leontiasis ⟨*gr*⟩ *f*: eine von Virchow beschriebene Erkrankung mit Verdickung der Gesichtsknochen u. hierdurch bedingtem löwenartigen Aussehen des Gesichts. Man findet eine L. z. B. bei der Albright-Krankheit, der Paget-Krankheit u. bei der Pyle-Krankheit. Symptomat. kann sie durch Vergröberung der Gesichtszüge bei der ↑Lepra (Facies leonina) u. bei der Neurodermitis (Brocq) auftreten.

Leontiasis ossea ↑Leontiasis.

LEOPARD-Syndrom ↑Lentigines, multiple.

Leopold, Christian Gerhard (1846–1911), dt. Gyn., Leipzig, Dresden.

Leopold-Handgriffe (nach Christian G. L.): vier diagn. Handgriffe am Leib Schwangerer. 1. Handgriff: beide Hände auf dem Fundus uteri, dient zur Feststellung des Höhenstands des Fundus uteri. 2. Handgriff: beide Hände gleiten vom Fundus uteri seitl. palpierend symphysenwärts, dient zur Feststellung der Lage des Kindes u. der Stellung des Rückens. 3. Handgriff: Umgreifen des vorangehenden Teils oberhalb der Symphyse mit Daumen u. den beiden Mittelfingern einer Hand; dient zur Feststellung, welcher Teil vorangeht u. welche Beziehungen er zum mütterl. Becken hat. 4. Handgriff: beide Hände umfassen den unteren Pol der Fruchtwalze von oben, dabei dringen die Fingerspitzen beider Hände am vorangehenden Teil vorbei in Richtung Beckenhöhle, zur

Feststellung des Höhenstands des vorangehenden Teils. Ergänzt durch den ↑Zusatzhandgriff stellen die L. die wichtigste geburtshilfl.-klin. Untersuchungsmethode dar.

Leopoldina ↑Deutsche Akademie der Naturforscher Leopoldina.

Lepehne-Färbung: zytochem. Methode zum Nachweis der Pseudoperoxidasereaktion des Hämoglobins in Erythroblasten u. Erythrozyten. Als Reagens dient Benzidin-Alkohol nach Lepehne.

Lepisma saccarina: Silberfischchen.

Lepore-Hämoglobin: zu den Kettenanomalien gehörende ↑Hämoglobinanomalie. Durch ungleiches ↑Crossing over entstandenes Fusionshämoglobin, bei denen der erste Abschnitt der Betakette der Sequenz einer δ-Kette entspricht. H. hat eine höhere O_2-Affinität. Es kommt bei Thalassämie vor.

Lepothrix ⟨*gr*⟩ *f* ↑Trichomycosis palmellina.

Lepra ⟨*gr*⟩ *f*: Aussatz, Elephantiasis graecorum, Hansen-Krankheit; L. arabum, L. judaeorum. Endem., chron. fortschreitende durch Kontakt übertragbare Infektionskrankheit mit Melde- u. Hospitalisierungspflicht. Erreger Mycobacterium leprae (Hansen 1873). Bakterienhaltiger Nasenschleim wichtigste Infektionsquelle, Gefahr der Ansteckung relativ gering, Übertragung nur bei langem engen Kontakt mit Leprakranken. Inkubationszeit Jahre bis Jahrzehnte (Abb. 1). Klassifizierung des Krankheitsbildes: Tuberkuloide L.; borderline-tuberkuloide L.; borderline-borderline L.; borderline-lepromatöse L. u. lepromatöse L. Frühstadium (indeterminierte L.): einzelne o. mehrere pigmentarme, scharf umschriebene oft hyperästhet. Flecken an Gesicht, Extremitäten, Rücken, Gesäß. Lepromatöse L. führt zu meist symmetr. flachen o. erhabenen Knoten, oft zuerst im Gesicht; Verdickung der Ohrläppchen. Verlust der Augenbrauen (Lucio-Zeichen), flächige u. knotige Infiltrationen im Gesicht (Facies leonina), Ulzerationen, Mutilationen von Fingern u. Zehen, chron. blutig tingierter Schnupfen, Zerstörung des Nasenskeletts, Lockerung der Schneidezähne (Moller-Christensen-Syndrom), Sehstörungen u. Erblindung, Zungenatrophie, Vox rauca (Infiltration der Stimmbänder u. Anschwellung peripherer Nerven). Beteiligung innerer Organe (Leber, Milz, Hoden) u. Knochenmark. Tuberkulöse L.: gutartige Verlaufsform. Scharf begrenzte makulöse u. papulöse Hautveränderungen mit deutl. Randbildung u. unregelmäßiger Oberfläche; charakterist. frühzeitige Sensibilitätsstörungen der Hauteffloreszenzen (Hyperästhesie im Randbereich, Hypästhesie in den zentralen Partien; L. maculoanaesthetica, sog. Sarkoidtyp). Gleichzeitige tuberkuloide u. lepromatöse Veränderungen: dimorphe, bipolare o. Borderline-Gruppe. Diagnostik: Nachweis von Mycobacterium leprae aus Gewebesaft von leprösen Hautläsionen o. Nasensekret mit der ↑Ziehl-Neelsen-Färbung, Histol. aus Haut u. Nerven, Lepromintest (Mitsuda-Antigen). Behandlung z.T. ambulant mögl.; Sulfone, Rifampicin, Clofazimin, einzelne Antituberkulotika; Kombinationstherapie, ggf. allg. physiotherapeut. u. chir. Maßnahmen. Proph.: Verbesserung der fam. u. allg. Hyg., Isolierung von bakt. pos. Fällen, ↑BCG-Schutzimpfung wenig erfolgreich, in Erprobung Vakzinen aus BCG plus abgetötetem Mycobacterium leprae, gentechnolog. M-leprae-Antigen L. lacarina, L. manchada, Lucio-Lepra: bes. Verlaufsform der L. v.a. in Mexiko; ausschließl. diffuse lepromatöse Infiltration. L. mutilans: verstümmelnde L. lepromatosa. L. nervosa: Mitbeteiligung peripherer Nerven bei Lepra. L. tuberosa: knotige Hautveränderungen bei Lepra (Knotenlepra). Abb. 1 bis 3.

Leprabakterien: Mycobacterium leprae; Erreger der Lepra.

Lepra-Globi: haufen- bzw. zigarrenbündelähnl. Lagerung von Mycobacterium leprae.

Lepraknoten: knotige Hautveränderungen bei ↑Lepra (Lepra tuberosa, Knotenlepra).

Leprareaktionen: Im Verlauf einer Lepra plötzl. u. unerwartet sich wiederholende, akute, fieberhafte exanthematöse Episoden; Hauptkomplikation der Lepra, bedingt durch Wechsel im immun. Gleichgewicht. Typ-1-Reaktion: Änderung der zellulären Immunität. Hautläsionen erythematös, infiltriert, dolent, Fieber, generalis. Ödeme, Neuritis, Ulzerationen. Typ-2-Reaktion: Antigen-Antikörper-Reaktion bzw. Immunkomplexbildung, klin. Manifestation Erythema nodosum leprosum im Gesicht, Brust, Unterarme, Vesikel, Ulzera, Nephritis, Hepatomegalie, Orchitis, Iridozyklitis etc. ↑Lepra.

Leprazellen: Die Granulome (Leprom) bei Lepra bestehen vorwiegend aus Epitheloidzellen wie auch Langhans-Riesenzellen u. Schaumzellen; letztere werden als L. u. nach ihrem Erstbeschreiber als Virchow-Zellen bezeichnet.

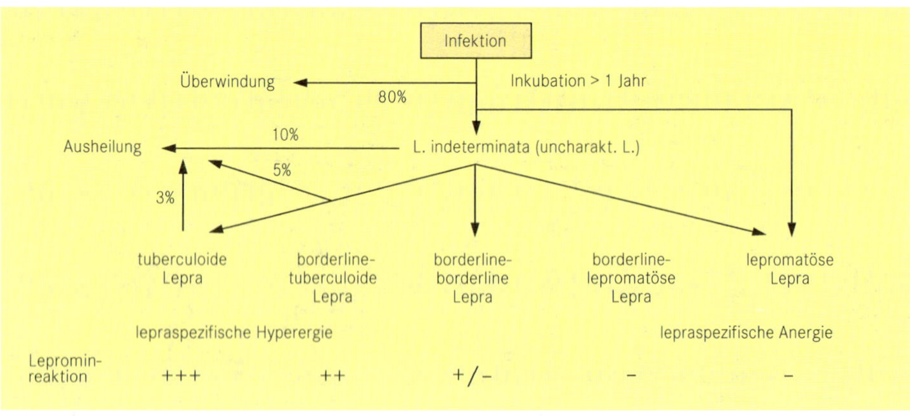

Lepra (Abb. 1). Stadien der Erkrankung

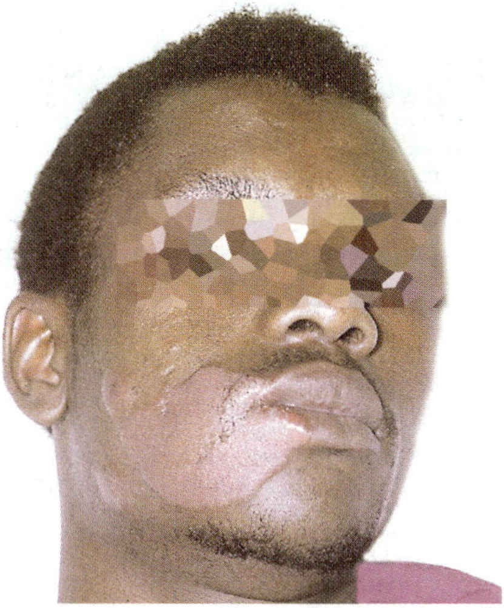

23

Lepra (Abb. 2). Scharf begrenztes depigmentiertes Hautareal bei tuberkuloider L.

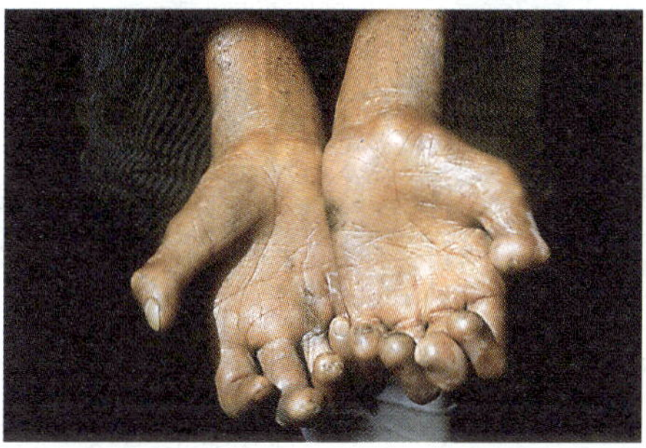

23

Lepra (Abb. 3). Mutilationen, Kontrakturen u. Hautdefekte im Spätstadium

Leprechaunismus: Donohue-Syndrom; seltenes, genet. bedingtes Syndrom, welches auf einer Insulinrezeptormutation beruht, mit angeborenem disproportioniertem Minderwuchs, Gynäkomastie, Hepatosplenomegalie, Thymusdysplasie mit herabgesetzter Infektresistenz u. charakterist. gnomähnl. („Leprechaun") Fazies: negroide Sattelnase, große Nase u. Ohren, vermehrte Gesichtsbehaarung, ↑Acanthosis nigricans, Mikrozephalus. Tod meistens in den ersten Lebensmonaten. Erbgang autosomal rezessiv.

Leprom ⟨*gr*⟩ *n*: überwiegend aus Schaumzellen sowie ↑Lepra-Globi bestehendes Granulom bei der Lepra.

Lepromin: hitzebehandelte, wäßrige Suspension aus bakterienreichen lepromatösen Geweben (Mitsuda-Antigen). Dient als Antigen für den ↑Lepromintest.

Lepromintest: Intrakutantest bei Lepra. ↑Lepromin wird intrakutan injiziert. Frühreaktion nach 24–48 h ist wenig spezif.; Spätreaktion nach 3–4 Wochen pos. als knötchenförmige Infiltration bis hin zur Ulzeration. Weniger diagn. als progn. verwertbar. Stärkste Reaktion (hypererg) bei tuberkuloider Lepra. Meist neg. bei der Borderline-Gruppe, immer neg. bei lepromatöser Lepra (anerg. Reaktion).

Leprosorium ⟨*gr*⟩ *n*: Aussatzhaus; Hospital für Leprakranke.

Leptin: Hormon des Fettstoffwechsels (Sättigungshormon). L. wird von Zellen des Fettgewebes synthetisiert, bei Anstieg der Fettmasse u. nach Fettaufnahme mit der Nahrung vermehrt sezerniert. Es wird an Leptinrezeptoren in versch. peripheren Geweben u. des ↑Hypothalamus gebunden u. kontrolliert die Menge an Körperfett durch Zügelung des Appetits, Erhöhung der Wärmeproduktion u. Steigerung der Energieausgabe durch lokomotor. Aktivität. Bei Adipositas u. Diabetes Typ II ist nicht die Leptinproduktion, sondern die Rezeption des Leptinsignals im Gehirn geschädigt.

Leptocurare: Gruppe von Muskelrelaxanzien: Suxamethonium, Decamethonium, Hexacarbacholin; Name beruht auf schlanker Konfiguration der Moleküle im Ggs. zu den kompakten Curaremolekülen, die als Pachycurare bezeichnet werden.

Leptomeningitis ⟨*gr*⟩ *f*: Entzündung der weichen Hirnhaut (Pia mater u. Arachnoidea). ↑Meningitis.

Leptomeningopathie: neben den meist als ↑Meningitis bezeichneten akuten u. subakuten entzündl. Veränderungen der Leptomeninx kommt es bei chron. Entzündungen o. auch nicht entzündl. Veränderungen der Leptomeninx zu Verdickungen, Verklebungen, Verwachsungen, Zystenbildungen u. dadurch zu Verlegungen der Liquorwege, z. B. der Foramina Magendie u. Luschkae. Als Folgeerscheinungen können ↑Hydrozephalus, ↑Aliquorrhö, ↑Kleinhirnbrückenwinkelsyndrom, supraselläre Sympt. u. a. auftreten. Bez. wie „Arachnitis" o. „Arachnoiditis" sind falsch. Am Krankheitsprozeß ist immer auch die Pia beteiligt. Exakt bezeichnet handelt es sich um eine L. chronica circumscripta adhaesiva sive cystica.

Leptomeninx: weiche Hirnhaut; zusammenfassender Begriff für: Pia mater u. Arachnoidea mater. Ggs.: ↑Pachymeninx (Dura mater); ↑Meninges.

Leptomonas ⟨*gr*⟩ *f*: promastigoter Formenwechsel.

Leptosomer ↑Konstitutionstypen.

Leptosphaeria: Pilzgattung, seltener Erreger von ↑Myzetomen (L. senegalensis u. L. tompkinsii).

Leptospira: Gattung der Fam. Leptospiraceae der Ordnung Spirochaetales. 2 Spezies, L. interrogans, pathogen, mit vielen Serotypen, die früher Speziesrang hatten (z. B. icterohaemorrhagiae, sejroi, canicola), Erreger der Leptospirose, Morbus Weil. L. biflexa apathogen.

Leptospirenhepatitis ⟨*gr*⟩ *f*: Weil-Krankheit, ↑Leptospirosen.

Leptospirenmeningitis ↑Leptospirosen.

Leptospirennephritis ↑Leptospirosen.

Leptospirenschutzimpfung: aktive Immunisierung v. a. von Hunden gegen Leptospirosis canicola (Stuttgarter Hundeseuche) mit formolisierter Kanikola-Leptospiren-Vakzine.

Leptospirenvakzine: formolisierte o. hitzebehandelte phenolisierte Totimpfstoffe gegen im jeweiligen Herdgebiet anzutreffende Leptospirenserotypen.

Leptospirosen ⟨*gr*⟩ *f Pl*: enzoot.-epizoot., von Tieren (meist Nagern, gelegentl. Hunden, Schweinen u. Rindern) durch (Haut- u. Schleimhaut-) Kontakt (z. B. über urinkontaminierte Gewässer beim Baden o. in der Landwirtschaft) auf Menschen übertragbare zykl. Infektions-

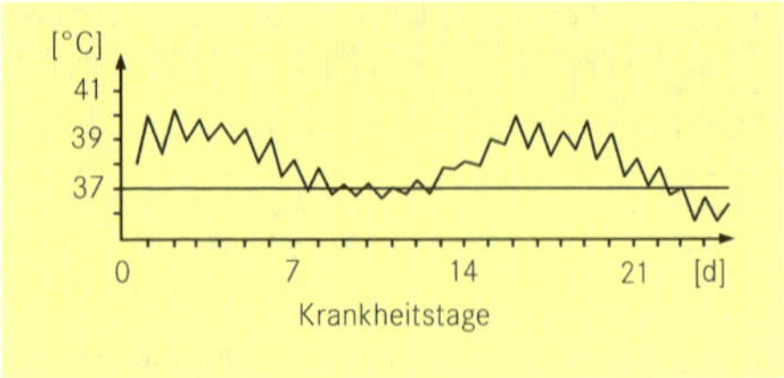

Leptospirosen. Typischer Körpertemperaturverlauf bei Weil-Krankheit

krankheit mit Meldepflicht (↑Infektionskrankheit). Erreger: versch. Serotypen des Genus ↑Leptospira, Species L. interrogans. Inkubationszeit 1–2 Wochen. Klin. akuter bizykl. fieberhafter Verlauf mit Kopf- u. Wadenschmerzen, Zeichen von Meningitis (↑Feldfieber, L. grippotyphosa: ↑Hebdomadisleptospirose, japan. Herbstfieber, Zuckerrohrfieber, L. hebdomadis: Schweinehüterkrankheit, Molkereigrippe, L. hyos seu tarassovi, L. pomona) u./o. einer Leber- u. Nierenentzündung (↑Kanikolafieber, L. canicola; Weil-Krankheit, L. icterohaemorrhagiae als Organmanifestation. Bei starker Leber-Nieren-Affektion progn. zweifelhaft, sonst gutartiger Verlauf. ↑Leptospirenschutzimpfung mit Formolvakzine in Herdgebieten unter Berücksichtigung entsprechender Serotypen senkt Morbidität u. Letalität. Abb.

Leptotän ⟨*gr*⟩ *n* ↑Meiose.

Leptothrix ⟨*gr*⟩ *f*: Bakteriengattung, Scheidenbakterien. Farblose, zylindr. bzw. stäbchenförmige, aerobe Bakterienzellen von weniger als 2 μm Durchmesser, kettenförmig angeordnet zu Fäden organisiert. Fäden anfangs von einer dünnen, farblosen, später dicker werdenden u. durch Eisen- o. Manganoxideinlagerungen gelb bis braun gefärbten Scheide umhüllt. Bisher bekannte Arten gramnegativ, nicht säurefest. Vorkommen in frischem Wasser.

Leptothrix vaginalis: saprophytäres Fadenbakterium, das sich durch Schleifenbildung auszeichnet u. dadurch von ↑Döderlein-Stäbchen zu unterscheiden ist.

Leptotrichia: Bakteriengattung der Fam. ↑Bacteroidaceae; gerade o. leicht gebogene gramnegative Stäbchen. L. buccalis gehört zur Mundflora. Äußeres Genitale u. Darmtrakt können besiedelt sein. Pathogenität unklar, kommt zusammen mit anderen Organismen bei versch. Eiterungsprozessen vor.

Leptozephalie: Schmalkopf; obsolete Bez. für Dolichozephalie, eine Form der Kraniosynostosen hervorgerufen durch vorzeitige Synostose der Sagittalnaht. Schädelverlängerung bedingt schmalen u. langen Schädel. Keine Beeinträchtigung von Hirnwachstum u. -entwicklung. ↑Turmschädel.

Leptozyten: Erythrozyten mit erniedrigter mittlerer Erythrozytendicke („dünne Erythrozyten"), d. h. unter 2,0 μm.

Leptozytose ↑Thalassämie.

LEP-Vakzine: Lebendimpfstoff mit dem LEP-Virus (↑Flury-Vakzine), einem zur ↑Tollwutschutzimpfung von Tieren verwendeten Impfstamm.

Lergotril: Prolaktininhibitor mit dopaminergem Wirkungsmechanismus.

Léri, André (1875–1930), frz. Neurol., Paris.

Leriche, René (1879–1955), frz. Chir., Paris. ↑Leriche-Syndrom.

Leriche-Syndrom (nach René L.): Aortenbifurkationssyndrom; Arteriitis o. Arteriosklerose im Bereich der Bifurcatio aortae mit Einengung durch sek. Thrombenbildung. Schwächegefühl u. schnelle Ermüdbarkeit der unteren Extremitäten: Abnahme der Erektions- u. Ejakulationsfähigkeit, Elfenbeinfarbe der Beinhaut, teilweises Fehlen der Beinpulse, ↑Claudicatio intermittens, fast nur Männer betroffen.

Léri-Syndrom (nach André L.): **1.** Melorheostose, Osteosis eburnisans monomelica, Osteopathia hyperostotica; seltene Knochenerkrankung, bei der meist nur eine Extremität eine Knochenverdichtung der Knochenachse aufweist. Neben dieser enostalen Neubildung kompakten Knochens häufig auch periostale Knochenneubildung; im Röntgenbild dem an einer Kerze herablaufenden Wachstropfen vergleichbar. Verknöcherung von Weichteilchen u. sklerodermieartige Hautveränderungen können gleichzeitig vorkommen. **2.** Pleonosteosis: Seltene, genet. bedingte Dysostose mit angeborenen, polytopen Skelettdeformitäten, eingeschränkter Gelenkbeweglichkeit, Minderwuchs, auffallender mongoloider Fazies u. kurzen, dicken Fingern. Intelligenzminderung, Lebenserwartung vermindert. Erbgang wahrscheinl. autosomal dominant.

Léri-Weill-Syndrom (nach André L. u. Jean A. W.) ↑Dyschondroosteose.

Léri-Zeichen (nach André L.): Vorderarmzeichen; Flexionsbewegung des Unterarms, ausgelöst durch passives Beugen des Handgelenks u. der Finger. Ausbleiben der Reaktion weist auf Pyramidenbahnläsion hin.

Lermoyez, Marcel Emil Joseph (1858–1929), HNO-Arzt, Paris.

Lermoyez-Syndrom (nach Marcel E. J. L.): Besserung o. Normalisierung der bereits vorhandenen Hörstörung während des Schwindelanfalls bei der ↑Ménière-Krankheit.

Lernen: Fähigkeit zur Reproduktion von vorher in das Gehirn eingeflossenen Informationen bei best. Konstellation der Umwelt aufgrund der Tatsache, daß das räuml. u. zeitl. Aufeinandertreffen versch., biol. bedeutsamer afferenter Signale u. das Reagieren auf diese Spuren im Zentralnervensystem hinterläßt. L. vollzieht sich auf versch. hierarch. Ebenen durch Veränderungen des Stoffwechsels, von ↑Synapsen u. Modulation der Transmitterwirkung, Neuronenverschaltungen, Engrammbildung (↑Engramm), Veränderungen am inneren ↑Modell, an Wertmaßstäben u. Zielvorstellungen (↑Motivation). Auf der Verhaltensebene Beteiligung von ↑Emotionen. Entscheidend für die Fixierung von Lernergebnissen im ↑Gedächtnis ist der erzielte Verhaltenserfolg (L. durch Erfolg). Das L. kann als Gewöhnung (↑Habituation), als L. durch Versuch u. Irrtum (Trial and error), Bildung u. Hemmung bedingter ↑Reflexe u. Reaktionen, Einsicht in Kausalzusammenhänge (einsichtiges L.), Erwerb motor. Fertigkeiten (sensomotor. L.), Aneignung von sprachl. Material (verbales L.) u. durch kognitive Operationen erfolgen. Abgrenzung zu biol. u. mechan. Vorgängen wie Wachstum, Ermüdung, Altern, Einwirkung von Pharmaka o. Verletzungen notwendig. **Soziales L.** ist die Aneignung von sozialen Verhaltensweisen u. Verhaltensmodifikationen in sozialen Situationen.

Lerner, Aaron B., zeitgen. amerik. Dermat.

Lerner-Syndrom (nach Aaron B. L.): generalisierte Alopecia areata, Hellerwerden der Haut u. Nageldystrophien.

Lernmatrix: Modell u. gleichzeitig techn. Realisierung für das Lernen nach K. Steinbuch (1961). Matrizenhafte Verknüpfung zweier flächenhaft ausgedehnter Informationskanäle. Informationen über spez. Eigenschaften in dem einen Kanal werden in der Matrix best. Bedeutungen zugeordnet. Eine feste Zuordnung entsteht dabei erst bei wiederholter Aktivierung der Verknüpfungsstellen. Durch Schichtung von L. kann man z. B. Systeme zur Zeichenerkennung o. automat. Übersetzung realisieren.

Lernpsychologie: Teilgebiet der Psychol., das sich mit dem Wesen, den Grundvorgängen u. den psychol. Gesetzen des ↑Lernens beschäftigt.

Lernschwäche ↑Lernstörungen.

Lernstichprobe: in der automatischen ↑Bildverarbeitung eine Zusammenstellung von Objekten mit bekannter Klassenzugehörigkeit zum „Anlernen" des Computers.

Lernstörungen: Lernschwäche; Beeinträchtigung altersentsprechender produktiver u. reproduktiver kognitiver Fähigkeiten. Kleinkinder können nicht altersgerecht spielen (Spielstörungen), Schulkinder nicht altersgerecht lernen. Sie bieten Schulschwierigkeiten verschiedenster Art u. unterschiedl. Ausmaßes. Ursachen sind vielfältig: 1. emotionaler Bereich: Kinder haben Kontaktprobleme u. zeigen eine sehr niedrige ↑Frustrationstoleranz. 2. Motor. Bereich: Kinder vermögen nicht ruhig zu bleiben, sie haben ein hyperkinetisches ↑Syndrom u. werden dadurch in der Schule leicht zum Klassenstörer bzw. Klassenclown. 3. Selbstvertrauen: Beeinträchtigung des Selbstwertgefühls entsteht zumeist auf dem Boden einer prim. Konzentrationsschwäche, die zu Resignationssituationen Anlaß gibt (↑Dysfunktion, minimale zerebrale). 4. Soziale Anpassung: Diesen Kindern gelingt die Einordnung in die Altersgruppe u./o. in die Kindergarten- o. Schulhierarchie nicht; sie schwanken von Gehemmtsein bis zur Distanzlosigkeit. Letzteres tritt bei hirnorgan. bedingten Lernschwächen in den Vordergrund. Die Psychotherapie von L. kann nur erfolgreich sein, wenn die Entstehungsbedingungen ergründet sind u. die Umgebung des Kindes einbezogen wird.

Lerntheorien: komplexe Beschreibungen der Voraussetzungen, Bedingungen u. Prozesse für die Veränderung der Verhaltensbereitschaft aus Erfahrung bzw. Erweiterung des Wissens. Die einzelnen L. beschreiben jeweils begrenzte Methoden unter best. kontrollierbaren Rahmenbedinungen. In der ↑Verhaltenstherapie erfolgt das Lernen als Gewöhnung (Habituation), als Lernen durch Versuch u. Irrtum bzw. als Bildung u. Hemmung bedingter Reflexe u. Reaktionen.

Lerntheorien, psychologische: Theorien über die Grundvorgänge des Lernens u. die allg. Gesetze, auf die die Vielfalt von beobachtbaren Lernleistungen u. -prozessen zurückzuführen ist. Es gibt unterschiedl. p. L., die jeweils best. Formen des Lernens zu erklären vermögen.

lesbisch ⟨*gr*⟩ *Adj*: weibl. ↑Homosexualität betreffend. Ausdruck ist von der Insel Lesbos hergeleitet, wo die gr. Dichterin Sappho im Kreise junger Mädchen schöngeistige Gespräche pflegte.

Lesch, Michael (geb. 1929), amerik. Arzt, Baltimore.

Leschke, Erich F. W. (1877–1933), dt. Int., Berlin.

Leschke-Syndrom (nach Erich F. W. L.): angeborene Pigmentierungsstörung der Haut in Verbindung mit Störungen des vegetativen Nervensystems, endokrinen u. Stoffwechselstörungen. Als rudimentäre Variante der ↑Recklinghausen-Krankheit gedeutet; zum Formenkreis der neurokutanen Syndrome gerechnet, verbunden mit hypogonadotropem Hypogonadismus, Fettsucht. Obsolet.

Lesch-Nyhan-Syndrom (nach Michael L. u. William L. N.): Hyperurikose; X-chromosomaler Erbgang. Mangel an Hypoxanthin-Guanin-Phosphoribosyl-Transferase als Ursache für eine primäre Hyperurikämie. Durch die Erniedrigung der intrazellulären IMP- u. GMP-Konzentration wird die alloster. Rückkopplungskontrolle der Purinbiosynthese gestört. Es kommt dadurch zur bis zu zwanzigfachen Steigerung der Purinsynthese u. entspr. dem Purinabbau mit erhöhtem Harnsäurespiegel im Blut u. in den Geweben. Klin. besteht neben dem Zeichen einer ↑Arthritis urica Intelligenzminderung, aggressives Verhalten, Analgie u. Tendenz zur Selbstverstümmelung. Ther.: Allopurinol. Pränataler Nachweis u. Heterozygotenidentifizierung sind mögl.

Leser, Edmund (1853–1916), dt. Chir., Frankfurt a. M.

Leserahmen, offener ↑ORF.

Leseraster: Leserahmen; vom ↑Initiatorcodon ausgehend lückenlose Ablesung der ↑Codonen der ↑Messenger-RNA im Raster von jeweils drei Nukleotiden, d. h. Nukleotidtripletts im Prozeß der Translation (↑Proteinbiosynthese); ↑Rastermutation, ↑Frameshift mutation.

Lese-Rechtschreib-Schwäche: *Abk* LRS; Legasthenie, Dyslexie, Dysgraphie; isolierte Schwäche beim Erlernen des Lesens u. der Rechtschreibung bei sonst unbeeinträchtigtem Intelligenzniveau, aufgrund einer mangelnden Trennschärfe im sprechmotor.-akust. Bereich; in neuerer Zeit setzt sich die Auffassung durch, daß es sich bei der L. um eine Entwicklungsverzögerung o. Störung handelt, die nicht auf einen umschriebenen lokalisierbaren Hirnschaden zurückgeführt werden kann. Ätiol. werden unterschieden: 1. die enzephalopath. L., 2. die genet. bedingte L., 3. Mischformen, 4. die neurot. L. Rehabilitation erforderl., Progn. für die Leseschwäche günstiger als für die Rechtschreibschwäche.

Lese-Rechtschreib-Störung ↑Lese-Rechtschreib-Schwäche.

Leser-Trélat-Zeichen: (nach Edmund L.): plötzl. vermehrt auftretende Papillome, seborrho. Keratosen u. Pigmentflecken gelegentl. bei viszeralem Karzinom.

Lesezentrum: funktionell wichtiges Hirnareal überwiegend im ↑Gyrus angularis gelegen. Bei Störungen: Dyslexie, ↑Alexie.

LET: *Abk* für engl. linear energy transfer; lineare ↑Energieübertragung; das Verhältnis des durchschnittl. Energieverlusts ΔW eines energiereichen geladenen Teilchens zur Bahnlänge Δx. Der Wert des LET ist proportional dem Quadrat der Ladung u. annähernd umgekehrt proportional dem Quadrat der Geschwindigkeit der Teilchen. Das sich bei kleinen Energien ergebende Maximum der LET heißt Bragg-Peak. Da der LET ein statist. Erwartungswert ist, kann die tatsächl. Energieabgabe z. B. beim Durchgang eines schnellen Elektrons durch eine Zellorganelle wesentl. von diesem Wert abweichen.

letal ⟨*lat*⟩ *Adj*: tödl., z. B. letale ↑Dosis.

Letaldosis: Dosis einer Noxe (z. B. Strahlung), die beim Versuchsobjekt zum Tod führt. ↑Dosis-Wirkungs-Beziehungen, ↑LD.

Letalfaktoren: Letalgene; durch Mutationen veränderte Chromosomenabschnitte o. Gene; bewirken Tod des Individuums vor Erreichen des fortpflanzungsfähigen Alters.

Letalgene ↑Letalfaktoren.

Letalität ⟨*lat*⟩ *f*: Anteil der tödl. endenden Krankheitsverläufe an der Gesamthäufigkeit einer Erkrankung.

L

In dieser Form nur bei akuten Erkrankungen sinnvoll. Bei chron. Erkrankungen bezogen auf eine feste ↑Überlebenszeit (z. B. 5 Jahre).

Letalitätsziffer ↑Letalität.

Letalkrisen: tödl. Verlauf bei angeborenen morphol. u./o. funktionellen Leiden in intensiven Entwicklungsabschnitten bzw. Umstellungsphasen, z. B. während des ersten Trimenon, bei Hydrozephalus nach Aquäduktstenose mit X-chromosomalem Erbgang, partieller Balkenaplasie o. anhidrot. Ektodermaldysplasie u. Diabetes insipidus männl. Säuglinge. Zu L. in der Adoleszenz kommt es auch bei Jungen mit progressiver Muskeldystrophie (Erb-Duchenne), teilweise bei Hämophilien A o. B. bzw. metachromat. Leukodystrophien.

Letalmutation: Chromosomen- o. Genmutationen; führen zur Entstehung von ↑Letalfaktoren.

Lethargie ⟨*gr*⟩ *f*: Zustand herabgesetzter psych. Aktivität mit trägem Gedankenfluß, Schläfrigkeit.

LETS-Protein: *Abk* von engl. Large External Transformation Sensitive Protein; ein zu den ↑Fibronektinen gehörendes ↑Glykoprotein der Zellmembran, das ein Mol. Gew. von 250 000 hat u. in der Zellmembran normaler Zellen vorkommt, bei Krebszellen jedoch nicht nachweisbar ist. Ihm wird eine Kontrollfunktion beim Zellwachstum u. bei Zell-Zell-Wechselwirkungen zugeschrieben (maligne ↑Transformation).

Letterer, Erich (1895–1982), Pathologe, Tübingen.

Letterer-Siwe-Krankheit (nach Erich L. u. Sture A. S.): Abt-Letterer-Siwe-Krankheit; eine bei Säuglingen, selten Kleinkindern, auftretende diffuse Retikuloendotheliose, die mit zelliger Proliferation in Lymphknoten, Milz u. Leber sowie knotigen Hautinfiltraten einhergeht. Bei Säuglingen meist hochfieberhafter, rasch zum Tode führender Verlauf, deshalb auch als akute Säuglingsretikulose bezeichnet. Bei älteren Kindern mehr chron. Verlauf mit remittierendem Fieber u. Krankheitsdauer bis zu einem Jahr. Neuerdings werden die L., das eosinophile ↑Knochengranulom u. die Lipoidgranulomatose (↑Hand-Schüller-Christian-Krankheit) als Varianten eines einzigen Krankheitsprozesses gedeutet u. unter der Bez. ↑Histiocytosis X zusammengefaßt.

Leube, William O. (1842–1922), dt. Int., Jena, Erlangen, Würzburg.

Leube-Kost (nach William O. L.): Schonkostformen mit steigender Belastung, v. a. bei Magengeschwür u. Gastritis.

Leubuscher, Rudolf (1821–1861), dt. Psychiater, Jena, Berlin. L. war neben R. Virchow Herausgeber der Zeitschrift „Medicinische Reform" in der bürgerl. Revolution von 1848. L. forderte erstmals den gesetzl. Schutz für schwangere u. stillende Fabrikarbeiterinnen.

Leucaemia ↑Leukämie.

Leuchtbrille ↑Frenzel-Brille.

Leuchtdichte: Lichtstrom, der pro Fläche u. Raumwinkel ausgestrahlt wird. Bestimmend für Adaptation, Helligkeitseindruck u. Blendung.

Leuchtdichteunterschiedsempfindlichkeit: hängt von physikal. u. physiol.-psychol. Faktoren ab. Zu den letzteren gehören Adaptation, Blendung, Aufmerksamkeit, Vorkenntnisse. Physikal. Faktoren sind die Leuchtdichteverteilung im Gesichtsfeld u. der Netzhautort, auf den das interessierende Detail abgebildet wird. Für die Leuchtdichteverteilung spielen Größe, Form u. Schärfe der Testobjekte, das mittlere Leuchtdichteniveau u. das Verhältnis der Leuchtdichten in In- u. Umfeld eine Rolle. Bei hohen Leuchtdichten ändert sich die L. nur noch wenig, u. es können Leuchtdichteunterschiede von 1–2 % u. bei günstigen Bedingungen noch darunter erkannt werden.

Leuchtenberger-Einschlußkörper: bei Kolonpolypen auftretende Einschlußkörper bedingt durch Einstülpung von extrazellulärem Material u. Autophagozytose.

Leuchtgasvergiftung ↑Kohlenmonoxid.

Leucin ⟨*gr* + *lat*⟩ *n*: $(CH_3)_2CH{-}CH_2{-}CH(NH_2){-}COOH$, 2-Aminocapronsäure; eine proteinogene ↑Aminosäure. Für den menschl. Organismus ist L. essentiell, in Mikroorganismen erfolgt die Synthese aus ↑Pyruvat. Abb.

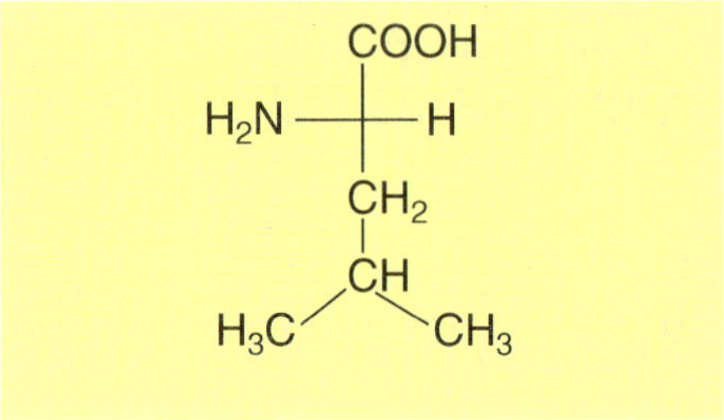

Leucin

Leucinaminopeptidase: *Abk* LAP; Aminopeptidase; gehört zur Klasse der Peptidhydrolasen. ubiquitär verbreitet. Hohe Aktivitäten in Leber, Niere, Darmtrakt u. Schilddrüse. LAP besitzt Präferenz für N-terminales Leucin. Streng abzugrenzen von der ↑Alaninaminopeptidase (AAP). LAP-Aktivität des Serums ist ein empfindl. Indikator für akute Läsionen der Hepatozyten, Enzym ist im ikter. Initialstadium akuter Hepatitiden den ↑Aminotransferasen ASAT u. ALAT in der diagn. Sensitivität überlegen. Erhöhte Werte im Serum bei Leberparenchymläsionen versch. Genese (Hepatitis, Zirrhose, Leberzellkarzinom, tox. Hepatosen, Cholostase), bei Hyperthyreose, bei unbehandelter perniziöser Anämie. Bestimmung in kapillarem Blutserum nicht mögl. (hohe LAP-Konzentration im Interstitium).

Leucinstoffwechsel: Leucin wird mikrobiell synthetisiert. Sein Abbau führt zu Betahydroxy-beta-methylglutaryl-CoA, das Ausgangssubstanz für die Synthese von ↑Cholesterin u. ↑Ketonkörpern ist.

Leuckart, Karl Georg Friedrich Rudolf (1823–1898), dt. Zool., Parasitologe u. Arzt, Gießen u. Leipzig. Erforschte Ontogenese u. Phylogenese wirbelloser Tiere, insbes. der ↑Helminthen; gilt als Begründer der naturwissenschaftl.-med. orientierten ↑Parasitologie.

Leucocytic sticking ⟨*engl*⟩: bei Entzündungen kommt es zu Veränderungen des elektr. Oberflächenpotentials von neutrophilen Granulozyten, wodurch eine erhöhte Klebrigkeit u. Aggregatbildung der Leukozyten hervorgerufen wird.

Leucoma adhaerens: Iris ist mit dem L. verwachsen, z. B. nach Perforation eines Ulcus corneae mit Irisprolaps. An dieser Stelle aufgehobene Vorderkammer.

Leucoma corneae ⟨*gr* + *lat*⟩ *n*: angeborene Form der ↑Hornhauttrübung durch Ausbleiben der Entwicklung einer durchsichtigen Hornhaut. In tieferen Schichten der Korneamitte o. des Kornearands liegen Trübungszentren.

Leucosporidium: Gattung der ↑Hefen, perfekte Formen von einigen Candida-Arten (↑Candida).

Leucovorin ↑Kalziumfolinat.

Leu-Enkephalin ↑Endorphine.

Leukämie ⟨*gr*⟩ *f*: „Weißblütigkeit"; von Virchow (1845) in die med. Lit. eingeführte Sammelbezeichnung für maligne Systemerkrankungen, die mit einer Vermehrung weißer Blutzellen im peripheren Blut einhergehen. Der Leukämiebegriff ist histor. einem starken Wandel unterworfen. Heute verstehen wir unter L. proliferative Erkrankungen einer o. mehrerer Zellreihen der Blutbildung i. S. der neoplast. Transformation mit überwiegend ungünstiger Progn. ↑Blutstammzellen können auf versch. Entwicklungsebenen zur malignen Entdifferenzierung kommen. Danach können reinzellige u. mischzellige Erkrankungsformen unterschieden werden (myeloproliferative ↑Erkrankungen). Je nach Grad der Ausdifferenzierung unterscheidet man unreifzellige (akute) u. reifzellige (chron.) L. Da die Ausschwemmung entdifferenzierter Zellen aus dem Knochenmark ein fakultatives Sympt. ist, verwendete Rohr den Begriff Leukose, der durch die Adj. leukäm., subleukäm., aleukäm. ergänzt wird. Die Ätiol. menschl. L. ist nicht geklärt. Offensichtl. handelt es sich um ein komplexes Zusammenwirken genet. u. exogener Faktoren; bei den letzteren ionisierende Strahlung, chem. Leukämogene (z. B. Benzen) u. RNA-Viren. Die Einteilung der L. erfolgt mit Hilfe zytomorpholog., zytochem., immun. u. zytogenet. Methoden (Tab.). Die Krankheitserscheinungen sind bei versch. Leukämieformen sehr variabel. Sowohl das Knochenmark als auch alle anderen Organe können von den malignen Zellen infiltriert werden. Durch den funktionellen Ausfall von Blutzellen kommt es zur Insuffizienz des Sauerstofftransports (Anämie), der Abwehrfunktion (Infektneigung) sowie der Hämostase (Blutungsbereitschaft). Eine bes. Manifestationsform sind leukäm. Hautinfiltrationen (Leucaemia cutis), die umschrieben o. auch generalisiert (Leucaemia universalis cutis) auftreten können. Leukäm. ↑Erythrodermien sind gegen die ↑Mycosis fungoides u. das Kaposi-Syndrom (↑Sarcoma idiopathicum multiplex haemorrhagicum) abzugrenzen. Tumorbildende Leukämieformen wurden auch als Leukosarkomatose bezeichnet. Klassifikation der akuten lymphat. Leukämie (ALL) u. der akuten myelo. Leukämie (AML) entspr. dem Vorschlag der French-American-British Cooperative Group, ↑FAB-Klassifikation. Abb. 1 u. 2 (S. 1158). Tab.

Leukämie, arzneimittelbedingte: wahrscheinl. durch Entstehung einer Mutation hämatopoet. Stammzellen bedingtes Auftreten eines Klons leukäm. Zellen, insbes. nach langdauernder Behandlung mit Zytostatika i. R. antineoplast. Chemotherapie (bei Non-Hodgkin-Lymphomen, Plasmozytom u. a.) u. zur Verminderung der immun. Abwehr (↑Immunsuppression).

Leukämiebehandlung: Die spezif. L. stützt sich v. a. auf die zytostat. Ther. mit dem Ziel, die leukäm. Zellpopulation zu reduzieren o. auszurotten. Um eine Heilung zu erreichen, sind Zytostatikakombinationen notwendig, wobei die einzelnen Medikamente unterschiedl. Wirkungs- u. Angriffsformen haben. Bei den akuten Leukämien konnten solche Ergebnisse erzielt werden, daß nach Erreichen einer ↑Knochenmarkaplasie gesunde Zellpopulationen nachwachsen (Remission). Bei tumorbildenden Leukämieformen sowie für spez. Lokalisationen (ZNS, Milz) besitzt die Strahlentherapie bes. Bedeutung. Für eine myeloablative Strahlentherapie wird die ↑Ganzkörperbestrahlung eingesetzt. Die Immuntherapie versucht mit gezieltem Einsatz monoklonaler Antikörper gegen den Tumorzellklon dessen Vernichtung zu erreichen. Weiterhin setzt sich die Immuntherapie das Ziel, durch unspezif. u. spezif. Stimulation des Wirtsorganismus die Abwehrkräfte gegen leukäm. Zellen zu steigern. Die Immuntherapie wird v. a. während der Remission zur Remissionserhaltung eingesetzt. Die Knochenmarktransplantation stellt eine supportive Therapieform dar, indem die Konditionierung vor der Transplantation mit hohen Dosen von Zytostatika u. Bestrahlung (insges. letale Dosen), anschließender Übertragung von ↑Blutstammzellen aus Knochenmark o. peripherem Blut erfolgt. Eine supportive Ther. umfaßt die Substitution mit Blut- u. Blutbestandteilkonserven, wobei Erythrozyten-, Leukozyten- u. Thrombozytenkonzentrate sowie gerinnungsaktive Plasmafraktionen zur Anwendung kommen. Die antibiot. Behandlung dient ebenso wie Maßnahmen der ↑Gnotobiose

Leukämie: Einteilung

Akute (unreifzellige) Leukämien
akute lymphat. Leukämie (ALL)
  T-ALL
  B-ALL
  0-ALL (undifferenziert)
akute myelo. Leukämie
  myeloblastär
  promyelozytär
  myelomonozytär
  monozytär
akute Eosinophilenleukämie
akute Basophilenleukämie
akute Erythroleukämie
akute Erythämie (Di Guglielmo)
akute Megakaryozyten-/
  Megakaryoblastenleukämie
akute unklassifizierbare Leukämie
Chron. (reifzellige) Leukämien
chron. myelo. Leukämie
chron. lymphat. Leukämie
Lymphome, maligne.
andere myeloproliferative Erkrankungen

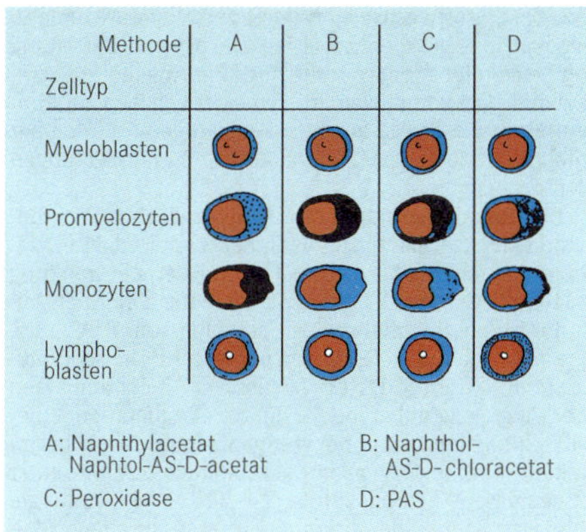

Leukämie (Abb. 1). Zytochemische Differenzierung nach Löffler

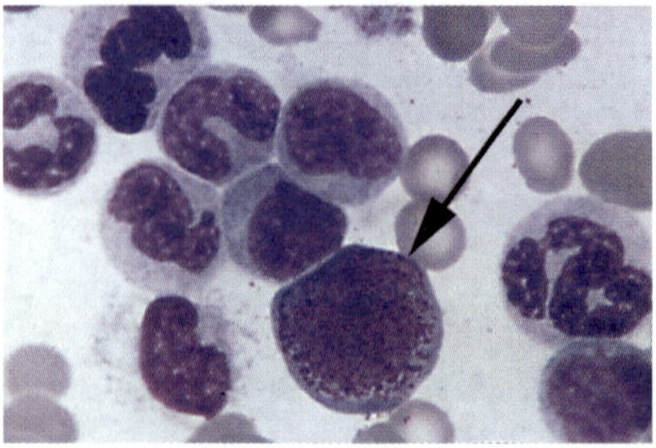

35

Leukämie (Abb. 2). Blutausstrich, Pappenheim-Färbung; ausgeprägte Leukozytose bei chronischer myeloischer Leukämie, verschiedene Reifestufen vom Promyelozyten (Pfeil) bis zum segmentkernigen Granulozyten

zur Proph. u. Ther. endogener u. exogener Infektionen. Durch Verabfolgung von hämopoet. Wirkstoffen (↑Zytokine) kann die myeloablative Phase nach aggressiver Zytostatikabehandlung verkürzt werden. Bes. Beachtung muß best. Stoffwechselstörungen wie Hyperurikämie u. Hypokaliämie geschenkt werden. Die psychol. Betreuung von Leukämiepatienten sollte auch die Angehörigen einbeziehen. Die komplexen Probleme der L. haben zur Konzentration dieser Pat. an spez. Zentren geführt, die über entsprechende personelle u. materielle Voraussetzungen verfügen.

Leukämie, chronische lymphatische: chron. Lymphadenose; häufigstes lymphat. Non-Hodgkin-Lymphom (↑Lymphome, maligne). Generalisierte Erkrankung des lymphatischen ↑Systems, die mit einer abnormen Anhäufung von B-Lymphozyten, seltener von T-Lymphozyten, in Organen u. Geweben einhergeht. Die Akkumulation funktionsgestörter langlebiger B-Lymphozyten überwiegt gegenüber der erhöhten Proliferation einer sehr kurzlebigen Lymphozytenpopulation. Meist liegen leukäm. Verlaufsformen vor (↑Leukämie), die mit einer ausgeprägten ↑Lymphozytose (20–200 · 10^9/l) einhergehen. Der Beginn der Erkrankung ist schleichend, Allgemeinsymptome wie Gewichtsverlust u. Nachtschweiß sind häufig; zuweilen sind auch ↑Lymphknotenschwellungen o. zufällig entdeckte Blutbildveränderungen erste Hinweise. Die Lymphknotenschwellung ist meist generalisiert, Leber- u. Milzvergrößerung sind Ausdruck der lymphat. Infiltration. Ein erworbenes Antikörpermangelsyndrom (B-Zell-Defekt) mit ausgeprägter Infektneigung u. leukot. Infiltrate können im Bereich der Schleimhäute u. der Haut (Leucaemia cutis) auftreten. Lymphknotenhistologie u. Knochenmarkbiopsie liefern krankheitstyp. Befunde. Durch Immunphänotypisierung der zirkulierenden Lymphozyten ist eine Diagnosesicherung mögl. Die Progn. der Erkrankung ist individuell sehr unterschiedl. Etwa die Hälfte der Pat. lebt länger als 5 Jahre nach Diagnosestellung, ein Drittel länger als 10 Jahre. Im Ggs. zu anderen Lymphomen ist man mit dem Beginn der Zytostatikatherapie eher zurückhaltend u. wartet, bis Anämie, Thrombozytopenie, massive Lymphknotenschwellungen o. Organvergrößerungen das Befinden des Pat. stärker beeinträchtigen. Abb.

Leukämie, chronische myeloische: *Abk* CML; chron. Myelose; der Gruppe der myeloproliferativen Erkrankungen zuzuordnende Neoplasie. Diese klonale Erkrankung der hämatopoet. Stammzellen ist gekennzeichnet durch starke Vermehrung der Granulozyten im Blut (> 30 · 10^9/l) mit ausgeprägter Linksverschiebung bei hyperzellulärem Knochenmark mit Hyperplasie der Myelopoese, meist auch Megakaryopoese (↑Splenomegalie). Nachweis des ↑Philadelphiachromosoms u./o. der BCR-ABL-Translokation bzw. Genrearrangement, erniedrigter o. fehlender alkal. Granulozytenphosphatase u. Zeichen des Hypermetabolismus: Fieber, Gewichtsverlust, erhöhte Werte für Laktatdehydrogenase u. Harnsäure im Serum. Inzidenz in Deutschland 2 : 100 000 pro Jahr. Ätiologie unbekannt; nach erhöhter Exposition gegenüber ionisierenden Strahlen wurde u. a. Häufung der CML beobachtet. Im Verlauf werden unterschieden: chron. Phase (4–5 Jahre), akzelerierte Phase mit zunehmender Resistenz gegenüber Ther. u. sog. Blastenphase (Blastenkrise o. -schub), letzterer meist therapieresistent. Dauer der Blastenkrise im Median 3 Monate. Ther. je nach Verlaufsphase unterschiedl. Einzige Therapie mit Heilungschance ist allogene ↑Knochenmarktransplantation. Weitere Therapieoptionen sind ↑Hydroxyurea u. Interferon-alpha (↑Interferone). Intensive Chemotherapie mit u. ohne autologe Knochenmarktransplantation o. Transplantation von Blutstammzellen ist mögl.

Leukämierisiko: beschreibt das Risiko (Wahrscheinlichkeit) für ein Individuum bzw. eine Population, an einer Leukämie zu erkranken. Die Atombombenabwürfe auf Hiroshima u. Nagasaki u. der Reaktorunfall von Tschernobyl haben zu einem starken Ansteigen des L. für die betroffenen kontaminierten Überlebenden geführt u. die ätiol. Bedeutung ionisierender Strahlung für die Entstehung von Leukämien bestätigt. Auch andere exogene Noxen wie Benzen/Benzol, Immunsuppressiva u. Zytostatika führen zu erhöhtem L. Best. Erkrankungen der blutbildenden Systeme (z. B. ↑Knochenmarkinsuffizienz, myelodysplast. Syndrome), gehen mit erhöhtem L. einher. ↑Leukämie, arzneimittelbedingte.

Leukämieviren: Zur Familie der ↑Retroviridae gehörende Viren; verursachen nach horizontaler ↑Übertragung o. vertikaler Übertragung latente Infektionen o. nach ↑Transformation differente Leukämieformen. Entdeckung 1908 durch Ellermann u. Bang bei Übertragung einer Hühnerleukose mit zellfreiem Ultrafiltrat. L. wur-

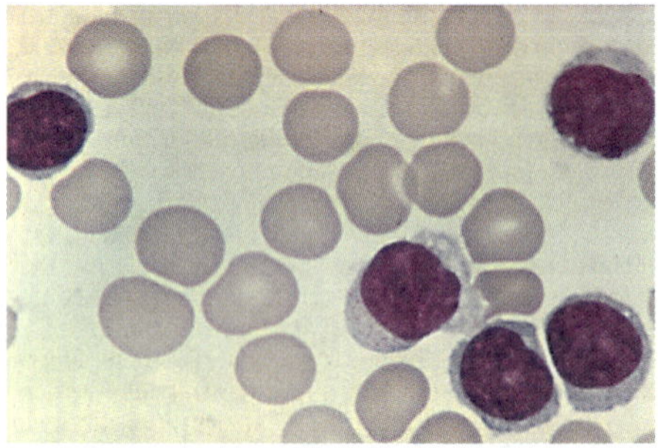

35

Chronische lymphatische Leukämie. Blutausstrich, Pappenheim-Färbung; zahlreiche reife kleine Lymphozyten

den u. a. bei Affen, Hühnern, Katzen, Mäusen, Rindern, Schafen u. Wildvögeln nachgewiesen (A. Graffi). Humanpathogen sind HTLV-I (adulte ↑T-Zell-Leukämie) u. HTLV-II (↑Haarzellenleukämie). ↑Leukämie, ↑Tumorviren.

Leukapherese ⟨*gr*⟩ *f*: Verfahren zur Abtrennung von Leukozyten aus dem zirkulierenden Blut. ↑Blutzellseparatoren. Methode zur Reduzierung stark erhöhter Leukozytenzahlen im Blut, z. B. bei Leukämie, u. zur Gewinnung von Leukozyten gesunder Spender zwecks ther. verwendbarer Leukozyten-Konzentrate. Sammlung von peripheren ↑Blutstammzellen.

Leukenzephalitis ⟨*gr*⟩ *f*: Leukencephalitis; akute u. chron. Entmarkungsenzephalomyelitiden (Entzündungen der weißen Hirnsubstanz, die zu Markscheidenzerfall u. anschließender Gliawucherung führen). Akute Formen sind Encephalomyelitis disseminata, ↑Neuromyelitis optica. Chron. Formen sind multiple Sklerose, diffuse Sklerose, konzentr. Sklerose. ↑Panenzephalitis.

Leukenzephalitis, subakute sklerosierende: mit starker Gliafaserbildung einhergehende Leukenzephalitis, befällt Kinder u. Jugendliche, führt unter dem klin. Bild der Enthirnungsstarre in einem Zeitraum von höchstens zwei Jahren zum Tode.

Leukergie: Haftfähigkeit, Klebrigkeit. Die bei Granulozyten zur Adhäsion bzw. Aggregation untereinander o. an fremde Körper führende Änderung der Oberflächenladung als Voraussetzung der Phagozytose. Bei den Vorstufen ist infolge ihrer stärker neg., gegen Neuraminidase weniger empfindl. Oberflächenladung die L. gering u. nimmt mit zunehmender Ausreifung zu. Bei entzündl. bedingten Granulozytosen ist die L. der Granulozyten verstärkt.

Leukin: lysosomales kation. Protein aus Granulozyten, das i. R. des antimikrobiellen Systems der Granulozyten von Bedeutung ist.

leuko- ⟨*gr*⟩ *Präfix*: weiß.

Leukocyte inhibitory factor ⟨*engl*⟩: *Abk* LIF; ↑Lymphokin aus antigen- o. phytomitogenstimulierten Lymphozyten, das die Migration polymorphkerniger Granulozyten selektiv hemmt. Inaktiv gegenüber Monozyten. (LIF ist nicht ident. mit Makrophageninhibitionsfaktor MIF.) Mol. Gew. 68 000, hitzestabil, neuraminidaseresistent, instabil gegenüber Chymotrypsin.

Leukoderm ⟨*gr*⟩ *n*: Leucoderma; meist interkurrente, fleckförmige sek. Depigmentation infolge entzündl. Hautkrankheiten, z. B. L. psoriaticum, L. syphiliticum (Halsband der Venus), L. bei Parapsoriasis, Lichen ruber. L. auch durch Kontakt mit Chemikalien, z. B. Hydrochinonen. Pseudoleukoderm als Kontrast zur stärker pigmentierten Umgebung, z. B. bei Dithranoltherapie der Psoriasis o. bei Pityriasis versicolor durch fehlende Bräunung der befallenen Areale. Pseudoleukoderm angiospasticum bei vegetativ labilen Personen.

Leukodiapedese: aktive Wanderung der Leukozyten aus den Kapillaren ins Gewebe. Durch histol., elektronenmikroskop. am fixierten Präparat sowie phasenopt. am Vitalpräparat zu beobachtende aktive Wanderung der Granulozyten, Monozyten u. Lymphozyten durch die Poren der Sinus- bzw. Kapillarendothelien, die nur $^{1}/_{3}$ ihrer übl. Zellwerte messen, aufgrund der ihnen eigenen amöboiden Fortbewegungsfähigkeit.

Leukodystrophie: den angeborenen Entmarkungskrankheiten zugehörige Krankheitsgruppe (Neurolipidosen). Dazu gehören die metachromat. L., durch Ablagerung von Sulfatiden im ZNS gekennzeichnet, die Globoidzellenleukodystrophie (Typ Krabbe) mit Ablagerung von Zerebrosiden in mehrkernigen Riesenzellen, die degenerative diffuse Sklerose vom Neutralfettypus, die chron. infantile Zerebralsklerose (Pelizaeus-Merzbacher) mit Glycerolphosphatidstoffwechselstörung. Die z. T. unterschiedl. Erbgang aufweisenden Formen sind klin. oft schwierig, z. T. nur durch biopt. Untersuchung, zu differenzieren. Manifestation meist in der frühen Kindheit, führt zu baldigem Entwicklungsstillstand, schlaffen u. spast. Paresen, Sprachzerfall, epilept. Anfällen u. Demenz. Infauste Progn.

Leukoenzephalitis ↑Leukenzephalitis.

Leukoenzephalopathie, progressive multifokale: *Abk* PML; Entmarkungskrankheit des Gehirns mit zerebellären Sympt. (Ataxie, Tremor, myoklon. Krämpfen), Verwirrtheit, Bewußtseinsstörungen, Demenz, Paresen. Ursachen: ↑Miopapovaviren (JC-Virus), ferner ↑Slow-Virus-Infektion. Vorkommen u. a. bei schweren Immundefekten (Leukämien, Lymphomen, ↑AIDS), ↑Kuru-Krankheit, ↑Creutzfeldt-Jakob-Krankheit.

Leukokeratose ↑Leukoplakie.

Leukokinase ⟨*gr*⟩ *f* ↑Leukokininase.

Leukokinin: aus der Milz stammende Gammaglobulinfraktion, von der durch ↑Leukokininase das Peptid Tuftsin abgespalten wird.

Leukokininase: membrangebundenes Granulozytenenzym, das von einem aus der Milz stammenden ↑Leukokinin das Tuftsinpeptid abspaltet. Tuftsin fördert die Phagozytose.

Leukokorie: weiße Pupille; große weißl. Masse hinter der Linse, Zeichen des fortgeschrittenen ↑Retinoblastoms u. der dd abzugrenzenden Gruppe der ↑Pseudogliome.

Leukokrit: ↑Zellpackungsvolumen der Leukozyten bei Bestimmung des Hämatokrit. Leukokrit abhängig von Zahl u. Art der Leukozyten.

Leukom ⟨*gr*⟩ *n*: Leukoma; stärkste Ausprägungsform von Hornhautnarben (↑Nubekula, ↑Macula). Nimmt als weißer Herd einen größeren Hornhautbezirk ein. Meist erworben nach Hornhautentzündungen o. Verletzungen (o. -geschwüren), angeboren als Fehlbildung (↑Peters-Anomalie, ↑Leucoma corneae).

Leukomethylenblau: reduzierte farblose Form des Methylenblaus, Redoxindikator.

Leukomycine: ↑Makrolid-Antibiotikum aus Streptomyces kitasatoensis. Nicht mit Handelsnamen Leukomycin für ↑Chloramphenicol zu verwechseln.

Leukonychie: partielle bis totale Weißverfärbung der Nägel infolge Störungen bei der Bildung der Nagelplatte (Stoffwechselstörung, infektiös tox. Einflüsse, Vergiftungen), selten genet. bedingt mit autosomal dominantem Erbgang o. exogen bedingt. Bei kurzfristiger Matrixschädigung transversaler weißer Streifen (↑Reil-Linie), ↑Mees-Nagelband. Abb. S. 1160.

Leukopathie ⟨*gr*⟩ *f*: ↑Albinismus, ↑Vitiligo.

Leukopedese ↑Leukodiapedese.

Leukopenie: Leukozytopenie; Verminderung der Leukozyten.

Leukopenine ↑Menkin-Faktoren.

Leukoplakie ⟨*gr*⟩ *f*: Leucoplacia, Weißschwielenkrankheit; senile Keratose der Mund- u. Genitalschleimhaut mit Zeichen chron. Entzündung. Beginn mit zarten, bläul.-weißen Trübungen, Schwinden des Schleimhautreliefs, Bildung weißer Flecken mit mörtelartiger Auflagerung, Entstehung horniger Platten. Fakultative Präkan-

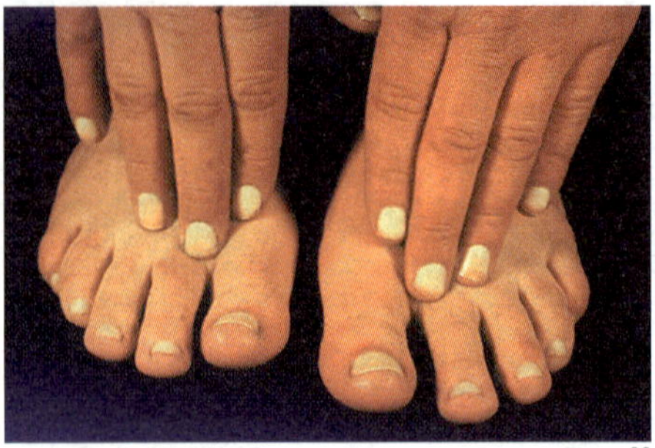

39

Leukonychie

zerose, da Übergang in spinozelluläres Karzinom mögl. L. meist mechan. o. chem. verursacht.

Leukoplakie, orale haarförmige: *Abk* OHL; ↑Haarleukoplakie, orale.

Leukopoetin ↑Zellsystem, granulozytäres.

Leukoproteasen: proteolyt. Enzyme der ↑Leukozyten, die neben dem Abbau zelleigener Proteine v. a. für den Abbau phagozytierten Materials verantwortl. sind. Die Leukozyten gehören daher zu den cathepsinreichen Zellen im Organismus.

Leukorrhö ↑Fluor albus.

Leukosarkomatose ↑Leukämie.

Leukose ↑Leukämie.

Leukotaxis: aktive Bewegung der Leukozyten, die durch Leukotaxine reguliert wird. Leukotakt. Substanzen werden durch das Komplementsystem gebildet. Leukotakt. Wirkung besitzen C3a, C5a, C6 u. C7. Sie fördern die Exsudation u. Anlockung von Granulozyten in Wunden u. entzündl. Exsudaten.

Leukotomie: operative Durchtrennung der Stirnhirn-Thalamus-Verbindung im Bereich des Marklagers zwischen Frontalhirn u. dem übrigen Gehirn, von Moniz (1935) zur Behandlung nicht beeinflußbarer schwerster Schmerzzustände u. schwerster Schizophrenie eingeführt. Der heute nicht mehr akzeptierte Eingriff führt infolge der postoperativen grobmechan. Defekte zur völligen u. andauernden Änderung der Persönlichkeitsstruktur des Pat. Heute sind die medikamentöse L. (Psychopharmaka) u. stereotakt. Eingriffe in versch. Modifikationen unter strengster Indikationsstellung zum Eingriff in der Diskussion.

Leukotrichosis ⟨*gr*⟩ *f*: Weißwerden der Haare, auf mangelnder Pigmentbildung beruhend.

Leukotriene: wie ↑Prostaglandine zu den Eicosanoiden gehörend; ihre Synthese aus Arachidonsäure wird, im Ggs. zur Prostaglandinbildung, durch die Lipoxygenase eingeleitet; L. haben kausale Bedeutung bei Genese von Allergie u. Entzündung (Gefäßerweiterung u. -permeabilitätsteigerung, Bronchokonstriktion) Hauptbildungsort Granulozyten u. Mastzellen.

Leukovorin ↑Kalziumfolinat.

Leukozidin: Toxin von Staphylococcus aureus, greift weiße Blutkörperchen an.

Leukozyten ⟨*gr*⟩ *m*: Sammelbezeichnung für alle kernhaltigen Blutzellen, die kein Hämoglobin enthalten u. sich bei Vitalbeobachtung in der den Erythrozyten bei Sedimentation aufsitzendem „Kappe" als farblos („weiß") gegen die Erythrozyten abheben. Die Einteilung der L. erfolgt nach morphol. u. funktionellen Gesichtspunkten. Man unterscheidet Granulozyten, Monozyten u. Lymphozyten. Die Bildung der ↑Granulozyten erfolgt im Knochenmark (Myelopoese). Über versch. Reifungsstufen (granulozytäres ↑Zellsystem) entwickelt sich der mit einer Spezialgranulation versehene, reife, segmentkernige Granulozyt. Auch die ↑Monozyten werden im Knochenmark gebildet u. stammen aus der Myelopoese, d. h. die Vorstufen zeigen enge Beziehungen zur Granulozytopoese. Die Lymphozyten werden in den Organen u. Geweben des lymphatischen ↑Zellsystems gebildet. Die Referenzwerte der L. im peripheren Blut zeigen eine Altersabhängigkeit. Bei der Geburt liegen sie zwischen 9 u. $30 \cdot 10^9/l$, beim einjährigen Kind zwischen 6 u. $17 \cdot 10^9/l$ u. beim Erwachsenen zwischen 3 u. $10 \cdot 10^9/l$. Die prozentuale Häufigkeit der versch. Leukozytenarten wird im gefärbten ↑Blutausstrich mit Hilfe der Leukozytendifferentialzählung festgestellt.

Leukozytenadhärenzinhibitionstest: *Abk* LAI-Test; Verfahren zum Nachweis lösl. Tumorbestandteile. Klin. u. prakt. Relevanz noch nicht endgültig gesichert. Method. gehört der LAI-Test zu den Kurzzeitinkubationstesten. Eine Zellsuspension angereicherter, isolierter Leukozyten wird mit Tumorantigen inkubiert. Bei Anwesenheit sensibilisierter Leukozyten Freisetzung eines Faktors, welcher einen selektiven Verlust der Leukozytenadhärenz bewirkt. Adhärenzfähigkeit wird an den Glasstrukturen einer ↑Zählkammer ermittelt. Differenzierung zwischen adhärenzfähigen u. nichtadhärenzfähigen Zellen erfolgt durch einen Abspülvorgang. Adhärierte Zellen werden gezählt. Die Adhärenzhemmung ist definiert durch

$$I = \frac{\text{Zellzahl im Antigenansatz}}{\text{Zellzahl im Kontrollansatz}} \cdot 100$$

u. ist ein Maß für die Sensibilisierung der Leukozyten gegenüber dem Tumorantigen.

Leukozytenaggregationstest: Beobachtung u. Wertung einer Konglomeratbildung zwischen Leukozyten von Transplantatträgern u. Zellen des Transplantatspenders in vitro. Für die Durchführung werden vitale Spenderzellen (z. B. Fibroblasten) benötigt, die kultiviert u. für die nachfolgenden Kontrollen passagiert werden müssen. Nach Zugabe von peripheren Empfängerleukozyten zu den Monolayern der Spenderzellen erfolgt mehrstündige Inkubation u. nachfolgende Abspülung der nicht aggregierten Zellen. Ein Konglomerat soll mehr als 10 Zellen umfassen, Aggregation wird als Ausdruck des Sensibilisierungsgrades eines Transplantatträgers gegen Transplantationsantigene (↑Histokompatibilitätsantigene) des Spenders angesehen. In der Praxis jedoch ohne Bedeutung.

Leukozytenanomalien: autosomal dominantem o. rezessivem Erbgang folgend, lebenslang bei dem entsprechenden Merkmalsträger nachweisbare zytomorpholog. (qualitativ) abweichende Eigenschaften, wobei die Anomalie Form u. Struktur der ganzen Zelle (Zellanomalie) o. nur den Kern (Kernanomalie) o. nur das Zytoplasma (Zytoplasmaanomalie) betrifft. Bei den Anomalien i. w. S. werden nicht qualitative, sondern ausschließl. quantitative Kriterien berücksichtigt (Tab.). Abgesehen von der Manifestation der Teilträger, die auf ein anderes Niveau gehört, kann die Expressivität eines Merkmals bei den Anomalien erhebl. variieren. Atyp. Merkmalsträger bzw.

Varianten sind Heterozygote mit Abweichungen in Form u. Struktur o. mit quantitativen Verschiebungen. Bei den Homozygoten werden komplette Merkmalsträger u. inkomplette Merkmalsträger unterschieden, bei denen das hämatolog. Syndrom nur teilweise vorliegt. Versch. Anomalien sind mit typ. grobsomat. Sympt. gekoppelt, jedoch weisen Heterozygote derartige Sympt. niemals auf. Reaktive bzw. passagere Veränderung an Kern u./o. Zytoplasma kann eine Anomalie vortäuschen (Pseudo-Anomalien bzw. Phänokopien). Die **Pelger-Huët-Anomalie** wurde 1928 von Pelger hinsichtl. der morphol. Besonderheiten, 1931 von Huët hinsichtl. der genet. Bedingungen beschrieben: autosomal dominantem Erbgang folgende Anomalie, bei welcher die Kerne aller reifen Leukozyten ein dichtes, verklumptes, grobschollig fragmentiertes Basischromatin aufweisen u. die Einbuchtung u. Segmentierung der Kerne behindert wird. Bei den extrem seltenen homozygoten Merkmalsträgern kommt es zum vollkommenen, bei den heterozygoten Merkmalsträgern zu einem partiellen Kernsegmentierungsstop. Die Kernverdichtung ist bereits bei den Vorstufen im Knochenmark erkennbar. Die Pelger-Huët-Anomalie zeigt hinsichtl. der Häufigkeit große Schwankungsbreiten mit genet. Häufung in Inzuchtgebieten. Die erbl. konstitutionelle **Hochsegmentierung der Neutrophilenkerne** (Undritz, 1943) stellt einen autosomal dominanten Erbgang mit voller Penetranz des Hypersegmentierungsgens dar. Dabei ist der Segmentierungsgrad der reifen neutrophilen Granulozyten u. der Monozyten stärker als normal. Bei der erbl. konstitutionellen **mittelstarken Segmentierung** der Eosinophilen-Kerne (Undritz, 1943) entspricht der Grad der Kernsegmentierung der Eosinophilen dem normalen mittelstark segmentierten Kernbild der Neutrophilen. Die **May-Hegglin-Anomalie** besteht in einer polyphylen Reifungsstörung der Leukozyten u. ist den Zytoplasma-Anomalien zuzuordnen (May 1909, Hegglin 1945), wobei eine thrombozytogene hämorrhag. Diathese klin. im Vordergrund steht. Bisher sind etwa 50 Anomalieträger in 14 Sippen registriert. Alle Leukozytenarten enthalten ↑Döhle-Körperchen. Die Plättchenzahl ist bis auf $50 \cdot 10^9/l$ reduziert, wobei diese überwiegend als sog. Riesenplättchen (von Erythrozytengröße) vorliegen u. funktionell insuffizient sind. Die **monophile Vakuolisierung** der Lymphozyten (von Bagh-Hortling) tritt bei fam. amaurot. Idiotie auf. Die klin. Trias besteht aus ophth. (Retinitis pigmentosa, Amaurose), neurol. (Epilepsie) u. psychiatr. (schwerste ↑Intelligenzminderung) Komponenten. Bei den Merkmalsträgern finden sich bei 5–50 % der Lymphozyten z. T. große Vakuolen im Zytoplasma, die wahrscheinl. zerebrosidhaltige Substanzen enthalten. Das hämatolog. Merkmal ist bei Hetero- u. Homozygoten vorhanden, bei Homozygoten tritt die fam. amaurot. Idiotie hinzu. Häufigkeit der Heterozygoten 1–5 ‰ . Die **Granulationsanomalie der Leukozyten**, Typ Adeler (Pfaundler-Alder-Anomalie, Pfaundler-Hurler-Krankheit u. Alder-Anomalie) ist den L. mit autosomal rezessivem Erbgang zuzurechnen, wobei alle Merkmalsträger homozygot sind u. sich das hämatolog. Merkmal auf das Zytoplasma der Leukozyten begrenzt. Das **Chédiak-Higashi-Syndrom**, genet. bedingte Riesengranulation (Granulargiganten) der Leukozyten wurde 1940 erstmals mitgeteilt, wobei das Merkmal aus dem spez. morphol.-hämat. u. dem weitgehend unspezif. grobsomat. klin. Befund besteht u. sich zytomorpholog. durch das Vorkommen von Riesengranula auszeichnet, die sich in allen Leukozytenarten finden lassen, während klin. ein Albinismus u. größte Infektanfälligkeit bestehen, die die Lebenserwartung des Merkmalsträgers begrenzt. Die **tetraphile Vakuolisierung der Leukozyten** (Jordans) bei Dystrophia musculorum progressiva Typus Erb (Jordans-Anomalie) folgt autosomal rezessivem Erbgang u. ist durch Vakuolisierung der Neutrophilen, Eosinophilen, Blutbasophilen u. Monozyten charakterisiert, wobei der Vakuoleninhalt zytochem. die Fettreaktion gibt. Die Lymphozyten zeigen keine Vakuolisierung. Der genet. bedingte **Peroxidasedefekt der Neutrophilen u. Monozyten** (Alius-Grignaschi-Anomalie) ist durch neg. Oxidase-, Peroxidase- u. Fettreaktionen der sonst gesunden Merkmalsträger gekennzeichnet, bisher in drei Sippen bekannt. Tab. S. 1162.

Leukozytenantigene: immunogen wirkende Strukturen auf der Oberfläche von Leukozyten. Entspr. der Unterteilung der Leukozyten in die Reihe der Granulozytopoese u. Lymphozytopoese ist nach Antigenen zu unterscheiden, die sowohl auf allen Leukozyten als auch auf anderen Körperzellen vorhanden sind (z. B. Antigene des HLA-Systems) sowie AB0-Blutgruppenmerkmale u. die des 5a-5b-Systems u. solchen, die ausschließl. auf Lymphozyten vorkommen, sog. Ly-Antigene, die insbes. bei Mäusen untersucht wurden sowie ferner granulozytenspezif. Antigenstrukturen. Die letztgenannten sind bisher ohne erkennbare klin. Bedeutung.

Leukozytendiapedese ↑Leukodiapedese.

Leukozytendifferentialzählung: quantitatives Verfahren zur Ermittlung der versch. Leukozytenarten im gefärbten Blutausstrich. Färbung mittels ↑Pappenheim-Färbung (kombinierte May-Grünwald-Giemsa-Färbung). Die Zählung erfolgt nach einer von Pappenheim u. Schilling festgelegten Formel. Prinzipiell werden die versch. Leukozytenarten in neutrophile, eosinophile, basophile Granulozyten, Lymphozyten u. Monozyten klassifiziert. Die neutrophilen Granulozyten werden darüber hinaus nach ihrem Reifungsstadium in Promyelozyten, Myelozyten, Metamyelozyten, Stabkernige u. Segmentkernige differenziert. Dieses bisher verwandte Schema ist heute durch Ermittlung der ↑Lymphoidzellen (aktivierte Lymphozyten) zu ergänzen. Die Angabe der einzelnen Zellformen erfolgt zunächst in Prozentwerten, für dd Zwecke ist die Umrechnung in Absolutzahlen der entsprechenden Zellgruppe auf der Grundlage der ermittelten Gesamtleukozytenzahl notwendig. Als Voraussetzung für zuverlässige Zahlenangaben ist die Zählung von 200 Zellen als Minimum anzusehen, Auszählung von 50 Zellen obsolet, von 500 Zellen bei best. Ind. notwendig. Automatisierte hämat. Gerätesysteme kommen diesen Anforderungen entgegen. Die computergesteuerte Klassifizierung u. Registrierung erfolgt im Ausstrich auf Grundlage morphol. Zellmerkmale. Versch. Gerätesysteme wurden entwickelt u. in der Praxis erprobt. Die D. der Leukozyten ist kein Parameter der Basisdiagnostik u. kein Suchtest, sondern integrierter Bestandteil einer abgestuften hämat. Diagnostik.

Leukozytenenzyme: in Leukozyten produzierte Enzyme u. a. ↑Peroxidase, ↑Myeloperoxidase, saure ↑Phosphatasen u. alkalische ↑Phosphatase, Katalase, Peptidase, Dehydrogenasen, ↑Nukleotidasen, eosinophile ↑Peroxidase.

Leukozytenkonzentrat: durch Anreicherung u. Trennung der Leukozyten von Erythrozyten u. Thrombozyten gewonnenes leukozytenreiches Präparat aus peripherem antikoaguliertem Blut. Vorteilhaft durch Anwen-

Leukozytenanomalien

	Qualitative Veränderungen	Quantitative Veränderungen
Anomalien mit autosomal dominantem Erbgang	Kernanomalien - Pelger-Huët-Anomalie - erbl.-konstitutionelle Hochsegmentierung der Neutrophilenkerne (Undritz) - Erbl.-konstitutionelle mittelstarke Segmentierung der Eosinophilenkerne (Undritz) Zytoplasma-Anomalien - May-Hegglin-Anomalie = polyphyle Reifungsstörung der Leukozyten - monophile Vakuolisierung der Lymphozyten (von Bagh-Hartling) bei amaurot. Idiotie	Zellanomalie - Tetraploidie der neutrophilen Granulozyten (Davidson) Kernanomalien - Vermehrung der geschlechtsspezif. Kernanhängsel bzw. Drumsticks (Undritz) - Vermehrung der unspezif. Kernanhängsel (Seman)
Anomalien mit autosomal rezessivem Erbgang	Zytoplasma-Anomalien - Alder-Reilly-Anomalie = Granulationsanomalie der Leukozyten - Chédiak-Steinbrinck-Anomalie = Riesengranulationsanomalie der Leukozyten - tetraphile Vakuolisierung der Leukozyten (Jordans) bei Dystrophia musculorum progressiva Typus Erb - Peroxidasedefekt der Neutrophilen u. Monozyten (Alius-Grignaschi) - Peroxidasedefekt der Eosinophilen („Presentey")	infantile Agranulozytose (Kostmann)

dung physikal. Methoden (Zentrifugation); rein chem. Verfahren der Senkungsbeschleunigung der Erythrozyten (Zusätze von Dextranen, Polyvinylpyrrolidon u. a.) beeinträchtigen partiell Vitalität der Zellen. Beurteilung des L. als diagn. bzw. dd relevante Methode bietet folgende Vorteile: große Zelldichte erlaubt Erkennen von Formanomalien; verbesserte Beurteilung des Blutbildes bei allen Zytopenien (Leukozytopenien, Agranulozytosen, Panzytopenien u. a.); sicheres Auffinden seltener Zellen (bei Leukämien unreife Vorstufen, bei Plasmozytom Plasmozytomzellen, bei Lymphogranulomatose Sternberg-Zellen, bei Anämien Megaloblasten u. kernhaltige Vorstufen u. a.); zytomorpholog. Beurteilung von Thrombozyten bei Thrombozytopenien (Megakaryozyten); Ersatzmethode für Knochenmarkpunktion bei Ablehnung o. Mißlingen derselben; Verlaufsbeobachtung unter Wegfall von Kontrollpunktionen des Knochenmarks; modifizierte Verfahren zur Herstellung eines L. bieten Möglichkeit zur Beurteilung von Phagozyten u. zum Auffinden von Tumorzellen; ther. eingesetzt zur Leukozytensubstitution, gewonnen aus frischen Vollblutkonserven (z. B. ↑Buffy coat) mit zu geringer Ausbeute o. durch techn. aufwendige ↑Leukapherese mittels Zellseparatoren als ther. wirksames Konzentrat.

Leukozytenkurve, biologische: von Schilling geprägter Begriff, der das quantitative Verhalten von Leukozyten im Verlauf von Infektionen u. anderen Erkrankungen beschreibt. Nach einer variablen Vorphase findet sich in der Phase I (Kampfphase) eine Leukozytose mit Vermehrung der Neutrophilen. Die Eosinophilen u. Lymphozyten sind dabei oft vermindert. In der Phase II (Abwehr- o. Überwindungsphase) beschreibt Schilling eine kurzfristige Erhöhung der Monozytenzahlen. Die Phase III (Heilphase) geht mit einer Normalisierung der Gesamtleukozytenzahl u. relativen Vermehrung der Lymphozyten u. Eosinophilen einher. Auch von anderen Autoren (Hoff, Selye) konnten ähnl. Gesetzmäßigkeiten beobachtet werden, wobei Einflüsse des vegetativen u. Zentralnervensystems sicher eine Rolle spielen.

Leukozytennomogramm: dient der schnellen Orientierung u. Ermittlung der absoluten Werte der versch. Zelltypen des Differentialblutbildes. Das L. von Boroviczény gibt auch die Normalbereiche für Erwachsene, Kinder u. Säuglinge an. Durch Verbinden der absoluten Leukozytenzahl mit dem prozentualen Anteil der gewünschten Leukozytenart kann die absolute Zahl abgelesen werden.

Leukozytenphosphatase, alkalische ↑Granulozytenphosphatase, alkalische.

Leukozytentest: Methode zur Diagn. des Geschlechts aufgrund von chromosomalen, trommelschlegelförmigen Anhängen der Granulozyten bei der Frau (↑Trommelschlegelkernanhang). Beim Mann fehlt dieser Anhang. Veraltetes Verfahren.

Leukozytenzählung: Verfahren der L. erfassen entweder die Gesamtleukozytenzahl o. die einzelnen Zellarten der Leukozytenpopulation (↑Leukozytendifferentialzählung). Die Ermittlung der Gesamtleukozytenzahl erfolgt mikrosk. in der Zählkammer o. mechanisiert mit elektron. ↑Zählkammern. Bei der Kammerzählung erfolgt zunächst Hämolyse der Erythrozyten u. Verdünnung des Blutes mittels 0,5 n Essigsäure. Verwendet wird die Neubauer-Kammer. Die Kammerzählung ist mit einem Variationskoeffizienten zwischen 5 u. 15 % von geringer Präzision. Höhere Präzision wird mit elektron. Teilchenzählgeräten erreicht (VK unter 5 %). Hämolyse der Erythrozyten erfolgt mit spez. Detergenzien (Saponin, quarternäre aliphat. Ammoniumverbindungen). Fehlerquellen sind unvollständige Hämolyse, inhomogene Suspension, pH-Verschiebungen, Abweichungen von der Isotonie. Bei sorgfältiger Arbeit sind die Vorteile der elektron. Zählung unbestritten.

Leukozytenzylinder: Zusammenballung von Leukozyten in Zylinderform o. massive Auflagerung von Leukozyten auf anderen Harnzylindern. Vorkommen im Urin bei Pyelonephritis. ↑Zylinder.

Leukozytopenie ⟨*gr*⟩ *f*: Verminderung der Leukozyten im peripheren Blut unter die altersentsprechenden Referenzwerte (Erwachsene $3 \cdot 10^9/l$). Da die Leukozytenwerte im peripheren Blut starken Schwankungen unterliegen können, sind bei Abweichungen der Referenzwerte immer Mehrfachbestimmungen bzw. Kontrolluntersuchungen angezeigt.

Leukozytose: Vermehrung der Leukozyten im peripheren Blut über die altersentsprechenden Referenzwerte (Erwachsene $10 \cdot 10^9/l$). Wie bei der ↑Leukozytopenie sind bei Abweichungen immer Kontrolluntersuchungen angezeigt, um kurzfristige Schwankungen der Leukozytenzahlen auszuschließen. Physiol. L. treten bei körperl. Belastung, Adrenalinausschüttung sowie in der Schwangerschaft auf. Die L. kann ein Hinweis für eine entzündl. Erkrankung o. Infektion sein, läßt sich aber auch medikamentös (z. B. durch ↑Glukokortikoide) hervorrufen. Von Virchow wurde der Leukozytosebegriff für gutartige Vermehrungen der Leukozyten reserviert. Diese Beschränkung ist heute nicht mehr übl. (↑Leukämie, leukämoide ↑Reaktion).

Leukozyturie: Anwesenheit von Leukozyten im Harnsediment; vorkommend bei Pyelonephritis, Entzündungen o. Steinen der Harnwege; „sterile" L. pathognomon. für Uro-Tuberkulose.

Leupeptin: Acetyl-L-Leucyl-L-Leucyl-Arginal; ein ↑Inhibitorprotein aus Streptomyces-Arten, das versch. Proteasen hemmt (u. a. Cathepsin B, Papain, Trypsin, Plasmin).

Leuzismus ⟨*gr*⟩ *m* ↑Albinoidismus.

LEV: *Abk* für Lupus erythematodes visceralis; systemischer ↑Lupus erythematodes.

Levallorphan: Opiatantagonist, Lorfan.

Levamisol: **1.** Anthelminthikum. **2.** ↑Immunstimulans. Wirkung von L. besteht in der Verstärkung zellvermittelter Immunreaktionen bei geschwächter (defekter) Ausgangslage, Anhebung auf Normwerte mögl.

Levatorwulst ↑Torus levatorius.

LEVE: *Abk* für Schweizerischer Berufsverband der Ausbilderinnen im Gesundheitswesen.

LeVeen-Shunt: peritoneovenöser Shunt aus Kunststoff zur Behandlung eines auf medikamentöse Ther. nicht mehr ansprechenden ↑Aszites. Der ↑Shunt muß dem Pat. implantiert werden (relativ kleiner Eingriff), u. eine ausreichende renale u. kardiale Leistung müssen vorhanden sein.

Leventhal, Michael Leo (geb. 1901), amerik. Gyn., Chicago, ↑Stein-Leventhal-Syndrom.

Levi-Montalcini, Rita (geb. 1909), italien. Neurobiologin, Turin, St. Louis/USA, Rom. 1986 Nobelpreis für Med./Physiol. (mit S. Cohen) „für ihre Entdeckung des Nervenwachstumsfaktors". ↑Nerve growth factor, ↑Epidermiswachstumsfaktor.

Levinthal-Kochblutagar: durch Watte filtrierter Kochblutagar bzw. Kochblutbouillon nach Levinthal. Zur Kultivierung für anspruchsvolle Keime, z. B. ↑Meningokokken usw. Mehrere Modifikationen.

Levisticum officinale ⟨*gr*⟩ *n*: Liebstöckel; Droge (Levistici radix) enthält ätherische ↑Öle, Hauptkomponenten sind Phthalide, außerdem ↑Cumarine; Diuretikum.

Levo-Dopa: L-Dopa; ↑Dihydroxyphenylalanin.

Levographie: röntg. Darstellung des li. Herzventrikels mittels Kontrastmittelinjektion über ↑Herzkatheter.

Levomepromazin: Neuroleptikum, ↑Phenothiazinderivat.

Levonorgestrel ↑Gestagen, ↑Nortestosteronderivate.

Levopromazin: Phenothiazinderivat, ↑Neuroleptikum, wirkt qualitativ wie Chlorpromazin.

Levopropoxyphen: Antitussivum, ohne atemdepressive Wirkung; kein Suchtpotential.

Levorphanol: vollsynthet. Morphinderivat, analget. fünfmal wirksamer als Morphin, besitzt alle Morphinwirkungen.

Levothyroxin: Zeichen T_4; ↑Schilddrüsenhormone.

Levret, André (1703–1780), frz. Gyn., Paris.

Levret-Handgriff (nach André L.): Mauriceau-Handgriff; ↑Veit-Smellie-Handgriff.

Levret-Zange (nach André L.): lange geburtshilfl. Zange mit Beckenkrümmung u. Stiftschloß.

Levy, Gabrielle (1874–1948), frz. Neurol., Paris.

Lewandowsky, Felix (1879–1921), dt. Dermat., Basel.

Lewandowsky-Lutz-Syndrom (nach Felix L.) ↑Epidermodysplasia verruciformis.

Lewin, Kurt (1890–1947), dt. Gestaltpsychologe, lebte seit 1933 in den USA. Erweiterte die Gestaltpsychologie zur Feldtheorie (topolog. u. Vektorpsychologie). Gab wesentl. Anstöße zur Entwicklung einer exp. Sozialpsychologie.

Lewis, Edward B. (geb. 1918), amerik. Wissenschaftler, USA. 1995 Nobelpreis für Med./Physiol. (mit C. Nüsslein-Vollhard u. E. F. Wieschaus) „für ihre Entdeckungen im Zusammenhang mit der genetischen Kontrolle der frühen Embryonalentwicklung".

Lewis-Blutgruppensystem: System lösl. Antigene, das den ↑Blutgruppen zugerechnet wird, sich jedoch auch im Speichel u. Blutplasma findet. Erythrozyten erwerben ihren Lewis-Phänotyp durch Adsorption von Lewis-Substanz aus dem Blutplasma. Chem. handelt es sich um Glykosphingolipide. Antikörper gegen Lewis-Antigen A u. B sind häufig, vorwiegend Kälteagglutinine, u. können zu Transfusionsstörungen führen.

Lewis-Index: Hypertrophieindex in Extremitätenableitung des EKG (↑Sokolow-Index): $(R_I + S_{III})$ $(S_I + R_{IIII})$. Linksherzhypertrophie: größer als +3,0, Rechtsherzhypertrophie: kleiner als −1,5.

Lewisit: Dichlordivinylarsinchlorid; hautschädigender chem. Kampfstoff.

Lewisit-Intoxikation: Schädigung durch Kontakt mit flüssigem, aerosoliertem o. dampfförmigem Lewisit.

Lexer, Erich (1867–1937), dt. Chir., Berlin. Begründer der plast. u. wiederherstellenden Chirurgie in Deutschland.

Leyden, Ernst Victor Benjamin van (1832–1910), dt. Int.; Königsberg, Straßburg u. Berlin. Schüler von L. Traube. L. arbeitete über neurol. Krankheiten (Tabes dorsalis, progressive Bulbärparalyse, Polyneuritis), förderte Tuberkuloseheilstättenbewegung u. Krebsforschung. ↑Charcot-Leyden-Kristalle.

Leydenfrost-Phänomen: beim Zusammentreffen zweier Stoffe mit unterschiedl. Temperatur kann sich an der Berührungsfläche eine Gashaut bilden, die das schnelle Eintreten eines Temperaturausgleichs verhindert. Dies gilt insbes., wenn Eiweißpräparationen o. Gewebe möglichst schlagartig eingefroren werden sollen (z. B. bei Gefriertrocknung). Zur Vermeidung des L. verwendet man Kontaktflüssigkeiten (Pentan, Propan u. a.).

Leydig, Franz von (1821–1908), dt. vergleichender Anat., Zool., Physiol., Würzburg, Tübingen, Bonn.

Leydig-Zelltumor (nach Franz v. L.) ↑Zwischenzellenadenom.

Leydig-Zwischenzellen (nach Franz v. L.) ↑Hodenzwischenzellen.

LE-Zellen: phagozytosefähige neutrophile segmentkernige Granulozyten, seltener eosinophile Granulozyten o. Monozyten. Erstmals von Hargraves 1948 im Knochenmark von Pat. mit Lupus erythematodes viszeralis gefunden u. nach dieser Erkrankung als L. benannt. Diese Zellen erscheinen morphol. aufgetrieben u. durch einen azidophilen homogenen Einschlußkörper charakterisiert. Zytoplasma stark reduziert, Kern randständig. Mitunter werden auch Vorstadien der LE-Zellen-Bildung, die sog. freien LE-Körperchen (LE-bodies, „Rosetten") gefunden. Pos. LE-Phänomen aber nur bei morphol. Endstadium. Dadurch von normalen Leukozyten zu unterscheiden. Verwechslungsmöglichkeiten ergeben sich bei Existenz von ↑Pseudo-LE-Zellen. L. gelten als pathognomon. für Lupus erythematodes viszeralis. Vorkommen am häufigsten in Endokard u. Glomeruli. L. sind kein morphol. Spezifikum für Lupus erythematodes viszeralis, Auftreten auch bei rheumatoider Arthritis u. bei Kollagenosen (Dermatomyositis, Sklerodermie, Panarteriitis nodosa).

LE-Zellen-Nachweis ↑LE-Zellen-Test.

LE-Zellen-Test: In-vitro-Verfahren zum Nachweis von ↑LE-Zellen als direkter o. indirekter Test. Prinzipielle Voraussetzungen aller Methoden sind die Existenz 1. von Kernmaterial untergehender Zellen, 2. des ↑LE-Faktors, 3. von phagozytosefähigen Leukozyten. Blutserum mit LE-Faktor muß vom Probanden stammen, Kernmaterial u. phagozytosefähige Zellen können vom Probanden, vom Gesunden o. von Laboratoriumstieren genommen werden. Beim direkten Test stammen alle drei Komponenten vom Pat., bei den indirekten Verfahren werden Leukozyten von den Gesunden als Substratzellen gewonnen. Ein Schnellverfahren ist der „loose body-Test" nach van Soeren, bei dem die Phase der Phagozytose entfällt, die Leukozyten nur zytolysiert u. mit LE-Faktor des Serums vermischt werden.

LE-Zellphänomen ↑LE-Zellen.

Lf-Dosis ↑Limes-Flockungswert.

L-Formen: unter best. Umwelt-, Kulturbedingungen, z. B. Penizillinzusatz, o. spontan können grampositive Bakterien ihre feste Form verlieren u. in sog. L-Phasenkolonien (nach Lister-Institut London) ohne definierte Morphol. wachsen; es sind vermehrungsfähige, filtrierbare, mureinfreie, protoplasmat. Zustandsformen.

LFW: *Abk* für langsame Füllungswelle (↑Apexkardiogramm); Ausdruck der diastol. Füllung, liegt hinter rascher frühdiastol. Füllungswelle (↑RFW) u. wird gefolgt von präsystol. Vorhofwelle (a-Welle).

LGL: *Abk* für engl. large granular lymphocytes; natürl. ↑Killerzellen.

LGL-Syndrom: Präexzitationssyndrom, Antesystoliesyndrom; Anomalie der ↑Erregungsleitung des Herzens, bei dem Anteile desselben durch rascher leitende Fasern umgangen werden. Bekannt sind ↑James-Fasern u. Mahaim-Fasern. Das L. äußert sich in einer Verkürzung der PQ-Zeit mit o. auch ohne Delta-Welle (träger Anstieg des QRS-Komplexes im EKG) u. prädisponiert zu paroxysmalen supraventrikulären Tachykardien infolge ↑Erregungskreisens. Abb.

LH: *Abk* für luteinisierendes Hormon; ↑Lutropin.

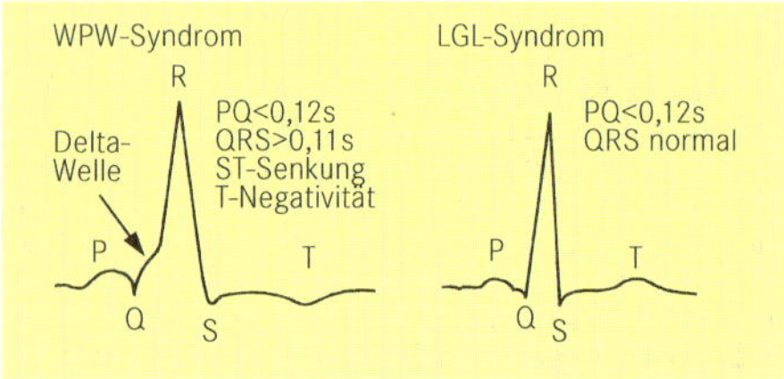

LGL-Syndrom. Syndrome mit verkürzter PQ-Zeit im EKG: LGL- u. WPW-Syndrom

Lhermitte-Zeichen: plötzl. Schmerzauslösung durch Ventralflexion des Kopfs (Nackenbeugezeichen) nach traumat. u. a. Läsionen der Halswirbelsäule. Wird wie ein elektr. Schlag empfunden. Kann auch durch andere Bewegungen, die zur Wurzelirritation führen, hervorgerufen werden.

LH-RH: *Abk* für luteinisierendes-Hormon-Releasing-Hormon; ↑Hypothalamushormone, ↑Lutropin.

Li: chem. Symbol für Lithium.

Lian-Siguier-Welti-Syndrom: hypochrome Anämie, verminderter Serumeisenspiegel, rezidivierende Thrombosen der Extremitäten, z. T. Fieberschübe, Zwerchfellhernien, z. T. Thrombozytenvermehrung.

Liberation ⟨*lat*⟩ *f*: Freisetzung von körpereigenen Wirkstoffen aus Speichern, z. B. Noradrenalin aus präsynapt. Vesikeln.

Liberationsgeschwindigkeit: Freisetzungsgeschwindigkeit.

Liberine ⟨*lat*⟩ *n Pl*: Releasing-Hormone; Neurohormone (Oligopeptide) des ↑Hypothalamus, die die Freisetzung der Hormone des Hypophysenvorderlappens bewirken.

Libido ⟨*lat*⟩ *f*: sexuelles Verlangen, Geschlechtstrieb, Lust nach sexueller Betätigung u. Befriedigung; hormonelle Grundlagen der L. sind v. a. ↑Androgene für beide Geschlechter. Auf dieser biol. Basis gewinnen aber im Lauf des Lebens psychonervale Faktoren noch größere Bedeutung, z. B. sinnl. Eindrücke, emotionale Partnerbeziehungen. Davon u. vom allg. Gesundheitszustand sowie Lebensalter hängen Stärke u. Schwankungen der L. ab. Das Klimakterium führt normalerweise nur zu einem geringen Nachlassen der L. Seltener als durch Hormondefizit o. andere somat. Faktoren, körperl. Erkrankungen o. Arzneimittel (Arzneimittelnebenwirkungen, z. B. bei Hormonen wie Östrogenen Antiandrogenen, Kortikoiden, bei Antidepressiva, Antihypertensiva wie z. B. Clonidin, Reserpin, Alphablockern, Betablockern, Morphinderivaten, Phenofluazinen, Thioxanthinen, Butyrophenonen, Äthanol, Spironolacton, Cimetidin, Atropin, Zytostatika) sind Libidostörungen u. Schwankungen psych. bedingt. ↑Sexualstörungen, ↑Hypolibidimie.

Libman, Emanuel (1872–1946), Int., New York.

Libman-Sacks-Endokarditis (nach Emanuel L. u. B. S.): Sympt. eines systemischen ↑Lupus erythematodes; atyp. verruköse Endokarditis mit flach-polypösen Fibrinauflagerungen am Klappenschließungsrand (insbes. der Mitralklappe). Tendenz zur Ausdehnung auf die Klappenfläche u. das parietale Endokard. Meist symptomarm. Ausbildung von Vitien u. Störungen der Strömungsverhältnisse selten; ggf. Angriffspunkt einer bakteriellen Entzündung.

Lichen ⟨*gr*⟩ *m*: Flechte; Bez. meist für Knötchenflechte gebräuchl., wo Knötchen als charakterist. Sympt. vorherrschen, auch für verstärkte u. vergrößerte Hautfelderung (↑Lichenifikation) benutzt.

Lichen albus ↑Lichen sclerosus et atrophicus.

Lichen atrophicus ↑Lichen sclerosus et atrophicus.

Lichen corné: Lichen ruber verrucosus.

Lichenifikation: chagrinlederartiges Aussehen der Haut bei chron. Reizzuständen (chron. Ekzem, ↑Neurodermitis).

Lichen islandicus ↑Cetraria islandica.

Lichen nitidus: stecknadelkopfgroße, glänzende, nicht juckende Knötchen an Penis, Bauch u. Gelenkbeugen.

lichenoid ⟨*gr*⟩ *Adj*: knötchenartig.

Lichen pilaris: Keratosis follicularis; an den Streckseiten der Oberarme, weniger der Unterschenkel, aber auch am oberen Stamm vorkommende stärkere Verhornung der Follikelöffnungen mit Retention der Wollhaare. Oft Zeichen einer Durchblutungsstörung.

Lichen planus ↑Lichen ruber planus.

Lichen progenitalis: ↑Lichen ruber planus am Penis.

Lichen ruber follicularis decalvans: Graham-Little-Syndrom; mit geringen entzündl. Erscheinungen u. festhaftender Schuppung einhergehende narbige Haarlosigkeit am Kopf.

Lichen ruber planus: Lichen ruber acuminatus; braunrote, hirsekorngroße, derbe juckende Knötchen, deren kegelförmige verhornte Spitze eine Epidermisschuppe trägt. Unregelmäßig verstreut o. gruppiert o. zu größeren chagrinlederartigen Plaques verschmolzen; oft Schleimhauterscheinungen. Beim L. r. p. (Wilson) i. e. S. finden sich blaßrote, flache, schuppenlose, juckende polygonale Knötchen mit wachsartigem Glanz, oft mit kleiner zentraler Delle u. feiner netzartiger grauweißer Streifung (Wickham-Streifung, Abb. 1). Sitz vornehml. Beugeseiten der Unterarme, Streckseiten der Unterschenkel, Genitalregion, Schleimhaut der Wangen u. Zunge. Auslösen des Koebner-Phänomens mögl. (isomorpher ↑Reizeffekt). Sonderformen: als 1. Lichen ruber generalisatus: exanthemat. ausgebreiteter L. r. p. 2. Lichen ruber pemphigoides: L. r. p. mit Blasen. 3. Lichen ruber verrucosus: Abart des L. r. p. an den Unterschenkeln. Neben typ. Knötchen, derbe, warzenartige Plaques. 4. Lichen ruber obtusus (Unna): aus stumpfen Papeln zusammengesetzter Ausschlag. Abb. 1 u. 2.

Lichen sclerosus et atrophicus: vorwiegend postklimakter. bei Frauen auftretende grauweiße, im auffallenden Licht glänzende, linsengroße, atroph. Herde mit zunächst blaß rötl. Saum; Aggregation der Einzeleffloreszenzen, follikuläre Hyperkeratosen, Juckreiz. Prädilektionsstellen symmetr. an seitl. Hals, Brust, Nacken, Schultern, Armbeugen, Nates, Genital-perigenital- u. Perianalbereich. Dabei häufiger ↑Kraurosis vulvae, ↑Kraurosis penis. Abb.

Lichen scorbuticus: hyperkeratot. Follikelöffnungen bei ↑Skorbut.

Lichen scrophulosorum ↑Tuberkulose.

Lichen simplex acutus: Strophulus infantum (↑Prurigo acuta).

Lichen simplex chronicus ↑Neurodermitis.

Lichen strophulus ↑Prurigo acuta.

Lichen syphiliticus: kleinpapulöse Syphilis.

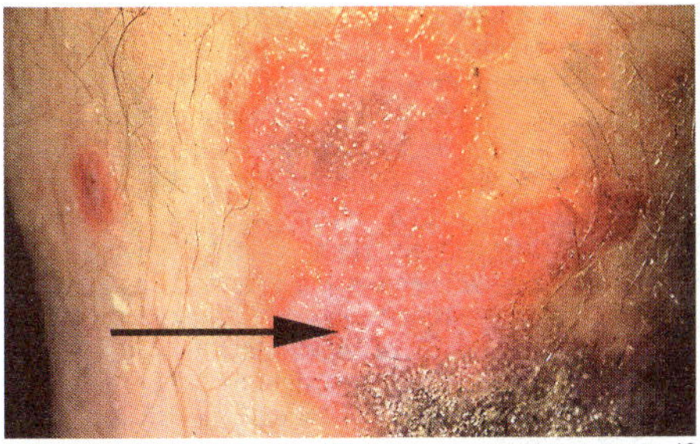

13

Lichen ruber planus (Abb. 1)
mit Wickham-Streifung (Pfeil)

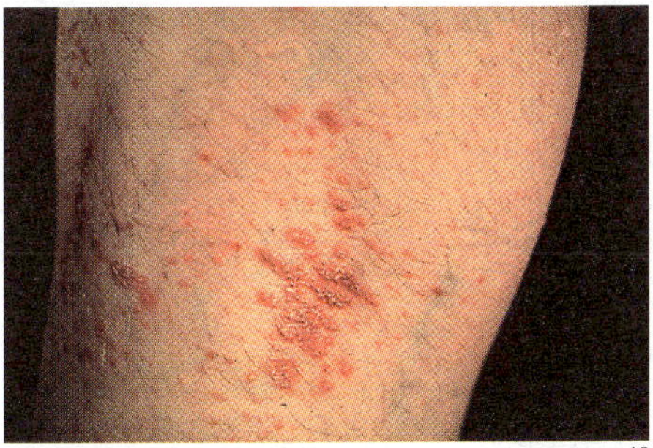

13

Lichen ruber planus (Abb. 2)
mit Koebner-Phänomen

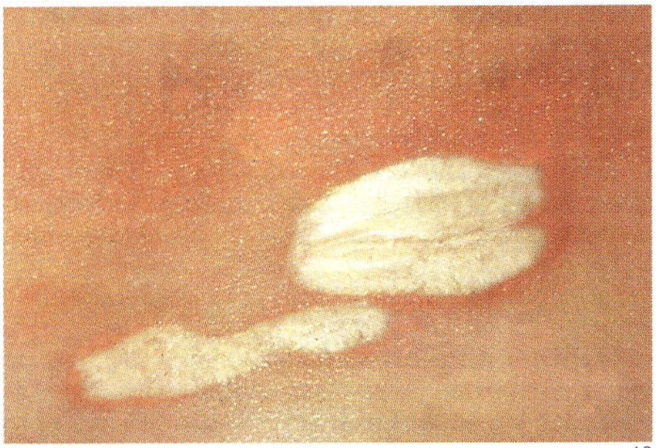

13

Lichen sclerosus et atrophicus

Lichen trichophyticus: an Follikel gebundene Knötchen, bes. am Rumpf bei Kindern mit Trichophytia profunda (↑Trichophytie).

Lichen tropicus: „roter Hund“, akutes Ekzem (rote Knötchen usw.) nach starkem Schwitzen in den Tropen.

Lichen urticatus ↑Prurigo acuta.

Lichen verrucosus ↑Lichen ruber planus.

Licht: ↑Spektrum der elektromagnet. Wellen.

Lichtbehandlung: Anwendung von natürl. Strahlung (Sonnen- u. Himmelsstrahlung) o. künstl. Lichtquellen (Finsenlicht, Quarzlampe, Sollux, Rot-, Blaulicht u. a.) zu ther. Zwecken. Bei akuten Krankheiten ist die L. kontraindiziert. Bei chron. Hautkrankheiten, verzögerter Rekonvaleszenz, Osteoporose usw. spielt die natürl. L. oft eine entscheidende ther. Rolle.

Lichtbogenunfall: Einwirkung eines an elektrotechn. Anlagen durch Kurz- o. Erdschluß ausgelösten Lichtbogens auf den Menschen, die zu einer Schädigung des Organismus führt. Die auftretende Strahlung (↑Ultraviolett u. ↑Infrarot) ruft in Abhängigkeit von Intensität u. Dauer der Lichtbogeneinwirkung ↑Verbrennungen 1.–4. Grades u. ↑Verblitzungen der Augen hervor. In Brand geratene Kleidung vergrößert das Ausmaß der Verbrennungen. Häufig kommt es zu einer Metallisation der der Strahlung ausgesetzten Hautpartien, da das Leitermetall durch die hohe (ca. 3 500 °C) Lichtbogenkerntemperatur verdampft. Mit dem Lichtbogen verbundene hohe Schalldruckpegel (> 135 dB) können das Innenohr schädigen, ↑Schalldruckpegelbereich, hörbarer. Unfälle durch Lichtbogen sind nicht zwangsläufig mit einer elektr. Durchströmung des Körpers verbunden. Ein ↑Elektrounfall im Hochspannungsbereich (> 1 000 V) wird jedoch i. d. R. durch einen Lichtbogen eingeleitet.

Lichtdermatosen: Hautkrankheiten, deren Entstehung u. Verlauf maßgebl. durch Sonnenlicht beeinflußt wird. Die Lichtempfindlichkeit der Haut kann durch Verminderung natürl. strahlenabsorbierender Hautinhaltsstoffe, durch endogen o. exogen zugeführte Sensibilisatoren, die phototox. o. photoallerg. Reaktionen ermöglichen u. durch defektive DNA-Reparatur gestört sein. Unter dem Begriff L. werden ätiopathogenet. unterschiedl. Krankheiten zusammengefaßt, z. B. Dermatitis durch zu intensive Bestrahlung mit Sonnenlicht (Sonnenbrand), phototox. Reaktionen durch photodynam. wirksame Substanzen u. Lichteinwirkung (Berloque-Dermatitis), photoallerg. Reaktion, wenn Substanzen erst durch Lichteinwirkung allergen werden, ↑Porphyrie, ↑Xeroderma pigmentosum. Abb.

Lichtenberg, Alexander von (1880–1943), Urol., Berlin. 1933 emigriert, in Mexiko gestorben. Mitbegründer der urol. Röntgenuntersuchungstechnik.

Lichtenstein, Louis, zeitgen. amerik. Arzt, New York. ↑Osteofibrosis deformans juvenilis Uehlinger.

Lichterythem ⟨*gr*⟩ *n*: Rötung der Haut nach Einwirkung kurz- o. mittelwelliger Ultraviolettbestrahlung (Wellenlänge unter 313 nm). Entspricht der Verbrennung I. Grades; ↑Lichtdermatosen.

Lichtheim, Ludwig (1845–1928), dt. Int., Königsberg, Bonn, Bern.

Lichtheim-Déjerine-Zeichen (nach Ludwig L. u. Joseph J. D.) ↑Déjerine-Lichtheim-Zeichen.

Lichtheim-Krankheit (nach Ludwig L.): Bez. für die sog. subkortikale sensor. ↑Aphasie.

Lichthof: Wird eine kleine Fläche einer photograph. Schicht belichtet, so ist nach der Entwicklung die geschwärzte Fläche größer als die ursprüngl. belichtete. Ursachen sind die Beugung u. Streuung des Lichts an den Bromsilberkristallen (Diffusionslichthof) u. die Reflexion des Lichts an den Flächen des Schichtträgers (Reflexionslichthof). Die Reflexion kann durch eine lichtabsorbierende Schicht (z. B. Braunstein) zwischen Träger u. Photoschicht stark vermindert werden. Bei beidseitig begossenen Filmen kann man den Träger einfärben. Bei Röntgenaufnahmen mit Verstärkerfolien kommt noch die Lichtstreuung in den Leuchtstoffschichten u. Reflexion am Schichtträger hinzu. Die Auswirkung des L. auf die Abbildungsgüte wird durch die ↑Modulationsübertragungsfunktion beschrieben.

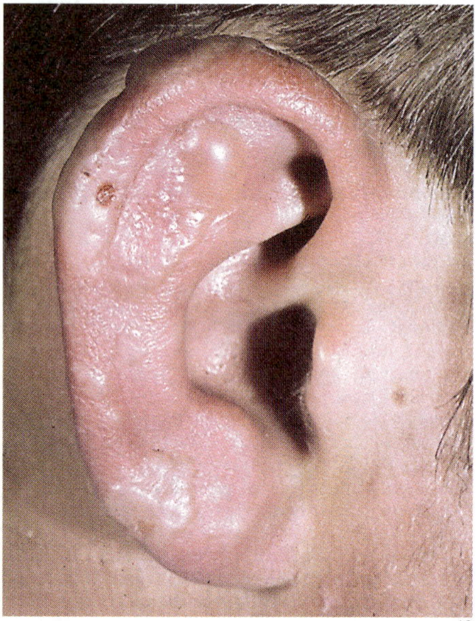

13

Lichtdermatose

Lichtkoagulation: Photokoagulation; Methode von G. Meyer-Schwickerath zur transpupillaren Koagulation von Netzhautanteilen mit energiereichem fokussiertem Licht (z. B. Xenonlicht) bei Gefahr o. Beginn der Ablatio retinae, bei Retinopathia diabetica, bei Retinoblastom (in Kombination mit anderen Methoden), bei Gefäßtumoren u. Teleangiektasien der Netzhaut u. zur Pupillenbildung bei ↑Occlusio pupillae, ↑Argon-Plasma-Koagulation.

Licht, kohärentes: elektromagnet. Wellen, zwischen denen eine feste Phasendifferenz besteht u. die bei Überlagerung Interferenz zeigen. Als Quelle für k. L. dienen z. B. ↑Laser.

Lichtkrankheiten ↑Lichtdermatosen.

Lichtleiter: Glasfaserbündel, die Licht auf gekrümmten Wegen leiten. Ursache ist die Totalreflexion des Lichts, die an Grenzflächen zwischen einem opt. dichteren u. einem opt. dünneren Medium, hier an der Faserwand, auftritt. L. dienen in der ↑Endoskopie als ungeordnete Bündel zur Beleuchtung u. als geordnete Bündel zur Inspektion von Hohlorganen.

Licht, polarisiertes: eine elektromagnet. Welle, bei der im Ggs. zu natürl. Licht der elektr. Vektor in einer räuml. u. zeitl. feststehenden Ebene schwingt. P. L. wird mittels Polarisatoren (Nicol-Prisma, dichroit. Kristallfolien) aus natürl. Licht erzeugt u. dient z. B. in der Polarisationsmikroskopie zur Untersuchung doppelbrechender Objektstrukturen.

Lichtreaktion: Pupillenreflex auf Lichtreize. ↑Pupillenreaktion.

Lichtscheu: Photophobie; von Abwehrreaktionen wie Zukneifen der Lider u. Abwenden vom Licht gefolgte unangenehme Empfindung bei Lichteinfall. Kann durch starke ↑Blendung verursacht sein, durch alle Entzündungen der vorderen Augenabschnitte (Konjunktivitis, Keratitis, Iritis, Zyklitis), aber auch durch Allgemeinerkrankungen wie Akrodynie, Skrofulose o. Neurasthenie u. Hysterie. Charakterist. auch für das infantile Glaukom, dabei auch gelegentl. Reizung des N. nasociliaris.

Lichtschutzsalben: Salben mit der Aufgabe, den erythembildenden Strahlenanteil (λ = 280–315 nm, Maximum bei 307–308 nm) des Sonnenlichts zu absorbieren u. unschädl. zu machen, ohne die ther. wichtigen langwelligeren UV-Strahlen (λ: 315–400 nm) mit bakterizider Wirkung zu beeinflussen. Sie enthalten Verbindungen wie z. B. p-Aminobenzoesäureester, Hydroxyderivate des Cumarins, Salicylsäureabkömmlinge, Anthranilsäureester, Dibenzalazin. Die Schutzwirkung ist von der Schichtdicke u. Sonnenstrahlintensität abhängig. In neuester Zeit gewinnen anstelle der Salben zunehmend Aerosolpräparate, ↑ Aerodispersionen an Bedeutung.

Lichtschwiele: Verdickung der epidermalen Hornschicht durch UV-Lichteinwirkung; dadurch wird Eindringen des UV-Lichts erschwert.

Licht, sichtbares: Anteil der Globalstrahlung, die vom Auge wahrgenommen wird (Wellenlänge: 400–780 nm). Physiol. Bedeutung kommt dem s. L. durch seine Fähigkeit, den physiol. Tagesrhythmus zu synchronisieren, zu. Die hierzu nötige Suppression der Melatoninfreisetzung ist ab 2 500 Lux nachgewiesen. Ther. ist dieses Prinzip bei Schlafstörungen u. der saisonabhängigen Depression (SAD) wirksam.

Lichtsinn: einfachste opt. Wahrnehmungsvermittlung, an die periphere Netzhaut gebunden, reicht von Hell-Dunkel-Wahrnehmung bis zur Unterscheidung von unterschiedl. Lichtintensitäten. Lichtrichtungssinn: nächste höhere Stufe des Lichtsinns, vermittelt die Wahrnehmung der richtigen Lichtprojektion. Vergleichende Lichtsinnprüfung: Untersuchung zur Feststellung des Lichtsinns eines Auges im Vergleich zum Partnerauge. Gibt Auskunft über Leistungen der peripheren Netzhaut hinter getrübten brechenden Medien. Der Pat. hat anzugeben, in welcher Entfernung ihm hinter geschlossenen Lidern ein dem einen Auge dargebotener Lichtpunkt auf dem anderen gleich hell erscheint. Objektivierung durch ↑ Elektroretinogramm.

Lichtsinnperimetrie ↑ Perimetrie.

Lichtstarre ↑ Pupillenstarre.

Lichtstrom: Lichtleistung einer Lichtquelle. Die Maßeinheit des L. ist das Lumen (lm). ↑ Strahlungsgrößen.

Lichturtikaria: zur Gruppe der Lichtdermatosen gehörende Reaktion der Haut auf Sonnenbestrahlung mit Rötung u. Juckreiz, ggf. auch Quaddelbildung; häufig auch als Sonnenallergie bezeichnet; es handelt sich um eine Überempfindlichkeit gegenüber Sonnenstrahlung, nicht aber um eine allerg. Reaktion im eigentl. Sinne.

Lichtvisierblende: Vorrichtung zum seitl. Begrenzen eines Strahlenbündels in der Röntgentechnik, bei der die Ausdehnung dieses Bündels durch Licht sichtbar gemacht wird u. die Begrenzung den jeweiligen Bedürfnissen angepaßt werden kann. L. sind als Tiefenblenden ausgebildet, d. h. sie umfassen mehrere hintereinandergeschaltete Blendensysteme. Dadurch wird nicht nur das Strahlenbündel begrenzt, sondern auch extrafokale Strahlung absorbiert. Bei den meisten Therapiegeräten entspricht die durch die L. markierte Feldgrenze der 80 %-Isodose des Nutzstrahlungsbündels.

Lichtwitz-Nadel: Punktionsnadel mit Öffnungen am seitl. Kanülenende zur Vermeidung von Luftembolien für die Spülung der Kieferhöhle vom unteren Nasengang.

Lid: Augenlid, ↑ Palpebra.

Lidachse: Verlauf des Augenlides; abhängig von genet. (rass.) Einflüssen (mongoloide Schrägstellung des Augenlides); auch diagn. verwertbares Hinweiszeichen (Minor malformation) auf angeborene Entwicklungsstörung, z. B. Trisomie 21 (↑ Down-Syndrom), Franceschetti-Syndrom (↑ Dysostosis mandibulofacialis).

Lidaprim: Cosoltrim, schwerresorbierbares Sulfonamid, Kombination aus Sulfametrol u. Trimethoprim.

Liddle-Syndrom: Pseudohyperaldosteronismus; funktionelle Tubulopathie der Niere mit ↑ Hypernaträmie, Hypokaliämie u. Alkalose. Klin.: hypertone Hyperhydration, bei der im Ggs. zum Conn-Syndrom die Aldosteronsekretion gedrosselt bzw. nicht erhöht ist.

Lidhalter: Gerät zur Spreizung der Lidspalte nach Anästhesie, entweder gleichzeitig für Ober- u. Unterlid (z. B. bei Operationen) o. getrennte Geräte, ↑ Desmarres-Lidhalter.

Lidinfektion ↑ Augeninfektion.

Lidkarzinom: verallgemeinernde Bez. aller epithelialen malignen Lidtumoren, in Reihenfolge der Häufigkeit Basaliom, Talgdrüsenkarzinom, Plattenepithelkarzinom. Hauptgefahr besteht in lokaler Zerstörung funktionell wertvollen Gewebes, bes. bei lidkantennahem Sitz.

Lidkolobom: seltene Fehlbildung der Augenlider; dreieckiger Gewebedefekt mit Basis am Lidrand. Oberlidkolobome liegen meist in der inneren Hälfte, Unterlidkolobome außen. Isolierte Fehlbildung o. in Kombination: Lippen-Gaumen-Spalte, Ohrdefekte, Extremitätenfehlbildungen. ↑ Dysostosis mandibulofacialis.

Lidkrampf ↑ Blepharospasmus.

Lidocain: Lokalanästhetikum vom Amidtyp. Zusatz von vasokonstriktor. Stoffen nicht nötig. Zur Infiltrations- u. Leitungsanästhesie. Spaltung durch versch. Abbauwege (hauptsächl. Oxidation) in der Leber. Langsamerer Abbau als ↑ Procain. L. wird außerdem als Antiarrhythmikum angewendet. Verlängert die effektive Refraktärperiode des Reizleitungssytems des Herzens. ↑ Antiarrhythmika.

Lidödem: Schwellung der Lidhaut. Ursachen: allerg. tox. (Insektenstich), angioneurot. (↑ Quincke-Ödem), entzündl. (Blepharitis, Erysipel, Zoster, Sinusitis, Ohr- o. Nasenfurunkel), Eiweißmangel (Nephrose). Abb.

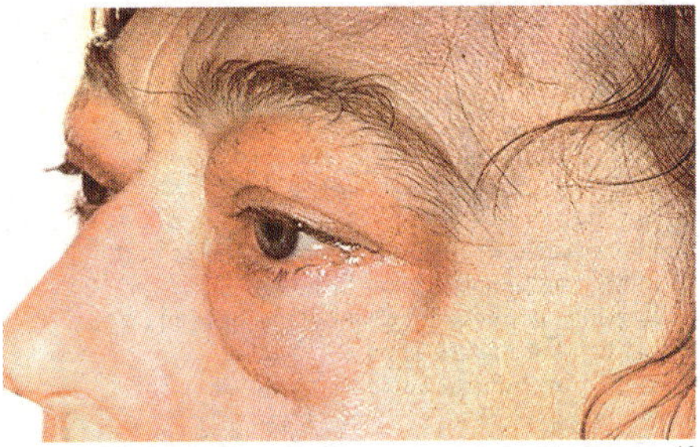

19

Lidödem

Lidoflazin: ein ↑ Koronarmittel.

Lidrandentzündung ↑ Blepharitis.

Lidrandreflex: Schmerzreflex, der normalerweise bei Berührung des Lidrands einen Lidschluß auslöst. Wird in der Anästhesie zur Prüfung der Narkosetiefe benutzt, da er bis zum 3. Stadium nach Guedel nachweisbar ist.

Lidsarkom: meist ist damit das vom Lid ausgehende maligne Melanom gemeint. ↑ Melanom, malignes.

L

Lidschlag: Bewegung des Oberlides zur Feuchthaltung u. mechan. Reinigung der Hornhaut.

Lidschlußreaktion: Orbikularisreaktion, Pilcz-Westphal-Zeichen; Pupillenverengung bei Lidschluß o. Versuch, Lidspalte gegen Widerstand zu schließen. Mitbewegung, die auf Faserverbindung zwischen den Kerngebieten des 7. u. 8. Hirnnerven beruht u. auch bei lichtstarrer Pupille auslösbar ist.

Lidschluß, reflektorischer: bei Berührung der Hornhaut mit feinem Wattebausch ausgelöster Lidschlag. Zur Prüfung der Hornhautsensibilität.

Lidschlußreflex: schnelles, unwillkürl. Schließen der Augenlider bei Einwirkungen auf die Hornhaut o. die nächste Umgebung des Auges durch Fremdkörper, Anblasen mit Luft u. a. Auch bei plötzl. Blendung. Das Reflexzentrum liegt im Hirnstamm. Auf der efferenten Seite ist der Kern des N. facialis verantwortl. Der L. gehört zu den ↑Fremdreflexen.

Lidsperrer ↑Lidhalter.

Lidwinkelkonjunktivitis: Conjunctivitis angularis, Blepharoconjunctivitis angularis. Häufig bei ↑Trachom der (sub)trop. Länder v. a. in Sommermonaten beobachtete Bindehautentzündung. Übertragung durch Schmierinfektion, passiv durch Fliegen. Erreger Diplobakterien (↑Moraxella lacunata), ↑Augeninfektion.

Liébault, A. (1823–1904), frz. Psychiater. Repräsentant der Hypnoseschule von Nancy.

Lieberkühn, Johann Nathanael (1711–1756), dt. Arzt, Berlin. Nebenberufl. anat. Untersuchungen.

Lieberkühn-Krypten (nach Johann N. L.): Glandulae intestinales; einfach tubulöse Drüsen in der Tunica mucosa von Dünndarm u. Dickdarm. Abb.

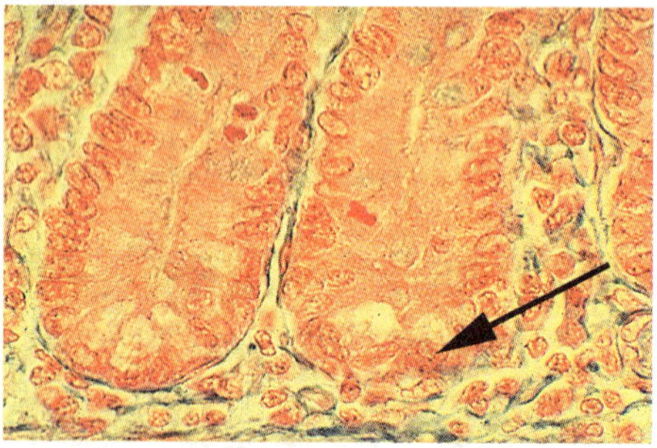

30

Lieberkühn-Krypten. Histologischer Schnitt durch das Jejunum, Azanfärbung; tubulöse Drüsen, am Grund Panethzellen (Pfeil), seitlich Mitosen für den Zellnachschub zur Zotte

Liebermann-Burchardt-Reaktion: Farbreaktion zum Nachweis von ↑Sterolen; dient der quantitativen Bestimmung des Cholesterins im Blut. In Chloroform gelöste ungesättigte Sterole geben nach Zusatz von Schwefelsäure u. Acetanhydrid einen Farbumschlag von rosa über blau nach grün.

Liebermann-Cole-Syndrom ↑Basalzellnävussyndrom.

Liebermann-Probe: Farbreaktion (grün über blau nach violett), die fettfreie Proteinlösungen nach Zusatz konzentrierter Salzsäure liefern. Die L. beruht auf Reaktionen der im Proteinmolekül vorhandenen aromat. Aminosäurereste u. Kohlenhydratanteile.

Liebermeister-Regel: Steigerung der Körpertemperatur um 1 °C entspricht einer Pulsfrequenzzunahme um 8 Schläge pro Minute.

Liebeswahn ↑Paranoia.

Liebig, Justus Freiherr von (1803–1873), dt. Chemiker, Gießen u. München. Wichtigste Arbeiten über Verbesserung der menschl. Ernährung (künstl. Düngung).

Liebreich, Matthias Eugen Oskar (1839–1908), Pharmak., Berlin. L. entdeckte 1869 die sedierende Wirkung des 1832 von Justus von Liebig (1803–1873) dargestellten ↑Chloralhydrats. Darüber hinaus führte er neue Anästhetika, die Quecksilberamide u. das ↑Lanolin in den Arzneimittelschatz ein. Herausgeber der „Encyclopädie der Therapie" (1900).

Liebstöckel ↑Levisticum officinale.

Liegekur: ↑Klimaexpositionsverfahren, bei dem der Pat. über mehrere Stunden in spez. nach außen geöffneten Hallen o. im Freien der Umgebungsluft exponiert wird. Wirksame Faktoren sind luftchem. u. therm. Klimawirkungen (therm. u. luftchemischer ↑Wirkungskomplex) sowie vermutl. auch die gleichmäßigere Verteilung der Lungendurchblutung mit verbesserter Perfusion der obenen Lungenabschnitte.

Liegezeitbestimmung: möglichst genaue Feststellung des Todeszeitpunkts. Bez. wird zumeist dann gebraucht, wenn zwischen Todeseintritt u. Auffindung bzw. Untersuchung der Leiche ein größerer Zeitraum (Wochen, Monate o. Jahre) liegt.

Lien ⟨*lat*⟩ *m*: Splen, ↑Milz.

Lien accessorius: Nebenmilz; angeborene Überzahl von Milzen. Neben einer normalgroßen Milz bestehen kirschgroße Knötchen aus Milzparenchym. Nebenmilzen liegen zu 75 % in Hilumnähe, seltener in den Gekröseblättern, entlang der A. lienalis o. im Pankreasschwanz.

Lien lobatus: angeborene Lappung der Milz durch Einkerbungen des oberen Rands. Wie Milzagenesie (↑Aspleniesyndrom) kann auch die gelappte Milz mit Herzdefekten u. Situs inversus kombiniert sein.

Lien mobilis: Wandermilz, von der Normallage entfernte bzw. abnorm bewegl. Milz.

Lienographie: Röntgendarstellung der Milzarterie mittels superselektiver ↑Angiographie nach Sondierung der A. coeliaca u. der A. lienalis. Das Verfahren ist zur indirekten Splenoportographie bes. geeignet.

Lienterie ⟨*gr*⟩ *f*: durch Kurzschlüsse im Darm bedingte Durchfälle mit unverdauten Nahrungsbestandteilen.

Lièvre-Bloch-Michel-Syndrom: renaler Glukosephosphatdiabetes, proximale Tubulopathie mit Glukosurie u. Phosphaturie.

LIF: *Abk* für engl. leukocytosis inducing factor; bewirkt Ausschwemmung der Granulozyten aus den Bildungsstätten.

Life event: Lebensereignis; in der Entwicklungspsychologie geprägter Begriff zur Beschreibung von Entwicklungsprozessen im Erwachsenenalter; biograph. signifikante Geschehnisse (Krankheit, Heirat, Verlust eines Angehörigen, Berufswechsel etc.), die eine Herausforderung der bestehenden Weltsicht u. der damit verknüpften Ressourcen der Person darstellen u. sog. Coping-Prozesse erfordern. Die Fähigkeit zur Auseinandersetzung mit dem Ereignis u. die abschließende Bewältigung u. Integration in die Biographie bestimmen Erlebnisweise, Qualität u. Ausgang des Bewältigungsprozesses.

Life island ⟨*engl*⟩ ↑Gnotobiose.

Life table method ⟨*engl*⟩: Sterbetafelmethode.

Lifter ⟨*engl*⟩ *m*: Hebegerät; zu den körperfernen technischen ↑Hilfen gehörende mobile o. stationäre Hebevorrichtung, die mechan., hydraul. o. pneumat. das Heben von Schwerstgeschädigten u. damit die Pflege erleichtert (z. B. Bett – Rollstuhl, Rollstuhl – Wanne o. auch stationär als Treppenlifter).

Lig.: *Abk* für Ligamentum.

Ligamentum ⟨*lat*⟩ *n*: *Abk* Lig.; *Pl* Ligamenta (Ligg.); Binde, Band, bandartige Verbindung von Knochen an Gelenken (Gelenkband) o. auch unabhängig von diesen; histol. bestehen die Bänder aus straffem kollagenen Bindegewebe, welches ihnen eine weißl. Eigenfarbe verleiht. Das kollagene Material ist von elast. Fasern in unterschiedl. Menge durchsetzt. Überwiegen letztere, handelt es sich um gelbl. gefärbte elast. Bänder u. Sehnen (z. B. ↑Ligamenta flava). Die vorwiegend kollagenen Bänder sind zugfest, nur gering dehnbar, die elast. zugelast., stark dehnbar. **Lig. acromioclaviculare**: vom Akromion zum seitl. Ende des Schlüsselbeins ziehendes Band. **Ligg. alaria**: Flügelbänder; verlaufen von lateralen Abschnitten des Dens axis zum Foramen magnum. **Lig. anococcygeum**: Septum anococcygeum (JNA); bandartiger Strang vom Anus zur Steißbeinspitze. **Lig. anulare radii**: Ringband des Speichenkopfs; an der Ulna befestigt u. umgreift den Radiuskopf. **Lig. anulare stapedis**: Ringband des Steigbügels; befestigt die Fußplatte des Steigbügels bewegl. im ovalen Vorhoffenster. **Ligg. anularia trachealia**: membranöse Verbindung der Knorpelspangen der Luftröhre; bestehen etwa zu gleichen Teilen aus kollagenem u. aus elast. Material. **Lig. apicis dentis**: Band von der Spitze des Dens axis zum vorderen Rand des Foramen magnum. **Lig. arcuatum pubis**: Bogenband, welches am unteren Rand der Symphyse beide Schambeine verbindet. **Lig. arteriosum**: bindegewebiger Rest des ↑Ductus arteriosus. **Ligg. auricularia**: Bindegewebezüge für die Befestigung des Ohrmuschelknorpels am Schläfenbein. **Lig. bifurcatum**: distal-dorsal am Kalkaneus entspringendes Band, das sich teilt in ↑Ligamentum calcaneonaviculare u. ↑Ligamentum calcaneocuboideum. **Lig. bipartitum** ↑Ligamentum bifurcatum. **Lig. calcaneocuboideum**: Verstärkungsband dorsal der ↑Articulatio calcaneocuboidea. **Lig. calcaneocuboideum plantare**: Verstärkungsband plantar der Articulatio calcaneocuboidea. **Lig. calcaneofibulare**: Band vom Malleolus lateralis fibulae zum Kalkaneus; verstärkt das obere Sprunggelenk. **Lig. calcaneonaviculare**: dorsales Band zwischen Kalkaneus u. Os naviculare; verstärkt die ↑Articulatio talocalcaneonavicularis. **Lig. calcaneonaviculare plantare**: Pfannenband an der Plantarseite von Kalkaneus u. Os naviculare; trägt das Caput tali. **Lig. calcaneotibiale**: Ligamentum deltoideum, Pars tibiocalcanearis. **Lig. capitis costae intraarticulare**: an der 2.–10. Rippe von der Crista capitis costae zur Zwischenwirbelscheibe verlaufendes Band; teilt die ↑Articulationes capitis costae 2–10 in einen oberen u. einen unteren Abschnitt. **Lig. capitis costae radiatum**: Band vom Rippenkopf zu den benachbarten Wirbelkörpern. **Lig. capitis femoris**: Band vom unteren Rand der Fossa acetabuli zur Fovea capitis femoris. In ihm verläuft der Ramus acetabularis der A. obturatoria. **Lig. capitis fibulae**: Band, welches vorn (L. c. f. anterius) bzw. hinten (L. c. f. posterius) die ↑Articulatio tibiofibularis verstärkt. **Lig. carpi radiatum**: Bez. für diejenigen Bänder, die sich palmar vom Os capitatum zu den benachbarten Handwurzelknochen erstrecken. **Ligg. carpometacarpalia dorsalia**: dorsale Verstärkungsbänder der Articulationes carpometacarpeae. **Lig. carpometacarpalia palmaria**: palmare Verstärkungsbänder der Articulationes carpometacarpeae. **Lig. collaterale carpi radiale**: am Rande des proximalen Handgelenks zwischen Processus styloideus radii u. Os scaphoideum verlaufendes Band. **Lig. collaterale carpi ulnare**: am Rande des proximalen Handgelenks zwischen Processus styloideus ulnae u. Os triquetrum verlaufendes Band. **Lig. collaterale fibulare**: zwischen Epicondylus lateralis femoris u. Caput fibulae verlaufendes Band; hat keine direkte Beziehung zur Kapsel des Kniegelenks. **Lig. collaterale radiale**: am Ellenbogengelenk zwischen Epicondylus lateralis humeri u. Ligamentum anulare radii verlaufendes Band. **Lig. collaterale tibiale**: zwischen Epicondylus medialis femoris u. Condylus medialis femoris zur Tibia verlaufendes Band. **Lig. collaterale ulnare**: am Ellenbogengelenk vom Epicondylus medialis humeri zum Processus coronoideus ulnae u. zur medialen Fläche der Elle flächenförmig ziehendes Band. **Lig. conoideum**: Ligamentum coracoclaviculare, Pars conoidea (JNA); hinterer Teil des ↑Ligamentum coracoclaviculare. **Lig. coracoacromiale**: Band zwischen Processus coracoideus u. Akromion; Dach des Schultergelenks, welches eine Abduktion des Arms über 90° in ihm verhindert. **Lig. coracoclaviculare**: Band zwischen Processus coracoideus u. Klavikula; besteht aus 2 Teilen, ↑Ligamentum trapezoideum (vorn) u. ↑Ligamentum conoideum (hinten). **Lig. coracohumerale**: Band von der Basis des Processus coracoideus zum Tuberculum majus u. minus humeri; hilft das Gewicht des herabhängenden Arms tragen. **Lig. coronarium hepatis**: Mesohepaticum laterale (JNA); Bauchfellduplikatur zwischen Leber u. Zwerchfell; bildet die Fortsetzung des ↑Ligamentum falciforme hepatis u. begrenzt seitl. den peritonealfreien oberen Teil (Area nuda) der Leber. **Lig. costoclaviculare**: Band zwischen medialem Schlüsselbein u. Knorpel der 1. Rippe. **Lig. costotransversarium**: Band, welches die dorsale Fläche des Rippenhalses mit der ventralen Fläche des entsprechenden Querfortsatzes verbindet; füllt das Foramen costotransversarium fast vollständig aus. **Lig. costotransversarium laterale**: Band vom dorsalen Rand des Collum costae zum Ursprung des nächsthöheren Processus transversus. **Lig. costotransversarium superius**: Band von der Crista colli costae zum nächsthöheren Processus transversus. **Lig. cricoarytaenoideum**: Verstärkungszug der Articulatio cricoarytaenoidea zwischen Ring- u. Gießbeckenknorpel des Kehlkopfs. **Lig. cricopharyngeum**: Bindegewebezug zwischen der Platte des Ringknorpels u. Pharynxwand. **Lig. cricothyroideum medianum**: vorderer Abschnitt des ↑Conus elasticus zwischen unterer Kante des Schildknorpels u. Bogen des Ringknorpels. **Lig. cricotracheale**: ringförmiges Band, welches vom Unterrand des Ringknorpels zum Oberrand der 1. Trachealknorpelspange zieht. **Ligg. cruciata genus**: Ligamenta decussata genus (JNA); Kreuzbänder im Kniegelenk; Ligamentum cruciatum anterius vom Condylus femoris lateralis zur Area intercondylaris anterior der Tibia, Ligamentum cruciata posterius vom Condylus medialis femoris zur Area intercondylaris posterior der Tibia. **Lig. cruciforme atlantis**: Kreuzband des Atlas; besteht aus ↑Ligamentum transversum atlantis sowie senkrecht dazu verlaufenden Fasern, welche von der Innenfläche der Pars basilaris des Os occipitale bis zur Hinterfläche des Körpers vom Axis ziehen.

Ligamentum cuboideonaviculare dorsale: dorsal an der inkonstanten Articulatio naviculocuboidea verlaufendes Band. **Lig. cuboideonaviculare plantare**: plantar an der inkonstanten Articulatio naviculocuboidea verlaufendes Band. **Lig. cuneocuboideum dorsale**: fußrückenwärts quer zwischen Os cuneiforme laterale u. Os cuboideum verlaufendes Band. **Lig. cuneocuboideum interosseum**: zwischen den Knochen quer zwischen Os cuneiforme laterale u. Os cuboideum verlaufendes Band. **Lig. cuneocuboideum plantare**: fußsohlenwärts quer zwischen Os cuneiforme laterale u. Os cuboideum verlaufendes Band. **Ligg. cuneometatarsea interossea**: seitl. Bänder zwischen Ossa cuneiformia u. Ossa metatarsalia I–III. **Ligg. cuneonavicularia dorsalia**: 3 Bänder, welche am Fußrücken vom Os naviculare zu den Ossa cuneiformia ziehen. **Ligg. cuneonavicularia plantaria**: 3 Bänder, welche an der Fußsohle vom Os naviculare zu den Ossa cuneiformia ziehen. **Lig. denticulatum**: Verbindung zwischen Pia u. Dura mater des Rückenmarks; setzt sich aus etwa 20 Zacken zusammen, die seitl. vom Rückenmark ausgehen u. zwischen ventralen u. dorsalen Wurzeln der Spinalnerven hindurchtreten. Es handelt sich dabei um eine Aufhängevorrichtung des Rückenmarks. **Lig. epididymidis inferius**: Band, welches den Zugang zum ↑Sinus epididymidis unten begrenzt. **Lig. epididymidis superius**: Band, welches den Zugang zum ↑Sinus epididymidis oben begrenzt. **Lig. falciforme hepatis**: Mesohepaticum ventrale (JNA); Bauchfellduplikatur, welche von der Leber zur vorderen Bauchwand bis zum Nabel zieht; an ihrem freien Rand liegt das ↑Ligamentum teres hepatis. **Ligg. flava**: Bänder zwischen den Wirbelbögen; aufgrund des Reichtums an elast. Fasern von gelber Farbe. **Lig. fundiforme penis**: vom unteren Abschnitt der ↑Linea alba entspringendes elast. Band, das die Peniswurzel umgreift. **Lig. gastrocolicum**: Teil des ↑Omentum majus, der sich zwischen der großen Kurvatur des Magens u. dem Colon transversum ausspannt. **Lig. gastrophrenicum**: Teil des Omentum majus; zieht von der großen Kurvatur des Magens zum Zwerchfell. **Lig. gastrosplenicum**: Teil des Omentum majus, der sich zwischen Magenfundus u. Milzhilus ausspannt. **Lig. genitoinguinale**: Urnierenleistenband; Verbindungsstrang zwischen Gonaden- u. Urnierenanlage an der Hinterwand der Bauchhöhle des Keimlings; bei männl. Feten entsteht daraus das ↑Gubernaculum testis, bei weibl. das ↑Ligamentum teres uteri u. das ↑Ligamentum ovarii proprium. **Ligg. glenohumeralia**: kleine Verstärkungsbänder der Kapsel des Schultergelenks. **Lig. hepatocolicum**: inkonstanter Teil des ↑Omentum minus zwischen Gallenblasengegend u. Mesocolon transversum. **Lig. hepatoduodenale**: Teil des ↑Omentum minus zwischen Leberpforte u. Duodenum; in ihm verlaufen V. portae, A. hepatica propria u. ↑Ductus choledochus. **Lig. hepatogastricum**: Teil des ↑Omentum minus zwischen Leberpforte u. kleiner Kurvatur des Magens. **Lig. hepatorenale**: Fortsetzung des Ligamentum triangulare dextrum zur re. Niere. **Lig. hyoepiglotticum**: Faserzüge zwischen Zungenbein u. Kehldeckel. **Lig. iliofemorale**: Verstärkungsband des Hüftgelenks, das von der Spina iliaca anterior inferior zur Linea intertrochanterica des Femurs verläuft; verhindert beim lässigen Stehen ein Überkippen des Rumpfes im Hüftgelenk nach dorsal. **Lig. iliolumbale**: Verstärkungsband der Articulatio sacroiliaca vom Processus costarius des 4. u. 5. Lendenwirbels zur Crista iliaca. **Lig. incudis posterius**: hinteres Aufhängeband des Amboß am Dach der Paukenhöhle. **Lig. incudis superius**: oberes Aufhängeband des Amboß am Dach der Paukenhöhle. **Lig. inguinale**: Poupart-Band, Leistenband; Band, welches von der Spina iliaca anterior superior zum Tuberculum pubicum zieht, den Leistenkanal unten begrenzt sowie den breiten Bauchmuskeln als Ursprung bzw. Ansatz dient. **Ligg. intercarpalia**: Bänder, welche zwischen proximaler u. distaler Handwurzelknochenreihe verlaufen u. die Kapsel der Articulation mediocarpea verstärken. **Lig. interclaviculare**: Band zwischen den medialen Sternalenden beider Schlüsselbeine oberhalb des Brustbeins. **Ligg. intercuneiformia**: Bänder, welche zwischen den Ossa cuneiformia verlaufen. **Lig. interfoveolare**: Verstärkungszug der Fascia transversalis u. Teil der Aponeurose des ↑Musculus transversus abdominis, der zwischen ↑Fossa inguinalis medialis u. lateralis hinter den Vasa epigastrica inferiora zum Leistenband zieht. **Ligg. interspinalia**: zwischen den Dornfortsätzen der Wirbelsäule verlaufende Bänder. **Lig. ischiofemorale**: vom Sitzbeinkörper zur Linea intertrochanterica des Femurs ziehendes Band; verstärkt die Kapsel des Hüftgelenks dorsal. **Lig. lacunare**: Abspaltung vom Ligamentum inguinale nach kaudal zum ↑Pecten ossis pubis. **Lig. laterale**: vom Arcus zygomaticus zum Unterkieferhals verlaufendes seitl. Verstärkungsband der Kapsel des Kiefergelenks. **Lig. latum uteri**: Plica lata uteri (JNA); quere Bauchfellduplikatur, welche von der Seitenwand des kleinen Beckens zur Seitenwand des Uterus zieht. **Lig. longitudinale anterius**: vorderes Längsband der Wirbelsäule, vom Hinterhauptbein bis zum 1. Kreuzbeinwirbel ziehend; heftet sich an der Vorderfläche der Wirbelkörper an. **Lig. longitudinale posterius**: hinteres Längsband der Wirbelsäule, vom Hinterhauptbein an der Hinterfläche der Wirbelkörper bis zum Sakralkanal ziehend; heftet sich an den Zwischenwirbelscheiben an. **Lig. lumbocostale** ↑Aponeurosis lumbalis. **Lig. mallei**: Befestigungsband des Hammers an der Wand der Paukenhöhle. **Lig. mediale**: Verstärkungsband des oberen Sprunggelenks; vom Malleolus medialis zum Kalkaneus (Pars tibiocalcanearis), Talus (Pars tibiotalaris anterior u. posterior) u. Os naviculare (Pars tibionavicularis). **Lig. meniscofemorale posterius**: Band von der Hinterfläche des äußeren Meniskus zum Condylus medialis des Femur. Ein nicht immer vorhandenes Ligamentum meniscofemorale anterius zieht vom Meniscus lateralis zum Ligamentum cruciatum anterius (↑Ligamenta cruciata genus). **Lig. metacarpale transversum profundum**: Band, welches die Köpfe der Ossa metacarpalia II–V miteinander verbindet. **Lig. metacarpale transversum superficiale**: die distalen Zipfel der Aponeurosis palmaris quer verbindende Faserzüge. **Ligg. metacarpea**: zwischen den Basen der Mittelhandknochen verlaufende Bänder. **Ligg. metatarsea**: an den Mittelfußknochen verlaufende Bänder. **Lig. metatarseum transversum profundum**: Band, welches die Köpfe der Ossa metatarsalia miteinander verbindet. **Lig. metatarseum transversum superficiale**: die distalen Zipfel der Aponeurosis plantaris quer verbindende Faserzüge. **Lig. nuchae**: Septum nuchae

(JNA); Nackenband, Fortsetzung des ↑Ligamentum supraspinale im Bereich des Nackens; senkt sich als kollagen-elast. Platte zwischen den Nackenmuskeln ein u. reicht bis zur Protuberantia occipitalis externa. **Ligg. ossiculorum auditorum**: Sammelbezeichnung für Ligamenta mallei, Ligamentum incudis, Membrana stapedis u. Ligamentum anulare stapedis. **Lig. ovarii proprium**: 3–4 cm langer Bindegewebestrang, vom unteren Ende des Ovars im ↑Ligamentum latum uteri hinter die Tubenmündung am Uterus ziehend. **Ligg. palmaria**: querverlaufende Verstärkungsbänder an der Palmarfläche der Fingergrundgelenke. **Lig. palpebrale laterale**: äußeres Augenlidband; zieht von der Innenfläche des Jochbeins außen in die obere u. untere Lidplatte. **Lig. palpebrale mediale**: inneres Augenlidband; zieht von der ↑Crista lacrimalis anterior innen in die obere u. untere Lidplatte. **Lig. patellae**: von der Kniescheibenspitze zur Tuberositas tibiae ziehende Endsehne des ↑Musculus quadriceps femoris. **Lig. pectinatum anguli iridocornealis**: Maschenwerk von Endothel überkleideter Bindegewebebälkchen im Winkel der vorderen Augenkammer zwischen Kornea u. Iris. **Lig. phrenicocolicum**: Bauchfellfalte von der lateralen Fläche der Flexura coli sinistra nach li. zum Zwerchfell. Der Falte ist die Milz vorn angelagert. **Lig. phrenicosplenicum**: Doppelblatt des Bauchfells; entspringt an der Vorderfläche der li. Niere u. vom Zwerchfell u. befestigt sich am hinteren Rand des Milzhilus. Im L. p. verlaufen A. u. V. lienalis zur Milz. **Lig. pisohamatum**: kurze Bänder, welche das Os pisiforme mit dem Hamulus des Os hamatum verbinden. **Lig. pisometacarpeum**: kurze Bänder, welche das Os pisiforme mit der Basis des Os metacarpale V verbinden. **Lig. plantare longum**: langes Fußsohlenband, von der Unterfläche des Kalkaneus zum Os cuboideum bzw. den Basen der Ossa metatarsalia II bis V ziehend. **Ligg. plantaria**: querverlaufende Verstärkungsbänder an der Plantarfläche der Zehengrundgelenke. **Lig. popliteum arcuatum**: hufeisenförmiger Faserzug, welcher die hintere Fläche der Gelenkkapsel des Kniegelenks verstärkt u. den Ursprung des M. popliteus überbrückt. **Lig. popliteum obliquum**: Faserzug vom Epicondylus lateralis femoris schräg nach medial-distal zum Condylus medialis der Tibia; erscheint als Fortsetzung der Sehne des M. semimembranosus. **Lig. pterygospinale**: Band zwischen der Spina ossis sphenoidalis u. der Lamina lateralis des Processus pterygoideus. **Lig. pubicum superius**: Ligamentum pubicum (JNA), Cooper-Band; Band, welches am oberen Rand der Symphyse beide Schambeine verbindet. **Lig. pubofemorale**: vom Schambein (Ramus superior) zum Trochanter minor des Femurs ziehendes Band; verstärkt die Gelenkkapsel des Hüftgelenks medial. **Lig. puboprostaticum**: von der Hinterfläche der Symphyse zum Vorderrand der Prostata verlaufende Faserzüge. **Lig. pubovesicum**: von der Hinterfläche der Symphyse zum Vorderrand der Harnblase verlaufende Faserzüge. **Lig. pulmonale**: Plica mediastinopulmonalis (JNA), Mesopneumonium; schmale Umschlagsfalte, welche vom Übergang der Pleura parietalis in die Pleura pulmonalis um den Lungenhilus am Unterlappen nach abwärts zieht. **Lig. quadratum**: Faserbündel am Ellenbogengelenk, welche den distalen Rand des Radiuseinschnitts der Ulna mit dem Hals des Radius verbinden. **Lig. radiocarpale**: vom Processus styloideus des Radius zu den proximalen Handwurzelknochen ziehendes Band. **Lig. reflexum**: Colles Band; Abspaltung des Ligamentum inguinale vor seinem Ansatz am Tuberculum pubicum; zieht nach medial-kranial zur Hinterseite der Linea alba. **Lig. sacrococcygeum anterius**: vom letzten Kreuzbeinwirbel ventral zum Steißbein gelangendes Band; entspricht der Fortsetzung des ↑Ligamentum longitudinale anterius. **Lig. sacrococcygeum laterale**: vom Querfortsatz des 5. Kreuzbeinwirbels zu dem des 1. Steißbeinwirbels verlaufendes Band. **Lig. sacrococcygeum posterius profundum**: vom letzten Kreuzbeinwirbel dorsal zum Steißbein ziehendes Band; Fortsetzung des ↑Ligamentum longitudinale posterius. **Ligg. sacroiliaca**: vordere (L. s. anteriora, L. s. ventralia), interosseale (L. s. interossea) bzw. hintere (L. s. posteriora, L. s. dorsalia) Bänder zwischen Kreuz- u. Darmbein zur Verstärkung des Iliosakralgelenk. **Lig. sacrospinale**: vom Kreuzbein zur Spina ischiadica verlaufendes Band. Abb. **Lig. sacrotuberale**: vom Kreuzbein sowie von

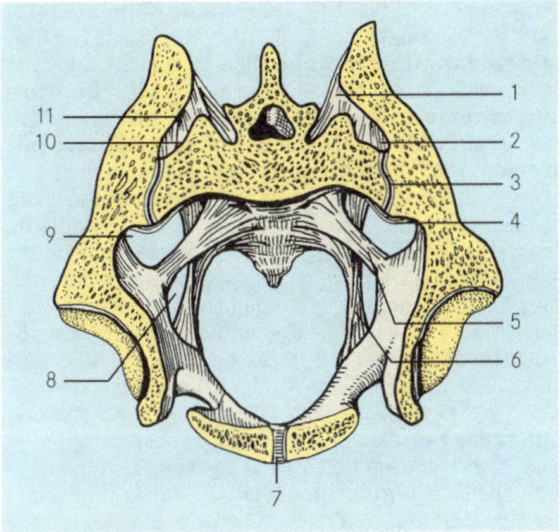

Ligamentum sacrospinale
und andere Ligamente des Beckens. Horizontal durchgesägtes Becken mit Articulatio sacroiliaca u. Symphysis pubica
1: Ligg. sacroiliaca dorsalis; 2: Ligg. sacroiliaca interossea; 3: Articulatio sacroiliaca; 4: Ligg. sacroiliaca ventralis; 5: Ligamentum sacrospinale; 6: Ligamentum sacrotuberale; 7: Symphysis pubica; 8: Foramen ischiadicum minus; 9: Foramen ischiadicum majus; 10: Tuberositas sacralis; 11: Tuberositas iliaca

der Spina iliaca posterior superior u. inferior zum Tuber ischiadicum ziehendes Band. **Lig. sphenomandibulare**: von der ↑Spina ossis sphenoidalis zur ↑Lingula mandibulae ziehendes Band. **Lig. spirale cochleae**: bindegewebiger Wulst, über welchen sich die ↑Lamina basilaris an der Wand des knöchernen Schneckengangs befestigt. **Lig. sternoclaviculare**: vorderes (L. s. anterius) bzw. hinteres (L. s. posterius) Verstärkungsband der Kapsel des Sternoklavikulargelenks. **Lig. sternocostale intraarticulare**: innerhalb der Articulationes sternocostales, bes. an der 2. Rippe, verlaufendes Band. **Lig. sternocostalia radiata**: vom Perichondrium der Rippenknorpel strahlenförmig in das Periost des Brustbeins übergehende Faserzüge; verflechten sich mit denen der Gegenseite zur ↑Membrana sterni. **Lgg. sternopericardiaca**: Bindegewebestränge, die den Herzbeutel mit der Hinterfläche des Brustbeins verbinden.

Ligamentum stylohyoideum: vom Processus styloideus des Schläfenbeins zum Cornu minus des Zungenbeins ziehendes Band. **Lig. stylomandibulare**: vom Processus styloideus des Schläfenbeins zum Angulus mandibulae ziehendes Band. **Lig. supraspinale**: die Spitzen der Dornfortsätze von Brust-, Lenden- u. Kreuzwirbelsäule miteinander verbindendes Band. **Lig. suspensorium clitoridis**: von der Symphyse zur Klitoris verlaufendes Band. **Lig. suspensorium ovarii**: Plica suspensoria ovarii (JNA); Bauchfellfalte, die vom Beckeneingang abwärts zum Eierstock zieht; enthält A. u. V. ovarica. **Lig. suspensorium penis**: von der Symphyse zur Tunica albuginea der Corpora cavernosa des Penis ziehendes Band. **Lig. talocalcaneum interosseum**: vom Sulcus tali zum Sulcus calcanei ziehendes Band; füllt den ↑Sinus tarsi aus. **Lig. talocalcaneum laterale**: seitl. Verstärkungsband der ↑Articulatio subtalaris. **Lig. talocalcaneum mediale**: inneres Verstärkungsband der Kapsel der ↑Articulatio subtalaris. **Lig. talofibulare anterius**: vom Malleolus lateralis nach unten-vorn zum Talus verlaufendes Band. **Lig. talofibulare posterius**: vom Malleolus lateralis nach unten-hinten zum Talus verlaufendes Band. **Lig. talonaviculare**: Band von der dorsalen Fläche des Collum tali zur Dorsalfläche des Os naviculare. **Ligg. tarsi**: Sammelbezeichnung für die einzelnen dorsal (L. t. dorsalia), zwischen den Knochen (L. t. interossea) bzw. plantar (L. t. plantaria) im Bereich der Fußwurzel gelegenen Bänder. **Ligg. tarsometatarsea**: dorsale (L. t. dorsalia), interosseale (L. t. interossea) bzw. plantare (L. t. plantaria) Verstärkungsbänder der Kapsel der ↑Articulationes tarsometatarseales. **Lig. teres hepatis**: bindegewebiger Reststrang der fetalen Nabelvene am freien Rand des ↑Ligamentum falciforme hepatis. **Lig. teres uteri**: kreisrundes Halteband der Gebärmutter, von den Tubenwinkeln des Uterus durch den Leistenkanal bis zu den großen Schamlippen verlaufend. **Lig. thyroepiglotticum**: von der Innenseite des Schildknorpels zum Kehldeckelknorpel ziehendes Band. **Lig. thyrohyoideum**: seitl. Teil der ↑Membrana thyrohyoidea. **Lig. thyrohyoideum medianum**: mittlerer Teil der ↑Membrana thyrohyoidea. **Lig. tibiale**: am Kniegelenk zwischen Epicondylus medialis femoris u. Condylus medialis tibiae ziehendes Band; mit der Gelenkkapsel des Kniegelenks u. über diese mit dem Meniscus medialis (↑Meniskus) verwachsen. **Lig. tibiofibulare**: vom Vorder- (L. t. anterius) bzw. Hinterrand (L. t. posterius) der Incisura fibularis tibiae zum Malleolus lateralis ziehendes Band; Bestandteil der Syndesmosis tibiofibularis. **Lig. transversum acetabuli**: Band, welches die Incisura acetabuli überbrückt. **Lig. transversum atlantis**: quer die Massae laterales des Atlas verbindendes Band; umgreift den Zahn des Axis von hinten u. bildet einen Teil des ↑Ligamentum cruciforme atlantis. **Lig. transversum genus**: queres Knieband, vom Vorderrand des Meniscus medialis zum Vorderrand des Meniscus lateralis ziehend. **Lig. transversum perinei**: vorderer Teil der Fascia diaphragmatis urogenitalis inferior unterhalb des Ligamentum arcuatum pubis. **Lig. transversum scapulae**: Band über der Incisura scapulae. **Lig. trapezoideum**: Ligamentum coracoclaviculare, Pars trapezoidea (JNA); vorderer Teil des ↑Ligamentum coracoclaviculare. **Lig. triangulare dextrum**: L. t. d. hepatis, Mesohepaticum laterale dextrum (JNA); Bauchfellduplikatur am re. Ende des Ligamentum coronarium hepatis; geht in ein zur re. Niere führendes ↑Ligamentum hepatorenale über. **Lig. triangulare sinistrum**: L. t. s. hepatis, Mesohepaticum laterale sinistrum (JNA); Bauchfellduplikatur am li. Ende des Ligamentum coronarium hepatis zwischen li. Leberlappen u. Zwerchfell. **Lig. ulnocarpale palmare**: Band, welches palmar vom Processus styloideus der Ulna zum Os triquetrum u. Os lunatum zieht. **Lig. umbilicale laterale**: zum Nabel verlaufender Bindegewebestrang, welcher die obliterierte Nabelarterie darstellt; zwischen Peritoneum u. Fascia transversalis gelegen, wirft er die ↑Plica umbilicalis medialis auf. **Lig. umbilicale medianum**: zum Nabel verlaufender Bindegewebestrang, welcher den obliterierten Allantoisgang darstellt; zwischen Peritoneum u. Fascia transversalis gelegen, wirft er die ↑Plica umbilicalis medialis auf. **Ligg. vaginalia** ↑Vagina fibrosa digitorum manus. **Lig. venosum**: obliterierter Rest des ↑Ductus venosus (Arantius) in der Fissura ligamenti venosi der Leber. **Lig. vocale**: Stimmband; elast. Band beidseits zwischen Processus vocalis des Gießbeckenknorpels u. Innenfläche des Schildknorpels. Das L. v. stellt den oberen Rand des ↑Conus elasticus dar.

Liganden ⟨*lat*⟩ *m Pl*: in einer Komplexverbindung um das Zentralatom o. Zentralion in regelmäßiger räuml. Anordnung gruppierte Moleküle o. Ionen.

Ligandin ⟨*lat*⟩ *n*: ein im Leberzytosol vorkommendes Protein, das Bilirubin, Östrogene, Häm u. a. Substanzen mit hoher Affinität bindet. L. ist ident. mit der Glutathion-S-Transferase. Wichtig für die Ausschleusung u. Entgiftung der o. g. Verbindungen. L. vermag auch ungesättigte Ketosteroide zu isomerisieren u. spielt bei kanzerogenen Vorgängen eine Rolle.

Ligasen ⟨*lat*⟩ *f Pl*: Enzyme der 6. Hauptgruppe. Katalysieren unter Spaltung energiereicher Pyrophosphatbindungen (z. B. ATP) die Bildung kovalenter C–O-, C–S-, C–N-, C–C- u. Phosphoester-Bindungen. ↑DNA-Ligasen, ↑Enzymklassifikation.

Ligation: wichtige Methode in der ↑Gentechnologie zur End-End-Verknüpfung von Nukleinsäuren (DNA, RNA) durch ↑Ligasen unter Ausbildung von 3',5'-Phosphodiesterbindungen zwischen Nukleotiden.

Ligatprobe: Haut u. Unterhaut werden zwischen Zeigefinger u. Daumen gefaßt u. von der Bauchwand abgehoben (nicht kneifen). Dabei beginnt man im li. Unterbauch u. geht dann zum re. Unterbauch. Bei einer Appendizitis ist diese Region schmerzempfindl. gegenüber li.

Ligatur ⟨*lat*⟩ *f*: **1.** Abbindung, Unterbindung eines mit einer Klemme gefaßten Gefäßes o. Gewebeteils zur ↑Blutstillung. **2.** Drahtumschlingung, mit der ein Zahn an einer ↑Intraoralschiene befestigt wird, vorwiegend bei der Ther. von ↑Kieferfrakturen in der ↑Kieferorthopädie u. ↑Parodontologie.

Ligg.: *Abk* für Ligamenta; *Pl* von ↑Ligamentum.

Lightwood-Butler-Albright-Syndrom (nach Reginald L., Allen M. B. u. Fuller A.): renale Azidose aus tubulärer Insuffizienz ohne glomeruläre Insuffizienz. Defekt in der tubulären Ammoniakbildung u. im Austausch der Natriumionen gegen Wasserstoffionen. Zusammen mit den Anionen erhöhte Kalium- u. Kalziumausscheidung durch den Harn. Die Niere ist nicht in der Lage, einen genügend sauren Harn auszuscheiden. Folge: Azidose. (Serum-Cl hoch, -CO_2 niedrig), beträchtl. Hyperkalzurie. Tendenz zur Nephrokalzinose (Verkalkung des Nierenparenchyms) u. Nephrolithiasis (↑Azidose, renale).

Lignac, George Otto Emile (1891–1954), Pathologe, Leiden, Niederlande.

Lignac-Syndrom (nach George O. E. L.): infantile Form der Cystinose. ↑Abderhalden-Fanconi-Syndrom, Abderhalden-Lignac-Syndrom.

Lignocerinsäure: gesättigte Fettsäure. Bestandteil tier. Lipide (Phosphatide, Zerebroside) u. pflanzl. Samenfette (Erdnuß- u. Rapsöl).

Lignum ⟨*lat*⟩ *n*: Holz; im pharmakognost. Sinne Holzdroge.

Liguster: Ligustrum vulgare, einheim. Giftpflanze, enthält lokalreizende Stoffe; bei Verzehr der Beeren v. a. durch Kinder, Gastroenteritis.

Ligustrum vulgare ↑Liguster.

Lilac-Ring ↑Sclerodermia circumscripta.

Lila-Krankheit ↑Polymyositis.

limbal ⟨*lat*⟩ *Adj*: limbalis; den Arcus (Limbus) alveolaris betreffend.

Limbus ⟨*lat*⟩ *m*: Rand, Saum.

Limbus alveolaris: knöcherner Alveolarrand.

Limbus corneae: 1. ***Ophthalmochirurgie:*** Zone zwischen Verbindungslinie der Enden der ↑Bowman-Membran (↑Descemet-Membran) u. einer dazu parallelen Linie durch das höchste Ende des Sklerasporns. 2. ***Anat.:*** bogenförmige Linie zwischen parallelfaserigem Hornhautstroma u. gewelltfaseriger Sklera (echter Limbus). Abb.

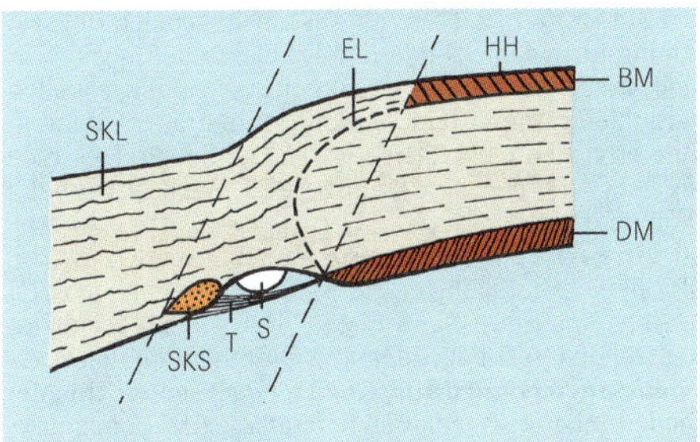

Limbus corneae
BM: Bowman-Membran;
DM: Descemet-Membran; EL: echter Limbus;
SKL: Sklera; HH: Hornhaut; SKS: Skleralsporn;
T: Trabekelwerk des Kammerwinkels;
S: Schlemm-Kanal

Limbus penicillatus ↑Bürstensaum.

Limbus striatus ↑Bürstensaum.

Limen ⟨*lat*⟩ *n*: Schwelle, Grenze.

Limen insulae: Inselschwelle des Gehirns; vorderer Teil der Insel, über den diese mit der ↑Substantia perforata anterior in Verbindung steht.

Limen nasi: Schwelle der Nase; Wulst zwischen Vorhof u. eigentl. Nasenhöhle an der Naseninnenwand.

Limes-Flockungswert ⟨*lat*⟩ *m*: *Abk* Lf; die Menge eines Toxins, z. B. ↑Diphtherietoxin, ↑Tetanustoxin, die unter optimalen exp. Bedingungen mit einer best. bekannten Menge Antitoxin ausflockt. Eine Grundlage für die In-vitro-Wertbemessung von Standardtoxoidimpfstoffen.

limitans ⟨*lat*⟩ *Adj*: begrenzend.

Limitation ⟨*lat*⟩ *f*: Begrenzung. In der techn. Mikrobiol. dient die L. des Substrats während der Kultivierung von Mikroorganismen zur Aufrechterhaltung eines Gleichgewichtszustands (↑Chemostat, ↑Turbidostat) o. zur Untersuchung best. Stoffwechselvorgänge.

Limulus-Amöbozyten-Lysat-Test: enzymat. Verfahren zu Bestimmung u. Nachweis einer Endotoxinämie. Method. Prinzip beruht auf der Freisetzung einer spezif. Protease aus Lysat des Pfeilschwanzkrebses durch Einwirkung von Endotoxin gramnegativer Bakterien. Die Aktivität der Protease wird mit dem chromogenen Peptidsubstrat Ac-Ile-Glu-Arg-pNA photometr. bestimmt. Klin. Relevanz in der Kardiol. u. Perinatologie zur DD u. Floriditätsbeurteilung bakterieller Infektionen (u. a. Endokarditis), in der postoperativen Intensivüberwachung zur Früherkennung einer Sepsis.

Limulustest: In-vitro-Nachweis von bakteriellen ↑Endotoxinen (aus gramnegativen Bakterien) mit Extrakten des Pfeilschwanzkrebses Limulus polyphemus. Gelieren entspricht pos. Reaktion. Der hochempfindl. u. standardisierbare L. wird zunehmend zum Nachweis von ↑Pyrogenen aus gramnegativen Bakterien eingesetzt. Der L. eignet sich auch für die Liquordiagnostik einer bakteriellen ↑Meningitis durch Neisseria meningitidis, Haemophilus influenzae, Escherichia coli u. a. Für eine Blutdiagnostik ist der L. zu empfindl. u. häufig falsch pos., ohne daß eine Sepsis durch gramnegative Erreger vorliegt, wohl durch Endotoxine aus dem Magen-Darm-Kanal.

Limy bile ⟨*engl*⟩ ↑Kalkmilchgalle.

Linamarin: Inhaltsstoff von nicht erhitztem Leinsamen; gibt ↑Blausäure aus leicht spaltbarem Mandelsäurenitril ab.

Lincomycin: Antibiotikum aus Streptomyces lincolnensis; wirkt prim. bakteriostat. hauptsächl. gegen grampositive Kokken (nicht Enterokokken) u. a. grampositive Stäbchen, Neisseria, Haemophilus influenzae, Mykoplasmen u. Anaerobier. Wegen unzureichender gastrointestinaler Resorption möglichst nicht oral applizieren (Resorptionsquote präprandial 15–55 %, postprandial 4–7 %).

Lincosamide: Gruppe von Antibiotika, z. B. Lincomycin, Clindamycin; Antibiotika der Reserve, eingeschränktes Wirkungsspektrum, für best. Problemkeime, wie Staphylococcus aureus geeignet.

Lindan Gammahexachlorchexan; ein ↑Insektizid.

Lindau, Arvid V. (1892–1958), schwed. Pathologe, Lund.

Lindau-Krankheit (nach Arvid V. L.): Lindau-Tumor, Angioblastom; teils solide, teils zyst. hämangiomatöse Tumoren auf genet. Grundlage, rindennahe in den Kleinhirnhemisphären, im Wurm, im Dach des IV. Ventrikels o. im Bereich der Medulla oblongata gelegen mit relativ günstiger Progn. bei rechtzeitiger Operation. In Kombination mit einer Angiomatosis retinae u. abdominellen Zysten (bes. Pankreas) als von Hippel-Lindau-Krankheit bezeichnet.

Lindemann, Kurt (1901–1966), Orthop., Heidelberg.

Lindemann-Krankheit (nach Kurt L.): Osteoporose der Wirbelsäule in der Pubertät mit Fischwirbelbildung, meist ther. behebbar.

Lindenblüten ↑Diaphoretika.

Linea ⟨*lat*⟩ *f Pl* Lineae: Linie, Strich.

Linea alba: weiße Linie; Sehnenstreifen, welcher zwischen beiden Mm. recti abdominis median vom

L

Schwertfortsatz des Brustbeins zur Symphyse zieht. Die L. a. entsteht infolge Verflechtung der Aponeurosen der breiten Bauchmuskeln.

Linea arcuata: **1.** nach unten konkaver unterer Rand des dorsalen Blattes der Rektusscheide etwa handbreit oberhalb der Symphyse. **2.** L. a. ossis ilii; Linie, die an der Innenseite des Hüftbeins die Ala gegen das Corpus des Darmbeins abtrennt; Teil der Linea terminalis.

Linea aspera: L. a. femoris (BNA, PNA), Crista femoris (JNA); Knochenleiste an der Rückseite des Femurschafts.

Linea axillaris: Axillarlinien; senkrechte Hilfslinie zur Orientierung im Bereich der Achselhöhle auf der vorderen Achselhöhlenfalte (L. a. anterior), in der Mitte zwischen vorderer u. hinterer Axillarlinie (L. a. media) sowie auf der hinteren Achselfalte (L. a. posterior).

Linea epiphysialis: Epiphysenlinie, Epiphysenfuge; knorpelige Schicht zwischen der Verknöcherungszone der Epiphyse u. der Diaphyse als Grundlage des Längenwachstums der Knochen; um das 20. Lj. verknöchert sie u. ist dann auch röntg. nicht mehr sichtbar.

Lineae transversae: Lineae ossis sacri; 4 Querleisten auf der Facies pelvina des Kreuzbeins, welche die Lage der Zwischenwirbelscheiben markieren.

Linea glutaealis: vordere (L. g. anterior), untere (L. g. inferior) bzw. hintere (L. g. posterior) Gesäßlinie an der Außenfläche der Ala ossis ilii. Von bzw. zwischen diesen Linien entspringen die 3 Gesäßmuskeln (↑Musculus glutaeus maximus, ↑Musculus glutaeus medius, ↑Musculus glutaeus minimus).

Linea intercondylaris: L. i. femoris; quere Kante am unteren Ende des Femurs, welche die Facies poplitea (oben) gegen die Fossa intercondylaris (unten) abgrenzt.

Linea intermedia: L. i. cristae iliacae; mittlere Linie der Crista iliaca zwischen ↑Labium externum u. ↑Labium internum.

Linea intertrochanterica: schräge Linie vom Trochanter major zum Trochanter minor an der Vorderseite des Femurs.

Linea mamillaris: Linea medioclavicularis, Mamillarlinie; durch die Brustwarze bzw. die Mitte des Schlüsselbeins senkrecht verlaufende Hilfslinie am Thorax.

Linea mediana anterior: Linea ventralis; vordere Mittellinie des Rumpfes.

Linea mediana posterior: Linea dorsalis; hintere Mittellinie des Rumpfes längs der Dornfortsätze.

Linea musculi solei: Ursprungslinie des M. soleus an der Hinterfläche der Tibia; verläuft vom Condylus lateralis schräg nach unten u. innen.

Linea mylohyoidea: Ursprungslinie des M. mylohyoideus an der Innenfläche des Corpus mandibulae.

Linea nuchalis: querverlaufende Knochenleisten am Hinterhauptbein unterhalb (L. n. inferior) u. oberhalb (L. n. superior, L. n. suprema) der Protuberantia occipitalis externa.

Linea obliqua: **1.** L. o. cartilaginis thyroideae; schräge Leiste an der Außenfläche des Schildknorpels, welche dem M. thyrohyoideus sowie dem M. sternothyroideus zum Ansatz dient. **2.** L. o. mandibulae; schräge Linie an der Außenfläche des Corpus mandibulae, welche von der Gegend des Foramen mentale zum Vorderrand des Ramus mandibulae verläuft.

Linea parasternalis: senkrechte Hilfslinie zur Orientierung am Thorax; verläuft zwischen Linea sternalis u. Linea mamillaris.

Linea pectinea: das Labium mediale der ↑Linea aspera nach oben fortsetzende Linie an der Medialfläche des Femurschafts; Ansatzstelle des M. pectineus.

linear: Eigenschaft von Objekten, bei denen die Beziehung zwischen den Ausgangs- u. Eingangsgrößen dem ↑Superpositionsprinzip gehorcht bzw. sich graph. als eine gerade Linie ausdrücken läßt. Math.-analyt. läßt sich diese Beziehung durch l. Gleichungen (Differentialgleichung) beschreiben. Für die theoret. u. prakt. Behandlung solcher Objekte existieren exakte geschlossene Methoden. Die reell existierenden Objekte, insbes. im biol.- med. Bereich können nur angenähert u. in gewissen Grenzen als l. angesehen werden. ↑nichtlinear.

Linearbeschleuniger: Gerät zur Erzeugung von Elektronen mit hoher kinet. Energie. Eine Reihe von versch. langen Rohren ist so hintereinander aufgestellt, daß jeweils das erste, dritte u. fünfte mit dem einen, das zweite, vierte u. sechste mit dem anderen Pol einer hochfrequenten Wechselspannung verbunden ist. Die Länge der Röhren ist so berechnet, daß ein Elektron zum Durchlaufen einer Röhre die Zeit einer halben Wechselstromperiode benötigt. Dadurch kann das Elektron beim Übergang von der einen Röhre zur nächsten erneut beschleunigt werden. Die Länge der L. beträgt bis zu 70 m. Die Elektronen erreichen Energien von 600 MeV. Strahlentherapeut. Anwendung im Energiebereich bis zu 20 MeV; bis zu 60 MeV u. darüber auch für die Erzeugung von Röntgenstrahlung geeignet. Die Dauer der einzelnen Strahlungsimpulse liegt bei 2 μs, die der Pausen im Millisekundenbereich. An kommerziellen Geräten sind in 1 m Fokusabstand mittlere Dosisleistungen bis zu 600 Rad/min erreicht worden. L. bestehen aus einem geraden Hochvakuumrohr, in dem zylinderförmige Elektroden angebracht sind. Diese werden mit Hochfrequenzspannungsquellen verbunden (Amplitron, Klystron, Magnetron). Auf ihrem Flug erreichen die Teilchen jeweils eine neue Elektrode im Takt mit der beschleunigenden Wechselspannung (Wellenreiten).

Linearbeschleunigung: Zunahme der Geschwindigkeit einer geradlinigen Translationsbewegung (pos. L.) o. Abnahme (neg. L.), in m/s^2. Die L. ist ein adäquater Reiz für den Vestibularapparat; ↑Otolithenfunktion.

Linearextraktion: seit A. v. Graefe gebräuchl. Methode zur Kataraktoperation (↑Kataraktextraktion) mit geradem Hornhautschnitt (original: Lanzenschnitt) u. Entbindung der Linse aus deren eröffneter Kapsel. Form der extrakapsulären Kataraktextraktion. Heute nur noch von histor. Interesse.

Linearoptimierung: wichtiges Verfahren der ↑Operationsforschung u. der mathemat. Optimierung. In Med. u. Gesundheitswesen z. B. Anwendung zur Planung von Gesundheitseinrichtungen u. für die Bestimmung optimaler Diätpläne. Wichtigstes Lösungsverfahren ist der Simplexalgorithmus, der für die meisten elektron. Datenverarbeitungsanlagen programmiert vorliegt, so daß eine breite Anwendung der L. mögl. ist.

Linea scapularis: durch den unteren Schulterblattwinkel senkrecht verlaufende Hilfslinie am Thorax.

Linea semilunaris: nach lateral konvex gekrümmte Linie, welche den Übergang des fleischigen in den sehnigen Teil des M. transversus abdominis markiert.

Linea sternalis: Hilfslinie zur Orientierung am Thorax; verläuft am Seitenrand des Sternums.

Linea temporalis: Linea ossis frontalis; gekrümmte Linie, welche außen am Stirnbein dessen Stirnfläche von der Schläfenfläche trennt. Sie ist die Fortsetzung der L. t. superior des Os parietale.

Linea temporalis inferior: Linea ossis parietalis; untere bogenförmige Linie an der Außenseite des Scheitelbeins; Ursprung des M. temporalis.

Linea temporalis superior: Linea ossis parietalis; obere bogenförmige Linie an der Außenseite des Scheitelbeins.

Linea terminalis pelvis: Grenzlinie zwischen großem u. kleinem Becken an der Innenfläche des Hüftbeins; wird gebildet von Promontorium, Linea arcuata, ↑Pecten ossis pubis u. Oberrand der Symphyse.

Linea visus: Gesichtslinie, Linie, die man sich von der Mitte der Macula lutea nach dem fixierten Punkt gezogen denkt; ↑Axis opticus.

Lineweaver-Burk-Auftragung: eine in der ↑Enzymkinetik übl. linearisierende Darstellung der Abhängigkeit der Enzymaktivität von der Substratkonzentration. Bei der L. wird die reziproke Reaktionsgeschwindigkeit gegen die reziproke Substratkonzentration aufgetragen. Eine hyperbole Enzymkinetik liefert dabei eine Gerade, deren Schnittpunkt mit der Ordinate ergibt die reziproke Maximalaktivität, der Schnittpunkt mit der Abszisse die neg. reziproke Michaelis-Konstante.

Lingelsheim-Plattensatz: Lackmus-Aszitesagar mit Zusatz unterschiedl. Zucker zur Differenzierung von Gonokokken u. Meningokokken i. S. einer bunten ↑Reihe.

Lingua ⟨*lat*⟩ *f*: die Zunge.

Lingua atrophica ↑Hunter-Glossitis.

Lingua dissecata: durch zahlreiche Einrisse zerklüftete Zunge.

Lingua geographica ↑Exfoliatio areata linguae.

lingual ⟨*lat*⟩ *Adj*: lingualis, zur Zunge gehörig o. gerichtet.

Lingualbogen: gehört sowohl zu den festsitzenden orthodont. Geräten als auch zu den bedingt abnehmbaren kieferorthopäd. Apparaturen. Er besteht aus 2 Verankerungsmolarenbändern, 2 Schlössern, dem eigentl. L. (0,9 mm dicker Draht) u. den daran angebrachten Hilfsfederchen. Er wird zur Ausweitung des unteren Zahnbogens u. als Retentionsgerät sowie als Lückenhalter verwendet.

Lingua lobata: Lappenzunge; Zunge mit narbigen Furchen, die viereckige Felder mit abgerundeten Ecken umgeben. Meist Endzustand einer interstitiellen Glossitis bei Spätsyphilis.

Lingua nigra ↑Haarzunge.

Lingua plicata: Lingua scrotalis, Faltenzunge; angeborenes o. postnatal entstehendes, grobes Faltenmuster des Zungenrückens, das blattähnl. Strukturen bilden kann o. ähnl. den Hirnwindungen aussieht. Häufig kombiniert: ↑Down-Syndrom, ↑Hanhart-Syndrom. Abb.

Lingua scrotalis ↑Lingua plicata.

Linguatula serrata ⟨*lat*⟩ *f*: Nasenwurm, Vertreter der ↑Pentastomida, ubiquitär verbreiteter ↑Endoparasit. Adulte Stadien (20–130 mm lang) in Nasen- u. Nasennebenhöhlen des Hundes u. anderer Caniden, gelegentl. beim Menschen, wo sie durch Reizung der Schleimhaut Nasenkatarrhe verursachen. ↑Zwischenwirte, die sich durch Aufnahme der ausgeniesten o. mit den Fäzes ausgeschiedenen Eier infizieren, sind zahlreiche Pflanzen- u. Allesfresser, einschl. Mensch; in ihnen kommt es zur Ausbildung von Pentastomenknötchen in versch. Organen sowie Lymphknoten; Infektion der ↑Endwirte vorwiegend oral-alimentär durch Verzehr befallener Organe.

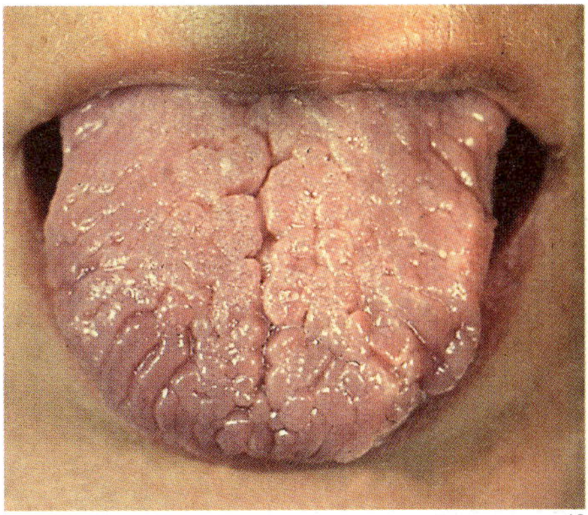

13

Lingua plicata

Nachweis der verkalkten Knötchen beim Menschen röntg.

Linguatulidae ↑Pentastomida.

Lingula ⟨*lat*⟩ *f*: *Dim* zu Lingua; Zünglein, kleine Zunge.

Lingula cerebelli: Läppchen von Kleinhirnsubstanz des Wurms, das sich dem Velum medullare superius auflagert.

Lingula mandibulae: Knochenplättchen, das als kleiner Fortsatz am Rande des Foramen mandibulae nach oben ragt; Ansatz des ↑Ligamentum sphenomandibulare.

Lingula pulmonis sinistri: unteres vorderes Ende des Lobus superior der li. Lunge, welches teilweise den Herzbeutel überlagert.

Lingula sphenoidalis: nicht regelmäßig vorkommende kleine Knochenspange, welche den Sulcus caroticus am Türkensattel seitl. begrenzt.

Lingulasyndrom: Verschluß der Lingulabronchien mit Dystelektase, Atelektase u. chron. unspezif. bronchopulmonaler Entzündung. Ursache meist eine Kompressionsstenose bei reaktivierter Bronchiallymphknotentuberkulose o. eine narbige Stenose nach Bronchiallymphknotenperforation. Entspricht dem Mittellappensyndrom (Brock 1950).

Linie, digastrische: Verbindungslinie zwischen den Incisurae mastoideae beidseits. Die Densspitze liegt normalerweise unter dieser Linie.

Linie, graue: liegt vor der Mündung der Meibom-Drüsen, ist ophthalmochirurg. Marke für Spaltung von Tarsus u. Muskelblatt des Lides, kurz dahinter ist Haut-Schleimhaut-Grenze des Lides.

Linienspektrum: Spektrum, in dem nur einzelne (diskrete) Wellenlängen o. Quanten- o. Teilchenenergien (Linien) vorkommen. Beispiele: gammastrahlende Isotope, charakterist. Röntgenstrahlen, Quecksilberhochdrucklampe.

Linimentum ⟨*lat*⟩ *n*: Liniment; zum Einreiben dienende ↑Arzneizubereitung; enthält Arzneimittel in dickflüssiger ↑Emulsion von Fett o. einem fettähnl. Stoff in Wasser. Beim Einreiben verdunstet nur das Wasser, auf der Haut bleibt ein dünner Film zurück, der leicht einmassiert werden kann.

Linitis fibroplastica ⟨*gr*⟩ *f*: starrwandiger, geschrumpfter Magen. Als Ursache wurde eine chron. nar-

L

benbildende Entzündung nach einer phlegmonösen Gastritis („Gastritis cirrhotica“) angenommen; doch dürfte es sich zumeist um bindegewebereiche szirrhöse Karzinome handeln.

Linker ⟨*engl*⟩: **1.** DNA-Bereich, der in Assoziation mit dem ↑Histon H1 im ↑Chromatin benachbarte ↑Nukleosomen miteinander verbindet. **2.** kurze, selbstkomplementäre synthet. Oligodesoxyribonukleotide, die zur ↑Ligation von DNA-Molekülen verwendet werden (DNA-Rekombinanten), z. B. für den Einbau in die DNA von ↑Vektoren u. somit für DNA-Übertragung u. -Klonierung. **3.** Molekülgruppen definierter Zusammensetzung u. Länge, mit deren Hilfe Substanzen an feste Träger gebunden werden können, z. B. für Festphasensynthesen.

Link-Protein ⟨*engl*⟩ *n*: extrazelluläres Glykoprotein, das im Knorpel tertiäre Komplexe mit den ↑Proteoglykanen Aggregan u. ↑Hyaluronsäure ausbildet sowie an ↑Kollagen Typ I u. II u. an kollagenen ↑Fasern bindet.

Linksdrehung ↑Aktivität, optische.

Linkshändigkeit: größere Geschicklichkeit u. daher bevorzugter Gebrauch der li. Hand. Echte L. kommt selten vor, meist Beidhändigkeit mit mangelnder Erziehung zur Rechtshändigkeit. Umerziehung echter L. ist nicht mögl., kann zu reaktivem Fehlverhalten (Bettnässen, Stottern, Lernstörungen usw.) führen. Extreme Linkshänder sollten deshalb auch li. schreiben lernen.

Linksherzbypass ↑Bypass, ventrikuloaortaler.

Linksherzhypoplasiesyndrom: hypoplast. Linksherzsyndrom.

Linksherzinsuffizienz ↑Herzinsuffizienz.

Linksherzsyndrom, hypoplastisches: Fehlbildungskomplex des li. Ventrikels mit Mitralklappenatresie o. -stenose, Aortenklappenatresie o. -stenose u. hypoplast. Aorta ascendens. Endokardfibroelastose des li. Ventrikels findet sich bei Mitralklappenstenose. Die Neugeborenen können während der ersten Lebenstage klin. unauffällig sein, da der re. Ventrikel die gesamte Herzarbeit leistet. Eine foudroyante Verschlechterung, eingeleitet durch eine Zyanose tritt ein, wenn die Obliteration des Ductus arteriosus die Versorgung des Systemkreislaufs durch den re. Ventrikel nicht mehr ermöglicht.

Linkskurven ↑Kolloidreaktionen im Liquor cerebrospinalis.

Links-Rechts-Shunt: Nebenschlußverbindung, über die ein Blutstrom vom arterialisierten zum venösen Blut erfolgt. Sie kann zwischen großem u. kleinem Kreislauf (z. B. Ductus arteriosus persistens) o. zwischen li. u. re. Herzen (z. B. Ventrikelseptumdefekt) bestehen. Die Größe des L. korreliert mit der Größe des Lungendurchflusses, der röntg. an der Zunahme der Lungengefäßdurchmesser abgelesen werden kann.

Linksresektion: Teilentfernung des Pankreas unter Belassung des Pankreaskopfs, zumeist mit Entfernung der Milz, bei chron. o. akuter ↑Pankreatitis.

Linksschenkelblock: Verbreiterung des QRS-Komplex über 0,12 s durch Unterbrechung des linksanterioren- u. posterioren Schenkels (↑Erregungsleitung des Herzens): QRS-Komplex pos. in I, V_5, V_6, neg. in III, V_{1-3}. Linksventrikuläre Verspätung der größten Negativitätsbewegung in $V_{5,6}$ über 0,055 s.

Linkstyp ↑EKG-Lagetypen.

Linksverschiebung: vermehrtes Auftreten jugendl. (unreifer) Zellen der Granulozytopoese im peripheren Blut. Während bei der reaktiven L., die meist mit einer ↑Leukozytose einhergeht, nur vermehrt stabkernige Neutrophile u. Metamyelozyten nachweisbar sind, geht die pathol. L. bis zu den Promyelozyten u. ↑Myeloblasten u. ist i. d. R. Sympt. einer schweren Bluterkrankung (↑Leukämie). Der Begriff der L. wird bei der ↑Knochenmarkbeurteilung auch zur Beschreibung eines vermehrten Auftretens unreifer Zellen in anderen Blutzellsystemen benutzt. Im Blutausstrich von Gesunden ist das Verhältnis neutrophiler Stabkerniger zu neutrophilen Segmentkernigen mit 1 : 16 etwa konstant (Schilling; Voraussetzung ist die eindeutige Definition von Stab- u. Segmentkernigen). L. ist zu beobachten bei bakteriellen Infektionskrankheiten (Sepsis), bei malignen Tumoren im fortgeschrittenen Stadium, bei Coma diabeticum, bei Urämie. Ggs. dazu ↑Rechtsverschiebung. ↑Zellsystem, granulozytäres.

Linksversorgungstyp: Variante, bei der die überwiegenden Herzanteile durch die li. ↑Koronararterie versorgt werden (Ramus posterior descendens).

Linolensäure: essentielle, dreifach ungesättigte Fettsäure. L. kommt in vielen Pflanzenfetten u. in einigen tier. Lipiden (Phosphatiden) vor. ↑Linum usitatissimum.

Linolsäure: essentielle, doppelt ungesättigte Fettsäure. L. ist Bestandteil vieler pflanzl. Fette u. Öle sowie einiger tier. Fette (Phosphatide). ↑Linum usitatissimum.

Linse ⟨*lat*⟩ *f*: Lens. ***Anat.:*** zwischen Regenbogenhaut u. Glaskörper gelegener durchsichtiger, bikonvexer Körper, der durch Veränderung der Linsenkrümmung während der ↑Akkommodation die Einstellung des Sehorgans auf unterschiedl. Entfernungen ermöglicht. ***Histol.:*** Strukturen: 1. Linsenkapsel (Capsula lentis) aus Kollagenfasern u. Glykoprotein, 2. Linsenepithel (Epithelium lentis), einschichtig kub. auf der Vorderseite, 3. Linsenfasern (Fibrae lentis), modifizierte Zellen, 1–10 µm breit u. 7–10 mm lang, auf der Rückseite; Kerne nur am Linsenäquator, 4. Aufhängeapparat: Linsenfasern, vom Linsenäquator zum Corpus ciliare ziehende Zonulafasern (Fibrae zonulares), die den Zug des M. ciliaris auf die Linse übertragen (Akkommodation). Nachlassen der Linsenelastizität im Alter ↑Presbyopie. Die L. ist zu 35 % aus Eiweißen (Alpha-, Beta-, Gammakristallin) aufgebaut, die an keiner anderen Stelle im Organismus vorkommen. Abb. 1 u. 2.

Linse, intraokulare: zum Linsenersatz nach der Kataraktextraktion eingesetzte Kunststofflinse. Heute meist im hinteren Kapselsack liegende o. sich zusätzl. im ↑Sulcus ciliaris abstützende Hinterkammerlinse aus Polymethylmethacrylat o. Silikon (Faltlinse).

Linsen: durch gekrümmte Flächen begrenzte Stoffe, die mittels Brechung ein paralleles Lichtbündel in ein konvergierendes (Sammellinsen) o. divergierendes Lichtbündel (Zerstreuungslinsen) umwandeln. Die ↑Brechkraft einer L. hängt von ihrer relativen ↑Brechzahl u. ihrer geometr. Gestaltung ab. Glaslinsen in Luft besitzen als Sammellinsen eine konvexe, als Zerstreuungslinsen eine konkave Form. Sammellinsen sind wichtige Hilfsmittel für die optische ↑Abbildung. L. sind aus lichtdurchlässigem Material (z. B. Glas o. Plexiglas) hergestellte Körper (geschliffen, gepreßt) u. mit folgenden Grenzflächen versehen: bikonvex (Sammellinsen, Pluslinsen, Brennglas), bikonkav (Streulinsen, Minuslinsen), plan-konvex, plan-konkav, zylindr. o. tor. (Zylinderlinsen); prismat. (Prismenlinsen).

Linsenagenesie ↑Aphakie.

Linsenektopie, kongenitale ↑Ectopia lentis congenita.

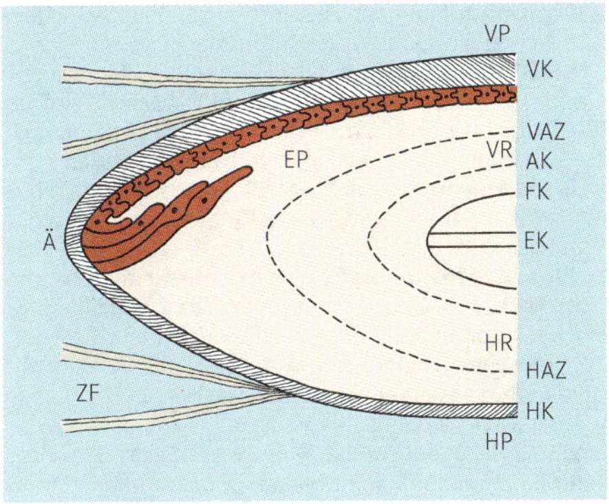

Linse (Abb. 1)
Ä: Linsenäquator (mit Kernbogen);
VP: Vorderpol; HP: Hinterpol; VK: vordere Kapsel;
HK: hintere Kapsel; EP: Linsenepithel;
EK: Embryonalkern; FK: Fetalkern;
VR: vordere Rinde; HR: hintere Rinde;
AK: Alterskern; VAZ: vordere Abspaltungszone
der Rinde; HAZ: hintere Abspaltungszone
der Rinde; ZF: Zonulafasern

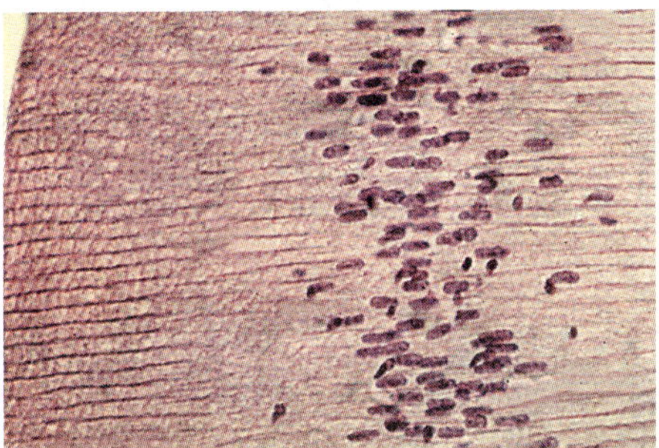

30

Linse (Abb. 2). Histologischer Schnitt
durch das Auge, HE-Färbung; die rückseitigen,
langen Zellen (sog. Linsenfasern) mit Zellkernen

Linsenentwicklung: Nach Bildung des ↑Augenbechers entsteht aus dem darübergelegenen Ektoderm über Linsenplatte u. Linsengrube das Linsenbläschen, das sich durch prim. Linsenfasern (dem späteren Embryonalkern) füllt u. in den Augenbecher einsinkt. Durch die äquatorialen Zellen beginnen sich nur die sek. Linsenfasern zu bilden, deren Nähte im Fötalkern y-förmig zusammentreffen. Krit. Phase: 6.–8. Embryonalwoche (Rötelnkatarakt, ↑Cataracta congenita). Embryonal besteht eigenes umgebendes Gefäßsystem (Tunica vasculosa lentis). Abb.

Linsenepithel ↑Linse.

Linsenextraktion: (J. J. Daviel, 1752) ↑Kataraktextraktion.

Linsenfasern ↑Linse.

Linsenfehler ↑Abbildungsfehler.

Linsenkapsel ↑Linse.

Linsenkern ↑Nucleus lentiformis.

Linsenkernzonen: natürl. Konfiguration des Linsenkerns der Augen.

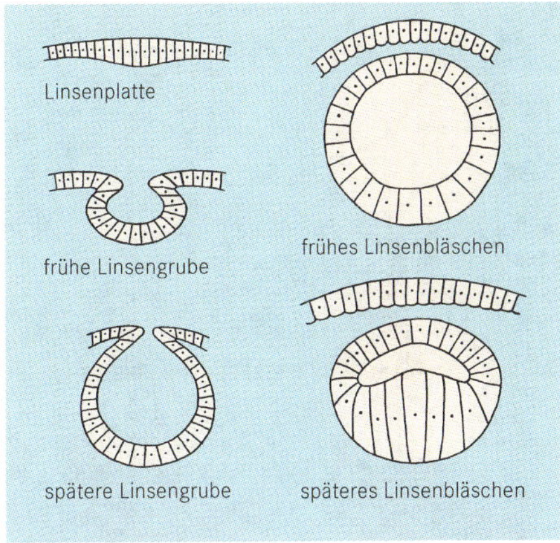

Linsenentwicklung

Linsenkolobom ↑Coloboma lentis.

Linsenluxation: Verlagerung der Augenlinse entweder teilweise (Subluxation) o. vollständig in den Glaskörper durch Reißen der Zonula. Nach Trauma o. Krankheit (Ektopie, ↑Marfan-Syndrom). Gefahr des Sekundärglaukoms.

Linsenplakodeplatte: Zellverdichtung im Oberflächenektoderm. Sie entsteht in der 5. Woche durch Induktion des Augenbläschens, bildet sich zum Linsenbläschen um, wird in den ↑Augenbecher verlagert u. entwickelt sich zur Linse.

Linsenreklination: altertüml. u. gefährl. Form der Operation der ↑Katarakt, bei der die getrübte Linse aus dem Pupillarbereich nach hinten in den Glaskörper gedrückt wird. Folge sind Sekundärglaukom u. Uveitis. Methode der Starstecher des Mittelalters. J. S. Bach wurde so durch Eisenbart operiert.

Linsenscheitel: Mittelpunkt der (brechenden) Grenzfläche. In ihm wird die Linsenbrechkraft mit dem Scheitelbrechwertmesser bestimmt.

Linsenschlottern: Phakodonesis; entsteht durch Lockerung der Zonula (Trauma, Krankheit, medikamentös) o. bei Erkrankung (↑Marfan-Syndrom). L. macht sich bei Augenbewegungen u. Erschütterungen bemerkbar, ist von einem ↑Irisschlottern (Iridodonesis) begleitet, das noch auffälliger ist.

Linsentrübung ↑Katarakt.

Linser, Karl (1895–1976), Dermat. u. Gesundheitspolitiker, Leipzig, Berlin. 1936 entdeckte L. die Heilbarkeit der Gonorrhö mit den wenige Jahre vorher von Gerhard Domagk entwickelten ↑Sulfonamiden. L. entdeckte die ↑Heliotherapie best. Stadien der ↑Mycosis fungoides sowie die Anwendung der Klimatherapie.

Linton-Nachlas-Sonde: Schlauchsonde mit distal aufblasbarem Ballon zur Kompression von Ösophagusvarizen. Abb. S. 1178.

Linum usitatissimum ⟨*lat*⟩ *n*: Lein, Flachs; Öl- u. Faserpflanze. Samen (Lini semen) enthalten fettes Öl (Lini oleum) mit hohem Anteil ungesättigter Fettsäuren (Linol- u. Linolensäure) sowie Schleimstoffe. Schleimdroge mildes Laxans.

Lioderma ⟨*gr*⟩ *n*: ausgedehnte Atrophie der Haut.

L

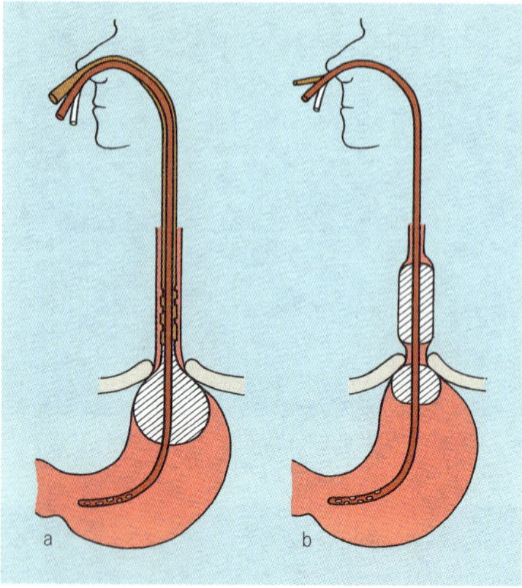

Linton-Nachlas-Sonde
a: Lage der Linton-Nachlas-Sonde;
b: Lage der Sengstaken-Blakemore-Sonde

Lioderma essentialis congenita: Xeroderma tuberosum.

Liothyronin: Zeichen T_3,L-Triiodthyronin; ↑Schilddrüsenhormone.

Lipämie ⟨*gr*⟩ *f* ↑Hyperlipidämie.

Lipasebestimmung: Bestimmung der Pankreaslipase. Als spezif. Substrat können nur emulgierte langkettige Triglyzeride angesehen werden. Methoden mit Fettsäureestern kurzer Fettsäuren bestimmen die esterolyt. Kapazität. Als brauchbar haben sich Methoden mit kontinuierl. Titration u. kurzer Inkubationszeit sowie nephelometr. Methoden erwiesen. L. ist bei Pankreaserkrankungen wesentl. spezif. als die der Amylase.

Lipasemangel, konnataler: angeborener Pankreaslipasemangel (↑Lipasen) mit Steatorrhö, ↑Malabsorption.

Lipasen ⟨*gr*⟩ *f Pl*: fettspaltende Enzyme, z.B. in Galle, Pankreassekret, Fettgewebe, Darm, Erhöhung im Blut bei Pankreatitis u. entzündl. Leberkrankheiten.

Lipatrophia circumscripta ⟨*gr* + *lat*⟩ *f*: Fettschwund bes. an Druck ausgesetzten Hautpartien (Schultern, Ellenbogen, Gesäß).

Lipid A: Phospholipid, tox. Anteil der bakteriellen ↑Lipopolysaccharide der äußeren Membran von gramnegativen Bakterien; bakterielle ↑Endotoxine, exogenes ↑Pyrogen.

Lipiddiabetes ↑Diabetes, metabolischer.

Lipiddoppelschicht ↑Membran, ↑Amphiphilie.

Lipide ⟨*gr*⟩ *n Pl*: chem. heterogene Gruppe von Naturstoffen, denen gemeinsam ist, daß sie sich nicht in Wasser, jedoch gut in apolaren organ. Lösungsmitteln (Äther, Benzen, Chloroform) lösen. L. werden in drei Gruppen eingeteilt: 1. Fettsäuren, Wachse, Fette (Triglyzeride) u. fette Öle; 2. Phospholipide u. Glykolipide; 3. Steroide u. Carotinoide.

Lipideinschluß: Gutta adipis; membranumgebener Fetttropfen in der Zelle.

Lipidose: Form der Thesaurismose. ↑Lipidspeicherkrankheiten, ↑Mukopolysaccharidosen.

Lipidperoxidation: Oxidation von Lipiden durch ↑Sauerstoffradikale, die sich beim Stoffwechsel einiger Xenobiotika während einer ↑Giftung bilden können, z. B. aus CCl_4, Benzen u. a.; Endzustand häufig Nekrosen.

Lipidphanerose ⟨*lat* + *gr*⟩ *f*: Sichtbarwerden (Phanerose) von vorher wegen ihrer Bindung an Zelleiweiß nicht nachweisbaren Lipiden; z. B. postmortale L.

Lipidproteinose: Hyalinosis cutis et mucosa Urbach-Wiethe, Lipoidosis cutis et mucosae; Ablagerung von hyalinen Paraproteinen in mesenchymale Gewebe aufgrund eines Gendefekts. Autosomal rezessiver Erbgang; derbe hautfarbene Papeln im Gesicht, an Hals u. Extremitäten, Heiserkeit meist schon im Säuglingsalter, Makroglossie, gastrointestinale Beschwerden, geistige Retardierung.

Lipidschicht, bimolekulare: aus amphipath. Lipidmolekülen aufgebaute molekulare Doppelschicht. Die hydrophoben Acylreste (Fettsäuren) sind im Inneren lokalisiert u. bilden Diffusionsbarrieren für hydrophile Stoffe, die polaren Glycerolkopfgruppen sind nach außen hin, d. h. zum wäßrigen Milieu hin orientiert; b. L. bilden die Grundelemente aller Biomembranen. ↑Amphiphilie.

Lipidspeicherkrankheiten: Lipidosen; eine Reihe von genet. bedingten Störungen des Sphingoglykolipid- bzw. Sphingolipidstoffwechsels, bei denen sich aufgrund eines Mangels spezif., am Abbau beteiligter Enzyme große Mengen des bis zum Stoffwechselblock abgebauten Glykolipids in einem o. mehreren Organen ansammeln. Da die betroffenen Enzyme meist in den Lysosomen lokalisiert sind, kann man die L. auch in der Obergruppe der lysosomalen ↑Krankheiten einordnen. Die L. lassen sich durch chem. Analyse des akkumulierten Lipids bzw. durch den Nachweis des Enzymdefekts voneinander abgrenzen (Tab.). Die L. treten meist in der frühen Kindheit auf u. führen infolge Gehirndegeneration innerhalb der ersten Jahre zum Tode. Bei den klin. Sympt. stehen Intelligenzminderung, Amaurose u. neurol. Ausfallerscheinungen im Vordergrund. ↑Gangliosidosen, ↑Zeroidlipofuszinosen. Tab.

Lipidstoffwechsel: tier. u. pflanzl. Lipide werden mit der Nahrung aufgenommen, im Magen-Darm-Trakt durch Hydrolasen (↑Lipasen, ↑Cholesterinesterase, ↑Phospholipasen) gespalten u. resorbiert. Alle Lipide des Organismus unterliegen einem ständigen Auf- u. Abbau; ständig findet ein Lipidaustausch zwischen peripheren Fettdepots u. der Leber statt. Kohlenhydrate werden in Lipide umgewandelt; das umgekehrte ist nicht mögl. Hauptorte des L. sind die Leber, die peripheren Fettgewebe, die Muskulatur, die Milchdrüse, die Nebennierenrinde (Synthese der ↑Glukokortikoide u. ↑Mineralokortikoide) u. die Keimdrüsen (Synthese der ↑Sexualhormone). Eine zentrale Funktion im L. hat die Leber für die Synthese der Triglyzeride, Phospholipide u. Lipoproteine des Blutplasmas, für die Bildung der Ketonkörper u. die Veresterung des Cholesterins mit Fettsäuren. Lipotrope Substanzen (Cholin, Methionin) fördern die Phospholipidsynthese. Nach Spaltung der Lipoproteine des Blutplasmas (↑Lipoproteinlipasen) nehmen die Fettzellen die Fettsäuren auf u. synthetisieren Triglyzeride. Diese sind, nach Spaltung durch die Fettgewebelipase, die Quelle des Glycerols u. der freien Fettsäuren des Blutes. Der arbeitende Muskel kann langkettige Fettsäuren u. Ketonkörper verwerten. Die laktierende Milchdrüse produziert Fettsäuren, Glycerol u. Triglyzeride in beträchtl. Menge.

Lipidspeicherkrankheiten (Übersicht)

Verlaufsform	Enzymdefekt	Speichersubstanz	wichtige klinische Symptome	Nachweis
Zeroidlipofuszinosen:				
spätinfantile Form (Bielschowsky-Syndrom)	Sialidase	Zeroidlipofuszin	späteres Manifestationsalter (nach dem 1. Lj.)	Gangliosid GM_3 im Gehirn
juvenile Form (Spielmeyer-Vogt-Batten-Syndrom)		Zeroidlipofuszin	Manifestation jenseits des Vorschulalters	kein Gangliosid nachweisbar
adulte Form (Kufs-Syndrom)		Zeroidlipofuszin	Manifestation jenseits des Kindesalters	
Weitere Formen:				
Glukozerebrosidose (Gaucher-Krankheit)	Glukozerebrosidase	Glukozerebrosid	gewaltige Splenomegalie, infantile Form mit, juvenile Form ohne ZNS-Beteiligung	Gaucher-Zellen im Knochenmark, Glukozerebroside im Gewebe u. saure Phosphatase im Serum vermehrt
Sphingomyelinose (Niemann-Pick-Syndrom)	Sphingomyelinase	Sphingomyelin	Hepatomegalie, Splenomegalie mit ZNS-Beteiligung	Sphingomyelin im Gewebe vermehrt
Zerebrosidsulfatidose metachromat. Leukodystrophie	Arylsulfatase	Zerebrosidsulfatid	zerebrale Lähmungen u. Bewegungsstörungen, Intelligenzminderung	N.-suralis-Biopsie (Sulfatidnachweis), metachromat. Körperchen im Harnsediment
Angiokeratoma diffusum (Fabry-Syndrom)	Ceramidhexosidase	Ceramidtrihexosid	Angiokeratome der Haut, generalisierte Gefäßveränderungen (Herz- u. Niereninsuffizienz)	neutrale Glukolipide im Urin u. Gewebe vermehrt
Heredopathia atactica polyneuritiformis (Refsum-Syndrom)	Blockierung der Alphaoxidation der Phytansäure	Phytansäure	Polyneuropathie, zerebellare Ataxie, Retinitis pigmentosa, Schwerhörigkeit	Phytansäure im Serum vermehrt
Glukosylzeramid-Lipidose	Betaglukosidase	Glukozeramid		
Galaktozerebrosidose (Krabbe-Krankheit)	Betagalaktosidase	Galaktozeramid		
Sulfatidose (metachrom. Leukodystrophie Typ Scholz)	Kerebrosid-Sulfatase (Amylsulfatase A)	Sulfatide		
Gangliosidosen		Gangliosid G_{M1}, G_{M2}, G_{M3}		

Im Blutplasma werden die Lipide als ↑Lipoproteine transportiert; Fettsäuren kommen frei u. als an Albumin gebundene Fettsäuren vor.

Lipidtheorie: Theorie der Membranpermeabilität, basiert auf der allg. Beobachtung, daß niedermolekulare Substanzen um so rascher durch Zellmembranen permeieren können, je besser ihre Fettlöslichkeit im Vergleich zu Wasser ist. Ähnl. wird auch die L. der ↑Narkose begründet. Für den Transport durch ↑Membranen dürfen jedoch sehr spezif. Mechanismen nicht übersehen werden, für die die L. zu eng ist.

Lipidtransport im Blutplasma: erfolgt durch Bindung von Lipiden an best. Proteine (↑Apolipoproteine); die dabei entstehenden Apoprotein-Lipid-Komplexe bezeichnet man als ↑Lipoproteine (↑Very-Low-Density-Lipoproteins, ↑Low-density-Lipoproteine, ↑High-Density-Lipoproteine, ↑Chylomikrone). Unveresterte Fettsäuren werden im Blutplasma durch Bindung an Albumin, Steroidhormone u. fettlösl. Vitamine durch Bindung an spezif. Plasmaproteine transportiert.

Lipidzylinder ↑Zylinder.

Lipmann, Fritz Albert (1899–1986), Med., Biochem., Boston. 1953 Nobelpreis für Med./Physiol. (mit H. A. Krebs) „für seine Entdeckung des Coenzym A und dessen Bedeutung für den Intermediärstoffwechsel".

Lipoatrophiediabetes ⟨*lat* + *gr*⟩ *m*: gelegentl. geht einem ↑Diabetes mellitus eine ↑Necrobiosis lipoidica diabeticorum voraus.

Lipochondrien: temporäre Speicherformen von Lipiden im ↑Golgi-Apparat.

Lipochondrodystrophie: Form einer ↑Mukopolysaccharidose (Pfaundler-Hurler-Krankheit).

Lipochromatose: durch vermehrte Aufnahme von Carotinoiden u. Flavinen mit dem Futter entstehende gelbgrünl. Färbung des tier. Fettgewebes.

Lipochrome: fettlösl., in der Natur weit verbreitet vorkommende Farbstoffe. Zu ihnen gehören die ↑Carotinoide, ↑Melanine u. a. ↑Pigmente.

Lipödem: seltene Erkrankung bei Frauen mit symmetr. u. bilateralen Ablagerungen von Fett in den unteren Extremitäten, bes. im Bereich von Gesäß u. Oberschenkel (Füße nie befallen). Haut dick u. verändert wie beim ↑Lymphödem.

Lipodystrophia intestinalis ↑Whipple-Krankheit.

Lipodystrophie ⟨*gr*⟩ *f*: häufige Nebenwirkung der ↑Insulintherapie mit unbekannter Genese. Die L. kommt als atroph. Form mit Fettschwund an den Insulininjektionsstellen vor.

Lipodystrophie, membranöse: Nasu-Hakola-Krankheit; fam. Krankheit unbekannter Pathogenese mit Leukodystrophie des Großhirns u. im 3.–4. Lebensjahrzehnt einsetzender Demenz. Membranöse Lipodystrophie des Fettgewebes, im Knochen zyst. Defekte.

Lipofektion: Übertragung von Nukleinsäuren (DNA, RNA; ↑Transfektion) in Zellen mit Hilfe von ↑Liposomen.

Lipofuszin: Granulum lipofuscini; membranumgebenes, braunes cholesterin- u. proteinhaltiges Pigmentkörnchen als Rest von Auto- u. Heterophagie. Im Alter gehäuft in Gehirn, Herz, Leber als Abnutzungspigment.

Lipogele ↑Salben.

Lipogranulom: Fremdkörpergranulom mit ölspeichernden Makrophagen nach Trauma o. Injektion von ölhaltigen Lösungen, Insulin, Paraffin.

Lipogranulomatose ↑Pannikulitis.

Lipogranulomatosis subcutanea L. s. Rothmann-Makai; chron. rezidivierendes, anscheinend spontanes Auftreten, hirsekorn- bis walnußgroßer subkutaner Knoten an den Unterschenkeln.

Lipoidcalcinosis progrediens ↑Lipokalzinogranulomatose.

Lipoidcholesterinpneumonie: bes. Form der Bronchopneumonie, gekennzeichnet durch proliferative Entzündungsvorgänge bzw. chron. interstitielle Bindegewebevermehrung mit Einlagerung von Cholesterinkristallen, die wie Lipoide auch im Auswurf vorkommen. Ursache wahrscheinl. eine organgebundene Cholesterinstoffwechselstörung. Eine Lipoidpneumonie tritt auch nach Aspiration von öligen Substanzen u. alveolärer Ablagerung von ölhaltigen Bronchographie-Kontrastmitteln auf.

Lipoiddermatoarthritis ↑Retikulohistiozytose, multizentrische.

Lipoide ↑Lipide.

Lipoidgicht: Einlagerung von cholesterinhaltigen Granulomen (Xanthogranulome, Lipoidtophi) in Sehnen, Sehnenscheiden u. Gelenkkapseln ohne Hypercholesterinämie.

Lipoidgranulomatose ↑Hand-Schüller-Christian-Krankheit.

Lipoidhyperplasie, kongenitale: angeborene Nebennierenrindenhyperplasie bei Insuffizienz der Rindenfunktion durch einen 20,22-Desmolase-Mangel mit Blockierung der Hormonbildung u. Cholesterinanhäufung in der Nebennierenrinde sowie Störung der Genitaldifferenzierung. ↑Syndrom, adrenogenitales.

Lipoidnephrose: veralteter klin. Begriff für ↑Minimal changes Glomerulonephritis o. geringe glomeruläre Abnormitäten. Für die pathol. Anatomie (ebenfalls überholt) bezeichnet die L. einen Zustand mit starker hyalintropfiger Readsorption in den Hauptstückepithelien der Tubuli sowie mit Schaumzellen im Interstitium, wie er beim nephrotischen ↑Syndrom anzutreffen ist. Doppelbrechende Lipide wie Triglyzeride in Tubulusepithelzellen u. im Interstitium.

Lipoinsäure ↑Liponsäure.

Lipokalzinogranulomatose ⟨*gr* + *lat*⟩ *f*: Teutschländer-L.; Cholesterinspeicherkrankheit mit Ausbildung schmerzloser, meist symmetr. Tumoren in Schleimbeuteln u. Muskeln; histol. Cholesterinspeicherung, Kalkablagerung, Gewebezerfall u. Entwicklung eines Granulationsgewebes.

Lipolyse ⟨*gr*⟩ *f*: enzymat. Spaltung (Verseifung) der Triglyzeride in Fettsäuren u. Glycerol (Hydrolyse), katalysiert durch die Triglyzeridlipasen (↑Lipasen). Hauptorte der L. sind Dünndarm (Verdauung der Nahrungslipide durch die Pankreaslipase) u. Fettgewebe. Die Fettgewebelipase ist hormonell kontrolliert. Sie wird durch Phosphorylierung mittels einer cAMP-abhängigen ↑Proteinkinase aktiviert. Die L. wird durch Adrenalin, Glucagon, STH, Glukokortikoide gefördert u. durch Insulin gehemmt.

Lipom ⟨*gr*⟩ *n*: Lipoma; gutartige Fettgewebegeschwulst. Bes. Formen sind Angiolipom (gefäßreich), Fibrolipom (bindegewebehaltig), pleomorphes L. (polymorphzellig, vom Liposarkom abzugrenzen), spindelzelliges L., Angiomyolipom (Tumoren in der Nierenrinde als örtl. Fehlbildung bei tuberöser ↑Hirnsklerose), Myelolipom (in Verbindung mit blutbildendem Mark im Bereich der Nebenniere o. retroperitoneal).

Lipoma arborescens: baumförmig verzweigtes, in die Gelenkhöhle vorspringendes Lipom aus Wucherungen des synovialen Fettgewebes.

Lipoma fetocellulare: Hibernom; Geschwulst des sog. braunen o. embryonalen Fettgewebes.

Lipoma pendulum: gestieltes ↑Lipom.

Lipomatose ⟨*gr*⟩ *f*: Lipomatosis; umschriebene Fettgewebewucherung.

Lipomatosis cordis: Lipomatosis destruens; ↑Fettgewebedurchwachsung des Herzmuskels.

Lipomatosis dolorosa: Dercum-Syndrom, Adipositas dolorosa, genet. bedingt, autosomal rezessiver Erbgang. Bei Frauen postklimakter. schmerzhafte, wulstartige Fetteinlagerungen in der Haut des Rumpfes u. der Gliedmaßen, distale Betonung, Begleitsymptome wie Dysphonie, Apathie, Depression, Pruritus. Abzugrenzen u. a. von ↑Pannikulitis u. von der schmerzlosen Lipomatosis nodosa.

Lipomatosis pancreatis: meist als sog. Vakatwucherung sich ausbreitendes Fettgewebe zwischen den atroph. Drüsenläppchen des Pankreas.

Lipomatosis spinalis: intraspinale Fettgewebeansammlung, meist als lumbosakral gelegene Lipome, oft gleichzeitig erweiterter Spinalkanal o. mit Spina bifida vergesellschaftet. ↑Myelomeningozele.

Lipomodulin: Protein, das die Aktivität der Phospholipase hemmt. Das Protein wird an einem Tyrosinrest durch Ca^{2+}-abhängige u. cAMP-abhängige Proteinkinasen phosphoryliert.

Liponsäure: Thioctansäure; neben Thiamin (↑Vitamin B_1) u. NAD wichtiger Co-Faktor bei der oxidativen Decarboxylierung des Pyruvats (↑Kohlenhydratstoffwechsel, ↑Glykolyse) zu Acetyl-CoA.

Lipophagen ⟨*gr*⟩ *m Pl*: fettspeichernde Zellen des ↑Monozyten-Makrophagen-Systems. Sie treten vermehrt bei Speicherkrankheiten auf.

lipophil *Adj*: fettlösl., mit Fett mischbar, Fett anziehend.

Lipophilie: Fettfreundlichkeit. **1.** Neigung einer Substanz, sich in Fettlösungsmitteln zu lösen o. sich an der Bildung hydrophober Wechselwirkungen zu beteiligen. ↑Hydrophilie, ↑Amphiphilie. **2.** Neigung zur Fettleibigkeit.

Lipophilin: hydrophobes Proteolipid (↑Apolipoproteine); Bestandteil der Myelinmembran. Es hat ein Mol. Gew. von 28 000 u. enthält 263 Aminosäuren.

Lipoplasten: fettgewebebildende Zellen.

Lipopolysaccharide: zu den ↑Heteroglykanen gehörende Gruppe zusammengesetzter Kohlenhydrate, die aus einem Lipid- (Acylreste) u. einem Polysaccharidanteil bestehen. L. sind Komponenten der äußeren Zellwand von gramnegativen Bakterien (↑Membranantigene; bakterielle ↑Endotoxine).

Lipopolysaccharide, bakterielle: Endotoxine; bestehen aus Polysaccharidkette (O-Antigen) Core u. Lipid A. Bestandteil der äußeren Membran gramnegativer Bakterien. Lipid A ist für die Fieber- u. schockinduzierende Wirkungen verantwortl.

Lipoproteine: lipidhaltige Proteine des Blutplasmas, die man in fünf Klassen einteilt: 1. ↑Chylomikrone, 2. L. mit sehr niedriger Dichte (↑Very-Low-Density-Lipoproteins, VLDL), 3. L. mit niedriger Dichte (↑Low-density-Lipoproteine, LDL), 4. L. mit hoher Dichte (↑High-Density-Lipoproteine, HDL), 5. L. mit sehr hoher Dichte (↑Very-High-Density-Lipoproteins, VHDL). Sie unterscheiden sich untereinander in ihrem Proteinanteil (↑Apolipoproteinen) u. in ihrer Lipidzusammensetzung. Ihre Hauptfunktion besteht im Transport von Triglyzeriden, Cholesterin u. Phospholipiden. Man unterscheidet fünf versch. Typen von ↑Hyperlipidämien, die sich jeweils durch besondere Lipoproteinspektren in der Elektrophorese unterscheiden. Elektrophoret. Einteilung: HDL u. VHDL werden als Alphalipoproteine, LDL als Betalipoproteine u. VLDL als Prä-Betalipoproteine bezeichnet. Chylomikronen zeigen keine elektrophoret. Beweglichkeit. Abb.

Lipoproteinlipasen: Gruppe von Enzymen, die die ↑Lipoproteine des Blutplasmas abbauen, indem sie deren Triglyzeridanteile hydrolysieren. Sie sind für die Entfernung von Triglyzeriden aus dem strömenden Blut verantwortl. Die L. sind an die Oberfläche der Endothel-, Leber- u. Fettgewebezellen gebunden u. können durch ↑Heparin freigesetzt werden (↑Postheparinplasma).

Lipoproteinstoffwechsel: Bildungsorte der Lipoproteine des Blutplasmas sind die Leber (↑Very-Low-Density-Lipoproteins) u. die Dünndarmschleimhaut (↑Chylomikrone). Ihr Abbau beginnt extrahepat. durch Enzyme des Blutplasmas (↑Lecithin-Cholesterin-Acyl-Transferase u. Lipoproteinlipase) u. wird in der Leber fortgesetzt.

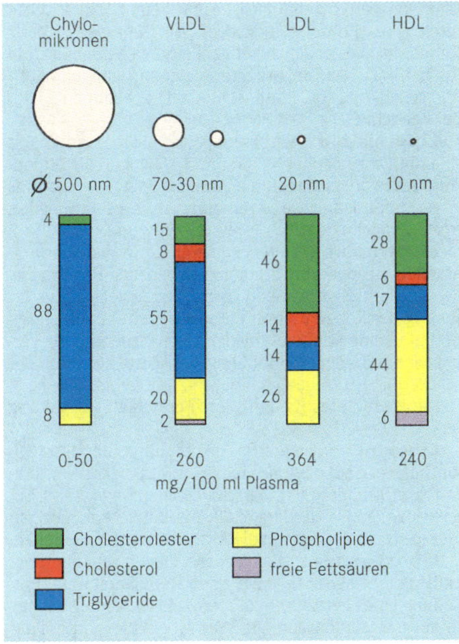

Lipoproteine

Lipoproteintrübungstest: Serumlabilitätsprobe; bei Einwirkung von Heparin u. Kalziumionen auf Serum entsteht eine Trübung, deren Intensität vom Gehalt an ausgefällten Beta- u. Präbetalipoproteinen abhängt. Die Intensität der entstandenen Trübung wird durch Messung der scheinbaren Extinktion bestimmt.

Lipoprotein X: ein im Blutplasma von Pat. mit intra- o. extrahepat. Cholestase nachweisbares Lipoprotein, das aus 66 % Phospholipiden, 22 % unverestertem Cholesterin, 3 % Cholesterinestern u. 3 % Triglyzeriden besteht.

Liposarkom ⟨*gr*⟩ *n*: seltener, bösartiger Fettgewebetumor. Lokalisation v. a. Bauchhöhle, Gesäß u. Oberschenkel. Histol. werden unterschieden: differenzierte Formen, fettgewebeähnl., fibrosierende u. entzündl., die rezidivieren, aber nicht metastasieren, u. entdifferenzierte myxoide, rundzellige u. pleomorphe, die auch metastasieren können.

Liposomen: künstl. Gebilde, die kugelförmig sind u. aus ↑Lecithin u. anderen Lipiden bestehen, die in Form einer o. mehrerer konzentr. Lipiddoppelschichten angeordnet sind. In das Innere von L. können Proteine, DNA u. andere Substanzen inkorporiert werden. Der Inhalt von L. kann von Zellen aufgenommen werden, da die Lipiddoppelschicht der L. mit der Zellmembran zusammenfließt u. so ihr Inhalt in das Zellinnere gelangen kann. Hormone u. Enzyme, die sonst im Darmtrakt vollständig zerstört werden, können so partiell enteral resorbiert werden. L. finden zunehmend pharmaz. Anwendung. ↑Lipofektion.

Liposuktion: Im Ggs. zur operativen Entfernung von Fettgewebepolstern erfolgt die subkutane Absaugung von Fettgewebe nach Legen kleiner Hautschnitte durch spez. Rohre unterschiedl. Durchmessers mittels Pumpe, auch unter gleichzeitiger Fettgewebemobilisation durch Ultraschall. Bevorzugte Regionen: submental, an Oberschenkeln, sog. Reithosenfettsucht, Abdominal-Glutäal-Bereich.

Lipothiamid: Verbindung der ↑Liponsäure mit Thiaminpyrophosphat (Vitamin B_1), wobei die Liponsäure säureamidartig mit der Aminogruppe des Vitamins B_1 verknüpft ist. Diese Verbindung ist Co-Faktor bei den Prozessen der oxidativen ↑Decarboxylierung.

Lipotropine ⟨*gr*⟩ *n Pl*: eine mehrere Vertreter umfassende Gruppe von Proteohormonen der Hypophyse, die eine gesteigerte Lipolyse im Fettgewebe, eine Erhöhung der Konzentration der unveresterten Fettsäuren im Blut u. eine Stimulierung der Ketonkörperbildung verursachen. Das Betalipotropin ist die Muttersubstanz der ↑Endorphine u. ↑Enkephaline; letztere gehen aus best. Abschnitten dieses Proteins durch proteolyt. Abspaltung hervor.

Lipoxine: oxygenierte Abkömmlinge der ↑Arachidonsäure in Leukozyten. Lipoxin A verursacht Kontraktion von Streifen der Meerschweinchenlunge, setzt Superoxidanion (↑Peroxidradikal) aus polymorphkernigen Leukozyten frei u. hemmt die Aktivität von T-Killerzellen.

Lipoxygenase: Dioxygenase, die ein Sauerstoffmolekül in eine ungesättigte Fettsäure als Substrat unter Entstehung eines Fettsäurehydroperoxids einbaut. Die L. leitet mit ↑Arachidonsäure als Substrat die Biosynthese der ↑Leukotriene ein.

Lipozele: Fettbruch; Fettgeschwulst in Bruchpforten, bisweilen Vorläufer eines Eingeweidebruchs.

Lippe: Labium; Weichteilplatte zur Begrenzung des Vestibulum oris. Struktur: 1. Außenfläche (Pars cutanea): Haut (↑Kutis), a) Oberhaut (Epidermis), mehrschichtiges verhorntes Plattenepithel, b) Lederhaut (Dermis), straffes Bindegewebe, c) Unterhaut (Tela subcutanea), lockeres Bindegewebe u. Fettgewebe. In b) u. c): Haare, Talgdrüsen, kleine Schweißdrüsen. 2. Innenfläche (Pars mucosa), Schleimhaut (Tunica mucosa), a) Epithelium mucosae, mehrschichtiges unverhorntes Plattenepithel, b) Lamina propria, lockeres Bindegewebe, enthält kleine Speicheldrüsen. 3. Lippenrot (Pars intermedia), a) Epithelium, mehrschichtiges schwach verhorntes Plattenepithel, b) Lamina propria, lockeres Bindegewebe, enthält viele Blutgefäße, die in Papillen bis dicht unter das Epithel reichen, Durchscheinen des Blutes. 4. Binnenstruktur der L.: M. orbicularis oris, quergestreiftes Skelettmuskelgewebe. Abb. 1 u. 2.

Lippenbändchen ↑Frenulum.

Lippen-Kiefer-Gaumen-Spalte: Cheilognathopalatoschisis, Lippen-Kiefer-Gaumen-Gaumensegel-Spalte; häufige ↑Hemmungsfehlbildung im Kieferbereich mit Spaltbildung der lateralen Oberlippe (↑Cheiloschisis), des Alveolarfortsatzes des Oberkiefers (↑Gnathoschisis) lateral, des harten u. weichen Gaumens (↑Palatoschisis) median. Der Defekt geht von der Oberlippenspalte („Hasenscharte") durch den Oberkiefer im Bereich des seitl. Schneidezahns zum Canalis incisivus u. von hier median zur Uvula (↑Zäpfchen). Isolierte u. kombinierte, einseitige u. zweiseitige, subtotale u. totale L. mögl. Klassifizierung u. Graduierung: Lippenspalte 1–3, Kieferspalte 1–3, Gaumenspalte 1–3, Segelspalte 1–3. Ätiol.: 25 % Vererbung, 11 % dysplast. Momente, 30 % Phänokopie, 24 % unbekannt. Formbildungsstörung bei der Differenzierung einzelner Abschnitte der Mundhöhlen-Gesichts-Region

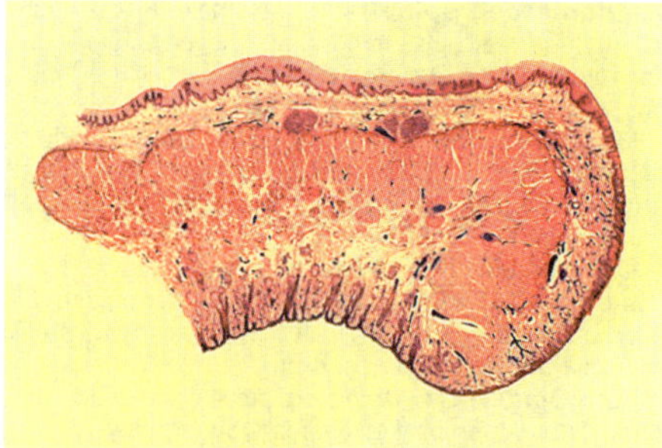

30

Lippe (Abb. 1). Histologischer Schnitt (Übersicht), HE-Färbung u. Injektion mit Berliner Blau; unten Hautseite, oben Schleimhautseite, rechts Lippenrot, zentral Muskel

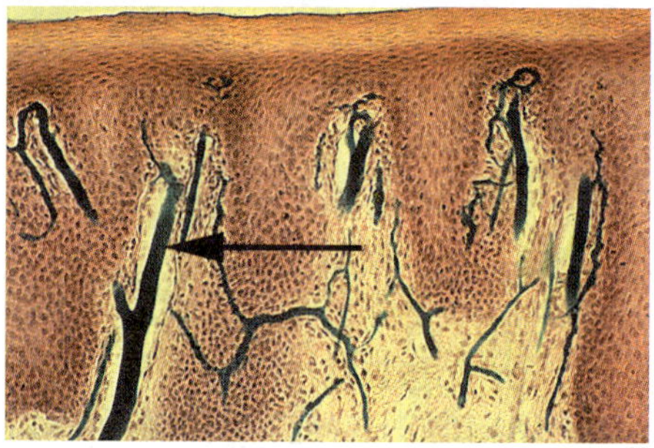

30

Lippe (Abb. 2). Histologischer Schnitt, HE-Färbung u. Injektion mit Berliner Blau; im Lippenrot Blutgefäße (Pfeil), die in den Papillen bis dicht unter die Oberfläche reichen.

während der Organogenese. Überwiegend werden die Mesenchymwülste unter einer homogenen Ektodermdecke in ihrer Differenzierung bei der Bildung der prim. Nasenbucht u. Mundhöhle geschädigt. Ther.: komplexe Rehabilitation durch Kieferchirurgie, Kieferorthopädie, Logopädie u. a. Termine für operativen Verschluß der Spalte: Lippenspalte 4.–6. Lebensmonat, isolierte Velumspalte 10.–16. Lebensmonat, Gaumenspalte 3.–5. Lj. Abb.

Lippenkrebs: meist an der Unterlippe sitzender bösartiger epithelialer Tumor; histol. Plattenepithelkarzinom. Da es bei Pfeifenrauchern häufiger auftritt, werden chron. mechan. Reize u. Teerprodukte als ursächl. Faktoren angenommen.

Lippenrot ↑Lippe.

Lippensaugen: gehört zu den Dysfunktionen oraler Weichteile u. führt zu Stellungsanomalien der Frontzähne, z. B. Vergrößerung der sagittalen Schneidezahnstufe, ↑Overjet, frontal offenem Biß.

Lippenschild ↑Mundvorhofplatte.

Lippenspalte: Cheiloschisis, Diastematochilie, Schistochilie, Labium fissum; angeborene Kerben (Depression lineaire) o. tief einschneidende Spalten beider Lippen. Oberlippe: mediane Oberlippenspalte („echte Hasenscharte"): es fehlt der Bereich des Philtrums. Laterale

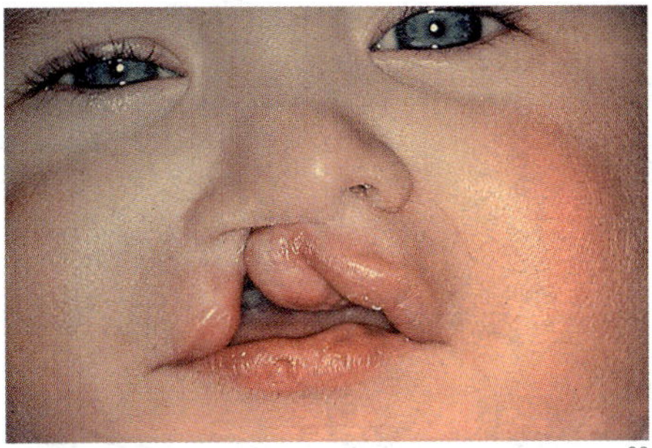

Lippen-Kiefer-Gaumen-Spalte
mit Unterlippenfisteln

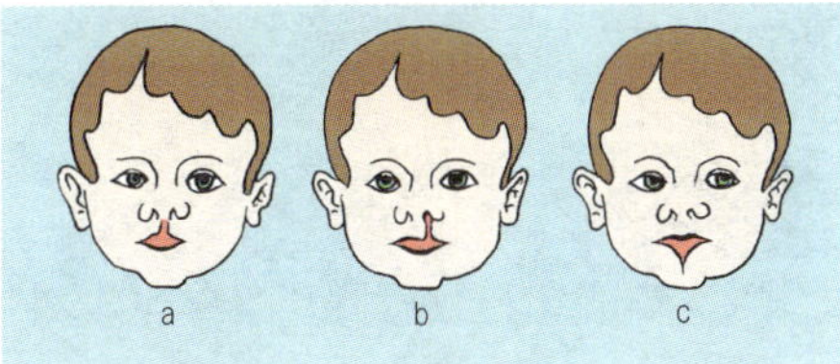

Lippenspalten. Formen
a: mediane Oberlippenspalte; b: laterale Oberlippenspalte; c: mediane Unterlippenspalte

Oberlippenspalte (Hasenscharte, Labium leporinum): häufige (1 : 700 bis 1 : 1 000, meist li.) seitl. Spaltbildung bis in das Nasenloch. Evtl. Kontinuitätstrennung des Ringmuskels. Tritt isoliert o. mit weiteren Spalten auf: ↑Lippen-Kiefer-Gaumen-Spalte. Häufige Kombination mit weiteren Fehlbildungen, oft in Form von Fehlbildungssyndromen. Erbeinflüsse. Unterlippe: ↑Unterlippenspalte, mediane. L. entstehen nicht als ↑Hemmungsfehlbildungen durch Fusionsfehler vorher getrennter Gesichtsfortsätze, sondern durch gestörte Mesenchymnivellierung embryonaler Furchen zwischen Gesichtswülsten. Spalte entsteht sek. durch Aufbrechen. Abb.

Lippitudo ⟨*lat*⟩ *f* ↑Tränenträufeln.

Lipurie ⟨*gr*⟩ *f*: wörtl. Fettharnen, klin. übertragen Harn mit Fettgehalt.

Liq: *Abk* für Liquor; Flüssigkeit.

liquefactus ⟨*lat*⟩: verflüssigt, z. B. Phenolum liquefactum ist verflüssigtes Phenol, wobei Phenol nach Zusatz von 15 % Wasser unter Erwärmen im Wasserbad verflüssigt wird.

Liquefaktion ⟨*lat*⟩ *f*: Verflüssigung.

Liquid-Scintillation-Counter: *Abk* LSC; ↑Flüssigkeitsszintillationszähler.

liquidus ⟨*lat*⟩ *Adj*: flüssig.

Liquor ⟨*lat*⟩ *m*: Flüssigkeit. Früher wurden als L. flüssige Arzneizubereitungen bezeichnet, bei denen der Arzneistoff durch chem. Umsetzung gewonnen wurde, z. B. L. Kalii arsenicosi; L. Aluminii acetici u. a. m.; heute auch als ↑Solutio bezeichnet.

Liquorableitungsoperationen ↑Hydrozephalustherapie.

Liquor aluminii acetici ⟨*lat*⟩: essigsaure Tonerde.

Liquorblockade: Abflußbehinderung des ↑Liquor cerebrospinalis im Bereich physiol. Engen (3. Ventrikel, Aquädukt) durch entzündl. o. tumoröse Verschlüsse. Auch bei Spinaltumoren, ↑Sperrliquor.

Liquor cerebrospinalis: Hirn-Rückenmark-Flüssigkeit, Cerebrospinal fluid (*Abk* CSF); in den liquorführenden Räumen des Zentralnervensystems (Hirnventrikelsystem, zerebraler u. spinaler Subarachnoidalraum) enthaltene wasserklare Flüssigkeit, die in den Plexus choroidei produziert wird u. im Stoffaustausch mit dem Ependym ihre endgültige Zusammensetzung erfährt. Die Liquorresorption erfolgt über die Arachnoidalzotten, bes. über die Pacchioni-Granulationen in das venöse Blut. Wird zu diagn. Zwecken mittels Lumbal-, Subokzipital- o. Ventrikelpunktion entnommen. Wichtigste Normalwerte: Menge 100–160 ml, Zellzahl 0–12/3 (0–4 Zellen pro mm^3), Druck (im Liegen) 10–26,7 kPa (75–200 mm H_2O), Dichte 1,005–1,009, pH-Wert, 7,2–7,5, Gesamteiweiß 20–40 mg/100 ml, Reststickstoff 11–20 mg/100 ml, Glukose 40–80 mg/100 ml.

Liquordiagnostik: Untersuchungen zur Beurteilung von Liquorparametern. Der ↑Queckenstedt-Versuch zur Prüfung der Liquorpassage hat an Bedeutung verloren. Die visuelle Beurteilung ermöglicht die Feststellung von Trübungen u. Verfärbungen. Trübung weist auf Zellvermehrung (Pleozytose), z. B. bei ↑Meningitis, hin. Blutiger Liquor ist Ausdruck einer Blutung in den Subarachnoidalraum, ↑Subarachnoidalblutung. Eine punktionstechn. bedingte artifizielle Blutbeimengung ist auszuschließen. Gelbfärbung (Xanthochromie) findet sich bei länger zurückliegender Subarachnoidalblutung, bei Stauungsliquor u. Zysten. Braunschwarz verfärbter Liquor wird bei Melanoblastose angetroffen. Qualitative Eiweißbestimmungen, z. B. mit der ↑Pandy-Probe o. nach Nonne-Apelt-Schumm, haben nur orientierenden Wert. Die ↑Kolloidreaktionen im Liquor cerebrospinalis haben ebenfalls nur orientierende Bedeutung. Die Liquorelektrophorese ermöglicht die quantitative Differenzierung der Eiweißfraktionen. Die Zelldifferenzierung i. R. der Liquorzytologie erfordert eine vorangehende Einengung ohne Beschädigung der Zellen, z. B. mit der Sedimentierkammer nach Sayk. Vermehrung von eosinophilen Zellen u. Plasmazellen, der Nachweis von Makrophagen u. Tumorzellen sind von diagn. Wert. Wichtige Liquorsyndrome sind das ↑Guillain-Barré-Syndrom u. das Nonne-Froin-Syndrom, ↑Sperrliquor.

Liquordiapedese: Austritt von Blutflüssigkeit u. niedermolekularem Eiweiß (v. a. Albumin) aus den Gefäßen der terminalen Strombahn bei prästat. Durchblutungsstörung mit gesteigerter Permeabilität (z. B. bei Entzündung).

Liquorfistel ↑Schädel-Hirn-Verletzung, laterootobasale; ↑Schädel-Hirn-Verletzung, frontorhinobasale.

Liquor folliculi: durch Sekretion des Follikelepithels gebildete Flüssigkeit (Liquor) unter Ausbildung des Liquorraums; ↑Graaf-Follikel. Der L. f. enthält das Follikelhormon, das u. a. die Ausbildung der weibl. Genitalorgane regelt u. die Uterusschleimhaut zur Proliferation anregt. ↑Follikelhormon. Abb. S. 1184.

Liquor-Hirn-Schranke: Barriere mit Behinderung des Stoffaustauschs zwischen extrazellulärer Hirnflüssigkeit u. Liquor.

Liquorraumszintigraphie: nuklearmed. Untersuchungsverfahren des spinalen u. zerebralen Liquorraums. Intrathekale Injektion des ↑Radiopharmakons (z. B. ^{111}In-DTPA o. ^{99m}Tc-DTPA) nach ↑Lumbalpunktion (Myeloszintigraphie) o. SOP (Zisternoszintigraphie), Szintigraphie o. Kameraaufnahmen in stündl. Ab-

L

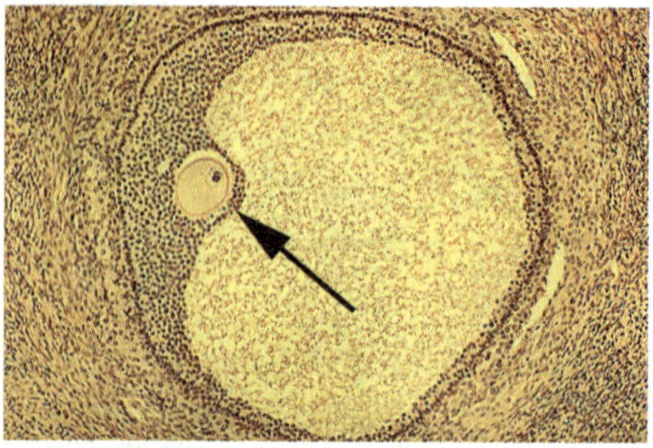

30

Liquor folliculi. Histologischer Schnitt durch das Ovar, HE-Färbung; mit L. f. gefüllter Hohlraum (Antrum), in den der Cumulus oophorus (Pfeil) mit Eizelle hineinragt.

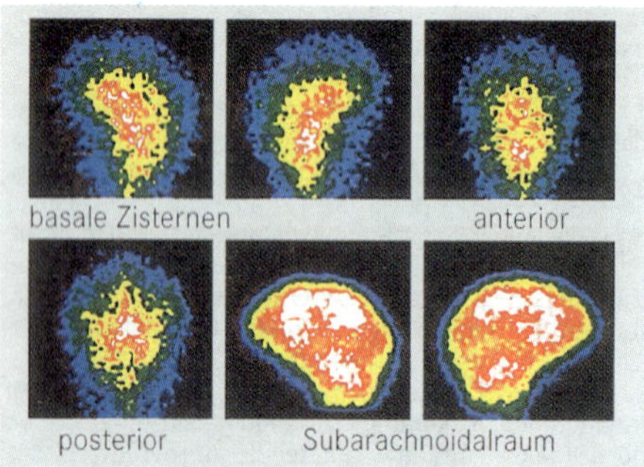

7

Liquorraumszintigraphie (Abb. 1). Normale Liquorkinetik nach lumbaler intrathekaler Injektion von ^{99m}Tc-DTPA; nach 6 h Darstellung der basalen Zisternen (Bild 1 bis 4), nach 24 h Anreicherung im Subarachnoidalraum (Bild 5 u. 6)

ständen bis zu 24, evtl. 48 h p. i. in 2 o. 3 Ebenen. Dabei sind unter physiol. Bedingungen die Geschwindigkeit der Liquordynamik (Unterschiede in Abhängigkeit vom eingesetzten Radiopharmakon u. Alter des Pat.) u. die Darstellung der Liquorwege von den basalen Zisternen bis in den Subarachnoidalraum zu beobachten (Abb. 1.). Die Untersuchung wird eingesetzt: 1. zur DD von Hirnatrophie vom ↑Hydrocephalus congenitus communicans (als Folge von Ventrikeldilatation nach Subarachnoidalblutung, Meningitis, Hirntrauma u. a.). Bei ↑Hirnatrophie ungestörte, aber verlangsamte Liquorkinetik. Beim Hydrocephalus communicans wird ein einseitiger o. symmetr. partieller o. totaler Liquorblock mit fehlender bzw. verzögerter Darstellung des Subarachnoidalraums nachgewiesen. 2. Nachweis lokaler Liquorpassagestopps durch Blutung, Tumor, Zysten, Abszesse, Verwachsungen o. Membranbildungen nach Blutungen o. Meningitis (Abb. 2). 3. Nachweis posttraumat. o. postoperativer Liquorfisteln (↑Rhinorrhö, ↑Otorrhö) durch Aktivitätsstraßen außerhalb des Liquorraums. Der Nachweis wird außerdem durch Aktivitätsmessungen einer über 24 h liegenden Nasenraumtamponade gesichert. 4. Prüfung der

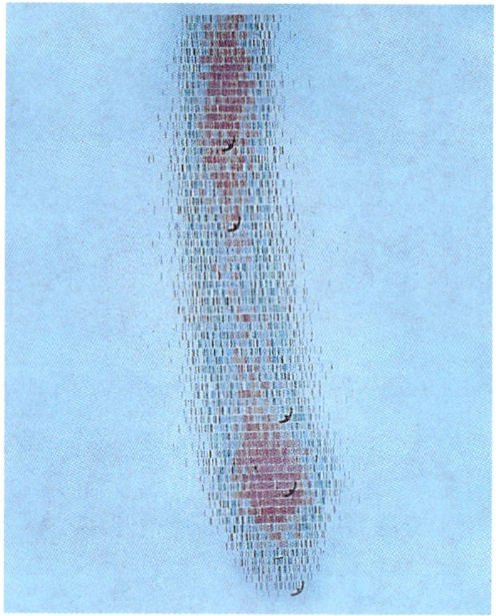

7

Liquorraumszintigraphie (Abb. 2). Myeloszintigraphie nach intrathekaler, lumbaler Injektion von ^{99m}Tc-DTPA; Speicherdefekt durch regionale Arachnitis in Höhe von LWK 1-3

Durchgängigkeit operativ angelegter Liquorshunts. Das Verfahren wird auch zur Verteilungsuntersuchung nach Radiogoldapplikation zur Ther. bzw. Proph. einer Meningosis leucaemica im Kindesalter verwendet. Abb. 1 u. 2.

Liquorrhö ↑Rhinorrhö, ↑Otorrhö.

Liquorsyndrom: veränderte Liquorbefunde, die für best. Krankheiten typ. sind.

Liquorüberdrucksyndrom: bei ↑Hirnödem auftretende Sympt.: Schwindel, Erbrechen, Kopfschmerzen, Stauungspapille, Reflexsteigerungen u. a.

Liquorunterdrucksyndrom: bei Liquorverlust (traumat. u. a.) auftretender Schwindel, Erbrechen, Kopfschmerzen u. a.

Lisfranc, Jacques (1790–1847), frz. Chir., Paris.

Lisfranc-Gelenk (nach Jacques L.): als funktionelle Einheit betrachtete Gesamtheit der Tarsometatarsalgelenke eines Fußes.

Lisinopril: ein ↑ACE-Hemmer.

LISK: *Abk* für Literaturinformationsservice für die Krankenpflege u. das Krankenhauswesen.

Lispeln ↑Sigmatismus interdentalis.

Lissauer, Heinrich (1861–1891), dt. Psychiater, Breslau.

Lissauer-Herdparalyse: Lissauer-Typ der progressiven ↑Paralyse, bei dem zerebrale Herdsymptome, bes. auch hirnpatholog. Syndrome wie ↑Aphasie, ↑Agnosie auf der Grundlage umschriebener kortikaler Läsionen im Vordergrund stehen.

Lissenzephalie ⟨*gr*⟩ *f*: glatte, windungslose Oberfläche der Großhirne mancher Säugetiergruppen. Stellt den Normalzustand dar. Keine synonyme Verwendung mit ↑Agyrie (Windungslosigkeit) beim Menschen, da diese Ausdruck eines pathol. Prozesses (↑ Migrationshemmung) ist.

Listenzytogramm: Schein für gyn.-zytolog. Untersuchungen. Enthält Angaben für 5–10 Frauen zur Person, Anamnese, klin. u. kolposkop. Befund sowie das Ergebnis der zytolog. Auswertung u. ist eine nützl. Rationalisierung bei Reihenuntersuchungen.

Lister, Joseph (1827–1912), brit. Chir., Glasgow, Edinburgh, London. Schüler von W. Sharpey (1802–1880).

Listeria: taxonom. unabhängige Gattung der Bakterien. L. sind kleine, grampositive, bewegl., sporenlose, aerobe Stäbchen mit Neigung zur Kettenbildung. L. monocytogenes u. L. ivanovii als Erreger der ↑ Listeriose bei Mensch u. Tier wichtig.

Listeriom ↑ Listeriose.

Listeriose: enzoot.-epizoot., von Tieren meist durch Kontakt, gelegentl. durch Lebensmittel auf Menschen übertragbare, meldepflichtige ↑ Infektionskrankheit. Erreger ubiquitäre sowie im Warmblüterreservoir anzutreffende Listerien (Listeria monocytogenes, mehrere Serotypen). Inkubationszeit unbestimmt, einige Tage bis mehrere Wochen. Klin. akut fieberhafter uncharakterist. Verlauf, lokal mit Tonsillitis (Monozytenangina), generalisiert mit sept. Erscheinungen: typhös-meningit. als Listerienenzephalitis, Listerienmeningitis u. Listerienmeningoenzephalitis, o. grippös-pneumon. als Listerienpneumonie. Gefürchtet ist die transplazentare fetale Infektion als Folge einer Metritis gravidarum (Schwangerschaftslisteriose) mit der Granulomatosis infantiseptica (Neugeborenenlisteriose): miliare Listeriome, d. h. aus gewucherten Histiozyten bestehende Granulome, in allen Organen des Kindes, tödl. Ausgang.

Lister-Methode (nach Joseph L.): von Lister inaugurierte Methode der Wundbehandlung.

Listing, Johann Benedikt (1808–1882), dt. Physiker, Göttingen.

Listing-Auge (nach Johann B. L.): vereinfachtes Augenschema (reduziertes Auge), bei dem es nur einen Haupt- u. Knotenpunkt gibt. Dieses Auge entspricht einem sehr einfachen opt. System, das nur eine kugelförmige Trennfläche zwischen den Medien unterschiedl. opt. Dichte (Luft/Wasser) besitzt.

Listing-Gesetz (nach Johann B. L.): Die horizontale u. vertikale Drehachse des Auges liegen in einer Ebene, der Listing-Ebene. Auf dieser steht die sagittale Drehachse senkrecht.

Lisurid: halbsynthet. Abkömmling von ↑ Mutterkorn. Wirkung: Hemmung der Prolaktinsekretion, Serotonin- u. Dopaminantagonist. Anwendung bei Parkinson-Syndrom u. Migräne sowie zum Abstillen.

Liter: *Abk* l; i. R. des internationalen ↑ Einheitensystems zugelassene Hilfsgröße zur Volumenangabe $1\,l = 10^{-3}\,m^3$.

Literäquivalent ↑ Sauerstoffäquivalent, kalorisches.

Lithiasis: Steinkrankheit, z. B. in Gallenblase, Niere, Harnblase. ↑ Cholelithiasis.

Lithium: chem. Symbol Li; Alkalimetall. Atomgewicht 6,94; einwertig. Vorkommen in Pflanzen u. Tieren. Als essentielles Spurenelement für den Menschen bisher nicht erwiesen. Normaler Spiegel im Plasma 4,5 μmol/l, normale Ausscheidung im Harn 0,12 mmol/d. 40 % des zugeführten Li wird im Harn ausgeschieden. Der ther. Bereich wird mit 0,6–1,5 mmol/l im Plasma angegeben, tox. wirkt Li etwa von 2,0 mmol/l ab. Die Bestimmung erfolgt mittels Flammenphotometrie u. erfolgt als Therapiekontrolle bei Behandlung von psychiatr. Erkrankungen mit Lithiumsalzen.

Lithiumprophylaxe: psychiatr. Therapieverfahren zur Langzeitprophylaxe, insbes. der manisch-depressiven ↑ Krankheit. Geringere Erfolgsaussichten bei monopolaren depressiven Verläufen u. schizoaffektiven ↑ Psychosen. Lithiumsalze werden nach oraler Gabe gut absorbiert; i. d. R. wird die Tagesdosis auf je eine morgendl. u. abendl. Einnahme verteilt. Der Serumspiegel sollte zwischen 0,6 u. 0,8 mmol/l betragen. Bes. in der Einstellungsphase bei interkurrenten Erkrankungen u. Flüssigkeitskarenz sind starke Schwankungen des Spiegels mögl. Klin. können Überdosierungen u. a. durch Störungen der Feinmotorik mit Tremor u. Diarrhö angekündigt werden. Später werden Herzrhythmusstörungen, schließl. auch zerebrale Krampfanfälle u. Bewußtseinsstörungen beobachtet. Wichtige Langzeitnebenwirkungen sind Gewichtszunahme, Störungen der Schilddrüsen- u. der Nierenfunktion. Der Erfolg einer L. kann u. U. erst nach einjähriger Therapiedauer beurteilt werden. Sofern eine L. ohne Erfolg bleibt o. aber Kontraindikationen (insbes. Herz-, Nieren- u. Schilddrüsenerkrankungen) bestehen, kann eine Proph. mit Carbamazepin, möglicherweise auch Valproat erwogen werden.

Lithocholsäure ↑ Gallensäuren.

Lithogenität: Neigung zur Steinbildung (Gallensteine, Nierensteine, ↑ Galle, lithogene).

Lithokelyphopädion: Kalkablagerung in abgestorbenen Feten (↑ Lithopädion) u. deren Hüllen (sog. Steinkind).

Lithokelyphos: Verkalkung der Fruchthüllen.

Lithoklast: Blasensteinzertrümmerer; ↑ Lithotripsie.

Litholapaxie, perkutane: Nephrolitholapaxie; perkutane, transrenale Entfernung von Harnsteinen aus Nierenkelchen, Nierenbecken o. Harnleiter nach ↑ Nephrostomie über ein Hohlrohr mittels Nephroskop. Die p. L. erfolgt unter lichtopt. Sicht o. Röntgendurchleuchtung.

Litholyse ↑ Harnsteinlitholyse.

Litholytika: steinauflösende Mittel ↑ Harnsteinlitholyse.

Lithopädion: Steinkind; abgestorbener, mit Kalksalzen inkrustierter Fetus. ↑ Fetus calcificatus.

Lithotomie: Herausschneiden von Steinen auf chir. operativem Wege, sog. „offener Schnitt", z. B. Nierenbecken (↑ Pyelolithotomie), Spaltung der Niere (Nephrolithotomie), Harnleiter (Ureterolithotomie), Blase (Zystolithotomie), Harnröhre (Urethrolithotomie). Im Ggs. dazu die sog. „geschlossenen Methoden" (transurethral), ↑ Lithotripsie.

Lithotripsie: Zertrümmerung von z. B. Nieren-, Blasen- u. Gallensteinen. Unter Röntgendurchleuchtungskontrolle o. unter Ultraschallsicht werden verschiedene Verfahren angewendet, ↑ Interventionsradiologie. 1. L. mittels extrakorporal erzeugter Stoßwellen (ESWL), die durch Unterwasserfunkenentladungen, durch Wirbelströme in einer Metallmembran o. durch impulsartige Anregung von (fokussierenden) piezoelektr. Wandlern erzeugt werden. Die Fokussierung erfolgt auf den zu zerstörenden Stein, zu dessen Zerstörung 500–1 500 Stoßwellen benötigt werden. Diese Verfahren haben nach 1984 große Verbreitung gefunden u. die klass. operative Nierensteinentfernung, teils in Kombination mit der perkutanen ↑ Litholapaxie nahezu vollständig ver-

L

drängt. Die Stoßwellen führen durch Druck u. Zug zu einer Desintegration des Steins. Die Steinkrümel gehen per via naturalis ab. Dabei entstehende ↑Steinstraßen können auxiliäre Maßnahmen erforderl. machen (Legen eines ↑Ureterkatheters, Anlegen einer perkutanen ↑Nephrostomie). Die L. von Gallensteinen wird (1988) in kleinerem Umfang mit ähnl. Geräten, z.T. in Kombination mit der Chemolyse durch Gallensäuren, aber zunehmend angewendet. 2. L. mittels Mikroexplosionen: exp. Einbringen kleinster Sprengstoffmengen an o. in den Stein (Bohrlöcher) über ein Endoskop o. einen Katheter. 3. Ultraschallithotripsie: über ein Endoskop wird ein Ultraschallfräser an den Stein herangeführt (Einsatz bei der Litholapaxie). 4. Laserinduzierte Stoßwellenlithotripsie (LISL): Laserlicht wird an den Stein endoskop. herangeführt. Im Zielgebiet werden sehr hohe Lichtintensitäten erzeugt, so daß ein ionisiertes Gas (Plasma) entsteht u. bei dessen Ausdehnung Stoßwellen.

Lithotriptor ⟨*gr*⟩ *m*: Gerät zur ↑Lithotripsie.

Litten, Moritz (1845–1907), dt. Int., Berlin.

Litten-Phänomen (nach Moritz L.): bei tiefer Atmung mit der Zwerchfellbewegung auf- u. abwärts gleitende, zirkuläre Einziehung der Brustwand, die bei Pleuraschwarte u./o. -erguß, Lungenemphysem u. Zwerchfellrelaxation fehlt.

Little, Ernest Gordon Graham (1867–1950), brit. Dermat.

Little, William John (1810–1894), brit. Chir. u. Orthop., London.

Little-Syndrom: **1.** (nach Ernest G. G. L.) ↑Lichen ruber follicularis decalvans. **2.** (nach William J. L.) Morbus Little, Diplegia spastica infantilis. Form der infantilen ↑Zerebralparese, hist. Begriffsbildung.

Littré, Alexis (1658–1726), frz. Anat., Chir., Paris.

Littré-Drüsen (nach Alexis L.) ↑Glandulae urethrales.

Littré-Hernie (nach Alexis L.): Darmwandbruch, bei der nur ein Teil der Darmwand eingeklemmt ist.

Littreitis: Entzündung der Littré-Urethraldrüsen; meist auf gonorrho. Basis.

Litzmann, Conrad Carl Theodor (1815–1890), dt. Gyn., Kiel.

Litzmann-Obliquität (nach Conrad C. T. L.): Hinterscheitelbeineinstellung, ungünstige Form des ↑Asynklitismus.

Livedo racemosa: Endarteriitis u./o. Endophlebitis subkutaner Angiolen mit blutroter, baumartiger Gefäßzeichnung. Oft kombiniert mit ↑Endangiitis obliterans, ↑Periarteriitis nodosa, ↑Akrodermatitis chronica atrophicans u. ↑Hypertonie. Gelegentl. ulzerös auftretendes „Sommerulkus der Frauen", das im Winter spontan abheilt.

Livedo reticularis ⟨*lat*⟩ *f*: Livedo calorica; funktionelle Durchblutungsstörung mit bläul.-rötl. Fleckung der Haut, bes. deutl. in Kälte. Befällt Stamm u. Extremitäten; untere Körperhälfte dominiert. ↑Cutis marmorata.

livid ⟨*lat*⟩ *Adj*: bleifarbig, bläul., fahl.

Livido racemosa ⟨*lat*⟩ *f* ↑Livedo racemosa.

Livor ⟨*lat*⟩ *m*: bleiblaue Farbe.

Livores ⟨*lat*⟩ *m Pl*: kurz für Livores mortis; ↑Totenflecke.

Lizentiat ⟨*lat*⟩: aus dem Mittelalter stammender akadem. Grad (mit Lehrbefugnis). In einigen Ländern mit unterschiedl. Bedeutung gebräuchl.

L-Kette: Light chain; leichte Kette. ↑Lambda-Kette. ↑Immunglobuline.

L-Ketten-Krankheit ↑Leichtkettenkrankheit.

LKM-1: *Abk* für engl. liver-kidney microsomal antibodies; Antikörper gegen Leber- u. Nierenmikrosomen.

LMA: *Abk* für Leberzellmembranantikörper.

LMBG: *Abk* für ↑Lebensmittelgesetz.

LMB-Syndrom: *Abk* für ↑Laurence-Moon-Bardet-Syndrom.

Loading dose ⟨*engl*⟩ ↑Initialdosis.

Loa loa ↑Augenwurm, westafrikanischer.

Loaose ↑Loiasis.

Lobäremphysem, kongenitales: emphysematöse Veränderung eines Lungenlappens durch umschriebene Bronchomalazie infolge Knorpelhypoplasie. Mit zunehmender Aufblähung des Emphysems kommt es zur Kompression der übrigen Lunge u. Verschiebung des Mediastinum, ↑Zyanose u. ↑Dyspnoe. Das Krankheitsbild kann durch Pneumonie in den ursprüngl. gesunden Lungenpartien zusätzl. kompliziert werden. Deshalb baldige Operation nach Feststellung auch eines bis dahin klin. stummen k. L.

Lobärpneumonie: i.d.R. durch Pneumokokken ausgelöste intraalveoläre Lungenentzündung mit plötzl. hochfieberhaftem Beginn u. Befall eines Lungenlappens, mehrerer Lungenlappen o. (selten) eines Lungensegments. Der plötzl. Beginn wird als hypererg. Entzündungsreaktion auf eine vorangegangene Pneumokokkeninfektion gedeutet. Im Ablauf der L. werden vier Stadien unterschieden: 1. Anschoppung mit eiweißreichem entzündl. Exsudat in den Alveolen. 2. Rote Hepatisation mit leberartiger Verfestigung (Hepatisation) der blutreichen Lunge durch Austamponierung der Alveolen mit Fibrin, Erythrozyten u. Entzündungszellen. 3. Graue Hepatisation mit fibrinösem Exsudat in der blutarmen Lunge. 4. Lösungsstadium mit enzymat. Auflösung des Exsudats durch Granulozyten u. Beseitigung des verflüssigten Exsudats durch Resorption auf dem Lymphweg u. durch Abhusten. Regelmäßig zeigt der betroffene Lungenlappen eine fibrinöse Pleuritis. Dauer der L. 7–10 Tage. Komplikationen: Pleuraempyem, Lungenabszeß, Lungengangrän, karnifizierende Pneumonie.

Lobektomie ⟨*gr*⟩ *f*: operative Entfernung eines Organlappens, z.B. Lungenlobektomie (↑Lungenresektion) bei Lungentumoren (bes. Bronchialkarzinom), Verletzungen, ↑Bronchiektasen, ↑Lungenabszeß, ↑Lungentuberkulose u. anderen Lungenerkrankungen. In der Neurochirurgie Entfernung eines Hirnlappens, z.B. zur radikalen Exstirpation eines streng auf den betreffenden Hirnlappen begrenzten Tumors, evtl. auch Lappenteilresektion (z.B. Frontallappen, re. Temporallappen, Okzipitallappen o. Teile einer Kleinhirnhemisphäre). In der Leberchirurgie Entfernung von Leberanteilen entspr. den Segmentgrenzen der Leber, ↑Leberresektion.

Lobelia infalta: Lobelie, Lobelienkraut; enthält 0,2–0,6% Piperidin- u. Piperidein-Alkaloide. Hauptalkaloid, Lobelin, als kurz wirksames Atemanaleptikum einsetzbar. Anwendung bei Asphyxie von Neugeborenen u. Narkosezwischenfällen. Drogenextrakte erhöhen Sekretion der Bronchialschleimhaut, ausgelöst durch Begleitalkaloide, u.a. Isolobinin. Früher Anwendung als Antiasthmatikum mögl.

Loboa loboi: nicht kultivierbarer Pilz, Erreger der ↑Keloidblastomykose.

Lobos-Mykose ↑Keloidblastomykose.

Lobotomie ⟨*lat*⟩ *f* ↑Leukotomie.

Lobstein, Johann Friedrich Christian Martin (1777–1835), Gyn. u. Pathol., Straßburg. Prägte den Begriff der Arteriosklerose.

Lobstein-Plazenta (nach Johann F. C. M. L.): Plazenta mit Insertio velamentosa (↑Insertion); Ansatz der Nabelschnur an den Eihäuten statt an der Plazenta, die erst von den bereits aufgezweigten Blutgefäßen erreicht wird.

Lobstein-Syndrom (nach Johann F. C. M. L.): Lobstein-Hoeve-Syndrom, Osteogenesis imperfecta tarda; von Lobstein (1835) u. van der Hoeve (1918) beschriebene, angeborene o. im Verlauf des 1. Lebensjahrzehntes sich manifestierende Systemerkrankung der Stützgewebe mit autosomal dominantem Erbgang. Blaue Skleren durch ↑Transparenz der dünnen Sklera (Durchschimmern des Aderhautpigmentes); starke Knochenbrüchigkeit (↑Osteopsathyrosis); Innenohrschwerhörigkeit o. Taubheit (Otosklerose). Kombination mit weiteren Fehlbildungen: ↑Embryotoxon corneae, Katarakt, Keratokonus, ↑Megalokornea, gestörte Zahnentwicklung, starke Überstreckbarkeit großer Gelenke.

Lobulärpneumonie ↑Pneumonie.

Lobulus ⟨*lat*⟩ *m*: *Dim* zu Lobus, Läppchen; z.B. Läppchen des Kleinhirns: L. quadrangularis, L. simplex, L. semilunaris superior, L. semilunaris inferior, L. biventer.

Lobulus corticalis: Rindenläppchen der Niere; im Zentrum ein Markstrahl (Pars radiata), bds. davon Rindenlabyrinth (Pars convoluta), Begrenzung dann bds.: A. interlobularis.

Lobus ⟨*lat*⟩ *m*: Lappen eines Organs.

Lobus appositus: zusätzl. Lappen eines Organs. Beispiel: ↑Lobus venae azygos der Lunge.

Lobus cardiacus ↑Herzlappen.

Lobus caudatus: der an der ventralen Fläche der Leber gelegene, kleine Leberlappen, begrenzt von der Leberpforte, dem Sulcus venae portae u. der Fissura ligamenti venosi.

Lobus inferior accessorius ↑Herzlappen.

Lobus pyramidalis: gelegentl. vorhandener Schilddrüsenlappen, der vom Isthmus vor der Trachea bis zum Zungenbein reichen kann. Rest des embryonalen ↑Ductus thyroglossalis.

Lobus renalis: Nierenlappen; eine Markpyramide (Pyramis renalis) u. bds. je 1/2 Bertin-Säule (Columna renalis), Begrenzung bds. durch A. interlobaris.

Lobus venae azygos: Azygoslappen, Wrisberg-Lappen; angeborene ↑Lungenlappungsanomalie. Die V. azygos durchsetzt den re. Oberlappen der Lunge in einem tiefreichenden, meist vertikalen Einschnitt.

Lochbrille: von Lindner eingeführte Brille zur Ruhigstellung der Augen bei Netzhautablösung zur Vermeidung von Glaskörperbewegungen (pendelnde u. rotator.) mit entsprechendem Zug an Stellen pathol. vitreoretinaler Adhärenz (physiol. um Papille u. Ora serrata). Pat. ist genötigt, durch zwei kleine Öffnungen zu sehen. Kann auch durch Heftpflasterverklebung von normaler Brille hergestellt werden.

Löcherkrankheit ↑Ekthyma gangraenosum terebrans.

Lochgeschwür ↑Malum perforans pedis.

Lochgipsverband: von Pitzen angegebener funktioneller Unterschenkelfußgipsverband zur allmähl. Korrektur von kontrakten Spitzfüßen. Der über der Hacke ausgeschnittene ↑Gipsverband bewirkt beim Belasten passive Dorsalflexion im Sprunggelenk.

Lochia ⟨*gr*⟩ *f*: *Pl* Lochien; Wochenfluß. Vaginale Sekretion nach der Geburt bei der Wöchnerin. Konsistenz u. Farbe gibt Aufschluß über physiol. u. pathol. Zustand der Gebärmutter. Setzt sich zusammen aus Wundsekret, Zervix- u. Vaginalsekret.

Lochia alba: weißer, schleimiger Wochenfluß bis 6 Wochen nach der Geburt.

Lochia cruenta: Lochia rubra; blutiger Wochenfluß, normal 5–7 Tage.

Lochia serosa: wäßriger Wochenfluß.

Lochiometra ⟨*gr*⟩ *f*: Lochialstauung; Wochenflußverhaltung in der Gebärmutter. Fötide Lochien: faulig zersetzter Wochenfluß als Ausdruck einer L. bzw. beginnenden Infektion, subfebrile Temperatur ohne gleichzeitigen Pulsanstieg.

Lochiorrhagie: Lochiorrhö, Wochenfluß; ↑Lochia.

Lochkavernen: tuberkulöse Kavernen mit zarter, „strichförmiger" Wand bei nur geringer o. vollständig fehlender Umgebungsreaktion der Lunge. Entsteht durch frühzeitige Nekrose u. Expektoration.

Lochkerne: entstehen in der Leber durch fixierungsbedingtes Herauslösen von Kernglykogen. Hinweis auf Vorliegen eines Diabetes mellitus, für diesen jedoch nicht pathognomon.

Lochtest: zur Durchführung des ↑Diffusionstests für ↑Resistenzbestimmung von Bakterien gegen ↑Chemotherapeutika wird in den festen Nährboden ein Loch gestanzt u. mit dem Chemotherapeutikum o. mit Antigenen für die Agar-Gel-Präzipitation beschickt.

Locked-in-Syndrom ⟨*engl*⟩: akinet. Mutismus u. Tetraparese mit intakten Lidbewegungen u. vertikalen Blickbewegungen bei pontinen Läsionen in Höhe der Abduzenskerne, z. B. durch Blutung o. Tumor. Die erhaltene Motilität im Augenbereich ermöglicht dem nicht bewußtlosen Pat. eine gewisse Verständigung.

Lockersedimente: in der Natur vorkommende durch Verwitterung entstandene feinkörnige Ablagerungen organ. (aquat. L.) o. anorgan. (terrestr. L.) Ursprungs. In der Balneologie werden L. zur Peloidtherapie verwendet.

Lockwood-Ligament: Verbindungsfasern zwischen Faszie des M. obliquus inferior u. Faszie des M. rectus inferior u. Fascia palpebrocapsularis. Prolabiert bei ↑Blow-out-Fracture (Berstungsfraktur) in Sinus maxillaris.

Locus caeruleus: Locus coeruleus; bläul. Fleck im oberen Bereich der Rautengrube, bedingt durch hindurchschimmernde Ganglienzellen des N. trigeminus.

Locus minoris resistentiae: Ort des geringeren Widerstands (↑Disposition).

Loeffler, Friedrich August Johann (1853–1915), dt. Bakteriologe, Berlin, Greifswald. Entdeckung der Diphtheriebakterien, der Erreger des Rotzes, des Schweinerotlaufs u. a. Entwickelte Immunisierungsverfahren gegen Maul-und-Klauen-Seuche.

Loeffler-Bakterien (nach Friedrich A. J. L.): Diphtheriebakterien, ↑Corynebacterium diphtheriae.

Loeffler-Nährboden (nach Friedrich A. J. L.): serumhaltiger Nährboden für die Züchtung von Diphtheriebakterien, versch. Modifikationen, ↑Corynebacterium diphtheriae.

Loehlein, Max (1877–1921), Pathologe, Marburg.

Loehlein-Herdnephritis (nach Max L.): herdförmige Glomerulonephritis; wurde früher als Folge einer Mikroembolie einzelner Glomerulusschlingen bei ↑Endocarditis lenta angesehen; heute als allerg.-hyperergische Reaktion gedeutet.

Loewenstein-Nährboden: hitzekoagulierte Kartoffelmehl-Ei-Glycerol-Substrate zur Züchtung von Tuberkulosebakterien (↑ Mycobacterium), mehrfach modifiziert auch zur Züchtung von ↑ Actinomycetaceae.

Loewi, Otto (1873–1961), Physiol., Pharmak., Graz, New York. Entdeckte den Vagusstoff (↑ Acetylcholin). 1936 Nobelpreis für Med./Physiol. (mit H. H. Dale) „für ihre Entdeckungen über die chemische Übertragung von Nervenimpulsen".

Löffelfuß: Entenfuß; totale ↑ Syndaktylie der Zehen.

Löffelhand: schwerster Grad der ↑ Syndaktylie. Alle Finger o. Zehen (Löffelfuß, Entenfuß) sind miteinander verbunden. Der Definition sollten, im Ggs. zu vollkommenen Weichteilsyndaktylien, nur totale, ossäre Syndaktylien zugrunde liegen. Meist einseitig. Totale Syndaktylie bes. häufig mit Fehlbildungen des Schädels kombiniert (↑ Apert-Syndrom).

Löffler, Wilhelm (1887–1971), Schweizer Int., Basel.

Löffler-Syndrom: **1.** Röntg. nachweisbare, v. a. durch Wanderlarven von ↑ Toxocara canis, ↑ Ancylostoma duodenale u. ↑ Strongyloides stercoralis beim Menschen verursachte flüchtige, eosinophile Lungeninfiltrate; dd ist u. a. ↑ Lungenakarose beachtenswert. **2.** Fibroplast., vermutl. allerg. Entzündung vorwiegend des re. Ventrikels mit fortschreitender Herzinsuffizienz, von Albuminurie, Abmagerung begleitet; Progn. ungünstig. Bez. obsolet.

Löfgren, Sven Halvar, zeitgen. schwed. Int., Stockholm.

Löfgren-Syndrom (nach Sven H. L.): akute ↑ Sarkoidose, akute Boeck-Krankheit; gekennzeichnet durch die Trias ↑ Arthritis, bihiläre Lymphknotenvergrößerung u. ↑ Erythema nodosum. Ätiol. unklar, akuter Beginn mit Fieber, Leistungsschwäche, Polyarthralgien, -arthritiden, vornehml. an großen Gelenken der unteren Extremitäten. Arthritis z. T. vorgetäuscht durch flächenhaftes Erythema nodosum, röntg. typ. doppelseitige Hiluslymphome, bei bronchoalveolärer Lavage Erfassung einer T-Helferzellen-reichen Alveolitis (CD4/CD8-Quotient >3,5). Laborbefunde: akute Phase-Reaktionen pos., Rheumafaktor neg., AST normal. Histol. der Lymphknoten: Sarkoidgranulome. Spontanheilung, unterstützt durch Glukokortikoide.

Loge-de-Guyon-Syndrom: Kompressionssyndrom des ↑ Nervus ulnaris im Bereich des Handgelenks zwischen Os pisiforme u. Hamulus ossis hamati.

Logensyndrom ↑ Kompartmentsyndrom.

Lognormalverteilung ↑ Normalverteilung.

Logoklonie ⟨*gr*⟩ *f*: krankhaftes Wiederholen von Wortsilben bei extrapyramidalen Störungen.

Logopäde: der L. behandelt Kinder mit Störungen der Stimm- u. Sprachentwicklung, die lispeln, stottern o. näseln, u. Erwachsene bei Heiserkeit, Stimmlosigkeit, Sprachstörungen nach traumat. u. anderen Gehirnschäden u. bei Kehlkopfverlust. Voraussetzungen: dreijährige Ausbildung an einer Lehranstalt für Logopäden, die an Universitätskliniken für HNO-Krankheiten eingerichtet sind.

Logopädie: Stimm- u. Sprachheilkunde; Lehre von der Prävention, Diagnostik u. Therapie der Stimm- u. Sprechstörungen (z. B. Stottern) sowie der Beratung der Pat. durch den ↑ Logopäden.

Logorrhö: drangvolles, schnelles, unaufhörl. Reden, z. T. ohne Zusammenhang. Vorkommen: ↑ Syndrom, manisches, ↑ Aphasie.

log-Phase: exponentielle Vermehrungsphase von Bakterien.

Logrank-Test: statist. Signifikanztest (↑ Test, statistischer) zum (approximativen o. exakten) Vergleich zweier ↑ Überlebenskurven.

Lohmann, Karl (1898–1978), Biochem., Heidelberg, Berlin. L. beschrieb 1929 erstmals die chem. Konstitution des sich bald als Schlüsselsubstanz der molekularen Bioenergetik erweisenden ↑ Adenosintriphosphats (ATP). Entdecker des ↑ Adenosindiphosphats, der ↑ Cocarboxylase u. des Phosphoenolpyruvats; Erkennung der Bedeutung des hohen Energiegehalts der Pyrophosphatbindungen im ATP u. ADP; er entdeckte die ↑ Kreatinkinase u. bewies damit die Funktion von Kreatinphosphat als Energiespeicher für die Muskelkontraktion.

Lohmann-Reaktion (nach Karl L.): bes. in der Skelettmuskulatur ablaufende, der Energiespeicherung dienende Übertragung des energiereichen Phosphats aus dem ATP auf das Kreatin (↑ Kreatinkinase); es entstehen Kreatinphosphat u. ADP. Bei der Rückreaktion wird ATP regeneriert.

Löhr, Hans (1891–1941), dt. Int., Kiel.

Löhr-Leon-Kindberg-Syndrom (nach Hans L.): Lungeninfiltration, Bluteosinophilie. Hoch akuter Krankheitsbeginn, hohe Temperaturen, Schüttelfrost u. Schweißausbrüche; Variante des ↑ Löffler-Syndroms (1.).

Loiasis: Loa-loa-Befall, Loase, Loaose; durch die Wanderfilarien Loa loa (↑ Augenwurm, westafrikanischer) hervorgerufene, im trop. Afrika vorkommende Parasitose; vorübergehende, juckende, gutartige Hautödeme (↑ Kalabarschwellungen), als Augenbindehautentzündung auch schmerzhaft auftretend, dabei Würmer sichtbar.

lokal ⟨*lat*⟩ *Adj*: örtl.

Lokalanästhesie: Verfahren der örtl. Betäubung, bei dem im Ggs. zur Allgemeinanästhesie nur ausgewählte Teile des menschl. Körpers durch Lokalanästhetika schmerzunempfindl. werden bei erhaltenem Bewußtsein. Entscheidende Vorteile sind geringer apparativer Aufwand u. erhaltene Kooperationsfähigkeit der Pat. Wird unterteilt in Oberflächenanästhesie, ↑ Infiltrationsanästhesie, ↑ Leitungsanästhesie u. rückenmarknahe Anästhesie (↑ Spinalanästhesie, ↑ Periduralanästhesie).

Lokalanästhesie, therapeutische: Verabreichung von Lokalanästhetika zur Erzielung eines ther. Effekts, insbes. bei Durchblutungsstörungen an den Extremitäten über Blockade des sympath. Grenzstrangs. Zunehmende Bedeutung für die Ther. chron. Schmerzzustände.

Lokalanästhetika: Pharmaka, die eine örtl. begrenzte reversible Ausschaltung der Schmerzrezeptoren o. der zugehörigen afferenten Nervenfasern ermöglichen u. dadurch vorübergehend die Schmerzauslösung hemmen. 1. Estertyp: Procain, Tetracain, früher Cocain. 2. Amidtyp: Lidocain, Prilocain, Mepivacain, Bupivacain, Carticain, Trimecain, Etidocain. 3. Ketontyp: Propipocain. Der Zusatz von Adrenalin o. Noradrenalin zu Procain- u. Lidocainpräparaten wirkt vasokonstriktor. u. verhindert dadurch den schnellen Abtransport, verlängert die Wirkung u. reduziert Nebenwirkungen. Oberflächenanästhetika: Tetracain, Lidocain; Leitungsanästhetika: Procain, Lidocain; Infiltrationsanästhetika: Procain, Lidocain, Bupivacain; Spinalanästhetika: Prilocain, Lidocain; Epiduralanästhetika: Lidocain, Bupivacain, Prilocain.

Lokalantibiotika: ↑Antibiotika mit begrenzter, vorwiegend lokaler Anwendung, z. B. Peptid-Antibiotika, Bacitracin, Xanthocillin.

Lokalantimykotika: Antimykotika zur Anwendung auf der Haut o. den Schleimhäuten. Werden teilweise nicht resorbiert, z. B. Aerosole o. Mittel zur Behandlung des Intestinaltrakts.

Lokalinfektion: entzündl. krankhafte Veränderungen am Infektionsherd, dem Ort der prim. Erregervermehrung, ohne Stadienablauf mit Neigung zum Rezidiv wegen ungenügender Ausbildung einer stabilen Immunität. Bedeutung der ↑Disposition sowie Zahl u. ↑Virulenz der Erreger. ↑Allgemeininfektion.

Lokalisation ⟨*lat*⟩ *f*: **1.** ***Ophth.:*** Der einem auf die Netzhaut fallenden Umweltabbild zukommende Lagewert im objektiven Raum. **Absolute L.**: der Beobachter empfindet sich als Zentrum seines Sehfelds. **Falsche L.**: gestörte L. beim Lähmungsschielen. Die Gegenstände scheinen auf dem schielenden Auge in Richtung des gelähmten Muskels verschoben. **2.** ***Neurol.:*** Zuordnung von Funktions- bzw. Leistungsstörungen o. -ausfällen zu best. Anteilen des Nervensystems, insbes. von hirnpatholog. Syndromen zu Arealen der Hirnrinde. **Relative L.**: L. in bezug auf das von der Foveola angegebene „Geradeaus".

Lokalisationslehre: in enger Verbindung mit der von Brodmann, von Economo u. Koskinas, C. u. O. Vogt u. a. durchgeführten zyto- u. myeloarchitekton. Gliederung des menschl. Kortex in Felder (Areae) u. Unterfelder (Subareae) u. der Annahme einer parallel dazu bestehenden funktionellen Gliederung wurde die primitive, von F. J. Gall entwickelte ↑Phrenologie auf neuem Erkenntnisstand u. auf der Grundlage exp. Reizversuche sowie empir. festgestellter Korrelationen pathol. Befunde mit umschriebenen Läsionen durch ein neues Lehrgebäude ersetzt.

Lokalzeichen: Raumwert eines best. Netzhautpunkts. Kennzeichen der diesem Punkt zugeordneten Lokalisation.

Lokomotion ⟨*lat*⟩ *f*: Ortsveränderung, Fortbewegung.

lokomotorisch ⟨*lat*⟩ *Adj*: die ↑Lokomotion betreffend.

Lokus ⟨*lat*⟩ *m*: Genort; Position eines Gens im Chromosom. Begriff wird häufig mit dem des Gens allg. gleichgesetzt, z. B. L. für AB0-Blutgruppensystem = Gen für AB0-Blutgruppensystem.

Lolium temulentum ↑Temulenz.

Lollipop-Phänomen ⟨*engl*⟩: Glykogenspeicherung im Synzytiotrophoblasten bei der Eiimplantation.

Lombard-Versuch: Simulationsprüfung bei angebl. einseitiger Ertaubung. ↑Audiometrie.

Lomustin: *Abk* CCNU; antineoplastische ↑Substanz, chem. Nitrosoharnstoffderivat. Wirkt als bifunktionelles Alkylans mit Ausbildung von Quervernetzungen der DNA; hemmt die DNA, RNA u. Proteinsynthese durch Block enzymat. Prozesse.

longitudinalis ⟨*lat*⟩ *Adj*: längsgerichtet, längsverlaufend.

Longitudinalstudie: epidemiol. Methode mit einleitender Erstuntersuchung, ↑Querschnittstudie u. Wiederholung der gleichen Untersuchungen an denselben Personen in regelmäßigen Abständen retrospektiv o. prospektiv. Ziel ist die Ermittlung der Krankheitsentwicklung für best. Erkrankungen in vergleichenden Populationsstichproben mit definierten Risikofaktoren. Die retrospektive L. ist dabei die Erfassung des Vorkommens einer Krankheit o. eines Zustands in Abhängigkeit von Risikofaktoren durch rückblickende Analyse ihrer Entwicklung anhand früherer Untersuchungen (Krankengeschichten, Untersuchungsbefunde, u. a. m.). Sie ist ökonom. u. auch für seltene Krankheiten durchführbar, insbes. zur ersten Testung von Hypothesen. Die Fehlermöglichkeiten sind aber erhebl. (Diagn., Exposition). Die prospektive L. o. einfache L. ist dabei die Querschnittsuntersuchung mit zeitl. nachfolgenden gleichartigen Untersuchungen an denselben Personen in regelmäßigen Abständen über längere Zeiträume. Sie ist teuer u. verlangt große Personenzahlen. Inzidenz u. Entwicklungsgeschichte einer Krankheit (Letalität, Schweregrad, Wiederherstellung, Therapieeinflüsse) können ermittelt werden. Mit der zusammengesetzten L. werden viele L. simultan durchgeführt u. zu einem Gesamtbild zusammengesetzt. Damit werden Fehler der einfachen L. durch säkulare Änderungen, wie z. B. durch den Trend der Morbiditäts- o. Mortalitätsentwicklung, der Behandlungs- u. Heilungsmöglichkeiten u. a. m. bei Verkürzung der gesamten Untersuchungszeit vermieden. Die L. mit rückverlegtem Ausgangspunkt ist mögl., wenn durch genügende Unterlagen, wie z. B. Patientenkarteien, zu Beginn der L. eine Querschnittsuntersuchung nicht nötig ist. (↑Kohorte, ↑Kontrollgruppe).

Longitudinalsystem: Teil des ↑Muskel-ER.

Longitudinalwellen: räuml. u. zeitl. period. Vorgänge, bei denen die Teilchen des Wellenfelds in Richtung der Wellenausbreitung schwingen. Beispiele für L. sind die Schallwellen in Gasen u. Flüssigkeiten.

Long-spacing collagen ⟨*engl*⟩: *Abk* LSC; Seit-zu-Seit-Aggregation von Tropokollagenmolekülen (↑Faser, kollagene) mit Querstreifungsperiode von 95–105 nm. Vorkommen: Subkommissuralorgan.

Longtabs ↑Depotpräparate.

Long terminal repeat ⟨*engl*⟩: *Abk* LTR; lange endständige Wiederholung; an beiden Enden einer doppelsträngigen DNA vorhandene ident., in sich repetitive Sequenzen, die Promotorsequenzen u. für die Polyadenylierung erforderl. Sequenzmotive enthalten u. die Integration des ↑Virusgenoms in das Wirtszellgenom bewirken. Vorkommen insbes. in DNA, die mittels reverser Transkriptase an RNA von Retroviren (↑Retroviridae) synthetisiert wird.

Lonicera xylosteum: Heckenkirsche, saponinhaltig, giftig.

Looping ill ↑Louping ill.

Loose-body-Test ⟨*engl*⟩: labordiagnost. Test zum Nachweis antinukleärer Faktoren mit Hilfe von nackten Leukozytenkernen.

Looser, Emil (1877–1936) Chir., Zürich.

Looser-Umbauzonen (nach Emil L.): radiol. Zeichen der Osteomalazie, strahlentransparente Linien in der Kortikalis, die senkrecht zur Längsachse langer Röhrenknochen verlaufen, auch als Pseudofrakturen bezeichnet werden u. mit geringem Kallus, Osteoid u. Bindegewebe ausgefüllt sind. ↑Ermüdungsbruch. Abb. S. 1190.

Loperamid: ↑Antidiarrhoikum; wirkt wie Morphin, Ruhigstellung des Darms, sonst keine Opioidwirkungen.

Lophophora williamsii: dornenlose Kaktee, heim. in Zentralmexiko, indian. Bez. Peyote, Rauschdroge, in Scheiben geschnitten als Mescal buttons gekaut. Hauptwirkstoff ist Mescalin (Betaphenyläthylaminderivat), bedingt mit Halluzinationen verbundene Rauschzustände.

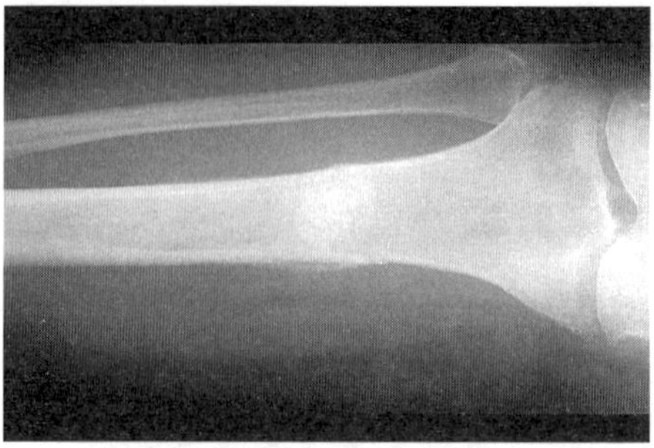

9

Looser-Umbauzonen in der oberen Tibia

lophotrich ⟨*gr*⟩ *Adj*: Begeißelungstyp bei ↑Bakterien. Die Geißeln sind büschelförmig an einem (monopolar l.) o. an beiden (bipolar l.) Zellpolen angeordnet.

Lorain, Paul Joseph (1827–1875), frz. Int., Paris.

Lorain-Syndrom (nach Paul J. L.): hypophysärer Infantilismus mit Minder- o. Kleinwuchs, Hypogenitalismus, Hypothyreoidismus, Niereninsuffizienz, Akromikrie u. a. Ursache: Kraniopharyngeom, andere Ursachen der HVL-Insuffizienz.

Lorazepam: ein Benzodiazepinderivat, ↑Tranquilizer, ↑Benzodiazepine.

Lordose ⟨*gr*⟩ *f*: physiol. ventralkonvexe Biegung der Hals- u. Lendenwirbelsäule. Pathol. verstärkte Lendenlordose: Hohlkreuz.

Lordoseversuch: Funktionsprobe zum Nachweis einer orthostat. o. lordot. Proteinurie. Der Morgenurin ist eiweißfrei. Im pos. Fall läßt sich nach 1/2 h Stehen in lordot. Haltung eine Proteinurie nachweisen.

Lorenz, Adolf (1854–1946), Orthop., Wien.

Lorenz, Konrad (1903–1989) österreich. Med. u. Biol., Königsberg, Seewiesen, Bulden, Altenberg. Verhaltensstudien bei Tieren (v. a. Gänsen), Untersuchungen zur Morphol. u. Evolution des Verhaltens von Tieren u. Menschen (angeborene Verhaltensmuster des Menschen). 1973 Nobelpreis für Med./Physiol. (mit K. v. Frisch u. N. Tinbergen) „für ihre Entdeckungen zur Organisation und Auslösung von individuellen und sozialen Verhaltensmustern".

Lorenz-Stellung (nach Adolf L.): 90° Beugung u. 90° Abduktion im Hüftgelenk, Stellung zur Retention der reponierten sog. angeborenen Hüftverrenkung im ↑Gipsverband. Wegen Gefahr der Schenkelkopfnekrose heute weitgehend verlassen.

Lorgnettenhand: Teleskopfinger, Tatzenhand; infolge ausgedehnter Osteolysen u. z. T. Schwundes der Phalangen wie der Metakarpalia u. -tarsalia stülpen sich die Weichteile von Fingern u. Zehen wie bei einem zusammenschiebbaren Fernrohr übereinander. Bes. ausgeprägt bei ↑Arthritis mutilans (Marie-Léri-Syndrom), einer seltenen Verlaufsform der ↑Rheumatoidarthritis, auch bei der ↑Osteoarthropathia psoriatica, hier insbes. die Endphalangen betreffend.

Loriga-Syndrom: infolge von Arbeiten mit Preßlufthämmern auftretende Nekrosen u. Zysten des Os carpale, z. T. auch weiterer Knochen des Ober- u. Unterarms kombiniert mit neurotroph. Störungen in den Händen. ↑Druckluftwerkzeugerkrankung.

Lormetazepam: ein Benzodiazepin; Einsatz als Schlafmittel.

Losartan: synthet., nichtpeptid. Angiotensin-II-Antagonist, oral wirksam. Eingesetzt zur Ther. des Bluthochdrucks, ↑Antihypertensiva.

Loschmidt, Joseph (1821–1895), österreich. Chem. u. Physiker.

Loschmidt-Konstante (nach Joseph L.): Teilchenzahl pro Volumeneinheit eines idealen Gases unter ↑Normalbedingungen $N_L = 2{,}686 \cdot 10^{25}\,m^{-3}$. In der älteren dt. Lit. wurden L. u. ↑Avogadro-Konstante reziprok definiert.

Loschmidt-Zahl: gelegentl. Bez. für den (dimensionlosen) Zahlenwert der ↑Loschmidt-Konstante.

Lösemittel ↑Lösungsmittel.

Loslaßschmerz ↑Blumberg-Zeichen.

Löslichkeit: Sättigungskonzentration eines Stoffs in Gramm in 100 g eines Lösungsmittels.

Löslichkeitskoeffizient: zahlenmäßiger Zusammenhang zwischen dem Druck eines Gases im Gasgemisch u. seiner in einer Flüssigkeit gelösten Menge. Der L. α (nach Bunsen) gibt an, wieviel ml eines Gases sich unter ↑Normalbedingungen in 1 ml Wasser lösen können.

Löslichkeitsprodukt: konstantes Produkt der Ionenkonzentrationen einer gesättigten Lösung eines Salzes (Angabe in Mol/l). Das L. ist temperaturabhängig.

Löslichkeitsverbesserung: Bei Arzneistoffen, deren Wasserlöslichkeit unter 0,5 % liegt, können Bioverfügbarkeitsprobleme auftreten. Hierunter fallen viele ther. wichtige Arzneistoffe (Griseofulvin, Digoxin, Östradiol). Eine Verbesserung des Auflösungsverhaltens ist durch Zerkleinerung des Wirkstoffs, Verbesserung der Benetzbarkeit u. durch ↑Solubilisation mögl. In jüngster Zeit erfolgt die L. durch Herstellung von Feststoffdispersionen. Es sind Systeme, die in einer festen, gut wasserlösl. Hilfsstoffphase den Arzneistoff in sehr fein dispergierter Form enthalten.

Löslichkeitsvermittler ↑Detergenzien.

N-Lost: Stickstofflost, selbst obsolet, aber Derivate wie Cyclophosphamid, Ifosphamid, Melphalan, Chlorambucil als ↑Zytostatikum eingesetzt.

Lostderivate: Das zu den Kampfgasen gehörende Lost (Senfgas, Gelbkreuz) bildete den Ausgangspunkt für die Synthese hochwirksamer Zytostatika aus der Gruppe der alkylierenden Substanzen, v. a. der Stickstofflostderivate. Die Chloräthylradikale führen durch Alkylierung von freien Amino-, Carboxyl-, Phosphorsäure- u. Sulfhydrylgruppen zur irreversiblen Schädigung ruhender Zellen, v. a. der DNA des Ruhekerns. ↑N-Lost, ↑Kampfstoffe. Abb.

Lösung: **1.** ***Chem.:*** Homogenes flüssiges Gemisch aus mind. zwei Komponenten, von denen die mengenmäßig überwiegende das ↑Lösungsmittel genannt wird. Zwischen den gelösten u. den Lösungsmittelteilchen wirken zwischenmolekulare Kräfte, deren Natur sich nach dem Charakter der Teilchen richtet (elektrostat. Anziehung zwischen Ionen bzw. Dipolen, Dispersionskräfte, ↑Wasserstoffbrückenbindungen). **2.** ***Pharmazie:*** Solutio. Flüssige Zubereitungen, die Arzneistoffe i. d. R. in Wasser o. vorwiegend aus Wasser bestehenden Flüssigkeiten gelöst enthalten. Dickflüssige L. von Quellstoffen werden als Schleime bezeichnet. Zum Einnehmen bestimmte L., die man löffelweise dosiert werden als Mixturen bezeichnet.

Lösung, dehydrierende: hyperosmot. Infusionslösungen, die zur Behandlung von Ödemen (Hirnödem, Lungenödem) sowie zur Anregung der Harnausscheidung benutzt werden.

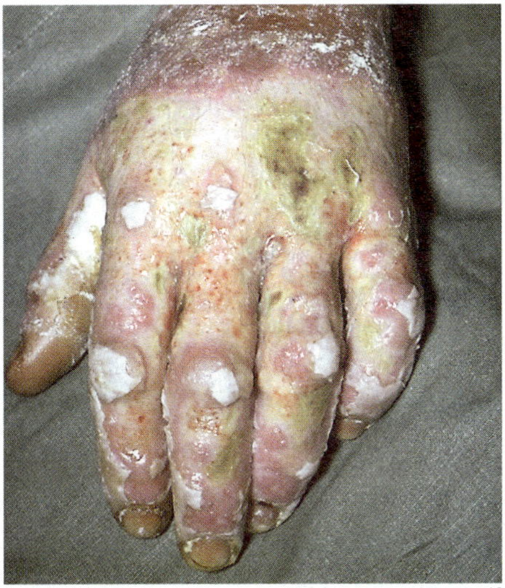

13

Lostderivate. Lost-Verätzung an den Händen

Lösungen, hypertone: Lösungen bzw. Körperflüssigkeiten, die einen höheren osmot. Druck als das Blutplasma haben, z.B. Harn. Bei einer Konzentration von 0,3 osmol weist das Plasma einen osmot. Druck von 680 kPa auf.

Lösungen, hypotone: Lösungen bzw. Körperflüssigkeiten, die einen niedrigeren osmot. Druck als das Blutplasma haben, z.B. Speichel, Schweiß, Harn bei ↑Diabetes insipidus (hypoosmotische ↑Abweichungen).

Lösungen, isotone: Lösungen, deren ↑Osmolarität mit der des Blutplasmas (310 mosm/l) übereinstimmt, sie enthalten im gleichen Volumen die gleiche Anzahl gelöster Teilchen, haben daher auch die gleiche ↑Gefrierpunkterniedrigung u. Siedepunkterhöhung. Isoton. Arzneilösungen (0,9 % NaCl, physiol. Kochsalzlösung, ↑Ringer-Lösung) sind Lösungen von Arzneistoffen, die den gleichen osmot. Druck wie das Blutplasma (6,62 at, Gefrierpunkterniedrigung gegenüber Wasser −0,52 °C) haben. Mit dem Blutplasma isoton sind folgende Körperflüssigkeiten: interstitielle ↑Flüssigkeit, intrazelluläre ↑Flüssigkeit, Liquor cerebrospinalis, Magen-, Darm- u. Pankreassaft.

Lösung, molare: Eine einmolare Lösung enthält in einem Liter ein Mol eines Stoffs in g. Eine molare Kochsalzlösung, z.B. ist 5,85%ig, entspr. einer relativen Molekularmasse von 58,5.

Lösungsgeschwindigkeit: zeitl. Verlauf der Auflösung von Arzneistoffen im umgebenden Milieu. Die math. Gesetzmäßigkeiten ergeben sich aus dem Gesetz von Noyes-Whitney unter Berücksichtigung des 1. Fick-Diffusionsgesetzes.

$$\frac{dc}{dt} = \frac{D \cdot O}{h} \cdot (c_s - c_t)$$

Demnach ist die L. (dc/dt) direkt proportional dem Diffusionskoeffizienten D, der Oberfläche des Wirkstoffs O sowie der Differenz aus Sättigungskonzentration c_s zur Konzentration zum Zeitpunkt t (c_t), indirekt proportional der Diffusionsschicht h.

Lösungsmittel: Stoffe (meist flüssige), die andere Substanzen in Lösung bringen können. Wasser ist das wichtigste anorg. L. Daneben gibt es eine Vielzahl organischer ↑Lösungsmittel. Ganz allg. gilt, daß Ähnliches von Ähnlichem gelöst wird. Physikal. Voraussetzung ist die Anwesenheit best. polarer u. nichtpolarer Gruppen mit typ. Eigenschaften. Nur wenn zu Lösendes u. L. gleichartige Gruppen enthalten, findet eine Auflösung statt. Zu den polaren L. (mit einer Elektronenverteilung für beträchtl. Dipolmoment) gehören Alkohole, ↑Phenole, alle org. Sauerstoffverbindungen; zu den schwach polaren L.: Halogenkohlenwasserstoffe. Zu den nichtpolaren (in sich gesättigten) L. gehören Schwefelkohlenstoff, Benzen, gesättigte Kohlenwasserstoffe. Einsatz der L.: als Extraktionsmittel, Medium für chem. Reaktionen, zur Reinigung von Stoffen durch Umkristallisieren, als Träger best. Wirkstoffe, Bestandteil von Reinigungsmitteln, chem. Zwischenprodukten u. Erzeugnissen: Lacke, Anstrichmittel, Druckfarben, Poliermittel, Imprägniermittel, Klebemittel, Abbeizmittel, Kälteträger, Frostschutzmittel, Feuerlöschmittel. Klassifizierung der L. nach Siedepunkt, Dampfdruck, Polarität, industrieller Anwendung, chem. Zusammensetzung. Protonendonator o. -akzeptor. Gesundheitsrisiko vorwiegend durch inhalative aber auch perkutane Aufnahme. Akute Exposition: allg. tox. Wirkungen am Respirationstrakt, lokale Irritation. Chron. Exposition (wiederholt, o. langandauernd): Kopfschmerz, Ermüdung, Übelkeit, Seh- u. andere zentralnervöse Störungen, Schäden am peripheren Nervensystem, Blut, Herz, Leber u. Nieren. Ziel: möglichst Substitution durch weniger tox. L., Veränderung der Reaktionsbedingungen, Kontrolle der Kontaminationsursachen durch Belüftung, Arbeitsplatzhygiene, ↑Arbeitsschutz, Arbeitsplatzüberwachung. ↑Berufskrankheiten, akute Vergiftungen als ↑Arbeitsunfall.

Lösungsmittel, organische: L. finden eine weite Verbreitung in Industrie, Gewerbe u. Haushalt. Unter den Begriff o. L. fallen chem. sehr unterschiedl. Stoffe: aliphatische ↑Kohlenwasserstoffe u. aromatische ↑Kohlenwasserstoffe (z.B. n-Hexan), hydrierte Kohlenwasserstoffe, ↑Terpene, ↑Halogenkohlenwasserstoffe, ↑Alkohole, ↑Aldehyde, ↑Säuren, ↑Äther, ↑Glykol, ↑Ketone, ↑Ester, ↑Acetale, Stickstoffverbindungen u. Schwefelverbindungen, Chlorkohlenwasserstoffe (z.B. Methylenchlorid, Chloroform, Tetrachlorkohlenstoff, 1,1,1-Trichloräthan, 1,1,2-Trichlorethylen, Perchloräthylen, Chlorbenzol usw.), Äther u. Glyoläther (z.B. Diäthyläther, Tetrahydrofuran, Methylglykol usw.). In kommerziellen Produkten liegen i.d.R. organ. Lösungsmittelgemische vor. Die Abgabe von flüchtigen Dämpfen u. die Lipidlöslichkeit sind die gemeinsamen charakterist. Eigenschaften. Als unerwünschte Nebenwirkungen können ↑Lösungsmittelsyndrome auftreten.

Lösungsmittelsyndrom: durch Inhalation von organischem ↑Lösungsmittel hervorgerufenes psycho-organ. o. neurasthen. Syndrom mit Gedächtnisstörungen, exzessiver Müdigkeit, Persönlichkeitsstörungen, Depressionen, Reizbarkeit, Affektlabilität u. sozialen Anpassungsstörungen; bei einigen Lösemitteln (z.B. n-Hexan, Trichloräthylen) treten zusätzl. tox. Polyneuropathien auf.

Lösung, vorzeitige: teilweise o. vollständige Ablösung der richtig sitzenden Plazenta von ihrer Haftfläche. Führt zu Blutungen aus mütterl. Gefäßen. Akute Gefahr für das Kind, z. T. verbunden mit ↑Afibrinogenämie.

Lotionen ⟨*lat*⟩ *f Pl*: Zubereitungen aus Wasser, Haftmittel (Glycerol, Stearat) u. Puder, evtl. mit Arzneistoffen.

Louis, Pierre Charles (1787–1872), Arzt, Paris.

Louis-Bar, Denise (geb. 1914), belg. Ärztin.

Louis-Bar-Syndrom (nach Denise L.-B.): Ataxia teleangiectatica, zerebello-okulokutane Teleangiektasie; autosomal rezessiv erbl. Leiden mit der Trias zerebellare Ataxie, muköse u. kutane Teleangiektasien u. Infektneigung. Pathoanatom. Grundlage sind Hypo- u. Dysplasien des Kleinhirns u. des Thymus. Die 3 Hauptsymptome entwickeln sich nach unauffälliger Kleinkinderzeit im Schulalter u. zeigen einen progredienten Verlauf: In der Pubertät haben die Pat. einen Parkinson-ähnl. Zustand, leiden an rezidivierenden, bes. sinubronchialen Infektionen. Im späteren Alter entwickeln sie häufig maligne Tumoren.

Louis-Winkel (nach Pierre C. L.) ↑Angulus sterni.

Louping ill: Looping ill, Spring- u. Drehkrankheit; schottische Schafenzephalitis o. Springkrankheit; durch Zecken (↑Ixodes ricinus) von Tier zu Tier sowie auf den Menschen übertragbare Virusinfektion mit ↑Louping-ill-Virus. V. a. in Schottland u. Nordengland, vereinzelt auch in anderen europ. Ländern beim Schaf auftretende Meningoenzephalitis mit Fieber, Muskelzuckungen, Krämpfen, Salivation, Ruderbewegungen u. Parese der Gliedmaßen. Inkubationszeit 1–18 Tage. 10–50 % Letalität. Beim Menschen grippeähnl. Verlauf, ggf. mit leichter Meningoenzephalitis; dd von Bedeutung für ↑Scrapie u. ↑Tollwut. Diagn. durch Erregeranzüchtung in Zellkultur u. serol. Proph. durch Schutz vor Zeckenbissen u. Zeckenbekämpfung, beim Menschen in Endemiegebieten evtl. durch Immunprophylaxe.

Louping-ill-Virus ⟨*engl*⟩: Spring- o. Drehkrankheitvirus; Virusart der Gattung ↑Flavivirus (Fam. ↑Flaviviridae). Vorkommen in Großbritannien, Irland, Rußland u. Südafrika bei Schafen als ↑Louping ill (ZNS-Erkrankung). Übertragung auf den Menschen durch Zecken. Krankheit: virale ↑Meningoenzephalitis (↑Meningoenzephalitis).

Louse-borne relapsing fever ⟨*engl*⟩: Läuserückfallfieber; epidem. Rückfallfieber (↑Rückfallfieber).

Louse-borne typhus ⟨*engl*⟩: epidem. ↑Fleckfieber; eine ↑Rickettsiose.

Loutit-Anämie ↑Anämie.

Lovry, Brian, zeitgen. irisch-kanad. Humangenetiker.

Low-anterior-resection ⟨*engl*⟩ *f*: Exstirpation des Rektums von einer ↑Laparotomie her mit extraperitonealer ↑Anastomose beider Darmstümpfe.

Low birth weight infant ⟨*engl*⟩ ↑Klassifikation der Neugeborenen.

Low-density-Lipoproteine ⟨*engl*⟩ *n Pl*: *Abk* LDL; Klasse der ↑Lipoproteine, deren Dichte kleiner als die des Blutplasmas ist (< 1,063 g/cm³). Ihr Lipidanteil ist relativ reich an Cholesterinestern u. an Phospholipiden; ihr charakterist. Protein ist ↑Apolipoprotein B; LDL dienen im Ggs. zu den HDL (↑High-Density-Lipoproteine) dem Cholesterintransport von der Leber in die Peripherie (Erhöhung ist Risikofaktor für die Entstehung einer ↑Arteriosklerose). Ihre Konzentration beträgt 350–400 mg/100 ml Blutplasma; sie entstehen extrahepat. durch Abbau der VLDL (↑Very-Low-Density-Lipoproteins). Den LDL wird eine Rolle bei der Entstehung der Arteriosklerose zugeschrieben.

Lowe, Charles Upton, zeitgen. amerik. Päd., Boston.

Löwengesicht ↑Facies leonina.

Löwenzahn ↑Taraxacum officinale.

Lowe-Syndrom (nach Charles U. L.): okulozerebrorenales Syndrom, McCance-Syndrom; X-chromosomal rezessiv bedingte Stoffwechselstörung mit Intelligenzminderung, Blindheit durch angeborene Katarakt (häufig mit ↑Lentikonus posterior) u. ↑Hydrophthalmus (mit Kammerwinkelveränderungen wie beim angeborenen Glaukom) sowie Störung der tubulären Aminosäurerückresorption u. der Wasserstoffionenexkretion durch die Niere. Es erkranken nur Jungen. Erstbeschreibung 1952.

Low-flow-System ↑Niedrigflußsysteme.

Lown-Klassifikation: Einteilungsschema der ventrikulären ↑Extrasystolen (VE): Grad 0: Keine Arrhythmie; Grad 1: isolierte unifokale VE; Grad 2: isolierte unifokale VE o. ventrikuläre Bigemini; Grad 3: multiforme VE; Grad 4: ventrikuläre Tachykardie o. gekoppelte VE-Paare; Grad 5: frühzeitige VE als R-auf-T-Phänomen.

Low-output-Syndrom ⟨*engl*⟩: unmittelbar im Anschluß an Herzoperationen vorkommende Komplikation mit Zeichen von Schock, evtl. Lungenödem, aber normalem art. Mitteldruck.

Low pressure hydrocephalus ⟨*engl*⟩ *m*: normotensiver Hydrozephalus, Ventrikelerweiterung bei eingeschränkter Rückresorption des Liquor cerebrospinalis u. normaler Liquorproduktion. Nach neueren kontinuierl. intrakraniellen Druckmessungen, bei denen Drucksteigerungen erfaßt wurden, wird die Berechtigung der Bez. in Frage gestellt.

Low-T_3-Syndrom: Niedrig-T_3-Syndrom; pathol. Konstellation von ↑Triiodthyronin (T_3), reversem T_3 (rT_3) u. Thyroxin (T_4) bei schweren, nichtthyreoidalen Erkrankungen (z. B. Myokardinfarkt, Niereninsuffizienz, Leberzirrhose), nach Gabe versch. Medikamente, exogenen Einwirkungen (Hitze, Kälte, phys. Belastungen) u. in der Neugeborenenphase. Durch die periphere Konversion von T_4 entweder zu stoffwechselaktivem T_3 o. stoffwechselinaktivem reversen T_3 (rT_3) sind die Zellen in der Lage, ihren Energiebedarf an T_3 selbst zu regulieren; es besteht eine periphere Adaptationsmöglichkeit der Schilddrüsenhormonkonzentration an die jeweilige Gesamtstoffwechselsituation des Organismus. Bei niedrigem T_3-Wert im Serum ist rT_3 erhöht, TSH-Spiegel normal o. gering vermindert. Da Regelkreis der Schilddrüse intakt ist, liegt beim L. keine Hypothyreose vor. Im Finalstadium einer schweren Erkrankung kann auch das ↑Thyroxin abfallen u. sich ein thyroxinkombiniertes L., ein Low-T_3-T_4-Syndrom ausbilden. Das Syndrom hat z. Z. vorwiegend diagn. Bedeutung zur Beurteilung extrathyreoidaler Erkrankungen.

Low-turnover-Osteoporose ↑Osteoporose.

Loxapin: ein ↑Neuroleptikum.

Loxoscelismus: örtl. Gewebenekrose, Fieber u. Hämaturie nach Biß von Loxosceles laeta (südamerikan. Speispinne).

Lpg ⟨*engl*⟩: *Abk* für larvae per gram; Anzahl der Helminthen- bzw. Nematodenlarven je g Kot. ↑Epg.

LPS: *Abk* für Lipopolysaccharid.

Lp-System: autosomal dominant erbl. Polymorphismus der Serum-Betalipoproteine von niedriger Dichte. Unterschiedl. Kombinationen der Faktoren L(a) u. L(y).

Lp-X-Antigen ⟨*lat*⟩ *n*: Serumlipoprotein niederer Dichte (Low-density-Lipoprotein), dessen Apolipoproteinanteil weder mit Apo-A noch mit Apo-B übereinstimmt, daher als Apo-X bezeichnet wird. L. ist bei Cholestase im Serum nachweisbar.

LRH: *Abk* für engl. Lutropin-releasing Hormone (↑Lutropin); ident. mit LH-FSH-RH, ↑GnRh (↑Hypothalamushormone).

LRH-Test ↑GnRh-Test.

LSB: *Abk* für ↑Linksschenkelblock.

LSD: *Abk* für ↑Lysergsäurediäthylamid.

LSP: *Abk* für Antikörper gegen ein leberspezif. Protein.

L/S-Ratio: Lecithin-Sphingomyelin-Quotient, ↑Sphingomyelin-Lecithin-Quotient.

L-System *Abk* für Longitudinalsystem; ↑Muskel-ER.

l-TgA: *Abk* für laevo-TgA; Transposition der großen Arterien mit Aortenklappe li. von der Pulmonalklappe. ↑Transposition der großen Arterien.

LTH: *Abk* für luteotropes Hormon; ↑Prolaktin.

LTP: *Abk* für ↑Lasertrabekuloplastik.

LTR: *Abk* für engl. ↑Long terminal repeat.

LTT: *Abk* für ↑Lymphozytentransformationstest.

Lübecker Darmbrand: Form der ↑Enteritis necroticans. Erreger best. Klostridienarten wie Clostridium perfringens Typ C u. Clostridium difficile.

Lubenau-Nährboden: hitzekoagulierte Eigelb-Glycerol-Bouillon nach Lubenau, früher zur Züchtung von Tuberkulosebakterien benutzt.

Lubomycin ↑Erythromycin.

Lubrikanzien: Gleitmittel.

Lubrikation ⟨*lat*⟩ *f*: Schlüpfrig-, Gleitfähigwerden. In der ↑Sexualwissenschaft verwendete Bez. für die Erscheinung, daß die Vaginalschleimhäute der Frau bei sexueller Erregung ein Transsudat absondern, wodurch das schmerzfreie Eindringen des Penis erleichtert wird. Am Penis erfolgt die L. durch Absonderungen aus den Cowper-Drüsen (↑Glandulae bulbourethrales). Störungen der L., v.a. der weibl., können zur ↑Algopareunie führen. Ausbleiben der natürl. L. kann bis zu einem gewissen Grad durch Cremes u.a. chem., schleimhautverträgl. Gleitmittel o. durch den Speichel kompensiert werden.

Luc, Henri (1855–1925), frz. Otolaryngologe, Paris.

Lucey-Driscoll-Syndrom: spez. Form einer schweren ↑Hyperbilirubinämie bei Neugeborenen. Hemmung der Bilirubinkonjugation durch einen nicht identifizierbaren Serumfaktor der Mutter. (fragl. Steroidkörper).

Luciferase: eine Oxidoreduktase, die ↑Luciferin in Anwesenheit von molekularem Sauerstoff, ATP u. Magnesiumionen zu Dehydroluciferin dehydriert. Die freiwerdende Energie wird in Form eines Lichtblitzes abgegeben. Die Luciferasereaktion bildet die Grundlage der ↑Biolumineszenz (z.B. bei Glühwürmchen). Gereinigte L. dient dem empfindl. Nachweis geringer Mengen von ATP.

Luciferin: mehrere, chem. unterschiedl., aus biolumineszierenden Organismen isolierte Verbindungen, die Substrate der ↑Luciferase sind.

Lücke, auskultatorische: beim Blutdruckmessen (Riva-Rocci) unterhalb des systol. Blutdrucks gelegentl. auftretende Unterbrechung des Arteriengeräuschs.

Lückenfeld: in der Neuropathologie verwandter Begriff für unterschiedl. histol. Befunde: 1. umschriebene unvollständige Entmarkungsherde, 2. Ganglienzellausfälle in der Großhirnrinde ohne Gliareaktion.

Lückengebiß: 1. Zähne stehen nicht in engem Kontakt, sondern mit gewissem Abstand voneinander. Im Milchgebiß etwa 65 %, günstig für die weitere Gebißentwicklung. Im Dauergebiß selten u. nur bei Koinzidenz großer Kiefer u. kleiner mesio-distaler Kronendiameter. 2. Unvollständiges Gebiß infolge Zahnverlust.

Lückenhalter: kieferorthopäd. Gerät zum Offenhalten einer durch Karies o. Trauma entstandenen Zahnlücke im Milchgebiß. Er ist dann indiziert, wenn durch den vorzeitigen Milchzahnverlust eine Fehlentwicklung des Gebißsystems, der Sprachlautbildung o. Psyche des Kindes zu erwarten ist. Dabei sind Umfang u. Lage der Lückenbildung wesentl. Man unterscheidet festsitzende L. von herausnehmbaren u. Kinderprothesen.

Lückenleistenschädel ↑Lückenschädel.

Lückenöffnung: kieferorthopäd. (orthodont.) Maßnahme zwecks Einstellung von Zähnen in den Zahnbogen.

Lückenschädel: Dyskranie in Verbindung mit Entwicklungsfehlern des ZNS. Pergamentdünne Stellen am Schädeldach, bes. im Scheitelbein, wodurch ein kantiges Leistenrelief entsteht (Lückenleistenschädel, Reliefschädel), Vorwölbungen durch Anbau von Knochen (Blasenschädel). Oft Kombination mit Spina bifida, Meningozele, Rhachischisis, mitunter bei Hydrozephalus u. Gesichtsanomalien. Häufig bei: ↑Crouzon-Syndrom, ↑Durand-Zunin-Syndrom, ↑Holtermüller-Wiedemann-Syndrom.

Lücke, osmotische: engl. osmotic gap. Gibt von der Gesamtosmolalität, z.B. des Serums o. des Stuhlwassers, den Teil der osmot. Aktivität an, der nicht durch die Salze von Na^+ u. K^+ bedingt ist (Gesamtosmolalität − $[Na^+ + K^+] \cdot 2$).

L

Luc-Radikaloperation (nach Henri L.) ↑Caldwell-Luc-Operation.

Ludwig, Carl Friedrich Wilhelm (1816–1895), dt. Anat. u. Physiol., Marburg, Zürich, Wien, Leipzig. Schüler von Franz Ludwig Fick. L. begründete mit der Einführung physikal.-chem. Methoden u. der breiten Anwendung des Exp. die kausalanalyt. Arbeitsmethode in der Physiol. Er eliminierte den ↑Vitalismus völlig aus der physiol. Betrachtungsweise. L. eröffnete 1869 in Leipzig die „Neue Physiologische Anstalt", die mehr als 200 Schüler anzog u. deren Laboratorien als vorbildl. galten. L. beschäftigte sich insbes. mit Problemen des Kreislaufs, der Diffusion, der Endosmose, der Sekretion u. der Nierenfiltration. Eine der bedeutendsten Leistungen ist das 1846 entwickelte Kymographion. 1847 entwickelte er ein Quecksilbermanometer zur blutigen Messung des art. Blutdrucks im Tierversuch sowie eine „Stromuhr" zur Messung der Organdurchblutung. 1850 entdeckte L. die sekretor. Nerven der Speicheldrüsen.

Ludwig, Wilhelm Friedrich von (1790–1865), dt. Chir., Stuttgart u. Tübingen.

Ludwig-Angina (nach Wilhelm F. von L.) ↑Angina Ludovici.

Ludwig-Boltzmann-Gesellschaft: Österreichische Vereinigung zur Förderung der Wissenschaft; Forschungsorganisation, die etwa 40 Institute u. Forschungsstellen umfaßt. Die Finanzierung erfolgt durch Mittel des österreich. Bundesministeriums für Wissenschaft u. Forschung u. der Stadt Wien. Medizinrelevant sind z.B. das Institut für Leukämieforschung u. Hämat., das Institut für klin. Onkologie, das Institut für Altersforschung, das Institut für Neurochemie u.a.

Lues ⟨*lat*⟩ *f*: Seuche; veraltete Bez. für ↑Syphilis.

Lues cerebrospinalis ⟨*lat*⟩ *f*: im Tertiärstadium der Syphilis auftretende Form der ↑Neurolues mit vorwiegend mesodermalem Befall. Manifestation während der ersten 5 Jahre nach Infektion o. (auch wesentl.) später. Man unterscheidet: vaskuläre Form (gummöse Pan-, Peri- o. Endarteriitis, v.a. an der Hirnbasis, Panphlebitis); meningeale Form (lu. Spätmeningitis, Pachy- o. Leptomeningitis gummosa, v.a. der Hirnbasis u. des Zervikalmarks, Ependymitis granularis, Leptomeningopathia opticochiasmatica, Polyradikulitis; gummöse Form (sehr selten, Sympt. wie bei Hirntumoren).

Lues, endemische: endem. nichtvener. Syphilis; ↑Treponematosen, nichtvenerische.

Luft: Gemisch aus 78,1 Vol.-% Stickstoff, 20,9 Vol.-% Sauerstoff u. je < 1 Vol.-% Edelgase, Kohlendioxid u. Wasserdampf. Über Industriegebieten u. Großstädten sind Schwefel- u. Stickoxide nachweisbar u. der CO_2-Gehalt erhöht. In höheren Schichten der Atmosphäre spielt Ozon eine wichtige Rolle. Unterhalb −196 °C liegt die L. in flüssiger Form vor. Flüssige L. wird als Kühlmittel verwendet.

Luftaerosol: in der Luft enthaltene Partikeln unterschiedl. Größe (Kerngrößen), die chem. anorgan. (z.B. Na^+, NH_4^+, SO_4^-, NO_3^-, Metalloxide, Minerale) u. organ. Komponenten (Kohlenwasserstoffe, pflanzl. Bestandteile) enthalten; können ther. (Meerwasseraerosol) u. toxikol. (↑Luftverunreinigung) Wirkungen haben.

Luftbad: ↑Klimaexpositionsverfahren, bei dem der Pat. über längere Zeit leicht bekleidet im Freien der Umgebungsluft exponiert wird. Wirksame Faktoren sind luftchem., therm. u. aktin. Klimawirkungen; kann mit Bewegungsübungen kombiniert werden.

Luftbronchogramm: bes. deutl. Darstellung der Bronchiallumina auf der Thoraxübersichtsaufnahme. Kommt als Kontrastwirkung bei homogener Verschattung des umgebenden Lungenparenchyms zustande. Das L. ist typ. für die Lobärpneumonie u. das bronchioloalveolare ↑Adenokarzinom.

Luftdruck: Kraft, mit der die Luft auf der Flächeneinheit einwirkt. In der Meteorologie wird der L. durch das Gew. der gesamten Luftsäule (bis an die Obergrenze der Atmosphäre) über einer horizontalen Flächeneinheit gemessen u. in Hektopascal (hPa) angegeben.

Luftdruckkrankheit: durch Veränderungen des Luftdrucks ausgelöste Erkrankungen, z.B. ↑Barotrauma, ↑Caissonkrankheit, ↑Höhenkrankheit.

Luftembolie: Verschleppung von Gasbläschen auf dem Blutweg mit Verstopfung der Kapillaren in der terminalen Strombahn. **Art. L.** mit Eindringen von Luft in Lungenkapillaren o. -venen bei Thoraxoperationen mit Überdruckbeatmung, Anlegen eines Pneumothorax, Lungenzerreißung bei Explosionen. Folge: Verlegung von Kapillaren des Herzens u. des Gehirns; ↑Caissonkrankheit. **Venöse L.**: z.B. Eindringen von Luft in Jugularvenen als Verletzungsfolge o. bei kriminellem Abort mit Einpressen von Luft in Uterusvenen. Folge: Blutschaumbildung im re. Herzen u. Tod mit Sympt. des akuten ↑Cor pulmonale.

Luftentkeimung: keimzahlvermindernde Maßnahme. Entfernung von Mikroorganismen aus der Luft durch Filtration, den Einsatz mikrobizid wirkender chem. Substanzen u. UV-Strahlung. Die optimale Form der L. in Arbeitsräumen ist die Filtration bei Einsatz von ↑Schwebstoffiltern u. die Verdrängung keimhaltiger durch sterile Luft (↑Reinraumtechnik, ↑Laminarbox). Die Wirkung chem. Substanzen (Triäthylenglykol) ist demgegenüber unsicher u. hängt von der Art der Anwendung (Verdampfung, Aerolisierung), der Lufttemperatur u. Luftfeuchtigkeit ab. Die UV-Strahlung erfaßt nur die im Strahlungsbereich befindl. Mikroorganismen. Bei allen Maßnahmen zur L. ist zu berücksichtigen, daß die Hauptquelle der Luftkontamination in geschlossenen Räumen der Mensch ist (↑Luftkeimgehalt, ↑Raumluftdesinfektion).

Luftfahrtmedizin: Flugmedizin; Teilgebiet der Med., das den Einfluß der Umwelt u. der Faktoren der Berufstätigkeit auf die Gesundheit u. Leistungsfähigkeit des fliegenden u. flugsicherstellenden Personals mit dem Ziel untersucht, dessen Gesundheit zu erhalten, zu fördern bzw. wiederherzustellen sowie Effektivität u. Flugsicherheit zu erhöhen. L. stützt sich auf Natur- u. techn. Wissenschaften, Psychol., Biol. u. Ergonomie. Zu den Aufgaben der L. gehören u.a. die Untersuchung der Flug- u. Umweltbedingungen, des Gesundheitszustands des fliegenden Personals, des Einflusses biorhythm. Faktoren auf die flieger. Leistungsfähigkeit u. des persönl. Faktors auf die Flugsicherheit u. deren Begutachtung. ↑Flugtauglichkeit, ↑Raumfahrtmedizin. Abb.

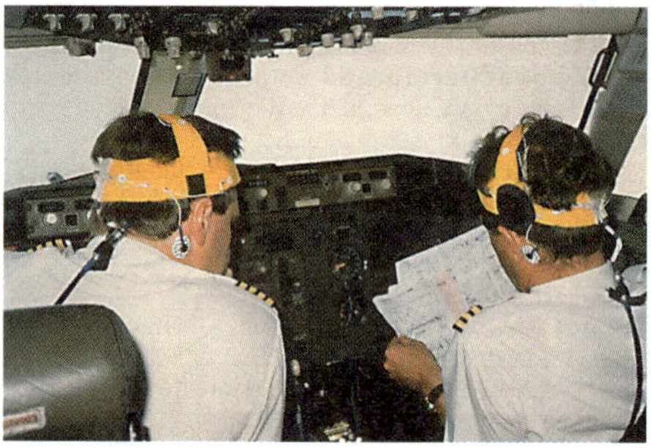

8

Luftfahrtmedizin. EEG-Untersuchungen an Piloten während eines Zeitzonenfluges zur Müdigkeits- u. Leistungsfähigkeitsmessung im Langstreckenflug

Luftfeuchte: Wasserdampfgehalt der Luft, der in der medizinischen ↑Klimatologie neben der Lufttemperatur für die Wärmeabgabe des Organismus an die Luft entscheidend ist (↑Abkühlungsgröße).

Luft, gefangene ↑Air-trapping.

Lufthygiene: erforscht die Wechselwirkungen zwischen dem Umweltfaktor Atmosphäre u. dem Menschen. Teilgebiet der ↑Umwelthygiene. Gesundheitsrelevant: Grad der Luftverunreinigung, die natürl. (z.B. Vulkanismus, Erosion, Pollenbildung) o. zivilisator. Ursprungs (z.B. industrielle Einflüsse) sein kann. Eine bes. Rolle spielt das Schadstoffkonzentration-Zeit-Problem: Die längere Einwirkung von Staub, Schwefeldioxid, Kohlenwasserstoffen u.a. Schadstoffen der Atmosphäre kann zu Erkrankungen der Atmungsorgane u. zu Spätschäden, wie z.B. Herz-Kreislauf-Erkrankungen, führen. Vorrangige Aufgabe der L.: Festlegung zulässiger Grenzkonzentrationen (↑Grenzwerte) für atmosphär. Schadstoffe (↑Umweltschadstoffe) u. Überwachung deren Einhaltung (↑Umweltkontrolle); Feststellung von ↑Verschmutzungsquellen, deren max. Emission (die pro Zeiteinheit in die Atmosphäre ausgestoßene Masse an Verunreinigungen [$g\,s^{-1}$ MEK-Wert]); Verfolgung meteorolog. bedingter Beziehungen (Ausbreitungsbedingungen, Schadstofflangstreckentransport) zur Immission (Verunreinigungsgehalt der Luft in der bodennahen Umwelt [$mg\,m^{-3}$]). Durch standardisierte Untersuchungsmethoden werden die max. Immissionskonzentrationen (MIK-Werte) kontrolliert (Immissionskontrolle). Lufthygien. Maßnahmen zur Immissionsverminderung sind komplexer Natur, sie müssen neben med. u. techn. Aspekten auch gesetzl. u. ökonom. Forderungen gerecht werden. Eine Reduktion der Emissionen kann schwerpunktmäßig durch Maßnahmen wie z. B. Abgasreinigung in der Industrie, Umstellung von Brennmaterialien, Herabsetzung des CO-Gehalts der Motorabgase u. Verkehrsentlastung von Wohngebieten erreicht werden.

Luftiodgehalt: Iodgehalt der Luft; ist mit 0,6–80 $\mu g/m^3$ trotz guter Iodresorbierbarkeit über die Atemwege im Hinblick auf die Iodversorgung des Organismus nicht relevant. Eine Ausnahme bilden ledigl. Iodkurorte, an denen die Luft über ↑Gradierwerke mit dem leicht flüchtigen Iod angereichert wird u. das ↑Meeresküstenklima, daß durch Zerstäubung des durch Seetang angereicherten Iods iodreich ist (10–60 $\mu g/m^3$).

Luftionisation: ionisierte Bestandteile des Luftaerosols, über deren Bedeutung i. S. des luftelektrischen ↑Wirkungskomplexes bisher wenig bekannt ist.

Luftkeimgehalt: Konzentration der Luft an Viren, Bakterien, Hefen u. Schimmelpilzen. Der L. eines Raums hängt von der Anzahl der Personen in einem Raum, ihrer Tätigkeit u. der Belüftungstechnik ab: vor u. nach Operationen in Räumen mit turbulenzarmer Luftströmung keine o. vereinzelte Keime/m^3, bei natürl. Belüftung beträgt der L. vor der Operation 100–200, nach der Operation 400–900 Keime/m^3.

Luftkeimuntersuchung: quantitative, qualitative o. orientierende Untersuchungen des Keimgehalts von Krankenhausluft: ↑Sedimentationsverfahren, ↑Filtrationsverfahren.

Luftkerngehalt: Luftpartikelkonzentration, die je nach Region u. Wetterlage Größenordnungen von 1 000 (Ozeane) bis 400 000 (Großstädte) Kerne/cm^3 ausmachen kann. Dabei kommen ther. nutzbare (↑Brandungsaerosol) u. schädl. Aerosole (↑Luftverunreinigung) vor.

Luftkrankheit: beim Fliegen auftretende ↑Kinetose.

Luftkurort: in den Begriffsbestimmungen für Kurorte, Erholungsorte u. Heilbrunnen festgelegter Qualitätsbegriff für Kurorte mit großer Luftreinheit. L. müssen im Ggs. zu heilklimat. Kurorten nicht über spez. ther. wirksame Klimafaktoren verfügen.

Luftplankton: Gesamtheit aller Fremdkörper, die in der Luft enthalten sind. Dazu gehören natürl. Beimengungen (↑Aerosol, Salzpartikeln der Meere, Pflanzenbestandteile, Bodenstaub u. a.) ebenso wie die Abgasprodukte aus techn. Prozessen.

Luftqualität ↑Luftreinheit.

Luftreinheit: regional unterschiedl. Armut der atmosphär. Luft an natürl. u. anthropogenen Aerosolen u. anderen chem. Luftbeimengungen. In Reinluftgebieten treten nachweisl. seltener Atemwegserkrankungen auf, als in klimat. sonst vergleichbaren Ballungsgebieten.

Luftröhre ↑Trachea.

Luftröhrenschnitt ↑Tracheotomie.

Luftschadstoffe ↑Luftverunreinigung.

Luftschlucken ↑Aerophagie.

Luftsichel: röntg. Zeichen für eine ↑Perforation im Magen-Darm-Kanal. Bei einer Röntgenaufnahme des Abdomens im Stehen Luftansammlung unter dem Zwerchfell, besser in Linksseitenlage zwischen Leberoberfläche u. seitl. Bauchwand.

Luftsporen: sehr kleine Pilzsporen (Aspergillus u. ↑Penicillium), die sich in der Luft schwebend verbreiten können. L. sind Bestandteile des sog. Luftplanktons.

Luftverunreinigung: eine Luftverunreinigung liegt nach der WHO-Definition vor, wenn sich luftverunreinigende Stoffe in solcher Menge u. so lange in der Außenluft befinden, daß sie für Menschen, Tiere, Pflanzen u. Eigentum schädl. sind, zur Schädigung beitragen o. das Wohlbefinden o. die Besitzausübung unangemessen stören können. Luftverunreinigende Stoffe können natürl. u. nichtnatürl. Ursprungs sein; für die Umweltbelastung haben nahezu ausschließl. letztere eine Bedeutung. Zur Vermeidung von gesundheitl. u. sonstigen Auswirkungen sind hyg. begründete ↑Grenzwerte (↑MEK, ↑MIK) für die L. festgelegt.

Luftwege, obere: Nase mit Nasennebenhöhlen, Mund, Rachen u. Kehlkopf, dienen dem Lufttransport sowie der Grobfilterung, Anwärmung u. Anfeuchtung der Inspirationsluft.

Luftwege, untere: tiefe Luftwege; Trachea u. Bronchien, dienen dem Lufttransport. Den L. schließt sich in der Lungenperipherie der ↑Alveolarraum an.

Lügendetektor: Gerät, das versch. körperl. Parameter wie Respirationsfrequenz u. -tiefe, RR, Pulsfrequenz, EKG u. galvan. Hautwiderstand sowie deren Veränderungen mißt u. aufzeichnet. Der sog. Polygraph (Leonard Keeler) wurde von der Polizei in Verhören von Verdächtigen angewendet, um diese des Lügens zu überführen. Die Untersuchung bewirkte, solange der Nimbus des Geräts noch ungebrochen war, einen starken psych. Einfluß auf den Probanden, der nach der Untersuchung gelegentl. ein Geständnis ablegte. Untersuchung mit dem L. ist in Deutschland verboten u. keine körperl. Untersuchung i. S. der Strafprozeßordnung. Heute ist der Enthusiasmus für „lügenenthüllende" Geräte zurückgegangen.

Lugol, Jean Guillaume Auguste (1786–1851), frz. Arzt, Paris.

Lugol-Lösung (nach Jean G. A. L.): wäßrige ↑Iodiodkaliumlösung, deren quantitative Zusammensetzung je nach Verwendungszweck (Mikrosk., Pharmazie) versch. ist. Für mikrosk. Färbungen meist in der Modifikation nach Gram (1 g I in 10 ml 20%iger KI-Lösung gelöst, mit Aqua dest. auf 300 ml aufgefüllt) zur ↑Gram-Färbung, zum Chitosannachweis u. zur Darstellung der Entamoeba-Kerne gebraucht. L. dient außerdem dem Stärkenachweis. Amylose gibt mit L. eine Blaufärbung, Amylopectin eine rotviolette Farbe. Pharmak. Anwendung zur Haut- u. Wunddesinfektion, Asthma bronchiale, Basedow, Struma u. als Expektorans.

Lumbago ⟨*lat* + *gr*⟩ *f*: Hexenschuß; bes. Lokalisation des Muskelrheumatismus bzw. intramuskulären Fibrositissyndroms; ↑Weichteilrheumatismus. Gleiche Sympt. wie ↑Lumbalgie, mit heftigem Beginn. Notwendigkeit des Ausschlusses der bei ↑Ischialgie genannten Erkrankungen. Bei längerem Bestehen einer einseitigen L. Gefahr der Skoliose der Lendenwirbelsäule mit Konkavität zur gesunden Seite. Ursachen: Lockerung im Bewegungssegment, Osteoporose, Blockierung der Wirbelgelenke, Bandscheibenprotrusion.

Lumbalanästhesie ↑Spinalanästhesie.

Lumbalgie: lumbales spondylogenes Syndrom; Zusammenfassung von Schmerzsyndromen der Lenden- u. Sakralgegend; gleiche Ursachen wie bei ↑Ischialgie; mit ihr auch meist gemeinsam auftretend. Schmerzhafte Funktionshemmung der Lendenwirbelsäule mit Verspannung der Lendenmuskulatur, Druckschmerz.

Lumbalhernie ↑Hernia lumbalis.

lumbalis ⟨*lat*⟩ *Adj*: lumbal; zur Lende gehörend, Lenden-.

Lumbalisation ⟨*lat*⟩ *f*: am lumbosakralen Übergang der Wirbelsäule auftretende Angleichung der Gestalt des 25. Wirbels (normalerweise 1. Kreuzbeinwirbel) an die präsakralen Wirbel (Entstehung eines 6. Lendenwirbels). Verschmelzung mit dem Os sacrum ist ein- o. doppelseitig aufgehoben (↑Übergangswirbel).

Lumbalpunktion: Methode zur Entnahme von Liquor cerebrospinalis für Zwecke der ↑Liquordiagnostik (o. Ther.) aus dem spinalen Subarachnoidalraum (Quincke 1891). Einstich der Lumbalpunktionskanüle meist zwischen 3. u. 4. Dornfortsatz beim sitzenden o. liegenden Pat.

Lumboischialgie: Kreuzschmerz mit Ausstrahlung in die Beine.

lumbricalis ⟨*lat*⟩ *Adj*: regenwurmähnl.; z. B. ↑Musculi lumbricales manus.

Lumbus ⟨*lat*⟩ *m*: Lende.

Lumen ⟨*lat*⟩ *n*: **1.** ***Physik:*** Zeichen lm; Einheit des Lichtstroms, d. h. der entspr. der spektralen Helligkeitsempfindung des menschl. Auges bewertete Strahlungsfluß (Energie/Zeit) einer Strahlungsquelle. ↑Strahlungsgrößen. **2.** ***Anat.:*** Lichtung.

Luminal: Phenobarbital. Sedativum, ↑Hypnotikum, Antikonvulsivum.

Lumineszenz ⟨*lat*⟩ *f*: durch chem. o. elektr. Vorgänge ausgelöste Lichtemission.

Lumineszenzenzymimmunoassay: sehr empfindl. ↑Enzymimmunoassay, bei welchem die katalyt. Wirkung der peroxidasemarkierten Immunkomplexe auf die Chemolumineszenz der Luminol-Wasserstoffperoxid-Reaktion gemessen wird. Eine gesteigerte Lumineszenz wird durch Enhancer (z. B. p-Iodphenol) erreicht.

Lumineszenzspektralanalyse: zur Lumineszenz fähige Substanzen werden durch kurzwelliges Licht geeigneter Wellenlänge zur sofortigen (↑Fluoreszenz) o. länger andauernden (↑Phosphoreszenz) Aussendung langwelligeren Lichts angeregt. Die ausgesandte Wellenlänge ist stoffcharakterist. Die Intensität des Lichts ist proportional der Konzentration der lumineszierenden Substanz. Die L. wird z. B. eingesetzt zur Bestimmung der Porphyrine, der östrogenen Hormone, der 11-Hydroxykortikosteroide u. bei der Ultramikrountersuchung NAD-abhängiger Enzyme.

Lumpektomie ⟨*engl*⟩ *f*: Thylektomie; eingeschränkte Operation kleiner Mammakarzinome mit unmittelbar umgebenem Gewebe.

Luna ⟨*lat*⟩ *f*: Mond.

Lunarmonat: 28-Tage-Monat. Zeitmaß in der Geburtshilfe; die Schwangerschaftsdauer beträgt vom 1. Tag der letzten Regel an gerechnet 10 Lunarmonate.

Lunatum: Mondbein; Kurzbezeichnung für ↑Os lunatum.

Lunatummalazie: Kienböck-Krankheit; asept. Nekrose des Os lunatum. Auftreten bei Erwachsenen oft nach langjähriger Mikrotraumatisierung. ↑Druckluftwerkzeugerkrankung. Abb.

Lung compliance ↑Compliance.

Lunge: Pulmo; ***Anat.:*** paariges, kegelförmiges, in die ↑Pleura eingestülptes, den größten Teil des Brustkorbs ausfüllendes Organ (Abb. 1). Die beiden L. schließen das Herz zwischen sich ein u. sind durch die Trachea sowie die beiden Hauptbronchien miteinander verbunden. Die re. L. besteht aus 3 ↑Lungenlappen mit insges. 10 Segmenten, die li. aus 2 Lungenlappen mit 9 Segmenten. Letztere weist am Oberlappen als Besonderheit den Herzausschnitt (Incisura cardiaca) u. das Zünglein (Lingula) auf. An beiden L. werden Facies costalis, diaphragmatica u. medialis unterschieden. Im Zentrum der Facies medialis befindet sich der pleurafreie Lungenhilus. Die hier ein- o. austretenden Bronchien, Nerven, Blut- u. Lymphgefäße werden zusammen als Lungenwurzel (Radix pulmonis) bezeichnet. Die Bronchien (↑Bronchus) gehen unter ständiger Aufzweigung schließl. in die Bronchiolen, diese in Alveolargänge über, an welchen Lungenbläschen (Alveolen) sitzen. Hier findet der Gasaustausch (äußere Atmung) statt. ***Histol.:*** die L. besteht aus zahlreichen Lungenläppchen (Lobuli pulmonis), in deren Achse ein Bronchus mit begleitender A. pulmonalis verläuft. In der Läppchenperipherie verlaufen die Vv. pulmonales, die das sauerstoffangereicherte Blut zum Herzen zurückleiten.

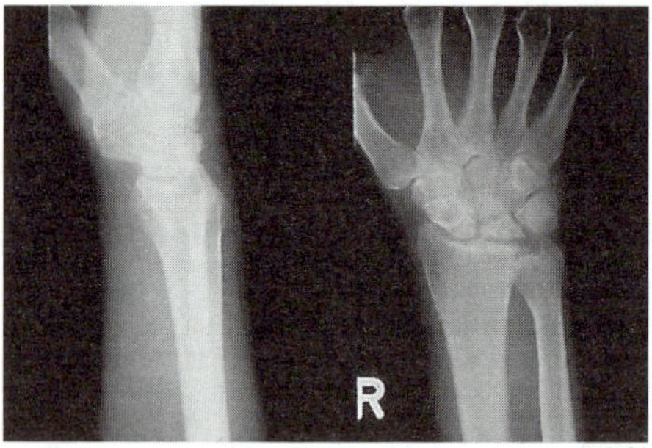

21

Lunatummalazie nach langjähriger Tätigkeit mit Druckluftwerkzeugen

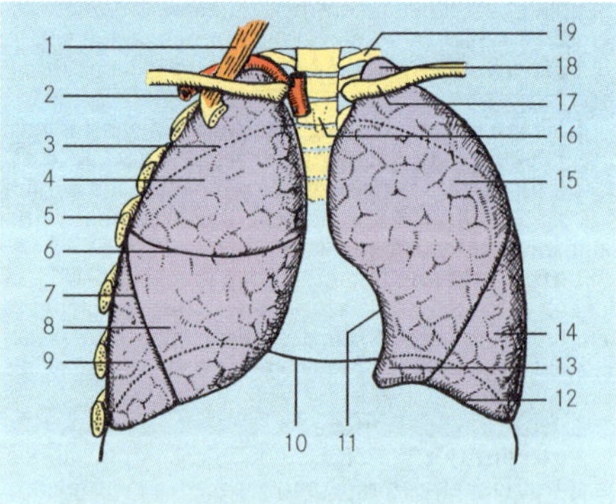

Lunge (Abb. 1). Rechte u. linke Lunge in der Ansicht von vorn
1: M. scalenus anterior; 2: A. subclavia; 3: Fissura obliqua; 4: Lobus superior; 5: 4. Rippe; 6: Fissura horizontalis; 7: Fissura obliqua; 8: Lobus medius; 9: Lobus inferior; 10: Centrum tendineum des Zwerchfells; 11: Incisura cardiaca; 12: Basis pulmonis, Facies diaphragmatica; 13: Lingula; 14: Lobus inferior; 15: Lobus superior; 16: Korpus des 3. Brustwirbels; 17: Clavicula; 18: Apex pulmonalis; 19: 1. Rippe

Die L. ist als alveoläre Drüse aufzufassen, die CO_2 u. H_2O absondert. Bestimmende Strukturelemente: Bronchialbaum (Arbor bronchialis) als Gasleitung u. Alveolarbaum (Arbor alveolaris) für den Gaswechsel. Zum Bronchialbaum gehören: 1. ↑Bronchus mit mehrreihigem Flimmerepithel, Knorpel, glatter Muskulatur, Drüsen. 2. ↑Bronchiolus mit einschichtigem Flimmerepithel, glatter Muskulatur (durch Postmortalkontraktion entsteht gefaltetes Lumen = Sternbronchus). 3. ↑Bronchiolus respiratorius mit einigen Alveolen in der Wand (Abb. 2). Zum Alveolarbaum gehören: 1. Alveolargang (↑Ductus alveolaris) mit einer Wandung aus Alveolen. 2. Alveolarsäckchen (↑Sacculus alveolaris) als blinde Endverzweigung. Die Lungenbläschen (Alveoli pulmonis) sind von ↑Alveolarepithel ausgekleidet u. enthalten ↑Alveolarmakrophagen; ihre innere Oberfläche ist von ↑Surfactant, einem Proteinphospholipidfilm, überzogen, der die Oberflächenspannung herabsetzt. Die Alveolarwand u. die zwischen Alveolen gelegenen Alveolarsepten enthalten elast. Fasern u. Kapillaren. Alveolarepithel u. Kapillaren besitzen eine gemeinsame Basalmembran. Daher besteht die Blut-Luft-Schranke aus Kapillarendothel, vereinigter Basalmembran, Alveolarepithel u. Surfactant. Abb. 1 bis 4 (S. 1198).

Lunge, akzessorische: Nebenlunge; Form einer angeborenen, extralobären ↑Lungensequestration, die meist li. auftritt u. im Bereich der Lungenspitze als apikale, a. L. (↑Trachealllappen), am Zwerchfell als basale, a. L. (↑Rokitansky-Lungenlappen) o. unterhalb des Diaphragmas (↑Bauchlunge) lokalisiert sein kann. Der kleine, von der benachbarten Lunge völlig abgetrennte „Lappen" ist oft atelektat., kann jedoch auch mit dem Bronchialbaum, der Trachea o. dem Ösophagus kommunizieren.

Lunge, eiserne: Tankrespirator, Gerät zur künstl. Aufrechterhaltung des Gasaustauschs, bei dem der Körper des Pat. sich in einem tankähnl. Behälter befindet. Durch ein Pumpensystem wird im Innenraum der e. L. der Druck rhythm. gesenkt, so daß in den Atemwegen gegenüber der Außenluft ein Unterdruck entsteht, der zum Einstrom von Atemluft führt.

Lungenabszeß: Abscessus pulmonum; umschriebene, eitrige Einschmelzung des Lungengewebes, solitär o. multipel. Tritt auf 1. fortgeleitet bei Pneumonie, Tbc., Bronchiektasen; 2. metastat. bei Pyämie u. 3. durch Aspiration von Fremdkörpern. Wenn Verbindung zum Bronchialbaum besteht, wird reichl. eitriges Sputum abgehustet. Sympt.: remittierendes o. intermittierendes Fieber, schlechter Allgemeinzustand, physikal. je nach Füllung der Abszeßhöhle Dämpfung, Bronchialatmen o. Tympanie, amphor. Atmen, röntg. Rundschatten mit o. ohne Spiegelbildung. Erreger: Eiterkokken, Koli-, Proteus-, Pyozyaneusbakterien, Klebsiellen, Influenzabakterien; bei Sekundärinfektion Fäulnisbakterien (↑Fusospirochätose, Bacteroides-Arten, anaerobe Streptokokken u. Veillonellen) mit Gefahr der ↑Lungengangrän. Mehrzahl der L. durch Antibiotika o. Sulfonamide heilbar; chir. Maßnahmen nur, wenn L. unter konservativen Maßnahmen nicht rückläufig ist.

Lungenadenomatose: veralteter Ausdruck für bronchioloalveoläres Karzinom. Schleimproduzierendes Zylinderepithelkarzinom der Lunge, das die Alveolen u. Bronchioli ausfüllt. Makrosk. unterscheidet man eine miliar-noduläre von einer lobulären, diffus pneumonieartigen Form. Als Matrix wird das Alveolarepithel (Alveolarzellkarzinom) o. das Bronchialepithel angeschuldigt (Tumoren der Lungenperipherie). Sowohl prim. pulmonale u. bronchiale wie metastat. Karzinome an Pankreas, Thyreoidea u. a. können das Bild der L. entwickeln.

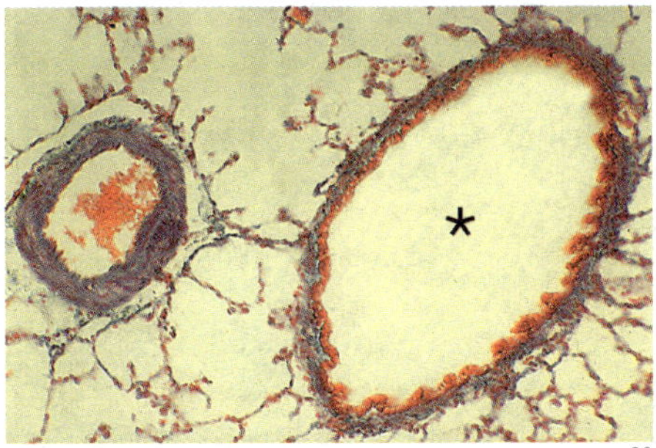

30

Lunge (Abb. 2). Histologischer Schnitt, Azanfärbung; Bronchiolus terminalis (Stern) neben Arterie, umgeben von Alveolen

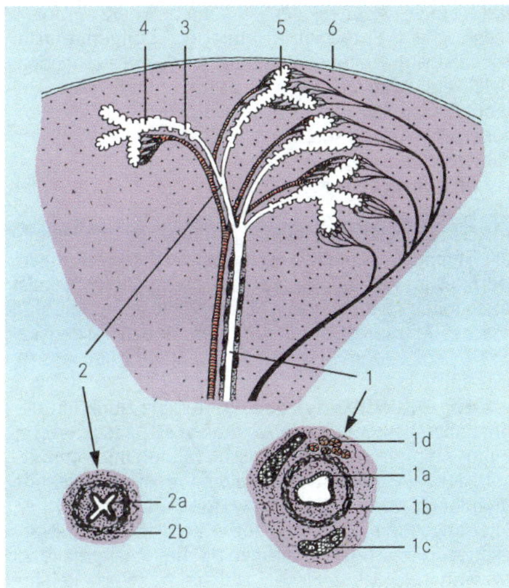

Lunge (Abb. 3). Mikroskopisch-schematische Darstellung
1: Bronchus; 1a: Flimmerepithel; 1b: glatte Muskulatur; 1c: Knorpel; 1d: Glandulae bronchiales; 2: Bronchiolus terminales; 2a: Flimmerepithel; 2b: glatte Muskulatur; 3: Bronchiolus respiratorius; 4: Ductus alveolaris; 5: Sacculus alveolaris; 6: Pleura visceralis bestehend aus Mesothelium u. Lamina propria; 7: A. pulmonalis; 8: V. pulmonalis

Lungenadenom, fetales: zu ↑Hamartomen zählende, tumorartige Neubildung eines ganzen Lungenlappens. Ausgang vom Lappenbronchus, der blind endet. Die Neubildung besteht aus drüsenähnl., mit Epithel ausgekleideten Hohlräumen.

Lungenagenesie: angeborenes Fehlen der Lunge. Einseitig fehlt der Bronchialbaum, die gesamte Lungenanlage u. die Pleurahöhle. Herz u. die vorhandene, hyper-

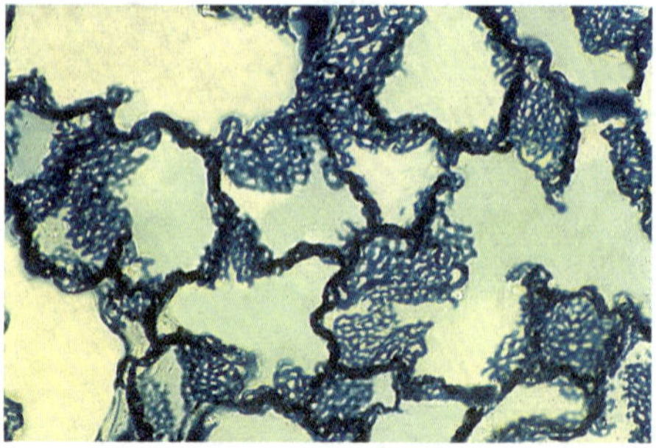

30

Lunge (Abb. 4). Histologischer Schnitt, Gefäßinjektion mit Berliner Blau; Kapillarnetze, die die Alveolen umspinnen.

plast. Lunge erfüllen den gesamten Thorax. Unterbrechung der Entwicklung führt zur **Lungenaplasie**: Bronchialbaum inkomplett (ohne Alveolen) vorhanden. Begleitfehlbildungen: Ösophagusatresie mit Fistel. Gefäßanomalien, Perikardaplasie, Zwerchfellhernie, Nierenagenesie, Aurikularanhänge, Gesichtsfehlbildungen, Halbwirbel u. a.

Lungenakarose: Erkrankung der Luftwege des Menschen hauptsächl. in wärmeren Klimazonen, charakterisiert durch hochgradige Eosinophilie, bronchopulmonale Sympt. u. bisweilen röntg. nachweisbare Lungeninfiltrate, in Verbindung mit dem Nachweis von meist freilebenden ↑Milben (z. B. ↑Tyroglyphidae) im Sputum. Ursache: Masseneinwanderung der Milben in den Respirationstrakt durch Inhalation von Staub in Lebens- u. Futtermittellagern.

Lungenaktinomykose: bakterielle Infektion des Lungenparenchyms durch Aktinomyces israeli. Erreger kommt saprophytär in der menschl. Mundhöhle vor u. gelangt durch Aspiration in die Lunge (exogene Infektion durch Kauen von Grashalmen wurde früher irrtümlicherweise angenommen). Die L. entwickelt sich als infiltrativer Prozeß mit Tendenz, frühzeitig die Organgrenze zu überschreiten. Klin.: Fieber, fauliger Auswurf, Reizhusten, Schmerzen. Diagnosestellung erfolgt bakt. u. durch histol. Nachweis aktinomyzeshaltiger Granulome (sog. Drusen).

Lungenaneurysma, angeborenes: arteriovenöse Fistel der Lunge. Bei Geburt vorhandener o. später auftretender Rechts-Links-Shunt im Lungenstrombett. Der Kurzschluß leitet venöses Blut vom Truncus pulmonalis in die Vv. pulmonales: Zyanose, Uhrglasnägel, Polyglobulie, verminderte körperl. Leistungsfähigkeit. Das a. L. ist eine Sonderform der Teleangiectasia hereditaria haemorrhagica (Rendu-Weber-Osler-Syndrom); gleichzeitig Hämangiome in anderen Organen; an Haut u. Schleimhäuten Teleangiektasien.

Lungenasbestose: Lungenfibrose infolge chron. Asbeststaubinhalation. Vorwiegend interstitielle Fibrose, am stärksten in den Unterlappen ausgebildet, u. durch Schrumpfungsneigung, Bronchiektasenbildung u. Entwicklung eines Narbenemphysems charakterisiert. Röntg. streifenförmig retikuläre Verdichtung, funktionsanalyt. Diffusionsstörung u. Restriktion. Pat. mit einer L. erkranken signifikant häufiger an einem malignen Pleuramesotheliom, Kehlkopfkarzinom o. einem Bronchialkarzinom als die Normalbevölkerung.

Lungenaspergillose: durch Aspergillus fumigatus o. niger bedingte Pneumomykose. Berufsbedingt (Tierpfleger, Beschäftigte der Landwirtschaft u. Pelztierzucht) o. als sek. Besiedlung bei vorgeschädigter Lunge. Histol.: chron. rezidivierende Bronchitis, Bronchopneumonie, Granulome (Aspergillome).

Lungenazinus: Aufzweigungsgebiet eines Bronchiolus terminalis in 2–5 Bronchioli respiratorii, deren jeder sich in 2–11 Ductus alveolares teilt. Ein Azinus hat 200–300 Alveolen; ↑Lunge.

Lungenbilharziose: Befall der Lungen bei ↑Schistosomiasis mit Schistosomeneiern.

Lungenbiopsie, chirurgische: Gewebeentnahme aus der Lunge zu diagn. Zwecken mittels operativer Eröffnung des Thorax. Es sind mehrere Verfahren gebräuchl.: Thorakoskopie, Kleinstthorakotomie, parasternale Mediastinotomie.

Lungenbiopsie, nichtchirurgische: Gewebeentnahme aus der Lunge zu diagn. Zwecken mittels Punktion o. endoskop. Verfahren. Je nach Art u. Lage der pathol. Lungenherde kommen zum Einsatz: perthorakale Lungenpunktion, thorakoskop. Lungenbiopsie, Katheterbiopsie, transbronchiale Zangenbiopsie.

Lungenbiopsie, transbronchiale: bronchoskop. Verfahren der Lungenbiopsie, bei dem eine starre o. flexible Zange endobronchial bis in den Lungenmantel vorgeschoben wird u. nach Durchstoßen der Wand eines kleinen Bronchus eine Exzision aus dem Lungenparenchym entnommen wird (Andersen u. a. 1965). ↑Lungenbiopsie, nichtchirurgische.

Lungenblähung ↑Lungenemphysem.

Lungenbläschen: Alveoli pulmonis; Endabschnitte des ↑Bronchialbaums, in welchen der Gasaustausch der ↑Lungen stattfindet.

Lungenblutung: pathol. Zustand des Bluteinstroms aus dem Lungenparenchym in das Bronchiallumen. Die L. stellt eine der mögl. Ursachen der ↑Hämoptoe dar.

Lungenblutvolumen, kapillares: Blutvolumen, das im Gasaustausch mit den ↑Alveolen steht.

Lungenbrand: ältere Bez. für ↑Lungengangrän.

Lungen-Clearance: Reinigungsvermögen der Lunge für inhalierte Schadstoffe, z. B. Stäube. Die L. ist individuell u. für die einzelnen Schadstoffe sehr unterschiedl. Makrophagentätigkeit u. Schleimtransport sind die wichtigsten Elemente der L. Gestörte L. kann Ursache für pathol. Reaktionen auf inhalierte Substanzen sein.

Lungendeflationsreflex: afferente nervöse Anregung des medullären Atemzentrums durch plötzl. starke Lungenentblähung bei übermäßiger Exspiration, die zur frühzeitigen Inspiration u. Atemfrequenzsteigerung führt.

Lungendistomatose ↑Paragonimiasis.

Lungendurchblutung: Blutfluß durch die großen Lungengefäße in l/min; entspricht dem ↑Herzminutenvolumen, wenn von Speicher- u. Entspeichervorgängen abgesehen wird. Bestimmung nach dem ↑Fick-Prinzip. ↑Lungenszintigraphie.

Lungendysplasie: Fehlbildung der Lunge, tritt meist einseitig auf. Dabei ist die vaskuläre Minderentwicklung stets stärker ausgeprägt als die bronchopulmonale. Röntg. kann die Lunge bei fehlender Gefäßzeichnung (↑Vanishing lung) noch das normale Volumen einnehmen, funktionell ist sie meist vollständig ausgeschaltet. In der dysplast. Lunge finden sich oft Anomalien u. Bronchiektasen.

Lungendystrophie, progressive: bes. schwere Form eines chronisch vesikulären ↑Lungenemphysems, das durch Obstruktion der Bronchien (z. B. Entzündung, Schleimpfröpfe) verursacht wird u. zu einer hochgradigen Reduzierung der Atemfläche durch Verlust an Alveolarsepten führt.

Lungenechinococcus ↑Echinococcus.

Lungenegelbefall ↑Paragonimiasis.

Lungenembolie: Lungenblutpfropfembolie; Verlegung eines Astes der Lungenarterie durch einen von einer venösen Thrombose ausgehenden Embolus, nicht selten als Komplikation nach chir. Eingriffen. Folge ist ein keilförmiger Lungeninfarkt.

Lungenembolie, fulminante: Embolie der A. pulmonalis. Eine f. L. führt schlagartig zu akuter Rechtsherzinsuffizienz u. Tod, wenn nicht durch Embolektomie nach Trendelenburg die Entfernung des Embolus aus der Lungenschlagader gelingt. Embolie eines größeren Gefäßastes der Lungenstrombahn führt mehr o. weniger rasch unter Zyanose, Dyspnoe, Brustschmerzen, Kreislaufversagen zum Tod. Ausräumung der Gerinnsel nach angiograph. Ortung unter Zuhilfenahme der Herz-Lungen-Maschine mögl. Kleinere Embolien rufen ebenfalls einen Schock hervor, ferner Seitenstechen u. hämorrhag. Sputum. Behandlung ausschließl. durch interne Maßnahmen (Fibrinolytika, Antikoagulanzien). Wegen der Unsicherheit der Diagn. von ↑Phlebothrombosen große Bedeutung der Proph. durch physikal. Maßnahmen, Frühaufstehen nach Operation, Antikoagulanzien, z. B. Low-dosage-Heparin-Prophylaxe. Vereinzelt Anwendung eines Vena-cava-inferior-Siebes. Neben Thromben können Fremdkörper (Gefäßkatheterfragmente, Fruchtwasser), Fett, Knochenmark, Tumorpartikel, Eiter u. Nekrosematerial u. Luft zu einer Embolie der A. pulmonalis führen.

Lungenemphysem: Lungenblähung.

Lungenemphysem, akutes vesikuläres: übermäßige Luftfüllung der Alveolen ohne Strukturveränderungen, z. B. beim Erstickungstod.

Lungenemphysem, angeborenes: angeborene Vergrößerung u. Erweiterung der Lufträume eines Lungenlappen o. auch nur eines Segments durch eine Fehlbildung, die zum exspirator. Ventilverschluß eines Bronchus führt.

Lungenemphysem, chronisch vesikuläres: substantielles Lungenemphysem; übermäßige Luftfüllung der Lungen, die mit Schwund von Alveolarwänden einhergeht, so daß es zur Ausbildung größerer Luftblasen kommen kann (bullöses Lungenemphysem). Ursache ist angeborener o. erworbener Schwund der Lungenelastizität, z. B. nach Lungenentzündung, Bronchitis, Asthma bronchiale. Folgen sind Behinderung der Atmung u. des Kreislaufs, Rechtsherzbelastung.

Lungenemphysem, interstitielles: bläschenförmige Luftansammlung in den Bindegewebesepten der Lungen, die durch Einreißen von Alveolen u. Lufteintritt in die Septen entsteht, z. B. bei starkem Husten, meist bei Kindern, auch bei Unfällen.

Lungenemphysem, seniles: atroph. Lungenemphysem; im Alter auftretend, dem chron. substantiellen ähnelnd.

Lungenentzündung ↑Pneumonie.

Lungenfell ↑Pleura.

Lungenfibrose: Endzustand des Lungenparenchyms nach Ablauf zahlreicher, ätiol. sehr unterschiedl. Krankheiten. Die L. ist charakterisiert durch einen Umbau u. Ersatz des funktionstüchtigen Parenchyms durch fibröse Narben. Die Lunge verliert an Volumen, die Konsistenz nimmt zu, die Dehnbarkeit ab. Funktionsanalyt. finden sich Diffusionsstörung u. Restriktion, röntg. streifig-retikuläre Verdichtungen. Es lassen sich nach der Lokalisation intraalveoläre u./o. interstitiell peribronchiale, perivaskuläre L. unterscheiden. In der Frühphase sind noch entzündl. Vorgänge bzw. die initiale Erkrankung nachzuweisen. Eine L. können u. a. bewirken: allerg. Alveolitis, interstitielle Pneumonie, tox., physikal. u. chem. Schäden der Lunge, Viruserkrankungen, Granulomatosen, Pneumokoniosen, Schockfolgen. Eine Sonderform der L. stellt die idiopath. L., das ↑Hamman-Rich-Syndrom dar. Abb.

Lungenfibrosen, berufliche: durch Einatmung von Arbeitsstoffen (Stäube, Allergene, chem. Stoffe) bedingte Fibrosen. B. L. treten als Pneumokoniosen (↑Silikose, ↑Asbestose), als fibrosierende exogenallerg. Alveolitis o. seltener als Folge chem.-tox. Wirkungen auf. Anzeigepflichtige ↑Berufskrankheit.

Lungenfistel, arteriovenöse: Kurzschlußverbindungen zwischen einer o. mehreren peripheren Lungenarterien u. -venen. Dadurch entsteht ein Rechts-Links-Shunt. Die Ausbildung aneurysmat. Gefäßknäuel läßt die L. röntg. sichtbar werden. ↑Osler-Krankheit.

Lungenfunktion, regionale: die auf regionaler Basis, z. B. Lungenlappen, -segment usw., bestimmten Werte der Lungenfunktion (Ventilation, Gasaustausch, Perfusion usw.). Die Bestimmung der r. L. erfordert spez. Untersuchungsverfahren, z. B. Katheterismus des Pulmonalkreislaufs, selektive Bronchialsondierung, Szintigraphie.

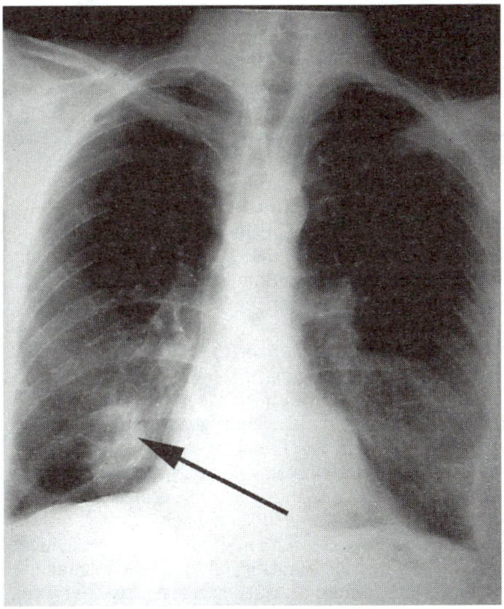

21

Lungenfibrose mit Rundatelektase im rechten Unterfeld (Pfeil) bei systemischem Lupus erythematodes

L

Lungenfunktionsdiagnostik: Verfahren zur Prüfung der Leistungsfähigkeit der Lungen. Anwendung zur Abklärung der respirator. Reserven, insbes. vor Operationen. Angewandte Methoden: Bestimmung der Vitalkapazität mit Komponenten, Atemstoßtest, Sekundenkapazität, Diffusionskapazität, inspirator. u. exspirator. Widerstand, Blutgasanalysen bei versch. Atemgaszusammensetzungen bzw. unter Belastung, Spirometrie, Pneumotachographie, Lungenszintigraphie u. a. Die L. erfolgt rechnergestützt.

Lungenfunktionsreferenzwerte: Sollwerte in der ↑Lungenfunktionsdiagnostik, beziehen sich auf Normalpersonen u. schließen u. a. mit ein Körperbau, Größe, Alter, Geschlecht, Gew., Trainingszustand, Art der Meßmethode u. Geräteeigenschaften. Die L. werden entspr. dem Stand der Meßverfahren ständig aktualisiert.

Lungengangrän: Gangraena pulmonum; Sekundärinfektion von ↑Bronchiektasen o. eines ↑Lungenabszesses mit Fäulnisbakterien (↑Fusospirochätose, Bacteroides-Arten, anaerobe Streptokokken, Veillonellen) führt zum nekrot. Zerfall der Lunge, starke Beeinträchtigung des Allgemeinzustands, hohes Fieber, auch Schüttelfrost, dreischichtiges, fötide riechendes Sputum (schaumig, serös, eitrig). Röntg. ausgedehnte infiltrative Verschattungen mit unregelmäßigem Zerfall. Die L. entwickelt sich meist bei bereits vorgeschädigten Pat. mit allg. Abwehrschwäche. Behandlung ähnl. der des Lungenabszesses mit Breitbandantibiotika, chir. Sanierung von Komplikationen (↑Pleuradrainage).

Lungengefäßobstruktion: Verschluß eines Hauptastes der A. pulmonalis bei akuter ↑Lungenembolie o. vieler mittlerer u. kleiner Lungenarterien durch rezidivierende Lungenembolien o. thrombarteriit. Prozesse. Drucküberlastung des Herzens u. Störungen des Ventilations-Perfusions-Verhältnisses mit arterieller Hypoxie kennzeichnen das klin. Bild.

Lungengefäßwiderstand: physiol. gehört die Lungenstrombahn zum ↑Kreislaufniederdrucksystem, d. h. kurze art. u. venöse Blutleiter u. ein ausgedehntes parallel geschaltetes Kapillarbett ergeben einen günstigen geringen Widerstand. Aktive Verstellung der Widerstandsgefäße führt zur pulmonalen ↑Hypertonie; passive Erhöhung des Gesamt- o. Teilwiderstands u. a. bei restriktiven Veränderungen der Lungenfunktion.

Lungengefäßzeichnung: Abbildung arterieller Lungengefäße im Röntgenbild. Sie dient zur Einordnung von angeborenen Herzfehlern. Die L. ist normal, wenn kein hämodynam. bedeutsames Shunt-Vitium vorliegt. Sie ist spärl. bei Vorhandensein eines Rechts-Links-Shunts. (Ausnahme: arteriovenöse ↑Lungenfistel).

Lungengerüsterkrankungen: ätiol. sehr versch. Erkrankungen des Lungengerüsts. Das Lungengerüst, besteht aus netz- u. gitterförmig angeordnetem, mesenchymalem Gewebe, das den Raum zwischen Bronchialsystem, Gefäßsystem, respirator. Parenchym u. Pleura ausfüllt. Durch ein System von kollagenen, elast. u. Gitterfasern erhält die Lunge ihre elast. u. Formeigenschaften. Der Zustand des Lungengerüsts spiegelt sich in den atemmechan. Werten wider. Im Lungengerüst spielt sich eine große Zahl entzündl. Vorgänge (interstitielle Pneumonie, Hamman-Rich-Syndrom, Mukoviszidose), reaktiver Vorgänge (Kollagenosen, Granulomatosen, Hämosiderose, Speicherkrankheiten, Pneumokoniosen, Lungenstauung) u. tumoröser Prozesse (Lymphangiosis carcinomatosa, Retikulosen, Lymphangioleiomyomatose) ab. Die entzündl. u. reaktiven Vorgänge münden meist in ein uniformes, als ↑Lungenfibrose bezeichnetes Endstadium. Trotz unterschiedl. Ätiol. u. Morphol. ist die Sympt. der L. ziemlich einheitl.: Diffusionsstörung, Restriktion, Zunahme des Atemwiderstands, Dyspnoe, Hypoxie, dabei meist unproduktiver Husten, schnelle Entwicklung eines Cor pulmonale.

Lungengeschwülste: Geschwülste versch. Gewebeursprungs, teils im Lungengewebe selbst entstanden, teils als Metastase angesiedelt. Bes. wichtig ist das ↑Bronchialkarzinom; außerdem Karzinome u. Sarkome, ausgehend von Pleura o. fortgeleitet vom Mediastinum, Ösophagus, Mamma usw.; prim. Bronchusadenome, Chondrome, Neurinome usw.

Lungengewebewiderstand: Reibungswiderstand des Lungengewebes als Folge des nicht ideal elast. Verhaltens.

Lungengifte: lungenschädigende Gase, Dämpfe, Stäube o. Aerosole. Säuren u. Säureanhydride, z. B. Salzsäure, Fluorwasserstoffsäure, Schwefeldioxid, Stickoxide; Halogen u. halogenabspaltende Stoffe, z. B. Chlor, Brom, Fluor, Benzoylchlorid, Phosgen. Formaldehyd, Acrolein, Diisocyanate, kadmiumhaltige Stäube. Schäden: Reizung der Luftwege, Entzündung, Lungenödem.

Lungenhamartom: **1.** Kongenitale adenomatoide Fehlbildung, adenomatoides Hamartom der Lunge; seltene, zyst. Fehlbildung der Lunge bei unreifen Neugeborenen. **2.** Lokales Hamartom der Lunge (Hamartochondrome, knorpelfreie Hamartome). ↑Hamartie.

Lungenhämosiderose, idiopathische: essentielle Lungenhämosiderose, ↑Hämosiderosis pulmonum; bei Kindern u. jüngeren Erwachsenen auftretende Erkrankung, die mit rezidivierenden Blutungen in das Lungeninterstitium, seltener mit ↑Hämoptoe einhergeht. Es kommt zu einer Eisenmangelanämie, da das in der Lunge abgelagerte Eisen in Form eines pathol. Hämosiderins gespeichert wird u. nicht wieder utilisiert werden kann. Pathogenet. prim. Gefäßstörung auf autoimmunolog. Basis mögl.

Lungenhämosiderose mit Glomerulonephritis ↑Goodpasture-Syndrom.

Lungenhernie: seltene, angeborene, von einem Bruchsack umgebene Ausstülpung best. Lungenpartien durch einen Defekt der Brustwand (Rippenaplasie, Fehlen der Interkostalmuskulatur). ↑Lungenprolaps.

Lungenhilus: Lungenstiel; Eintrittspforte der Hauptbronchien, der A. u. V. pulmonalis, von Nerven u. Lymphgefäßen in die Lunge. Der Lungenhilus hat an der Umschlagsfalte der Pleura visceralis in die Pleura mediastinalis einen Querschnitt von etwa 6 · 6 cm. In diesem Bereich finden sich zahlreiche Lymphknoten. Diese u. die den L. passierenden Leitsysteme projizieren sich im Thoraxübersichtsbild als typ. Hilusfigur übereinander. Der L. ist häufig Ort entzündl. bzw. metastat. Prozesse.

Lungenhyperplasie: angeborene Überentwicklung beider Lungen ist selten. Häufiger sind örtl. begrenzte Proliferationen.

Lungenhypoplasie: angeborene Verkleinerung der Lunge o. Kleinheit eines Lungenflügels bei Fehlen eines Lappens. Häufiger als ↑Lungenagenesie. **Prim. L.** durch Anlagefehler der Lungenknospe. **Sek. L.** durch Behinderung infolge raumfordernder Prozesse. Auffällige Kombination von L. mit Nierenagenesie. Bes. Formen: Kombination von rechtsseitiger L. mit Fehlmündung der Lungenvenen subdiaphragmat. in V. cava inferior. ↑Scimitar-Syndrom.

Lungenhypostase: vaskuläre Stauungserscheinungen in den abhängigen Lungenpartien, beim bettlägerigen Pat. dorsal angeordnet. Die L. ist charakterisiert durch Abnahme der Alveolarluft, Aufweitung u. Schlängelung der Kapillaren, Exsudation in die Alveolen. Ursache: Kreislauf- bzw. Herzschwäche. Fördernd auf die L. wirken mangelhafte Zwerchfellbewegungen, z. B. nach Bauchoperationen. Auf dem Boden der L. entwickeln sich häufig Bronchopneumonien.

Lungenhysterese: aus der Hysterese des respirator. Systems resultiert bei der Registrierung des ↑Druck-Volumen-Diagramms die Atemschleife. Die L. hängt u. a. ab von der Geschwindigkeit, Größe u. Richtung der Volumenänderung, von regionalen Unterschieden in den mechan. Eigenschaften des Lungengewebes u. der Änderung der mechan. Eigenschaften unter der Volumenänderung sowie von der Wirkung des ↑Surfactant.

Lungeninduration: **1.** Durch chron. Abflußbehinderung des Lungenblutes u. Druckerhöhung im kleinen Kreislauf bedingte Bindegewebevermehrung der Lunge, die zur Lungenstarre führt; ↑Stauungslunge, Herzfehlerlunge, Stauungsinduration. **2.** Endstadium einer vernarbenden Pneumonie.

Lungeninfarkt, anämischer: bei Verschluß eines Lungenarterienastes u. verhinderter kollateraler Blutversorgung infolge pneumon. Prozesse, sehr selten.

Lungeninfarkt, hämorrhagischer: blutige keilförmige Infiltration des Lungengewebes nach embol. Verschluß eines Lungenarterienastes bei gleichzeitigem Bestehen einer Lungenstauung u. dadurch dekompensierter kollateraler Mikrozirkulation des Arteria-bronchialis-Systems. Es kommt zur Exsudation u. Hämorrhagie in die Alveolen, röntg. meist keilförmiger Verdichtungsbezirk. Klin.: Husten, Hämoptysen, bei Infarktpleuritis Schmerzen, bei größerem Parenchymausfall Dyspnoe. Durch bronchogene, selten hämatogene Infektion können sich Infarktpneumonie u. Infarktabszeß entwickeln.

Lungeninfiltrate, septische: vorwiegend bei Staphylokokken- u. Streptokokkensepsis auftretende multiple, bis zu 10 cm große Lungeninfiltrate. Die s. L. zeigen als Parenchymprozesse anfängl. kaum bronchopulmonale Sympt., neigen zur Nekrose mit entsprechenden klin. u. röntg. Zeichen des Lungenabszesses.

Lungeninhalationsszintigraphie
↑Lungenszintigraphie.

Lungeninsuffizienz
↑Insuffizienz, respiratorische.

Lungenkapillardruck: hydrostat. Druck im pulmonalen Kapillarsystem. Läßt sich von der A. pulmonalis aus durch Vorschieben eines Katheters in Wedge-Position messen, als sog. Verschlußdruck. Die obere Normgrenze des L. beträgt 1,33 kPa, Werte über 1,6 kPa sprechen für eine Linksherzinsuffizienz. Der L. entspricht dem linksventrikulären enddiastol. Druck.

Lungenkarzinom ↑Bronchialkarzinom.

Lungenkern: der zentrale, um den ↑Lungenhilus herum liegende Teil der Lunge; zur Thoraxwand hin folgt der ↑Lungenmantel.

Lungenkollagenose: bes. Form der ↑Lungengerüsterkrankungen. Bei der L. kommt es aufgrund entzündl. o. reaktiver Vorgänge zu einer vermehrten Bildung von kollagenen Fasern mit Zunahme der Konsistenz u. des Atemwiderstands der Lunge. Zur Kollagenose führen: Rheumalunge, Caplan-Syndrom, rheumatoide Arteriitis, system. Lupus erythematodes, Sklerodermie.

Lungenkollaps: Zusammenfallen (Kollabieren) der Lunge bei ↑Pneumothorax o. ↑Atelektase unter Einwirkung der ihr innewohnenden elast. Kräfte. Total kollabierte Lunge fällt für die Atemleistung aus. Behandlung durch ↑Pleurapunktion, ↑Pleuradrainage bzw. Freimachen der zugehörigen Bronchien durch Absaugung.

Lungenkontusion ↑Contusio pulmonis.

Lungenkrankheit, chronische unspezifische: nichttuberkulöse, bronchopulmonale Erkrankungen unterschiedl. Ätiol., welche mit Husten, Auswurf u. Ruhe- o. Belastungsdyspnoe einhergehen. Zur c. u. L. zählen u. a. chron. Bronchitis, Asthma bronchiale, Bronchiektasen, chron. Pneumonien, Fibrosen.

Lungenkrankheiten, irritative: in der ↑Arbeitsmedizin Lungenkrankheiten, die durch überwiegend langjährige Einatmung physikal. u./o. chem. wirkender berufl. Schadstoffe hervorgerufen werden. Der Begriff wird zur Abgrenzung gegenüber Lungenkrankheiten allerg. Pathogenese benutzt. Krankheitsbilder: obstruktive chron. Bronchitis, Asthma bronchiale, Lungenemphysem. Die ursächl. angeschuldigten Schadstoffe werden nur z. T. auch subjektiv als reizend (Augen, obere Atemwege) empfunden.

Lungenkrebs
↑Bronchialkarzinom, ↑Lungengeschwülste.

Lungenkrebs, Joachimsthaler: bei Arbeitern der Uran- u. Radiumbergwerke von Joachimsthal (Erzgebirge) gehäuft vorkommendes Bronchialkarzinom, dessen Hauptursachen in der Radiumemanation zu sehen ist; ↑Schneeberger Lungenkrebs.

Lungenkreislauf: kleiner Kreislauf, der re. Ventrikel, A. pulmonalis, Lungenkapillaren, Vv. pulmonales umfaßt (Arterialisierung des Blutes). Die Eigenversorgung des Lungengewebes erfolgt über Aa. bronchiales (aus großem Kreislauf).

Lungenkryptokokkose: klin. uncharakterist. Bild mit Bronchitis, Husten, leichtem Fieber, wenig schleimigem, gelegentl. blutigem Auswurf (↑Kryptokokkose). Erreger ↑Cryptococcus neoformans. Diagn.: mikrosk. Sputumuntersuchung.

Lungenlappen: Lobi pulmonis. Die re. Lunge besteht aus 3 L., Lobus superior, medius bzw. inferior, die li. Lunge aus 2 L., Lobus superior bzw. inferior; voneinander getrennt werden sie durch die ↑Fissura obliqua sowie die ↑Fissura horizontalis pulmonis dextra.

Lungenlappungsanomalien: angeborene Lappungsanomalien (Unterzahl, Überzahl) bleiben klin. meist stumm. Zusätzl. Lungenlappen: ↑Herzlappen, ↑Dorsallappen, ↑Lobus venae azygos. Anlage eines li. Mittellappens ist in hohem Maße mit Fehlen der Milz u. dystopen Mündungen der Pulmonalvenen kombiniert (↑Aspleniesyndrom). Lappenüberzahl wird auch bei folgenden Syndromen beobachtet. ↑Marfan-Syndrom, ↑Arnold-Chiari-Syndrom, ↑Klippel-Feil-Syndrom.

Lungenmantel: Teil der Lungen, der der Thoraxwand anliegt. Beim Erwachsenen etwa 10 cm dick, schließt sich dem ↑Lungenkern an.

Lungenmetastasen: hämatogene Tumorabsiedlungen in die Lunge, ausgehend von Primärtumoren anderer Organe. L. sind häufig bei Nieren-, Hoden-, Mamma-, Ovar- u. Uterustumoren sowie bei Tumoren des Gastrointestinaltrakts u. beim Sarkom. Röntg. imponieren die L. meist als Rundherdverschattungen, einzeln o. multipel auftretend.

Lungenmetastasierungstyp ↑Metastasierungstyp.

Lungenmilzbrand ↑Milzbrand.

Lungenmykosen: durch Pilze (Mycota) hervorgerufene broncho- bzw. pleuropulmonale Infektionen mit unterschiedl. klin. u. röntg. Sympt. (Pneumonie). Als Erreger kommen vor: Candida albicans (Soor, Candidose), Aspergillus seltener Absidia (Mucor), Kryptokokkus, Sporotrichum, Geotrichum, außereuropäisch außerdem Coccidioides immitis, Histoplasma capsulatum, Blastomyces dermatididis, Blastomyces brasiliensis.

Lungenödem: pathol. Zustand der Lunge, bedingt durch Zunahme der extravaskulären Flüssigkeit der Lunge. Je nach Lokalisation der Flüssigkeit lassen sich unterscheiden: interstitielles L., alveoläres L. Kombination beider Formen mögl. Als Ursachen des L. kommen in Frage: Erhöhung des ↑Lungenkapillardrucks, z. B. bei akuter Linksherzinsuffizienz; Schädigung der alveolokapillären Membran durch tox. physikal. o. allerg. Noxen; Erniedrigung des intrakapillären onkot. Drucks, z. B. bei Hypoproteinämie; Drosselung des Lymphabflusses bei Erhöhung des Drucks in der V. cava superior, z. B. bei kombinierter Links-Rechts-Herzinsuffizienz. Sympt. des L.: Diffusionsstörung, Restriktion, Verminderung der Compliance, Hypoxie, klin. begleitet von Dyspnoe, Husten, Hämoptysen, Zyanose.

Lungen-Ohr-Zeit: Kreislauffunktionsprobe, mit der in Teilabschnitten die mittlere Kreislaufzeit, hier nach längerem Atemanhalten (Apnoe), die Zeit vom Beginn des ersten Atemzuges bis zum Eintreffen des ersten sauerstoffreichen Blutes am Ohr (Oxymetermessung >3–5 s) gemessen wird. ↑Farbstoffverdünnungsmethoden.

Lungenornithose: durch Inhalation erregerhaltigen Gefiederstaubs bzw. Tröpfcheninfektion (Erkrankte, Ausscheider) hervorgerufene Pneumonie. Erreger ↑Chlamydia psittaci. Inkubationszeit 4–14 Tage. Meldepflicht (↑Infektionskrankheit). Klin. uncharakterist. Herdpneumonie mit mononukleären Infiltraten u. Zeichen der interstitiellen Pneumonie.

Lungenparenchymfistel: pleuropulmonale Fistel, unmittelbare Verbindung des Lungengewebes mit dem Pleuralraum bei Fehlen der Pleura pulmonalis. Als postoperative Komplikation nach ↑Lobektomie o. ↑Segmentresektion der Lunge. Verbunden mit ↑Pneumothorax u. Gefahr des ↑Pleuraempyems; als Spätkomplikation (Gitterlunge) nach ↑Lungenabszeß.

Lungenperfusionsstörungen: unzureichende Durchströmung der Lungengefäße mit Blut u. dadurch bedingte Störung des Gasaustauschs sowie Zeichen einer respirator. Insuffizienz (z. B. ↑Schocklunge mit Mikrothromben der terminalen Strombahn).

Lungenperfusionsszintigraphie ↑Lungenszintigraphie.

Lungenpest ↑Pest.

Lungenphthise: Lungenschwindsucht. ↑Lungentuberkulose.

Lungenpigmentation: punktförmige o. retikuläre Schwärzung der Lungenoberfläche durch interstitielle bzw. subpleurale Ablagerung von Staubpigmenten. Diese Pigmente gelangen nach Phagozytose ins Interstitium bzw. in die Lymphbahnen. Die L. ist ein physiol. Vorgang u. nimmt mit dem Alter zu.

Lungenprolaps: Austritt von Lungenanteilen durch angeborene (Rippenaplasie), traumat. o. ther. entstandene Defekte der Thoraxwand. Die prolabierte Lunge liegt ohne pleuralen Bruchsack unter der Haut. Bei Palpation Emphysemknistern.

Lungenpunktion: 1. Methode zur nichtchirurgische ↑Lungenbiopsie. Wird mit Punktionsnadeln versch. Konstruktion durchgeführt, ist wegen der mit der Entfernung des Punktionszieles von der Brustwand zunehmenden Komplikationshäufigkeit (Blutungen, Pneumothorax, Luftembolie) auf den ↑Lungenmantel begrenzt. 2. Ther. Verfahren zur Drainage intrapulmonaler Eiterungen.

Lungenreizstoffe ↑Reizgase.

Lungenresektion: operative Entfernung von Lungenteilen o. eines ganzen Lungenflügels bei Lungentumoren, Lungentuberkulose, Bronchiektasen, Lungenabszessen, Verletzungen. Techn. Varianten je nach Ausdehnung der Resektion: Entfernung eines Lungenflügels (Pneumonektomie), eines Lappens (Lobektomie), eines Segments (Segmentresektion) sowie sog. atyp. Keilresektion bei pleuranahe gelegenen Prozessen. Routineverfahren in der Thoraxchirurgie.

Lungenresektion, erweiterte: chir. Behandlung von Bronchialkarzinom mit Ausdehnung der Resektion auf Teile der Brustwand, des Zwerchfells u. der Organe des Mediastinums.

Lungenrundherd: intrapulmonaler Verdichtungsbezirk, der sich auf der Übersichtsaufnahme in zwei Ebenen bzw. im Tomogramm als runde, scharf gegen das unveränderte Parenchym abgegrenzte Verschattung darstellt. Als Ursache des L. kommen u. a. in Frage: Bronchialkarzinom, gutartige Tumoren, Metastasen, Tuberkulose, selten Pneumonie, Zysten, Parasiten, Aneurysma.

Lungenruptur: Zerreißung von Lungenabschnitten bei stumpfen Brustkorbverletzungen unter Austritt von Luft u. Blut in den Pleuraraum. Entstehung eines ↑Hämatothorax bzw. ↑Pneumothorax.

Lungensarkoidose: Erkrankung der Lunge u. der hilären bzw. mediastinalen Lymphknoten an ↑Sarkoidose. Es lassen sich dabei drei röntg. Stadien unterscheiden (Wurm): Stadium I: Hiluslymphknotenschwellung ohne röntg. nachweisbaren (aber pathol.-anat. bereits vorhandenen) Lungenbefall; Stadium II: Lungenbeteiligung mit u. ohne Hiluslymphknotenschwellung; Stadium III: Endstadium in Form der Lungenfibrose. Im Stadium I u. II klin. meist keine Sympt., funktionsanalyt. bereits Zeichen der Diffusionsstörung u. Restriktion mögl., bei Übergang ins Stadium III Sympt. der ↑Lungenfibrose. Progn. im Stadium I u. II gut, Ther. mit Prednisolon erfolgreich; im Stadium III ist nur symptomat. Behandlung mögl., Progn. schlecht.

Lungensarkom: seltene prim. maligne Tumorbildung der mesenchymalen Anteile der Lunge, vorherrschende histol. Form ist das Angiosarkom.

Lungenschlag: akutes Rechtsherzversagen nach massiver Lungenembolie.

Lungenschrumpfung: Lungenzirrhose; lokalisierte o. generalisierte, narbige Schrumpfung des Lungenparenchyms. Ursache der L. sind ätiol. verschiedenartige entzündl. Prozesse, z. B. Tuberkulose, chron. Pneumonie, interstitielle Fibrose. I. d. R. bildet sich um den schrumpfenden Bezirk ein Dehnungsemphysem aus, bei hochgradiger Schrumpfung eines Lungenlappens kann es auch zur Einengung der entsprechenden Thoraxhälfte bzw. zur Mediastinalverziehung kommen.

Lungenschwimmprobe: gerichtsmedizin. Prüfung der Schwimmfähigkeit der Neugeborenenlunge in ihrer Gesamtheit u. in einzelnen Abschnitten, um beatmete von nichtbeatmeten Lungen zu unterscheiden u. damit festzustellen, ob ein Neugeborenes geatmet u. somit gelebt hat. Wurde bereits von Galen (130–210 n. Ch.) angegeben u. von Schreyer 1681 in die forens. Praxis eingeführt.

Lungenschwindsucht ↑Phthisis, ↑Lungentuberkulose.

Lungensegmente: den ↑Lungenlappen weiter unterteilende, funktionelle Einheiten, die voneinander unabhängig sind u. eine eigene Bronchus-, Arterien- u. Venenversorgung haben. Je Lappen sind zwei bis fünf Segmente vorhanden. Die Segmente sind untereinander durch bindegewebige Septen bzw. die lobäre Pleura getrennt. Jede Lunge enthält 10 Segmente, als S1 bis S10 bzw. nach ihrer Lokalisation, z. B. S1 = apikales Segment, bezeichnet. Zahlreiche Erkrankungen können prim. auf ein Segment begrenzt sein: Lungenabszeß, Bronchialkarzinom, Lungenembolie, Obstruktionspneumonitis, Epituberkulose, Tuberkulose u. a.

Lungenseparation: Lungensequestration; Fehlbildung der Lunge i. S. einer atyp. Lobulation.

Lungenseparation, extralobäre: extrapulmonale Lungenseparation; DD zur intralobären Lungenseparation schwierig. Eigene Gefäßversorgung. Keine Verbindung zum Bronchialsystem. Häufig am li. Unterlappen mit pleuroperitonealer ↑Zwerchfellhernie. Klin. stumm, röntg. o. operativer Zufallsbefund. Exstirpation in beiden Fällen.

Lungenseparation, intralobäre: intrapulmonale Lungenseparation; röntg. Zyste. Keine Seitenbevorzugung. Subdiaphragmale Lage mögl. Eigene art. Versorgung aus Aorta, Interkostal- u. Baucharterien. Venöser Abfluß in V. pulmonalis. Pulmonale Infektionen.

Lungensequestration: meist li. lokalisierte Fehlbildung in Form zyst. umgewandelten Lungengewebes. Diese kommuniziert nur selten mit Bronchialbaum, Ösophagus o. Magen. Das veränderte Lungengewebe wird von einer eigenen, oft aus der Aorta entspringenden Arterie versorgt, die Venen ergießen sich in benachbarte Adern (V. azygos, Pfortader, V. brachiocephalica). Bronchialarterien fehlen. Der veränderte Lungenabschnitt kann vollständig von der Lunge getrennt (extralobäre L., ↑Lunge, akzessorische) o. Bestandteil eines normalen Lungenlappens sein (intralobäre L.).

Lungenspitzenkatarrh: heute ungebräuchl. Bez. für eine kleinherdig produktive Tuberkulose der Lungenspitzen. Pathogenet. handelt es sich um eine postprim. Tuberkulose.

Lungenspülung ↑Bronchiallavage.

Lungenstauung: Zustand der vermehrten Blutfülle im art., kapillären u. venösen Teil des Lungenkreislaufs. Ist Folge einer Leistungsinsuffizienz des li. Herzens mit Anstieg des ↑Lungenkapillardrucks. Die L. kann akut o. chron. auftreten u. sich als ↑Lungenödem bzw. Stauungsbronchitis u. Hypostase äußern.

Lungensteine ↑Broncholithiasis.

Lungensyphilis: im Früh- u. Spätstadium der Syphilis vorkommende spezif. bronchopulmonale Entzündung. Bei Frühsyphilis führt die Lungenbeteiligung zu klin. u. röntg. Sympt. ähnl. einer postprim. Tuberkulose, bei Spätsyphilis können subakute bronchopneumon. o. interstitielle Infiltrate auftreten. Gummen sehen Rundherdkarzinomen o. Kavernen ähnl. Pos. Luesreaktionen ermöglichen Verdachtsdiagnose, der Erregernachweis aus den Lungensyphilisherden bzw. der histol. Befund sind beweisend.

Lungenszintigraphie: nuklearmed. Untersuchungsverfahren. **Lungenperfusionsszintigraphie**: Gammakameraaufnahmen in 4–6 Positionen nach i. v. Injektion von ^{99m}Tc-markierten Humanserumalbuminaggregaten o. -mikrosphären (15–40 μm Durchmesser), die in der Endstrombahn des Kapillarnetzes hängen bleiben u. metabolisiert werden. Ind.: Nachweis u. Lokalisation regionaler Durchblutungsstörungen. Verfahren der Wahl in der Frühdiagnostik einer Lungenembolie, evtl. in Verbindung mit Inhalations- bzw. Ventilationsszintigraphie (Abb. 1). **Lungeninhalationsszintigraphie**: Gammakameraaufnahmen in ventraler u./o. dorsaler Position nach Einatmung eines Aerosols (< 2 μm Teilchengröße) von ^{99m}Tc-Radiopharmaka (DTPA, Nanokolloid, Pyrophosphat) o. von ^{99m}Tc-Kohlepartikel-Aerosol (< 0,01 μm). Partikelablagerung im Bronchialsystem. Ind.: Beurteilung regionaler Ventilationsstörungen bei chron. Bronchitis, Asthma bronchiale, bei Lungenembolie in Verbindung mit Perfusionsszintigraphie, Bestimmung der mukoziliaren Clearance. **Lungenventilationsszintigraphie**: Methode: Gammakameraaufnahmen der Lungen von vorn hinten während des Ein- u. Ausatmens von radioaktiven Edelgasen (^{81m}Kr, ^{133}Xe, ^{127}Xe). Einmalige Einatmung, 20 s-Atemanhalten, danach Aufnahme o. kontinuierl. Ein- u. Ausatmen über eine Atemmaske (1. Phase: Einatmung, sog. Xenon-wash-in. 2. Phase: Gleichgewicht von 4 min; 3. Phase: ohne Gaszufuhr, sog. Xenon-wash-out). Ind.: Regionale Beurteilung von Atemwegsobstruktion, kombiniert mit Perfusionsszintigraphie bei Lungenembolie als techn. aufwendiges, aber höhere diagn. Treffsicherheit als Inhalationsszintigraphie erzielendes Verfahren. Dieses Verfahren der Radiospirometrie erlaubt im Ggs. zur normalen Spirometrie, regionale Ventilationsstörungen in versch. Bereichen der Lunge nachzuweisen, ebenso wie Differenzen zwischen einzelnen Lungenabschnitten innerhalb einer Seite o. im Vergleich re. zu li. Abb. 1 u. 2. S. 1204.

Lungentransplantation: Die erste L. wurde von Hardy 1963 durchgeführt. Bis 1983 gab es allerdings nur einzelne Überlebende. Dies lag v. a. an der sehr hohen Insuffizienzrate der Bronchusanastomose aber auch an infektolog. u. immun. Problemen. Seit Ende der 80er Jahre hat die L. allerdings die Phase der klin. Erprobung verlassen u. stellt heute ein anerkanntes Verfahren zur Behandlung der terminalen pulmonalen Insuffizienz dar. In erfahrenen Zentren werden inzwischen Einjahresüberlebensraten von über 90 % erreicht. Wenn mögl. wird jeweils nur eine Lunge orthotop transplantiert. Müssen dennoch beide Lungen transplantiert werden (z. B. nicht sanierbare Infektionen bds.), wird dies nicht mehr en bloc, sondern sequentiell mit getrennten Anastomosen auf jeder Seite durchgeführt. Die Immunsuppression wird i. a. meist als Dreifachkombination (Prednisolon, Ciclosporin, Azathioprin) geführt, unmittelbar postoperativ wird zusätzl. häufig noch ein Antilymphozytenantikörper (z. B. ↑Antilymphozytenglobulin, ATG) hinzugefügt. Die Rate an akuten (behandelbaren) Abstoßungsreaktionen ist hoch u. liegt bei 70–100 % in den ersten 3 Monaten nach L. Wegen des hohen Infektions- u. Abstoßungsrisikos ist ein aufwendiges postoperatives Management mit wiederholten Bronchoskopien für mikrobiol. Untersuchungen u. transbronchialen Biopsien notwendig. Ind.: irreversible pulmonale Globalinsuffizienz infolge restriktiver, obstruktiver u. vaskulärer terminaler Lungenerkrankungen nach Ausschöpfung aller Therapiemöglichkeiten (Medikamente, Sauerstoffkonzentrator).

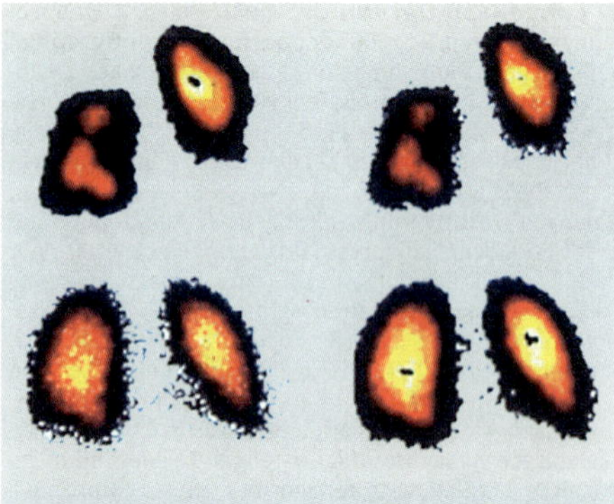

7

Lungenszintigraphie (Abb. 1). Lungenperfusionsszintigraphie mit ^{99m}Tc-Humanserumalbuminaggregaten; Speicherdefekte durch Lungenembolie der rechten Lunge und des linken Unterlappens (oben), Normalisierung der Durchblutung nach Embolektomie (unten)

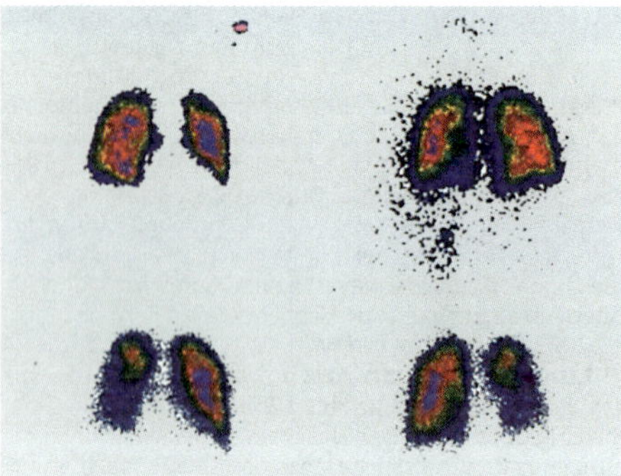

7

Lungenszintigraphie (Abb. 2).
Lungenventilations- u. -perfusionsszintigraphie, Aufnahmen von vorn (links) u. hinten (rechts); normale Lungenventilation (oben), Perfusionsausfall als Zeichen einer Lungenembolie im rechten Unterlappen (unten)

Lungentuberkulose: das Lungenparenchym, die pulmonalen Lymphwege, die Pleura u. den Bronchialbaum betreffende, durch Tuberkulosebakterien hervorgerufene Entzündungszustände. Der Tuberkuloseablauf im Organismus läßt best. Gesetzmäßigkeiten erkennen, die zur Einteilung der L. in Stadien Anlaß waren (Ranke 1917, Redeker 1927): Bei der ↑Primärtuberkulose kommt es zur Ausbildung eines parenchymatösen Primärherds u. zur Mitbeteiligung der Lymphbahnen u. der hilären (mediastinalen) Lymphknoten. Primärherd u. Lymphknoten bilden zusammen den Primärkomplex. Die Primärtuberkulose heilt oft mit Verkalkung aus. Nach z. T. jahrelanger Latenzzeit kann der Lymphknotenprozeß wieder floride werden u. über den Ductus thoracicus Anschluß an das Venensystem gewinnen. Dadurch kommt es zur hämatogenen Generalisation mit Ausbildung von vorwiegend kranial lokalisierten Tuberkulosen der Lunge (↑Frühinfiltrat, tuberkulöses) u. Niere bzw. von hämatogenen Streuungen in die Knochen, auf die serösen Häute u. ins Zentralnervensystem. Bei reduzierter Abwehrschwäche des Organismus kann es zur Generalisation in Form der Miliartuberkulose kommen. Schwere Verläufe der hämatogenen Generalisation bieten das Bild der Phthise o. Schwindsucht mit Fieber, Husten, Auswurf, Hämoptysen, Inappetenz, Gewichtsverlust, Anämie, Dyspnoe. Ausheilung der hämatogenen Generalisation meist in Form von indurativen Herden, später auch von Parenchymverkalkungen. Der sofortige Übergang von Primärtuberkulose in hämatogene Generalisation wird als prim. progrediente Phthise bezeichnet. Im Abstand von mehreren Jahren kann der hämatogenen Generalisation die isolierte Organtuberkulose folgen. Sie ist charakterisiert durch eine Begrenzung der Tuberkulose auf einen Organbezirk, sie entsteht gewöhnl. im Bereich älterer sichtbarer Residuen der hämatogenen Generalisation. Eine geänderte Immunitätslage des Organismus, die sich mit dem ↑Koch-Grundversuch vergleichen läßt, bewirkt, daß die isolierte Organtuberkulose an der Lunge meist in Form einer Kaverne ohne Umgebungsinfiltration auftritt. Typ. für dieses dritte Stadium ist die kanalikuläre Abseuchungstuberkulose, eine Progredienz ist hämatogen kaum mögl., die Ausheilung erfolgt in Narbenform o. als offene Kavernenheilung (Ausheilung einer tuberkulösen Kaverne in Form eines „offenen" Hohlraums mit bronchialem Anschluß als Zyste o. Pseudozyste). Als Kriterium der Ausheilung gilt die „negative" Tuberkelbakterienfahndung. Die einzelnen Stadien gehen mit einer mehr o. minder deutl. klin. Sympt. einher, die von der Immunitätslage des Organismus u. heute v. a. von der Ther. abhängig ist. Wichtig ist die Tatsache, daß die Tuberkelbakterien des Stadiums der isolierten Organtuberkulose die gleichen sind, die bei der Primärtuberkulose akquiriert wurden; die Erwachsenentuberkulose ist also fast immer die Fortsetzung des in der Kindheit begonnenen Tuberkulosegeschehens. Echte Neuinfektionen sind deshalb im Erwachsenenalter selten, es handelt sich fast ausschließl. um Exazerbationstuberkulosen, die sich sowohl aus einem Primärkomplex u. aus einer abgeheilten hämatogenen Generalisation als auch aus einer abgeheilten isolierten Organtuberkulose entwickeln können. Im Greisenalter kann die Tuberkulose wegen der ungünstigen Immunitätslage bes. schwer u. z. T. ähnl. einer Primärtuberkulose verlaufen. Als inaktiv wird eine Tuberkulose eingeordnet, wenn klin., laborchem., bakt. u. röntg. ein langjähriger Stillstand bzw. ein Fehlen der Sympt. festzustellen ist. Der Tuberkulintest bleibt allerdings solange pos., solange lebende Tuberkelbakterien im Organismus vorhanden sind. Die Behandlung der Tuberkulose erfolgt heute in Lungenkliniken u. wird fast ausschließl. medikamentös geführt. ↑Chemotherapie, tuberkulostatische.

Lungentuberkulose, chronische: Lungentuberkulose, bei der mikrosk. o. kulturell zwei Jahre lang Tuberkelbakterien nachzuweisen sind. Durch die moderne ↑Chemotherapie selten geworden.

Lungentuberkulose, geschlossene: Lungentuberkulose, bei der von vornherein keine o. nach anfängl. Tuberkelbakterienausscheidung keine Tuberkelbakterien mehr mikrosk. u. kulturell nachgewiesen werden. Der Begriff ist nicht gleichzusetzen mit inaktiver ↑Lungentuberkulose.

Lungentuberkulose, offene: Lungentuberkulose, bei der aus dem Sputum, Bronchialsekret usw. mikrosk. o. kulturell Tuberkelbakterien nachzuweisen sind. Die L. gilt als ansteckende Form der Lungentuberkulose.

Lungentuberkulose, zirrhotische: Lungentuberkulose, die röntg. durch streifige narbige Verdichtungen charakterisiert ist. Geht meist mit Schrumpfung des befallenen Lungenabschnitts einher.

Lungentypgefäße: kleine Arterien u. Arteriolen, die sich bei Anstieg des Blutdrucks in ihnen als Folge vergrößerten Blutangebots erweitern u. damit den Blutstrom im nachgeschalteten Gefäßgebiet entspr. dem Angebot erhöhen.

Lungenvarix: isoliert o. multipel vorkommende Erweiterung der V. pulmonalis. Sehr selten, klin. meist symptomlos, röntg. z.T. als Rundherd abgebildet. Die L. ist nicht zu verwechseln mit dem arteriovenösen ↑Aneurysma der Lunge.

Lungenvenenanomalien: angeborene Störungen der Mündung u. Anzahl von Vv. pulmonales. Anstelle von 4 können nur 2, 3 o. mehrere Lungenvenen münden. Besteht eine gemeinsame Pulmonalvene, kann diese erweitert sein u. eine Verdopplung des li. Vorhofs vortäuschen (↑Cor triatriatum). Ektope Mündungen: 1. Mündung in re. Vorhof (komplette Mündung, ↑Lungenvenentransposition). 2. Mündung in das li. Kardinalvenensystem (V. brachiocephalica sinistra, V. cava superior sinistra, Sinus coronarius). 3. Mündung in das re. Kardinalvenensystem (V cava superior, V. azygos). 4. Mündung in das Omphalomesenterial-Umbilikalvenensystem (Magenvenen, Pfortader, Vv. hepaticae, Ductus venosus). 5. Mündung in V. cava inferior, Kombination mit rechtsseitiger ↑Lungenhypoplasie u. anomaler re. Lungenarterie (aus Aorta), ↑Scimitar-Syndrom.

Lungenvenenstauung: Abflußbehinderung des Blutes aus den Lungenvenen infolge verminderter Förderleistung des li. Vorhofs. Sie führt zu einer postkapillären pulmonalen Hypertension. Röntg. findet man eine zum Hilus hin an Intensität zunehmende Eintrübung. Die ↑Lungengefäßzeichnung wird verwaschen.

Lungenvenentransposition: Fehlmündung der Vv. pulmonales (↑Lungenvenenanomalien). Alle Lungenvenen ergießen sich in den re. Vorhof. Foramen ovale offen infolge hohen Drucks im re. Vorhof. Zyanose kann bei Geburt fehlen, jedoch Auftreten mit Vergrößerung des Herzens. Rechtsherzversagen. Eine **partielle L.** tritt oft in Kombination mit einem ↑Vorhofseptumdefekt (Sinus-venosus-Typ) auf. Operative Korrektur mit ↑Patch-Plastik in extrakorporaler Zirkulation. Bei der **totalen L.** münden alle Lungenvenen in den re. Vorhof. In Abhängigkeit von der Topographie der zuführenden venösen Stämme zum Herzen Unterscheidung in **suprakardialen**, **kardialen** u. **infrakardialen** Typ. Operative Korrektur erfolgt durch plast. Verfahren.

Lungenventilationsszintigraphie ↑Lungenszintigraphie.

Lungenverdoppelung: angeborene, seltene Verdopplung eines Lungenflügels durch Spaltung der embryonalen Lungenknospe bei getrennten Pleurahöhlen.

Lungenverstaubung: Zustand der Lunge, der durch interstitielle Einlagerung von Stäuben charakterisiert ist, die keine pathol. Reaktion des umgebenden Gewebes auslösen (inerte Stäube) u. in einem Umfang vorliegen, der die normale Lungenfunktion noch nicht behindert. Diese Stäube können zur ↑Lungenpigmentation, Anthrakosis pulmonum, Siderose führen. Die L. ist bei einigen Stäuben röntgenschattengebend (Siderose, Barytose, Stannose). ↑Pneumokoniosen.

Lungenvolumina: das max. mögl. Fassungsvermögen ist die Totalkapazität (~ 6 l). Davon ist durch max. Exspiration ausatembar die ↑Vitalkapazität (~ 4,8 l), es verbleibt in der Lunge noch das Residualvolumen (~ 1,2 l). Beim Kollabieren der Lungen (etwa durch einen ↑Pneumothorax) entweicht die Kollapsluft (~ 0,8 l), u. es verbleibt die Minimalluft (~ 0,4 l), die in jeder einmal beatmeten Lunge enthalten ist. Das bei einem Atemzug geförderte Volumen ist das Atemvolumen (~ 0,6 l in Ruhe). Nach einer Exspiration kann noch zusätzl. das exspirator. Reservevolumen (~ 1 l) ausgeatmet werden. Das nach einer normalen Exspiration noch in der Lunge vorhandene Volumen ist die funktionelle Residualkapazität (bei Ruheatmung ~ 2,2 l). Das nach einer normalen Exspiration max. einzuatmende Volumen ist die Inspirationskapazität (~ 3,8 l), u. das nach normaler Inspiration noch zusätzl. einatembare Volumen, das inspirator. Reservevolumen (~ 3,2 l). ↑Spirogramm.

Lungenwiderstand: Dehnbarkeit der Lunge. Der L. nimmt bei Lungenerkrankungen (Entzündungen, Flüssigkeitseinlagerung) erhebl. zu u. erhöht die Atemarbeit, die zur Aufrechterhaltung des Gasaustauschs geleistet werden muß, beträchtl.

Lungenwurzel ↑Lungenhilus.

Lungenzirrhose: lokalisierte o. generalisierte narbige Umwandlung des Lungenparenchyms infolge entzündl. Vorgänge; kann mit ↑Lungenschrumpfung einhergehen. ↑Hamman-Rich-Syndrom.

Lungenzysten, angeborene: von Epithel ausgekleidete, solitäre o. multiple Hohlräume. Isoliert o. mit Bronchusverbindung, bei Ventilzysten rasche Vergrößerung, Infektionsgefahr. Bronchogene, bronchioläre Zysten: Flimmerepithel, evtl. Drüsen, Muskulatur, auch Knorpel in der Wand. Distal der Zyste geht der Bronchialbaum weiter. Multiple Lungenzysten imponieren als zyst. ↑Bronchiektasen. Alveoläre Zysten: Epithel, Knorpel, Muskulatur fehlen. Solitäre Zyste vom alveolären Typ: Pneumatozele. Sehr große Zysten, die den ganzen Lungenlappen einnehmen: ↑Sacklunge, Wabenlunge.

Lungenzysten, erworbene: blasenartiger, dünnwandiger Hohlraum innerhalb des Lungenparenchyms von sehr unterschiedl. Größe. Vorkommen solitär o. multipel, ein- o. beidseitig. E. L. können aus entzündl. Prozessen als sog. zyst. Ausheilung entstehen. Die e. L. sind mit Epithel ausgekleidet, die ↑Pseudozysten durch eine bindegewebige Membran begrenzt. ↑Zystenlunge.

Luniatschek, Friedrich (geb. 1879), Zahnarzt, Breslau.

Luniatschek-Tamponstopfer (nach Friedrich L.): schmales, spatelförmiges, in der Zahnmed. gebräuchl. Instrument zum Einführen von Tamponadestreifen.

Lunula ⟨*lat*⟩ *f*: *Dim* zu Luna; kleiner Mond; Epithel des Nagelbettes, welches die Hornsubstanz des Fingernagels bildet u. meist als heller Halbmond sichtbar ist.

Lupe: aus einer o. mehreren Sammellinsen bestehendes opt. System zur Erhöhung der Brechkraft des Auges. Mit einer L. ist es mögl., die Sehweite zu verringern u. damit den ↑Sehwinkel, unter dem Objektstrukturen gesehen werden, zu vergrößern.

Lupenlaryngoskopie: Laryngoskopie unter Vergrößerung in Relaxansnarkose zur Diagnostik unklarer, chron. Veränderungen des Kehlkopfs (Stimm- u. Taschenband, Subglottis).

lupös ⟨*lat*⟩ *Adj*: durch Lupus bedingt; ↑Tuberkulose, kutane.

Lupulin ↑Humulus lupulus.

Lupus ⟨*lat*⟩ *m*: ältere Bez. für alle hautzerfressenden Erkrankungen, heute noch gebräuchl. Bez. für die versch. Formen der kutanen ↑Tuberkulose sowie des ↑Lupus erythematodes.

Lupusantikoagulans: Antiphospholipid-Antikörper, mit dem primären ↑Antiphospholipidsyndrom assoziiert; wurde erstmals bei Pat. mit einem systemischen ↑Lupus erythematodes beschrieben. Irreführender Begriff, da Hemmstoff nicht nur beim Lupus auftritt u. keine Blutungsneigung vorliegt, sondern Thromboseneigung. Das L. hemmt in vitro die Gerinnung. Charakterist. ist eine verlängerte aktivierte ↑Partialthromboplastinzeit, die nicht durch Zugabe von Normalplasma korrigiert werden kann. Nachweis des L. mit der Russell-Viper-Venom-Zeit.

Lupus erythematodes: *Abk* LE; Zehrrose; Autoimmunerkrankung der Haut u. innerer Organe. Je nach Verlaufsform unterschiedl. Organmanifestation u. Ausprägung, jeweils verschiedene Auslöser. Abb.

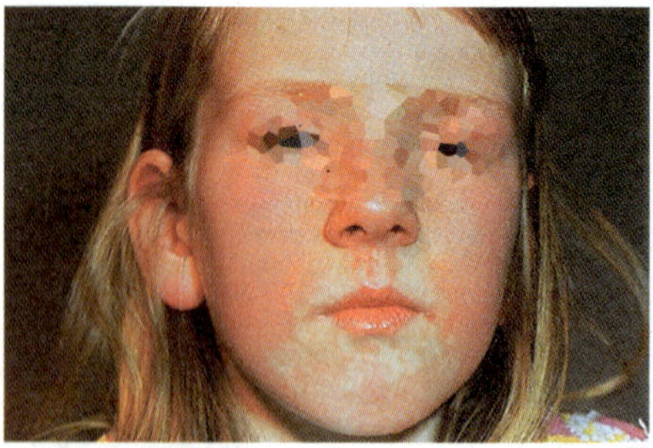

37

Lupus erythematodes visceralis. Schmetterlingsförmiges Gesichtserythem

Lupus erythematodes, arzneimittelinduzierter: seltene Erkrankung, ausgelöst durch eine Reihe von Medikamenten (Procainamid, Hydralazin, Isoniazid, Chlorpromazin, D-Penicillamin, Practolol, Methyldopa, Chinidin, Sulfasalazin, Interferon-alpha). Klin. Bild bestimmt von Arthralgien u. Arthritiden u. weiterer Sympt. eines systemischen ↑Lupus erythematodes (ohne ZNS- u. renale Beteiligung), keine ds-DNA-Antikörper, dafür Antikörper gegen Histon. Verschwinden der Sympt. nach Absetzen des auslösenden Medikamentes.

Lupus erythematodes cutaneus chronicus discoides: progn. günstige Erkrankung der Gesichtshaut jüngerer Menschen mit scheibenförmigen, wenig geröteten, mit festhaftender Schuppung versehenen flachen Papeln, die berührungsempfindl. sind. Vorkommen unilokulär o. disseminiert. Histol. peripher erythematös, in mittlerer Zone follikuläre Hyperkeratosen, zentrale Atrophie; keine viszeralen Manifestationen. Jahrelanger Verlauf unter Hinterlassung von Narben.

Lupus erythematodes cutaneus disseminatus: *Abk* LED; chron. Lupusform, bei der auch Herde an weiteren Körperstellen aufgetreten sind. Übergang in systemischen ↑Lupus erythematodes selten.

Lupus erythematodes, subakuter, kutaner: *Abk* SCLE; Erythema symmetricum centrifugum (Brocq); Untergruppe des systemischen ↑Lupus erythematodes; rezidivierende, ther. schwer zu beeinflussende Dermatitis mit ausgeprägter Photosensitivität. Die erythematösen Plaques u. Papeln expandieren oft zu papulosquamösen u./o. polyzykl. anulären Hautläsionen an den Armen, am Körperstamm u. im Gesicht. Sie führen nicht zu Vernarbungen u. Atrophie. Die meisten Pat. weisen ↑Anti-Ro/SS-A-Antikörper auf u. sind HLA-DR3, -DQw1 o. -DQw2 pos. Die antinukleären ↑Antikörper sind gelegentl. neg. Die viszeralen Manifestationen sind meist nicht so ausgeprägt u. milder. Nur ungefähr die Hälfte dieser Pat. erfüllen die Kriterien für einen SLE. Übergang in SLE mögl.

Lupus erythematodes, systemischer: *Abk* SLE; Lupus erythematodes visceralis, Lupus erythematodes disseminatus; schubweise verlaufende, chron. entzündl. Autoimmunerkrankung mit Befall zahlreicher Organsysteme. Charakterist. ist der Nachweis von Autoantikörpern gegen Zellkernbestandteile (antinukleäre ↑Antikörper). Die Erkrankung kommt weltweit in territorial unterschiedl. Häufigkeit (Prävalenz in Mitteleuropa 12,5 : 100 000 Frauen, in den USA bis zu 1 : 1 000 Frauen) mit einem Geschlechterverhältnis Frauen : Männer von 10 : 1 bei einem Prädilektionsalter zwischen dem 15. u. 30. Lj. vor. Die Ätiol. ist unklar. Vermutet wird eine multifaktorielle Genese, an der genet. (Assoziation zu HLA A1, B8, DR2 u. DR3), hormonelle (Östrogene) u. exogene (mikrobielle Erreger, UV-Exposition) Faktoren zusammenwirken. Über die Ablagerung zirkulierender Immunkomplexe (Autoantigen-Autoantikörper-Komplexe) an den Gefäßen kommt es in den versch. Organen zu entzündl. Reaktionen. Mögl. ist auch ein direkt pathogener Effekt der Autoantikörper, wenn sie beispielsweise gegen Zellmembranen (antierythrozytäre Antikörper) gerichtet sind. Vielgestaltiges klin. Bild in Abhängigkeit von der Art der Organbeteiligung, die in unterschiedl. Häufigkeit auftreten: Schmetterlingserythem, v. a. nach Sonnenexposition, an Wangen u. Nasenrücken mit Aussparung der Nasolabialfalte bei 50 %, diskoide hyperkeratot. Hautveränderungen, orale o. nasopharyngeale Schleimhautulzerationen, eine Alopecia areata o. diffusa, Purpura, meist im Bereich der Unterschenkel, bei Vaskulitis o. Thrombozytopenie, Arthralgien o. nichtdestruierende Arthritis, Myalgien u. Muskelschwäche bei Begleitmyositis, nephrot. Syndrom, Niereninsuffizienz o. renale Hypertonie bei Lupusnephritis bei 40–50 %, neuropsychiatr. Lupus (migräneähnl. Kopfschmerzen, Konzentrations- u. Merkfähigkeitsstörungen, Epilepsie, Plegie, schizophrenieähnl. Bilder, Depressionen, organ. Psychosyndrom), sensomotor. Polyneuropathie, Pleuritis, Perikarditis, akute Lupuspneumonitis, Lungenfibrose, verruköse Libman-Sachs-Endokarditis, Kardiomyopathie, Coombs-positive hämolyt. Anämie sowie Leuko-, Lympho- u. Thrombozytopenien, Lymphadenopathie, Hepatomegalie, Splenomegalie. Fieber deutet auf einen Schub des SLE hin. ↑Blutkörperchensenkungsreaktion ist erhöht, das C-reaktive ↑Protein meist normal, Hypergammaglobulinämie. Richtungsweisend ist der Nachweis von antinukleären Antikörpern (ANA) mit hohem Titer. Markerantikörper sind ↑Anti-dsDNA-Antikörper, die mit der Aktivität u. schweren Organmanifestationen (Nephritis, neuropsychiatr. Lupus) assoziiert sind, u. die ↑Anti-Sm-Antikörper. Weitere Autoantikörper: ↑Anti-U1RNP-Antikörper, Anti-Ro/SS-A- u.

Anti-La/SS-B-Antikörper (↑Sjögren-Syndrom), Anti-Ku-, antiribosomale ↑Antikörper, antineuronale ↑Antikörper, ↑Antiphospholipid-Antikörper einschl. ↑Lupusantikoagulans (sekundäres Antiphospholipidsyndrom), direkter u. indirekter Coombs-Test, ↑Rheumafaktoren. Der Nachweis der ↑LE-Zellen ist obsolet. Die gesamthämolyt. Aktivität (CH50) sowie Komplementfaktoren C3, C3d u. C4 sind bei aktivem SLE erniedrigt. Das weitere diagn. Vorgehen richtet sich nach den vermuteten Organmanifestationen. Die Behandlung umfaßt Allgemeinmaßnahmen (Schutz vor UV-Exposition, UV-Schutz-Cremes, Vermeidung einer hormonellen Antikonzeption), medikamentöse Ther. mit nichtsteroidalen ↑Antirheumatika, ↑Antimalariamitteln (Chloroquin, Hydroxychloroquin), ↑Glukokortikoiden u./o. ↑Immunsuppressiva (v. a. Cyclophosphamid, Azathioprin) in Abhängigkeit von den Organmanifestationen u. der Aktivität. Abb.

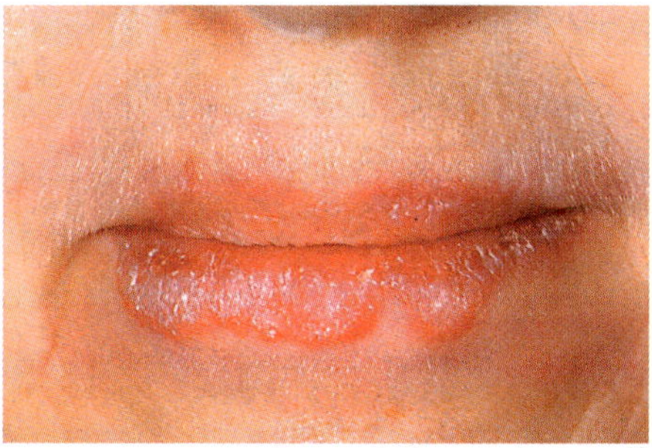

13

Systemischer Lupus erythematodes.
Manifestationen im Bereich der Lippen

Lupus erythematodes visceralis: *Abk* LEV; systemischer ↑Lupus erythematodes.

Lupus hypertrophicus ↑Tuberkulose, kutane.

Lupuskrebs: in 5 % der Hauttuberkulose kommt es nach Jahren u. Jahrzehnten spontan zur Krebsbildung. Ultraviolett- u. Röntgenbestrahlung, aber auch lokale ther. Irritationen können den Prozentsatz erhebl. erhöhen. ↑Synkarzinogenese.

Lupus, medikamenteninduzierter ↑Lupus erythematodes, arzneimittelinduzierter.

Lupus miliaris disseminatus faciei ↑Tuberkulide.

Lupusnephritis: Nierenbeteiligung bei systemischem ↑Lupus erythematodes. Die L. ist eine typ. ↑Immunnephritis, hervorgerufen durch zirkulierende Immunkomplexe, bestehend aus DNA-Antikörpern u. Zellkernbestandteilen. Die L. ist im histol. Bild vielgestaltig.

Lupus pernio: morphol. Variante der ↑Sarkoidose. Meist im Gesicht lokalisierte lividrote bis schiefergraue Knoten, die an ↑Pernio erinnern.

Lupus-Syndrome, neonatale: der neonatale LE u. der kongenitale Herzblock. Beiden gemeinsam ist passive diaplazentare Übertragung mütterl. Autoantikörper (Anti-Ro/SS-A- u. Anti-La/SS-B-Antikörper), die bereits in utero ab der 18. Schwangerschaftswoche zu antikörperbedingten Entzündungen führen. Für den neonatalen LE typ. klin. Sympt. sind Hautläsionen, Zytopenien (Anämie, Leukozytopenie, Thrombozytopenie) u. die Entwicklung einer interstitiellen Pneumonitis. Eine Nierenmanifestation tritt selten auf. Wesentl. häufiger ist der lebensbedrohende kongenitale Herzblock, eine schwere, irreversible Herzrhythmusstörung, meist AV-Block III. Grades.

Lupus tumidus ↑Tuberkulose, kutane.

Lupus vulgaris ↑Tuberkulose, kutane.

Luria, Salvadore Eduard (1912–1991), Mikrobiol., Illinois, Cambridge, Mass./USA. Untersuchungen über die Beziehungen zwischen Bakterien u. Phagen. 1969 Nobelpreis für Med./Physiol. (mit M. Delbrück u. A. D. Hershey) „für ihre Entdeckungen über Vermehrungsmechanismen und genetische Strukturen von Viren".

Luschka, Hubert von (1820–1875), Anat., Freiburg, Tübingen.

Luschka-Foramen (nach Hubert von L.) ↑Apertura lateralis ventriculi quarti.

Luschka-Gabel (nach Hubert von L.) ↑Gabelrippe.

Luschka-Gänge (nach Hubert von L.): intramurale Gänge in der Gallenblasenwand, wie intramurale Divertikel.

Luschka-Simmonds-Syndrom (nach Hubert von L.): Pneumopathia osteoplastica.

Lustmord: alte Bez. für sexuell motivierte ↑Tötungsdelikte.

Lustprinzip: nach S. Freud eines der beiden grundlegenden Prinzipien menschl. Verhaltens. Das Subjekt versucht, Lust zu gewinnen u. Unlust zu vermeiden. Das L. wird nach u. nach vom ↑Realitätsprinzip modifiziert.

Lustseuche: volkstüml. Bez. für ↑Syphilis.

Lutealphase ⟨*lat + gr*⟩ *f*: Gelbkörperphase; zweite Hälfte des Menstruationszyklus nach erfolgter ↑Ovulation. Sie dauert 12–14 Tage u. gliedert sich in Abschnitte von je 4 Tagen: in die frühe, mittlere u. späte L. mit charakterist. Progesteron- u. E_2-Gonadotropinsekretionsmuster. Die letzten 2 Tage der L. werden als Luteolyse bezeichnet. ↑Menstruationszyklus.

Luteinisierungshormon: *Abk* LH; ↑Lutropin, Interstitial cell stimulating hormone (ICSH), Gelbkörperreifungshormon, Gonadotropin II; Glykoproteid mit relativer Molmasse von 30 000. Bei der Frau triggert LH den Eisprung u. stimuliert die Entwicklung u. Reifung des Corpus luteum, beim Mann stimuliert das ICSH die Leydig-Zellen des Hoden u. damit die gonadale Testosteronproduktion. ↑Hormon, interstitielle Zellen stimulierendes.

Luteinzellen: Hormonzellen des ↑Corpus luteum, die Lipochrom eingelagert haben. Zellen des Follikelepithels werden zu Granulosaluteinzellen, Zellen der Theca folliculi zu Thekaluteinzellen.

Lutembacher, René (1884–1968), frz. Kardiol., Paris.

Lutembacher-Syndrom (nach René L.): Lutembacher-Komplex; angeborener ↑Vorhofseptumdefekt mit angeborener o. erworbener ↑Mitralstenose. Typ. ist im Röntgenbild der kugelige Herzschatten, der abnorm vorspringende Pulmonalbogen, die schmale, schlanke Aorta u. die starke Hiluszeichnung mit pulsierenden Hilusgefäßen („Hilustanz"). Die Mitralstenose bewirkt eine Zunahme des interatrialen Links-Rechts-Shunts u. behindert die Vorhofentleerung in den li. Ventrikel.

Luteom ⟨*lat*⟩ *n*: Luteinom; hormonal aktiver Ovarialtumor (Progesteronproduktion) aus der Gruppe der Granulosazelltumoren.

Luteoskyrin: Mykotoxin, von Penicillium islandicum gebildet, verursacht Leberzirrhose u. Hepatome. In Kulturen menschl. Leukozyten führt L. zu Chromosomenbrüchen.

Lutheran-System: Blutgruppenmerkmale menschl. Erythrozyten. Die wichtigsten sind Lu^a u. Lu^b, gegen sie gerichtete Antikörper verursachen selten Transfusionsstörungen u. leichten ↑Morbus haemolyticus neonatorum.

Lutropin ⟨*lat* + *gr*⟩ *n*: luteinisierendes Hormon (LH); gonadotropes Hormon der ↑Adenohypophyse; ident. mit dem interstitielle Zellen stimulierenden ↑Hormon des Mannes; zusammen mit dem FSH bewirkt das LH das Wachstum des Follikels. Die LH-Spitze in der Mitte des ↑Menstruationszyklus verursacht die Ovulation. Danach bewirkt das LH die Umwandlung des Follikels in den Gelbkörper (↑Corpus luteum), stimuliert in diesem die Progesteronsekretion u. bewahrt dessen Fähigkeit zur Östrogenproduktion. Die Sekretion des LH wird durch solche Östrogenkonzentrationen, wie sie durch den heranwachsenden Follikel produziert werden, gefördert (pos. Rückkopplung; ↑Hohlweg-Effekt). Die LH-Sekretion wird durch Folliberin, Luliberin bzw. das Gonadoliberin (↑Hypothalamushormone) stimuliert.

Lutschen: Angewohnheit von Säuglingen u. Kleinkindern, an Fingern, Lippe, Zunge o. Gegenständen zu lutschen. Kann zur Entstehung von Gebißanomalien führen. Anwendung mundgerechter Beruhigungs- u. Flaschensauger wird empfohlen. Meist lehnen daumenlutschende Kinder diese jedoch ab, dann Ablenkung durch spielende Tätigkeit möglich.

Lutzner-Zellen ↑Sézary-Zellen.

Lux: Zeichen lx; Einheit der Beleuchtungsstärke. ↑Strahlungsgrößen.

Luxatio capituli radii congenita: seltene, oft doppelseitige, angeborene Luxation des Radiusköpfchens nach dorsal o. palmar. Achsenknickung der Ulna u. Unterentwicklung des Capitulum humeri häufig. Supinationshindernis. Bestandteil des Nagel-Patella-Syndroms u. Kombination mit multiplen kartilaginären Exostosen (fam. auftretend).

Luxatio coxae congenita ↑Hüftgelenkluxation.

Luxation ⟨*lat*⟩ *f*: Luxatio; Verrenkung, Verschiebung der zueinander gehörenden Gelenkenden, so daß die knorpeligen Gelenkflächen keinen Kontakt mehr zueinander haben.

Luxation, angeborene: vorwiegend am Knie-, Ellenbogen- u. Hüftgelenk (↑Hüftgelenkluxation). Oft kombiniert mit anderen Fehlbildungen o. Luxationen.

Luxation, habituelle: im Bereich des physiol. Bewegungsausmaßes ohne Gewalteinwirkung entstehende Luxation. Ursache: angeborene o. erworbene Deformierung der Gelenkkörper, Schädigung der Gelenkkapsel u. des Bandapparats bei vorwiegend ligamentär u. muskulär gesicherten Gelenken nach prim. traumat. Luxation.

Luxation, perilunäre: das Mondbein bleibt mit dem Radius in Verbindung, während die übrigen Handwurzelknochen luxieren. Bes. Form: transskaphoidäre p. L. nach De Quervain, Kombination von p. L. mit Kahnbeinfraktur.

Luxationsfraktur: Fraktur der gelenkbildenden Knochen in Kombination mit Verletzungen des Kapsel-Band-Apparats, die zur Verrenkung führen. Die L. ist das schwerste Gelenktrauma, das erhebl. bleibende Funktionsbehinderungen heraufbeschwört. Nur die prim. operative Rekonstruktion der Gelenkeinheit kann die Schäden auf ein Minimum begrenzen.

Luxationshüfte: Komplex der sog. angeborenen ↑Hüftluxation.

Luxationsperthes: asept. Nekrose der Schenkelkopfepiphyse im Zusammenhang mit der Behandlung der angeborenen Hüftluxation im Säuglingsalter.

Luxation, traumatische: die durch Gewalteinwirkung von außen verursachte t. L. ist verbunden mit Zerreißung der Gelenkkapsel u. partieller o. totaler Zerreißung des Bandapparats.

Luxation, willkürliche: durch willkürl. Muskelanspannung hervorgerufene u. durch Entspannung rückgängig zu machende Luxation o. Subluxation vorwiegend am Schultergelenk. Eine unvollständige Luxation wird als Subluxation bezeichnet, Sympt. isolierter Band- u. Kapselschäden. Die Subluxation hat die Tendenz der vorübergehenden Spontanreposition, dann ist der Nachweis nur durch gehaltene Röntgenaufnahmen in den versch. Funktionsstellungen des Gelenks mögl.

Luxmeter: Gerät zur Messung der ↑Beleuchtungsstärke.

Luys-Körper: Corpus subthalamicum Luysi; ↑Nucleus subthalamicus.

LVAZ: *Abk* für linksventrikuläre ↑Austreibungszeit.

LVEDL ⟨*engl*⟩: *Abk* für linksventrikuläre enddiastol. Faserlänge.

LVEDP ⟨*engl*⟩: *Abk* für linksventrikulärer enddiastol. Druck.

LVESL ⟨*engl*⟩: *Abk* für linksventrikuläre endsystol. Faserlänge.

LVET ⟨*engl*⟩: *Abk* für linksventrikuläre ↑Austreibungszeit.

LVP ⟨*engl*⟩: *Abk* für linksventrikulärer Druck (P_{LV}).

LVWI: *Abk* für linksventrikulärer Arbeitsindex; gibt die Arbeit bezogen auf die m^2 Körperoberfläche an (↑Herzindex mal mittlerer arterieller Druck).

LWK: *Abk* für Lendenwirbelkörper.

Lwoff, André Michael (geb. 1902), frz. Mikrobiol., Paris. 1965 Nobelpreis für Med./Physiol. (mit F. Jacob u. J. L. Monod) „für ihre Entdeckungen auf dem Gebiet der genetischen Kontrolle der Synthese von Enzymen und Viren".

Lwoff-Effekt: von Lwoff beschriebener Effekt, nach dem lysogene Bakterienstämme durch versch. physikal. u. chem. Eingriffe direkt o. indirekt derart beeinflußt werden können, daß sie die Reifung des Prophagen zum vermehrungsfähigen Phagen ermöglichen. ↑Lysogenie, ↑Prophagen.

LWS: *Abk* für Lendenwirbelsäule.

Lyasen: Enzyme der 4. Hauptgruppe, die Additionsreaktionen an C-C-, C-O- u. C-N-Doppelbindungen bzw. die gegenteiligen Reaktionen, d. h. lyt. (nicht hydrolyt.) Abspaltungen entsprechender Atome o. Atomgruppen unter Ausbildung von Doppelbindungen katalysieren, z. B. Dekarboxylasen (Carboxylyasen), Dehydratasen (Hydrolyasen), Aldolasen (Aldehydlyasen), Nukleotidzyklasen (Phosphor-Sauerstoff-Lyasen). Liegt das chem. Gleichgewicht auf der Seite der Spaltung, werden sie als L., liegt es auf der Seite der Synthese als Synthasen (↑Zitratsynthase) bezeichnet.

Lycasin: D-Glucitol, ↑Süßungsmittel.

Lycopinämiesyndrom: durch überhöhte Aufnahme des v. a. in Tomaten enthaltenen roten Farbstoff Lycopin (Carotinisomer) bedingte chron. Gelbsucht von orangefarbenem Ton. Speicherung des Lycopins in der vergrößerten Leber, normale Funktionsteste u. Gallenwerte.

Lycurim: polyfunktionelles Methansulfonat, das als ↑Alkylans Quervernetzungen erzeugen u. antineoplast. wirksam werden kann. Anwendung: Hodgkin- u. Non-Hodgkin-Lymphome.

Lyell, Alan, zeitgen. Dermat., Aberdeen.

Lyell-Syndrom (nach Alan L.): Epidermolysis acuta toxica; ↑Necrolysis toxica epidermica, ↑Staphylococcal scalded skin syndrome.

Lyle, Donald, zeitgen. amerik. Ophth., Cincinnati.

Lyle-Syndrom (nach Donald L.): Aquäduktsyndrom bei Schädigungen im Okulomotoriuskernbereich mit doppelseitiger Okulomotoriuslämung, Mydriasis, z. T. Miosis u. Konvergenzspasmus.

Lyme-Borreliose: Lyme-Krankheit, Erythema-migrans-Krankheit, Zeckenborreliose; 1976 in Lyme, Connecticut, Erstbeschreibung der Krankheit bei einer Gruppenerkrankung. Durch Zeckenbiß der Gattung ↑Ixodidae übertragbare, endem., meist im Sommer u. Herbst auftretende, vielgestaltige, in Stadien verlaufende chron. Erkrankung. Erreger Borrelia burgdorferi (↑Borrelia). Inkubationszeit einige Tage bis Wochen nach dem Zeckenbiß. Im Frühstadium (Stadium 1) von der Bißstelle sich ausbreitendes Initialerythem (↑Erythema chronicum migrans), Lymphknotenschwellungen (↑Lymphadenosis cutis benigna), unspezif. begleitet von grippaler Abgeschlagenheit, Müdigkeit, Kopfschmerzen, ferner multiple, rezidivierende Ringerytheme, bevorzugt der amerik. Zeckenborreliose. Im Spätstadium (Stadium 2) einige Wochen bis Monate nach dem z. T. unbemerkten Zeckenbiß schubweise Arthritiden mit Arthralgien u. Skelettschmerzen v. a. der großen Gelenke, Meningopolyneuritis (↑Meningopolyneuritis Garin-Bujadoux-Bannwarth) mit Fazialisparese u. radikulären Schmerzen im Stichdermatom, ferner kardiale Sympt. infolge Myoperikarditis, v. a. Überleitungsstörungen (Zeckenkarditis), bei der europ. L. häufiger neurol. Sympt., bei der amerik. L. mehr Arthritiden u. Karditiden. Dauer im Mittel 6–9 Monate. Alle Manifestationen können isoliert, gemeinsam o. in wechselnder Reihenfolge auftreten. Fehlen von Sympt.: stille Feiung (~ 10% Gesunde der Bevölkerung mit Antikörpern gegen Borrelia burgdorferi). Chron. Stadium (Stadium 3) Monate bis Jahre nach Zeckenbiß, ↑Akrodermatitis chronica atrophicans (maligne Entartung mögl.: ↑Spinaliom), ferner ↑Sclerodermia circumscripta; progrediente ankylosierende Arthritis, Encephalomyelitis chronica progressiva (ähnl. einer multiplen ↑Sklerose). Diagn.: Erregernachweis im Liquor, Punktat, Bioptat, Blut (Dunkelfeld; Giemsa, Immunhistologie); serol.: Immunfluoreszenztest, ELISA. Ther.: Antibiotika (Tetrazykline, Penicillin).

Lymphadenektomie, retroperitoneale: Ausräumung der ersten Lymphknotenstation, z. B. bei ↑Hodentumoren im Bereich des Gefäßkreuzes von L_1 abwärts bis zur Aortenbifurkation u. im Bereich der A. iliaca communis der betroffenen Seite.

Lymphadenitis: Entzündung der Lymphknoten mit dadurch bedingter Schwellung unspezif. o. spezif. Genese sowie i. R. von neoplast. Prozessen im Einzugsbereich.

Lymphadenitis infectiosa: lokalisierte o. generalisierte Lymphknoteninfektionen, z. B. bei ↑Angina der Gaumentonsillen o. des Waldeyer-Rachenrings; ferner bei Infektionen mit einem Primärkomplex (Mitbeteiligung der regionären Lymphknoten). Lymphadenitis. specifica, z. B. bei Tuberkulose, Syphilis, Toxoplasmose, Mononucleosis infectiosa, Brucellose, Listeriose, Tularämie, Röteln, Mumps.

Lymphadenitis mesenterialis: Maßhoff-Knapp-Lymphadenitis; Entzündung mesenterialer Lymphbahnen u. -knoten; Leitsymptom der ↑Yersiniosen mit den klin. Zeichen einer „Pseudoappendizitis".

Lymphadenographie: Röntgendarstellung der Lymphknoten. ↑Lymphographie.

Lymphadenom: Lymphom; jede Form der Lymphknotenvergrößerung.

Lymphadenopathie, angioimmunoblastische: generalisierte Lymphknotenerkrankung, die mit Lymphknotenschwellungen, Leber- u. Milzvergrößerung sowie schweren Allgemeinsymptomen wie Fieber, Nachtschweiß u. Gewichtsverlust einhergeht. Die Lymphknotenhistologie zeigt Störungen des Follikelaufbaus, eine auffällige Gefäßproliferation sowie Vermehrung von Immunoblasten u. Plasmazellen. Außerdem sind leichte Leukozytose sowie Hypergammaglobulinämie nachweisbar. Die Erkrankung weist Beziehungen zu hypererg. Reaktionen auf. Zuweilen können Medikamente (Phenytoin, Antibiotika, Sulfonamide, Methyldopa u. a.) als auslösende Agenzien nachgewiesen werden. Verlauf u. Therapiebedürftigkeit einzelner Pat. variieren stark. Ein Teil der Erkrankungen verläuft wie ein malignes Lymphom u. hat eine schlechte Progn.

Lymphadenopathiesyndrom: *Abk* LAS; Lymphknotenschwellung bei HIV-Infektion; ↑AIDS.

Lymphadenose, chronische ↑Leukämie, chronische lymphatische.

Lymphadenosis cutis benigna: *Abk* LCB; durch Zecken (↑Ixodes ricinus) übertragbare reaktive Wucherung von Lymphozyten in der Haut, hervorgerufen durch Borrelia burgdorferi (Stadium der ↑Lyme-Borreliose, ↑Borrelia). Klin. werden eine großknotige Form mit einem o. wenigen Einzelherden u. eine kleinknotige disseminierte Form unterschieden. Lymphozytäre Infiltrate des Korium zeigen häufig Keimzentren. Keine Beziehung zu malignen ↑Lymphomen. Ätiol. Diagn. serol. u. bakt. Kurative Antibiotikatherapie.

Lymphagoga ⟨*lat + gr*⟩ *n Pl*: lymphtreibende Mittel, z. B. Pepton, Hühnereiweiß, Galle, aber auch Salze, Harnstoff, Zucker.

Lymphangiektasie: Lymphgefäßerweiterung.

Lymphangiektasie, intestinale ↑Enteropathia lymphoangioectatica.

Lymphangiographie ↑Lymphographie.

Lymphangiokeratom: bevorzugt am Stamm lokalisierte, derbwandige hyperkeratot. Knötchen, aus denen sich beim Anstechen Lymphe entleert.

Lymphangiom: gutartige Lymphgefäßwucherung. Vorkommen an Haut u. Schleimhäuten; nach der Größe der Lymphräume werden unterschieden: L. capillare u. L. cavernosum. Abb. S. 1210.

Lymphangioma colli cysticum: Hygroma cysticum colli congenitum; angeborene zyst. Lymphgefäßwucherungen am Hals, Mundboden u. an der unteren Gesichtshälfte; ↑Elephantiasis congenita.

Lymphangiopathia obliterans: lokale o. generalisierte Erkrankung der Lymphgefäße mit Verschlußerscheinungen. Zahl der Lymphgefäße reduziert, Lumen wechselnd eng, Lymphkapillaren gestaut erweitert, Haut hyperkeratot. Histol. ist die Lymphgefäßintima verbreitert, kollagene Fasern sind verdickt u. verquollen; Genese unklar. Maligne Lymphangiomatosen wahrscheinl. als Folge chron. Lymphstauungen mit polytopen, knotigen u. hämorrhag. Malignomen u. Hautödem sind selten.

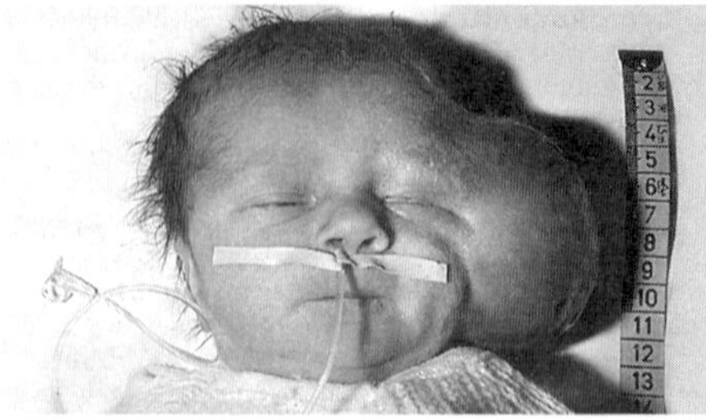

16

Lymphangiom. Ausgeprägtes L. bei einem Neugeborenen

Lymphangiopathie, viszerale: Veränderung der Lymphgefäße im Organbereich. Prim. Formen als Folge angeborener Lymphaplasien, Atresien, Lymphangiektasie, Zystenbildung o. als chylöse Ergüsse u. Fisteln. Sek. Lymphangiopathien, traumat. o. durch entzündl. o. maligne Obstruktion bedingt, sind häufiger Ursache chylöser Ergüsse. Abb.

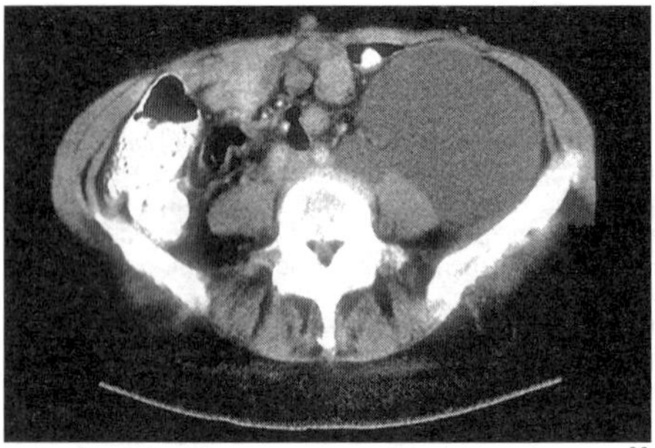

32

Viszerale Lymphangiopathie. Darstellung einer iatrogenen viszeralen Ektasie im transversalen Computertomogramm

Lymphangiosarkom: sehr seltener bösartiger Tumor der ↑Lymphgefäße.

Lymphangiosis carcinomatosa: Karzinomausbreitung in den ↑Lymphgefäßen, z. B. in Lunge, Pleura u. a.

Lymphangitis: entzündl. Erkrankung der Lymphbahnen, die meist zum Verschluß u. damit zu Lymphabflußstörungen führen (↑Lymphödem). Die Ausbreitung von Krebszellen in Lymphbahnen wird sprachl. nicht exakt als L. carcinomatosa bezeichnet. In trop. Ländern können Parasiten in den Lymphbahnen eine L. hervorrufen.

lymphaticus ⟨*lat*⟩ *Adj*: lymphat., zur ↑Lymphe o. zum Lymphsystem gehörend.

Lymphbildung: ↑Lymphe ist das im Bereich der Mikrozirkulation überschüssig filtrierte Blutplasma (↑Starling-Filtrationstheorie), das nicht durch den kolloidosmotischen ↑Druck in die Blutbahn resorbiert wird, sondern von den gewebeseitig halboffenen Lymphkapillaren aufgenommen u. über Lymphgefäße mit Klappen durch muskuläre u. art. Kompression zentralwärts transportiert wird. L. beim Menschen 1,5–2 ml/min. Eine gestörte L. kann zu ↑Ödemen führen.

Lymphdialyse: extrakorporale Ableitung der Lymphe durch Drainage des Ductus thoracicus u. deren Rückleitung nach erfolgter Dialyse gegen hypotones Medium mit dem Ziel einer Lyse der in der Lymphe enthaltenen Lymphozyten. L. bewirkt schnell eintretende Dämpfung der zellulären Immunabwehr. Ther. Relevanz gering.

Lymphdrainage: spez. Massage, die mittels schwach dosierten Dehn- u. Zugreizen die Eigenmotorik der Lymphgefäße anregt u. Lymphödem zum Abfluß bringt. Behandlung schließt Kompression, Bewegungsübungen u. Lagerung ein.

Lymphe ⟨*lat*⟩ *f*: flüssiges Zwischenglied zwischen Blut u. Gewebe. Die L. verläßt die Blutbahn in den Kapillaren. Sie bewegt sich zuerst zwischen den Zellen in den Lymphgefäßen ohne, dann in solchen mit Wandung. Im Quellgebiet der Lymphgefäße ist die L. noch sehr zellarm. Bei Durchströmen der Lymphknoten nimmt sie Lymphozyten auf (L., die durch Lymphknoten hindurchgetrieben wurde, enthält bis zu 700 000 Lymphozyten in 1 mm^3). Dabei wird sie an organ. Bestandteilen, hauptsächl. Eiweiß u. Fett, reicher. Aus den versch. Geweben, die sie passiert, mischen sich ihr noch Stoffwechselprodukte bei. Die L. besteht aus Lymphplasma u. geformten Bestandteilen. Das Lymphplasma weist eine Spontangerinnung auf. Die Gefrierpunkterniedrigung beträgt 0,57 K, der pH ist 7,41; Eiweiß 33 $g \cdot kg^{-1}$ Lymphserum. Harnstoff 230, Kreatinin 14, Zucker 1320, NaCl 7110, Gesamtphosphor 118, anorgan. Phosphor 59, Kalzium 98 $mg \cdot kg^{-1}$ Lymphserum. Der durchschnittl. CO_2-Gehalt der L. beträgt bis zu 600 $cm^3 \cdot kg$ L. Enzyme sind in der L. ebenfalls enthalten (Diastase, Katalase, Dipeptidase u. Lipase). Fettreiche L. bezeichnet man als ↑Chylus.

Lymphfistel, intestinale: spontan o. nach Verletzung entstandene Fistel eines Lymphgefäßes im Bauchraum, die zum Bild der exsudativen Gastroenteropathie führt. Ihre Beseitigung, wenn kein Tumorleiden verursachend war, führt zur Heilung.

Lymphgefäßagenesie: angeborenes Fehlen der Lymphgefäße einer Körperregion, bedingt durch Störungen der Lymphdrainage. Schwere, angeborene ↑Lymphödeme (Lymphoedema congenitum). Oft kombiniert mit Fehlbildungen der Blutgefäße.

Lymphgefäße: Vasa lymphatica. Der zentripetal gerichtete Lymphkreislauf beginnt blind mit den Lymphkapillaren (Vasa lymphocapillaria), die das Interstitium drainieren (Endothel ohne Tight junctions, keine Basalmembran). Sie münden in die L., deren Wandbau dem der Venen ähnelt. L. besitzen aber mehr Klappen als Venen.

Lymphgefäßhypoplasie: Unterentwicklung von Lymphgefäßen einer best. Körperregion. Bedingt angeborene Lymphödeme (Lymphoedema congenitum) o. Schwellungen, die erst später (nach der Pubertät) bei zusätzl. Belastungen (Schwangerschaft, Menstruation, Entzündungen) auftreten, z. B. chron.-hereditäres Trophödem.

Lymphknötchen: Nodulus lymphoideus, Nodulus lymphaticus; runde Ansammlung von Lymphozyten in lymphoiden Organen o. im retikulären Bindegewebe, z. B. der Darmwand. Als solide Primärknötchen (Nodus lymphaticus primarius) bei Neugeborenen; nach Antigenkontakt als Sekundärknötchen (Nodus lymphaticus secundarius) mit hellem Keimzentrum (Centrum germinale) u. dunklem Mantel (Korona). Abb.

Lymphknoten: Nodus lymphoideus; zu den sek. lymphat. Organen gehörende, ovale o. bohnenförmige

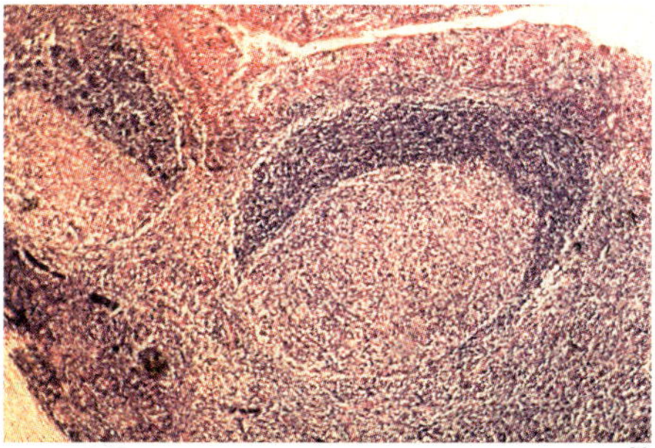

Lymphknötchen. Histologischer Schnitt durch die Tonsilla palatina, HE-Färbung; L. mit hellem Keimzentrum u. dunkler Korona, die epithelwärts kappenförmig verdickt ist.

Körper, die aus einer Rindensubstanz (Kortex) u. einer Marksubstanz (Medulla) bestehen u. von einer bindegewebigen Kapsel umgeben sind (im Ggs. zum lymphat. Gewebe in den Schleimhäuten u. in der Haut, das keine Kapsel aufweist, ↑MALT). Binnenstruktur: 1. Rinde (Kortex): dunkel wegen vieler Lymphozyten. Bildung von Lymphknötchen (Nodulus lymphoideus) mit hellem Keimzentrum (Centrum germinale), in dem nach Antigensekundärkontakt die Proliferation von B-Lymphozyten erfolgt, u. dunklem Mantel (Korona), Zone der B-Lymphozyten. 2. Paracortex: dunkel, unscharf vom Kortex abgetrennt, Zone der T-Lymphozyten. 3. Mark (Medulla): a) heller Teil: Marksinus, b) dunkler Teil: Markstränge (Chordae medullares) mit B-Lymphozyten. Lymphkreislauf: 1. zuführendes Lymphgefäß (Vas lymphaticum afferens) durchsetzt die Kapsel, mündet in den Randsinus (Sinus subcapsularis), von diesem aus zieht der Rindensinus (Sinus corticalis perinodularis) durch Kortex u. Parakortex zum Mark u. mündet in den Marksinus (Sinus medullaris). Von diesem aus verläßt ein abführendes Lymphgefäß (Vas lymphaticum efferens) am Hilum den L. Struktur der Sinus: Wandbildend sind Retikulumzellen. Blutkreislauf: Arterien treten am Hilum ein, Venen dort aus. Besonderheit: postkapilläre Venolen (Venula postcapillaris) im Parakortex, deren Wandung der Lymphozytenrezirkulation dient. ↑Zellsystem, lymphatisches. Abb. 1 u. 2 (S. 1212).

Lymphknotenbiopsie: Entnahme von Lymphknotenmaterial zu diagn. Zwecken. Um histol. verwertbares Material zu erhalten, muß i. d. R. eine chir. Lymphknotenexstirpation vorgenommen werden, jedoch sind auch Stanzbiopsien mögl. Neben histol. Präparaten können auch Tupf- o. Abklatschpräparate von dem frisch entnommenen Biopsiematerial für zytolog. Aufarbeitung angefertigt werden.

Lymphknoteninfektion
↑Lymphadenitis infectiosa.

Lymphknotenkaverne: durch Perforation u. Entleerung der Nekrosen einer ↑Bronchiallymphknotentuberkulose entstandener, parabronchialer Hohlraum, der durch die Lymphknotenkapsel begrenzt wird. Darstellung der L. röntg., bronchograph. u. bronchoskop. mögl.

Lymphknotenpunktion: Gewinnung von Lymphknotenmaterial zum Zwecke der zytolog. Diagnostik. Die Punktion (verdächtiger) palpabler peripherer Lymphknoten erfolgt i. d. R. als Feinnadelpunktion. Heute stellen Lymphknotenexstirpation u. L. keine konkurrierenden, sondern ergänzende Maßnahmen dar. In Abhängigkeit vom Ergebnis der L. u. klin. Daten kann evtl. auf einen chir. Eingriff verzichtet werden.

Lymphknoten, regionaler: Lymphknoten, dessen Zufluß ein antigenbelastetes Gewebeareal drainiert. Mit dem Lymphstrom werden Antigene bzw. Teile davon als Fremdinformation in den Lymphknoten eingeschwemmt (Ende des afferenten Schenkels). Im r. L. erfolgt die Proliferation sensibilisierter Lymphozyten u. deren Ausreifung, z. B. zu Plasmazellen, B-Lymphozyten (Antikörperbildung) o. T-Lymphozyten (zytotox. Zellen) u. die Ausschleusung. Abb. S. 1212.

Lymphknotenschwellung: Vergrößerung tastbarer Lymphknoten infolge reaktiver, entzündl. o. neoplast. Veränderungen. Lokalisierte L. ist häufig ein Hinweis auf Entzündungen o. Läsionen im Einstromgebiet des Lymphknotens. Generalisierte L. treten bei Allgemeininfektionen, Immunreaktionen (↑Serumkrankheit, ↑Kollagenosen) u. als Sympt. bei malignen Erkrankungen auf (↑Lymphome, maligne). Auch Karzinommetastasen können zur L. führen.

Lymphknotensyndrom, mukokutanes
↑Kawasaki-Syndrom.

Lymphknotentoxoplasmose: relativ häufige, oligosymptomat. Verlaufsform der ↑Toxoplasmose.

Lymphknotentuberkulose: durch Tuberkulosebakterien hervorgerufene Entzündung der Lymphknoten. Entsteht meist durch lymphogenes Eindringen der Tuberkelbakterien in den Lymphknoten i. R. eines ↑Primärkomplexes, selten durch hämatogene Infektion o. durch Reaktivierung einer alten L.

Lymphknotenvenolen, postkapilläre: im Parakortex des ↑Lymphknotens gelegene Venolen (Venula postcapillaris) mit kub. Endothel. T-Lymphozyten treten zwischen diesem Endothel (nach Rezeptorkontakt) hindurch in das lymphat. Gewebe, gelangen nach kurzer Ver-

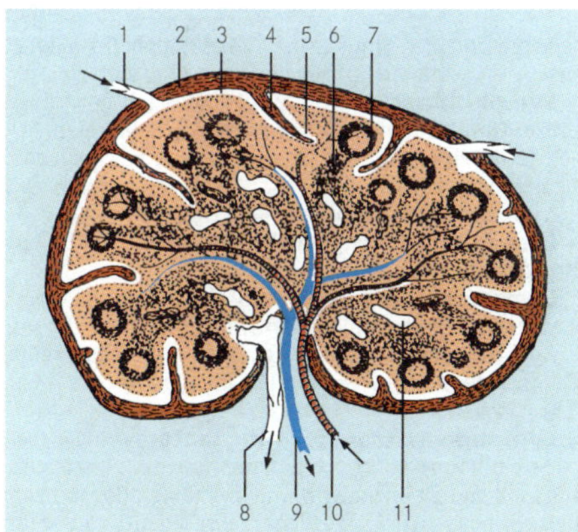

Lymphknoten (Abb. 1). Schematische Darstellung 1: Vas lymphaticum afferens; 2: Capsula; 3: Randsinus, Sinus subcapsularis; 4: Trabekel; 5: Intermediärsinus, Sinus corticalis perinodularis; 6: Markstrang; 7: Nodulus lymphaticus mit hellem Keimzentrum; 8: Vas lymphaticum efferens; 9: Vene; 10: Arterie

L

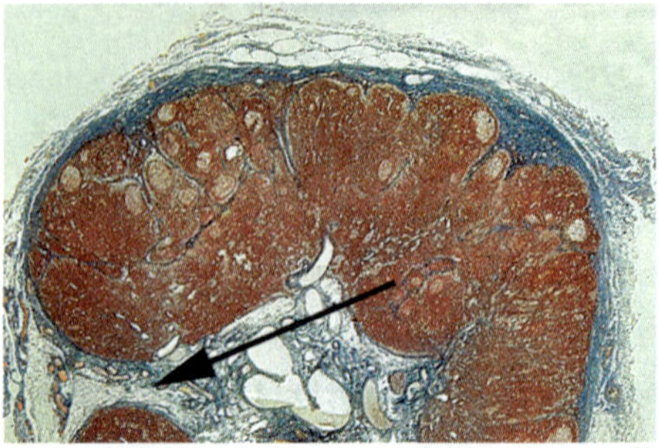

30

Lymphknoten (Abb. 2). Histologischer Schnitt (Übersicht), Azanfärbung; Kapsel (blau), darunter Rinde, dann Mark, an der Konkavität liegt das Hilum (Pfeil).

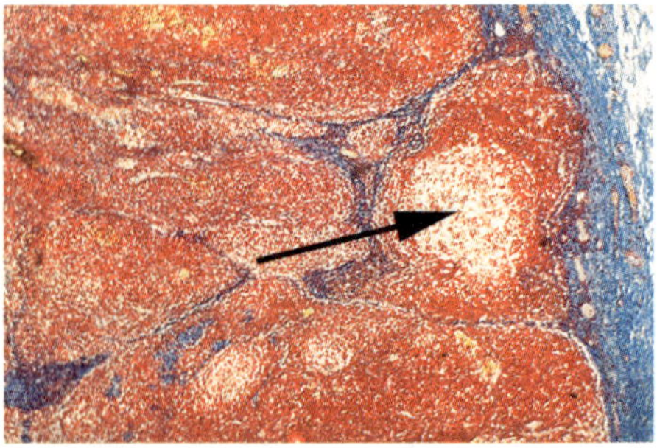

30

Regionaler Lymphknoten. Histologischer Schnitt, Azanfärbung; Kapsel (blau), darunter Rinde mit Sekundärknötchen (helles Keimzentrum, Pfeil)

weildauer in einen Sinus u. in das Vas lymphaticum efferens; ↑Zellsystem, lymphatisches.

Lymphoblast: große lymphat. Zelle mit der Fähigkeit zur Umwandlung in andere lymphat. Zellformen. Pathol. L. treten als entdifferenzierte Zellen bei malignen ↑Lymphomen auf.

Lymphoblastenleukämie ↑Leukämie.

Lymphoblastom, großfollikuläres ↑Brill-Symmers-Krankheit.

Lymphochoriomeningitis ↑Choriomeningitis lymphocytaria.

Lymphocryptovirus: Virusgattung der Subfamilie ↑Gamma-Herpesvirinae. Humanpathogen ist das ↑Epstein-Barr-Virus.

Lymphocyte transforming factor ⟨*engl*⟩: bei der Stimulierung von Lymphozyten freigesetztes ↑Lymphokin, dem eine Signalwirkung im Proliferationsprozeß zugeschrieben wird. Möglicherweise ident. mit dem mitogenen Faktor (↑Migration Inhibiting Factor).

Lymphocyte trapping: „Einfangen" von lymphoiden Zellen aus der Zirkulation nach erfolgter Antigenbelastung in den belasteten lymphoiden Geweben, insbes. den das jeweilige Areal drainierenden Lymphknoten.

Lymphocytosis acuta infectiosa ↑Lymphozytose.

Lymphödem: entsteht infolge eines Mißverhältnisses zwischen Lymphproduktion u. Transportvermögen des lymphat. Abflußsystems. Folgen sind Ödeme, Hautindurationen u. troph. Störungen. Die klin. Klassifikation unterscheidet: **Prim. L.**: fam. o. sporad. auftretende Störungen des Lymphabflusses ohne nachweisbare ursächl. Erkrankungen; fam. u. kongenital (Nonne-Milroy) bzw. nicht kongenital (Meige), nicht fam., sporad. Lymphoedema congenitum, Lymphoedema praecox (vor dem 35. Lj.). Daneben gibt es lymphograph. Klassifikationen des prim. L.: Aplasie; Hypoplasie ↑Lymphangiopathia obliterans (↑Elephantiasis). Anfangs ist diese Schwellung noch weich mit einer kühlen, oft trockenen Haut, später wird sie hart (↑Lymphödemschweregrade). **Sek. L.**: Behinderung des Lymphabtransports durch eine bekannte Schädigung von Lymphgefäßen o. Lymphknoten. In Frage kommen morphol. Veränderungen des Gefäßsystems (Verlegung, Gefäßwand- o. Klappenschäden), funktionelle Störungen (Unterfunktion von Lymphgefäßbündeln), aber auch Lymphabtransportstörungen durch Überangebot an interstitieller Flüssigkeit (kardiale o. nephrogene Ursachen, Ausfall des venösen Abflußgebiets o. stark gesteigerter Eiweißgehalt der Lymphe bei Entzündungen), posttraumat. o. postoperativ, parasitär, postthrombot. (postvarikös), entzündl. (Lymphangitis, Zellulitis, Fieber, Lymphknotenschwellung), neoplast. (inkl. Folgen der radiotherapeut. u. nuklearmed. Tumortherapie). **Komplikationen** des L.: Fußmykosen, Papillomatosen, Hyperkeratosen, Periostosen, Ligamentosen, Tendomyosen, häufig auch rezidivierende Lymphfisteln, angioplast. Sarkom. Abzugrenzen sind dd: ↑Lipödem, venöses Ödem (postthrombot., variköser Symptomenkomplex, kardiales, nephrot. o. Eiweißmangelödem, Sudeck-Syndrom). Abb.

Lymphödemschweregrade: klin. Einteilung nach dem Grad u. der Rückbildungsfähigkeit des Ödems: Stadium I: Lymphgefäßveränderungen ohne objektive u. subjektive Beschwerden (lymphograph. Befund) bzw. latentes Lymphödem II: manifestes, reversibles Lymphödemrückbildungsfähigkeit während der Nachtruhe. III: manifestes irreversibles Lymphödem; unabhängig von Belastungen auch in Ruhe (Hochlagerung) nicht reversibles Lymphödem (induriertes Ödem). IV: massives irreversibles L. mit hyperplast., harter Haut (Elephantiasis) mit Gewebedefekten.

Lymphoepitheliom ↑Schmincke-Tumor.

lymphogen *Adj*: auf dem Lymphwege entstanden. ↑Metastase.

Lymphogranuloma inguinale ⟨*lat*⟩ *n* ↑Lymphopathia venerea.

Lymphogranulomatose: Hodgkin-Lymphom, Morbus Hodgkin; mit Fieberschüben verlaufende Krankheit des lymphat. Systems, wahrscheinl. unifokalen Ursprungs (meist im Bereich peripherer o. viszeraler Lymphknoten o. ↑MALT), die sich histol. durch versch. Varianten eines unterschiedl. pathognomon. Granulationsgewebes auszeichnet u. den malignen ↑Lymphomen zugeordnet wird. Hodgkin beschrieb erstmalig 1832 die L. neben anderen mit ↑Lymphknotenschwellung u. Milzvergrößerung einhergehenden Erkrankungen; Paltauf 1897 u. Sternberg 1898 sowie Reed 1902 beschrieben ausführl. histol. u. zytolog. Besonderheiten. Die für die L. typ. Riesenzellen werden als Sternberg-Reed-Zellen bezeichnet. Potter 1935 erkannte die Bedeutung großer einkerniger Zellen für die Diagn. der L. u. bezeichnete diese als Hodgkin-Zellen. Die L. ist eine Erkrankung des lymphatischen ↑Zellsystems mit stark erhöhtem Zellumsatz

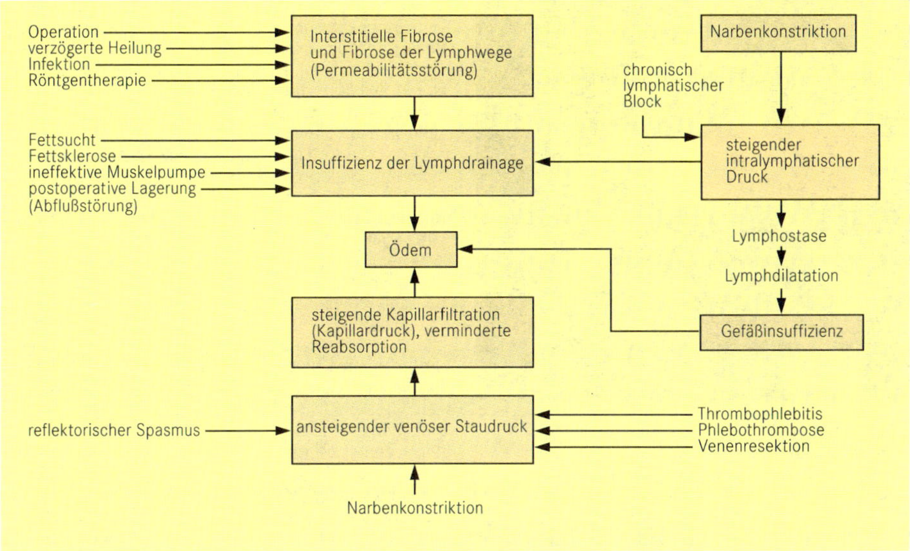

6

Lymphödem. Ursachen chronischer Beinödeme

L

u. meist verminderten absoluten Werten der T-Lymphozyten im Blut (↑Lymphozytopenie). Zellvermittelte Immunreaktionen sind stark eingeschränkt. Bis heute ist unklar, ob die L. zu den malignen Tumoren i. e. S. zu rechnen ist o. ob es sich um eine Immunopathie handelt. Bei dem größten Teil der Erkrankungen an L. kann man von einer prim. lokalen Entstehung u. lymphogenen Ausbreitung ausgehen. Das hat wichtige Konsequenzen für Frühdiagnose, Ther. u. Heilungschancen. Leitsymptom ist die Lymphknotenschwellung, die zunächst isoliert sein kann. Allgemeinsymptome wie Fieber, Nachtschweiß, Gewichtsverlust können zunächst fehlen. Bei anderen Pat. weist das typ. undulierende Fieber (Pel-Ebstein-Typ) mit remittierendem o. sept. Charakter, das schubweise auftritt, mit wochenlangen fieberfreien Intervallen, direkt auf die L. hin. Unbehandelt führt die L. zum Tode. Lokalisierte Krankheitsstadien sind heilbar, auch bei fortgeschrittener L. lassen sich mit modernen Therapieformen langfristige Remissionen u. Heilungen erzielen. Die Progn. hängt vom Ausbreitungsgrad (Stadien I–IV, ↑Lymphome, maligne) u. vom histol. Typ ab. Folgende Typen werden voneinander abgegrenzt: lymphozytenreicher Typ; nodulär sklerosierender Typ; Mischtyp; Lymphozytenarmer Typ. I. a. verschlechtert sich die Progn. von Typ 1 bis zu Typ 4. ↑Lymphome, maligne.

Lymphogranulomatosis X ↑Lymphadenopathie, angioimmunoblastische.

Lymphographie: Röntgendarstellung der Lymphbahnen (Lymphangiographie). Zum Nachweis von Lymphknotentumoren u. -metastasen, zur Therapieplanung u. Kontrolle, zur Abklärung von Ödemen unklarer Genese u. zur Erfassung u. Lokalisation von Lymphfisteln. Bei der L. werden die Lymphgefäße durch Injektion eines Farbstoffs, z. B. Patent-Blue-Violet in Lokalanästhesie in der Subkutis markiert. Nach Anfärbung der Lymphgefäße erfolgt Freilegung eines Lymphgefäßes u. Kontrastmittelinjektion. Nach Abschluß der Injektion werden Übersichtsaufnahmen der Lymphbahnen u. der Lymphabflußregion angefertigt: Übersichtsaufnahmen des Beckens mit beiden Leistengegenden, Bauchübersichtsaufnahmen einschl. Schräg- u. Seitenaufnahme zur Darstellung der lumbalen Lymphknoten. Nach 24 h zur Erfassung der Kontrastmittelspeicherung Wiederholung der Aufnahmen. Lymphogramme zeigen im Anschluß an die Injektion die Lymphbahnen u. die Sinus der Lymphknoten. Die Aufnahmen nach 24 h bringen die Lymphknotenstrukturen mit der Speicherung des Kontrastmittels in den Retikulumzellen zur Darstellung. Diese Kontrastmittelspeicherung in den Lymphknoten ist 4–12 Monate lang nachweisbar u. ermöglicht Verlaufskontrollen normaler wie pathol. Befunde. Bei subkutaner Injektion von Isotopen (Radiogold) kann eine Funktionsbeurteilung des präfaszialen Lymphsystems erfolgen u. bei intramuskulärer Injektion wird der subfasziale Lymphtransport beurteilt. Abb. S. 1214.

Lymphoidzellen: physiol. Blutzelle mit einem Anteil von 0–5 % bei Gesunden; ist als durch Antigen direkt o. über Zytokine anderer Zellarten aktivierter T-Lymphozyt zu werten. Nach Jorke werden L. unterschieden in große basophile L., große helle L., kleine helle L., lymphoide Plasmoblasten u. lymphoide Plasmazellen. Ausgeprägte Vermehrung der L. bei lymphotropen Viruserkrankungen (Mononucleosis infectiosa, Rubeola). Lymphoidzellige Reaktionen auch bei Allergien, exogenen Intoxikationen, malignem Wachstum. Früher als atyp. Lymphozyt, lymphatische Reizform, Türk-Reizform bezeichnet. Abb. S. 1214.

Lymphoidzelltuberkel: bes. histol. Erscheinungsbild des ↑Tuberkels, bei dem der Anteil der lymphoiden Zellen gegenüber der Zahl der Epitheloidzellen groß ist. Der L. kommt bei der Meningitis tuberculosa u. als frühe Entwicklungsphase des Tuberkels vor.

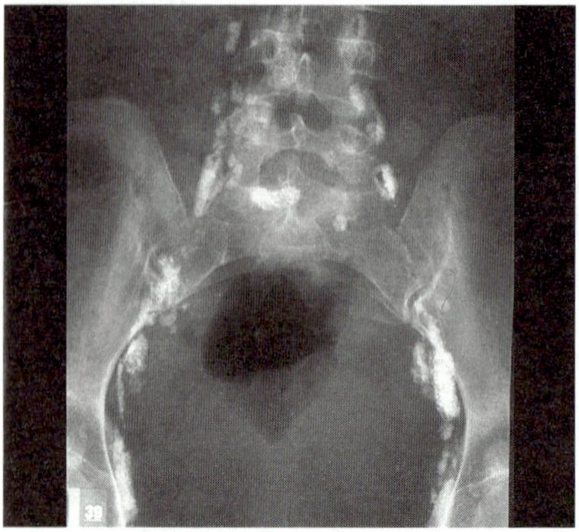

35

Lymphographie mittels Kontrastmittelinjektion in Lymphgefäß am Fußrücken, Darstellung der iliakalen u. retroperitonealen Lymphknoten

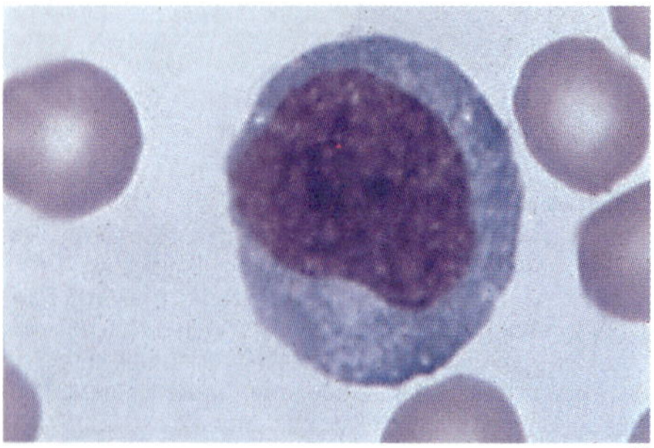

35

Lymphoidzellen. Blutausstrich, Pappenheim-Färbung; deutliche Vergrößerung des Lymphozyten nach Antigenkontakt bei Mononucleosis infectiosa

Lymphokine ⟨*lat* + *gr*⟩ *n Pl*: Wirkstoffe aus immunrelevanten Zellen, insbes. Lymphozyten, deren Funktion in der Übermittlung stimulierender, dämpfender o. weiterer Kooperationssignale an andere Zellen besteht; verallgemeinerte Bez. Zytokin. Da im Prozeß der ↑Immunantwort eine Vielzahl versch. Kooperationsschritte abläuft, existieren zahlreiche L. mit differenten Vermittlerfunktionen. L. wird in diesem Zusammenhang auch als Zell- o. Gewebehormon angesehen. Am Beispiel der ↑Interferone o. ↑Interleukine wird die Signalüberträgerfunktion sichtbar.

Lympholeukosarkomatose ↑Leukämie.

Lymphom: der Begriff wurde im klin. Sprachgebrauch als Syn. für ↑Lymphknotenschwellung benutzt. Er erlangt daneben zunehmend die Bedeutung der Krankheitsgruppe der malignen ↑Lymphome.

Lymphomatose: histor. Begriff für maligne ↑Lymphome. Tierexperimentell durch Viren erzeugbare lymphat. Systemerkrankung (Burmester) bei Vögeln.

Lymphome, maligne: Lymphomatose, Hämatoblastose; proliferative Erkrankungen des lymphatischen ↑Systems mit im Vordergrund stehender ↑Lymphknotenschwellung u. Hyperplasie lymphat. Gewebe u. Organe. Neben eindeutig neoplast. Erkrankungen mit ungünstiger (infauster) Progn. gibt es Krankheitsbilder, die ein Nebeneinander von Proliferation, Akkumulation funktionsgestörter Zellen u. chron.-entzündl. (granulomatösen) Veränderungen aufweisen. Alle m. L. zeigen Störungen der zellulären u./o. humoralen Immunantwort. Die Ätiol. dieser Erkrankungen ist weitgehend unbekannt. Eine multifaktorielle Genese ist wahrscheinl. Einzelne m. L. zeigen enge Beziehungen zu Virusinfektionen (Epstein-Barr-Virus). Auf genet. Faktoren weisen zuweilen beobachtete fam. Häufungen hin. Gehäuftes territoriales Auftreten („cluster") spricht für den Einfluß exogener Faktoren. Eine Übertragbarkeit i. S. der Infektiosität besteht nicht. Die jährl. Neuerkrankungsrate in Mitteleuropa liegt bei 10–20 auf 100 000 Einwohner. Die Einteilung der m. L. erfolgt nach pathol., immunzytolog., immunhistochem. u. klin.-progn. Kriterien. International sind versch. Klassifikationen in Gebrauch (Rappoport, Lukes u. Collins, Lennert), die bei wachsendem Erkenntnisstand weiteren Modifikationen unterliegen. In Europa hat die Kiel-Klassifikation (Lennert u. Mitarbeiter) die größte Verbreitung gefunden (Tab. 1), die zur REAL-Klassifikation (↑REAL) erweitert wurde. Die Unterteilung in Lymphogranulomatose (Hodgkin-Lymphome) u. Non-Hodgkin-Lymphome ist heute allg. anerkannt, divergierende Auffassungen bestehen v. a. bei der weiteren Unterteilung der Non-Hodgkin-Lymphome. Neben der eigentl. Diagnosestellung, die histol. u. zytolog. erfolgt, hat die erweiterte Diagnostik mit Angabe der Ausbreitung u. Aktivität der Erkrankung (Stadienzuordnung, Tab. 2) bei den m. L. für die Therapieplanung bes. Bedeutung. An diagn. Methoden (Clinical staging) stehen alle bildgebenden diagn. Verfahren, endoskop. Methoden wie Mediastinoskopie, Bronchoskopie u. Laparoskopie u. die Knochenmarkpunktion u. -trepanation zur Verfügung. Die größte Sicherheit für eine genaue Stadienzuordnung bietet die explorative Laparotomie mit Splenektomie, Inspektion, Palpation u. Exstirpation von Lymphknoten sowie Nadelbiopsien u. Keilexzision von Lebergewebe (Pathological staging) u. Milzpunktion. Die explorative Laparotomie hat v. a. für die Lymphogranulomatose große Bedeutung erlangt. Sie ist nur indiziert, wenn sich dadurch eine veränderte ther. Konsequenz ergibt. Unter Aktivitätszeichen versteht man charakterist. klin. u. paraklin. Befunde: Fieber, Nachtschweiß, Gewichtsverlust, beschleunigte Blutsenkungsreaktion, pos. C-reaktives Protein, Erhöhung des Fibrinogens im Plasma, der Alpha-2-Fraktion in der Serumelektrophorese (Makroglobinämie) u. der alkal. Phosphatase, Leukozytose, Lymphozytopenie, Erhöhung der Ferritinwerte u. Erniedrigung des Serumeisens. Die Ther. der m. L. erfolgt bevorzugt mit zytostat. wirkenden Medikamenten (z. B. ↑MOPP-Schema, ↑Vinblastin) sowie mit Strahlentherapie. Ein Teil der m. L. kann auf diese Weise geheilt werden, in fortgeschrittenen Stadien sind langfristige Remissionen mögl. ↑MALT-Lymphome. Tab. 1 u. 2.

Lymphonodulektomie: operative Entfernung von Lymphknoten.

Lymphonoduli aggregati ⟨*lat*⟩ *m Pl*: veraltet für ↑Noduli lymphoidei aggregati.

Lymphonodulus: veraltet für Nodulus lymphoideus, ↑Lymphknötchen.

Lymphonodulus splenicus: Malpighi-Körperchen der Milz; knötchenförmige Verdickung der periarteriellen lymphat. Gefäßscheide, mit der zusammen der L. s. die weiße Milzpulpa bildet. Der L. s. besitzt ein

Maligne Lymphome (Tab. 1): Morphologische Klassifikation der Non-Hodgkin-Lymphome nach der Kiel-Klassifikation

B-Zell-Lymphome	T-Zell-Lymphome
Niedriger Malignitätsgrad:	**Niedriger Malignitätsgrad**:
lymphozytär: chron. lymphat. Leukämie (B-CLL), chron. Prolymphozytenleukämie, Haarzellenleukämie	lymphozytär: chron. lymphat. Leukämie (T-CLL), chron. Prolymphozytenleukämie
lymphoplasmozytär, lymphoplasmazytoid (LP-Immunozytom)	zerebriform: Mycosis fungoides, Sézary-Syndrom
plasmozytär	lymphoepitheloides Lymphom (Lennert-Lymphom)
zentroblast.-zentrozytär	angioimmunoblast. Lymphom (LgX)
zentrozytär	T-Zonen-Lymphom
	pleomorph-kleinzellig
Hoher Malignitätsgrad:	**Hoher Malignitätsgrad**:
zentroblast.	pleomorph-mittel- u. großzellig
immunoblast.	immunoblast.
großzellig-anaplast.	großzellig-anaplast.
Burkitt-Typ	lymphoblast.
lymphoblast.	
Seltene Typen:	
monozytoides B-Zell-Lymphom, großzellig sklerosierendes B-Zell-Lymphom des Mediastinum u. a.	
Unklassifizierbare Lymphome	

Keimzentrum (Centrum germinale), Proliferationsort von B-Lymphozyten u. einen dunkleren Mantel (Korona), neugebildete B-Lymphozyten sowie die Knötchenarterie (A. lymphonoduli, früher Zentralarterie: A. centralis). Abb. S. 1216.

Lymphopathia venerea: Lymphogranuloma inguinale, Lymphogranulomatosis inguinalis subacuta (Nicolas, Durand u. Favre); Lymphadenitis inguinalis subacuta (Monte-Martini), Lymphomatosis inguinalis suppurativa subacuta (Zieler), Lymphadenitis granulomatosa venerea (Hval), Poradenitis inguinalis subacuta (Destefano u. Vaccarezza), Durand-Nicolas-Favre-Krankheit, sog. vierte Geschlechtskrankheit; Erreger Chlamydien (↑Chlamydia). Inkubationszeit beträgt einige Tage bis Wochen nach dem infektiösen Geschlechtsverkehr. Lokale Erscheinungen: Frühveränderung in Gegend der Eintrittspforte der Erreger; herpesähnl. Erosionen, Ulzera. Lokalisation: inneres Präputialblatt. Sulcus coronarius; Innenseite der Labien, Introitus vaginae, hintere Kommissur. Lymphknotenveränderungen: oberflächl. Leistenlymphknoten, an denen die Krankheit meist einseitig auftritt, wachsen bis zu Hühnerei- u. Faustgröße u. haben die Tendenz, zu einem knotigen Paket zu verkleben. Dieser Tumor führt zu einer Adhäsion mit der entzündl. infiltrierten Haut. Tumor bleibt gut verschiebl., schließl. kommt es zu Erweichungsherden u. dann zum Durchbruch, wobei sich zähflüssiger, gelber Eiter entleert. Die Fisteln zeigen nur geringe Heilungstendenz. Die Abheilung erfolgt unter Bildung kleiner eingezogener Narben. Folgeerscheinung ist Elephantiasis genitoanorectalis. DD: Syphilis, Ulcus molle, Tbc, Aktinomykose, Lymphogranulomatose.

Lymphopenie ↑Lymphozytopenie.

Lymphoretikulose, benigne infektiöse ↑Katzenkratzkrankheit.

Lymphorrhagie ⟨*lat + gr*⟩ *f* ↑Lymphorrhö.

Lymphorrhö: Lymphorrhagie; Lymphausfluß nach Verletzung von ↑Lymphgefäßen.

Maligne Lymphome (Tab. 2): Stadienzuordnung

Stadium	Ausbreitung
I	eine einzelne Lymphknotenregion (I) o. eine extralymphat. Region (I_E)
II	zwei o. mehrere Lymphknotenregionen auf der gleichen Seite des Zwerchfells (II) o. lokalisierter Befall einer extralymphat. Region neben ein o. mehreren Lymphknoten auf der gleichen Seite des Zwerchfells (II_E)
III	Lymphknoten auf beiden Seiten des Zwerchfells (III), evtl. mit Beteiligung der Milz (III_S) bzw. (begrenzter) extralymphat. Regionen (III_E u. III_{ES})
IV	Disseminierter Befall eines o. mehrerer extralymphat. Organe (Lunge, Leber, Knochenmark usw.) o. Regionen mit u. ohne Lymphknotenbeteiligung
Zusatz zum Ausbreitungsstadium:	
A:	Fehlen von Allgemeinsymptomen (z. B. I A)
B:	Auftreten von unklarem Fieber über 38 °C, Nachtschweiß, Gewichtsverlust von mehr als 10 % des Körpergewichtes in den letzten 6 Monaten (z. B. IV B)

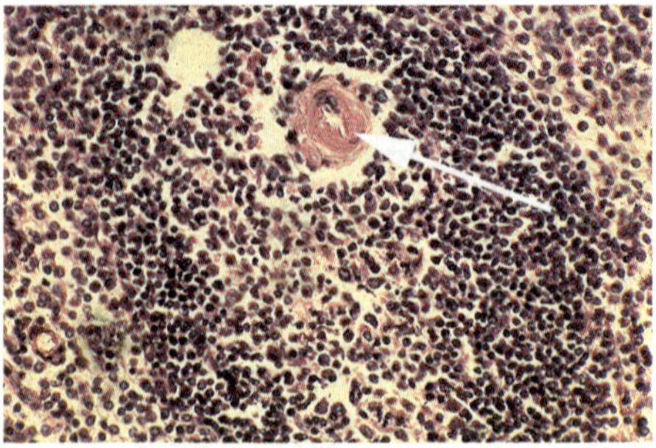

30

Lymphonodulus splenicus. Histologischer Schnitt durch die Milz, HE-Färbung; helles Keimzentrum, dunkle Korona u. Arterie (Pfeil)

Lymphosarkom: von Kundrath 1893 geprägter Begriff zur Beschreibung hochmaligner Lymphome (maligne ↑Lymphome). Bei den modernen Klassifikationen wird der Begriff des L. nicht mehr verwendet.

Lymphotoxin: zytolyt., antigenunspezif. wirkendes ↑Lymphokin aus sensibilisierten Lymphozyten, Mol. Gew. 80 000.

Lymphozyten ⟨*lat*⟩ *m*: runde, chromatinreiche („weiße") Blutzellen, die in mind. zwei Populationen u. zahlreiche Subpopulationen unterteilt sind. L. realisieren im Zusammenwirken mit anderen Zellen die Immunabwehr (↑Immunität) eines Organismus. Lymphozytenkonzentration im peripheren Blut bei gesunden Erwachsenen 1–5 × 10^9/l (1 000–5 000/µl), d. h. 35 ± 10 % der weißen Blutzellen. Lymphozytopoese (Neubildung) beginnt aus Knochenmarkstammzellen; Proliferation sensibilisierter L. (Klonbildung) in den sek. lymphat. Organen (↑Follikelzentrumsreaktion). Lymphozytenpopulationen: **B-Lymphozyt** (sich bei Vögeln unter Einfluß der Bursa Fabricii entwickelnd) mit dem Enddifferenzierungsprodukt Plasmazelle (Produktionsstätte von ↑Immunglobulinen). **T-Lymphozyt**, seine Entwicklung erfolgt unter dem Einfluß des Thymus (Entwicklungsstörungen ↑Immundefekte). T-L. etwa 70 %, B-L. etwa 25 % der Gesamtlymphozyten; gesicherte Subpopulationen der T-L.-Reihe: zytotox. T-Zelle (Killerzelle), Helferzelle, Suppressorzelle. Aus der B- u. T-Zellreihe hervorgehend werden sog. Erinnerungszellen (↑Memory cell) postuliert, deren Existenz für den schnelleren Ablauf einer Abwehrreaktion bei Antigenwiedererkennung (Sekundärkontakt) verantwortl. gemacht wird. Differenzierungskriterien der Populationen bestehen in unterschiedl. Oberflächenmarkern u. ↑Rezeptoren. Eine als dritte Population bezeichnete Gruppe von L. besitzt weder Marker noch Rezeptoren, die sie eindeutig als B- o. T-Zelle deklarieren (Fehlen von IgD, kein Fc-, kein Schaferythrozytenrezeptor), sog. Nullzellen. Das Zusammenspiel von L. im Funktionsablauf der einzelnen Zellpopulationen wird als Kooperation bezeichnet u. durch ↑Lymphokine mitgesteuert.

Lymphozytendifferenzierung: Methoden zur Differenzierung von B-Lymphozyten u. ↑T-Lymphozyten sowie deren Subpopulationen. Erfolgt durch Einsatz von monoklonalen Antikörpern (z. B. CD3, CD4, CD8 u. a.), membrangebundener Immunglobulinnachweis durch fluoreszenzmarkierte Antikörper u. das funktionelle Verhalten nach Übertragung in letal bestrahlte Tiere. Auf der Grundlage des unterschiedl. Nukleolengehalts wird auch zwischen Follikellymphozyten u. Sinus- bzw. Pulpalymphozyten unterschieden. Zytomorpholog. durch Nukleolenfärbung o. Phasenkontrastoptik mögl. Eine Differenzierung in „junge" u. „alte" Lymphozyten ist zytomorpholog. nicht mögl., diese Termini sind daher zu vermeiden. Eine Klassifizierung der Lymphozyten in „kleine" u. „große" ist ebenso fragwürdig (ausgenommen Large granula lymphocytes), „kleine" Lymphozyten sind die Normalform der Population, „große" Lymphozyten sind größere lymphat. Reaktionsformen u. werden als transformierte Zellen zur Klasse der ↑Lymphoidzellen bzw. Immunoblasten gerechnet.

Lymphozytenmischkultur: *Abk* MLC (für engl. Mixed lymphocyte culture); In-vitro-Test zur Erkennung eines genet. Fremdheitsgrades zwischen Lymphozyten zweier versch. Spender. Als erkennende Lymphozyten fungieren T-Lymphozyten (bzw. eine der Subpopulationen). Das in diesem Test erkennbare fremde Antigen ist ein vorwiegend auf B-Lymphozyten ausgeprägtes Genprodukt, das vom D-Lokus des ↑Majorhistokompatibilitätskomplexes (MHC) gesteuert wird. Da in jeder Lymphozytenanreicherung T- u. B-Lymphozyten gemeinsam vorhanden sind, erkennen die entsprechenden T-Zellen beider Spender das jeweils fremde Genprodukt (sog. Zweiwegereaktion). Zur Überschaubarkeit wird das Lymphozytengemisch eines Spenders durch Zugabe eines Mitosehemmers an der Proliferation gehindert: die darin enthaltenen Zellen präsentieren nur das Genprodukt des D-Lokus (Einwegreaktion). MLC stellt einen Spezialfall der Lymphozytentransformation dar. Als transformationsanregendes (stimulierendes) Agens fungieren die Genprodukte des D-Lokus auf den B-Lymphozyten des zweiten Spenders (Auswertung: ↑Lymphozytentransformationstest). Zur serol. Erfassung des in der MLC bestimmbaren Fremdheitsgrades zwischen den Lymphozyten differenter Spender sind auch DR-Antiseren geeignet, da der D-Lokus u. der DR-Lokus sehr eng gekoppelt o. sogar ident. sind. Bestimmung der jeweiligen Antigene (Genprodukte) ist bedeutungsvoll in der Spender-Empfänger-Auswahl zur Transplantationsvorbereitung, insbes. für Knochenmarktransplantation.

Lymphozytenpool: Etwa die Hälfte des Lymphozytenbestands des Organismus läßt sich durch Drainage des ↑Ductus thoracicus gewinnen. Dieser leicht mobilisierbare L. stellt eine funktionelle Einheit dar („Speicher"), läßt sich anat. aber nicht auf eine best. Körper- o. Organregion lokalisieren.

Lymphozytenrezirkulation
↑Zellsystem, lymphatisches.

Lymphozytensturz: progn. ungünstiger, schneller Abfall von Lymphozyten bei Infekten.

Lymphozytentransformation: auf einen Reiz hin eintretende u. in vitro nachweisbare Vermehrung von Lymphozyten, die mit einem Wandel ihrer morphol. Struktur einhergeht (Transformation zu Blasten). Vermittelt wird der Vorgang vermutl. durch ↑Lymphokine (↑Lymphocyte transforming factor, ↑Mitogenic factor). Die während des Lymphozytentransformationsprozesses ablaufende Lymphozytenaktivierung kann über den Einbau markierter Substanzen (z. B. ^{3}H-Thymidin) genutzt werden, um das Ausmaß der Transformation auf den zu testenden Reiz hin zu quantifizieren. Als Lymphozytentransformationsreize kommen antigenunspezif., sog. mitogene Wirkungen in Betracht, die häufig verwendeten sind Phytohämagglutinin (↑Lektine), ↑Concanavalin A, ↑Pokeweed-Mitogen u. Lipopolysaccharide; ferner wirken Antigene stimulierend (spezif. L.). Während die gemessene Transformationsrate bei Verwendung unspezif. Mitogene ledigl. Aussagen über die allg. Stimulierbarkeit einzelner Lymphozytenpopulationen (Subpopulationen) zuläßt, sind aus der antigenspezif. Transformation Rückschlüsse auf den Sensibilisierungsgrad bezügl. des getesteten Antigens mögl., zugleich aber kommt ein unspezif. Reiz mit zur Wirkung.

Lymphozytentransformationstest: *Abk* LTT; Testverfahren zum Nachweis einer ↑Lymphozytentransformation. Die durch Antigene o. Mitogene bewirkte Lymphozytentransformation kann (nicht mehr gebräuchl.) durch mikrosk. Zählung der gebildeten Lymphoblasten quantitativ ermittelt werden. Exakter ist die Bestimmung der De-novo-DNA-Synthese während der Lymphozytentransformation, gemessen am Einbau von ^{3}H-Thymidin. Nach 5 Tagen Kultivierung der Lymphozyten mit bzw. ohne Antigenzusatz wird der Stimulationsindex als das Verhältnis von cpm in Kultur mit Antigen zu ↑cpm in Kultur ohne Antigen ermittelt. In ähnl. Weise kann die De-novo-Synthese von Protein durch Einbau von ^{14}C-Leucin in Lymphoblasten bestimmt werden. Von klin. Bedeutung ist die Anwendung des LTT zur Diagnostik zellulärer Immundefekte; DD des myeloproliferativen Syndroms; Therapiekontrolle bei Einsatz von Immunsuppressiva u. ionisierenden Strahlen; Verlaufskontrolle bei malignen Erkrankungen (Hodgkin-Krankheit, chron. lymphat. Leukämie); Untersuchung allerg. Reaktionen; Prüfung u. Charakterisierung von Medikamenten; Histokompatibilitätstestung vor Organtransplantation.

Lymphozytopenie ⟨*lat* + *gr*⟩ *f*: Lymphopenie; Verminderung der peripheren Lymphozytenzahlen unter die altersentsprechenden Referenzwerte, beim Erwachsenen unter $1 \cdot 10^{9}/l$. Neben angeborenen Defekten der T-Lymphozyten (lymphatisches ↑Zellsystem) u. schweren kombinierten Immundefekten finden sich erworbene L. bei akuten Infektionskrankheiten in der Initialphase (Streß), beim Myokardinfarkt, bei Lupus erythematodes visceralis, Urämie, chron. Herzinsuffizienz u. soliden Tumoren. Bei der ↑Lymphogranulomatose ist die L. ein häufiges Sympt. Medikamentös kann eine L. durch Glukokortikoide u. Zytostatika hervorgerufen werden.

Lymphozytophthise, essentielle: schwerer kombinierter Immundefekt mit ausgeprägter Verminderung der Lymphozyten, Hypoplasie der lymphat. Organe u. Agammaglobulinämie. Das angeborene Leiden wurde erstmalig durch Glanzmann u. Riniker 1950 beschrieben.

Lymphozytopoese ↑Zellsystem, lymphatisches.

Lymphozytose: Vermehrung der Lymphozyten im peripheren Blut über die altersentsprechenden Referenzwerte. Eine L. tritt bei versch. Infektionskrankheiten auf u. findet sich auch bei best. endokrinen Störungen, so der Nebennierenrindeninsuffizienz u. der Thyreotoxikose. Bei L. über $10 \cdot 10^{9}/l$ ist bei Erwachsenen eine chron. lymphat. Leukämie auszuschließen. **Absolute L.**: Vermehrung der absoluten Lymphozytenkonzentration im peripheren Blut, d. h. beim Erwachsenen über $3 \cdot 10^{9}/l$. **Relative L.**: Vermehrung des relativen Anteils der Lymphozyten an der Gesamtleukozytenzahl, d. h. der relative Gehalt der Lymphozyten bei der Leukozytendifferentialzählung im Blutbild liegt über 50 %. Die absolute Anzahl der Neutrophilen ist vermindert. **Akute infektiöse L.**: gutartige Infektionskrankheit im Kindesalter, die mit einer ausgeprägten L. einhergeht, wobei die absoluten Lymphozytenzahlen Werte zwischen 40 u. $100 \cdot 10^{9}/l$ erreichen können. Daneben bestehen allg. Krankheitsgefühl, leichtes Fieber, zuweilen ein flüchtiges kleinfleckiges Exanthem. Als Erreger wird ein Virus vermutet.

Lymphscheide, periarterielle: *Abk* PALS; Vagina periarterialis lymphatica; Teil der weißen Pulpa der ↑Milz, zylinderförmige Lymphozytenansammlung um die A. pulpae albae.

Lymphszintigraphie: nuklearmed. Untersuchungsverfahren. **Tumorlymphdrainage**: Kreisförmig um Tumor (z. B. Melanom) intra- o. subkutane Injektion von ^{99m}Tc-Nanokoll (1 mCi/50 µl) in 5-mm-Abständen. Gammakameraaufnahmen Minuten bis 1 h post injectionem: Darstellung der trainierenden Lymphwege. Aufnahme nach 3–6 h post injectionem: Lymphknotendarstellung. Ind.: Präoperative Diagnostik des Tumorabstromgebiets. **Lymphkinetik**: subkutane Injektion von ^{99m}Tc-Nanokoll in Interdigitalfalten der Zehen u. Finger. Gammakameraaufnahmen über 4 h in Ruhe u. nach Ergometer- o. Laufbandbelastung vom Fuß bis Becken. Quantifizierung von Aktivität in Injektionsdepot u. Lymphstationen ergeben Informationen über anat. Integrität des lymphat. Systems. Ind.: Bei chron. Lymphödem zum Nachweis von Lymphabflußstörungen (DD: venöse Stauung) vor lymphat. Mikrochirurgie. Abb.

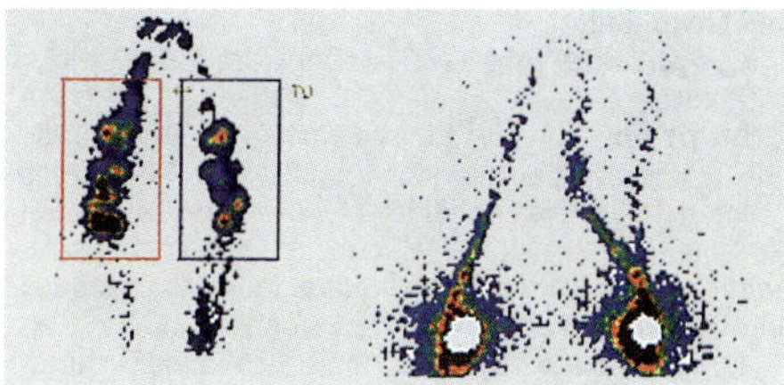

7

Lymphszintigraphie mit ^{99m}Tc-Nanocoll
unten: Injektionsdepot am Fußrücken bds. Verzögerter lymphogener Abstrom am linken Unterschenkel gegenüber rechten, der sich nach Belastung (1 h Gehen) normalisiert
oben: Lymphknotenspeicherung inguinal links, iliakal rechts intensiver als links als Folge gestörter Lymphkinetik links.
Klinik: Lymphödem links nach teilweiser Entfernung der V. saphena

Lymphvarizen: Lymphgefäßerweiterungen; ↑Lymphangiom.

Lymphzysten: umschriebene sackförmige Erweiterung von Lymphgefäßen.

Lynch-Syndrom: hereditäres, kolorektales nichtpolypöses Karzinom; i. d. R. vor dem 40. Lj. auftretende Kolonkarzinome (vorwiegend re. Kolonhälfte), wobei in der Fam. mind. zwei Generationen u. mind. drei Verwandte ersten Grades betroffen sind. Außerdem muß bei ihnen mind. ein Karzinom vor dem 50. Lj. aufgetreten sein (Amsterdam-Kriterien). Der Erkrankung liegt eine Mutation in einem von vier Mismatch-repair-Genen zugrunde (diese Gene codieren Proteine, die normalerweise die DNA-Sequenzen auf Fehlbindungen kontrollieren u. sie reparieren).

Lynen, Feodor Felix Konrad (1911–1979), Biochem., München, Martinsried. Pionierarbeiten über Coenzym A, Betaoxidation, Fettsäurenbiosynthese, Cholesterinbiosynthese, Ketonkörperstoffwechsel. 1964 Nobelpreis für Med./Physiol. (mit K. E. Bloch) „für die Aufklärung des Mechanismus und der Regulation des Cholesterin- und Fettsäurenmetabolismus".

Lyon, Mary, zeitgen. brit. Biol., Edinborough. 1961 gleichzeitig mit Liane Russell Formulierung der später nach ihr benannten Hypothese über die Dosiskompensation X-chromosomaler Gene bei Säugetieren.

Lyon-Effekt (nach Mary L.): spez. Art der ↑Dosiskompensation X-chromosomaler Gene bei Säugetieren einschl. des Menschen. Die Kompensation erfolgt nach der Lyon-Hypothese durch Inaktivierung aller vorhandenen X-Chromosomen außer einem. Welches der normalerweise 2 im weibl. Geschlecht vorhandenen X-Chromosomen ursprüngl. während der frühen Embryonalperiode inaktiviert wird, ist von Zelle zu Zelle unterschiedl. Die Inaktivierung erfolgt durch Heterochromatisierung (↑Heterochromatin). Sie ist irreversibel u. wird in allen Tochterzellgenerationen für das gleiche X-Chromosom beibehalten. ↑X-Chromatin.

lyophil ⟨*gr*⟩ *Adj*: flüssigkeitsfreundl., eine Flüssigkeit aufnehmend. Man bezeichnet Stoffe, spez. Kolloide, als l., wenn sie sich in einer Flüssigkeit unter Solvatation der gelösten Teilchen durch die Lösungsmittelmoleküle auflösen. In Wasser lösl. u. von Wasser benetzbare Stoffe sind ↑hydrophil.

Lyophilisierung ⟨*gr*⟩ *f*: Lyophilisation; ↑Gefriertrocknung.

lyophob ⟨*gr*⟩ *Adj*: flüssigkeitsfeindl., eine Flüssigkeit abweisend; man bezeichnet Stoffe, spez. Kolloide, als l., deren Teilchen in kolloidaler Lösung nicht durch Solvatation, sondern durch elektrostat. gegenseitige Abstoßung in der Schwebe gehalten werden. Wasserabweisende Stoffe sind hydrophob (↑Hydrophobie).

Lysergsäure: chem. Grundbaustein der Mutterkornalkaloide. ↑Claviceps purpurea, ↑Mutterkorn.

Lysergsäurediäthylamid: *Abk* LSD; Rauschgift, Psychodysleptikum, führt zu Halluzinationen, Spaltung der Persönlichkeit u. a. Wirkung hält 8–12 h an. ↑Psychodysleptika.

Lysin ⟨*gr* + *lat*⟩ *n*: 2,6-Diaminocapronsäure; bas. proteinogene ↑Aminosäure mit großer Bedeutung im Stoffwechsel. L. ist für den Menschen essentiell u. muß mit der Nahrung aufgenommen werden. In Mikroorganismen wird L. aus Asparaginsäure synthetisiert. In Proteinen gebundenes Lysin kann enzymat. modifiziert werden. So finden sich im ↑Kollagen Hydroxylysin u. im ↑Elastin das ↑Desmosin. L. ist in tier. Nahrungsproteinen ausreichend vorhanden, nicht aber in pflanzl. Nahrungsproteinen. L. ist bes. empfindl. gegen therm. Behandlungen u. Lagerung (bes. in Gegenwart von Kohlenhydraten), wodurch die Verwertbarkeit des L. im Organismus verlorengeht u. die biologische ↑Wertigkeit der Proteine verringert wird. Durch Zusatz von L. zu Proteinen (Supplementierung) mit zu geringem Lysingehalt läßt sich die biol. Wertigkeit steigern. Abb.

Lysinhydroxylase: Enzym, das Lysylreste in der ↑Tripelhelix des ↑Prokollagens hydroxyliert u. dadurch ↑Hydroxylysin (Peptidylhydroxylysin) bildet.

Lysinstoffwechsel: Lysin kann im menschl. Organismus nicht synthetisiert werden u. nimmt nicht an Transaminierungen teil. Der Abbau erfolgt durch Kondensation mit Alphaketoglutarat u. Reduktion mit NADH zu Saccharopin, das zu Glutamat u. Aminoadipinsäuresemialdehyd umgesetzt wird. Aus diesem entstehen Alphaketoglutarat u. Acetyl-CoA.

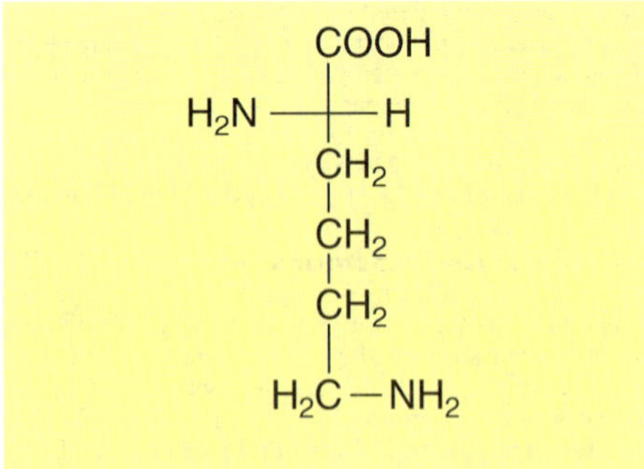

Lysin

Lysinvasopressintest: *Abk* LVP-Test; Anwendung zur Differenzierung zwischen hypothalam. u. hypophysär bedingter ↑Nebennierenrindeninsuffizienz. Die LVP-Wirkung entspricht der Corticoliberinwirkung (CRH) u. stimuliert somit die ACTH-Sekretion der Hypophyse. Vor, während u. nach der Infusion von Lysinvasopressin wird Plasmacortisol u. ACTH bestimmt. Bei intakter Funktion des Hypophysenvorderlappens (↑Hypophyse) erhöht sich ACTH, somit auch Cortisol gegenüber dem Ausgangswert, bei hypothalam. Schädigung mit CRH-Mangel wird durch den LVP-Test ACTH u. Cortisol ebenfalls stimuliert, nur bei hypophysärer Schädigung mit fehlender Bildung von ACTH u. dem Vorliegen einer sekundären ↑Nebennierenrindeninsuffizienz bleibt die Stimulation aus. Die Anwendung synthet. hergestellter CRH-Präparate wird den LVP-Test in zunehmendem Maße ersetzen.

Lysis ⟨*gr*⟩ *f*: Lösung. **1.** Allmähl. Fieberabfall. **2.** Auflösung von Zellen bzw. eines mit ↑Bakteriophagen infizierten Bakteriums o. einer Bakterienkultur.

Lysisbild: Bakteriophagen eines Typisiersystems für die ↑Lysotypie erzeugen auf den einzelnen Bakterienstämmen ein best. Muster durch die Fähigkeit, best. Stämme aufzulösen u. a. nicht. Anwendung für epidemiol. Charakterisierung von Bakterienstämmen.

Lysogenie: Lysogenität; erbl. Eigenschaft eines Bakteriums, in Abwesenheit von freien ↑Bakteriophagen zu lysieren. Lysogene Bakterien besitzen extrachromosomal o. ins Bakterienchromosom integrierte Phagen-DNA, ↑Prophagen. Die Entstehung virulenter Phagen aus Prophagen bezeichnet man als ↑Lwoff-Effekt. ↑Lysis.

Lysogenisation: Herstellung lysogener Bakterien durch Infektion mit temperenten ↑Bakteriophagen, die die Zelle nicht lysieren. ↑Lysis, ↑Lysogenie, ↑Prophagen.

Lysogenotypie: Unterteilung lysogener Bakterien aufgrund ihrer genet. versch. ↑Prophagen. Dazu werden diese freigesetzt u. ihr ↑Lysisbild mit Indikatorbakterien geprüft. ↑Lysogenie.

Lysogruppe: bei der Lysotypie von ↑Staphylococcus aureus gibt es keine ↑Lysotypen, man gibt die Reaktion mit den einzelnen Typisierphagen an u. kann danach auch Lysogruppen angeben.

Lysokephaline: Kephaline, die am C-Atom 2 des Glycerols eine unveresterte Hydroxylgruppe tragen. L. entstehen aus den Kephalinen durch Einwirkung der Phospholipase A_2. ↑Phospholipasen.

Lysolecithine: Lecithine, die am C-Atom 2 des Glycerols eine unveresterte Hydroxylgruppe tragen. L.

entstehen aus den Lecithinen durch Einwirkung der Phospholipase A_2; sie führen zur Hämolyse (Zerstörung der Erythrozytenmembran). Beispiel: Wirkungsmechanismus von Bienen- u. Schlangengift. ↑Phospholipasen.

Lysophosphatide: Durch Einwirkung der Phospholipase A_2 entstehen aus den Phosphatiden die L., sie tragen am C-Atom 2 des Glycerols eine unveresterte Hydroxylgruppe. Die Fettsäure am C-Atom 1 des Glycerols wird durch die Phospholipase A_1 abgespalten. ↑Lysokephaline, ↑Lysolecithine, ↑Phospholipasen.

lysosomal *Adj*: von einem Lysosom ausgehend, ein Lysosom betreffend.

Lysosomen ‹*gr*› *n Pl*: runde bis ovale Zellorganellen von 0,5–1,5 µm Durchmesser, die zahlreiche hydrolyt. Enzyme enthalten, umgeben von einer Membran mit einer inneren Glykokalyx, durch die die Membran selbst u. das Zellinnere vor den Enzymen geschützt werden. Enzyme: saure Phosphatase (histochem. Markerenzym), Peptidasen, Ribonukleasen, Desoxyribonuklease, Betaglukuronidase u. a. Bildung: Abschnürung von Vesikeln aus dem Golgi-Apparat, nachdem Enzyme im ER gebildet wurden. Einteilung: 1. Prim. L.: enzymat. inaktiv 2. Sek.: L. enzymat. aktiv nach Verschmelzung mit einem ↑Phagosom zum Phagolysosom: a) Verschmelzung mit einem Autophagosom, das zelleigene Bestandteile enthält, zum Zytolysosom, b) Verschmelzung mit einem Heterophagosom, das zellfremdes, durch Phagozytose aufgenommenes Material enthält, zum Heterolysosom. Zellschädigung führt zu Enzymfreisetzung aus L. u. ↑Autolyse. Lysosomale Spaltung körpereigener Substanzen kann zur Entstehung von ↑Autoantigenen führen (↑Autoimmunkrankheiten). Abb.

Lysostaphin: ein von Staphylococcus simulans sezerniertes Enzym, das bakterielle Zellwände abzubauen vermag.

Lysotyp: alle Bakterienstämme mit dem gleichen ↑Lysisbild.

Lysotypie: Unterteilung von Bakterien mit Hilfe von ↑Bakteriophagen. ↑Lysisbild, ↑Lysotyp. Erstmals 1938 von Craigie u. Yen zur Unterscheidung von Typhusbakterien verwendet. Heute für epidemiol. Zwecke gebräuchl. bakt. Spezialuntersuchung zur Differenzierung v. a. von pathogenen Darmbakterien u. Staphylokokken.

Lysozym: Endolysis Muramidase; ein bakteriolyt. Enzym. Spaltet Beta-1,4-Bindungen zwischen N-Acetylmuraminsäure u. N-Acetylglukosaminresten in ↑Proteoglykanen o. Mukopeptiden der bakteriellen Zellwand. Spaltung führt zur Lysis bzw. letalen Schädigung der Bakterien. Vorkommen mit hoher Aktivität in Tränen, Speichel, Nasensekret, Leukozyten, Nieren. Lysozymaktivität des normalen Serums resultiert aus der Enzymfreisetzung bei Abbau der Neutrophilen. Mit einer relative Molmasse von 15 000 passiert L. die Glomerulusmembran zu 30–70 % der Filtrationsrate u. wird im Tubulusapparat partiell rückresorbiert u. abgebaut. Bestimmung enzymat. mit Micrococcus-lysodeicticus-Keimen als Substrat. Normalbereich im Serum: 4,70–7,90 mg/l. Bestimmung im Serum interessant für DD der Leukämien u. deren Abgrenzung von Panmyelopathien, im Harn zur DD von Nephropathien in Simultanbestimmung mit ↑Alaninaminopeptidase u. ↑Betaglukuronidase. Ausgeprägte Lysozymurie bei Kadmiumvergiftungen u. Graft-versus-host-Reaktionen.

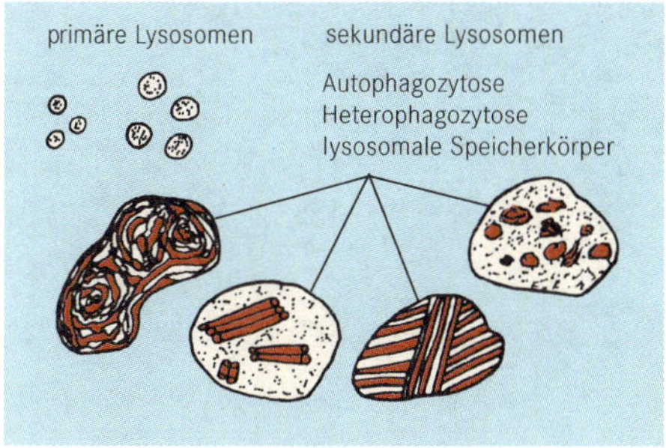

Lysosomen

Lyspressin ↑Hormon, antidiuretisches.

Lyssa ‹*gr*› *f* ↑Tollwut.

Lyssaphobie: Furcht, mit Tollwutvirus angesteckt zu sein. Kann zu Krampfzuständen führen, die dem Krankheitsbild der echten Tollwut ähneln.

Lyssavirus: Virusgattung der Fam. ↑Rhabdoviridae, 9 Virusarten. ↑Zoonose der Warmblüter. Humanpathogen ist das ↑Tollwutvirus.

Lysylaldehyd ‹*gr*› *m*: Oxidations- u. Desaminierungsprodukt des ↑Lysins, dessen Aldehydgruppe am δ-C-Atom des Lysins sitzt. Der L. entsteht durch die ↑Lysyloxidase, die an den Lysinresten des ↑Kollagens u. ↑Elastins angreift u. so die Voraussetzung für die kovalente Verknüpfung versch. Polypeptidketten dieser Proteine schafft (↑Desmosin).

Lysylbradykinin: ↑Kallidin; Dekapeptid, das sich vom Nonapeptid ↑Bradykinin dadurch unterscheidet, daß es an seinem N-Terminus ein Lysinmolekül als zehnten Aminosäurerest trägt.

Lysyloxidase: Peptidyllysinoxidase; Enzym, das proteingebundenes ↑Lysin bzw. ↑Hydroxylysin, z. B. im ↑Kollagen u. im ↑Elastin, durch Oxidation u. Ammoniakabspaltung in ↑Lysylaldehyd bzw. Hydroxylysylaldehyd überführt u. dabei Wasserstoffperoxid bildet. Durch Verknüpfung von drei Lysylaldehydresten mit einem weiteren Lysinrest entsteht im Elastin das ↑Desmosin als Vernetzungspunkt von vier versch. Polypeptidketten.

L

M

m: 1. *Abk* für Meter. 2. *Abk* für Milli-. ↑Einheitensystem, internationales.

μ ⟨*gr*⟩: 1. Zwölfter Buchstabe des gr. Alphabets. 2. *Abk* für Mikro-. ↑Einheitensystem, internationales.

M: 1. ***Pharmak.:*** *Abk* für das molekulare Drehungsvermögen. 2. ***Chem.:*** *Abk* für Mol. Gew. bzw. relative Molekülmasse. 3. ***Zahnmed.:*** *Abk* für Molaris; Mahlzahn. 4. ***Physik:*** *Abk* für Mega-; Vorsatz vor physikal. Einheiten, M. bedeutet das 10^6fache der Einheit; Beispiel MW: Megawatt = 1 Million Watt. 5. ***Pathol.:*** *Abk* für Morbus.

M.: 1. ***Anat.:*** *Abk* für ↑Musculus. 2. ***Pharmak.:*** *Abk* für lat. misce, mische (Rezeptur); meist im Zusammenhang mit anderen Anweisungen, z. B. ↑M. D. S., ↑M. f. pulv.

M. A.: *Abk* für engl. Master of Arts. Master (Magister) der Künste (hier der allg. Erkenntnisse), ↑Master.

mab: *Abk* für engl. monoclonal antibodies, monoklonale ↑Antikörper.

mac.: 1. *Abk* für macera; zerreibe (Rezeptur). 2. ↑Mazeration.

Mach, Ernst (1838–1916), österreich. Physiker u. Philosoph, Wien.

Mach, René Sigmund, zeitgen. Schweizer Int. u. Endokrin., Genf.

Mach-Streifen (nach Ernst M.): Mach-Effekt; ein Sinneseindruck, der darin besteht, daß wir an der Grenze zwischen einem grauen u. einem weißen Bereich einen physikal. nicht nachweisbaren hellen Streifen wahrnehmen. Da die Linse der Augen keine vollkommene optische ↑Abbildung erlaubt, entstehen beim Lesen schwarzer Druckschrift auf weißem Papier i. d. R. unscharfe Umrisse der Buchstaben. Unser Lichtsinn gleicht diesen Fehler mit Hilfe der M. aus. Der M. ist eine Form des ↑Simultankontrastes.

Mach-Syndrom (nach René S. M.): idiopathische Ödeme mit Hyperaldosteronurie; bei Frauen nach Zufuhr von > 4 g Kochsalz/Tag entstehend.

Machupofieber ↑Fieber, bolivianisches hämorrhagisches.

Machupovirus: Virusart der Gattung ↑Arenavirus. Krankheit: bolivianisches hämorrhagisches ↑Fieber.

Macintosh-Laryngoskop: aus Handgriff u. gebogenem Spatelblatt bestehendes Instrument zur direkten Darstellung des Kehlkopfs. Erforderl. zur Durchführung der endotrachealen Intubation. Spatelblätter haben versch. Größen in Abhängigkeit vom Pat. Abb.

Mackenzie-Zone (nach James M): im Werk „Krankheitszeichen und ihre Auslegung" 1913 genannte ↑Segmentzonen, charakterisiert durch Schmerz- u. Spannungsvermehrung in der Muskulatur.

Macleod, John James Richard (1876–1935), Physiol., Cleveland, Toronto, Abderdeen. 1923 Nobelpreis für Med./Physiol. (mit F. G. Banting) „für ihre Entdeckung des Insulins".

Macracanthorhynchus hirudinaceus ↑Acanthocephala.

Macrophage activating factor ⟨*engl*⟩: *Abk* MAF; aus sensibilisierten Lymphozyten freigesetztes ↑Lymphokin, das im Exp. die Spreitung, Adhärenz u. Phagozytoseaktivität der ↑Makrophagen aktiviert. MAF ist in den ersten 2 Tagen von Makrophagenkulturen unwirksam.

Macrophage aggregation factor ⟨*engl*⟩: aus sensibilisierten Lymphozyten stammendes ↑Lymphokin, das im geeigneten Ansatz die Peritonealexsudatzellen nicht sensibilisierter Meerschweinchen aggregiert. M. a. f. wirkt nicht zytotox., er ist möglicherweise ident. mit MIF (↑Macrophage inhibition factor).

Macrophage cytotoxicity factor ⟨*engl*⟩: *Abk* MCF (bzw. MCLF für leukotakt.); Macrophage chemotactic factor; im Exp. aus sensibilisierten Mäuse-T-Lymphozyten freigesetztes ↑Lymphokin, das nach Bindung an Mäuse-Peritonealmakrophagen diese gegenüber allogenen Zielzellen zytotox. macht. M. c. f. begünstigt die Chemotaxis von Mikro- u. Makrophagen.

Macrophage inhibition factor ⟨*engl*⟩: *Abk* MIF; aus sensibilisierten Lymphozyten freigesetztes ↑Lymphokin, das bei entsprechendem In-vitro-Ansatz die Migration der Makrophagen hemmt. Mol. Gew. zwischen 17 000 u. 25 000, saures Glykoprotein, bei 56 °C über 30 min thermostabil, resistent gegenüber RNAse, DNAse, Neuraminidase, zerstörbar durch Chymotrypsin, Wirkung antigenunspezif. Dem MIF sehr ähnl. o. ihm ident. ist der ↑Macrophage activating factor. Faktoren werden auch von virustransformierten Tierzell- bzw. humanen Tumorzellinien freigesetzt (roteolyt. Veränderung der Zelloberfläche durch MIF wird diskutiert).

MAC-Therapie: zytostat. Ther. mit Mitomycin C u. Doxorubicin u. Cisplatin.

Macula ⟨*lat*⟩ *f*: Makula, Fleck; umschriebene Hautveränderung, die das Niveau der umgebenden Haut nicht überragt. ↑Effloreszenz.

Macula adhaerens ↑Zellverbindungen.

Maculachagrin: entopt. Phänomen der Wahrnehmung einer Chagrinlederzeichnung bei diaskleraler Makulabeleuchtung im Dunkeln.

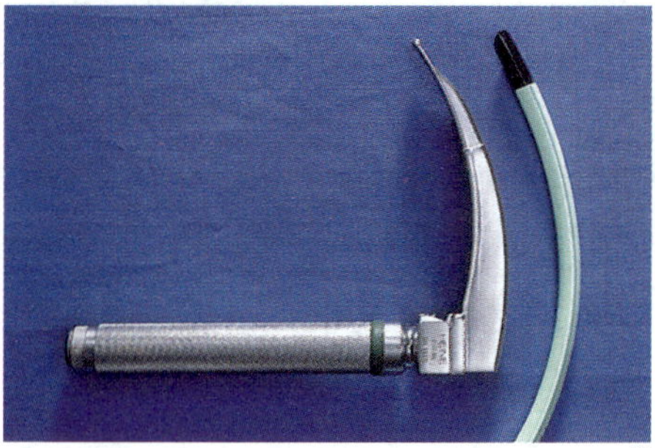

10

Macintosh-Laryngoskop

Macula coerulea: frz. Tâches bleues; hellblaue Flecken, die nach Läusestichen an der Haut zurückbleiben (bes. bei der ↑Phthiriasis am Unterbauch).

Macula cornea: zwischen ↑Nubekula u. ↑Leukom stehende fleckförmige, noch etwas lichtdurchlässige Hornhauttrübung.

Macula-densa-Zellen: Epithelzellen des Tubulus distalis an der Kontaktstelle zum Gefäßpol des zum Nephron gehörenden Corpusculum renale. ↑Apparat, juxtaglomerulärer. Abb.

Macula lutea: gelber Fleck; 4 mm temporal von der Sehnervenpapille gelegener, etwa 2 mm großer Bezirk der Netzhaut; Gelbfärbung durch Einlagerung des Carotinoids Xanthophyll. Zentrale Vertiefung (Fovea centralis), Stelle des schärfsten Sehens: 1. nur Sinneszellen vorhanden, alle übrigen Schichten zur Seite verlagert, 2. nur Zapfenzellen vorhanden, die für Farb- u. Scharfsehen ausgelegt sind, 3. Eins-zu-eins-Schaltung der Sinneszellen auf die weiterleitenden Neurone, dadurch hohe Auflösung, 4. Verringerung der chromat. Aberration durch Xanthophyll.

Macula matricis: Muttermal; ↑Nävus.

Macula occludens veraltet für Zonula occludens; ↑Zellverbindungen.

Macula sacculi: Gesamtheit der Sinnesfelder im Sakkulus des ↑Gleichgewichtsorgans. Struktur: Stützzellen (Epitheliocytus sustentans) umgeben Sinneszellen (Epitheliocytus sensorius pilosus), deren Sinneshaare in eine auf dem Epithel liegende Otolithenmembran (Membrana statoconiorum) reichen. Diese Membran enthält in einer gelatinösen Grundsubstanz Kalziumkarbonatkristalle (Statokonien, Otolithen), wodurch sie eine gewisse Schwere erhält. Lageveränderung des Organismus ändert den Zug o. Druck auf die Sinneshaare, löst als Reiz in den Sinneszellen ein Rezeptorpotential aus, das synapt. an den N. vestibulocochlearis weitergeleitet wird.

Macula staticae: Gesamtheit der Sinnesepithelzellen, unterschieden in ↑Macula sacculi, ↑Macula utriculi.

Macula utriculi: Gesamtheit der Sinnesfelder im Utrikulus des ↑Gleichgewichtsorgans. Struktur wie ↑Macula sacculi.

maculosus ⟨*lat*⟩ *Adj*: fleckförmig, fleckenreich.

MAD: *Abk* für mittlerer Atemwegsdruck; Meßwert bei maschineller ↑Beatmung. ↑Beatmungssysteme.

Madagaskargeschwür ↑Orientbeule.

Madarosis ⟨*gr*⟩ *f*: Ausfall der Augenwimpern infolge destruktiver Prozesse am Lidrand, z. B. ↑Blepharitis.

Maddox, Ernst Edmund (1860–1933), brit. Ophth., Bournemoutle.

Maddox-Kreuz (nach Ernst E. M.): Tangentenskala, kreuzförmige Skala zur Messung des ↑Schielwinkels, entweder mit der Reflexmethode, bei der das Hornhautbild des zentralen Lämpchens beobachtet wird, o. mit subjektiven Methoden (Maddoxzylinder, Farbgläser u. Prismen), bei denen das Lämpchen als Lichtstrich o. farbiges Doppelbild gesehen wird. Die Stelle des Lämpchens im Mittelpunkt des Kreuzes ist der Nullpunkt.

Maddox-Prisma (nach Ernst E. M.): Doppelprisma zur Heterophoriebestimmung (↑Prismengläser).

Maddox-Zylinder (nach Ernst E. M.): farbiges Glas, das aus aneinandergereihten prismenförmigen Glasstäbchen besteht (Maddox-Stab) u. aus einem Lichtpunkt eine Linie bildet. Zur subjektiven Schielwinkelbestimmung.

Made: fußlose ↑Larve bei Vertretern der ↑Diptera (z. B. Fliegenmaden).

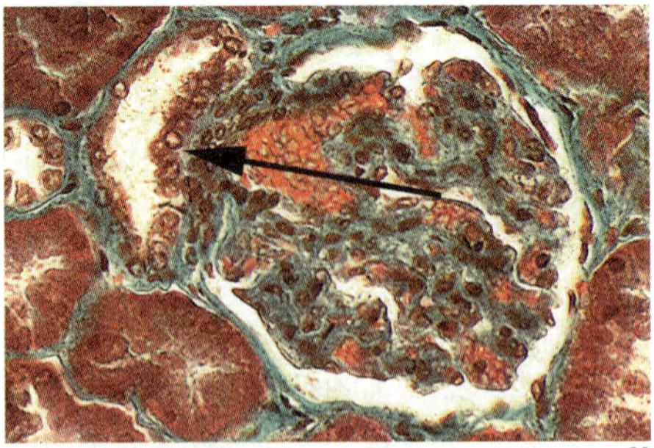

30

Macula-densa-Zellen. Histologischer Schnitt durch die Niere, Färbung nach Goldner; Kontaktpunkt des Mittelstücks mit dem Corpusculum renale u. den M. (Pfeil)

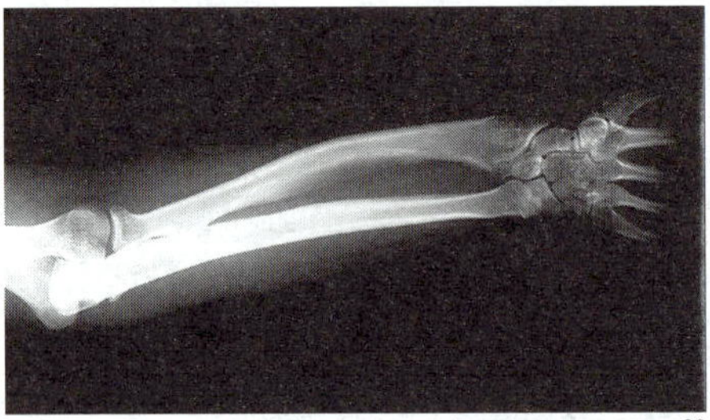

38

Madelung-Deformität bei Dyschondroosteose

Madelung, Otto Wilhelm (1846–1926), dt. Chir., Rostock, Straßburg.

Madelung-Deformität (nach Otto W. M.): angeborene o. sich später entwickelnde, meist doppelseitige, bei Mädchen häufigere Wachstumshemmung des distalen Radius. Frühzeitige Verknöcherung des ulnaren Anteils der distalen Radiusepiphyse führt zum Abkippen der Gelenkfläche nach volar-ulnar, wodurch die Hand gegen das vorspringende Ende der Ulna bajonettartig nach volar abgeknickt wird. Bewegungseinschränkung, geringe Belastbarkeit. Autosomal dominanter Erbgang. Tritt isoliert o. in Kombination auf: Minderwuchs, Hüftgelenkdysplasie, Gelenkkontrakturen, Brachydaktylie, Daumenluxation. Abb.

Madelung-Fetthals (nach Otto W. M.): sog. Büffelnacken; extreme, häufig den ganzen Hals betreffende Fettansammlung, oft durch die Faszien bis in die tiefen Halsorgane reichend.

Madelung-Zeichen (nach Otto W. M.): Differenz der axillären u. rektalen Körpertemperatur von mehr als 0,5 °C, Zeichen für akute ↑Peritonitis.

Madenfraß ↑Myiasis.

Madenkrankheit ↑Myiasis.

Madenwurm: Kinderwurm, Enterobius (früher Oxyuris) vermicularis, Aftermade; Vertreter der ↑Nematoda, ↑Oxyuridae, Geohelminth. Häufiger, ubiquitär verbreiteter Darmparasit des Menschen. Weibchen 9–12 mm, Hinterende lang u. spitz, Ösophagus mit Endbulbus, Männchen 3–5 mm lang mit ventral eingerolltem Schwanzende. Die reifen Weibchen parasitieren im Dickdarm des Menschen sowie bei Menschenaffen. Die Eiablage erfolgt nachts in der Umgebung des Anus, wobei lästiger Juckreiz hervorgerufen wird; vom Anus aus gelangen die sich rasch zur Infektionsreife entwickelnden Eier in die Kleidung u. Bettwäsche sowie über den Bett- u. Zimmerstaub („Staubeier") auf Lebensmittel u. Gegenstände. Ansteckungsmöglichkeiten: Digitalinfektion (Kratzen am Anus), orale Schmutzinfektion, Autoinfektion durch Rückwanderung der Larven vom Anus in den Darm. Kinder werden bevorzugt befallen. Massenbefall kann bei Schulkindern vorübergehende Leistungsschwächen (Nervosität) durch starken Juckreiz auslösen. Weltweite Verbreitung. Erreger der ↑Enterobiasis.

madescens ⟨*lat*⟩ *Adj*: madidans; nässend.

Madonnenfinger: Spinnenfingrigkeit, Arachnodaktylie, ↑Marfan-Syndrom.

Maduramykose: durch versch. Pilze verursachte Hautaffektion, die sich in die Tiefe ausbreitet u. meist auf die untere Extremität lokalisiert bleibt (Madurafuß, Mycetoma pedis). Erreger versch. Pilzgattungen (Cephalosporium, Madurella, Allescheria u. a.) u. Bakterien (Nocardien). Verbreitet unter barfußgehender Landbevölkerung (Indien, Nordafrika, Südostasien, Mittel- u. Südamerika). Infektion erfolgt über kleine Hautverletzungen. An Infektionsstelle Knotenbildung, Abszedierung, Ausbreitung in die Tiefe mit Zerstörung von Muskeln, Sehnen u. Knochen. Unförmig verunstalteter Fuß u. Unterschenkel. Diagn. mikrosk. ↑Drusen u. kulturell. Ther.: Antibiotika, Antimykotika, im Endstadium meist chir.

Madurella: Pilzgattung, M. mycetomi u. M. grisea sind Erreger von ↑Myzetomen (Maduramykosen).

MAF: *Abk* für engl. ↑Macrophage activating factor.

Maffucci, Angelo (1845–1903), ital. Pathologe, Neapel, Pisa.

Maffucci-Syndrom (nach Angelo M.): Chondrodysplasie-Hämangiom-Syndrom; Enchondromatose mit Hämangiomatose. Fehlbildungskomplex mit asymmetr. Chondromatose der Knochen u. multiplen Hämangiomen innerer Organe u. der Haut. Manifestation erst in späteren Lj. Neigung zur malignen Entartung der Knorpelwucherungen u. der Angiome (20 %), gehäuftes Vorkommen von Fibromen, Gliomen, Ovarialteratomen u. Pankreaskarzinomen.

MAG-3: Mercaptoacetyltriglycin, Radiopharmakon mit ^{99m}Tc markiert, wird tubulär renal ausgeschieden u. statt radioiodmarkierter Hippurane zur ↑Nieren-Clearance u. ↑Nierenszintigraphie verwandt.

Magaldrat: ein ↑Antazidum.

Magath, T. B., zeitgen. amerik. Arzt.

Magath-Syndrom (nach T. B. M.) ↑Arteriitis temporalis.

Magen: Gaster, Ventrikulus, Stomachus; Erweiterung des Verdauungsrohrs, die dem Darm als Aufnahmeraum vorgeschaltet ist. Der M. nimmt eine Mahlzeit in kurzer Zeit auf, um sie im Laufe von mehreren Stunden für die weitere Verdauung vorbereitet an den Dünndarm abzugeben. ***Anat.:*** Beim M. unterscheidet man die Einmündung des ↑Ösophagus als Kardia (↑Ostium cardiacum), den Magenausgang als Pylorus, den Kuppelraum oberhalb der Kardia als ↑Fundus ventriculi u. den Hauptteil als Korpus (Abb. 1). In der Vorderansicht hat der M. 2 ungleich lange gekrümmte Ränder, die Curvatura major, den li. Rand, der den Fundus mit einschließt, u. die Curvatura minor, den re. Rand, der einen kürzeren Bogen darstellt. Letzterer zeigt einen scharfen Knick, die Incisura angularis, welcher einen mehr senkrecht stehenden Teil, den Corpus ventriculi, von der horizontaleren Pars pylorica abtrennt. Das Fassungsvermögen beträgt bei Neugeborenen 30 ml, bei Erwachsenen 2 000 ml u. mehr. ***Histol.:*** Die Magenwand ist 2–3 mm dick u. besteht aus folgenden Schichten: 1. ↑Tunica mucosa, 2. ↑Tela submucosa, 3. ↑Tunica muscularis, 4. ↑Tunica serosa. Innenansicht: 1. Hochrelief: Magenfalten (Plicae gastricae), 2. Flachrelief: Magenfelder (Areae gastricae), 3. Feinrelief: Magengrübchen (Foveolae gastricae). In jede Foveola münden über einen Isthmus mehrere, in der Lamina propria der Tunica mucosa gelegene, tubulöse Magendrüsen (↑Glandulae gastricae propriae) mit regionalen Unterschieden: 1. Glandulae cardiacae, verzweigte tubulöse, mukoide Drüsen in einem etwa 1 cm breiten Gebiet zwischen Ösophagus u. M.; 2. Glandulae gastricae propriae, wenig verzweigte tubulöse Drüsen im Corpus gastricum; 3. Glandulae pyloricae, verzweigte tubulöse, mukoide Drüsen im Pylorusteil des M. Weitere Drüsenzellen: Zellen des ↑GEP-Systems in den Gg. gastricae propriae (EC-Zellen: Serotonin; D-Zellen; Somatostatin) u. Gg. pyloricae (G-Zellen: Gastrin). Die Tunica mucosa besitzt ein ein-

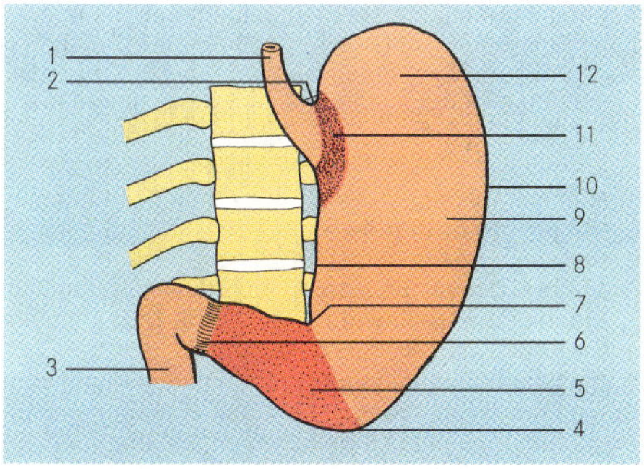

Magen (Abb. 1). Makroskopische Darstellung
1: Ösophagus; 2: Incisura cardiaca;
3: Duodenum; 4: Angulus ventriculi;
5: Pars pylorica, 6: Pylorus; 7: Incisura angularis;
8: Curvatura ventriculi minor; 9: Corpus ventriculi;
10: Curvatura ventriculi major; 11: Pars cardiaca;
12: Fundus ventriculi

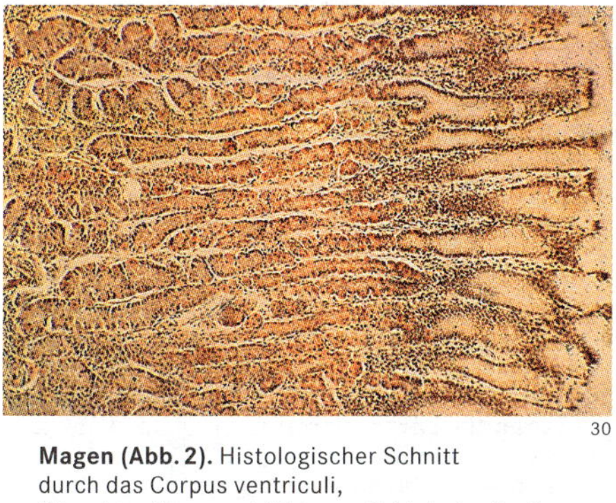

30

Magen (Abb. 2). Histologischer Schnitt durch das Corpus ventriculi, Hämalaun-Kongorot-Färbung; Schleimhaut mit flachen Foveolae u. unverzweigten Drüsen

M

schichtiges hochprismat. Epithel u. wird durch eine dünne Muskelschicht (Lamina musculus mucosae) begrenzt. Die Tela submucosa enthält lockeres Bindegewebe mit Gefäßen u. Nerven. Die Tunica muscularis besteht aus glatter Muskulatur: Stratum longitudinale, Stratum circulare (am Pylorus den M. sphincter pylori bildend) u. Fibrae obliquae (schräg verlaufend). Tunica serosa aus einschichtigem Peritonealepithel (Mesothel). Abb. 1 u. 2.

Magenatonie ↑Gastrektasie.

Magenatresie: angeborener, seltener Verschluß des Magenlumens durch (meist) eine quere Schleimhautmembran, ausgedehnte Verödung o. Unterbrechung der Kontinuität des Magenlumens. M. ausschließl. in der Pars pylorica.

Magenbezoar ↑Bezoar.

Magenblase: im Fornix beim Stehenden ausgebildete Luftblase; verkleinert bei Hiatushernien u. Kardiakarzinom, vergrößert bei Aerophagie. ↑Roemheld-Symptomenkomplex.

Magenblutung: Gastrorrhagie, Haemorrhagia gastrica; Blutungen im Magen zählen zu den häufigsten im gesamten Magen-Darm-Trakt. Ursachen: pept. Ulkus, Erosionen, maligne Neoplasmen, Fundusvarizen, Mallory-Weiss-Syndrom, Exulceratio simplex Dieulafoy, benigne Tumoren (Leiomyome, Neurinome, Hämangiome, Polypen), Gerinnungsstörungen, Verätzungen, Gefäßektasien im Antrum bei Leberzirrhose. Folgen sind Hämatemesis, Teerstuhl u. Anämie.

Magenchromoskopie: Betrachtung der durch Chromographie dargestellten Färbungen.

Magen-Darm-Infektion ↑Infektion, enterale.

Magen-Darm-Kanal ↑Magen-Darm-Trakt.

Magen-Darm-Katarrh ↑Gastroenterokolitis.

Magen-Darm-Passage: röntg. Untersuchung des Magen-Darm-Kanals nach oraler Gabe von Kontrastmitteln zur Beurteilung der einzelnen Abschnitte des Verdauungstrakts. Entspr. der Passage des Kontrastmittels Untersuchung zu versch. Zeiten bis 24 h nach Aufnahme des Kontrastmittels.

Magen-Darm-Schwimmprobe: von Breslau (1866) angegebene Lebensprobe. Magen u. Teile des Dünndarms schwimmen bei Neugeborenen, die geatmet haben, auf Wasser (↑Lungenschwimmprobe). Je nach Füllung der Darmabschnitte vorsichtige Schlüsse auf die Dauer des Gelebthabens mögl. Speiseröhre muß durchgängig sein; ↑Ösophagusatresie.

Magen-Darm-Trakt: Gesamtheit des Verdauungsschlauchs vom Magenrand bis zum After.

Magendie, François (1783–1855), frz. Physiol., Prof. am Collège de France. M. begründete die tierexperimentelle Physiol. in Frankreich. Gestützt auf das vivisektor. Exp. trat er insbes. auf dem Gebiet der Physiol. des Nervensystems hervor. 1822 baute er das 1821 von Charles Bell (1774–1842) aufgestellte Gesetz, wonach die vorderen Rückenmarkwurzeln motor., die hinteren sensibler Natur seien, zum sog. ↑Bell-Magendie-Gesetz aus. M. bereicherte nahezu alle Gebiete der Physiol. mit neuen Entdeckungen, u. a. des ↑Liquor cerebrospinalis u. seiner Kommunikationswege.

Magendie-Foramen (nach François M.) ↑Apertura medialis ventriculi quarti.

Magendissektion: Durchtrennung (u. Wiedervereinigung) des Magens, meist als subkardiale M. zur Behandlung blutender ↑Ösophagusvarizen bei ↑Pfortaderhochdruck.

Magendivertikel, angeborene: angeborene Aussackungen (bis 4 cm) der Magenwand. Echte Divertikel enthalten alle Wandschichten, falsche Magendivertikel stellen Prolapse der Schleimhaut durch einen angeborenen Muskeldefekt dar. Oft enthalten sie heterotropes Pankreasparenchym.

Magendrehungen: Positionsveränderungen des Magens. 1. Rotation nach re. um 90°; 2. Verschiebung nach li., Senkung des Mageneingangs, Hebung des Magenausgangs u. Verlagerung nach unten.

Magen-Duodenum-Röntgenuntersuchung: Röntgendarstellung des Magens u. Duodenums mittels Durchleuchtung u. Aufnahmen nach Kontrastmittelgaben. Zunächst Darstellung des Schleimhautreliefs von Magen u. Duodenum möglichst im Doppelkontrast, nach Prallfüllung des Magens weitere Aufnahmen von Magen u. Duodenum in versch. Durchmessern. Spez. Untersuchungen: 1. Feinreliefdarstellung der Pars pylorica: unter leichter Kompression werden die Magenfalten in der Pars pylorica gerade zum Verschwinden gebracht, damit sich die Areolae gastricae abbilden lassen, weiter pathol. Auffälligkeiten wie ↑Ulkusnische, ↑Profilnische, ↑Stierhornform, ↑Krebszapfen. 2. Hypotone ↑Duodenographie. Pharmak. Untersuchungen: mit Metoclopramid zur Verstärkung der Peristaltik bei Hypotonie u. Stenose im Bereich des Magenausgangs o. des Duodenum. Spasmolytika zur Hypotonisierung des Duodenum.

Magenduplikatur: angeborene Verdopplung von Magenabschnitten sind seltener als Duplikationen des übrigen Verdauungstrakts. Reichen von der totalen Verdopplung von Ösophagus u. Magen bis zu kleinen Zysten außerhalb der Magenmuskulatur. Es kann auch ein zweiter Schleimhautschlauch innerhalb der Magenwand liegen. Abb.

Magendystopie: echte, kongenitale Verlagerungen des Magens, die als Fehlbildungen angesehen werden, sind nicht häufig. Treten z. T. als Bestandteile eines kompletten ↑Situs inversus viscerum auf. Als Form der M. kann auch die Mageninversion angesehen werden: die Kardia steht tiefer als der Pylorus, der den abdominal stark verlängerten Ösophagus ventral kreuzt. Tiefster Punkt ist der Fundus.

Magenentleerungszeit: Bestimmungsverfahren, bei dem ^{99m}Tc-Pertechnetat in Speise o. Tee gemischt wird. Nach peroraler Einnahme Beobachtung des Ingestatransports mit ↑Gammakamera. Normalwerte der Pas-

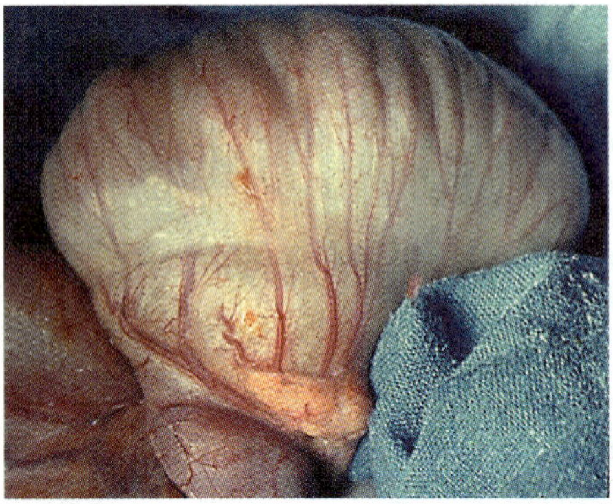

4

Magenduplikatur

sage durch Ösophagus u. Magen sind abhängig von der Zusammensetzung der Testmahlzeit u. lokalen Untersuchungsbedingungen. Ind.: organ. u. funktionelle Störungen der Ösophagusdynamik, Verlaufsuntersuchung nach operativer o. radiol. Ther. in Verbindung mit Kontrastmitteldiagnostik.

Magenerosion: auf die Mukosa beschränkter oberflächl. Defekt, der als petechiale, inkomplette o. komplette Erosion zu Blutungen führen kann.

Magenfistel: operativ angelegte röhrenförmige Verbindung zwischen Mageninnerem u. Bauchdeckenoberfläche zum Zwecke künstlicher ↑Ernährung. Im physiol. Exp. werden seit Heidenhain u. ↑Pawlow Magenfisteln an Versuchstieren angelegt, um den Verlauf der Magensaftabsonderung u. ihre Gesetzmäßigkeiten verfolgen zu können.

Magenfornix: Magenfundus; ↑Fundus ventriculi.

Magenfrühkarzinom: Schleimhautkarzinom; Karzinom, das in seiner Tiefenausdehnung die Submukosa nicht überschreitet, d. h. die Muscularis propria nicht erreicht, unabhängig von der Flächenausdehnung u. dem Vorliegen von lokalen Metastasen. Bleibt das M. auf die Mukosa beschränkt, spricht man vom M-Typ, erreicht es die Submukosa, vom S-Typ. Das Erkennen eines M. u. seine operative Entfernung bedeuten eine Fünfjahresüberlebensdauer von über 90 % (beim fortgeschrittenen Magenkarzinom unter 10 %). Die Erkennung ist durch Endoskopie mit gezielter Biopsie u./o. Zytologie, mit der ↑Gastrokamera sowie auch bei sehr guter Röntgentechnik (Doppelkontrast) mögl. Einteilung: aufgrund von Empfehlungen der Japanischen Gesellschaft für Gastroenterologie u. Endoskopie (1962) wird das M. eingeteilt in: Typ 1: vorgewölbter Typ, Typ 2: oberflächl. Typ (2a: erhaben, 2b: flach, 2c: eingesenkt), Typ 3: eingesenkter Typ. ↑Laurén-Klassifikation.

Magengeschwülste: Tumoren des Magens, seltenere, gutartige Formen sind Lipome, Fibrome, Myome, Adenome, Dermoide, Polypen; bösartige Formen: ↑Magenkarzinom. Abb.

Magengeschwür ↑Ulcus ventriculi.

Magengrund ↑Fundus ventriculi.

Magenkarzinom: Magenkrebs, bösartige Magengeschwulst; vierthäufigste Krebserkrankung des Menschen mit abnehmender Inzidenz. Vorkommen bei beiden Geschlechtern, leichtes Überwiegen beim Mann. Ungeklärte Ätiologie, diskutiert werden genet. Faktoren, Präkanzerosen (chron. Gastritis, Magenteilresektion, Helicobacter-Infektion u. a.) sowie Umwelt- u. Nahrungsfaktoren. Versch. Einteilungen: 1. ↑Borrmann-Klassifikation nach dem makroskop. Wachstum; 2. ↑Laurén-Klassifikation nach der histol. Form; 3. ↑TNM-Klassifikation (Tab.). Häufig unspezif. Symptome, am häufgsten okkultes Blut im Stuhl, oft histaminrefraktäre Anazidität u. Milchsäurenachweis im Magensaft, unbestimmte mäßige Magenbeschwerden, Gewichtsabnahme, Abneigung gegen Fleischnahrung, erst bei fortgeschrittener Tumorausdehnung Blutung u. a. Symptome. Diagnostik: ↑Gastroskopie, Biopsie, ↑Magen-Duodenum-Röntgenuntersuchung, Ultraschall u. CT. Nach ↑Staging meist operative Therapie; ↑Magenresektion. Seltener andere bösartige Formen wie Lymphome, Sarkome (als Myo-, Lipo- o. Endothelsarkom), ↑Magenstumpfkarzinom. Eine Sonderstellung hat das ↑Magenfrühkarzinom. Beim pylorusnahen ↑Ulkuskarzinom können normale o. hyperazide Salzsäureverhältnisse im Magen bestehen. Tab.

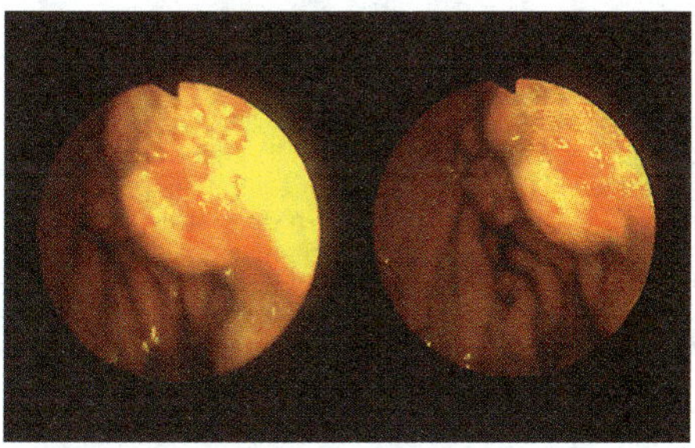

5

Magengeschwülste. Magenkarzinom

Magenkarzinom

Stadium	Ausbreitung
T is	nur Lamina epithelialis mucosae
T 1	Mukosa u. Submukosa
T 2	Lamina muscularis propria, Subserosa
T 3	Serosa
T 4	angrenzende Strukturen
Lymphknotenbefall/Metastasen:	
N 0	keine
N 1	< 3 cm vom Tumor entfernt, an kleiner u. großer Kurvatur, 7–15 regionäre Lymphknoten
N 2	> 3 cm vom Primärtumor entfernt, entlang der Äste des Truncus coeliacus, 7–15 regionäre Lymphknoten
M 1	Fernmetastasen o. Befall nichtregionärer Lymphknoten

Magenknie ↑Angulus ventriculi.

Magenkrebs ↑Magenkarzinom.

Magenkurvatur ↑Curvatura ventriculi major, ↑Curvatura ventriculi minor.

Magenmotilität: Bewegung der Magenmuskulatur, ↑Peristaltik; dient Durchmischung u. Transport des Mageninhalts. Peristalt. Kontraktionen beginnen alle 20 s im oberen Korpus nahe der großen Kurvatur u. laufen mit einer Geschwindigkeit von 10–40 cm/s in Richtung ↑Pylorus, in dessen Antrum (↑Antrum pyloricum) meist verstreichend. Weiterlaufende Wellen nehmen an Stärke zu. Starke Antrumperistaltik führt digestiv zum Pylorusschluß u. Retropulsion, interdigestiv zur Längsverkürzung des Pyloruskanals u. Öffnen des Pylorus (↑Hungerkontraktion). Entleerung des Chymus durch Druckdifferenz zwischen Magen u. ↑Bulbus duodeni. ↑Hormone, gastrointestinale. ↑Darmnerven.

Magenneurose: psychogene Magenbeschwerden als sog. Organneurose (Druckgefühl, Brennen, Appetitstörungen, Erbrechen, Übelkeit).

Magenperforation, angeborene: kurz nach Geburt auftretende Ruptur des Magens. Ursache: kongenitaler Muskeldefekt der Magenwand, bevorzugt an der kleinen Kurvatur, kardianah. Übertritt von Mageninhalt u. Luft in die Bauchhöhle. ↑Pneumoperitoneum, ↑Peritonitis acuta circumscripta, akutes ↑Abdomen.

M

Magenpförtner ↑Pylorus.

Magenpolypen: umschriebene gestielte o. sessile Vorwölbung der Magenschleimhaut, unabhängig davon, ob es sich um einen von der Mukosa selbst o. von tieferen Wandschichten ausgehenden Prozeß handelt. Die submukösen Veränderungen, die zum Bild eines Polypen (polypoider Läsion) führen, sind wesentl. seltener (Leiomyome, Leiomyoblastome, Lipome, Neurinome, Fibrome, Adenomyome, Hämangiome, Pancreas aberrans, eosinophile Granulome). Die von der Mukosa ausgehenden Polypen werden wie folgt klassifiziert: hyperplasiogene Polypen, Adenome, Borderline lesions, Frühkarzinome vom Typ 1 bzw. 2a. Außerdem müssen noch die sog. Drüsenkörperzysten berücksichtigt werden, die als Folge einer Funktionsstörung der Schleimhaut aufzufassen sind. Hyperplasiogene Polypen machen noch nach ihrer Abtragung Kontrolluntersuchungen des Magens erforderl., vielmehr noch Adenome u. Borderline lesions, wenn man sich bei ihnen nicht gleich für ein operativresezierendes Vorgehen entschließt. Abb.

Magenresektion: Teilentfernung des Magens zur Behandlung des ↑Ulcus ventriculi o. ↑Magenkarzinoms. Es wird unterschieden die proximale M. mit Entfernung der oberen Magenhälfte (↑Fundektomie) von einer distalen Magenresektion unter Mitentfernung des ↑Pylorus. Je nach Wiederherstellung der Kontinuität des Magen-Darm-Kanals werden unterschieden M. vom Typ Billroth I o. Billroth II. Abb.

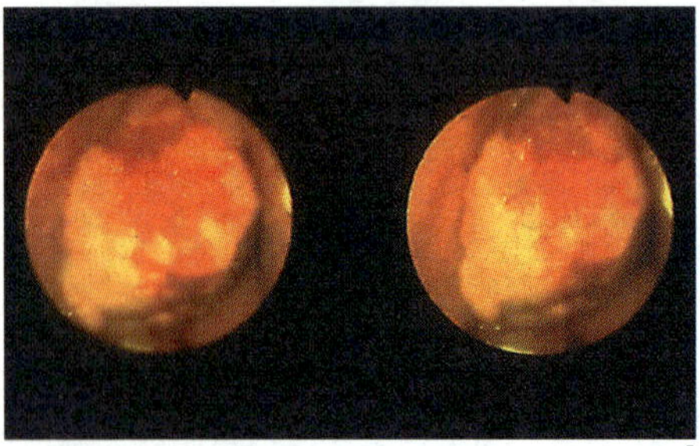

5

Magenpolyp

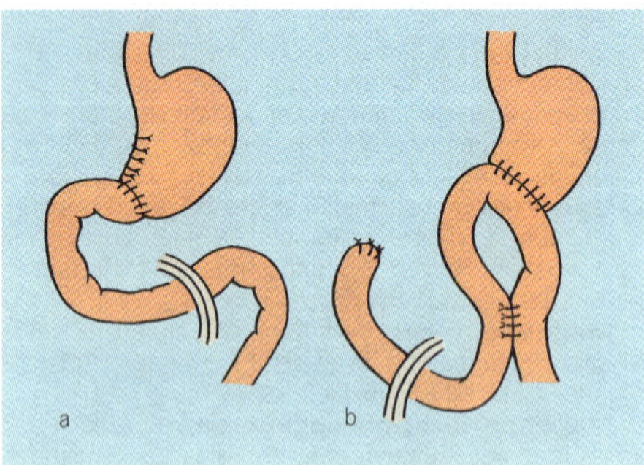

Magenresektion
a: Billroth I; b: Billroth II
(hier mit Braun-Anastomose)

Magensaft: wäßriges Produkt der Magenschleimhautdrüsen. Menge: 3 l tgl. Die Hauptzellen des Magenkörpers produzieren das ↑Pepsinogen, die Beleg- o. Parietalzellen die ↑Salzsäure u. die Nebenzellen das Muzin (↑Muzine). Die H^+-Konzentration des Magensafts beträgt etwa 130–150 mval/l, M. ist also stark sauer (pH-Wert etwa 1), der Magenschleim hingegen ist annähernd neutral.

Magensaftresistenz: magensaftresistente, aber dünndarmlösl. Tabletten (Dragees) haben Überzüge, z. B. aus Zelluloseacetatphthalat, Methacrylsäurepolymeren, ↑Zein u. a., die vom sauren Magenmilieu nicht angegriffen werden, jedoch im Dünndarm, der ein, neutrales o. alkal. Medium besitzt, relativ schnell zerfallen o. gelöst werden, so daß die inkorporierten Arzneimittel erst im Darm zur Wirkung gelangen. Sie sollten mind. 30 min vor der Nahrungsaufnahme eingenommen werden.

Magenschlauch: etwa 12–14 mm dicker, relativ konsistenter Gummi- o. Kunststoffschlauch mit abgerundeter Spitze u. seitl. Öffnungen zum Aushebern des Magens.

Magenschleim: Muzine; Teil des ↑Magensafts. Produkt der Epithelzellen der Magenwand (Nebenzellen im Halsteil der Drüsen, Pylorusdrüsen) mit einem pH-Wert von etwa 7,4. Glykoproteide sind die Hauptbestandteile, weiterhin Mukopolysaccharide, Eiweiße u. Blutgruppensubstanzen. In Gelform ist der Magenschleim im Magensaft gelöst o. auf der Schleimhaut als Schleim präzipitiert. Schleimhautreizung u. cholinerge Stimula führen zur Schleimproduktion.

Magenschleimhautbarriere: physiol.-funktionelles Konzept, das die Eigenschaft der normalen Magenschleimhaut beschreibt, die Diffusion von sezernierten Wasserstoffionen in u. von Natriumionen aus der Mukosa zu verhindern. Bei Schädigung der Mukosa durch Noxen (z. B. Salicylsäure) wird die Mukosabarriere für Wasserstoffionen im verstärkten Maße durchlässig, u. Pepsin führt zur Andauung der Schleimhaut.

Magenschleimhautentzündung ↑Gastritis.

Magensekretion ↑Magensaft.

Magensekretionsanalyse: mit den z. Z. eingeführten Methoden wird ledigl. die Salzsäuresekretion als Ausdruck des Sekretionsvermögens des Magens überprüft (unter Basisbedingungen ablaufende Sekretion [Basalsekretion] u. nach Stimulation [stimulierte Sekretion]). Von den versch. Stimuli (Vagomimetika, Hypoglykämie [als Vagostimulans], Histamin u. -analogen, Gastrin o. früher Alkohol, Coffein, Nahrung) hat sich das Pentagastrin durchgesetzt: beim seit 12 h nüchternen Pat. wird eine Magensonde an den tiefsten Punkt des Magens gebracht, der Nüchterninhalt abgesaugt u. verworfen u. über 4 · 15 min mit einer 20-ml-Spritze der Magensaft völlig abgesaugt, dann s. c. Injektion von Pentagastrin u. weiteres Sammeln des Magensafts über 4 · 15 min. Die bei der Titration verbrauchte NaOH ergibt die HCl-Konzentration in mval/l. Aus der Konzentration u. dem Volumen der einzelnen Fraktionen errechnet sich dann die absolute Säuremenge der entsprechenden Fraktion. Bei der Basalsekretion werden alle 4 Fraktionen addiert, bei der Stimulierten nur die beiden Fraktionen mit den höchsten Säurekonzentrationen u. mit 2 multipliziert.

Magensenkung: Gastroptose; Herabsinken des Magens aus der normalen Lage. Vorkommen bei Abmagerung; ↑Enteroptose.

Magensonde: nasaler o. oraler Magenkatheter zur Durchführung diagn. u./o. ther. Maßnahmen.

Magenspülung: Entleerung des Magens mittels Spülflüssigkeit durch ↑Magensonde zwecks rascher Elimination von (giftigen) Substanzen. Kontraindikation: Krämpfe, Bewußlosigkeit, Laugen- u. Säureingestion, Fettlösungsmittel.

Magenstraße: Bezirk an der Innenseite der kleinen Kurvatur, in dem sich Längsfalten der Schleimhaut befinden. Hier können Flüssigkeiten u. Speisebrei, ohne im Magen zu verweilen, in das Duodenum gelangen.

Magenstumpfkarzinom: im Magenstumpf eines Pat., der vor mind. 5 Jahren wegen einer gutartigen Magenerkrankung reseziert wurde, auftretendes Karzinom. Ab 15. postoperativem Jahr Zunahme der Stumpfkarzinome. Das M. ist progn. bes. ungünstig. Neu auftretende Beschwerden o. Entwicklung einer symptomat. perniziösen Anämie sollten an ein M. denken lassen.

Magenszintigraphie ↑Ösophagus-Magen-Darm-Szintigraphie.

Magentaenien: äußere Längsschicht der Tunica muscularis der Magenwand, die nur in 2 Bündeln an der großen u. an der kleinen Kurvatur als M. ausgebildet ist.

Magentasche, epiphrenale ↑Hiatushernie.

Magentropf: kontinuierl., langsame Flüssigkeitszufuhr durch eine ↑Magensonde.

Magenvolvulus ↑Upside-down-stomach.

Magermilch: entrahmte Vollmilch mit etwa 0,04 % Fett. Als Konsummilch ist entrahmte Milch mit einem Fettgehalt unter 0,30 % zulässig.

Magersucht ↑Kachexie, ↑Anorexia nervosa.

Magill, Sir Ivan W. (1888–1986), amerik. Anästhesist.

Magill-Tubus (nach Sir Ivan W. M.): dünnwandiger Endotrachealtubus, für orale u. nasale ↑Intubation geeignet.

Magill-Zange (nach Sir Ivan W. M.): Spezialinstrument zur nasalen ↑Intubation.

Magister ⟨*lat*⟩ *m*: Meister; akadem. Grad, der bereits im Mittelalter beim Studienabschluß verliehen wurde. ↑Master in englischsprachigen bzw. Commonwealth-Ländern.

magistral ⟨*lat*⟩ *Adj*: heute ungebräuchl. Bez. für Arzneimittel, die nach Vorschrift eines Arztes in der Apotheke bereitet werden, im Ggs. zu Pharmaka, die in jeder Apotheke vorrätig gehalten werden müssen u. sofort abgabebereit sind.

Magistralformel: Formula magistralis; erprobte ärztl. Vorschrift, die in sog. Formelsammlungen enthalten ist, z. B. in den Formulae Magistrales Berolinenses (F. M. B.), auch Rezeptformeln (RF) u. Standardrezepturen (SR), die ständig aktualisiert werden.

Magma ⟨*gr*⟩ *n*: Teig, Brei.

Magma reticulare: Zellnetz des extraembryonalen Mesenchyms. Es umgibt das Amnion, den prim. Dottersack u. dient als Speicherorgan für Stoffe, die vom Trophoblasten aus dem Endometrium aufgenommen werden.

Magnesia usta: Magnesiumoxid; Adsorptionsmittel nach peroraler Giftaufnahme. ↑Ösophagusverätzung.

Magnesium: chem. Symbol Mg; Ordnungszahl 12, relative Atommasse 24.32. Silberglänzendes, wegen Ausbildung einer dünnen Oxidoberflächenschicht jedoch mattweiß anlaufendes ↑Erdalkalimetall, das sich mechan. leicht bearbeiten läßt. Kräftiges Reduktionsmittel. In biol. Systemen kommen Mg^{2+}-Ionen vorwiegend intrazellulär vor (etwa 25 mval/l Zellwasser) u. sind für viele Enzymreaktionen unentbehrl. Ihre Konzentration im Blutplasma ist 2 mval/l; Bedarf: 300 mg/d; in der Laktation u. Schwangerschaft sowie bei Verlust von Körperflüsigkeit ist der Bedarf erhöht. Thyroxin fördert die Resorption von Mg^{2+} im Darm u. erhöht den intrazellulären Mg^{2+}-Spiegel. Mg-Ionen wirken an cholinergen Synapsen u. im ZNS als Kalziumantagonisten: Hemmung der Erregungsübertragung; umgekehrt kann die Mg^{2+}-Wirkung durch Ca^{2+}-Ionen aufgehoben werden.

Magnesiumkarbonat: $MgCO_3$; ein ↑Antazidum.

Magnesiummangel: verursacht nervöse Störungen, Schwindelanfälle, Tetanie u. Gewebeverkalkungen u. z. T. Myokardfibrosen u. Nephropathien.

Magnesiumnarkose: Magnesiumsalze hemmen Erregungsübertragung im ZNS; bei i. v. Gabe Narkose bis zur Atemlähmung. Ca^{2+} wirkt antagonist.

Magnesiumsulfat: $MgSO_4 \cdot 7\,H_2O$; Verwendung als salin. Abführmittel (5–20 g), zur Duodenalspülung 10 %–40 %, als Muskelrelaxans (bei Tetanus u. Eklampsie) i. v. in 10- bis 20 %iger Lösung.

Magnetfeldtherapie: Einwirkung von niederfrequenten (1–50 Hz) magnet. Wechselfeldern mit einer Flußdichte von 0,05–0,1 Tesla auf den Organismus. Biol. Wirkung ist komplexer Art; theoret. ist u. a. Beeinflussung der Elektrolytwanderung, der Diffusionsbedingungen an den Zellmembranen u. des laminaren Strömungsprofils in den Blutgefäßen anzunehmen. Angewendet bei Schmerzzuständen am Bewegungssystem, Osteoporose, vegetativen Regulationsstörungen.

Magnetic resonance cholangiopancreatography: *Abk* MRCP; die mit Flüssigkeit gefüllten Gallenwege u. Pankreasgänge können ohne Kontrastmittel, auf nichtinvasivem Wege dargestellt werden. Insbes., wenn die invasiven Verfahren (ERCP, PTC) unvollständig o. techn. nicht durchführbar sind, hat die MRCP schon heute ihren Platz.

Magnetimplantat: geschlossenes magnet. dentales ↑Implantat, das durch gegenpolige Einarbeitung eines weiteren Magneten in eine Zahnprothese deren Halt verbessern soll.

Magnetoenzephalographie: *Abk* MEG; hautkontaktlose Aufzeichnung der mit den elektr. Vorgängen im Hirn verbundenen Magnetfeldänderungen. Die M. wird zur Diagnostik der Epilepsie, beim Parkinson-Syndrom, der Alzheimer-Krankheit u. a. neurol. Erkrankungen erprobt. ↑Biomagnetismus.

Magnetokardiographie: *Abk* MKG; hautkontaktlose Aufzeichnung der mit den elektr. Vorgängen am Herzen verbundenen Magnetfeldänderungen. ↑Biomagnetismus.

Magnetorezeption: Wahrnehmung von Magnetfeldern durch das Gehirn, z. B. bei Flugtauben durch Wirkung auf ferromagnet. Substanzen in Neuronen des Zwischenhirns, wodurch die Flugrichtung auch bei fehlender Bodensicht beeinflußt wird. Die Existenz einer M. beim Menschen ist umstritten.

Magnetprothese: Die abstoßende Wirkung von Magneten, die in geeigneter Weise in der Oberkiefer- u. Unterkieferprothese eingearbeitet sind, soll die Vollprothesen am zahnlosen Kiefer fixieren.

Magnetreaktion: Nachfolgen der angebeugten Extremität in Streckrichtung, wenn ihre Akren berührt werden u. der Untersucher seine Hand langsam zurückzieht. Bei Hirnschäden vorkommend.

Magnetreflex: bei leichtem Druck auf die Fußsohle des gebeugten Beins erfolgt eine langsame Streckung über die Zeit des Hautkontakts hinweg.

Magnus, Rudolf (1873–1927), Pharmak., Utrecht.

Magnus-Reflexe (nach Rudolf M.): frühkindl. Reflexe. ↑ Reflexe, angeborene.

Mahaim-Faser ↑ Reizbildungszentren, kardiale.

Mahler-Zeichen: stärkere Pulsfrequenzzunahme ohne entspr. ausgeprägte Körpertemperaturerhöhung (nur subfebril), gilt auch allein als Hinweiszeichen einer (tiefen) Phlebothrombose.

Mahlzahn: Dens molaris; ↑ Molar.

Mahorner, Howard R., zeitgen. amerik. Chir., USA.

Mahorner-Howard-Ochsner-Test (nach Howard R. M. u. Alton O.): modifizierter klin. Test nach Perthes (↑ Perthes-Versuch), mit dem die Lokalisation einer tiefen Thrombose sowie eine Insuffizienz der Venae communicantes feststellbar sein soll. Wenig gebräuchl.

Ma-Huang ↑ Ephedra-Arten.

MAI *Abk* für Mycobacterium avium intracellulare. ↑ Mycobacterium.

Maier, Conrad, zeitgen. Schweizer Int., ↑ Hegglin-Maier-Test.

Maier, Rudolf Robert (1824–1888), dt. Pathol., Freiburg/Breisgau.

Maier-Kussmaul-Krankheit (nach Rudolf R. M. u. Adolf K.) ↑ Periarteriitis nodosa.

Maiglöckchen ↑ Convallaria majalis.

Maillard-Reaktion ↑ Bräunung, nichtenzymatische.

Main en lorgnette ⟨*frz*⟩ ↑ Lorgnettenhand.

Mai-Rißpilz: Inocybe patouillardi; ↑ Giftpilz, führt zu muscarinartigen Vergiftungen.

Maisonneuve, Jacques Gilles (1809–1897), frz. Chir., Paris.

Maisonneuve-Urethrotom (nach Jacques G. M.): Urethrotom zur ↑ Urethrotomia interna.

Maisquellwasser: *Abk* CSL; bei der Gewinnung von Maisstärke anfallende, eiweiß-, vitamin- u. mineralstoffreiche Suspension. M. wird als Zusatz zu Nährmedien bei zahlreichen mikrobiellen ↑ Fermentierungen (Antibiotikagewinnung u. a.) verwendet.

Maîtrise ⟨*frz*⟩: akadem. Grad in Quebec/Kanada, der dem ↑ Master entspricht.

Majewski-Syndrom: Osteochondrodysplasie mit Thoraxdystrophie, Polysyndaktylie u. anderen Fehlbildungen; ↑ Kurzrippensyndrom.

Majocchi, Domenico (1849–1929), ital. Dermat., Bologna.

Majocchi-Syndrom (nach Domenico M.): bei Hypertonie u. Arteriosklerose auftretende Teleangiektasien, oft symmetr. an den Unterschenkeln, Hämosiderinablagerungen u. Hautatrophie in diesen Bereichen.

Majorhistokompatibilitätsantigene: best. HLA-Antigene, von bes. Bedeutung bei der Transplantation. Bei fehlender Übereinstimmung der M. kommt es zu einer raschen Abstoßung des Transplantats. ↑ HLA-System.

Majorhistokompatibilitätskomplex: *Abk* MHC; eng beieinanderliegende, zu einem Komplex gekoppelte Genabschnitte beim Menschen, auf dem kurzen Arm des Chromosom 6 lokalisiert, deren Allele die Antigene des HLA-Systems sowie einiger anderer Komponenten steuern, die mit der Ausprägung der Immunabwehr in Zusammenhang stehen. Allele der Loci A, B, C, D (DR) steuern die Antigene des HLA-Systems (Major-System). Die Genorte C2, C4 u. Bf codieren die Ausprägung der C2 u. C4-Komponente des Komplementsystems sowie den Aktivator Bf im Komplementbypass. Genprodukte von C2, C4 u. Bf sind Aktivatoren der 3. Komplementkomponente, stehen mit der Immunabwehr in engem Zusammenhang. Allele des Ir/Ds-Lokus steuern die Ausbildung best. Funktionen der Abwehr: Ir (immune response) die Ausprägung (Titerhöhe) best. Immunglobuline, beim Menschen bisher nur bezügl. des IgE nachgewiesen. Ds-Allele sind für die Ausbildung bzw. Anfälligkeit best. Krankheiten verantwortl., z. B. für die ankylosierende Spondylitis (Bechterew-Krankheit), multiple Sklerose, Zöliakie. Es besteht ein hoher Kopplungsgrad von Allelen dieses Lokus mit denen das B-Lokus für das HLA-System. Bei Heterozygotie von DR3/DR4 besteht eine hohe Inzidenz mit der Ausprägung eines insulinpflichtigen Diabetes, bei Homozygotie von B3 bzw. B4 zeigt sich geringere Inzidenz. MHC anderer Säuger ist dem des Menschen ähnl., die Reihenfolge analoger Loci jedoch different.

Majorsystem ↑ Majorhistokompatibilitätskomplex.

major tranquilizer ⟨*engl*⟩ ↑ Neuroleptika.

MAK: **1.** *Abk* für monoklonale ↑ Antikörper. **2.** *Abk* für mikrosomale Antikörper. ↑ Schilddrüsenantikörper. Ident. mit Antikörpern gegen das thyreoidale Enzym Peroxidase, das wesentl. Reaktionen (Iodisation u. Kondensation) der intrathyreoidalen Hormonsynthese katalysiert. In-vitro-Nachweisparameter für Autoimmunthyreopathien, erhöhte Titer bes. bei Struma lymphomatosa Hashimoto u. prim. Autoimmunhypothyreose, auch bei Basedow-Krankheit. Nachweis mittels Hämagglutinationstechnik, unterscheidet zwischen normalen, niedrigpatholog. u. hochpatholog. Titern, o. Radioligandenassay mit direkter Bestimmung. Fehlender Nachweis schließt Erkrankung nicht aus, wie auch pos. Nachweis noch nicht beweisend ist (↑ TAK, ↑ TRAK). **3.** *Abk* für maximale Arbeitsplatzkonzentrationen. Die MAK-Werte werden jährlich von der Senatskommission zur Prüfung gesundheitsschädl. Arbeitsstoffe der Deutsche Forschungsgemeinschaft (DFG) festgelegt u. geben die höchstzulässige Konzentration eines Arbeitsstoffs in der Luft am Arbeitsplatz an, die nach gegenwärtiger Kenntnis auch bei wiederholter u. langfristiger, arbeitstägl. achtstündiger Exposition i. a. nicht gesundheitsschädl. o. unangemessen belästigend wirkt.

Makrenzephalie ⟨*gr*⟩ *f*: Megalenzephalie; gestörte Massenverhältnisse am Gehirn i. S. einer Vergrößerung. Die Oberfläche ist unauffällig o. furchungsgestört, auch Gliahyperplasien u. Mißverhältnis der Rinden-Mark-Relation kommen vor.

Makroamylasämie ⟨*gr*⟩ *f*: durch Bindung an Immunglobuline (häufig Paraproteine) o. durch Aggregation der Amylasemoleküle selbst kann es zu einer M. kommen, die durch hohe Amylasewerte im Serum u. fast fehlende im Urin gekennzeichnet ist. Eine starke Vermehrung der Speicheldrüsenamylase kann eine M. vortäuschen.

Makroangiopathie, diabetische ↑ Angioorganopathie, diabetische.

Makroästhesie: Empfindungsstörung, bei der ein Gegenstand beim Betasten größer empfunden wird, als er in Wirklichkeit ist.

Makroblast ↑ Erythrozytopoese.

Makrocheilie ⟨*gr*⟩ *f* ↑ Makrochilie, ↑ Quincke-Ödem.

Makrocheirie *⟨gr⟩ f* ↑Makrochirie.

Makrochilie *⟨gr⟩ f*: Macrochilia, Makrocheilie; ausgedehnte Schwellung, Vergrößerung u. Verdickung einer Lippe infolge versch. Ursachen. Angeboren meist durch ausgedehnte Fehlbildungen von Blut o. Lymphgefäßen (Hämangiome, Lymphangiektasien). M. auch bei best., fam. gehäuften Symptomenkomplexen: Kombination mit Acanthosis nigricans u. Diabetes mellitus (Miescher-Syndrom), mit Lingua plicata, Gesichtsschwellung u. rezidivierender Fazialisparese (↑Melkersson-Rosenthal-Syndrom), bei Hyalinose der Schleimhäute von Nase-, Rachen u. Mundhöhle (↑Urbach-Wiethe-Syndrom).

Makrochirie: Makrocheirie; angeborene Vergrößerung einer Hand. Form eines lokalen ↑Gigantismus.

Makrodaktylie: Macrodactylia; angeborene Vergrößerung eines Fingers o. einer Zehe. Geringster Grad einer partiellen ↑Gigantomelie.

makrodont: übermäßig große Zähne tragend, Ggs.: mikrodont. ↑Zahnform.

Makroelemente *⟨gr + lat⟩ n Pl*: Mineralstoffe, die im Ggs. zu den ↑Mikroelementen in Gramm-Mengen dem Organismus tgl. zugeführt werden müssen: Na^+, K^+, Ca^{2+}, Mg^{2+}, Cl^- u. $PO_4{}^{3-}$. Sie haben Funktionen bei der Aufrechterhaltung des Volumens u. der Zusammensetzung der extra- (Na^+, Cl^-) u. intrazellulären Flüssigkeit (K^+, Phosphat), dienen dem Aufbau des Skeletts u. der Zähne (Ca^{2+}, Phosphat) u. sind für den Ablauf best. Stoffwechselwege (Mg^{2+}, K^+, Phosphat, Ca^{2+}) sowie für spezif. Zelleistungen (z. B. Ca^{2+} für Muskelkontraktion, Endozytose, Realisierung der Hormonwirkungen usw.) verantwortl.

Makroerythrozyten: Erythrozyten mit einem von der Norm abweichenden größeren Durchmesser. Anhäufung von M. führt zu ↑Makroerythrozytose.

Makroerythrozytose: Überwiegen von Erythrozyten mit größerem Durchmesser (Makroerythrozyten). Resultat ist eine „rechtsverschobene" Price-Jones-Kurve. Der Terminus M. bezieht sich nicht auf verändertes Erythrozytenvolumen. Zu beobachten bei allen makrozytären u. megalozytären Anämien, bei Leberzirrhose u. Thalassämie.

Makrofilarien: geschlechtsreife Filarien, im Ggs. zu ihren Larven, den ↑Mikrofilarien.

Makrogenie: übermäßige Entwicklung des Untergesichts, z. B. bei ↑Akromegalie.

Makrogenitosomie: bei männl. Kindern ab 3. Lj. als Folge von Nebennierentumoren mit hormoneller Störung i. R. des kortikoandrogenen Symptomenkomplexes vorkommend; Vergrößerung des Penis, der Hoden; vorzeitige Schambehaarung u. Pubertas praecox, manchmal mit Kleinwuchs.

Makroglia: Astrozyten der Neuroglia.

Makroglobulinämie: monoklonale Vermehrung von Immunglobulin M (↑Gammopathie, monoklonale) im Serum. Das Mol. Gew. dieser Makroglobuline liegt über 1 Mill., die Sedimentationsanalyse in der Ultrazentrifuge zeigt eine Vermehrung der 19 S-Fraktion. Die M. kann Ausdruck einer benignen monoklonalen Gammopathie sein, tritt auch als Sympt. anderer Erkrankungen auf. Der Nachweis einer M. erfolgt mit eiweißanalyt. Methoden: quantitative Immunglobulinbestimmung, Immunelektrophorese. Die Blutsenkungsreaktion ist mäßig bis stark beschleunigt. **Essentielle M.**: Waldenström-Krankheit; erstmalig von Waldenström 1944 beschriebene Erkrankung des lymphat. Systems, die mit einer M. einhergeht u. den malignen ↑Lymphomen zugerechnet wird (Untergruppe: Immunozytome). Die Waldenström-Krankheit beginnt mit unspezif. Allgemeinsymptomen wie Müdigkeit, Gewichtsverlust, Anämiesymptomatik. Lymphknotenschwellungen sind häufig, seltener Leber- u. Milzvergrößerung sowie Diathese. Durch hohe Makroglobulinkonzentrationen kann ein ↑Hyperviskositätssyndrom u. ein Coma paraproteinaemicum auftreten. Auch neurol. Ausfälle u. Durchblutungsstörungen sind häufig. Einige Makroglobuline sind kältelabil u. treten als ↑Kryoglobuline auf. Im Knochenmark findet sich eine dichte Infiltration lymphat. Zellen, die teilweise Übergangsformen zwischen Lymphozyten u. Plasmazellen aufweisen. Die normale Hämatopoese ist meist verdrängt u. reduziert. Typ. ist im Knochenmarkbefund auch die Zunahme von Gewebebasophilen. Die Infiltration des Knochenmarks geht mit einer ausgeprägten Osteoporose einher, Osteolysen wie beim ↑Plasmozytom sind jedoch selten. Die Progn. der Waldenström-Krankheit ist ungünstig. Die Ther. erfolgt vorwiegend zytostat. Eine Sonderform der Waldenström-Krankheit ist die chronische idiopathische ↑Kälteagglutininkrankheit. **Symptomat. M.**: Auftreten einer M. bei verschiedensten Erkrankungen des lymphat. Systems (maligne ↑Lymphome), bei Karzinomen, Infektionskrankheiten, Kollagenosen, chron. Leber- u. Nierenerkrankungen. Abb.

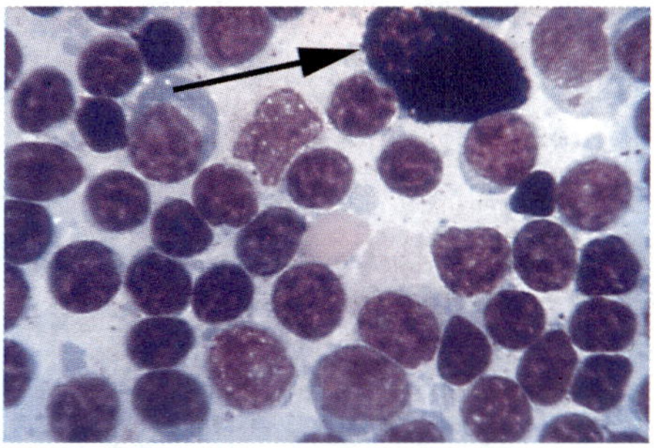

35

Makroglobulinämie. Knochenmarkausstrich mit Lymphozyten, Pappenheim-Färbung; Übergänge zu Plasmazellen u. einem Gewebebasophilen (Pfeil)

Makroglossie *⟨gr⟩ f*: Macroglossia; Vergrößerung der Zunge. Entsteht durch Hypertrophie der Muskulatur, auch durch Lymphangiome o. Hämangiome. Bestandteil von Syndromen (Down-Syndrom, Urbach-Wiethe-Syndrom, Wiedemann-Beckwith-Syndrom) sowie z. B. bei Akromegalie, Amyloidose, Myxödem. Abb. S. 1230.

Makrognathie: Macrognathia; hyperplast. Vergrößerung des Oberkieferknochens. Häufig auch auf die Mandibula angewandt. Ggs. ↑Mikrognathie.

Makrogyrie ↑Pachygyrie.

Makrohämaturie: Hämaturie, die mit bloßem Auge erkennbar ist (etwa ab 1 ml Blut pro 1 l Urin). Lokalisation der M. kann mit Blasenspülung erfolgen. Blutfreie Spülflüssigkeit nach Klarspülung der Blase spricht für Blutung aus der Harnröhre, bei Blasenblutungen bleibt die blutige Verfärbung der Spülflüssigkeit bestehen, bei Nierenblutungen ist die Spülflüssigkeit nach den ersten Spülungen klar.

M

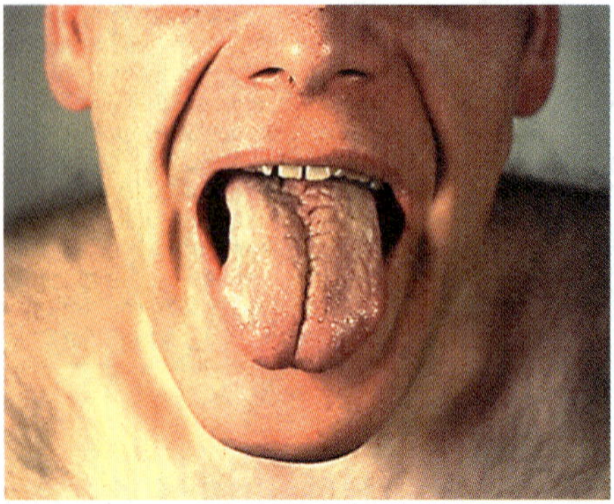

35

Makroglossie bei Akromegalie

Makroherd: Mosaik temporärer ↑Elementarherde, das bei größerer Dichte der Elementarherde zeitl. weniger begrenzt o. ständig vorhanden ist. ↑Endemiegebiet.

Makrokonidien: mehrzellige (gekammerte) vegetative ↑Sporen von Pilzen.

Makrokornea ↑Megalokornea.

Makrokranie: angeborene Vergrößerung des Hirnschädels. Ggs.: ↑Mikrokranie. (Vergrößerung des gesamten Kopfs: ↑Makrozephalie).

Makrolid-Antibiotika: chem. durch einen makrozykl. Laktonring sowie durch Amino- u. Neutralzucker charakterisierte Antibiotika. Sie stammen aus versch. Stämmen von Streptomyces u. hemmen, ähnl. wie ↑Chloramphenicol, die ↑Proteinbiosynthese auf den Stufen Transpeptidierung u. Translokation. Die biol. u. ther. Eigenschaften sind ähnl. Ihr Wirkungsspektrum ist vorwiegend auf Infektionen mit grampositiven Keimen begrenzt. Alternativantibiotika bei Allergie gegenüber Penicillinen. Leitantibiotikum ist das Erythromycin (Erythromycinestolat, Erythromycinlaktobionat), relative Wirkungsintensität (WI) = 1; Oleandomycinphosphat, Triacetyloleandomycin, WI = 0,1–0,25; Spiramycin, WI = 0,05–0,25; Carbomycin, WI = 0,015–0,25; Kitasamycin, WI = 0,25–0,5. Ther. Bedeutung haben Roxithromycin, Clarithromycin, Josamxycin, Oleandomycin u. Spiramycin. Bedeutungslos sind derzeit Midecamycin, Rosamycin, Carbomycin u. Kitasamycin. Zwischen den Pharmaka bestehen komplette o. partielle Parallelresistenzen. Chem. gehört auch Spectinomycin in diese Gruppe, aufgrund seines Wirkungsspektrums wird es auch häufig zu den Aminoglykosid-Antibiotika gerechnet.

Makrolide: makrozykl. Verbindungen mit Laktonstruktur, zu denen auch die Antibiotika (↑Makrolid-Antibiotika) gehören. Manche sind aus Aminosäuren aufgebaut (↑Valinomycin). Sie haben die Eigenschaft, selektiv K^+-Ionen zu binden u. diese durch künstl. u. natürl. Membranen zu transportieren (↑Ionophore), stellen Modelle für den trägervermittelten Membrantransport dar.

Makrolith: Vorstufe der ↑Harnsteine.

Makromastie: Macromastia; abnorme Vergrößerung der Brustdrüse. Bei Männern gibt es neben exogenen Formen (Ther. mit Östrogenen) auch dominant bzw. rezessiv erbl. ↑Gynäkomastie. Leichte Schwellungen der Brustdrüsen kommen bei vielen Jungen im Pubertätsalter vor. Häufig wird M. beim ↑Klinefelter-Syndrom, bei prim. Hypogonadismus u. beim ↑Eunuchoidismus beobachtet.

Makromelie: Macromelia; angeborene Vergrößerung einer Extremität. Abgeschwächte Form eines lokalen Riesenwuchses (↑Gigantomelie).

Makromoleküle: hochmolekulare Moleküle; meist natürl. o. synthet. Polykondensate u. Polymerisate (↑Biopolymere).

Makrophagen ⟨*gr*⟩ *m Pl*: Macrophagocyti; zur ↑Phagozytose befähigte Zellen, die als Histiozyten (Macrophagocytus stabilis) in Geweben u. Organen, o. als Wanderzellen (Macrophagocytus nomadicus) im Interstitium o. im Blut (dort als Monozyt, Blutmakrophage) vorkommen. M. stellen das MMS (Monozyten-Makrophagen-System) bzw. MPS (↑System, mononukleäres phagozytäres). Zusammenfassung der M.: 1. Monozytenvorläufer im Knochenmark, 2. Monozyten im Blut, 3. Histiozyten im Gewebe, 4. ↑Alveolarmakrophagen in der Lunge, 5. Kupffer-Sternzellen in den Sinusoiden der Leber, 6. Makrophagen in Pleura, Peritoneum, Milz, Lymphknoten, Knochenmark als histiozytäre Retikulumzellen. M. sind adhärent an Glas u. Nylon o. Baumwolle (A-Zelle), tragen Rezeptoren für $IgG_{\gamma 1}$ u. IgG_{γ}, IgM sowie C_3. M. realisieren im Zusammenspiel mit Lymphozyten die wesentl. Schritte der antigenspezif. Immunabwehr. Als erster Schritt erfolgt in vielen Fällen die Aufnahme des Antigens durch Phagozytose (Immunphagozytose durch Opsonisierung), Digestion u. Antigen-processing. An der Weitergabe der Signale sind ↑Lymphokine maßgebl. beteiligt. An der Beseitigung von korpuskulären Antigenen im sensibilisierten Organismus können zytotox. wirkende M. beteiligt sein. Die Existenz von Makrophagensubpopulationen ist sehr wahrscheinl. Aufnahme auch nicht immunogen wirkender Partikeln durch M. (z.B. Kohlenpartikeln) im Lungengewebe deutl. nachweisbar.

Makrophagenmigrationshemmtest: In-vitro-Verfahren zum Nachweis eines ↑Lymphokins (Macrophage migration inhibition factor), das aus sensibilisierten Lymphozyten auf einen Antigenstimulus hin freigesetzt wird u. die Beweglichkeit der Makrophagen in einer Kulturflüssigkeit hemmt. Gewertet wird der Durchmesser des Zellhofes, der sich durch Austreten der Zellen (Makrophagen o. periphere Leukozyten) aus einer Kapillare im Kulturmedium bildet.

Makrophagozytose ⟨*gr*⟩ *f* ↑Phagozytose.

Makrophthalmus: Macrophthalmia, Megalophthalmus, Gigantophthalmus; angeborene Vergrößerung des Augapfels, einseitig o. bds. Gleichzeitg besteht ↑Megalokornea. Abgrenzung von Bulbusvergrößerungen bei angeborenem Glaukom (Hydrophthalmus) u. Achsenverlängerungen (↑Myopie, kongenitale).

Makropinozytose: Aufnahme von Flüssigkeit in die Zelle; ↑Pinozytose, ↑Zytose.

Makropodie: Macropodia; angeborene Vergrößerung eines o. beider Füße. Form eines lokalen ↑Gigantismus.

Makropsie ↑Megalopsie.

Makrosomie: Macrosomia; Hypertrophia symmetrica; symmetr. Vergrößerung aller Körperabschnitte. Begriff umfaßt oft nur den ↑Hochwuchs (Körperlänge bis 2 m), bezieht aber auch den Riesenwuchs (↑Gigantismus) ein.

Makrostomie: Macrostomia; angeborene Vergrößerung der Mundspalte. Kann als Abortivform einer

Fissura facialis transversa (Fissura buccalis congenita, ↑Gesichtsspalte, quere) angesehen werden. Bestandteil der ↑Dysostosis mandibulofacialis, des ↑Goldenhar-Syndroms.

Makrothrombozyt ↑System, thrombozytäres.

Makrotie: angeborene Vergrößerung einer o. beider Ohrmuschel(n).

Makrozephalie: Macrocephalia; angeborene Vergrößerung des gesamten Kopfs (Gesichts- u. Hirnschädel). Prim. liegt eine Vermehrung des Hirnvolumens zugrunde (durch vermehrtes Hirnwasser, ↑Hydrocephalus congenitus). Ggs.: ↑Mikrozephalie. Vergrößerung des Hirnschädels allein: ↑Makrokranie.

Makrozytose Überwiegen von Erythrozyten mit größerem Durchmesser (Makrozyten). Resultat ist eine rechtsverschobene Price-Jones-Kurve. Der Terminus M. bezieht sich nicht auf verändertes Erythrozytenvolumen. Zu beobachten bei allen makrozytären u. megalozytären Anämien, bei Leberzirrhose u. Thalassämie.

Makrulie ⟨*gr*⟩ *f*: Verdickung der Gingiva, bes. bei ↑Gingivahyperplasie, ↑Hydantoinhyperplasie.

Makula ↑Macula.

Makuladegeneration: angeborene o. später auftretende Veränderung der Netzhautmitte. Führt allein nie zu völliger Erblindung. **Trockene M.**: Verursacht durch Störungen im Pigmentepithel (Depigmentation, Drusenbildungen, Pigmentmigrationen) u. in der Bruch-Membran (Quellungen, Aufbrüche). **Feuchte M.**: Ausbildung von subretinalem Ödem o. Pigmentblattabhebung, später subretinale Neovaskularisation von der Aderhaut her u. Exsudation; fibroblast. Metaplasie von Pigmentepithelzellen u. retinalen Gliazellen.

Makuladegeneration, kongenitale: eine unter zahlreichen Formen der erbl. Degenerationen der Netzhaut, die in allen Altersstufen manifest werden. Versch. Verlauf, unterschiedl. Progn. u. Vererbbarkeit (dominante u. rezessive Formen). Die k. M. ist unregelmäßig dominant vererbbar u. geht wahrscheinl. vom Pigmentepithel aus: im Frühstadium eidotterähnl. Zyste der Makula. Nach Zerfall Narbenbildung u. Pigmentverschiebung, Zentralskotom.

Makuladysplasie: Fehlbildung im Bereich der Macula lutea des Auges. Durch die aplast. bzw. hypoplast. Aderhaut schimmert in Form runder o. ovaler Herde die weiße Sklera. An den Rändern Pigmentanhäufungen aus Aderhaut u. Netzhaut. Das Zentralskotom bedingt erhebl. Störung des Sehvermögens. Häufiger sporad. als genet. bedingt.

Makulaerkrankungen: alle Erkrankungen der Macula lutea u. ihrer (anat. nicht genau definierten) näheren Umgebung. Am häufigsten: ↑Makuladegeneration.

Makulakolobom: herdförmige Aderhautaplasie o. -hypoplasie im Bereich der Macula lutea des Auges. Durch die Herde schimmert die weiß-gelbl. Sklera. Randwärts Anhäufung von Pigment. Zentralskotom mit erhebl. Visusbeeinträchtigung. Erbl. Formen bekannt: Kombination mit Fehlbildungen von Händen u. Füßen, sowie nach ↑Choroiditis.

Makularezeptoren
↑Macula sacculi, ↑Macula utriculi.

MAK-Wert-Kommission: *Abk* MWK; Expertengremium aus Arbeitsmedizinern, Toxikol., Arbeitshygienikern, Chem. u. Biol. zur Bearbeitung aller MAK-Wert-Probleme. ↑MAK.

Malabsorption ⟨*lat*⟩ *f*: Störung der Absorption (Resorption) von Nahrungsendprodukten durch mangelhafte Membrantransportvorgänge o. Veränderungen des Resorptionsepithels bzw. eine Abflußbehinderung aus den Schleimhautzellen des Dünndarms. Digestion u. Absorption sind eng miteinander gekoppelt, da auch an der Bürstensaummembran sowohl digestive Enzyme (Disaccharidasen, Peptidasen) als auch Transportsysteme für die Abbauprodukte dieser Enzyme lokalisiert sind u. die digestiven Enzyme den Transport ihrer Spaltprodukte begünstigen. Eine regelrechte Verdauung vorausgesetzt, können z. B. Resektionen des Ileums o. eine glutensensitive Enteropathie zu einer Störung der intestinalen Phase der Fettresorption, die ↑Whipple-Krankheit, die intestinale Lymphangiektasie u. Lymphome zur Störung der Abflußphase führen. Die Gallensäuren werden bei Erkrankungen o. Resektionen des Ileums ebenso wie das Vitamin B_{12} ungenügend resorbiert. Leitsymptom der M. ist Gewichtsverlust. Hinzu kommen Fettstühle, Eiweißmangel, Kalziummangel, Anämie, schuppende Haut u. vermehrte Nierensteinbildung. Bilanz- u. Resorptionstests, Röntgen, Endoskopie u. Biopsie sowie evtl. bakt. u. immun. Diagnostik differenzieren die unterschiedl. Krankheitsbilder, die eine M. bewirken können, z. B. ↑Aminosäurenmalabsorption, Elektrolytmalabsorption (z. B. familiäre ↑Chloridmalabsorption), ↑Laktosemalabsorption, ↑Fettmalabsorption, ↑Disaccharidmalabsorption, Malabsorption bei ↑Zöliakie u. anderen Eiweißunverträglichkeiten, bei ↑Mukoviszidose u. a.

Malacia ⟨*gr*⟩ *f* ↑Malazie.

Malacobothrii ↑Digenea.

Malacoplacia vesicae urinariae ⟨*gr* + *lat*⟩ *f*: beetartige o. pilzförmige, flache, in der Mitte etwas eingedellte weißl., gelbl., graue o. (selten) braune Herde (Infiltrate) von rundl. schüsselförmiger Gestalt mit rotem (hyperäm.) Saum, die an mehreren Stellen der Blase zu sehen sind, wobei die übrige Blase meist intakt, völlig reizlos ist, manchmal aber auch samtartige diffuse Zystitis aufweisen kann, auch als „Cystitis chronica en plaques" bezeichnet. Sitz v. a. in der Gegend des Blasenhalses, leicht zu verwechseln mit Papillomatose o. tuberkulösen Geschwüren. Diagn.: Zystoskopie u. Probeexzision. Histol. große blasige Zellen u. Einschlüsse von konzentr. geschichteten Gebilden. Haufen von Kolibakterien. M. v. u. kommt auch in den oberen Harnwegen vor (Harnleiter, Nierenbecken u. im Bereich des Darms).

Maladaptation, pulmonale ↑Wet-lung-disease.

Maladie ⟨*frz*⟩: Krankheit.

Maladie d'Armstrong ⟨*frz*⟩ *f*: durch ein Virus verursachte, auf den Menschen übertragbare Form der ↑Choriomeningitis lymphocytaria.

Maladie de Roger ↑Roger-Septumdefekt.

Maladie des griffes du chat ⟨*frz*⟩
↑Katzenkratzkrankheit.

Malaria ⟨*ital*⟩ *f*: Sumpf-, Marsch-, Wechselfieber, Febris intermittens. Vorzugsweise in warmen Ländern vorkommende, durch Mücken der Gattung ↑Anopheles übertragene, meldepflichtige ↑Infektionskrankheiten. Erreger: ↑Plasmodien. Parasitenart (Plasmodium vivax, ovale, falciparum, malariae) bestimmt Klinik u. Sympt., charakterist. sind Fieberanfälle (Schüttelfrost, Fieber, profuser Schweißausbruch), Hepatosplenomegalie, zunehmende Anämie, auch Ödeme, Aszites, komatöse Zustände, Kreislaufkollapse, Hypoglykämie (bes. bei Schwangeren). Histol.: in zahlreichen Organen petechiale Blutungen, perivaskulär Granulome, bei chron. M. Fibrose in Leber u. Milz, Herz: interstitielles Ödem.

M

Pathogenese: Grundphänomen ist Zusammenballung (sludging) der Erythrozyten mit nachfolgender Störung der Mikrozirkulation. Diagn.: Parasitennachweis im Blutausstrich, „dicker Tropfen" u. serol. Ther.: ↑Malariamittel. Nach Überstehen Immunität nur kurzzeitig, typenspezif.

Malaria algida ↑Malaria tropica.

Malaria, allochthone: eingeschleppte Malaria, nicht am Ort der Manifestation erworben.

Malaria, autochthone: am Ort der Manifestation erworbene M., ist bes. von Bedeutung, wenn in einem z. Z. malariafreien Gebiet von einem zugereisten ↑Gametenträger ausgehend erneut Übertragungen erfolgen.

Malaria cerebralis ↑Malaria tropica.

Malariaenzephalitis: Hirnbeteiligung bei Malaria tropica.

Malaria, hyperpyretische ↑Malaria tropica.

Malariaimmunität: stammspezif., relative, zeitl. eng begrenzte, infektgebundene Immunität. Nachweis von gegen Schizonten (↑Schizogonie, ↑Sporozoea) gerichteten ↑Antikörpern der Immunglobulinklassen IgG, IgM u. IgA. Protektive Wirkung wohl nur IgG zuzuschreiben. Zusammenhänge scheinen auch zwischen einigen hereditären erythrozytären Enzymdefekten u. Hämoglobinopathien (Glukose-6-phosphatdehydrogenase-Mangel, Sichelzellenanämie) u. gesteigerter Resistenz gegen ↑Plasmodium falciparum zu bestehen. Wenig gesicherte Fakten über Natur der Immunisierungsprozesse bekannt. ↑Infektionsimmunität.

Malariaimpfung: Entwicklung einer effektiven Vakzine auch mit Hilfe moderner immun. Methoden bisher ohne Erfolg. Bemühungen konzentrieren sich auf 1. Vakzinen gegen Sporozoiten u. Plasmodienformen in der Leber, 2. Vakzinen gegen Merozoiten u. infizierte Erythrozyten sowie 3. Vakzinen zur Hemmung der Sporogonie zur Verhinderung des sexuellen Zyklus der Plasmodien.

Malariaindex: Prozentsatz der Malariaverbreitung in einem best. Gebiet. Die Messung erfolgt anhand versch. Kriterien: Milz-Index (Prozentsatz einer Bevölkerungsgruppe, i. d. R. 10jährige Schulkinder, mit vergrößerter Milz); Ross-Index (Grad der Milzvergrößerung); Blut-Index (Prozentsatz der Bevölkerung mit ↑Plasmodien im Blut); Oozysten-Index: Prozentsatz der ↑Anopheles (Weibchen) mit durch ↑Oozysten verursachten Verdickungen der Magenwand. ↑Plasmodienindex, ↑Sporozoitenindex.

Malaria intestinalis: durch Beteiligung des Magen-Darm-Trakts gekennzeichnete Malaria. **1.** Malariadysenterie mit wäßrigen Durchfällen, Schleim- u. Blutbeimengungen, Erbrechen. **2.** Miliares remittierendes Fieber bei Malaria tropica mit Ikterus, Hepatomegalie, Durchfällen, galligem Erbrechen.

Malariakachexie: **1.** nach wenigen Anfällen einer akuten Malaria tropica einsetzende Kachexie. Anämie, Kreislaufinsuffizienz, Hydrops. **2.** in Endemiegebieten als Folge häufiger Re- u. Superinfektionen vorkommend; neben Abmagerung Anämie, periphere Ödeme, Kreislaufstörungen, Wachstumsstörungen bei Kindern.

Malaria, kardiale ↑Malaria tropica.

Malaria larvata: nicht mehr gebräuchl. Begriff für eine Sympt., die auf eine noch nicht ausgeheilte Malaria hinweist.

Malariameningitis: fast nur bei Malaria tropica vorkommende Meningoenzephalitis. Beginnend mit Unruhe u. Erregungszuständen, später epileptiforme Krämpfe; hohe Letalität. Pathol.-anat. petechiale Blutungen, ↑Malariapigment in Rinde, Ganglienzellnekrosen. Liquor: geringe lymphomonozytäre Pleozytose, mäßige Eiweißerhöhung.

Malariamittel: Medikamente gegen Malaria; lassen sich in 2 Gruppen einteilen: 1. blutschizontozide Mittel: Chinin u. Chinidin, 4-Aminochinolinderivat Chloroquin, Chinolinmethanolderivat Mefloquin, Pyrimethamin-Sulfadoxin, Halofantrin, Tetrazykline, Artemisininderivate. Chinin, Chinidin, Chloroquin u. Mefloquin wirken auch auf Gametozyten außer bei Plasmodium falciparum. 2. gametozide u. gewebeschizontozide Mittel: 8-Aminochinolinderivat Primaquin. Prinzipiell erfolgt die Behandlung mit blutschizontoziden Mitteln, je nach Resistenzlage von Plasmodium falciparum, bei Malaria tertiana u. Malaria quartana mit Chloroquin. Primaquine-Nachbehandlung nur bei Malaria tertiana notwendig.

Malariamücken ↑Anopheles.

Malaria, perniziöse ↑Malaria tropica.

Malariapigment: von Plasmodien in Erythrozyten gebildete Hämatineiweißverbindung, die bei Zerfall der Erythrozyten in Zellen des retikulohistiozytären Systems von Leber, Milz u. Lymphknoten als schwarzes, körniges ↑Pigment gespeichert wird. M. enthält schwer reagierendes Eisen, das erst nach 24stündiger Behandlung mit HCl eine pos. Berliner-Blau-Reaktion gibt.

Malariaprophylaxe: besteht aus Expositions- u. Chemoprophylaxe. Expositionsprophylaxe bedeutet, Mückenstiche zu vermeiden durch entsprechende Kleidung, Verwendung von ↑Repellents, ↑Moskitonetzen etc. Reduktion des Infektionsrisikos damit um das Zwanzigfache mögl. Chemoprophylaxe nach Empfehlungen der WHO (Tab.), gegliedert nach Risikozonen A, B u. C. Zur Proph. geeignete ↑Malariamittel: Chloroquin, Proguanil, Pyrimethamin-Sulfadoxin, Mefloquin, Tetrazykline. Zunehmende Resistenz der Plasmodien, bes. von ↑Plasmodium falciparum gegen Chloroquin, verlangt gezielten Einsatz der Chemoprophylaxe (Mefloquine, Halofantrin). Konsequente u. regelmäßige Durchführung notwendig. Tab.

Malaria quartana: Form der Malaria mit typ. Fieberverlauf. Erreger Plasmodium malariae, Inkubationszeit 3–7 Wochen; Fieberanfälle jeden 4. Tag, aber Abweichungen von der typ. Rhythmik der Fieberschübe mögl. (↑Malaria quartana duplicata, ↑Malaria quartana triplicata). Hartnäckigste Form der Malaria, 20 u. mehr Fieberanfälle mögl. Nephropathie durch Immunkomplexablagerungen, beeinträchtigt Progn. Rezidive noch nach Jahrzehnten, wahrscheinl. durch persistierende Blutformen. Abb.

Malaria quartana duplicata: Form der Malaria mit typ. Fieberverlauf. Durch differente Synchronisierung der Parasitenentwicklung ergeben sich unterschiedl. Maxima der ↑Schizogonie u. es kommt an 2 aufeinanderfolgenden Tagen bei Infektion mit ↑Plasmodium malariae zum Fieberschub. Aber auch Mischinfektion mit 2 o. 3 Plasmodienarten kommt vor.

Malaria quartana triplicata: Form der Malaria mit tgl. Fieberschüben.

Malaria quotidiana: tgl. Malariaanfälle bei ↑Malaria tertiana duplicata, ↑Malaria quartana triplicata o. ↑Malaria tropica.

Malaria tertiana: Form der Malariainfektion. Erreger Plasmodium vivax u. Plasmodium ovale. Inkubations-

Malariaprophylaxe: Risikozonen u. Möglichkeiten der Chemoprophylaxe

Zone	Charakteristika	Empfehlungen zur Prophylaxe: Arzneimittel	Notfallmedikation
A	Risiko sehr gering bzw. saisonal kein Risiko in best. Regionen (Städte)	Chloroquin	keine
	Abwesenheit von Plasmodium falciparum bzw. keine Chloroquinresistenz	keine	Chloroquin
B	geringes Risiko in den meisten Gebieten Chloroquin, mit u. ohne Proguanil, schützt gegen Plasmodium vivax	Chloroquin + Proguanil Chloroquin allein, wenn Proguanil nicht vorhanden	Mefloquin Halofanthrin
	Gebiete mit Chloroquinresistenz	keine	(Sulfadoxin + Pyrimethamin)
C	hohes Risiko in den meisten Gebieten Afrikas (außer hoch gelegenen Gebieten)	Mefloquin (Doxyzyklin)	keine
	relativ geringes Risiko in den meisten Gebieten Asiens u. Amerikas, außer in Teilen des Amazonasbeckens u. Thailands	Chloroquin + Proguanil	Mefloquin
	hochgradige Chloroquinresistenz Multiresistenzen	keine	Halofanthrin (Sulfadoxin + Pyrimethamin)

In Klammern stehende Präparate sind in Deutschland für diese Indikation nicht zugelassen

zeit meist 2 Wochen, Fieberanfälle jeden 3. Tag. Typ. Fieberanfall dauert ca. 8 h.: Froststadium mit Schüttelfrost, Hitzestadium mit Fieber, Schweißstadium mit profusem Schweißausbruch. Tgl. Fieberschübe mögl. (↑Malaria tertiana duplicata). Relativ gutartiger Verlauf, u. U. ohne Behandlung erlöschend, Rezidive nach bis zu 4–5 Jahren. ↑Impfmalaria. Abb.

Malaria tertiana duplicata: Malariaform. Infolge differenter Synchronisierung der Parasitenentwicklung, unterschiedl. Maxima der ↑Schizogonie, dadurch tgl. Fieberschübe bei Infektion mit ↑Plasmodium vivax u. ↑Plasmodium ovale. ↑Malaria quotidiana.

Malariatherapie ↑Malariamittel.

Malaria tropica: Ästivoautumnalfieber, perniziöse o. maligne Malaria; Erreger Plasmodium falciparum. Inkubationszeit 8–12 Tage; unregelmäßiges Fieber, evtl. Kontinua (Entwicklung einer Parasitengeneration nicht synchron, daher ständig Fieber; mögl. auch 2 Populationen). Schwerste Form der Malaria, u. U. nach wenigen Anfällen tödl. Ausgang. Anfangs Ringformen in Erythrozyten, gelegentl. Doppelinfektion der Erythrozyten; später Geschlechtsformen (Halbmonde) nachweisbar. Gutes Ansprechen auf spezif. Ther.; geringe Rezidivquote. M. t. kommt in feucht-warmen Tropenzonen vor, verantwortl. für 10–15 % der Kindersterblicheit. Bes. Verlaufsformen, fast nur bei M. t. vorkommend: 1. Malaria cerebralis (komatöse Malaria): vielgestaltige neurol. u. psych. Störungen, hohe Letalität. 2. Malaria algida: akute, mit Schocksymptomatik verbundene M. t., Haut kühl, hohe Letalität. 3. Hyperpyret. Malaria: hochfieberhafte Form (41–42 °C), massenhafter Parasitenbefall, delirante Zustände, hohe Letalität. 4. Kardiale Malaria: kardiovaskuläre Störungen stehen im Vordergrund, akutes Herz-Kreislauf-Versagen kann vor Malariaanfall symptomat. auftreten. 5. Malariatyphoid: typhusähnl. Bild, meist bei M. t. Abb. S. 1234.

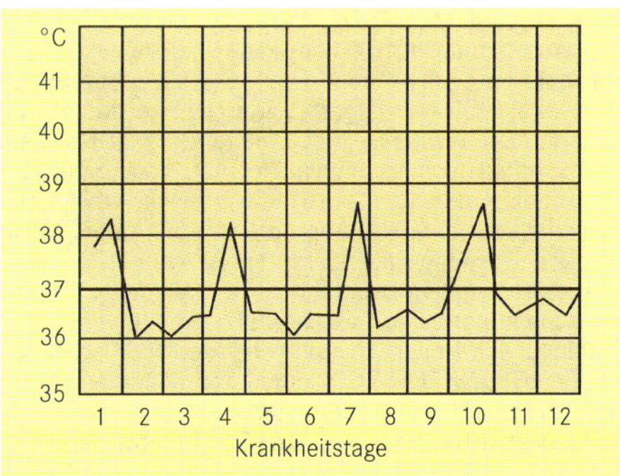

Malaria quartana.
Typischer Körpertemperaturverlauf

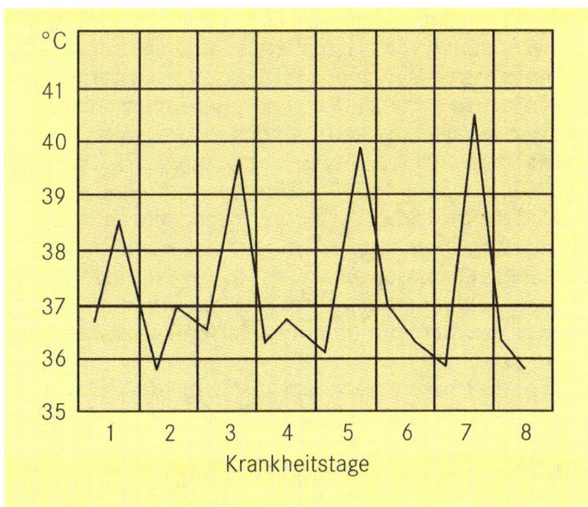

Malaria tertiana.
Typischer Körpertemperaturverlauf

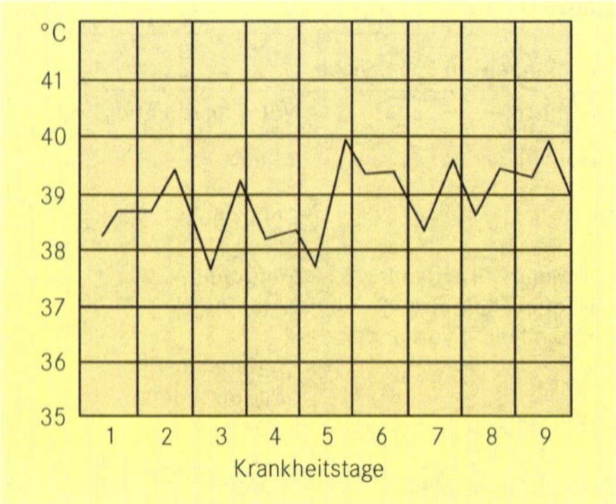

Malaria tropica.
Typischer Körpertemperaturverlauf

Malassez, Louis-Charles (1862–1910), frz. Chir. u. Pathol., Paris.

Malassez-Epithelnester (nach Louis-Charles M.): Epithelnester im Desmodont, die durch chron. Entzündung (↑Parodontitis) aktiviert werden u. zur Entstehung odontogener Zysten (↑Kieferzyste) führen können. Nicht resorbierte Reste der ↑Epithelscheide bleibender Zähne.

Malassezia furfur: Microsporon furfur; Erreger der ↑Pityriasis versicolor. M. f. ist nur schwer kultivierbar, die perfekte Form heißt Pityrosporum furfur.

Malassimilation: Überbegriff, der die Maldigestion u. die Malabsorption einschließt.

Malat: Salz der Apfelsäure; Intermediat des ↑Zitronensäurezyklus u. des ↑Glyoxylsäurezyklus (↑Malatdehydrogenase).

Malatdehydrogenase: *Abk* MDH; Enzym des ↑Zitronensäurezyklus u. des ↑Glyoxylsäurezyklus, das die Reaktion von Malat mit NAD^+ zu Oxalessigsäure u. NADH katalysiert. Im Zytosol u. in den Mitochondrien kommen versch. M. (↑Isoenzyme) vor, die für den Wasserstofftransport zwischen beiden Zellkompartimenten von Bedeutung sind. Bei Herzinfarkt u. Hepatitis liegen erhöhte Konzentrationen der M. im Blutplasma vor, deren Bestimmung von diagn. Wert ist.

Malatesta-Syndrom ↑Orbitaspitzensyndrom.

Malathion: mindertox. Phosphorsäureester, Insektizid u. Akarizid. LD_{50} Ratte per os 1 500 mg/kg.

Malazie ‹*gr*› *f*: Malacia; Erweichung, z. B. Chondro- o. Osteomalazie.

Mal de Meleda: Verhornungsanomalie an Händen, Füßen, auf Unterarme u. Unterschenkel übergreifend. Krankheit mit autosomal rezessivem Erbgang, die vorwiegend bei Bewohnern der Insel Meleda (Mljet) im Adriat. Meer beobachtet wird (Keratosis extremitatum hereditaria progrediens).

Mal de Pinto ↑Treponematosen, nichtvenerische.

Maldescensus testis ‹*lat*› *m* ↑Hodenfehllagerung.

Maldigestion: gestörte Verdauung durch unbefriedigende Einwirkung der Darmsekrete auf die Nahrung. Mangelnde Bereitstellung (Gallenwegserkrankungen, Mukoviszidose u. andere Pankreaserkrankungen) u. zu kurze Kontaktzeit der Nahrung mit den Darmsäften (Kurzdarmsyndrom, Magenresektion, Darmerkrankungen mit Hyperperistaltik). Bes. häufig ist die Fettverdauung betroffen. Im wesentl. sind dafür ein qualitativer u./o. quantitativer Gallensalzmangel u./o. Lipasemangel verantwortl. zu machen. Der Gallensalzmangel kann durch schwere Lebererkrankungen, intrahepat. Cholestase, prim. biliäre Zirrhose, bakterielle Überwucherung im Dünndarm (Syndrom der blinden Schlinge bzw. zuführenden Schlinge, Fistelbildungen, Divertikel, Ausscheidungsoperationen u. Motilitätsstörungen bei Sklerodermie u. diabet. Enteropathie), vermehrten Gallensalzverlust bei Erkrankungen des Ileums u. Präzipitation der Gallensalze durch große Säuremengen (Zollinger-Ellison-Syndrom) bedingt sein. Die M. von Disacchariden führt zu gärigen Durchfällen.

Maleinsäure: cis-Ethen-1,2-dikarbonsäure.

Maleruption ‹*lat*› *f*: Zahndurchbruchsstörung, ↑Gebißanomalie.

Male sterile technique ‹*engl*›: Männchensterilisationsverfahren, Sterile-Männchen-Technik; angewendetes biol. Verfahren bei der Bekämpfung von parasitären Insekten (↑Insecta), bei dem auf versch. Weise (vorrangig durch Strahlen o. chem.) sterilisierte jedoch begattungsfähige Männchen freigelassen werden. ↑Release method.

Malformation ‹*engl*› *f*: angeborene Fehlbildung; morphol. Defekt infolge endogener Entwicklungsstörung von Organen o. Körperteilen. Prinzipieller Unterschied zu ↑Dysplasia ist der Organdefekt. Genet. bedingt im Unterschied zur ↑Disruption. Beispiel: ↑Polydaktylie.

Malgaigne, Joseph-François (1806–1865), frz. Anat. u. Chir., Paris. Bedeutender Chir. seiner Zeit, Monographie über Knochenbruchbehandlung.

Malgaigne-Fraktur (nach Joseph-François M.): doppelter Vertikalbruch des Beckens. ↑Beckenbruch.

Malherbe, Albert (1845–1915), frz. Arzt, Nantes.

Malherbe-Epitheliom (nach Albert M.): benigner, epithelialer, zur Kalzifikation neigender Tumor, bes. im Gesicht u. an den oberen Extremitäten. ↑Epithelioma calcificans.

maligne ‹*lat*› *Adj*: malignus, ungünstig, bösartig; in der Med. zur Charakterisierung eines bösartigen Krankheitsverlaufs u. v. a. zur Kennzeichnung bösartiger Tumoren im Ggs. zu benigne verwendet.

Malignität ‹*lat*› *f*: Bösartigkeit, bes. eines Tumors; i. w. S. auch von Krankheiten. Den morphol. Merkmalen der M., autonome Zellvermehrung, invasives Wachstums, ungeordnete Zell-Zell-Wechselwirkungen u. metastat. Ausstreuung von Zellen, kann man folgende biochem. Eigentümlichkeiten der Krebszellen zuordnen: hohe aerobe Glykolyse, gesteigerte Nährstoffaufnahme, verändertes Enzymmuster (v. a. hohe Aktivität DNA- u. RNA-synthetisierender Enzyme), genet. Veränderungen u. Störungen der normalen Genexpression, veränderte Methylierung der t-RNA, Abgabe von Kathepsinen, Kollagenase u. Plasminogenaktivator (Verursachung von Fibrinolyse) nach außen. Dies führt zu Schädigungen des angrenzenden normalen Gewebes, Freisetzung von Nährstoffen für den Tumor, Änderungen in der Oberflächenbeschaffenheit der Zellen u. dadurch Veränderungen ihrer Oberflächenantigene (↑Tumormarker, ↑Onkogene).

Malignitätsgrad: Grad der Bösartigkeit eines Tumors.

Malignitätskriterien, zelluläre: Gesamtheit der Veränderungen an der Tumorzelle, die ihre Abgrenzung von normalen Zellen erlauben, wie auch von gutartigen Tumorzellen u. von reaktiven u. degenerativen Veränderungen. Zu den M. gehören Kernveränderungen wie ↑Anisokaryose, ↑Kernpolymorphie, ↑Polychromasie, ↑Mehrkernigkeit, Mitosen, bes. atyp., Chromatinverklumpungen, vergrößerte u. vermehrte Kernkörperchen, Verschiebungen der ↑Kern-Plasma-Relation zugunsten des Kerns u. der ↑Kern-Kernkörperchen-Relation zugunsten des Kernkörperchens. Weniger bedeutungsvoll sind ↑Anisozytose u. ↑Polymorphie wie auch spez. Plasmaveränderungen (z. B. Pigmenteinlagerung, Schleimbildung u. a.), die zusammen mit Kernatypien zur Typisierung u. zum Differenzierungsgrad der Tumorzellen beitragen.

Malignom ⟨*lat*⟩ *n*: bösartiges Gewächs.

MALIMET: *Abk* für Masterlist of Medical Indexing Terms. ↑Thesaurus des Excerpta-Medica-Informationssystems (↑Excerpta-Medica). M. besteht aus etwa 500 000 Haupt- u. Nebenbegriffen.

Malioidosis ⟨*gr*⟩ *f*: Malloidose, Melioidose, Whitmore-Krankheit; rotzähnl., selten auf Menschen übertragbare Erkrankung der Ratten in Südostasien. Klin. unterschiedl. Formen, am häufigsten die inapparente F. Am wichtigsten septikotyphöses Krankheitsbild, das akut o. chron. zum Tode führt. Übertragung durch Tierkontakt o. kontaminierte Nahrungsmittel. Erreger ↑Pseudomonas pseudomallei: für das Pferd, Rind u. Schaf selten pathogen. ↑Rotz.

Malis ⟨*gr*⟩ *m* ↑Rotz.

Malleïn: eine entspr. dem Tuberkulin aus Rotzbakterien hergestellte Präparation, die zur Diagn. des Rotzes bei Tieren verwendet wird.

Malleolengabel: Gelenkpfanne des oberen Sprunggelenks (↑Articulatio talocruralis), gebildet von der unteren Gelenkfläche der Tibia sowie den Gelenkflächen des ↑Malleolus medialis bzw. lateralis.

Malleolus ⟨*lat*⟩ *m*: *Dim* zu Malleus; Hämmerchen, Knöchel. **1.** ***Orthop.:*** Man unterscheidet einen M. medialis, inneren Knöchel, am unteren Ende der Tibia sowie einen M. lateralis, äußeren Knöchel, am unteren Ende der Fibula. **2.** ***HNO:*** eines der Gehörknöchelchen.

Malleus ⟨*lat*⟩ *m* ↑Rotz.

Mallorca-Akne: Sommerakne; Sonderform der ↑Lichtdermatosen mit akneiformen Erscheinungen im Gesicht.

Mallory, Frank Burr (1862–1941), amerik. Pathologe, Boston.

Mallory, G. Kenneth, zeitgen. amerik. Arzt.

Mallory-Färbung (nach Frank B. M.): Färbemethode zur elektiven Darstellung kollagener Fasern.

Mallory-Körperchen (nach Frank B. M.): hyaline Einzelzellnekrosen der Leber, z. B. bei alkohol. Leberschädigung u. prim. biliärer Leberzirrhose.

Mallory-Weiss-Syndrom (nach G. Kenneth M. u. Soma Weiss): Erbrechen unterschiedl. Ursachen (oft nach Alkoholgenuß) mit Hämatemesis; Druckveränderungen im Magen u. unteren Ösophagus führen v. a. im Kardiabereich zu Schleimhautrissen u. Blutungen.

Malmsten, Per Hendrik (1811–1883), Chir., Stockholm. Beschrieb 1845 das Trichophyton tonsurans.

Malnutrition: mangelhafter Ernährungszustand aus endogener o. exogener Ursache. ↑Dystrophie.

Malokklusion ↑Gebißanomalie.

Malonat: Salz der Malonsäure. Kompetitiver Inhibitor der ↑Succinatdehydrogenase.

Malonyl-Coenzym A: aktive Malonsäure; Startmetabolit der ↑Fettsäurenbiosynthese. M. entsteht in einer biotinabhängigen Carboxylierungsreaktion aus Acetyl-CoA u. Kohlendioxid.

Malonylharnstoff: Barbitursäure; nach Substitution an C_5 u. N_3. ↑Barbiturate.

Malpighi, Marcello (1628–1694), ital. Anat., Bologna, Pisa; seit 1661 Leibarzt von Papst Innozenz XII., Rom; entdeckte Kapillaren.

Malpighi-Körperchen: **1.** M. der Milz: ↑Lymphonodulus splenicus; **2.** M. der Niere: ↑Corpusculum renale. Abb.

Malpighi-Netz: Rete Malpighi; Verzahnung der ↑Epidermis mit der Dermis durch Papillen. Abb.

Malpighi-Schicht: Keimschicht der Oberhaut (↑Epidermis). Zusammenfassung des Stratum basale u. des Stratum spinosum zum Stratum germinativum.

Malrotatio intestini ⟨*lat*⟩ *f*: fehlerhafte Darmdrehung; Lageanomalie, Rotationsstörung des Darms, Darmdrehungsfehler unbekannter Ursache. Formen: Störung der **1. Phase**: ↑Omphalozele. Störung der **2. Phase**: Nonrotation (↑Mesenterium ileocolicum commune), Still-

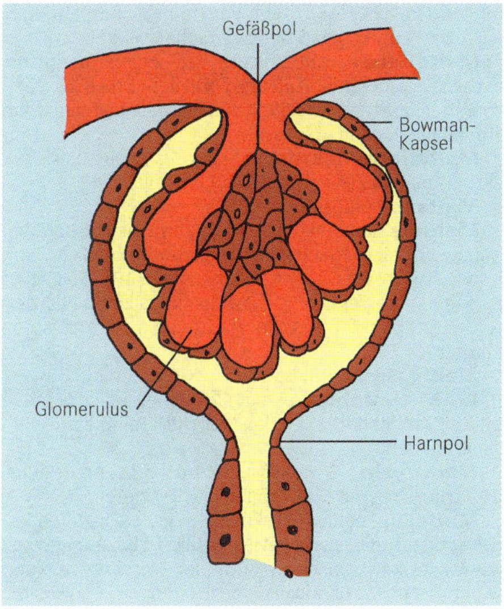

Malpighi-Körperchen der Niere

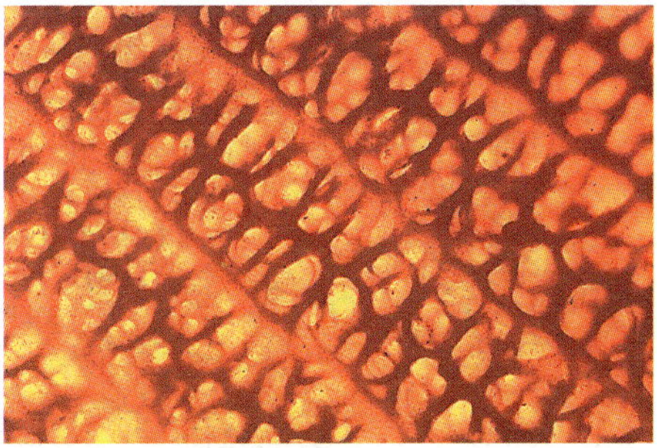

30

Malpighi-Netz. Histologischer Schnitt durch die Kutis, Kongorot-Chromotrop-Färbung; Flachschnitt durch Papillen (hell) u. Epidermis (dunkel), deutlich erkennbare Hautleisten

M

stand der Drehung der Nabelschleife nach 90°. Gemeinsames Mesenterium für diese Form nicht charakterist., kommt auch bei anderen Drehstörungen u. vollständig erfolgter Drehung vor. Der Dünndarm befindet sich re., das Kolon ist li. gelegen. Malrotation I: Stillstand der Nabelschleifendrehung nach 180°. Pars inferior duodeni dorsal des Mesenterialgefäßstiels, Colon ascendens u. Zäkum in der Mittellinie o. li. gelegen; Malrotation II: Duodenum infolge partieller inverser Nabelschleifendrehung vor dem Mesenterialgefäßstiel, meist mit Retroposition des Colon transversum. Diese Lageanomalien brauchen keine Sympt. zu machen, erst durch Hinzutreten von Adhäsionen o. eines ↑Volvulus kommt es zu angeborenen ↑Duodenalverschlüssen. Störungen der **3. Phase**: Appendix retrocaecalis, ↑Caecum mobile, ↑Caecum altum fixatum.

Malrotation ↑Malrotatio intestini.

MALT: *Abk* für engl. Mucosa associated lymphoid tissue; lymphoides Gewebe in Epithelnachbarschaft, in dem Lymphozyten durch Antigene sensibilisiert werden, unterteilt in ↑GALT, BALT. Im Verdauungs-, Respirations- u. Urogenitaltrakt organisiertes lymphat. Gewebe.

Maltafieber: Mittelmeerfieber, Febris undulans melitensis; schwer verlaufende Form der ↑Brucellose, bei der es zur Dauerausscheidung von Brucella melitensis im Urin kommen kann.

Maltafieberbakterien: Brucella melitensis; Infektionsquellen Ziegen u. Schafe. ↑Brucella.

Maltase ↑Alphaglukosidase.

Malthus, Robert (1766–1834), brit. Geistlicher, Begründer des Malthusianismus. M. vertrat die Ansicht, daß das wachsende Elend der Menschen die natürl. Folge der in geometr. Progression wachsenden Bevölkerung bei der nur in arithmet. Progression wachsenden Nahrungsproduktion sei.

Maltit: ein ↑Süßungsmittel.

MALT-Lymphome: vom ↑MALT ausgehende maligne Organlymphome bes. im Magen-Darm-Kanal u. Respirationstrakt.

Maltoryzin: Mykotoxin, wird von Aspergillus oryzae gebildet, auf Maiskeimen nachgewiesen.

Maltose: natürl. vorkommendes, reduzierendes ↑Disaccharid, das aus zwei Molekülen alpha-1,4-glykosid. Glukose aufgebaut ist. An der Verknüpfung der beiden Monosaccharidbausteine ist nur eine glykosidische ↑Hydroxylgruppe beteiligt. M. ist Grundbaustein von Stärke u. Glykogen u. Hauptprodukt der ↑Alphaamylase bei der Stärkeverdauung. ↑Stärke. Abb.

Maltosedextrine: aus Glukosemolekülen aufgebaute, verzweigte u. unverzweigte Oligosaccharide unterschiedl. Molekülgröße, die bei der Stärkeverdauung (↑Stärke) als Zwischenprodukte auftreten (z. B. Maltosetriose). Es handelt sich um ein in die Gruppe der ↑Dextrine gehörendes Gemisch von Verbindungen (Sacchariden).

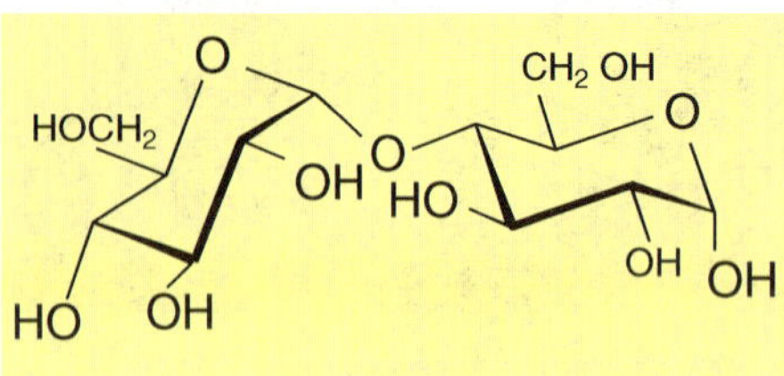

Maltose

Maltosepeptonagar: bakt. Nährboden für Pilze nach Sabouraud. ↑Sabouraud-Substrate.

Maltosetriose ↑Maltosedextrine.

Malum ⟨*lat*⟩ *n*: Leiden, Krankheit, Gebrechen.

Malum coxae juvenile ↑Perthes-Legg-Calvé-Erkrankung.

Malum coxae senile: Arthrosis deformans des Hüftgelenks.

Malum perforans pedis: penetrierende Nekrose, neuroparalyt. Ulkus an der Fußsohle, das völlig schmerzlos ist, bei ↑Tabes dorsalis, in ähnl. Form auch bei ↑Syringomyelie u. diabet. ↑Polyneuropathie.

Malum suboccipitale vertebrale: Bez. für die Lokalisation der Knochentuberkolose in den ersten zwei Halswirbeln (Atlas u. Axis) u. den angrenzenden Gelenken.

Malz: angekeimtes u. getrocknetes Getreide (Gerste, Weizen); enthält neben Malzzucker u. Amylasen zahlreiche Wirkstoffe. Malzextrakt wird als diätet. Nahrungsmittel o. als Zusatz zu mikrobiol. Nährsubstraten verwendet.

Malzarbeiterlunge: allergische ↑Alveolitis durch Einatmung von Aspergillen in Mälzereien u. Brauereien. ↑Berufskrankheiten.

Malzzucker ↑Maltose.

Mamilla ⟨*lat*⟩ *f*: Brustwarze.

mamillaris ⟨*lat*⟩ *Adj*: die Brustwarze betreffend.

Mamillarlinie ↑Linea mamillaris.

Mamillarreflex: Erektion der Brustwarze bei Kälteeinwirkung o. Berührungsreiz im Bereich des Warzenhofes.

Mamma ⟨*lat*⟩ *f*: weibl. Brust, sek. Geschlechtsmerkmal der Frau; paariges Organ, das aus faserreichem Bindegewebe (Stratum fibrosum), Fettgewebe (Stratum adiposum) u. Brustdrüse (↑Glandula mammaria) besteht. In Funktion (Laktation) sprießt die Drüse in das Bindegewebe hinein, bei ihrer Rückbildung wird der frei gewordene Raum von Fettgewebe besetzt. Sekretion physiol. während der Gravidität u. nach der Entbindung, pathol. bei Erkrankungen der Drüse (z. B. bei Tumoren).

Mamma aberrata: Brustdrüse (bei Frau o. Mann) in ungewöhnl. Lokalisation (entlang der embryonalen Milchleiste) mit o. ohne Brustdrüsengewebe. Tritt allein o. (meist) zusätzl. zur nomotopen Mamma auf. ↑Hypermastie.

Mammaaplasie: angeborenes Fehlen der Brust.

Mamma, blutende: Austreten von bräunl. o. blutigem Sekret aus der Brustwarze. Häufigste Ursachen sind chron. Entzündung o. Tumoren der Mamma.

Mammadysplasie: vom Normalen stark abweichende Brustentwicklung.

Mammaendothese: aus Kunststoffhülle bestehendes, gelgefülltes o. auffüllbares brustähnl. Gebilde, das zur Brustvergrößerung bei Unter- o. Fehlentwicklung nach subkutaner ↑Mastektomie o. Radikaloperation i. R. der Ersatzplastik subkutan o. submuskulär plaziert werden kann.

Mammaersatzplastik: bei Aplasie, bei Schädigung des Mammaareals mit Hautverlust u./o. Narbenbildung durch Trauma, wie therm. Schäden, Infektion u. nach Radikaloperation. Etappenweises Vorgehen ist erforderl. Schaffung des Weichteilmantels durch ↑Gewebeexpander o. Lappenplastiken, wie thorakoepigastr. Lappen (nach Bohmert 1972). Latissimus-dorsi-Muskelhautlappen (nach Olivari 1976), unterer Rektuslappen (Tram nach Hartrampf 1981). Volumenersatz, meistens durch Silikonendothese. Warzenhof- u. Mamillenimitation mit ggf. Angleichung der gesunden Seite.

Mammafibroadenom: häufige, gutartige, meist scharf begrenzte Geschwulst der weibl. Brustdrüse, die je nach Verhalten des wuchernden Bindegewebes in intrakanalikuläre (zapfenförmiges Vorwuchern gegen Drüsenschläuche mit Einstülpung derselben) u. perikanalikuläre (Wucherung um die Drüsenschläuche) Fibroadenome unterteilt wird.

Mammahyperplasie: Vergrößerung der Brust durch Zellzunahme, meist juvenile Form der Hyperplasie.

Mammahypertrophie: Vergrößerung der Brust durch Vergrößerung einzelner Zellen ohne Vermehrung derselben, meist bei Adipositas o. bei Entwicklung im späteren Lebensalter. Kompensator. M.: bei Entfernung einer Brust vergrößert sich die andere.

Mammahypoplasie: Unterentwicklung der Brust durch unvollkommene Ausbildung.

Mammakarzinom: häufigster bösartiger epithelialer Tumor der Frau in Europa. Alle Erwachsenenaltersklassen bes. ab 40. Lj. Häufigster Sitz: äußerer oberer Quadrant. Wichtigste Risikofaktoren: Verwandte ersten Grades mit ein- o. beidseitigem M., M. der kontralateralen Brust, ↑Mastopathie III. Grades, Nullipara, Menopause nach 55. Lj u. a. Einteilung nach TNM-Klassifikation (Tab.). Wichtigste histol. Typen: duktale u. lobuläre Karzinome mit soliden u. tubulären Mustern, teilweise intraduktale Wuchsform, ↑Komedokarzinom, ↑Mammakarzinom, inflammatorisches. In höherem Alter Carcinoma muziparum. Metastasen: Lymphknoten axillär u. retrosternal, Lunge, Pleura, Knochen, Leber. Diagnostik: Palpation, Ultraschalluntersuchung, ↑Mammographie, Probebiopsie. Therapie nach ↑Staging meist operativ, z. B. ↑Quadrantenresektion, ↑Mastektomie sowie mittels additiver ↑Hormontherapie (Chemotherapie) u. Bestrahlung. Selten auch beim Mann. Tab. Abb.

Mammakarzinom, inflammatorisches: bes. klin. Erscheinungsform eines akuten, früh metastasierenden Mammakarzinoms. Verfestigung, auch Vergrößerung der Brust, Rötung u. Temperaturerhöhung der brustbedeckenden Haut. Es besteht große Ähnlichkeit zu einer akuten Mastitis.

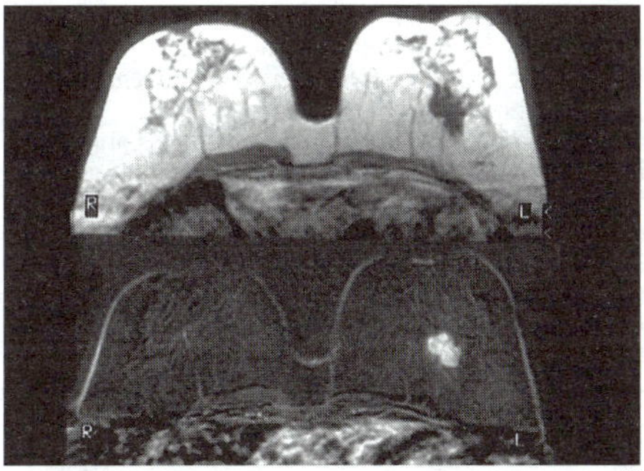

32

Mammakarzinom. Kernspintomogramm vor Kontrastmittelgabe (unten) und Subtraktionsaufnahme nach Kontrastmittelgabe (oben)

Mammakarzinom

Stadium	Ausdehnung
Tis	Carcinoma in situ, Paget-Krankheit
T 1a	bis 0,5 cm, keine Fixierung an Pektoralisfaszie o. Muskel
T 1b	bis 1 cm, unfixiert
T 1c	bis 2 cm, unfixiert
T 2a	Tumor zw. 2–5 cm, unfixiert
T 2b	Tumor zw. 2–5 cm, fixiert an Muskel o. Pektoralisfaszie
T 3a	Tumor > 5 cm, unfixiert
T 3b	Tumor > 5 cm, fixiert an Muskel o. Pektoralisfaszie
T 4a	Fixation an der Brustwand
T 4b	Hautmetastase, Hautödem o. Ulzeration
T 4c	T 4a u. 4b
T 4d	inflammator. Karzinom
Befall der Lymphknoten (Lk)	
N 1a	klin. unverdächtige Lk (histol. Mikrometastasen)
N 1b	klin. verdächtige Lk
N 2	homolaterale, verbackene axilläre Lk
N 3	homolaterale, verdächtige Lk supraklavikulär, infraklavikulär o. Lymphödem des Arms

Mamma pendulans: Mastoptose.

Mammaplastik: Operationsverfahren zur Umgestaltung der Brust. Bei Vergrößerung o. Ptose sind Reduktionsplastiken, bei Unterentwicklung Aufbauplastiken mit Mammaendothesen o. ↑autogenem Fettgewebe mögl.

Mammaptosis: starkes Herabhängen der Brust.

Mammatuberkulose: durch hämatogene Infektion der Brustdrüse o. Übergreifen von einer Rippenkaries entstehende Tuberkulose.

Mammatubus: spez. ↑Kompressionstubus bei der ↑Mammographie, dessen körpernahe Seite rund, oval o. nierenförmig ist. Der M. dient als Einstellhilfe, zur Streustrahlenreduktion u. zur Homogenisierung der Organdicke durch Kompression der Mamma.

Mammilingus ⟨*lat*⟩ *m*: sexuell lustbetontes Kosen, Lutschen o. Saugen an den weibl. Brustwarzen.

Mammogenese ⟨*lat* + *gr*⟩ *f*: durch Prolaktin, Östrogene u. a. Hormone bedingte Entwicklung der weibl. Brust während der Pubertät.

Mammographie: Röntgendarstellung der weibl. Brust. Bei der ↑Galaktographie wird zusätzl. das Milchgangsystem der Brustdrüse mit Kontrastmittel sichtbar gemacht. Die M. dient der Auffindung u. Differenzierung gutartiger u. bösartiger Erkrankungen der Mamma, insbes. auch von klin. okkulten Mammatumoren. Bei der M. werden Röntgenröhren mit Molybdänanode eingesetzt. Fokus-Haut-Abstand von 50–60 cm, z. T. Streustrahlenraster. Als Filmmaterial dient feinkörniger Film mit steiler Gradation (Materialprüfungsfilm, Mammographiespezialfilme). Die Mamma wird mit Spezialtubussen komprimiert. Die Bildbetrachtung erfordert Lupen mit zweifacher Vergrößerung. Der Einsatz der ↑Xeroradiographie bei

M

der M. hat sich trotz geringer Strahlenbelastung nicht allg. durchgesetzt. Wesentl. ist die Darstellung des ↑Mikrokalks. Die M. ist mit einer relativ hohen Organdosis verbunden. Ihre Eignung für Reihenuntersuchungen bei Frauen unter 50 Jahren ist umstritten. In den letzten Jahren ist neben dem Nutzen der M. für die Früherkennung des Brustkrebses auch die möglicherweise mit der M. verbundene Induktion von Brustkrebs diskutiert worden. Dabei sind Risikofaktoren zwischen 0,3 u. 8 Fälle/10^6 Personen u. je Rad Organdosis zugrunde gelegt worden. ↑Risikofaktor bei Bestrahlung.

mammotrop *Adj*: auf die Mamma gerichtet.

Mammotropin ↑Prolaktin.

Management ↑Führung.

Managementkreis: Elemente der Führungsfunktionen in einem Unternehmen o. auch einem Krankenhaus. Zu den Aufgaben gehören die Zielsetzung, die Planung, die Entscheidung, die Organisation u. die Kontrolle. Diese Teilaufgaben sind nur mittels einer guten Kommunikation zu realisieren.

Managersyndrom: veralteter Begriff für einen infolge körperl. u. psych. Überforderung auftretenden psychosomat. Symptomenkomplex mit Leistungsabfall, Ermüdbarkeit, Konzentrationsschwäche, Reizbarkeit, Depressionen, Schlafstörungen, Nachlassen von Libido u. Potenz, Auftreten von Stenokardien; Neigung zu Koronarinfarkt. Bevorzugt bei Männern in leitenden Positionen zwischen 40. u. 60. Lj. vorkommend, verbunden mit Coffein- u. Nikotinabusus u. mangelnder Entspannungsfähigkeit.

Manchester-Klassifizierung: Stadieneinteilung des Mammakarzinoms: 1. auf die Mamma beschränktes Tumorwachstum, 2. axilläre Metastasen, 3. Überschreitung der Grenzen des Drüsenkörpers, 4. Überschreitung der Grenzen der Mamma.

Manchester-Operation: Operationsmethode zur Beseitigung einer Senkung (↑Descensus uteri) von Scheide u. Uterus.

Mancini-Test: radiale ↑Immundiffusion zur quantitativen Antigen- (z. B. Serumproteine) o. Antikörperbestimmung.

Mandelate: Mandelsäuresalze; nach peroraler Gabe im sauren Urin desinfizierend wirksam.

Mandelkernkomplex: physiol. Bez. für die ↑Corpora amygdaloidea, aufgefaßt als Teil des limbischen ↑Systems. Exp. Reizung o. Zerstörung des M. führen zu Veränderungen der Funktionen des vegetativen Nervensystems, des Endokriniums, zu Störungen von Triebzuständen insbes. der Sexualsphäre. Der M. u. der ↑Hypothalamus sind funktionell bes. eng verbunden.

Mandeln: sek. lymphoide Organe des Rachenrings mit Epithelkontakt; ↑Tonsilla lingualis, ↑Tonsilla palatina, ↑Tonsilla pharyngealis.

Mandelsäure: 2-Hydroxy-2-phenylethansäure; M. enthält ein asymmetr. Kohlenstoffatom. Das linksdrehende D-Enantiomere kommt in gebundener Form im ↑Glykosid Amygdalin der Bittermandel vor. ↑Hydroxysäuren.

Mandibula ⟨*lat*⟩ *f*: Unterkiefe; besteht aus einem vorderen, horizontalen ↑Corpus mandibulae, in welchem die untere Zahnreihe sitzt, sowie einem hinteren, aufsteigenden ↑Ramus mandibulae, welcher in den dorsalen Processus condylaris mit dem Gelenkkopf für das Kiefergelenk sowie in den ventralen Processus coronoideus als Ansatz des ↑Musculus temporalis ausläuft.

mandibulär ⟨*lat*⟩ *Adj*: mandibularis, zum Unterkiefer gehörig.

Mandibularbogen: erster Kieferbogen. ↑Kiemenbögen.

Mandibularklonus: sich vielmals wiederholende Kontraktion der Kaumuskeln (M. masseter u. M. temporalis) nach kurzer Dehnung durch Schlag mit dem Reflexhammer von oben auf den dem Kinn aufgelegten Finger des Untersuchers o. auf einen der Unterkieferzahnreihe aufliegenden Spatel.

Mandibularreflex: aus einer (o. wenigen) Kontraktionen bestehender Eigenreflex der großen Kaumuskeln.

Mandragora officinarum: Alraune; in Vorderasien heim. Solanaceae. Wurzel enthält Tropaalkaloide, u. a. Atropin u. Scopolamin, Zauberpflanze des Altertums u. Mittelalters.

Mandrin ⟨*frz*⟩ *m*: Einlegedraht für Kanülen o. ↑Sonden, zur Verhinderung einer Verstopfung beim Einstich in Gewebe o. als Führungsstab bei weichen Sonden, Kathetern u. a.

Mangan: chem. Symbol Mn; Schwermetall. Für Pflanzen u. Tiere lebensnotwendig als Aktivator für Aminopeptidasen, Arginase, Isozitratdehydrogenase. M. vermag bei den Phosphatasen Mg zu ersetzen. Transportform ist Mn^{2+} im Beta-1-Plasmaglobulin. Als künstl. Radionuklide biochem. geeignet: Beta$^-$ u. Gammastrahler $^{52}{}_{25}Mn$ u. $^{54}{}_{25}Mn$ mit Halbwertszeiten 5,7 d bzw. 310 d; ↑Spurenelemente. Berufl. Mangankontakt bes. in Schlacken- u. Braunsteinmühlen, Metallurgie u. Schweißelektrodenherstellung u. Schweißtechnik. Med. bedeutsames Mangansalz, Kaliumpermanganat ($KMnO_4$) 0,1 %ige violette Lösung mit adstringierenden u. antisept. Eigenschaften, Oxidationsmittel.

Manganismus ↑Manganvergiftung.

Manganometrie: Maßanalyt. Methode zur quantitative Bestimmung der Konzentration oxidierbarer Stoffe, z. B. Fe^{2+} u. H_2O_2, mit einer Kaliumpermanganatlösung bekannter Konzentration. Das violette MnO_4^--Ion geht dabei in das farblose Mn^{2+} über.

Manganpneumonie: Bronchopneumonie, die sich auf dem Boden einer Schädigung der respirator. Schleimhaut infolge Inhalation von manganoxidhaltigen Stäuben entwickelt. Die M. wird durch „übliche“ Pneumonieerreger hervorgerufen. M. wurde v. a. bei Arbeitern in Bergwerken, Hütten- u. Schmelzbetrieben, in der Batterieherstellung u. bei der Herstellung u. Anwendung von Thomas-Schlacke beobachtet.

Manganvergiftung: chron. Vergiftung durch Aufnahme geringerer Dosen über längere Zeiträume geht mit Müdigkeit, Antriebsarmut, Koordinationsschwächen bei diffiziler Arbeit einher. Akute, schwere Intoxikation heute kaum noch zu beobachtendes Krankheitsbild mit degenerativen Vorgängen in ZNS u. großen Nervenstämmen, Schlafbedürfnis, Gangstörungen, erhöhter Muskeltonus, Steigerung der Reflexe, mim. Starre, Zwangslachen u. -weinen, Makro- u. Mikrographie (Mangan-Parkinsonoid). Anzeigepflichtige ↑Berufskrankheit. Aufnahme vorwiegend als MnO_2 per inhalationem o. oral als Staub o. Rauch; bei hohen Dosen ↑Manganpneumonien mögl. Kaliumpermanganat ($KMnO_4$) 0,1 %ig med. bedeutsam. Verschlucken höherprozentiger $KMnO_4$-Lösung o. Substanz führt zu Verätzungen. Schon 5–8 g können tödl. sein.

Mangelbildungen: Fehlbildungen durch Entwicklungshemmung o. Rückbildung vorher regelrecht vorhandener Gewebeteile o. Organe. ↑Minusvarianten als Ergebnis dysontogenet. Entwicklung.

Mangelernährung: Nahrungszufuhr, bei der die minimal notwendigen Mengen an Eiweiß, Fett, Kohlenhydraten, Mineralien, Vitaminen für längere Zeit unterschritten werden. Sie ist zu unterscheiden von einer chron. ↑Unterernährung.

Mangelernährung, fetale: unzureichende Versorgung des Feten mit den für Homöostase u. Wachstum notwendigen Nährstoffen. Die f. M. führt zur intrauterinen fetalen ↑Retardierung. Als Hauptursache der f. M. wird die chron. ↑Plazentainsuffizienz angesehen, die durch Erkrankungen der Mutter (Hypertonie, chron. Nierenerkrankungen, auch Nikotinmißbrauch) o. Störungen an der Plazenta (Implantationsschäden, Reifungs- u. Durchblutungsstörungen) ausgelöst werden kann, daneben wurden auch Veränderungen der Nabelschnur gefunden. Bei etwa 50 % der Neugeborenen mit f. M. bleibt die Ursache unbekannt. Der Begriff f. M. wird auch mit dem ↑Clifford-Syndrom gleichgesetzt.

Mangelfettleber: Fettleber infolge Unter- o. Fehlernährung (extreme Vegetarier, Pat. mit Malabsorptionssyndrom, konsumierenden Krankheiten bzw. kohlenhydratreicher u. eiweißarmer Kost). Mangel an Trägerprotein, so daß das aus Kohlenhydraten synthetisierte Fett nicht aus der Leber abtransportiert werden kann.

Mangelgeborenes: pränatale Dystrophie; Neugeborenes mit fetaler ↑Mangelernährung u. mit intrauteriner fetaler Retardierung. Nicht einheitl. gebrauchter Begriff, der auf hypotrophe u. hypoplast. Neugeborene (↑Klassifikation der Neugeborenen), Neugeborene mit Clifford-Syndrom u. auch Frühgeborene angewandt wird, intrauterine fetale ↑Retardierung.

Mangelmutanten: Organismen, die durch Erbänderungen nicht mehr zur Biosynthese lebensnotwendiger Stoffwechselprodukte befähigt sind.

Mangeltyp: wenige kleine polygonale Zellen im atroph. Vaginalausstrich mit Zeichen der ↑Keratinisierung bei Epidermisierung des Plattenepithels der Cervix uteri (z. B. beim Deszensus).

Manie ⟨*gr*⟩ *f* ↑Syndrom, manisches.

manifest ⟨*lat*⟩ *Adj*: erkennbar, deutl. Ggs.: ↑latent.

Manifestation ⟨*lat*⟩ *f*: das Offenbar- o. Sichtbarwerden einer Erkrankung o. Fehlbildung.

Manifestation, geschlechtsbegrenzte: Ausprägung eines autosomal o. polygen bedingten Merkmals nur in einem Geschlecht. Beruht meistens auf intrauteriner Letalität gegengeschlechtl. Merkmalsträger u. ist somit nur eine scheinbare g. M.

Manifestationsalter ↑Erstmanifestationsalter, klinisches.

Manifestationsindex: Wahrscheinlichkeit, Prozent des klin. Sichtbarwerdens einer Krankheit o. des Befalls eines Organs. (↑Kontagionsindex).

Manifestationsstärke ↑Expressivität.

Manipulation ⟨*lat*⟩ *f*: Handlung, Handgriff, Handhabung.

Manipulationsbehandlung: manuelle ↑Medizin; in Deutschland nur von Ärzten auszuführende Grifftechniken mit Stoß- u. Zugwirkung an Gelenken der Wirbelsäule u. Extremitäten zur Lösung von Gelenkblockierungen.

Maniriertheit: unecht wirkendes, verschrobenes Ausdrucksverhalten mit bizarren, affektierten, übertriebenen Bewegungen u. Haltungen.

manisch ⟨*gr*⟩ *Adj*: im Zustand der Manie befindl. ↑Syndrom, manisches.

manisch-depressiv *Adj* ↑Krankheit, manisch-depressive.

Mann, Ludwig (1866–1936), Neuropathologe, Breslau.

Manna: aus der Manna-Esche (Fraxinus ornus) erhaltener u. eingetrockneter Saft. Besteht zu etwa 90 % aus ↑Mannitol. Osmotherapeutikum, Diagnostikum zur ↑Nierenfunktionsprüfung.

Männchensterilisationsverfahren ↑Male sterile technique.

Mannitol: Mannit, D-Mannit; sechswertiger Zuckeralkohol; in der Natur weit verbreitet (z. B. Manna, Algen, Pilze, Zichorie, Olive) u. als ↑Süßungsmittel verwendet. Entsteht aus Mannose o. Fruktose durch Reduktion u. geht bei milder Oxidation in die beiden Zucker über; auch durch spez. Gärungsvorgänge aus Zuckern gebildet (Mannitolgärung); im Harn normalerweise enthalten. Osmodiuretikum zur Infusion; zur forcierten Diurese von Giften, z. B. Barbituraten.

Mannitolhexanitrat: ein ↑Koronarmittel.

Mannitoltest: Nierenfunktionsprobe zur DD der ↑Oligoanurie. Über den Zeitraum einer Stunde nach Abschluß einer i. v. Infusion von Mannitol wird die Harnausscheidung (Blasenkatheter) gemessen: <40 ml/h spricht für manifestes akutes Nierenversagen, >40 ml/h deutet auf eine funktionelle, noch reversible Nierenfunktionsstörung hin. Veraltete Methode.

Mannose ↑Monosaccharide.

Mannosidase-Mangel-Syndrom: Mannosidose, autosomal rezessiv erbl. Reduktion o. Mangel der Alpha- u./o. Betamannosidase mit Störungen des Glykoproteinabbaus. Mannosidurie. Intelligenzminderung, Wasserspeiergesicht, Kraniohyperostose, Dysostosen, Fehlbildungen der Wirbelkörper.

Manometer: Geräte zur Druckmessung.

Manschettenbreite: Für die unblutige indirekte ↑Blutdruckmessung nach der Riva-Rocci-Methode benötigte Manschette mit def. Breite. WHO-Empfehlung: Manschettenbreite von 12–14 cm bei Armumfängen bis zu 40 cm. Manschettenbreite von 16–20 cm bei Armumfängen über 40 cm o. bei Messungen am Bein.

Manson, Patrick (1844–1922), Arzt, Hongkong, London, Arbeiten über Filariosen u. Malaria.

Mansonella ozzardi: Vertreter der ↑Filarioidea, fakultativ pathogener ↑Endoparasit im Fett- u. Bindegewebe der Bauchhöhle beim Menschen in Mittel- u. Südamerika.

Mansonia richardii: zu den ↑Culicidae gehörende, am Menschen blutsaugende autochthone, lästige Mücke. Die Larven atmen nicht an der Wasseroberfläche, sondern entnehmen den Sauerstoff submersen Pflanzenteilen.

Mantelbestrahlung: partielle o. totale Bestrahlung des Lymphsystems oberhalb des Zwerchfells bei Systemerkrankungen (z. B. Lymphogranulomatose). Dabei werden entweder einzelne Stehfelder aneinandergesetzt, o. es wird mit einem großen Feld bestrahlt. Zu schonende Organe (z. B. Lunge) werden durch Abschirmblöcke geschützt.

Mantelkante: Übergang der Facies medialis in die Facies superolateralis der Großhirnrinde seitl. der ↑Fissura longitudinalis cerebri.

Mantelkantensyndrom: Paraparesen der Füße bzw. Beine, evtl. auch entsprechende querschnittsartige

Sensibilitätsstörungen bei umschriebenen Prozessen, die über der Fissura interhemisphaerica gelegen sind, z. B. Meningiome.

Mantelkrone: Zahneinzelkrone aus Kunststoff o. Keramik. ↑Jacketkrone.

Mantelpneumothorax: schmaler, beim Erwachsenen bis etwa 5 cm breiter Pneumothorax, der sich auf der Thoraxübersichtsaufnahme zwischen Thoraxwand u. der allseitig frei kollabierten Lunge befindet.

Mantelzellen: Gliocyti ganglii, Satellitenzellen; periphere Gliazellen, die in Ganglien die Zelleiber der Neurone umgeben; ↑Neuroglia. Abb.

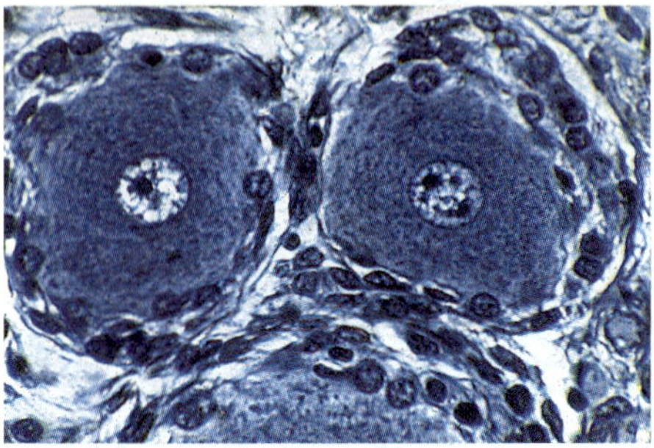

30

Mantelzellen. Histologischer Schnitt durch ein Spinalganglion, Färbung nach Held; um die großen Ganglienzellen ein Ring kleiner M.

Mantoux, Charles (1877–1947), frz. Arzt, Le Cannet. ↑Mendel-Mantoux-Tuberkulinprobe.

Mantoux-Reaktion (nach Charles M.) ↑Mendel-Mantoux-Tuberkulinprobe.

Manualhilfe: nichtoperative Geburtsleitung der Beckenendlagengeburt, wobei der Geburtshelfer ohne Eingehen in die Vagina die Spontangeburt mit der Hand (manual) dirigiert; Methoden nach Bracht, Müller, Veit-Smellie. Heute als „assistierte Spontangeburt" bezeichnet.

Manualtherapie: Chirotherapie; manuelle ↑Medizin. Ausführung best. Griffe bei Erkrankungen des Bewegungsapparats u. z. T. auch der inneren Organe.

Manubrium ⟨*lat*⟩ *n*: Henkel, Griff, Handgriff.

Manubrium sterni: oberer Teil des Brustbeins; im ↑Angulus sterni gegen das Corpus sterni abgeknickt.

manuell ⟨*lat*⟩ *Adj*: mit der Hand.

Manus ⟨*lat*⟩ *f*: Hand.

Manus bifurca: Gabelhand; ↑Ektrodaktylie.

Manus vara ↑Klumphand, angeborene.

Manzanillenbaum-Vergiftung: Durch den Saft aus Blättern, Holz u. Früchten des Manzanillenbaums kommt es bei Berührung mit der Haut zu Juckreiz, Erythem, Blasenbildung u. Ödem. Genuß der Früchte verursacht gastrointestinale Störungen mit blutig-schleimigen Diarrhöen. Ther.: Abwaschen des Safts von Haut u. Schleimhaut. Verbreitet in warmen Küstenregionen Amerikas.

MAO: **1.** *Abk* für engl. ↑Maximal acid output; **2.** *Abk* für ↑Monoaminooxidase.

MAP: **1.** *Abk* für engl. main arterial pressure; arterieller Mitteldruck (diastol. Blutdruck + $^1/_3$ der Blutdruckamplitude). **2.** *Abk* für mikrotubulusassoziiertes ↑Protein. **3.** *Abk* für engl. main airway pressure; mittlerer Atemwegsdruck (↑MAD).

MAP-Kinasen: *Abk* für mitogen aktivierte Proteinkinase(n) (MAPK); Bez. für ↑Proteinkinasen (↑Kinasen), die als Komponenten intrazellulärer ↑Signalübertragungssysteme durch Proteinphosphorylierungen eine wichtige Rolle für Wachstums- u. Differenzierungsprozesse spielen; werden durch Phosphorylierung von Tyrosinresten durch MAP-Kinase-Kinase (MAPKK) aktiviert.

Mapping ⟨*engl*⟩: **1.** Ableitung elektr. Signale aus den Herzhöhlen (intrakardiales M.) bzw. von der Thoraxwand über viele (48–120) Ableitungspunkte. Geeignet zur Erkennung ischäm. Areale (Infarktgrößenbestimmung) bzw. zur Lokalisation von ektopen Tachykardieherden. **2.** Kurzw. für Gene mapping; ↑Chromosomenkarte.

Maprotilin: ein ↑Thymoleptikum mit imipraminähnl. Wirkung.

Map unit: engl Bez. für ↑Rekombinationseinheit.

marantisch ⟨*gr*⟩: *Adj* zu ↑Marasmus.

Marasmus ⟨*gr*⟩ *m*: allg. Verfall, Kräfteschwund, meist als M. senilis (Altersmarasmus). M. des Kindesalters: hochgradige Auszehrung als Folge starker ↑Unterernährung; führt zum Tode, wenn das Körpergewicht auf etwa die Hälfte des Sollwertes abgesunken ist.

Marathonsitzung: Gruppenpsychotherapiesitzung, die sich über Stunden, evtl. auf einen o. mehrere Tage erstreckt. Dabei werden viele durch gesellschaftl. Konventionen entstandene Hemmungen abgebaut. Kommunikation u. ↑Konfrontation vollziehen sich unter höherer emotionaler Erregung u. Betroffenheit. Eindeutige wissenschaftl. Erfolgs- u. Schädigungsmessungen liegen kaum vor.

Marboran ↑Methisazon.

Marburg, Otto (1874–1948), Neurol., Wien, New York.

Marburger Bund ↑Verband der angestellten Ärzte.

Marburg-Fieber: schwere, oft am 8.–16. Krankheitstag tödl. verlaufende meldepflichtige ↑Infektionskrankheit, ein durch ↑Filoviren (↑Marburg-Virus) hervorgerufenes hämorrhag. Fieber, Inkubationszeit 3–16 Tage. Sekundäransteckung von Mensch zu Mensch. Akuter Beginn mit hohem Fieber, Kopf- u. Muskelschmerzen, gefolgt von Erbrechen, wäßrigen Durchfällen, Somnolenz, Lymphadenopathie, hämorrhag. Exanthem u. Enanthem. Terminal starke Blutungsneigung im Magen-Darm-Trakt u. Harntrakt, Hepatitis, Orchitis, Nephritis, Myokarditis u. interstitielle Pneumonie. Letalität über 50 %. Pathol. anat. herdförmige Nekrosen in allen parenchymatösen Organen.

Marburg-Trias (nach Otto M.): häufige Symptomkombination bei multipler ↑Sklerose, bestehend aus temporaler Abblassung der Papille, spast. Zeichen u. Fehlen der Bauchhautreflexe.

Marburg-Virus: Virus-Spezies der Fam. ↑Filoviridae. Erreger des hämorrhag. ↑Marburg-Fiebers, wurde 1967 in Marburg bei Erkrankung von 31 Personen (7 Todesfälle) erstmals beschrieben. Infektionsquelle waren aus Uganda importierte grüne Meerkatzen. Natürl. Virusreservoir noch unbekannt.

Marchand, Felix (1846–1928), dt. Pathologe, Leipzig.

Marchand-Nebennieren (nach Felix M.): akzessor. Nebennieren in der Plica lata.

Marchesani, Oswald (1900–1952), Ophth., Hamburg.

Marchesani-Syndrom (nach Oswald M.): Weil-Marchesani-Syndrom; autosomal rezessiver Erbgang. Kugellinse. (↑Sphärophakie) mit häufig abnorm kleiner Linse (↑Mikrophakie) kombiniert mit Minderwuchs (Brachymorphismus) u. Brachydaktylie sowie mit Gelenksteifigkeit. Komplikation: ↑Glaukom, bessert sich auf Mydriatika. Häufig Luxation der kleinen Linse in die Vorderkammer. Zonulafasern ähnl. wie bei ↑Homocystinurie verändert: Faserdegeneration, dicke PAS-pos. Lage auf dem Ziliarkörperepithel.

Marchiafava, Ettore (1874–1935), ital. Pathologe u. Int., Rom.

Marchiafava-Bignami-Syndrom (nach Ettore M. u. Amico Bignami): neurol. Erkrankung mit Degeneration des Corpus callosum u. laminäre kortikale Sklerose mit Persönlichkeits- u. Charakterveränderungen sowie neurol. Zeichen infolge Alkoholkrankheit.

Marchiafava-Micheli-Erkrankung (nach Ettore M. u. F. M.) ↑Hämoglobinurie, paroxysmale nächtliche.

March of convulsion ⟨*engl*⟩: fokal beginnender Anfall, der allmähl. auf benachbarte Körperregionen übergreift bis zur Ausbreitung in einer Körperhälfte o. vollständiger Generalisierung bei Jackson-Epilepsie. ↑Epilepsie.

MARCKS: *Abk* für myristylierte alaninreiche C-Kinase-Substrate; Protein, das insbes. für Verankerung von ↑F-Aktin in der Plasmamembran verantwortl. ist.

Marcus-Gunn-Phänomen: **1.** Mitbewegung des Oberlides beim Kauen. Pathol. Kernverbindungen zwischen motor. Anteilen des V. u. VII. Hirnnerven. **2.** angeborene einseitige Ptosis; verschwindet beim Öffnen des Mundes infolge abnormer interneuronaler Verknüpfungen.

Marek, J. (1867–1952), ungar. Tierarzt.

Marek-Krankheit (nach J. M.): durch Virus polyneuritidis gallinarum (gehört zu den Herpesviren) bei Geflügel hervorgerufene Polyneuritis mit Tumorbildungen des lymphat. Systems. Sehr hohe Letalität.

Marey-Kapsel: Meßwandler zur Pulsregistrierung (Erfassung der Bewegung großer Blutgefäße) o. zur Registrierung der Brustwandbewegung bei der ↑Pneumographie. Meßorgan ist eine mit einer elast. Membran überzogene Kapsel. Auf die Körperoberfläche aufgesetzt wandeln sich die Membranbewegungen in Druckschwankungen in der Kapsel um, die mechan. (Hebelübertragung), opt. (aufgeklebter Spiegel) o. mechanoelektr. registriert werden können.

Marfan, Jean Bernard Antoine (1858–1941), frz. Päd., Paris.

Marfan-Madelung-Syndrom (nach Jean B. A. M.): Marfan-Syndrom verbunden mit Madelung-Deformität.

Marfan-Syndrom: (nach Jean B. A. M.) mesodermale Dysplasie (Dystrophia mesodermalis hypoplastica) mit Arachnodaktylie. Kombination okulärer, skelettaler u. kardiovaskulärer Veränderung: Hyperplasie der knorpeligen Wachstumszonen, asthen. Habitus, schlanker Hochwuchs, grazile Extremitäten (Madonnenfinger), Überstreckbarkeit der Gelenke durch Bindegewebe- u. Muskulaturschwäche, Trichterbrust, Kyphose, Skoliose, got. Gaumen, Anlage- u. Stellungsanomalie der Zähne, enger Gehörgang. Ventrikelseptumdefekt. Intelligenzdefekte. Subluxation der Linse, meist nach temporal oben, oft Iridodonesis (↑Irisschlottern), Irishypoplasie, fetal strukturierter Kammerwinkel. Folgen: Brechungs- u. Achsenmyopie, monokuläre Diplopie, Glaukom, gewöhnl. autosomal dominanter Erbgang. Expressionsgrad unterschiedl. De novo mit Mutationsrate von 0,7 auf 100 000 Geburten. Gelegentl. mit sehr hoher Hydroxyprolinausscheidung im Urin.

marginal ⟨*lat*⟩ *Adj*: marginalis; zum Rand gehörig, am Rand befindl.

marginatus ⟨*lat*⟩ *Adj*: gerändert.

Margines ⟨*lat*⟩ *m Pl*: *Sg* Margo; Ränder.

Margines laterales: äußere Ränder, z. B. der Finger u. Zehen.

Margines mediales: innere Ränder, z. B. der Finger u. Zehen.

Margo ⟨*lat*⟩ *m*: Rand; *Pl* Margines.

Margo anterior: vorderer Rand von Elle (M. a. ulnae), Speiche (M. a. radii), Schienbein (M. a. tibiae), Wadenbein (M. a. fibulae), Lunge (M. a. pulmonis), Hoden (M. a. testis).

Margo ciliaris iridis: äußerer Rand der Regenbogenhaut am Übergang zum Ziliarkörper.

Margo falciformis: M. f. fasciae latae; sichelförmiger äußerer, oberer u. unterer Rand der Oberschenkelfaszie am Hiatus saphenus.

Margo frontalis: M. f. ossis parietalis; Vorderrand des Scheitelbeins an der Grenze zum Stirnbein.

Margo inferior: Unterrand von Leber (M. i. hepatis), Milz (M. i. lienis), Lunge (M. i. pulmonis).

Margo infraorbitalis: oberer vorderer Rand des Corpus maxillae, welcher den Eingang zur Augenhöhle unten begrenzt.

Margo interosseus: durch Anheftung der Membrana interossea (↑Membrana interossea cruris) an der dem benachbarten Knochen zugekehrten Seite hervorgerufene Leiste an Elle (M. i. ulnae), Speiche (M. i. radii), Schienbein (M. i. tibiae), Wadenbein (M. i. fibulae).

Margo lacrimalis maxillae: der an das Tränenbein grenzende Rand des Oberkiefers.

Margo lambdoideus ossis occipitalis: der ↑Sutura lambdoidea zugewandter Rand des Hinterhauptbeins.

Margo lateralis: Außenrand von Unterarm (M. l. antebrachii), Humerus (M. l. humeri), Niere (M. l. renis), Schulterblatt (M. l. scapulae), Finger- bzw. Zehennagel (M. l. unguis).

Margo liber ovarii: freier hinterer Rand des Eierstocks.

Margo liber unguis: freier vorderer Rand des Finger- bzw. Zehennagels.

Margo linguae: seitl. Zungenrand.

Margo mastoideus ossis occipitalis: dem Warzenfortsatz zugekehrter Rand des Hinterhauptbeins.

Margo medialis: Innenrand, z. B. der Nebenniere (M. m. glandulae suprarenalis), des Oberarms (M. m. humeri) etc.

Margo mesovaricus ovarii: mit einer Bauchfellduplikatur (Mesovarium) verbundener vorderer Rand des Eierstocks.

Margo nasalis ossis frontalis: der dem Nasenbein zugekehrte Rand des Stirnbeins.

Margo occipitalis ossis parietalis: dem Hinterhauptbein zugekehrter Rand des Scheitelbeins.

Margo occipitalis ossis temporalis: dem Hinterhauptbein zugekehrter Rand des Schläfenbeins.

Margo occultus: verborgener Rand des Nagels, welcher sich in der Nageltasche befindet.

Margo parietalis ossis frontalis: zum Scheitelbein gerichteter Rand des Stirnbeins.

Margo parietalis ossis temporalis: zum Scheitelbein gerichteter Rand des Schläfenbeins.

Margo posterior: Hinterrand von Speiche (M. p. radii), Elle (M. p. ulnae), Hoden (M. p. testis).

Margo pupillaris iridis: der freie Innenrand der Regenbogenhaut, welcher das Sehloch umschließt.

Margo sagittalis ossis parietalis: der Pfeilnaht (↑Sutura sagittalis) zugekehrter Rand des Scheitelbeins.

Margo sphenoidalis ossis temporalis: dem Keilbein zugekehrter Rand des Schläfenbeins.

Margo squamosus alea majoris: der Schläfenbeinschuppe zugekehrter Rand des großen Keilbeinblügels.

Margo squamosus ossis parietalis: nach der Schläfenbeinschuppe zu liegender Rand des Scheitelbeins.

Margo superior: Oberrand von Nebenniere (M. s. glandulae suprarenalis), Milz (M. s. lienis), Schulterblatt (M. s. scapulae), Felsenbein (M. s. partis petrosae).

Margo supraorbitalis: unterer vorderer Rand des Stirnbeins, welcher den Eingang zur Augenhöhle oben begrenzt.

Margo uteri: re. bzw. li. Seitenrand der Gebärmutter.

Margo zygomaticus alae majoris: dem Jochbein zugewandter Rand des großen Keilbeinflügels.

Maridi-Fieber ↑Ebola-Fieber.

Marie, Julien, zeitgen. frz. Päd., Paris.

Marie, Pierre (1853–1940), frz. Neurol., Paris.

Marie-Bamberger-Syndrom (nach Pierre M. u. Eugen B.): Bamberger-Marie-Syndrom, Bamberger-Pierre-Marie-Syndrom, Osteoarthropathie hypertrophiante pneumique, Periostitis hyperplastica Bamberger, Osteopathia hypertrophica toxica; Krankheitsbild, das charakterisiert ist durch Schmerzhaftigkeit der Extremitäten mit Schwellungen der Knie-, Fuß-, Ellenbogen- u. Handgelenke u. periostale Neubildung von Knochensubstanz, bevorzugt im Diaphysenbereich der Röhrenknochen. Diese Sympt. treten häufig gemeinsam mit Trommelschlegelfingern u. neurovaskulären Störungen auf. Das Syndrom kommt außer bei Bronchialtumoren auch bei Pleuratumoren u. chron. Lungen- u. Pleuraeiterungen vor u. verschwindet mit der Beseitigung der Tumorkrankheit bzw. Grundkrankheit. ↑Paraneoplasie.

Marie-Bechterew-Strümpell-Krankheit (nach Pierre M., Wladimir M. B. u. Adolf G. von S.) ↑Spondylitis ankylosans.

Marie-Léri-Syndrom (nach Pierre M. u. André L.) ↑Arthritis mutilans.

Mariendistel ↑Silybum marianum.

Marie-Scheuthauer-Syndrom (nach Pierre M. u. Gustav S.) ↑Dysostosis cleidocranialis.

Marie-Sée-Syndrom (nach Julien M. u. Georges S.): schwere, akute Vitamin-A-Intoxikation mit benignem, reversiblem Hydrozephalus, Erbrechen u. Nahrungsverweigerung.

Marie-Syndrom (nach Pierre M.): **1.** ↑Akromegalie. **2.** ↑Heredoataxia cerebellaris.

Marihuana: ↑Cannabis indica, Haschisch.

Marinesco, Georges, zeitgen. rumän. Arzt.

Marinesco-Sjögren-Syndrom (nach Georges M.): Symptomkombination aus spinozerebellärer ↑Ataxie, Dolichozephalie, Katarakt u. Intelligenzminderung, autosomal rezessiver Erbgang.

Marion-Krankheit ↑Blasenhalsstenose, angeborene.

Mariotte, Edmonde (1620–1684), frz. Physiol., Klosterprior bei Dijon.

Mariotte-Fleck (nach Edmonde M.): blinder Fleck, physiol. Skotom, verursacht durch Fehlen von Sinneszellen der Netzhaut im Bereich der Papilla nervi optici.

Mariske: Analhautfalte, Analläppchen, Wächter, Wachposten; Hautläppchen in der Mittellinie des Anus, das zu Juckreiz u. Analekzem führen kann. Es ist Folge einer Perianalthrombose o. chron. Analfissur.

Marita ⟨*lat*⟩ *f*: Geschlechtstier, Hermaphrodit; adultes Stadium der ↑Digenea (↑Trematoda).

Marituba-Virus: Virusart der Gattung ↑Bunya-Virus. Vorkommen im trop. Südamerika, kann eine grippeähnliche ↑Erkrankung mit Fieber u. Kopfschmerzen verursachen.

Mark: Bez. für zentrale Gewebeanteile: Rückenmark (↑Medulla spinalis); verlängertes M. (↑Myelenzephalon); M. des Gehirns (weiße Substanz, Enzephalon, ↑Gehirn); Knochenmark (↑Medulla ossium ruba); Marksubstanz versch. Organe, bei denen Rinde u. M. unterschieden werden (z. B. Niere, Nebenniere, Thymus).

Markdrahtung: lockere Adaption von Fragmenten kurzer Röhrenknochen (Hand, Fuß) durch das intramedulläre Vortreiben eines Kirschner-Drahts. An langen Röhrenknochen wegen hochgradiger Instabilität verlassen. Eine Weiterentwicklung ist die ↑Bündelnagelung.

Markeosinophilie: Vermehrung der eosinophilen Granulozyten im Knochenmark. Letzteres ist nach Gross das Organ, welches nicht nur den höchsten Gehalt an diesen Zellen aufweist, sondern auch deren Vorstufen in gleichmäßiger Verteilung enthält. Verteilung der eosinophilen Granulozyten im Organismus ist sehr unterschiedl. Der Grad der Eosinophilie des Blutes u. des Knochenmarks ist Ausdruck der jeweiligen, aktuellen Gleichgewichtslage zwischen eosinotakt. Reizen, der Zellproduktion, des peripheren Verbrauchs u. der Lebensdauer.

Marker ⟨*engl*⟩: erkennbare Struktur in einem Organismus bzw. in o. auf einer Zelle o. einem zu untersuchenden allg. Stoff, die physiol. vorhanden ist o. artifiziell eingefügt sein kann u. infolge ihrer Präsenz eine Wiedererkennung der durch M. markierten Stoffeinheit in einem zu untersuchenden Prozeß ermöglicht. Die Markierung kann sich auf den Gesamtorganismus beziehen, auf das Individuum bzw. auf eine Spezies. M. wären in diesem Fall Blut-, Serumgruppen, Enzymallotypien. Bezieht sich die Markierung auf Zellen, so kommen dafür physiol. Oberflächenantigene in Betracht, die den einen Zelltyp von einem anderen unterscheidbar machen, z. B. Genprodukte der HLA-Loci auf B- o. T-Lymphozyten bzw. differente ↑Rezeptoren auf diesen Zellen, an denen sich Proteine anlagern können, die dann ihrerseits zum M. für die Zelle werden. Als allgemeine M. sind ferner radioaktive ↑Isotope anzusehen.

Markerchromosom: Chromosom, das sich keinem der normalen Chromosomen des ↑Karyotyps zuordnen läßt.

Marker, genetische: Orte im Chromosom, in denen ↑Mutationen zu phänotyp. erkennbaren Veränderungen führen; dienen der Herstellung sog. ↑Chromosomenkarten u. für die Selektion von ↑Mutanten.

Markersubstanz: Substanz (Protein, Enzym, Hormon), deren Vermehrung im Blut o. Gewebe auf eine Erkrankung (z. B. Tumor) hinweist.

Markfibrom, renales: Nierentumor mit umschriebenen Knoten aus Bindegewebe, die durch das erhaltene Harnkanälchen ziehen; örtl. Fehlbildung (Hamartom).

Markhemmung, splenomegale: Die bei Milzvergrößerung auftretende Panzytopenie wurde früher als Ausdruck einer humoralen Hemmung der Blutbildung im Knochenmark angesehen. Diese Hypothese ließ sich nicht bestätigen. ↑ Hyperspleniesyndrom.

Markhemmung, splenopathische ↑ Markhemmung, splenomegale, ↑ Hyperspleniesyndrom.

Markhöhle: Cavitas medullaris; Hohlraum im Inneren von Knochen. Inhalt: ↑ Knochenmark.

Markhöhle, primäre: Bei der ↑ Osteogenesis cartilaginea im Diaphysenbereich durch Abbau des großblasigen Knorpels entstehender Hohlraum. Inhalt: prim. Knochenmark, Mesenchymzellen, Blutgefäße, Chondroklasten, Osteoblasten.

Markkanal ↑ Seitenkanal.

Marknagelung: intramedulläre Stabilisierung eines Knochenbruchs durch Überbrückung mit einem metall., nagelförmigen Kraftträger. Versuche der M. gab es bereits im vorigen Jh. Das erste praxisreife Verfahren führte 1932 Sven Johansson ein, indem er die von Smith-Petersen 1924 publizierte Methode der Schenkelhalsnagelung weiterentwickelte. Von diesem Prinzip ausgehend hat Küntscher die Marknagelung (↑ Küntscher-Nagelung) für Schaftbrüche von Röhrenknochen entwickelt, 1940 in die Praxis eingeführt u. zu einer Perfektion ausgebaut, so daß dieses Verfahren heute mit seinem Namen verbunden wird. Viele Varianten u. Verbesserungen des Marknagelprinzips folgten, insbes. ↑ Verriegelungsnagelung. Angestrebt wird die gedeckte M. ohne Freilegung der Fraktur, d. h. das Einschlagen des Nagels von einer frakturfernen Weichteilinzision aus, zur Verringerung der Infektionsrate. Ind.: Diaphysenfrakturen langer Röhrenknochen (Femur, Tibia, Humerus). ↑ Extensionstisch.

Markphlegmone: eitrige Entzündung der Knochenmarkhöhle; Infektion des Gehirns nach offener Verletzung, die sich rasch ausbreitet.

Markscheide: Gliahülle mit Mark (↑ Myelin) um das Axon in markhaltigen Nervenfasern (Neurofibra myelinata), gebildet von PNS (Neurolemmocytus, Schwann-Zelle) u. ZNS (Oligodendrocytus, Umwickelung des Axons durch die Schwann-Zelle). Dadurch entstehen konzentr. Lamellenwickelungen aus abwechselnd dunklen (Lamella myelini densa, Major dense line) u. hellen (Lamella myelini intermedia, Intraperiod line) Linien; die Verbindung von dem Lamellenring (Stratum myelini) zum Plasmalemm der Schwann-Zelle, eine Doppelmembran, ist das ↑ Mesaxon. Abb.

Markscheidenzerfall: der im Gefolge traumat. Durchtrennung von Entzündungen u. Geschwülsten auftretende morphol. u. chem. Abbau des Myelins der einzelnen Nervenfasern. Die Markscheide nimmt zunächst eine wabige Struktur an u. zerfällt danach in kettenförmig angeordnete Markballen mit einfacheren Fettverbindungen. Weiterer Abbau zu Neutralfetten, erreicht nach sechs Wochen seinen Höhepunkt; ↑ Waller-Degeneration.

Markschwamm: Carcinoma solidum medullare, undifferenziertes Karzinom mit Überwiegen des epithelialen gegenüber dem bindegewebigen Anteil; Ggs. ↑ Szirrhus.

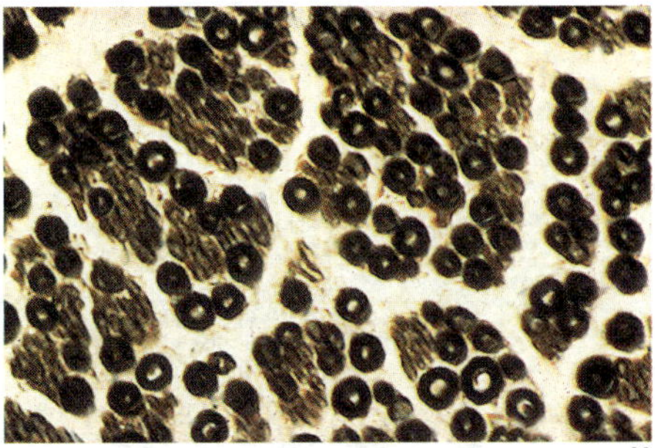

30

Markscheide. Histologischer Schnitt durch die Cauda equina, Markscheidenfärbung; die M. zeigt sich als dunkler Ring, das Axon bleibt hell.

Markschwammniere: Schwammniere; Markzysten in der Niere, meist doppelseitig. Zyst. Erweiterung der Sammelrohre im Nierenmark in unterschiedl. Ausdehnung, manchmal nur segmentär. Gewichts- u. Volumenzunahme. Ein Teil der Zysten ist leer, ein anderer enthält Exsudat, außerdem Zelltrümmer, Leukozyten u. Erythrozyten. Diagn. röntg. mögl., oft inkrustieren die Zelltrümmer, u. es kommt zur Steinbildung. Im Röntgenbild multiple feinste Schattenflecke außerhalb der Papillen, benachbarte Nierenkelche können verbreitert u. unscharf sein. Klin.: symptomarm, Komplikationen sind chron.-rezidivierende Pyelonephritis, Hämaturie, Albuminurie. Progn. gut.

Marksegel ↑ Velum medullare.

Markstrahlen: **1.** M. der Niere: Pars radiata corticis; im Zentrum des Markstrahlläppchens (↑ Lobulus corticalis) gelegene, gestreckte Teile des Harnkanälchens (Tubulus rectus proximalis, Tubulus rectus distalis) sowie des Sammelrohrs (Tubulus colligens rectus). **2.** M. im Großhirn: radiär in die Großhirnrinde (bis zur L III) ziehende markreiche Fasern. Abb.

Marksubstanz im Groß- bzw. Kleinhirn: weiße Substanz (Medulla) aus markreichen Nervenfasern u. Gliazellen.

Markzellen: Referenzwerte der Zellen in blutbildenden Knochenmark nach Sandkühler (Tab.) in Markquetschpräparaten. Die Interpretation erfolgt stets durch

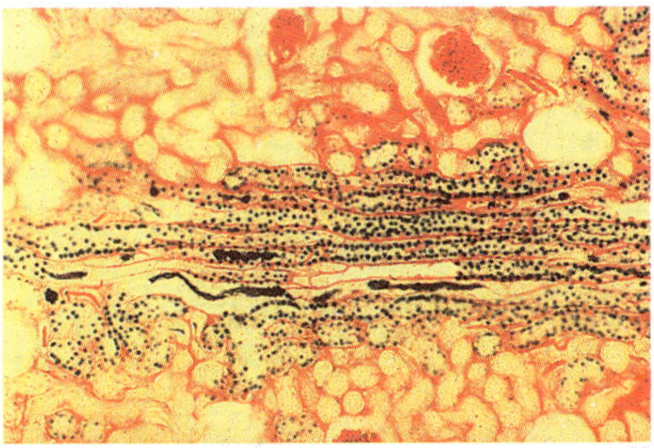

30

Markstrahlen. Histologischer Schnitt durch die Niere, Doppelinjektion; der Markstrahl (blau) verläuft gerade durch den Kortex

M

Markzellen: Referenzbereiche (nach Sandkühler)

Zelltyp		Referenzbereich (Zellen pro cm^2 Präparat)
Makrophagen		1-500
Stützgewebe	Stromazellen	6 200-22 000
Erythrozytopoese	Proerythroblasten	1 000-6 000
	Erythroblasten verschiedener Reifestufen	7 500-150 000
Granulozytopoese	Myeloblasten	1 000-2 500
	Neutrophile Promyelozyten	6 000-22 000
	Neutrophile Myelozyten	40 000-70 000
	Neutrophile Metamyelozyten	55 000-95 000
	Neutrophile Stab- u. Segmentkernige	40 000-75 000
	Unreife eosinophile Granulozyten	1 000-8 000
	Reife eosinophile Granulozyten	1 500-9 000
Gewebebasophile		2 000
Lymphozyten		10 000-60 000
Plasmazellen		4 500-10 000

simultane Beurteilung des gleichzeitig abgenommenen ↑Blutausstrichs. Tab.

Marmorknochenkrankheit: generalisierte diffuse Osteosklerose, Osteopetrosis, Osteosclerosis fragilis generalisata, Osteosclerosis congenita diffusa, Albers-Schönberg-Krankheit; angeborene, in wechselndem Alter auftretende Ossifikationsstörung des knöchernen Skeletts (mesenchymale Fehldifferenzierung, Kalkstoffwechselstörung [Tetanie], verminderte Osteoklastentätigkeit). Generalisierte Osteosklerose: Wirbelkörper (Verdichtungszonen im Bereich der Deckplatten), Röhrenknochen (Humerus, Tibia, Fibula: proximal; Radius, Ulna: distal; Femur: proximal u. distal), Ränder der Beckenschaufeln, Hand- u. Fußknochen, Sternum. Bei Mitbeteiligung der Schädelbasis: Seh- u. Gehörstörungen. Sklerosierung des Markraums: zunehmende Anämie u. kompensator., extramedulläre Hämatopoese (Milz-, Lebervergrößerung). Einengung der venösen Hirnblutleiter, osteomyelit. Prozesse (Mandibula), Kariesanfälligkeit. Verlaufsformen: frühkindl., maligne Form (intrauterine Manifestation, kaum Spontanfrakturen, autosomal rezessiver Erbgang, Tod im frühen Kindesalter), Formen mit später Manifestation (Spontanfrakturen: Osteomyelitis, autosomal dominanter Erbgang, auch abortive Verlaufsformen). Von H. E. Albers-Schönberg (1904) beschrieben.

Maroteaux, Pierre, zeitgen. frz. Päd. ↑Lamy-Maroteaux-Syndrom.

Marschalbuminurie: Eiweißausscheidung nach längeren Fußmärschen, auch Sport- o. Anstrengungsalbuminurie.

Marschenfieber: ↑Malaria der Marschengegenden an der Nordsee.

Marschfraktur: Marschgeschwulst; Ermüdungsbruch der Ossa metatarsalia II u. III nach ungewohnter Belastung. ↑Ermüdungsbruch, ↑Looser-Umbauzone, ↑Fraktur. ↑Deutschländer-Syndrom.

Marschgeschwulst ↑Marschfraktur.

Marschhämoglobinurie: Hämoglobinurie bei körperl. Belastung; erstmalig bei Soldaten nach langen Fußmärschen beobachtete Dunkelfärbung des Urins infolge Hämoglobinausscheidung. Auch bei Sportlern (Marathonlauf) wird die M. gesehen. Ursache ist eine mechan. Schädigung (Torquierung) der Erythrozyten infolge Wirbelbildung in den Kapillaren der Fußsohle mit intravaskulärer Hämolyse.

Marseillefieber ↑Boutonneuse-Fieber.

Marsupialisation ⟨*lat*⟩ *f*: operative Einnähung von ↑Zysten o. ↑Pseudozysten in die Bauchwand u. Eröffnung, z. B. M. einer Pankreaspseudozyste.

Martegian, I. (gest. 1814), ital. Ophth.

Martegian-Areal (nach I. M.): Teil der Papilla nervi optici, ist nicht von Glaskörpergrenzmembran bedeckt, sondern von Basalmembran der Astrozyten, entspricht dem Boden des persistierenden ↑Cloquet-Kanals.

Martin, August E. (1847–1933), dt. Gyn., Greifswald, Berlin.

Martin, Eduard Arnold (1809–1875), dt. Gyn., Jena, Berlin.

Martin, Eric, zeitgen. Schweizer Int., Genf.

Martin, Henry A. (1824–1884), amerik. Chir.

Martin-Albright-Syndrom (nach Eric M. u. Fuller A.): fam. ↑Pseudohypoparathyreoidismus mit hyperkalzäm. Tetanie, die sich gegenüber Parathormon refraktär verhält; Minderwuchs, Adipositas, häufig Schmelzhypoplasie der Zähne, auffallend die verkürzten 4. u. 5. Finger; Ursache wahrscheinl. ungenügendes Ansprechen der Nierentubuli auf Parathormon (Defekt von Adenylatzyklasekomplexrezeptor).

Martin-Beckenzirkel (nach Eduard A. M.): Zirkel mit nach innen gebogenen, konkaven Branchen zur äußeren Beckenmessung.

Martin-Bosviel-Syndrom: apoplektiforme Blutungen im Gaumensegel.

Martin-Handgriff (nach August M.) ↑Wigand-Martin-Winckel-Handgriff.

Martin-Syndrom (nach Henry A. M.): durch starke Dauerbelastung bedingte Periosteoarthritis im Mittelfuß, Ödem der Weichteile u. Schmerzen der Zehengrundgelenke.

Martiusgelb: 2,4-Dinitro-naphthol, gelegentl. noch Färbemittel; toxikol. wie ↑Dinitrocresol.

Maryland-Brücke ↑Adhäsivbrücke.

Maschinenentwicklung: vollautomat. Entwicklung photograph. Materialien, in der Med. insbes. von Röntgenblatt- u. Rollfilm. Bei der M. werden die Filme durch Rollensysteme durch die Bäder u. den Trocknungsteil (Gebläse) transportiert. Umwälzungspumpen u. konstante Bad- u. Trocknungstemperaturen sichern zusammen mit einer durch den Filmdurchsatz geregelten Regenerierung (↑Regenerieren) des Entwicklers u. des Fixierbades konstante Verarbeitungsbedingungen u. damit konstante Arbeitsergebnisse. Für Röntgenfilme liegen die Verarbeitungszeiten bis zum getrockneten Film zwischen 90 s u. 3,5 min.

Maschinengeräusch: systol.-diastol. Herzgeräusch, das vom I. HT abgesetzt, spindelförmig in Systole u. Diastole liegt, z. B. beim offenen Ductus Botalli.

Masern: Morbilli; endem.-epidem.-pandem., aerogen übertragbare, zykl. Infektionskrankheit. Erreger ↑Masernvirus. Inkubationszeit 9–11 Tage. Klin. Verlauf: katarrhal. Vorstadium mit Konjunktivitis u. bellendem Husten (Masernkrupp), ↑Koplik-Flecken; exanthemat. Hauptstadium mit Auftreten des charakterist. Masernexanthems in best. Reihenfolge, Beginn hinter den Ohren, dann im Gesicht u. am übrigen Körper. Komplikationen sind akutes Kreislaufversagen, Masernenzephalitis o. bakterielle Sekundärinfektionen. M. hinterlassen i. d. R. lebenslange Immunität. Eine ↑Masernschutzimpfung schützt viele Jahre vor der Erkrankung bzw. vor schwerem Krankheitsverlauf. Passive Immunisierung mit Humanimmunglobulin schützt vor komplikationsreichen Verläufen. Pathol.-histol. im Vorstadium mesenchymale, vielkernige lymphoide Riesenzellen des Lymphgewebes, im Hauptstadium epitheliale Riesenzellen mit basophilen Einschlüssen der Respirationsschleimhaut. Diagnostik virol.-serol. (↑Virusdiagnostik), ferner zytolog. Abb. 1 u. 2.

Masernenzephalitis: im zeitl. Zusammenhang mit der ↑Masernschutzimpfung auftretende schwere Impfkomplikation des ZNS, als postvakzinale Enzephalopathie um den 8. Tag post vaccinationem, als postvakzinale Enzephalitis um den 11. Tag p. v.; zentralnervöse Reiz- u. Ausfallerscheinungen. Meldepflicht, gesetzl. Entschädigungspflicht; ↑Enzephalitis. Häufigkeit ca. 1 auf 200 000 Impfungen.

Masernimpfstoff: Lebendimpfstoff, auf Hühnerfibroblasten o. humanen diploiden Zellkulturen vermehrtes, attenuiertes Masernvirus, Stamm Enders o. Schwarz.

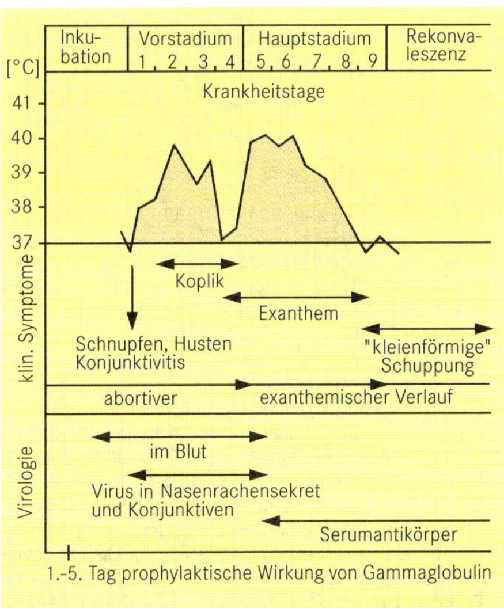

Masern (Abb. 1). Typischer Körpertemperaturverlauf

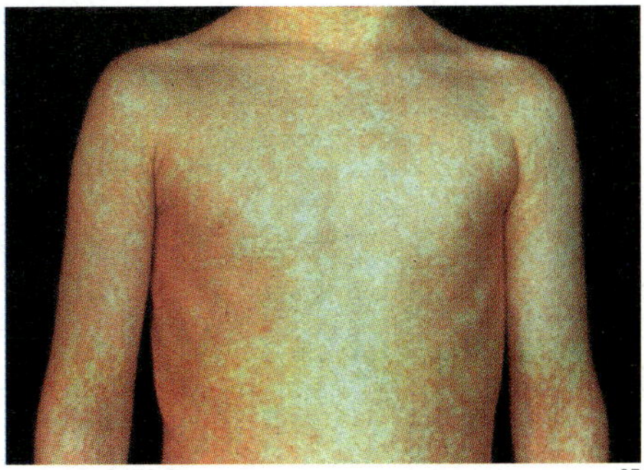

37

Masern (Abb. 2). Exanthem auf dem Höhepunkt

Masernriesenzellen: Warthin-Finkeldey-Riesenzellen; mehrkernige, von den Alveolarepithelien abstammende Riesenzellen bei Masernpneumonie, Keuchhusten o. (seltener) bei Diphtherie o. Grippe. Im Prodromalstadium der Masern auch in der Appendix u. im lymphat. Rachenring zu finden.

Masernschutzimpfung: mit attenuierten Masernimpfviren subkutan durchzuführende aktive Immunisierung. ↑Impfkalender.

Masernvirus: Virusart der Gattung ↑Morbillivirus. Erstisolierung 1954. Weltweit beim Menschen verbreitet. Krankheiten: ↑Masern, subakute sklerosierende ↑Panenzephalitis (SSPE).

Maskenbeatmung: Beatmung über eine Gesichtsmaske; bes. bei Neugeborenen, Notfallbehandlung; erfordert im Ggs. zur ↑Atemspende techn. Hilfsmittel.

Maskengesicht: mim. Starre durch Akinese der Gesichtsmuskulatur beim Parkinson-Syndrom.

Maskeninhalation: Einzelinhalationsverfahren, bei dem mittels Inhalationsmasken über Mund u. Nase gleichzeitig inhaliert werden kann.

Maskennarkose: Allgemeinanästhesie, bei der ↑Inhalationsnarkotika über eine Gesichts- o. Larynxmaske (im Ggs. zur Intubation) verabfolgt werden. Gelangt vorwiegend bei kurzdauernden, wenig belastenden Eingriffen zur Anwendung, die keine Muskelrelaxation u. Beatmung erfordern.

Masker ⟨*engl*⟩ *m*: Verdecker, Überlagerer, Maskierer; ↑Tinnitus aurium, ↑Tinnitus-Masker.

maskulin ⟨*lat*⟩: männl.

Masochismus: Lust am Erleiden von Schmerzen, Demütigungen u. Mißhandlungen. Sexuelle ↑Deviation, die nach dem Schriftsteller L. Sacher-Masoch (1836–1895) benannt wurde, der das lustvolle Erdulden solcher Handlungen beschrieb. Oft als Sadomasochismus mit dem ↑Sadismus kombiniert. M. kommt angedeutet auch im normalen Liebesleben vor als Bedürfnis, sich dem Partner zu unterwerfen u. preiszugeben.

mAs-Produkt: *Abk* für Milliamperesekunden-Produkt; Produkt aus Röhrenstrom (mA) u. Belichtungszeit (s) bei der Röntgenbilderzeugung. Bei konstanter Röhrenspannung ist die gemessene Strahlendosis dem mAs-Wert proportional, also doppelte mAs-Werte führen zur doppelten Dosis.

Massa ⟨*lat*⟩ *f*: Masse; Träger- o. Füllstoffe.

Massage: ⟨*frz*⟩ *f*: Teilgebiet der Physiotherapie; systemat. mechan. Einwirkung (Durcharbeitung) auf die äußeren Körperschichten zur Beeinflussung von Tonus u. Turgor, Kontrakturen, Narben u. Zirkulationsstörungen, entspricht einer ↑Heilmassage. Außerdem aufgrund reflektor. Wechselbeziehungen Einfluß auf die Funktion segmental zugeordneter Organe ↑Reflexzonenmassage. Klass. M., schwed. M.: typ. Massagegriffe, die zur Behandlung von schmerzhaftem Gewebebefund in Haut, Muskulatur, Sehnen u. Gelenkkapsel dienen.

Massage, synkardiale: apparative, EKG-gesteuerte, rhythm. Drucksaugmassage zur Anregung der Blut- u. Lymphzirkulation.

Massa lateralis atlantis *f*: re. u. li. Seitenteil des 1. Halswirbels (Atlas).

Maßanalyse: quantitative Bestimmung der Konzentration einer gelösten Substanz durch Zusatz der Lösung einer zweiten Substanz bekannter Konzentration bis zum ↑Äquivalenzpunkt. Voraussetzungen sind ein stöchiometr. Ablauf der Reaktion u. die klare Erkennbarkeit des Äquivalenzpunkts (gewöhnl. durch ↑Indikator o. elektrochem. Endpunktanzeige). Grundlage der M. sind daher stöchiometr. ablaufende chem. Reaktionen der zu bestimmenden Substanzen, stabile Titer der Maßlösungen, genaue Volumenmeßmittel u. geeignete Indikatoren (↑Titrationsanalyse, Redoxanalyse, ↑Komplexometrie) zur Endpunktanzeige. Ferner gibt es elektrochem. Methoden der Endpunkterkennung bei der potentiometr. Titration o. Leitfähigkeitstitration.

Massa suppositoriorum 15: Zäpfchenmasse 15, früher verwendete Zäpfchengrundlage.

Massa tabulettarum: neutraler Bestandteil zur Tablettenherstellung u. a. m.

Masse-Energie-Äquivalenz: *Abk* MEÄ. In der Kernphysik erkannte man exp., daß bei Zusammensetzung der Kernbausteine (Nukleonen) zu einem schwereren Atomkern die resultierende Kernmasse geringer ist als die Massensumme der Nukleonen. Die Differenz gegenüber der Massensumme, der sog. Massendefekt Δm, ist ein Maß der Kernbindungsenergie. Die Masse-Energie-Äquivalenzgleichung $W = \Delta m \cdot c^2$ ist das wichtigste Ergebnis der von Albert Einstein begründeten spez. Relativitätstheorie (mit c = Vakuumlichtgeschwindigkeit). Nukleardiagnost. Geräte (↑Positronenkamera, ↑Positronenemissionscomputertomographie) basieren auf der MEÄ: Zerstrahlung eines Positrons e^+ u. eines Elektrons e^- zu zwei Gammaquanten, die entspr. der MEÄ-Gleichung eine Energie von 511 keV besitzen.

Masse, flächenbezogene: früher Belegungsdichte u. Flächengewicht; Anzahl der Masseeinheiten je Flächeneinheit in mg/cm^2 o. g/cm^2.

Maßeinheiten:
↑Einheitensystem, Internationalen.

Massenbewegungen des Säuglings
↑Reflexe, angeborene.

Massenblutung: meist auf der Grundlage eines Hochdrucks u. einer Arteriosklerose nach Zerreißung der Gefäßwand bes. im Gehirn entstehende große Blutung, die die Hirnsubstanz zerstört u. verdrängt u. in die Hirnkammern einbrechen kann; häufige Todesursache bei essentieller Hypertension; ↑Apoplexie.

Massenimpfungen: Organisationsform der aktiven Immunisierung großen Maßstabs zur Eindämmung übertragbarer ↑Infektionskrankheiten, z. B. Masern-, Polio-, Grippeschutzimpfung, Cholera-, Typhusschutzimpfung. Im Pockeneradikationsprogramm der WHO waren M. Grundlage der Ausrottung der endem. Pocken.

Massenpsychologie: ältere Richtung der Psychol. als eine der Grundlagen einer ↑Sozialpsychologie, nach der beim Individuum dann, wenn es Teil einer unstrukturierten Menschenmasse wird, seine Individualität im Verhalten u. Erleben erlöscht, z. B. in der Situation der Katastrophe.

Massenschwächungskoeffizient: der auf die Dichte bezogene ↑Schwächungsgleichwert eines Stoffs für Röntgenstrahlung.

Massenunfall: ein plötzl., unbeabsichtigtes, von außen einwirkendes Ereignis, das zur Schädigung so vieler Menschen führt, daß Disproportionen zwischen dem aktuellen Betreuungsbedarf u. den vorhandenen Betreuungsmöglichkeiten auftreten. Erfordert eine Umstellung des sonst übl. ärztl. Vorgehens u. eine Orientierung auf ↑Triage sowie standardisierte u. abgestufte Behandlungsverfahren, um den Gesamtschaden möglichst klein zu halten.

Massenuntersuchung ↑Reihenuntersuchungen.

Massenverschiebung: Verlagerung von Hirnteilen o. einer ganzen Hirnhemisphäre durch ein intrakranielles Fremdvolumen (Ödem, Hämatom, Tumor). Dieser Verlagerung folgt eine Kompression o. Okklusion von Gefäßen des Circulus Willisi, Irritatation von Hirnnerven u. eine Gewebeschädigung. Klin. geht mit der Ausbildung einer M. die Entwicklung eines ↑Mittelhirnsyndroms einher. Die Zunahme des Fremdvolumens führt zur ↑Einklemmung. Der Endzustand mündet in die foraminale Einklemmung (Bulbärhirnsyndrom).

Massenwirkungsgesetz: *Abk* MWG; von C. M. Guldberg u. P. Waage 1867 angegebene quantitative Beschreibung von chemischen ↑Gleichgewichten mit Charakterisierung der Gleichgewichtslage durch einen Zahlenwert (Gleichgewichtskonstante K). Für ein Gleichgewicht

$$A + B \rightleftarrows C + D$$

wird dabei der Quotient der in $[Mol^{-1}]$ angegebenen Teilchenkonzentrationen gebildet:

$$\frac{[C] \cdot [D]}{[A] \cdot [B]} = K$$

K hängt von der Temperatur ab u. nimmt bei weitgehend „re. liegenden“ Gleichgewichten große, bei weitgehend „li. liegenden“ kleine Werte an. Wichtige Anwendungen des MWG sind die Charakterisierung des Dissoziationsverhaltens schwacher Elektrolyte, dabei spez. schwacher Säuren u. Basen (K_{diss}, K_s, K_b), die quantitative Beschreibung von Verteilungsgleichgewichten (↑Nernst-Verteilungsgesetz) u. a. m.

Massenzellkulturen: Kulturtechniken zur Erzielung großer Zellmengen, hoher Zelldichten u./o. hoher Konzentrationen von Zellprodukten. Das Problem bei der M. tier. Zellen liegt darin, daß diese in den meisten Fällen obligat adhärent (als Monolayer) wachsen. Eine Variante ist die Carrier-Kultur, eine andere erreicht gewebeähnl. Zelldichten durch permeable Hohlfasern, die die Funktion von Kapillaren simulieren.

Masseter ⟨*gr*⟩ *m*: Kurzw. für ↑Musculus masseter.

Masseterhypertrophie: Vergrößerung der Mm. masseter als Folge intensiver Kautätigkeit, v. a. aber von okklusalen ↑Parafunktionen, wie Knirschen u. Pressen. Es gibt angeborene, fam. u. erworbene Formen, zumeist doppelseitig auftretend, typ. postpubertärer Morbiditätsgipfel.

Masseterklonus ↑Mandibularklonus.

Masseterreflex ↑Mandibularreflex.

Maßhoff, Willy (1908–1975), Pathologe, Tübingen, Berlin.

Maßhoff-Knapp-Lymphadenitis (nach Willy M.) ↑Lymphadenitis mesenterialis.

Massivtransfusion: Übertragung großer Mengen von Blutkomponenten innerhalb kurzer Zeit, z. B. 50–100 % des zirkulierenden Blutvolumens innerhalb von 24 h. Gefahren für den Empfänger wie Volumenüberlastung, Hämostasestörungen, Störungen der Mikrozirkulation durch Mikroembolien, Lungenödem, Kalium- u. Zitratintoxikationen.

Masson, Antoine Philibert (1806–1860), frz. Physiol., Paris.

Masson, C. L. Pierre (1880–1959), frz. Pathologe, Montreal.

Masson-Scheibe (nach Antoine P. M.): rotierende Scheibe mit Ringen versch. Helligkeitsabstufungen. Dient zur Prüfung des Auges auf geringe Helligkeitsstufen. Der Proband muß die Zahl der wahrgenommenen Ringe angeben.

Masson-Tumor (nach C. L. Pierre M.) ↑Glomustumor.

Maßregelvollzug: Durchführung der in §§ 61–72 StGB vorgesehenen gerichtl. angeordneten Maßnahmen zum Schutz der Gemeinschaft u. zur Besserung des Individuums; kann bei Schuldunfähigkeit o. verminderter Schuldfähigkeit in der Unterbringung in einem psychiatr. Krankenhaus, einer Erziehungsanstalt, in Sicherheitsverwahrung u. a. bestehen.

Mass screening ⟨*engl*⟩ *n*: Untersuchung großer Teile einer scheinbar gesunden Bevölkerung zur Auffindung früher Formen einer Erkrankung o. ihrer Sympt. (z. B. Röntgenreihenuntersuchungen, zytolog. Vorsorgeuntersuchung auf Gebärmutterhalskrebs u. a.).

Mastadenovirus ⟨*gr + lat*⟩ *n*: Virusgattung der Fam. ↑Adenoviridae, bei Säugetieren vorkommend, humanpathogen ist das humane ↑Adenovirus.

Mastalgie ⟨*gr*⟩ *f* ↑Mastodynie.

Mastdarm ↑Rektum.

Mastdarmfistel ↑Analfistel.

Mastdarmscheidenfistel: Fistula rectovaginalis; krankhafte Verbindung zwischen Mastdarm u. Scheide mit Abgang von Stuhl u. Winden aus der Scheide.

Mastdarmschrunde ↑Fissur im Bereich des Mastdarms.

Mastdarmtripper: Gonorrhoea recti, gonorrho. Mastdarmentzündung; bes. bei Frauen durch aus der Scheide fließenden infektiösen Fluor hervorgerufen, bei Männern durch Analverkehr mögl. Kann zur Stenose führen.

Mastdarmvorfall ↑Prolapsus recti.

Mastektomie ⟨*gr*⟩ *f*: Mammaamputation; Entfernung der Mamma unter Belassung der Brustmuskeln u. des Achselhöhlengewebes, z. B. bei kleinem Mammatumor.

Master: frz. Maîtrise; akadem. Grad in englischsprachigen u. Commonwealth-Ländern, der meist zwischen den Graden des ↑Bachelor u. des ↑Doktor steht. Wird meist bei Studienabschluß verliehen. Die Bez. variieren nach Fach u. Fakultät: M. of Arts (M. A.), M. of Science (M. Sc.) M. of Surgery (M. S., M. Ch.), M. of Hygiene (M. Hyg.) usw.

Master, William Howell, zeitgen. amerik. Gyn.

Masters-Allen-Syndrom (nach William H. M. u. William M. A.): geburtstraumat. bedingte Ruptur des Ligamentum latum uteri mit orthostat. Schmerz im Becken u. Hypogastrium. Dysmenorrhöen, Dyspareunie, Tenesmen des Rektum, Pollakisurie.

Master-Test (nach Arthur M. M.) ↑Kletterstufentest.

Mastfettleber: Fettleber, die durch übermäßige Kohlenhydratzufuhr u. daraus resultierender vermehrter Fettbildung in der Leber entsteht.

Masthilfsmittel: zur Steigerung der Mastleistung bei gleichzeitig verbesserter Futterausnutzung insbes. dem Futter von Schweinen u. Hähnchen (Broilern) zugesetzte, in den einzelnen Ländern unterschiedl. Stoffe (↑Ergotropika). Unterliegen im Interesse der Gesundheit des Verbrauchers, aber auch derjenigen der Masttiere in Deutschland strenger Reglementierung.

masticatorius ⟨*lat*⟩ *Adj*: zum Kauen gehörend.

Mastikation: Kauen.

mastikatorisch: das Kauen betreffend.

Mastitis ⟨*gr*⟩ *f*: Brustdrüsenentzündung; am häufigsten als ↑Mastitis puerperalis seu lactantium. Erreger meist Staphylococcus aureus (oft penicillinresistent). Eintrittspforte sind Rhagaden (Schrunden) der Mamille. Vor der Abszedierung Frühbehandlung oft erfolgreich (kalte Kompressen, entzündungshemmende Mittel). Nach Abszedierung Inzision meist unvermeidl. Vorzuziehen ist die Operationsmethode nach Bardenheuer (↑Bardenheuer-Bogenschnitt).

Mastitis adolescentium: Brustdrüsenentzündung bei Jugendl. (Jungen u. Mädchen). Die Ursache ist meist traumat. Natur.

Mastitis chronica cystica ↑Mastopathia fibrosa cystica.

Mastitis granulomatosa: vorwiegend bei jüngeren Frauen beobachtete Variante der ↑Galaktophoritis bei Retentionssyndrom. Histol. epitheloidzelliges Granulationsgewebe mit kokardenförmigem Aufbau, im Zentrum leukozytäres Infiltrat.

Mastitis neonatorum: Brustdrüsenentzündung der Neugeborenen, unabhängig vom Geschlecht. Nicht selten abszedierende Entzündung der durch die Plazentahormone stimulierten fetalen Milchdrüse; spontan, bes. aber nach dem Abdrücken der sog. Hexenmilch vorkommend.

Mastitis puerperalis seu lactantium: Wöchnerinnenmastitis, Inkubationszeit 2–6 Wochen nach der Entbindung. Erreger Staphylokokken (↑Hospitalkeime). Eintrittspforte Rhagaden der Mamille. Übertragung meist vom kindl. Nasenrachenraum beim Stillen auf die Mutter durch Kontaktinfektion. Übl. Ablauf: Ansteckung in der Klinik, Erkrankung zu Hause. Vor Abszedierung konservative Frühbehandlung oft erfolgreich. Nach Abszedierung Inzision erforderl.

Mastixreaktion ↑Kolloidreaktionen im Liquor cerebrospinalis.

Mastodynie ⟨*gr*⟩ *f*: Schmerzen in der Mamma.

Mastoid: Kurzbezeichnung für ↑Processus mastoideus, Warzenfortsatz.

Mastoidale: äußerster Punkt am Processus mastoideus des Schläfenbeins. Kraniometr. Meßpunkt.

Mastoidektomie: operative Ausräumung der Warzenfortsatzzellen, verbunden mit Eröffnung u. Kürettage des ↑Antrum mastoideum (↑Antrotomie).

Mastoiditis: Entzündung der Schleimhaut der pneumat. Zellen des ↑Processus mastoideus mit sek. Ostitis u. Periostitis meist nach Otitis media. Klin.: Schwellung u. Druckempfindlichkeit, Fieber, Ohrschmerzen (pulssynchron), Schalleitungsschwerhörigkeit, Komplikationen durch Ausbreitung der Entzündung in die Umgebung (Labyrinthitis, Meningitis, Sinusthrombose), z.T. operative Eröffnung notwendig.

Mastokalziphylaxie: bes. Form der ↑Kalziphylaxie; durch Provokatoren, welche eine Entladung der Mastzellen bewirken, erfolgt am Ort der Heparinfreisetzung eine Verkalkung.

Mastopathia fibrosa cystica: Zystenmamma; hormonal bedingte Wucherung von Drüsen u. Bindegewebe in der Brustdrüse mit Ausbildung von Zysten. Unterschieden werden eine einfache gutartige Form u. eine proliferierende Form, aus der sich ein Karzinom entwickeln kann; ↑Mammakarzinom.

Mastopathie: Mastopathia, Mammadysplasie; einseitige u./o. beidseitige durch hormonelle Dysregulation verursachte Hyperplasie des Brustdrüsengewebes. Drüsenläppchen, Milchgänge u. Stroma sind in unterschiedl. Art, Stärke u. Kombination beteiligt, was die versch. Mastopathieformen hervorruft.

Mastopexie: Fixierung u. Straffung der Brust bei Ptosis. Methode der ↑Mammaplastik.

Mastoptose: Hängebrust, Mamma pendulans.

Mastozytom: meist bei Kleinkindern auftretende seltene knötchenartige Infiltration der Haut aus Gewebemastzellen (produzieren histamin- u. heparinartige Substanzen). Histaminausschüttung nach physikal. Hautreizen o. Medikamenteneinwirkung, selten system. Neben gutartigen soliden M. treten solche Wucherungen auch i.R. von Basophilenleukämien u. der Urticaria pigmentosa auf.

Mastozytose: genuine, generalisierte Hyperplasie der ↑Gewebemastzellen. Infiltration dieser Zellen in großer Ausdehnung u. Dichte vorrangig in der Haut, aber auch in Lymphknoten, Leber, Milz u. Knochenmark. Krankheitsbild in der Dermat. seit langem unter der Bez. Urticaria pigmentosa (kutane ↑Mastozytose) bekannt. Die Zellinfiltrate der Haut verändern sich unter mechan. Reiz durch Histaminfreisetzung zu rötl., juckenden Effloreszenzen, im Skelett treten osteolyt. Basophilenherde auf. Verantwortl. für die Osteolyse ist Heparin, das von diesen Zellen synthetisiert wird. Heparin verstärkt die Parathormonwirkung u. doch konnte Heparin aus Gewebemastzellen noch nicht isoliert werden. Dem Einfluß des Heparins wird auch die verstärkte Bildung von Kollagen zugeschrieben. Die osteolyt. Herde heilen mit einer lokalen Osteosklerose aus. Eine leukämieartige Ausschwemmung von Gewebemastzellen wird als leukäm. M. bezeichnet. Erkrankung ist kurz. Kombination von M. u. Xanthomatose ist extrem selten. Es kann zu Diarrhö kommen. Abb.

Mastozytose, kutane: Urticaria pigmentosa (Nattleship). In früher o. späterer Kindheit o. im Erwachsenenalter auftretende Dermatose mit flachen, gelbbraunen, nach Reiben urtikariell werdenden Papeln. ↑Mastozytose. Abb.

Mast-Syndrom: bei der amerik. Fam. Mast untersuchte rezessiv erbl. Demenz mit Spontanitäts- u. Initiativverlust u. Gangstörungen, im 2. Lebensjahrzehnt beginnend. Langsam progredient.

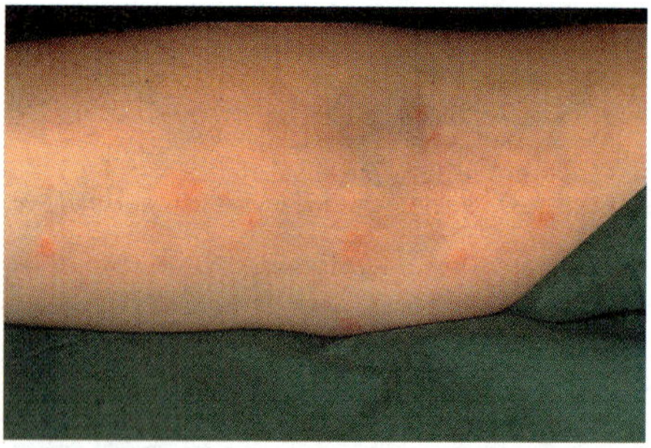

5

Mastozytose

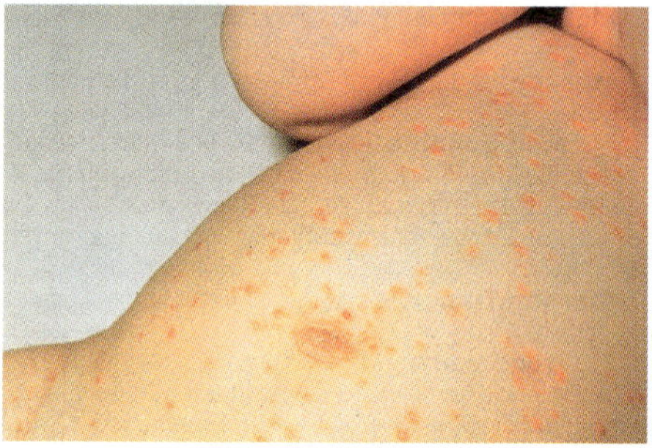

37

Kutane Mastozytose. Urticaria pigmentosa

Masturbation ⟨*lat*⟩ *f*: Ipsation, fälschl. Onanie genannt; sexuelle Selbstbefriedigung. M. erfolgt beim Mann überwiegend durch Umfassen des Penis u. Ausübung von rhythm. Friktionen, bei nicht Beschnittenen durch Verschieben der Vorhaut über die Eichel; bei der Frau durch Streicheln der Klitoris o. durch Zusammenpressen der Oberschenkel o. durch Friktionen in der Vagina mit dem Finger o. einem Gegenstand (z.B. ↑Dildo). M. ist die sexuelle Befriedigungsart mit der höchsten Orgasmusquote. Mind. 95 % der Männer haben Masturbationserfahrungen, Frauen ~ 50 %. Gründe: keine, zu seltene o. unbefriedigende partnerschaftl. Koitusbeziehungen; Hemmungen, Störungen o. Aversionen im Verkehr mit dem Partner; deviante sexuelle Wünsche, die aus eth. o. sozialen Gründen unerfüllt bleiben; evtl. beinhalten die begleitenden Phantasien abnorme Sexualobjekte u. Praktiken. M. ist keine Krankheit, sondern sexuelle (Ersatz-)Befriedigung ohne Schädigung der Gesundheit. Vorurteile, veraltete Moralvorstellungen von der Sündhaftigkeit der Selbstbefriedigung u. in erzieher. Absicht erfolgende Verängstigung wegen vermeintl. aus der M. resultierender Erkrankungen können zu psychogenen Sexualstörungen führen. M. kann in Verbindung mit extremen autoerot. Manipulationen, z.B. Erhängungs- u. Erstickungsversuchen (Strangulation, Überstreifen einer Plastiktüte u.a.), praktiziert werden, wobei der Sauerstoffmangel eine zentrale sexuelle Erregung hervorruft. Zumeist werden Sicherheitsvorkehrungen in den Geschehensablauf eingebaut, die den tödl. Ausgang verhindern sollen. Der ungewollt eingetretene Tod bei autoerot. Betätigung wird als autoerot. Unfall bezeichnet. Die Unterscheidung zwischen Unfall u. Suizid kann mitunter Schwierigkeiten bereiten.

Mastzelle: Granulocytus basophilus textus; meist in Nähe von Kapillaren lokalisierte Bindegewebezelle, die prall mit basophilmetachromat. gefärbten Granula gefüllt ist. Die Granula enthalten Heparin, Histamin u. ECFA (eosinophilic chemotactic factor of anaphylaxis). Das Plasmalemm enthält IgE, dessen Reaktion mit einem Allergen zur Degranulation der Zelle u. Ausschüttung der Mediatoren führt. Dadurch kann in Schockorganen (Lunge, Haut) eine allerg. Reaktion, bei Generalisation ein anaphylaktischer ↑Schock ablaufen.

Mastzellenleukämie: Basophilenleukämie, ↑Leukämie.

Mastzellenretikulose ↑Mastozytose.

Mastzellkultivierung ↑Kultivation.

Masugi-Nephritis: Masugi (1935) erzeugte im Tierexperiment eine der menschl. pathol.-anat. wie klin. gleichende akute diffuse ↑Glomerulonephritis. Bei der M. wird durch Applikation von heterologen Antinierenantikörpern eine ↑Autoimmunnephritis induziert.

Match ⟨*engl*⟩: Grad der HLA-Verträglichkeit (↑HLA-System) bei der ↑Spender-Empfänger-Auswahl durch zahlenmäßigen Vergleich der HLA-Identitäten u. Antikompatibilitäten. ↑Nettohistokompatibilitätsrate.

Matching ⟨*engl*⟩: Methode der Probandenauswahl in der Studienplanung. In den zu vergleichenden Gruppen werden die Probanden so ausgewählt, daß die Gruppen gleiche o. ähnl. ↑Häufigkeitsverteilungen hinsichtl. wesentl. Hintergrundmerkmale (↑Confounder) aufweisen. In prospektiven ↑Studien wird durch M. eine Verzerrung des interessierenden Effekts durch diese Merkmale verhindert. In ↑Fallkontrollstudien dient M. zur Erhöhung der ↑Power. Beim Pair M. wird jedem Probanden der Versuchsgruppe einer der Kontrollgruppe mit möglichst ähnl. Werten wesentl. Hintergrundmerkmale gegenübergestellt.

Mate ⟨*indian*⟩ *m*: Paraguay-Tee; getrocknete Blätter von Ilex paraguariensis. Inhaltsstoffe sind Purinderivate u. Coffein.

Mater ⟨*lat*⟩ *f*: Mutter; wird in der Anatomie i. S. von bergender Umhüllung gebraucht, so bei Dura mater o. harte Hirnhaut u. Pia mater o. weiche (eigentl. fromme) Hirnhaut. ↑Meninges.

Materia alba ⟨*lat*⟩ *f*: erworbene ↑Auflagerung auf der Zahnoberfläche.

Materia medica: Lehre von den Arzneimitteln u. ihrer Wirkung. Der Begriff geht auf die Arzneimittellehre Peri hyles iatrikes des Pedanios Dioskurides aus Anazarbos (1. Jh. n. Chr.) zurück, deren Titel in lat. Übersetzung De materia medica lautet. Nach dem Inhalt des Werkes, das Arzneistoffe aller drei Naturreiche, also vegetabil., animal. u. mineral. Mittel enthält, bezeichnete M. m. die Gesamtheit des Arzneimittelschatzes. Erst im 17. Jh. vollzog sich unter dem Einfluß der Chemiatrie ein Umbruch auf dem Gebiet der M. m. Mit Rudolf Buchheim u. Oswald Schmiedeberg u. der von ihnen inaugurierten exp., durch Physiol. u. Chem. gesicherten Arbeitsweise bildete sich am Ende des 19. Jh. die moderne ↑Pharmakologie heraus.

Maternität ⟨*lat*⟩ *f*: Mutterschaft.

Mathieu, Albert (1855–1917), frz. Int., Paris.

Mathieu-Spekulum (nach Albert M.): Scheidenspekulum aus Metall, bestehend aus vorderem u. hinterem Blatt.

Matricaria recutita ⟨*lat*⟩ *f*: Chamomilla recutita, echte Kamille; einjährige Pflanze; die Droge (Matricariae flos, Kamillenblüten) enthält ätherische ↑Öle (0,5–1,5 %), u. a. Alphabisabolol, Matricin (Proazulen, aus dem bei der Wasserdampfdestillation Chamazulen entsteht); ferner Flavonoide, Hydroxycumarine u. Schleimstoffe. Antiphlogistikum u. a. bei Gastritis, Stomatitis, als Karminativum u. Spasmolytikum.

Matrimonium ⟨*lat*⟩ *n*: Ehe.

Matrix ⟨*lat*⟩ *f*: **1.** Keimschicht, in der Proliferation für eine Organstruktur abläuft, z. B. Nagelmatrix; in der Tumorlehre das Gewebe, das als natürl. Vorbild des Tumors gilt. **2.** ↑Interzellularsubstanz in Stützgeweben (Matrix cartilaginea, Matrix ossea). **3.** plasmat. Phase von ↑Organellen, z. B. des Zellkerns (Kernmatrix) o. der Mitochondrien (Mitochondrienmatrix). **4.** Phase o. Nährboden, auf dem Zellen adhärieren o. wachsen.

Matrix, extranukleäre: Interzellularsubstanz, die aus versch. Proteinen vom Kollagentyp (↑Kollagen), Nichtkollagen-Glykoproteinen (↑Laminine, Fibronektine) u. ↑Proteoglykanen (Versikan, Aggregan, Perlekan, Dekorin) besteht; außerdem nehmen am Aufbau der e. M. extrazellulär lokalisierte Anteile plasmamembranständiger Proteine u. Glykoproteine teil (z. B. ↑Cadhärine, ↑Integrine, ↑Selektine); neben der Ausbildung u. Aufrechterhaltung von Zell-Zell-Verbänden kommen Komponenten der e. M. insbes. Funktionen bei interzellulären Stofftransport- u. Signalübertragungsprozessen zu.

Matrix mitochondrialis: strukturlose Innensubstanz des ↑Mitochondrions mit lösl. Enzymen.

Matrix pili: Stratum basale der Haarzwiebel (Bulbus pili), in dem durch Zellteilungen über der Spitze der Haarpapille das Haarmark, seitl. die Haarrinde, ganz lateral die Haarkutikula entsteht.

Matrix unguis: Nagelmatrix; Ort der Neubildung des Nagels in der Tiefe der Nageltasche (Vallum posterius) am verdeckten Rand (Margo occultus).

Matrize ⟨*lat*⟩ *f*: **1.** ***Molekularbiol.:*** engl. template; in der Nukleotidsequenz von Nukleinsäuren enthaltene Information für Replikation (↑DNA-Biosynthese), Transkription (↑RNA-Biosynthese) u. Translation (↑Proteinbiosynthese). **2.** ***Zahnmed.:*** Hilfsmittel bei der ↑Restauration von Zähnen zur temporären Umwandlung mehrflächiger Defekte in einen nur nach okklusal offenen Hohlraum. Aufgaben: Gewährleistung ausreichender Kondensation plast. verarbeitbarer Füllungswerkstoffe, Verhütung von Stufenbildung im zervikalen Füllungsbereich, Wiederherstellung eines engen Kontakts zum Nachbarzahn. Grundprinzip: glatte o. spez. geformte Metallbänder (Matrizenband) werden mit geeigneter Mechanik (↑Matrizenhalter) um den zu versorgenden Zahn gespannt.

Matrizenband ↑Matrize.

Matrizenhalter: in der Zahnmed. Spannvorrichtung für ↑Matrize. MEBA-Matrize: Vollbandmatritze für doppelapproximale Defekte. Ivory-Matrize: Halbbandmatrize für zentroapproximale Defekte, spez. geformtes Matrizenband. Tofflemire M.: Ringmatrizenspanner.

Matrizen-RNA ↑Messenger-RNA.

Matrizentheorie: Theorie zur Antikörperbildung von Pauling. ↑Antikörperbildungstheorien.

Mattglaskerne ↑Milchglaskerne.

Matti, Hermann (1879–1941), Chir., Bern.

Matti-Plombe (nach Hermann M.): Einfügung autogener Spongiosa in den angefrischten Pseudarthrosenspalt des Os naviculare manus.

Maturation ⟨*lat*⟩ *f* ↑Virusreplikationszyklus.

Maturation promoting factor ⟨*engl*⟩: mitosefördernder Faktor; Proteinkomplex, der ↑Zykline u. ↑Proteinkinasen enthält u. Zellteilung durch Kondensation des ↑Chromatins u. Fragmentierung der Kernmembran fördert.

Maturationsindex: *Abk* M. I.; Reifungsindex; prozentuales Verhältnis von Parabasal-, Intermediär- u. Superfizialzellen (z. B. M. I. = 0 : 58 : 42). Der M. I. ist ein Spiegelbild der Zellreifung.

Maturitas ⟨*lat*⟩ *f*: Reife, bes. bei Katarakt, Kapselreflex wie gehämmert. Hypermature Katarakt, ↑Morgagni-Katarakt.

Maturity-onset-Diabetes ⟨*engl*⟩: *Abk* MOD; im höheren Lebensalter auftretender ↑Diabetes mellitus.

matutinus ⟨*lat*⟩ *Adj*: morgendl., am Morgen auftretend.

Maulbeersteine: dunkelbraune bis schwarze, höckrige o. stachelige in Niere o. Blase zu findende Steine aus Kalziumoxalat, die in Größe u. Aussehen den Maulbeeren ähnl. sind.

Maulbeerzellen: Plasmazellen mit polyedr., z. T. kristallinen, hellen ↑Russell-Körperchen.

Maulholz: aus Holz gefertigtes Gerät mit zentralem Loch, durch das bei Nutz- u. Versuchstieren ein Schlundrohr o. -schlauch zur Substanzeingabe (Arzneimittel) eingeführt werden kann.

Maulkeil: Mundkeil; keilförmiges Gerät aus Holz o. nichtrostendem Stahl zum Offenhalten des Mauls eines (Versuchs-)tieres bei operativen Manipulationen in der Mund- u. Rachenhöhle.

Maul-und-Klauen-Seuche: *Abk* MKS; Febris aphthosa; enzoot.-epizoot. Seuche der Rinder, Ziegen, Schafe u. Schweine, die gelegentl. auf Menschen übertragbar ist. Erreger ↑Maul-und-Klauen-Seuche-Virus; die Übertragung erfolgt aerogen (Atemaerosol der Tiere), Inkubationszeit 3–8 Tage. Eintrittspforten sind Schleimhäute der Nase u. des Mauls der Tiere. Im Prodromalstadium Fieber u. gestörtes Allgemeinbefinden. Später Generalisation (fieberhaftes Allgemeinstadium), Organbefall (Bläschenausschlag an Maul u. Klauen). Notschlachtung erkrankter Tiere. Proph. Impfung. Die MKS hinterläßt mehrjährige typspezif. Immunität. MKS beim Menschen führt zu ↑Stomatitis epidemica.

Maul-und-Klauen-Seuche-Virus: *Abk* MKS-Virus; Entdeckung 1897 durch Paul Frosch u. Friedrich Loeffler. Virusart der Gattung ↑Aphthovirus. 7 Serotypen mit ca. 50 Subtypen. Hochkontagiöser Erreger der ↑Maul-und-Klauen-Seuche bei Paarhufern, Myokarditis bei Jungtieren. Übertragung auf Menschen aerogen (durch Atemaerosol der Tiere) o. durch Kontakt mit Tieraphthen. Krankheit ↑Stomatitis epidemica u. vesikuläres Exanthem an den Händen.

Maurer-Fleckung: Erythrozytenkörnelung als Folge des Hämoglobinabbaus bei ↑Malaria tropica.

Mauriac, Pierre (1882–1963), frz. Int., Bordeaux.

Mauriac-Syndrom (nach Pierre M.): juveniler ↑Diabetes mellitus mit Lebervergrößerung, Wachstumsminderung, Stammfettsucht, erhöhtem Glykogengehalt der Leber. Diabetes mellitus schwer einstellbar (Gegenregulation). Dabei besteht eine schwere Kohlenhydratstoffwechselstörung mit paradoxer Glykogenspeicherung, häufig auch Fettablagerung in der Leber. Das M. wird auf eine Minderwertigkeit des insulären u. kontrainsulären Systems bezogen u. als eine zwischen dem Diabetes mellitus u. der Glykogenspeicherkrankheit stehende Stoffwechselstörung angesehen.

Mauriceau, François (1637–1709), Vorstand des Chirurgenkollegiums vom Hl. Kosmas in Paris. Empfahl als geburtshilfl. Maßnahme häufigere Anwendung der Wendung auf die Füße.

Mauriceau-Levret-Handgriff (nach François M.) ↑Veit-Smellie-Handgriff.

Maus: Mus musculus; zur Fam. Muridae (Mäuseartige), Unterfamilie Murinae (Langschwanzmäuse) der Ordnung Rodentia (Nagetiere) gehörende Schadnager, vereinzelt mit Vektorfunktion, z. B. für die Übertragung von Salmonellen. Bei einer Tragzeit von 23 Tagen fallen jährl. mehrere Würfe mit je 4–10 Jungen. Ihre Albinoform ist wichtiges Versuchstier für die Pharmak., für die Krebs- u. Virusforschung, für diagn. Zwecke, für die theoret. Genetik u. Züchtungsbiologie. Albinomäuse werden etwa 25–30 g schwer, sind mit etwa 5 Wochen (12–15 g) geschlechtsreif u. zuchtreif mit 2–3 Monaten (18–20 g). Nach einer Tragzeit von 18–20 d werden 5–9 Junge völlig nackt u. mit geschlossenen Augen geboren.

Mausbett: im Kniegelenk am medialen Femurkondylus röntg. nachweisbare subchondral gelegene ovale muldenförmige Aufhellung, in der man einen freien ↑Gelenkkörper (Gelenkmaus) sieht; bei Osteochondrosis dissecans (Osteochondritis).

Mäuseenzephalomyelitis: Virusinfektion bei Mäusen. Das zur Fam. Picornaviridae, Gattung Cardiovirus, gehörende Theiler's murine encephalomyelitis virus verursacht v. a. bei Laboratoriumsmäusen inapparente Darminfektionen, aber auch durch die latent in den Mäusepopulationen vorkommenden FA- u. GD-VII-Stämme bedingte Enzephalitis mit schlaffen Paresen der Hintergliedmaßen. Die pathol.-histol. Veränderungen im Zentralnervensystem von mit M. befallenen Tieren gleichen denen der Poliomyelitis des Menschen („Mäusepoliomyelitis").

Mäusefavus: Mykose mit Scutula-Bildung (↑Favus) durch ↑Trichophyton mentagrophytes varietas quinckeanum, von Mäusen über Katzen auf den Menschen übertragbar.

Mäuseleukämie: durch versch. murine Leukämievirusstämme hervorgerufene, zumeist lymphat. Leukämie.

Mäuseleukämievirus: versch. Stämme muriner Leukämieviren (↑Retroviridae), die vertikal o. mit der Muttermilch auf Babymäuse übertragen werden. Exp. Übertragung auch auf andere Nager mögl.; bei natürl. Infektion meist latenter Verlauf.

Mäusepocken ↑Ektromelie, infektiöse.

Mäusepockenvirus: Virus der Gattung Orthopoxvirus aus der Fam. Poxviridae, das die infektiöse ↑Ektromelie verursacht.

Mäusepoliomyelitis ↑Mäuseenzephalomyelitis.

Mausergewebe: Gewebe mit ständigem Zellersatz, z. B. Epidermis, Darmepithel, Blut.

MAV: *Abk* für ↑Mund-Antrum-Verbindung.

Maxilla ⟨*lat*⟩ *f*: Oberkieferknochen.

Maxillographie: Röntgendarstellung der Kieferhöhlen nach Auffüllung mit öligem o. wasserlösl. Kontrastmittel. Röntgenaufnahmen in beiden Ebenen, evtl. auch am liegenden Pat. mit horizontalem Strahlengang.

Maximal acid output ⟨*engl*⟩: *Abk* MAO; die nach Stimulation der Magensäuresekretion durch Addition der zwei höchsten Sekretionswerte u. Multiplikation mit 2 errechnete Säuresekretion. Einige Autoren bezeichnen diesen Wert als Peak acid output (PAO) u. geben als MAO den Wert der Säuresekretion an, der durch Addition der 4 Fraktionen nach Stimulation resultiert.

Maximaldosis: zur Vermeidung irrtüml. Überdosierungen mit tox. Konsequenzen für den Pat. werden im ↑Arzneibuch für eine Reihe von Stoffen u. Zubereitungen Angaben über M. (Einzelmaximaldosis, EMD bzw. Tagesmaximaldosis, TMD) ausgewiesen, die außerdem noch vom Applikationsweg abhängig sein können. Die bewußte Überschreitung der M. durch den Arzt muß auf dem Rezept mit Ausrufungszeichen gekennzeichnet werden, um den Apotheker zu informieren. M. stellen weder Therapieempfehlungen noch Therapiegrenzen dar, sie garantieren auch keine sichere Verträglichkeit der Arzneistoffe. Tab.

Maximalkraft: die bei einer willkürl. max., stat. (gegen einen fixierten Widerstand) o. dynam. (innerhalb eines gezielten Bewegungsablaufs) Muskelanspannung aufwendbare Kraft eines Muskels o. einer Muskelgruppe.

Maximalpunkt: Tender point; wichtiger Befund in der Physiotherapie bei der Schmerzdiagnostik. Charakterisiert Stellen vermehrter Schmerzempfindlichkeit im Gewebe, denen meist lokale strukturelle o. funktionelle Veränderungen zugrunde liegen, z. B. erhöhter Muskeltonus, Verquellungen im Unterhautgewebe. ↑Triggerpunkt.

Maximalsekretion: Der PAD (peak acid output) des Magensafts wird berechnet aus der Summe der titrierbaren H^+ (mmol/h) der beiden höchsten nebeneinanderliegenden Stimulationsfraktionen des in 4 Fraktionen über je 15 min gesammelten Magensafts nach erfolgter Reizung mit Pentagastrin.

Maxizellen: Zellen versch. Escherichia-coli-Stämme, die durch Mutationen nicht mehr zur ↑DNA-Reparatur o. ↑Rekombination befähigt u. daher bes. sensitiv gegenüber UV-Licht sind.

Maximaldosen (für Erwachsene)

	Höchstdosis (g)	
	Einzeldosis	Tagesdosis
Atropinsulfat	0,005	0,01
Barbital	-	1,0
Belladonnae Extractum	0,05	0,15
Chloralhydrat	2,0	6,0
Codeinphosphat	0,1	0,3
Colchicin	0,002	0,006
Cyclobarbital-Kalzium	-	1,2
Dihydrocodein-hydrogentartrat	0,05	0,15
DL-Ephedrin-hydrochlorid	0,1	0,3
Ethylmorphin-hydrochlorid	0,1	0,3
Kaliumiodid	2,0	6,0
Papaverinhydrochlorid	0,2	0,6
Paracetamol	1,0	4,0
Phenobarbital	-	0,8
Scopolamin-hydrobromid	0,001	0,003
Vitamin A	-	50 000 IE

Max-Planck-Gesellschaft (nach Max K. E. L. P.): *Abk* MPG; Trägerorganisation für Forschungseinrichtungen, 1948 gegründet als Rechtsnachfolgerin der 1911 entstandenen Kaiser-Wilhelm-Gesellschaft. Die MPG befaßt sich in etwa 50 Instituten (MPI, Max-Planck-Institut) u. einigen Projektgruppen vorwiegend mit Grundlagenforschung auf allen Bereichen der Natur- u. Gesellschaftswissenschaften. An biomedizin. Forschung beteiligt sind: MPI für Biochem. (Sitz: Martinsried bei München), MPI für Biophysik (Sitz: Frankfurt/Main), MPI für Ernährungsphysiologie (Sitz: Dortmund), MPI für molekulare Genetik (Sitz: Berlin), MPI für Hirnforschung (Sitz: Frankfurt/Main), MPI für Immunbiologie (Sitz: Freiburg), MPI für exp. Med. (Sitz: Göttingen) MPI für Luftchemie (Sitz: Mainz), MPI für med. Forschung (Sitz: Heidelberg), MPI für physiol. u. klin. Forschung (Sitz: Bad Nauheim), MPI für Polymerchemie (Sitz: Mainz), MPI für Psychiatrie (Sitz: München), MPI für Systemphysiologie (Sitz: Dortmund), MPI für Verhaltensphysiologie (Sitz: Seewiesen), MPI für Virusforschung (Sitz: Tübingen), MPI für Zellbiologie (Sitz: Wilhelmshaven), Forschungsstelle für Psychopathologie u. -Ther. (Sitz: München), Friedrich-Miescher-Laboratorium (Sitz: Tübingen) u. a.

May, Richard (1863–1937), dt. Int., München.

Mayarovirus: Virusart der Gattung ↑Alphavirus. Erstisolierung 1954 bei Pat. mit fieberhafter Erkrankung auf Trinidad. Vorkommen in der Karibik, Mittel- u. Südamerika bei Affen, Vögeln u. Eidechsen. Übertragung auf Menschen durch Moskitos (Mansoniamücken). Krankheit: exanthemisch-myalgisches ↑Fieber. ↑Arbovirosen.

Maydl-Operation: Einpflanzung der Harnleiter mitsamt dem Trigonum vesicae en bloc in das untere Sigma bzw. obere Rektum zur Ther. der ↑Ecstrophia vesicae.

Mayer, Carl (1862–1932), österreich. Neurol., Innsbruck.

Mayer, Karl Wilhelm (1795–1868), dt. Gyn., Berlin.

Mayer, August F. J. K. (1787–1865), dt. Anat., Bonn.

Mayer, Ernst G. (geb. 1893), österreich. Röntg., Wien.

Mayer-Blutdruckwellen: Auch Traube-Hering-Mayer-Wellen. Langsame Blutdruckwellen III. Ordnung mit einer Periodendauer von 6–20 s, im Mittel 10 s. Für ihre Genese kommen 1. relative Koordination mit dem Atemrhythmus, 2. vom Gewebestoffwechsel abhängige Schwankungen des totalen peripheren Widerstands, 3. Feedback-Oszillationen des Blutdruckregelkreises in Frage.

Mayer-Groß, Wilhelm (1889–1961), dt. Psychiater, Heidelberg, Dumfies, London, Birmingham.

Mayer-Grundgelenkreflex (nach Carl M.): Finger-Daumen-Zeichen nach Mayer, unwillkürl. Daumenbeugung bei passiver Beugung des Mittelfingers, Fehlen weist auf Pyramidenbahnläsionen o. periphere Medianus- bzw. Ulnarisschädigung hin.

Mayer-Ring (nach Karl W. M.): Gummipessar bei Gebärmuttervorfall.

Mayer-Rokitansky-Küster-Syndrom Küster-Syndrom, Rokitansky-Küster-Komplex; Hemmungsfehlbildung der Müller-Gänge mit fehlender Vagina, hypoplast. äußerem Genitale, Uterus bipartitus u. normalen Ovarien. Kombination mit Harnwegsfehlbildungen.

Mayer-Röntgenaufnahme (nach Ernst G. M.): röntg. Darstellung des Antrums, der lateralen Attikuswand u. der vorderen Gehörgangwand bei der Diagnostik entzündl. u. traumat. ↑Ohrschädigungen.

Mayer-Spekulum (nach Karl W. M.): Milchglasspekulum zur Entfaltung der Scheide.

Mayfield-Klemme: Halteapparatur, um bei mikroneurochirurg. Eingriffen eine feste Fixation des Kopfs zu garantieren.

May-Grünwald-Giemsa-Färbung (nach Richard M., Ludwig G. u. Gustav G.) ↑Färbeverfahren, hämatologische.

May-Hegglin-Anomalie (nach Richard M. u. Robert M. H.) ↑Hegglin-Syndrom, ↑Leukozytenanomalien.

Mayo, Charles Horace (1865–1939), Chir., Rochester/USA.

Mayo-Klinik (nach Charles H. M.): med. Einrichtung in Rochester, Minnesota (USA), bekanntgeworden durch das Prinzip der Gruppenmedizin, d. h. Kooperation versch. Spezialisten. Der Name geht auf eine amerik. Fam. von Ärzten zurück: William Worall Mayo (1819–1911) wanderte 1845 in die USA ein u. eröffnete 1889 das St. Mary's Hospital, die Brüder William James M. (1861–1939) u. Charles Horace M. (1865–1939) schufen die Grundlagen der M. (1915 Gründung der Mayo Foundation for Medical Education and Research, 1919 Bildung der Mayo Properties Association).

Mayo-Operation: Dopplung der Bauchdecken beim Verschluß großer Bauchwandbrüche.

Mazeration ⟨*lat*⟩ *f*: Maceratio (Mac); Weichmachen, Auszug. In der morphol. Technik eingesetztes Verfahren, um durch Einwirkung von Enzymen, Säuren, Basen, Hitze organ. Substanzen zu zerstören sowie Zellen, Gewebe u. a. zu isolieren. ↑Knochenmazeration.

Mazoplasie: rezidivierende ↑Mastopathie bei herdförmiger Induration der Mamma. Histol. ungleichmäßige Läppchenbildung in Größe u. Zahl. Retention von Sekret u. abgestoßenen Gangepithelien in den terminalen Gangabschnitten, wodurch umschriebene Schmerzen ausgelöst werden. Hyperplasie des intralobulären Mantelgewebes.

M. B.: *Abk* für lat. Medicinae Baccalaureus, ↑Bachelor.

M. C.: *Abk* für lat. Magister Chirurgiae, ↑Master.

MCA: *Abk* für engl. Mucin-like carcinoma-associated antigen.

McArdle-Syndrom: Typ V der ↑Glykogenosen. Erstbeschreibung 1951.

McBurney, Charles (1845–1913), amerik. Chir., New York.

McBurney-Punkt (nach Charles M.): Mittelpunkt einer Linie zwischen Spina iliaca ventralis re. u. Nabel, Druckschmerz bei ↑Appendizitis.

McCall-Girlande: derbe Verdickung des Gingivarands bei Atrophie des marginalen Parodonts.

McCallum-Plaques: flächenhafte narbige Verdickung des Endokards im li. Vorhof als Restzustand einer rheumat. Entzündung.

McCance-Syndrom ↑Lowe-Syndrom.

McClintock, Barbara (geb. 1902), amerik. Genet., Ithaca, New York. Nobelpreis für Med./Physiol. 1983 „für die Entdeckung beweglicher Strukturen in der Erbmasse".

MCD: *Abk* für engl. mean corpuscular diameter; mittlerer Durchmesser des Einzelerythrozyten. Eine einfache Methode zur Schätzung des MCD basiert auf der Betrachtung von Beugungsringen im Blutausstrich des Probanden u. Vergleich mit Ausstrich eines Gesunden. Konstruiert wurden auch Erythrozytometer (wenig zuverlässig). Die Aufnahme von Häufigkeitsverteilungskurven des Erythrozytendurchmessers (↑Price-Jones-Kurve) ist zeitaufwendig. ↑MCV.

McGinn-White-Syndrom: elektrokardiograph. Hinweiszeichen für ein akutes Cor pulmonale mit ↑S_IQ_{III}-Typ, ST-Senkung in den Ableitungen I, II, aVL u. ST-Hebung in III, aVR u. aVF.

MCH: *Abk* für engl. mean corpuscular hemoglobin; mittlerer Hämoglobingehalt des Einzelerythrozyten. Errechnet sich aus dem Quotienten

$$\mathrm{MCH(fmol)} = \frac{\mathrm{Hb(mmol/l)} \times 10^{12}}{\mathrm{Ery}(10^{12}/\mathrm{l}) \times 10^{12}} = \frac{\mathrm{Hb} \times 10^{-12}\,\mathrm{mmol}}{\mathrm{Ery}}$$

Er entspricht dem sog. Hb_E-Wert bzw. in etwa dem sog. Färbekoeffizienten. Sagt nichts über den tatsächl. Hämoglobingehalt versch. Erythrozyten aus. Erniedrigung des MCH bei ↑Hypochromie, Erhöhung bei ↑Hyperchromie. MCH geht normalerweise u. bei fast allen Anämien dem ↑MCV parallel. Zuverlässige Aussagen läßt der MCH nur bei elektron. Erythrozytenzählung zu. Referenzbereich (Erw.): 1,65–2,1 fmol.

M. Ch.: *Abk* für lat. Magister Chirurgiae, ↑Master.

MCHC: *Abk* für engl. mean corpuscular hemoglobin concentration; mittlere korpuskuläre Hämoglobinkonzentration. Ergibt sich aus dem Quotienten

$$\mathrm{MCHC(g/l)} = \frac{\mathrm{Hb(g/l)}}{\mathrm{HK(l/l)}}$$

$$\mathrm{MCHC(mmol/l)} = \frac{\mathrm{Hb(mmol/l)}}{\mathrm{HK(l/l)}}$$

Kann auch bei elektron. Teilchenzählgeräten als MCH-, MCV-Quotient (↑MCH) errechnet werden. MCHC ist ein besserer u. log. Ersatz für den ↑Färbeindex. MCHC ist nur selten vermindert (extremer Eisenmangel) o. erhöht (kongenitale Kugelzellenanämie). Mittelwert aller Patientenresultate streut in relativ engen Grenzen. Abweichungen vom Normalbereich deuten daher meist auf systemat. Analysenfehler bei den zur Berechnung verwendeten Parametern hin. MCHC kann daher zur ↑Qualitätskontrolle sinnvoll eingesetzt werden. MCHC ist wichtiger Parameter bei Beurteilung des Wasser- u. Elektrolythaushalts. MCHC steigt bei Zunahme der extrazellulären Osmolalität an (Entzug von Flüssigkeit aus den Erythrozyten), bei Abnahme derselben (Zustrom von Flüssigkeit in die Zellen) nimmt MCHC ab. MCHC ist dem ↑MCV dabei gegenläufig. Referenzbereich (Erw.): 315–363 g/l. Abb.

McKittrick, Leland Sterling (geb. 1892), amerik. Arzt, New York.

McKittrick-Wheelock-Syndrom (nach Leland S. McK.): i. a. im höheren Lebensalter multipel auftretende villöse Adenome des Darms mit Elektrolytstörungen, Diarrhö, Tenesmen, Kollapsneigung. Progn. bei Entfernung der Adenome gut.

MCL: *Abk* für Medioclavicularlinie. ↑Linea mamillaris.

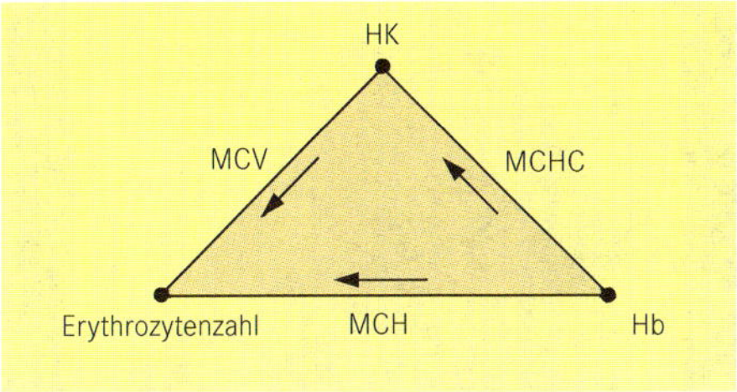

MCHC. Schematische Darstellung der Quotienten MCHC, MCV u. MCH

McMahon-Thannhäuser-Syndrom: biliäre xanthomatöse Leberzirrhose.

McMaster-Kammer: beim ↑McMaster-Verfahren verwendete Zählkammer aus einer Grundplatte u. darauf befindl. Deckglas mit Zählnetz.

McMaster-Krankheit: aseptische ↑Knochennekrose der Sitzbeinhöcker.

McMaster-Verfahren: Verfahren zum (semi-) quantitativen Nachweis von flotierbaren Helmintheneiern u. ↑Oozysten durch Auszählung in einer best. Menge von Fäzes (↑Epg, ↑Opg) unter Verwendung von konzentrierter Kochsalzlösung u. der ↑McMaster-Kammer.

Mc-Murray-Test: Provokationstest für Meniskusläsionen, der darauf basiert, das eingerissene Meniskusstück zwischen Tibia u. Femur einzuklemmen, wobei das initial flektierte Knie langsam unter Rotationsbewegungen des Unterschenkels gestreckt wird.

MCPA: 2-Methyl-4-chlorphenoxyessigsäure; ↑Herbizid; toxikol. wie ↑2,4-D.

McRae-Linie: Verbindungslinie zwischen vorderem u. hinterem Rand des Foramen occipitale magnum. Im Normalfall befindet sich die Densspitze unterhalb dieser Linie.

MCV: *Abk* für engl. mean corpuscular volume; mittleres Zellvolumen des Einzelerythrozyten. Es ist definiert als Quotient

$$\mathrm{MCV(fl)} = \frac{\mathrm{HK(l/l)}}{\mathrm{Ery}(10^{12}/\mathrm{l})} \times \frac{10^{15}}{10^{15}} = \frac{\mathrm{HK}}{\mathrm{Ery}} \times 10^{3}$$

Wird errechnet aus der Bestimmung dieser beiden Parameter o. bei elektron. Teilchenzählgeräten direkt gemessen als Änderung der elektr. Leitfähigkeit einer best. Zahl von Einzelzellen (Leitfähigkeitsänderung ist dem Zellvolumen annähernd proportional.). Einzelvolumina zeigen eine logarithm. Normalverteilung („Rechtsschiefe"). Erniedrigter MCV deutet auf eine Störung der Hämoglobinisierung (z. B. Eisenmangel), erhöhter MCV auf eine Zellbildungsstörung (z. B. Vitamin-B_{12}-Mangel) hin. MCV ist diagn. wichtiger Parameter für Beurteilung des Wasser- u. Elektrolythaushalts. MCV nimmt bei Abnahme der extrazellulären Osmolalität (hypotone Dehydration u. Hydration) zu, bei Anstieg der extrazellulären Osmolalität (hypertone Dehydration u. Hydration) ab. Referenzbereich (Erw.): 85–95 fl.

M. D.: lat. Medicinae Doctor, engl. Doctor of Medicine; akadem. Grad in englischsprachigen bzw. Commonwealth-Ländern, dessen Verleihung unterschiedl. geregelt ist. (↑Doktor).

MdE: *Abk* für ↑Minderung der Erwerbsfähigkeit.

MDH: *Abk* für ↑Malatdehydrogenase.

MDK: *Abk* für ↑Medizinischer Dienst der Krankenversicherung.

MDP: *Abk* für Methylendiphosphonat; mit ^{99m}Tc-markiertes Radiopharmakon für die ↑Skelettszintigraphie.

MDR: *Abk* für engl. ↑Multiple drug resistance.

M. D. S.: *Abk* für lat. misce, da, signa; mische, verabreiche, bezeichne (Rezeptur).

Mean residence time ⟨*engl*⟩ ↑Verweildauer, mittlere.

Mea-Syndrom ⟨*engl*⟩ *n*: multiple endokrine Adenomatose. ↑MEN-Syndrom.

Meatotomie ⟨*lat + gr*⟩ *f*: plast. urol. Operation zur Erweiterung der äußeren Harnröhrenmündung.

Meatozisternographie: Methode zur Darstellung der Strukturen des Kleinhirnbrückenwinkels u. von raumfordernden Prozessen im inneren Gehörgang, von ↑Akustikusneurinomen mit Kontrastmitteln (Kontrastmittelmeatozisternographie) o. Luft bzw. Gas als Kontrast (Gasmeatozisternographie).

Meatus ⟨*lat*⟩ *m*: Gang.

Meatus acusticus ⟨*lat*⟩ *m*: ↑Gehörgang.

Meatus nasi: von den entsprechenden Nasenmuscheln abgegrenzter oberer (M. n. superior), mittlerer (M. n. medius) u. unterer (M. n. inferior) Nasengang im Inneren der Nasenhöhle.

Meatusstenose: angeborene o. erworbene Verengung der Harnröhrenmündung.

Mebendazol: universelles ↑Anthelminthikum gegen fast alle Darmparasiten des Menschen; in ther. Dosen keine Nebenwirkungen.

Mecamylamin: obsoleter Ganglienblocker.

Mechanokardiographie ⟨*gr*⟩ *f*: Gruppe von Untersuchungsverfahren mit Registrierung (EKG, Phonokardiogramm) mechan. erfaßbarer Äußerungen der Herzfunktion: ↑Karotispulskurve, ↑Venenpulskurve, ↑Apexkardiogramm, Ventrikelsphygmogramm, Ballistokardiogramm. Die M. ist eine indirekte, wenig eingreifende Methode, wobei die mechan. Phänomene durch einen elektromechan. Wandler in elektr. Potentiale umgewandelt, verstärkt, gefiltert u. registriert o. auf dem Kathodenstrahloszillographen dargestellt werden. In Kombination mit anderen Methoden (EKG, Echokardiographie, Belastungstests usw.) ermöglicht die M. eine gezielte Anwendung des Herzkatheterismus.

Mechanorezeptoren: auf mechan. Einwirkungen wie Druck, Zug, Biegung o. Scherung ansprechende Rezeptoren. Sie finden sich hauptsächl. in der Haut, der Muskulatur, in einigen Gebieten des Kreislaufs, in der Lunge, im Bauchraum sowie im Innenohr als Hörrezeptoren u. dem Bogengangslabyrinth als Rezeptoren für Linear- u. Winkelbeschleunigung. ↑Hautsinn, ↑Tiefensensibilität.

Mecholyltest: Die i. m. Gabe von Mecholyl (Methacholin) führt innerhalb weniger Minuten zu unkoordinierten Kontraktionen im Ösophagus beim Vorliegen einer Achalasie u. erlaubt die Differenzierung gegenüber der Sklerodermie, bei der keine Kontraktionen aufkommen.

M

Meckel, Johann Friedrich jun. (1781–1833), dt. Anat., Halle.

Meckel-Divertikel (nach Johann F. M.): Diverticulum ilei; Divertikel am Übergang vom Jejunum zum Ileum, Aussackung der antimesenterialen Seite des Ileums („echtes" Divertikel, alle Darmwandschichten beteiligt) meist 50–100 cm proximal der Valvula Bauhin. Häufigste Fehlbildung des Magen-Darm-Trakts (2 %). Länge: 3–6 cm (1–25 cm). Es stellt den proximalen Rest des embryonalen Dottergangs dar (↑Ductus omphaloentericus persistens) u. kann durch Bindegewebestrang am Nabel angeheftet sein. Enthält häufig ektope Schleimhaut: Magen-, Duodenal-, Kolonschleimhaut, Pankreasgewebe. Sympt.: Darmblutungen, Bauchbeschwerden, Entzündungen, Darminvagination. Häufig symptomlos. Selten Neoplasmen (Adenokarzinome, Leiomyome, Leiomyosarkome). Kann eine Reihe intraabdomineller Krankheitszustände auslösen (Blutung, Entzündung, Perforation, Peritonitis, Ileus). Zufallsbefund bei Laparotomie. Abb.

Meckel-Knorpel (nach Johann F. M.): embryonaler Knorpel. Sein dorsales Ende liefert 2 Gehörknöchel (Hammer u. Amboß), das ventrale Stück verschwindet, u. aus dem umgebenden Mesenchym entsteht als Belegknochen der Unterkiefer, ↑Kiemenbögen.

Meckel-Syndrom (nach Johann F. M.): seltenes Fehlbildungssyndrom (Letalsyndrom), autosomal rezessiver Erbgang. Klass. Trias: okzipitale Enzephalozele (o. Mikrozephalie, Hydrozephalie), postaxiale Hexadaktylie an Hand u./o. Fuß (Kombination mit Syndaktylien), Zystennieren. Fakultative Sympt.: Herz-Kreislauf-Fehlbildungen, Spaltgaumen, Augenfehlbildungen (Mikrophthalmie, Katarakt), Spina bifida, Zystenleber, Klumpfüße. Fam. Häufung. 1822 von J. F. Meckel beschrieben. Abb.

Meckerstimme ↑Ägophonie.

Meclofenoxat: ein ↑Nootropikum.

Meclozin: ↑Antihistaminikum, H_1-Blocker u. ↑Antiemetikum.

MED: *Abk* für minimale Erythemdosis (Wucherpfennig); Untersuchungsmethode zur Erfassung der UV-Empfindlichkeit der Haut, normal bis 80 J/cm² UVA, 0,1 J/cm² UVB.

Medawar, Peter Brian (1915–1987), brit. Zool., Anat., London. 1960 Nobelpreis für Med./Physiol. (mit M. M. Burnet) „für ihre Entdeckung der erworbenen Immuntoleranz".

Medazepam: ein Tranquilizer, ↑Benzodiazepine.

Medcol: *Abk* für engl. medical computer language; für die Med. entwickelte Computersprache.

Media ⟨*lat*⟩ *f*: Kurzw. für Tunica media, Wandschicht der Blutgefäße; ↑Arteria, ↑Vena.

medial ⟨*lat*⟩ *Adj*: medialis; nach der Mittelebene des Körpers zu gelegen. Ggs. lateralis.

Median: Zentralwert. Wie der Mittelwert eine Maßzahl für die Lage einer ↑Häufigkeitsverteilung eines meßbaren o. ordnungsfähigen ↑Merkmals. M. ist der Skalenpunkt, vor u. nach dem je 50 % der Meß- o. Beobachtungswerte liegen. Bei schiefen Verteilungen von größerer Anschaulichkeit als der arithmet. ↑Mittelwert.

Mediandrainage: ↑Stirnhöhlenradikaloperation (Jansen, Jansen/Ritter), ↑Drainage.

Medianebene: in der Mitte gedachte ↑Sagittalebene, welche den Körper in symmetr. Hälften teilt.

Medianekrose: Medianecrosis; herdförmiger Gewebeuntergang in der mittleren Wandschicht von Arte-

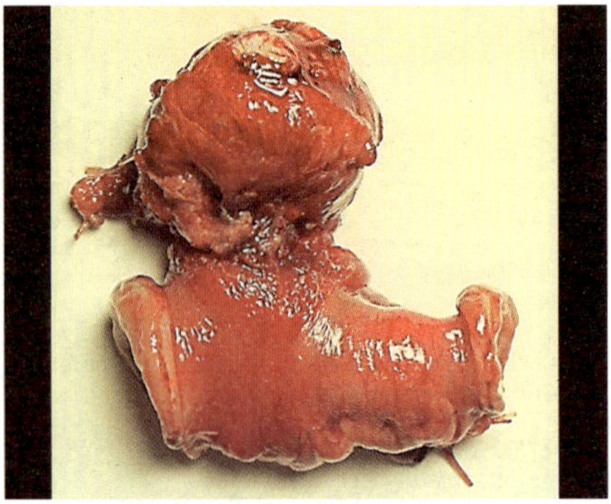

4

Meckel-Divertikel. Resezierter Dünndarmabschnitt mit M. (oben)

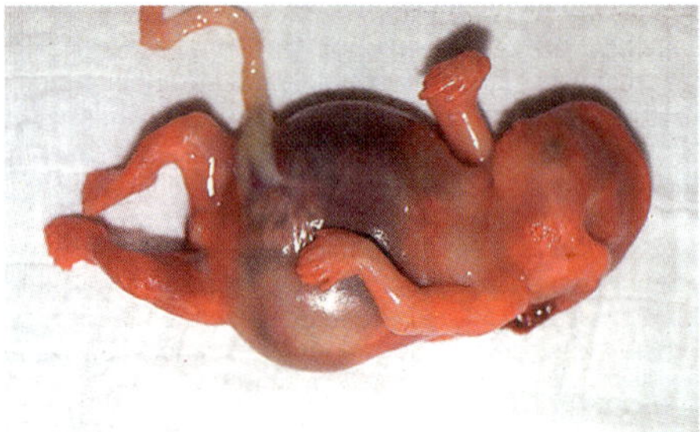

38

Meckel-Syndrom. Polydaktylie und Neuralrohrdefekt, aufgetriebenes Abdomen mit Bauchmuskelaplasie durch Zystennieren

rien aus unbekannter, tox. o. traumat. Ursache, auch bei örtl. Ernährungsstörungen, bes. in der Aorta (Medianecrosis aortae). Ausheilung in Narbengewebe; auch Gefäßwandzerreißung mögl., selten Ausbildung von Aneurysmen.

Medianlinie: durch die Mitte des Körpers gelegte vertikale Linie.

Mediansagittalbogen: Bogenmaß am Schädel zwischen ↑Nasion u. ↑Opisthion in der Mediansagittalebene.

medianus ⟨*lat*⟩ *Adj*: in der Mitte liegend.

Medianus ⟨*lat*⟩ *m*: Kurzw. für ↑Nervus medianus.

Medianuskompressionssyndrom ↑Karpaltunnelsyndrom.

Medianuslähmung: Je nach beeintroffenen Muskeln unterscheidet man unter, mittlere und ober M. **Untere M.**: Lähmung der Mm. opponens et abductor pollicis, M. flexor pollicis brevis, caput superficialis, Mm. lumbricales I. u. II. **Mittlere M.**: zusätzl. M. pronator quadratus einbezogen (Sonderfall: pronator-teres Syndrom mit Kompression des N. medianus am M. pronator teres). **Obere M.**: M. pronator teres, M. flexor carpi radialis, M. flexor digitorum superficialis, M. flexor digitorum profundus digiti II et III, M. flexor pollicis longus, M. palmaris longus sind einbezogen. Typ. Bild: Schwurhand, Affenhand, Atrophie der Daumenballenmuskulatur, Hypästhesie der radialen Hälfte der Vola manus u. der Innenfläche des 1. u. 2., teilweise auch des 3. Fingers. Bestandteil des ↑ Karpaltunnelsyndroms.

Medianusphänomen: durch Druck auf den Nervenstamm ausgelöster Krampf im Versorgungsgebiet, bei Tetanie.

Mediasklerose ↑ Mediaverkalkung.

mediastinal ⟨*lat*⟩ *Adj*: mediastinalis; zum Mittelfeld (↑ Mediastinum) gehörend.

Mediastinalabszeß ⟨*lat*⟩ *m*: Sonderform der bakteriellen ↑ Mediastinitis mit lokaler abgegrenzter Eiteransammlung im ↑ Mediastinum. Entleerung durch ↑ Mediastinotomie.

Mediastinaldermoid: angeborene Form der ↑ Mediastinalzysten. Es wächst langsam u. erzeugt nur selten Verdrängungserscheinungen. ↑ Dermoidzyste. Liegt meist auf der Herzvorderwand.

Mediastinalemphysem: Ansammlung von Gas im Mittelfellraum 1. durch gasbildende (putride) Infektionserreger, z. B. nach Ösophagus- o. Kavernenperforation; 2. durch Luft, die infolge einer Verletzung der Trachea o. des Bronchialbaums, auch bei Pneumothorax u. Pneumoperitoneum, mit jeder Ateminspiration in das Mittelfell eintritt u. eine solche Drucksteigerung verursachen kann, daß es zur Einflußstauung durch Kompression der großen Venen mit tödl. Ausgang kommen kann. Entlastung durch kollare ↑ Mediastinotomie.

Mediastinalflattern: seitl. Pendelbewegung des Mediastinums durch die Atmung bei offenem ↑ Pneumothorax. Durch Beeinträchtigung der Hohlvenen, Behinderung des Blutstroms zum Herzen u. Verminderung des Herzzeitvolumens, lebensbedrohl. Zustand.

Mediastinalgeschwulst ↑ Mediastinaltumor.

Mediastinalhernie: umschriebene Ausbuchtung des Mediastinums als Folge großer Druckdifferenzen zwischen beiden Brustkorbhälften. V. a. an den sog. schwachen Stellen des Mediastinums, meist retrosternal. Vorkommen bei großbullösem Lungenemphysem, länger zurückliegender Pneumonektomie, kongenitaler Lungenhypoplasie o. Aplasie. Röntgenbefund: Bogig begrenzte Vorwölbung innerhalb des Mediastinalschattens.

Mediastinalphlegmone: im Mittelfell sich ausbreitende phlegmonöse Entzündung. Ursache sind fortgeleitete Infektionsprozesse der benachbarten Organe u. Gewebe wie der Pleura, des Perikards, der Halswirbel, des Ösophagus, Senkungsabszesse des Rachens (Angina Ludovici).

Mediastinalpunktion: diagn. Methode zur biopt. Materialgewinnung aus dem Mediastinum, insbes. aus mediastinalen Lymphomen u. Tumoren, zur zytolog., histol. u. bakt. Untersuchung. Die M. wird mit Spezialkanülen als peribronchiale, pertracheale, perösophageale bzw. transkutane perthorakale Punktion vorgenommen. ↑ Punktionsbiopsie, perbronchiale.

Mediastinalraum ↑ Mediastinum.

Mediastinaltamponade: pathol. Flüssigkeitsansammlung im Mediastinum mit Verdrängungserscheinungen. Ernste postoperative Komplikation nach herzchirurg. Eingriffen, verursacht durch Nachblutung. Sympt. der M. ist unspezif.; dd müssen das prim. Myokardversagen, die exzessive Blutung sowie die Lungenembolie abgegrenzt werden. Sonderform der M. ist die ↑ Herzbeuteltamponade. Frühform der M.: Entwickelt sich innerhalb der ersten 48 h nach der Operation, also während einer Zeit, in der eine engmaschige Kontrolle erfolgt. Spätform der M. nach dem 5. postoperativen Tag; Einzelfälle sind nach bis zu 3 Monaten beschrieben worden. Sehr selten. Führt unerkannt jedoch immer zum Tode. Für die erhöhte Blutungsneigung mit Herausbildung der Spätform der M. wird fast ausschließl. die postoperative Antikoagulanziengabe verantwortl. gemacht.

Mediastinalteratom: mitunter bösartiger, dysontogenet. entstandener Tumor im Mediastinum. Mit gutartiger ↑ Mediastinalzyste verwechselbar. ↑ Teratom.

Mediastinaltumoren: gut- u. bösartige Geschwülste des ↑ Mediastinums. Im vorderen Mediastinum sind es meist von Schilddrüse u. Thymus ausgehende, im hinteren pulmonale, neurogene, bindegewebige o. teratogene Gewächse sowie Lymphknotenmetastasen u. Lymphome.

Mediastinalverziehung: Seitenverlagerung der Mediastinalorgane in Richtung eines schrumpfenden Prozesses der Lunge (Atelektase, Tuberkulose, Resektion) o. des Hemithorax (Pleuraschwarte, Kyphoskoliose, Thorakoplastik). Bei Volumenzunahme eines Hemithorax wird das Mediastinum zur Gegenseite verdrängt (Ventilemphysem, Tumoren, Erguß, Pneumothorax).

Mediastinalzysten: meist angeborene zyst. Bildungen versch. Größe, die von unterschiedl. Organen ausgehen können u. versch. Progn. haben, z. B. bronchogene ↑ Zyste ↑ Paratrachealzysten, ↑ Bronchuszysten, ↑ Vorderdarmzysten.

Mediastinitis ⟨*lat*⟩ *f*: Entzündung des Mediastinums.

Mediastinitis, bakterielle: bakterielle Infektion des Mediastinums durch unspezif. o. spezif. (Tuberkulose-)Keime mit Ausbreitung der meist eitrigen Entzündung in den Bindegewebespalten. Sympt.: Fieber, retrosternale Schmerzen, Schluckbeschwerden, Husten, Singultus, Rekurrensparese, röntg. Mediastinalverbreiterung, selten Einflußstauung. Fortleitung der Entzündung auf die Pleura mit Ergußbildung mögl. Die b. M. kann entstehen durch direkte Infektion des Mediastinums (Ösophagusperforation, Mediastinoskopie), durch Übergreifen der Entzündung von Hals-, Bauch-, Lunge-, u. Pleuraprozessen, durch lymphogene u. hämatogene Infektion. ↑ Mediastinalphlegmone.

Mediastinitis, idiopathische fibröse: ätiol. unklare Fibrose des Mediastinums (u. Retroperitoneums, Ormond-Krankheit) mit diffuser o. lokalisierter Anreicherung kollagenen Gewebes, Destruktion des Grundgewebes u. Kompression der Bronchien u. Arterien.

Mediastinoperikarditis: Herzbeutelentzündung, die von einer Infektion des Mediastinum auf das Perikard übergreift. Die M. adhaesiva (Friedreich-Krankheit) geht mit Verwachsungen mit der Umgebung einher.

Mediastinoskopie: Betrachtung des oberen ↑ Mediastinums durch das Mediastinoskop nach kollarer ↑ Mediastinotomie, Entnahme von Lymphknoten zur histol. Untersuchung; zur Klärung von Metastasen bei Tumoren des Brustraums o. bei Systemerkrankungen.

Mediastinotomie: Eröffnung des Mediastinums bei Mediastinitis, ↑ Mediastinalemphysem, ↑ Mediastinoskopie. Zugangswege: extrapleural von vorn durch das Brustbein o. parasternal, von hinten paravertebral; transpleural durch Spaltung der Pleura mediastinalis nach Thorakotomie; kollar vom ↑ Kocher-Kragenschnitt aus.

Mediastinum ⟨*lat*⟩ *n*: Mittelfell; zwischen beiden Pleurahöhlen befindl. Raum; geht oben in den Hals über, ist unten durch das Zwerchfell abgeschlossen, vorn vom

Brustbein, hinten von der Brustwirbelsäule begrenzt. Die Bifurcatio tracheae (↑Bifurkation) ist die Grenzmarke für die Unterteilung in ein oberes M. superius u. ein darunter gelegenes M. inferius. Eine durch die Bifurcatio tracheae gedachte Frontalebene unterteilt das Mittelfell in ein M. anterius sowie ein M. posterius. Im M. liegen Herz, große Gefäße, Thymus, Luft- u. Speiseröhre, Nerven, Lymphknoten.

Mediator ↑Transmitter.

Mediatoren, allergische: Substanzen versch. Stoffklassen, die den Prozeßablauf bei best. allerg. Reaktionen steuern. A. M. können durch Degranulation aus ↑Mastzellen u. Basophilen freigesetzt werden o. auch aus Thrombozyten u. Zellen der Granulozytopoese stammen o. durch Aktivierung aus Vorstufen entstehen (Gewebehormone, Komplement). Zu den a. M. gehören biogene Amine, Mastzellbestandteile: Histamin, Serotonin, Heparin, sowie Kinine (Gewebehormone), Slow reacting-substance of anaphylaxy, eosinophilenchemotakt. Faktor, C 5,6,7 (des Komplementsystems) als weiterer chemotakt. Faktor sowie Anaphylatoxin u. lysosomale Enzyme.

Mediatorsysteme: bei der Auslösung von allerg. Sympt. sich aktivierende o. inaktivierende Vorgänge, diese führen zur Freisetzung von Effektormolekülen. M. führen zu ausgeprägten Reaktionen an Gewebe der Organe. Durch M. werden biol. hochaktive Substanzen (Histamin, PAF u. a. freigesetzt).

Mediaverkalkung: herdförmige Kalkablagerungen in der mittleren Wandschicht von Arterien; fast nur im Alter, selten bei jüngeren Menschen infolge von Mineralstoffwechselstörungen (Vitamin-D-Überdosierung). Die M. gehört zur ↑Arteriosklerose i. w. S.

Medicain: Benzocain; ein ↑Lokalanästhetikum.

Medical Information Center: *Abk* MIC; Informationszentrum des ↑Karolinska Institutet Stockholm, Schweden. Neben traditionellen Informationsleistungen, die in Funktionseinheit mit der Bibliothek des Karolinska Institutet erbracht werden, ist das MIC bekannt geworden als MEDLARS-Zentrum (↑MEDLARS): Bereitstellung von Datenbasen der ↑National Library of Medicine für On-line-Recherchen. Außerdem nimmt das MIC an der selektiven Informationsverbreitung der Königl.-Techn. Hochschule Stockholm teil.

Medical Record Linkage ⟨*engl*⟩: Verbindung von auf versch. Wegen gewonnenen med. Daten über eine Person o. Fam.

Medical Research Council ⟨*engl*⟩: *Abk* MRC; Med. Forschungsrat in Großbritannien. Fördert im Auftrag des Ministeriums für Ausbildung u. Wissenschaft die med. Forschung in eigenen Forschungsinstituten (National Institute for Medical Research, London; Clinical Research Centre, Northwick Park at Harrow) o. über die Vergabe von Forschungsmitteln.

Medical Subject Headings: *Abk* MeSH; Sprachapparat (↑Thesaurus) von ↑MEDLARS. Die MeSH besteht aus etwa 25 000 Haupt- u. Nebenbegriffen in alphabet. u. systemat. Reihenfolge. Neben gedruckten Ausgaben steht die MeSH als „MeSH Vocabulary File" auch on line zur Verfügung. Die Vergabe der MeSH-Begriffe beim ↑Indexieren erfolgt nach festgelegten Regeln.

Medicus ⟨*lat*⟩ *m*: Arzt.

Medicus curat, natura sanat: Der Arzt behandelt, die Natur heilt.

Medien des Auges, lichtbrechende: Hornhaut (43 D), Linse (16 D) u. Glaskörper, zu geringem Anteil Vorderkammer u. Inhalt.

Medikamentenmißbrauch ↑Arzneimittelmißbrauch.

Medikation ⟨*lat*⟩ *f*: Arzneiverordnung, Arzneiverschreibung.

Medin, Karl-Oskar (1847–1927), Päd., Stockholm. ↑Poliomyelitis acuta anterior (Heine-Medin-Krankheit).

Medinawurm ↑Dracunculus medinensis.

Medinawurmbefall ↑Drakunkulose.

Medionecrosis aortae ⟨*lat*⟩ *f* ↑Medianekrose.

Mediotrusion: Bewegung einer Unterkieferhälfte in Richtung der Mediansagittalebene bei der Laterotrusion.

mediozentrisch *Adj* ↑Chromosomen.

Meditation ⟨*lat*⟩ *f*: in sich versinkendes Eindringen, sich Versenken, sinnende kontemplative Betrachtung, Technik mit dem Ziel einer Bewußtseinsumstellung; wird von vielen Meditationsschulen in unterschiedl. Form geübt, v. a. in Indien. Hiermit verbunden war die Entwicklung metaphys. Überzeugungen u. Lehren v. a. im Hinduismus. In der modernen Med. bestehen Beziehungen zum autogenen ↑Training.

Mediterrananämie ↑Thalassämie.

Medium ⟨*lat*⟩ *n* ↑Nährmedium.

Mediumwechsel: Erneuerung des Nährmediums, wird in Abhängigkeit von der Veränderung des pH-Wertes bzw. der Wachstumsrate tgl. o. in mehrtägigen Abständen vorgenommen.

Medizin ⟨*lat*⟩ *f*: **1.** Heilkunde; histor. gewachsene Gesamtheit sozialer Aktivitäten zur Beeinflussung von Organismen u. Umwelt des Menschen, um durch das Erkennen, Behandeln u. Vorbeugen von ↑Krankheit, menschl. ↑Gesundheit, Leistungsfähigkeit u. Lebensfreude wiederherzustellen, zu erhalten u. zu fördern. Im Ergebnis gesellschaftl. Arbeitsteilung wurden med. Leistungen bereits in der Urgesellschaft weitgehend zur bes. gesellschaftl. Aufgabe best. Personen (der Ärzte u. ihrer Helfer) u. Institutionen (Gesundheitswesen), die zunächst noch vielfach mit religiösen Funktionen eine Einheit bildeten (z. B. Priesterarzt u. Tempelmedizin). In einigen Staaten des Altertums wurden Religionen u. M. getrennt, die M. ausschließl. auf Erfahrung u. rationales Denken begründet (z. B. hippokrat. M.). Seit der Renaissance u. bes. seit dem 19. Jh. setzte die naturwissenschaftl. Fundierung der med. Praxis ein. Diagnostik u. Ther., Metaphylaxe u. Rehabilitation sowie ↑Prophylaxe sind die wesentl. Komponenten der med. Praxis. **2.** Umgangssprachl. für ↑Arzneimittel.

Medizinalassistent: frühere Bez. für Absolventen nach bestandener ärztl. Prüfung, der bei einer dazu zugelassenen Einrichtung (Klinik, Institut u. ä.) o. einem ermächtigten Arzt seine ärztl. Tätigkeit ableistet, die Voraussetzung für die Bestallung als Arzt ist. Heute ist der M. durch den ↑Arzt im Praktikum (AiP) ersetzt worden.

Medizinalbeamter: Arzt, der als Beamter in einer öffentl. Behörde med. Aufgaben zu erfüllen hat.

Medizin, alexandrinische: von Herophilos u. Erasistratos in Alexandria ausgehende Medizinrichtung, in der die Bestandteile des Körpers (Anat.) im Vordergrund standen (↑Solidarpathologie).

Medizinalfuttermittel ↑Fütterungsarzneimittel.

Medizinalrat: *Abk* MR (Obermedizinialrat = OMR); Titel, der für langjährige Verdienste im Gesundheitswesen in der DDR verliehen wurde.

Medizinalstatistik: statist. Erfassung u. Darstellung von Kennziffern, die den Gesundheitszustand sowie betriebswirtschaftl. Kennziffern des Gesundheitswesen beschreiben (z. B. Mortalitäts- u. Morbiditätsstatistik).

Medizinaluntersuchungsamt: Institution zur bakteriellen u. serol. Untersuchung von infektionsverdächtigem Material, u. U. auch zur Erfüllung weiterer Aufgaben.

Medizin, anthroposophische: auf den Vorstellungen der Anthroposophie u. der Lehre von Rudolf Steiner aufbauende Medizintheorie.

Medizin, arabische: Med. der arab.-islam. Periode des Mittelalters. Ein bedeutender Vertreter war ↑Avicenna.

Medizin, biologische: Form der Heilkunde, die von der Vorstellung ausgeht, mit natürl. Heilmitteln wie z. B. Phytotherapeutika Krankheiten heilen zu wollen.

Medizinethik ↑Ethik, medizinische.

Medizin, ganzheitliche: Ganzheitsmedizin, holist. Med.; berücksichtigt sowohl die biol., sozialen als auch psych. Aspekte des Menschseins in ihrer Einheit u. Wechselwirkung. Beruht auf einer komplementarist. Sicht der Natur des Menschen; Begriff wird dem kausal analyt. Denkansatz der med. Fachdisziplinen gegenübergestellt. Wurzeln finden sich im Yin- u. Yang-Prinzip der traditionellen chin. Med. ↑Ganzheitsbetrachtung, allgemeinmedizinische.

Medizin, innere: med. Fachdisziplin, die sich mit den Erkrankungen der inneren Organe, ihren Ursachen, Pathogenese, Diagn., Proph. u. konservativer Ther. sowie Rehabilitation befaßt. Subspezialisierungen sind u. a. Pulmonologie, Gastroenterologie, Nephrologie, Hämat., Endokrin., Infektologie.

medizinisch ⟨*lat*⟩ *Adj*: zur Med. gehörig.

Medizinischer Dienst der Krankenversicherung: *Abk* MDK; wurde für jedes Bundesland in Form einer von den versch. Kassenarten gemeinsam getragenen Arbeitsgemeinschaft errichtet. Die Arbeitsgemeinschaft ist eine Körperschaft des öffentl. Rechts. Organe des MDK sind der Verwaltungsrat u. der Geschäftsführer. Die Fachaufgaben des Dienstes werden von Ärzten u. von Angehörigen anderer Heilberufe wahrgenommen. Hierbei sind vorrangig externe Gutachter zu beauftragen. Die Aufgaben des MDK sind im SGB V festgeschrieben. So gehört z. B. die Erarbeitung einer gutachterl. Stellungnahme zur Einleitung von Maßnahmen zur Rehabilitation u. bei Arbeitsunfähigkeit zum Tätigkeitsfeld. Weiterhin hat der Dienst u. a. den Grad der ↑Pflegebedürftigkeit u. die Zahl der Fehlbeleger im Krankenhaus zu überprüfen.

Medizin, klinische: Gesamtbereich der Med., der sich direkt mit dem Pat. befaßt, einschl. der damit verbundenen Forschung.

Medizin, manuelle: Teilgebiet der nichtoperativen Med., das sich spez. Verfahren bedient zur Diagnostik u. Ther. von reversiblen, meist schmerzhaften Funktionsstörungen am Stütz- u. Bewegungssystem vorwiegend an der Wirbelsäule. Als Ursache wird die ↑Gelenkblockierung gesehen, die mit Störung des Gelenkspiels einhergeht. Wesentl. Behandlungstechniken sind ↑Manipulationsbehandlung u. manuelle Mobilisation. Anwendung bei akutem u. chron. rezidivierendem funktionellen Schmerzsyndrom der Wirbelsäule u. Extremitätengelenke.

Medizinmechanik: nicht genau abgegrenztes Teilgebiet der ↑Medizintechnik, das sich mit der Entwicklung u. Bereitstellung medizintechn. Erzeugnisse befaßt, soweit diese im wesentl. auf die Mechanik zurückzuführen sind. Dazu gehören chir. Instrumente u. Geräte (z. B. Messer, Operationstische), Erzeugnisse für die Zahnmedizin (z. B. Bohrer), Prothesen u. techn. Hilfen, aber auch Geräte wie z. B. Herz-Lungen-Maschinen, Absaugvorrichtungen.

Medizinmeteorologie
↑Klimatologie, medizinische.

Medizin, molekulare: Denk- u. Arbeitsrichtung der modernen Med., die auf den Erfolgen der Biochem., Molekularbiol., Molekulargenetik u. Zellbiologie beruht u. die die Entwicklung von Immun., Virol., Humangenetik u. a. Disziplinen nachhaltig fördert. Die m. M. durchdringt in steigendem Maße alle klin. Disziplinen.

Medizinpädagoge: in der DDR Bez. für Lehrer zur berufl. Bildung u. Erziehung künftiger mittlerer med. Fachkräfte.

Medizin, physikalische und rehabilitative: med. Fachdisziplin, die sich mit funktions- u. leistungsbezogener Diagnostik u. der Behandlung von Krankheiten, Schäden u. Behinderungen vorwiegend mit den Methoden der Physikal. Ther. befaßt, unter kurativer, rehabilitativer u. präventiver Zielsetzung.

Medizinsoziologie: Zweig der Soziol., der die Wechselwirkungen gesellschaftl. Bedingungen u. Institutionen mit dem Verhalten von Individuen u. Gruppen in Gesundheit u. Krankheit untersucht. Dazu gehören insbes. die sozialstrukturellen o. gruppenspezif. Einflüsse auf den Gesundheitszustand der Bevölkerung (schicht-, belastungs- o. berufsspezif. Häufungen von Erkrankungen), die Erforschung des ↑Gesundheitsverhaltens u. die Berücksichtigung der Patienteninteressen im Betreuungsverlauf.

Medizintechnik: Fachgebiet, das aufgrund naturwissenschaftl. u. ingenieurwissenschaftl., insbes. physikal. Erkenntnisse Geräte u. Methoden für die med. Diagnostik u. Ther. entwickelt, baut u. teilweise auch einsetzt (Medizingenieure). Die M. ist nicht ident. mit der im Gesundheitswesen eingesetzten Technik. Zur M. gehören z. B. nicht die Energieversorgung, Nachrichtentechnik, Klimaanlagen, Organisationsmittel, Rechner. Die Bez. M. wird nicht nur für das Fachgebiet, sondern auch für medizintechn. Erzeugnisse benutzt. Teilgebiete (teilweise noch nicht scharf abgegrenzt) sind z. B. die radiol. Technik, med. Elektronik, Medizinmechanik, Labortechnik, Ultraschalltechnik u. die techn. Teilgebiete der Elektromedizin u. Med., Optik u. Akustik. Die Beschränkung des Begriffs M. auf mechan. Einrichtungen u. Geräte ist (in Analogie zur Technik) sinnwidrig.

Medizin, traditionelle chinesische: *Abk* TCM; Form der chin. Med., die als ganzheitl. System der Heilkunde geistige u. körperl. Vollendung durch Kräftigung der individuellen Lebensenergie anstrebt. Diagn. Methoden sind Inspektion, Riechen u. Hören, Anamnese u. Pulsfühlen. In der TCM finden u. a. ↑Akupunktur, pflanzl. Präparate, Wärmereize (sog. Moxibustion) u. konzentrative Bewegungstherapie (Qi Gong) Anwendung.

Medizin, traditionelle tibetanische: *Abk* TTM; auf dem Buddhismus beruhende Form der Med., die Krankheit als eine Änderung des Gleichgewichts der drei „Gifte“ Begierde, Haß u. Verblendung interpretiert. Behandlungsarten der TTM sind u. a. Diät, Beratung zur Lebensführung, Pflanzenpräparate u. versch. Formen der Komplementärmedizin (z. B. Atemtherapie).

MEDLARS: *Abk* für Medical Literature Analysis and Retrieval System; Recherchesystem der ↑National

Library of Medicine, das 1964 in Betrieb genommen wurde, um die Herstellung des ↑Index Medicus zu automatisieren. Dafür werden jährl. 300 000 Arbeiten aus 3 200 biomedizin. Zeitschriften erfaßt u. mit Hilfe der ↑Medical Subject Headings indiziert. Daran nehmen mehrere internationale Informationszentren teil, die Arbeitssprache ist Englisch. Neben der Herausgabe des Index Medicus als gedruckter Publikation steht diese Datenbank heute v.a. als ↑MEDLINE für On-line-Recherchen zur Verfügung. Teil von MEDLARS ist auch die Katalogisierung monograph. Lit. (↑NLM Current Catalog, CATLINE), die Erfassung u. der Nachweis med. Zeitschriften in med. Bibliotheken der USA (↑SERLINE) bzw. der für MEDLARS ausgewerteten Zeitschriften („Journal Authority File"). Die MEDLARS-Magnetbanddienste werden von zahlreichen internationalen MEDLARS-Zentren (z. B. ↑Deutsches Institut für Medizin, Dokumentation und Information, ↑Medical Information Center) genutzt.

Medley-Skala (nach Tony M.): dient der Einschätzung u. Beurteilung der Dekubitusgefährdung eines Pat. Die Vier- bis Fünf-Punkte-Skala umfaßt neun Variablen: 1. Aktivität/Bettlägerigkeit, 2. Hautzustand, 3. Gefährdende Krankheiten, 4. Mobilität, 5. Bewußtsein, 6. Ernährungsstatus, 7. Urininkontinenz, 8. Stuhlinkontinenz u. 9. Schmerzen. Ein hohes Dekubitusrisiko besteht bei 20 Punkten u. mehr. Ein Vergleich der ↑Norton-Skala mit der M. ergab, daß die Zahl der erfaßten gefährdeten Pat. bei der M. größer ist.

MEDLINE: MEDLARS On Line. Teil der MEDLARS-Datenbank, der direkt für On-line-Recherchen zur Verfügung steht. Das sind 600 000 bis 800 000 Literaturnachweise des laufenden Jahres u. der beiden vorangegangenen Jahre aus 3 200 Zeitschriften, die für den ↑Index Medicus, den Index to Dental Literature u. den International Nursing Index ausgewertet werden. Die älteren bis 1964 zurückreichenden Teile der MEDLARS-Datenbank werden als Backfiles bezeichnet.

Medroxyprogesteronacetat: antineoplast. wirksame Substanz, Hormonderivat mit vorwiegend gestagener Wirkung. Anwendung: Mammakarzinom, Endometriumkarzinom.

Medulla ⟨*lat*⟩ *f*: Mark.

Medulla oblongata ↑Myelenzephalon.

Medulla ossium flava: gelbes Knochenmark; Fettmark, welches sich beim Erwachsenen in den Diaphysen der Röhrenknochen aus dem roten Knochenmark bildet u. nicht zur Blutzellbildung fähig ist.

Medulla ossium gelatinosa: gelatinöses Knochenmark, Gallertmark. Durchscheinendes Knochenmark im Skelett alter Menschen.

Medulla ossium ruba: rotes, blutbildendes Knochenmark. Gewebe, das sich beim Neugeborenen in der Markhöhle aller Knochen befindet; beim Erwachsenen nur noch in den platten Knochen, den proximalen Enden von Humerus u. Femur sowie in den kurzen Knochen vorhanden.

Medulla renalis: Marksubstanz der ↑Niere.

Medullarkrebs ↑Markschwamm.

Medullarplatte ↑Neuralplatte.

Medullarrinne ↑Neuralrinne.

Medullarrohr ↑Neuralrohr.

Medullary cystic disease ⟨*engl*⟩: idiopath. hereditäre Nephronophthise; autosomal rezessiv vererbte, zyst. Nierendegeneration, die erst im (jungen) Erwachsenenalter manifest wird.

Medulla spinalis: Rückenmark; Teil des Zentralnervensystems des Menschen. Das Rückenmark des Erwachsenen hat einen Durchmesser von 10–14 mm sowie eine Länge von etwa 45 cm. Es liegt im Wirbelkanal, geht oben zwischen Atlas u. Foramen magnum in das Gehirn über u. endet in Höhe des 1. o. 2. Lendenwirbels mit dem ↑Conus medullaris. Die Fortsetzung ist ein dünner Endfaden, ↑Filum terminale. Wo Nerven für die Extremitäten ein- bzw. austreten, besitzt die M. s. Anschwellungen, ↑Intumeszenz. Die vordere, motor. Wurzel des Spinalnerven, Radix ventralis, verläßt das Rückenmark vorn seitl.

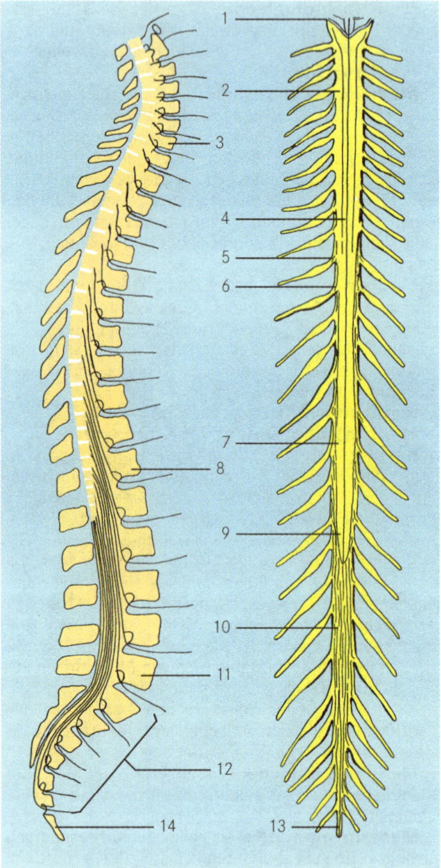

Medulla spinalis (Abb. 1)
links: Wirbelsäule u. im Wirbelkanal enthaltenes Rückenmark; rechts: isoliertes Rückenmark mit Anfangsabschnitten der Spinalnerven;
1: Medulla oblongata; 2: Intumescentia cervicalis;
3: 7. Halswirbel (Vertebra prominens);
4: Sulcus medianus posterior; 5: Radix dorsalis;
6: Radix ventralis; 7: Intumescentia lumbalis;
8: 12. Brustwirbel; 9: Conus medullaris;
10: Cauda equina; 11: 5. Lendenwirbel;
12: Kreuzbein; 13: Filum terminalis;
14: Steißbein

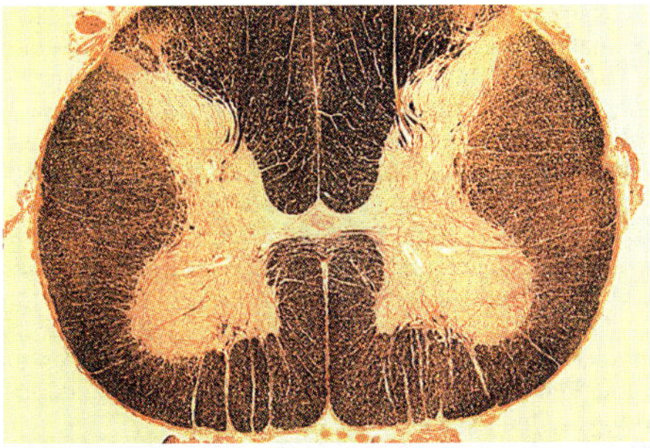

30

Medulla spinalis (Abb. 2). Querschnitt durch das Rückenmark, Markscheidenfärbung; hell im Zentrum die graue Substanz mit den Columnae dorsales, ventrales u. laterales

Die hintere, sensible Wurzel, Radix dorsalis, tritt hinten seitl. ein. Ein Querschnitt durch die M. s. zeigt die weiße Substanz, Substantia alba, welche die graue Substanz, Substantia grisea, allseitig umhüllt. Letztere gleicht im Querschnitt dem Buchstaben H mit stark verbreiterten senkrechten Balken („Schmetterlingsfigur"). Abb. 1 u. 2.

Medulloblastom ⟨*lat + gr*⟩ *n*: zellreicher, rasch u. infiltrierend wachsender, bösartiger, aber strahlensensibler Tumor aus kleinen, oft in Pseudorosetten gelagerten Zellen, die an Elemente der embryonalen Gehirnentwicklung (Medulloblasten) erinnern (dysontogenet. Keimversprengung). Infiltrierend im Kleinhirn wachsend. Die Hauptmasse liegt meist in den kaudalen Abschnitten des Kleinhirnwurms o. im Unterwurm. Ausgang ist das Velum medullare posterius, im IV. Ventrikel, in den Kleinhirnhemisphären o. in der Brücke. Metastasierung auf dem Liquorwege (Abtropfmetastasen). Das M. kommt fast ausnahmslos beim männl. Geschlecht im Kindes- u. Jugendalter vor. Weder mit der Operation noch mit der Bestrahlung o. mit Einsatz von Zytostatika ist Dauerheilung erreichbar. Postoperative Lebenserwartung beträgt etwa 1–2 Jahre. ↑Retinoblastom, ↑Pinealoblastom, ↑Sympathoblastom.

Meeresheilkunde: klimatherapeut. Konzept, bei dem ↑Meerwasserbäder, ↑Meerwasserinhalationen, ↑Heliotherapie, ↑Peloidbäder u. -packungen sowie ↑Meerwassertrinkkuren kurmäßig genutzt werden. Die wichtigsten Ind. sind Atemwegs- u. Hautkrankheiten sowie Herz-Kreislauf-Erkrankungen.

Meeresküstenklima: Klimazone, die in Mittel- u. Nordeuropa durch häufige u. intensivierte Kaltreize, eine vermehrte Strahlung sowie eine Staub- u. Allergenarmut der Luft charakterisiert ist. Bes. ausgeprägt finden sich diese Faktoren im Inselklima; in Südeuropa entfallen im M. die Kaltreize.

Meerrettich ↑Alkylisothiocyanate. ↑Kren.

Meerrettich-Peroxidase: *Abk* HRP (für engl. horseradisch peroxidase); Substanz zur elektronenmikroskop. Darstellung von Proteintransport.

Meerschweinchen: Cavia porcellus; zur Fam. Cavioidae der Ordnung Rodentia (Nagetiere) gehörendes wichtiges Versuchstier mit hoher Empfindlichkeit gegenüber vielen Krankheitserregern, u. a. Tuberkulosebakterien. Urheimat des M. ist Peru, ausgewachsene Tiere sind 24–28 cm lang u. wiegen 600–800 g. Die Tragzeit schwankt zwischen 59 u. 72 Tagen. 3 Rassen: Glatthaarmeerschweinchen, Rosettenmeerschweinchen u. Angorameerschweinchen.

Meerwasser: in der med. Klimatologie wird das Meerwasser zu Bädern, Inhalationen (Apparate- u. Freiluftinhalation, ↑Brandungsaerosol) u. Trinkkuren verwendet, wenn es entsprechenden hygien. Anforderungen genügt. Der Zusammensetzung nach handelt es sich um eine ↑Sole. Als weitere chem. wirksame Faktoren enthält es Magnesium, Kalzium u. a. (Tab.). Im med. Sinne kann M. zu den natriumhaltigen ↑Heilwässern gerechnet werden. Tab.

Meerwasseraerosol ↑Brandungsaerosol.

Meerwasserbäder: i. d. R. im offenen Meer durchgeführte Tauch- u. Bewegungsbäder (Seebäder), deren wesentl. Wirkfaktoren die starke Abkühlung, der mechan. Reiz beim Baden in der Brandungszone u. die Wirkungen der enthaltenen Elektrolyte (↑Meerwasser) sind. Zur Nutzung der chem. Meerwasserbäderwirkungen werden auch thermoneutrale Meerwasserwannenbäder durchgeführt.

Meerwasserinhalationen: Inhalationen mit ↑Meerwasser, bei denen NaCl-, Iod- u. Magnesiumwirkungen im Vordergrund stehen u. die in der Brandungszone der Meere auch als ↑Freiluftinhalationen durchgeführt werden können.

Meerwassertrinkkuren: Trinkkuren mit Meerwasser, das heute meist aus größeren Tiefen gewonnen wird u. bei denen NaCl- u. Magnesiumwirkungen im Vordergrund stehen. ↑Heilwässer, natriumhaltige.

Meerzwiebel: Urginea maritima. ↑Herzglykoside.

Mees, R. A. (geb. 1873), niederländ. Neurol., Bakhum.

Meesmann, Alois (1888–1969), Ophth., Berlin, Kiel.

Meesmann-Syndrom (nach A. M.): frühkindl. beginnende progrediente Hornhautdystrophie, autosomal dominanter Erbgang.

Mees-Nagelband (nach R. A. M.): etwa acht Wochen nach Arsen- o. Thalliumvergiftung auftretender, 1 mm breiter Querstreifen über dem Nagel von mattgrauer Farbe.

Mefenaminsäure: Anthranilsäurederivat: ein ↑Analgetikum, ↑Antipyretikum.

Mefloquin: 4-Amino-Chinolinderivat, Malaria-Therapeutikum u. -Prophylaktikum, auch zur Beherrschung chloroquinresistenter Stämme von Plasmodium falciparum. Kombination mit Chinin vermeiden.

MEG ↑Magnetoenzephalographie.

mega- *Präfix*: *Abk* M; vor physikal. Einheiten zur Bez. der 10^6fachen Menge einer Einheit.

Meerwasser: Auszug aus der Analysetabelle des Tiefenwassers aus dem Nordatlantik

Ionen	mg/l
Kationen:	
Natrium	10 850
Kalzium	422
Magnesium	1 357
Anionen:	
Chlorid	19 645
Sulfat	2 803
Hydrogenkarbonat	155

M

Megabulbus duodeni ⟨*gr + lat*⟩ *m*: aton. Erweiterung des Bulbus duodeni bei Gallenwegs- u. Pankreaserkrankungen u. Magenatonie.

Megacolon ↑Megakolon.

Megacolon congenitum ↑Hirschsprung-Krankheit.

megadont ⟨*gr*⟩ *Adj*: übermäßig große Zähne tragend, nicht ident. mit ↑makrodont. Metr. bestimmt: Summe der Zahnhöhen · 100/Länge der Basonasallinie >44 (Dentalindex).

Megaduodenum congenitum ⟨*lat + gr*⟩ *n*: seltene Form einer angeborenen Darmerweiterung. Vorkommen bei Fehlen des Auerbach-Plexus in der Wand (Megacolon congenitum, ↑Hirschsprung-Krankheit), bei sek. Degeneration der Ganglien, bei mechan. Passagehindernissen (↑Duodenalatresie, ↑Pancreas anulare, arteriomesenterialer ↑Verschluß). Tritt postnatal auch bei Trypanosomeninfektion (↑Chagas-Krankheit) auf.

Megagyrie ↑Pachygyrie.

Megakaryoblast ↑Megakaryozytopoese.

Megakaryon: Fusionskern, d.h. Verschmelzung zweier o. mehrerer Zellkerne, die insbes. in der Telophase der ↑Mitose erfolgt.

Megakaryozyt ↑Megakaryozytopoese.

Megakaryozytenleukämie: ↑Leukämie, myeloproliferative ↑Erkrankungen.

Megakaryozytopoese: Bildung der Megakaryozyten, der Knochenmarkriesenzellen, die für die Produktion von Thrombozyten (thrombozytäres ↑System) sorgen. Die M. nimmt ihren Ausgang von der gemeinsamen Knochenmarkstammzelle u. führt über die determinierte Stammzelle zum morphol. identifizierbaren Megakaryoblasten. Es folgen mehrere Polyploidisierungsschritte u. Reifungsvorgänge im Zytoplasma. Der Megakaryozyt ist meist sehr zytoplasmareich, das Zytoplasma ist rein azurophil. Der Kern ist gelappt, u. es treten mehrere Nukleolen auf. Der Durchmesser liegt zwischen 25 u. 100 μm. Am Zytoplasmasaum sieht man häufig die sich demarkierenden Thrombozyten. Aus einem Megakaryozyten gehen etwa 8 000 Thrombozyten hervor. Die Gesamtzahl der Megakaryozyten wird mit $6 \cdot 10^6$/kg Körpergewicht angegeben. Für die Reifungszeit der Megakaryozytopoese werden 10 Tage veranschlagt. Der tgl. Thrombozytenumsatz liegt bei $35 \cdot 10^9$/l Blut. Abb.

Megakolon ⟨*gr*⟩ *n*: Megacolon; starke Erweiterung des Kolon durch mehrere Ursachen. Bei angeborenen Formen stellt die Ursache eine Fehlbildung dar, die sich postnatal als M. manifestiert. Meist ist auch das Rektum einbezogen. Sympt.: chron. Obstipation, Meteorismus, aufgetriebener Bauch, evtl. Erbrechen, Gewichtsabnahme. Man unterscheidet 1. ↑Hirschsprung-Krankheit (Megacolon congenitum), 2. M. bei Passagehindernissen (Analstenose, Rektumstenosen), 3. M. bei angeboren langen Darmabschnitten (↑Dolichokolon, ↑Dolichosigma), 4. psychogen bedingtes M. (Pseudo-Hirschsprung), 5. M. bei Kretinismus u. geistig unterentwickelten Kindern, 6. M. bei fam., autonomer Dysfunktion (↑Riley-Day-Syndrom), 7. sek. M. bei ↑Anastomose, Narbenstrikturen o. Tumorkompression, 8. tox. M. bei entzündl. Darmerkrankungen, Amöbenkolitis, ischäm. Kolitis u.a.

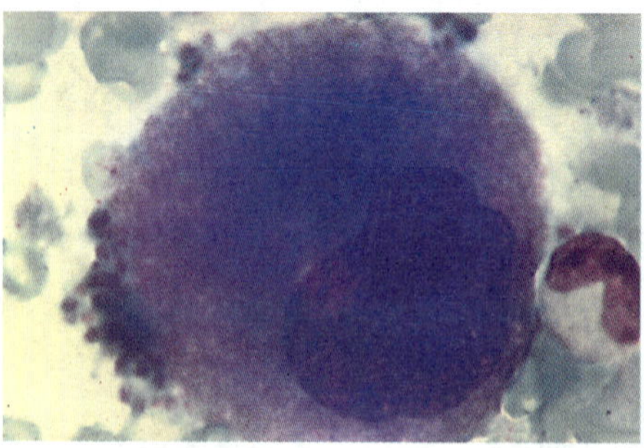

35

Megakaryozytopoese. Knochenmarkausstrich, Pappenheim-Färbung; reifer Megakaryozyt mit Ausbildung o. Anlagerung von Blutplättchen

Megalenzephalie ⟨*gr*⟩ *f*: ↑Makrenzephalie, abnorm großes Gehirn.

Megalerythema ↑Erythema infectiosum.

Megaloblasten: Erythroblasten mit lockerer, feinfädiger Chromatinstruktur infolge DNA-Defizits. In reiferen M. Chromatinverklumpungen. Auftreten von M. bei Kernstoffwechselstörungen (Vitamin-B_{12}- bzw. Folsäuremangel). Abb.

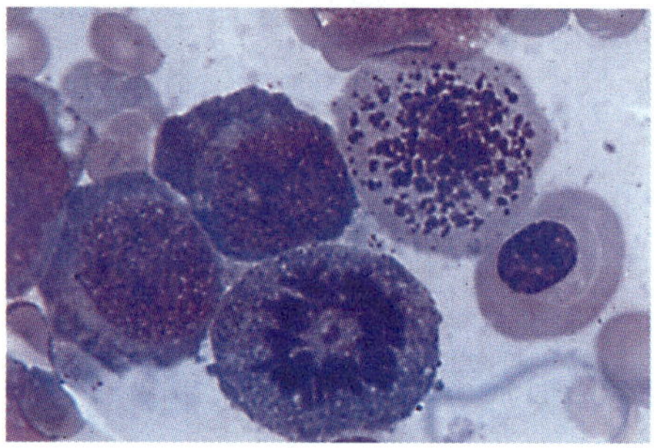

35

Megaloblasten. Vermehrung unreifer u. reifer M. sowie Mitosedefekte im Knochenmark bei Megaloblastose, Pappenheim-Färbung

Megaloblastenmark: Hyperplasie der Erythrozytopoese mit Ausbildung abnorm großer Erythroblasten (↑Megaloblasten) als Zeichen einer gestörten Kernreifung. Typ. Befund bei ↑Vitamin-B_{12}-Mangelanämie, weniger ausgeprägt bei symptomat. ↑Megaloblastosen.

Megaloblastose: Auftreten abnorm großer Erythroblasten im Knochenmark infolge gestörter Kernreifung. Der Begriff wurde bereits 1880 von P. Ehrlich bei der Beschreibung der perniziösen Anämie (↑Vitamin-B_{12}-Mangelanämie) geprägt. Das Chromatin des Zellkerns ist netzartig strukturiert, die Kern-Zytoplasma-Relation zugunsten des Zytoplasmas verschoben. Kern- u. Zytoplasmareifung verlaufen oft asynchron. Die M. ist meist eine Folge von idiopath. o. symptomat. Vitamin-B_{12}-Mangel, seltener durch Folsäuremangel bedingt. Von bes. Bedeutung ist die symptomat. M. bei ↑Leukämien u. soliden Tumoren. Eine Reihe von Medikamenten kann ebenfalls eine M. hervorrufen, z.B. Pyrimethamin, Trimethoprim, Triamteren, Antimetabolit-Zytostatika.

Megalographie ⟨*gr*⟩ *f*: Vergrößerung u. Vergröberung der Schriftzüge bei zerebellarer ↑Dysmetrie.

Megalokornea ⟨*gr*⟩ *f*: Makrokornea, Keratoglobus; meist doppelseitige Vergrößerung der Hornhaut des

Auges ohne Erhöhung des Augeninnendrucks: Durchmesser größer als 13 mm, tiefe Vorderkammer. Abgrenzung von Hornhautvergrößerungen bei ↑Hydrophthalmus. Tritt isoliert o. in Kombination auf: ↑Marfan-Syndrom, ↑Lobstein-Syndrom, ↑Marfan-Madelung-Syndrom. Erblichkeit gesichert.

Megalomanie: Größenwahn. Vorkommen beim manischen ↑Syndrom.

Megalonychie: stark vergrößerter Nagel in Ein- o. Mehrzahl bei best. Erkrankungen (Akromegalie, partieller Riesenwuchs).

Megalopapille: seltene, angeborene einseitige o. doppelseitige Vergrößerung der Papilla nervi optici. Erblichkeit gesichert, Erbmodus unklar. Kombination mit Fehlbildungen des ZNS bekannt.

Megalophthalmus ↑Makrophthalmus.

Megalopsie: Größersehen der Dinge, Makropsie. Ursachen: Akkommodationslähmung, Ablösung der Netzhautmitte, Schläfenlappentumoren, epilept. Aura, Ermüdung, Rauschmittelintoxikation, Psychopathie. Dysmegalopsie, ↑Metamorphopsie.

Megalospermie: starke Vergrößerung der Samenfäden; Ggs. ↑Mikrospermie.

Megaloureter ↑Megaureter.

Megalozyt ↑Erythrozyten.

Megalurethra: Megaurethra, Megalourethra. Angeborene, stark erweiterte männl. Harnröhre. Selten. Tritt lokalisiert bei partieller Agenesie des Corpus spongiosum penis auf. Überleitung zu ↑Harnröhrendivertikeln.

Megaösophagus: angeborene Erweiterung der Speiseröhre, bei ↑Achalasie, jedoch auch isoliert. Teilweise wird ein Mangel an intramuralen Ganglienzellen (Auerbach-Plexus) im kardialen Ende angeschuldigt, in anderen Fällen psychosomat. Störungen. Fälle bei familiärer ↑Dysautonomie bekannt. Sympt. des ↑Turpin-Syndroms. Erworben z. B. bei der Chagaskrankheit o. anderer organ. Passagestörungen, tox. bedingt in Koma diabeticum u. Urämie.

Megaphagie ↑Polyphagie.

Megasigmoideum congenitum ↑Hirschsprung-Krankheit.

Megatrachea: angeborene Anomalie der Trachea u. häufig auch der Haupt- u. Lappenbronchien mit Vergrößerung des Durchmessers auf das Doppelte. Die M. bedingt eine erhöhte Totraumventilation, macht aber isoliert vorkommend keine Beschwerden. ↑Totraumatmung.

Megaureter: Riesenharnleiter; ein- o. doppelseitige Erweiterung des Harnleiters (bis Kinderarmdicke). 1. Obstruktiv durch Steine, Tumoren, Entzündung. 2. Nichtobstruktiv durch Verkürzung des nicht dehnungsfähigen intramuralen Harnleiteranteils, der z. T. extravesikal liegt u. durch meist zusätzl. Reflux in seiner Entleerungskapazität überfordert ist (durch Überdehnung der Ureterwand aganglionäre Zone vorgetäuscht). Ther.: zu 1. kausal; zu 2. plast. Operationen.

Megaureter-Megazystis-Syndrom: hochgradige Dilatation von Ureteren u. Harnblase infolge neuromuskulärer Dyskinesien o. mechan. Abflußbehinderung am Blasenausgang. Atonie der Harnblase, Ischuria paradoxa. Hydronephrose u. Pyelonephritis u. Urämie bei fehlender Beseitigung der Ursache.

Megaurethra ↑Megalurethra.

Megavesika ↑Megazystis.

Megavoltstrahlentherapie: ther. Anwendung von Strahlung mit Quantenenergien ab 1 MeV. Vorteile: hohe relative Tiefendosis, bessere ↑Hautschonung durch den ↑Aufbaueffekt, geringere Streustrahlung, nahezu gleiche Energieabsorption pro Gramm Knochengewebe u. Muskelgewebe.

Megazine ↑Bakteriozine.

Megazisterne: riesenhaft vergrößerte ↑Cisterna cerebellomedullaris.

Megazystis: **1.** angeborene, riesenhaft distendierte Blase bei Kleinkindern. Früher auf sog. aganglionäre Zonen zurückgeführt. Heute wird Genese ausschließl. durch muskuläre Überdehnung bei chron. Harnverhaltung angenommen. Ther.: operative Beseitigung des Abflußhindernisses. **2.** Erworben bei Erwachsenen: Hypo- bzw. Atonie der Blase, Restharn über 1 000 ml.

Mehlinsekten: Insekten, die als Testobjekt zur Wirksamkeitsprüfung von Insektiziden eingesetzt werden, z. B. Mehlkäfer (↑Tenebrio molitor).

Mehlmilbe ↑Tyroglyphus farinae.

Mehlnährschaden: Dystrophie durch falsche Zusammensetzung der Nahrung (↑Eiweißmangel). Klin. hypoproteinäm. „Hungerödeme", ↑Kwashiorkor.

Mehrfachaustausch: Bez. für mehrere Crossing-over-Prozesse zwischen zwei homologen Chromosomen. ↑Crossing over.

Mehrfachbehinderung: Komplex mind. zweier Behinderungen, die prim. nebeneinander bestehen o. sich als Folgen von einer prim. Behinderung ableiten können, wobei jede einzelne Komponente gesonderter rehabilitativer Maßnahmen bedarf.

Mehrfachbildungen: mehr als 2 Keimlinge entwickeln sich während einer Schwangerschaft. Es sind entweder **freie M.**, die sich voneinander getrennt als selbständige Individuen entwickeln (Drillinge, Vierlinge usw.) o. verbundene, **unfreie M.** (analog dem Begriff ↑Duplicitas wird z. B. vom Triplicitas gesprochen). M. entstammen meist versch. Eizellen.

Mehrfacherkrankung: bes. im Alter zu beobachtendes Vorliegen von mehreren Krankheiten gleichzeitig. ↑Multimorbidität.

Mehrfachimpfstoff: durch Immunogenkombinationen von meist inaktivierten Totimpfstoffen präpariertes Impfstoffgemisch, z. B. DPT, ↑Dreifachschutzimpfung.

Mehrfachresistenz: gleichzeitige Resistenz einer Bakterie gegen mehrere ↑Chemotherapeutika, meist durch ↑R-Plasmide.

Mehrfachverletzung ↑Polytrauma.

Mehrfelderbestrahlung: Bestrahlungstechnik in der Strahlentherapie, bei der aus versch. Einfallsrichtungen mehrere Bestrahlungsfelder auf den Tumor gerichtet sind. Vorteile: bei großer Dosis im Zielvolumen eine geringere Oberflächendosis an den Eintrittsflächen der einzelnen Felder, die Dosisverteilung im Körper kann beeinflußt werden (Einsatz von Keilfiltern).

Mehrkernigkeit: Multinukleatio; Entsteht durch Kern- ohne Plasmateilung. Reaktive Zellveränderung, z. B. nach Röntgenbestrahlung, bei Tumorzellen o. Entzündungen auftretend.

Mehrlinge: gleichzeitig geborene Geschwister; Entstehung durch Polyovulation (mehreiig) o. durch Teilung eines Keimes (eineiig); ↑Zwillinge.

Mehrstärkengläser: Brillengläser mit mehreren Brennpunkten (bifokal, trifokal) o. mit gleitendem Brennpunkt (multifokal), bei denen im oberen Anteil fern, im unteren (Leseteil) nah liegt.

Mehrsubstratenzyme: Enzyme, die zwei o. mehr Substrate (einschl. Coenzyme) benötigen, um eine best. Reaktion katalysieren zu können. Die meisten Enzyme sind M.

Meibom, Heinrich (1638–1700), Prof. der Med., Helmstedt.

Meibom-Drüsen (nach Heinrich M.): freie Talgdrüsen in der Tarsalplatte des Lides. Häufig Ausgangsort des ↑Chalazion. ↑Glandulae tarsales. Abb.

Meier-Ruge, William (geb. 1930), dt. Pathologe, Basel.

Meige, Henry (1866–1940), frz. Int., Paris.

Meige-Hautschwellung (nach Henry M.) ↑Trophödem, kongenitales.

Meigs-Syndrom (nach Joe V. M.): einseitiger Pleuraerguß bei Ovarialfibromen o. weibl. Genitaltumoren. Die Ergußbildung ist durch eine Störung der Lymphdrainage bedingt. Nach Entfernung der Tumoren verschwinden die Ergüsse (Meigs u. Case 1937).

Meinert-Bogenfasern: Nervenfasern, die U-förmig von Gyrus zu Gyrus ziehen u. einen wesentl. Anteil an den interkortikalen Verbindungen haben.

Meinicke, Ernst (1878–1945), Bakteriologe, Berlin, Ambrock-Hagen.

Meinicke-Klärungsreaktion (nach Ernst M.): *Abk* MKR; Seroreaktion zum Nachweis flockender Lipoidantikörper bei Syphilis mit Rinderherzextrakt u. Toluenbalsam als Antigen. Wurde als Nebenreaktion bei der klin. Syphilisserologie verwendet.

Meinicke-Trübungsreaktion (nach Ernst M.): *Abk* MTR; Seroreaktion zum Nachweis flockender Lipoidantikörper mit Pferdeherzextrakt u. Toluenbalsam als Antigen. Eine Trübung bei Vermischen mit nicht inaktiviertem Pferdeherzserum bedeutet pos. Reaktion auf Syphilis. Nicht mehr gebräuchl.

Meiose ⟨*gr*⟩ *f*: Meiosis; Zellteilung der Keimzellvorstufen mit dem Ziel, eine Zelle mit haploidem Chromosomensatz (23) zu erzeugen. Läuft ab in zwei Reifeteilungen (Divisiones maturationis): **1. Reifeteilung** (Reduktionsteilung – Divisio reductans): a) Prophasis I: Leptotän: Chromosomen werden sichtbar; Zygotän: homologe (1 väterl. u. 1 mütterl.) Chromosomen legen sich paarweise zusammen; Pachytän: jedes Chromosom wird längs gespalten in ↑Chromatiden, aber ohne Teilung des Zentromers; es liegen jetzt 4 Chromatiden nebeneinander (Tetrade). Durch Überkreuzung (Crossing over o. Chiasmabildung) kommt es zum ↑Faktorenaustausch zwischen mütterl. u. väterl. Chromosomen; b) Anaphase I: Diplotän: die Chromosomenpaare trennen sich; c) Telophase I: Die Chromosomen werden durch den Spindelapparat an die Zellpole gezogen; es entstehen haploide Zellen mit unvollständig geteilten Chromosomen. **2. Reifeteilung** (Equationsteilung, Divisio equalis): sie weist alle Phasen der Mitose auf; in der Anaphase II werden die Zentromere gespalten, die Chromatiden teilen sich. Endresultat: 4 haploide Keimzellen. ↑Spermatogenese, ↑Ovogenesis.

Meiozyte: Zelle, deren Kern sich im Prozeß der ↑Meiose befindet.

Meissner, Georg (1829–1905), Anat., Physiol. u. Zool., Basel, Freiburg i. Br., Göttingen.

Meissner-Plexus (nach Georg M.): Plexus submucosus: vegetatives Nervengeflecht mit Ganglien (multipolare Neurone) u. Nerven (marklose Nervenfasern) in der Tela submucosa des Magen-Darm-Kanals.

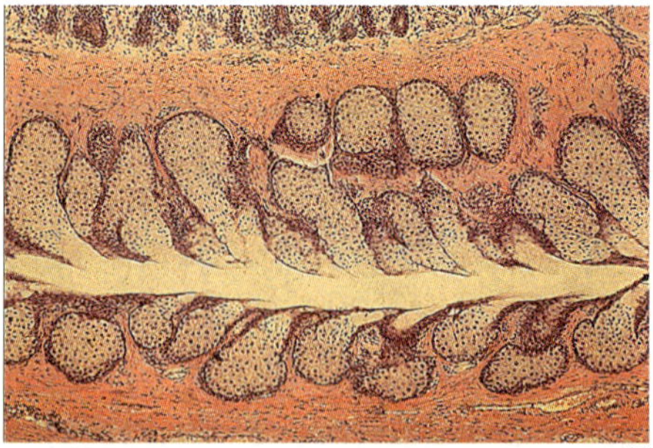

30

Meibom-Drüsen. Histologischer Schnitt durch das Augenlid, HE-Färbung; Längsschnitt der M. in der Tarsalplatte

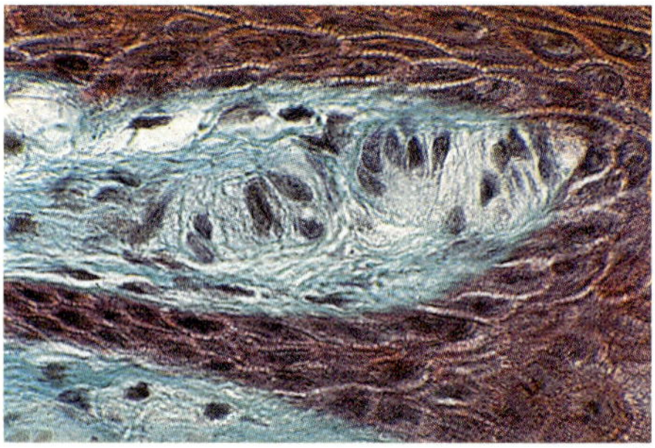

30

Meissner-Tastkörperchen. Histologischer Schnitt durch die Fingerhaut, Färbung nach Goldner; M. in einer Dermispapille

Meissner-Tastkörperchen (nach Georg M.): Mechanorezeptor in Papillen der Dermis, ↑Corpusculum tactus. Abb.

MEK: *Abk* für **m**ax. zulässige **E**missions**k**onzentration; techn. Normativ für ↑Luftverunreinigungen. ↑Grenzwerte.

Meklofenoxat: Meclofenoxat; ↑Nootropikum, mildes Psychostimulans, Geriatrikum mit ungeklärtem Wirkungsmechanismus.

Meklozin: Meclozin; ↑Antihistaminikum, Benzhydrylderivat, Antiemetikum bei Schwangerschaftserbrechen, Strahlenkrankheit u. Kinetosen.

Mekonium ⟨*gr*⟩ *n*: sog. Kindspech; intrauterin gebildeter, vom Neugeborenen in den ersten Lebenstagen entleerter zäher, dunkelgrüner Darminhalt, der sich aus Darmsekret, -epithelien, Gallenfarbstoffen, verschlucktem Fruchtwasser, Lanugohaaren u. Hautfett zusammensetzt. Bei einer intrauterinen fetalen ↑Hypoxie kann M. in das Fruchtwasser entleert werden (↑Amnioskopie, ↑Aspirationssyndrom).

Mekoniumaspirationssyndrom ↑Aspirationssyndrom des Neugeborenen.

Mekoniumileus: Obstruktion des Dünndarms von Neugeborenen durch eingedicktes, kittartiges ↑Mekonium. Die hohe Viskosität des in den Darm abgesonderten Schleims, als Teilerscheinung der zyst. Pankreasfibrose (↑Mukoviszidose), führt schon während der Fetalzeit zu einer Verstopfung des Dünndarms u. hat eine

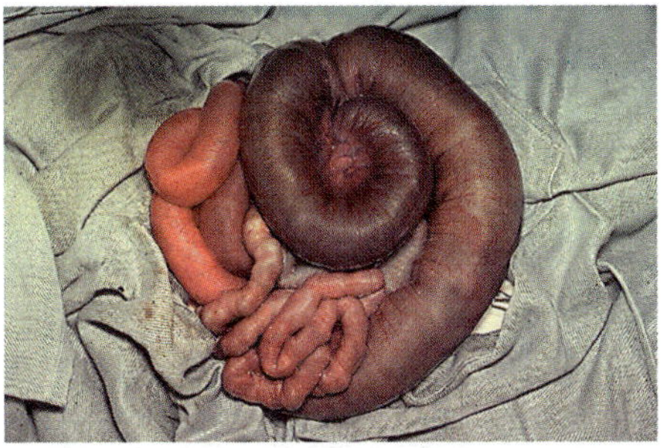

4

Mekoniumileus beim Neugeborenen; gestaute Jejunumschlingen, perlschnurartig verändertes Ileum

zähe, trockene Beschaffenheit des Mekoniums zur Folge. Typ. makrosk. Befund: obere Jejunumschlingen stark aufgetrieben, gehen aboral in kontrahierte Dünndarmschlingen über, die mit perlschnurartig angeordneten Mekoniumballen gefüllt sind. Dickdarm meist frei von Mekonium, kontrahiert i. S. eines Mikrokolon. Abb.

Mekoniumperitonitis: abakterielle, durch Dünndarmperforation während der Fetalzeit hervorgerufene Peritonitis. Ursache meist intestinale Obstruktion (Atresie, Invagination, Duplikatur, u. a. m.). Darminhalt fließt in die freie Bauchhöhle. Durch Verklebung der umgebenden Organe bildet sich eine Höhle, in die Flüssigkeit, nach der Geburt auch Luft eindringt. Die Höhle wird allmähl. von einer Membran umgeben, die Kalkeinlagerungen aufweist. Sympt.: enorm ausladender Bauch schon bei Geburt, Ileus, Peritonitiszeichen bei postnataler Infektion. Chir. Ther.

Mekoniumpfropfsyndrom: verzögerte erste Darmentleerung beim Neugeborenen infolge Mekoniumeindickung im Enddarm. Ursachen: angeborene Passagehindernisse des Enddarms, kongenitale ↑Aganglionose mit ultrakurzem Segment, ↑Mukoviszidose.

Mel ⟨*lat*⟩: Honig; das von der Honigbiene in den Waben abgelagerte Produkt. Als ↑Vehikel für Arzneistoffe heute obsolet.

Melaena ⟨*gr*⟩ *f*: Meläna, Teer-, Pechstuhl; nach Blutungen im oberen Verdauungstrakt (bis etwa unteres Duodenalknie) bei vorhandener Salzsäureproduktion. Auch bakteriell bei längerer Stase des Blutes im Darm.

Melaena neonatorum: Melaena vera; beim Neugeborenen vom 2.–5. Lebenstag auftretende Darmblutung mit Blut- o. Teerstühlen u. seltener mit Hämatemesis. Die Ursachen sind komplex, bes. Vitamin-K-Mangel, am 1. u. 2. Lebenstag eher Gerinnungsstörungen infolge Hypoxie. ↑Morbus haemorrhagicus neonatorum.

Melaena spuria: Teerstuhl beim Neugeborenen durch verschlucktes Blut der Mutter (Geburtsakt, Rhagaden der Brust, blutende Mamillen). Abgrenzung zur ↑Melaena neonatorum wichtig.

Melaena vera ↑Melaena neonatorum.

Melancholie ⟨*gr*⟩ *f*: Schwermut, Trübsinn. ↑Depression.

Melancholiker ⟨*gr*⟩ *m*: pessimist., schwermütiger, zur Verstimmtheit u. Gehemmtheit neigender Mensch; einer der vier von Hippokrates aufgestellten Temperamentstypen.

Melanhidrosis: dunkelgefärbter Schweiß, hervorgerufen angebl. durch Einwirkung von Oxidase auf einen noch unbekannten Stoff.

Melanikterus ↑Melasikterus.

Melanine ⟨*gr*⟩ *n Pl*: braun bis schwarz gefärbte Pigmente, die v. a. bei Wirbeltieren u. Insekten in den ↑Melanozyten aus ↑Tyrosin gebildet werden. Die Pigmentierung von Haut, Haaren, Iris u. Choroidea wird durch M. hervorgerufen; Bedeutung als Lichtschutz gegenüber ultravioletter Strahlung.

Melanismus ⟨*gr*⟩ *m*: Begriff zur Beschreibung lokaler o. systematisierter Überpigmentierungen.

Melanoblastom ⟨*gr*⟩ *n* ↑Melanom.

Melanoblastosis neurocutanea: Sonderform der pigmentierten Nävi mit Aussaat von oftmals pigmentierten u. behaarten Nävuszellnävi (Tierfellnävi). Schlechte Progn. durch Beteiligung des ZNS.

Melanodermia reticularis calorica: Cutis marmorata pigmentosa; netzförmige, bandartige Hyperpigmentationen, die nach wiederholender Einwirkung strahlender o. fortgeleiteter Wärme höherer Intensität in der Haut entstehen u. irreversibel sind.

Melanodermie ⟨*gr*⟩ *f*: Melanodermia; flächenhafte sek. Hyperpigmentierung der Haut. Durch Einlagerung von Melanin o. anderer Chromogene (z. B. bei der Hämochromatose, Arseneinnahme).

Melanodermitis toxica: Schwarzsucht; auf Einwirkung tox. Substanzen (Schmieröle, Teer) von außen u. Sonneneinwirkung zurückzuführende tox. Hautentzündung, die mit Erythem beginnt u. in schwarze Pigmentierung übergeht.

Melanodontie: Schwarzfärbung der Milchzähne, spez. der oberen Schneidezähne, vermutl. durch Besiedlung des erworbenen Schmelzoberhäutchens mit chromogenen Mikroorganismen.

Melanogene: farblose Vorstufen (Indolmelanogene) des Melanins, kommen bei Tumoren des pigmentbildenden Gewebes im Harn vor. Während melaninhaltiger Harn bereits dunkel entleert wird, zeigt der melanogenhaltige Harn zunächst normale Farbe u. wird erst beim Stehen an der Luft braun bis schwarzbraun. Nachweis: Indolmelanogene reagieren im alkal. Milieu mit Dinatriumpentacyanosylferrat unter Bildung einer rot gefärbten Verbindung, die beim Ansäuern mit Essigsäure in eine blau gefärbte Verbindung umgewandelt wird.

Melanoglossie schwarze ↑Haarzunge.

Melanoidine *n Pl*: in ihrem Aufbau nur teilweise bekannte, komplex ringförmige, braun gefärbte, stickstoffhaltige, lösl. bis unlösl. polymere Produkte, die durch Wechselwirkung zwischen Aminosäuren (Protein) u. reduzierenden Zuckerarten – ohne Beteiligung von Enzymen – zustande kommen (nichtenzymatische ↑Bräunung); die umgesetzten Aminosäuren (v. a. Lysin u. Arginin usw.) sind physiol. nicht bzw. nur partiell verwertbar; dies bedeutet eine Erniedrigung des biol. Wertes, wenn essentielle Aminosäuren in Mitleidenschaft gezogen werden. Diese Produkte sind bei farb- u. aromabildenden lebensmittelchem. u. -technolog. Prozessen bedeutsam.

Melanokarzinom ↑Melanom, malignes.

Melanoliberin ↑Hypothalamushormone.

Melanom: gutartige o. bösartige Neubildung (malignes M., Melanoblastom) des pigmentbildenden Gewebes der Haut u. der Retina. ↑Melanom, malignes.

Melanomalignom ↑Melanom, malignes.

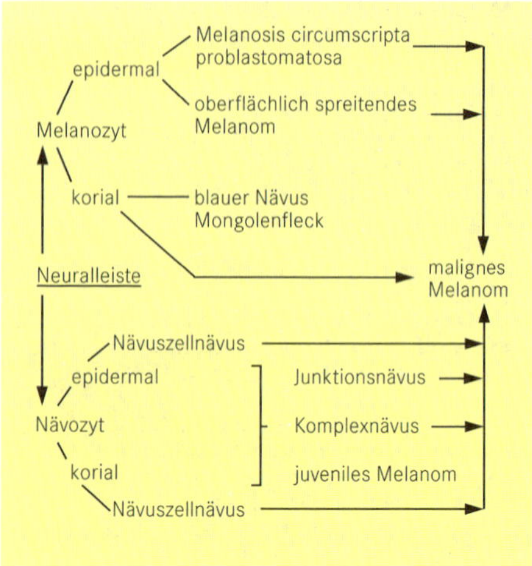

Genese eines **malignen Melanoms (Abb. 1).**

Melanom des Auges, malignes: kann von der Uvea, der Bindehaut u. den Lidern ausgehen, sehr selten von der Orbita. Das Melanom der Lider hat die gleichen Eigenschaften wie das der übrigen Haut, das der Bindehaut wie das der übrigen Schleimhäute. Das der Uvea ist benigner als das der Haut. Am bösartigsten ist das der Choroidea, am gutartigsten das der Iris, das des Ziliarkörpers nimmt eine Mittelstellung ein. Dem benignen Melanom am nächsten steht das aus plumpen Spindelzellen ohne Nukleolus (Spindel-A-Typ). Am bösartigsten ist das epithelzellähnl. (epitheloider Typ) u. das nekrot. Eine Mittelstellung nimmt der Spindelzelltyp mit Nukleolen (Spindel-B-Typ) u. der gemischtzellige Typ ein. Ther.: Exzision (Haut, Bindehaut, Iris, Ziliarkörper, vordere Uvea), Bestrahlung, Lichtkoagulationen, ↑Enucleatio bulbi. Metastasierung in regionale Lymphknoten, Leber, Gehirn, Knochen.

Melanom, juveniles: Spitz-Tumor, Spitz-Nävus; meist linsengroße gelbbraune Papel ähnl. einem ↑Nävus bei Kindern; benigne.

Melanom, malignes: Melanomalignom, schwarzer Krebs; bösartiger zur Metastasierung in alle Organe neigender Tumor (nach Breslow bei Tumordicke $<0,5$ mm kein, bei über 1,5 mm hohes Metastaserisiko). Zunehmende Inzidenz unbekannter Ursache, häufige Sonnenbrände in der Kindheit werden angeschuldigt. Über die Entwicklung des ↑Nävus gibt es unterschiedl. Meinungen. 5 Formen werden unterschieden: 1. Melanosis problastomatosa (↑Dubreuilh-Krankheit), Lentigo-maligna-Melanom. 2. Superfiziell spreitendes Melanom (SSM). 3. Akrolentiginöses Melanom. 4. Noduläres Melanom. 5. Unklassifizierbares Melanom. Schon nach der Pubertät kann sich ein M. entwickeln, meist als SSM, das sich relativ flach in der Epidermis ausbreitet, dann aber auch die Epidermis-Korium-Grenze überschreiten kann. Das akrolentiginöse Melanom ist selten u. sitzt überwiegend an Fingern (auch unter dem Nagel). Das noduläre Melanom entsteht prim. als Papel bzw. Knoten, ist die bösartigste Form u. wird oft zu spät erkannt. Die Progn. des nodulären Melanoms richtet sich nach der Eindringtiefe nach Clark. Abb. 1 bis 3. Tab.

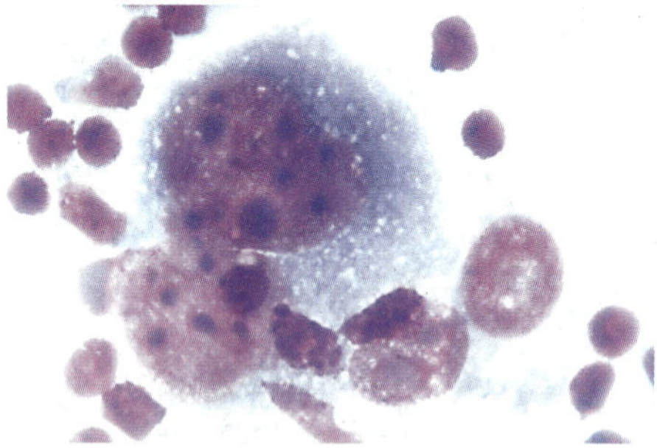

35

Malignes Melanom (Abb. 2). Amelanotische Melanoblastomzellen im Ausstrich von Tumorgewebe, Pappenheim-Färbung

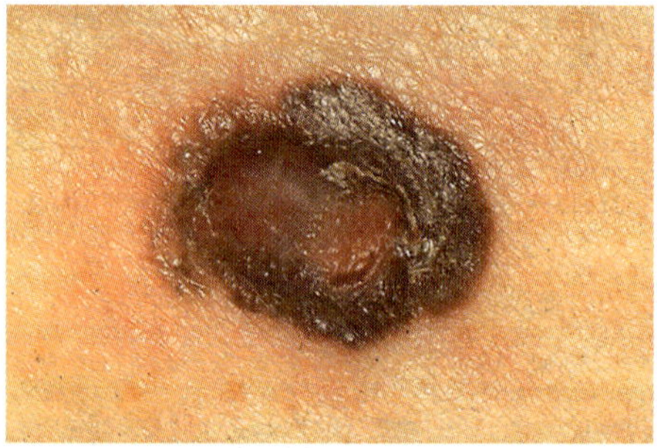

13

Malignes Melanom (Abb. 3)

Malignes Melanom: Eindringtiefe (nach Clark)

I	intraepidermal
II	im Stratum papillare
III	im Stratum papillare/reticulare
IV	im Stratum reticulare
V	in der gesamten Haut

Melanom, superfiziell spreitendes ↑Melanom, malignes.

Melanophorenhormon ↑Melanotropin.

Melanose ⟨*gr*⟩ *f*: Melanosis, Melanismus, Melanodermie; Dunkelfärbung der Haut o. Schleimhaut durch Ablagerung von Melanin o. ihm ähnl. Farbstoffen, z. B. Arsenmelanose der Haut bei chron. Arsenzufuhr; ↑Melanosis coli.

Melanosis bulbi ⟨*gr + lat*⟩ *f*: meist einseitig auftretende Überpigmentierung des Auges an Orten, die bereits normalerweise Pigment enthalten wie Iris, Ziliarkörper, Aderhaut, auch Konjunktiva u. Sklera. Vermehrung von Melanozyten. Mitunter Hyperplasie des Pigmentepithels der Retina u. Papillenpigmentierung. Keine Funktionsbeeinträchtigung. Potentiell maligne. Meist dominanter Erbmodus, jedoch auch rezessiv (Konsanguinität). Teilsymptom einer heredofamiliären, diffusen neuroektodermalen Melanose (L. van Bogaert 1948). Beziehung zur benignen okulodermalen Melanozytose (↑Ota-Nävus).

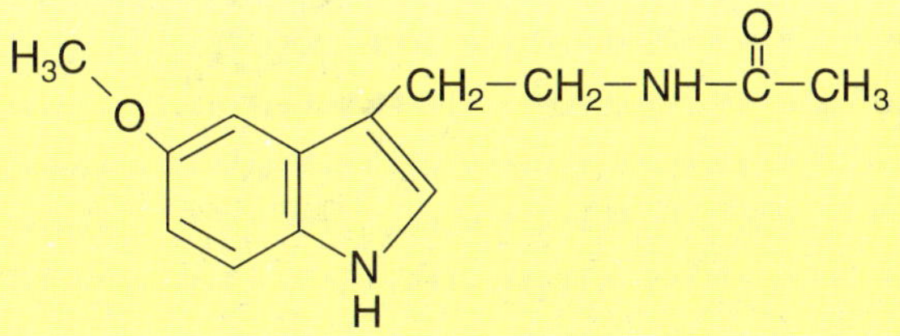

Melatonin

Melanosis circumscripta problastomatosa ↑Dubreuilh-Krankheit. ↑Melanom, malignes.

Melanosis coli: schwarzbraune, krokodillederartig gezeichnete Verfärbung der Dickdarmschleimhaut durch Ablagerung von Lipofuszin im Schleimhautgewebe. Keine klin. Bedeutung. Häufig bei Laxanzienabusus (Anthrachinone).

Melanosis cutis degenerativa ↑Incontinentia pigmenti.

Melanosoma ⟨*gr*⟩ *n*: membranumgebener Vorläufer des Melaninkörnchens (Granulum melanini) in Melanozyten u. Pigmentepithel. Bei der Reifung entwickeln sich unter Tyrosinaseeinfluß lamelläre Innenstrukturen (Corpusculum lamellosum melaniferum) u. schließlich reifes Melanin.

Melanotrichia linguae ↑Haarzunge.

Melanotropin ⟨*gr*⟩ *n*: melanozytenstimulierendes Hormon (MSH); Hormon des Hypophysenmittellappens, das die Ablagerung von ↑Melanin in den Melanozyten u. dadurch die Pigmentierung der Haut stimuliert. Die beiden bisher isolierten Melanotropine, Alpha-MSH u. Beta-MSH, haben Strukturähnlichkeiten zum ACTH (adrenokortikotropes ↑Hormon); letzteres hat geringe MSH-Wirksamkeit. Diese kommt bei der ↑Addison-Gull-Krankheit u. der primären ↑Nebennierenrindeninsuffizienz zum Ausdruck, wo der stark überhöhte ACTH-Spiegel eine starke Pigmentierung der Haut verursacht. M. kann auch als Antagonist zum Melatonin angesehen werden.

Melanozyten ⟨*gr*⟩ *m Pl*: Melanin (Melanosoma bzw. Granulum melanini) enthaltende, im Stratum basale der ↑Epidermis lokalisierte Zellen, deren dendrit. Zellfortsätze in das Stratum spinosum reichen. M. übertragen Melanin (Pigmenttransfer bzw. zytokrine Sekretion) an Keratinozyten u. im Bulbus pili an Zellen des Haars. Herkunft der M.: aus der Neuralleiste.

Melanurie ⟨*gr*⟩ *f*: Schwarzharnen; Ausscheidung von melanogenhaltigem Harn. An der Luft durch Oxidation zu Melanin, bei Melanomen auftretend.

Melarsoprol: arsenorgan. Verbindung beim meningoenzephalit. Stadium der Schlafkrankheit. Vermag die ↑Blut-Hirn-Schranke zu durchdringen, Trypanozid, wirkt auch bei der Chagaskrankheit.

Melasikterus ⟨*gr*⟩ *m*: Melanikterus; intensive gelbgrüne bis graue Verfärbung der Haut bei lange bestehendem Verschluß der äußeren Gallengänge durch Steine o. Tumoren.

Melasma ⟨*gr*⟩ *n*: Pityriasis nigra; dunkle Hautflecken.

Melasma suprarenale: durch Insuffizienz der Nebenniere hervorgerufene dunkle Hautverfärbung bei Addison-Krankheit. ↑Chloasma.

Melatonin ⟨*gr*⟩ *n*: Hormon der ↑Corpus pineale. M. (N-Acetyl-5-methoxytryptamin) ist ein Abkömmling des ↑Tryptophans u. entsteht aus diesem über ↑Serotonin als Zwischenprodukt. Es hemmt die Sekretion der ↑Gonadotropine aus der Adenohypophyse, indem es im Hypothalamus die Sekretion der entsprechenden Releasinghormone unterdrückt (↑Hypophyse). Die Bildung von Melatonin unterliegt einem Tag-Nacht-Rhythmus. Seine Wirkung besteht in einer Wachstumshemmung der Gonaden u. in einer Unterdrückung der Geschlechtsfunktion. Evtl. Bedeutung bei der Steuerung des Pubertätseintritts bzw. der Ovulation. Seine Wirkung ist noch nicht völlig aufgeklärt, z.B. schlaffördernd, zur Vermeidung des Jet-lag (↑Zirkadiansyndrom). Abb.

Melbourne-Schema: Vorschlag einer Klassifikation der anorektalen Anomalien bzw. der ↑Atresia ani et ↑Atresia recti. Das Schema unterscheidet tiefe (translevator.) intermediäre, hohe (supralevator.) u. übrige Formen u. beschreibt für Jungen u. Mädchen insges. 27 versch. Zustände.

Meldeformalitäten: organisator. Regelungen für meldepflichtige Behandlungen u. Erkrankungen.

Meldepflicht, ärztliche: Erfüllung einer Rechtspflicht, durch die der Arzt von seiner Schweigepflicht entbunden wird, insbes. bei Verdacht auf strafbare Handlungen gegen Leben u. Gesundheit.

Meldepflicht übertragbarer Krankheiten: im Bundesseuchengesetz festgelegte Pflicht für Ärzte sowie mit der Pflege, Erziehung o. zeitweiligen Verantwortung anderer Personen betraute Personen, bei Erkrankung, Verdacht der Erkrankung o. Tod an best. übertragbaren Krankheiten (↑Infektionskrankheit) dies zwecks Erregerfeststellung, Infektionsquellenermittlung u. -sanierung sowie zur Einleitung weiterhin notwendiger Bekämpfungs- u. Schutzmaßnahmen, ferner zur Aufstellung einer lückenlosen Krankheits- u. Seuchenstatistik zu melden.

Melioidose ⟨*gr*⟩ *f*: Malleoidose, ↑Malioidosis.

Melissa officinalis ⟨*gr*⟩ *f*: Zitronenmelisse; die Blattdroge (Melissae folium) enthält Gerbstoffe u. ätherische ↑Öle (Hauptkomponenten Citronellal u. Citral). Anwendung als Stomachikum, Nervinum, Spasmolytikum.

Melissenbäder ↑Beruhigungsbäder.

Melkergranulom: Fremdkörpergranulom um in die Haut eingedrungene Tierhaare.

Melkerknoten: durch ↑Pseudokuhpockenvirus, das vom Kuheuter auf Hände (evtl. Gesicht) des Melkers übertragen wird, verursachte Erkrankung. Hanfkorn- bis bohnengroße, derbe, bläul.-rötl., wenig schmerzhafte, aber juckende Granulationsgeschwülste der Haut. Nach 4–6 Wochen Abheilung ohne Narbenbildung.

Melkerknotenvirus ↑Pseudokuhpockenvirus.

Melkerlähmung: meist partielle Medianusschädigung durch ständige einseitige Beanspruchung, vorwiegend den Daumenballen betreffend, auch bei Schlossern, Zahnärzten u. a. Berufen vorkommend. ↑Karpaltunnelsyndrom.

Melkerpocken: durch ↑Kuhpockenvirus, das vom Kuheuter auf die Hände des Melkers übertragen wird, verursachte Erkrankung mit gutartigen Hautpusteln, evtl. ↑Lymphangitis o. ↑Lymphadenitis.

Melkersson, Ernst Gustav (1898–1932), schwed. Arzt, Göteborg.

Melkersson-Rosenthal-Syndrom (nach Ernst G. M. u. Curt R.): zählt zu den granulomatösen Hauterkrankungen. Trias: Faltenzunge, Fazialisparese u. Gesichtsödem (Oedema faciei), Lippenschwellung (Makrocheilie); im späteren Verlauf permanenter Zustand (z. B. Oedema perstans faciei).

Melkertuberkulose: Lungentuberkulose bei Melkern, die sich durch Rinder mit Mycobacterium bovis infiziert haben.

Mellitin ⟨*lat*⟩ *n*: neben Apamin Hauptbestandteil des ↑Bienengiftes, hämolyt. wirkend u. aus 2 Komponenten bestehend, M. I. u. M. II; beide sind Polypeptide: M. I hat 25, M. II 27 Aminosäuren. Mol. Gew. 3 000. M. ändert die Membranpermeabilität u. aktiviert die Phospholipase A (↑Phospholipasen). M. wird zur lokalen Behandlung von rheumat. Erkrankungen benutzt. Lokal hyperämisierend.

Melliturie ⟨*gr*⟩ *f*: Ausscheidung von Nichtglukosezucker im Harn. Die M. kann die Ausscheidung von Fruktose, Galaktose, Laktose, Pentosen u. a. betreffen. Meist beruhen M. auf angeborenen Stoffwechseldefekten, z. B. essentielle ↑Fruktosurie bei Fehlen der Fruktokinase der Leber, Galaktosurie bei ↑Galaktosämie, Laktosurie bei ↑Alaktasie. Bei fam. essentieller Pentosurie besteht ein Enzymdefekt der L-Xylulose-Reduktase. Nicht genet. Natur ist die Laktosurie bei Schwangerschaft.

mellitus ⟨*lat*⟩ *Adj*: honigsüß, z. B. ↑Diabetes mellitus.

Mellitussyndrom: gemeinsames Auftreten von ↑Hyperglykämie u. renaler ↑Glukosurie, nicht zwangsläufig gleichbedeutend mit ↑Diabetes mellitus.

Melnick-Needles-Syndrom: das weibl. Geschlecht betreffende Osteodysplasie bei regelrechter geistiger Entwicklung u. normalen Elektrolytbefunden. Anfangs disproportionierter Minderwuchs, Exophthalmus, Hypertelorismus, Zahnstellungsanomalien, verspäteter Schluß der Fontanellen. Coxa valga, Genu valgum, Verbiegung der langen Röhrenknochen, Sklerose des Schädelknochens. Erbgang autosomal dominant.

Melorheostose ⟨*gr*⟩ *f* ↑Léri-Syndrom.

Meloschisis ⟨*gr*⟩ *f*: Wangenspalte, ↑Gesichtsspalte, quere; selten wird als schräge M. die Fissura facialis obliqua (↑Gesichtsspalte, schräge) bezeichnet.

Melotus ⟨*gr*⟩ *m*: Melotie, Wangenohr; angeborene Verlagerung der Ohrmuschel u. des äußeren Gehörgangs in Richtung Mundwinkel. Je stärker die Verschiebung, um so verformter ist meist die Ohrmuschel (↑Mikrotie). Gleichzeitig erfolgt Drehung der Ansatzlinie des Ohrs (Schräglage). Unterscheidung von (teilweise) erbl. ↑Ohrtiefstand.

Melphalan: Alkeran, Sarkolysin. Phenylalanin-Mustard. Wird zum Äthyleniminderivat aktiviert u. wirkt als bifunktionelle alkylierende Substanz der ↑Desoxyribonukleinsäure. Anwendung: Ovarialkarzinom, Plasmozytom. ↑Alkylanzien.

Memantin: 3,5-Dimethyl-1-adamantanamin; Myotonolytikum. Anwendung bei Hirnleistungsstörungen, die u. a. mit motor. Störungen verbunden sind.

Membran ⟨*lat*⟩ *f*: Biomembran; Abgrenzungsschicht einer Zelle (↑Zellmembran) o. subzellulärer Organellen (mitochondriale Membran, lysosomale Membran, Kernhülle, Membransystem des endoplasmat. Retikulums u. a.) nach außen. Die biol. M. ermöglichen kontrollierte Stoffaustauschvorgänge zwischen einer Zelle u. ihrer Umgebung (Membrantransport) o. innerhalb einer Zelle u. dienen der Informationsvermittlung zwischen Zelle u. Umwelt. Die M. der Zellorganellen führen zur Ausbildung von intrazellulären Kompartimenten (↑Kompartimentierung). Sie enthalten Enzyme (↑Membranenzyme) u. Glykoproteine, die als spezif. ↑Rezeptoren für best. Signale aus der Umwelt dienen, z. B. für ↑Hormone, ↑Lektine, ↑Neurotransmitter u. Licht (im Falle der Retina mit ↑Rhodopsin als Rezeptor). M. können Energietransformationen durchführen (z. B. die Membran der ↑Mitochondrien). M. sind aus einer Doppelschicht von Lipiden (vorwiegend Phospholipide) aufgebaut; in diese sind Proteine eingelagert (integrale Membranproteine) bzw. aufgelagert (periphere Membranproteine). Die Proteine ziehen durch die M. mit hydrophoben Helixabschnitten ein- o. mehrfach hindurch o. sie sind der M. oberflächl. aufgelagert. Membranproteine können sein: ↑Enzyme, ↑Transporter, ↑Rezeptoren, Ionenkanalproteine (↑Ionentheorie), ↑Connexine, ↑Porine sowie Bestandteile von zellulären ↑Signalwandlungssystemen. Von der Außenseite der M. ragen Oligosaccharide als Bestandteile von ↑Glykoproteinen bzw. ↑Glykolipiden in die zelluläre Umgebung hinein (↑Glykokalyx). Der Durchtritt von Substanzen durch Biomembranen erfolgt durch: a) ↑Diffusion, b) erleichterte Diffusion o. ↑Carriertransport, c) aktiven ↑Transport, d) Transport mittels ↑Permeasen o. durch e) Endozytose (↑Zytose). Abb.

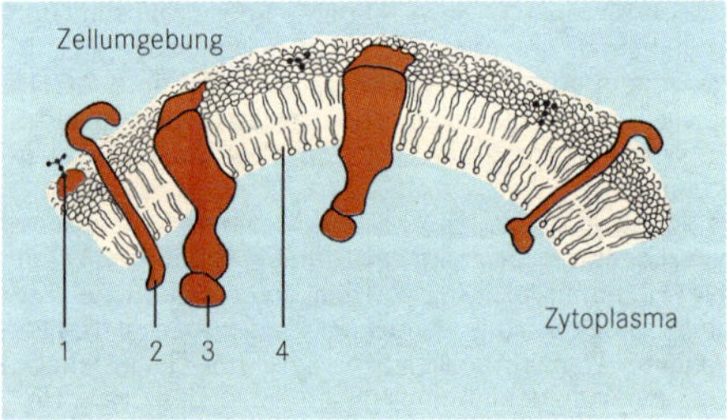

Membran.
1: Glykoprotein; 2: integrierte Proteine; 3: periphere Proteine; 4: Lipiddoppellage

Membrana ⟨*lat*⟩ *f*: Membran; zarte Haut, Häutchen.

Membrana atlantooccipitalis: vorderes (M. a. anterior) bzw. hinteres (M. a. posterior) flächenhaftes Band zwischen Atlas u. Os occipitale als Verstärkung der oberen Kopfgelenke.

Membrana basalis ↑Basalmembran.

Membrana basilaris ↑Lamina basilaris, ↑Organum spirale.

membranaceus ⟨*lat*⟩ *Adj*: hautartig, dünn.

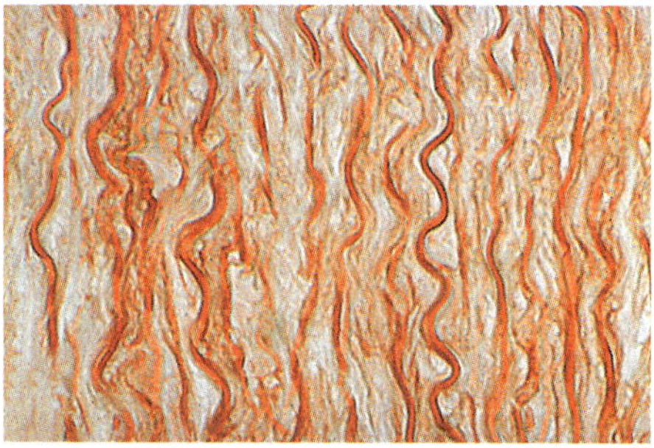

30

Membrana elastica fenestrata. Histologischer Schnitt durch die Aorta, Elastika-Färbung; gewellt verlaufende, parallele M. e. f.

Membrana elastica fenestrata: Membranen aus elast. Fasern, die Lücken (Fenster) aufweisen. Vorkommen in der Tunica media bei ↑Arterien vom elast. Typ. Abb.

Membrana gliae limitans ↑Gliagrenzmembran.

Membrana intercostalis externa: membranartige Bindegewebefaserzüge in den Zwischenrippenräumen, welche die Mm. intercostales externi vorn fortsetzen.

Membrana intercostalis interna: membranartige Bindegewebezüge in den Zwischenrippenräumen, welche die Mm. intercostales interni hinten fortsetzen.

Membrana interossea antebrachii: straffes kollagenes Bindegewebeblatt, welches sich zwischen den beiden Knochen des Unterarms (Elle u. Speiche) ausspannt.

Membrana interossea cruris: straffes kollagenes Bindegewebeblatt, welches sich zwischen den beiden Knochen des Unterschenkels (Schien- u. Wadenbein) ausspannt.

Membran, alveolokapilläre: Grenzfläche zwischen Alveolen u. dem Blutgefäßsystem der Lunge, durch die der Gasaustausch erfolgt (Diffusion). Bes. Bedeutung bei Hypoxien infolge pulmonaler Flüssigkeitseinlagerung (Lungenödem, ↑Hypoxie, ventilatorische) u. Lungenfibrose. Die a. M. besteht aus alveolärem Lipoproteinfilm, Alveolarepithel, Basalmembran, Kapillarepithel. ↑Lunge. Struktur: ↑Alveolen.

Membranantigene ⟨*lat*⟩ *n* : regulär vorhandene o. durch Viren an Oberflächen infizierter Zellen induzierte ↑Antigene; bedeutend bei Immunabwehr.

Membrana obturatoria: Bindegewebemembran, welche das Foramen obturatum des Hüftbeins unvollständig verschließt; offen bleibt kranial der ↑Canalis obturatorius.

Membrana oronasalis: Trennwand zwischen Riechsäckchen u. prim. Mundhöhle.

Membrana praeformativa: Grenzschicht zwischen ↑Enameloblasten u. ↑Dentinoblasten beim Zahnkeim. ↑Odontogenese.

Membrana pupillaris persistens: angeborene Hemmungsfehlbildung des Auges, bei der eine die Pupille des Feten regelmäßig bis zur 32. Schwangerschaftswoche überziehende Bindegewebemembran nach der Geburt persistiert.

Membrana reticularis: Oberfläche der Pfeiler-, Stütz- u. Phalangenzellen, durch deren Aussparungen die Haare der Sinneszellen hindurchragen. Das netzförmige Aussehen der M. r. führte zur Namensgebung; ↑Organum spirale.

Membrana sterni: vor dem Brustbein zu einer Membran verflochtene Teile des ↑Ligamentum sternocostalia radiata.

Membrana stomatopharyngealis: Rachenmembran; Trennwand zwischen prim. Mundhöhle u. Vorderdarm. Sie löst sich nach dem 24. Tag der Embryonalentwicklung auf.

Membrana synovialis: Innenhaut der Gelenkkapsel; ↑Articulatio, ↑Articulatio synovialis.

Membrana tectoria: aus einer gallertigen Matrix u. Filamenten bestehende, am Limbus laminae spiralis befestigte Platte, die das ↑Organum spirale bedeckt mit Kontakt zu den Haaren der Hörzellen.

Membrana thyrohyoidea: flächenhaftes Band, das vom Unterrand des Zungenbeins zum Oberrand des Schildknorpels zieht.

Membrana tympani: Trommelfell. ***Anat.:*** von Epithel überzogene, etwa 0,1 mm dicke, im Durchmesser etwa 10 mm große Bindegewebemembran, welche über den ↑Anulus fibrocartilagineus im Sulcus tympanicus des Schläfenbeins befestigt ist. Sie trennt das äußere Ohr vom Mittelohr. Man unterscheidet eine Pars flaccida (oberer, kleiner, schlaffer Teil) u. eine Pars tensa (unterer, großer, straffer Teil). ***Histol.:*** Zum äußeren Gehörgang liegt die Hautseite (Stratum cutaneum, mehrschichtiges wenig verhorntes Plattenepithel) der M. t., zum Mittelohr die Schleimhautseite (Stratum mucosum) mit einschichtigem Epithel. Zwischen beiden Epithelschichten befinden sich im Bereiche der Pars tensa zirkulär u. radial angeordnete Kollagenfasern. Die Pars flaccida enthält elast. Fasern.

Membrana tympani secundaria: feine Bindegewebehaut, welche das runde Schneckenfenster (Fenestra cochleae) verschließt.

Membrana urogenitalis ↑Urogenitalmembran.

Membrana vestibularis: Paries vestibularis; ↑Reissner-Membran.

Membranen, hyaline: mukopolysaccharidhaltige Filme, die bei Frühgeborenen, Neugeborenen u. Erwachsenen (Giftgase, Urämie) die Lungenalveolen u. kleinen Bronchien auskleiden. Bei Neugeborenen sind Alveolen oft unvollständig differenziert (↑Alveolardysplasie, kongenitale), das Zwischengewebe vermehrt. Oft besteht Fruchtwasseraspiration mit ↑Atemnotsyndrom. Ausgedehnte Resorptionsatelektasen. Membranbildung aus Serumproteinen, bes. Fibrin auf den Alveolarwänden als Folge eines Alveolar- u. Kapillarschadens bei neonataler ↑Hypoxie, bei ↑Hyaline-Membran-Krankheit (typ. histol. nachweisbare Veränderung), auch bei Erwachsenen (↑ARDS), nach Giftgaseinwirkung.

Membranenkrankheit, hyaline ↑Membranen, hyaline, ↑Hyaline-Membran-Krankheit.

Membranenzyme: an biol. Membranen (Zellmembran o. Zellorganellmembran) gebundene Enzyme mit Transport- u. Pumpfunktionen (↑Na^+/K^+-ATPase), Bestandteile von Signalwandlungssystemen (↑ATP-Zitratlyase, ↑Rezeptoren).

Membranfilter industriell hergestellte Membranen (Folien) aus modifizierten natürl. (Zellulose) o. synthet. Polymeren, die Poren eines best. Größenbereichs besitzen u. so zur Trennung gelöster Substanzen mit unterschiedl. Molekülgröße, z. B. durch Dialyse, führen. Asept. Bereitung von Flüssigkeiten („Sterilfiltration") durch bak-

M

terienundurchlässige M.: Anstelle von ↑Schlitzsammlern können M. für die Bestimmung des Keimgehalts der Luft, z. B. im ↑Laminar-flow-System, verwandt werden: Je 100 l Raumluft werden durch zwei bakterienundurchlässige M. gesaugt u. bakt. die koloniebildenden Einheiten je m^3 bestimmt.

Membranleitfähigkeit: Reziprokwert des Membranwiderstands von Zellen. Es handelt sich um die Leitfähigkeit für Ionen (g). Sie wird ausgedrückt als der Quotient zwischen Nettostrom des betreffenden Ions durch die Membran u. der diesen Strom antreibenden Spannung. Sie ist somit eine Eigenschaft der Membran, die für die Stromsteuerung während der Erregung verantwortl. ist. ↑Ionentheorie.

Membranoxygenator: zum Ersatz des pulmonalen Gasaustauschs in der ↑Herz-Lungen-Maschine. Gasaustausch erfolgt über Hohlfaser- bzw. Plattenmembranen. Durch die Vermeidung des direkten Gas-Blut-Kontakts der ↑Dispersionsoxygenatoren ist die Blutschädigung geringer. In heparinisierten Systemen in der Lungenersatztherapie (↑ECMO; $ECCO_2$) mehrtägiger Einsatz mögl.

Membranpolarisation ↑Membranpotential.

Membran, postsynaptische: Abschnitt einer Zellmembran, die Kontakt zu präsynaptischer ↑Membran herstellt; enthält ↑Transmitterrezeptoren. ↑Synapse.

Membranpotential: Potentialdifferenz zwischen Innen- (neg.) u. Außenseite (pos.) jeder erregbaren ↑Membran. Das M. entsteht in erster Linie durch die ungleiche Permeabilität der Membran für K^+- u. Na^+-Ionen. ↑Ionentheorie.

Membran, präsynaptische: Abschnitt einer neuronalen Zellmembran, die den Kontakt zur postsynaptischen ↑Membran herstellt. An Innenseite z. T. Dense projections, reich an Gangliosiden u. Glykoproteinen, struktureller Aufbau zeigt Beziehung zu Transmitterfreisetzung durch Verschmelzung mit synaptischen ↑Vesikeln. Enthält präsynapt. ↑Rezeptoren u. ↑Carrierproteine für aktiven Rücktransport.

Membran, semipermeable: halbdurchlässige Wand mit einer definierten Porosität, läßt bei einem Zweikomponentengemisch nur eine Komponente hindurch. Derartige s. M. sind verantwortl. für die Erscheinung der ↑Osmose. Sind durchlässig bei Lösungen nur für Teilchen des Lösungsmittels, nicht aber für gelösten Stoff, dessen Moleküle durch Solvathülle größeres Volumen einnehmen. Unterschiede zur ↑Dialyse u. Filtration.

Membran, subsynaptische: veraltet für Membrana postsynaptica; ↑Synapse.

Membransyndrom ↑Hyaline-Membran-Krankheit.

Membrantransport ↑Bergabtransport u. ↑Bergauftransport von Metaboliten, Ionen u. Pharmaka im Organismus.

Membrum ⟨*lat*⟩ *n*: Glied, Extremität.

Membrum inferius: untere Extremität, Bein.

Membrum superius: obere Extremität, Arm.

Membrum virile: männl. Glied, ↑Penis.

Memory cell ⟨*engl*⟩: immun. Gedächtniszelle; kleiner, langlebiger (Monate bis Jahre) Lymphozyt der B- u. T-Zellpopulation. Stirbt nach Kontakt mit Antigen nicht ab, sondern speichert antigenspezif. Informationen, die bei erneutem Kontakt mit demselben Antigen eine beschleunigte ↑Immunantwort ermöglichen; ist geprägt auf das spez. Antigen, mit dem sie als ungeprägte Zelle Kontakt hatte u. ist daher für das immun. Gedächtnis verantwortl.

MEN: *Abk* für multiple endokrine Neoplasien.

Menadion: 2-Methyl-1,4-naphthochinon, Vitamin K_3; ↑Vitamin K.

Menagoga ⟨*gr*⟩ *n Pl*: Pharmaka, die bei gestörter Ovarialfunktion (Zyklusstörungen) das Eintreten der Menstruation fördern, z. B. Östrogen-Gestagen-Kombinationen (Östradiolbenzoat u. Progesteron).

Menarche ⟨*gr*⟩ *f*: Zeitraum, in dem die erste Monatsblutung stattfindet. In Mitteleuropa etwa 12. Lj. Ausdruck sexueller Reifungsvorgänge in der Pubertät.

Menarche praecox: vorzeitige Geschlechtsreife mit auftretender Regelblutung. Seltenes Vorkommnis, kann auch durch hormonal wirkende Tumoren verursacht sein.

Ménard, Maxime (1872–1926), Gerichtsmediziner, Radiol., Paris.

Ménard-Linie (nach Maxime M. u. Edward W. S.) ↑Shenton-Ménard-Linie.

Mende, Irmgard, zeitgen. Ärztin.

Mendel, Felix (1862–1925), dt. Arzt, Essen. ↑Mendel-Mantoux-Tuberkulinprobe.

Mendel, Gregor J. (1822–1884), österreich. Augustinerpater, Brünn. Kreuzungsversuche an Erbsen. Stellte 1865 die ↑Mendel-Gesetze auf.

Mendel, Kurt (1874–1946), dt. Neurol., Berlin.

Mendel-Bechterew-Reflex (nach Kurt M. u. Wladimir M. B.): Plantarflexion der Zehen nach Dehnung der Zehenbeuger durch Schlag mit dem Reflexhammer auf den Fußrücken, physiol. Eigenreflex; ↑Rossolimo-Reflex.

Mendel-Gesetze (nach Gregor J. M.): Gesetzmäßigkeiten der Vererbung monogen bedingter Merkmale. 1. (Uniformitätsregel): Nach Kreuzung reinerbiger Eltern (P-Generation) entstehende Nachkommen der Tochtergeneration (F_1) sind (in bezug auf das Merkmal, in dem sich die Eltern unterscheiden) untereinander gleich. 2. (Spaltungsregel): Kreuzt man die F_1-Generation unter sich, so sind die F_2-Individuen nicht mehr gleich, sondern spalten im Verhältnis 1 : 2 : 1 in versch. Genotypen auf. 3. (Regel von der Neukombination der Gene): Kreuzt man Individuen, die sich in mehr als einem Merkmal voneinander unterscheiden, so mendelt jedes Merkmal unabhängig von dem anderen, u. es treten in der F_2 Neukombinationen auf.

Mendel-Krypten: mit geschichtetem Pflasterepithel ausgekleidete Gruben u. Gänge an der Tonsillenoberfläche.

Mendel-Mantoux-Tuberkulinprobe (nach Felix M. u. Charles M.): heute weit verbreitete Tuberkulinprobe, bei der 0,1 ml einer Tuberkulinlösung intrakutan injiziert wird. Bei pos. M. ist nach 48 bzw. 72 h an der Injektionsstelle eine 6 mm o. größere Infiltration entstanden. Die M. ermöglicht die exakte Dosierung des ↑Tuberkulins nach Einheiten bzw. nach Menge. Erstbeschreibung 1909.

Mendelson-Syndrom: Krankheitsbild, das nach der Aspiration von Mageninhalt entsteht. Sympt.: Lungenödem, schwere Gasaustauschstörungen bedingt durch den Salzsäuregehalt des Magensafts (Grenzwert pH 2,5). Die Behandlung besteht in Absaugen, Bronchialspülung sowie Gabe von Nebennierenrindenhormonen. Lebensbedrohl. Komplikation bei bewußtlosen Pat. mit herabgesetzten Schluck- u. Hustenreflexen.

Ménétrier, Pierre, Eugen (1859–1935), frz. Int., Paris.

Ménétrier-Krankheit (nach Pierre E. M.): ↑Gastropathia hypertrophicans gigantea; foveoläre ↑Hyperplasie der Magenschleimhaut, Riesenfaltengastropathie, oft mit exsudativer ↑Gastroenteropathie. Nicht ident. mit glandulärer ↑Hyperplasie o. hypertropher glandulärer Gastritis.

Menge, Karl (1864–1944), dt. Gyn., Heidelberg.

Menge-Keulenpessar (nach Karl M.): Prothese, die bei Vorfall der Gebärmutter in die Scheide gelegt wird.

Mengel-Konigsmark-Berlin-McKusick-Syndrom: Kombination von Gesichtsdysplasie, Intelligenzminderung, Minderwuchs, Kryptorchismus, Schalleitungstaubheit u. Ohrfehlbildungen (Aplasie der Gehörknöchelchen). 1969 Erstbeschreibung. Autosomal rezessiver Erbgang.

Menghini, Georgio (1916–1983), ital. Arzt, Perugia, Macerata.

Menghini-Nadel (nach Georgio M.): Hohlnadel zur Aspiration von Lebergewebe zur histol. Untersuchung. Anwendung hauptsächl. für die transkutane (blinde) Leberbiopsie, aber auch gezielt bei der Laparoskopie.

Mengofieber: in Afrika vorkommendes, durch ↑Mengovirus hervorgerufenes myalg. Fieber beim Menschen.

Mengovirus: ein ↑Enzephalomyokarditisvirus, das 1948 bei Affen in Mengo (Uganda) isoliert wurde u. v. a. schweinepathogen ist.

Menidrosis ⟨*gr*⟩ *f*: Schweißausbrüche z. Z. der Monatsblutungen. ↑Pubertät o. ↑Klimakterium.

Ménière, Prosper (1799–1862), frz. Int., Paris.

Ménière-Krankheit (nach Prosper M.): Sekretions- u. Rückresorptionsstörung versch. Stellen des endolymphat. Systems mit Druckerhöhung im membranösen Labyrinth u. Ausbildung eines Hydrops: nach Überschreiten eines krit. Grenzdrucks an Prädilektionsstellen Ruptur der membranösen Trennwand zwischen endo- u. perilymphat. Raum, im Bereich von Helikotrema, Zäkum (basale Schneckenwindung) u. den Bogengangsampullen gegenüberliegenden Anteilen von Sakkulus u. Utrikulus. Bei schwerem Verlauf Ausschaltung des Gleichgewichtsorgans durch intratympanale Applikation von Streptomycin o. Gentamycin. Auslösend scheinen weiterhin spast. Gefäßkrisen, chron. adhäsive Prozesse, Tubenstenose u. innersekretor. Dysfunktionen zu sein. Klin. mit Ohrensausen, Schwindelerscheinungen, irreversibler Innenohrschwerhörigkeit, mit vegetativen Störungen wie Kopfschmerz, Hypersalivation, Brechreiz u. a. einhergehender labyrinthogener Symptomenkomplex mit plötzl. Beginn; anfallsweise auftretend mit Intervallen bis zu mehreren Jahren.

meningeal ⟨*gr*⟩ *Adj*: die Hirnhäute (↑Meninges) betreffend.

Meningeom ⟨*gr*⟩ *n* ↑Meningiom.

Meninges ⟨*gr*⟩ *f Pl*: *Sg* Meninx; Meningen, Hirnhäute, Gehirnhäute; Hirn- u. Rückenmark sind von je zwei Hüllen, M., umgeben. Beim Gehirn sind dies von außen nach innen 1. die Dura mater encephali, 2. die Leptomeninx. Die aus straffem Bindegewebe bestehende harte Hirnhaut, Dura mater encephali (Pachymeninx) ist zugleich inneres Periost des Schädels. Sie bildet die Hirnsicheln (↑Falx cerebri bzw. ↑Falx cerebelli) u. das Kleinhirnzelt (↑Tentorium cerebelli). Die weiche Hirnhaut, Leptomeninx, ist funktionell ein einheitl. Organ aus lockerem Bindegewebe. Morphol. läßt sie sich in eine äußere u. eine innere Schicht unterteilen. Die innere Haut o. Pia mater encephali ist mit dem Gehirn verbunden. Die Spinnwebenhaut, Arachnoidea encephali, ist frei von Gefäßen u. von der Dura mater durch einen kapillaren Spalt (↑Spatium subdurale) getrennt. Während über die Pia mater die Blutgefäße an das Gehirn herantreten, bildet die Arachnoidea ledigl. eine Abschlußmembran für den Liquorraum nach außen. Die ↑Cisternae subarachnoideae stellen Erweiterungen des Spatium subarachnoideum dar (z. B. ↑Cisterna cerebellomedullaris). Bes. Bildungen der Arachnoidea encephali sind die Granulationes arachnoidales (Pacchioni-Granulationen), auch Arachnoidalzotten genannt. Wie am Gehirn werden am Rückenmark 3 Hüllen, M. spinales, unterschieden: 1. Dura mater spinalis; 2. Arachnoidea spinalis; 3. Pia mater spinalis. Die Dura mater encephali spaltet sich in eine Lamina externa (= Periost u. innere Auskleidung des Wirbelkanals) u. Lamina interna, welche sich kaudal in Höhe des 2.–3. Sakralwirbels vereinigen. Zwischen beiden befindet sich das Spatium epidurale. Abb.

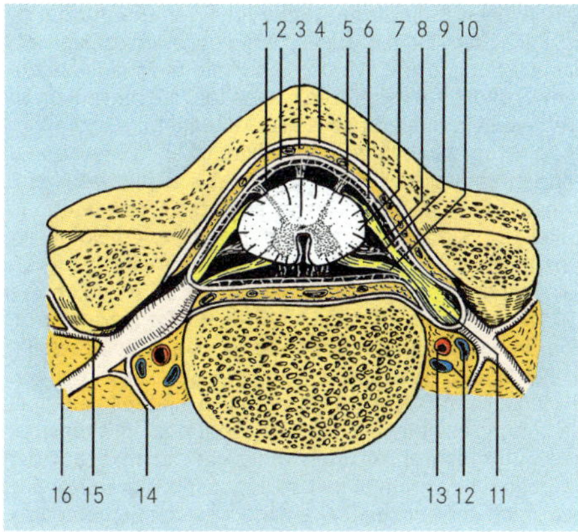

29

Meninges. Querschnitt durch das Rückenmark, seine Hülle u. die Wirbelsäule in Höhe des 4. Halswirbels
1: Spatium subarachnoideum; 2: Spatium subdurale; 3: Spatium epidurale mit Plexus venosi vertebrales interni; 4: Lamina externa durae matris spinalis; 5: Lamina interna durae matris spinalis; 6: Arachnoidea spinalis; 7: Pia mater spinalis; 8: Radix dorsalis nervi spinalis; 9: Ligamentum denticulatum; 10: Radix ventralis n. spinalis; 11: Ganglion spinale; 12: Venae vertebrales; 13: A. vertebralis; 14: Ramus communicans; 15: Ramus dorsalis nervi spinalis; 16: Ramus ventralis n. spinalis

meningeus ⟨*gr*⟩ *Adj*: zur Hirnhaut gehörend, die Hirnhaut betreffend.

Meningiom ⟨*gr*⟩ *n*: Meningeoma, Meningeom; gutartiger Tumor der Hirnhäute. Geht vom inneren Blatt der ↑Dura mater encephali o. den Deckzellen der ↑Arachnoidea, selten vom ↑Ependym der Hirnkammern aus. Hauptlokalisation an der Falx cerebri, parasagittal, am

Keilbein, im Kleinhirnbrückenwinkel, am Tentorium u. im Rückenmarkkanal. Histol. werden unterschieden M. endotheliomatosum, M. fibromatosum u. M. angiomatosum. Sarkomatöse Entartung ist selten. M. neigen zu regressiven Veränderungen (Verkalkungen). Gegenüber dem Hirngewebe meist gut abgrenzbar. Tumorzapfen können entlang der Blutgefäße in das Hirngewebe eindringen. Das Wachstum kann knoten- o. plaqueförmig, kugelig o. halbkugelig mit glatter, fein- o. grobknolliger Oberfläche sein. Im Wirbelkanal sind sie langgestreckt, auch sanduhrförmig. Bei entsprechender Größe kann es zu Massenverschiebungen, Ventrikeldeformierungen u. Tonsilleneinklemmung sowie zur Aquäduktkompression u. bei lichtungsverlegenden intraventrikulären M (bes. III. u. IV. Ventrikel) zur Hydrozephalusbildung kommen. M. können einzeln u. multipel vorkommen. Im Verhalten gegenüber den Hirnhäuten unterscheidet man mit der Leptomeninx verlötete u. der Dura mater nur anliegende u. fest mit der Dura mater verbackene u. der Leptomeninx anhaftende M. Die Schädelknochen können vom M. durch Druckatrophie, reaktive Hyperstenose o. infiltratives Wachstum einbezogen sein. Klinik: gehäuftes Vorkommen im 4.–6. Lebensjahrzehnt, Frauen häufiger als Männer betroffen, lange Anamnese. Je nach Lokalisation u. Größe mehr o. weniger ausgeprägte neurol. Sympt. Hirndruckneigung gering, verstärkt bei akuter Dekompensation auftretend. Ther.: Radikaloperation, da hierdurch Dauerheilung erzielt werden kann. Abb.

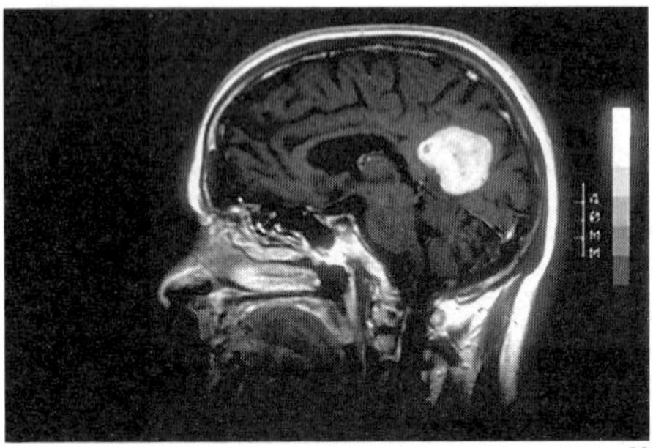

32

Meningiom. Darstellung eines Falxmeningioms nach i. v. Kontrastmittelgabe im Kernspintomogramm

Meningiosis leucaemica: von Virchow 1850 erstmals beschriebene leukäm. Infiltration der Leptomeninx bei Leukämien. Kann klin. ↑Meningismus verursachen.

Meningismus ⟨*gr*⟩ *m*: Hirnhautreizung als (erregerfreie) vorübergehende meningeale Reaktion mit Kopfschmerz, Nackensteifigkeit, Brechneigung, ↑Kernig-Zeichen. Eine Begleit- bzw. Folgeerscheinung zahlreicher Infektionskrankheiten (↑Virusmeningitis, Leptospirenmeningitis), von Subarachnoidalblutungen u. ä.

Meningitis ⟨*gr*⟩ *f*: M. cerebralis, M. spinalis, M. cerebrospinalis; Entzündung der Hirn- u./o. Rückenmarkhäute, Hirnhautentzündung (Leptomeningitis, Pachymeningitis). Abgegrenztes schweres klin. Krankheitsbild vielfältiger Ätiol. mit häufiger Mitbeteiligung des Gehirns (↑Meningoenzephalitis), v. a. bei virusbedingter Erkrankung. Für die übertragbaren Formen der bakteriellen u. abakteriellen Meningitis besteht Meldepflicht (↑Infektionskrankheit). Leitsymptome sind Fieber, Kopfschmerz, Erbrechen, Nacken-Rücken-Starre, Kahnbauch, Hyperästhesie, Bewußtseinstrübung, Somnolenz bis zum Koma, ↑Kernig-Zeichen, ↑Brudzinski-Nackenzeichen, ↑Brudzinski-Symphysenzeichen u. ↑Brudzinski-Wangenzeichen (pos. Dehnungsphänomene). Gefahr der Defektheilung (Intelligenzminderung) u. (unbehandelt) hohen Letalität. ↑Pilzmeningitis.

Meningitis, abakterielle ↑Virusmeningitis.

Meningitis, aseptische ↑Virusmeningitis.

Meningitis, bakterielle: kommt in zwei Formen vor. **Eitrige b. M.**: ↑Meningitis purulenta. **Nichteitrige b. M.**: durch Mycobacterium tuberculosis (↑Meningitis tuberculosa), Treponema pallidum (↑Neurolues), Leptospiren (↑Leptospirosen), Borrelien (↑Lyme-Borreliose) sowie bei Tularämie, Brucellose u. Typhus abdominalis (↑Meningotyphus).

Meningitis cerebrospinalis epidemica ↑Meningokokkenmeningitis.

Meningitis, eosinophile ⟨*gr*⟩ *f* ↑Angiostrongylosis.

Meningitis epidemica ↑Meningokokkenmeningitis.

Meningitis leptospirosa ↑Leptospirosen.

Meningitis lymphocytaria ↑Choriomeningitis lymphocytaria.

Meningitis myalgica ↑Pleurodynia epidemica.

Meningitis porcinarii: meningit. Krankheitsbild bei Schweinehirtenkrankheit, ↑Leptospirosen.

Meningitis purulenta: eitrige Hirnhautentzündung, traumat. (offene Schädelverletzungen), fortgeleitet (Ohr- u. Nebenhöhlenvereiterung) o. metastat. (v. a. eitrige Brusthöhlenerkrankungen wie bakterielle Pneumonie u. Endokarditis). I. d. R. eine Konvexitätsmeningitis mit Krampfanfällen. Erkrankung der Hirnbasis führt zu Hirnnervenausfällen. Erreger: Neisseria meningitidis (↑Meningokokkenmeningitis), Streptococcus pneumoniae, Streptococcus agalactiae (bei Säuglingen unter 3 Monaten), Haemophilus influenzae, Enterobacteriaceae (Escherichia coli, Pseudomonas aeruginosa u. a.), Listerien (↑Listeriose), per continuitatem Staphylococcus aureus.

Meningitis serosa ↑Virusmeningitis.

Meningitis tuberculosa: tuberkulöse Hirnhautentzündung. Entsteht fast stets metastat.-hämatogen bei Lungen-, Knochen-, Gelenk- o. Miliartuberkulose. Häufig schleichender Beginn, Ausbreitung an der Hirnbasis (Basilarmeningitis) mit Hirnnervenbeteiligung. Diagn. bakt. u. durch ↑Liquordiagnostik. Verdacht bei Tuberkuloseanamnese bzw. bei sicherer extrameningealer Tuberkulose, Diagn. durch Erregernachweis aus dem ↑Liquor cerebrospinalis.

Meningitis, virale ↑Virusmeningitis.

Meningococcus: veraltete Bez. für ↑Neisseria meningitidis.

Meningoencephalitis herpetica ↑Herpes-Enzephalitis.

Meningoenzephalitis ⟨*gr*⟩ *f*: nichteitrige Hirnhautentzündung, die auf das Hirnparenchym übergreift. Klin. Leitsymptome: Fieber, Schlafsucht, Krämpfe, Lähmungen u. ↑Herdsymptome. Erreger: Tuberkulosebakterien, Typhusbakterien, Brucellen, Tularämiebakterien, Listerien, Rickettsien, Chlamydien, Amöben (Naegleria-Arten), Toxoplasmen, Malariaplasmodien, Trypanosomen; Candida-Arten, Cryptococcus neoformans, Zystizerken.

Meningoenzephalitis, herpetische ↑Herpes-Enzephalitis.

Meningoenzephalitis, parainfektiöse: Entzündung von Hirnhäuten u. Gehirn i. R. einer Infektion mit Influenzavirus A (↑Kopfgrippe), Masernvirus, Vakzinevirus (↑Encephalitis postvaccinalis), Zytomegalievirus, Epstein-Barr-Virus (↑Mononucleosis infectiosa), Varicella-Zoster-Virus u. a.

Meningoenzephalitis, virale: endem.-epidem., biphas., zykl. Infektionskrankheit, bei der eine nichteitrige Hirnhautentzündung auf das Hirnparenchym übergreift. Übertragung aerogen, fäkal-oral o. durch Kontaktinfektion o. durch Arthropoden (Arbovirose). Inkubationszeit 7–14 Tage. Prodromi: Fieber, Schnupfen, Husten, Kopf- u. Gliederschmerzen, Übelkeit, Erbrechen, Durchfall. Symptomarmes Intervall: 5–14 Tage, je nach Virusart. Klin. Bild: Leitsymptome (erneut Fieber, Somnolenz, Krämpfe, Lähmungen), zusätzl. Ataxie (Gangataxie), Tremor, pathol. Reflexe, Hirnnervenausfälle. Spätfolgen: Anfallsleiden (epileptoform, ↑Parkinson-Syndrom), Herdsymptome. Letalität 5–50 %, bes. bei Neugeborenen u. Säuglingen. Diagnostik: klin., virol. Ther.: Krankenhauseinweisung, Meldepflicht. Proph. Impfung gegen Frühsommermeningoenzephalitis (↑FSME-Schutzimpfung), japanische ↑B-Enzephalitis.

Meningoenzephalomyelitis: Meningoenzephalitis mit Beteiligung des Rückenmarks.

Meningoenzephalozele: Enzephalomeningozele; Form der ↑Kephalozele. Durch den Knochen- u. Duradefekt wölben sich Hirnsubstanz (ohne Ventrikelraum) u. die zyst. erweiterten weichen Hirnhäute vor. Haut intakt. Enthält der Gehirnabschnitt einen Liquorraum, entsteht eine Meningoenzephalozystozele (↑Enzephalozystomeningozele).

Meningokokken: Neisseria meningitidis; Art der Bakteriengattung Neisseria. 1887 von A. Weichselbaum in Wien im Liquor entdeckt, gramnegative, semmelförmige Diplokokken. Erreger der Meningitis epidemica. ↑Meningokokkenmeningitis.

Meningokokkenimpfstoff: der typspezif. aus bekapselten Stämmen von ↑Neisseria meningitidis Typ A u. C gewonnene, hochgereinigte ↑Polysaccharidimpfstoff (↑Extraktimpfstoff) zur aktiven Immunisierung gegen ↑Meningokokkenmeningitis in Epidemiegebieten (z. B. für Auslandsreisende in diese Gebiete).

Meningokokkeninfektion: durch ↑Neisseria meningitidis (Serogruppen A, B, C) verursachte Infektionskrankheit; häufig symptomlose Ansiedlung u. Persistenz im Nasenrachenraum.

Meningokokkenmeningitis: Meningitis epidemica, Meningitis cerebrospinalis epidemica; übertragbare Hirnhautentzündung, endemisch-epidem., gelegentl. sporad. auftretende, aerogen durch Husten, Sprechen o. Niesen übertragbare, zykl. Infektionskrankheit mit Meldepflicht (↑Infektionskrankheit). Erreger Meningokokken (Neisseria meningitidis, mehrere Serotypen). Inkubationszeit 1–3 Tage. Klin. akuter schwerer, hochfieberhafter Verlauf mit eitriger Hirnhautentzündung. Nacken-Rücken-Starre, Kopfschmerz, Bewußtlosigkeit; Gefahren der Defektheilung (Demenz). Säuglinge u. Kleinkinder werden bevorzugt befallen; Winter-Frühjahrs-Gipfel. Letalität unbehandelt 50 % u. höher. Schnelldiagnose: Erregerantigennachweis im Liquor. Aktive Immunisierung mit Meningokokkenimpfstoff bei längerem Aufenthalt in einem Endemiegebiet ist angebracht.

Meningokokkennasopharyngitis: Infektion des Nasenrachenraums mit Meningokokken. Die M. kann übergehen in die seltene Meningokokkensepsis mit Endokarditis, Arthritis, Hautblutungen, bei perakutem Verlauf als ↑Waterhouse-Friderichsen-Syndrom i. S. eines akuten Nebennierenrindenversagens, o. in das 3. Stadium der ↑Meningokokkenmeningitis. Diagn. bakt. Ther. unter Liquorkontrolle mit hohen Dosen Penicillin G.

Meningokokkensepsis: Allgemeininfektion durch Meningokokken. Schweres Krankheitsbild mit perakutem Verlauf; klin. Sympt. der Sepsis u. Nebenniereninsuffizienz; pathol.-anat. Hautblutungen u. Nebennierenblutungen, bei weniger raschem Verlauf auch Meningitis; ↑Waterhouse-Friderichsen-Syndrom. Abb.

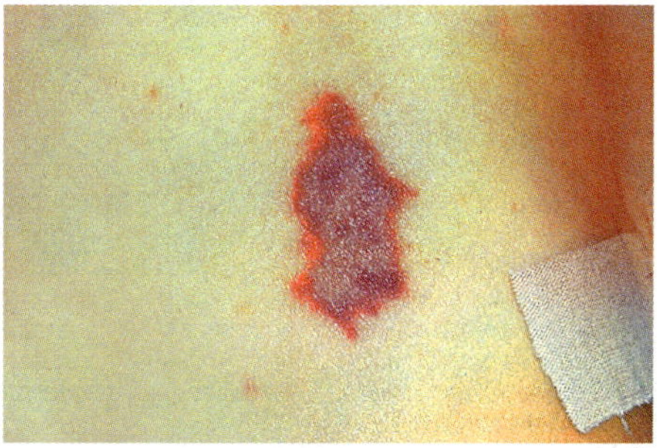

37

Meningokokkensepsis. Charakteristische Hautblutung

Meningokokkenträgerbehandlung: zur Sanierung von Meningokokkenträgern Versuch der Tetrazyklinbehandlung, bes. bei best. Berufsgruppen wie med. Pflegepersonal, Lehrern u. Ausbildern, Kindergärtnerinnen, Mitarbeitern im Transport- u. Verkehrswesen.

Meningomyelitis ⟨*gr*⟩ *f*: entzündl. Krankheitsprozeß, der sich von der spinalen Leptomeninx auf das Rückenmark ausgedehnt hat.

Meningomyelozele: dysrhaph. Störung von Wirbelsäule, Rückenmark u. Hüllen. Es sind kombiniert: dorsal offener Wirbelkanal (Spina bifida dorsalis, 1–3 Wirbel betreffend, meist lumbosakral); Duradefekt, liquorgefüllte Vorwölbung der weichen Rückenmarkhüllen (Meningozele) u. Verlagerung des Rückenmarks in den „Bruchsack" (Meningomyelozele).

Meningopathie ↑Leptomeningopathie.

Meningopneumonie: bei ↑Ornithose beobachteter schwerer klin. Verlauf eines Pneumotyphus mit meningealer Beteiligung bzw. mit manifester ↑Meningoenzephalitis.

Meningopolyneuritis Garin-Bujadoux-Bannwarth: neurol. Komplikation beim ↑Erythema chronicum migrans; ↑Lyme-Borreliose. Ätiol. Diagn. aus dem Liquor.

Meningosis leucaemica ↑Leukämien, ↑Meningiosis leucaemica.

Meningotyphus ⟨*gr*⟩ *m*: Krankheitsverlauf bei ↑Typhus abdominalis, bei dem die Zeichen der Hirnhautentzündung im Vordergrund stehen.

Meningozele: meist angeborene, selten erworbene (traumat. o. spontan) von Flüssigkeit erfüllte (deshalb

M

auch: Hydromeningozele) Hernie der Hirn- o. Rückenmarkhüllen (ohne Hirnteile). Die häufigere dorsale M. findet sich bei kongenitalen Defekten des Schädeldachs (meist: okzipitale M.) u. bei ausbleibender Verschmelzung der Wirbelbögen (zervikale, thorakale, lumbale, allg.: spinale M.). Sehr selten ist die laterale M., die (meist intrathorakal) dem Formenkreis der Neurofibromatosis Recklinghausen zugerechnet werden muß (röntg. ausgeweitete Foramina intervertebralia) o. (lumbal) auf eine Entwicklungsstörung der Wirbelsäule („Halbwirbelbildung") zurückzuführen ist. Abb.

Meningozystozele ↑Dysrhaphie.

Meninx ⟨*gr*⟩ *f* ↑Meninges.

Meninx primitiva: Mesenchymhülle, aus der sich die Hirn- u. Rückenmarkhäute entwickeln.

Meniscus articularis: kreis- o. c-förmige Gelenkscheibe, die im Querschnitt keilförmig erscheint (Spitze des Keils zeigt zur Gelenkmitte) u. aus Faserknorpel besteht; ↑Knorpelgewebe.

Meniskopathie: Meniskusschaden, -läsion, o. -riß, durch akute u. chron. Traumen.

Meniskus ⟨*gr*⟩ *m*: Meniscus; lateraler (Meniscus lateralis) u. medialer M. (Meniscus medialis). Aus Faserknorpel bestehende sichelförmige Knorpelstücke, die die Inkongruenz der Kniegelenkkörper ausgleichen.

Meniskusganglion: durch mukoide Degeneration mit Verflüssigung u. Nekrose der Grundsubstanz u. der Kollagenfasern entstandene Zystenbildung in einem Meniskus. ↑Ganglion.

Meniskusriß: entsteht traumat. vorwiegend durch Drehbeugemechanismus im Kniegelenk o. durch fehlerhafte Dauerbelastung in Verbindung mit Degeneration. ↑Steinmann-Zeichen, ↑Meniskusverletzung. Abb.

Meniskusverletzung: Läsion intraartikulärer Faserknorpelsegmente o. -scheiben, die Inkongruenzen artikulierender Flächen im Knie-, distalen Radioulnar-, Akromio- u. Sternoklavikulargelenk ausgleichen. Häufigste M. betrifft Kniegelenk, oft ohne adäquates Trauma. Hierbei reißt degenerativ vorgeschädigter Meniskus. Medialer Meniskus mit medialem Seitenband fest verwachsen, deshalb fünf- bis achtmal häufiger verletzt als lateraler. Meniskusabrisse verursachen typ. Einklemmungssymptome. Operative Ther. mit Exstirpation geschädigter Bestandteile erforderl., andernfalls Ursache einer ↑Chondropathie (↑Chondropathia patellae). Regeneratbildung nach Exstirpation mögl., dieses ist aber funktionell minderwertig. Bis 60 % der Meniskusverletzten bekommen Gonarthrose unterschiedl. Schwere u. Beschwerden. Objektive Diagnostik mittels ↑Arthrographie (90 % Sicherheit) o. ↑Arthroskopie (99 % Sicherheit).

Menkes, John H., zeitgen. amerik. Päd., Baltimore.

Menkes-Syndrom (nach John H. M.): **1.** Ahornsirup-Krankheit. **2.** Trichopoliodystrophie. Genet. bedingte Kupferabsorptions- u. Transportstörung mit intrazellulärem Kupfermangel u. Aktivitätsminderung kupferabhängiger Enzyme. Manifestation in den ersten Lebensmonaten durch unterschiedl. lokalisierte Hirnatrophien mit neurol. Ausfällen u. zerebralen Anfällen. Gefäßanomalien. Synthesestörungen von Keratin u. Elastin bedingen Pili torti u. Trichorrhexis nodosa. Überlebensalter 1–3 Jahre. X-chromosomal rezessiv. Genort: Xq13.3.

Menkin, Valy (geb. 1901), Pathologe, Philadelphia/USA.

Menkin-Faktoren: aus geschädigten Zellen austretende Substanzen wie Leukotaxin, Nekrosin, Pyrexin, die als Mediatoren der Entzündung zu bewerten sind.

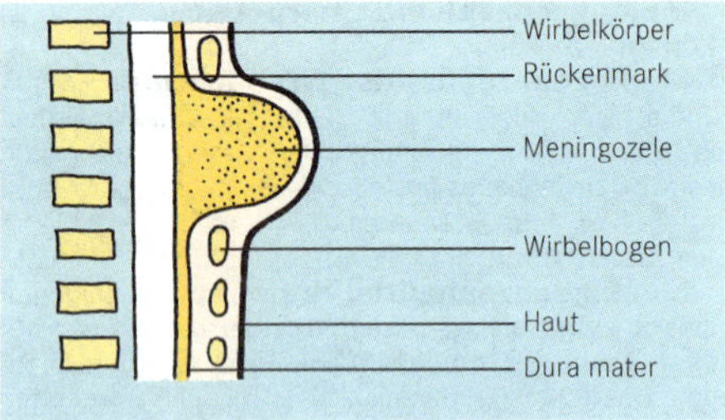

Meningozele

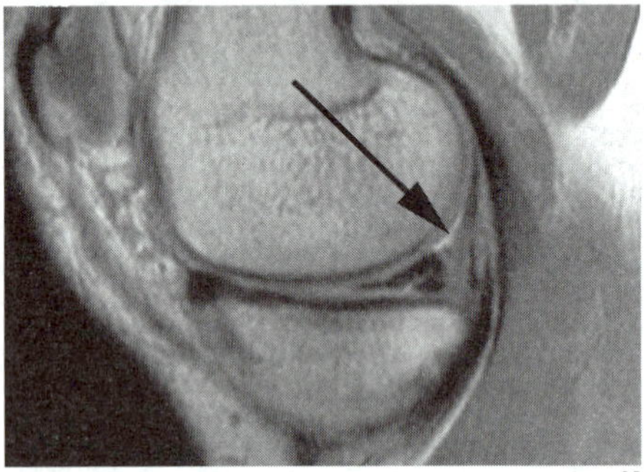

Meniskusriß im rechten Kniegelenk, schräg horizontal verlaufend (Pfeil), nach Trauma, Kernspintomographie

Mennel-Zeichen: Methode zur Untersuchung der Iliosakralgelenke (ISG) u. des Lumbosakralgelenks (LSG). 1. in Rückenlage Druck auf beide Darmbeinschaufeln, Zeichen pos. bei einseitigem Schmerz in einem ISG. 2. Bauchlage, Fixierung des Beckens am Sitzbeinhöcker mit einer Hand, mit anderer Hebung des im Kniegelenk gebeugten Beins. Pos. bei Schmerz im ISG. 3. Seitenlage, das dem Bett aufliegende Bein im Hüft- u. Kniegelenk max. gebeugt u. vom Pat. am Knie umklammert. Obenliegendes Bein ebenfalls im Kniegelenk gebeugt u. vom Untersucher nach rückwärts gestreckt. Starke Schmerzen weisen auf Erkrankung der ISG hin, zunächst geringe, beim Loslassen des vom Pat. umklammerten Knies stärker werdende auf das LSG. 4. Rückenlage, Beugung der Knie- u. Hüftgelenke. Unterfassung der Knie durch den Untersucher u. Seitwärtsdrehung des Unterkörpers. Dadurch Öffnung des einen, Kompression des anderen LSG. Lokalisation der Schmerzen in das erkrankte LSG.

Mennige: Bleifarbe, Rostschutzfarbe; kann zu Bleivergiftung führen, v. a. beim Schweißen von Metall, das mit M. gestrichen ist.

Menopause ⟨*gr*⟩ *f*: früher Zeitraum von 6 Monaten nach der letzten Menstruationsblutung (Menopausenblutung). Heute wird i. a. unter M. die letzte Regelblutung verstanden. Letzte spontane Menstruationsblutung einer Frau. Die M. kann nur retrospektiv angegeben werden, wenn die nachfolgende ↑Amenorrhö mind. ein Jahr gedauert hat. Blutungen, die später auftreten, werden als Postmenopausenblutungen bezeichnet u. müssen immer abgeklärt werden (z. B. Malignomausschluß). Die M. ist ein klin. Zeichen der physiol. ovariellen Erschöpfung, im Mittel tritt sie im 52. Lj. ein; große individuelle Schwankungen. Danach findet keine Blutung, kein Wachstum u. kein Platzen der Follikel statt. Die Folge ist ein Nachlassen der Sexualhormonproduktion u. eine Zurückbildung des Genitales.

Menopausengonadotropin: Menotropin, HMG; ein FSH-ähnl. Gonadotropin der Adenohypophyse aus dem Harn von Frauen nach der Menopause extrahierbar. Infolge des Wegfalls der neg. Rückkopplung der im Ovar gebildeten Sexualsteroidhormone, insbes. des ↑Östradiols, bildet die Hypophyse vermehrt ↑Gonadotropine. M. wird gereinigt u. auf 75 ↑Internationale Einheiten pro Ampulle standardisiert u. kann zur Stimulation der Follikelreifung, z. B. bei Amenorrhö u. Kinderwunsch, tgl. injiziert werden.

Menorrhagie: ⟨*gr*⟩ *f*: verlängerte u. verstärkte Regelblutung, Hypermenorrhö. Ursachen: ↑Myome, entzündl. Affektionen der Adnexe o. hormonelle Störung.

Menorrhö ↑Menstruation.

Menostase ⟨*gr*⟩ *f*: Ausbleiben der monatl. Regelblutung.

Mensch ↑Homo.

Menschenbild: eine (vielfach in Metaphern) vollzogene Synthese von Aussagen über den Menschen. Ein M. kann auf mehr o. weniger deutl. u. bewertenden Reflexionen bisheriger Erfahrungen beruhen, auf Überlegungen, woher der Mensch kommt u. was er ist, wozu er sein Leben nutzen soll, auf biol. Wissen usw. ↑Anthropologie, medizinische.

Menschenfloh ↑Pulex irritans.

Menschenspulwurm ↑Ascaris lumbricoides.

Mensendiek-Gymnastik: nach der holländ. Gymnastiklehrerin M. (1906) genannte spez. Gymnastik zur harmon. Entwicklung der Haltung u. Bewegung des weibl. Körpers.

Menses ⟨*lat*⟩ *f*: Monatsblutung, ↑Menstruationszyklus.

Mensinga, Wilhelm (1836–1910), dt. Gyn., Flensburg.

Mensinga-Pessar (nach Wilhelm M.): Okklusivpessar zur Konzeptionsverhütung.

menstrual ⟨*lat*⟩ *Adj*: mensual; monatl., die Menstruation betreffend.

Menstruation ⟨*lat*⟩ *f*: Monatsblutung, Menses, Regelblutung, Periode, Menorrhö; 3–7 Tage währende, period. in regelmäßigen Abständen (↑Menstruationszyklus) erfolgende Abstoßungsblutung des Endometriums des Corpus uteri.

Menstruationszyklus: wiederkehrender Ablauf weibl. Körperfunktionen vom ersten Tag der ↑Menstruation bis zum letzten Tag vor der nächsten Monatsblutung mit entsprechenden hormonellen, org. u. psychosexuellen Veränderungen. Tag 1 des Zyklus ist der erste Tag der Menstruation. Im Ovar befinden sich relativ kleine Follikel, von denen einige größer werden (↑Follikelphase), Primärfollikel. Einer davon entwickelt sich unter dem Einfluß von follikelstimulierendem ↑Hormon zum sprungreifen ↑Graaf-Follikel. Die Eizelle ist dann von den Granulosazellen (12–16 Zellschichten) umhüllt, die außen von der Theca interna umgeben sind. In diesen Zellen werden Östrogene in zunehmendem Maße gebildet, die eine Proliferation des ↑Endometriums des Uterus bewirken u. die LH-Sekretion stimulieren (↑Hohlweg-Effekt). Am Tage 12 erreicht die Östradiolsekretion ihr Maximum u. löst einen LH-Gipfel aus, der für die Ovulation in der Zyklusmitte verantwortl. ist. Dann wachsen die Granulosazellen zum Gelbkörper (Corpus luteum) heran, der in zunehmendem Maße Progesteron produziert u. sezerniert (↑Lutealphase). Progesteron führt die Uterusschleimhaut aus der Proliferationsphase in die Sekretionsphase über u. hemmt durch neg. Rückkopplung die FSH- u. LH-Sekretion. Dies unterdrückt die Reifung weiterer Follikel. Wenn keine Befruchtung erfolgt, beginnt am Tag 26 des Zyklus die Rückbildung des Gelbkörpers, an der ↑Prostaglandine beteiligt sind. Dabei sinken die Konzentrationen an Progesteron u. Östradiol ab. Dies führt zu Schrumpfungen der Uterusschleimhaut u. zur Rückbildung der Spiralarterien u. hat Blutungen u. ein Zugrundegehen von Teilen des Endometriums zur Folge. Der Rückgang des Progesterons verursacht eine gesteigerte FSH-Sekretion; damit beginnt der Zyklus von neuem. Erhebl. physiol. Schwankungen, doch meist individuell konstant.

menstruus ⟨*lat*⟩ *Adj*: monatl., menstrual.

MEN-Syndrom ⟨*engl*⟩ *n*: multiple endokrine Neoplasien. Pathol. Veränderungen mit hormonproduzierenden Tumoren in zwei o. mehreren Organen. Unterschieden in Men-I-Syndrom u. MEN-II-Syndrom.

MEN-I-Syndrom ⟨*engl*⟩ *n*: endokrine Pankreastumoren (↑Insulinom). Hyperparathyreoidismus, intestinale endokrine Tumoren (↑GEP-System) u. hypophysäre Tumoren, selten verbunden mit Karzinoiden, Lipom, Angiofibrom, Schilddrüsenadenom. Die Veränderung beruht auf einer Mutation eines Tumorsuppressorgens (Menin). ↑Wermer-Syndrom.

MEN-II-Syndrom ⟨*engl*⟩ *n*: C-Zellkarzinom, Phäochromozytome, Neurofibromatose. Wird durch eine Mutation des ret-Protoonkogens hervorgerufen. Die Charakterisierung dieser Mutation hat große Bedeutung für das Screening der betroffenen Fam. u. kann z. T. den Pentagastrintest ersetzen. ↑Sipple-Syndrom.

mentalis ⟨*lat*⟩ *Adj*: **1.** Zum Kinn (mentum) gehörend. **2.** Den Geist, das Denken (Mens) betreffend, geistig.

Mentalität ⟨*lat*⟩ *f*: seel.-geistige Gesamthaltung. Denkungsart eines Menschen o. einer Gruppe von Menschen.

Mentha piperita: Pfefferminze; zahlreiche Unterarten u. Varietäten, Bastardnatur bedingt üppiges Wachstum. Droge (Menthae piperitae folium) enthält Gerbstoffe u. ätherische ↑Öle mit Menthol (Hauptkomponente), ferner sog. Estermenthol, Menthon, Menthofuran, Jasmon u. a. Anwendung als Stomachikum u. Choleretikum. Pfefferminzöl (Menthae piperitae oleum) muß Mentholgehalt von 35–45 % u. einen Estermentholgehalt zwischen 3–20 % aufweisen.

Menthol: Gewinnung u. a. aus dem japan. Minzöl (M. arvensis var. piperascens) durch Ausfrieren. Außerdem halbsynthet. Darstellung aus anderen Monoterpenen, z. B. aus Thymol. M. senkt Reizschwelle der Kälterezeptoren der Haut u. Schleimhäute u. wirkt dadurch kühlend, ferner sekretionseinschränkende u. anästhet. Wirkungen. Verwendung u. a. für Migränestifte, Schnupfensalben u. Nasenölen, als Mentholspiritus bei Hautjucken.

mentoanterior ⟨*lat*⟩ *Adj*: in der Geburtshilfe verwendeter Begriff für mit dem Kinn nach vorn liegend, zur Symphyse hin; bezeichnet bei Gesichtslage die Beziehung des vorangehenden Kindsteils zum Geburtskanal.

mentoposterior: mit dem Kinn nach hinten liegend.

Mentum ‹*lat*› *n*: Kinn.

Menyanthes trifoliata ‹*gr*› *f*: Bitterklee (Fieberklee), Sumpfpflanze; Bitterstoffe; Stomachikum.

Mepacrin: Atebrin, Acridin-Derivat. Erstes synthet. ↑Antimalariamittel.

Mephenesin: 3-(2-Methyl-phenoxy)-1,2-propandiol. Zentralsedative Wirkungen, in höherer Dosierung Muskelrelaxans durch spez. Hemmung zentraler polysynapt. Reflexe. Antagonist ↑Strychnin.

Mephenetoin: ↑Hydantoin, ein ↑Antiepileptikum, Antikonvulsivum.

Mephentermin: indirekt wirksames Sympathomimetikum. Peroral applizierbar. Blutdrucksteigerung, psychostimulierende u. anorekt. Wirkung ähnl. wie ↑Amphetamin.

Mephenytoin ↑Phenytoin.

Mephytal: Methylphenobarbital; ↑Antiepileptikum vom Barbiturattyp. ↑Barbiturate.

Meprobamat: ↑Tranquilizer mit muskelrelaxierenden Wirkungen durch Hemmung von Reflexen; potenziert Alkoholwirkung.

Mepyramin: Antihistaminikum, H_1-Blocker.

Meralgia paraesthetica ‹*gr*› *f*: an der Außenseite des Oberschenkels, im Versorgungsgebiet des N. cutaneus femoris lateralis auftretende schmerzhafte Parästhesien. Ursächl. Schädigung des Nerven oft schwer nachweisbar. ↑Engpaßsyndrom.

Mercaptane: Thioalkohole R-SH; M. sind etwas saurer als die entspr. Alkohole. Durch milde Oxidationsmittel werden M. in Disulfide R-S-S-R überführt (wichtig z. B. bei SH-haltigen ↑Aminosäuren).

Mercaptopurin: wird enzymat. zu 6-Mercaptopurinnukleotid aktiviert u. hemmt als ↑Antimetabolit (Purinantagonist) das erste Enzym der Purinsynthese. Es wird in die Nukleinsäure eingebaut u. verursacht Chromosomenbrüche. Anwendung: akute Leukämien.

Merchant-Aufnahme: sensitive Röntgenaufnahme bes. bei habitueller Patellasubluxation zur Beurteilung der Kongruenz zwischen Patella u. Femurtrochlea. Der liegende Pat. hat bei kraniokaudalem Strahlengang von 60° zur Körperebene das betroffene Bein 45° flektiert.

Mercier, Louis Auguste (1811–1882), Urol., Paris.

Mercier-Katheter (nach Louis A. M.): Katheter aus den verschiedensten Materialien, die am Schnabel in einem Winkel von 25–40° abgebogen sind. Im Ggs. zum ↑Tiemann-Katheter vorn rund, ohne Verjüngung. Auch viele Zystoskope haben heute noch eine Mercierkrümmung.

Meristom ‹*gr*› *n*: Zytoblastom. Reinzellige, unreife, bösartige Gewächsform, die bei Fehlen jegl. Differenzierung weder den Sarkomen noch den Karzinomen zugeordnet werden kann.

Merkaptane ↑Mercaptane.

Merkel, Johann Friedrich (1845–1919), dt. Anat., Rostock, Königsberg, Göttingen.

Merkel-Tastkörperchen (nach Johann F. M.): langsam adaptierender Mechanorezeptor. Lokalisation: Stratum basale der ↑Epidermis. Struktur: Merkel-Zellen (Epithelioidocytus tactus), die mit Fortsätzen in Plasmalemmeinstülpungen von Keratinozyten hineinreichen, werden unterlagert von der Merkel-Tastscheibe (Meniscus tactus), einer flachen Endigung eines dendrit. Axons. ↑Hautsinn.

Merkelzellkarzinom: Merkelzelltumor; maligner Tumor der Haut, ähnl. einem Basaliom, histol. trabekulärer Aufbau. Metastasen in Lymphknoten.

Merkfähigkeit: Neugedächtnis, Frischgedächtnis, auch als Kurzzeitspeicher im Unterschied zum Altgedächtnis bezeichnet; die Fähigkeit, Erlebnisse, Eindrücke sowie Lerninhalte zu speichern. M. beinhaltet die Fähigkeit, das Aufgenommene assoziativ mit früheren Gedächtnisinhalten zu verknüpfen. Verringerte M. kann durch eine verringerte Zuwendung, durch Überfluß an aufzunehmenden Reizen o. durch nicht vorhandene Bereitschaft aufzunehmen bedingt sein. Echte Merkfähigkeitsschwächen entstehen im Alter – im Ggs. zum bestehenbleibenden Altgedächtnis – durch organ. Hirnerkrankungen, tox. Erkrankungen (CO_2 o. Alkoholvergiftung) u. ä.

Merkfähigkeitsprüfungen: Lösen von einfachen Rechenaufgaben, die nach einer best. Zeit wiederholt werden, Beschreiben des vorangegangenen Tagesablaufs, Nachsprechenlassen von Sätzen, Worten, Nacherzählen von Geschichten usw. ↑Gedächtnis.

Merkfähigkeitsstörung: Gedächtnisstörung; in der klin. Psychiatrie Störungen der Erinnerungsfähigkeit an kurz zurückliegende Ereignisse. Vorkommen bei ↑Demenzen unterschiedl. Genese.

Merkmal: **1.** ***Genetik:*** phänotyp. Eigenschaft, die im Extrem auf rein genet. Grundlage (umweltstabiles M.) o. nur durch Umweltfaktoren (erworbenes M.), meist jedoch im Zusammenspiel von Erbanlagen u. Umwelt (umweltlabiles M.) geprägt wird. **2.** ***Statistik:*** Personen, Erkrankungsfälle (allg. statist. Elemente) einer statist. Untersuchung sind Träger von M., durch deren Werte sie sich unterscheiden. M. werden auch als (statist.) Variable bezeichnet. M. heißen meßbar o. metr. skaliert (z. B. Körperhöhe), wenn ihre Werte durch Meßvorgänge (im übl. Sinne) gewonnen werden, ordnungsfähig o. ordinal skaliert (z. B. Zensuren), wenn ihre Werte gemäß einer Bewertung in eine Reihenfolge gebracht werden können. Auch eine Rangfolge der Elemente ist eine Ordnung. M. heißen qualitativ o. skaliert (z. B. Diagn.), wenn die „Werte" nur durch Namen bezeichnet werden u. keine notwendige Ordnung bilden. Internationale Verzeichnisse (z. B. ICD, Internationale Klassifikation der Krankheiten u. Todesursachen) o. nationale Verzeichnisse ordnen jedem Wert des betreffenden M. durch Konvention eine Nummer zu, die jedoch nicht als Meßwert zu behandeln ist.

Merkmale, umweltlabile: genet. bedingte Merkmale, bei deren Ausprägung Umwelteinflüsse eine Rolle spielen. Ggs.: umweltstabile Merkmale.

Merkmal, monogenes: durch ein einzelnes Gen ausgeprägtes Merkmal, im Ggs. zu polygenem Merkmal. ↑Polygenie.

Merkmal, polygenes ↑Polygenie.

Merkmalsträger: Individuum mit einem best. phänotyp. Merkmal. Ist nicht immer ident. mit Anlageträger.

Merkmalstransformation: Verwendung einer math. Funktion des ursprüngl. metr. ↑Merkmals anstelle des Merkmals selbst. Geschieht aus theoret. o. auswertungstechn. Gründen, z. B. zur Herstellung einer Normalverteilung. Häufig verwendete M.: Logarithmus (z. B. log der ↑Dosis-Wirkungs-Beziehungen).

Merkmalsvektor: in der automatischen ↑Bildverarbeitung die mehrdimensionale Vektordarstellung der Lage eines Objekts im Merkmalsraum.

Merkurialismus ↑Quecksilberintoxikation.

Merkurialzittern ↑Quecksilberintoxikation.

Merogonie: Entwicklung einer befruchteten Eizelle o. eines Teilstücks derselben nach exp. Entfernung o. Abtötung des Eikerns (Eiplasma von der Mutter, Kern vom Vater).

Merokranie: partielles Offenbleiben des kranialen Neuralrohrs mit Aplasie von Teilen der Hirnanlage, ↑Akranie.

Meromyosine: Teilstücke des Myosinmoleküls (↑Myosin), die aus diesem durch limitierte ↑Proteolyse entstehen.

Meropenem: Caropopenemderivat, Antibiotikum.

Meros ⟨*gr*⟩ *m*: Körperteil.

Merospermie: Pseudospermie; Auslösung der Furchung durch ein Spermium, dessen Kern nach dem Eindringen in das Ei aufgelöst wird.

Merozoiten: Jugendformen der Malariaerreger im Blut des Menschen sowie anderer ↑Kokzidien, z. B. ↑Cryptosporidium parvum. ↑Merogonie bei ↑Sporozoea. ↑Plasmodium.

Mersalyl: organ. Quecksilberverbindung, obsoletes Diuretikum.

Merseburger Trias: benannt nach dem Wirkungsort von ↑Basedow. Exophthalmus, Struma u. Tachykardie.

Merzbacher, Ludwig (1875–1942), dt. Psychiater, Tübingen.

MESA: *Abk* für engl. mircroscopic epididymal sperm aspiration; mikrosk. Spermiengewinnung.

Mesangiumzelle ↑Glomerulus corpusculi renalis.

Mesaortitis ⟨*gr*⟩ *f*: meist als Spätfolge einer Syphilis (M. syphilitica) in der mittleren u. äußeren Wandschicht der Körperhauptschlagader auftretende Entzündung, die nach Zerstörung elast. Fasern Narben bildet u. der Innenhaut dadurch eine charakterist., baumrindenartige Struktur verleiht. Häufig von sek. ↑Arteriosklerose überdeckt. Die M. syphilitica beschränkt sich auf den Brustteil, die umstrittene M. rheumatica soll den Bauchteil der Aorta bevorzugen. Häufig auftretende Komplikationen der M. sind ↑Koronarinsuffizienz infolge entzündl.-narbiger Einengung der Abgänge der Herzkranzschlagadern, ↑Aorteninsuffizienz nach Übergreifen der Entzündung auf die Aortenklappen, Aortenaneurysma infolge Ausfalls elast. Gewebes der Aortenwandung. ↑Aneurysma.

Mesaortitis luica ↑Mesaortitis.

Mesarteriitis ⟨*gr*⟩ *f*: Entzündung der mittleren Wandschicht der Arterien.

Mesaxon ⟨*gr*⟩ *n*: Doppellamelle als Verbindung der Lamellenwickelungen (Stratum myelini) zum Plasmalemm der Schwann-Zelle in der ↑Markscheide markreicher Nervenfasern.

Mescalin: Rauschgift; ↑Psychodysleptikum aus mexikan. Kakteenarten (Peyotl); wirkt wie ↑Lysergsäurediäthylamid.

Mesenchym ⟨*gr*⟩ *n*: zellreiches embryonales Bindegewebe mit flüssiger Grundsubstanz, ohne Fasern. Vorkommen nur beim Embryo mit Pluripotenz: Bildung aller Binde- u. Stützgewebe, des Muskelgewebes u. von Organteilen sowie Blutbildung beim Embryo. Abb.

Mesenchym, extraembryonales: vom Trophoblasten stammende Zellen, ↑Magma reticulare.

Mesenchymom: ubiquitär vorkommender seltener mesenchymaler Tumor aus pluripotenten Mesenchymzellen versch. Differenzierungsrichtungen, häufig Kombination reifer u. unreifer Gewebeanteile. Schlechte Progn. Malignität wird von Tumorkomponente mit höchstem Malignitätsgrad bestimmt.

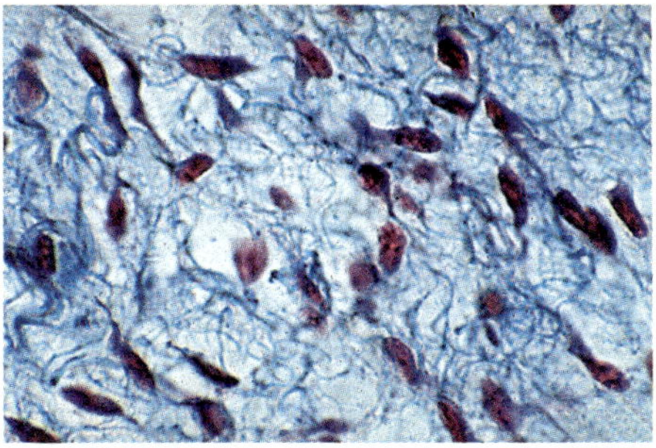

30

Mesenchym. Histologischer Schnitt, Azanfärbung; die Zellen haben zahlreiche, lange Fortsätze.

Mesenchymom, malignes: aus mind. zwei mesenchymalen Anteilen aufgebauter Tumor. Die m. M. kommen vorzugsweise im Retroperitonealraum vor, infiltrieren ausgedehnt u. metastasieren; selten Ther. zugängl.

Mesenchymom, thorakales ↑Hamartom, thorakales.

Mesenchymose ↑Ehlers-Danlos-Syndrom.

mesenterial ⟨*gr*⟩ *Adj*: zum Mesenterium, Gekröse gehörend.

Mesenterialarterienanomalien: abnorme Ursprünge, Verzweigungen u. Verläufe haben für den Operateur sowie für best. Krankheitsbilder Bedeutung. **A. mesenterica superior**: Ursprung gemeinsam mit Truncus coeliacus (2 %), versorgt re. Leberlappen (10 %), versorgt ganze Leber (3 %), versorgt Colon descendens (A. colica sinistra, 1 %). Grenze zum Versorgungsgebiet der unteren Mesenterialschlagader bedeutsam: in 2 % fehlt die anastomosierende Arkadenkette (Riolan-Anastomose), in weiteren 3 % ist sie insuffizient. Abklemmung des Duodenums: arteriomesenterialer ↑Verschluß. **A. mesenterica inferior**: konstantester Ursprung von allen Arterien. Greift in 1 % bis Flexura coli dextra über. A. appendicularis in < 1 % vor dem Ileum. Sudeck-Punkt: Anastomose zwischen letzter A. sigmoidea u. A. rectalis superior (Unterbindung unterhalb: Nekrose des Rektums). Mesenteric steal syndrome: Verschluß der A. iliaca externa kann Kollateralkreislauf zum Bein über A. rectalis superior, A. iliaca interna, A. femoralis mit Entzugssymptomatik am Darm bedingen.

Mesenterialarterienembolie: bei Verschluß des Hauptstamms o. größerer Äste der Mesenterialarterien durch Embolie bzw. durch einengende Arteriosklerose mit o. ohne Thrombose entwickelt sich in den zugehörigen Darmteilen ein hämorrhag. Infarkt (wie bei ↑Mesenterialvenenthrombose) o. eine Nekrose mit paralyt. Ileus bzw. Durchwanderungsperitonitis. ↑Mesenterialarterieninfarkt.

Mesenterialarterieninfarkt: plötzl. auftretender Verschluß einer o. mehrerer der großen Mesenterialarterien durch Thrombose, Embolie, entzündl. Gefäßwandveränderungen, Kompression o. Traumen. Verschluß des Truncus coeliacus führt fast immer zum Tode, der Verschluß der A. mesenterica superior kann bei einem

M

rechtzeitigen operat. Vorgehen überlebt werden. Initialtrias: plötzl. Abdominalschmerz, Übelkeit, Blässe, Schwitzen, Schock, Durchfall (häufig blutig). Der seltene Verschluß der A. mesenterica inferior zeigt die gleiche Sympt., die Schmerzen werden aber in den li. Unterbauch orientiert. Außerdem bestehen Tenesmen mit Blutabgang.

Mesenterialarteriensyndrom ↑Verschluß, arteriomesenterialer.

Mesenteriallücken: angeborene, schlitzförmige Defekte in den Gekrösen (vorwiegend Ileum, aber auch Dickdarm, Mesokolonlücken), die als Degenerationsherde durch Gefäßanomalien entstehen sollen. Können selten als Bruchpforte für innere Hernien dienen.

Mesenteriallymphknotentuberkulose: Entzündung der mesenterialen Lymphknoten durch Tuberkulosebakterien, entsteht i. R. eines intestinalen ↑Primärkomplexes o. als Reaktivierung. Die M. kann sich weiterentwickeln zur hämatogenen Generalisation o. zur Peritonitis tuberculosa. Abgeheilte M. ist oft als Kalkherd auf der Abdomenübersichtsaufnahme abgebildet.

Mesenterialsyndrom ↑Verschluß, arteriomesenterialer.

Mesenterialvenenthrombose: im Anschluß an ↑Pfortaderthrombose o. örtl. Entzündung auftretende Blutpfropfbildung in den Mesenterialvenen. Folgen sind blutige Durchtränkung der zugehörigen Darmschlingen mit nachfolgendem Gewebetod u. Durchwanderungsperitonitis bzw. paralyt. Ileus. Verlauf nicht so akut wie beim Mesenterialarterieninfarkt. Operationsindikation besteht immer.

Mesenterialvenenverschluß: akuter Verschluß einer Mesenterialvene mit den klin. Zeichen eines „akuten Bauchs". ↑Mesenterialvenenthrombose.

Mesenterialverletzung: Einriß des Mesenteriums infolge Zug o. Quetschung beim stumpfen ↑Bauchtrauma, meist in Verbindung mit weiteren, schweren Verletzungen. Von leichten Einrissen mit klin. stummer Sickerblutung bis zum völligen Abriß größerer Mesenterialabschnitte mit massiver Blutung u. Darmgangrän gibt es alle Übergänge.

Mesenterialzyste: flüssigkeitsgefüllter Hohlraum zwischen den Mesenterialblättern o. im Retroperitoneum. Angeboren o. erworben, solitär o. multipel. Inhalt serös o. chylös. Bauchschmerzen, u. U. Obstipation, Ileussymptomatik. Exstirpation. ↑Duplikaturen, gastrointestinale.

Mesenteric steal effect ⟨*engl*⟩: ileomesenterialer Blutentzug, mesenteriales Anzapfsyndrom, mesenteriales Entzugssyndrom. Bei verschlossener Aortengabel u. offener A. iliaca interna wird beim Gehen aus der A. mesenterica inferior Blut entzogen, so daß es zu Bauchschmerzen kommt.

mesentericus ⟨*gr*⟩ *Adj*: das ↑Mesenterium betreffend.

Mesenterikographie: röntgendiagnost. Verfahren zur selektiven Darstellung der A. mesenterica superior o. inferior nach Einführung eines Gefäßkatheters über die A. femoralis u. Kontrastmittelinjektion. ↑Angiographie, ↑Seldinger-Methode.

Mesenteriolum ⟨*gr* + *lat*⟩ *n*: *Dim* zu Mesenterium; kleines Mesenterium; Gekröse des Wurmfortsatzes.

Mesenterium ⟨*gr*⟩ *n*: Mesostenium (JNA), Gekröse; Doppelblatt des Peritoneums, welches Jejunum u. Ileum an der Hinterwand des Bauchraums befestigt. Zwischen beiden Blättern des M. liegen Bindegewebe, Fett sowie die den Dünndarm versorgenden Gefäße u. Nerven.

Mesenterium ileocolicum commune: Persistenz des embryonalen Mesenterium dorsale commune. Dünndarm u. Dickdarm hängen an einem einheitl. Gekröse, in dem nach vollendeter o. unvollständiger Darmdrehung die sek. Verlötung des Mesokolon mit der hinteren Bauchwand unterblieb. Es besteht abnorme Beweglichkeit der Darmschlingen: Gefahr von Strangulationen, Torsionen, ↑Volvulus. Derartige ↑Gekröseanomalien sind Bestandteil des Fehlrotationssyndroms u. (oft) des ↑Aspleniesyndroms.

Mesenterium primitivum: Aufhängeband des Primitivdarms. Es gibt ein dorsales u. ein ventrales Mesenterium.

Mesenzephalie ⟨*gr*⟩ *f*: Mesoenzephalie, Meroenzephalie, Hemi(en)zephalie. Ungenaue Bez. des Grades einer Hirnfehlbildung. Im Ggs. zur ↑Anenzephalie sind Gehirnabschnitte nachweisbar. Entspricht am Schädel meist einem partiellen Knochendefekt (↑Merokranie).

Mesenzephalitis: umschriebene ↑Enzephalitis des Mittelhirns mit entsprechendem ↑Mittelhirnsyndrom, charakterist. für die Encephalitis epidemica.

Mesenzephalon ⟨*gr*⟩ *n*: Mittelhirn. Teil des Gehirns zwischen Dienzephalon u. Metenzephalon. Es hat 3 Teile, ventral die beiden Hirnschenkel, Crura cerebri, in der Mitte die Haube, Tegmentum, dorsal die Vierhügelplatte, Tektum. Der es durchziehende Aquaeductus cerebri verbindet den III. mit dem IV. Ventrikel. In den Hirnschenkeln verlaufen von der Großhirnrinde absteigende Bahnen (Pyramidenbahn, Tractus corticopontini). Das Tegmentum durchziehen sensible Bahnen aufwärts zur Hirnrinde. Die wichtigsten Kerne im Inneren sind ↑Substantia nigra sowie ↑Nucleus ruber. Das Tektum zeigt 2 ↑Colliculi superiores u. 2 ↑Colliculi inferiores. Abb.

MeSH: *Abk* für ↑Medical Subject Headings.

Mesh-graft ⟨*engl*⟩: Netztransplantat. Spalthauttransplantate werden im Bedarfsfall maschinell skarifiziert. Das Transplantat kann netzartig vergrößert werden im Verhältnis 1 : 1,5 bis max. 1 : 9. Anwendung bei großflächigen Epitheldefekten, z. B. nach therm. Schäden. ↑Hautplastik.

Mesh-graft-Urethroplastik: Spalthaut vom Oberschenkel o. Vorhaut wird mit einem spez. Dermatom zu einem netzförmigen Transplantat verarbeitet u. bei sehr langen ↑Strikturen eingesetzt.

mesial ⟨*gr*⟩ *Adj*: mesialis, die dem vorderen Nachbarn zugewandte Seite eines Zahns.

Mesialbiß: Vorbiß. Okklusionsbefund mit Vorverlagerung der unteren Zahnreihe bzw. des Unterkiefers (Angle-Klasse III). ↑Angle-Klassen.

Mesiodens ⟨*gr* + *lat*⟩ *m*: überzähliger Zahn, der sich als Zapfenzahn (Dens emboliformis) zwischen die oberen mittleren Schneidezähne einschiebt. Kommt meist in der Einzahl vor. Entwickelt sich meist vor den Nachbarzähnen u. bleibt oft retiniert. Behinderung des normalen Durchbruchs. Häufigste Form der ↑Hyperdontie beim Menschen. ↑Nasenzahn, ↑Odontogenese.

Meskalin ↑Mescalin.

Mesmer, Franz Anton (1734–1815), Arzt, u.a. Schüler von G. van Swieten, wirkte in Wien, Paris u. Frauenfeld, Begründer der Lehre vom ↑Mesmerismus.

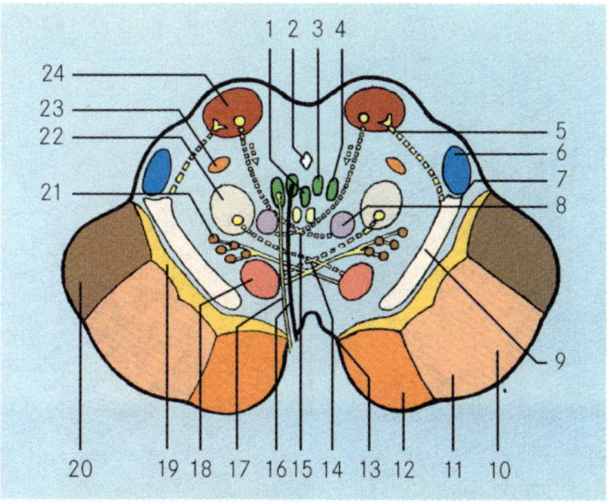

Mesenzephalon. Querschnitt in Höhe der Colliculi superiores mit eingezeichneten Kerngebieten u. Bahnen
1: unpaarer parasympathischer Kern des N. oculomotorius; 2: Aquaeductus cerebri; 3: paariger parasympathischer Kern des N. oculomotorius; 4: Nucleus motorius des N. oculomotorius; 5: Tractus spinotectalis; 6: Lemniscus lateralis; 7: Tractus spinothalamicus; 8: Tractus tectospinalis; 9: Tractus bulbothalamicus, Lemniscus medialis; 10: Tractus corticospinalis; 11: Tractus corticonuclearis; 12: Tractus frontopontinus u. Tractus parietopontinus; 13: Sulcus medialis; 14: ventrale Haubenkreuzung (Forel); 15: dorsale Haubenkreuzung (Meynert); 16: parasympathischer Anteil N. oculomotorius; 17: motorischer Anteil N. oculomotorius; 18: Tractus rubroreticulospinalis; 19: Substantia nigra; 20: Tractus occipitopontinus u. Tractus temporopontinus; 21: Formatio reticularis; 22: Nucleus ruber; 23: Nucleus interstitialis; 24: Nucleus colliculi superioris

Mesmerismus (nach Franz Anton M.): exp. Heilverfahren mit Magneten, die sich Mesmer umhängte, um sich magnet. aufzuladen. Er vermutete Abstrahlung der Magnetkraft (Biomagnetismus) aus den Händen. Später beobachtete er Heilwirkung auch ohne umgehängte Magnete u. „magnetisierte" so. Zahlreiche „Heilungen" v. a. in Paris. Während in Frankreich ein Gelehrtengremium der Akademie der Wissenschaften u. der Gesellschaft der Pariser Ärzte die Grundlagen seiner stark umstrittenen Lehre überprüfte u. es 1784 zu einer offiziellen Ablehnung des Verfahrens als ther. Methode kam, fand der M. in Deutschland in der Naturphilosophie einen günstigen Nährboden. Trotz Widerstand der Fakultäten wurden auf ministeriellen Druck in Berlin, Bonn, Halle, Gießen u. Jena Lehrstühle für M. eingerichtet. Eine ähnl. Position eroberte sich der M. auch in Rußland u. Schweden. Tatsächlich handelt es sich um die Vorläufer der ↑Hypnose, die schließl. von dem Arzt James Braid in Manchester 1843 richtig erkannt u. neu definiert wurde. „Heilmagnetiseure" sind auch heute noch in einigen Ländern tätig.

Mesna: Na-2-mercaptoethansulfonat; Antidotmukolytikum, angewendet zur Vermeidung von urotox. Nebenwirkungen bei der Chemotherapie mit Oxazaphosphorinen (Stickstoffreste, ↑Cyclophosphamid). Bildet mit abgespaltenem Acrolein ein untox., renal ausscheidbares Additionsprodukt. Allerg. Nebenwirkungen beachten.

meso- ⟨*gr*⟩ *Präfix*: mittel-, zwischen, nicht extrem; z. B. für organ.-chem. Verbindungen (Meso-Inosit, Meso-Weinsäure), die trotz asymmetr. Kohlenstoffatome opt. inaktiv sind.

Mesobilifuscine: braune ↑Gallenfarbstoffe mit Dipyrrolstruktur, entstehen im Darm durch Spaltung von Mesobilirubin.

Mesobilin: Urobilin; brauner ↑Gallenfarbstoff, der im Darm u. im Urin durch Oxidation von Mesobilinogen in Gegenwart von Sauerstoff entsteht. M. verleiht neben ↑Sterkobilin dem Stuhl die charakterist. Farbe.

Mesobilinogen: Urobilinogen; ↑Gallenfarbstoff, der im Darm durch mikrobielle Reduktion aus Bilirubin (↑Hämoglobinabbau) entsteht.

Mesobilirubin: ein ↑Gallenfarbstoff, der im Darm durch Reduktion von Bilirubin entsteht, bei weiterer Reduktion entsteht aus M. ↑Mesobilinogen.

mesocolicus *Adj*: zum Mesokolon gehörend.

Mesocolon ascendens: schmales Gekröse des aufsteigenden Grimmdarms; fehlt meist, da das Colon ascendens i. d. R. fest mit der hinteren Bauchwand verwachsen ist.

Mesocolon descendens: schmales Gekröse des absteigenden Grimmdarms; fehlt meist.

Mesocolon sigmoideum: Bauchfelldoppelblatt, welches zum S-förmigen Teil des Grimmdarms (Colon sigmoideum) zieht; heftet sich in einer N-förmigen Linie, an der Hinterwand der Peritonealhöhle an.

Mesocolon transversum: breites Gekröse, über welches der querverlaufende Grimmdarm (Colon transversum) an der Hinterwand des Bauchraums befestigt ist; unterteilt diesen unvollständig in einen oberen („Drüsenbauch") u. einen unteren Abschnitt.

Mesoderm ⟨*gr*⟩ *n*: mittleres Keimblatt; entsteht durch ↑Gastrulation u. gliedert sich in paraxiales M., intermediäres M. u. laterales M. Letzteres spaltet sich in viszerales M., Visceropleura, u. parietales M., Somatopleura. Das M. liefert die Binde- u. Stützgewebe, Muskeln, Epithelien der Niere, des Harnleiters usw., die Rinde der Nebenniere die epitheliale Auskleidung der Leibeshöhle.

Mesogastrium: **1.** Magengekröse; zwei Bauchfellduplikaturen, die als M. dorsale bzw. M. ventrale zum Magen ziehen, nur noch in der Embryol. verwendet. **2.** Bauchmitte, Mittelbauchgegend zwischen Epigastrium u. Hypogastrium.

Mesoglia: veraltet für ↑Mikroglia.

Meso-Inosit: Myo-Inosit; ↑Inositol.

Mesokard ⟨*gr*⟩ *n*: doppelblättriges Aufhängeband des embryonalen Herzens.

Mesokardie: angeborene Lageanomalie des Herzens. Die Längsachse steht senkrecht in der Medianebene. Von der normalen ↑Lävokardie zur ↑Dextrokardie bestehen alle Übergänge. M. kann Bestandteil eines Situs viscerum inversus (re. Herz liegt li.) o. mit Transposition der großen Arterien u. Ventrikelinversion (↑Inversio cordis) kombiniert sein (↑Transposition).

Mesokolon ⟨*gr*⟩ *n*: Dickdarmgekröse. Duplikatur des Bauchfells, welche den Dickdarm an der hinteren Bauchwand befestigt; im M. treten Gefäße u. Nerven an das Kolon heran.

Mesokolonlücken ↑Mesenteriallücken.

M

Mesometrium: Teil der Plica lata zu beiden Seiten der Gebärmutter.

Mesonen: Gruppe mittelschwerer, instabiler Elementarteilchen (Pionen, Kaonen, η-Meson). Med. bedeutsam sind ↑Pionen.

Mesonephrom, ovarielles ↑Klarzellkarzinom, ovarielles.

Mesonephros: entwicklungsgeschichtl. ↑Urniere (beim Menschen 5. Woche der Embryonalentwicklung). Als Ausführungsgang dient der ↑Urnierengang (Wolff-Gang), aus dessen distalem Ende die Ureterknospe aussproßt, aus welcher sich das harnableitende System der Nachniere (↑Metanephros) bildet.

Mesoparasiten: wenig verwendete Bez. für Ektoparasiten, die in äußere Körperöffnungen (Ohr, Nase, Vagina) eindringen.

mesophil ⟨*gr*⟩ *Adj*: zur Kennzeichnung von Mikroorganismen, deren Wachstumsoptimum bei Temperaturen zwischen 20 u. 45 °C liegt.

Mesophlebitis ⟨*gr*⟩ *f*: Entzündung der ↑Media von Venen.

Mesophragma: M-Linie; die Mitte des ↑Myomerum. ↑Myofibrille.

Mesophryon ⟨*gr*⟩ *n*: Raum zwischen den Augenbrauen, ↑Glabella.

Mesoptometer: Gerät zur Messung von Sofortadaptation u. Blendempfindlichkeit. ↑Nyktometer.

Mesorchium ⟨*gr*⟩ *n*: eine aus dem embryonalen Bauchfell entstehende Gekrösefalte, die zusammen mit der Tunica vaginalis die innere Hülle des Hodens bildet.

Mesoropter ⟨*gr*⟩ *m*: normale Mittelstellung beider Augen bei Fernblick, mit Entspannung der Augenmuskeln.

Mesosalpinx: Bauchfellduplikatur, die den Eileiter umgibt.

Mesosomen: aus Einstülpungen der zytoplasmat. Membran gebildete Membrankörper mit lamellären u./o. tubulären Innenstrukturen bei Bakterien. Sie treten bei der Zellteilung bevorzugt in Nähe der Quersepten auf u. sind möglicherweise an der Zellteilung sowie an der Verteilung der Kernäquivalente auf die Tochterzellen beteiligt u. spielen eine Rolle bei der DNA-Synthese.

Mesostenium ↑Mesenterium.

Mesosternale: anthrop. Meßpunkt an der vorderen Brustwand, an dem eine die beiden Articulationes sternocostales IV verbindende Gerade von der Mediansagittalebene geschnitten wird. ↑Brustdurchmesser, sagittaler.

Mesotendineum: Doppelblatt der ↑Vagina tendinis, das nach Art eines Gekröses von der Innenfläche einer Sehnenscheide auf die Sehne selbst übergeht.

Mesotheliom: von den ↑Deckzellen (u. dem Bindegewebe) abzuleitender, umschriebener solider u. dann meist gutartiger, häufig aber flächenhafter u. biol. bösartiger Tumor der Körperhöhlenauskleidung (Pleura, Perikard, Peritoneum u. Tunica vaginalis testis); ↑Pleuramesotheliom.

Mesothelium: einschichtiges Plattenepithel der serösen Häute (Peritoneum, Pleura, Epikard, Perikard). Ursprung: Mesoderm.

Mesotrophie: Name für ein von W. Kollath exp. ernährungsmäßig erzeugtes chron. Mangelkrankheitsbild in Verbindung mit dem fehlenden Vollwert der heutigen Nahrung; ↑Zivilisationskrankheiten.

Mesotympanon: zwischen Epi- u. Hypotympanon gelegener, nach außen durch das Trommelfell abgeschlossener, von Schleimhaut ausgekleideter Hauptraum der Pauke. Die mediale Wand wird gebildet vom Promontorium, entspricht der Vorwölbung der Knochenkapsel der Schnecke. In dieser knöchernen Trennwand zwischen Mittel u. Innenohr befinden sich das ovale u. runde Fenster (Fenestra vestibuli, cochleae). ↑Gehörorgan. Abb.

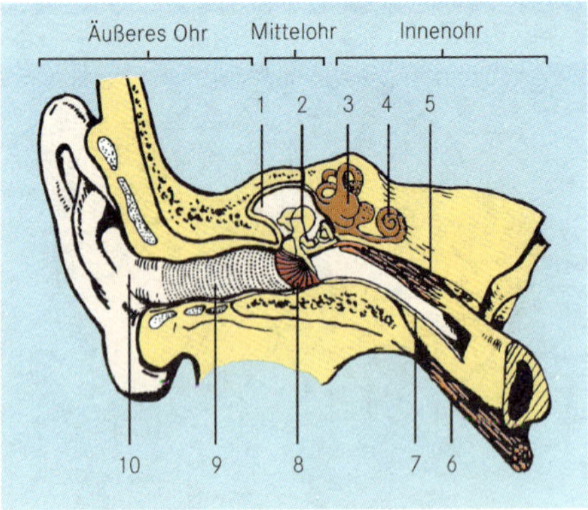

Mesotympanon. Querschnitt durch das Ohr 1: Recessus epitympanicus (Kuppelraum); 2: Gehörknöchelchen; 3: Labyrinth (Gleichgewichtsorgan); 4: Kochlea (Hörorgan); 5: M. tensor tympani; 6: M. levator veli palanti; 7: Tuba auditiva (Tube); 8: Trommelfell; 9: Pars ossea, meatus acustici externi (knöcherner Teil des äußeren Gehörgangs); 10: Pars cartilaginea, meatus acustici externi (knorpeliger Teil des äußeren Gehörgangs)

Mesovarium: Teil des hinteren Blattes der Plica lata.

Mesozephalus: mittellange Kopfform, zwischen Kurzkopf (↑Brachyzephalie) u. Langkopf (↑Dolichozephalie).

Messenger-Ribonukleinproteine: *Abk* mRNP; Komplexe aus ↑Messenger-RNA (mRNA) u. Proteinen, die der Ausschleusung von mRNA aus dem Zellkern durch die Poren der ↑Kernhülle in das Zytoplasma dienen; Proteine schützen mRNA gegen Abbau durch Ribonukleasen (↑Nukleasen) u. schließen sie durch Blockierung von der Assoziation mit ↑Ribosomen (↑Polysomen) aus dem Translationsprozeß aus, wodurch die ↑Genexpression auf der Ebene der Translation (↑Proteinbiosynthese) reguliert wird, was insbes. im Zusammenhang mit Differenzierungsvorgängen von Bedeutung ist.

Messenger-RNA ⟨*engl*⟩: *Abk* mRNA; Boten-RNA, Botschafterribonukleinsäure, Matrizen-RNA; Einstrang-Ribonukleinsäuremoleküle, Transkriptionsprodukte spezif. Gene mit dem Informationsgehalt für die Synthese von Proteinen, der im Prozeß der Translation (↑Proteinbiosynthese) an Ribosomen realisiert wird. Information für die Sequenz von Aminosäuren in den Proteinen ist in der Sequenz der Nukleotide in den Strukturgenen festgelegt u. wird im Prozeß der Transkription (↑RNA-Biosynthese) auf die mRNA übertragen, wobei jeweilig drei Nukleotide ein für eine Aminosäure codierendes Triplett bilden. Bei Eukaryonten enthalten die meisten mRNA-Moleküle als prim. Transkriptionsprodukte (prä-mRNA) codierende ↑Exonen u. nicht codierende ↑Introns; letztere werden im Prozeß des Spleißens entfernt, wobei durch alternatives Spleißen Peptidketten mit unterschiedl. Aminosäuresequenzen synthetisiert werden können. Eukaryont. mRNAs enthalten am 5'- u. 3'-Ende spezif. Strukturen (↑Cap-Struktur, Polyadenylsäure), die für Wechselwirkungen mit Ribosomen während der Initiation der Proteinbiosynthese sowie Translationseffizienz u. Stabilität der mRNA wichtig sind. Eukaryont. mRNAs sind monocistron., d.h. sie enthalten die Information für nur ein Protein, prokaryont. hingegen z.T. für mehrere versch. Proteine, sind also polycistron., ebenso wie RNAs von Viren. Die Lokalisierung von mRNA im Zytoplasma eukaryont. Zellen, insbes. in der Eizelle, ist von Bedeutung für die embryonale Musterbildung; ↑Messenger-Ribonukleinproteine.

Messenger-RNA, polycistronische: Virus-RNA u. ↑Messenger-RNA der Prokaryonten, in denen die Information für mehrere versch. Genprodukte (Proteine) enthalten ist.

Meßgeometrie: Summe aller geometr. Daten bei der Messung eines radioaktiven Präparats. Da jedes Radionuklid ein „Kugelstrahler" ist, wird durch einen Geometriefaktor das Verhältnis des vom Strahlungsdetektor erfaßten Raumwinkels erfaßt. Die M. ist eine wichtige Größe für die Reproduzierbarkeit von Messungen.

Meßglied: Teil eines ↑Regelkreises, der die Erfassung der ↑Regelgröße u. ggf. die Umwandlung ihrer Dimension, ihres Informationsparameters o. Wertebereichs entspr. den Forderungen des folgenden Reglers vornimmt.

Meßlatte: mit Meßskala des metr. Systems ausgestattete Vorrichtung zur Ermittlung der Körperhöhe o. -länge.

Meßmethoden, hämatologische: Die ältesten Verfahren zur Zählung von Zellkonzentrationen im peripheren Blut gehen auf Abbe (1878) zurück, der das Prinzip der Zählkammern mit definiertem Rauminhalt entwickelte. Später wurden derartige Zählkammern von Bürker, Thoma, Fuchs-Rosenthal, Neubauer u.a. angegeben. Für Erythrozyten, Thrombozyten, Leukozyten, eosinophile u. basophile Granulozyten sind mikrosk. Zählverfahren unter Verwendung von Zählkammern entwickelt worden u. z.T. noch in Gebrauch. Heute haben sich automat. ↑Zählkammern auf elektr., elektron. u. photoopt. Basis durchgesetzt.

Meßmulde: kastenförmiges Gebilde zur Längenmessung von Säuglingen.

Meßpunkte, anthropologische: zur Bestimmung quantitativer Größenmerkmale des Körpers ist eine Vielzahl genau definierter a. M. festgelegt, von denen aus die Maße u. Maßverhältnisse des Körpers o. seiner Teile ermittelt werden. ↑Anthropometrie, ↑Körpermaße.

Meßstatistik: Meßfehler durch den Wahrscheinlichkeitscharakter des radioaktiven Zerfalls. Fehler ist um so größer, je geringer die zu messende natürliche ↑Aktivität ist. Durch Mittelwert u. Streuung wird die Fehlergröße abschätzbar. Die M. ist der eigentl. Grund, daß bei Wiederholungsmessungen fast nie das gleiche Resultat erzielt wird.

Meßwandler: Bauteil, das prim. anfallende Meßgrößen (z.B. ↑Biosignale) in besser zu verarbeitende, meist elektr. Größen umformt, z.B. photoelektr. M. zur fortlaufenden Pulskurvenregistrierung.

Meßwertverarbeitung: Verarbeitung von Prozeßdaten in analoger u. bes. digitaler Form, die i.d.R. automat. von physikal., physiol. u. anderen Prozessen abgegriffen werden. Vorherrschend ist die digitale M., bei der eine Umwandlung analoger Meßdaten in digitale vorausgeht. Typ. Aufgaben der M. sind die Grenzwertüberwachung, die Berechnung technolog. Kenngrößen, die EKG-Auswertung u. vieles andere. Die M. erfolgt heute vorwiegend mit Digitalrechnern (digitale Verarbeitung) o. mit ↑Analogspeichern (analoge Verarbeitung) bzw. mit Hybridrechnern (gemischt analoge u. digitale Verarbeitung). Die M. hat enge Beziehung zur Prozeßsteuerung u. Prozeßautomatisierung (↑Prozeßmeßtechnik, medizinische).

Meßwertverarbeitung, automatisierte: spez. Arbeitsrichtung der Computeranwendung, bei der automat. erfaßte Meßwerte rechentechn. bearbeitet u. ausgewertet werden. Verwendung finden meist Prozeß- u. Mikrorechner, bei umfangreicheren Anwendungen auch in Verbindung mit elektron. Datenverarbeitungsanlagen. Gegenüber manueller o. visueller Auswertung wird für die a. M. wesentl. weniger Zeit benötigt, sie ist objektiv u. gestattet prinzipiell durch Einsatz auch komplizierter math. Verfahren größeren Informationsgewinn über den Basisprozeß. In der Med. erfolgt die a. M. entweder off line über Zwischenspeicherung (Festplatte, CD-ROM u.ä.) o. on line, z.B. in der Patientenüberwachung. Die a. M. gewinnt ständig an Bedeutung für die Rationalisierung u. auch Optimierung diagn. u. ther. Prozesse sowie für die Forschung. Bewährte Einsatzgebiete der a. M. in der Med. sind u.a. Laborautomatisierung, ↑Computertomographie, Biosignalanalyse, ↑Patientenüberwachung, automatische ↑Bildverarbeitung sowie der Einsatz in medizintechn. Geräten.

Meßzylinder: mit einer Graduierung versehene gläserne Standzylinder für die Abmessung best. Flüssigkeitsvolumina. Genauigkeit $\pm$ 0,1–0,5 %.

Mesterolon: halbsynthet. ↑Androgen.

Mestranol: halbsynthet. stark wirksames Östrogen; ↑Kontrazeptiva, orale.

meta- ⟨*gr*⟩ *Präfix*: nach, danach; z.B. metapneumonisch.

Metaanalyse: Eine statist. Methode zur Zusammenfassung der Ergebnisse (Effekte) mehrerer unabhängiger Studien zu ein u. derselben Fragestellung, um eine Antwort mit höherer statist. Aussagekraft zu erhalten.

Metabolic pool ⟨*engl*⟩ *m* ↑Mischphase, labile.

Metabolismus ⟨*gr*⟩ *m* ↑Stoffwechsel.

Metabolit ⟨*gr*⟩ *m*: niedrigmolekulare Substanz, die im Stoffwechsel gebildet o. umgesetzt wird.

metabotrop: Wirkung von Neurotransmittern, z.B. des Salzes der exzitator. Aminosäure Glutamin, Glutamat, auf den Stoffwechsel von Neuronen o. anderen Zielzellen, über postsynapt. Rezeptoren auf intrazelluläre Botenstoffe wie Kalzium, zykl. Adenosinmonophosphat (cAMP) u. Proteinklassen. Zugleich wird – wie ausschließl. bei den ↑ionotrop wirkenden Transmittern – das elektr. Membranpotential beeinflußt. M. Wirkungen spielen eine Rolle im ↑Gedächtnis. Transmitter mit m. Wirkung greifen auch an Adrenorezeptoren, cholinergen Rezeptoren, z.B. innerhalb des vegetativen Nervensystems, an. M. Wirkungen sind langzeitiger als ionotrope Wirkungen.

Metabrucellose: Folgezustände chron. Verlaufsformen der ↑Brucellose, die einen Endzustand darstellen.

Metacarpale ↑ Metacarpus.

metacarpeus *(lat) Adj*: zur Mittelhand (↑ Metacarpus) gehörend.

Metacarpus *(gr) m*: Mittelhand, zwischen Handwurzel u. Fingern gelegen: knöcherne Grundlage sind die 5 Ossa metacarpalia.

Metachromasie *(gr) f*: Anfärbung von Strukturen in einem anderen Farbton als dem des Farbstoffs (Ggs. ↑ Orthochromasie). Biol. Strukturen färben sich nicht in dem der Farblösung zugrundeliegenden Farbton an; z. B. färbt Thionin (violett) die Mastzellgranula rot.

Metacircuit *(gr + engl) m*: Barbizet. Ausgedehnte Neuronenkreise, in denen reverberator. Vorgänge möglicherweise die Grundlage zumindest des Sofortgedächtnisses darstellen. Diese Schwingungskreise würden best. Neuronen versch. Rindenareale miteinander verbinden u. so die Grundlage einer erworbenen, der genet. festgelegten anat. Organisation des Kortex superponierten funktionellen Organisation schaffen.

Metadysenterie *(gr) f* ↑ E-Ruhr.

Metagenese: Wechsel zwischen einer sich geschlechtl. fortpflanzenden Generation u. einer bzw. mehreren sich ungeschlechtl. vermehrenden Generationen (z. B. Toxoplasma gondii, ↑ Hundebandwurm).

Metagonimiasis: Befall mit ↑ Darmegeln.

Metagonimus yokogawai: Vertreter der ↑ Digenea (↑ Trematoda). Bis 2,5 mm lang u. 0,7 mm breit, birnenförmig, Entwicklung über Schnecken u. Fische. Meist im Darm von Hunden, Katzen, Schweinen u. auch Menschen; Verbreitungsgebiet: Ostasien.

Metakontrast: Hemmung der auf Beleuchtung eines umschriebenen Netzhautbezirks auftretenden Erregung durch nachfolgende Beleuchtung eines benachbarten Bezirks. Bei Figuren usw. kommt es dabei zu einer Kontrastverschärfung.

Metallchelate ↑ Komplexe.

Metalldampffieber: nach Inhalation von versch. Metalloxiden (oft Zinkoxid) auftretendes grippeähnl. Krankheitsbild (Fieber, Schleimhautreizungen, Allgemeinbeschwerden, Leukozytose). Typ. nach Expositionspause bei Gießern, Schweißern, Galvanikarbeitern u. ä. Die alveolargängigen Rauchpartikel müssen in relativ hoher Konzentration einwirken. Latenzzeit wenige Stunden, Rückbildung meist innerhalb 24 h. Folgeerscheinungen sind bisher nicht gesichert. Die Pathogenese ist nicht abschließend geklärt. Ther.: symptomat. soweit überhaupt erforderl.

Metalle: Elemente, die sich durch ihren typ. Metallglanz, hohe Leitfähigkeit für Wärme u. Elektrizität sowie durch eine Neigung zur Bildung pos. Ionen (Kationen) auszeichnen. Elemente mit relativ wenigen Außenelektronen (↑ Bindung, chemische), die unter Bildung von Kationen leicht abgegeben werden. M. bilden in ihren Verbindungen zumeist pos. geladene Teilchen. Oxide u. Hydroxide der M. besitzen meist bas. Charakter, wobei es allerdings Übergänge u. Zwischenstufen zu den Nichtmetallen gibt. Von den 104 bekannten Elementen gelten 78 als M. Viele Metalle sind lebensnotwendige Bestandteile des Organismus u. müssen als Mikroelemente bzw. ↑ Spurenelemente mit der Nahrung aufgenommen werden. Im Organismus sind M. nur als Ionen nachweisbar. Sie sind jedoch in ihrer Beweglichkeit i. a. mehr o. weniger eingeschränkt u. an körpereigene Stoffe in best. stereochem. Lagen fixiert. In diesen Verbindungen liegen M. zumeist als Komplexe vor. **Hauptfunktionen** der M. im Organismus sind neben spezif. Wirkungen in Enzymen (dort sind M. essentielle Wirkbestandteile, d. h. Enzymeffektoren) der Aufbau von Knochensubstanz (Kalzium, Magnesium) u. die Aufrechterhaltung eines physiol. unbedingt notwendigen Ionengleichgewichts in Organen, Geweben u. im Blut (insbes. Natrium, Kalium). Ein Mangel an best. M. kann zu schwersten Gesundheitsschäden führen. Metallverbindungen besitzen wie alle anderen chem. Stoffe allerdings auch tox. Eigenschaften, wenn sie in genügend hoher Dosis in Organismen gelangen. Aus ernährungstoxikolog. o. ernährungsphysiolog. Sicht kommt ledigl. Verbindungen der M. Bedeutung zu. Elementare M. entfalten meist deutl. geringere Wirkungen o. sind physiol. nahezu wirkungslos, jedoch in arbeitstoxikolog. Hinsicht (z. B. als Stäube u. Dämpfe) zu beachten. Unter **Schwermetallen** versteht man solche M., deren Dichte größer als 5 ist. Dazu zählen Eisen, Kobalt, Kupfer, Mangan, Molybdän, Zink u. Chrom. Daneben kommt den Schwermetallen Kadmium, Blei, Quecksilber, Thallium u. a. hohe Bedeutung als Umweltchemikalien hoher Toxizität zu.

Metallenzyme: Enzyme, die meist fest gebundene Metallionen enthalten, die für die katalyt. Funktion der Enzyme essentiell sind, z. B. eisenhaltige M.: Hämenzyme (Zytochrome, ↑ Katalase, Peroxidase); zinkhaltige M.: Carboxypeptidasen, Karbonanhydrase; manganhaltige M.: Isozitronensäure-Dehydrogenase; kupferhaltige M.: Ascorbinsäureoxidase, Monoaminooxidase, Zytochromoxidase.

Metallflavinproteine: Gruppe der Flavoproteine, die neben ihrer prosthetischen ↑ Gruppe (FAD, FMN) zusätzl. Metallionen (Fe^{2+}, Mg^{2+}, Mo^{2+}, Cu^{2+}) gebunden enthalten.

Metallimprägnation: histol. Methode mit Einsatz von Gold- o. Silbersalzen sowie Osmiumtetroxid zur Darstellung von Neurofibrillen, argyrophilen Bindegewebefasern, Zellfortsätzen (Gliazellen, Fibrozyten), Zellgrenzen, Sekretkapillaren, Markscheide, Golgi-Apparat u. a.

Metallisation: Metalleinsprengung durch elektr. Flammenbogen beim elektr. Unfall. Wichtig für Feststellung von ↑ Strommarken.

Metallkeramik: Metallgerüste von Kronen u. Brücken werden durch Aufbrennen von spez. dentalkeram. Massen verkleidet. Die Haftung wird im hohen Maße durch direkte Verbindung (Haftoxide) gewährleistet.

Metallklang: über großen luftgefüllten Räumen auskultator. u. perkutor. nachweisbares Schallphänomen.

Metallmikroelektrode: gestreckter, dünner Draht meistens aus Wolfram o. Stahl, der an einem in das Gewebe einzuführenden Ende mittels Elektrolyse angespitzt (Spitzendurchmesser ca. 0,5–5 µm) u. bis auf die äußerste Spitze mit einem isolierenden Lack überzogen ist (auch Glas). Man verwendet M. bevorzugt für die extrazelluläre Ableitung schneller elektr. Potentialschwankungen von Nerven- u. Muskelzellen.

Metalloproteasen: Gruppen der ↑ Proteasen, die für ihre katalyt. Wirksamkeit best. Metallionen benötigen (Zn^{2+}, Ca^{2+}, Fe^{2+}, Mg^{2+}). Unterschieden wird zwischen metallabhängigen Endoproteasen u. Carboxypeptidasen.

Metallosen: Metallvergiftungen. 1. Siderose: Vergiftung der Sinneszellen der Netzhaut durch Eisen (Reduktion im ↑ Elektroretinogramm) nach intraokularen Eisensplittern o. Blutungen. 2. Chalkosis: Verkupferung, durch kupferhaltige Metallsplitter, in der Linse der Sonnenblumenstar (Chalkosis lentis). Im Glaskörper liegender Kupfersplitter führt oft zu asept. Endophthalmitis. Chalkosis corneae: ↑Kayser-Fleischer-Pigmentring. 3. Argyrosis: interstitielle Silberablagerungen in der Bindehaut nach langer Silbermedikation. 4. Quecksilbermetallose: ↑Minimata-Krankheit. 5. entzündl. Gewebeveränderungen durch korrosive Erscheinungen an Metallimplantaten o. druckbedingte Metalleinsprengungen im Bereich von Prothesen.

Metallosis ⟨*lat*⟩ *f* ↑Metallosen.

Metallothionein: körpereigenes schwermetallbindendes Protein; Entgiftungsfunktion.

Metallproteine: Proteine, die Metallionen gebunden enthalten. Die Metalle können für die biol. Aktivität des entsprechenden Proteins unentbehrl. sein (z. B. ↑Zytochrome, ↑Metalloproteasen) o. als Reserve in den M. gespeichert u. transportiert werden (↑Transferrin, ↑Ferritin).

Metallprothesen: aus einem elast. Drahtgittergeflecht angefertigte Prothesen, die selbst expandieren u. zum Verschluß von Fisteln bzw. gegen eine Tumorinfiltration auch ummantelt sein können. ↑Stent.

Metallrauchfieber: Gießfieber, ↑Metalldampffieber, Zinkfieber, ↑Zink.

Metallstaublunge ↑Lungenverstaubung durch inerte Metallstäube.

Metallsuchgerät: Metalldetektor; Gerät zum Nachweis von Metallsplittern im Gewebe. Elektr. Sonde erzeugt bei Näherung an Fremdkörper aus Metall durch Störung des Stromkreises über Relais akust. Signal.

metamer ⟨*gr*⟩ *Adj*: in Segmente gegliedert.

Metamerie ⟨*gr*⟩ *f*: Gliederung des Körpers von Artikulaten u. Chordaten in hintereinanderliegende, zumindest embryonal gleichartige Abschnitte. Reste der M. beim erwachsenen Menschen, z. B. Gliederung der Rumpfmuskulatur, segmental abgehende Nervenwurzeln aus dem Rückenmark.

Metamizol: Novalgin, analget. wirksames ↑Pyrazolonderivat; i. v. auch bei Gallen- u. Nierenkoliken wirksam.

Metamorphopsie: Verzerrtsehen von Gegenständen bei Erkrankungen der zentralen Netzhaut (z. B. Retinopathia centralis serosa) u. Aderhaut, bes. bei Betrachtung gerader Linien. Prüfung am ↑Amsler-Gitter.

Metamorphose ⟨*gr*⟩ *f*: Umwandlung von Zellen, Organen, Organsystemen.

Metamorphose, regressive: strukturelle u. funktionelle Qualitätsminderung der Zahnpulpa im Zuge der Biomorphose o. als Folge chron. Reizeinwirkung i. S. der ↑Degeneration. 1. fettige Degeneration: Degeneration der ↑Dentinoblasten als erste Stufe der r. M., Dentinoblasten sind durch intrazelluläres Ödem aufgetrieben u. gehen zugrunde. 2. Kalkige Degeneration: ↑Dentikel. 3. Amyloidose. 4. Hyalinose. 5. Retikuläre Atrophie: früher als schwerste Form der r. M. angesehen, inzwischen als präparator. Artefakt erkannt. Klin. Diagnostik der r. M. kaum mögl., da ohne Sympt., allenfalls verminderte Reizbarkeit, jedoch durch Einschränkung der Anpassungsfähigkeit u. reparator. Leistung von Bedeutung für die Noxenabwehr u. die Anwendung von Vitalverfahren (Altersgrenze der Ind.). ↑Endodontie.

Metamorphose, visköse: durch ↑Thrombin induzierte, irreversible Umwandlung aggregierter Thrombozyten, die zunächst noch eine lockere Zusammenballung von Plättchen darstellt, die dann durch ↑Thrombosthenin u. a. Faktoren zum festen ↑Thrombus wird.

Metamyelozyt ↑Zellsystem, granulozytäres.

Metandienon: synthet. Androgen, Anabolikum.

Metanephros: Nachniere; entwicklungsgeschichtl. die zuletzt gebildete, endgültige Dauerniere, die sich aus den Ursegmentstielen des 3.–5. Lendensegments entwickelt hat.

Metaphase: Phase der Kernteilung, in der sich die noch nicht vollständig längs geteilten Chromosomen unter dem Einfluß des Spindelapparats in der Äquatorialebene zum Mutterstern (Monaster) anordnen. ↑Mitose.

Metaphaseplatte: mikrosk. Bild der spez. präparierten Chromosomen einer Zelle im Metaphasestadium der Meiose.

Metaphylaxe: Anteil der Betreuung, der bei gegebenem Anlaß über die unmittelbar erforderl. Maßnahmen (z. B. Diagnostik u. Ther.) inhaltl. u. zeitl. hinausgeht (Nachsorge).

metaphysär ⟨*gr*⟩ *f*: die Längenwachstumszone des Röhrenknochens betreffend (↑Aitken-Schema). Ggs.: diaphysär.

Metaphyse: Längenwachstumszone; Teil eines Röhrenknochens, der zwischen Diaphyse u. Epiphyse liegt.

Metaplasie ⟨*gr*⟩ *f*: qualitative Anpassungsvorgänge von (noch) teilungsfähigen Geweben (Wechselgewebe) an veränderte funktionelle Bedingungen (mechan., entzündl., chem. Reize), wodurch Zell- o. Gewebeformen entstehen, die ortsuntyp. sind. Nach Untergang des nomotopen Gewebes bildet sich ein relativ undifferenziertes Keimgewebe, das dann in die geringer differenzierten Gewebeformen übergeht (Umdifferenzierung; z. B. Bildung von Knochen im Muskelgewebe). Nur entwicklungsmäßig verwandte Gewebe können ineinander übergehen; z. T. schwer von embryonaler Keimversprengung abzugrenzen (↑Heterotopie). Man unterscheidet 1. Prosoplasie: Höherentwicklung, Weiterentwicklung; 2. direkte M.: direkte Umwandlung einer differenzierten Zelle in eine anders differenzierte; z. B. entrokol. M.: Zunahme der Becherzellen auf Kosten der Enterozyten in einer intestinalen Metaplasie. 3. Indirekte M. (regenerator. M.): Umdifferenzierung nach zwischengeschalteter Entdifferenzierung. Von echter M. muß abgegrenzt werden: die falsche M. (auch Pseudometaplasie o. formale Akkommodation, Allo- o. Dysmorphie), Formveränderungen von Zellen ohne Änderung ihres Differenzierungsgrades (Allomorphie); Verschiebungen an Gewebegrenzen, z. B. an der Plattenepithel-Zylinderepithel-Grenze der Portio uteri. ↑Erosio falsa portionis.

Metaplasiezellen: Plattenepithelien im Zervix u. Vaginalausstrich, die in der ↑Umwandlungszone der Cervix uteri durch Ersatz des Zylinderepithels durch Plattenepithel auf dem Wege der indirekten Metaplasie entstanden sind. Man unterscheidet unreife u. reife M. Unreife M. sind kleine Zellen mit aktiven hyperchromat. Kernen u. zyanophilem Plasma. Die betonten Zellgrenzen geben mit zunehmendem Reifegrad den M. eine immer deutl. polyedr. Gestalt. Unter Zunahme des Zytoplasmas bilden sich typ. Zellformen: Kaulquappenzellen (Tadpole-Zellen); Spinnenzellen (Spider-Zellen); Spindelzellen (Fiber-Zellen). Abb. S. 1282.

Metaplasma: Differenzierungen in einigen Zellarten, die spezif. Funktionen erfüllen. Epithel: ↑Tonofibrillen, Muskelzellen: ↑Myofibrillen, Nervenzellen: ↑Neurofibrillen.

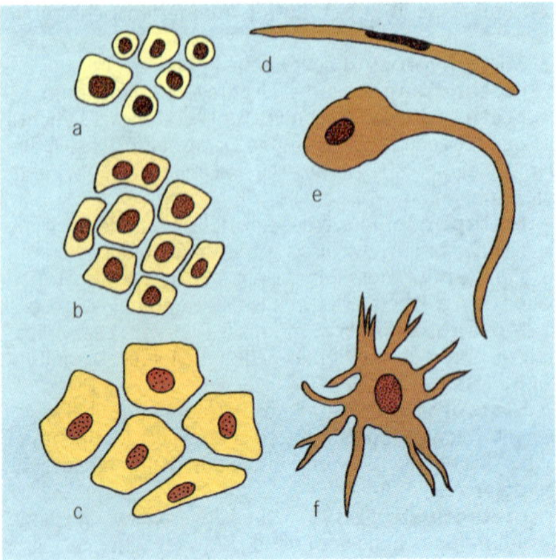

Metaplasiezellen
a: unreife M.; b: ausreifende M.; c: reife M.; d: Fiber-Zelle; e: Tadpole-Zelle; f: Spider-Zelle

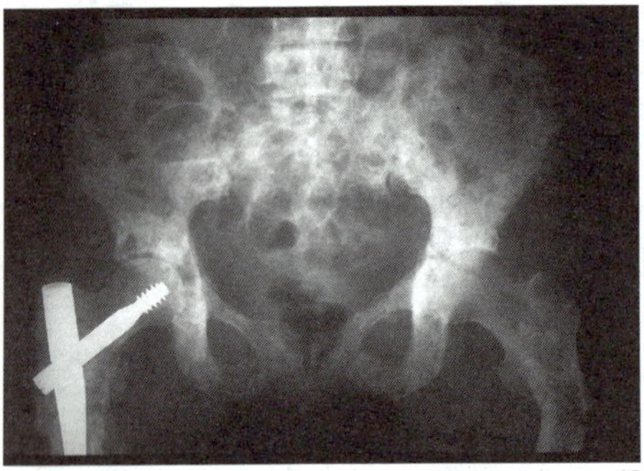

Osteoklastische Metastasen im gesamten Bereich des knöchernen Beckens bei Mammakarzinom, Fraktur des Acetabulum links u. path. Femurfrakturen beiderseits, rechts Schenkelhalsfrakturfixation mittels sog. Gammanagels

Metapyron: hemmt 11-Beta-Hydroxylase in der Nebennierenrinde, dadurch Hemmung der Glukokortikoidsynthese; zur Ther. des Hyperaldosteronismus.

Metastase ⟨*gr*⟩ *f*: vom Primärtumor aus verschleppte Gewächszellverbände. Unterschieden werden: regionäre M. auf dem Lymphweg, u. hämatogene Fernmetastase, ↑Impfmetastase, Abklatschmetastase o. ↑Kontaktmetastase; ↑Metastasierungstyp. Man spricht auch von sept. M. bei Verschleppung von Bakterien auf dem Blutweg.

Metastasenexstirpation, pulmonale: operative Entfernung von Lungenmetastasen nach Radikaloperation des Primärtumors.

Metastase, osteoklastische: Zerstörung von Knochen durch M., häufig zur Spontanfraktur führend (früher osteolyt. Metastase). Abb.

Metastase retrograde: Verschleppung von Tumorzellen entgegen der Blutstromrichtung.

Metastasierung: Prozeß der Metastasenbildung.

Metastasierung, hämatogene: Verschleppung u. Absiedlung von Krebszellen auf dem Blutweg.

Metastasierung, intrakanalikuläre: metastat. Tumorausbreitung in Hohlorganen, z. B. Magen-Darm-Trakt, Tracheobronchialsystem.

Metastasierung, lymphogene: Ausbreitung von Krebszellen über den regionären Lymphabfluß des vom Primärtumor befallenen Organs.

Metastasierungstyp: Eigenart versch. Organkarzinome über versch. Wege best. Organe als Metastasierungsort zu bevorzugen (z. B. Bronchialkarzinom das Gehirn, Prostatakarzinom die Knochen, Dickdarmkarzinom die Leber). M. nach Walther (Schweizer Röntg.): Lungen-, Leber-, Kava-, Pfortader- u. Zisternentyp der Metastasierung. M. nicht nur vom Sitz des Primärtumors, sondern von Tumorgröße, biol. Verhalten der Tumorzellen u. ↑Organotropismus abhängig.

Metastrongylus apri ⟨*gr*⟩ *m*: in Trachea u. Bronchien von Haus- u. Wildschwein, anderen Säugetierarten u. gelegentl. auch beim Menschen parasitierende Lungenwurmart, bis 50 mm lang. M. gehört zu den ↑Biohelminthen mit Körperwanderung; ↑Zwischenwirte sind Regenwürmer, Infektionsstoff ist das 3. Larvenstadium, die Infektion erfolgt oral, durch Aufnahme mit Zwischenwirt.

Metasystem ↑Fachsprache.

Metatarsalgie ↑Morton-Neuralgie.

Metatarsalindex: Längenbeziehung zwischen ersten u. zweiten Metatarsalknochen. Plus/Minus-Index: beide Strahlen sind gleich lang. Minusindex: zweiter Strahl gegenüber dem ersten Strahl länger. Prädisposition für Hallux valgus. Plusindex: Erster Strahl gegenüber dem zweiten Strahl länger.

Metatarsus: Mittelfuß, zwischen Fußwurzel u. Zehen gelegener Teil des Fußes; seine knöcherne Grundlage sind die 5 Ossa metatarsalia.

Metathalamus: hinter dem Sehhügel (Thalamus) gelegener Teil des Zwischenhirns; ↑Corpus geniculatum laterale u. mediale.

metatraumatisch ⟨*gr*⟩ *Adj*: im Anschluß an Verletzungen entstehend.

Metatrophie: Aufnahme sowohl von flüssiger (Osmotrophie) als auch fester (Phagotrophie) Nahrung (z. B. bei ↑Protozoa).

Meta-Vinculin: Ein Protein, das dem ↑Vinculin immun. verwandt ist.

Metazerkarie: auf die ↑Zerkarie folgendes Infektionsstadium der ↑Digenea (↑Trematoda), durch Zystenhülle gegen Umwelteinflüsse geschützt. Bei einigen Trematoden, z. B. chines. Leberegel (↑Clonorchis sinensis) u. Lungenegel (↑Paragonimus), ein Larvenstadium, welches sich in einem zweiten Zwischenwirt (z. B. Fisch o. Ameise bei Lanzettegel) entwickelt u. mit diesem vom Menschen aufgenommen wird.

Metazestoden: Bez. für die Zweitlarve der ↑Cyclophyllidea (z. B. ↑Cysticercus, ↑Echinococcus).

Metazoen: mehr- bzw. vielzellige, höhere Tiere.

Metazyklin: Langzeittetrazyklin. Bei Nierenfunktionsstörungen Kumulationsgefahr, keine Vorteile gegenüber ↑Doxyzyklin.

Metenolon: ein ↑Anabolikum.

Metenzephalon ⟨*gr*⟩ *n*: Hinterhirn. Teil des Gehirns, bestehend aus Brücke (↑Pons) u. Kleinhirn (↑Cerebellum).

Meteorismus ⟨*gr*⟩ *m*: Blähbauch, Trommelbauch; übermäßige Gasansammlung in den Hohlorganen des Bauchraums o. in der freien Bauchhöhle, die zur Auftreibung der Bauchdecke u. Zwerchfellhochstand führt.

Meteorobiologie ⟨*gr*⟩ *f* ↑Biometeorologie.

Meteoropathologie: Lehre von der ↑Biotropie des Wetters.

Meterwinkel: Maß für den Grad der Konvergenz der Augäpfel beim Sehen auf nahe Gegenstände. Der M. ist der Reziprokwert der Objektentfernung in Metern vor den Augen, z.B. bei Fixation auf einen Gegenstand in 0,33 m Entfernung beträgt die Konvergenz 3 M.

Methacholin: oral wirksames ↑Parasympathomimetikum; ↑Cholinesterasehemmstoff des reversiblen Typs. ↑Carbamate.

Methacrylat: polymerisierende Ester der Methacrylsäure. Einbettungsmittel in der Elektronenmikroskopie.

Methacrylsäure: methylierte ↑Acrylsäure.

Methacrylsäuremethylester: $CH_2=C(CH_3)$-COOH, methylierte ↑Acrylsäure; Salze u. Ester heißen Methacrylat. Der M. CH2=C(CH3)-COOCH Methylmethacrylat, ist das Monomer zahntechn. verwendeter Kunststoffe.

Methadon: synthet. Analgetikum vom Morphintyp. Qualitativ wie Morphin (Suchtgefahr), quantitativ linksdrehende Form vierfach, Racemat zweifach stärker analget. wirksam als Morphin. Nach peroraler genauso wirksam wie nach parenteraler Gabe länger wirksam als Morphin, Gewöhnung u. Abhängigkeit entstehen langsamer. Bes. geeignet zur Behandlung chron. Schmerzzustände. Abb.

Methämoglobin: *Abk* Met-Hb; ↑Hämoglobin.

Methämoglobinämie: Vermehrung des Methämoglobingehalts um über 10% des Gesamthämoglobins im Blut, d.h. um über 15 g/l. Zur Aufrechterhaltung niedriger Methämoglobinkonzentrationen muß das im Organismus ständig anfallende Methämoglobin wieder reduziert werden. Hierzu existieren spez. Methämoglobinreduktasen (Diaphorasen), daneben auch nichtenzymat. Mechanismen. Auch Schutzmechanismen, die eine Oxidation des Hämoglobins von vornherein vermeiden, sind bekannt (Katalase, Glutathionperoxidase, Superoxiddismutase). Eine M. kann versch. Ursachen haben. Leitsymptom der M. ist die ↑Zyanose. **Tox. M.**: durch oxidierende Substanzen akut auftretende M. Die im Säuglingsalter auftretende Brunnenwassermethämoglobinämie beruht auf einer Nitritvergiftung. Fetales Hämoglobin ist leichter oxidierbar als adultes. Außerdem ist die Aktivität der Methämoglobinreduktase (Diaphorase I u. II) oft noch nicht voll entwickelt. Pathogenet. bedeutsam sind gleichzeitig bestehende Dyspepsien durch nitratreduzierende Keime wie Salmonellen, Shigellen, Escherichia coli u. Staphylokokken. Leitsymptom ist die schmutzig graubraune Zyanose. Das Allgemeinbefinden ist beeinträchtigt, Dyspnoe u. Tachykardie können auftreten. Die letale Methämoglobinkonzentration liegt bei 70–80%. Der Nachweis des Met-Hb erfolgt photometr. (630 μm), durch Elutionsverfahren aus den Erythrozyten u. durch Nachweis von ↑Heinz-Innenkörpern. Tox. M. wird auch durch Medikamente verursacht, darunter Acetanilid, Azulfidine, Furadantin, Nitrobenzen, Nitroglycerol, Phenacetin, Primaquine, Sulfonamide, Resorcin. Die Ther. besteht in einer Ausschaltung der Noxe, Gabe von Redoxfarbstoffen (Thionin, Methylenblau), Sauerstoff u. in schwersten Fällen Austauschtransfusionen. **Kongenitale M.**: M. infolge von Zytochrom-b_5-Reduktase-Mangel, Diaphorase-Mangel o. pathol. Hämoglobinsynthese (HbM u. instabile Hämoglobinvarianten). Die kongenitale enzymopen. M. (Typ Gibson) stellt ein angeborenes Leiden mit autosomal rezessivem Erbgang dar. Der Methämoglobingehalt liegt zwischen 15 u. 40%. Häufig besteht eine kompensator. ↑Polyglobulie. Einen dominanten Erbgang weist der Typ Townes-Lovell-Morrison der enzymopen. kongenitalen M. auf. Eine erhöhte Oxidierbarkeit weisen die Hämoglobin-M-Varianten als angeborene Störung der Globinsynthese auf. Hierzu gehören HbM Boston, HbM Iwate, HbM Saskatoon, HbM Hyde Park u. HbM Milwaukee. Hb Freiburg stellt ein instabiles ↑Hämoglobin dar, das zur hämolyt. Anämie mit Innenkörperbildung u. M. führt.

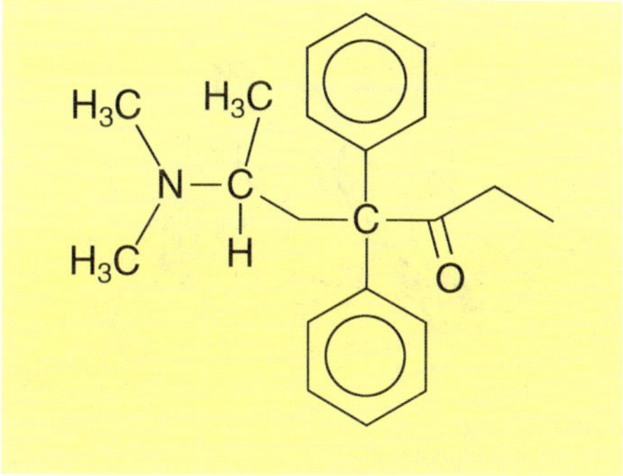

Methadon. Hier das Derivat Levomethadon

Methämoglobinbildner: Gifte, die Hämoglobin zu Methämoglobin oxidieren: Nitrite, Chlorate, aromat. Amino- u. Nitroverbindungen, Kaliumhexacyanoferrat.

Methämoglobinreduktion: führt dazu, daß der Methämoglobinanteil im normalen Blut weniger als ein Prozent des Gesamthämoglobinbestands ausmacht. Die M. wird durch eine NADPH- u. eine NADH-abhängige Methämoglobinreduktase katalysiert.

Methamphetamin: Pervitin, Phenylalkylaminderivat; Psychostimulans, Analeptikum. Toleranz u. psych. Abhängigkeit entwickeln sich nach wiederholter Gabe. Anorekt. u. schwach sympathomimet. Wirkung; Weckeffekt, Antriebssteigerung u. Hebung der Stimmungslage (Euphorie). Darf als Suchtmittel nur auf spez. Rezepten verordnet werden. Abb.

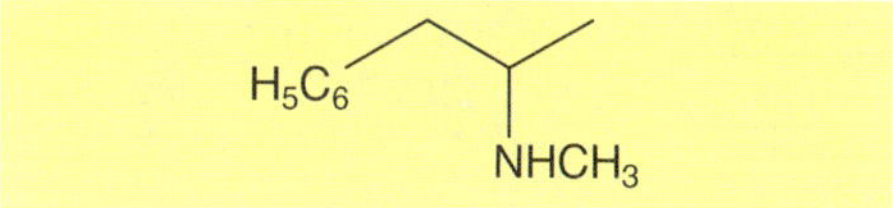

Methamphetamin

Methan: CH_4; Das leichteste ↑Alkan. Wird in der Natur bakteriell aus Kohlenstoffverbindungen gebildet u. kommt im Erdgas, Grubengas, Sumpfgas sowie in den Darmgasen vor. Abb. S. 1284.

M

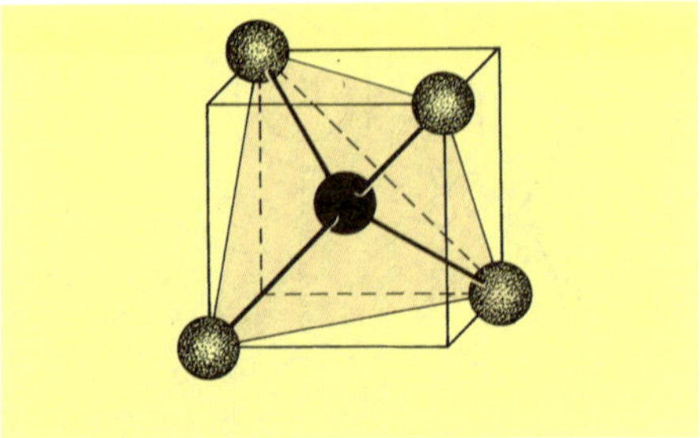

Methan.
Tetraedermodell des Methans

Methanal ↑Formaldehyd.

Methanol: Methylalkohol, CH_3OH; farblose, brennbare, wasserlösl. Flüssigkeit, Siedepunkt 64,7 °C. Methanoldampf ist im Gemisch mit Luft bei 5,5–36,5 Vol.-% M. explosiv. Geruchl. u. geschmackl. von Äthanol kaum zu unterscheiden. Tox. durch enzymat. Übergang in ↑Ameisensäure.

Methanolvergiftung: Intoxikation durch inhalative Aufnahme von Methanoldämpfen o. orale Aufnahme (Verwechslung mit Äthanol). Bei akuter M. Rauschzustände u. rasche Atemlähmung. Nach Überstehen der akuten Phase häufig Sehstörungen bis hin zur Erblindung (Neuritis nervi optici). Bei chron. M. Schleimhautreizung, Kopfschmerzen, Benommenheit, Sehstörungen, auch tox. Leberschäden. ↑Arbeitsunfall, ↑Berufskrankheiten.

Methanthelin: ein ↑Parasympatholytikum, Spasmolytikum.

Methaqualon: Revonal, ein ↑Chinazolinonderivat u. ↑Hypnotikum.

Met-Hb: *Abk* für Methämoglobin. ↑Hämoglobin.

Methenamin: Hexamethylentetramin. Antidot bei ↑Phosgenintoxikation, obsoletes Harndesinfiziens.

Methicillin ↑Meticillin-Natrium.

Methinaminversilberung ↑Gomori-Pilzfärbung.

Methionin: 2-Amino-4-methylmercaptobuttersäure; $CH_3S\text{-}CH_2\text{-}CH_2CH(NH_2)\text{-}COOH$; essentielle proteinogene ↑Aminosäure. In Mikroorganismen erfolgt die Synthese aus Asparaginsäure. Im Zwischenstoffwechsel dient es der Übertragung von Methylgruppen (aktives ↑Methionin). Der Abbau von M. verläuft über Homocystein nach Transsulfurierung bis zum Succinyl-CoA, das im ↑Zitronensäurezyklus verwertet wird. M. ist sauerstoff- u. hitzeempfindl., ist neben ↑Cystein u. Cystin die Hauptquelle für den Schwefelgehalt der Proteine; wichtiger Lieferant von Methylgruppen (Methyldonator) beim Ablauf des Intermediärstoffwechsels (↑Transmethylierung). Als „lipotroper" Faktor am Abtransport der Fettsäuren aus der Leber u. an der Phosphatidsynthese beteiligt: Methioninmangel führt zu Störungen im Leberstoffwechsel (↑Fettleber), andererseits ist M. eine Aminosäure, die bei einem Überangebot auf den Organismus tox. wirkt. Abb.

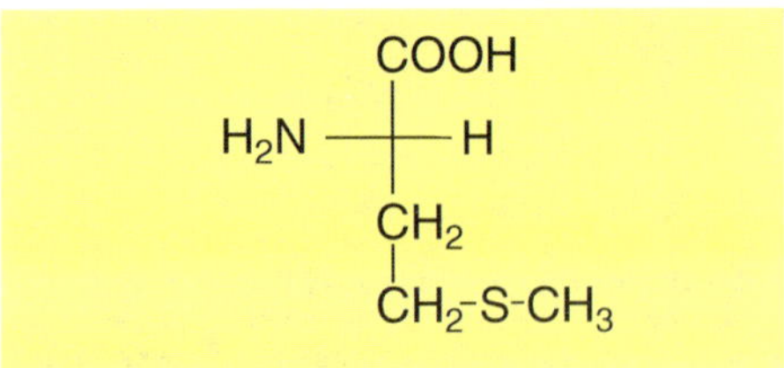

Methionin

Methionin, aktives: S-Adenosylmethionin; entsteht aus Methionin u. ATP unter Abspaltung von Phosphat u. Pyrophosphat. Dient als Methylgruppendonator, z. B. bei der Adrenalin-, Cholin- u. Kreatinsynthese, dabei entstehen Adenosin u. Homocystein.

Methioninmalabsorption: genet. bedingte Form einer ↑Aminosäurenmalabsorption mit geistiger Retardierung, Krämpfen, Diarrhö.

Methioninsulfoximin: bei der Bleichung von Mehl mit Stickstofftrichlorid o. Persulfaten aus dem Methionin des Kleberproteins entstehende tox. Verbindung; Teilursache des ↑Bäckerekzems. ↑Sekundärprodukte.

Methisazon: N-Methylisatin-beta-thiosemicarbazon; ↑Virostatikum. das zur Pockenprophylaxe u. zur Ther. von Komplikationen nach Pockenschutzimpfung eingesetzt wurde. Die Prüfung von M. während einer Pockenepidemie in Madras (Indien) 1963 durch den Engländer Donald Bauer war einer der ersten Erfolge der antiviralen Chemotherapie. Die Ausbildung reifer infektiöser Viren unterbleibt nach Hemmung der Virusreifung durch Eingriff in die für die Ausbildung der Proteinhülle wichtigen Proteinsynthese durch Hemmung der ↑Translation der viralen mRNA.

Methode, ägyptische: Sonderform der Peloidtherapie, bei der subaquat. gelagerter Schlick o. Schlamm auf den Körper aufgestrichen u. in der Sonne getrocknet wird.

Methode, aktuarische: Sterbetafelmethode; nichtparametr. Schätzmethode für Überlebenszeitverteilungen (↑Überlebenskurven), bei der die Überlebenswahrscheinlichkeit zu festen äquidistanten Zeitpunkten als relative ↑Häufigkeit der zu diesem Zeitpunkt noch Lebenden geschätzt wird. Charakterist. ist, daß Individuen mit zensierten Überlebenszeiten mit dem Faktor $^1/_2$ zur Risikomenge (Nenner) beitragen (↑Überlebenszeitanalyse).

Methode der kleinsten Quadrate: am häufigsten verwendete Methode zur Anpassung u. Schätzung von Parametern von ↑Wahrscheinlichkeitsverteilungen bzw. Regressionskurven (↑Regressionsanalyse), wenn der Typ der Verteilung bzw. der Kurve als bekannt angenommen wird. Ansatz: Die Parameter sind so zu schätzen, daß die Summe der Abstandsquadrate von Beobachtungswerten (Häufigkeiten bzw. Meßwerten) u. geschätzten Werten zum Minimum wird.

Methoden, pararöntgendiagnostische: Untersuchungsverfahren, die ähnl. wie die Röntgenbilder das Innere biol. Objekte bildmäßig darstellen. Hierher gehören die ↑Ultraschalldiagnostik, die ↑Thermographie mit Kamera o. Flüssigkristallen, die Kernspintomographie. Gemeinsames Kennzeichen der unter p. M. zusammengefaßten Verfahren ist das Arbeiten mit Strahlung (Ultraschall, Wärmestrahlen, Hochfrequenzstrahlen). Die nuklearmed. Methoden werden i. a. nicht zu den p. M. gezählt.

Methohexital: Injektionsnarkotikum; ↑Barbiturate.

Methophenazin: Metofenazat, Frenolon; ein ↑Neuroleptikum, ↑Phenothiazinderivat.

Methotrexat: N[4-(2,4-Diamino-6-pteridinylmethyl)-N-methylaminobenzoyl]-L-Glutaminsäure, Amethopterin; Zytostatikum aus der Gruppe der Antimetabolite, wirkt als Folsäureantagonist. Die zelluläre Aufnahme erfolgt durch aktiven Membrantransport; intrazelluläre Akkumulation in Form von Polygintamaten, spezif. Hemmung der Dihydrofolatreduktase u. der Purin-de-novo-Synthese. Antagonisierbar durch Tetrahydrofolsäurederivate. Einziges Zytostatikum, für das ein Antidot (Folinsäure = Leukovorin) verfügbar ist, so daß bei evtl. Überdosierung der zytostat. Effekt reduzierbar ist. Terminale Halbwertszeit 7–14 h. Anwendung bei Mammakarzinom, kleinzelligem Lungenkarzinom, Ovarialkarzinom, HNO-Tumoren, Sarkomen, malignen Lymphomen, Leukämien, Autoimmunerkrankungen, therapierefraktärer Psoriasis.

5-Methoxy-N-acetyltryptamin ↑ Melatonin.

Methoxychlor: Insektizid aus der Gruppe der ↑ Chlorbenzene. Ähnl. wie ↑ DDT.

Methoxyfluran: Penthrane; 2,2-Dichlor-1,1-difluorethylmethylether. Gasförmiges ↑ Inhalationsnarkotikum, mit relativ großer Narkosebreite. Gute Analgesie, schlechte Muskelrelaxation, geringer atem- u. kreislaufdepressiver Effekt, relativ lange Narkoseeinleitung u. postoperativ narkot. Nachschlaf. Hat große Ähnlichkeit mit dem ↑ Halothan.

3-Methoxy-4-hydroxymandelsäure: Vanillinmandelsäure (VMS); wesentl. gemeinsames Abbauprodukt von Adrenalin u. Noradrenalin. VMS ist repräsentativer klin.-chem. Parameter für Stoffwechselsituation der ↑ Katecholamine. Vermehrte Ausscheidung bei Phäochromozytom u. Neuroblastom, verminderte Ausscheidung bei Melanom, Phenylketonurie u. fam. Dysantomie.

Methoxypsoralen: Medikament zur lokalen Psoriasisbehandlung.

2-Methyladenin: seltene ↑ Nukleinsäurebase, die in best. Nukleinsäuren in kleinen Mengen auftritt.

Methylalkohol: Methanol, Karbinol, Holzgeist; einfachster Alkohol (Siedepunkt 65 °C), fast geruchlos, wirkt stark giftig (↑ Methanolvergiftung). M. entsteht bei der trockenen Destillation des Holzes, deshalb im rohen Holzessig enthalten; tritt beim Verglimmen von Holz auf (Räuchern von Fleisch) sowie im Tabakrauch; ferner enthalten im Trester- u. Hefebranntwein (entstanden aus den Methoxygruppen des Pectins). Hämat. Fixierungsmittel für Blutausstrich, May-Grünwald-Giemsa-Färbung.

Methylasen ↑ Methyltransferasen.

Methylatropin ↑ Atropin.

Methylbromid: CH_3Br; als ↑ Fumigant einsetzbares Gas; wirkt alkylierend u. hinterläßt als Rückstand ↑ Bromide.

Methylbutadien: ein ↑ Isopren.

Methylchlorid: Monochlormethan, Chlormethyl; farbloses Gas. Techn. Methylierung-, Kühl- u. Lösungsmittel; in best. Feuerlöschern. Vergiftungen meist durch Inhalation; Sympt. wie ↑ Methanolvergiftung.

Methylcholanthren: kanzerogener, polyzyklischer ↑ Kohlenwasserstoff, induziert ↑ Zytochrome P 450.

Methyldopa: Alphamethyldopa; indirekt wirksames Sympatholytikum. M. hemmt ↑ Dopamin-Betahydroxylase u. damit Bildung von Dopamin aus Dopa. Außerdem entsteht der falsche Transmitter Alphamethylnoradrenalin mit geringerer intrins. Aktivität (↑ Wirkaktivität) als Noradrenalin. Anwendung als ↑ Antihypertensivum; Nebenwirkung: Parkinson-Syndrom.

Methyldopahydrazin: Carbidopa, Hemmstoff der Dopadecarboxylase, ↑ Antiparkinsonika. Applizierte Dopa wird peripher nicht decarboxyliert u. kann so vermehrt über die ↑ Blut-Hirn-Schranke aktiv in das Gehirn aufgenommen werden u. den Dopaminmangel beim Parkinson-Syndrom beseitigen.

Methylekgonin ↑ Cocain.

Methylenblau: Farbstoffindikator, der bei Einwirkung reduzierender Stoffe in die farblose Leukoverbindung übergeht. Redoxindikator, Antidot bei Methämoglobinbildung (↑ Methämoglobinämie); fördert als Wasserstoffakzeptor bei funktionierender Methämoglobinreduktase Rückbildung von oxidiertem in reduziertes Hb. In der Histol.: bas. Farbstoff.

N,N-Methylen-Tetrahydrofolsäure ↑ Tetrahydrofolsäure.

Methyl-G. A. G.: synthet., antineoplastische ↑ Substanz; blockiert die Polyaminbiosynthese durch Hemmung von Enzymen, außerdem direkte Bindung an die DNA sowie Schädigung der Mitochondrien. Anwendung bei akuter myelo. Leukämie, Lymphomen, Lymphogranulomatose.

Methylglucaminamidotrizoat: Inhaltsstoff in iodhaltigen Röntgenkontrastmitteln (↑ Kontrastmittel) zur Angiographie, retrograden Pyelographie, Bronchographie, Fistel- u. Nebenhöhlendarstellung.

N-Methylglycin ↑ Sarcosin.

Methyl-153grün-Pyronin-Färbung: zytochem. Verfahren in der Hämat. zum simultanen u. differenzierenden Nachweis von DNA u. RNA. DNA wird dabei spezif. mit Methylgrün, RNA mit Pyronin angefärbt. Blutausstrich wird mit ↑ Carnoy-Lösung fixiert. Ergebnis der Färbung: DNA-haltige Kerne blaugrün. RNA-haltiges Zytoplasma rosa bis rot (homogen bei Myeloblasten u. Erythroblasten, granuliert bei Plasmazellen, Lymphozyten, Monozyten, basophilen u. eosinophilen Granulozyten). RNA-haltige Nukleolen rot.

Methylguanidinacetat ↑ Kreatin.

Methylhydrazin: Raketentreibstoff u. chem. Zwischenprodukt; wirkt teratogen u. embryotox.

Methylierung: Methylübertragung; Einführung von Methylgruppen in chem. Verbindungen, z. B. Aminosäuren (Proteinmethylierung), Basen o. Zuckerreste (Nukleinsäuremethylierungen); auch ↑ Methyltransferasen. Die von Methyltransferasen katalysierte Übertragung von Methylgruppen, z. B. Synthese von Adrenalin aus Noradrenalin, Synthese von Cholin, Abbau von Adrenalin, Noradrenalin u. Histamin (methylgruppenlieferndes Coenzym: S-Adenosylmethionin); M. von Homocystein zu Methionin (Coenzym; N^5-Methyl-Tetrahydrofolsäure).

Methylindol ↑ Skatol.

Methylkallidin: zur Gruppe der ↑ Kinine zählendes Gewebehormon.

Methylmalonsäuretest: bei Fehlen des Cobalamins (↑ Vitamin B_{12}), Coenzym der Methylmalonyl-CoA-Isomerase für die intramolekulare Umlagerung des Carboxylrests, scheidet der Mensch die 50–100fache Menge Methylmalonsäure im Harn aus. Dem M. kommt diagn. Bedeutung bei Vitamin-B_{12}-Mangelzuständen zu.

Methylmalonsäureurie: Aminosäurestoffwechselstörung; in wenigen Fällen beschriebene, autosomal rezessiv vererbte Erkrankung mit einem Defekt der Malonyl-CoA-Mutase (↑ Malonyl-Coenzym A) o. Störungen des Cobalaminmetabolismus. Krankheitsbeginn im Neugeborenen- o. Säuglingsalter.

Methylmalonyl-Coenzym A: wird beim Abbau ungeradzahliger Fettsäuren u. beim Isoleucinabbau in einer biotinabhängigen Carboxylierung aus Propionyl-Coenzym A gebildet u. durch Isomerisierung in ↑Succinyl-Coenzym A (Intermediat des ↑Zitronensäurezyklus) umgewandelt.

Methylmorphin ↑Opiumalkaloide, ↑Codein.

2-Methyl-1,4-naphthochinon: Menadion; ↑Vitamin K.

Methylnitrosoharnstoff ↑Kanzerogene.

Methylorange: Helianthin, in 0,01 %iger wäßriger Lösung. Verwendung als pH-Indikator mit Farbumschlag bei pH 3–4 von rot (pH < 3,0) nach gelb (pH > 4 von 3,1–4,4).

Methylparaben: Nipagin. ↑Nipa-Ester.

Methylparaoxon: sehr tox. Phosphorsäureester, der durch Giftung des Insektizids Methylparathion entsteht; auch während längerer Lagerung aus Methylparathion gebildet. ↑Acetylcholinesterasehemmer.

Methylparathion: Insektizid. ↑Methylparaoxon.

Methylperidol Butyrophenonderivat, wirkt ähnl. wie ↑Haloperidol. ↑Neuroleptikum.

Methylphenidat: Ritalin, Psychotonikum, wirkt amphetaminähnl. Weniger periphere Wirkungen, als Appetitzügler ungeeignet. Zur Behandlung hyperkinet. Kinder verwendet.

Methylphenobarbital: Mephytal, Antikonvulsivum ähnl. wie Phenobarbital.

Methylprednisolon: synthet. Glukokortikoid, ↑Kortikoide.

Methylquecksilber ↑Quecksilberverbindungen, organische.

Methylrosaniliniumchlorid: Methylviolett, Bestandteil von Gentianaviolett (Kristallviolett). Ther. verwendet als Dermatikum (lokal, 1–2 %ig), früher als Oxyurenmittel. Farbstoffkristalle führen an der Haut u. auf Schleimhäuten (Auge) zu schweren Gewebenekrosen, sog. Tintenstiftnekrosen.

Methylrotreaktion: Methylrottest; Bestimmung der Säurebildung in einem glukosehaltigen Substrat mittels Methylrot als Indikator. Bestandteil der bunten ↑Reihe.

Methylscopolamin: ein ↑Parasympatholytikum, ↑Spasmolytikum.

Methyltestosteron: 17-Alphamethyltestosteron; synthet. oral wirksames ↑Gestagen, Kontrazeptivum, Ovulationshemmer. Es besitzt eine Antihormonwirkung gegen die Hormone der Nebennierenrinde. ↑Antihormone.

Methylthionin: Methylenblau; Redoxfarbstoff, irreführender Name, da zur Behandlung der CO-Vergiftung ungeeignet. Anwendung bei Methämoglobinbildung zur Beschleunigung der Rückbildung in reduziertes Hämoglobin.

Methylthiouracil: Thioharnstoffderivat, ein ↑Thyreostatikum.

Methyltransferasen: Transmethylasen, methylgruppenübertragende Enzyme, z. B. DNA-Methyltransferasen, deren Methyldonatoren aktivierte ↑C_1-Körper (S-Adenosylmethionin, N_5-Methyl-Tetrahydrofolsäure) sind. ↑Methylierung.

Methylxanthine: Xanthinderivate; ↑Coffein, ↑Theophyllin, ↑Theobromin.

Methylzellulose: ein ↑Laxans, pharm.-techn. Hilfsstoff.

Methyprylon: Noludar, Piperidindionderivat, Hypnotikum, wirkt barbituratähnl. ↑Barbiturate.

Methysergid: Dimethylergometrin, Metisergid, synthet. Secalealkaloid, ↑Serotoninantagonist, zur Migränetherapie verwandt. ↑Mutterkorn.

Methysticin ↑Piper methysticum.

Metiamid: Antihistaminikum, H_2-Blocker; ther. nicht angewandt.

Meticillin-Natrium: penicillinasestabiles Penicillin, dessen Anwendung auf penicillinasebildende Staphylokokken beschränkt ist, da die Wirkungsintensität gegenüber anderen grampositiven Keimen zu gering ist. M. ist säurelabil. Durch die Entwicklung der Isoxazolylpenicilline wurde M. weitgehend überholt.

Metixen: Antiparkinsonmittel. Thioxanthenderivat, anticholinerge Wirkung, bes. gegen Tremor.

Metmyoglobin: in Analogie zum Methämoglobin die Form des Myoglobins, bei der das in der prosthet. Hämgruppe gebundene Eisen dreiwertig vorliegt. M. kann keinen Sauerstoff binden. ↑Pökeln von Fleisch.

Metoclopramid: Paspertin; Dopaminantagonist, Antiemetikum. Durch Beschleunigung der Magenentleerung Resorptionsbeeinflussung anderer Pharmaka mögl. Zur symptomat. Ther. von Nausea, Singultus u. Erbrechen. Nebenwirkungen: extrapyramidale Sympt.

Metopirontest: Metapyrontest; Test zur Prüfung der Funktion des Regelkreises ↑Hypothalamus-Hypophysen-Nebennierenrinden-Achse. Metopiron blockiert die Cortisolsynthese in der Nebennierenrinde durch Hemmung der Steroid-11-beta-Hydroxylase. Dadurch kommt es zum Absinken der Cortisolkonzentration im Plasma, vermehrter ACTH-Produktion, Anstieg der 11-Desoxycortisolkonzentration im Plasma, Anstieg der 17-Hydroxykortikosteroidausscheidung im Harn, Verminderung der Ausscheidung der Cortisolmetabolite u. Zunahme der Ausscheidung der 11-Desoxycortisolmetabolite im Harn. Ind.: Differenzierung der Nebennierenrindeninsuffizienz. Der M. kann auch als Kurztest zur Prüfung der ACTH-Reserve bei Verdacht auf sek. ↑Nebennierenrindeninsuffizienz o. nach hochdosierter Ther. mit synthet. Glukokortikoiden eingesetzt werden.

Metopismus ⟨*gr*⟩ *m*: Bestehenbleiben der durch die bilaterale Anlage des Os frontale erklärbaren Stirnnaht (Sutura frontalis). Synostosierung erfolgt normalerweise bis zum 3. Lj. Graduelle Abstufungen häufig: meist Persistenz der oberen Nahtstrecke. ↑Kreuzschädel.

Metopitis granulomatosa ⟨*gr + lat*⟩ *f*: Schwellung der Stirn bei ↑Melkersson-Rosenthal-Syndrom.

Metopon: Methyldihydromorphinon; Analgetikum der Morphinreihe.

Metopopagus ⟨*gr*⟩ *m*: Metopagus; im Bereich der Stirn verwachsene Doppelfehlbildung.

Metoprolol: ein ↑Betarezeptorenblocker.

Metoprolol-OROS ↑Systeme, therapeutische.

Metöstrus: vierte Phase des Vaginalzyklus bei Nagern; entspricht der Sekretionsphase des menschl. Zyklus.

Metras-Katheter: Spezialkatheter mit strahlenundurchlässiger Spitze für die ↑Bronchographie. Die Krümmung der Katheter ist den Lappen- u. Segmentbronchien angepaßt.

Metreurynter ⟨*gr*⟩ *m*: Flüssigkeitsballon, histor. Instrument zur Zervixdehnung unter der Geburt.

Metreuryse: Anwendung des ↑Metreurynters.

Metritis ⟨*gr*⟩ *f*: Entzündung der Gebärmuttermuskulatur meist infolge aufsteigender Infektion aus der Scheide.

Metritis gravidarum: ↑Neugeborenenlisteriose, ↑Listeriose.

Metrizamid: nichtion. Röntgenkontrastmittel zur Myelo-, Uro- u. Angiographie.

Metrizoesäure ↑Metrizamid.

Metronidazol: Nitroimidazolderivat. Chemotherapeutikum bei Trichomonadenerkrankungen (↑Amöbiasis), Anaerobierinfektion (z. B. durch Bacteroides-Arten).

Metrophlebitis ⟨*gr*⟩ *f*: Entzündung der Uterusvenen, ausgehend von einer ↑Endometritis.

Metroptose: Senkung bzw. Vorfall des Uterus.

Metrorrhagie: Blutungen aus der Gebärmutter außerhalb der normalen Regel. Tumorausschluß nötig.

Metrozyten: Zelltyp im Inneren der Sarkosporidienzysten (↑Sarkosporidiose), Vermehrung durch ↑Endodyogenie.

Metschnikow, Ilja Iljitsch (1845–1916), russ. Zool., Bakt., St. Petersburg, Odessa, Paris. 1883 erste Mitteilung über „Phagozyten" u. „Phagozytose". 1908 Nobelpreis für Med./Physiol. (mit P. Ehrlich) „in Anerkennung seiner Arbeit über die Immunität".

Metschnikow-Makrophagen (nach Ilja I. M.) ↑Makrophagen.

Meulengracht, Einar (geb. 1887), dän. Int., Kopenhagen.

Meulengracht-Syndrom (nach Einar M.) ↑Gilbert-Meulengracht-Krankheit.

MeV: *Abk* für 1 Million ↑Elektronenvolt; in der Atomphysik u. in der Radiol. gebräuchl. Energieeinheit.

Mevalonsäure: Intermediat der Biosynthese der Carotinoide u. Steroide. Entsteht aus ↑Betahydroxy-betamethyl-glutaryl-Coenzym A u. wird über Mevalonsäurepyrophosphat zu aktivem Isopren (Isopentenylpyrophosphat) umgewandelt.

Mevinolin: Produkt aus Aspergillus terreus, senkt erhöhten LDL-Spiegel (↑Low-density-Lipoproteine).

Mexiletin: ↑Antiarrhythmikum gegen ventrikuläre Herzrhythmusstörungen; ZNS-Nebenwirkungen.

Meyenburg-Komplexe: biliäre benigne Mikrohamartome, die aus Zysten bestehen u. von proliferierendem Bindegewebe umgeben sind. Sie treten laparoskop. als weiße Herde in Erscheinung.

Meyer, Adolf (1866–1950), Schweiz, USA; bis heute einflußreichster amerik. Psychiater.

Meyer, Robert (1864–1947), Arzt, Berlin, New York. Bekannt durch grundlegende Arbeiten auf dem Gebiet der gyn. Pathol. (Myome, Ovarialtumoren, Embryol., Karzinom).

Meyerhof, Otto Fritz (1884–1951), Physiol., Kiel, Heidelberg, Paris, Philadelphia. 1922 Nobelpreis für Med./Physiol. (mit A. V. Hill) „für seine Entdeckung der Beziehungen zwischen Sauerstoffverbrauch und Milchsäuremetabolismus im Muskel". Pionier der Muskelphysiologie u. -biochemie. Durch M. u. seine Schüler (Karl Lohmann) wurde der Grundstein für das Verständnis der Rolle des Phosphates in der biol. Energieübertragung gelegt; M. schuf die Grundlagen der Bioenergetik.

Meyerhof-Quotient: Ausdruck für intrazelluläre Regulationsvorgänge im System der Energiebereitstellung; im Unterschied zum ↑Pasteur-Effekt definiert als:

$$\frac{\text{anaerobe Glykolyse} - \text{aerobe Glykolyse}}{\text{Sauerstoffverbrauch}}$$

Meyer-Pseudoerosion: Theorie der Entstehung der Portioerosion.

Meyer-Schlinge: Bündel der sek. Sehstrahlung, die vom ↑Corpus geniculatum laterale zuerst nach vorn im Schläfenlappen verläuft u. danach um die Spitze des Unterhorns biegt.

Meyer-Schwickerath, Gerhard (1920–1991), Ophth., Essen. Erfinder des Lichtkoagulators. ↑Lichtkoagulation.

Meyer-Weigert-Regel: beschreibt bei Vorliegen eines Doppelureters (↑Ureter duplex) den Regelfall von Mündung u. Kreuzung. Der aus dem unteren Nierenbecken (↑Langniere) o. dem Nierenbecken der unteren Niere (↑Nierenverdoppelung) entspringende Ureter mündet oberhalb des 2. Harnleiters in die Harnblase (normal) u. überkreuzt diesen ventral. Entstehung durch Anlage von 2 Ureterknospen am Wolff-Gang, bei dessen Aufnahme in die Harnblasenwand zuerst die untere Knospe (nomotop) einbezogen wird, danach die obere (akzessor.) Ureterknospe, die mit dem Urnierengang um die nomotope Knospe nach kaudal wandert.

Meynert, Theodor (1833–1892), Neurol., Wien.

Meynert-Bündel (nach Theodor M.): Fasciculus retroflexus, Tractus habenulointerpeduncularis; Faserbündel, das vom Nucleus habenulae entspringt u. zum ↑Nucleus interpeduncularis zieht.

Meynert-Haubenkreuzung (nach Theodor M.) ↑Decussationes tegmenti.

Mezerein: Gift des Seidelbast, Daphne mezerum; in Früchten u. Rinde; wirkt lokal reizend u. kanzerogen; für Kinder sind einige Beeren tödl.

Mezlocillin: parenteral anwendbares Acylureido-Penicillin mit breitem Wirkungsspektrum gegenüber grampositiven u. -neg. Keimen u. wesentl. höherer Wirkungsintensität als Ampicillin u. Cephalosporine. Kontraindikation: Penicillinallergie. Ther. Anwendung bei Infektionen mit unbekannten Erregern, evtl. in Kombination mit ↑Aminoglykosid-Antibiotika, ↑Cephalosporinen o. Isoxazolylpenicillinen (↑Penicilline).

M-Form: schleimtropfenähnl. Koloniewuchsform von Mikroorganismen (Pneumokokken, Klebsiellen, Salmonellen).

M. f. pulv.: *Abk* für lat. misce fiat pulvis; mische u. bereite Pulver (Rezeptur).

Mg: chem. Symbol für Magnesium.

M-Gradient ↑Myelomgradient.

MGSA: *Abk* für engl. melanoma growth stimulating activity; von aktivierten ↑Monozyten gebildetes Protein; wirkt wachstumsregulierend u. chemotakt. auf neutrophile Granulozyten.

MGUS: *Abk* für monoklonale ↑Gammopathie ungewisser Signifikanz.

MHC-Restriktion: Erkennung eines Antigens auf einer antigenpräsentierenden Zelle (APZ) durch einen Lymphozyten nur in Verbindung mit der Ausbildung einer Klasse-II-Struktur auf der APZ. ↑Antigenpräsentation.

MHD: *Abk* für minimale hämolytische ↑Dosis bzw. minimale hämagglutinierende Dosis.

MHK: *Abk* für minimale ↑Hemmkonzentration.

MI: *Abk* für ↑Mitralinsuffizienz.

Mianserin: ein ↑Antidepressivum.

Miasma: histor. Bez. für hypothet. Agens der Ansteckung, das im Ggs. zum Kontagium außerhalb des Tierkörpers entsteht u. über die Luft als Vehikel an bzw. in den Körper gelangt. Unter M. verstand man feinste Ausdünstungen aus stehenden Gewässern u. Sümpfen, tier. u. menschl. Exkrementen, Kadavern u. Leichen u. a. Vorstellungen der Miasmalehre reichen bis in die Neuzeit: „Es riecht wie die Pest", Malaria: „schlechte Luft". Die auf antike Anschauungen zurückgehende Miasmatheorie hielt sich bis ins ausgehende 19. Jh. u. wurde erst durch die Entdeckung Robert Kochs widerlegt. M. entspricht z. T. dem Begriff der aerogenen ↑Übertragung.

Miasmatiker: Anhänger der Lehre vom ↑Miasma.

Mibelli, Vittorio (1860–1910), ital. Dermat., Parma.

Mibelli-Krankheit (nach Vittorio M.): **1.** ↑Porokeratose. **2.** ↑Angiokeratoma.

MIBG: Meta-Iod-Benzyl-Guanidin, mit ^{123}I- o. ^{131}I-markiertes Radiopharmakon, ein Noradrenalin-Analogon, das in chromaffinen Granula in Geweben neuroektodermalen Ursprungs gespeichert u. nicht enzymat. wie Noradrenalin metabolisiert wird. Physiol. Aufnahme in Speicheldrüsen, Herz, Leber, Milz, Niere u. Kolon. Dient der Diagnostik (↑Herzszintigraphie, ↑Tumorszintigraphie, ↑Nebennierenrindenszintigraphie). Mit ^{131}I markiert, wird es zur ↑Radionuklidtherapie (bei inoperablem medullärem Schilddrüsenkarzinom, Paragangliom, Neuroblastom) eingesetzt. Abb.

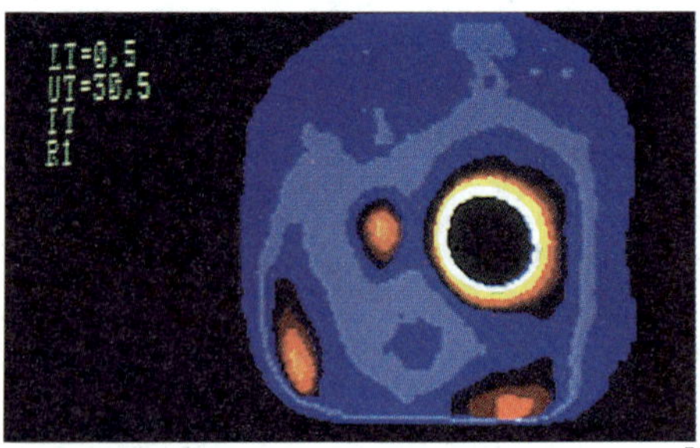

7

MIBG. ^{123}I-MIBG-Speicherung in einem adrenalen Phäochromozytom rechts, Nebennierenmarkhyperplasie links (Aufnahmen von hinten)

MIBI: 2-Methoxy-2-Methylpropyl-Isonitril, mit ^{99m}Tc markiertes Radiopharmakon als Flußmarker für die Myokardperfusionsdiagnostik (↑Herzszintigraphie) eingesetzt, wegen seiner Speicherung in mitochondrienreichen Zellen auch zur ↑Tumorszintigraphie.

MIC: **1.** *Abk* für minimal invasive Chirurgie; operative Eingriffe, die unter Vermeidung von ↑Laparotomie u. ↑Thorakotomie über ↑Trokare u. ein Linsenkamerasystem mit Spezialinstrumenten durchgeführt werden. Vorteile bestehen in der Begrenzung des Operationsraums u. Minderung der Gesamtbelastung des Pat. **2.** *Abk* für ↑Medical Information Center.

Micelle ↑Mizelle.

Michaelis, Gustav Adolf (1798–1848), dt. Gyn., Kiel.

Michaelis, Leonor (1875–1950), dt. Biochem. u. Physikochemiker, Berlin, Nagoya, New York. Erforschung des pH-Einflusses auf Enzyme u. Begründung der modernen Enzymkinetik, Pionierarbeiten über die Theorie der Puffer- u. Redoxsysteme.

Michaelis-Gutmann-Körper (nach Gustav A. M.): in polyedr. Makrophagen vorkommende Einschlußkörper, mit Hämatoxylin gut anfärbbar, die in der subepithelialen granulomatösen Entzündung bei Malakoplakie der ableitenden Harnwege vorkommen. ↑Malacoplacia vesicae urinariae.

Michaelis-Konstante (nach Leonor M.) ↑Enzymkinetik.

Michaelis-Menten-Gleichung (nach Leonor M.) ↑Enzymkinetik.

Michaelis-Raute (nach Gustav A. M.): Feld zwischen Dornfortsatz des 5. Lendenwirbels, beiden Spinae iliacae posteriores superiores u. Spitze der Gesäßfurche. Der Rhombus soll normalerweise gleich lange Seiten haben.

Micheli, F., zeitgen. ital. Hämat.

Miconazol: Antimykotikum, Imidazolderivat mit breitem antimykot. Spektrum. Da nur zu 30 % enteral resorbiert, parenterale Gabe erforderl.; schlecht liquorgängig. Weniger zuverlässig wirksam aber auch weniger tox. als Amphotericin. Trotzdem noch zahlreiche Nebenwirkungen.

Microbody ⟨*engl*⟩ ↑Peroxisom.

Micrococcaceae: Bakterienfamilie mit grampositiven Kokken der Gattungen ↑Micrococcus, ↑Staphylococcus, Planococcus, Stomatococcus.

Micrococcus: Bakteriengattung der Fam. Micrococcaceae. Morphol. findet man grampositive Vierer- u. Paketkokken, früher als Gaffkya bzw. Sarcina bezeichnet. Sarcina heute nur strikt anaerob wachsende Paketkokken, M. luteus, M. roseus, Farbstoffbildung, gelegentl. Kontamination bei Eiterungen. Keine Krankheitserreger.

Microfilaria ↑Mikrofilarien.

Microleakage ⟨*engl*⟩ *n*: Randundichtigkeit bei Zahnfüllungen.

Micronutrient deficiency: Hidden hunger. Mangel an Nahrungsbestandteilen, die nur in Milligramm-Mengen o. weniger (Fe, Zn, J, Vitamin A u. a.) aufgenommen werden.

Microsporie ↑Mikrosporie.

Microsporum: Pilzgattung der ↑Dermatophyten, Erreger der ↑Mikrosporie, aber auch Formen der ↑Tinea u. ↑Trichophytie. Die wichtigsten Arten sind: M. canis, M. audouinii, M. gypseum u. M. ferrugineum.

Microtubule organizing center ⟨*engl*⟩: *Abk* MTOC; elektronendichtes Material am Fuß der ↑Zilie (Pes basalis) bzw. am ↑Zentriol, auf das die ↑Mikrotubuli ausgerichtet sind.

Microtubuli ↑Mikrotubuli.

Microvilli ↑Mikrovilli.

Midazolam: ein Benzodiazepin; wird als Kurzhypnotikum eingesetzt.

Middle track ⟨*engl*⟩: Gegenüber dem Paralleltrack erweitertes Protokoll i. R. einer Arzneimittelstudie; ermöglicht eine Basis-Effizienz-Auswertung.

Miescher, Johann F. (1811–1877), Pathologe, Basel.

Miescher, Friedrich (1844–1895), Schweizer Physiol., Tübingen; Entdecker der Nukleinsäuren.

Miescher, Guido (1877–1961), Schweizer Dermat., Zürich.

Miescher-Schläuche (nach Johann F. M.): Sarkosporidienzysten (↑Sarkosporidiose) in der Muskulatur spez. beim Schwein; ↑Sarcocystis suihominis.

Mietens, Carl, zeitgen. Päd., Würzburg.

Mietens-Weber-Syndrom (nach Carl M.): erbl. Fehlbildungskomplex mit Intelligenzminderung, Beugekontrakturen, Ulna- u. Radiusverkürzung.

MIF: *Abk* für engl. ↑Migration Inhibiting Factor.

Migraine accompagnée: mit anderen neurol. Begleitsymptomen ablaufend, z. B. Sensibilitätsstörungen, Paresen, Aphasien, Jackson-Anfällen u. a. Diese Formen erfordern bes. den Ausschluß organ. zerebraler Befunde wie Aneurysmen o. beginnende Tumoren. Die sog. hypersynchrone M. a. ist durch paroxysmale Hypersynchronien im EEG gekennzeichnet, die auf eine gewisse Verwandtschaft mit der Epilepsie hinweisen. Ther. sind hier auch Antikonvulsiva wirksam, während sonst v. a. Dihydroergotaminpräparate zur Migränebehandlung verwendet werden. Die sog. **Migraine cervicale** steht außerhalb des eigentl. Migränebegriffs. Es handelt sich um eine Sonderform des spondylogenen Kopfschmerzes.

Migraine ophtalmique: Hemicrania ophthalmica; Augenerscheinungen i. R. eines Migräneanfalls, Flimmerskotome, zentrale Gesichtsfeldausfälle, die sich nach peripher ausdehnen, durch Gefäßstörungen in der Sehrinde. ↑Tolosa-Hunt-Syndrom, ↑Sinus-cavernosus-Thrombose.

Migraine ophtalmoplégique: Hemicrania ophthalmoplegica, Moebius-Krankheit; Halbseitenkopfschmerz mit gleichseitiger u. synchroner Okulomotoriusparese. Diese kann sowohl als externe (Augapfelbewegungen) wie auch als interne (Pupillen- u. Akkommodationsparesen) Form auftreten. Sie kann Stunden bis Tage dauern.

Migräne ⟨*frz*⟩ *f*: anfallsweise auftretende Kopfschmerzen bei meist bestehender fam. Belastung. Kopfschmerzattacken bevorzugt morgens nach dem Erwachen einsetzend, über Stunden bis zu wenigen Tagen anhaltend, oft auf eine Kopfhälfte begrenzt (Hemikranie), bei Frauen häufiger als bei Männern. In einem Teil der Fälle Bindung an den Menstruationszyklus, auch von Umwelteinflüssen abhängig, typ. Manifestationsalter zwischen Pubertät u. 30. Lj., sehr häufig Begleiterscheinungen wie Übelkeit, Brechreiz, Erbrechen, Lichtscheu.

migrans ⟨*lat*⟩ *Adj*: wandernd, z. B. Pneumonia m., bei der nacheinander mehrere Lungenlappen befallen werden.

Migrating myoelectric complex ⟨*engl*⟩: *Abk* MMC; interdigestiver ↑Komplex.

Migration ⟨*lat*⟩ *f*: **1.** populationsgenet. Verschiebung durch Wanderung von Individuen mit spez. Genotypen. **2.** Wanderung von Neuroblasten bzw. wenig differenzierten Neuronen sowie Glioblasten, von den ↑Keimblättern z. T. entlang an Leitfasern zu ihrem endgültigen Ort im Gehirn. **2.** Auswanderung (Übergang) einer chem. Substanz aus einem Medium in ein anderes. In einem Verpackungsmaterial enthaltene Stoffe können in den verpackten Stoff (Arzneimittel, Lebensmittel) übergehen. Verpackungsmaterialien bestehen aus hochmolekularen organ. Stoffen (Zellulose; ↑Kunststoffe) o. aus unlösl., anorgan. Material (Glas, Metalle). Kunststoffe enthalten fast immer ↑Additive. Papier kann Imprägnierungsmittel enthalten. Die migrierenden Stoffe werden in toxikol. Tests auf ihre mögl. Schadwirkungen überprüft. Stark tox. Stoffe werden von der Verwendung ausgeschlossen. Für alle Stoffe sind Grenzwerte festgelegt.

Migration Inhibiting Factor ⟨*engl*⟩: *Abk* MIF; die Makrophagenwanderung hemmendes ↑Lymphokin, gebildet von aktivierten ↑T-Lymphozyten.

Migrationshemmung: Störung der normalen Abwanderung von Neuroblasten aus der ventrikelbegrenzenden Matrixschicht der Großhirnanlage in der histogenet. Bildungsphase der Hirnentwicklung. Folgen sind Störungen der feingewebl. Rindenbildung durch Liegenbleiben der grauen Substanz im Marklager (Heterotopie) u. Störungen der Ausgestaltung des Oberflächenmusters des Großhirns (↑Dysgyrie).

MIK: *Abk* für **m**ax. zulässige **I**mmissions**k**onzentration. Hyg. Normativ für ↑Luftverunreinigungen (außerhalb von Arbeitsplätzen). ↑Grenzwerte.

Mikity, Victor G., zeitgen. amerik. Röntg.

Mikity-Wilson-Syndrom (nach Victor G. M. u. Miriam W.): Bubble-lung-Syndrom; Lungenerkrankung der Frühgeborenen mit Emphysembildung (↑Emphysem), herdförmigen ↑Atelektasen, Alveolarseptenverdickung u. -verdünnung. Röntg. symmetr. streifige Zeichnung, später netzförmig, ↑Honigwabenlunge. Klin. langsame Entwicklung einer Dyspnoe mit Apnoeanfällen (↑Apnoe) u. Zyanose. Langdauernde Sauerstoffabhängigkeit, Progn. ernst.

Mikrenzephalie ⟨*gr*⟩ *f*: Kleinheit des Gehirns, häufig Unterentwicklung.

mikro- *Präfix*: *Abk* μ; vor physikal. Einheiten zur Bez. der 10^{-6}fachen Menge einer Einheit.

Mikroableitungen, stereotaktische: Ableitung von Aktionspotentialen aus dem Hirn mittels sehr feiner Tiefenelektroden, z. B. zur Herdlokalistion bei der ↑Stereotaxie u. für Forschungszwecke, insbes. im Tierexperiment.

Mikroaggregate: Zusammengelagerte Thrombozyten u. Leukozyten bzw. Zellfragmente bilden in Blutkomponenten M., deren Durchmesser meist zwischen 10 u. 40 μm liegt. Teilchen dieser Größe passieren die übl. Filter der Transfusionssysteme u. führen vorwiegend in der Lungenstrombahn, aber auch in den Nieren u. a. Organen zu Mikroembolien. Erhöhung des pulmonalen Gefäßwiderstands u. Störungen der Mikrozirkulation mit Einschränkung der Organfunktion können die Folgen sein. M. haben bes. Bedeutung bei ↑Massivtransfusionen. Zur Proph. von Mikroembolien können spez. Mikrofilter eingesetzt werden.

Mikroalbuminurie: Albuminausscheidung im Harn zwischen 15–300 μg/min. Nachweis erfolgt mittels Immunnephelometrie o. -turbidimetrie. Diagn. relevant zur Früherkennung der diabet. Nephropathie.

Mikroanastomosenoperation: Schaffung einer Anastomosierung zwischen einem Gefäß der A. carotis externa (z. B. Ast der A. temp. superficialis) u. einem Ast der A. carotis interna (A. cerebri media) unter der Vorstellung der Vaskularisationsverbesserung. Die Ind. wird bei Okklusion im Abschnitt der A .carotis interna gestellt.

Mikroaneurysmen, zerebrale ↑Enzephalorrhagie.

Mikroangiopathie, diabetische: graduelle Verdickung der Basalmembran der Kapillaren, hervorgerufen durch einen Anstieg spezif. ↑Glykoproteine. Die Kapillarresistenz nimmt ab u. die Kapillarpermeabilität zu, was bei den einzelnen Organen bzw. Organsystemen zu typ. Veränderungen führt: ↑Fetopathia diabetica, ↑Nephropathia diabetica, ↑Retinopathie, diabetische, bei Befall der Nieren ↑Kimmelstiel-Wilson-Syndrom, u. der Nerven (↑Neuropathia diabetica). Die d. M. ist eine spezif. Verlaufsform der ↑Arteriosklerose, tritt früher als die Arteriosklerose des Nichtdiabetikers auf, zeigt eine raschere Progredienz u. breitet sich diffus über große Gefäßabschnitte zentripetal u. axial aus u. führt schließl. zur art. Verschlußkrankheit mit der Sympt. des entsprechenden Versorgungsgebiets. Ursächl. sind die metabol. Folgen der chron. Hyperglykämie. ↑Diabetes mellitus.

Mikroangiopathie, thrombotische: ↑Moschcowitz-Syndrom. ↑Purpura.

Mikroautoradiographie: Autoradiographie mit mikrosk. o. elektronenmikroskop. Auswertung der Autoradiogramme. In der med. u. biol. Forschung erfolgt eine Anwendung z. B. bei Untersuchungen des DNA- u. RNA- u. Protein-Stoffwechsels, der Zellfunktion, des Einbaus körperfremder Substanzen u. der Darstellung von Enzymen.

Mikroben ↑Mikroorganismen.

Mikrobide: symmetr. Hautausschläge, die im Gefolge von Hautinfektionen (Bakterien, Pilze) auftreten u. Überempfindlichkeitsreaktionen darstellen, hypothet.

Mikrobiologie ⟨*gr*⟩ *f*: Lehre von den ↑Mikroorganismen.

Mikroblutgasanalyse: Blutgasanalysen, die mit kleinsten Blutmengen mögl. sind, bes. in der Neonatologie.

Mikrobodies: membranumgrenzte, 0,5–1,5 μm große zytoplasmat. Organellen der Eukaryontenzelle; entstehen durch terminale Abschnürungen aus dem endoplasmat. Retikulum; enthalten insbes. funktionell verwandte Enzyme, z. B. Katalase, Uratoxidase, Aminosäureoxidasen; definierte Formen der M. sind ↑Peroxisomen, Glyoxysomen.

Mikrobrachie ⟨*gr*⟩ *f*: angeborene Verkleinerung eines Arms mit Verkürzung (↑Brachymelie).

Mikrocheilie: Entwicklungsstörung mit zu klein ausgebildeten Lippen.

Mikrocheirie: Mikrochirie, Mikrocheiria; angeborene Verkleinerung der Hand.

Mikrochirurgie ⟨*gr*⟩ *f*: Operationen, die unter Zuhilfenahme eines OP-Mikroskops o. einer Lupe ausgeführt werden. Zunehmender Einsatz. Dadurch verfeinerte OP-Technik mögl. in der ↑Ophthalmologie, ↑Neurochirurgie, ↑Gefäßchirurgie, ↑plastischen Chirurgie. Erfordert ständig trainiertes Personal, spez. Instrumentarium, Nähmaterial, hohen Zeitaufwand.

Mikrochirurgie des Kehlkopfs: direkte Laryngoskopie in Relaxationsnarkose verbunden mit Operieren unter mikrosk. Sicht mit feinstem Spezialinstrumentarium für Diagnostik unklarer malignitätsverdächtiger Veränderungen (Leukoplakie, Pachydermie, Hyperkeratose) u. für endolaryngeale Eingriffe (operative Behandlung der chron.-hyperplast. Laryngitis u. des Reinke-Ödems, Abtragung von Stimmbandpolypen, Stimmband- u. Taschenbandzysten, Kehlkopfpapillomen sowie Dekortikation des Stimmbands.

Mikrodaktylie ⟨*gr*⟩ *f*: angeborene Verkürzung eines o. mehrerer Finger. Meist syn. mit ↑Brachydaktylie gebraucht. Bestandteil der Münchmeyer-Krankheit.

Mikrodivertikulose: kleinste Ausstülpungen der Ösophaguswand, die häufig mit einer polyzyst., chron. Ösophagitis vergesellschaftet sind. Dabei kann es zu Stenosen im oberen Ösophagusdrittel kommen.

mikrodont ⟨*gr*⟩ *f*: abnorm kleine Zähne tragend (↑Mikrodontie), generalisiertes u. lokalisiertes Auftreten mögl. Beispiele: Dens emboliformis (↑Zapfenzahn), Kümmerform der oberen seitl. Schneidezähne o. dritten Molaren.

Mikrodontie: abnorme Kleinheit der Zähne. Kann einzelne Zähne o. ganzes Gebiß betreffen. Rudimentäre Entwicklung kann durch Schmelz- o. Dentinhypoplasie vorgetäuscht werden. Verkleinerte Zähne stehen oft mit Rückbildungserscheinungen im Zusammenhang (oberer seitl. Schneidezahn) u. werden häufig bei überzähligen Zähnen beobachtet (↑Hyperdontie). Sie nehmen oft Zapfenform an (↑Zapfenzahn). Bestandteil von Syndromen: Bloch-Sulzberger-Syndrom, ↑Dysostosis cleidocranialis.

Mikrodosimetrie: Untersuchung der mikrotopograph. Verteilung der im zellulären u. molekularen Bereich (10^{-4} bis 10^{-7} cm) abgegebenen Energie bedingt durch ionisierende Strahlen.

Mikroelektrode ↑Metallmikroelektrode, ↑Kapillarmikroelektrode.

Mikroelemente: 1. essentielle ↑Spurenelemente; 2. neben diesen essentiellen Mikroelementen kommen im Organismus best. nichtessentielle Elemente vor, die tox. Wirkungen entfalten, z. B. Kadmium, Quecksilber, Blei, Strontium usw. (↑Metallothionein).

Mikroembolie: embol. Verschluß der Kapillaren durch Zellen, Zellkonglomerate (↑Mikroaggregate), Fett- o. Öltropfen u. auch kleinste Blutgerinnsel. Folge: Mikrozirkulationsstörungen u. Einschränkungen der Organfunktion (bes. Niere, Lunge).

Mikroemulsion: thermodynam. stabile, isotrope, niedrig viskose Mischung, die aus einer ↑hydrophilen u. einer ↑lipophilen Komponente unter Verwendung eines Emulgators (↑Tenside) u. eines Cotensids hergestellt wird. Cotenside sind polare Verbindungen mittlerer Molmasse. M. finden Verwendung als ↑Vehikel sowie zur Erreichung eines ↑Drug targeting.

Mikroenvironment ⟨*engl*⟩: Mikromilieu. Die exp. Übertragung hämatopoet. Stammzellen in einen Empfängerorganismus führte zu der Erkenntnis, daß für die Proliferation von Knochenmarkzellen best. Umgebungsbedingungen notwendig sind. Diese werden v. a. durch das bindegewebige Stroma des Knochenmarks, in welches das blutbildende Parenchym eingebettet ist, sowie die Mikrozirkulation in den Knochenmarksinus repräsentiert.

Mikroenzephalie: mit abnormer Kleinheit gekoppelte Unterentwicklung des Gehirns, immer verbunden mit Kleinheit des Schädels (Mikrozephalie) bei sonst normalen Körpermaßen. Je nach Ausmaß der M. sind die Betroffenen geistig minderbemittelt.

Mikrofibrillen ↑Elementarfibrille.

Mikrofilamente ↑Aktinfilamente.

Mikrofilarien: *Abk* Mf; Larvenstadien der ↑Filarien, bis 300 μm lang, vorwiegend in den Blutgefäßen. Nach der Periodizität ihres Auftretens im peripheren Blut unterscheidet man: Microfilariae nocturnae (nur nachts im Blut, z. B. ↑Wuchereria bancrofti) u. Microfilariae diurnae (nur tagsüber im Blut, z. B. westafrikanischer ↑Augenwurm).

Mikroflora, autochthone: Gesamtheit der im natürl., ungedüngten Boden ständig vorhandenen Mikroorganismen.

Mikrogastrie: angeborene, abnorme Kleinheit des Magens.

Mikrogenie: angeborene Unterentwicklung der Mandibula in Längen- u. Breitenausdehnung. Bestandteil zahlreicher kraniofazialer Dysostosen u. anderer genet. bedingter Fehlbildungssyndrome.

Mikroglia: Hortega-Glia, Mesoglia; phagozytierende u. antigenpräsentierende Gliazellen mesodermalen Ursprungs; ↑Neuroglia.

Mikroglossie ⟨*gr*⟩ *f*: abnorm kleine Zunge.

Mikrognathie ⟨*gr*⟩ *f*: Mikrognathia, Brachygnathie; angeborene Unterentwicklung der Maxilla in der Breiten- u. Längenausdehnung. Täuscht ↑Progenie vor. Bestandteil zahlreicher kraniofazialer Dysostosen: z. B. ↑Dysostosis maxillofacialis, ↑Hanhart-Syndrom, ↑Robin-Syndrom.

Mikrographie: Verkleinerung der Schriftzüge, charakterist. für das ↑Parkinson-Syndrom u. a. extrapyramidale ↑Bewegungsstörungen.

Mikrogyrie: Fehlbildung mit abnormer Kleinheit u. unregelmäßiger Anordnung der Hirnwindungen.

Mikrohämaturie: nicht mit bloßem Auge erkennbare Hämaturie. Die M. ist nur mit Hilfe des Mikroskops zu erfassen. ↑Hämaturie.

Mikroherd ↑Elementarherd.

Mikroiontophorese: Abgabe kleinster Mengen von im elektr. Feld wandernden Teilchen (Ionen) in unmittelbare Nähe von Zellen mittels ↑Kapillarmikroelektroden, durch die, im Ggs. zu ihrer sonstigen Verwendung als Ableitelektroden, ein Strom in der Größenordnung von nA geschickt wird. In der exp. Pharmak. des Nervensystems u. a. zur Untersuchung der lokalen Wirkung von ↑Neurotransmittern an Nervenzellmembranen in vivo verwendet.

Mikrokalk: Mikrokalzifikationen, Mikroverkalkungen; kleine Verkalkungen in der weibl. Mamma, die bei der ↑Mammographie von 0,1 mm Größe an nachgewiesen werden können. Sie sind Kriterien der Bildgüte eines Mammogramms u. spielen in der Röntgendiagnostik als Sympt. des Mammakrebses, insbes. seiner Frühformen eine große Rolle.

Mikrokapseln: Einhüllungen fein zerteilter, flüssiger o. fester Arzneistoffe in eine Hülle, natürl. o. synthet. Polymeren. Man erhält stets rieselfähige, meist kugelförmige Pulver mit Teilchendurchmessern im Mikrogrammbereich. Zum Schutz der Arzneistoffe gegen Sauerstoff, Feuchtigkeit, zur Steuerung der Arzneistoffliberation u. a. m. werden M. durch Koazervation u. a. spez. Verfahren hergestellt.

Mikrokaryozyt: abnorm kleine Form (vermutl. mit haploidem Chromosomensatz) der sonst großen Megakaryozyten (↑Megakaryozytopoese). M. treten v. a. bei myelodysplast. Syndrom u. myeloproliferativen Erkrankungen, insbes. der chron. myelo. Leukämie, auf.

Mikrokarzinoidose: multiple, kleine Karzinoide ($<$5 mm) im Magen in Verbindung mit einer endokrinen Zellhyperplasie, z. B. bei perniziöser Anämie.

Mikrokarzinom: Zervixkarzinom des Uterus mit einer max. Ausdehnung von 10 · 10 mm an der Oberfläche u. 5 mm Tiefenwachstum. Histol. fast immer Plattenepithelkarzinome.

Mikroklasmatose: Ausstoßung von Antikörpern (Immunglobulinen) aus Plasmazellen zusammen mit Teilen des Zytoplasmas.

Mikroklima: Klimaeigenschaften, die durch die unmittelbare Nähe von Umsatzflächen u. deren physikal. Eigenschaften bestimmt werden. Klima in der Lufthaut am Boden, an Blättern, in der Kleidung usw. Messungen des M. erfordern bes. meßtechn. Voraussetzungen.

Mikroklysma: einzeldosierte rektale Arzneiform, die aus einer Kunstharzkanüle besteht, die bis zu einer Ringwulst in das Rektum eingeführt wird. Dahinter befindet sich ein Kunststoffbällchen, das durch einen Druck wenige ml einer Arzneistofflösung in das Rektum einspritzt.

Mikrokokken: ↑Micrococcus, ↑Micrococcaceae, ↑Staphylococcus.

Mikrokonidien: einzellige vegetative Sporen von Pilzen.

Mikrokorie: angeboren enge Pupille, Fehlbildung.

Mikrokornea: Fehlbildung der Hornhaut des Auges, deren Durchmesser kleiner als 10 mm ist (normale Kornea erreicht erst mit 3 Jahren endgültigen Durchmesser). Abgrenzung von der Verkleinerung des gesamten Bulbus (↑Mikrophthalmus) notwendig (Bestimmung der Achsenlänge). Steigerung der Brechkraft über 45 Dioptrien. Neigt später zu Glaukom.

Mikrokranie: angeborene Kleinheit des Hirnschädels. Ggs.: Makrokranie. Kleinheit des gesamten Kopfs: ↑Mikrozephalie.

Mikrokultur: Mikromethode zur Züchtung u. Beobachtung von Bakterien u. Pilzen unter versch. Bedingungen, z. B. hängender Tropfen, Objektträgerkultur in einer feuchten Kammer.

Mikrolaryngoskopie ↑Laryngoskopie.

Mikrolithiasis alveolaris miliaris pulmonum: intraalveoläre Ablagerung von Kalziumphosphat u. -karbonat mit konzentr. Schichtung der Kalkmassen, zusätzl. besteht meist eine interstitielle Fibrose. Im Röntgenbild multiple miliare Kalkherde. Klin. lange Zeit symptomlos, später tritt infolge Parenchymverlusts respirator. Insuffizienz ein. Ätiol. ungeklärt, fam. gehäuftes Auftreten mögl.

Mikromanie: Kleinheitswahn, z. B. bei depressiver Erkrankung.

Mikromanipulator: Zusatzgerät zum Mikroskop, mit dem im Objektraum des Mikroskops mit Mikroinstrumenten gerichtete u. kontrollierte Bewegungen im Mikrogrammbereich an u. mit Zellen durchgeführt werden können.

Mikromastie: einseitige o. beidseitige sehr kleine Brustdrüsen. Fam. Vorkommen beobachtet. Kombination mit weiteren Fehlbildungen, z. B. Aplasie des gleichseitigen M. pectoralis major.

Mikromelie: ⟨*gr*⟩ *f*: Kleinheit einer Extremität, proportional in Länge u. Breite. Ungenau: syn. Verwendung mit ↑Brachymelie. Angeborene Fehlbildung mit abnorm kurzen, plumpen Gliedmaßen als Folge einer Ossifikationsstörung, z. B. bei ↑Achondrogenesis.

Mikromerkurialismus ⟨*gr + lat*⟩ *m*: asthen.-vegetatives Syndrom; Kopfschmerz, Müdigkeit, Appetitlosigkeit, Übererregbarkeit, Schwächegefühl, Nervosität. Sympt. werden trotz neg. toxikol. o. allergolog. Nachweise u. U. auf Wirkung von ↑Amalgam zurückgeführt. ↑Psychosomatik.

Mikromyeloblastenleukämie ↑Leukämie.

Mikroneurochirurgie: operationstechn. Vorgehen unter Nutzung des Operationsmikroskops, mitunter auch der Lupenbrille, u. mikrochirurg. Instrumentariums für neurochirurg. Eingriffe.

Mikronisierung: Zerkleinerung von Arzneistoffen bis Mikrometergröße (z. B. $\leq$ 5 μm), die für eine gute ↑Resorption schwer lösl. Arzneistoffe von großer Bedeutung ist.

Mikronychie: Nagelverkürzung bei bestehenden Erkrankungen wie z. B. Klippel-Trenaunay-Syndrom u. progressiver Sklerodermie o. artifiziell ausgelöst durch Nagelbeißen.

Mikroorganismen: Mikroben; Kleinstlebewesen wie Bakterien, Viren, Pilze u. Protozoen.

Mikrophage ↑Granulozyt, neutrophiler.

Mikrophagozytose ↑Phagozytose.

Mikrophakie ⟨*gr*⟩ *f*: angeborene Kleinheit der Augenlinse, meist hypoplast. u. mit Hypoplasie der Zonula ciliaris kombiniert. Oft bestehen eine exzentr. Verlagerung nach oben (↑Ectopia lentis congenita) u. eine Kugellinse (↑Sphärophakie) mit hoher Myopie. Die Subluxationsstellung kann ein Glaukom (↑Hydrophthalmus) bedingen. Bestandteil z. B. von ↑Marfan-Syndrom, ↑Marchesani-Syndrom.

Mikrophonpotential: am runden Fenster, also in Nähe der Scala tympani, mit Makroelektroden ableitbares Potential, das bei Beschallung entsteht u. ohne zeitl. Verzögerung auftritt. Es ist streng von den eigentl. ↑Kochlearpotentialen zu unterscheiden.

Mikrophthalmus ⟨*gr*⟩ *m*: Microphthalmia, Nanophthalmus; angeborene, einseitige o. beidseitige Kleinheit des Augapfels, der 2/3 der normalen Größe aufweist. Vorhandensein weniger Reste entspricht funktionell einem ↑Anophthalmus. Ein M. tritt als erworbener M. bei retrolentaler Fibroplasie auf, als kongenitaler M. infolge intrauteriner Entzündungen: ↑Rötelnembryopathie, Toxoplasmose, Zytomegalie. Vorkommen in Kombination mit anderen Fehlbildungen.

Mikrophthalmus, isolierter: isolierte Kleinheit des Augapfels mit Glaukomneigung, hohe Hyperopie, Hypoplasie der Macula lutea.

Mikrophthalmus, kombinierter: Kombination eines Mikrophthalmus mit angeborenem ↑Kolobom, mit ↑Aniridie o. ↑Ectopia pupillae.

Mikrophthalmus, komplizierter: Kombination eines Mikrophthalmus mit Spaltbildungen, Hornhauttrübungen, Katarakten am gegenseitigen Auge u. mit weiteren Organfehlbildungen, häufig Zahnanomalien, Syndaktylien, Polydaktylien. Bestandteil von versch. Fehlbildungssyndromen.

Mikropinozytose ↑Zytose.

Mikropolygyrie: Form der ↑Dysgyrie. Störung der sek. Windungsbildung des Großhirns durch ↑Migrationshemmung von Neuroblasten. Die gesamte Oberfläche besteht aus abnorm kleinen, wenig erhabenen u. erhebl. vermehrten Windungen, die von seichten Furchen getrennt werden.

Mikropotentiale, kardiale: durch herznahe Ableitungen o. ↑Signalmittelung (averaging) im hochverstärkten Oberflächen-EKG erkennbare Potentiale sehr kleiner Amplitude (einige Mikrovolt); unterteilt in ↑Prä-P-Potentiale, ↑His-Potentiale u. ↑Spätpotentiale.

Mikropsie ⟨*gr*⟩ *f*: krankhaftes Zukleinsehen der Gegenstände. Ursachen wie ↑Megalopsie.

Mikropunktionsmethoden: tierexperimentelle Verfahren zur Untersuchung der Transportleistung einzelner Nephronabschnitte. An der freigelegten ↑Niere wird eine Glaskapillare in eine Tubulusschlinge eingestochen u. Flüssigkeit zur Analyse entnommen. Mit Hilfe von doppelläufigen Kanülen kann ein Öltropfen zur Abgrenzung eines Tubulusabschnitts eingeführt u. durch Zugabe einer Testlösung gespalten werden. Die Wanderungsgeschwindigkeit aufeinander zu entspricht dann der Resorptionsgeschwindigkeit. Wenn 2 Kanülen eingestochen werden, ist es mögl., den dazwischenliegenden Nephronabschnitt mit einer Testlösung zu perfundieren u. aus der Differenz der Zusammensetzung die tubulären Prozesse zu erschließen.

Mikropyle: **1.** Verstärkung bzw. Einsparung der Hülle am Pol von ↑Oozysten, an der (vermutl.) die Sporozoiten (↑Sporogonie) die Oozyste nach Aufnahme durch einen Wirt verlassen. **2.** Mikropylenfeld; trichter- o. röhrenförmige Durchbohrung des Chorions bei Insektenei zwecks Spermapassage.

Mikroradiographie: Mikroröntgenographie; Röntgendarstellung von sehr dünnen Objekten (biol. Gewebeschnitte, Dünnschliffe von Metallen o. Erzen). Man verwendet Erzeugerspannungen für die Röntgenstrahlung von 3–10 kV u. einen sehr kleinen Brennfleck ($\geq 5\,\mu m$). M. wird gelegentl. auch für Röntgenaufnahmen bei direkter Vergrößerung angewendet.

Mikroradioskopie: radiol.-morphometr. Verfahren, wobei sehr feinkörnige Röntgenogramme bei sechs- bis achtfacher Vergrößerung ausgewertet werden.

Mikrorchie: Mikroorchidie; abnorme Kleinheit des Hodens.

Mikroskop: opt. Instrument zur vergrößerten Darstellung von Objekten im Durch- o. Auflicht. Wesentl. Kenngröße sind die Gesamtvergrößerung, das Auflösungsvermögen, das dem Kehrwert der kleinsten noch getrennt wahrnehmbaren Objektabmessungen entspricht (Trennbreite). Im sichtbaren Spektralbereich liegt die Trennbreite bei 0,25–0,30 µm. Sie kann durch Verwendung von UV-Licht etwa um den Faktor 2 verbessert werden, da die Trennbreite der Wellenlänge proportional ist. M. bewirken mit Objektiv u. Okular eine zweistufige Abbildung. Ein Durchlichtmikroskop besteht aus dem Kollektor für das von der Lichtquelle ausgehende Licht, Leuchtfeldblende, Aperturblende, Kondensor, Objektiv, Umlenksystem u. Okular. Das Objekt wird mit Hilfe des Objektivs, ggf. über das Tubuslinsen- bzw. Umkehrsystem in die mit der Okularbrennebene ident. Zwischenbildebene abgebildet u. dieses vergrößerte Zwischenbild mit dem als Lupe wirkenden Okular nochmals vergrößert beobachtet. Die Gesamtvergrößerung ist das Produkt aus Objektiv- u. Okularvergrößerung u. kann bis etwa 1 400 betragen. Der in zwei Richtungen senkrecht zur opt. Achse verstellbare Objekttisch nimmt das zu untersuchende Präparat auf. Die für die Fokussierung auf das Objekt durchzuführende relative Verstellung von Tubus u. Objekttisch wird mit einem Mikroskoptrieb bewirkt (getrennter Grob- u. Feintrieb). Die Mikroskopobjektive sind meist achromat. o. planachromat. (mit geebnetem Gesichtsfeld); bei hohen Ansprüchen an die Farbenreinheit verwendet man ↑Apochromate. Spez. Aufgaben dient die ↑Fluoreszenzmikroskopie, das ↑Polarisationsmikroskop u. die ↑Phasenkontrastmikroskopie.

Mikroskopphotometer: Zusatzgerät bei der Fluoreszenzmikroskopie zur Durchführung der Mikroskopphotometrie. Der auf das Mikroskop aufzusetzende Photometerkopf besteht aus Meßblende u. einem lichtelektr. Empfänger (meist ↑Sekundärelektronenvervielfacher), hinzu kommt ein Anzeigegerät. Als Objektive werden ↑Apochromate verwendet. M. werden bei der Absorptions- bzw. Reflexionsphotometrie mikrosk. Objekte insbes. zur Bestimmung von Transmission u. Extinktion im Durchlicht u. des Reflexionsvermögens im Auflicht eingesetzt. Daraus kann auf die Zusammensetzung der untersuchten Materie geschlossen werden. In der Med. wird nur die Durchlichtphotometrie angewendet. Da die Absorptionsstellen biol. wichtiger Substanzen wie Nukleinsäuren, Aminosäuren, Proteine usw. fast ausschließl. im ultravioletten Strahlungsbereich liegen, sind die Präparate für die Photometrie im sichtbaren Spektralbereich stoffspezif. u. stöchiometr. vorher anzufärben. Bei der Spektralphotometrie (↑Spektrophotometer) wird zur Bestimmung der Stoffzusammensetzung o. des Extinktionsmaximums mit kontinuierl. veränderter Wellenlänge am gleichen Ort, zur Bestimmung der Stoffmenge u. Verteilung mit konstanter Wellenlänge u. verändertem Ort gearbeitet. Die Emissionsphotometrie wird bei der ↑Fluoreszenzmikroskopie zur Bestimmung der Intensität des Fluoreszenzlichts angewendet. Für quantitative Ergebnisse ist der Vergleich mit einem Fluoreszenzstandard erforderl.

Mikrosomen ⟨*gr*⟩ *n Pl*: bei der Zellfraktionierung anfallende heterogene Fraktion, die v. a. aus Ribosomen u. Membrantrümmern des endoplasmatischen ↑Retikulums u. der Golgi-Vesikel besteht. M. sind reich an Ribonukleinsäure, NADH-abhängigen Oxidoreduktasen (v. a. Hydroxylasen) u. Hydrolasen (Esterasen, Nukleosidasen, Phosphatasen).

Mikrosomie: Kleinwuchs; ↑Minderwuchs.

Mikrospermie: krankhaft kleine Samenfäden, die zuweilen Kopfveränderungen zeigen; Ggs.: Megalospermie.

Mikrosphärozyten ↑Erythrozyten.

Mikrosporie: ↑Tinea capitis superficialis, Gruby-Krankheit, Porrigo decalvans; ↑Mykose des behaarten Kopfs, die pilzinfizierten Haare brechen ab, stärkere Entzündungen sind selten. Die M. ist sehr infektiös u. tritt meist endem. auf. (z. B. Schulklassen). Erreger: Menschentyp ↑Microsporum audouinii. Klinik: mehrere weißl. schuppende (wie bestäubt) Herde auf dem Kopf mit abgebrochenen Haaren zeigen Grünfluoreszenz. Erreger: Tiertyp ↑Microsporum canis. Klin.: Mitbefall des Körpers, mehr bei Erwachsenen.

Mikrosporum: Pilzgattung der ↑Dermatophyten, Erreger der ↑Mikrosporie, aber auch Formen der ↑Tinea u. ↑Trichophytie. Die wichtigsten Arten sind: M. canis, M. audouinii, M. gypseum u. M. ferrugineum.

Mikrostomie: Mikrostomia; angeborene Kleinheit der Mundöffnung. Die Vereinigung der embryonalen Oberkiefer- u. Unterkieferwülste des 1. Kiemenbogens geht über das normale Maß hinaus. Mitunter mit Hypoplasie der Mandibula kombiniert. Tritt beim ↑Freeman-Sheldon-Syndrom u. beim ↑Ullrich-Fremerey-Dohna-Syndrom auf.

Mikrostrabismus: Schielen mit kleinem ↑Schielwinkel (unter 6°), angeboren, mit ↑Amblyopie verbunden, sehr therapierefraktär.

Mikrostroboskopie: Nutzung von ↑Stroboskopie u. Mikrosk. durch Kombination eines Operationsmikroskops mit Blitzleuchte des ↑Laryngostroboskopes, bessere Erkennbarkeit von Details, z. B. bei der Früherkennung von Stimmlippentumoren. ↑Phoniatrie.

Mikrotephroskopie: Beobachtung nicht beschatteter Makromoleküle (z. B. Aschen) im Elektronenmikroskop.

Mikrothelie ⟨*gr*⟩ *f*: Microthelia; abnorme Kleinheit von Brustwarzen durch Entwicklungshemmung. Häufig entsteht eine flache Brustwarze, die sich erst bei Druck auf den Warzenhof vorwölbt (Papilla mammae plana), o. gesteigert eine ↑Hohlwarze. Hypoplasie der Brustwarze tritt auch bei Fehlen des gleichseitigen M. pectoralis major auf (↑Muskelaplasie).

Mikrothrombozyten: ↑System, thrombozytäres.

Mikrothrombus: Verschluß kleinster Blutgefäße (Arteriolen, Kapillaren, Venolen) durch Fibrinthromben. Mikrothromben entstehen vorwiegend i. R. einer ↑Verbrauchskoagulopathie.

Mikrotie: angeborene, oft dominant vererbte Kleinheit der Ohrmuscheln. Kann isoliert, meist aber mit Fehlbildungen der Ohrmuschel (↑Katzenohr), des äußeren Gehörgangs (Gehörgangstenose, -atresie) u. des Mittelohrs einhergehen. Innenohr intakt. M. begleitet häufig kraniofaziale Dysplasien, z. B. ↑Dysplasia oculoauricularis (Goldenhar), ↑Dyskraniopygophalangie (Ullrich-Feichtiger), ↑Crouzon-Syndrom, ↑Dysostosis cleidocranialis, ↑Dysostosis mandibulofacialis, ↑Dysostosis mandibularis, Syndrome mit ↑Turmschädel. M. kann Sympt. bei Chromosomenanomalien (↑Down-Syndrom, ↑Ullrich-Turner-Syndrom, ↑Edwards-Syndrom) o. peristat. bedingt sein (↑Thalidomidembryopathie). Abb.

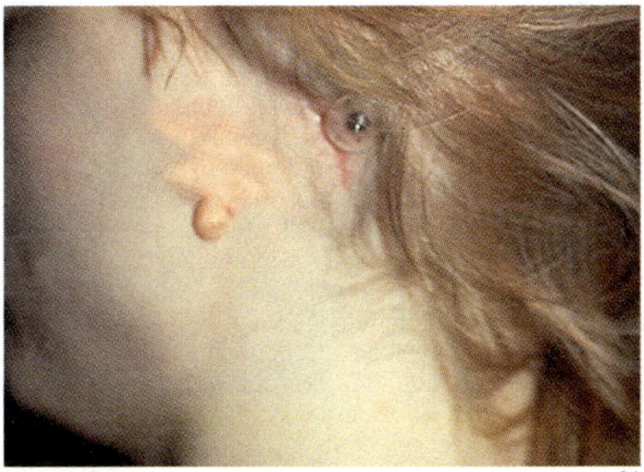

36

Mikrotie

Mikrotiterplatten: Weiterentwicklung der Titrierplatten des ↑Mikrotitrators nach Takatsy; unbeschichtete o. mit Antigenen o. Antikörpern beschichtete, aus versch. Materialien bestehende M. mit F- (für ELISA, ↑Enzymimmunoassay), U- (für die ↑Komplementbindungsreaktion) o. V-förmigen (für Hämagglutinationen) Vertiefungen. Vielseitige Anwendung in der Serol. (einschl. Blutgruppenserologie), die eine Automatisierung, Standardisierung u. Objektivierung der serol. Untersuchungen durch eine photometr. Auswertung ermöglicht. I. d. R. werden M. mit 96 Vertiefungen (Wells), dazu automat. Pipette, Verdünner, Waschgeräte sowie 8-Kanal-Photometer eingesetzt. Eine visuelle Ablesung, beispielsweise für die direkte (Blutgruppen-) o. indirekte Hämagglutination, ist mögl.

Mikrotitrator: erste Geräteentwicklung zur Herstellung geometr. Verdünnungen mit dem Faktor 2. Besteht aus Titrierplatten (Plexiglas mit V- o. U-förmigen Vertiefungen), den Titratoren (spiralförmige Schlingen o. Körbchen mit Spaltöffnungen aus hitzebeständigem Material) u. Tropfpipetten, von Mikrotiterplatten abgelöst.

Mikrotom: in der Elektronenmikroskopie Präzisionsinstrument zur Anfertigung sehr dünner Schnitte biol. Objekte, entweder an eingebettetem (Paraffinschnitt, ↑Einbettung) o. frischem (↑Gefrierschnitt) Material. ↑Ultramikrotom.

Mikrotonometer: elektromechan. Schüttelvorrichtung für kleine Blutproben (10–100 μl), um in diesen definierte Testgaskonzentrationen zu erzeugen.

M

Mikrotrauma: unterschwelliges Einwirken äußerer (Schlag, Stauchung, Stoß) o. innerer Gewalt (gestörte Gelenkmechanik, Muskelzug). Führt als chron. rezidivierendes M. bes. bei Arbeit u. Sport zu Überlastungsschäden. Diese entstehen als Folge eines Mißverhältnisses von individuell unterschiedl. Belastbarkeit der Gewebe u. real erfolgter Belastung. Letztere ist durch Art, Intensität u. Umfang gekennzeichnet. Trainingseffekte an Muskeln, Sehnen u. hyalinem Knorpel beweisen die Möglichkeit, durch dosierte Belastung die Belastbarkeitsgrenzen des Binde- u. Stützgewebes zu erhöhen, das vorrangig von den Folgen rezidivierender M. betroffen wird. Objektive prospektive Nachweismöglichkeiten der Belastungstoleranz des Binde- u. Stützgewebes bestehen gegenwärtig nicht. ↑Sportschaden.

Mikrotron: Kreisbeschleuniger für Elektronen. M. für Energien bis 50 MeV werden in der Strahlentherapie eingesetzt.

Mikrotubuli *⟨gr + lat⟩ m Pl*: intrazelluläre Röhrchen mit einem Außendurchmesser von etwa 25nm, einem Innendurchmesser von 15 nm u. einigen μm Länge, die in allen Zellen mit Zellkern vorkommen, zum ↑Zytoskelett zählen u. Bewegungserscheinungen bewirken. M. entstehen durch Polymerisation von Tubulindimeren (Alpha- u. Betatubulin, ↑Tubulin) in linkshelikaler Anordnung, ausgehend von einem Mikrotubulusorganisationszentrum (MTOZ), sodaß jeder Mikrotubulus aus 13 sog. Protofilamenten aufgebaut ist. M. können durch gemeinsame Protofilamente miteinander zu Diplo- bzw. Triplomikrotubuli verbunden sein, z. B. in den ↑Zilien, im Flagellum (↑Spermium) u. im ↑Zentriol, wobei die Dupletts o. Tripletts durch Seitenarme aus ↑Dynein verbunden sind. Die Beweglichkeit ergibt sich durch Gleitbewegungen der M. gegeneinander unter Spaltung von ATP durch das als ATPase wirkende Dynein. M. sind beteiligt an der Formgebung von Zellen, Bewegung von Geißeln u. Zilien, Bildung des Spindelapparats während der Mitose u. intrazellulären Transportvorgängen; ↑Protein, mikrotubulusassoziiertes. Abb.

Mikrotubulusorganisationszentrum: *Abk* MTOZ; ↑Mikrotubuli.

Mikroventrikulie: unter der Norm liegende Größe des zerebralen Ventrikelsystems, u. a. bei frühkindl. Hirnschädigung.

Mikrovilli *⟨gr⟩ m Pl*: Microvilli; zylindr. Zellausstülpungen von 0,1 μm Dicke u. 1–6 μm Länge, überzogen von Plasmalemm u. Glykokalyx, in deren Achse 10–30 Mikrofilamente (↑Aktinfilamente) verlaufen. Die Aktinfilamente sind an der Spitze der M. in einem elektronendichten Bezirk aus Alphaactinin verankert u. enden basal im intrazellulären ↑Terminalgespinst an myosinähnl. Filamenten. Die M. können sich daher kontrahieren. Die Aktinfilamente sind durch ↑Fimbrin u. ↑Villin nichtkovalent miteinander vernetzt u. im Zellinneren mit anderen ↑Filamenten, z. B. ↑Intermediärfilamenten u. Tropomyosin verbunden. An der Spitze der M. bildet die Glykokalyx die ↑Antennulae microvillares aus. Parallelgestellte M. bilden: Limbus striatus (Striated border) mit einer Länge von bis zu 2 μm u. Limbus penicillatus (Brush border) mit bis zu 6 μm Länge. M. bilden an der Oberfläche der Epithelzellen des Dünndarms, ↑Bürstensäume aus, wodurch die für die Resorption des Darminhalts notwendigen Zelloberflächen um das ca. 25- bis 30fache vergrößert werden.

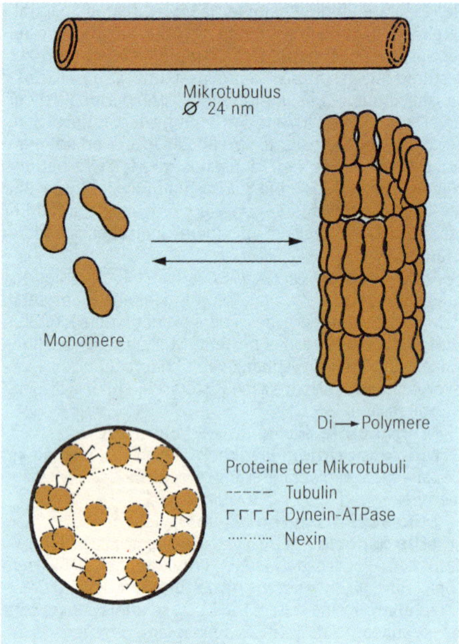

Mikrotubuli

Mikrovillus-Einschlußkrankheit: kongenitale fam. protrahierte Diarrhö mit Abnormalitäten der Bürstensaummembran der Enterozyten, kongenitale Mikrovillusatrophie. Davidson-Krankheit: Fam. Fehlentwicklung der Enterozyten, die nur stummelförmige Mikrovilli haben, während sich regelrecht entwickelte Mikrovilli im Zellkörper eingeschlossen finden. Eine von Geburt an bestehende protrahierte Diarrhö, die zur Dehydration, Azidose, Wachstumsverzögerung, Entwicklungsstörungen führt u. eine hohe Letalität hat.

Mikrowellen: elektromagnet. Wellen der Wellenlänge $\lambda = 1$ m bis $\lambda = 1$ mm, entsprechen dem Höchstfrequenzbereich 0,3–300 GHz (UHF, SHF, EHF). M. werden in spez. Generatoren erzeugt. Betriebsarten sind: Dauerstrichbetrieb, bei dem die erzeugte Energie kontinuierl. über die Zeit, u. Pulsbetrieb, bei dem die Energie in Form leistungsstarker, aber sehr kurzer Impulse erzeugt wird. Hauptanwendungsgebiete sind: Funkortung (Radar), Nachrichtentechnik (Funk, Richtfunk, Satellitenverbindung), Mikrowellenspektroskopie, Mikrowellenerwärmung, Vulkanisation, Garen von Speisen in Mikrowellenöfen, Erwärmung von Blutkonserven u. Gewebetransplantaten. Aufgrund der starken Bündelung u. hohen Energiedichte kann Mikrowellenstrahlung zum Gesundheitsrisiko werden (z. B. im Bereich von Radarantennen o. durch sog. Leckstrahlung bei defekten Geräten). Bes. gefährdet sind Augen (↑Mikrowellenkatarakt) u. Gonaden.

Mikrowellenkatarakt: Trübung der Augenlinse durch kurzzeitige Einwirkung hoher (10 mW/cm²) o. Langzeitwirkung geringerer Leistungsdichten elektromagnetischer ↑Felder des Mikrowellenbereichs auf die Augen. Besondere Gefährdung bei Radarpersonal, Beschäftigten in Prüffeldern für Mikrowellenanlagen, unsachgemäße ↑Mikrowellentherapie. Das Spektrum der Linsenveränderungen reicht von minimalen Trübungen, hinteren Pol- o. Nahtdefekten bis zur totalen ↑Katarakt; Beginn meist am hinteren Linsenpol. Im Bereich der Millimeterwellen kann es zu Koagulationseffekten in den vorderen Augenabschnitten kommen. Endzustände lassen keine Entscheidungen über die Ursache zu, die Mikrowellenexpositon ist meßtechn. nachzuweisen. ↑Berufskrankheiten. ↑Mikrowellen.

Mikrowellentherapie: *Abk* SHF-Ther. (für Super High Frequency); unterer Dezimeterwellentherapiebereich techn. Radarwellen ($\lambda = 12{,}5$ cm; $f = 2\,400$ MHz). Verfahren aus dem Bereich der ↑Hochfrequenzwärmetherapie. Anwendung von ↑Mikrowellen in der physikal. Ther. zur direkten Erwärmung tiefer gelegener Gewebe (Muskulatur, Knochen, innere Organe). Die Wärme entsteht am Ort der absorbierten elektromagnetischen ↑Felder u. muß nicht durch Wärmeleitung von außen nach innen transportiert werden. Flüssigkeitsreiche Gewebe werden bes. stark erwärmt. Anwendungsgebiete: rheumat. Erkrankungen des Muskel-, Band- u. Skelettsystems u. der peripheren Nerven, gyn. Erkrankungen des Urogenitalsystems.

Mikrowellentherapiegerät: Gerät für die ↑Hochfrequenzwärmetherapie, in dem mit einem Magnetron hochfrequente elektromagnet. Wellen (Frequenz 2 450 MHz, Wellenlänge 12,2 cm) erzeugt u. über Rund-, Langfeld- o. Fokusstrahler (Durchmesser bis etwa 17 cm) mit Leistungen bis zu 200 W abgestrahlt werden.

Mikrozephalie: Nanozephalie; abnorme Kleinheit des Schädels.

Mikrozirkulation: Kreislauf in der terminalen Strombahn bestehend aus Arteriolen, Metarteriolen, Kapillaren u. Venolen. Arteriolen, Metarteriolen u. präkapilläre Sphinkteren zählen zu den Sphinktergefäßen, die durch ↑Vasomotoren beeinflußt werden. Durch variable Benutzung von Durchfahrtskanälen u. arteriovenösen Anastomosen kann ein best. Kapillargebiet sehr unterschiedl. durchblutet werden. Der Kapillardruck (↑Starling-Filtrationstheorie) hängt außerdem vom Tonus der das Kapillargebiet abschließenden Venolen ab. Die M. wird stark von der variablen Viskosität des Blutes beeinflußt. ↑Viskosität, scheinbare. Abb.

Mikrozirkulationsstörungen: Veränderungen der Hämodynamik, Permeabilität u. des Stoffaustauschs im Bereich der terminalen Strombahn. Zirkulationsstörungen im Bereich der Endstrombahn mit Folge einer ischäm. Schädigung u./o. einer Blutdrucksteigerung. Mögl. Pathomechanismen: unzureichende Gefäßausstattung, Störungen des strukturellen Aufbaus u. Stoffwechsels der Endstrombahngefäßwände, Änderung der rheolog. Eigenschaften des Blutes, sek. Schädigung des Endstrombahnbettes infolge gestörter Pumpfunktion (Schock). Diagn. Möglichkeiten: Vitalmikroskopie (Konjunktiva, Nagelfalz), Clearance-Methoden (↑Clearance) mit Isotopen (Mikrosphären), Wasserstoff, Edelgasen u. indirekt über ↑Ganzkörperplethysmographie u. ↑Impedanzplethysmographie sowie indirekte Indikatoren der sek. gestörten elektr. o. Stoffwechselvorgänge; rheolog. Charakteristik durch Osmolaritätsmessung (↑Osmometer), Messung der Serum-/Blutviskosität, Bestimmung der Verformbarkeit der korpuskulären Blutbestandteile, Beurteilung der Thrombozyten- (Erythrozyten-) Aggregabilität u. Adhäsivität spontan u. unter Belastung.

Mikrozotten ↑Mikrovilli.

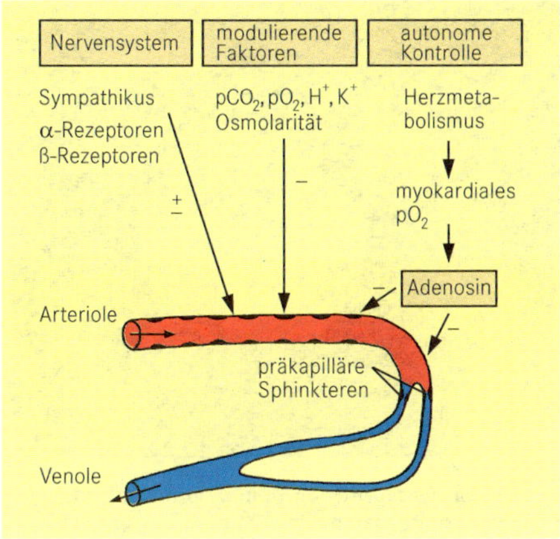

Mikrozirkulation. Gefäße der terminalen Strombahn mit Berücksichtigung regulativer Faktoren
+ = Verengung; − = Erweiterung

Mikrozystis: angeborene, abnorm kleine Harnblase durch prim. Unterentwicklung (↑Harnblasenhypoplasie) o. infolge funktioneller Unterforderung bei ↑Nierenagenesie o. Nierenaplasie. Mitunter kombiniert mit weiteren schweren Fehlbildungen (Sirenenmißbildung).

Mikrozyten: Erythrozyten mit einem von den Referenzwerten abweichenden, kleineren Durchmesser. Anhäufung von M. führt zur ↑Mikrozytose, ↑Schizozyten.

Mikrozytose: Überwiegen von Erythrozyten mit kleinerem Durchmesser (Mikrozyten). Resultat ist eine linksverschobene Price-Jones-Kurve. Zu beobachten bei hypochromer mikrozytärer Anämie u. a. bei Eisenmangelanämie, bei Polycythaemia vera, bei sphärozytärer Anämie.

Miktion ⟨*lat*⟩ *f*: Wasserlassen; physiol. ablaufende Entleerung des Harns aus der Blase. Wird eingeleitet nach Ingangbringen des Blasenreflexes u. von zerebrokortikalen Strukturen kontrolliert. Normal sind 4–6 Miktionen tgl. mit einer Urinmenge von 1–2 l.

Miktionszystourethrographie: *Abk* MZU; Röntgenuntersuchung nach Auffüllung der Blase mit Kontrastmittel zur Darstellung der morphol. Verhältnisse u. funktionellen Vorgänge im Bereich der ableitenden Harnwege, die v. a. in der Kinderröntgenologie angewendet wird. Dabei werden Röntgenaufnahmen vor u. während der Miktion zur Feststellung eines vesikoureteralen ↑Refluxes u. von Blasenentleerungsstörungen angefertigt. Die MZU dient der weiteren dd Abklärung nach intravenöser ↑Urographie u. Ultraschalldiagnostik insbes. von Nierenbeckenkelcherweiterungen, Fehlbildungen, stummen Nieren sowie Veränderungen der Harnleiter u. der Harnblase. Abb. S. 1296.

Mikulicz-Krankheit: alte Bez. für Schwellung von Tränen- u. Mundspeicheldrüse. Es können sich dahinter Tuberkulose, Sarkoidose, Karzinommetastasen, malignes Lymphom u. Leukämie verbergen. Meist ist es die benigne lymphoepitheliale Läsion.

Mikulicz-Radecki, Johann Freiherr von (1850–1905), österreich. Chir., Krakau, Königsberg u. Breslau,

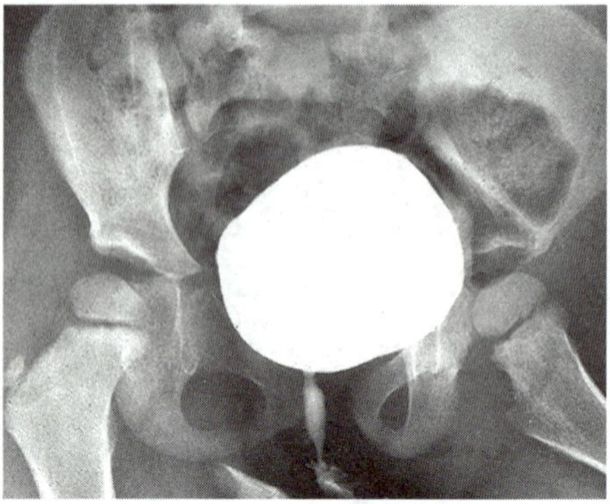

32

Miktionszystourethrographie. Normalbefund in p.-a.-Röntgenaufnahme

Schüler von Theodor Billroth. M. war ein hervorragender Vertreter der wissenschaftl. u. prakt. Chirurgie. Er arbeitete über Fragen der Anti- u. Aseptik, der Wundbehandlung sowie der Magenchirurgie. 1881 konstruierte er unter dem Einfluß der Erfindung von Max Nitze das erste brauchbare Instrument zur Ösophago- u. Gastroskopie. Gemeinsam mit Bernhard Naunyn (1839–1925) begründete er die „Mitteilungen aus den Grenzgebieten der Medizin u. Chirurgie".

Mikulicz-Tamponade (nach Johann v. M.-Radecki): Auslegung einer größeren Wund- o. Abszeßhöhle mit einer Mullage u. Ausfüllung mit weiteren Mullkompressen.

Milben: Acari; zu den ↑Arachnida zählende Arthropoden mit wenig o. ungegliedertem Körper. Larven mit 3, sonst mit 4 Beinpaaren. Die meisten Milbenarten sind kleiner als 1 mm. M. sind von Bedeutung als Ernte- u. Vorratsschädlinge, als Ektoparasiten bei Menschen u. Tieren sowie als ↑Vektoren. Hausstaubmilben sind eine Ursache für die ↑Hausstauballergie.

Milbenasthma: asthmat. Beschwerden, die durch Inhalation von milbenhaltigem Staub in Lagerhäusern von Lebensmitteln u. Futtermitteln bei dort beschäftigten Personen sowie im Wohnbereich durch ↑Hausstaubmilben ausgelöst werden; beteiligt sind versch. freilebende Milbenfamilien, z. B. ↑Tyroglyphidae.

Milbenfleckfieber ↑Rickettsiosen.

Milch: Sekret der Milchdrüse der Mammalia, die den Nachkommen als erste Nahrung, in den ersten Lebenstagen in Form des Kolostrums, dient. M. enthält Eiweiße, Fette, Kohlenhydrate, Anorganika u. Vitamine in einer artspezif. u. vom Laktationsstadium abhängigen Zusammensetzung. Tab.

Milch-Alkali-Syndrom ↑Burnett-Syndrom.

Milchbakterien ↑Lactobacillus.

Milchbrustgang ↑Ductus thoracicus.

Milchdrüse ↑Glandula mammaria.

Milchepidemie: ↑Epidemie mit Milch als Faktor der ↑Infektionserregerübertragung (fäkal-orale ↑Übertragung).

Milchfaktor ↑Bittner-Milchfaktor.

Milchfieber: falsch gedeuteter Temperaturanstieg im Wochenbett zur Zeit des „Einschießens" der Milch am 3.–4. Tag. Fieber meist durch andere Ursachen entstanden.

Milchfieber, zweigipfliges: mit frischer, roher, nicht abgekochter bzw. nicht pasteurisierter Milch von virusinfizierten u. zeckenexponierten weidenden (keine Stalltiere) Ziegen, Kühen o. Schafen auf den Menschen selten übertragbare ↑Frühsommermeningoenzephalitis. Erreger: ↑Frühsommermeningoenzephalitisvirus.

Milchfistel: nach Inzision o. Spontanperforation verbleibende Verbindung zwischen einem Milchgang u. der Mamma-Oberfläche. Heilt nach Abschluß der Laktation spontan.

Milchflecken: bes. im freien Teil des ↑Omentum majus vorkommende retikuloendotheliale Organe, welche zahlreiche Lymphozyten enthalten.

Milchgangskarzinom: von den großen Milchgängen ausgehendes Mammakarzinom, sog. ↑Komedokarzinom.

Milchgangspapillom: umschriebene, feinzottige, gutartige Geschwulst innerhalb erweiterter Milchgänge der Brustdrüse. Histol. feingliedriges Papillenstroma, das von Epithel überzogen ist. Bei Zotteneinriß mit Blutung kann das Bild der „blutenden Mamma" auftreten.

Milchgebiß: die Zahnreihe u. Zähne der 1. Dentition, ↑Odontogenese, ↑Gebißschema, ↑Zahnform.

Milchgerinnung: proteolyt. Spaltung von ϰ-Casein in der Milch durch ↑Lab. In Gegenwart von Kalziumionen wird eine einzelne Peptidbindung im ϰ-Casein gespalten, wodurch dieses seine Schutzkolloidfunktion verliert u. ausfällt. Dieser Vorgang findet auch beim Erhitzen der Milch bei saurem pH-Wert statt.

Milchglaskerne: durch Zellschädigung bedingter Strukturverlust des Chromatins mit Bildung eines gleichmäßig opaken strukturlosen Zellkerns, z. B. der Hepatozytenkerne bei Hepatitis B.

Milchglaszellen: vergrößerte Hepatozyten mit verstärkt eosinophilem, milchglasartigem Zytoplasma infolge Vermehrung des glatten endoplasmat. Retikulums, z. B. bei Hepatitis B o. Arzneimitteleinwirkung.

Milchintoleranz: Milchunverträglichkeit. Schwerste Form: Milcheiweißintoleranz der Säuglinge; sprueähnl. Bild. ↑Laktasemangel ist die häufigste Ursache der M.

Milchleiste: embryonale Anlage, aus der sich die paarig angelegte Brustdrüse entwickelt. Sie entsteht bei weibl. u. männl. Embryonen am Ende des 1. Monats auf beiden Seiten der vorderen Rumpfwand. Der größte Teil verschwindet, Reste im Thoraxbereich werden zur Brust-

Milch: Zusammensetzung

Mittelwerte in g/l	Gesamtprotein	Fette	Kohlenhydrate	Anorganika
Kolostrum (Mensch)	22,9	29,5	121,3	3,08
Muttermilch	10,6	45,4	147,5	2,02
Kolostrum (Rind)	176,0	36,0	29,0	16,00
Kuhmilch	30,9	38,0	49,6	7,15

drüse. Bei unvollkommener Rückbildung entstehen überzählige Brustdrüsen entlang der vorderen Rumpfwand gelegentl. zusammen mit Drüsengewebe (akzessor. Milchdrüse, Polymastie).

Milchling, wolliger: rinnigbereifter Trichterling, Lactarius vilerius, ↑Giftpilze.

Milchnährschaden: Säuglingsernährung mit Vollmilch ohne Kohlenhydrate bewirkt Obstipation, Fäulnisstuhl, Gedeihstörung.

Milchpocken ↑Alastrim.

Milchproteine: Muttermilch enthält 1 % u. Kuhmilch 3,2 % Protein. Beide Milcharten enthalten ↑Casein als Hauptprotein, außerdem ↑Laktalbumin, ↑Laktoglobulin, Molkenprotein, Blutplasmaalbumin u. Immunglobuline.

Milchregel ↑Säuglingsernährung.

Milch, rote: Milchfehler; bedingt durch Beimischung von Blut o. durch farbstoffbildende Bakterien o. Hefen.

L-Milchsäure: CH_3-CHOH-COOH. ↑Hydroxysäuren, ↑Laktat. Abb.

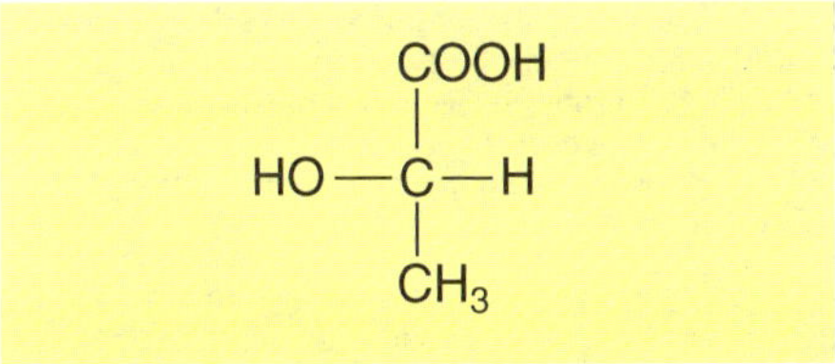

L-Milchsäure

Milchsäurebakterien ↑Döderlein-Stäbchen.

Milchsäure-Dehydrogenase ↑Laktatdehydrogenase.

Milchsäuregärung: enzymat. Abbau von Milchzucker zu Milchsäure bes. durch Lactobacillus lactis, Lactobacillus casei.

Milchschorf: Milchborke, ↑Crusta lactea. Kleinschuppige Hautveränderung auf dem behaarten Kopf der Säuglinge während der ersten Lebenswochen.

Milchstauung: Folge einer bes. während des Milcheinschusses auftretenden Abflußbehinderung der Brust u. einer Störung des Entleerungsmechanismus. Begünstigt Auftreten der ↑Mastitis puerperalis seu lactantium.

Milchzahn: Zahn der 1. Dentition (Milchgebiß), ↑Odontogenese, ↑Gebißschema, ↑Zahnform.

Milchzucker ↑Laktose.

Miles-Operation: abdominosakrale ↑Rektumexstirpation.

miliar ⟨*lat*⟩ *Adj*: hirsekorngroß.

Miliaraneurysma: hirsekorngroße Aneurysmen, bes. an den Gehirnarterien.

Miliaria ⟨*lat*⟩ *f*: Sudamina, Schweißfistel; hirsekorngroße Bläschen mit klarem (M. crystallina) o. weißl. (M. alba) Inhalt, die bei starkem Schwitzen, bes. bei Fieberkranken, auftreten („prickly heart"). Bei der M. rubra stehen die Bläschen auf rotem Grund.

Miliaris discreta: blande verlaufende, isolierte pulmonale Miliartuberkulose, die auf eine geringfügige hämatogene Streuung zurückzuführen ist u. spontan ausheilen kann.

Miliarlupoid: heute nicht mehr gebräuchl. Bez. für die ↑Sarkoidose der Haut.

Miliartuberkel: hirsekorngroßer ↑Tuberkel, typ. für die hämatogene Miliartuberkulose der Lunge.

Miliartuberkulose: hämatogene Form der Tuberkulose, charakterisiert durch zahlreiche ↑Miliartuberkel in den parenchymatösen Organen. Die M. tritt als schweres Krankheitsbild v.a. bei abwehrgeschwächten Personen auf, dann häufig durch Tuberkulose der serösen Häute kompliziert.

Milien ⟨*lat*⟩ *n Pl* ↑Milium.

Milieu ⟨*frz*⟩ *n*: Umwelt. Die in der Wechselbeziehung mit der Außenwelt auf den Einzelorganismus einwirkenden Reize werden als äußeres M. bezeichnet. Als inneres M. gilt die Summe der im Organismus auf seine inneren Rezeptoren einwirkenden Reize, die i.R. der Wechselbeziehungen zwischen den Organen u. Geweben entstehen. Im psychosozialen Bereich gilt als M. die Lebensumwelt des Menschen, einschl. der Personen, die auf seine Entwicklung u. damit auf seine Interessen, Einstellungen u. Haltungen Einfluß haben.

Milieueinfluß: Wechselwirkungen von Pharmaka u. Rezeptor sind milieuabhängig. Verändertes ↑Milieu intérieur (Fieber, Alkalose, Azidose, Entzündungen u.a.) verändern Pharmakon-Rezeptor-Gleichgewichte. Milieuabhängigkeit von Pharmakon-Rezeptor-Beziehungen bei bekanntem Pharmakon erlaubt indirekte Schlüsse auf die Struktur des Rezeptors.

Milieu extérieur: Raum für Angriffsorte von Pharmaka außerhalb von Haut u. Schleimhäuten, z.B. im Magen-Darm-Kanal, innerhalb der Atemwege, in der Blase usw.

Milieu intérieur: definierter Raum für Angriffsorte von Pharmaka; umfaßt gesamten Intra- u. Extrazellularraum. Wird vom ↑Milieu extérieur unterschieden.

Milieutherapie: gezielte Gestaltung des Umfelds zu ther. Zwecken.

Milieuwechsel: durch die Anreise in den Kurort bedingte Veränderung des sozialen Umfelds, das insbes. bei psychosozial verursachten Erkrankungen einen eigenen ther. Wert hat.

Milium ⟨*lat*⟩ *n*: Milie. Hautgrieß, kleines, weißes, in die Haut eingelagertes Knötchen. Histol. zwiebelschalenartig geschichtete Hornperle im Korium, sek. nach Verbrennung o. blasenbildenden Hautkrankheiten.

Milkman, Louis Arthur (geb. 1895), amerik. Röntg., Seraton.

Milkman-Syndrom (nach Louis A. M.): multiple spontane symmetr. oft unvollständige Frakturen. Vorkommen bei endokrinen, metabol. u. renalen Osteopathien. Von E. Looser wesentl. eher beschrieben, ↑Looser-Umbauzone.

Millard, Auguste (1830–1915), frz. Arzt, Paris.

Millard-Gubler-Syndrom (nach Auguste M. u. Adolphe M. G.): Hemiplegia alternans facialis; periphere Fazialislähmung u. kontralaterale Hemiparese bei lateral gelegener Läsion in der kaudalen Brückenhaube auf der Seite der Fazialisparese.

Miller, Willoughby Dayton M. (1833–1907), Professor für konservierende Zahnheilkunde, Berlin. Begründer der wissenschaftl. Kariesforschung.

Miller-Kariestheorie (nach Willoughby D. M.): heute noch Arbeitsgrundlage der Kariesforschung, chem.-parasitäre Theorie. Grundgedanke: bei der kariösen Zerstörung des Zahnschmelzes erfolgt zunächst eine Auflö-

M

sung der mineral. Strukturen durch bakteriell produzierte Säuren, anschließend wird die organ. Matrix durch proteolyt. wirkende Mikroorganismen aufgelöst.

Miller-Nadel (nach Willoughby D. M.): glattwandige, kon. Stahlnadel mit fein auslaufender Spitze u. rundem o. quadrat. Querschnitt. In der ↑Endodontie als Sonde u. mit Watte umwickelt als Tupfer verwendet.

milli- *Präfix*: *Abk* m; vor physikal. Einheiten zur Bez. des 1 000. Teils einer Einheit.

Millin, Terence J., zeitgen. Urol., England, Australien.

Millin-Katheter (nach Terence J. M.): Harnröhrenkatheter aus Weichgummi o. Kunststoff mit Flötenschnabel, also zentraler Öffnung u. 2–3 seitl. Augen.

Millin-Operation (nach Terence J. M.): retropub., extravesikale ↑Prostatektomie mit Zugang durch das ↑Spatium retropubicum.

Millon-Probe: Methode zum qualitativen Nachweis von Tyrosin im Harn (Aminoazidurie). Durchführung mit Millon-Reagens. (Salpetersäure-Quecksilber-Gemisch). Bei Erhitzen Bildung der roten Quecksilbersalze der Nitrophenolderivate (Phenolreaktion). Eiweißhaltige Harne sind zu enteiweißen (falschpositive Reaktion), Indikan gibt gleichfalls pos. Nachweis (schon in der Kälte).

Mills, Charles Karsner (1845–1931), amerik. Neurol., Philadelphia.

Mills-Syndrom (nach Charles K. M.): sehr langsam progredient verlaufende spast. Hemiparese, die sich vom Fuß ausgehend aszendierend entwickelt, bei Atrophie des präzentralen Kortex.

Milroy, William Forsyth (1855–1942), amerik. Int., Omaha/Nebraska.

Milroy-Krankheit (nach William F. M.): hereditäres Lymphödem (Lymphoedema congenitum, ↑Lymphödem), ↑Nonne-Milroy-Meige-Syndrom.

Milstein, César (geb. 1927), argentin. Biochem., Cambridge/England. 1984 Nobelpreis für Med./Physiol. (mit G. J. F. Köhler) „für die Entdeckung des Prinzips der Produktion von monoklonalen Antikörpern".

Milwaukee-Korsett ↑Extensionskorsett.

Milz: Splen (gr.), Lien (lat.). ***Anat.:*** größtes in den Blutkreislauf eingeschaltetes lymphat. Organ; liegt in der Bauchhöhle im li. Hypochondrium in Höhe der 9.–11. Rippe. Maße: 11 · 7 · 3 cm, Gew.: etwa 150–200 g. Die M. ist von kirschroter bis blauvioletter Farbe u. von weicher Konsistenz. Bis auf den medial liegenden Hilus wird sie von Peritoneum umhüllt. Ihre Angrenzungen sind Zwerchfell, Magen, Pankreas u. li. Kolonflexur. ***Histol.:*** sek. peripheres, lymphoides Organ. Außen: Peritoneum (Tunica serosa). Darunter: Bindegewebekapsel (Tunica fibrosa) von der Balken (Trabecula splenica) nach innen ziehen; zwischen ihnen: Milzpulpa (Pulpa splenica), unterteilt in: 1. weiße Pulpa (Pulpa alba): PALS (periarterielle lymphat. Scheide, Vagina periarterialis lymphatica), Malpighi-Körperchen (Lymphonodulus splenicus), 2. rote Pulpa (Pulpa rubra): venöse Milzsinus (Sinus venularis), Milzretikulum (Reticulum splenicum). Genauere Struktur: 1. a) PALS, zylindr. Lymphozytenansammlung um die A. pulpae albae, die unmittelbar aus der Trabekelarterie entspringt; fast ausschließl. T-Lymphozyten u. T-Helferzellen; b) Malpighi-Körperchen, knötchenförmige Verdickung der Lymphscheide (vor der Aufzweigung der A. lymphonoduli) mit Keimzentrum (Centrum germinale) u. dunklem Rand (Korona); B-Lymphozyten u. B-Immunoblasten; 2. a) Milzsinus, weitlumig, Wand aus spindelförmigen Endothelzellen (Endotheliocy-

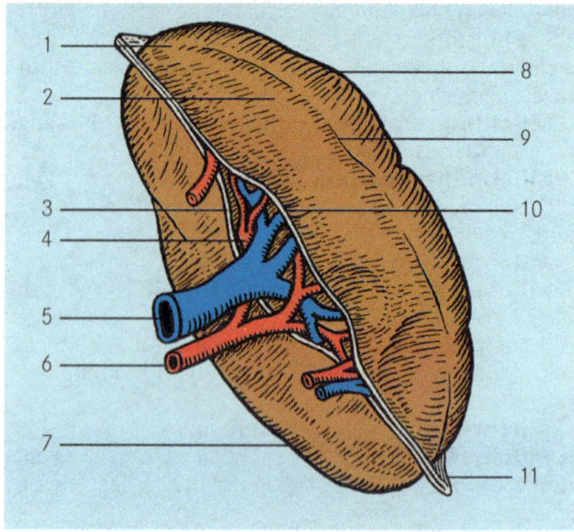

Milz (Abb. 1). Makroskopische Darstellung
1: Extremitas posterior; 2: Facies visceralis;
3: Ligamentum phrenicosplenicum (Schnittrand);
4: Hilum splenicum; 5: V. lienalis; 6: A. lienalis;
7: Margo inferior; 8: Facies diaphragmatica;
9: Margo superior;
10: Ligamentum gastrosplenicum (Schnittrand);
11: Extremitas anterior

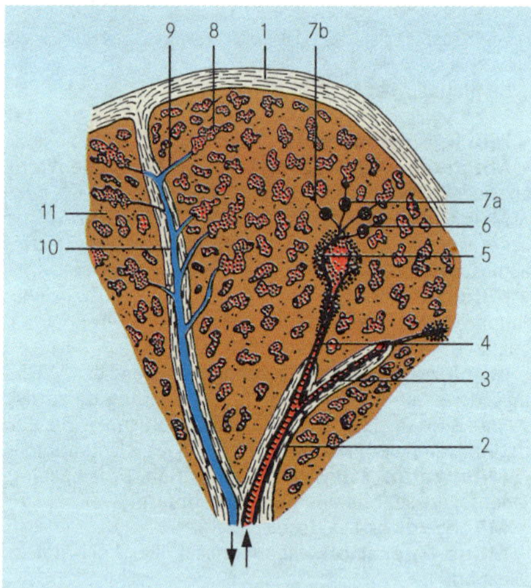

Milz (Abb. 2). Mikroskopische Darstellung
1: Tunica fibrosa mit Peritoneum; 2: Trabekel;
3: Trabekelarterie; 4: A. pulpae albae mit PALS;
5: A. lymphonoduli im Malpighi-Körperchen;
6: Pinselarteriole; 7a: Hülsenarteriole;
7b: Endkapillaren; 8: Milzsinus;
9: V. pulpae rubrae; 10: Trabekelvene;
11: rote Pulpa

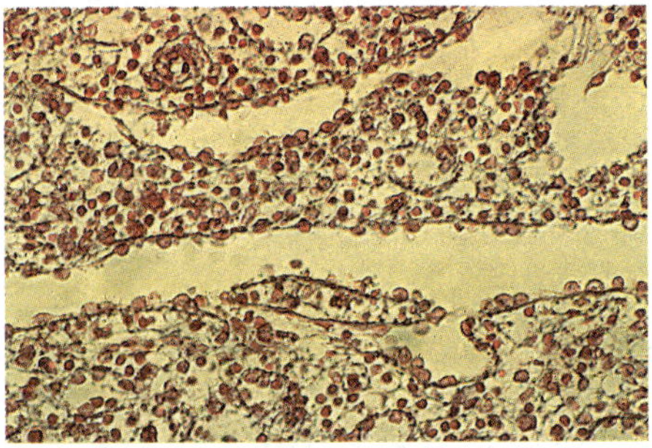

30

Milz (Abb. 3). Histologischer Schnitt, durchspült, Azanfärbung; Darstellung der Milzsinus u. des Retikulums

tus fusiformis), gestützt von Ringfasern (Fibra reticularis annularis). Zwischen den Endothelzellen große Lücken; b) Milzretikulum, Gerüst aus Retikulumzellen, das sich um die Sinus zu Pulpasträngen (Chorda splenica) verdichtet. Während die Trabekel der menschl. M. nur ganz vereinzelt Muskelzellen enthalten, sind in den Trabekeln von Fleischfressern zahlreiche, glatte Muskelzellen vorhanden. Durch Kontraktion dieser Zellen wird bei Volumenverkleinerung der M. ein Teil des Blutes in den Kreislauf überführt (Speichermilz). Die M. ist in den Blutkreislauf eingeschaltet, so daß die mikrosk. Organisation erst nach Kenntnis der ↑Milzgefäße verständl. wird. Sie steht im Dienste der Erythrozytenmauserung. Während der Embryonalperiode werden vorübergehend hier alle Blutzellen gebildet, postembryonal entstehen unter normalen Bedingungen Lymphozyten. Gealterte Erythrozyten u. Thrombozyten werden abgebaut (Phagozytose von Erythrozyten in Retikulumzellen unter Bilirubinbildung). Ferner hat die M. eine Abwehrfunktion (Phagozytose von Bakterien, Bildung von Immunglobulinen, Hemmung des Tumorwachstums, Abstoßung von Transplantaten). Die Milzfollikel sind die Proliferationsstätten von Lymphozyten nach hämatogen erfolgtem Antigenstimulus. T-Zellblasten entwickeln sich unmittelbar um die periarterielle Scheide der sich gabelnden Arteriolen (weiße Milzpulpa), die B-Zellblasten (Germinoblasten) proliferieren mehr in der Peripherie der Follikel. Nach Splenektomie wird eine signifikante Verminderung des IgM-Spiegels u. Anstieg von IgG- u. IgA-Spiegel beobachtet. Verminderung der Phagozytoseleistung u. IgM-Erniedrigung werden für erhöhte Infektanfälligkeit nach Splenektomie insbes. bei Kindern verantwortl. gemacht. Abb. 1 bis 3.

Milzagenesie ↑Asplenie. ↑Aspleniesyndrom.

Milz, akzessorische ↑Lien accessorius.

Milzbrand: Anthrax; weltweit, gehäuft in Südeuropa, Asien, Afrika auftretende, septikäm., tödl. verlaufende Epizoonose in erster Linie der Weidetiere durch Bacillus anthracis. Robert Koch erkannte den Zusammenhang zwischen dem Erreger u. der Erkrankung. Wegen der hohen Resistenz der Milzbrandsporen gegen Trockenheit u. Desinfektionsmittel sind auch Infektionen beim Umgang mit Tierprodukten (Häute, Felle, Wolle, Knochen u. ä.) mögl. Veterinärpersonal, Abdecker, Wollsortierer u. ä. sind bes. gefährdet: In den meisten Fällen ist M. eine ↑Berufskrankheit, kann aber auch durch ↑Arbeitsunfall entstehen, meldepflichtige ↑Zooanthroponose. Inkubationszeit 1–3 Tage. Stadienablauf je nach Übertragungsmodus. **Äußerer M.**: Hautmilzbrand (Milzbrandkarbunkel); Infektion durch die verletzte Haut. Bis zu 90 % aller Milzbrandfälle, tiefrote bis blauschwarze, geschwürig zerfallende Papel mit wallartigem Entzündungshof, Milzbrandödem u. schmerzhafter regionärer Lymphadenitis (Pustula maligna) an best. Körperstellen bei best. Berufsgruppen. Entweder komplikationslose Abheilung o. tödl. Septikämie. Diagn. klin. **Innerer M.**: Lungenmilzbrand, Hadernkrankheit, Woolsorters' disease; eine durch Sporeninhalation tödl. konfluierende hämorrhag. Bronchopneumonie mit hämorrhag. ödematöser Mediastinitis. Darmmilzbrand, hämorrhag. Gastroenteritis mit Lymphadenitis. Neigung zu lymphogen-hämatogener Ausbreitung. Klin. stürm. Beginn mit profusem choleraähnl. Erbrechen, blutigen Diarrhöen, schnellem Kreislaufversagen u. meist tödl. Ausgang.

Milzbrandbazillen: Anthraxbazillen; dt. Bez. für ↑Bacillus anthracis Erreger des Milzbrands.

Milzbranddistrikt ↑Wasenplatz.

Milzbrandkarbunkel: Pustula maligna; ↑Milzbrand.

Milzbrandsepsis: Meningoenzephalitis, Pleuroperitonitis, hämorrhag. Milztumor. Letalität des inneren M. 100 %. Rechtzeitige Ther. mit Penicillin senkt die Letalität von Hautmilzbrandsepsis auf nahezu 0 %, von Lungen- u. Darmmilzbrandsepsis nur auf ~ 50 %. Diagn. bakt., ggf. Tierversuch: für die Entschädigungspflicht bei ↑Berufskrankheit bzw. zur Einleitung seuchenhygien. Maßnahmen wichtig. Durch proph. veterinärmedizin. Maßnahmen mit strenger Kontrolle aller tier. Importe, aktiv/passiver Immunisierung gefährdeter Tierbestände sowie einem strengen Hygieneregime konnte M. aus Mitteleuropa verbannt werden.

Milzbrandtoxin: Milzbrandbazillen bilden außer gewebeschädigenden Enzymen spezif. Toxine mit ödemerzeugender u. letaler Wirkung.

Milzdekompensation, hämodynamische: durch chron. o. remittierende portale Stauung bedingte Überdehnung der Milz.

Milzexstirpation ↑Splenektomie.

Milzgefäße: am Hilum tritt die A. splenica ein; sie verzweigt sich: 1. Trabekelarterie (A. trabecularis), im Bälkchen gelegen, eigene Wandung mit Muskulatur; 2. Arterie der weißen Pulpa (A. pulpae albae) mit PALS; 3. Knötchenarterie (A. lymphonoduli, früher A. centralis) im Malpighi-Körperchen; 4. Pinselarteriole (Arteriola penicillaris): Aufzweigung am Rand der Knötchens in 3–5 Arteriolen, die wie ein Pinsel nebeneinander liegen; 5. Hülsenarteriolen (Arteriola ellipsoidea): mit einer Hülle aus Makrophagen; 6. Endkapillaren (Vas capillarium terminale) – mündend in 7. venöse Milzsinus (Sinus venularis) – Achtung: in den Milzsinus fließt Blut, im Ggs. zu den Sinus des Lymphknotens, in denen Lymphe fließt; 8. Vene der roten Pulpa (V. pulpae rubrae); 9. Trabekelvene (V. trabecularis), im Bälkchen gelegen, ohne Muskulatur, mündet in die V. splenica, die am Hilum austritt. Abb. S. 1300.

Milzhypoplasie: Unterentwicklung der Milz, die nur ein verkleinertes, rudimentäres Organ darstellt. Eine M. findet sich bei Kindern mit ↑Zöliakie. Sie geht mit einer makrozytären Anämie einher. Im Blutausstrich Target-Zellen u. ↑Howell-Jolly-Körper.

Milzindex: gibt in Malariagebieten die Menge vergrößerter (palpabler) Milzen (in %) der Bevölkerung u. damit den Durchseuchungsgrad mit Malaria an. Das Ausmaß der Schwellung beschreibt der ↑Ross-Index.

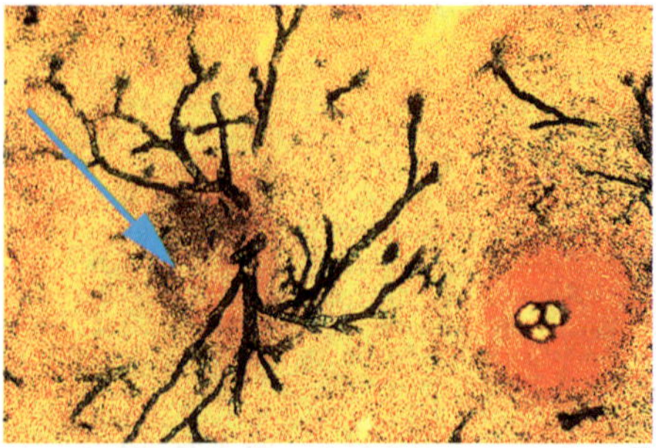

30

Milzgefäße. Histologischer Schnitt, Gefäßinjektion, Gegenfärbung; Malpighi-Körperchen (Pfeil) mit Aufzweigung einer Arteria lymphonoduli in Pinselarteriolen

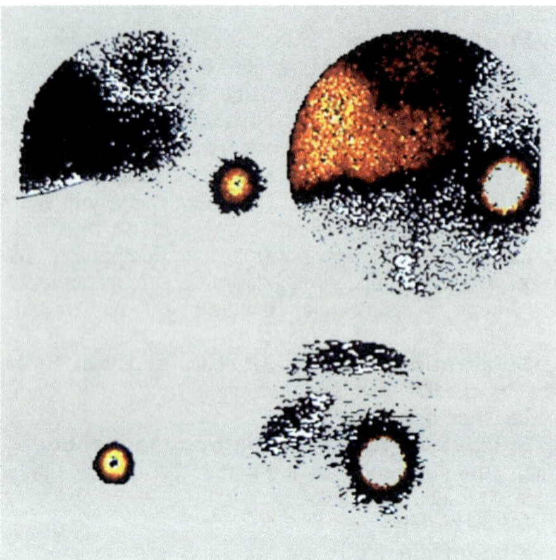

7

Milzszintigraphie mit autologen hitzedenaturierten (49,5 °C) ^{99m}Tc-markierten Erythrozyten; Nachweis einer Nebenmilz bzw. eines Milzregenerats nach Splenektomie. Aufnahme von vorn (obere Reihe mit Darstellung des Leber-RHS) u. von der Seite (unten)

Milzknötchen ↑ Lymphonodulus splenicus.

Milzpunktion: Punktion der Milz in Lokalanästhesie perkutan bei tiefer Inspiration zum Zwecke der Gewinnung von Material zur zytolog. Untersuchung. Die perkutane M. wird nur bei deutl. palpabler Milz durchgeführt, wenn die Frage nach Speicherkrankheiten, extramedullärer Blutbildung o. Milzbefall i. R. maligner Neubildungen bzw. maligner ↑ Lymphome steht. Sie stellt keine Routinemethode dar. Unter Sicht kann die M. bei ↑ Laparoskopie o. ↑ Laparotomie erfolgen. Sorgfältige Nachbeobachtung wegen Nachblutungen erforderl.

Milzruptur: häufigste Organverletzung beim stumpfen ↑ Bauchtrauma, lebensbedrohl. wegen Blutung in die freie Bauchhöhle. Einzeitige M.: Zerreißung o. Zertrümmerung des Organs, führt unmittelbar zur Blutung. Zweizeitige M.: Parenchymverletzung durch Kontusion ohne Kapseldurchtrennung. Das sich ausbildende subkapsuläre Hämatom kann erst nach mehreren Tagen (beschwerdefreies Intervall) die Kapsel sprengen u. zur Blutung führen. Diagnostik: peritoneale Reizung, Schmerzausstrahlung Schulter (Kehr-Zeichen) bzw. Hals (Saegesser-Zeichen), direkter Nachweis durch Sonographie u. CT, ggf. ↑ Peritonealspülung. Ther.: Organerhaltung angestrebt. Fibrinklebung, Naht, Infrarotkoagulation, Resektion. Splenektomie ultima ratio, bes. bei Kindern (Postsplenektomiesepsis).

Milzsinus: Sinus venularis; ↑ Milz, ↑ Milzgefäße.

Milzszintigraphie: nuklearmed. Untersuchungsverfahren zur Darstellung morphol.-topograph. u. funktioneller Veränderungen der Milz. Methode: i. v. Reinjektion autologer Erythrozyten nach In-vitro-^{99m}Tc-Markierung u. Hitzedenaturierung (49 °C), Sequestrationen in der Milz. Gammakameraaufnahmen von anterior, li. lateral u. posterior. Ind.: Milzfunktionsprüfung, Nachweis u. Größenbestimmung eines Milzregenerats nach Splenektomie, von Nebenmilzgewebe, von Milzdystopie, Milzinfarkt (↑ RHS-Szintigraphie), hämat. Funktionsprüfung (↑ Ferrokinetik, ↑ Erythrokinetik). Abb.

Milztransplantation: allogene Verpflanzung der Milz mit dem Ziel die Synthese von antihämophilem Globulin (klassische ↑ Hämophilie) zu aktivieren. Weitere Ind. der bisher 10 durchgeführten klin. M. waren Folgezustände nach Behandlung einer lymphat. ↑ Leukämie u. die ↑ Agammaglobulinämie. Eine anerkannte Ind. zur M. gibt es jedoch nicht. Bei Kindern nach traumat. Milzruptur meist autologe Transplantation von Milzzellen in Peritonealtaschen, um einer Schwächung der Immunabwehr (↑ OPSI-Syndrom) vorzubeugen. Heute wird verstärkt die Milzteilresektion kombiniert mit Gewebeklebung der Resektionsflächen vorgenommen.

Milztuberkulose: regelmäßige Teilerscheinung einer hämatogen streuenden Tuberkulose. Bei massiver Streuung (↑ Miliartuberkulose) zahlreiche hirsekorngroße Knötchen. Bei gelegentl. Streuung kann die seltene großknotige M. entstehen.

Milztumor: klin. Begriff für jede Vergrößerung der Milz, gleichgültig, ob es sich um Blutstauung, Entzündung, Speicherung o. um einen neoplasiebedingten M. handelt, z. B. bei Infektionskrankheiten wie Sepsis, Typhus, Malaria, Leukämie, Polycythaemia vera (rubra), ↑ Icterus haemolyticus; malignen Lymphomen, Pfortaderstauung. ↑ Splenomegalie.

Milzvenenthrombose: durch lokale o. fortgesetzte Thrombose bedingte venöse Abflußstauung mit Vergrößerung, ggf. hämorrhagischen ↑ Infarzierung des gesamten Organs.

Milzzellen: Splenozyten; aus der Milz gewinnbare Zellpopulation, vorwiegend bestehend aus Lymphozyten (60–80 %, davon ~ 40 % B-Lymphozyten), Makrophagen u. Sinusendothelzellen sowie Retikulumzellen. Klin. Bedeutung als Antigenreservoir, bei Verwendung von Leichenorganen als Transplantat u. zur B-Zelltypisierung (Bestimmung der Genprodukte des DR-Lokus). Exp. Gewinnung von M. mit vielfältiger Verwendungsmöglichkeit (Koloniebildung bzw. Hemmung, Plaquebildung). Bei Mäusen Gewinnung von Thrombozyten aus M.

Milzzellkoloniebildungstest: Prüfung der Proliferationsfähigkeit teilungsfähiger Milzzellen in vitro. In der Milz als größtem sek. lymphoiden Organ sind sämtl. immun. aktiven u. aktivierbaren Zellen angehäuft u. dem Exp. zugängl. Unter entsprechenden exp. Bedingungen teilen sich einzelne Zellen u. bilden (monoklonal) Kolonien. Diese Eigenschaft kann genutzt werden, um Hemmfaktoren zu testen (↑Kolonieinhibitionstest) bzw. um nach vorangegangener Suppression des wirtseigenen Immunsystems u. darauffolgender Applikation von Knochenmarkzellen deren Koloniebildungsfähigkeit (nach Wiedergewinnung in der Milz) zu prüfen.

Mimetika: z. B. Sympathomimetika als an einem Rezeptor agonist. wirkende Pharmaka im Ggs. zu Lytika (↑Sympatholytika), die an einem spezif. Rezeptor antagonist. wirken; ↑Agonist.

Mimik *⟨gr⟩ f*: Mienenspiel; der Ausdruck des Gesichts aufgrund einer entsprechenden inneren Zuständlichkeit, bes. der Gefühlslage, Teil des menschl. ↑Ausdrucks. ↑Gefühl.

Minamata-Krankheit ↑Minimata-Krankheit.

Mindermineralisation: unvollständige Mineralisation der Hartsubstanzen von Knochen u. Zähnen, geht mit einem Anstieg nichthydroxylapatit. Minerale einher, auch submikroskop. erkennbar.

Minderung der Erwerbsfähigkeit: *Abk* MdE; gutachterl. wichtiger Begriff, der das Ausmaß einer Körperschädigung prozentual bemißt. Mitunter Abweichungen zwischen gesetzl. u. privater Unfallversicherung.

Minderwertigkeitskomplex: Minderwertigkeitsgefühle (z. T. aufgrund verminderter Leistungsfähigkeit einzelner Organe) u. daraus resultierende Tendenzen zur Kompensation u. Überkompensation. ↑Individualpsychologie.

Minderwuchs: Mikrosomie, Nanosomie; unternormale Abweichung von der Körperlänge. In Mitteleuropa gilt: M. männl. < 165 cm, weibl. < 155 cm, Kleinwuchs männl. < 145 cm, weibl. < 135 cm. Bei Kindern spricht man von M., wenn das zur Körperlänge passende Durchschnittsalter mind. 20 % unterhalb der Norm, von Kleinwuchs, wenn es mind. 40 % unterhalb der Norm liegt, o. wenn die Körperlänge die dreifache Standardabweichung der Normallänge unterschreitet (Prader). Je nach Ursache kann der M. sehr versch. sein. Primordialer (ursprüngl.) M. mit normalen ↑Körperproportionen u. zeitl. normaler Entwicklung (Liliputaner), konstitutionelle Verzögerung von Wachstum bzw. Entwicklung im Kindesalter (Abb. 1). Neuraler u. hormoneller M. bei gestörter Funktion des Hypothalamus (↑Laurence-Moon-Bardet-Syndrom), des Hypophysenvorderlappens (STH-Mangel), der Schilddrüse (Hypothyreose, Kretinismus), der Nebennieren (Cushing-Syndrom, adrenogenitales ↑Syndrom nach der Wachstumsperiode), der Gonaden (z. B. Tumoren) o. bei ↑Diabetes mellitus. Dyszerebraler M. durch erbl. o. erworbene Hirnschädigung o. Fehlbildung. M. durch Mangel an Aufbaustoffen. M. durch erworbene o. erbl. Stoffwechselstörungen. M. durch mangelhafte Wachstumspotenz der Knochen (Chondrodystrophie, Dysostosen, ↑Mukopolysaccharidosen). M. durch Chromosomenaberrationen (↑Down-Syndrom, ↑Ullrich-Turner-Syndrom, Abb. 2) u. andere ätiol. unklare Dysmorphiesyndrome. Abb. 1 u. 2.

Mineral: Festkörper mit räuml. genau orientierter Verteilung der Atome o. Atomgruppen. Die Natur der Stoffe kann anorgan. u. organ. Charakter tragen. Vorkommen in unbelebter u. belebter Natur, auch in versch. humanen Geweben u. Organen.

Mineralablagerung ↑Mineralisation.

Mineralaustausch: reversibler Übergang von Mineralsalzen zwischen Blut, interstitieller Flüssigkeit u. Hartgeweben.

Mineralbäder ↑Heilwasserbäder.

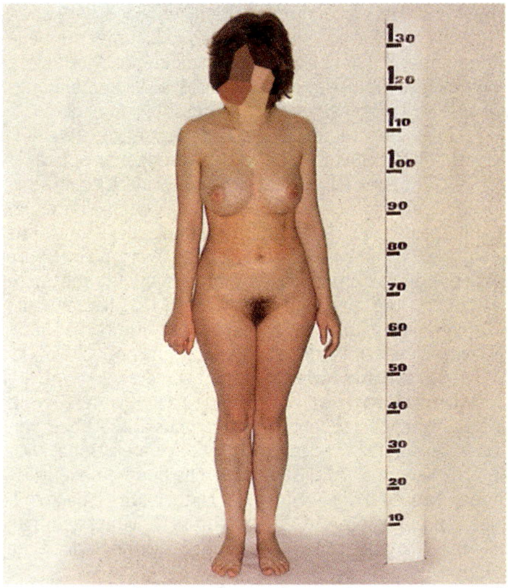

19

Minderwuchs (Abb. 1). Primordialer M. mit normaler Pubertätsentwicklung

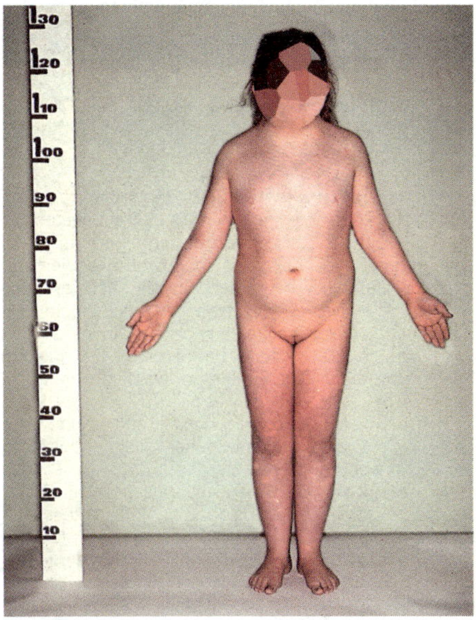

19

Minderwuchs (Abb. 2). Schildbrust, keine Schambehaarung bei Ullrich-Turner-Syndrom

M

Mineralgehaltsbestimmung, radiologische: radiol. Meßmethoden für den Mineralgehalt von Knochen, die alle die unterschiedl. Strahlenschwächung in Knochen u. Geweben ausnutzen. Ziel ist eine Frühdiagnose der Osteoporose. Durch visuelle Auswertung einzelner Röntgenaufnahmen kann eine Verminderung des

Mineralgehalts erst erkannt werden, wenn sie 30 % überschritten hat. Zu unterscheiden sind: I. Konventionelle Röntgenmethoden. II. Computertomograph. Methoden: 1. Einenergiemethode: Ausnutzung des Zusammenhangs zwischen Mineralgehalt (Dichte) des Objekts u. dem CT-Wert. 2. Zweienergiemethode: Anfertigung von zwei CT-Bildern mit unterschiedl. Röhrenspannungen u. Substraktion der CT-Werte. Diese Differenz hängt stark vom Mineralgehalt ab. 3. Scan-Methoden, bei denen ein Querschnittsprofil der Strahlenschwächung des Knochens gewonnen wird. Aus den Schwächungswerten von Spongiosa u. Kompakta lassen sich dann zusätzl. Erkenntnisse gewinnen. Alle drei Methoden lassen sich ähnl. wie die ↑Densitometrie unter Umgehung von Röntgenaufnahmen mit Detektoren versch. Art durchführen.

Mineralhaushalt ↑Mineralstoffwechsel.

Mineralisation: **1.** Einlagerung von Mineralien in spez. Grundsubstanzen; ↑Odontogenese. **2.** Abbau von organ. zu anorgan. Substanzen durch heterotrope ↑Mikroorganismen. Die M. ist von entscheidender Bedeutung für den Kreislauf der Stoffe in der Natur; künstl. nachvollzogen in biologischen ↑Klärverfahren. **3.** Mineralstoffgehalt bzw. -konzentration der natürl. ↑Mineralwässer u. ↑Heilwässer.

Mineralisationsgeschwindigkeit: zeitl. Ablauf der Einlagerung von Mineralsalzen in die Hartgewebe. In einer schnellen, nur wenige Stunden dauernden Phase werden etwa 70 % des normalen Mineralgehalts bei der Knochengewebebildung eingelagert. Die zweite, etwa 7–10 Tage dauernde Phase führt zur endgültigen Mineralisation, wobei ein Rest von etwa 5 % auch noch später abgelagert wird.

Mineralisationsgrad: Anteil der Mineralsalze in den Hartgeweben. Der M. ist in einem Knochen unterschiedl., die Kompakta ist stärker mineralisiert als die Spongiosa, alte Osteone stärker als junge.

Mineralisationsrate: Menge des Osteoids, das in einer best. Zeiteinheit mineralisiert. Morphometr. mit Hilfe der Fluoreszenzsequenzmarkierung bestimmbar. Zwei unterschiedl. fluoreszierende Stoffe werden im zeitl. Abstand injiziert u. in der Mineralisationsfront abgelagert. In einem anschließend gewonnenen, in der Hartschnittechnik bearbeiteten Knochenzylinder sind die zwei Markierungen sichtbar. Die M. ergibt sich aus der Fläche Knochengewebe zwischen den beiden Markierungslinien.

Mineralisationszone: Kristallisationszone; der Teil des Osteoids, der gerade mineralisiert u. damit in Knochengewebe übergeht.

Mineralkomponenten: die einzelnen, ein Hartgewebe o. eine pathol. Mineralisation aufbauenden Minerale.

Mineralokortikoide: Hormone der Nebennierenrinde zur Regulation des Mineral- u. Wasserhaushalts; wichtigstes M. ist ↑Aldosteron. Hauptwirkungen sind: Förderung der Na^+-Ionen-Rückresorption im distalen Nierentubulus u. als Folge Retention von Na^+, Cl^-, HCO_3^- u. Wasser sowie die Förderung von K^+-Elimination, Auslösung eines verstärkten Na^+-Einstroms u. K^+-Ausstroms aus den Zellen. Bei Mineralokortikoidmangel kommt es zu starken Na^+- u. Wasserverlusten. ↑Aldosteronantagonisten wie Spironolacton führen zur Diurese durch Hemmung der Na^+-Rückresorption. Glukokortikoide besitzen auch Mineralokortikoidwirkung; ↑Nebennierenrindenhormone, synthet. M. als Arzneimittel bei ↑Nebenniereninsuffizienz.

Mineralquellen ↑Mineralwässer.

Mineralsalze: alle in Organismen vorkommenden Mineralverbindungen, also sowohl die in den Hartgeweben als auch gelöst vorkommenden. Ihr Anteil beträgt beim Menschen 4–5 % des Körpergewichts.

Mineralsäuren: starke anorgan. Säuren, z. B. Salzsäure, Salpetersäure, Schwefelsäure, die anders als die ↑Karbonsäuren in wäßriger Lösung vollständig dissoziieren.

Mineralstoffe: man unterscheidet ↑Makroelemente u. ↑Mikroelemente. Zu den Funktionen der Mineralstoffe gehören: Aufrechterhaltung u. Regulation von ↑Osmolarität u. Volumina der Körperflüssigkeiten, Aufbau der Stütz- u. Hartsubstanzen (↑Knochen, ↑Zähne), Aufbau u. Funktion hochspezif. Substanzen, z. B. ↑Iod im ↑Thyroxin, ↑Eisen im ↑Hämoglobin u. in Atmungsenzymen usw. Tab. 1 u. 2.

Mineralstoffwechsel: Gesamtheit des Stoffwechsels der im Organismus vorhandenen Mineralstoffe. Er beinhaltet deren Aufnahme u. Ausscheidung, die Regulation durch Hormone (z. B. ↑Parathormon, ↑Calcitonin, ↑Aldosteron) u. Vitamine (z. B. ↑Vitamin D) u. ist von den Lebensgewohnheiten u. Umweltbedingungen abhängig. (↑Mineralstoffe).

Mineralwässer natürl. mineralstoffhaltige Wässer mit einem Mindestgehalt von 1 000 mg festen gelösten Bestandteilen, die im Ggs. zu den ↑Heilwässern nicht zu ther. Zwecken verwendet werden u. der Mineral- u. Tafelwasserverordnung (MTVO) unterliegen.

Mineralzahn: fälschlicherweise auch als Porzellanzahn bezeichnet. Der M. besteht aus Feldspatglas ohne Kaolin. Daher fehlt das Charakteristikum des echten Porzellans, die aus Kaolin u. Feldspat beim Brennen entstehenden Mullitkristalle. Zur Erhöhung der relativ geringen Bruchfestigkeit des Feldspatglases wird kristalliner Quarz o. kristallines Al_2O_3 zugesetzt.

Miniaturendplattenpotentiale: fortlaufend auftretende elektr. Potentiale an der motor. Endplatte, die jedoch wegen ihrer geringen Amplitude unterschwellig für die Auslösung einer subsynapt. Erregung der Muskelfaser bleiben. Die M. entstehen durch Freisetzung von geringen Mengen an ↑Acetylcholin aus der Endigung der motor. Nerven. ↑Endplattenpotential.

Miniaturschwein: wegen der Ähnlichkeit einiger Organsysteme u. -funktionen mit denen des Menschen (Herz-Kreislauf-System, Verdauungstrakt, Hautbildung, Strahlensensibilität, pharmak. Ansprechbarkeit u. a.) für med.-biol. Forschungsarbeiten (Embryol., Teratologie, Stoffwechselphysiologie, ↑Immunologie) bes. geeignetes Versuchstier. Stark verringerte Körpermasse, Tiere mit weißer Haut- u. Haarfarbe werden bevorzugt.

Minichromosomen: kugelförmig organisierte Strukturen viraler Desoxyribonukleinsäuren, die ↑Nukleosomen eukaryont. Zellen ähnl. sind.

Minimal brain dysfunction ⟨*engl*⟩ ↑Dysfunktion, minimale zerebrale.

Minimal cerebral palsy ↑Dysfunktion, minimale zerebrale.

Minimal changes glomerulonephritis: Lipoidnephrose; im Kindesalter die häufigste Ursache des nephrotischen ↑Syndroms. Lichtmikroskop. unauffälliger Befund, elektronenmikroskop. Verschmelzung der Fußfortsätze der Epithelzellen. Durch Steroide behandelbar.

Mineralstoffe (Tab. 1): Zusammensetzung des menschlichen Körpers in %

Sauerstoff	62
Kohlenstoff	21
Wasserstoff	10
Stickstoff	3
Kalzium	1,5
Schwefel	0,64
Phosphor	0,63
Natrium	0,26
Kalium	0,35
Chlor	0,18
Magnesium	0,05
Eisen	0,006
Zink	0,003
Kupfer	0,00029
Mangan	0,000030
Molybdän	0,000022
Kobalt	0,000005
Chrom	0,00000022
Vanadium	0,00000010

Mineralstoffe (Tab. 2): Entdeckungsgeschichte der essentiellen Mineralstoffe

Eisen	
Chlor(id)	
Kalium	17. Jahrhundert
Kalzium	
Magnesium	
Natrium	19. Jahrhundert
Phosphor	(nicht genauer festlegbar)
Iod	1820 (Coidet), 1854 (Chatin)
Kupfer	1928 (Hart u. a.)
Mangan	1931 (Kemerer u. a.; Wadell u. a.; Orent u. a.)
Zink	1934 (Todd u. a.)
Kobalt	1935 (Underwood u. a.; Marston; Lines)
Molybdän	1953 (De Renzo u. a.; Richert u. a.)
Selen	1957 (K. Schwarz u. a.; Patterson u. a.; Scott)
Chrom	1959 (K. Schwarz u. a.)
Zinn	1970 (Hopkins u. a.) 1971 (K. Schwarz u. a.)
Fluor	1972 (K. Schwarz u. a.)
Silizium	1972 (K. Schwarz u. a.)
Nickel	1973 (Nielsen)

Minimal essential medium ↑Nährmedium.

Minimal flow System ↑Niedrigflußsysteme.

Minimalluft ↑Lungenvolumina.

Minimalumsatz: nicht mit dem ↑Grundumsatz ident., da im Schlaf (durch Erniedrigung von Muskeltonus, Herz- u. Atemminutenvolumen), bei Überwärmung (↑Hyperthermie, ↑Temperaturregulation) u. im Zustand der Hitzeakklimatisation der Umsatz unter das Niveau des Grundumsatzes fällt.

Minimata-Krankheit: Folge einer Massenvergiftung in den 60er Jahren in Japan durch mit Methylquecksilber kontaminierten Fisch, die v. a. zu Fetopathien mit schwerer Schädigung des ZNS führte.

Minimum cognoscibile: feinstes Erkennungsvermögen für Formen von Gegenständen.

Minimum, endogenes: tiefstmögl. Stickstoffausscheidung im Harn; sie wird bei eiweißfreier, jedoch kalor. ausreichender Kost erzielt. Das e. M. liegt tiefer als das ↑Hungerminimum u. beträgt tgl. 2–3 g Stickstoff, was dem Abbau von etwa 15–20 g Eiweiß entspricht (Kjeldahl-Faktor).

Minimumgesetz: allgemeingültiges Gesetz, das aussagt, daß die Geschwindigkeit eines Prozesses von demjenigen Faktor abhängt, der im Minimum vorhanden ist. Von diesem geht die Geschwindigkeitskontrolle aus. Die Wachstumsgeschwindigkeit junger Organismen wird z. B. durch denjenigen Faktor bestimmt, der minimal in der Nahrung vorhanden ist (z. B. eine essentielle ↑Aminosäure o. ein Vitamin). Die Durchflußgeschwindigkeit von Stoffwechselketten wird durch die langsamste Teilreaktion bestimmt (↑Stoffwechselregulation).

Minimum legibile: bestes Formerkennungsvermögen beim Lesen.

Minimum separabile ⟨*lat*⟩ *n*: Auflösungsvermögen des Auges, kleinster Sehwinkel, unter dem zwei Gegenstände noch getrennt wahrgenommen werden können, beträgt unter Laboratoriumsbedingungen 20–30 Bogensekunden.

Minipille: orales ↑Kontrazeptivum mit geringem Gestagengehalt.

Miniplastschiene: eine dünne, nur die Zähne bedeckende Kunststoffschiene, die aus Folien im Tiefziehverfahren gefertigt wird. Als Aufbißschiene bei Knirschen u. Pressen mit den Zähnen indiziert.

Miniskop: Glasfaserendoskop mit einem Außendurchmesser von 0,8 mm.

Minithorakotomie: kleine Thorakotomie von begrenzter Länge (< 10 cm). Sie dient der Einführung von Instrumenten o. zur Extraktion des Präparats. Die M. kann Bestandteil der ↑VATS sein.

Minkowski, Oskar (1858–1931), dt. Int., Köln, Greifswald, Breslau.

Minkowski-Chauffard-Gänsslen-Syndrom (nach Oskar M., Anatole M. E. C. u. Max G.): fam. hämolyt. Anämie. ↑Sphärozytose, hereditäre.

Minnegerode-Zeichen: Verbreiterung der prävertebralen Weichteile u. Luftansammlung vor der Halswirbelsäule im Profil-Röntgenbild bei Perforation im oberen Ösophagus u. Hypopharynx.

minor ⟨*engl*⟩: kleiner.

Minor-Oppenheim-Syndrom ↑Myatonia congenita.

Minor-Schweißversuch: Nachweis verstärkter o. Ausfall der Schweißsekretion mittels Iod-Stärke-Reaktion.

Minor tranquilizer ⟨*engl*⟩: ↑Anxiolytika, ↑Tranquilizer.

Minot, George Richard (1885–1950), amerik. Int., Harvard/Boston. 1934 Nobelpreis für Med./Physiol. (mit G. H. Whipple u. W. P. Murphy) „für ihre Entdeckungen zur Lebertherapie bei Anämien".

Minoxidil: peripher wirksames Vasodilatans, zur Behandlung der Hypertonie, ähnl. ↑Dihydralazin.

Minozyklin: Tetrazyklinderivat mit hoher Wirksamkeit gegenüber Staphylokokken. Keine pharmakokinet. Vorteile im Vergleich zu ↑Doxyzyklin.

Minusgläser: Konkavgläser, zur Korrektion der ↑Myopie.

M

Minussymptome: zu einer Gruppe zusammengefaßte Sympt. der ↑Schizophrenie, die eine Verminderung der entsprechenden psych. Funktionen bezeichnen, z. B. Denkhemmung, Apathie, innere Leere.

Minusvariante: Abweichungen von der Norm i. S. von Unterschußbildungen. Oft zur Kennzeichnung von Rückbildungen o. ausbleibenden, normalerweise ablaufenden Trennungen im Extremitätenbereich verwendet: ↑Oligodaktylie, ↑Ektrodaktylie, ↑Binnenstrahlenanomalien, ↑Radiusdefekte, ↑Ulnadefekte, ↑Tibiadefekte, ↑Fibuladefekte.

Minutenvolumen ↑Herzminutenvolumen.

Minutenvolumenhochdruck: Vergrößerung des ↑Herzminutenvolumens mit Blutdruckanstieg.

Miopapovavirus: kleinere Papovaviren, ↑Polyomavirus.

Miosis ⟨*gr*⟩ *f*: Enge der Pupille durch Lähmung des Dilatator pupillae o. Erregung des Sphincter pupillae. Vorkommen: in höherem Alter, bei Sympathikuslähmung (Struma, Tumoren im Halsbereich, Verletzungen, Stellatumblockade, Syringomyelie u. a. Halsmarkläsionen), u. Einwirkung von Pilocarpin u. Morphium o. Rauschmitteln. Als kochleopupillarer Reflex nach starken Schalleinwirkungen, nach Erschrecken. ↑Horner-Syndrom, ↑Mydriasis.

Miotika ⟨*gr*⟩ *n Pl*: Miotica remedia; pupillenverengend wirkende Pharmaka, hauptsächl. Parasympathomimetika. Wirken durch Reizung des Musculus sphincter pupillae, werden bes. bei ↑Glaukom verwendet: Pilocarpin, Carbachol, Aceclidin, Physostigmin.

MIP-Proteine: *Abk* für engl. major intrinsic protein; evolutionär sehr alte Membranproteine mit Molmassen von ca. 25 kD; erforderl. für den Transport kleiner Moleküle (z. B. Monosaccharide), Wasser u. Ionen durch Membranen; kommen u. a. in ↑Gap junctions vor.

Mirazidienschlupfverfahren: Methode zum Nachweis schwacher Infektionen mit ↑Schistosoma in Fäzes.

Mirazidium ⟨*gr*⟩ *n*: Wimpernlarve, Flimmerlarve; erstes Larvenstadium der ↑Digenea (↑Trematoda), das entweder nach Schlupf aus dem Ei über eine Außenweltphase aktiv o. ohne Schlupf passiv in den ↑Zwischenwirt (meist Schnecken) gelangt.

Mirbanöl: ↑Nitrobenzen, Bittermandelöl; Methämoglobinbildner, Riechstoff für billige Seifen. Ausgangsprodukt für Anilin, Dinitrobenzen, Chlornitrobenzen.

MIRD: *Abk* für Medical Internal Radiation Dose Committee; Autorenkollektiv, das Empfehlungen zur Dosisberechnung nach Inkorporation von Radiopharmaka ausgearbeitet hat. Wichtigste Parameter für die ↑Inkorporationsdosimetrie sind: zeitabhängige Aktivitätskonzentration im betrachteten Organ, Organmasse, im Organ absorbierte Strahlungsenergie, Zerfallscharakteristik des Radionuklids.

MIRIAD: *Abk* für Midwifery Research Database. Datenbank für Hebammenliteratur mit jährl. erscheinendem Jahresbericht in gedruckter Form.

Mirizzi, Pablo L. (1893–1964), argentin. Chir., Buenos Aires.

Mirizzi-Syndrom (nach Pablo L. M.): Bild des Gallengangverschlusses durch Stein im Infundibulum der Gallenblase (Kompression).

Misce ⟨*lat*⟩: mische (Rezeptur).

Mischerbigkeit ↑Heterozygotie.

Mischgeschwulst: aus versch. Gewebearten bestehender Tumor. ↑Teratom.

Mischinfektion: gleichzeitiger Befall durch versch. Arten von Infektionserregern, z. B. Staphylokokken-Streptokokken-Angina, Tetanusklostridien-Proteusbakterien-Wundinfektion, Gasödem durch versch. Arten Gasödemklostridien.

Mischkollagenose: Krankheitsbild mit Sympt. mehrerer Kollagenosen, ohne Möglichkeit der Zuordnung zu einer best. Entität; ↑Overlapping-Syndrom, ↑Mixed connective tissue disease.

Mischphase, labile: umfaßt alle Metabolite, die Intermediate kataboler (abbauender) Prozesse sind u. gleichzeitig Ausgangspunkt von anabolen Prozessen (Synthesen) sein können, z. B. Aminosäuren, Acetyl-CoA, Alphaketoglutarsäure, Pyruvat, Succinat, Oxalacetat, Glukose-6-phosphat u. a.

Mischpsychosen ↑Psychosen, zykloide.

Mischschanker ↑Ulcus mixtum.

Mischstaubsilikosen: durch quarzhaltige Staubgemische induzierte ↑Silikosen, bei denen der „Begleitstaub" eine zusätzl. Reaktion auslöst. Diese besteht vorwiegend in einer Proliferation von Histiozyten, in denen lösl. Staubarten (z. B. Kalk, Zement) gelöst, nichtlösl. (z. B. Kohle) gespeichert werden. Die Histiozytenproliferationen gruppieren sich um den hyalinen Kern silikot. Knötchen. M. sind die Anthrakosilikose, die Steinhauerlunge, die Graphitstaublunge, die Porzellanstaublunge u. a.

Mischtumor ↑Teratom.

Mischungsindex: in der ↑Lungenfunktionsdiagnostik die Verhältniszahl, die die Verteilung eines eingeatmeten Gases in der Lunge angibt; z. B. eines Fremdgases zur Bestimmung des ↑Residualvolumens. ↑Spirographie.

Mischungszeit: die bei der Benutzung der Fremdgasmethode erforderl. Zeit, in der sich das dosiert zugesetzte Fremdgas mit der Ventilationsluft mischt. Die M. ist abhängig von der Art des Fremdgases u. von der Durchgängigkeit der Atemwege, sie beträgt etwa 1–5 min, bei Bronchusstenosen u. Bronchialspasmen bis 20 min.

Mischwatte: Mischung aus gereinigter Baumwolle u. Zellwolle. Gehalt der bei 105 °C getrockneten Substanz an Baumwolle 40–60 %; sie besitzt gegenüber den reinen Watten ein schnelleres Aufsaug- u. Wasseraufnahme- bzw. Wasserhaltevermögen sowie die Polsterwirkung der Baumwolle.

Mischzyanose: bei Kurzschlüssen (Shunt) zwischen arterieller u. venöser Strombahn auftretende ↑Zyanose (↑Ventrikelseptumdefekt, ↑Ductus arteriosus, ↑Ebstein-Anomalie).

Miserere ⟨*lat*⟩ *n*: Erbrechen von Darminhalt, sog. Koterbrechen beim ↑Ileus.

mismatch ⟨*engl*⟩: weitreichende Nichtübereinstimmung von Transplantatempfänger u. -spender im ↑HLA-System.

Misoprostol: Analogon von Prostaglandin E_1 (↑Prostaglandine), hemmt HCl-Bildung u. steigert Schleimbildung im Magen; zur Ulcustherapie.

Misreading ⟨*engl*⟩: ↑Zweideutigkeit des genetischen Codes, ↑Translationsfehler.

Mißbildungen: veraltete Bez. für Fehlbildungen, die zum Zeitpunkt der Geburt vorliegen. Histor. Definitionen: Nach Schwalbe (1906) während der pränatalen Entwicklung zustandegekommene, angeborene Veränderungen der Morphol. von Körper, Organsystemen o. Organen, die außerhalb der Variationsbreite der Spezies liegt. Nach Büchner (1959) Veränderungen im Aufbau, die in der Bildungsphase (Embryogenese) entstehen. Später auftretende Normabweichungen sollten als Reifungsstörungen bzw. -hemmungen abgegrenzt werden. Nach Goerttler (1964) im Gefolge dysontogenet. Vorgänge auftretende, gröbere Abwandlungen des Erscheinungsbildes. Den Begriffsfassungen liegen morphol. Merkmale zugrunde.

Mißbildungskalender: schemat. Darstellung der Hauptentwicklungsphasen von Körperorganen. Sie stimmen oft mit den sensiblen ↑Phasen überein. In Abhängigkeit von Art u. Stärke der Störung lassen sich Fehlbildungen auch noch außerhalb der angegebenen Entwicklungszeitspannen auslösen, da der Darstellung morphol. Kriterien zugrundeliegen (Auftreten der ersten Anlage bis zur Fertigstellung der Form).

Mißbildungssyndrome: Fehlbildungssyndrome; das wiederkehrende, nicht zufällige Auftreten von Fehlbildungskombinationen (Symptomenkomplexe) versch. Organsysteme.

Mißbildungstumoren: Gewebemißbildungen wie Heterotopien, Entwicklungsrudimente, Hamartome (↑Hamartie), dysgenet. Gonaden begünstigen Krebsentstehung.

Mißbrauch, sexueller: sexuelle Handlungen, die an o. vor anderen Personen gegen deren Willen vorgenommen werden u. insbes. unter Ausnutzung von deren Unreife (bei Kindern jede sexuelle Handlung), eines Abhängigkeitsverhältnisses, von Widerstandsunfähigkeit durch geistige o. körperl. Behinderung, einer Macht- o. Autoritätsposition, häufig mit Drohung o. Einschüchterung durch psych. o. körperl. Gewalt o. durch Täuschung hinsichtl. sexueller Motive. S. M. kann je nach Art, Intensität, Häufigkeit, Opfer-Täter-Verhältnis zu erhebl., oft langfristigen psych. Schäden des Opfers führen, v.a. bei s.M. von Kindern, bes. wenn er wiederholt u. von Angehörigen (Vater, Stiefvater u. ä.) – in bis zu 80 % der Fälle – ausgeübt wird. Akute Sympt. wie Anorexie, Ängste, Schlafstörungen, Leistungsabfall o. langfristige Sympt. wie Depressionen, multiple Persönlichkeitsstörungen, sexuelle Dysfunktionen sind jedoch unspezif. u. ätiol. mehrdeutig. S. M. ist strafbar, je nach Deliktart u. -folgen auch mit langjährigen Freiheitsstrafen, o. es kann Maßregelvollzug angeordnet werden. Vom Gericht angeforderte med.-psychol. Gutachten können beinhalten: 1. körperl. Mißbrauchszeichen, die jedoch nur selten eindeutig als abusogen diagnostizierbar sind; auch Spermanachweis; 2. eingetretene o. zu erwartende psych. Schäden; 3. tatbezogene Glaubwürdigkeit des Opfers (meist einziger Zeuge); 4. Persönlichkeit u. deliktbezogene Schuldfähigkeit des Täters. Viele Opfer sind therapiebedürftig. Bei den Tätern ist eine Rückfallminderung evtl. durch Psychotherapie mögl. Die Dunkelziffer bei s.M. ist groß u. wird auf 3–30 % jemals viktimisierter weibl. Bevölkerung geschätzt, abhängig davon, ob nur intensives Vergehen o. jede gröbere sexuelle Belästigung unter s. M. verstanden wird. Der durch die Medien u. mehr Anzeigen erweckte Anschein starker Zunahme des s. M. ist wissenschaftl. nicht belegt. ↑Pädophilie.

Missed abortion *⟨engl⟩*: verhaltene Fehlgeburt; Verbleiben einer abgestorbenen Frucht in der Gebärmutter ohne Einsetzen von Wehen zur Spontanausstoßung.

Missed labour (nach Oldham, 1847): Ausbleiben der Wehentätigkeit bei abgestorbener Frucht in den letzten Schwangerschaftsmonaten.

Missense-Codon: durch Mutation verändertes ↑Codon, so daß im Prozeß der Translation (↑Proteinbiosynthese) eine andere Aminosäure in das Protein eingebaut wird.

Missense-Mutation ↑Fehlsinnmutation, ↑Punktmutation.

Missense-Suppression: Suppression (Unterdrückung) einer Missense-Mutation (↑Fehlsinnmutation).

Mißerfolg: modifizierende Bedingung des Problemlösens. Die im Ergebnis der Lösung einer Umweltanforderung auftretenden Ich-Erlebnisse Erfolg u. M. spielen eine große Rolle für den Grad der subjektiven Zufriedenheit.

Mißhandlung: **1.** M. von Kindern: Anwendung von elterl. Gewalt an Kindern (Kindesmißhandlung, ↑Battered child syndrome) o. von kindl. Gewalt an Eltern (Elternmißhandlung, ↑Battered parents syndrome). Im histor. Rückblick gehörte Gewalt in Fam. u. Schulen zu den anerkannten Erziehungsmethoden. Heute wird M. wesentl. kritischer definiert u. auf den psych. (emotionale Kindesmißhandlung, ↑Kindesvernachlässigung) u. sexuellen Bereich (sexueller Kindesmißbrauch) erweitert. Zuverlässige Zahlen über die tatsächl. Häufigkeit existieren nicht (hohe Dunkelziffer). **2.** M. älterer Menschen: Die M. von älteren Menschen kann körperl., sexueller, psych. o. finanzieller Art sein, sie kann absichtl., unabsichtl. o. Folge von Vernachlässigung sein. Risikofaktoren für häusl. M. sind z. B. schlechte fam. Beziehungen, Gewaltbereitschaft, emotional u. körperl. überforderte pflegende Angehörige, alkohol- u. tablettenabhängige o. psych. kranke pflegende Angehörige. M. von Älteren findet aber auch in Institutionen statt.

Missing link *⟨engl⟩ n*: fehlendes Glied; in der Anthrop. Bez. für noch unbekannte Übergangsglieder zwischen Stammformen in phylogenet. Entwicklungsreihen.

Mistel ↑Viscum album.

Mitbewegungen: bei best. Bewegungsabläufen an anderer Stelle auftretende, nicht bewußte zusätzl. Bewegungen, z. B. Pendeln der Arme beim Gehen o. das ↑Bell-Phänomen. Neben diesen physiol. Formen auch pathol. Phänomene wie parallel erfolgende Bewegungen von Extremitätenabschnitten auf der gelähmten Seite bei passiv ausgeführter Bewegung auf der gesunden Seite. Das Fehlen von physiol. Mitbewegungen ist ebenfalls als pathol. zu bewerten.

Mitchell-Kanüle: Kanüle für die intravenöse Injektion mit einer schwenkbaren Blattfeder, durch die die Kanülenöffnung zwischenzeitl. verschlossen werden kann. Auf diese Weise wird ein Blutrückfluß verhindert.

Mite-borne typhus *⟨engl⟩* ↑Tsutsugamushifieber, ↑Rickettsiosen.

Mitella *⟨lat⟩ f*: dreieckiges Armtragetuch zur Ruhigstellung des Schultergelenks u. Schlüsselbeins. Wegen der drohenden Schultersteife noch selten angewandt („Leichentuch“ der Schulter).

Mitesser ↑Komedonen.

Mitessermilbe ↑Demodex folliculorum.

mit-Gene: *Abk* für mitochondriale Gene (Gene der Mitochondrien-DNA).

Mithramycin: antineoplast. Antibiotikum aus der Gruppe der Chromoglykoside; verbindet sich direkt mit der DNA u. blockiert die Ribonukleinsäuresynthese. Anwendung bei Prostata- u. Hodenkarzinomen, Tumoren des Kopfbereichs.

Mithridatismus ↑Giftfestigkeit.

mitigatus *⟨lat⟩ Adj*: mild, abgeschwächt.

Mitinnervation, zentrale: Die bei der Einleitung von Bewegungen willkürl. u. unwillkürl. Natur von den sensomotor. Hirnrindenfeldern ausgesandten Impulse erreichen nicht nur die Skelettmuskulatur, sondern über medulläre vegetative Zentren u. a. auch das Herz u. die die tätige Muskulatur versorgenden Blutgefäße. Die z. M. erhöht somit die Muskeldurchblutung noch bevor die örtl. Mechanismen der Arterienerweiterung wirksam werden.

mitis ⟨*lat*⟩ *Adj*: mild.

Mitkopplung: Rückführung eines Signals zu einer Mischstelle, an der es mit pos. Vorzeichen auf sich selbst zurückwirkt. Auf diese Weise ergibt sich eine Verstärkerwirkung, die je nach der Stärke der M. die systemimmanenten Verluste zunehmend aufhebt (Entdämpfung) u. schließl. zu Eigenschwingungen des Systems führt.

Mitobronitol: Myelobromol; bifunktionelle alkylierende Substanz (↑Alkylanzien), die durch Aktivierung zwei Epoxid-Gruppen erhält. Diese alkylieren DNA-Moleküle. Anwendung: Chron. myelo. Leukämie. ↑Desoxyribonukleinsäure.

Mitochondrien ⟨*gr*⟩ *n Pl*: eine der drei klass. Zellorganellen, in allen Zellen vorkommend (außer Erythrozyten). Bereits lichtmikroskop. darstellbar; histochem. Markerenzym für M. ist SDH (Succinatdehydrogenase). **Struktur**: Größe 0,2–2 µm breit, 2–7 µm lang. Struktur elektronenmikroskop.: 1. Membran (Membrana mitochondrialis), dreigeteilt in: a) Außenmembran (Membrana mitochondrialis externa) 5–7 nm dicke, dreischichtige Membran, b) Membranspalt (Spatium intermembranosum), 8–10 nm breiter, elektronenheller Raum, c) Innenmembran (Membrana mitochondrialis interna), 5–7 nm dicke, dreischichtige Membran, auf deren Innenseite Elementarpartikel (Particula elementaria) sitzen; 2. Innensubstanz (Matrix mitochondrialis), strukturlose, flüssige Masse mit lösl. Enzymen, mitochondrialer DNA, Ribosomen, Granula. Die Innenmembran bildet Falten, die in die Matrix hineinragen in 2 Formen: a) Leisten (Cristae), senkrecht zur Längsachse des M., ergibt M. vom Cristaetyp, weitaus überwiegender Typ, b) Schläuche (Tubuli), parallel zur Längsachse des M., ergibt M. vom Tubulustyp, selten, bes. in steroidsynthetisierenden Zellen. Zahl der M.: abhängig vom Stoffwechsel der Zelle, in der Leberzelle ca. 2 500. Vermehrung: M. können sich teilen, aber eine Reproduktion ohne Kontrolle durch das genet. Programm im Zellkern ist nicht mögl. Abb. **Stoffwechsel**: M. sind die Hauptorte des Energiestoffwechsels (ATP-Synthese) aerob lebender Zellen. Sie enthalten die Enzyme der ↑Atmungskette, des ↑Zitronensäurezyklus, des ↑Fettsäureabbaus sowie ↑Adenosintriphosphatasen u. a. Enzyme. M. sind an der Biosynthese der Porphyrine u. des Harnstoffs beteiligt. Sie enthalten zudem ein eigenes Proteinsynthesesystem (histonfreie DNA; Ribosomen). Die Enzyme der Atmungskette sind den Cristae angelagert. Wahrscheinl. stellen die etwa 10 nm großen gestielten Partikeln an den Cristae einen derartigen Enzymkomplex dar (↑Oxisomen). Atmungskette u. ATPase sind in der Innenmembran, Zitronensäurezyklus, Betaoxidation u. Proteinsyntheseapparat in der Matrix der M. lokalisiert. Die Innenmembran der M. enthält mitochondriale ↑Translokationssysteme für Anionen u. Adeninnukleotide. Wasserstoff wird in Form reduzierter Metabolite (z. B. Malat) vom Cytosol in die M. transportiert. Fettsäuren treten als ↑Acylcarnitin vom Cytosol in die M. über. Acetylreste verlassen die M. als ↑Zitronensäure o. ↑Acetylcarnitin. Abb.

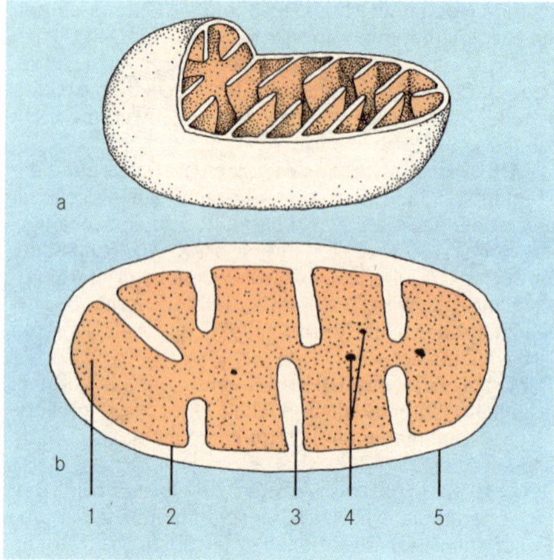

Mitochondrien
a: dreidimensionales Mitochondrienmodell;
b: Querschnitt durch ein Mitochondrium
1: Matrix mitochondralis; 2: Innenmembran;
3: Crista mitochondralis;
4: Mitochondriengranula; 5: Außenmembran

Mitochondriopathien ⟨*gr*⟩ *f Pl*: Erkrankungen mit Schädigung der Mitochondrien, z. B. Myopathien o. Alkoholschäden von Leberzellen.

Mitogene ⟨*gr*⟩ *n Pl*: Stoffe unterschiedl. Herkunft u. Zugehörigkeit, die in einer Zellkultur einzelne Zellen antigenunspezif. zur Mitose anregen. Geprüft wird die mitogene Wirkung durch den Einbau markierter Substanzen (meist ^{3}H-Thymidin), früher durch Auszählen der mitot. Zellen (Blasten u. Angabe in %). Zur Testung von M. werden meist Lymphozyten verwendet. Die Wirkung von M. ist teilweise zelltypspezif., so wirken ↑Lektine vorwiegend auf T-Lymphozyten u. erzielen unter den derzeit bekannten M. die höchste Stimulationsrate. Concanavalin A wirkt vorwiegend auf T-Zellsubpopulationen, darunter Suppressorzellen, Pokeweed-M. auf T-Zellsubpopulationen u. Lipopolysaccharid überwiegend auf B-Zellen (auf B-Lymphozyten wirken ferner Streptolysin 0, teilweise Anti-Immunglobulin u. PPD). Als Testverfahren zur Prüfung von M. wird allg. der Lymphozytentransformationstest verwendet. Auch eingesetzte Antigene wirken z. T. als unspezif. M.

Mitogenic factor ⟨*engl*⟩: ↑Lymphokin, nachweisbar im Kulturüberstand von Lymphozyten nach mitogener o. antigenspezif. Stimulierung, das mit der weiteren Blasttransformation in Zusammenhang gebracht wird. Mol. Gew. u. Wirkungsweise unbekannt.

Mitolactol ↑Mitobronitol.

Mitomycin: antineoplast. Substanz aus der Gruppe der heterozykl. Antibiotika, blockiert die Funktion der Nukleinsäuren durch Alkylierung der DNA u. bildet freie Radikale. Anwendung bei gastrointestinalen Karzinomen, Mamma-, Ovarial-, Blasenkarzinomen.

Mitoplasma: plasmat. Phase der ↑Mitochondrien.

Mitopodozid: Podophyllinsäure-2-ethylhydrazid. Zytostatikum.

Mitose ⟨*gr*⟩ *f*: Mitosis; indirekte Kern- u. Zellteilung mit Sichtbarwerden der Chromosomen. Erbgleiche Verteilung von Chromosomenhälften (↑Chromatiden), nachdem in der S-Phase des ↑Zellzyklus die Synthese u. Verdopplung der DNA erfolgte. Stadien: **Prophase**: Spiralisierung der Chromosomen u. Beginn der Längsspaltung, Wanderung des verdoppelten Zentriols zu den Zellpolen. **Metaphase**: Anordnung der Chromosomen in der Äquatorebene zum Mutterstern (Monaster), Ausbildung der Mitosespindel (Fusus mitoticus), deren Mikrotubuli die Zentriolen mit dem Zentromer jedes Chromosoms verbinden. **Anaphase**: vollständige Teilung der Chromosomen, Wanderung der Hälften (Chromatiden) zu den Zellpolen, Ausbildung der Tochtersterne (Diaster). **Telophase**: Ausbildung der Kernhülle um die Tochterkerne, Entspiralisierung der Chromosomen; Abschluß der bereits in der Metaphase begonnenen Durchschnürung des Zelleibs. Abb.

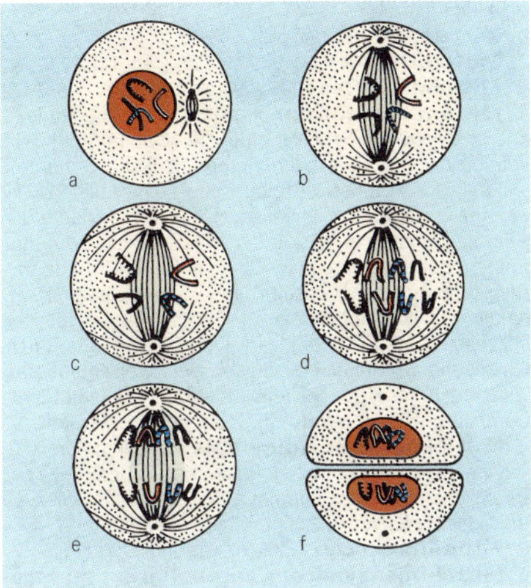

Mitose
a: Prophase; b: frühe Metaphase;
c: späte Metaphase; d: frühe Anaphase;
e: späte Anaphase, f: Telophase

Mitose, atypische pathologische: Störung der Kernteilung. Versch. Formen: 1. erneute Teilung der Zentriolen in verlangsamter Prophase – drei- o. vierpolige Mitose; 2. Verklumpung des Muttersterns – Pseudoamitose; 3. Unterdrückung der Spindelbildung durch ↑Colchicin – Polyploidie; 4. Unterbleiben der Zelldurchschnürung – mehrkernige ↑Riesenzelle.

Mitosegifte: Antimitotika; chem. Substanzen, die den normalen Ablauf der mitot. Zellteilung (↑Mitose) hemmen. Meistens handelt es sich dabei um Mittel, die die Ausbildung der Funktion der Kernspindel stören. ↑Colchicin, ↑Zytostatika.

Mitosehemmung: Störung des Mitoseablaufs (↑Mitose) durch spezif. Gifte. ↑Mitosegifte.

Mitose, pluripolare ↑Mitose, atypische pathologische.

Mitoserate: Mitoseindex; Anzahl der Mitosen bezogen auf die Gesamtzahl der Zellen (in %).

Mitoxantron: Novantron; synthet. antineoplastische ↑Substanz, chem. Anthrachinonderivat, hemmt die DNA- u. RNA-Synthese. Wirkspektrum ähnl. wie ↑Anthrazyklin-Antibiotika (↑Interkalation in die DNA), jedoch geringere Kardiotoxizität. Anwendung bei Mammakarzinom, Ovarialkarzinom, Lymphomen.

Mitra ⟨*gr*⟩ *f*: haubenförmiger Kopfverband, der mit einer zweiköpfigen Binde gleichzeitig gewickelt wird. Eine Binde beschreibt horizontale Kreistouren, während der zur gleichen Zeit über die Schädelkalotte von frontal nach okzipital u. zurück laufende zweite Bindengang jeweils an der Stirn u. am Hinterhaupt den Kreisgang unterfährt u. somit fixiert wird.

mitral ⟨*lat*⟩ *Adj*: die Mitralklappe des Herzens betreffend.

Mitralatresie: Fehlen des li. Atrioventrikularkanals durch völlige Fusion der beiden Mitralsegel (angeboren o. erworben) o. durch Nichtdifferenzierung der Klappe (Mitralagenesie). ↑Linksherzsyndrom, hypoplastisches.

Mitralfehler: ↑Herzklappenfehler; ↑Herzklappenvitium, ↑Mitralstenose, ↑Mitralinsuffizienz.

Mitralfehler, angeborene: Fehlbildungen von Mitralklappe u./o. Papillarmuskeln, die zur Stenose bzw. Insuffizienz führen. Schwere Veränderungen ruft bereits im frühen Säuglingsalter eine Herzinsuffizienz mit Lungenödem hervor. ↑Shone-Syndrom, ↑Cor triatriatum.

Mitralinsuffizienz: *Abk* MI; Schlußunfähigkeit der Mitralklappe, rheumat., selten angeboren, kombiniert mit Septum-primum-Defekt (Atrioventrikularkanal). Verbreiterter Herzspitzenstoß, leiser I. HT, betonter II. HT (Pulmonalkomponente), Holosystolikum p. m. Herzspitze, evtl. III. HT, MÖT, EKG: P-sinistrokardiale mit Linksherzhypertrophiezeichen (Volumenbelastung). Röntgen-Thorax: linksatriale Dilatation (verstrichene ↑Herztaille), großer li. Ventrikel, wenig Lungenstauung. Klin. Schweregradeinteilung ↑Herzleistungsstadien.

Mitralisation: relative Mitralklappeninsuffizienz bei Dilatation des li. Ventrikels wegen erhöhter Druck- o. Volumenbelastung.

Mitralklappe: Valva atrioventricularis sinistra. ↑Herzklappen.

Mitralklappenplastik ↑Anuloplastik, ↑Herzklappenrekonstruktion.

Mitralklappenprolaps: systol. Prolaps der Mitralklappe in den li. Vorhof. Auskultation: Extraton in Systolenmitte mit spätsystol. Geräusch. Neigung zu Dysrhythmien u. Synkopen.

Mitralklappenprothese ↑Herzklappenprothesen.

Mitralklappenverdoppelung: angeborene Formanomalie der Valva atrioventricularis sinistra. Im vorderen o. hinteren Segel besteht ein Loch, das von kleinen „Segeln", die eine akzessor. Klappe bilden, umgeben ist. Befestigt sich mit eigenen Chordae tendineae. Defektbildung im hinteren Segel ist mit anderen Herzanomalien kombiniert (Septum-primum-Defekt, Ostium atrioventriculare commune) u. stets früher letal als Defekt des vorderen Segels.

Mitralkommissurotomie: operative Sprengung des verengten Mitralostiums. **Geschlossene M.**: Eine der ältesten kardiochirurg. Eingriffe. Nach den ersten digitalen Mitralklappensprengungen von Cutler (1923) u. Souttar (1925) waren es Bailey (1946) u. Harken (1948), die die grundlegende Technik der M. in die Klinik einführten. Heute wird fast ausschließl. die transventrikuläre instrumentelle M. mit Spezialdilatator durchgeführt. Die Einführung des Dilatators erfolgt durch die Herzspitze u. wird unter Leitung des durch den li. Vorhof eingeführten Zeigefingers zum Atrioventrikularostium dirigiert. Entspr. der Verkleinerung der Mitralöffnung werden die Kommissuren auf eine vorher eingestellte Länge gesprengt. **Offene M.**: Sprengung o. Inzision des verengten Mitralostiums unter Sicht mit Hilfe der extrakorporalen ↑Zirkulation. M. wird heute fast ausschließl. offen durchgeführt.

Mitralsegelvorfall: Deformation u. Funktionsabweichung der Mitralsegel, angeboren, z. T. mit Skelettdysplasien o. sek. nach ischäm. o. entzündl. Papillarmuskelschädigung. Auskultator. Klick- u. andere Geräusche, z. T. symptomlos, z. T. Herzsensationen bis zu plötzl. Herztod.

Mitralstenose: verschiedengradige Einengung (auf weniger als 4–6 cm^2) des li. Atrioventrikularkanals durch Verschmelzung der fibrös verdickten o. verkalkten Segel. Chordae tendineae verkürzt. Klappe oft trichterartig in den li. Ventrikel vorgewölbt. Vergrößerung von li. Vorhof, re. Ventrikel, Truncus pulmonalis. Schwierige Trennung zwischen angeborenen u. erworbenen Formen. Häufige Kombinationen: offener Ductus Botalli, Aortenstenosen, Aortenisthmusstenose. Kombination mit Vorhofseptumdefekt: ↑Lutembacher-Syndrom. Klin.: kleiner Puls, lauter, paukender 1. HT, MÖT, protodiastol. Decrescendo (↑Herzgeräusche), evtl. präsystol. Crescendo; EKG: P-mitrale, Röntgen-Thorax: prominenter li. Vorhof, kleiner li. Ventrikel, Lungenstauung (pulmonale Hypertonie). Diagnostik ist Domäne der ↑Echokardiographie. Klin. Schweregradeinteilung: ↑Herzleistungsstadium.

Mitralzellen: zweites Neuron der Riechbahn, deren Dendrit mit dem Axon der Riechzellen im Bulbus olfactorius die Glomeruli olfactorii bilden.

Mitscherlich, Alexander (1908–1982), einflußreicher Vertreter einer psychoanalyt. u. sozialpsycholog. orientierten Psychosomatik. Autor von „Auf dem Weg zur vaterlosen Gesellschaft" (1963), „Krankheit als Konflikt" (1966/67), zusammen mit Margarete Mitscherlich-Nielsen „Die Unfähigkeit zu trauern" (1967).

Mitsuda-Reaktion ↑Lepromintest.

Mittelblutung ↑Ovulationsblutung.

Mitteldarm: mittlerer Abschnitt des Primitivdarms. Er kommuniziert durch den Dottergang, Ductus vitellinus, mit dem Dottersack u. gehört zum Versorgungsgebiet der A. mesenterica superior.

Mitteldruck, arterieller: für die Organdurchblutung eigentl. wirksamer Blutdruck, der dem Integral des Druckverlaufs über die Zeit entspricht („integrierter Mitteldruck"). Für die Praxis zu schätzen: diastol. Blutdruck plus $^1/_2$ der Blutdruckamplitude (genauer plus 43 %); z. B. Blutdruck 180 : 80 mmHg (24,7 : 10,7 kPa) entspricht Mitteldruck von 130 (123) mmHg (17,3 [16,4] kPa).

Mitteldruck, pulmonalarterieller: in der A. pulmonalis herrschender arterieller ↑Mitteldruck, beträgt in Ruhe bis zu 20 mmHg (2,66 kPa), steigt unter Belastung nur gering an.

Mitteldruck, systolischer: über die Systolenzeit integrierter systol. Druck, ↑Spannungs-Zeit-Index; in erster Annäherung: höchster systol. Druck minus $^1/_5$ der Blutdruckamplitude.

Mittelfell: Mittelfellraum, ↑Mediastinum.

Mittelfrequenzröntgengenerator ↑Multipulsröntgengenerator.

Mittelfrequenztherapie: Therapieverfahren mit Wechselströmen im Bereich 1 000–100 000 Hz. Gegenüber Nieder- u. ↑Hochfrequenzwärmetherapie anders gearteter Wirkungsmechanismus; durch Summation mittelfrequenter Impulse ist Muskelkontraktion auslösbar. Außerdem analget., hyperämisierende Wirkung, ↑Elektrotherapie.

Mittelfuß ↑Metatarsus.

Mittelfußrolle: bes. Form einer orthopädischen ↑Rolle, die unter dem Mittelfuß angebracht wird u. fehlende Bewegungsmöglichkeit des oberen Sprunggelenks kompensiert.

Mittelgebirgsklima: abgeschwächtes ↑Hochgebirgsklima, das v. a. durch die Schonfaktoren des Waldklimas charakterisiert ist.

Mittelgesichtsfraktur: ↑LeFort-Bruchlinie, ↑Kieferfraktur.

Mittelgesichtsfraktur, laterale: Jochbein- bzw. Jochbogenfraktur.

Mittelhand ↑Metacarpus.

Mittelhirn ↑Mesenzephalon.

Mittelhirnreflexe ↑Hirnstammreflexe.

Mittelhirnsyndrom: typ. Syndromenkomplexe sind alternierende Syndrome des N. oculomotorius wie Hemiplegia alternans oculomotoria (↑Weber-Syndrom, Läsion im Bereich des Mittelhirnfußes) o. vertikale Blicklähmungen, vertikaler Nystagmus, Konvergenzlähmung (↑Parinaud-Syndrom, Läsion der Mittelhirnhaube). Kombination der alternierenden Okulomotoriuslähmung mit Blicklähmung zur Herdseite, Intentionstremor, Hemiataxie, Rigor, Hemichorea u. Myorhythmien auf der Gegenseite, evtl. internukleäre Ophthalmoplegie durch Schädigung des medialen Längsbündels weisen auf eine Läsion im Bereich des Nucleus ruber hin (↑Benedikt-Syndrom, unteres Rubersyndrom). ↑Hemiplegia alternans.

Mittelkapazität, pulmonale: Luftvolumen, das sich am Ende einer normalen Inspiration in der Lunge befindet, entspricht der Summe aus Atemzugvolumen u. funktioneller Residualkapazität. ↑Spirographie.

Mittellinienecho ↑Elektroenzephalographie.

Mittelliniensyndrom, zerebellares: bei Schädigung der medianen u. paramedianen Kleinhirngebiete auftretender Symptomenkomplex mit Nystagmus, zerebellarer Asynergie der Beine, Ataxie, Hypotonie u. Zwangshaltungen.

Mittelmeeranämie ↑Thalassämie.

Mittelmeerfieber ↑Maltafieber, ↑Brucellose, ↑Boutonneuse-Fieber, ↑Rickettsiosen.

Mittelmoleküle: tox. Substanzen mit einer relativen Molekülmasse zwischen 300 u. 5 000, denen man eine Bedeutung bei der Entstehung des Urämiesyndroms beimißt (Mittelmolekülhypothese). Die einzelnen Komponenten können gegenwärtig nicht sicher bestimmt werden (evtl. Gewebehormone). Mittelmolekülhypothese ist heute nicht unwidersprochen, da häufig kein Zusammenhang zwischen der Konzentration der M. im Serum u. der Urämiesymptomatik gefunden wurde. ↑Urämie.

Mittelohr ↑Auris media; ↑Gehörorgan.

Mittelohrdefekte, angeborene: Fehlentwicklung von 1. bzw. 2. Kiemenbogen u. 1. Schlundtasche. Vollständige Nichtanlage der Paukenhöhle (Atresia auris congenita): isoliert o. in Kombination mit Gehörgangatresie, angeborenen ↑Ohrmuscheldefekten, Trommelfellfehlbildungen. Extreme Verkleinerung der Paukenhöhle, zusätzl. Gehörknöchelchendefekte, rudimentäre o. fehlende Tuba auditiva, Fehlen der Mittelohrmuskeln, Ausbleiben der Pneumatisation des Warzenfortsatzes, Ersatz des planen Trommelfells durch Knochenmembran („Atresieplatte"), Öffnungen zum Fazialiskanal u. in mittlere Schädelgrube (Infektionswege).

Mittelohrimplantate: alloplast. Kunststoffprothesen (TORP-, PORP-Prothese).

Mittelohrprothesen: Implantation unbelebter Werkstoffe zur Rekonstruktion der Schalleitungskette; Kunststoffe (Polyäthylen), zur Hälfte porig, dadurch Maschenwerk, Anwachsen von Bindegewebe; gute Verträglichkeit. ↑TORP-Prothese, ↑PORP-Prothese.

Mittelprüfung ↑Insektizidprüfung.

Mittelschmerz: kurzer Schmerz im Unterleib der Frau, meist in der Mitte zwischen zwei Monatsblutungen durch Platzen des Follikels mit Peritonealreiz. Gelegentl. begleitet von einer schwachen Blutung aus dem Endometrium (Zwischenblutung).

Mittelstrahlharn: für bakt. u. mikrosk. Untersuchungen gewonnener Spontanharn. Nach sorgfältiger Reinigung der Genitalien werden die ersten Urinproben verworfen u. der zur Untersuchung benötigte Harn aus den mittleren Anteilen entnommen.

Mittelstück: Tubulus distalis renalis; ↑Niere.

Mittelwert: statist. Kennziffer der mittleren Lage eines metr. o. ordinal skalierten Merkmals. Arithmet. M. (Durchschnitt): ↑Median.

Mittelwertartikulator ↑Artikulator.

Mitternachtsstatistik: Erfassung der vollstationären Pat. zur Ermittlung des Belegungsgrades eines Krankenhauses.

Mixed connective tissue disease ⟨*engl*⟩: *Abk* MCTD; Sharp-Syndrom; Mischkollagenose mit einer Kombination von Sympt. des systemischen ↑Lupus erythematodes, der progressiven systemischen ↑Sklerose u. der Dermatomyositis (↑Polymyositis). Nachweis von hohen Titern von antinukleären ↑Antikörpern (granuläres Fluoreszenzmuster), die gegen U1RNP (Anti-U1RNP-Autoantikörper) gerichtet sind. Erstbeschreibung 1972 von Sharp, ob eigenständige nosolog. Entität nicht sicher festzulegen. Charakterist. Sympt. sind das Raynaud-Phänomen, die Schwellung der Hände u. Finger („Wurstfinger") sowie Myalgien bis Muskelschwäche der proximalen Muskelgruppen der Extremitäten als Zeichen der myosit. Komponente. Dysphagien sind Ausdruck einer Ösophagusmotilitätsstörung (↑Ösophagusperistaltik). Arthralgien, insbes. an Hand- u. Fingergelenken, sind häufig. Eine symmetr. Arthritis (selten destruierend) mit einem ähnl. Befallsmuster wie bei der ↑Rheumatoidarthritis ist mögl. Eine pulmonale Beteiligung imponiert als ↑Pneumonitis u. später als ↑Lungenfibrose. Unabhängig davon kann eine pulmonale ↑Hypertonie auftreten. Progn. abhängig von Organbeteiligung, jedoch relativ günstig. Ther. mit ↑Glukokortikoiden u. durchblutungsfördernde Maßnahmen der akralen Durchblutungsstörungen. Letalität bei Verlaufsbeobachtungen bis 7 Jahre 7 %.

Mixocoel ⟨*gr*⟩ *n*: definitive Leibeshöhle der Arthropoden, die aus der Verschmelzung der Zwischenräume zwischen den Organen u. dem aufgelösten Coelom entsteht.

Mixtura ⟨*lat*⟩ *f*: zum Einnehmen bestimmte, flüssige Arzneizubereitungen, wie Emulsionen, Lösungen u. Suspensionen, die löffelweise dosiert werden.

Miyagawanellen-Infektion ↑Chlamydieninfektion.

Mizelle ⟨*lat*⟩ *f*: Aggregat von Lipiden o. anderer Substanzen, z. B. auch von Proteinen, aufgrund ihrer ↑Amphiphilie. Die hydrophoben Teile der Moleküle sind dabei gegeneinander nach innen gerichtet; nach außen zur wäßrigen Phase sind M. durch ihre hydrophilen (polaren) Molekülteile abgeschirmt. M. entstehen in Lösungen grenzflächenaktiver Substanzen als faden-, plättchen- o. kugelförmige Gebilde oberhalb der krit. Mizellenkonzentration (CMC, KMK), die für die einzelnen ↑Tenside unterschiedl. ist. Verbunden damit ist eine sprunghafte Änderung physikal. erfaßbarer Eigenschaften (z. B. Leitfähigkeit, osmot. Druck u. a. m.). Die Mizellation bedeutet für die Tensidlösung, daß die freie Energie des Systems einem Minimum zustrebt. Schwer lösl. Arzneistoffe können in die M. eingeschlossen werden, wobei es zu einer Lösungsvermittlung durch ↑Solubilisation kommt. Mizellenbildung hat Bedeutung bei der Resorption von Fettabbauprodukten im Intestinaltrakt. Fettsäuren, Monoglyzeride, Cholesterin u. fettlösl. Vitamine bilden mit konjugierten Gallensäuren u. Lecithin M. Tri- u. Diglyzeride sind an der Mizellenbildung nur gering beteiligt. Das Mol. Gew. dieser M. beträgt etwa 330 000, mizellare Lösungen sind im Ggs. zu Suspensionen klar.

Mizellenkonzentration, kritische: *Abk* CMC, KMK; ↑Mizelle; ↑Tenside.

Mizuo-Phänomen ↑Oguchi-Krankheit.

MKG: *Abk* für ↑Magnetokardiographie.

M-Komponente: exzessiv vermehrte Proteinkomponente bei monoklonaler Gammopathie, kann sämtl. Immunglobulinklassen betreffen, ↑Plasmozytom, Waldenström-Krankheit (↑Makroglobulinämie), monoklonale ↑Gammopathie.

MKR: *Abk* für ↑Meinicke-Klärungsreaktion.

MKS: *Abk* für ↑Maul-und-Klauen-Seuche.

MKS-System: metr. Maßsystem, bereits 1795 von der frz. Nationalversammlung angenommen, das von den Grundeinheiten Meter, Kilogramm u. Sekunde ausgeht. Vorläufer des SI (↑Einheitensystem, internationales).

MKS-Virus: *Abk* für ↑Maul-und-Klauen-Seuche-Virus.

ML: *Abk* für malignes ↑Lymphom.

MLC: *Abk* für engl. mixed lymphocyte culture; weniger stark wirksame Transplantationsantigene (↑Histokompatibilitätsantigene), die bei fehlender Übereinstimmung das Transplantatüberleben neg. beeinflussen. Im Ggs. zu den serol. bestimmbaren HLA-Antigenen (↑HLA-System) sind die Antigene des MLC-Lokus nur mit der gemischten Lymphozytenkultur zu erfassen, ein Test, der wegen der Dauer von 4–5 Tagen zur Spender-Empfänger-Auswahl nur bei Lebendspendern herangezogen werden kann.

M-Linie: Mesophragma; ↑Myofibrille.

Mm.: *Abk* für Musculi; *Pl* von ↑Musculus.

mmHg: in der Med. noch übl. Maßeinheit des Drucks. 1 mmHg = 1 Torr = 133,3 Pa.

MMN-Syndrom: *Abk* für **m**etaphysäre Chondrodysplasie mit **M**alabsorption u. **N**eutropenie; wesentl. Ursache für den Minderwuchs beim ↑Shwachman-Diamond-Syndrom des Kindesalters.

M-mode ⟨*engl*⟩: Motionsmodulation; ultraschalldiagnost. Verfahren.

MMPI: Minnesota Multiphasic Personality Inventory. Ein in den USA 1943–1951 entwickelter Persönlich-

M

keitsfragebogen. Der Test umfaßt 10 klin. Skalen, u.a. für Depression, Hysterie, Psychopathie, Psychasthenie, Schizoidie usw. Diese Begriffe im Testergebnis sind nicht mit entsprechenden Krankheiten gleichzusetzen. Der MMPI ist der in der Welt verbreitetste Persönlichkeitstest.

MMS: *Abk* für ↑Monozyten-Makrophagen-System.

Mn: chem. Symbol für ↑Mangan.

Mnemoskop ⟨*gr*⟩ *n*: Übungsgerät zur Schielbehandlung, dient dem Training des opt. Gedächtnisses. Es wird ein projiziertes Bild nachgezeichnet, das schrittweise verkleinert wird, bis es nur noch nach dem Gedächtnis erkannt u. nachgezeichnet werden kann.

MNSs-Blutgruppensystem: Blutgruppenmerkmale an Erythrozyten von Menschen u. Affen. Die Faktoren M, N, S, s u. zahlreiche Varianten haben bes. Bedeutung in der forens. Med. Anti-M u. Anti-N können Transfusionsstörungen, Anti-S u. Anti-s auch einen ↑Morbus haemolyticus neonatorum verursachen.

Mo: chem. Symbol für ↑Molybdän.

Moberg-Test: Schweißsekretionstest zur Objektivierung peripherer Nervenverletzungen. Das zu untersuchende Hautareal wird auf ein Blatt weißes Papier gedrückt (Gliedmaßenumrisse skizzieren). Die im Schweiß enthaltenen Aminosäuren reagieren dann mit einer 1%igen Ninhydrinlösung in Azeton, der wenig Eisessig zugesetzt wurde. Der Papierbogen wird getrocknet u. anschließend mit einer Kupfersulfatlösung fixiert. Deutl. Abgrenzung von Arealen, die eine gestörte Schweißsekretion aufweisen.

Mobilisierung ⟨*lat*⟩ *f*: Mobilisation; Beweglichmachen, z.B. nach Ruhigstellung eines Pat. o. Gelenks.

Mobitz-Blocktypen: Unterscheidung von atrioventrikulären Leitungsstörungen. Ein Ermüdungsblock (Typ Mobitz I) ist typ. für Leitungsblockierungen im Bereich des AV-Knotens; der Block tritt intermittierend ein im Verhältnis 3:2, 4:3 bzw. n:n − 1. Intermittierende Blockierungen unterhalb des AV-Knotens sind üblicherweise vom Typ 2:1 (= Mobitz Typ II).

MOD: 1. *Abk* für mesial-okklusal-distal bei Zähnen in der ↑Restauration. 2. *Abk* engl. ↑Maturity-Onset-Diabetes.

Modalität ⟨*lat*⟩ *f* ↑Reizmodalität.

Modell: in der ↑Biomathematik math. Widerspiegelung vorwiegend quantitativer Aspekte von biol., med. o. med.-soziol. relevanten Zuständen, Strukturen u. Prozessen. Nach der Betrachtungsweise unterscheidet man determinist. u. stochast. M. Deterministische M. fassen das Geschehen als eindeutig durch die Voraussetzung bestimmt auf (z.B. kinet. M.). In stochastischen M. geht man von der Wahrscheinlichkeit aus, mit der der Einzelfall unter gegebenen Voraussetzungen eintritt (z.B. Lebens- u. Todesprozesse). Lineares M.: Grundlage für ↑Varianzanalyse u. ↑Regressionsanalysen. Jede gemessene Wirkung wird als Summe von Produkten von Einflüssen u. best. Koeffizienten dargestellt. Die Abweichung der einzelnen Wirkung vom Mittel wird mit einem normalverteilten additiven Fehler beschrieben. Das lineare M. ist sehr anpassungsfähig, läßt sich auf die meisten Sachverhalte als ausreichende Näherung an die Wirklichkeit anwenden u. ist math. gut handhabbar. Alle verbreiteten Parametertests (statistischer ↑Test) beruhen auf dem linearen M.

Modellanalyse: diagn. Verfahren am kieferorthopäd. Modell. Kann zwei- o. dreidimensional erfolgen. Auswertung am besten durch Computer.

Modellernen: soziales Lernen, bei dem komplexes Verhalten beobachtet u. imitiert wird.

Modellguß: Der in Wachs modellierte Zahnersatz wird direkt auf einem Modell aus Spezialeinbettmasse gegossen.

Modellierung: für die ↑Kybernetik typ. Forschungsmethode, bei der die untersuchten Objekte, Systeme o. Vorgänge (Originale) durch Modelle nachgebildet werden, die entweder der Untersuchung leichter zugängl., besser erforscht sind, o. andere Vorteile bieten. Hinsichtl. der untersuchten Eigenschaften muß zwischen Modell u. Original möglichst große Ähnlichkeit (Analogie) bestehen. Alle anderen Eigenschaften können grundsätzl. unterschiedl. sein. Modelle können auch von nichtmaterieller Art sein (z.B. math. o. gedankl. Modelle).

Modell, inneres: in der Physiol. des Verhaltens Widerspiegelung der Außenwelt, des eigenen Verhaltens, der Handlungsziele u. der Aktionsmöglichkeiten des Organismus im ZNS. Sie ist die Grundlage des aktuellen Verhaltens. ↑Widerspiegelungsfunktion.

Modellinsekt: in der ↑Insektizidprüfung verwendetes, meist leicht züchtbares Testinsekt (z.B. ↑Musca domestica, ↑Drosophila melanogaster).

Modelltheorie: Gesamtheit der Algorithmen, die quantitative Aussagen über die Ähnlichkeit eines ↑Modells mit seinem Urbild erlauben u. damit Maße für die funktionelle u. strukturelle Ähnlichkeit liefern. Voraussetzung für die Anwendbarkeit der M. ist die Kenntnis der Größen, die für die Modelluntersuchungen eine Rolle spielen. In diesem Fall ist der durch die Modellversuche zu ermittelnde Zusammenhang nach dem ↑Pi-Theorem als math. Funktion dimensionsloser Potenzprodukte darstellbar.

Modellzement: dient zur Herstellung von Modellen beschliffener Zähne für die Herstellung von Kronen o. Inlays. M. besteht aus einem Gemisch von Silikat- u. Phosphatzement.

Modermilben ↑Tyroglyphidae.

Modifikation ⟨*lat*⟩ *f*: Ausprägung von Eigenschaften u. Merkmalen im Laufe des individuellen Lebens entspr. der Reaktionsform erbl. Anlagen auf Umweltfaktoren.

Modifikationsenzyme: Enzyme, die Biopolymere, insbes. DNA, RNA u. Proteine modifizieren, z.B. ↑Methyltransferasen (auch R-M-System, ↑Restriktionsendodesoxyribonukleasen), Glykosyltransferasen, Acetyltransferasen, Kinasen.

Modifikationsfaktoren: älterer Begriff, der die tuberkulosefördernden u. -hemmenden äußeren u. phys. Umstände beschreibt. M., die das Auftreten u. den Verlauf der Tuberkulose beschleunigen, sind u.a. Unterernährung, Armut, Streßsituationen, Alkoholkonsum, hormonelle Störungen, Stoffwechselkrankheiten (z.B. Diabetes mellitus), Immunsuppression, Silikose, konsumierende Krankheiten.

Modifikationsgene: **1.** Nichtallele Gene, die die phänotyp. Ausprägung eines anderen Gens modifizieren, ohne selbst phänotyp. wirksam zu sein. **2.** Gene, die für ↑Modifikationsenzyme codieren.

Modifikationsmethylasen: ↑Modifikationsenzyme, ↑Restriktionsendodesoxyribonukleasen, ↑Methyltransferasen.

Modifikation, wirtskontrollierte: Eigenschaft einer Wirtszelle (z.B. Bakterie), die in ihr synthetisierte DNA mit einer stammspezif. Markierung zu versehen.

Die M. kann von Bakterienchromosomen, ↑Prophagen o. ↑Plasmiden codiert werden.

Modul ⟨*lat*⟩ *n*: in der Physiol. u. Anat. Grundaufbau mikrozonaler Neuronenverschaltungen, z. B. in Kolumnenform in der Großhirnrinde mit einheitl. Input-output-Beziehungen. ↑Kolumnenprinzip.

Modularprothese: Rohrskelettprothese; Kunstglied, das aus einem zentral gelegenen tragenden Metallrohr mit bewegl. Verbindungen versch. Bauteile besteht. Das Rohr wird mit einem elast. Schaum umhüllt, der der gesunden Seite formmäßig angeglichen wird.

Modulation ⟨*lat*⟩ *f*: aus der Nachrichtentechnik hergeleitetes Verfahren zur Signalübertragung (↑Biotelemetrie). Dabei wird eine Trägerschwingung durch das zu übertragende Signal beeinflußt. Zu unterscheiden sind Amplituden-, Frequenz- u. Phasenmodulation. Anwendung auch bei der analogen Zwischenspeicherung von Biosignalen im Analogmagnetbandspeichergerät. Zur weiteren Verarbeitung müssen die aufgeprägten Signale wieder zurückgewonnen werden.

Modulationsübertragungsfunktion: *Abk* MÜF, engl. MTF; Betrag der opt. Übertragungsfunktion. Die insbes. in der Röntgentechnik bzw. -diagnostik benutzte MÜF ist ein Maß dafür, wie Kontraste im Original auf das Bild übertragen werden, u. zwar in Abhängigkeit von der Detailgröße. Sie gibt den Zusammenhang zwischen dem Übertragungsfaktor u. der Ortsfrequenz an. Während man i. a. bei MÜF örtl. benachbarte Schwärzungs- o. Leuchtdichteunterschiede betrachtet, also die Übertragungseigenschaften des Bilderzeugungssystems als unabhängig von der Zeit ansieht, ist bei Übertragung von Bewegungsvorgängen (Durchleuchtung, Kinematographie) die Frage von Interesse, ob eine Bewegungsunschärfe auftritt. An die Stelle der ↑Ortsfrequenz tritt die auf die Zeit bezogene Frequenz, wie sie in der Elektronik übl. ist. Die zeitl. MÜF ist die Abhängigkeit des Übertragungsfaktors von der Frequenz.

Modulatoren: Substanzen, die eine Reaktion abwandeln, z. B. anti- u. prophlogist. Prostaglandine bei der Entzündung.

Moebius, Paul Julius (1853–1907), dt. Neurol., Leipzig.

Moebius-Krankheit (nach Paul J. M.) ↑Migraine ophtalmoplégique.

Moebius-Syndrom (nach Paul J. M.): ein- o. beidseitige angeborene Fazialisparese (o. -schwäche) meistens kombiniert mit weiteren Hirnnervenparesen, Augen- u. Ohrfehlbildungen; Skelettfehlbildungen fakultativ.

Moebius-Zeichen (nach Paul J. M.): Konvergenzschwäche der Augen bei Hyperthyreose.

MOG: *Abk* für ↑Modellguß.

Mohn: Schlafmohn, ↑Papaver somniferum; ↑Opiate.

Mohnike, Gerhardt (1918–1966), dt. Int., Diabetologe, Greifswald, Berlin, Karlsburg.

Mohrenheim, Josef Jacob Freiherr von (1755–1799), österreich. Chir. u. Geburtshelfer, Wien, St. Petersburg.

Mohrenheim-Grube (nach Josef J. Freiherr von M.) ↑Trigonum deltoideopectorale.

Mohr-Syndrom: Fehlbildungssyndrom bes. im angloamerikan. Schrifttums, mit obligater medianer Oberlippenspalte. Autosomal rezessiver Erbgang wahrscheinl.

Mol *n*: Basiseinheit für die Stoffmenge. Das M. ist die Stoffmenge eines Systems, das so viele Teilchen (Atome, Moleküle, Ionen, Elektronen, andere Teilchen o. spez. Gruppierungen solcher Teilchen) enthält, wie Atome in 0,012 kg ^{12}C enthalten sind (↑Loschmidt-Zahl). ↑Einheitensystem, internationales.

Mola destruens ⟨*lat*⟩ *f*: invasive Blasenmole. Destruierendes Wachstum in die Muskulatur u. Arrosion von Gefäßen mit Bildung von Metastasen (metastasierende Blasenmole); gutartig, Entartung zum ↑Chorionepitheliom mögl.

Mola hydatidosa ↑Blasenmole.

Molalität: Konzentrationsangabe für die Stoffmenge einer gelösten Substanz bezogen auf die Masse des Lösungsmittels ($mol \cdot kg^{-1}$).

Molar ⟨*lat*⟩ *m*: Dens molaris, Mahlzahn, großer Backenzahn; mehrhöckriger Zahn mit im Unterkiefer zwei, im Oberkiefer drei Wurzeln. ↑Gebißformel, ↑Gebißschema, ↑Zahnform.

Molarenfeld: durch die Kieferentwicklung in der Wachstumsperiode entstandener Platz für den Durchbruch der bleibenden Molaren.

molariform ⟨*lat*⟩ *Adj*: molariformis, molarenähnl.; Formvariante der Prämolaren, ↑Odontogenese, ↑Zahnform.

Molarität: molare Konzentration einer Lösung in ↑Mol pro 1 l Lösung.

Mole ↑Mola destruens, ↑Blasenmole, ↑Blutmole, ↑Fleischmole.

Molekulargenetik: Teilgebiet der Genetik, das sich insbes. mit der Struktur, Vermehrung (Synthese), Funktion u. Wirkungsweise, der Analyse spontaner Veränderungen sowie mit gezielten Veränderungen genet. Informationsträger u. deren Produkte auf molekularem Niveau beschäftigt; wichtige Voraussetzung für die Entwicklung der Gentechnologie sowie genet. gestützter Diagn.- u. Therapieverfahren in der Med.; ↑Gentechnologie, ↑Gentherapie, genetische ↑Impfung, ↑Genmedikamente.

Molekulargewicht: *Abk* Mol. Gew.; eigentl. Molekularmasse, Summe der Atomgewichte in einer Verbindung. Das absolute Mol. Gew. gibt die Masse eines einzelnen Moleküls an, das relative Mol. Gew. die Masse eines Mols einer Verbindung ($6{,}023 \cdot 10^{23}$ Moleküle). Die Mol. Gew. von Proteinen liegen zwischen einigen Tausend (Protamine, ACTH, Insulin) u. mehreren Mill. (Virus-Hüllproteine). Die Größe einzelner Polypeptidketten liegt bei $1–2 \cdot 10^5$. Die Mol. Gew. von Nukleinsäuren bewegen sich zwischen 10^4 u. mehreren Mill. Die DNA mancher Phagen hat ein Mol. Gew. von mehr als 100 Mill., die Mol. Gew. der RNA-Typen reichen von 25 000–2 Mill.

Molekularkrankheiten: genet. bedingte Krankheiten, deren Wesen auf eine veränderte Struktur u. Funktion von Nukleinsäuren u. der von diesen kontrollierten Proteinen zurückgeführt werden kann. Der Begriff der M. wurde erstmalig von Linus Pauling 1949 für die ↑Sichelzellenanämie verwendet, nachdem er erkannt hatte, daß diese hämolyt. Anämie durch veränderte physikochem. Eigenschaften des Sichelzellenhämoglobins bedingt wird. Später wurde erkannt, daß ↑Hämoglobin S sich von HbA nur in einer Aminosäure an Position 6 der Betakette unterscheidet. Zu den M. gehören ↑Hämoglobinanomalien, genetische ↑Enzymdefekte u. a. Proteinanomalien.

Molekularpharmakologie: Teilgebiet der Pharmak., das die Wechselbeziehungen von Pharmaka u. Biosystem auf subzellulärer bzw. molekularer Ebene zum Gegenstand hat.

Molekularschicht ↑Lamina molecularis; ↑Großhirnrinde.

Molekülmasse, relative: früher als Mol.Gew. bezeichnetes Verhältnis der Masse eines Stoffs zu seiner Molzahl. Die r.M. ist eine Stoffkonstante. Auf $^{1}/_{12}$ der Masse des Kohlenstoffisotops $^{12}_{6}C$ ($M = 12{,}00\,g \cdot mol^{-1}$) bezogene Masse eines Stoffs in $g \cdot mol^{-1}$.

Molenei ↑Abortivei.

Molimina ⟨*lat*⟩ *n Pl*: Schmerzen.

Molimina menstrualia: Schmerzen bei der Regel.

Molisch-Zuckerprobe: Probe zum Nachweis von Kohlenhydratresten in Proteinen. Zusatz konzentrierter Schwefelsäure zur wäßrigen Lösung eines kohlenhydrathaltigen Proteins, die einige Tropfen Alphanaphtholthymol enthält, führt zu einer roten bis violetten Färbung.

Moll, Jacob Anton (1832–1914), niederländ. Ophth., Den Haag.

Moll-Drüsen (nach Jacob A. M.): Glandulae ciliares; apokrin sezernierend, in den Haarfollikel der Zilien o. frei auf der Lidkante mündend. Bilden zusammen mit den ↑Zeis-Drüsen die vordere, ölige Schicht des ↑Tränenfilms. Lidrandzystenbildung mögl. Abb.

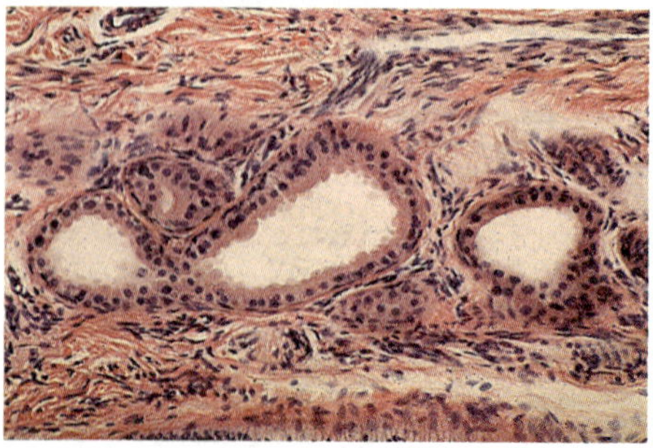

30

Moll-Drüsen. Histologischer Schnitt durch das Augenlid, HE-Färbung; weitlumige Drüsenalveoli, die apokrin sezernieren

Möller, Julius Otto Ludwig (1819–1887), Chir., Königsberg.

Möller-Barlow-Krankheit (nach Julius O. L. M. u. Sir Thomas B.): Osteopathia haemorrhagica infantum; schwere Avitaminose (Vitamin-C-Mangel) der Säuglinge u. Kleinkinder. ↑Skorbut des Erwachsenen. Schleichender Beginn mit Blässe, Mattigkeit, Appetitlosigkeit. Dann Blutungen der Haut, Mundschleimhaut, periostale Zahnlockerung, Auftreibung der Knorpel-Knochen-Grenze, Schwund der Knochensubstanz (Trümmerfeldzone, Lehndorff-Zeichen) u. Epiphysenlösung, Anämie.

Möller-Hunter-Glossitis (nach Julius O. L. M. u. William H.): perniziöse Anämie; Atrophie der Zungenpapillen bei Vitamin-B_{12}-Mangel.

Mollities ⟨*lat*⟩ *f*: Weichheit; z.B. M. ossium, Knochenerweichung; ↑Osteomalazie.

Molluscum contagiosum ⟨*lat*⟩ *n*: weiche, ansteckende Dellwarzen der Haut. Erreger: ↑Molluscum-contagiosum-Virus. An Armen, Beinen, Gesicht, Genitale o. After stecknadelkopf- bis erbsgroße, wachsgelbe bis rötl. Plattenepithelknötchen der Haut mit zentraler Eindellung u. weißl., schmierigem Inhalt, der aus geschwollenen, z.T. nekrot. Epithelriesenzellen mit oxiphilen zytoplasmat. Einschlußkörperchen (Molluskumkörperchen mit den erregenden Viren, ↑Henderson-Paterson-Körperchen) besteht. Inhalt entleert sich auf Druck o. bei Verletzung. Keine Immunität, Reinfektion mögl.

Molluscum-contagiosum-Virus: Virusart der Gattung Molluscipoxvirus in der Subfamilie ↑Chordopoxvirinae. Weltweit beim Menschen verbreitet, durch Körper- u. sexuellen Kontakt übertragen. Krankheit: ↑Molluscum contagiosum.

Molluscum pseudocarcinomatosum: Molluscum sebaceum, ↑Keratoakanthom.

Molluskizide: Mittel zur Abtötung von Schnecken. In der ↑Parasitologie zur Bekämpfung der als ↑Zwischenwirte dienenden Schneckenarten eingesetzt. Große Bedeutung hat der Einsatz von M. zur Bekämpfung der Schistosomiasis, ↑Pestizide.

Moloney-Leukose-Virus: 1960 isoliertes Virus der lymphat. Mäuseleukose, prim. empfängl. Mäusestämme BALB/c u. C3H, Leukämierate 100%.

Moloney-Sarkom-Virus: murines Leukämievirus, 1964/66 isoliert., induziert lymphat. Leukämie; Leukämierate der prim. empfängl. zahlreichen Mäusestämme 100%.

Molprozent: Zeichen Mol-%; Anzahl der Mole (m_1) eines Stoffs, die in 100 Molen einer Mischung (m_2) enthalten sind, Mol-% $= m_1/m_2 100$.

Molsidomin: wirkt wie ↑Glyceroltrinitrat, ein ↑Koronarmittel.

Molybdän ⟨*gr*⟩ *n*: chem. Symbol Mo; chem. Element. zur Chromgruppe gehörendes hartes, sprödes u. silberweißes Metall. Essentielles Spurenelement in biol. Systemen, Mikroelement. Bedarf nicht genau bekannt, Zufuhr beträgt tgl. 50–200 µg; Bestandteil von ↑Flavinenzymen.

Molybdänenzyme: oligomere Oxidoreduktasen, deren essentieller Bestandteil Molybdän ist: Nitrogenase, Nitratreduktase, ↑Xanthinoxidase, Aldehydoxidase u. ↑Sulfitoxidase.

Molzahl: Mengenangabe für einen Stoff in der Mengeneinheit ↑Mol. Die M. ist der Quotient aus Masse in g u. relativem ↑Molekulargewicht: $n = g/Mol$.

Momburg, Friedrich (1870–1939), dt. Chir., Berlin, Bielefeld.

Momburg-Blutleere (nach Friedrich M.): geburtshilfl. Blutstillung durch ↑Aortenkompression.

Monakow, Konstantin von (1853–1930), Neurol., Zürich.

Monakow-Bündel (nach Konstantin von M.) ↑Tractus rubrospinalis.

Monakow-Reflex (nach Konstantin von M.): durch Bestreichen ausgelöstes Anheben des lateralen Fußrands, pathol. Pyramidenbahnzeichen.

Monakow-Syndrom (nach Konstantin von M.): Arteria-choroidea-anterior-Verschluß (Thrombose, Embolie, funktionell) mit kontralateraler spast. Hemiplegie, Hemianästhesie u. homonymer Hemianopsie.

Monaldi, Vinzenzo (geb. 1899), ital. Int., Rom.

Monaldi-Kavernensaugdrainage (nach Vinzenzo M.): Drainage tuberkulöser Einzelkavernen mit einem Katheter durch die Brustwand u. Dauerabsaugung, führt häufig zur Reinigung, Verkleinerung u. in einem Teil der Fälle auch zum Verschwinden der Kaverne. Wegen der häufigen Rückfälle u. der langwierigen Behandlung wird die Methode heute kaum noch angewandt. Ersetzt durch ↑Lungenresektion.

Monarthritis ⟨*gr*⟩ *f*: Monoarthritis; Arthritis in nur einem Gelenk, dd Schwierigkeiten erhebl., zumal nicht selten Erst- o. Rezidivmanifestation einer sonst polyartikulär verlaufenden Gelenkerkrankung. In Betracht kommen bei akutem Beginn: akutes rheumatisches ↑Fieber, ↑Rheumatoidarthritis (RA), ↑Arthritis urica, ↑Chondrokalzinose, eitrige Gelenkinfektion, Tuberkulose, ↑Reiter-Krankheit. Bei chron. Verlauf: Rheumatoidarthritis, insbes. auch juvenile ↑Rheumatoidarthritis, Reiter-Krankheit, ↑Osteoarthropathia psoriatica, ↑Spondylitis ankylosans, ↑Kolitisarthropathie u.a. auch eine aktivierte ↑Arthrose.

Monarthritis gonorrhoica: nach Gonokokkeninfektion schmerzhafte, mit Schwellung einhergehende Gelenkbeteiligung, meist Befall eines großen Gelenks (z. B. Kniegelenk).

Monarthrose: selten verwendeter Begriff. ↑Arthrose in nur einem Gelenk, z. B. ↑Gonarthrose, ↑Koxarthrose, ↑Omarthrose.

Monaster ⟨*gr + lat*⟩ *m*: Mutterstern: sternförmige Anordnung der Chromosomen in der Äquatorialebene in der Metaphase der ↑Mitose.

Monbrun-Benisty-Syndrom: nach Trauma im Bereich der Orbita u. Augen auftretende Gesichtsneuralgie mit vegetativen Störungen u. nach okzipital ausstrahlendem Schmerz.

Mönckeberg, Johann Georg (1877–1925), dt. Pathologe, Bonn.

Mönckeberg-Sklerose (nach Johann G. M.): ↑Mediaverkalkung der Extremitätenarterien.

Moncrieff-Wilkinson-Syndrom: angeborene Kohlenhydratstoffwechselstörung mit Saccharosurie verbunden mit Anomalien des Gehirns u. des Ösophagus. Obsolet.

Mondbein ↑Os lunatum.

Mondor, Henri (1885–1962), frz. Chir., Paris.

Mondor-Krankheit (nach Henri M.): nach Thrombophlebitis u. Periphlebitis auftretende, örtl. umschriebene Phlebosklerose mit Ausbildung derber, vorwiegend in der Brust- u. Bauchhaut gelegener Stränge.

Monge, Carlos (geb. 1884), Pathologe, Lima, Peru.

Monge-Krankheit (nach Carlos M.): chron. Höhenkrankheit des Andengebiets.

Mongolenfalte ↑Epikanthus.

Mongolenfleck: graublaue Verfärbung der Haut über Kreuzbein durch Ansammlung von ↑Melanozyten im Korium (↑Dermis).

Mongolide ↑Rassen.

Mongolismus: veraltete u. diskriminierende Bez. für ↑Down-Syndrom.

Monilethrix ⟨*lat + gr*⟩ *f*: Spindelhaar, Aplasia pilorum intermittens; genet. bedingte hochgradige Störung des Haarfollikels. Nach wenigen Lebenswochen bzw. -monaten brechen die Haare dicht über der Kopfhaut ab u. wachsen nicht mehr normal nach. Erbgang autosomal dominant u. rezessiv beschrieben. Zusätzl. Anomalien mögl.

Moniliales: Formordnung von Pilzen, die zu den ↑Deuteromycetes zählen. Hierher gehören med. wichtige Hautpilze, wie Trichophyton, Mikrosporum, Epidermophyton, Candida, Trichosporum, Geotrichum u. Sporotrichum.

Monitoring ⟨*engl*⟩: Überwachung; Verlaufskontrolle der antineoplast. Chemotherapie. Für die Untersuchungen sind die Bestimmungen von ↑Antigenen (karzinoembryonales Antigen, Fetoprotein), Proteinen (C_3-DNA-bindende Proteine), Polypeptidhormonen (Follikelstimulierendes Hormon), Schlüsselenzymen (alkal. Phosphatase, Aldolase), Metaboliten (Hydroxyprolin, Serotonin, Puterescin, Spermidin) u. freie DNA eine brauchbare Basis. Mit Veränderungen der Menge dieser Substanzen (Anstieg, Abfall) kann die Verbesserung o. Verschlechterung des Krankheitsstadiums des Pat. eingeschätzt werden. ↑Patientenüberwachung.

Monitoring of diseases ⟨*engl*⟩: ↑Trendanalyse von Erkrankungen.

Moniz-Egas Antonio (1874–1955), portug. Neurol., Lissabon. Führte die zerebrale Angiographie ein u. begründete die sog. Psychochirurgie. 1949 Nobelpreis für Med./Physiol. (mit W. R. Hess) „für seine Entdeckung des therapeutischen Wertes der präfrontalen Leukotomie bei bestimmten Psychosen". Heute obsoletes Verfahren.

Monkey-Pox ⟨*engl*⟩ ↑Affenpocken.

mono- ⟨*gr*⟩ *Präfix*: einzeln, allein.

Monoaminodikarbonsäuren: Aminosäuren mit einer zusätzl. Carboxylgruppe in ihrer Seitenkette (↑Asparaginsäure, ↑Glutaminsäure).

Monoaminomonokarbonsäuren: neutrale ↑Aminosäuren mit je einer Amino- u. Carboxylgruppe.

Monoaminooxidase: Aminooxidase, Tyraminoxidase, Adrenalinoxidase. Flavinenzym, das die Oxidation prim., sek. u. tertiärer Amine katalysiert. M. ist eine an Mitochondrien nicht nur aminerger ↑Fasersysteme gebundene Oxidoreduktase, die Monoamine (Noradrenalin, Dopamin), Indolamine wie ↑Serotonin u. ihre methylierten Derivate mit Sauerstoff als Akzeptor in Aldehyde umwandelt. In aminergen Fasersystemen an Gleichgewichtseinstellung von Aminspiegeln beteiligt. Zahlreiche ↑Inhibitoren sind bekannt (↑Monoaminooxidasehemmer), die zu Erhöhung der Aminspiegel führen; finden Verwendung bei der Behandlung der ↑Depression.

Monoaminooxidasehemmer: *Abk* MAO-Hemmer; zur Klasse der ↑Antidepressiva gehörende ↑Psychopharmaka. Hemmstoffe der Monoaminooxidase, deren Wirkung im Organismus in der Akkumulation biogener ↑Amine, insbes. des Serotonins, in best. Geweben begründet ist. Die M. bewirken eine Antriebssteigerung bei Depressionen. MAO-Hemmer blockieren auch andere Enzyme, wodurch u.a. der Abbau von Alkohol u. Barbituraten unterbunden wird. Folge ist eine Verstärkung der tox. Wirkung. Psychopharmaka mit Charakter der M. sind Hydrazinderivate: Ipromazid, Phenelzin, Nialamid; Arylalkylamine: Tranylcypromin.

Monoatrium ⟨*lat*⟩ *n*: ↑Cor triloculare biventriculare; Fehlbildung des Herzens infolge Fehlens des Vorhofseptums.

Monobactame: Kurzw. aus engl. Monocyclic bacterially-produced betalactam antibiotics; Behandlung schwerer Infektionen, ausgelöst durch aerobe gramnegative Bakterien. Dazu gehören M. (Aztreonam), Monocarbame, Monophosphame u. Monosulfactame.

Monoblasten ↑Monozytopoese.

Monoblock: von P. Robin 1909 entwickeltes Behandlungsgerät zur gleichzeitigen Erweiterung beider Kiefer. Ab 1923 verwendete Robin den M. zur Behandlung der Glossoptose. Hauptindikation des M. ist die Behandlung von Bißanomalien in sagittaler u. vertikaler Richtung in der ersten u. zweiten Phase des Wechselgebisses. ↑Aktivator.

Monobloc-Prinzip ↑En-bloc-Exstirpation.

Monochemotherapie: Verwendung einer antineoplastischen ↑Substanz in der Krebschemotherapie. Meist der ↑Polychemotherapie im Erfolg unterlegen.

Monochlorbenzen ↑Chlorbenzene.

Monochlorethan ↑Äthylchlorid.

Monochoriate ⟨*gr*⟩ *m Pl*: Zwillinge mit gemeinsamem Chorion. Sie sind dadurch eineiig u. erbgleich.

Monochromasie: Einfarbensehen; Form der Farbsinnstörung, bei der von den Zapfen nur eine Farbe bzw. ein Gegenfarbpaar (schwarz-weiß) wahrgenommen wird. Sehr selten Farbsinnstörung ohne Sehschärfenherabsetzung u. ohne Nystagmus. ↑Achromatopsie, ↑Polychromasie.

monochromatisch *Adj*: einfarbige Strahlung, die nur Quanten gleicher Wellenlänge bzw. Energie enthält. Wird im übertragenen Sinn auch für Teilchenstrahlungen benutzt.

Monochromator: Spektralapparat, bei dem durch einen breiten verstellbaren Austrittsspalt ein schmales Wellenlängenintervall aus dem jeweiligen Spektrum ausgesondert werden kann. M. dienen der Erzeugung streng einfarbigen Lichts (wellenlängenveränderl. Monochromatfilter) u. spektralphotometr. Zwecken. Wird hohe spektrale Reinheit verlangt, werden Doppelmonochromatoren eingesetzt, die das im ersten M. entstandene diffuse Streulicht eliminieren. M. arbeiten mit Prismen, opt. Gittern, Spaltblenden, u. dienen auch zur feinen Prüfung von Farbsinnstörungen (↑Anomaloskop).

Monod, Jacques Lucien (1910–1976), frz. Mikrobiol. u. Chem., Paris. Pionierarbeiten über die Regulation der Genaktivität; Aufklärung von ↑Induktion u. ↑Enzymrepression; Begründer des Konzeptes der ↑Allosterie. 1965 Nobelpreis für Med./Physiol. (mit F. Jacob u. A. M. Lwoff) „für ihre Entdeckungen auf dem Gebiet der genetischen Kontrolle der Synthese von Enzymen und Viren“.

Monodaktylie ⟨*gr*⟩ *f*: angeborene, extreme Reduktion der Hand- bzw. Fußstrahlen bis auf einen Strahl. Abb. 1 u. 2.

Monod-Modell (nach Jacques L. M.): ↑Enzyminduktion, ↑Enzymrepression.

Monod-Wyman-Changeux-Modell allosterischer Proteine (nach Jacques L. M.): strukturorientiertes math. Modell der ↑Allosterie, das annimmt, daß alle Untereinheiten eines oligomeren Proteins entweder in einer aktiven o. in einer inaktiven Raumstruktur (Konformation) vorliegen können, so daß alle Untereinheiten eines Oligomers die gleiche Konformation besitzen (Symmetrieforderung), u. nur konzertierte (gleichzeitige) Konformationsübergänge mögl. sind.

Monogamie: Einehe; Ehe zwischen einem Mann u. einer Frau im Unterschied zu Polygynie o. Polyandrie; ↑Polygamie.

Monogenie: Monomerie. Für ein phänotyp. Merkmal besteht M., wenn es nur von einem Gen kontrolliert wird. Das Merkmal ist monogen u. folgt damit den ↑Mendel-Gesetzen. ↑Erbgang. Ggs. ↑Polygenie.

Monoglyzeride: Ester des Glycerols mit einer Fettsäure. Intermediate der ↑Triglyzeridbiosynthese u. des ↑Fettabbaus. Monoglyzeride sind das Endprodukt der Fettverdauung durch die Pankreaslipase. Sie werden resorbiert u. in den Mukosazellen zur Resynthese der Triglyzeride benutzt.

monohybrid ⟨*gr*⟩ *Adj*: Kreuzung o. Erbgang, bei dem sich die Eltern nur durch ein Allelpaar unterscheiden bzw. ein Bastard, der in bezug auf dieses Gen heterozygot ist.

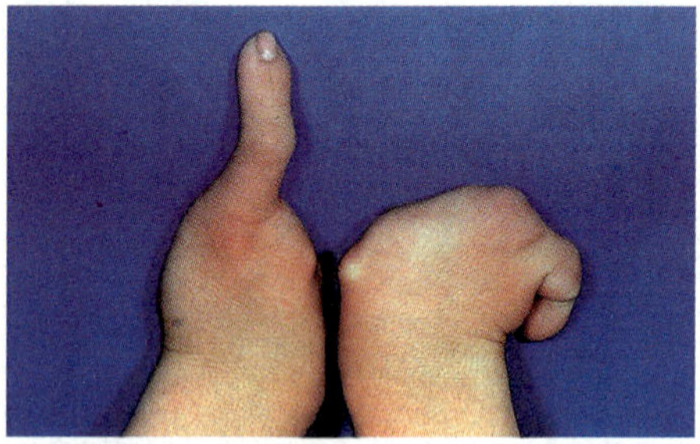

37

Monodaktylie (Abb. 1) der Hände

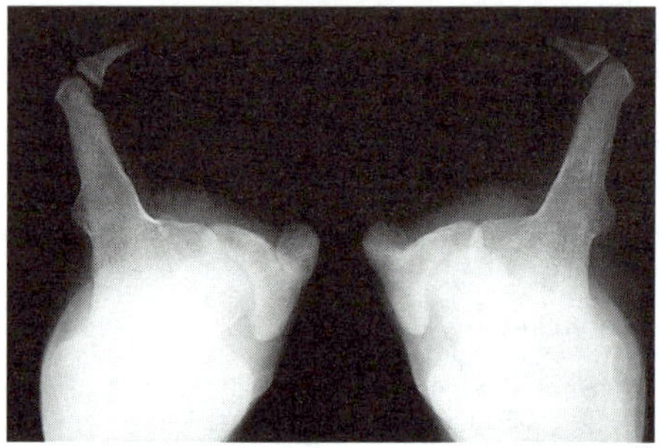

37

Monodaktylie (Abb. 2).
Röntgenaufnahme der Füße

Monoinfektion: Besiedlung einer Wunde mit einer Keimart im Ggs. zur ↑Mischinfektion.

Monoiodessigsäure: Hemmstoff der Glykolyse u. Gärung. M. inaktiviert die ↑Glycerolaldehyd-3-phosphatdehydrogenase irreversibel durch Reaktion mit einer essentiellen SH-Gruppe des Enzyms.

Monokarbonsäure ↑Karbonsäuren.

Monokelhämatom: einseitiges ↑Brillenhämatom. Ist für Verletzung im Orbitalbereich charakterist.

Monokine: ↑Zytokine aus Monozyten.

monoklonal ⟨*gr*⟩ *Adj*: von einem Zellklon gebildet, der von einer ident. Immunzelle abstammt. M. Immunglobuline sind daher strukturell einheitlich. Zu ihnen gehören die ↑Paraproteine.

Monokomponentinsulin: Mc-Insulin; nahezu alle kommerziellen Insulinsorten liegen als hochgereinigte Präparate vor. In der A-Fraktion findet man aus dem Pankreasgewebe stammende hochmolekulare Proteine, die B-Fraktion besteht aus Proinsulin, Intermediär- u. Dimer-Insulin. In der C-Fraktion werden v. a. Insulin einschl. seiner Derivate Diarginin-, Desamide-Insulin sowie Insulinäthylester gefunden. Mit Hilfe von Ionenaustauschchromatographie kann auch die C-Fraktion entfernt werden, u. man erhält dann M.-I.

monokrot ⟨*gr*⟩ *Adj*: normale Pulswellenform, bei der die Rückflußwelle (2. Welle) kleiner als die Hauptwelle (1. Welle) ist.

Monokultur ↑Reinkultur.

Monokulus ⟨*lat*⟩ *m*: einseitiger Augenverband.

Monolayer-Kultur ⟨*engl*⟩: Einschichtzellkultur; normale (nichtmaligne) Epithelzellen u. Fibroblasten wachsen in vitro als M. Dieses Verhalten ist dadurch bedingt, daß einerseits der Kontakt mit einem zellfreundl. Substrat (Glas, Plastik mit Fibronektin- o. Vitronektinschicht als Surrogat der extrazellulären Matrix) gesucht wird u. andererseits die Kontakthemmung der Motilität u. der DNA-Synthese, die bei Zell-Zell-Berührung wirksam werden, ein Übereinanderwachsen verhindern.

Monomanie ⟨*gr*⟩ *f*: aus der frz. Psychiatrie des 19. Jh. kommende Bez., in der inhaltl. deskriptiv eine abnorme Verhaltensweise als Einzelwahn bezeichnet wurde, z. B. Kleptomanie, Poriomanie (sog. Wandersucht), Pyromanie (sog. Feuersucht).

Monomere ⟨*gr*⟩ *n Pl*: niedermolekulare Bausteine synthet. u. natürl. Verbindungen (↑Polymere), die in typ. Bindungsformen untereinander verknüpft sind, z. B. Aminosäuren durch ↑Peptidbindungen in den Proteinen; auch Bausteine in Kunststoffen. Einzelne Polypeptidketten können M. (↑Proteinuntereinheiten) von oligomeren o. polymeren Proteinen sein (↑Quartärstruktur von Proteinen).

Monomerie ↑Monogenie.

Monomorium pharaonis ↑Pharaoameise.

Monomphalus ⟨*gr*⟩ *m*: Doppelfehlbildung mit Verwachsung in der Nabelgegend.

Mononarkose: Allgemeinanästhesie, die durch die Verabfolgung eines einzelnen Narkotikums erzielt wird, z. B. Ketamin.

Mononeuritis: entzündl. Erkrankung eines einzelnen Nerven.

Mononeuropathie: Erkrankung o. Schädigung eines einzelnen peripheren Nerven.

Mononucleosis infectiosa ⟨*gr + lat*⟩ *f*: infektiöse Mononukleose, Pfeiffer-Drüsenfieber; endem.-epidem., aerogen, seltener durch Kontakt („Kußkrankheit") übertragbare zykl. Infektionskrankheit. Erreger: ↑Epstein-Barr-Virus. Inkubationszeit 5–21 Tage. Bevorzugter Befall älterer Kinder u. junger Erwachsener. Klin.: fieberhafter akuter bis subakuter Verlauf mit Monozytenangina, Lymphknotenschwellungen, Leber-Milz-Vergrößerung, „buntem Blutbild", d. h. mit starker Lymphozytose u. hohem Anteil monozytoider großer Zellen (unregelmäßig gerundeter Kern, stark basophiles vakuolisiertes Zytoplasma, sog. atyp. Lymphozyten), gelegentl. einem makulopapulösen Exanthem. Gute Progn. Diagn. aus dem peripheren Blutbild, ferner Nachweis spezif. Antikörper. Bei älteren Kindern u. Jugendlichen meist heterophile Antikörper (Paul-Bunnell-Reaktion) nachweisbar. Ähnl. Krankheitsbilder treten nach Primärinfektion mit ↑Zytomegalievirus auf. Abb.

mononukleär *Adj*: einkernig; einen einfachen (nicht gelappt- o. segmentkernigen) Zellkern besitzend. ↑System, mononukleäres phagozytäres.

Mononukleose, infektiöse ↑Mononucleosis infectiosa.

Mononukleotide ⟨*gr + lat*⟩ *n Pl*: Monophosphorsäureester der ↑Nukleoside (↑Nukleotide).

Monooxygenasen *f Pl* ↑Hydroxylasen.

Monophthalmie ⟨*gr*⟩ *f*: angeborenes Fehlen eines Augapfels. Häufig ist das andere Auge klein (↑Mikrophthalmus) o. weist andere Fehlbildungen auf.

monophyodont ⟨*gr*⟩ *Adj*: nur eine Dentition aufweisend, echte Monophyodontie nur bei ↑homodonten Gebissen. ↑Zahnform.

Monoplegie: spast. Lähmung einer Extremität; Manifestationsform einer infantilen ↑Zerebralparese.

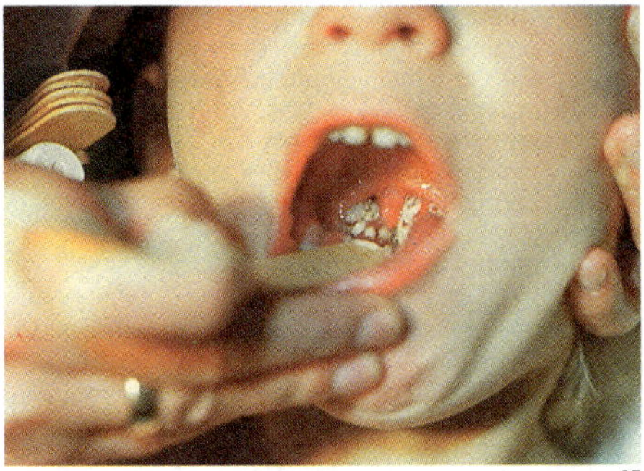

37

Mononucleosis infectiosa.
Angina mit typischen Belägen

Monopodie: angeborenes Vorhandensein nur eines Beins. Formen: „ideale" Verschmelzung beider Beine (↑Symmelie) bei symmetr. ↑Sirenomelie. Fehlen eines Beins, Defekt der gleichseitigen Beckenhälfte u. des Urogenitalapparats bei asymmetr. Sirenenfehlbildungen (sireniforme M.). Bei beiden Formen ist nur eine A. umbilicalis im Nabelstrang. Fehlen eines Beins ohne Zuordnung zu den sireniformen Fehlbildungen: amel. M. (Klassifizierung als ↑Dysmelie).

Monosaccharide ⟨*gr*⟩ *n Pl*: die kleinsten, durch Hydrolyse nicht mehr weiter zerlegbaren Kohlenhydrate. Bausteine der Oligo- u. Polysaccharide. Die allg. Kennzeichnung der M. erfolgt durch die Zahl der C- bzw. O-Atome (Triosen, Tetrosen, Pentosen, Hexosen, Heptosen), funktionelle Gruppen (Aldosen, Ketosen) u. die Art des Rings in den zykl. Halbacetalformen (Furanose, Pyranose). Beispiele für Pentosen: Arabinose, Ribose, Xylose. Beispiele für Hexosen: Fruktose, Galaktose, Glukose, Mannose. M. enthalten mehrere Asymmetriezentren, zeigen ↑Spiegelbildisomerie u. sind ↑Diastereomere.

Monosaccharidmalabsorption: durch Störungen im Carriersystem der Dünndarmschleimhaut bedingte Malabsorption (genet.) für Glukose, Galaktose.

Monosaccharidtransport: Aufnahme von ↑Monosacchariden in das Zellinnere durch die Zellmembran. In den meisten Zellen folgt der M. durch einen trägervermittelten Ausgleichstransport (↑Carriertransport). In den Mukosazellen der Darmschleimhaut u. den proximalen Tubuluszellen der Niere besitzt er jedoch die Charakteristika eines stereoselektiven aktiven ↑Transports (Na^+-abhängige Monosaccharidakkumulation).

Monosomie ⟨*gr*⟩ *f*: Fehlen eines best. Chromosoms im diploiden Karyotyp. Entsprechende Zellen bzw. Individuen sind dann monosom für dieses Chromosom. M. entsteht durch Nondisjunction o. einfachen Chromosomenverlust während der Kernteilung. Menschl. Keime mit M. sind nicht entwicklungsfähig bis auf Monosomie X : 45,X, ↑Ullrich-Turner-Syndrom. Partielle M.: es fehlt ein Teil eines Chromosoms, z. B. ↑Katzenschreisyndrom mit partieller M. des kurzen Arms eines Chromosoms 5 : 46,XX,5p- (↑Deletionssyndrom).

Monospeziesinsulin: als Ausgangsmaterial für die Insulinherstellung werden Pankreata einer einzigen Tierart (für ther. Zwecke überwiegend Schwein u. Rind; für exp. Fragestellungen auch andere Spezies) verwendet u. dann industriell aufgearbeitet. Es sind ebenfalls auch

M

alle Handelsinsuline (↑Altinsulin, ↑Depotinsuline, ↑Monokomponentinsulin) verfügbar. Ther. Verwendung bei ↑Insulinallergie u. Insulinunverträglichkeiten.

Monosporiose *⟨gr⟩ f* ↑Pseudallescheriasis.

Monosporium apiospermum: Scedosporium apiospermum. ↑Pseudallescheria boydii.

monosymptomatisch *⟨gr⟩ Adj*: nur ein Sympt. aufweisend.

monosynaptisch: über eine Synapse bzw. über eine Gruppe gleichartiger, eng benachbart liegender Neuronen laufend. Eine m. Verschaltung liegt z. B. bei den Eigenreflexen vor. ↑Eigenreflex.

Monoterpene: Bestandteile ätherische ↑Öle aus Pflanzen, z. B. Alphapinen (in Kiefern, Wacholder u. a.).

Monotherapie ↑Zytostatikatherapie, hämatologische.

Monotonie *⟨gr⟩ f*: herabgesetzter psychophys. Aktivitätszustand. M. entsteht in reizarmen Situationen bei längerer Ausführung einförmiger, abwechslungsloser, sich häufig wiederholender Tätigkeit, wenn bei eingeengtem Beobachtungsumfang kein vollständiges gedankl. Ablösen u. zugleich keine Möglichkeit der intellektuellen Auseinandersetzung in der Tätigkeit mögl. ist (z. B. einfache Beobachtungs-, Bedien- u. Montagetätigkeiten, Fließband). Typ. Merkmale sind Schläfrigkeit, verlängerte Reaktionszeiten, zunehmende Leistungsschwankungen u. Fehler, sinkendes Leistungsniveau. Auch phys. Funktionen (Kreislauf, Atmung, Muskeltonus, elektr. Hirnaktivität) sind herabgesetzt. M. ist v. a. mit arbeitsgestalter. Maßnahmen (z. B. Tätigkeitswechsel, Aufgabenerweiterung, Kooperation) entgegenzuwirken.

monotop *⟨gr⟩ Adj*: regelrechte Erregungsbildung im Herz (im Ggs. zur heterotopen Erregungsbildung).

monotrich *⟨gr⟩ Adj*: Begeißelungstyp bei ↑Bakterien. Die Zelle besitzt nur eine polständige Geißel.

Monotricha *Pl*: ↑monotrich begeißelte Bakterien.

monovalent *⟨gr + lat⟩ Adj*: nur *eine* reaktionsfähige Struktureinheit enthaltend. Bezogen auf die Immunglobulinfunktion einer Antigenbindung gelten als typ. Beispiel für M. die Fab-Fragmente (↑Papainfragmente), die nur eine Antigenbindungsstelle aufweisen u. dadurch weder agglutinieren noch präzipitieren können, ledigl. blockierend wirken.

monozygot *⟨gr⟩ Adj* eineiig, aus einer Zygote entstanden, z. B. eineiige ↑Zwillinge.

Monozyten *⟨gr⟩ m*: von Pappenheim geprägter Begriff für große mononukleäre Zellen des peripheren Blutes, deren Charakteristika schon Ehrlich beschrieben hatte. In gefärbten Blutausstrichen erreicht der M. einen Durchmesser bis zu 20 μm. Der breite Zytoplasmasaum erscheint in panopt. Färbungen graublau u. weist feine Azurgranula auf. Bei Vitalbeobachtung (Phasenkontrastmikroskop) fällt die große Beweglichkeit des M. auf. Funktion: ↑Monozyten-Makrophagen-System. Die Häufigkeit der M. im peripheren Blut beträgt $0{,}1-0{,}8 \cdot 10^9/l$, im Blutausstrich 1–9 rel. %. ↑Monozytopoese. Abb.

Monozytenleukämie ↑Leukämie.

Monozyten-Makrophagen-System: *Abk* MMS; zelluläres System, das sich von den Monozyten ableitet u. eine große zytomorpholog. Vielfalt aufweist. Wie die Granulozyten sind diese Zellen zur Aufnahme flüssiger (Pinozytose) u. fester (Phagozytose) Partikel in der Lage. Der Monozyt ist als mobile Zelle des peripheren Blutes anzusehen: im Gewebe entsteht aus eingewanderten Monozyten der Gewebemakrophage. Je

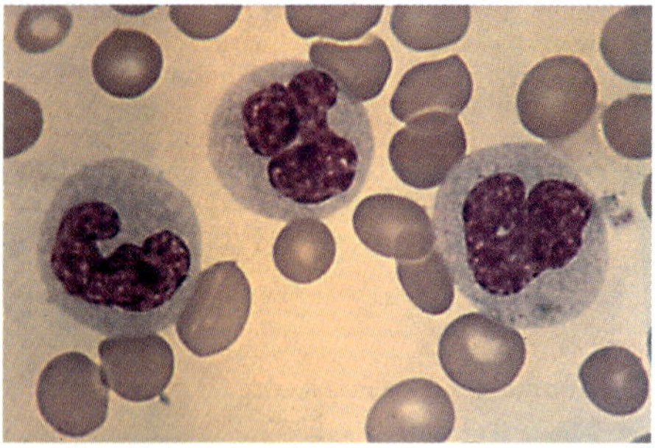

35

Monozyten. Blutausstrich, Pappenheim-Färbung

nach Gewebe u. Organ ist die Differenzierungsform sehr unterschiedl. Sie reicht von den Sinusendothelien in Blut u. Knochenmark über die von Kupffer-Sternzellen der Leber bis zu den ↑Alveolarmakrophagen der Lunge u. den Mikrogliazellen des ZNS. Prakt. alle Funktionen, die früher dem retikuloendothelialen (RES) bzw. retikulohistiozytären System (RHS) zugeschrieben wurden, werden vom MPS u. MMS wahrgenommen. Dazu gehören die Abwehr von Mikroorganismen (Protozoen, Bakterien, Pilze, Viren), die Aufnahme u. Beseitigung von organ. u. anorgan. Material (Fremdkörperriesenzellen, Osteoklasten, Pigmentmakrophagen) u. die Kooperation mit dem lymphatischen ↑Zellsystem bei Immunreaktionen. Durch chemotakt. Reize gelenkt, finden sich die Monozyten u. Makrophagen an den Eintrittspforten der Mikroorganismen, an Entzündungsherden usw. ein. Die ausgeprägte Phagozytoseeigenschaft ist gekoppelt mit einer reichen Enzymausstattung in den Zellen (Hydrolasen, Peroxidasen). Zwischen MMS u. Lymphozyten besteht eine enge Kooperation bei der Induktion von Immunantworten (humoral, zellulär), indem Antigene aufbereitet werden u. das Zusammenwirken von B- u. T-Lymphozyten reguliert wird. Auch bei der Transplantatabstoßung kommt diese Funktion zur Geltung, weniger bei Tumorabwehr. Im Knochenmark wirken Makrophagen als Speicher für das zur Hämoglobinsynthese benötigte Eisen (Sideromakrophagen). Abb.

Monozytopoese: Entwicklung der ↑Monozyten aus unreifen Vorstufen. Seit den Sechzigerjahren konnte mit Hilfe zytochem. kinematograph. u. Zellkulturverfahren die myelo. Herkunft der Monozyten eindeutig belegt werden. Aus determinierten ↑Blutstammzellen entsteht im Knochenmark der Monoblast. Seine Rundkernigkeit ist Merkmal aller Frühformen der Monozyten. Der ebenfalls rundkernige Promonozyt zeigt bereits eine Granulation, die in panopt. gefärbten Präparaten prakt. nicht zu unterscheiden ist von einer Promyelozytengranulation. Beide Zellarten (Promonozyt, Promyelozyt) weisen große Ähnlichkeit auf. Mit weiterer Reifung zum Monozyten tritt eine zunehmende Lappung des Zellkerns auf, der Zelldurchmesser wächst bis auf 17–20 μm. Charakterist. für die M. ist das Verhalten einiger unspezif. Esterasen. So nimmt die Aktivität der Naphthol-AS-D-Chloracetat-Esterase im Reifungsprozeß deutl. ab, während sich die Aktivität der Naphthol-AS-Acetat-Esterase u. der Alphanaphthylacetatesterase verstärkt. Typ. für Monozyten ist die Hemmbarkeit der Esteraseaktivität durch Na-

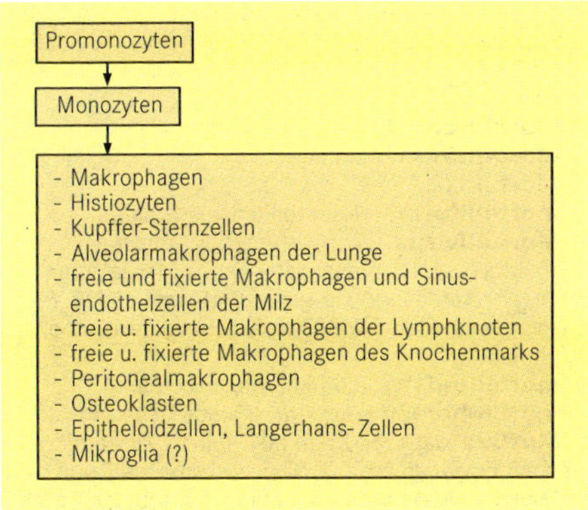

Monozyten-Makrophagen-System
(van Furth, Meuret)

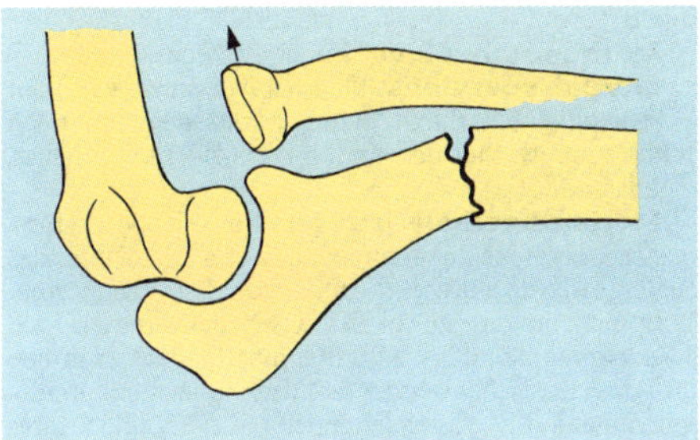

Monteggia-Fraktur

triumfluorid (NaF). Man schätzt, daß tgl. etwa $1 \cdot 10^6$ Zellen/kg Körpergewicht in der M. gebildet werden, der Bestand wird auf $6 \cdot 10^8$ Zellen/kg Körpergewicht veranschlagt. Die Halbwertszeit der Blutmonozyten liegt bei 8 h. Einmal in das Gewebe ausgewanderte Zellen kehren nicht mehr in den Kreislauf zurück. Die Halbwertszeit der Makrophagen im Gewebe ist wesentl. länger (Wochen bis Monate).

Monozytose: Vermehrung der Monozyten über $1 \cdot 10^9$/l im peripheren Blut bzw. über 10 % im Blutausstrich. Eine M. wird v. a. bei chron. Infektionen beobachtet, z. B. Tuberkulose, Lues, Listeriose, Leptospirose, Brucellose, Malaria, Trypanosomiasis, Kala-Azar u. Lentasepsis. Auch Monozytenleukämien können mit einer M. einhergehen.

Monroe, Alexander (1733–1817), Anat., Edinburgh.

Monroe-Punkt (nach Alexander M.): im dritten äußeren Viertel gelegener Punkt einer Linie zwischen Nabel u. Spina iliaca ventralis li. Zur Aszitespunktion verwendet.

Monroezysten ↑ Ventrikelzysten.

Monro-Kellie-Doktrin (nach Alexander M.): Das Gesamtvolumen des Schädelinhalts wird durch drei Komponenten (Gehirnsubstanz, Liquor u. Blut) aufrechterhalten. Vergrößert sich eine Volumenkomponente erhebl., so müssen zwangsläufig die anderen Komponenten abnehmen, damit der Druck in der Schädelkapsel nicht wesentl. ansteigt. Der intrakranielle Druck ist eine dynam. Größe u. jederzeit eine Resultante aus Volumen, Liquorproduktion u. -resorption u. momentaner Gehirndurchblutung.

Mons pubis *⟨lat⟩ m*: Schamhügel; von subkutanem Fettgewebe hervorgerufener Hautwulst vor Symphyse u. Schambein bei der Frau.

Montandon-Syndrom: infolge Atrophie u. Fibrose des Plexus Auerbachi entstehende Spasmen des oberen Ösophagus mit Dysphagie u. Reflux in den erweiterten Hypopharynx. Meist nach dem 40. Lj. auftretend u. zur Kachexie führend.

Monteggia-Fraktur: Kombination einer Fraktur des Ellenschafts mit einer Luxation des Radiusköpfchens. Ther.: operativ. Abb.

Montenegro-Reaktion: Hauttest in der Diagnostik der ↑ Leishmaniasen. Intrakutane Injektion von Leishmanin (Suspension phenolisierter Kulturleishmanien) ergibt im pos. Fall nach 48–72 Std. eine Induration von 5 mm Durchmesser o. mehr. Begrenzte Aussagekraft. Bedeutung für Epidemiol. u. retrospektive Diagnosesicherung. Neg. bei akuter Kala-Azar u. diffuser kutaner Leishmaniase.

Montgomery, William Fetherstone (1797–1859), Gyn., Dublin.

Montgomery-Drüsen (nach William F. M.): große Schweißdrüsen (↑ Glandulae areolares mammae) des Warzenhofes.

Moon, Robert Charles (1844–1914), Ophth., Philadelphia. ↑ Laurence-Moon-Bardet-Syndrom.

Moor: in der Balneologie umgangssprachl. gebräuchl. Bez. für ↑ Torf.

Moorbäder: Bäder, die aus Aufschwemmungen von ↑ Torf hergestellt u. i. d. R. als hyperthermale Bäder appliziert werden. Die wichtigsten Wirkungen ergeben sich aus der intensiven Hyperthermie des Organismus, der durch den langsamen u. gleichmäßigen Wärmeübergang aus dem Bad relativ schonend erreicht werden kann. Die wesentl. Indikationsbereiche sind Erkrankungen des Bewegungssystems sowie des Urogenitalsystems. Die Bedeutung der chem. Moorwirkungen ist noch umstritten, so daß die ther. Anwendung von Moorextrakt-, Moorlaugen- u. Moorschwebstoffbädern fragwürdig ist.

Moorleichen: Leichen, die ins Moor geraten, werden durch Humin- u. Gerbsäuren in bes. Weise konserviert. Die Haut wird gegerbt, die äußeren Konturen bleiben erhalten, die Knochen werden entkalkt u. dadurch weich u. biegsam.

Moorpackungen: umgangssprachl. Bez. für Badetorfanwendung (↑ Badetorf); Auftragen warmer plast.-konsistenter Torfmengen auf den Körper (Ganzpackung) o. einzelne Körperteile als Wärmetherapie. ↑ Peloidpackungen.

Moortrinkkuren: Trinkkuren mit Moorlauge o. Moorextrakten. Über die ther. Wirksamkeit von M. ist wenig bekannt.

Moosfasern: Neurofibra muscoidea; Kleinhirnafferenz, die in Glomeruli cerebellares der Körnerschicht endet; ↑ Cerebellum.

MOPP-Schema: kombinierte zytostat. Behandlung maligner ↑ Lymphome unter Verwendung von Mustargen (↑ N-Lost o. andere Alkylanzien dieser Gruppe), Oncovin (Vincristinsulfat), Procarbazin u. Prednisolon.

Morado-Krankheit: (nach einem Bezirk in Mexiko) ↑ Onchozerkose.

Morawitz, Paul Oskar (1879–1936), Int., Leipzig, Begründer der Zweiphasentheorie der Blutgerinnung.

Morax, Victor (1866–1935), frz. Ophth., Paris.

Moraxella: Bakteriengattung der Fam. Neisseriaceae. Gramnegative, unbewegl., plumpe, kokkoide, kurze, aerobe Stäbchen, meist in Diploform auch in kurzen Ketten. M. lacunata (veraltet Diplobacterium Morax-Axenfeld) ist die für den Menschen wichtigste Art u. verursacht die Blepharoconjunctivitis angularis.

morbid ⟨*lat*⟩ *Adj*: krankhaft.

Morbidität ⟨*lat*⟩ *f*: Morbilität, Krankheitshäufigkeit; zusammenfassender Begriff für das Erkranken u. das Kranksein. Die Zugänge durch Neuerkrankungen o. Rezidive werden als ↑Inzidenz bzw. ↑Inzidenzrate angegeben. Die Abgänge ergeben sich aus Heilung, Tod, Berichtigung der Diagn. u. Wohnortwechsel. Der Bestand als Resultat der Zu- u. Abgänge u. mit Beeinflussung durch Krankheitsdauer wird als ↑Prävalenz bzw. ↑Prävalenzrate angegeben. Die **allg. M.** gibt die Gesamtzahl der in einem definierten Zeitraum (i. d. R. 1 Kalenderjahr) registierten Krankheitsfälle an, bezogen auf 1 000 o. 10 000 der Bevölkerung, aus der sie hervorgegangen sind. Unter **spezif. M.** versteht man die Erkrankungshäufigkeit an einer Krankheit. Auf den Ort der Behandlung verweisen die Begriffe **ambulante M.** u. **stationäre M.** Der Krankenstand ist eine Kennziffer, die Einblick in die mit Arbeitsunfähigkeit verbundene M. ermöglicht. Er errechnet sich aus dem Verhältnis von Fehl- zu Sollarbeitstagen u. wird in Prozent angegeben.

Morbiditätsstatistik: Erste Anfänge einer M. reichen bis zum Beginn des 19. Jh. zurück. Die Entwicklung vollzog sich in versch. Richtungen. Eine erste war eng mit den Vorläufern der Krankenkassen verbunden. Der Sachverhalt, daß viele Bürger eine feste Bindung zu einer Institution besaßen, wurde für gezielte Studien genutzt. Die bekannteste Sondererhebung in Deutschland führte Mayet (1846–1942) vom Kaiserlich Statistischen Amt für die Leipziger Ortskrankenkasse durch. Die Krankenkassenstatistik bietet prinzipiell die Möglichkeit, versch. Kennziffern unter Herstellung von Korrelationen, wie zum Alter, Beruf u. Geschlecht, zu berechnen, besitzt jedoch den Nachteil, daß die Aussagen nur für den versicherten Anteil der erwerbstätigen Bevölkerung zutreffen. Die M. der Krankenkassen ist somit als eine mit zeitweiliger Arbeitsunfähigkeit verbundene Teilstatistik der Morbidität zu definieren. Sie hat sich in ihrem Wesen bis heute erhalten. Die zweite Richtung resultiert aus dem Anliegen klin. tätiger Ärzte, ihre Therapieerfolge statist. belegen zu können. Diese Krankenhausstatistik begann in der Mitte des 19. Jh. in Großbritannien u. Frankreich, später, 1878, auch in Deutschland. Sie läßt ledigl. begrenzte Einblicke in die Morbidität zu, weil eine stationäre Behandlung nur für eine relativ begrenzte Zahl von Krankheitsformen in Frage kommt. Trotzdem wird das Studium der Krankenhausmorbidität heute durchweg als wichtige Aufgabe akzeptiert. Prinzipielle Bedeutung für die wissenschaftl. Fundierung der M. erlangten die Versuche in Richtung Erfassung der allg. Morbidität, d. h. der Gesamtzahl der in einem best. Zeitraum registrierten Erkrankungsfälle, bezogen auf 1 000 der Bevölkerung. Der Engländer Farr empfahl dazu bereits 1845 ein geeignetes Schema. Das bisher überzeugendste Beispiel ist die Semstwo-Statistik. Ihre ersten Bereiche wurden für die Jahre 1878–1882 von Ossipow (1841–1904) vorgegeben u. später von Kurkin (1858–1934) fortgeführt. Grundlage der Statistik bildete die Dokumentation aller ärztl. behandelten Krankheitsfälle in einer Population von rund 1,5 Mill. Menschen im damaligen Moskauer Government.

Morbiditätsziffer ↑Inzidenzrate, ↑Prävalenzrate.

Morbilität ↑Morbidität.

Morbilli ⟨*lat*⟩ *m Pl* ↑Masern.

morbilliform *Adj*: morbilloid, masernähnl.

Morbillivirus: Virusgattung der Subfamilie ↑Paramyxovirinae. Das humanpathogene Masernvirus ist Hauptvertreter dieser Gattung. Vorkommen bei Menschen, Hunden, Schweinen, Wiederkäuern, Robben, Delphinen.

morbilloid *Adj*: morbilliform, masernähnl.

morbiphor ⟨*lat* + *gr*⟩ *Adj*: krankheitsübertragend.

Morbus ⟨*lat*⟩ *m*: Krankheit. Oft in Zusammensetzung mit Eigennamen, z. B. M. Crohn, ↑Crohn-Krankheit.

Morbus Ahlbäck: spontan auftretende asept. Osteonekrose des medialen Femurkondylus. Der Defekt liegt im Vergleich zur Osteochondrosis dissecans weiter medial. Als Ursache werden vaskuläre Störungen, Diabetes mellitus, Hyperurikämie o. chron. Fehlbelastung diskutiert.

Morbus asthenicus ↑Stiller-Syndrom.

Morbus coeruleus: Blausucht. Zyanose von Haut u. Schleimhäuten durch Beimischung sauerstoffarmen Blutes zum art. Blut des großen Kreislaufs. ↑Herzfehler, angeborene.

Morbus haemolyticus fetalis: fetale Erythroblastose, Hydrops congenitus; schwere Schädigung des Kindes in utero durch Rh-Antikörper. Beruht auf einer Blutgruppenunverträglichkeit zwischen Mutter u. Kind (↑Rh-Inkompatibilität, ↑AB0-Inkompatibilität). Während der Schwangerschaft wird die Mutter durch die Blutgruppenantigene (Rh-, AB0-, seltener Kell, Duffy, Kidd) ihres Kindes sensibilisiert, u. bildet Antikörper, die transplazentar auf den Feten übertreten. Je nach Schwere der Immunreaktionen, kommt es zu unterschiedl. Verlaufsformen: ↑Icterus neonatorum gravis (↑Ikterus), schwere Gelbsucht mit Apathie des Kindes, enorm starker Vermehrung des indirekten Bilirubins, evtl. Kernikterus (↑Bilirubinenzephalopathie), extramedulläre Blutbildung mit Leber- u. Milzschwellung, Ödemneigung (Hydrops congenitus), ZNS-Schädigung (Enzephalopathie). Frühzeitige Diagn. durch eine Fruchtwasseruntersuchung u. evtl. intrauterine Bluttransfusion. I. d. R. reicht eine ↑Austauschtransfusion des erkrankten Neugeborenen (↑Morbus haemolyticus neonatorum) aus. Proph. Gabe von Anti-D-Immunglobulin an die (rh-neg.) Mutter nach Geburt eines Rh-pos. Kindes bzw. nach Interruptio o. Abort hemmen die Antikörperbildung u. verhindern damit die Gefahr für das nächste Kind.

Morbus haemolyticus neonatorum: Neugeborenenerythroblastose; immunhämolytische ↑Anämie des Neugeborenen durch mütterliche Antikörper gegen die kindl. Erythrozyten. Beruht auf einer Blutgruppenunverträglichkeit zwischen Mutter u. Kind (↑AB0-Inkompatibilität). Während der Schwangerschaft wird die Mutter durch die Blutgruppenantigene ihres Kindes sensibilisiert, u. bildet Antikörper, die transplazentar auf den Feten übertreten. Klin. zeigt sich eine gering ausgeprägte Anämie des Neugeborenen (↑Anämie, neonatale) sowie ein mäßig verstärkter Neugeborenenikterus (↑Icterus neonatorum simplex). Erkrankung wird beim nächsten Kind bei erneuter AB0-inkompatiblen Schwangerschaft nicht durch erneute Antikörperbildung verstärkt (im Ggs. zum ↑Morbus haemolyticus fetalis). Therapie erfolgt durch ↑Phototherapie, bei schweren Erkrankungsverläufen durch Austauschinfusionen.

Morbus haemorrhagicus neonatorum: hämorrhag. Diathese des Neugeborenen. Zusammenfassender Begriff für die bis zum 5. Lebenstag auftretenden Blutungen Neugeborener, wie ↑Melaena neonatorum, Hautblutungen, intrakranielle Blutungen u. Lungenblutungen. Die temporäre Blutungsbereitschaft Neugeborener muß von den lebenslang bestehenden, genet. bedingten Gerinnungsstörungen abgegrenzt werden. Die Ursachen der Neugeborenenblutungen i. S. des M. h. n. sind komplex u. nicht vollständig aufgeklärt. Als Hauptfaktoren werden angesehen: Hypoxie, Verbrauchskoagulopathien, Thrombinmangel bei Vitamin-K-Defizit u. infektionsbedingte o. immun. ausgelöste Thrombozytopenien.

Morbus Paget ↑Osteodystrophia deformans Paget.

Morcellement ⟨*frz*⟩ *n*: stückweise Herausnahme eines Myoms (vaginal o. laparoskop.).

Mord: vorsätzl. Tötung eines Menschen, unter bes. schwerwiegenden Tatmerkmalen.

Mordbrand: vorsätzl. Tötung eines Menschen mit nachfolgender Brandlegung zur Verwischung der Spuren.

Morel, Benoit Augustin (1809–1873), frz. Arzt.

Morestin-Plastik ↑Hautplastik, ↑Lappenplastik, ↑Z-Plastik.

Morgagni, Giovanni Battista (1682–1771), ital. Anat. u. Pathol., Padua. M. begründete mit seinem Werk „De sedibus et causis morborum per anatomen indagatis" (1761) die moderne pathol. Anat., indem er erstmals klin. u. pathol.-anat. Befunde als Einheit betrachtete. Die Krankheit ist seiner Auffassung nach in den festen Bestandteilen des Körpers (↑Solidarpathologie) begründet, was einen Bruch mit der bis dahin herrschenden ↑Humoralpathologie bedeutete.

Morgagni-Adams-Stokes-Syndrom (nach Giovanni B. M., Robert A. u. William S.): vollständiger atrioventrikulärer Herzblock mit anfallsartigen Störungen der Hirndurchblutung (z. B. kurzdauernde Absencen als Formes frustes), dabei Pulslosigkeit, Bradykardie, Blutdruckabfall, im EKG Kammerflattern o. Asystolie; zwischen den Anfällen u. U. normal.

Morgagni-Hernie (nach Giovanni B. M.): ↑Parasternalhernie, ↑Zwerchfellhernie.

Morgagni-Hydatide (nach Giovanni B. M.): Appendix testis, Morgagni-Anhang; embryonaler Rest des Müller-Gangs am oberen Pol des Hodens. ↑Hydatidentorsion.

Morgagni-Katarakt (nach Giovanni B. M.): hypermature Katarakt mit verflüssigter, milchiger Rinde u. abgesunkenem gelbl.-bräunl. Linsenkern.

Morgagni-Kügelchen (nach Giovanni B. M.): Nach Fixation der verflüssigten Linsenrinde zur histol. Bearbeitung fällt diese in Form von Kügelchen aus.

Morgagni-Lücke (nach Giovanni B. M.) ↑Trigonum sternocostale.

Morgagni-Syndrom (nach Giovanni B. M.): Trias aus Hyperostosis frontalis interna, Adipositas u. Virilismus. Zerebrale Erscheinungen mit Schlaf- u. Gleichgewichtsstörungen, epileptiformen Zuständen, Kopfschmerzen.

Morgan, Thomas Hunt (1866–1945), amerik. Biol., Pasadena. 1933 Nobelpreis für Med./Physiol. „für seine Entdeckungen über die Rolle der Chromosomen als Träger der genetischen Information".

Morgan-Einheit (nach Thomas H. M.): gedachter Abstand zwischen zwei Loci im Chromosom. Wird eingeschätzt an Hand der ↑Kopplung entsprechender Eigenschaften. Je kürzer der Abstand im Chromosomen, desto geringer ist die Wahrscheinlichkeit eines Austauschs durch Crossing over. 1 M. = Austauschhäufigkeit von 1 % (in Centi-Morgan, cM, angegeben). Die M. stellt den Wert dar, mit dem die Häufigkeit des ↑Crossing over als Maß linearer Entfernung zweier Gene im Chromosomen erfaßt wird. Dadurch wurde die Aufstellung von Genkarten mögl.

Morganella: Morganellen; Gattung der Fam. ↑Enterobacteriaceae, veraltet Proteus morganii, Art M. morganii, bedingt pathogen, Eiter- u. Entzündungserreger außerhalb des Darms, Sepsis.

Morgensteifigkeit: schmerzhafte Bewegungshemmung morgens beim Aufwachen. Diagn. verwertbar nur bei einer Dauer von 30 min u. mehr. Sympt. einer ↑Rheumatoidarthritis u. a. entzündl. u. degenerativer Gelenkerkrankungen sowie einer ↑Polymyalgia rheumatica.

Moria ⟨*lat*⟩ *f*: Witzelsucht, bes. bei Stirnhirnschäden.

moribund ⟨*lat*⟩ *Adj*: sterbenskrank, sterbend.

Morning-Glory-Syndrom: vom Aussehen der amerik. Trichterwinde Morning glory abgeleitete Beschreibung einer einseitigen Anomalie des Sehnervs. Papille rötl. u. trichterartig eingezogen, in der Mitte weißl., umgeben von grauem Pigmentsaum der Chorioretina. Netzhautgefäße geschlängelt. Mäßige Reduktion der Sehschärfe.

M

Moro, Ernst (1874–1971), dt. Päd., Heidelberg.

Moronal: Handelsbezeichnung für ein Nystatin-Präparat (↑Nystatin).

Moro-Reflex (nach Ernst M.): Umklammerungsreflex. Reflex des Neugeborenen u. jungen Säuglings. Bei Beschleunigung des Kopfs durch Schlag auf die Unterlage o. Senken des horizontal gehaltenen Kindes (Vestibularisreiz) kommt es zur Abduktion u. Extension bes. der Arme u. Spreizen der Finger. Der M. erlischt normalerweise im 4. Lebensmonat. ↑Reflexe, angeborene.

Moro-Tuberkulinprobe (nach Ernst M.): Perkutanreaktion; histor., vorwiegend bei Kindern angewandte Tuberkulinprobe, bei der auf die mit Äther entfettete Haut eine tuberkulinhaltige Salbe aufgerieben o. ein Tuberkulinpflaster aufgeklebt wird. Pos. ist die M., wenn sich nach 72 h etwa 2 mm große Papeln o. bläschenförmige Effloreszenzen gebildet haben. Keine zuverlässigen Resultate.

Moroxydin: ABOB, Anhydro-bis-(2-hydroxyethyl)-biguanid; Chemotherapeutikum u. ↑Virostatikum, das bei Herpesinfektionen verwendet wird. ↑Chemotherapie, antivirale.

Morphaea ⟨*gr*⟩ *f*: **1.** ↑Sclerodermia circumscripta. **2.** Lepröse M., Morbus albus et niger; sklerodermieähnl. Herde bei ↑Lepra.

Morphe ⟨*gr*⟩ *f*: Gestalt, Form.

Morphiceptin: Fragment des ↑Milchproteins Betacasein (↑Casein). Es ist ein sehr wirksamer u. spezif. Agonist von ↑Opiatrezeptoren (My-Rezeptor), dessen Wirkung durch Naloxon (↑Morphinantagonisten) blockiert wird. Es stellt das aminoterminale Tetrapeptidamid von Betacasomorphin dar.

Morphin: Opiumalkaloid aus Schlafmohn (Papaver somniferum). Hauptwirkung Analgesie (0,01 g 5–6 h);

hypnot., in höheren Dosen narkot. Wirkung. Veränderung der Stimmungslage (Euphorie, Beseitigung von Angst- u. Unlustgefühlen). Geringe Hemmung des Atemzentrums bereits in ther. Dosen. Tod bei Vergiftung durch Atemlähmung; Neugeborene u. Kleinkinder bes. empfindl. Erregt Brech-, Vagus- u. Okulomotoriuszentrum. Periphere Wirkungen: Erhöhter Tonus der glatten Muskulatur des Magen-Darm-Trakts u. der ableitenden Harnwege (Miktionshemmung). Bei wiederholter Zufuhr von M. u. Derivaten ↑ Suchtpotential, ↑ Morphinismus.

Morphinantagonisten: partielle Antagonisten mit morphinartigen Eigenwirkungen, z. B. Nalorphin u. Levallorphan. Naloxon reiner Antagonist ohne morphinartige Eigenwirkungen. Antidote bei Vergiftungen mit morphinartigen Verbindungen; nicht bei Abstinenzerscheinungen.

Morphinderivate: chem. Abwandlungsprodukte des Morphins bzw. Codeins, die nicht in der Natur vorkommen, u. a.: Dionin (Äthylmorphin), ein Antitussivum u. Ophthalmikum, Paracodin (Dihydrocodeinon), ein Antitussivum, Eukodal (Oxycodon), ein Analgetikum, Dicodid (Hydrocodon), ein Antitussivum, Dilaudid (Hydromorphin), ein Analgetikum u. Acedicon (Thebacon), ein Antitussivum.

Morphinismus: Morphinabhängigkeit, Morphinsucht; bei chron. Zufuhr von Opiaten kann es zur Morphinsucht kommen, charakterisiert durch Euphorie, Morphinhunger u. Entziehungssymptome bei Unterbrechung der Morphinzufuhr. Sympt.: labile Stimmungslage, fahlgelbl. Kolorit, leichte Anämie, Schlaflosigkeit, Impotenz, Ohrensausen, Tremor, Koordinationsstörungen, Obstipation, psych. Verfall (Depressionen, moral. Verfall) bei lange erhaltener Intelligenz. Injektionsnarben. Nach Morphinentzug o. Gabe von Morphinantagonisten kommt es zu Abstinenzerscheinungen (6–12 h nach Abbruch): starker Morphinhunger, Unruhe, Depression, Reizbarkeit, Schwäche, Diarrhö, Kreislaufversagen, Stenokardie, Erbrechen, Schweißausbruch, Tränenfluß über 1–2 Wochen. ↑ Drug dependence. ↑ Drogenabhängigkeit. Entziehungskuren u. psychiatr. Behandlung sind wenig erfolgreich. Tod tritt häufig durch Überdosierung infolge der Toleranz ein (Atemlähmung).

Morphinvergiftung: akute Vergiftung; tödl. Dosen 0,3–1,5 g oral, parenteral weniger. Sympt.: narkoseähnl. Zustand mit Muskelerschlaffung, Miosis, Bradykardie, Cheyne-Stokes-Atmung, Zyanose, Krämpfe, Pylorus- u. Blasensphinkterspasmus (prall gefüllte Blase), Hypothermie, Koma, Tod durch Atemlähmung. Ther.: Intubation u. maschinelle Beatmung, Magenspülung (auch nach parenteraler Zufuhr, da in den Magen ausgeschieden) mit Kaliumpermanganat-, Kohle- u. Natriumsulfatzusatz, Herzmassage, bei Kammerarrhythmien Lidocain, bei Krämpfen Diazepam i. v., forcierte Diurese, Elektrolytkontrolle, Ther. des Hirnödems. Antidot: Nalorphin o. Naloxon. ↑ Morphinismus.

Morphium ⟨*gr*⟩ *n* ↑ Morphin, ↑ Morphinismus.

Morphogenese ⟨*gr*⟩ *f*: Bildung von Strukturen u. Formen während der ↑ Ontogenese u. ↑ Regeneration. ↑ Dysontogenese.

Morphokinese: mit morphol. Methoden erfaßbarer Gestalt- u. Strukturwandel der Bauteile des Organismus in Anpassung an die jeweiligen funktionellen Erfordernisse. Bekannt sind z. B. die lichtmikroskop. sichtbaren, ständigen Umstrukturierungen in der Schilddrüse o. der Nebennierenrinde in Abhängigkeit von der endokrinen Regulation o. der ständige Strukturwandel der weibl. Brustdrüse in Abhängigkeit vom Zyklus der Frau.

Morphologie: Lehre von der Form des Körpers, einschl. der Form u. Struktur der inneren Organe. I. R. der Erkenntnisse der modernen naturwissenschaftl. Forschung zeigt sich eine untrennbare Einheit zwischen Form bzw. Struktur einerseits u. Funktion andererseits, indem die Struktur die Anpassung an das Funktionelle offenbart bzw. die Funktion bes. im molekularen Bereich als Veränderung der Struktur erscheint.

morphologisch ⟨*gr*⟩ *Adj*: die Gestalt, die Form betreffend.

Morphometrie: **1.** ***Histol.:*** Messung von Oberflächen, Volumen u. Anzahl von Zellen, Zellbestandteilen u. Geweben; ↑ Stereologie. **2.** ***Röntg.:*** radiograph. Messung der Kortikalisdicke normalerweise am 2. o. 3. Metakarpalknochen. Die doppelte Kortikalisdicke entspricht physiol. der Hälfte der Knochenbreite. ↑ Barnett-Nordin-Index.

Morphoquant: Bildanalysegerät. Wird in der automatischen ↑ Bildverarbeitung verwendet.

Morquio, Louis (1867–1935), Päd., Montevideo.

Morquio-Syndrom (nach Louis M.): ↑ Mukopolysaccharidose Typ IV.

Morris-Hepatom: transplantables Hepatom der Ratte; nur minimale Wachstumstendenz u. aerobe Glykolyse.

Morris-Syndrom ↑ Feminisierung, testikuläre.

Mors ⟨*lat*⟩ *f*: Tod.

Mors subitanea: plötzl. Tod.

Morsus diaboli ⟨*lat*⟩ *m*: Teufelbiß. Früher gebrauchter Ausdruck für den Fimbrientrichter am abdominalen Ende der Tuba uterina.

Mortalität ⟨*lat*⟩ *f*: Sterblichkeit. Die Mortalitätsziffer (Sterblichkeitsziffer) gibt für den festgelegten Berichtszeitraum die Zahl der Sterbefälle bezogen auf 1 000 der Bevölkerung an. Die altersspezif. M. o. Sterbeziffer nach Altersjahren o. Altersgruppen über 5 o. 10 Jahrgänge ist die Zahl der Sterbefälle der Altersgruppe während eines Jahres, bezogen auf 1 000 Personen des Bestands der gleichen Altersgruppe u. des gleichen Geschlechts. Die krankheitsspezif. M. wird ebenso charakterisiert. Die relative M. gibt den Anteil einer Todesursache an der Gesamtmortalität an. ↑ Exzeßmortalität.

Mortalität, perinatale Erkrankungs- u. Sterblichkeitshäufigkeit in der ↑ Perinatalperiode. Die p. M. umfaßt die Totgeborenen u. die bis zum 7. Lebenstag verstorbenen Kinder bezogen auf 1 000 Geborene. Die Analyse der p. M. ermöglicht die Erfassung neg. perinataler Faktoren u. ist eine wichtige Kennziffer der med. Betreuung.

Mortalität, peripartale ⟨*lat*⟩ *f*: Müttersterblichkeit. Die peripartale Mortalitätsziffer drückt das Verhältnis der in einem definierten Zeitraum (i. d. R. 1 Jahr) gestorbenen Mütter, bezogen auf die Zahl der Geburten u. multipliziert mit 10 000, aus. Eine genauere Differenzierung trennt noch die Zahl der Todesfälle von Schwangeren, die sich von Beginn der Schwangerschaft bis zum Partus ereignen (präpartale Mortalität) von den Todesfällen der Gebärenden, die während des Partus auftreten (intrapartale Mortalität), u. solchen, die sich zwischen Geburt u. Ende des Wochenbetts zutragen (postpartale Mortalität).

Mortalität, postpartale ↑ Mortalität, peripartale.

Mortalität, präpartale ↑ Mortalität, peripartale.

Mortalitätsrate: kumulative Inzidenzrate für Sterbefälle.

Mortalitätsstatistik: Eine Registrierung von Sterbefällen wurde in europ. Ländern im Laufe des 16. Jh. übl. Todesursachen blieben dabei, bis auf die „Bills of Mortality" in London, unberücksichtigt. Graunt (1620–1674) gab mit der Analyse der Londoner Unterlagen den ersten umfassenden Bericht zum Mortalitätsgeschehen. Mit der Entwicklung des Kapitalismus entstanden die ersten staatl. Einrichtungen für Statistik, so 1713 in Frankreich das Bureau de la Balance de Commerce. 1739 wurde in Preußen durch Kabinettsorder die allg. Erhebung der Todesursachen angewiesen. 1836 führte Großbritannien auf Initiative von Farr (1807–1883) als erster Staat durch den Birth and Death Registration Act eine exakte Registrierung von Sterblichkeit u. Todesursachen ein. Gegenwärtig wird die in der M. widergespiegelte Höhe der Sterblichkeit als grobes Maß für die Beurteilung des Gesundheitszustands u. als Indikator für den Stand der sozialökonom. Entwicklung anerkannt. Eine bes. Bedeutung spielen dabei die Kennziffern zur Säuglings-, Kleinkinder- u. Müttersterblichkeit.

Mortalitätsverhältnis, proportionales: *Abk* PMR (für engl. proportional mortality ratio); vergleicht den Anteil der Todesfälle durch eine spezif. Studienkrankheit an allen Todesfällen in der exponierten Population mit dem Anteil der Todesfälle dieser Krankheit an allen Todesfällen in der Gesamtpopulation (Vergleichspopulation). Kann für ↑Confounder adjustiert werden (z. B. Alter). Das proportionale Mortalitätsverhältnis ist bes. anfällig für Einflüsse konkurrierender Todesursachen.

Mortalitätsverhältnis, standardisiertes: *Abk* SMR (für engl. standardized mortality ratio); auch auf Morbidität u. Inzidenz anwendbar. Anzahl der Todesfälle an der Studienkrankheit in einer spezif. exponierten Gruppe im Verhältnis zu der Anzahl von Todesfällen, die eintreten würden, wenn die alters- u. geschlechtsspezifischen Raten einer Standardpopulation angewandt würden.

Mortalitätsziffer ↑Mortalität.

Mörtelniere: Bei verkäsender Nierentuberkulose entwickelt sich nach Einbruch in das Nierenbecken u. Verstopfung des Harnleiters mit käsigen Massen eine käsige ↑Pyonephrose. Unter narbiger Abkapselung hört der Zerstörungsvorgang auf, der Käse wird eingedickt (Kittniere) u. kann mörtelähnl. von Kalksalzen durchsetzt werden.

Mortensen-Syndrom: essentielle ↑Thrombozythämie mit hämorrhagischer ↑Diathese.

Mortierella: Pilzgattung, seltener Erreger von ↑Zygomykosen.

Mortificatio ⟨*lat*⟩ *f* ↑Nekrose.

Morton, Thomas George (1835–1903), amerik. Chir., Philadelphia.

Morton, William (1819–1868), amerik. Zahnarzt, Boston. 1846 erste Zahnextraktion in Äthernarkose zusammen mit dem Chem. Jackson.

Morton-Dudley-Krankheit (nach Thomas G. M.): Metatarsalgia anterior bes. bei Frauen mit paroxysmalen Neuralgien, verursacht durch Irritation der Plantarnerven infolge Senk- u. Spreizfuß.

Morton-Neuralgie (nach Thomas G. M.): Metatarsalgie; vorwiegend belastungsabhängige Schmerzen zwischen den Mittelfußköpfchen II-IV bei Spreizfuß (Pes transversoplanus). Ursächl. wird gelegentl. ein Neurom des Intermetatarsalnerven gefunden.

Morula ⟨*lat*⟩ *f*: kleine Maulbeere; Keimform der Frühentwicklung, d. h. der bei totaler Furchung eines Eis entstehende solide Zellhaufen mit höckriger Oberfläche.

mos: Onkogen des Moloney-Sarkom-Virus. Codiert für eine Serin-Threonin-Kinase.

Mosaik ⟨*gr*⟩ *n*: aus genet. unterschiedl. Zellen zusammengesetzter Organismus. Entsteht postzygot. durch Mutation der regulator. Vorgänge in einzelnen Zellen (physiol. Mosaik, Beispiel ↑Lyon-Effekt) im Ggs. zur Chimäre, die gleichen Aufbau haben kann, jedoch aus zwei o. mehr Zygoten hervorgeht. Beispiel: chromosomales Mosaik 47,XXY/46,XX. ↑Chromosomenmosaik.

Mosaik-Down (nach John L. D.) ↑Down-Syndrom.

Mosaikgene: aus sog. intervenierenden, nichtcodierenden ↑Introns u. codierenden ↑Exonen mosaikartig aufgebaute Gene. ↑Genmosaikstruktur, ↑Spleißen, ↑Gene, ↑Messenger-RNA.

Mosaikmuster, chromosomales: aufgrund von Teilungsstörungen entstehende ungleichmäßige Verteilung der Chromosomen auf die Tochterzellen, bedingt durch ↑Nondisjunction. Folge sind Zellpopulationen mit unterschiedl. Chromosomengehalt. Abb.

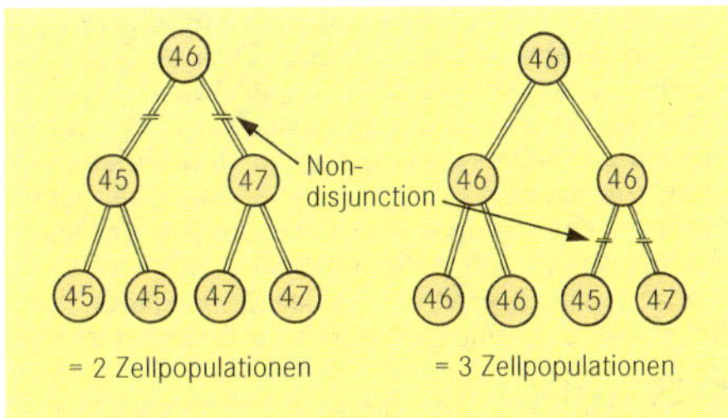

Chromosomales Mosaikmuster

Mosaikwarzen: beetartige Warzen an der Fußsohle. ↑Verruca.

Moschcowitz, Elli (1879–1964), amerik. Ärztin, New York.

Moschcowitz-Syndrom (nach Elli M.): Moschcowitz-Krankheit; Form einer Mikroangiopathie, gekennzeichnet durch gleichzeitiges Vorkommen von thrombotisch-thrombozytopenischer ↑Purpura, multiplen Mikrothrombosen, hämolyt. Anämie u. flüchtiger neurol. Sympt. infolge Schädigung der Arteriolen u. Präkapillaren unbekannter Genese, die zur gesteigerten intravasalen Gerinnung führt.

Moskitonetz: an Schlafstätten angebrachtes Netz zum Schutz gegen Stechmücken (↑Culicidae); große Bedeutung in der ↑Malariaprophylaxe.

Moskitos ⟨*span*⟩ *m Pl*: Stechmücken, bei denen die blutsaugenden Weibchen den Menschen befallen. M. spielen eine große Rolle als Überträger der Malaria- u. Gelbfiebererreger. Wichtige Gattungen sind z. B. ↑Anopheles, ↑Aëdes u. ↑Culex. ↑Culicidae.

MÖT: Mitralöffnungston, bei Mitralvitien auftretender Extraton mit größerem (leichtere Form) o. kleinerem (schwerere Form) Abstand vom II. HT.

Motilin ⟨*lat*⟩ *n*: ein Peptidhormon des Dünndarms, das aus 22 Aminosäuren besteht, eine Kontraktion des Magens auslöst u. auf den Muskel eine starke, acetylcholinähnl. Wirkung ausübt. M. beschleunigt die Entleerung des Magens u. fördert die Darmperistaltik einschl. die des Kolons.

Motilität ⟨*lat*⟩ *f*: Beweglichkeit im weitesten Sinne, d. h. willkürl. u. unwillkürl. Bewegungen betreffend.

Motilitätspsychose ↑Psychosen, zykloide.

Motiv ⟨*lat*⟩ *n*: innerer Zustand der Persönlichkeit, der ihre Handlungen zu einem gegebenen Zeitpunkt bestimmt, d. h. aktiviert u. lenkt. Jede Art von subjektivem Wunsch, Streben o. Gefühl im Menschen, der das Verhalten aktiviert u. ihm Richtung gibt. Dazu gehören insbes. ↑Bedürfnisse, Werthaltungen, Interessen u. Gefühlszustände. M. können bewußt u. unbewußt sein. Die Aufteilung der Motivfunktion in sinngebende u. ausschließl. stimulierende M. ermöglicht die Analyse der wichtigsten Beziehungen im Motivationsbereich einer Persönlichkeit, die Hierarchie der M. Die Beziehung zwischen den M. wird durch die sich entwickelnden Zusammenhänge der Tätigkeit des Subjekts, durch ihre Vermittlungen bestimmt. ↑Einstellung, ↑Motivation.

Motivation ⟨*lat*⟩ *f*: 1 ***Physiol.:*** Antriebstendenz für Verhaltensakte, die der Erhaltung des Individuums u. der Art dienen. So ist das Suchen nach Nahrung von einem spezif. Aktivitätszustand best. Hirnzentren (↑System, limbisches) im Zusammenwirken mit sensor.-motor. Hirnregionen gesteuert. Diese Prozesse liegen der Nahrungsmotivation zugrunde. M. solcher Art, die der Anpassung dienen u. das innere Milieu des Organismus durch stoffl. Wechselwirkung mit der Umwelt konstant halten, werden auch als biol. M. bezeichnet. Im Tierexperiment kann man durch elektr. Reizung z. B. des Hypothalamus Motivationsverhalten künstl. hervorrufen u. aufrecht erhalten. ↑Autostimulation. 2. ***Psychol.:*** Komplizierter Mechanismus der Korrelation der äußeren u. inneren Faktoren des Verhaltens, der die Entstehung u. Aktivierung, die Richtung u. die Art u. Weise der Realisierung der konkreten Tätigkeitsform bestimmt. Ziel u. Mittel zu seiner Erreichung werden in Einklang gebracht, Zweckmäßigkeit u. Durchdachtheit der Handlungen werden im ganzheitl. Verhaltensakt der Persönlichkeit herbeigeführt. Das Problem der M. schließt nicht nur die Klärung der prim. Antriebskräfte (↑Motiv) der menschl. Aktivität sowie die Untersuchung der Modellentwürfe zielgerichteter Handlungen im Bewußtsein der Persönlichkeit ein, sondern auch alle Faktoren, welche diese Handlungen steuern, regeln u. aufrechterhalten. ↑Bedürfnis.

Motoneuron ⟨*lat + gr*⟩ *n*: Nervenzelle, deren Axon den Hirnstamm in Richtung auf die Kopfmuskulatur bzw. die Vordersäulen des Rückenmarks aller seiner Segmente in Richtung auf die übrige Skelettmuskulatur verläßt. Die großen M. innervieren die schnell zuckenden ermüdbaren bzw. ermüdungsresistenten Fasern, die kleinen Alphamotoneurone versorgen die langsam zuckenden, kaum ermüdbaren Muskelfasern (↑slow-twitch-Fasern) der Arbeitsmuskulatur. Nur die kleinen Alphamotoneurone werden in ihrem Entladungsverhalten durch mit ihnen rekurrent verschaltete ↑Renshaw-Zellen gehemmt. M. sind die efferenten Bestandteile von ↑Fremdreflexen u. ↑Eigenreflexen. Daneben gibt es die bes. leicht erregbaren Gammamotoneuron, die die Muskelfasern in den ↑Muskelspindeln innervieren. ↑Gammasystem.

Motorik ⟨*lat*⟩ *f*: vom zentralen o. peripheren Neuron abhängige, auch extrapyramidal gesteuerte Bewegungsvorgänge. Entwicklung: individuelle Entwicklung des Halte- u. Bewegungsapparats im Säuglings- u. frühen Kindesalter. Sie folgt spontan dem genet. Muster der Menschheit – von gebeugter Haltung im Mutterleib bis zum aufrechten Gang – u. wird durch Neugier vorangetrieben. Große Variabilität. 1.–3. Monat: Kopfheben in Bauchlage; 4. Monat: freie Bewegung des Kopfs, Unterarmstütz; 5.–6. (7.) Monat: Drehen aus Rücken- in Bauchlage u. umgekehrt, Greifen nach vorgehaltenen Gegenständen; 8.–9. Monat: freies Sitzen, Robben; 10.–11. Monat: Kriechen; 9.–12. Monat: Aufstehen, Aufsetzen; 12.–15. Monat: freies Laufen. Abweichungen sind Indikator für Retardierung, neurol. Erkrankung, bes. frühkindl. Hirnschädigung.

motorisch ⟨*lat*⟩ *Adj*: der Bewegung dienend.

Motorpotential ⟨*lat*⟩ *n*: vom ↑Bereitschaftspotential unabhängige, steile neg. Potentialwelle, lokal begrenzt über der kontralateralen motor. Hirnrinde, die etwa 50 ms vor Bewegungsbeginn einsetzt. Das M. ist ein Ausdruck der efferenten Entladungssalve in der prim. motor. Hirnrinde.

Motorproteine: Proteine, die als „Motoren" an intrazellulären Transportprozessen beteiligt sind, setzen unter ATP-Spaltung chem. Energie in Bewegungsenergie um. Dazu gehören ↑Myosin (mit ↑Aktinfilamenten assoziiert), ↑Dynamin, Dynein, Kinesin (mit ↑Mikrotubuli assoziiert).

Mototherapie: 1. ↑Bewegungstherapie. 2. ↑Übungsbehandlung, psychomotorische.

Mott, Sir Frederik W. (1853–1926), Int. u. Neurol., London.

Mottenfraßnekrose: Piecemeal-Nekrose von Leberzellen (Hepatozyten) bei chronisch-aggressiver ↑Hepatitis.

Mottled enamel ⟨*engl*⟩: gefleckter ↑Schmelz bei ↑Dentalfluorose.

Mott-Zellen (nach Sir F. W. M.): Plasmazellen mit zahlreichen kleinen Vakuolen, die PAS-pos. Material auch nach Amylaseeinwirkung enthalten. Ihre Bedeutung ist nicht bekannt. M. kommen vor bei chron. entzündl. Reaktionen, z. B. rheumatoider Arthritis, Perikarditis. Abb.

Mouches volantes ⟨*frz*⟩ *f Pl*: fliegende Mücken, Muscae volitantes; Glaskörpertrübungen. Physiol. Reste des Systems der embryonalen A. hyaloidea. Werden deutl. beim Blick in hellen Himmel. Schweben wie Luftbläschen u. Fäden in Honig. Pathol. bei entzündl. o. hämorrhag. Vergröberung der Glaskörperstrukturen u. bei Syneresis (kolloidale Entmischung des Glaskörpers, bes. bei Myopie).

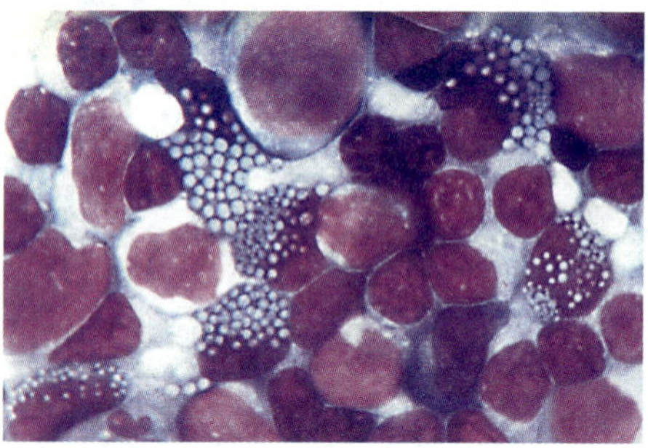

35

Mott-Zellen im Ausstrich einer exstirpierten chronisch entzündlichen Tonsille

Mouchet, Albert (1869–1967), frz. Chir.

Mouchet-Syndrom (nach Albert M.): asept. Nekrose der Epiphyse der Talusrolle.

Moulage *⟨frz⟩ f*: Abguß, Nachbildung von normalen o. krankhaft veränderten Körperteilen in bemalter wachsartiger Masse.

Mounier-Kuhn-Syndrom: Tracheobronchomegalie; angeborene Erweiterung der Trachea u. großen Bronchien. Gegensätzl. Fehlbildung zu den Stenosen.

Moxaverin: Eupaverin, länger u. stärker wirksames Papaverinderivat (↑Papaverin); ↑Spasmolytikum.

Moxonidin: Antihypertonikum, Imidazolinderivat, stimuliert selektiv periphere Alpha-2-Rezeptoren.

Moya-Moya-Syndrom: Nishimoto-Takeuchi-Kudo-Suzuki-Krankheit. Beidseitig hochgradige, angeborene o. erworbene Stenose o. Verschluß der A. carotis interna nach Abgang der A. ophthalmica mit Ausbildung zahlreicher Kollateralen zur A. carotis externa u. Entstehung atyp. Gefäßplexus an der Hirnbasis. Sympt. zerebraler Mangeldurchblutung.

M. P.: *Abk* für engl. mononuclear phagocytes; ↑Makrophagen.

MPF: *Abk* für engl. mitosis promoting factor bzw. maturation promoting factor; aus ↑Zyklin u. einer Proteinkinase bestehender Proteinkomplex, der im Prozeß der ↑Mitose an der Kondensation des ↑Chromatins u. der Auflösung der ↑Kernhülle beteiligt ist.

MPG: *Abk* für ↑Max-Planck-Gesellschaft.

M. P. H.: *Abk* für engl. Master of Public Health. Master (Magister) des öffentl. Gesundheitswesens, ↑Master.

MPI: *Abk* für Max-Planck-Institut (↑Max-Planck-Gesellschaft).

MPJ: *Abk* für medizinisch-praktisches Jahr; ↑Jahr, praktisches.

MPS: *Abk* für ↑System, mononukleäres phagozytäres.

MR: *Abk* für Magnetresonanz; ↑Kernspinresonanz.

MRC: *Abk* für ↑Medical Research Council.

mrcA-Gen: Gen, das für ein penicillinbindendes Protein codiert.

mrcB-Gen: Gen, das für ein penicillinbindendes Protein codiert.

mRNA: *Abk* für ↑Messenger-RNA.

MRP: *Abk* für mitogenregulierte Proteine; Proteine, die an Prozessen der durch ↑Mitogene endokrin o. parakrin induzierten Zellteilung beteiligt sind; gilt insbes. für ein glykosyliertes ↑Zytokin in der sich entwickelnden Plazenta.

MRSA: *Abk* für methizillinresistente Staphylococci aurei (ORSA = oxazillinresistente Staphylococci aurei, EMRSA = epidem. MRSA). MRSA sind stets gegenüber Betalaktam-Antibiotika resistent, sie neigen zu Mehrfachresistenz gegenüber allen Stoffklassen, außer bisher gegenüber Glykopeptiden. Das klin. u. mikrobiol. Erscheinungsbild sind bis auf das Resistenzverhalten ident. mit denen der herkömml. Staphylococcus-aureus-Stämme. Ursachen der epid. Ausbreitung liegen z. B. in der Vernachlässigung hyg. Forderungen sowie in der unkrit. Anwendung von Antibiotika in Ther. u. Proph. Seit 1991 hat die Zahl von MRSA bzw. ORSA stark zugenommen, ein Zusammenhang mit der häufigen Anwendung von Gyrasehemmern wird diskutiert.

MRT: 1. *Abk* für Magnetresonanztomographie, ↑Kernspintomographie. 2. *Abk* für engl. Mean residence time; ↑Verweildauer, mittlere. Modellunabhängiger Parameter.

MRZ: *Abk* für Medicinskij Referativnyj Zurnal; Referatedienst des VNIIMI in russ. Sprache. Erscheint in 22 Reihen (entspr. den med. Fachdisziplinen) u. enthält pro Jahr etwa 50 000 Referate. Jedes Heft hat ein Autorenregister, das letzte Heft des Jahres ein Sachregister.

MS: 1. ***Neurol.***: *Abk* für multiple ↑Sklerose.
2. ***Kardiol.***: *Abk* für ↑Mitralstenose.

M. S.: *Abk* für engl. Master of Surgery; Master (Magister) der Chirurgie, ↑Master.

MSER: *Abk* für engl. mean systolic ejection rate; mittlere systol. Auswurfgeschwindigkeit, die sich aus Schlagvolumen mal Intervall zwischen 2 R-Zacken im EKG dividiert durch die Auswurfzeit errechnet ($ml \cdot s^{-1}$ Auswurfzeit). Bezogen auf die Körperoberfläche (m^2) ergibt sich der MSERI (Index): $ml \cdot s^{-1} \cdot m^{-2}$. Normal 159 ± 39 ml pro s Auswurfzeit (Gorlin). Pathol. erhöht bei hyperkinet. Herzsyndrom u. erniedrigt bei Kontraktilitätsstörung des Herzens.

MSF: *Abk* für migrationstimulierender ↑Faktor.

MSH: *Abk* für melanozytenstimulierendes Hormon; ↑Melanotropin.

MSH-Effekt: Effekt auf melanozytenstimulierendes Hormon, ↑Melanotropin.

M-Streifen ↑Myofibrille.

M. Surg ↑M. S.

MSV: *Abk* für ↑Moloney-Sarkom-Virus.

MTA: *Abk* für Med.-techn. Assistent/Assistentin.

mtDNA: *Abk* für mitochondriale ↑DNA.

Mucilaginosa: schleimhaltige Arzneimittel, schützen Mukosa vor Bakterientoxinen bei Entzündungen.

Mucilago: Schleim. M. Gummi arabici, M. Tragacantha u. M. Hydroxyäthylcellulosi finden zur Herstellung von Emulsionen Verwendung. ↑Zellulose.

Mucine *⟨lat⟩ n Pl*: ↑Muzine, ↑Glykoproteine.

Mucin-like carcinoma-associated antigen *⟨engl⟩*: *Abk* MCA; ↑Tumormarker. MCA wird von lobulären u. muzinösen Karzinomen sowie progesteron- u. östrogenrezeptorpositiven u. -negativen Karzinomen gebildet. Bestimmung im Blutserum mittels Enzymimmunoassay. Erhöht bei Mammakarzinom.

Mucinosis follicularis: seltenes Leiden mit feinen, follikulären Papeln u. Haarausfall an behaarter Haut. Histol. muzinöse Follikeldegeneration.

muciparus *⟨lat⟩ Adj*: schleimbereitend.

Mücken: Nematocera; Unterordnung der Diptera (Zweiflügler). Arten- u. individuenreiche Insektengruppe, bei vielen Arten saugen die Weibchen mit Hilfe stechender Mundwerkzeuge Blut. Larvalentwicklung im Wasser. Einige Arten übertragen Krankheitserreger. Med. wichtige Fam. sind u. a. die Gnitzen, Ceratopogonidae, die Schmetterlingsmücken, Psychodidae (Phlebotomidae), die Stechmücken, Culicidae u. die Kriebelmücken (Simuliidae).

Mückenhandschuhe: zum Schutz vor Mückenstichen gefertigte Handschuhe aus Stoff o. Leder, kombiniert mit Mückengaze.

Mückenindex: in Malariagebieten verwendetes Maß, um die Häufigkeit von Mücken festzustellen, in deren Darmtrakt (↑Oozystenindex) o. Speicheldrüsen (↑Sporozoitenindex) Malariaerreger vorhanden sind. ↑Malariaindex.

Mückenplage: massenhaftes Auftreten versch. Arten der ↑Nematocera, wobei Warmblüter (inkl. Mensch) durch Stiche belästigt sowie durch Blutentzug u. oftmals Übertragung von Krankheitserregern geschädigt werden.

Mückensehen ↑Mouches volantes.

Mückenvertilgung: gezielte Maßnahmen zur Bekämpfung von ↑Mückenplagen u. zur Verhütung der durch Vertreter der ↑Nematocera verbreiteten Krankheiten (z. B. ↑Malaria). Die M. besteht im wesentl. aus: Anwendung von ↑Insektiziden gegen die ↑Imagines mit hohem Residualeffekt in Gebäuden u. im Terrain. Anwendung von larviziden Mitteln an den Brutplätzen der Mücken u. Eindämmung bzw. Beseitigung der Brutplätze auf der Grundlage exakter Kenntnisse über die Mückenfauna. Zusammenarbeit zwischen allen beteiligten Institutionen (Gesundheitswesen, Veterinärwesen, Land-, Forst- u. Wasserwirtschaft) ist unerläßl.

Mückenwurm: Larve von ↑Dermatobia hominis.

Mucogingival junction ⟨*engl*⟩: Linea girlandiformis, Mukogingivallinie; klin. unterscheidbare Linie zwischen Gingiva u. Alveolenmukosa. Histol. Grenze zwischen dem festen, kollagenreichen Bindegewebe der Gingiva u. dem losen, elast. Fasern enthaltenen Bindegewebe unterhalb der Mukosa.

Mucor: Pilzgattung, ubiquitär verbreitet, relativ selten. Erreger von Mykosen (↑Zygomykosen, Mucormykosen).

Mucoraceae: Fam. von terrestr. verbreiteten Schimmelpilzen mit den wichtigen Gattungen ↑Mucor, Rhizopus, Rhizomucor, ↑Absidia, Phycomyces, Pilobulus.

Mucosus-Otitis ⟨*lat + gr*⟩ *f*: durch Diplococcus mucosus (↑Moraxella) hervorgerufene Mittelohrentzündung mit erhebl. Schwerhörigkeit, geringer Eiterung, selten Fieber u. Schmerzen. Schleichender, komplikationsreicher Verlauf.

Mucus ⟨*lat*⟩ *m*: Schleimstoff, uneinheitl. Sekret der Schleimdrüsen (Speichel, Magensafte, Darmsaft usw.), dienen als natürl. Gleitmittel (Synovia), als Epithelschutz usw.; es handelt sich v. a. um ↑Glykoproteine. ↑Muzine.

Müdigkeitssyndrom, chronisches ⟨*engl*⟩: Chronic fatigue syndrome (CFS); Neuromyasthenia epidemica; fieberhaft grippeartig beginnende Erkrankung mit Lymphknotenschwellung u. neurol. Sympt.; nachfolgend monatelang persistierende, auch wiederkehrende Müdigkeit, Abgeschlagenheit, Konzentrationsschwäche, Depression, Nachtschweiß, Parästhesien, umschriebene Muskelschwäche. Gelegentl. epidem. auftretend, Personen mit geistigen Berufen im mittleren Lebensalter bevorzugt befallen. Spontanheilung. Erreger humanes ↑Herpesvirus Typ 6 (HHV-6). Aerogene Übertragung führt ähnl. dem ↑Epstein-Barr-Virus zu früher Ausbreitung in der Bevölkerung. Im frühen Kindesalter fieberhaftes Exanthem mit Lymphadenopathie (↑Erythema subitum): Bei Jugendlichen u. jungen Erwachsenen ähnl. den Symptomen der infektiösen Mononukleose (↑Mononucleosis infectiosa), aber keine EB-Virus-Antikörper u. neg. ↑Paul-Bunnell-Reaktion; ähnl. Symptomatik bei ↑Lyme-Borreliose, B-lymphoproliferativem ↑Syndrom u. malignen ↑Lymphomen, aber HHV-6-IgM-Antikörpertiter. Diagn. durch erhöhte HHV-6-IgM-Antikörpertiter, persistierend erhöhte HHV-6-IgG-Antikörper u. Virusnachweis in Lymphozyten.

Muffplastik: Brückenplastik bei Hautdefekten an Fingern, Hand u. Vorderarm. Unterminierung der zwischen zwei parallelen Bauchhautschnitten liegenden Hautareale u. Einschieben der verletzten Gliedmaße. Der doppelt gestielte Lappen ist bes. gut ernährt, ↑Hautplastik, ↑Fernlappenplastik.

Mukoepidermoidtumoren: charakterisiert durch drüsig-zyst. Strukturen u. Plattenepithelverbände sowie reichl. Schleimbildung. Hohe Rezidivneigung oft regionale Lymphknotenmetastasen; stammen vom Gangsystem der Speicheldrüsen ab. Insges. semimaligne Tumoren.

Mukogingivalchirurgie ⟨*gr + lat*⟩ *f*: in der ↑Parodontologie gebräuchl. Ausdruck zur Abgrenzung der die bewegl. Mundschleimhaut mit einbeziehenden chir. Eingriffe von denen, die ausschließl. an der Gingiva durchgeführt werden.

Mukoide ⟨*lat*⟩ *n Pl*: Glykoproteine.

Mukoklasie ⟨*gr*⟩ *f*: Verschorfung der Schleimhaut durch Elektrokoagulation, z. B. von Gallenblasenresten bei schwieriger ↑Cholezystektomie.

Mukolipide *Pl*: ältere Bez. für ↑Glykolipide bzw. ↑Ganglioside.

Mukolytika ↑Sekretolytika.

Mukopeptid ↑Murein.

Mukopolysaccharide *Pl*: ältere Bez. für ↑Glykosaminoglykane, ↑Proteoglykane u. ↑Glykoproteine (↑Heteroglykane). M. machen etwa 10 % des nichtdialysierbaren Materials des Harns aus, bestehen vorwiegend aus Chondroitinsulfaten. Die sauren M. werden durch Bestimmung des Uronsäureanteils erfaßt. Aus dem Galaktoseanteil läßt sich auf den Gehalt an Keratansulfat, aus dem Anteil an N-Sulfathexosamin auf die Menge an Heparansulfat schließen. Ausscheidung saurer M. bei aktiver progredienter chron. Polyarthritis erhöht, exzessiver Anstieg bei hereditären Mukopolysaccharidosen auf das Vierzigfache der Norm. Im Wachstum ist die Ausscheidung von M. relativ erhöht.

Mukopolysaccharidosen: Glykosaminoglykanosen. Gruppe der ↑Heteroglykanosen, autosomal rezessive Störung des (lysosomalen) Abbaus von komplexen Kohlenhydraten mit ihrer Speicherung in zahlreichen Organen, bes. im Skelett- u. Nervensystem. Zahlreiche Typen mit unterschiedl. Enzymdefekten u. Krankheitsverläufen. M. sind meist bedingt durch lysosomale Enzymdefekte (z. B. Pfaundler-Hurler-Krankheit, Gargoylismus).

Mukoproteine: oligosaccharidhaltige Proteine, die in Schleimstoffen u. auf Zelloberflächen vorkommen; ältere Bez. für ↑Glykoproteine.

mukös ⟨*lat*⟩ *Adj*: mucosus; schleimig.

Mukosa ⟨*lat*⟩ *f*: Schleimhaut; ↑Tunica mucosa.

Mukosablock: bei entsprechender Eisenaufsättigung durch ausreichende Eisenabsorption sollte die Dünndarmschleimhaut die weitere Eisenaufnahme blockieren. Die Eisenabsorption wird aber wahrscheinl. durch das Verhältnis des zweiwertigen, nicht an Ferritin gebundenen Eisens u. des dreiwertigen Ferritineisens geregelt.

Mukositis ⟨*lat*⟩ *f*: Entzündung der Schleimhaut, meist Mundschleimhaut. Abb.

Mukoviszidose ⟨*lat*⟩ *f*: zyst. Pankreasfibrose, zyst. Fibrose (cF), Dysporia enterobronchopancreatica (Glanzmann), Anderson-Krankheit; häufige, genet. bedingte Stoffwechselerkrankung mit autosomal rezessivem Erbgang (Chromosom 7). Dysfunktion aller exokrinen Drüsen mit abnormer Zusammensetzung der Sekrete mit erhöhter Viskosität. Häufigkeit etwa 1 : 2 000 Neugeborene (5 % heterozygote Anlageträger in der Bevölkerung). Muköse Sekretbildung kann bereits nach der Geburt

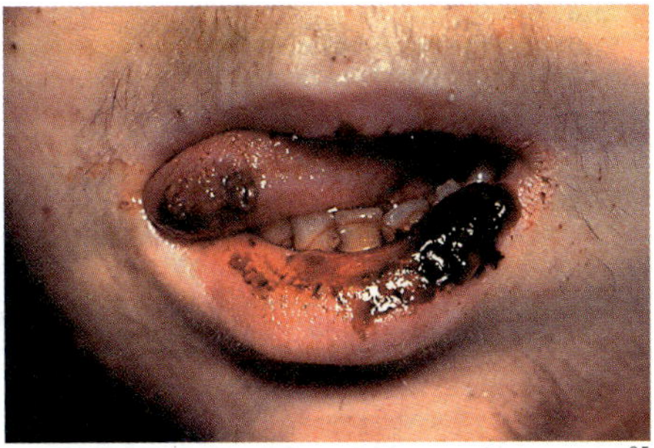

35

Mukositis. Nekrosen u. Blutungen im Bereich der Zunge, der Gingiva u. der Lippen

beginnen (↑Mekoniumileus), Sekretstau in Pankreas (Achylie, Verdauungsschwäche mit Maldigestion, Malabsorption u. Leberbeteiligung) u. Bronchien (rezidivierende Bronchitiden u. Pneumonien, Bronchiektasen, Atelektasen, Rechtsherzinsuffizienz), hohe Natrium- u. Chloridkonzentrationen im Schweiß (Pilokarpiniontophorese: Chlorid > 60 mval/l). Häufigste Sympt.: chron. Husten mit zähem Sputum, Steatorrhö, Wachstumsverzögerung. Frühdiagnose ist entscheidend (Screening, Albumintest), weil spezialisierte Betreuung die Progn. wesentl. verbessern kann. Erstmals 1936 von Fanconi, Uehlinger u. Knauer als nosolog. Einheit beschrieben.

Mukozele: Ansammlung von Schleim in einem zyst. vorgebildeten Hohlraum, bes. als M. der Appendix, der Nebenhöhlen u. a.

Muldenapplikator: Hohlleiterstrahler zur Abgabe von Mikro- u. Dezimeterwellen; ermöglicht bes. in tieferen Gewebeschichten homogene Erwärmung.

Mulibrey-Syndrom: Kurzw. für engl. **mu**scle **li**ver **br**ain **ey**e syndrome: Muskelhypotonie, angeborene Herzfehler (z. B. supravalvuläre Aortenstenose), Hepatomegalie, ZNS-Anomalien, Augenfehler, Minderwuchs. Beobachtungen bisher überwiegend in Finnland. Erstbeschreibung 1970.

Müller, Arthur (1863–1926), dt. Gyn., München.

Müller, Heinrich (1820–1864), dt. Anat., Würzburg.

Müller, Hermann Joseph (1890–1967), amerik. Genetiker, Austin, Bloomington, Washington. 1946 Nobelpreis für Med./Physiol. „für seine Entdeckung der Entstehung von Mutationen durch Röntgenstrahlen".

Müller, Johannes (1801–1858), Anat. u. Physiol., Berlin.

Müller, Paul Hermann (1899–1965), Schweizer Chem., Basel. 1948 Nobelpreis für Med./Physiol. „für seine Entdeckung der hohen Wirksamkeit des DDT als Kontaktgift gegen verschiedene Arthropoden".

Müller, Peter (1836–1923), Schweizer Arzt, Bern.

Müller, Walter (geb. 1888), Chir., Königsberg.

Müller, Walther, zeitgen. dt. Physiker. ↑Geiger-Müller-Zählrohr.

Müller-Gang (nach Johannes M.): Ductus paramesonephricus; mesodermaler Epithelschlauch seitl. des ↑Urnierengangs. Entsteht aus der Plica urogenitalis bei beiden Geschlechtern; entwickelt sich bei der Frau zu Eileiter u. uterovaginalem Kanal, beim Mann die ↑Appendix testis u. ↑Utriculus prostaticus. **Müller-Gang-Anomalien**: 1. Nichtanlage, Unterentwicklung, Kanalisierungsstörungen: ↑Uterusagenesie, ↑Vaginalagenesie, ↑Uterusatresie, ↑Vaginalatresie, ↑Uterus unicornis. 2. Verdopplungen: durch Spaltung des Gangs. 2 Uteri, 2 Vaginae (↑Vagina duplex), 4 Tuben. 3. Fusionsfehler: es entsteht keine Uterus- o. Vaginalverdoppelung, sondern „Hemiuteri, Hemivaginae". ↑Uterus didelphys mit ↑Vaginalseptum, Uterus unicornis mit rudimentärem, geschlossenen Horn, ↑Uterus bicornis, ↑Uterus septus, ↑Uterus arcuatus. 4. Gangreste beim Mann: Appendix testis (Zyste), Utriculus prostaticus (Zyste).

Müller-Ganglion (nach Johannes M.): Ganglion superior nervi glossopharyngei, ↑Ganglion superius.

Müller-Gesetz (nach Johannes M.): Gesetz von der spezifischen ↑Empfindung.

Müller-Handgriff (nach Peter M.): typ. Manualhilfe bei ↑Beckenendlage zur Lösung u. Entwicklung der Schultern u. Arme. Meist wird die klass. ↑Armlösung bevorzugt.

Müller-Muskel (nach Heinrich M.): **1.** Fibrae circulares des M. ciliaris. ↑Auge. **2.** M. tarsalis superior et inferior; ↑Palpebra.

Müller-Stützzelle (nach Heinrich M.): Gliocytus radialis; Gliazellen der ↑Retina, deren lange Zellfortsätze radiär vom Stratum limitans externum bis zum Stratum limitans internum reichen.

Müller-Versuch (nach Johannes M.): nach max. Exspiration u. geschlossenen oberen Atemwegen Anspannen der Inspirationsmuskulatur. Führt zum Absinken des intrathorakalen Drucks, vermehrtem venösem Rückfluß u. Erweiterung des Herzens.

Müller-Weiss-Krankheit (nach Walter M. u. Soma W.): asept. Nekrose der Epiphyse des Os naviculare pedis, z. T. doppelseitig.

Müller-Zelle (nach Heinrich M.): Netzhautzelle, modifizierte Glia, hat Ernährungs- u. Stützfunktion, ersetzt retinalen Extrazellularraum u. erstreckt sich von der Lamina limitans interna bis außerhalb der Membrana limitans externa (mit ↑Schultze-Faserkörben). Bei Abhebung der Membrana limitans interna werden sie teilweise mit abgerissen. Ihre vertieften Fußplatten bilden die Fazetten der inneren Grenzmembran. Läßt sich insges. gut mit Golgi-Versilberung darstellen. Besteht aus innerem faserigem Anteil mit dichtem Zytoplasma, der zahlreiche Fortsätze zwischen Optikusneuriten ausstreckt, mittlerem glykogenreichem Anteil mit Golgi-Apparat u. hellem Zytoplasma sowie dem äußeren Anteil mit Mitochondrien u. Mikrotubuli. Der Kern liegt in der äußeren Körnerschicht. M. beteiligt sich vermutl. mit Astrozyten an Bildung präretinaler Membranen u. der makularen Knitter-Falten (Macular pucker, ↑Irvine-Gass-Syndrom).

multi- ⟨*lat*⟩ *Präfix*: viel, mehrfach.

Multicenter-Studie: an mehreren Kliniken durchgeführte Studie, bes. zur Diagnostik u. Ther. best. Krankheiten.

Multienzymkomplexe: lösl. u. membrangebundene, geordnete Aggregate strukturell u. funktionell versch. Enzyme, die aufeinanderfolgende Reaktionen eines Stoffwechselwegs katalysieren. M. erlauben hohe Substratumsatzgeschwindigkeiten u. einfache regulat. Kontrolle der gesamten Reaktionssequenz. Beispiele für M.: ↑Pyruvatdehydrogenase, ↑Alphaketoglutaratdehydrogenasekomplex, ↑Fettsäuresynthetasekomplex.

M

multifaktoriell ⟨*lat*⟩ *Adj*: durch mehrere Faktoren bedingt. Gilt spez. für die phänotyp. Merkmalsbildung auf polygener Grundlage (↑Polygenie), die wesentl. von Umweltfaktoren mit beeinflußt wird.

multifidus *Adj*: vielfach gespalten; ↑Musculus multifidus.

Multiformatkamera: photograph. Kamera zur nebeneinandergereihten Aufzeichnung von mehreren Bildern eines Fernsehsichtgeräts auf einem Planfilm. Das Bildformat ist dabei in vorgegebenen Stufen wählbar (z. B. von 24 mm · 36 mm bis zum vollen Filmformat) u. bestimmt die Anzahl der auf einem Film aufgezeichneten Bilder. Verbreitete Anwendung bei der Ultraschall-, Computer- u. Kernspintomographie.

Multigenfamilie: durch Variation o. Duplikation aus einem Ausgangsgen abgeleitete Gene, die für Proteine mit ähnl. phänotyp. Funktionen codieren, z. B. Gene für ↑Histone, ↑Immunglobuline, ↑Hämoglobine; Gene einer M. sind meist eng benachbart im ↑Genom lokalisiert u. weisen ein hohes Maß an Sequenzhomologie auf. ↑Genfamilie.

Multigravida: Viel- bzw. Mehrgebärende; ↑Pluripara.

Multiinfarktdemenz: eine auf rezidivierende ischäm. o. thromboembol. Hirninfarkte zurückführende ↑Demenz.

Multikristallscanner: Scanner mit mehreren Szintillationsdetektoren (10–100), um die für eine ↑Szintigraphie erforderl. Zeit ohne Verlust an Auflösungsvermögen zu verkürzen. Dadurch können bei Lokalisationsuntersuchungen in der Nuklearmed. auch relativ schnelle Aktivitätsänderungen in Organen (z. B. Niere) mit bewegten Detektoren erfaßt werden.

Multilobatio: Auftreten zusätzl. Lappen von Organen (Leber, Lunge). Form der Überschußbildung (↑Redundantia).

multilocularis ⟨*lat*⟩ *Adj*: vielerorts; an vielen Stellen auftretend, vielkammrig.

Multimedia: Konzept zur Vereinigung versch. Informationsträger wie Text, Sprache sowie stat. u. bewegte Bilder in einem Computerprogramm. Dient in der Med. v. a. der Aus- u. Weiterbildung.

Multimorbidität ⟨*lat*⟩ *f*: Mehrfacherkrankung, Polypathie, Polymorbidität; gleichzeitiges Bestehen mehrerer Gesundheitsstörungen bei einem Pat. entweder durch prim. voneinander abhängige Erkrankungen (Kombinationserkrankungen) als syntrope Erkrankungen (↑Syntropie), sog. 2. Krankheit o. Krankheitsketten o. als voneinander unabhängige Erkrankungen mit (Pathoplastik) o. ohne (Neutrotropie) gegenseitige Beeinflussung des Gesamtverlaufs. M. korreliert mit steigendem Lebensalter. Med. Betreuung multimorbider Pat. erfordert die Herausarbeitung des Grundleidens bzw. von Haupt- u. Nebenerkrankungen. Haupterkrankungen sind lebensbedrohl. (allein o. in Verbindung mit zusätzl. Belastung des Organismus), progn. ernste, unbedingt behandlungsbedürftige bzw. mit erhebl. subjektiven Beschwerden verbundene Erkrankungen.

Multinucleatio ↑Mehrkernigkeit.

Multiorganentnahme: Organentnahme, ↑Organtransplantation; Organentnahmetechnik von Leber, Niere u. Pankreas, des Herzens u. der Lunge bei hirntoten ↑Organspendern, die dem steigenden Transplantatbedarf Rechnung trägt.

Multipara ↑Pluripara.

multipel ⟨*lat*⟩ *Adj*: multiple; vielfach, vielfältig.

Multiple chemical sensitivity: *Abk* MCS; Idiopathic environmental intolerances (IEI), Mehrfachempfindlichkeit; Umweltkrankheit mit ungeklärtem Beschwerdebild, bei dem kleinste Mengen verschiedenartiger chem. Substanzen bei best. Personen vielfache Sympt. hervorrufen. Unterschwellige chem. o. physikal. Belastungen aus Arbeits- u. Umweltbereich führen zu chron. Erkrankungen. Die Sympt. kann den Gruppen zentralnervöse, irritative u. Beschwerden des Verdauungstrakts zugeordnet werden. Beweise für einen kausalen Zusammenhang gibt es bisher nicht.

Multiple drug resistance: *Abk* MDR; Multi-Drug-Resistenz; eine von Beginn an (prim. MDR) o. während (sek. MDR) einer medikamentösen Tumorchemo- o. auch Tuberkulosetherapie zu registrierende Unwirksamkeit der eingesetzten, mehrfach kombinierten Medikamente gegenüber Tumorwachstum bzw. Tuberkulosebakterien. Beruht auf der Expression bzw. Aktivierung von plasmamembrangebundenen Transport-ATPasen (mdr1 = multi drug resistance gene, P170-Glykoprotein), die zum verstärkten aktiven Transport von lipophilen Substanzen aus der Zelle heraus beitragen. Häufigste Ursache für die Entwicklung von Mehrfachresistenzen.

Multiple exostoses mental retardation syndrome: angeborenes Fehlbildungssyndrom mit zahlreichen Osteochondromen, bes. an den langen Röhrenknochen mit Beeinträchtigung benachbarter Knochen. Ebenfalls frühzeitige mentale Zurückgebliebenheit. Außerdem asymmetr. Kleinwuchs, Mikrozephalie, Epiphysendysplasien, bes. an den unteren Extremitäten mit sog. Zapfenepiphysen, Muskelhypoplasie, überstreckbaren Gelenke. Inkonstant sagittale Wirbelkörperspalten, Hypertelorismus.

Multiple Sklerose ↑Sklerose, multiple.

Multiplikation ⟨*lat*⟩ *f*: Multiplicatio; Mehrfach-, Vielfachbildungen von Organen, z. B. Ausbildung eines zusätzl. Hodens. Form der Überschußbildung (↑Redundantia).

Multiplikation, parthenogenetische ↑Multiplikationsmetamorphose.

Multiplikationsmetamorphose: auf ↑Pädogenese beruhende multiplikative Vermehrung, verbunden mit Änderung der Gestalt; im ↑Zwischenwirt bei ↑Trematoda (z. B. ↑Fasciola hepatica, ↑Opisthorchis felineus).

multipolar ⟨*lat*⟩ *Adj*: vielpolig; z. B. sind m. Nervenzellen Nervenzellen mit vielen Fortsätzen.

Multipulsröntgengenerator: Mittelfrequenzröntgengenerator, Hochfrequenzröntgengenerator; Röntgengenerator, der während einer Periode der prim. Wechselspannung durch Frequenzerhöhung ein Vielfaches (z. B. 3 000) der bei Röntgengeneratoren bisher übl. pos. Spannungsimpulse an die Röntgenröhre abgibt. Vorteile: sehr konstante Ausgangsspannung (geringe Pulsation), sehr geringe Masse.

Multitrauma ⟨*lat + gr*⟩ *n*: Polytrauma, Mehrfachverletzung.

multivalent ⟨*lat*⟩ *Adj*: mit vielen Valenzen, vielfach einsetzbar.

Multivalenz, funktionelle: Fähigkeit von Strukturen in bes. Belastungssituationen Funktionen zu realisieren, die üblicherweise nicht zu ihrem Aufgabenspektrum gehören, z. B. ↑Plastizität des Gehirns, nutritive Blutversorgung über Kollateralen, Umschaltung von aerober auf anaerobe Glykolyse.

Mumie ⟨*arab*⟩: Leiche nach mehr o. weniger vollständiger Austrocknung unter Erhaltung der äußeren Form (nach Einbalsamierung, in Wüsten-, Steppengegenden, auf Berggipfeln, in Grüften usw., wo Wasserverdunstung u. Austrocknung mögl.).

Mumifikation ⟨*lat*⟩ *f*: **1.** Sonderform der Verwesung. In trockener u. luftiger Lage trocknen Haut u. Weichteile nach Art einer Mumie ein. **2.** Trockener Brand. **3.** Bei der Mortalamputation von Zähnen Maßnahmen zur Verhütung der Autolyse des im Wurzelkanal belassenen nekrot. Pulpagewebes. Obsolet.

Mumps ⟨*engl*⟩: Parotitis epidemica, Ziegenpeter; endem.-epidem., aerogen übertragbare, zykl. ↑Infektionskrankheit mit Meldepflicht. Erreger ↑Mumpsvirus, das durch Tröpfchen- u. Schmierinfektion übertragen wird. Inkubationszeit 16–22 Tage. Klin. akuter fieberhafter Verlauf mit Zeichen der Entzündung an der Parotis, auch an anderen drüsigen Organen (Mumpsorchitis, seltener Oophoritis). Relativ häufige Beteiligung des ZNS als Mumpsenzephalitis o. Mumpsmeningitis. Abb.

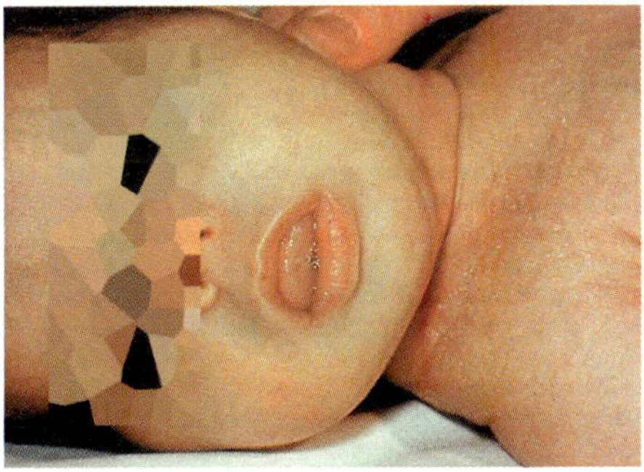

37

Mumps. Schwellung der Glandula parotidea und der Glandula submandibularis links

MUMPS: *Abk* für engl. Massachusetts General Hospital Utility Multiprogramming System; bes. in mediz. Anwendungen verbreitete Programmiersprache mit effektiven Dialogmöglichkeiten, die vorwiegend für Klein- u. Minirechner realisiert ist.

Mumpsenzephalitis: bei Mumps als Komplikation auftretende Form der Gehirnentzündung (↑Enzephalitis). ↑Mumpsschutzimpfung senkt Morbidität u. Komplikationsrate.

Mumpsimpfstoff: attenuiertes Mumpsvirus; als Lebendimpfstoff zur ↑Mumpsschutzimpfung.

Mumpsmeningitis: bei Mumps als Komplikation auftretende Hirnhautentzündung (↑Mumpsenzephalitis). ↑Mumpsschutzimpfung senkt Morbidität u. Komplikationsrate.

Mumpsorchitis: bei Mumps als Komplikation auftretende Hodenentzündung (↑Orchitis), die zur Sterilität führen kann.

Mumpsschutzimpfung: aktive Immunisierung mit attenuiertem Viruslebendimpfstoff für Kinder zwischen 2. u. 10. Lj. ↑Impfkalender.

Mumpsvirus: Virusart der Gattung ↑Rubulavirus, Erstisolierung 1945 im Brutei, 1955 in Zellkulturen. Weltweit beim Menschen verbreitet. Übertragung durch Speichel (Tröpfchen- u. Schmierinfektion). Krankheiten: ↑Mumps (Parotitis epidemica, über 90 %), Orchitis (ca. 5 %), Epididymitis (ca. 25 %), Oophoritis (ca. 5 %), Pankreatitis (ca. 5 %), Thyreoiditis (ca. 3 %), Meningitis (5–10 %), Myokarditis (bis 10 %), Arthritis (5–10 %).

Munchhausen by proxy: Kindesmißhandlung, bei der (meist) Mütter mit schwerer Persönlichkeitsstörung u. der Tendenz zum selbstschädigenden Verhalten eine Krankheit o. Verletzung ihres Kindes manipulieren, so daß dieses med. behandelt werden muß. ↑Münchhausen-Syndrom, ↑Krankheit, artifizielle, ↑Verhalten, selbstverletzendes.

Münchhausen-Syndrom: Artefaktkrankheitsbild mit phantasierten o. selbstmanipulierten Schädigungen, bei der Pat. aufgrund tiefgreifender unbewußter psychischer ↑Konflikte falsche Biographien u. Identitäten vorgeben, um Krankenhausaufnahme u. Operation zu erzwingen. ↑Krankheit, artifizielle, ↑Munchhausen by proxy, ↑Verhalten, selbstverletzendes.

Münchmeyer, Ernst (1846–1880), dt. Arzt, Leipzig.

Münchmeyer-Krankheit (nach Ernst M.): Myositis ossificans multiplex progressiva, zutreffender ↑Calcinosis interstitialis universalis; Systemerkrankung des Kindes- u. Jugendalters mit Kalkablagerung in den bindegewebigen Septen der Muskulatur, bes. in den sehnigen Ansätzen am Knochen; allmähl. Versteifung, Kontrakturen u. Erstarrung des Körpers. Tod an Erstickung, Marasmus o. interkurrenter Infektion.

Münchner-Vigilanzskala: elf Punkte umfassende Skala zur Beurteilung des Bewußtseins im Hinblick auf die Kriterien Vigilanz, Kognition, Motorik u. Muskeltonus.

Mund-Antrum-Verbindung: Antrumperforation; artifizielle Eröffnung der Kieferhöhle von oral, meist im Zusammenhang mit Zahnextraktionen. Oft spontaner Verschluß im Zuge der Wundheilung, sonst plast. Deckung.

Mundatmung: unphysiolog. Ein- u. Ausatmen durch den Mund bei Behinderung der Nasenpassage. Filterung, Anfeuchten u. Erwärmen der Einatmungsluft erfolgen wesentl. schlechter als bei Nasenatmung.

Mundbodeninfektion: Mundbodenphlegmone; abszedierende u. phlegmonöse Entzündung im Bereich des Kiefers (↑Angina Ludovici). Selten Spontandurchbruch, daher Gefahr der Fortleitung zu den Meningen (↑Meningitis purulenta), zum Sinus cavernosus (Sinusphlebitis, Basilarmeningitis), auch zum Mittelfell (bakterielle ↑Mediastinitis, ↑Mediastinalphlegmone).

Mundbucht: Vertiefung zwischen erstem Kiemenbogen u. Herzwulst.

Munddruck: Bei offenen Atemwegen entspricht der M. in der in- u. exspirator. Pause dem Druck in der umgebenden Atmosphäre, dem Bronchialdruck u. dem Alveolardruck. Bei geschlossenen Atemwegen u. geöffneter Glottis entspricht der M. dem Alveolardruck.

Mundfäule: Stomatitis ulcerosa (↑Stomatitis), ↑Fusospirochätose der Mundschleimhaut u. des Zahnfleischs; unter weißl. Epithelnekrosen scharf abgesetzte graugelbl. Geschwüre mit schmerzhaften geschwollenen regionären Lymphknoten; übler Mundgeruch, Speichelfluß, Kieferklemme, erschwerte schmerzhafte Nahrungsaufnahme. Übergreifen auf die Tonsillen ↑Angina Plaut-Vincenti; starke Ausbreitung auf Wangen-, Lippen-, Zungenschleimhaut (↑Noma): ggf. als Sympt. einer ↑Agranulozytose u. Leukämie zu werten.

Mundflora: Mundhöhlenflora; mikrobielle Besiedlung der Mundhöhle, durchschnittl. $40 \cdot 10^6$ aerobe u. $120 \cdot 10^6$ anaerobe Keime, erhebl. Schwankungen der Menge im Verlauf von 24 h, Zusammensetzung interindividuell versch. u. im Laufe des Lebens wechselnd. Mundhöhle des Feten keimfrei, Besiedlung beim Passieren der Geburtswege, durch Kontakt mit der Mutter u. durch Nahrungsaufnahme, Ähnlichkeit mit Bifidusflora (Enterokokken, Milchsäurestäbchen). Nach einigen Tagen bereits typ. Streptokokkenflora mit Überwiegen der Aerobier. Die typ. M. des Erwachsenen bildet sich während der 2. ↑Dentition heraus. Mit zunehmendem Zahnverlust u. prothet. Versorgung quantitative Verringerung der M. auf etwa ein Siebentel u. qualitative Umschichtung: Verschwinden der säurebildenden Mikroorganismen ↑Karies, Zunahme von Candida albicans. Innerhalb der Mundhöhle eng begrenzte spezif. Keimsiedlung, ↑Dentalplaque, ↑Zahnfleischtasche.

Mundhöhle: Cavitas (Cavum) oris; Raum hinter der Mundspalte, welcher im Bereich des ↑Isthmus faucium in den Schlund übergeht. Man unterscheidet einen Mundhöhlenvorhof, Vestibulum oris, von der eigentl. M., Cavitas oris proprium. Der Mundhöhlenvorhof wird vorn von den Lippen, seitl. durch die Wangen, nach innen vom Zahnfleisch u. den Zähnen begrenzt. Er steht bei vollständigen Zahnreihen u. Kieferschluß durch einen Spaltraum zwischen letztem Mahlzahn u. Ramus mandibulae sowie durch Interdentalspalten mit der eigentl. M. in Verbindung, welche sich innerhalb der Zahnreihen befindet.

Mundhöhlendrüsen: ↑Glandula parotidea, G. sublingualis, G. submandibularis, Gg. linguales, Gg. labiales, Gg. buccales, Gg. palatinae. Abb.

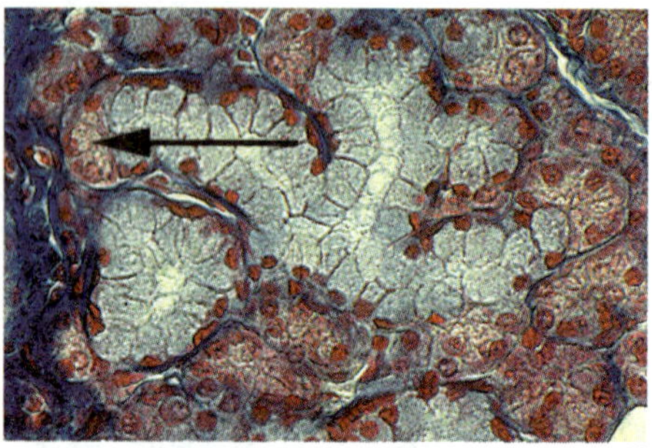

30

Mundhöhlendrüsen. Histologischer Schnitt durch die Glandula submandibularis, Azanfärbung; am Ende muköser Endstücke (grau) sitzen die Gianuzzi-Halbmonde (rot, Pfeil)

Mundhöhlengeräusch: Drummond-Zeichen; mit dem vor den offenen Mund gehaltenen Stethoskop kann ein pulssynchrones Geräusch bei Mediastinaltumoren u. Aortenaneurysma gehört werden.

Mundhöhle, primäre ↑Stomatodeum.

Mundhygiene: Bestandteil der allg. Körperhygiene, jedoch von größerer Bedeutung für die Erhaltung der Gesundheit als andere hyg. Maßnahmen, da M. auf Ausschaltung krankmachender Faktoren abzielt. Inhalt ist Pflege u. Konditionierung der Zähne u. der Gingiva. Hauptanliegen ist Verhütung von Akkumulation u. langdauernder Einwirkung der ↑Dentalplaque durch regelmäßige mechan. Reinigung mit zweckentsprechenden Instrumenten u. Methoden sowie durch bewußte Ernährungsweise (Mahlzeithäufigkeit, Kostform). I. w. S. gehört auch die regelmäßige Konsultation des Zahnarztes im Interesse der sek. u. tertiären Prävention zur M.

Mundinhalationen: Einzelinhalationstechnik, bei der das Inhalat über ein Mundstück inhaliert wird. Die Nasenatmung muß bei der M. unterbunden werden. M. dienen insbes. zur Behandlung der Bronchien, Bronchiolen u. zur Substanzeinbringung in den Alveolarraum.

Mundpflege: Pflegeintervention zur Vorbeugung o. Minderung von Schädigungen der Mundschleimhaut u. Lippen. Die M. zielt auf die Erhaltung der Kautätigkeit, einer intakten Schleimhaut, einer belagfreien Zunge, geschmeidiger Lippen u. einer beschwerdefreien Nahrungsaufnahme. Die M. umfaßt: die Beobachtung der Mundschleimhaut im Hinblick auf Veränderungen wie Läsionen, Mundtrockenheit, Entzündungen, Rhagaden, Aphthen, Beläge, Stomatitis, Gingivitis, Soorbefall, die Unterstützung des Pat. beim Reinigen, Spülen, Massieren, Stimulieren u. Feuchthalten von Mundschleimhaut, -höhle u. Zähnen; die Anregung der Speichelfunktion, der Kau- u. Parotistätigkeit. Die Applikation von verordneten Mundpflegemitteln; die Anleitung u. Schulung von Pat. u. Angehörigen zur M. u. die Unterstützung bei der Auswahl geeigneter Mundpflegemittel u. -materialien.

Mundschleimhautentzündung ↑Stomatitis.

Mundsperrer: med. schraubhebel- o. zangenartiges Gerät zum Öffnen o. Offenhalten des Mundes, z. B. bei Operationen.

Mundspirochäten: zu den Fam. ↑Spirochaetaceae u. ↑Spirillaceae gehörende apathogene Schraubenbakterien.

Mundsuchreflex: Kopfwendung in Berührungsrichtung bei Bestreichen der zirkumoralen Haut, evtl. kombiniert mit Öffnen des Mundes u. Kopfstreckung bzw. -beugung.

Mundvorhofplastik: operative Erweiterung des zu flachen Vestibulum oris zur Verbesserung des Prothesenlagers bzw. Ther. bei beginnender Parodontopathie. Die Wundfläche wird mit Spalthaut o. frei transplantierter Schleimhaut bedeckt. ↑Parodontologie.

Mundvorhofplatte: kieferorthopäd. proph. o. ther. Hilfsmittel bei ↑Parafunktionen o. Mundatmung.

Mundwinkelrhagade ↑Angulus infectiosus oris.

Mund-zu-Mund-Beatmung: Sofortmaßnahme zur Atemspende bei Notfällen. Nach Freihaltung der oberen Luftwege wird dem Pat. die Ausatemluft des Helfers 12–15 mal pro min in die Lungen geblasen. Auf diese Weise ist eine ausreichende Oxygenierung über längere Zeit mögl. Dieses Verfahren spielt eine entscheidende Rolle bei der Laienausbildung u. Ersten Hilfe bei Unglücksfällen u. a. Notfällen mit Ausfall bzw. Einschränkung der Atmung.

Munro-Abszesse: umschriebene leukozytäre Infiltrate in der Stachelzellschicht der Oberhaut bei ↑Psoriasis.

Münster-Kondylenbein: *Abk* KBM; Unterschenkelprothese ohne Oberschenkelhülse u. Schienen. Neben der gesamten Stumpfoberfläche wird bes. das Ligamentum patellae zur Abstützung u. Aufnahme des Belastungsdrucks genutzt. Das Stumpfbett reicht seitl. bis über die Kondylen. Die Kniescheibe bleibt frei. Zwischen weichem Stumpfbett u. hartem Außenschaft wird nach dem Einziehen des Stumpfes in die Prothese über dem medialen Femurkondylus ein Keil eingesetzt.

Münzenklirren: scheppernder Perkussionsschall über Lungenkavernen.

Münzenzählen: Tremorform des ↑Parkinson-Syndroms, die der „Geld-Zähl-Bewegung" der Hand ähnl. ist.

Muramidase ⟨*lat*⟩ *f*: Mukopeptidglykohydrolase, ↑Lysozym.

Muraminsäure: ↑N-Acetylmuraminsäure; ↑Murein.

Murein ⟨*lat*⟩ *n*: Bestandteil der starren u. relativ dicken Zellwand grampositiver Bakterien (Mukopeptid). Es ist aus N-Acetyl-D-Glukosamin u. N-Acetylmuraminsäure, die disaccharidähnl. untereinander verbunden sind, aufgebaut u. enthält Peptide, bestehend aus D-Glutamin, L- u. D-Alanin, L-Lysin u. Pentaglycinketten; es ist stark vernetzt.

Murexid: rotviolettes Ammoniumsalz der Purpursäure. Entsteht beim Nachweis der ↑Harnsäure durch die Murexidprobe.

Murexidprobe: Methode zum Nachweis von ↑Harnsäure u. Uraten in Nierensteinen, Harnsediment o. Tophi. Beruht auf der Bildung von Murexid (Ammoniumsalz der Purpursäure) bei Entwicklung von Salpetersäure auf Harnsäure u. anschließender Salzbildung mit Ammoniak unter purpurroter bis blauvioletter Färbung. Falschnegative Resultate bei sehr hohem Lipidgehalt von Gichttophi.

Muridae ⟨*lat*⟩ *f Pl*: Mäuse. Einordnung im zoolog. System: Klasse Mammalia (Säugetiere), Unterklasse Theria (eigentl. Säuger), Teilklasse Eutheria (höhere Säuger), Kohorte Glires (Nager), Ordnung Rodentia (Nagetiere). M. verursachen als Schadnager sowie Erregerreservoir hohen volkswirtschaftl. Schaden; sind als Träger u. Überträger von Krankheitserregern von allg. hygien. Bedeutung.

Murphy, John Benjamin (1857–1916), amerik. Chir., Chicago.

Murphy, William Parry (1892–1987), amerik. Arzt, Harvard (Boston). 1934 Nobelpreis für Med./Physiol. (mit G. R. Minot u. G. H. Whipple) für ihre Entdeckungen zur Lebertherapie bei Anämien.

Murphy-Sturm-Lymphosarkom (nach John B. M.): durch 1,2,5,6-Dibenzanthrazen induziertes transplantables Lymphosarkom der Wistar-Ratte.

Murray, Joseph E. (geb. 1919), amerik. Chir., Boston. 1990 Nobelpreis für Med./Physiol. (mit E. D. Thomas) „für ihre Entdeckungen auf dem Gebiet der Transplantationsimmunologie".

Murray-Tal-Enzephalitis ↑Murray-Valley-Enzephalomyelitis.

Murray-Valley-Enzephalitisvirus: Virusart der Gattung ↑Flavivirus. Erstisolierung im Tal des Murray-Flusses (Südostaustralien). Vorkommen in Australien bei Vögeln. Übertragung auf Menschen durch Moskitos. ↑Murray-Valley-Enzephalomyelitis.

Murray-Valley-Enzephalomyelitis: Murray-Tal-Enzephalitis; in einigen Gebieten Australiens (Neu-Südwales, Queensland) vorkommende Arbovirose durch ↑Murray-Valley-Enzephalitisvirus. Überträger: best. Culex- u. Aëdes-Arten. Inkubationszeit 1–3 Wochen; fieberhafter Krankheitsverlauf mit meningoenzephalit. Sympt. Häufig symptomloser o. leichter Verlauf. Bei schwerem Verlauf Letalität 70%. Diagnostik serol.; keine spezif. Ther. ↑Arbovirosen.

Mus articularis ⟨*lat*⟩ *m*: Gelenkmaus, freier ↑Gelenkkörper.

Musca domestica ⟨*lat*⟩ *f*: große Stubenfliege; med. Bedeutung als Überträger von Krankheitserregern.

Muscarin: Pilzgift aus Rißpilzen u. Trichterlingen, gering im Fliegenpilz. ↑Parasympathomimetikum, das spez. alle postganglionären, parasympath. Synapsen, aber nicht die vegetativen Ganglien u. Muskelendplatten erregt; deshalb werden diese Rezeptoren als muscarinerg bezeichnet. Alle Muscarinwirkungen durch Atropin aufhebbar.

Muscazon: Pilzgift in Fliegen- u. Pantherpilz, wie Muscimol aus ↑Ibotensäure entstehend u. halluzinogen wirkend, weniger tox. als ↑Muscimol.

Muscidae ⟨*lat*⟩ *f Pl*: echte Fliegen; Fliegen i. e. S., Fam. der ↑Diptera. Etwa 4 000 Arten umfassend, klein bis mittelgroß mit leckend-saugenden o. stechend-saugenden Mundwerkzeugen. ↑Larven als Maden bezeichnet; leben in faulenden organ. Substanzen (Fäzes, Futtermittel u. a. m.), welche gleichzeitig Brutsubstrat darstellen; fakultative Myiasis-Erreger (↑Myiasis).

Muscimol: Gift im Fliegen- u. Pantherpilz. Strukturelle Ähnlichkeit mit zyklisierter ↑Gammaaminobuttersäure, deshalb neuropharmakolog. Bedeutung; schwach insektizid, daher der Name Fliegenpilz. Vergiftungssymptome: nach 1–2 h Rauschzustand, danach motor. Lähmungen, Muskelkrämpfe, delirante Erregung, Halluzinationen, final Koma; kann tagelang anhalten. Antidot Physostigmin, nur peripher wirksam.

muscularis ⟨*lat*⟩ *Adj*: muskulär, auf den Muskel bezügl., zum Muskel gehörend.

Muscularis mucosae ⟨*lat*⟩ *f* ↑Lamina muscularis mucosae.

Musculus ⟨*lat*⟩ *m*: *Abk Sg* M. *Pl* Mm.; Muskel; kontraktile Organe, die die einzelnen Körperteile gegeneinan-

M

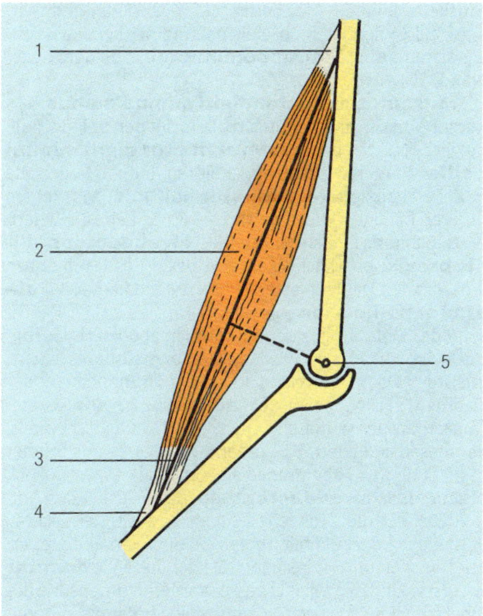

Musculus. Lagebeziehung eines Muskels zu einem Gelenk
1: Ursprung; 2: Bauch; 3: Sehne; 4: Ansatz; 5: Drehpunkt

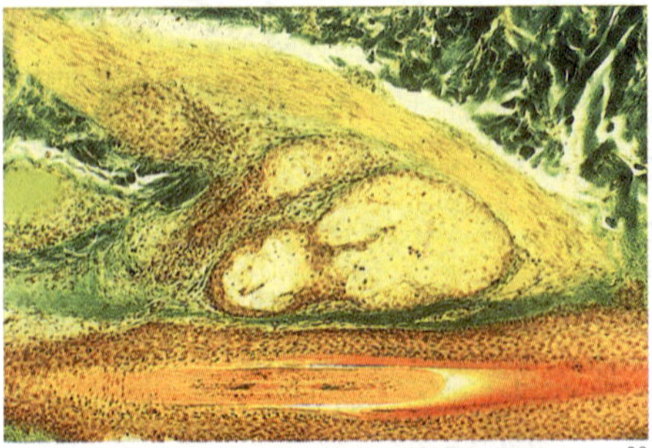

30

Musculus arrector pili. Histologischer Schnitt durch die Kopfhaut, Safranin-Goldner-Färbung; über die Talgdrüse hinweg zieht der M. a. p. zum Haarbalg.

der bewegen (Skelettmuskeln des Bewegungssystems) o. die Zusammenziehung von Hohlorganen bewirken (glatte Muskeln des Eingeweidesystems). Außerdem wirken sie durch eine Dauerspannung (Tonus). Eine Sonderform stellt der Herzmuskel dar. Muskeln entspringen direkt o. unter Vermittlung einer Sehne am Knochen (Ursprung, U) u. setzen direkt (fleischig) o. unter Vermittlung einer Sehne an einem anderen Knochen an (Ansatz, A). Mim. Muskeln strahlen in das Bindegewebe der Gesichtshaut ein. Die Muskeln werden von Faszien (↑Fascia) umhüllt, in ihre Endsehnen können Sesambeine (↑Os sesamoideum) eingelagert sein. Zwischen Ursprung u. Ansatz befindet sich der Muskelbauch (Venter). Am Hilus treten Gefäße u. der motor. Nerv (N) ein. Mehrere Muskeln können gleichartig auf ein Gelenk einwirken (als Synergisten) o. gegensinnig wirken (als Antagonisten). Abb. **Mm. abdominis**: Muskeln der Bauchwand.

Musculus abductor digiti minimi manus: kurzer Muskel am Kleinfingerballen, der den 5. Finger abduziert. N: N. ulnaris. **M. abductor digiti minimi pedis**: kurzer Muskel am äußeren Fußrand, der die 5. Zehe abduziert. **M. abductor hallucis**: Muskel am inneren Rand der Fußsohle, der die große Zehe abduziert. N: N. plantaris medialis u. lateralis. **M. abductor pollicis brevis**: oberflächl. kurzer Muskel des Daumenballens, der den Daumen abduziert. N: N. medianus. **M. abductor pollicis longus**: langer Muskel an der Radialseite des Unterarms, der den Daumen abduziert. U: Hinterfläche von Elle u. Speiche, Membrana interossea; A: Basis des Os metacarpale I sowie der Grundphalanx des Daumens; N: N. radialis. **M. adductor brevis**: kurzer Muskel an der vorderen Innenseite des Oberschenkels, der diesen adduziert. U: Vorderfläche des Ramus inferior ossis pubis; A: Labium mediale der Linea aspera; N: N. obturatorius. **M. adductor hallucis**: Muskel des Mittelfußes, der die Großzehe adduziert; besitzt ein schräg verlaufendes Caput obliquum u. ein quer verlaufendes caput transversum. N: N. plantaris lateralis. **M. adductor longus**: längerer Muskel an der vorderen Innenseite des Oberschenkels, der diesen adduziert. U: Ramus superior ossis pubis; A: Labium mediale der Linea aspera; N: N. obturatorius. **M. adductor magnus**: großer Muskel an der Innenseite des Oberschenkels, der diesen adduziert, hinter M. adductor longus u. brevis gelegen. U: Tuber ischiadicum, Ramus ossis ischii; A: Labium mediale der Linea aspera, Epicondylus medialis femoris; N: N. obturatorius, N. ischiadicus. **M. adductor pollicis**: Muskel der Mittelhand, der den Daumen adduziert; besitzt ein schräg verlaufendes Caput obliquum sowie ein quer verlaufendes Caput transversum. **M. anconeus**: unbedeutender kleiner Streckmuskel hinter dem Ellenbogengelenk. N: N. radialis. **M. arrector pili**: Haarmuskel, Haarbalgmuskel; glatter Muskel, der von der bindegewebigen Wurzelscheide zum Stratum papillare zieht. Bei Kontraktion Aufrichtung des Haars, Einziehung der Epidermis (Gänsehaut, ↑Cutis anserina), Entleerung der Talgdrüse. ↑Piloerektion. Abb. **M. articularis genus**: Kniegelenkmuskel, distaler Teil des Musculus vastus intermedius. ↑Musculus quadriceps femoris. **M. aryepiglotticus**: Muskelzüge, die den Kehlkopfeingang (↑Aditus laryngis) verengen. Ziehen vom Gießbeckenknorpel in den ↑Plicae aryepiglotticae zum Seitenrand des Kehldeckels. N: N. laryngeus recurrens. **M. arytaenoideus**: schräger (M. a. obliquus) u. querer (M. a. transversus) Kehlkopfmuskel an der Hinterfläche des Gießbeckenknorpels, die eine Verengung der Stimmritze bewirken. N: N. laryngeus recurrens. **Mm. auriculare**: Muskeln der Ohrmuschel; beim Menschen rudimentär, da die Ohrmotorik keine biol. Bedeutung mehr hat. **M. biceps brachii**: zweiköpfiger Muskel an der Vorderseite des Oberarms, der den Unterarm kräftig beugt. U: Processus coracoideus scapulae (Caput breve), Tuberculum supraglenoidale (Caput longum); A: Tuberositas radii; N: N. musculocutaneus. **M. biceps femoris**: Muskel an der Hinterfläche des Oberschenkels; bewirkt eine Beugung im Kniegelenk sowie eine Streckung im Hüftgelenk. U: Tuber ischiadicum (Caput longum), Labium laterale der Linea aspera (Caput breve); A: Caput fibulae; N: N. tibialis, N. peronaeus. **M. brachialis**: Beugemuskel des Unterarms, der vorn das Ellenbogengelenk überzieht. U: Vorderfläche der distalen Humerushälfte sowie Septa intermuscularia; A: Tuberositas ulnae; N: N. musculocutaneus. **M. brachioradialis**: vorderer Muskel der radialen Muskelgruppe des Unterarms, der im Ellenbogengelenk beugt u. den Unterarm in eine Mittelstellung zwischen Pro- u. Supination bringt („Lastenbeuger"). N: N. radialis. **M. buccinator**: Wangen- o. Trompetermuskel, der außen der Wangenschleimhaut aufliegt. U: Alveolarteile beider Kiefer; A: gekreuzt in die Fasern des ↑Musculus orbicularis oris übergehend; N: N. facialis. **M. bulbospongiosus**: Muskel der Dammgegend, der bei der Frau das ↑Vestibulum vaginae sowie die Schenkel der Klitoris, beim Mann die Peniswurzel umgreift. N: N. pudendalis. **Mm. capitis**: Sammelbezeichnung für die Kopfmuskeln. **M. chondroglossus**: inkonstantes Bündel des ↑Musculus hyoglossus. U: kleines Zungenbeinhorn; N: N. hypoglossus. **M. ciliaris**: glatter Muskel im ↑Corpus ciliare. Regelt über die Zonulafasern die Wölbung der Linse, ↑Akkommodation. N.: parasympath. aus N. oculomotorius. **M. coccygeus**: Steißbeinmuskel, von der Spina ischiadica zum Seitenrand des Steißbeins ziehend. N: N. spinalis. **Mm. colli**: Sammelbezeichnung für die Halsmuskeln. **M. constrictor pharyngis inferior**: unterer Schlundschnürer. U: Schildknorpel, Ringknorpel; A: ↑Raphe pharyngis; N: N. vagus. **M. constrictor pharyngis medius**: mittlerer Schlundschnürer. U: Zungenbein; A: ↑Raphe pharyngis; N: N. vagus. **M. constrictor pharyngis superior**: oberer Schlundschnürer. U: Lamina medialis processus pterygoidei, Raphe pterygomandibularis, Linea mylohyoidea mandibulae, Zunge; A: Raphe pharyngis; N: N. glossopharyngeus. **M. coracobrachialis**: vor dem Schultergelenk gelegener Muskel, der den Oberarm adduziert u. nach vorn hebt. U: Processus coracoideus scapulae; A: Humerus, Margo medialis; N: N. musculocutaneus. **M. corrugator supercilii**: Runzler der Augenbraue. U: Os frontale; A: Haut der Augenbraue; N: N. facialis. **M. cremaster**: Fasern des M. obliquus internus abdominis sowie des M. transversus abdominis, die zum Samenstrang hinabsteigen u. bis zum Hoden ziehen. **M. cricoarytaenoideus lateralis**: Kehlkopfmuskel. Gegenspieler des M. c. posterior. U: oberer Rand des Ringknorpelbogens; A: Processus muscularis des Gießbeckenknorpels; N: N. laryngeus inferior. **M. cricoarytaenoideus posterior**: einziger Kehlkopfmuskel, der die Stimmritze erweitert (von Klinikern kurz als Postikus bezeichnet). U: Hinterfläche der Ringknorpelplatte; A: Processus muscularis des Gießbeckenknorpels; N: N. laryngeus inferior. **M. cricothyroideus**: einziger Muskel an der Außenseite des Kehlkopfs, der die Stimmbänder spannt. U: äußere Fläche des Ringknorpelbogens; A: Unterhorn des Schildknorpels; N: N. laryngeus superior (Ramus externus). **M. deltoideus**: deltaförmiger Muskel, der außen das Schultergelenk überzieht. U: laterales Drittel der Klavikula, Akromion u. Spina scapulae; A: Tuberositas deltoidea humeri; N: N. axillaris. **M. depressor anguli oris**: mim. Muskel, der den Mundwinkel herabzieht. N: N. facialis. **M. depressor labii inferioris**: mim. Muskel, der die Unterlippe herabzieht. N: N. facialis. **M. depressor supercilii**: Augenbrauensenker; Fasern des M. orbicularis oculi, die vom Ligamentum palpebrale mediale zur Haut der Augenbraue aufsteigen u. sie senken. N: N. facialis. **M. digastricus**: zweibäuchiger ↑Suprahyalmuskel; begrenzt das ↑Trigonum submandibulare. U: Incisura mastoidea ossis temporalis (Venter posterior), Fossa digastrica mandibulae (Venter anteror); A: Os hyoideum; N: N. mylohyoideus (Venter anterior), N. facialis (Venter posterior). **M. dilatator pupillae**: Erweiterer der Pupille; am Hinterrand der Iris gelegene Myopigmentzellen. N: sympath. über Halsteil des Grenzstrangs. **Mm. dorsi**: Rückenmuskeln. **M. epicranius**: an der ↑Galea aponeurotica ansetzende dünne Muskelplatten des Schädeldachs. Der M. e. besteht aus M. temporoparietalis sowie M. occipitofrontalis. Letzterer hat einen vorderen Venter frontalis u. einen hinteren Venter occipitalis. N: N. facialis. **M. erector spinae**: Muskel, der den Rücken aufrichtet; besteht aus ↑Musculus iliocostalis, ↑Musculus longissimus u. ↑Musculus spinalis. N: Rami dorsales der Spinalnerven. **M. extensor carpi radialis brevis**: kurzer Strecker der Hand an der Radialseite des Unterarms. U: Epicondylus lateralis humeri; A: Basis ossis metacarpalis III; N: N. radialis. **M. extensor carpi radialis longus**: langer Streckmuskel der Hand an der Radialseite des Unterarms. U: Margo u. Epicondylus lateralis humeri; A: Basis ossis metacarpalis II; N: N. radialis. M. c. r. l. sowie M. extensor carpi radialis brevis u. M. brachioradialis bilden die radiale Muskelgruppe des Unterarms. **M. extensor carpi ulnaris**: Streckmuskel der Hand an der Ulnarseite des Unterarms. U: Epicondylus lateralis humeri; A: Basis ossis metacarpalis V; N: N. radialis. **M. extensor digiti minimi**: Abspaltung des M. extensor digitorum zur Dorsalaponeurose des 5. Fingers; streckt diesen. N: N. radialis. **M. extensor digitorum brevis**: kurzer Zehenstreckmuskel am Fußrücken. U: Dorsalfläche des Kalkaneus; A: Dorsalaponeurose der 2.–5. Zehe; N: N. peronaeus profundus. **M. extensor digitorum communis**: gemeinsamer Fingerstreckmuskel. U: Epicondylus lateralis humeri, Ligamentum collaterale radiale, Ligamentum anulare radii; A: Dorsalaponeurose des 2.–5. Fingers; N: N. radialis. **M. extensor digitorum longus**: langer Zehenstreckmuskel an der Vorderseite des Unterschenkels. U: Condylus lateralis tibiae, Caput u. Margo anterior fibulae, Fascia cruris, Membrana interossea; A: Dorsalaponeurose der 2.–5. Zehe; N: N. peronaeus profundus. **M. extensor hallucis brevis**: kurzer Streckmuskel der großen Zehe am Fußrücken. U: obere Fläche des Kalkaneus; A: Dorsalaponeurose der 1. Zehe; N: N. peronaeus profundus. **M. extensor hallucis longus**: langer Streckmuskel der großen Zehe an der Vorderseite des Unterschenkels. U: Fibula, Membrana interossea; A: Dorsalaponeurose u. Endphalanx der 1. Zehe; N: N. peronaeus profundus. **M. extensor indicis**: Streckmuskel des Zeigefingers an der Dorsalseite des Unterarms. U: Facies posterior ulnae; A: Dorsalaponeurose des Zeigefingers; N: N. radialis. **M. extensor pollicis brevis**: kurzer Daumenstreckmuskel. U: Radius, Membrana interossea; A: Grundphalanx des Daumens; N: N. radialis. **M. extensor pollicis longus**: langer Daumenstreckmuskel an der Dorsalseite des Unterarms. U: Facies posterior ulnae, Membrana interossea; A: Endphalanx des Daumens; N: N. radialis. Die Sehnen des M. e. p. l. u. brevis begrenzen die ↑Tabatière. **Mm. fibulares** ↑Musculus peronaeus longus. **M. flexor carpi radialis**: radialer Beugemuskel der Hand am Unterarm. U: Epicondylus medialis humeri; A: Basis ossis metacarpalis II u. III; N: N. medianus. **M. flexor carpi ulnaris**: ulnarer Beugemuskel der Hand am Unterarm. U: Epicondylus medialis humeri, Olekranon, Margo posterior ulnae; A: über das Os pisiforme am Os hamatum u. Os metacarpale V; N: N. ulnaris. **M. flexor digiti minimi brevis manus**: kurzer Beugemuskel des Kleinfingers im Kleinfingerballen. N: N. ulnaris. **M. flexor digiti minimi brevis pedis**: kurzer Beugemuskel der kleinen Zehe am äußeren Rand der Fußsohle. N: N. plantaris lateralis. **M. flexor digitorum brevis**: kurzer Beugemuskel der Zehen; an der Fußsohle unter der ↑Aponeurosis plantaris gelegen. U: Kalkaneus. A: Basis der Mittelphalangen der 2.–4. Zehe; N: N. plantaris medialis. **M. flexor digitorum longus**: langer Beugemuskel der Zehen in der Tiefe der Wade. U: Hinterfläche der Tibia; A: Endphalangen der 2.–5. Zehe; N: N. tibialis. **M. flexor digitorum profundus**: tiefer Beugemuskel der Finger. U: Palmarfläche der Ulna, Membrana interossea; A: Basis der Endphalanx des 2.–5. Fingers; N: N. medianus u. N. ulnaris. **M. flexor digitorum superficialis**: oberflächl. Beugemuskel der Finger an der Palmarseite des Unterarms. U: Epicondylus medialis humeri, Processus coronoideus ulnae, Vorderfläche des Radius; A: Mittelphalangen des 2.–5. Fingers; N: N. medianus. **M. flexor hallucis brevis**: kurzer Beugemuskel der Großzehe am inneren Rand der Fußsohle. N: N. plantaris medialis u. lateralis. **M. flexor hallucis longus**: langer Beugemuskel der großen Zehe; in der Tiefe der Wade gelegen. U: Hinterfläche der Fibula, Membrana interossea; A: Endphalanx der 1. Zehe; N: N. tibialis. **M. flexor pollicis brevis**: kurzer Beugemuskel des Daumens; im Daumenballen gelegen; N: N. medianus u. N. ulnaris.

Musculus flexor pollicis longus: langer Beugemuskel des Daumens am Unterarm. U: Palmarfläche des Radius, Membrana interossea; A: Endphalanx des Daumens; N: N. medianus. **M. gastrocnemius**: kräftiger Wadenmuskel, der den Fuß beugt. U: oberhalb der Condyli femoris; A: Tuber calcanei; N: N. tibialis. **M. gemellus inferior**: unterer Zwillingsmuskel in der Tiefe der Gesäßregion. U: Tuber ischiadicum; A: Fossa trochanterica; N: Plexus sacralis. **M. gemellus superior**: oberer Zwillingsmuskel in der Tiefe der Gesäßregion. U: Spina ischiadica; A: Fossa trochanterica; N: Plexus sacralis. **M. genioglossus**: äußerer Zungenmuskel, der die Zunge nach vorn streckt. U: Spina mentalis mandibulae; A: strahlt fächerförmig in die Zunge ein; N: N. hypoglossus. **M. geniohyoideus**: oberer Zungenbeinmuskel welcher das Zungenbein nach vorn oben führt. U: Spina mentalis mandibulae; A: Os hyoideum; N: N. hypoglossus. **M. glutaeus maximus**: großer Gesäßmuskel; liegt oberflächl. in der Gesäßregion u. streckt im Hüftgelenk; in ihn erfolgen meist die intramuskulären Injektionen. U: Darmbeinschaufel, Kreuzbein, Steißbein, Ligamentum sacrotuberale; A: Fascia lata, Tuberositas glutaea femoris; N: N. glutaeus inferior. **M. glutaeus medius**: mittlerer Gesäßmuskel; liegt unter M. glutaeus maximus. U: Außenfläche der Darmbeinschaufel; A: Trochanter major; N: N. glutaeus superior. **M. glutaeus minimus**: kleiner Gesäßmuskel. U: Außenfläche der Darmbeinschaufel; A: Trochanter major; N: N. glutaeus superior. **M. gracilis**: schlanker Muskel an der Innenseite des Oberschenkels, der diesen adduziert. U: Ramus inferior ossis pubis; A: Tuberositas tibiae (↑ Pes anserinus); N: N. obturatorius. **M. hyoglossus**: unterer Zungenmuskel, der die Zunge nach hinten unten führt. U: Zungenbein; A: seitl. Ränder der Zunge; N: N. hypoglossus. **M. iliacus**: Darmbeinmuskel. Vereinigt sich mit ↑ Musculus psoas major u. ↑ Musculus psoas minor zum ↑ Musculus iliopsoas. U: Fossa iliaca; A: Trochanter minor; N: N. femoralis u. Plexus lumbalis. **M. iliocostalis**: Darmbeinrippenmuskel. Lateraler Teil des ↑ Musculus erector spinae, zieht vom Darm- u. Kreuzbein mit langen Sehnen zu den Rippenwinkeln, mit kurzen zu den Querfortsätzen der Halswirbel. **M. iliopsoas**: kräftiger Beugemuskel des Hüftgelenks. Besteht aus ↑ Musculus psoas major, ↑ Musculus psoas minor u. ↑ Musculus iliacus. **M. infraspinatus**: Muskel an der hinteren Unterfläche des Schulterblattes, der den Oberarm außenrotiert. U: Fossa infraspinata scapulae; A: Tuberculum majus humeri; N: N. suprascapularis. **Mm. intercostales externi**: äußere Zwischenrippenmuskeln, die inspirator. wirken, indem sie die Rippen heben. U: Außenrand des Sulcus costae; A: oberer Rand der nächst tieferen Rippe; N: Nn. intercostales. **Mm. intercostales interni**: innere Zwischenrippenmuskeln, die exspirator. wirken, indem sie die Rippen senken. U: Oberrand der Rippe; A: innerer Unterrand der nächsthöheren Rippe; N: Nn. intercostales. **Mm. intercostales intimi**: innerste Zwischenrippenmuskeln. Zusammen mit den außen von ihnen gelegenen Mm. intercostales interni fassen sie die Zwischenrippennerven u. -gefäße ein. N: Nn. intercostales. **Mm. interossei dorsales manus**: vier dorsale Muskeln zwischen den fünf Mittelhandknochen, die den 2., 3. u. 4. Finger von der Mittellinie wegbewegen (abduzieren). U: gegenüberliegende Seitenflächen von je zwei Mittelhandknochen; A: Dorsalaponeurosen des 2., 3. u. 4. Fingers; N: N. ulnaris. **Mm. interossei dorsales pedis**: vier dorsale Muskeln zwischen den fünf Mittelfußknochen, die die 2., 3. u. 4. Zehe von der Mittellinie der 2. Zehe wegbewegen (abduzieren). U: mit je zwei Köpfen von den benachbarten Flächen der Ossa metatarsalia I–V; A: Dorsalaponeurose der 2.–4. Zehe; N: N. plantaris lateralis. **Mm. interossei palmares**: drei palmare Muskeln, die den 2., 4. u. 5. Finger an den Mittelfinger heranführen (adduzieren). U: Os metacarpale II (Ulnarseite), IV u. V (Radialseite); A: Dorsalaponeurose des 2., 4. u. 5. Fingers; N: N. ulnaris. **Mm. interossei plantares**: 3 plantare Muskeln des Mittelfußes, die 3., 4. u. 5. Zehe an die 2. Zehe heranführen (adduzieren). U: tibialer Rand des Os metatarsale III–V; A: Dorsalaponeurose der 3.–5. Zehe; N: N. plantaris lateralis. **Mm. interspinales**: Muskeln der Hals- (M. i. cervicis), Brust- (M. i. thoracis) u. Lendenwirbelsäule (M. i. lumborum). Verlaufen re. u. li. zwischen je zwei Dornfortsätzen benachbarter Wirbel; N: Rami dorsales der Spinalnerven. **Mm. intertransversarii anteriores cervicis**: kleine Muskeln vorn zwischen Halswirbelquerfortsätzen; N: Rami ventrales der Spinalnerven. **Mm. intertransversarii laterales lumborum**: kleine Muskeln lateral zwischen den Processus costarii der Lendenwirbel. N: Rami ventrales der Spinalnerven. **Mm. intertransversarii mediales lumborum**: kleine Muskeln medial zwischen den Prozessus mamillares der Lendenwirbel. N: Rami dorsales der Spinalnerven. **Mm. intertransversarii posteriores cervicis**: kleine Muskeln hinten zwischen Halswirbelquerfortsätzen. **M. ischiocavernosus**: Muskel unterhalb des muskulösen Beckenbodens, der vom Ramus ossis ischii entspringt u. beim Mann das Crus penis, bei der Frau das Crus clitoridis umgreift. N: N. pudendus. **Mm. laryngis**: Kehlkopfmuskeln. **M. latissimus dorsi**: sehr breiter Rückenmuskel, der den Oberarm adduziert, innenrotiert u. nach hinten führt. U: Dornfortsätze des 7.–12. Brustwirbels, Fascia thoracolumbalis, Crista iliaca, 10.–12. Rippe; A: Crista tuberculi minoris humeri; N: N. thoracodorsalis. **M. levator anguli oris**: mim. Muskel, der den Mundwinkel hebt. N: N. facialis. **M. levator ani**: unterer muskulöser Abschluß des kleinen Beckens. ↑ Diaphragma pelvis. U: Arcus tendineus fasciae pelvis u. Arcus tendineus musculi levatoris ani; A: Rektum u. Ligamentum anococcygeum; N: Plexus sacralis. **Mm. levatores costarum**: kurze (M. l. c. breves) u. lange (M. l. c. longi) Muskeln, die die Rippen heben. U: Querfortsatz der Wirbel; A: zugehörige o. nächst tiefere Rippe; N: Nn. intercostales. **M. levator labii superioris**: mim. Muskel, der die Oberlippe hebt. N: N. facialis. **M. levator labii superioris alaeque nasi**: mim. Muskel, der die Oberlippe u. Nasenflügel hebt. N: N. facialis. **M. levator palpebrae superioris**: Muskel, der das obere Augenlid hebt. U: Anulus tendineus communis; A: Oberrand der oberen Tarsalplatte; N: N. oculomotorius. **M. levator scapulae**: das Schulterblatt hebender Muskel in der Tiefe des seitl. Halsdreiecks. U: Querfortsätze des 1.–4. Halswirbels; A: Angulus superior scapulae; N: N. dorsalis s. **M. levator veli palatini**: Muskel des weichen Gaumens, der das Gaumensegel hebt. U: Unterfläche des Felsenbeins vor dem Canalis caroticus; A: Gaumenaponeurose; N: Plexus pharyngeus (N. IX u. N. X). **Mm. linguae**: Musculi linguales; Muskeln der Zunge. **M. longissimus**: sehr langer Rückenmuskel, mittlerer Teil des ↑ Musculus erector spinae, der sich medial dem ↑ Musculus iliocostalis anschließt. Er kommt vom Kreuzbein u. gelangt bis zum Processus mastoideus des Schädels. Seine medialen Zacken befestigen sich an den Processus costarii der Lendenwirbel sowie an den Querfortsätzen der Brust- u. Halswirbel, die lateralen an den Rippenwinkeln u. am Processus mastoideus. N: Rami dorsales der Spinalnerven. **M. longitudinalis inferior**: innere, längsverlaufende Zungenmuskelzüge im unteren Teil des Zungenkörpers. N: N. hypoglossus. **M. longitudinalis superior**: innere, längsverlaufende Zungenmuskelzüge unter der Schleimhaut des Zungenrückens. N: N. hypoglossus. **M. longus capitis**: langer Muskel in der Tiefe des Halses, der mit dem M. longus colli zusammen die prävertebrale Muskelgruppe des Halses bildet. U: vordere Höcker der Querfortsätze des 3.–6. Halswirbels; A: Pars basilaris des Os occipitale; N: Rami ventrales der Nn. cervicales. **M. longus colli**: langer Muskel in der Tiefe des Halses. Spannt sich aus zwischen Körpern der oberen drei Brustwirbel sowie Körpern u. Querfortsätzen der Halswirbel bis zum Atlas. N: Rami ventrales der Nn. cervicales. **Mm. lumbricales manus**: vier kleine wurmähnl. Muskeln der Mittelhand, die die Finger in den Grundgelenken beugen, in Mittel- u. Endgelenken strecken. U: Sehnen des M. flexor digitorum profundus in der Hohlhand; A: Dorsalaponeurose des 2.–5. Fingers; N: N. medianus (I, II), N. ulnaris (III, IV). **Mm. lumbricales pedis**: vier kleine wurmähnl. Muskeln des Mittelfußes. U: Sehnen des M. flexor digitorum longus; A: Dorsalaponeurose der 2.–5. Zehe; N: N. plantaris medialis (I), N. plantaris lateralis (II, III, IV). **M. masseter**: kräftiger Kaumuskel an der Außenseite des Unterkiefers. U: Os zygomaticum, Arcus zygomaticus; A: Tuberositas masseterica des Angulus mandibulae; N: N. massetericus. **Mm. masticatori**: Sammelbegriff für ↑Kaumuskeln. **Mm. membri inferioris**: Muskeln der unteren Gliedmaßen. **Mm. membri superioris**: Muskeln der oberen Gliedmaßen. **M. mentalis**: mim. Muskel am Kinn, der die Unterlippe verschiebt (Schippchen). N: N. facialis. **M. multifidus**: vielfach gefiederter Muskel. Teil des transversospinalen Systems der Rückenmuskulatur, der von den Querfortsätzen der Wirbel zu den nächsthöheren Dornfortsätzen zieht. Er erstreckt sich vom Os sacrum bis zum 2. Halswirbel. N: Rami dorsales der Spinalnerven. **M. mylohyoideus**: Suprahyalmuskel, der das Zungenbein nach vorn zieht u. den muskulösen Mundboden (Diaphragma oris) bildet. U: Linea mylohyoidea der Mandibula; A: Os hyoideum; N: N. mylohyoideus. **M. nasalis**: Muskel im Bereich der äußeren Nase; zieht das Septum nach unten (M. depressor septi), verengt die Nasenöffnung (M. compressor naris) o. erweitert sie (M. dilatator naris), hat zwei Teile, Pars transversa u. Pars alaris, die die Weichnase bewegen. N: N. facialis. **M. obliquus capitis inferior**: unterer schräger Muskel in der Tiefe des Nackens, der in den unteren Kopfgelenken den Kopf dreht. U: Dornfortsatz des Axis; A: Querfortsatz des Atlas; N: N. suboccipitalis. **M. obliquus capitis superior**: oberer schräger Muskel in der Tiefe des Nackens. U: Querfortsatz des Atlas; A: Os occipitale oberhalb des M. rectus capitis major; N: N. suboccipitalis. **M. obliquus externus abdominis**: äußerer schräger Muskel an der vorderen u. seitl. Bauchwand. U: Außenfläche der 5.–12. Rippe; A: Labium externum der Crista iliaca, Leistenband, Tuberculum pubicum, Linea alba; N: Nn. intercostales V bis XII. **M. obliquus inferior**: unterer schräger äußerer Augenmuskel, der den Augapfel hebt, abduziert u. nach außen rollt. U: vorn am Boden der Orbita; A: Sklera hinter dem Aequator; N: N. oculomotorius. **M. obliquus internus abdominis**: innerer schräger Muskel an der vorderen u. seitl. Bauchwand. U: Fascia thoracolumbalis, Linea intermedia der Crista iliaca, Leistenband; A: 9.–12. Rippe, Linea alba; N: Nn. intercostales VIII bis XII, N. iliohypogastricus, N. ilioinguinalis. **M. obliquus superior**: oberer schräger äußerer Augenmuskel, der den Augapfel senkt, abduziert u. einwärts rollt. U: Anulus tendineus communis; A: durch Trochlea, hinter dem Aequator; N: N. trochlearis. **M. obturatorius externus**: äußerer Hüftlochmuskel. U: Rand des Foramen obturatum, Außenfläche der Membrana obturatoria; A: Fossa trochanterica des Femurs, den er außenrotiert; N: N. obturatorius. **M. obturatorius internus**: innerer Hüftlochmuskel. U: Innenfläche der Membrana obturatoria u. angrenzende Knochenränder; A: Fossa trochanterica des Femurs, den er außenrotiert; N: Plexus sacralis. **M. omohyoideus**: unterer Zungenbeinmuskel, der durch das seitl. Halsdreieck zieht u. das Zungenbein senkt. U: Ligamentum transversum u. Margo superior scapulae; A: Körper des Zungenbeins; N: Ansa cervicalis. **M. opponens digiti minimi**: Muskeln des Kleinfingerballens, der den 5. Finger opponiert. N: N. ulnaris. **M. opponens pollicis**: Muskel des Daumenballens, der den Daumen opponiert. N: N. medianus. **M. orbicularis oculi**: mim. Muskel, der sich ringförmig um die Lidöffnung legt u. diese verschließt. Pars orbitalis: U: Crista lacrimalis anterior u. Ligamentum palpebrale mediale, Fasern umkreisen die Lider; Pars palpebralis: liegt den Tarsalplatten auf; Pars lacrimalis: über dem Tränensack gelegen; N: N. facialis. **M. orbicularis oris**: mim. Muskel, der den Mund umkreist u. die Grundlage der Lippen bildet. N: N. facialis. **M. orbitalis**: dünne Lage glatter, sympath. innervierter Muskulatur am Boden der Augenhöhle. **M. palatoglossus**: Muskel des vorderen Gaumenbogens vom weichen Gaumen zur Zungenwurzel. N: Plexus pharyngeus (N. IX u. X). **M. palatopharyngeus**: Muskel des hinteren Gaumenbogens vom weichen Gaumen zum Seitenrand des Pharynx, Schlundheber. N: Plexus pharyngeus. **M. palmaris brevis**: oberflächl. kleiner Muskel vom ulnaren Rand der Aponeurosis p. zur Haut des äußeren Rands der Mittelhand. N: N. ulnaris. **M. palmaris longus**: oberflächl. Muskel an der Beugeseite des Unterarms. U: Epicondylus medialis humeri; A: Aponeurosis p.; N: N. medianus. **Mm. papillares**: Papillarmuskeln. In den re. u. li. Herzventrikel hineinragende Muskelzellbündel, die über Sehnenfäden (Chordae tendineae) mit den Segelklappen verbunden sind. **Mm. pectinati**: in die Innenräume beider Vorhöfe des Herzens bälkchenartig vorspringende Muskulatur. **M. pectineus**: Muskel an der Vorderseite des Oberschenkels, der diesen beugt u. adduziert. U: Pecten ossis pubis; A: Linea pectinea femoris; N: N. obturatorius u. N. femoralis. **M. pectoralis major**: großer Brustmuskel an der vorderen Thoraxwand, der den Oberarm adduziert, innenrotiert u. nach vorn führt. U: Klavikula, Brustbein, 2.–7. Rippenknorpel, vorderes Blatt der Rektusscheide; A: Crista tuberculi majoris humeri; N: Nn. thoracici (ventrale Äste). **M. pectoralis minor**: kleiner Brustmuskel, der den Schultergürtel senkt. U: 2.–5. Rippe; A: Processus coracoideus scapulae; N: Nn. thoracici (ventrale Äste). **Mm. perinei**: Muskeln des Dammes. **Mm. peronaei**: Wadenbeinmuskeln. **M. peronaeus brevis**: kurzer Muskel an der Außenseite des Unterschenkels, der den Fuß proniert. U: Wadenbein;

A: Tuberositas ossis metatarsalis V; N: N. peronaeus superficialis.

Musculus peronaeus longus: langer Muskel an der Außenseite des Unterschenkels, der den Fuß proniert. U: Condylus lateralis tibiae, Fibula, Fascia cruris; A: Os metatarsale I, Os cuneiforme mediale; N: N. p. superficialis. **M. peronaeus tertius**: Abspaltung des ↑Musculus extensor digitorum longus zum äußeren Fußrand. **M. piriformis**: birnenförmiger Muskel in der Tiefe des Gesäßes, der das Foramen ischiadicum majus in ein Foramen suprapiriforme u. ein Foramen infrapiriforme unterteilt. U: Facies pelvina des Kreuzbeins; A: Spitze des Trochanter major; N: Plexus sacralis. **M. plantaris**: dünner langer Muskel an der Beugeseite des Unterschenkels; zu ihm gehört entwicklungsgeschichtl. die Plantaraponeurose. N: N. tibialis. **M. popliteus**: kleiner Muskel in der Kniekehle. U: Condylus lateralis femoris; A: Tibia; N: N. tibialis. **M. procerus**: mim. Muskel am Nasenrücken. N: N. facialis. **M. pronator quadratus**: viereckiger Muskel an der Beugeseite des Unterarms, der die Hand proniert. U: Palmarfläche des distalen Ulnaendes; A: Palmarfläche des distalen Radiusendes; N: N. medianus. **M. pronator teres**: im Querschnitt kreisrunder Muskel an der Beugeseite des Unterarms, der diesen nach innen dreht. U: Epicondylus medialis humeri. Processus coronoideus ulnae; A: Radius; N: N. medianus. **M. psoas major**: großer Lendenmuskel, der sich mit dem M. psoas minor u. dem M. iliacus zum ↑Musculus iliopsoas vereinigt u. im Hüftgelenk beugt. U: 12. Brust- u. 1.–4. Lendenwirbelkörper, Processus costarii der Lendenwirbel; A: Trochanter minor; N: N. femoralis, Plexus lumbalis. **M. psoas minor**: kleiner Lendenmuskel. U: Ventralfläche des 12. Brust- u. 1. Lendenwirbels; A: Fascia psoica; N: Plexus lumbalis. **M. pterygoideus lateralis**: Kaumuskel medial vom Kiefergelenk, lateral des M. pterygoideus medialis. U: Lamina lateralis des Processus pterygoideus, Crista infratemporalis; A: Fovea pterygoidea mandibulae, Kapsel u. Discus articularis des Kiefergelenks; N: N. mandibularis. **M. pterygoideus medialis**: Kaumuskel innerhalb des Ramus mandibulae medial vom M. pterygoideus lateralis. U: Fossa pterygoidea des Keilbeins; A: Tuberositas pterygoidea mandibulae; N: N. mandibularis. **M. pyramidalis**: funktionell bedeutungsloser Muskel vom Oberrand des Os pubis zur Linea alba. **M. quadratus femoris**: rechteckiger Muskel in der Tiefe des Gesäßes. U: Tuber ischiadicum; A: Crista intertrochanterica; N: Plexus sacralis. **M. quadratus lumborum**: rechteckiger Lendenmuskel hinter der Niere. U: Labium internum der Crista iliaca u. Ligamentum iliolumbale; A: 12. Rippe, Processus costarii des 1.–4. Lendenwirbels; N: N. subcostalis u. Plexus lumbalis. **M. quadratus plantae**: rechteckiger Muskel der Fußsohle unter dem M. flexor digitorum brevis. U: Kalkaneus; A: Sehne des M. flexor digitorum longus; N: N. plantaris lateralis. **M. quadriceps femoris**: vierköpfiger starker Muskel an der Streckseite des Oberschenkels; streckt im Kniegelenk. Er besteht aus M. rectus femoris (U: Spina iliaca anterior inferior), M. vastus medialis (U: Spina iliaca anterior inferior), M. vastus medialis (U: Labium mediale der Linea aspera), M. vastus lateralis (U: Labium laterale der Linea aspera), M. vastus intermedius (U: vordere Femurfläche). A: gemeinsame Endsehne als Ligamentum patellae an der Tuberositas tibiae; N: N. femoralis. **M. rectococcygeus**: glatte Muskelzellbündel vom 2. o. 3. Steißbeinwirbel zur Längsmuskelschicht des Mastdarms. **M. rectouterinus**: glatte Muskelzellbündel von der Muskelschicht des Mastdarms zur Muskulatur der Gebärmutter; Inhalt der ↑Plica rectouterina. **M. rectus abdominis**: gerader Muskel an der vorderen Bauchwand, der das Becken hebt u. die Rippen senkt; besitzt ↑Intersectiones tendineae u. wird umhüllt von der ↑Rektusscheide. U: 5.–7. Rippenknorpel, Schwertfortsatz des Brustbeins; A: Schambein; N: Nn. intercostales VII bis XII. **M. rectus capitis anterior**: vorderer gerader Muskel des Kopfs, der in den oberen Kopfgelenken beugt. U: Arcus anterior des Atlas; A: Pars basilaris des Os occipitale; N: Nn. cervicales. **M. rectus capitis lateralis**: seitl. gerader Muskel des Kopfs, der in den oberen Kopfgelenken zur Seite neigt. U: Querfortsatz des Atlas; A: lateral vom Condylus occipitalis; N: Nn. cervicales. **M. rectus capitis posterior major**: großer hinterer gerader Muskel des Kopfs, der den Kopf neigt, dreht u. das Gesicht nach oben hebt. U: Dornfortsatz des Axis; A: Linea nuchae inferior des Os occipitale; N: Nn. cervicales. **M. rectus capitis posterior minor**: kleiner hinterer gerader Muskel des Kopfs, der den Kopf neigt, dreht u. das Gesicht hebt. U: Tuberculum posterius atlantis; A: Linea nuchae inferior; N: Nn. cervicales. **M. rectus femoris** ↑Musculus quadriceps femoris. **M. rectus inferior**: unterer gerader Augenmuskel. U: Anulus tendineus communis; A: vor dem Aequator des Bulbus an der Sklera; N: N. oculomotorius. **M. rectus lateralis**: äußerer (temporaler) gerader Augenmuskel. U: Anulus tendineus communis; A: Sklera vor dem Aequator des Augapfels; N: N. abducens. **M. rectus medialis**: medialer (nasaler) gerader Augenmuskel. U: Anulus tendineus communis; A: Sklera vor dem Aequator des Augapfels; N: N. oculomotorius. **M. rectus superior**: oberer gerader Augenmuskel. U: Anulus tendineus communis; A: Sklera vor dem Bulbusäquator; N: N. oculomotorius. **M. rhomboideus**: großer (M. r. major) u. kleiner (M. r. minor) rautenartiger Muskel am Rücken unter dem M. trapezius. U: Dornfortsätze des 6. u. 7. Halswirbels u. des 1.–4. Brustwirbels; A: Margo medialis scapulae; N: N. dorsalis scapulae. **M. risorius**: Lachmuskel; mim. Muskel, der den Mundwinkel nach außen zieht. N: N. facialis. **Mm. rotatores**: Wirbeldreher, kurze Muskeln, nur an der Brustwirbelsäule, die vom Querfortsatz zum Dornfortsatz der nächsthöheren Wirbel ziehen. N: Rami dorsales der Spinalnerven. **M. sacrococcygeus dorsalis**: hinterer Kreuz-Steißbein-Muskel (inkonstant) von der Hinterfläche des letzten Kreuzbein- o. 1. Steißbeinwirbels zu den unteren Steißbeinwirbeln. **M. sacrococcygeus ventralis**: inkonstanter vorderer Kreuz-Steißbein-Muskel von der Vorderfläche der letzten Kreuzbeinwirbel zur Vorderfläche des letzten Steißbeinwirbels. **M. sacrospinalis**: ↑Musculus erector spinae. **M. salpingopharyngeus**: inkonstanter kleiner Muskel, der vom Ende des Tubenknorpels zur seitl. Pharynxwand zieht; Schlundheber. N: Plexus pharyngeus. **M. sartorius**: Schneidermuskel; langer Muskel an der Vorderseite des Oberschenkels, der die für den Schneidersitz typ. Beugung im Hüft- u. Kniegelenk sowie in letzterem eine Innenrotation bewirkt. U: Spina iliaca anterior superior; A: ↑Pes anserinus; N: N. femoralis. **M. scalenus anterior**: Halsmuskel, auf dem der N. phrenicus abwärts zieht. U: vordere Höcker der Querfortsätze des 3.–6. Halswirbels; A: 1. Rippe; N: Plexus cervicalis. **M. scalenus medius**: Halsmuskel hinter M. scalenus anterior. Zwischen beiden liegt die ↑Skalenuslücke. U: Querfortsätze des 1. u. 7. Halswirbels; A: 1. Rippe, dorsal des Sulcus arteriae subclaviae; N: Plexus cervicalis. **M. scalenus posterior**: hinterer Muskel der Skalenusgruppe am Hals. U: dorsale Höcker der Querfortsätze des 5.–7. Halswirbels; A: 2. Rippe; N: Plexus cervicalis. **M. semimembranosus**: Muskel an der Hinterseite des Oberschenkels, der einen breiten (membranösen) sehnigen Anteil hat sowie im Hüftgelenk streckt u. im Kniegelenk beugt. U: Tuber ischiadicum; A: Condylus medialis tibiae; N: N. tibialis. **M. semispinalis**: Halbdornmuskel im Kopf-, Hals- u. Brustbereich, der von den Querfortsätzen der Wirbel zu den Dornfortsätzen zieht. Man unterscheidet einen M. s. capitis, M. s. cervicis u. M. s. thoracis. N: Rami dorsales der Spinalnerven. **M. semitendinosus**: Muskel an der Hinterseite des Oberschenkels, der eine lange Sehne hat u. im Hüftgelenk streckt, im Kniegelenk beugt. U: Tuber ischiadicum; A: Tuberositas tibiae (Pes anserinus); N: N. tibialis. **M. serratus anterior**: vorderer Sägemuskel an der seitl. Thoraxwand, der das Schulterblatt nach vorn zieht u. so ein Erheben des Arms über 90° ermöglicht. U: 1.–9. Rippe; A: Angulus superior u. inferior sowie Margo medialis scapulae; N: N. thoracicus longus. **M. serratus posterior inferior**: funktionell bedeutungslose dünne Muskelplatte von den Dornfortsätzen der unteren Brust- u. oberen Lendenwirbel zum Unterrand der 9.–12. Rippe. N: Nn. intercostales. **M. serratus posterior superior**: funktionell bedeutungslose dünne Muskelplatte von den Dornfortsätzen der unteren Hals-u. oberen Brustwirbel zur 2.–5. Rippe. N: Nn. intercostales. **M. soleus**: kräftiger Schollenmuskel an der Beugeseite des Unterschenkels, der in den Sprunggelenken eine Plantarflexion des Fußes bewirkt. U: Fibula, Tibia, Arcus tendineus musculi solei; A: Tuber calcanei; N: N. tibialis. **M. sphincter ampullae** ↑ Musculus sphincter Oddii. **M. sphincter ani externus**: aus quergestreifter Muskulatur bestehender, äußerer willkürl. Schließmuskel des Afters. N: N. pudendus. **M. sphincter ani internus**: innerer, unwillkürl. Schließmuskel des Afters; Verdickung der glatten Ringmuskulatur des Mastdarms an seiner Ausmündung im Bereich des Canalis analis. **M. sphincter Oddii** (nach Ruggero O.): M. sphincter ampullae hepatopancreaticae; zirkuläre glatte Muskelzellen um die Mündung von ↑ Ductus choledochus u. ↑ Ductus pancreaticus an der ↑ Papilla duodeni major. **M. sphincter pupillae**: Pupillenverengerer; am Pupillenrand der ↑ Iris gelegene glatte Muskelzellen. N.: parasympath. aus N. oculomotorius. **M. sphincter pylori**: Verdickung des glatten Stratum circulare am Magenpförtner. **M. sphincter urethrae**: quergestreifter willkürl. Schließmuskel der Harnröhre; Fasern des ↑ Musculus transversus perinei profundus, die die Harnröhre bei ihrem Durchtritt durch den Muskel ringförmig umfassen. N: N. pudendus. **M. sphincter vesicae**: Harnblasenschließmuskel: zirkuläre glatte Muskelzellen am Harnblasenausgang. **M. spinalis**: Kopf- (M. s. capitis), Hals- (M. s. cervicis), o. Brustdornmuskel (M. s. thoracis), der benachbarte Dornfortsätze miteinander verbindet. **M. splenius capitis**: Riemenmuskel des Nackens unterhalb des M. trapezius, der den Kopf dreht, neigt u. das Gesicht hebt. U: Dornfortsätze des 3.–7. Halswirbels sowie des 1.–3. Brustwirbels; A: Linea nuchae superior, Processus mastoideus; N: Nn. cervicales. **M. splenius cervicis**: Riemenmuskel des Halses, unterhalb des M. serratus posterior superior, der den Hals dreht u. neigt. U: Dornfortsätze des 3.–6. Brustwirbels; A: Querfortsätze des 1.–3. Halswirbels; N: Nn. cervicales. **M. stapedius**: Steigbügelmuskel, kürzester (0,5 cm) Skelettmuskel des Menschen. U: ↑ Eminentia pyramidalis der medialen Paukenhöhlenwand; A: Köpfchen des Steigbügels; N: N. facialis. **M. sternalis**: inkonstante, bedeutungslose Abspaltung des M. pectoralis major zum Manubrium sterni. **M. sternocleidomastoideus**: Kopfwender, kräftiger Muskel oberflächl. am seitl. Hals, der den Kopf dreht, neigt sowie hält. U: Manubrium sterni, Extremitas sternalis claviculae; A: Processus mastoideus, Linea nuchae superior; N: N. accessorius u. Plexus cervicalis. **M. sternohyoideus**: Infrahyalmuskel vom Brustbein zum Zungenbein, der das Zungenbein nach abwärts zieht. **M. sternothyroideus**: Infrahyalmuskel vom Brustbein zum Schildknorpel, der den Kehlkopf nach unten zieht. N: Ansa cervicalis. **M. styloglossus**: äußerer Zungenmuskel, der die Zunge nach hinten oben verlagert. U: Processus styloideus des Schläfenbeins; A: seitl. Zungenrand; N: N. hypoglossus. **M. stylohyoideus**: Suprahyalmuskel vom Processus styloideus zum Zungenbein, der das Zungenbein nach hinten oben zieht. N: N. facialis. **M. stylopharyngeus**: Schlundheber. U: Processus styloideus des Schläfenbeins; A: Schlundwand; N: N. glossopharyngeus, dessen Leitmuskel er darstellt. **M. subclavius**: Muskel zwischen Schlüsselbein u. 1. Rippe. U: Knochenknorpelgrenze der 1. Rippe; A: Unterfläche der Klavikula; N: N. subclavius. **Mm. subcostales**: im hinteren unteren Thoraxbereich vorkommende Muskeln, die verlaufen u. inserieren, wie die Mm. intercostales interni, jedoch 1 bis 2 Rippen überspringen. N: Nn. intercostales. **M. subscapularis**: Muskel an der Innenfläche des Schulterblattes, der den Oberarm adduziert u. innenrotiert. U: Facies costalis scapulae; A: Tuberculum minus humeri; N: N. subscapularis. **M. supinator**: Muskel an der Hinterfläche des Unterarms, der diesen auswärts dreht (supiniert). U: Crista musculi supinatoris der Ulna, Ligamentum anulare radii; A: Radius; N. radialis. **M. supraspinatus**: Muskel unterhalb des ↑ Musculus deltoideus, der den Oberarm außenrotiert u. abduziert. U: Fossa supraspinata scapulae; A: Tuberculum majus humeri; N: N. suprascapularis. **M. tarsalis**: sympath. innervierte glatte Muskelzellbündel in den unteren (M. t. inferior) o. oberen (M. t. superior) Lidern. **M. temporalis**: kräftiger Kaumuskel, der die ↑ Fossa temporalis ausfüllt. U: Linea temporalis inferior, Seitenwand des Schädels, Fascia temporalis; A: Processus coronoideus mandibulae; N: Nn. temporales profundi. **M. temporoparietalis**: Teil des ↑ Musculus epicranius im Schläfen- u. Scheitelbereich. **M. tensor fasciae latae**: Spanner der Oberschenkelfaszie. U: Spina iliaca anterior superior; A: Tractus iliotibialis der ↑ Fascia lata; N: N. glutaeus superior. **M. tensor tympani**: Trommelfellspanner, entwicklungsgeschichtl. Abspaltung des M. pterygoideus medialis. U: oberer Abschnitt der knöchernen Wand des ↑ Canalis musculotubarius; A: Handgriff des Hammers; N: N. pterygoideus medialis. **M. tensor veli palatini**: Muskel des weichen Gaumens, der das Gaumensegel spannt. U: Fossa scaphoidea des Keilbeins u. laterale Wand der Tuba auditiva; A: Gaumenaponeurose; N: N. pterygoideus medialis. **M. teres major**: im Querschnitt kreisrunder Muskel an der Hinterwand der Achselhöhle, der den Oberarm adduziert, nach innen rotiert u. nach hinten führt; „kleiner Bruder“ des M. latissimus dorsi. U:

Angulus inferior scapulae; A: Crista tuberculi minoris humeri; N: N. thoracodorsalis.

Musculus teres minor: kleiner, im Querschnitt kreisrunder Muskel an der Hinterwand der Achselhöhle, der den Oberarm auswärts dreht u. adduziert. U: Margo lateralis scapulae; A: Tuberculum majus humeri; N: N. axillaris. **Mm. thoracis**: Muskeln der Brustwand. **M. thyroarytaenoideus**: Kehlkopfmuskel von der Innenfläche der Schildknorpelplatte zur lateralen Fläche des Gießbeckenknorpels. N: N. laryngeus recurrens. **M. thyroepiglotticus**: Abspaltung des ↑Musculus thyroarytaenoideus zur Epiglottis. **M. thyrohyoideus**: Infrahyalmuskel von der Linea obliqua des Schildknorpels zum Zungenbein. N: Ansa cervicalis. **M. tibialis anterior**: Muskel an der Vorderseite des Unterschenkels, der den Fuß in den Sprunggelenken streckt. U: Tibia, Fascia cruris, Membrana interossea; A: Os cuneiforme mediale, Os metatarsale I; N: N. peronaeus profundus. **M. tibialis posterior**: Muskel in der Tiefe der Wade, der den Fuß beugt. U: Hinterfläche der Membrana interossea sowie Tibia u. Fibula; A: Tuberositas ossis navicularis, Os cuneiforme mediale u. intermedium; N: N. tibialis. **M. transversus abdominis**: querer Bauchmuskel. U: Innenfläche des 7.–12. Rippenknorpels, Fascia thoracolumbalis, Labium internum der Crista iliaca; A: Linea alba; N. Nn. intercostales VII bis XII, N. iliohypogastricus, N. ilioinguinalis. **M. transversus linguae**: querer Binnenmuskel der Zunge. N: N. hypoglossus. **M. transversus perinei profundus**: tiefer querer Dammuskel, ↑Diaphragma urogenitale. U: Os ischii; A: Os ischii zur Gegenseite; N: N. pudendus. **M. transversus perinei superficialis**: einzelne oberflächl. Muskelfaserzüge des Dammes, die sich von der Außenfläche des M. transversus perinei profundus abspalten. **M. transversus thoracis**: dünne, von der Innenfläche des Brustbeins zum 2.–6. Rippenknorpel ausstrahlende Muskelplatte. N: Nn. intercostales. **M. transversus tracheae**: glatte Muskulatur in dem membranösen Teil der Luftröhre (↑Trachea), die die beiden freien Enden der hufeisenförmigen Knorpelspangen miteinander verbindet. **M. trapezius**: oberflächl. Kapuzenmuskel des Nackens u. Rückens. Bildet an seinem Ursprung eine lindenblattförmige Sehne u. formt mit dem oberen Teil die Nackenlinie. Er bewegt u. hält Schultergürtel, Hals u. Kopf. U: Protuberantia occipitalis externa, Ligamentum nuchae, Dornfortsätze des 1.–12. Brustwirbels; A: Extremitas acromialis claviculae, Akromion, Spina scapulae; N: N. accessorius u. Plexus cervicalis. **M. triceps brachii**: dreiköpfiger Muskel an der Hinterseite des Oberarms, der den Unterarm streckt. U: Tuberculum infraglenoidale scapulae, hintere Humerusfläche, Septum intermusculare brachii laterale; A: Olekranon; N: N. radialis. **M. triceps surae**: dreiköpfiger Wadenmuskel. Wird gebildet von ↑Musculus gastrocnemius, ↑Musculus soleus u. ↑Musculus plantaris. **M. uvulae**: Zäpfchenmuskel des weichen Gaumens. N: N. vagus. **M. vastus** ↑Musculus quadriceps femoris. **M. verticalis linguae**: senkrecht verlaufende Züge der Binnenmuskulatur der Zunge. N: N. hypoglossus. **M. vocalis**: Kehlkopfmuskel in der Plica vocalis, der die Stimmbänder spannt u. verformt sowie für eine klangvoll tönende Sprache Bedeutung hat. N: N. laryngeus recurrens. **M. zygomaticus major**: mim. Muskel, vom Jochbein zur Haut am Mundwinkel. N: N. facialis. **M. zygomaticus minor**: kleiner mim. Muskel vom Jochbein zum ↑Sulcus nasolabialis.

Musiktherapie: auf ärztl. Anweisung erfolgender Einsatz von Musik als ther. Mittel. Versch. musiktherapeut. Verfahren dienen dabei unterschiedl. ther. Zielsetzung. Eingesetzt vorwiegend in der Behandlung von Neurosen, psychosomat. Störungen, Psychosen, zunehmend auch bei organ. Störungen, wobei die M. insbes. bei psychogener Überlagerung bzw. je nach dem vorliegenden Zustandsbild die Entspannung o. Aktivierung fördert (aktivierende Therapieformen). ↑Soziotherapie.

Muskarin ↑Muscarin.

Muskatnuß ↑Myristicin.

Muskatnußleber: entsteht bei chron. Blutstauung der Leber. Die Schnittfläche zeigt ein dunkelrotes Netzwerk, das gelbl. Inseln umschließt u. dadurch der Schnittfläche einer Muskatnuß ähnelt.

Muskatsamen ↑Myristicin.

Muskel: Musculus (↑Muskelgewebe). ***Physiol.:*** Gewebe, das chem. Energie, im Ggs. z. B. zu Wärmekraftmaschinen, direkt in mechan. Energie (Muskelarbeit) u. Wärme verwandeln kann. Unmittelbare Energiequelle für die Muskelarbeit ist das ↑Adenosintriphosphat. Bei Bewegungen wird Arbeit im physikal. Sinne (Kraft · Weg) geleistet; bei Festhalten von Körperstellungen o. Halten von Gegenständen wird ebenfalls Energie für die sog. Haltearbeit umgesetzt. ↑Muskelarbeit.

Muskeladenylsäure: alte Bez. für Adenosin-5'-monophosphat (5'-Adenylsäure).

Muskelaktionspotential: längs der Muskelfasermembran schnell ablaufendes, von der motorische ↑Endplatte ausgehendes Spitzenpotential, das den auslösenden Faktor für die Kontraktion darstellt. Das M. wirkt dabei über Zwischenmechanismen aktivierend auf die kontraktilen Eiweiße der Muskelfaser. ↑Ankopplung, elektromechanische.

Muskelantikörper: Immunglobuline der Klassen IgG u. IgM, die sich sowohl als Autoantikörper gegen bisher nicht näher bestimmbare Determinanten des Zytoplasmas glatter Muskulatur richten, als auch mit Antigenen anderer Organe reagieren können. Sie sind nicht speziesspezif. Gehäuftes Auftreten bei chron.-aggressiver Hepatitis (80 %) u. bei infektiöser Mononukleose sowie (seltener) Zirrhose.

Muskelaplasie: angeborenes Fehlen best. Muskeln o. einzelner Teile. Häufig betroffen: M. pectoralis major (oft Mädchen, meist Pars sternocostalis, Mikromastie o. Amastie, Kombinationen mit Aplasie der Hirnnervenkerne VI, VII u. Syndaktylie), M. sternocleidomastoideus (Kontraktur des Muskels der Gegenseite: Torticollis; Bestandteil des ↑Arnold-Chiari-Syndroms u. des ↑Klippel-Feil-Syndroms), breite Bauchmuskeln (oft Jungen, hernienartige Vorwölbung, Kombination mit Fehlbildungen der Harnwege), M. trapezius, M. serratus anterior, M. quadriceps femoris. Multiple M. werden bei der ↑Arthrogryposis multiplex congenita u. beim ↑Noonan-Syndrom beobachtet.

Muskelarbeit: **1.** Leistung mechan. Arbeit; Arbeit im mechan. Sinne, die von den Muskeln, v. a. den Skelettmuskeln, bei der Zusammenziehung verrichtet wird. Produkt aus Kraft u. Weg. **2.** Leistung stat. Arbeit; hält ein Muskel ein Gew. dauernd gehoben, so leistet er während des Haltens keine Arbeit im physikal. Sinne. Zur Durchführung dieser Aufgabe ist aber eine fortdauernde Erregung des Muskels notwendig. Sein Stoffumsatz ist erhöht. Zuletzt ermüdet er.

Muskelatrophie: Muskelschwund; einfachste Form Inaktivitätsatrophie, degenerativ bei Schädigung des peripheren motor. Neurons, wie auch bei Systemkrankheiten wie progressiver spinaler ↑Muskelatrophie; neuraler ↑Muskelatrophie, auch i. R. der ↑Muskeldystrophie.

Muskelatrophie, neurale: Charcot-Marie-Tooth-Krankheit (CMT), hereditäre motor.-sensible Neuropathie (HMSN); genet. bedingte Krankheit mit uneinheitl. Erbgang, pathol. Veränderungen bzw. Gewebeuntergang der Achsenzylinder u. Markscheiden gemischter peripherer Nerven. Ganglienzelluntergänge der Vorder- u. Hinterhörner, Spinalganglien- u. Hinterstrangschädigung. Sympt.: distal lokalisierte Muskelatrophien, bes. der Füße u. Unterschenkel (Storchenbeine) mit symmetr. Verteilungsmuster, aber auch der Unterarme u. kleinen Handmuskeln, Sensibilitätsstörungen wie bei Polyneuritis. Krankheitsbeginn im Schulalter, langsam fortschreitend. Häufig Übergangserscheinungen zur ↑Heredoataxia spinalis. Sonderform: ↑Déjerine-Sottas-Syndrom.

Muskelatrophie, spinale: Man unterscheidet zwei Formen. **Progressive s. M.**: Typ Duchenne-Aran; Beginn meist zwischen 20. u. 40. Lj. mit langsam fortschreitender Atrophie der kleinen Handmuskeln, später Ausbreitung auf den Schultergürtel. Typ Werdnig-Hoffmann, die autosomal rezessive **infantile s. M.**, beginnt etwa im 1. Lj., hat eine ungünstige Progn. Rasche Ausbreitung vom Beckengürtel über den ganzen Körper. Typ Kugelberg-Welander, autosomal dominante pseudodystroph. Form mit Beginn im Kindes- o. Jugendalter. Typ Vulpian-Bernhard, seltene, wahrscheinl. nicht genet. Form mit zervikoskapulohumeralem Befall.

Muskelbiopsie: Gewinnung von etwas Muskelgewebe auf operativem Wege zur histol. u. histochem. Untersuchung; von entscheidender Bedeutung bei der Diagnostik versch. Muskelerkrankungen.

Muskel-CAM: an der Oberfläche von Muskelzellen vorkommendes kalziumunabhängiges ↑Adhäsionsmolekül.

Muskeldehnung: durch Angreifen äußerer Kräfte, z. B. mechan. Zug, veränderte Länge bzw. Ausgangsspannung eines Muskels. Dieser Zustand ist nicht nur passiv. Es kommt zur Erhöhung des Muskelstoffwechsels, verbunden mit Bereitschaft zu verstärkter Kontraktion, d. h. Zunahme der Kontraktionsamplitude. ↑Ruhedehnungskurve des Skelettmuskels.

Muskeldurchblutung: durch den Stoffwechsel des Muskels u. durch efferente Fasern des vegetativen Nervensystems beeinflußbare u. damit von der Arbeitsbelastung der Muskulatur abhängige Durchblutung (Stromzeitvolumen). Ruhende Skelettmuskulatur wird je nach Typ des Muskels pro min von 20–40 ml Blut pro kg durchflossen; bei max. Arbeit bis zum Dreißigfachen davon.

Muskeldurchblutungsbestimmung: nuklearmed. Untersuchungsverfahren. In einen Muskelansatz (z. B. M. gastrocnemius) wird ^{133}Xe in physiol. Kochsalzlösung (↑Radionuklid, ↑Radiopharmaka) injiziert u. der Abstrom mit einem kollimierten ↑Szintillationsdetektor über dem Muskel gemessen. Nach Diffusion durch Muskelgewebe erfolgt Abatmung von über 90 % bei der ersten Zirkulation durch den Lungenkreislauf, Rezirkulation prakt. zu vernachlässigen. Unter Berücksichtigung der spezif. ^{133}Xe-Verteilungskoeffizienten im Muskelgewebe kann aus dem Kurvenabfall die Muskeldurchblutung in ml · 100 g Gewebe · min^{-1} ermittelt werden, ↑Xenon-Belastungstest.

Muskeldystrophie: degenerativer Prozeß des Muskelparenchyms mit Hypo-, Hyper- u. Pseudohypertrophie der Muskelfasern bei ↑Myopathien.

Muskeldystrophie, progressive: Dystrophia musculorum progressiva; versch. Typen erbl. Myopathien, deren Basisdefekte teilweise unbekannt sind. Die progredienten Formen führen zu zunehmender Muskelschwäche, Muskelabbau, Siechtum, fortschreitender Verkrüppelung. 1. Infantile, aufsteigende Beckengürtelform (Duchenne 1868); X-chromosomal rezessiv; Beginn frühe Kindheit, Behinderung des Treppensteigens, Hohlkreuz-, Spitzfußentwicklung, Pseudohypertrophie von Muskelgruppen: Gnomenwaden, rasche Progredienz. 2. Juvenile, absteigende Schultergürtelform (Erb 1884); autosomal dominanter Erbgang; Beginn nach der Pubertät mit Schwäche der Gesichts- u. Schultermuskulatur, Entwicklung einer Scapula alata, langsame Progredienz. Weitere Formen: gutartige, X-chromosomal rezessiv vererbbare Muskeldystrophie (Becker u. Kiener 1955, autosomal rezessiv erbl. Beckengürteltyp).

Muskeleigenreflexe: auch Sehnenreflexe; physiol. Eigenreflexe, die durch Beklopfen der Sehne ausgelöst werden. Die bewirkte Reizung der Rezeptoren in den Muskelspindeln führt zur reflektor. Kontraktion des Muskels.

Muskelendplatte ↑Endplatte, motorische.

Muskel-ER: endoplasmat. Retikulum (ER) in Herzmuskelzellen u. Skelettmuskelfasern (früher Sarkoplasmaretikulum). Glattes ER mit einem Netzwerk sich verzweigender Zisternen im Zytoplasma zwischen den Myofibrillenbündeln (↑Cohnheim-Felderung), die durch longitudinale Tubuli (L-Tubuli, Longitudinalsystem) miteinander verbunden sind. Auf der Höhe der Z-Linien des Myomerum (Herz) bzw. der Grenze zwischen A- u. I-Streifen (Skelettmuskel) treten tiefe Plasmalemminvaginationen als transversale Tubuli (T-Tubuli, Transversalsystem) an Terminalzisternen des ER heran u. bilden mit diesen Diaden (Herz) bzw. Triaden (Skelettmuskel). Funktion: Das Muskel-ER speichert Ca-Ionen. Bei Depolarisation des Plasmalemms der Muskelfaser (durch Acetylcholin an der motor. Endplatte) kommt es zur Permeabilitätssteigerung der ER-Membranen (schnelle Ausbreitung über die T-Tubuli) Ca^{2+}-Ionen diffundieren in das Zytoplasma u. leiten die Kontraktion ein.

Muskelermüdung ↑Ermüdung, muskuläre.

Muskelerregbarkeit: bei direkter elektr. Reizung des Muskels im Exp., also nicht wie natürlicherweise indirekt über die motor. Endplatte, festzustellende Kontraktionsbereitschaft. ↑Chronaxie.

Muskelerschlaffung ↑Muskelkontraktion.

Muskelfasern: Bauelemente des Skelettmuskelgewebes. ↑Muskelgewebe.

Muskelfaserspektrum: genet. determiniertes u. unter physiol. Bedingungen stabiles Verhältnis von langsamen u. schnellen Muskelfasern im ↑Skelettmuskel. Die Muskelfasern wurden nach der Kontraktionseigenschaft unter Berücksichtigung der metabol. Ausstattung eingeteilt in langsam kontrahierende, sog. Slow-twitch-Fasern (ST, Typ I) mit oxidativem Stoffwechsel (STO) u. schnellkontrahierende, Fast-twitch-Fasern (FT, Typ II) mit oxidativ-glykolyt. (FTO) bzw. glykolyt. Stoffwechsel (FTG). Der Unterschied beruht auf den kontraktilen Eigenschaften des ↑Myosins, des kontraktilen Eiweißes des Muskels. Eine metabol. Differenzierung (aerob versus anaerob), z. B. durch Training, ist insbes. in den FT-Fasern (FTO ↔ FTG) bekannt. Nach vorliegendem Erkenntnisstand ist bes. unter dem Aspekt der Eignung eine trainingsbedingte Muskelfasertypentransformation (FT ↔ ST) nicht anzunehmen. Gegensätzl. ergibt die operative nervale Austauschinnervation (Goss innervation).

Muskelfunktionstest: orientierende Untersuchungsmethode zur Bestimmung der Kraft einzelner Muskeln o. Muskelgruppen. Nach Janda werden für prakt. Zwecke 6 Stufen unterschieden: Stufe 5/N (normal): volle Kraftentwicklung; Stufe 4/G (good): leichte Kraftminderung; Stufe 3/F (fair): Kraftminderung um die Hälfte (entspricht der Überwindung der Eigenschwere, z. B. der Extremität); Stufe 2/P (poor): Bewegung nur unter Abnahme der Eigenschwere mögl. Stufe 1/T (trace): gerade noch sicht- o. tastbare Anspannung ohne Bewegungsausschlag; Stufe 0: keine erkennbare Muskelkontraktion.

Muskelgeräusch: bei tetan. (Dauer-)Kontraktion eines Muskels auftretende Schallerscheinung, die durch die rhythm., gegeneinander, aber asynchron auftretenden Einzelzuckungen der motor. Einheiten zustandekommt u. bei Auflegen des Ohrs auf die Haut über dem Muskel wahrgenommen werden kann. Man kann das M. ohne Hilfsmittel bei sich selbst hören, wenn man die Kiefer kräftig schließt u. dabei die Gehörgänge verschließt.

Muskelgewebe: Textus muscularis; zellreiches Gewebe mit der Fähigkeit zur Kontraktion. Arten: **quergestreiftes Skelettmuskelgewebe**: dem Willen unterworfener aktiver Bewegungsapparat. Baustein: Muskelfaser mit 1 000 peripher gelegenen Zellkernen, 10 cm lang, 40–60 µm dick. Die ↑Myofibrillen zeigen einen regelmäßigen Wechsel dunkler (anisotroper) A-Streifen u. heller (isotroper) I-Streifen. Im Zytoplasma liegt ein ausgeprägtes glattes endoplasmat. Retikulum mit longitudinalen Tubuli (↑Muskel-ER); die transversalen Tubuli, Plasmalemmeinstülpungen, bilden mit Zisternen des ER Triaden u. bewirken die kontraktionsauslösende Freisetzung von Ca^{2+}-Ionen. Innervation: somatomotor. Axone an motorischen ↑Endplatten. Muskelfasertypen: a) rote Muskelfasern: kleiner Durchmesser, viele Mitochondrien, viel Myoglobin, starke Vaskularisation, aerober Stoffwechsel, Funktion: langsame Kontraktion, kaum Ermüdung, Vorkommen: Interkostalmuskeln, Augenmuskeln u. a.; b) weiße Muskelfasern: großer Durchmesser, wenige Mitochondrien, wenig Myoglobin, schwache Vaskularisation, anaerober Stoffwechsel, Funktion: schnelle Kontraktion, schnelle Ermüdung, Vorkommen: Extremitätenmuskeln. Muskel: Muskelfasern bilden Bündel u. gemeinsam mit Bindegewebe (Endo-, Peri-, Epimysium) den Muskel. **Quergestreiftes Herzmuskelgewebe**: nicht dem Willen unterworfene Herzmuskulatur. Baustein: Herzmuskelzelle mit 1 zentral gelegenen Zellkern, 50–120 µm lang, 10–20 µm dick. Anordnung der Herzmuskelzellen in End-zu-End-Position ergibt das Raumgitter der Herzmuskelzellbalken; Verbindung u. gleichzeitig

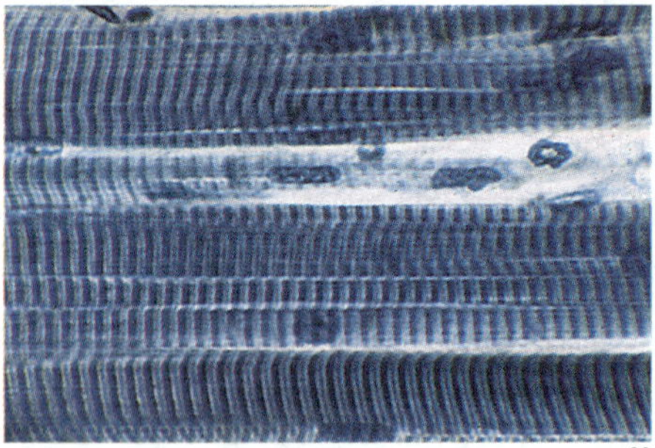

30

Quergestreiftes **Muskelgewebe (Abb. 2).** Histologischer Schnitt durch einen Skelettmuskel, Eisenhämatoxylin-Färbung; Querstreifung der Muskelfasern

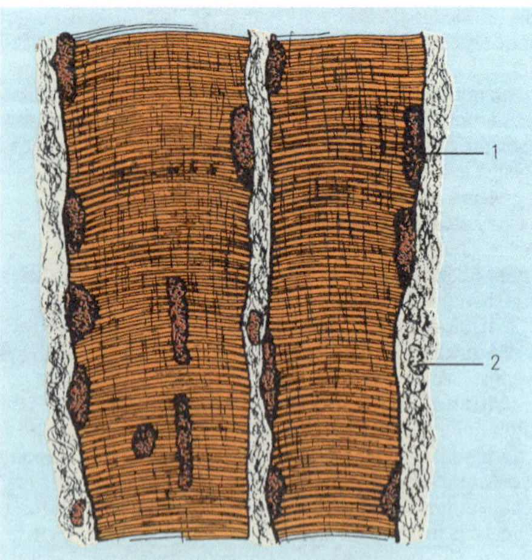

Quergestreiftes **Muskelgewebe (Abb. 1).** Zwei Skelettmuskelfasern umgeben von Bindegewebe.
1: Zellkern; 2: Endomysium

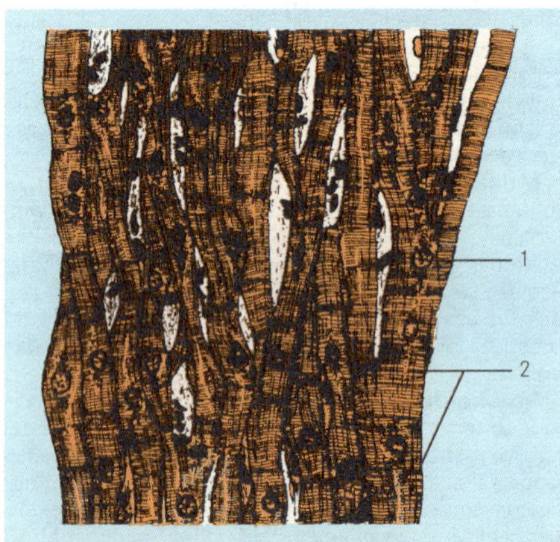

Muskelgewebe (Abb. 3). Herzmuskel. Raumgitter von Herzmuskelzellbalken mit Glanzstreifen als Querzellgrenzen
1: Zellkern; 2: Längsausdehnung einer Herzmuskelzelle

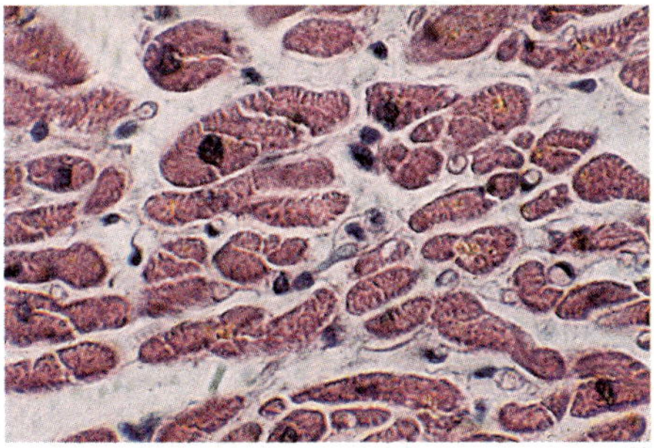

30

Muskelgewebe (Abb. 4). Herzmuskel. Histologischer Schnitt durch das Herz, HE-Färbung; quer geschnittene Herzmuskelzellen mit zentraler Kernlage

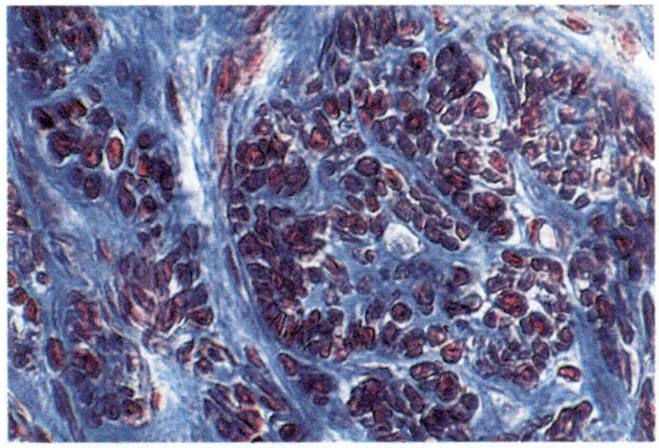

30

Glattes **Muskelgewebe (Abb. 5).** Histologischer Schnitt durch den Uterus, Azanfärbung; quer geschnittenes nichtgestreiftes (glattes) Muskelgewebe, eingebettet in Bindegewebe (blau)

quere Zellgrenze: Glanzstreifen (↑Disci intercalati). Myofibrillen ebenfalls quergestreift. Das T-System bildet hier Diaden. Innervation: vegetativ, ebenfalls in das Interstitium, zusätzl. zum Erregungsleitungssystem. **Nichtgestreiftes o. glattes M.**: nicht dem Willen unterworfene Eingeweidemuskulatur. Baustein: Muskelzelle mit 1 zentral gelegenen Zellkern, 50–200 µm lang, 5–10 µm dick. Myofibrillen (einheitl. anisotrop) aus Aktin- u. schwer nachweisbaren Myosinfilamenten. Innervation: vegetative Nerven geben Transmitter in das Interstitium („Synapse à distance"). Die Verkürzung des glatten Muskels beruht auf Filamentverschiebung u. ATP-Spaltung. Im Ggs. zur quergestreiften Muskulatur sind die Aktin- u. Myosinfilamente nicht parallel o. period. geordnet, sondern die Aktinfilamente an sog. Dense bodies innenseitig an der Muskelzellmembran angeheftet. Sie ziehen scherengitterartig kreuz u. quer durch den spindelförmigen Körper der glattmuskeligen Zelle. Dies erlaubt dem glatten Muskel, sich bei sehr geringem Energieeinsatz bis zu 70 % seiner Ausgangslänge zu verkürzen, dabei ca. 30–40 $N \cdot cm^{-2}$ zu entwickeln, wobei die Geschwindigkeit der Kontraktion nur $^1/_{100}$–$^1/_{1000}$ derjenigen der quergestreiften Skelettmuskulatur entspricht. Zur Grundspannung (Tonus, Dauerkontraktion) des Muskels kommt es durch Verschmelzung der Einzelzuckungen, wobei schon Reizfrequenzen o. efferente Aktionspotentialfolgen von 0,5–1/s genügen. Glatte Muskeln vom Multi-unit-Typ wie ↑Iris, ↑Musculus ciliaris, ↑Ductus deferens, bedürfen der Innervation durch vegetative ↑Nervenfasern (neurogener Tonus), glatter Muskel vom Single-unit-Typ (Magen, Darm, Uterus, Harnblase, Ureter) können in Schrittmacherzellen Potentiale autonom bilden, welche sich über ↑Gap junctions über den Muskel ausbreiten (myogener Tonus). Transmitter, Hormone o. Dehnung können Potentialbildung beeinflussen (z. B. barinogene ↑Vasokonstriktion). Die elektromechan. Ankopplung erfolgt über Ca^{2+} aus dem Extrazellularraum o. sarkoplasmat. Retikulum (↑Muskel-ER). Der Ca^{2+}-Influx kommt über langsame potential- o. rezeptorgesteuerte Ionenkanäle zustande (↑Ionentheorie). Ca^{2+} bindet an ↑Calmodulin, welches die MLCK (Myosin light chain kinase) aktiviert. Die Phosphorylierung leichter Ketten am Kopf befähigt das ↑Myosin zum ↑Querbrückenzyklus. Intrazelluläre Ca^{2+}-Senkung beendet die Kontraktion durch Inaktivierung der MLCK u. Dephosphorylierung des Myosins durch die Myosin light chain phosphatase. Relaxation auch durch Phosphorylierung u. Kalziumdesensitivierung der Myosinkinase, erzielt z. B. durch ↑Katecholamine u. Stickstoffmonoxid (↑EDRF) über cAMP bzw. cGMP. Nach Durchtrennung der versorgenden Nerven kommt es beim glatten Muskel nicht zur Atrophie u. Degeneration. ↑Denervationsgesetz. Abb 1 bis 6.

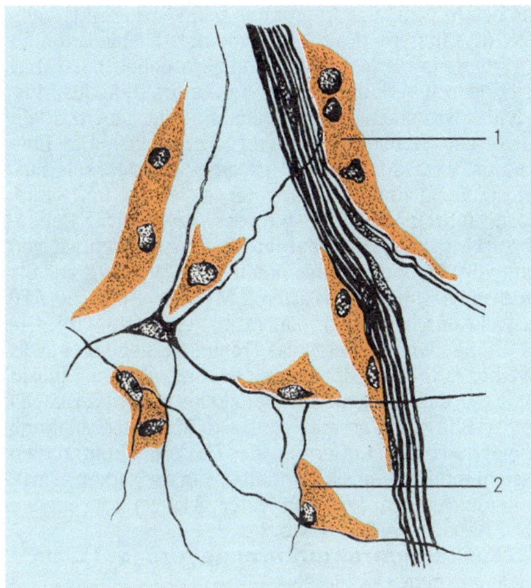

Glattes **Muskelgewebe (Abb. 6).**
1: Bündel glatter Muskelzellen;
2: einzelne Muskelzelle

Muskelhärte ↑Muskelhartspann, ↑Myogelose.

Muskelhartspann: reflektor. Tonussteigerung einer Muskelgruppe; ursächl. Folge von meist schmerzhaften lokalen bzw. segmentalen Störungen, vorwiegend der Gelenke. Löst sich in Narkose. Übl. Behandlung ist Wärme, Massage, Reizstrom u. Bewegungstherapie.

Muskelhernie: posttraumat. Faszienlücke, durch die sich bei Kontraktion Muskelanteile halbkugelig hervorwölben. Infolge Schmerzen funktionsbehindernd. Bei entsprechender Leistungsanforderung (z. B. Ballett, Sport) Ind. zur operativen Ther.

Muskelhypoplasie, kongenitale universelle: Myopathie mit autosomal dominantem Erbgang. Es besteht seit der Geburt Unterentwicklung der Muskulatur u. allg. Hypotonie mit stark herabgesetzter Kraftentfaltung. Verzögerte motor. Entwicklung (Sitzen, Laufen verspätet). Von K. H. Krabbe (1947) genauer beschrieben.

Muskelhypotonie, kongenitale: angeborene Muskelschlaffheit mit verzögerter motor. Entwicklung im Säuglingsalter. Kommt isoliert als Erbmerkmal vor. ↑Muskeldystrophie, ↑Myatonia congenita.

Muskelkater: Bewegungsschmerzen in der Muskulatur, die einige Stunden bis mehrere Tage nach ungewohnten bes. intensiven muskulären Belastungen auftreten. Als Ursachen werden diskutiert: aktueller ATP-Verlust, hochgradige Milchsäureansammlung, Absinken des intrazellulären pH-Wertes, entzündungsähnl. Veränderungen in der Muskulatur, multiple Muskelfaserrisse.

Muskelkaterkrankheit ↑Pleurodynia epidemica.

Muskelkontraktion: Grundlage ist das Gleitmodell von Hanson u. Huxley, nach dem die Kontraktion u. die Erschlaffung durch ein ATP-abhängiges Vorbeigleiten der sich in paralleler Anordnung befindl. dicken (↑Myosin) u. dünnen (↑Aktin) Filamente zustandekommt (↑Myomerum). Die Filamente ändern dabei ihre Länge nicht, jedoch verkürzt sich bei der Kontraktion des Muskels das Sarkomer. Entscheidend sind die Querbrücken der dicken Filamente (↑Querbrückenzyklus). Die Kontraktion wird durch eine ↑Erregung des Muskels ausgelöst, die zu einer Erhöhung der Ca^{2+}-Ionen im ↑Sarkoplasma führt infolge Entleerung des sarkoplasmat. Retikulums (↑Muskel-ER) an diesem Ion. In Abwesenheit von Ca^{2+} übt ↑Troponin eine hemmende Wirkung auf die Wechselwirkungen zwischen ↑Myosin, Aktin u. ATP aus, die durch das ↑Tropomyosin vermittelt wird. Die Ca^{2+}-Ionen werden durch das Troponin C gebunden, was zu einer Aufhebung der Sperre zwischen Aktin u. Myosin führt, so daß der Querbrückenzyklus unter Verbrauch von ATP in Gang gesetzt wird. Die Muskelerschlaffung erfolgt durch eine Entfernung des Ca^{2+} vom kontraktilen System infolge seines Rückpumpens in das sarkoplasmat. Retikulum durch Wirkung einer ATP-verbrauchenden Ca^{2+}-Transport-ATPase. Abb. 1 u. 2.

Muskelkontrakturen, angeborene ↑Kontraktur, angeborene; ↑Schiefhals.

Muskelkontraktur, ischämische ↑Volkmann-Kontraktur.

Muskellähmung, periodische ↑Lähmung, paroxysmale.

Muskelproteine: man unterscheidet die lösl. M. von den Proteinen der ↑Myofibrillen. Die lösl. M. stellen vorwiegend Enzyme der ↑Glykolyse dar. Die Proteine der Myofibrillen teilt man ein in Strukturproteine (↑Myosin, ↑Aktin, ↑Alphaactinin) u. Regulatorproteine (↑Tropomyosin, ↑Troponin).

Muskelpumpe: Förderung des venösen ↑Rückstroms des Blutes zum Herzen durch wechselnde Kontraktionen der Extremitätenmuskulatur, bes. der Unterschenkel. Die M. leistet etwa ein Drittel der gesamten für den Kreislauf notwendigen Energie. Voraussetzung bilden die von Faszien umschlossenen Muskelgruppen, mit den darin eingebetteten Venen, u. die intakte Ventilfunktion der Venenklappen (chronische ↑Veneninsuffizienz).

Muskel, quergestreifter ↑Skelettmuskel.

Muskelreizpunkt: Eintrittsstelle des motor. Nerven in den Muskel, bei intakten neuromuskulären Verhältnissen kann durch direkte Reizung eine Minimalzuckung mit der geringsten Stromstärke ausgelöst werden. Wichtig für konventionelle ↑Elektrodiagnostik.

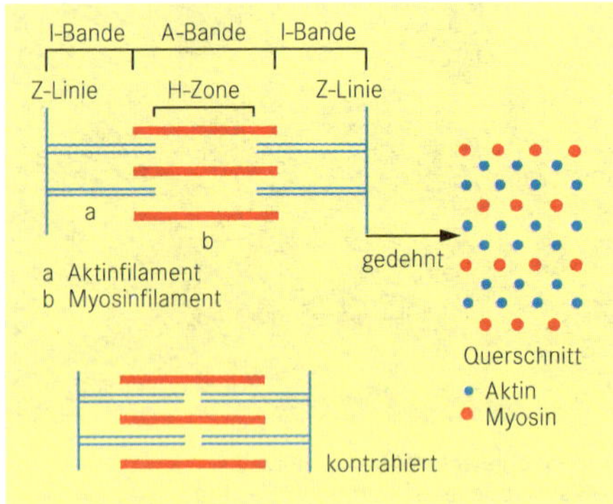

Muskelkontraktion (Abb. 1). Gleitmodell der Muskelkontraktion nach Huxley u. Hanson

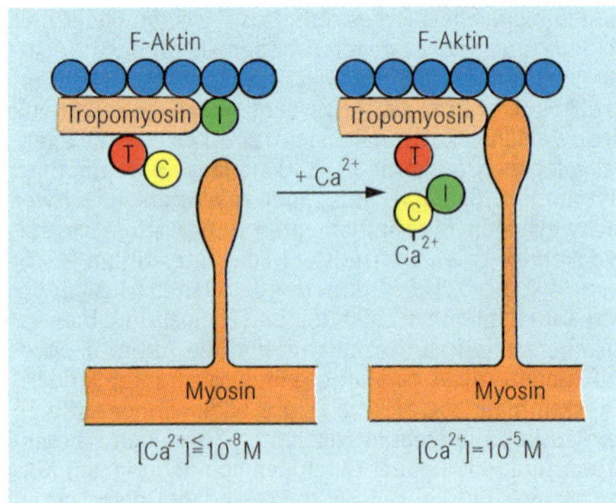

Muskelkontraktion (Abb. 2). Wechselwirkung zwischen Myosin, Aktin, Tropomyosin u. Troponin

Muskelrelaxanzien: Stoffe, die die Erregungsübertragung an der Muskelendplatte hemmen o. die mono- u. polysynapt. Reflexe im Rückenmark hemmen u. dadurch die Erregbarkeit der quergestreiften Muskulatur herabsetzen u. so den Tonus der quergestreiften Muskulatur senken u. zur Muskelerschlaffung führen. Entspr. ihrem Wirkungsmechanismus u. Angriffspunkt an der myoneuralen Synapse (motor. Endplatte) werden unterschieden: **stabilisierende M.**: Curare-Alkaloide Tubocurarin, Pancuroniumbromid, die aufgrund ihrer hohen Affinität zu den nikotinergen Rezeptoren den physiol. Transmitter Acetylcholin verdrängen, ohne selbst zu wirken (Wirkungsdauer 30–40 min, Dekurarisierung durch Acetylcholinesterasehemmer); **depolarisierende M.**: Decamethonium, Suxamethonium, haben eine hohe Affinität u. acetylcholinähnl. Aktivität zu den nikotinergen Rezeptoren (Wirkungsdauer 5–10 min, bei genet. Defekten mit Cholinesterasemangel o. bei atyp. Cholinesterasen kann eine über Stunden anhaltende Apnoe auftreten); **zentral angreifende M.**: Zu den Pharmaka, die über eine Hemmung spinaler Reflexbögen muskelrelaxierend wirken, gehören v. a. die Benzdiazepine Baclofen, Chlormezanon, Memantin u. Meprobamat.

Muskelrelaxation: medikamentöse Lähmung u. Entspannung der quergestreiften Muskulatur für Anästhesiezwecke. Entscheidender Vorteil besteht in der Möglichkeit, die Allgemeinnarkose sehr flach zu halten, da die erforderl. u. nur in tieferen Stadien erreichbare Muskelerschlaffung nicht von Anästhesiemitteln bewirkt werden muß. Außerdem wichtig bei Pat., die Krampfreaktionen zeigen, z. B. Tetanuskranke, Verabfolgung eines Elektroschocks in der ↑Psychiatrie. Bei der Anwendung ist die Möglichkeit einer adäquaten Beatmung zu sichern. ↑Muskelrelaxanzien.

Muskelrelaxation, progressive: Entspannungsmethode nach E. Jacobson. Durch die bewußte Anspannung u. anschließende Entspannung best. Muskelgruppen für ca. 1/2–1 min wird in üblicherweise sechs Schritten die Entspannung des ganzen Körpers erreicht. ↑Desensibilisierung, systematische.

Muskelriß: Läsion kontraktiler Muskelbestandteile unterschiedl. Qualität u. Quantität, Überdehnung, ↑Muskelzerrung, Riß einzelner Fasern, inkomplette o. komplette Muskelruptur. Sehr häufige Sportverletzung. Entsteht selten durch direktes Trauma, sondern vorwiegend beim plötzl. Antritt o. durch unkoordinierte Bewegung. Nicht belastungsadaptierte (erwärmte), ermüdete o. unterkühlte Muskulatur disponiert zu M.

Muskelsarkosporidiose ↑Sarkosporidiose.

Muskelschwiele: Narbenbildung im Muskel nach Untergang von Muskelfasern. ↑Herzmuskelschwiele.

Muskelschwund ↑Muskelatrophie.

Muskelsensibilität: durch afferente Nerven aus dem Muskel gemeldeter Längen- u. Spannungszustand des Muskels, der Reflexe auslösen kann bzw. der wahrgenommen wird. ↑Tiefensensibilität.

Muskelspindel: Fusus neuromuscularis; Dehnungsrezeptor in Skelettmuskeln. Struktur: innerhalb einer Bindegewebekapsel liegen intrafusale Muskelfasern, an denen afferente Nervenfasern Endspiralen bzw. Endtrauben u. efferente motor. Endplatten bilden. Regelkreis zur Erfassung von Spannungszustand u. Länge der Fasern. Aktive Meßeinrichtung des Skelettmuskels, die aus Dehnungssensoren für afferente Meldungen über die aktuelle Muskellänge bzw. ihre Veränderung u. aus mit diesen Sensoren verkoppelten (infrafusalen) Muskelfasern besteht, die auf efferent motor. Signale sich kontrahieren u. damit die Sensorendigungen auch ohne Längenänderungen von außen (Dehnungsreflex) erregen bzw. deren Empfindlichkeit verändern. ↑Sehnenspindel. Abb.

Muskelstarre: bewegungsloser Zustand der Muskulatur durch neurogene Ursachen (↑Tetanus, ↑Balkendegeneration, ↑Parkinson-Syndrom) o. Unterversorgung mit Energieäquivalenten (↑Totenstarre) ausgelöst. ↑Kontraktur.

Muskelstoffwechsel: der Muskel verbraucht zum Zweck der Energiebereitstellung für die ↑Muskelkontraktion ↑D-Glukose, freie ↑Fettsäuren u. ggf. ↑Ketonkörper. Er hat unter best. Bedingungen einen intensiven Stoffwechsel von Glykogen u. Triglyzeriden u. weist Glykolyse (Laktatbildung) sowie eine Oxidation von Glukose u. Fettsäuren auf. Durch den M. wird das für die Muskelkontraktion benötigte ATP bereitgestellt. Ein wichtiger Energiespeicher ist das ↑Kreatinphosphat, das bei Muskelarbeit durch die ↑Kreatinkinase gespalten u. dabei ADP zu ATP resynthetisiert wird; in der Erholungsphase findet die Resynthese des Kreatinphosphates statt. Bei ↑Anoxie u. Muskelarbeit wird ein konstanter ATP-Spiegel im Muskel aufrechterhalten, solange noch Kreatinphosphat zur Verfügung steht. Der M. wird durch folgende Hormone beeinflußt: ↑Insulin, ↑Glukokortikoide, ↑Adrenalin, somatotropes ↑Hormon, ↑Androgene.

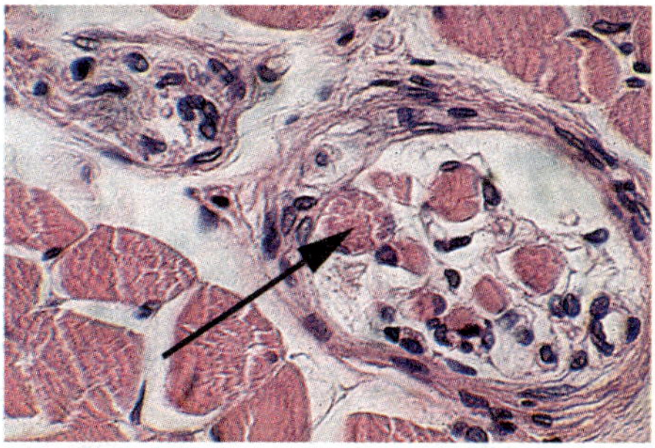

30

Muskelspindel. Histologischer Schnitt durch den Musculus lumbricalis, HE-Färbung; Bindegewebige Kapsel u. intrafusale Fasern (Pfeil)

Muskeltetanus: Dauerverkürzung des Muskels, bedingt durch eine Serie von kurz hintereinander folgenden Reizen bzw. Aktionspotentialen, die als Summation der von den einzelnen Reizen bzw. Aktionspotentialen hervorgerufenen Zuckungen aufzufassen ist. Sind die einzelnen Zuckungen noch als Zacken in der Kontraktionskurve (bei Registrierungen) zu erkennen, so daß die Dauerkontraktion quasi stoßweise erfolgt, so spricht man von einem unvollkommenen Tetanus. Erfolgt sie kontinuierl. (glatte Kurve), so liegt ein vollkommener (glatter) Tetanus vor.

Muskelton ↑Muskelgeräusch.

Muskeltonus: Spannungszustand eines Muskels o. einer Muskelgruppe. ↑Muskeltonussteuerung. Bestimmung des aktiven M. mittels ↑Elektromyographie.

Muskeltonussteuerung: von motor. Hirnzentren ausgehende, auf die ↑Motoneurone des Rückenmarks bzw. des Hirnstamms wirkende Beeinflussung des aktiven Spannungszustands der Muskeln. Zu solchen Zentren gehören: Bewegungsfeld der Großhirnrinde, Basalganglien, absteigende Retikulärformation des Hirnstamms u. der rote Kern sowie der Vestibulariskern, die alle mit dem Kleinhirn zusammenhängen. ↑Alpha-Gamma-Koaktivierung, ↑Gammasystem.

Muskeltonus, thermoregulatorischer: gesteigerter Ruhetonus der Skelettmuskulatur ohne wahrnehmbares Muskelzittern unter Kälteeinwirkung (↑Kältezittern). Die Wärmebildung in der Muskulatur, die in Ruhe u. bei therm. Behaglichkeit (↑Komfortzone) nur 25 % des Gesamtumsatzes beträgt, steigt dabei um das Doppelte.

Muskeltrichine ↑Trichinella spiralis.

Muskeltrichinose ↑Trichinellose.

Muskelverknöcherung ↑Myositis.

Muskelwogen ↑Myokymie.

Muskelzerrung: Überdehnung einzelner Muskelfasern. Sehr häufige Sportverletzung, wobei die Kontinuität des Muskels erhalten bleibt.

M

Muskelzittern ↑Kältezittern.

Muskelzuckung: einmalige, durch einen einzelnen Reiz o. ein einzelnes Aktionspotential herbeigeführte Verkürzung des Muskels, die ↑isotonisch, isometr. u. auxoton. sein kann.

Muskelzuckungsgesetz ↑Pflüger-Zuckungsgesetz; ↑Muskelkontraktion.

Mus musculus ⟨*lat*⟩ *m*: Maus, Gattung der Muridae.

Muster: reflektieren sich wiederholende Beziehungen zwischen Elementen u. Strukturen, sie besitzen diagn. Bedeutung.

Mustererkennung: Fähigkeit des Menschen o. techn. Einrichtungen, aus best. Formen bzw. Zeichen zusammengesetzte Muster zu klassifizieren u. zu identifizieren. Für den Menschen ist die M. eine fundamentale Leistung des Gehirns. Für die opt. Mustererkennung spielt die Richtungsspezifität der Erregung best. Neurone offenbar eine entscheidende Rolle. Die endgültige Aufklärung der Mechanismen steht noch aus.

Mutabilität: Eigenschaft von Genen, durch ↑Mutagene verändert zu werden.

Mutabilitätsmodifikationen: Mutationsmodifikatoren; Gene, durch die die Mutationsrate eines Genotyps erhöht wird.

Mutagene: Agenzien bzw. Faktoren, die ↑Mutationen auslösen. Zahlreiche anorg. o. org. Substanzen, Strahlen (UV-, Röntgen-, Gammastrahlung), erhöhte Temperaturen, versch. Viren.

Mutagenese: Prozesse, die zu erbl. Veränderungen des genet. Materials führen (↑Mutagene, ↑Mutation).

Mutagenese, gerichtete: nicht zufallsgemäße Entstehung bzw. Erzeugung von Mutanten. Durch gerichteten Austausch von Basenpaaren in der DNA können z. B. im Exp. Funktionen best. DNA-Sequenzen untersucht werden.

Mutagenese, ortsgerichtete ↑Mutagenese, gerichtete.

Mutante: durch ↑Mutation aus einem sog. ↑Wildtyp entstandenes Individuum, das mind. ein mutiertes Gen enthält.

Mutarotation ⟨*lat*⟩ *f*: Änderung des opt. Drehwertes einer frisch angesetzten Zuckerlösung bei längerem Stehen. Beispiel: Alpha-D-Glukose (Drehwinkel $[\alpha]_D = +112{,}2°$) bzw. Beta-D-Glukose ($[\alpha]_D = +18{,}7°$) stellen sich in wäßriger Lösung durch Öffnen u. Schließen der Halbacetalringe allmähl. auf +52,7° ein, was einem Gleichgewicht von 37 % Alpha- u. 63 % Betaglukose entspricht.

Mutasen: Enzyme, die die Übertragung von Acyl-, Phospho-, Amino- o. anderen Gruppen von einer Position im Molekül auf eine andere katalysieren. M. gehören entweder zu den ↑Isomerasen (bei Gruppenübertragung innerhalb des Moleküls) o. zu den ↑Transferasen (bei Gruppenübertragung zwischen Molekülen, die zur sog. Nettoisomerisierung führt; ↑Phosphoglukomutase, ↑Phosphoglyceratmutase).

Mutation ⟨*lat*⟩ *f*: **1.** ***Genetik:*** erbl. Veränderung des genet. Materials durch endogene (spontane M.) o. exogene (induzierte M.) Faktoren. Abhängig von der Organisationsebene werden Gen-, Chromosomen-, ↑Genommutation unterschieden; abhängig von Form u. Mechanismus Punktmutationen (ein Nukleotid betreffende Veränderungen: Deletion, Insertion, Austausch; ↑Transition, ↑Transversion) sowie mehrere Nukleotide u. längere DNA-Sequenzen betreffende Veränderungen, wie Deletionen, Inversionen, Insertionen, Translokationen. Keimbahnmutationen betreffen Keimbahnzellen, die weiter vererbt werden, Gerichtete ↑Mutagenese, ↑Nukleinsäureaddukte. Die induzierte M. beruht auf der Wirkung eines ↑Mutagens, andernfalls spricht man von einer Spontanmutation. Die somat. M. betrifft nur somat. Zellen u. wird nicht über die ↑Keimbahn an die nächste Individuengeneration weitervererbt. Von besonderer Bedeutung sind somat. M. in der hypervariablen Region der V-Region der Immunglobulingene in B-Lymphozyten (sog. Hypermutationen, ↑Adhäsionsmoleküle), die zu zusätzl. Erhöhungen der Variabilität der Immunglobulinspezifitäten führen. **2.** ***HNO:*** Umwandlung der kindl. Stimme während der Geschlechtsreife (12.–16. Lj.) in Erwachsenenstimme infolge Größenzunahme des Kehlkopfs bei beiden Geschlechtern, wesentl. auffälliger beim männl. Geschlecht (Stimmbruch), aber auch bei Mädchen zu beobachten.

Mutation, rezessive: zu rezessiven ↑Allelen führende Mutation.

Mutationsfrequenz: Mutationsrate; Häufigkeit der Mutationen eines Gens bzw. eines Lokus pro Generation. Liegt beim Menschen nach klass. Auffassung etwa zwischen 10^{-5} u. 10^{-7}. Nach Erkenntnissen der Molekularbiol. wird an Hand der Untersuchung eines Phänotyps nur ein Teil der entstehenden Mutationen eines Gens erfaßt, so daß die M. wahrscheinl. wesentl. höher liegt.

Mutationsrate ↑Mutationsfrequenz.

Mutationsstörungen: in der Geschlechtsreifung völliges Ausbleiben der Mutation der Stimme bei Hypogenitalismus, unvollständige Mutation mit Stimmstörungen während der Pubertät mit zu späten (Mutatio tarda), zu lang andauernden (M. prolongata) o. unvollständigem Stimmwechsel (M. incompleta), verfrühte Mutation o. persistierende Mutation sowie Stimmveränderungen während Klimakterium u. im Alter.

Mutationstheorie: nach der M. liegen der Krebsentstehung spontane o. induzierte Zellkern- o. Plasmamutationen von Somazellen (somat. Mutationen) zugrunde.

Mutation, stumme: Mutation, die zu keinem phänotyp. Effekt führt.

Mutationsverdoppelungsdosis: Strahlendosis, die ebenso viele induzierte Mutationen erzeugt, wie natürl. (durch Wärme, chem. Stoffe u. a.) entstehen.

Mutation, virologische: spontan auftretende o. durch chem. Substanzen (↑Mutagene) o. physikal. Einflüsse hervorgerufene Veränderungen im ↑Virusgenom mit einer für das Virus letalen, bedingt letalen o. nicht letalen Wirkung. Erkennbar an Änderungen der ↑Marker u. ↑Virulenz. Ursache: endogene (Spontanmutation) u. exogene Faktoren (induzierte Mutation durch Mutagene). Arten: ↑Punktmutationen, ↑Reassortment.

Mutatorgen: Gen, das die Mutationsrate anderer Gene durch Replikationsfehler infolge veränderter DNA-Polymeraseaktivität, die zu Fehlern während der ↑DNA-Biosynthese führt, durch Abänderung von Basen in der DNA o. durch Synthese mutagener Basenanaloga zu erhöhen vermag (↑Antimutatorgen).

mutilans ⟨*lat*⟩ *Adj*: verstümmelnd, z. B. ↑Lepra mutilans.

Mutilatio ⟨*lat*⟩ *f*: Verstümmelung.

Mutismus ⟨*lat*⟩ *m*: reduzierte Sprachproduktion bis hin zum völligen Verstummen aus intrapsych. Gründen.

Vorkommen bes. beim katatonen ↑Syndrom; ↑Schizophrenie.

Mutismus, akinetischer: vollständige ↑Akinese u. dadurch bedingter ↑Mutismus bei erhaltenem o. nur partiell eingeschränktem Bewußtsein durch Läsionen des Mittelhirns, der Formatio reticularis des Hirnstamms o. der beidseitigen Marklager, z. B. bei zerebraler Hypoxie.

Mutitas ⟨*lat*⟩ *f*: Stummheit.

Muton ⟨*engl*⟩ *n*: die kleinste Einheit des genet. Materials, dessen Veränderung zur Mutation führt; im Minimum ein Nukleotid bzw. Nukleotidpaar.

Mutter-Baby-Endoskop: Über ein dicklumigeres Fiberskop (Mutterendoskop), das bis vor die Papilla Vateri gebracht wird, wird ein dünnlumiges Instrument (Babyendoskop) – meistens nach endoskop. Papillotomie – in das Pankreas- o. Gallenwegssystem geführt.

Mutterband, breites ↑Ligamentum latum uteri.

Mutterband, rundes: Ligamentum rotundum, auch Ligamentum teres uteri.

Mutterentbehrung ↑Deprivation, ↑Deprivationssyndrom.

Mutter-Kind-Beziehung: Bez. für die komplexe Beziehung zwischen der Mutter (↑Mutterperson) u. ihrem Kind. Die M. wird in einem Lernprozeß unter Einschluß der Schwangerschaftsperiode u. genet. fixierter Verhaltensweisen des Neugeborenen bzw. Säuglings aufgebaut. Bei Störungen der M. o. Fehlen der Mutter bzw. einer Mutterperson tritt i. d. R. ein ↑Deprivationssyndrom auf.

Mutter-Kind-Kontakt: Interaktion zwischen Mutter u. Kind. Voraussetzung für die Entwicklung der ↑Mutter-Kind-Beziehung.

Mutterkorn: Secale cornutum; Dauermyzel des Pilzes ↑Claviceps purpurea. Lysergsäurederivate, Ergotaminderivate: Ergotamin, Ergosin; Ergotoxinderivate: Ergocristin, Ergocryptin, Ergocornin; Ergometrinderivate: Ergobasin, Ergometrin. Wirkung: Alphasympatholytika, erregende Wirkung auf Gefäße (Spasmus der Endarterien), Dauerkontraktion des Uterus (Hauptanwendungsgebiet). Hydrierte Mutterkornalkaloide, z. B. Dihydroergotamin, sind weniger tox., die alphasympatholyt. Wirkung überwiegt, Gefäßspasmen treten nicht mehr auf. Ther. Anwendung zur peripheren Gefäßerweiterung.

Mutterkornvergiftung ↑Ergotismus.

Muttermal ↑Nävus.

Muttermilch: bezogen auf das Neugeborene die Milch der eigenen Mutter, ↑Frauenmilch.

Muttermund, äußerer: Ostium uteri; auf die hintere Scheidenwand gerichtete, untere Öffnung des Canalis cervicis uteri. Man unterscheidet eine vordere Muttermundlippe (Labium anterius) u. eine hintere Muttermundlippe (Labium posterius).

Muttermund, innerer: Orificium uteri internum (BNA); Öffnung des Isthmus (Uterusenge) in die Höhle des Gebärmutterkörpers.

Muttermundinzision: seltene Methode bei Ind. zur Zangenentbindung u. noch nicht geöffnetem Muttermund.

Muttermundrigidität: Verhärtung vorwiegend des äußeren Muttermundes, häufig bei Erstgebärenden.

Muttermundspasmus: Verkrampfung der muskulären Teile des Muttermundes mit Verzögerung der Eröffnungsperiode.

Muttermundverschluß, frühzeitiger totaler: *Abk* FTMV; Operation nach Saling, bei welcher in Fällen von habitueller Abortneigung Muttermundlippen in der 13.–16. Schwangerschaftswoche durch eine Fräse angefrischt u. vollständig miteinander vernäht werden.

Mutterperson: Ersatzmutter, die bei einem entsprechenden Engagement die Funktionen der leibl. Mutter voll übernehmen kann, so daß es nicht zu einem ↑Deprivationssyndrom kommt. Die Bindung an die leibl. Mutter erfolgt nicht instinktiv, sondern ist das Ergebnis eines Lernprozesses, so daß ein Muttersatz mögl. ist.

Müttersterblichkeit ↑Mortalität, peripartale.

Mutterstern ↑Monaster, ↑Mitose.

Mutualismus ⟨*lat*⟩ *m*: Form des Zusammenlebens zweier Arten, die für beide Partner Vorteile bringt, aber nicht lebensnotwendig wie bei der ↑Symbiose ist.

Mütze, phrygische: angeborene Formanomalie der Gallenblase. Abknickung eines Teils des Fundus durch ein einschneidendes Septum. Kann äußerl. durch eine Furche sichtbar sein. Namensgebung (Bartel 1916) nach der von Phrygern getragenen kegelförmigen Mütze mit ausgestopfter, nach vorn hängender Spitze.

Muzine ⟨*lat*⟩ *n Pl*: Schleimstoffe, die die Schleimhäute mit einer Schutz- u. Gleitschicht bedecken. Sie bestehen aus ↑Glykoproteinen, die durch einen hohen Gehalt an ↑Sialinsäure ausgezeichnet sind; verwandt mit ↑ABH-Blutgruppensubstanzen. Man unterscheidet nach dem Vorkommen epitheliales Muzin; physiol. Vorkommen in Epithelzellen der Schleimhäute u. der Schleimdrüsen; pathol. M. in aus schleimbildenden Epithelien gebildeten Karzinomen; konjunktivales (bindegewebiges) Muzin; physiol. in der Wharton-Sulze, pathol. in Myxomen, Myxosarkomen u. a. ↑Mukoproteine.

Muzinfällungstest: Test zur Differenzierung entzündl. u. nichtentzündl. Gelenkergüsse. Bei Zugabe von Gelenkflüssigkeit zu verdünnter Essigsäure im ersten Fall flockenartige Präzipitation, im zweiten Ausfällung eines groben Muzinklumpens.

Muzinosen: schleimige Infiltration des Unterhautbindegewebes; bei Hypothyreose ↑Myxödem; bei Hyperthyreose Myxoedema circumscriptum; bei Euthyreose Myxoedema papulatum.

mval %: Einheit für die relativen Äquivalentanteile in der ↑Heilwasseranalyse.

My ⟨*gr*⟩ *n*: Zeichen: μ, M.; 12. Buchstabe des griech. Alphabets; als Präfix u. wissenschaftl. Konstante gebraucht.

Myalgia epidemica ↑Pleurodynia epidemica.

Myalgie ⟨*gr*⟩ *f*: Myalgia, Myodynie; Muskelschmerz.

Myastasie ⟨*gr*⟩ *f*: amyostat. Syndrom, extrapyramidale ↑Bewegungsstörungen.

Myasthenia ⟨*gr*⟩ *f*: Muskelschwäche, nosolog.

Myasthenia gravis pseudoparalytica: Autoimmunkrankheit, die durch schnell zunehmende Muskelschwäche (Erschöpfbarkeit) gekennzeichnet ist. Pathogenet. liegt eine Membranstörung in der motor. Endplatte zugrunde, die über eine gestörte Acetylcholinwirkung zur pathol. Veränderung der Erregungsübertragung führt. Myasthen. Reaktion: Verringerung der Muskelkontraktionen bis zum Erlöschen bei fortlaufender farad. Reizung (Jolly), entsprechende Abnahme der Aktionspotentiale im EMG. Ophthalmopleg., bulbäre u. Extremitätenform. Bevorzugt befallen werden Lidheber, äußere Augenmuskeln, Nackenmuskeln, Gesichtsmuskeln (↑Facies myopathica), von den kaudalen motor. Hirnnerven versorgte Muskeln, Muskeln der oberen Extremitäten. Die durch

Hemmung o. Zerstörung des Acetylcholins zustandekommende curareähnl. Wirkung kann durch Cholinesterasehemmer wie Prostigmin o. Pyridostigmin ausgeglichen werden. Darauf beruhen pharmak. Testuntersuchungen u. ein Teil der heute mögl. Ther. Prostigmintest: Rückbildung der myasthen. Reaktion nach i. v. Injektion von Prostigmin. Tensilontest: schnelle Besserung durch Edrephoniumchlorid i. v. Ther. außer Prostigmin, Pyridostigmin u. a. Cholinesterasehemmer, Thymektomie, Kortikoide. Myasthen. Krise: schnelle Progredienz der Muskelschwäche bis zum muskulären Pseudobulbärsyndrom mit Atmungsinsuffizienz. Cholinerg. Krise: muscarin- u. nikotinartige Wirkungen bei Überdosierung von Antimyasthenika, psychomotor. Unruhe, Darmsensationen, Schluck- u. Atemstörungen. Dringlichkeit wie bei myasten. Krise.

myasthenisch ⟨*gr*⟩ *Adj*: eine Muskelschwäche betreffend.

Myatonia congenita: von Oppenheim beschriebenes Krankheitsbild, das wahrscheinl. keine nosolog. Einheit darstellt, sondern u. a. blande Verlaufsformen der spinalen Muskelatrophie Werdnig-Hoffmann einbezieht, auch ↑Floppy infant genannt, allg. herabgesetzter Muskeltonus.

Myatonie ⟨*gr*⟩ *f*: Myatonia; allg. Muskelerschlaffung.

myb: Onkogen des Myeloblastosevirus; codiert für einen Transkriptionsfaktor (c-myb, Huhn).

myc: Onkogen des Myelozytomatosevirus; zelluläres Onkogen (c-myc); beteiligt an Entstehung von ↑Burkitt-Lymphom sowie B- u. T-Zell-Lymphomen.

Mycelia sterilia: Pilze, die keinerlei ↑Sporen o. ↑Fruchtkörper bilden u. daher nicht klassifizierbar sind.

Mycetom: Madurafuß, Mycetoma pedis; in den Tropen auftretende, tiefliegende, abszedierende u. fistelnde Infektion (Pilze u. Bakterien) der Haut, die auf Knochen u. Muskulatur übergreift u. zu unförmiger Vergrößerung von Füßen u. Unterschenkeln führt. ↑Aktinomyzetom bedingt durch Aktinomyzeten (↑Actinomycetaceae) u. Eumyzetom durch Pilze. Ther. richtet sich nach jeweiligen Erregern.

Mycobacteriaceae ⟨*gr*⟩ *f Pl*: Bakterien einer Fam. säurefester Stäbchen, med. wichtige Gattung ↑Mycobacterium.

Mycobacterium: Bakteriengattung der Fam. Mycobacteriaceae, Mykobakterien; leicht gebogene o. gerade, säurefeste Stäbchen, die langsam o. sehr langsam wachsen; 31 versch. parasitäre Arten. Dazu gehören die Erreger der klass. Tuberkulose M. tuberculosis Tuberkelbakterien, 1882 von Robert Koch entdeckt, u. M. bovis, pathogen für Rind u. Mensch (↑Rindertuberkulose ↑Ziehl-Neelsen-Färbung); die atyp. Mykobakterien (Tab.) u. M. leprae Erreger der ↑Lepra. Tab.

Mycophenolatmofetil: Die Mycophenolsäure wird durch Hydrolyse aus dem M. als eigentl. Wirksubstanz abgespalten. Diese ist ein potentes Immunsuppressivum, welches eine ausgeprägte antiproliferative Wirkung sowohl auf T- als auch auf B- Lymphozyten besitzt. Sie ist daher in der Lage nicht nur die zelluläre Abwehr, sondern auch die Antikörperantwort auf ein Allotransplantat zu inhibieren. Dies geschieht durch eine reversible Hemmung des Schlüsselenzyms der De-novo-Purinbiosynthese (Inosinmonophosphatdehydrogenase). Die Lymphozytenselektivität ergibt sich daraus, daß diese in Ggs. zu anderen Körperzellen keinen salvage pathway der Purinsynthese besitzen. M. wird zunehmend zur Immunsuppression nach Organtransplantation eingesetzt, wobei es in der Dreifachtherapie anstelle des Azathioprins verwendet wird. Klin. Studien haben eine signifikante Reduktion sowohl der Anzahl als auch der Schwere

Mycobacterium: Bedingt pathogene (atypische) Mykobakterien u. ihre klinische Bedeutung

Gruppe nach Runyon	Spezies	nachgewiesen bei
I	Mycobacterium kansasii	Lungeninfektion, disseminierten Infektionen, Arthritis, Nephritis, Meningitis, Hautaffektionen
	Mycobacterium marinum	chron. Hautaffektionen, subkutanen Abszessen nach Traumen
	Mycobacterium simiae	Lungeninfektionen
II	Mycobacterium szulgai	Lungeninfektion, Lymphadenitis, Hautaffektionen, Bursitis
	Mycobacterium xenopi[1]	Lungeninfektion, Epididymitis
	Mycobacterium scrophulaceum	Lymphadenitis bei Kindern, Lungeninfektion (selten)
	Mycobacterium gordonae[2]	Osteomyelitis, Lungeninfektion (selten), Hautaffektionen
III	Mycobacterium avium intracellulare (Komplex)	Lungeninfektionen, Lymphadenitis, Arthritis, Nephritis, Meningitis, Hautaffektionen
	Mycobacterium malmoense	Infektionen der Luftwege, zervikaler Adenitis bei Kindern
	Mycobacterium haemophilum	Hautaffektionen
IV	Mycobacterium fortuitum	Abszessen im Bindegewebe, disseminierten Infektionen, Lungenerkrankung, Osteomyelitis, Infektionen von künstl. Herzklappen u. a.
	Mycobacterium chelonae	Oberflächentrauma, Injektionsabszessen, Lungenerkrankung

[1] Mycobacterium xenopi wird häufig der Gruppe II nach Runyon zugeordnet.
[2] Ist ebenso wie Mycobacterium gastri, Mycobacterium terrae, Mycobacterium triviale u. a. nur bei besonders empfängl. Patienten als pathogen bekannt.

der akuten Abstoßungsepisoden gegenüber einer konventionellen Immunsuppression erbracht. An Nebenwirkungen sind gastrointestinale Störungen u. eine offenbar erhöhte Anfälligkeit für CMV-Infekte zu beachten.

Mycoplasma ⟨*gr*⟩ *n*: früher PPLO; Gattung der Fam. Mycoplasmataceae; zellwandlose Bakt. mit sehr kleinem Genom, 13 Spezies, z.T. Normalflora auf Schleimhäuten. M. unterscheiden sich von den Bakterien durch das Fehlen der Zellwand, das kleinere Genom u. durch den Cholesteringehalt ihrer Zellmembran. M. sind gramnegativ, gute Färbbarkeit mit der Giemsa-Färbung. Meist kokkoide Form, aber auch Ringe bzw. Scheiben o. Fäden unterschiedl. Länge. Mehr als 50 Arten mit relativ strenger Wirtsspezifität. Alle Mycoplasma-Arten des Menschen außer M. pneumoniae gehören auch zur normalen Flora des jeweiligen Bereichs, z.B. Respirationstrakt: M. orale, M. salivarium, M. faucium, M. buccale; M. pneumoniae: Erreger der prim. atyp. Pneumonie (↑Mykoplasmenpneumonie). M. hominis, M. fermentans, Ureaplasma urealyticum verursachen als bedingt pathogene Keime Erkrankungen des Urogenitaltrakts, postgonorrho. Urethritis, Adnexitis u. postpartale Sepsis. M. schon seit langem als Seuchenerreger bei Rindern, Ziegen, Geflügel u. Laboratoriumstieren bekannt.

Mycoplasma-Infektion ↑Mykoplasmenpneumonie, ↑Mykoplasmenurethritis.

Mycoplasma mycoides: am längsten bekannte pathogene Spezies der Bakterienfamilie Mycoplasmataceae der Ordnung Mycoplasmatales. M. m. var. mycoides ist der Erreger der Lungenseuche des Rindes, M. m. var. capri der der infektiösen Pleuropneumonie der Ziege.

Mycosis ⟨*gr*⟩ *f* ↑Mykose.

Mycosis fungoides: T-Zell-Lymphom (maligne ↑Lymphome); maligne Systemerkrankung, die von der Haut ausgeht u. vorwiegend auf diese begrenzt bleibt. Verlauf in 3 Stadien. 1. Stadium imitiert versch. Hauterkrankungen, 2. Stadium Infiltration, 3. Stadium ulzerös zerfallende Tumoren. Histol. Pautrier-Mikroabszesse in Epidermis, im Corium. Mycosis-fungoides-Zellen, atyp. T-Lymphozyten. Abb.

Mydriasis ⟨*gr*⟩ *f*: Pupillenerweiterung durch Sympathikusreizung o. Okulomotoriuslähmung. Psychomotor. nach Erregung (Schreck, Schmerz, Angst). Als Herdzeichen nach Schädel-Hirn-Trauma mit Druck auf den Okulomotorius an der Klivuskante (Hirnödem, Hirnblutung, Subdural- o. Epiduralblutung), meist auf der gleichen Seite. Bei Struma, Halsdruckzeichen.

Mydriasis, springende ↑Hippus.

Mydriatika: Mydriatica remedia; pupillenerweiternde Medikamente. Durch Sympathikomimese über Reizung des M. dilatator pupillae (ektodermalen Ursprungs) mit Adrenalin, Cocain, Ephedrin, Tyramin o. durch Parasympathikolyse über Lähmung des M. sphincter pupillae mit Atropin, Scopolamin, Homatropin.

Myektomie: Resektion des kontrahierten Muskelmantels im Kardiabereich bei Schonung der Mukosa u. der Nn. vagi. Angewendet zur Behandlung der ↑Achalasie der Kardia bei Kindern.

Myelenzephalon ⟨*gr*⟩ *n*: Myelencephalon, Medulla oblongata, verlängertes Mark, Nachhirn; unterster Teil des Gehirns an der Grenze zum Rückenmark. Das M. erstreckt sich von C1 nach kranial, ventral bis zur Brücke, dorsal bis zu den Striae medullares am Boden der Rautengrube u. ist an der Bildung des IV. Ventrikels beteiligt. An der Ventralseite befindet sich die Pyramidenkreuzung

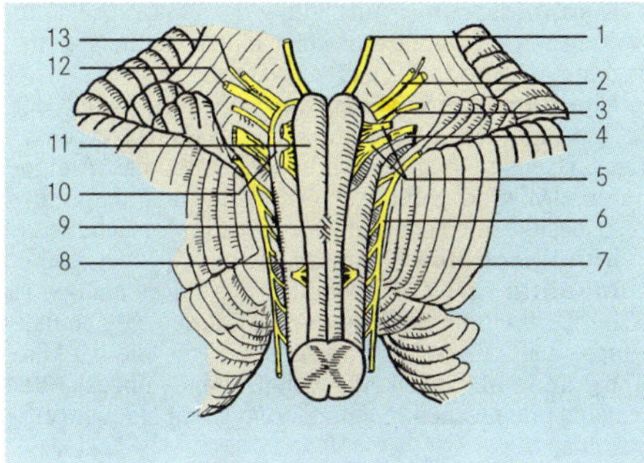

Myelenzephalon. Vorderfläche mit austretenden Hirnnerven
1: N. abducens; 2: N. fascialis;
3: N. glossopharyngeus; 4: N. vagus;
5: N. hypoglossus; 6: N. accessorius;
7: Kleinhirn; 8: Fissura mediana anterior;
9: Decussatio pyramidum; 10: Oliva;
11: Pyramis medullae;
12: N. vestibulocochlearis; 13: N. intermedius

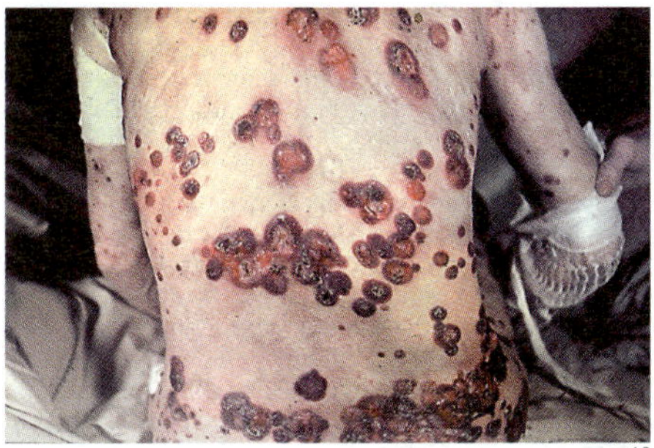

13

Mycosis fungoides. Tumoröses Stadium

(↑Decussatio pyramidum), seitl. davon je ein Wulst. Pyramis (medullae oblongatae), lateral liegt eine längl.-ovale Erhebung, Oliva. An der Dorsalseite wölbt sich das verdickte Ende des Fasciculus gracilis (Goll-Strang) als Tuberculum nuclei gracilis vor, lateral davon das Ende des Fasciculus cuneatus (Burdach-Strang) als Tuberculum nuclei cuneati. Abb.

Myelin ⟨*gr*⟩ *n*: Nervenmark; Lipide u. Proteine der Lamellenwicklung in den Gliazellen (peripher: Schwann-Zellen, zentral: Oligodendrozyten), die die ↑Markscheide markreicher Nervenfasern bilden; ↑Kephaline, ↑Sphingomyeline, Zerebroside. M. ist eine doppelbrechende Substanz, bestehend aus versch. Lipiden u. Eiweißen, die innerhalb der ↑Markscheide (Myelinscheide) der Nervenfasern eine best. geordnete Verteilung aufweisen. Die Myelinbildung (Myelogenese) erfolgt unter Beteiligung der Schwann-Zellen; M. stellt eine modifizierte Plasmamembran mit geringem Wassergehalt dar. Von der Trockensubstanz entfallen 70–85 % auf Lipide, 15–30 % auf Proteine. Lipidzusammensetzung: 25–28 % Cholesterin, 27–30 % Galaktolipide u. 40–45 % Phospholipide (↑Markscheide).

Myelinisierung: Ausbildung der ↑Markscheide in markreichen Nervenfasern. Folgt einem Zeitmuster für einzelne Abschnitte des Nervensystems.

Myelinprotein, basisches: *Abk* BM; Eiweiß der Markscheide des zentralen u. peripheren Nervensystems. Das Eiweiß enthält in hohem Anteil bas. Aminosäuren. BM wirkt unter best. Bedingungen autoimmunogen u. besitzt eine Bedeutung für Modelluntersuchungen.

Myelinscheide ↑Markscheide.

Myelitis ⟨*gr*⟩ *f*: Entzündung des Rückenmarks, je nach Ausbreitung diffuse o. umschriebene spinale Sympt., z. B. Querschnittsmyelitis. Erreger wie bei ↑Enzephalitis, in Abhängigkeit davon u. von meningealer Beteiligung entsprechende Veränderungen im ↑Liquor cerebrospinalis.

Myelitis, parainfektiöse: Entzündung des Rückenmarks als Begleit- bzw. Nachkrankheit bei vielen Infektionskrankheiten, z. B. Typhus abdominalis, Masern, Mononucleosis infectiosa, Malaria, dann nicht selten als ↑Enzephalomyelitis. Klin. fieberhafter Verlauf mit meningealen Reizerscheinungen, Rücken- u. Gliederschmerzen, Gürtelgefühl.

Myeloarchitektonik ⟨*gr*⟩ *f*: räuml. Verteilung verschiedenkalibriger markreicher Nervenfasern in der Großhirnrinde. Begründet von C. u. O. Vogt.

Myeloblasten: unreife Vorstufe der Granulozyten. Durchmesser 12–20 μm. Im Knochenmark von Gesunden mit einer Häufigkeit von 0,5–2 %. Kern oval o. rund mit lockerem, netzartigen Chromatingerüst, schmaler basophiler Zytoplasmasaum. Granulierung fehlt. Meist helle perinukleäre Zone, Peroxidasereaktion neg. ↑Zellsystem, granulozytäres.

Myeloblastenkrise ↑Blastenschub.

Myeloblastenleukämie ↑Leukämie.

Myeloblastom: Anhäufung von Myeloblasten i. R. tumorbildender ↑Leukämien. Meist tritt das M. i. R. myelo. (auch Mikromyeloblasten-) Leukämien auf, wird aber auch beim ↑Blastenschub der chron. myelo. Leukämie beobachtet. Bevorzugte Lokalisationen sind Lymphknoten u. Subkutis. Bei grünl. Farbton spricht man von ↑Chlorom.

Myelodelese: umschriebene Höhlenbildung im Rückenmark nach Verletzungen. ↑Hämatomyelie.

Myelodysplasie: von A. Fuchs (1909) eingeführte Bez. für ↑Status dysrhaphicus. Wird jedoch auch eingrenzend für lokale Fehlentwicklungen von Neuralrohr, Hüllen, Achsenskelett u. Haut verwendet, z. B. lumbosakrale M., Myelocystozele lumbosacralis, ↑Meningozele, ↑Spina bifida, ↑Myelomeningozele u. a.

Myeloenzephalitis ↑Enzephalomyelitis.

Myelofibrose ↑Osteomyelofibrose, ↑Knochenmarkfibrose, ↑Erkrankungen, myeloproliferative.

myelogen ⟨*gr*⟩ *Adj*: vom Knochenmark ausgehend.

Myelogramm ⟨*gr*⟩ *n*: quantitative Beurteilung u. Auswertung eines Knochenmarkpunktats. Resultat der Differenzierung u. der daraus ermittelten prozentualen Zahlenwerte. Zur besseren Übersicht können diese in tabellar. o. graph. Schemata eingeordnet werden (Rohr, Schulten, Picena). Wichtige Parameter bei der Auswertung von M. sind der GE-Index (Verhältnis von Granulozyten u. Erythroblasten), der karyokinet. Index nach Picena (Zahl der Mitosen auf 100 Zellen der gleichen Zellart) u. der Reifungsindex nach Cotti. Der Versuch einer quantitativen Auswertung eines Aspirates in Analogie zu den Blutzellen erscheint aber zumindest bedenkl. Knochenmark ist ein Gewebe, keine Zellsuspension. Daraus resultiert Inhomogenität des Materials, Selektion der Zellen u. hohe Fehlerbreite durch variierte Blutbeimischungen. Techn.-method. Probleme kommen hinzu. Das M. hat sich daher für die klin. Routinediagnostik nicht durchgesetzt, eine qualitative Beurteilung wird vorgezogen. Für wissenschaftl. Zwecke wird die Auszählung von Knochenmarkausstrichen mittels Zählnetzokular nach einer Technik von Sandkühler empfohlen.

Myelographie: Röntgendarstellung des Rückenmarkkanals u. seines Inhalts unter Verwendung von röntgendichtem Kontrastmittel. Iodölmyelographie: Wegen Nebenwirkungen nicht mehr angewendet. Pantopaquemyelographie: mittels Lumbalpunktion werden Pantopaque (Kontrastmitteliodester) in den Spinalkanal injiziert. Bei einer Dichte von 1,26 g/cm³ bei 20 °C sinkt das Kontrastmittel in der Rückenmarkflüssigkeit ab. Von allen Abschnitten des Rückenmarkkanals werden gezielte Aufnahmen im Liegen angefertigt. Über einen längeren Zeitraum wird das Kontrastmittel aus der Rückenmarkflüssigkeit resorbiert. Bevorzugt wird jetzt 3. die Instillation eines besser verträgl. nichtion. triiodierten Kontrastmittels. Ind.: Nachweis von Bandscheibenprotrusionen, -prolapsen, Tumoren des Rückenmarkkanals u. von entzündl. Erkrankungen der Rückenmarkhäute. 4. Pneumomyelographie: Röntgenaufnahmen nach subarachnoidaler Injektion von atmosphär. Luft o. Sauerstoff. Die Gasmyelographie wird nicht mehr angewendet. Die M. wird teils in Kombination mit der ↑Computertomographie angewendet (spinale CT) u. durch die ↑Kernspintomographie ergänzt. Abb.

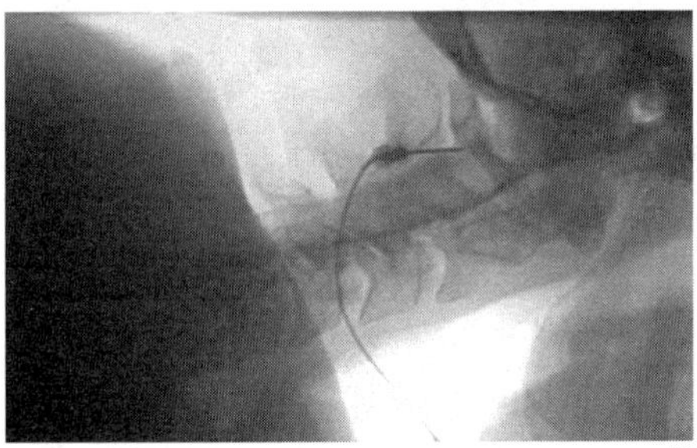

32

Zervikale **Myelographie**

myeloisch ⟨*gr*⟩ *Adj*: das Knochenmark betreffend; z. B. m. Leukämie.

Myelomalazie ⟨*gr*⟩ *f*: durch Kreislaufstörungen (Thrombose, Embolie), Entzündungen o. Druck (Geschwülste) bedingte Erweichung des Rückenmarks.

Myelomalazie, angiodysgenetische ⟨*gr*⟩ *f*: Alajouanine-Foix-Krankheit, Myelitis necroticans; Rückenmarkerweichung auf der Grundlage intra- u. extramedullärer prim. venöser Bildungen vorwiegend im unteren Thorakal- u. oberen Lumbalmark. Remittierend progredienter Verlauf mit zunehmender Querschnittssymptomatik.

Myelomeningitis ⟨*gr*⟩ *f* ↑Meningomyelitis.

Myelomeningozele: Vorwölbung von Teilen des Rückenmarks u. seiner Hüllen mit vermehrter Flüssigkeitsansammlung in den Rückenmarkhüllen bei ↑Spina bifida. Abb.

Myelomeningozystozele: Form der Spaltbildung der Wirbelsäule (↑Spina bifida), bei der sich ein mit Liquor gefüllter Zystensack unter die Rückenhaut vorwölbt. Dieser besteht aus einer hernienartigen Ausstülpung des Rückenmarks einschl. des durch Liquoransammlung erweiterten Zentralkanals u. aus einer Flüssigkeitsansammlung in den Rückenmarkhäuten.

Myelomgradient: M-Gradient; für ↑Plasmozytome typ. (aber nicht pathognomon.) Veränderung in der Serumelektrophorese, wobei hohe Konzentrationen an monoklonalem Immunglobulin eine schmalbasige Kurve (Gradient) im Bereich der Gammaglobulinfraktionen bedingen. Die Abk. M-Gradient sollte besser für monoklonale ↑Gammopathie verwendet werden, da damit kein Hinweis auf die Verursachung.

Myelom, multiples ↑Plasmozytom.

Myelomyom ↑Myoblastenmyom.

Myelomzellen: ↑Plasmazellen, ↑Plasmozytom.

Myelopathie *⟨gr⟩ f*: Rückenmarkerkrankung nicht entzündl. o. ungeklärter Genese, z. B. chron. zervikale M. bei Einengung des Spinalkanals durch degenerative Veränderungen der Halswirbelsäule.

Myeloperoxidase: Enzym in myelo. Zellen, das an die azurophilen Granula gebunden ist. I. R. des Peroxidase-H_2O_2-Halogen-Komplexes kommt der M. eine wichtige Funktion im antimikrobiellen System der Zellen zu. Dabei werden Protein- u. Lipidbestandteile der Bakterienmembran halogeniert bzw. oxidiert, was zu einer irreversiblen Keimschädigung führt. Zytochem. erfolgt der Nachweis mittels Peroxidase-Reaktion (↑Färbeverfahren, hämatologische).

myeloproliferativ *⟨gr⟩ Adj*: Bildung von Blutzellen im Knochenmark.

Myeloschisis: Schistomyelie; angeborenes, dorsales Offenbleiben des Kanals des Neuralrohrs (sog. Rückenmarkspaltung). Kombiniert mit Spaltung der Wirbelbögen (Rhachischisis). Tritt als Vollform auf: Schädel u. Wirbelsäule dorsal geöffnet (↑Kraniorhachischisis) u. Hirn u. Rückenmark gespalten (↑Anenzephalie u. Myeloschisis totalis). ↑Spina bifida aperta.

Myelose, chronische: chronische myeloische ↑Leukämie, myeloproliferative ↑Erkrankungen.

Myelose, funikuläre: funikuläre Strangerkrankung, funikuläre Spinalerkrankung. Gesamtheit der bei Vitamin-B_{12}-Mangel auftretende Nervenstörungen. Es kommt zu Markscheidenuntergang, Axonveränderungen u. Gliareaktionen. Bevorzugter Befall des Hinterstrangsystems u. der Pyramidenbahnen. Dementsprechend resultieren bevorzugt Tiefensensibilitätsstörungen, kombiniert mit Pyramidenbahnsymptomatik, allerdings bei Areflexie infolge Läsion der Hinterhörner u. hinteren Wurzeln. Nachweis der Vitamin-B_{12}-Stoffwechselstörung bestätigt die in der zweiten Lebenshälfte auftretende Krankheit u. ist Grundlage für die parenterale Vitamin-B_{12}-Ther., deren Effektivität desto größer ist, je früher die Diagn. gestellt wurde. F. M. gelegentl. bereits vor Auftreten megaloblastärer Veränderungen der Erythrozytopoese vorhanden.

Myeloszintigraphie ↑Liquorraumszintigraphie.

Myelotomie: **1.** ↑Leukotomie. **2.** ↑Knochenmarkbiopsie.

Myelozele: bruchsackartige Vorwölbung von Teilen des Rückenmarks bei ↑Spina bifida.

Myelozystozele: Myelomeningozele mit zyst. Erweiterung der Rückenmarkhäute.

Myelozyt ↑Zellsystem, granulozytäres.

myentericus *⟨gr⟩ Adj*: zur Muskulatur des Darms gehörend; Plexus myentericus, ↑Auerbach-Plexus.

Myiasis *⟨gr⟩ f*: Madenfraß, Madenkrankheit; Fliegenlarvenbefall, Befall des lebenden Gewebes von Mensch u. Wirbeltieren mit Larven von ↑Diptera (insbes. Fliegen), die ihre gesamte bzw. einen Teil ihrer Entwicklung auf o. im ↑Wirt vollziehen u. sich von abgestorbenen o. lebenden Geweben bzw. Körpersubstanzen (z. B. Darminhalt) ernähren. Es wird unterschieden zwischen obligaten Myiasislarven, die auf lebendes Gewebe angewiesen sind (z. B. ↑Cuterebridae, ↑Gasterophilus intestinalis, ↑Hypodermatidae, ↑Oestridae), u. fakultativen Myiasislarven, die normalerweise von sich zersetzenden organ. Substanzen leben (z. B. ↑Sarcophagidae, ↑Calliphoridae). Die Klassifikation der M. erfolgt i. d. R. nach der Lokalisation der Larven: 1. M. cutanea (furunkulös bzw. migrierend), 2. Wundmyiasis bzw. traumat. M., 3. Kavitarmyiasis (insbes. nasopharyngeale M.), 4. Ophthalmomyiasis (okuläre M.), 5. perianale u. perivaginale M., 6. Urogenitalmyiasis, 7. enterit. bzw. intestinale M.

Myiasisfliegen, fakultative ↑Myiasis.

Myiasis linearis migrans: Creeping disease; sog. Hautmaulwurf durch Befall von Larven der ↑Gasterophilus intestinalis (Magendassel) u. Hypoderma-Arten (Hautdassel), die die Haut untertunneln, etwa 10–30 cm langer Gang, der an der Oberfläche durch fadenförmige Linien erkennbar ist u. stark juckt.

Myiasis, vaginale ↑Myiasis.

Mykette: schwere Kette des IgM-Moleküls (↑Immunglobuline).

Mykid *⟨gr⟩ n*: allerg. Exanthem, das im Verlaufe einer Pilzkrankheit des Körpers auftreten kann (wahrscheinl. eher Arzneimittelreaktion). Gewöhnl. handelt es sich um follikulär gebundene Knötchen, die ohne bes. Ther. wieder abheilen. Auftreten bei der Trichophytie als sog. Trichophytid, beim Favus als Favid, bei der Epidermophytie als Epidermophytid usw.; Pilze werden in den Mykiden nie nachgewiesen.

Mykobakterien ↑Mycobacterium.

Mykobakteriose: tuberkuloseähnl. Krankheitsbilder, die durch sog. atyp. Mykobakterien (heute auch als nichttuberkulöse M. bezeichnet) hervorgerufen werden. Die M. verlaufen meist mit blander klin. Sympt. Die M. der Lunge ist röntg. oft nicht von echter Lungentuberkulose zu unterscheiden. Der Verdacht auf eine M. ist gegeben, wenn die Erkrankung trotz exakter Chemotherapie keine Rückbildung zeigt; die Diagnosesicherung erfolgt durch den Erregernachweis. Zu den Erregern der M. zählen u. a. Mycobacterium cansasii, M. aquae, M. gordanae, M. xenopi, M. fortuitum, M. chelonae, M. scrophulaceum, M. avium, M. intracellulare. Die atyp. Mykobakterien sind gegen die meisten Tuberkulostatika resistent.

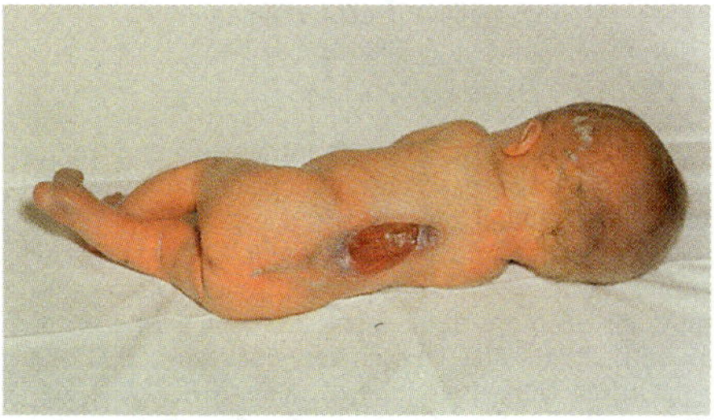

37

Myelomeningozele

M

Mykobezoar ⟨*gr*⟩ *n*: Knäuel aus Pilzkolonien, sie können fast den gesamten Magen ausfüllen.

Mykologie ⟨*gr*⟩ *f*: Pilzkunde.

Mykoplasmenpneumonie ⟨*gr*⟩ *f*: durch ↑Mycoplasma pneumoniae hervorgerufene primär atypische ↑Pneumonie. Der direkte/indirekte Erregernachweis unterliegt der ↑Meldepflicht übertragbarer Krankheiten.

Mykoplasmenurethritis: durch ↑Ureaplasma urealyticum hervorgerufene Erkrankungen. Diagn. mikrobiol.-serol. ↑Urethritis, ↑Prostatitis.

Mykose ⟨*gr*⟩ *f*: Mycosis; ↑Pilzerkrankungen wie ↑Tinea. Unterteilung in ↑Dermatomykosen (epidermale M.) u. ↑Systemmykosen.

Mykosiszellen: atyp. gelapptkernige o. mehrkernige Retikulumzellen mit großen Nukleolen (ähnl. den Sternberg-Riesenzellen bei Lymphogranulomatose) bei ↑Mycosis fungoides.

Mykotoxikosen ⟨*gr*⟩ *f Pl*: Vergiftung durch ↑Mykotoxine. Die Einteilung der M. richtet sich nach ihrer Ätiol., wobei entweder das verantwortl. Toxin, der Toxinbildner o. die Pflanze, auf der der toxinbildende Pilz parasitiert, als Benennungsgrundlage dienen. Die meisten M. treten bei Tieren auf, nur einige haben für den Menschen. Die Intoxikation erfolgt dann über Lebensmittel, so z. B. beim Ergotismus, bei der alimentären tox. Aleukie (ATA), der ↑Fusariotoxikosen, die Dendrodochiotoxikose, der Stachybotryotoxikose, der Kaskin-Beck-Krankheit, der Shoskin-Kakke-Krankheit u. a. Bei Tieren kommt den ↑Aflatoxikosen, der Ochratoxikose u. versch. Fusariotoxikosen bes. Bedeutung zu. Die Vergiftungserscheinungen der M. sind so vielschichtig, daß es kaum mögl. ist, Schlüsse auf einzelne Mykotoxine als Ursache zu ziehen, zumal viele M. oft durch mehrere Mykotoxine bedingt sind.

Mykotoxine: Produkte des Sekundärstoffwechsels best. Pilze. Makromyzeten (Giftpilze) speichern ihre M. im Fruchtkörper, Mikromyzeten (Befallspilze) geben sie hingegen meist in ihr Medium ab. Die Gifte der Makromyzeten setzen im Unterschied zu denen der Mikromyzeten zum Wirksamwerden die Aufnahme des giftproduzierenden Pilzes voraus; daher konkrete Bez. für die Vergiftung Myzetismus im Ggs. zu ↑Mykotoxikose. Neben einer kleinen Zahl der M. der Makromyzeten (Phallotoxine, Amanitine) sind über 270 Toxine der Mikromyzeten bekannt, die von insges. etwa 240 Pilzarten, zumeist Schimmelpilzen, gebildet werden. Chem. gehören die M. sehr versch. Stoffklassen an. Auf die Toxinbildung haben Umweltbedingungen großen Einfluß. Zu den bekanntesten M. gehören die ↑Aflatoxine (Furanocumarinderivate), Ochratoxin (Cumarinderivat), Patulin (Butenolid), Penizillinsäure, ↑Zearalenon u. a.; wirken in hohen Dosen akut tox. u. führen in niedrigeren Dosen oft zu irreversiblen Schäden. Es bestehen ständige Kontaminationsmöglichkeiten bes. für pflanzl. Lebensmittel. M. wirken zytotox. u. mutagen; Leberkanzerogene. Optimale Bedingungen zur Toxinbildung bei hoher Luftfeuchte u. Temperatur.

Mylabris cichorii: Canthariden; span. Fliegen; Droge (Cantharides) besteht aus getrockneten Käfern; Wirkstoff ist ↑Cantharidin (Monoterpen).

Myleran: Busulfan; ein ↑Zytostatikum.

Mylius, Karl (geb. 1896), Ophth., Hamburg, ↑Heerfordt-Mylius-Krankheit.

Mylius-Schuermann-Krankheit (nach Karl M.): Sarkoidose; 1930 als „universelle, sklerosierende tuberkulöse großzellige Hyperplasie, besondere Form atypischer Tuberkulose" beschrieben.

mylohyoideus ⟨*gr*⟩ *Adj*: den Unterkiefer mit dem Zungenbein verbindend; ↑Musculus mylohyoideus.

Myoblasten: Muskelbildungszellen. Im Skelettmuskelgewebe verschmelzen sie zur vielkernigen Zytoplasmamasse (Plasmodium) Muskelfaser.

Myoblastenmyom: Abrikosow-Tumor, Myoblastoma granucellularis, Myelomyom, Granularzellmyom; seltene, i. d. R. gutartige Neubildung aus großen myoblastenähnlichen Zellen, die reichl. Lipidgranula enthalten. Wird vom peripheren Nervengewebe abgeleitet, deshalb heute auch als granuläres ↑Neurom bezeichnet. Vorkommen bes. in der Mundhöhle, Harnblase u. in der Haut.

Myoblastoma granucellularis ↑Myoblastenmyom.

Myocarditis typhosa ⟨*gr + lat*⟩ *f*: bakteriell-tox. Komplikation des ↑Typhus abdominalis mit Umschlag der Bradykardie in Tachykardie u. Zeichen der Herzinsuffizienz. Gefahr des Herzversagens. ↑Myokarditis.

Myodynie ⟨*gr*⟩ *f* ↑Myalgie.

Myodysplasia fibrosa multiplex ⟨*gr + lat*⟩ *f*: selten vorkommender Komplex multipler Fehlbildungen mit systemhaften Gelenkfehlbildungen; ↑Arthrogryposis multiplex congenita.

Myoepikardmantel: Mesenchym aus der Splanchnopleura, das den ↑Endokardschlauch einschließt. Daraus entstehen außen die Mesothelzellen des Epikards, in der Mitte die Myoblasten des Myokards u. innen das subendokardiale Gewebe.

Myoepithelzellen: Myoepitheliocytus stellatus bzw. fusiformis; stern- bzw. spindelförmige kontraktile Zellen in Drüsenendstücken, die zwischen sezernierenden Zellen u. Basalmembran liegen, z. B. in kleinen u. großen Schweißdrüsen, Speicheldrüsen. Abb.

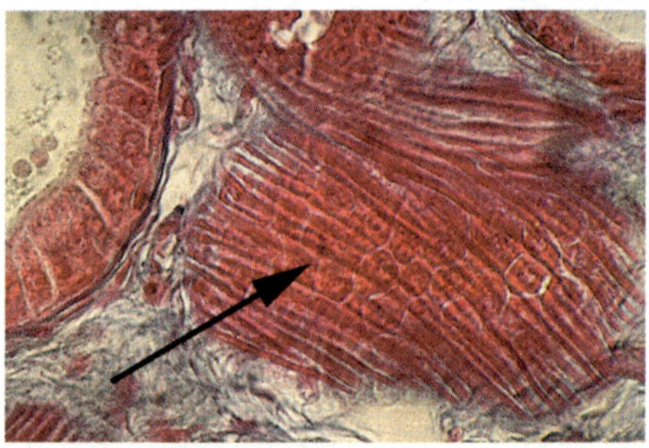

30

Myoepithelzellen. Histologischer Schnitt, Azanfärbung; Tangentialschnitt eines Drüsenalveolus einer Glandula axillaris mit M. (Pfeil)

Myofibrille ⟨*gr + lat*⟩ *f*: intrazelluläres Strukturelement als Träger der Kontraktilität. In glatten Muskelzellen durchgehend anisotrop, in quergestreifter Skelett- u. Herzmuskulatur mit gleichmäßigem Wechsel zwischen dunklen u. hellen Querbanden. A-Streifen (Discus anisotropicus): anisotrop, dunkel, enthält Aktin u. Myosin, das mit Aktin verknüpft ist (schweres Myosin); H-Streifen (Zona lucida, Hensen-Zone): hell, in der Mitte des A-Streifens, enthält nur Myosin, das nicht verknüpft ist (leichtes Myosin); M-Linie (Mesophragma): dunkel, in der Mitte

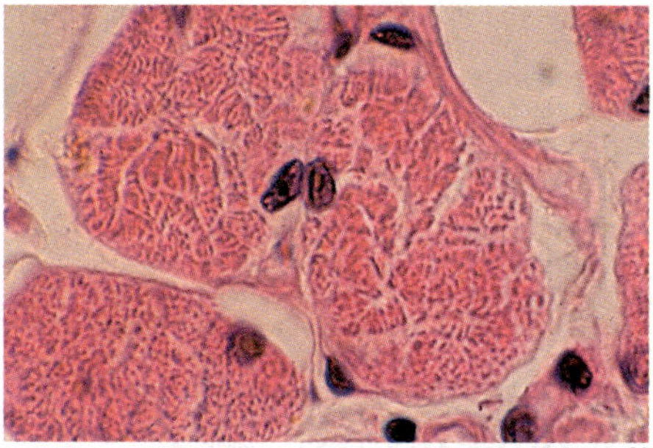

30

Myofibrille. Histologischer Schnitt durch die Lippe, HE-Färbung; in den Skelettmuskelfasern sind punktförmig die M. zu sehen.

des H-Streifens, enthält Proteinquerverbindungen des Myosins; I-Streifen (Discus isotropicus): isotrop, hell, enthält nur Aktin; Z-Linie (Telophragma): dunkel, in der Mitte des I-Streifens, enthält nur Aktinfilamente, die sich in 2 aufsplitten u. mit 2 von der Gegenseite verknüpft sind. Die Z-Linie stellt das Ende (Telophragma) eines Myomers dar; dieses hat folgende Periodizität: Z-I-A-H-M-H-A-I-Z. Abb.

Myofibrosis cordis ↑Myokardfibrose.

Myofilament ⟨*gr + lat*⟩ *n*: Baustein der ↑Myofibrille. Typen: 1. Myosinfilament, 12 nm dick, im A-Streifen, 2. Aktinfilament, 6 nm, im I-Streifen.

Myogelose ⟨*gr*⟩ *f*: Muskelhärte; knotenartige Verhärtung der Muskulatur; vorzugsweise paravertebral im Schultergürtel u. in der unteren Extremität. Als Ursache wird eine lokalisierte ischäm. bedingte Tonussteigerung angenommen. Morphol. nachweisbar sind Zellkernvermehrung der Muskelfasern u. Zunahme des interstitiellen Bindegewebes. Elektronenmikroskop. gesichert sind degenerative Veränderungen, die sich unter Vitamin-E-Gaben zurückbilden sollen. M. ist Folge massiver rezidivierender chron. Fehlbelastung durch schwere körperl. Arbeit, Sport u. einförmige Körperhaltung (Sitzen im Büro) ohne Entmüdung (Massage) u. muskuläres Ausgleichstraining (Gymnastik). ↑Muskelhartspann. Nicht immer ist eine echte Entzündung (↑Myositis) als Ursache nachzuweisen. Im Ggs. zum Hartspann bleiben die Knoten auch während der Narkose bestehen.

myogen ⟨*gr*⟩ *Adj*: vom Muskel ausgehend, auf eine ↑Myopathie hinweisend. Abgrenzung von neurogener Verursachung einer Muskelfunktionsstörung.

Myoglobin ⟨*gr*⟩ *n*: sauerstoffbindendes ↑Hämoprotein in der Muskulatur. M. dient dort zur Sauerstoffspeicherung. Es ähnelt in seiner ↑Primärstruktur dem ↑Hämoglobin, im Unterschied zu diesem besteht M. aber nur aus einer Untereinheit u. zeigt eine hyperbole Sauerstoffbindungskurve.

Myoglobinbestimmung: Myoglobin tritt bei Schädigung aus den Zellen der Skelett- u. Herzmuskulatur aus. Hämprotein, Molmasse ~ 17 800, Transport im Plasma an ein Alpha-2- o. Betaglobulin gebunden, renale Ausscheidung (Filtration u. teilweise tubuläre Rückresorption), Halbwertszeit 5–6 h. Die Bestimmung erfolgt immun. (RIA, Latextest). Ind.: Myokardinfarkt (Myoglobinerhöhung geht dem Aktivitätsanstieg von CK u. ASAT voraus), Skelettmuskelerkrankungen. Hohe diagn. Sensitivität, geringe Spezifität.

Myoglobinurie: Ausscheidung von Myoglobin im Harn. Aus dem Gewebe freigesetztes Myoglobin wird im Plasma nicht an spezif. Proteine fixiert u. wird aufgrund seiner niedrigen Molmasse leicht glomerulär filtriert. Zur M. kommt es bereits bei einer Plasmakonzentration von 30 mg/l. M. ist ein Hinweis auf ausgeprägte Muskelschädigung. M. kann hereditär bedingt sein (Phosphorylasemangel), zur sporad. M. kommt es bei Muskelverletzungen, nach Myokardinfarkt, nach Infektionen, bei Vergiftungen (Alkohol, Rauschgift), bei Hypokaliämie. Differenzierung der M. von Hämoglobinurie u. Porphyrie durch Harnfarbe, Benzidinprobe. Porphobilinogen im Harn, Serumfarbe, Aktivität der LDH u. ASAT im Serum, Muskelschmerz u. periphere Neuropathie mögl. Zur Identifizierung der Hämoproteine im Harn eignet sich die Immunelektrophorese. Die quantitative Bestimmung von Myoglobin erfolgt mittels radialer Immunodiffusion. ↑Günther-Syndrom.

Myograph ⟨*gr*⟩ *m*: Gerät zur graph. Registrierung von Muskelzuckungen ↑Myographie.

Myographie: Aufzeichnung (Registrierung) der Muskelzuckung. Im Exp. wird der isolierte Muskel mit einem Hebel verbunden, dessen Spitze die Zuckungskurve aufzeichnet, die Myogramm genannt wird. Umformung der mechan. Aktion in eine elektr., gut registrierbare Größe mittels Meßwertwandler ist ebenfalls mögl.

Myohämatin ↑Hämatin des ↑Myoglobins.

Myo-Inosit: ein ↑Inositol.

Myokard ⟨*gr*⟩ *n*: Myocardium; Muskelschicht des Herzens, bestehend aus Herzmuskelzellbalken. Abb.

Myokardfibrose: Myofibrosis cordis; Vermehrung des interstitiellen Bindegewebes im Herzmuskel als Folge länger andauernden Sauerstoffmangels durch eingeschränkte Durchblutung o. abgelaufene interstitielle ↑Myokarditis. Fibrot. Veränderungen des Herzens treten je nach Kreislaufkonditionierung an allen Herzen in unterschiedl. Ausmaß u. Beginn auf. Die funktionellen Folgen reichen von geringfügiger lokalisierter Veränderung des kontraktilen Verhaltens bis zu Schwielen u. Aneurysmen der Ventrikelwand. Die innere Herzarbeit u. -Compliance sind erhöht bei gleichzeitiger Abnahme der kontraktilen Muskelfasern.

Myokardinfarkt, perioperativer: Myokardnekrose, verursacht durch zeitweilige totale o. lokale Ischämie des Herzens bei einem kardiochirurg. Eingriff. Tritt als Komplikation vorwiegend bei der ↑Koronarchir-

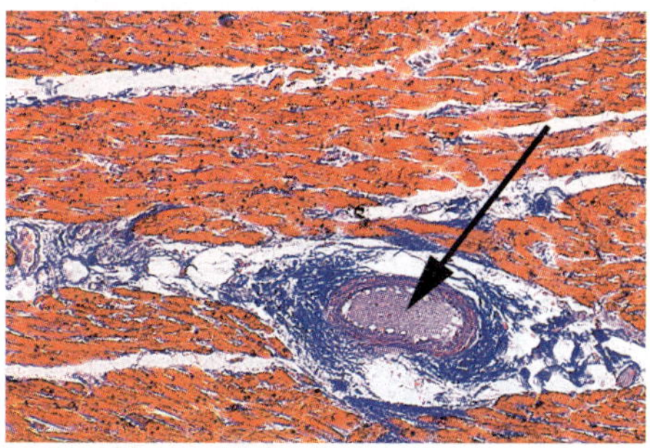

30

Myokard. Histologischer Schnitt durch das Herz, Azanfärbung; Herzmuskelgewebe mit einer Arterie (Ast der Koronararterien, Pfeil)

urgie u. dem Aortenklappenersatz auf. Selten transmural o. ausgedehnt. Durch Verbesserung der ↑Myokardprotektion deutl. Rückgang des p. M. ↑Herzinfarkt.

Myokardiopexie: Aufnähen von Gewebe auf das aufgerauhte bzw. chem gereizte Epikard zur Revaskularisierung des Myokards nach Herzinfarkt.

Myokardischämie ↑Herzinfarkt.

Myokarditis: rheumat. o. bakteriell bzw. viral (z. B. bei Coxsackie-B-Virus-Infektionen u. bei zahlreichen anderen Infektionskrankheiten, wie bei Typhus als ↑Myocarditis typhosa, Diphtherie, Fleckfieber, Toxoplasmose, Mykoplasmeninfektion) o. tox. bedingte Erkrankung des Herzmuskels, oft kombiniert mit ↑Endokarditis, ↑Perikarditis. Klin. Tachykardie, leise Herztöne, systol. Geräusche, Rhythmusstörungen, Herzvergrößerung. Klin. Zeichen können fehlen bzw. übersehen werden (geringe Leistungsschwäche, langsame Rekonvaleszenz nach Infektionskrankheit) o. bis zu schweren Zeichen der ↑Herzinsuffizienz reichen. Spätfolgen sind Rhythmusstörungen u. Herzinsuffizienz. Herzdilatation u. ↑Herzhypertrophie können auftreten.

Myokardprotektion: Myokardschutz; alle Maßnahmen zur Beseitigung o. Verringerung des Mißverhältnisses zwischen Sauerstoffangebot u. Sauerstoffbedarf bzw. Substratangebot u. Energiebedarf im ischäm. Myokard. Hochaktuelles Problem der Kardiochirurgie u. Kardiol. Folgende Varianten sind mögl.: Reduktion des Sauerstoffbedarfs, Verbesserung der koronaren Perfusion, Zufuhr von Substrat für anaerobe Energiegewinnung, Stabilisation autolyt. u. heterolyt. Prozesse, Verbesserung der Diffusion im interstitiellen Raum. Intraoperativ durch Kombination von ↑Kardioplegie u. Hypothermie.

Myokardrevaskularisation: alle operativen Maßnahmen zur Verbesserung der Durchblutung des ischäm. Myokards. **Indirekte M.**: Verfahren, die nicht unmittelbar an der betroffenen Koronararterie angreifen. Vielfältige Methoden zur Induktion epikardialer Brückengefäße (z. B. Perikardiopexie, Omentopexie) sowie zur Verbesserung des Kollateralkreislaufs (Unterbindung der A. mammaria interna, Arterialisierung des venösen Systems) wurden durchgeführt. Die weiteste Verbreitung fand die Mammaria-Implantation in das hypox. Myokard nach Vineberg. Die indirekte M. hat heute weitestgehend ihre Ind. verloren. In letzter Zeit vereinzelt Anwendung der transmyokardialen ↑Laserrevaskularisation. **Direkte M.**: operative Verfahren, die direkt an der betroffenen Koronararterie angreifen. ↑Koronarchirurgie. Als Standardverfahren werden der aortokoronare ↑Bypass u. der mammarokoronare ↑Bypass durchgeführt. In wenigen Fällen erfolgt die Kombination mit der Endarteriektomie. Bei best. morphol. Voraussetzungen wird eine Katheteroperation (perkutane transluminäre Koronarangioplastik, PTKA) durchgeführt. Die ↑Patch-Plastik an den Koronargefäßen besitzt weitgehend histor. Bedeutung.

Myokardschädigung, infektiös toxische ↑Kardiomyopathien.

Myokardszintigraphie ↑Herzszintigraphie.

Myoklonie *⟨gr⟩ f*: blitzartig ablaufende Zuckungen in der Muskulatur, z. B. bei der ↑Myoklonusepilepsie. M. des Musculus tensor tympani u. Musculus stapedius ruft objektiven ↑Tinnitus aurium hervor. Behandlung: Durchtrennung der Muskelsehnen.

Myoklonusepilepsie: Unverricht-Lundborg-Syndrom; rezessiv hereditäre Krankheit, die mit ↑Myoklonien u. großen epilept. Anfällen einhergeht, im späteren Verlauf extrapyramidale Sympt. u. Demenz, genet. bedingte Kohlenhydratstoffwechselstörung, histol. intrazytoplasmat. Lafora-Einschlußkörperchen.

Myokymie: Muskelwogen, grobe wellenförmige Bewegungen an der Muskeloberfläche, meist rhythm. ablaufend, ohne spezif. Krankheitswert.

Myologie: Lehre von den Muskeln, ihrem Bau u. ihrer Funktion.

Myolomere ↑Rückenmarksegmente.

Myom *⟨gr⟩ n*: Myoma; gutartige Geschwulst aus Muskelgewebe, meist in der Gebärmutter, aber auch im Eierstock vorkommend. Man unterscheidet nach Art des Muskelgewebes Rhabdomyom, Leiomyom u. Fibromyom, nach der Myomlage submukös, intramural o. subserös.

Myoma laevicellulare ↑Leiomyom.

Myomalazie *⟨gr⟩ f*: Erweichung (Nekrose) von Herzmuskelgewebe.

Myoma striocellulare ↑Rhabdomyom.

Myomatose *⟨gr⟩ f*: multiple ↑Myome.

Myomatosis cutis miliaris: druckschmerzhafte, hautfarbene bis blaß bläul., ca. linsengroße Knötchen in massiver Aussaat, Vorkommen selten.

myomatosus *⟨gr⟩ Adj*: Myome enthaltend.

Myomektomie *⟨gr⟩ f*: operative Ausschälung von Myomen.

Myomerum *⟨gr + lat⟩ n*: früher Sarkomer; von Z-Streifen bis Z-Streifen reichender, je nach Kontraktionszustand zwischen 1,0–2,5 µm langer Bezirk der ↑Myofibrillen, der zahlreiche Zwischenbänder (M-Streifen, H-Streifen, I-Streifen, A-Streifen, Z-Streifen) besitzt. Ein M. besteht aus myosinhaltigen Myofilamenten des A-Bands u. den aktinhaltigen Filamenten des I-Bands, die in das A-Band hineinreichen. Bei der Kontraktion kommt es nach Vorstellung der Gleittheorie (Huxley) zu einem Ineinandergleiten der Filamente unter Energieverbrauch. Abb. 1 u. 2.

Myometritis: akute u. chron. Entzündung der Gebärmuttermuskulatur, meist im Gefolge von ↑Endometritis, bes. nach Geburten u. Fehlgeburten.

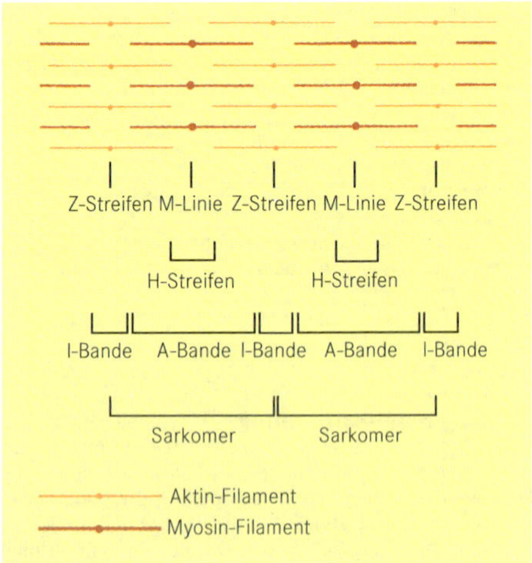

Myomerum (Abb. 1). Sarkomer, schematisch

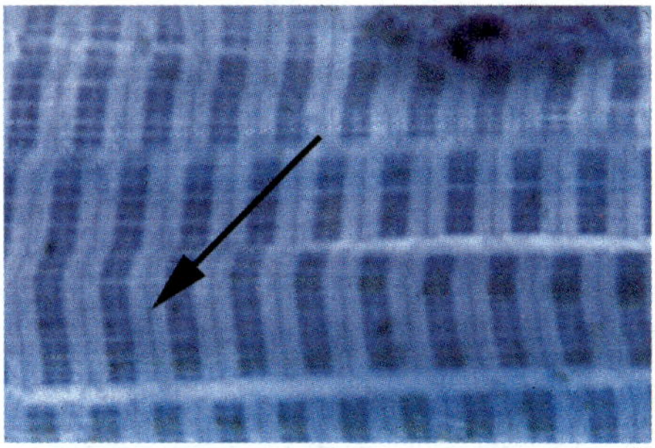

30

Myomerum (Abb. 2). Histologischer Schnitt durch Skelettmuskelgewebe, Eisenhämatoxylinfärbung; dunkler A-Streifen mit hellem H-Streifen; heller I-Streifen mit dunklem Z-Streifen (Pfeil)

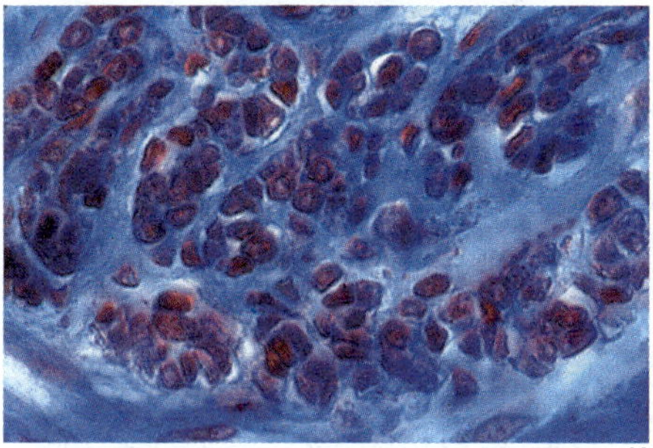

30

Myometrium (Abb. 1). Histologischer Schnitt durch den Uterus (nichtgravide), Azanfärbung; quer geschnittene glatte Muskelzellen

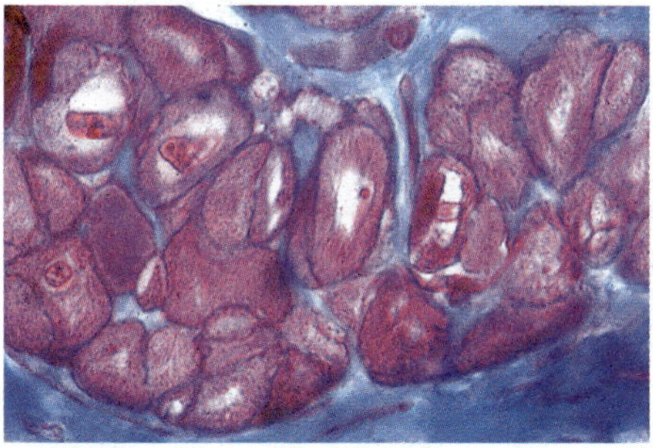

30

Myometrium (Abb. 2). Histologischer Schnitt durch den Uterus (gravide), Azanfärbung; bei gleichem Abbildungsmaßstab wird die Hypertrophie der glatten Muskelzellen deutlich.

Myometrium: Muskelschicht (↑Tunica muscularis) des ↑Uterus, aus glatten Muskelzellen. Abb. 1 u. 2.

Myomheber: korkenzieherartiges Instrument, das in ein Uterusmyom zur besseren Enukleation gebohrt wird.

myomotorisch ⟨*gr* + *lat*⟩ *Adj*: auf Muskelbewegung bezogen.

Myoparalyse ⟨*gr*⟩ *f*: myogene Muskellähmung.

Myopathia distalis tarda hereditaria: Welander-Krankheit; der progressiven Muskeldystrophie nahestehende, relativ gutartig verlaufende Myopathie mit bevorzugtem Befall der Unterarme, Unterschenkel, Hände u. Füße, autosomal dominanter Erbgang.

Myopathie ⟨*gr*⟩ *f*: Myopathia; alle Muskeleigenerkrankungen zur Abgrenzung von den neurogenen Schädigungen der Muskulatur.

Myopathie, endokrine: hyperthyreot. Myopathie, Kontraktionsschwäche der Muskulatur durch katabole Energiereaktionen, bes. bei ↑Hyperthyreose mit Myasthenie u. bei prim. ↑Nebennierenrindeninsuffizienz, mit schneller Ermüdbarkeit u. Muskelschmerzen, v. a. im Schulter- u. Beckengürtel. Bei Fortschreiten der Erkrankung kann es zu Muskelatrophie kommen, die Extensoren sind dann stärker betroffen als die Flexoren. Für nervale Komponenten sprechen die gelegentl. mit der M. kombinierten period. paroxysmalen Lähmungen. Die Myopathie kann Vorzeichen einer hyperthyreoten Krise sein.

Myopie ⟨*gr*⟩ *f*: Kurzsichtigkeit. Parallel ins Auge einfallende Lichtstrahlen werden vor der Netzhaut vereinigt. Der Fernpunkt liegt im Endlichen, z. B. bei einer M. von –2,0 dptr in 50 cm Entfernung, bei einer M. von –5,0 dptr in 20 cm Entfernung. Alle jenseits des Fernpunkts gelegenen Gegenstände erscheinen unscharf. Hauptursache: erhebl. Langbau des Auges, Achsenmyopie, seltener durch zu starke ↑Refraktion der lichtbrechenden ↑Medien des Auges (Brechungsmyopie, z. B. passagere M. bei jugendl. Diabetes mellitus durch vorübergehende Erhöhung der Linsenbrechkraft). Korrektion der M. durch Minusgläser (Konkavgläser, Augen erscheinen dahinter kleiner) o. bei hohen Graden ohne Bildverkleinerung durch ↑Kontaktlinsen. Schulmyopie: in der Kindheit (im Schulalter) sich manifestierende M., die nicht durch Schularbeit verursacht ist u. häufig in progressive M. übergeht, pathol. M. Progressive M.: fortschreitende M., kann noch lange nach Wachstumsabschluß pathol. hohe Grade erreichen, ist meist autosomal rezessiv vererbt mit myop. Fundusveränderungen (myop. Konus: schräger Sehnerveneintritt, nasale Supertraktion der Retina; Förster-Fuchs-Fleck: Makulablutung u. Zustände nach Makulablutungen; Staphyloma posticum, Aderhautatrophie), außerdem Lacksprüngen u. Blitzfiguren durch Defekte in der ↑Bruch-Membran; Netzhautdegenerationen, die das Pigmentepithel u. die Photorezeptoren betreffen; Aderhautthrombosen, -blutungen u. -infarkte. Prädisponiert zur ↑Ablatio retinae (durch Glaskörpersyneresis u. periphere Netzhautdegeneration) u. zur Kernkatarakt, letztere kann später noch zu weiterer Brechungsmyopisierung führen. Häufig mit ↑Anisometropie (um 3 dptr) verbunden. Wird bei bes. ausgeprägten Fundusveränderungen als maligne M. bezeichnet, im Ggs. zur benignen M. (stationäre M.), die nach Abschluß des Körperwachstums nicht mehr weiter fortschreitet u. gewöhnl. autosomal dominant vererbt unter 6–8 dptr liegt. Ein ↑Conus myopicus kann dabei auch vorkommen.

Myopie, kongenitale: angeborene o. frühkindl. Form der Kurzsichtigkeit. Beginn meist im Vorschulalter, oft schnelle Progredienz. Kombination mit anderen Fehlbildungen weist sie als dysontogenet. Störungen aus. Es kann sich um eine Brechungsmyopie handeln (verstärkte, Hornhautkrümmung bei ↑Keratokonus, ↑Ectopia lentis congenita, ↑Lentikonus) o. um die angeborene Verlänge-

M

rung der Augenachse (Achsenmyopie). Schwere Verlaufsform: maligne progressive Myopie (fam. Häufung, rezessiver Erbmodus, chorioretinale Degeneration, Makulablutungen, Ablatio retinae).

Myoplegia periodica ⟨*gr*⟩ *f*: nach Masern u. Scharlach auftretende Gliederlähmungen, die sich period. wiederholen u. stundenlang anhalten können.

Myorelaxanzien ↑Muskelrelaxanzien.

Myorhythmie: in gleichbleibenden Intervallen auftretende Zuckungen in einem Muskelgebiet; z. B. Nystagmus veli palatini, rhythm. Zusammenziehungen des Gaumensegels bei Herderkrankungen in der Brückenhaube.

Myosarkom: von Muskelgewebe ausgehendes Sarkom.

Myosatellitocytus ↑Satellitenzellen.

Myose ↑Tendomyosen.

Myosiderin ⟨*gr*⟩ *n*: nach Zerfall des ↑Myoglobins freiwerdendes Eisen, das als ↑Pigment abgelagert wird. M. ist dem ↑Hämosiderin verwandt.

Myosiderose: Ablagerung von ↑Myosiderin bes. im retikulohistiozytären System (z. B. bei progredienter Muskeldystrophie).

Myosin ⟨*gr*⟩ *n*: stabförmiges Muskelprotein, das die dicken Filamente des ↑Myomerums bildet u. an einem Ende zwei sog. Köpfe trägt. Die Köpfe bilden Querbrücken, die sich mit ↑Aktin verbinden können u. bei der ↑Muskelkontraktion dem ↑Querbrückenzyklus unterliegen. Das M. besitzt eine ATPase-Wirkung (Myosin-ATPase), die an den Köpfen lokalisiert ist u. durch ATP-Spaltung die Energie für die Muskelkontraktion bereitstellt.

Myosinfilament: 10 nm dickes Filament im A-Streifen; ↑Myofilament, ↑Myofibrille.

Myosinleichtketten: Strukturproteine des Herzens mit herzspezif. Aminosäuresequenz, die nach Verlust der Membranintegrität freigesetzt u. im Blutserum mittels ↑Enzymimmunoassay nachgewiesen werden. Der Nachweis zirkulierender kardialer M. dient der Infarktdifferentialdiagnostik.

Myositis ⟨*gr*⟩ *f*: entzündl. Erkrankung des Muskels. Sympt. einer Dermato- bzw. ↑Polymyositis, eines systemischen ↑Lupus erythematodes u. a. entzündl.-rheumat. Erkrankungen o. einer ↑Sarkoidose sowie eigenständige, mikrobiell verursachte M.: Bakteriell, insbes. Staphylokokken u. a. pyogene Bakterien, sept. M., viral (u. a. Myositis epidemica Bornholm), parasitär (Trichinen). Sehr selten M. ossificans progressiva: ↑Münchmeyer-Krankheit. Zunächst in Schüben auftretende Weichteilschwellungen, gefolgt von Ossifikationen (Verknöcherungen), evtl. mit Bewegungsbehinderung. Erscheinungsbild variabel, z. T. wie bei ↑Dystrophia musculorum progressiva Muskelschwäche, in einem Teil der Fälle Muskelschmerz u. Druckschmerzhaftigkeit. Diagn. Nachweis entzündl. Infiltrate in der Muskulatur mittels Muskelbiopsie. M. epidemica: ↑Pleurodynia epidemica. Traumat. M. ossificans: örtl. begrenzte Knochenneubildung im Muskelgewebe durch ↑Metaplasie, ausgelöst durch Gewebetrümmer u. Hämatome infolge Weichteilkontusionen, Frakturen u. Luxationen. Bevorzugtes Auftreten im M. quadriceps femoris.

Myostatik ⟨*gr*⟩ *f*: unwillkürl., extrapyramidal gesteuertes Zusammenspiel der Körpermuskulatur zur Gewährleistung der Körperhaltung sowie der Bereitschaft für willkürl. veranlaßte Bewegungen.

Myotome ⟨*gr*⟩ *n Pl*: Muskelplatten; Anlage der metamer gegliederten, quergestreiften Rumpfmuskulatur. Sie bilden sich aus den dorsal-lateralen Abschnitten der ↑Somiten.

Myotomie ⟨*gr*⟩ *f*: Durchtrennung von (glatten) Muskeln, z. B. im Bereich der Kardia, des Pylorus, des Dickdarms, bei funktionellen Störungen.

Myotonia congenita: genet. bedingte Erkrankung mit myoton. Starre der Skelettmuskulatur. Oft nur im Bereich der Beine lokalisiert. Die 1. Kontraktion erfolgt normal, dann zunehmende Starre, bei Wiederholung allmähl. Lösung der Verkrampfung (Dauer abhängig von Kontraktionsstärke). Auffällig beim Gehen (Steifheit der Schritte), Faustschluß (Händedruck), Kauen. Von J. Thomsen (1876) als „tonische Krämpfe“ beschrieben. Namensgebung von A. Strümpell (1881). Die angeborene Form (Thomsen-Krankheit) ist autosomal dominant, eine (seltenere) rezessive Form wird im Schulalter manifest.

Myotonie ⟨*gr*⟩ *f*: Myotonia; Syndrom, das aus einer abnormen Nachdauer einer ausgelösten Muskelkontraktion besteht (initiale Erschwerung von Bewegungsabläufen, Wulstbildung bei Beklopfen der Muskulatur). Das Phänomen verliert sich bei anhaltender motor. Aktivität bzw. bei Wiederholung der Aktionen.

Myotonograph ⟨*gr*⟩ *m*: Gerät zur mechan. Aufzeichnung der Tonusänderungen von Muskeln bei isometr. Kontraktionen. Ein Stift, Zapfen o. ä. wird federnd auf den Muskel gedrückt (Bauchwand, Extremitäten, Uterus). Die bei Tonusänderungen resultierenden Bewegungen des Stifts werden über ein Hebelsystem auf einen Schreiber übertragen, Anwendungen bei muskelphysiolog. Untersuchungen, Analyse der Wehentätigkeit, Sportmedizin, pharmak. Untersuchungen, Durchblutungsstörungen, Verletzungen, neuromuskulären Störungen.

Myricylalkohol: kommt mit Palmitinsäure u. a. Fettsäuren verestert in ↑Bienenwachs vor.

Myringitis ⟨*lat*⟩ *f*: Entzündung des Trommelfells, meist sek. nach einer Otitis media o. externa.

Myrinx ⟨*gr*⟩ *f*: Trommelfell.

Myristica fragans: Muskatnußbaum.

Myristicin: im ätherischen ↑Öl der Muskatsamen (Muskatnüsse) enthalten. Chem. Phenylpropanderivat, bedingt tox. Eigenschaften der Droge, tox. Dosen mit psychomimet. Wirkung verbunden. Früher mißbräuchl. als ↑Abortivum.

Myristinsäure: in tier. u. pflanzl. Fetten (Kokos-, Milch-, Erdnuß-, Lein-, Raps- u. Fischöl) weitverbreitete gesättigte Fettsäure (14 C-Atome).

Myrosinase: pflanzl. Enzym mit gleichzeitiger Wirkung als Sulfatase u. Thioglukosidase. M. wird bei Zerkleinerung von Pflanzen, die ↑Glukosinolate enthalten, wirksam u. ist für die Entstehung einiger tox. Spaltprodukte verantwortl. M. wird bei Erhitzen (Kochen) inaktiviert u. an der Bildung derartiger Stoffe gehindert.

Myroxylon balsamum varietas pereirae: Perubalsambaum; heim. an der pazif. Küste Zentralamerikas. Perubalsam (Balsamum peruvianum) ist der durch Anzapfen der Stämme enthaltene Balsam. Hauptbestandteil ist Cinnamein (Gemisch aus Benzoesäure- u. Zimtsäurebenzylester). Balsamum peruvianum arteficiale enthält überwiegend den Hauptbestandteil des natürl. Perubalsams, das Benzylbenzoat (80–85 %). Droge besitzt antisept., antiphlogist. u. granulationsfördernde Eigenschaften. Meist in Salbenform in der Dermat.

Myrrhe: Myrrha; Gummiharz aus versch. Commiphora-Arten. Enthält ätherische ↑Öle (~ 10 %), Harze (25–40 %) u. Schleimstoffe (50–60 %). Anwendung der

Tinktur als Adstringens u. Antiseptikum bei Entzündungen der Mundschleimhaut.

Mytilismus ⟨*lat*⟩ *m*: durch Mies- o. Pfahlmuscheln (Mytulis edulis) o. Austern (Ostrea edulis) hervorgerufene Vergiftung. Allerg. mit harmlosen Hautveränderungen; vorwiegend durch Fäulnisprodukte nicht frischer Muscheln bedingte Gastrointestinalerscheinungen; Begleittoxine: mytilotoxinbedingte, neurotox. Erscheinungen mit Paresen, Halsenge, Kribbelgefühl, Sprachstörungen, Ataxie, Mydriasis, Hypothermie, z.T. innerhalb von 3 h tödl.

Mytilotoxin: Begleittoxin der Miesmuschel. Wirkung curareähnl.

Myxadenom ⟨*gr*⟩ *n*: Adenom mit schleimiger Umwandlung seiner Grundsubstanz.

Myxochondrom ⟨*gr*⟩ *n*: Mischgewächs, aus Schleim u. Knorpelgewebe bestehend.

Myxochondrosarkom: von knorpelig vorgebildeten Skeletteilen sich herleitendes bösartiges mesenchymales Gewächs mit unterschiedl. ausgeprägter Verschleimung.

Myxödem ⟨*gr*⟩ *n*: Hypothyreose, bei der das Sympt. der endokrinen ↑Dermopathie mit myxödematösen Hautveränderungen im Vordergrund steht. Durch Ablagerung von Mukopolysacchariden (Glykosaminoglykane) kommt es zu Schwellung der Augenlider u. teigigen Veränderungen der gesamten Haut, die meist symmetr. auftreten u. bes. in den Unterschenkeln manifest werden, aber auch in der Muskulatur mögl. sind. Abb.

Myxödemkoma ↑Koma, hypothyreotes.

Myxodermien *Pl*: teigig geschwollene Haut.

Myxofibrom: gutartiges Mischgewächs aus Schleim- u. kollagenem Bindegewebe.

Myxolipom: Mischgewächs aus Schleim- u. Fettgewebe.

Myxom ⟨*gr*⟩ *n*: Myxoma; gutartige Bindegewebegeschwulst mit hohem Schleimanteil.

myxomatös ⟨*gr*⟩ *Adj*: schleimbildend, schleimig.

Myxosarkom: Sammelbegriff für bösartige Weichteilgewächse mit erhebl. Schleimproduktion. Histogenet. handelt es sich vorrangig um myxoide Liposarkome, myxoide Chondrosarkome bzw. myxoide, maligne, fibröse Histiozytome.

Myxoviren ⟨*gr*⟩: Viren mit großer Affinität zu Schleimhäuten. ↑Orthomyxoviridae u. ↑Paramyxoviridae.

Myzel ⟨*gr*⟩ *n*: fädiges Hyphengeflecht (↑Hyphen) der Pilze, das reich verzweigt die Nährsubstrate wie Erdboden, pflanzl. u. tier. Gewebe durchwächst.

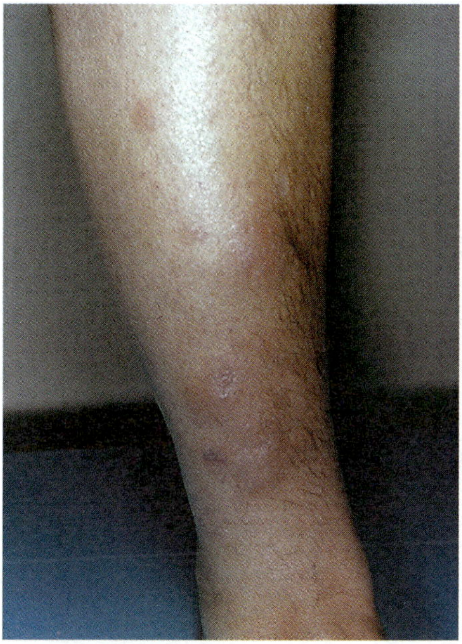

35

Myxödem. Hautveränderungen an den Unterschenkeln (prätibiales Myxödem)

M

Myzeten ⟨*gr*⟩ *m Pl*: Pilze.

Myzetismus: Pilzvergiftung. ↑Mykotoxikosen.

Myzetom: Mycetoma; Zellgruppen o. Organe bei Tieren, in denen symbiont. Pilze wachsen. Viele Insekten, z.B. Läuse, besitzen M., in denen obligator. endosymbiont. Mikroorganismen leben. ↑Maduramykose.

M-Zellen: Microfold cells; FAE-Zellen (follicle-associated epithelial cells); Epithelzellen im Ileum über den Peyer-Plaques, die in tiefen Invaginationen intraepitheliale Lymphozyten enthalten. Funktion: Transport von Antigen zu den Lymphozyten.

MZK: *Abk* für ↑Konzentration, maximal zulässige.

N

n: 1. *Abk* für Nano-. ↑Einheitensystem, internationales. 2. Kurzzeichen für Neutron.

N: 1. ***Chem.:*** Symbol für Stickstoff. 2. ***Physik:*** *Abk* für Newton.

N.: *Abk* für Nervus; ↑Nerven.

Na: chem. Symbol für Natrium.

Nabel: Umbilicus, Omphalos; entwicklungsbedingte Narbe auf der Mitte des Bauchs als Rest des Nabelschnuransatzes.

Nabelanomalien: Varianten des ↑Nabels wie ↑Amnionnabel, ↑Hautnabel, ↑Nabelpolyp.

Nabelarterienkatheter ↑Nabelgefäßkatheter.

Nabelblutung: Blutungen aus dem Nabelschnurrest o. der Nabelwunde bei Neugeborenen. Unterschiedl. Ursachen wie unzureichendes Abbinden des Nabelschnurrests, Verletzungen, Morbus haemorrhagicus neonatorum u. lokale Infektionen.

Nabelbruch: Hernia umbilicalis, Umbilikalhernie; Bauchwandhernie im Bereich des Nabelrings (↑Anulus umbilicalis). Angeboren als Hernia funiculi umbilicalis (Nabelschnurbruch) o. erworben. Operative Versorgung mit Bauchdeckendopplung (↑Mayo-Operation).

Nabeldiphtherie: Wunddiphtherie des Nabels durch ↑Corynebacterium diphtheriae (Schmierinfektion), die N. ist durch schmierige gelbbraune Beläge u. rundl. Geschwüre charakterisiert, tritt bei moderner Neugeborenenpflege nicht auf. ↑Nabelinfektion, ↑Diphtherie.

Nabelerysipel: von der Nabelwunde ausgehende Infektion des Neugeborenen mit Streptokokken Gruppe A. Klin. schnell fortschreitende, scharf abgegrenzte Rötung u. Schwellung der Haut mit hohem Fieber. Gefahr der ↑Nabelsepsis u. Toxikose.

Nabelfistel, kongenitale: offener Fistelgang zwischen Nabel u. Ileum (Stuhlfistel) bzw. Harnblase (Urinfistel). Entsteht durch Rückbildungsstörungen des embryonalen Dottergangs (↑Ductus omphaloentericus persistens) bzw. der embryonalen Allantois (↑Urachuspersistenz).

Nabelgangrän ↑Nabelinfektion.

Nabelgefäßkatheter: Bei Neugeborenen können zentrale Katheter über die Nabelgefäße eingeführt werden, wenn ein kontinuierl. Zugang zum Blutkreislauf erforderl. ist. Häufige Ind. sind die kontinuierl. Überwachung (bes. arterieller Blutdruck u. Sauerstoffpartialdruck, zentraler Venendruck), Blutaustauschtransfusionen u. die Dauerinfusion von Medikamenten. Nabelarterienkatheter sollen, ausgehend von einer der zwei Nabelarterien, in eine Position oberhalb der Aortenbifurkation gebracht werden. Nabelvenenkatheter werden von der Nabelvene aus über den Ductus venosus Arantii bis in die V. cava inferior vorgeschoben.

Nabelgranulom: flach aufsitzende o. gestielte Wucherung aus ↑Granulationsgewebe im Bereich der abgefallenen ↑Nabelschnur.

Nabelhernie ↑Nabelbruch.

Nabelinfektion: lokale o. allg., den Nabel betreffende o. vom Nabel ausgehende Infektion. Der Nabel der Neugeborenen kann als physiol. Wunde angesehen werden u. bes. bei unsauberem Vorgehen Eintrittspforte für Erreger sein. Nach dem Ausmaß der lokalen Infektion, meist mit banalen Eitererregern, spricht man bei lokalisierter N. von Nabelentzündung, bei stärkerer Sekretion von Nabelblennorrhö, bei Übergreifen der N. auf die Umgebung von Omphalitis, bei Einbeziehen der Bauchwand, häufig bei Streptokokkeninfektionen, von Omphalo- o. Nabelphlegmone, bei Infektion mit Fäulniskeimen von Nabelgangrän, beim Übergreifen auf die Nabelgefäße von Arteriitis bzw. Periarteriitis umbilicalis. Die häufigste vom Nabel ausgehende Allgemeininfektion ist die Nabelsepsis. Nabeltetanus u. Nabeldiphtherie kommen bei moderner Neugeborenenpflege prakt. nicht mehr vor.

Nabel, nässender: feuchter Nabelgrund, evtl. mit ↑Mazeration bei ↑Nabelgranulom; DD auf der Grundlage einer nabelnahen o. generellen Persistenz einer Darm-Nabel-Fistel (↑Ductus omphaloentericus persistens) o. einer ↑Urachusfistel.

Nabelphlegmone ↑Nabelinfektion.

Nabelpolyp: Nabelanomalie, bei der strangartige Reste des ↑Urachus bzw. des ↑Ductus omphaloentericus persistens am Nabelgrund verbleiben o. (seltener) zu Fistelbildung Anlaß geben.

Nabelring ↑Anulus umbilicalis.

Nabelschleife: Verlängerung des embryonalen Mitteldarms. Sie entsteht in der 5. Woche, von ihrem Scheitel entspringt der Ductus omphaloentericus, ihre Achse wird von der A. mesenterica superior gebildet.

Nabelschnur: Verbindung zwischen Plazenta u. Fetus bzw. Neugeborenem vor dem Abnabeln; zum Zeitpunkt der Geburt ein 45–60 cm langer, etwa 1,5 cm Durchmesser betragender Schlauch aus gallertigem Gewebe, sog. Wharton-Sulze, in dem zwei Nabelarterien (Aa. umbilicalis) u. eine Nabelvene (V. umbilicalis) liegen, der außen mit Amnion überzogen ist. ↑Blutkreislauf, fetaler.

Nabelschnurarterienagenesie ↑Umbilikalarterienagenesie.

Nabelschnurbruch ↑Omphalozele.

Nabelschnurgeräusch: den fetalen Herztönen synchrones Zischgeräusch, welches mitunter bei Nabelschnurkompressionen (Knoten, Umschlingung) gehört wird.

Nabelschnurinsertionsvariationen: Die Nabelschnur kann auf der Chorionplatte im Zentrum inserieren (Insertio centralis, seltener), exzentr. (Insertio lateralis, meist) o. ganz am Rand (Insertio marginalis). Im Ggs. dazu ist eine Insertio velamentosa (↑Insertion) regelwidrig.

Nabelschnurknoten: echte Knoten der Nabelschnur bei Durchschlüpfen des Fetus durch eine Nabelschnurschlinge. Falsche N. entsprechen Gefäßknäueln o. Verdickungen der Sulze.

Nabelschnur-pH-Wert: pH-Wert im Nabelschnurblut unmittelbar nach der Geburt, neben dem ↑Apgar-Score eine wichtige Kenngröße für den Zustand des Neugeborenen. Nach intrauterinen Hypoxiephasen ist der N. i. d. R. erniedrigt, definitionsgemäß liegt bei einem Nabelschnurblut-pH $<7{,}10$ eine perinatale Azidose vor.

Nabelschnurumschlingung: häufiges, meist ungefährl. Vorkommnis. Umschlungen sein kann jedes Teil des Kindes, häufig der Hals. Gefahr für das Kind beim Zuziehen der Schlinge bei kurzer Schnur in der Austreibungsperiode.

Nabelschnurvorfall: Herausgleiten der Nabelschnur aus dem Muttermund beim ↑Blasensprung o. später während des Geburtsvorgangs vor das nachfolgende Kind. Wird vom nachfolgenden Kind gegen den Beckenrand gequetscht.

Nabelschnurvorliegen: Nabelschnur liegt bei noch nicht gesprungener Fruchtblase vor o. neben dem vorangehenden Teil, führt meist beim Blasensprung zum ↑Nabelschnurvorfall.

Nabelschnurzeichen: Lösungszeichen der Plazenta an der Nabelschnur. 1. Ahlfeld-Zeichen: Vorrücken eines unmittelbar in Höhe der Labien an der Nabelschnur befestigten Bändchens; 2. Küstner-Zeichen: tiefes Eindrücken über der Symphyse läßt die Nabelschnur sich nicht mehr zurückziehen; 3. Straßmann-Zeichen: Klopfen am Fundus ist an der Nabelschnur nicht mehr in Form einer Fluktuationswelle tastbar; 4. Klein-Zeichen: beim Pressen rückt die Nabelschnur etwas aus der Vagina heraus u. zieht sich nicht mehr zurück.

Nabelsepsis: Endstadium einer infektiös-eitrigen Entzündung der Nabelwunde (Omphalitis), die durch Übergreifen einer Nabelphlegmone entweder auf das Peritoneum zur diffusen Peritonitis o. via Thrombophlebitis der Nabelvene zu Leberabszessen bzw. unter Umgehung des Leberfilters in den Organen des großen Kreislaufs als ↑Sepsis o. als ↑Pyämie verläuft.

Nabeltetanus: vom Nabel ausgehende Infektion mit Clostridium tetani, ↑Nabelinfektion, ↑Tetanus.

Nabelvenenkatheter ↑Nabelgefäßkatheter.

Naboth, Martin (1675–1712), dt. Arzt, Leipzig. Nach ihm benannt: Ovula Nabothi, Zysten der Gebärmutterhalsdrüsen (↑Glandulae cervicales uteri). N. hielt sie für Eier des Menschen.

Nachbestrahlung: Anwendung der Strahlentherapie nach vorausgegangener anderer Primärtherapie, z. B. chir. Tumortherapie.

Nachbild: anhaltender opt. Sinneseindruck bei Lidschluß, Dunkelheit o. Verschwinden des Objekts. ↑Sukzessivkontrast. **Pos. N.**: monochromat. Nachbild; erscheint in gleicher Farbe durch kurzzeitiges Anhalten der Lichtempfindung nach Beendigung des Reizes. **Neg. N.**: komplementäres Nachbild; erscheint in Gegenfarbe, entsteht nach starker Reizung durch Ermüdung des gereizten Areals. N. von krankhafter Dauer: bei Uveitis syphilitica u. Papillenerkrankungen, kann fälschl. als Halluzination gedeutet werden. **Tertiäres N.**: das 3. pos. Nachbild (in der Farbe des 1.) das dem 2., neg. nach einem Dunkelintervall folgt (Hess-Nachbild).

Nachblutung: nach Abschluß einer Operation auftretende Blutung, häufig durch ungenügende intraoperative ↑Blutstillung, bei allg. Gerinnungsstörungen, bei lokalen o. allg. sept. Prozessen.

Nachgeburt ↑Plazenta.

Nachgeburtsblutung: Blutung in der ↑Nachgeburtsperiode. Normalerweise 250–500 ml. ↑Nachblutung.

Nachgeburtsperiode: Zeit nach der Geburt des Kindes bis 2 h nach Ausstoßung der Plazenta.

Nachhirn ↑Myelenzephalon.

Nachladetechnik: Afterloading-Technik; Verfahren der interstitiellen u. intrakavitären Strahlentherapie mit umschlossenen radioaktiven Strahlenquellen. Dabei werden aus Strahlenschutzgründen zunächst Kanülen o. Kunststoffschläuche (Nylon) in den Tumor o. eine Körperhöhle eingeführt, u. danach wird eine Strahlenquelle hoher Dosisleistung (bis 400 rd/min bei Ir, bei Ra nur etwa 2 rd/min erreichbar, z. B. Co 60, Cs 137, Ir 192) nachgeladen. Zur Erzielung geeigneter Dosisverteilungen kann die Quelle im Applikator period. bewegt werden. Die Afterloading-Geräte sind teils direkt handbetrieben, teils ferngesteuert.

Nachlast des Herzens ↑Afterload.

Nachniere ↑Metanephros.

Nachnystagmus: bei plötzl. Anhalt einer Drehbewegung auftretender ↑Nystagmus in entgegengesetzter Richtung als der zu Beginn der Drehung hervorgerufene Nystagmus. ↑Drehschwindel.

Nachpotential, depolarisierendes: bei Rückkehr des Potentials von seiner Spitze (↑Aktionspotential) auf den Ruhepotentialwert (↑Repolarisation) eintretende Verzögerung, so daß vorübergehend die Potentialverlaufskurve im Depolarisationsbereich der Membran verbleibt. Bei Muskelzellen ausgeprägt. Das d. N. wird auch als Nachhypopolarisation bezeichnet.

Nachpotential, hyperpolarisierendes: bei Rückkehr des Potentials von seiner Spitze (↑Aktionspotential) auf den Wert des Ruhepotentials der Membran vorübergehend eintretende Überschreitung des Ruhepotentials in Richtung auf größere Negativierung, oft gefolgt von einem depolarisierenden Nachpotential mit erhöhter Membranerregbarkeit (supernormale Phase). Bei vielen Nervenzellarten ausgeprägt. Während des h. N. ist die Erregbarkeit der Membran vermindert (subnormale Phase).

Nachreplikationsreparatur: Postreplikative Entfernung während der DNA-Synthese falsch eingebauter Desoxyribonukleotide u. Einbau des richtigen Nukleotids (↑Exzisionsreparatur; ↑Reparaturenzyme).

Nachresorption: nach einem Bad erfolgte Resorption von Badeinhaltsstoffen aus den während des Bades durch ↑Deposition in die Haut gelangten o. auf der Haut abgelagerten Substanzmengen.

Nachricht: Information, die zwischen einer Quelle u. einem Empfänger ausgetauscht wird u. zur gegenseitigen Verständigung dieser Instanzen dient. Voraussetzung ist eine Abstimmung über die Bedeutung der benutzten Zeichen (↑Codierung). Der Nachrichtenaustausch zwischen Lebewesen ist u. a. an die Kommunikation über die Sinnesorgane gebunden. ↑Signal.

Nachstar: Cataracta secundaria; entwickelt sich aus zurückgebliebenen Linsenzellen, die Elschnig-Perlen bilden, nach extrakapsulärer Kataraktextraktion. Wird operativ zerteilt (diszidiert) zur Bildung einer zentralen Lücke, heute mit YAG-Laser.

nachstationär: medizinische ↑Behandlung nach dem Krankenhausaufenthalt.

Nachtangst ↑Pavor nocturnus.

Nachtblindheit ↑Hemeralopie, erworbene.

Nachtkerze ↑Oenothera biennis.

Nachtklinik: Form der halbstationären ↑Betreuung mit Versorgungseinrichtung, die i. d. R. an eine Klinik angegliedert ist u. der Verkürzung o. Vermeidung eines stationären Aufenthalts dient. Die Pat. halten sich nur nachts in der N. auf u. sind tagsüber u. am Wochenende zuhause. Die N. erlaubt die Aufrechterhaltung eines normalen Tagesablaufs für die Pat.

Nachtlarvenfilarien: Microfilaria nocturna; Larven von ↑Wuchereria bancrofti, die nachts in das periphere Blut gelangen, von nachtaktiven, blutsaugenden Mücken aufgenommen u. so übertragen werden.

Nachtmyopie: Myopisierung des Auges bei Übergang zur Dunkelheit, beträgt 1/2–2 dpt, vermutl. durch Fixationsmangel u. fast völlige Entspannung des Ziliarkörpers (Akkommodationsruhelage).

Nachtschweiß: für floride Tuberkulose typ. Sympt., kommt aber auch bei anderen konsumierenden Krankheiten vor.

Nachtsichtigkeit ↑Nyktalopie.

Nachtwandeln: Schlafwandeln, Somnambulismus; einem Dämmerzustand ähnl. partieller Schlaf nach unvollkommenem Erwachen, geht wieder in Schlaf über. Für die während dieses Zustands unternommenen Bewegungen, Handlungen (z.T. komplizierte Handlungsabläufe) besteht Amnesie. Labilität, Irritierbarkeit (z.B. durch vegetative Afferenzen) bzw. Schädigung (z. B. nach Enzephalitis, bei Epilepsie) des Schlaf-Wach-Systems (kortikoretikuläre Strukturen) werden pathogenet. diskutiert.

Nachwehen: Wochenbettwehen, 2–3 Tage nach der Entbindung fortdauernde, schmerzhafte Kontraktionen der Gebärmutter; verstärkt beim Stillakt.

Nackenbeuge: Krümmung des Neuralrohrs zwischen Rautenhirn u. Rückenmark als Folge starken Wachstums der Hirnanlage.

Nackenbeugezeichen ↑Lhermitte-Zeichen.

Nackenreflexe ↑Reflexe, angeborene.

Nackensteifigkeit ↑Opisthotonus.

Nacktkernigkeit: Auftreten nackter Kerne in Zellausstrichen als Zeichen der ↑Degeneration mit ↑Plasmolyse an normalen u. malignen Zellen (z. B. an Intermediärzellen u. bei Zellen anaplast. Tumoren).

NAD⁺: *Abk* für ↑Nikotinsäureamid-adenin-dinukleotid.

Nadelbiopsie: Entnahme eines Gewebezylinders durch einfache Probepunktion o. Probebohrung mit rotierender Hohlnadel mit anschließender Aspiration. ↑Tumorpunktion.

NADH: *Abk* für reduziertes ↑Nikotinsäureamid-adenin-dinukleotid.

NADH-Ubichinon-Reduktase: isolierbarer Komplex der ↑Atmungskette, der aus einem NADH-Dehydrogenaseflavoprotein, Ubichinon, Lipiden u. Nichthämeisenproteinen besteht u. die Übertragung des Wasserstoffs von NADH auf Ubichinon katalysiert.

NADH-Zytochrom-b_5-Reduktase: in den Mikrosomen der Leber lokalisiertes Flavinenzym, das Wasserstoff von NADH auf Zytochrom b_5 überträgt.

NADH-Zytochrom-c-Reduktase: isolierbarer Komplex der ↑Atmungskette, der aus zwei Untereinheiten, der ↑NADH-Ubichinon-Reduktase u. der ↑Dihydroubichinon-Zytochrom-c-Reduktase, besteht.

NADP⁺: *Abk* für ↑Nikotinsäureamid-adenin-dinukleotidphosphat.

NADPH: *Abk* für reduziertes ↑Nikotinsäureamid-adenin-dinukleotidphosphat.

Naegele, Franz Karl (1777–1851), Gyn., Heidelberg.

Naegele-Becken (nach Franz K. N.): schrägverengtes Becken bei Fehlen bzw. Unterentwicklung eines Kreuzbeinflügels.

Naegele-Obliquität (nach Franz K. N.) ↑Asynklitismus.

Naegele-Regel (nach Franz K. N.) ↑Schwangerschaftsdauer.

Naegele-Zange (nach Franz K. N.): geburtshilfl. Zange. Die den Kopf des Kindes fassenden gefensterten Zangenlöffel haben eine zweifache Krümmung.

Naegeli, Oskar (1885–1959), Schweizer Dermat., Bern.

Naegeli, Otto (1871–1938), dt.-schweizer. Int. u. Hämat., Zürich.

Naegeli-Syndrom: **1.** (nach Oskar N.) genet. bedingte ektodermale Systemerkrankung, Sonderform der ↑Incontinentia pigmenti. **2.** (nach Otto N.) genet. bedingte Anomalie des Thrombozytensystems (bisher nur in der Schweiz beobachtet). Ungebräuchl. u. nicht allg. anerkannt.

Naegleria: Gattung freilebender ↑Amöben. Med. bedeutsam ist N. fowleri, die weltweit in natürl. o. künstl. erwärmtem Wasser vorkommt u. beim Menschen nach nasaler Infektion die Prim. Amöbenmeningoenzephalitis verursachen kann, welche meist tödl. verläuft; betroffen sind vorwiegend Kinder u. Jugendliche.

Naevus ↑Nävus.

Naevus albus: runder o. ovaler Nävus, der durch völliges Fehlen des Pigments charakterisiert ist.

Naevus anaemicus: durch Gefäßhypoplasie bedingte umschriebene Weißfärbung der Haut.

Naevus araneus: Spinnwebennävus; sternförmiger Blutgefäßnävus (↑Naevus vasculosus) mit von einem zentralen, roten Knötchen ausgehenden Gefäßfiguren. Er findet sich angeboren im Gesicht junger Menschen. Ähnl. Spinnwebennävi an Hals u. Brust können Zeichen einer Leberzirrhose sein.

Naevus congenitus: angeborener Nävus.

Naevus dysplasticus: Nävuszellnävus mit einer erhöhten Rate dysplast. Melanozyten, daraus wahrscheinl. keine erhöhte Melanominzidenz. Abb.

N

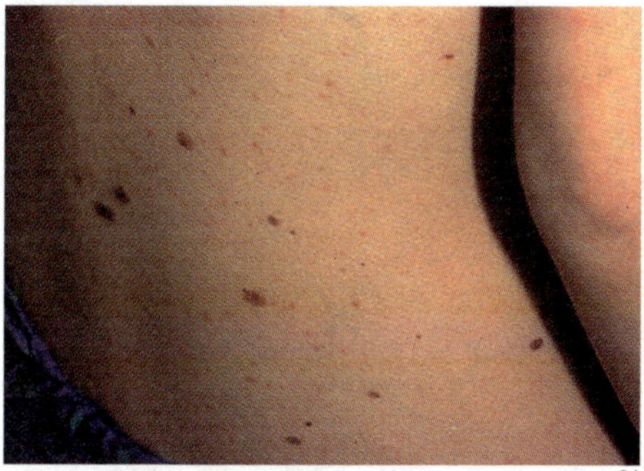

36

Naevus dysplasticus.
Multiple dysplastische Nävi am Rücken

Naevus elasticus: Vermehrung der elast. Fasern in der Haut.

Naevus flammeus: Feuermal, Haemangioma simplex; Form des ↑Naevus vasculosus. Angeborener, versch. großer, oft tiefroter Fleck. Nicht selten im Gesicht lokalisiert. Ein N. f. im Verbreitungsgebiet des V. Hirnnerven kombiniert mit zerebralen Angiomen, Verkalkungen u. Hydrophthalmus ↑Sturge-Weber-Krankheit, ↑Fegeler-Syndrom. Dem N. f. liegen neugebildete u. erweiterte Gefäße der Endstrombahn zugrunde. Schwach gefärbte Nävi der Nackenregion o. der Nasenwurzel werden „Storchen-

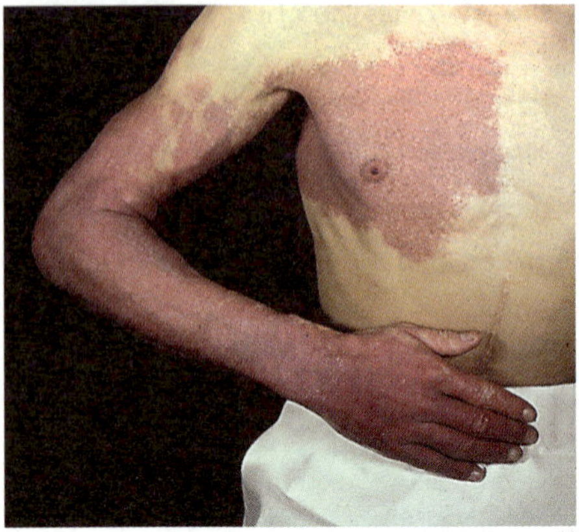

13

Naevus flammeus mit segmentaler Ausdehnung

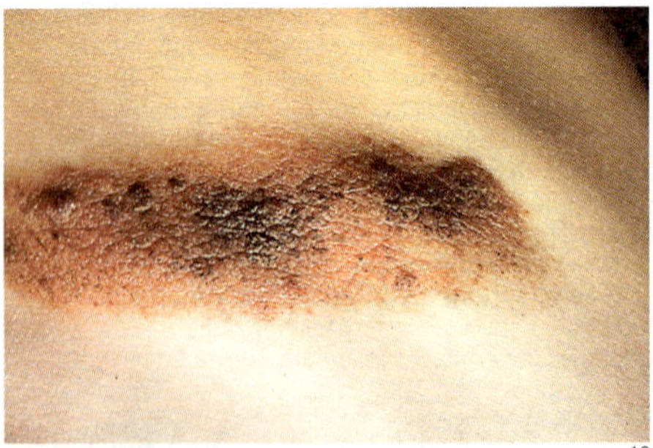

13

Naevus pigmentosus

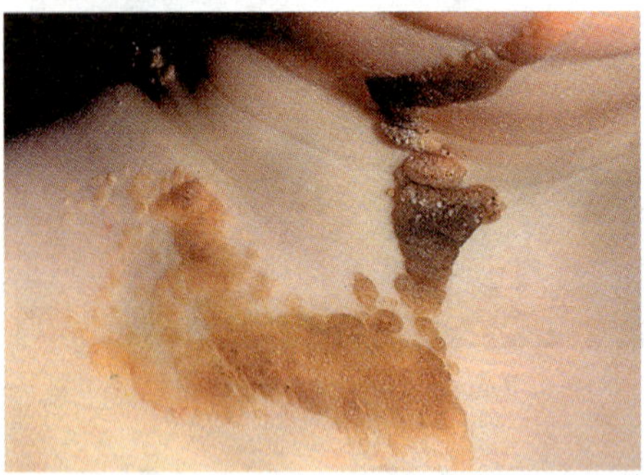

36

Naevus sebaceus

biß“ genannt (gute Rückbildungstendenz). Ein symmetr. N. f. im Nacken ist als „Nävus Unna“ bekannt. Abb.

Naevus junctionalis ↑ Compound-Naevus.

Naevus leukopigmentosus: um einen Pigmentnävus besteht eine helle, depigmentierte Zone mit leicht überpigmentiertem Rand, multiples Auftreten (Vitiligo perinaevica, Sutton-Krankheit).

Naevus linearis: Naevus neuroticus; strich- o. streifenförmig angeordneter, manchmal stärker pigmentierter o. warzenähnl. Nävus; Voigt, Grenzlinien.

Naevus maternus: Muttermal.

Naevus morus: Nävus von maulbeerartiger Oberfläche.

Naevus multiplex ↑ Naevus sebaceus.

Naevus naevocellularis ↑ Nävuszellnävus.

Naevus neuroticus ↑ Naevus linearis.

Naevus osteohypertrophicus: Haemangiectasia hypertrophica, partieller angiektat. Riesenwuchs. Angeborener, einseitiger, meist im Bereich der Beine lokalisierter, flächenhafter Naevus vasculosus in Kombination mit partiellem Gigantismus der Extremität. Dehnt sich der Nävus auf den Rumpf aus, endet er an der Mittellinie. Folgeerscheinungen sind troph. Störungen der Haut, Dermatosen, Gelenkbeeinträchtigung. Von M. Klippel u. P. Trenaunay (1900) u. F. Parkes-Weber (1918) beschrieben.

Naevus pigmentosus: häufigster Nävus, fast bei jedem Menschen vorhanden. Mehr o. weniger erhabene, papulöse bis tuberöse, oft papilläre weiche Gebilde, die sich aus Nävuszellen u. Pigmentzellen evtl. mit stärkeren Haaren, zusammensetzen. Nävuszellen (↑ Nävuszellnävus) können noch mit der Epidermis Kontakt haben (Naevus junctionalis, Compound-Nävus). Selten Übergang in malignes ↑ Melanom. Kleine Pigmentmäler werden auch als Linsenflecke o. Leberflecke (↑ Lentigo) bezeichnet. Abb.

Naevus pilosus: Pigmentnävus, in dem als weitere Bestandteile Haare auftreten; erreichen sehr oft große Ausdehnung u. werden dann mit Tierfellnävus (Naevus pellinus) o. entspr. des Sitzes als Schwimmhosennävus bezeichnet.

Naevus sebaceus: Naevus multiplex; Nävus, der aus den Zellelementen der Talgdrüsen hervorgeht. Er bildet kleine Knötchen o. Platten, oft an der Haut der Wangen; ↑ Adenoma sebaceum. Abb.

Naevus spilus: Pigmentnävus von Linsen- bis Handtellergröße, der bei kaum infiltrierter Haut eine glatte Oberfläche hat. Begrenzung ist rund, oval o. unregelmäßig gezackt.

Naevus stellatus ↑ Naevus araneus.

Naevus syringocystadenomatosus papilliferus: Syringocystadenoma papilliferum; papillärer hellgelber, oft etwas flächenhafter Tumor, meist bei Kindern am behaarten Kopf, oft mit einem ↑ Naevus sebaceus kombiniert, selten daraus ein ↑ Basaliom.

Naevus systematicus: meist halbseitig, aber auch doppelseitig in best. Linienführung angeordneter Nävus, oft vom Charakter des Naevus verrucosus.

Naevus tardus: lange nach der Geburt entstehender Nävus von mehr o. weniger dunkler Farbe u. manchmal höckriger Oberfläche.

Naevus teleangiectaticus: Naevus varicosus; angeborene Form eines Blutgefäßnävus der Haut (↑ Naevus vasculosus), der ausschließl. aus erweiterten Gefäßen der Endstrombahn besteht (Teleangiektasien, Hämangiektasien). Geht gelegentl. mit anderen Fehlbildungen einher: mit lokalisierter Knochen- u. Weichteilhyperplasie (↑ Naevus osteohypertrophicus, ↑ Klippel-Trenaunay-Syndrom), mit Angiomen der Hirnhäute, ↑ Sturge-Weber-Krankheit. Abb.

Naevus varicosus ↑ Naevus teleangiectaticus.

Naevus vasculosus: Gefäßnävus; Fehlbildung kleiner Blut- o. Lymphgefäße in Haut u. inneren Organen.

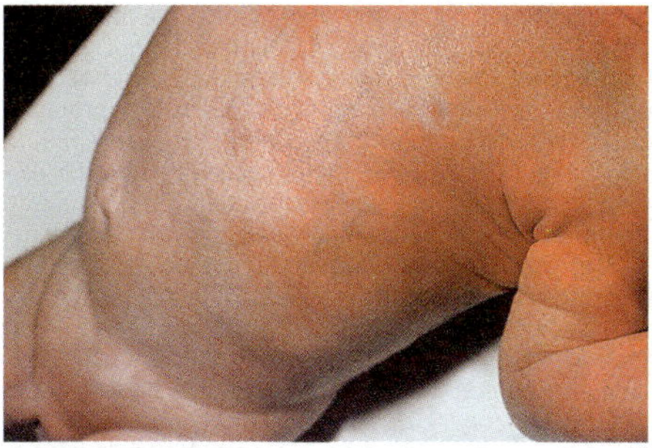

37

Naevus teleangiectaticus

Blutgefäßnävus: Hämangiome; Bez. nach Farbe, Art u. Form der Gefäßfehlbildungen ↑Naevus flammeus, ↑Naevus vinosus, ↑Naevus araneus o. ↑Haemangioma cavernosum. Bes. Hämangiome sind Bestandteil zahlreicher Syndrome. **Lymphnävus**: Lymphangiome; erhabene, himbeerähnl. (blaß gelb bis rosa) Gebilde aus stark erweiterten Lymphgefäßen.

Naevus verrucosus: Naevus pigmentosus mit höckriger, warzenartiger o. zerklüfteter Oberfläche (maligne Entartung mögl.).

Naevus vinosus: Haemangioma vinosum; angeborene Form eines Blutgefäßnävus (↑Naevus vasculosus), der aus neugebildeten u. erweiterten Gefäßen der Endstrombahn besteht. Es handelt sich um glatte, leicht erhabene, gut umschriebene, weinrote bis blaurote Flecke der Haut ohne Wachstumstendenz.

Naffziger-Syndrom ↑Halsrippensyndrom.

Nafoxidin: Antiöstrogen, Hemmer der Spermatogenese.

Naftidrofuryl: Anwendung bei peripheren art. Durchblutungsstörungen.

Nagana: Zoonose, durch Trypanosoma brucei, aber auch durch Trypanosoma congolense o. Trypanosoma vivax verursachte verlustreiche Bluterkrankung bes. domestizierter u. wildlebender Wiederkäuer, Einhufer, Hunde u. Katzen in Afrika südl. der Sahara.

Nagel, Willibald (1870–1911), dt. Physiol., Rostock.

Nagel: Unguis; Hornplatte, die in Einfaltungen der Haut (lateral: Nagelfalz, proximal: Nageltasche) steckt u. einem epithelialen Nagelbett (Lektulus) aufsitzt. Neubildung u. Verhornung erfolgt durch die Matrix unguis in der Tiefe der Nageltasche. Die Hornplatte gleitet nur auf dem Nagelbett entlang, sie ist nicht Produkt von dessen Verhornung. Das Nagelhäutchen (Eponychium) reicht von proximal über den Halbmond (Lunula), das Hyponychium ist der Übergang des Lektulusepithels in das der Epidermis unter dem freien Nagelrand.

Nagel-Anomaloskop (nach Willibald N.): Gerät zur Prüfung des Farbsinns, mischt best. definierte Rot- u. Grünanteile zu Natriumgelb definierter Helligkeit. ↑Rayleigh-Gleichung.

Nagelband ↑Mees-Nagelband.

Nägelbeißen: Onychophagie; Beißen, Knabbern o. Kauen der Fingernägel ist die verbreitetste Form kindl. Körpermanipulationen. Häufigkeitsgipfel im Kindesalter, seltener auch bei Jugendlichen u. Erwachsenen. Die Behandlung hat seel. Spannungssituationen wie Strafangst, Lösungsprobleme schwieriger Schulaufgaben o. andere Konflikte (oft im Zusammenhang mit der pädagog. Haltung von Eltern u. Lehrern) zu berücksichtigen. Vorwiegend sind konstitutionell impulsive u. hyperaktive Kinder mit emotionalen Frustrationen sowie Kinder überängstl., sozial eingeengter Mütter (auch Großmütter) betroffen. Progn. auf Jahre gut.

Nagelbett: Hyponychium bzw. Matrix unguis; der Teil der Kutis, auf dem der Nagel von der Nagelbettasche nach vorn wächst, wird seitl. u. proximal vom Nagelwall umgeben.

Nagelbrüchigkeit: tritt bei Simmonds-Kachexie, Hyperthyreose, Hyposiderose, ↑Hypoparathyreoidismus, Eisenmangel u. peripheren Durchblutungsstörungen auf.

Nageldystrophie ↑Onychodystrophie.

Nagel, eingewachsener ↑Unguis incarnatus.

Nagelfalz: Seitenränder des Nagels, die unter der Haut liegen.

Nagel-Farbtäfelchen: Tafeln zur Farbsinnprüfung, bestehen aus ein- o. mehrfarbigen Ringen. Da die mehrfarbigen aus Verwechslungsfarben dargestellt sind, kann sie der Farbsinngestörte von einfarbigen nicht unterscheiden.

Nägelkauen ↑Nägelbeißen.

Nagellosigkeit, angeborene ↑Anonychie.

Nagelmykosen: Tinea unguium, ↑Onychomykosis.

Nagel-Patella-Syndrom: Fehlbildungssyndrom mit Dysplasie von Finger- u. Zehennägeln sowie Skelettsymptomen (z. B. fehlende Patella). Autosomal dominanter Erbgang.

Nagelwurzel: Teil des Nagels, der unter der Haut liegt.

Nager, Felix R. (1877–1959), Schweizer Otolaryngologe, Zürich.

Nager-Reynier-Syndrom (nach Felix R. N. u. J. P. de R.): Dysostosis mandibularis. Hauptsymptom; antimongoloider Lidachsenverlauf, Ohrmuscheldysplasie, Hypoplasie des Ramus ascendens des Unterkiefers, Aplasie des Kiefergelenks. Außerdem Skelettfehlbildungen der oberen Extremitäten. Abb. 1 u. 2 (S. 1360).

Nagertuberkulose ↑Pseudotuberkulose.

Nagetierpest: enzoot. verbreitete Pestbakterienerkrankung u. -letalität unter den Nagetieren, insbes. den Murmeltieren (Erdhörnchen) u. Ratten.

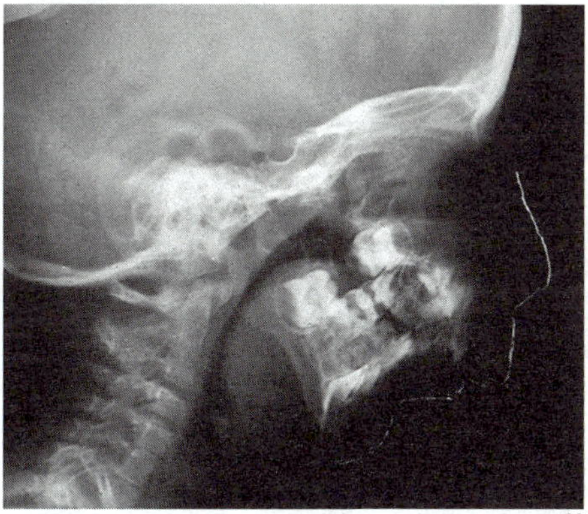

28

Nager-Reynier-Syndrom (Abb. 1).
Aplasie der Kiefergelenke, Retrogenie

N

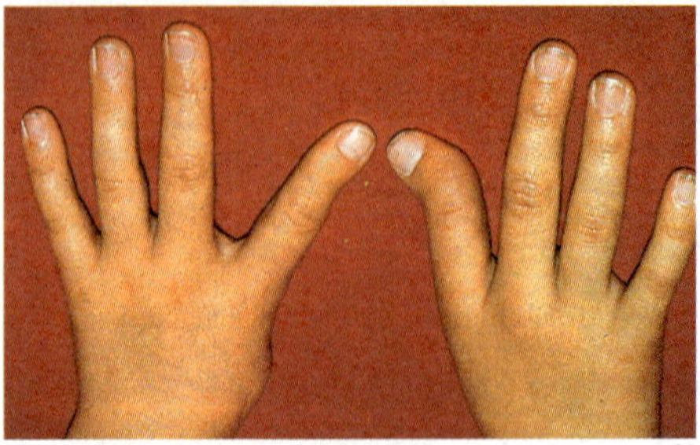

28

Nager-Reynier-Syndrom (Abb. 2).
Aplasie der Daumen

Nahakkommodation: ↑Akkommodation des Auges.

Nähapparat, chirurgischer: in zahlreichen Variationen entwickeltes Gerät zum maschinellen Nähen unter asept. Bedingungen in der Chirurgie, z. B. zur Anastomosierung von Hohlorganen.

Nahbestrahlung: strahlentherapeut. Methode, bei der die Strahlungsquelle (Röntgenstrahler bis 60 kV, Betastrahler) möglichst dicht an den Herd gebracht wird, um durch die Divergenz der Strahlung zusätzl. zur Strahlungsschwächung durch das Gewebe eine Abnahme der Dosisleistung mit der Gewebetiefe, d. h. dem zunehmenden Abstand, zu erreichen. Bei der N. können nur relativ kleine Felder bestrahlt werden. Durch Verwendung versch. geformter Tuben wird die jeweils erforderl. Isodosenverteilung erzeugt. Die N. wird bei Haut-, Rektum- u. gyn. Karzinomen angewendet.

Nahbestrahlungsröhre: Röntgenröhre mit sehr geringer Eigenfilterung, die früher durch Glimmer- u. Lindemann-, heute durch Berylliumfenster erreicht wird. Durch entsprechenden Aufbau erlaubt die N. Fokus-Haut-Abstände in der Größenordnung von Zentimetern. Die Betriebsspannungen reichen bis zu 10 kV herunter, u. es lassen sich ↑Gewebehalbwerttiefen von 0,3 mm erreichen. Die geringen Fokusabstände ermöglichen sehr hohe Dosisleistungen (Größenordnung 10 Gray/min = 1 krd/min). ↑Nahbestrahlungstherapieeinrichtung.

Nahbestrahlungstherapieeinrichtung: Röntgeneinrichtung für die Nahbestrahlung u. ↑Kontakttherapie. Um sehr kurze Fokus-Haut-Abstände zu ermöglichen, können wahlweise Schräganodenröhren o. Spitzanodenröhren eingesetzt werden, die einen kleinen Fokus-Haut-Abstand (etwa 1–5 cm) gestatten u. auch eine relativ geringe Eigenfilterung aufweisen. Die Röntgenröhrenspannung kann bis 60 kV gewählt werden. Die Anode der Röntgenröhre liegt auf Erdpotential, so daß auch bei direkter Berührung keine Gefährdung durch die Hochspannung besteht.

Nahinfrarotspektroskopie: *Abk* NIRS; noch im Forschungsstadium befindl. optoelektron. Verfahren zur nichtinvasiven Beurteilung der Durchblutung von Weichteilgeweben in vivo, insbes. des Gehirns. Grundlage ist die stark wellenlängenabhängige Lichtabsorption im infraroten Fensterbereich von Oxyhämoglobin (HbO_2), desoxigeniertem ↑Hämoglobin (Hb) sowie von oxidierter ↑Zytochromoxidase (CtOx). Die simultan betriebenen optoelektron. Übertragungsstrecken bestehen aus mind. 4 schmalbandigen Laserdioden u. ↑Photo-Multipliern als Lichtempfänger. Schwierigkeiten bereitet die problemrelevante Berücksichtigung der Lichtstreuung im Gewebe. Trotzdem ist eine breite klin. Anwendung zu erwarten. Bei Erwachsenen u. Kindern liegen bereits Erfahrungen zur In-vivo-Messung des zerebralen Blutflusses (CBF) u. des Blutvolumens (CBV) mit NIRS vor, wobei jeweils die art. Sauerstoffsättigung des Hämoglobins (SaO_2 in %) u. die Differenz HbO_2 – Hb zeitabhängig registriert werden.

Nahpunkt: Punctum proximum; der dem Auge am nächsten gelegene Punkt der Blicklinie, in dessen Bereich bei max. ↑Akkommodation des Auges ein Gegenstand noch scharf gesehen werden kann. Bei einer Akkommodationsbreite von 14 dptr (jugendl. Auge) beträgt diese Entfernung $^1/_{14}$ = 0,07 m. Der N. rückt mit zunehmendem Alter durch nachlassende Linsenelastizität immer weiter weg, so daß der Emmetrope (↑Emmetropie) nach dem 45. Lj. eine Lesebrille braucht. ↑Fernpunkt, Akkommodation, ↑Presbyopie.

Nähragar: durch Zusatz von 1,75–2 % ↑Agar-Agar verfestigte ↑Nährbouillon.

Nährböden: flüssige, halbfeste u. feste Substrate zur Bakterien- u. Pilzzüchtung, aus denen die Mikroorganismen die notwendigen Nährstoffe entnehmen. Nach der Zusammensetzung unterscheidet man komplexe o. nichtsynthet., halbsynthet. u. vollsynthet. N. Grundlage komplexer N. sind Substanzen natürl. Herkunft wie Bouillon, Blut, Hirnbrei, Serum, Peptone u. a. Halbsynthet. N. bestehen aus einem chem. definierten, synthet. Grundmedium mit Zusätzen komplexer organ. Substanzen, z. B. Fleischextrakt, Hefeextrakt, Vitaminen. Vollsynthet. N. sind chem. genau definierte Substrate. In der mikrobiol. Diagnostik werden Kollektivnährboden, die sowohl pathogene Mikroorganismen als auch die Begleitflora erfassen (↑Nähragar, ↑Blutagar), Anreicherungsnährböden (↑Anreicherungsverfahren), ↑Elektivnährböden u. ↑Differenzierungsnährböden verwendet.

Nährbouillon: Grundlage der am häufigsten in der bakt. Diagnostik verwendeten nichtsynthet. ↑Nährböden. Besteht aus Fleischwasser mit Zusatz von 1 % Pepton, 0,3 % NaCl u. 0,2 % K_2HPO_4 o. Na_2HPO_4.

Nährgelatine: durch Zusatz von 10–15 % Gelatine verfestigte ↑Nährbouillon.

Nährhefe: industriell hergestellte Hefe für Futterzwecke.

Nährmedium: für die Kultivierung tier. u. menschl. Zellen erforderl. Nährlösungen. Man unterscheidet: natürl., semisynthet. u. synthet. N. Biol. Materialien im N. dienen als wachstumsfördernde Zusätze, am häufigsten wird Blutserum verwendet. Hauptbestandteile der synthet. N. sind eine gepufferte isoton. Salzlösung, essentielle u. z. T. auch nichtessentielle Aminosäuren, L-Glutamin, Vitamine u. Glukose. Bekannte N. für Saugerzellkulturen sind das Minimal Essential Medium (MEM), ein von Eagle entwickeltes vereinfachtes synthet. N. (Basalmedium) sowie eine Modifikation dieses N. nach Dulbecco (DMEM), F12 u. RPMI 1640. Insektennährmedium weicht erhebl. von diesen Medien ab. Der wünschenswerte Ersatz des Serums erfordert weitere Zusätze, insbes. Insulin, Transferrin u. Selen, u. darüber hinaus zelltypspezif. Hormone u. Wirkfaktoren.

Nährstoffanreicherung: Ausgleich eines Defizits an essentiellen Stoffen einzelner Nahrungsmittel o. der Gesamtnahrung durch künstl. Zusatz. Die N. von Futtermitteln mit Vitaminen, Spurenelementen u. Eiweiß wird bereits angewendet. N. von normal gebräuchl. Lebensmitteln ist wegen geringer Kenntnisse über mögl. physiol. u. tox. Auswirkungen noch die Ausnahme (z. B. Eiweißanreicherung, Mehlanreicherung mit Eisen, Iodierung von Kochsalz, Trinkwasserfluoridierung). Bei der künstl., Sonden- u. Spezialernährung wird z. T. angereichert, dann jedoch unter ärztl. Kontrolle verabreicht. Zu beachten ist die Abgrenzung zur ↑Kumulation.

Nährstoffdichte: Verhältnis der Menge des Nährstoffs zum Energiegehalt eines Lebensmittels. Mit der N. läßt sich der Mangel an einem Nährstoff im Verhältnis zu einer überhöhten Nahrungsenergieaufnahme verdeutlichen. ↑Nährwert.

Nährstoffdichte, ernährungsphysiologisch notwendige: auf 4200 kJ = 1000 kcal bezogene Konzentration eines Nährstoffs in der tgl. Kost, die einer optimalen Ernährung entspricht. Die Angabe der e. n. N. verdeutlicht den spezif. Bedarf von Menschen mit unterschiedl. Alters- u. Arbeitsschwere anschaulicher als die Angabe der Nährstoffgehalte.

Nährstoffe: Nahrungsstoffe; alle Lebensmittelbestandteile, die für Erhaltung, Wachstum, Fortpflanzung u. Funktionsfähigkeit des Organismus von Bedeutung sind. Zu den N. gehören ↑Proteine, ↑Kohlenhydrate, ↑Fette als Bausteine u. Energieträger sowie Vitamine, Mineralstoffe u. Wasser.

Nahrung: Gesamtheit der zum Verzehr zusammengestellten Lebensmittel, die Wachstum, Erhaltung u. Funktionstüchtigkeit des Organismus gewährleisten.

Nahrungsbedarf: Bedarf des Körpers an Nahrung bzw. an Nähr- u. Wirkstoffen (↑Vitamine), um normales Wachstum bzw. Körpergewicht u. Funktionstüchtigkeit sicherzustellen. Man gibt den tgl. Bedarf an den Hauptnährstoffen meist in Prozent der erforderl. Joule (J %) an u. verlangt als Norm, daß rund 55–60 % durch Kohlenhydrate, 25–30 % durch Fett, 10–15 % durch Eiweiß gedeckt werden. Dies entspricht je Tag etwa 400–450 g Kohlenhydrat, 70–80 g Fett u. 80–90 g Eiweiß; Gewichtsverhältnis also rund 5 : 1 : 1. Bedarf an Mineralstoffen u. Vitaminen wird gewichtsmäßig angegeben. ↑Recommended Dietary Allowances.

Nahrungscholesterin: mit der Nahrung aufgenommenes ↑Cholesterin. Hohe Werte bes. in Eigelb, Innereien einschl. Gehirn, tier. Fetten u. Milchfett (Butter). Einschränkung der Cholesterinzufuhr als wichtige diätet. Maßnahme bei der Prävention aller durch Arteriosklerose bedingten Herz-Kreislauf-Erkrankungen wünschenswert.

Nahrungsentzug ↑Hunger.

Nahrungsmangel: ungenügende Bereitstellung von Nahrungsmitteln für den Organismus führt zu quantitativer u. qualitativer Unterernährung u. Hunger. Biol. Folgen vorwiegend durch Protein- u. Vitaminmangel; auch nach Malabsorption, Toxinämien bei Infektionen, Stoffwechselerkrankungen, psych. u. endokriner Magersucht. Durch N. während der Schwangerschaft kommt es zur Wachstumsverminderung des Kindes; postnataler N., der länger als 2 Jahre andauert, führt durch Störungen der Entwicklung des ZNS zu irreversiblen Veränderungen der intellektuellen psych. u. neuromuskulären Funktionen. N. besteht derzeitig bei 50–70 % der Weltbevölkerung (WHO).

Nahrungsmangel, totaler: komplette Nahrungskarenz, die nach anfängl. starken Proteinverlusten durch Stoffwechselumstellung nach 2 Wochen zum sog. Eiweißsparmechanismus führt, wodurch nur noch 20–25 g Protein pro Tag abgebaut werden. Tod bei Verlust von $^1/_5$ bis $^1/_2$ des normalen Körperproteingehalts ohne Wasserzufuhr bei normaler Außen- u. Körpertemperatur nach etwa 12 Tagen.

Nahrungsmittel: alle aus dem Tier- u. Pflanzenbereich stammenden Stoffe o. Stoffgemische, die Wachstum, Erhaltung u. Funktionstüchtigkeit des Organismus sicherstellen. Wesentlichste Bestandteile sind die ↑Nährstoffe u. die Wirkstoffe (↑Vitamine); daneben finden sich oft ↑Ballaststoffe. Dem N. ist der Begriff ↑Lebensmittel übergeordnet.

Nahrungsmittelileus: Verstopfung des Darms durch unverdaul. Nahrungsmittelteile, z. B. Apfelsinenstrohileus.

Nahrungsmittelinfektion ↑Lebensmittelvergiftungen, ↑Lebensmittelinfektion, ↑Salmonellenenteritis.

Nahrungsmittelintoxikation ↑Nahrungsmittelvergiftungen, ↑Lebensmittelinfektion, ↑Botulismus.

Nahrungsmittelvergiftungen: durch native, synthet. o. anthropogene Schadstoffe in der Nahrung verursachte ↑Vergiftungen. Bei N. im eigentl. Sinne sind Hauptursache native Giftstoffe (↑Toxin), die von Mikroorganismen (Bakterien, ↑Botulismus) beim Verderb von Lebensmitteln gebildet werden o. durch ungeeignete Herstellungspraktiken in die Lebensmittel gelangen. Zu den N. zählen solche Schadensfälle, in denen sich Lebensmittel in gesundheitsschädl. Bestandteile auflösen (z. B. ↑Fäulnis). Viel seltener sind N. durch auf Unkenntnis zurückzuführenden Verzehr von großen Mengen nativer Schadstoffe (Solanin, ↑Favismus, ↑Lektine, ↑Mutterkorn, ↑Leguminosen, ↑Alkaloide). N. durch ↑Sekundärprodukte sind ebenso selten wie auf ↑Kontaminanten zurückzuführende. Bei Unfällen o. bei grober Mißachtung der Vorsorgepflicht verursachten Kontaminanten schwere N. (↑Itai-Itai-Krankheit, ↑Minimata-Krankheit, ↑Yusho-Krankheit). Bei sachgerechter Anwendung sind bislang keine N. durch Agrochemikalien, ↑Additive o. Bedarfsgegenstände aufgetreten.

Nährwert: wenig spezif. Ausdruck zur Bewertung von Lebensmitteln, mit dem der Gehalt eines o. mehrerer ernährungsphysiolog. wichtiger Nahrungsbestandteile charakterisiert werden soll. Da hierbei sowohl das wünschenswerte Verhältnis aller Nahrungsbestandteile untereinander in dem spez. Lebensmittel als auch in der gesamten aufgenommenen Nahrung unberücksichtigt bleibt, ist dieser Begriff nicht ohne ein entsprechendes Bezugssystem quantifizierbar. Eine Reduzierung des Begriffs allein auf den Kaloriengehalt berücksichtigt ebenfalls nur einen Teilaspekt. ↑Nährstoffdichte.

Nährzucker: Mischungen von Malzzucker u. Dextrin, die beim enzymat. Abbau der Stärke durch Amylase entstehen. Die N. haben nur geringe Süßkraft u. wirken im Darm gärungshemmend. Anwendung: Säuglingsernährung nach Durchfallerkrankungen.

Nahschuß: Schuß aus geringer Entfernung, bei dem in der Umgebung des Einschusses sog. Nahschußzeichen entstehen. Man unterscheidet den absoluten N. u. den relativen N. Ein **absoluter N.** liegt vor, wenn die Mündung der Waffe auf die Haut aufgesetzt wird. Typ. Zeichen sind sternförmige Platzwunde, Schmauchhöhle u. evtl. Stanzmarke (Abdruck der Laufmündung). Beim **relativen N.** finden sich um die Einschußöffnung herum Pulverschmauch u. Einsprengungen von verbrannten u. unverbrannten Pulverteilchen. Entfernung, bis zu der noch

Nahschußzeichen auftreten, hängt von der benutzten Waffe u. der Munition ab. Durch Vergleichsschüsse läßt sich die Schußentfernung bestimmen. ↑Fernschuß.

Naht: Wiedervereinigung von Geweben nach traumat. o. operativer Durchtrennung mittels chirurgischem ↑Nahtmaterials o. durch Hautklammern aus Metall. Wichtigste Nahtformen sind die Knopfnaht u. die fortlaufende N. (Kürschnernaht) in ihren versch. Modifikationen. Von einschichtiger, zweischichtiger, mehrschichtiger N. spricht man bei der getrennten Wiedervereinigung einzelner Gewebeschichten. Als einreihige, zweireihige, mehrreihige N. wird die Anzahl der übereinanderliegenden Nahtreihen bezeichnet, die zur Wiederherstellung eines Organs angewendet werden, unabhängig von dessen Aufbau. Nach dem Zeitpunkt unterscheidet man die prim. N. unmittelbar nach der Gewebedurchtrennung von der sek. o. verzögerten N. nach Wundreinigung u. Ausbildung von Granulationsgewebe. ↑Sehnennaht, ↑Nervennaht.

Nahtdehiszenz: Nahtinsuffizienz; Auseinanderweichen von chir. angelegten Nähten, z. B. infolge Infektionen, falscher Knotentechnik.

Nahtgranulom: Fremdkörpergranulom um nicht resorbierbares Nahtmaterial, charakterist. ↑Fremdkörperriesenzellen.

Nahtknochen: in den Schädeldachnähten eingelagerte Knochenplatten. Meist in der Pfeil- u. der Lambdanaht.

Nahtmaterial, atraumatisches: Faden u. Nadel sind stufenlos miteinander verbunden.

Nahtmaterial, chirurgisches: Man unterscheidet resorbierbares u. nichtresorbierbares c. N. **Nichtresorbierbares c. N.**: gefertigte monofile o. multifile, gezwirnte o. geflochtene Fäden aus synthet. Fasern o. Metallen, die vom menschl. o. tier. Organismus i. a. nicht resorbiert werden. **Resorbierbares c. N.**: aus tier. kollagenem Eiweiß bestehende Nähfäden o. andere geeignete, zu Fäden verarbeitete tier. Gewebe, die vom menschl. o. tier. Organismus durch proteolyt. Enzyme in einer best. Zeit abgebaut werden. Das gebräuchlichste resorbierbare c. N. ist das ↑Katgut. Heutzutage finden synthet. Polymere auf der Basis von Polyglykolsäure immer mehr Anwendung. ↑Polymere, biodegradable.

Nahtmaterial, monofiles: reaktionsloses, gut verträgl. Nahtmaterial.

Nahtsprengung ↑Gaumennahterweiterung.

Nahtstar, angeborener: versch., mitunter dominant vererbte Formen des angeborenen grauen Stars (↑Cataracta congenita). Sternstar (Cataracta stellata): streifige Trübungen entlang der vorderen u./o. hinteren embryonalen Linsennähte. Vordere axiale Embryonalkatarakt: fleckige Trübungen im Verlauf der vorderen Y-Naht. Oft Zufallsbefund.

Nahtsynostose, prämature: vorzeitige Verknöcherung von Schädelnähten. Durch kompensator. Wachstum entstehen Schiefschädel. ↑Stenozephalie, ↑Turmschädel. Bestandteil von Fehlbildungssyndromen: ↑Apert-Syndrom, ↑Williams-Beuren-Syndrom, ↑Crouzon-Syndrom, ↑Dzierzynsky-Syndrom.

Nairobi-Schlafkrankheit ↑Trypanosomiasis.

Nairoviren: Virusgattung der Fam. ↑Bunyaviridae. Erstisolierung bei Schafen in der Umgebung von Nairobi (Kenia). Humanpathogen ist das CCHF-Virus.

Najadensitz: Sitzhaltung mit außenrotierten Unterschenkeln u. Füßen, entgegengesetzt zum ↑Schneidersitz. Der N. wirkt ungünstig auf das Hüftgelenk, weil er eine Valgisierung u. Antetorsion begünstigt.

Najjar, Victor Assad (geb. 1914), amerik. Päd., Boston. ↑Crigler-Najjar-Syndrom.

Na^+/K^+-ATPase: membrangebundenes, durch Na^+- u. K^+-Ionen aktivierbares Enzym, das unter ATP-Spaltung (Energieverbrauch) K^+ gegen ein Konzentrationsgefälle in das Zellinnere transportiert, dort akkumuliert u. Na^+ nach außen befördert (↑Natriumpumpe). Das Enzym findet man in nahezu allen Zellmembranen, es ist für die spezif. K^+- u. Na^+-Verteilung zwischen extrazellulärer ↑Flüssigkeit u. intrazellulärer ↑Flüssigkeit verantwortl. u. wird durch ↑Ouabain gehemmt.

Nalane ⟨*afrikan*⟩ *f*: in Afrika gebräuchl. Bez. für ↑Schlafkrankheit. ↑Trypanosomiasis.

Nalidixinsäure: Acidum nalidixicum, 1-Ethyl-1,4-dihydro-7-methyl-4-oxo-1,8-naphthyridin-3-karbonsäure (8-Aza-Chinolin-Derivat); Chemotherapeutikum aus der Gruppe der ↑Gyrasehemmer. 1962 beschrieben, seit 1964 ther. angewandt, schmales Spektrum gegenüber einigen gramnegativen Keimen, rasche Resistenzentwicklung auch unter der Ther. mögl. Ind.: Zystitis, Urethritis nach Resistogramm. Nogram.

Nalorphin: N-Allylnormorphin, ein ↑Morphinantagonist.

Naloxon: N-Allylnoroxymorphon; ein ↑Morphinantagonist.

NANB-Hepatitis: *Abk* für Non-A-Non-B-Hepatitis; Bez. aus der Zeit, als nur Hepatitis A u. B. nachweisbar waren, für Leberentzündungen durch andere Viren. ↑Hepatitis.

NANDA: *Abk* für engl. North American Nursing Diagnosis Association; nordamerikan. Pflegediagnosenvereinigung. Aufgabe der 1982 gegründeten NANDA ist es ↑Pflegediagnosen zu identifizieren, zu entwickeln, zu prüfen u. ihre Verbreitung zu fördern. Regelmäßige Treffen zur Überprüfung u. Anerkennung neuer Pflegediagnosen u. zur Verbesserung u. Spezifizierung der Klassifikation finden alle 2 Jahre statt, die Liste der NANDA-Diagnosen umfaßt bisher 112 Pflegediagnosen.

Nandrolon: 19-Nortestosteron, ↑Anabolikum.

Nanismus ⟨*gr* + *lat*⟩ *m* ↑Nanosomie.

Nanismus localis: partieller Kleinwuchs, der nur best. Körperabschnitte (eine Körperseite, eine Extremität) betrifft. ↑Nanosomie.

Nannizzia: Pilzgattung, umfaßt die perfekten Formen der Gattung ↑Microsporum.

nano- *Präfix*: *Abk* n; vor physikal. Einheiten zur Bez. der 10^{-9}fachen Menge einer Einheit.

Nanokapseln: durch Grenzflächenpolymerisation gewonnene wirkstoffhaltige Partikeln in der Größenordnung von 20–250 nm. Neben Wirkstoffen werden auch ↑Antigene, ↑Antikörper u. ↑Toxine verkapselt. Nanoverkapselte Immunglobuline ergeben eine verlängerte Antikörperproduktion. Nach i. v. Applikation ist ein ↑Drug targeting in gewissem Ausmaß mögl.

Nanophthalmus ↑Mikrophthalmus.

Nanosomie ⟨*gr*⟩ *f*: Nanismus, Kleinwuchs, Dwarfismus; entbehrl. Bez. für eine Gruppe vielfältiger Wachstumsstörungen mit Kleinwuchs. Es gibt proportionierte u. disproportionierte Formen. Heute ersetzt durch den neutralen Begriff ↑Minderwuchs.

Nanozephalie ↑Mikrozephalie.

Nanukayami ⟨*jap*⟩: japanisches Siebentagefieber, ↑Leptospirosen.

Nanus achondroplasticus ⟨*gr*⟩ *m* ↑Achondrogenesis, ↑Nanosomie.

Nanus atelioticus: Hypophysenzwerg; endokrin. bedingte Form des Kleinwuchses (↑Nanosomie). Hemmung der postfetalen Entwicklung durch Schädigung der Hypophyse. Verminderte Produktion von Wachstumshormonen führt zum proportionierten Kleinwuchs.

Nanus athyreoticus: Kleinwuchs bei angeborenem Schilddrüsenmangel o. bei Unterentwicklung der Drüse. Kombination mit ↑Kretinismus, ↑Schilddrüsenagenesie, ↑Schilddrüsenhypoplasie.

NAP: *Abk* für ↑Nervenaustrittspunkte.

Napfkucheniris: napfkuchenartige Vorwölbung der Iris durch Verklebung der Pupille mit der Linsenvorderfläche u. Ansammlung des Kammerwassers, das nicht durch die Pupille abfließen kann, in der Hinterkammer. Es entsteht ein Sekundärglaukom (↑Glaukom).

Naphazolin: Privin, 4,5-Dihydro-2-(1-naphthylmethyl) imidazol. Alphasympathikomimetikum. Lokal zur Abschwellung von Schleimhäuten (Vasokonstriktion, Rhinitis, Konjunktivitis). In Nasen- u. Augentropfen. Bei Resorption adrenerge Nebenwirkungen, v. a. bei Säuglingen kontraindiziert.

Naphthalen ↑Naphthalin.

Naphthalin: aromat. Kohlenwasserstoff aus zwei kondensierten Benzenkernen; gut lipidlösl. Resorptive Vergiftung kann infolge Hämolyse u. ZNS-Schäden tödl. sein. Letale Dosis beim Kind 2,0 g per os; Insektizid gegen Motten (Mottenkugeln).

Naphthol: Hydroxyderivate des Naphthalins. Tox. Wirkung wie Phenol. Alphanaphthol als Antoxidans u. Reagens verwendet, Betanaphthol als Therapeutikum bei Hautkrankheiten (Krätze, Psoriasis, Ekzeme) u. als Reagens. Bei langdauernder Ther. Vergiftungserscheinungen: Übelkeit, Erbrechen, Schwindel, Bauchschmerzen, Hypotonie, Hypothermie, Oligurie, Albuminurie, Hämaturie (Schwarzfärbung des Urins bei längerem Stehenlassen).

Naphthol-AS-Acetat-Esterase: Nachweis im ↑Blutausstrich basiert auf Kupplung von aus dem Substrat Naphthol-AS-Acetat freigesetzten Naphthol-AS mit Echtblausalz BB o. Fast red violet LB zu einem roten Azofarbstoffniederschlag. Gegenfärbung bei Echtblausalz BB mit Feulgen-Reaktion, bei Fast red violet LB mit Hämalaun nach Mayer. Zusätzl. Charakterisierung bei Esteraseaktivität gelingt in der Beurteilung des Verhaltens gegenüber dem Esterasehemmer Natriumfluorid. Die Darstellung NaF-hemmbarer u. -nichthemmbarer Esterase erfolgt in Doppelinkubation. Beurteilung der Aktivität analog zur Skala bei der alkalischen ↑Granulozytenphosphatase. Klin. Relevanz ähnl. der ↑Alphanaphthylacetatesterase.

Naphthol-AS-D-Chloracetat-Esterase: Nachweis im ↑Blutausstrich. Bei Verwendung des Substrats Naphthol-AS-D-Chloracetat wird im Ggs. zur ↑Naphthol-AS-Acetat-Esterase zur Kupplung Echtgranatsalz GBC verwendet. Gegenfärbung mit Hämalaun nach Mayer. Für die Beurteilung der Aktivität dienen die Reaktionsstufen, wie sie für die alkalische ↑Granulozytenphosphatase empfohlen wurden. Verwendung von Naphthol-AS-D-Chloracetat als Substrat gestattet eine gute Darstellung der Esterase in neutrophilen Granulozyten u. Gewebebasophilen. N.-Nachweis u. Peroxidase-Nachweis korrelieren in ihrer Aussage sehr eng, beide kommen in den lymphat. Zellen nicht vor. Bei unreifzelligen Leukämien findet man in den Blasten nur bei promyelozytoiden Formen eine ausgeprägt pos. Reaktion, alle anderen Parablastenformen sind. neg. Für die Klassifizierung der akuten ↑Leukämien wird neben der PAS-Reaktion u. dem Nachweis der Naphthylacetat-Esterase der Nachweis der Naphthol-AS-D-Chloracetat-Esterase empfohlen (Löffler).

Naphthoresorcin: 1,3-Dihydroxynaphthalin.

Naproxen: ein ↑Analgetikum u. ↑Antirheumatikum.

Narbe: Cicatrix; Restzustand nach Defektheilung eines Gewebedefekts o. Organisation von Infarkten, Thromben u. dgl. besteht aus gefäßarmen, derben Bindegeweben. **Hypertrophe N.**: Überschießende Narbenbildung, die das traumatisierte Gewebe nicht überschreitet. Nach Exzision oft zarte Narbenbildung. Genese ungeklärt. DD: ↑Keloid.

Narbenbruch: Ausbildung eines ↑Bruchs im Bereich einer Narbe durch Dehiszenz der Gewebe, nach Infektionen u. a.

Narbenkarzinome: im Bereich von Narben auftretende Karzinome, für deren Entstehung die chron. Regenerationsvorgänge bei der Narbenbildung als Promotor u. Realisationsfaktor wirksam werden. Z. B. peripheres N. der Lunge, Gallenblasenkarzinom bei chron. narbenbildender Cholezystitis.

Narbenkeloid ↑Keloid.

Narbenretraktion: physiol. Schrumpfung einer Narbe, gelegentl. mit funktionellen Störungen im Bereich von Gelenken verbunden (Narbenkontraktur).

Narbenskoliose: fixierte seitl. Verbiegung der Wirbelsäule durch Schrumpfung von Weichteilnarben, z. B. nach Hautverbrennungen bzw. Verletzung der umgebenden Weichteile (Thorakoplastik).

Narbentetanus: Einheilen von mit Tetanussporen behafteten Fremdkörpern (Kleiderfasern, Holzsplittern, Geschoßteilen) führt nach Retraumatisierung der Narbe durch Operation o. Verletzung, selbst Jahre nach der symptomlosen Sporenkontamination des Gewebes, zum typ. Bild des Wundstarrkrampfes. Passive Immunisierung mit Human-Immunglobulin Anti-Tetanus von nichtaktivimmunisierten Probanden zum Zeitpunkt der Operation o. ↑Simultanimpfung zur streng indizierten Tetanusimmunprophylaxe.

Narcein: Opiumalkaloid ohne prakt. Bedeutung.

Narcose à la reine ⟨*frz*⟩: sog. Königinnennarkose, Ausdruck, der auf die Entbindung von Queen Victoria in einer Chloroformnarkose durch J. Snow (1853) zurückgeht.

Nares ⟨*lat*⟩ *f Pl*: *Sg* Naris. Nasenlöcher, bilden den Eingang zur Nasenhöhle.

Narkoanalgetika: starke Analgetika, die als Ersatz für ↑Morphin verwendet werden.

Narkolepsie: Schlafanfälle, die unmotiviert u. plötzl aus jeder Tätigkeit heraus auftreten können. Erweckbarkeit bzw. spontanes Erwachen nach 10–20 min. Als weitere Sympt. kommen vor: ↑Kataplexie (kataplekt. Anfall), Schlaflähmung o. hypnagoge Pseudohalluzinationen, Somnambulismus, psychot. Sympt.

Narkose ⟨*gr*⟩ *f*: Allgemeinanästhesie; reversibler, zu ther. Zwecken herbeigeführter Verlust des Bewußtseins u. allen Empfindens, wobei die Reflexe auf Stimuli herabgesetzt o. ausgeschaltet sind. zur Durchführung von operativen u. diagn. Eingriffen. Unterschiedl. Narkoseverfahren nach Art der Verabreichung: Inhalationsnarkose (Einatmung gas- u. dampfförmiger Narkotika) u. intravenöse N. (durch i. v. Injektionen). Einteilung nach Anzahl der verwendeten Mittel als Mononarkose (bei Erzeugung dieses Zustands durch ein Anästhetikum allein) o.

Kombinationsnarkose (durch gleichzeitige Verwendung mehrerer Anästhesiemittel).

Narkoseabgasbeseitigung: Vorrichtungen zur Absaugung bzw. Ableitung von narkosemittelhaltigen Gasgemischen, die während der Narkose in die Operationssaalatmosphäre austreten. Versch. Varianten benutzen Absauggebläse bzw. Frischluftschächte von Klimaanlagen. Bes. Bedeutung für die Verminderung der Langzeitexposition von Operationssaalpersonal.

Narkosebeatmung: Im Ggs. zur Dauerbeatmung i. R. der Intensivtherapie sind diese Beatmungsverfahren darauf gerichtet, spez. Operationsverfahren zu ermöglichen (intrathorakale Eingriffe) bzw. zu erleichtern (Operationen in Bauchlage; im Oberbauchbereich, in der Neurochirurgie, u. ä.). Die N. wird weiter erforderl., wenn eine anästhesiemittelbedingte Atemdepression auftritt.

Narkosefähigkeit: Zustand des Pat. u. seiner vitalen Funktionen, die die Belastung einer Allgemeinanästhesie ermöglichen. Ihre Beurteilung erfordert Erfahrung u. klin. Kenntnisse u. gehört zu den ersten verantwortungsvollen Maßnahmen bei der Vorbereitung einer Anästhesie.

Narkosegase: gasförmige Narkotika, z. B. N_2O, Cyclopropan, Äthylen. Zur Anwendung sind spez. Narkoseapparate notwendig. ↑Narkosemittel, gasförmige.

Narkosegerät: Gerät zur dosierten Applikation eines gas- o. dampfförmigen Narkosemittels bei der Inhalationsnarkose. Unterschieden werden halboffene (keine Rückatmung) u. halbgeschlossene (teilweise Rückatmung in das System) Systeme. N. besteht aus Gasversorgung (O_2; Luft; N_2O), Gasdosierung (↑Rotameter; Gasmischer), ↑Verdampfer, Kreissystem u. Einrichtung zur manuellen o. maschinellen Beatmung (↑Respiratoren). Das N. enthält Sicherheitsvorrichtungen (↑Lachgassperre) u. Kontrollvorrichtungen (Gerätemonitoring). Moderne Geräte beinhalten ferner das Pat.-Monitoring (EKG; Blutdruck), in- u. exspirator. Gaskonzentrationen u. Anschlußmöglichkeiten für die Dokumentation (Narkoseprotokoll). ↑Anästhesiearbeitsplatz, ↑Narkosesysteme. Abb.

Narkose, intratracheale ↑Endotrachealnarkose.

Narkose, intravenöse: Allgemeinanästhesie, die durch intravenöse Injektion eines injizierbaren Narkotikums erzeugt wird.

Narkoselähmung: lagerungsbedingte Schädigung eines peripheren Nerven (iatrogene Schädigung).

Narkosemittel, dampfförmige: narkot. wirksame Flüssigkeiten, die bei atmosphär. Druck u. Raumtemperatur verdampfen u. deshalb inhaliert werden können wie ↑Halothan, Enfluran, ↑Isofluran, ↑Desfluran, ↑Sevofluran; Dosierung mit stoffspezif. Verdampfern.

Narkosemittel, gasförmige: Narkosegase liegen bei Zimmertemperatur u. normalem Druck in gasförmigem Aggregatzustand vor, müssen in Druckgasbehältern (Stahlzylindern) gelagert u. transportiert werden. Vor der Verabreichung ist eine Verminderung des Drucks über ↑Reduzierventile erforderl.

Narkosemittelverdampfer ↑Verdampfer.

Narkose, potenzierte: zur Verminderung des notwendigen Narkosemittels vorgenommene Kombination mit pharmak. Hibernation. Gefährl. wegen Ganglioplegie u. Ausschaltung vitaler Regulationsmechanismen.

Narkoseprämedikation: anxiolyt. Medikamentengabe vor Durchführung einer Allgemeinanästhesie. N. am Vorabend: enthält ein ↑Anxiolytikum u. im Bedarfsfall Analgetikum. N. am Operationstag: z. B. wird 30 min vor Operationsbeginn Atropin in Kombination mit einem Anxiolytikum i. m. gespritzt bzw. zunehmend oral verabreicht. Die bisher praktizierte Atropingabe soll eine Vagolyse mit Dämpfung der vagovagalen Reflexe sowie eine Sekretionshemmung (Speichel-, Magensaft- u. Bronchialsekretion) erreichen. Sie wird zunehmend verlassen aufgrund schwerwiegender kardiol. Nebenwirkungen u. nur bei gezielter Ind. (Eingriffe im Oro-Pharyngeal-Bereich) u. bei Bradykardien unter strenger Indikationsstellung durchgeführt.

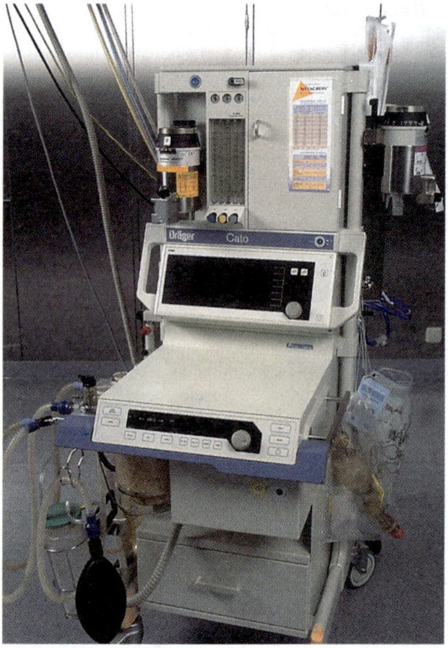

10

Narkosegerät

Narkose, rektale ↑Rektalnarkose.

Narkosestadien: zur Definition u. zur Orientierung bei der Narkoseführung hat sich folgende Stadieneinteilung bewährt: Stadium I: Analgesiestadium, Stadium analgeticum, das noch unterteilt werden kann in Planum paraestheticum, Planum hypalgeticum u. Planum analgeticum, kennzeichnet die herabgesetzte bzw. aufgehobene Schmerzempfindlichkeit mit erhaltenem Bewußtsein u. retrograder Amnesie; erlaubt die Durchführung kleinerer Eingriffe an der Körperoberfläche. Stadium II: Exzitationsstadium, Erregungsstadium, das durch eine erhöhte Reflexaktivität sowie motor. u. vegetative Unruhe gekennzeichnet ist, Pat. sind bewußtlos, atmen unregelmäßig, neigen zu Erbrechen u. tolerieren keine Manipulationen. Stadium III: Toleranzstadium, Stadium der chir. Narkose, unterteilt in 4 Unterstufen (III 1–4), gekennzeichnet durch zunehmende Muskelerschlaffung, Reflexdämpfung sowie mit zunehmender Tiefe ansteigende Atem- u. Kreislaufdepression. Stadium IV: Asphyxiestadium, sollte bei der Narkoseführung unbedingt vermieden werden, da die Gefahr einer zentralen Atem- u. Kreislauflähmung für den Pat. droht. Das prim. Guedel-

Schema beschrieb den Verlauf der Äthermononarkose u. ist für aktuelle Kombinationsnarkosen nur eingeschränkt anwendbar.

Narkosesysteme: Form der Applikation von ↑Inhalationsnarkotika aus dem Narkosegerät. Man unterscheidet offenes, halboffenes, halbgeschlossenes u. geschlossenes N. **Offenes System**: keine Trennung zwischen Ein- u. Ausatemluft, wird i. d. R. über eine ↑Schimmelbusch-Maske durchgeführt, ermöglicht nur eine ungefähre Dosierung u. ist in der klin. Praxis nicht mehr gebräuchl., besitzt aber noch Bedeutung für die Anästhesie unter Katastrophenbedingungen, da minimale techn. Voraussetzungen erforderl. sind. **Halboffenes System**: N., bei dem eine komplette Trennung von Ein- u. Ausatemluft erfolgt. I. d. R. enthält dieses System ein ↑Nichtrückatemventil. Der Vorteil einer exakten Dosierung wird mit dem Nachteil eines hohen Frischgasbedarfs erkauft, der das gesamte Atemvolumen umfaßt (Abb. 1). **Halbgeschlossenes System**: Kreisatmungssystem; N., bei dem eine partielle Rückatmung stattfindet. Die Ausatemluft wird nach Passage eines CO_2-Absorbers, mit Frischgas vermischt, dem Pat. wieder zugeführt, dadurch wird ein geringeres Frischgasvolumen benötigt (Abb.). **Geschlossenes System**: komplette Rückatmung der ausgeatmeten Narkosegemische, keine Gasverluste aus dem System. Erfordert eine exakte Überwachung der Narkosemittelkonzentration durch geeignete Monitore sowie eine ständige Messung der O_2- u. CO_2-Konzentration. Bietet den Vorteil eines minimalen Narkosemittelbedarfs bei der Erfordernis einer aufwendigen apparativen Ausrüstung. Z. Z. sehr aktuell u. verbreitet im klin. Gebrauch (↑Niedrigflußsysteme). Abb. 1 u. 2.

Narkosetheorien: Theorien zur Erklärung der Anästhetikawirkung am ZNS. Am bekanntesten sind Kolloidtheorie (Claude Bernard), Lipoidtheorie (Meyer, Overton), Oxidationshemmungstheorie (Quartel), Adsorptionstheorie (Traube, Lillie, Warburg), Permeabilitätstheorie (Höber, Lillie, Loewe, Winterstein), Mikrokristallhydrattheorie (Pauling). Die Lipoid-, Absorptions- u. Permeabilitätstheorien basieren auf der hohen Lipoidlöslichkeit der Narkotika. Aktuelle Kombinationstheorie: Anästhetika wirken spezif. an best. Rezeptoren der Zellmembran u. unspezif. durch Einlagerung in Phospholipidmatrix der Membran mit Senkung der Fluidität.

Narkose, tracheale ↑Endotrachealnarkose.

Narkosezeichen: klin. Sympt., die zur Beurteilung der Narkosetiefe herausgezogen werden. Hierzu eignen sich Pupillenweite u. -reaktion, Augenbewegung, Tränenfluß, Augenschutzreflexe, Atmung, Muskelspannung, Schweißsekretion, Puls u. Blutdruck sowie das EEG, evozierte Potentiale, u. a.

Narkotika ⟨*gr*⟩ *n Pl*: Anästhetika; Medikamente zur Erzeugung einer Allgemeinanästhesie, ↑Inhalationsnarkotika, ↑Injektionsnarkotika.

Narkotin: Opiumalkaloid; codeinähnl. wirksam bei geringer ther. Breite; Antitussivum. Abb. S. 1366.

Narzißmus ⟨*gr*⟩ *m*: Selbstliebe; benannt nach der mytholog. Gestalt des Narziß, eines Jünglings, der sich in sein Spiegelbild verliebte u. daran starb. In der seel. Entwicklung Durchgangsstadium vor der Hinwendung zu Liebesobjekten. Beim Erwachsenen ist gesunder N. (ausgewogenes Sorgen für das ↑Selbst) u. pathol. N. zu unterscheiden. Letzterer ist gekennzeichnet durch Selbstüberschätzung, übersteigerte Hinwendung zur eigenen Person u. abnorme Kränkbarkeit.

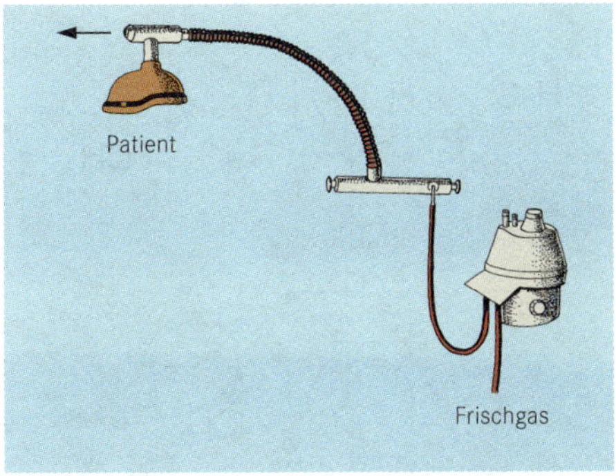

Narkosesystem (Abb. 1). Halboffenes System

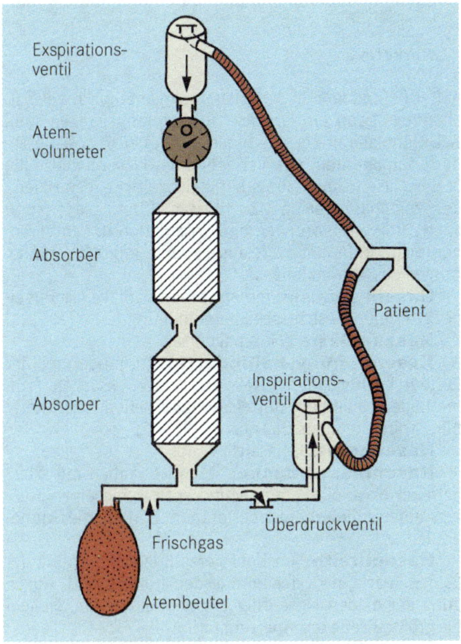

Narkosesystem (Abb. 2). Kreisatmungssystem

nasal *Adj*: zur Nase gehörig, nasenseitig.

Nasal: Kurzw. für Nasallaut, Nasenlaut, in der Nase gebildeter Laut (im Dt.: m, n, ng).

nascens ⟨*lat*⟩ *Adj*: im Entstehen begriffen, frei werdend.

Nase: Nasus, äußere N. Man unterscheidet an der N. Nasenwurzel, Nasenrücken, Nasenspitze, Nasenflügel u. Nasenlöcher. Nach der gewebl. Grundlage unterscheidet man eine knöcherne N. (Pars ossea), einen knorpeligen Teil (Pars cartilaginea) u. einen häutigen Teil (Pars membranacea).

Näseln: Rhinolalia, Rhinophonia; Unterscheidung zwischen offenem, geschlossenem N. u. Mischform (Rhinolalia aperta, clausa, mixta). Beim offenen N. kein krank-

N

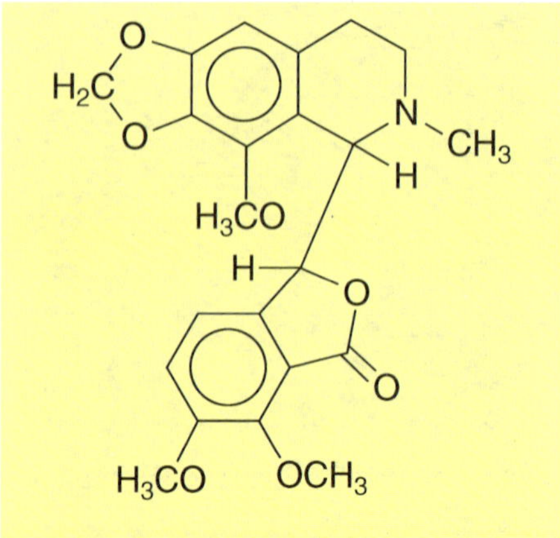

Narkotin

hafter Befund an den Artikulationsorganen nachweisbar, allerdings kann ein Organschaden vorangegangen sein. Bei Rhinolalia mixta Kombination offener u. geschlossener Komponenten, wie Verlegung der Nasenhaupthöhle o. des Nasenrachenraums bei gleichzeitiger Insuffizienz des velopharyngealen Abschlusses. Rhinolalia (clausa, aperta, mixta): Störungen der Artikulation u. Lautveränderungen. Rhinophonia (clausa, aperta, mixta): Veränderungen des Stimmklanges.

Nasenagenesie: fehlende Nasenanlage als Teil einer schweren Gesichtsschädelfehlbildung.

Nasenaplasie ↑ Nasenagenesie.

Nasenatmung, behinderte: Verminderung der Luftdurchgängigkeit der Nase aus versch. Ursachen. Prüfmethoden: qualitativ mittels Politzer-Ballon, quantitativ mit ↑ Rhinorheomanometrie.

Nasenbein ↑ Os nasale.

Nasenblasversuche: beim Schnauben mit zugehaltener Nase u. offenem Mund entweicht beim Vorliegen einer ↑ Kieferhöhlenperforation Luft in die Mundhöhle.

Nasenbreite: am Kopf geradlinige Entfernung der beiden Alaria, d. h. der Punkte der größten seitl. Ausladung der beiden Nasenflügel voneinander. Am Schädel die größte Breite der Apertura piriformis.

Nasen-CPAP ⟨*engl*⟩: ↑ Continuous distending pressure, ↑ Continuous positive airway pressure Applikation eines kontinuierl. Drucks auf das Atemsystem mittels eines Nasendoppeltubus.

Nasendasselfliegen ↑ Oestridae.

Nasendiphtherie: durch Diphtheriebakterien hervorgerufene Erkrankung der Nasenschleimhaut mit blutig-serösem Schnupfen, z. T. auch Membranbildung. Häufig mit o. im Gefolge der Rachendiphtherie, selten als selbständige Erkrankung, bes. bei Kindern.

Nasendrüsen ↑ Glandulae nasales.

Nasenfistel: angeborene, durch ektodermale Keimversprengung während der Nivellierung der zwischen beiden medialen Nasenwülsten gelegenen embryonalen Gesichtsregion erklärbare Fistelbildung. Sie mündet median in der Mitte des Nasenrückens. Keine Kommunikation mit der Nasenhöhle.

Nasenflügeln: atemsynchrone Bewegung der Nasenflügel (↑ Nase) als Zeichen einer Dyspnoe, bes. bei Neugeborenen.

Nasenfurunkel: tiefgreifende schmerzhafte Entzündung eines Haarfollikels u. seiner Umgebung durch Staphylokokkeninfektion. Komplikationsgefahr durch Übergreifen auf Umgebung u. Fortleitung über venöse Gefäße (↑ Vena angularis, ↑ Sinus cavernosus, ↑ Sinus-cavernosus-Thrombose, ↑ Sinus-cavernosus-Syndrom).

Nasengänge ↑ Meatus nasi.

Nasenhöhe: am Kopf geradlinige Entfernung zwischen ↑ Nasion u. dem Punkt, der am einspringenden Winkel des Nasenscheidewandunterrands u. der Integumentaloberlippe liegt (Subnasale). Am Schädel geradlinige Entfernung zwischen Nasion u. ↑ Nasospinale.

Nasenhöhle: Cavitas nasi; Fortsetzung des Hohlraums der äußeren Nase im Schädelinneren. Die N. dient der Reinigung, Anfeuchtung, Erwärmung u. Kontrolle (Geruchssinn) der Atemluft. Sie hat einen re. u. einen li. Abschnitt, die durch das ↑ Septum nasi getrennt werden. 3 Nasenmuscheln (↑ Conchae nasales) ragen von der Seitenwand in die N. hinein u. vergrößern die Schleimhautoberfläche. Dorsal geht die N. über die ↑ Choanae in den oberen Teil der Pharynx über.

Nasenindex: prozentualer Anteil der ↑ Nasenbreite an der ↑ Nasenhöhe.

Naseninfektion ↑ Hals-Nasen-Ohren-Infektion.

Naseninhalation: Einzelinhalationstechnik, bei der das Inhalat über ein Nasenanschlußstück inhaliert wird. Die Mundatmung muß bei der N. unterbunden werden. N. dient insbes. der Behandlung der Nasenschleimhäute u. der Nasennebenhöhlen.

Nasenkapsel: knorpeliger Einschluß der Riechsäckchen. Die N. bildet einen Teil des ↑ Chondrocraniums.

Nasenkatheter: aufblasbarer, aus Kunststoff bestehender, anschmiegsamer, schleimhautschonender, ballonartiger Katheter zur Abdichtung der Blutungsstelle bei Nasenbluten sowie zur Stützung des Nasengerüsts bei Frakturen mit Dislokation nach Reposition.

Nasenklappe: membranöse Anheftung der Seitenknorpel an das Septum, dadurch Bewegungsfreiheit der freien Kante des Seitenknorpels. Atmungsventil zur Regulierung des Atemstroms, engste Stelle der Nasenhöhle. Veränderungen in diesem Bereich bewirken Atemhindernis.

Nasenlochatresie: seltene, angeborene Fehlbildung im Bereich der Nasenlöcher. Verschluß der Nares durch eine dicke, bindegewebige Verschlußplatte. Selten knöchern o. knorpelig. Liegt etwas einwärts der äußeren Nasenöffnung.

Nasennebenhöhlen ↑ Sinus paranasales.

Nasennebenhöhlenaplasie: Fehlen einzelner o. mehrerer Nebenhöhlen einer Seite.

Nasennebenhöhlenkontrastdarstellung: Röntgendarstellung der Nasennebenhöhlen unter Verwendung von Kontrastmitteln. Weitgehend durch tomograph. Verfahren verdrängt.

Nasenpflege: Pflegeintervention zur Vorbeugung o. Minderung von Schädigungen der Nase o. des Riechvermögens. Die N. umfaßt die Beobachtung der Nasenschleimhaut hinsichtl. Rötungen, Schmerzen, vermehrter Sekretion wie Blut, Eiter, Liquor o. Ulzerationen, die Anleitung von Pat. u. Angehörigen zur N., die adäquate Lagerung des Pat. zur N., die Entfernung von Verkrustungen u. Verklebungen, die Mitwirkung beim Einlegen von

Nasentamponaden u. -sonden u. die Applikation von verordneten Nasentropfen o. -salben.

Nasenpräparate: Rhinologika; Arzneizubereitungen zur lokalen Anwendung in der Nase, die die physiol. Schutzfunktionen der Nasenschleimhaut möglichst wenig behindern sollen. Dazu gehören ↑Nasentropfen, ↑Nasensalben, Sprays (↑Aerodispersionen), Spüllösungen u. Tampons. Bei den N. überwiegen heute eindeutig die hydrophilen Zubereitungen, da nur sie ein ungestörtes Funktionieren der Ziliarbewegung gewährleisten.

Nasen-Rachen-Duschen: Vorrichtungen zur Behandlung der Nasen- u. Rachenschleimhäute; erzeugen Sprays mit Tröpfchendurchmessern von ca. 50 µm u. Nebeldichten von 2 000 mm^3/l.

Nasenrachenfibrom: semimaligner, infiltrierender, bei Jugendlichen vorkommender Tumor.

Nasen-Rachen-Reizstoffe: chem. Kampfstoffe mit überwiegender Reizwirkung auf die oberen Atemwege; hauptsächl. arsen- u. bleiorgan. Verbindungen; Wirkung über Beeinflussung enzymat. Prozesse, SH-Gruppen-Reaktion; nach kurzer Latenzzeit Reizwirkung an den Schleimhäuten der oberen Atemwege (quälender Hustenreiz u. Niesreiz, Sekretionssteigerung der Nasenschleimhaut u. der Speicheldrüsen), der Augen (gesteigerter Tränenfluß) sowie Systemeffekte am Zentralnervensystem (Übelkeit, Brechreiz, Kopfschmerzen, Druckempfindungen in den Ohren, Koordinationsstörungen); in hohen Konzentrationen Schädigung des Atemtrakts bis zum tox. Lungenödem, Krämpfe der Extremitätenmuskulatur, zeitweilige Bewußtlosigkeit, Hautschädigungen. Wichtigste Vertreter: Diphenylchlorarsin (DA), Adamsit (DM).

Nasenrotz ↑Rotz.

Nasensalbe: zur Behandlung von Affektionen der Haut des Naseneingangs (antiphlogist., antiekzematös) u. Abdeckung der Nasenschleimhaut (nach operativen Eingriffen, Tamponaden) sowie zum Aufbringen von Medikamenten auf die Schleimhaut der Nase. N. führen zu einer verlängerten lokalen Wirkung infolge des verzögerten Abtransports durch die Zilien, Schutz der Mukosa bei Rhinitis sicca bzw. Weichhaltung des Nasenhöhleninhalts u. Schutz der Mukosa vor Noxen. Bes. geeignet sind Hydrogelsalben (z. B. Methylzellulose- u. Polymethacrylsäuregele), ↑Salben. Bei geringer u. nur temporärer Ziliarbehinderung haben sie eine deutl. verlängerte lokale Wirkung mit angenehmem Feuchthalteeffekt bei Angleichung der physiol. Verhältnisse. Die in 1 %iger Lösung schlecht verträgl. kolloidalen Silbersalze werden in gepufferten Hydrogelen (pH 4,5) ohne Nachteil toleriert.

Nasenscheidewand ↑Septum nasi.

Nasenschienung: äußere Fixationsmaßnahme zum Schutz u. zur Immobilisation der Fragmente (Gips, thermoplast. Kunststoff, Heftpflaster) nach Nasenbeinbruch.

Nasenschleimhaut: Tunica mucosa der Nasenhöhle (Cavitas nasi) u. der Nasennebenhöhlen (↑Sinus paranasales). Regio olfactoria: Riechschleimhaut auf der oberen Nasenmuschel u. dem oberen Teil des Septums (↑Geruchsorgan). Regio respiratoria: in allen übrigen Teilen der Nasenhöhle u. der Nasennebenhöhlen, bestehend aus mehrreihigem Säulenepithel mit Flimmern u. Becherzellen, das auf einer sehr dicken Basalmembran sitzt; in der bindegewebigen Lamina propria liegen Nasendrüsen u. Schwellkörper aus weitlumigen Venen mit Sperreinrichtung. Letztere dienen der Vorwärmung der Luft u. können, z. B. bei stechendem Geruch, die Nasengänge reflektor. verschließen. Abb.

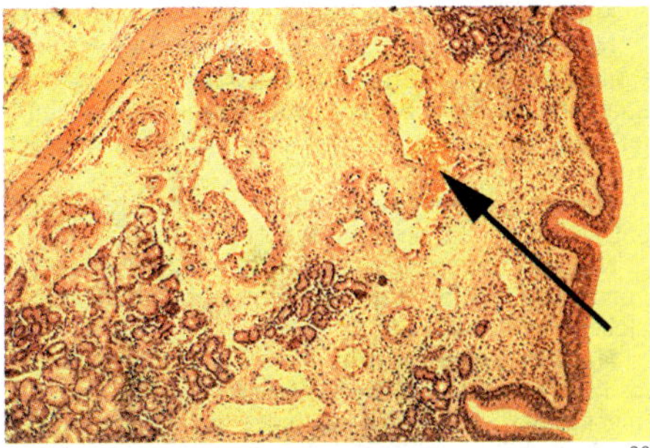

30

Nasenschleimhaut. Histologischer Schnitt durch die Concha nasalis, HE-Färbung; auf knöcherner Grundlage eine dicke N. mit Drüsen u. zahlreichen, weitlumigen Venen (Pfeil)

Nasensenkrechte: Nasionsenkrechte; kieferorthopäd. Bezugslinie, die vom ↑Nasion senkrecht auf die Ohr-Augen-Linie führt.

Nasenseptumdeviation: Abweichung des Septums von der idealen geraden Form. Ursache vermutl. bei 70 % der Bevölkerung genet. bedingt. Korrektur operativ, wenn funktionelle Störungen der Nasenatmung vorliegen.

Nasenspalten: angeborene Spaltbildungen im Bereich der äußeren Nase. Mediane N.: Furchen- o. Spaltbildung am Nasenrücken (↑Doggennase). Laterale N.: Schlitzung eines Nasenlochs in Richtung medialer Augenwinkel als rudimentäre Form einer schrägen ↑Gesichtsspalte.

Nasenstein: Rhinolith; Fremdkörper der Nase, beim Kind oft unbemerkt, bleiben lange Zeit ohne auffallende Beschwerden. Umwandlung zum N. durch Kalkeinlagerung. Sympt. sind einseitiger, eitriger Nasenfluß infolge entzündl. u. geschwüriger Veränderungen der Schleimhaut u. des Stützgerüsts der Nase, Kopfschmerzen.

Nasentropfen: Tropfen zur Abschwellung der Nasenschleimhaut bei Infekten u. Allergien mit Behinderung der Nasendurchgängigkeit, Verlegung der Ausführungsgänge der Nasennebenhöhlen u. der Tube. Die Zeit für die Resorption bzw. Wirkungsentfaltung der N. beträgt etwa 20 min, welche der Ziliartransport des Nasenschleims mit dem eingebrachten Präparat bis in den Pharynx beansprucht. Der pH-Wert soll zwischen 6–8 liegen, um Augenschädigungen zu vermeiden. Bei wäßrigen N. wird ein Kompromiß zwischen der physiol. Angleichung u. der Stabilität der Arzneistoffe angestrebt. Das wird erreicht durch Isotonie o. schwache Hypertonie bis etwa 600 mOsm, Pufferung auf ↑Euhydrie, Konservierung mit Benzalkoniumchlorid (1 : 8 000) o. Phenylquecksilberborat (1 : 4 000), Viskositätssteigerung unter Zusatz von 1–2 % Methylzellulose u. Tensidzusätze, um die Mukosa feucht zu halten u. die Diffusion, z. B. Antibiotika, zu fördern. Ölige N. haben stark an Bedeutung verloren. Keine Daueranwendung wegen Schleimhautschädigung.

Nasenverdoppelung ↑Dirhinie.

Nasenvorhof ↑Vestibulum nasi.

Nasenvorhofzyste: durch dysontogenet. Keimversprengung entstandene, oft mit Flimmerepithel ausgekleidete Zyste des Nasenvorhofs außerhalb des Knochengerüsts.

N

Nasenwurm ↑Linguatula serrata.

Nasenzahn: Zahn, der vom Nasenboden mit seiner Krone in den Nasenvorhof ragt. Meist handelt es sich um einen überzähligen, zapfenförmigen Zahn, ↑Mesiodens, der zwischen beiden oberen mittleren Incisivi angelegt wurde.

Nasenzyste: Zystenbildung von glabellarem, nasalem, kolumellarem, septalem Typ. ↑Nasenfistel.

Nasion ⟨*lat*⟩ *n*: anthrop. Meßpunkt an der Nasenwurzel, in dem die Sutura nasofrontalis die Mediansagittalebene schneidet.

Nasion-Sella-Ebene: *Abk* NS, NSe; Bezugslinie des Fernröntgenbildes, die das Nasion mit der Mitte des Eingangs der Sella turcica verbindet, bleibt während der Schädel-Gebiß-Entwicklung relativ konstant.

Nasmyth membrane ⟨*engl*⟩ ↑Schmelzoberhäutchen. ↑Odontogenese.

Nasoaurikularebene ↑Camper-Ebene.

Nasolabialfalte ↑Sulcus nasolabialis.

Nasopharyngealtubus: Mittel zum Freihalten der Atemwege bei bewußtseinsgestörten Pat. Der Tubus (bekannteste Variante nach Wendl) liegt im unteren Nasengang, reicht bis zum Mesopharynx u. verhindert die Atemwegsverlegung zwischen Gaumensegel u. Pharynxhinterwand. Abb.

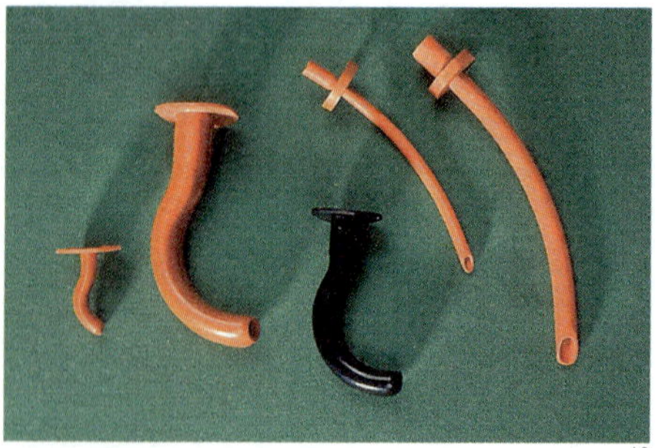

10

Nasopharyngealtuben

Nasopharynxkarzinom ↑Schmincke-Tumor.

Nasospinale: anthrop. Meßpunkt; tiefster Punkt am Unterrand der Apertura piriformis, in die Mediansagittalebene projiziert.

Naßerfrierung: lokaler Kälteschaden durch gleichzeitige Einwirkung von Nässe u. Wind bei Temperaturen oberhalb des Gefrierpunkts. ↑Immersion foot syndrome, ↑Erfrierung.

Naßkeime: an feuchten o. regelmäßig befeuchteten Stellen u. Gegenständen der Sanitärbereiche bevorzugt nistende, sich anreichernde ↑Hospitalkeime, v. a. der Gattungen Klebsiella, Serratia, Pseudomonas, Legionella.

Nasu-Hakola-Krankheit ↑Lipodystrophie, membranöse.

Nasus ⟨*lat*⟩ *m* ↑Nase.

Natalität ⟨*lat*⟩ *f*: Geburtenhäufigkeit; Ausdruck für das Interesse, Zusammenhänge zwischen ↑Geburten, Geborenen u. ↑Bevölkerung zu untersuchen. Übersteigt die Zahl der Geburten in einer Bevölkerung die Zahl der Sterbefälle, spricht man von einem Geburtenüberschuß (Sterbefallunterschuß), ist es umgekehrt, liegt ein Geburtenunterschuß (Sterbefallüberschuß) vor.

Natamycin: Polyen-Antibiotikum aus Streptomyces natalensis. ↑Antimykotika.

Nates ⟨*lat*⟩ *f Pl*: *Sg* Natis. Gesäßbacken, Hinterbacken.

Nathans, Daniel (geb. 1928), amerik. Mikrobiol., Molekulargenetiker, Baltimore, Maryland. 1978 Nobelpreis für Med./Physiol. (mit W. Arber u. H. O. Smith) „für die Entdeckung der Restriktionsenzyme und die Anwendung dieser Enzyme in der Molekulargenetik".

National Clearinghouse for Smoking and Health ⟨*engl*⟩: Einrichtung des Department of Health, Education and Welfare der USA (Sitz: Rockville, Maryland), die Lit. u. andere Daten über Rauchen u. seine Folgen sammelt u. zur Verfügung stellt.

National Health Service ⟨*engl*⟩: *Abk* NHS; Nationaler Gesundheitsdienst, staatl. Gesundheitswesen in Großbritannien, zu dem der größte Teil der stationären u. ambulanten Betreuung gehört. Die Kosten des NHS werden vom Staat u. von Versicherungsbeiträgen der Arbeitnehmer u. Arbeitgeber getragen. Der NHS wird vom Department of Health and Social Security (DHSS) geleitet.

National Institutes of Health ⟨*engl*⟩: *Abk* NIH; Einrichtung des Department of Health, Education and Welfare der USA (Sitz: Bethesda, Maryland), das biomedizin. Forschung u. klin. Betreuung an Pat. durchführt. Zu den NIH gehören: National Cancer Institute, National Eye Institute, National Heart and Lung Institute, National Institute of Allergy and Infectious Diseases, National Institute of Arthritis and Metabolic Diseases, National Institute of Child Health and Human Development, National Institute of Dental Research, National Institute of General Medical Sciences, National Institute of Neurological and Communicative Disorders and Stroke, National Institute on Aging, National Library of Medicine. Zu den NIH gehören auch: National Institute of Environmental Health Sciences (Sitz: Research Triangle Park, North Carolina), National Institute of Mental Health (Sitz: Rockville, Maryland).

National Library of Medicine: *Abk* NLM; nationale med. Bibliothek der USA (Sitz: Bethesda, Maryland). 1836 gegründet, war sie (unter versch. Bez.) Bibliothek der amerik. Armee, seit 1956 untersteht sie als NLM dem US-Department of Health, Education and Welfare. Die NLM koordiniert die Tätigkeit der 7 med. Regionalbibliotheken der USA u. ist selber ein wichtiges Informationszentrum. Ausgehend von der Herausgabe des ↑Index Medicus, betreibt sie seit 1964 das Recherchesystem ↑MEDLARS, dessen Datenträgerdienste in zahlreichen Ländern genutzt werden. Die NLM stellt zahlreiche Datenbanken für On-line-Recherchen zur Verfügung (z. B. ↑MEDLINE, ↑SDILINE, CATLINE, ↑SERLINE, CANCERLIT, CANCERPROJ, ↑CLINPROT, ↑RTECS, ↑TOXLINE).

nativ ⟨*lat*⟩ *Adj*: natürl., ursprüngl., angeboren.

Nativaufnahme: Röntgenübersichtsaufnahme ohne Verwendung eines Kontrastmittels.

Nativismus: erkenntnistheoret. Konzeption, die die Anlagenbedingtheit bzw. genet. Determination psych. Funktionen im Ggs. zum ↑Empirismus in den Vordergrund stellt.

Nativpräparat: frisches, unfixiertes, meist ungefärbtes Präparat von Blut, Exkreten, Sekreten, Geweben u. Organinhalt zum mikrosk. Nachweis lebender Erreger. z. B. ↑Blutparasiten, Milben.

Natrium: chem. Zeichen Na; in biol. Systemen ist Na^+ als Hauptkation der extrazellulären Flüssigkeit (143 mmol/l) wichtig für die Aufrechterhaltung der ↑Osmolarität u. des Volumens dieses Kompartiments; zusammen mit K^+ spielt Na^+ eine bedeutende Rolle bei der Erregbarkeit von Nerven u. Muskeln (↑Ruhepotential, ↑Aktionspotential, ↑Natriumpumpe). Tgl. werden etwa 4–6 g Na^+-Ionen mit der Nahrung aufgenommen, der minimale Bedarf liegt jedoch tiefer. Na^+-Mangelzustände können u. a. entstehen bei Blutverlusten, Elektrolytverlusten durch übermäßige Schweißabsonderung u. Nebennierenrindeninsuffizienz. Im Dünndarm hängt der ↑Monosaccharidtransport von einem Gefälle von Na^+-Ionen zwischen Darmlumen u. Mukosainnerem ab. Die Na^+-Ausscheidung wird durch ↑Aldosteron reguliert. Nebennierenrindenüberfunktion o. ther. Gaben von Steroidhormonen können zu Hypernatriämie führen.

Natriumamidotrizoat: Amidotriozoesäure, Röntgenkonstrastmittel zur Urographie.

Natriumbikarbonat ↑Natriumhydrogenkarbonat.

Natriumbituminosulfonat ↑Ammoniumsulfoichthyolicum.

Natriumbromid: Natrium bromatum. ↑Bromide.

Natriumchlorat: $NaClO_3$; Oxidationsmittel, direkter ↑Methämoglobinbildner, Oxidation des Hb-Eisens; Wirkstoff in ↑Herbiziden.

Natriumchlorid: NaCl; ↑Kochsalz.

Natriumcyanid ↑Blausäure.

Natriumdesoxycholatagar ↑Leifson-Nährboden.

Natriumdibonat: Mischung aus 3,6-Bis(1,1-dimethylethyl)-1-naphtalinsufonsaurem Natrium, oral anwendbares Hustenmittel.

Natriumfluorid: Natrium fluoratum, NaF; in versch. Applikationsformen verwendete Substanz zur ↑Kariesprophylaxe, als Tabletten zur Ther. der Osteoporose.

Natriumhydrogenkarbonat: $NaHCO_3$; Natriumbikarbonat, Natrium bikarbonicum, doppeltkohlensaures Natron.; in wäßriger Lösung schwach alkal.; als Antazidum ungeeignet. Zur Alkalisierung des Urins zur forcierten Ausscheidung von Barbituraten u. a. sauren Pharmaka.

Natriumhydroxid: NaOH. Die wäßrige Lösung heißt Natronlauge u. reagiert stark bas. Ätzende Wirkung. ↑Kolliquationsnekrose.

Natriumiodid: NaI, Natrium iodatum; entquellende Wirkung; Verflüssigung von zähem Bronchialsekret; hemmt Schilddrüsenfunktion vor Strumektomien durch TSH-Freisetzung (Plummern).

Natriumkanäle ↑Ionentheorie.

Natriumkarbonat: Na_2CO_3; kalzinierte Soda; weißes Pulver, das sich in Wasser wegen der Protolyse $CO_3^{2-} + H_2O \rightarrow HCO_3^- + OH^-$ mit alkal. Reaktion löst. Schmelzpunkt bei 853 °C. Beim Einengen der wäßrigen Lösung kristallisiert unterhalb 32 °C ein Dekahydrat $Na_2CO_3 \cdot 10\,H_2O$ („Kristallsoda") in Form großer, wasserklarer Kristalle aus, die bei 32 °C in ihrem Kristallwasser zerfließen. N. wird vielfältig angewendet, so z. B. in der Seifen- u. Glasindustrie.

Natriummangelsyndrom ↑Hyponatriämie.

Natriumnikotinat: Natriumsalz der ↑Nikotinsäure. Erweiterung der Gefäße der Endstrombahn, Durchblutungsförderung auch bei lokaler Gabe, perkutane Anwendung. Wärmegefühl u. Hautrötung.

Natriumnitrit: Natrium nitrosum; bewirkt Gefäßerweiterung wie alle Nitrite, Methämoglobinbildung; dient bei Cyanidvergiftung als Antidot.

Natriumnoramidopyrinmethansulfonat: Metamizol, Novalgin. Analgetikum, Antipyretikum, Antiphlogistikum aus der Gruppe der Pyrazolone, Gefahr der Knochenmarkdepression wie bei Aminophenazon.

Natriumpentosanpolysulfat: Natrium-Xylanpoly(hydrogensulfat), ein ↑Fibrinolytikum. ↑Antikoagulanzien.

Natriumpicosulfat: 4,4-(2-Pyridylmethylen)bis-(natriumphenylsulfat); ein ↑Laxans.

Natriumpolysilikat: Wasserglas, alkal. konzentriertes Ätzgift.

Natriumpumpe: energieverbrauchender, an die Zellmembran gebundener Prozeß, der eingedrungene Na^+-Ionen ständig aus dem Zellinneren entgegen einem Konzentrationsgefälle nach außen befördert u. K^+-Ionen gleichzeitig innerhalb der Zelle akkumuliert; die erforderl. Energie wird vom Zellstoffwechsel in Form von ATP zur Verfügung gestellt. Die N. ist ident. mit der ↑Na^+/K^+-ATPase. ↑Ionentheorie.

Natriumsalicylat ↑Salicylsäure.

Natriumsulfat: Natrium sulfuricum, Glaubersalz, ein ↑Laxans.

Natriumtetraboricum ↑Borax.

Natriumzitrat: Natrium citricum. Natriumsalz der Zitronensäure. Hemmt Blutgerinnung in vitro durch Bindung von Ca^{2+}.

Natriumzyklamat: Natriumsalz der N-Cyclohexylsulfaminsäure. Kohlenhydratfreier Süßstoff.

Natriuretika: Diuretika, die eine verstärkte Diurese durch eine vermehrte Na^+-Ausscheidung (Hemmung der Na^+-Rückresorption) bewirken, ↑Saluretika.

Natronlauge ↑Natriumhydroxid.

Natural moisturizing factor ⟨*engl*⟩: *Abk* NMF; natürl. Feuchthaltefaktor. Hygroskop. Substanzen in der Hornschicht der Haut (Aminosäuren, Pyrrolidonkarbonsäure, Laktat, Harnstoff, Ammoniak u. a.). Regulieren zusammen mit hydrophilen Lipiden der Haut ihre Feuchtigkeit, wirken schützend gegen Austrocknung.

Naturheilkunde: versteht sich als eigenständige Heilkunde u. nicht wie die Naturheilverfahren als Teil der Gesamtmedizin.

Naturheilverfahren: Teil der Gesamtmedizin; beruhen auf der Anwendung von Methoden, welche Reizwirkungen entfalten zur Anregung der körpereigenen Heil- u. Ordnungskräfte des Organismus (Sanogenese) u. sich bevorzugt genuiner Naturfaktoren bedienen (Wärme, Kälte, Wasser, Erde, Licht, Luft, Nahrung, Pflanze). Grundlage ist eine ganzheitl. Sicht des Menschen. Die sog. klass. Naturheilverfahren sind weitgehend ident. mit den Methoden der Phys. Med., jedoch gegen alternative, noch nicht bewiesene Heilverfahren abzugrenzen. Zusatzbezeichnung in der ärztl. Weiterbildungsordnung.

Naturherd: Elementarherd eines Infektionserregers mit Bindung an einheim. Wirtspopulationen (Mensch, Wild- u. Haustiere) als Reservoir. Der N. ist ein geograph. Raum o. Biotop mit charakterist. ↑Biozönose, in dem unter den Wirtspopulationen Arten enthalten sind, zwischen denen ein Infektionserreger ständig zirkuliert.

Naturherdinfektion: Infektionsgeschehen in einem ↑Naturherd, gekennzeichnet dadurch, daß einheim. ↑Wirte (Donatoren) u. ihre Nachkommen zwar infiziert sind o. werden, aber nicht klin.-manifest erkranken, während nicht im Naturherd beheimatete empfängl. Wirte (Rezipienten) nach Infektion in derartigen Gebieten oft-

N

mals schwer erkranken (z. B. best. Virus-Enzephalitiden, Pest); dabei wird der Erreger (Viren, Rickettsien, Bakterien, Protozoen, Helminthen, Prionen) wird vom Donator auf den Rezipienten durch Vektoren (z. B. blutsaugende ↑Arthropoden) übertragen. Komponenten der N.: ↑Biotop, Krankheitserreger, Donator, ↑Rezipient, Vektor, der auch ausnahmsweise fehlen kann (die Rolle des Vektors kann z. B. auch die Injektionskanüle bei Massenimpfungen im Naturherd übernehmen).

Naturherdkrankheiten ↑Naturherdinfektion.

Naturherdlehre: von dem russ. Parasitologen E. N. Pavlovskij (1884–1967) begründete Theorie über das Auftreten von ↑Naturherden u. ↑Naturherdinfektionen, die, ausgehend von ökolog. Erkenntnissen, Aufklärung über den Ursprung best. (insbes. durch blutsaugende ↑Arthropoden übertragener) Erkrankungen u. über die Gesetzmäßigkeiten ihres Verlaufs brachte.

Naturwissenschaften: Oberbegriff für die Wissenschaften, die, wie z. B. Chem. o. Physik, die Natur zum Gegenstand haben. ↑Humanwissenschaften.

Nauheimer Beschlüsse: Abgrenzung der Mineralwässer vom gewöhnl. Trinkwasser auf quellchem. Grundlage von 1911 mit Einführung der bis heute gebräuchl. Heilwasseranalysen.

Naunyn, Bernhard (1839–1925), Int., Dorpat, Bern, Königsberg, Straßburg, Schüler von F. Th. v. Frerichs (1819–1885). N. befaßte sich vorwiegend mit pathol. Chem. u. Experimentalpathologie. Er begründete gemeinsam mit Schmiedeberg u. Klebs 1873 die erste pharmak. Fachzeitschrift („Naunyn-Schmiedeberg's Archiv für experimentelle Pathologie u. Pharmakologie"). 1896 begründete er mit Mikulicz-Radecki die „Mitteilungen aus den Grenzgebieten der Medizin u. Chirurgie".

Naunyn-Zentrum (nach Bernhard N.): im Gyrus angularis vermutetes sog. Lesezentrum i. S. der klass. ↑Lokalisationslehre.

Nausea ⟨*gr*⟩ *f*: Übelkeit, Brechreiz.

Nauseosa ⟨*gr*⟩ *n Pl*: Arzneimittel, die Brechreiz u. Übelkeit (Nausea) hervorrufen, obligate Nebenwirkung der ↑Emetika, z. B. Ipecacuanhae radix, aber auch bei Morphinderivaten u. Digitalisglykosiden (diese Eigenschaft wurde von Withering als Dosierungshilfsmittel benutzt).

Navikularzellen: schiffchenförmige kleine Intermediärzellen mit exzentr. gelegenen, oft langgestreckten Kernen, deutl. Kernbegrenzung u. hellem glykogenreichem Plasma. Kommen vor im Zellausstrich der Vagina u. der Cervix uteri bei Schwangeren, aber auch in der Luteinphase des Zyklus.

Nävobasaliomatose: Gorlin-Goltz-Syndrom; nach dem 10. Lj. auftretende nävusartige Basaliome, bes. von Gesicht u. Rumpf, die maligne werden. ↑Basalzellnävussyndrom.

Nävus ⟨*lat*⟩ *m*: Naevus, Muttermal, Macula matricis. Heute zu weit gefaßter Begriff. Korrekterweise dürfen unter diesem Namen nur solche Hautveränderungen eingeordnet werden, die durch Nävuszellen im wesentl. bedingt sind. Es handelt sich um mehr o. weniger umschriebene, anlagebedingte o. auch genet. bedingte Bildungen der Haut, die oftmals schon bei der Geburt vorhanden sind, meistens aber erst nach der Geburt, ja selbst noch im späteren Erwachsenenalter auftreten können. Unter N. werden auch andere Male verstanden, die nicht durch Nävuszellen hervorgerufen werden. Solche Gebilde faßt man heute besser unter dem Begriff der ↑Hamartie zusammen.

Nävuszellnävus: Naevus naevocellularis; ruhender Pigmentzellnävus. Gutartige, braune, meist kleine Geschwulst der Haut aus einer Wucherung von Melanozyten, den sog. Nävuszellen, die bes. an der Grenze zwischen Epidermis u. Kutis u. in der Kutis selbst gelegen sind. Ein Teil der Nävuszellen enthält das Pigment Melanin. Histogenese der Nävuszellen umstritten, vermutl. vom Nervensystem ausgehend. Runde, kugelige bis kub., den Stachelzellen, Schwann-Zellen o. Fibroblasten ähnelnde Zellen. ↑Junktionsnävus.

NAV-Virchow-Bund ↑Verband der Niedergelassenen Ärzte Deutschlands.

NBEI-Syndrom: *Abk* für engl. non butanol extractable iodine. Bei einigen Formen der angeborenen ↑Iodfehlverwertung mit Hypothyreose werden im Ggs. zum butanolextrahierbaren Thyroxin u. Triiodthyronin nicht extrahierbare Hormonvorstufen in das Blut abgegeben.

NBT-Test ↑Nitroblautetrazoliumtest.

N-Cadhärin: neurales Cadhärin; kalziumabhängig wirkendes Zelladhäsionsglykoprotein; kommt insbes. im Nervensystem, embryonalem Mesoderm, neuralem Ektoderm sowie in Herz- u. Muskelzellen vor; wichtig für Prozesse der Embryonalentwicklung, u. a. der Bildung der Augenlinse u. des Neuralrohrs.

N-CAM: *Abk* für neurales Zelladhäsionsmolekül; kalziumunabhängig wirkendes Zelladhäsionsglykoprotein; kommt insbes. in Nerven- u. Muskelzellen vor; wichtig für Prozesse der Embryonalentwicklung, u. a. Bildung des Neuralrohrs, Adhäsion von Netzhautneuriten, Entwicklung von Axonen.

N. D. A. ⟨*engl*⟩: *Abk* für engl. National Dental Association.

NDCF: *Abk* für engl. Neutrophil derived monocyte chemotactic factor; von stimulierten polymorphkernigen Leukozyten gebildetes ↑Zytokin; wirkt chemotakt. auf Monozyten.

NDV: *Abk* für ↑Newcastle-disease-Virus.

Neandertaler: Homo sapiens neanderthalensis; ↑Anthropogenese.

Neanthropinae: Neumenschen; ↑Anthropogenese.

Neapolitanisches Fieber ↑Maltafieber, ↑Brucellose.

Near event ⟨*engl*⟩: Near miss event; ↑Beinahetodesfall.

Nearthrose ⟨*gr*⟩ *f*: Sonderform der ↑Pseudarthrose. Die Fragmentenden weisen einen Faserknorpelüberzug auf u. sind mit einer Art Gelenkkapsel verbunden, die fadenziehende Flüssigkeit (Synovia) enthält.

Nebelaerosole ↑Aerodispersionen, disperse ↑Systeme.

Nebeldichte: bei Aerosolen das Verhältnis vernebelter Flüssigkeitsmenge, einschl. Medikament, zum Luftvolumen, in dem sich die Tröpfchen befinden. Die Angabe erfolgt in g/l o. ml Medikament/l. Ultraschallaerosole haben i. a. eine höhere N. (etwa 0,1–0,3 ml/l) als mit Düsen erzeugte Aerosole.

Nebelgehalt: die in 1 l Nebel enthaltene Wirkstoffmenge (ml/l). ↑Aerosol, natürliches.

Nebelmenge: das von den Nebeltröpfchen erfüllte Gasvolumen [l]. ↑Aerosol, natürliches.

Nebelsehen: Nephelopsia; entsteht bei Trübung der brechenden Medien, z. B. bei Glaukomanfall durch Ödem des Hornhautepithels.

Nebenblase ↑Harnblasendivertikel.

Nebeneierstock ↑ Parovarium.

Nebenhoden ↑ Epididymis.

Nebenhodenanhang ↑ Appendix epididymidis.

Nebenhodenentzündung ↑ Epididymitis.

Nebenhodentuberkulose: tuberkulöse Entzündung des Nebenhodens. Die Infektion erfolgt meist hämatogen in der postprim. Phase der Tuberkulose, seltener auch als kanalikuläre Abseuchungstuberkulose.

Nebenhodenzysten, dysontogenetische: zyst. Bildungen, die durch Sekretionsvorgänge o. (seltener) durch Spermaansammlung (↑ Spermatozele) zu hodengroßen Blasen anwachsen können. Sie gehen auf persistierende Urnierenkanälchen der ↑ Epigenitalis zurück (↑ Appendix epididymidis, Ductuli aberrantes).

Nebenkern, ergastoplasmatischer: konzentr. ER mit z. T. anderen Organellen im Zentrum. Vorkommen bes. in Tumorzellen.

Nebenkropf: akzessor. Struma. Schilddrüsenteil bzw. Struma ohne Verbindung mit der eigentl. Schilddrüse; entwickelt sich aus dem unvollständig zurückgebildeten ↑ Ductus thyroglossalis (z. B. Struma sublingualis o. Zungengrundschilddrüse) o. aus embryonal verlagertem Schilddrüsengewebe (z. B. Struma intralaryngealis, Struma intratrachealis).

Nebenleber ↑ Hepar succenturiatum.

Nebenlunge: Fehlbildung der Lunge, lungenähnl. aufgebautes Organ, das keine bronchiale Beziehung zur Hauptlunge aufweist u. art. aus der Aorta versorgt wird. Die N. tritt meist in der li. Thoraxhälfte auf, abdominelle Lokalisation mögl.

Nebenmilz ↑ Lien accessorius.

Nebenniere ↑ Glandula suprarenalis.

Nebenniere, akzessorische: angeborene, zusätzl. Nebennieren o. Keimversprengung der Nebennierenrinde. Akzessor. Organe haben meist kein Mark u. liegen oft nahe der Aorta, zwischen Truncus coeliacus u. A. mesenterica superior. Häufiger kommen Inseln von Nebennierenrindengewebe innerhalb der Nierenkapsel, im Samenstrang, innerhalb von Hoden u. Ovar, am Nebenhoden, im Ligamentum latum uteri vor.

Nebennierenadenom: Nebennierenhyperplasie; benigne Vergrößerung der Nebenniere. Führt über erhöhte Aldosteronproduktion (Hyperaldosteronismus, Conn-Syndrom) zu Hypertonie. K^+-Mangel, später Übergang in fixierten Hochdruck o. Niereninsuffizienz (interstitielle Nephritis). Zahlreiche asymptomat. o. symptomarme Fälle, evtl. nur Hypertonie ohne Elektrolytveränderungen (sog. Typ A); Typ B: Hypertonie u. Hypokaliämie; Typ C: erhöhte Aldosteronsekretion ohne klin. Zeichen wie Hypertonie o. Hypokaliämie. Häufigkeitsverteilung von Typ A–C nicht bekannt.

Nebennierenagenesie: angeborenes Fehlen der Nebenniere durch Nichtanlage.

Nebennierenangiographie: Röntgengefäßdarstellung der Nebennieren zum Nachweis von Geschwülsten u. Hyperplasien. **Nebennierenarteriographie** (NNA): Nach vorangegangener Aortographie zur Feststellung vorhandener sondierbarer Nebennierenarterien erfolgt die ↑ Angiographie der Nebennieren über einen perkutan transfemoralen Katheter. **Nebennierenphlebographie** (Suprarenalvenographie): Einführung eines Katheters nach der Seldingertechnik über die V. femoralis u. selektive Sondierung der Nebennierenvenen mittels spez. vorgeformter Gefäßkatheter.

Nebennierenapoplexie: akute, durch Blutungen bedingte Nebennierenrindeninsuffizienz, ↑ Waterhouse-Friderichsen-Syndrom, kann bei Neugeborenen mit Störungen der Gerinnungsfunktion u. bei Meningokokken- bzw. Haemophilus-influenzae-Sepsis auftreten. Auslösende Ursachen können auch Thrombosen der Nebennierenvenen u. Antikoagulanzienbehandlung mit Blutungen in beide Nebennieren sein. Ther.: Gluko- u. Mineralokortikoide.

Nebennierendiabetes: Glukokortikoide der Nebenniere bewirken im Tierexperiment eine Verschlechterung der Kohlenhydratbilanz durch Steigerung der ↑ Glukoneogenese. Best. Diabetesformen des Menschen weisen ähnl. Eigenschaften wie der N. auf. ↑ Cushing-Syndrom.

Nebennierenheterotopie: angeborene Verlagerung meist beider Nebennieren, teilweise innerhalb von Leber- u. Nierenkapsel.

Nebennierenhyperplasie: betrifft die Rinde u. tritt in Form diffus knotiger o. adenomatöser Hyperplasien auf. Die kongenitale N. kann Ursache eines Pseudohermaphroditismus sein. Enzymdefekt in der Synthese des Cortisols. ↑ Syndrom, adrenogenitales.

Nebennierenhypoplasie: angeborene, extreme Unterentwicklung der Nebennieren. Zwei Typen: 1. Rinde fehlt, Mark schwach entwickelt. 2. Rinde besteht aus großen, irregulär angeordneten Zellen, das Mark aus exzentr. verstreuten Inseln. Andere endokrine Drüsen morphol. intakt. Beide Formen sind mit längerem Überleben nicht vereinbar.

Nebenniereninsuffizienz: hormonell bedingte Folgeerscheinungen des akuten Ausfalls der gesamten Nebenniere infolge einer autoaggressiv ausgelösten Zerstörung des Organs o. seltener nach ↑ Nebennierenapoplexie o. infektiös-tox. Schädigung (Waterhouse-Friderichsen-Syndrom); bei akuter Zerstörung zuerst extreme Blutdrucksteigerung durch Freisetzung der Katecholamine des Nebennierenmarks, 24–36 h danach Kreislaufkollaps u. multiple Störungen durch Mangel an diversen ↑ Steroiden, die in der Nebennierenrinde synthetisiert werden.

Nebenniereninsuffizienz, angeborene ↑ Fanconi-Prader-Syndrom.

Nebennierenmark: ist ektodermaler Herkunft u. entwickelt sich aus der Sympathikusanlage. Es besteht aus netzartigen u. in Gruppen angeordneten chromaffinen Zellen, enthält Ganglienzellen u. reichl. marklose Nervenfasern. Die im N. produzierten Hormone ↑ Adrenalin u. ↑ Noradrenalin werden aus ↑ Tyrosin gebildet u. als ↑ Katecholamine zusammengefaßt. ↑ Phäochromozytom.

Nebennierenmarkhormone: in den chromaffinen Zellen des N. gebildete Hormone ↑ Dopamin, ↑ Noradrenalin u. ↑ Adrenalin. Wegen ihrer gemeinsamen Catechol- o. Brenzcatecholstruktur als ↑ Katecholamine bezeichnet. Außer dem Nebennierenmark ist das sympath. Nervengewebe entscheidend an der Katecholaminsynthese, -speicherung u. -freisetzung beteiligt (sympathoadrenales System), so daß Nebennierenausfall vom Organismus zu kompensieren ist. Überfunktion: ↑ Phäochromozytom.

Nebennierenrinde: *Abk* NNR; Cortex glandulae suprarenalis; ↑ Glandula suprarenalis.

Nebennierenrindenhormone: Steroidhormone (↑ Kortikoide), die sich in drei Gruppen einteilen lassen; 1. ↑ Glukokortikoide in der Zona fasciculata gebildet; Beeinflussung des Stoffwechsels der Kohlenhydrate, Proteine u. Lipide; 2. ↑ Mineralokortikoide (↑ Aldosteron), in der Zona glomerulosa gebildet; Regulation der Na⁺-Ausscheidung, Beeinflussung des Transports von Elektrolyten durch ↑Membranen u. der Flüssigkeitsverteilung zwischen den Geweben; 3. ↑Sexualhormone (↑Androgene u. ↑Östrogene), in der Zona reticularis gebildet; diese sonst v. a. in den Testes u. den Ovarien gebildeten Hormone sind für die Ausprägung sek. Geschlechtsmerkmale u. die Entwicklung der Keimdrüsen verantwortl. Dabei wird das Androgen Dehydroepiandrosteronsulfat prakt. ausschließl. in der Nebennierenrinde gebildet.

Nebennierenrindeninsuffizienz: Hypokortizismus; Funktionseinschränkung bis -ausfall der Nebennierenrinde mit verminderter Bildung von Glukokortikoiden u./o. Mineralokortikoiden, mit Auswirkungen auf den Kohlenhydratstoffwechsel, Elektrolyt- u. Säure-Basen-Haushalt.

Nebennierenrindeninsuffizienz, primäre: Addison-Krankheit; nach Schwere des Funktionsverlusts Unterscheidung in: 1. absolute p. N.: fehlende o. geringe Basalsekretion von ↑Nebennierenrindenhormonen bei immun. (Autoimmunadrenalitis) seltener tuberkulöser Ätiol., Blutungen, Tumoren u. Traumen in der Lumbalgegend u. nach bilateraler Adrenalektomie. Dadurch erhöht sich die ACTH-Sekretion um ein Vielfaches, der damit gekoppelte MSH-Effekt führt zu den für dieses Krankheitsbild charakterist. Pigmentierungen der Haut, bes. der Handinnenflächen, Mammillen u. in Narbengeweben, dgl. an Druckstellen der Kleidung u. auch der Mundschleimhaut. Nicht mehr gebräuchl. Bez. Bronzekrankheit. 2. Relative p. N.: eingeschränkte Funktionsreserve, kann auftreten bei Absetzen einer Glukokortikoidtherapie, Cortisol-Verlust-Syndrom, häufig auch nach unklaren Ursachen. Das klin. Bild der p. N. ist von Art u. Schweregrad des Hormonausfalls abhängig. Es kommt zu Enophthalmus, Bradykardie, Hypothermie. Mangel an Mineralokortikoiden führt klin. zu Magen-Darm-Störungen mit Natriumverlust, allg. Adynamie u. Hypotonie; laborchem. Nachweis einer ↑Hyperkaliämie u. ↑Hyponatriämie mit Absinken des Serum-Natrium-Kalium-Quotienten unter 30. Verstärkung der Sympt. durch ↑Hypoglykämie infolge Glukokortikoidmangel mit gestörter ↑Glukoneogenese u. Mobilisation von Leberglykogen, Rest-N-Erhöhung; verminderte Cortisolsekretion. Abnorme Hautreaktion auf Sonnenbestrahlung; Abnahme der Sekundärbehaarung bis zur Alopezie; bei Männern Libido- u. Potenzstörungen, bei Frauen Menstruationsstörungen. Diagnostik durch Cortisolbestimmung im 24-Stunden-Sammelharn u. im Serum, der Serummineralien u. des ACTH-Plasmaspiegels. Behandlung durch Substitutionstherapie möglichst mit natürl. Glukokortikoiden sowie Mineralokortikoiden, Dosierung ist abhängig von der Größe des Defizits u. wird über den Tag verteilt. Pat. mit p. N. sind bes. gefährdet durch Traumen u. Infekte, da schnell unter Verstärkung aller klin. Sympt. Übergang in lebensbedrohl. ↑Addison-Krise mögl. Kinder sind selten betroffen. Abb.

Nebennierenrindeninsuffizienz, sekundäre: beruht auf verminderter Sekretion von ACTH, bes. bei ↑Hypophysentumoren, u. ist Teilaspekt des dabei auftretenden klin. Bildes. ↑Hypopituitarismus. Pat. mit s. N. zeigen die klin. Sympt. mit Adynamie, Hypotonie u. Hypoglykämie wie bei prim. Nebennierenrindeninsuffizienz, sind durch den fehlenden MSH-Effekt nicht pigmentiert. Frühere, nicht mehr gebräuchl. Bez. für

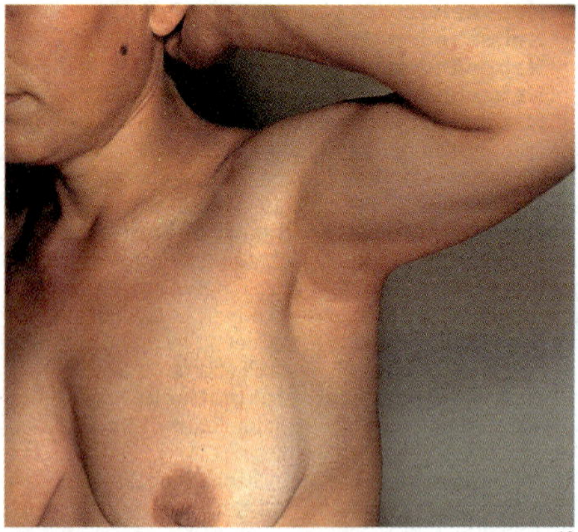

19

Primäre Nebennierenrindeninsuffizienz. Braune Hautpigmentierung, Ausfall der Axillarbehaarung

diese Form der s. N.: weißer Addison. Behandlung wie die prim. Form durch Substitution mit Nebennierenrindenhormonen.

Nebennierenrindeninsuffizienz, exogen bedingte iatrogene: entsteht nach langzeitiger Ther. mit synthet. ↑Glukokortikoiden u. beruht auf einer dadurch bedingten Atrophie der Nebennierenrinde, ihrer verminderten Ansprechbarkeit auf ACTH sowie ihrer Suppression der endogenen ACTH-Sekretion.

Nebennierenrindensyndrom, hyperhormonales: zusammenfassende Bez. für Krankheitsbilder, die durch Überproduktion von Nebennierenrindenhormonen auftreten, ↑Conn-Syndrom, ↑Cushing-Syndrom, adrenogenitales ↑Syndrom.

Nebennierenrindenszintigraphie: nuklearmed. Untersuchungsverfahren. Methode. Nach i. v. Injektion von Präkursoren der Cholesterin-Steroid-Synthese (^{131}I-19-Iodcholesterin, ^{75}Se-6-Norcholesterin, ↑Radionuklid, ↑Radiopharmaka) Kameraaufnahmen vom 5.–8. Tag, Laxanziengabe u. ↑Schilddrüsenblockade mit Perchlorat. Störfaktoren unter Medikation von ACE-Hemmern, Aldosteronantagonisten, Östrogenen, Diuretika. Ind.: Nachweis u. Lokalisation von Nebennierenrindenadenom, -karzinom, -hyperplasie bei Hyperaldosteronismus (↑Conn-Syndrom), bei Hypercortisolismus (↑Cushing-Syndrom), bei Androgen-Östrogen-Erhöhung (adrenogenitales Syndrom). Selten zur Bestimmung von funktionellem Nebennierenrindengewebe, z. B. Metastasen. ↑Suppressionsszintigraphie nach achttägiger Dexamethasonvorbehandlung zur besseren Differenzierung zwischen Adenom u. Hyperplasie. Gemeinsame Interpretation mit Sonographie u. CT. Abb.

Nebennierenrindentumoren: können auftreten als 1. Adenome, meist einseitig, aber auch bilateral bzw. als Rindenadenomatose mit Atrophie der nicht von der knotigen Hyperplasie betroffenen Rindenanteile, 2. Karzinome. Adenome u. Karzinome können hormonaktiv bzw. -inaktiv sein, letztere bleiben i. d. R. klin. stumm. Hormonaktive Tumoren können durch das klin. Bild, heute bes. laborchem., diagnostiziert werden. Nach Häufigkeit ihrer endokrinen Aktivität werden sie gegliedert in: 1. Tumoren mit ↑Cushing-Syndrom, häufigste Form;

2. Tumoren mit androgener, östrogener bzw. androgener u. östrogener Wirkung; 3. Tumoren, die Choriongonadotropin produzieren, sehr seltene Tumorart. Lokalisationsdiagnostik nichtinvasiv durch ↑Computertomographie bzw. Kernspintographie u. ^{131}I-Cholesterin-Szintigraphie, invasiv digitale ↑Subtraktionsangiographie mit Darstellung der Gefäßversorgung o. selektive Nebennierenphlebographie (↑Nebennierenangiographie) mit seitengetrennter Funktionsbeurteilung durch etagenweise Blutentnahme für Hormonanalysen.

Nebennierenrindenüberfunktion: pathol. gesteigerte Biosyntheseleistung der Nebennierenrinde hinsichtl. der von ihr produzierten ↑Glukokortikoide u. ↑Mineralokortikoide sowie ↑Androgene, die entweder im Organ selbst begründet liegt o. durch andere Mechanismen ausgelöst werden kann. In Abhängigkeit von der erhöhten Sekretionsrate der betroffenen Hormongruppe treten unterschiedl. klin. Krankheitsbilder auf: **Hypercortisolismus**: ↑Cushing-Syndrom. Durch endogene Überproduktion von Cortisol o. exogene Glukokortikoidzufuhr verursachtes Krankheitsbild mit Steigerung von ↑Glukoneogenese u. ↑Lipolyse u. Fettablagerungen an charakterist. Stellen; häufig auch mit Androgenüberproduktion verbunden. 1. Prim. Hypercortisolismus: ACTH-unabhängiger Hypercortisolismus, endogen bedingt durch Nebennierenrindenadenom, -karzinom o. bilaterale noduläre Hyperplasie; exogen bedingt durch Glukokortikoidzufuhr (Pseudo-Cushing-Syndrom). 2. Sek. Hypercortisolismus: ACTH-abhängiger Hypercortisolismus, a) durch Überproduktion von CRH (↑Hypothalamushormone), hypothalam.-hypophysäre Funktionsstörung, häufigste Form; b) durch autonome ACTH-sezernierende Tumoren des Hypophysenvorderlappens (zentrales Cushing-Syndrom), mit beidseitiger Nebennierenrindenhyperplasie; c) durch ektope ACTH-Sekretion bei Bronchial-, Thymus-, Pankreas- o. Schilddrüsenkarzinom, Karzinoid, ↑Phäochromozytom, Neuroblastom sowie Tumoren von Magen, Ileum, Ovarien u. Prostata. 3. Sonderform des Hypercortisolismus: zykl. Cushing-Syndrom. Diagn. Parameter bei Hypercortisolismus sind Bestimmungen von ↑Cortisol im Serum u. Urin (erhöht, Tagesrhythmik aufgehoben) u. zur Differenzierung zwischen prim. u. sek. Hypercortisolismus ACTH-Bestimmung im Plasma u. ↑Dexamethasontest. B. **Hyperaldosteronismus**: Erhöhung der Mineralokortikoidproduktion, spez. der Aldosteronproduktion, meist in Verbindung mit erhöhter Sekretionsrate des Corticosterons u. Desoxycorticosterons, führt zum prim. Hyperaldosteronismus, dem ↑Conn-Syndrom. Ursache ist häufig ein kleines einseitiges Adenom, ein ↑Aldosteronom, seltener sind die Adenome doppelseitig u. multipel. Der ↑Hyperaldosteronismus führt zu Natriumretention u. Kaliumverlust über Niere u. Darm sowie konsekutiver metabol. Azidose. C. **Androgenüberproduktion**: Erhöhung der Androgenbiosynthese, hereditär o. erworben, mit einer infolge Enzymdefekts verminderten Cortisolbiosynthese u. vermehrter CRF-ACTH-Sekretion, die zu einer bilateralen Nebennierenhyperplasie mit gesteigerter Androgenbildung (bes. Testosteron) führt. Je nach dem Sitz des Enzymdefekts variiert das dadurch bedingte klin. Bild des angeborenen bzw. erworbenen adrenogenitalen ↑Syndrom (AGS). 1. Der 21-Hydroxylasedefekt findet sich am häufigsten, es besteht ein Cortisolmangel u. ein Androgenüberschuß, die Aldosteronproduktion ist ausreichend. Bei Mädchen führt dieser Defekt zum Pseudohermaphroditismus femininus (↑Pseudohermaphroditismus). Wird das Krankheitsbild nicht früh erkannt, entwickelt sich durch kontinuierl. Androgenmehrsekretion eine Pseudopubertas praecox (↑Syndrom, adrenogenitales). 2. Der 21-Hydroxylasedefekt mit Salzverlustsyndrom führt bei Androgenüberproduktion zu Mangel an Cortisol u. Aldosteron, einer Kombination von Pseudohermaphroditismus femininus mit Erbrechen, Diarrhöen u. Exsikkose. 3. Der 11-Beta-Hydroxylasemangel hat beim Neugeborenen durch vermehrte Sekretion von Androgenen, Cortisol- u. Aldosteronvorstufen ein AGS in Kombination mit einem Hypertonus zur Folge. 4. Das erworbene AGS bzw. der erworbene 21-Hydroxylasemangel tritt im Erwachsenenalter, deshalb auch als postpuberales AGS bezeichnet, nur bei Frauen auf. Selten ist ein androgenbildendes Adenom der Nebennierenrinden o. ein Karzinom die Ursache. Bei beidseitiger Hyperplasie der Nebennierenrinden ist eine Abortivform des angeborenen AGS mit Manifestation im Erwachsenenalter mögl. In Abhängigkeit von der Höhe der Androgenproduktion entwickelt sich bei Frauen ein ↑Hirsutismus (männl. Behaarungstyp) u. ↑Virilismus (allg. Vermännlichung). D. **Überproduktion von Östrogenen**, meist durch Nebennierenrindenkarzinome bei Männern, führt zum feminisierenden adrenalen Syndrom.

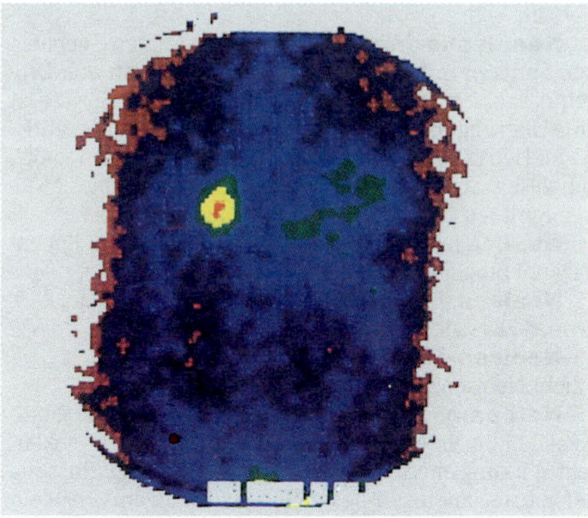

7

Nebennierenrindenszintigraphie mit ^{131}I-Norcholesterin; Darstellung eines dekompensierten Nebennierenrindenadenoms links (Aufnahme von hinten) mit Suppression der rechten Nebenniere bei Cushing-Syndrom

Nebennierentuberkulose: durch hämatogene Infektion entstandene tuberkulöse Entzündung der Nebenniere. Meist chron. Verlauf mit ↑Nebenniereninsuffizienz.

Nebennierenverschmelzung: angeborene, seltene Vereinigung beider Nebennieren dorsal der Aorta.

Nebenpankreas: Pankreasparenchym ohne Verbindung mit der Bauchspeicheldrüse; das N. wird als Folge embryonaler Keimversprengung bes. in der Wand des Magen-Darm-Kanals gefunden (exokrine u. endokrine Anteile).

Nebenplazenta: Placenta succenturiata; häufige Formvariation, bei der einzelne Kotyledonen, getrennt von der Hauptplazenta im Uterus sitzen u. nach Geburt der Hauptplazenta zurückbleiben können.

Nebenschilddrüsen: **1.** Epithelkörperchen; ↑Glandula parathyroidea (eigentl. Beischilddrüsen). **2.** In der Teratologie zusätzl., akzessor. Schilddrüsen.

Nebenschilddrüsenhormon: Parathormon (PTH); wird in der Nebenschilddrüse aus glandulären PTH-Vorstufen gebildet u. besteht aus 84 Aminosäuren = PTH 1–84. Es zerfällt peripher schnell in versch. Fragmente unterschiedl. Halbwertszeit u. biol. Aktivität u. kann im Blut radioimmunometr. als intaktes PTH (1–84) bestimmt werden. Parathormon reguliert zusammen mit dem in der Schilddrüse gebildeten ↑Calcitonin u. dem ↑Vitamin D die Homöostase des Kalzium- u. Phosphathaushalts über das Skelett als Mineraldepot u. Niere u. Darm als Transportsystem. PTH-Mehrsekretion liegt beim ↑Hyperparathyreoidismus, bei PTH-Mangel o. vermindertem Ansprechen der Erfolgsorgane über Nieren u. Knochen auf PTH beim ↑Hypoparathyreoidismus vor.

Nebenschilddrüsenszintigraphie: nuklearmed. Untersuchungsverfahren. ^{201}Tl-Chlorid o. ^{99m}Tc-Isonitrile (z. B. ↑MIBI) reichern sich in mitochondrienreichen Zellen von Nebenschilddrüsenadenomen an, die mit der Doppelradionuklid-Subtraktionsszintigraphie ^{201}Tl/^{99m}Tc dargestellt werden (^{99m}Tc-Pertechnetat-Speicherung in der Schilddrüse). Ind.: zur Lokalisation bei extrathyreoidalem Sitz u. bei Rezidiv o. erfolgloser Erstoperation in Verbindung mit Sonographie, CT o. MRT. Bewährt hat sich die intraoperative Suche von Nebenschilddrüsenadenomen 48 Std. nach i. v. Injektion von ^{32}P-Orthophosphat, wobei intraoperativ mit einem Halbleiterdetektor die radiophosphorspeichernden Adenome aufgesucht werden. Abb.

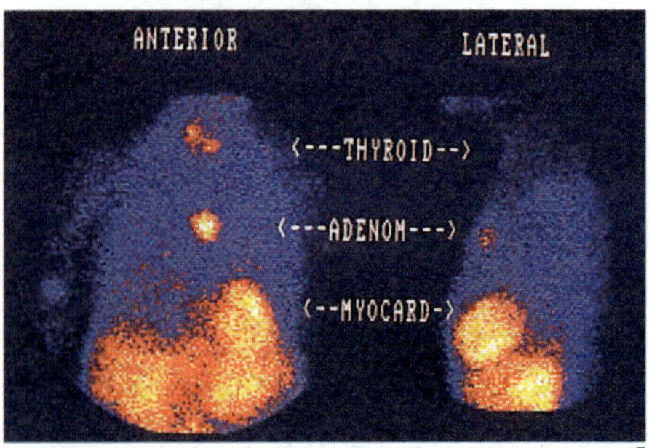

7

Nebenschilddrüsenszintigraphie
mit ^{201}Tl-Chlorid, Doppelradionuklid-Subtraktionsszintigraphie mit ^{99m}Tc u. ^{201}Tl;
Nachweis eines extrathyreoidalen Nebenschilddrüsenadenoms, physiologische Aktivitätsspeicherung in Schilddrüse, Herz u. Leber

Nebenwirkungen: unerwünschte Wirkungen; ↑Arzneimittelnebenwirkungen.

Nebenwirt: ↑Wirt, in dem ein Infektionserreger im Vergleich zum ↑Hauptwirt relativ selten vorkommt u. sich durch fehlende Anpassung erschwert entwickelt. Ursachen sind nicht optimale Lebens- u. Entwicklungsbedingungen für den Infektionserreger u. eine für den Erregerwirtswechsel nicht optimale Nahrungskette bzw. Verhaltensweisen der ↑Infektionserregerreservoire.

Nebenzellen: Mucocytus cervicalis; Zelltyp der Glandulae gastricae propriae im Magenkörper, der Schleim bildet; ↑Magen. ↑Hauptzellen, ↑Belegzellen.

Nebulogena ⟨*lat* + *gr*⟩ *n Pl* ↑Aerodispersionen; ↑Systeme, disperse.

NEC ↑Enterocolitis necroticans.

Necator americanus ⟨*lat*⟩ *m*: Vertreter der ↑Ancylostomidae (Hakenwürmer). Männchen bis 10 mm, Weibchen bis 14 mm lang, Mundkapsel mit 2 Schneideplatten; Eier dünnschalig, gefurcht. ↑Parasit im Dünndarm des Menschen sowie bei Affen, Schweinen u. gelegentl. Hunden in den subtrop. u. trop. Gebieten von Amerika u. Afrika. Erreger der ↑Ankylostomiasis.

Neck-dissection ⟨*engl*⟩ *f*: operative Ausräumung der Lymphknoten des seitl. Halsbereichs bei Metastasen bösartiger Primärtumoren im Kopf- u. Halsbereich.

Neck-Erkrankung: asept. Osteonekrose im Bereich der ehemaligen Synchondrosis ischiopubica.

Neck-Odelberg-Syndrom: asept. Nekrose der Epiphyse der Schambein-Sitzbein-Synchondrose.

Necrobiosis lipoidica: Nekrose der Kutis mit granulomatöser Entzündung, die im Zentrum durch zahlreiche ↑Xanthomzellen gekennzeichnet ist mit umgebenden Lymphozyten u. Bindegewebezellen. Abb.

Necrobiosis lipoidica diabeticorum: Nekrose der Kutis, beginnend mit erhabener roter Verhärtung, die sich peripher vergrößert. Später kommt es zu Rückbildungserscheinungen, wobei das Zentrum etwas einsinkt u. sklerot. von Teleangiektasien durchzogene Beschaffenheit annimmt. Bei Diabetikern bes. an Unterschenkeln, aber auch an Oberschenkeln u. Händen indurierte, sklerot. Hautveränderungen auftretend; bei Nichtdiabetikern als ↑Granulomatosis disciformis chronica et progressiva.

Necrolysis toxica epidermica: Morbus Ritter von Rittershain; zwei versch. Formen werden unterschieden: 1. Bei Kindern vermutl. als generalisierte epidermale Staphylodermie (Erythrodermia exfoliativa generalisata) mit schwerem Krankheitsverlauf o. als ↑Staphylococcal scalded skin syndrome (SSSS); 2. Bei Erwachsenen gewöhnl. als Arzneimittelexanthem gedeutet. Unter schweren Allgemeinsymptomen Auftreten einer mehr o. weniger starken Hautentzündung mit Blasenbildung, wie bei einer Verbrennung I.–II. Grades. Oftmals tödl. Verlauf. Abb.

Needlesharing ⟨*engl*⟩: gemeinsamer Gebrauch von Spritzen u. Injektionsnadeln zur Injektion von Drogen (i. v. o. i. m.); durch Blutreste in Kanüle o. Spritze ist eine Übertragung von HIV, Hepatitisviren (v. a. Hepatitis-B- u. Hepatitis-C-Virus) u. a. Krankheitserregern mögl. Durch sog. Spritzenaustauschprogramme mit Abgabe steriler Spritzen u. Kanülen kann N. reduziert werden.

Neel, Axel von, zeitgen. dän. Psychiater, Kopenhagen. ↑Bing-Neel-Syndrom.

Neelsen, Friedrich K. (1854–1894), Pathologe, Rostock, Dresden.

Neelsen-Färbung (nach Friedrich K. N.) ↑Ziehl-Neelsen-Färbung.

Nefopam: Benzoxazinderivat, stark wirksames Analgetikum u. Myotonolytikum mit noch nicht geklärtem Wirkungsmechanismen, jedoch keine Beeinflussung der Prostaglandinsynthese. Nebenwirkungen: Übelkeit, Schwitzen, Erbrechen, Blutdruckabfall. Kombination mit Paracetamol kontraindiziert, da Verstärkung der Lebertoxizität auftritt.

negativ ⟨*lat*⟩ *Adj*: ohne Erfolg, ohne Ergebnis.

Negativfärbung: elektronenmikroskop. Technik, z. B. mit Phosphorwolframsäure, bei der die zu untersu-

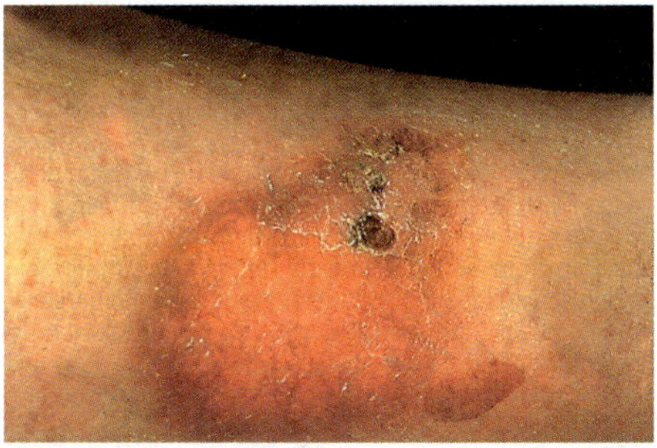

13

Necrobiosis lipoidica

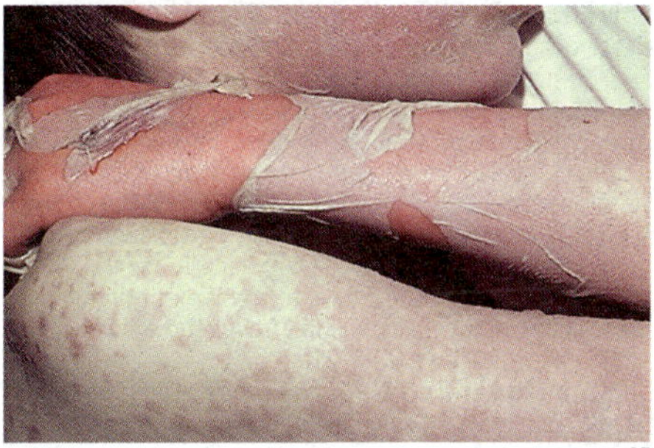

37

Necrolysis toxica epidermica

chenden Bestandteile in elektronendichte Substanz eingehüllt werden u. so einen neg. Kontrast geben.

Negativismus ⟨*lat*⟩ *m*: psychopatholog. Sympt., bei dem der Pat. selbst einfachen Aufforderungen nicht nachkommt o. das Gegenteil tut, z. B. anstatt nach Aufforderung den Mund zu öffnen, die Zähne fest zusammenbeißt; bes. häufig bei katatonem ↑Syndrom.

Negativitätsbewegung: abfallende Kurvenanteile des EKG (↑Elektrokardiogramm), z. B. entspricht die größte N. dem abfallenden Kurvenanteil nach dem letzten Gipfel der R-Welle.

Negativliste: Herausnahme sog. Bagatellarzneimittel aus der Erstattungspflicht der gesetzl. Krankenkassen, z. B. Arzneimittel zur Anwendung bei Erkältungskrankheiten u. grippalen Infekten, einschl. Schnupfenmittel, hustendämpfender u. -lösender Mittel, Schmerzmittel; Mund- u. Rachentherapeutika (ausgenommen bei Pilzinfektionen); Abführmittel; Mittel gegen Reisekrankheiten. Daraus resultieren u. a. med. Probleme, z. B. Selbstdiagnose u. ↑Selbstmedikation.

Negentropie: negative ↑Entropie; von der ↑Thermodynamik offener Systeme (Nichtgleichgewichtsthermodynamik) eingeführte Größe, die die Ordnung u. damit den Gehalt an freier Enthalpie (nutzbarer Energie) beschreibt. Die Nährstoffe (Proteine, Kohlenhydrate, Lipide) besitzen eine hohe N., die bei Verdauung u. Stoffwechsel freigesetzt wird u. dem Aufbau u. der Erhaltung der hohen Organisation der Lebewesen dient.

Negishivirus: Virusart der Gattung ↑Flavivirus. Entdeckung 1948 in Japan. Vorkommen in Japan bei Wirbeltieren. Übertragung auf Menschen durch Zecken. Krankheit: virale ↑Meningoenzephalitis (↑Meningoenzephalitis).

Neglect ⟨*engl*⟩ *m*: Vernachlässigung, sog. Halbseitenunaufmerksamkeit; neuropsycholog. Störung bei Pat. mit Hirnschädigung, z. B. nach Schlaganfall. Die betroffene Raum- u. Körperhälfte wird ignoriert u. von der betroffenen Seite kommende Informationen werden nicht in die Handlung integriert. Bei Rechtshirnschädigung wird die li. Körperseite ignoriert. Vorkommen in ca. 40 % bei Rechtshirnschädigung u. ca. 5 % bei Linkshirnschädigung.

Negri, Adelchi (1876–1912), ital. Pathologe, Pavia.

Negride ↑Rassen.

Negri-Körperchen: (nach Adelchi N.) Zytoplasmaeinschlüsse in Ganglienzellen des Gehirns (bes. Ammonshorn) bei Tollwut; enthalten Tollwutviren.

Negro, Camillo (1861–1927), ital. Neurol., Turin.

Negro-Zeichen ↑Rigor.

Nehb-Ableitungen: drei Ableitungen zur Aufzeichnung eines ↑Elektrokardiogramms. Die drei zugehörigen Ableitpunkte liegen auf der vorderen u. hinteren Thoraxwand. ↑Standardableitungen. Günstige Ableitung zur Erkennung von Hinter- bzw. Vorderwandinfarkten.

Nehb-Dreieck: bipolare Ableitung der Herzaktionsströme im sog. kleinen Herzdreieck bes. bei Hinter- u. Vorderwandinfarkten. ↑Elektrokardiogramm (EKG).

Neher, Erwin (geb. 1944), dt. Chem., Göttingen. 1991 Nobelpreis für Med./Physiol. (mit B. Sakmann) „für ihre Erforschung von Ionenkanälen und des Informationsaustauschs zwischen Zellen". N. konnte die für die Zellen lebenswichtigen Ionenkanäle durch eine neu entwickelte Methode (↑Patch clamp), mit der die die Öffnung u. Schließung einzelner Ionenkanäle regulierenden Ströme gemessen werden, nachweisen.

N

Neill-Mooser-Skrotalreaktion: Tierversuch am Meerschweinchen zum Nachweis von ↑Rickettsia typhi (früher Rickettsia mooseri).

Neisser, Albert (1855–1916), dt. Dermat., Breslau. N. fand 1870 Gonokokken mit Methylenblaufärbung, ↑Neisseria.

Neisser, Max (1869–1938), dt. Bakteriologe, Frankfurt am Main, Königstein/T.

Neisser-Diplokokken (nach Albert N.) ↑Neisseria.

Neisseria: Bakteriengattung der Fam. Neisseriaceae; gramnegative, unbewegl., sporenlose ↑Diplokokken mit meist nieren- o. semmelförmiger Form. N. gonorrhoeae (Gonokokken) sind Erreger der ↑Gonorrhö, N. meningitidis (Meningokokken) der Meningokokkenmeningitis. N. catarrhalis (wird jetzt der Gattung Moraxella der Fam. Neisseriaceae zugeordnet) kommt in der normalen Rachenflora des Menschen vor; prakt. apathogen, ausnahmsweise bei katarrhal. Entzündungen des Respirationstrakts; alle anderen Arten sind apathogen.

Neisser-Polkörperchenfärbung (nach Max N.): Darstellung der ↑Babes-Ernst-Polkörperchen von ↑Corynebacterium diphtheriae durch Spezialfärbung.

Nekrektomie ⟨*gr*⟩ *f*: operative Entfernung von Gewebenekrosen. ↑Débridement, ↑Verbrennung.

Nekrobionten ⟨*gr*⟩ *m Pl*: Saprophyten, die vorwiegend abgestorbene Gewebe eines noch lebenden Organismus besiedeln.

Nekrobiose ⟨*gr*⟩ *f*: Necrobiosis; durch ↑Autolyse u. ↑Heterolyse bedingter enzymat. Prozeß, der unsichtbaren Zelltod als morphol. erkennbare ↑Nekrose sichtbar macht.

Nekrologie ⟨*gr*⟩ *f*: Lehre von den Todesursachen.

Nekrophanerose: allmähl. morphol. Sichtbarwerden der Nekrose. Beim Herzmuskelinfarkt treten z.B. lichtmikroskop. erst 6–8 h nach Auslösung des Ereignisses die ersten Veränderungen auf.

Nekrophilie: Neigung zu sexuellen Handlungen an Leichen.

Nekropie: Nekroskopie, ↑Autopsie.

Nekrose ⟨*gr*⟩ *f*: örtl., intravitaler, d.h. im lebenden Organismus sichtbar werdender Tod von Zellen, Geweben o. Organen. Vor u. gleichzeitig mit den morphol. Veränderungen des Kerns (↑Pyknose, ↑Karyolyse, ↑Karyorrhexis) verlieren die Zellen die Fähigkeit, ihr inneres Milieu aufrechtzuerhalten. Folgen der N. sind u.a. Granulationsgewebe- u. Narbenbildung, Abstoßung nekrot. Gewebes, Zystenbildung, Abkapselung, Sequestrierung, Verkalkung.

Nekrose, aseptische: Untergang von Gewebe ohne Infektion, bes. an Epiphysen von Knochen auftretend.

Nekrose, fibrinoide: Fibrinexsudation in die Grundsubstanz mit Nekrosen der Kollagenfasern; fibrinoide ↑Degeneration. Histol. Kriterium eines rheumatoiden Granuloms, zentral gelegen u. von Histiozyten in palisadenförmiger Stellung begrenzt; spezif. für ↑Rheumatoidarthritis.

Nekrosin: von Menkin aus entzündl. Exsudat isolierter Wirkstoff; ↑Menkin-Faktoren.

Nekroskopie ↑Leichenschau, ↑Autopsie.

Nekrospermie: Unbeweglichkeit aller im Ejakulat enthaltener Spermien auch nach Stimulierung durch Zusatz von 8 Teilen, 5,42%iger Dextroselösung u. 2 Teilen $^1/_8$ n Magnesiumsulfatlösung; Zeichen der Funktionstüchtigkeit bzw. des Abgestorbenseins der Spermien. Folge ist ↑Impotenz.

nekrotisch ⟨*gr*⟩ *Adj*: abgestorben.

Nekrotomie ⟨*gr*⟩ *f*: Escharotomie; notfallmäßige Inzision eines zirkulären einengenden Nekrosepanzers bei drittgradigen u. tieferreichenden ↑Verbrennungen, um die Durchblutung einer Gliedmaße (↑Kompartmentsyndrom) o. am Thorax die Atemexkursionen sichern.

Nekrozyten ↑Zellsystem, granulozytäres.

NEL: *Abk* für ↑No effect level.

Nélaton, Auguste (1807–1873), frz. Chir., Paris.

Nélaton-Katheter (nach Auguste N.): gerader Weichgummikatheter, der am blasenwärtigen Ende halbkugelig abgerundet ist; ursprüngl. mit einem seitl. Auge, später auch mit zwei Augen, auch als Kunststoffkatheter.

Nélaton-Linie (nach Auguste N.) ↑Roser-Nélaton-Linie.

Nelfinavir: antiretrovirales Medikament, daß HIV-Proteasen hemmt (Proteaseinhibitor) u. zur Behandlung von HIV-Infektion u. AIDS eingesetzt wird. ↑Chemotherapie, antiretrovirale.

Nelkenöl ↑Syzygium aromaticum.

Nelson-Test: Test zum Nachweis spezif. Antikörper im Patientenserum, die lebende Treponemen immobilisieren (↑Treponema-pallidum-Immobilisationstest).

Nelson-Tumor: ACTH-haltiges Riesenzelladenom des Hypophysenvorderlappens. Entstehung autonom, als hyperplasiogener Tumor durch enthemmte CRF-Stimulation o. nach Totaladrenalektomie i.R. der Ther. des ↑Cushing-Syndroms. Pat. weisen extrem hohen ACTH-Plasmaspiegel, Sellavergrößerung u. intensive Pigmentierung auf.

Nemaline-Myopathie: vererbte, gutartige Muskelkrankheit. Diagn. ist histol. aufgrund stäbchen- u. fibrillenartiger Gebilde in den Muskelfasern zu stellen, die wahrscheinl. aus Proteinmolekülen bestehen.

Nemathelminthes ⟨*gr*⟩ *m Pl*: Aschelminthes, Schlauchwürmer, Rundwürmer; Tierstamm der Fadenwürmer mit drehrundem, ungegliederten Körper. Zwischen der mit einer Kutikula versehenen Körperdecke u. dem Darmrohr befindet sich die flüssigkeitsgefüllte Leibeshöhle (Pseudozoel). Blutgefäßsystem u. Atemorgane fehlen; meist getrenntgeschlechtl. freilebende Arten u. ↑Parasiten; med. bedeutsam: ↑Nematoda.

Nematicide: Gift gegen Würmer (Rundwürmer), ↑Pestizide.

Nematocera ⟨*gr*⟩ *n Pl*: Mücken, Unterordnung der ↑Diptera mit med. bedeutsamen Arten aus den Fam. ↑Ceratopogonidae, ↑Culicidae, ↑Simuliidae.

Nematoda ⟨*gr*⟩ *n Pl*: Rundwürmer, Fadenwürmer; Klasse der ↑Nemathelminthes. Zwischen 0,1 mm u. 1 m lang, drehrund (parasit. Arten auch flaschen- u. birnenförmig, kugelig), mit derber, oft mit Strukturen versehener Kutikula, geradem Darmrohr (Vorder-, Mittel-, Enddarm) u. langen, schlauchförmigen Fortpflanzungsorganen, getrenntgeschlechtl.; Männchen bisweilen mit bes. Begattungshilfsorganen (Bursa copulatrix). Fortpflanzungsprodukte sind Eier (↑Oviparie, ↑Ovoviviparie) bzw. Larven (↑Viviparie), Entwicklung direkt (↑Geohelminthen) o. indirekt (↑Biohelminthen). N. sind freilebend o. ↑Parasiten bei Pflanzen, Tieren u. Menschen.

Nematodenbefall: durch Fadenwürmer hervorgerufene Infektionen wie Ankylostomiasis, Askariasis, Drakunkulose, Enterobiasis, Filariose, Loiasis, Onchozerkose, Strongyloidiasis, Trichinellose, Trichuriasis.

Nematodeninvasion ↑Nematodenbefall.

Nematosomen: zytoplasmat., membranlose, osmiophile Struktur (1,5 μm Durchmesser) in Zellkernnähe.

Nematospermien: Spermien mit bes. langem Schwanzteil.

neo- ⟨*gr*⟩ *Präfix*: neu.

Neoantigen: durch Viren induzierte Antigene der Wirtszelle, die virusspezif. sind, aber im Virus selbst nicht vorkommen, z.B. T-Antigen nach Zelltransformation durch Adeno- u. SV_{40}-Viren im Inneren der Zelle sowie tumorspezif. Transplantationsantigen (TSTA) auf der Oberfläche transformierter Zellen.

Neobehaviorismus: neuere Modifikationen des Behaviorismus. Vertreter dieser Richtung sind Hull, N. Miller, Mowrer, Kanfer, Lang, Meichenbaum u.a. ↑Verhaltenstherapie.

Neocarzinostatin ↑Neokarzinostatin.

Neocortex ⟨*lat*⟩ *m*: stammesgeschichtl. jüngster Teil der ↑Großhirnrinde mit sechsschichtiger Lamination.

Neodarwinismus: von A. F. L. Weismann durch die dem Erkenntnisstand der 2. Hälfte des 19. Jh. entsprechenden Vorstellungen der Genetik u. Zytologie weiterentwickelte Lehre des ↑Darwinismus. Weismann eliminierte insbes. die Vorstellung von der Vererbung erworbener Eigenschaften u. legte die Grundlage für die moderne Evolutionstheorie, bei der die Population sowie genet. Mutationen eine Rolle spielen.

Neodym-YAG: Yttrium-Aluminium-Granat-Kristalle mit Neodymionen. Aktives Material im Laserverstärker. ↑Laser.

Neogenese ⟨*gr*⟩ *f*: Neubildungsprozeß.

Neoglottis phonatoria: Bildung einer Fistel zwischen Trachea bzw. Trachealstumpf u. Hypopharynx bzw. Ösophagus mit Ventilwirkung. Prinzipielle Unterscheidung in innere u. äußere Pharynxfisteln mit u. ohne Verbindung zum Tracheostoma u. tracheopharyngealen bzw. tracheoösophagealen Haut- o. Schleimhautshunt. Ermöglicht Passage von Luft aus Trachea in Pharynx während Exspirium ohne Flüssigkeitsaspiration während Schluckakt; zur Ersatzstimmbildung nach Laryngektomie u. prim. Stimmrehabilitation.

Neogonopathien ⟨*gr*⟩ *f Pl*: Oberbegriff für typ. Erkrankungen u. Leiden der Neugeborenenperiode. Geburtstraumen, Fruchtwasseraspiration, hyaline Membranen, Durarisse, Nabelsepsis, Tetanus neonatorum, Gehirnblutungen u. a.

Neointima ⟨*gr + lat*⟩ *f*: Auskleidung der inneren Wandschicht von implantierten Gefäßprothesen durch neugebildete Endothelzellen.

Neokarzinostatin: antineoplast. Polypeptid-Antibiotikum. Wirkt durch Bindung an die DNA unter Bildung von DNA-Strangbrücken sowie durch Makrophagenaktivierung.

Neologismus ⟨*gr + lat*⟩ *m*: in der klin. Psychiatrie Bildung neuer, sinnloser, in der jeweiligen Sprache nicht vorkommender Wörter durch Zusammensetzung anderer Wörter o. Silben. Vorkommen v. a. bei Schizophrenien; ↑Psychosen.

Neolysosom: Bez. für eine vom ↑Golgi-Apparat abgeleitete unreife Form eines ↑Lysosoms.

Neomycine ↑Aminoglykosid-Antibiotika.

neonatal ⟨*gr + lat*⟩ *Adj*: die Neugeborenenzeit betreffend.

Neonatallinie: Markierungslinie zwischen prä- u. postnatal gebildetem Schmelz bei Milchzähnen u. ersten Molaren des Dauergebisses. Ist in Zahnschliffen sichtbar.

Neonatalmonitor: Gerät zur fortlaufenden Überwachung (Messung, Registrierung u. Alarmierung bei Abweichung vom Sollwert) der wichtigsten Vitalfunktionen (Herzfrequenz, Atemfrequenz, Körpertemperatur) von Neugeborenen i. R. intensivmedizin. Behandlung.

Neonatologie ⟨*gr*⟩ *f*: Lehre vom Neugeborenen. Teilgebiet der Kinderheilkunde u. Teil der ↑Perinatalmedizin.

Neoplasie ⟨*gr*⟩ *f*: Neubildung. ↑Neoplasma.

Neoplasie, multiple endokrine ↑MEN-Syndrom.

Neoplasma ⟨*gr*⟩ *n*: Neubildung, meist als Syn. für bösartigen Tumor gebraucht.

Neopterin: 2-Amino-4-oxo-6-(D-erythro-1',2',3'-trihydroxypropyl)-pteridin. Metabolit der Pteridinbiosynthese. Bildung aus Guanosintriphosphat unter Einwirkung des Enzyms GTP-Cyclohydrolase I. Freisetzung aus neuroendokrinem Gewebe der Leber u. Makrophagen. Nachweis u. Bestimmung von N. in Serum u. Harn mittels HPLC (↑Chromatographie) o. RIA (↑Radioimmunoassay). Klin. Relevanz z. B. bei kongenitalen Störungen des Pterinstoffwechsels o. als Surrogatmarker zur Kontrolle nach Allotransplantationen.

Neosalvarsan: Neoarsphenamin; veraltetes Chemotherapeutikum gegen Spirochäten, das früher bei Syphilis angewendet wurde.

Neostigmin: reversibler Hemmstoff der Acetylcholinesterase; Hemmung durch Carbamylierung des aktiven Zentrums. Cholinomimetikum; zur Behandlung von Darm- u. Blasenatonie, Glaukom sowie zur Aufhebung der Wirkung von Curare. Keine Resorption aus dem Magen-Darm-Kanal; durchdringt nicht ↑Blut-Hirn-Schranke. Antidot Atropin.

Neotenie ⟨*gr*⟩ *f*: Eintreten der Geschlechtsreife bei Larven o. a. Jugendformen.

Neotrombicula autumnalis ⟨*gr + lat*⟩ *f*: Trombicula autumnalis, Herbstgrasmilbe, Erntemilbe, Herbstmilbe; Vertreter der Fam. Trombiculidae (Laufmilben). Die kleinen, gerade noch sichtbaren, orangefarbenen Larven, in Mitteleuropa auf Gräsern u. Sträuchern verbreitet, parasitieren v. a. an Kleinsäugern u. Vögeln u. befallen, insbes. zur Zeit der Massenvermehrung (Spätsommer, Herbst), auch den Menschen. Durch sekretor. Zersetzung der oberen Hautschichten u. Aufsaugen des zerstörten Gewebes wird das Krankheitsbild der Erntekrätze, ↑Trombikulose, hervorgerufen. Trombicula-Arten übertragen auch Krankheitserreger, z. B. Rikettsien.

Neovaskularisationen, pathologische: pathol. Neubildung u. Proliferation von Gefäßen der Netzhaut i. R. der ↑Retinopathia praematurorum.

Neovitalismus ↑Vitalismus.

Nephelometrie ⟨*gr*⟩ *f*: Trübungs- u. Streulichtmessung. Durchfallendes Licht wird durch kolloide Teilchen (Durchmesser 5–500 nm) seitl. gebeugt, polarisiert u. gestreut. Dadurch erscheint die Lösung getrübt, u. der austretende Lichtstrahl ist breiter als das eintretende Licht (Tyndall-Effekt). Die Auswertung erfolgt entweder durch Erfassung des Streulichts (Tyndallometrie) o. der Intensitätsabnahme des durchtretenden Lichts (↑Turbidimetrie). Die apparative Weiterentwicklung der Methode führte zur ↑Lasernephelometrie.

Nephelopsia ↑Nebelsehen.

Nephrektomie ⟨*gr*⟩ *f*: Exstirpation einer Niere, z. B. bei Steinschrumpfniere, Nierentumor, Pyonephrose, irreparabler, fortgeschrittener Tuberkulose, urosept. Niere, funktionsloser Hydronephrose, Nierentrauma usw.

Nephrektomie, bilaterale: beidseitige N., wenn bei Funktionsuntüchtigkeit der Nieren chron. ↑Dialyse notwendig ist u. durch rezidivierende Infektionen (von der Niere ausgehend) eine Gefahr für das Leben des Pat. besteht.

Nephrektomie, intrakapsuläre: Ausschälung der Niere nach Spaltung der fibrösen Kapsel u. Ektomie.

Nephritis ⟨*gr*⟩ *f*: Nierenentzündung. Sammelbezeichnung für entzündl. Erkrankungen der Niere. ↑Pyelonephritis, ↑Glomerulonephritis.

Nephritis durch Leptospiren: Bild der ikter. Nephrose neben einer interstitiellen Nephritis, hervorgerufen durch best., stärker virulente Leptospirentypen wie Leptospira icterohaemorrhagiae u. Leptospira canicola, ↑Leptospirosen.

Nephritis, hereditäre ↑Alport-Syndrom.

Nephritis, interstitielle: entzündl. Nierenerkrankung unter vorwiegender Beteiligung des ↑Interstitiums. Häufigster Vertreter ist die ↑Pyelonephritis. Bes. schwerwiegend ist die Phenacetinniere, eine durch den Mißbrauch von phenacetinhaltigen Schmerzmitteln entstehende Nierenkrankheit, die zur chron. ↑Niereninsuffizienz führen kann. Der tox. Wirkmechanismus des Phenacetins am Interstitium der Niere ist noch nicht geklärt. Mikrosk. fällt eine diffuse Verbreiterung des Interstitiums auf. 4–10 Jahre nach massivem Phenacetinabusus kommt es zu Schwäche, Abmagerung, Kopfschmerzen, Anämie u. Nervosität. Papillenfragmente im Harn o. röntg. Nachweis von ↑Papillennekrosen verstärken den Verdacht auf eine i. N.

Nephroblastom ↑ Wilms-Tumor.

nephrogen ⟨*gr*⟩ *Adj*: von der Niere ausgehend, embryol. auch die Nieren bildend.

Nephrographie ⟨*gr*⟩ *f*: Röntgendarstellung der Nieren nach intravenöser Kontrastmittelinjektion. 10–20 s nach Injektion kommt es zu einer Kontrastmittelanreicherung im Nierengewebe, in der Folgezeit zur Ausscheidung über die ableitenden Harnwege. Die N. wird heutzutage fast ausschließl. zur Beurteilung des Nierenbeckens u. der ableitenden Harnwege eingesetzt Die N. eignet sich u. a. zur DD von Zysten (keine Kontrastmittelanreicherung) gegenüber Nierentumoren. ↑ Renovasographie. ↑ Isotopennephrographie.

Nephrohydrose: Harnaufstauung im Bereich der Nierenkanälchen mit sek. Veränderungen an den Glomeruli u. im Interstitium als Folge einer Obturation distaler Tubulusabschnitte durch Eiweißzylinder, Kalkausfällungen u. a. (zu unterscheiden von ↑ Hydronephrose).

Nephrokalzin: ein saures Harnglykoprotein, das reich an Gammacarboxyglutaminsäureresten ist u. die Bildung von Kalziumoxalatkristallen hemmt. Der Harn von Pat. mit Kalziumoxalatsteinen u. die organ. Matrix dieser Steine selbst enthalten ein modifiziertes N., das keine Gammacarboxyglutaminsäurereste enthält.

Nephrokalzinose: diffuse körnige Verkalkungen des Nierenparenchyms als Folge vermehrten Kalziumangebots an die Niere (Hyperparathyreoidismus, Tumoren, Vitamin-D-Intoxikation, Hyperthyreose), akutes Nierenversagen.

Nephrolithiasis: Nierensteinleiden; ↑ Harnsteine.

Nephrolithotomie: Entfernung eines o. mehrerer Steine aus der Niere unter Spaltung des Parenchyms, also Zugang zum Hohlsystem von der Konvexität der Niere her im Ggs. zur Pyelolithotomie. Die N. ist nicht zu umgehen, wenn Stein o. Steine im erweiterten Kelch größer als der Kelchhals sind, sich also nicht „nach unten" herausziehen lassen. Bei multipler Steinbildung u. bei Operation von ↑ Korallensteinen am häufigsten nötig. ↑ Nephrotomie, ↑ Fibrinkoagulopyelolithotomie.

Nephrologe: Arzt, der spez. für die Diagnostik u. Ther. der Nierenkrankheiten ausgebildet ist. Die Subspezialisierung kann von den Fachärzten für Innere Med. u. Päd. nach einer spezif. Ausbildung erworben werden.

Nephrologie: Lehre über die Krankheiten der Niere u. ableitenden Harnwege.

Nephrolyse: Nephrolysis. Auslösen der Niere aus perinephrit. Verwachsungen unter Einhaltung der Capsula fibrosa o. unter gleichzeitiger Spaltung der fibrösen Kapsel, also Dekapsulation, z. B. bei ↑ Panzerniere.

Nephrom, mesoblastisches: Nierentumor, der sich histol. u. biol. vom Nephroblastom unterscheiden läßt. Auftreten bei Neugeborenen o. jungen Säuglingen, selten. Überwiegend benigner Verlauf nach Nephrektomie, bösartige Verläufe aber mögl.

Nephron ⟨*gr*⟩ *n*: Nephronum; funktionelle Baueinheit der ↑ Niere. Teile: Bowman-Kapsel u. Tubulus renalis (Hauptstück, Überleitungsstück, Mittelstück); im deutschsprachigen Raum wurden Glomerulus u. Sammelrohr dazugezählt.

Nephronophthise, hereditäre idiopathische ⟨*gr*⟩ *f* ↑ Medullary cystic disease.

Nephropathia ⟨*gr*⟩ *f*: Nephropathie. allg. Begriff für eine Nierenerkrankung.

Nephropathia diabetica: diabet. Glomerulosklerose, diabet. Glomerulopathie, ↑ Kimmelstiel-Wilson-Syndrom, renale diabet. Mikroangiopathie. Diffuse generalisierte Verbreiterung der ↑ Basalmembran der Glomerulusschlingen u. noduläre basalmembranartige Ablagerungen im Mesangium. Exsudative Formen der d. N. beruhen auf Läsionen der ↑ Bowman-Kapseln der Glomeruli mit Ablagerungen von Serumbestandteilen. Progredienter Verlauf nach Durchblutungseinschränkung u. hyaliner Umwandlung der Glomeruli u. damit Funktionsausfall des dazugehörigen ↑ Nephrons. Klin. macht sich die Permeabilitätsänderung zunächst als ↑ Proteinurie u. dann als Clearance-Einschränkung bemerkbar. Die ther. Bedeutung einer normoglykäm. Stoffwechselführung sowie einer medikamentösen Blutdrucksenkung für die Beherrschung dieser Veränderungen ist unbestritten.

Nephropathia epidemica ↑ Fieber mit renalem Syndrom, hämorrhagisches.

Nephropathie, diabetische ↑ Nephropathia diabetica, ↑ Kimmelstiel-Wilson-Syndrom, ↑ Pyelonephritis.

Nephropathie-Taubheits-Syndrom ↑ Alport-Syndrom.

Nephropexie ⟨*gr*⟩ *f*: Operationsmethoden zur Befestigung einer Niere in optimaler Ausflußstellung ohne Schlängelung des Harnleiters u. ohne Zug am Gefäßstiel bei ↑ Ren mobilis, nach erfolgter intraoperativer Mobilisation der Niere u. nach Brückendurchtrennung bei ↑ Hufeisenniere.

Nephrophthise: Nierenschwindsucht; alte Bez. für Nierentuberkulose; ↑ Urogenitaltuberkulose.

Nephroptose: Senkniere, dystope Lage der Niere; nicht zu verwechseln mit ↑ Ren mobilis.

Nephropyelitis: Nierenentzündung, die sek. auf das Nierenbecken übergreift. Veraltete Bez. ↑ Pyelonephritis.

Nephrorrhagie: Nierenblutung.

Nephrose: veralteter, klin. heute ungebräuchl. Ausdruck für nephrotisches ↑ Syndrom. Quecksilbernephrose, Sulfonamidnephrose, Amyloidnephrose, ↑ Amyloidose, diabet. N., luische N., Lipoidnephrose.

Nephrosialidose: Mangel an ↑ Neuraminidase; ↑ Heteroglykanosen.

Nephrosklerose: Arterio- u. Arteriolosklerose der Nieren unterschiedl. Genese: 1. Arteriosklerose der A. renalis (zentrale Form) o. deren Verzweigungen (periphere Form) führt zur allg. Schrumpfung (zentrale Form) o. Narben (periphere Form). 2. Arteriosklerose der Vasa afferentia, bei Diabetikern auch der Vasa efferentia, tritt oft als Teilerscheinung einer generalisierten Gefäßerkrankung bei prim. Hypertonus auf. I. d. R. sind davon Herz u. Hirn früher u. stärker belastet, so daß die arteriosklerot. bedingte Urämie nur in ca. 7 % als Todesursache gefunden wird. Als Folge der Arteriosklerose kommt es zur narbigen Verödung von Glomeruli, makrosk. zur Nierenverkleinerung mit feiner Granulierung der Nierenoberfläche (rote Granularatrophie). I. d. R. ist die N. mit einer Arteriosklerose der Nierenarterien gekoppelt (Arterio-Arteriolo-Sklerose der Nieren). 3. Prim. maligne N.: befallen sind jüngere Personen. Neben arteriosklerot. werden auch entzündl. u. nekrotisierende Veränderungen ausschließl. der Nieren nach Infektionen u. Verbrennungen gesehen. Kennzeichnend ist die rasch fortschreitende Niereninsuffizienz bei meist normalem Blutdruck.

Nephrosonographie: Schnittbilduntersuchung der Nieren mittels reflektierter Ultraschallwellen. Die Schnitte sind in jedem beliebigen Winkel mögl. Zur Abbildung der Echoimpulse gibt es das eindimensionale A-Verfahren (reflektierte Echos werden als Amplitudenzacke auf einer Zeitachse abgebildet) u. das zweidimensionale B-Verfahren (Echos entstehen als Leuchtpunkte mit unterschiedl. Helligkeit entspr. der durchschallten Gewebe auf dem Oszilloskop als stehendes Schnittbild). Es ist ein nichtinvasives Verfahren, eine kontrastmittelfreie Untersuchungsmethode ohne Gefahren einer ionisierenden Bestrahlung. Hauptindikation ist die DD zwischen Zyste u. Tumor, ferner die Darstellung eines Tumors in einer Zystenwand, einer polyzyst. Niere, einer Hydronephrose, eines Abszesses; Differenzierung röntg. stummer Nieren mögl., auch Abgrenzung zwischen Stein u. Polyp. Auflösungsvermögen von ca. 2–5 mm. Eine Modifikation dieses Verfahrens, die Duplexsonographie, ermöglicht die Beurteilung der Nierendurchblutung. Abb.

Nephrostom ⟨*gr*⟩ *n*: Öffnung des Vornierenkanälchens in die Leibeshöhle.

Nephrostomie: Anlegen einer Nierenbeckenfistel, d. h. Einführen eines Katheters durch das Nierenparenchym hindurch zur Ableitung des Harns. Ind.: als Notmaßnahme bei mechan. Verlegung des Harnabflusses, z. B. durch eingeklemmten Stein (↑Urosepsis) o. Stenose, zur Trockenlegung von plast. Rekonstruktionsoperationen (ggf. mit Spezialkathetern, die Abfließen des Harns nach unten verhindern) u. als endständige N. bei inoperablen Blasentumoren, Fisteln, ↑Schrumpfblasen, ↑Strahlenblasen. Operativ u. perkutan mögl., auch als erster Schritt zur perkutanen Harnsteinentfernung (↑Harnsteintherapie). Dabei wird das Harnhohlsystem bei Bauchlage des Pat. von der hinteren Axillarlinie aus in Lokalanästhesie punktiert, der Punktionskanal nach dem Legen eines Führungsdrahtes aufbougiert bis ein geeigneter Nephrostomiekatheter plaziert werden kann.

Nephrotome ⟨*gr*⟩ *n*: Segmente des intermediären ↑Mesoderms, aus denen die Nierenkanälchen entstehen.

Nephrotomie: Eröffnung des Nierenhohlsystems durch Spaltung des Nierenparenchyms, z. B. zur Entfernung von Steinen, die vom Nierenbecken aus nicht erreichbar o. schlecht zu entfernen sind. Längsnephrotomie: Eröffnung des Hohlsystems durch Schnitt 1 cm dorsal der Längsachse der Niere (gefäßarme Zone); Quernephrotomie: dgl. quer zur Nierenachse; Sektionsschnitt: große Längsspaltung der Niere.

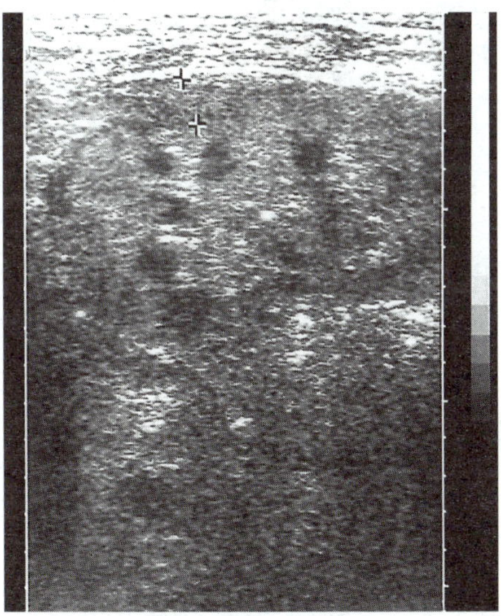

35

Nephrosonographie. Massiv reflexverdichtetes Parenchym bei bioptisch gesicherter Amyloidose

Nephrotoxine: Nierengifte; Stoffe unterschiedlichster Herkunft, die zu nephrotox. Nierenversagen führen können. Die klin. Erscheinungen entsprechen trotz der differenten Ätiol. denen der Schockniere mit dem Krankheitsbild des akuten Nierenversagens (↑Niereninsuffizienz). Pathol.-anat. findet sich nach tox. Nierenschädigung vorwiegend eine Tubulusnekrose ohne Zerstörung der Basalmembran. N. sind z. B. organ. Lösungsmittel (Tetrachlorkohlenstoff, Trichloräthylen), Quecksilberverbindungen, Glykole (Frostschutzmittel), Sulfonamide, Antibiotika, Salicylate, Phenylbutazon, Chinin, Barbiturate, Kaliumoxalat, Kaliumchromat, Kalium- u. Natriumchlorat, Phenol (Karbol), Kresol, Lysol, Benzin, Phosphor, Essigsäure, Ferricyanid; bei chron. Applikation können sie renale Dauerschäden induzieren (z. B. Phenacetin).

Nephroureterektomie: Entfernung einer Niere mitsamt dem dazugehörigen Harnleiter, meist unter Mitnahme des Stücks der Harnblasenwand, in dem sich das Ostium befindet. Ind.: Nierenbecken-Harnleiter-Tumoren, Pyonephrose mit Pyureter, manchmal Hydroureter, ↑Megaureter (früher meistens, heute selten Tbc).

Nerium oleander ⟨*gr*⟩ *n*: Oleander; kleiner, im Mittelmeergebiet heim. Baum. Blätter enthalten ↑Herzglykoside, u. a. Oleandrin (16-Acetyl-gitoxigenin-3-alpha-oleandrosid) u. Oleandrinmonoglucosid. Verwendung findet Oleandrin (Folinerin), vereinzelt auch Drogenextrakte.

Nernst, Walter Hermann (1864–1941), dt. Physikochemiker, Göttingen, Berlin. 1920 Nobelpreis für Chem.

Nernst-Gesetz (nach Walter H. N.): Stromstöße kurzer Dauer haben die gleiche erregende Wirkung, wenn das Produkt aus Reizstromstärke I u. der Quadratwurzel der Stromflußzeit t konstant ist: $I \cdot \sqrt{t} = \text{const.}$

Nernst-Gleichung (nach Walter H. N.): beschreibt die Abhängigkeit des Redoxpotentials eines Redoxpaares von den aktuellen Konzentrationen des Elektronenakzeptors u. Elektronendonators:

$$E = E_0 + 2{,}3\,\frac{RT}{nF}\,\lg\frac{[e^-\text{-Akzeptor}]}{[e^-\text{-Donator}]}$$

E = Redoxpotential, n = Anzahl der pro Molekül übertragenen Elektronen, E_0 = Normalpotential des Systems, R = allg. Gaskonstante, F = Faraday-Konstante, T = absolute Temperatur. Die N. kann zur Berechnung des Konzentrationsdiffusionspotentials von Ionen, die in unterschiedl. Konzentration zu beiden Seiten einer semipermeablen Membran vorliegen (z. B. Nervenfasermembran), in folgender Form angewandt werden:

$$E_{Ion} = \frac{RT}{zF} \cdot \ln\frac{\text{extrazelluläre Konzentration}}{\text{intrazelluläre Konzentration}}$$

↑Gleichgewichtspotential.

Nernst-Verteilungsgesetz (nach Walter H. N.): das Verhältnis der Konzentrationen eines sich in zwei Lösungsmitteln verteilenden Stoffs ist im Gleichgewichtszustand bei einer gegebenen Temperatur konstant.

$$\frac{c_{Phase\ 1}}{c_{Phase\ 2}} = K;\quad K = \text{Verteilungskoeffizient}$$

Das N. gilt unter der Voraussetzung, daß der gelöste Stoff in beiden Phasen den gleichen molekularen Verteilungszustand besitzt. Es hat große Bedeutung für die analyt. Stofftrennung durch Ausnutzung unterschiedl. ↑Löslichkeiten, so z. B. beim sog. „Ausschütteln" bzw. Extrahieren von Lösungen sowie in der Chromatographie.

Nerve excitability test ⟨*engl*⟩: *Abk* NET; Funktionstest; indirekte Erregbarkeitsprüfung des extratemporalen ↑Nervus facialis im Seitenvergleich.

Nerve growth factor ⟨*engl*⟩: spezif. wirkender Induktionsstoff, der das Auswachsen u. die Reifung der Neuriten von Spinalganglien u. Sympathikus stimuliert. Es ist ein Protein mit einem Mol. Gew. von 28 000 Dalton, das aus Speicheldrüsen der männl. Maus gewonnen wurde.

Nerven ⟨*lat*⟩ *m Pl*: Nervi, parallele Zusammenlagerung von ↑Nervenfasern. Abb.

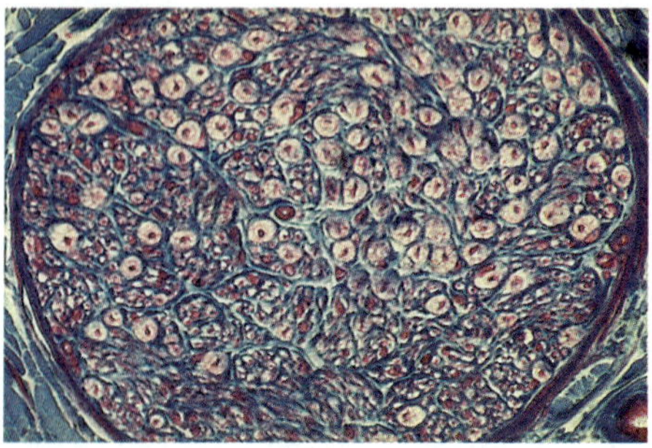

30

Nerven. Histologischer Querschnitt, Azanfärbung; außen das bindegewebige Perineurium, innen Nervenfasern (Axon u. Schwann-Zellen) u. Endoneurium

Nerven, afferente: N., die die Erregung aus der Peripherie (von den Rezeptoren) zum ZNS leiten (zentripetale, sensible o. sensor. Nerven).

Nervenarzt ↑Nervenheilkunde.

Nervenaustrittspunkte: *Abk* NAP; Austrittsstellen peripherer Nerven aus dem Knochen, z. B. der Äste des N. trigeminus. Druckschmerzhaftigkeit kann Hinweise auf Erkrankungen geben. Aussage aber meist gering.

Nervendruckpunkte ↑Valleix-Druckpunkte.

Nerven, efferente: Nerven, die die Erregung aus dem ZNS zur Peripherie (zu den Effektoren) leiten (motor., vasomotor., sekretor. Nerven). ↑A-Fasern, ↑Nervenfasern.

Nervenendigungen: Terminationes nervorum; Strukturen am Ende motor. bzw. am Anfang sensibler Nervenfasern. **Effektor. N.**: Übertragung der Erregung vom Nerven auf das Erfolgsorgan; Terminatio neuromuscularis (↑Endplatte, motorische). **Rezeptor. N.**: Aufnahme von Rezeptorpotentialen in sensible Nerven als freie Nervenendigung (Terminatio nervi libera) in Epidermis u. Dermis gelegene Schmerz- u. Thermorezeptoren; als Nervenendkörperchen (Corpusculum nervosum terminale) ohne Kapsel (Corpusculum tactus noncapsulatum), ↑Merkel-Tastkörperchen, o. Nervenendkörperchen mit Kapsel (Corpusculum nervosum capsulatum), ↑Corpusculum lamellosum, ↑Corpusculum tactus, ↑Golgi-Mazzoni-Körperchen, Krause-Endkolben; als synapt. Kontakt an Sinneszellen (z. B. Haarzellen im Organum spirale). **Interneuronale Umschaltung** (Synapsis interneuronalis): Erregungsübertragung von der Nervenfaser auf das nächste Neuron. Abb. 1 bis 4.

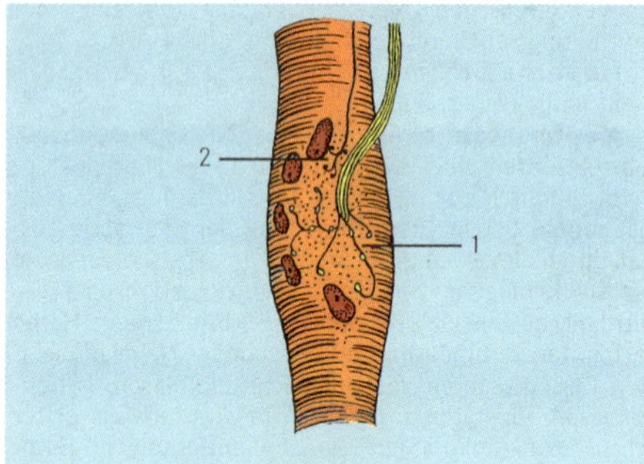

Nervenendigungen (Abb. 1)
an einer quergestreiften Muskelfaser
1: Endplatte; 2: Akzessorische Endplatte

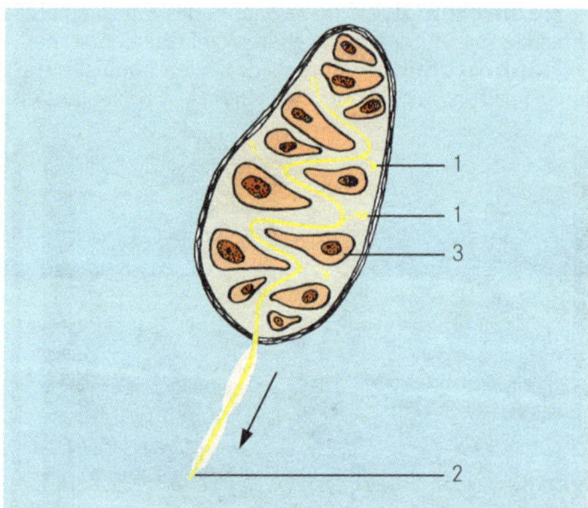

Nervenendigungen (Abb. 2) einer sensiblen Nervenfaser im Meissner-Tastkörperchens
1: Nervenendigung; 2: Nervenfaser;
3: Kolbenzelle

Nervenendorgane ↑Nervenendigungen.

Nervenentzündung ↑Neuritis.

Nervenerregungsleitung ↑Erregungsleitung.

Nervenfasern: Neurofibra; Baueinheit peripherer Nerven, bestehend aus den (bis zu 1 m) langen Fortsätzen (↑Achsenzylinder) der Nervenzellen u. einer Gliahülle (↑Neurolemm, Schwann-Scheide). Bei Vorhandensein von ↑Myelin im Neurolemm wird dieses zur ↑Markscheide, u. die N. heißt markhaltige N. (Neurofibra myeli-

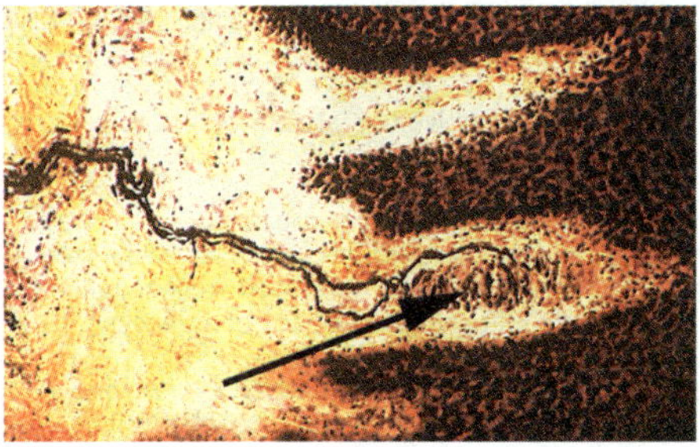

30

Nervenendigungen (Abb. 3). Histologischer Schnitt durch die Fingerhaut, Silberimprägnation; N. einer sensiblen Nervenfaser im Meissner-Tastkörperchen (Pfeil)

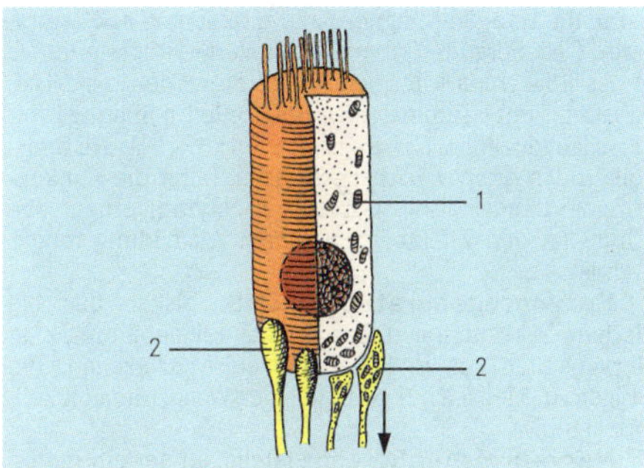

Nervenendigung (Abb. 4) an einer Haarzelle des Organum spirale
1: Mitochondrien; 2: Nervenendigungen

nata); fehlt das Myelin, ist es eine marklose N. (Neurofibra nonmyelinata). In markreichen N. findet man: 1. im Abstand von 0,8–1 mm Einengungen der Markscheide, die ↑Ranvier-Schnürringe (Nodus neurofibrae) als Querzellgrenze aufeinanderfolgender Neurolemmzellen; an dieser Stelle ist kein Myelin vorhanden, es ist der Ort der saltatorischen ↑Erregungsleitung; 2. schrägverlaufende Lücken im Myelin, die ↑Schmidt-Lantermann-Einkerbungen (Incisura myelini), Zytoplasmaeinlagerungen zwischen den Myelinlamellen. Bei markhaltigen N. besteht die lichtmikroskop. erkennbare Markscheide aus zahlreichen Lipid-Protein-Schichten, die durch Auswachsen der beiden Plasmalemmblätter der Neurolemmzellen mit sekundärer Verbindung der Schichten bei zirkulärer Umwicklung des Axons entstanden sind. Der Achsenzylinder enthält parallel verlaufende Neurofibrillen, die Teil des Zytoskeletts sind u. Stützfunktion haben. Im Achsenzylinder vollzieht sich ein ständiger peripher- u. zentralwärts gerichteter Transport nieder- u. hochmolekularer Substanzen, der die Stoffwechselzentren des Zellkörpers mit der Peripherie der N. verbindet u. u. a. neurotroph. Aufgaben erfüllt, ↑Nerventrophik. Im Ggs. zu einem Kabel, bei dem der Widerstand des Kabels selbst u. die Kapazität der Isolation gering sind, hat bes. die markhaltige Nervenfaser umgekehrte Verhältnisse, die elektroton. Ausbreitung der Ströme (Längskonstante) ist gering. Die für die Quantifizierung der biol. Kabeleigenschaften eingeführte Längskonstante R ist proportional der Wurzel des Quotienten, gebildet aus dem Membranwiderstand, R_M, dividiert durch den Längsinnenwiderstand, R_L. R hat die Größenordnung von 1–5 mm. Die Kabeleigenschaften der Faser beziehen sich immer nur auf kurze Faserabschnitte, z. B. am ↑Ranvier-Schnürring. ↑A-Fasern. Abb. 1 bis 3. S. 1382.

Nervenfaserspektrum ↑Nervenleitungsgeschwindigkeit.

Nervengase: Kampfstoffe vom Typ der Phosphorsäureester. ↑Acetylcholinesterasehemmer.

Nervengewebe: Textus nervosus; Gewebe aus Zellen (↑Nervenzelle) mit z. T. sehr langen Fortsätzen, das die Fähigkeit der Erregungsleitung besitzt, eingebettet in spezif. Stützgewebe, die ↑Neuroglia.

Nervengewebestoffwechsel ↑Gehirnstoffwechsel.

Nervenheilkunde: zusammenfassende Bez. für Neurol. u. Psychiatrie mit dem Nervensystem als gemeinsamem Substrat, aber z. T. unterschiedl. Methoden der Diagnostik u. Ther. In der histor. Entwicklung u. in den einzelnen Ländern unterschiedl. Grade der Integration u. Differenzierung. Zunehmende Differenzierung, v. a. in der Lehre u. Forschung (fachbezogene u. Subspezialisierung auch in der med. Betreuung).

Nervenhülle: besteht aus Epineurium, Perineurium, ↑Endoneurium.

Nervenkerne: Nuclei; kernförmige Ansammlungen von Nervenzellen im Gehirn u. Rückenmark. Man unterscheidet dabei Ursprungskerne (Nuclei originis) u. Endkerne (Nuclei terminationis) der Nerven.

Nervenleitungsgeschwindigkeit: Geschwindigkeit, mit der sich ↑Aktionspotentiale längs der Nervenfaser (Nervenzellaxon) fortpflanzen. Die Angabe der N. ist eine der Möglichkeiten, Nervenfasern im Nervenfaserspektrum funktionell zu klassifizieren. ↑A-Fasern, ↑B-Fasern, ↑C-Fasern.

Nervenluxation: Verlagerung eines peripheren Nerven aus einer Knochenrinne, z. B. des N. ulnaris.

Nervenmark ↑Myelin, ↑Nervenfasern.

Nervennaht: operative Wiedervereinigung eines durch ein scharfes Trauma teilweise o. komplett durchtrennten Nerven. Bei Aufstellung des Therapieplans ist zwischen frischer u. veralteter Nervenläsion zu unterscheiden. Der Vorteil der prim. Wiederherstellung der Kontinuität liegt in der Verkürzung der Heilungsdauer, dem Wegfall der Zweitoperation u. dem Fehlen der Schrumpfung bzw. Retraktion der Stümpfe. Nachteile: Infektionsgefahr; Schwierigkeit, das Ausmaß der Schädigung im Bereich der Nervenstümpfe exakt zu beurteilen. Meist wird heute die frühe Sekundärnaht (zwischen der 3. u. 12. Woche) angestrebt. Bei frischen, geschlossenen Nervenverletzungen wartet man, ob sich nach etwa 6 Wochen Regenerationszeichen zeigen, o. man entschließt sich prim. zur Nervenfreilegung. Veraltete Nervenverletzungen bereiten größere Probleme. Die Technik der N. hat sich im letzten Jahrzehnt grundlegend geändert. Die früher übl. Naht des Epineuriums ist der Perineuralnaht mit feinstem Nahtmaterial unter mikrochirurg. Bedingungen gewichen (Ausnahme: spez. Fälle, z. B. Plexus brachialis). Das Epineurium wird reseziert, um Ödembildung, Kompression u. Bindegewebeproliferationen zu verhindern. Ideale Voraussetzung für eine gute Nervenregeneration ist die exakte Adaptierung der Faszikel bzw. Faszikelgruppen mit Vereinigung des Perineuriums. Bei

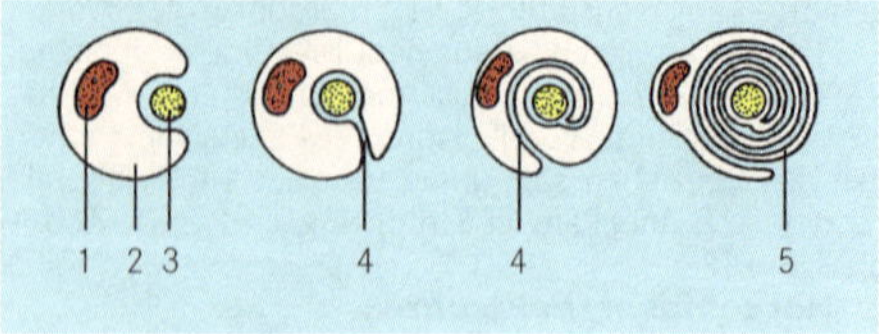

Nervenfasern (Abb. 1).
Entwicklung der Markscheide
1: Zellkern; 2: Schwann-Zelle; 3: Axon;
4: Mesaxon; 5: Myelinlamellen

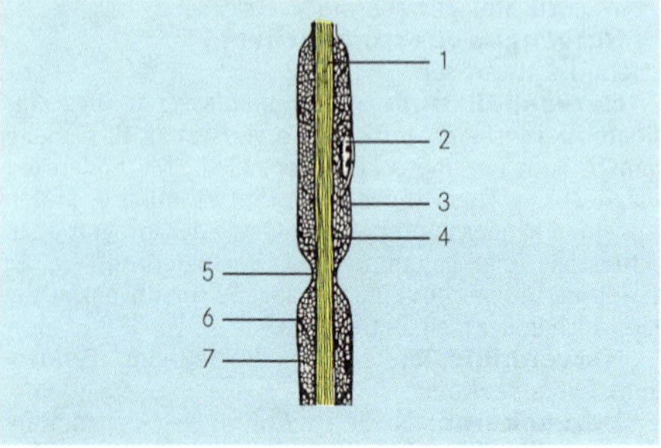

Nervenfasern (Abb. 2).
Lichtmikroskopischer Längsschnitt
1: Achsenzylinder; 2: Kern einer Schwann-Zelle;
3: äußeres Plasmalemm der Schwann-Zelle;
4: inneres Plasmalemm der Schwann-Zelle;
5: Ranvier-Schnürring; 6: Schmidt-Lantermann-Einkerbung; 7: Myelin

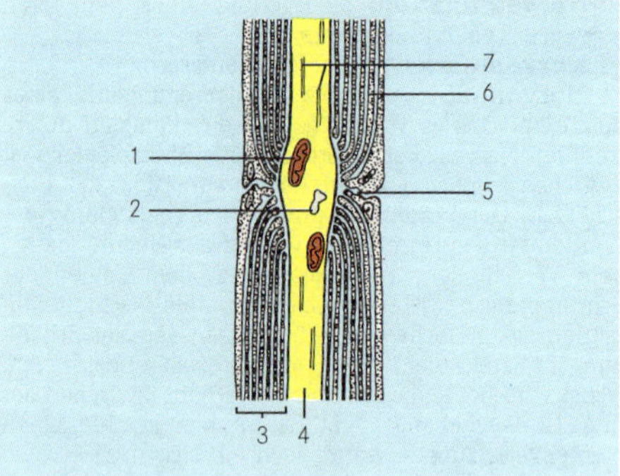

Nervenfasern (Abb. 3).
Elektronenmikroskopischer Längsschnitt
1: Mitochondrium; 2: glattes endoplasmatisches Retikulum; 3: Markscheide; 4: Achsenzylinder;
5: Ranvier-Schnürring; 6: Zytoplasma der Neurolemmzelle (Schwann-Zelle);
7: Neurotubulus

der Naht darf im Nerv keine Spannung erzeugt werden (Gefahr der Spannungsfibrose). Ist durch Mobilisation des Nervs o. durch Verlagerung keine spannungsfreie N. zu erreichen, stellt die autologe interfaszikuläre ↑Nerventransplantation die Methode der Wahl dar. Dauer der Ruhigstellung nach N.: mind. 3–6 Wochen. Nachbehandlung: vorsichtige aktive u. passive Bewegungsübungen, Muskelübungen. EMG-Kontrollen gestatten Hinweise auf den Erfolg der N.

Nervenpathologie ↑Neuropathologie.

Nervenpunktmassage: Massage schmerzempfindl. Punkte in Haut u. Muskulatur (↑Triggerpunkt); dadurch werden Krankheitsbefunde umliegender Gewebebezirke reflektor. beeinflußt.

Nervenregeneration im PNS: Wiederherstellung der Struktur u. Funktion durchtrennter Nerven. Ablaufphasen: 1. Degeneration: a) prim., traumat. Degeneration (an der Verletzungsstelle), Zerfall u. Verschluß des Axons mit folgender Anschwellung zum Wachstumskolben; b) sek., absteigende Degeneration, ↑Waller-Degeneration (distal der Verletzungsstelle): Axonzerfall u. Markballenbildung in den Schwann-Zellen, die dann proliferieren u. die Hanken-Büngner-Bänder bilden; c) sek., retrograde Degeneration (proximal der Verletzungsstelle, bis in das Rückenmark reichend): Desintegration der Nissl-Substanz mit Chromatolyse im Zelleib, Bildung von ↑Fischaugenzellen. 2. Regeneration: der Wachstumskolben des Axon wächst nach distal, nutzt die Hanken-Büngner-Bänder als Leitschiene u. gewinnt erneut Anschluß an den Effektor, z. B. durch Ausbildung motor. Endplatten.

Nervenregeneration im ZNS: bisher nur bei Fischen u. Amphibien beschriebene Neubildung von Nervenzellen aus undifferenzierten Matrixzellen. Bei Säugern u. Mensch nur geringfügiges Wachstum von Zellfortsätzen.

Nervenreizpunkt: Körperstelle, an der ein motor. Nerv dicht unter der Haut liegt u. so der elektr. (indirekte) Reizung eines Muskels zugängig ist. ↑Muskelreizpunkt. ↑Erregungsleitung.

Nervenschock ↑Nervenzusammenbruch.

Nervenstimulation: Reizung peripherer Nerven unter Verwendung elektr. Impulse. Einsatz bei der Behandlung best. Schmerzzustände (transkutane elektrische ↑Nervenstimulation).

Nervenstimulation, transkutane elektrische: *Abk* TENS; durch variable Einstellung von Intensität, Frequenz u. Impulsbreite individuelle Schmerzbehandlung. Wirkung durch ↑Gate-control-Theorie erklärbar. Vorteile: kleine Batteriegeräte zur Heimbehandlung. Angewendet bei Schmerzzuständen am Bewegungsapparat. ↑Reizstromtherapie.

Nervensystem: Systema nervosum; Gesamtheit des ↑Nervengewebes, bestehend aus Nervenzellen u. Nervenfasern, eingebettet in ↑Neuroglia. Im zentralen N. (ZNS) liegt geschlossener Organcharakter (Gehirn u. Rückenmark) vor, das periphere N. (PNS) verzweigt sich in alle Regionen des Organismus (Nerven u. Ganglien). Die Nervenzellen mit ihren Fortsätzen (Neurone) sind zu Funktionseinheiten in Form von Neuronenketten (Leitungsbahnen) u. Neuronennetzen (Regelsysteme) zusammengeschlossen. Grundleistungen des N.: 1. Umformung eines Außenweltreizes in systemeigenen Vorgang (z. B. Licht o. Schall in Erregung), 2. Erregungsleitung zum ZNS (zentripetale = afferente = sensible Leitung), 3. Erregungsleitung zur Peripherie (zentrifugale = efferente = motor. Leitung), a) als direkte Reizantwort (Reflex), b) nach Verarbeitung im Gehirn (bewußte Reaktion).

Nach makrosk. topograph. Kriterien gliedert sich das N. in ein zentrales (ZNS) u. ein peripheres N. (PNS); Systema nervosum centrale et periphericum. Zum ZNS gehören Cerebrum (Gehirn) u. Rückenmark (Medulla spinalis), zum PNS gehören Hirnnerven (Nervi craniales) u. Rückenmarknerven (Nervi spinales, ↑Nerven) einschl. Ganglien (↑Ganglion). Nach funktionellen Kriterien gliedern wir das N. in ein animales (oikotropes) N., welches im wesentl. die Verbindung des Organismus mit seiner Umwelt steuert, sowie ein autonomes (idiotropes) N., welches die Organfunktion im Inneren steuert. Das autonome N. (Systema nervosum autonomicum) gliedert sich in eine Pars sympathica (Grenzstrang, ↑Truncus sympathicus) u. eine Pars parasympathica. Die Teile des autonomen N. sind sowohl im ZNS als auch im PNS enthalten, eine scharfe Trennung existiert nicht.

Nervensystem, animales ↑Nervensystem.

Nervensystem, autonomes: z. T. für vegetatives ↑Nervensystem angewendet, das aber im Gesamtorganismus nicht autonom arbeitet, sondern zentraler Steuerung (↑System, limbisches) unterliegt.

Nervensystem, vegetatives: autonomes Nervensystem; Teil des ↑Nervensystems, der die Organfunktionen im Inneren des Organismus steuert. Anteile: 1. Sympathikus (thorakolumbales System), 2. Parasympathikus (kraniosakrales System), 3. Darmnervensystem. Verschaltung mit dem animalen N. durch Regelkreise sowie Verknüpfung mit dem Endokrinium über das Hypothalamus-Hypophysen-System (↑Hypophyse) existieren. Einige Regionen des ZNS, bes. innerhalb des limbischen ↑Systems u. des Mittelhirns, z. T. auch der Großhirnrinde (↑Mitinnervation, zentrale) beeinflussen die vegetative Efferenz zur glatten Muskulatur, zum Herzen, zu den Drüsen in hohem Maße. Das v. N. unterscheidet sich vom animal. Nervensystem u. a. dadurch, daß in die effektor. (efferenten) Nerven zu den Zielorganen u. -geweben synapt. Umschaltungen innerhalb von Ganglien (inkapsulierte Zellanhäufungen) eingefügt sind: beim Sympathikus prävertebrale u. paravertebrale Ganglien, beim Parasympathikus Nervenzellanhäufungen innerhalb des betreffenden Zielorgans. Die Ursprungsneurone liegen beim Sympathikus in den Seitensäulen o. den Vordersäulen des Rückenmarks (thorakal, lumbal) u. beim Parasympathikus im verlängerten Mark (bulbäre Zentren, v. a. des Vagus) u. im unteren Rückenmark (sakrale Zentren für den N. pelvicus). Beide Anteile bilden eine Einheit, obgleich sie, isoliert betrachtet, in ihren Terminalgebieten unterschiedl. Wirkungen hervorrufen, z. B. Erhöhung des Tonus u. der Peristaltik des Darms durch den Parasympathikus u. Verminderung durch den Sympathikus. Das v. N. vermittelt die gegenseitige Beeinflussung innerer Organe, teilweise mit reflexähnl. Charakter (viszeroviszeraler ↑Reflex). Die afferenten Nerven aus den Organen u. Geweben besitzen ähnl. Eigenschaften wie die afferenten somat. Nerven. ↑Zwischenhirn-Hypophysen-System. Abb.

Nerventätigkeit, höhere ↑Verhaltensphysiologie. ↑Signalsystem.

Nerventransplantation: Methode der Wahl, falls durchtrennte Nervenstümpfe nicht spannungslos zu vereinigen sind. Als Transplantate für die autologe interfaszikuläre N. haben sich der N. suralis, N. cutaneus antebrachii medialis, der N. cutaneus femoris lateralis u. die Interkostalnerven bewährt. Technik: Exzision des Epineurium der Nervenstümpfe, Präparation der Faserbündel u. Anfrischung der einzelnen Faszikel in versch. Höhe. Das

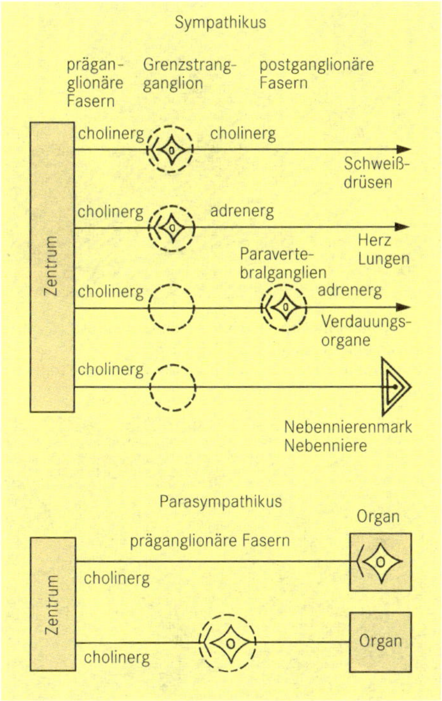

Vegetatives Nervensystem.
Efferente Verschaltung (prä- u. postganglionäre Fasern, Erfolgsorgan) bei Sympathikus (oben) u. Parasympathikus (unten)

Transplantat wird dann zwischen die korrespondierenden Faszikel interponiert. Operationsmikroskop u. mikrochirurg. Technik sind unerläßl.

Nerventrophik: nur noch selten gebrauchte Bez. für den Einfluß des Nervensystems auf den Stoffwechsel u. das Wachstum der Gewebe, insbes. über (Beta)-Adrenorezeptoren erfolgend u. z. B. zur Lipolyse, Glukoneogenese führend.

Nervenwachstumsfaktor: Abk NGF für engl. nerve growth factor; dimeres Protein, das als ↑Wachstumsfaktor für Zellen des Nervensystems wirkt. NGF ist für das Überleben u. die Differenzierung von Nervenzellen in Zellkultur erforderl., stimuliert aber nicht deren Teilung. Für adrenale chromaffine Zellen wirkt NGF als Mitogen. Strukturell dem Insulin ähnl. Aufnahme in Zellen durch spezif. ↑Rezeptoren, Steigerung der ↑Proteinbiosynthese.

Nervenwurzel: am Zentralnervensystem ein- u. austretende Nervenfasern u. -bündel (Hirn- u. Spinalnerven).

Nervenzelle: Neuronum; Zelle des Nervengewebes mit der Fähigkeit der Erregungsleitung am Plasmalemm. Form der N.: Von einem Zelleib (Corpus neuroni, Perikaryon) gehen mind. zwei Fortsätze ab: ↑Dendrit mit zellulipetaler Leitung u. zelleibnaher Verzweigung, ↑Achsenzylinder (Axon, Neurit) mit zellulifugaler Lei-

N

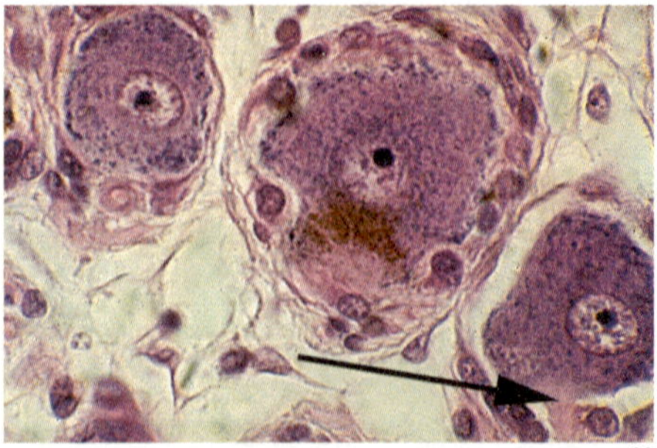

30

Nervenzelle (Abb. 1). Histologischer Schnitt durch ein Spinalganglion, HE-Färbung; pseudounipolare N. mit nur einem Fortsatz (Pfeil), umgeben von Mantelzellen

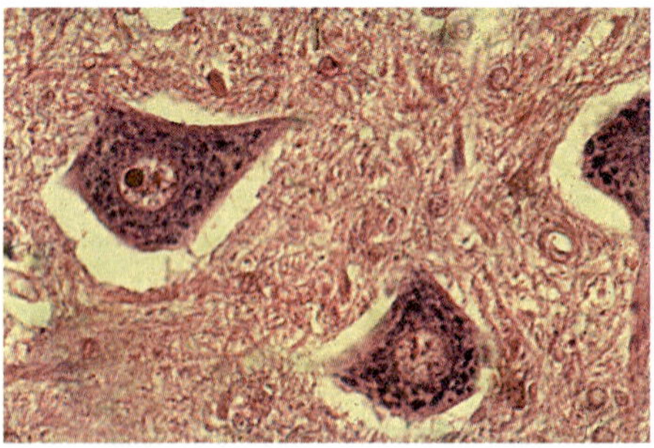

30

Nervenzelle (Abb. 2). Histologischer Schnitt durch das Rückenmark, HE-Färbung; multipolare N. des Vorderhorns mit mehreren Fortsätzen

tung u. Endverzweigung (Telodendron) weit entfernt (bis zu 1 m) vom Zelleib. Arten von N.: **Bipolare N.**: zwei Fortsätze, Vorkommen in der ↑Retina u. in Ganglien des Gehörgleichgewichtsnerven. **Pseudounipolare N.**: ein Fortsatz, der sich zelleibnah T-förmig gabelt, Vorkommen in sensiblen Ganglien (Abb. 1). **Multipolare N.**: viele Dendriten, ein Axon, Vorkommen in der grauen Substanz des ZNS u. in vegetativen Ganglien (Abb. 2). Als multipolare N. mit langem Axon (Deiters-Typ), Projektionsneurone; u. als multipolare N. mit kurzem Axon (Golgi-Typ), Schaltneurone (nach Anordnung der Dendriten u. Form des Zelleibs Unterteilung der mutipolaren N. im Gehirn in Pyramidenzellen, Sternzellen, Spindelzellen u. a.). **Unipolare N.**: ein Fortsatz, Vorkommen nur beim Embryo in der Histogenese der N. Besondere N.: Sekretor. N. des ↑Zwischenhirn-Hypophysen-Systems. Ferner unterscheidet man exzitator. (erregende) u. inhibitor. (hemmende) Neurone. **Zytolog. Struktur der N.**: 1. Zellkern, sehr groß, hell mit großem Nukleolus als Ausdruck hoher Transkriptionsaktivität; 2. Zytoplasma mit ↑Nissl-Schollen (rauhes ER als Ausdruck der hohen Proteinsyntheserate), Lokalisation im Zelleib, Dendriten, aber nicht im Axon u. dessen Ursprungskegel; mit Golgi-Apparat, sehr gut entwickelt; Mitochondrien, sehr zahlreich, da hoher Energiebedarf für die Ionengradienten; mit Zytoskelett aus Neurofilamenten bzw. Neurofibrillen (lichtmikroskop. durch Silberimprägnation darstellbar) u. Mikrotubuli für Transportvorgänge. An den ↑Nervenendigungen (↑Synapse) der Axone ↑Depolarisation der postsynaptischen ↑Membran durch funktionsspezif. ↑Transmitter (cholinerge, noradrenerge, serotoninerge, dopaminerge, GABAerge Fasersysteme) o. durch direkte elektr. Übertragung (↑Gap junction) axo-somat., axo-dendrit., axo-axonal o. am Erfolgsorgan (z. B. neuromuskuläre Endung, motorische ↑Endplatte). Abb. 1 bis 4.

Nervenzentren ↑Rindenfelder.

Nervenzusammenbruch: unwissenschaftl. Bez. in der Umgangssprache für hochgradigen Erschöpfungszustand, ↑Neurasthenie o. allg. Schock.

Nervon: ein ↑Zerebrosid, das ↑Nervonsäure enthält u. in reiner Form isoliert werden konnte.

Nervonsäure: $CH_3-(CH_2)_7-CH=CH-(CH_2)_{13}COOH$; eine einfach ungesättigte Fettsäure, die in ↑Zerebrosiden (↑Nervon) vorkommt.

nervös ⟨*lat*⟩ *Adj*: unbestimmter Begriff, der allg. sprachl. i. S. von empfindl., reizbar, schwächl. gebraucht wird.

nervosus ⟨*lat*⟩ *Adj*: nervenreich, nerval, Nerven-.

Nervus ⟨*lat*⟩ *m*: *Pl* Nervi, *Abk* N., *Pl* Nn. Nerv. ↑Nerven. **N. abducens**: VI. motor. Hirnnerv; hat seinen Ursprungskern neben dem des N. facialis am Boden der Rautengrube. Er zieht durch die Fissura orbitalis superior in die Augenhöhle zum M. rectus lateralis. **Nn. accelerantes**: Bez. für sympath., zum Herzen ziehende Nerven, welche die Herzaktion beschleunigen; dazu gehören die Nervi cardiaci cervicales (↑Nervus cardiacus cervicalis superior, ↑Nervus cardiacus cervicalis medius, ↑Nervus cardiacus cervicalis inferior) u. die Nervi cardiaci thoracici. **N. accessorius**: XI. motor. Hirnnerv; entspringt mit Radices craniales unterhalb des N. vagus aus der Medulla oblongata sowie mit Radices spinales aus dem Halsmark. Beide Anteile vereinigen sich in der Schädelhöhle u. verlassen sie durch das Foramen jugulare. Die Radices craniales gehen als Ramus internus in den N. vagus über, die Radices spinales verlaufen als Ramus externus zum M. sternocleidomastoideus u. zum Vorderrand des M. trapezius. **Nn. alveolares superiores**: sensible Äste des N. infraorbitalis zu Zähnen u. Zahnfleisch des Oberkiefers. **N. alveolaris inferior**: N. alveolaris mandibularis (JNA). Ast des N. mandibularis; tritt durch das Foramen mandibulae in den Canalis mandibulae u. versorgt Zähne u. Zahnfleisch des Unterkiefers. Sein Endast ist der N. mentalis. **N. ampullaris**: Nervenäste, welche die Erregungen von der ↑Crista ampullaris des vorderen (N. a. anterior), seitl. (N. a. lateralis) bzw. hinteren (N. a. posterior) Bogengangs über die Pars vestibularis des N. vestibulocochlearis nach zentral leiten. **Nn. anales** ↑Nervi rectales inferiores. **Nn. anococcygei**: sensible Äste des N. coccygeus, welche die Haut an der Steißbeinspitze innervieren. **Nn. auriculares anteriores**: sensible Äste des N. auriculotemporalis zur Haut der Ohrmuschel. **N. auricularis magnus**: sensibler Ast des Plexus cervicalis zur Haut des äußeren Ohrs u. seiner Umgebung; zieht vom ↑Punctum nervosum über den M. sternocleidomastoideus aufwärts. **N. auricularis posterior**: motor. Ast des N. facialis zu den Muskeln der Ohrmuschel u. dem hinteren Teil des M. epicranius. **N. auriculotemporalis**: sensibler Ast des N. mandibularis; versorgt Glandula parotidea, Haut des äußeren Gehörgangs, der Ohrmuschel u. der Schläfe. **N. axillaris**: Ast des Plexus brachialis; innerviert motor. M. teres minor sowie M. del-

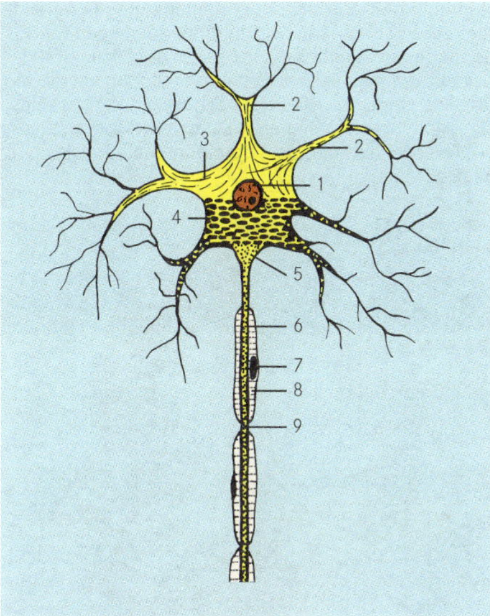

Nervenzelle (Abb. 3).
Lichtmikroskopische Darstellung
oberer Teil: Silberimprägnation,
unterer Teil: Nissl-Färbung
1: Zellkern mit deutlichem Nukleolus;
2: Dendriten; 3: Neurofibrillen;
4: Nissl-Schollen; 5: Ursprungskegel;
6: Axon; 7: Kern einer Schwann-Zelle;
8: Markscheide; 9: Ranvier-Schnürring

toideus u. sensibel die Haut der Hinterfläche des Oberarms mit seinem Endast N. cutaneus brachii lateralis. **N. buccalis**: sensibler Ast des N. mandibularis; zieht auf der lateralen Fläche des M. buccinator zur Mundschleimhaut u. Haut der Wange. **N. canalis pterygoidei**: aus parasympath. N. petrosus major u. sympath. N. petrosus profundus bestehender Nerv, welcher im Canalis pterygoideus durch die Wurzel des Flügelfortsatzes vom Keilbein zum Ganglion pterygopalatinum zieht. **Nn. cardiaci thoracici**: sympath. Äste der oberen Thorakalganglien des Grenzstrangs zum Herzen. **N. cardiacus cervicalis inferior**: sympath. Nerv, welcher vom Ganglion cervicale inferius zum Herzen zieht. **N. cardiacus cervicalis medius**: sympath. Nerv, welcher vom Ganglion cervicale medium des Halsgrenzstrangs zum Herzen zieht. **N. cardiacus cervicalis superior**: sympath. Nerv aus dem Ganglion cervicale superius zum Herzen. **Nn. carotici externi**: sympath. Äste des Ganglion cervicale superius des Grenzstrangs, welche in der Adventitia der A. carotis externa kopfwärts ziehen; bilden den Plexus caroticus externus. **Nn. caroticotympanici**: zwei feine Äste des ↑Plexus caroticus internus, welche durch die ↑Canaliculi caroticotympanici verlaufen u. in den ↑Plexus tympanicus übergehen. **N. caroticus internus**: sympath. Ast des Ganglion cervicale superius, welcher in der Adventitia der A. carotis interna in die Schädelhöhle zieht u. den Plexus caroticus internus bildet. **Nn. cavernosi clitoridis**: vegetative Äste des ↑Plexus hypogastricus inferior um Schwellgewebe des Kitzlers. **Nn. cavernosi penis**: vegetative Äste des ↑Plexus hypogastricus inferior zum Schwellgewebe des Penis. **Nn. cervicales**: Halsnerven; Sammelbezeichnung für die 8 oberen Spinalnerven. **Nn. ciliares breves**: parasympath., sympath. u. sensible Äste, welche aus dem Ganglion ciliare zu Choroidea, M. ciliaris, Iris u. Kornea gelangen. **Nn. ciliares longi**: sensible Fasern des N. nasociliaris zum Augapfel. **Nn. clunium inferiores**: sensible Äste aus N. cutaneus femoris posterior zur Haut der unteren Gesäßgegend. **Nn. clunium medii**: Äste der Rami dorsales der Nn. sacrales I–III zur Haut der Gesäßgegend. **Nn. clunium superiores**: sensible Äste der Rami dorsales der Nn. lumbales I–III zur oberen Gesäßhaut. **N. coccygeus**: Steißnerv, unterster Spinalnerv. **N. cochlearis**: Hörnerv, Teil des ↑Nervus vestibulocochlearis. **Nn. craniales** ↑Hirnnerven. **N. cutaneus antebrachii lateralis**: Endast des N. musculocutaneus zur Radialseite der Haut des Untarms.

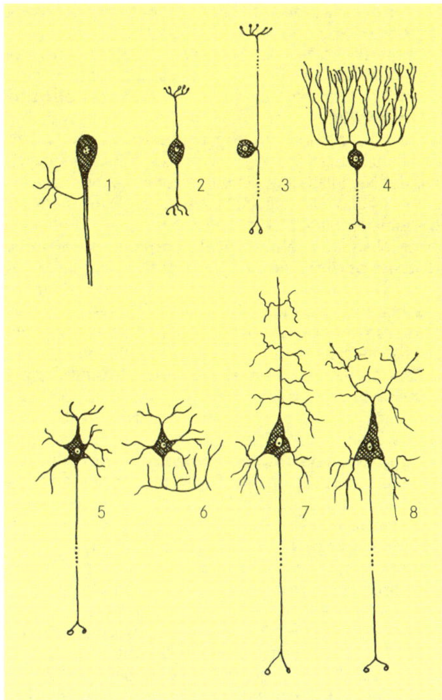

Nervenzelle (Abb. 4).
Verschiedene Nervenzellarten
1: Unipolare Nervenzelle (Avertebraten);
2: Bipolare N.; 3: Pseudounipolare N.;
4: Multipolare N. mit starker Dendritenverzweigung (Purkinje-Zelle);
5: Multipolare N. mit langem Axon;
6: Multipolare N. mit kurzem Axon;
7: Pyramidenzelle mit langem Spitzendendrit;
8: Pyramidenzelle mit geteiltem Spitzendendrit

Nervus cutaneus antebrachii medialis: sensibler Ast des Plexus brachialis zur Haut am Ulnarrand des Unterarms. **N. cutaneus antebrachii posterior**: sensibler Ast des N. radialis zur Haut der Hinterfläche des Unterarms. **N. cutaneus brachii lateralis**: sensibler Endast des N. axillaris zur Haut des seitl. Oberarms. **N. cutaneus brachii medialis**: sensibler Ast des Plexus brachialis zur Haut der Innenseite des Oberarms. **N. cutaneus brachii posterior**: sensibler Ast des N. radialis zur Haut an der Dorsalfläche des Oberarms. **N. cutaneus dorsalis intermedius**: sensibler Ast des N. peronaeus superficialis zur Haut des Fußrückens bis zur 3., 4. u. 5. Zehe. **N. cutaneus dorsalis lateralis**: sensibler Ast des N. suralis zur Haut der Ferse, des seitl. Knöchels u. der kleinen Zehe. **N. cutaneus dorsalis medialis**: sensibler Ast des N. peronaeus superficialis zur Haut des Fußrückens, des Tibialrands der großen Zehe u. der einander gegenüberliegenden Seiten der 2. u. 3. Zehe. **N. cutaneus femoris lateralis**: sensibler Ast des Plexus lumbalis; innerviert die Haut des lateralen Teils des Oberschenkels. **N. cutaneus femoris posterior**: sensibler Ast des Plexus sacralis zur Haut der Hinterfläche des Oberschenkels. **N. cutaneus surae lateralis**: sensibler Hautast des N. peronaeus communis zum lateralen Teil der Wade. **N. cutaneus surae medialis**: sensibler Hautast des N. tibialis zum medialen Teil der Wade. **Nn. digitales dorsales**: N. d. d. nervi radialis u. N. d. d. nervi ulnaris. Aus Ramus superficialis des N. radialis bzw. Ramus dorsalis manus des N. ulnaris sich aufzweigende Äste zur Haut der Dorsalseite der $2^{1}/_{2}$ radialen Finger (N. radialis) bzw. der $2^{1}/_{2}$ ulnaren Finger (N. ulnaris). **Nn. digitales dorsales hallucis lateralis et digiti secundi medialis**: sensibler Endast des N. peronaeus profundus zur Haut der einander benachbarten Rückenteile der 1. u. 2. Zehe. **Nn. digitales dorsales pedis**: sensible Endäste des N. cutaneus dorsalis medialis u. intermedius zur Haut der Dorsalflächen der Zehen. **Nn. digitales palmares communes nervi mediani**: vom N. medianus sich aufzweigende sensible Nerven palmar zur Haut der $3^{1}/_{2}$ radialen Finger u. zur Dorsalseite von deren Endphalanx. **Nn. digitales palmares communes nervi ulnaris**: vom Ramus superficialis des N. ulnaris sich aufzweigende Äste zur Palmarseite der $1^{1}/_{2}$ ulnaren Finger sowie zur Dorsalfläche von deren Endphalanx. **Nn. digitales palmares proprii**: aus den Nn. digitales palmares communes hervorgehende Äste zu den Fingern. **Nn. digitales plantares communes**: aus N. plantaris medialis u. N. plantaris lateralis hervorgehende sensible Äste zur Plantarseite des Fußes. **Nn. digitales plantares proprii**: aus den Nn. digitales plantares communes hervorgehende sensible Äste zu den Seitenrändern der Zehen. **N. dorsalis clitoridis**: Ast des N. pudendus zur Klitoris. **N. dorsalis penis**: gemischter (motor. u. sensibler) Ast des N. pudendus zum Penis. **N. dorsalis scapulae**: aus dem Plexus brachialis stammender motor. Nerv zum M. rhomboideus major u. minor sowie M. levator scapulae; tritt durch den M. scalenus medius. **N. ethmoidalis anterior**: sensibler Ast des N. nasociliaris; zieht durch das Foramen ethmoidale anterius unter die Dura mater, dann durch die Lamina cribrosa in die Nasenhöhle. **N. ethmoidalis posterior**: sensibler Ast des N. nasociliaris; zieht durch das Foramen ethmoidale posterius zur Schleimhaut der Siebbeinzellen u. der Keilbeinhöhle. **N. facialis**: VII. Hirnnerv; hat seinen motor. Ursprungskern am Boden der Rautengrube. Er verläuft durch den Meatus acusticus internus sowie den Canalis facialis des Schläfenbeins u. tritt durch das Foramen stylomastoideum nach außen. Der N. f. innerviert motor. die gesamte Gesichtsmuskulatur, Platysma, M. stapedius, M. stylohyoideus u. hinteren Bauch des M. digastricus. Der ↑ Nervus intermedius wird mitunter als Teil des N. f. aufgefaßt. Abb.

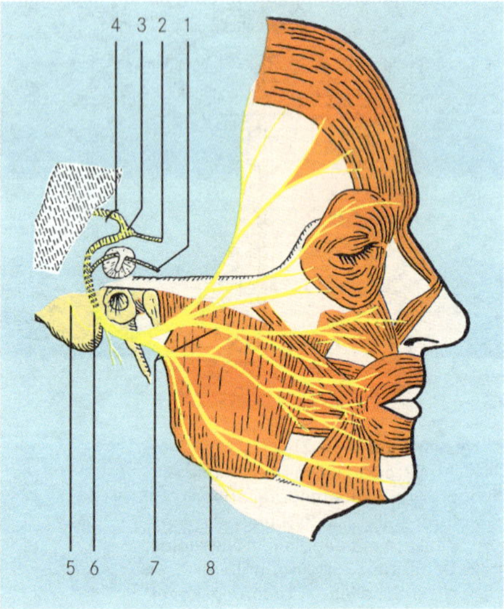

Nervus facialis
1: Chorda tympani;
2: N. petrosus major;
3: Ganglion geniculi;
4: Geniculum;
5: N. auricularis posterior;
6: Foramen stylomastoideum;
7: Plexus parotideus;
8: Ramus colli

N. femoralis: Oberschenkelnerv, Ast des Plexus lumbalis; liegt seitl. des M. psoas major, durchsetzt die ↑ Lacuna musculorum u. gibt motor. Äste zum M. psoas major u. minor, M. iliacus, M. pectineus, M. sartorius u. M. quadriceps femoris ab. Sensible Äste versorgen die vordere Haut des Oberschenkels. Der ↑ Nervus saphenus ist der sensible Endast des N. f. **N. fibularis**: teilt sich in ↑ Nervus fibularis communis, ↑ Nervus fibularis profundus u. ↑ Nervus fibularis superficialis. **N. fibularis communis**: N. peronaeus communis; Wadenbeinnerv. Einer der beiden Hauptäste des N. ischiadicus; zieht am Oberschenkel zum Caput fibulae u. teilt sich hier in N. peronaeus profundus bzw. superficialis. **N. fibularis profundus**: N. peronaeus profundus; Ast des N. peronaeus communis, welcher in der Streckmuskulatur des Unterschenkels mit der A. tibialis anterior nach distal zieht; innerviert motor. M. extensor digitorum longus, M. extensor hallucis longus u. M. tibialis anterior. **N. fibularis superficialis**: N. peronaeus superficialis; Ast des N. peronaeus communis; zieht zwischen M. peronaeus longus u. brevis, die er innerviert, nach distal u. versorgt mit seinen Endästen, N. cutaneus dorsalis medialis u. intermedius, die Haut des Fußrückens u. der Zehen. **N. frontalis**: sensibler Ast des N. ophthalmicus; zieht unter dem Dach der Augenhöhle zur Stirnhaut. **N. genitofemoralis**: Ast des Plexus lumbalis; teilt sich in Ramus genitalis u. Ramus femoralis. Ersterer innerviert M. cremaster u. Tunica dartos, letzterer die Haut des Oberschenkels in der Umgebung des Hiatus saphenus. **N. glossopharyngeus**: sensibler, motor. u. parasympath. IX. Hirnnerv; hat seine Kerngebiete am Boden der Rautengrube u. verläuft in der vorderen Abteilung des Foramen jugulare durch die Schädelbasis. Sein Leitmuskel ist dann der ↑Musculus stylopharyngeus. Der N. g. versorgt sensibel die Schleimhaut der Rachenwand, das hintere Zungendrittel, Paukenhöhle (↑Nervus tympanicus) sowie Tuba auditiva, motor. M. stylopharyngeus u. Pharynxmuskulatur; parasympath. sekretor. Fasern gelangen über das Ganglion oticum zur Ohrspeicheldrüse. Ferner führt der N. g. sensor. Geschmacksfasern für das hintere Zungendrittel. **N. glutaeus inferior**: Ast aus Plexus sacralis zum M. glutaeus maximus. **N. glutaeus superior**: Ast aus Plexus sacralis zum M. glutaeus medius u. minimus sowie M. tensor fasciae latae. **N. hypoglossus**: XII. Hirnnerv; sein motor. Ursprungskern liegt im untersten Bereich der Rautengrube. Er zieht durch den Canalis hypoglossi des Os occipitale, gelangt mit dem N. vagus zwischen A. carotis interna u. V. jugularis interna abwärts, dann in einem nach kaudal konvexen Bogen über die A. carotis externa zur Außenfläche des M. hypoglossus. Er innerviert die gesamte Zungenmuskulatur. **N. iliohypogastricus**: Ast des Plexus lumbalis; verläuft zwischen Niere u. M. quadratus lumborum bis zum äußeren Leistenring. Er innerviert motor. M. obliquus externus u. internus abdominis sowie M. transversus abdominis. **N. ilioinguinalis**: Ast des Plexus lumbalis; verläuft unterhalb des N. iliohypogastricus zur Leistengegend u. innerviert motor. M. obliquus externus u. internus abdominis sowie M. transversus abdominis. **N. infraorbitalis**: sensibler Ast des N. maxillaris; verläuft durch Fissura orbitalis inferior, Sulcus infraorbitalis u. Foramen infraorbitale. Er innerviert die Mundschleimhaut, Zahnfleisch u. Zähne des Oberkiefers. **N. infratrochlearis**: sensibler Endast des N. nasociliaris zur Haut des medialen Augenwinkels. **N. intercostobrachialis**: oberflächl. die Achselhöhle durchziehender sensibler Nerv, welcher den 2. o. 3. N. intercostalis mit dem N. cutaneus brachii medialis verbindet. **N. intermedius**: XIII. Hirnnerv, tritt am „Kleinhirnbrückenwinkel" zwischen N. facialis u. N. vestibulocochlearis aus dem Hirnstamm aus. Er wird mitunter dem N. facialis zugeordnet. Durch den Meatus acusticus internus gelangt der N. i. mit dem N. facialis in den ↑Canalis facialis u. bildet am äußeren ↑Fazialisknie das ↑Ganglion geniculi, in welchem die Ganglienzellen für die Geschmacksfasern liegen. Seine 2 Hauptäste sind ↑Nervus petrosus major u. ↑Chorda tympani. **N. interosseus antebrachii anterior**: motor. Ast des N. medianus; verläuft auf der Palmarseite der Membrana interossea des Unterarms zum M. flexor pollicis longus, M. flexor digitorum profundus u. M. pronator quadratus. **N. interosseus antebrachii posterior**: motor. Ast des Ramus profundus des N. radialis zur Dorsalseite der Membrana interossea u. zu den Streckmuskeln des Unterarms. **N. interosseus cruris**: Ast des Ramus popliteus des N. tibialis zur Membrana interossea des Unterschenkels. **N. ischiadicus**: Hüftnerv; entsteht aus Plexus sacralis, tritt durch das Foramen infrapiriforme u. zieht als dickster Nerv des Körpers zwischen Tuber ischiadicum u. Trochanter major unter dem M. glutaeus maximus nach distal. Er hat motor. Äste zum dorsalen Teil des M. adductor magnus sowie zu M. semitendinosus, M. semimembranosus u. M. biceps femoris. Am Oberschenkel geht er in seine 2 großen Endäste, ↑Nervus tibialis u. ↑Nervus fibularis communis, über. **N. jugularis**: sympath. Ast des Ganglion cervicale superius; verläuft in der Adventitia der V. jugularis interna zu N. glossopharyngeus u. N. vagus. **Nn. labiales anteriores**: Hautäste des N. ilioinguinalis zum ↑Mons pubis. **Nn. labiales posteriores**: Hautäste des N. pudendus zu den großen Schamlippen. **N. lacrimalis**: sensibler Ast des N. ophthalmicus zur Haut u. Bindehaut des lateralen Augenwinkels sowie zur Tränendrüse. **N. laryngeus inferior**: Endast des N. laryngeus recurrens; innerviert die Kehlkopfmuskeln außer M. cricothyroideus sowie sensibel die Kehlkopfschleimhaut unterhalb der Stimmritze. **N. laryngeus recurrens**: Ast des N. vagus; re. um A. subclavia, li. um Arcus aortae rückläufig zwischen Trachea u. Ösophagus zum Kehlkopf. Er gibt Äste ab zum Plexus cardiacus, für Luft- u. Speiseröhre, Schilddrüse u. Kehlkopfmuskeln. **N. laryngeus superior**: Ast des N. vagus; zieht mit A. laryngea superior zum Kehlkopf u. versorgt M. cricothyreoideus sowie die Kehlkopfschleimhaut bis zur Stimmritze. **N. lingualis**: Ast des N. mandibularis zur Schleimhaut der vorderen $^{2}/_{3}$ der Zunge; in ihm strahlt von hinten die ↑Chorda tympani ein u. führt ihm sensor. u. sekretor. parasympath. Fasern zu, welche im ↑Ganglion submandibulare umschalten. **Nn. lumbales**: Sammelbezeichnung für die 5 Nn. spinales der Lendenregion. **N. mandibularis**: III. Ast des N. trigeminus; tritt durch das Foramen ovale in die Fossa infratemporalis u. teilt sich hier in ↑Nervus lingualis, ↑Nervus alveolaris inferior, ↑Nervus auriculotemporalis u. motor. Äste für die Kaumuskulatur. **N. massetericus**: motor. Ast des N. mandibularis für M. masseter. **N. maxillaris**: II. Ast des N. trigeminus; tritt durch das Foramen rotundum in die Fossa pterygopalatina u. teilt sich hier in ↑Nervus zygomaticus, ↑Nervus infraorbitalis, ↑Nervi palatini minores. **N. meatus acustici externi**: sensibler Ast des N. auriculotemporalis zur Haut des äußeren Gehörgangs. **N. medianus**: Ast des Plexus brachialis; beginnt mit der Medianusgabel vor der A. axillaris, läuft mit A. brachialis im Sulcus bicipitalis medialis, am Unterarm zwischen M. flexor digitorum superficialis u. profundus. Er innerviert die Beugemuskeln des Unterarms mit Ausnahme des M. flexor carpi ulnaris u. des ulnaren Teils vom M. flexor digitorum profundus sowie M. pronator quadratus, Mm. lumbricales I u. II, Muskeln des Daumenballens mit Ausnahme des M. adductor pollicis u. des Caput profundum des M. flexor pollicis brevis, sensibel $3^{1}/_{2}$ radiale Finger palmar u. Endphalanx dorsal. **N. mentalis**: sensibler Endast des N. alveolaris inferior; tritt durch das Foramen mentale zur Haut des Kinns. **N. musculocutaneus**: Ast des Plexus brachialis; innerviert M. coracobrachialis, M. biceps brachii, M. brachialis sowie sensibel mit seinem Endast, N. cutaneus antebrachii lateralis, die Haut am Radialrand des Unterarms. **N. mylohyoideus**: Ast des alveolaris inferior zum M. mylohyoideus u. Venter anterior des M. digastricus. **N. nasociliaris**: sensibler Ast des N. ophthalmicus; verläuft zur medialen Wand der Augenhöhle u. zum medialen Augenwinkel u. innerviert mit entsprechenden Ästen die Nasenhöhle, den Nasenrücken sowie äußere u. mittlere Schicht des Augapfels.

Nervus nasopalatinus: Ast des Ganglion pterygopalatinum; bes. langer Ramus nasalis posterior medialis, welcher durch den Canalis incisivus zur Schleimhaut des vorderen Gaumens gelangt. **N. obturatorius**: Ast des Plexus lumbalis; verläuft seitl. des kleinen Beckens u. durch den Canalis obturatorius zum M. obturatorius externus, M. pectineus, M. gracilis u. den Adduktoren des Oberschenkels, sensibel innerviert er die Haut an der Innenseite des Oberschenkels. **N. octavus** ↑ Nervus vestibulocochlearis. **N. oculomotorius**: III. Hirnnerv; hat seine motor. u. parasympath. Ursprungskerne im Tegmentum des Mesenzephalon. Der N. o. verläuft durch die Fissura orbitalis superior in die Augenhöhle u. innerviert dort alle äußeren Augenmuskeln außer M. rectus lateralis u. M. obliquus superior sowie parasympath. den M. sphincter pupillae u. M. ciliaris. **Nn. olfactorii**: zentrale Fortsätze der Sinneszellen der Regio olfactoria der Nasenschleimhaut (↑ Geruchsorgan), welche als marklose Nervenfasern sich zu Nn. o. zusammenlagern u. durch die Lamina cribrosa zum Bulbus olfactorius ziehen. **N. ophthalmicus**: I. Ast des N. trigeminus; tritt durch die Fissura orbitalis superior in die Augenhöhle, wo er sich teilt in ↑ Nervus lacrimalis, ↑ Nervus frontalis u. ↑ Nervus nasociliaris. **N. opticus**: 5 cm langer, 4 mm breiter Nervenstrang, welcher vom Augapfel zum ↑ Chiasma opticum zieht u. das 3. Neuron der Sehbahn führt. Er zieht durch den hinteren Teil der Augenhöhle u. den Canalis opticus in das Schädelinnere, seine Nervenfasern zählen mit einer mittleren Dicke von nur 2 μm zu den dünnsten überhaupt. 1 cm hinter dem Bulbus treten A. u. V. centralis retinae in ihn ein. **Nn. palatini minores**: Äste des ↑ Ganglion pterygopalatinum, ziehen zum weichen Gaumen. **N. palatinus major**: Ast des ↑ Ganglion pterygopalatinum; zieht im Canalis palatinus major zur Schleimhaut des harten Gaumens. **N. pectoralis**: mediale (N. p. medialis) u. laterale (N. p. lateralis) infraklavikuläre Äste des ↑ Plexus brachialis, welche M. pectoralis major u. minor innervieren. **Nn. perinei**: N. perineus; Äste des N. pudendus zur Haut des Dammes, des Hodensacks, der Harnröhrenschleimhaut, zu M. bulbospongiosus, M. ischiocavernosus, M. transversus perinei superficialis u. M. sphincter ani externus. **N. peronaeus** ↑ Nervus fibularis. **N. petrosus major**: Ast des N. intermedius; führt parasympath. Fasern zum ↑ Ganglion pterygopalatinum, in das er über das Foramen lacerum u. den Canalis pterygoideus gelangt. **N. petrosus minor**: Ast des N. tympanicus; führt dem ↑ Ganglion oticum parasympath. Fasern zu. **N. petrosus profundus**: Ast des Plexus caroticus internus; führt dem ↑ Ganglion pterygopalatinum sympath. Fasern zu. **N. phrenicus**: Ast des Plexus cervicalis; verläuft zwischen Herzbeutel u. Lunge zum Zwerchfell, das er motor. innerviert. Außerdem enthält er sensible Anteile für Herzbeutel, Pleura u. Ganglion coeliacum. **N. plantaris lateralis**: Ast des N. tibialis zum lateralen Rand der Fußsohle; innerviert M. quadratus plantae, M. abductor u. flexor digiti minimi, M. flexor hallucis brevis, M. adductor hallucis, M. lumbricalis III u. IV. Mm. interossei sowie die Haut der 1 1/2 fibularen Zehen plantar. **N. plantaris medialis**: Ast des N. tibialis zum medialen Rand der Fußsohle; innerviert M. abductor hallucis, M. flexor digitorum brevis sowie die Haut des tibialen Fußrands u. der 3 1/2 tibialen Zehen plantar. **N. pterygoideus lateralis**: motor. Ast des N. mandibularis zum M. pterygoideus lateralis. **N. pterygoideus medialis**: motor. Ast des N. mandibularis für M. pterygoideus medialis. **N. pudendus**: Nerv aus dem unteren Teil des Plexus lumbosacralis; zieht zusammen mit A. pudenda interna durch das Foramen infrapiriforme u. durch das Foramen ischiadicum minus zur seitl. Wand des kleinen Beckens in die Fossa ischiorectalis. Er enthält auch parasympath. Fasern aus dem Sakralmark. Seine Äste sind ↑ Nervi rectales inferiores; ↑ Nervi perinei u. ↑ Nervus dorsalis penis bzw. ↑ Nervus dorsalis clitoridis. **N. radialis**: Speichernerv; Ast des Plexus brachialis; verläuft hinter dem Humerus u. teilt sich in der Ellenbeuge in Ramus superficialis u. Ramus profundus. Er innerviert motor. die Streckmuskeln des Ober- u. Unterarms sowie sensibel die Streckseite des Arms, die Haut des radialen Handrückens u. der radialen 2 1/2 Finger dorsal mit Ausnahme der Endglieder. **Nn. rectales inferiores**: Äste des N. pudendus zur Analhaut u. zum M. sphincter ani externus. **N. recurrens** ↑ Nervus laryngeus recurrens. **N. saccularis**: afferente Fasern, welche von der Macula sacculi zum ↑ Ganglion vestibulare u. als Pars vestibularis in den N. vestibulocochlearis gelangen. **Nn. sacrales**: Sammelbezeichnung für die 5 Spinalnerven des Sakralmarks. **N. saphenus**: sensibler Endast des N. femoralis zur Haut der Tibialseite des Knies u. Unterschenkels. **Nn. scrotales anteriores**: Hautäste des N. ilioinguinalis zum Skrotum. **Nn. scrotales posteriores**: Hautäste der Nn. perinei zum Skrotum. **Nn. spinales**: Rückenmarknerven. Vom Rückenmark seitl. abgehende Nerven. Entspr. den 31 Rückenmarksegmenten gibt es 31 Paar Nn. s. Sie treten durch das jeweilige Foramen intervertebrale aus dem Wirbelkanal aus. Man unterscheidet auf jeder Seite 8 Halsnerven (Nn. cervicales), 12 Brustnerven (Nn. thoracici), 5 Lendennerven (Nn. lumbales), 5 Kreuznerven (Nn. sacrales) u. 1 Steißnerv (N. coccygeus). Der 1. Halsnerv liegt oberhalb des Atlas, der 8. Halsnerv zwischen 7. Halswirbel u. 1. Brustwirbel. ↑ Medulla spinalis. **Nn. splanchnici pelvini**: parasympath. Nerven, welche aus den Rückenmarksegmenten S_2–S_4 entspringen u. mit Ästen des N. pudendus zu den Organen des kleinen Beckens sowie zum Darm ab dem ↑ Cannon-Boehm-Punkt ziehen. **N. splanchnicus major**: großer Eingeweidenerv, entspringt aus Ganglia thoracica VI–IX des Grenzstrangs u. zieht vor der Brustwirbelsäule durch das Zwerchfell ins Ganglion coeliacum. Er enthält unumgeschaltete, präganglionäre Fasern. **N. splanchnicus minor**: kleiner Eingeweidenerv, entspringt aus Ganglia thoracica X–XII des Grenzstrangs u. zieht unterhalb des N. splanchnicus major zum Ganglion coeliacum. **N. stapedius**: Ast des N. facialis für den M. stapedius. **N. statoacusticus** ↑ Nervus vestibulocochlearis. **N. subclavius**: motor. Ast des Plexus brachialis zum M. subclavius; über ihn kann eine Abspaltung des N. phrenicus als „Nebenphrenikus" verlaufen. **N. subcostalis**: unterster (XII.) Interkostalnerv. **N. sublingualis**: sensibler Ast des N. lingualis zu Glandula sublingualis u. Schleimhaut des Mundbodens. **N. suboccipitalis**: Ramus dorsalis des N. cervicalis I zu den kurzen, tiefen Nackenmuskeln. **N. subscapularis**: motor. Ast des Plexus brachialis zum M. subscapularis. **Nn. supraclaviculares**: sensible Äste des Plexus cervicalis; ziehen vom Punctum nervosum über die Klavikula zur Haut von Brust u. Schulter. **N. supraorbitalis**: sensibler Ast des N. frontalis; teilt sich in Ramus medialis u. lateralis u. innerviert Stirn- u. Kopfhaut bis zur Scheitelgegend sowie Haut u. Bindehaut des oberen Augenlides. **N. suprascapularis**: motor. Ast aus Plexus brachialis; verläuft mit A. u. V. suprascapularis sowie M. omohyoideus hinter der Klavikula bis zur Incisura scapulae unterhalb des Ligamentum transversum scapulae. Er innerviert M. supraspinatus u. M. infraspinatus. **N. supratrochlearis**: sensibler Ast des N. frontalis zur Haut des inneren Augenwinkels. **N. suralis**: sensibler Ast des N. tibialis zur Haut der äußeren Wade u. mit seinem Endast, dem ↑Nervus cutaneus dorsalis lateralis, zum äußeren Fußrand. **Nn. temporales profundi**: motor. Äste des N. mandibularis zum M. temporalis. **N. tensoris tympani**: motor. Ast des N. pterygoideus medialis zum M. tensor tympani. **N. tensoris veli palatini**: motor. Ast des N. pterygoideus medialis zum M. tensor veli palatini. **Nn. thoracici**: Sammelbezeichnung für die 12 Nn. spinales des Brustmarks. **N. thoracicus longus**: motor. Ast des Plexus brachialis. Verläuft durch den M. scalenus medius u. weiter in der mittleren Axillarlinie zum M. serratus anterior. **N. thoracodorsalis**: motor. Ast des Plexus brachialis für M. latissimus dorsi u. M. teres major. **N. tibialis**: Schienbeinnerv. Ast des N. ischiadicus; durchzieht oberflächl. die Kniekehle u. gelangt unter dem M. soleus nach distal hinter den inneren Knöchel. Hier erfolgt die Aufteilung in N. plantaris medialis u. ↑Nervus plantaris lateralis. Er innerviert alle Beugemuskeln des Unterschenkels u. über den ↑Nervus suralis die Haut der Wade. **N. transversus colli**: sensibler Ast aus dem Plexus cervicalis. Zieht vom ↑Punctum nervosum quer über den M. sternocleidomastoideus zur Haut des Halses in der Gegend des Zungenbeins. **N. trigeminus**: sensibler u. motor. V. Hirnnerv. Seine Kerngebiete liegen am Boden der Rautengrube. Er teilt sich lateral des ↑Ganglion trigeminale in ↑Nervus ophthalmicus, ↑Nervus maxillaris u. ↑Nervus mandibularis. Motor. innerviert er die Kaumuskeln, sensibel die Haut des vorderen u. seitl. Kopfs, das Auge sowie die Schleimhaut von Mund- u. Nasenhöhle. **N. trochlearis**: IV. motor. Hirnnerv, dessen Ursprungskern im Tegmentum des Mesenzephalons in Höhe der Colliculi inferiores liegt; kreuzt vor seinem Austritt aus dem Gehirn zur Gegenseite u. zieht durch die Fissura orbitalis superior u. oberhalb des Anulus tendineus communis zum M. obliquus superior des Auges. **N. tympanicus**: Ast des N. glossopharyngeus. Führt sensible Fasern für die Schleimhaut von Paukenhöhle u. die Tuba auditiva sowie parasympath. Fasern für die Glandula parotidea, welche als ↑Nervus petrosus minor zum ↑Ganglion oticum gelangen, wo sie umschalten. **N. ulnaris**: Ellennerv; Ast des Plexus brachialis. Verläuft am Oberarm hinter dem Septum intermusculare brachii mediale u. am Unterarm unter dem M. flexor carpi u. als Leitmuskel. Er innerviert diesen Muskel, den ulnaren Teil des M. flexor digitorum profundus, M. palmaris brevis, Mm. lumbricales III u. IV, Mm. interossei, M. adductor pollicis, M. flexor pollicis brevis (Caput profundum) sowie sensibel die Haut des Kleinfingerballens, der 1 1/2 ulnaren Finger palmar u. die Endphalangen dorsal. **N. utriculoampullaris**: afferente Fasern vom Sinnesepithel des Utrikulus u. der Bogengänge. Laufen zum ↑Ganglion vestibulare u. als Pars vestibularis des N. vestibulocochlearis nach zentral. **Nn. vaginales**: Äste des ↑Plexus uterovaginalis zur Scheide. **N. vagus**: X. Hirnnerv, welcher sich vom Kopf bis zur Bauchhöhle erstreckt; wichtigster Nerv des parasympath. Systems mit motor. Fasern für die glatte Muskulatur u. sekretor. Fasern für die Drüsen des Atmungs- u. Verdauungstrakts. Außerdem innerviert er die quergestreifte Muskulatur des Gaumens, des Pharynx, der oberen Abschnitte des Ösophagus u. des Kehlkopfs u. sensibel die Schleimhaut des Atmungs- u. des oberen Verdauungstrakts. Der N. v. verläßt die Schädelhöhle durch das Foramen jugulare, liegt im Halsgebiet zwischen V. jugularis interna u. A. carotis interna bzw. communis, gelangt durch die obere Thoraxapertur in die Brusthöhle, liegt re. vor der A. subclavia, li. vor dem Aortenbogen. Mit dem Ösophagus zieht er durch den Hiatus oesophageus des Zwerchfells in die Bauchhöhle. **N. vestibularis**: Gleichgewichtsnerv, Teil des ↑Nervus vestibulocochlearis. **N. vestibulocochlearis**: N. statoacusticus, N. octavus, VIII. Hirnnerv; Kerngebiete im lateralen Bereich der Rautengrube; verläßt seitl. des N. intermedius u. des N. facialis am „Kleinhirnbrückenwinkel" den Hirnstamm u. zieht in den Meatus acusticus internus. Er teilt sich in den N. vestibularis u. N. cochlearis. Ersterer leitet die Erregungen vom Sinnesepithel der Bogengänge sowie des Sakkulus u. Utrikulus, letzterer die Erregungen vom Sinnesepithel der Schnecke. **N. zygomaticus**: sensibler Ast des N. maxillaris; verläuft durch die Fissura orbitalis inferior zur Seitenwand der Augenhöhle, sodann mit einem Ramus zygomaticofacialis zur Haut der vorderen Jochbeingegend, mit einem Ramus zygomaticotemporalis zur Haut der Schläfe.

Nesidioblastose ⟨*gr*⟩ *f*: konstitutionelle Aktivierung der Insulinsekretion durch eine Mutation des ATP-abhängigen Kaliumtransports mit Neubildung von Inselzellkomplexen im Pankreas aus Sprossung endokriner Zellen des Gangsystems. Führt kurz nach der Geburt o. in den ersten Lebensmonaten zu einem Hypoglykämiesyndrom. Die N. kann generalisiert (multifokal) das Pankreas durchsetzen o. als fokale Adenomatose (seltener) auftreten. Bei Neugeborenen führt das Hypoglykämiesyndrom zu Apnoe u. Krampfanfällen, später rasche mentale Retardierung. Die subtotale Pankreasentfernung ist meist erfolgreich.

Nesidiom ⟨*gr*⟩ *n* ↑Insulinom, ↑Nesidioblastose.

Nesselquallen: Feuerquallen (Hohltier-Coelenterata), die stark nesseln. In der Nord- u. Ostsee im Sommer häufig die Gelbe Haarqualle (Cyanea capillata), in der Wirkung etwa der Brennessel vergleichbar. Auch abgetrennte, kaum sichtbare Tentakeln nesseln. An der Oberfläche der Weltmeere die koloniebildende Portugiesische Galeere (Physalia physalis), eine Qualle mit sehr starker Giftwirkung. Berührung verursacht erhebl. Schmerzen u. Herzbeschwerden.

Nesselsucht: Nesselausschlag; ↑Urtikaria.

Netherton, Earl W., zeitgen. amerik. Dermat.

Netherton-Syndrom (nach Earl W. N.): „Bambushaar", Erythroderma ichthyosiforme congenitum-trichorrhexis. Sehr selten autosomal rezessiv erbl. Kombination von Trichorrhexis invaginata u. angeborener ichthyosiformer Erythrodermie. Gynäkotropie. Seit frühester Kindheit abnorme Brüchigkeit der (Kopf)haare, mangelhafte Ausbildung von Wimpern u. Augenbrauen, trockene schuppende Haut an Rumpf u. Extremitäten, Neigung zu allerg. Erkrankungen.

Nettohistokompatibilitätsrate ⟨*gr + lat*⟩: *Abk* NHR; Wert zwischen 0 u. 1 als (rechner.) Ausdruck der Übereinstimmung von Genprodukten im HLA-System zwischen Transplantatspender u. -empfänger. Die Gesamtheit der zwischen Spender u. Empfänger feststellbaren übereinstimmenden Genprodukte des A- u. B-Lokus

N

werden in Relation zur Gesamtzahl der differenten Genprodukte gebracht sowie weitere Werte einbezogen (Formel hat nur math. Gültigkeit, wenn sämtl. Werte >0). NHR besitzt statist. Wert u. sagt nichts über die reale Verträglichkeit eines Transplantats im Einzelfall aus. Hohe NHR-Werte korrelieren statist. mit besserer Verträglichkeit als niedrige.

Netz ↑ Omentum.

Netze, künstliche neuronale: *Abk* KNN; eine an die Funktionsweise des menschl. Gehirns angelehnte Konstruktion u. Programmierung von Computern. Denkbare Einsatzgebiete der KNN in der Med. sind ↑ Kochleaimplantate u. künstl. Netzhäute (↑ Retina).

Netzhaut ↑ Retina.

Netzhautablösung ↑ Ablatio retinae.

Netzhautablösung, angeborene ↑ Ablatio retinae congenita.

Netzhautentzündung ↑ Retinitis.

Netzhautexsudate: Man unterscheidet harte u. weiche N. Harte Exsudate: eiweißhaltige Exsudatherde zwischen geformten Netzhautstrukturen, z. B. spritzerförmig, falls in der Optikusfaserschicht gelegen o. sternförmig, falls perimakular gelegen. Weiche Exsudate: ischäm. Infarkte der retinalen Axone der Optikusganglienzellen, sog. ↑ Cotton-wool-Herde.

Netzhautkolobom ↑ Coloboma retinae.

Netzhautperipherie: Teile der Retina außerhalb der ↑ Macula lutea mit Fovea centralis. Die N. zeigt hohe Empfindlichkeit u. Adaptationsfähigkeit durch Überwiegen der ↑ Stäbchenzellen (Dämmerungssehen u. konvergente Verschaltung).

Netzhautpunkte, identische: innerhalb deckungsgleicher Netzhautareale gelegene Bildpunkte, die das beidäugige Einfachsehen gewährleisten. ↑ Sehen, räumliches; ↑ Horopter.

Netzhautriß: meist auf (gittrige) Degeneration beruhender Einriß der Netzhaut, hufeisenförmig in der Peripherie. Glaskörperadhärenz u. -zug spielen eine Rolle, Stoß aufs Auge, rasche Blickbewegungen ebenfalls. Gefahr der Netzhautablösung. Behandlung durch Laserkoagulation. ↑ Laseroperationstechnik.

Netzhautstreifen, gefäßähnliche: Angioid streaks bei ↑ Groenblad-Strandberg-Syndrom.

Netzhautvenenpuls, spontaner: Pulsieren der Netzhautvenen am Austritt auf der Papille, ohne pathognomon. Bedeutung.

Netzhautzentrum: Teil der Retina mit ↑ Macula lutea u. Fovea centralis. Das N. ist Stelle des schärfsten Sehens u. Farbsehens durch Überwiegen der ↑ Zapfenzellen (Farbsehen u. Eins-zu-eins-Verschaltung).

Netzmittel: Benetzungsmittel, Spülmittel; Stoffe, die wäßrigen Lösungen zugesetzt werden, um deren Oberflächenspannung u. damit eine Tröpfchenbildung herabzusetzen. Anwendung beim Spülen von Gläsern u. Geschirr u. bei der Entwicklung photograph. Schichten nach der Schlußwässerung, wodurch das Wasser gleichmäßig abläuft u. eine weitgehend fleckenfreie Trocknung erreicht wird.

Netz, neuronales: Vielzahl von untereinander durch ↑ Synapsen verbundenen Nervenzellen, die log. Operationen ausführen u. best. Funktionseinheiten des ZNS darstellen. Funktionen des neuronalen Netzwerks können z. T. auf Computern simuliert werden. Dies spielt in der ↑ Bionik eine Rolle.

Netzschlauchverband: Wundverband mit dem weitmaschigen, laufmaschengesicherten Netzschlauch. Dieser zeichnet sich durch eine enorme (fünfzehn- bis dreißigfache) Breitendehnbarkeit aus, paßt sich Körperkonturen ideal an, behindert die Gelenkfunktion nicht u. fixiert die Wundauflagen sicher.

Netztheorie: Verflechtung der Wirkungen von Idiotopen u. Paratopen (↑ Combining site) in Verbindung mit der Antigenerkennungsfunktion durch Lymphozyten.

Netzwerk: ein aus Elementen, die versch. Zustände annehmen können, u. aus Relationen zwischen den Elementen bestehendes System, wobei sich mit Hilfe von Übergangsregeln der Gesamtzustand der N. in Abhängigkeit von der Zeit angeben läßt. Der Begriff des N. hat sich für theoret. Untersuchungen über die Morphogenese u. über Zellpopulationen als sehr nützl. erweisen.

Neubauer-Zählkammer ↑ Meßmethoden, hämatologische.

Neubildung: Neoplasma, Neoplasie; meist für Gewächse, Tumoren verwendet.

Neuburger, Max (1868–1955), österreich. Neurol. u. Medizinhistoriker, Wien u. London, Schüler von T. Puschmann. N. bearbeitete insbes. die Wiener Medizingeschichte. Er hinterließ u. a. eine zweibändige „Geschichte der Medizin" (1906–1910) u. gab gemeinsam mit J. Pagel das dreibändige „Handbuch der Geschichte der Medizin" (1902–1905) heraus.

Neuerkrankungsziffer ↑ Inzidenzrate.

Neufeld-Quellungsreaktion ↑ Kapselquellungsreaktion.

Neugebauer-Le-Fort-Operation: Operationsmethode bei Gebärmuttervorfall.

Neugeborenenanämie: Verminderung der Hämoglobinkonzentration bzw. des Hämatokrits unter tagesabhängige Grenzwerte (1.–2. Tag Hb venös <16 g/dl, Hk <45 %). Für die Entstehung einer N. kommen zahlreiche Ursachen in Betracht: Blutungen (sichtbar nach außen, unsichtbar nach innen), Hämolysen (erworben: immunhämolyt., tox., Vitamin-E-Mangel u. a.), genet. bedingt: Enzym-Defekte, Hämoglobinanomalien u. a., Aplasien, dyserythropoet. Anämien, Eisenmangel.

Neugeborenenasphyxie ↑ Asphyxie des Neugeborenen.

Neugeborenenhyperthyreose: biochem. nachweisbare Überfunktion der Schilddrüse bei Säuglingen, meist von Müttern, bei denen während der Gravidität eine ↑ Basedow-Krankheit bestand u. maternale TSH-Rezeptorantikörper in den Fetalkreislauf gelangten; sie können somit sowohl bei der Mutter als meist auch beim Kind nachgewiesen werden. Dauer der Störung je nach Schweregrad bis zu mehreren Monaten; Behandlung mit ↑ Thyreostatika erforderl.

Neugeborenenikterus, physiologischer ↑ Icterus neonatorum simplex.

Neugeborenenileus: Darmverschluß durch Fehlbildungen des Intestinaltrakts o. Entzündungen. Pylorusatresie, Duodenalverschlüsse, Dünndarmatresien, Atresia ani et recti, Mekoniumileus, Megacolon congenitum (↑ Hirschsprung-Krankheit), Enterocolitis necroticans, Appendizitis des Neugeborenen, primäre ↑ Peritonitis.

Neugeborenenkonjunktivitis: Einschlußkonjunktivitis durch ↑ Chlamydia trachomatis. Die Infektion erfolgt beim Geburtsakt (↑ Augeninfektion). ↑ Gonoblennorrhö.

Neugeborenenkrämpfe: beim Neugeborenen mit differenter Sympt. u. unterschiedl. Ätiol. auftretende Krampfanfälle. N. manifestieren sich häufig als irregulär wechselnde, fokale Krampfanfälle, Myoklonien, Apnoen o. irreguläre Atmung, auch Kaubewegungen. Krampfanfälle mit ton.-klon. Phasen treten seltener auf. Die häufigsten Ursachen der N. sind Schädigungen des ZNS durch perinatale ↑Hypoxie, seltener Geburtstrauma, metabol. Störungen (Hypoglykämie, Hypokalzämie, Hypomagnesieämie, Pyridoxinabhängigkeit u. a.) u. Infektionen (bes. Meningitis).

Neugeborenenlisteriose: Granulomatosis infantiseptica; generalisierte Listeriose beim Neugeborenen nach transplazentarer Infektion o. (seltener) durch Fruchtwasseraspiration u. Kontakt mit erregerhaltiger Vaginalflüssigkeit unter der Geburt mit Listeria monocytogenes. Es kommt zu miliaren Granulomen (Knötchen) in allen Organen. In den Granulomen finden sich massenhaft Listerien (Listeriome = Wucherung der ortsständigen Histiozyten). Klin. häufig Meningitis; ernste Progn.

Neugeborenenosteomyelitis: durch hämatogene bakterielle Streuung entstandene ↑Osteomyelitis bei Neugeborenen. Am häufigsten durch Staphylococcus aureus, Streptokokken, Pneumokokken. Vorwiegend epiphysärer Befall mit metadiaphysärer Ausbreitung. Schmerzhafte Weichteilschwellung als klin. Zeichen, sept. Bild mit Fieber, Sequestrierung nicht immer, bes. nicht bei frühzeitiger adäquater Ther.

Neugeborenenperiode: Zeitraum von der Geburt bis zum 7. Lebenstag. In der med. Lit. wird die N. oft bis zum 28. Lebenstag gerechnet u. dann in eine frühe (1.–7. Tag) u. späte (8.–28. Tag) N. unterteilt.

Neugeborenenreflexe: beim Neugeborenen auftretende Reflexe, die jenseits der Neugeborenenperiode nicht mehr nachweisbar sind. Normalerweise erlöschen die N. aber erst zwischen dem 2. u. 4. Lebensmonat, bei Erkrankung o. Schädigung des Nervensystems können die N. persistieren. Zu den N. gehören u. a. der Galant-Reflex, die ton. Greifreflexe der Finger u. Zehen, der Halsstellreflex, der Moro-Reflex u. die automat. Schreitbewegungen.

Neugeborenen-Screening: Suchmethode zur frühzeitigen Erkennung von Krankheiten, die im Neugeborenenalter symptomarm verlaufen u. die Entwicklung des Kindes schwer beeinträchtigen. Folgende Krankheiten sind gegenwärtig u. a. durch S. erfaßt: Galaktosämie, Phenylketonurie, Ahornsirupkrankheit, Histidinämie, Hypothyreose, angeborene Hüftdysplasie.

Neugeborenensepsis: ↑Sepsis, ↑Pyämie des Neugeborenen. Erreger überwiegend gramnegative Bakterien, E. coli, Klebsiella, Pseudomonas, aber auch grampositive Bakterien, betahämolysierende B-Streptokokken, Staphylokokken. Klin. Bild beim Neugeborenen durch Reaktionsarmut u. geringe Krankheitszeichen charakterist. Häufiger begleitend bei schweren Grundkrankheiten u. als Komplikation bei Intensivpflege; nosokomiale ↑Infektion.

Neugeborenensyndrom, kardiopulmonales ↑Adaptationssyndrom, kardiopulmonales.

Neugeborenentetanie ↑Tetanus neonatorum.

Neugeborenentransport: spezialisiertes Transportsystem für lebensbedrohl. erkrankte Neugeborene u. Frühgeborene. Die pathophysiolog. Besonderheiten der Neugeborenen erfordern spez. konstruierte Geräte (↑Transportinkubator) u. Personal mit Erfahrungen in der Neugeborenenbetreuung.

Neugeborenes: Kind in der ↑Neugeborenenperiode. Die physiol. Besonderheiten des N. erklären sich aus der Umstellung vom intra- zum extrauterinen Leben. Die wichtigsten Anpassungsvorgänge erfolgen in den ersten 2 Lebenswochen, wie Ausreifen zellulärer Enzyme u. Ausgleich passagerer funktioneller Organinsuffizienzen sowie Abklingen der Wirkung von der Mutter übertragener Hormone u. Abfall des Nabelschnurrests mit Abheilen der Nabelwunde. ↑Adaptationsstörung. **Dysmatures N.**: ↑Clifford-Syndrom. **Dystrophes N.**: ↑Mangelgeborenes. **Hypertrophes N.**: ↑Klassifikation der Neugeborenen. **Hyperplastisches N.**: N. mit einer globalen Wachstumssteigerung, d. h. für das Gestationsalter zu großen Körpermaßen (bes. Länge u. Kopfumfang) u. hohem Geburtsgewicht. Bei der auf Gestationsalter u. Geburtsgewicht bezogenen Klassifikation der N. würden diese Kinder der Gruppe der hypertrophen N. zugeordnet. Als Ursache kommen genet. u. embryonale Faktoren in Frage. **Hypoplastisches N.**: N. mit einer globalen Wachstumshemmung, d. h. für das Gestationsalter zu geringen Körpermaßen (bes. Länge u. Kopfumfang) u. zu niedrigem Geburtsgewicht, sonst analog den hyperplast. N. **Hypotrophes N.**: N. mit verändertem Geburtsgewicht. Einteilung: **N. mit niedrigem Geburtsgewicht**: Kind mit niedrigem Geburtsgewicht, engl. low birth weight infant. Neugeborene mit einem Geburtsgewicht unter 2 500 g. Von der WHO 1961 eingeführter Begriff, da die exakte Bestimmung des Gestationsalters oft nicht mögl. ist, während das Gew. eine gut meßbare Größe darstellt. Diese nicht einheitl. Gruppe von Neugeborenen enthält neben ↑Frühgeborenen auch untergewichtige Reifgeborene. **Übergewichtiges N.**: hypertrophes Neugeborenes (Heavy-for-date-newborns). **Übertragenes N.** ↑Übertragung. **Untergewichtiges N.**: Kind mit sehr niedrigem Geburtsgewicht (Very low birth weight infant). Frühgeborene mit einem Geburtsgewicht unter 1 000 g.

Neumann, Ernst Franz Christian (1834–1918), dt. Pathologe, Königsberg. Erkannte als erster die Bedeutung des Knochenmarks für die Blutbildung.

Neumann, Heinrich (1873–1939), Otol., Wien. Hervorgetreten durch Erforschung der Labyrinth- u. der Mittelohrerkrankungen.

Neumann, Isidor, Edler von Heilwart (1827–1906), österreich. Dermat., Wien.

Neumann, Robert (1882–1958), dt. Kieferchirurg, Berlin.

Neumann, Salomon (1819–1908), Arzt u. Gesundheitspolitiker. N. war als Freund u. Mitstreiter von R. Virchow u. R. Leubuscher an den med. Reformbestrebungen 1848/49 beteiligt. Gestützt auf die med. Statistik wies er in mehreren Untersuchungen die Abhängigkeit der Gesundheit von den sozialen Verhältnissen nach. N. hat als erster in Deutschland in einer 1843 in Berlin erschienenen Schrift von „Sozialer Medizin" gesprochen.

Neumann-Syndrom (nach Isidor N.): generalisierte Aphthosis. Sehr seltene Infektionskrankheit mit hohem Fieber, Schüttelfrost, makulopapulösem Exanthem, aphthöser Stomatitis, Vulvitis mit Aphthen. ↑Pemphigus.

Neumann-Tumor (nach Ernst F. C. N.) ↑Epulis congenita.

Neumann-Widmann-Operation (nach Robert N.): chir. Verfahren zur Behandlung der ↑Parodontitis, ↑Parodontologie.

Neumenschen: Neanthropinae; ↑Anthropogenese.

Neumutation: erstmalig innerhalb einer Generationsfolge von Zellen o. Individuen auftretende Mutation.

Entsteht meistens während der Gametogenese eines Elternteils u. wiederholt sich nicht innerhalb einer Geschwisterschaft.

Neunerregel: Schema zur groben Einschätzung des Verbrennungsausmaßes bei Erwachsenen: Kopf 9 %, ein Arm 9 %, Oberkörper 2 · 9 %, Unterkörper 2 · 9 %, ein Bein 2 · 9 %, Anal- u. Genitalregion 1 %.

neural ⟨*gr*⟩ *Adj*: Nerven bzw. das Nervensystem betreffend.

Neuralgie ⟨*gr*⟩ *f*: Nervenschmerz, der anfallsartig o. wellenförmig einen best. Nerven, Plexus o. Anteile davon betrifft. Druckschmerzhaftigkeit u. Hypästhesie können nachweisbar sein, z. B. Trigeminusneuralgie, Glossopharyngeusneuralgie, ↑Sluder-Neuralgie, N. des Ganglion geniculi u. des N. intermedius (Hunt-Syndrom), ↑Charlin-Syndrom, ↑Interkostalneuralgie, Neuralgia brachialis, obturatoria occipitalis, plantaris, spermatica, supraorbitalis usw.

Neuralgie, pulpale: der ↑Pulpitis ähnelnder Zahnschmerz, hervorgerufen durch Nervenkompression durch einen wachsenden Dentikel.

Neuralleiste ↑Ganglienleiste.

Neuralpathologie ⟨*gr*⟩ *f*: Krankheitslehre, die die Abhängigkeit des krankhaften Geschehens vom Nervensystem in den Vordergrund stellt (Ricker, Speranski, Kalbfleisch).

Neuralplatte: Nervenplatte; erstes der aufeinanderfolgenden Frühstadien N., Neuralrinne u. Neuralrohr der Entwicklung des zentralen Nervensystems bei allen Wirbeltieren. Entsteht aus dem Ektoderm.

Neuralrinne: Nervenrinne; zweites der aufeinanderfolgenden Frühstadien Neuralplatte, N. u. Neuralrohr der Entwicklung des zentralen Nervensystems bei allen Wirbeltieren. Entsteht aus dem Ektoderm.

Neuralrohr: Nervenrohr; drittes der aufeinanderfolgenden Frühstadien Neuralplatte, Neuralrinne u. N. der Entwicklung des zentralen Nervensystems bei allen Wirbeltieren. Entsteht aus dem Ektoderm.

Neuraltherapie: Behandlung mit Lidocain o. Procain, das in vermeintl. Herde (z. B. auch Narben) eingespritzt wird. Die N. führt unklare o. chron. Beschwerden der verschiedensten Art auf solche „Herde" zurück. Hat der Ther. mit seiner Procainquaddel den richtigen Herd erreicht, so tritt u. U. ein Sekundenphänomen auf (↑Huneke-Fokaltest), da durch das Procain nun das „Störfeld" ausgeschaltet u. das normale „Potential" wieder hergestellt ist. Mittels N. werden auch nervöse Leitungsbahnen (Grenzstrangabschnitte) anästhesiert, o. das Procain wird in Venen, Arterien o. Liquor eingespritzt. Das Verfahren ist zweifelhaft u. teilweise nicht ungefährl., hat aber Anhänger.

Neuraminidase: Enzym, das hydrolyt. ↑Neuraminsäure bzw. N-Acetylneuraminsäure (↑Sialinsäure) vom nichtreduzierenden Ende der Saccharidketten in Gangliosiden der Glykoproteine abspaltet. N. kommt bei Orthomyxo- u. Paramyxoviren in dem ↑Envelope (Virushülle) vor u. ist ein virusspezifisches ↑Protein, das wahrscheinl. für das Ablösen des Virus von der Wirtszelle von Bedeutung ist. Die enzymat. Aktivität der N. ist ident. mit der des ↑Receptor destroying enzyme (RDE) von Vibrio cholerae.

Neuraminsäure: Bestandteil von ↑Glykoproteinen u. ↑Gangliosiden. N. besteht aus 9 Kohlenstoffatomen u. wird im Stoffwechsel aus Glukosamin u. Phosphoenolpyruvat gebildet. Als Bestandteil von ↑Rezeptoren der Zellmembran spielt sie eine bedeutende Rolle bei der Bindung von ↑Hormonen, ↑Viren, ↑Toxinen, ↑Antigenen u. ↑Lektinen. Ihre N-acetylierte Form wird als Sialinsäure bezeichnet (N-Acetylneuraminsäure). Abb.

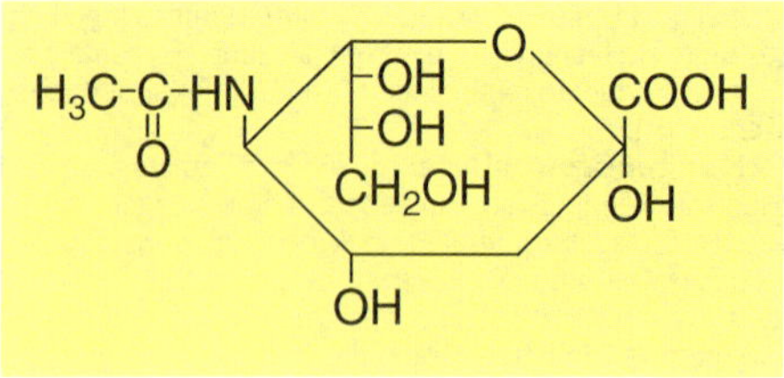

N-Acetyl-D-**Neuraminsäure**

Neurapraxis: Funktionsausfall eines Nerven bei morphol. intakter Kontinuität des Axons u. der Markscheiden, schnelle Wiederherstellung der Funktion.

Neurasthenie ⟨*gr*⟩ *f*: kaum noch gebräuchl. Bez. für Erschöpfungssyndrom. Die Pat. leiden an allg. Übererregbarkeit, rascher Erschöpfbarkeit u. an vielfältigen anderen Sympt.: Kopfschmerzen, Schwitzen, Schlafstörungen, Dermographismus, Schwindel, Diarrhö, Obstipation.

Neurexhairese ↑Walker-Operation, ↑Foerster-Operation.

Neurilemmom ↑Neurinom.

Neurinofibrom: Tumor, der sowohl vom neuralen Bindegewebe als auch von der Schwann-Scheide abzuleitende Elemente enthält.

Neurinom: Die N. des ZNS gehen von den intrakraniellen o. intrathekalen Nervenwurzeln bzw. Ganglien aus. Je nach Größe wirken sie raumfordernd. Hinsichtl. des histol. Aufbaus bilden sie eine Einheit mit den Tumoren der peripheren Nerven. Langsames Wachstum, daher beträchtl. Größe mögl. Bevorzugt werden das 4. u. 5. Lebensjahrzehnt; Frauen häufiger als Männer betroffen. Lokalisation bes. einseitig im N. statoacusticus u. am N. trigeminus. I. R. der Neurofibromatose (↑Recklinghausen-Krankheit) ist die Mitbeteiligung versch. Hirnnervenwurzeln häufig. Sympt. u. Progn. sind von der Lokalisation u. der Größe des Tumors abhängig. Abb. 1 u. 2.

Neurismus: Nervismus. Bes. von Setschenow, Botkin u. Pawlow vertretene Lehre der führenden Rolle des Zentralnervensystems für alle im Organismus ablaufenden Prozesse.

Neurit ⟨*gr*⟩ *m*: veraltet für Axon, ↑Achsenzylinder.

Neuritiden ↑Neuritis.

Neuritis: Nervenentzündung, unterteilt in Mononeuritis u. ↑Polyneuritis. Je nach Grad der Schädigung Störung bzw. Ausfall der Funktionen: motor. Lähmung, Sensibilitätsstörungen. Bei fehlendem Nachweis der entzündl. Grundlage o. anderer Ätiol. ↑Neuropathie.

Neuritis diabetica ↑Neuropathia diabetica.

Neuritis nervi optici: Neuritis fasciculi optici, Sehnervenentzündung; Entzündung des Sehnerven in allen seinen Abschnitten (retrobulbärer Teil u. Papille, ↑Neuritis optica retrobulbaris) durch Intoxikation (Methylalkohol, Nikotin, Blei), bei Infektionskrankheiten durch Fortleitung von Entzündungen (Iritis, Chorioretinitis, Sinusitis, Meningitis, Cellulitis orbitae), nach intraokularen Verletzungen. Ausgang in neurit. Atrophie mögl. Morphol. Formen: Perineuritis, Querschnittsneuritis, axiale N., periaxiale N. u. herdförmige N. Ätiol. For-

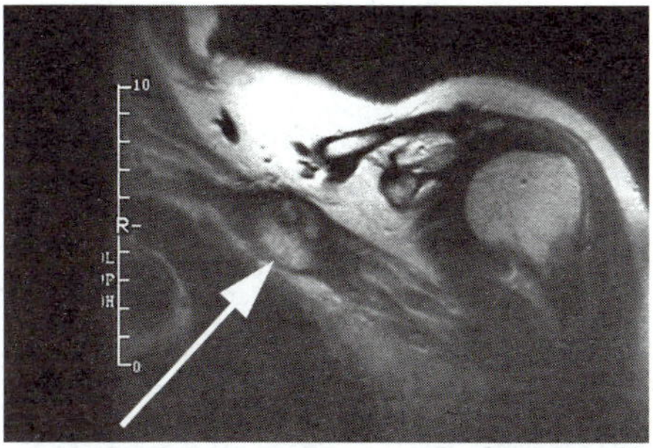

31

Neurinom (Abb. 1) des Plexus brachialis (Pfeil)

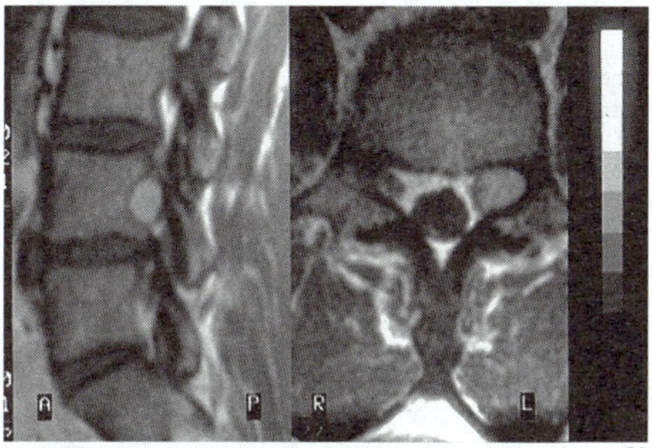

32

Spinales **Neurinom (Abb. 2).** Transversale und sagittale Kernspinresonanztomographie nach intravenöser Kontrastmittelinjektion in Höhe des 3. Lendenwirbels

men: echte entzündl. N., vaskuläre Pseudoneuritis (Arteriosklerose u. Arteriitis temporalis) u. degenerative N. DD: Stauungspapille (Papillitis).

Neuritis optica hereditaria: ↑Leber-Optikusatrophie. DD: kongenitale ↑Optikusatrophie, juvenile Optikusatrophie, ↑Behr-Optikusatrophie.

Neuritis optica retrobulbaris: Retrobulbärneuritis; Entzündung des extrabulbären Sehnervenanteils. Am Beginn sind keine ophthalmoskop. erkennbaren Veränderungen vorhanden. Später partielle o. totale Abblassung der Papille mögl. Morphol. Formen wie bei Neuritis nervi optici, ebenso Ursachen, unter denen multiple Sklerose im Vordergrund steht. Bei beiden Formen starke Herabsetzung der Sehschärfe u. Gesichtsfeldausfälle.

Neuritis, retrobulbäre ↑Neuritis optica retrobulbaris. ↑Neuritis nervi optici.

Neuroangiomatosis encephalofacialis ⟨*gr* + *lat*⟩ *f* ↑Sturge-Weber-Krankheit.

Neuroblasten ⟨*gr*⟩ *m Pl*: Beim Embryo aus undifferenzierten Matrixzellen entstandene Zellen, die sich zu Nervenzellen differenzieren.

Neuroblastoma sympathicum ⟨*gr*⟩ *n*: embryonaler Tumor aus den Stammzellen des Sympathikus. Entwickelt sich im Bereich des Grenzstrangs u. im Nebennierenmark. Häufigster bösartiger solider Tumor im Kindesalter. Man unterscheidet nach den Reifestadien der Zellen: das unreife N. (Sympathikogoniom, Sympathicoblastom) u. das Ganglioneuroblastom (reife u. unreife Gewebebezirke in einem Tumor). Während der unreife Tumor sehr maligne ist, ist die voll ausgereifte Form, das Ganglioneurom, als gutartig anzusehen. Das N. kommt retroperitoneal häufiger vor als im Mediastinum. Metastasiert rasch lymphogen sowie hämatogen in die Knochen (Orbita), das Knochenmark, die Leber u. a. Weichteile. Besonderheiten: gelegentl. Ausreifung, seltener totale spontane Regression; günstigere Progn. des N. im Säuglingsalter, des thorakalen u. des N. ohne Skelettmetastasen. Behandlung komplex (Chirurgie, Strahlen- u. Chemotherapie). ↑Hutchison-Syndrom, ↑Sanduhrgeschwulst (Dumb-bell-Tumor).

Neurochemie: erforscht Grundlagen der Tätigkeit des Nervensystems, bes. des ZNS. Als Teildisziplin der Neurobiologie hat sie enge Verbindung zur Neuropharmakologie, Neuroanatomie u. Neurophysiologie, zur Molekularbiol. u. Immun.

Neurochirurgie: med. Fachgebiet. Gegenstand ist die operative Behandlung von Erkrankungen im Bereich des Gehirns, Rückenmarks u. peripheren Nervensystems. Die Aufgaben der Neurotraumatologie werden größtenteils miterfaßt. Sie betreffen die konservative u. operative Versorgung von Verletzungen am ↑Zentralnervensystem u. am peripheren ↑Nervensystem.

Neurocranium: Neurokranium; Hirnschädel. Aus Schädeldach u. Schädelbasis bestehender Teil des Schädels, welcher das Gehirn umschließt.

Neurocristom: Tumor neuroektodermalen Ursprungs mit Synthese neuroendokriner Substanzen, z. B. Neurozytome, Schwannome, ↑Apudome.

Neurocristopathie: Veränderungen der Zellen der Neuralleiste, meist Tumoren. ↑Neurocristom.

Neurodermatosen: Hautkrankheiten auf nervaler Grundlage.

Neurodermitis ⟨*gr*⟩ *f*: endogenes Ekzem, atop. Ekzem, atop. Dermatitis, konstitutionelles Ekzem u. viele weitere Bez. Gehört ebenso wie ↑Heuschnupfen u. ↑Asthma bronchiale zum atop. Formenkreis auf genet. Basis. Gewöhnl. in der Säuglingszeit beginnend im Gesicht u. am behaarten Kopf, später in den großen Gelenkbeugen als Ekzema flexurarum. Klin. besteht eine deutl. Hautentzündung mit zahlreichen Kratzeffekten, da der ↑Juckreiz ein kardinales u. außerordentl. quälendes Sympt. ist. Später Verdickung der Haut (Lichenifikation, ↑Lichen). Neben der mehr lokalisierten Form gibt es auch disseminierte Erscheinungen (N. disseminata). Ther. richtet sich v. a. gegen den Juckreiz, wozu meist kortikoidhaltige Ex-

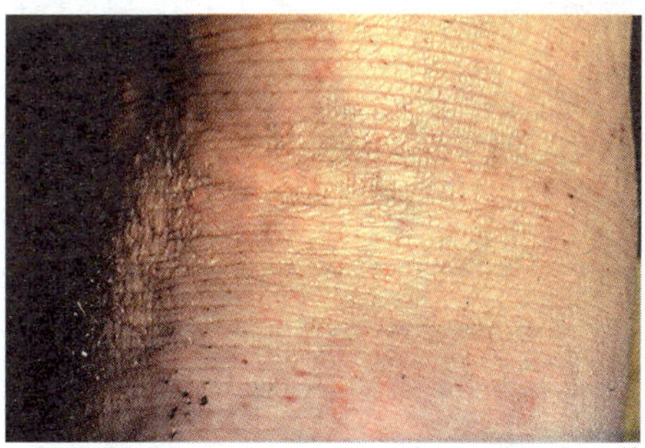

13

Neurodermitis. Konstitutionelles Ekzem mit Lichenifikation

N

terna notwendig sind. Die Progn. ist unterschiedl., Abheilung im Schulalter, im frühen Erwachsenenalter o. gar nicht. Komplikationen durch bakterielle Infektion (↑Impetigo), Virusbesiedlung (↑Ekzema herpeticatum) o. weitere atop. Krankheiten. Abb.

Neurodynamika ↑Nootropika.

Neurodystrophie ↑Algodystrophie, ↑Sudeck-Syndrom.

Neuroektodermaldysplasie, kongenitale ↑Sturge-Weber-Krankheit.

Neuroelektrodiagnostik: neurophysiolog. Methoden zur Funktionsprüfung von Nerv o. Muskel. 1. Mittels farad. u. galvan. Reize, bei Kontinuitätsunterbrechung des Nerven partielle o. komplette ↑Entartungsreaktion; 2. ↑Elektromyographie; 3. ↑Elektroneurographie; 4. ↑Elektroenzephalographie; 5. ↑Elektronystagmographie.

Neuroendokrinologie: Lehre vom Zusammenwirken des Zentralnervensystems, insbes. über Neurotransmitter, mit der Hormonsekretion, zur Aufrechterhaltung der ↑Homöostase u. der Koordination aller Lebensprozesse höher entwickelter Organismen. Im Hypothalamus verschaltet. Wachstum, Reproduktion u. Laktation werden dabei hormonal reguliert u. neuroendokrinolog. kontrolliert. Die neurale Kontrolle der endokrinen Funktionen wird über die ↑Neurohormone des Gehirns gesteuert.

Neuroepitheliom: Oberbegriff für alle Hirnsubstanzgeschwülste, auch zusammengefaßt als neuroepitheliale Tumoren.

Neurofibrillen ⟨*gr* + *lat*⟩ *f Pl*: lichtmikroskop. durch Silberimprägnation darstellbare Teile des Zytoskeletts in ↑Nervenzellen, aggregiert aus ↑Neurofilamenten.

Neurofibrillenveränderung ↑Alzheimer-Krankheit.

Neurofibrom ⟨*gr* + *lat*⟩ *n*: von den bindegewebigen Bestandteilen eines Nerven abgeleitete gutartige Geschwulst. Abb.

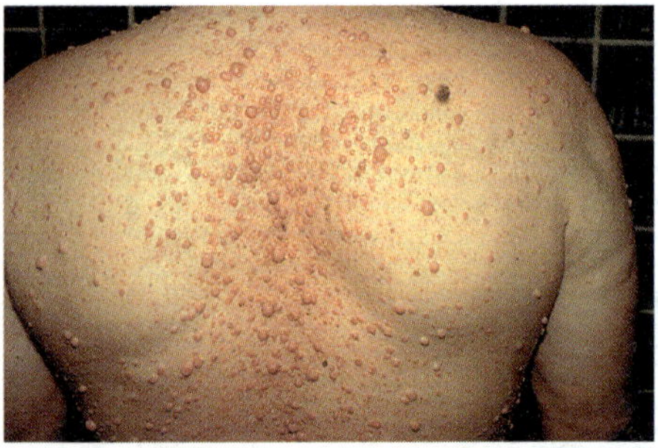

36

Neurofibrome bei Recklinghausen-Krankheit

Neurofibromatose: Neurofibromatosis. ↑Recklinghausen-Krankheit.

Neurofibromatose, vaskuläre: systematisierte Gefäßveränderungen, die bes. das gefäßeigene Nervenendnetz betreffen; tritt isoliert o. i. R. der Neurofibromatose (Recklinghausen) auf.

Neurofilamente ⟨*gr* + *lat*⟩ *n Pl*: Intermediärfilamente in Nervenzellen von 10 nm Durchmesser, deren Aggregate die lichtmikroskop. ↑Neurofibrillen ergeben.

neurogen ⟨*gr*⟩ *Adj*: **1.** Vom Nervensystem ausgehend. **2.** Durch die efferente, effektor. Aktivität des Nervensystems verursacht. So wird die Peristaltik der Speiseröhre von außen, d. h. n. gesteuert. Die Peristaltik des Dünndarms wird zwar vom vegetativen Nervensystem beeinflußt, sie vollzieht sich aber auch ohne dessen Beteiligung; sie ist myogen.

Neurogenese ⟨*gr*⟩ *f*: in Keimschichten zeitl. unterschiedl. Bildung von ↑Neuroblasten, die Vorstufen der einzelnen Klassen von Neuronen darstellen. Mit letzter mitot. Teilung wird während der Differenzierung vollzogene Ausbildung der zellulären Individualität eingeleitet, gleichzeitig erlischt Fähigkeit zur Zellteilung bei Primaten, einschl. des Menschen.

Neuroglia ⟨*gr*⟩ *f*: spezif. Stützgewebe, in das die Nervenzellen eingebettet sind mit dem gleichen histogenet. Ursprung wie diese selbst. **Funktionen der N.**: mechan. Stützfunktion, Isolierung u. Schutz, Stofftransport zu u. von den Nervenzellen, Defektverschluß (im Ggs. zu Nervenzellen sind Gliazellen zeitlebens vermehrungsfähig). **Form der Zellen der N.**: von einem Zelleib (Corpus gliocyti) gehen Zellfortsätze (Processus gliocyti) ab (fälschl. als Gliafasern bezeichnet); im Zytoplasma des Zelleibs u. der Fortsätze liegen Gliafibrillen bzw. Gliafilamente als Anteile des Zytoskeletts. **Zellarten der N.**: A) Gliazellen des ZNS (Gliocyti centrales): 1. Ependymzellen: a) Ependymocyti columnares ciliati, als epithelartige Auskleidung der Hirnventrikel u. des Zentralkanals im Rückenmark, b) Ependymocyti taeniati (Tanyzyten), als Spezialform mit sehr langem Zellfortsatz am Boden des III. Ventrikels, c) Ependymocyti choroidei, als epithelartiger Überzug des ↑Plexus choroidei. 2. Astrozyten: a) protoplasmat. Astrozyt (Kurzstrahler), mit kurzen Fortsätzen. Vorkommen: graue Substanz, b) faseriger Astrozyt (Langstrahler), mit sehr langen Fortsätzen, die Gliagrenzmembranen bilden, Vorkommen: weiße Substanz. 3. Oligodendrozyten, Markscheidenbildner im ZNS, Vorkommen in weißer Substanz. 4. Mikroglia (Hortega-Glia, Mesoglia), phagozytosebefähigte Zellen mesodermalen Ursprungs, die bei Verletzungen als Abräumzellen wirken, Vorkommen in grauer u. weißer Substanz. B) Gliazellen des PNS (Gliocyti periapherici): 1. Mantelzelle (Satellitenzelle, Gliocytus ganglii), als lückenlose Hülle um Ganglienzellen, Vorkommen in Ganglien. 2. Neurolemmozyt (Schwann-Zelle), Markscheidenbildner im PNS, Vorkommen in Nerven. 3. Gliocytus terminalis (Teloglia), Stützzelle in ↑Nervenendigungen u. motor. Endplatte.

Neurohormone ⟨*gr*⟩ *n Pl*: hypophyseotrope bzw. hypophysenhemmende hypothalam. Hormone, ↑Releasing-Hormone u. ↑Inhibiting-Hormone, ↑Liberine, ↑Statine, die die Synthese u. Freisetzung der Hormone der ↑Hypophyse stimulieren o. hemmen. Ihre Bildung wird über ↑Neurotransmitter reguliert, die als Vermittler hormonaler u. nichthormonaler Informationen die Produktion u. Abgabe der Neurohormone aus der Eminentia mediana steuern (antidiuretisches ↑Hormon, ↑Oxytocin). Die hormonalen ↑Regulationsprinzipien für Schilddrüse, Nebennieren u. Gonaden beruht auf der Rückkopplung über Feedback-Mechanismus, d. h. Abfall des peripheren Hormonspiegels bewirkt bei intaktem Regelkreis Ausschüttung des entsprechenden Releasing-Hormons, vermehrte Sekretion von glandotropem Hormon u. nachfolgend Ausgleich des peripheren Hormondefizits.

neurohumoral ⟨*gr* + *lat*⟩ *Adj*: durch Vermittlung der Nerven u. des Blutstroms wirkend.

Neurohypophyse: Infundibulum u. Lobus nervosus der ↑Hypophyse.

Neuroimmunologie: Teilgebiet der Immun., das sich mit dem Ablauf von Immunprozessen u. dessen Folgen am zentralen u. peripheren Nervensystem befaßt. Dabei kann die am Nervensystem eintretende Manifestation prim. (genet.) o. sek. erfolgen, den Hauptmanifestationsort darstellen o. Ergebnis einer Mitbeteiligung sein. Die Einteilung der sich am Nervensystem manifestierenden Immunkonflikte entspricht der anderer Organmanifestationen, ↑Autoimmunkrankheiten, ↑Immundefekte, ↑Psychoneuroimmunologie.

Neurokrinie ↑Neurosekretion.

Neurokybernetik: Teilgebiet der ↑Kybernetik, das die Systembeziehungen in Regelkreisen zwischen Nervensystem, Körper u. Umwelt untersucht.

Neurolemm ⟨*gr*⟩ *n*: Gliaanteil der ↑Nervenfasern, der den ↑Achsenzylinder umgibt. Bei Ausbildung von Membranwickelungen in den Neurolemmzellen (↑Myelin) entsteht die ↑Markscheide der markreichen Nervenfaser.

Neuroleptanästhesie: *Abk* NLA; Neuroleptanalgesie; modernes Anästhesieverfahren durch kombinierte Anwendung von Neuroleptika (Droperidol) u. morphinähnl. wirkenden Analgetika (Fentanyl). Diese klass. NLA wird wegen kardiovaskulärer Instabilitäten u. Awareness nicht mehr genutzt. Eignet sich nur für längere Eingriffe, ist wenig belastend für den Pat. u. zeichnet sich durch große vegetative Stabilität aus. Heute noch gebräuchlich als Anästhesieverfahren bei Risikopatienten.

Neuroleptika: Antipsychotika; Pharmakongruppe, die zu den ↑Psychopharmaka gehört. Herabsetzung der psych. Reaktivität bei Erhaltung der Wahrnehmung u. des Bewußtseins. Dämpfung der Affektivität, Sedierung ohne hypnot.-narkot. Wirkung. Unterdrückung von Wahnideen, Verminderung von Aggressivität u. Angstgefühlen. Zur Behandlung von Psychosen, dadurch werden Pat. kontaktfähiger. Übergang von stationärer zu ambulanter Behandlung mögl. Beeinflussung von Vegetativum u. Motorik. Wirkungsmechanismus: Hemmung der Impulse, die über die sensor. Afferenzen in die Formatio reticularis gelangen. Nebenwirkungen: Hemmung des extrapyramidalen Systems (↑Parkinson-Syndrom). Blutdrucksenkung, Tachykardie, Schwitzen, Schwindel, Hypothermie, Senkung des Sympathikotonus. Pharmaka mit neurolept. Wirkung: 1. Phenothiazine: Promazin, Chlorpromazin, Promethazin, Perazin, Trifluoperazin, Levomepromazin, Butaperazin, Perphenazin, Fluphenazin, Thioridazin, Mepazin, Metofenazat (Frenolon). 2. Thioxanthene: Chlorprothixen, Clopenthixol, Flupenthixol. 3. Butyrophenone: Trifluperidol, Haloperidol, Droperidol. 4. Diphenylbutylpiperidine: Pimozid, Penfluridol, Fluspirilen. 5. Dibenzdiazepine: Clozapin (Leponex). 6. Benzamide: Sulpirid. 7. Benzochinolizine: Tetrabenzazin. 8. Butaclamol. 9. Reserpin. 10. Benzisoxazole: Risperidon.

Neuroleukin: Protein, das als Nervenwachstumshormon auf embryonale spinale Neuronen u. wachstumsfaktorunempfängl. sensor. ↑Neuronen wirkt.

Neurolipomatosis dolorosa ⟨*gr* + *lat*⟩ *f* ↑Lipomatosis dolorosa.

Neurologe ⟨*gr*⟩ *m*: Facharzt für Neurologie; ↑Nervenheilkunde.

Neurologie ⟨*gr*⟩ *f*: Lehre von den Nervenkrankheiten, in den meisten Ländern eigenständiges Fachgebiet, in einigen Ländern mit der Psychiatrie zusammen ein Fachgebiet. ↑Nervenheilkunde.

Neurolues ⟨*gr* + *lat*⟩ *f*: Neurosyphilis; die im Tertiär- u. Quartärstadium vorkommenden Spätformen der Syphilis des Nervensystems (im Sekundärstadium: frühluische Meningitis). Tertiärstadium: Lues cerebrospinalis; vaskuläre Form mit gummöser Pan-, Peri- o. Endarteriitis, Panphlebitis; meningeale Form, luische Spätmeningitis, Pachy- o. Leptomeningitis gummosa, Ependymitis granularis, Leptomeningopathia opticochiasmatica, spezif. Polyradikulitis; gummöse Form. Quartärstadium: ↑Tabes dorsalis, progressive ↑Paralyse.

Neurolyse: Lösung eines Nerven aus Narbengewebe. Es werden unterschieden die **extraneurale N.** u. die **intraneurale N.**, d. h. die Entfernung von zwischen den Faszikeln liegenden o. einzelne Faszikel betreffenden Narben.

Neurom: Gewächs des Nervensystems; 1. Echtes N.: ↑Ganglioneurom; Gewächs der Nervenzellen; 2. Falsches N.: ↑Neurinom, Neurofibromatose, Gewächs der ektodermalen Hüllzellen der Nervenfasern; 3. ↑Amputationsneurom; 4. granuläres N.: ↑Myoblastenmyom.

Neuromonitoring: Sammelbegriff für die Überwachung intrakranieller Vorgänge in Anästhesie u. Intensivtherapie mittels prozessierter ↑Elektroenzephalographie, evozierten ↑Potentialen, Hirndruckmessung (↑Drucksteigerung, intrakranielle), transkranieller Doppler-Blutflußmessungen, jugularvenöser Oxymetrie, u. a.

Neuromyasthenie, epidemische ⟨*gr*⟩ *f*: in Europa u. den USA beobachtete epidem., aber auch sporad. auftretende Erkrankung, die mit Erschöpfung, Kopfschmerzen, Muskelschmerzen, Paresen u. Verwirrtheitszuständen einhergeht. Vermutl. Ursache ist Slow-Virus-Infektion. ↑Müdigkeitssyndrom, chronisches.

Neuromyelitis optica: Dévic-Krankheit; Entmarkungskrankheit mit hochakutem Verlauf u. häufig letalem Ausgang, die auch Läsionen der Achsenzylinder einbezieht. Charakterist. Symptomkombination: ↑Querschnittslähmung u. Visusverlust durch Optikusneuritis. Wahrscheinl. akute Sonderform der multiplen ↑Sklerose.

Neuromyositis: Myositis (Polymyositis) mit Einbeziehung der peripheren Nervenäste, so daß klin. elektromyograph. neben myogenen auch neurogene Zeichen vorhanden sind.

Neuron ⟨*gr*⟩ *n*: von W. v. Waldeyer 1891 geprägter Begriff für die ↑Nervenzelle mit der Gesamtheit ihrer Fortsätze (Dendriten, Axon).

Neurone, cholinerge: Neurone des peripheren u. zentralen Nervensystems, in denen als Transmitter ↑Acetylcholin nachweisbar ist.

Neurone, dopaminerge: mittels Fluoreszenzhistochemie in best. aminergen ↑Fasersystemen u. Retina nachweisbare Neurone, die ↑Dopamin als ↑Transmitter enthalten.

Neurone, GABAerge: Gammaaminobuttersäure als ↑Transmitter freisetzende, inhibitor. ↑Interneurone.

Neurone, monoaminerge: dopaminerge ↑Neurone, noradrenerge ↑Neurone, serotoninerge ↑Neurone.

Neurone, noradrenerge: mittels Fluoreszenzhistochemie in best. aminergen ↑Fasersystemen nachweisbare Neurone, die ↑Noradrenalin als ↑Transmitter enthalten.

Neuronentheorie: Jedes ↑Neuron ist eine a) anat., b) genet., c) funktionelle, d) troph. Einheit. Von ↑Cajal 1934 nach lichtmikroskop. Befunden formuliert, bestätigt durch den elektronenmikroskop. Nachweis der ↑Synapsen.

Neuronenverschaltungen: Neuronenkette, Neuronenkreis; die über ↑Synapsen erfolgende Verknüpfung von ↑Neuronen im ZNS zu Schaltungen, durch die best. Leistungen verwirklicht werden: 1. lineare Hintereinanderschaltung für die ↑Erregungsleitung (z. B. polysynapt. Reflex, ↑Fremdreflex, aufsteigende sensible ↑Projektion); 2. sich aufzweigende divergierende (Erregungsausbreitung) u./o. konvergierende (Erregungsbegrenzung bzw. -auswahl) Folge von Neuronen (neuronale Netze); 3. kreisförmige Verschaltung zur Erzeugung rhythm. Spontanaktivität (kreisende Erregung, evtl. Erregungsspeicher) bzw. bei neg. Rückwirkung (↑Feed back) zur ton. ↑Hemmung.

Neurone, purinerge: Neurone, die im Prozeß der chemischen ↑Transmission ↑Adenosin bzw. andere ↑Purine o. ↑Pyrimidine freisetzen. Diese Stoffe wirken als ↑Transmitter o. modulieren die Wirkung anderer Transmitter.

Neurone, serotoninerge: mittels Fluoreszenzhistochemie in best. aminergen ↑Fasersystemen nachweisbare Neurone, die ↑Serotonin (5-Hydoxytryptamin) als ↑Transmitter enthalten.

Neuronitis: Entzündung eines Neurons als Ganglioradikuloneuritis.

Neuronophagie *⟨gr⟩ f*: Neurophagie; Phagozytose zugrunde gegangener Ganglienzellen durch Gliazellen.

Neuron, präganglionäres: vor dem Ganglion gelegenes Neuron, das vom ZNS ausgeht u. mit dem Ganglion synapt. verbunden ist.

Neuronum *⟨gr + lat⟩ n* ↑Nervenzelle.

Neuroosteopathie ↑Sudeck-Syndrom.

Neuropapillitis: Entzündung der vorderen Sehnervenabschnitte einschl. Papille. ↑Papillitis, ↑Neuritis nervi optici, ↑Stauungspapille.

Neuropathia diabetica: diabet. Neuropathie. Gesamtheit der peripheren u. zentralen neurol. Krankheitserscheinungen, die im Zusammenhang mit einer diabet. Stoffwechselerkrankung vorkommen. Es werden folgende Formen unterschieden: 1. sensomotor. N. d.; 2. motor.-amytrophe N. d.; 3. vegetative N. d.; 4. N. d. mit Hirnnervenparesen. Die klin. Sympt. besteht in ↑Neuralgien, ↑Parästhesien, Enteropathie, ↑Tenesmen, Libido- u. Potenzverlust (↑Impotenz, ↑Libido). Diagn. sind die Beschwerden durch den Nachweis von Reflexanomalien, Veränderungen der Vibrationsempfindlichkeit, pathol. Reizleitungsgeschwindigkeiten u. Veränderungen der elektr. Herzkenngrößen u. des Kopplungsgrades zwischen äußerer ↑Atmung u. Herzregulation objektivierbar. Es besteht eine enge Beziehung zur Diabetesdauer. Ther. sind sie schwer beeinflußbar. Es gilt auch hier eine straffe, normoglykäm. ↑Insulintherapie mit dem Ziel einer ↑Eumetabolisierung.

Neuropathia postdiphtherica: tox. Schädigung der peripheren Nerven bei ↑Diphtherie bewirkt temporäre Lähmungen u. sensor. Störungen, z. B. Frühlähmung des Gaumensegels in den ersten 2 Krankheitswochen u. Spätlähmungen der Extremitäten- u. Rumpfmuskulatur. Progn. meist gut.

Neuropathie: nichtentzündl. Erkrankung eines o. mehrerer Nerven. Sympt. wie ↑Neuritis.

Neuropathie, paraneoplastische viszerale: chron. intestinale Pseudoobstruktion als ↑Paraneoplasie, z. B. beim Bronchialkarzinom.

Neuropathie, subakute myelooptische: *Abk* SMON; Myelitis japonica; in Japan erstmals 1952 beobachtete Retrobulbärneuritis mit vorausgegangenen schmerzhaften Durchfällen, Parästhesien, Atrophie der Intestinalschleimhaut mit Blutungen kann folgen. Intoxikation durch halogenierte Oxychinoline.

Neuropathie, urämische ↑Polyneuropathie, urämische.

Neuropathologie *⟨gr⟩ f*: **1.** Lehre von den krankhaften Lebensvorgängen u. Entwicklungsstörungen (sowie deren Folgen) des zentralen, peripheren u. vegetativen Nervensystems; ↑Neurologie. **2.** Spezialgebiet der pathol. Anat.

Neuropeptide Y *⟨engl⟩*: *Abk* NPY; Peptid mit vasokonstringierender Wirkung. Spielt eine Rolle auch in der Regulation der örtl. Hirndurchblutung u. der Nahrungsaufnahme, tritt u. a. zusammen mit Noradrenalin als Kotransmitter auf.

Neurophagie ↑Neuronophagie.

Neurophysine: Proteine der Neurohypophyse (N. I u. N. II), an die das Adiuretin (antidiuretische ↑Hormon) u. das ↑Oxytocin spezif. gebunden sind. Wahrscheinl. haben diese Bindungsproteine eine Funktion bei der Speicherung dieser Hormone in der Neurohypophyse (↑Hypophyse). Die N. werden zusammen mit Adiuretin u. Oxytocin im Hypothalamus synthetisiert u. bilden jeweils gemeinsame Vorläufermoleküle: Adiuretin mit N. I. u. Oxytocin mit N II; die die zwei Peptide jeweils enthaltenden langen Polypeptidketten werden erst in der Neurohypophyse proteolyt. gespalten.

Neurophysiologie: Zweig der modernen Physiol. u. Teil der Neurobiologie, der sich mit dem peripheren u. zentralen Nervensystem befaßt. Die N. besitzt engen Zusammenhang mit der Kybernetik u. der Physiol. der höheren Nerventätigkeit bzw. Verhaltensphysiologie. ↑Neuropsychologie.

Neuropil: Neuropilus; Konglomerat von Gliazellfortsätzen, Dendriten u. Axonen zwischen den Zelleibern der Nervenzellen u. der Gliazellen in der grauen Substanz des ZNS.

Neuroplegika *⟨gr⟩ n Pl* ↑Neuroleptika.

Neuroporus: Öffnung am kranialen u. kaudalen Ende des bereits dorsal geschlossenen Neuralohrs. An diesen Stellen geht das Neuralrohr in die noch offene Neuralrinne über.

Neuroprothetik: Ersatz von ausgefallenen Sinnesrezeptoren durch Implantata (↑Kochleaimplantat, ↑Retina-Chip).

Neuropsychologie: Disziplin der Psychol., die die Zusammenhänge zwischen dem Erleben u. Verhalten u. den zugrunde liegenden biol. Strukturen u. Prozessen untersucht. Die N. untersucht Funktionsausfälle durch angeborene, erworbene o. exp. erzeugte reversible Ausschaltungen u. irreversible Zerstörungen umschriebener Hirnstrukturen u. Leitungsbahnen, die Auswirkungen elektr. u. chem. Stimulation während Hirnoperationen o. im Tierexperiment u. mißt die hirnelektr. Aktivitätskorrelate (↑Elektroenzephalographie, evozierte ↑Potentiale) versch. emotionaler, motivationaler u. Aktivitätszustände. Ein zentrales Problem ist die Erforschung der biol. Grundlagen des ↑Lernens.

Neuroradiologie: radiol. Diagnostik des Schädelbereichs, der zu- u. abführenden Halsgefäße u. der Wirbelsäule mit dem Spinalkanal. Die Diagnostik erfolgt mit Röntgenaufnahmen, mit der ↑Computertomographie u. zunehmend mit der ↑Kernspintomographie, seltener auch mit nuklearmed. Methoden.

Neuroretinitis: Entzündung der Papille u. der angrenzenden Netzhaut. ↑Retinopathia hypertonica, ↑Retinopathia angiospastica.

Neurorezidiv: erneute neurol. Manifestation o. erstmaliges Übergreifen auf das Nervensystem bei Syphilis, z. B. auch während antiluet. Behandlung, ↑Jarisch-Herxheimer-Reaktion.

Neurose: ursprüngl. Bez. für alle Erkrankungen des Nervensystems ohne nachweisbare Ursache. Durch S. Freud neu definiert als psych. Störung, die durch einen seel. Konflikt bedingt ist. Lerntheoretisch besteht eine gelernte Gewohnheit. Klin. ist meist eine suboptimale Lebensbewältigungsstrategie zu erkennen. Im Ggs. zur ↑Psychose meist leichter verlaufend; erhaltene Realitätsprüfung. Aus psychoanalyt. Sicht seel. bedingte Gesundheitsstörung, deren Sympt. Lösungsversuche eines unbewußten seel. Konfliktes sind. Der Konflikt wurzelt in der (frühen) Kindheit der Person, wird aktiviert durch eine aktuelle sog. Versuchungs- u. Versagungssituation. Die Konfliktlösung ist nicht optimal, dennoch notwendig (prim. ↑Krankheitsgewinn). Die Sympt. liegen auf seel. u./o. körperl. Gebiet. (Psychoneurosen bzw. Organneurosen). Sie sind regelmäßig ein Kompromiß aus unbewußten angstauslösenden Wünschen u. deren Abwehr (↑Abwehrmechanismen). Je nach Erscheinungsbild ist die N. in die hyster., phob., anankast. u. depressive N. eingeteilt. Eine übergeordnete Einteilung unterscheidet zwischen Symptomneurose u. Charakterneurose, letztere zählt zu den ↑Persönlichkeitsstörungen. Der Begriff ist wegen seiner Vieldeutigkeit umstritten. ↑Konflikt, psychischer.

Neurose, experimentelle: bei Tieren durch Überbelastung von Sinnesleistungen (z. B. Unterscheidungen) exp. herbeigeführte chron. Verhaltensstörung. Die Anwendung der e. N. als Modell menschl. Verhaltensstörungen ist infolge der spezif. Besonderheiten der menschl. Psyche nur sehr eingeschränkt mögl.

Neurosekretion ⟨*gr + lat*⟩ *f*: Sekretbildung in Zelleibern von Neuronen des Zwischenhirns (z. B. im Nucleus supraopticus u. Nucleus paraventricularis). Das Neurosekret wird in den Axonen zum Hypophysenhinterlappen (Effektorhormone), zum Infundibulum u. von dort über das hypophysäre Pfortadersystem zum Hypophysenvorderlappen (Steuerhormone) transportiert. ↑Neurohormone, ↑Hypothalamushormone.

Neurospora: Gattung der ↑Ascomycetes; N. sitophila ist als Brotschimmel bekannt. Objekt für Vererbungsversuche. Infolge zahlreicher Defektmutanten Untersuchungsobjekt für den Aminosäurestoffwechsel u. Testorganismus für Aminosäuren.

Neurosyphilis ↑Neurolues.

Neurotabes peripherica: von Déjerine benutzte Bez. für ↑Polyneuritis, insbes. Alkoholpolyneuropathie mit Tabes-ähnl. Bild (Pseudotabes), aber ohne Pupillenstörungen.

Neurotensin: gastrointestinales Peptid aus 13 Aminosäuren, von Neurotensinzellen der Ileummukosa v. a. nach fettreicher Nahrung freigesetzt, hemmt Magensekretion u. -entleerung sowie die Insulinsekretion u. steigert die Sekretion von Glucagon. Als Neuropeptid u. a. in Hypothalamusneuronen vorkommend.

Neurothekom: benigner kutaner Tumor neuralen Ursprungs, der bes. im Gesicht, an Schultern u. Armen auftritt. Zeigt Nester u. Stränge großer Zellen in schleimiger Matrix. Vorwiegend jüngere Frauen betroffen.

Neurotizismus: eingeschränkte emotionale Stabilität, die bei Belastungen zur Ausbildung neurot. Sympt. führt u. durch objektive Tests nachgewiesen werden kann.

Neurotmesis: schwere Nervenschädigung mit Unterbrechung des Axons u. der Markscheide, Ind. zur Nervennaht.

Neurotomia retrogasseriana ↑Trigeminusneuralgie.

Neurotoxikose ↑Hyperpyrexiesyndrom.

Neurotoxin: das Nervensystem spezif. blockierendes o. schädigendes Gift meist bakterieller Herkunft, dann häufig von einer ausgeprägt typ. Sympt. gefolgt, z. B. Botulinustoxin (Blockade der neuromuskulären Endplatte mit schlaffen Lähmungen der betroffenen Muskelgruppen, ↑Botulismus) u. Tetanustoxin (Blockade der Hemmungssynapsen des Rückenmarks u. der Medulla oblongata mit max. Muskelspannung, ↑Tetanus).

Neurotransmitter ⟨*gr + lat*⟩ *m Pl*: nervale Überträgerstoffe, die an der ↑Synapse vom präsynapt. Element abgegeben werden, durch den synapt. Spalt diffundieren u. an der postsynapt. Membran an spezif. Rezeptoren anbinden u. entweder membranständige Ionenkanäle direkt beeinflussen (Receptor operated channel) o. intrazellulär die Bildung von Second messengers (Zweitboten) wie Inositoltriphosphat o. 3,5 cAMP veranlassen. Erregungsphysiolog. wird dadurch die Zelle erregt o. gehemmt, je nachdem, welche Ionenströme durch die Zellmembran aktiviert werden. Zu den N. gehören: ↑Acetylcholin (cholinerge Neurone), ↑Noradrenalin, ↑Adrenalin (adrenerge Neurone), ↑Dopamin (dopaminerge Neurone), ↑Gamma-aminobuttersäure (GABA, GABAerge Neurone), ↑Serotonin (serotoninerge Neurone), ↑Endorphine, ↑Enkephaline (peptiderge Neurone).

Neurotrophine: Bez. für neurotroph wirkende ↑Zytokine; z. B. ↑Nervenwachstumsfaktor, Neurotrophin-3.

Neurotubuli: veraltet für Mikrotubuli in ↑Nervenzellen.

Neurovirulenz: Eigenschaft best. Viren, klin. manifeste Infektionen des ZNS hervorzurufen. Unterschieden werden können Viren mit ausgeprägter N. (z. B. ↑Tollwut, ↑Poliomyelitis acuta anterior, lymphozytäres ↑Choriomeningitisvirus, ↑Slow-Virus-Infektion) u. Viren, die neben dem Befall anderer Organe auch zur Manifestation am ZNS führen (z. B. Herpes-simplex-Virus, Varicella-Zoster-Virus, Coxsackievirus u. ECHO-Virus, Arboviren, Mumpsvirus). ↑Virusmeningitis, ↑Virusenzephalitis, ↑Meningoenzephalitis, virale.

Neurowissenschaften ↑Neurochemie.

Neurozyten: veraltet für Neuronum, ↑Nervenzelle.

Neurozytom: Neurocytoma, Neuroblastom, Neurocytoma retinae, Retinozytom; ↑Retinoblastom mit Ausbildung von zahlreichen Flexner-Wintersteiner-Rosetten als Zeichen höherer Differenzierung.

Neurulation: frühe Entwicklungsvorgänge des Nervensystems. Nach Induktion durch die ↑Chorda dorsalis entsteht etwa am 18. Tag im Ektoderm das Neuroektoderm. Es bildet sich eine Neuralplatte, durch Auftreten von Neuralwülsten vertieft sie sich zur Neuralrinne, diese löst sich vom Oberflächenektoderm u. schließt sich ab dem 22. Tag zum Neuralrohr. Aus dem vorderen Teil des Neuralrohrs entwickelt sich das Gehirn, aus dem hinteren das Rückenmark, die Neuralwülste liefern die Neuralleiste (↑Ganglienleiste).

N

neutral ⟨*lat*⟩ *Adj*: wäßrige Lösungen mit gleicher Konzentration von H^{+}- u. OH^{-}-Ionen reagieren n. (pH = 7).

Neutralbiß: Regelbiß, Neutralokklusion. Okklusionsbefund der Zahnbögen in normalen mesiodistalen Beziehungen ↑ Angle-Klasse I.

Neutralfette ↑ Triglyzeride.

Neutralisation: Bei der N. starker Säuren u. Basen in wäßriger Lösung

$$H_3O^{+} + OH^{-} \rightarrow 2H_2O;$$
$$\Delta RH = -57{,}36\ kJ \cdot mol^{-1}$$
$$(-13{,}7\ kcal \cdot mol^{-1})$$

wird neutrale Reaktion (pH = 7) erreicht.

Neutralisationsplatte: überbrückt eine ↑ Zugschraubenosteosynthese im Schaftbereich eines Röhrenknochens u. neutralisiert die Scher-, Biegungs- u. Torsionskräfte.

Neutralisationstest: spezif. serol. Reaktion zum Nachweis virusneutralisierender Antikörper sowie zur Identifizierung eines fragl. Virus mittels bekanntem Antikörper. Das Zusammenbringen von Virus u. Serum mit spezif. Antikörpern führt zur ↑ Virusneutralisation mit ↑ Virusinaktivierung u. Verlust der zytopathogenen Eigenschaften des Virus. Der N. kann sowohl in der Zellkultur (Plaquereduktionstest, Plaquehemmtest, kinet. N.) als auch im Tierversuch durchgeführt werden.

Neutral-Null-Methode: Meßmethode des Bewegungsausschlages von Gelenken, die von einer einheitl. definierten Neutral- o. Nullstellung, d. h. der anat. Normalstellung (aufrecht stehend, hängende Arme, gestreckte Finger, Daumen nach vorn gehalten, Füße geschlossen u. parallel, Blick nach vorn gerichtet) ausgeht. Die abgelesenen Winkel geben den Bewegungsausschlag, von der Nullstellung aus gerechnet, an. Beispiel: Ellenbogengelenk: Neutral-Null-Stellung ist der gestreckte Ellenbogen, Angabe des normalen Ausmaßes der Flexion-Extension der Frau = 150–0–10 (150° = max. Beugung, 0° = Neutral-Null-Stellung, 10° = physiol. Überstreckbarkeit von 10°). Die N. ist einfach, unmißverständl., übersichtl. zu dokumentieren u. hat sich deshalb zur Ergebnisbewertung in Praxis, Wissenschaft u. im Gutachterwesen international durchgesetzt.

Neutralrottest: virulente Tuberkulosebakterien werden durch Neutralrot rot, avirulente dagegen gelb angefärbt.

Neutraltemperatur des Neugeborenen: Umgebungstemperaturbereich, der die geringste Wärmeeigenproduktion des Neugeborenen zur Erhaltung der normalen Körpertemperatur erfordert. Die N. ist abhängig vom Gestationsalter u. Gew. (Reifgeborenes um 33 °C, sehr unreife Frühgeborene bis 36 °C), Temperaturen außerhalb der N. steigern den Stoffwechsel u. Sauerstoffverbrauch. Zur Sicherung der N. dienen entsprechende Geräte (↑ Inkubator, ↑ Wärmebett).

Neutralwirbel: derjenige Wirbel, an dem der Richtungswechsel in Konkavität o. Konvexität bei skoliot. Wirbelsäulenveränderungen erfolgt. Referenzwirbel zu Messung der Seitwärtskrümmung in der Methode nach Cobb.

Neutron ↑ Elementarteilchen.

Neutronendosimetrie: Messung der Energiedosis mit ↑ Ionisationskammern, im Fall der Messung im Gewebe aus gewebeäquivalentem Material. Aus der gemessenen Ionisation wird dann die Energiedosis mit Hilfe des Verhältnisses der Bremsvermögen im Kammergas u. im Gewebe berechnet.

Neutronenradiographie: Abbildung von Objekten durch Neutronenstrahlung aufgrund unterschiedl. Schwächungseigenschaften der einzelnen Objektdetails. Mit der Verbreitung geeigneter Neutronenquellen wachsen die Möglichkeiten zur Anwendung der N. v. a. im nichtmedizin. Bereich. In der Med. scheitert die Anwendung an der Strahlenbelastung, solange nicht wesentl. empfindlichere Aufnahmeverfahren zur Verfügung stehen. Die Aufnahmen erfolgen in weitgehender Analogie zur Röntgenaufnahmetechnik auf photograph. Schichten, wobei wegen der geringen Absorption Verstärkerfolien (Konverter) benutzt werden, in denen die Neutronenstrahlung in Alpha-, Beta- o. Gammastrahlung umgewandelt wird. Eine weitere Möglichkeit besteht in der Erzeugung von Radioaktivität geeigneter Halbwertszeit (Neutronenaktivierung).

Neutronentherapie: Anwendung schneller Neutronen zu strahlentherapeut. Zwecken. Die prim. Strahlenwirkung geht dabei von den durch die Neutronen freigesetzten Protonen aus. Der Vorteil der N. liegt in der höheren Strahlenschädigung anox. Tumorzellen infolge der großen linearen Energieübertragung (LET) bei der Neutronenbestrahlung.

Neutropenie ⟨*gr*⟩ *f*: Verminderung der Dichte neutrophiler Granulozyten im peripheren Blut unter die altersentsprechenden Referenzwerte, beim Erwachsenen unter $2{,}5 \cdot 10^9/l$. Wird syn. mit dem Begriff der ↑ Granulozytopenie gebraucht. Fam. N.: autosomal dominanter Erbgang. Es existieren zwei Formen dieser Erkrankung. Die benigne familiäre N. zeigt nur eine mäßig ausgeprägte N., die auftretenden Infekte sind nur selten schwer o. lebensbedrohl. Dagegen zeigt die maligne familiäre N. (Hitzig) schon im Säuglingsalter schwerste, lebensbedrohl. Infektionen bei ausgeprägter N. Die Progn. dieser Form konnte durch die Ther. mit hämopoet. Wachstumsfaktoren (↑ Colony stimulating factor) verbessert werden. Zykl. N.: regelmäßig im Abstand von 2–6 Wochen auftretende, ausgeprägte N. mit den Zeichen der ↑ Agranulozytose. Die Schwere des Krankheitsbildes ist vom Ausmaß der N. abhängig. Die Ursache der Erkrankung ist unbekannt. Im Höhepunkt der N. findet sich im Knochenmark eine Vermehrung myelo. Vorstufen. Morphol. dominieren meist die Promyelozyten. Im peripheren Blut besteht eine unterschiedl. stark ausgeprägte Monozytose. Die neutropen. Phasen halten 4–10 Tage an. Die Progn. der zykl. N. ist gut.

Neutrophilie ⟨*gr*⟩ *f*: Erhöhung der Dichte neutrophiler Granulozyten im peripheren Blut über die altersentsprechenden Referenzwerte, beim Erwachsenen über $8 \cdot 10^9/l$. Zur N. können die verschiedensten Reize führen: Hitze, Kälte, körperl. Anstrengung, Streßsituationen, bakterielle Infektionen, nichtbakterielle Entzündungen (u. a. Appendizitis, Kolitis, Myositis, Arthritis, hormonelle Einflüsse wie Adrenalin, Steroide, Etiocholanolon). Als wichtigstes Sympt. weist eine N. auf zahlreiche Erkrankungen der blutbildenden Organe hin (u. a. ↑ Leukämien, ↑ Lymphome, maligne).

Neutuberkulin: Wurde zur Tuberkulintherapie verwendet, nicht mehr gebräuchl.

Nevin-Syndrom: Myopathie im Klimakterium.

Nevirapin: antiretrovirales Medikament (Nichtnukleosidanalogon), das die reverse Transkriptase von HIV hemmt u. zur Behandlung von HIV-Infektion u. AIDS eingesetzt wird. ↑Chemotherapie, antiretrovirale.

Newberyit: Magnesiumhydrogenphosphattrihydrat. ↑Harnsteine.

Newcastle-disease-Virus ⟨*engl*⟩: *Abk* NDV; Virusart der Gattung ↑Rubulavirus. Weltweit verbreitet, 120–200 nm groß; Erreger der atyp. Geflügelpest (Pneumenzephalitis mit 100 % Letalität der Tiere, ↑Zoonose). Übertragung auf Menschen durch Tierkontakt. Krankheit: ↑Newcastle-Keratokonjunktivitis mit grippeähnl. Sympt.

Newcastle-Keratokonjunktivitis: sporad., durch Kontaktinfektion auf den Menschen übertragbare Zooanthroponose. Inkubationszeit 1–2 Tage; grippeähnl. mit Fieber, Kopfschmerz u. meist einseitiger Konjunktivitis einhergehende Erkrankung; Krankheitsdauer 1–3 Wochen. ↑Newcastle-disease-Virus.

Newcastle-Krankheit: ↑Newcastle-disease-Virus, ↑Newcastle-Keratokonjunktivitis.

New-Peterson-Syndrom: von diesen Autoren sowie Sutherland beschriebenes Syndrom, bei dem es zur verminderten Cortisolproduktion u. gleichbleibendem Androgenspiegel bei erhöhter ACTH-Ausschüttung kommt. Ursache ist ein partieller Defekt der 17-Alpha-Hydroxylase.

Newton, Sir Isaak (1643–1727), brit. Physiker.

Newton-Flüssigkeit (nach Sir Isaak N.): homogene Flüssigkeit, deren Viskosität konstant ist bzw. ledigl. von der Temperatur abhängt u. deren Strömungsverhalten dem Poiseuille-Gesetz entspricht. Hierzu zählen Wasser, Elektrolytlösungen u. Blutplasma, deren apparente Viskosität unabhängig vom Schergrad ist; Vollblut verhält sich nicht wie eine N., mit abnehmenden Schergraden steigt die Blutviskosität exponentiell an. ↑Viskosität, dynamische.

Newtonmeter: *Abk* Nm. Maßeinheit des Drehmoments (Biegemoment, Kraftmoment). Es ist das Moment, das eine Kraft von 1 N an einem Hebelarm von 1 m Länge erzeugt. $1\ \text{Nm} = 1\ \text{m}^2\text{kg/s}^2$. Ersetzt die ältere Einheit kpm. $1\ \text{kpm} = 9{,}81\ \text{Nm} \approx 10\ \text{Nm}$. $1\ \text{N} = 1\ \text{kg} \cdot \text{m} \cdot \text{s}^{-2}$.

New-York-Heart-Association-Klassifikation: *Abk* NYHA-Klassifikation; wird herangezogen für die klin. Schweregrade der Herzinsuffizienz. 4 Stadien: Stadium I: keine Einschränkung der körperl. Leistungsfähigkeit. Körperl. Belastung ruft weder Dyspnoe, noch Angina pectoris o. Müdigkeit hervor. Stadium II: leichte Einschränkung der körperl. Leistungsfähigkeit. In Ruhe u. unter leichten Belastungen keine Beschwerden. Sympt. treten erst unter schweren Belastungen auf. Stadium III: deutl. Einschränkung der körperl. Belastbarkeit. Unter Ruhe besteht Beschwerdefreiheit, bei geringster Belastung stellen sich Insuffizienzsymptome (vorwiegend Dyspnoe) ein. Stadium IV: Bereits in Ruhe bestehen Sympt. der Herzinsuffizienz (Atemnot).

Nexin ⟨*lat*⟩ *n*: Protein aus Fibroblasten, das eine elast. Verbindung mit den ↑Mikrotubuli bildet; es ist ein Inhibitor von ↑Serinproteasen (↑Serpine) u. besitzt eine hohe Affinität zum Heparin.

Nexus ⟨*lat*⟩ *m*: Gap junction; ↑Zellverbindungen.

Ney-Klammersystem: Grundlage der Modellgußprothese. 4 Grundformen, die aus elast. Teilen als Halteelementen u. starren Anteilen als Stützelementen eine feste Lage am Restgebiß gewährleisten. Alle N. der Modellgußprothese wirken als Einheit, bedingen eine einzige Einschubrichtung u. müssen daher mit einem Klammerzeichner entspr. der Klammerführungslinie am Modell gemessen werden. ↑Modellguß.

Nezelof, C., zeitgen. frz. Päd., Paris.

Nezelof-Allibone-Syndrom (nach C. N.): angeborenes Immundefektsyndrom mit Thymusaplasie, Lymphozytopenie, Fehlen kleiner Lymphozyten im Gewebe. Normale Serumimmunglobulinwerte. Plasmazellen vorhanden.

Ng-CAM: *Abk* für Neurogliazelladhäsionsmolekül; kalziumunabhängig wirkendes Zelladhäsionsglykoprotein; kommt in Neuronen vor; verantwortl. für ↑heterophile Wechselwirkungen mit Gliazellen (↑Neuroglia) sowie Bündelung paralleler Axonen (↑Achsenzylinder) zu Axonbündeln.

NGF: *Abk* für engl. nerve growth factor. ↑Nervenwachstumsfaktor.

NHL: *Abk* für ↑Non-Hodgkin-Lymphome.

NHR: *Abk* für ↑Nettohistokompatibilitätsrate.

NHS: *Abk* für ↑National Health Service.

Ni: chem. Symbol für Nickel.

Niacin: Pellagraschutzstoff, PP-Faktor. Vitamin des Vitamin-B-Komplexes; umfaßt Nikotinsäure u. Nikotinsäureamid. N. ist Baustein der Pyridinnukleotidcoenzyme (NAD^+, $NADP^+$). Mangel an N. führt zu Pellagra („rauhe Haut", 3-D-Krankheit: Diarrhö, Dermatitis, Dementia). N. kommt in Leber, Fisch, Hefen u. Getreidekeimlingen vor. Säugetiere u. Mensch können N. aus Tryptophan synthetisieren, so daß ein Niacinmangel vorwiegend in Gebieten auftritt, deren Bevölkerung sich vorwiegend von Mais, der fast kein Tryptophan enthält, ernährt. Der Tagesbedarf an N. beträgt etwa 10–15 mg. Antivitamine des N.: 3-Acetylpyridin u. Isonikotinsäurehydrazid (ein Tuberkuloseheilmittel).

Niacintest: Farbtest zur Typenbestimmung der Mykobakterien. Mycobacterium tuberculosis bildet im Nährmedium bis zu 100 mal mehr Nikotinsäure als Mycobacterium bovis u. die übrigen Mykobakterienstämme. Der Farbtest ist so angelegt, daß nur bei Mycobacterium tuberculosis ein Farbumschlag eintritt.

Nialamid: obsoletes Antidepressivum, MAO-Hemmer vom Hydrazidtyp.

NIC: *Abk* für engl. Nursing Interventions Classification; Klassifikation für ↑Pflegeinterventionen, die in den 80er Jahren von den US-Pflegewissenschaftlerinnen Bulecheck u. McCloskey entwickelt wurde u. über 400 Pflegeinterventionen umfaßt.

Nicergolin: Ergolinderivat, peripher wirksames ↑Vasodilatans. Wirkt über einen alphasympatholyt. Effekt.

Nicethamid: Analeptikum.

Nichols-Stamm: von Nichols im Jahre 1913 aus dem Liquor eines Syphilitikers auf Kaninchenhoden übertragender Stamm von Treponema pallidum, der seitdem fortlaufend mit Kaninchenpassagen weitergezüchtet wurde. Dient als Antigen für die Verfahren der spezif. ↑Syphilisserologie. ↑Nelson-Test.

Nichtatopiker: nicht auf Substanzen der natürl. Umwelt Reagierender. ↑Atopie.

Nichtausscheider ↑Sekretor.

Nichtgebrauchstheorie des Alterns: Disuse-Theorie; die N. des Alterns führt einen Teil der mit dem Alter korrelierten Leistungsrückgänge auf mangelnde lebenslange Übung zurück.

Nichthämeisenproteine ↑Eisenschwefelproteine.

Nichthämoglobineisen ↑Hämosiderin.

Nichthistonproteine: Bestandteile des ↑Chromatins. Im Vergleich zu den ↑Histonen haben die N. höhere relative Molekularmassen u. weisen in Art u. Menge von Zelle zu Zelle große Unterschiede auf. Funktionell sind sie Regulatoren der ↑Genaktivierung u. spielen deshalb bei der ↑Differenzierung eine beträchtl. Rolle.

Nicht-Hodgkin-Lymphome: *Abk* NHL; ↑Non-Hodgkin-Lymphome; ↑Lymphome, maligne.

nichtlinear: Objekte, bei denen die Beziehung zwischen den Ausgangs- u. Eingangsgrößen nicht dem ↑Superpositionsprinzip gehorcht. Ihre theoret. u. prakt. Behandlung ist erschwert, bzw. es existieren keine geschlossenen math. Verfahren zu ihrer Beschreibung u. Untersuchung. Strenggenommen verhalten sich alle reell existierenden Objekte, insbes. im biol.-med. Bereich, als n. Nur in best. Grenzen können gewisse Objekte annähernd als linear angesehen werden. ↑linear.

Nichtnukleosidanaloga: Nichtnukleosid-Reverse-Transkriptase-Inhibitoren (NNRTI); Substanzen, die im Unterschied zu den ↑Nukleosidanaloga die Funktion der reversen Transkriptase nicht durch den Einbau von strukturähnl. Verbindungen in die Nukleinsäure hemmen. Als Virostatika sind z. B. Delavirdin u. Nevirapin v. a. in der antiretroviralen ↑Chemotherapie bei HIV-Infektion u. AIDS von Bedeutung.

Nichtrückatemventil: Atemventile, die für das halboffene System benötigt werden u. die eine Trennung von Aus- u. Einatemluft ermöglichen.

Nichtsinnmutation ↑Nonsense-Mutation.

Nickel: chem. Symbol Ni; Ordnungszahl 28; relative Atommasse 58,70. In biol. Systemen ↑Mikroelement, Bedarf des Menschen nicht genau bekannt; N. ist Bestandteil von Enzymen des Ammoniak- u. Amidstoffwechsels. Es kommt in der ↑Urease vor. Nickelsalze haben adstringierende Wirkung. Hochgiftig ist $Ni(CO)_4$ (Nickelcarbonyl); bildet sich aus metall. N. u. CO.

Nickelkrätze: durch Nickelsalze hervorgerufenes Ekzem an den Händen, vorwiegend bei Galvaniseuren. ↑Berufskrankheiten; ↑Berufsdermatosen.

Nickelkrebs: durch Nickeloxide, -sulfate, -tetracarbonyle verursachte Krebserkrankungen, v. a. bronchial u. in den Nasennebenhöhlen. Vorkommen v. a. in Hüttenbetrieben, die Nickelerze in Schmelz-, Sinter- o. Elektrolyseverfahren aufarbeiten sowie in der Galvanik. ↑Berufskrankheiten.

Nickhaut: aus glatten Muskelfasern (M. retractor) u. Bindegewebe zusammengesetzte Lidfalte im inneren Augenwinkel von felinen Säugetierarten. Der Muskel wird vom Sympathikus innerviert. Bei Reizung der entsprechenden Sympathikusfasern zieht sich die N. zurück. Bei Katzen zur Prüfung von auf das vegetative Nervensystem wirkenden Arzneimitteln benutzt.

Niclosamid: ein ↑Anthelminthikum.

Nicoladoni, Karl (1847–1902), Chir., Graz.

Nicoladoni-Branham-Phänomen (nach Karl N. u. H. H. B.): Kompression einer arteriovenösen ↑Fistel durch äußeren Druck, führt über eine relative Hypervolumämie zu Blutdruckanstieg u. reflektor. Bradykardie.

Nicoladoni-Operation (nach Karl N.): Daumenersatz durch ↑Transplantation der 2. Zehe auf den Rest des Metakarpale I. Verfahren von N. 1879 erstmals angegeben.

Nicolas, Joseph (1886–1943), frz. Dermat., Lyon.

Nicolau-Syndrom: Hautnekrosen nach ungewollter arterieller Injektion kristalloider Substanzen, bei Kleinkindern an unteren Extremitäten nach i. m. Injektion unter hohem Druck mit retrograder Embolie zu beobachten.

Nicolle, Charles Louis Henry (1866–1936), frz. Mikrobiol., Tunis, Paris. 1928 Nobelpreis für Med./Physiol. „für seine Arbeit über Typhus".

Nicotiana tabacum: Tabak, heim. in Amerika, in vielen Teilen der Welt kultiviert, enthält Pyridinalkaloide mit Nikotin als Hauptkomponente. Keine ther. Verwendung. Schädlingsbekämpfungsmittel. Kleine Dosen wirken zentral u. peripher anregend, große dagegen lähmend. Nebenwirkungen bei Tabakmißbrauch sind u. a. Störungen der Herzfunktion, Durchblutungsstörungen (Extremitäten, Gehirn, Augenhintergrund), Reizerscheinungen (Magen, Darm, Bronchien), erhöhtes Krebsrisiko, bes. der Lungen.

Nicotin ↑Nikotin.

Nictatio ⟨*lat*⟩ *f*: Spasmus nictitans, Blinzelkrampf; klon. Krampf des Musculus orbicularis oculi (ein ton. Krampf ist der ↑Blepharospasmus). Ursache: Trigeminusreizung, z. B. bei Keratoconjuncitivis ekcematosa.

Nidation ⟨*lat*⟩ *f*: Implantation des Eis; die Einbettung der befruchteten Eizelle in die Schleimhaut (Dezidua) der Gebärmutter.

NIDDM: *Abk* für engl. non-insulin-dependent diabetes mellitus; ↑Diabetesvorstadien (klin. manifester Diabetes mellitus).

Nidogen: Entactin; Protein der Basalmembran, das stabile Komplexe mit ↑Laminin u. Kollagen Typ IV bildet.

Nidositas ⟨*lat*⟩ *f*: Knotigkeit.

Nidositascrinium ↑Trichorrhexis nodosa.

Nidus ⟨*lat*⟩ *m*: umschriebener bröckliger Knochenzerfallsherd mit peripherer Sklerosierung u. Osteoidbildung bei chron. Osteomyelitis o. ↑Osteoidosteom.

Nieden-Sehkraftprüfung: Prüfung der Nahsichtschärfe mit ↑Sehprobentafeln mit unterschiedl. Schriftgrößen.

Niederfrequenztherapie: Teilgebiet der ↑Elektrotherapie; Ther. mit Gleichstrom, niederfrequenten ($f < 1\,000$ Hz) Impuls- u. Wechselströmen (eigentl. Reizströme). Häufig fälschl. für Reizstromtherapie gebraucht. ↑Gleichstrombehandlung.

Niederlassung: Recht des approbierten Arztes, seinen Beruf an jedem Ort in freier Praxis auszuüben.

Niederpasteurisierung ↑Pasteurisierung.

Niederschlag, radioaktiver ↑Fallout.

Niedervoltage, periphere: Niederspannung (kleine Amplituden) in den Extremitätenableitungen des EKG (↑Elektrokardiogramm); höchste Amplitude bis 0,5 mV.

Niednagel: Einriß am Nageloberhäutchen z. T. bis zum Nagelfalz mit starken Schmerzen u. Gefahr einer Infektion.

Niedrigflußsysteme: Narkosesysteme mit Low- (1 l/min) bzw. Minimalfrischgasfluß (0,5 l/min); Standard mit günstiger Atemgasklimatisierung u. niedrigen Betriebskosten; setzt geeignete Geräte mit komplettem Atemgasmonitoring voraus.

Niedrig-T_3-Syndrom ↑Low-T_3-Syndrom.

Niehans, Paul (1882–1971), Urol., Zürich.

Niehans-Zellulartherapie (nach Paul N.): ↑Frischzelltherapie.

Nielsen-Syndrom ↑Ullrich-Nielsen-Syndrom.

Niemann, Albert (1880–1921), Päd., Berlin.

Niemann-Pick-Syndrom (nach Albert N. u. Ludwig P.): Lipidspeicherkrankheit infolge genet. bedingten Enzymdefekts mit Störung im Stoffwechsel der Sphingolipide, Sphingolipidose. Erbgang autosomal rezessiv. Die Speicherung des angehäuften Sphingomyelin u. Cholesterins erfolgt bevorzugt in Zellen des ZNS u. RHS. Unterschiedl. Aktivitätsminderung mehrerer Sphingomyelinase-Isoenzyme lassen bisher klin. 5 Typen (A–E) des N. erkennen (akuter chron. u. adulter neuropath. Typ, chron. viszeraler u. Nova-Scotia-Typ). Unterschiedl. Manifestationsalter, Speicherungslokalisation u. Schweregrad im Verlauf. Akut neuronopath. Typ: Tod in den ersten drei Lj. Keine Therapiemöglichkeiten. Frühdiagnose durch Nachweis des gespeicherten Sphingomyelins in charakterist. RHS-Zellen (Sea-blue-Histiozyten) u. des Enzymdefekts in kultivierten Fibroblasten. Später Makulaveränderungen, kirschroter Fleck. Abb.

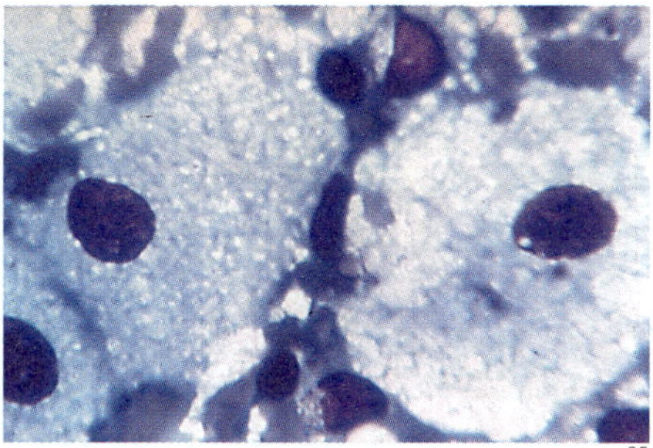

35

Niemann-Pick-Syndrom. Speicherzellen, Pappenheim-Färbung

Niere *f*: Ren; paariges, bohnenförmiges, etwa 160 g schwere, retroperitoneal gelegenes Organ. ***Anat.:*** Länge 10–12 cm, Breite 5–6 cm, Dicke 4 cm. Die N. sind beidseitig der Wirbelsäule gelegen. Die li. N. liegt zwischen Th_{12} u. L_3, die re. liegt 4 cm tiefer. Das Organ ist von einer fibrösen Kapsel umgeben (Nierenkapsel), die wiederum von einer Fettkapsel umhüllt ist. ***Histol.:*** **Grobstruktur**: 1. Nierenmark (Medulla renalis): a) Nierenpyramide (Pyramis renalis), Spitze (Papilla renalis) hilumwärts gerichtet, in den Nierenkelch (Calix renalis) mündend, Basis zur Kapsel zeigend; b) Markstrahl (Pars radiata) – von der Pyramidenbasis radiär Richtung Kapsel ziehend. 2. Nierenrinde (Cortex renalis): a) Bertin-Säulen (↑Columnae renales), zwischen den Seitenflächen benachbarter Pyramiden, b) Rindenlabyrinth (Pars convoluta), zwischen den Markstrahlen. **Mikrostruktur**: 1. Malpighi-Körperchen (↑Corpusculum renale): a) Gefäßknäuel (Glomerulus), Kapillarnetz, b) Bowman-Kapsel (Capsula glomeruli), zwei Epithelblätter, dazwischen Kapsellumen, dessen Ausgang führt in: 2. Nierenkanälchen (Tubulus renalis): a) Hauptstück (Tubulus proximalis), zuerst gewunden (Tubulus contortus prox.), dann gestreckt (Tubulus rectus prox.), einschichtiges kub. Epithel mit hohem Bürstensaum u. basaler Streifung (Einfaltungen des Plasmalemms, Basallabyrinth u. Mitochondriensäulen dazwischen), b) Überleitungsstück (Tubulus attenuatus), dünner Teil der Henle-Schleife, zuerst absteigend (Pars descendens), dann aufsteigend (Pars ascendens), einschichtiges Plattenepithel mit Zonulae occludentes (kein parazellulärer Transport), c) Mittelstück (Tubulus distalis), zuerst gestreckt (Tubulus rectus distalis), dann gewunden (Tubulus contortus distalis), einschichtiges kub. Epithel mit einzelnen Mikrovilli u. Basallabyrinth. Kapsel, Haupt-, Überleitungs- u. Mittelstück bilden das ↑Nephron (Nephronum); die gestreckten Teile des Tubulus (Tubulus rectus prox., Tubulus attenuatus, Tubulus rectus distalis) bilden die haarnadelförmige ↑Henle-Schleife (Ansa nephroni). Der Endteil des Nephrons, das Mittelstück, mündet in das Sammelrohr (Tubulus renalis colligens), dessen Endteil (Ductus papillaris) auf der Papilla renalis in den Nierenkelch mündet. Der gewundene Teil des Mittelstücks (Tubulus contortus distalis) bekommt Kontakt zum Gefäßpol des Malpighi-Körperchens seines Nephrons; dieser Kontaktpunkt ist die Macula densa, ein Teil des juxtaglomerulären ↑Apparats. Das **Blutgefäßsystem** der Niere ist funktionell wichtig, dient gleichzeitig der Gliederung: 1. A. interlobaris, liegt in der Bertin-Säule u. grenzt den Lobus renalis ab; sie geht über in: 2. A. arcuata, die parallel zur Pyramidenbasis verläuft u. abgibt: 3. A. interlobularis, die den Lobulus renalis begrenzt u. 4. A. intralobularis abgibt. Aus ihr entspringt die 5. Arteriola glomerularis afferens, die das 6. Rete capillare glomerulare speist. Aus ihm kommt die 7. Arteriola glomerularis efferens, die in das 8. Rete capillare peritubulare mündet bzw. 9. Vasa recta abgibt, die in Gefäßbündeln (Fasciculi vasculares) parallel zu den Henle-Schleifen (Gegenstrom-Prinzip) in die Markpyramiden ziehen. Die Venen ziehen parallel u. heißen ident. Im Kapillarknäuel (Glomerulus) des Nierenkörperchens erfolgt kein Gasaustausch, das verlassende Gefäß (Arteriola glomerularis efferens) ist morphol. u. funktionell keine Vene. Die Blutversorgung der N. beträgt beim Menschen 1 700 l tgl. Sie bleibt auch bei Änderungen des Blutdrucks im großen Kreislauf zwischen 10,6 u. 26,6 kPa (80–200 mmHg) konstant. Diese Autoregulation der Nierendurchblutung beruht auf der Anpassung der Arteriolenweiten der kortikalen Nephrone an den Blutdruck, so daß in diesen Durchblutung u. Filtratmenge konstant gehalten werden. Als Ursache werden ein druckabhängiger Tonus der Vasa afferentia sowie eine durchblutungsabhängige Reninproduktion (↑Renin) u. entsprechende Angiotensineinwirkung (↑Angiotensine) auf die kortikalen Arteriolen diskutiert. Die juxtamedullären Nephrone u. ihre Vasa recta weisen keine Autoregulation auf, u. die Markdurchblutung steigt bei erhöhtem Blutdruck an. Sie beträgt normalerweise weniger als 10 % der gesamten Nierendurchblutung. **Innervation**: Die N. erhalten ihre Versorgung mit Vasomotoren sowie mit erregenden u. hemmenden sekretor. Nerven aus dem vegetativen Nervensystem. Die parasympath. Fasern verlaufen durch den N. vagus, die orthosympath. durch den N. splanchnicus. Das Zentrum der Vasomotoren für die Nierentätigkeit liegt am Boden des 4. Gehirnventrikels. Eine Verletzung dieser Stelle führt eine Erweiterung der Nierenarterien herbei, so daß Durchblutung u. Druck in den Glomeruli erhebl. ansteigen. Die Harnmenge ist dann unter starker Vermehrung der NaCl-Ausscheidung, oft unter Auftreten von Eiweiß u. Blut, vermehrt (↑Salzstich). **Funktion**: Die N. sind lebenswichtige Organe. Sie sichern die konstante Zusammensetzung der Körpersäfte, indem sie Endprodukte des Stoffwechsels u. körperfremde Stoffe mit dem Harn ausscheiden u. je nach den Erfordernissen des Organismus Menge, Zusammensetzung, osmot. Druck u. pH des Harns einstellen. Bei Versagen der Nierenfunktion häufen sich Stoffwechselschlacken an, u. der Organismus geht an Harnvergiftung (↑Urämie) zugrunde. Die Harnbildung beginnt im Glomerulus. Der Blutdruck preßt einen Teil des Blutplasmas durch die Kapillarmembran in die Kapsel der Nierenkörperchen. Von 1 200 ml Blut, die pro min durch die N. fließen, werden 130 ml eiweißfreies Ultrafiltrat gebildet. Das sind tgl. 180 l Primärharn, aus denen im Tubulus u. Sammelrohr 1,5 l Harn bereitet werden. Einige Stoffe, wie Glukose u. Aminosäuren, werden vollständig in das Blut zurückgeführt, so daß sie nicht im Harn erscheinen. Stoffwechselprodukte wie Harnsäure, Glukuronide sowie körperfremde Substanzen wie Farbstoffe, Penicillin, Diuretika, Paraaminohippursäure werden zusätzl. in die Tubulusflüssigkeit abgesondert. Daneben finden Austauschvorgänge von Na^+, K^+ u. H^+ statt, wird Bikarbonat resorbiert u. Ammonium gebildet. Die Transportprozesse erfolgen über membrangebundene Enzymsysteme der Tubuluszellen u. bedingen den hohen (25 l/Tag) O_2-Verbrauch der N. Harnstoff u. Wasser gehören zu den Stoffen, die nicht aktiv transportiert werden u. deren Wanderung durch den Konzentrationsgradienten verursacht wird. Das Wasser folgt passiv dem osmot. Gefälle u. wird zu 99 % in den Organismus zurückgeführt. Der größte Teil diffundiert bereits im Hauptstück zusammen mit den resorbierten Teilchen durch die Tubuluswand (obligator. Wasserreabsorption). Der Rest wird aus dem Sammelrohr osmot. abgesaugt, weil durch das ↑Gegenstromsystem der Henle-Schleife im Nierenmark eine hohe Ionenkonzentration aufgebaut wird. Diese fakultative Wasserresorption ist nur mögl., wenn unter der Wirkung von Vasopressin die Sammelrohrzellen wasserdurchlässig sind. In diesem Falle kann eine Harnkonzentrierung bis auf 1 300 mosmol/l stattfinden. Fehlt das antidiuret. Hormon, so wird hypotoner Harn ausgeschieden. Die Nierenfunktion wird durch nervale u. humorale Mechanismen gesteuert. Das Vasopressin (antidiuretisches ↑Hormon) des Hypophysenhinterlappens steuert die Wasserretention durch die N. Die ↑Mineralokortikoide der Nebennierenrinde beeinflussen den Kationenaustausch, insbes. die Na^+-Reabsorption. Vom juxtaglomerulären ↑Apparat der N. wird die Protease ↑Renin gebildet. Diese beeinflußt über das Angiotensinsystem die glomeruläre Durchblutung, steuert die Aldosteronsekretion (↑Aldosteron) u. hat Bedeutung für die Blutdruckregulation des Organismus. In den N. wird ↑Erythropoetin gebildet, welches die Erythropoese beeinflußt. Unter azidot. Bedingungen erwirbt die N. die Fähigkeit zur ↑Glukoneogenese aus

Niere: Konzentration organischer u. anorganischer Stoffe in Harn u. Blutplasma

Bestandteile	Blutplasma mmol/l	Harn mmol/l
Glukose	5,50	1,1
Harnsäure	0,02	0,3
Harnstoff	5,00	330,0
Kreatinin	0,08	6,1
Natrium	130,00	152,0
Kalium	5,10	38,0
Kalzium	2,00	3,7
Magnesium	1,00	2,5
Ammoniak	0,60	23,0
Chlorid	104,00	169,0
Phosphat	2,90	48,0
Sulfat	0,20	19,0

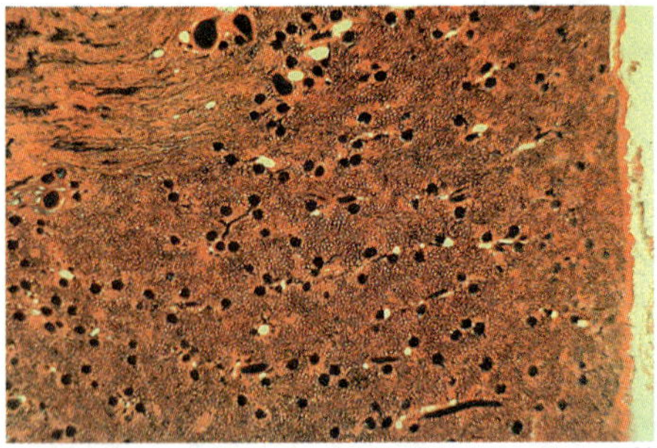

30

Niere (Abb. 1). Histologischer Schnitt, Gefäßinjektion, Erythrosingegenfärbung; Rinde mit vielen Malpighi-Körperchen

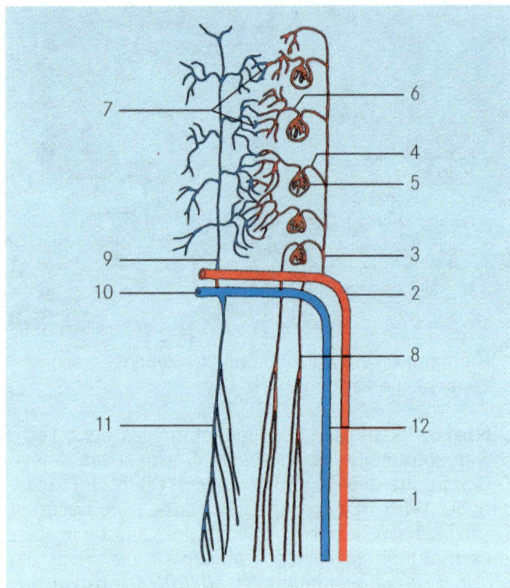

Niere (Abb. 2) und ihre Gefäßversorgung.
1: A. interlobaris; 2: A. arcuata;
3: A. interlobularis; 4: Arteriola glomerularis afferens; 5: Rete capillare glomerulare;
6: Arteriola glomerularis efferens;
7: Rete capillare; 8: Arteriolae rectae;
9: V. interlobularis; 10: V. arcuata;
11: Venulae rectae; 12: V. interlobaris

Glutamin. Diese ist bei längerem Hunger für die Bereitstellung von Glukose als Energielieferant von Bedeutung. Das freiwerdende NH_3 dient als Vehikel zur Ausscheidung von H^+-Ionen (↑Kompensationsmechanismen im Säure-Basen-Haushalt, ↑Glutamat-Glutamin-Stoffwechsel). Abb. 1 bis 4. Tab.

Niere, akute ↑Urosepsis.

Niere, akzessorische ↑Nierenverdoppelung.

Niere, künstliche: Gerät zur extrakorporalen Hämodialyse (↑Dialyse); Apparatesystem zur Entfernung von harnpflichtigen Substanzen, anderen Giften u. Wasser aus dem Organismus. Durch med.-techn. Verfahren er-

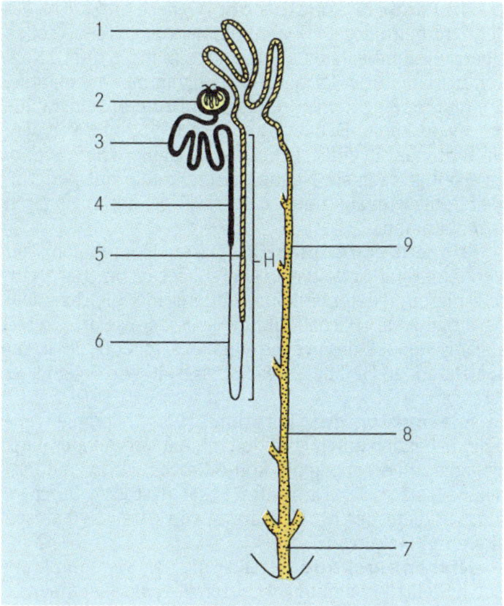

Niere (Abb. 3). Nephron mit Corpusculum renale (Malpighi-Körperchen) u. Tubulus renalis, bestehend aus
1: Pars convoluta (Mittelstück);
2: Corpusculum renale; 3: Pars convoluta (Hauptstück); 4: Pars recta (Hauptstück);
5: Pars recta (Mittelstück); 6: Überleitungsstück (dünner Teil der Henle-Schleife);
7: Ductus papillaris; 8: Sammelrohr (proximaler Teil); 9: Sammelrohr (distaler Teil);
H: Henle-Schleife

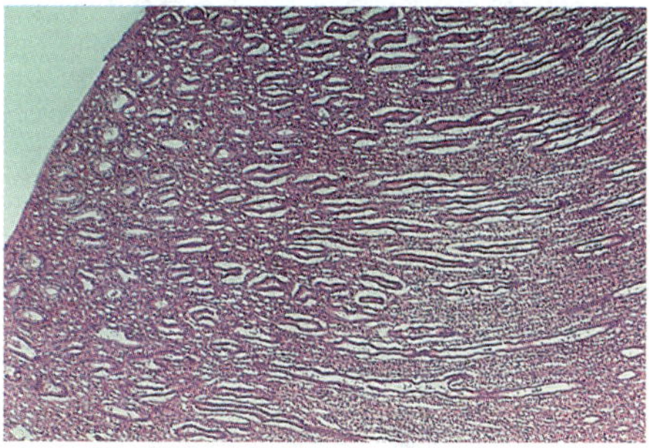

Niere (Abb. 4). Histologischer Schnitt, HE-Färbung; Innenzone des Marks mit Sammelrohren u. Ductus papillares

folgt mittels der k. N. Ersatz der exkretor. Nierenfunktion. Erste k. N. für Tierversuche 1913 (Abel, Rowntree u. Turner, USA), erste erfolgreiche Anwendung am Menschen 1943 (Kolff, Holland). Das Blut wird aus dem Arm (arteriovenöse Fistel, implantiertes Verbindungsstück) entnommen, über eine Blutpumpe dem Dialysator zugeführt u. von dort wieder in den Körperkreislauf geleitet. Im Dialysator (Schlauch-, Spulen-, Platten-, Kapillardialysatoren) tritt das Blut über eine dünne semipermeable Membran (~ 20 µm) mit dem Spülmittel (Dialysat) in Kontakt. Dabei treten infolge der Konzentrationsunterschiede im Blut Dialysat durch Diffusion, Harnstoff, Anionen von organ. Säuren, Chloridanionen, Kationen u. Wasser (in spez. Fällen auch Gifte) vom Blut in die Spülflüssigkeit über. Das Dialysat unterliegt ebenfalls einem Umlauf. Entweder werden etwa 0,5 l Dialysat/min ständig neu zugeführt, o. es durchlaufen etwa 20 l/min einen Spulendialysator, wobei ebenfalls 0,5 l/min ständig neu zugeführt werden. Das Dialysat wird aus einem Konzentrat durch Wasserzusatz gewonnen u. ständig auf Körpertemperatur erwärmt. Blutdruck vor dem Dialysator, Temperatur u. das Dialysat (Blut bei Membrandefekten) werden ständig überwacht. Nach der Aufbereitungsart der Dialysierlösung werden Tankgeräte (manuelle Herstellung des Dialysats) u. die Lösung automat. herstellende k. N. unterschieden. Bevorzugt werden heute vollmonitorisierte mobile Geräte mit individueller Aufbereitung des Dialysats sowohl für akute Notfalldialysen wie auch für chron. Dialysebehandlung, die eine wahlweise Anwendung unterschiedl. ↑ Dialysatoren gestatten. Ind.: 1. akutes Nierenversagen, Anurie (↑ Schockniere), Elektrolytentgleisungen, Kalium- u. Wasserintoxikation (Lungenödem), 2. Überbrückung anur. Zustände (Crushniere, Verbrennungen, Unfälle, postoperative Anurien), 3. chron. Dialysen bei irreversiblen Nierenschäden, Pyelonephritis, Schrumpfniere, Zystenniere.

Nierenabszeß: 1. Auf dem Blutwege entstandene N. (hämatogene Abszesse), indem Bakterien in den Kapillaren des Zwischengewebes u. der Glomeruli steckenbleiben u. zahlreiche gleichmäßig in der Nierenrinde u. auf der Oberfläche verteilte stecknadelkopfgroße Abszesse verursachen. Die Bakterien können aber auch in den Harn „ausgeschieden" werden, in Harnkanälchen o. Sammelröhren haftenbleiben u. dann eine umschriebene Entzündung u. die Ausbildung längl.-streifiger Abszesse (Ausscheidungsabszesse) veranlassen. 2. Bei aufsteigender Harnwegsinfektion (häufig im Gefolge einer Harnstauung) entstehen zunächst in den Markkegeln streifige Eiterungen, die nach Erreichen der Nierenoberfläche als gruppiert stehende kleine Abszesse (urinogene Abszesse) erscheinen u. durch ihre Anordnung von den hämatogenen zu unterscheiden sind. Bei bes. Ausprägung urinogener Abszedierung spricht man von Nierenkarbunkel. Meist als Folge eines N. können auftreten: paranephrit. Abszeß: außerhalb der fibrösen Nierenkapsel ablaufende eitrige Entzündung, die vorwiegend hämatogen entsteht (Erreger Staphylokokken o. Streptokokken); perinephrit. Abszeß: nach subkapsulärem Durchbruch eines rindennahen N. aus einer Pyelonephritis entstehend (Erreger meist Kolibakterien). Klin. schweres Krankheitsbild mit Fieber, Schüttelfrost, Leukozytose u. Linksverschiebung des Differentialblutbildes, ggf. unauffälligem Urinsediment u. hoch druckempfindl., teigig-ödematöser Flanke, in fortgeschrittenen Fällen Rötung u. Fluktuation.

Nierenadenom, zystisches ↑ Zystadenom.

Nierenagenesie: angeborenes Fehlen einer Niere (fünffach häufiger) o. beider Nieren (Arenie, Anephrie). Doppelseitig: Kombination mit Fehlbildungen des Urogenitaltrakts, Lungenhypoplasie, Fehlen der Nebennieren, Oligohydramnion. Charakterist. Gesichtsausdruck (↑ Potter-Syndrom). Einseitig: meist li. u. beim männl. Geschlecht. Andere Niere zeigt kompensator. Hypertrophie. Nierenaplasie: Vorkommen geringer Reste von Zysten,

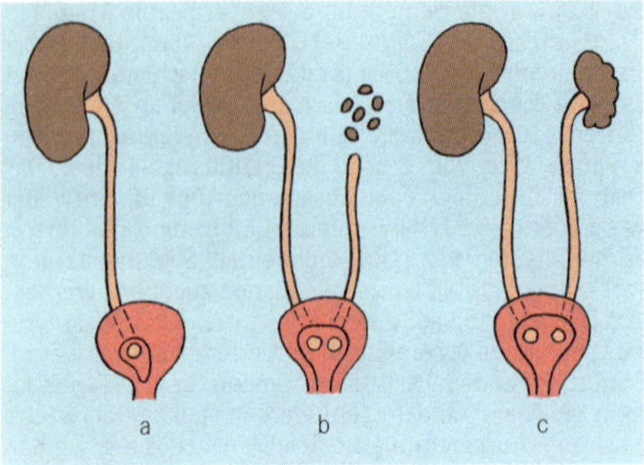

Nierenagenesie. Reduktionsdefekt der Nieren
a: Nierenagenesie; b: Nierenaplasie;
c: Nierenhypoplasie

Tubuli, Glomeruli, Ureter kann (evtl. Bindegewebestrang) vorhanden sein, erreicht aber nicht die Niere. Nierenbecken fehlt, Trigonum vesicae normal. Kombination mit zahlreichen genitalen Fehlbildungen u. Nebennierenagenesie. Abb.

Nierenangiographie: Röntgengefäßdarstellung der Nieren. ↑Renovasographie.

Nierenaplasie ↑Nierenagenesie.

Nierenarterien, akzessorische: Gefäße, die außer den 5 Segmentarterien die Niere erreichen. Können zu beiden Polen ziehen (↑Polarterien). Nekrosegefahr bei Unterbindung.

Nierenarterienembolisation: artifizieller Verschluß der A. renalis, z. B. bei blutenden Nierentumoren über Angiographiekatheter mit klebendem u. nichtklebendem Material (Muskelbrei, Koagula, ausgefälltes Fibrin u. Thrombin, Gelatine- u. Fibrinschaum, Silikon, Acrylate) o. Vanadiummetallspiralen. Anwendung: proph. zur Vermeidung größerer Blutungen u. intraoperativer Tumorzellaussaat; „kurativ" bei stark erhöhtem Operationsrisiko, inoperablen Tumoren o. massiver Hämaturie (auch von traumat. bedingten Nierenblutungen, hier Verwendung von resorbierbarem Material). Damit Erzielen von weitgehender Tumorischämie; durch Schrumpfen des Tumors kann somit ein inoperabler in einen operablen Tumor überführt werden. ↑Embolisation, perkutane transvasale.

Nierenarterienstenose: Verengung der Nierenarterie, vollständig o. unvollständig, ein- o. beidseitig; kann die A. renalis o. einen ihrer Äste betreffen. Man unterscheidet arteriosklerot. o. fibromuskuläre Stenosen. Letztere treten vorwiegend bei jungen Frauen auf. Selten Ursache eines Hypertonus (↑Goldblatt-Mechanismus). Diagnostik durch Klinik (Stenosegeräusch, Duplex-Sonographie, Renovasographie in DSA-Technik o. Nierensequenzszintigraphie).

Nierenbecken: Pelvis renalis, Pyelon; Raum an der Medialseite der Nieren, welcher durch Vereinigung von 8–10 Nierenkelchen (Calices renales) entsteht. Man unterscheidet einen dendrit. röhrenförmig verzweigten Typ u. einen mehr plumpen, einheitl. ampullären Typ. Das N. liegt im ↑Sinus renalis am weitesten dorsal, hinter den ein- u. austretenden Gefäßen. Aus dem N. fließt der Harn durch den Harnleiter (Ureter) in die Harnblase.

Nierenbeckenentzündung ↑Pyelitis.

Nierenbeckenkarzinom: Genese entspricht der der Urotheltumoren. Einteilung in papilläre u. solide Übergangsepithel- sowie Adenokarzinome. Sympt.: Koliken u. Hämaturie. Diagnostik: Urogramm, Sonographie, Computertomographie, retrograde Ureteropyelographie mit Zystoskopie. DD: schattennegative Steine, Polypen, Ureteritis u. ↑Pyelitis cystica, Blutkoagula. Ther.: ein- o. zweizeitige radikale Nephroureterektomie mit periorifizieller Blasenmanschette u. Dissektion der regionären Lymphknoten.

Nierenbeckenplastik: plast. Operation(en) zur Verkleinerung erweiterter Nierenbecken bei Harnstauungsnieren (Nierenbeckenresektion) mit gleichzeitiger Beseitigung des Harnabflußhindernisses, also der Ureterabgangsstenose, des pyeloureteralen Segments, des o. der aberrierenden Gefäße o. des hohen (spitzwinkligen) Ureterabgangs.

Nierenbiopsie: Entnahme von Nierengewebe beim Lebenden durch Punktion mit entsprechender Biopsienadel unter sonograph. Kontrolle. Sie wird von dorsal bei Bauchlage des Pat. unter Lokalanästhesie durchgeführt u. dient der histol. Klärung von parenchymatösen Nierenerkrankungen.

Nierenblockade: Blockierung der Nierenfunktion durch Steineinklemmung. ↑Ureterstein, blockierender.

Nieren-Clearance ⟨*engl*⟩: Clearance; Reinigung bzw. Klärung eines virtuellen Plasmavolumens pro Zeiteinheit von einer endogenen o. exogen zugeführten Substanz. Wichtiges Maß für die Beurteilung der exkretor. Nierenleistung. Klärung einer durch i. v. Injektion eines ↑Radiopharmakons im Blutplasma enthaltenen Substanz; das Blutplasma wird durch die Nierenfunktion pro min von dieser Substanz befreit. Das klass. Clearance-Verfahren, bei dem im Fließgleichgewicht unter Dauerinfusion der Testsubstanz wiederholte Konzentrationsbestimmungen in Plasma u. Urin durchgeführt werden u. die Substanzkonzentration von nicht markiertem Inulin (glomeruläre Filtration) u. Paraaminohippursäure (PAH, tubuläre Sekretion) in Plasma u. Urin chem. u. photometr. bestimmt werden, werden heute kaum noch geübt. Die nuklearmed. Verfahren haben den klass. gegenüber den Vorteil, daß man sie zur Clearance-Bestimmung im fallenden Plasmaspiegel einsetzen kann. Man vermeidet eine Katheterisierung u. Keimaszension, da dabei auf Urinkonzentrationsbestimmung verzichtet wird u. die N. allein aus der Aktivitätsabnahme im Gefäßkompartiment o. Gesamtkörper mit Hilfe extrakorporaler Messung o. durch Aktivitätsmessungen mehrerer Blutproben ermittelt wird. ↑Radiopharmaka: Zur Bestimmung des effektiven renalen Plasmaflusses (ERPF) wird ^{123}I- bzw. ^{131}I-Orthohippurat o. ^{99m}Tc-MAG-3 eingesetzt, zur Ermittlung der glomerulären Filtrationsrate (GFR) dienen markierte Chelate (^{51}Cr, ^{111}In- o. ^{99m}Tc-DTPA o. -EDTA) als inulinanaloge Verfahren. **Totale Clearance** im fallenden Plasmaspiegel: Nach i. v. Injektion der Radiopharmaka erfolgen zu best. Zeiten mehrere Blutentnahmen, im Bohrlochszintillationsdetektor wird die Plasmaaktivitätskonzentration (↑Ipm/ml) best. u. zur injizierten Gesamtaktivität D in Beziehung gesetzt. Simultane Bestimmung ist von 2 unterschiedl. markierten Radiopharmaka nach dem Prinzip der ↑Doppeltracertechnik mögl. Berechnung erfolgt nach:

$$Cl\ (ml/min) = V \cdot k$$

V = Verteilungsvolumen (ml), k = Eliminationskonstante (min^{-1}). Aus der nach einer zusammengesetzten e-Funktion verlaufenden Blut-Clearance-Kurve werden die erste effektive Halbwertszeit $(T_{1/2})$o. zwei Halbwertszeiten ermittelt, je nachdem, ob die Berechnung nach einem Ein- o. Zweikompartimentmodell erfolgt: $k = \ln 2 \cdot T_{1/2}$. Umrechnung der Clearance-Werte auf die Körperoberfläche 1,73 m^2 des Standardmenschen. **Ganzkörper-Clearance.** Dabei wird die Blut- bzw. Plasmakonzentrationsbestimmung in ihrem zeitl. Verlauf nach Injektion der Testsubstanz durch Körperoberflächenmessungen der extrarenalen Aktivität im ↑Ganzkörperzähler (Abschirmung des uropoet. Systems) o. von Körperteilbereichen (z. B. Schulterregion) mit dem ↑Szintillationsdetektor verfolgt. Berechnung nach der Formel:

$$Cl\,(ml/min) = [(-dm/dt) \cdot (P)^{-1}];\ [D \cdot m_0^{-1}]$$

Dabei sind dm/dt = Aktivitätsabnahme/min; P = Aktivität/ml Plasma; D = injizierte Dosis (µCi bzw. kBq). m_0 = Anfangswert der Ganzkörperkurve bei t_0. In Verbindung mit gleichzeitig registrierter Nierensequenzszintigraphie (↑Nierenszintigraphie) kann die Clearance-Leistung jeder Niere seitengetrennt bestimmt werden. **Ind.**: Längsschnittuntersuchung bei Glomerulonephritis, Pyelonephritis, Untersuchungen zur Operationsindikation bei urol. Eingriffen (Nephrektomie, Nierenbeckenplastik, Nierenteilresektion u. a.) sowie in postoperativer Verlaufskontrolle.

Nierendegeneration, polyzystische ↑Zystennieren.

Nierendiät: spez. Kost bei Niereninsuffizienz nach folgenden Richtlinien: 1. Restriktion der Proteine unter Berücksichtigung der biol. Wertigkeit. 2. Ausreichend hohe Kalorienzufuhr (tgl. 120–150 kJ/kg). 3. Ausgeglichene Flüssigkeitsbilanz. 4. Ausgeglichene Elektrolytbilanz. 5. Ausreichende Vitaminzufuhr. Bei akutem Nierenversagen ist die N. oft in Form einer parenteralen Zufuhr notwendig (Hyperkaliämie u. Überwässerung bes. beachten). Bei chron. Niereninsuffizienz gehört die N. zu den Hauptpfeilern der konservativen Ther. Die dafür notwendige Eiweißrestriktion erfolgt in 2 Stufen. Mäßig eiweißarme Kost (0,5–0,6 g Eiweiß pro kg Körpermasse u. Tag) bei Kreatininwerten zwischen 350 u. 700 µmol/l (4 u. 8 mg/dl). Streng eiweißarme Kost (0,35–0,4 g Eiweiß pro kg Körpermasse u. Tag) bei Kreatininwerten über 700 µmol/l (8 mg/dl). Prakt. Diätdurchführung ist nach dem Prinzip der ↑Kartoffel-Ei-Diät (selektiv proteinarm) o. Schwedendiät (gemischt proteinarm) mögl. Bei der Schwedendiät ist eine Substitution mit essentiellen ↑Aminosäuren o. deren Ketoanaloga notwendig. Eiweißarme Diätmittel sind erforderl., um überwiegend biol. hochwertiges Eiweiß zuführen zu können. Dialysepatienten benötigen eine eiweißreiche (ca. 1,2–1,4 g Eiweiß pro kg Körpermasse u. Tag) u. kalorienreiche (150 kJ pro kg Körpermasse u. Tag) Kost.

Nierendurchblutung: beträgt beim Menschen 1700 l tgl., wird durch Autoregulation mit Anpassung der Arteriolenweite an Blutdruck konstant gehalten. Zwei nuklearmed. Verfahren für die Bestimmung der N.: 1. Nichtinvasive Untersuchung nach i. v. Injektion von ^{99m}Tc-Pertechnetat (↑Technetium) i. R. einer Sequenzszintigraphie mit der ↑Gammakamera (↑Nierenszintigraphie, Nierenperfusionsszintigraphie); das Verfahren dient dem Nachweis topograph. Zonen verminderter Perfusion u. ist nur qualitativ bewertbar. 2. Invasive Durchblutungsbestimmung durch intraarterielle, selektive Injektion von Radioxenon (^{133}Xe), das in physiol. Kochsalzlösung gelöst, mit einem Seldinger-Katheter meist im Zusammenhang mit der ↑Renovasographie injiziert wird. Dabei diffundiert Radioxenon durch das Nierenparenchym ins venöse Blut, bei einmaliger Zirkulation werden über 90 % abgeatmet, der Rest unterliegt einer Rezirkulation. Mit 2 ↑Szintillationsdetektoren o. der ↑Gammakamera wird eine Auswaschkurve registriert (Abb.), die aus einer zusammengesetzten Exponentialfunktion besteht. Nach Abschälung von 3 Komponenten erfolgt die Berechnung des renalen Blutflusses (RBF) mit Hilfe der aus der Kurve entnommenen Halbwertszeit nach der Formel:

RBF (mg/g/min) = $k \cdot \lambda$;

$$k\,(min)^{-1} = \frac{\ln 2}{T_{1/2}} = \frac{0{,}693}{T_{1/2}}$$

λ = hämatokritabhängiger Verteilungskoeffizient für ^{133}Xe (λ = bei einem Hämatokrit von 50 % = 0,7). Normalwerte: 400 ml/100 g/min (± 20 % Standardabweichung). Das Verfahren ist für die Routineuntersuchung zu aufwendig u. überwiegend wissenschaftl. Fragestellungen vorbehalten. Abb.

Nierendysplasie: schwere (meist zyst.) Fehlbildung beider Nieren mit starker Verminderung von Nephronen; oft Kombination mit Fehlbildungen der Harnwege. 4 Gruppen: 1. zu kleine, hypoplast. Nieren (↑Nierenhypoplasie); 2. dysplast. Anteile bei ↑Doppelnieren; 3. Verschmelzungsnieren (↑Hufeisenniere, ↑Beckenniere); 4. große dysplast. Nieren mit Abflußbehinderungen (↑Hydronephrose, ↑Megaureter, ↑Prune-belly-Syndrom).

Nierendystopie: Nierenektopie; angeborene Verlagerung einer Niere auf dem Weg des natürl. Aszensus.

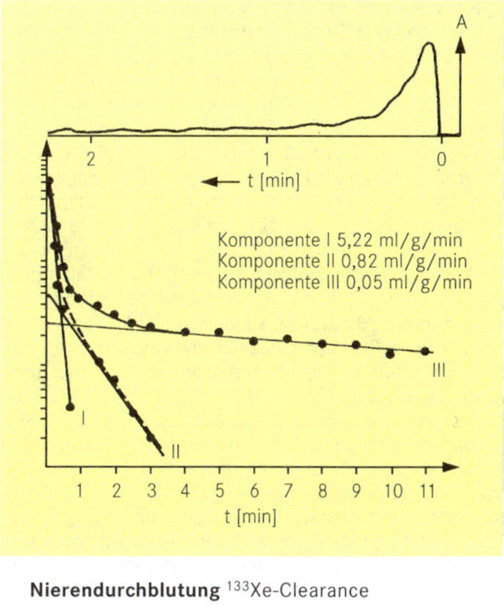

Nierendurchblutung ^{133}Xe-Clearance einer Niere (Normalfall)

N

Extreme: ↑Beckenniere u. ↑Brustniere (gehemmter o. überschießender Aszensus). Je tiefer eine Niere liegt, um so verformter ist sie meist u. um so mehr Blutgefäße aus Beckenarterien versorgen sie; das Nierenbecken zeigt nach ventral, Kombination mit weiteren Fehlbildungen häufig. Gekreuzte N.: zwei normalmündende Ureteren, deren einer die Mittellinie kreuzt u. auf der Gegenseite eine zweite Niere drainiert. Meist sind beide Nieren verschmolzen, die ektope Niere liegt kaudal o. in gleicher Höhe. Entstehung durch Überwanderung einer Ureterknospe zur Gegenseite u. Induktion einer akzessor. Niere o. Überwanderung einer Niere durch Verschmelzung mit der kontralateralen Niere während des Aszensus. Abb.

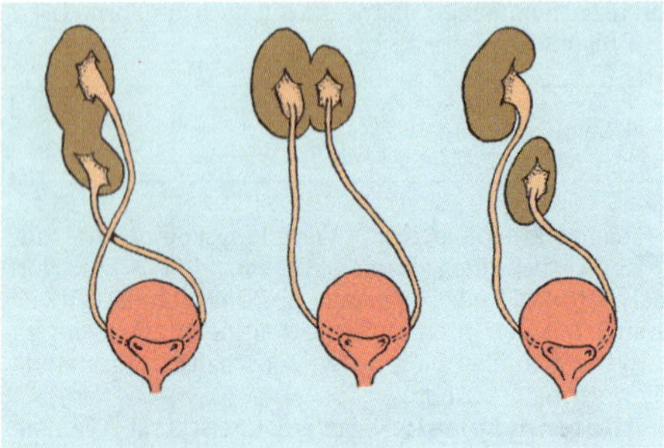

Nierendystopie

Nierenembolie: Verschluß einer Nierenarterie durch einen Embolus bei arteriosklerot. u. entzündl. Gefäßwandveränderungen, Aorten- o. Mitralvitien bzw. Herzwandthrombosen nach Myokardinfarkt. Der Verschluß der A. renalis führt zum Totalinfarkt, während der Verschluß von ihren Ästen Teilinfarkte bewirkt.

Nierenentzündung ↑Pyelonephritis, ↑Glomerulonephritis.

Nierenexstirpation ↑Nephrektomie.

Nierenfunktionsprüfungen: Verfahren zur Ermittlung der Funktionstüchtigkeit der Nieren. 1. Blutuntersuchungen auf harnpflichtige Substanzen, Elektrolyte, Säure-Basen-Haushalt, Protein- u. Cholesterinbestimmungen. 2. ↑Renovasographie u. Urographie. 3. Semiquantitative Nierenfunktionsproben: a) glomeruläre Filtration (Plasma-Kreatinin, endogene Kreatinin-Clearance, ↑Nieren-Clearance); b) konzentrative tubuläre Nierenleistung (Dichte bzw. Urinosmolarität) sowie ↑Konzentrationsversuch zur Ermittlung der Funktionsbreite des Tubulusapparats bzw. der Sammelrohre. 4. Quantitative Nierenfunktionsproben: a) glomeruläre Filtration (Inulin-Clearance); b) tubuläre Exkretion ↑PAH-Clearance. Aus Inulin- u. PAH-Clearancewerten errechnet sich ↑Filtrationsfraktion; c) tubuläre Transportmechanismen (proximale Tubuli) durch Erfassung der sog. Transportmaxima für die tubuläre Sekretion von PAH u. die tubuläre Reabsorption von Glukose. 5. Quantitative Erfassung von Störungen des Harnkonzentriermechanismus u. der Harnverdünnung in den distalen Tubuli u. Sammelrohren mit spez. Osmolaritäts- u. Clearanceuntersuchungen. 6. Quantitative Erfassung gestörter renaler Azidogenese, Ammoniogenese, Ausscheidung von Basenäquivalenten durch Untersuchungen des Säure-Basen-Haushalts (Astrup-Werte, Urin-pH) sowie unter Belastungsbedingungen (Säurebelastungsprobe, Alkalibelastungsprobe) mit Aussagen diesbezügl. gestörter Tubulus- bzw. Sammelrohrregulation.

Nierengrieß: multiple kleinste Nierenkonkremente, nicht selten Urate (Uratgrieß o. Uratsand).

Nierenhilus ↑Nierenstiel.

Nierenhyperplasie: Langniere; angeborene, sehr große Niere mit zwei Nierenbecken u. zwei Ureteren. Letztere können zusammenmünden o. sich getrennt in die Harnblase öffnen.

Nierenhypertrophie: Vergrößerung einer Niere als Anpassungsvorgang (Arbeitshypertrophie) nach operativer Entfernung o. krankhafter Zerstörung der anderen.

Nierenhypoplasie: Zwergniere; Verkleinerung der Niere unter $^2/_3$ der normalen Größe. Kontralaterale Hypertrophie. Äußerl. meist gelappt, rudimentäre Kelche, dilatiertes Nierenbecken. Evtl. Ureterhypoplasie o. -strikturen. Abb.

Niereninfarkt, anämischer: umschriebene keilförmige Nekrose in der Niere infolge Verschlusses der versorgenden Arterie durch Embolie o. Arteriosklerose.

Niereninfektion ↑Urogenitalinfektion.

Niereninsuffizienz: hochgradige Einschränkung der Nierenfunktion mit ↑Retention harnpflichtiger Substanzen, Störungen des Elektrolyt- u. Wasserhaushalts sowie des Säure-Basen-Haushalts. Bei der globalen N. liegt in jedem Fall eine Verminderung der glomerulären Filtrationsleistung u. – je nach Ursache – eine Störung der tubulären Funktionen vor. Von der globalen N. muß die partielle Insuffizienz abgegrenzt werden, bei der best. Tubuluspartialfunktionen gestört sind, ohne daß eine Retention harnpflichtiger Substanzen besteht. Im fortgeschrittenen Stadium mündet die globale N. in die ↑Urämie. Nach der klin. Verlaufsform unterscheidet man die akute u. chron. N. **Akute N.**: Für dieses Krankheitsbild hat sich allg. die Bez. akutes Nierenversagen durchgesetzt. Es kommt zu einem plötzl. Versagen der exkretor. Nierenfunktion, meist als Komplikation eines extrarenalen, selten eines renalen Grundleidens. Das akute Nierenversagen ist häufig reversibel. Typ. ist das plötzl. Auftreten einer ↑Oligoanurie. Neben den zirkulator.-ischäm. Hauptursachen (↑Schockniere) durch Blutdruckabfall infolge posttraumat., sept. u. postoperativer Schockzustände kommen tox. Ursachen in Frage (endogene Toxine, exogene Toxine, Medikamente). In den Ursachenkomplex der endogenen Toxine gehört auch das ↑Crush-Syndrom, bei der es sich durch den Zerfall größerer Muskelmassen bei Traumen (Quetschungssyndrom, Kompressionssyn-

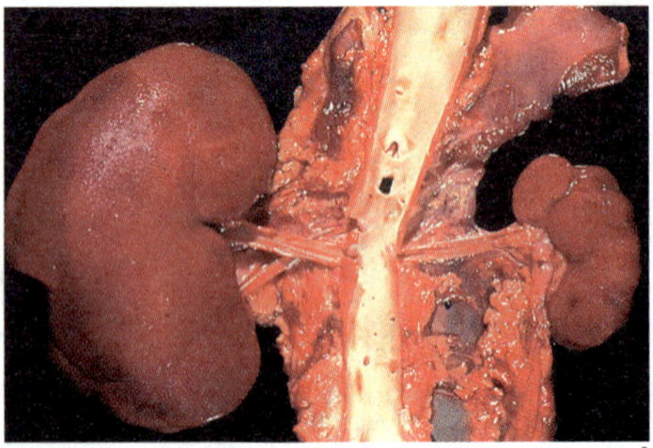

9

Nierenhypoplasie

drom) um eine akute tubuläre Anurie handelt. Renale Krankheiten als Ursachen des akuten Nierenversagens (entzündl. u. vaskuläre Nephropathien) findet man in höchstens 3 %. Tubulusnekrosen, die dem akuten Nierenversagen über Jahre den Namen gaben, findet man sehr selten. Pathogenet. handelt es sich beim akuten Nierenversagen um intrarenale Störungen. Trotz der sehr unterschiedl. Ätiol. des akuten Nierenversagens zeigt sich klin. ein typ. vierphasiger Verlauf (Schädigungsphase, oligoanur. Phase, polyur. Reparationsphase, Rekonvaleszenzphase). **Chron. N.**: langsame Entwicklung der N. mit mehr o. weniger ausgeprägten anamnest. Hinweisen. Jede chron. Nierenkrankheit kann bei zunehmender Einschränkung der Nierenfunktion zur chron. N. führen. Der Häufigkeit nach liegen die diabet. Nephropathie, die Glomerulonephritis, die interstitielle Nephritis u. Zystennieren weit an der Spitze. Während zu Beginn der chron. N. entspr. dem Grundleiden klin. Variationen auftreten, entwickelt sich mit zunehmender Verschlechterung der Nierenfunktion bis hin zur Urämie ein immer gleichförmigeres Bild der allg. Intoxikation. Die chron. N. kann in 4 Stadien eingeteilt werden: Stadium der vollen Kompensation (eingeschränkte Nierenleistungsbreite), Stadium der kompensierten Retention (beginnende ↑Retention harnpflichtiger Substanzen, ↑Azotämie), Stadium der dekompensierten Retention (Präurämie), Terminalstadium (Urämie). Im Terminalstadium entwickelt sich u. a. häufig ein Lungenödem ↑Flüssigkeitslunge. In den ersten 3 Stadien der chron. N. ist die konservative Ther. (eiweißarme Diät, symptomat. medikamentöse Maßnahmen) u. im Terminalstadium die ↑Dialyse bzw. ↑Nierentransplantation indiziert. **Extrarenale N.**: aufgrund extrarenaler Krankheiten kann es zur Einschränkung der glomerulären Filtration bis zum Auftreten einer N. kommen. Derartige Krankheiten sind u. a. die kardiale Dekompensation, Flüssigkeits- u. Elektrolytverluste durch massives Erbrechen (z. B. bei ↑Pylorusstenosen) o. gehäufte Durchfälle, Exsikkose bei ungenügender Flüssigkeitszufuhr u. die unkontrollierte Einnahme von Diuretika mit nachfolgender Polyurie. Werden die extrarenalen Störungen nicht beseitigt, kann sich aus der extrarenalen N. ein akutes Nierenversagen entwickeln. Die genannten extrarenalen Faktoren können bei einer bereits bestehenden N. zu einer Verschlechterung der Nierenfunktion führen. **Postrenale N.**: mechan. Verlegung der ableitenden Harnwege (Steine, Tumoren, Bestrahlungsfibrosen, Ureterligatur, Blutgerinnsel, Prostatahypertrophie, Harnröhrenstriktur usw.). Obwohl ebenfalls wie bei akutem Nierenversagen eine Anurie mit weitgehend ident. klin. Sympt. besteht, müssen beide Krankheitsbilder aufgrund der pathol. Faktoren getrennt werden.

Nierenkarbunkel ↑Nierenabszeß.

Nierenkelchdivertikel: pyelogenes Divertikel; angeborene, von Übergangsepithel ausgekleidete Ausbuchtung eines Nierenkelches innerhalb des Nierenparenchyms, meist oberes Kelchsystem betroffen.

Nierenkontusion: leichtes isoliertes Nierentrauma, betrifft subkapsuläres Parenchym. Bei Angiographie verzögerte Kontrastmittelausscheidung der betroffenen gegenüber der gesunden Niere sowie spast. Gefäße, kein Kontrastmittelaustritt. Klin.: Flankenschmerz, Mikroerythrozyturie.

Nierenkörperchen ↑Corpusculum renale.

Nierenpapille: Papilla renalis; Spitze der Nierenpyramide (Pyramis renalis), die in den Nierenkelch (Calix renalis) hineinragt, ↑Niere. Jeder Ductus papillaris bildet auf der Papillenoberfläche ein Loch (Foramen papillare), wodurch die N. siebartig erscheint (↑Area cribrosa).

Nierenplasmastrom: quantitative Bestimmung zur Untersuchung der Nierenhämodynamik mit p-Aminohippursäure (PAH-Clearance). Man unterscheidet **effektiven N.**:

$$C_{PAH} = \frac{U_{PAH} \cdot V}{P_{PAH}}$$

(U_{PAH} bzw. P_{PAH}: PAH-Konzentrationen im Harn bzw. Plasma, V: Harnzeitvolumen) u. **totalen N.**:

$$RFF = \frac{C_{PAH}}{E_{PAH}}$$

Die renale Exkretion E_{PAH} ist definiert durch:

$$\frac{P_{aPAH} - P_{rvPAH}}{P_{aPAH}}$$

P_{aPAH}: PAH-Konzentration im art. Plasma. P_{rvPAH}: PAH-Konzentraion im Plasma des Nierenvenenblutes.↑Nierendurchblutung.

Nierenpolarterien ↑Polarterien.

Nierenresektion: Entfernung eines erkrankten Nierenbezirks; obere Polresektion, untere Polresektion, mittlere Drittelresektion o. mittlere Keilresektion (Entfernung des mittleren Nierendrittels) u. Halbresektion der Niere (Heminephrektomie, Entfernung einer halben Niere, auch Entfernung des einen Hohlsystems bei sog. Doppelniere). Ind.: Steinnester in einem o. mehreren Kelchen, isolierte Kelchhydronephrose, tuberkulöse Prozesse am oberen o. unteren Kelch (o. Pol), Tumoren (selten, nur bei Einzelnieren zulässig).

Nierenrindennekrose: Die symmetr. totale Rindenischämie mit Koagulationsnekrose ist eine seltene Komplikation der ↑Eklampsie u. versch. Infektionskrankheiten sowie eine Spätkomplikation von Intoxikationen, akutem Nierenversagen u. ↑Transfusionsstörungen. Histol. findet man Thrombosen der Arteriolen u. Glomerulusschlingen.

Nierenrotationsanomalien: fehlende, unvollständige o. überschießende Rotation der N. im Verlaufe des normalen Aszensus in der 6.–8. Embryonalwoche. Primitiver Zustand: Nierenbecken zeigt nach ventral u. dreht sich nach medial. Formen: 1. Nierenbecken ventral: fehlende Rotation (häufigste Form) oft bei ↑Beckennieren. 2. Nierenbecken dorsal: überschießende Rotation auf 180° (seltenste Form). 3. Nierenbecken lateral: exzessive Rotation auf 270°; Nierengefäße ziehen an der Hinterfläche der Nieren, um das laterale Hilum zu erreichen. Kombination mit ↑Nierendystopie, ↑Hufeisenniere, ↑Verschmelzungsnieren.

Nierenruptur: Einrisse des Parenchyms bei schweren direkten Traumen u. bei indirekter Stoßwirkung mit o. ohne Hohlraumeröffnung. Diagnostiziert mit Duplexsonographie, Computertomographie, Infusionsurogramm u. Angiographie der Nieren. Gefahr der zweizeitigen Blutung um den 12. Tag.

Nierensarkom ↑Nierentumoren.

Nierenschale: bohnen- o. nierenförmiges Gefäß aus Metall, Glas o. Kunststoff zum Auffangen von Körperflüssigkeiten.

Nierenschrumpfung
↑Schrumpfniere, ↑Nephrosklerose.

Nierenschwelle: Bez. für die max. Rückresorptionskapazität der Niere. Die N. für z. B. Glukose liegt bei einer Blutzuckerkonzentration, von der ab Glukose in den Urin ausgeschieden wird, von durchschnittlich 8,88 mmol/l (160 mg/100 ml) Blut.

Nierenschwund
↑Schrumpfniere, ↑Nephrosklerose.

Nierensenkung ↑Nephroptose.

Nierensonographie ↑Nephrosonographie.

Nierenstarterlösungen ↑Infusion.

Nierensteine ↑Harnsteine.

Nierenstiel: Hilus renalis, Nierenhilus; A. u. V. renalis, die durch ein lockeres Bindegewebe aneinander fixiert sind.

Nierenstielklemme: große, gebogene, sehr stabile Gefäßklemme zum Abklemmen des Nierenstiels bei ↑Nephrektomie.

Nieren, stumme: Funktionsausfall einer Niere u. fehlende Ausscheidung in der intravenösen ↑Urographie bei Aufnahmen bis 24 h nach der Kontrastmittelinjektion. Ursachen: Abflußbehinderungen, Entzündungen, Traumen, Tumoren, Gefäßveränderungen. Diagn. Abklärung durch Sonographie, Duplexsonographie, Computertomographie, nuklearmed. Untersuchungen, Angiographie.

Nierenszintigraphie: nuklearmed. Untersuchungsverfahren. **Perfusionsszintigraphie**: nach Bolus-Injektion von ^{99m}Tc-Pertechnetat, ^{99m}Tc-HSA o. ^{133}Xe Kamera-Sequenzaufnahmen (5-s-Bilder), Erstellung von ROI-Perfusionskurven (Einströmgeschwindigkeit, Maximum, Transitzeit), Wiederholung unter Belastung mit einem ACE-Hemmer (Captopril: Blockade des Renin-Angiotensin-Systems, Abfall des Glomerulumfiltrats). Ind.: sensibler Nachweis einer Nierenarterienstenose in der Hochdruckdiagnostik. **Funktionsszintigraphie** (Nierensequenzszintigraphie): i. v. Injektion von ^{123}I- o. ^{131}I-Hippuran, ^{99m}Tc-MAG$_3$ (tubuläre Sekretion) o. ^{99m}Tc-DTPA (glomeruläre Filtration). Gammakamerasequenzaufnahmen bis 20 min zeigen Größe, Lage, intrarenale Kinetik u. Harnabfluß. Funktionskurven mit Bestimmung von Gipfel-, Transit- o. Exkretionshalbwertszeit. Ind.: tubulosekretor. Funktionsstörung bei Pyelonephritis, Harntransportstörung (weitere Diagnostik der funktionellen o. organ. Obstruktion mit Diuresebelastungstest), Nierentransplantatrejektion (Differenzierung von Gefäßverschluß, Abstoßung, Nierenversagen, Ureterstenose). Als **stat. N.** (z. B. mit ^{99m}Tc-DMSA, tubuläre Anreicherung), zum Nachweis von funktionsfähigem Nierengewebe kaum noch genutzt. **Refluxszintigraphie**: Im Anschluß an eine N. Kamerasequenzaufnahmen unter Druck auf die gefüllte Harnblase u. während der Miktion zum Nachweis eines vesikoureteralen bzw. vesikopelvinen Refluxes. Ind.: Verlaufskontrolle nach operativer u. medikamentöser Ther., insbes. in der Pädiatrie. Abb. 1 u. 2.

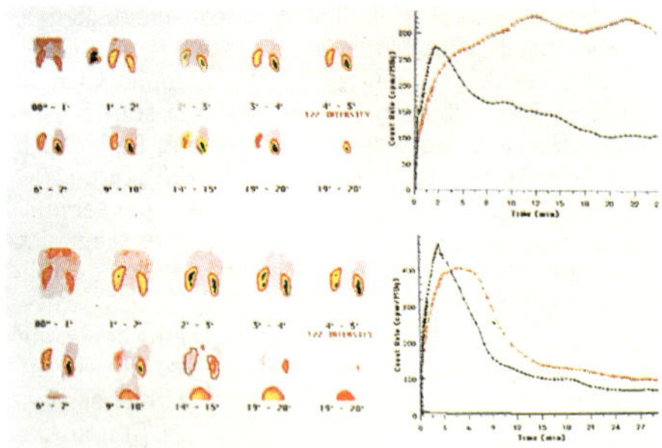

7

Nierenszintigraphie (Abb. 1). Sequenzszintigraphie mit Funktionskurven über der linken (blau) u. rechten (rot) Niere mit ^{99m}Tc-MAG3; oben: funktionelle Harnabflußstörung rechts, unten: nach Gabe eines Diuretikums normale Funktion, beiderseits keine Abflußstörung

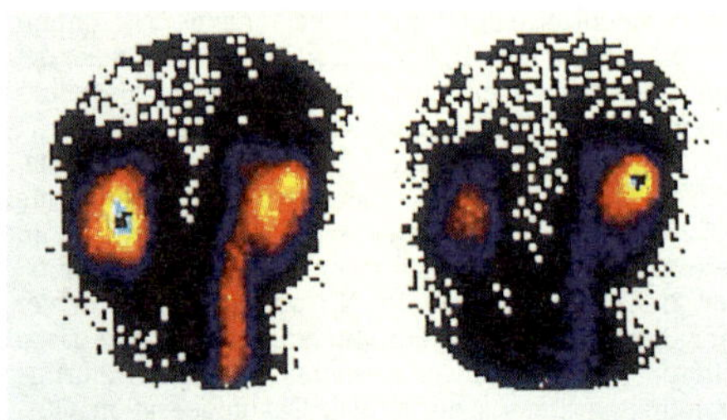

7

Nierenszintigraphie (Abb. 2). Vesikoureteraler u. -pelviner Reflux 3. Grades beiderseits bei Zustand nach Ureteropyelostomie bei einem zweijährigen Kind im Refluxszintigramm, Aktivitätsbelegung im Nierenbecken beiderseits sowie im linken Ureter (Aufnahme von vorn)

Nierentee, Indischer ↑Orthosiphon aristatus.

Nierentransplantation: Organverpflanzung einer Niere. Erstmals im Tierversuch 1902 durchgeführt von Ullmann; am Menschen 1934 von Worony in Cherson (Ukraine), erste erfolgreiche N. von Mensch zu Mensch: Murray, J. E., Merrill, J. P. u. Mitarbeiter in Boston 1954 (eineiige Zwillinge). Man unterscheidet: 1. isologe Transplantation (zwischen monozygoten, also eineiigen Zwillingen); 2. homologe Transplantation (zwischen genet. versch. Individuen der gleichen Art, d. h. von Mensch zu Mensch), a) von Lebendspendern, b) von menschl. Leichen. Die Operationstechnik ist in großen Zügen festgelegt u. standardisiert: Die Blutgefäße der Spenderniere werden gewöhnl. beim Empfänger mit der A. iliaca interna (End-End) u. der V. iliaca externa (End-Seit), der Harnleiter mit der Harnblase anastomosiert. Zur Vermeidung der Rejektion erfolgt eine immunosuppressive Therapie, die eine Reihe kalkulierter Risiken birgt (↑Immunsuppression). Die Transplantationsüberlebensrate wird nach 3 Jahren in Abhängigkeit vom Ausmaß der ↑Histokompatibilität zwischen 50 u. 95 % beziffert. Wird das Transplantat durch Rejektion funktionslos, so erfolgt die operative Entfernung u. Wiederaufnahme der Dialysetherapie. Eine Zweittransplantation ist mögl.

Nierentrauma: Folge eines stumpfen Bauchtraumas im Bereich der Lendengegend (oft bei Polytraumatisierten). Nach dem Schweregrad werden unterschieden: Kontusion, Ruptur, Zertrümmerung, Nierengefäßverletzung. Leitsymptom ist die ↑Hämaturie, deren Ausmaß jedoch kein Indiz für den Schweregrad ist. Zur Diagnostik gehören intravenöse ↑Urographie, Sonographie (auch zur Verlaufskontrolle bei konservativem Vorgehen), Duplexsonographie, Computertomographie u. Renovasographie (v. a. vor organerhaltenden Operationen). ↑Nierenkontusion, ↑Nierenruptur.

Nierentuberkulose: tuberkulöse Entzündung des Nierenparenchyms, meist durch hämatogene, selten durch aufsteigende kanalikuläre Infektion.

Nierentumoren: Gewächse des Nierenparenchyms. **Gutartige N.**: a) mesenchymale Herkunft: Fibrome (z. B. Markfibrom), Lipome, Myome, Hämangiome; b) epitheliale Herkunft: Adenom der Nierenrinde; c) Pseudotumoren, z. B. Zysten (die aber keine Gewächse im eigentl. Sinne sind, sondern den Tumor klin. vortäuschen). **Bösartige N.**: a) Sarkom (selten); b) embryonales Adenosarkom, fast nur bei Kindern, Wilms-Tumor; c) epitheliale Herkunft: Hypernephrom, besser hypernephroides Karzinom (der häufigste N.), auch Grawitz-Tumor (1884); Grawitz glaubte ursprüngl., daß es sich um versprengtes Nebennierengewebe handele, moderne Bez: Nierenzellkarzinom mit histol. Untergruppen. Makrosk. sehr bunte Schnittfläche (sog. bunte Tumoren, histol.: typ. große glykogenreiche, „pflanzenzellartige" Zellverbände mit wasserklarem Protoplasma, in späterem Stadium atyp. werdend, Polymorphie), Einbruch in das Nierenbeckenkelchsystem (↑Hämaturie) o. in die Nierenvene (hämatogene Metastasierung bes. in Lunge u. Knochen) ist mögl. **Hauptsymptom** aller N.: schmerzlose, meist makroskop. blutige Miktion (makrosk. Hämaturie). **Diagn.**: Palpation der Nieren (nur bei großen Tumoren), Ausscheidungsurogramm- (besser ↑Infusionsurogramm) u. Sonographie, Computertomographie, Nierenangiographie, ↑Kavographie u. Phlebographie zur Bestimmung der Operabilität. **Ther.**: Nephrektomie mit Nierenfettkapsel u. Nebennieren sowie Ausräumung der regionalen Lymphknoten; u. U. Vor- u. Nachbestrahlung (beim Wilms-Tumor).

Nierentypgefäße: kleine Arterien u. Arteriolen, die sich bei Zunahme des Blutdrucks in ihnen über einen best. Wert, kontrahieren u. damit den Blutstrom u. den Druck in den nachgeschalteten Kapillargebieten (in der Niere die Glomeruluskapillaren) auf einem konstanten Wert halten. Zu den N. gehören u. a. die Hirnarterien. ↑Vasokonstriktion, barinogene.

Nierenvenenthrombose: ein- o. doppelseitiger Verschluß der Nierenvenen. Bei komplettem Verschluß kommt es zum Untergang des Organs, während beim inkompletten Verschluß Nierenstauung mit nephrot. Syndrom im Vordergrund steht. Diagn. mittels Duplexsonographie o. Renovasographie.

Nierenverdoppelung: akzessor. Niere, Ren duplex; Vorkommen von 3 Nieren. Die überzählige Niere ist meist hypoplast. u. liegt oft kaudal der nomotopen Niere o. im Becken. Jede Niere besitzt einen Harnleiter, die getrennt in die Harnblase münden können o. sich vorher vereinigen. Abb.

Nierenversagen ↑Niereninsuffizienz.

Nierenzellkarzinom: Hypernephrom, hypernephroides Karzinom, Grawitz-Tumor; machen 2 % aller Krebserkrankungen des Menschen aus. Neu ist die histol. Einteilung (nach Störkel) in klarzellige (solides Wachstum, schlechte Progn.), chromophile (tubulopapillärer Aufbau, relativ gute Progn.), chromophobe (grobknotiger Tumor, gute Progn.), Sammelrohr- bzw. Ductus-Bellini-Tumoren (seltener, sehr aggressiver Tumor) u. Onkozytome (gutartig). In 80 % der Fälle handelt es sich um klarzellige

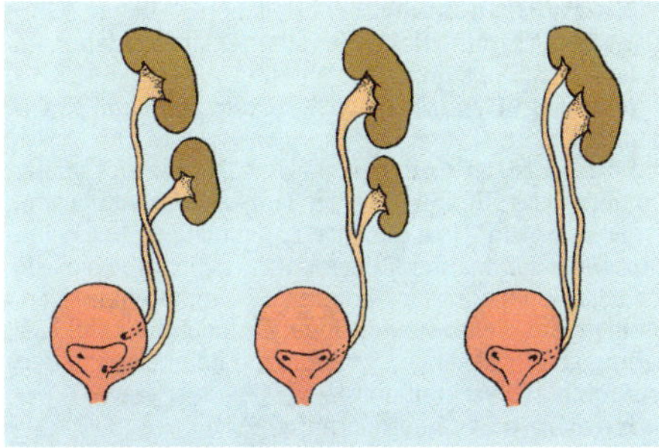

Nierenverdoppelung

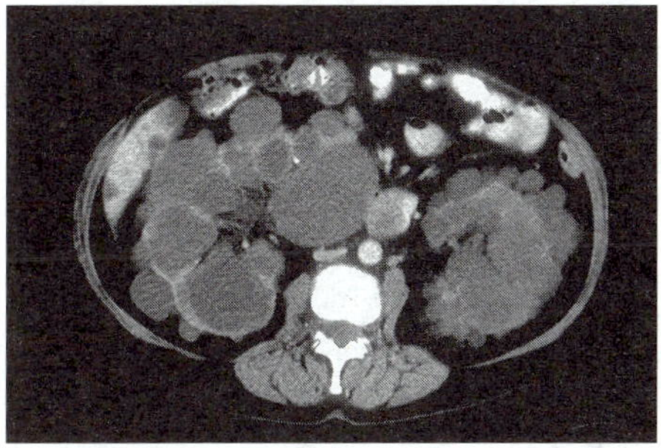

32

Nierenzysten und Leberzysten im transversalen Computertomogramm nach i. v. Kontrastmittelgabe

Nierenzellkarzinome, chromophile Karzinome treten in 14 % der Fälle auf, alle anderen Tumoren sind relativ selten.

Nierenzysten: Zysten der Nieren treten z. T. in spez. Tubulusabschnitten auf: a) Sammelrohre (generalisiert = infantiler Typ; lokalisiert = medulläre Zystenniere, medulläre Schwammniere); b) proximaler Tubulus (fam., kongenitale Nephrose), tuberöse Sklerose (Hippel-Lindau-Krankheit). In unterschiedl. Tubulusabschnitten treten auf: Zystennieren vom Erwachsenentyp; Zystenniere vom Erwachsenentyp bei Kindern. Die polyzyst. Nierendysplasien werden in 4 Typen unterteilt: Typ I: kleinzyst. Schwammniere des Neugeborenen; Typ II: multiple, unterschiedl. große, ein- o. beidseitig vorkommende Zysten; Typ III: multiple stecknadelkopfgroße Zysten (mikrozyst. bei Neugeborenen, großzyst. bei Erwachsenen); Typ IV: Zystennieren in Kombination mit Stenose der Urethra. Ther. kommen Punktionen der Zysten, u. U. mit anschließender Verödung in Frage. DD sind Karzinome mit zyst. Partien auszuschließen. Abb.

Niesen: heftiger, explosionsartiger Luftstoß durch Nase (u. Mund). Auslösung reflektor. durch sensible Nervenfasern des N. trigeminus, manchmal schon durch Blick ins Helle (Blendungsniesen). Zunächst krampfhafte Inspiration, Verschluß des Nasenrachenraums durch den weichen Gaumen, dann plötzl. Exspirationsanstrengung u. Sprengung des Verschlusses.

Niesschmerz: durch Niesen ausgelöster o. verstärkter Schmerz im Verlauf des N. ischiadicus bei Bandscheibenprolaps.

Nieswurz, schwarzer: Helleborus niger; Giftpflanze. Wirkstoffe Hellebrin mit herzglykosidähnl. u. Hellebron mit lokalreizender Wirkung.

Nievergelt, Kurt, zeitgen. Schweizer Chir. u. Orthop., Zürich.

Nievergelt-Syndrom (nach Kurt N.): mesomeler Minderwuchs (Verkürzung der langen Röhrenknochen, Hypoplasie von Ulna, Radius u. Fibula), wahrscheinl. autosomal dominanter Erbgang. Osteochondrodysplasie mit bes. Beteiligung der unteren Extremitätenknochen. Intelligenz u. Lebenserwartung nicht beeinträchtigt. Beziehungen zum ↑Langer-Syndrom u. ↑Reinhardt-Pfeiffer-Syndrom. Erstbeschreibung 1944.

Nifedipin: ein ↑Koronarmittel. Abb.

Nigericin: ein zu den ↑Ionophoren gehörendes Antibiotikum, das in der Lage ist, Kationen zu binden u. diese durch Biomembranen bzw. künstl. Lipiddoppelschichten zu transportieren.

Nigrities cutis ⟨*lat*⟩ *f*: Schwarzfärbung der Haut; ↑Chloasma, ↑Melanodermie, ↑Melasma.

Nigrities linguae ↑Haarzunge.

NIH: *Abk* für ↑National Institutes of Health.

nihil ⟨*lat*⟩ *Adv*: nil; nichts.

NIH-stroke-Scale: Skala zur Quantifizierung des Verlaufs neurol. Ausfälle beim Hirninfarkt. Punktmäßig berücksichtigt werden: Bewußtseinslage, Reaktionen auf Fragen u. Aufforderungen, Blickmotorik, Gesichtsfeld, Fazialisfunktion, Arm- u. Beinhalteversuch, Extremitätenataxie, Sensibilität, Neglect, Dysarthrie u. Aphasie.

Niklas, Andry (geb. 1958), frz. Orthop., Paris; ihm wird die Einführung des Begriffs Orthop. zugeschrieben.

Nikolski, Pjotr Wassiljewitsch (1858–1940), russ. Dermat., Kiew, Warschau, Rostow.

Nikolski-Zeichen (nach Pjotr. W. N.): Verschiebbarkeit der oberen Epithelschichten beim Pemphigus vulgaris u. foliaceus durch Reiben im Bereich äußerl. nicht veränderter Hautpartien; Zeichen der ↑Akantholyse. ↑Pemphigus.

Nikotin: nach dem frz. Diplomaten J. Nicot (1530–1600) benanntes, in den Blättern der Tabakpflanze (↑Nicotiana tabacum) vorkommendes, stark giftiges ↑Alkaloid. Farblose, mit Wasser mischbare Flüssigkeit. Siedepunkt 247 °C; wasser- u. lipoidlösl.; wird auch über die Haut gut resorbiert. Hohe spezif. Affinität u. Wirkaktivität zu cholinergen Rezeptoren der motor. Endplatte u. der vegetativen Ganglien.

Nikotinamblyopie ↑Tabak-Alkohol-Amblyopie, ↑Neuritis optica retrobulbaris.

Nikotinmißbrauch: Nikotinabusus; psych. Abhängigkeit von Nikotin nur teilweise. ↑Nikotinvergiftung.

Nikotinsäure: Acidum nicotinicum; Pyridin-3-karbonsäure, Bestandteil des ↑Vitamin-B-Komplexes. Führt zur Erweiterung kleiner Gefäße der Endstrombahn. Anwendung meist perkutan als Salben u. Einreibungen. Durch lokale Hyperämie Hautrötung u. Wärmegefühl.

Nikotinsäureamid: Säureamid der ↑Nikotinsäure; Bestandteil von NAD^+ u. $NADP^+$; ↑Niacin. Abb.

Nikotinsäureamid-adenin-dinukleotid: *Abk* NAD^+; ein Pyridinnukleotidcoenzym, bei dem Adenosin u. Nikotinsäureamidribotid über eine Pyrophosphatbindung verknüpft sind. Coenzym zahlreicher ↑Oxidoreduktasen, das reversibel Wasserstoff an den Nikotinsäureamidrest binden kann. Die Absorptionsspektren der oxidierten (NAD) u. reduzierten (NADH) Formen unterscheiden sich deutl., was beim optischen ↑Test zur Messung von Enzymaktivitäten ausgenutzt wird.

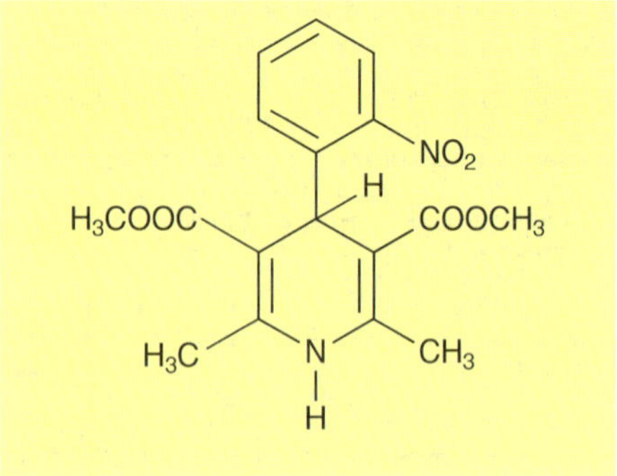

Nifedipin

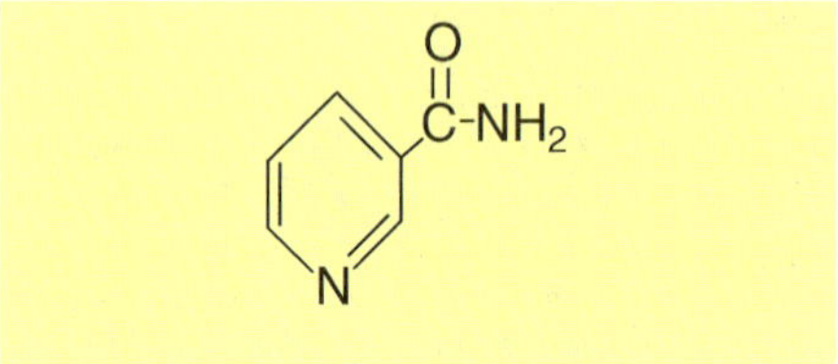

Nikotinsäureamid

Nikotinsäureamid-adenin-dinukleotid-phosphat: *Abk* $NADP^+$; ein Pyridinnukleotidcoenzym, bei dem die 2'-Hydroxylgruppe des Adenosins im ↑Nikotinsäureamid-adenin-dinukleotid mit Phosphorsäure verestert ist. Wie NAD^+ ist N. Coenzym zahlreicher Oxidoreduktasen. Seine reduzierte Form (NADPH) wird im Stoffwechsel für reduktive Synthesen benötigt u. dafür v. a. vom Pentosephosphatweg des Glukoseabbaus bereitgestellt.

Nikotinsäurebenzylester: pharmak. Wirkung wie ↑Nikotinsäure.

Nikotinsäureester: z. B. Nikotinsäurepropylester, pharmak. Wirkung wie ↑Nikotinsäure.

Nikotintest: zur DD des Diabetes insipidus. i. v. Injektion von Nikotinsalicylat stimuliert die ADH-Sekretion auch in Fällen, in denen durch Steigerung der Plasmaosmolalität keine Antidiurese zu erzielen ist, was für eine funktionelle Trennung der Osmorezeptoren u. der ADH-Sekretion spricht.

Nikotinvergiftung: **akute N.**: tödl. Dosis für ungewöhnte Erwachsene oral ab 30–40 mg. Rasche Resorption über die Haut u. Schleimhäute. Sympt.: Nausea, Schwindelgefühl, Salivation, Erbrechen, Schweißausbrüche, kalte, blasse Haut, Dyspnoe, Kopfschmerzen, Mydriasis bzw. Miosis (Sehstörungen), Parästhesien, Tremor, Muskelschwäche, Ataxie, klon.-ton. Krämpfe, Bewußtlosigkeit, Koliken, Diarrhö, Oligurie bis Urämie, Bradykardie bzw. Tachykardie, Arrhythmie, Blutdruckanstieg, -senkung, Kollaps, Tod durch Atemlähmung. Ther.: Resorptionsverminderung (Erbrechen, Magenspülung mit Kaliumpermanganat, Natriumsulfat, Carbo medicinalis), symptomat. **Chron. N.**: bei chron. Rauchern, Störungen des Gastrointestinaltrakts, Durchblutungsstörungen (blasse Haut, pektanginöse Beschwerden, Claudicatio intermittens) u. a. Überlagerung mit der Wirkung von anderen Bestandteilen des Tabakrauchens, z. B. Bronchitis, Bronchialkarzinom.

Niktation ↑ Nictatio.

Nilbeule ↑ Leishmaniasen, ↑ Orientbeule.

Nilblausulfatfärbung: Verfahren der ↑ Supravitalfärbung zum Nachweis der ↑ Heinz-Innenkörper in unfixierten Erythrozyten.

nil nocere ⟨*lat*⟩: nicht schaden.

Nina-A-Protein ↑ Konformase.

Ninhydrinreaktion: Reaktion von Ninhydrin mit ↑ Aminosäuren. Dabei werden die Aminosäuren desaminiert u. decarboxyliert, wobei reduziertes Ninhydrin entsteht, das mit überschüssigem Ninhydrin u. dem aus den Aminosäuren stammenden Ammoniak zu einem rotvioletten Farbstoff wird. Die N. wird bei der Bestimmung von Aminosäuren im ↑ Aminosäureanalysator u. zum Anfärben von Aminosäuren u. Peptiden nach Chromatographie u. Elektrophorese ausgenutzt.

Ninhydrintest: Farbreaktion zum Nachweis der Lysindecarboxylase zur Differenzierung der ↑ Enterobacteriaceae.

^{95}Niobium-Albumin: Substanz, die zum Nachweis eines vermehrten intestinalen Eiweißverlusts eingesetzt wird.

Nipa-Ester: Sammelbezeichnung für die p-Hydroxybenzoesäureester Nipagin M (Methylester), Nipagin A (Äthylester), Nipasol (Propylester), Nipabutyl (Butylester) u. Nipabenzyl (Benzylester). Anwendung als Konservierungsmittel in der pharmaz. u. z. T. auch in der Lebensmittelindustrie.

Nipagin M: Methylparaben, Konservierungsmittel für Arzneimittel.

Nipasol M: p-Hydroxybenzoesäurepropylester, Konservierungsmittel für Arzneimittel.

Niphablepsis ⟨*gr*⟩ *f* ↑ Schneeblindheit.

Nipple ⟨*engl*⟩: Mamille.

Nirenberg, Marshall Warren (geb. 1927), amerik. Biochem., Bethesda. 1968 Nobelpreis für Med./Physiol. (mit R. W. Holley u. H. G. Khorana) „für die Interpretation des genetischen Codes und seiner Funktion bei der Proteinsynthese".

Niridazol: ↑ Anthelminthikum, wirkt auch gegen ↑ Entamoeba histolytica.

Nischenzellen: Alveolarepithelzelle Typ II, sezerniert den Surfactant; ↑ Alveolarepithel.

Nishimoto-Takeuchi-Kudo-Suzuki-Krankheit ↑ Moya-Moya-Syndrom.

Nisin: in geringen Mengen bei der Käsereifung isolierbare proteinähnl. Substanz aus Streptococcus lactis mit antibiot. Wirksamkeit. N. erniedrigt die Hitzeresistenz von Bakteriensporen u. wird z. T. als Konservierungsmittel benutzt.

Nisse: Eier von ↑ Anoplura. Becherförmiges, für das Auge wahrnehmbares Chitingehäuse, das das Ei der Filzlaus, Kleiderlaus u. Kopflaus umhüllt. Die N. ist fest an das Haar o. die Nähte der Kleider angekittet.

Nissen, Rudolf (1896–1981), Chir., Berlin, Istanbul, Boston, New York, Basel. Schüler Sauerbruchs.

Nissen-Hautmuskellappenplastik: Verfahren der ↑ Thorakoplastik zur Beseitigung von paravertebral gelegenen Empyemresthöhlen (↑ Pleuraempyem).

Nissen-Operationen: Operationsmethoden im Bereich der Lunge u. des Mediastinums, des Ösophagus, Magens u. Dünndarms.

Nissl, Franz (1860–1919), dt. Psychiater, Neurohistologe, Heidelberg, München.

Nissl-Färbung (nach Franz N.): Darstellung der ↑ Nissl-Schollen mit bas. Farbstoffen. Zelleiber u. Dendriten der Nervenzellen deutl., geeignet für ↑ Zytoarchitektonik.

Nissl-Schollen (nach Franz N.): Substantia chromatophilica; basophile, schollenförmige Strukturen im Zelleib u. in Dendriten von Nervenzellen, ident. mit rauhem ER. N. zerfallen bei Schädigung der Zelle. ↑ Chromatolyse. Abb.

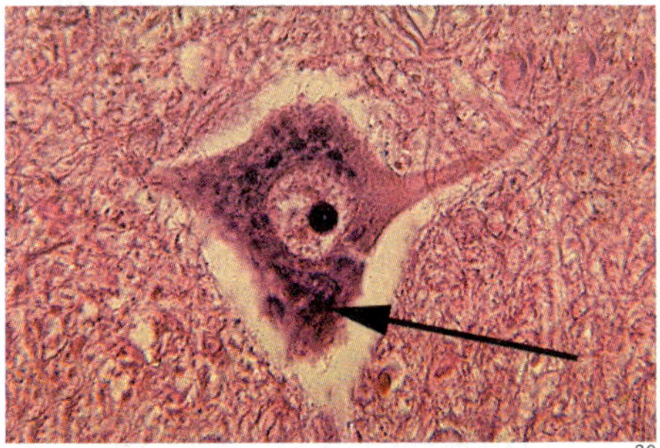

30

Nissl-Schollen. Histologischer Schnitt durch das Rückenmark, HE-Färbung; multipolare Nervenzelle mit N. (Pfeil) im Zytoplasma

Nit: Einheit der Leuchtdichte, ↑ Strahlungsgrößen.

Nitrangin ↑ Nitroglycerol.

Nitrate: Salze der Salpetersäure; die Kalium- u. Natriumnitrate heißen auch Salpeter (Kalisalpeter bzw. Natronsalpeter). N. sind Endprodukte des biol. Abbaus von Eiweißen, Nukleinsäuren u. anderen organ. Stickstoffverbindungen. N. sind die wichtigste Form, in der Pflanzen Stickstoff aufnehmen u. daraus Eiweiße aufbauen. N. sind daher im Kreislauf des Stickstoffs in der Natur von zentraler Bedeutung u. in der Natur überall anzutreffen. Durch die Anwendung von Düngemitteln u. bei ungeeigneter Güllewirtschaft (↑ Nitrifizide) steigt der Gehalt an N. in der Umwelt (bes. im Wasser) u. in Pflanzen. N. selbst sind wenig tox., werden aber v. a. mikrobiell zu tox. ↑ Nitriten reduziert. Vergiftungen Erwachsener wurden bei Nitratgehalten über 500 mg/l Wasser beobachtet, der ↑ Acceptable daily intake liegt bei 5 mg/kg Körpermasse. ↑ Pökeln von Fleisch.

Nitrat-Problem ↑ Methämoglobinämie, ↑ Nitrosamine, ↑ Nitritpökelsalz.

Nitrazepam: ein Benzodiazepin, starke sedative Wirkung, schlafbegünstigend.

Nitrifikation: Oxidation des Ammoniaks über Nitrit zu Nitrat durch Bakterien, z. B. Nitrosomonas, Nitrobacter.

Nitrifizide: Nitrifikationshemmer. Stoffe, die in der Natur die Umwandlung von Ammoniumverbindungen in Nitrite u. ↑ Nitrate (Nitrifikation) hemmen. Bei Anwendung gemeinsam mit Düngemitteln helfen N. mit, die Belastung der Umwelt mit diesen Stickstoffverbindungen zu minimieren u. die Effektivität der Düngungsmaßnahmen zu steigern.

Nitrile *n Pl*: chem. Verbindungen R–C≡N mit organ. Rest. Beispiel: Acetonitril CH_3–C≡N.

Nitrinprobe: Methode zum indirekten (chem.) Nachweis einer Bakteriurie. Das von Kolibakterien aus Nitrat gebildete Nitrit wird mit Nitrin (Aminobenzalphenylhydrazon) zu einem rotvioletten Farbstoff umgesetzt.

Nitrite: organ. o. anorgan. Verbindungen, die sich von der salpetrigen Säure ableiten. N. entstehen bei der biol. Umwandlung von ↑Nitraten (anorgan.) o. organ. Nitroverbindungen in allen Bereichen der ↑Biosphäre. N. sind sehr reaktionsfreudig u. können oxidiert o. zu harmlosen Ammoniumverbindungen reduziert werden. Umsetzungsprodukte von N. sind ↑Nitrosamine, Nitrosomyoglobin (↑Pökeln von Fleisch) u. Methämoglobin (↑Hämoglobin). N. bewirken eine Gefäßspasmolyse u. finden bei ↑Angina pectoris Anwendung. Säuglinge u. Kleinkinder sind durch N. bes. gefährdet.

Nitritocobalamin ↑Vitamin B_{12}.

Nitritpökelsalz: zur Haltbarmachung von Fleisch verwendetes Salz. Pökelsalze, bestehend aus Speisesalz u. 0,5–0,6% Natriumnitrit bzw. zusätzl. 0,9–1% Kaliumnitrat, gelten als Zusatzstoffe, für die rechtsverbindl. Anwendungszweck u. Höchstmengen vorgeschrieben sind.

Nitrobenzen: aromat. Nitroverbindung, die im Organismus mehrmals reduziert (Phenylhydroxylaminbildung) u. wieder oxidiert wird. Kreisprozeß, der u.a. an Flavoprotein gebunden ist u. zur Methämoglobinbildung führt.

Nitroblautetrazoliumtest: Stoffwechseltest zur funktionellen Beurteilung der neutrophilen Granulozyten, insbes. der intrazellulären Bakterizide bei erhaltenem Phagozytosevermögen. Beim unstimulierten N. wird eine antikoagulierte Blutprobe mit einer Lösung des gelben Farbstoffs Nitroblautetrazolium inkubiert, anschließend Ausstriche angefertigt u. mit Giemsa-Lösung gegengefärbt. Bei intakter Granulozytenfunktion wird das gut lösl. Nitroblautetrazolium in den Zellen zu blauviolettem Formazan reduziert, das als Niederschlag intrazellulär gut sichtbar wird. Der N. mit Stimulation arbeitet mit Zusätzen von Endotoxin o. Heparin. Der N. wird v.a. zur Diagnostik der progressiven septischen ↑Granulomatose des Kindesalters, einer seltenen angeborenen Funktionsstörung der Granulozyten angewendet.

Nitroderm TTS ↑Systeme, therapeutische.

Nitrofural: Nitrofurazon. Chemotherapeutikum zur lokalen Anwendung mit antibakterieller Wirkung.

Nitrofurane: synthet. Chemotherapeutika mit antibakterieller, antimykot. u. trichomonadenhemmender Wirkung. ↑Nitrofurantoin, Nitrofural, Furazolidon, Furaltadon.

Nitrofurantoin: Chemotherapeutikum, Nitrofuranderivat; wirkt gegen grampositive Kokken, grampositive u. -negative Stäbchen; prakt. nur bei Harnwegsinfektionen verwendbar, da rasche Elimination durch die Nieren; wirksame Blut- u. Gewebespiegel werden nicht erreicht.

Nitrofurantoinlunge: tox. (evtl. allerg.) Schädigung des Lungenparenchyms mit allmähl. Ausbildung eines intraalveolären u. interstitiellen Ödems mit Übergang in eine ↑Lungenfibrose. Tritt meistens bei längerer Anwendung des Nitrofurantoins auf.

Nitrogenmustard: Zytostatikum aus der Gruppe der ↑Lostderivate, auch als Stickstoff-(N)-Lost bezeichnet. Wirkt auf die DNA ruhender Zellen, indem zwischen den N-Atomen benachbarter Guanin-Moleküle zweier DNA-Fäden eine Brücke gebildet u. damit die Funktion der DNA im Zellstoffwechsel ausgeschaltet wird.

Nitroglycerol: Nitroglyzerin; Salpetersäureester des Glycerols. Reines N. explodiert bei Stoß, Schlag o. rascher Überhitzung heftig. In Kieselgur aufgesaugt ist N. ein handhabungssicherer Sprengstoff (Dynamit). Eine 1%ige alkohol. Lösung von N. (Nitrangin) wirkt spasmolyt.

Nitroimidazolderivate ↑Metronidazol.

p-Nitrophenol: ↑Nitrobenzen, indirekter Methämoglobinbildner.

Nitroprussidnatrium: $Na_2[Fe(CN)_6NO] \cdot 2H_2O$, Nipruton; blutdrucksenkendes Mittel, das parenteral zur kontrollierten Hypotension (Freisetzung von NO) mit großem Erfolg eingesetzt wird. Aufgrund des peripheren Angriffspunkts an den Vasomotoren u. der kurzen Inaktivierungszeit von ca. 2 min wird eine gute Steuerbarkeit erreicht. Geeignetes Mittel auch für die Behandlung schwerer hypertoner Krisen. Vorsicht ist geboten bei Leberschäden, da bei Abbau dieser Substanz Cyanide freigesetzt werden. Das Medikament selbst ist stark lichtempfindl.

Nitrosamine: Produkt der chem. Reaktion von sek. ↑Aminen mit salpetriger Säure: $R_2NH + NO^+ \rightarrow R_2N{-}N{=}O + H^+$. N-Nitroso-Verbindungen finden sich als N. u. Nitrosamide. Bildung aus Nitraten o. Nitriten im Tierexperiment u. auch beim Menschen erwiesen. Kanzerogene u. teratogene Wirkung durch Strukturveränderungen der Dialkyl- u. der zykl. N. Deshalb ist spez. Exposition für ↑N-Nitroso-Verbindungen u. Vorstufen (Nitrite, Nitrate, Amide) möglichst niedrig zu halten, z.B. kein Zusatz von Nitraten u. Nitriten für Fleisch u. Fisch. ↑Pökeln.

Nitrosobenzen ↑Methämoglobinbildner.

Nitrosoharnstoffderivate: Chemotherapeutikaklasse mit alkylierender Wirkung für die Behandlung von bösartigen Geschwülsten. Vertreter sind Bis-Chloräthylnitrosourea (BCNU, ↑Carmustin); Chloräthylcyclohexenylnitrosourea (CCNU, ↑Lomustin); Methyl-CCNU.

N-Nitroso-Verbindungen: kanzerogene Stoffe mit Organotropie, z.B. Dimethylnitrosamin (Leberkrebs bei Ratten). Dimethylnitrosamin soll sich im Magen auch aus Aminophenazon bilden können. Ein Kausalzusammenhang zwischen Aminophenazonanwendung u. Krebshäufigkeit konnte beim Menschen bis jetzt nicht nachgewiesen werden. N. führen zur Gefäßerweiterung, v.a. an den postkapillären Gefäßen. Die Abnahme des Venendrucks führt zu einer Entlastung des Herzens u. zu einer Abnahme des enddiastol. Drucks. Durch Abnahme der Herzarbeit kommt es zu einer Abnahme des Sauerstoffbedarfs des Herzens (extravasale Komponente), dadurch kann der O_2-Mangel, der einen akuten Angina-pectoris-Anfall bedingt, beseitigt werden. Eine Erweiterung der Koronargefäße spielt nur bei Koronarspasmen eine ursächl. Rolle (vasale Komponente). Eine mangelnde Nitroso-Thiol-Bildung soll die Nitratgewöhnung bedingen. ↑Nitrosamine.

Nitze, Maximilian (1848–1906), dt. Urol., Dresden, Berlin. N. entwickelte zusammen mit dem Wiener Instrumentenmacher Josef Leiter ein Prismen- u. Spiegelzystoskop, dessen Einführung in die Diagnostik u. Ther. der Blasen- u. Nierenkrankheiten die Ära der modernen Urol. eröffnete.

Niveau, psychophysisches: umfaßt diejenigen Gebiete bzw. Funktionen des Großhirns, wo die materiellen, phys. Vorgänge zugleich psych. Vorgänge sind, d.h., wo die Einheit von Materie u. Bewußtsein realisiert ist. Der wesentl. Ort des p.N. befindet sich in der ↑Großhirnrinde.

Njovera: in Simbabwe endem. Syphilis. ↑Treponematosen, nichtvenerische.

NK-Zellen: natürl. ↑Killerzellen.

NLM: *Abk* für engl. ↑National Library of Medicine.

NLM Current Catalog: Informationsmittel der ↑National Library of Medicine u. Produkt von ↑MEDLARS. Erscheint vierteljährl. u. weist neue, von der NLM katalogisierte Monographien bzw. Zeitschriften u. Serien nach: geordnet nach Begriffen der ↑Medical Subject Headings u. in alphabet. Reihenfolge. Der Inhalt des Current Catalog steht als CATLINE für On-line-Recherchen zur Verfügung.

NMF: *Abk* für engl. ↑Natural Moisturizing Factor.

N-Minimum ↑Stickstoffminimum.

NMR: *Abk* für engl. Nuclear magnetic resonance. ↑Kernspinresonanz, ↑Kernspintomographie.

N-myc: Neuroblastome verursachendes zelluläres ↑Onkogen.

Nn.: *Abk* für Nervi; *Pl* von Nervus. ↑Nerven.

NO: Stickstoffmonoxid. ↑Gase, nitrose; ↑Stickoxidradikal.

N_2O ↑Lachgas, ↑Gasnarkotika.

Nobelpreis für Medizin/Physiologie: seit 1901 jährl. verliehener Preis (Tab.) aus den Zinsen des Vermögens von A. Nobel, der für bedeutende Entdeckungen o. Erkenntnisse auf den Gebieten Med. o. Physiol. (ursprüngl. für aktuelle wissenschaftl. Leistungen gedacht, später ohne diese Einschränkung) vergeben wird. Der Nobelpreis kann an einen o. mehrere Wissenschaftler verliehen werden. Die Auswahl der Preisträger erfolgt durch das Nobelkomitee des Karolinska-Instituts in Stockholm (↑Karolinska Institutet). Weitere Nobelpreise werden für Physik, Chem., Ökonomie, Lit. vergeben, außerdem ein Friedensnobelpreis. Tab. S. 1414 u. 1415.

Nocard, Edmond (1850–1903), frz. Tierarzt, Paris.

Nocardia (nach Edmond Nocard): grampositive bis gramlabile, kokkoide bis stäbchenförmige, unbewegl., aerobe, hyphenbildende Bakterien. Als Erreger der ↑Nocardiosen kommen in Betracht: N. asteroides, N. brasiliensis, N. farcinica, N. otitidiscaviarum.

Nocardiosen: bevorzugt in warmen Ländern vorkommende, durch Bakterien der Gattung ↑Nocardia hervorgerufene Erkrankungen mit chron. Verlauf; bes. bei abwehrgeschwächten Pat. (z.B. Immunsuppression, Tumorerkrankungen, AIDS etc.). Übertragung der exogenen, pathogenen Arten durch Staubinhalation o. traumat. Unterteilung in: pulmonale N. (Lungenabszeß), system. N. (Sepsis, Hirnabszeß, Nierenabszeß), superfizielle N. (Hautabszeß), ↑Alveolitis. Diagnostik: Erregernachweis. Ther.: Sulfonamide, ggf. chir.

Noceboeffekt: Nebenwirkungen, die während einer Plazebobehandlung auftreten (↑Plazeboeffekt).

Noctambulismus ↑Nachtwandeln.

nocturnus ⟨*lat*⟩ *Adj*: nächtl.

Nodi lymphatici ⟨*gr* + *lat*⟩ *m Pl*: Lymphonodi; in die Lymphbahnen eingeschaltete knötchenförmige Organe, welche eine Abwehr- u. eine Speicherfunktion haben. Ihre Größe schwankt von mikrosk. Größenordnung bis zu etwa 3 cm Durchmesser. ↑Lymphknoten.

Nodi lymphatici axillares: zahlreiche Lymphknoten im Fettgewebe der Achselhöhle; sammeln die Lymphe von Arm, Schulter, Brustwand, Mamma u. Bauchwand oberhalb des Nabels.

Nodi lymphatici bronchopulmonales: im Bereich des Lungenhilus gelegene Lymphknoten.

Nodi lymphatici buccales: Lymphknoten an der Außenseite des M. buccinator.

Nodi lymphatici cervicales profundi: Lymphknoten entlang der V. jugularis interna; sammeln die Lymphe von Kopf u. Hals.

Nodi lymphatici cervicales superficiales: Lymphknoten auf dem M. sternocleidomastoideus; Einzugsgebiete sind die oberflächl. Lymphgefäße von Gesicht u. Wange.

Nodi lymphatici coeliaci: Lymphknoten in der Umgebung des Truncus coeliacus.

Nodi lymphatici colici: Lymphknoten, die im Bereich der Lymphgefäße des ↑Mesokolons bzw. an der Hinterwand von Colon ascendens u. Colon descendens liegen.

Nodi lymphatici gastrici: Lymphknoten im Bereich der kleinen (N.l.g. dextri) bzw. der großen (N.l.g. sinistri) Kurvatur des Magens.

Nodi lymphatici hepatici: Lymphknoten im Bereich der Leberpforte.

Nodi lymphatici ileocolici: Lymphknoten im Bereich der Bauhin-Klappe.

Nodi lymphatici iliaci externi: entlang der A. iliaca externa sich erstreckende Lymphknoten.

Nodi lymphatici iliaci interni: Lymphknoten entlang der A. iliaca interna.

Nodi lymphatici inguinales profundi: unter der Fascia lata an den Vasa femoralia kaudal der Lacuna vasorum gelegene Lymphknoten.

Nodi lymphatici inguinales superficiales: unter der Haut am Leistenband gelegene Lymphknoten, die die Lymphe der oberflächl. Lymphgefäße der Bauchhaut unterhalb des Nabels, der Hüftgegend, des Dammes, der äußeren Genitalien u. des Beins aufnehmen.

Nodi lymphatici intercostales: in den Zwischenrippenräumen der Thoraxwand gelegene Lymphknoten.

Nodi lymphatici lumbales: Lymphknotenketten in Begleitung der Aorta abdominalis. Sammeln die Lymphe der paarigen Organe des Retroperitonealraums, der Organe des kleinen Beckens (über Nodi lymphatici liliaci interni) sowie des Beins (über Nodi lymphatici inguinales u. Nodi lymphatici iliaci externi).

Nodi lymphatici mediastinales anteriores: Lymphknoten, die verstreut im vorderen ↑Mediastinum liegen u. mit den regionären Lymphknoten von Lungen, Thymus, Herz sowie vorderer Brustwand in Verbindung stehen.

Nodi lymphatici mediastinales posteriores: Lymphknoten des hinteren ↑Mediastinums. In sie münden Lymphgefäße von Zwerchfell, Perikard, Pleura u. Ösophagus.

Nodi lymphatici mesenterici: in die im ↑Mesenterium verlaufenden Lymphgefäße eingeschaltete Lymphknoten.

Nodi lymphatici occipitales: Lymphknoten am Hinterhaupt.

Nodi lymphatici pancreaticoduodenales: zwischen Duodenum u. Pankreas im Bereich der A. pancreaticoduodenalis superior bzw. inferior gelegene Lymphknoten.

Nobelpreisträger für Medizin/Physiologie

Jahr	Preisträger
1901	Behring, Emil Adolf
1902	Ross, Ronald
1903	Finsen, Niels Ryberg
1904	Pawlow, Iwan Petrowitsch
1905	Koch, Robert
1906	Golgi, Camillo
	Ramon y Cajal, Santiago
1907	Laveran, Charles Louis Alphonse
1908	Ehrlich, Paul
	Metschnikow, Ilja Iljitsch
1909	Kocher, Emil Theodor
1910	Kossel, Albrecht
1911	Gullstrand, Allvar
1912	Carrel, Alexis
1913	Richet, Charles Robert
1914	Bárány, Robert
1919	Bordet, Jules
1920	Krogh, August Steenberg
1922	Hill, Archibald Vivian
	Meyerhofer, Otto
1923	Macleod, John James Richard
	Banting, Frederick Grant
1924	Einthoven, Villem
1926	Fibiger, Johannes Andreas
1927	Wagner von Jauregg, Julius
1928	Nicolle, Charles Louis Henry
1929	Eijkman, Christian
	Hopkins, Federic Gowland
1930	Landsteiner, Karl
1931	Warburg, Otto Heinrich
1932	Sherrington, Charles Scott
	Adrian, Edgar Douglas
1933	Morgan, Thomas Hunt
1934	Whipple, George Hoyt
	Minot, George Richard
	Murphy, William Parry
1935	Spemann, Hans
1936	Dale, Henry Hallet
	Loewi, Otto
1937	Szent-Györgyi von Nagyrapolt, Albert
1938	Heymanns, Corneille
1939	Domagk, Gerhard
1943	Doisy, Edward Adalbert
	Dam, Carl Peter Henrik
1944	Erlanger, Joseph
	Gasser, Hermann Joseph
1945	Fleming, Alexander
	Chain, Ernst Boris
	Florey, Howard Walter
1946	Muller, Hermann Joseph
1947	Cori, Carl Ferdinand
	Cori, Gerty Theresa
	Houssay, Bernardo Alberto
1948	Müller, Paul Hermann
1949	Moniz-Egas, Antonio
	Hess, Walter Rudolf
1950	Kendall, Edward Calvin
	Hench, Philip Showalter
	Reichstein, Tadeus
1951	Theiler, Max
1952	Waksman, Selman Abraham

Jahr	Preisträger
1953	Lipman, Fritz Albert
	Krebs, Hans Adolf
1954	Enders, John Franklin
	Robbins, Frederick Chapman
	Weller, Thomas Huckle
1955	Theorell, Axel Hugo
1956	Richards, Dickinson Woodruff
	Cournand, André Frédéric
	Forssmann, Werner
1957	Bovet, Daniel
1958	Tatum, Edward Lawrie
	Beadle, George Wells
	Lederberg Joshua
1959	Ochoa, Severo
	Kronberg, Arthur
1960	Burnet, Frank Macfarlane
	Medawar, Peter Brian
1961	Békésy, Georg von
1962	Watson, James Dewey
	Crick, Francis Harry Compton
	Wilkins, Maurice Hugh Frederick
1963	Eccles, John Carew
	Hodgkin, Allan Lloyd
	Huxley, Andrew Fielding
1964	Bloch, Konrad Emil
	Lynen, Feodor
1965	Jacob, François
	Lwoff, André Michael
	Monod, Jacques Lucien
1966	Huggins, Charles Brenton
	Rous, Francis Peyton
1967	Hartline, Haldan Keffer
	Wald, George
	Granit, Ragnar
1968	Holley, Robert William
	Khorana, Har Gobind
	Nirenberg, Marshall Warren
1969	Delbrück, Max
	Luria, Salvadore Eduardo
	Hershey, Alfred Day
1970	Katz, Bernard
	Euler, Ulf Svante van
	Axelrod, Julius
1971	Sutherland, Earl W.
1972	Edelmann, Gerald Maurice
	Porter, Rodney Robert
1973	Frisch, Karl von
	Lorenz, Konrad
	Tinbergen, Nicolas
1974	Claude, Albert
	Duve, de, Christian
	Palade, George Emil
1975	Dulbecco, Renato
	Temin, Howard M.
	Baltimore, David
1976	Blumberg, Baruch Samuel
	Gajdusek, Daniel Charleton
1977	Yalow, Rosalyn
	Guillemin, Roger
	Schally, Andrew V.

Jahr	Preisträger
1978	Arber, Werner
	Nathans, Daniel
	Smith, Hamilton O.
1979	Cormack, Allan Macleod
	Hounsfield, Godfrey Newbold
1980	Benacerraf, Baruj
	Dausset, Jean
	Snell, George
1981	Sperry, Roger W.
	Hubel, David H.
	Wiesel, Torsten N.
1982	Bergström, Sune K.
	Samulsson, Bengt I.
	Vane, John
1983	McClintock, Barbara
1984	Jerne, Niels Kaj
	Köhler, Georges J. F.
	Milstein, César
1985	Brown, Michael S.
	Goldstein, Joseph L.
1986	Levi-Montalcini, Rita
	Cohen, Stanley
1987	Tonegawa, Susumu
1988	Black, James W.
	Elion, Gertrude B.
	Hitchings, George H.
1989	Bishop, J. Michael
	Varmus, Harold E.
1990	Murray, Joseph E.
	Thomas, E. Donnall
1991	Neher, Erich
	Sakmann, Bert
1992	Fischer, Edmond H.
	Krebs, Edwin G.
1993	Roberts, Richard J.
	Sharp, Phillip A.
1994	Gillmann, Alfred G.
	Rodbell, Martin
1995	Nüsslein-Vollhard, Christiane
	Wieschaus, Eric F.
	Lewis, Edward B.
1996	Doherty, Peter C.
	Zinkernagel, Rolf M.
1997	Prusiner, Stanley B.

Nodi lymphatici parasternales: Lymphknoten der vorderen Brustwand seitl. des Brustbeins.

Nodi lymphatici parotidei: in der Glandula parotidea gelegene Lymphknoten.

Nodi lymphatici pectorales: im Bereich der vorderen Brustwand gelegene Lymphknoten.

Nodi lymphatici phrenici: oberhalb (N. l. p. superiores) bzw. unterhalb (N. l. p. inferiores) des Zwerchfells gelegene Lymphknoten.

Nodi lymphatici pulmonales: im tiefen parenchymatösen Netz der Lymphgefäße der Lunge eingeschaltete Lymphknoten.

Nodi lymphatici retroauriculares: Lymphknoten hinter dem äußeren Ohr am Processus mastoideus.

Nodi lymphatici retropharyngei: hinter der Schlundwand gelegene Lymphknoten.

Nodi lymphatici sacrales: der vorderen Beckenfläche des Kreuzbeins benachbarte Lymphknoten.

Nodi lymphatici submandibulares: Lymphknoten im Bereich des ↑Trigonum submandibulare.

Nodi lymphatici submentales: unter dem Kinn gelegene Lymphknoten.

Nodi lymphatici subscapulares: in Begleitung der ↑Arteria subscapularis auftretende Lymphknoten.

Nodi lymphatici tracheales: seitl. die Trachea flankierende Lymphknotengruppen.

Nodi lymphatici tracheobronchiales inferiores: unterhalb der Bifurcatio tracheae gelegene Lymphknoten.

Nodi lymphatici tracheobronchiales superiores: oberhalb der Bifurcatio tracheae gelegene Lymphknoten.

nodosus ⟨*lat*⟩ *Adj*: knotig, knotenförmig.

Noduli albini: hirsekorngroße Knötchen an der Atrioventrikularklappe, die sich bis zum 6. Lebensmonat zurückbilden.

Noduli laqueati ↑Trichonodose.

Noduli lymphoidei aggregati: Peyer-Plaques; lymphat. Haufenknötchen, ca. 10·20 mm großes lymphat. Organ, Teil des ↑GALT, im Ileum gegenüber dem Mesenterialansatz gelegen. Struktur: 200–400 Lymphknötchen mit Keimzentrum in der Lamina propria mucosae u. Tela submucosa, daneben weitere Lymphozyten, teilweise in Kontakt mit ↑M-Zellen. Abb. S. 1416.

Noduli lymphoidei solitarii: lymphat. Einzelknötchen, Teil des ↑GALT, in der Schleimhaut des Magen-Darm-Kanals.

Noduli rheumatici ↑Granulom, rheumatoides.

Nodulus ⟨*lat*⟩ *m*: Knötchen, feste Erhabenheit, bis Erbsgröße.

Nodulus cutaneus: Fibroma simplex, Dermatofibroma lenticulare; tumorähnl. gutartige Bindegewebewucherung der ↑Dermis, die im Durchmesser bis 1 cm groß werden kann u. die Epidermis linsenförmig vorbuckelt. Vorkommen bevorzugt bei Frauen an Extremitäten u. Rumpf, meist solitär, gelegentl. auch multipel.

Nodulus lymphaticus: veraltet für ↑Nodulus lymphoideus.

Nodulus lymphoideus: ↑Lymphknötchen (früher Lymphfollikel); ellipsoid. Lymphozytenkonzentration mit hellem Keimzentrum als Sekundärknötchen in lymphat. Organen o. als Einzelknötchen (N. l. solitarii); auch Teil des ↑Lymphknotens, der ↑Tonsillen.

Nodus atrioventricularis ↑Atrioventrikularknoten.

Nodus lymphoideus ↑Lymphknoten.

Nodus neurofibrae ⟨*lat*⟩ *m*: Zellgrenze aufeinanderfolgender Schwann-Zellen in markhaltigen Nervenfasern; ↑Ranvier-Schnürring.

No effect level ⟨*engl*⟩ *m*: unwirksame Dosis; Menge (in mg/kg Körpermasse angegeben), die bei subchron. Verfütterung (mind. 90 Tage, jedoch ggf. über die gesamte Lebenszeit) an Versuchstieren keine nachweisbaren Gesundheitsschäden verursacht. Versch. Aufnahmewege bei einem Organismus u. differierende Einflüsse endogener u. exogener Faktoren resultieren in versch. Zahlenwerten des N. e. l. Für ↑Kanzerogene u. ↑Mutagene wird von der Nichtexistenz eines N. e. l. ausgegangen. ↑Acceptable daily intake.

NOEL: *Abk* für engl. No observed effect level; ↑No effect level.

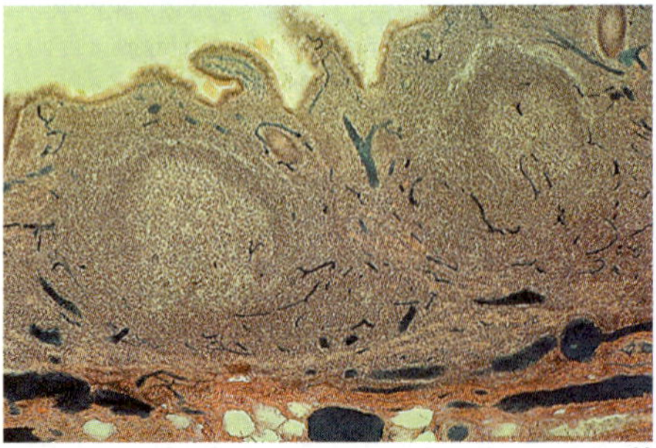

Noduli lymphoidei aggregati. Histologischer Schnitt durch das Ileum, HE-Färbung u. Gefäßinjektion mit Berliner Blau; mehrere Sekundärknötchen bilden zusammen die N. l. a

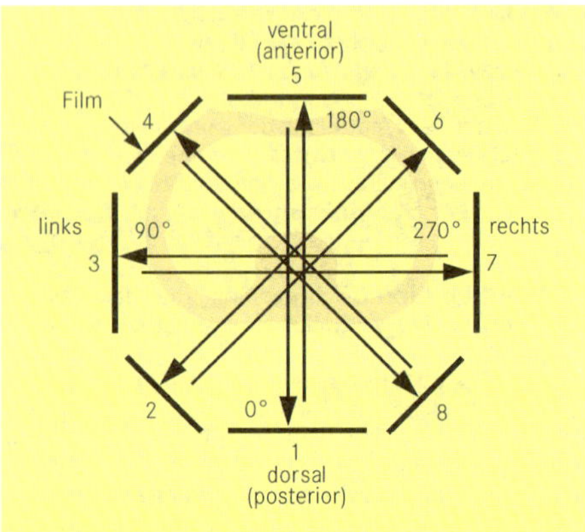

Röntgenologische Nomenklatur. Bez. der Strahlengänge bei Thoraxaufnahmen nach der Nomenklatur von Stecher (1–8 siehe Tab.)

Röntgenologische Nomenklatur

Position	Strahlengang
1	dorsoventral (= p.-a.)
2	von li. dorsal nach re. ventral (Schrägstellung 10°–80°)
3	von li. nach re.
4	von li. ventral nach re. dorsal
5	ventrodorsal (= a.-p.)
6	von re. ventral nach li. dorsal
7	von re. nach li.
8	von re. dorsal nach li. ventral

Nogram ↑Nalidixinsäure.

Noguchi, Hideyo (1876–1928), japan. Pathologe u. Bakteriologe, Tokio, Kopenhagen, New York. Gestorben an einer Laboratoriumsinfektion mit Gelbfiebervirus. Arbeiten über die Treponema pallidum.

Noguchi-Leptospira (nach Hideyo N.) ↑Leptospira.

Noma *⟨gr⟩ f*: Cancrum oris, ↑Ulcus tropicum, Wangenbrand; schwerste Form der gangräneszierend-ulzerösen ↑Fusospirochätose der Mundschleimhaut (↑Stomatitis) mit fortschreitender Tendenz, bes. bei Kindern nach schweren Infektionskrankheiten (Masern, Scharlach, Typhus abdominalis) o. bei Mangelernährung. Früher Letalität 75 % u. darüber, durch Antibiotika unter 10 %.

Nomen *⟨lat⟩ m*: Namen.

Nomenklatur *⟨lat⟩ f*: nach systemat. Grundvorstellungen vorgenommene Klassifizierung u. Namensgebung in naturwissenschaftl. u. med. Fachgebieten, die sich entspr. der Entwicklung der Wissenschaft ändern können bzw. überarbeitet werden müssen.

Nomenklatur, anatomische: einheitl., von der Anatomischen Gesellschaft auf ihrer Versammlung in Basel 1895 angenommene anat. Namensgebung, Baseler Nomina Anatomica (BNA). Sie wurde 1936 durch die Jenaer N., Jenaer Nomina Anatomica (JNA) u. diese 1955 durch die Pariser N., Pariser Nomina Anatomica (PNA) ersetzt. 1975 folgte die Tokioer Nomina Anatomica (TNA).

Nomenklaturregeln: international verbindl. Regeln, die bestimmen, wie wissenschaftl. Tier- u. Pflanzennamen vergeben u. geschrieben werden. Nach den N., die auf der von Linnè geschaffenen Systema naturae basieren, ist der Artname zweiteilig; er besteht aus dem großgeschriebenen Gattungsnamen u. dem kleingeschriebenen Beiwort (Epitheton), das die Art kennzeichnet.

Nomenklatur, röntgenologische: von Stecher eingeführte Klassifizierung des Strahlengangs bei Röntgenaufnahmen. Die Buchstaben s für stehend (stans) u. c für liegend (cubitans) werden mit Ziffern für den jeweiligen Strahlengang kombiniert. Tab. Abb.

Nomogramm *⟨gr⟩ n*: einfache graph. Möglichkeit zur Ablesung einer gesuchten Variablen aus einer Skala in Kenntnis einer o. zweier weiterer Größen, die ebenfalls in Skalen dargestellt sind u. die alle untereinander in einem math. Zusammenhang stehen. N. lohnen sich bes. bei komplizierten Umrechnungsfaktoren, z. B. bei der Ermittlung der Körperoberfläche (A in cm^2) des Menschen aus der Masse (m in kg) u. der Länge (l in cm) nach der Beziehung:

$$A = m^{0,425} \cdot l^{0,725} \cdot 71{,}84$$

Aus einem entsprechenden N. kann z. B. auch aus der gegenwärtigen Körperhöhe u. dem Ossifikationsgrad der Handwurzelknochen eines Kindes die zu erwartende Endkörperhöhe abgeschätzt werden.

nomotop *⟨gr + lat⟩ Adj*: am regelrechten Ort vorkommend, an der physiol. Stelle entstehend, z. B. im prim. Reizbildungszentrum des Herzens ausgelöste Herzerregungen.

Nomotopie *⟨gr + lat⟩ f*: regelrechte Lage von Organen. Ggs.: Dystopie.

Non-A-Non-B-Hepatitis *⟨engl⟩*: *Abk* NANB-Hepatitis; Bez. aus der Zeit, als nur Hepatitis A u. B. nachweisbar waren, für Leberentzündungen durch andere Viren. ↑Hepatitis.

Noncompliance *⟨engl⟩ f*: bewußte o. unbewußte Nichtbefolgung ärztl. Anordnungen durch den Pat. mit der Gefahr neg. Auswirkungen auf den Krankheitsverlauf.

Nondisjunction ⟨*engl*⟩ *f*: Nichtauseinanderweichen von Tochterchromosomen bzw. von Bivalenten in der Anaphase der Mitose u. Meiose. Nach normaler Teilung des Chromosoms gelangen die Tochterchromosomen gemeinsam in eine Tochterzelle. So kommt es zur Trisomie in der einen u. zur Monosomie in der anderen Zelle.

Non-Gamma-2-Amalgam ↑Amalgam.

Non-Hodgkin-Lymphome: maligne Lymphome; die nicht zur Hodgkin-Krankheit (Lymphogranulomatose) gehörenden malignen Neoplasien der Zellen des lymphoretikulären Gewebes, die als Entdifferenzierungen der versch. Reifestufen der B-Lymphozyten (B-Lymphome) o. der T-Lymphozyten (T-Lymphome) aufgefaßt werden. Nach der 1974 inaugurierten Kiel-Klassifikation werden maligne Lymphome mit niedrigem u. hohem Malignitätsgrad unterschieden. Zur ersten Gruppe gehören: 1. lymphozyt. Lymphome: chron. lymphat. Leukämie u.a.; 2. lymphoplasmozytoide (immunozyt.) Lymphome: Makroglobulinämie Waldenström; 3. zentrozyt. Lymphome: lymphozytäres Lymphosarkom; 4. zentroblast.-zentrozyt. Lymphom: Brill-Symmers-Lymphoblastom. Die zweite Gruppe umfaßt: 1. zentroblast. Lymphom: Retikulosarkom; 2. lymphoblast. Lymphom: lymphoblast. Lymphosarkom u. Paraleukoblastenleukämie; 3. immunoblast. Lymphom: Retikulosarkom.

Noninfektion ⟨*lat*⟩ *f*: Schutz vor Berührung der Hände (des Operateurs) mit kontaminiertem Material durch Anlegen von Gummihandschuhen o. (fingerloses) Arbeiten mit sterilem Instrumentarium. Wichtigste Voraussetzung der ↑Asepsis (Semmelweis) nach dem Grundsatz: „Nichtinfizieren ist besser als Desinfizieren".

Nonionic diffusion ⟨*engl*⟩ *f*: Diffusion nichtionisierter Anteile. Lipoidlösl. schwache Säuren haben eine geringere renale ↑Clearance, wenn der pH-Wert des Harns niedriger ist, weil dann der diffusible nichtionisierte Anteil größer ist u. entspr. mehr Substanz rückdiffundiert. Deshalb wird z.B. die Barbitursäureausscheidung über den Harn durch Bikarbonatgabe erhöht.

Noniussehschärfe: Fähigkeit zur Wahrnehmung des seitl. Versatzes zweier, in genau gleicher Richtung laufender, hintereinander gezeichneter Linien. Sie kann bis zum Fünffachen der normalen Sehschärfe betragen. ↑Minimum separabile.

Nonivamid: N-Vanillylnonanamid; ein ↑Rubefaziens.

Nonne, Max (1861–1959), dt. Neurol., Hamburg.

Nonne-Apelt-Schumm-Reaktion (nach Max N. u. Otto S.): qualitativer Globulin-Nachweis im ↑Liquor cerebrospinalis. Zusatz von Ammonsulfatlösung zu gleich großer Liquorprobe (0,5 ml) führt bei Globulinvermehrung zu Trübung o. Fällung.

Nonne-Froin-Syndrom (nach Max N. u. Georges F.) ↑Sperrliquor.

Nonne-Marie-Krankheit (nach Max N. u. Pierre M.) ↑Heredoataxia spinalis.

Nonne-Milroy-Meige-Syndrom (nach Max N., William F. M. u. Henry M.): genet. bedingte lokalisierte Hypoplasie des Lymphgefäßsystems mit Trophödem der Unterschenkel. Nonne-Milroy-Syndrom kongenital, Meige-Syndrom erst zwischen 9.–18. Lj. manifest. Lokalisation an anderen Körperregionen mögl., auch Pleuraergüsse u. Aszites. Z.T. Intelligenzminderung u. mangelhafte körperl. Entwicklung kombiniert. Erbgang autosomal dominant.

Nonnengeräusch: Nonnensausen; Geräusch, das man durch Auskultation oberhalb des re. Schlüsselbeins zwischen den Ursprüngen des M. sternocleidomastoideus feststellen kann u. das beim Einströmen des Blutes aus der V. jugularis communis in den erweiterten Bulbus entsteht. Bei anäm. Menschen ist es bes. leicht zu hören (Überschreiten der Reynold-Zahl durch Verringerung der Blutviskosität, ↑Turbulenz). Der Name rührt von Nonne (Kreisel) her. Je schneller das Blut in der Vene fließt – dies ist während der Diastole des Herzens bei Einatmung u. aufrechter Körperhaltung der Fall –, um so stärker ist es.

Nonokklusion, bukkale: Durchbruch eines Zahns außerhalb des Zahnbogens wangenwärts von seinem Antagonisten.

Non-Protein-N: Stickstoff, der auf niedriger Ebene als Peptide gebunden vorliegt (bis 20% des Gesamtstickstoffs). Hat für Proteinsynthese geringe Bedeutung. Tab.

Non-Protein-N in Frauenmilch u. in Kuhmilch

	Frauenmilch	Kuhmilch
Gesamt-N (gN/l)	0,50	0,28
– freie Aminosäure (nmol/l)	2591	558
– Taurin	340	10
– Polyamine:		
Putreszin u. Kafavernin	74	38
Spermin	52	15
Spermidin	112	10
– Carnitin	45	
– Orotsäure	40	Spuren

Nonresponder ⟨*engl*⟩ *m*: nicht auf ein best. Antigen mit einer Immunreaktion antwortendes Individuum.

Nonrotation ↑Malrotatio intestini.

Non-Sekretor ↑Sekretor.

nonself ⟨*engl*⟩ ↑Notself.

Nonsense-Codon: Codon, das für keine Aminosäure codiert; ↑Nonsense-Mutation, ↑Amber-Codon.

Nonsense-Mutation: Nichtsinn-Mutation; eine ↑Punktmutation, durch die der Informationsgehalt eines ↑Codons in der ↑Messenger-RNA so verändert ist, daß dieses im Prozeß der ↑Proteinbiosynthese für keine Aminosäure codiert, was zum frühzeitigen Abbruch der Peptidkettensynthese führt. N. führen zu den Nonsense-Codonen UAA (↑Ochre-Codon), UAG (↑Amber-Codon) o. UGA (↑Opal-Codon). ↑Nonsense-Suppressoren können den frühzeitigen Stop der Peptidkettensynthese an Nonsense-Codonen verhindern.

Nonsense-Suppressor: eine Suppressormutation (↑Suppressor), die den vorzeitigen Abbruch der Peptidkettensynthese an einem Nonsense-Codon in der ↑Messenger-RNA im Prozeß der ↑Proteinbiosynthese verhindert. Unter dem Einfluß eines N. wird das Nonsense-Codon von einer ↑Transfer-RNA erkannt, so daß eine Aminosäure in die naszierende Peptidkette eingebaut u. damit die Peptidkettensynthese weiter ablaufen kann. Der N. modifiziert eine Transfer-RNA durch Veränderung des ↑Anticodons so, daß das Nonsense-Codon als „sinnvolles" Codon erkannt u. funktionalisiert wird.

Nonsuppressible insulin-like activity ⟨*engl*⟩: *Abk* NSILA. Im Blut kommt neben Pankreasinsulin eine Gruppe insulinähnl. wirkender Substanzen vor, die durch

N

Insulinantikörper weder gebunden noch gehemmt werden. Sie fördern das Wachstum von Zellen in Kulturen (insulinähnliche ↑Wachstumsfaktoren) u. sind mit den ↑Somatomedinen wenigstens teilweise ident.

Noonan, Jacqueline, zeitgen. amerik. Kardiol., Iowa.

Noonan-Syndrom (nach Jacqueline N.): Bonnevie-Ullrich-Syndrom, Pseudo-Turner-Syndrom, XX-Turner-Phänotyp, Halspterygiumsyndrom; Komplex von Entwicklungsstörungen ähnl. dem ↑Ullrich-Turner-Syndrom, aber ohne nachweisbare Chromosomenanomalien. Charakterisiert durch: Minderwuchs, Ptosis, Nierenfehlbildungen, Zahnstellungsanomalien, Pulmonalstenose, Skelettanomalien. Erbgang unterschiedl., wahrscheinl. heterogen.

Noon-Einheiten: Maßeinheit in der ↑Allergenstandardisierung.

Nootropika ⟨*gr*⟩ *n Pl*: Gruppe von Psychopharmaka mit optimierenden u. stabilisierenden Effekten auf höhere integrative Hirnfunktionen, Beeinflussung gestörter Stoffwechselleistungen. Meclofenoxat (Cerutil), Pyritinol (Encephabol), Piracetam (Nootrop), Orotsäure. Mögl. Ind.: Sprachstörungen bei Kindern, posttraumat. u. posthypox. Zustände, Hirnleistungsstörungen im Alter.

NOR: *Abk* für Nukleolusorganisatorregion; ↑Satelliten-DNA, ↑Nukleolusorganisator.

Noradrenalin: Norepinephrin; aus Dopamin in den noradrenergen Neuronen u. chromaffinen Zellen des ↑Nebennierenmarks gebildetes Hormon. Derivat des Benzcatechins (↑Katecholamine). Als neuraler Transmitter sowie als Nebennierenmarkhormon durch cholinerge, postganglionäre sympath. Nervenimpulse freigesetzt. Stimuliert überwiegend Alpha-1-Adrenozeptoren u. Beta-1-Rezeptoren am Herzen u. besitzt nur eine schwache Beta-2-Wirkung auf die glatte Muskulatur. N. ist für die physiol. Aufrechterhaltung des Gefäßtonus verantwortl. Es erhöht durch Vasokonstriktion den Tonus aller Gefäße, mit Ausnahme der Koronargefäße. Durch Erhöhung des peripheren Widerstands steigen systol. u. diastol. Blutdruck; die Nierendurchblutung sinkt; trotz Beta-1-Stimulation bewirkt es reflektor. Bradykardie. Erhöhte Noradrenalinkonzentration im Plasma o. Urin bei Tumoren im ↑Nebennierenmark o. den sympath. Ganglienzellen (↑Phäochromozytom, ↑Neuroblastoma sympathicum, ↑Ganglioneurom). Noradrenalininaktivierung durch Wiederaufnahme in die Speichergranula, Metabolisierung durch Phenyläthanolamin-N-Methyltransferase zu Adrenalin o. Abbau durch ↑Catechol-o-methyltransferase u. Monoaminooxidase zu Vanillinmandelsäure (↑3-Methoxy-4-hydroxymandelsäure). Noradrenalinpräparate als Therapeutika in der Intensivmedizin (z. B. bei Schockzuständen).

Nordseeklima ↑Meeresküstenklima.

No-reflow-Phänomen ⟨*engl*⟩: Befund, daß nach temporärer Ischämie des Myokards (Aufhebung der Durchblutungssperre) infolge von Mikrozirkulationsstörungen durch Endothelzellschwellung, Ödembildung u. Mikrothromben nur eine teilweise Wiederdurchblutung des Versorgungsbereichs der betroffenen Arterie erfolgt. ↑Mikrozirkulationsstörungen. Abb.

Norepinephrin ⟨*engl*⟩ ↑Noradrenalin.

Norethisteron: oral wirksames, synthet. ↑Gestagen. ↑Kontrazeptiva, orale.

Norfenefrin: ein ↑Alphasympathomimetikum.

Norfloxacin: Gyrasehemmer (einfach fluoriertes Chinolonderivat) mit sehr guter Wirkung gegen Pseudomonas aeruginosa u. günstigen pharmakokinet. Eigenschaften, die hohe Blutspiegel bewirken.

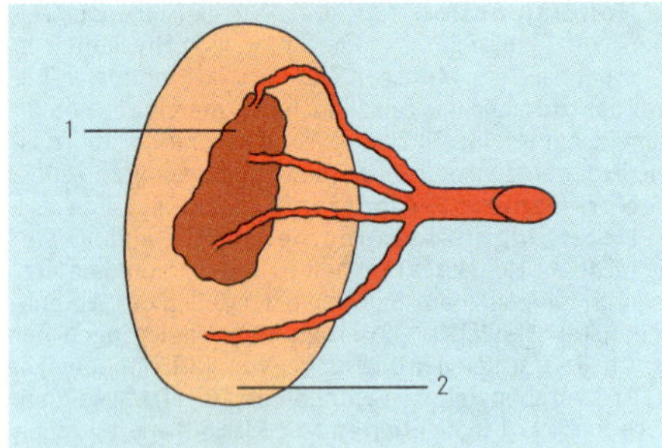

No-reflow-Phänomen.
1: primär ischämisch geschädigtes Gebiet als Folge eines arteriellen Verschlusses;
2: definitive Nekrose nach Wiederherstellung der Durchblutung als Folge von Veränderungen der terminalen Strombahn.

Norgestrel: ein ↑Nortestosteronderivat, ↑Gestagen.

Norleucin: $CH_3-(CH_2)_3-CH(NH_2)-COOH$, 2-Aminohexansäure; eine nichtproteinogene ↑Aminosäure.

Norm ⟨*lat*⟩ *f*: **1.** ***Statistik:*** Durchschnittswert exp., statist. o. empir. Meßgrößen zur Beurteilung von morphol., physiol. o. biochem. Parametern hinsichtl. ihres Krankheitswertes. **2.** ***Biol.:*** Ausdruck der Abhängigkeit erhobener Meßwerte von biol. Sachverhalte, z. B. Geschlechts-, Alters- u. individuelle N.; N. kann sich in Abhängigkeit von subtileren Meßmethoden verändern.

Norma basilaris ⟨*lat*⟩ *f* ↑Schädelnormen.

Norma frontalis ⟨*lat*⟩ *f* ↑Schädelnormen.

Normalallel ↑Wildtypallel.

Norma lateralis ⟨*lat*⟩ *f* ↑Schädelnormen.

Normalbedingungen: für den physikal. Vergleich von Gasen eingeführte Temperatur- u. Druckangabe von 273,16 K u. 100 kPa (0 °C u. 1 atm).

Normalbereich: umfaßt definitionsgemäß 95,5 % der gemessenen Werte eines biol. Parameters, die an einer ausreichend großen, gesund erscheinenden Population ermittelt wurden. Der unspezif. N. wird zunehmend zugunsten exakt definierter ↑Referenzbereiche (R) verlassen. Die für ein Individuum genaueste Aussage gibt der individuelle ↑Normalwert an.

Normalflora ↑Bakterienflora.

Normalisierung, adaptive: im Verlauf funktioneller Adaptationsprozesse eintretender Konvergenzprozeß von physiol. Funktionsparametern in untersuchten Kollektiven, der eine Verbesserung regulativer Eigenschaften des Organismus anzeigt. Statist. Kriterien sind Wertekonvergenz, im Normbereich liegender Zielwert u. der Nachweis, daß der Normwert ein funktionelles Optimum darstellt.

Normalität: Zeichen n; gibt die Anzahl der in 1 Liter Lösung gelösten Äquivalente (Val) eines Stoffs an.

Normalkonsistenz: Konsistenz natürlicher ↑Peloide bei 100%iger Wassersättigung, gleichzeitig optimale Badekonsistenz.

Normalpotential: Zeichen E_0; Redoxpotential eines Redoxsystems, wenn die Konzentration von Elektronenakzeptor (oxidierte Form) u. Elektronendonator (reduzierte Form) gleich groß sind (↑Nernst-Gleichung).

Normalpufferbasen ↑Pufferbasen.

Normalpufferlinie ↑Pufferlinie des Blutes.

Normalsichtigkeit ↑Emmetropie.

Normaltiter: mittlere Konzentration eines Antikörpers im Serum einer gesunden Population.

Normaltyp ↑EKG-Lagetypen.

Normalverteilung: Gauß-Verteilung. Symbol N (μ, σ^2) ↑Wahrscheinlichkeitsverteilung einer stetigen ↑Zufallsvariablen. Die N. wird durch die beiden Parameter ↑Mittelwert μ u. ↑Varianz σ^2 eindeutig charakterisiert. Sie ist eine symmetr. eingipflige Verteilung. Das Bild der N. ergibt eine Glockenkurve. Die N. kommt zustande, wenn eine Vielzahl unabhängiger Faktoren additiv auf eine stetige Zufallsvariable einwirkt. Das trifft zumindest näherungsweise auf Meßfehler in der Physik u. auf einige biol. Merkmale zu. Die N. wird bei den meisten statist. Schätzverfahren u. parametr. Tests vorausgesetzt. Das Zutreffen dieser Voraussetzung ist graph. o. durch einen ↑Anpassungstest zu prüfen. Häufig erreicht man durch eine ↑Merkmalstransformation der ursprüngl. Wahrscheinlichkeitsverteilung eine gute Anpassung an die N. Logarithm. N.: Lognormalverteilung. Wahrscheinlichkeitsverteilung einer stetigen Zufallsvariablen, die durch logarithm. Merkmalstransformation in eine normalverteilte Zufallsvariable überführt werden kann. Die logarithm. N. trifft zumindest näherungsweise bei einer Reihe von biol. u. med. Merkmalen zu, die eine rechtsschiefe ↑Verteilung aufweisen.

Normalwasserstoffelektrode: Standardelektrode in der Elektrochemie mit willkürl. festgelegtem Bezugspotential 0 zur Ermittlung von Normalpotentialen E_0 von Redoxsystemen. Die N. ist ein platiniertes Platinblech, das in eine Säure der Wasserstoffionenkonzentration 1 mol · l^{-1} eintaucht u. mit reinem Wasserstoff von 100 kPa (1 atm) umspült wird. Wegen der komplizierten Konstruktion wird die N. in der Praxis gewöhnl. durch andere Standardelektroden, z. B. die Kalomelelektrode, ersetzt.

Normalwertermittlung ↑Referenzbereich.

Normalwert, individueller: für ein gegebenes gesundes Individuum durch Mehrfachbestimmung bestätigter Normalwertbereich mit meist nur geringer Abweichung vom individuellen Mittelwert. Der i. N. liegt im definitionsgemäß viel weiter gefaßten ↑Referenzbereich, der 95 % aller gefundenen Werte einer Referenzgruppe einbezieht. Die Kenntnis des i. N. gestattet demgemäß eine viel sicherere Erfahrung krankhafter u. bes. klin. unterschwelliger prämorbider Abweichungen. ↑Individualität, biochemische.

Norma occipitalis ⟨*lat*⟩ *f* ↑Schädelnormen.

Norma sagittalis ⟨*lat*⟩ *f* ↑Schädelnormen.

Norma verticalis ⟨*lat*⟩ *f* ↑Schädelnormen.

Normbereich: Intervall, in dem der Normalwert eines Individuums (↑Normalwert, individueller) o. einer Population schwanken kann. Falls keine biol. Bestimmung vorliegt, werden auch statist. Methoden zur Festlegung des N. benutzt (↑Toleranzbereich, ↑Perzentile). Zur richtigen Anwendung vorgegebener N. ist die Kenntnis der Bezugspopulation u. der Berechnungsmethode erforderl. ↑Referenzbereich.

Norm, biologische: Abhängigkeit der statist. Norm von biol. Einflüssen wie Alter, Geschlecht o. individuellen Besonderheiten. ↑Norm.

Normdosis: mittlere Dosis eines Arzneistoffs; entspr. den Erfahrungen u. Ansichten der Autoren bisweilen beträchtl. Unterschiede in den Angaben. ↑Dosis.

Normergie ⟨*gr*⟩ *f*: Reaktionslage eines Organismus bzw. seiner Teilsysteme, auf einen Reiz unter normalen Reaktionsverhältnissen normal zu reagieren. Im Ggs. dazu stehen ↑Allergie, Hyperergie, Anergie.

Normetanephrin: unwirksamer Metabolit von ↑Noradrenalin.

Normethadon: stark wirksames synthet. Antitussivum wie Levomethadon (linksdrehende Form); keine morphinähnl. Wirkungen anderer Art.

Normoblast ⟨*lat + gr*⟩ *m* ↑Retikulozyten.

Normoglykämie: Blutzuckernormwert; Blutglukosespiegel zwischen 4,20 u. 5,30 mmol/l bei Erwachsenen u. 2,0–4,50 mmol/l beim Neugeborenen innerhalb der ersten drei Lebenstage.

Normokapnie: Zustand des Blutes mit normalem CO_2-Partialdruck von 5,33 kPa (= 40 mmHg) im art. u. 6,0 kPa (= 45 mmHg) im venösen Blut.

Normokinospermie: Anteil der progressiv bewegl. Spermien im Spermatogramm (normal 80 % o. mehr).

Normophorie: Gleichgewicht zwischen beiden Augen beim Binokularsehen. Ggs. zur ↑Heterophorie. ↑Orthophorie.

Normopnoe: Zustand, bei dem die Atemtätigkeit den Erfordernissen der normalen Stoffwechseltätigkeit u. der Arbeitsleistung entspricht.

Normosmie: normale Geruchsempfindung, normales Geruchsvermögen.

normosom *Adj*: von normalem Wuchs (Konstitutionstyp).

Normospermie: normaler Spermiengehalt des Ejakulats (40–100 Mill. Spermien/ml). Von diesen sollen über 70 % bewegl. sein. ↑Ejakulat.

normoton *Adj*: normaler Blutdruck.

Normoventilation: die alveoläre ↑Ventilation, die ↑Normokapnie erzielt. Ggs. ↑Hyperventilation, ↑Hypoventilation.

Normovolämie: normal zirkulierendes ↑Blutvolumen, das für die Aufrechterhaltung einer normalen Kreislauffunktion unbedingte Voraussetzung ist. Dabei wird die Relation Zellvolumen zu Blutplasma nicht berücksichtigt, z. B. bei Anämie, die häufig mit einer oligozythäm. N. einhergeht. Verminderungen des zirkulierenden Blutvolumens werden als ↑Hypovolämie, Vermehrungen als ↑Hypervolämie bezeichnet.

Normoxie: Zustand, bei dem in allen Abschnitten des Sauerstofftransportsystems der Sauerstoffpartialdruck im Normbereich liegt, in der Einatmungsluft (Trachealluft) bei 20 kPa (150 mmHg), in der Alveolarluft bei 13,3 kPa (100 mmHg), im art. Blut 12–13,3 kPa (90–100 mmHg), im venösen Blut bei 4,7–5,3 kPa (35–40 mmHg), im extrazellulären Raum bei 4,7 kPa (40 mmHg) u. im intrazellulären Raum bis unter 0,7 kPa (5 mmHg).

Normozyt ↑Erythrozyten.

Norm, soziale: Regelmäßigkeit in gruppenspezif. Einstellungen u. die ihnen entsprechenden Handlungsformen in sozialen Beziehungen. Soziale Normen sind als Ersatz für den menschl. Instinktmangel grundsätzl. unentbehrl. als Auswahl- u. Entscheidungsgrundlage für orientiertes sozialbezogenes Handeln. Zu große Abweichungen von der s. N. werden i. d. R. als fremd, bedrohl., kriminell o. krank betrachtet u. entspr. genormten korrektiven Maßnahmen unterzogen.

Norm, statistische: arithmet. Mittel aus einer Vielzahl von Einzelwerten, ↑Norm.

Norpseudoephedrin: ↑Appetitzügler (Anorektikum) mit psychostimulierenden u. sympathomimet. Wirkungen. ↑Catha edulis.

Norra-Tumor ↑Osteochondrom, bizarres, parosteales.

Norrie-Warburg-Erkrankung: beidseitiges ↑Pseudogliom mit ↑Leukokorie, Mikrophthalmus mit hämorrhag. u. nekrot. Netzhautablösung. In 25–35 % Taubheit u. geistige Entwicklungsstörung. Erbgang X-chromosomal.

Nortestosteronderivate: oral wirksame synthet. Gestagene, in oralen ↑Kontrazeptiva, z. B. Norethisteron. Durch Veresterung mit Fettsäuren entstehen Depotgestagene, z. B. Norethisteronenantat.

Northern blot ⟨*engl*⟩ ↑Blotting-Techniken.

Norton-Skala: von Doreen Norton in den Fünfzigerjahren entwickelte Skala zur Einschätzung u. Beurteilung der Dekubitusgefährdung eines Pat. Die Vier-Punkte-Skala umfaßt fünf Variablen: 1. körperl. Zustand, 2. geistiger Zustand, 3. Aktivität, 4. Beweglichkeit u. 5. Inkontinenz. Ein hohes Dekubitusrisiko besteht bis 14 Punkte. Die Norton-Skala hat sich in der Anwendung als zu ungenau erwiesen u. wurde deshalb von Bienstein et al um die Variablen 6. Motivation/Kooperation, 7. Alter, 8. Hautzustand u. 9. Zusatzerkrankungen erweitert.

Norvalin: 2-Aminovaleriansäure, $CH_3-(CH_2)_2-CH(NH_2)-COOH$; eine nichtproteinogene ↑Aminosäure.

Norwalk-Virus: Virusart der Gattung ↑Calicivirus. Erstisolierung 1968 in Norwalk (Stadt in Ohio). In Großbritannien, Nordamerika, Hawaii beim Menschen verbreitet. Krankheit: Enteritis.

Noscapin ↑Narkotin.

Nosoareal ⟨*gr*⟩ *n*: geograph. Verbreitungsgebiet einer Krankheit, z. B. Globalnosoareal.

nosogen: eine Krankheit auslösend.

Nosographie: Krankheitsbeschreibung.

nosokomial *Adj*: in Beziehung zum Krankenhaus stehend.

Nosologie: Lehre von den Krankheiten.

Nosologie, biorheutische: Lehre vom altersbedingt unterschiedl. Ablauf von Krankheiten.

Nosophobie ↑Phobie.

Nosopsyllus fasciatus ⟨*gr + lat*⟩ *m*: europ. Rattenfloh (↑Siphonaptera). 1,3–2,0 mm lang, Stachelkamm am Vorderrücken; befällt vorwiegend kleine Nagetiere u. Haarraubwild sowie den Menschen; selten Überträger des Erregers der ↑Pest.

Nosos ⟨*gr*⟩ *m*: Krankheit. Umfaßt im Ggs. zum ↑Pathos den Krankheitsprozeß in seiner Dynamik.

Nostalgie ⟨*gr*⟩ *f*: Heimweh; kann Anlaß zu abnormen Erlebnisreaktionen sein. I. w. S. Sehnsucht nach dem Vergangenen.

nostras ⟨*lat*⟩ *Adj*: heimisch, z. B. ↑Elephantiasis nostras.

Notarzt: Rettungsarzt; im ärztl. Bereitschafts- o. Notfalldienst tätiger Arzt, meist in einem Notarztwagen, der spez. für med. Notfälle ausgestattet ist.

Notatin: Glukoseoxidase aus Penicillium notatum. N. wirkt antibiot. nur bei Gegenwart von Glukose u. bei Fehlen von Katalase. Aus Glukose wird in Gegenwart von molekularem Sauerstoff, der als Wasserstoffakzeptor fungiert, Wasserstoffperoxid gebildet; dieses wirkt antibiot. Verwendung zur Blutzuckerbestimmung u. zur Lebensmittelkonservierung.

Notenzephalie ⟨*gr*⟩ *f*: angeborene, totale Spaltung von Schädel u. Wirbelsäule (Craniorhachischisis totalis) mit dysrhaph. geöffnetem Gehirn u. Rückenmark. Die vornehml. aus gliovaskulären Strukturen bestehende Neuralplatte „hängt" wie eine Kapuze über den Rücken.

Notfall: akuter Zustand, der Gefahr für das ↑Leben o. Gefahr von ernsthafter bleibender Gesundheitsstörung bedeutet, mit starken ↑Schmerzen einhergeht bzw. mit ↑Verhaltensstörungen verbunden ist, die zu Schäden für den Kranken o. andere Personen führen können. Der N. kann durch äußerl. Einwirkungen (Verletzung, exogene ↑Gifte) o. ↑Krankheit bzw. deren ↑Komplikationen bedingt sein.

Notfallbronchoskopie: zur Behebung eines respirator. Notfalls vorgenommene ↑Bronchoskopie, z. B. zur Entfernung massiver Blut-, Eiter- o. Fremdkörperobturation des Tracheobronchialsystems.

Notfallchemotherapeutikum: Anwendung von ↑Chemotherapeutika mit breiter Wirkung in klin. Notfällen, wenn der Erreger nicht bekannt ist, z. B. Kombination von Ampicillin mit Isoxazolyl-Penicillin o. Carbenicillin-Isoxazolyl-Penicillin.

Notfallendoskopie: Endoskopie, die zur Klärung einer Notfallsituation u./o. zu ihrer Behebung durchgeführt wird. Die häufigste Ind. ist die akute Blutung im Bereich des oberen Gastrointestinaltrakts. Gleichzeitig sind endoskop.-ther. Maßnahmen nach der Diagnosestellung mögl. Je frühzeitiger die N. nach dem Blutungsereignis erfolgt, um so größer ist die Trefferquote.

Notfall, kardiologisch-angiologischer: akut lebensbedrohl. Zustand wie ↑Herzinfarkt, ↑Apoplexie, transitorische zerebrale ↑Ischämie, akute arterielle ↑Durchblutungsstörungen, Aneurysmaruptur (↑Aneurysmasymptomatik), ↑Adams-Stokes-Anfall, Herzstillstand, kardiogener ↑Schock; Notwendigkeit der sofortigen ther. Einflußnahme u. i. d. R. stationären Einweisung.

Notfallmedizin: med. Versorgung von Pat. mit bestehenden o. sich entwickelnden lebensbedrohl. Verletzungen u. Erkrankungen, die präklin. (Rettungsmedizin) u. innerklin. (Akutmedizin) sofort beginnen muß.

Notfallsyndrom ↑Cannon-Syndrom.

noto- ⟨*gr*⟩ *Präfix*: zum Rücken gehörig, den Rücken betreffend.

Notomelus ⟨*gr*⟩ *m*: asymmetr. Doppelfehlbildung mit akzessor. Extremitäten am Rücken.

No-touch-Technik ⟨*engl*⟩: operationstakt. Vorgehen bei Tumoroperationen. Unterbindung aller Gefäße vor der Berührung u. Mobilisierung des Tumors.

Notself ⟨*engl*⟩ *Adj*: körperfremd. N.-Antigene sind immunogen wirksam i. S. der Erzeugung von ↑Immunität; N. bezieht sich auf ↑Antigendeterminanten, deren Strukturen nicht durch das Genom des Wirtsorganismus codiert werden. ↑körperfremd.

Notzucht: Vergewaltigung; gegen den Willen des Opfers durch Anwendung o. -androhung von Gewalt erzwungener Geschlechtsverkehr.

Novobiocin: Antibiotikum, wurde 1955 aus Streptomyces niveus isoliert u. wirkt bakteriostat. auf Staphylokokken u. andere grampositive Keime sowie auf Haemophilus influenzae. Aufgrund der raschen Resistenzentwicklung, ungünstiger kinet. Parameter u. zahlreicher Nebenwirkungen nicht zu empfehlen.

Novy, Frederick George (1864–1957), amerik. Bakteriologe, Michigan.

Novy-Bazillus (nach Frederick G. N.) ↑Clostridium novyi.

Noxe ⟨*lat*⟩ *f*: Schadstoff mit gesundheitsschädigender Wirkung. Als umweltbezogene Krankheitsursachen lassen sich folgende N. zusammenfassen: chem. N. (org. u. anorg. Verbindungen); physiko.-chem. N. (Asbest, Quarz, Talkum); physikal. N. (Lärm, Vibration, Strahlung); biol. N. (pathogene Erreger, Parasiten).

Noxen, hämatotoxische: Tox. Schäden der versch. Blutzellsysteme werden vorwiegend herbeigeführt durch Arzneimittel u. sog. professionelle Schadstoffe (u. a. Blei, Benzen/Benzol, Pestizide). Es sind Früh- u. Spätschäden zu unterscheiden, wobei letztere erst nach Monaten o. Jahren auftreten können. Die tox. wirkenden Noxen sind überwiegend dosisabhängig, während allerg. bedingte Schäden keine ausgesprochene Dosisabhängigkeit aufweisen. Tox. Schäden sind am ehesten bedingt durch den hohen Zellumsatz der Blutzellsysteme (Regenerationsgewebe) u. durch das Vorliegen empfindl. Enzymsysteme; sie manifestieren sich durch Verminderung der Produktion der Erythrozyten (aplast. Anämie), der Granulozyten (Granulozytopenie bzw. Agranulozytose) o. der Plättchen (Thrombozytopenie) bzw. durch Ausfall aller Knochenmarkzellsysteme (aplast. Knochenmarksyndrom = Knochenmarkinsuffizienz).Wird die Produktion bzw. Proliferation in relativ späten Entwicklungsstufen blockiert, kommt es zur ungenügenden Ausschwemmung in das periphere Blut bei relativ zellreichem Mark (sog. ineffektive Hämatopoese). Tox. Substanzen (u. a. Benzen/Benzol) wirken auch leukämogen durch Chromosomenveränderungen. Bes. Schadwirkungen auf Zellen der Erythrozytopoese beruhen auf der Provokation von ↑Hämolyse, d. h. es kommt zu einer verkürzten Lebensdauer der Erythrozyten. Unterschieden werden h. N., die zu akuten Hämolysen führen (oft mit Hämoglobinurie), u. subakute u. chron. Hämolysen (mit Ausbildung eines hämolytischen ↑Syndroms, Tab.). Damit können h. N. nicht nur die Proliferation, sondern auch ausgereifte Blutzellen schädigen. Hämolyt. Syndrome werden bes. bei genet. bedingter Vorschädigung der Erythrozyten durch Erythrozyten-Enzym-Defekte beobachtet. Weitere h. N. bewirken die Ausbildung von Methämoglobinämien. Pat. mit leicht oxidierbarem ↑Hämoglobin (↑Hämoglobinopathien) sind gegen die oxidative Wirkung von chem. Substanzen (Medikamente bzw. deren Metabolite) bes. empfindl. Ein aplast. Knochenmarksyndrom durch h. N. kann reversibel sein (abhängig von der Quantität u. Qualität der überlebenden Stammzellen), hat jedoch oft eine ungünstige Progn. auch dann, wenn die h. N. nicht mehr einwirkt. Am häufigsten treten aplast. Knochenmarksyndrome als unerwünschte Nebenwirkungen bei Zytostatikabehandlung von Hämoblastosen u. Karzinomen auf (weitere h. N., die ein aplast. Knochenmarksyndrom bewirken können, zeigt die Tab.). Megaloblast. Anämien entstehen durch Störungen des Kernstoffwechsels durch ↑Folsäureantagonisten, gesteigerten Abbau der Folsäure, medikamentös induzierten Cyancobalaminmangel o. andere pathogenet. Mechanismen. Meistens sind auch die Zellen der Granulo- u. Thrombozytopoese verändert. Sideroblast. Anämien sind nach Behandlung mit Cycloserin, Isoniazid, Pyrazinamid u. a. beobachtet worden. H. N. wirken sich im Bereich der Granulozytopoese durch die kürzere Entwicklungszeit, d. h. die schnellere Zellneubildung dieses Zellsystems u. die mit wenigen Stunden wesentl. geringere Verweildauer im Blut (im Vergleich zu Erythrozyten u. Blutplättchen) eher aus. Während allerg. Granulozytopenie u. Agranulozytose isoliert das granulozytäre System betreffen kann, wirken sich h. N., die die Granulozytopoese schädigen, fast immer auch an den anderen Blutzellsystemen schädl. aus, d. h. eine isolierte Beeinflussung der determinierten Stammzellen ist ungewöhnl. H. N. können gleichzeitig auch karzinogen bzw. leukämogen wirken, z. B. arzneimittelbedingte Leukämie. Tab. S. 1422.

Noxenspezifität ↑Agensspezifität.

Noxiptilin: Thymoleptikum, trizykl. ↑Antidepressivum.

Nozirezeptoren ⟨*lat*⟩ *m Pl* ↑Schmerzrezeptoren.

nozizeptiv ⟨*lat*⟩ *Adj*: schädigende Reize anzeigend, z. B. n. Reflexe.

NRF: *Abk* für Neues Rezeptur-Formularium; Zusammenstellung von Rezepturen für unterschiedl. Indikationsgebiete, die in erster Linie in Apotheken hergestellt werden.

NS: *Abk* für ↑Nervensystem.

NSAR: *Abk* für nichtsteroidale ↑Antirheumatika; bei rheumat. Erkrankungen im weitesten Sinne eingesetzte Medikamente, die im gesamten Verdauungstrakt, bes. jedoch im Magen u. Duodenum zu leichten bis schwersten Schädigungen führen können.

NSD: *Abk* für engl. nominal standard dose; Konzept einer internationalen Einheit für die effektive Strahlendosis im Hinblick auf den biol. Effekt bei versch. Fraktionierungsrhythmen in der Strahlentherapie. Die NSD für Normalgewebe wird aus der Zahl der Fraktionen (N), der Gesamtbehandlungsdauer (T) u. der Gesamtdosis (D_N) berechnet: $NSD = D_N \cdot N^{-0,24} \cdot T^{-0,11}$. Für Tumorgewebe gilt: $NSD = D_N \cdot N^{-0,24}$. Die Exponenten wurden aus Tierexperimenten gewonnen. Als Einheit ist das ↑ret (engl. rad equivalent therapy) vorgeschlagen worden.

NSILA: *Abk* für ↑Nonsuppressible insulin-like activity.

Nubekula ⟨*lat*⟩ *f*: leichte wölkchenförmige Form der Hornhauttrübung. ↑Macula cornea.

Nucha ⟨*arab*⟩ *f*: Nacken.

nuchalis ⟨*arab+lat*⟩ *Adj*: den Nacken betreffend, zum Nacken gehörig.

Nüchternblutzucker: morgendl. Blutglukosewert vor Nahrungsaufnahme, der vom zirkadianen Rhythmus abhängt u. für die Diagnostik pathol. Kohlenhydrattoleranzstörungen herangezogen wird.

Nüchterngrenze: Zeitraum, in dem Pat. vor Durchführung einer Allgemeinanästhesie keine flüssige bzw. feste Nahrung zu sich nehmen dürfen. N. sollte normalerweise vor Wahleingriffen 12 h betragen, kann aber bei dringl. Operationen auf 5 h reduziert werden.

Nüchternheit: Zustand der Nahrungskarenz vor operativen Eingriffen, der das intraoperative Aspirationsrisiko mindert. Zur N. gehört, präoperativ nichts zu essen, nichts zu trinken, keine Bonbons zu lutschen o. Kaugummis zu kauen u. nicht zu rauchen. Folgende Nüchternzeiten, d. h. die Zeit zwischen Nahrungsaufnahme u. operativem Eingriff, sind unabhängig von der durchgeführten Anästhesieart einzuhalten: Neugeborene (<6 Monate) keine Nahrung 4 h u. keine klare Flüssigkeit bis zu 2 h präoperativ. Bei Säuglingen, Kleinkindern (<3 Jahre) keine Nahrung 6 h, keine klare Flüssigkeit bis zu 4 h präoperativ. Kinder (>3 Jahre) u. Erwachsene keine Nahrung u. Flüssigkeit 6 h präoperativ. Risikopatienten, die trotz entsprechender Zeiten der Nahrungskarenz nicht als

Hämatotoxische Noxen

Hämolysen bewirkende tox. Substanzen (Auswahl)

Chinin
Cyclophosphamid
Phenacetin
Phenazopyridin
Phenothiazine
Sulfasalazin
Sulfonamide
Barbiturate
Antihistaminika

Methämoglobinämien bewirkende Substanzen

Sulfonamide
Bismutsubnitrat
Phenacetin
Nitrate
Acetanilid
Chinin u. Chininderivate
Phenazapyridin
p-Aminosalicylsäure (PAS)

Hämatotox. Noxen, die ein aplastisches Knochenmarksyndrom bewirken können (Auswahl)

Zytostatika
- Alkylanzien
- Antimetabolite
- Zytostat. wirkende Antibiotika
- Zytostat. wirkende Alkaloide
- Anthrazykline
- Nitrosourea-Derivate

Antimikrobielle Substanzen
- Chloramphenicol
- Sulfonamide
- Trimethoprim
- Pyrimethamin
- Chloroquin

Antirheumatika (Basis- u. sympt. Therapie)
- Gold
- Indometacin
- Phenylbutazon
- Oxyphenbutazon

Antikonvulsiva
- Hydantoin-Derivate
- Carbamazepine
- Chlorpromazin
- Meprobamat
- Chlordiazepoxide

Thyreostatika
- Propylthiouracil
- Methimazol

Antidiabetika
- Tolbutamid
- Chlorpropamid

Professionelle Noxen
- Benzen (tox. u. leukämogen)
- Gammahexachlorcyclohexan
- Organophosphatpestizide

Hämatotoxische Noxen

Megaloblastosen durch Arzneimittel

Pyrimethamin
Trimethoprim
orale Kontrazeptiva
Aminopterin
Cytarabin
Hydantoin
Phenytoin
Methotrexat
Vincristin

nüchtern gelten dürfen sind: Pat. mit Pylorospasmus, Ösophagusstenose, -divertikel, -atresie, Hiatushernie, Refluxkrankheit, Ileus, akutem Abdomen, Polytrauma, Schock, starken Schmerzen, großer Angst u. Schwangere in der 2. Hälfte der Schwangerschaft.

Nüchternschmerz: interdigestiver Schmerz; relativ typ. für Ulcus duodeni o. präpylor. Ulkus. N. kann auch als Nachtschmerz auftreten, der durch Nahrungsaufnahme (Food relief) o. Antazida prompt verschwindet. N. kommt aber auch beim sog. Reizmagen vor.

Nüchternsekretion ↑ Basalsekretion.

Nüchternspeichel: der sofort nach dem Erwachen der Mundhöhle entnommene Speichel.

Nüchternwert: der ohne Nahrungsbeeinflussung im Nüchternzustand des Pat. meist morgens ermittelte Wert eines biol. Parameters, z. B. Nüchternblutzucker.

Nüchternzustand ↑ Phase, postabsorptive.

Nuck, Anton (1650–1692), Anat., Leiden.

Nuck-Divertikel (nach Anton N.): Reste des ↑ Processus vaginalis peritonei bei der erwachsenen Frau; hat Bedeutung für die Entstehung von Leistenbrüchen.

Nuck-Kanal (nach Anton N.) ↑ Processus vaginalis peritonei.

Nuck-Zyste (nach Anton N.): Hydrozele beim Mädchen.

Nuclear Crowding ⟨*engl*⟩ *n*: dichte Ansammlung von kleinen Tumorzellen im Zellausstrich, die nur wenig Zytoplasma besitzen u. so das Bild eines Kernhaufens mit Kernüberlappung zeigen (bei kleinzelligen anaplast. Tumoren).

Nuclear Magnetic Resonance ⟨*engl*⟩: *Abk* NMR; ↑ Kernspinresonanz.

Nuclearmoulding: dicht beieinanderliegende kleine Tumorzellen mit spärl. Plasma, deren Kerne sich gegenseitig abflachen u. eindellen. Entstehung einer Mosaikstruktur im Zellausstrich bes. beim kleinzelligen Bronchialkarzinom.

Nuclei pontis: Kerngebiete in der Brücke (Pons) des Metenzephalons zur Umschaltung der ↑ Tractus corticopontini.

Nuclei vestibulares: 4 Endkerne des N. vestibularis vom ↑ Nervus vestibulocochlearis, N. vestibularis inferior (Roller-Kern), N. v. lateralis (Deiters-Kern), N. v. medialis (Schwalbe-Kern), N. v. superior (Bechterew-Kern) im lateralen Bereich der Rautengrube; Umschaltung der Gleichgewichtsbahnen.

Nucleolonema: Schwammwerk im ↑ Nukleolus aus körnigem (Pars granulosa) u. fädigem (Pars fibrosa) Ribonukleoprotein.

Nucleolus ↑ Nukleolus.

Nucleus ↑ Nukleus.

Nucleus ambiguus: motor. Ursprungskern für die Fasern der Willkürmotorik des N. glossopharyngeus u. N. vagus am Boden der Rautengrube.

Nucleus caudatus: Schweifkern, grauer Kern des Endhirns; hat die Gestalt eines nach kaudal konkaven Bogens u. als Teile ein vorderes breites Caput, welches hinten in eine sich verschmälernde Cauda nuclei caudati übergeht. Der N. c. bildet mit dem Putamen des N. lentiformis das Striatum.

Nucleus cochlearis: ventraler (N. c. anterior) u. dorsaler (N. c. posterior) Endkern des N. cochlearis in der Medulla oblongata, 2. Neuron der ↑Hörbahn.

Nucleus coeruleus: im Hirnstamm gelegene Gruppe noradrenerger ↑Neurone.

Nucleus dentatus: größter Kern in der weißen Substanz des Kleinhirns, u. a. Beginn des ↑Tractus cerebellorubralis.

Nucleus dorsalis: **1.** Kerngebiet an der Basis der Hintersäule der grauen Substanz des Rückenmarks; Umschaltstelle des ↑Tractus spinocerebellaris posterior. **2.** Sensibler Endkern des N. glossopharyngeus u. N. vagus am Boden der Rautengrube.

Nucleus emboliformis: keilförmiger Kern an der medialen Seite des ↑Nucleus dentatus des Kleinhirns.

Nucleus fastigii: Kleinhirnkern am Dach des IV. Ventrikels. In ihm erfolgt Umschaltung eines Teils des ↑Tractus vestibulocerebellaris (sensor. Kleinhirnbahn).

Nucleus globosus: mehrere kleine kugelförmige Kerne in der weißen Substanz des Kleinhirns zwischen Nucleus fastigii u. Nucleus emboliformis.

Nucleus intermediolateralis: Kern im Seitenhorn des Rückenmarks von C_8–L_3; spinales Zentrum des Sympathikus.

Nucleus intermediolateralis sacralis: im Sakralmark von S_2–S_4 zwischen Vorder- u. Hinterhorn befindl. spinales Zentrum des Parasympathikus.

Nucleus intermediomedialis: an der Basis der Hintersäule das Rückenmark durchziehende Nervenzellansammlung. Beginn des ↑Tractus spinocerebellaris anterior.

Nucleus interpeduncularis: Ganglion intercrurale; Nervenzellansammlung im Mittelhirn zwischen den Hirnschenkeln im Bereich der Fossa interpeduncularis.

Nucleus interstitialis: Kern im Mittelhirn am Boden des ↑Aquaeductus cerebri, u. a. Beginn des ↑Fasciculus longitudinalis medialis.

Nucleus lentiformis: Linsenkern; Teil der Basalganglien des Gehirns. Besitzt 2 Anteile, ↑Putamen u. ↑Globus pallidus, von denen das erstere dem Endhirn, das letztere funktionell u. entwicklungsgeschichtl. dem Zwischenhirn angehört.

Nucleus olivaris inferior: Olivenhauptkern in der Medulla oblongata mit Verbindungen zu Rückenmark u. Kleinhirn.

Nucleus paraventricularis: vegetativer Kern des Zwischenhirns nahe des dorsalen Rands des Foramen interventriculare. Beginn einer neurosekretor. Bahn.

Nucleus proprius columnae posterioris: die Hintersäule des Rückenmarks durchziehendes Kerngebiet; Ende peripherer sensibler Neurone der Schmerz- u. Temperaturempfindung.

Nucleus pulposus: innerer, strukturloser gallertiger Kern eines ↑Discus intervertebralis.

Nucleus-pulposus-Hernie: Diskushernie, Bandscheibenvorfall, Diskusprolaps; hernienartige Ausladung des Nucleus pulposus der Zwischenwirbelscheibe. Infolge degenerativer Veränderungen wie Osteochondrose u. Spondylose des Zwischensegments bilden sich Risse im Anulus fibrosus. Durch Schrumpfung des Nucleus pulposus kommt es zur Verringerung des Zwischenwirbelraums. Traumen des tgl. Lebens, insbes. Kyphosierung nach dorsal, können dazu führen, daß der Nucleus pulposus aus seiner Normallage durch diese Risse austritt u. dann gegen das hintere Längsband drückt. Auch bei Lordosierung der Lendenwirbelsäule kann das degenerierte, sequestierte, oft detritusartig umgewandelte Anulus-fibrosus-Gewebe gleichfalls auf das hintere Längsband drücken. Dieser Druck verursacht einen Schmerzzustand (z. B. Lumbago). Man unterscheidet 3 Stadien des Vorfalls. 1. Protrusion: flache Vorwölbung im Spinalkanal infolge Austritts eines kleinen Anteils des degenerierten Nucleus-pulposus-Gewebes unter das hintere Längsband. 2. Prolaps: pralle Vorwölbung des hinteren Längsbands, ausgelöst durch Austritt eines großen Anteils des Nucleus pulposus aus dem Intervertebralraum. 3. Sequester: Hier befindet sich das prolabierte Bandscheibengewebe frei im Spinalkanal. Man unterscheidet ferner zwischen einem lateralen, medialen u. pendelnden Prolaps. Beim lateralen Prolaps (das hintere Längsband ist in der Mitte widerstandsfähiger als das seitl.) weicht das degenerierte Bandscheibengewebe seitl. aus u. drückt auf die nervalen Gebilde. Es entsteht eine Raumnot im Foramen intervertebrale bzw. seitl. im Duralsack. Klin. bestehen einseitig neurol. Ausfälle, sog. Lumbago-Ischias-Syndrom. Beim medialen Prolaps besteht die große Gefahr der Duralsackkompression. Klin. führt dieser zum Cauda-Syndrom mit kompletten o. inkompletten Querschnittsbildern. Beim pendelnden Prolaps kommt es bei best. Bewegungen zu einem Heraustreten u. Zurückgleiten von degenerativem Bandscheibengewebe mit entsprechenden klin. Sympt. Lokalisation: Am häufigsten findet man die N. im unteren Lendenwirbelbereich u. hier bes. im Zwischensegment L_5/S_1 o. L_4/L_5, seltener L_3/L_4. Das Vorkommen mehrerer Prolapse in versch. Höhen ist mögl. Im Brust- u. oberen Lendenwirbelsäulenbereich kommen gleichfalls N. mit segmental begrenzten Schmerzzuständen u. neurol. Ausfällen vor. Relativ häufig handelt es sich hier um einen medianen Prolaps mit komplettem o. inkomplettem Querschnittsbild. Die zervikale N. führt gleichfalls zur mechan. Kompression der austretenden Nerven. Klin. entsteht ein akutes o. chron. Schulter-Arm-Schmerzsyndrom (Brachialgie), nicht selten von motor. u. sensiblen Störungen im betroffenen Spinalnervensegment begleitet. Bei der chron. Form findet man in diesem Bereich multiple Protrusionen u. knöcherne Randwulstbildungen an den hinteren Wirbelkörperkanten, d. h., das Rückenmark wird kontinuierl. komprimiert, bes. dann, wenn ein konstitutionell enger Spinalkanal besteht. Ferner chron. zervikale Myelopathie o. Mischbild aus Brachialgie u. Myelopathie. Untersuchung: neurol. Diagnostik, Prüfung des Schober-Zeichens, des ↑Lasègue-Zeichens u. des Baastrup-Zeichens, auf Dermatome, ein- o. doppelseitige Hüft-Lenden-Steife u. Steifhaltung des betreffenden Wirbelsäulenabschnitts achten. Die Sensibilitätsprüfung erlaubt eine Höhenlokalisation der N. Weitere Diagnostik: Röntgenleeraufnahmen (Hinweis auf Verschmälerung des Zwischenwirbelraums), Funktionsaufnahmen der Wirbelsäule, Myelographie, Szintigraphie, CT u. MRT (ggf. Diskographie, EMG u. a.). Zur Diagnostik von nervalen Kompressionen u. Tumoren ist die MRT gegenüber der CT effektiver. Ther.: zunächst konservativ mit Stufenlagerung, Analgetika (Pyrazolonderivaten), Massagen

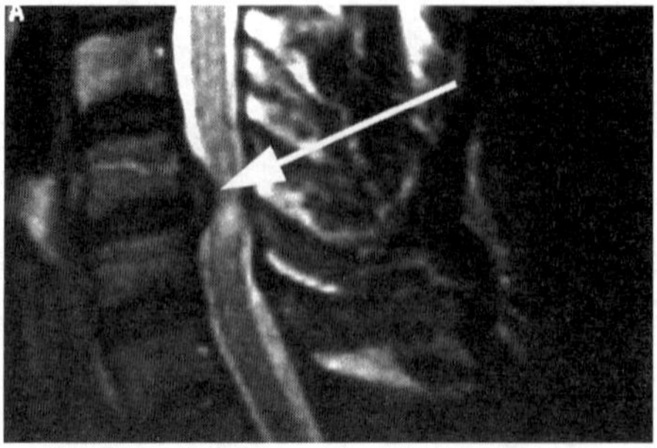

31

Nucleus-pulposus-Hernie. Zervikaler Bandscheibenvorfall (Pfeil)

einschl. Unterwassermassagen, Segment- u. Bindegewebemassagen, Aushängen im ↑Perl-Gerät, Repositionsversuche, Lockerungs- u. Übungstherapie. Momentan schmerzbefreiend können paravertebrale Procaininjektionen wirken, die aber meist nicht zum Dauererfolg führen. Operationsindikation: Lähmungen, hartnäckige therapieresistente u. ständig rezidivierende Schmerzen. Operationsziel: Befreiung der Nervenwurzeln bzw. des Rückenmarks von bandscheibenbedingtem Druck. Zu den dringlichsten Operationsindikationen zählt der mediale Prolaps mit Cauda-Syndrom, da sonst irreversible Querschnittslähmung. Abb.

Nucleus ruber: rötl. gefärbte Anhäufung von Ganglienzellen im Mittelhirn unter den Colliculi superiores, wichtiges Zentrum des extrapyramidalen Systems.

Nucleus salivatorius: unteres (N. s. inferior) u. oberes (N. s. superior) Kerngebiet der Rautengrube für die parasympath., sekretor. Innervation der Kopfspeicheldrüsen über N. intermedius, N. vagus u. N. glossopharyngeus.

Nucleus subthalamicus: Luys-Körper, Corpus subthalamicum Luysi; grauer Kern des Zwischenhirns am Boden des III. Hirnventrikels.

Nucleus supraopticus: vegetativer Kern des Zwischenhirns über dem ↑Chiasma opticum, Beginn einer neurosekretor. Bahn.

Nucleus tractus solitarii: Kerngebiet der Rautengrube, Umschaltstelle der Geschmacksfasern von N. intermedius, N. glossopharyngeus u. N. vagus.

Nude mouse ⟨*engl*⟩: Mäusemutante mit kongenitaler Thymusdysplasie. Durch fehlende T-Zell-vermittelte Immunreaktionen u. weitere biol. Defekte, wie z. B. fehlendes Haarkleid gekennzeichnet. Einsatzgebiet: Genetik, Immun., exp. Onkologie, exp. Infektologie.

Nuel, Jean-Pierre (1847–1920), Otol., Sinnesphysiologe, Löwen, Gent u. Lüttich.

Nuel-Raum (nach Jean-Pierre N.): Cuniculus medius; Raum zwischen äußeren Pfeilerzellen u. äußeren Phalangenzellen im ↑Organum spirale, der kaliumarme Corti-Lymphe enthält (im Ggs. zu kaliumreicher Endolymphe des Ductus cochlearis).

Nuhn, Anton (1814–1889), dt. Anat., Heidelberg.

Nuhn-Drüse (nach Anton N.) ↑Glandula lingualis apicalis.

nuklear ⟨*lat*⟩ *Adj*: zum Zellkern gehörend.

Nuklearmedizin: med. Disziplin, die sich mit der In-vivo- u. In-vitro-Diagnostik unter Verwendung von Radionukliden u. Radiopharmaka u. Einsatz von Kernstrahlungsmeßtechnik (Szintillationsdetektor, Gammakamera, Ganzkörperzähler, Bohrlochprobenwechsler, Liquidscintillation counter) sowie mit der ↑Radionuklidtherapie (Radioiodtherapie, Radiosynovektomie, endolymphat. Ther.) beschäftigt. Zur **In-vivo-Diagnostik** gehören die Szintigraphie von Gallenwegen, Gelenken, vielen Organen wie Herz, Hirn, Knochenmark, Leber, Lungen, Milz, Nebenniere, Nieren usw. sowie Liquorraum, Lymphe u. Tumoren. Weiterhin folgende Funktionsuntersuchungen: Erythrokinetik, Ferrokinetik, ING, Ganzkörperresorptions- u. -retentionstests, Bestimmung von Ganzkörperwasser, Muskeldurchblutung, Magenentleerungszeit, Nieren-Clearance, Radiokardiographie, Radioiodtest, Radiokolloid-Clearance, Radiokupfertest, Radioeisenresorption, Radiospirometrie, Radiozirkulographie, Radionuklidventrikulographie, Restharnbestimmung u. Vitamin-B_{12}-Resorptionstest. **In-vitro-Diagnostik**: radiometr. u. immun. Konzentrationsbestimmungen von Hormonen, Immunparametern, Tumormarkern u. Medikamenten in Körperflüssigkeiten. Die **Radionuklidtherapie** wird bei gut- u. bösartigen Schilddrüsenerkrankungen, bei entzündl. Gelenkerkrankungen (↑Radiosynovektomie), zur palliativen Schmerztherapie bei Skelettmetastasen u. in der Tumorbehandlung (u. a. endolymphat. Ther.) angewendet.

Nuklearpharmaka ⟨*lat + gr*⟩ *n Pl* ↑Radiopharmaka.

Nuklearreaktion ↑Feulgen-Reaktion.

Nukleasen: Nucleasen; Enzyme, die exonukleolyt., d. h. von den Enden her (Exonukleasen), o. endonukleolyt., d. h. kettenintern (Endonukleasen), durch Spaltung der 3',5'-Phosphodiesterbindung Nukleinsäuren abbauen. Nach der Substratspezifität werden Desoxyribonukleasen u. Ribonukleasen unterschieden. Versch. Enzyme spalten sowohl DNA wie RNA. ↑Restriktionsendodesoxyribonukleasen, ↑Endonukleasen, ↑Exonukleasen.

Nukleation ⟨*lat*⟩ *f*: Ausfällung bzw. Kristallbildung in der ↑Matrix des Knochengewebes. Ca-, PO_4- u. OH-Ionen liegen im Skelett als Hydroxylapatit vor. Na^+, K^+, Mg^{2+}, Karbonat u. organ. Anionen, wie Zitrat u. Laktat, sind angelagert.

Nukleationszeit: erforderl. Zeit, bis es zum Auftreten von Cholesterinmonohydratkristallen in einer isotropen Galle bei 37 °C kommt.

Nukleationszentrum: nach der Adsorptionstheorie der Mineralisation die Orte in verkalkungsbereiten Gebieten der Hartgewebe, die die Kristallkeimbildung fördern.

Nuklein: von F. Miescher 1869 geprägte Bez. für eine aus „Eiterzellen" gewonnene Substanz, die nach heutiger Terminologie als ↑Chromatin zu bezeichnen wäre.

Nukleinsäureaddukte: Einige Xenobiotika können durch ↑Biotransformation (bes. in der 1. Phase) biol. aktiviert werden (↑Giftung). Sie werden dadurch sehr reaktionsfähig u. setzen sich mit Zellbestandteilen um. Bevorzugter Angriffsort sind freie Aminogruppen der ↑Nukleinsäurebasen, insbes. ↑Guanin. Infolge dieser Umsetzung wird die Struktur u. Biosynthese der ↑Ribonukleinsäure bzw. DNA gestört. Führt zu ↑Mutationen u. kanzerogenen Wirkungen.

Nukleinsäurebasen: stickstoffhaltige Bestandteile der Nukleinsäuren, Nukleotide u. Nukleoside. Unterschieden werden die Purinbasen Adenin u. Guanin u. die Pyrimidinbasen Uracil, Thymin u. Cytosin sowie einige seltene N., ebenfalls Derivate des Purins u. Pyrimidins.

Nukleinsäuremethylasen: Enzyme, die Methylgruppen – meist von S-Adenosylmethionin als Methylgruppendonator – auf Zuckerreste o. Basen der Nukleinsäure übertragen (↑Basen, seltene). Die Methylierungen erfolgen postreplikativ bzw. posttranskriptionell u. spielen für die Struktur u. Funktion der Nukleinsäuren eine Rolle. Von bes. Bedeutung sind die DNA-Methylasen bakterieller R-M-Systeme (↑Restriktionsendodesoxyribonukleasen).

Nukleinsäuren ↑Desoxyribonukleinsäure, ↑Ribonukleinsäure.

Nukleinsäurepolymerasen ↑DNA-Polymerasen, ↑RNA-Polymerasen.

Nukleinsäurestoffwechsel: Stoffwechsel der ↑Desoxyribonukleinsäure (DNA) u. ↑Ribonukleinsäure (RNA). Die Synthese der Nukleinsäuren erfolgt im Zellkern sowie in Mitochondrien u. Chloroplasten, bei Prokaryonten im Zytoplasma u. an Membranen (↑Replikation, ↑Transkription). Der Abbau der Nukleinsäuren zu Poly-, Oligo- o. Mononukleotiden erfolgt unter der Wirkung von ↑Endonukleasen u. ↑Exonukleasen. Nach ihrer Spezifität unterscheidet man zwischen Ribonukleasen u. Desoxyribonukleasen (↑Nukleasen).

Nukleinsäuresynthese ↑DNA-Biosynthese, ↑RNA-Biosynthese.

Nukleographie: Auffüllung des Nucleus pulposus mit pos. Kontrastmittel durch Punktion zum Nachweis o. Ausschluß eines Nucleus-pulposus-Prolapses. ↑Diskographie.

Nukleohistone ↑Histone.

Nukleoid ⟨*lat*⟩ *n*: **1.** Genom von Mikroorganismen (funktioneller Zellkern), enthält die DNA der Bakterien; nicht durch Kernmembran vom Zytoplasma getrennt. **2.** Innenkörper von z. T. kristalloider Struktur von ↑Peroxisomen.

Nukleokapsid ⟨*lat*⟩ *n*: besteht aus ↑Virusgenom u. ↑Kapsid, ist bei Viren ohne ↑Envelope mit dem ↑Virion ident.

Nukleolemma: Kernmembran; ↑Nukleus.

Nukleolin: C23; im ↑Nukleolus vorkommendes Protein. Beteiligt an der Biogenese der Ribosomen (Assoziation von ribosomalen Proteinen u. ribosomaler RNA).

Nukleolus ⟨*lat*⟩ *m*: Nucleolus; Kernkörperchen; im Nukleoplasma (↑Nukleus) lokalisierte, membranlose Kernorganelle (1–3 μm Durchmesser), nur im Interphasekern vorhanden. Lichtmikroskop. stark basophil (RNA), elektronenmikroskop. osmiophil. Struktur: 1. Nucleolonemata (RNA): a) Pars granulosa besteht aus peripheren Körnchen (10–15 nm Durchmesser), b) Pars fibrosa aus zentralen Fäden (5 nm dick); 2. Nucleolomatrix (Protein) – zwischen den Nucleolonemata, geringer osmiophil, 3. Heterochromatin (DNA): a) perinukleolär, b) intranukleolär. Funktion: Synthese von ribosomaler RNA.

Nukleoluschromosomen: Chromosomen, die den ↑Nukleolusorganisator enthalten.

Nukleolusdissoziation: Auseinanderweichen der Nukleolusbestandteile.

Nukleolusfärbung: Darstellung des Nukleolus mit Methylenblau bei pH 4–5, Nachweis der Ribosepolynukleotide. Dient der Differenzierung mono- u. polynukleolärer Zellen.

Nukleolusorganisator: Abschnitt einiger Chromosomen, an dem die Bildung des Nukleolus erfolgt. Lokalisiert zwischen Chromosom u. ↑Satelliten.

Nukleolussegregation: Nukleolusdissoziation; z. B. nach Gabe von Zytostatika.

Nukleon: aus Protonen u. Neutronen bestehender Baustein des Atomkerns. Die Anzahl der Protonen (Ordnungszahl) legt die Stellung des betreffenden Atoms im period. System der Elemente fest, die Neutronen bestimmen mit ihrer Zahl u. der der Protonen die Masse des Atoms. Da sich die beiden Teilchen im Kern auch ineinander umwandeln können, werden sie als zwei Zustandsformen ein u. desselben Teilchens, des N., angesehen.

Nukleoplasma ⟨*lat + gr*⟩ *n*: Kerninhalt, ↑Nukleus.

Nukleoproteine: aus Nukleinsäuren (DNA, RNA) u. Proteinen supramolekular organisierte Strukturen; z. B. ↑Chromatin, ↑Ribosomen, virale Nukleokapside (↑Virion). Nukleinsäuren u. Proteine sind i. d. R. nichtkovalent miteinander assoziiert.

Nukleosidanaloga: strukturähnl. Verbindungen der für die Nukleinsäuresynthese erforderl. Nukleoside Adenosin, Guanosin, Thymidin u. Cytidin. Viele N. hemmen zelluläre bzw. virale ↑DNA-Polymerasen u. sind daher als ↑Zytostatika o. ↑Virostatika von Bedeutung. ↑Purinnukleosidanaloga, ↑Pyrimidinnukleosidanaloga, ↑Basenanaloga. Zur antiretroviralen ↑Chemotherapie bei HIV-Infektion u. AIDS werden z. B. Zidovudin, Lamivudin, Stavudin, Zalcitabin, Didanosin angewendet.

Nukleosidasen: eine Gruppe von Enzymen, die die nukleosidglykosid. Bindungen zwischen Base u. Zucker in ↑Nukleosiden hydrolyt. spalten. N. wirken unspezif. auf Purin- bzw. Pyrimidinnukleoside (Purinnukleosidase bzw. Pyrimidinnukleosidase) o. spezif. auf definierte Nukleoside (z. B. Inosinnukleosidase). Auch in ↑Nukleotiden ist die Base durch N. abspaltbar, z. B. spaltet die AMP-N. AMP in Adenin u. Ribose-5'-phosphat.

Nukleosiddiphosphatase: hydrolyt. Enzym im ↑Nukleotidstoffwechsel, das die Spaltung von ↑Nukleosiddiphosphaten in ↑Nukleosidmonophosphate u. Phosphorsäure katalysiert. Die N. wirkt relativ unspezif. auf Inosindiphosphat, Guanosindiphosphat u. Uridindiphosphat.

Nukleosiddiphosphate: zu den ↑Nukleotiden zählende Pyrophosphorsäureester der ↑Nukleoside. Auf der Stufe der N. entstehen aus Ribonukleosiddiphosphaten durch Reduktion die Desoxyribonukleosiddiphosphate. Die N. enthalten eine energiereiche Bindung.

Nukleosiddiphosphatkinase: Enzym im ↑Nukleotidstoffwechsel, das unspezif. Nukleosiddiphosphate zu ↑Nukleosidtriphosphaten umwandelt. Dabei stammt das übertragene Phosphat aus einem Nukleosidtriphosphat, meist ATP.

Nukleosiddiphosphatzucker: energiereiche Nukleotidderivate der Monosaccharide, Intermediate der Biosynthese von Di-, Oligo- u. Polysacchariden. Bes. Bedeutung besitzen die Uridindiphosphatglukose („aktive Glukose", entsteht aus Glukose-1-phosphat u. Uridintriphosphat) für die Glykogen- u. Uridindiphosphatgalaktosesynthese (↑Galaktosestoffwechsel, Laktosesynthese).

Nukleoside ⟨*lat*⟩ *n Pl*: Verbindungen zwischen ↑Nukleinsäurebasen u. einem Zucker. Nach der Zuckerkomponente unterscheidet man Ribonukleoside u. ↑Desoxyribonukleoside. Zwischen Base u. Zucker bildet sich eine N-glykosid. Bindung aus. Einige N. besitzen antibiot. Wirkungen (Nukleosid-Antibiotika). Dazu gehören Puromycin, Cordycepin u. Showdomycin. N. entstehen durch hydrolyt. Spaltung von ↑Nukleotiden unter der

Wirkung einer ↑Nukleotidase o. über den Salvage-Mechanismus (↑Salvage-Reaktionen).

Nukleosidkinasen: Gruppe der ↑Kinasen, die relativ substratspezif. Nukleoside zu Nukleosidmonophosphaten phosphorylieren. Vertreter sind die Inosinkinase u. die Desoxyadenosinkinase.

Nukleosidmonophosphate: Monophosphorsäureester der Nukleoside (↑Nukleotide).

Nukleosidmonophosphatkinase: Kinase im ↑Nukleotidstoffwechsel, die unspezif. Nukleosidmonophosphate zu Nukleosiddiphosphaten umwandelt.

Nukleosidphosphate ↑Nukleotide.

Nukleosidphosphorylasen: Gruppe von Enzymen, die phosphorolyt. ↑Nukleoside in Pentosephosphate u. die entsprechende ↑Nukleinsäurebase spalten. Man unterscheidet die gruppenspezif. Purin-N. u. Pyrimidin-N. sowie spezif. N. (z. B. Thymidinphosphorylase). N. haben Bedeutung bei der Synthese von Nukleosiden aus präformierten Basen (↑Salvage-Reaktionen) u. beim Abbau von Nukleosiden.

Nukleosidribosyltransferase: Enzym, das den Austausch einer ↑Nukleinsäurebase gegen eine andere in einem Nukleosid katalysiert. Dabei werden spezif. nur Ribonukleoside umgesetzt. Den Basenaustausch in ↑Desoxyribonukleosiden katalysiert die Nukleosiddesoxyribosyltransferase.

Nukleosidstoffwechsel: ist eng mit dem Purin- u. Pyrimidinstoffwechsel u. dem Stoffwechsel der Nukleotide u. Nukleinsäuren verbunden. Die Synthese der Nukleotide aus freien Basen läuft über den Salvage-Mechanismus (↑Salvage-Reaktionen). Darüber hinaus entstehen Nukleoside aus Nukleotiden unter der Wirkung von ↑Nukleotidasen o. durch Basenaustausch aus anderen Nukleosiden unter der Wirkung von ↑Nukleosidribosyltransferasen. Die Umwandlung der Nukleoside kann durch phosphorolyt. o. hydrolyt. Aufspaltung erfolgen o. unter Bildung von Nukleotiden durch die Wirkung von Nukleosidkinasen. Darüber hinaus verändern einige Enzyme die in Nukleosiden gebundenen Basen, z. B. desaminierende Enzyme.

Nukleosidtriphosphate: Triphosphorsäureester der ↑Nukleoside, wichtige Gruppe der ↑Nukleotide. N. weisen zwei Pyrophosphatbindungen mit hoher Hydrolyseenthalpie auf u. dienen im Stoffwechsel als Energiespeicher u. -überträger. Von den N. besitzt ↑Adenosintriphosphat die größte Bedeutung.

Nukleosom *n*: repetitives Grundstrukturelement des ↑Chromatins. Das sog. N.-Core besteht, im wesentl. im Inneren des kugelförmigen Partikels lokalisiert, aus je zwei ↑Histonen 2A u. 2B, 3 u. 4 sowie 140–160 Basenpaaren ↑Desoxyribonukleinsäure, das sind etwa 1,5 DNA-Windungen, die das N.-Core spiralförmig umgeben. Der Durchmesser der N. beträgt 10–12 nm, die Molmasse ca. $2 \cdot 10^5$ Dalton, das Protein-DNA-Verhältnis etwa 1,3. In den Nukleofilamenten des Chromatins werden die N.-Cores durch DNA von etwa 40–60 Basenpaaren Länge (sog. Linker) sowie durch ein Molekül Histon H1 miteinander verbunden.

Nukleotidase: hydrolyt. Enzym, das die Spaltung von ↑Nukleotiden in ↑Nukleoside u. Phosphorsäure katalysiert. Die N. besitzt eine breite Spezifität für 2'-, 3'-, 5'-Nukleotide u. andere Phosphate, z. B. für Glycerolphosphat u. Nitrophenylphosphat.

Nukleotide: Nukleosidphosphate; Phosphorsäureester der ↑Nukleoside. Nach der Zuckerkomponente unterscheidet man Ribonukleotide u. Desoxyribonukleotide, nach der veresterten Hydroxylgruppe der Pentose 2'-, 3'- u. 5'-N. Biol. bedeutsam sind v. a. die 5'-N. u. die zyklischen ↑Nukleotide, bei denen Phosphorsäurediesterbrücken zu den 3'- u. 5'-Hydroxylgruppen vorliegen. Die Synthese der N. erfolgt während der ↑Purinbiosynthese u. ↑Pyrimidinbiosynthese. V. a. die di- u. triphosphorylierten Nukleoside haben als Energiespeicher u. -überträger im Stoffwechsel eine hervorragende Bedeutung. Darüber hinaus sind N. Bausteine der Nukleinsäuren (DNA, RNA) u. wichtiger Coenzyme (NAD, FAD, Coenzym A). Der Abbau der N. erfolgt durch ↑Nukleotidasen.

Nukleotide, zyklische: aus Nukleosidtriphosphaten durch Nukleotidzyklasen (↑Lyasen, ↑Adenylatzyklase) unter Pyrophosphatabspaltung gebildete ↑Nukleotide mit zykl. Phosphodiestergruppierung. Beispiele sind zykl. Adenosinmonophosphat (↑cAMP) u. Guanosinmonophosphat (↑cGMP), die insbes. als sekundäre ↑Boten im Zellstoffwechsel eine wichtige Rolle spielen. ↑G-Proteine, ↑Signalübertragungssysteme, intrazelluläre.

Nukleotidpyrophosphatase: Enzym, das die hydrolyt. Spaltung von Dinukleotiden in Mononukleotide katalysiert. Substrate sind NAD^+, $NADP^+$, FAD u. Coenzym A.

Nukleotidpyrophosphorylasen: Gruppe von Enzymen, die die pyrophosphorolyt. Spaltung von ↑Nukleotiden in freie ↑Nukleinsäurebasen u. ↑5-Phosporibosyl-1-pyrophosphat katalysieren. Vertreten sind die AMP-Pyrophosphorylase u. die IMP-Pyrophosphorylase. N. besitzen Bedeutung für den Abbau u. die Synthese der Nukleotide u. die Verwertung präformierter Basen über den Salvage-Mechanismus (↑Salvage-Reaktionen).

Nukleotidstoffwechsel: Nukleotide werden im Verlauf der Purin- u. Pyrimidinbiosynthese gebildet. Außerdem können sie unter Einbeziehung freier Nukleinsäurebasen über den Salvage-Mechanismus (↑Salvage-Reaktionen) o. durch Phosphorylierung von ↑Nukleosiden entstehen. Die Umwandlung von ↑D-Ribose in Desoxyribose wird in der Form der Nukleosiddiphosphate durchgeführt, enzymat. Veränderungen an den Basen meist auf der Stufe der Monophosphate. Der Verbrauch der Nukleotide erfolgt in der DNA- u. RNA-Synthese u. durch Abbau zu Nukleosiden u. freien Basen.

Nukleus ⟨*lat*⟩ *m*: **1.** Anhäufung von Nervenzelleibern (Corpus neuroni) innerhalb der weißen Substanz des ZNS (Perikaryen). **2.** Kern, Zellkern, genet. u. metabol. wichtiger Bestandteil der ↑Zelle. In den meisten Zellen (außer in Erythrozyten, Thrombozyten, Hornzellen) vorhandener, neben dem Zytoplasma wichtiger Zellbestandteil, der die ↑Chromosomen enthält. Der N. liegt in 2 Phasenformen vor. 1. Interphasekern (G_1- bzw. G_0-Phase des ↑Zellzyklus): die Chromosomen sind bis auf das kondensiert bleibende, transkriptionsinaktive ↑Heterochromatin nicht färbbar; der Kern erfüllt metabol. Aufgaben; 2. Mitosekern (M-Phase): die Chromosomen werden insges. färbbar, der Kern durchläuft die Teilung (↑Mitose). Struktur des Interphasekerns: 1. Kernmembran (Nukleolemma) mit Außenmembran, perinukleärem Raum u. Innenmembran, ↑Kernhülle. 2. Kerninhalt (Nukleoplasma): a) Euchromatin, nicht färbbar, elektronenhell, b) Heterochromatin, färbbar, elektronendicht, c) Kernkörperchen (↑Nukleolus), d) Granulum chromatini, darunter das Sex-Chromatin (Corpusculum chromatini sexualis), auch die ↑Interchromatingranula, ↑Perichromatingranula, e) Kernsaftflüssigkeit mit lösl. RNA u. Proteinen. Die Kernmembran hat 50–80 nm weite Poren (Porus nuclearis) mit einer Scheidewand (Diaphragma pori), durch die das Nukleoplasma mit dem Grundplasma (Zytosol) verbunden ist. Durch die Kernporen gelangt neugebildete RNA in das Zytosol. Der N. ist rund bis oval o. hat eine vielgestaltige Form u. wird von einer Doppelmembran umgeben, an deren zytoplasmat. Seite ↑Ribosomen angelagert sein können. Hauptbestandteil des N. sind das Karyoplasma u. der ↑Nukleolus. Vom N. werden die für die zytoplasmat. Eiweißsynthese notwendigen Informationen über Nukleoproteide durch die Kernmembranporen ausgeschleust u. verbinden sich mit den Ribosomen. Abb.

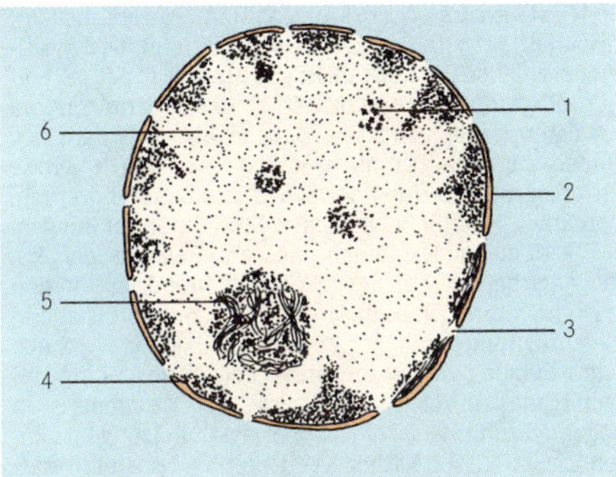

Nukleus. Übersicht über den Zellkern
1: Interchromatingranula; 2: Kernmembran; 3: Kernporen; 4: Lamina fibrosa; 5: Nukleolus; 6: Nukleoplasma; 7: Perichromatingranula

Nuklid: durch eine best. Protonen- u. Neutronenzahl gekennzeichnetes Atom, also eine best. Kernart (z. B. die Nuklide ^{12}C, ^{13}C des Kohlenstoffs).

Nuklidbatterie ↑Radionuklidbatterie.

Nuklidtafel: graph. Darstellung der versch. Nuklide in einem Raster, wobei jedes Rasterfeld durch die in horizontaler Richtung aufgetragenen Ordnungszahlen u. durch die in vertikaler Richtung aufgetragenen Neutronenzahlen charakterisiert ist.

Nullallele: Allele, die keine funktionell wirksamen Produkte bilden.

Nulldiät: totaler Nahrungsentzug zum Abbau von Übergewicht bzw. bei Erkrankungen, die eine Nahrungszufuhr verbieten. Nur unter ärztl. Kontrolle bei gleichzeitiger Zufuhr von Elektrolyten, Vitaminen u. Flüssigkeit mögl.

Nulleffekt: Meßresultat aller Strahlungsmeßgeräte bei Abwesenheit einer Strahlungsquelle. Ursache des N. sind Höhenstrahlung, Verunreinigung der Umgebung. Eigenschaften der Meßgeräte (z.B. Dunkelstrom bei ↑Szintillationsdetektoren). Der N. kann durch Abschirmung des Strahlungsdetektors (z. B. Blei) wesentl. herabgesetzt werden. Je größer der N., um so höher ist die unterste Nachweisgrenze der zu bestimmenden Aktivität.

Nullhypothese: Symbol H_0; Behauptung über spez. Parameter o. Eigenschaften der ↑Wahrscheinlichkeitsverteilung von gemessenen o. beobachteten ↑Merkmalen (↑Zufallsvariablen), die meist der Vermutung des Auswerters entgegensteht. Die Entscheidung über die Gültigkeit der N. wird anhand von Stichproben mit Hilfe statistischer ↑Tests gefällt, wobei der Auswerter bestrebt ist, die N. zu widerlegen. Ggs. ↑Alternativhypothese.

Nullinien-EEG: isoelektr. Linie, die völlig fehlende Hirnaktivität anzeigt. Zeichen des Hirntodes.

Nullipara ⟨*lat*⟩ *f*: Frau, die noch nicht geboren hat; Ggs. Primipara, Multipara.

Nullmutation: Mutation, die zum kompletten Verlust einer Genwirkung führt.

Nullosomie: Fehlen eines Chromosomenpaares im Karyotyp. Entspr. Individuen o. Zellen sind dann nullosom für das jeweilige Chromosom. N. menschl. Keime sind nicht entwicklungsfähig.

Nullpunkt, absoluter: Nullpunkt der thermodynam. Temperaturskala (Kelvin-Skala), der durch Abkühlung nicht erreichbar ist (3. Hauptsatz der Thermodynamik). Kelvin- u. Celsius-Skala sind um 273,15 Grad gegeneinander verschoben: T (in K) = t (in °C) + 273,15.

Nullpunktmutation: Genmutation, die, im Ggs. zur ↑Endpunktmutation sofort nach Mutageneinwirkung noch vor einer folgenden Zellteilung zur phänotyp. Ausprägung gelangt.

Nullzelladenome, hypophysäre: chromophobe ↑Hypophysenadenome, in denen weder färber. noch ultrastrukturell die Morphogenese aus einem Zelltyp nachgewiesen werden kann.

Nullzellen: Lymphozyten, die nicht als B- o. T-Lymphozyten charakterisiert werden können (bis 10% des Gesamtpools).

Numerus clausus ⟨*lat*⟩ *m*: zahlenmäßige Beschränkung der Zulassung von Studenten zu best. Studienrichtungen, z. B. Med.

nummularis ⟨*lat*⟩ *Adj*: nummulär, nummolosis; münzenförmig.

Nußgelenk: Articulatio cotylica, Enarthrose; Kugelgelenk, bei welchem die Gelenkpfanne den größten Teil des Gelenkkopfs bedeckt. Das Hüftgelenk ist z. B. ein N.

Nußknackerösophagus: hyperdynam. Kontraktionen der Speiseröhre sehr hoher Amplitude (bis 200 mmHg) u. langer Dauer (>7 s). Treten mit normalem Weiterwandern der Peristaltik auf.

Nüsslein-Vollhard, Christiane (geb. 1942), dt. Entwicklungsbiologin, Tübingen. 1995 Nobelpreis für Med./Physiol. (mit E. F. Wieschaus u. E. B. Lewis) „für ihre Entdeckungen im Zusammenhang mit der genetischen Kontrolle der frühen Embryonalentwicklung".

nutricius ⟨*lat*⟩ *Adj*: ernährend.

Nutritionsreflex: Nutritive Mehrdurchblutung. Gefäßweitenverstellung durch metabol. u. hormonale Einflüsse auf die terminale Strombahn. Wichtigste Größe ist O_2-Mangel, der zur Erschlaffung der Sphinktergefäße (↑Gefäßtonus) führt, daneben Metabolite (CO_2, ATP u. Abbauprodukte). Bei Muskelarbeit wirken K^+-Zunahme u. Ca^{2+}-Abnahme ebenfalls dilatator. In Gefäßgebieten mit Drüsentätigkeit (Haut, Gastrointestinum) stark dilatierende Oligopeptide (Kallidin, Bradykinin). Auch ↑Prostazyklin u. ↑Prostaglandine.

Nutritionsstörung: Ernährungsstörung.

nutritiv ⟨*lat*⟩ *Adj*: die Nahrung o. Ernährung betreffend.

Nutrix ⟨*lat*⟩ *f*: die Amme.

Nutzeffekt ↑Wirkungsgrad.

Nutzstrahlenkegel ↑Nutzstrahlung.

Nutzstrahlung: Nutzstrahlenkegel; die von einem Röhrenbrennfleck o. einem radioaktiven Strahler ausgehende u. durch das Fenster des Schutzgehäuses austretende Strahlung.

Nutzungsdauer: in einem Betrieb (auch in einem Krankenhaus) übl. Verwendungsdauer eines Anlagegutes. Die N. ist für die Höhe der Abschreibungen der Güter maßgebend. Sie wird von techn. o. wirtschaftl. Aspekten bestimmt.

Nutzzeit: Mindestwirkungsdauer eines elektr. Reizes auf erregbare Gewebe, z. B. Nerven, Muskeln, für die Auslösung einer fortgeleiteten Erregung. ↑Chronaxie.

Ny ⟨*gr*⟩ *n*: Zeichen: ν, N; 13. Buchstabe des griech. Alphabets; als Präfix u. wissenschaftl. Konstante gebraucht.

NYHA: *Abk* für New-York-Heart-Association; Vereinigung, nach deren Klassifikation z. B. ↑Herzinsuffizienzen eingeteilt werden (Schweregrad der Herzinsuffizienz gemäß NYHA I-IV). ↑New-York-Heart-Association-Klassifikation.

Nyhan, William L. (geb. 1926), amerik. Päd., San Diego.

nykt- ⟨*gr*⟩ *Präfix*: nächtl., nachts.

Nyktalgie ⟨*gr*⟩ *f*: nächtl. auftretender Schmerz, z. B. ↑Brachialgia paraesthetica nocturna.

Nyktalopie: Tagblindheit; bei Tag herabgesetztes Sehvermögen wegen Netzhautreizung, besseres Sehen in der Dämmerung. Ursachen: Makuladegeneration, starke Blendungsempfindlichkeit (z. B. amblyope Augen) o. rein funktionell. Der Begriff gab vielfach zu Fehldeutungen Anlaß, so bei Hippokrates Tagblindheit skrofulöser Kinder, bei Galen Nachtblindheit i. S. unserer heutigen erworbenen ↑Hemeralopie. Ähnl. Verwirrung im engl. Sprachgebrauch.

Nyktometer: spez. Typ eines ↑Adaptometers zur Ermittlung der Sofortadaptation u. Blendempfindlichkeit. Erfaßt wird nur der Adaptationsvorgang der Zapfen im Bereich der Netzhautgrube. Eine neben dem Testfeld angebrachte Lichtquelle erlaubt die Erfassung der Umfeldblendung.

Nykturie: vorwiegende Harnproduktion u. Entleerung während der Nacht. Vorkommen u. a. bei Herzinsuffizienz, Diabetes mellitus, Nierenerkrankung mit Retention harnpflichtiger Substanzen.

Nylander-Probe: unspezif. Nachweis auf reduzierende Zucker im Harn mit Wismutsalzen. Heute wird der ↑Benedict-Probe der Vorzug gegeben.

Nymphae ⟨*gr*⟩ *f*: Nymphen; die kleinen Schamlippen.

Nymphe: Entwicklungsstadium in der präimaginalen Phase der ↑Arthropoden. Bei ↑Acari sämtl. Stadien nach der ↑Larve, bei ↑Insecta mit ↑Heterometabolie letztes Stadium vor der ↑Imago.

Nymphitis ⟨*gr*⟩ *f*: Entzündung der kleinen Schamlippen.

Nymphomanie ⟨*gr*⟩ *f*: abnorm übersteigertes sexuelles Verlangen der Frau. N. kann Sympt. einer Manie o. Neurose sein. ↑Hypersexualität.

Nymphoncus: geschwulstförmige Auftreibung der kleinen Schamlippen.

Nymphotomie: operative Entfernung der kleinen Schamlippen.

Nystagmographie ⟨*gr*⟩ *f*: Aufzeichnung des ↑Nystagmus entweder durch Messung der Verschiebung des bulboelektr. Felds (↑Elektrookulographie) o. mittels photoelektr. Registrierung eines von der Hornhaut reflektierten Infrarotlichts (↑Photoelektronystagmographie = PENG). Hierfür hat man ein spez. Brillengestell entwickelt (PENG-Brille). Die N. erlaubt eine Differenzierung der Nystagmusformen (Vertikalnystagmus, Horizontalnystagmus, Rucknystagmus, Pendelnystagmus) u. damit auch verbesserte Diagnostik bei tiefliegenden Hirntumoren, Kontusionen, Vestibularisschäden, multipler Sklerose.

Nystagmometrie: rechnergesteuerte Auswertung von ↑Elektronystagmographien.

Nystagmovisometrie: Methode der objektiven Sehschärfenbestimmung. Dabei werden die durch bewegte Objekte ausgelösten spontanen Augenbewegungen als Indikator für das Erkennen ausgenutzt (optokinet. ↑Nystagmus).

Nystagmus ⟨*gr*⟩ *m*: Augenzittern, Augenschlagen; unwillkürl. rhythm. Augenbewegungen in best., sich wiederholende Richtungen. Es gibt physiol. u. pathol. Formen. **Physiol. N.**: 1. optokinet. N.: beim Verfolgen von bewegten Gegenständen, z. B. beim Blick aus dem fahrenden Zug (Eisenbahnnystagmus). Kann durch Geräte zur objektiven Prüfung der Sehschärfe benutzt werden. Optokinet. N. fehlt bei manchen Großhirnerkrankungen. 2. Vestibulärer N.: durch mechan. Reizung der Bogengänge bei Rotation des Körpers. Während der Rotation in Drehrichtung (Drehungsnystagmus), nach Stillstand in Gegenrichtung (Drehnachnystagmus). 3. Kalor. N.: durch kalor. Reizung der Bogengänge. Bei Warmspülung des Gehörgangs in gleiche Richtung, bei Kaltspülung in Gegenrichtung. 4. Galvan. N.: Bei elektr. Reizung im Ohrbereich ist N. zur Kathode gerichtet. 5. Endstellnystagmus: entsteht bei 60 % aller Menschen bei extremem Blick nach den Seiten u. beim Einhalten ungewöhnl. Blickrichtungen. **Pathol. N.**: Je nach Ausgangslage wird ein Spontannystagmus (schon in Ruhestellung der Augäpfel), Blicknystagmus (erst beim Blick in best. Richtungen, im Ggs. zur Endstellnystagmus) u. Lagenystagmus (in Abhängigkeit von versch. Kopf- bzw. Körperlagen auftretend) unterschieden. Nach der Art des N. gibt es Rucknystagmus, der aus einer schnellen Komponente u. einer langsamen Gegenbewegung besteht, bei dem die Richtung nach der auffälligen ruckenden Komponente bezeichnet wird, u. Pendelnystagmus, der in beide Richtungen gleich schnell abläuft. Nach der Richtung kann er horizontal, vertikal o. rotator. sein (auch oszillierend). Angeborenen N. gibt es bei allen Formen der gestörten beidäugigen Fixation (z. B. angeborene Optikusatrophie u. bei angeborenen Hirnschädigungen). Erworbenen N. gibt es bei Erkrankungen des Hirns, des Labyrinths u. der Medulla sowie des Nervus statoacusticus (multiple Sklerose, Friedreich-Ataxie, Kleinhirntumoren, bes. im Bereich des Archezerebellums, d. h. des Hinterteils des Wurms, Barbituratsäurevergiftung, Labyrinthitis, Ménière-Krankheit, Neuritis nach Tumoren). Der Drucknystagmus entsteht durch Luftdruckschwankungen im Gehörgang, falls diese durch eine Fistel auf das Labyrinth übertragen werden können. Der Bergarbeiternystagmus trat nach langjähriger Arbeit unter Tage auf (evtl. komb. mit Zwinkern u. Blepharospasmus). **Assoziativer N.**: Schlagrichtung u. Intensität an beiden Augen gleichmäßig. **Blickparet. N.**: bei Schwächung best. Augenmuskeln, z. B. durch multiple Sklerose. **Bulbärer N.**: rotierender N. bei bulbären Störungen, bei rechtsseitiger Läsion entgegengesetzt zum Uhrzeiger, bei linksseitiger in Uhrzeigerrichtung. **Diagonaler N.**: Kombination von Vertikal- u. Horizontalnystagmus. **Dissoziativer N.**: Schlagrichtung des einen Auges verläuft anders o. sogar entgegengesetzt derjenigen des anderen Auges (qualitativer dissoziativer N.) bzw. es besteht ein Intensitätsunterschied des N. beider Augen (quantitativer dissoziativer N.).

Nystagmusintensität: gekennzeichnet durch Amplitude (fein-, mittel-, grobschlägig) u. Frequenz (wenig, mittel, sehr frequent).

Nystagmusintensitätsgefälle: Charakteristikum zur Unterscheidung von vestibulärem u. blickparet. Nystagmus. Flaches N.: Zeichen eines richtungsbestimmten, vestibulären, horizontalen Nystagmus.

Nystagmusmyoklonie: bes. Form der ↑Myoklonie, die fam. in der Bretagne vorkommt (Lenoble-Anbineau).

Nystagmus retraktorius: ruckartiges Zurücktreten beider Augen bei Prozessen im 4. Ventrikel.

Nystagmusschlagfeld: Charakteristikum des Rucknystagmus; Bezugnahme auf Ausgangsstellung „Blick geradeaus" u. hinsichtl. medialer u. lateraler Orbitahälfte.

Nystagmusschlagform: Charakteristikum des Spontan- u. Provokationsnystagmus; 2 Nystagmushauptformen: Pendelnystagmus (=undulierender Nystagmus, Kennzeichen des okulären Nystagmus) u. Rucknystagmus (=blickparet. bzw. fixationsparet. Nystagmus); daneben pendelartiges Rucken sowie hüpfender Nystagmus.

Nystatin: Polyen-Antibiotikum aus Streptomyces noursei. Ein auch intern wirksames ↑Antimykotikum.

Nysten, Pierre Hubert (1774–1817), frz. Päd., Paris.

Nysten-Gesetz (nach Pierre N.): Nysten stellte 1811 das Gesetz auf, daß die Leichenstarre i. a. in der Kiefermuskulatur beginnt, daß dann Hals u. Arme, Beine u. zuletzt die Muskulatur der Sprunggelenke totenstarr werden.

O

O: chem. Symbol für Sauerstoff.

O-Agglutination: Agglutinationsform, die durch die O-(Körper-)Antigene der Bakterien mit entsprechenden Antikörpern (O-Agglutinine) verursacht wird. In der ↑Widal-Reaktion erscheinen die Agglutinate körnig u. sind nicht aufschüttelbar. Die Objektträgeragglutination mit spezif. O-Agglutininen wird für die Bestimmung der O-Antigene der Salmonellen (↑Salmonella) verwendet (↑Gruber-Widal-Reaktion, ↑Kauffmann-White-Schema).

O-Antigene: Körperantigene o. somat. Antigene der Bakterien. Sie sind mit dem Endotoxin gramnegativer Bakterien ident. (↑Endotoxine, bakterielle). Wie bei den ↑H-Antigenen ist die Bez. vom Wachstum der Proteusbakterien abgeleitet. Proteusstämme ohne H-Antigene, die nur O. besitzen, wachsen ohne Hauch. O. sind speziesspezif. Zellwandantigene, die chem. als Komplexe aus Kohlenhydraten u. Lipiden zusammengesetzt sind. Träger der Spezifität ist das Lipopolysaccharid. Es ist auch in hochgereinigter Form antigen. O. sind thermostabil. Der O-Antigen-Bestand ist für die Festlegung des Serotyps von Bedeutung. ↑Kauffmann-White-Schema, ↑Widal-Reaktion.

Oat-cell-Karzinom ⟨*engl*⟩: kleinzelliges Karzinom; wird als bösartigste Form des Bronchialkarzinoms angesehen.

OAT-Syndrom: Oligoarthenoteratoazoospermie.

Obdormitio ⟨*lat*⟩ *f*: sog. Einschlafen der Extremitäten.

Obduktion ⟨*lat*⟩ *f*: Leichenöffnung. ↑Sektion, gerichtliche. ↑Autopsie.

Obduration ⟨*lat*⟩ *f*: Obduratio. Verhärtung.

Obduzent ⟨*lat*⟩ *m*: Arzt, der eine Leichenöffnung vornimmt.

O-Bein: Genu varum, Crus varum; Verbiegung des Beins mit nach innen offenem Winkel, vorwiegend Abweichung der Unterschenkelachse gegenüber der Oberschenkelachse nach medial. ↑Crus varum congenitum.

Obelion ⟨*gr*⟩ *n*: Spieß, Pfeil; anthrop. Bez. des Kreuzungspunkts der Sutura sagittalis des Schädels mit der Verbindungslinie beider Foramina parietalia.

Oberarmbrüche ↑Humerusfrakturen.

Oberarzt: leitender Arzt, dem die Verantwortung für eine o. mehrere Stationen o. einen Funktionsbereich übertragen wurde, bzw. eigenverantwortl. arbeitender Arzt auf Spezialgebieten, die bes. Kenntnisse u. Erfahrungen voraussetzen.

Oberbauch: Epigastrium.

Oberflächenanästhesie: Verfahren der Lokalanästhesie, bei dem durch Aufbringen des Anästhetikums auf eine Schleimhautoberfläche diese Abschnitte schmerzunempfindl. gemacht werden. Anwendung z. B. in der HNO.

Oberflächenanästhetika ↑Lokalanästhetika.

Oberflächenantigene ↑Membranantigene.

Oberflächenaussaat: Ausstrich einer Suspension von Mikroorganismen mit Spatel o. Öse auf der Oberfläche eines festen ↑Nährbodens.

Oberflächenbestrahlung: Strahlentherapie mit Strahlenarten einer definierten Reichweite mit steilem Dosisabfall. Zur O. wird ↑Kontakttherapie mit Gamma- u. Betastrahlen, Röntgenstrahlung mit großem Schwächungskoeffizient (weiche Strahlung) o. ↑Elektronenstrahlung benutzt. Bei der Elektronentherapie wird die Eindringtiefe durch die Energiewahl bestimmt.

Oberflächendosis: Oberflächendosisleistung; Strahlendosis an der Körperoberfläche im Zentralstrahl der strahlennahen Seite eines bestrahlten Körpers. Sie setzt sich zusammen aus der Einfallsdosis u. der vom bestrahlten Körper ausgehenden Streustrahlung. Beim Strahlenschutz ist die O. die max. ↑Äquivalentdosis in der Haut in einer Tiefe von 7 mm/cm^2 bzw. bei Photonenstrahlung in der Tiefe des Dosismaximums, die von der Strahlenhärte abhängt.

Oberflächenfilter: Je nach Porengröße der bakterienundurchlässigen ↑Filter kann man mit O. bis bakterienfrei bzw. virusfrei filtrieren. Kalibrierte Porengrößen garantieren, daß alle größeren Teilchen auf der Filterfläche festgehalten werden. O. sind beispielsweise ↑Membranfilter, die je nach chem. Beanspruchung aus unterschiedl. Materialien bestehen. O. werden zur aseptischen ↑Bereitung von thermolabilen Lösungen in der Pharmazie u. Med., auch zur Bestimmung des Luftkeimgehalts, z. B. im ↑Laminar-flow-System, eingesetzt.

Oberflächengastritis: Magenschleimhautentzündung mit lymphoplasmazellulärer Infiltration des Stromas, bes. in den lumennahen Schleimhautanteilen u. ohne Atrophie der Magendrüsen.

Oberflächenhypothermie: Verfahren der künstlichen ↑Hypothermie, bei dem die Senkung der Körpertemperatur über die Oberfläche des Organismus erfolgt (Eispackungen, Luftstromkühlung, Eiswasser).

Oberflächenkarzinom ↑Carcinoma in situ.

Oberflächenkultur ↑Emerskultur.

Oberflächenregel: Nach tierexperimentellen Untersuchungen fand Rubner, daß der Gesamtumsatz pos. mit der Körpergröße, d. h. mit dem Gesamtgewicht u. der Körperoberfläche, aber neg. mit dem spezif., d. h. auf die Gewichtseinheit bezogenen Umsatz korreliert ist. Rubner folgerte daraus die O., nach welcher der Umsatz der Organismen proportional der Oberfläche sein soll. Neuere Untersuchungen von Kleiber haben jedoch gezeigt, daß der Umsatz U aller Organismen vom Einzeller bis zum größten Säugetier einer Potenzfunktion des Körpergewichts G gemäß der Gleichung $U = a\ G^3$ folgt, wobei für Säugetiere $a = 0{,}756$ approximativ bestimmt wurde. Damit liegt n näher zu 0,67, was direkte Proportionalität zur Körperoberfläche, u. ferner zu 1,0, was direkte Proportionalität zum Körpergewicht bedeuten würde. Die mit wachsender Tiergröße zunehmende Reduktion des spezif. Umsatzes beruht z. T. darauf, daß der relative, auf das Gesamtgewicht bezogene Anteil stoffwechselaktiver Gewebe (Leber, Niere, Gehirn) mit zunehmender Körpergröße kleiner wird. Außerdem nimmt in der Leber u. a. Geweben die Zahl an Mitochondrien pro Gewichtsanteil mit wachsender Tiergröße ab. Umsatzwerte werden gewöhnl. auf die Körperoberfläche bezogen angegeben.

Oberflächenspannung: die bei Flüssigkeiten an der Grenzfläche flüssig/gasförmig auftretende Spannung.

Sie beruht darauf, daß hier die anziehenden Kräfte (Van-der-Waals-Kräfte, Dipolkräfte u. a. m.) auf ein Molekül, meist in einmolekularer Schicht, einseitig nach dem Innern der Flüssigkeit gerichtet werden, während sie sich innerhalb der Flüssigkeit gegenseitig aufheben.

Oberflächenspannung, alveoläre: spezif. Oberflächenspannung an der Grenzfläche der pulmonal-alveolären Flüssigkeitsschicht zur Alveolarluft. Die a. O. ist bestrebt, die Flüssigkeitsschicht u. damit die alveoläre Oberfläche zu verkleinern. Dies würde zu einer Einengung bzw. zum Kollaps der Alveolen führen. Das ↑Surfactant vermindert die a. O. von $0{,}072\,N \cdot m^{-1}$ auf $0{,}020\,N \cdot m^{-1}$ u. wirkt dadurch dem Alveolenkollaps u. der Atelektasebildung entgegen.

Oberflächensprays ↑Aerodispersionen.

Oberflächenspule: bei der ↑Kernspintomographie eine zusätzl. Spule zum Empfang der Resonanzsignale aus unmittelbarer Nähe des Objektbereichs zur Verbesserung der Detailerkennbarkeit (höheres ↑Signal-Rausch-Verhältnis). Anwendung: z. B. Auge, Kniegelenk, Wirbelsäule, Mamma, Blutflußmessungen.

Oberflächentherapie: Ther. mit ionisierender Strahlung geringer Härte, so daß deren Dosisleistung im Gewebe auf den ersten Millimetern auf wenige Prozent der Oberflächendosisleistung abnimmt. Dies läßt sich durch Verwendung von Elektronen- bzw. Betastrahlung o. durch weiche Röntgenstrahlung, deren Schwächungskoeffizient groß ist, erreichen (Grenzstrahlung).

Oberflächenzellen ↑Plattenepithelien.

Oberhaut ↑Epidermis.

Oberin: alte Bez. für ↑Pflegedienstleitung.

Oberkiefer: Kurzform für Oberkieferknochen, Maxilla.

Oberkieferfraktur ↑Kieferfraktur.

Oberkieferosteomyelitis: Zahnkeimeiterung; eitrige Entzündung im Oberkieferbereich, vorwiegend im Säuglingsalter. Gefahr einer ↑Orbitalphlegmone, ↑Meningitis purulenta, ↑Sepsis.

Oberkieferwülste: paarige Mesenchymproliferationen des ersten Kiemenbogens. Sie entstehen vom 24.–25. Tag u. verschmelzen zur Bildung des Gesichts mit den Nasen- u. Unterkieferfortsätzen. Die O. liefern den seitl. Teil der Oberlippe u. des Oberkiefers, die oberen Seitenteile des Gesichts u. einen Teil des Gaumens.

Oberlippenfurunkel: Furunkel im Bereich der Oberlippe. Gefahr der hämatogenen Infektionsausbreitung in den intrakraniellen Raum.

Oberlippenspalte, mediane: seltene Fehlbildung, bei der der mittlere Nasenfortsatz unterentwickelt blieb u. nicht das Niveau der Oberlippe erreichte. Oft kombiniert mit mittlerer Nasenspalte, ↑Lippen-Kiefer-Gaumen-Spalte.

Obermayer-Probe: Methode zum Nachweis von ↑Indikan im Harn.

Oberschenkelbrüche: die häufigsten Frakturen in den einzelnen Abschnitten des Femur: 1. Schenkelhalsbrüche; 2. pertrochantäre Femurfrakturen (Frakturen innerhalb des Trochantermassivs); 3. subtrochantäre Femurfrakturen (Frakturen unterhalb des Trochantermassivs); 4. Oberschenkelschaftbrüche; 5. suprakondyläre Femurfrakturen; 6. kondyläre Femurfrakturen. Im Behandlungsprogramm dominiert die ↑Osteosynthese, da die Vorteile der operativen ↑Frakturbehandlung bes. zum Tragen kommen. Abb.

Oberschwester: leitende ↑Krankenschwester.

Oberst-Anästhesie: Leitungsanästhesie (nach Oberst) der Zehen u. Finger durch Einbringen des Lokalanästhetikums in unmittelbare Nähe der dorsalen u. volaren Finger- o. Zehennerven bds. der Grundphalanx. Abb.

Oberwellen: Oberschwingungen; harmon. Schwingungen, deren Frequenzen ganzzahlige Vielfache der Grundschwingung sind. ↑Analyse, harmonische.

Oberwurm ↑Cerebellum.

Obesitas ⟨*lat*⟩ *f* ↑Fettsucht.

Obidoxim: Acetylcholinesterasereaktivator. Antidot bei Phosphorsäureestervergiftungen. ↑Pralidoxim.

ÖBIG: *Abk* für ↑Österreichisches Bundesinstitut für Gesundheitswesen.

Objektballung: in der automatischen ↑Bildverarbeitung die Häufung von Objekten im mehrdimensionalen Merkmalsraum.

Objektbeziehungstheorie: Teil der psychoanalyt. Theorie, die sich aus der Triebpsychologie entwickelt hat. Im Zentrum steht die Bedeutung frühkindl. Beziehungserfahrungen (Objektbeziehungen) für die Persönlichkeitsentwicklung.

Objekterkennung: in der automatischen ↑Bildverarbeitung die Abgrenzung eines Objekts gegen seine Umgebung.

Objektiv: der Teil eines Linsensystems, der dem Objekt zugekehrt ist. Da Linsen mit ↑Abbildungsfehlern behaftet sind, bestehen O. meist aus Linsensystemen, bei denen durch das Zusammenwirken der Einzellinsen die Abbildungsfehler weitgehend aufgehoben werden. Die Abbildungsgüte von Linsensystemen wird durch eine ↑Modulationsübertragungsfunktion beschrieben.

Objektivität: Gütekriterium zur Bestimmung der Aussagefähigkeit eines Tests. Als objektiv definiert Lie-

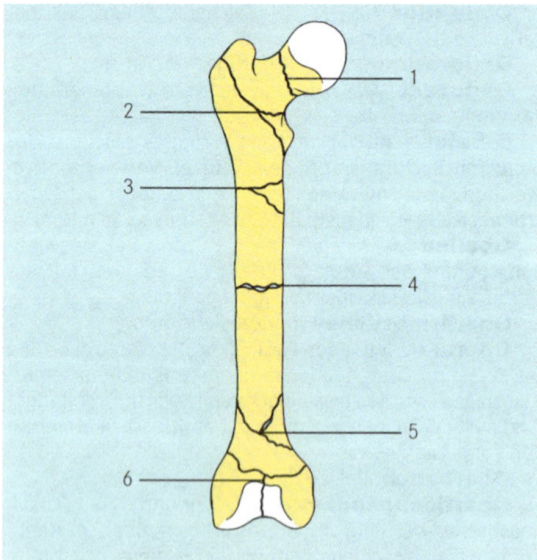

Oberschenkelbrüche. Häufige Lokalisation
1: Medialer Schenkelhalsbruch;
2: Pertrochantäre Fraktur;
3: Subtrochantäre Fraktur;
4: Oberschenkelschaftbruch;
5: Suprakondyläre Fraktur;
6: Kondyläre Fraktur

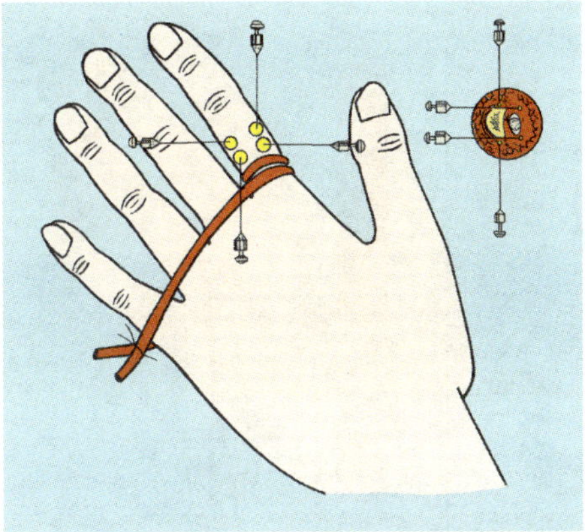

Oberst-Anästhesie

nert (1961) ein Verfahren, wenn es dasjenige Persönlichkeitsmerkmal, das es feststellen soll, eindeutig bestimmt, d. h., wenn die Ergebnisse von der Person des Auswertenden unabhängig sind o. wenn die Person des Untersuchers keinen Einfluß auf das Resultat besitzt.

Objektmarkierung: Verfahren zur Markierung von Bereichen auf Objektträgerpräparaten, in denen sich diagn. bes. aussagekräftige Befunde bzw. Zellen befinden. Im einfachsten Fall kann sie mit einer spitzen Stahlfeder erfolgen, indem man einen Kreis um die betreffende Stelle zieht u. anschließend mit der Feder einen Verbindungsstrich zum Objektträgerrand führt. Moderne Mikroskope verfügen über gute Markierungen bzw. Skalen am Kreuztisch, die als Koordinaten notiert werden können.

Objektmeßplatte: Objektmikrometer; Glasplatte in Form eines ↑Objektträgers, die in der Mitte eine Strichskala mit 100 gleichen Teilen (1 Teilstrich = 0,01 mm) trägt. Die O. dient bei mikrosk. Ausmessungen (Längenbestimmungen) zur Bestimmung des Abbildungsmaßstabs, d. h. zur Bestimmung der Abstände der Skalenteile der ↑Okularmeßplatte.

Objektmikrometer ↑Objektmeßplatte.

Objektträger: etwa 75 · 25 mm große Glasplatte, die zur Herstellung mikrosk. Präparate (z. B. Blutausstrichpräparate, histol. Schnitte) dient. Verwendung von hohlgeschliffenen Objektträgern zur Anfertigung eines hängenden ↑Tropfens u. zur Anlegung von aeroben u. anaeroben Deckglaskulturen.

Objektträgeragglutinationstest: Agglutinationstest auf dem Objektträger. In einen Tropfen Immunserum werden Bakterien eingerieben o. es wird eine Suspension partikulären Antigens (Bakterien o. Erythrozyten) zugemischt. Pos. Reaktionsausfall gewöhnl. innerhalb von 30 s.

Objektträgerkultur: Methode zur Differenzierung von Pilzen aufgrund morphol. Merkmale. Ca. 10 · 10 mm große Stücke eines Pilznährbodens (↑Sabouraud-Substrate o. a.) werden auf sterile Objektträger aufgelegt, an den Seiten mit Pilzmaterial beimpft u. mit sterilem Deckglas abgedeckt. Die Beurteilung erfolgt mikrosk. nach 8–21 Tagen nach Bebrütung bei 300–302 K (28–30 °C) in feuchter ↑Kammer.

Oblaten: aus Weizenmehl mit Wasser hergestelltes Gebäck, zur Umhüllung schlecht schmeckender Arzneistoffe heute obsolet.

obligatorisch ⟨*lat*⟩ *Adj*: unbedingt, verpflichtend.

Obliquität ⟨*lat*⟩ *f* ↑Asynklitismus.

obliquus ⟨*lat*⟩ *Adj*: schief, schräg verlaufend.

Obliquusreflex: Leistenreflex nach Geigel, Bestreichen der Haut in der Leistengegend bewirkt Kontraktion des M. obliquus abdominis externus.

obliterans ⟨*lat*⟩ *Adj*: verschließend.

Obliteration ⟨*lat*⟩ *f*: Obliteratio; pathol. o. normale Vorgänge mit Verschluß der Lumina von Hohlorganen o. Blutgefäßen, z. B. ↑Endangiitis obliterans, Ductus arteriosus (Botallo).

Obliterationssyndrom ↑Aortenbogensyndrom, ↑Takayasu-Syndrom.

Obliterationstypen bei Durchblutungsstörungen: isolierte o. kombinierte Gefäßobliterationen im Bereich der Extremitätengefäße sind Becken- (B-), Oberschenkel- (O-), Unterschenkel- (U-) u. akrale Verschlußtypen der unteren Extremität (ebenso Arme). Kombinierte Typen: BOU-, OU-Typen sowie kombinierte Obliterationen der Gefäße des Kopfs (Halses) u. oberen Extremität (entspr. Einteilung am Bein). Abb. 1 u. 2. S. 1434.

Obliteratio pericardii ↑Concretio pericardii.

obliterieren ⟨*lat*⟩: verschließen, veröden.

Oblongatasyndrome: alternierende Syndrome bei Läsionen des kaudalen Hirnstamms, meistens bei Durchblutungsstörungen im vertebrobasilären Kreislauf, ↑Hemiplegia alternans, ↑Jackson-Lähmung, ↑Wallenberg-Syndrom, Babinski-Nageotte-Syndrom.

oblongatus ⟨*lat*⟩ *Adj*: verlängert, z. B. Medulla oblongata.

Observatrice ⟨*engl*⟩ *f*: Klinikangestellte zur individuellen Beschäftigung mit Schwerkranken u. Sterbenden, bes. auch zur Frühförderung Kranker nach Hirnverletzungen.

Obsidan: ein ↑Betarezeptorenblocker.

Obskuriationen: phasenhafte Verdunkelungen vor den Augen. Können auf Durchblutungsstörungen im A.-ophthalmica-Bereich (z. B. Karotisthrombose) o. im A.-vertebralis-Bereich (Osteochondrose der Halswirbelsäule) zurückzuführen sein (Kollateralstörung o. direkte Ischämie im Kalkarinabereich).

obsolet ⟨*lat*⟩ *Adj*: alt, veraltet, nicht (mehr) gebräuchl., ungebräuchl. (z. B. obsolete Ther.); auch schlechthin für alt (o. Tuberkel).

obstetricus ⟨*lat*⟩ *Adj*: geburtshilfl.

Obstetrix ⟨*lat*⟩ *f*: Hebamme.

Obstipanzien: Stopfmittel, ↑Antidiarrhoika.

Obstipation ⟨*lat*⟩ *f*: Constipatio, Obstructio alvi, Verstopfung, erschwerte Kotentleerung; übermäßig lange Passagezeiten u. seltene Abgabe von nur kleinen Stuhlmengen mit dem Gefühl der unvollständigen Entleerung. Entspr. der Pathogenese sind hauptsächl. zu unterscheiden die rektale u. die spast. O. sowie nach Verlauf die akute u. chron. O. Bei der rektalen O. liegt eine nervös-reflektor. Entleerungsstörung i. S. der ↑Dyschezie vor. Bei der anderen Form ist die Förderperistaltik bei erhöhtem Dauertonus bes. im Colon sigmoideum herabgesetzt. Als Ursachen kommen in Frage: 1. Obstruktionen (entzündl. bedingt, tumorös, durch Nachbarschaftsprozesse); 2. Störungen der Motilität (Kaliummangel, Blei, Thallium, bei Nierenkolik, Peritonealreibung, spast. O., durch Medikamente [Kalzium, Cholestyramin, Codein, Aluminiumhydroxid, Sedativa, Ganglienblocker]); 3. Mißverhältnis

O

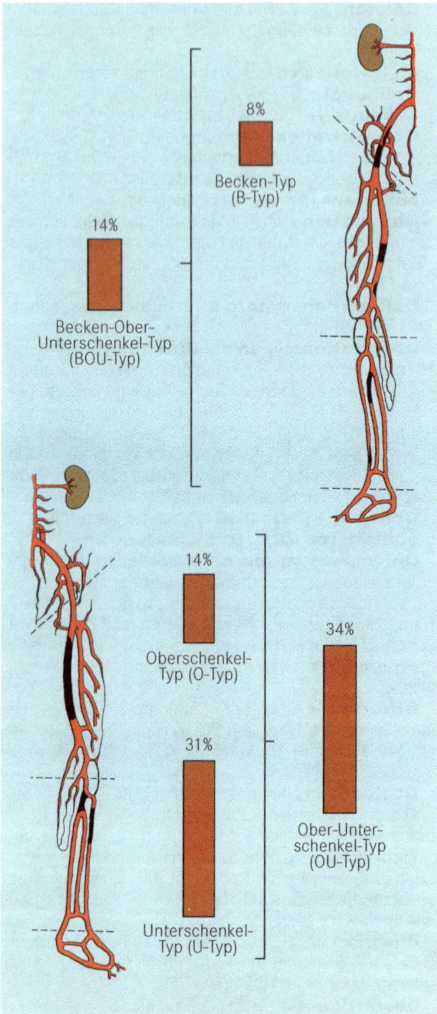

Obliterationstypen
bei Durchblutungsstörungen (Abb. 1).
Häufigkeit der Obliterationstypen bei arteriellen Durchblutungsstörungen der Beine

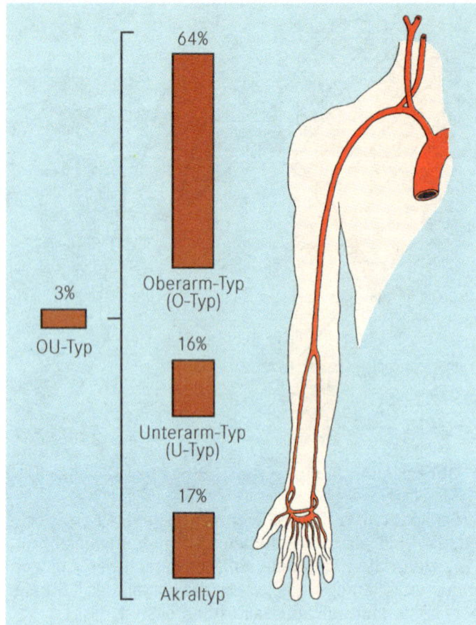

Obliterationstypen
bei Durchblutungsstörungen (Abb. 2).
Häufigkeit der Obliterationstypen bei arteriellen Durchblutungsstörungen der Arme

zwischen Darmvolumen u. Darminhalt (schlackenarme Kost, ungenügende Flüssigkeitszufuhr, Dolicho- bzw. Megakolon); 4. Hemmung des Defäkationsdranges (psychogen, Reisen). O. mit kurzer Dauer o. Verschlimmerung ist verdächtig für eine organ. Ursache.

obstruens ⟨*lat*⟩ *Adj*: verschließend.

Obstruktion ⟨*lat*⟩ *f*: Obstructio; Verlegung, Verstopfung von Lumina.

Obstruktionsatelektase: Entwicklung einer ↑Atelektase durch Verschluß zentraler Bronchialabschnitte, z. B. durch Fremdkörper, Tumoren. Abb. 1 u. 2.

Obstruktionsemphysem: chron., mit Reduzierung der Alveolarsepten verbundenes Lungenemphysem durch Verschluß von Bronchien infolge Entzündung, Schleimpfröpfen o. Tumoren. Entwicklung des O. über den Mechanismus der Ventilstenose mit inspirator. Überblähung u. mangelhafter Exspiration. Bei Bildung großer Blasen Ausbildung eines bullösen Emphysems o. einer progressiven ↑Lungendystrophie.

Obstruktionspneumonie: entzündl. bronchopulmonaler Prozeß, der seinen Ausgang von einer Obstruktion zentraler Bronchialabschnitte nimmt. Die Verlegung des Bronchuslumens führt zur Sekretretention, Dystelektase u. später Atelektase sowie bronchogener bakterieller Besiedlung des poststenot. Lungenanteils. Die O. stellt einen allmähl. einsetzenden Vorgang dar, ist typ. für das zentrale Bronchialkarzinom.

Obstruktion, subvesikale: morphol. u. neurogene Abflußbehinderungen aus der Harnblase durch Fehlbildungen (kongenitale Urethralklappen, Kollikulushypertrophie, Harnröhren- u. Meatusstenose) o. neurogene Ursachen (Spasmus des Blasenhalses o. Sphincter externus bei ↑Myelodysplasie). Folgen: Detrusorhypertrophie, Rückstau in die oberen Harnwege, Harnretention, Harnwegsinfektion.

obstruktiv ⟨*lat*⟩ *Adj*: verschließend. In der Funktionsdiagnostik der Lunge (↑Lungenfunktionsdiagnostik) beschreibt der Begriff einen Zustand der vorwiegend exspirator. Ventilationsbehinderung infolge Einengung der kleinen Bronchien u. Bronchiolen. ↑Bronchitis, ↑Ventilationsstörung, obstruktive.

obszön ⟨*lat*⟩ *Adj*: unanständig, das Schamgefühl verletzend, sexuell anstößig.

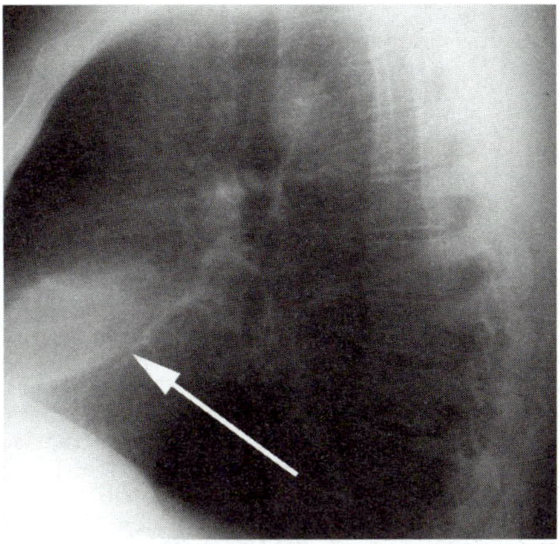

35

Obstruktionsatelektase (Abb. 1)
im Bereich des rechten Mittellappens (Pfeil), seitliche Thoraxröntgenaufnahme

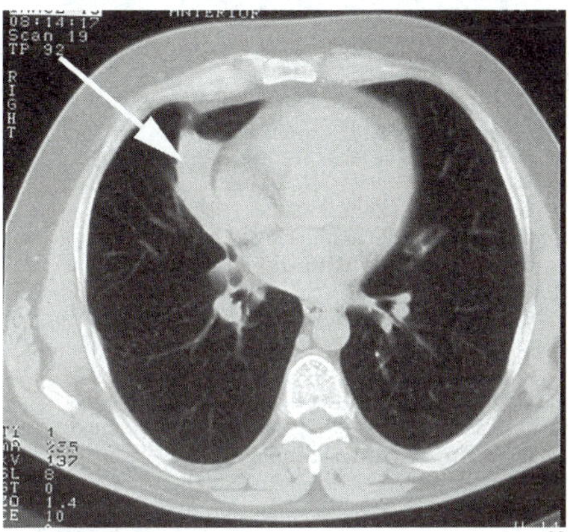

35

Obstruktionsatelektase (Abb. 2)
im Bereich des rechten Mittellappens (Pfeil), Computertomographie; Verschluß des zuführenden Bronchus durch raumfordernden Prozeß (Tumor)

Obturation ⟨*lat*⟩ *f*: Obturatio; Verlegung, Verstopfung, z. B. von Gefäßen (Embolie), Bronchien (Obturationsatelektase).

Obturationsileus: Ileus durch Verlegung des Darmlumens.

Obturationsneuralgie: Form der Lumbalnervenneuralgie, meist entstanden durch Druck o. Zerrung, mit Parästhesien u. Schmerzen an den Innenseiten der Oberschenkel.

Obturator ⟨*lat*⟩ *m*: Zahnprothese mit einem pilzförmigen Fortsatz zum Verschluß von Gaumendefekten, falls eine operative Korrektur nicht mögl. o. indiziert ist.

obturatus ⟨*lat*⟩ *Adj*: verstopft.

occipitalis ⟨*lat*⟩ *Adj*: zum Hinterkopf gehörend.

Occiput ⟨*lat*⟩ *n*: Hinterhaupt, Hinterkopf.

occlusalis ⟨*lat*⟩ *Adj* ↑okklusal.

Occlusio ⟨*lat*⟩ *f* ↑Okklusion.

Occlusio pupillae: erworbener Pupillenverschluß durch eine fibrinöse o. später bindegewebige entzündl. Membran. Meist kombiniert mit ↑Seclusio pupillae.

occultus ⟨*lat*⟩ *Adj*: geheim, unbekannt, verborgen.

Ochoa, Severo (1905–1993), Biochem., New York, Madrid. Entdecker der Polynukleotidphosphorylase; Pionierarbeiten zur Aufklärung des genet. Codes der Aminosäuren. 1959 Nobelpreis für Med./Physiol. (mit A. Kornberg) „für die Entdeckung der Mechanismen der biologischen Synthese der RNA und DNA“.

Ochoa-Enzym (nach Severo O.): Polynukleotidphosphorylase.

Ochratoxin A: sehr tox. Mykotoxin, das u. a. von Aspergillus ochraceus u. Penicillium viridicatum produziert wird. O. ist nephrotox. u. wahrscheinl. Ursache der Balkannephropathie. Es ist u. a. in Getreideprodukten u. Erdnüssen nachgewiesen worden.

Ochre-Codon ⟨*engl*⟩: am Ende eines ↑Cistrons lokalisiertes normales ↑Terminationscodon o. ein durch intragenom. ↑Punktmutation entstandenes UAA-Codon in der ↑Messenger-RNA, das für keine Aminosäure codiert u. daher frühzeitige Termination (Abbruch) der Peptidkettensynthese am Ribosom bewirkt. ↑Nonsense-Mutation.

Ochre-Mutation: Ochre-Mutante; ↑Ochre-Codon.

Ochronose ⟨*gr*⟩ *f*: Erkrankung mit blauschwarzen Pigmentklumpen in der Sklera in der Tiefe am Hornhautrand, in den Augenlidern u. in Knorpeln (Nase, Ohr, Gelenken) u. Bindegewebe (Bandscheiben, Sehnen, Arterienintima), bestehend aus „Haarlocken“ von Homogentisinsäure. (autosomal rezessiver Erbgang, ↑Alkaptonurie). Durch Mangel der Homogentisinsäure-Oxygenase wird Homogentisinsäure (Zwischenprodukt des Gentisinabbaus) dabei im Urin ausgeschieden (Dunkelfärbung an der Luft durch Oxidation). Im Alter entwickelt sich eine Arthritis an den betroffenden Gelenken (Arthropathia alcaptonurica). Erworbene O. durch chron. Phenolvergiftung.

Ochropyra ⟨*gr*⟩ *f* ↑Gelbfieber.

Ochsenauge: Buphthalmus, ↑Hydrophthalmus.

Ochsner, Alton (geb. 1896), amerik. Chir., USA.

Ockelbo-Virus: Virusart der Gattung ↑Alphavirus. Erste Erkrankungen Anfang der 80er Jahre in Ockelbo (Südschweden), Finnland u. Rußland. Vorkommen in Nordosteuropa bei Vögeln, Übertragung auf Menschen durch Moskitos. Krankheit: exanthemisch-myalgisches ↑Fieber.

Ockerstaublunge: ↑Mischstaubsilikose (↑Silikatose, ↑Silikose); entsteht bei der Verarbeitung von Ockererde (Verwitterungsprodukt eisenoxidhaltiger Feldspatarten) in Abhängigkeit vom Silikatgehalt (8–40 %).

Octadecanol: $C_{18}H_{37}$–OH; einwertiger höherer Alkohol, Bestandteil der Alcoholes emulsificantes u. a. m. O. wird auch als Antischaummittel bei mikrobiol. ↑Submerskulturen verwendet.

Octakalziumphosphat: $Ca_8H_2(PO_4)_6\ 4H_2O$; platten- u. blättchenförmiges Mineral. Vorkommen im Knochen u. in pathol. Verknöcherungen.

Octreotid: synthet. Somatostatinderivat mit verlängerter biol. Wirkung. Hemmt die Freisetzung des Wachstumshormons (Somatotropin) u. postprandial auch die Sekretion von Peptidhormonen des Magen-Darm-Trakts (Gastrin, Insulin, Glucagon). Eingesetzt zur symptomat. Ther. von gastrointestinalen Tumoren.

Ocular bobbing ⟨*engl*⟩ *n*: rasche Abwärtsbewegung der Bulbi, die dann verharren u. langsam in die Ausgangsstellung zurückkehren, einseitig bei Okulomotoriuslähmung auf der Gegenseite. Ungünstiges Zeichen bei Druckwirkung auf den Pons.

ocularis ⟨*lat*⟩ *Adj*: zum Auge gehörend.

Oculenta ⟨*lat*⟩ *n* ↑Augensalben.

Oculoguttae ⟨*lat*⟩ *f Pl* ↑Augentropfen.

Oculus ⟨*lat*⟩ *m*: Auge.

Ocusert ↑Systeme, therapeutische.

Ocytocin ↑Oxytocin.

Oddi, Ruggero (1864–1913), ital. Chir., Bologna.

Oddi-Sphinkter (nach Ruggero O.): Sphincter Oddii; ↑Musculus sphincter Oddii.

Odditis: entzündl. Veränderungen im Bereich des Oddi-Sphinkter vielfach mit einengenden Vernarbungen u. Dyskinesien der Gallenwege.

Odds ratio ⟨*engl*⟩ *n*: *Abk* OR; relative Risikoquote, Chancenverhältnis. Ein insbes. bei ↑Fallkontrollstudien geeignetes Effektmaß für den in einer Vierfeldtafel darstellbaren Zusammenhang zwischen einer Exposition u. einer Krankheit. Bei Krankheiten mit geringer ↑Prävalenz, ↑Inzidenz ($p < 0{,}10$) als relatives ↑Risiko interpretierbar. Abb.

		Krankheit ja	Krankheit nein
Exposition	ja	a	b
Exposition	nein	c	d

Odds ratio

Ödem ⟨*gr*⟩ *n*: Oedema; Ansammlung von Flüssigkeit mit unterschiedl. Eiweiß- u. Zellgehalt (↑Transsudat im Ggs. zum ↑Exsudat) im interstitiellen Raum u. in Körperhöhlen. Pathogenet. wichtig: gestörter Lymphabfluß, erhöhter hydrostat. Druck, verminderter kolloidosmot. Druck, Erhöhung des kolloidosmot. Gewebedrucks sowie gesteigerte Gefäßwandpermeabilität. Kausalpathogenet. werden unterschieden: 1. mechan. Ö.; 2. Stauungsödem bei passiver Hyperämie; 3. renales Ö. bei Nierenleiden, zeigt sich zuerst im Gesicht, bes. Lidödem (verquollene Augenlider), gleichzeitig Albuminurie. Ursachen: 1. im Verhältnis zur Flüssigkeitsaufnahme wird zu wenig Harnfiltrat gebildet (bei überwässerten Pat. mit Niereninsuffizienz). 2. Es wird zuviel ↑Primärharn im Verhältnis zur glomerulären Filtration zurückresorbiert; 4. tox. Ö. (z.B. N-Lost); 5. Hungerödem; 6. angioneurot. Ö. (Oedema circumscriptum), ↑Quincke-Ödem; 7. entzündl. Ö.; 8. posttraumat. Ö. als akute Reaktion des Organismus auf die mechan. Gewebeschädigung u. Blutung bei Kontusion, Distorsion, Luxation, Fraktur; erste Etappe lokaler reparativer Vorgänge, chron. Form als Reaktion auf die ↑Remobilisation u. Ausdruck der ↑Frakturkrankheit; 9. traumat. Ö. im Bereich einer traumat. Schädigung wie Prellung, Quetschung u. ä.; 10. malignes Ö.: ↑Gasödem; auch Bez. einer bes. schweren klin. Erscheinungsform der kutanen Infektion mit Bacillus anthracis (Milzbrandkarbunkel, ↑Milzbrand); 11. Oedema anasarka: ↑Anasarka; 12. latentes Ö.: geringe, noch nicht erkennbare Flüssigkeitsansammlung im Unterhautgewebe; 13. Oedema perstans: ↑Melkersson-Rosenthal-Syndrom. Folgen der Ö. werden von Lokalisation bestimmt (z.B. Gehirn: Tod durch erhöhten Hirndruck; Pleurahöhle: Lungenatelektase, Alveolendiffusionsstörung).

O-Desalkylierung ↑Biotransformation.

Odinagoga ⟨*gr*⟩ *n Pl*: Wehenmittel.

Ödipuskomplex: in Anlehnung an den antiken Mythos des König Ödipus von Theben, der unwissentl. u. unwillentl. seinen Vater Laios erschlägt u. seine Mutter Iokaste heiratet, beschreibt Sigmund Freud mit dem Ö. die Kerndynamik der klass. Neurosenlehre, in der das drei- bis fünfjährige Kind Inzestphantasien gegenüber dem gegengeschlechtl. Elternteil u. Eifersucht sowie feindselige Wünsche u. Impulse gegenüber dem gleichgeschlechtl. Elternteil hegt. Das Kind löst diesen infantilen Entwicklungskonflikt, indem es sich aus Angst vor Bedrohung seiner körperl. Integrität (u. a. Kastrationsangst) dem gleichgeschlechtl. Elternteil zuwendet, sich mit ihm identifiziert u. damit die Über-Ich-Strukturierung u. spätere Ausrichtung sexuell-erot. Wünsche u. Bindungen festigt. Wegen der Ängste, die damit verbunden sind, bleibt der ödipale Konflikt i. d. R. unbewußt. In den letzten 40 Jahren wurden vermehrt Traumata der präödipalen Phase untersucht, beschrieben u. in ihrer Beutung hervorgehoben (M. Klein, D. W. Winnicott, M. Balint, M. Bowlby, W. R. Bion).

Odland-Körper: membranumgebene, lamellierte Granula in oberflächl. Zellen des mehrschichtigen verhornten Plattenepithels.

Odontagra ⟨*gr*⟩ *f*: Zahnschmerz. ↑Endodontie.

Odontalgie: Zahnschmerz. ↑Endodontie.

Odontium: Bestandteil des ↑Odonton.

Odontoadamantinom ↑Fibroodontom, ameloblastisches.

Odontoameloblastom ↑Fibroodontom, ameloblastisches.

Odontoblast ↑Dentinoblast.

Odontoblastendegeneration: histol. Merkmal für regressive ↑Metamorphose der Pulpa. ↑Endodontie.

Odontoblastom ↑Odontom.

odontogen ⟨*gr*⟩ *Adj*: vom Zahn herrührend.

Odontogenese ⟨*gr*⟩ *f*: Odontogenesis; Zahnentwicklung. Aus dem Epithel der primitiven Mundhöhle senkt sich durch Proliferation eine bogenförmige Epithelleiste entspr. den späteren Zahnbögen in das darunterliegende Gewebe, generelle Zahnleiste. Aus ihr entstehen die ↑Milchzähne. Aus Sprossungen dieser generellen Zahnleiste entstehen die Anlagen der ↑Ersatzzähne (bleibende Frontzähne u. Prämolaren), Ersatzzahnleiste. Infolge Distalsprossung entstehen die Zahnanlagen der bleibenden Molaren, ↑Zuwachszähne. Durch weitere Proliferation entwickelt sich für jeden Zahn, allerdings mit erhebl. zeitl. Differenzen, ein glockenförmiges Gebilde, in dem Differenzierungsvorgänge ablaufen: inneres Schmelzepithel = Schicht der Ameloblasten (↑Enameloblast), Stratum intermedium, Schmelzpulpa, äußeres Schmelzepithel. Während der Entwicklung des Schmelzorgans erfolgt eine Mesenchymverdichtung um das Schmelzorgan herum (Zahnsäckchen) u. im Inneren der Glocke (Zahnpapille). Das Zahnsäckchen hat eine nutritive Funktion. Nach Differenzierung der Ameloblasten werden aus den Fibrozyten der Papille ↑Dentinoblasten differenziert, zwischen beiden Membrana praeformativa, die dem späteren Verlauf der Schmelz-Dentin-Grenze entspricht. Beginnend mit dem Dentin werden schichtweise die organ. Matrix von Dentin u. Schmelz (Prädentin, Präschmelz) produziert u. anschließend mineralisiert. Dabei entstehen charakterist. Anbaulinien: Owen-Konturlinien im Dentin, Retzius-Streifen im Schmelz. Nach Abschluß der Kronenbildung verkleben inneres u. äußeres Schmelzepithel u. bilden das prim. Schmelzoberhäutchen. Gleichzeitig erfolgt an der Umschlagstelle von innerem u. äußerem Schmelzepithel (spätere Schmelz-Zement-Grenze) erneute Proliferation (↑Hertwig-Epithelscheide), welche die Wurzelbildung einleitet u. deren Form vorgibt. Innerhalb der Scheide kommt es zur Odontoblastendifferenzierung u. Dentinbildung, außerhalb u. nach Auflösung der Scheide zur Differenzierung von Zementoblasten u. Osteoblasten, Entwicklung des ↑Parodontiums, dessen eigentl. Formung erst unter der Funktion erfolgt, Ausrichtung der Sharpey-Fasern. Das Wurzelwachstum geht erst nach Einordnung des Zahns in die Zahnreihe in die Tiefe u. ist erst einige Zeit danach abgeschlossen. Das Charakteristische des Zahnschmelzes ist sein geringer Gehalt an organ. Substanz (2–4%) u. die Mikrostruktur in Form miteinander verdrillter Prismen, die in leicht geschwungener Form von der Schmelz-Dentin-Grenze zur Oberfläche verlaufen (Durchmesser 4–8 μm). Im Schliffbild wechseln quer- u. längsgetroffene Prismen ab (Dia- u. Parazonien, Hunter-Schreger-Streifung). Die Prismen weisen eine dem Mikroanbaurhythmus entsprechende Quer- u. Parallelstreifung auf. Die Mikrostruktur des amorphen Dentins wird durch die Dentinkanälchen bestimmt. Sie enthalten die langen Fortsätze der Dentinoblasten, die z. T. bis in den Schmelz reichen (Schmelzkolben, Schmelzspindeln). Besonderheit des Dentins ist das ↑Globulardentin mit den ↑Interglobularräumen dicht unterhalb der Schmelz-Dentin-Grenze, im Wurzeldentin Tomes-Körnerschicht. Im Ggs. zum Schmelz ist die Dentinbildung nicht mit der Zahnentwicklung abgeschlossen. Nach Formierung des Zahns (Primärdentin) wird in der Funktionsperiode kontinuiertl. Dentin gebildet u. so der Pulparaum verkleinert (Sekundärdentin) sowie das Lumen der Dentinkanäle verringert. Bei Reizeinwirkung, z.B. Karies, kommt es zu überstürzter Dentinbildung mit irregulären Strukturen (Tertiärdentin). Das Zement ist zunächst zellfrei, jüngere Schichten enthalten eingeschlossene u. untergegangene Zementoblasten. Die kollagenen Fasern des Halteapparats sind im Zement verwachsen. Die Pulpa ist ein zunächst gallertartiges Bindegewebe, das im Zuge der Biomorphose mehr u. mehr zu einem derben Bindegewebe infolge Vermehrung der kollagenen Fasern wird. Die Grobform der Zähne ist genet. determiniert, die individuelle Ausprägung kann durch peristat. Einflüsse u. das Platzangebot im Kiefer beeinflußt werden. Kümmer- u. Riesenformen treten bei den dritten Molaren u. weniger deutl. bei den oberen seitl. Schneidezähnen auf. Durch Keimspaltung o. zusätzl. Zahnanlagen kommt es zur ↑Hyperdontie (↑Mesiodens, ↑Paramolar, ↑Distomolar, ↑Dens). ↑Hypodontie kann echt durch fehlende Zahnanlagen zustande kommen o. durch ↑Impaktion o. Keimverschmelzung vorgetäuscht werden. Ausbleiben jegl. Zahnentwicklung ist mögl. (↑Anodontie).

Odontogenesis imperfecta hereditaria: Zahndysplasie mit ↑Dentinhypoplasie u. ↑Schmelzhypoplasie. Häufigste genet. bedingte Strukturanomalie menschl. Zähne. Beschreibung durch Stainton (1892) u. Capdepont (1905). Kombination mit anderen Fehlbildungen mögl.

Odontoklasie ⟨*gr*⟩ *f*: durch die Wirkung von den ↑Osteoklasten entsprechenden Zellen bedingter Abbau der Zahnhartsubstanzen.

Odontoklast: osteoklastenähnl. Riesenzelle, die an der Wurzelresorption der Milchzähne beteiligt ist.

Odontolith ⟨*gr*⟩ *m*: Zahnstein. ↑Auflagerung.

Odontologie ⟨*gr*⟩ *f*: Lehre von den Zähnen, umfaßt Evolution, ↑Odontogenese, ↑Odontometrie, Klinik u. Nosologie, Proph. u. Ther. Vergleichende O.: Darstellung der Herausbildung rezenter Formen in der Entwicklungsreihe u. Vergleich zwischen einzelnen Spezies, schließt grundsätzl. ↑Parodontologie u. ↑Gnathologie mit ein.

Odontom ⟨*gr*⟩ *n*: von einer Zahnanlage ausgehende gutartige fibroepitheliale Fehlentwicklung, auch knochenzerstörende Formen. **Ameloblast. O.**: ↑Fibroodontom, ameloblastisches. **Komplexes O.**: tumoröse Fehlbildung, in der alle Zahngewebe in charakterist. Struktur vorkommen. Gute Ausbildung der Einzelgewebe bei gestörter Topographie. Prädilektionsstellen: Prämolaren- u. Molarenregion, bei Jugendlichen meist große Läsionen. **Zusammengesetztes O.**: tumoröse Fehlbildung, in der die Zahngewebe in topograph. natürl. Lage vorkommen. Klin. tumorös, röntg. lyt. mit kalkdichten Schatten, meist bei Jugendlichen, vom komplexen O. nur histol. unterscheidbar.

Odontometrie ⟨*gr*⟩ *f*: Lehre von der Zahnvermessung. Standardisierung der Regeln durch Remane. Wichtiges Hilfsmittel bei populationsgenet. Studien.

Odonton ⟨*gr*⟩ *n*: Organon dentale, bestehend aus Odontium (Schmelz, Dentin u. Pulpa) u. Parodontium (Zement, Wurzelhaut, Alveolenkortikalis u. Gingiva). Das O. ist nach Gräff ein biol. Ganzes.

Odontoplastik: Korrektur der Zahnform durch Beschleifen (↑Einschleiftherapie), wenn ästhet. o. funktionelle Aspekte es erfordern.

Odontosarkom, ameloblastisches: bösartiger odontogener Tumor, fibrös mit Epithelteilen, displast. Dentin u. Schmelz.

Odontostomatologie, forensische: in der Zahnmed. Spezialgebiet der konsiliar. Beratung der Gerichtl. Med. u. der fachspezif. Begutachtung von Zähnen u. Kiefern für die Justiz. Verwertung zahnmed. Kenntnisse bei: 1. Bestimmung des ↑Zahnalters bei Lebenden; 2. Altersschätzung bei unbekannten Toten im Einzelfall o. bei Katastrophen; 3. odontolog. Vergleich prä- u. postmortaler Gebißbefunde zur Identifizierung; 4. Bewertung von Bißspuren. Grundlagen sind die Gesetzmäßigkeiten der Dentitionen, die Individualität der Gebißmorphologie, die individualtyp. Gestaltung von Restaurationen der Zähne o. Zahnreihen u. die altersabhängige Gebißdestruktion.

Odor ⟨*lat*⟩ *m*: Geruch.

Odynophagie ⟨*gr*⟩ *f*: schmerzhaftes Schlucken (Achalasie, Ösophagospasmus, Ösophagitis, Ulzerationen, Ösophaguskarzinom).

O. E.: *Abk* für ↑Oxford-Einheit.

Oehlecker-Probe: biol. Vorprobe; Verträglichkeitskontrolle mit den ersten 20–40 ml des rasch transfundierten Konservenblutes. Nach 15 min dürfen beim Pat. keine Unverträglichkeitssymptome auftreten; veraltet.

Oenothera biennis ⟨*gr*⟩ *f*: Nachtkerze; Samen enthalten fettes Öl (Primrose oil) mit hohem Anteil an mehrfach ungesättigten Fettsäuren, u.a. bis 10% Gammalinolensäure, die offenbar eine spezif. Beeinflussung der Prostaglandinbiosynthese bewirkt. Vielseitige

Anwendung des Öls u. a. bei Hypertonie, diabet. Neuropathien, rheumat. Arthritis, prämenstruellen Beschwerden u. atop. Ekzem.

oesophagicus ⟨*lat*⟩ *Adj*: zum Ösophagus gehörig.

Oesophagomalacia acida ⟨*lat + gr*⟩ *f*: postmortale Andauung der Ösophagusschleimhaut u. -wandung durch Magensaft, bes. bei Krankheiten des Gehirns.

Oesophagus ↑Ösophagus.

Oestradiol ↑Östrogene.

Oestridae ⟨*gr*⟩ *f Pl*: Nasen-, Rachenfliegen; Fam. der ↑Diptera. Obligate Myiasisfliegen bei domestizierten u. wildlebenden Huftieren. Med. bedeutsam: Oestrus ovis u. Rhinoestrus purpureus, Erreger der nasopharyngealen ↑Myiasis bei Schafen, Wildwiederkäuern u. Pferden, deren Erstlarven beim Menschen ↑Ophthalmomyiasis auslösen können.

Oestriol ↑Östriol.

Oestron ↑Östron.

Oestrushormone ↑Östrogene.

Oestrus ovis ↑Oestridae.

OFD-Syndrom ↑Syndrom, orofaziodigitales.

Off-Antwort ⟨*engl*⟩ ↑Off-Effekt.

Off-Effekt: Ausschalteffekt o. -reaktion; vorübergehende Steigerung o. kurzzeitiges Einsetzen der Aktivität einer erregbaren Struktur, z. B. eines Rezeptors, bei plötzl. Aufhören (off) einer Reizeinwirkung. Im bes. bezeichnet man damit in der Elektrophysiologie des Auges eine kurzzeitige, bei Ableitung von der Hornhaut pos. elektr. Schwankung, die bei Ausschalten eines Lichts eintritt, die d-Welle des ↑Elektroretinogramms. ↑On-Effekt.

Off-Fasern: auf die Ausschaltung eines Reizes reagierende Nervenfasern bzw. deren Zellen. Es kommt zu einer vorübergehenden Zunahme der Impulsfrequenz der Nervenfaser, z. B. des N. opticus bei Ausschalten eines Reizlichts. Ähnl. Verhalten zeigen auch best. Nervenzellen in der visuellen Hirnrinde. ↑Off-Effekt.

Offizin ⟨*lat*⟩ *n*: Raum in der Apotheke, in dem die Abgabe von Arzneimitteln erfolgt.

offizinell *Adj*: arzneil.; im gültigen ↑Arzneibuch aufgeführt.

Off-line-Betrieb: in der Datenverarbeitung Betriebsart eines Rechners, bei der die zu bearbeitenden Daten dem Rechner auf Datenträgern (Diskette, Wechselplatte etc.) gespeichert übermittelt werden, also der Rechner vom Ort der Datenerfassung (Meßplatz) getrennt ist. Ggs.: ↑On-line-Betrieb.

Öffnungsblende ↑Aperturblende.

Öffnungsdauerkontraktion: anod. Verkürzungsrückstand. Die Verkürzung des Muskels überdauert in der Nachbarschaft der Anode den polarisierenden Strom bei u. nach Öffnung des Stromkreises noch für best. Zeit.

Off-Rezeptoren: das Aufhören bzw. die Abschaltung eines Reizes beantwortende Rezeptoren.

Off-Zentrum-Neuron: Typ von Ganglienzellen der Netzhaut, die bei plötzl. Abnahme der Leuchtdichte im Zentrum ihres rezeptiven ↑Felds o. durch Zunahme der Leuchtdichte in der Feldperipherie mit einer Erregung (Entladungssalve) antworten.

Ofloxacin: ein ↑Gyrasehemmer.

O-Form: Wachstumsform (ohne Hauch) geißelloser Mikroorganismen auf festem Nährboden.

OGF: *Abk* für engl. oligodendroglia growth factor (glia promoting factor, GPF-1); von Neuronen gebildetes ↑Zytokin; wirkt mitogen auf ↑Astrozyten u. ↑Oligodendrozyten.

Ogilvie, Sir Heneage, zeitgen. brit. Chir., London.

Ogilvie-Syndrom (nach Sir Heneage O.): vorwiegend bei älteren Männern auftretender Pseudoobstruktionsileus infolge Schädigung des vegetativen Nervensystems, z. B. durch Karzinommetastasen. **Röntg.** umschriebene Atonie der Darmwand. Klin. Meteorismus, Obstipation, Koliken u. Appetitlosigkeit.

Ogino, Kynsaku (1882–1975), japan. Gyn., ↑Knaus-Konzeptionsoptimum.

Ogston, Sir Alexander (1844–1929), schott. Chir.

Ogston-Operation: Auslöffelung der Spongiosa des Talus zur Korrektur eines angeborenen Klumpfußes. Methode wegen der neg. Spätfolgen verlassen.

Oguchi, Chuta (1875–1945), jap. Ophth.

Oguchi-Krankheit (nach Chuta O.): autosomal rezessive, stationäre kongenitale Hemeralopie mit gelbbraunem Fundus, der sich nach Belichtung dunkler färbt (Mizuo-Phänomen). Vermehrung der Zapfen, Mangel an Stäbchen. Netzhaut kann auch nur segmental befallen sein.

OHI-S: *Abk* für engl. oral hygiene index, simplified; Index zur Bestimmung der Mundhygiene (Greene/Vermillion).

OHL: *Abk* für orale ↑Haarleukoplakie.

Ohlmüller-Apparat: einfache Glasapparatur zur Prüfung der Resistenz von Erdsporen.

Ohm, George S. (1787–1854), dt. Physiker, München, Nürnberg.

Ohm (nach George S. O.): Symbol Ω; abgeleitete SI-Einheit des elektr. Widerstands: 1 Ω = 1 V/A (Volt pro Ampere).

Ohm-Gesetz (nach G. S. O.): R = U/I, fordert die Unabhängigkeit des elektr. Widerstands R von der anliegenden Spannung U (I: Stromstärke). Das O. ist auf die Elektronenleiter bei nicht zu hohen Feldstärken anwendbar, nicht aber auf biol. Gewebe.

Ohnmacht: Synkope; plötzl. mitunter mit Vorsymptomen wie Blässe, Schwindel, Unruhe, Schweißausbruch auftretende Bewußtlosigkeit durch Anoxämie des Gehirns. Ursachen psych. Erregung, orthostat. Blutdruckabfall, Wärmestau, Herzrhythmusstörungen, Hypoglykämie, Prozesse des ZNS u. a.

Ohr ↑Gehörorgan, ↑Auris interna, ↑Auris media.

Ohranhänge ↑Aurikularanhänge.

Ohr-Augen-Ebene: Frankfurter Horizontale, Deutsche Horizontale, Deutsche Horizontalebene; auf dem Anthropologenkongreß in Frankfurt/Main 1884 festgelegte anthrop. Schädelmeßebene, die durch den oberen Rand des Porus acusticus externus u. den tiefstgelegenen Punkt des unteren Augenhöhlenrands geht. Sie entspricht der sog. physiol. Horizontalen, d. h. der natürl., geraden Kopfhaltung des aufrecht stehenden u. in Augenhöhe geradeaus blickenden Menschen. In der ↑Kieferorthopädie als diagn. Bezugslinie im ↑Fernröntgen u. in der Neurochirurgie beim ↑Krönlein-Schema verwendet.

Ohrblutmonozytose: bei Kapillarblutentnahme aus dem Ohrläppchen zur Anfertigung von Blutausstrichen ist der Monozytengehalt im ersten Bluttropfen deutl. höher als in den nachfolgenden (Lucey, Wollenberg). Die Ursache dieser O. ist nicht sicher bekannt. Bei ↑Endocarditis lenta werden vermehrt phagozytierende Makrophagen (Monozyten) gefunden, hier allerdings auch im Kapillarblut der Fingerbeere. I. d. R. wird der erste Bluttropfen bei der Anfertigung von Ausstrichen verworfen.

Ohrenheilkunde: Otologie. Teilgebiet der HNO. Arbeitsgebiete sind Anat. u. Physiol. sowie die Erkrankungen des Gehör- u. Vestibularapparats.

Ohrenpflege: Pflegeintervention zur Vorbeugung o. Minderung von Schädigungen des Ohrs u. des Hörvermögens. Die O. umfaßt die Beobachtung des Ohrs hinsichtl. Rötungen, Schmerzen, Fremdkörper, vermehrter Sekretion wie Ohrenschmalz, Eiter, Liquor, Blut o. Ulzerationen; die Entfernung von Verkrustungen u. Verklebungen des äußeren Gehörgangs; die Anleitung von Pat. u. Angehörigen zur O. u. zur Vermeidung von Schädigungen des Ohrs durch scharfe Gegenstände, Fremdkörper o. durch starke Lärmexposition; die adäquate Lagerung des Pat. zur O.; die Mitwirkung beim Reinigen u. Spülen des inneren Gehörgangs sowie die Applikation von verordneten Ohrentropfen.

Ohrensalben: Die otol. Salbenformen unterscheiden sich prakt. nicht von den dermat. Salben. Es kommen bes. Präparate mit antisept., antibiot., adstringierender Wirkung u. mit Kortikosteroiden zur Anwendung. Wegen eines meist erwünschten osmot. Nebeneffekts werden bes. Polyäthylenglykolsalbengrundlagen eingesetzt.

Ohrensausen: Tinnitus aurium; endogen entstandene Ohrgeräusche bes. bei Erkrankungen des Innenohrs, der Hörnerven, aber auch Hyper- u. Hypotonie.

Ohrenschmalz ↑Zerumen.

Ohrenschmalzdrüsen ↑Glandulae ceruminosae.

Ohrentropfen: Otoguttae; konzentrierte wäßrige hyperton. Lösungen, die bei entzündl. Erscheinungen einen abschwellenden Effekt erzielen sollen. Wäßrig-glykol. Lösungen kommt v. a. eine erweichende Wirkung auf den Ceruminalpfropf zu. Gegen Otitis: Berlicetin-Ohrentropfen, Nifucin-Lösung, Otalgan.

Ohrfalten: Mesenchymproliferation am 1. u. 2. Kiemenbogen. Sie bilden eine vordere u. hintere O., aus denen die Ohrmuschel entsteht.

Ohrfistel, angeborene ↑Fistula auris congenita.

Ohrindex: prozentualer Anteil der Ohrbreite (geradlinige Entfernung zwischen Ohrbasis u. dem am meisten ausladenden Punkt des Helixhinterrands) von der Ohrlänge (geradlinige Entfernung zwischen Ohrscheitel u. tiefstem Punkt des Ohrläppchens).

Ohrinfektion ↑Hals-Nasen-Ohren-Infektion.

Ohrkammermethode: ermöglicht im Tierversuch (Kaninchen) in einer transparenten Kammer die mikrokinematograph. Registrierung der Lokomotion von Krebszellen im Vergleich zu Leukozyten in vivo. Wanderungs- u. Eindringungsverhalten beider Zellarten stimmen weitgehend überein; die Ergebnisse dieses Tumor-Wirt-Modells geben Hinweise für die Humanpathologie bösartiger Neoplasien.

Ohrkanal: äußerer Gehörgang.

Ohrkapsel: knorpeliger Einschluß des Labyrinths. Die O. bildet einen Teil des ↑Chondrocranium.

Ohrklingen ↑Ohrensausen.

Ohrknötchen ↑Chondrodermatitis nodularis chronica helicis.

Ohrlage: sehr seltene Einstellungsanomalie des kindl. Kopfs im mütterl. Becken, vorangehender Kindsteil ist das Ohr.

Ohrlupe ↑Otoskop.

Ohrmuschel ↑Auricula.

Ohrmuscheldefekte, angeborene: angeborene Defekte in Form von Minusvarianten. Totaler Defekt (↑Anotie, Nichtanlage, Agenesie der Muschel u. meist des äußeren Gehörgangs), Minderentwicklung (↑Mikrotie). Verschiedengradige Spaltung des Ohrläppchens von Kerbe bis Doppelläppchen. Fehlen des Ohrläppchens. Ausbildung angeborener Ohrfisteln (↑Fistula auris congenita). A. O. häufig kombiniert mit Überschußbildungen (↑Aurikularanhänge) o. Verlagerung des äußeren Ohrs (↑Ohrtiefstand, ↑Melotus). Bestandteil vieler Syndrome.

Ohrmuschelreflex: beim Eintreffen von Schall reflektor. sich aufrichtende u. der Schallquelle sich zuwendende Ohrmuschelbewegung bei vielen Tierarten. Die genauere Untersuchung des O. spielt bei der Erforschung der ↑Targeting-Reaktion eine Rolle.

Ohroxymeter: Gerät zur indirekten, unblutigen Bestimmung der Sauerstoffsättigung des Blutes. Das Meßprinzip beruht auf einer logarithm. Beziehung zwischen der durch ein Gewebe (Ohrläppchen) durchgelassenen Lichtmenge u. dem Gehalt an Oxyhämoglobin im durchstrahlten Bereich.

Ohrplakodeplatte ↑Labyrinthplakodeplatte.

Ohrprothese: aus Kunststoff geformte Röhrchen für ↑Paukendrainage zur Proph. u. Ther. bei akuter u. chron. Mittelohrentzündung. ↑Otitis media acuta, ↑Otitis media chronica.

Ohrschädigung: verursacht durch Gewalteinwirkung (Stoß, Schlag, Fall) als Othämatom, Schläfenbeinfraktur, Gehörgangs-, Warzenfortsatz-, Felsenbeinlängs- u. querfraktur, durch äußere Einflüsse (Erfrierungen, Verbrennungen, Verbrühungen, Verätzungen, Fremdkörper) sowie durch Luftdruckeinwirkungen (Explosions-, Knalltrauma, Lärmschädigung als chron.-akust. Trauma). Folgen sind Schalleitungsschwerhörigkeit (↑Schalleitungsblock), ↑Innenohrschwerhörigkeit.

Ohrspeicheldrüse ↑Glandula parotidea.

Ohrtiefstand: angeborene Verlagerung des äußeren Ohrs nach kaudal, meist in Richtung Wange (↑Melotus). Kombination mit ↑Gehörgangatresie. O. ist häufig gekoppelt mit Reduktionserscheinungen des Unterkiefers, bei dessen Fehlen (↑Agnathie) beide Ohren in der Mittellinie miteinander verschmelzen (↑Synotie, ↑Otozephalie). Tiefer Ohransatz ist charakterist. Bestandteil von Trisomien (21, 17–18; 13–15) u. a. Fehlbildungssyndromen.

OI: *Abk* für opportunistische ↑Infektion.

OIF: *Abk* für engl. osteoinductive factor; für Differenzierung von Osteoblastenvorstufenzellen u. Knochenbildung wichtiges Zytokin.

OIP: *Abk* für engl. osteogenesis inhibitory protein; Knochen- u. Knorpelbildung hemmendes Zytokin.

okklusal ⟨*lat*⟩ *Adj*: occlusalis; einen Verschluß bildend, verschließend. In der Zahnmed. zur Kaufläche gehörig, auf der Kaufläche befindl.

Okklusion ⟨*lat*⟩ *f*: Occlusio; Schluß, Verschluß. **1.** Angeborene o. erworbene Verschlüsse von Hohlorganen, deren Ursache meist im Inneren des Organs liegt (wird jedoch auch i. S. von Kompression verwendet). Eine angeborene O. ist die ↑Atresie (z. B. ↑Ösophagusatresie, ↑Vaginalatresie). **2.** Jeder Kontakt zwischen den Zähnen des Ober- u. Unterkiefers. Stat. O.: Endphase des Zahnreihenschlusses, umfaßt auch habituelle O. u. zentr. O. Dynam. O.: alle Formen der Kieferbewegung gegeneinander mit Zahnkontakten. Habituelle O. (habituelle Interkuspidation): Zusammenschluß der Zahnreihen im max. ↑Vielpunktkontakt.

Okklusionsangiographie: röntgendiagnost. Verfahren zur Blutgefäßdarstellung, bei dem ein Gefäß (Okklusionsarteriographie o. Okklusionsvenographie) durch

O

einen zweilumigen Ballonkatheter o. durch Vorschieben eines einfachen Katheters bis zur allseitigen Gefäßwandberührung (Wedge-Position) verschlossen wird u. die Kontrastmittelinjektion in den abgeschlossenen Gefäßbereich erfolgt. Bei der O. kann auch eine Blutdruckmessung durch die angrenzenden Kapillaren hindurch erfolgen.

Okklusionsdiagnostik: Analyse der Beziehungen der Zahnreihen in allen mögl. Kontaktpositionen u. der okklusalen Fehlbelastungen einzelner Zähne o. von Zahngruppen, die zu Störungen im Kauorgan führen können.

Okklusionsebene ↑ Kauebene.

Okklusionsfeld: horizontaler Spielraum der Zahnreihen von etwa 1–2 mm bei Kontakt in allen Stützzonen.

Okklusionshydrozephalus ↑ Hydrozephalus.

Okklusionsikterus: ↑ Ikterus durch Verschluß der Gallenwege.

Okklusionsileus ↑ Obturationsileus.

Okklusionskurve: Verlauf der Okklusionsflächen der Zahnreihen in der Median-Sagittalebene. Idealisierte Form der O. ist die bogenförmig verlaufende ↑ Spee-Kurve.

Okklusionsstörung: Beeinträchtigung der habituellen Interkuspidation zwischen den Oberkiefer- u. Unterkieferzahnreihen, z. B. durch Zähne in ↑ Supraokklusion, durch Füllungen o. Zahnersatz. Folge: Parafunktionen, Schädigungen der Parodontien u. der Kiefergelenke.

Okklusionsverband: Verschluß eines Auges durch einen Verband zur Ausschaltung vom Sehakt, z. B. zur Amblyopiebehandlung des anderen Auges. ↑ Amblyopie.

okklusiv ⟨*lat*⟩ *Adj*: verschließend.

Okklusivpessar ⟨*lat* + *gr*⟩ *n*: Pessar, das zur Empfängnisverhütung auf die Portio gestülpt wird. ↑ Antikonzeption.

okkult ⟨*lat*⟩ *Adj*: occultus, verborgen, z. B. o. Blutungen eines Magenkarzinoms.

Ökologie ⟨*gr*⟩ *f*: Lehre von den Wechselbeziehungen der Organismen untereinander u. mit ihrer Umwelt, wobei zwischen Autökologie (Wechselbeziehungen zwischen Einzelorganismus bzw. Art u. Umwelt) u. Synökologie (Beziehungen innerhalb ↑ Biozönosen u. deren Wechselbeziehungen zur Umwelt) unterschieden wird. Nach E. Haeckel Lehre vom Gesamthaushalt der Natur. Zielsetzung der Ö. ist die Erhaltung u. Entfaltung der menschl., gesellschaftl. u. natürl. Teilsysteme der Erde bei sparsamem Umgang mit den vorhandenen Ressourcen. Hieraus ergibt sich eine enge Beziehung zum Umweltschutz. ↑ Infektionserregerökologie.

Ökonische: ökolog. Nische; Bez. für das Wirkungsfeld einer Art im ↑ Ökosystem.

Ökosystem: Einheit von ↑ Biotop u. ↑ Biozönose, die von den Abhängigkeiten der Lebewesen untereinander u. deren anorgan. Umwelt bestimmt wird. Ö. regulieren sich teilweise selbst, können aber, da sie offene Systeme sind, von außen gestört werden. Wichtigste Funktion des Ö. ist der Kreislauf der Stoffe u. der damit verbundene Energietransport.

OKT: obsolete Bez. für monoklonale Antikörper zum Nachweis von Oberflächenantigenen, z. B. von T-Helferzellen (OKT-4) o. zytotox. Suppressor-T-Zellen (OKT-8). Ersetzt durch ↑ CD-Nomenklatur.

OKT 3: obsolete Bez. für monoklonalen Antikörper gegen das CD-3-Oberflächenantigen auf T-Lymphozyten der zu deren raschen Depletion führt. Wird zur Immunsuppression, insbes. zur Behandlung von akuten steroidresistenten Rejektionen eingesetzt. Wegen Zytokinfreisetztung z. T erhebl. Nebenwirkungen (↑ Antilymphozytenserum).

Oktana: Octana febris; Temperaturanstieg an jedem 8. Tag.

Okular: der dem Auge zugekehrte Teil eines Linsensystems (z. B. beim ↑ Mikroskop). Es dient der Betrachtung des vom ↑ Objektiv erzeugten Bildes, wobei es als Lupe wirkt. So entsteht ein vergrößertes virtuelles ↑ Bild.

Okularmeßplatte: früher Okularmikrometer; in ein Meßokular an der Stelle des mikrosk. Zwischenbildes einsetzbare runde Glasplatte zur Ausführung von Längenbestimmungen unter dem Mikroskop. Sie trägt einen geeigneten Maßstab, z. B. eine 10 mm lange Strichskala mit 100 gleichen Teilen (1 Teilstrich = 0,1 mm). Wegen Ungenauigkeiten des Abbildungsmaßstabs muß bei genauen Messungen der Skalenwert mit Hilfe einer ↑ Objektmeßplatte bestimmt werden.

Okularmikrometer ↑ Okularmeßplatte.

Okularzählfenster: Okularblenden mit u. ohne Netzeinteilung als Arbeitshilfe für quantitative Auswertungen von Blut- u. Knochenmarkpräparaten.

Okulist: alte Bez. für Augenarzt.

okulo- ⟨*lat*⟩ *Präfix*: das Auge betreffend, zum Auge gehörig.

Okulographie ↑ Elektrookulographie.

Okulomotoriuslähmung: partiell als Parese, vollständig als Paralyse. Die Okulomotoriusparalyse ist gekennzeichnet durch schlaffe ↑ Ptosis, Ablenkung des Auges nach außen u. unten, absolute Pupillenstarre in Mydriasis, Akkommodationslähmung (totale Ophthalmoplegie, ↑ Ophthalmoplegia totalis). Bei Okulomotoriusparese Lähmung nur der inneren Augenmuskeln (Ophthalmoplegia interna). Ursachen der O.: Rheuma, Intoxikationen, Tabes dorsalis, multiple Sklerose, Trauma, Tumoren der Orbita u. der Nasennebenhöhlen, basale Meningitis (Syphilis cerebri), Arteriosklerose der basalen Gefäße.

Okulomotoriuslähmung, passagere ↑ Migraine ophtalmoplégique.

Okulomotoriuslähmung, periodische ↑ Migraine ophtalmoplégique, ↑ Migraine ophtalmique.

Okulomykose: Mykose des Auges, meist durch ↑ Candida o. Aspergillus-Arten (↑ Aflatoxine) u. i. d. R. im Gefolge von Verletzungen.

okzipital ⟨*lat*⟩ *Adj*: zum Hinterhaupt gelegen o. es betreffend.

Okzipitalisblockade: Blockade mit Lokalanästhetika der Nn. occipitalis major u./o. minor, um vorwiegend auf den Hinterkopf begrenzte Kopfschmerzen zu beseitigen, die von den anderen Halssegmenten ihren Ausgangspunkt nehmen. Gehört zum Repertoire der chron. Schmerztherapie.

Okzipitalpunktion ↑ Subokzipitalpunktion.

Okzipitalsyndrom ↑ Zervikobrachialsyndrom.

Ölakne: Ölfollikulitis; häufige arbeitsbedingte Akne (↑ Akne). Entsteht durch intensive, wiederholte Benetzung der Haut mit Mineralölen, selten auch pflanzl. u. tier. Ölen. Typ. Lokalisation: Unterarme u. Oberschenkel (Aufliegen öldurchtränkter Kleidung), Fingerrücken.

Oldekop-Agar: ursprüngl. halbstarrer Agar mit Zusätzen von Glukose u. Neutralrot, in der Enterobacteriaceae-Diagnostik angewandt zur gleichzeitigen Prüfung auf Gasbildung, Neutralrotreduktion u. Beweglichkeit. Heute als halbstarrer Agar ohne Zusätze zur Beweglichkeitsprüfung der Bakterien.

Oldfield-Syndrom: Polyposis des Kolon verbunden mit Atheromen. Genet. bedingt, autosomal dominanter Erbgang, dem ↑Gardner-Syndrom (Polyposis intestinalis) zuzuordnen.

Oldrydgen-Syndrom: fam. gehäuft vorkommende Kombination von Otitis media purulenta mit Ekzem u. Thrombopenie.

Olea aetherea ⟨*lat*⟩ *f* ↑Öle, ätherische.

Olea europaea: Ölbaum, Olivenbaum. Durch Auspressen des Fruchtfleischs der Steinfrüchte Gewinnung von Olivenöl; Blätter enthalten das Iridoidglukosid Oleuropein; Wirkung spasmolyt. u. gefäßdilatierend.

Olea medicata: vorwiegend fette Öle o. ähnl. Flüssigkeiten enthaltende Lösungen, Auszüge o. Suspensionen von Arzneistoffen, z. B. Olea Zinci oxidati, Olea camphorae. Als Arzneiträger dienen fette Öle, flüssiges Wachs o. Paraffin.

Oleander ↑Nerium oleander.

Oleandomycin: aus Streptomyces antibioticus isoliertes Makrolid-Antibiotikum. Wirkt bakteriostat., bevorzugt auf grampositive Kokken, ↑Neisseria u. grampositive Bakterien. ↑Corynebacterium, ↑Listeria, ↑Erysipelothrix.

Oleandrin: Oleander Nerium; ↑Herzglykoside.

Öle, ätherische: Olea aetherea; flüssige Gemische lipophiler, flüchtiger Verbindungen, die durch Wasserdampfdestillation gewonnen werden u. den typ. Geruch der Pflanze bedingen. Klärung der Zusammensetzung ä. Ö. erfolgt meist durch Gaschromatographie. Heute sind mehr als 1 500 Verbindungen bekannt, die Bestandteile ä. Ö. sind. Die Mehrzahl sind Terpene (Mono- o. Sesquiterpene, z. B. Menthol, Carvon, Campher, Borneol, Citronellol), außerdem Phenylpropanderivate, z. B. Zimtaldehyd u. Eugenol, sowie unverzweigte Kohlenwasserstoffe u. deren sauerstoffhaltige Derivate, Hydroxy- o. Methoxyderivate des Benzylaldehyds o. Benzylalkohols, schwefelhaltige Verbindungen sowie Indolderivate, Anthranilsäureester usw. Ä. Ö. sind Exkrete u. können in allen Teilen einer Pflanze gebildet werden. Etwa 30 % aller bisher untersuchten Pflanzen enthalten ä. Ö. Menge an ä. Ö. u. Spektrum der Komponenten sind genet. bedingt, jedoch durch Umwelteinflüsse modifizierbar. Die Jahresweltproduktion an ä. Ö. liegt bei 20 000 t, zuzügl. 250 000 t Terpentinöl. Hauptmenge entfällt auf Kiefernnadel-, Zitronell-, Pfefferminz- u. Zitrusöle, Kampfer sowie Eukalyptus-, Lavendel- u. Nelkenöl. Ä. Ö. verharzen leicht, bes. bei hohem Gehalt an ungesättigten Kohlenwasserstoffen. Verharzung wird durch Wärme, Feuchtigkeit, Sauerstoff u. Licht begünstigt. In der Ther. werden entweder die ä. Ö., best. Einzelkomponenten, z. B. Cineol (↑Eucalyptus globulus), o. die entsprechenden Drogenauszüge verwendet. Äußerl. wird v. a. ihre hautreizende u. desinfizierende Wirkung genutzt. Letztere ist bei einigen Bestandteilen recht hoch. Andere Komponenten sind antiphlogist. wirksam, z. B. Alphabisabolol o. Chamazulen. Innerl. Anwendung führt meist zu leichter Reizwirkung auf die Schleimhäute des Magen-Darm-Trakts u. Anregung der Sekretion der Verdauungsenzyme. Cholagoge Wirkung hierbei wird durch die durch Geruch u. Geschmack reflektor. ausgelösten Effekte verstärkt. Partielle Ausscheidung ä. Ö. durch die Lungen bewirkt sekretolyt., sekretomotor., schwach bronchospasmolyt. u. bronchiendesinfizierende Effekte. Reizung der Nieren beeinflußt zudem Diurese. Weitere Anwendungen als Geruchs- u. Geschmackskorrigenzien sowie als Bestandteile von Gewürzen mit verdauungsfördernder u. karminativer Wirkung.

Öle, fette: Fettsäureglycerolester, die aus Pflanzensamen, Früchten u. aus tier. Organen gewonnen werden, wobei die Fettsäure, bes. Ölsäure, ungesättigt ist. Man unterscheidet: 1. trocknende Öle, die in dünner Schicht zu einer firnisartigen Masse eintrocknen, sie enthalten bes. Linol- u. Linolensäure (Leinöl, Rizinusöl); 2. halbtrocknende Öle, die erst nach längerer Zeit trocknen (z. B. Rüböl); 3. nicht trocknende Öle, die im wesentl. Ölsäureglycerolester enthalten. ↑Arzneiträger.

Oleinsäure ↑Ölsäure.

Olekranon ⟨*gr*⟩ *n*: Olecranon; proximaler Fortsatz der Elle, welcher den eigentl. Ellenbogen an der Hinterfläche des Arms bildet.

Olekranonfraktur: Quer-, selten Trümmerbruch im gelenkbildenden Hakenfortsatz der Elle. Meist Folge direkter Gewalteinwirkung durch Sturz, erhebl. Dislokation der Fragmente infolge Trizepssehnenzugs. Absolute Ind. zur Osteosynthese (↑Zuggurtungsosteosynthese).

Oleom ⟨*lat*⟩ *n*: Elaiom, Oleosklerom, Öltumor; tumoröse Fremdkörperreaktion nach Injektion schlecht resorbierbarer Öle (meist als Vehikel für Medikamente o. aus kosmet. Gründen zur Beseitigung von Falten). Oft nach jahrelanger Latenz Knotenbildung, Ausbildung des Knotens im Haut- u. Unterhautgewebe; Tendenz zur blanden o. eitrigen Einschmelzung. ↑Paraffinom.

Oleothorax: Einbringen von Paraffinöl in den Pleuraraum zur Lungenkompression. Obsolet.

Oleum ⟨*lat*⟩ *n*: **1.** ***Chem.:*** „rauchende" Schwefelsäure o. Vitriolöl, d. h. eine Schwefelsäure mit Überschuß an gelöstem Schwefeltrioxid (SO_3). **2.** ***Pharmak.:*** Öl je nach Herkunft mit den verschiedensten pharmak. Eigenschaften.

Olfaktogramm: Dokumentation der durch objektive ↑Olfaktometrie gewonnenen Ergebnisse.

O

Olfaktometrie, objektive: sinnesspezif. Antwort auf spezif. Geruchsreize, unabhängig vom Willen des Untersuchenden.

Olfaktoriusrinne: Teil der knöchernen vorderen Schädelbasis, auf dem die Fila olfactoria (↑Nervi olfactorii) liegen, also oberhalb der Siebbeinzellen. Häufig Sitz von ↑Meningiomen.

Ölfleckphänomen: bei Psoriasisnagel durch subunguales Schuppenmaterial bedingter, anfangs rötl. Fleck; allmähl. Aussehen wie Öltropfen, schiebt sich mit dem Nagel nach vor.

Ölgranulom ↑Ölzysten.

Oligakisurie ⟨*gr*⟩ *f*: seltenes Harnlassen; Ggs.: ↑Pollakisurie.

Oligämie ↑Anämie.

Oligoanurie: verallgemeinernde Bez. für Verminderung der Harnmenge. ↑Anurie, ↑Oligurie.

Oligochromämie: Reduktion der Gesamthämoglobinmenge des Organismus.

Oligodakrya: verminderte Tränenabsonderung.

Oligodaktylie ⟨*gr*⟩ *f*: Oligodactylia, Hypodaktylie; Minusvariante mit Verminderung von Hand- o. Fußstrahlen. Die Rückbildung erfaßt außer Fingern o. Zehen meist den gesamten Strahl. Am Handskelett bestehen folgende Erbtypen: Rückbildung des Daumenstrahls, des Kleinfingerstrahls, Rückbildung beider Randstrahlen, Rückbildung an den Binnenstrahlen II–IV (↑Ektrodaktylie). Fam. Häufung. O. ist Bestandteil des ↑Hertwig-Weyers-Syndroms.

Oligodendroblastom ↑Oligodendrogliom.

Oligodendrogliom: Oligodendrozytom, Oligodendroblastom; ein aus kleinen rundkernigen Zellen mit wabigem Zelleib aufgebauter Tumor von relativ gutartigem Charakter.

Oligodendrozyten: Zelltyp der ↑Neuroglia, der im ZNS die ↑Markscheide bildet. Vom Zelleib gehen mehrere Fortsätze (Processus myelinopoeticus) ab, von denen jeder ein Axon umwickelt.

Oligodendrozytom ↑Oligodendrogliom.

Oligodontie: Oligodontia; Form der ↑Zahnunterzahl, bei der (im Ggs. zur ↑Hypodontie) viele Zähne regellos betroffen sind. Isoliert, aber auch als Bestandteil von Syndromen: ↑Incontinentia pigmenti, anhidrotische ektodermale ↑Dysplasie, ↑Curtius-Syndrom, ↑Ellis-Creveld-Syndrom, ↑Dysostosis mandibulofacialis, ↑Marfan-Syndrom, Weyers-Syndrom. ↑Anodontie, ↑Odontogenese. Pat. mit O. müssen von frühester Kindheit an interdisziplinär zahnärztl. betreut werden.

Oligodynamie ↑Wirkung, oligodynamische.

Oligo-1,6-Glukosidase: Isomaltase; von den Mukosazellen des Dünndarms gebildete ↑Disaccharidase, die ↑Isomaltose u. Alphaamylase-Grenzdextrine (↑Grenzdextrine) durch Hydrolyse der alpha-1,6-glykosid. Bindungen zu Glukose, Maltose u. unverzweigten Oligosacchariden abbaut.

Oligohybridisierung: Methode zur Erkennung von DNA-Sequenzen unter Verwendung von synthet. hergestellten, radioaktiv markierten ↑Oligonukleotiden. O. dient vornehml. der Erfassung spezif. Punktmutationen.

Oligohydramnion ⟨*gr*⟩ *n*: Verminderung der Fruchtwassermenge unter 500 ml. Entsteht durch zu geringe Bildung o. verstärkte Resorption. Kind wird in Bewegungsfreiheit beengt u. zeigt neben trockener, schuppiger Haut oft Deformierungen: Tortikollis, Klumpfuß, Skoliosen.

Oligomeganephronie: Nierenhypoplasie mit Verminderung der Zahl der ↑Nephronen; Übergang in chron. ↑Niereninsuffizienz. ↑Syndrom, branchiootorenales.

Oligomenorrhö ⟨*gr*⟩ *f*: als Folge einer ↑Ovarialinsuffizienz seltene Regelblutung.

Oligomycin: sehr tox. Antibiotikum, das die oxidative ↑Phosphorylierung, d. h. die Synthese von ATP in der Mitochondrienmembran durch Blockierung des Energietransformationsmechanismus hemmt (↑Aurovertin).

Oligonukleotide: chem. synthetisierte, 5 bis mehrere hundert Nukleotide umfassende DNA- o. RNA-Moleküle.

Oligopeptide: Peptide, die bis zu zehn Aminosäuren enthalten.

Oligophrenie ⟨*gr*⟩ *f*: veraltete Bez. für die Ausprägungsgrade der geistigen Behinderung durch angeborene o. früh erworbene ↑Intelligenzminderung.

Oligoplexe ⟨*gr*⟩ *f Pl*: Mischungen von Pflanzenauszügen, organ. u. mineral. Stoffen in homöopath. Verdünnung, z. B. Aluminia, Fel Tauri, Hepar sulfuris, Kalium phosphoricum, Mercurius solubilis, Silicea, Sulfur.

Oligosaccharide: aus wenigen (3–10) Monosaccharidresten aufgebaute Kohlenhydrate (↑Polysaccharide).

Oligosialie: Hyposalivation; verminderte Speichelbildung.

Oligospermie: Verminderung der Samenfäden im ↑Ejakulat.

oligosymptomatisch ⟨*gr*⟩ *Adj*: nur mit wenigen Sympt. verlaufend.

Oligotrichie: mangelhafter Haarwuchs.

Oligoxenie: Wenigwirtigkeit; Bez. für ↑Wirtsspezifität eines ↑Parasiten mit Beschränkung auf wenige Wirtsarten. ↑Stenoxenie, ↑Euryxenie.

Oligozythämie ↑Anämie.

Oligurie ⟨*gr*⟩ *f*: Verminderung der Harnausscheidung (unter 300 ml tgl.). Länger anhaltende O. führt zur Urämie. Die O. ist keine eigentl. Krankheit, sondern ein Sympt., z. B. bei akuten o. chron. Nierenleiden, großen Blutverlusten, schweren Diarrhöen, Herzkrankheiten, Vergiftungen, Epithelkörperchen- o. Nebennierenstörungen, Gravidität, aber auch nach längerem Dursten, großem Flüssigkeitsverlust durch Schwitzen, also auch bei Fieber. O. ist nicht selten Vorstufe einer ↑Anurie, ↑Schockniere, ↑Urosepsis.

Oliva: Olive; Vorwölbung an der Vorderfläche des ↑Myelenzephalons seitl. der Pyramiden; in ihrem Kern enden der Tractus cerebelloolivaris sowie der Tractus rubroolivaris u. beginnt der ↑Tractus olivospinalis.

olivaris ⟨*lat*⟩ *Adj*: zur ↑Oliva gehörend bzw. ziehend.

Olivenöl ↑Olea europaea.

Olivomycin: zytostat. Antibiotikum.

Ollendorf, Helene, zeitgen. Dermat., Berlin. ↑Buschke-Ollendorf-Syndrom.

Ollier, Louis Xavier Édouard Léopold (1830–1900), frz. Chir., Lyon.

Ollier-Erkrankung (nach Louis X. É. L. O.) ↑Enchondromatose, ↑Dysplasia.

Ölplombe: Auffüllung einer ↑Pneumolysenhöhle mit Paraffinöl; obsolet.

Ölpneumonie: meist subakut verlaufende vorwiegend interstitiell lokalisierte ↑Pneumonie nach Inhalation, Instillation o. Aspiration von Öl o. ölhaltigen Substanzen. Mineralöle führen zu stärkeren Veränderungen als tier. o. pflanzl. Öle. Röntg. finden sich streifig-fleckige Infiltrate, später fibrot. Verdichtungen.

Olsalazin: Therapeutikum bei rezidivierender ↑Colitis ulcerosa u. ↑Crohn-Krankheit. Wird durch die Darmflora in den wirksamen Metaboliten 5-Aminosalizylsäure umgebaut.

Ölsäure: Oleinsäure. 9,10-Oktadecensäure, $CH_3(CH_2)_7CH{=}CH(CH_2)_7COOH$; einfach ungesättigte, bei Zimmertemperatur flüssige Fettsäure; als Glycerolester in wechselnden Mengen in fast allen Fetten enthalten; bes. ölsäurereich sind Oliven-, Erdnuß- u. Mandelöl sowie Fischtran. Abb.

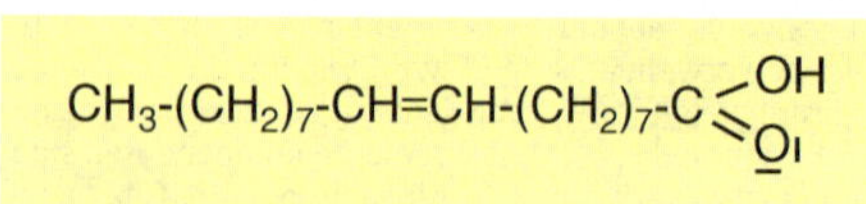

Ölsäure

Olshausen, Robert (1835–1915), dt. Gyn., Berlin.

Olshausen-Handgriff (nach Robert O.): Modifikation des Ritgen-Hinterdammgriffs zur Entwicklung des im ↑Durchschneiden begriffenen fetalen Schädels.

Ölstühle: vorwiegend bei Maldigestion (Pankreaserkrankungen) auftretende Fettstühle, bei denen sich Öl absetzt.

Ölzucker ↑Elaeosaccharum.

Ölzysten: Ölgranulome. Zysten im Fettgewebe, bes. in Fettgewebegeschwülsten (Lipome), die verflüssigtes Fett enthalten.

Omarthrokaze ⟨*gr*⟩ *f*: Omarthrokake; heute ungebräuchl. Bez. für eine tuberkulöse Entzündung des Schultergelenks.

Omarthrose: ↑Arthrose des Schultergelenks.

Ombrédanne, Louis (1871–1956), Chir., Paris.

Ombrédanne-Lot (nach Louis O.): Ombrédanne-Hilfslinien; erleichtern die röntg. Beurteilung der Stellungsabweichung des Schenkelkopfknochenkerns bei der ↑Hüftgelenkluxation. Das Lot vom Pfannenerker auf die Horizontale durch die Y-Fugen (Hilgenreiner-Horizontale) teilt die Hüftgegend in 4 Quadranten ein. Normalerweise steht der Schenkelkopfknochenkern im unteren inneren Quadranten, bei der Luxation im oberen äußeren Quadranten.

Ombrédanne-Operation (nach Louis O.): bei ↑Hodenfehllagerung Orchidopexie des mobilisierten Hodens im kontralateralen Skrotalfach.

Omega ⟨*gr*⟩ *n*: Zeichen: ω, Ω; 24. Buchstabe des griech. Alphabets; als Präfix u. wissenschaftl. Konstante gebraucht.

Omega-3-Fettsäuren: Fettsäuren der Linolensäurefamilie, z. B. Eikosapentaen-(C_{20} : 5ω-3)- u. Dokosahexaen-(C_{22} : 6ω-3)-Säure. In hoher Konzentration in Kaltwasserfischen (Makrele, Lachs, Forelle). Für den Menschen essentiell; wirken triglyzerid- u. cholesterinsenkend, thrombozytenaggregationshemmend, Verbesserung der Blutfluidität u. blutdrucksenkend. Muttersubstanzen der ↑Prostaglandine u. Leukotriene. Ther. Anwendung zur Reduktion des Arterioskleroserisikos, z. B. mit Ameu-Lachsölkonzentrat (standardisiert auf 35 % Omega-3-Anteil). Naturexperiment der geringen kardiovaskulären Mortalität (als % aller Todesfälle) bei Grönland-Eskimos (7 %), Japanern (12 %), Europäern u. Amerikaner (40 %) aufgrund der Ernährungssituation mit Fischen u. Lebertran. ↑Fettsäuren.

Omentum ⟨*lat*⟩ *n*: Epiploon, Netz; Bauchfellduplikaturen, welche embryonal aus dem Mesenterium ventrale (O. minus, kleines Netz) bzw. aus dem Mesenterium dorsale (O. majus, großes Netz) entstehen. In ihnen verlaufen Blut- u. Lymphgefäße u. Nerven.

Omentum majus: großes Netz; vom Magen u. Colon transversum herabhängender doppelter Peritoneallappen.

Omentum minus: kleines Netz; Peritonealplatte zwischen Magen, Duodenum u. Leber.

Omeprazol: Benzimidazolderivat. Einsatz zur Ther. von Geschwüren des Magen-Darm-Trakts. Vermindert durch Hemmung von Ionenpumpen die Salzsäureproduktion im Magen.

Omikron ⟨*gr*⟩ *n*: Zeichen: ο, Ο; 16. Buchstabe des griech. Alphabets; als Präfix u. wissenschaftl. Konstante gebraucht.

Ommaya-Reservoir: kleine Kunststoffkapsel, die subkutan implantiert wird u. mit einem durch ein Bohrloch geführten Verbindungsstück in den Liquorraum reicht. Geringeres Infektionsrisiko als bei offenen Systemen. Anwendung zur Applikation von Medikamenten (z. B. Zytostatika) o. zur häufigen Liquorpunktion.

omnivor ⟨*lat*⟩ *Adj*: von pflanzl. u. tier. Nahrung lebend, allesfressend.

omohyoideus ⟨*gr*⟩ *Adj*: vom Schulterblatt zum Zungenbein ziehend; ↑Musculus omohyoideus.

Omphalitis ⟨*gr*⟩ *f*: Entzündung des Nabels u. seiner Umgebung beim Neugeborenen u. jungen Säugling, ↑Nabelinfektion.

Omphalopagus: im Bereich des Nabels zusammenhängende Doppelfehlbildung.

Omphalophlegmone: Nabelentzündung mit Übergreifen auf die Bauchwand beim Neugeborenen, häufig bei Streptokokkeninfektion, ↑Nabelinfektion.

Omphaloportographie: Darstellung der Portalgefäße über die persistierend offene o. aufbougierte Nabelvene.

Omphaloproptosis: Nabelschnurvorfall bei der Geburt.

Omphalorrhagie: Nabelblutung.

Omphalotaxie: Reposition eines Nabelschnurvorfalls.

Omphalotomie: Abnabelung, ↑Abnabeln.

Omphalozele: Nabelschnurbruch, Exomphalos, Hernia funiculi umbilicalis; Fortbestehen des physiol. Nabelschnurbruchs. Inhalt je nach Größe Darm u. Leber. Regelmäßig ist eine Malrotation des Darms (↑Malrotatio intestini) zu finden, meist Nonrotation. Die Hülle wird aus Amnionepithel u. Wharton-Sulze (↑Bindegewebe, gallertiges) gebildet. Selten rupturiert eine O. bei der Geburt, so daß die Baucheingeweide frei hervorfallen. Progn. abhängig von der Schwere weiterer Fehlbildungen (Anenzephalie, Herz-, Zwerchfell-, Wirbelsäulendefekte), Größe der O., frühzeitiger Behandlung, evtl. Infektion u. anderen Faktoren. Operative Behandlung: schichtweiser prim. Verschluß des Defekts o. zunächst Deckung mit Haut o. Fremdmaterial. Konservative Behandlung (große O., weitere Risikofaktoren): Bepinselung des Omphalozelensacks mit adstringierenden Substanzen soll zur allmähl. Schrumpfung führen. Abb.

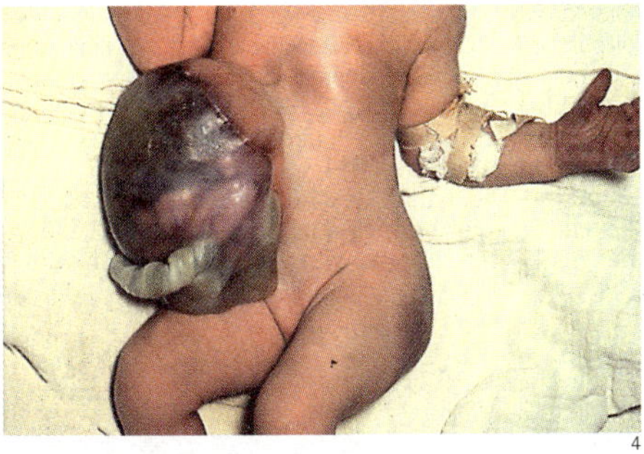

4

Omphalozele

Omsk-Fieber, hämorrhagisches: hämorrhagisches ↑Fieber, das dem ↑Denguefieber ähnl. ist u. in Sibirien vorkommt. ↑Arbovirosen.

Omsk-Fiebervirus: Virusart der Gattung ↑Flaviviridae. Vorkommen in Sibirien bei Nagern u. a. Säugetieren. Übertragung auf den Menschen durch Zecken. Erreger des hämorrhag. Omsk-Fiebers.

On-Antwort ⟨*engl*⟩ ↑On-Effekt.

Onchocerca ⟨*gr*⟩ *f*: Knäuelfilarie; Gattung der ↑Filarioidea; Wurmparasiten des Menschen u. versch. Säugetiere; getrenntgeschlechtl., kleine Männchen

O

(0,1 mm dick, 5 cm lang), große Weibchen (0,4 mm dick, bis zu 50 cm lang). Kutikula mit spiralig verlaufenden Ringen besetzt, Hinterende des Männchens eingerollt; vivipare ↑ Biohelminthen. ↑ Onchozerkose.

Onchocerca caecutiens: in Mittelamerika sog. Blendfilarie, wird von Kriebelmücken (Simulium) übertragen. Diese Mücke braucht sauerstoffreiches Wasser für Eigelege (Stromschnellen). Beim Stich dringt die Larve durch die Haut. Wächst in der Lymphbahn zum geschlechtsreifen Wurm heran. Erreger der ↑ Onchozerkose.

Onchocerca volvulus: afrikan., obligat pathogene Filarie. Männchen bis 5 cm, Weibchen bis 50 cm lang; Übertragung durch Kriebelmücken der Gattung ↑ Simuliidae. Erreger der afrikan. ↑ Onchozerkose.

Onchozerkose: Onchozerkiasis, Tropical river blindness, Flußblindheit, Knotenfilariose; im trop. Afrika u. Zentralamerika vorkommende Parasitose, hervorgerufen durch Filarien der Art ↑ Onchocerca volvulus. Überträger: Simulien (Kriebelmücken). Larven gehen beim Blutsaugen der Simulienweibchen auf den Menschen über, wachsen in 2–4 Monaten zu Würmern heran, zunächst im Bindegewebe, später in einem Knäuel als Hautknoten. Adulte Würmer bis 16 Jahre lebensfähig. Onchozerkaweibchen gebären lebende Mikrofilarien, die vorzugsweise Unterhautbindegewebe befallen u. elast. Fasern zerstören. Dort 15–18 Monate nach dem Mückenstich nachweisbar; sterben nach etwa 30 Monaten ab o. werden durch blutsaugende Insekten aufgenommen. Charakterist. Sympt.: juckende, subkutane Knoten (wenige Millimeter bis Zentimeter: Onchozerkome), chron. Dermatitis, Atrophie, Depigmentation. Die Würmer gelangen auf dem Lymphweg ins Auge. Schon bei Kindern beginnt Konjunktivitis, schließl. Keratitis mit großflächiger Vernarbung u. Pannusbildung, Uveitis, Sekundärglaukom, Flußblindheit, bringt ganze Stämme zur Erblindung. Bei der mittelamerikan. O. (Erreger Onchocerca caecutiens): kirschgroße Hautknoten, bes. im Kopfbereich. In Guatemala sog. Küstenerysipel, in Mexiko sog. Moradakrankheit. Geht in 80 % mit Erblindung einher. Verläuft wie afrikan. O. Groß angelegtes Bekämpfungsprogramm durch WHO. Diagn. durch Nachweis der Mikrofilarien in der Haut; Skarifikation o. Punktion eines Knotens; indirekte Diagn. durch Mazotti-Test (24 h nach oraler Applikation von Diäthylkarbamazin typ. Lid- u. Bindehautschwellung u. Reizung des Auges, Hetrazanprovokation). Ther. mit Ivermectin, Diäthylkarbamazin, Suramin. Abb.

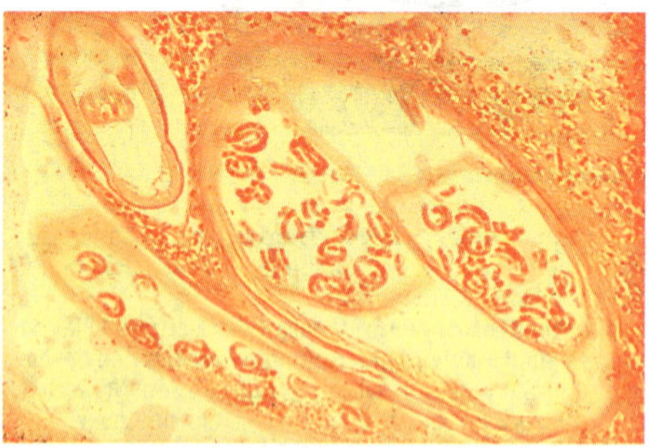

23

Onchozerkose. Schnitt durch ein Onchozerkom, Gieson-Färbung

Oncodevelopmental antigens ⟨*engl*⟩: beim Tumorträger erneut exprimierte Strukturen ontogenet. früher Entwicklungsphasen, wahrscheinl. ↑ Differenzierungsantigene. ↑ Antigene, onkofetale.

Oncostatin: von Makrophagen gebildetes Glykoprotein; hemmt die Proliferation von Epithel- u. versch. Tumorzellen.

On-Effekt: Einschalteffekt o. -reaktion. Zunahme o. Auftreten einer Aktivität in einem Rezeptor bzw. dem ihm zugehörigen afferenten System (afferente Nervenfasern) beim Auftreffen bzw. Einschalten (on) eines Reizes. In der Elektrophysiologie des Auges ist der O. die bei Ableitung des Elektrookulogramms zu beobachtende pos. Eintrittsschwankung (b-Welle). ↑ Off-Effekt.

oneiroid ⟨*gr*⟩ *Adj*: traumähnl.; meist gebraucht zur Charakterisierung eines Zustands mit traumhafter Verworrenheit bei Änderung der Bewußtseinslage; kommt bei symptomat. u. endogenen ↑ Psychosen vor. Selten bei ↑ Persönlichkeitsstörungen.

Onkobiogramm: Methode zur In-vitro-Bestimmung der Zytostatikaresistenz von Tumoren vor einer Ther., entweder mit Langzeittumorzellprimärkulturen des zu behandelnden Pat. o. in Kurzzeittests mit Tumorzellsuspensionen bzw. Tumorstückchen u. Radioisotopentechnik des Nukleinsäurestoffwechsels. Bedeutung der Korrelation zwischen der biochem. u. klin. Wirkung des zu testenden Zytostatikums u. der Interpretation des Testresultats. Die exp. Onkologie bevorzugt In-vivo-Tests von Tumortransplantaten auf Mäusen (↑ Nude mouse).

Onkodnaviren: abgeleitet von engl. oncogenic DNA viruses; DNA-haltige ↑ Tumorviren.

Onkogene ⟨*gr*⟩ *n*: onc-Gen; in onkogenen Viren (virale O.; v-onc-Gene) sowie in normalen Zellen als Protoonkogene vorkommende Gene (zelluläre O.; c-onc-Gene), die unter best. Bedingungen maligne ↑ Transformation von Zellen u. Tumorbildung bedingen können. Zelluläre Protoonkogene sind für normale Differenzierungsprozesse essentielle Gene. Durch ↑ Mutationen, Translokationen, Amplifikationen o. chem. Modifikationen (z. B. Methylierungen) können c-Protoonkogene ihr transformierendes Potential entfalten, z. T. auch durch Stimulierung durch ↑ Wachstumsfaktoren. An maligner Zelltransformation u. Tumorbildung sind meist mehrere O. beteiligt (↑ Tumorsuppressorgene). Produkte der O. sind Proteine, die auf versch. Weise an der Realisierung mitogener Signale u. der Regulation der ↑ Zellteilung beteiligt sind, z. B. als Wachstumsfaktoren, Rezeptorkinasen (Proteintyrosinkinasen), GTP-bindende Proteine (GTPasen), Transkriptionsfaktoren (intrazelluläre ↑ Signalübertragungssysteme). Tab. 1 u. 2.

Onkogenhypothese: von Hübner u. Todaro aufgestellte Hypothese, nach der alle Vertebratenzellen genet. Informationen für die Bildung von Viren (= Virogen, Onkogen) enthalten, die auf einer frühen Stufe der Evolution in das zelluläre Genom integriert wurden. Seine Aktivierung soll zur malignen Transformation von Zellen u. zur Tumorbildung führen.

Onkologie ⟨*gr*⟩ *f*: Lehre von den Geschwülsten.

Onkolyse: artifizielle Tumorzerstörung in Form einer verflüssigenden Tumornekrose. Die Klostridienonkolyse ist eine Folgereaktion eines durch best. Exoenzyme von atox. Klostridien induzierten u. bevorzugt auf nekrot. Tumorregionen beschränkt bleibenden Lyseprozesses (↑ Tumor-Klostridien-Phänomen).

Onkogene (Tab. 1): c-onc-Gene des Menschen (Auswahl)

Onkogen	Chromosomenlokalisierung des Gens	Genprodukt (Funktion)	Lokalisierung des des Genprodukts
c-abl	9	Tyrosinkinase (Signalumwandlung)	Zytoplasma
c-bcl (mehrere)	11 bzw. 18	unbekannt	unbekannt
c-myb	6	unbekannt (evtl. Transkriptionsaktivator)	Kern
c-myc	8	bindet an DNA (evtl. Transkriptionsaktivator)	Kern
c-ras (mehrere)	1, 11, 12	GTPase	Zytoplasma
c-src	1	Tyrosinkinase (Signalumwandlung)	Zytoplasma

Onkornaviren: abgeleitet von engl. oncogenic RNA viruses; RNA-haltige ↑Tumorviren.

Onkose ⟨*gr*⟩ *f*: perilakunäre Osteolyse durch Osteozyten, durch vermehrtes Parathormon induziert, also nur unter pathol. Bedingungen existent.

Onkosphäre ⟨*gr*⟩ *f*: Oncosphaera, Sechshakenlarve; erstes Larvenstadium der ↑Cyclophyllidea (↑Cestoda); im Ei befindl.

onkostatisch ⟨*gr*⟩ *Adj*: das Wachstum von Geschwülsten hemmend.

Onkoviren ↑Tumorviren.

Onkozyten ⟨*gr*⟩ *m Pl*: Pyknozyt; Epithelzellen mit eosinophilen Granula im Zytoplasma, kleinem Zellkern u. zahlreichen Mitochondrien. Vorkommen herdförmig in Speicheldrüsen, Schilddrüse (↑Hürthle-Zellen) u. a.

Onkozytom: Adenome, deren epitheliale Anteile aus ↑Onkozyten bestehen; in der Schilddrüse auch Hürthle-Zelltumor genannt.

On-line-Betrieb: in der Datenverarbeitung Betriebsart eines Rechners, bei der die Daten direkt vom Ort der Entstehung (z. B. Meßgerät) auf den Rechner übertragen werden. Als O. bezeichnet man auch den Dialogverkehr zwischen Nutzer u. Computer bei der Nutzung automatisierter Informationssysteme, z. B. im ↑Internet. Ggs.: ↑Off-line-Betrieb.

On-Off-Phänomen: nach L-Dopa-Langzeitbehandlung des ↑Parkinson-Syndroms auftretender plötzl. Wechsel von günstigem Therapieeffekt zu Minuten o. Stunden anhaltenden Zuständen hochgradiger ↑Akinese u. Rigidität.

Ononis spinosa ⟨*gr*⟩ *f*: dornige Hauhechel; Wurzeldroge (Ononidis radix) enthält u. a. ätherische ↑Öle u. Flavonoide. Diuretikum.

Ontogenese ⟨*gr*⟩ *f*: Ontogenie; Gesamtheit der Entwicklungsprozesse eines Individuums von der Eizelle bis zum natürl. Tod, die 4 Phasen umfaßt: 1. Keimentwicklung mit Embryonal- u. Fetalentwicklung; 2. postembryonale Entwicklung o. Jugendentwicklung (↑Juvenilstadium); 3. Zeit der Geschlechtsreife u. Fortpflanzung; 4. Zeit des Alterns. Nach E. Haeckel stellt die O. eine kurze Wiederholung der ↑Phylogenese dar (↑Haeckel-Gesetz). ↑Entwicklungsgesetze.

Ontogenese des Immunsystems: Entwicklung der Organe sowie Zellen u. deren Funktionen, die zur Steuerung von Immunantworten notwendig sind u. zum ↑Immunsystem zusammengefaßt werden. Physiol. Im-

O

Onkogene (Tab. 2): Onkogene, die an hämatologischen Erkrankungen beteiligt sind

Erkrankung	Onkogen	aktiviert durch	Häufigkeit	Funktionelle Konsequenz
Burkitt-Lymphom	myc	Translokationen in Ig-Gene, die auf unterschiedl. Chromosomen (2, 14, 22) lokalisiert sind	100 %	Fehlregulation der myc-Gen Expression
follikuläres Lymphom	bcl 2	Translokation in ein Ig-Gen auf dem Chromosom 14	90 %	Fehlregulation der bcl-2-Gen-Expression
chron. myelo. Leukämie	abl*	Translokation auf das Chromosom 22	> 90 %	Entstehung eines Fusionsproteins mit veränderten Eigenschaften
akute lymphat. Leukämie	abl*	Translokation auf das Chromosom 22	5–25 %	Entstehung eines Fusionsproteins mit veränderten Eigenschaften
akute lymphat. Leukämie	N-ras	Punktmutation	15 %	mutiertes N-ras-Protein
akute myelo. Leukämie	N-ras K-ras H-ras	Punktmutation	25 %	mutierte ras-Proteine (in den meisten Fällen ist N-ras betroffen)

* Die Lokalisationen der Bruchregion des Chromosoms 9 (auf dem das c-abl Oncogen lokalisiert ist) sind bei der CML u. der ALL unterschiedl. u. führen zu verschieden großen Fusionsproteinen, wodurch diese Krankheitsbilder auch auf molekularer Ebene voneinander zu differenzieren sind.

munantworten bestehen in: Duldung von Antigenen (↑Immuntoleranz) u. Abwehr von Antigenen (↑Immunität). O. ist durch die Entwicklung der Fähigkeit gekennzeichnet, in der Fetalperiode (wahrscheinl. nur in best. Zeitabschnitten) vorwiegend die Immuntoleranz zu entwickeln u. mit fortschreitender Fetalreifung in ein Stadium einzutreten, in dem diese Fähigkeit weitgehend erlischt u. zunehmend die Fähigkeit entsteht, Funktionen zu entwickeln, um ↑körperfremde Antigenreize mit Immunität zu beantworten. Einzelschritte, die zur Toleranzentwicklung führen, sind weitgehend unklar. Toleranz gilt mit dem Zeitpunkt der Geburt als im wesentl. abgeschlossen. Die Entwicklung der Fähigkeit zur Immunabwehr fremder Antigene (Immunität) setzt nicht erst mit der Geburt ein, sondern beginnt mit der Entwicklung des hämatopoet. Systems. Zur gleichen Zeit (etwa 70. Tag) beginnt sich die Thymusanlage (primäre lymphoide ↑Organe) zu entwickeln. Eine voll ausgeprägte Abwehrfähigkeit ist auf der zellulären Ebene (zelluläre Immunität) mit der Geburt erreicht, auf der humoralen Ebene erst mit der ausreichenden Synthese eigener Immunglobuline. Als Zeitpunkt wird das Ende des ersten Trimenon angenommen. Unter ↑Leihimmunität wird das Wirksamwerden von Antikörpern verstanden, die der Fetus via Plazentatransfer von der Mutter erhalten hat bzw. die er aus der Muttermilch in funktionsfähigem Zustand zu resorbieren scheint (nachgewiesen bei Kälbern).

Ontogenie ↑Ontogenese.

Onychatrophie ⟨*gr*⟩ *f*: Versiegen des Nagelwachstums durch äußere Einwirkung o. innere Störungen; gelegentl. angeborene Anlage.

Onychauxis ⟨*gr*⟩ *f*: Verdickung der Nagelplatte durch verstärkte Neubildung.

Onychia ⟨*gr*⟩ *f*: Entzündung des Nagelbettes; ↑Paronychie.

Onychoarthroosteodysplasie ⟨*gr*⟩ *f*: Onychoarthrosis, hereditäre Osteoonychodysplasie, Arthroosteoonychodysplasie; angeborene, dominant erbl. Systemerkrankung mit dem Leitsymptom Nageldysplasie; Aplasie o. Hypoplasie des Daumennagels, die anderen Nägel sind geriffelt. Aplasie o. Hypoplasie der Patella. Oft Dysplasie des Ellenbogengelenks, Radiusköpfchenluxation, Flughautbildung. Exostosen am Hinterrand der Beckenschaufeln („Beckenhörner"). Kombination mit Irisveränderungen mögl. Kopplung zum AB0-Blutgruppensystem.

Onychocryptosis: eingewachsener Zehennagel.

Onychodystrophie: krankhafte Veränderungen der Nagelplatte durch versch. Ursachen (genet., traumat., mikrobiell, bei best. Krankheiten). Oft genet. bedingte Störungen der Nagelentwicklung. Formen: 1. Koilonychie, Löffelnägel mit schüsselförmiger Krümmung; 2. Leukonychie (Leukopathia unguium), weißl. Färbung der Nägel durch Entwicklung von Gasbläschen, 3. ↑Onychogryposis (Vogelkrallennägel meist beider Großzehennägel). 4. Onychodystrophia mediana canaliformis: seltene Nagelkrankheit, bei der es zu einer rinnenförmigen Einsenkung des mittleren Nagelanteils kommt; vermutl. auf eine Störung im Nagelbett zurückzuführen. O. sind Bestandteil von: ↑Ellis-Creveld-Syndrom, der ↑Pyknodysostose, ↑Dysostosis cleidocranialis u. weiterer Syndrome: ↑Progerie, ↑Ullrich-Turner-Syndrom, ↑Creveld-Syndrom. Abb.

Onychogryposis: krallenförmige Verkrümmung der Nägel mit Volumenzunahme. Hervorgerufen entweder durch Verletzungen bei Rheumatismus o. (meist) senilen Gefäßveränderungen. Abb.

Onycholysis: partielle Ablösung der Nägel vom Nagelbett; kann erbl., idopath. o. traumat. (Wäscherinnen, O. semilunaris) bedingt sein.

Onychomadesis: totale Ablösung der Nägel nach Infektionskrankheiten, Diabetes, Vergiftungen usw. Auch ein intermittierender Nagelverlust ist mögl.

Onychomykosis: Pilzkrankheit der Nägel durch Infektion mit Epidermophyton, Trichophyton (↑Trichophyton unguium, Trichophyton rubrum o. Trichophyton mentagrophytes), versch. Hefepilzen (↑Candidose) u. Schimmelpilzen (Mucor, Penicillium aleurisma).

Onychopathie: Erkrankung des Nagels (allg.), z. B. schmerzlose subunguale Pusteln an den Fingernägeln, Verdickung der Nägel, krümelige Nagelzerstörungen, Sympt. einer ↑Osteoarthropathia psoriatica.

Onychophagie ↑Nägelbeißen.

Onychophym: Onychophyma; Nageltumor.

Onychorrhexis: Spaltung der Nagelplatte in Querrichtung.

Onychoschisis: Aufspaltung des Nagels o. Einriß der Nagelplatte.

Onychotillomanie: Einreißen u. Abreißen von Teilen der Fingernägel, Verhaltensstörung bei Kindern.

O'nyong-nyong-Virus: Virusart der Gattung ↑Alphavirus. Vorkommen in Ostafrika bei Wirbeltieren, Übertragung auf Menschen durch Moskitos. Krankheit: exanthemisch-myalgisches ↑Fieber. ↑Arbovirosen.

Oogamie ⟨*gr*⟩ *f*: Befruchtung eines Eis durch ein Spermium bzw. Vereinigung des unbewegl. Makrogameten mit dem kleineren, bewegl. Mikrogameten; ↑Gameten.

Oogenese ⟨*gr*⟩ *f*: Oogenesis, ↑Ovogenesis.

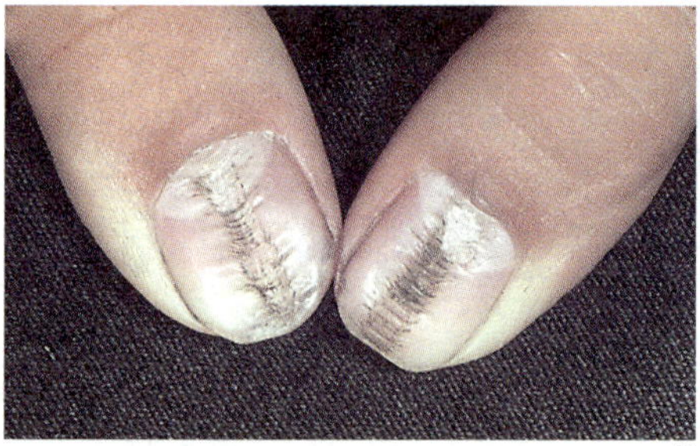

13

Onychodystrophie.
Onychodystrophia mediana canaliformis

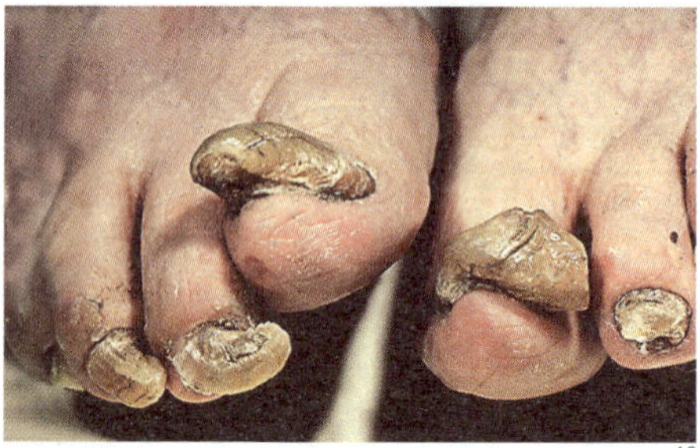

13

Onychogryposis

Oogonium ↑Ovogonium.

Ookinet *⟨gr⟩ m*: hüllenlose, bewegl. Zygote, die durch Verschmelzung der reifen Geschlechtszellen (Mikro- u. Makrogameten) der Malariaerreger im Darm der Anophelesmücke entsteht. Der O. durchbohrt die Magen-Darm-Wand, setzt sich in deren Muskelschicht fest u. bildet sich zur ↑Oozyste um, die mikrosk. als kleines Knötchen erkennbar ist.

Oolemm *⟨gr⟩ n*: Oolemma; veraltet für Plasmalemm der Eizelle.

Oophorarche *⟨gr⟩ f*: Stufe der sexuellen Reifung des weibl. Organismus. Nach vorangehender ↑Adrenarche Beginn der Pubertät, die zu einer vermehrten Produktion von androgen wirksamen Sexualsteroiden in der Nebennierenrinde führt, welche die Reifung des sog. Sexualzentrums im Hypothalamus fördern, kommt es durch verstärkte Ausschüttung von Gonadotropin zur Reifung der Eierstöcke der O., d. h. zur ovariellen Produktion von Sexualsteroiden u. zur generativen Funktion des Ovar, etwa 1 Jahr danach erste Regelblutung; ↑Menarche.

Oophorektomie: operative Entfernung der Eierstöcke (in der Geschlechtsreife Kastration).

Oophoritis: Eierstockentzündung. Selten isoliert, meist zusammen mit einer ↑Salpingitis sek. über die Tuben aszendierend auftretend. Lymphogen-hämatogene Entstehung bei ↑Sepsis, fortgeleitet bei ↑Peritonitis. Der unterschiedl. Pathogenese entspricht das vielfältige Erregerspektrum. Häufig Ausbildung von Abszessen (↑Ovarialabszeß), ggf. entzündl. Atrophie. Sympt.: ↑Adnexitis.

oophorogen *Adj*: vom Eierstock ausgehend.

Oophorom: Oophoroma folliculare, ↑Brenner-Tumor.

Oophoron: Eierstock.

Oophorosalpingektomie: operative Entfernung der Eierstöcke u. der Eileiter.

Oophorosalpingitis: Eierstock-Eileiter-Entzündung; ↑Adnexitis.

oophorus *Adj*: eitragend; z. B. ↑Cumulus oophorus, Eihügel im Tertiärfollikel des Ovars.

Oospore *⟨gr⟩ f*: bei Pilzen eine ↑Zygote, die sich mit einer dicken Wand umgibt, um eine Ruheperiode zu überdauern.

Oozyste *⟨gr⟩ f*: **1.** Eizelle; ↑Ovocytus, ↑Ovogenesis. **2.** Endstadium der ↑Gamogonie bei ↑Sporozoea; von einer mehrschichtigen Schutzhülle umgebene ↑Zygote bzw. ↑Ookinet. In der O. läuft die ↑Sporogonie ab, als deren Ergebnis die Sporozoiten entstehen.

Oozystenindex: durch mikrosk. Untersuchung des Magen-Darm-Abschnitts von Anophelesmücken festgestellte Befallsquote mit ↑Oozysten der Malariaerreger. Der O. gibt Auskunft über die Wahrscheinlichkeit einer Malariaübertragung u. über die als Überträger in einem best. Gebiet wichtigen Anophelesarten. ↑Malariaindex, ↑Anophelesindex.

OP: *Abk* für Operation bzw. für Abteilungen, in denen chir. Eingriffe vorgenommen werden (Operationssaal).

Opal-Codon *⟨engl⟩*: durch intragen. ↑Punktmutation entstandenes UGA-Codon in der ↑Messenger-RNA, das für keine Aminosäure codiert u. damit zu frühzeitiger Termination (Abbruch) der Peptidkettensynthese am Ribosom führt. ↑Nonsense-Mutation.

Opaleszenz *⟨gr⟩ f*: opalartiges Schillern (Trübung) einer Lösung bei Lichtdurchfall; Folge der Beugung des Lichts an den in der Lösung befindl. Teilchen.

Open-book-Fraktur ↑Beckenbruch.

Operation *⟨lat⟩ f*: beim lebenden Menschen aus ther. Gründen durchgeführter Eingriff mit dem Ziel, einen krankhaften Prozeß zu beseitigen, wobei die körperl. Integrität zeitweilig o. auch für immer aufgehoben sein u. ein Defekt entstehen kann. Die Durchführung einer O. bedarf des Einverständnisses des Pat., außer bei Lebensgefahr, Unzurechnungsfähigkeit o. Unmündigkeit, wobei dann der gesetzl. Vertreter seine Zustimmung geben muß.

Operation, explorative: Operation zur Sicherung einer Krebsdiagnose, einschl. ↑Probeexzision u. Feststellung der Tumorausdehnung. Dabei kann auch die ↑Inoperabilität das Ergebnis sein. ↑Staging-Operationen.

Operationsbericht, rechnergestützter: ein durch eine elektron. Datenverarbeitungsanlage auf der Grundlage rechnerintern gespeicherter Daten angefertigter Bericht über durchgeführte Operationen. Der Vorteil besteht darin, daß diese Daten weiterhin gespeichert bleiben u. mit neuen Daten verknüpft zu neuen Aussagen auch für die med. Forschung führen können.

Operationsforschung: Wissenschaftsbereich, der die zweckmäßigsten Organisationsformen zielgerichteter menschl. Tätigkeit, insbes. in Leitung u. Planung, untersucht. Die O. strebt optimale Lösungen für die zugrundeliegenden Prozesse u. Probleme an u. dient der Entscheidungsvorbereitung u. Entscheidungsfindung. Sie verwendet dazu grundlegende ↑Modelle (mathemat. Optimierung, ↑Linearoptimierung, ↑Simulation u. a.). Die O. hat enge Wechselbeziehungen zur elektron. Datenverarbeitung u. wissenschaftl. Arbeitsorganisation. Weitere wichtige Verfahren u. Methoden o. Modelle der O. sind: Netzplantechnik, Bedienungstheorie, ↑Rundfahrtproblem, ↑Reihenfolgeproblem, Lagerhaltungstheorie, ↑Standortproblem. Als wissenschaftl. Methode arbeitet die O. nach einer bewährten Technologie mit den Phasen: Problemanalyse, ↑Modellierung, Ausarbeitung eines Lösungsverfahrens, Programmierung des Verfahrens für eine elektron. Datenverarbeitungsanlage, Modelltest, Einführung u. Nutzung des Modells o. Verfahrens in der Praxis.

Operationsgefährdung: Summe der individuellen Risiken, die sich aus Grundkrankheit, begleitenden Krankheiten u. dem ↑Operationstrauma ergeben.

Operationsleuchte: meist schwenkbare Leuchte zur weitgehend schattenlosen Ausleuchtung des Operationsgebiets einschl. tiefer Höhlen. Dazu werden mehrere Lampen (Glühlampen, Quecksilberhochdrucklampen) mit Reflektoren zu einer Einheit zusammengefügt. Das Licht ist tageslichtähnl. Die Beleuchtungsstärke in Feldmitte beträgt meist über 40 000 Lux. Abb. S. 1448.

Operationsmikroskop: an einem Stativ bewegl. montiertes ↑Stereomikroskop u. fest eingebaute Beleuchtungseinrichtung mit schwacher Vergrößerung, großer Schärfentiefe u. relativ großem Abstand zwischen Objekt u. Objektiv, das zur räuml. Betrachtung des Operationsfelds dient. O. erlauben z. T. fernbedienbar einen Wechsel der Vergrößerung u. eine Scharfstellung. O. werden in der Neurochirurgie, Ophth. u. im HNO-Bereich eingesetzt. Es gibt auch Geräte, die gleichzeitige Betrachtung durch zwei Personen erlauben. Abb. S. 1448.

Operation, stereotaktische: Verfahren zur gezielten Zerstörung o. Reizung von Gehirngebieten, die unterhalb der Großhirnrinde liegen. Mit Hilfe eines Netzes von Raumkoordinaten des Schädelinneren, die Bezugspunkte an äußeren Kopfteilen haben, wird jede beliebige Stelle im Hirninneren festgelegt. Ursprüngl. für

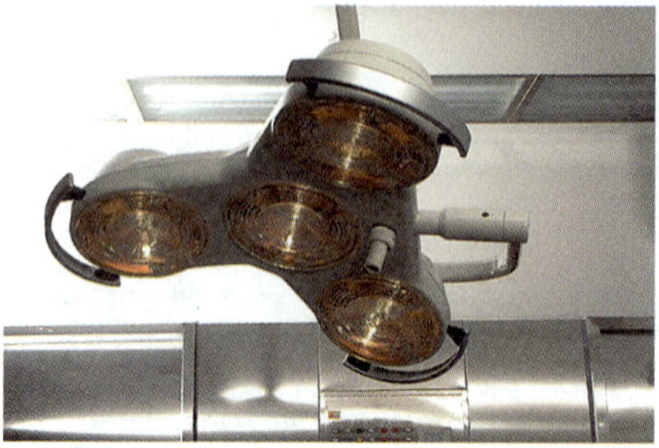

10

Operationsleuchte

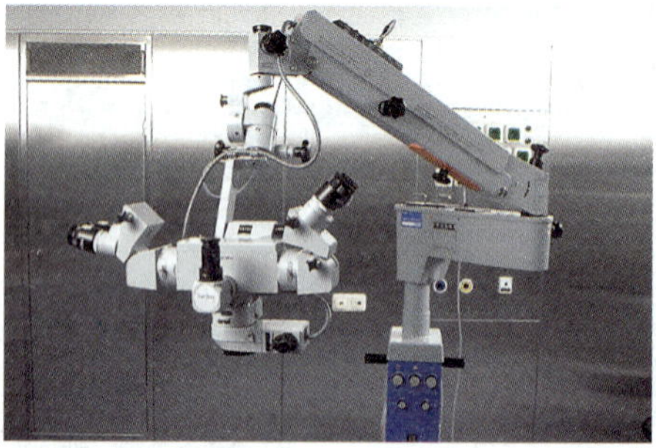

10

Operationsmikroskop

das Tierexperiment ausgearbeitet, wird das Verfahren zu ther. o. diagn. Zwecken auch in der ↑Neurochirurgie eingesetzt.

Operationstrauma: Summe aller Schädigungen, die sich aus der Durchführung einer Operation, der Lagerung, der Anästhesie u. den psych. Reaktionen ergeben.

Operationsverstärker: ursprüngl. in der Analogrechentechnik angewendeter elektron. Verstärker, der heute breite Anwendung in der med. Elektronik findet. Er ist als integrierter Schaltkreis aufgebaut (mikroelektron. Bauelement), hat also kleine Abmessungen u. erlaubt wahlweise die Verstärkung von Strömen u. Spannungen mit hoher Genauigkeit.

Operationsvorbereitung: Summe aller diagn. u. ther. Maßnahmen vor einer beabsichtigten Operation zur Erzielung eines möglichst komplikationslosen intra- u. postoperativen Verlaufs. Abklärung der Grundkrankheit, ihrer Ausdehnung u. Folgen, Überprüfung der Herz-, Lungen-, Nieren- u. Leberfunktion, des Wasser-, Elektrolyt- u. Eiweißhaushalts, der Blutzusammensetzung sowie evtl. Korrekturen, der Entleerung von Magen, Darm u. Blase, der Verabfolgung der ↑Prämedikation u. a. Maßnahmen in Abhängigkeit von der Ausdehnung der Operation, dem Alter u. Gesamtzustand des Pat.

Operator: DNA-Bereich eines ↑Operons, in dem regulator. wirkende Faktoren gebunden werden, wodurch die Transkription (↑RNA-Biosynthese) gehemmt o. aktiviert werden kann. ↑Genregulation, ↑Genaktivierung, ↑Geninaktivierung.

opercularis ⟨*lat*⟩ *Adj*: zu einem Operculum gehörend, z. B. Pars opercularis.

Operculum ⟨*lat*⟩ *n*: Deckel.

Operculum frontale: die ↑Insula bedeckendes Hemisphärenteil, das zum Stirnlappen des Großhirns gehört.

Operculum frontoparietale: die ↑Insula bedeckendes Hemisphärenteil, das zum Scheitellappen des Großhirns gehört.

Operculum temporale: die ↑Insula bedeckendes Hemisphärenteil, das zum Schläfenlappen des Großhirns gehört.

Operieren, ambulantes: Operationen, die ohne stationäre Aufnahme erfolgen. A. O. können u. a. von Krankenhäusern durchgeführt werden. Die Krankenhäuser sind zur ambulanten Durchführung des i. R. eines dreiseitigen Vertrages vereinbarten Katalogs von durchführbaren Operationen generell zugelassen. Die Vergütung der ambulanten Operationsleistungen erfolgt unmittelbar von den Krankenkassen auf der Grundlage des einheitlichen ↑Bewertungsmaßstabs. ↑Verträge, zweiseitige.

Operkularfalte: Mesenchymproliferation des 2. Kiemenbogens. Die O. entsteht an der Außenseite der Kiemenregion, bedeckt den ↑Sinus cervicalis u. verschmilzt mit der unteren Halsregion.

Operon: Einheit gemeinsam regulierter Gene bei Prokaryonten, die aus Strukturgenen (↑Gen) sowie regulator. Bereichen für die Initiation (↑Promotor, ↑Operator, Attenuator) u. die Termination der Transkription (↑RNA-Biosynthese) besteht. ↑Messenger-RNA, polycistronische.

Operonspaltung: Aufhebung der strukturellen u. funktionellen Integrität eines ↑Operons durch Einbau (↑Insertion) z. B. von ↑Insertionselementen (bewegl. DNA-Elemente), viralen Nukleinsäuren o. ↑Vektoren.

Opg: *Abk* für engl. Oocysts per gram. Bezugsgröße beim quantitativen Nachweis von ↑Oozysten in den Fäzes mittels ↑McMaster-Verfahren.

Ophiasis ⟨*gr*⟩ *f*: bandförmiger, stets am Hinterkopf sitzender Haarausfall; bes. Erscheinungsform der ↑Alopecia areata.

Ophryon ⟨*gr*⟩ *n*: Mittelpunkt der Glabella zwischen beiden Augenbrauen.

Ophthalmia ⟨*gr*⟩ *f*: alte Bez. für Ophthalmitis; Augenentzündung. Bei Befall der inneren Augenschichten: Endophthalmitis, bei Befall aller Augenschichten: Panophthalmitis.

Ophthalmia neonatorum ↑Ophthalmoblennorrhö, ↑Gonoblennorrhö.

Ophthalmia nodosa: durch Raupenhaare (z. B. Prozessionsspinner) hervorgerufene Augenentzündung, knotenförmige Infiltrate um die Härchen, können bis in die Aderhaut eindringen u. Anlaß zur Keratitis u. Uveitis bilden.

Ophthalmia photoelectrica: ↑Verblitzung, Keratoconjunctivitis photoelectrica.

Ophthalmia sympathica ↑Ophthalmie, sympathische.

Ophthalmica ⟨*gr*⟩ *n Pl*: Pharmaka, die spezif. am Auge eingesetzt werden, Augentropfen (Oculoguttae), Augensalben (Oculenta), an deren Qualität bes. hohe Anforderungen gestellt werden.

Ophthalmie, sympathische: schwere granulomatöse Uveitis des Partnerauges mit speckigen Hornhautpräzipitaten u. starker Lichtscheu u. Schmerzhaftigkeit, die einer Eröffnung des anderen Auges (Trauma, Operation) folgt u. so zur Erblindung führen kann. Das Intervall kann Tage bis Jahre dauern. Ist im Zeitalter der Kortikosteroide seltener u. etwas leichter im Verlauf geworden. Früher enukleierte man das ersterkrankte (sympathisierende) Auge. Jetzt versucht man beide Augen durch Kortikoide, Antibiotika, Antilymphozytenserum u. Immunsuppression zu erhalten. Ursache unbekannt, lange Zeit Infektion (Virus) vermutet, heute Autoimmunisation angenommen.

Ophthalmoangiopathia hypotensiva: Augenveränderungen bei chron. Mangeldurchblutung. Hypotonie, Katarakt, Irisatrophie, z. B. bei Aortenbogensyndrom.

Ophthalmoblennorrhö ⟨*gr*⟩ *f*: durch ↑Neisseria gonorrhoeae verursachte schwere, unbehandelt zum Erblinden führende, eitrige Konjunktivitis der Neugeborenen. Ansteckung erfolgt beim Durchtritt durch den infizierten Geburtskanal (↑Credé-Prophylaxe). ↑Gonorrhö.

Ophthalmodynamographie: oszillograph. Registrierung des Bulbus-Orbita-Pulses durch ein ↑Ophthalmodynamometer; obsolete Methode.

Ophthalmodynamographiegerät ↑Ophthalmodynamometer.

Ophthalmodynamometer: Ophthalmodynamographiegerät; Gerät zur Messung des Arteriendrucks in der Netzhaut. Für die Messung wird das O. gegen die Lederhaut gedrückt u. so der Druck im Auge erhöht. Diese Druckwerte können am Gerät abgelesen werden. Mit einem Augenspiegel wird beobachtet, bei welchem Druck die Arterien zu pulsieren beginnen bzw. die Pulsation unterbrochen wird (diastol. bzw. systol. Druck).

Ophthalmodynamometrie: Beobachtung der durch Dynamometerdruck auf den Augapfel ausgelösten Pulsation mit ↑Ophthalmodynamometer. Die Meßstelle liegt weiter peripher als bei der ↑Ophthalmodynamographie.

Ophthalmologe: Augenarzt.

Ophthalmologie: Augenheilkunde; med. Fachdisziplin, die sich mit der Proph., Diagn. u. Therapie der Erkrankungen des menschl. Sehorgans beschäftigt.

Ophthalmometer: von H. von Helmholtz entwickeltes Gerät zur Bestimmung der Krümmungsradien der Hornhautvorderfläche, der Brechkraft der Hornhaut, des Hornhautastigmatismus u. der äußeren u. inneren Krümmungsradien von Kontaktschalen.

Ophthalmomyiasis: durch ins Auge eindringende Myiasisfliegenlarven (Maden) hervorgerufene Blepharokonjunktivitis u. Keratokonjunktivitis.

Ophthalmopathie, endokrine: Orbitopathie; organspezif., durch genet. mitbedingte Faktoren autoimmunolog. ausgelöste Erkrankung der retroorbitalen Muskeln mit lymphozytären Infiltrationen, Einlagerung von Mukopolysacchariden, Fibroblastenproliferation u. Ödembildung. Kann gemeinsam mit Hyperthyreose (Basedow-Krankheit) vorkommen, aber auch bei Eu- u. Hypothyreose auftreten. Erstbeschreiber Parry 1825, Graves 1835, von Basedow 1840 (↑Merseburger Trias). Fam. Auftreten, Nachweis von Antikörpern gegen Schilddrüsenantigene (TSH-Rezeptor) u. häufiges Zusammentreffen mit Erkrankungen der HLA-Gruppen sprechen für genet. determinierte, immunpatholog. Prozesse als Ursache. Humorale u. zelluläre Immunmechanismen sind bedeutsam. Anscheinend gemeinsamer pathogenet. Mechanismus bei ↑Hyperthyreose, ↑Hashimoto-Thyreoiditis u. e. O. TSH-Rezeptor-Antikörper (↑TRAK) haben einen Angriffspunkt an der Augenmuskulatur, da TSH-Rezeptoren dort exprimiert werden können, dadurch Zunahme retrobulbären Gewebes, Protrusio bulbi, Exophthalmus. Bei Fortschreiten der infiltrativen Prozesse weitere Einschränkung der Augenmobilität, Kompression u. Funktionsbeeinträchtigung des N. opticus. Klin. Sympt.: subjektiv Sandkorn-/Fremdkörpergefühl (brennende Augen, plötzl. Tränenfluß), Photophobie; objektiv doppelseitiger asymmetr. Exophthalmus, Oberlidretraktion mit Zeichen nach von Dalrymple (Retraktion des Oberlides bei Geradeausblick), Graefe (Zurückbleiben des Oberlides bei Blick nach unten), Stellwag (seltener Lidschlag) u. Moebius (Konvergenzschwäche), Lidödeme, Augenmuskelparesen, Doppeltsehen, Lagophthalmus mit Hornhautulzeration, Sehausfall bis Sehverlust bei Beteiligung des N. opticus. ↑Exophthalmus. Abb.

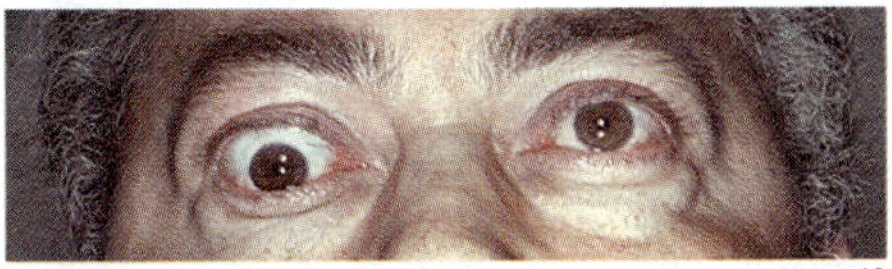

19

Endokrine Ophthalmopathie
mit Augenmuskelparese rechts

Ophthalmophthisis ↑Phthisis bulbi.

Ophthalmoplegia ⟨*gr*⟩ *f*: Ophthalmoplegie, Augenmuskellähmung.

Ophthalmoplegia chronica progressiva internuclearis: obere Bulbärparalyse; verläuft progressiv, ist eine okuläre Muskeldystrophie mit Befall einzelner o. aller Augenmuskeln. Selbständiges Krankheitsgeschehen o. Kombination mit progressiver Bulbärparalyse, dann wahrscheinl. Degenerationsprozeß im entsprechenden Kerngebiet.

Ophthalmoplegia congenita: angeborene Augenmuskellähmung. Gehört zu den angeborenen Hirnnervenparesen, verursacht durch Kernaplasie im Okulomotoriusbereich o. Anlagefehler im Verlauf des N. oculomotorius.

Ophthalmoplegia externa: Lähmung der vom N. oculomotorius versorgten äußeren Augenmuskeln. ↑Okulomotoriuslähmung.

Ophthalmoplegia interna: Lähmung der vom N. okulomotorius versorgten inneren Augenmuskeln (M. sphincter pupillae u. M. ciliaris).

Ophthalmoplegia internuclearis: Schädigung des hinteren Längsbündels u. der Verbindungen zwischen Okulomotorius u. Abduzenskernen. Es resultiert Medialisschwäche bei konjugierten Blickbewegungen nach den Seiten. Konvergenz- u. Führungsbewegungen sind nicht gestört. **O. i. anterior**: Trennung des Abduzenskerns u. des pontinen Blickzentrums vom hinteren Längsbündel. Die Mediales sind stärker gelähmt als die Laterales. **O. i. posterior**: sehr selten, Abduzens ist beteiligt, es entsteht ein Horizontalnystagmus. ↑Roth-Bielschowsky-Syndrom.

Ophthalmoplegia totalis: Lähmung sämtlicher Augenmuskeln, auch der inneren. Die Augäpfel sind also nicht nur unbewegl., sondern auch die Pupille u. die Akkommodation sind gelähmt.

Ophthalmoskop: auf H. von Helmholtz zurückgehendes Gerät (↑Augenspiegel) zur Inspektion u. Untersuchung des Augenhintergrunds. Weiterentwicklungen mit Photo-, Video- o. Lasereinrichtung.

Ophthalmoskopie: Augenspiegelung; Untersuchung u. Betrachtung des Augenhintergrunds mit einem ↑Augenspiegel.

Ophthalmotonometer ↑Tonometer.

O

Opiatanalgesie: Verfahren der intra- u. postoperativen Schmerzbekämpfung, bei dem Opiate in unmittelbare Nähe zu den schmerzleitenden Strukturen (Opiatrezeptoren) des Rückenmarks gebracht werden.

Opiatanalgesie, intrathekale: Applikation des Opiates in den Durasack u. Liquorraum.

Opiatanalgesie, peridurale: Applikation des Opiates (z. B. Morphium) in den Periduralraum (zwischen Durasack u. Ligamentum flavum der Wirbelsäule).

Opiate ⟨*gr*⟩ *n Pl*: Arzneimittel, die ↑Opium o. Opiumalkaloide enthalten, sowie alle synthet. u. halbsynthet. Verbindungen, die chem. vom Morphin abgeleitet werden können. ↑Morphin.

Opiatrezeptor: Rezeptortyp, der in versch. Organen gefunden wurde, sich aber hauptsächl. in den Strukturen des Zentralnervensystems nachweisen läßt. Über ihn entfalten sowohl die Endorphine als auch die Opioide ihre Wirkung. Wird v. a. für die rückenmarknahe Schmerztherapie genutzt.

Opie-Syndrom: Verschluß des Pankreasgangs durch Steine in der Papilla Vateri.

Opioide: im Milchsaft des Schlafmohns (Papaver somniferum) vorkommende Alkaloide, z. B. Morphin, Narkotin, Codein, aber auch gleich o. ähnl. wirkende synthet. u. halbsynthet. Verbindungen.

Opiophagie ⟨*gr*⟩ *f*: Opiumsucht; ↑Morphinismus, ↑Drogenabhängigkeit.

Opisthion ⟨*gr*⟩ *n*: anthrop. Meßpunkt am Schädel; dorsaler Medianpunkt des Foramen magnum.

Opisthogenie ⟨*gr*⟩ *f*: Mikrogenie; Kurz- o. Kleinwuchs des Unterkiefers bei unauffälligem Oberkiefer. **Kongenitale O.**: oft mit anderen Geburtsfehlern kombiniert (Innenohr); 2. **fam. O.**: weniger auffällig als kongenitale O., Verödung eines o. beider Kiefergelenke; 3. **erworbene O.**: fibröse o. knöcherne Obliteration durch Verletzungen o. entzündl. Erkrankungen (Kiefergelenkankylose), Kaumuskulatur atrophiert, Zahndurchbrüche erschwert o. verdrängt. Durch Osteomyelitis im Säuglings- u. Kleinkindalter Gesichtsasymmetrie mit Seitenverschiebung des Unter- u. Mittelgesichts. Folgen der O.: Bißanomalien, erschwerte Ernährung, Katarrhe der Verdauungs- u. Atmungswege je nach dem Grade der Ankylosierung.

Opisthognathie ↑Mikrognathie.

Opisthokranion: anthrop. Meßpunkt; der am meisten nach hinten vorspringende Punkt des Hinterhaupts in der Mediansagittalebene. Die Lage des O. wird durch die Messung der größten Schädel- bzw. Kopflänge bestimmt.

Opisthorchiasis: Katzenleberegelbefall; durch Befall mit Katzenleberegel (Opisthorchis felineus) hervorgerufene Erkrankung. Erreger ist mit dem chin. Leberegel nahe verwandt. Entwicklungszyklus ähnl.; verbreitet in best. Küstengebieten der Ostsee, Nordwestsibirien, Südostasien. Infektionsmechanismus, Lokalisation im Endwirt, patholog.-anatom. Veränderungen u. klin. Erscheinungen wie bei ↑Clonorchiasis.

Opisthorchis felineus ⟨*gr + lat*⟩ *m*: Katzenleberegel; Vertreter der ↑Digenea. Bis 10 mm lang u. 4 mm breit, hellfleischfarben, Kutikula nicht bestachelt, Dotterstöcke in 8 Gruppen aufgeteilt; Eier klein, bräunl. gedeckelt. Entwicklung über die Deckelschnecke Bithynia leachi (1. ↑Zwischenwirt) u. karpfenartige Fische (2. Zwischenwirt). Erreger der ↑Opisthorchiasis. Parasitiert in den Gallengängen, bisweilen auch in den Pankreaskanälchen von Katze, Hund u. a. Säugetieren sowie beim Menschen; Verbreitung v. a. an Seen u. Flußmündungsgebieten in Europa, Asien, Amerika.

Opisthorchis sinensis ↑Clonorchis sinensis.

Opisthorchis tenuicollis ↑Opisthorchis felineus.

Opisthorchis viverrinus: Leberegel, der prim. bei der asiat. Tibetkatze (Viverricula species), aber auch beim Menschen parasitiert u. Opisthorchiasis verursacht. ↑Leberegelbefall.

Opisthotonus ⟨*gr*⟩ *m*: durch ton. Krampf bedingte Lordosehaltung mit Dorsalflexion des Kopfs (Nackensteifigkeit) bei Meningitis, Tetanus, Strychninintoxikation.

Opitz, John M. (geb. 1935), Humangenetiker, Madison.

Opitz-Frias-Syndrom (nach John M. O. u. Jaime F.): G-Syndrom (nach dem Initiale des ersten Pat.), Dysphagie-Hypospadie-Syndrom; autosomal dominant o. X-chromosomal rezessiv erbl., multiples Fehlbildungssyndrom. Sympt.: Dysphagie u. Achalasie mit Aspirationsgefahr, heiseres Schreien, kraniofaziale Dysmorphie mit Hypertelorismus, Epikanthus, Ohrmuscheldysplasie, Hypospadie u. a.

Opium: getrockneter Milchsaft, der durch Anritzen der Samenkapsel des Schlafmohns ↑Papaver somniferum, gewonnen wird. Rohopium enthält ↑Opiumalkaloide. Analgetikum u. Antidiarrhoikum. Als Analgetikum durch Reinalkaloide bzw. halbsynthet. u. synthet. Stoffe verdrängt. Auch als Rauschgift hat O. gegenüber reinen Stoffen an Bedeutung verloren. Die hauptsächl. Wirkungen des O. sind auf das Morphin zurückzuführen. Die anderen Alkaloide unterstützen die Morphinwirkung überadditiv.

Opiumalkaloide: Gesamtalkaloidspektrum aus mind. 40 Verbindungen. Hauptalkaloid ist das 1805 von Sertürner erstmals isolierte Morphin (7–21 %); es folgen Noscapin (Narcotin, 1,5–13 %), Codein (0,3–6,6 %), Papaverin (0,1–4,5 %), Thebain (0,5–7 %) u. Narcein (0,1–0,7 %). Alkaloide liegen als Salze der Mekon- o. Milchsäure vor. Von den obengenannten Verbindungen findet Morphin (Morphinum hydrochloricum) als zentral angreifendes Analgetikum Verwendung. Es wirkt außerdem sedativ, antitussiv, euphorisierend u. zentral parasympathikomimet. Seine Verwendung unterliegt dem Betäubungsmittelgesetz. Gewinnung heute z. T. aus Mohnstroh. Codein (Codeinum phosphoricum) potenziert Wirkung anderer Analgetika; dämpfender Effekt auf Hustenzentrum, Antitussivum. Papaverin (Papaverinum) greift peripher an, bewirkt Erschlaffung der glatten Muskulatur; bei Magen-, Darm-, Gallen- u. Harnwegsspasmen. Nosacapin, ähnl. Codein antitussiv wirkend, ist Bestandteil von Antitussiva. Potenziert ferner analget. Wirkung des Morphins, zur Herstellung des hämostypt. wirksamen Cotarnins geeignet. Thebain, ther. bedeutungslos, wichtiges Ausgangsalkaloid zur Gewinnung von Codein sowie für halbsynthet. Analgetika. Gewinnung aus chem. Rassen von Papaver bracteatum.

Opium, Eingestelltes: Opium titratum, Opii pulvis normatus, Opiumpulver; mit Laktulose auf ein Gehalt von 10 % Morphin titriertes Gemisch. Stark wirkendes Analgetikum, Antidiarrhoikum bei profusen Durchfällen.

Opodeldoc: Linimentum saponata-camphoratum, als hyperämisierendes Hauteinreibemittel heute obsolet.

Oppenheim-Krankheit ↑Myatonia congenita.

Oppenheim-Zeichen: ↑Pyramidenbahnzeichen. Durch kräftiges Bestreichen des medialen Tibiarands kommt es zur Dorsalextension der Großzehe.

opponens ⟨*lat*⟩ *Adj*: gegenüberstellend.

Opposition ⟨*lat*⟩ *f*: Gegenüberstellung, z. B. des Daumens gegen die anderen Finger.

Oppression ⟨*lat*⟩ *f*; Opressio; Beklemmung.

Opsin ⟨*gr*⟩ *n*: Membranprotein; Bestandteil des Sehfarbstoffs. ↑Rhodopsin.

OPSI-Syndrom: *Abk* für engl. Overwhelming postsplenectomy infection; nach Verlust der Milz kann infolge Minderung der körpereigenen Abwehr eine fulminant verlaufende, oft tödl. endende Septikämie (↑Sepsis), ↑Meningitis o. ↑Pneumonie auftreten. Krankheitserreger sind häufig Pneumokokken, Meningokokken u. Hämophilus influenzae. Zur Proph. wird eine Impfung gegen Pneumokokken u. eine Langzeitmedikation mit Penicillin empfohlen.

Opsonierung ⟨*gr*⟩ *f*: Veränderung der Oberfläche von Bakterien durch Serumfaktoren als Bestandteil der antibakteriellen Immunität. Bei der O. wirken hitzestabile Antikörper der IgG-Klasse, Immunglobulin M, ↑Komplementfaktoren u. ↑Properdin mit. Die O. geht einer ↑Phagozytose der Bakterien durch Granulozyten o. Monozyten/Makrophagen voraus.

Opsonin ⟨*gr*⟩ *n*: Bakteriotropin. Im Serum u. a. Körperflüssigkeiten enthaltender Faktor, der sich an Partikeln (Bakterien, Zellen, andere Mikroorganismen) bindet u. die Phagozytose fördert.

Opsoninindex: Zahl der in polymorphkernigen Leukozyten aufgenommenen Bakterien eines Pat. dividiert durch die Zahl der Bakterien, die die Leukozyten eines Gesunden aufgenommen haben. Wenn der O. normal ist, d. h. 0,8–1,2 beträgt, liegt keine Infektion mit diesen Bakterien vor.

Opsonintest: von A. Wright angegebener Test zur Ermittlung des ↑Opsoninindex, mit dem festgestellt werden soll, ob eine Infektion durch eine best. Bakterienart vorliegt. Zitratblut des Pat. u. einer Kontrollperson wird mit einer best. Zahl von Mikroorganismen 15 min inkubiert, auf Objektträgern ausgestrichen, gefärbt u. die durchschnittl. Zahl der phagozytierten Bakterien (durch Auszählung von mind. 50 Leukozyten) bestimmt.

Optal: n-Propylalkohol; verdünnt zu kühlenden Umschlägen; 40%ig für die hyg. bzw. 60%ig für die chirurgische ↑Händedesinfektion.

Optik, geometrische: Teilgebiet der physikal. Optik, welches die Wirkungsweise der opt. Geräte mit Hilfe des ↑Reflexionsgesetzes u. des Brechungsgesetzes erklärt u. in der die Lichtausbreitung durch Lichtstrahlen dargestellt wird.

Optikusatrophie: Sehnervenatrophie, Atrophia nervi optici; **partielle O.**: nur auf einzelne Abschnitte beschränkt. Nur temporale Abblassung der Papille meist durch unvollständige O. bedingt. **Prim. O.**: genet. bedingte Erkrankung, kommt kongenital als autosomal dominante u. rezessive Form vor. Beide Formen mit Nystagmus; die dominante Form meist als partielle O. Die juvenile O. kommt ebenfalls autosomal dominant o. autosomal rezessiv vor, beide Formen ohne Nystagmus, wobei die rezessive Form mit Diabetes u. Hörverlust kombiniert u. eine totale O. ist, während die dominante Form partiell ausgeprägt ist. Ferner die im Kindesalter einsetzende ↑Behr-Optikusatrophie u. die im Jugendalter beginnende ↑Leber-Optikusatrophie. Je nach Verlauf absteigende Form: einfache Atrophie, Schwund der Axone, Gliofibrose; aufsteigende Form: nach Papillitis, Stauungspapille, bei Retinopathia pigmentosa. **Sek. O.**: durch vorausgehende Krankheiten verursacht: Neuritis nervi optici, Tumoren, Glaukom (glaukomatöse O.), Retinopathien, Stauungspapille, Phthisis bulbi, Gehirn- u. Rückenmarkleiden, Syphilis, Durchblutungsstörungen, Kontusion, direkte Verletzungen o. Blutungen. Abb.

Optikusdekompression: operative Dekompression des N. opticus unter Anwendung des Operationsmikroskops u. der mikrochirurg. Technik. Zielsetzung: Dekompression des N. ópticus von Knochensplittern bei Optikuskanalfrakturen o. infolge komprimierend wirkender Blutungen aus den Scheidengefäßen. Als absolute Ind. gelten: Erblindung beider Augen bzw. des verbliebenen Auges, röntg. bzw. tomograph. sicher nachweisbare Knochensplitter bzw. Kanalfrakturen mit Dislokation. Ferner die Optikusschädigung kombiniert mit schweren intrakraniellen Verletzungsfolgen. Relative Operationsindikation: Nasenebenhöhlenfrakturen, Hämatosinus u. a., fortschreitende Sehverschlechterung beider Augen.

Optikusgliom: gliöser Tumor des ↑Nervus opticus (bes. bei der ↑Recklinghausen-Krankheit). Oft von zwerchsackähnl. Gestalt, wobei die Taille im Canalis opticus liegt. Häufiger bei Kindern. Oft schon in der ↑Rheese-Goalwin-Aufnahme erkennbar.

Optikuskolobom ↑Coloboma nervi optici.

optimal ⟨*lat*⟩ *Adj*: bestmöglich, sehr gut.

Optimum ⟨*lat*⟩ *n*: das Beste; *Adj* optimus, optimal.

Optochin: Chininderivat mit bakterizider Wirkung.

Optometer: Akkommodometer; Gerät zur Ermittlung der ↑Akkommodationsbreite u. zur Fernpunktbestimmung (↑Refraktometer) mit Hilfe einer Optometerlinse, in deren Brennebene sich eine Strichfigur befindet, u. auswechselbare Sammel- u. Zerstreuungslinsen. Beim Farbenoptometer betrachtet man das Licht einer Glühlampe durch ein Kobaltfilter, das nur rote u. blaue Strahlen passieren läßt; so erscheint es durch die stärkere augenbedingte Brechung des blauen Lichts bei Hyperopie als blau mit rotem Rand, bei Myopie als rot mit blauem Rand, u. bei Emmetropie erscheint es violett.

Optometrist: Augenoptiker, der sich mit der Herstellung u. Anpassung von Haftschalen beschäftigt. In den einzelnen Ländern unterschiedl. Stand der Berufsausbildung, von Autodidakten bis zu akadem. Ausbildung.

Optotypen: Sehzeichen zur Bestimmung der Sehschärfe. Zahlen, Buchstaben, Bilder, Landolt-Ringe, Pflüger-Haken. Bei letzteren gibt der Untersuchte an, in welche Richtung der offene Anteil zeigt. Bildersymbole werden für Kinder angewendet. O. sind der angulären Seh-

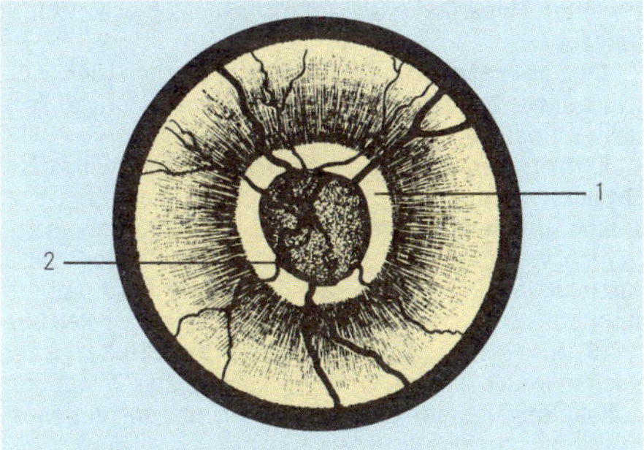

Glaukomatöse **Optikusatrophie**
1: Halo glaucomatosus;
2: randständige Papillenexkavation mit bajonettförmig abgeknickten Gefäße

schärfe entspr. konstruiert. Sie erscheinen bei Sehschärfe 1,0 (o. 6/6 o. 5/5) unter einer Größe von 5 Winkelminuten, ihre charakterist. Anteile haben einen Mindestabstand von 1 Winkelminute. Bei Zahlen, Buchstaben u. Kinderbildern spielt das Formerkennungsvermögen eine große Rolle.

OPV: *Abk* für orale Poliovakzine, ↑Polioschluckvakzine.

Orabet: ein Handelsname für ↑Tolbutamid, ein ↑Antidiabetikum.

oral ⟨*lat*⟩ *Adj*: oralis; durch den Mund, dem Mund zugehörig, durch den Mund einzunehmen.

Oral ⟨*lat*⟩ *m*: Kurzw. für Orallaut, Mundlaut (Vokale, Diphtonge).

Orale ⟨*lat*⟩ *n*: anthrop. Meßpunkt am Vorderrand des Gaumens, in dem eine die Hinterränder der Alveolen der beiden mittleren oberen Schneidezähne verbindende Gerade die Mediansagittalebene schneidet.

Oral florid papillomatosis ⟨*engl*⟩: zu den Pseudokanzerosen gehörende gutartige, beetförmige, papillomatöse Proliferationen in Mundhöhle u. an Lippen mit leukoplak. weißl. Oberfläche.

Oralimmunisierung ⟨*lat*⟩ *f*: Schluckimpfung mit geeignet präparierten Immunogenen (Lebendkeimen, inaktivierten Vakzinen) führt zur aktiven Immunisierung nach Antigenkontakt mit dem lymphat. Gewebe des Dünndarms u. der Mesenteriallymphknoten (↑Polioschluckvakzine). Oralimpfstoffe gibt es z. B. gegen Typhus abdominalis.

oralis ⟨*lat*⟩ *Adj* ↑oral.

Oral sugar clearance: physiol. Eliminierung von Zucker aus der Mundhöhle, hauptsächl. durch die Spülwirkung des Speichels, abhängig von Menge, Haftfähigkeit u. Rhythmus der Zuckerzufuhr sowie von den individuellen Eigenschaften des Speichels. Bedeutsam für die Verhütung von Karies.

Oraltabletten ↑Tabletten.

Oralverkehr: Geschlechtsverkehr mit Stimulation der Klitoris (↑Cunnilingus) o. des Penis (↑Fellatio) mit Mund u. Zunge. ↑Koitus.

Orangenhaut ↑Zellulitis.

Orangenileus ↑Apfelsinenileus.

Orang-Utan-Nase: seltene, genet. bedingte Fehlbildung der äußeren u. inneren Nase u. ihrer Derivate. Die Nase hat einen breiten Rücken, flache Spitze, große, aufwärts gerichtete Nasenlöcher. Nasenhöhlen hochgradig erweitert. Hyperpneumatisation, auch des Processus mastoideus.

Ora serrata ⟨*lat*⟩ *f*: Grenze zwischen der vielschichtigen Pars optica retinae u. der einschichtigen Pars caeca retinae. ↑Auge, ↑Retina. Abb.

Orbeli-Ginezinski-Phänomen: von den russ. Physiol. Orbeli u. Ginenzinski in Zwanzigerjahren entdeckte stimulierende Wirkung des efferenten sympath. Nervensystems auf Skelettmuskelfasern. Waren diese durch häufige Reizungen der motor. Nervenfasern ermüdet worden, so treten bei zusätzl. gleichzeitiger Reizung sympath. Fasern die Kontraktionen in voller Höhe wieder auf. Entweder direkte Wirkung auf die elektromechan. Ankopplung o. indirekt über die Durchblutung des Muskels.

orbicularis ⟨*lat*⟩ *Adj*: kreisförmig.

Orbicularis-occuli-Reflex: physiol. Eigenreflex, Lidschluß bei Reizung des Musculus orbicularis oculi (Dehnung, Beklopfung). Bei postenzephalit. Parkinson-Syndrom gesteigert.

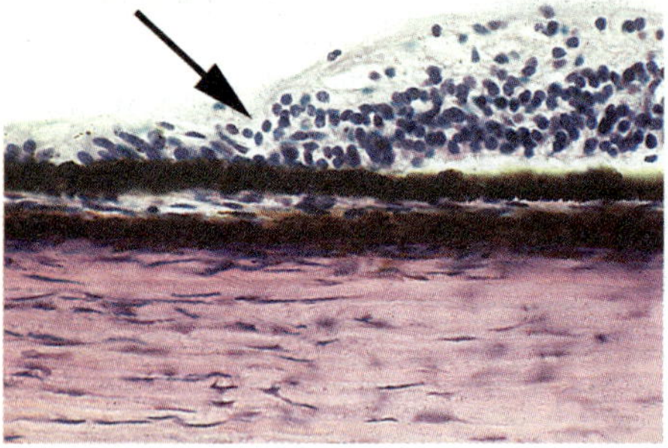

30

Ora serrata. Histologischer Schnitt durch die O. s., HE-Färbung; Übergang (Pfeil) der Pars optica retinae in die dünne Pars caeca

Orbiculus ⟨*lat*⟩: *Dim* zu Orbis; kleiner Kreis.

Orbiculus ciliaris: der etwa 3–4 mm breite, pigmentierte Abschnitt des ↑Corpus ciliare, der bei der Betrachtung der Innenfläche der vorderen Augenhälfte erkennbar ist u. der zahlreiche in Meridianrichtung verlaufende Leisten (Plicae ciliares) aufweist. Kann in seinen hinteren Anteilen bei der Fundusgonioskopie betrachtet werden.

Orbikularisreaktion ↑Lidschlußreaktion.

Orbinsky-Syndrom: Aplasie der Bauchdecken.

Orbita ⟨*lat*⟩ *f*: Augenhöhle.

Orbitafraktur: Orbitawandbruch; Spezialfall: ↑Blow-out-Fracture.

Orbitahämatom: Haemophthalmus externus; Blutung in die Augenhöhle.

Orbitalbreite: geradlinige Entfernung zwischen dem Punkt, wo der mediale Rand der Orbita die Sutura frontomaxillaris schneidet, u. dem Punkt des lateralen Orbitarands, in dem die horizontal die Orbita Halbierende auf den Orbitarand trifft.

Orbitale: anthrop. Meßpunkt; tiefster Punkt des Unterrands der Augenhöhle.

Orbitaleckzahngesetz: anthrop. Gesetz, das von Paul W. Simon formuliert wurde. Das vom gnathostat. Orbitale senkrecht zur ↑Ohr-Augen-Ebene gefällte Lot soll bei einem in normaler Variationsbreite im Schädel eingeordneten Gebiß die Spitze des oberen Eckzahns treffen. Das O. hat nicht immer Gültigkeit.

Orbitalhirnsyndrom ↑Stirnhirnsyndrom.

Orbitalhöhe: geradlinige Entfernung zwischen oberem u. unterem Augenhöhlenrand.

Orbitalindex: prozentualer Anteil der ↑Orbitalhöhe an der ↑Orbitalbreite.

Orbitalisphlebographie: Röntgenkontrastdarstellung der Venen der Augenhöhle zur Abklärung des einseitigen Exophthalmus u. zum Nachweis von retrobulbären u. retroorbitalen Tumoren, von Gefäßveränderungen, arteriovenösen Aneurysmen, Varix orbitae. Die Kontrastmittelinjektion erfolgt perkutan o. nach operativer Freilegung durch Punktion der V. angularis. ↑Phlebographie.

Orbitalphlegmone: akute Entzündung des orbitalen Fett- u. Bindegewebes (Cellulitis orbitae). Kann auch auf andere Orbitastrukturen übergreifen. Sympt.: schmerzhafte Schwellung u. Rötung der Lider, Chemose, Exophthalmus, Bewegungseinschränkung des Bulbus.

Ursachen: Sinusitis, Abszesse der Periorbitalregion, der Lippe u. der Lider. Komplikationen: Neuritis nervi optici, Stauungspapille, Optikusatrophie, Thrombose des Sinus cavernosus, Meningitis (Lebensgefahr).

Orbitapseudotumor: entzündl., nichtneoplast., raumfordernde Orbitaveränderung, die sich klin. wie ein Neoplasma verhält. Sie kann chron. granulomatös o. nichtgranulomatös sein, selbständig o. i. R. einer Systemerkrankung. Die Mehrzahl ist lympho- o. plasmazellulär aufgebaut (reaktive Hyperplasie, Lymphom). Selten ist ein Übergang in ein malignes Lymphom mögl. Die granulomatösen Formen können durch Fremdkörper, Dermoide, Lipogranulome, Sarkoidose o. Tuberkulose verursacht sein, die nichtgranulomatösen können sich als Myositis, Dakryoadenitis, Vaskulitis o. hämorrhag. Hämangiom präsentieren. Auch an endokrinen Exophthalmus o. Sjögren-Syndrom ist zu denken.

Orbitaspitzensyndrom: Malatesta-Syndrom, Apex-Syndrom; Schädigung des Sehnervs (Gesichtsfeldausfälle, Erblindung) sowie aller 3 Augenmuskelnerven (Ophthalmoplegia externa) u. der A. ophthalmica bei entzündl. o. tumorösen Prozessen im Bereich der Orbitaspitze.

Orbitazyste, angeborene: zyst., den Augapfel verdrängende Geschwulst in der Orbita. Selten durch Meningozelen bedingt, meist handelt es sich um dysontogenet. Tumoren (Epidermoide u. Dermoide).

Orbitographie ⟨*lat + gr*⟩ *f*: nicht mehr angewendete Röntgendarstellung der Orbita mit wäßrigem, iodhaltigem Kontrastmittel. Das Verfahren ist durch die Kombination von Ultraschalldiagnostik, bes. im B-Bild, u. Computertomographie verdrängt worden.

Orbitotomie: operative Eröffnung der Orbita. Zugangswege perpalpebral, von der Schläfe her u. (neurochirurg.) transfrontal. ↑Krönlein-Operation.

Orbiviren: Virusgattung der Fam. ↑Reoviridae. Die Kapsomeren erscheinen elektronenmikroskop. kreisförmig. Vorkommen bei Wirbeltieren. Übertragung untereinander durch Moskitos, Phlebotomen, Zecken, Gnitzen (↑Arbovirosen). O. (150 Arten) sind tierpathogen; humanpathogen ist das zur Gattung der O. gehörende ↑Changuinola-Virus u. das ↑Kemerovo-Virus.

ORCA: *Abk* für frz. **O**rganisme Européen de Coordination des **R**echerches sur le Fluor et la **C**aries dentaire; 1953 gegründete europ. Arbeitsgemeinschaft für Fluor- u. Kariesforschung.

Orchialgie ⟨*gr*⟩ *f*: Hodenschmerz.

Orchidektomie: Entfernung des Hodens, wobei entweder der Hoden mitsamt dem Nebenhoden (Semikastratio), nur der Hoden o. nur das Hodengewebe aus der Hodenhülle (Epiorchium) mit scharfem Löffel entfernt wird.

Orchidoblastom ⟨*gr*⟩ *n* ↑Dottersacktumor.

Orchidoelephantiasis ⟨*gr*⟩ *f*: Elephantiasis des Hodensacks; hochgradige Lymphstörung des Skrotums u. der Hodenscheidenhäute.

Orchidopexie: operative Fixierung des Hodens im Skrotum nach vorangegangener Orchidofunikulolyse bei der chir. Behandlung der ↑Hodenfehllagerung, gelegentl. auch bei anderen Operationen. ↑Schoemaker-Operation.

Orchis ⟨*gr*⟩ *m* ↑Hoden.

Orchitis ⟨*gr*⟩ *f*: Hodenentzündung, die oft bei in das Hodengewebe fortgeleiteter Epididymitis entsteht, prim. den Hoden befällt o. sek. bei Infektionskrankheiten, z. B. Typhus abdominalis, Scharlach, Polyarthritis, Endocarditis lenta, Fleckfieber, Varizellen, Malaria, Grippe, Pneumokokkeninfektion u. a. vorkommt. Am bekanntesten bei Parotitis epidemica als sog. Mumpsorchitis, bei jungen Männern mit Gefahr der ↑Sterilität bei doppelseitigem Vorkommen.

Orchitomie ⟨*gr*⟩ *f*: Abschneiden des Hodens; ↑Kastration.

Orchoepididymitis: Epididymoorchitis, Hoden-Nebenhoden-Entzündung. Die prim. ↑Orchitis o. ↑Epididymitis geht meist durch Fortleitung der Entzündung in die kombinierte O. über. Die Ther. bei unspezif. Genese: Hochlagern, Kühlen, Antibiose, bei Abszedierung ↑Semikastration.

Orcinprobe: dient dem Nachweis von Pentosen im Harn mit dem Orcinreagens nach Kraft. Pentosen pos. bei tiefgrünem Rand im oberen Teil des Harns, später im ganzen Harn; nach längerer Zeit dunkelgrüner Niederschlag.

Orciprenalin: 1-(3,5-Dihydroxyphenyl)-2-isopropylaminoethanol. Bronchospasmolytikum, Antiasthmatikum. ↑Alphasympathomimetika.

Ordination ⟨*lat*⟩ *f*: Ordnung, Verfügung; Verordnung von Pharmaka u. a. ther. Maßnahmen.

Ordnungszahl ↑Kernladungszahl.

Ordnungszahl, effektive: für die biologische ↑Strahlenwirkung wesentl. Größe. Sie wird aus den Ordnungszahlen der im Objekt enthaltenen chem. Elemente u. deren relativen Massenanteilen berechnet. Die Absorptions- u. Streuprozesse von ionisierender Strahlung in Materie, also auch die Energieabsorption in biol. Geweben, hängen von der Elektronenkonzentration u. der e. O. ab. Für die einzelnen Wechselwirkungsprozesse (Photoeffekt, Compton-Effekt, Paarbildung), deren jeweiliger Anteil stark energieabhängig ist, ergeben sich unterschiedl. e. O.

Orellana-Syndrom: Pilzvergiftung durch Democybe orellana (Orangefuchsiger Hautkopf) mit Orellanin, charakterisiert durch trockenen Mund u. Zungenbrennen, Polydipsie, Obstipation, Exantheme, Bewußtseinstrübung, interstitielle Nephritis u. mögl. letalen Ausgang.

Oreopithecidae ⟨*lat + gr*⟩ *f Pl*: Gruppe von Fossilfunden aus dem Unterpliozän, die wahrscheinl. einen ausgestorbenen Seitenzweig der zum Menschen führenden Entwicklung darstellen. ↑Anthropogenese.

Orexie ⟨*gr*⟩ *f*: Eßlust, Verlangen nach Nahrung.

ORF: *Abk* für engl. open reading frame; eine Nukleotidsequenz (Leserahmen), die durch lückenlose Anordnung von Start- u. Terminationscodonen in der sog. Codetriplette (↑Code, genetischer) die Information für die Synthese von Proteinen enthält. Viele Genome enthalten ORF, für die noch keine Genprodukte nachgewiesen werden konnten, die jedoch aufgrund ihrer spez. Nukleotidsequenzen als potentiell codierend gelten.

Orfvirus: Virusart der Gattung ↑Parapoxvirus. Erreger des Orf (Ecthyma contagiosum, kontagiöse pustuläre Dermatitis) bei Schafen, Ziegen, Moschusochsen, Hirschen, Gemsen. Übertragung auf Menschen bei Tierkontakt. Krankheit: verschorfende Hautpusteln, nach 3–6 Wochen Abheilung ohne Narbenbildung.

Organ ⟨*gr*⟩ *n*: Organon, Organum; eine aus verschiedenartigen Zellen u. Geweben zusammengesetzte funktionelle Einheit des Körpers.

Organdefekt: ↑Malformation, ↑Fehlbildung, ↑Deformation, im Unterschied zu Gewebedefekt (↑Dysplasia).

Organdisposition ↑Disposition.

Organdosis: 1. Bei ionisierender Bestrahlung der Mittelwert der ↑Energiedosis im Organ. 2. Beim Strahlenschutz die max. ↑Äquivalentdosis im Organ, wobei von dem Teil des Organs der Mittelwert gebildet werden darf, in dem sich nichtstochast. Strahlenwirkungen ausprägen können.

Organe, analoge: ähnl. gebaute Organe bei verwandtschaftl. differenten Lebewesen, die sich in Anpassung an ähnl. Funktionen entwickelt haben (z. B. Flügel der Insekten u. der Wirbeltiere).

Organellen ⟨*gr*⟩ *f Pl*: Organellae cytoplasmaticae, Zellorganellen; Zellbestandteile mit konstanter Struktur u. Funktion: Zentriol, Mitochondrion, Golgi-Apparat, endoplasmat. Retikulum, Ribosomen, Polyribosomen, Lysosomen, Peroxisomen, Melanosomen, Zytoskelett.

Organellenpathologie: Begriff für Krankheiten mit pathol. Erscheinungen an ↑Organellen.

Organe, lymphatische: Organe, die überwiegend aus lymphat. Gewebe bestehen bzw. mit dem Transport von Lymphe zusammenhängen. ↑Zellsystem, lymphatisches. Abb.

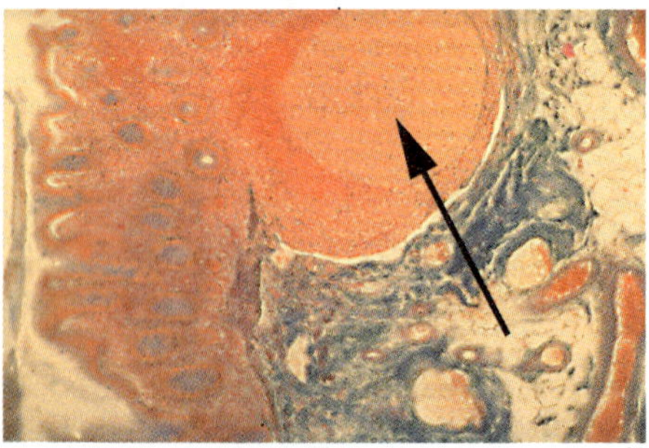

30

Lymphatische Organe (hier der Wurmfortsatz). Histologischer Schnitt, Azanfärbung; Mucosa u. Submucosa mit Nodus lymphaticus aggregatus (Pfeil)

Organe, lymphoepitheliale: Organe, deren lymphoretikuläres Gewebe in inniger Verbindung mit einem Epithel steht, z. B. Tonsilla palatina, lingualis u. pharyngica.

Organe, primäre lymphoide: Zusammenfassung von blutbildendem Knochenmark u. Thymus (sowie bei Vögeln die Bursa Fabricii) zu einem Funktionsverband, der die Reifung von ↑B-Lymphozyten u. ↑T-Lymphozyten realisiert. Zytopoese antigen. noch ungeprägter Lymphozyten aus dem Knochenmark sowie ihre Differenzierung erfolgen unter Einfluß des Thymus zu T-Lymphozyten (↑Thymozyt) u. unter Einfluß eines sog. Bursa-Äquivalentes bei Mammaliern zu B-Lymphozyten. ↑Knochenmark, ↑Thymus, ↑Bursa Fabricii bzw. ↑Bursa-Äquivalent.

Organe, rudimentäre: Organreste, die in der vergleichenden Anat. Hinweise auf die Phylogenese der Organismen bieten können.

Organe, sekundäre lymphoide: lymphoidzellige Organe o. Gewebe bei Mammaliern, die nicht an der Reifung immun. noch ungeprägter Zellen zu B- o. T-Lymphozyten beteiligt sind, sondern ledigl. Proliferations- u. „Arbeitsstätten" bereits antigen. geprägter Lymphozyten darstellen. Zu s. l. O. gehören sämtl. lymphoiden Organe des Menschen außer Knochenmark u. Thymus (sowie einem bisher nicht lokalisierten ↑Bursa-Äquivalent), also Lymphknoten, Milz, Tonsillen, lymphoides Darmepithel u. Lymphoidzellansammlungen des Bronchialtrakts. Besiedlung der s. l. O. mit Lymphozyten ist von primären lymphoiden ↑Organen abhängig.

Organisation: 1. *Anat.:* Durchwachsung von Nekrosen, Thromben o. bes. fibrinreicher Exsudate mit ↑Granulationsgewebe. 2. ***Krankenhausbetriebswirtschaft:*** Strukturierung von (betriebl.) Systemen zur Erfüllung von Daueraufgaben. Strukturierung als Zustandsbeschreibung, z. B. durch die Erstellung eines Organisationsplans, o. als zielgerichtete Gestaltung eines Systems, z. B. Gestaltung der Auftragsabwicklung. In der betriebl. Praxis, z. B. Krankenhaus, unterscheidet man zwischen Aufbau- u. Ablauforganisation.

Organisation, bionome: die zweckdienl. räuml., zeitl. u. funktionsdienl. Ordnung zur Aufrechterhaltung der Lebensfähigkeit von Organismen.

Organisator: Faktor in der Entwicklungsmechanik, der in benachbarten Keimteilen Organbildungen induziert. Z. B. ruft Keimmaterial der oberen Urmundlippe die Bildung einer Medullaranlage auch an einer anderen als der programmierten Stelle hervor.

Organismen, filtrierbare: Organismen, die kleiner sind als ↑Bakterien u. bakterienundurchlässige ↑Filter passieren. Dazu gehören ↑Bakteriophagen, ↑Chlamydia, ↑Rickettsia, ↑Viren. ↑Ultrafiltration.

Organismen, transgene: Organismen, die im Genom zusätzl. artfremde Gene besitzen. Bei Integration solcher Gene in Keimzellen werden diese fremden Gene vertikal, d. h. von Generation zu Generation, weitergegeben. ↑Gentechnologie.

Organkonservierung: Maßnahmen zur Erhaltung der Vitalität von Organen zur ↑Transplantation. Bei der Entnahme des Organs wird dieses zunächst mit einer spez. Lösung (UW-Lösung, Bretschneider-Lösung, nur noch bei Nieren Collins-Lösung) einmalig perfundiert u. dann das Organ zumeist bei 4 C° gelagert. Die Lösungen sind so konzipiert, daß der Ischämie- u. Reperfusionsschaden so gering wie mögl. gehalten wird u. die tolerable Ischämiezeit bis zur Implantation möglichst groß ist. Nieren können so bis zu 48 h, Leber u. Pankreas bis 24 h u. Herzen bis 8 h konserviert werden. Die aufwendige maschinelle Langzeitperfusion mit Oxygenierung des Organs hat sich bisher noch nicht allg. durchsetzen können. ↑Ischämiereperfusionsschaden.

Organ, kritisches: Organ, das bei Teilkörperbestrahlung wegen seiner bes. Strahlenempfindlichkeit o. der funktionellen Bedeutung für den Gesamtorganismus die Strahlenbelastung begrenzt. Kann auch Aufnahmeorgan o. Organ mit der höchsten Konzentration des Radiopharmakons sein. ↑Grenzwerte der Körperdosen.

Organkultur: In-vitro-Haltung u. -Kultivierung von Organanlagen, Organen o. Teilen davon, unter Bedingungen, die die Beibehaltung der Organisation, Differenzierung u./o. der Funktion fördern.

Organmanifestation: Befall eines Organs bei Krankheit.

Organnävi: umschriebene Strukturanomalien bestehender Hautschichten o. von Anhangsgebilden der Haut (z. B. Naevus verrucosus, Talgdrüsennävi, Haarnävi).

Organochlorinsektizide ↑DDT, ↑Hexachlorcyclohexan, ↑Insektizide, ↑Chlorbenzene.

Organogenese: Entstehung der Organe. In der 2. Hälfte der Embryonalperiode werden alle größeren Organe angelegt. ↑Embryo.

organoid ⟨*gr*⟩ *Adj*: organähnl. differenziert; z. B. Neubildungen, deren Bau Organstrukturen ähneln.

Organoleptik ↑Sensorik.

Organon dentale ⟨*gr* + *lat*⟩ *n* ↑Odonton.

Organon vomeronasale ↑Jacobson-Organ.

Organophosphate: neuroparalyt. wirkende chem. Stoffe, die ihrer Struktur nach zu den Estern der Phosphor- u. Phosphonsäuren gehören, eine weitverbreitete u. genutzte Stoffklasse mit der Grundformel

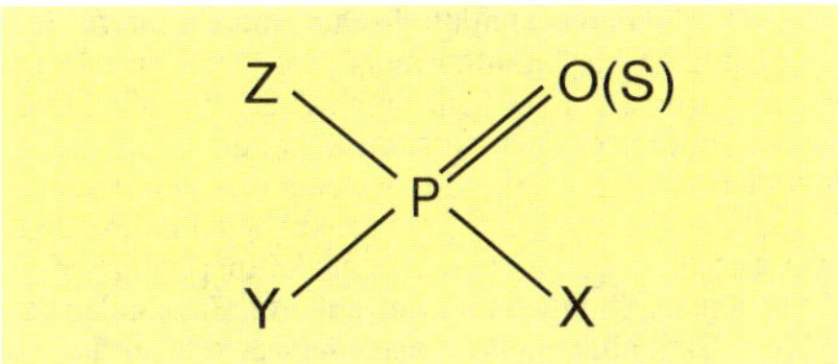

wobei in biol. aktiven Verbindungen Y, Z = Alkoxy-, Alkyl-, Aryl- o. Alkylaminogruppen u. X = Halogen, Cyanid, Thiocyano o. disubstituiertes Pyrophosphat (azide Gruppe) sind. Seit 1935 wurden mehr als 10 000 versch. Verbindungen synthetisiert. Eigenschaften: chem. relativ stabile Verbindungen, allg. hohe Toxizität, geringe Wasserlöslichkeit, schnelle Aufnahme in den Organismus über Lunge, Magen-Darm-Kanal u. Haut; Wirkung durch irreversible Enzymblockade, als symptomatikbestimmend erscheint die Hemmung der Cholinesterasen (↑Acetylcholinesterasen), dadurch endogene Acetylcholinvergiftung mit muscarinergen u. nikotinergen Wirkungen; Hemmung der ↑Acetylcholinesterase: Übelkeit, Erbrechen, Speichelfluß, Pupillenverengung, Schwitzen, Tenesmen, Diarrhö, asthmat. Beschwerden, Brachykardie, Muskelzuckungen u. -lähmungen, Verwirrtheitszustände, Krämpfe, Bewußtseinseintrübung bis zum Koma nach hohen Dosen Lähmungen; Tod. allg. durch Lähmung des Atemzentrums. ↑Sarin, ↑Soman, Schädlingsbekämpfung, ↑Ektoparasiten, ↑Pestizide, ↑Insektizide.

Organoquecksilberverbindungen ↑Quecksilber.

Organotropismus: Organotropie; bes. Affinität von Pharmaka, tox. Substanzen, Mikroorganismen o. Viren für best. Organe, was oft das klin. Bild im Stadium der Organmanifestation prägt. ↑Tropismus.

Organperfusion: künstl. Durchströmung isolierter Organe nach deren Trennung vom Blutkreislauf unter Beibehaltung nervaler Verbindungen zum übrigen Organismus. Die durch elektr. Reizung der zum Organ führenden Nerven hervorgerufenen Veränderungen, z. B. Auftreten von ↑Transmittern, können bestimmt werden. Umgekehrt können bei Änderungen in der Zusammensetzung der Perfusionsflüssigkeit Erregungsänderungen im Organ durch Ableitung elektr. Potentiale erfaßt werden.

Organprofil: in der ↑Nuklearmedizin gebräuchl. Begriff für Organoberflächenmessungen, d. h. Aktivitäts-Zeit-Profil eines ↑Radiopharmakons mit einem ↑Szintillationsdetektor, über einem Organ o. Organteilbereich gemessen, zur Aussage über ↑Radiopharmakokinetik bzw. Organfunktion.

Organregister: Referenzzentren in der Pathol., die histol. Präparate best. Organe o. Krankheitsbilder sammeln. Aufgrund erworbener Spezialkenntnisse üben sie Berater- u. Ausbildungsfunktion aus. In Zusammenarbeit mit anderen med. Fachdisziplinen dienen sie der diagn. u. ther. Qualitätskontrolle.

Organspender: Organismus, dem zum Zwecke der ↑Transplantation ein o. mehrere Organe entnommen werden. Die Organentnahme kann bei (i. d. R. verwandten) Lebendspendern (Niere, Lebersegmente 2 u. 3) erfolgen, wird jedoch meist an kreislaufstabilen Hirntoten vorgenommen. Bradytrophe Gewebe können auch nach Sistieren der Herztätigkeit entnommen werden. Allerdings sind bereits auch Nieren von solchen „Non-heart-beating-donors“ erfolgreich transplantiert worden.

Organtransplantation: Verpflanzung von lebenswichtigen Organen als Mittel zur Erhaltung, Förderung o. Wiederherstellung der Gesundheit, wenn die Anwendung anderer med. Mittel u. Methoden keine o. nur geringe Aussicht auf Erfolg verspricht. Vorrangig werden Organe von Verstorbenen verwendet. Voraussetzung für die Organentnahme ist die zweifelsfreie u. nachweisbare Feststellung des Hirntodes. Sie muß durch zwei Ärzte, die nicht Mitglieder des Transplantationsteams sind, unabhängig voneinander erfolgen. Organentnahme vom lebenden Spender ist nur im Ausnahmefall zulässig. Spender muß volljährig sein u. nach umfassender ärztl. Aufklärung seine Zustimmung erklärt haben. O. bedarf ausdrückl. Zustimmung des Empfängers.

Organum gustus ↑Geschmacksorgan.

Organum spirale: Corti-Organ; Akustikrezeptor, lokalisiert im Schneckengang (Ductus cochlearis). Das O. s. sitzt der Basilarmembran (↑Lamina basilaris) auf, ist seitl. durch den Sulcus spiralis internus bzw. externus begrenzt u. wird von der ↑Membrana tectoria bedeckt. Die Sinneszellen (Haarzellen, Epitheliocytus sensorius pilosus) sind eingebettet in stützende Zellen: Stützzellen (Epitheliocytus sustentans), Grenzzellen (Epitheliocytus limitans), Phalangenzellen (Epitheliocytus phalangeus), Pfeilerzellen (Epitheliocytus pilaris), die zwischen sich 3 Tunnelräume fassen (innerer Tunnel, Cuniculus internus, Nuel-Raum, Cuniculus medius, äußerer Tunnel, Cuniculus externus). Diese Tunnel enthalten die Corti-Lymphe (kaliumarm, umspült den Zelleib der Sinneszellen), während der Ductus cochlearis Endolymphe enthält (kaliumreich, umspült die Haare der Sinneszellen). Die Sinneszellen sind in Aussparungen der durch Desmosomen fest miteinander verbundenen Phalangenzellen eingebettet, so daß nur die Haare (kurze u. lange Stereozilien) über die Oberfläche der ↑Membrana reticularis hinausragen. Die langen Stereozilien sind mit der Membrana tectoria verbunden. Durch Relativbewegung der Basilarmembran gegen die Membrana tectoria werden die Stereozilien bewegt u. es wird in den Haarzellen ein Rezeptorpotential gebildet (↑Hörtheorien). Das Rezeptorpotential ruft in dem an der Haarzelle synapt. beginnenden dendrit. Fortsatz der bipolaren Nervenzellen des Ganglion spirale (1. Neuron der Hörbahn) ein Aktionspotential hervor. Innervationsunterschied: 1. Die innere Reihe der Haarzellen (ca. 3 500 Zellen) wird nach dem Divergenzprinzip innerviert; an jeder Zelle beginnen bis zu 20 Dendriten; die 3 500 Zellen liefern 95 % der Signale; 2. die drei Reihen äußerer Haarzellen (ca. 12 000 Zellen) werden nach dem Konvergenzprinzip innerviert; an vielen Zellen beginnt ein stark verzweigter Dendrit; die 12 000 Zellen liefern nur 5 % der Signale. Abb. 1 u. 2. S. 1456.

Organum vomeronasale ↑Jacobson-Organ.

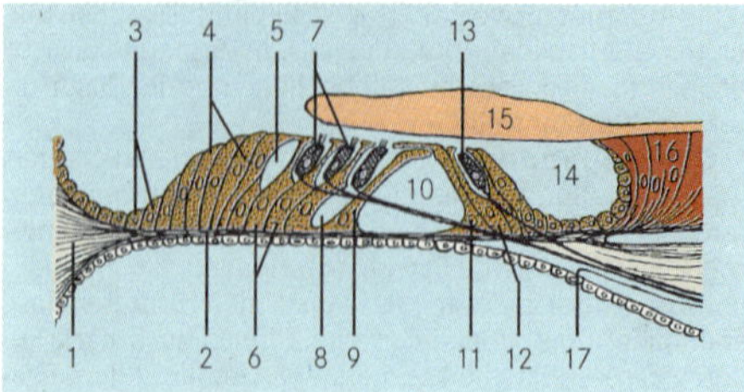

34

Organum spirale (Abb. 1). Corti-Organ
1: Crista spiralis (früher Ligamentum spirale);
2: Lamina spiralis (Basilarmembran);
3: Stützzellen (Epitheliocytus sustentans externus, Syn.: Claudius-Zellen); 4: äußere Grenzzellen (Epitheliocytus limitans externus, Syn.: Hensen-Zellen); 5: äußerer Tunnel (Cuniculus externus);
6: äußere Phalangenzellen (Epitheliocytus phalangeus externus); 7: äußere Haarzellen (Epitheliocytus sensorius pilosus externus);
8: Nuel-Raum (Cuniculus medius);
9: äußere Pfeilerzelle (Epitheliocytus pilaris externus); 10: innerer Tunnel (Cuniculus internus);
11: innere Pfeilerzelle (Epitheliocytus pilaris internus); 12: innere Phalangenzelle (Epitheliocytus phalangeus internus); 13: innere Haarzelle (Epitheliocytus sensorius pilosus internus); 14: Sulcus spiralis internus;
15: Membrana tectoria; 16: Limbus laminae spiralis; 17: Lamina spiralis ossea

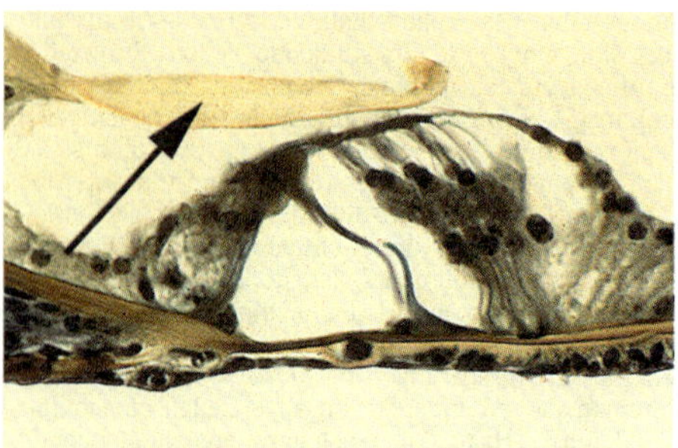

30

Organum spirale (Abb. 2). Histologischer Schnitt durch die Kochlea, Eisenhämatoxylin-Chromotrop-Färbung; Tunnelräume, Stützzellen u. Sinneszellen (Zellkerne am weitesten oben), die von links kommende, gelbliche Membrana tectoria (Pfeil) legt sich auf das O. s.

Organversagen, multiples: Funktionsbeeinträchtigung o. Funktionseinstellung von lebenswichtigen Organen im Gefolge eines Schocks. Betroffen sein können Nieren (↑Oligurie, ↑Anurie), Lunge (↑ARDS), Magenschleimhaut (↑Streßulkus), Leber u. Gerinnungssystem.

Orgasmarche ⟨*gr*⟩ *f*: erstes Erleben des ↑Orgasmus; erfolgt bei männl. Jugendlichen bei der ↑Ejakularche durchschnittl. mit 14 Jahren, oft durch ↑Masturbation o. ↑Pollution, seltener bei der ↑Kohabitarche. Bei weibl. Jugendlichen besteht kein direkter physiol. Zusammenhang der ↑Menarche mit der O., die auch seltener masturbator. herbeigeführt wird. Die ersten Koitusbeziehungen der Frau verlaufen für sie selten schon orgast., sondern die O. erfolgt erst nach mehr o. weniger langen Erfahrungen, durch die sie ihre sexuelle Reaktivität kennenlernt.

Orgasmus: ⟨*gr*⟩ *m*: sexueller Höhepunkt; Phase intensivsten sexuellen Lustempfindens, ausgelöst z. B. durch Koitus, Petting, Masturbation. Beim O. kommt es zu einer raschen, willkürl. nicht steuerbaren Entladung neuromuskulärer Spannungen, zur Erhöhung der Herz- u. Atemfrequenz u. zu einer Einschränkung der sensor. Kapazität. Beim Mann meist mit einer ↑Ejakulation einhergehend. Dem O. folgt beim Mann eine mehr o. weniger lange Refraktärphase, in der er auf Sexualreize nicht anspricht, bei Frauen sind multiple Orgasmen in Intervallen von Sekunden bis Minuten mögl. Der O. ist eine labile u. leicht störbare Funktion. Seine Auslösbarkeit hängt u. a. ab von der psychosexuellen Reife, der Qualität der Partnerschaft, der Stärke des sexuellen Begehrens, der Einstellung zur Sexualität, den sexuellen Erfahrungen, dem Geschick des Partners, der ↑Koitusposition, den Methoden der Stimulation u. den äußeren Umständen der intimen Handlungen. ↑Anorgasmie, ↑Sexualstörungen, ↑Sexualzyklus.

Orientbeule: Aleppobeule, Madagaskargeschwür; gutartige, auf die Haut beschränkte ↑Leishmaniase (Leishmaniasis cutanea). Erreger Leishmania tropica. Verbreitet im Mittelmeerraum, Nahen Osten, Teilen Afrikas, Indien. Überträger sind versch. ↑Phlebotominae (Sandmücken). Haupterregerreservoir wildlebende Nager. 2 Verlaufsformen: feuchte, ländl., zoonot. Form, Erreger Leishmania major, Inkubationszeit 1–4 Wochen; trockene, städt., anthroponot. Form, Erreger Leishmania tropica, Inkubationszeit 3–4 Monate. Beginn mit juckender Papel, die ulzeriert u. ein Geschwür bildet, das nach 1 Jahr meistens abheilt, strahlige Narbe, langdauernde Immunität. Diagn. mikrosk. o. kulturell, begrenzt Immundiagnose, Serol., Intrakutantest (↑Montenegro-Reaktion). Ther. meist nicht erforderl., Antimonpräparate, Diamidine, Lokalbehandlung, Proph. durch Bekämpfung der Überträger. Impfverfahren bisher unzuverlässig.

Orientierung: in der Psychiatrie die Fähigkeit, Sinneseindrücke u. psych. Erlebniswelt zu ordnen: man unterscheidet 1. zeitl. O.: Einordnung in Gegenwart, Vergangenheit, Zukunft (Zeitgitter); 2. räuml. (örtl.) O.: realitätsgerechtes Erkennen des Raumgefüges der engeren u. weiteren Umgebung, auch in der bloßen Vorstellung (soweit erinnerungsfähig); 3. O. zur eigenen Person (Ich-Bewußtsein); 4. O. zur Situation. Die O. kann in allen, aber auch in Teilleistungen gestört sein.

Orientierungsreaktion: Antwort des Organismus auf Wirkungen in der Umwelt, die sich aus dem Gemisch aller anderen Wirkungen (Situationsreizpegel) herausheben u. plötzl. auftreten. Die O. besteht in einer Hinwendung zur Quelle solcher neuen Reize bzw. im Sondieren der Umwelt zwecks Auffindung der Reizquelle. Bei mehrmaliger Wiederholung des Reizvorgangs verschwindet die O. (Habituation). In einer anderen Situationsreizlage kann sie jedoch auf denselben Reiz wieder auftreten (Deshabituation). Die O. ist ein Komplex aus mehreren Orientierungsreflexen. Sie stellt die Verhaltensantwort des Organismus auf unerwartete, neuartige o. ungewohnte Umgebungsreize o. das unerwartete Ausbleiben von ihnen dar. Die O. führt durch Aktivierung des ZNS (↑Formatio reticularis) zu gezielter Informationsgewinnung, die der Entscheidungsfindung für eine aktuelle Reaktion o. als Grundlage für elementare o. komplexe Lernprozesse (↑Lernen) dient.

Orientierungsreflex ↑Orientierungsreaktion.

Orientierungssäule: Teil der kolumnären Organisation (↑Modul) in der Sehhirnrinde, wo sich Neurone befinden, die jeweils auf best. Ausrichtungen von Reizkonturen, die auf der Netzhaut abgebildet werden, reagieren.

Orientierungsstörungen: Störungen der Orientierung betreffen in aufsteigender Reihenfolge zunächst die zeitl. u. situative, dann die örtl. u. schließl. die Orientierung zur Person. Vorkommen insbes. bei symptomat. Psychosen wie deliranten Syndromen o. ↑Demenz.

Orificium ⟨*lat*⟩ *n*: alte Bez. (BNA, JNA) für ↑Ostium.

originär ⟨*lat*⟩ *Adj*: ursprüngl.

Origo ⟨*lat*⟩ *f*: Ursprung.

Ormond, John K., zeitgen. amerik. Urol., Detroit.

Ormond-Erkrankung (nach John K. O.) ↑Fibrose, retroperitoneale.

Ormond-Syndrom (nach John K. O.): Thrombose der Venen der vorderen Brust- u. Bauchwand.

Ornithin: 2,5-Diaminopentansäure; bas. ↑Aminosäure, entsteht aus ↑Arginin im ↑Harnstoffzyklus.

Ornithinämie ⟨*gr*⟩ *f* ↑Hyperammonämie.

Ornithintranscarbamylase-Defekt: Ursache der ↑Hyperammonämie Typ II.

8-Ornithin-Vasopressin ↑Peptide, biogene.

Ornithodoros: zu den Lederzecken ↑Argasidae zählende Zeckengattung. Med. als Ektoparasiten u. als ↑Vektoren von Bedeutung, da mehrere Arten in Afrika, Südasien, Mittel- u. Südamerika u. Spanien Erreger (Viren, Bakterien, Rickettsien, Helminthen) übertragen; in Europa selten.

Ornithonyssus: Milbengattung, ↑Acari, die stationär-permanent als hämatophager Ektoparasit lebt. Befallen wird bes. Geflügel (Leistungsdepressionen), jedoch ist ein Übergehen auf den Menschen mit Entstehen juckender Dermatitiden mögl.

Ornithose: enzoot.-epizoot. Infektion von Vögeln, z. B. Tauben, Enten, Gänsen, Seevögeln (Vogelkrankheit) sowie von Papageien u. papageiähnl. Vögeln (Papageienkrankheit, Psittakose), die aerogen (Staub des eingetrockneten Vogelkots) o. durch Kontakt auf Menschen übertragbar ist. Zykl. ↑Infektionskrankheit. Erreger Chlamydia psittaci. Inkubationszeit 4–14 (7–18) Tage. Klin. neben symptomlosem Verlauf hochfieberhafter grippeähnl. Verlauf mit atyp. Pneumonie. Diagn. mikrobiol. (Erregernachweis) u. serol. (gruppenspezif. Anti-Chlamydien-Antikörper). Die Erkrankung war früher in Geflügelfarmen u. Geflügelschlachtbetrieben verbreitet, konnte aber durch techn. u. hyg. Maßnahmen weitgehend beseitigt werden. ↑Berufskrankheiten, ↑Zooanthroponose.

Orogranulozyten ↑Speichelkörperchen.

Oropharyngealtubus: Guedel-Tubus; spez. geformtes Gummirohr, das in den Mund eingeführt werden kann, den Rachen erreicht u. die Verlegung der oberen Luftwege verhindert. Gebräuchl. zur Reanimation u. während der Maskennarkose. Die Kombination von 2 O., bekannt als Safar-Tubus, ermöglicht eine wirksame, wenig belästigende Atemspende i. R. der Ersten Hilfe.

Orosomukoid ↑Alpha-1-Glykoprotein, saures.

Orotazidurie: Orotsäureanämie; genet. bedingte Störung der Pyrimidinnukleotidsynthese durch Blockierung der Umwandlung von ↑Orotsäure in Uridin-5-Phosphat (Defekt zweier benachbarter Enzyme: Orotidylpyrophosphorylase u. Orotidyldecarboxylase). Folgen sind eine etwa 10fach erhöhte Ausscheidung von Orotsäure, megaloblastäre Anämie sowie Retardierung der körperl. u. geistigen Entwicklung. Beim Menschen bisher nur wenige Fälle bekannt; Substitutionstherapie führt zur klin. Besserung.

Orotidin: ein ↑Nukleosid aus Ribose u. ↑Orotsäure. Zwischenprodukt im Pyrimidinstoffwechsel.

Orotidinmonophosphat: ein ↑Nukleotid, Phosphorsäureester des ↑Orotidins, Zwischenprodukt der ↑Pyrimidinbiosynthese.

Orotsäure: Derivate der O. fördern im Tierversuch die Bildung von Langzeitgedächtnisspuren.

Orotsäureanämie ↑Orotazidurie.

Oroyafieber (nach Oroya, Stadt in Peru): ↑Bartonellose.

Orphan drugs ⟨*engl*⟩ *Pl*: zur Behandlung selten vorkommender Krankheiten eingesetzte Arzneimittel. In den USA werden bei einer Bevölkerungszahl von etwa 220 Mill. alle Krankheiten (z. B. genet.) dazu gerechnet, deren Zahl an Pat. unter 200 000 liegt.

Orphan-Virus ⟨*engl + lat*⟩ *n*: Viren, die ursprüngl. weder systemat., noch pathogenet. eindeutig zuzuordnen waren, z. B. ↑CELO-Virus, ↑ECHO-Virus.

Orte, immunologisch privilegierte: durch bes. anat. Verhältnisse bedingte Regionen eines zur Immunabwehr fähigen Körpers, in denen insbes. durch fehlende Lymphdrainage Fremdantigene persistieren können, ohne daß eine vollentwickelte Abwehr erfolgt. Bei Gewebeapplikationen als Antigen resultiert daraus Anwachsen auch eines Allotransplantats, z. B. Keratoplastik bei allogener Spender-Empfänger-Beziehung. Zu den i. p. O. gehören: vordere Augenkammer, Glaskörper, Kornea, Backentasche (Goldhamster), Gehirn, Fettpolster (der Brustdrüse), alymphat. Hautlappen. ↑Allotransplantation.

Orthese ⟨*gr*⟩ *f*: Stützapparat; techn. Hilfsmittel der Orthopädie, das dem Rumpf (↑Rumpforthese) o. einer Gliedmaße (↑Gliedmaßenorthese) äußerl. anliegt. Es substituiert durch Entlastung, Fixierung o. Führung fehlende stat. u./o. dynam. Körperfunktionen, korrigiert Fehlstellungen o. kann einen Heilungsprozeß unterstützen. O. werden individuell i. a. nach einem Gipsmodell aus synthet. Material o. Leder, Metall u. textilem Gewebe angefertigt. Man unterscheidet aktive O. für die Bewegung u. passive für die Lagerung u. Korrektur. Aktive O.: z. B. Stützapparate, orthop. Fußstützen. Passive O.: z. B. Beinlagerungsschienen, Gipsbetten.

Orthner-Komplex ↑Claudicatio intestinalis, ↑Angina abdominalis.

ortho- ⟨*gr*⟩ *Präfix*: richtig, gerade.

Orthochromasie ⟨*gr*⟩ *f*: Anfärbung einer Struktur im Farbton des Farbstoffs. Ggs.: ↑Metachromasie.

Orthodontie ⟨*gr*⟩ *f*: Zweig der ↑Kieferorthopädie, bes. in den USA, der Stellungsanomalien meist mit festsitzenden Apparaturen mechan. korrigiert.

orthodrom ⟨*gr*⟩ *Adj*: regelrecht geleitet. In der Elektrophysiologie im Begriff der orthodromen elektr. Reizung verwendet. Dabei erfolgt die Reizung des Nervengewebes so, daß die entstehenden Aktionspotentiale in ihrer natürl. Fortpflanzungsrichtung, zum Endigungsgebiet des Axons der gereizten Nervenzelle(n), verlaufen können. Ggs.: ↑antidrom.

Orthogenese ⟨*gr*⟩ *f*: Normogenese; geradlinige Weiterentwicklung von Körperformen u. Spezialisierung von Organen in der Stammesgeschichte.

Orthogenie ↑Kopfbiß.

Orthognathie ⟨*gr*⟩ *f*: Orthognathia, ↑Eugnathie, Regelbiß. In der Anthrop. sind Orthognathen solche Rassen, bei denen die Frontzähne bei einem Profilwinkel zwischen 85,0° u. 92,9° senkrecht stehen, im Ggs. zu den Prognathen.

Orthogonalprojektion: Abbildung eines Objektteils durch den zur Filmebene (Bildwandlereingangsebene) senkrechten Strahl. Unter Strahl ist dabei ein enges Strahlenbündel innerhalb des Gesamtbündels zu verstehen. Schrägprojektion liegt vor, wenn das abzubildende Detail außerhalb des Senkrechtstrahls liegt. Dies ist bei Röntgenbildern für nahezu den ganzen Bildbereich der Fall.

Orthohepadnavirus: ein „echtes" Hepatitisvirus (neben dem Avihepadnavirus) der Fam. ↑Hepadnaviridae. Artgebundenes Vorkommen bei Baum- u. Erdhörnchen, Waldmurmeltieren u. Menschen. Humanpathogen ist ↑Hepatitis-B-Virus.

Orthokeratose: regelrechte Verhornung der Oberhaut. Besteht aus kernlosen Hornzellen, die in den unteren Schichten noch festhaften (Pars conjuncta), in den oberen sich lockern (Pars disjuncta). Stärkere Verhornung wird als Hyperorthokeratose bezeichnet. ↑Parakeratose.

Orthokreuz: Teil des orthodontischen ↑Bestecks. Meßblatt mit Millimetereinteilung u. einem verstärkt ausgezogenen Kreuz, dessen einer Schenkel über die Raphe u. der andere transversal durch die Meßpunkte zweier Zähne gelegt wird. Zum Ablesen sagittaler sowie transversaler Asymmetrien.

Orthologie: Lehre von der normalen Struktur u. Funktion des Organismus u. seiner Bestandteile.

Orthometer: orthodont. Meßtabelle (Korkhaus), die nach Einstellung der Summe der Schneidezahnbreiten (SI) das Ablesen der dazugehörigen modifizierten Pont-Sollwerte, der vorderen u. hinteren Zahnbogenbreite u. der vorderen Zahnbogenlänge ermöglicht.

Orthomyxoviridae ⟨*gr + lat*⟩ *f pl*: O. sind die zuerst entdeckten, „richtigen" ↑Myxoviren. Virusfamilie mit den Gattungen Influenzavirus A/B, Influenzavirus C u. Thogoto-like viruses (kommen nur bei Tieren vor). ↑Virion sphär. o. pleomorph. 80–120 nm. RNA-Genom. Helikal symmetr. ↑Kapsid mit ↑Envelope. ↑Influenzaviren.

Orthopädie ⟨*gr*⟩ *f*: med. Disziplin, die sich mit der Orthologie, Funktion u. den Erkrankungen des Bewegungsapparats beschäftigt (Knochen, Gelenke, Muskulatur u. z. T. Bindegewebe).

Orthopantomogramm ⟨*gr*⟩ *n* ↑Orthopantomographie.

Orthopantomographie: Panoramaschichtverfahren; Röntgenverfahren der Zahnmed., wobei sich Fokus u. Film auf einer gemeinsamen Achse um den Pat. herum bewegen. Dadurch Abbildung sämtl. Zähne des Ober- u. Unterkiefers sowie des horizontalen u. aufsteigenden Unterkieferastes auf einem Film (Orthopantomogramm).

Orthophorie: richtige binokulare Zusammenarbeit beider Augen auch nach Wegfall des Fusionsreizes, paralleler Verlauf der Gesichtslinien auch in Ruhelage. Es liegt also kein manifestes o. latentes Schielen vor. ↑Heterophorie, ↑Strabismus.

Orthopnoe: schwere ↑Dyspnoe, die den Kranken zwingt, in aufrechter, meist sitzender Haltung die Atemhilfsmuskulatur in Anspruch zu nehmen.

Orthopoxvirus: die zuerst entdeckten „richtigen" Pockenviren, Virusgattung der Subfamilie ↑Chordopoxvirinae. O. sind ziegelsteinförmig, ätherresistent u. in Zellkulturen u. Bruteiern anzüchtbar. Humanpathogen sind ↑Affenpockenvirus, Alastrimvirus (Krankheit: ↑Alastrim), Büffelpocken- u. Kamelpockenvirus (gutartige Hautpusteln), Kuhpockenvirus (↑Melkerpocken), Vaccinia-Virus (Vakzinevirus, Pockenimpfvirus, Krankheit: Impfpocken) u. Variola-Virus (echte Menschenpocken, ↑Pocken). ↑Poxviridae.

Orthoprothesen: orthopädietechn. Hilfsmittel für schwere Gliedmaßenfehlbildungen. Sie stellen eine Kombination von Konstruktionselementen der Orthesen u. Prothesen dar.

Orthoptik ⟨*gr*⟩ *f*: Form der Schielbehandlung durch Anregung des binokularen Sehens u. der Fusion.

Orthoptist: durch Fachschulausbildung qualifizierter Spezialist, der in Zusammenarbeit mit Ophth. orthopt. Diagn. u. Ther. vornimmt (Sehschulung).

Orthoreovirus: die zuerst entdeckten, „richtigen" ↑Reoviridae. Virusgattung der Fam. Reoviridae. Vorkommen bei Säugetieren (Mammalian O.) u. Vögeln (Avian O.). Humanpathogen ist das ↑Reovirus.

Orthosiphon aristatus ⟨*gr*⟩ *m*: Katzenbart, Ind. Nierentee, Javatee. Die aus Blättern u. Zweigspitzen bestehende Droge enthält ätherische ↑Öle, Saponine u. Flavonderivate. Verwendung insbes. als Blasen- u. Nierentee.

Orthostase ⟨*gr*⟩ *f*: aufrechte Haltung des Körpers.

Orthostase-EKG: EKG-Ableitung nach längerem Stehen.

Orthostaseversuch: Stehversuch, Lordoseversuch; zur diagn. Prüfung von mutmaßl. orthostatischen ↑Kreislaufdysregulationen.

orthostatisch ⟨*gr*⟩ *Adj*: in Beziehung zur aufrechten Haltung des Körpers stehend.

orthotopisch ⟨*gr*⟩ *Adj*: anatomiegerechte Lagebeziehung eines transplantierten Organs.

Ortner, Norbert von (1865–1935), österreich. Int., Wien.

Ortner-Krankheit (nach Norbert v. O.) ↑Angina abdominalis.

Ortner-Syndrom (nach Norbert v. O.): Heiserkeit bei Mitralstenose infolge Kompression des N. recurrens sinistrum durch die erweiterte A. pulmonalis.

Ortolani-Zeichen: bei Beugung u. Abduktion im Hüftgelenk deutl. Schnappen als Hinweiszeichen für das Vorliegen einer Luxationshüfte im Säuglingsalter. Wiederauftreten des Schnappens bei Abduktion der Hüftgelenke. Der Schenkelkopf gleitet über eine Kapselfalte.

Orton-Krone: gegossene Ganzmetallkrone mit einem marginalen Abschluß nach ↑Hohlkehlpräparation.

Ortsdispersion ↑Ortstheorie des Hörens.

Ortsdosisleistung: Ortsdosis; die an irgendeiner Stelle im Bereich einer ionisierenden Strahlung (auch Umgebung von Strahlenquellen außerhalb der ↑Nutzstrahlung) bei best. Betriebsbedingungen gemessene ↑Dosisleistung. Der Begriff wird bes. beim Strahlenschutz verwendet.

Ortsfrequenz: Dichte, d. h. Wechselhäufigkeit von nebeneinanderliegenden Hell-Dunkel- o. Farbenkontraststreifen. Je dünner die Streifen o. Gatter sind, desto mehr haben auf einer best. Strecke Platz u. desto höher ist die O. des Gatters. In der Physiol. des Sehens: Häufigkeit des Kontrastwechsels pro Flächenwinkeleinheit. Die noch auslösbare max. O. ist durch die Sehschärfe bzw. die Anordnung der rezeptiven Felder der Netzhautganglienzellen bestimmt.

Ortskurve: geometr. Ort der Spitze des Zeigers einer komplexen Größe, z. B. des komplexen (die Amplitude u. die Phasenverschiebung berücksichtigenden) ↑Frequenzgangs. Aus dem Verlauf der O. können Schlußfolgerungen für die Stabilität eines ↑Regelkreises gezogen werden (Nyquist-Kriterium). Mit Hilfe der O. läßt sich das passive elektr. Verhalten von Geweben beurteilen.

Ortstheorie des Hörens: Beschreibung der durch die Schwingungen des Steigbügels auf der Basilarmembran der Schnecke entstehenden Wanderwellen. Je nach Frequenz des Schalls bildet sich eine sog. Anbrandungsschulter an unterschiedl. Orten aus: hohe Frequenzen laufen weiter in den Schneckengang hinein, so daß die Wellenschulter mehr dem ↑Helikotrema zu entsteht. Ein Frequenzgemisch führt zur Dispersion der Anbrandungsschultern. Bei Klängen laufen die den einzelnen Frequenzanteilen zugehörigen Wanderwellen versch. weit in den Schneckengang hinein, so daß es zu einer örtl. Verteilung der Ausbuchtungen kommt (Ortsdispersion). Einen wesentl. Beitrag zur O. leistete G. v. Békésy (Nobelpreis hierfür 1961).

Orzein: rotbraune Substanz, Hauptbestandteil des aus Flechten gewonnenen Orseille-Farbstoffs.

Orzein-Färbung: Darstellung elast. Fasern nach Unna in braunrotem Farbton. Abb.

Orzinprobe: spez. Nachweis von Pentosen.

Os: Symbol für Osmium.

Os ⟨*lat*⟩ *n*: **1.** *Gen* oris. Mund. **2.** *Gen* Ossis, *Pl* Ossa; Knochen, Bein, Gebein. Die Knochen dienen dem Organismus als Stütze u. gefährdeten Weichteilen als Schutz, außerdem spielen sie eine wichtige Rolle im Mineralhaushalt u. durch das Knochenmark bei der Blutbildung. Man unterscheidet lange u. kurze Röhrenknochen, platte Knochen, kurze Knochen u. pneumatisierte Knochen. Außen werden sie vom Periost (Knochenhaut) umgeben, in dessen Bindegewebe Gefäße u. Nerven liegen. Im Inneren (Cavitas medullaris) befindet sich das ↑Knochenmark (Medulla ossium). An Röhrenknochen unterscheidet man ↑Diaphyse u. ↑Epiphyse. Den Markraum der Diaphyse umschließt die dichte Substantia compacta (↑Kompakta). Epiphysen besitzen außen einen schmalen Knochenmantel, Substantia corticalis (Kortikalis), im Inneren schwammartig aneinandergefügte Knochenbälkchen, Substantia spongiosa (Spongiosa). Abb. **Ossa accessoria**: überzählige Knochen bes. im Bereich des Extremitätenskeletts u. des Schädels. Bedeutung liegt in der röntg. Fehlinterpretation als traumat. Absprengungen. **O. alveolare**: knöcherne Alveolenwand in welcher die Sharpey-Fasern des ↑Parodontiums verankert sind. **O. apicis**: Spitzenknochen; akzessor. Schädelknochen im Bereich der hinteren Fontanelle. Selbständige Entwicklung der Spitze der Squama occipitalis.

Osazone: Produkte der chem. Nachweisreaktion von Alphahydroxyaldehyden u. -ketonen mit Phenylhydrazin, die sich durch scharfe Schmelzpunkte auszeichnen.

Osborn, Henry Faifield (1857–1935), Anat., Biol., Paläontologe, New York.

Osborn-Cope-Theorie (nach Henry F. O. u. Edward D. C.): Theorie der Zahnentwicklung, die die komplizierten Zahnformen der höheren Wirbeltiere mit einem Differenzierungsprozeß aus den Kegelzähnen der Reptilien erklärt. ↑Konkreszenztheorie.

Os bregmaticum: Os frontoparietale; häufigster Schaltknochen (↑Os intercalare) im Bereich der großen Fontanelle. **O. capitatum**: Kopfbein; Knochen der distalen Reihe der Handwurzelknochen. **O. centrale**: überzähliger Handwurzelknochen zwischen Os scaphoideum u. Os trapezoideum, welcher beim Menschen knorpelig angelegt wird. Bei Verknöcherung verschmilzt er mit dem Os scaphoideum o. verschwindet durch Atrophie. **O. coccygis**: Steißbein; unteres Ende der Wirbelsäule. Besteht aus 3–6 stark reduzierten Steißbeinwirbeln, deren erste durch Zwischenwirbelscheiben getrennt sind. Im Alter verschmelzen alle Steißbeinwirbel synostot. miteinander. **O. compactum**: früher Substantia compacta; fester Knochen. ↑Knochenstruktur. **O. costale**: Rippenknochen; knöcherner Teil der Rippe (Costa). **O. coxae**: Hüftbein; bestehend aus Darm-, Sitz- u. Schambein. **O. cuboideum**: Würfelbein; lateraler Knochen der distalen Fußwurzelreihe. **O. cuneiforme**: Keilbein; Knochen der Fußwurzel. O. c. mediale, O. c. intermedium u. O. c. laterale.

Öse: Impföse; in einem Spezialhalter befestigter u. am freien Ende zu einer Öse von 2–4 mm Durchmesser umgebogener Draht aus Platin o. ä. ausglühbaren Metal-

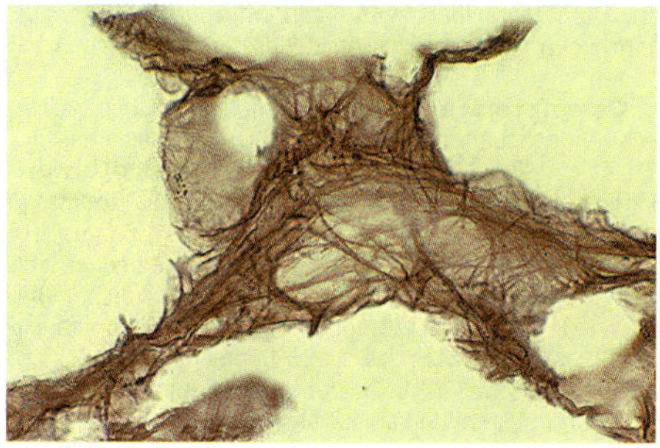
30

Orzein-Färbung. Darstellung der elastischen Fasern in den Alveolarsepten der Lunge

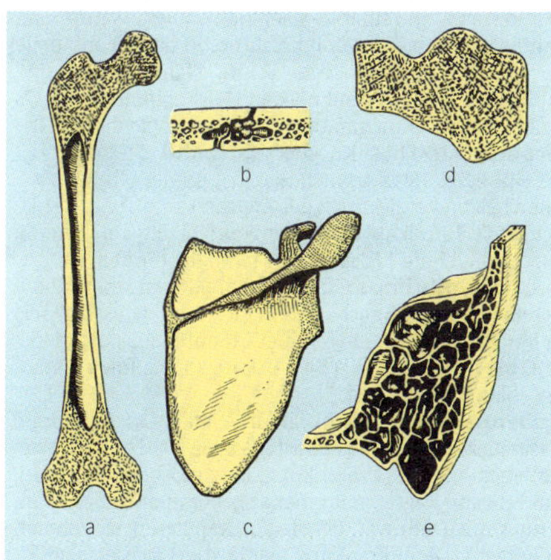

Os. Knochenformen
a: langer Röhrenknochen (Femur, aufgesägt);
b: Schnitt durch einen platten Knochen des Schädeldachs; c: platter Knochen mit Rahmenkonstruktion (Skapula);
d: kurzer Knochen (aufgesägter Kalkaneus);
e: pneumatisierter Knochen (Teil des Os temporale)

O

len. Dient zur Übertragung von Mikroorganismen auf Nährböden. Die Sterilisation der Ö. erfolgt durch Ausglühen.

Os epiptericum: den Fontanellenknochen zuzurechnender Schaltknochen (↑Os intercalare) des menschl. Schädels im Bereich der Keilbeinfontanelle. **O. ethmoidale**: Siebbein, liegt vorn in der Mitte der Schädelbasis zwischen beiden Augenhöhlen; besteht aus ↑Lamina cribrosa, ↑Lamina perpendicularis ossis ethmoidalis, ↑Crista galli sowie dem Labyrinthus ethmoidalis, welcher die zahlreichen Cellulae ethmoidales (↑Sinus ethmoidales) enthält. **O. frontale**: Stirnbein; bildet hauptsächl. den Vorderkopf (Sinciput) u. besteht aus ↑Squama frontalis, Partes orbitales sowie Pars nasalis.

Osgood-Schlatter-Erkrankung: asept. Nekrose der Tuberositas tibiae. Befällt vorwiegend das männl. Geschlecht im Alter von 10–14 Jahren.

Os hamatum: Hakenbein; ulnar in der distalen Reihe der Handwurzelknochen gelegen. **O. hyoideum**: Zungenbein; besteht aus einem Korpus sowie einem paarigen ↑Cornu majus u. ↑Cornu minus.

Osiander-Schwangerschaftszeichen: Pulsation der Äste der A. uterina im Zervix-Isthmus-Bereich bei Schwangerschaft; sonst nur kurz vor der Regel zu tasten; unsicheres Zeichen. ↑Schwangerschaftszeichen.

Os ilium: Weichenbein, Darmbein; Teil des Hüftbeins mit einem Korpus u. einer breit ausladenden Darmbeinschaufel (Ala ossis ilii). **O. incisivum**: Intermaxillarknochen, Zwischenkieferknochen, Goethe-Knochen; Schneidezahnregion der Maxilla, die als bes. Knochen auch beim Menschen angelegt wird u. von Goethe am menschl. Schädel erstmals gesehen wurde. Eine Sutura incisiva, welche das O. i. von der übrigen Maxilla trennt, kann im Kindesalter noch vorhanden sein. **O. intercalare**: Schaltknochen; überzähliger Knochen im Bereich des Schädeldachs, der innerhalb eines anderen Schädelknochens, in einer Schädelnaht (Ossa saturarum, Nahtknochen, meist Lambdanaht) o. in einer Fontanelle (Fontanellenknochen) liegen kann. Nahtknochen sind häufiger als Fontanellenknochen (↑Os epiptericum, ↑Os lambdicum, ↑Os bregmaticum, ↑Os metopicum). **O. interparietale** ↑Inka-Knochen. **O. ischii**: Sitzbein; Teil des Hüftbeins mit Korpus u. Ramus; an der Grenze zwischen beiden verdickt sich der Knochen zum Tuber ischiadicum. **O. lacrimale**: Tränenbein; bildet am inneren Augenwinkel die ↑Fossa sacci lacrimalis für den Tränensack. **O. lambdicum**: den Fontanellenknochen zuzurechnender Schaltknochen (↑Os intercalare) des Schädels im Bereich der kleinen Fontanelle (Fonticulus posterior).

Osler, Sir William (1849–1919), kanad. Int. u. Pathologe, Baltimore, Oxford.

Osler-Krankheit (nach Sir William O.): hereditäre Teleangiektasie; von Rendu (1896) u. Osler (1901) beschriebene seltene Erkrankung, die autosomal dominantem Erbgang folgt u. mit einer angeborenen Gefäßveränderung mit Dünnwandigkeit der Kapillaren u. Venolen einhergeht. Die Erkrankung manifestiert sich erst im Erwachsenenalter. Im Bereich der Haut u. Schleimhäute, aber auch an inneren Organen, kommt es zur Ausbildung der typ. knötchenförmigen Gefäßerweiterungen, die leicht rupturieren u. zu starken Blutungen führen können (Abb. 1 u. 2). I. d. R. sind alle Hämostase- u. Gerinnungsteste einschl. des Rumpel-Leede-Stauversuchs unauffällig. Im Gebiet der Lungenstrombahn kann es zu ausgeprägten arteriovenösen Aneurysmen kommen, die zur kardialen Belastung bis zur Herzinsuffizienz führen. Mit zunehmendem Lebensalter nimmt die Heftigkeit der Blutungen meist zu. Örtl. Blutstillungsmaßnahmen wie Koagulation von Teleangiektasien im Bereich der Nasenschleimhaut sind meist nur von begrenztem Wert. Häufig sind Eisensubstitution u. Erythrozytentransfusionen notwendig. Die Progn. ist i. a. gut, wenn keine ZNS-Beteiligung vorliegt. Abb. 1 u. 2.

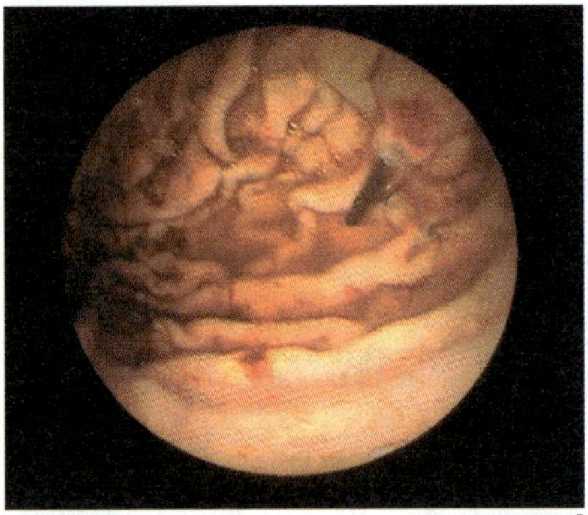

5

Osler-Krankheit (Abb. 1). Herde im Bereich der Magenschleimhaut; außerdem ein Clip

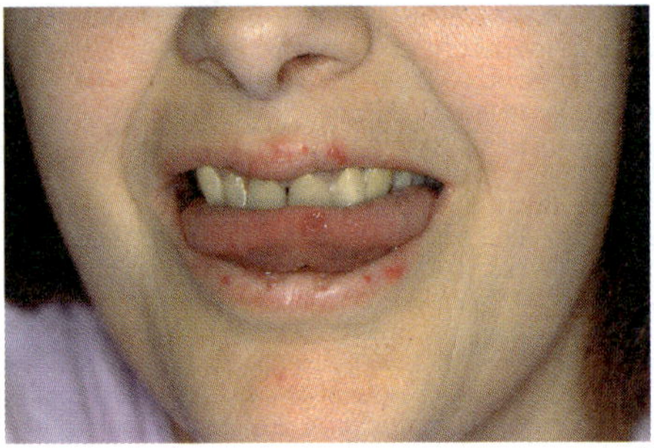

5

Osler-Krankheit (Abb. 2). Herde im Bereich der Lippen

Osler-Vaquez-Syndrom (nach Sir William O. u. Henri L. V.) ↑Polycythaemia vera.

Os lunatum: Mondbein; proximaler Handwurzelknochen. Nekrose des O. l.: Kienböck-Krankheit; ↑Lunatummalazie. **Ossa metacarpalia**: 5 Mittelhandknochen, kurze Röhrenknochen. **Ossa metatarsalia**: 5 Mittelfußknochen, kurze Röhrenknochen. **O. metopicum**: Os frontomediale; sehr seltener Schaltknochen (↑Os intercalare) des menschl. Schädels im Bereich der persistierenden Stirnnaht (↑Metopismus).

Osmidrosis ⟨*gr*⟩ *f*: Absonderung von übelriechendem Schweiß.

osmiophil ⟨*gr*⟩ *Adj*: Osmium liebend. Strukturen, die sich mit OsO_4 schwarz färben (lichtmikroskop.) bzw. elektronendicht erscheinen.

osmisch ⟨*gr*⟩ *Adj*: auf den Geruchssinn bezogen.

Osmium: chem. Symbol Os; Ordnungszahl 76; relative Atommasse 190,2. Metall. Element. zwei-, drei-, vier-, sechs- u. achtwertig. Als OsO_4-Lösung gewebeschonendes Fixations- u. Färbungsmittel bes. in der Elektronenmikroskopie. Bildet stark reizende u. giftige Dämpfe, die Schleimhäute der Augen (Konjunktivitis), der Nase, des Rachens u. der Bronchien (Bronchitis), aber auch Darm u. Nieren angreifen können.

Osmodiuretika: Diuretika, die als hypertone i.v. Infusion eine vermehrte Wasserdiurese bedingen; z.B. ↑Mannitol, ↑Sorbit.

Osmol: Einheit für die Substanzmenge, die in 1 l Lösung unter Normalbedingungen einen osmotischen ↑Druck von 2 269 kPa (=22,4 atm) erzeugt. Für Stoffe, die in Lösung nicht in Ionen zerfallen, entspricht 1 Mol/l einem osmol/l. Für Elektrolyte ergeben sich bei vollständiger ↑Dissoziation pro Mol etwa 2,3 O., je nach der Anzahl der Ionen, die aus einem Molekül entstehen.

Osmolalität ⟨*gr*⟩ *f*: Maß für den Gehalt an osmot. wirksamen Teilchen pro 1 kg Lösungsmittel (Wasser). Zu unterscheiden von der ↑Osmolarität. Beide Größen in Physik u. Chem. ungebräuchl., haben nur die Bedeutung eines Meßresultats. Bestimmung der O. in Serum u. Harn. Parameter zur Kontrolle der Homöostase. Ist ein Maß für den Wasserbestand des Organismus u. in Intra- u. Extrazellularraum gleich. Elektrolyte tragen mit etwa 96%, Glukose u. Rest-N-Substanzen mit 4% zur O. des Plasmas bei. Einzelmessung von Elektrolyten gibt keine genaue Information über Gesamtosmolalität. Normale O. des Plasma: 275–300 mosmol/kg, O. im nüchternen Morgenharn: 800–900 mosmol/kg. Verhältnis von O. des Harns zu O. des Plasmas sollte mind. 3 betragen.

Osmolarität ⟨*gr*⟩ *f*: Konzentration osmot. aktiver Teilchen pro Volumen (osmol/l). Das Osmol gibt die Menge osmot. aktiver Teilchen in Mol an u. ist keine SI-Einheit. Der osmot. Druck hängt von der Anzahl der gelösten Teilchen ab. Da Elektrolyte in Lösung dissoziieren, ist der osmot. Druck solcher Lösungen größer, als der Zahl der gelösten Moleküle entspricht. Deshalb ist eine Glukoselösung von 0,1 mol = 0,1 osmol u. eine NaCl-Lösung von 0,1 mol ≈ 0,2 osmol.

Osmometer ⟨*gr*⟩ *n*: Gerät zur Messung des osmotischen ↑Drucks o. der ↑Osmolalität. Der osmot. Druck wird zumeist indirekt über die Gefrierpunkt- bzw. Dampfdruckerniedrigung der Lösung gemessen. In der Laboratoriumsdiagnostik wird der sog. kolloidosmot. (onkot.) Druck, der von gelösten Makromolekülen (Proteinen) bewirkt wird, mit Membranosmometer gemessen. Deren Kernstück ist eine proteinspezif. semipermeable Membran. Geräteklassifikation: 1. Direkte Osmometrie, die den osmot. bzw. kolloidosmot. Druck direkt bestimmenden Geräte werden unterschieden in stat., dynam. u. Kompensationsgeräte. 2. Indirekte Osmometrie, Dampfdruck- bzw. Gefrierpunkterniedrigung messend. Letzteres erfolgt auf der Basis des ↑Peltier-Effekts (Temperaturverlauf). Eichung mit destilliertem Wasser. Moderne mikroprozessergesteuerte Geräte arbeiten im Halbmikro- bzw. Mikrobereich. Abb.

Osmoonkotherapie: Infusionstherapie zum Wasserentzug bei Ödemen unterschiedl. Lokalisation, bei der eine hyperosmot. Lösung mit einer Infusionslösung kombiniert wird, die den kolloidosmot. Druck des Plasmas erhöht. Auf diese Weise wird nicht nur das Wasser den Geweben entzogen, sondern auch in der Blutbahn längere Zeit gebunden. Zur Kombination eignen sich hochprozentige Kohlenhydrat- o. Zuckeralkohollösungen u. Plasmaexpander.

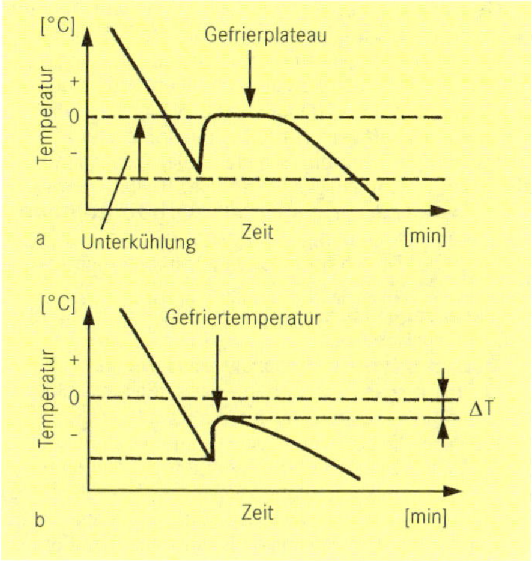

Osmometer
a: Temperaturverlauf bei reinem Wasser;
b: bei einer Lösung

Osmoregulation: Regelung der ↑Osmolarität der Flüssigkeitsräume des Organismus. Der osmot. Druck der extra- u. intrazellulären Körperflüssigkeit beträgt unter normalen Bedingungen 0,3 osmol/l. Er ist v.a. durch die Konzentration an Na^+, K^+, Cl^- bedingt. Da der Organismus mit Urin, Kot u. Schweiß ständig Elektrolyte abgibt u. mit der Nahrung eine wechselnde Menge an Mineralien aufnimmt, wird eine O. mit Rezeptoren für den osmot. Druck des Blutes im Hypothalamus angenommen. Auf hormonellem Wege wird die renale Ausscheidung von Elektrolyten (↑Mineralokortikoide der Nebennierenrinde) u. des Wassers (Vasopressin des Hypophysenhinterlappens) beeinflußt. Über das ↑Durstzentrum des Hypothalamus wird die notwendige Wasseraufnahme angeregt.

Osmorezeptoren: periphere (z.B. in der Carotis interna, Leber) u. zentrale (z.B. im Hypothalamus) ↑Rezeptoren, die auf Veränderungen in der Osmolarität des Blutes ansprechen. ↑Osmoregulation.

Osmose ⟨*gr*⟩ *f*: Wanderung von Wassermolekülen durch eine Membran, die zwei Lösungen mit unterschiedl. Konzentrationen trennt, bis zum Konzentrationsausgleich.

Osmotherapie ⟨*gr*⟩ *f*: ther. Maßnahme mit dem Ziel des Wasserentzugs aus Geweben. Durch Einspritzen von Lösungen mit hohem osmot. Druck, d.h. höherer Konzentration, als dem Blutplasma bzw. der Gewebeflüssigkeit entspricht, kommt es zur osmot. Diffusion von Wasser aus den Geweben in das Blut. So eignen sich hierfür Lösungen, deren gelöste Teilchen die Blutbahn nur langsam in Richtung zum Gewebe verlassen u. dadurch den erforderl. osmot. Druckunterschied zwischen Blut u. Gewebe über die Kapillarenwände hinweg aufrechterhalten. Man benutzt das Verfahren bei Hirnödem, Lungenödem usw. Meist verwendet man 10–20%ige Glukoselösungen o. neuerdings Lösungen stoffwechselträger Moleküle wie Mannitol u.a.

Os nasale: Nasenbein; vierseitiges Knochenplättchen, welches den oberen Teil des Nasenrückens bildet.

Os naviculare: Fußwurzelknochen am inneren Fußrand. **O. naviculare cornutum**: radiol. nach medial hakenförmig ausgezogenes Os naviculare, das palpator. auch am medialen Fußrand prominent erscheint. Vereinzelt kann es Schwielenbildung u. Schmerzen verursachen. **O. occipitale**: Hinterhauptbein; begrenzt zum großen Teil die hintere Schädelgrube, umschließt das ↑Foramen magnum u. besteht aus Pars basilaris, Partes laterales sowie ↑Squama occipitalis. **O. odontoideum**: angeborene Fehlbildung des 2. Halswirbels. Der Knochenkern des Dens axis bleibt vom Wirbelkörper isoliert. Meist ist er hypoplast.

Ösophagektomie ⟨*gr*⟩ *f*: operative Totalentfernung der Speiseröhre.

Ösophagismus ↑Ösophagospasmus.

Ösophagitis: Entzündung der Ösophagusschleimhaut. Formen: 1. blande, nicht nekrotisierende Ö.; 2. erosiv-ulzeröse Ö.; 3. schwere pept. Ö. mit chron. Ulkus u. Brachyösophagus. Auslösend: symptomat. bei Infektionskrankheiten, Pilzbesiedlung, Verätzung, chron. Alkoholkonsum, Nahrungsstagnation, nach Sondenpassagen. Am häufigsten Refluxösophagitis mit 4 Stadien. Komplikationen: Blutung, Striktur, Ulkus, Mediastinitis. Abb.

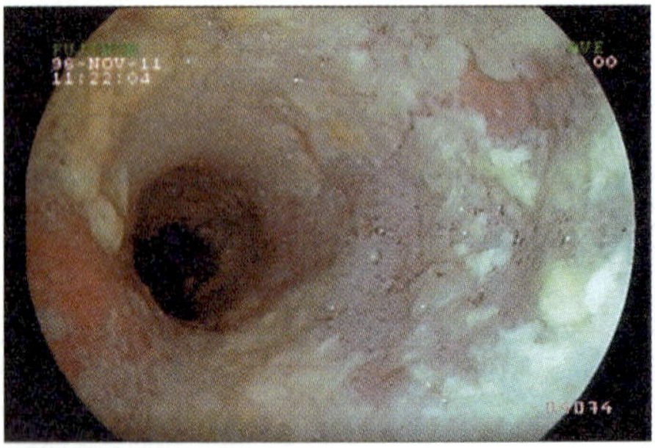

5

Ösophagitis. Soormykose im Ösophagus

Ösophagobiopsie: histol. Untersuchung der Ösophagusschleimhaut nach gezielter endoskop. Zangenbiopsie o. blinder Saugbiopsie. Bei der Saugbiopsie sind größere u. tiefere Biopsien mögl.

Ösophagobronchialfistel: seltene, angeborene Fistel zwischen Speiseröhre u. Haupt- o. Lappenbronchien. 1. Trachealatresie oberhalb der Bifurcatio tracheae: beide Hauptbronchien entspringen aus dem Ösophagus. 2. Fehlen der Trachea bei Unterteilungsstörung des Vorderdarms. Letzterer wird ausschließl. zur Speiseröhre, die Verbindung zu den Bronchien hat. 3. Ösophagusatresie: selten münden der obere o. untere Stumpf in einen Stammbronchus.

Ösophagoenterostomie ↑Ösophagojejunostomie.

Ösophagogastrobulboskopie: Betrachtung von Speiseröhre, Magen u. Bulbus des Zwölffingerdarms.

Ösophagogastrostomie: operativ angelegte ↑Anastomose zwischen Ösophagus u. Magen, mit o. ohne ↑Magenresektion.

Ösophagographie: Röntgendarstellung des Ösophagus zur Ermittlung von Lage-, Form- u. Innenreliefveränderungen. Nach Schlucken eines Kontrastmittels Zielaufnahmen unter Durchleuchtungskontrolle. Bei Verdacht auf Perforation o. auf Fehlbildungen (bei Neugeborenen) werden wasserlösl. Kontrastmittel angewendet. Ind.: Nachweis von Divertikeln, Entzündungen, Geschwüren, Varizen u. Tumoren. Modifikationen: 1. Doppelkontrastdarstellung nach Kontrastmittelgabe u. nach Schlucken von Luft. 2. Hypoton. Ö. nach intravenöser Injektion von Spasmolytika zur Aufhebung der Peristaltik, Herabsetzung des Binnendrucks u. Erschlaffung des Ösophagus.

Ösophagojejunostomie: operativ angelegte ↑Anastomose zwischen ↑Ösophagus u. Jejunum mit o. ohne vorherige ↑Exstirpation des Magens o. eines Ösophagusteils.

Ösophagokardiogastromyotomie ↑Kardiomyotomie.

Ösophagoskop: Instrument zur Betrachtung u. Behandlung der Speiseröhre. 3 wesentl. Typen: starres, offenes Ö., das außer der Betrachtung alle mögl. instrumentellen Eingriffe zuläßt; starres, langes Ö. mit kleinem Durchmesser u. ohne Mandrin mit Weitwinkeloptiken; Glasfiberösophagoskop, das einen Eingriff ohne Narkose ermöglicht.

Ösophagoskopie: Betrachtung der Speiseröhre mit einem ↑Ösophagoskop bei Verdacht auf eine organ. Ösophaguserkrankung. Die Kombination mit intravitaler Färbung, Bürstenzytologie, Biopsie, Schlingenabtragung, Fremdkörperentfernung, Varizensklerosierung, Photo- u. Filmdokumentation hat das Indikationsgebiet erhebl. erweitert. Mögl. Komplikation: Perforation.

Ösophagospasmus: retrosternale u./o. epigastr. Schmerzen mit ↑Dysphagia, die durch simultane, sehr lange anhaltende, kräftige Kontraktionen im Speiseröhrenkörper hervorgerufen werden. Dabei kann sich der untere Ösophagussphinkter unterschiedl. verhalten, häufig ist er hyperton.

Ösophagotrachealfistel: abnorme Verbindung zwischen Speiseröhre u. Luftröhre. **Angeborene Ö.**: häufig mit Ösophagusatresie verknüpft, die Fistel liegt typischerweise in Höhe des 7. Hals- o. 1. Brustwirbels. Typ III–IV der ↑Vogt-Klassifikation. Hustenanfälle, Zyanose bei der Fütterung u. häufige pulmonale Infektionen bei jungen Säuglingen deuten auf die Anomalie. Eine Operation, vom Hals o. Thorax aus, ist unumgängl. **Erworbene Ö.**: bei zerfallendem Ösophaguskarzinom o. anderen wandzerstörenden Prozessen der Speise- o. Luftröhre.

Ösophagus ⟨*gr*⟩ *m*: Oesophagus, Esophagus; Speiseröhre. ***Anat.:*** muskulöser, etwa 25 cm langer Schlauch, der am unteren Ende des Pharynx beginnt, vor der Wirbelsäule im hinteren ↑Mediastinum abwärts zieht u. im Ostium cardiacum in den Magen mündet. Den Ö. gliedert man in drei Abschnitte, Pars cervicalis (Halsteil), Pars thoracica (Brustteil) u. Pars abdominalis (kurzer Bauchabschnitt unterhalb des Zwerchfells). ***Histol.:*** Wandschichten: 1. Tunica mucosa, a) Epithelium, mehrschichtiges unverhorntes Plattenepithel, b) Lamina propria mucosae, lockeres Bindegewebe, c) Lamina muscularis mucosae, glatte Muskelzellen. 2. Tela submucosa, lockeres Bindegewebe mit Glandulae oesophageae u. Plexus submucosus (↑Meissner-Plexus). 3. Tunica muscularis, a) Stratum circulare, b) Stratum longitudinale, in beiden wahlweise glatte u./o. Skelettmuskulatur, dazwischen der Plexus myentericus (↑Auerbach-Plexus). 4. Tunica adventitia, lockeres Bindegewebe. Abb. 1 u. 2.

Ösophagusagenesie ⟨*gr*⟩ *f*: Fehlen der Speiseröhre durch Nichtanlage. Tritt nur bei schweren, nicht

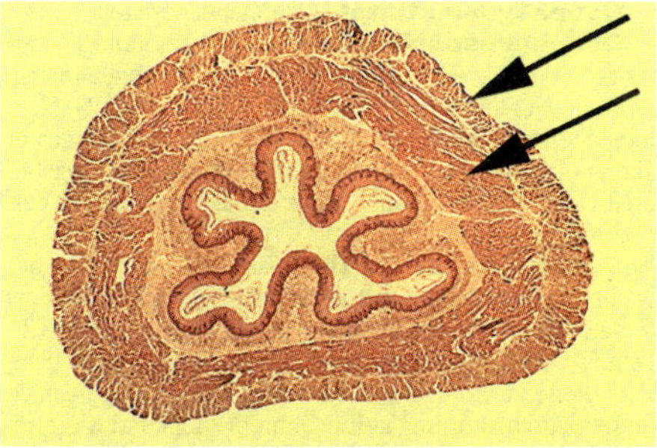

30

Ösophagus (Übersicht, Abb. 1). Histologischer Schnitt, HE-Färbung; sternförmiges Lumen, kräftige Muskelschichten (Pfeile)

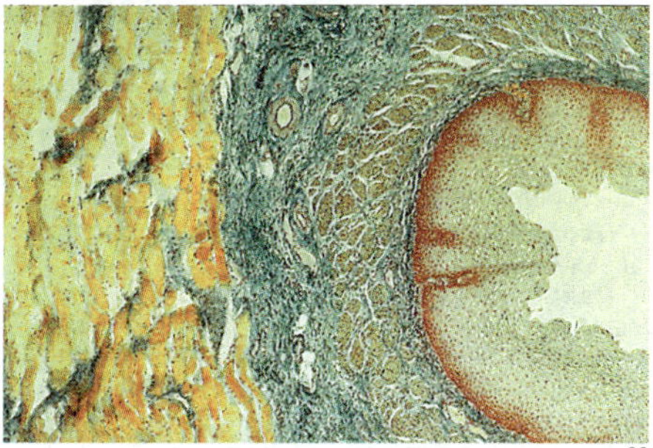

30

Ösophagus (Abb. 2). Histologischer Schnitt, Azanfärbung; Mukosa mit Epithel, Lamina propria u. breiter Lamina muscularis mucosae; Tela submucosa (blau), Tunica muscularis (orange)

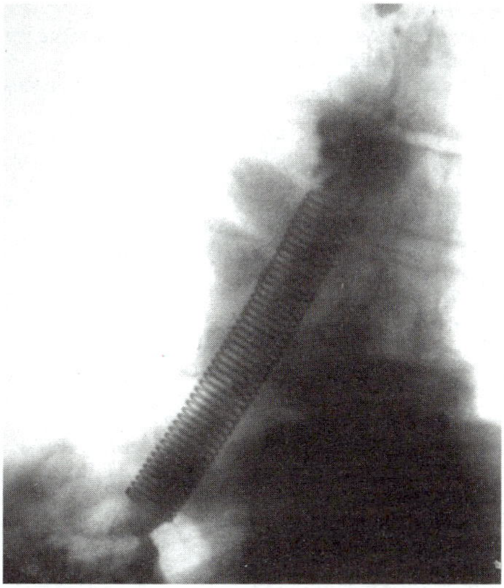

5

Ösophagusendoprothese

lebensfähigen Fehlbildungen auf. Häufiger ist die ↑Ösophagusatresie.

Ösophagusatresie: angeborener Verschluß der Speiseröhre mit o. ohne Verbindung zur Trachea o. zum Bronchialsystem (↑Ösophagotrachealfistel). Für die Klinik hat sich die Einteilung in 4 Typen bewährt (↑Vogt-Klassifikation). In der Neonatalogie ist ein Hydramnion der Mutter verdächtig auf Atresie im oberen Verdauungstrakt des Kindes. Magensondierung nicht mögl. Lackmusprobe des Aspirates. Sonde kann sich im oberen Blindsack aufrollen u. eine freie Passage vortäuschen. Röntg.: luftgefüllter Blindsack. Luft im Intestinum bei Typ IIIb u. c; luftleeres Intestinum bei Typ I u. II. Stets Op-Ind. Ther., nur operativ mögl. ↑Thorax, akuter.

Ösophagusbougierung: Ösophaguselongation; tgl. Bougierung des oberen Blindsacks bei Ösophagusatresie mit weiter Distanz der Stümpfe. Ziel ist die Verlängerung des oberen Blindsacks, um eine Anastomose zu ermöglichen.

Ösophagusdivertikel: 3 Erscheinungsformen: 1. pharyngoösophageales Pulsionsdivertikel (Zenker-Divertikel); 2. epibronchiales, bifurkationsnahes Traktionsdivertikel; 3. epiphrenales Pulsionsdivertikel. Das epibronchiale Ö. wird durch entzündl. periösophageale Lymphadenitis hervorgerufen, die anderen beiden Ö. gehen fast immer mit einer Dysfunktion der benachbarten Sphinkteren einher.

Ösophagusdruck: Druck in der Speiseröhre, abhängig von Ort der Messung u. Kontraktionszustand der Muskulatur. Der Ö. ist eine Meßgröße in der ↑Lungenfunktionsdiagnostik, wird als Differenzdruck zur umgebenden Atmosphäre mittels Ösophagusballonsonde bestimmt. Ruhedruck im thorakalen Ösophagus entspr. dem intrathorakalen Druck u. liegt 0,6–1,3 kPa unter dem atmosphär. Druck, im Bereich der Sphinkteren 1–2,5 kPa darüber. Durch ↑Ösophagusperistaltik erzeugter Ö. zwischen 4 u. 15 kPa.

Ösophagusduplikation: sehr seltene Verdopplung eines Speiseröhrenabschnitts. Der überschüssige Kanal liegt in der Submukosa o. zwischen den Muskelschichten, mitunter auch außerhalb mit eigener Wandung u. öffnet sich wieder in Speiseröhre o. Magen. ↑Vorderdarmzysten.

Ösophaguselektrokardiographie: spez. Ableitungsmethode des EKG (↑Elektrokardiogramm).

Ösophagusendoprothese: in den ↑Ösophagus eingelegtes Rohr zur Freihaltung des Speisewegs bei bösartigen Tumoren als palliative ↑Behandlung. Abb.

Ösophagusersatzsprache: zur Verständigung nach Laryngektomie vom Pat. zu erlernen, abhängig vom Ausmaß der Laryngektomie bzw. Resektion (Pharynx, Zungengrund, Zungenbein), Ausbildung einer Pseudoglottis, oberer Ösophagusabschnitt Windkessel u. Luftreservoir für Ersatzstimme; dosierte Abgabe der im Ösophagus gespeicherten Luft durch aktive Muskelkontraktion im oberen Speiseröhrenbereich.

Ösophagusfremdkörper: Verlegung der Speiseröhre durch Fremdkörper. Häufigster Sitz in 1., seltener 2. o. 3. Enge, Druckbeschwerden, Erstickungsgefühl, Wandschädigung durch Einriß o. Druck bei längerer Verweildauer, Gefahr der Mediastinitis. Baldmögl. Entfernung mittels Ösophagoskopie.

Ösophagusgeschwülste ↑Ösophagustumoren.

Ösophaguskarzinom: Krebs der Speiseröhre. Abb. S. 1464.

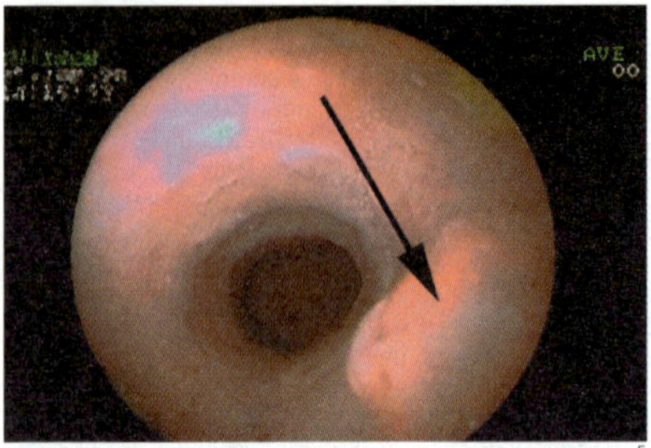

5

Ösophaguskarzinom (Pfeil)

Ösophagus-Magen-Darm-Szintigraphie: **1.** Gammakamera-Sequenzaufnahmen von Ösophagus u. Magen zur Beobachtung von Peristaltik, Motilität u. Entleerung, Zeitaktivitätskurven. Methode: Einnahme einer radioaktiv markierten flüssigen o. festen Testmahlzeit. Ind.: pathognomon. Muster bei aganglionärer Achalasie, Ösophagusstriktur, Sklerodermie, gastroösophagealem Reflux, Dumping-Syndrom, Verlaufskontrolle nach Vagotomie, Pylorosplastik. **2.** Nachweis gastrointestinaler Blutungsquellen. Methode: i. v. Injektion in vitro o. in vivo ^{99m}Tc-markierter Erythrozyten. Gammakamera-Sequenzaufnahmen über 30 min, danach stat. Aufnahme über Stunden, um auch intermittierende Blutungen zu lokalisieren. Im Kindesalter Nachweis eines Meckel-Divertikels im terminalen Ileum als Blutungsquelle mit ^{99m}Tc-Pertechnetat, das in ektoper Magenschleimhaut gespeichert u. sezerniert wird (keine ↑Schilddrüsenblockade). Abb.

Ösophagusmembran: seltene Form eines angeborenen, partiellen (↑Ösophagusstenose) o. totalen (↑Ösophagusatresie) Verschlusses der Speiseröhre durch eine quere Scheidewand (Diaphragma). Meist im unteren Abschnitt.

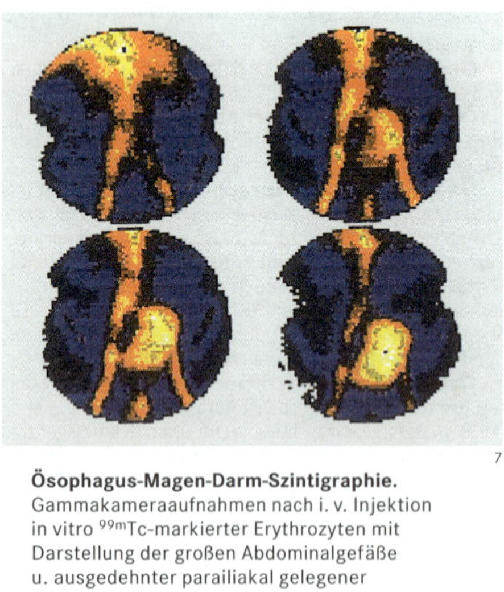
7

Ösophagus-Magen-Darm-Szintigraphie. Gammakameraaufnahmen nach i. v. Injektion in vitro ^{99m}Tc-markierter Erythrozyten mit Darstellung der großen Abdominalgefäße u. ausgedehnter parailiakal gelegener Dünndarmblutung

Ösophagusmotilität ↑Ösophagusperistaltik.

Ösophagusperforation: selten spontane (Verätzung, ↑Boerhaave-Syndrom, Karzinom), häufiger instrumentelle Durchbrechung der Speiseröhrenwand. Gefährdete Stellen: Recessus piriformis, gastroösophagealer Übergang, mittlere Ösophagusenge, erworbene Engstellen (bei Refluxösophagitis, Tumoren). Lebensgefährl. Verletzung.

Ösophagusperistaltik: Kontraktionswelle der Ösophagusmuskulatur mit vorangehender Erschlaffungswelle, kaudalwärts mit einer Geschwindigkeit von 2–4 cm/s verlaufend u. dem Transport des Ösophagusinhalts dienend. Kontrolle durch den ↑Nervus vagus, nach dessen Durchtrennung keine Ö. mehr mögl. ist. Man unterscheidet prim. Ö., als Teil des ↑Schluckakts u. sek. Ö., ausgelöst durch Dehnung des unteren Ösophagus, z. B. bei Speisenrückstand vor der ↑Kardia u. Reflux aus dem Magen. ↑Ösophagusdruck, ↑Kardiareflex. Prim. Störung der Ö.: ↑Achalasie, Ösophagospasmus, gastroösophagealer Reflux, Sek. Ösophagusperistaltikstörung: neuromuskuläre Erkrankung, Kollagenose, organ., die Motorik beeinflussende Erkrankung.

Ösophaguspseudodivertikel: beim Ösophagospasmus auftretendes röntg. Phänomen (korkenzieherartiger, locken- o. rosenkranzartiger Ösophagus), das auch eine Divertikelbildung vortäuscht.

Ösophagusresektion: teilweise o. vollständige chir. Entfernung der Speiseröhre.

Ösophagusruptur: Zerreißung, Berstung des Ösophagus in Form der traumat. Ö. durch Fremdkörper, Instrumenteneinwirkung u. ä., u. der spontanen Ö. unklarer Genese, meist nach Erbrechen eintretend. ↑Boerhaave-Syndrom.

Ösophagusstenose ⟨*gr*⟩ *f*: Enge der Speiseröhre. Angeborene Ö.: membranöse u. streckenförmige Ö. Funktionelle Ö.: ↑Achalasie, auch als prim. Ö. bezeichnet. Pept. Ö.: Bes. bei Reflux. Ö. nach Eingriffen wegen ↑Ösophagusatresie, ↑Hiatushernie. Ö. nach Verätzungen, infolge Hals- u. Mediastinaltumoren, doppelten Aortenbogens, ↑Dysphagia lusoria.

Ösophagusstimme ↑Ösophagusersatzsprache.

Ösophagusstriktur: hochgradige narbige Verengung der Speiseröhre, verursacht durch Verätzungen, chron. Geschwüre u. a.

Ösophagustumoren: Geschwülste der Speiseröhre. Gutartige Ö. (selten): Leiomyome, Fibrome, Lipome, Myome, Hämangiome. Bösartige Ö.: vorwiegend Plattenepithelkarzinome. Wesentl. Sympt. der Ö. sind Dysphagie, Stenoseerscheinungen, sek. Entzündungen.

Ösophagusvarizen: submuköse bzw. subepitheliale erweiterte Venen des Ösophagus. Arten: 1. sehr selten angeborene, nicht familiäre Anomalie ohne portale Hypertension; 2. relativ seltene Ö. im oberen Drittel (↑Downhill-Varizen) bei venöser Abflußbehinderung (Mediastinalprozesse, Struma, Bronchialkarzinom); 3. häufigste Form bei allen Typen der portalen Hypertension. Schwerwiegendste u. einzige Komplikation ist die Ösophagusblutung. Ö. lassen sich röntg. bei der Kontrastbreipassage, endoskop. u. angiograph. nachweisen..

Ösophagusvarizenblutung: gefährl. Komplikation der Ösophagusvarizen, deren Letalität schon beim 1. Schub um 40 % liegt. Bei bestehenden Ösophagusvarizen kann die Blutung in 30–50 % aus pept. Läsionen u. nicht aus den Varizen stattfinden, so daß der Nachweis der Blutungsquelle durch eine Notfallendoskopie wichtig ist. Jede Ö. ist eine Notfallsituation u. bedarf der Ther. auf einer Intensivstation. Das Legen einer komprimierenden Sonde (z. B. ↑Linton-Nachlas-Sonde) sollte bei Verdacht auf Varizen schon vom erstkonsultierten Arzt erfolgen. Die Ther. erfolgt durch Varizensklerosierung o. Gummibandligaturen, z. T. in Kombination mit medikamentöser Ther. (Somatostatin, Nitratpräparaten, Triglycylpressin, Betablockern). ↑Ösophaguswandsklerosierung. Abb.

Ösophagusverätzung: durch Säuren, Laugen, Phenole o. Reinigungsmittel, die versehentl. o. aus suizidaler Absicht getrunken werden, bedingte Verätzung der Speiseröhre. Sympt. u. Verlauf sind vom Umfang der Verätzung abhängig u. reichen von Schluckbeschwerden bis Schockzustand bzw. oberflächl. Läsionen bis tiefgehenden Nekrosen mit Mediastinitis. Ther. muß sofort versucht werden, eine Neutralisation der ätzenden Substanz zu erreichen (bei Laugen verdünntes Essigwasser, bei Säuren Magnesiumoxid, im Zweifelsfall Milch). Klin. Behandlung u. Beobachtung sind erforderl.

Ösophaguswandsklerosierung: Ösophagusvarizensklerosierung; Verödung blutender Ösophagusgefäße. Bei der paravasalen Ö. wird Polidocanol neben die Varizen im Abstand von 1–2 cm injiziert. Bei der intravasalen Ö. wird Polidocanol intravasal u. paravasal durch tieferes Einstechen u. Zurückziehen appliziert. Die Ö. kann unter der Blutung u. einfacher im blutungsfreien Intervall erfolgen.

Ösophaguszysten ↑Vorderdarmzysten.

Os palatinum: Gaumenbein; besteht aus ↑Lamina horizontalis u. ↑Lamina perpendicularis ossis palatini. **O. parietale**: Scheitelbein; Knochen des Schädeldachs.

Osphresiologie *⟨gr⟩ f*: Lehre vom ↑Geruchssinn.

Os pisiforme: Erbsenbein, proximaler Handwurzelknochen; Teil der ulnaren Begrenzung des ↑Canalis carpi. **O. pubis**: Schambein; vorderer Teil des Hüftbeins. Besteht aus einem lateralen hinteren dickeren Teil, dem Corpus, sowie 2 vorn anschließenden Ästen, Ramus superior u. inferior. Diese treffen in einer Knochenplatte zusammen, welche an der medialen Seite eine überknorpelte Fläche, Facies symphysialis, aufweist u. die ↑Symphysis seitl. begrenzt. **O. sacrum**: Kreuzbein; durch Verschmelzung von 5 Sakralwirbeln gebildeter Abschnitt der Wirbelsäule. Stellt einen dreiseitigen platten Knochen dar, der nach vorn konkav ausgehöhlt ist. Die Vereinigung der 5 Kreuzbeinwirbel zu einem einheitl. Knochen geschieht um das 20. Lj. durch Verknöcherung der Zwischenwirbelscheiben.

Os-sacrum-Agenesie: angeborenes Fehlen des Kreuzbeins. Ist isoliert selten. Verschiedengradige Defekte gehören zum kaudalen Regressionssyndrom (kaudale ↑Dysplasie) sowie zum Komplex sirenoider Fehlbildungen (↑Anchipodie, ↑Sirenomelie). Im Ggs. zu ersteren hat der sirenoide Formenkreis nur eine A. umbilicalis in der Nabelschnur. Abb.

Os scaphoideum: Kahnbein; radial in der proximalen Reihe gelegener Handwurzelknochen.

Ossein: ↑Gerüsteiweiß (Skleroprotein) der Knochen. Gehört zur Gruppe der Kollagene u. geht beim Erhitzen in wäßrig saurer Lösung unter Hydrolyse u. Abspaltung von Ammoniak in Leim bzw. Gelatine über.

Osseomukoid: die im Knochengewebe vorhandenen Glykosaminoglykane.

Os sesamoideum: Sesambein; kleine Knochen in Sehnen, wo diese Gelenke überziehen; sie verstärken die Hebelwirkung der Sehnen u. verhindern ihr Einklemmen in den Gelenkspalt. Das größte Sesambein ist die ↑Patella.

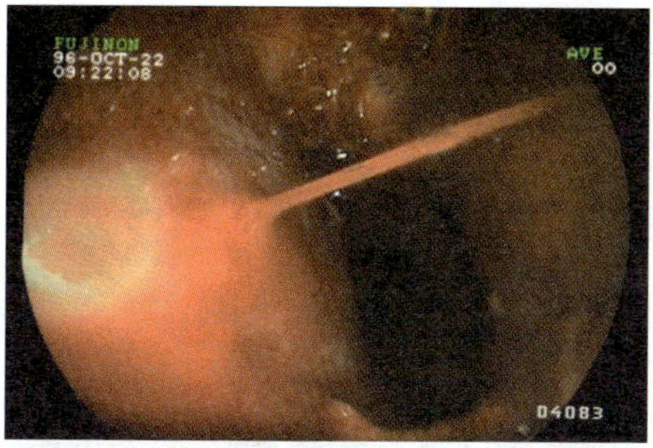

5

Ösophagusvarizenblutung

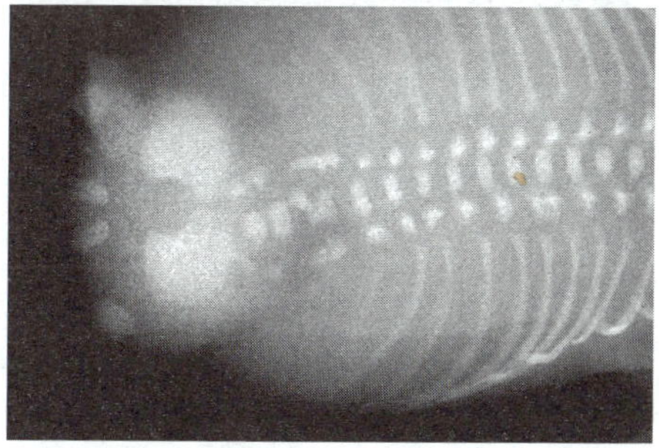
37

Os-sacrum-Agenesie
u. Lendenwirbelfehlbildungen

osseus *⟨lat⟩ Adj*: zum Knochen gehörend, aus Knochen bestehend, knöchern.

Ossicula suprasternalia *⟨lat⟩ n Pl*: Ossa suprasternalia, Episternum; 1–2 Knöchelchen, im Bereich der Incisura jugularis, dem Manubrium sterni aufgelagert. Getrennt vom Sternum o. einseitig verschmolzen. Ossifikation um das 20. Lj. Abb. S. 1466.

Ossiculum terminale: Variante der Entwicklung des Atlas, nicht verknöcherter oberer Teil des Dens axis des 2. Halswirbels. Röntg. Vortäuschung einer traumat. Absprengung.

ossificans *⟨lat⟩ Adj*: ossifizierend, verkalkend.

Ossifikation: Ossificatio; Verknöcherung. Teil der ↑Osteogenesis cartilaginea.

Ossifikation, atypische: Verknöcherung, Knochenneubildung. Z. B. ↑Reiter-Krankheit am Fersenbein, periostale u. paravertebrale Ossifikation bei juveniler ↑Rheumatoidarthritis u. bei ↑Osteoarthropathia psoriatica, paraossäre u. paraartikuläre Ossifikation bei ↑Marie-Bamberger-Syndrom.

Ossifikation, dystopische: Ossificatio dystopica; an ungewöhnl. Stellen einsetzende Knochengewebebildung durch verlagertes osteogenes Gewebe i. S. einer Hamartie.

Ossifikation, enchondrale: Ossificatio endochondrialis; Teil der Ersatzknochenbildung, ↑Osteogenesis cartilaginea. Abb. S. 1466.

Ossifikation, heterotope: Ossificatio heterotopia; an ungewöhnl. Stellen einsetzende Knochengewebebildung durch pathol. Prozesse; z. B. Knochenbildung im Narbengewebe.

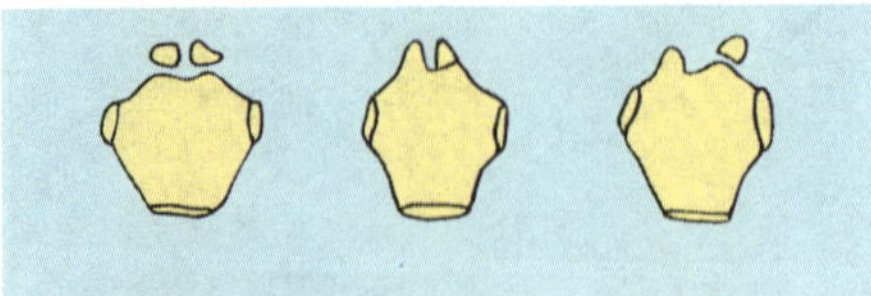

Ossicula suprasternalia

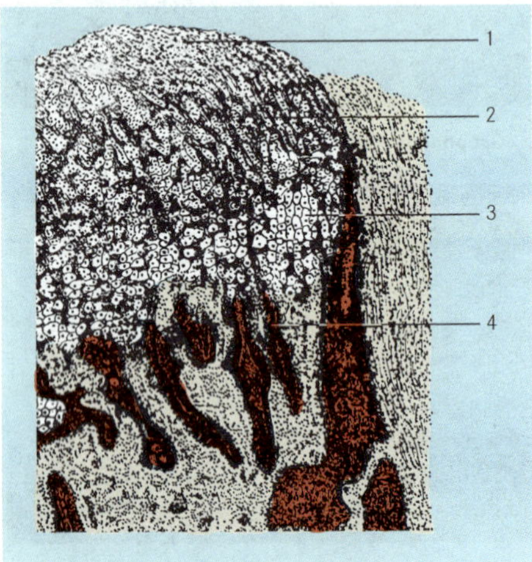

Enchondrale Ossifikation
1: Zona reservata; 2: Zona proliferativa;
3: Zona resorbens; 4: Zona ossificationis

Ossifikation, homotope: Ossificatio homotopia; an den gewöhnl. Stellen auftretende Knochengewebebildung.

Ossifikation, metaplastische: Ossificatio metaplastica; Art der postembryonalen Knochengewebebildung als direkte Metaplasie durch Umwandlung plast.-determinierter Zellen in Osteoblasten u. als indirekte Metaplasie durch Differenzierung pluripotenter Mesenchymzellen in Osteoblasten.

Ossifikation, neudifferenzierte: Ossificatio neodifferentiata; die gesamte metaplastische ↑Ossifikation.

Ossifikation, perichondrale: Ossificatio perichondrialis; Teil der Ersatzknochenbildung, ↑Osteogenesis cartilaginea. Abb.

Ossifikation, postembryonale: Ossificatio postembryonalis; die Knochengewebebildung in der fetalen u. postnatalen Zeit.

Ossifikation, primäre angiogene: Ossificatio angiogenica primaria; prim., nach Krompecher direkte Knochengewebebildung ohne desmale o. chondrale Vorstufe. Um ein kapilläres Endothelrohr liegen Osteoblasten u. Osteozyten mit ossärer Grundsubstanz. Vorkommen nur an Stellen ohne mechan. Belastungen.

Ossifikationsalter ↑Altersbestimmung.

Ossifikation, spongiöse: Ossificatio spongiosa; Bälkchenknochen (früher Substantia spongiosa); ↑Knochenstruktur.

Os sphenoidale: Keil- o. Wespenbein; Knochen in der Mitte der Schädelbasis; besteht aus Corpus, paariger Ala major u. minor sowie ↑Processus pterygoideus. **Ossa suprasternalia** ↑Ossicula suprasternalia. **O. supratalare** ↑Pirie-Knochen. **Ossa suturalia** ↑Nahtknochen. **Ossa tarsi**: Fußwurzelknochen; ↑Fußskelett.

Osteitis ↑Osteomyelitis.

Osteitis deformans Paget ↑Osteodystrophia deformans Paget.

Osteitis pubis: im Symphysenbereich lokalisierte Schmerzen u. Verspannungen der Adduktorenmuskeln nach urol. u. gyn. Operationen.

Os temporale: Schläfenbein; besteht aus einem vertikalen Teil (Pars squamosa u. ↑Processus mastoideus), welcher sich an der Bildung der Seitenwand des Schädels beteiligt, einem horizontalen Teil (Pars petrosa, Felsenbein, Felsenbeinpyramide), der der Schädelbasis angehört u. Mittel- u. Innenohr beherbergt, sowie der Pars tympanica, welcher vorn u. unten den knöchernen Teil des äußeren Gehörgangs begrenzt.

Osteoarthralgie ⟨*lat +gr*⟩ *f*: Schmerzen von Knochen u. Gelenken.

Osteoarthritis: Entzündung des Gelenks u. der angrenzenden Knochenbezirke.

Osteoarthritis deformans endemica ↑Kaschin-Beck-Krankheit.

Osteoarthropathia psoriatica: Psoriasis-Arthritis, Psoriasis arthropathica, psoriat. Osteoarthropathie; eine fakultative Manifestation der Psoriasis am Bewegungsapparat mit morphol. typ. Beteiligung der Gelenke u./o. des Stammskeletts u. der Knochen mit individuell unterschiedl. Befall i. R. eines typ. Befallsmusters. Die O. p. ist eine chron. verlaufende, entzündl., destruierende asymmetr. Gelenkerkrankung mit gleichzeitigen proliferativen u. ossifizierenden Vorgängen im Gelenkbereich, ossifizierenden Periostitiden im Handwurzelbereich u. an den Phalangen, auch außerhalb der Gelenke, Fibroostitiden (Entzündungen im Bereich von Sehnenansätzen), mit besonderer Neigung zu Mutilationen im Gelenkbereich (dabei oft Ankylosen u. Mutilationen an benachbarten Gelenken der Hände u. Füße, typ. ↑Strahlbefall) u. mit der Tendenz zur Beteiligung der Iliosakralgelenke u. der Wirbelsäule bei Psoriasis der Haut u./o. der Nägel, wobei die Psoriasis längere Zeit bestehen, gleichzeitig mit der Gelenkerkrankung auftreten, oft erst nach Beginn der Gelenkerkrankung in Erscheinung treten o. sogar fehlen kann. In ihrer klass. Form ist die Erkrankung ein eigenständiges Krankheitsbild u. eindeutig z. B. von der chron. ↑Rheumatoidarthritis abzugrenzen. In seltenen Fällen ist auch eine ↑Spondylitis psoriatica (ohne periphere Gelenkmanifestation) zu diagnostizieren. Weitere Besonderheiten gegenüber ↑Rheumatoidarthritis: stärkere Beteiligung der Wirbelsäule (Spondylitis psoriatica), Arthritis der Sakroiliakalgelenke in 10%, nie rheumatoide ↑Granulome, ↑Rheumafaktor stets neg., HLA-B 27 (↑HLA-System) u. a. Antigene pos.

Osteoarthropathie, hypertrophe ↑Marie-Bamberger-Syndrom.

Osteoarthrosis deformans ↑Arthrose.

Osteoblast ⟨*gr*⟩ *m*: Osteoblastocytus: Knochenbildungszelle, die sich aus Mesenchymzellen differenziert. Mehrere O. lagern sich zu einem Centrum ossificationis zusammen, scheiden ↑Osteoid aus u. bilden so ein Knochenbälkchen (Trabecula ossea), dem sie epithelartig aufsitzen („Osteoblastentapete"). Da die O. nach allen Rich-

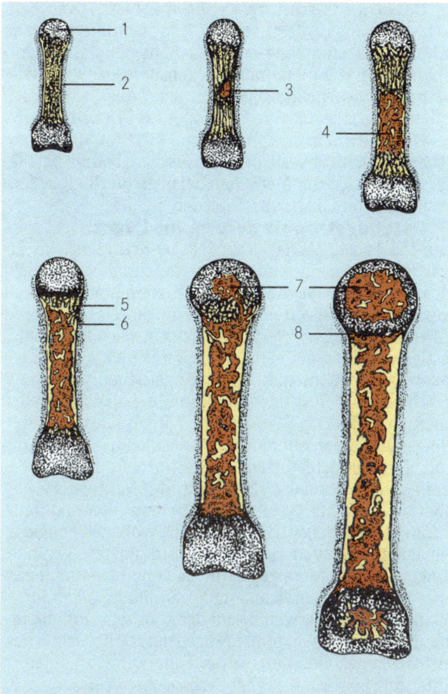

Perichondrale Ossifikation
1: perichondrale Knochenmanschette;
2: Epiphyse; 3: Bildung der primären Markhöhle;
4: Knochenbälkchen in der primären Markhöhle;
5: Säulenknorpel; 6: Knochenbildungszone;
7: Ossifikation der Epiphyse;
8: Anlage der Epiphysenfuge

tungen Osteoid absondern, mauern sie sich selbst in die Matrix ossea ein u. differenzieren sich zu Osteozyten (↑Knochenzellen). Struktur des O.: spindelförmige Zelle mit meist exzentr. gelegenem Zellkern; basophiles Zytoplasma durch reichl. rER u. freie Ribosomen (Proteinsynthese), deutl. Golgi-Apparat, zahlreiche Mitochondrien, hohe Aktivitätsrate an alkal. Phosphatase. Abb.

Osteoblastenosteoporose: Phase der Osteoporose mit histol. reichl. Osteoblasten, aber mit verminderter Aktivität derselben.

Osteoblastom, aggressives: Subtyp des benignen Osteoblastoms mit den gleichen röntg. Zeichen. Typ. sind sehr große Osteoblasten. Rezidive fallen wesentl. größer als die Primärtumoren aus, können die Kortikalis zerstören u. extraossäre Tumoranteile bilden; keine Metastasen.

Osteoblastom, benignes: sehr seltener, meist bei Kindern u. Jugendlichen vorkommender gutartiger Knochentumor, der histol. aus Osteoblasten, Osteoid u. trabekulärem Knochen besteht.

Osteoblastom, malignes: prim. intraossärer, osteolyt. maligner Tumor mit den histol. Merkmalen eines Osteoblastoms, also Bildung von Osteoid u. Faserknochenbälkchen, die von reichl. aktiven Osteoblasten u. Osteoklasten umgeben werden. Deutl. Atypien der großen osteoblastären Zellen zeigen die Malignität an. Progn. besser als beim Osteosarkom.

Osteochondritis dissecans: Osteochondrosis dissecans; schalenförmige Ablösung kleiner Knochen-Knorpel-Sequester von der Oberfläche eines Gelenkkopfs mit Verwandlung zu freien Körpern. Jugendliche u. jüngere Erwachsene männl. Geschlechts sind bevorzugt. Lokalisation v. a. an Ellenbogengelenken, aber auch Knie- u. Sprunggelenken. An der Synovialmembran eine Begleitsynovialitis. Klin. häufig Reizergüsse im Gelenk.

Osteochondritis syphilitica: Knochenprozeß als Manifestation der konnatalen ↑Syphilis mit bandförmigen Aufhellungen der Metaphysen (röntg.) u. Verdickung der Kortikalis, bes. der langen Röhrenknochen.

Osteochondritis vertebralis infantilis: Calvé-Krankheit, Vertebra plana (osteonecrotica); seltene, meist Jungen im 1. Lebensjahrzehnt betreffende, asept. Knochennekrose eines Wirbelkörpers der unteren Brust- o. oberen Lendenwirbelsäule mit Flach- o. Plattwirbelbildung u. starker Kyphose.

Osteochondrodysplasie ⟨*gr*⟩ *f*: Sammelbegriff für angeborene, häufig erbl. Wachstums- u. Entwicklungsstörungen von Knorpel- u./o. Knochengewebe. In der internationalen Nomenklatur der angeborenen Systemerkrankungen des Skeletts (1983) werden mind. 120 versch. Formen einer O. unterschieden.

Osteochondrom ⟨*gr*⟩ *n*: gutartiger chondroossärer Knochentumor. ↑Osteochondrome, multiple; ↑Osteochondrom, solitäres.

Osteochondromatose ↑Enchondromatose.

Osteochondrom, bizarres parosteales: seltene tumorvortäuschende Läsion im Bereich der Weichteile der Finger u. Zehen mit merkl. proliferativer Aktivität, aus Knochen- u. Knorpelgewebe, mit bes. chondralen Atypien, die ein Sarkom imitieren. Vorkommen in allen Altersgruppen ohne Geschlechtsprädilektion. Hohe Rezidivrate, keine maligne Entartung.

Osteochondrome, multiple: kartilaginäre Exostosenkrankheit, multiple Exostosen; Erkrankung, bei der viele bis sehr zahlreiche knöcherne, von einer hyalinen Knorpelkappe überzogene Gebilde an allen Skelettknochen entstehen. Von der Knorpelkappe aus wachsen die Läsionen nach Art der enchondralen Ossifikation pilzförmig. Zwischen den Knochenbälkchen liegt Fett- o. Fa-

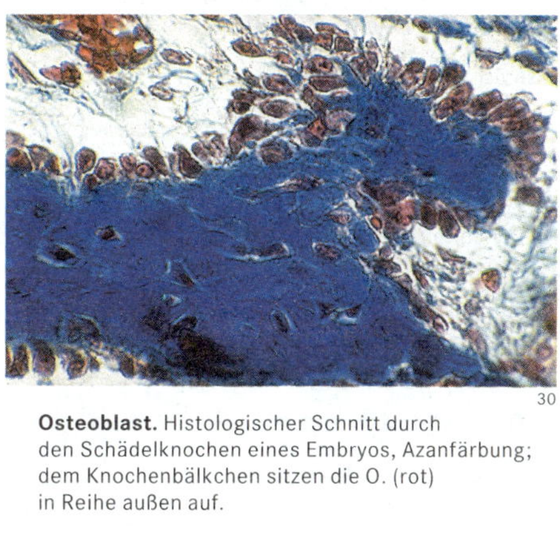

30

Osteoblast. Histologischer Schnitt durch den Schädelknochen eines Embryos, Azanfärbung; dem Knochenbälkchen sitzen die O. (rot) in Reihe außen auf.

sermark, wobei diese Markräume mit dem Knochenmarkraum kommunizieren. Autosomal dominantes Leiden mit schwacher Penetranz, männl. Geschlecht häufiger befallen als. weibl. Die Läsionen zeigen mit ihrer pilzartigen Kappe stets in Richtung Diaphyse. In etwa 11 % maligne Entartung, meist mit Bildung sek. Chondrosarkome.

Osteochondrom, solitäres: Erkrankung, bei der ein knöcherner, von einer hyalinen Knorpelkappe überzogener Tumor entsteht. Das s. O. unterscheidet sich von den multiplen Osteochondromen nur durch die Singularität der Läsion u. die fehlende Erbbezogenheit. Die Entartungswahrscheinlichkeit liegt unter 1 %. Nur sehr große Gebilde verursachen je nach Sitz klin. Beschwerden wie Druck auf Nerven u. Gefäße, Bewegungseinschränkung.

Osteochondropathien: asept. Knochennekrosen. Bevorzugt im Wachstumsalter auftretende (Mikro-)Schädigung umschriebener Knorpelknochenteile, die über schmerzhafte Zirkulationsstörung zum Umbau des Gewebes führt. Die meisten Krankheitsbilder sind mit dem Namen des Erstbeschreibers verbunden.

Osteochondrosarkom: bösartiger knochen- u. knorpelbildender Tumor; wird heute dem osteogenen Sarkom als chondroider Typ zugeordnet.

Osteochondrose: Osteochondrosis intervertebralis; degenerative Veränderungen, zunächst der Bandscheiben (Chondrose, Chondrosis intervertebralis) mit Auflockerung u. Verflüssigung der Grundsubstanz, Faserzerstörung u. Zystenbildung, dadurch Herabsetzung o. Aufhebung der Elastizität, Verlust der Stabilität im Bewegungssegment, Verschmälerung des Bandscheiben-Zwischenwirbel-Raums (röntg. nachweisbar). Klin. Fehl-, meist abnorme Geradehaltung. Bei Zunahme der Chondrose (bei vollständiger „Zermürbung" der Bandscheibe) Einbeziehung auch der angrenzenden Deck- u. Bodenplatten. Bei so bedingter pathol. vermehrter mechan. Beanspruchung Verdichtung der Spongiosa der Wirbelkörper u. appositionelle Knochenzackenbildungen (↑Osteophyten) an den Vorder- u. Seitenkanten der Wirbelkörper, durch unphysiolog. Belastung des vorderen Längsbands u. der Ansatzstellen des Anulus fibrosus seitl. am Wirbelkörper ↑Spondylosis deformans. Häufigster Sitz der O. u. der Spondylosis deformans an der HWS die Segmente C_5/C_6 u. C_6/C_7, an der LWS L_4/L_5 sowie L_5/S_1. Beschriebene Veränderungen stellen wie ↑Spondylarthrosis deformans zunächst keine Krankheit, sondern nur ein morphol., pathol.-anat. Krankheitspotential dar; oft nur zufällig bei Röntgenuntersuchungen festgestellt. Erst unter Einwirkung vieler exogener Faktoren (mechan. Überbeanspruchung unterschiedl. Art, Bandscheibenprolaps u. ä.) u. a., auch psych. Faktoren Entwicklung klin. Sympt. im Bewegungssegment: lokale Haltungsänderungen (Kyphose, Lordose, Skoliose), umschriebene segmentale Funktionsstörungen (Bewegungseinschränkung, abnorme Lockerung), reaktive Weichteilveränderungen (↑Tendomyosen u. a.), spondylogene ↑Syndrome.

Osteochondrosis deformans coxae juvenilis ↑Perthes-Legg-Calvé-Erkrankung.

Osteochondrosis deformans dorsi adolescentium ↑Scheuermann-Krankheit.

Osteochondrosis deformans tibiae ↑Blount-Syndrom.

Osteochondrosis dissecans ↑Osteochondritis dissecans.

Osteoclast activating factor ⟨*engl*⟩: Lymphokin aus Leukozyten nach spezif. o. unspezif. Stimulierung, das in vitro die Knochenresorption stimuliert.

Osteodensitometrie: absorptiometr. „Knochendichtemessung", Messung des Knochenmineralgehalts (KMG) mit Bestimmung des BMC (Bone mineral content) sowie des BMD (Bone mineral density) zur Objektivierung der Knochenmasse u. mittelbar zur Abschätzung des Frakturrisikos bei präklin. ↑Osteoporose. ↑Densitometrie.

Osteodentin ⟨*lat*⟩ *n*: Art von ↑Dentin, das Osteoblasten enthält. Physiol. bei best. Fischen, pathol. bei niederen Spezies, beim Menschen bei überstürzter Reizdentinbildung mit Einschluß von Zellen.

Osteodystrophia deformans Paget: Ostitis deformans Paget, Morbus Paget, Paget-Krankheit; im Erwachsenenalter auftretende, benigne, chron. verlaufende lokalisierte Osteopathie mit überstürztem Knochenabbau sowie sek. gesteigertem Knochenanbau. Nach neueren Erkenntnissen hervorgerufen durch eine sich lokal manifestierende, langsam verlaufende Virusinfektion. Die befallenen Skelettabschnitte sind aufgetrieben, verplumpt u. schmerzhaft. Auftreten monostot. u. polyostot. Deformierung an Becken, Femur, Tibia, Wirbelsäule u. Schädel. Neigung zu Spontanfrakturen. Bruchheilung u. Heilung von Korrekturosteotomien liegen im Normbereich. Betroffene Knochen aufgrund verstärkter Vaskularisierung überwärmt. Röntg. typ. Konturauftreibung u. Strukturauflösung, „blätterteigartige" Kompakta, wolkige Spongiosa, Nebeneinander von osteolyt. u. osteosklerot. Veränderungen. Histol. „Mosaikstruktur" mit enorm vergrößerten Osteoklasten. Labortechn. starke Erhöhung alkal. Phosphatase. Diagn. Notwendigkeit der Knochenszintigraphie zur Erfassung asymptomat. Paget-Herde. Kausale Ther. nicht bekannt. Bei 1–10 % der Fälle wird sarkomatöse Entartung beobachtet: Paget-Sarkom. Abb. 1 u. 2.

Osteodystrophia fibrosa generalisata: Ostitis fibrosa cystica generalisata Recklinghausen; innersekretor. bedingte Systemerkrankung des Skeletts, die vorwiegend Frauen befällt u. durch Mineralstoffwechselstörungen, schnell fortschreitende Skelettentkalkung u. eine Vergrößerung der Epithelkörperchen gekennzeichnet ist. Die Stoffwechselstörung wird auf eine übergeordnete zentralhormonale Funktionsstörung bezogen u. besteht in einer vermehrten Bildung von Parathormon, verstärktem Abbau von Kalk u. gesteigerter Hemmung der Phosphatresorption in der Niere, Hyperkalzämie u. Hypophosphatämie. ↑Hyperparathyreoidismus. Am Knochen diffuse Entkalkung, Verbiegungen, Spontanfrakturen, Auftreibungen durch Zysten u. hämosiderinhaltige Riesenzellgeschwülste (↑Tumor, brauner), die als Resorptions- o. Granulationsgeschwülste anzusehen sind. Mikrosk. gesteigerter Knochenabbau mit lakunärer u. dissezierender Resorption, Osteoidbildung u. Fasermark (dissezierende Fibroosteoklasie). Schlechte Progn.; Heilung o. zeitweilige Besserung durch operative Entfernung der vergrößerten Epithelkörperchen, gelegentl. Spontanheilung.

Osteodystrophia fibrosa localisata: Ostitis fibrosa localisata; osteolyt. Herd beim ↑Hyperparathyreoidismus aus osteoklasten- u. hämosiderinreichem Granulationsgewebe. ↑Tumor, brauner.

Osteofibrosis deformans juvenilis Uehlinger: fibröse Dysplasie Jaffé-Lichtenstein, Jaffé-Lichtenstein-Uehlinger-Syndrom; zu den Systemerkrankungen des Skeletts gehörende Knochenerkrankung, die in der Kindheit beginnt u. mon- o. polyostot. auftreten kann. Durch Markfibrose u. Spongiosierung der Kompakta verlieren die betroffenen Knochen an Tragfähigkeit, so daß es

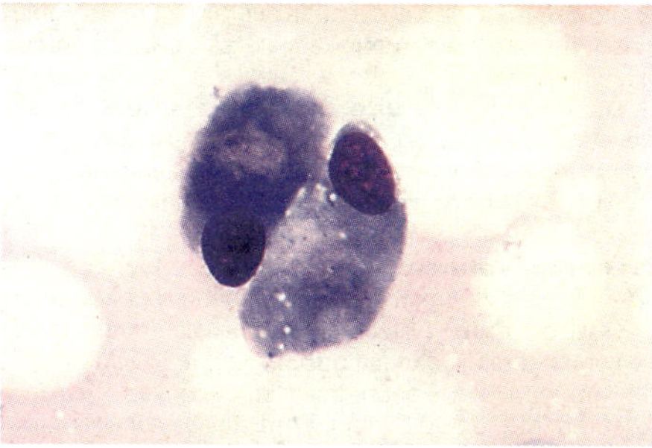

35

Osteodystrophia deformans Paget (Abb. 1).
Knochenmarkausstrich mit Osteoblasten, Pappenheim-Färbung

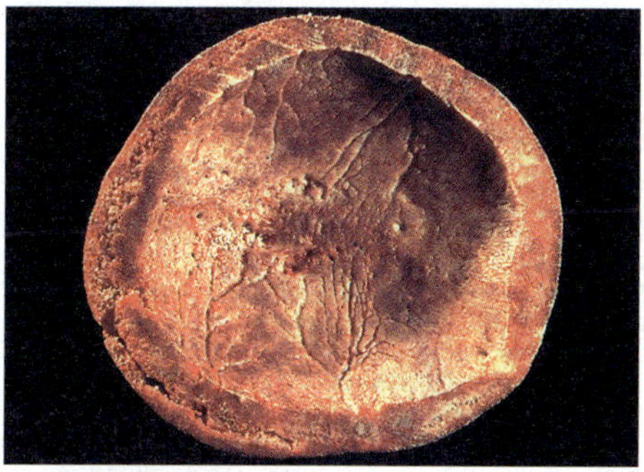

9

Osteodystrophia deformans Paget (Abb. 2).
Schädelkalotte mit typischer Auftreibung

bei Befall des Femur zu hirtenstabförmiger Verbiegung i. S. des Femur varum bzw. der Coxa vara kommt. Spontanfrakturen sind mögl. Die Knochenheilung nach Korrekturosteotomien ist kaum gestört. Die in Schüben verlaufende Erkrankung kommt mit Abschluß der Wachstumsphase in den meisten Fällen zum Stillstand.

osteogen ⟨*lat*⟩ *Adj*: vom Knochen ausgehend.

Osteogenesis ⟨*gr*⟩ *f*: Knochenbildung.

Osteogenesis cartilaginea indirekte Knochenbildung, Ersatzknochenbildung; ein knorpelig vorgebildetes Skelettstück wird durch Knochen ersetzt. Zwei lokalisator. getrennte Vorgänge: 1. **Perichondrale Ossifikation** (Ossificatio perichondrialis) im Bereich der Diaphyse: Um die knorpelige Diaphyse wird vom Perichondrium aus eine Knochenmanschette (Annulus osseus perichondrialis) gebildet, indem sich Osteoblasten direkt aus dem Mesenchym differenzieren u. Osteoid produzieren (Vorgang gleicht der ↑Osteogenesis membranacea). Von der Manschette aus dringen Osteo-/Chondroklasten in das Innere der Diaphyse ein unter Abbau des inzwischen großblasig gewordenen Diaphysenknorpels. In Begleitung von Blutgefäßen wandern Mesenchymzellen in die so geschaffene prim. Markhöhle ein. 2. **Enchondrale Ossifikation** (Ossificatio endochondrialis) im Bereich der Epiphyse: Der unveränderte, embryonale Epiphysenknorpel (Zona reservata) zeigt Zellzahlvermehrung (Zona proliferativa), die Zellen liegen in auf die Diaphyse zu gerichteten Säulen (Columella chondrocyti). Die Knorpelzellen werden großblasig (Zona hypertrophica), Knorpelgrundsubstanz verkalkt (Cartilago calcificata). In einer quer zur Knochenlängsachse verlaufenden Eröffnungszone (Zona resorbens) werden die Knorpelhöhlchen (Lacunae cartilagineae) durch aus der prim. Markhöhle stammende Osteo- bzw. Chondroklasten eröffnet, blasige Knorpelzellen abgebaut. In einer parallel dazu verlaufenden Verknöcherungszone (Zona ossificationis) wird auf Reste der verkalkten Knorpelgrundsubstanz (Trabecula cartilaginea) durch Osteoblasten aus der Markhöhle Osteoid aufgelagert. Die querverlaufende Knorpel-Knochen-Grenze bleibt als Epiphysenfuge bestehen bis zum Ende des Längenwachstums. Im diaphysenfernen Teil der Epiphyse bildet sich zeitl. versetzt das Centrum ossificationis secundarium, der Knochenkern der Epiphyse. Abb.

Osteogenesis imperfecta congenita: angeborene Erkrankung des Bindegewebes. Multiple Frakturen bereits bei Geburt, schwere Verkrüppelungen, Minderwuchs, geringe Lebenserwartung, nicht selten Totgeburt. Häufig blaue Skleren.

Osteogenesis imperfecta congenita letalis ↑Vrolik-Syndrom.

Osteogenesis imperfecta tarda ↑Lobstein-Syndrom.

Osteogenesis membranacea: direkte Knochenbildung, Bindegewebeknochenbildung, desmale Ossifikation; beim Feten beginnende Knochenbildung direkt aus embryonalem Bindegewebe (Mesenchym). Vorkommen: platte Schädelknochen, Schlüsselbein u. a. Ablauf: Mesenchymzellen differenzieren sich zu ↑Osteoblasten, die sich zusammenlagern (Centrum ossificationis) u. ↑Osteoid ausscheiden. In die so entstandenen Bälkchen (Trabecula ossea) mauern sich die Osteoblasten ein u. differenzieren sich zu Osteozyten. Die Bälkchen zeigen: Anbauseite mit Osteoblasten, Abbauseite mit ↑Osteoklasten, die in ↑Howship-Lakunen liegen. Abb. S. 1470.

Osteoid ⟨*lat*⟩ *n*: Textus osteoideus; unverkalkte Knocheninterzellularsubstanz (Matrix ossea), bestehend aus: Grundsubstanz (Substantia fundamentalis), Kollagenfasern (Fibra collagenosa). O. wird von ↑Osteoblasten sezerniert, die Mineralisation erfolgt extrazellulär. Unter der Mineralisationsrate des O. versteht man die in einer best. Zeiteinheit mineralisierte Menge O. (↑Mineralisationsrate). Die Oberflächendichte des O. ist die Gesamt-

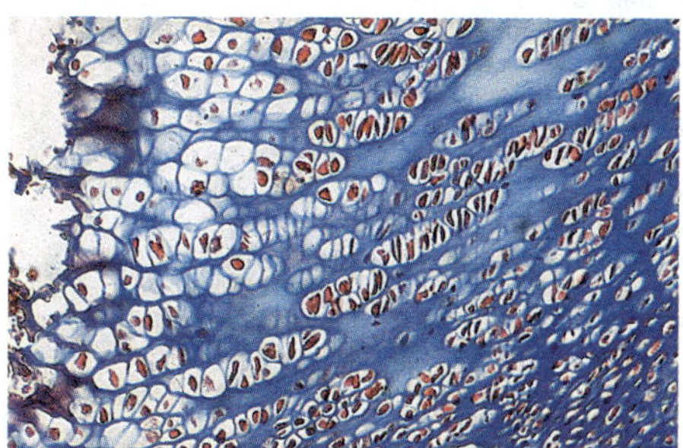

30

Osteogenesis cartilaginea.
Histologischer Schnitt durch den Fingerknochen eines Embryos, Azanfärbung;
Epiphyse mit Säulen- u. Blasenknorpel, Verkalkung u. Eröffnungszone

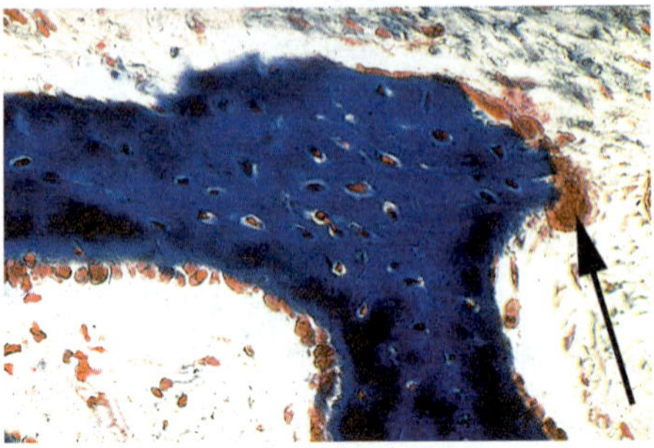

30

Osteogenesis membranacea.
Histologischer Schnitt durch den Schädelknochen eines Embryos, Azanfärbung; Bälkchen mit Osteoblasten (Knochenaufbau) u. Osteoklasten (Knochenabbau, Pfeil)

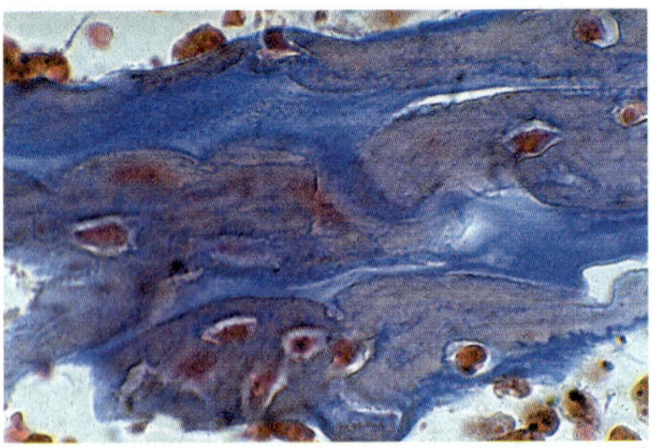

30

Osteoid.
Histologischer Schnitt durch den Fingerknochen eines Embryos, Azanfärbung; endochondriales Bälkchen mit O. auf Knorpelgrundsubstanz

osteoidoberfläche in mm^2 pro Volumeneinheit Gesamtknochengewebe. Abb.

Osteoidfibrom: im Gesichtsschädelbereich vorkommende Geschwulstform. Die derben Tumoren bestehen aus kollagenem Bindegewebe, in das rundl. Osteoidkügelchen eingelagert sind. Teilweise handelt es sich um Zementikel, so daß man auch von zementbildenden Fibromen sprechen könnte.

Osteoidosteom: schmerzhafte Knochenläsion bei Kindern u. Jugendlichen. Bevorzugt an langen Röhrenknochen, bes. Tibia; röntg. zentrale Aufhellung mit peripherer Verdichtung bis zu 2 cm im Durchmesser; gefäßreicher Nidus mit Osteoid- u. Knochenbildung (Aufhellung) u. perifokaler, reaktiver Knochenneubildung (Verdichtung). Zwei Formen: 1. kortikales O.; 2. spongiöses O. Ursache u. Zugehörigkeit zu den Knochengeschwülsten unklar.

Osteoidsarkom: bösartiger Knochentumor, in dem unverkalkte Knochensubstanz (Osteoid) gebildet wird. Wird heute dem osteogenen Sarkom zugeordnet.

Osteoidsaum: auf einer Knochenoberfläche von Osteoblasten abgelagertes, noch nicht mineralisiertes Osteoid. O. sind in allen Altersklassen aufgrund des zeitlebens bestehenden Knochenumbaus vorhanden, sie sind meist schmal (unter 5 µm). Verstärktes Vorkommen bei Osteomalazie.

Osteoidsaumbreite, mittlere: aus bekanntem Osteoidvolumen u. bekannter absoluter Osteoidoberfläche errechnete durchschnittl. Breite des Osteoidsaums.

Osteoidsaum, ruhender: Osteoidsaum ohne Osteoblasten.

Osteoidvolumen: Relation des Volumens an Osteoid u. des Volumens des gesamten Knochengewebes.

Osteokalzin: Osteocalcin, Bone-Gla-Protein (BGP für von engl. bone gamma-carboxy glutamic acid-containing protein); ein Knochenmatrixprotein von 49 Aminosäuren (M ~ 5 800 Dalton). Wird von Osteoblasten unter Einfluß von Vitamin D synthetisiert. Bestimmung in Serum mittels RIA (↑Radioimmunoassay). Parameter zur Beurteilung des Knochenumsatzes. Erhöht bei prim. Hyperparathyreoidismus, bei Hyperthyreose, bei renaler Osteopathie. ↑Knochenumbau.

Osteoklasie ⟨*gr*⟩ *f*: **1.** Knochengewebeabbau durch Osteoklasten. **2.** Durch Setzen einer ↑Grünholzfraktur ermöglichte Korrektur von vorwiegend rachit. bedingten Deformierungen der Knochen. Heute kaum noch geübt.

Osteoklasten ⟨*gr*⟩ *m*: Osteoclastocytus, Knochenfreßzelle; aus mesenchymalen Zellen entstehende, etwa 80–100 µm große, bis etwa 50 Zellkerne aufweisende Knochenzerstörungszellen, die im Rahmen von Umbauvorgängen Osteoid, aber auch bereits mineralisierte Matrix ossea abbauen. Bes. gut sind diese Knochenumbauvorgänge an den Knochen der Schädeldecke zu beobachten. O. zeigen amöboide Beweglichkeit u. liegen in muldenförmigen Resorptionsbezirken des Knochens (↑Howship-Lakunen, Lacuna erosionis). O. sind reich an Lysosomen u. Vakuolen. Zytochem. ist der hohe Gehalt an saurer Phosphatase charakterist. Die dem Osteoid zugewandte Seite des Plasmalemms hat eine Halskrausenstruktur (ruffled border). O. werden durch Parathormon zur Resorption von Osteoid bzw. Matrix ossea aktiviert u. durch Calcitonin in dieser Funktion gehemmt. In Knochenmarkaspiraten ist er nur selten unlädiert nachweisbar. Abb. 1 u. 2.

Osteoklastenaktivität, relative: Anteil der Grenzfläche zwischen Howship-Lakunen u. Osteoklasten in Prozent der Gesamtresorptionsoberfläche.

Osteoklastenosteoporose: Form der Osteoporose, hervorgerufen durch vermehrten osteoklastären Knochengewebeabbau, vorkommend bei allen Formen des ↑Hyperparathyreoidismus.

Osteoklastom ⟨*gr*⟩ *n*: Riesenzelltumor des Knochens. Osteolyt. vorwiegend epimetaphysär gelegener Tumor aus einkernigen Zellen u. mehrkernigen osteoklastenähnl. Riesenzellen, zahlreichen, vorwiegend kapillären Blutgefäßen, geringen Mengen kollagener Fasern sowie osteoidem u. ossärem Gewebe. Das O. wird von anderen riesenzellhaltigen Knochengeschwülsten (Chondroblastom, Osteoblastom, Osteoidosteom) u. Knochenläsionen (aneurysmat. Knochenzyste, sog. brauner Tumor, des Hyperparathyreoidismus, fibröse Dysplasie, juvenile Knochenzyste, nichtossifizierendes Fibrom, Riesenzellreparativgranulom) abgegrenzt, ist potentiell maligne, selten auch prim. bösartig.

Osteolathyrismus: exogene Ossifikationsstörungen, bedingt durch Aminoacetonitril u. seine Derivate. Das Gift kommt in Platt- u. Kichererbsen vor u. wirkt auch auf Nerven u. Gefäßwände.

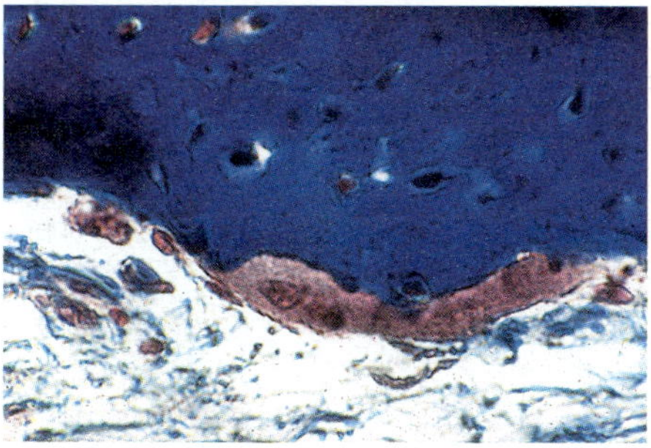

30

Osteoklasten (Abb. 1).
Histologischer Schnitt durch den Schädelknochen eines Embryos, Azanfärbung;
unten am Bälkchen (blau) liegt ein O.
(mehrkernige Riesenzelle, rot).

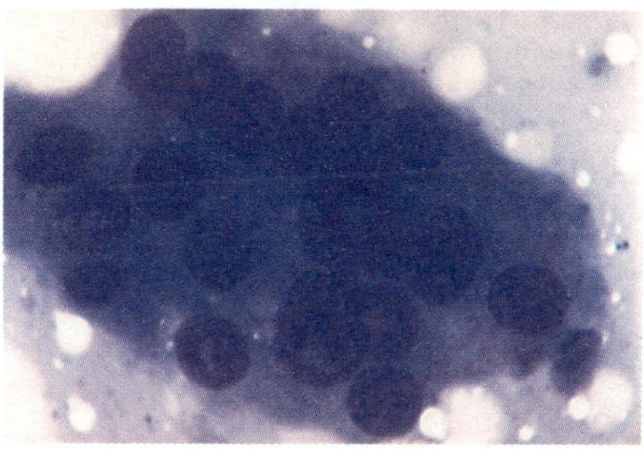

35

Osteoklasten (Abb. 2).
Knochenmarkausstrich, Pappenheim-Färbung

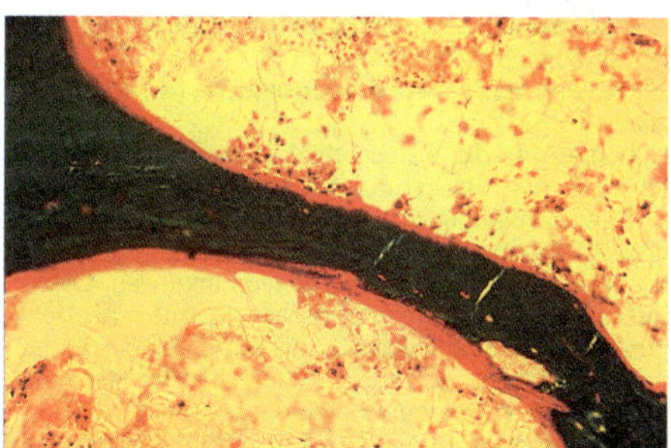

9

Osteomalazie. Hartschnittechnik;
Spongiosa mit breiten Osteoidbelegen (rot)

Osteologie ⟨*gr*⟩ *f*: Lehre von Entwicklung, Aufbau u. Veränderungen des Knochengewebes u. des Skeletts sowie seiner einzelnen Teile, der Knochen.

Osteolyse: Zerstörung von Knochengeweben, z. B. durch Knochentumoren u. Metastasen.

Osteom ⟨*gr*⟩ *n*: Osteoma; gutartige Knochengeschwulst, die bevorzugt in den Nasennebenhöhlen, seltener im Schädeldach u. den Kieferknochen u. als Rarität im übrigen Skelett auftritt. O. bestehen aus reifem lamellärem Knochen u. werden in Abhängigkeit von dessen Dichte als Osteoma durum o. eburneum u. Osteoma spongiosum o. medullare bezeichnet. Erstere enthalten im kompakten Knochen nur Gefäße, letztere zwischen den von einer kortikalisartigen Schicht umgebenen Trabekeln Fettgewebe, blutbildendes Mark sowie Bindegewebe.

Osteomalazie ⟨*gr*⟩ *f*: Knochenmineralisationsstörung im Erwachsenenalter (entsprechendes Krankheitsbild im Kindesalter ↑Rachitis). Ursächl. im wesentl. 3 Krankheitsgruppen: 1. Vitamin-D-Mangelzustände wie ↑Malabsorption, ↑Maldigestion, intestinale ↑Osteopathie, mangelhafte UV-Strahlung o. orale Vitamin-D-Zufuhr; 2. Vitamin-D-Hormon-Stoffwechselstörungen wie gestörte Bildung von 25-Hydroxycholecalciferol (durch Medikamente u. Lebererkrankungen) o. gestörte Bildung von 1,25-Dihydroxycholecalciferol (bei chron. Niereninsuffizienz, hereditärer Pseudomangelrachitis); 3. O. bei renalen tubulären Funktionsstörungen (Phosphatdiabetes, Phosphatdiabetes in Kombination mit anderen Erkrankungen wie polyostot. fibröse Knochendysplasie, Neurofibromatose, Tumoren) u. mit weiteren tubulären Funktionsstörungen (Glukosurie u. weitere proximale u. distale Tubulusfunktionsstörungen, Schwermetallintoxikationen u. a.). Weitere Ursachen für O.: Phosphatasemangel, Knochenmatrixstörungen (Fibrogenesis imperfecta ossium), nach operativer Korrektur eines primären ↑Hyperparathyreoidismus, Fluoridtherapie. Klin. Bild bestimmt von diffusen Skelettschmerzen, insbes. belastete Abschnitte wie Füße, untere Extremitäten, Hüften u. Wirbelsäule, gelegentl. Knochenverbiegungen. Ausgeprägte Muskelschwäche, sog. Watschelgang (pos. Trendelenburg-Phänomen) durch Insuffizienz der Glutäalmuskulatur. Laborbefunde: Erhöhung der alkal. Phosphatase, Hypokalzämie u. -phosphatämie. Veränderte Serumkonzentrationen von 25-Hydroxy-Vitamin-D (OHD) o. 1,25-Dihydroxycholecalciferol. Röntg.: Looser-Umbauzonen an Prädilektionsstellen, insbes. Rippen, vorderer Beckenring, proximaler Femur u. Mittelfußknochen. Ggf. Knochenbiopsie zur histol. Klärung sowie Festlegung des Schweregrades der Mineralisationsstörung. Abb.

Osteometrie ↑Anthropometrie.

Osteomyelitis ⟨*gr* + *lat*⟩ *f*: zunächst als **akute O.** mit schweren Allgemeinerscheinungen einhergehende akute entzündl. Erkrankung eines Knochenabschnitts durch hämatogene Streuung von Eitererregern (hauptsächl. ↑Staphylococcus aureus, seltener Salmonella typhi o. a. Salmonellen, auch Koli- u. Proteusbakterien) bei Angina, Furunkel, Otitis media. Bevorzugte Lokalisation: Metaphysen der langen Röhrenknochen im Kindes- u. Jugendalter. Der Eiter dringt aus der Markhöhle durch die Havers-Kanäle u. hebt das Periost ab, so daß der befallene Knochenabschnitt beidseits von Eiter umspült ist u. später durch Verschluß der Havers-Kanäle aus der Ernährung ausgeschlossen wird: Knochensequester. Im Bereiche des abgehobenen Periosts kommt es zur Knochenneubildung in Form periostaler Knochenanlagerung, die den abgestorbenen Knochenbezirk wie eine Totenlade umgeben kann, womit das Stadium der **O. chronica** erreicht ist. Die die Eiterung unterhaltenden nekrot. Knochenanteile können zur chron. Fistelung führen, wenn sich der Eiterherd einen Weg nach außen bahnt. Im Extremfall können der gesamte Knochen nekrot. werden u. können die abhängigen Gelenke miterkranken: Totalsequester. Mittels moderner Antibiotika läßt sich das akute Stadium heute weitestgehend beherrschen, so daß das Bild der chron. O. re-

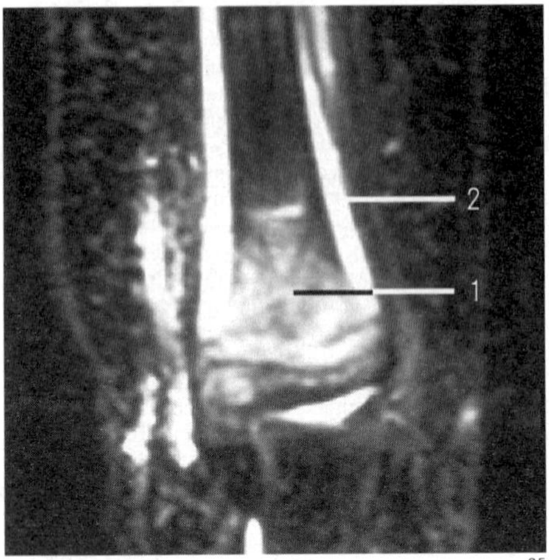

Osteomyelitis in rechter Tibia
(1) mit subperiostaler Flüssigkeitsansammlung
(2) bei einem 8jährigen Kind,
Kernspintomographie

lativ selten geworden ist. Bes. milde Verlaufsformen sind der ↑Brodie-Abszeß u. die durch abgeschwächte Erreger hervorgerufene plasmazelluläre O. u. sklerosierende O., die ohne Eiterung zu einem plasmazellreichen Granulationsgewebe u. zu starker Sklerosierung führen kann. Im Säuglingsalter werden gehäuft multilokuläres Auftreten der entzündl. Knochenherde u. vermehrt prim. Gelenkbefall, vorwiegend Hüft- u. Kniegelenk, beobachtet. Durch Schädigung der Wachstumsfugen kommt es zu erhebl. Wachstumsstörungen an den betroffenen Gelenken u. Knochenabschnitten. **O. aspergillina**: durch versch. Arten der Gattung Aspergillus aus der Fam. der Schlauchpilze (Ascomycetes) hervorgerufene Knochenmarkentzündung. Entsteht im Knochen stets sek. hämatogen von den Luftwegen aus. **Posttraumat. O.**: entsteht durch Wundinfektion nach komplizierten Frakturen o. nach operativer Frakturversorgung prim. geschlossener Brüche. Sie kann zu den gefürchteten Defektpseudarthrosen führen. **Radiogene O.**: prim. Knochen-Knochenmark-Nekrose durch hochdosierte Radiatio mit sek. Infektion. **O. sicca o. sklerosierende Osteomyelitis Garré**: schleichend verlaufende Form der O. mit wenig virulenten Staphylokokken, nicht eitrig. Führt zur starken reaktiven Knochenneubildung (Osteosklerose). Klin. nur kurzzeitig Fieber, dagegen beständig Schmerzen u. Schwellungen, bes. an der Tibia vorkommend. **Spezif. O.**: Entzündung des Knochen-Knochenmark-Gewebes bei den sog. spezif. Entzündungen: Tuberkulose, Lues, Typhus. **O. typhosa**: Knochen-Knochenmark-Entzündung bei Typhus abdominalis. Auftreten in der Rekonvaleszenzphase o. Monate u. Jahre nach der Allgemeinerkrankung durch hämatogene Streuung. Auftreten bei etwa 3 % der Erkrankten. Es entsteht eine eitrige chron. O., bes. am Stammskelett. Auch bei Paratyphus vorkommend. Abb.

Osteomyelofibrose ⟨*lat* + *gr*⟩ *f*: generalisierte Knochenmarkfibrose, bei fortgeschrittener Krankheit mit extramedullärer Blutbildung u. erythromyelo. Blutbild. Die extramedulläre Blutbildung führt zu einer starken Milzvergrößerung, oft auch Hepatomegalie. Die Leukozytose ist nur selten stärker ausgeprägt, im Blutausstrich fallen unreife myelo. Zellen auf (↑Linksverschiebung) sowie Erythroblasten. Die O. wird heute als eigenes Krankheitsbild zu den myeloproliferativen ↑Erkrankungen gerechnet. Ein monoklonaler Prozeß ließ sich jedoch bisher nicht nachweisen. Es bestehen fließende Übergänge zu (monoklonalen) myelo. Stammzellkrankheiten. Bei Fortbestehen der O. kommt es zur ↑Osteomyelosklerose. Auf längere Sicht ist die Progn. der Erkrankung ungünstig. Zunehmender Milztumor, Anämie u. Infekte komplizieren das Krankheitsbild. Oft entwickelt sich eine ausgeprägte Kachexie. Auch Übergänge in einen terminalen ↑Blastenschub, der immer tödl. verläuft, sind mögl.

Osteomyelosklerose: generalisierte Fibrosierung des Knochenmarks mit Vermehrung von Knochensubstanz u. Einengung der Markhöhlen. Extramedulläre Blutbildung mit bestehender Fibrosierungstendenz. Das Vollbild der O. entwickelt sich oft aus einer ↑Osteomyelofibrose. Es findet sich die gleiche Sympt., auch die Zugehörigkeit zu den myeloproliferativen ↑Erkrankungen u. der klin. Verlauf sind analog. Zur Ätiol. ↑Leukämie.

Osteon ⟨*gr*⟩ *n*: Osteonum, ↑Havers-System.

Osteonekrose ↑Knochennekrose.

Osteoonychodysplasie: Osteoonychodysostose, Turner-Kieser-Syndrom, Nagel-Patella-Syndrom; zu den Systemerkrankungen des Skeletts gehörendes Leiden mit Hypoplasie der Patella, Dystrophien der Nägel u. Ellenbogendysplasie. Exogene Knochenneubildungen an den Beckenschaufeln führen zu „Beckenhörnern". Autosomal dominanter Erbgang.

Osteopädion: „Knochenkind", ↑Lithopädion.

Osteopathia ↑Osteopathie.

Osteopathia condensans disseminata ↑Osteopoikilie.

Osteopathia haemorrhagica infantum ↑Möller-Barlow-Krankheit.

Osteopathia hyperostotica ↑Léri-Syndrom.

Osteopathia hyperostotica multiplex infantum ↑Dysplasie, progressive diaphysäre.

Osteopathia hypertrophica toxica ↑Marie-Bamberger-Syndrom.

Osteopathia neuroendocrinica familiaris ↑Salvioli-Syndrom.

Osteopathie: Osteopathia; **1.** Disziplin der Med., die neben der Ausnutzung von Diagnostik u. Ther., besonderen Schwerpunkt auf die Beziehung zwischen den inneren Organen u. dem Muskelskelettsystem legt. **2.** Allg. Bez. für system. Knochenerkrankungen. **Osteopathia cretinosa**: Durch SHT-Mangel tritt eine Hemmung der enchondralen Ossifikation auf. Weiterhin kommt es zur Verzögerung o. atyp. Entwicklung der Knochenkerne. **Osteopathia diabetica**: durch Diabetes mellitus meistens renal bedingte O. **Osteopathia idiopathica Albert-Riefenstein-Forbes**: generalisierter schubweise auftretender Knochenschmerz unklarer Genese, mit einhergehender Hyperkalziurie u. -kalzämie. **Osteopathia ovaripriva**: Knochenveränderungen nach Ausfall der Ovarialtätigkeit (physiol., postoperativ o. nach Radiatio); ↑Osteoporose. **Osteopathia toxica**: durch exogene Noxen wie Blei, Fluor, weißer Phosphor, aber auch nach Vitamin-A- o. D-Überdosierung verursachte Knochenschädigung.

Osteopathie, alimentäre ↑Hungerosteopathie.

Osteopathie, intestinale: komplexe Osteopathie; neben „reinen" Osteoporosen oft Mischbilder (Osteoporomalazie) o. ↑Osteomalazie mit sek. ↑Hyperparathyreoidismus; dd wichtig, ther. z. T. gut beeinflußbar. Ursachen: ↑Malnutrition bei chron. Fehlernährung (Alkoholabusus, parenterale Ernährung) o. chron. Unterernährung (Hungerosteopathie) sowie ↑Maldigestion bzw. ↑Malabsorption (Magen- u. Darmresektion, Dünndarmerkrankungen wie ↑Zöliakie, ↑Whipple-Krankheit, ↑Colitis ulcerosa, ↑Crohn-Krankheit, exokrine ↑Pankreasinsuffizienz, u. a. chron. Pankreatitis, Pankreasresektion, ↑Alaktasie, Lebererkrankungen).

Osteopathie, renale: nephrogene Osteopathie, uräm. Knochenkrankheit; definierte Mischform einer Osteopathie, bei chron. dekompensierter Niereninsuffizienz sowie Sammelbegriff für Knochenveränderungen u. extraossäre Verkalkungen bei chron. Niereninsuffizienz. Ursachen sind Phosphatretention infolge zunehmender Einschränkung der glomerulären Filtration sowie eine mangelnde 1,25-Dihydroxycholecalciferolbildung (1,25-DHCC) in der Niere. 1,25-DHCC fördert über das kalziumbindende Protein im Dünndarm die Kalziumresorption. Somit kommt es zur Hypokalzämie u. Hyperphosphatämie sowie zu einer vermehrten Parathormonsekretion. Bis zu einer glomerulären Filtration von etwa 25 ml/min kann durch vermehrte Parathormonexkretion die Kalzium-Phosphat-Homöostase aufrechterhalten werden, indem durch das Hormon eine verstärkte Kalziumresorption aus dem Darm o. eine Entkalzifizierung (Ostitis fibrosa) des Knochens bewirkt wird. Histol. Zeichen der Osteomalazie (Mangel an 1,25-$(OH)_2$-Cholecalciferol infolge endokriner Insuffizienz der Niere durch Parenchymläsion) u. Fibroosteoklasie (aufgrund der Steigerung der Parathormonsekretion infolge Hypokalzämie u. Hyperphosphatämie). Klin. Bild zunächst wie bei Osteoporose: Rückenschmerzen, Belastungsschmerzen in den großen Extremitätengelenken. Röntg. Hinweise für r. O. an den Wirbelkörpern, Spontanfrakturen; daneben zyst. Aufhellungen im gelenknahen Bereich, Konturdefekte an Phalangen u. an Schädelknochen wie beim prim. ↑Hyperparathyreoidismus. Laborwerte von chron. Anämie geprägt, Erhöhung von Kreatinin u. Harnstoff-N sowie Phosphat u. Hypokalzämie; alkal. Phosphatase wechselnd, in Widerspiegelung des osteomalaz. Prozesses. Ther.: Senkung des Phosphatspiegels (Diät, Phosphatbinder), Vitamin-D-Gabe, evtl. subtotale Parathyreoidektomie. Bei extraossären Verkalkungen unterscheidet man zwischen Gefäßverkalkungen (Mediatyp, perivaskulär, Intima), Organverkalkungen (Niere, Lunge, Myokard, Milz) u. Weichteilverkalkungen (Konjunktiva, Haut, Umgebung von Gelenken). Weichteilverkalkungen treten auf, wenn das Kalzium-Phosphat-Produkt die Grenze von 70 überschreitet (Kalzium u. Phosphat im Serum in mg% gemessen). Tab.

Osteopenie: **1.** Altersassoziierter Knochenmasseverlust. **2.** Oberbegriff für Osteopathien mit Verlust an Knochenmasse: ↑Osteoporose, ↑Osteomalazie, ↑Hyperparathyreoidismus.

Osteopetrosis *⟨gr⟩ f* ↑Marmorknochenkrankheit.

Osteophyt: Knochenneubildung als Sympt. meist einer ↑Arthrose bzw. ↑Spondylarthrosis deformans. Reparative Antwort des Knochens auf destruktive Vorgänge u. vermehrten lokalen Druck: Proliferation von Bindegewebe, durch Metaplasie Umwandlung in Faserknorpel, sek. Verknöcherung, oft von erhebl. Größe, Vermehrung der gewichttragenden Gelenkflächen (↑Randwulst).

Osteoplastik: operative Einpflanzung von körpereigenen o. -fremden Knochen zur Stabilisierung von Knochenbrüchen u. Pseudarthrosen, Auffüllung von Knochenhöhlen, vorwiegend im spongiösen Bereich, o. Umformung von Gelenkkörpern (Pfannendachplastik usw.).

Renale Osteopathie: Morphologische Klassifikation zur histologischen Beurteilung von Beckenkammbiopsien (nach Delling)

Typ I: Fibroosteoklasie, keine Osteoidose	
Typ II: Osteoidose (nur Oberflächenosteoidose, Oberflächen- u. Volumenosteoidose)	
Typ III: Fibroosteoklasie u. Osteoidose	
Umbauoberflächen:	a - vermindert b - normal bis gering erhöht c - extrem erhöht
Knochenmasse:	vermindert - Osteopenie vermehrt - Osteosklerose
Beispiel: renale Osteopathie Typ II b mit Osteopenie	

Osteopoikilie: Osteopathia condensans disseminata; hereditäre Skeletterkrankung mit Einlagerung von zahlreichen Knocheninseln in die Spongiosa, vorrangig im Epi- u. Metaphysenbereich der langen Röhrenknochen. Meistens Zufallsbefund ohne auffällige klin. Sympt. Abb.

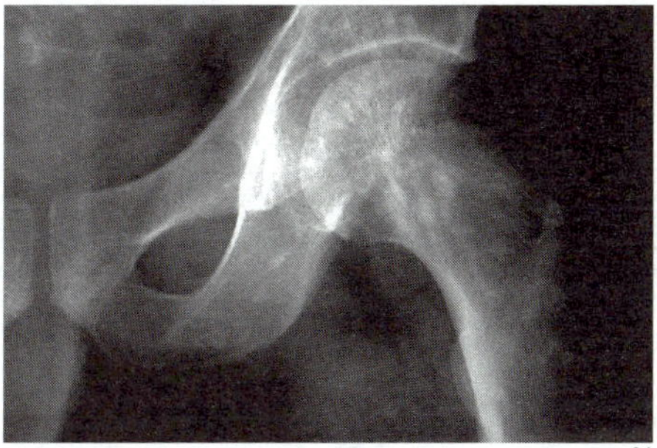

36

Osteopoikilie. Unterschiedliche Dichte der Knochenstruktur

Osteopontin: knochenspezif., sialinsäurehaltiges Protein, das von Zellen in der osteoiden Matrix synthetisiert wird u. eine Brücke zwischen diesen Zellen u. dem Mineral der Matrix bilden kann.

Osteoporomalazie Kombination einer ↑Osteomalazie u. einer ↑Osteoporose.

Osteoporose: system. Skeletterkrankung, die durch niedrige Knochenmasse u. eine Verschlechterung der Mikroarchitektur des Knochengewebes mit daraus folgender Zunahme der Knochenbrüchigkeit u. erhöhtem Frakturrisiko gekennzeichnet ist. Pathol.-anat. ein vermindertes Knochenvolumen (o. eine neg. Knochenbilanz) als Folge eines gestörten Verhältnisses von Knochenan- u. -abbaurate (Knochenumsatz) gegenüber der alters- u. geschlechtsentsprechenden Norm. Bes. pathogenet. bestimmte **Manifestationsformen**: Low-turnover-Osteoporose: vermindertes Knochenvolumen durch herabgesetzten Knochenumsatz; meist reduzierte Knochenan-

O

baurate u. normale bis verminderte Knochenabbaurate: häufigste Form bei prim. O. High-turnover-Osteoporose: vermindertes Knochenvolumen durch erhöhten Knochenumsatz; meist normale bis erhöhte Knochenanbaurate u. gesteigerte Knochenabbaurate; häufigste Form bei sek. O. Differenzierung in prim. u. sek. O. u. Abgrenzung der oben definierten system. von lokalisierten Formen (Osteoporosen, lokalisierte). O. bei Cushing-Krankheit u. bei Kortisonismus: ↑Osteoporose, kortikoidinduzierte. Osteoporosis circumscripta cranii: röntg. scharf begrenzte Aufhellung am Schädeldach, unspezif. Vorkommen als Frühform der Paget-Krankheit der Knochen, bei Hyperparathyreoidismus u. Hirntumor. Osteoporosis congenita: ↑Osteogenesis imperfecta congenita. Fetale O.: obsolete Bez. für Osteogenesis imperfecta letalis. Idiopathische ↑Osteoporose: O. ohne erkennbare Ätiol. (juvenile O.). Postmenopausale o. präsenile O.: Involutionsosteoporose, Osteoporoseform, die bei Frauen im 5. Lebensjahrzehnt, aber auch bei Männern auftritt. Der Knochengewebeschwund betrifft hauptsächl. das Stammskelett. Im Ggs. zur senilen ↑Osteoporose schmerzhaft u. ohne Ther. rasch fortschreitend, führt zu einem dysproportionierten Habitus mit gekrümmtem, kurzem Rumpf u. relativ langen Extremitäten. Krankheitsbild bei unterschiedl. system. Formen weitgehend gleich. Abweichungen bestimmt von Fraktur- u. damit Schmerzmuster sowie Habitusveränderung. **Klinik**: Frakturen (vertebral, extravertebral, bes. Schenkelhals, Radius, Rippen u.a.), Rückenschmerzen (akut, chron.), Änderungen der Körperstatur (Größenabnahme, scheinbares „Längerwerden" der Arme, Rundrücken, „Witwenbuckel", Deformitäten, Vorwölbung des Abdomen, Hautfaltenbildung am Rücken „Tannenbaum-Phänomen"). **Diagnostik**: Laborwerte: Screening bei Osteoporoseverdacht u. zum Ausschluß anderer Erkrankungen: BSG, Blutbild, Kalzium im Serum u. im Urin, Phosphat im Serum, alkal. Phosphatase, Gamma-GT, Kreatinin. Labortechn. Parameter zur dd Abklärung u. Ausschluß anderer Osteopathien: Parathormon, 25-Hydroxy- u. 1,25-Dihydroxycholecalciferol, Glukose, T_3, T_4, TSH, Cortisol, Testosteron, Östradiol, FSH, LH, Prolaktin; Tumormarker, gastrointestinale Funktionstests. Marker zur Erfassung von Knochenformation u. -resorption: alkal. Phosphatase (Gesamt-, Knochen-), Osteocalcin, Phosphatase (tartratresistente) im Plasma sowie Pyridinolin, Desoxy-Pydridinolin im Urin. Röntgendiagnostik erforderl. unter dd Aspekten (z.B. Ausschluß von entzündl. o. degenerativen Veränderungen o. anderen Osteopathien), des Schweregrades (Frakturen) u. der Verlaufskontrolle unter Ther., bedingt Aussagen zum Knochenmineralgehalt durch ↑Skelettszintigraphie, ↑Osteodensitometrie zur Untersuchung von Lendenwirbelsäule, proximalem Femur, Radius. Aussagen zur Knochendichte bzw. deren Minderung sowie zum statist. künftigen Frakturrisiko durch folgende Methoden: Photonenabsorptionstechnik mit SPA u. DPA (Single- u. Dual-Photonen-Absorptiometrie), DXA (Dual-Photonen-X-ray-Absorptiometrie); computertomograph. Methoden wie SEQCT, DEQCT u. pQCT (Single- bzw. Dual-Energy- u. periphere Quantitative CT). Ultraschallmessungen noch im Entwicklungsstadium. **Risikofaktoren** im klass. Sinn sind ein Hinweis, daß die zu sekundären ↑Osteoporosen führenden pathogenet. Faktoren z.T. auch als potentielle Skelettnoxen zur Entwicklung u. Ausprägung einer O. beitragen können: 1. Bewegungsmangel (sitzende Tätigkeit, kein Sport, Immobilität), 2. kalziumarme Kost (auch Laktoseintoleranz, phosphat- u. faserreiche Nahrung), 3. genet. Disposition (Rolle der Familienanamnese), 4. Östrogenmangel (späte Menarche, sek. Amenorrhö, frühe Menopause, Nullipara), 5. schlanker Habitus, 6. Genußmittel (starkes Rauchen, hoher Alkoholkonsum, Koffein). Abb. 1 u. 2.

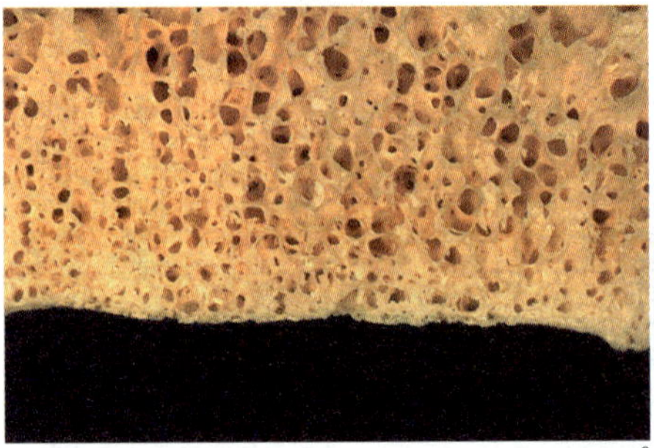

9

Osteoporose (Abb. 1).
Schnitt durch einen Wirbelkörper

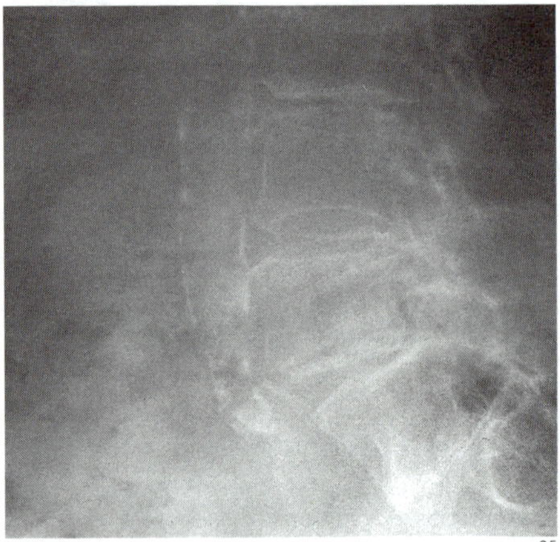

35

Osteoporose (Abb. 2)
mit Wirbelkörpererniedrigung u. degenerativen Veränderungen an den Wirbelkörpern bei einer 79jährigen Patientin; Röntgenaufnahme

Osteoporose, idiopathische: im Kindes- u. Jugendlichenalter (juvenile Osteoporose), pathogenet. unklare, seltene Form der Osteoporose; Risikofaktoren nicht eruierbar.

Osteoporose, kortikoidinduzierte: bei längerdauernder u. höher dosierter Kortikosteroidtherapie, Hemmung der Osteoblasten u. so der Knochenmatrixsynthese, Stimulierung der Knochenresorption u. Induktion eines milden Hyperparathyreoidismus. Erniedrigung der intestinalen Kalziumabsorption u. der renalen Kalziumrückresorption. Klin. Bild wie bei anderen Osteoporoseformen; bei Kindern Minderwachstum mögl. Histol. Verschmälerung der Trabekel, filigranartig, seltene Kontinuitätsunterbrechungen. Ther.: Grundkrankheit behandeln, Abbruch o. Dosisreduktion der Kortikosteroide, Kalziumpräparate u. Vitamin D, Fluor, Calcitonin, körperl. Aktivität, ggf. Biphosphonate.

Osteoporose, lokalisierte: Algodystrophie; gelenknahe, bandförmige Osteoporose bei chron. Polyarthritis, lokalisierte Inaktivitätsosteoporose (z. B. nach Immobilisation einer Extremität), l. O. bei Vaskulitiden (z. B. nach Periarteriitis nodosa), diabet. Fuß (Pathogenese: mikroangiopath.-polyneuropath.), transitor. Osteoporose im Hüftbereich (benigne, reversible lokalisierte Knochenatrophie), Osteoporosis circumscripta cranii (Verlaufsform des Morbus Paget an der Schädelkalotte). ↑Sudeck-Syndrom.

Osteoporose, postmenopausale: Osteoporose Typ I; primäre ↑Osteoporose mit Manifestation im Alter von 50–70 Jahren, ggf. früher (bei Zustand nach Ovarektomie), vorwiegend bei Frauen, Auftreten auch bei Männern mögl. (Frau : Mann = 6 : 1). Knochenabbau vorwiegend trabekulär (Trabekelfrakturen), erhöhte Abbaurate, Frakturen überwiegend in Wirbelsäule (Kompressionsfrakturen), auch distaler Radius. Parathormon erniedrigt, Kalziumabsorption vermindert, Vitamin D u. Metabolite sek. erniedrigt.

Osteoporose, primäre: Oberbegriff für idiopathische ↑Osteoporose, postmenopausale ↑Osteoporose u. senile ↑Osteoporose.

Osteoporose, sekundäre: im Ggs. zu prim. Osteoporose ist bei diesen Formen aufgrund von Anamnese u. weiteren Untersuchungen ein pathogenet. Faktor o. Risikofaktor ganz entscheidend für die vorliegende ↑Osteoporose verantwortl. zu machen (mono- bzw. polyätiolog.). Tab.

Osteoporose, senile: Osteoporose Typ II; prim. Osteoporose mit Manifestation im Alter >70 Jahre, Verteilung Frau zu Mann 2 : 1. Knochenabbau ist generalisiert, d. h. trabekulär u. kortikal, Frakturen häufig. Lokalisation an Wirbelsäule (Keilwirbel), Femurhals, auch Radius. Parathormon erhöht, Kalziumabsorption vermindert, prim. Mangel an Vitamin D. Häufigste Komplikation Schenkelhalsfraktur als Resultat aus niedriger Knochenmasse (Verschlechterung der Knochenqualität) u. Trauma (Versagen des Schutzmechanismus); Sturzrisiko durch med. Faktoren (kardiovaskuläre Erkrankungen, Arrhythmie, Synkopen, Funktionsverminderung der Sinnesorgane u. der Hirnleistung u. a.) u. medikamentöse Faktoren (Sedativa, Hypnotika, Psychopharmaka, Muskelrelaxanzien u. a.).

Osteopsathyrosis ⟨*gr*⟩ *f*: Fragilitas ossium hereditaria; angeborene, erbl. bedingte vermehrte Knochenbrüchigkeit durch Störung der Osteoblastentätigkeit bei ungestörtem Knochenabbau. Die schon bei geringer Belastung auftretenden Frakturen (Glasknochen) heilen in

Sekundäre Osteoporosen (Übersicht)

Ursachen	Beispiele
endokrin bzw. metabol.	Cushing-Syndrom Hyperthyreose Hypogonadismus Hyperparathyreoidismus Akromegalie Diabetes mellitus
iatrogen bzw. medikamentös	Glukokortikoide Heparine Schilddrüsenhormone LH-RH-Analoga Danazol Glutethimid Laxanzien Cholestyramin
myelogen bzw. onkolog.	multiples Myelom Mastozytose lymphoproliferative Erkrankungen diffuse Knochenmarkkarzinome
parainfektiös bzw. immunogen	chron. Polyarthritis Morbus Crohn
Inaktivität bzw. Immobilisation	Bettruhe Paraplegie Hemiplegie Raumfahrt
hereditäre Bindegewebeerkrankungen	Osteogenesis imperfecta Marfan-Syndrom Ehlers-Danlos-Syndrom Menkes-Syndrom Homocystinurie
im Rahmen komplexer Osteopathien	renale Osteopathie (chron. Niereninsuffizienz) intestinale Osteopathie (chron. Malabsorption)

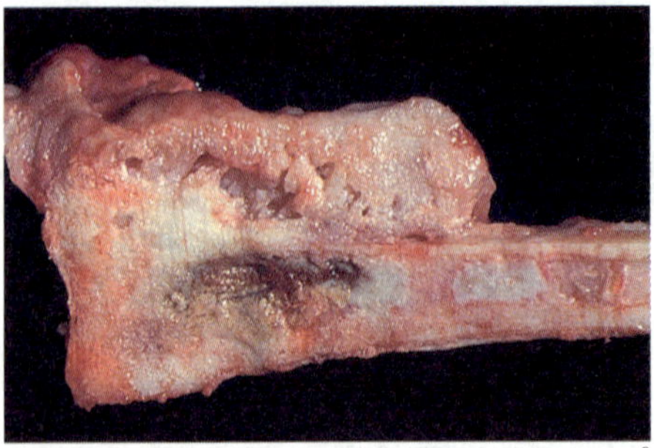

9

Osteosarkom des Beckens und des proximalen Oberschenkels, Querschnitt des Operationspräparats

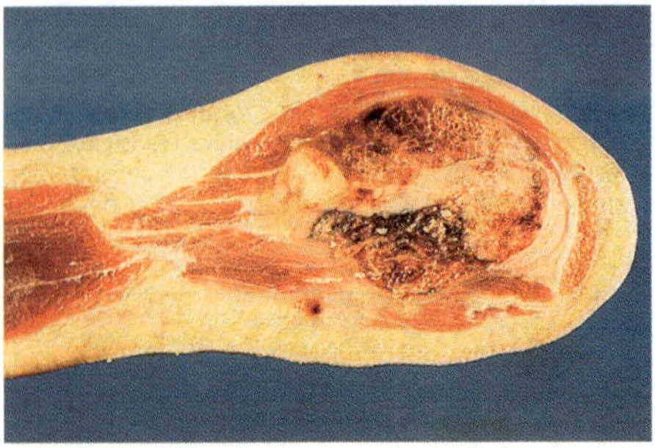

9

Parostales Osteosarkom im proximalen Humerus, Schnitt durch das Amputat

der übl. Zeit. Ihre Häufung führt zu erhebl. Deformierung bes. der Extremitätenknochen. Kombination mit blau durchschimmernden Skleren u. Innenohrschwerhörigkeit: Trias fragilitas ossium hereditaria. ↑Osteogenesis imperfecta congenita.

Osteopsathyrosis foetalis ↑Osteogenesis imperfecta congenita.

Osteopsathyrosis idiopathica tarda ↑Lobstein-Syndrom.

Osteosarkom ⟨*gr*⟩ *n*: aus multipotenten Mesenchymzellen entstehender maligner, knochenbildender Tumor, vorwiegend bei Jugendlichen. Abb.

Osteosarkom, juxtakortikales ↑Osteosarkom, parostales.

Osteosarkom, multizentrisches sklerosierendes: Entwicklung von Osteosarkomen in einigen Knochen. Meist bei Jugendlichen, die gleichzeitig mehrere Osteosarkomherde aufweisen, o. bei Erwachsenen, die bis zu 15 Jahre nach Entfernung eines Osteosarkoms weitere Herde nur in Knochen entwickeln. Histol. kein Unterschied zu den solitären Osteosarkomen, klin. schlechtere Progn., röntg. ausnahmslos sklerosierende Formen.

Osteosarkom, parostales: juxtakortikales Osteosarkom, periostales Osteosarkom; von der periostalen Knochenoberfläche o. vom knochennahen Mesenchym vorwiegend in die Weichteile sich ausbreitendes Osteosarkom. Prädilektionen: lange Röhrenknochen, weibl. Geschlecht im 3. u. 4. Lebensjahrzehnt. Klin. Schwellung u. Schmerz, röntg. parakortikale wolkige Verschattung; die Kortikalis bleibt sehr lange erhalten. Histol. an der Tumorperipherie als muskelnahe Faserreihe spindelzellige Areale, zentral ossäre u. chondrale Differenzierungen, alle Gewebekomponenten mit deutl. zellulären Malignitätskriterien. Im Ggs. zum solitären Osteosarkom wesentl. bessere Progn. Abb.

Osteosarkom, sekundäres: Entstehung von Osteosarkomen bei bevorstehenden Knochenerkrankungen, z. B. Osteodystrophia deformans Paget, fibröser Dysplasie, nach Bestrahlungen.

Osteosarkom, traumatisches: durch ein Trauma induzierte Entwicklung eines Knochensarkoms. Kann nur anerkannt werden, wenn der Unfall hinreichend schwer u. objektiv gesichert ist, Tumor- u. Unfallregion zusammenfallen, ein entsprechendes Intervall zwischen Unfall u. Tumorentstehung mit Brückensymptomen vorhanden u. der Tumor histol. gesichert ist. Ein t. O. ist selten, meist findet man zusätzl. verbliebene Fremdkörper, wie Splitter o. Osteosynthesematerial, so daß diese nach einem Unfall möglichst zu entfernen sind.

Osteosclerosis congenita ↑Achondrogenesis.

Osteosis cutis multiplex: sehr harte, etwa linsengroße, hautfarbene flache Knötchen (Osteome), die in den tieferen Schichten der Haut gelegen u. nur selten sichtbar sind (meist nur palpabel).

Osteosis eburnisans monomelica ↑Léri-Syndrom.

Osteosklerose ⟨*lat* + *gr*⟩ *f*: Osteosklerosis, eigentl. Knochengewebe mit Zunahme des Härtegrades, also vermehrter Mineralisation. Im röntg. Sprachgebrauch verdichtetes Knochengewebe durch Gewebezuwachs, unabhängig von der Qualität des neugebildeten Knochengewebes. ↑Marmorknochenkrankheit.

Osteosynthese ⟨*gr*⟩ *f*: operative Fixierung von Knochenenden nach Fraktur o. Osteotomie in gewünschter anat. Stellung mittels metall. Implantaten. Geboten ist die Beachtung biol. Prinzipien: minimalinvasiver Zugang, max. Schonung der Durchblutung von Weichteilen u. Knochengewebe, Auswahl des geeigneten Verfahrens nach Form u. Lokalisation der Fraktur. ↑Marknagelung, ↑Plattenosteosynthese, ↑Fixateur externe, ↑Kirschner-Draht. Osteosynthesematerial wird nach 1–2 Jahren bei unauffälliger Knochenheilung wieder entfernt (Implantatentfernung). Osteodrucksynthese nach den Angaben der Schweizer Arbeitsgemeinschaft für Osteosynthesefragen (SAO) mittels Verschraubung o. Anlagerung von Metallplatten. Zunehmende Bedeutung gewinnt die Druckosteosynthese mittels äußerer Spanner (↑Fixateur externe).

Osteotomie: operative Knochendurchtrennung mit dem Ziel der Korrektur von Fehlstellungen (Korrekturosteotomie), des Längenausgleichs von Extremitäten (Verlängerungs-, Verkürzungsosteotomie).

Osteozyt ⟨*gr*⟩ *m*: Osteocytus; ↑Knochenzellen.

Osteozytennekrose: mit zunehmendem Alter zu beobachtendes Absterben von Osteozyten. Im histol. Knochenabschnitt dann opt. leere Osteozytenhöhlen. Vorkommen auch bei Kreislaufstörungen, tox. u. nach Bestrahlung.

Österreichisches Bundesinstitut für Gesundheitswesen: *Abk* ÖBIG; 1973 gegründete Einrichtung der österreich. Bundesregierung (Sitz: Wien), die durch wissenschaftl. Untersuchungen auf den Gebieten Organisation des Gesundheitswesens (Krankenhausbedarfsplanung, ärztl. Versorgung u. a.) u. Umweltschutzes (Umweltüberwachung u. a.) das Bundesministerium für Gesundheit u. Umweltschutz unterstützt. Weitere Leistungen des ÖBIG sind: der Literaturinformationsdienst Med. (v. a. Nutzung von ↑MEDLINE via DIMDI, ↑Deutsches Institut für Medizin, Dokumentation und Information), die Österreichische Krankenanstaltendokumentation, die Führung der Vergiftungsinformationszentrale u. a.

Os tibiale externum: Doppelknöchel. Sesambein in der Endsehne des ↑Musculus tibialis posterior zwischen medialem Ende des Os naviculare u. Kopf des Talus.

Ostiofollikulitis ↑Follikulitis.

Ostioporitis: Form der ↑Pyodermie mit überwiegend staphylogener Infektion der Ausführungsgänge der Schweißdrüsen.

Ostitis ⟨*gr*⟩ *f*: Knochenentzündung. O. i. e. S. bedeutet Entzündung der Kompakta; diese ist aber fast immer verbunden mit Entzündung des Markraums u. Periosts.

Ostitis cystoides multiplex: Jüngling-Krankheit; chron., gutartig verlaufende Knochentuberkulose, die durch wabig-zyst. Auftreibungen kleiner Röhrenknochen (Finger- u. Zehenknochen) gekennzeichnet ist. Wird zum Formenkreis der ↑Besnier-Boeck-Schaumann-Krankheit gerechnet.

Ostitis deformans Paget ↑Osteodystrophia deformans Paget.

Ostitis fibrosa cystica generalisata Recklinghausen, ↑Osteodystrophia fibrosa generalisata.

Ostitis fibrosa cystica localisata ↑Osteodystrophia fibrosa localisata, ↑Tumor, brauner.

Ostitis gummosa: im Tertiärstadium der Syphilis in der Ein- o. Mehrzahl auftretende Knochengummen, bevorzugt am Schädelknochen.

Ostitis ossificans ↑Eburnifikation.

Ostitis purulenta: unspezif. eitrige Entzündung aller Knochenschichten (Markraum, Kompakta u. Periost).

Ostitis tuberculosa: tuberkulöse Knochenentzündung. Entsteht meist hämatogen, seltener durch Übergreifen z. B. einer Gelenktuberkulose. Lokalisiert meist in der Metaphyse der langen Röhrenknochen u. Diaphyse der kurzen Röhrenknochen; an der Wirbelsäule als Spondylitis tuberculosa auftretend; ↑Karies.

Ostitis typhosa: während eines Typhus abdominalis o. auch erst Wochen später auftretende Knochenentzündung, die durch Verschleppung von Typhusbakterien auf dem Blutweg entsteht.

Ostium ⟨*lat*⟩ *n*: Orificium; Mündung, Zugang, Öffnung.

Ostium abdominale tubae uterinae: Tubenöffnung in die Bauchhöhle. ↑Tuba uterina.

Ostium aortae: Eingang von der li. Herzkammer in die Aorta.

Ostium atrioventriculare commune: Atrioventrikularkanal; ↑Canalis atrioventricularis communis persistens.

Ostium atrioventriculare dextrum: Verbindungsöffnung vom re. Vorhof in die re. Herzkammer.

Ostium atrioventriculare sinistrum: Verbindungsöffnung vom li. Vorhof in die li. Herzkammer.

Ostium cardiacum: Einmündung der Speiseröhre in den Magen.

Ostium ileocaecale: Einmündung des Ileums in das Zäkum.

Ostiuminsuffizienz: Verlust des physiol. Verschlußmechanismus der Harnleitermündung in der Blase (ein- o. beidseitig). Das betroffene Ostium ist starr, klafft o. ist trichterförmig eingezogen. Folge: vesikoureteraler o. vesikorenaler ↑Reflux, zuweilen als angeborene Fehlbildung. Zur O. kommt es bei fortschreitender Schrumpfblase (Blasenwandstarre) o. auch bei Blasenkarzinom, wo das dem Karzinom gegenüberliegende Ostium insuffizient wird, ferner bei fortgeschrittener ↑Sphinktersklerose sowie bei neurol. gestörten Blasen (Querschnittslähmung). Folgen: durch das insuffiziente Ostium pflanzt sich der in der Harnblase herrschende Druck in den Harnleiter u. in die Niere fort, z. B. bei der Miktion, so daß der (meist infizierte) Blaseninhalt in die Niere hineingepreßt wird u. schließl. eine pyelonephritische ↑Schrumpfniere entsteht. Diagn.: ↑Zystographie. Refluxzystogramm mit Kopftieflagerung u./o. Miktionszystogramm, d. h. Aufnahme der Harnwege während des Pressens beim Wasserlassen. Ther.: kausal, Infektbehandlung, ↑Antirefluxplastik. Bei O. sind alle transurethralen (zystoskop.) Manipulationen u. Operationen gefährl.

Ostium pharyngeum tubae auditivae: Tubenöffnung in den Pharynx. ↑Tuba auditiva.

Ostium-primum-Defekt: partieller Atrioventrikularkanal. Angeborener Herzfehler mit offenem Foramen ovale (ASD) im unteren Bereich des Vorhofseptums (Septum primum) sowie Spaltbildung der Mitralklappe (↑Mitralinsuffizienz).

Ostium-secundum-Defekt: hochsitzender ↑Vorhofseptumdefekt. ↑ASD.

Ostium trunci pulmonalis: Eingang von der re. Herzkammer in den ↑Truncus pulmonalis.

Ostium tympanicum tubae auditivae: Mündung der Ohrtrompete in die Paukenhöhle. ↑Tuba auditiva.

Ostium ureteris: Einmündungsstelle des Harnleiters in die Harnblase.

Ostium urethrae externum: äußere Öffnung der Harnröhre.

Ostium urethrae internum: innerer Beginn der Harnröhre am Boden der Harnblase.

Ostium uteri ↑Muttermund, äußerer.

Ostium vaginae: Übergang vom Scheidenvorhof in die Scheide. Vor dem 1. Geschlechtsverkehr unvollständig durch das Jungfernhäutchen (Hymen) verschlossen.

Östracyt: Estramustin; wird im Gewebe in seine wirksamen Östrogen- u. Stickstofflost-Komponenten (↑Hormone, ↑Alkylanzien) gespalten. Anwendung: Prostatakarzinom.

Östradiol: Östradiolum, 1,3,5(10)-Estratrien-3,17 β-diol, (17 β)-Estra-1,3,5(10)-trien-3,17-diol, $C_{18}H_{24}O_2$ E., Estradiol; *Abk* E_2; das wirksamste natürl. ↑Östrogen neben ↑Östron (E_1) u. ↑Östriol (E_3). Bildung hauptsächl. in

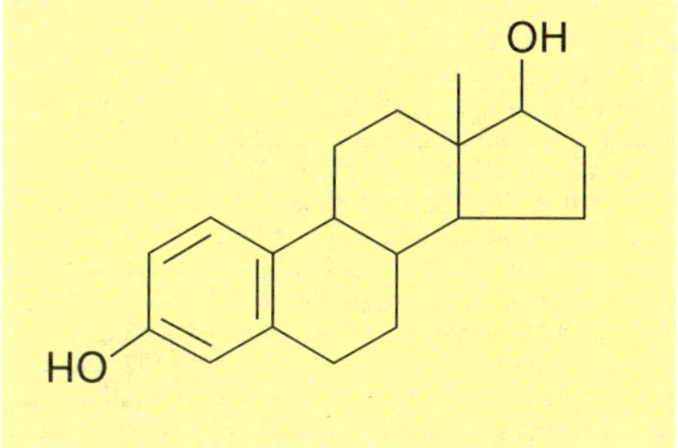

Östradiol

O

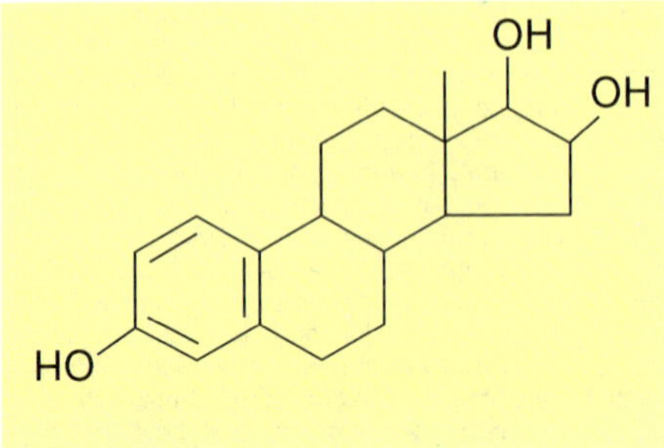

Östriol

Ovar u. Plazenta, bewirkt Ausbildung prim. u. sek. weibl. Geschlechtsmerkmale. Abb. S.1477.

Östran: chem. Grundköper der ↑Östrogene. Es ist ein Abkömmling des ↑Sterans u. hat 18 Kohlenstoffatome.

Os trapezium: vieleckiger Knochen, der radialwärts in der distalen Reihe der Handwurzelknochen gelegen ist. **O. trapezoideum**: kleiner vieleckiger Knochen, der in der distalen Reihe der Handwurzelknochen ulnar vom Os trapezium gelegen ist. **O. trigonum**: Os intermedium cruris; Varietät der Fußwurzel. Der akzessor. Knochen entsteht durch selbständige Entwicklung des Tuberculum laterale des Processus posterior tali. Fehldeutung von Röntgenaufnahmen.

Östriol: *Abk* (E_3); eins der drei sog. klass. ↑Östrogene mit ↑Östron (E_1) u. ↑Östradiol (E_2); Ö. wird in konjugierter Form im Harn ausgeschieden. Abb.

Östriolglukuronid: Ausscheidungsprodukt des ↑Östriols.

Os triquetrum: Dreiecksbein; proximaler Handwurzelknochen.

Östrogenantagonisten: nichtsteroide Substanzen wie z. B. Ethamoxytriphetol (MER-25) u. Chlomiphen (Mrl-41), die best. östrogene Wirkungen hemmen, teilweise aber selbst schwachen östrogenen Einfluß auf gewisse Erfolgsorgane ausüben.

Östrogene: Geschlechtshormone, die vorwiegend zur Entwicklung der weibl. Geschlechtsmerkmale führen. Chem. sind die Steroide mit 18-C-Atomen, deren Ring A im Ggs. zu allen anderen Steroiden ein Benzenring ist. Von den bisher mehr als 20 nachgewiesenen Ö. sind die drei sog. klass. Ö. das ↑Östron (E_1), ↑Östradiol (E_2) u. das ↑Östriol (E_3). E_1 entsteht vorwiegend durch Aromatisierung von Androgenen in der Peripherie bzw. im Fettgewebe. E_2 wird hauptsächl. in den Granulosazellen der ovariellen Follikel u. im Gelbkörper, E_3 vorwiegend während der Schwangerschaft in der Plazenta gebildet. Sie bewirken im weibl. Organismus den Menstruationszyklus u. führen zum Wachstum der Brüste u. des Uterus, zur Proliferation des Endometriums u. zur Ausbildung der sek. Geschlechtsmerkmale. Im männl. Organismus bewirken sie das Wachstum der Prostata, der Samenblasen u. des Samenleiters. Fördern allg. die Zellteilung u. insbes. das Knochenwachstum. Ö. können diagn. angewandt werden. Ther. werden synthet. Ö., auch häufig in Kombination mit ↑Gestagenen, zur oralen ↑Kontrazeption angewandt. Verestertes o. mikronisiertes E_2 bzw. konjugierte Ö. werden zur Substitution, vorwiegend in der Postmenopause, verabreicht.

Östrogeneffekt: Aufbau eines atroph. Plattenepithels der Vagina unter Östrogenstimulierung zu einem reifen Plattenepithel mit eosinophilen Superfizialzellen.

Östrogenrezeptoren: intrazytoplasmat. Proteine in Epithelien der Mamma aus der Gruppe der ↑Steroidrezeptoren, die für die progn. Beurteilung u. postoperative endokrine Ther. von Mammakarzinomen wesentl. Bedeutung besitzen. Rezeptorpositive Mammakarzinome reagieren bei endokriner Ther. in 56 % mit Remissionen, rezeptornegative nur in 5,6 %.

Östrogentest: parenterale Verabreichung von Östrogen zur Klärung der Amenorrhö, nachdem der Gestagen-Test dreimal neg. ausfiel. Eine anschließende Blutung (nach 2–4 Wochen) sagt, daß das Endometrium vorhanden u. reaktionsfähig ist. Durch die zugeführten Östrogene proliferiert es, während es vorher atroph. war (Amenorrhö II. Grades). Bleibt die Blutung auch nach Wiederholung des Ö. in höherer Dosierung aus, so kann eine Gravidität o. eine uterine Amenorrhö vorliegen.

Östron: *Abk* E_1; eines der drei sog. klass. ↑Östrogene mit ↑Östradiol (E_2) u. ↑Östriol (E_3). 1929 durch Butenandt u. Doisy aus Schwangerschaftsharn eliminiert, wird aus androgenen Vorstufen im peripheren Fettgewebe synthetisiert, Ausscheidung in konjungierter Form im Harn. Abb.

Östronsulfat: Schwefelsäureester des Östrons. In der Leber gebildetes (↑Östrogene) inaktives Ausscheidungsprodukt dieses Sexualhormons, das den Körper entweder mit dem Harn o. der Galle verläßt.

Ostseeklima: Meeresküstenklima, das gegenüber dem Nordseeklima allerdings abgeschwächte Kaltreize u. bei Ostküstenlage eine weniger ausgeprägte Allergenarmut aufweist.

Ostwald-Verdünnungsgesetz: Beschreibung des Dissoziationsgleichgewichts schwacher Elektrolyte:

$$K = \frac{c \cdot \alpha^2}{1 - \alpha}$$

Dabei ist c die durch Einwaage hergestellte Bruttokonzentration des Elektrolyten u. α der Dissoziationsgrad (↑Dissoziation).

Oszillation ↑Schwingung.

Oszillogramm: geschriebene Pulskurve über den peripheren Gefäßen, die im wesentl. für die indirekte ↑Blutdruckmessung verwendet wird.

Os zygomaticum: Jochbein; knöcherne Grundlage der Wange am lateralen Rand der Augenhöhle.

Otalgie ⟨*lat* + *gr*⟩ *f*: Schmerzen im Bereich des Ohrs.

Ota-Nävus: okulodermale Melanozytose. Meist einseitige, angeborene, bläul. Verfärbung im Trigeminusbereich in Kombination mit Pigmentierung der Sklera (↑Melanosis bulbi). Potentiell maligne. Fam. Fälle beschrieben.

Othämatom: Bluterguß der Ohrmuschel in Knorpelrissen o. zwischen Knorpel u. Knorpelhaut lokalisiert, meist traumat. bedingt., bläul. verfärbt.

oticus ⟨*gr*⟩ *Adj*: zum Ohr gehörend.

Otitis ⟨*lat*⟩ *f*: Entzündung des Ohrs.

Otitis externa: Entzündung des äußeren Ohrs.

Otitis interna:
Innenohrentzündung, Labyrinthitis.

Otitis media acuta: akute Mittelohrentzündung. Die häufigste u. wichtigste Ohrerkrankung. Infektionsweg meist über die Tuba Eustachii, seltener hämatogen o. über einen Trommelfelldefekt. Erreger: Streptokokken,

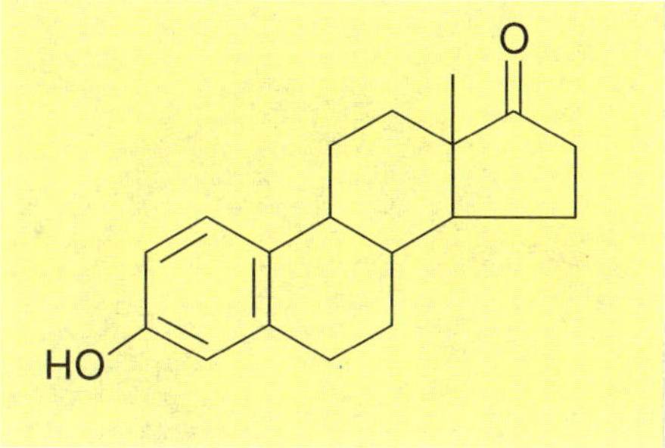

Östron

Staphylokokken, Pneumokokken (↑Mucosus-Otitis), Influenzabakterien, Klebsiellen. Klin. akuter Beginn mit Fieber, Ohrschmerzen, Schwerhörigkeit. Häufige Begleitkrankheit bei Scharlach (O. necroticans scarlatinosa), bei Masern, Grippe, Pneumonie, dann meist mit schwerem Verlauf. Komplikationen: ↑Mastoiditis, Thrombophlebitis der Hirnsinus u. ↑Meningitis, ↑Hirnabszeß.

Otitis media chronica: chron. Mittelohrentzündung. Im Ggs. zur akuten Otitis wenig ausgeprägte Lokalsymptome; fötide Sekretion. Erreger: Koli-, Proteus-, Pyozyaneusbakterien, Bacteroides-Arten, Pilze.

oto- ⟨*lat*⟩ *Präfix*: Ohr.

Otoapostaxis: Abstehen der Ohrmuschel.

otogen ⟨*gr*⟩ *Adj*: vom Ohr ausgehend.

Otoguttae ⟨*lat*⟩ *f Pl* ↑Ohrentropfen.

Otokephalie ↑Otozephalie.

Otolithen: 1. ***Anat:*** ↑Statokonie. 2. ***Pathol.:*** im äußeren Gehörgang o. in der Paukenhöhle liegende chron.-entzündl. bedingte Konkremente.

Otolithenfunktion: Da die in die gelatinöse Otolithenmembran eingelagerten Kalzitkristalle eine größere Dichte besitzen als die Endolymphe des Vestibularorgans, kann die gesamte Membran bei Einwirkung von Linearbeschleunigungen über die mit Härchen ausgestatteten Sinneszellen der Makula von Utrikulus u. Sakkulus hinweggleiten u. so die Zellen erregen. Dies geschieht auch unter der bloßen Einwirkung der Schwerkraft, die je nach Kopfstellungsänderungen versch. an der Otolithenmembran der Makula angreift. ↑Stellreflexe.

Otologie: Fachgebiet der HNO, das sich mit den Erkrankungen des Hörorgans beschäftigt.

Otomastoiditis: Otitis media mit meist sek. ↑Mastoiditis.

Otomykose: Mykose des Ohrs, oft nur des äußeren Gehörgangs. Häufigste Erreger von O. sind Spezies der Gattungen Aspergillus (↑Aflatoxine) u. ↑Candida.

Otoneurologie: neurol. Richtung innerhalb der HNO, umfaßt die Diagnostik der Vestibularis-, Geruchs-, Geschmacks- u. Fazialisfunktion sowie die spez. Diagnostik anderer Hirnnervenerkrankungen in Zusammenarbeit mit anderen Fachgebieten (Neurol., Neurochirurgie, innere Med., Augenheilkunde, Röntg.).

Otorhinolaryngologe: Facharzt für HNO.

Otorhinolaryngologie: Hals-Nasen-Ohren-Heilkunde (HNO); umfaßt die Klinik der HNO-Erkrankungen entzündl., tumoröser o. traumat. Genese einschl. ihrer Spezialgebiete (Audiologie, Phoniatrie, Allergie, Endoskopie, plast.-kosmet. Chirurgie, Mikrochirurgie von Ohr u. Kehlkopf) sowie die zugehörige Grundlagenforschung.

Otorrhö: Liquorfluß aus dem Ohr bei laterootobasalen ↑Schädel-Hirn-Verletzungen.

Otosklerose: erbl., vorwiegend beim weibl. Geschlecht, beginnend zwischen dem 20. u. 30. Lj., vorkommende Osteosklerose der knöchernen Labyrinthkapsel, bes. das ovale Fenster u. den Stapes betreffend, wodurch eine Ankylose entsteht. Degeneration des Corti-Organs u. der Hörnerven, Schalleitungs- u. z. T. Innenohrschwerhörigkeit, Ohrensausen, z. T. außerdem degenerative Veränderungen der Gelenke u. der Haut. Ther.: ↑Stapedektomie.

Otoskop: in einfachster Form Ohrenspiegel zur Untersuchung des äußeren Gehörgangs u. des Trommelfells; auch als ↑Endoskop u. zur Darstellung der Schwingungen des Trommelfells als Otostroboskop. Abb.

Ototoxizität: tox. Wirkung auf Mittel- u. Innenohr durch endogene u. exogene Substanzen (Medikamente, Gewerbegifte) infolge parenteraler o. lokaler (Paukenhöhle) Anwendung.

Otozephalie: Fehlbildung mit Verschiebung der Ohrmuscheln gegen die vordere Mittellinie bei weitgehendem o. vollständigem Fehlen des Unterkiefers (↑Agnathie).

Ott, Isaac (1847–1916), amerik. Physiol.

Ottawa-Krankheit: in Kanada endem. auftretende Syphilis.

Otto, Adolph W. (1786–1845), dt. Chir.

Otto-Chobrak-Becken (nach Adolph W. O. u. Rudolf Ch.) ↑Protrusio acetabuli.

Ott-Zeichen (nach Isaac O.): Funktionsprüfung der Brustwirbelsäule, ↑Schober-Zeichen.

Ouabain *n*: herzwirksames Strophanthusglykosid (g-Strophanthin). Sein Wirkungsmechanismus besteht in einer Hemmung der Na^+/K^+-ATPase. ↑Herzglykoside.

Ouchterlony, Örjan (geb. 1915), schwed. Mikrobiol., Göteborg.

Ouchterlony-Technik (nach Örjan O.): qualitative Untersuchungsmethode auf Antigene als doppelte radiale ↑Immundiffusion in Agargel (↑Agardiffusionstest).

Outflowmeter ⟨*engl*⟩: Meßanordnungen zur Bestimmung des Blutausstroms aus einem abgegrenzten Organbereich, z. B. Herzmuskulatur – Sinus coronarius. Durch gleichzeitige Bestimmung des Bluteinstroms können Shuntgrößen erfaßt werden. Method. vorwiegend Einsatz von elektromagnet. Meßköpfen, u. U. als Kathetermethode.

Outsourcing ⟨*engl*⟩: die Inanspruchnahme von Leistungen aus externen Betrieben. Die Erbringung dieser Leistungen ist im eigenen Krankenhaus i. d. R. aus wirt-

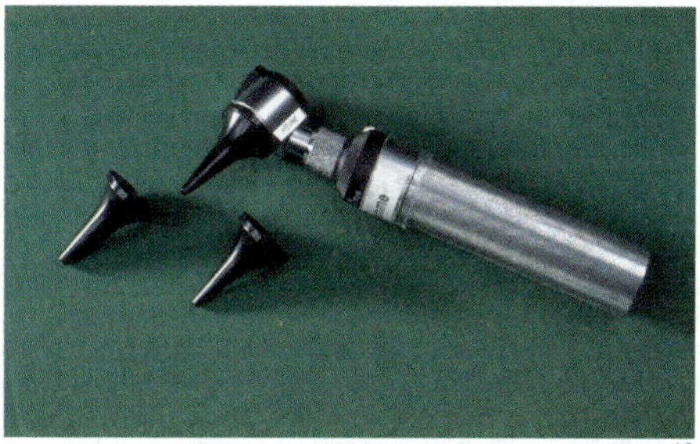

10

Otoskop

O

schaftl. Gründen nicht angebracht. Beim O. werden selbständig steuerbare Betriebseinheiten mit abrechnungsfähigen Komplettleistungen (z. B. die Wäscherei) aus dem Krankenhaus herausgelagert u. damit dem Zugriff des Krankenhausmanagements entzogen. Vom Outsourcing-Konzept ist das Konzept des logist. Dienstleistens zu unterscheiden.

Ovalbumin ⟨*lat*⟩ *n*: im Eiklar als Hauptproteinkomponente vorkommendes ↑Albumin; relative Molmasse 40 000; bestehend aus einer Polypeptidkette; diese trägt im Ggs. zum Serumalbumin einen Oligosaccharidrest (↑Glykoprotein). O. läßt sich in großer Menge u. hoher Reinheit präparieren u. dient daher häufig als Modellprotein für best. Immunisierungs- u. quantitative Präzipitationsversuche.

Ovalozyten: formveränderte Erythrozyten. Vorkommen bei der hereditären ↑Elliptozytose. O. mit großem Zellvolumen, vermehrt bei ↑Vitamin-B_{12}-Mangelanämie, werden aufgrund ihrer megaloblastären Herkunft als Megalozyten bezeichnet.

Ovar ⟨*lat*⟩ *n*: Ovarium, Eierstock; weibl. Keimdrüse. Struktur: modifizierte, kub. Peritonealepithelzellen (Mesotheliocytus cuboideus microvillosus) überziehen außen die Bindegewebehülle (Tunica albuginea), die unscharf in das zellreiche Ovarialbindegewebe (Stroma ovarii) übergeht. Innenraumgliederung: 1. Rinde (Cortex ovarii) mit Follikeln, Gelbkörper (zeitl. begrenzt), Gelbkörper- u. Atresienarben; 2. Mark (Medulla ovarii, früher: Zona vasculosa) mit Blutgefäßen, die zum Mesovarium ziehen. Der Follikel ist eine morphofunktionelle Einheit aus einer Eizelle, dem Follikelepithel u. der bindegewebigen Theca folliculi, in dem die ↑Ovogenesis erfolgt. Die Follikel liegen in versch. Reifestadien vor: Folliculus ovaricus primordialis (↑Primordialfollikel), Folliculus ovaricus primarius (↑Primärfollikel), Folliculus ovaricus secundarius (↑Sekundärfollikel), Folliculus ovaricus tertiarius (↑Tertiärfollikel), Folliculus ovaricus maturus (↑Graaf-Follikel). Die bei der Geburt im O. vorhandenen ca. 500 000 Ovozyten werden durch ↑Follikelatresie auf ca. 450 ausreifende Eizellen reduziert. Nach Rückbildung des Gelbkörpers (↑Corpus luteum) entsteht ein ↑Corpus albicans. Hormonbildung im Ovar: 1. Follikel bilden im Follikelepithel Follikelhormon (Östrogen), 2. Gelbkörper bilden in Granulosa- u. Thekaluteinzellen Gelbkörperhormon (Progesteron). Abb. 1 u. 2.

Ovarektomie: Entfernung der Eierstöcke (↑Kastration), bes. bei Ovarialtumoren. ↑Oophorektomie.

Ovarialabszeß ⟨*gr + lat*⟩ *m*: aus einer ↑Oophoritis auch ↑Adnexitis (Salpingitis, Pyosalpinx, Perisalpingitis) hervorgehende eitrige Einschmelzung des Eierstocks (Pyovar). Wichtige Erreger: Gonokokken, Staphylokokken, anaerobe Streptokokken, Bacteroides-Arten, Koli-Proteusbakterien, Tuberkulosebakterien.

Ovarialagenesie: angeborenes Fehlen des Eierstocks. Meist einseitig (beidseitig: Anovarie); häufig mit ↑Nierenagenesie der gleichen Seite u. Fehlen o. Hypoplasie des Eileiters kombiniert.

Ovarialdegeneration, kleinzystische: Vergrößerung des Ovars bis auf Hühnereigröße durch zahlreiche kirschkern- bis walnußgroße Zysten, die teils wachsenden u. reifenden, teils atret. Follikeln entsprechen. Vorkommen bei Genitalprozessen, die mit entzündl. o. passiver Hyperämie einhergehen, z. B. Adnexitis, Myom, Karzinom u. a., auch als selbständige Erkrankung mit Regelstörungen, Sterilität u. anderen endokrinen Störungen, ↑Stein-Leventhal-Syndrom.

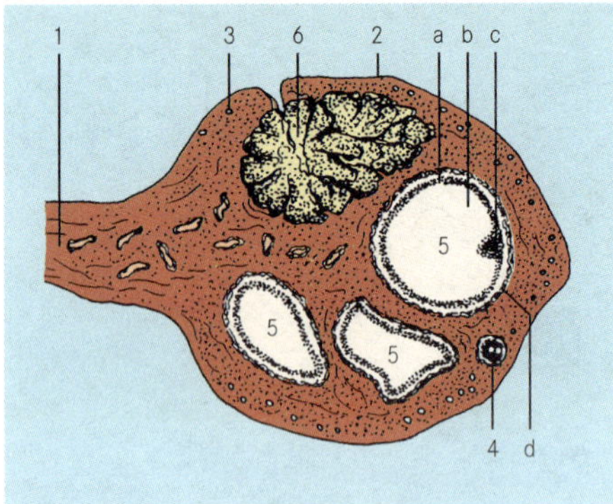

Ovar (Abb. 1)
1: Mesovarium; 2: Epithelium superficiale;
3: Primordial-/Primärfollikel; 4: Sekundärfollikel;
5: Tertiärfollikel (a: Follikelepithel;
b: Antrum folliculare mit Liquor; c: Cumulus oophorus; d: Theca folliculi); 6: Corpus luteum

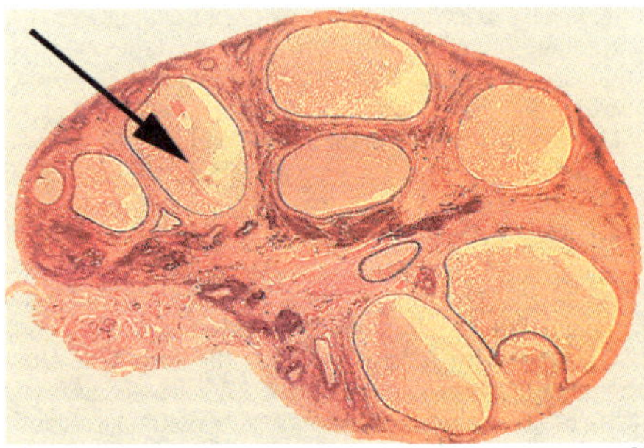

30

Ovar (Abb. 2). Histologischer Schnitt, HE-Färbung; Übersicht mit Tertiärfollikeln (Pfeil) in der Rinde, Mark mit Gefäßen u. Mesovarium

Ovarialdysplasie: Gonadendysgenesie; Fehlentwicklung des Eierstocks, der keine Follikel enthält u. meist hypoplast. ist. Tritt gemeinsam mit Kleinwuchs u. Unterentwicklung der Genitalorgane auf (↑Ullrich-Turner-Syndrom).

Ovarialdystopie: ein u. doppelseitige, angeborene Lageanomalie des Ovars. Da das Organ höher angelegt wird, als seiner späteren Position entspricht, treten Lageanomalien durch einen gehemmten Deszensus auf. Es kann auf der Strecke zwischen 1. Lendenwirbel u. Linea terminalis des Beckens liegen. „Überschießender" Deszensus wird oft als ↑Ovarialektopie bezeichnet.

Ovarialektopie: angeborene Lageanomalie des Eierstocks. Im Ggs. zur ↑Ovarialdystopie steht das Ovar tiefer, als der normalen Position entspricht (Leistenkanal, große Schamlippen).

Ovarialhypoplasie: Unterentwicklung des Ovar. Es können ausreichend Follikel vorhanden sein, die jedoch nicht auf Gonadotropingaben ansprechen. Bedingt zusammen mit der Gonadendysgenesie den Hauptteil prim. Amenorrhöen.

Ovarialinsuffizienz: ungenügende Leistung der Eierstöcke. Folgen: 1. Unterentwicklung (Hypoplasie) des Genitalapparats, ungenügende Ausbildung der sek. Geschlechtsmerkmale (vegetative O.); 2. Störung der Follikelreifung mit Zyklusveränderungen (generative O.). In beiden Fällen häufig Sterilität.

Ovarialkarzinoid: seltene Tumorform des Eierstocks. Solide Zellnester bzw. -stränge, die infiltrierend wachsen. Bedingt gutartig. ↑Karzinoid.

Ovarialkystom: zyst. Ovarialtumor. 1. Cystoma pseudomucinosum glandulare; 2. Cystoma serosum papillare. Der letztgenannte Tumor entartet häufig bösartig.

Ovarialschwangerschaft: ↑Extrauteringravidität mit Sitz der Frucht im Eierstock.

Ovarialtumoren: Eierstockgeschwülste. Einteilung (angelehnt an WHO-Klassifikation): 1. epitheliale Tumoren: serös, muzinös, endometroid, klarzellig (eindeutig benigne, mit fragl. Malignität, Borderlineveränderungen o. maligne); Brenner-Tumoren, gemischte epitheliale Tumoren, undifferenzierte Karzinome. 2. Keimstrang-Stroma-Tumoren (Gonadenstromatumoren): Granulosazelltumoren, Thekazelltumoren, Fibrome, Androblastome (Sertoli-Leydig-Zelltumor), Gynandroblastome. 3. Keimzelltumoren: Dysgarminom, endodermaler Sinustumor, embryonales Karzinom, Polyembryom, Chorionkarzinom, Teratom (unreif, reif, solid o. zyst., monodermal: ↑Struma ovarii, Karzinoid).

Ovarialzysten: Flüssigkeitsansammlung in einem Follikel o. Gelbkörper, imponieren klin. als Ovarialtumoren. Nur bei sicherem Nachweis einer sog. funktionellen Zyste kann auf eine Operation verzichtet werden. Abb.

Ovarialzysten, dysontogenetische: Zysten, die vom Ovar o. dessen unmittelbarer Umgebung ausgehen. Von Bedeutung sind Zysten im Rete ovarii u. im Ligamentum latum uteri (↑Parovarialzyste).

ovaricus ⟨*lat*⟩ *Adj*: zum Eierstock (Ovar) gehörend.

Ovarienschutz: Bleigummiabdeckung der Ovarien bei Röntgenaufnahmen, bei denen diese trotz Einblendung in der direkten Strahlung liegen, aber nicht selbst Gegenstand der Untersuchung sind; z. B. bei Nierenaufnahmen bei der Ausscheidungsurographie.

Ovarienzange: Adnexklemme; von Doym entwickeltes zangenartiges Instrument mit stumpfen, gebogenen Branchen.

Ovariopexie: Aufhängung u. Fixierung der Eierstöcke durch Nähte am Beckenperitoneum.

Ovariotomie: Eierstockschnitt.

Ovariozele: Senkung des Eierstocks in einen Leistenbruch.

Ovar, prolabiertes: in einen Bruchsack als Bruchinhalt vorgefallener Eierstock, häufig bei angeborenen (indirekten) Leistenbrüchen, bes. im Säuglingsalter. ↑Leistenbruch, kindlicher.

Overbite ⟨*engl*⟩: Überbiß, Scherenbiß, Psalidodontie; vertikaler Schneidezahnüberbiß, Überbiß der oberen Schneidezahnkronen über ein Drittel der unteren.

Overcross-Bypass: überkreuzter Umgehungskreislauf bei einseitigem Beckenarterienverschluß. Die Einspeisung erfolgt von der gesunden zur erkrankten Seite. Ein venöser O. beim Beckenvenenverschluß dient zur Drainage der erkrankten Seite.

Overcrowding effect ⟨*engl*⟩: Übervölkerungseffekt, individuelle Konkurrenz; insbes. bei ↑Helminthen auftretendes Phänomen der Beeinträchtigung von Anzahl u. Entwicklung durch bereits vorhandene o. gleichzeitig in den ↑Wirt eindringende Parasitenindividuen; beruht auf dem Raum-Nahrungs-Prinzip sowie auf immunogenen Effekten.

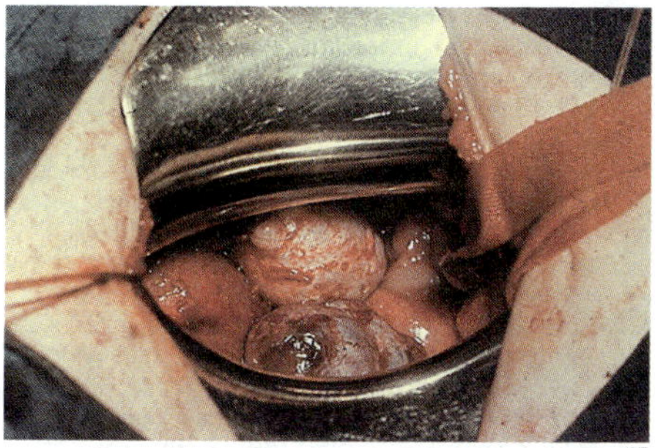

37

Ovarialzysten

Overdiagnosis ⟨*engl*⟩: Neigung von z. B. Pathologen, sich im Zweifel bei der Tumordiagnose für maligne zu entscheiden.

Overgrowth, bakterielles ⟨*engl*⟩: bakterielle Überwucherung, Überwachsen; durch Stase unterschiedl. Genese im Dünndarm (verlangsamte Motorik, Divertikulose usw.) bzw. spontan o. operativ angelegte Verbindungen zwischen Dünn- u. Dickdarm. Dadurch werden die Gallensäuren dekonjugiert u. stehen zur Fettverdauung nicht zur Verfügung. Außerdem werden Vitamin B_{12} u. Folsäure durch die Bakterien verbraucht. Klin. Malabsorptionssyndrom, Diarrhö. Ther.: Antibiotika, Beseitigung der Ursache.

Overgrowth-Syndrom ⟨*engl*⟩ ↑Overgrowth bakterielles. ↑Blindsacksyndrom.

Overheadextension: Behandlungsmethode zur konservativen Einrenkung der Hüftgelenkluxation im Säuglingsalter. Die bei der Extension anfangs über 90 Grad gebeugten Beine werden im Verlaufe von 2–3 Wochen allmähl. in Abduktion übergeführt, wobei es über Dehnung der Adduktoren in vielen Fällen zur Spontaneinrenkung der Hüftgelenke kommt.

O

Overjet ⟨*engl*⟩: Schneidezahnstufe; intermaxilläre sagittale Beziehungen. Das unterschiedl. Ausmaß kann durch vielfältige morphol. Gegebenheiten des Gebisses entstehen. Es kann das Resultat sagittaler Abweichungen im oberen u./o. unteren Frontzahngebiet, der Bißlage sowie der Einlagerung des Gebisses im Schädel sein.

Overlapping-Syndrom ⟨*engl*⟩ *n*: Überlappungssyndrom; Kombination zweier o. mehrerer Autoimmunkrankheiten durch abnorme, immun. Reaktionsfähigkeit, z. B. Sjögren-Syndrom (rheumatoide Arthritis u. Sicca-Syndrom), Evans-Syndrom (immunhämolyt. Anämie u. Immunthrombozytopenie), Kombinationen zwischen systemischem ↑Lupus erythematodes (SLE) u. ↑Polymyositis, progressiver systemischer ↑Sklerose, auch ↑Rheumatoidarthritis sowie SLE u. Pemphigus. Als eigenes Krankheitsbild abgegrenzt werden ↑Mixed connective tissue disease o. Sharp-Syndrom.

Overlay ⟨*engl*⟩: **1.** Nach einem Modell angefertigtes Metallband, das zur kieferorthopäd. Bewegung von Molaren dient. **2.** Spez. Gußfüllung mit Ersatz der gesamten Kaufläche eines Zahns. **3.** Halbfestes (Agar, Stärkegel) o. flüssiges (Methylzellulose, Tragantgummi) Überschichtungsmedium bei der Plaquetechnik, verhindert Auftreten von Sekundärinfektionsherden.

Overprotection ⟨*engl*⟩: Art u. Umfang der Hilfeleistung für Kinder, Kranke, Behinderte u. Ältere, durch die die Betroffenen zu passiven Objekten degradiert werden. O. verhindert eigene Aktivitäten u. Bewältigungsstrategien der Betroffenen.

Overshoot ⟨*engl*⟩ *m*: Überschuß; die über die elektr. Nullinie hinausgehende Potentialverschiebung an der Membran erregbarer Zellen. ↑Aktionspotential.

Overtreatment ⟨*engl*⟩: Überbehandlung; Gabe von zu viel Medikamenten, ohne den Heileffekt zu erhöhen, aber mit der Gefahr von Nebenwirkungen, Ausführung chir. Eingriffe o. Rehabilitationsmaßnahmen ohne Ind.

Overzier-Syndrom: echter Agonadismus mit völligem Fehlen von Ovarialanlage, Vagina, Uterus u. Tuben bei genet. männl. u. phänotyp. weibl. Individuen. Sehr seltenes Krankheitsbild. Häufiger dagegen sog. Gonadendysgenesie (↑Ullrich-Turner-Syndrom).

Oviparie ⟨*lat*⟩ *f*: Form der Fortpflanzung bei eierlegenden Tieren, bei der die abgesetzten Eier nicht (ovipar ungefurcht) o. wenig entwickelt (ovipar gefurcht) sind u. die Weiterentwicklung außerhalb des mütterl. Organismus erfolgt, trifft für die meisten der parasitär lebenden Arten der ↑Helminthen u. ↑Arthropoden zu. In der ↑Ovoskopie wichtiges diagn. Merkmal.

Ovisten: Anhänger der ↑Präformationstheorie, die annahmen, daß die Organismen bereits vollständig vorgebildet im Ei vorliegen.

Ovocytus ⟨*gr*⟩ *m* ↑Eizelle.

Ovogenesis ⟨*gr*⟩ *f*: Eizellbildung. **Vermehrungsperiode**: Etwa 6 Mill. Ovogonien entstehen durch Zellteilung in der embryonalen Ovaranlage, von denen 5,5 Mill. bereits pränatal zugrunde gehen. **Wachstumsperiode**: Zum Zeitpunkt der Geburt liegen ca. 500 000 prim. Ovozyten (↑Ovocytus) in beiden Ovarien, die bereits in die Prophase der 1. Reifeteilung (↑Meiose) eingetreten sind. Sie wachsen von 20–40 μm Durchmesser im Primordialfollikel auf 100–130 μm im sprungreifen Follikel heran. Dieses Stadium erreichen nur ca. 450 Eizellen, der Rest geht zugrunde (↑Follikelatresie). **Reifungsperiode**: Im sprungreifen Follikel vollendet der Ovozyt die 1. Reifeteilung; es entsteht ein sek. Ovozyt u. eine prim. Polzelle (Polocytus primarius), beide mit 22 + X Chromosomen. Noch praeovulator. beginnt die 2. Reifeteilung, die in der Metaphase arretiert wird. Der Ovozyt ist zum befruchtungsfähigen reifen Ei (↑Eizelle) geworden. Vollendet wird die 2. Reifeteilung postovulator. nach Eindringen eines Spermiums. Bei der 2. Reifeteilung entstehen außerdem sek. Polzellen (Polocytus secundarius), wobei häufig die prim. Polzelle kurz nach ihrer Entstehung zugrunde geht. Abb.

Ovogonium: Ovogonie; weibl. Urkeimzelle, die nur embryonal in der Vermehrungsperiode der ↑Ovogenesis vorkommt.

Ovolemm: Ovolemma; veraltet für Plasmalemm der Eizelle.

Ovoskopie: Untersuchung zum Nachweis der Eier von ↑Parasiten. ↑Flotationsverfahren, ↑Sedimentationsverfahren. ↑Untersuchung, koproskopische.

Ovotestis: Keimdrüse, in der testikuläre u. ovarielle Strukturen vereint vorkommen. Ein- o. doppelseitiges Auftreten bei echten Zwittern (↑Hermaphroditismus verus).

Ovovitellin ↑Vitelline.

Ovoviviparie: Form der Fortpflanzung bei eierlegenden Tieren (z. B. manchen Parasitenarten), bei der die Eier zum Zeitpunkt des Verlassens des Uterus bereits Embryonen enthalten, d. h., die Embryogenese läuft im Uterus ab; z. B. ↑Strongyloides stercoralis, ↑Taenia.

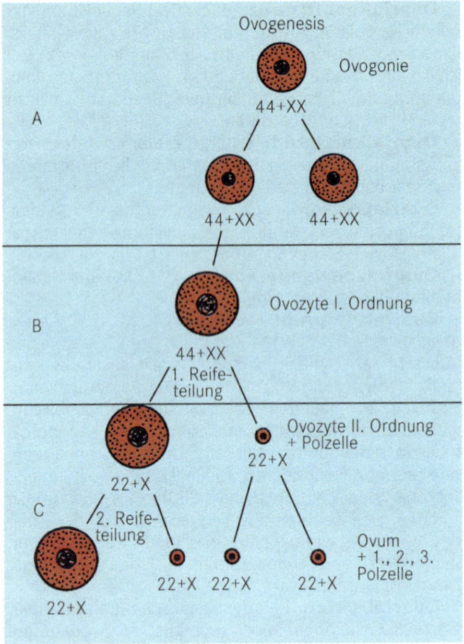

Ovogenesis
A: Vermehrungsperiode (nur embryonal);
B: Wachstumsperiode;
C: Reifeperiode

Ovula Nabothi ↑Glandulae cervicales uteri.

Ovulation ⟨*lat*⟩ *f*: Follikelsprung, Eisprung; ein sprungreifer Follikel (Folliculus ovaricus maturus, ↑Graaf-Follikel) rupturiert um den 14. Tag des Zyklus. Es werden Eizelle, Zona pellucida u. Corona radiata mit Liquor follicularis herausgeschleudert u. vom Eileiter (↑Tuba uterina) aufgefangen. ↑Menstruationszyklus.

Ovulation, parazyklische: zusätzl., neben dem normalen Rhythmus auftretender Follikelsprung, der eine Befruchtung zu jedem Zeitpunkt des Zyklus ermöglicht.

Ovulationsblutung: Zwischenblutung zur Zeit des Eisprungs. Der vorübergehende plötzl. Abfall der Östrogensekretion zum Zeitpunkt der Ovulation führt zu Durchbruchsblutungen in Form von Diapedeseblutungen von einigen Stunden bis zu 2 Tagen Dauer.

Ovulationshemmer: Präparate zur hormonellen Schwangerschaftsverhütung. Sie bestehen i. a. aus einer Östrogen- u. einer Gestagenkomponente (Ovarialhormone), welche synthet. hergestellt sind. Im Unterschied zu den körpereigenen Ovarialhormonen sind sie auch oral wirksam. Der Wirkungsmechanismus besteht darin, daß durch Bremsung der Hypophyse, als das dem Eierstock übergeordnete Organ, die Anregung des Eierstocks ausbleibt u. es dadurch zu keiner Eireifung kommt (vereinfachte Darstellung). Die Verträglichkeit der i. a. zykl. verabfolgten O. (21 Tage Einnahme, 7 Tage Pause mit Abbruchblutung) ist i. d. R. gut. Nebenwirkungen kommen jedoch vor u. ähneln den Erscheinungen, wie sie zu Beginn einer Schwangerschaft auftreten können (Übelkeit, Gewichtszunahme, Ödeme, Müdigkeit, depressive Stimmung, Libidoverminderung, Amenorrhö); sie gehen nach Aufhören der Einnahme vollständig zurück. Ernste Nebenwirkungen sind (öfter bei Raucherinnen) u. a. venöse Thrombosen mit Emboliegefahr, Leberschäden (Endophlebitis hepatica obliterans, Cholestase, Adenome). Außer den nach oben geschildertem Einnahmemodus verabreichten O. gibt es heute auch sog. Sequenzpräparate (Östrogen- u. Gestagenkomponenten in den einzelnen Zyklusabschnitten unterschiedl.), Minipillen, Mikropillen, Depotpräparate („Wochenpille") u. Postkoitalpille (Interzeption).

Ovulationsinduktion: Auslösung bzw. Unterstützung der Ovulation bei ausbleibender bzw. gestörter Ovulation u. aktuellem Kinderwunsch. Ind. zur O. bestehen bei Amenorrhöen, Oligomenorrhöen mit Anovulation u. ausgeprägter Corpus-luteum-Insuffizienz. Ther. mit Clomiphen, Gonadotropinen, pusatiler GnRh-Applikation, auch in Kombinationen mit Kortikosteroiden o. prolaktinsenkenden Medikamenten mögl.

Ovum ↑Eizelle.

Owen, Richard (1804–1892), brit. Anat., Zool., London.

Owen-Konturlinie (nach Richard O.): mikrosk. Struktur des Dentins aufgrund des Mineralisationsrhythmus. ↑Odontogenese.

Owren, Paul Arnor, zeitgen. norweg. Int., Oslo.

Owren-Syndrom (nach Paul A. O.): **1.** ↑Parahämophilie. **2.** vorübergehende ↑Knochenmarkaplasie infolge von Infektionen.

Oxacepheme: Oxy-Betalaktam-Antibiotika. Strukturelle Ähnlichkeiten bestehen zu den ↑Cephalosporinen. ↑Latamoxef.

Oxacillin: Antibiotikum aus der Gruppe der Isoxazolylpenicilline, mit relativ geringer Säurestabilität im Vergleich zu den Halogenderivaten der Gruppe, aber prakt. gleicher Penicillinasestabilität. Nahrungsaufnahme kann die enterale Resorption stark vermindern. Indiziert bei penicillinasebildenden Staphylokokken.

Oxalatbelastungstest: Verfahren zum Nachweis einer gesteigerten Oxalatabsorption (intestinale Hyperoxalurie) durch Gabe von Natriumoxalat über 3 Tage u. Bestimmung der Oxalatausscheidung im 24-h-Sammelurin des 3. Tages o. durch Messung des in 24-h-Sammelurin ausgeschiedenen ^{14}C-Oxalat nach oraler Gabe von ^{14}C-Oxalat.

Oxalatstein: häufigste Art der ↑Harnsteine aus Kalziumoxalat in Form von Kalziumoxalat-monohydrat ($Ca_2C_2O_4\ H_2O$, Whewellit) u. Kalziumoxalat-dihydrat ($Ca_2C_2O_4\ 2\,H_2O$, Weddellit). Sehr harte Beschaffenheit u. warzige Oberfläche (Maulbeerform); durch Blutfarbstoff braun bis schwarz gefärbt (röntgenpositiv).

Oxalbernsteinsäure:
↑Zitronensäurezyklus. Abb.

Oxalessigsäure: Dikarbonsäure $HOOC{-}CH_2{-}CO{-}COOH$; Intermediat des ↑Zitronensäurezyklus, der ↑Glukoneogenese u. des Aminosäurestoffwechsels (↑Aspartataminotransferase). O. entsteht in der lebenden Zelle aus Brenztraubensäure: $CH_3{-}CO{-}COOH + CO_2 \rightarrow HOOC{-}CH_2{-}CO{-}COOH$ o. durch Transaminierung aus Asparaginsäure.

Oxalose: seltene Stoffwechselstörung mit Ablagerung von Kalziumoxalatkristallen in Gelenken u. Nieren,

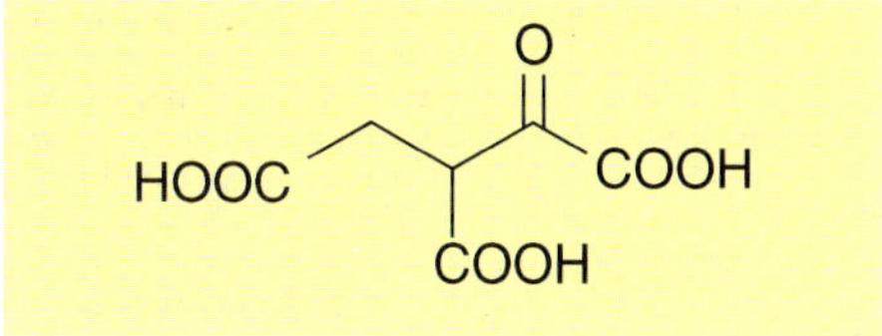

Oxalbernsteinsäure

Ausscheidung von Oxalsäure u. Oxalatsteinbildung in den ableitenden Harnsäuren.

Oxalsäure: Acidum oxalicum, Dikarbonsäure, Ethandikarbonsäure, $(COOH)_2 + H_2O$; normaler Harnbestandteil als Kalziumoxalat (20–80 mg/d), setzt sich nach einiger Zeit als Bodensatz ab. O. spielt in der Maßanalyse, im Färbereiwesen u. als Holzbleichmittel eine Rolle. Salze, z. B. Kaliumoxalat (Kleesalz) sind auch toxikolog. bedeutsam. Bis zu 1 % in Sauerampfer (Rumex acelium); Sauerklee (Oxalis acetosella), Rhabarber (Rheum undulatum) u. Spinat enthalten. O. entsteht auch in limitierter Menge aus Vitamin C.

Oxalsäurevergiftung: unbehandelt oft tödl. verlaufende Intoxikation durch Kontakt mit Oxalsäure, auch in suizidaler Absicht (in Bleich- u. Putzmittel). Sympt.: Hautrötung, Magenschmerzen, Erbrechen, Schock, Anurie, Hämolyse u. Kreislaufversagen. Dämpfe u. Stäube verursachen Reizungen der Schleimhäute, auch gelegentl. Lungenentzündungen. Die tödl. Wirkung beruht offenbar in der Bindung des lebensnotwendigen Kalziums zum unlösl. u. unwirksamen Kalziumoxalat, wodurch die Nierenkanälchen verstopfen. Ther.: Kalzium i. v., Kalziumglukonat zur Magenspülung, evtl. Hämodialyse. ↑Berufskrankheiten.

Oxazepam: Benzodiazepin; Metabolit von Diazepam. Mitverantwortl. für lange Diazepamwirkung.

Oxazolidine *Pl*: Antiepileptika, z. B. Trimethadion. Wirkt vornehml. beim ↑Petit mal. Verlängert die Hemmphase, die nach einer Erregungsphase an den Synapsen auftritt. Besitzt einen spezif. Antagonismus gegenüber Pentrazol.

Oxazolidin-Geigy: Oxyphenbutazon; Antiphlogistikum, Antirheumatikum.

Oxeladin: 2-(2-Diethylaminoethoxy)ethyl(2-ethyl-2-phenylbutyrat). Wirkt broncholyt. u. expektorierend. ↑Antitussiva.

Oxford-Einheit: *Abk* O. E.; erste biol. Maßeinheit des Penicillins, jetzt Angabe in ↑Internationalen Einheiten (I. E.).

Oxiconazol: Antimykotikum zur lokalen Anwendung.

Oxidanzien: zur ↑Desinfektion angewandte Mittel wie ↑Ozon, ↑Wasserstoffperoxid, ↑Kaliumpermanganat, ↑Peressigsäure.

Oxidasen: Gruppe der Flavinenzyme, die mit Sauerstoff als Wasserstoffakzeptor reagieren u. zwei Elektronen (z. B. ↑Glukoseoxidase, ↑Aminosäureoxidasen) o. vier Elektronen (kupferhaltige Enzyme, z. B. Ascorbinsäureoxidase) übertragen können.

Oxidasen, mischfunktionelle: aus mehreren Komponenten aufgebaute Monooxygenasen, die ihre Substrate (Heterozyklen, einfache u. kondensierte Aromaten, zykl. Kohlenwasserstoffe, Steranabkömmlinge u. a.) hydroxylieren, hauptsächl. im endoplasmatischen ↑Retikulum vorhanden; m. O. sind für oxidative Umwandlungen von ↑Xenobiotika (z. B. ↑Methylcholanthren, das durch Hydroxylierung kanzerogene Eigenschaften erhält) u. Pharmazeutika (↑Barbiturate) sowie von körpereigenen Substanzen (Hämabbau) verantwortl. (↑Biotransformation). Wichtigste m. O. sind ↑Zytochrome P 450.

Oxidasereaktion ↑Peroxidasereaktion.

Oxidation: Entzug von Elektronen aus einer chem. Verbindung durch ein Oxidationsmittel. Bei organ. Verbindungen ist die O. immer mit dem Entzug von H^+ gekoppelt, das Oxidationsmittel wirkt also im bas. Milieu.

Oxidation, biologische: vielstufige enzymat. Oxidation von Naturstoffen in lebenden Organismen. Endprodukte der b. O. von Kohlenhydraten u. Fetten sind Kohlendioxid u. Wasser, von Proteinen Kohlendioxid, Wasser u. Harnstoff. Die dabei freiwerdende Energie wird zum großen Teil in für den Organismus nutzbare chem. Energie umgewandelt (ATP-Synthese). Hauptwege der b. O.: ↑Glykolyse, ↑Fettsäureabbau, ↑Zitronensäurezyklus, ↑Atmungskette. Weitere Enzyme der b. O.: Wasserstoffperoxidspaltende Enzyme (↑Peroxidasen, ↑Katalase); ↑Oxygenasen, ↑Hydroxylasen, kupferhaltige Oxidasen (↑Ascorbinsäureoxidase); Luciferase (↑Biolumineszenz).

Oxidationsgeschmack: sensor. Fehler der Milch, hervorgerufen durch Oxidation ungesättigter Fettsäuren.

Oxidationswasser: diejenige Wassermenge, die im Stoffwechsel bei der Oxidation von Kohlenhydraten (55 ml Wasser/100 g), Fetten (93 ml Wasser/100 g) u. Eiweißen (41 ml Wasser/100 g) produziert wird. Das tgl. gebildete Volumen an O. beträgt etwa 300 ml.

Oxidoreduktasen: Enzyme, die Redoxreaktionen katalysieren. Sie übertragen Wasserstoff bzw. Elektronen auf versch. Akzeptoren, z. B. NAD^+, $NADP^+$, Sauerstoff, Zytochrome, Eisenschwefelproteine, Wasserstoffperoxid. O. werden auch als Dehydrogenasen, bei Sauerstoff (Akzeptor) als Oxidasen bezeichnet, z. B. ↑Laktatdehydrogenase, ↑Glukoseoxidase.

Oxime: R–CH=NOH; reaktive Gruppe an ↑Cholinesterasereaktivatoren wie ↑Pralidoxim o. ↑Obidoxim; Antidot bei Phosphorsäureestervergiftungen.

Oxisomen ⟨*gr*⟩ *n Pl*: Elementarpartikel (Particula elementaria). Auf der Innenseite der Membrana mitochondrialis interna sitzende gestielte Partikeln, in deren Kopf ATP synthetisiert wird.

Oxitensiomethode: Methode zur Bestimmung des Sauerstoffdrucks pO_2 im art. o. Kapillarblut, wobei meist polarograph. mit einer Sauerstoffelektrode gemessen wird. Die O. erlaubt eine sehr genaue Messung des art. Sauerstoffdrucks aus kleinen Blutproben (0,1 ml, Entnahme aus dem Ohr).

Oxmetidin: Antihistaminikum, H_2-Blocker.

Oxolin: obsoletes Virostatikum. ↑Virostatika.

Oxolinsäure: Antibiotikum, ein ↑Gyrasehemmer.

Oxomemazin: Phenothiazinderivat, eingesetzt als ↑Antihistaminikum (↑Phenothiazinderivate).

Oxoniumion: Kation der allg. Zusammensetzung R_3O^+. Am bekanntesten ist das Hydroxoniumion.

Oxotremorin: Parasympathomimetikum mit ausgeprägten zentral cholinomimet. Wirkungen. Hemmung des auftretenden Tremors im Tierexperiment genutzt zur Suche nach Antiparkinsonmitteln.

Oxprenolol: ein ↑Betarezeptorenblocker.

Oxprenolol-OROS ↑Systeme, therapeutische.

Oxybuprocain: Lokalanästhetikum, zur Oberflächenanästhesie (Schleimhautanästhesie).

Oxybuttersäure: Betahydroxybuttersäure (CH_3–CHOH–CH_2–COOH); tritt bei unvollständigem Abbau von Fettsäuren als Reduktionsprodukt der Acetessigsäure auf u. ist einer der drei sog. Ketonkörper (Acetessigsäure, Betahydroxybuttersäure, Aceton), die beim Diabetiker im Blut (Acetonämie) u. Harn (Acetonurie) nachweisbar sind.

8-Oxychinolin ↑Chinolin.

Oxycodon ↑Opiate.

Oxyfedrin: Koronartherapeutikum. Verbessert O_2-Versorgung des Myokards wahrscheinl. über eine verbesserte ATP-Bereitstellung.

Oxygenasen: Oxigenasen; zu den Oxidoreduktasen gehörende Enzyme, die Sauerstoff in Metabolite einführen. Bei den O. unterscheidet man ↑Dioxygenasen u. ↑Hydroxylasen.

Oxygenation, hyperbare: Einbringen eines Pat. in eine ↑Druckkammer, in der er Sauerstoff unter erhöhtem Druck einatmet.

Oxygenator: Gerät zum Gasaustausch (z. T. verbunden mit Wärmeaustausch), das in extrakorporalen Systemen (↑Herz-Lungen-Maschine; ↑ECMO) die Lungenfunktion zeitweise übernehmen kann. Grundprinzipien des ↑Dispersionsoxygenators o. ↑Membranoxygenators.

Oxygenblender: Dosierventil zur Regulierung der Sauerstoffkonzentration.

Oxygenierungsindex: *Abk* OI; Rechenwert zur Beurteilung der Sauerstoffversorgung bzw. einer drohenden o. manifesten ↑Hypoxie ($OI - FiO_2 \cdot 100 \cdot$ mittlerer Atemwegdruck : paO_2).

Oxyhämoglobin ↑Hämoglobin.

Oxykardiorespirographie: Überwachung der Vitalfunktionen des Neugeborenen durch kontinuierl. Messung des transkutanen ↑Sauerstoffpartialdrucks ($tcpO_2$), der Herz- u. Atemtätigkeit (↑Patientenüberwachung).

Oxymetazolin: ein ↑Imidazolinderivat, das als ↑Alphasympathomimetikum eingesetzt wird.

Oxymeter: Gerät zur Bestimmung der prozentualen Sauerstoffsättigung im Blut mittels ↑Spektrometrie. Dazu wird Blut in einer Küvette o. im Ohrläppchen durchstrahlt u. die Intensität des hindurchgelassenen o. auch des reflektierten Lichts gemessen (↑Transmissionsoxymetrie, ↑Reflexionsoxymetrie). Die Absorption ist in best. Spektralbereichen vom Gehalt an Oxyhämoglobin abhängig, u. bei entsprechender Kalibrierung kann aus der Absorption die Sauerstoffsättigung bestimmt werden. Ein O. besteht aus Lichtquelle, Spektralfiltern, Küvette für Blutproben bzw. Ohreinheit (unblutige Messung), Lichtrezeptor (z. B. Photozelle, Photoelement), Verstärker u. Anzeige- o. Registriereinheit. Bei der Transmissionsoxymetrie mißt man die Intensitätsabnahme des Lichts beim Durchgang durch die Probe u. bestimmt mit dem Beer-Gesetz den Extinktionskoeffizienten. Ohroxymeter messen kontinuierl. u. unblutig, Küvettenoxymeter diskontinuierl. u. setzen eine Blutabnahme voraus. Bessere Einblicke in die pathophysiolog. Vorgänge der Atmung als die Oxymetrie ermöglicht die Bestimmung des Sauerstoffpartialdrucks. ↑Gasanalyse.

Oxymetrie ↑Oxymeter.

Oxyphenbutazon: ein ↑Pyrazolonderivat, das als ↑Analgetikum u. ↑Antipyretikum eingesetzt wird.

Oxyphenon: Parasympatholytikum mit quartärem Ammonium u. daher ganglionären u. direkt myotropen Wirkungen, Spasmolytikum.

Oxyphenylbrenztraubensäure: p-Hydroxyphenylbrenztraubensäure; eine Alphaketosäure, die durch Transaminierung aus ↑Tyrosin entsteht.

p-Oxyphenylessigsäure: p-Hydroxyphenylessigsäure; Abbauprodukt des ↑Tyrosins.

p-Oxyphenylpropionsäure: p-Hydroxyphenylpropionsäure; Abbauprodukt des ↑Tyrosins.

Oxypolygelatine: ein ↑Plasmaexpander.

Oxyprolin ↑Hydroxyprolin.

Oxypurine ⟨*gr + lat*⟩ *n Pl*: die beim ↑Purinabbau entstehenden Stoffe ↑Hypoxanthin, ↑Xanthin u. ↑Harnsäure.

Oxytetrazyklin: 1950 in die Ther. eingeführtes Breitspektrumantibiotikum aus der Gruppe der ↑Tetrazykline. Die Resorption kann durch zwei- o. dreiwertige Kationen (Ca^{2+}, Mg^{2+}, Fe^{2+}, Fe^{3+}, Al^{3+} u. a.), Milch, Milchprodukte, Antazida, Laxanzien u. a. erhebl. vermindert werden. Nebenwirkungen: gastrointestinale Beschwerden, Photosensibilisierungen, Tetrazyklineinlagerungen in Zähnen u. Knochen. Ther. Einsatz gezielt nach Resistogramm; oral, parenteral (verminderte Dosis) u. lokal.

Oxytocin ⟨*gr + lat*⟩ *n*: im Nucleus paraventricularis des ↑Hypothalamus gebildetes Peptidhormon, das entlang der Nervenfasern in die ↑Neurohypophyse gelangt u. dort, an ↑Neurophysin II gebunden, gespeichert wird. Aus der Neurohypophyse wird O. sezerniert. Wirkungen: O. ruft rhythm. Kontraktionen des Uterus hervor, bes. am Ende der Schwangerschaft, u. bewirkt ein Auspressen der Milch aus den Alveolen der Milchdrüsen durch Kontraktion der Myoepithelien. Es wird durch Wärme- u. Berührungsreize freigesetzt, die beim Saugen an der laktierenden Mamma entstehen.

Oxytocinase ↑Cystinaminopeptidase.

Oxytyramin ↑Dopamin.

Oxyuren ↑Oxyuridae.

Oxyuriasis ⟨*gr*⟩ *f* ↑Enterobiasis.

Oxyuridae ⟨*gr*⟩ *f Pl*: Oxyuren, Pfriemenschwänze; Fam. der ↑Nematoda. Mundöffnung meist mit 3 kleinen Lippen, Ösophagus an beiden Enden aufgetrieben; Weibchen mit pfriemartigem Schwanzende. Med. bedeutsam: ↑Madenwurm.

Oxyuris vermicularis: alte Bez. für Enterobius vermicularis (↑Madenwurm).

Oxyzephalie ⟨*gr*⟩ *f*: Spitzkopf; brachyzephaler ↑Turmschädel mit steilem, seitl. ausladendem Vorderkopf u. vorgewölbter Fontanellenregion. In der einfachsten Form liegt eine vorzeitige Synostose von Kranz- u. Lambdanaht des Schädels vor. Häufig syn. mit ↑Akrozephalie gebraucht. Form der ↑Akrokranie.

Ozaena ⟨*gr*⟩ *f*: Rhinitis atrophicans, Stinknase; eitrig-atroph. Entzündung der Nasenschleimhaut mit Borkenbildung u. üblem Geruch wegen bakterieller Zersetzung der Borken. Erreger ↑Klebsiella pneumoniae subspecies ozaenae. Wegbereitend sind best. Nasenkatarrhe, v. a. syphilit. u. skrofulösen Ursprungs.

Ozon: O_3; bläul. Gas mit Siedepunkt bei −111,5 °C. Bei der Spaltung des Sauerstoffmoleküls O_2 in die Atome durch elektr. Energie o. Lichtenergie (kurzwelliges UV) läuft als chem. Folgereaktion die Bildung von O. ab:

$O_2 + O \rightarrow O_3$; $\Delta H = 103\ kJ \cdot mol^{-1}$.

O. zerfällt entspr. der Gleichung $2O_3 \rightarrow 3O_2$ ($\Delta H = 289\ kJ \cdot mol^{-1}$) bei hohen Konzentrationen explosionsartig, in verdünntem Zustand in Gegenwart von Katalysatoren langsam unter Rückbildung von Sauerstoff. O. ist ein starkes Oxidationsmittel, das aufgrund seiner desinfizierenden Wirkung zur Entkeimung von Trinkwasser sowie zur Konservierung von Lebensmitteln eingesetzt werden kann. Entsteht in toxikol. beachtl. Konzentration beim Schweißen, bei UV-Bestrahlung u. bei elektr. Entladungen. O. ist ein Reizgas; 5–10 ppm, länger als 15 min inhaliert, führen zu Reizerscheinungen im Respirationstrakt u. an den Augen. Höhere Konzentrationen bedingen ZNS-Erscheinungen u. Lungenödem. Durch industrielle Emissionen können bei austauscharmen Wetterlagen erhöhte Luftozonkonzentrationen auftreten. O. kann andere atmosphär. Spurengase oxidieren. Beim Menschen wurden ab Luftozonkonzentrationen von über 160–300 $\mu g/m^3$ u. a. Befindensstörungen, Reizungen der Schleimhäute, der Atemwege, Kopfschmerzen u. Verschlechterungen von Lungenfunktionsparametern beobachtet. Durch den Abbau der Ozonschicht in der Stratosphäre gelangen mehr UV(B)-Strahlen bis zur Erdoberfläche, wodurch eine erhöhte Rate an Hauttumoren (Melanome) hervorgerufen wird, weiterhin Augenschäden, Schwächung des Immunsystems, genet. Schäden.

Ozonisierung: **1.** Verfahren zur Entkeimung u. Schönung des Trinkwassers. **2.** Verfahren zur Oxidation von Abwasserinhaltsstoffen bei der Abwasserbehandlung.

Ozontherapie: Behandlung, bei der ein Ozon-Sauerstoff-Gemisch in große Blutgefäße o. intrakutan injiziert o. das Patientenblut außerhalb des Körpers mit einem Ozon-Sauerstoff-Gemisch angereichert u. als eine Art Eigenblutinjektion beigebracht wird. Es soll über 20 Ind. geben, da u. a. versch. Altersprozesse günstig beeinflußt werden sollen. Die O. soll bei chron. Infektionskrankheiten (Hepatitis C, HIV-Infektion) u. Asthma bronchiale einsetzbar u. das Ozon-Sauerstoff-Gemisch auch bei Ekzemen u. gangränösen Prozessen durch Begasung anwendbar sein. Die Wirkungen sind nicht überzeugend belegt. Schwere Komplikationen u. Todesfälle wurden beschrieben.

P

p: 1. *Abk* für Pico-; ↑Einheitensystem, internationales. 2. Zeichen für Druck. 3. Zeichen für Proton.

P: 1. chem. Symbol für Phosphor. 2. Zeichen für ↑Prämolar; ↑Gebißschema.

~ P: Zeichen für energiereiche ↑Phosphatbindungen.

P. A.: *Abk* für Primäraffekt der Syphilis.

Paarbildung: Effekt bei Wechselwirkung von ↑Photonen mit Materie. Ein energiereiches Photon ($E = h \cdot \nu > 1{,}02$ MeV) wandelt sich im elektr. Feld eines Atomkerns o. eines Elektrons in je ein Elektron u. ein Positron um. Es wird Strahlungsenergie in Masse umgewandelt. Da ein Positron nur sehr kurzfristig lebensfähig ist, wandelt es sich mit einem Elektron wieder zu 2 Photonen um, sog. Vernichtungsstrahlung. Weitere Wechselwirkungsprozesse: ↑Photoeffekt, ↑Compton-Effekt.

Paarvergleich: statist. Methoden zum Vergleich verbundener Stichproben (z. B. ↑t-Test, ↑Zeichentest, ↑Chi^2-Test nach McNemar). Ein Vergleich wird als P. angelegt, um die Variabilität zu reduzieren, mögl. Hintergrundfaktoren auszuschalten (z. B. Zwillingsstudie, ↑Matching).

PAB: *Abk* für Para-Aminobenzoesäure; ↑p-Aminobenzoesäure.

Pacchioni, Antonio (1665–1726), it. Arzt, Anat., Tivoli, Rom.

Pacchioni-Granulationen (nach Antonio P.): Granulationes arachnoideales; zottenförmige Knötchen der Spinngewebehaut (Arachnoidea mater), die in die venösen Blutleiter (↑Sinus durae matris) hineinragen bzw. in Grübchen (↑Foveolae granulares) des Schädelknochens Kontakt zu Venen haben.

Pacemaker ⟨*engl*⟩ *m* ↑Herzschrittmacher.

Pachozyten ⟨*gr*⟩ *m Pl*: Erythrozyten mit erhöhter mittlerer Erythrozytendicke („dicke Erythrozyten"), d. h. über 2,2 μm.

pachy- ⟨*gr*⟩ *Präfix*: dick.

Pachyakrie ⟨*gr*⟩ *f*: krankhaftes Dickenwachstum der Fingerglieder. ↑Akromegalie.

Pachycheilie ↑Makrochilie.

Pachydermie: Bindegewebehyperplasie; Verdickung u. Verhärtung der Haut, teilweise mit warzigen Auflagerungen (P. vegetans). Man beobachtet die P. bei schlecht durchblutetem Gewebe (Elephantiasis, chron. Ulcera cruris).

Pachyglossie ↑Makroglossie.

Pachygyrie: Megagyrie, Makrogyrie; Form der ↑Dysgyrie. Fehlbildung des Oberflächenmusters der Großhirnrinde mit abnormer Größe der Hirnwindungen durch ↑Migrationshemmung der Neuroblasten in der pränatalen Rindenbildungsphase.

Pachymeningeosis haemorrhagica interna ⟨*gr*⟩ *f*: intradurale Blutungen infolge chron. Krankheitsprozesse, bes. bei chron. Alkoholkonsum, progressiver ↑Paralyse, Arteriosklerose, degenerativen Hirnerkrankungen. Proliferative Gewebereaktionen, Ausbildung abgekapselter Hämatome. Spätere Umwandlung in subdurale Hämatome. Kopfschmerzen, leichter Meningismus, Bewußtseinstrübungen, zerebrale Herdsymptome; z. B. Jackson-Anfälle (↑Epilepsie). Nachweis mit Computertomographie bzw. zerebraler Angiographie, Liquor cerebrospinalis meist xanthochrom. In den meisten Fällen besteht Operationsindikation.

Pachymeningitis ⟨*gr*⟩ *f*: Perimeningitis, entzündl. Erkrankung der Dura mater. ↑Meningitis.

Pachymeningitis cervicalis hypertrophica: mit Schwartenbildung einhergehende Entzündung an der Innenseite der spinalen Dura, z. B. auf syphilit. Grundlage, führt zunächst zu motor. u. sensibler radikulärer Sympt., dann durch Rückenmarkkompression zunehmend zum ↑Querschnittssyndrom.

Pachymeningitis externa: entzündl. Prozeß an der Außenseite der Dura u. Innenfläche der Schädelkalotte, auch mit epiduraler Abszeßbildung einhergehend.

Pachymeningitis haemorrhagica interna ↑Pachymeningeosis haemorrhagica interna.

Pachymeningitis tuberculosa externa: tuberkulöse Entzündung des Duralsacks, ausgehend von einer tuberkulösen Karies der Wirbelsäule; kann von sich aus ohne höhergradige Veränderungen der Wirbelsäule zu einer ↑Kompressionsmyelose führen.

Pachymeninx ⟨*gr*⟩ *f*: Dura mater; harte Hirnhaut. Ggs.: ↑Leptomeninx. ↑Meninges.

Pachyonychia congenita: Jadassohn-Lewandowsky-Syndrom; Fehlbildungskomplex von kongenitaler Dyskeratose u. angeborener Katarakt. Hyperkeratosen von Handteller, Fußsohle, Ellenbogen u. Knie, verdickte, harte Nägel, Hyperhidrose, Leukoplakien der Mundschleimhaut, herdförmige Alopezie. Kombination mit körperl. u. geistiger Unterentwicklung mögl. Autosomal dominanter Erbgang.

Pachyonychie ⟨*gr*⟩ *f*: Verdickung der Nagelplatte.

Pachyostose: sklerosierende Hyperostose.

Pachytän ⟨*gr*⟩ *n* ↑Meiose.

Pachyzephalie: dicker, kurzer Kopf; durch vorzeitige Verknöcherung der Lambdanaht entstandener, abnorm kurzer Schädel.

Pacini, Filippo (1812–1883), ital. Anat., Florenz.

Pacini-Körperchen (nach Filippo P.): Vater-Pacini-Körperchen; ↑Corpusculum lamellosum.

Packed cell volume ⟨*engl*⟩: *Abk* PCV; ↑Zellpackungsvolumen.

Packung: Einhüllung des Körpers mit feuchtkalten o. warmen Tüchern u. Wolldecke. Reaktive Hyperämie u. Wärmestauung führen zu allg. Sedierung u. vagotoner Umstellung. Man unterscheidet Halb-, Dreiviertel- u. Ganzpackung. Angewendet zur vegetativen Umstimmung, bei rheumat. Erkrankungen. P. kleineren Umfangs (Hals, Brust, Schulter, Arm, Bein) werden als Wickel bezeichnet.

Packungskonsistenz: Konsistenz natürlicher ↑Peloide, die sie zur Anwendung als Packungen geeignet macht. Die P. liegt über der ↑Normalkonsistenz.

$paCO_2$: *Abk* für art. CO_2-Partialdruck.

PACS: *Abk* für engl. picture archiving and communication system; System für die Speicherung (evtl. nach verfahrensspezif. Bildnachbearbeitung) u. Wiedergabe von digitalen (Röntgen-)Bildern auf Sichtgeräten mittels EDV. Wegen des zunächst beschränkten Auflösungsvermögens sind PAC-Systeme z. Z. für die Computer- u. Kernspintomographie u. in der Nuklearmed. einsetzbar, deren Bilder prim. digital vorliegen. Die Bildspeicherung erfolgt mit opt. Plattenspeichern, bei denen je Platte mehr als 10 000 CT-Bilder gespeichert werden können.

Pädatrophie ⟨*gr*⟩ *f*: ausgeprägte ↑Dystrophie von Kindern, Atrophie.

Pädaudiologie ⟨*gr*⟩ *f*: Diagnostik u. Ther. von Hörstörungen beim Kind. Etwa 2–5 % aller Kinder weisen, regional unterschiedl., ein- o. beidseitige Hörstörungen versch. Grades u. unterschiedl. Art auf. Früherkennung u. -erfassung kindl. Hörstörungen möglichst im Säuglings- bzw. Kleinkindalter. Wegen des großen personellen u. materiellen Aufwands Beschränkung der Untersuchung auf Risikokinder mittels ↑Reflexaudiometrie, ↑Spielaudiometrie, audiometr. Schwellenbestimmung (↑Siebaudiometer).

Päderastie ⟨*gr*⟩ *f*: Knabenliebe; sexuell-erot. Interesse u. Handlungen eines Mannes an einer noch nicht erwachsenen Person des gleichen Geschlechts. ↑Pädophilie.

Pädiater ⟨*gr*⟩ *m*: Facharzt für ↑Kinderheilkunde.

Pädiatrie ⟨*gr*⟩ *f*: Lehre von den Kinderkrankheiten.

Pädodontie ⟨*gr*⟩ *f*: Kinderzahnheilkunde, ↑Jugendzahnpflege.

Pädogenese ⟨*gr*⟩ *f*: Form der ↑Parthenogenese; Fortpflanzung im Jugendstadium (z. B. bei ↑Fasciola hepatica u. Opisthorchis felineus).

Pädologie ⟨*gr*⟩ *f*: Lehre von der normalen Entwicklung von Kindern. ↑Pädiatrie.

Pädophilie ⟨*gr*⟩ *f*: auf Kinder gerichtetes sexuelles Begehren. Vorwiegend bei Männern vorkommende ↑Deviation. Bei pädophiler Fixierung sind körperl. u. psych. Besonderheiten des Kindhaften, der Unreife u. nicht prim. des Geschlechts der sexuelle Schlüsselreiz, so daß sowohl Mädchen als auch Jungen begehrt werden. Pädophile entwickeln zumeist raffinierte Methoden der Verführung, Anbiederung, Beschenkung, Versprechung u. Drohung, um Kinder für sexuelle Zwecke gefügig zu machen. ↑Mißbrauch, sexueller.

Paecilomyces: Gattung der ↑Schimmelpilze, Produzenten von Mykotoxinen.

PAF: *Abk* für engl. Platelet activating factor; Phosphorylcholinderivat. Mediator bei Immunreaktionen. Wirkungen teils direkt, teils ADP- u. thromboxanvermittelt. Freisetzung von Thrombozyteninhaltsstoffen (ATP, 5-HT). Effekte: Thrombozytenaggregation, Bronchokonstriktion, Darmkontraktion, Erhöhung von Blutdruck u. Gefäßpermeabilität.

Page, Irvine H. (geb. 1901), amerik. Arzt.

Pagel, Julius Leopold (1851–1912), Arzt u. Medizinhistoriker, Berlin. Herausgeber des „Biographischen Lexikons hervorragender Ärzte des neunzehnten Jahrhunderts" (1901); gemeinsam mit M. Neuburger „Handbuch der Geschichte der Medizin" (1902–1905); außerdem „Medizinische Deontologie" (1897) u. „Einführung in die Geschichte der Medizin" (1898).

Page-Syndrom (nach Irvine H. P.): infolge dienzephaler Störung auftretende, juvenile Hypertonie, teilweise mit Schilddrüsenvergrößerung einhergehend.

Paget, Sir James (1814–1899), brit. Chir., London.

Paget-Krankheit (nach Sir James P.): **1.** ↑Osteodystrophia deformans Paget. **2.** Form eines Karzinoms in den Drüsengängen apokriner Drüsen u. der Epidermis, das histol. durch helle, glykogenreiche großblasige Zellen (Paget-Zellen) charakterisiert ist. Vorkommen bes. an der weibl. Brustwarze, selten im Genitoanalbereich. Das Paget-Karzinom des weibl. Warzenhofes, zunächst als nässendes Ekzem imponierend, führt zur Einziehung der Mamille. Der Warzenhof verdickt sich scheibenartig. Histol. intraepidermal wachsendes Karzinom, meist von den Milchgängen ausgehend.

Pagetoid ↑Remaniemant pagétoid posttraumatique.

Paget-Schroetter-Syndrom (nach Sir James P. u. Leopold Ritter v. S.-Kristelli): Axillarvenenthrombose. Häufiger re., oft durch Anstrengung, selten durch Trauma ausgelöst.

PAH-Clearance: Nierenfunktionstest durch Belastung mit p-Aminohippursäure (PAH). PAH wird durch Filtration u. Sekretion bei einer einzigen Nierenpassage vollständig eliminiert. Die P. liefert daher die höchsten Werte der Clearance-Untersuchungen (↑Clearance).

PAHO: *Abk* für Panamerican Health Organization. Regionalorganisation der ↑Weltgesundheitsorganisation für den amerik. Kontinent.

Painfull arc ⟨*engl*⟩: schmerzhafter Bogen; klin. Zeichen bei Tendinitis der Rotatorenmanschette. Schmerzhafte Abduktion des Arms zwischen 60–120°.

Paired stimulation ⟨*engl*⟩: gepaarte Reizung. Führt am mechan. geschädigten Herzen bei guter Koronardurchblutung zu Kontraktionssteigerung infolge fortgesetzter postextrasystolischer ↑Potentiation (↑Herztreppe). Es gibt einen vom Grundintervall abhängigen optimalen Reizabstand. O_2-Verbrauch hierbei größer als bei doppelter Grundfrequenz, deshalb ist P. kontraindiziert bei ischäm. geschädigten Herzen. P. bewirkt auch Verlangsamung bei ventrikulären Tachykardien u. Unterdrückung von Arrhythmien.

Paketleber ↑Hepar lobatum congenitum.

PALA: N-(Phosphonoacetyl)-L-Asparaginsäure; antineoplastische ↑Substanz, ↑Antimetabolit, wirkt als Inhibitor der Carbamyltransferase u. hemmt die Synthese von Nukleinsäuren.

Palade, George Emil (geb. 1912), Anat., Zellbiologe, Bukarest, New York. 1974 Nobelpreis für Med./Physiol. (mit A. Claude u. Ch. R. de Duve) „für ihre Entdeckungen zur strukturellen und funktionellen Organisation der Zelle".

Palaeanthropinae: Altmenschen; ↑Anthropogenese.

Palaeocortex ⟨*gr*⟩ *m*: stammesgeschichtl. ältester Hirnrindenabschnitt, der eine nur dreischichtige Lamination aufweist. Der P. umfaßt: Bulbus olfactorius, Regio retrobulbaris, Area olfactoria, Stria olfactoria lateralis, Gyrus semilunaris, Gyrus ambiens.

Paläoanthropologie ⟨*gr*⟩ *f*: Zweig der ↑Anthropologie, der sich mit der phylogenet. Entwicklung des Menschen befaßt. ↑Anthropogenese.

Paläodemographie ⟨*gr*⟩ *f*: Zweig der ↑Anthropologie, der sich mit der Struktur, Bewegung u. Entwicklung der Bevölkerung in ur- u. frühgeschichtl. Zeit befaßt.

Paläontologie: Forschungsrichtung, die sich mit der Dokumentation der phylogenet. Entwicklung der Organismen durch Fossilfunde befaßt. ↑Anthropogenese.

Paläserologie: Zweig der ↑Anthropologie, der sich mit der Analyse u. der phylogenet. Interpretation von Blutgruppenfaktoren bei ur- u. frühgeschichtl. Menschen befaßt.

palatinal ‹*lat*› *Adj*: palatinalis; zum Gaumen gehörig, nach dem Gaumen gerichtet.

Palatinallappen: aus der Gaumenschleimhaut gebildeter, die A. palatina enthaltender Lappen zum Verschluß von ↑Kieferhöhlenperforationen.

Palatinit: ein ↑Süßungsmittel.

palatinus ‹*lat*› *Adj*: zum Gaumen gehörend.

Palatodynie ‹*gr*› *f.* halbseitiger Schmerz im Gaumen (N. palatinus) bei Trigeminusneuralgie.

Palatographie: Darstellung der Kontaktflächen von Zunge u. Gaumen mittels (Röntgen-)Kontrastmittel zur Beurteilung der Lautbildung.

Palatolalie: Sprachauffälligkeit, die durch eine abnorm veränderte Nasalität gekennzeichnet ist, die herabgesetzt o. erhöht sein kann. Die Lautbildung erfolgt somit nicht normgerecht, was sich in Auffälligkeiten des gesamten Sprachklanges äußert. Es wird zwischen P. clausa (geschlossenes Näseln) u. P. aperta (offenes Näseln) unterschieden. Bei P. clausa klingen infolge einer unterbrochenen o. eingeschränkten Nasendurchgängigkeit die Nasenlaute dumpf. Bei P. aperta entweicht die Phonationsluft übermäßig durch die Nase (z.B. bei Gaumenspalte) u. verleiht damit der Aussprache insges. einen näselnden Beiklang.

Palatoplastik: operative Wiederherstellung des Gaumens bei angeborenen Gaumenspalten (↑Palatoschisis) o. Gaumendefekten nach Zerstörung o. Verletzung.

Palatoschisis: Uranoschisis, Palatum scissum (fissum), Gaumenspalte; angeborene, totale o. subtotale Spalte in der Medianebene des harten Gaumens mit o. ohne Spalte des Gaumensegels, der sich vom Foramen incisivum bis zur Uvula erstreckt. Hemmungsfehlbildung durch Arrest beider embryonaler Gaumenfortsätze u. Nichtverschmelzung im 3. Fetalmonat. Spalte kann in ganzer Länge vorliegen o. nur das Velum palatinum (↑Gaumensegelspalte) bzw. das Zäpfchen (↑Uvula bifida) betreffen. Vielfältige Kombinationen als ↑Lippen-Kiefer-Gaumen-Spalte. Abb.

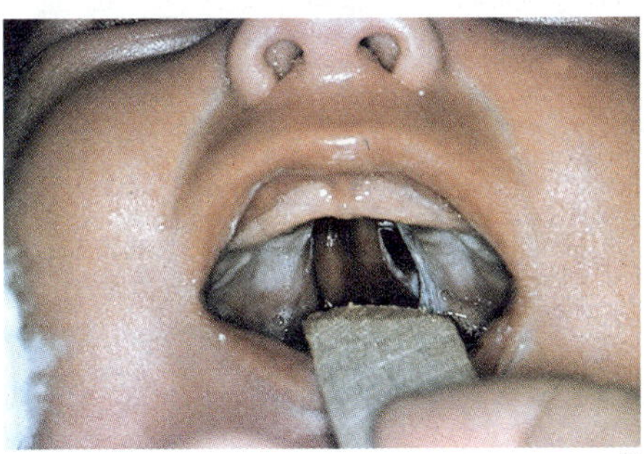

37

Palatoschisis

Palatoskopie: Dokumentation u. vergleichende Untersuchung des Gaumenfaltenmusters bei gerichtsmedizin. Identifizierung.

Palatum ‹*lat*› *n*: Gaumen; Dach der Mundhöhle. Man unterscheidet den knöchernen (P. osseum) o. harten Gaumen (P. durum) u. den weichen Gaumen (P. molle) o. Gaumensegel (Velum palatini) mit ↑Zäpfchen. Der vordere Gaumenabschnitt bildet das Widerlager für die Zunge. Er trägt 3–4 Schleimhautkämme (Plicae palatinae transversae), der hintere Teil ist das Gleitfeld, es enthält Schleimdrüsen. (Glandulae palatinae). Eine mediane Schleimhautleiste (Raphe palati) kennzeichnet die Befestigung der Schleimhaut an der Knochennaht (Sutura palatina mediana). Die Bewegung des Gaumensegels erfolgt durch paar. Muskeln: M. levator veli palatini, M. tensor veli palatini, M. uvulae, M. palatoglossus, M. palatopharyngeus. Die beiden letztgenannten bilden die Grundlage des vorderen u. hinteren Gaumenbogens (Arcus palatoglossus, Arcus palatopharyngeus), zwischen denen die Gaumenmandel (Tonsilla palatina) liegt. Diese bilden mit der Zungenwurzel die Rachenenge (Isthmus faucium).

Palatum scissum: Palatum fissum. ↑Palatoschisis.

Palilalie ‹*gr*› *f*: mehrfaches Wiederholen von Wörtern o. Silben.

Palimnese: Wiedererinnerung an Ereignisse, die scheinbar bereits vergessen waren.

Palindrom: DNA-Sequenzen, in denen in beiden DNA-Strängen in jeweils entgegengesetzter Orientierung, d.h. rotationssymmetr. die gleichen Nukleotidsequenzen auftreten; Palindromstrukturen sind Erkennungs- u. Bindungsort für ↑Repressoren u. ↑Restriktionsendodesoxyribonukleasen.

Palinopsie: längere Persistenz von ↑Nachbildern.

Palladium: chem. Symbol Pd; Ordnungszahl 46; relative Atommasse 106,4. Edelmetall der Platingruppe (↑Platin). Wesentl. Bestandteil (20–25 %) der in der zahnärztl. Prothetik wegen ihrer Mundbeständigkeit u. Festigkeit seit 1932 bewährten ↑Silber-Palladium-Legierungen.

Pallanästhesie ‹*gr*› *f*: aufgehobenes Vibrationsempfinden. ↑Pallästhesie.

Pallästhesie: Vibrationsempfinden, bes. Qualität der epikrit. Sensibilität, wird durch Aufsetzen einer schwingenden Stimmgabel auf knochennahe Hautregionen geprüft. Pathol. Ausfall o. Herabsetzung: Pallanästhesie, ↑Pallhypästhesie, v.a. bei Hinterstrangläsionen des Rückenmarks.

Pallästhesiometrie: Messung der Vibrationsempfindungsschwelle an der Fingerbeere mittels eines auf best. Amplitude u. Frequenz einstellbaren Schwingungserregers zur Feststellung von Sensibilitätsstörungen.

Pallhypästhesie ‹*gr*› *f*: herabgesetztes Vibrationsempfinden. ↑Pallästhesie.

palliativ ‹*lat*› *Adj*: die Krankheit vermindernd, ohne sie zu beheben.

Palliativa ‹*lat*› *n Pl*: symptomat. wirkende Arzneimittel, die die Krankheitsursache nicht beseitigen, aber lindern können.

Palliativmedizin ‹*lat*› *f*: zusammenfassende Bez. für med. Versorgung, bei der Linderung von Krankheitssymptomen u. lebenserleichternde Maßnahmen im Vordergrund stehen.

Palliativoperation ‹*lat*› *f*: Operation, die sich gegen wesentl. Sympt. einer nicht beeinflußbaren o. nicht behandlungsbedürftigen Grundkrankheit richtet.

Palliativtherapie, onkologische: im Ggs. zur kurativen ↑Therapie eine Behandlung mit dem Ziel, dem Kranken bei fortgeschrittenem ↑Karzinom o. ↑Sarkom durch nichtradikale Teiloperation o. eingeschränkte Strahlen- u. Chemotherapie noch ein annehmbares Leben zu verschaffen u. neg. Tumorwirkungen zu beheben. ↑Inoperabilität, ↑Radikaloperation.

Pallida-Reaktion: früher als spezif. angesehene Reaktion in der Syphilisserologie. Anstelle des Rinderherzextrakts bei der ↑Wassermann-Reaktion wird bei der P. ein Extrakt aus Treponemenkulturen verwendet. Da diese Treponemen (Stamm Reiter) nicht mit den Syphilistreponemen ident. sind, werden nur teilweise Spirochätenantikörper nachgewiesen, dann aber auch noch wie bei der WaR Lipoidantikörper. Wird nicht mehr zur Serodiagnostik der Syphilis eingesetzt.

pallidus ⟨*lat*⟩ *Adj*: blaß.

Pallium ⟨*lat*⟩ *n* ↑Großhirnrinde.

Pallor ⟨*lat*⟩ *m*: Blässe.

Palma ⟨*lat*⟩ *f*: Palme, Handfläche.

Palma-Operation: venöse Ableitungsoperation bei Beckenvenenverschluß. Anastomosierung der V. saphena magna der gesunden Seite mit der V. femoris der erkrankten Seite. Zur Proph. einer Thrombose wird eine arteriovenöse Fistel zusätzl. für 2–3 Monate angelegt.

palmar ⟨*lat*⟩ *Adj*: palmaris; die Handfläche betreffend, zur Handfläche gehörig, handflächenwärts.

Palmarerythem ⟨*lat + gr*⟩ *n*: Rötung der Handteller. Tritt auf bei längerer Kortikosteroidtherapie verschiedenster Ind. bzw. als Folgeerscheinung gestörten Abbaus weibl. Sexualhormone durch die Leber, z. B. bei Leberzirrhose, bei chron. Lungenerkrankungen, Kollagenosen.

Palmarfaszienkontraktur ↑Dupuytren-Kontraktur.

Palmarflexion: Volarflexion; Beugung der Hand o. der Finger handflächenwärts. Ggs. ↑Dorsalflexion.

Palmarmethode: postkoitaler ↑Penetrationstest zum Nachweis lebender Spermatozoen aus dem Fundus uteri.

Palmarsyndrom: Erythema palmare hereditarium; seltene angeborene Dysplasie der Vaskularisation der Handteller u. Fußsohlen, dadurch symmetr., chron. Erythem. Autosomal dominanter Erbgang.

Palmarzeichen: wächserne Hautfalten an den Fingergelenken (Volarseite) bei Anämie.

Palmenrute ↑Palmure.

Palmital: Aldehyd der ↑Palmitinsäure.

Palmitin: Tripalmitinsäureester des Glycerols, ein Neutralfett.

Palmitinsäure: n-Hexadecansäure, $CH_3(CH_2)_{14}COOH$; eine gesättigte Fettsäure mit dem Schmelzpunkt 62,9 °C. Als Glyzerid in fast allen pflanzl. u. tier. Fetten enthalten; bes. palmitinsäurereich sind Palmöl (daher der Name; 35–40 %), Walrat, Butterfett, Depotfett der Haustiere u. Kakaofett (25–35 %). Ester der P. mit einwertigen höheren Alkoholen sind im Wachs enthalten. Abb.

$$CH_3\text{-}(CH_2)_{14}\text{-}COOH$$

Palmitinsäure

Palmitoleinsäure: $CH_3–(CH_2)_5–CH{=}CH–(CH_2)_7–COOH$; eine einfach ungesättigte, nichtessentielle Fettsäure. Bestandteil pflanzl. u. tier. Triglyzeride u. Phosphatide.

Palmomentalreflex ⟨*lat + gr*⟩ *m*: Kontraktion der homolateralen Kinnmuskulatur, ausgelöst durch Bestreichen des Daumenballens vom Handgelenk zum Daumengrundgelenk, meist pathol. bei diffuser Hirnschädigung u. in Kombination mit ↑Greifreflexen u. oralen ↑Automatismen.

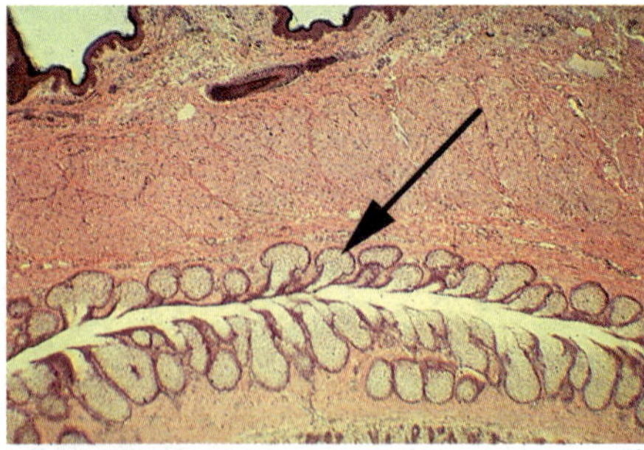

30

Palpebra. Histologischer Schnitt durch das Augenlid, HE-Färbung; Längsschnitt der in der Tarsalplatte gelegenen Gg. tarsales (Pfeil)

Palmure ⟨*frz*⟩ *f*: Palmenrute; angeborene Fehlbildung des Penis. Skrotalhaut setzt nicht an der Basis des Penis an, sondern an seiner Ventralseite. Durch das entstehende Hautsegel ist die Aufrichtung des Penis behindert. Plast. Operation erforderl.

Palomo-Operation: Ligatur u. Durchtrennung von A. u. V. spermatica oberhalb des inneren Leistenrings. Angewandt zur Behandlung der ↑Varikozele.

palpabel ⟨*lat*⟩ *Adj*: tastbar, greifbar.

Palpation ⟨*lat*⟩ *f*: Betastung. Tastuntersuchung aller zugängl. Körperregionen zur Feststellung von Resistenzen, Abwehrspannung, Elastizität, Verschieblichkeit, Druck- u. Schmerzempfindlichkeit.

Palpebra ⟨*lat*⟩ *f*: Augenlid; Schutzfalte des Auges mit Wimpern (↑Cilium) an der Lidkante. Außenseite: Haut (↑Kutis), Innenseite: ↑Bindehaut (Tunica conjunctiva), Stützskelett: Tarsus, eine feste Platte aus kollagenen u. einigen elast. Fasern. Zwischen Haut u. Tarsus liegt der quergestreifte M. orbicularis oculi, zwischen Tarsus u. Cilia der quergestreifte Riolanmuskel, oberhalb des Tarsus der glatte M. tarsalis. Drüsen: 1. ↑Glandulae tarsales (Meibom-Drüsen), große Talgdrüsen, die im Tarsus liegen u. frei münden, 2. Gg. sebaceae (↑Zeis-Drüsen), kleine Talgdrüsen, die in den Haarbald der Zilien münden, 3. Gg. ciliares (↑Moll-Drüsen), apokrine sezernierende, alveoläre Drüsen, die in den Haarbalg der Zilien o. frei münden, 4. kleine Schweißdrüsen u. Talgdrüsen der Haut, 5. Becherzellen der Bindehaut. Abb.

palpebralis ⟨*lat*⟩ *Adj.* zum Lid gehörig.

Palpitation, kardiale ⟨*lat*⟩ *f*: Herzklopfen.

PALS ↑Lymphscheide, periarterielle.

Paltauf, Richard (1858–1924), Pathologe, Wien.

Paltauf-Flecken (nach Richard P.): etwas verwaschene, bläul. subpleurale Ekchymosen, die beim Ertrinkungstod auftreten. Entstehen durch Zerreißung der Alveolarsepten. Ihr etwas anderes Aussehen als die scharf begrenzten Ekchymosen beim Erstickungstod (↑Tardieu-Flecken) ist auf die Wasserbeimengung zurückzuführen. Treten keineswegs regelmäßig beim Ertrinken auf.

Paltauf-Sternberg-Krankheit (nach Richard P. u. Carl S.) ↑Lymphogranulomatose.

Paltauf-Sternberg-Riesenzellen (nach Richard P. u. Carl S.): polyploide Hodgkin-Zellen (meist von der Größe eines Megakaryozyten). Gewucherte Retikulumzellen mit ovalen, gelappten o. auch mehreren Kernen, charakterist. für die ↑Lymphogranulomatose.

Paludismus ⟨*lat*⟩ *m*: Paludisme, Sumpffieber; ↑Malaria.

PAM: **1.** *Abk* für primäre ↑Amöbenmeningoenzephalitis. **2.** *Abk* für Pyridinaldoximmethyliodid, ↑Pralidoxim, ↑Cholinesterasereaktivatoren.

Pamaquin: 8-(4-Diethylamino-1-methyl-butylamino)-6-methoxychinolin; ↑Antimalariamittel. Wirkung gegen erythrozytäre Schizonten in der Leber u. gegen Gametozyten.

PAMBA: *Abk* für ↑p-Aminomethylbenzoesäure; ein ↑Antifibrinolytikum.

pampiniformis ⟨*lat*⟩ *Adj*: rankenförmig.

pan- ⟨*gr*⟩ *Präfix*: alles, ganz.

Panagglutination ↑Polyagglutination.

Panama-Leishmaniase: hauptsächl. in Waldgebieten von Panama, aber auch im nördl. Mittelamerika u. Kolumbien vorkommende ↑Leishmaniase. Erreger: Leishmania (brasiliensis) panamensis, Überträger sind versch. ↑Phlebotominae; verursacht leicht blutende, schlecht heilende Ulzera u. Lymphadenitis.

Panaritium ⟨*gr*⟩ *n*: entzündl. Veränderungen auf der Beugeseite der Finger, unabhängig von ihrer Entstehung. Nach der Lokalisation der Infektion wird unterschieden: P. articulare: bei Befall des Gelenks. P. cutaneum: im Bereich der Haut gelegen. P. ossale: bei Befall des Knochens. P. periostale: mit Einbeziehung des Periosts. P. subcutaneum: im Bereich der Unterhaut gelegen. P. tendinosum o. P. tendovaginosum: bei Befall der Sehnen u. Sehnenscheiden.

Panarteriitis ⟨*gr*⟩ *f*: Entzündung aller Wandschichten einer Arterie.

Panarteriitis nodosa: generalisierte, wahrscheinl. immun. ausgelöste allerg. hypererg. Arteriitis mit Befall verschiedenster Gefäßprovinzen. Vielgestaltige u. uneinheitl. klin. Sympt., bevorzugte Lokalisationen: Niere (Glomerulonephritis), Herz (Endomyokarditis, Koronarinsuffizienz), Magen-Darm-Kanal (Übelkeit, Erbrechen, Blutungen, Durchfälle), Nervensystem (Neuritis, Meningismus). Schwere Allgemeinsymptome, schlechte Progn.

Panarteriographie: Röntgendarstellung des art. Gefäßsystems nach Punktion der V. cubitalis u. Injektion von Kontrastmittel. Wegen des schwachen Kontrastes der Arterien infolge der starken Verdünnung des Kontrastmittels wurde dieses Verfahren durch die art. perkutanen Kathetermethoden ersetzt.

Panarthritis ⟨*gr*⟩ *f*: Entzündung aller Teile eines Gelenks u. der Umgebung o. entzündl. Erkrankung aller Gelenke des Körpers.

Panax ginseng ⟨*gr*⟩ *m*: Ginseng; in Ostasien heim. Wurzeldroge enthält Saponine, sog. Ginsenoside. In der chin. Volksheilkunde seit der Han-Dynastie als Tonikum u. Aphrodisiakum gebräuchl. Es wurden u. a. cholesterinsenkende, die RNA- bzw. Proteinsynthese sowie den Metabolismus von c-AMP, ACTH u. Insulin beeinflussende Wirkungen nachgewiesen. Anwendung von Extrakten als Roborans u. Geriatrikum.

Panchondritis: rezidivierende Polychondritis, system. Chondromalazie. Seltene, in Schüben verlaufende Autoimmunkrankheit mit Befall von Organen u. Zerstörung von Knorpelstrukturen. Zunächst Schwellung u. Rötung, später Deformierung von Ohren u. Nase („Waschlappen"-Ohren, Sattelnase), auch des Knorpels von Larynx, Trachea, Bronchien u. a., Episkleritis, Katarakt. Bei 70 % Arthralgien u. nicht destruierende Arthritiden, meist Fieber u. viszerale Sympt. Bei einem Drittel Herzbeteiligung (Mitral- u. Aortenklappeninsuffizienz, Aortenaneurysma). Nachweis von Autoantikörpern gegen Kollagen Typ II.

Pancoast, Henry K. (1875–1939), amerik. Röntg., Philadelphia.

Pancoast-Syndrom (nach Henry H. P.): Sonderform des peripheren Bronchialkarzinoms in der Lungenspitze, ↑Horner-Syndrom auf der Tumorseite infolge Infiltration des Halssympathikus. Sensor. u. motor. Sympt. durch Befall des Plexus brachialis, Arrosion der ersten Rippe.

Pancreas ↑Pankreas.

Pancreas accessorium: Pankreas aberrans, Pankreasheterotopie; Vorkommen von Pankreasparenchym an ungewöhnl. Orten: 50 % des heterotopen Gewebes in Magen u. Duodenum, jedoch auch in Milz, Omentum majus, Gallenblase, Meckel-Divertikel, Appendix. Inselapparat fehlt meist. Als akzessor. Pankreas wird mitunter auch ein Pancreas divisum (Spaltung des Kopfteils durch ausbleibende Verschmelzung) bezeichnet.

Pancreas anulare: Ringpankreas; Fehlbildung der Bauchspeicheldrüse, die die Pars descendens duodeni bandförmig umschließt. Meist ist der aus Azini u. Langerhans-Inseln bestehende Ring vollständig. Die Ausführungsgänge des Geweberings münden mit dem Hauptgang zusammen o. direkt in das Duodenum. Meist bestehen weitere Fehlbildungen: Fehlrotation des Darms, Down-Syndrom, Herzfehler, Ösophagotrachealfistel. Oft führt ein P. a. zu Duodenalstenose; bei Einengung des ↑Ductus choledochus zum Ikterus. Abb.

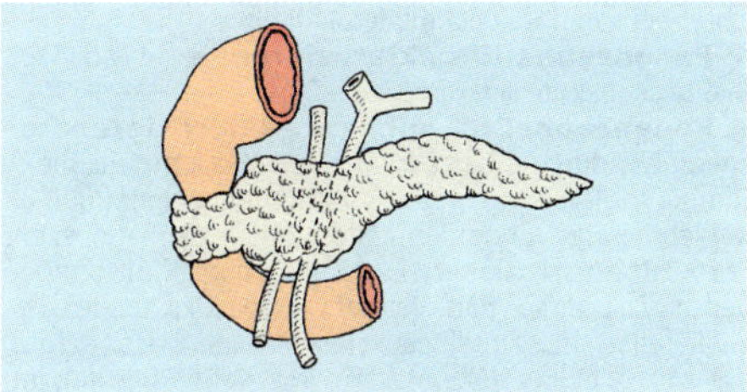

Pancreas anulare

Pancreas divisum: geteiltes Pankreas; durch Nichtverschmelzen der ventralen u. dorsalen Pankreasanlage entstandene Anomalie, bei der der ↑Ductus pancreaticus nur den Processus uncinatus u. distale Anteile des Kopfs drainiert.

Pancreas minus: kleines, vom Pankreaskopf abgetrenntes Pankreas mit eigenem Gangsystem.

Pancreastatin: ein 49 Aminosäuren enthaltendes Peptid aus dem Schweinepankreas, das die durch Glukose verursachte Insulinfreisetzung aus dem isoliert-perfundierten Pankreas stark hemmt.

Pancreatic polypeptide: *Abk* PP; im Pankreas u. Dickdarm gebildetes Polypeptid, das durch Fett- u. Eiweißzufuhr freigesetzt wird. Vagotonus fördert die Liberation des PP (nach Vagotomie Abfall des PP-Spiegels).

Pancuronium ↑Pancuroniumbromid.

Pancuroniumbromid: stabilisierendes Muskelrelaxans. Relaxation hält etwa 30–40 min an, nahezu nebenwirkungsfrei.

P

Pandemie ⟨*gr*⟩ *f*: Epidemie ohne räuml. Begrenzung mit Ausdehnung über Länder, Erdteile. Weltweite Influenzaentwicklungen werden dann als P. bezeichnet, wenn der Erreger ein ↑Antigenshift aufweist.

Pandschabgeschwür ↑Leishmaniasen, ↑Orientbeule.

Pandy-Probe: Methode nach Pandy zur orientierenden Prüfung einer Gesamteiweißvermehrung im ↑Liquor cerebrospinalis, Zugabe von einem Tropfen Liquor in eine gesättigte Phenollösung führt bei Eiweißvermehrung zur Trübung bzw. Ausfällung. ↑Liquordiagnostik.

Panelstudie ↑Studie, prospektive.

Panendoskop: Glasfiberendoskop, das als Ösophagogastroduodenoskop eingesetzt werden kann.

Panenzephalitis ⟨*gr*⟩ *f*: allg. Bez. für alle das gesamte Gehirn erfassenden ↑Enzephalitiden, i. e. S. für die subakute sklerosierende P. (Bogaert-Leukenzephalitis, Dawson-Einschlußkörperchenenzephalitis) verwendet. Diese ident. Formen treten überwiegend im Kindes- u. Jugendalter auf u. haben eine ungünstige Progn. P. sind den ↑Slow-Virus-Infektionen zuzuordnen u. durch persistierende Masernvirusinfektionen bedingt. Sie sind charakterisiert durch schleichenden Beginn, Wesensveränderungen, Nachlassen der geistigen Leistungsfähigkeit, Verlust des Muskeltonus, später Hypertonus u. Hyperkinesen, auch Hemiparesen. Typ. sind myoklon. Zuckungen, zunehmende Demenz, häufig Amaurose. Auch einige Virusenzephalitiden wie die St.-Louis-Enzephalitis u. die Enzephalitis japonica werden zu den Panenzephalitiden i. e. S. gerechnet. P. bei Röteln: progressive Rötelnpanenzephalitis (PRP). Im zweiten Lebensjahrzehnt auftretendes, fortschreitendes Krankheitsbild mit Spastik, Ataxie, ↑Herdsymptomen u. zunehmendem Intelligenzabbau; beobachtet bei Pat. mit kongenitalen ↑Röteln.

Panenzephalitis, sklerosierende ↑Panenzephalitis, subakute sklerosierende.

Panenzephalitis, subakute sklerosierende: *Abk* SSPE; durch eine persistierende Masernvirusinfektion hervorgerufene chron., fortschreitende, entzündl. u. meldepflichtige Erkrankung des ZNS. Inkubationszeit 2–20 Jahre nach akuter Maserninfektion. Klin. progredienter, fast immer tödl. Verlauf mit Spastik, Ataxie, Anfallsbereitschaft u. Intelligenzabbau. Diagn.: virol.-serol., in Serum u. Liquor hohe Masernvirus-Antikörpertiter, im Gehirn autopt. Masernviruspartikel. ↑Slow-Virus-Infektion.

Paneth, Joseph (1857–1890), Physiol., Wien.

Paneth-Körnerzellen (nach Joseph P.): Exocrinocytus cum granulis acidophilis; apikalgekörnte Zellen. Zellen am Fundus der ↑Lieberkühn-Krypten (Glandulae intestinales) des Dünndarms mit azidophilen Sekretgranula im apikalen Zytoplasma. Sekret: Lysozym, das die Zellwand von Bakterien abbaut. Abb.

Pangenesis ⟨*gr*⟩ *f*: Entwicklungs- u. Vererbungstheorie von Darwin, nach der jede Zelle die Fähigkeit besitzt, Keime (Gemmulae) zu produzieren, die sich durch Teilung vermehren können, in den Körpersäften zirkulieren u. zur Reproduktion von Tochterorganismen beitragen.

Panhypopituitarismus ⟨*gr*⟩ *m*: Reduktion o. Fehlen aller Hypophysenhormone, spez. der tropen Hormone. ↑Hypopituitarismus.

Pankarditis: Karditis; Herzentzündung aller Schichten des Herzens (↑Myokarditis, ↑Endokarditis, ↑Perikarditis). P. durch Coxsackieviren: etwa 5 % der klin. manifesten ↑Coxsackievirusinfektionen sind als Herzerkrankung zu kennzeichnende Verläufe mit Endo-, Myo- u./o. Perikarditis.

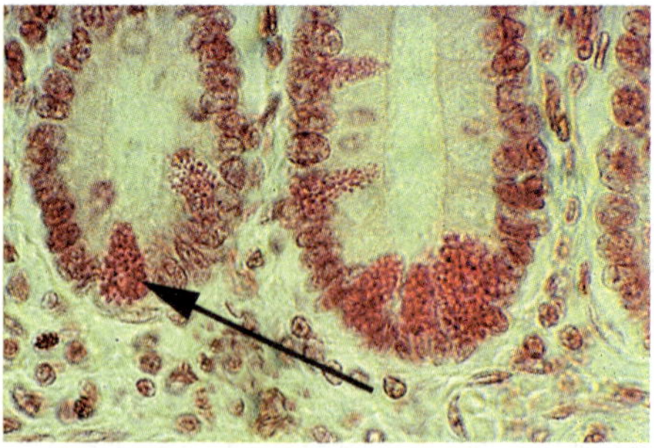

30

Paneth-Körnerzellen. Histologischer Schnitt durch das Jejunum, Cochenille-Alaun-Färbung; im Fundus der Krypten die P. mit azidophilen Granula im apikalen Zytoplasma (Pfeil)

Pankreas ⟨*gr*⟩ *n*: Pancreas, Bauchspeicheldrüse; ***Anat.:*** etwa 15 cm langes Organ von gelbl.-rötl. Farbe, hinter dem Magen in Höhe des 1. Lendenwirbels an der Rückfläche der ↑Bursa omentalis gelegen; wird vorn vom Bauchfell überkleidet. Man unterscheidet Caput, Corpus u. Cauda pancreatis. Der ↑Ductus pancreaticus mündet an der ↑Papilla duodeni major gemeinsam mit dem ↑Ductus choledochus. Das P. bildet ↑Verdauungsenzyme u. ist ein Organ mit innerer Sekretion. ***Histol.:*** 1. exokriner Anteil: rein seröse Drüse mit Azini aus basophilen (rER) Zellen, Schaltstücken, die zentroazinäre Zellen ausbilden, u. Ausführungsgängen; ohne Streifenstücke. Sekret: Enzyme für den Abbau von Eiweiß, Fett, Kohlenhydrat, Nukleinsäuren. 2. Endokriner Anteil: Langerhans-Inseln, solide Zellstränge von epitheloiden Zellen mit vielen sinusoiden Kapillaren. Durchmesser: 100–200 μm, Anzahl: 1–2 Mill. Zellarten: A-Zellen, Lokalisation in der Inselperipherie, Anteil von 20 %, produzieren Glucagon; B-Zellen, Lokalisation im Inselzentrum, Anteil von 75 %, produzieren Insulin; D-Zellen, verstreut lokalisiert, Anteil von 5 %, produzieren Somatostatin; PP-Zellen, verstreut lokalisiert, wenige, produzieren pankreat. Polypeptid, das die HCl-Sekretion im Magen fördert u. die exokrine Basalsekretion des Pankreas hemmt. Abb. 1 u. 2.

Pankreasabszeß: abszedierende o. eitrige Pankreatitis. Schweres Krankheitsbild mit sept. Temperaturen, Schmerzen im Oberbauch, schwerer Beeinträchtigung des Allgemeinbefindens. Durch Superinfektion von Nekrosen entstehend o. hämatogen, lymphogen, kanalikulär, per continuitatem. Operative Ausräumung u. Spüldrainage erforderl.

Pankreasamylase ↑Alphaamylase.

Pankreasapoplexie: veralteter klin. Begriff für akute hämorrhag. ↑Pankreasnekrose. Plötzl. einsetzende u. oft tödl. verlaufende Erkrankung durch akuten Untergang von Pankreasgewebe mit starker blutiger Durchtränkung. Schwerste Verlaufsform der akuten Pankreatitis.

Pankreas, artifizielles: künstl. Pankreas, künstl. B-Zelle, open-loop system, elektron. Insulinpumpe; exp.-ther. Anordnungen glukosemeßwertgesteuerter Insulininfusion, die zunehmend Praxisrelevanz gewinnen. Eine Glukosemeßeinheit nimmt dem intravasalen Glykämie-

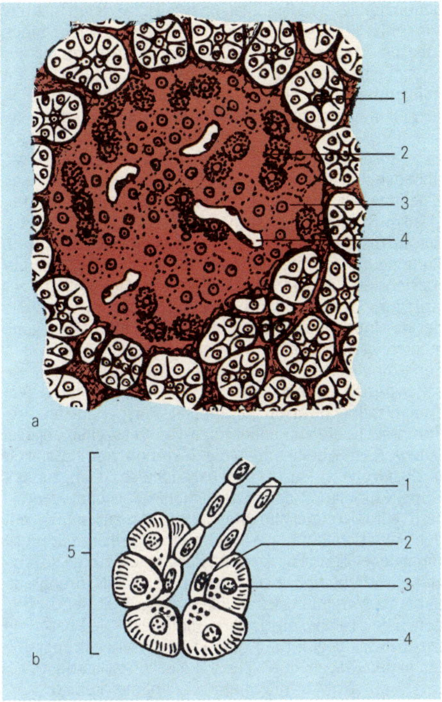

Pankreas (Abb. 1). Mikroskopische Darstellung
a Übersicht: 1: seröser Azinus; 2–4: Langerhans-Insel; 2 u. 3: epitheloide Zellen; 4: Kapillare
b exokriner Teil: 1: Schaltstück; 2: zentroazinäre Zellen; 3: Zellkern u. darüber Sekretgranula; 4: Zytoplasmabasophilie (rER); 5: seröser Azinus

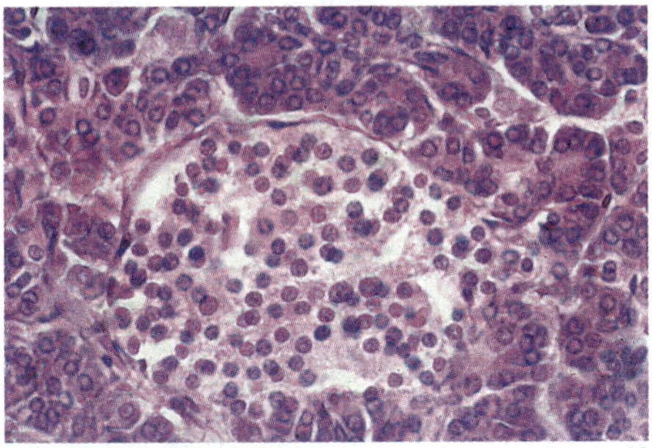

30

Pankreas (Abb. 2). Histologischer Schnitt, HE-Färbung; zwischen den dunklen serösen Endstücken des exokrinen Anteils liegt eine helle Langerhans-Insel.

wert kontinuierl. auf u. gibt ein durch einen entsprechenden computergestützten Algorithmus (Berücksichtigung von Körpermasse, Insulinsensitivität, zirkadianem Rhythmus, Individualkonstanten) modifiziertes Signal an eine Insulinpumpe, die aus einem Reservoir eine definierte Menge Insulin freigibt, welche unter versch. Ruhe- u. Belastungsbedingungen eine Normoinsulinämie mit dem Ziel einer generellen ↑Eumetabolisierung gewährleistet.

Pankreasdiabetes: diabet. Syndrom bei Pankreaserkrankungen. Gestörte Glukosetoleranz o. manifester Diabetes mellitus, bedingt durch: 1. akute Pankreatitis, 2. chron. Pankreatitis, 3. Pankreaskarzinom, 4. Pankreatektomie, 5. Pankreasnekrose, 6. Kalorien-Protein-Mangelernährung u./o. Nahrungstoxine.

Pankreasdiastase ↑Diastase.

Pankreasenzyme: Gesamtheit der ↑Verdauungsenzyme, die vom exokrinen Drüsenanteil des Pankreas produziert u. in das Duodenum sezerniert werden. Die proteolyt. wirkenden P. sind ↑Trypsin, ↑Chymotrypsine, die ↑Carboxypeptidasen A u. B sowie die ↑Elastase. Sie werden im Pankreas in Form inaktiver ↑Zymogene synthetisiert, intrazellulär in Form von ↑Zymogengranula gespeichert u. dann sezerniert. Die ↑Enteropeptidase der Mukosazellen des Darms aktiviert das Trypsinogen zum Trypsin, das dann die Aktivierung aller anderen Proenzyme katalysiert. Weitere Pankreasenzyme sind die ↑Lipase, ↑Cholesterinesterase, ↑Alphaamylase, Ribonuklease u. Desoxyribonuklease (↑Nukleasen). Die Pankreassekretion wird durch ↑Secretin, ↑Cholezystokinin-Pankreozymin u. weitere gastrointestinale Hormone gesteuert.

Pankreasenzymlocker: die ekbol. Funktion des Pankreas wird im wesentl. durch Vagusstimulation u. Pankreozymin angeregt, wobei Secretin zusätzl. wirkt. Es kommt zur Abgabe eines proteinreichen, enzymhaltigen Pankreassafts. Chymodynin soll die spezif. Sekretion von Chymotrypsin stimulieren.

Pankreasexstirpation: operative Entfernung des gesamten Pankreas, zumeist in Form der ↑Duodenopankreatektomie.

Pankreasfettgewebenekrose: teilweise o. vollständige Selbstverdauung des Fettgewebes im u. um das Pankreas Die Nekrosen erscheinen als kalkspritzerartige, weiße, unterschiedl. große Stippchen u. Flecke. Ursachen sind Sekretstauung, Entzündung, Traumen. ↑Pankreasnekrose.

Pankreasfibrose, zystische ↑Mukoviszidose.

Pankreasfistel: operativ angelegte o. nach Verletzungen o. Entzündungen entstandene Verbindung zwischen Pankreas u. anderen Organen o. der Körperoberfläche.

Pankreasgangokklusion: Injektion von schnellhärtenden Substanzen (Aminosäuregemische, Kautschukpräparate, Fibrin) in das exokrine Gangsystem zur sofortigen temporären bzw. permanenten Blockierung der exokrinen Sekretion. Die P. wurde früher in der resezierenden Pankreaschirurgie u. bei der segmentalen ↑Pankreastransplantation eingesetzt.

Pankreasinsuffizienz: Leistungsminderung des Pankreas, häufigste Ursache ist die chron. Pankreatitis, aber auch Abflußhindernisse u. Eiweißmangelkost können zur P. führen. Bei deutl. exokriner P. liegt meistens auch eine inkretor. vor. Exkretor. P.: Fettstühle, Gewichtsabnahme u. selten Mangelerscheinungen der Vitamine A, D, E, K. Ausreichende Substitution mit Pankreasenzympräparaten, evtl. H_2-Blocker u. mittelkettige Triglyzeride.

Pankreaskachexie: durch Pankreasinsuffizienz bedingte extreme Abmagerung, die eigentl. heute kaum noch beobachtet wird (Substitution).

Pankreaskarzinom: bösartige Neoplasie der Bauchspeicheldrüse. Über 90% der P. sind duktale Adenokarzinome, nur um 1% gehen von den Azinuszellen aus u. um 3% haben eine unklare Histogenese. In 70–75% geht das P. vom Pankreaskopf aus. Muzinöse Zystadenokarzinome (entstanden aus Zystadenomen) liegen vorwiegend im Pankreasschwanz o. -körper. Sie haben eine bessere Progn. als die Adenokarzinome.

Pankreasnekrose: infolge einer akut-hämorrhag. Pankreatitis auftretende Teil- o. Totalnekrose des Pankreas (heftigste Oberbauchbeschwerden, Schockbild, Aszites, dynam. Ileus, Lungenödem, Nierenversagen, selten auch ohne erhebl. Schmerzereignis). Noch Letalität von 60–80%.

Pankreaspseudozysten: als Folge einer akut-hämorrhag. Pankreatitis, nach Pankreastrauma, durch Tumorzerfall o. infolge einer chron. rezidivierenden Pankreatitis auftretende „Zyste", die im wesentl. durch Teile der begrenzenden Organe u. organisiertes Fibrin gebildet wird u. kein eigenes Epithel enthält. Die meisten P. bilden sich spontan zurück, sonst nach 4–6 Wochen bei Größe über 5 cm o. weiterer Größenzunahme wegen mögl. Komplikationen (Blutung, Abszedierung, Druckschmerzen, Verdrängungs- u. Stenoseerscheinungen an anderen Organen) ultraaschallgestützte o. endoskop. interventionelle Drainage bzw. chir. Vorgehen angezeigt.

Pankreasresektion: operative Teilentfernung des Pankreas. ↑Pankreasschwanzresektion, als neuere Verfahren: pylorus- bzw. duodenumerhaltende Pankreaskopfresektion.

Pankreassaft: Bauchspeichel; exokrines Sekret der Bauchspeicheldrüse. Menge (1–2 l tgl.) u. Zusammensetzung von Art der Ernährung abhängig. Cholezystokinin (Enzyme) u. ↑Secretin (großes Saftvolumen mit viel HCO_3^-). Enthält ↑Pankreasenzyme, Elektrolyte Na^+, K^+, Cl^-, HCO_3^- u. a., ist plasmaisoton (300 mosmol/kg) u. alkal. (pH 7,5–8,2). Mit steigender Sekretionsrate nimmt HCO_3^--Gehalt zu (bis 140 mmol/l) u. Cl^- ab. ↑Pankreassekretion.

Pankreasschwanzresektion: bei umschriebenen Prozessen im Pankreasbereich ist eine Linksresektion mögl. Dabei kann – wenn die Abflußverhältnisse über die Papille normal sind – ein blinder Verschluß erfolgen o. eine Anastomosierung mit einer Jejunumschlinge. Wegen der im Schwanzbereich vorwiegend liegenden B-Zellen entsteht häufig ein Diabetes mellitus.

Pankreassekret ↑Pankreassaft.

Pankreassekretion: Absonderung des durch die exokrinen Drüsenzellen gebildeten Bauchspeichels in das Duodenum (1–2 l/d). Der plasmaisotone, alkal. Pankreassaft enthält versch. Enzyme zur Verdauung von Eiweiß, Fett u. Kohlenhydraten (Pankreasenzyme) sowie u. a. Bikarbonat zur Neutralisierung des ins Duodenum übergetretenen saueren Mageninhalts, wobei mit steigender Sekretionsrate Bikarbonat zunimmt (bis 140 mmol/l), sowie Elektrolyte wie Na^+, K^+ u. Cl^-. Die Regulation der P. erfolgt durch das Zusammenspiel nervaler u. hormonaler Reize. Hormonale Reize kommen durch chem. Einwirkung, insbes. von HCl, Eiweißspaltprodukten u. Fetten zustande, die in der Schleimhaut des Magens, des Duodenums u. des oberen Jejunums Sekretionshormone freisetzen. Diese unmittelbaren Stimulatoren der P. sind Secretin, Pankreozymin (Cholezystokinin) u. Gastrin aus der Schleimhaut des Magenantrums. Secretin u. Pankreozymin werden durch den Eintritt von H-Ionen in das Duodenum freigesetzt. Pankreat. Enzyme bzw. deren inaktive Vorstufen (Zymogene) werden an membrangebundenen Ribosomen synthetisiert u. überqueren die Membran des rauhen endoplasmat. Retikulums, wo sie in Zisternen konzentriert werden. Bei Aktivierung der Azinuszellen fließen die Zymogengranula mit der Plasmamembran zusammen u. stoßen ihren Inhalt in das Azinuslumen durch Exozytose. Vier Klassen von Sekretagonisten bewirken über den Inositolphosphatweg einen Anstieg des zytosol. Kalziums. Dazu gehören Actylcholin, Cholezystokinin, Gastrin, Substanz P. Gastrin u. CCK sind kompetitiv in bezug auf die gleichen Rezeptoren. Phosphorylierung spezif. Proteine durch Proteinkinasen, die über cAMP, Kalzium o. Diglyzerid aktiviert werden, spielen eine Rolle in der Anregung der Sekretion über die Sekretagonisten. Viele der das intrazelluläre Kalzium erhöhenden Sekretagonisten steigern ebenfalls die zytosol. Spiegel von cGMP in den Azinuszellen. Das cGMP ruft nicht direkt Pankreassaftsekretion hervor, kann aber regulierend eingreifen. Somatostain, Glucagon u. pankreat. Polypeptid sind drei Substanzen, die von endokrinen Pankreaszellen abgegeben werden. Alle hemmen die Sekretion von Flüssigkeit u. Elektrolyten durch das extralobuläre Gangepithel. Durch Stimulation der postganglionären cholinergen Fasern wird Acetylcholin freigesetzt, das zusammen mit den Sekretionshormonen zu den unmittelbaren Stimulatoren der P. zählt. Für das zeitl. Zusammenwirken der einzelnen Stimulationsmechanismen bei der Nahrungsaufnahme u. Verdauung ist es übl., die P. in 3 Phasen zu gliedern: die zephale, die gastr. u. die intestinale Phase. Die gastr. Phase beginnt mit dem Eintritt von Nahrungsstoffen in den Magen, durch chem. Reize wird Gastrin freigesetzt, durch Magendehnung cholinerge Reflexe ausgelöst. Die intestinale Phase kommt durch Eintritt von HCl u. Chymus in das Duodenum zustande u. wird über Secretin u. Pankreozymin vermittelt. In der zephalen Phase wirkt der N. vagus sowohl direkt auf das Pankreas als auch indirekt über die Freisetzung von Gastrin.

Pankreassekretionstest: Stimulationstests zur Untersuchung der exkretor. Pankreasfunktion. Nach Stimulierung der Pankreasfunktion werden im quantitativ gewonnenen Duodenalsaft Volumen, Bikarbonatkonzentration u. Enzyme untersucht. Beim Lundh-Test erfolgt die Stimulation durch eine Testmahlzeit. Als Stimulation am meisten bewährt haben sich die Hormone Secretin u. Pankreozymin (↑Secretin-Pankreozymin-Test) u. deren Analoga. Caerulein ist ein synthet. Pankreozyminanalogon, das gut geeignet ist, weil es in reiner Form verfügbar ist. Es hat wie Bombesin haben eine pankreozyminähnl. Wirkung auf das Pankreas. Mit Secretin o. Pankreozymin kann auch isoliert stimuliert werden, wobei Secretin hauptsächl. auf die Volumen u. Bikarbonatsekretion u. Pankreozymin auf die Enzymfreisetzung wirkt.

Pankreassekretstau: durch Veränderungen an der Papille (Stenose, Adenome, Karzinome, Steine) o. im Verlauf des Pankreasgangs bedingte Abflußbehinderung, die zu einem Stau des Pankreassekrets u. zu einem vermehrten Übertritt von Enzymen in das Lymphgefäßsystem führt.

Pankreassequester: infolge entzündl.-nekrotisierender Vorgänge entstehende nekrot. Pankreasanteile, die in die Zerfallshöhlen abgestoßen werden.

Pankreassklerose: Pankreasfibrose, Pankreaszirrhose; erhebl. Bindegewebevermehrung des Pankreas als Ersatz für untergegangenes Parenchym bei chron. Pan-

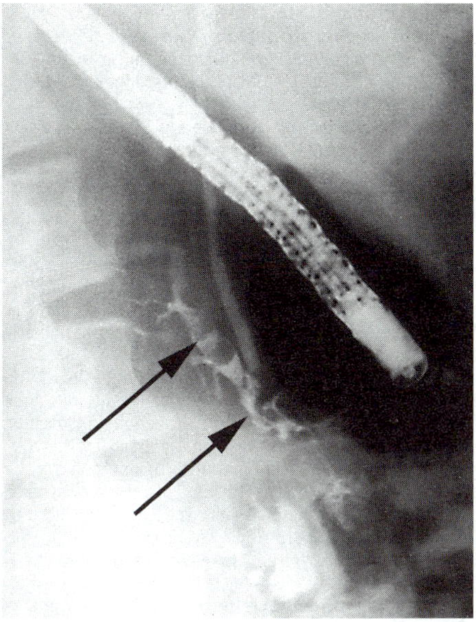

Pankreassteine (Pfeile)

kreatitis, Hämochromatose, Mukoviszidose. Je nach Ausmaß kommt es zur ex- u. inkretor. Funktionseinschränkung.

Pankreasstein: Pankreolith; im Gangsystem o. Parenchym solitär o. multipel vorkommende Konkremente aus Kalziumkarbonatphosphat bei kalzifizierter Pankreatitis (Alkoholpankreatitis, idiopath. Hyperparathyreoidismus). Dadurch kann es zu kolikartigen Schmerzen i. S. einer chron.-rezidivierenden Pankreatitis kommen. Abb.

Pankreasstuhl: breiige, voluminöse Stühle von grauer Farbe u. mitunter öligen Auflagerungen als Folge der durch den Pankreasenzymmangel bedingten Maldigestion.

Pankreasszintigraphie: nuklearmed. Untersuchungsverfahren der Bauchspeicheldrüse zur Beurteilung von Organgröße u. -konfiguration. Bei Gewebedestruktion werden Speicherausfälle nachgewiesen. Heute nicht mehr eingesetzt, durch Sonographie, CT u. MRT ersetzt.

Pankreastransplantation: Ziel der P. ist es, den progredienten Verlauf des Diabetes mellitus Typ I mit seinen fatalen sek. Komplikationen, zu behandeln. Die P. wurde 1966 erstmals durch Kelly u. Lillehei durchgeführt. Nach zunächst zögerl. Entwicklung erlebte die P. nach Einführung neuer Techniken (Pankreasduodenaltransplantation mit Ableitung des Sekrets in die Harnblase) u. der Einführung neuer Immunsuppressiva einen enormen Aufschwung, so daß seit Anfang der Neunzigerjahre jährl. ca. 1 000 P. durchgeführt werden. Als Ind. gilt der Diabetes mellitus Typ I mit terminaler o. präterminaler Niereninsuffizienz, weshalb die meisten P. als kombinierte Nieren- u. Pankreastransplantationen durchgeführt werden. Als Ind. zur isolierten Pankreastransplantation gilt der extrem instabile, mit konservativen Mitteln nicht beherrschbare, Diabetes mellitus Typ I (Brittle diabetes). Das größte Problem der P. ist die Immunogenität des Pankreas, die eine starke Immunsuppression erforderl. macht u. insbes. im frühen postoperativen Verlauf häufig zu akuten Abstoßungsreaktionen führt. Die Einjahresfunktionsraten der Pankreastransplantate bei kombinierter Transplantation liegen derzeit nahe 90 % bei isolierter P. bei ca. 60 %. Als Alternative zur Transplantation des gesamten Pankreas ist die Transplantation isolierter ↑Langerhans-Inseln, durch Einschwemmung in die Pfortader, in der klin. Erprobung. Hierbei wird z. Z. jedoch nur bei einem kleinen Teil der Pat. u. nur für kurze Zeit eine Insulinfreiheit erreicht. Dieses Verfahren ist daher noch nicht geeignet, die P. zu ersetzen.

Pankreastrypsininhibitor: im Pankreassekret vorkommende Antiprotease, die eine vorzeitige Aktivierung des Trypsinogens verhindern bzw. kleinste aktivierte Mengen inhibieren soll.

Pankreastumoren: Geschwülste der Bauchspeicheldrüse. Der häufigste P. ist das ↑Pankreaskarzinom, das eine mittlere Häufigkeit von 0,6 % aufweist; sonstiges Vorkommen als solide Adenokarzinome der Gangzellen (häufig) bzw. der Azinuszellen (selten) o. als Zystadenokarzinome. Gutartige vom Parenchym ausgehende Adenome des exokrinen Pankreas o. Zystadenome sind noch seltener u. spielen klin. keine bedeutende Rolle. Als endokrine P. können Insulinome, Glukagonome, VIPome u. Gastrinome vorkommen.

Pankreaszyste: Hohlraumbildung im Pankreas, wesentl. seltener als Pseudozyste. Angeborene Fehlbildung einzeln (dysontogenet. Zyste) o. multipel (↑Zystenpankreas) o. erworben als Retentionszyste nach Traumen o. Entzündungen. Als Neubildung: Pankreaszystadenom, kann maligne werden.

Pankreatektomie ↑Pankreasexstirpation.

Pankreatikojejunostomie ⟨*gr*⟩ *f*: operativ angelegte ↑Anastomose zwischen Pankreas u. Jejunum in Form einer kaudalen P. nach Resektion des Pankreasschwanzes, einer longitudinalen P. nach Längsspaltung des Pankreas mit Eröffnung des Pankreasgangs o. zephalen P. nach Resektion des Pankreaskopfs.

Pankreatikorrhagie: Blutung in den Pankreasgang (akute Pankreatitis mit Gefäßarrosion), die als Hämobilie imponiert (endoskop. Nachweis der Blutung aus der Papilla Vateri), aber ein Hämosuccus pancreatis, auch hämorrhag. Wirsungorrhö genannt, ist.

Pankreatitis: Bauchspeicheldrüsenentzündung. Einteilung nach Marseiller-Klassifikation (1984) in akute u. chron. P. Unterteilung der akuten P. in eine milde (akut-interstitielle bzw. ödematöse P.) u. schwere Form (hämorrhag.-nekrotisierende P.), wobei diese wiederum in eine partiell- o. total-nekrotisierende Form unterteilt werden kann. Die chron. P. kann in eine mit fokaler Nekrose, segmentaler o. diffuser Fibrose u. mit o. ohne Kalzifikationen eingeteilt werden. Als Sonderform der chron. P. gilt die Obstruktionspankreatitis, die sich proximal eines Verschlusses (Narbe, Stein, Tumor) entwickelt. Die Cambridge-Klassifikation teilt die chron. P. nach Befunden bildgebender Verfahren (ERCP, Sonographie, CT) in Schweregrade ein. Eine Trennung der rezidivierenden Formen ist im frühen Krankheitsstadium nicht mögl. Morphol. Klassifikation: 1. akute (akut hämorrhag. nekrotisierende, akut seröse, akut eitrige P.), 2. chron. (chron. rezidivierende, chron. sklerosierende [prim.] P.). Die akute P. geht mit heftigen Oberbauchschmerzen, die bds. u. direkt

P

sagittal zur Wirbelsäule ausstrahlen, Gesichtsrötung, Druckschmerz, Hyperästhesie in den Segmenten D7–D9 li., Gummibauchphänomen, verringerten o. fehlenden Darmgeräuschen u. evtl. einer Schocksymptomatik einher. Bei schwerem klin. Bild muß an eine hämorrhag. nekrotisierende Form gedacht werden, bei der bald blutiger Aszites feststellbar ist. Fieber, Leukozytose, Erhöhungen von Amylase, Lipase, Harnstoff, pathol. Urinsediment, Hyperglykämie gehören dazu. Röntg.: Hochstand der li. Zwerchfellhälfte, Winkelerguß-Plattenatelektasen, Colon-cut-off-Zeichen, die Wachpostenschlingen (Sentinel loops). Die akute P. bedarf der intensiven stationären Betreuung. Nahrungs- u. Trinkverbot, Absaugen des Magensafts, Analgetika mit Spasmolytika, ausreichender Flüssigkeitsersatz mit Substitution entspr. Mineralien, Eiweiß, Blut u. evtl. Proteaseinhibitoren, kleine Insulinmengen; Antibiotika, Peritonealdialyse o. auch chir. Vorgehen gehören zur Ther. Die chron. P. bedarf ledigl. der Substitutionsbehandlung mit Enzympräparaten, evtl. unter Zugabe von H_2-Blockern u. mittelkettigen Triglyzeriden sowie bei Insulinmangel von Insulin. Mitunter ist Analgetikagabe erforderl. Die chron. rezidivierende P. muß während eines akuten Schubes wie eine akute P. behandelt werden, wobei hier das Entscheidende ist, die Pat. vom Alkoholabusus abzubringen. Diagn. kommen bei der chron. P. die Überprüfung der ex- u. inkretor. Funktion u. im Hinblick auf eine Abgrenzung zu einem Pankreaskarzinom bzw. präoperativ (kaum zu beeinflussende Schmerzen, Komplikationen der P., Verdacht auf Neoplasma) morphol.-diagn. Verfahren (Sonographie, ERCP, Computertomographie, Endosonographie, Angiographie) hinzu. Die P. hat in den sog. Industriestaaten zugenommen. Wesentl. Ursachen sind entzündl. o. Steinleiden der Gallen-Pankreas-Wege, Ernährungsfaktoren, Alkohol, u. U. Virusinfektionen. P. bei Mumps: Begleiterkrankung bei Mumps mit vorübergehender Hyperglykämie, Glukosurie, Steatorrhö; in seltenen Fällen einen Diabetes mellitus verursachender Infektionsverlauf. Rinnenpankreatitis: in der Rinne zwischen Duodenum, Pankreaskopf u. Ductus choledochus befindl. Narbenplatte ohne Vernarbung des angrenzenden Pankreaskopfs. Segmentäre Rinnenpankreatitis: Rinnenpankreatitis mit geringer Vernarbung des Pankreaskopfs. Die Duodenalwandvernarbung kann bei beiden Formen zu einer Duodenalstenose führen.

Pankreatitis, urämische: Bauchspeicheldrüsenentzündung bei akuter bzw. chron. Niereninsuffizienz. Die Pathogenese ist unbekannt.

Pankreatoblastom ⟨*gr*⟩ *n*: Azinuszelltumor des Pankreas bei Kindern u. jüngeren Erwachsenen.

Pankreatoduktographie: Pankreatikographie, Pankreatocholangiographie, Wirsungographie; Röntgendarstellung des Ausführungsgangs der Bauchspeicheldrüse u. seiner Seitenäste nach Injektion von wasserlösl., iodhaltigem Kontrastmittel in den Ausführungsgang. Die P. wird bei der Erkrankung der Gallenwege u. des Pankreas angewandt. Methoden: 1. Intraoperative P.: Sondierung des Pankreasausführungsgangs über die Papilla Vateri u. Injektion von Kontrastmittel. 2. Transduodenale retrograde Methode: mittels Duodenoskop werden die Papilla Vateri u. der Pankreasgang sondiert u. mit Kontrastmittel aufgefüllt (↑Duodenoskopie). Danach werden Zielaufnahmen der Entleerungs-, Kontraktions- u. Ruhephasen angefertigt. ↑Cholangiopankreatographie, endoskopische retrograde.

Pankreatopathie: Pankreaserkrankungen.

Pankreo-Hepatopathie-Diabetes: sek. Diabetesformen infolge Organerkrankungen im Splanchnikusgebiet: ↑Bronzediabetes, ↑Pankreatitis, ↑Insulitis, ↑Mukoviszidose, ↑Hepatose.

Pankreolithiasis: Steinbildung in den Pankreasgängen, selten, kann im Gefolge einer Pankreatitis entstehen.

Pankreozymin: ident. mit Cholezystokinin, ↑Cholezystokinin-Pankreozymin.

Pankuronium ↑Pancuroniumbromid.

Panmixie ⟨*gr* + *lat*⟩ *f*: zufallsgemäße Paarung innerhalb einer Population. Es findet keine Auswahl von Paarungspartnern nach best. Merkmalen statt, so daß die Wahrscheinlichkeit für alle Partnerkombinationen gleich groß ist.

Panmyelopathien ⟨*gr*⟩ *f*: weit gefaßter Begriff für Erkrankungen des blutbildenden Systems, die mit einer quantitativ u. qualitativ gestörten Blutzellbildung u. einer peripheren Zytopenie einhergehen. Der Begriff wird weitgehend syn. mit ↑Knochenmarkinsuffizienz benutzt. Es gehen hier Erkrankungen ein, die histol. sowohl eine weitgehende ↑Knochenmarkaplasie o. auch ein normozelluläres Knochenmark sowie Dysplasien mit hyperzellulärem Mark aufweisen (myelodysplastisches ↑Syndrom).

Panmyelophthise: generalisierter „Knochenmarkschwund" mit histol. leerem Mark, d. h. weitgehendem Fehlen des blutbildenden Knochenmarks. Älterer Ausdruck für ↑Knochenmarkaplasie, aplastische ↑Anämie, ↑Panmyelopathien, ↑Knochenmarkinsuffizienz.

Panmyelose ⟨*gr*⟩ *f*: unscharf definierte, veraltete Bez. für ein hyperzelluläres Knochenmark als Ausdruck einer myeloproliferativen ↑Erkrankung. ↑Leukämie.

Panner-Erkrankung: asept. Knochennekrose des Capitulum humeri. Kann zur Bildung freier Gelenkkörper führen. Auftreten vorwiegend im Jugendalter.

Panneuritis epidemica ⟨*gr*⟩ *f* ↑Beri Beri.

Panniculitis ⟨*lat*⟩ *f* ↑Pannikulitis.

Panniculitis nodularis non suppurativa febrilis recidivans: Pfeifer-Weber-Christian-Krankheit; rezidivierende, meist von Fieber begleitete knotige Entzündung des subkutanen Fettgewebes; neben Allgemeinsymptomen (Abgeschlagenheit, Arthralgien, Anorexie, Gewichtsabnahme, Anämie) klin. multiple tiefsitzende, schmerzhafte Knoten im Fettgewebe, z. T. mit Einschmelzung (nichteitrig); frische Entzündungsherde gerötet, ältere narbig eingezogen, derb, mit bräunl. pigmentierter Haut.

Panniculus ⟨*lat*⟩ *m*: Gewebe, Lage, Haut.

Panniculus adiposus: Unterhautfettgewebe.

Pannikulitis: Entzündung des Unterhautfettgewebes, idiopath. u. symptomat., z. B. bei Tuberkulose, parainflammator. u. paraneoplast. Syndromen (insbes. Entzündung u. Karzinom des Pankreas), auch nach subkutanen Kortikosteroidinjektionen. Besondere Formen: ↑Panniculitis nodularis non suppurativa febrilis recidivans, ↑Rothmann-Makai-Syndrom, systemischer ↑Lupus erythematodes.

Pannikulose: nicht entzündl. Erkrankung des subkutanen Fettgewebes. Flächenhafte Verdickung u. Induration der Subkutis, insbes. in der Nacken-Schulter- sowie der Beckengegend, erschwerte Verschieblichkeit der Kutis gegenüber der Subkutis (kein „Bugwellenphänomen"), Einziehungen der Haut u. Großporigkeit (Matratzen- u.

Orangenschalenphänomen), Spontan- sowie Druck- u. Kneifschmerz, dabei Mitwirkung psych. Faktoren; dd abzugrenzen u. a. Pannikulitis, ↑ Rothmann-Makai-Syndrom sowie ↑ Lipomatosis dolorosa.

Pannus ⟨*lat*⟩ *m*: destruierendes ↑ Granulationsgewebe (nach Transformierung des Synovialgewebes). **1.** Zwischen ↑ Bowman-Membran u. Hornhautepithel eingewachsenes Gewebe. **2.** Vorkommen bei ↑ Rheumatoidarthritis. Proliferation von Fibro- u. Histiozyten, Sprossung von Gefäßen u. Infiltration mit Lymphozyten u. Plasmazellen. Zerstörung des Gelenkknorpels durch Unterminierung, Aktivierung von Osteoklasten u. damit Einleitung auch der Knochenzerstörung. Später Verödung des Gelenkspalts, bindegewebige u. schließl. knöcherne Ankylosierung.

Pannus crassus: durch bes. starke Vaskularisation fleischartig erscheinender P. (der Hornhaut).

Pannus degenerativus: fibrovaskulärer P. bei chron. Erkrankungen der vorderen Augenabschnitte (Glaukom, bullöse Keratopathie, Keratitis e lagophthalmo, Trauma).

Pannus inflammatorius: bei entzündl. Hornhauterkrankungen (Ulkus, Trachom, Keratokonjunktivitis).

Pannus trachomatosus ↑ Trachom.

Panophthalmie ⟨*gr*⟩ *f*: Panophthalmitis; nichtgranulomatöse Entzündung aller Augenhäute. Sie kann eitrig u. nichteitrig sein. Immer ist der Glaskörper beteiligt. Schwerste Form der Augenentzündung. ↑ Endophthalmie, Skleritis, Episkleritis. Hämatogen, durch perforierende Verletzungen o. durch Weiterleitung entstanden. Schlechte Progn. quoad visum.

Panoramaschichtverfahren ↑ Orthopantomographie.

Panoramawandel: Veränderungen von Krankheit in der Zeit; betrifft Häufigkeitswandel von Einzelkrankheiten als Folge ärztl. Ther. u. spontanen Gestaltwandels. ↑ Pathomorphose.

Panphlebitis ⟨*gr*⟩ *f*: Entzündung aller Wandschichten einer Vene.

Panphobie ↑ Phobie.

Panscherewski-Koch-Syndrom: eosinophiles Granulom der Hypophyse (mit Diabetes insipidus), der Haut u. der Schleimhäute sowie z. T. des Skeletts. Auftreten meist im 2.–3. Lebensjahrzehnt, relativ günstige Progn.

Pansexualismus ⟨*gr* + *lat*⟩ *m*: **1.** wissenschaftl. nicht haltbare Anschauung, wonach der Geschlechtstrieb wesentlichster Faktor in der Entwicklung gesellschaftl.-sozialer Prozesse ist. **2.** Überbewertung der Sexualität, durch die alle Dinge sexuellen Symbol- o. Reizcharakter erlangen.

Panthenol: Dexpanthenol, D(+)-2,4-Dihydroxy-N-(3-hydroxypropyl)-3,3-dimethylbutyramid; wasserlösl., hoch viskose Flüssigkeit, die im Körper in Pantothensäure umgewandelt wird. Anwendung äußerl. u. innerl. gegen entzündl. Erkrankungen.

Pantherina-Syndrom: bei Genuß von ↑ Pantherpilzen bzw. ↑ Fliegenpilzen nach 1/2–1 h Kopfschmerzen, Gangunsicherheit, motor. Lähmung, Erregung, Halluzinationen, selten Bewußtlosigkeit u. Tod. Gifte: Isoxazole, Ibotensäure, Muscimol u. Muscarin. Tage dauernde Psychosen. Ther.: Diazepam, Aktivkohle peroral, salin. Laxanzien, forcierte Diurese.

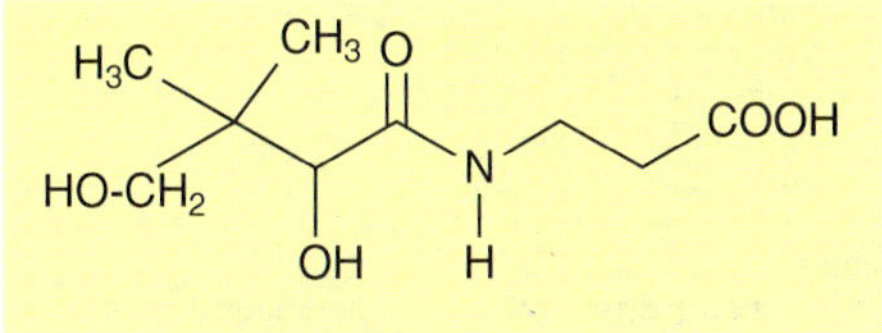

Pantothensäure

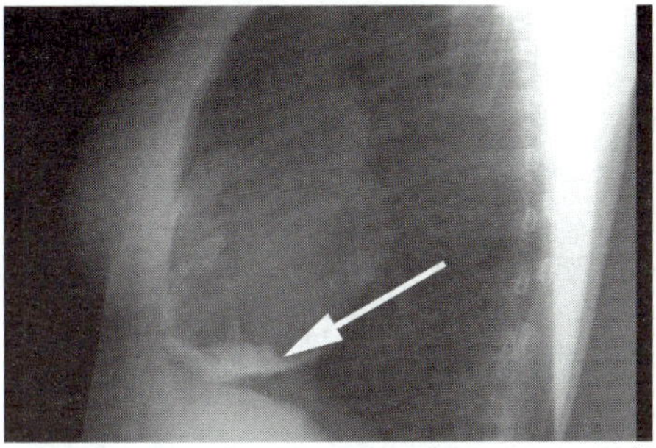

35

Panzerherz mit breiter Kalkschale in Projektion auf den unteren Herzrand (Pfeil), begrenzt werden Anteile des linken u. rechten Ventrikels sowie des rechten Vorhofs bei einer 79jährigen Patientin

Pantherpilz: Amanita pantherina, Giftpilz, Wirkstoff ↑ Amanita muscaria, Vergiftungsbild: ↑ Pantherina-Syndrom; Verwechslung häufig mit den Speisepilzen Grauer Wustling u. Perlpilz (Amanita rubesceus).

Pantomographie ↑ Orthopantomographie.

Pantothensäure: Vitamin des Vitamin-B-Komplexes; chem. das Säureamid aus 2,4-Dihydroxy-3,3-dimethyl-Buttersäure u. Betaalanin. (↑ Coenzym A). Abb.

Pantothensäuremangelsyndrom: Parästhesien, Muskelschwäche, z. T. Spasmen vorhanden, Appetitlosigkeit, Schläfrigkeit, verminderte Antikörperbildung u. Funktion der Nebennieren, reduzierte Sekretion von Magensaft, Infektneigung.

Panum, Peter Ludwig (1820–1885), dän. Physiol., Kopenhagen.

Panum-Areal (nach Peter L. P.): ellipt., 7 Bogenminuten breite funktionelle Netzhauteinheit, die mit Zellen der Gegenseite so korrespondiert, daß sie binokular parallakt. verschobene Gegenstände als einfach wahrnimmt, sie aber stereoskop. räuml. lagert. ↑ Sehen, binokulares.

Panuveitis: ↑ Uveitis anterior, ↑ Uveitis intermedia u. ↑ Choroiditis.

Panzerherz: Pericarditis constrictiva calcarea; Folgezustand der ↑ Perikarditis mit verschwieltem u. verkalktem Perikard. Abb.

Panzerniere: Perinephritis fibrosa, scleroticans o. fibrolipomatosa o. Schwartenniere. Die Nierenkapsel ist infolge chron. (jahrelanger) Entzündung (manchmal auch infolge Hämatoms zwischen Nierenoberfläche u. fibröser Kapsel nach Nierentrauma) derb, hart, dick, schwartig geworden, so daß die Niere in einen (mitunter mehr als 1 cm) dicken Panzer eingezwängt ist. Gefahr der Entste-

P

hung eines renalen Hochdrucks. Ther.: chir., oft Nephrektomie bei funktionsloser Niere.

Panzerpleura: Pleuritis calcificata; flächenhafte Kalkablagerungen in Pleuraschwielen.

Panzootie: sich über Länder u. Kontinente erstreckendes, meist zeitl. unbegrenztes Auftreten best. Tierseuchen.

Panzytopenie ⟨*gr*⟩ *f*: Verminderung aller zirkulierenden Zellen des peripheren Blutes unter die altersentsprechenden Referenzwerte, wobei die Lymphozyten oft nicht beteiligt sind. Die P. ist als Sympt. Ausdruck verschiedenster Erkrankungen (ungenügende Zellbildung o. verstärkter Zelluntergang): ↑Knochenmarkinsuffizienz, ↑Hyperspleniesyndrom, ↑Vitamin-B_{12}-Mangelanämie, Folsäuremangel, die nächtliche paroxysmale ↑Hämoglobinurie u. das blutbildende Parenchym verdrängende Erkrankungen wie metastasierende Tumoren, Hämatoblastosen u. Myelofibrosen. Die Klärung einer P. erfordert immer eine ↑Knochenmarkbiopsie.

PAO: *Abk* für engl. Peak acid output; max. Säuresekretion (des Magens).

paO_2: *Abk* für arterieller O_2-Partialdruck.

PAP: *Abk* für primär atypische ↑Pneumonie.

Pap: *Abk* für ↑Papanicolaou, ↑Papanicolaou-Klassifikation.

Papageienkrankheit: Psittakose; durch Chlamydien hervorgerufene Erkrankung der Vögel, hat berufspatholog. Bedeutung bei Vogelzüchtern u. -händlern u. a. Epidemien bei Lagerhausarbeitern u. Schiffsbesatzungen beobachtet, Laboratoriumsinfektionen sind mögl. Wird auch durch andere Vogelarten übertragen. Das Krankheitsbild ist vielgestaltig. Neben einer grippeähnl. Form gibt es Lungenentzündungen u. typhöse Verlaufsformen. ↑Ornithose.

Papageienpest ↑Ornithose.

Papageienschnabelnase: angeborene Nasenform mit tiefliegender Wurzel, gerundetem Nasenrücken u. scharf abbiegender Nasenspitze. Bestandteil zahlreicher kraniofazialer Dysostosen, z. B. ↑Crouzon-Syndrom, ↑Dysostosis maxillofacialis, ↑Dysmorphia oculomandibulofacialis.

Papain ⟨*span + lat*⟩ *n*: Sulfhydrylprotease, die aus dem Latex von Carica papaya gewonnen wird. P. zeigt eine breite Substratspezifität u. spaltet Peptidbindungen bevorzugt an der Carboxylgruppe von Lysin u. Arginin. Es wird bei Strukturuntersuchungen zur limitierten Proteolyse von Immunglobulinen eingesetzt.

Papainfragmente: nach Einwirken von Papain auf Immunglobulin entstehende Bruchstücke. Angriffspunkt des Enzyms ist die sog. Hinge-Region, N-terminal der Disulfidbrücken gelegen, die die beiden schweren Ketten in diesem Bereich verbindet (Immunglobulingrundmolekül), so daß insges. 3 Bruchstücke entstehen, die als P. bezeichnet werden: 2 Bruchstücke, die ident. sind u. aus jeweils einer leichten Kette u. dem variablen Teil sowie der N-terminalen konstanten Region je einer schweren Kette bestehen, als Fab bezeichnet (Fragment antigen binding), Mol. Gew. ca. 45 000, u. 1 Bruchstück, das unter best. Bedingungen kristallisiert u. daher als Fc (Fragment crystalline) bezeichnet wird, Mol. Gew. etwa 50 000. Es besteht aus den verbleibenden konstanten Regionen der über die Disulfidbrücke verbundenen Reste der schweren Ketten. Fab-Bruchstücke besitzen immun. exp. Bedeutung, da sie durch Gelfiltrationsverfahren infolge ihrer Größe von den meisten mit Antigenen verbundenen u. aus Immunkomplexen resultierenden Bruchstücken abtrennbar u. zur Hochreinigung von Antigenen einsetzbar sind. Fc-Fragmente besitzen andere exp. Bedeutung (Kopplung von Zellen an Fc-Rezeptoren, Verbindung mit der Komplementkomponente C3). IgG_2 u. IgG_4 sind durch Papaineinwirkung in dieser Weise nicht spaltbar. Bei Einwirkung von Papain auf IgM entstehen analoge Fab(μ)-Fragmente. Das Fc(μ)-Fragment hat ein Mol. Gew. von 320 000.

Papanicolaou, George Nikolas (1883–1962), gr. Zool., Anat., Gyn. u. Zytologe. Athen, Monaco, New York, Miami.

Papanicolaou-Färbung (nach George N. P.): Färbung vaginaler Zellausstriche mit Hämatoxylin nach Harris (Zellkern) u. polychromer Plasmafärbung aus einem Gemisch von Orange G, Lichtgrün, Bismarckbraun u. Eosin. Zellkerne: blauviolett; Kernkörperchen: rot; Zytoplasma: blau, blaugrün bis rot je nach Hormonlage.

Papanicolaou-Klassifikation (nach George N. P.): Einteilung der Zellbilder von Vaginal- u. Zervixausstrichen in Malignitätsgrade. Gruppe I: ausschließl. normale Zellen. Gruppe II: einige abnorme Zellen, die aber unverdächtig sind. Gruppe III: Zellen, die nicht sicher gutartig, aber auch nicht sicher bösartig sind. Gruppe IV: einzelne Tumorzellen. Gruppe V: zahlreiche Tumorzellen u. Tumorzellverbände.

Papaverin: Isochinolinderivat, Alkaloid aus ↑Papaver somniferum. Direkt an der glatten Muskulatur wirksames Spasmolytikum zur Ther. von Spasmen (Gallenblase, Ureter); Erweiterung großer Gefäße; wirkt wahrscheinl. über Phosphodiesterasehemmung, keine ZNS-Wirkungen.

Papaver somniferum ⟨*lat*⟩ *n*: Schlafmohn. Sämtl. Teile der Pflanze enthalten alkaloidführenden Milchsaft. Opiumgewinnung erfolgt durch Anritzen ausgewachsener, aber noch grüner Mohnkapseln. Der an der Luft erhärtete Milchsaft wird nach dem Abkratzen zu sog. Opiumbroten geformt u. durch Mischen versch. Provenienzen auf best. Morphingehalt (meist 12 %) eingestellt. Hauptproduzenten von arzneil. genutztem Opium sind Indien, Türkei, GUS, China u. Jugoslawien. Weltproduktion etwa 1 500 t. Gleiche Menge vermutl. illegal angebaut u. als Rauchopium (Tschandu) o. zur Herstellung von als Rauschgift genutztem Morphin bzw. Heroin verwendet. Rohopium enthält 20–30 % Alkaloide. ↑Opiumalkaloide.

Papel ⟨*lat*⟩ *f* ↑Papula.

Papez circuit ⟨*engl*⟩: Papez-Kreis; von dem amerik. Physiol. Papez 1938 benannte Erregungsschleife im limbischen ↑System.

Papierblase: überdehnte Blase infolge ↑Blasenhalsobstruktion mit papierdünner Wand ohne Tonus u. Kontraktionsvermögen mit großer Kapazität u. Restharn von 1–2 l. Anstelle früherer Muskelbalken (↑Balkenblase) nur noch bindegewebige Stränge.

Papierchromatograph ↑Radiopapierchromatographie, ↑Radiodünnschichtscanner.

Papierchromatographie ↑Chromatographie.

Papierelektrophorese: spez. Methode der ↑Trägerelektrophorese, mit welcher vor der breiten Einführung von Folien aus modifizierter Zellulose überwiegend die analyt. Trennung der Serumeiweißkörper erfolgte. Die Serumprobe wird dabei auf puffergetränktes Filterpapier aufgebracht u. für 15–20 h einer elektr.

Gleichspannung (etwa 10 V pro cm Streifenlänge) unterworfen. Nach der anschließenden Hitzedenaturierung der Eiweiße bei 100 °C erfolgt deren Anfärbung durch einen Farbstoff (meist Amidoschwarz 10 B), der mit allen Eiweißen unter Bildung von Färbungen mit möglichst gleichen molaren Extinktionskoeffizienten (↑Kolorimetrie) reagiert. Die quantitative Auswertung erfolgt durch Densitometrie der erhaltenen Pherogramme. I. a. findet man 5 Fraktionen von Serumeiweißkörpern: Albumin 0,56–0,66, Alpha-1-Globulin 0,03–0,06, Alpha-2-Globulin 0,05–0,10, Betaglobulin 0,09–0,14, Gammaglobulin 0,12–0,20.

Papierkapseln ↑Charta.

Papierscheiben-Radio-Immuno-Sorbent-Test: *Abk* PRIST; direktes radioimmunolog. Verfahren, das als feste Phase für die Bindung der Antikörper Papierscheiben verwendet. Das method. Prinzip ist für den Phadebas-IgE-PRIST in der Abb. erläutert. An Papierscheiben kovalent gebundenes Anti-IgE reagiert während Inkubation mit dem IgE der Patientenprobe zu einem Anti-IgE-IgE-Komplex. Nach einem Waschprozeß wird radioaktiv markiertes Anti-$IgE^{125}I$ zugesetzt, das mit dem bereits gebundenen IgE einen Komplex bildet, dessen Radioaktivität nach einem weiteren Waschvorgang an einem Gammazähler gemessen wird. Die gebundene Radioaktivität ist der Konzentration an zirkulierendem Gesamt-IgE proportional u. wird über eine Eichkurve ermittelt. Mit der Einführung des PRIST u. damit einer präzisen Bestimmung des Referenzbereichs für IgE ergab sich eine bessere Unterscheidung von atop. u. nichtatop. Allergie. Der IgE-Standard des IgE-PRIST bezieht sich auf einen internationalen Standard der WHO. Der willkürl. definierten IgE-Einheiten (U) dürften etwa 2 ng IgE entsprechen. Für die Bewertung des IgE-Spiegels im Serum sind der Zeitpunkt der Probeentnahme in bezug auf die Symptomperiode, die Allergenstimulation zum Zeitpunkt der Messung u. die Expositionsdauer gegenüber einem definierten Allergen von Bedeutung. Für die Interpretation der IgE-Konzentrationen bei Erwachsenen gilt vereinfacht: < 20 U/ml: atop. Ursprung nicht anzunehmen, > 100 U/ml: atop. Ursache sehr wahrscheinl. Klin. Ind. zum Einsatz des IgE-PRIST sind: 1. Differenzierung atop. u. nichtatop. Genese von Asthma, Rhinitis u. Ekzem; 2. progn. Aussagen zu allerg. Reaktionen bei Kleinkindern mit Bronchiolitis u. ererbten Dispositionen; 3. Diagn. u. Verlaufskontrolle bei Aspergillose u. parasitären Erkrankungen; 4. Charakterisierung von Medikamentenüberempfindlichkeit; 5. Ergänzung der Eosinophilenzählung. Abb.

Papilla ⟨*lat*⟩ *f*: *Pl* Papillae; warzenartige Erhebung. **P. ductus parotidea**: Mündungsstelle des ↑Ductus parotideus in den Mundvorhof gegenüber dem oberen zweiten Molaren. **P. duodeni major**: Vater-Papille; wärzchenartige Erhebung der Schleimhaut des Duodenums auf der Plica longitudinalis duodeni, 10 cm vom Pylorus entfernt, an welcher der ↑Ductus pancreaticus u. der ↑Ductus choledochus ausmünden. Die P. d. m. besitzt eine ringförmige Lage glatter Muskulatur (M. sphincter Oddii), welche den Einfluß der Sekrete in das Darmlumen regelt. Durch Kontraktion erfolgt eine Füllung der Gallenblase, bei Erschlaffung wird das Sekret in das Duodenum geleitet. Abb. 1 u. 2. **P. duodeni minor**: kleine warzenartige Erhebung im Duodenum (Pars descendens), die einige Zentimeter oberhalb der Papilla duodeni major gelegen ist u. welche die Mündung des Ductus pancreaticus accessorius enthält. **Papillae filiformes**: fadenförmige, aus verhorntem Plattenepithel u. Bindegewebe bestehende Erhebungen auf dem Zungenrücken. Funktion: Mechanorezeptor (Tastempfindung). **Papillae foliatae**: blattförmige Epithelerhebungen mit Bindegewebe im Bereich des Seitenrands der Zunge (Margo lateralis).

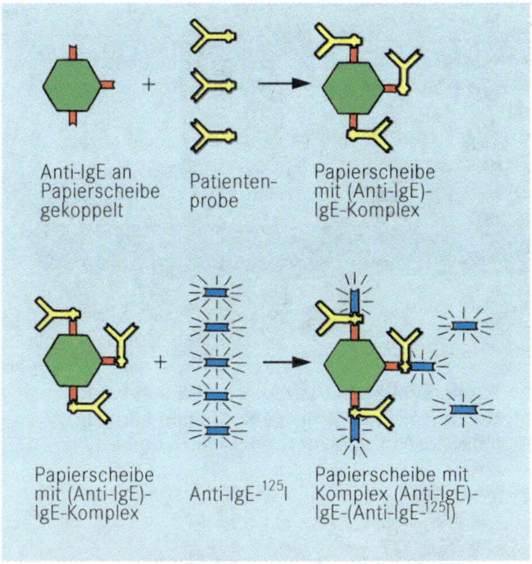

Papierscheiben-Radio-Immuno-Sorbent-Test

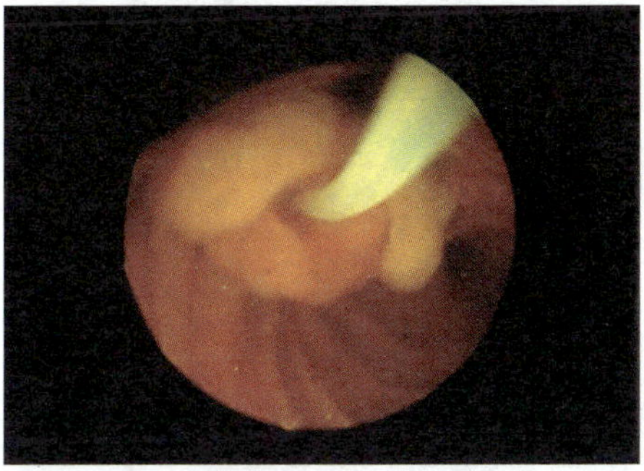

5

Papilla duodeni major (Abb. 1)

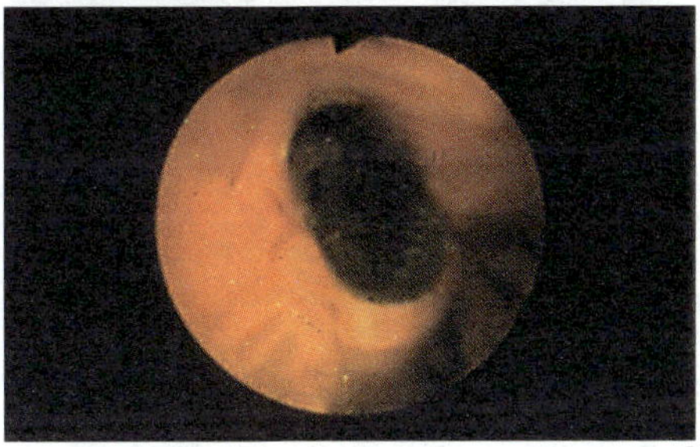

5

Papilla duodeni major (Abb. 2)
mit abgehendem Gallenstein

P

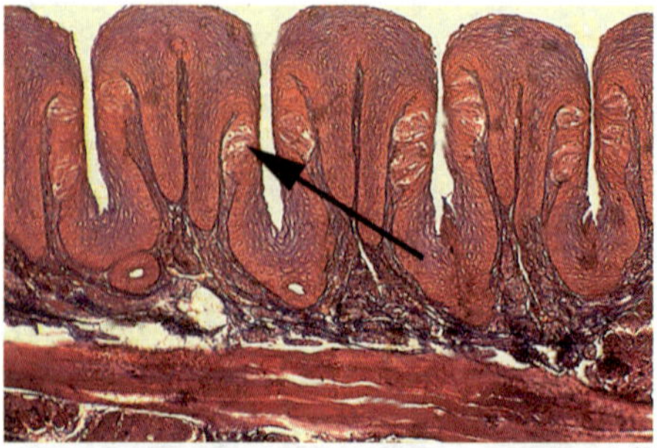

30

Papillae foliatae. Histologischer Schnitt durch die Zunge eines Kaninchens, Mallory-Färbung; helle Geschmacksknospen (Pfeil) in den P. f.

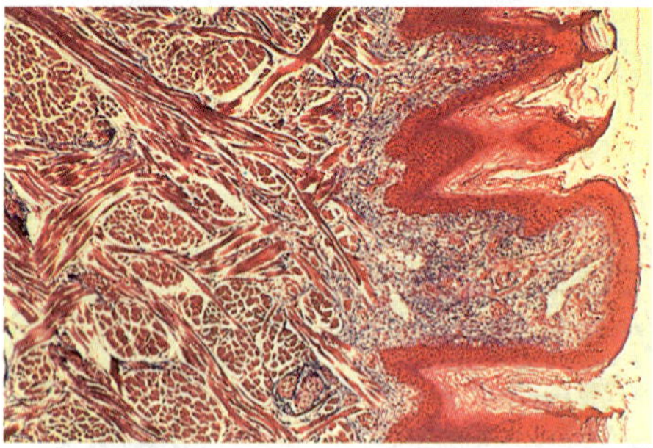

30

Papillae fungiformes. Histologischer Schnitt durch die Zunge, Azanfärbung; eine breite P. f., daneben mehrere Papillae filiformes

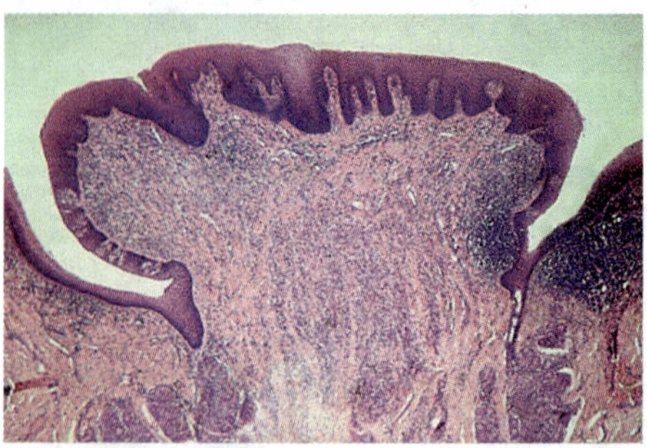

30

Papillae vallatae. Histologischer Schnitt durch die Zunge, HE-Färbung; eine P. v., umgeben vom Wallgraben, in den die Spüldrüsen münden. Das seitliche Epithel weist Geschmacksknospen auf.

Die beim Kaninchen sehr gut u. beim Menschen am seitl. hinteren Zungenrand nur schwach entwickelten P. f. enthalten ↑Geschmacksknospen. In den Sulcus zwischen zwei P. f. münden ↑Ebner-Drüsen. Abb. **Papillae fungiformes**: pilz- o. keulenförmige Epithelerhebungen mit eingelagerten ↑Geschmacksknospen u. bindegewebiger Grundlage hauptsächl. im Bereich der Zungenspitze u. der Seitenränder. Weitere Funktion: Thermorezeptor. Abb. **Papillae linguales**: Zungenpapillen. Ausstülpungen der Schleimhaut (Epithel u. Bindegewebe) des Zungenrückens u. des seitl. Rands. ↑Papillae filiformes, ↑Papillae foliatae, ↑Papillae fungiformes, ↑Papillae vallatae.

Papilla nervi optici ↑Fleck, blinder. **Papillae renales**: in die Nierenkelche hineinragende Spitzen der Nierenpyramiden mit den Mündungen von 20–30 Papillengängen (Ductus papillares). ↑Niere. **Papillae vallatae**: Wallpapillen der Zunge mit Papille u. Wall, getrennt durch den Wallgraben, in den die ↑Ebner-Drüsen münden. Durchmesser ca. 2–3 mm. Die vor dem Sulcus terminalis lokalisierten 8–12 P. v. enthalten 50 % aller ↑Geschmacksknospen. Abb. **P. Vateri** ↑Papilla duodeni major.

Papillarkörper: oberste Schicht der Lederhaut (↑Dermis); stellt sich histol. bei senkrecht zur Haut geführten Schnitten papillenförmig dar.

Papillarleisten: Papillarlinien, Tastleisten; an den Finger- u. Zehengliedern sowie den Hand- u. Fußflächen vorkommende wallartige Hautleisten, die aus den Papillen der Lederhaut gebildet werden u. in denen sich Tastkörperchen sowie Ausgänge von Schweißdrüsen befinden. Die P. bilden individuell charakterist. Hautleistenmuster (Triradius, Bogen, Schleifen, Wirbel), deren Untersuchung Gegenstand der ↑Daktyloskopie ist.

Papillarmuskeln: Teile des Myokards zur Befestigung u. Bewegung der Segelklappen (Mitral- u. Trikuspidalklappe).

Papillektomie ⟨*lat* + *gr*⟩ *f*: operative Entfernung der Papilla Vateri, bei umschriebenen Tumoren der Papille.

Papillendrusen: Ablagerungen im Sehnerven wie im Gehirn. Drusen der ↑Bruch-Membran: vom Netzhautpigmentepithel gebildete Exkreszenzen, z. B. Substrat der trockenen Makuladegeneration.

Papillenexkavation: Exkavation der Sehnervenpapille. Die **physiol. E.** ist eine trichterförmige Vertiefung in der Papillenmitte oft bis zur Lamina cribrosa reichend. In ihr treten die Äste der ↑Arteria centralis retinae u. ↑Vena centralis retinae an die Oberfläche, sie kann bei Sehnervenentzündungen entzündl. Exsudat enthalten. In der Norm beträgt sie ein Drittel der Papillenfläche (↑C:D-Ratio). Die **glaukomatöse E.** ist dahingegen größer, dabei können die Blutgefäße abgeknickt (bajonettförmig) erscheinen u. sie kann den Papillenrand erreichen. Die DD zwischen einer gerade noch physiol. E. u. einer beginnenden glaukomatösen E. kann durch Perimetrie geklärt werden (↑Bjerrum-Skotom, blinder ↑Fleck).

Papillenkarzinom: Karzinom im Bereich der Papilla Vateri (↑Papilla duodeni major). Abb.

Papillennekrose: Papillitis necroticans; entzündl. Demarkation u. Abstoßung von einer o. mehrerer Nierenpapillen. Die P. kommt hauptsächl. bei einer schweren, progredienten Pyelonephritis, einer diabet. Nephropathie u. bes. häufig bei einer interstitiellen ↑Nephritis vor. Die nekrot. Teilchen gehen häufig unter kolikartigen Beschwerden ab. Große Defekte lassen sich röntg. nachweisen.

Papillenödem ↑Stauungspapille.

Papillenplastik: operative Erweiterung der verengten Papilla Vateri. ↑Papillenstenose.

Papillensteine: Konkremente, die durch Abflußbehinderung an der Papilla Vateri zu Druckerhöhung u.

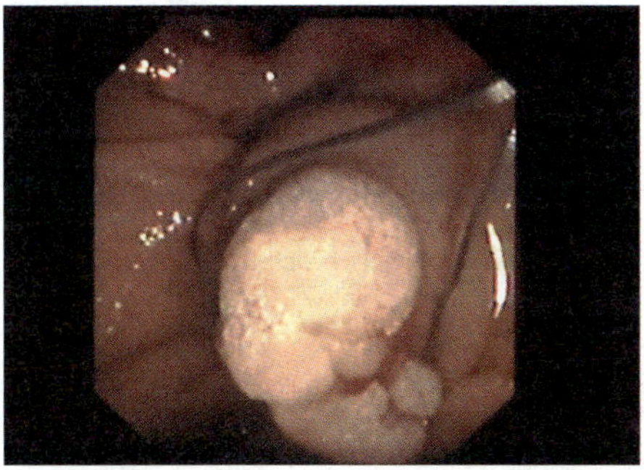

5

Papillenkarzinom (vor Schlingenabtragung)

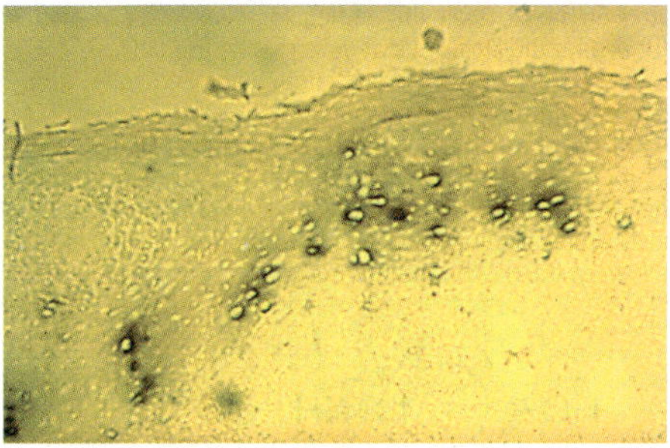

40

Humanes Papillomavirus. HPV-6-DNA in Zellen eines spitzen Kondyloms. In-situ-Hybridisierung, 120fache Vergrößerung

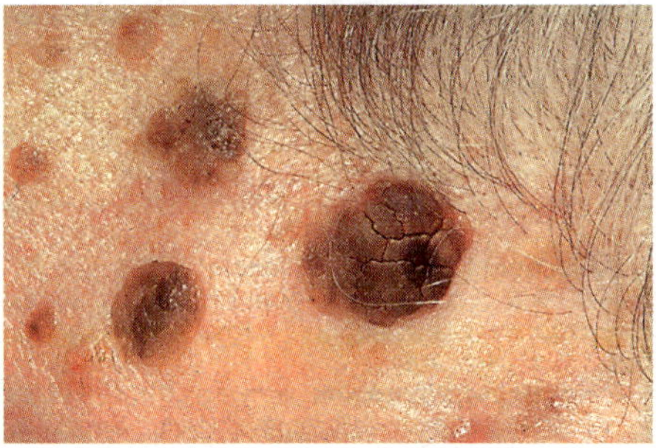

13

Kutanes Papillom. Basalzellige Papillome

Spasmen führen; Hauptursache für die Entstehung der akuten Pankreatitis.

Papillenstenose: Einengung der Papilla Vateri als prim. P. (bei Papillitis stenosans) o. sek. P. bei Erkrankungen der Gallenwege, des Pankreas o. Duodenums.

Papillitis: **1.** Entzündung der Papilla nervi optici. Kann oft Teilerscheinung einer ↑Neuritis nervi optici o. einer ↑Neuroretinitis sein. Meist von den Nebenhöhlen o. von Entzündungen anderer Augenabschnitte fortgeleitet. **2.** Entzündung der gingivalen Interdentalpapillen, Frühform u. -zeichen der Gingivitis, ↑Parodontologie. **3.** Akute o. chron. Entzündung der Analpapillen, häufig mit einer ↑Kryptitis verbunden.

Papillitis stenosans ↑Papillenstenose.

Papillom ⟨*gr*⟩ *n*: Papilloma; gutartiges Gewächs der Haut u. Schleimhäute, aus einem gefäßhaltigen, oft verästelten Bindegewebestock mit aufsitzendem Epithel.

Papillomatose ⟨*lat*⟩ *f*: multiple ↑Papillome.

Papillomatosis confluens et reticularis ↑Gougerot-Carteaud-Krankheit.

Papillomatosis cutis carcinoides: am Unterschenkel vorkommende papillomatöse Wucherung, die histol. ein karzinomähnl. Bild ergibt, aber benigne ist.

Papillomavirus: Warzenvirus; Virusgattung der Fam. ↑Papovaviridae. Artgebundenes Vorkommen bei Menschen, Affen, Nagetieren, Rindern, Pferden, Schafen, Hunden, Hirschen, Elchen, Rentieren, Elephanten, Buchfinken, Tauben, Papageien. Primärinfektion durch Kontakt (sexuell, Inokulation bei kleinen Hautverletzungen). P. haben Tropismus zu Plattenepithelzellen u. induzieren Warzen (↑Verruca) u. benigne ↑Papillome, bes. bei Immunsuppression (gestörte zellvermittelte Immunität). Nach Primärinfektion z. T. ↑Persistenz mit mögl. Integration des Virusgenoms in die Wirtszell-DNA u. nachfolgender Zelltransformation (↑Transformation) zu ↑Präkanzerosen. Humanpathogen ist das humane ↑Papillomavirus.

Papillomavirus, humanes: *Abk* HPV; Virusart der Gattung ↑Papillomavirus mit über 70 Serotypen, das weltweit beim Menschen verbreitet ist. Krankheiten: benigne Warzen, Genitalwarzen (↑Condylomata acuminata), ↑Papillome an Kehlkopf o. Speiseröhre, ↑Epidermodysplasia verruciformis; Präkanzerosen o. Karzinome an Portio uteri, Cervix uteri, Penis o. perianal (HPV 16 u. 18). Abb.

Papillom, kutanes: Papillom der Haut; Wucherung meist epidermaler Zellen mit unterschiedl. klin. Aussehen: filiforme P. gewöhnl. am Hals, den Axillen, im Genitalbereich. Als basalzellige P. am Stamm u. Kopf älterer Menschen (↑Verruca). Abb.

Papillon-Léage, E., zeitgen. frz. Zahnärztin.

Papillon-Léage-Psaume-Syndrom (nach E. P.-L. u. Jean P.) ↑Syndrom, orofaziodigitales.

Papilloretinitis ↑Neuroretinitis.

Papillotomie ⟨*lat* + *gr*⟩ *f*: **1.** Abtragung der irreversibel geschädigten Interdentalpapille. **2.** Spaltung einer verengten Papilla Vateri nach Freilegung durch das eröffnete Duodenum (transduodenale P.) über ein Gastroduodenoskop (↑Gastroduodenoskopie) mit Seitenblickoptik (endoskop.-retrograde P.) o. über den Kanal eines operativ eingelegten ↑T-Drains (orthograde P.).

Papovaviridae *f pl*: Name abgeleitet von Papillomavirus, Polyomavirus u. Vacuolating agent (alte Bez. für Simian Virus 40, SV40). Virusfamilie mit den Gattungen ↑Papillomavirus u. ↑Polyomavirus. Virion sphär., Durchmesser 40–55 nm, DNA-Genom. Kub. symmetr. Kapsid ohne Envelope.

Pappatacifieber: Sandfliegenfieber, Phlebotomusfieber; durch ↑Sandfliegenvirus der Gattung ↑Phleboviren verursachte Arbovirose. Erste Krankheitsbeschreibung 1886 bei Soldaten in der Herzegowina. In warmen u. trockenen Gegenden Europas u. Asiens (Küstenländer des Mittel- u. Schwarzen Meeres, Ost- u. Zentralasien, Indien) mit einer Inkubationszeit von 3–5 Tagen nach Mückenstich auftretende Erkrankung. Sympt.: plötzl., hohes Fieber, das 2–4 Tage anhält, starke Kopf-, Muskel-

u. Gelenkschmerzen. Übelkeit, Erbrechen, Durchfall, Konjunktivitis, Photophobie u. retrobulbäre Schmerzen. Evtl. Zeichen einer asept. Meningitis. Diagnostik vorwiegend klin., Behandlung symptomat. Proph. durch Bekämpfung der Sandfliegen u. Anwendung von Repellenzien.

Pappatacifiebermücke ↑Phlebotominae.

Pappenheim, Artur (1870–1916), dt. Int., Hämat., Berlin.

Pappenheim-Färbung (nach Artur P.): am häufigsten im dt. Sprachraum für die Blutdiagnostik angewandte panopt. Färbung (↑Färbeverfahren, hämatologische) u. Fixierung, kombiniert aus der Eosin-Methylenblau-Färbung nach May-Grünwald u. der Azur-II-Eosin-Lösung nach Giemsa, von A. Pappenheim inauguriert. In der P. sind alle Zellkerne unterschiedl. rötl.-violett, Zytoplasma von Lymphozyten u. Monozyten bläul. (basophil), von neutrophilen Granulozyten zartrosa (azidophil) angefärbt. Granula der Eosinophilen erscheinen ziegelrot, der Basophilen dunkelviolett, der Neutrophilen rötl.

Pappenheim-Färbung für Tuberkulosebakterien (nach Artur P.): spez. Färbemethode im Urin, die eine Unterscheidung der echten Mykobakterien (↑Mycobacterium) von Saprophyten (Mycobacterium smegmatis) im mikrosk. Präparat ermöglicht.

Paprika ↑Capsicum-Arten.

Papula ⟨*lat*⟩ *f*: Nodulus, Tuberkulum, Papel, Knötchen; ↑Effloreszenz, die sich aus zelligem Material zusammensetzt u. die Haut bis Erbsengröße überragt.

Papulose, lymphomatoide: Pseudolymphom; Wucherung von T-Lymphozyten in der Haut als gerötete Papeln mit Schuppung, Verlauf über Jahre, gutartig trotz histol. malignem Bild.

Papulosis atrophicans maligna: Köhlmeier-Degos-Krankheit; seltene, progn. ungünstige Erkrankung (Thrombangiitis kleiner Arteriolen) mit schubweise auftretendem Hautausschlag am Körper (blaß rote Papeln, deren Zentrum sich nach wenigen Tagen einzieht u. eine porzellanweiße Farbe annimmt). Dazu kommen Verdauungsstörungen mit Schmerzen im Oberbauch, Hämatemesis. Die Ursache ist unbekannt.

papyraceus ⟨*lat*⟩ *Adj*: papierartig.

Papyrus Ebers: nach dem Entdecker Georg Ebers (dt. Ägyptologe) benannte, etwa 1550 v. Chr. entstandene Darstellung in hierat. Schrift von 700 Arzneistoffen u. 800 Rezeptformeln.

Papyrusösophagus: durch Sichabheben der Mukosa des Ösophagus beim Schweregrad 2 einer Verätzung auftretendes endoskop. Bild.

para- ⟨*gr*⟩ *Präfix*: daneben; gebraucht in vielfältigen Zusammensetzungen wie parakol., pararektal, paravenös, paravertebral u. a.

Paraballismus ⟨*gr*⟩ *m*: beide Körperhälften betreffend. ↑Ballismus.

Parabasalzellen ↑Plattenepithelien.

Parabiose: durch Zusammengewachsensein (o. operative) Vereinigung zweier Tiere erzwungenes Nebeneinanderleben. Solche P-Präparate sind ein Modell zur Untersuchung ausschließl. humoraler (auf dem Flüssigkeitsweg vermittelter) Wirkungen, die bei dem einen Partner prim. hervorgerufen werden u. dann auf den anderen übergeben. Hierfür genügt es, nur die Kreisläufe der beiden Tiere miteinander zu verbinden. ↑Zwillinge, siamesische. ↑Wedenski-Hemmung.

Parablepsis: obsolete Bez. für Sehstörung.

Parabulie: Willensstörung, hervorgerufen durch entgegengesetzte Willensimpulse. Sie kann bei hochgradiger Ausprägung, z. B. bei Schizophrenie, zur Bewußtlosigkeit führen.

Paracasein ⟨*gr* + *lat*⟩ *n*: Proteolyseprodukt des ↑Caseins der Milch, das mit Ca^{2+} ein unlösl. Ca^{2+}-Salz liefert. Im Magen entsteht es unter Einfluß des Rennins (↑Lab).

Paracelsus, Philipp Theophrastus Bombastus von Hohenheim (1493–1541), dt. Arzt, Naturforscher u. Philosoph. Er begründete die auf Naturbeobachtungen u. Erfahrungen aufgebaute Med., die sich gegen die von den Schriften Celsus abgeleiteten Auffassungen u. Spekulationen wandte. Seine Werke, z. B. „Über die Medizin", „Von der Bergsucht o. Bergkrankheiten drey Bücher", befassen sich mit zahlreichen Fragen der Med. P. zog als Wundarzt mit seinen Schülern durch ganz Europa u. beschrieb u. a. Pest u. Syphilis u. führte chem. Heilmittel ein. P. formulierte die heute noch gültige Regel: „Sola dosis facit venenum" (Nur die Dosis macht einen Stoff zum Gift).

paracentralis ⟨*gr*⟩ *Adj*: neben den Zentralwindungen bzw. dem ↑Sulcus centralis des Gehirns gelegen.

Paracetamol: Analgetikum, Antipyretikum. In Schmerztabletten (Mischpräparate) enthaltener wirksamer Metabolit des Phenacetins. Chron. Mißbrauch führt zu Nierenschäden. Akute Vergiftung (Suizid): Leberzellnekrosen durch Abnahme freier Sulfhydrylgruppen. Abb.

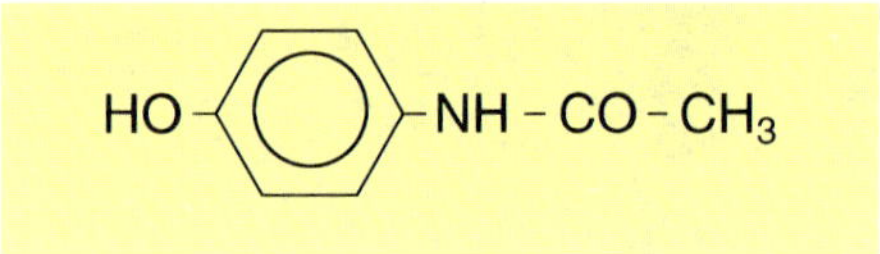

Paracetamol

Parachordom: Dabska-Tumor; histol. dem ↑Chordom ähnl., aber immer gutartiger u. anders lokalisierter Weichteiltumor.

Parachute mitral valve ⟨*engl*⟩: Mitralklappenanomalie; Sehnenfäden setzen nur an einem Papillarmuskel an. Sie sind verdickt u. verkürzt. Es resultiert eine Stenose, seltener eine Insuffizienz der Klappen. ↑Shone-Syndrom.

Paracoccidioides brasiliensis: Erreger der ↑Parakokzidioidomykose, die Kulturen dieses Pilzes wachsen extrem langsam. P. b. wächst in der parasit. Form in der Hefephase.

Paracushing-Syndrom: vorwiegend in der Pubertät auftretendes dem ↑Cushing-Syndrom ähnelndes Krankheitsbild ohne Hypersekretion von Nebennierenrindensteroiden.

paradent- ⟨*lat* + *gr*⟩ *Präfix*: veraltet für ↑parodont-.

Paradidymis: Beihoden, Giraldes-Organ; im Samenstrang nahe dem Nebenhodenkopf gelegenes rudimentäres Gebilde (Rest der ↑Urniere), das aus epithelialen Bläschen besteht, entspricht dem ↑Paroophoron der Frau.

Paradidymiszyste: durch Flüssigkeitsansammlung in den geschlossenen, Kanälchen der Paradidymis (Restnephrone der ↑Urniere) entstehende Zysten, die bei entsprechender Größe Beschwerden erzeugen.

Paradiphtheriebakterien: alte Bez. Corynebacterium xerosis, apathogen.

Paradoxon, immunologisches: scheinbarer Widerspruch zwischen anerkannten Gesetzmäßigkeiten der immun. Abwehr u. realen Beobachtungen, wie z. B. des Tumorwachstums trotz nachgewiesener Existenz von Neoantigenen an Tumorzellen. Den bekannten immun. Gesetzmäßigkeiten zufolge sollten die als „fremd" zu interpretierenden Neoantigene von Tumorzellen zur Abwehr führen; in der Realität wird aber nur in Ausnahmefällen das Tumorwachstum behindert, in vielen Fällen erfolgt offenbar eine Begünstigung, ↑Enhancement.

Paraduodenalhernien: angeborene Hernien in der Umgebung des unteren Duodenums. Dünndarmschlingen können die Fixation von Darmabschnitten nach vollendeter ↑Darmdrehung verhindern. Die Peritonealrezessus tragen Eigennamen. Bedeutung haben Gruben an der Flexura duodenojejunalis: Treitz-Rezessus (↑Treitz-Hernie). Weiterhin Rezessus an der Mesenterialwurzel (Waldeyer-Grube), an der Basis des Mesocolon transversum (Brösike-Grube), hinter der Flexura duodenojejunalis (Lanzert-Grube).

Paradysenteriebakterien: veraltete Bez. für Shigella flexneri u. Shigella boydii. ↑Shigella.

Paraerythroblast: pathol. Form eines Erythroblasten mit Zeichen der malignen Entdifferenzierung. P. treten bei Erythrämien u. Erythroleukämien auf. ↑Leukämie, myeloproliferative ↑Erkrankungen.

Parafango: mit Paraffin vermischter ↑Fango.

Paraffin ⟨*gr + lat*⟩ *n*: Paraffinum; gesättigte Kohlenwasserstoffe von der allg. Formel C_nH_{2n+2}. Höhermolekulare Kohlenwasserstoffe mit mehr als 16 C-Atomen (↑Alkane). Paraffinum durum (hartes P.) ist eine Mischung aus gereinigten festen, Paraffinum molle (weiches P.) aus gereinigten, halbfesten Kohlenwasserstoffen. Beide finden zur Herstellung von ↑Salben Verwendung. Paraffinum perliquidum (dünnflüssiges P.) ist eine Mischung aus flüssigen, gesättigten Kohlenwasserstoffen u. findet wegen der geringen Viskosität ($<0,6\,m^2/s$) in Sprays u. Nasentropfen Verwendung. Paraffinum subliquidum (dickflüssiges P.) unterscheidet sich davon durch eine höhere Viskosität ($>1,2\,m^2/s$) u. wird bei Emulsionen (Laxans) u. Salben eingesetzt.

Paraffineinbettung ↑Einbettung.

Paraffineinspritzung, plastische: Paraffinprothese; durch Erstarren der im flüssigen Zustand unter die Haut eingespritzten Paraffinmassen können Unebenheiten u. Defekte ausgeglichen werden, z. B. Sattelnase. Später bildet sich gewöhnl. an diesen Stellen ein ↑Paraffinom.

Paraffinkrebs: Hautkrebs, verursacht durch ungereinigtes Paraffin, auch Rohparaffin u. Paraffinöle. Gereinigtes Paraffin ist nicht kanzerogen (Bez. daher besser Krebs der Paraffinarbeiter). ↑Berufskrebs. Krebserzeugend sind best. ungesättigte aromatische polyzyklische ↑Kohlenwasserstoffe im Rohparaffin.

Paraffinom: Geschwulst aus reaktiven Bindegewebewucherungen um aus ther. o. kosmet. Gründen injiziertes hartes Paraffin. Auftreten nach Monaten o. Jahren, meist Neigung zu weiterem Fortschreiten. Gleiche Erscheinungen auch nach Injektion von Vaseline (Vaselinom); ↑Oleom.

Paraffinpackungen: Verfahren der örtl. Wärmetherapie; durch Eintauchen einer Extremität o. Begreifen mit flüssigem Paraffin (50–70 %). Infolge des Schmelzpunkts bei 50 °C erstarrt Paraffin. sofort auf der Haut.

Paraffinreaktion: ↑Kolloidreaktionen im Liquor cerebrospinalis.

Parafibrinogene: genet. gesteuerte Strukturvarianten des Fibrinogens. Von den bisher bekanntgewordenen 18 P. verursachen 10 eine klin. Sympt. (Blutungs- u./o. Thromboseneigung). Die Benennung des jeweiligen P. erfolgt durch Hinzufügen eines Städtenamens in Klammern (Ort der Entdeckung). Nur bei P. (Detroit) ist der ursächl. Defekt genauer bekannt (Austausch von Arginin durch Serin in Position 19).

Paraformaldehyd: Paraform, Paraldehyd; Polymer des Formaldehyd H–COH, gibt protrahiert durch Depolymerisation Formaldehyd ab; Zellgift. Wirkstoff in Mitteln zur Devitalisation der Zahnpulpa, ↑Endodontie u. zur Raumdesinfektion.

Parafunktion: eine unphysiolog. Funktion im Kauorgan, die zu Störungen, vorwiegend zu parodontalen Schäden führen kann, wie Knirschen o. Pressen mit den Zähnen o. Zunge u. Lippen. ↑Abrasion, ↑Bruxismus.

Paraganglien ⟨*gr*⟩ *n Pl*: eingekapselte Zellgruppen mit außerordentl. hoher Durchblutung, die Katecholamine bilden. Typen: 1. Parasympath. P. (achromaffine P.): ↑Glomus aorticum, Glomus caroticum, 2. Sympath. P. (chromaffine P.): Paraganglion aorticum abdominale (↑Zuckerkandl-Organ).

Paragangliome ⟨*gr + lat*⟩ *n*: von ↑Paraganglien ausgehende Tumoren mit unterschiedl. ausgeprägter Chromaffinität (Katecholamine). Unterschieden werden parasympath. (Chemodectome alter Nomenklatur) u. sympath. P.

Parageusie: qualitativ gestörte Geschmacksempfindung.

Paragglutination: Paraagglutination; Mitagglutination artverwandter u. artfremder Bakterien durch spezif. Antiseren. Beruht auf ↑Partialantigenen.

Paragonimiasis: Paragonimose, Lungenegelbefall; Wurmerkrankung von Mensch u. Tieren (Carnivoren) durch versch. Arten des Lungenegels (↑Paragonimus). Bei Lungenbefall chron., schubweise verlaufende Bronchitis mit rostbraunem bis blutigem Sputum (endem. Hämoptysen). Röntg. einzelne o. multiple, rundl. Infiltrationen o. Zysten in versch. Lungenabschnitten. Diagn. durch Einachweis im Sputum o. Stuhl. Die Abdominalparagonimiasis macht uncharakterist. Leibschmerzen, Durchfälle, Hepatomegalie. Gehirnparagonimiasis verläuft oft tödl. mit Kopfschmerzen, Fieber, Erbrechen, Krampfanfälle, Lähmungen. Serol. Verfahren für die Diagnostik. Behandlung mit Praziquantel.

Paragonimose ↑Paragonimiasis.

Paragonimus ⟨*lat*⟩ *m*: Lungenegel, Gattung der ↑Digenea. Rötl. gefärbte, fleischige, ovale Würmer: Entwicklung an Wasser gebunden über Schnecken (1. ↑Zwischenwirt) u. Krabben o. andere Krebse (2. Zwischenwirt). Endwirte: Raubtiere u. Mensch, in deren Lungen die Adulten in Zysten parasitieren. Beim Menschen sind mehr als 10 Arten bekannt, die Anzahl der befallenen Menschen wird auf 20 Mill. geschätzt. 3 versch. Arten des Lungenegels von größerer humanmedizin. Bedeutung: 1. **Paragonimus westermani** in Ost- u. Südostasien, wichtigster u. häufigster Lungenegel; bis 14 mm lang, kaffeebohnenähnl.; breites ↑Wirtsspektrum; außer dem Menschen, bei dem er nicht nur in den Lungen, sondern in Leber, Nieren, Gehirn u. Muskulatur parasitiert, werden versch. Fleischfresserarten, auch Wiederkäuer u. Schwein befallen. 2. **Paragonimus kelicotti** in Nordamerika, **Paragonimus mexicanus** in Südamerika; bis 16 mm lang, bei Fleischfressern u. Mensch. 3. **Paragonimus africanus**; bis 16 mm lang, bei Schleichkatzen, Hund u. Mensch in bergigen Gebieten Westafrikas. **Paragonimus utero bilateralis**; bis 14 mm lang, bei Schleichkatzen u. Mensch in den Regenwäldern Zentralafrikas.

Paragranulom: von Jackson u. Parker geprägter (heute nicht mehr gebräuchl.) Begriff zur Beschreibung granulomatöser Lymphknotenveränderungen mit wenigen Riesenzellen u. reichl. Lymphozyten. Das P. als histol. Entität ist umstritten, insbes. auch die Stellung i. R. der lymphozytenreichen Formen der ↑Lymphogranulomatose. Nicht alle als P. bezeichneten Lymphknotenveränderungen gehen in eine Lymphogranulomatose über. Zumindest ein Teil dieser Erkrankungen zeigt einen gutartigen Verlauf u. ist nicht den malignen ↑Lymphomen zuzurechnen.

Paragraphie ⟨*gr*⟩ *f*: der ↑Paraphasie analoge Störung der Schriftsprache, entstellte Wiedergabe bzw. Verwechseln von Buchstaben (literale P.), Silben o. Wörtern (verbale P.), Entgleisungen beim Schreiben i. R. der ideokinet. motor. Aphasie, auch bei sensor. u. a. Formen der ↑Aphasie u. ↑Agraphie.

Parahämophilie: Owren-Syndrom; Störung der plasmat. ↑Blutgerinnung infolge angeborenen Mangels an Faktor V (Proakzelerin). Der Erbgang ist autosomal rezessiv. Es bestehen mäßig starke Zeichen einer ↑Hämophilie. Die Blutungsneigung besteht schon bei Geburt, Gelenkblutungen sind seltener als bei der Hämophilie. Von der sehr seltenen Erkrankung werden beide Geschlechter etwa gleich betroffen.

Parahidrosis ↑Paridrosis.

Parainfluenzabakterien ↑Haemophilus.

Parainfluenza-II-Infektion, aviäre: bei Hühnern u. Puten sehr verbreitete, klin. harmlose Infektion. Ihre Stellung als mögl. Zoonose ist noch nicht näher geklärt.

Parainfluenzaviren, humane: Virusarten der Gattung ↑Paramyxovirus (Serotyp 1 u. 3) u. der Gattung ↑Rubulavirus (Serotyp 2, 4a u. 4b). 5 Serotypen. Erstisolierung 1956; sind weltweit beim Menschen verbreitet, verursachen neben den ↑Influenzaviren (deshalb Parainfluenzaviren) ausschließl. respirator. Infektionen: Rhinitis, Pharyngitis, Laryngitis, Tracheitis, Bronchitis, Bronchiolitis evtl. mit Pseudokrupp, Pneumonie.

Parainfluenzavirusinfektion: aerogen durch Tröpfchen, auch über tröpfcheninfizierte Gegenstände übertragbare, sporad. o. in kleinen Epidemien, vorwiegend im Herbst u. v. a. bei Säuglingen u. Kindern auftretende ↑Atemwegsinfektion durch humane ↑Parainfluenzaviren der Serotypen 1–3. Erregervermehrung in Epithelzellen des Respirationstrakts mit Zerstörung dieser Zellen. Inkubationszeit 3–6 Tage. Erkrankung v. a. des oberen, auch des tieferen Respirationstrakts: Akute Laryngotracheobronchitis, Bronchitis o. Bronchopneumonie; überwiegend bei Jungen kommt es zum bedrohl. ↑Krupp-Syndrom (evtl. mit allergisierenden Komponenten). Reinfektion ist mögl. Komplikationen durch Otitis media u. bakterielle ↑Sekundärinfektionen mit Pneumokokken, Streptokokken, Haemophilus influenzae u. a. Diagn. virol.-serol.: ↑Meldepflicht übertragbarer Krankheiten. Klin. nur die Gruppendiagnose Atemwegsinfektion mögl.

parakardial *Adj*: neben dem Herzen.

Parakeratinisation: Epithelverhornung mit teilweiser Erhaltung des Zellcharakters der Hornschuppen, z. B. ↑Parodontium.

Parakeratose ⟨*gr*⟩ *f*: Verhornung des Plattenepithels unter Erhaltung von pyknot. Zellkernen in der verhornten Zelle im Ggs. zur ↑Orthokeratose. Parakeratosis variegata (Unna): ↑Parapsoriasis.

Parakokzidioidomykose: Mykose des Respirationstrakts u./o. der nasalen o. oralen Schleimhäute, später Ausbreitung auf andere Organe mögl. Nachweis der Pilzelemente von ↑Paracoccidioides brasiliensis in Eiter, Geschwüren u. Punktat von Lymphknoten. Vorwiegend in Süd- u. Mittelamerika. ↑Blastomykose.

Parakolibakterien: veraltete Bez. für Bakterien mit verzögerter o. neg. Laktosespaltung, die jetzt meist der Gattung Escherichia zugeordnet werden.

Parakolpitis: Entzündung der Umgebung der Scheide.

Parakolpium: das die Scheide umgebende Bindegewebe.

Parakortex: Zone mit T-Lymphozyten im ↑Lymphknoten.

parakrin ⟨*gr*⟩: Bildung von Hormonen u. hormonähnl. Substanzen, die auf benachbarte Zellen wirken.

Parakusis ⟨*gr* + *lat*⟩ *f*: Hörstörung.

Paralalie ↑Paraphasie.

Paraldehyd ↑Paraformaldehyd.

Paraleukoblasten: unreife Zellen der Leukozytopoese. In diese Zellklasse gehören: Paramyeloblasten, Parapromyelozyten, Paralymphoblasten u. Paramonozytoblasten. Klassifizierung der einzelnen Zelltypen durch zytomorpholog., zytochem. u. zytoenzymat. Verfahren nicht immer mögl. Gesteigertes Auftreten von P. charakterist. für akute Leukämien (↑Leukämie).

Paralexie: der ↑Paraphasie beim Sprechen analoge Lesestörung, wie bei der ↑Paragraphie werden literale u. verbale P. unterschieden. ↑Aphasie u. ↑Alexie.

Parallaxe: Winkel zwischen den Verbindungslinien von zwei in bekanntem Abstand (Basis) auseinanderliegenden Beobachtungspunkten u. dem beobachteten Objekt. Beim Sehen ist die Basis z. B. der Abstand der beiden Augen.

Parallelallergie ↑Gruppenallergie (Arzneimittel).

Parallelfasern: Körnerzellaxone, die nach T-förmiger Gabelung parallel zur Kleinhirnoberfläche verlaufen; ↑Cerebellum.

Parallel-Gunn-Zeichen: Kaliberminderung der Venen- o. Arterienblutsäule, wo beide Gefäße parallel dicht nebeneinander laufen, z. B. bei ↑Fundus hypertonicus.

Parallelmutation: gleichartige mutative Veränderungen bei verwandtschaftl. nahestehenden Arten.

Parallelometer: Gerät, das es gestattet, parallele Führungsflächen an den Zähnen festzulegen o. Kronen u. Brücken parallel zu gestalten, um die Einschubrichtung von Modellgußprothesen festzulegen. ↑Modellguß.

Parallelresistenz: ↑Kreuzresistenz (Chemotherapeutikaresistenz) eines Keimes gegen ein zweites o. mehrere andere Chemotherapeutika, die untereinander chem. verwandt sind u./o. den gleichen Wirkungsmechanismus besitzen, z. B. Penicilline, Cephalosporine, Tetrazykline, Makrolid-Antibiotika, Aminoglykosid-Antibiotika, Sulfanilamide u. a. Komplette P. besteht, wenn die Resistenz zwischen beiden Chemotherapeutika ausgebildet ist. Partielle P. besteht bei Ausprägung in einer Richtung, z. B.

sind kanamycinresistente Keime immer streptomycinresistent, streptomycinresistente Keime müssen aber nicht kanamycinresistent sein.

Parallelstreifung: mikrosk. Struktur der Schmelzprismen. ↑Odontogenese.

Parallel track ⟨*engl*⟩: Medikamentenvergabe an Pat. vor Zulassung parallel zu klin. Studien, wobei nur schwere Nebenwirkungen u. Todesfälle registriert werden.

Parallelversuch: einfachste Methode der ↑Perimetrie, bei der vom Untersucher das Gesichtsfeld des Pat. durch parallele Gegenüberstellung mit dem eigenen verglichen wird, indem eine Marke in der Mitte zwischen beiden Personen von peripher einwärts bewegt wird.

Parallergie ⟨*gr*⟩ *f*: veränderte Reaktionsweise im Verhalten gegenüber einer zweiten Krankheit nach vorher überstandener Infektionskrankheit. Bekannt bei den sog. Schrittmacherkrankheiten, z. B. nach Masern u. Keuchhusten erhöhte Anfälligkeit gegen Tuberkulose. Im Tierexperiment erhöhte Reaktionsbereitschaft des allerg. Organismus auch gegenüber unspezif. Reizen, z. B. bei Kältereizen, mechan. Reizen, Histamin.

Paralogie ⟨*gr*⟩ *f*: Wörter werden in anderer, nicht konventioneller Bedeutung verwendet, log. Zusammenhang geht verloren (bei Bewußtseinstrübungen, bei Schizophrenien).

Paralyse ⟨*gr*⟩ *f*: im Unterschied zur ↑Parese vollständige Lähmung einer Extremität (Monoplegie), beider Beine (Paraplegie), aller Extremitäten (Tetraplegie), einer Körperhälfte (Hemiplegie), des ganzen Körpers (Panplegie) o. in nosolog. Bedeutung ↑Paralysis agitans, ↑Bulbärparalyse, progressive ↑Paralyse, ↑Landry-Paralyse, spastische ↑Spinalparalyse.

Paralyseeisen: hämosiderot. Pigment in Adventitialzellen kleinerer Gefäße u. Hortega-Zellen der Hirnrinde bei progressiver ↑Paralyse (↑Spatz-Stiefler-Reaktion).

Paralyse, progressive: *Abk* PP; Dementia paralytica, der ↑Neurolues zugehörige ↑Enzephalitis im Quartärstadium der Syphilis mit bevorzugtem Befall des Frontal- u. Temporallappens, führt zu Rindenatrophie, Demenz u. körperl. Verfall. Neurol. Sympt.: Anisokorie u. Entrundung der Pupillen, verzögerte u. verlangsamte Reaktion auf Lichteinfall, Dysarthrie, Unregelmäßigkeit der Handschrift u. a., Sonderform ↑Lissauer-Herdparalyse. Psych. Sympt.: pseudoneurasthen. Zeichen, Persönlichkeitsabbau, Desorientiertheit, Demenz. Kombination mit ↑Tabes dorsalis mögl. ↑Taboparalyse. Nachweis durch pos. Luesreaktionen im Serum u. Liquor cerebrospinalis, im Liquor außerdem Eiweißvermehrung mit Vermehrung der Gammaglobuline u. Pleozytose von etwa 30–150/3 Zellen.

Paralysis agitans ⟨*gr* + *lat*⟩ *f*: Schüttellähmung, Parkinson-Krankheit, ↑Parkinson-Syndrom.

paralytisch *Adj* gelähmt, die ↑Paralyse betreffend.

Paramagnetismus: dem Ferromagnetismus ähnl. Eigenschaft best. Stoffe. Paramagnet. reagierende Stoffe werden im inhomogenen Magnetfeld in Richtung steigender Feldstärke bewegt u. konzentrieren sich dort. Sauerstoff ist als einziges Gas paramagnet. Diese Eigenschaft wird in einigen Geräten zur O_2-Gehalt-Bestimmung genutzt.

paramedian ⟨*gr*⟩ *Adj*: neben der Mitte (Mittellinie) liegend.

Paramedianstellung: durch Ausfall der rein motor. Anteile des N. laryngicus caudalis bedingte Stellung des gelähmten Stimmbands dicht neben der Mittellinie bei einseitiger Lähmung, da Adduktoren bei Inspiration u. Phonation überwiegen. Übergang der doppelseitigen P. der Stimmbänder häufig in die Intermediärstellung. Durch Ausschaltung aller motor. Kehlkopfnerven verharrt die gelähmte Stimmlippe in einer muskulär völlig entspannten Mittelstellung zwischen Phonation u. Respiration. Nach Rosenbach u. Semon zuerst Lähmung des Öffners der Stimmlippe („Postikus") bei mechan. o. neurit. Rekurrensschädigungen, später von „Lateralis", „Transversus" u. „Vokalis". Dadurch Änderung des laryngoskop. Bildes u. der Klinik der Rekurrenslähmung; öfter Abweichungen von dieser Regel.

Paramedizin: **1.** aus dem engl. paramedics abgeleitete Bez. für nichtärztl., med. Bereich; z. B. Rettungswesen. **2.** Sammelbegriff für diagn. u. ther. Verfahren, die entweder naturwissenschaftl. nicht begründet o. widerlegt sind. Zu den paramedizin. Verfahren zu rechnen sind u. a. Blumentherapie, Edelsteintherapie, Frischzelltherapie, Ameisensäuretherapie, Magnetverfahren, Astromedizin, Radiästhesie, Augendiagnose, Abwehrfermentdiagnosen, Kupferchloridbilddiagnose, grapholog. Diagn., Magnetisieren mit der Hand. Ggf. werden auch die nadelgestützten, aber psychotrop wirksamen Verfahren o. die psychagog. wirkenden Verfahren mit Udenotherapie (Homöopathie) zur P. gezählt.

Paramethason: ein ↑Glukokortikoid.

parametran ⟨*gr*⟩ *Adj*: im Parametrium liegend.

Parametrienabklemmung: Methode zur Stillung aton. Blutungen aus der Gebärmutter nach der Geburt.

Parametritis: durch bakterielle Infektion des parametranen Gewebes (Parametrium) bedingte Entzündung mit serös-zelligem Exsudat, als Phlegmone o. eitrige Einschmelzung (parametraner Abszeß). Erreger: Staphylokokken, Streptokokken, Enterokokken, Kolibakterien, Bacteroides-Arten.

Parametrium: Retinaculum uteri; Beckenbindegewebe zwischen den Blättern der Plica lata, extraperitoneal gelegen.

Parametropathia spastica: Pelvipathia vegetativa, Parametritis posterior chronica, Spasmophilia genitalis, zervikales Syndrom, Plexalgia hypogastrica, Kongestion-Fibrosis-Syndrom, Broad-Ligament-Neuritis, Osteopathia ovarica, Beckenneuralgie; Sammelbegriff für vegetative Dystonie des kleinen Beckens. Vegetativ-nervöse Störung, aber auch im Zusammenhang mit Zervizitis o. Parametritis. Klin. chron. Kreuz- u. Unterleibsschmerzen, insbes. im Hypogastrica-Gefäßgebiet (A. iliaca interna) mit spast. Kontraktionen des hinteren Teils des Parametriums (insbes. der Ligamenta sacrouterinae).

Paramimie: Mißverhältnis zwischen der Gefühlslage u. der Mimik bzw. den Gebärden.

Paramnesie: Erinnerungsfälschung bzw. -täuschung mit Umgestalten von Gedächtnisinhalten. Im physiol. Bereich bei Schilderung von Unfällen, Straftaten (Pseudoreminiszenz, forens. von Bedeutung), bei affektiver Erregung, bei Kindern als Phantasiegebilde; zum Pathol. überleitend bei Persönlichkeitsstörungen (↑Pseudologia phantastica) u. bei Minderbegabung. Ferner u. U. bei Rauschzuständen, chron. Alkoholkonsum, als Déjà-vu-Erlebnis, bei Epilepsie, bei Psychosen als wahnhafte Umdeutung u. bei Schizophrenie unter halluzinator. Einfluß.

Paramolar ⟨*gr* + *lat*⟩ *m*: überzähliger, den Dentes supernumerarii zugerechneter Zahn neben den Molaren des Oberkiefers. Meist vestibuläre Lage zwischen 2. u. 3. Molaren. Oft verkümmert. ↑Dens.

Paramyeloblast ⟨*gr*⟩ *m.* pathol. Form eines Myeloblasten mit Zeichen der malignen Entdifferenzierung. P. kommen i. R. myelo. ↑Leukämien, v. a. akuter Leukämieformen vor. Sie sind meist undifferenziert u. nur mit zytochem. Reaktionen o. Nachweis von ↑Auer-Körpern zu identifizieren.

Paramyloidose ⟨*gr*⟩ *f*: prim. o. atyp. Amyloidose. Amyloidablagerung in Organen, die bei allg. (sek. o. typ.) ↑Amyloidose nicht befallen sind. Mesenchymale Gewebe werden bevorzugt (Muskulatur, Lunge, Haut usw.). Häufig fehlt eine Grundkrankheit.

Paramyoclonus multiplex ⟨*gr* + *lat*⟩ *m*: Friedreich-Syndrom. Doppelseitig anfallsweise o. dauernd auftretende ↑Myoklonien in versch. Körperregionen, v. a. im Schultergürtel, die im Schlaf sistieren, bei intendierten Bewegungen geringer, bei psych. Erregung stärker hervortreten. Ätiopathogenese nicht eindeutig geklärt.

Paramyosine ⟨*gr*⟩ *n Pl*: fibrilläre ↑Proteine der glatten Muskulatur, die zusätzl. zu den Myosinfäden vorkommen, eine Art „Einrasterfunktion“ ausüben u. so eine energiesparende Dauerkontraktion ermöglichen. Sie kommen z. B. im Schließmuskel von Muscheln vor.

Paramyotonie ⟨*gr*⟩ *f*: Eulenberg-Syndrom. Erbl. Kältelähmung, unter Kälteeinwirkung auftretende myoton. Sympt. (↑Myotonie). Dominant hereditäre Grundlage.

Paramyxoviridae ⟨*gr* + *lat*⟩ *f Pl*: Virusfamilie mit den Subfamilien ↑Paramyxovirinae u. ↑Pneumovirinae, gehören neben Orthomyxoviridae zu den ↑Myxoviren. Virion pleomorph, 100–300 nm groß, RNA-Genom, helikal symmetr. Kapsid mit Envelope.

Paramyxovirinae ⟨*gr* + *lat*⟩ *f Pl*: Virussubfamilie der Fam. ↑Paramyxoviridae mit den Gattungen ↑Morbillivirus, ↑Rubulavirus, ↑Paramyxovirus.

Paramyxovirus: Virusgattung der Subfamilie ↑Paramyxovirinae. Vorkommen: Menschen, Affen, Mäuse, Rinder. Humanpathogen sind humane ↑Parainfluenzaviren Typ 1 u. 3.

paranasalis ⟨*gr* + *lat*⟩ *Adj*: paranasal, neben der Nasenhöhle liegend; ↑Sinus paranasales.

Paranemin: mit ↑Intermediärfilamenten, insbes. Desminfilamenten u. Vimentinfilamenten assoziiertes Protein.

Paraneoplasie: paraneoplast. Syndrome. Als obligate P. gilt: ↑Acanthosis nigricans, ↑Erythema gyratum repens, Akrokeratosis paraneoplastica, ↑Hypertrichosis lanuginosa acquisita. Dazu gibt es eine Vielzahl von fakultativen P. u. Hauterscheinungen die bei malignen Tumoren auftreten können, z. B. ↑Polymyositis, ↑Marie-Bamberger-Syndrom, ↑Pemphigoid, ↑Erythrodermie, ↑Syndrome, kutane paraneoplastische.

Paranephritis ↑Epinephritis.

Paranoia ⟨*gr*⟩ *f*: wahnhafte Überzeugungen, die sich aus einer vorwiegend sensitiven Persönlichkeitsstruktur entwickeln. Bekannt sind Eifersuchts-, Liebes-, Verfolgungs- u. Beziehungswahn. Wird meist nicht der Schizophrenie zugeordnet. Einige Autoren verneinen jedoch eine nosolog. Eigenständigkeit der P. Auch bei anderen Störungen (z. B. chron. Alkoholkonsum) vorkommend.

paranoid ⟨*gr*⟩ *Adj*: wahnhaft.

Paraösophagealhernie ↑Hiatushernie.

Paraoxon: E 600; 1944 Synthese in Deutschland durch Schrader; sehr tox. Phosphorsäureester, LD_{50} Maus 1,4 mg/kg; ↑Acetylcholinesterasehemmer; sehr instabil; kann in wäßrigen Lösungen aus ↑Parathion gebildet werden.

Paraparese ⟨*gr*⟩ *f*: beidseitige Parese der Extremitäten, i. e. S. Lähmung der Beine.

Paraparese, tropische spastische: Myelopathie mit spast. Lähmung der Beine bei HTLV-I-Infektion. ↑HTLV.

Parapemphigus ↑Pemphigoid.

Parapertussis: durch Bordetella parapertussis hervorgerufene, leicht verlaufende, meldepflichtige (↑Infektionskrankheit), keuchhustenähnl. Erkrankung. ↑Pertussis.

Paraphasie: Paralalie; bei ↑Aphasie, insbes. der ideokinet. motor., der sensor. u. der sog. Leitungsaphasie vorkommende Störung des Sprechens, bei dem Laute (literale P.), Silben o. Wörter (verbale P.) entstellt ausgesprochen (Entgleisungen) o. verwechselt werden, bes. beim Nachsprechen; ↑Paralexie.

Paraphilie: deviante, abartige Neigungen bezügl. des Sexualobjekts; ↑Deviation.

Paraphimose: enge Vorhaut (↑Phimose), die hinter dem ↑Sulcus coronarius zurückgezogen eine venöse Stauung der ↑Glans penis erzeugt. Klin.: erhebl. Schmerzhaftigkeit, Gefahr der Gangrän der Glans penis. Ther.: Versuch der Reposition, bei Unmöglichkeit Dorsalinzision der Vorhaut, die den gebildeten Ring spaltet; später plast. Korrektur (↑Zirkumzision).

Paraphrenie: Erkrankungen des schizophrenen Formenkreises mit Wahnbildung u./o. (vorwiegend akust.) Halluzinationen bei weitgehend erhaltener Gesamtpersönlichkeit. Verlauf meist chron.

Paraplasma: veraltet für ↑Inclusiones cytoplasmaticae.

Paraplegia diabetica: beidseitige Lähmung der unteren Extremitäten als seltene Folge einer diabet. Neuropathie (↑Neuropathia diabetica).

Paraplegie ⟨*gr*⟩ *f*: Paraplegia; vollständige doppelseitige Lähmung, insbes. der Beine. ↑Querschnittsläsion.

Paraplegiker: Querschnittsgelähmte mit Läsion unterhalb des Thoraxsegments Th 1 (Brust-, Lenden- u. Sakralmarkschäden).

Parapoxvirus: Virusgattung der Subfamilie ↑Chordopoxvirinae; gehören neben ↑Orthopoxvirus zu Pockenviren (↑Poxviridae), sind ovoid, ätherempfindl. u. in Zellkulturen anzüchtbar. Humanpathogen sind ↑Orfvirus u. papulöses Rinderstomatitisvirus (gutartige Hautpusteln) sowie das Pseudokuhpockenvirus (↑Melkerknoten).

Paraproktium: den Mastdarm umgebendes Bindegewebe.

Paraproteine: exzessiv, meist monoklonal vermehrt gebildetes Immunglobulin, z. B. bei Plasmozytom, Lymphom. Von der Vermehrung können das Gesamtmolekül betroffen sein o. nur dessen Syntheseanteile (schwere o. leichte Ketten). Abweichungen von der Struktursequenz sind mögl., aber für die Bez. als P. nicht obligat. Erscheinen von P. im Blut wird als Paraproteinämie, ihr Übertritt in den Urin als Paraproteinurie bezeichnet. Beides ist mit dem Symptomenkomplex einer monoklonalen ↑Gammopathie verbunden. Nachweis von P. u. dessen Spezifizierung erfolgt durch Immunglobulinquantifizierung u. Immunoelektropherogramm.

Paraproteinose: Vorkommen von exzessiv vermehrten ↑Immunglobulinen o. deren Syntheseteilprodukten im Blut (Paraproteinämie). ↑Paraproteine.

Paraproteinurie: Übertritt von exsessiv vermehrt gebildeten sog. Paraproteinen in den Harn. Entscheidend für die Möglichkeit des Übertritts ist die Molekülgröße des jeweiligen Paraproteins. In der Praxis handelt es sich daher meist um ↑Bence-Jones-Proteine (vermehrte Bildung von Leichtketten der Immunglobulinmoleküle, Auftreten in etwa 30% der Fälle monoklonaler Gammopathie), die dann anteilmäßig in den Urin übertreten. Harn mit erhöhtem Anteil an leichten Ketten weist die von Bence-Jones zuerst beschriebene Besonderheit der Gelierung bei Erwärmung (50–60 °C) u. Resolvation nach weiterer Erwärmung bei leicht saurem pH auf. Übertritt höhermolekularer Paraproteine in den Urin ist i. d. R. mit Nierenschädigung verbunden.

Parapsoriasis ⟨*gr*⟩ *f*: 3 seltene Krankheitsbilder, die der Schuppenflechte äußerl. etwas ähneln. Das Allgemeinbefinden ist dabei kaum gestört. **P. guttata**: besteht aus linsengroßen roten Knötchen, die über Stamm u. Extremitäten verstreut sind. In der Mitte des Knötchens findet sich ein Schuppendeckel, nach dessen Abheben eine feuchte glatte Erosion sichtbar wird. Spontane Rückbildung mögl. Sonderform der P. guttata ist die Pityriasis lichenoides et varioliformis acuta: plötzl. Auftreten von zahlreichen roten Knötchen mit blutiger Kruste u. etwas eingesunkenem Zentrum. Den Rand bilden kleine Bläschen. Abheilung unter Hinterlassung kleiner Narben. **P. en plaques**: es finden sich vorwiegend am Stamm gelbl.-bräunl. bis rötl. flächenförmige, unscharf begrenzte, mattglänzende, gefelderte Flecken. **P. lichenoides**: Parakeratosis variegata; auf geröteter Haut netzförmige dunklere Felderung; dabei leichte Atrophie, Teleangiektasien, Schuppung.

Parapsychologie: auf Glaube o. Aberglaube beruhender Nebenzweig der Psychol. Zweige der P. sind Okkultismus, Geistersehen, Gebetsheilungen u. Sympathiekuren. **Spiritismus**, Auffassung, daß nach dem Tod der Mensch sich mit Hilfe eines Mediums o. direkt seinen Hinterbliebenen kundgeben kann; **Hellsehen**, wonach der Empfänger objektive Tatbestände erfassen kann, auch wenn sie weit entfernt o. in der Vergangenheit liegen; **Prophetie**, Hellsehen in die Zukunft; **Telepathie** u. Gedankenlesen, der Erwerb des Wissensinhalts eines anderen ohne Vermittlung der Sinnesorgane (außersinnl. Wahrnehmung o. Kryptästhesie). Die P. kann ohne Schaden für die Wissenschaft aus dem modernen Weltbild weggedacht werden.

Paraquat ↑Diquat.

Pararauschbrand: Form des ↑Gasödems des Menschen, hervorgerufen durch Clostridium septicum, dem nach ↑Clostridium perfringens zweithäufigsten Erreger des Gasödems.

Pararrhythmie: Untergruppe der Reizbildungsstörungen u. Reizleitungsstörungen, hierzu gehören: einfache ↑AV-Dissoziation (Ventrikelkontraktion, AV-Knotenrhythmus, Vorhöfe, langsamerer Sinusrhythmus, P-Welle wandert), die komplette AV-Dissoziation (keine AV-Überleitung, P-Welle konstant zum QRS-Komplex), die Interferenzdissoziation (P-Wellen u. QRS-Komplexe nur zeitweilig unabhängig, teilweise übergeleitete Systolen) u. die ↑Parasystolie (zwei Reizbildungszentren konkurrieren, z. B. Sinusknoten u. Kammer- o. Parasystoliezentrum, für letzteres besteht Schutzblockierung für Sinuserregungen). Als Parasystoliezentrum kann auch Pacemaker fungieren.

Parasitämie: Umlauf von Parasiten im Blut (eines Zwischen- u. Endwirts), der zur Ansiedlung in einem Rückzugsorgan führen kann, von dem neue Parasitenschübe ins Blut ausgehen. Die prim. P. kann klin. unbemerkt verlaufen.

parasitär ⟨*gr*⟩ *Adj*: schmarotzend lebend, durch Parasiten verursacht.

Parasiten ⟨*gr*⟩ *m*: **1.** Organismen, die sich obligator. o. fakultativ auf o. in einem Organismus anderer Art (↑Wirt) aufhalten u. auf dessen Kosten Nahrung aufnehmen, sich entwickeln u. bisweilen vermehren u. dadurch in unterschiedl. starkem Maße die Lebensfunktionen des Wirts neg. beeinflussen u. Immunreaktionen auslösen. P. sind stets pathogen. Nach der Dauer des Aufenthalts unterscheidet man stationäre P. (ständig bzw. langzeitig) u. temporäre P. (nur vorrübergehend bzw. kurzzeitig am o. im Wirt, z. B. zum Blutsaugen); je nach Anteil der parasitären Phasen im Lebenszyklus werden permanente P. (in allen Entwicklungsstadien parasitär) u. period. P. (nicht in allen Entwicklungsstadien parasitär) unterschieden. Nach der Lokalisation erfolgt eine Einteilung in ↑Ektoparasiten u. ↑Endoparasiten. Die Form der ↑Somatoxenie zwischen Parasit u. Wirt wird als Parasitismus bezeichnet, der als pathobiolog. Phänomen anzusehen ist. P. i. e. S. sind 3 Erregergruppen: ↑Helminthen, pathogene ↑Protozoen u. pathogene ↑Arthropoden. **2.** Unfreie, asymmetr. Doppelfehlbildung (↑Duplicitas). Der ungleich entwickelte Partner (Parasit) hängt dem „normal" entwickelten Partner (↑Autosit) an einer Körperstelle an (Kopf u. Steiß bevorzugt). ↑Epignathus, ↑Epigastrius, ↑Craniopagus parasiticus, ↑Janus parasiticus, ↑Pygopagus parasiticus.

Parasitenembolie ⟨*gr*⟩ *f*: Gefäßverstopfung durch mit Blut verschleppte Parasiten, i. a. die größeren Formen wie Askaridenlarven, Zystizerken, Echinokokken; Bakterienembolie: ↑Endocarditis ulcerosa.

Parasitenfauna: Gesamtheit der Parasitenarten (↑Parasiten) in einer o. allen Wirtsarten (Mensch, Tiere, Pflanzen) eines best. Gebiets.

Parasitenindex: in der Epidemiol. v. a. bei Malaria der Prozentsatz malariapositiver Blutbefunde in einer untersuchten Bevölkerung.

Parasitenreservoir: Reservoirwirt; epidemiol. Begriff für einen latent mit ↑Parasiten infizierten ↑Wirt, der eine ständige Ansteckungsquelle für andere empfängl. Wirte bildet. Jeder Parasiten beherbergende Wirt hat Reservoircharakter, ausgenommen der ↑Fehlwirt. Auch Böden (z. B. Dung für Fliegenlarven), Pflanzen o. Gewässer können P. darstellen, an bzw. in denen Parasitenstadien günstige Lebensbedingungen vorfinden.

Parasitenwahn ↑Dermatozoenwahn.

Parasitismus ⟨*gr*⟩ *m*: Lebensform zwischen Wirtsorganismus u. Parasiten (↑Infektionserreger), die sich zum einseitigen Nutzen des Parasiten auswirkt; ↑Symbiose.

Parasitoid ⟨*gr*⟩ *n*: Raubparasit; Organismus, der einen Organismus anderer Art zum Zwecke seiner Vermehrung u./o. Entwicklung allmähl. tötet. Beispiele: Muscidifurax raptor sowie Spalangia-Species als Puparien-Parasitoide von ↑Musca domestica. P. werden zur biol. Schädlingsbekämpfung genutzt.

Parasitologie: Schmarotzerkunde; Wissenschaft von den ↑Parasiten, ihrer Lebensweise u. ihren Wechselbeziehungen zu ↑Wirt u. Umwelt sowie Parasitosen u. Parasitismus; i.e.S. Lehre von den tier. Parasiten bei Mensch u. Tier. Teilgebiete der P. sind je nach Erregerherkunft Protozoologie, Helminthologie u. Arachnoentomologie.

Parasitophylogenese: die gemeinsame Evolution von Parasiten u. Wirten, die sich z.B. in Anpassungen, Abhängigkeiten u. verwandtschaftl. Beziehungen zeigt, parasitophyletische ↑Grundregeln.

Parasitosen ⟨*gr*⟩ *f Pl*: Parasitenbefall; durch ↑Ektoparasiten (Flöhe, Läuse, Zecken, Milben, Wanzen) bzw. ↑Endoparasiten (Protozoen, Helminthen, i.w.S. alle Arten von Infektionserregern), d.h. im Innern des Wirts schmarotzende Darm-, Blut- u. Gewebeparasiten, hervorgerufene infektiöse Prozesse.

Parasitozönose: Form der ↑Biozönose. Gesamtheit der zu einem best. Zeitpunkt auf u./o. in einem ↑Wirt lebenden ↑Parasiten.

Paraspadie ⟨*gr*⟩ *f*: sehr seltene seitl. Harnröhrenspalte.

Paraspastik: spast. Lähmung beider Beine, charakterisiert durch „spast." Steigerung des Muskeltonus.

Parasternalhernie: Morgagni-Hernie, Larrey-Hernie; seltene Bruchbildung von Baucheingeweiden in den Thorax dicht neben dem Sternum (parasternale = retrosternale Hernie). Meist re. Seite. Inhalt beim Kind oft Leber, beim Erwachsenen Netzanteile. Bruchpforten sind Larrey- u. Morgagni-Spalte.

parasternalis ⟨*gr*⟩ *Adj*: parasternal; neben dem Brustbein (Sternum) liegend.

Parasternallinie ↑Linea parasternalis.

Parästhesie ⟨*gr*⟩ *f*: Sensibilitätsstörung qualitativer Natur. Bei leichter Schädigung Vorstadien von Sensibilitätsausfällen, äußert sich in Mißempfindungen wie Kribbeln, Ameisenlaufen, pelziges Gefühl, „Einschlafen" von Gliedmaßen.

Parastruma ⟨*gr*⟩ *f*: Geschwulst der Nebenschilddrüse.

Parasympathicus ↑Parasympathikus.

Parasympathikotonie ⟨*gr*⟩ *f*: Verschiebung des Gleichgewichts im vegetativen Nervensystem zugunsten des Parasympathikus. Wird auch nach einem wichtigen Anteil des Parasympathikus als Vagotonie bezeichnet. P. führt zu langsamer Pulsfrequenz, Hypotonie, Leukopenie, Verstärkung der Sekretionsvorgänge u. des Tonus glatter Muskulatur in Magen-Darm-Trakt u. Bronchien.

Parasympathikus ⟨*gr*⟩ *m*: Teil des vegetativen ↑Nervensystems. Seine zentralen Abschnitte (Ganglienzellen) gliedern sich in eine Pars encephalica (parasympath. Kerngebiete des N. oculomotorius, N. glossopharyngeus, N. vagus u. N. intermedius) sowie eine Pars sacralis (Nucleus intermediolateralis von S_2–S_4).

Parasympatholytika: spezif. Antagonisten an vorwiegend muscarinergen Rezeptoren;. heben die Wirkung von ↑Parasympathomimetika auf u. senken den Parasympathotonus. Tropan-Alkaloide aus Solanaceen, Atropa belladonna (Tollkirsche), Hyoscyamus niger (Bilsenkraut), Datura stramonium (Stechapfel), Atropin (d,l-Hyoscyamin) u. Scopolamin (l-Hyoscin); halbsynthet. quarternäre Derivate: Atropinmethylbromid, N-Butylscopolamin. Synthet. tertiäre Aminoverbindungen (Tropicamid, Cyclopentolat) u. quarternäre Aminoverbindungen (Isopropamid, Ipratropiumbromid).

Parasympathomimetika: erregen postganglionäre parasympath. Synapsen am vegetativen Erfolgsorgan (vorwiegend muscarinerge Rezeptoren). Erhöhung des Parasympathikotonus (Tab.). **Direkte P.**: 1. quarternäre Ammoniumverbindungen wie Acetylcholin, Carbachol, Muscarin; 2. tertiäre Aminoverbindungen: Pilocarpin, Arecolin. **Indirekte P.** hemmen Acetylcholinesterase; erhöhter Parasympathikotonus durch Acetylcholinanhäufung. Reversible Hemmstoffe: Eserin, Pyridostigmin, Neostigmin u.a. Irreversible Hemmstoffe: Phosphorsäureester (Organophosphate, Alkylphosphate), z.B. Diisopropylfluorophosphat, Paraoxon u.a. Tab.

Parasystolie: Nebeneinander von zwei Erregungen der Herzmuskulatur, z.B. bei Pacemakerstimulation u. Eigenrhythmus.

Paratenonitis: Paratendinitis; chron. entzündl. Erkrankung des paratendinösen Gewebes, meist infolge einförmiger Überlastung. Durch Fibrinausschwitzung kommt es beim Gleiten der Sehne zu einem deutl. Krepitieren (P. crepitans). Bei Palpation der erkrankten Region kann „Schneeballknirschen" gefühlt werden. Vorkommen: vorwiegend auf der Streckseite des distalen Unterarms (Sehnen der Mm. extensor carpi radialis longus et brevis), an der Achillessehne (↑Achillodynie) u. der Sehne des M. tibialis anterior.

Parathion: Dimethylparanitrophenylmonothiophosphat, E 605; Insektizid mit hoher Warmblütertoxizität, ↑Phosphorsäureestervergiftung. Im Organismus ↑Giftung von P. zu ↑Paraoxon.

Parathionvergiftung: Beispiel einer Vergiftung durch ein Insektizid auf phosphororgan. Basis, entspricht weitgehend einer endogenen Acetylcholinvergiftung. Parathion u.ä. Verbindungen hemmen die Cholinesterasewirkung, wodurch Tremor, Krämpfe, Bradykardie, Aufschreien, Speichelfluß, Schweißausbruch, Übelkeit, Erbrechen, Unruhe, Vernichtungsgefühl, Paresen u. Parästhesien ausgelöst werden. Antidot: Atropin, Pralidoxim (PAM), Obidoxim.

Parathormon ⟨*gr*⟩ *n*: Parathyrin; Proteohormon der ↑Nebenschilddrüsen (↑Glandula parathyroidea), das aus 84 Aminosäuren besteht. Seine Sekretion wird bei Senkung des ionisierten Ca^{2+} im Blutplasma stimuliert. Das P. bewirkt eine Erhöhung der Ca^{2+}-Konzentration im Blut, da es 1. die Kalziumfreisetzung aus dem Knochen durch Stimulierung der Osteoklasten fördert, 2. die Ca^{2+}-Resorption im Dünndarm steigert u. 3. die Ca^{2+}-Rückresorption in den Nierentubuli fördert. Die Konstanz des Ca^{2+}-Spiegels im Blutplasma (2,5 mmol/l) ist das Ergebnis der antagonist. Wirkungen von P. u. ↑Calcitonin. Für die volle Wirksamkeit des P. auf das Knochengewebe ist die Gegenwart von ↑Vitamin D erforderl. Weiterhin fördert P. die Bildung von 1,25-Dihydroxy-Vitamin-D_3 in der Niere.

Parathymie ⟨*gr*⟩ *f*: Störung der Affektivität. Neigung zu inadäquater affektiver Reaktion. Affekte erscheinen qualitativ verändert (z.B. ruft etwas, das Freude erregen sollte, Trauer o. Zorn hervor o. umgekehrt). ↑Schizophrenie.

Parathyreoidea ⟨*gr*⟩ *f*: Kurzw. für ↑Glandula parathyroidea.

Parathyreoideasuppressionstest: Kalziuminfusionstest zur Differenzierung zwischen supprimierbarer u. autonomer, nicht supprimierbarer PTH-Mehrsekretion. Der Test beruht auf dem Prinzip, daß durch Kalzium die Sekretion von Parathormon nur bei funktioneller Hyperplasie der Nebenschilddrüsen, nicht aber bei Vorliegen von autonomen Adenomen gehemmt wird. Unter In-

Parasympathomimetika

Organ	Wirkung	Effekt
Magen	Motilitäts- u. Tonussteigerung, Erschlaffung der Sphinkteren	Spasmen, beschleunigte Entleerung
Darm	Erhöhung des Tonus der Längsmuskulatur sowie der Frequenz u. Amplitude peristalt. Wellen, Erschlaffung der Sphinkteren	kolikartige Schmerzen, beschleunigte Darmpassage, Diarrhö
Urogenitalsystem	Vasodilatation in der Niere, Ureterspasmen, Kontraktion des M. detrusor	Steigerung der Diurese, Blasenentleerung, Ejakulation
Auge	Kontraktion des M. ciliaris u. des M. sphincter pupillae	Akkommodationskrampf, Miosis, Senkung des intraokularen Drucks
Bronchien	Bronchokonstriktion	Dyspnoe durch Erhöhung des Strömungswiderstands
Gefäße	Tonussenkung	Abfall des peripheren Widerstands u. des Blutdrucks
Herz	Hemmung der Erregungsbildung u. -leitung, Verminderung der Kontraktionsamplitude	Bradykardie, AV-Block, Senkung des Schlag- u. Minutenvolumens, Herzstillstand
Speicheldrüse	Stimulierung	Speichelfluß
Tränen- u. Schweißdrüsen	Stimulierung	Tränenfluß, Schwitzen
Magenschleimhaut	Stimulierung	erhöhte Abgabe von Salzsäure u. Pepsin
Pankreas	Stimulierung der exokrinen Funktion	erhöhte Abgabe von Trypsin, Lipase u. Amylase
Nierentubuli	Hemmung der Na^+-Reabsorption	erhöhte Elektrolytausscheidung
Bronchien-, Magen- u. Darmdrüsen	Stimulierung der Schleimdrüsen	erhöhte Produktion von alkal. reagierendem Muzin

fusion einer kalziumhaltigen Lösung wird über 4 h die Höhe des Serum-Kalzium- u. PTH-Wertes bestimmt. Die Kalziumkonzentration, die den PTH-Ausgangswert um die Hälfte supprimiert, wird als Set point bezeichnet.

Parathyrin ↑Parathormon.

paratop ↑Combining site.

Paratrachealzysten: Trachealzysten. Angeborene, re. neben der Luftröhre dicht oberhalb der Bifurkation liegende Zysten, die abgeschlossen sind o. mit der Trachea o. einem Bronchus kommunizieren.

Paratrachom: Augenentzündung, die durch ↑Chlamydia trachomatis hervorgerufen wird u. wie das Trachom Einschlußkörperchen in den Epithelzellen der Bindehaut aufweist. Sie verläuft gutartiger als das Trachom, bildet weder Pannus noch Narben aus, hat eine Inkubationszeit von 5–12 Tagen. Wird durch ungechlortes Badewasser übertragen (Schwimmbadkonjunktivitis der Erwachsenen) o. durch infizierten Geburtskanal bei der Entbindung. Einschlußkörperchen nach Stargardt benannt.

Paratrophie ↑Dystrophie, ↑Degeneration.

Paratyphus ⟨*gr*⟩ *m*: endem.-epidem., fäkal-oral übertragbare, zykl. Infektionskrankheit, meldepflichtig. Erreger Paratyphusbakterien (Salmonella paratyphi A, B, C). Inkubationszeit 1–2 Wochen. Klin. abgeschwächter Typhusverlauf mit Fieber, Milzschwellung, Roseolen, Darmgeschwüren.

Paratyphusbakterien: Salmonella paratyphie A, B o. C; Erreger des Paratyphus. ↑Salmonella, ↑Kauffmann-White-Schema.

Paraurethraldrüsen ↑Glandulae urethrales.

Paravacciniavirus ↑Pseudokuhpockenvirus.

Paravertebralanästhesie: Verfahren zur ther. Lokalanästhesie, bei dem durch Injektion eines Lokalanästhetikums neben die Wirbelsäule, vorzugsweise die Lendenwirbelsäule, eine zeitweise Funktionsminderung der Ganglien des sympath. Grenzstrangs erreicht wird. Anwendung bei Gefäßerkrankungen u. Spasmen. Hat max. Gefäßerweiterung im versorgten Gebiet zur Folge. Außerdem wird die Schmerzleitung über die jeweiligen Spinalnerven eingeschränkt.

Parazentese: Stichinzision; bes. Eröffnung der Paukenhöhle bei Otitis media purulenta durch Stich in das Trommelfell.

Parazonie ⟨*gr*⟩ *f*: mikrosk. Struktur des Zahnschmelzes, ↑Odontogenese.

Parazystitis: Entzündung des die Blase umgebenden Bindegewebes.

Parazystium: das die Blase umgebende Bindegewebe.

Pärchenegel ↑Schistosomatidae.

Pardee-Q-Welle: bei Herzinfarkt auftretendes tiefes, breites Q, beim Hinterwandinfarkt in Ableitung III.

Paré, Ambroise (um 1510–1590), frz. Chir. P., der seine med. Laufbahn als Lehrling bei einem Barbier begann, avancierte unter Karl IX. zum ersten Leibchirurgen u. Oberwundarzt am berühmten Hôtel-Dieu. Erlangte den Ruf eines „Vaters der frz. Chirurgie". P. betrieb unbefangen u. ohne blinden Autoritätsglauben theoret. u. prakt. Chir., wobei er die in zahlreichen Feldzügen gewonnenen Erfahrungen auswertete, z. B. Reform der Behandlung von Schußwunden, bei der er das bis dahin übl. Ausgießen mit heißem Öl ablehnte. Seine Erkenntnisse sind in der Abhandlung „Über die Behandlung der Schußwunde" (1545) niedergelegt. Weiterhin: Technik der Amputation im Gesunden, Wiederentdeckung der Gefäßligatur, Entwicklung mechan. Prothesen u. Leistenbruch- u. Steinschnittoperationen. P. führte die seit der Antike in Vergessenheit geratene Wendung auf die Füße in der Geburtshilfe wieder ein.

Pareidolien ⟨*gr*⟩ *f Pl*: Umdeutung tatsächl. vorhandener opt. Sinneseindrücke.

Parenchym ⟨*gr*⟩ *n*: Funktionell spezif. Zellanteil (fast immer Epithel) eines Organs im Ggs. zum bindegewebigen ↑Stroma.

parenchymatös ⟨*gr*⟩ *Adj*: parenchymatosus. Zum Parenchym gehörend.

Parenchymgifte: Stoffe (u. a. Phosphor, Arsenik), die die Parenchymzellen der versch. inneren Organe (bes. Leber u. Nieren) so schädigen, daß die spezif. Leistung dieser Zellen nicht mehr gewährleistet ist.

Parenchymikterus: hepat. ↑Ikterus.

Parenchymnekrose, elektive: Nekrose von O_2-sensiblen Zellen des ↑Parenchyms, meist bei hypoxäm. Zuständen. Betrifft z. B. Ganglienzellen des ZNS, Herzmuskelzellen der inneren Myokardschichten, Tubulusepithelien der Niere, zentral in den Leberläppchen gelegene Zellen.

Parenchymsteine: Markzystenstein, ↑Harnsteine.

Parenchymversagen: Lungenfunktionsstörung mit dem Leitsymptom des art. O_2-Partialdruckabfalls.

Parenchymzellembolie ↑Embolie.

Parentalgeneration ⟨*lat*⟩ *f*: P-Generation; Elterngeneration im Kreuzungsexperiment o. Ausgangsgeneration bei genet. Untersuchungen.

Parentarchat ⟨*lat + gr*⟩ *n*: Elternrecht, Elternherrschaft; gleiche Verteilung von Rechten u. Pflichten in der Fam. u. Kindererziehung auf Vater u. Mutter im Ggs. zum Patriarchat (Vaterherrschaft) u. Matriarchat (Mutterherrschaft).

parenteral ⟨*gr*⟩ *Adj*: unter Umgehung des Verdauungskanals (z. B. durch subkutane, intramuskuläre o. intravenöse Injektion).

Parergasie ⟨*gr*⟩ *f*: Willensstörung, bei der es statt zu einer erforderl. Handlung zu einer anderen kommt, z. B. knöpft ein Pat., der die Hand geben soll, seine Hose auf.

Parese ⟨*gr*⟩ *f*: unvollständige motor. ↑Lähmung; ↑Paralyse.

paretisch *Adj*: teilweise gelähmt.

Paridrosis ⟨*gr*⟩ *f*: Parahidrosis; Absonderung eines abnorm zusammengesetzten Schweißes, z. B. Chromhidrosis, Haemhidrosis, Uridrosis.

Parierfraktur: Biegungsbruch im Ellenschaft infolge direkter Gewalteinwirkung am zum Schutz des Kopfs gegen Schlag u. Stoß erhobenen Arm.

Paries ⟨*lat*⟩ *m*: Wand, Mauer.

Paries membranaceus tracheae: häutiger, hinten gelegener, knorpelfreier Teil der Trachea, der den glatten Musculus trachealis enthält.

parietal ⟨*gr*⟩ *Adj*: parietalis; seitl., wandständig; zum Scheitelbein (Os parietale) gehörig.

Parietalrinde: Lobus parietalis des Großhirns.

Parietalzellvagotomie ↑Vagotomie, selektive proximale.

parietomental ⟨*lat*⟩ *Adj*: in der Richtung vom Scheitel zum Kinn (z. B. Durchmesser).

Parinaud, Henri (1844–1905), frz. Ophth., Paris.

Parinaud-Konjunktivitis (nach Henri P.): follikulär-ulzeröse Bindehautentzündung mit Schwellung der regionalen Lymphknoten. Ursachen: Tularämie, Katzenkratzkrankheit (benigne Lymphoretikulose), Boeck-Sarkoid, bovine Tuberkulose, Newcastle-disease-Virus u. a. meist chron. Verlauf über mehrere Monate.

Parinaud-Syndrom (nach Henri P.): vertikale Blicklähmung o. vertikaler Nystagmus, auch Konvergenzlähmung bei Läsionen der Mittelhirnhaube, oft mit reflektor. Pupillenstarre (Argyll-Robertson-Syndrom) u. Augenmuskellähmungen (N. oculomotorius, N. trochlearis) einhergehend.

Pariser Methode: frühere Methode der Radiumbehandlung des Kollumkarzinoms.

Pariser Nomenklatur: Pariser Nomina Anatomica, PNA. 1955 in Paris vom 6. Internationalen Anatomenkongreß beschlossene Neufassung anat. Bez. Die neue N. rückt von der seit 1936 gültigen Jenaer Nomenklatur ab u. lehnt sich wieder enger an die alte Baseler Nomenklatur von 1895 an. ↑Jenaer Nomenklatur.

Parisius-Zeichen: bei Kälteagglutinationskrankheit wird bei Druck auf den zyanot. Finger dieser nicht blaß (im Ggs. zur Raynaud-Krankheit).

Park, William H. (1863–1939), amerik. Bakt.

Parkbanklähmung: Radialisparese bei Druck auf den N. radialis im Bereich der Streckseite des Oberarms (im Alkoholrausch, Lagerungsschaden).

Parkinson, James (1755–1824), brit. Pharmaz., Chir. u. Paläontologe, Hoxton/Middlesex, London.

Parkinson, Sir John (geb. 1885), brit. Kardiol., London. ↑Wolff-Parkinson-White-Syndrom.

Parkinsonismus ↑Parkinson-Syndrom.

Parkinson-Syndrom (nach James P.): Morbus Parkinson; hypokinet.-hyperton. extrapyramidales Syndrom mit Hypomimie (↑Amimie), verstärkter Speichel- u. Talgdrüsensekretion, fehlender Mitbewegung der Arme beim Gehen, kleinschrittigem Gang mit vornübergebeugter, starrer Körperhaltung, Pro-, Retro- o. Lateropulsionen, verlangsamter, monotoner Sprache, ↑Mikrographie, ↑Rigor, ↑Ruhetremor der Hände o. des Kopfs u. weiteren Sympt. auf der morphol. Grundlage von Ganglienzelluntergang u. Gliavermehrung in der Substantia nigra, im Pallidum, evtl. in weiteren Kerngebieten. Biochem. Grundlage ist eine Verminderung von Dopamin in den Stammganglien. Morbidität höher als 1 % der Bevölkerung, Mortalität dreimal höher als die der Durchschnittsbevölkerung. Das P. kennzeichnet versch. Krankheitsbilder. Die idiopath. Parkinson-Krankheit: Paralysis agitans. Postenzephalit. P.: nach ätiol. unterschiedl. Hirnstammenzephalitiden auftretendes P. P. bei zerebraler Arteriosklerose u. anderen Hirnerkrankungen. Medikamentös bedingtes P.: bei Anwendung von Psychopharmaka, insbes. Neuroleptika.

Parma, Cestmir (1892–1962), tschech. Zahnarzt, Prag. Spezialröntgenaufnahme des ↑Kiefergelenks.

parodont- ⟨*gr*⟩ *n*: Wortstamm zur Bez. des Zahnhalteapparats u. der sich daran abspielenden Vorgänge.

parodontal ⟨*gr*⟩ *Adj*: parodontalis, zum Zahnhalteapparat gehörig o. ihn betreffend.

Parodontalabszeß: lateraler Abszeß; akuter, entzündl., oft schmerzhafter destruktiver Prozeß der eitrigen Einschmelzung von intraalveolärem Gewebe lateral der Wurzel u. ausgehend von einer Tasche. ↑Parodontologie.

Parodontalstatus: Vordruck zur Erfassung v. a. des Zustands der Parodontien sowie mögl. odontogener Ursachen, neben den Symbolen des Gebißstatus werden v. a. metr. (z. B. Taschentiefe) u. numer. codierte (z. B. Zahnbeweglicheit) Angaben fixiert. ↑Parodontologie.

Parodontaltherapie, systematische: Ther. vorwiegend der ↑Parodontitis marginalis. Umfaßt 1. Initialtherapie: professionelle orale ↑Hygienisierung, Instruktion u. Motivation zu zweckmäßiger Mundhygiene, nach Abklingen akuter o. subakuter Entzündungserscheinungen ausführl. Befunderhebung u. Dokumentation; 2. S.P. i.e.S.: Reinigung u. Glättung der Wurzeloberflächen, Entfernung des in die Tiefe gewucherten Mundhöhlenepithels, Korrektur der Gingivakontur u. chir. Reduzierung der Zahnfleischtaschen; 3. Nachsorge u. langfristige Kontrolle des Therapieerfolgs.

Parodontatrophie: makrosk. entzündungsfreier Rückgang der Gingiva unter Abbau extra- u. intraalveolärer Anteile des Zahnhalteapparats einschl. des Knochens. ↑Retraktion.

Parodontitis: Entzündung des Zahnhalteapparats u. der benachbarten, nicht mehr zum ↑Parodontium gehörenden Gewebe. **P. apicalis**: durch ↑Pulpitis, ↑Gangrän o. endodont. Ther. (↑Endodontie) ausgelöste Entzündung im periapikalen Bereich. P. apicalis acuta: sehr schmerzhafter Prozeß mit Berührungsempfindlichkeit des ursächl. Zahns, Weichteil- u. Lymphknotenschwellung, Fieber. Stadien: parodontale, enossale, subperiostale, submuköse Phase. P. apicalis chronica: klin. stumme, röntg. nachweisbare Ostitis in der Umgebung der Wurzelspitze. Formen: Verbreiterung des Parodontspalts, diffuse o. begrenzte Ostitis, Zyste, Sklerosierung. **P. marginalis**: Entzündung der marginalen Anteile des Zahnhalteapparats, ausgehend von einem marginalen Infekt. ↑Parodontium, ↑Parodontologie.

Parodontitis, juvenile ⟨*lat* + *gr*⟩ *f*: exzessive, progn. infauste, entzündl.-dystroph. Auflösung des Zahnhalteapparats im Kindes- u. Jugendalter. I.d.R. symptomat. für Störung der Keimblattfunktion u. Bestandteil von Syndromen. ↑Parodontologie.

Parodontium ⟨*gr*⟩ *n*: Zahnhalteapparat. Kombination versch. Gewebe, die entwicklungsgeschichtl., topograph. u. funktionell miteinander verknüpft sind: 1. Gingiva: Epithel u. Bindegewebe, die Zahn u. Alveolenknochen umgeben u. ihnen anhaften. Begrenzung vestibulär u. im Unterkiefer auch oral durch die Mukogingivallinie, im Oberkiefer palatinal durch die mastikator. Schleimhaut. Bestandteile: orales Gingivaepithel, Sulkusepithel, Verbindungsepithel. 2. Zement: mineralisiertes Bindegewebe, das die Zahnwurzel umhüllt. Histol. unterscheidbar: zellhaltiges u. zellfreies Zement, fibrilläres u. afibrilläres Zement. 3. Periodontales Ligament: Desmodont. Festes Bindegewebe, das die Zahnwurzel bis in die Höhe des Alveolenrands umhüllt. Wesentl. Bestandteil: Sharpey-Fasern, Bündel gewellter kollagener Fasern, die die Druckbelastung des Zahns als Zugkräfte auf den Alveolenknochen übertragen. 4. Alveolenkortikalis: knöcherne Wand der Alveole in Form einer dünnen perforierten Platte, spongiöser Knochen mit einstrahlenden Fasern, ↑Lamina dura. Topograph. wird die Gingiva eingeteilt: Zahnfleischrand, Zahnfleischpapille, ↑Col. Funktionell u. histol. wird unterschieden: orales Gingivaepithel, Sulkusepithel, Verbindungsepithel, vermittelt das epitheliale Attachment, die Haftung der Gingiva an der Zahnoberfläche mittels Hemidesmosomen u. Basallamina. Das P. hat eine doppelte Funktion: das extraalveoläre P., im wesentl. die Gingiva, bewirkt als Bestandteil der Deckgewebe den Schutz vor mechan. (epitheliale Verbindung, Verhornung, kollagener Faserplexus) u. mikrobiol. (epitheliale Verbindung, Rundzellansammlung) Schädigungen des Zahnhalteapparats; das intraalveoläre P. bewirkt den eigentl. Halt des Zahns in der Alveole, dabei laufen ständig Anpassungsvorgänge an veränderte Belastungsverhältnisse ab. Abb.

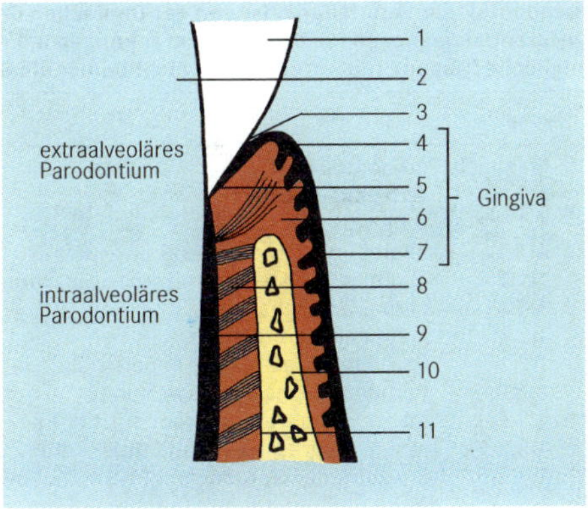

Parodontium. Schematische Darstellung
1: Schmelz; 2: Dentin; 3: Gingivasulkus; 4: Sulkusepithel; 5: Verbindungsepithel; 6: subepitheliales Bindegewebe; 7: orales Gingivaepithel; 8: Sharpey-Faser; 9: Zement; 10: Alveolenknochen; 11: Alveolenkortikalis

Parodontologie ⟨*gr*⟩ *f*: Lehre von der Entwicklung, Struktur, Funktion, Gesunderhaltung, Erkrankung u. Ther. des ↑Parodontium. Die Entwicklung des Parodontiums beginnt gleichzeitig mit der Wurzelbildung, es wird jedoch im Ggs. zu dieser erst nach dem Durchbruch des Zahns durch die Funktion definitiv geformt u. ständig angepaßt. Überschreitung der Anpassungsfähigkeit führt zu pathol. Vorgängen: mechan. Schädigungen (Fehlbelastung) eher zu atroph. Reaktionen, mikrobiol. Noxen (↑Dentalplaque) eher zu entzündl. Erscheinungen. Demzufolge ist die Prävention in zwei Richtungen wirksam: 1. Ausschaltung disponierender Faktoren, wie morphol. Besonderheiten (Lippenbänder, Zahnstellungsanomalien), funktionelle Störungen (Okklusion, Angewohnheiten), iatrogene Ursachen (überstehende Füllungen, unzweckmäßige Prothesenkonstruktion, unterlassener Zahnersatz), 2. Gesundheitserziehung (Mundhygiene, Ernährungslenkung). Die Erkrankungen des Parodonts werden nach dem hervorstechendsten Merkmal in Entzündung, Atrophie o. Hyperplasie unterschieden. Die Erkrankungsschwere hängt einerseits von der Anzahl der betroffenen Parodontien ab, andererseits davon, ob die Erkrankung nur die Gingiva betrifft o. auch das intraalveoläre Parodont erfaßt hat. Bei den entzündl. Erkrankungen wird dies an der Taschenbildung erkennbar, bei den atroph. durch den Rückgang des Gingivarands. Beim marginalen Infekt u. Fortbestehen der Gingivitis kommt es zu einer Depolymerisation der extraalveolären Fasern des Desmodonts u. zu einer Störung der epithelialen Verbindung, die durch Proliferation des Verbindungsepithels apikalwärts i.S. der Wundheilung wiederhergestellt wird. Auf diese Weise entsteht aus dem Gingivasulkus, der Zahnfleischfurche, zunächst die Zahnfleischtasche ohne Knochenabbau nur im Bereich der Gingiva, später die Knochentasche. Die klin. makrosk. entzündungsfreien

Parodontologie: Aufstellung der von der Deutschen Gesellschaft für Parodontologie (DGP) 1987 empfohlenen Differentialdiagnosen für Zahnbetterkrankungen u. Vergleich mit dem Vorschlag der WHO von 1978, englische Fassung (Entsprechungen nicht immer eindeutig)

DGP		WHO
Marginale Parodontopathie		
1	**entzündl. Formen**	
1.1	Gingivitis	gingivitis
1.1.1	akute Gingivitis	acute gingivitis
1.1.2	akute nekrotisierende ulzeröse Gingivitis (ANUG)	acute necrotizing ulcerative gingivitis
1.1.3	chron. Gingivitis	(plaque-associated gingivitis)
1.2	marginale Parodontitis	periodontitis
1.2.1	Parodontitis marginalis superficialis	
1.2.2.	Parodontitis marginalis profunda	
1.2.2.1	lokalisierte juvenile Parodontitis (LJP)	juvenile periodontitis
1.2.2.2	rapide progressive Parodontitis (RPP)	rapidly progressive periodontitis
1.2.2.3	Erwachsenen-Parodontitis (AP)	
2	**Gingivo-parodontale Manifestation system. Erkrankungen**	(hormonal gingivitis, desquamative gingivitis)
3	**hyperplast. Formen**	
3.1	fibröse Gingivahyperplasie	gingival hyperplasia
3.1.1	idiopath. fibröse Gingivahyperplasie	gingival fibromatosis
3.1.2	medikamentös bedingte fibröse Gingivahyperplasie	
3.2	Epulis	
4	**traumatogene Formen**	
4.1	Verletzung der Gingiva	acute traumatic gingivitis
4.2	desmodontales Trauma	
5	**involutive Formen**	
5.1	parodontale Rezession	gingival atrophy
5.1.1	singuläre parodontale Rezession	
5.1.2	generalisierte parodontale Rezession	
5.2	Alveolaratrophie	periodontal atrophy

Schwundvorgänge können singulär u. generalisiert auftreten. Dabei wird unterschieden: Knochenfenster: durch Gingiva verdeckte umschriebene Auflösung des Alveolenknochens bei erhaltenem Alveolenrand; Knochendehiszenz: oft durch Gingiva verdeckte umschriebene Auflösung des Alveolenknochens ausgehend vom Alveolenrand; Zahnfleischspalte: spaltförmige Zahnfleischretraktion einschl. Knochendehiszenz; Gingivaatrophie: Verschiebung des Gingivarands apikalwärts; Parodontatrophie: Verschiebung des Gingivarands apikalwärts einschl. Höhenabbau des Alveolenknochens. Tab.

Parodontolyse ⟨*gr*⟩ *f*: von Held vorgeschlagene Sammelbezeichnung für die entzündl. u. dystroph. Erkrankungen des Zahnhalteapparats.

Parodontopathie: Zahnbetterkrankung; allg. Oberbegriff ohne Spezifität. ↑Parodontologie.

Parodontose ⟨*gr*⟩ *f*: veraltete Bez. für involutive Formen der ↑Parodontopathie. Oft noch als Syn. für Parodontopathie gebraucht.

Paromomycin: Aminoglykosid-Antibiotikum, nur zur Ther. von Infekten im Magen-Darm-Trakt u. auf der Haut, system. zu tox.

Paromphalozele ⟨*gr*⟩ *f* ↑Gastroschisis.

Paronychie ⟨*gr*⟩ *f*: Entzündung im Bereich des Nagelbettes. Abzugrenzen vom ↑Panaritium.

Paroophoron ⟨*gr*⟩ *n*: Beieierstock; zwischen Ästen der A. ovarica nahe der Beckenwand gelegenes rudimentäres Gebilde. Besteht aus epithelausgekleideten Kanälchen u. ist ein Rest der ↑Urniere.

Paropsie: Sehstörung, opt. Halluzination mit einfachen geometr. Figuren o. ungeformt.

Parosmie ⟨*gr*⟩ *f*: veränderte Geruchsempfindung, z. B. während der Menstruation u. der Schwangerschaft. ↑Geruchssinn.

Parotis ⟨*gr*⟩ *f* ↑Glandula parotidea.

Parotismischtumor: Geschwulst der Ohrspeicheldrüse. Histol. charakterisiert durch Vielgestaltigkeit des Gewebebildes. Früher als Mischung epithelialer u. mesenchymaler Geschwulstanteile aufgefaßt; heute als rein epithelialer Tumor angesehen (pleomorphes Adenom). Vorkommen auch in den anderen großen u. kleinen Speicheldrüsen (Speicheldrüsenmischtumor); meist gutartig, aber häufig rezidivierende, bisweilen auch krebsige Umwandlung; deshalb operativ vollständige Entfernung der betroffenen Speicheldrüse.

Parotitis ⟨*gr*⟩ *f*: Speicheldrüsenentzündung als Begleiterkrankung bei versch. Infektionskrankheiten wie Typhus abdominalis, Fleckfieber, Scharlach. Die bakterielle P. ist meist aszendierend, seltener hämatogen (bes. bei Säuglingen) entstanden; Erreger: die wichtigsten Eiterkokken (Staphylokokken, Streptokokken, Pneumokokken). P. epidemica: ↑Mumps. Postoperative P.: nach operativen Eingriffen beobachtete P., meist infolge ungenügender Mundhygiene u. -pflege (ungenügender Speichelfluß) mit Tendenz zum eitrigen Verlauf. Haupterreger Staphylokokken.

Parovarialzyste ⟨*gr* + *lat*⟩ *f*: Zysten im Rest von Urnierenkanälchen. Bis Kindskopfgroß, Gefahr der Torsion.

Parovarium ⟨*gr* + *lat*⟩ *n*: Epoophoron. Zu unterscheiden vom Paroophoron, Nebeneierstock; an seiner Bildung sind Reste des kranialen Teils der ↑Urniere beteiligt. Es liegt in dem als Mesosalpinx bezeichneten Teil der Plica lata uteri.

paroxistisch ⟨*gr*⟩ *Adj*: anfallsartig.

paroxysmal ⟨*gr*⟩ *Adj*: mit plötzl. Auftreten verbunden bei meist überschießender Intensität. ↑Paroxysmus.

Paroxysmus ⟨*gr*⟩ *m*: Anfall, plötzl. auftretende, kurzdauernde, reversible Änderung von Körperfunktionen.

Parrot, Marie Jules (1839–1883), frz. Päd., Paris.

Parrot fever ↑Papageienkrankheit. ↑Ornithose.

Parrot-Kaufmann-Syndrom (nach Marie J. P. u. Eduard K.) ↑Achondroplasie.

Parrot-Lähmung (nach Marie J. P.): bei Säuglingen mit konnataler Syphilis in den ersten 2 Monaten auftretende Pseudoparalyse des Arms infolge Epiphysenlösung.

Parrot-Narben (nach Marie J. P.): weißl. Falten u. Narben, die bei konnataler ↑Syphilis strahlenförmig um den Mund angeordnet sind.

Parrot-Streifen: Parrot-Furche, Parrot-Narbe (nach Joseph Marie P., 1838–1883), ↑Fournier-Zeichen.

Pars ⟨*lat*⟩ *f*: Teil.

Pars alveolaris: Alveolarteil des Unterkiefers, in dem die unteren Zähne verankert sind.

Pars anularis vaginae fibrosae: ringförmige Verstärkungszüge des äußeren fibrösen Teils der Sehnenscheiden der Finger u. Zehen.

Pars cruciformis vaginae fibrosae: kreuzförmige Verstärkungszüge des äußeren fibrösen Teils der Sehnenscheiden der Finger u. Zehen.

Pars-membranacea-Defekte: angeborenes Fehlen von Teilen der membranösen Herzscheidewand. Häufigste Form der Ventrikelseptumdefekte. Entspr. der unterschiedl. Entstehung sind versch. Arten mögl.: 1. Kommunikation beider Ventrikel unterhalb des septalen Trikuspidalsegels, Foramen interventriculare persistens (häufigste Form, Abb. b). 2. Kommunikation von li. Ventrikel u. re. Atrium durch Fehlen des Septum atrioventriculare (Abb. c) o. Defekt des mittleren membranösen Septums bei gleichzeitigem Defekt des septalen Trikuspidalsegels (Abb. d). 3. Kombinierte Formen (Abb. e). Oft gleichzeitig „reitende“ Aorta. Klin. Erscheinungen abhängig von Größe des Defekts: Links-Rechts-Shunt, später Shuntumkehr durch pulmonale Hypertension, art. O_2-Untersättigung. Abb.

Parsonage-Turner-Syndrom: neuralg. Schulteramyotrophie, Amyotrophie; autoallerg. Neuritis des Plexus brachialis mit rein motor. Ausfällen, ausgeprägter Muskelatrophie u. heftigen Schmerzen.

Pars planitis: chron. ↑Zyklitis, periphere Chorioretinitis; Entzündung der Pars plana des Ziliarkörpers (↑Corpus ciliare). Sie besteht aus Glaskörpertrübungen, einer Organisation der Glaskörperbasis u. einem Netzhautödem im Hinterpolbereich (sek. ↑Chorioretinopathia centralis serosa). Histol. findet man eine chron. nichtgranulomatöse Entzündung der Glaskörperbasis, eine Perivaskulitis der Netzhaut u. eine mikrozystoide Degeneration der Makula.

Pars pylorica ventriculi: unterer, mehr quer gestellter Austreibungsteil des Magens, der mit dem Pylorus abschließt.

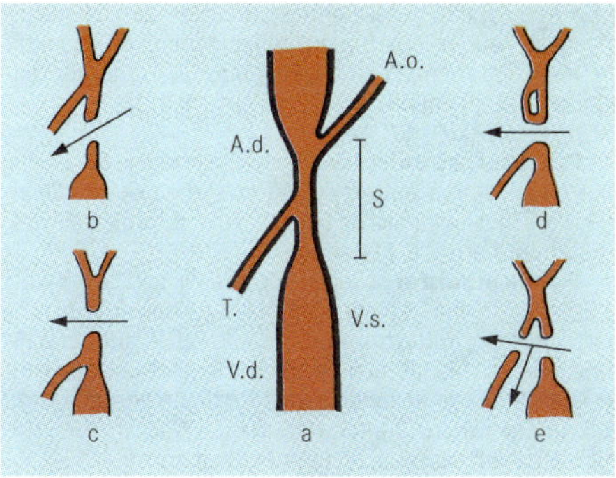

Pars-membranacea-Defekte
a: normale Herzscheidewand (A. d.: re. Vorhof; V. d. re. Kammer, V. s.: li. Kammer, A. o.: Aortenklappe, T: septales Trikuspidalsegel, S: membranöses Septum); b: Foramen interventriculare persistens; c: ventrikuloatrialer Shunt; d: wie c bei gleichzeitigem Defekt des septalen Trikuspidalsegels; e: ventrikuloatrialer Shunt u. interventrikulärer Shunt

Parthenogenese ⟨*gr*⟩ *f*: Jungfernzeugung; die Entwicklung von unbefruchteten ↑Gameten zu neuen Lebewesen. Bei versch. Tierspezies, jedoch nicht bei Wirbeltieren zu beobachtende Fortpflanzungsvariante.

Partialantigene: Teilantigene; Teilkomponenten eines Antigenkomplexes. Z. B. hat das Salmonella-Antigen O12 die Partialantigene $O12_1$, $O12_2$ u. $O12_3$. Durch kreuzreagierende P. können spezif. agglutinierende Seren mit nichthomologen Stämmen reagieren; serol. Diagnostik erschwert. Partialantigengemeinschaften zwischen versch. Mikroorganismen führen zu scheinbar unspezif. immun. Reaktionen. Beispiele für zufällige P. Haemophilus influenzae Typ b, Pneumococcus Typ 6 u. Escherichia coli O75 o. Proteus OX19 u. Rickettsia prowazekii (↑Weil-Felix-Reaktion).

Partialdruck: Druckanteil eines Gases am Gesamtdruck eines Gasgemischs. Beispiel: Sauerstoffpartialdruck der Inspirationsluft: $pO_2 = 21{,}9$ kPa.

Partialinsuffizienz: Zustand, bei dem durch eine Störung der äußeren Atmung der Sauerstoffpartialdruck im art. Blut unter den Normwert von 12–13,3 kPa (90–100 mmHg) abgesunken ist. ↑Globalinsuffizienz, respiratorische; ↑Insuffizienz, respiratorische.

partialis ⟨*lat*⟩ *Adj*: partial, partiell; teilweise.

Partialthromboplastinzeit: partielle Thromboplastinzeit, PTT, sog. Globaltest der plasmat. ↑Blutgerinnung, der alle Faktoren des endogenen Systems mit Ausnahme von Faktor IV u. Thrombozytenfaktor 3 erfaßt. Letztere werden im Überschuß zugesetzt. Als Reagens dient ein „partielles“ Thromboplastin, z. B. Kephalin, im Ggs. zum Thromboplastin (Thrombokinase), das bei der Bestimmung der ↑Thromboplastinzeit (Quick-Wert) verwendet wird. Mit der P. läßt sich das endogene Gerinnungssystem gut kontrollieren, insbes. auch die Faktoren VIII u. IX.

Partialtrieb: von Freud entwickelter psychoanalyt. Terminus. Entwicklungselement u. Teil eines ↑Triebes. Jedes Element steht in Beziehung zu einer phasentyp.

erogenen Zone u. Befriedigungsform. Die versch. P. vereinigen sich in der Pubertät zur reifen genitalen Sexualität des Erwachsenen. Persistieren eines P. ist chakterist. Merkmal einer Perversion.

partiell ⟨*lat*⟩ *Adj*: teilweise.

Partikel, subvirale: Krankheitserreger, die in der biol. Organisation „unter" den Viren stehen. Sie sind kleiner als Viren u. einfacher gebaut. Zu s. P. zählen ↑Satellitenviren, ↑Viroide, ↑Prionen.

Partikelzähler: bei hochgradig gefilterter Luft (↑Reinraumtechnik) eingesetzte Meßgeräte zur Kontrolle der Zuluft der lufttechn. Anlagen, die i. d. R. auf der Zählung best. Partikelgrößen beruhen. Die Partikelzahl wird in Korrelation zu keimbeladenen Partikeln gesehen, was z. B. in Operationsräumen mit steriler Wäsche, die „sterile" Partikeln freisetzt, nicht unbedingt zutrifft.

Partnermobilität: Begriff aus der Sexualverhaltensforschung, der die Häufigkeit des Partnerwechsels, die Dauer der Partnerschaften u. damit deren Zahl im Lauf des Lebens o. bes. Lebensabschnitte bei Einzelpersonen o. nach best., meist soziol. Merkmalen ausgewählten Teilpopulationen kennzeichnet. ↑Promiskuität.

Partogramm: graph. Darstellung der klin. Befunde unter der Geburt. Dauer u. Stärke der Wehen, Weite des Muttermundes, Stand des vorangehenden Kindsteils sowie Frequenz der kindl. Herztöne.

Partsch, Carl (1855–1932), dt. Chir., Breslau. Begründer der chir. Zahnmed., Operationsmethoden: ↑Apikotomie, ↑Kieferzysten.

Parturitio: Geburtsvorgang.

Partus ⟨*lat*⟩ *m*: Geburt, Niederkunft.

Partus immaturus: Fehlgeburt; ↑Abort.

Partus praecipitatus: Sturzgeburt; sehr schnell verlaufende Geburt.

Partus praematurus: Frühgeburt; Kind unter 2 500 g Geburtsgewicht.

Partus serotinus: Spätgeburt; Niederkunft später als 2 Wochen nach errechnetem Termin.

Parulis ⟨*gr*⟩ *f*: früherer Ausdruck für akute subperiostale u. submuköse Abszesse, soweit sie sich auf das Gebiet des Alveolarfortsatzes beschränken. Odontogene pyogene ↑Infektion.

Parvalbumin ⟨*lat*⟩ *n*: Ca^{2+}-Ionen bindendes, niedrigmolekulares Protein der Muskulatur u. anderer Organe (↑Calmodulin).

Parvovirenarthritis: Tage bis Monate andauernde Arthralgien u. Oligoarthritiden nach Infektion mit Parvovirus B19 (↑Erythema infectiosum), neben Exanthem, Lymphadenitis u. passagerer Anämie. Labor: Nachweis von IgM-Antikörpern.

Parvoviridae ⟨*lat*⟩ *f pl*: die kleinsten beim Menschen vorkommenden Viren. Virusfamilie mit den Subfamilien ↑Parvovirinae u. Densovirinae (insektenpathogen). ↑Virion sphär., 18–26 nm, DNA-Genom, kub. symmetr. ↑Kapsid ohne ↑Envelope.

Parvovirinae ⟨*lat*⟩ *f pl*: Virussubfamilie der Fam. ↑Parvoviridae mit den Gattungen ↑Dependovirus, ↑Erythrovirus u. Parvovirus. Das weltweit beim Menschen verbreitete Parvovirus B19 aus der Virusgattung Erythrovirus kann zu Ringelröteln (↑Erythema infectiosum), Arthritis bzw. Arthralgie (↑Parvovirenarthritis), aplast. Krise, bei Immunsuppression zur chron. Anämie (klin. ähnl. der kongenitalen hypoplastischen ↑Anämie) führen. Bei diaplazentarer Übertragung während der Schwangerschaft kann es zu einer Embryopathie mit Hydrops fetalis u. Abort kommen.

PAS: *Abk* für p-Aminosalicylsäure. ↑Tuberkulostatika.

Pascal: Zeichen Pa; abgeleitete, kohärente SI-Einheit des Drucks. ↑Einheitensystem, internationales.

Pascal, Blaise (1623–1662), frz. Physiker u. Philosoph.

PASCAL: 1. Eine Programmiersprache. 2. *Abk* für Programme Appliqué á la Sélection et la Compilation Automatique de la Literature. Recherchesystem des ↑Centre National de la Recherche Scientifique, Paris. Jährl. werden über 500 000 wissenschaftl. Dokumente aus Naturwissenschaften u. Technik (darunter 130 000 biomedizin. Publikationen) erfaßt u. ausgewertet. Arbeitssprache ist Französisch. Leistungen des Systems sind das monatl. erscheinende „Bulletin signaletique" (Titelliste mit Kurzreferaten, Register, in 49 versch. Ausgaben), selektive Informationsverbreitung, retrospektive Recherchen, Datenträgerdienste u. seit 1978 der On-line-Dienst PASCALINE.

Pasini, Agostino (1875–1944), ital. Dermat., Mailand.

Pasini-Syndrom (nach Agostino P.): Epidermolysis bullosa albopapuloidea.

Pasqualini, Rodolfo Q., zeitgen. argentin. Endokrin., Buenos Aires.

Pasqualini-Syndrom (nach Rodolfo Q. P.): durch Mangel an hypophysären Gonadotropinen bedingte endokrine Hodenfunktionsstörung. Sek. Leydig-Zellinsuffizienz bei normaler Spermiogenese u. Fertilität. Fertiler Eunuchoidismus. Abb.

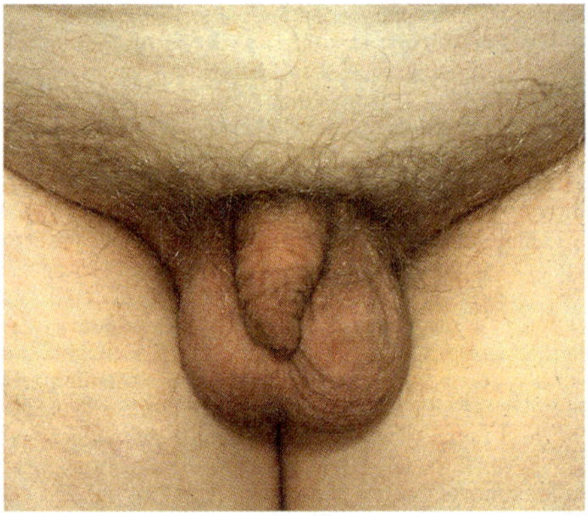

19

Pasqualini-Syndrom.
Große Hoden, kleiner Penis

PAS-Reaktion: zytochem. Reaktion zum Nachweis von Polysacchariden (Glykogen). Die von Hotchkiss angegebene **P**eriodic-**A**cid-**S**chiff-Reaktion beruht auf einer Oxidation von Polysacchariden (C–C-Bindungen zu Aldehydgruppen) u. anschließender Reaktion nach Schiff, wodurch die Polysaccharide als roter Niederschlag nachgewiesen werden. Auch andere Substanzen können zu einer pos. P. führen, v. a. Mukopolysaccharide, Glykoproteide u. Glykolipide. Die P. hat Bedeutung für die zytochem. Charakteristik von ↑Leukämien, v. a. lymphat. Formen. Ein auffälliger Befund ist auch die pos. Reaktion von Erythroblasten, die in grobscholliger Form bei der akuten Erythroblastose, diffus bei Erythroleukämien u.

der Präleukämie gefunden wird. Auch bei Thalassaemia major ist der Anteil PAS-pos. Erythroblasten erhöht.

Passage ⟨*frz*⟩ *f*: **1.** Subkultur; die Übertragung von Zellen aus einem in ein anderes Kulturgefäß. **2.** Übertragung von Mikroorganismen von einem Nährboden auf einen nachfolgenden. Im allgemeineren Sinn bedeutet Passagierung die Folge mehrerer Übertragungen von Mikroorganismen auf Nährböden, Gewebekulturen u. Versuchstiere. Dabei tritt oft in Abhängigkeit von der Passagezahl ein Virulenzverlust auf. ↑Attenuierung.

Passagedruck: diejenige Druckhöhe, bei der während der ↑Cholangiomanometrie die Papille durchflossen wird. Angabe in Zentimeter Wassersäule, normal 10–14 cm.

passager ⟨*frz*⟩ *Adj*: vorübergehend.

Passage, transplazentare: fetomaternaler bzw. maternofetaler Austausch molekularer o. zellulärer Blutbestandteile. Austauschbarriere stellt die Plazenta dar (mit zunehmender Höherentwicklung in der Phylogenese verringert sich die Zahl der Schichten zwischen Mutter u. Frucht). Die t. P. dient dem intensiven Stoffaustausch in beiden Richtungen. Kleinmolekulare Substanzen folgen dabei weitgehend einem Diffusionsgefälle (z. B. Gasaustausch), das in best. Systemen durch adaptierte Träger (fetales Hb, Glukose) das Gleichgewicht mit bevorzugter Austauschrichtung in den Feten verlagert. Von derartigen, ohne Energieverbrauch ablaufenden Vorgängen sind aktive Austauschprozesse abzugrenzen, die unter Energieverbrauch sowie weitgehend konzentrationsunabhängig ablaufen u. an Trägersysteme gebunden sind (z. B. Rezeptoren), darunter sind Vitamin-, Aminosäure-, Hormontransport zu verstehen. Weitere Mechanismen dieser Form des Austauschs sind Pinozytose u. Tröpfchenpassage durch die Chorionmembran. Die t. P. von Immunglobulin erfolgt über den Fc-Anteil des Moleküls. Immunglobulinpassage erfolgt ab 20. Woche u. führt zur Akkumulation von Immunglobulin im Feten (↑Leihimmunität), Hauptanteil IgG-Subklasse gamma. Des weiteren kann die Einschwemmung fetaler Zellen in den Kreislauf der Mutter (Blutzellen, Trophoblastzellen) bei entsprechender Antigenkonstellation zur Immunisierung der Mutter führen; Rücktransport der gebildeten Antikörper in den Feten kann ↑Morbus haemolyticus neonatorum u. ↑Morbus haemorrhagicus neonatorum (Antikörper gegen die thrombozytären Antigene führen zu neonataler Thrombozytopenie) bedingen. Übertritt mütterl. immunkompetenter Zellen in den Feten kann zum äußerst seltenen Krankheitsbild der F_1-Hybridkrankheit führen (Sonderform der ↑Graft versus host reaction). Die t. P. von Krankheitserregern erfolgt entweder transplazentar-hämatogen (mütterl. Blut – Zwischenzottenräume – fetale Zotten – Zottengefäße – Nabelschnurvene – fetales Blut) o. diachorioidal-enterogen (Infektionsherd mütterl. Geburtsweg o. Bauchhöhle – Fruchthäute – Fruchtwasser – Haut – Atem- bzw. Verdauungstrakt des Keimlings – fetales Blut). ↑Infektion, pränatale.

Passagieren: Umsetzen von Zellkulturen in neue Kulturgefäße; regelmäßige Maßnahme für ihren Erhalt u. ihre Vermehrung. Die Ablösung der als Monolayer wachsenden Zellen von der Unterlage erfolgt meist durch ↑Trypsinierung.

Passiflora incarnata ⟨*lat*⟩ *f*: Passionsblume, Kletterstrauch; heim. in Mittel- u. Südamerika, dornenkronenähnl. Blüte, Fam. Passifloraceae; Krautdroge enthält Flavonoide, Cumarine u. Gammapyronderivat Maltol. Sedierende u. antidepressive Eigenschaften. Extrakte von P. i. sind Bestandteile von Kombinationspräparaten.

Passionsblume ↑Passiflora incarnata.

Passow, Adolf (1859–1926), dt. Otorhinolaryngologe, Berlin.

Passow-Operation: Eröffnung der Conjunctiva bulbi am ↑Limbus corneae bei ↑Chemosis nach Verätzung des Auges.

Passow-Syndrom (nach Adolf P.): Irisheterochromie, Dysrhaphien kombiniert mit Horner-Symptomenkomplex.

Paßteil, orthopädisches: industriell vorgefertigtes Bauteil für ↑Prothesen o. ↑Orthesen, das handwerkl. individuell zugerichtet o. eingepaßt wird.

Paste ⟨*lat*⟩ *f*: Pasta; hochkonzentrierte Suspension von plast. Verformbarkeit, die zur Anwendung auf der Haut o. Schleimhaut bestimmt ist. Sie enthält i. d. R. mind. 40 % suspendierte Bestandteile, als Grundlage dienen Öle, Fette, Vaseline o. Emulsionsgrundlagen. P. dienen zur Abdeckung der Haut, sind noch aufnahmefähig für Sekrete u. geben ihren Arzneistoff langsam ab. Anwendung bei eng umschriebenen Herden von Bläschen, zur Langzeittherapie u. Nachbehandlung chron. Prozesse, z. B. Pasta Zinci oxydati.

Pasteur, Louis (1822–1895), frz. Chem. u. Biol., Straßburg, Lille, Paris. Ab 1888 Leiter des ihm zu Ehren geschaffenen Institut Pasteur (Paris). P. gelang 1857 der Nachweis, daß die Gärung ein chem. Prozeß ist, der durch Mikroorganismen verursacht wird, u. daß die Mikroorganismen durch Hitze abgetötet werden können (↑Pasteurisierung). Widerlegte die Theorie der Urzeugung. Ende der siebziger Jahre dehnte P. – angeregt durch die Arbeit von Robert Koch über die Ätiol. des Milzbrands – seine Untersuchungen auch auf die Krankheiten des Menschen aus (↑Milzbrand, Hühnercholera) mit dem Ziel, Schutzimpfungen für beide Krankheiten zu entwickeln. Es gelang P., bakterielle ↑Vakzine durch Abschwächung der Virulenz herzustellen (1877). Eine seiner bedeutendsten Leistungen war die Aufklärung der Ätiol. der ↑Tollwut u. die Entwicklung eines wirksamen Tollwutimpfstoffs (1885).

Pasteur-Effekt (nach Louis P.): 1861 von L. Pasteur erstmalig beschriebene Hemmung der ↑Glykolyse u. der ↑Gärung durch die Atmung (↑Meyerhof-Quotient). An der Auslösung des P. ist die alloster. Hemmung der ↑Phosphofruktokinase-1 durch das bei der Atmung in großen Mengen gebildete ATP wesentl. beteiligt. In malignen Tumoren, Erythrozyten u. Netzhautzellen fehlt der P., Entkoppler der Atmungskettenphosphorylierung heben den P. auf.

Pasteurella (nach Louis P.): Bakteriengattung gramnegativer, fakultativ anaerober Stäbchen mit 6 Arten. Bei Menschen Pasteurellosen fast ausschließl. durch P. multocida, seltener P. aerogenes, P. haemolytica, P. pneumotropica, P. urea.

Pasteurella pseudotuberculosis ↑Yersinia pseudotuberculosis.

Pasteurellosen: durch Yersinien (↑Yersiniosen), Francisellen u. Pasteurellen hervorgerufene ↑Zooanthroponosen wie Pest (Yersinia pestis), Tularämie (Francisella tularensis), fieberhafte Enteritis (Yersinia enterocolitica), Pseudotuberkulose (Yersinia pseudotuberculosis), Tierbißphlegmonen (Pasteurella multocida).

Pasteur-Impfung ↑Tollwutschutzimpfung.

Pasteur-Institut: frz. Forschungseinrichtung (Sitz: Paris), die sich mit Infektionskrankheiten u. Immun. beschäftigt.

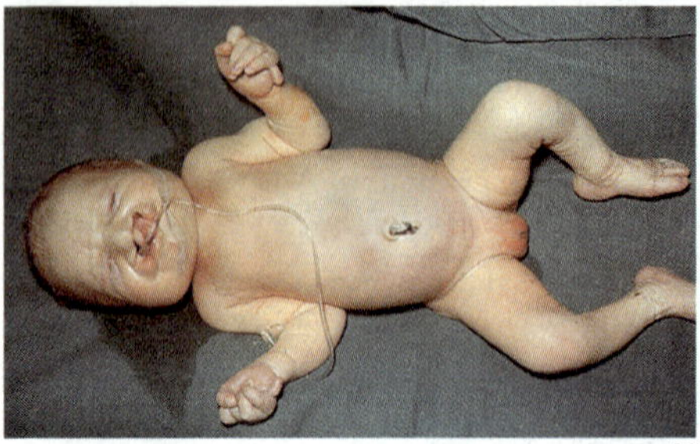

37

Pätau-Syndrom. Hexadaktylie, Mikrophthalmie, Lippen-Kiefer-Gaumen-Spalte

Pasteurisierung (nach Louis P.): schonendes Erhitzen prim. kontaminierter, leicht zersetzl. Nahrungs-, Genuß- u. Arzneimittel bewirkt die Inaktivierung vegetativer Bakterien u. Pilze, jedoch nicht aller Dauerformen. Niederpasteurisierung: einige Minuten 71–74 °C, als Kurzzeitpasteurisierung ca 40 s. Hochpasteurisierung: 10 s–2 min 85 °C. Ultrahochpasteurisierung (Uperisation): wenige Sekunden 135–150 °C.

pastös ⟨*ital*⟩ *Adj*: aufgeschwemmt, gedunsen, oft Vorstufe von Ödembildung.

P.-a.-Strahlengang: Posterior-anterior-Strahlengang; Durchstrahlung des Körpers von hinten nach vorn.

Pätau, Klaus (gest. 1978), dt.-amerik. Biol., Madison.

Pätau-Syndrom (nach Klaus P.): D-Trisomie, Trisomie 13; seltene numerische ↑Chromosomenaberration mit verschiedenartigen, meist schweren Fehlbildungen des Skeletts (Dyskranie, Spaltbildungen, Polydaktylien u. a.), des Auges (An-, Mikrophthalmie, Katarakt u. a.) u. der inneren Organe (Herz, Nieren u. a.). Ungünstige Progn., das Säuglingsalter wird selten überlebt. Erstbeschreibung 1960. Karyotyp 47,XX+13 o. 47,XY,+13. Abb.

Patch ⟨*engl*⟩ *m*: Flicken. In der Chir. werden Kunstfaser-P. (Filz, Teflon, Dacron, Gore-tex, Lavsan) sowie körpereigene Materialien (V. sphena magna, Perikard) verwendet.

Patch clamp ⟨*engl*⟩: Membranfleckklemme. Durch Ansaugen einer kleinen Zellmembranfläche von etwa 1 μm^2 an die Spitze einer Glasmikropipette wird diese Fläche elektr. gegen die angrenzenden Membranbezirke isoliert. Der elektr. Strom, der über die Pipette bzw. den Membranfleck fließt, wird über einen Regelverstärker, der eine best. Spannung erzeugt, eingestellt. Er entspricht also einem best. Strom durch die in der Fläche liegenden Kanäle, z. B. Natriumkanäle. ↑Voltage-clamp-Methode.

Patch-Plastik: Flicken- o. Streifenplastik; sehr gebräuchl. operative Maßnahme in der Herz- u. Gefäßchirurgie. Verschluß von Vorhof- u. Ventrikelseptumdefekten, die aufgrund ihrer Größe bzw. ihrer anat. Anordnung nicht direkt mittels Naht verschlossen werden können. Erweiterung von Engen bei Gefäßstenosen (Aortenisthmusstenose, Pulmonalstenose) u. des rechtsventrikulären Ausflußtrakts (↑Fallot-Pentalogie, ↑Fallot-Tetralogie) mittels P., dabei wird ein Venen-Patch o. ein Kunststoff-Patch über die Engstelle genäht.

Patchtest: Epikutantest; ↑Läppchenprobe.

Patella ⟨*lat*⟩ *f*: Kniescheibe; in die Sehne des M. quadriceps femoris eingebauter, abgeplatteter Knochen u. größtes Sesambein des menschl. Körpers. Die Hinterfläche ist überknorpelt u. beteiligt sich an der Bildung des Kniegelenks.

Patellaagenesie: angeborenes Fehlen der Kniescheibe. Tritt gemeinsam mit Dysplasien der Ellenbogengelenke, Beckenhörnern, Pigmentierungsstörungen der Iris u. Nägelanomalien als genet. bedingte Entwicklungsstörung auf. ↑Arthrogryposis multiplex congenita.

Patella bipartita: zweigeteilte Kniescheibe. Die Teilungslinie liegt vorwiegend im oberen äußeren Quadranten. Ausbleiben der knöchernen Verschmelzung einer ursprüngl. zweikernigen Knochenanlage der Patella. Entspr. Patella multipartita mögl.; dd Bedeutung gegenüber Patellafrakturen.

Patella cubiti: Sesambein im distalen Ende der Trizepssehne gegenüber der Spitze des Olekranon. Vorkommen meist beidseitig.

Patellafraktur: Quer- u. Längsbrüche entstehen meist direkt durch Sturz, Trümmerbrüche beim schweren Knieanprall (↑Armaturenbrettverletzung). Ist die fibröse Gelenkkapsel (Retinacula patellae) mitverletzt, kann das Bein nicht gestreckt angehoben werden (absolute Operationsindikation). Behandlung je nach Traumatisierungsgrad: funktionelle ↑Frakturbehandlung, ↑Zuggurtungsosteosynthese, Patellektomie.

Patellahochstand, angeborener: Verlagerung der Kniescheibe nach kranial. Mitunter besteht erhebl. Dysplasie der Patella, die eine Luxation begünstigt.

Patellakongruenzwinkel: Bestimmung der femoropatellaren Kongruenz. Höchster u. tiefster Patellapunkt wird mit dem tiefsten Sulcuspunkt am Femur verbunden. Der Winkel dieser beiden Referenzlinien beträgt $\pm 11°$.

Patellaluxation, habituelle: ohne Gewalteinwirkung bei Kniebeugung auftretende Luxation der Patella nach lateral. Ursachen: Hypoplasie des lateralen Femurkondylus, Verlagerung des Ansatzes des Ligamentum patellae nach lateral vorwiegend in Verbindung im ↑X-Bein o. bei vergrößertem ↑Q-Winkel, Folge von Kapseldefektheilung nach prim. traumat. Luxation.

Patellaluxation, traumatische: Verrenkung der Kniescheibe nach lateral (selten medial) durch tangentiale Gewalteinwirkung. Begünstigend wirken Dysplasien der Patella u. ihres Gleitlagers. Zusatzverletzungen: Ruptur der Retinakula, osteochondrale Fraktur.

Patella multipartita: mehrfache Unterteilung. Bedeutung: Verwechslung mit Frakturen. Bestandteil des Dreyfus-Syndroms.

Patella partita: durch Spalten unterteilte Kniescheibe. Je nach Anzahl der im 3.–4. Lj. auftretenden Knochenkerne können bei Ausbleiben der Verschmelzung versch. Formen entstehen. Bei Patella bipartita Knochenanteil im oberen äußeren Quadranten.

Patellarklonus ⟨*lat + gr*⟩ *m*: Klonus des M. quadriceps femoris als Ausdruck stark gesteigerten ↑Patellarsehnenreflexes, Auslösung durch ruckartiges Verschieben der Kniescheibe nach distal.

Patellarsehnenreflex: Eigenreflex des M. quadriceps femoris; rasche Streckbewegung des Unterschenkels durch Kontraktion des Muskels, Auslösung durch Beklopfen des Ligamentum patellae bei entspannter, angewinkelter Lagerung.

Patella, tanzende ↑Ballottement.

Patentblau: Farbstoff zur Lymphgefäßdarstellung.

Patentia ⟨*lat*⟩ *f*: Offenbleiben von Hohlorganen o. Blutgefäßen, die sich im Verlaufe der Entwicklung normalerweise schließen müßten (Obliteration). Beispiele für eine derartige P. persistens: offener Ductus arteriosus (Botallo), Offenbleiben des Urachus, ↑Urachusfistel.

Patentperiode: Zeitspanne des Aufenthalts des fortpflanzungsfähigen ↑Parasiten (spez. ↑Helminthen) im ↑Endwirt; je nach Zeitdauer der P. wird zwischen adulten Parasiten mit kurzer o. langer Lebenserwartung unterschieden. ↑Präpatentperiode.

Paternalismus ⟨*lat*⟩ *m*: Väterlichkeitsprinzip; Handlungsprinzip, das auf die Zustimmung des Pat. bei ärztl. Entscheidungen verzichtet. P. wird zunehmend als entmündigende sowie den Behandler selbst überfordernde Fürsorgehaltung verstanden u. kritisiert. In der med. Ethik wird P. in einer starken sowie in einer schwachen Form beschrieben. Stark ist P. dann, wenn er substantielle Prioritäten des Pat. übergeht, weil der Behandler seine eigenen Ziele für überlegen hält; schwach ist P. dann, wenn der Behandler den Willen des Pat. übergeht, weil er ihn als nicht selbstbestimmt erkennt.

Paternitätsbegutachtung ↑Vaterschaftsfeststellung.

Pathergie ⟨*gr*⟩ *f*: krankhaft gesteigerte Empfindlichkeit des Organismus gegenüber unterschwelligen Reizen (umfassender als ↑Allergie).

Pathibilität ⟨*gr*⟩ *f*: wechselnde Störanfälligkeit eines Organismus gegenüber Krankheitsfaktoren.

-pathie ⟨*gr*⟩ *Suffix*: Krankheit, Leiden.

patho- ⟨*gr*⟩ *Präfix*: krankhaft.

Pathobiologie ⟨*gr*⟩ *f* ↑Pathologie.

pathogen ⟨*gr*⟩ *Adj*: Krankheit auslösend.

Pathogenese ⟨*gr*⟩ *f*: Entstehungsweise krankhafter Prozesse (Infektionskrankheiten, Abbaukrankheiten, Tumoren, Fehlbildungen). Die kausale P. umfaßt die inneren u. äußeren Faktoren u. Bedingungen, die am Beginn einer Krankheit stehen u. diese auslösen (↑Bedingungskomplex). Die formale P. behandelt die Summe aller metabol.-funktionellen u. strukturellen Veränderungen u. ihre kausalen Beziehungen im Krankheitsprozeß, die sich an die kausale P. anschließen, z. B. ist die Entstehung einer Infektionskrankheit das Ergebnis des Zusammenwirkens äußerer Ursachen (Krankheitserreger u. deren Gifte) mit wirtseigenen, konstitutionellen Faktoren, diese determinieren die charakterist. Form der Krankheitserscheinungen (Fischer-Wasels: „Der Organismus bestimmt die Krankheit u. ihre Form").

Pathogenität ⟨*gr*⟩ *f*: qualitatives Merkmal für Krankheitsfaktoren, z. B. Mikroben (↑Virulenz), die unter entsprechenden Bedingungen eine Krankheit auslösen.

Pathogenitätsfaktoren: biol. aktive Syntheseprodukte o. Körpersubstrate, die die krankmachende Wirkung von Mikrobenspezies bedingen, z. B. bakterielle Toxine (↑Ektotoxine, bakterielle ↑Endotoxine), bakterielle ↑Exoenzyme, ↑Adhäsine, ↑Siderophore, ↑Bakterienkapsel, ↑Zytolysine, ↑Aggressine.

pathognomonisch ⟨*gr*⟩ *Adj*: kennzeichnend für eine best. Krankheit.

Pathoklise ⟨*gr*⟩ *f*: Neigung umschriebener Hirnabschnitte („topistische Einheiten") gesondert zu erkranken (C. u. O. Vogt).

Pathologie ⟨*gr*⟩ *f*: Lehre von den Krankheiten u. Entwicklungsstörungen, ihrer kausalen u. formalen Pathogenese sowie ihren Folgen. **Allg. P.** befaßt sich mit den allg. Gesetzmäßigkeiten krankhafter Lebensprozesse. **Spez. P.** behandelt die pathogenet., funktionellen u. morphol. Besonderheiten spez. Krankheiten. **Theoretische P.** setzt sich mit weltanschaul. u. erkenntnistheoret. Probleme bei der Betrachtung krankhafter Prozesse auseinander: Humoral-, Solidar-, Zellular-, Relations-, Neural-, Molekularpathologie. **Geograph. P.** hat geograph. bedingte Unterschiede im Auftreten u. Charakter von Krankheiten zum Gegenstand. **Vergleichende P.** zieht Vergleich zwischen krankhaften Prozessen bei Menschen u. Tieren.

Pathologie, klinische ↑Klinikopathologie.

Pathologie, ultrastrukturelle: Erklärung pathol. Vorgänge auf der Ebene der ↑Ultrastruktur.

pathologisch ⟨*gr*⟩ *Adj*: krankhaft.

Pathomechanismus ⟨*gr* + *lat*⟩ *m*: Beschreibung u. Erklärung der bei einer Krankheit ablaufenden kausal- u. formal-pathogenet. Mechanismen, z. B. bei der lyt. Virusinfektion der Wirtszelle die fünf Phasen der Virusadsorption, -penetration, -organisation, -maturation u. -liberation.

Pathomorphose: natürl. Gestaltwandel von Krankheiten mit morphol. Veränderungen wie auch solchen des prozessualen Geschehens (Doerr). ↑Panoramawandel.

Pathophobie ⟨*gr*⟩ *f*: Furcht vor einer Krankheit.

Pathophysiologie ⟨*gr*⟩ *f*: Lehre von der Entstehung u. dem Ablauf krankhaft gestörter Lebensprozesse. P., Pathobiochemie u. Pathomorphologie stellen, wenn sie gemeinsam mit ihren normalen Mutterdisziplinen Probleme bearbeiten u. Lösungen für klin. Anwendungen vorschlagen, die allg. Krankheitslehre dar. Der P. nachgeordnet sind z. B. die klin. Physiol. u. die physikal. Funktionsdiagnostik.

Pathos ⟨*gr*⟩ *m*: Leiden. End- o. Restzustand eines krankhaften Prozesses (z. B. Herzklappenfehler als Resultat einer Endokarditis).

Pathothesaurose ⟨*gr*⟩ *f*: Letterer unterteilt die ↑Thesaurismosen, zu denen gewöhnl. nur die ↑Speicherkrankheiten i. e. S., z. B. die Gaucher-Krankheit, gerechnet werden, in Thesauropathien (dazu zählt er z. B. ↑Amyloidose, ↑Silikose u. bezeichnet diese als Speicherungskrankheiten) u. P., krankhafte Speicherungen, die Speicherkrankheiten im übl. Sinne (von Letterer auch als Stapelungsdystrophie bezeichnet).

Patient ⟨*lat*⟩ *m*: Person, die vom Arzt betreut wird.

Patient, ambulanter: Kranker, der nicht stationär aufgenommen wird u. nach erfolgter Behandlung wieder nach Hause gehen kann. Für die Anästhesie a. P. bestehen bes. Risiken durch fehlende bzw. eingeschränkte Vorbehandlung u. Untersuchungen sowie nicht komplett kontrollierbare postoperative Periode.

Patienten-Compliance ⟨*engl*⟩: Ausmaß der Übereinstimmung zwischen den ther. Empfehlungen des Arztes u. ihrer Ausführung durch den mehr o. weniger kooperativen Pat. Internationale Untersuchungen ergaben, daß sich bei einer Kurzzeittherapie (weniger als 14 Tage) 23–89 % der Pat. u. bei einer Langzeittherapie 42–96 % der Pat. kooperativ verhalten, in Abhängigkeit von der Arzt-Patient-Beziehung, dem Leidensdruck der Erkrankung, vorausgegangenen Therapieerfahrungen, Nebenwirkungen der Arzneistoffe u. a. m. Gegenteil: Noncompliance. Erstreckt sich sowohl auf ambulante als auch auf stationäre Pat. P. ist in den meisten Fällen prim. ein ärztl. Problem, deshalb ist der Begriff ↑Compliance zweckdienlicher. Objektivierung der P. durch chem.-analyt. Bestimmung der Arzneistoffe im Serum, Speichel o. Urin als Therapieserviceleistung der klinischen ↑Pharmakologie.

Patientendaten: Daten zur Identifikation des Pat. Im Idealfall werden dazu vollständige Angaben über Name, Vorname, Geschlecht, Geburtsdatum, Abteilung, Diagn. usw. im Klartext verwendet. Laborintern wird auch mit Nummern gearbeitet.

Patientendokumentation: Gesamtheit der Unterlagen, in denen nähere Angaben über die behandelten Pat. (häufig in formalisierter Form) festgehalten sind (Basisdokumentation, Anschlußdokumentation). ↑Krankenhausinformationssystem.

Patientenheber ↑Lifter.

Patientenidentifikation ↑Personenidentifikation.

Patienteninformation: Unterweisung der Pat. bei ärztl. verordneten o. käufl. Arzneimitteln für eine bestimmungsmäßige Anwendung, z. B. Dosis, Einnahmeform, Nebenwirkungen u. ä.

Patientenüberwachung: Monitoring; Verfahren zur kontinuierl. Kontrolle von Vitalfunktionen von Pat. in Krisensituationen (schwere Unfälle, Vergiftungen, Infarkte, komplizierte Operationen u. a.) auf apparativtechn. Wege. Für die P. werden spez. Räumlichkeiten, wie Intensivtherapiestationen, Infarktstationen u. a. mit spez. baul., organisator., hyg., gerätemäßiger Ausstattung geschaffen. Unterschieden wird zentrale u. bettseitige P. Bei der zentralen P. werden alle Meßwerte in einer Zentrale dargestellt, aufgezeichnet u. bei Grenzwertüberschreitung akust. o. opt. Alarm ausgelöst. Bei der bettseitigen P. erfolgt diese Funktion über unmittelbar am Krankenbett aufgestellte Geräte. Kombination zwischen beiden Grundvarianten ist mögl. Überwacht werden meist Herzfrequenz u./o. EKG, arterieller Blutdruck (unblutig u. blutig), venöser Druck, Pulsfrequenz, Atemfrequenz, Körpertemperatur u. a. Durch Einsatz von Prozeß- bzw. Mikrorechnern können Datenreduktion, -verknüpfungen, Trendberechnungen, automat. Dokumentation u. a. m. erreicht werden. Der Anschluß an Datenbanken auf zentralen Großrechnern ist mögl. Eine bisher sehr bewährte Form der P. ist die fetale Überwachung mit Fetalmonitoren, bei der im wesentl. zwei Parameter, die fetale Herzfrequenz u. der Wehendruck, fortlaufend erfaßt u. registriert werden, um Gefahrenzustände frühzeitig zu erkennen u. evtl. die Geburt vorzeitig zu beenden. Mini- u. Mikrorechnereinsatz bringt hier erhebl. weitere Vorteile durch korrelative Verknüpfung beider Parameter, Flächen- u. Indexberechnungen u. a.

Patientenverfügung: Patiententestament; Verfügungen über das eigene Sterben. Die P. hat keine Rechtsverbindlichkeit für den behandelnden Arzt, wird aber als vermutl. Wille des Pat. mehr u. mehr als Entscheidungshilfe berücksichtigt. Die P. gewinnt an Bedeutung, wenn sie jährlich aktualisiert wird u. ein Betreuer benannt ist.

Patientenzufriedenheit: Begriff der med. Soziol. zur Kennzeichnung der sozialen Qualität der med. Betreuung. P. hängt wesentl. von der Fähigkeit des Arztes ab, mit dem Pat. zu kommunizieren, insbes. ihn über Entstehung u. Verlauf seiner Krankheit zu unterrichten u. ihn in die Ther. einzubeziehen. ↑Compliance.

Patient, kooperativer ↑Patienten-Compliance.

Patient-Noncompliance ↑Patienten-Compliance.

Patriarchat ⟨*lat + gr*⟩ *n*: Vaterherrschaft; hervorgehobene, privilegierte Stellung eines Mannes als allein bestimmendes Oberhaupt eines Familienverbands. ↑Parentarchat.

Pattern ⟨*engl*⟩ *n*: Muster. **1.** ***Physiol.:*** räuml., zeitl. o. räuml.-zeitl. Anordnung von Zuständen, Ereignissen, Strukturen, z. B. Art der Aufeinanderfolge (Dichte, Regelmäßigkeit, Salvenartigkeit usw.) von ↑Aktionspotentialen. In den P. sind die Nachrichten verschlüsselt, die in den afferenten, efferenten u. zentralen Abschnitten des Nervensystems übertragen werden (Nervenimpulscode). **2.** ***Genetik:*** räuml. o. zeitl. Manifestationsmuster eines normalen o. mutierten Gens. **3.** ***Biochem.:*** charakterist. quantitativer u. zeitl. Verlauf von Enzymen bzw. Metaboliten im Blutplasma u. a. biol. Flüssigkeiten bei definierten Krankheitszuständen, z. B. Enzympattern o. Enzymmuster bei Herzinfarkt.

Patulin: Mykotoxin, produziert von Penicillium expansum u. Penicillium patulum u. a. Schimmelpilzen. P. ist häufig in verschimmeltem Obst u. daraus hergestellten Obstsäften nachzuweisen. P. wirkt neurotox. u. ist kanzerogen. Als Antibiotikum nicht einsetzbar.

Paukendrainage: Paukenhöhlendrainage; künstl. Belüftung der Paukenhöhle bei chron.-rezidivierenden Ergüssen u. Abflußstörungen der Tuba auditiva mittels Kunststoffohrprothesen (sog. Kragenknopfprothese). Bei ↑Paukenhöhlenerguß durch Trommelfell o. Tube in die Paukenhöhle (↑Cavitas tympanica) eingeführt, mit unterschiedl. Verweildauer. ↑Drainage, ↑Schalleitungsblock.

Paukenhöhle ↑Cavitas tympanica.

Paukenhöhlendrainage ↑Paukendrainage.

Paukenhöhlenerguß: seröse Mittelohrkatarrhe. Häufigkeit durch Gestaltwandel des Krankheitsbildes der akuten Mittelohrentzündung infolge Antibiotikatherapie, weiterhin durch Rachenmandelhypertrophie, Septumdeviation, chron. Sinusitiden u. Rhinopharyngitiden sowie Allergien, die u. U. zu Adhäsivprozessen u. Hörstörungen führen. Behandlungsziel ist Entleerung des Transsudates durch Trommelfellpunktion mit Absaugen des Transsudates, Parazentese mit Luftduschen durch Politzer-Verfahren bzw. Tubenkatheterismus o. Dauerdrainage des Mittelohrs (Paukendrainage) mittels Polyäthylenröhrchen transtympanal o. transtubar nach Tympanotomie. ↑Schalleitungsblock, ↑Politzern, ↑Paukendrainage.

Paukensklerose ↑Tympanosklerose.

Paul-Bunnell-Reaktion: Nachweis heterophiler Agglutinine bei ↑Mononucleosis infectiosa. Schaferythrozyten werden von den Seren der Pat., die an infektiöser Mononukleose leiden, agglutiniert. Beweisend sind Titer von 1 : 80 u. darüber. Im Zweifelsfall Absorption mit Meerschweinchennierenzellen u. Rindererythrozyten. Bei der infektiösen Mononukleose wird der Agglutinationstiter für Schaferythrozyten nur durch Absorption mit Rindererythrozyten gesenkt. Die bei einer ↑Serumkrankheit auftretenden Schafblutagglutinine werden durch Meerschweinchennierenzellen u. Rindererythrozyten absorbiert.

Paul-Ehrlich-Institut ↑Bundesamt für Sera und Impfstoffe.

Pauling, Linus Carl (geb. 1901), Chem. u. Physiker, Pasadena/USA. Nobelpreis für Chem. 1954 „für die Entwicklung von Theorien (direkte Schablonentheorie) zur Antikörperbildung".

Pauli-Test: Leistungs- bzw. Belastungstest; ein Test, der auf die Erfassung der geistigen Dauerbelastbarkeit, Ermüdbarkeit, Konzentrationsfähigkeit gerichtet ist, aber auch Antriebsbesonderheiten erfaßt.

Paurometabolie: Form der ↑Heterometabolie bei Insekten mit sehr wenigen sekundären Larvenmerkmalen u. großer Ähnlichkeit zum ↑Imago. ↑Ametabolie.

Pause, kompensatorische: nach einer Extrasystole in die Erregungsrefraktärphase der Muskulatur fallende reguläre Sinusknotenerregung wird vom Myokard nicht beantwortet.

Pausinystalia yohimbe: Rindendroge (Yohimbe cortex). Enthält Indolalkaloide, die strukturell den Rauwolfiaalkaloiden nahestehen. Hauptalkaloid ↑Yohimbin (Yohimbinum hydrochloricum), Alphasympathikolytikum, blutdrucksenkend; als Aphrodisiakum umstritten.

Pautrier-Mikroabszesse: im Stratum spinosum der Epidermis gelegene kleine Einschmelzungen mit Ansammlung von Lymphozyten u. Histiozyten bei ↑Mycosis fungoides.

Pauwels, Friedrich, zeitgen. Chir., Aachen.

Pauwels-Gesetz (nach Friedrich P. Gesetz der funktionellen Bedingtheit des normalen Knochenwachstums. Pathol. Druckbelastung ändert die enchondrale Wachstumsrichtung. Ein Ausgleich erfolgt nur dann, wenn die Druck- u. Wachstumszone rechtwinklig zueinander stehen.

Pauwels-Osteotomie (nach Friedrich P.): intertrochantere Osteotomie am koxalen Femurende mit Entnahme eines Knochenkeils mit medialer Basis zur Verkleinerung bzw. mit lateraler Basis zur Vergrößerung des Schenkelhalsschaftwinkels zwecks Verbesserung der Belastungsverhältnisse im Hüftgelenk, z. B. bei Defektheilung einer Luxationshüfte.

Pavillonsystem ↑Krankenhausbausysteme.

Pavlik-Bandage: Riemenzügelbandage zur Behandlung der Hüftgelenkluxation. Die Bandage hält die Beine des Säuglings in Beugeabduktionsstellung u. somit den Schenkelkopf in der Pfanne, ohne das Gelenk völlig ruhigzustellen.

Pavor nocturnus ⟨*lat*⟩ *m*: bei Kindern im Vorschulalter vorkommende Nachtangst mit Schreien u. Verwirrtheit, tritt typischerweise im ersten Drittel der Nacht auf.

Pavulon ↑Pancuroniumbromid.

Pawlow, Iwan Petrowitsch (1849–1936), russ. Physiol., Prof. an der Militärmedizinischen Akademie in St. Petersburg. Nach Abschluß seiner naturwissenschaftl. u. med. Studien in St. Petersburg (1879) besuchte P. für zwei Jahre (1884–1886) das damals international führende Institut unter Carl Ludwig in Leipzig. Hier vervollkommnete er seine Fertigkeiten für operative Eingriffe sowie anschließend bei dem Breslauer Physiol. R. Heidenhain, v. a. was Eingriffe an Verdauungsorganen betraf. Gerade auf diesem Gebiet gelangen ihm erste bedeutende Entdeckungen über die Nervenversorgung von Pankreas, Magen u. Speicheldrüsen. Er erhielt 1904 den Nobelpreis „in Anerkennung seiner Arbeit über die Physiologie der Verdauung". Bekannter noch wurde P. durch seine Untersuchungen der von ihm so genannten „bedingten Reflexe", z. B. der Speichelsekretion beim Hund, womit er die reflektor. Natur auch der „psychischen Sekretion" nachwies. Mit zahlreichen Schülern baute er die Methode so weit aus, daß mit ihr die Sinnesleistungen von Tieren genau erfaßt u. mit denen des Menschen verglichen werden konnten. Seine Theorie von der „höheren Nerventätigkeit" gründet auf den Ergebnissen der bedingtreflektor. Untersuchungen. Allerdings ist seine Auffassung, wonach jegl. mentale Leistung letzten Endes auf komplizierten rein reflektor. Abläufen beruhe, schon zu seinen Lebzeiten nicht unwidersprochen geblieben u. heute allg. in dieser apodikt. Form nicht haltbar. Andererseits haben gerade die von der Pawlow-Schule entwickelten Methoden vielen Forschern bis heute Anregungen für die eigenen Untersuchungen gegeben.

Pawlow-Kammer: von I. P. Pawlow eingeführte Konstruktion eines schallisolierten Raums von ca. $2 \cdot 2$ m Grundfläche, in dessen Wand ein Beobachtungsfenster eingelassen ist. Das Versuchstier ist in der P. einer Umgebung ausgesetzt, die reizarm ist bzw. in der nur wenige best. Reize verabfolgt werden, um schnell bedingte ↑Reflexe als Modell für komplizierte Verhaltensmuster ausarbeiten zu können.

Pawlow-Magen (nach Ivan P. P.): tierexperimentelle Methode zur Untersuchung der sekretor. Tätigkeit des Magens. Von I. P. Pawlow Ende des 19. Jh. in die Physiol. eingeführt. Operative Abtrennung eines Teils vom Magenkörper unter Beibehaltung der Nerven- u. Blutgefäßversorgung, Verbindung des Blindsacks (kleiner Magen) durch eine Fistelröhre mit der Außenwelt.

Payr, Erwin (1871–1946), dt. Chir., Greifswald, Königsberg, Leipzig.

Payr-Spritzversuch (nach Erwin P.): Bei Durchgängigkeit der extrahepat. Gallenwege soll injizierte Kochsalzlösung ins Duodenum abfließen.

Payr-Zeichen (nach Erwin P.): bei Druck unter die Fußsohle als unsicheres Zeichen zu wertender Schmerz bei ↑Phlebothrombose.

Pb: chem. Symbol für Blei.

PBE ↑Einheit, plaquebildende.

PBI: *Abk* für engl. protein bound iodine; proteingebundenes Iod.

P-biatriale: elektrokardiograph. Zeichen der Belastung beider Vorhöfe. P in II u. aVF > 2,5 mV, doppelgipflig u. breiter als 0,1 s, in V_1 biphas.

P-Blutgruppe: Blutgruppensystem an menschl. Erythrozyten u. Thrombozyten mit nicht völlig geklärtem Vererbungsmodus u. unterschiedl. Agglutinationsstärken. Anti-Tj^a kann Transfusionsstörungen u. Fehlgeburten bedingen. Anti-P-Hämolysine sind als Autoantikörper bei der paroxysmalen nächtl. Hämoglobinurie als bivalente Kältehämolysine (Donath-Landsteiner-Hämolysine) nachweisbar.

PBS: *Abk* für engl. phosphate buffered saline. ↑Salzlösung, physiologische.

PC: *Abk* für engl. Peak clipping, Spitzenbeschneidung; gibt Grenze der Ausgangsleistung eines elektr. Verstärkers (↑Hörgerät) an, oberhalb derer überschießende Signalanteile abgeschnitten werden.

P-Cadhärin: insbes. in Herz-, Darm- u. Lungenzellen vorkommendes Zelladhäsionsmolekül (↑Cadhärine); Bedeutung für Histogenese.

P-cardiale ↑P-biatriale.

PCB: *Abk* für polychlorierte ↑Biphenyle.

PCEC-Tollwutimpfstoff ⟨*engl*⟩: *Abk* für ↑Purified-chicken-embryo-cell-Tollwutimpfstoff.

PCO: *Abk* für polyzystische Ovarien; Folge einer chron. Anovulation. Das ↑Stein-Leventhal-Syndrom steht am Ende einer Entwicklung. Durch transvaginale Sonographie sind die unterschiedl. Vergrößerungen der Ovarien ebenso wie die poly- bzw. meist mikrozyst. (selten makrozyst.) Veränderungen erkennbar. Wahrscheinl. liegen ursächl. versch. pathophysiolog. Mechanismen zugrunde; deshalb auch PCO-Syndrom. Die zu Gunsten des LH verschobene Gonadotropinsekretion (Puls- u. Amplitudenerhöhung) führt zum erhöhten LH-Tonus, der die Sekretion von Androgenen durch die Thekazellen begünstigt; vermehrte IGF-Produktion bes. bei Adipositas unterstützt dies.

pCO_2: CO_2-Partialdruck.

pCO_2, transkutaner: *Abk* $tcpCO_2$. Kohlendioxidpartialdruck an der Hautoberfläche. Das durch die Haut diffundierende Kohlendioxid läßt sich an der Hautoberfläche durch spez. beheizte Sensoren kontinuierl. u. nichtinvasiv messen, der $tcpCO_2$ korreliert unter best. Bedingungen mit dem art. pCO_2. Der $tcpCO_2$ ist eine wichtige Größe bei der Beurteilung der respirator. Funktion u. der Beatmung. Haupteinsatzgebiet Neonatologie. ↑Sauerstoffpartialdruckmessung, transkutane.

PcP: *Abk* für ↑Pneumocystis-carinii-Pneumonie.

PCP ⟨*engl*⟩ *m*: **1.** *Abk* für engl. pulmonal capillary pressure; Pulmonalkapillardruck, durch Rechtsherzkatheterisierung in einen kleinen Ast der Lungenarterie vorgeschobener (geschwemmter) Katheter zur Messung des Lungenkapillardrucks u. Abschätzung des li. Vorhofdrucks. **2.** *Abk* für prim. chron. Polyarthritis bzw. progressiv chron. Polyarthritis. ↑Rheumatoidarthritis.

PCPS: *Abk* für perorale Cholangiopankreatoskopie. Durch die Kombination eines Mutterduodenoskops (orthograde Blickrichtung) mit einem dünnen Subcholangiopankreatoskop (Babyskop) ist nach Sondierung der Papilla Vateri eine Gangbesichtigung mögl.

PCR: *Abk* für engl. polymerase chain reaction; ↑Polymerasekettenreaktion.

PCV ↑Zellpackungsvolumen.

Pd: chem. Symbol für ↑Palladium.

PD-Antwortverhalten ↑PD-Rezeptoren.

P-dextroatriale: elektrokardiograph. Zeichen der Belastung des re. Vorhofs. P. in II, III u. aVF spitz u. höher als 0,25 mV, Breite < 0,11 s.

P-dextrokardiale ↑P-pulmonale.

PD-Fühler ↑PD-Rezeptoren.

PDGF: *Abk* für engl. platelet-derived growth factor; von Thrombozyten, Endothelzellen, Fibroblasten, Makrophagen u. glatten Muskelzellen der Blutgefäße gebildeter, pleiotrop wirkender ↑Wachstumsfaktor (tritt in monomerer u. dimerer Form mit unterschiedl. Wirkungen auf). Wirkt mitogen auf Endothelzellen u. Fibroblasten sowie chemotakt. auf Fibroblasten, Monozyten, neutrophile Granulozyten u. glatte Muskelzellen; induziert Expression versch. ↑Onkogene (z. B. ↑myc, fos); aktiviert Prostaglandinstoffwechsel; wird zur Behandlung von Wundheilungs- u. Entzündungsprozessen eingesetzt.

PD-Glied: *Abk* für Proportional-Differenzier-Glied. Ein kombiniertes lineares ↑Übertragungsglied, das eine Verknüpfung eines ↑P-Gliedes mit einem D-Glied darstellt, d. h., dessen Ausgangsgröße sowohl dem absoluten Wert der Eingangsgröße x_e als auch ihrem Differentialquotienten

$$\frac{dx_e}{dt}$$

proportional ist. In der Physiol. wird diese Bez. auch für Informationsverarbeitungsstrukturen benutzt, die kein PD-Verhalten im strengen Sinne, sondern annäherndes PD-Verhalten mit Verzögerung 1., 2. o. höherer Ordnung mit relativ kleinen Zeitkonstanten aufweisen, z. B. „PD-Rezeptoren“ = „phas.-ton.“ Rezeptoren, die sowohl auf den absoluten Wert des Reizes als auch auf seine Änderungen reagieren u. adaptationsfähig sind; allerdings ist ihre ↑Adaptation unvollständig.

PDI: *Abk* für engl. Periodontal Disease Index; Index zur Graduierung von Gingivitis, Parodontitis u./o. Atrophie des Parodonts.

PDL: *Abk* für ↑Pflegedienstleitung.

PD-Rezeptoren: Eigenschaft von Rezeptoren, insbes. Berührungsrezeptoren u. best. Temperaturrezeptoren in der Haut sowie von Muskelbinnenrezeptoren (↑Muskelspindel), die Intensität eines Reizes proportional (P-Verhalten) wie auch die Geschwindigkeit von Intensitätsänderungen differentiell nach der Zeit (D-Verhalten) anzuzeigen. ↑Differentialquotientenempfindlichkeit.

Peak ⟨*engl*⟩ *m*: Spitzenwert einer Feldgröße.

Peak acid output ⟨*engl*⟩: Gipfelsekretion.

Pearl-Index: Versagerquote einer empfängnisverhütenden Methode pro 100 Frauenjahre (entspr. der theoret. Möglichkeit, zwölfmal im Jahr schwanger zu werden). Der P. beträgt bei lokalen chem. Kontrazeptiva 9–39, Rhythmusmethoden 14–32, Kondom ca. 7–15, Intrauterinpessar 2–8, hormonale Kontrazeptiva 0–0,8. Pearl-Formel

$$\frac{\text{Gesamtzahl der Schwangerschaften}}{\text{Gesamtzahl der beurteilten Risikomonate}}$$

Pechhaut: Hautkrankheit durch Einwirkung von Pech u. Teeren auf die Haut. Akute Erscheinungen durch zusätzl. Einwirkung von ultraviolettem Licht (auch Sonnenlicht) in Form von erhebl. Entzündung, durch chron. Einwirkung braunschwarze Verfärbung mit Hyperkeratosen bes. im Bereich der Haarfollikel; meist Berufskrankheit, ↑Acne picea.

Pechkrebs ↑Teerkrebs.

Pecten ⟨*lat*⟩ *m*: Kamm; kammartiger Vorsprung an Knochen.

Pecten ossis pubis: Schambeinkamm; oberer Rand des Schambeins.

Pectinase ⟨*gr*⟩ *f*: Enzym, eine Esterase, die das veresterte ↑Methanol aus den ↑Pectinen unter Bildung von Pectinsäuren abspaltet (Pectinmethylesterase).

pectinatus ⟨*lat*⟩ *Adj*: kammartig; ↑Musculi pectinati.

Pectine ⟨*gr*⟩ *n Pl*: hochpolymere, lineare Moleküle, die aus alpha-1,4-glykosid. verbundenen Galakturonsäureresten aufgebaut sind, deren Carboxylgruppen teilweise mit Methanol verestert sind. P. bilden mit Zellulose die Stützsubstanzen der pflanzl. Zellwand. P. werden wegen ihrer hohen Gelierfähigkeit in Nahrungsmitteln, Med., Pharmazie u. Kosmetik eingesetzt. Zur Sirupgewinnung (Sirupus Rubi idaei, Sirupus Cerasorum) müssen sie vergoren o. durch Enzyme (Pectinasen, Pectinesterasen) abgebaut werden. P. finden Verwendung bei Durchfall u. zur Regulierung der Darmperistaltik, als Blutstillungsmittel u. zu kosmet. Präparaten (Hautcremes usw.).

pectineus ⟨*lat*⟩ *Adj*: zum Kamm (des Schambeins) gehörend; ↑Musculus pectineus.

Pectinosis ⟨*lat*⟩ *f*: fibröse Einengung im Bereich des inneren Sphinkters als mögl. Folge eines chron.-entzündl. Prozesses (Anitis, Kryptitis, Papillitis).

Pectinsäuren: Pectine, die ausschließl. freie, unveresterte Carboxylgruppen tragen.

pectoralis ⟨*lat*⟩ *Adj*: zur Brust gehörig, Brust-.

Pectoralis-minor-Syndrom ↑Kompressionssyndrome.

Pectus ⟨*lat*⟩ *n*: Brust.

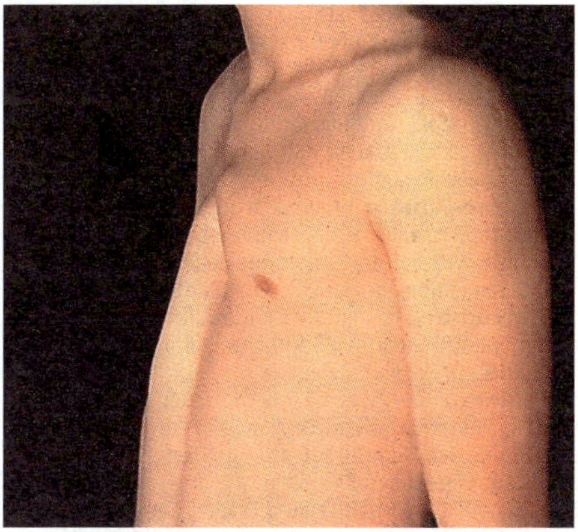

4

Pectus excavatum.
Trichterbrust bei einem älteren Jungen

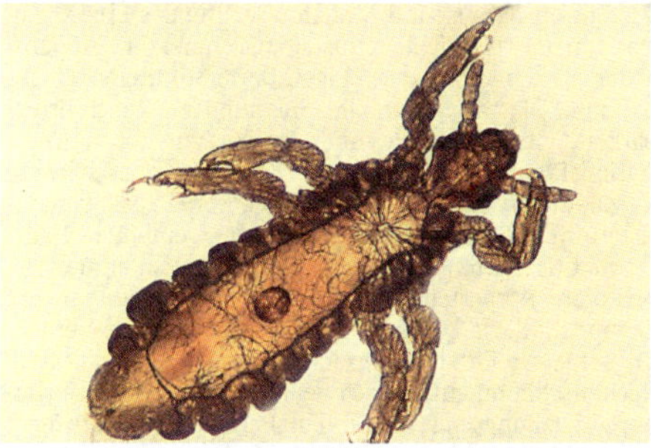

13

Pediculus capitis

Pectus carinatum: Pectus gallinaceum, Hühnerbrust, Kielbrust; schmaler Brustkorb mit kielartig vorspringendem Brustbein u. muldenförmig eingedellten Brustseiten. Auswirkungen gering, Operation seltener erforderl. als bei ↑Pectus excavatum.

Pectus excavatum: Trichterbrust; trichterförmige Eindellung am Brustbein. Angeboren o. erworben, z. B. bei Rachitis. Bei Beeinträchtigung der Lungen-Herz-Kreislauf-Funktion o. aus kosmet. Gründen operat. Korrektur durch Mobilisierung der eingesunkenen Brustwandabschnitte u. Fixierung in normaler Stellung. ↑Brunner-Trichterbrustoperation, ↑Ravitch-Trichterbrustoperation. ↑Brustwandstabilisator. Abb.

Pectus gallinaceum ↑Pectus carinatum.

Pediculoides ventricosus: Getreidekrätzmilbe, Pyemotes titrici; ↑Bäckerkrätze.

Pediculosis ↑Pedikulose.

Pediculus capitis ⟨*lat*⟩ *m*: Kopflaus des Menschen, Vertreter der ↑Anoplura. Männchen bis 2,9 mm, Weibchen bis 3,4 mm lang, Farbe wechselnd, Kopf dreieckig, Tarsalanhänge an den Füßen klein. Befällt vorwiegend den behaarten Kopf, vorzugsweise die Gegend hinter u. über dem Ohr, Übertragung von Mensch zu Mensch. Eine Laus legt tgl. 3–4 Eier, die als Nissen fest an den Haaren haften (Schuppen lassen sich leicht abstreifen). Das Blutsaugen der Parasiten (sowohl der Larven als auch der Imagines) führt durch in die Haut eingedrungenes Speichelsekret zu starkem Juckreiz, durch Kratzen Exkoriationen, Sekundärinfektion, ↑Impetiginisation. Als Überträger von Krankheitserregern ohne Bedeutung. Abb.

Pediculus corporis ↑Pediculus humanus.

Pediculus humanus: Kleiderlaus des Menschen, Vertreter der ↑Anoplura. Männchen bis 3,9 mm, Weibchen bis 4,6 mm lang, farblos bis graugelb, mit längl. Kopf, Tarsalanhänge an den Füßen groß. Lebt in der der Haut anliegenden Kleidung, Larven u. Imagines sind Blutsauger, Erreger der ↑Pedikulose. Hauptüberträger des Fleckfiebererregers.

Pediculus vestimenti ↑Pediculus humanus.

Pedikulose ⟨*lat*⟩ *f*: Pediculosis, Verlausung; Befall der Haut mit Menschenläusen. **Pediculosis corporis**: Befall mit Kleiderläusen (↑Pediculus humanus). Infektionsquelle ist der verlauste Mensch. Übertragung durch direkten Kontakt u. indirekt über Kleidungsstücke, Wäsche. Läusestiche verursachen hämorrhag. Flecke, Juckreiz mit Kratzeffekten u. sek. Pyodermien. Kleiderläuse übertragen das klass. Fleckfieber u. Rückfallfieber. **Pediculosis capitis**: Kopflausbefall (↑Pediculus capitis); nimmt weltweit zu. **Pediculosis pubis**: Schamlausbefall (↑Phthiriasis); steigt mit Zunahme von Promiskuität u. vener. Infektionen an.

Pedipalpen: paarig angelegte, mit Sinneshaaren besetzte Teile der Mundwerkzeuge der Ixodoidea, ↑Zecken.

Pedunculus ⟨*lat*⟩ *m*: Stiel.

Pedunculus cerebellaris: unterer (P. c. inferior, P. c. caudalis), mittlerer (P. c. medialis) bzw. oberer (P. c. superior, P. c. cranialis, P. c. rostralis) Kleinhirnstiel. Sie verbinden das Kleinhirn mit dem Myelenzephalon, der Pons bzw. dem Mesenzephalon.

Pedunculus cerebri: Pedunculus cerebralis; Hirnstiel, paariger unterer Teil des Mittelhirns. Im ventralen Teil liegen die Crus cerebri (Hirnschenkel), darin ziehen der ↑Tractus corticospinalis u. der ↑Tractus corticonuclearis abwärts. Der dorsale Teil entspricht dem ↑Tegmentum rhombencephali.

Pedunculus floccularis: Flockenstiel; aus weißer Substanz bestehende Verbindung des ↑Flocculus zum Wurm des Kleinhirns.

Peeling ⟨*engl*⟩: Ablösen der Hornschicht durch chem. (Ätzgifte) o. mechan. (Sandpapier) Mittel.

PEEP-Beatmung: *Abk* für engl. positive endexpiratory pressure; Beatmung mit erhöhtem endexspirator. Druck. Dieses Verfahren hat zwar neg. Auswirkungen auf den venösen Rückstrom u. die Hämodynamik, verbessert aber die Sauerstoffaufnahme durch Offenhalten kollapsbedrohter Alveolarbereiche (↑Air-trapping) u. Verminderung pulmonaler Flüssigkeitseinlagerung Verbesserung der Diffusion. Die zeitl. begrenzte Anwendung dieses Verfahrens gehört zu den Methoden der Intensivtherapie bei der Beherrschung schwerer Gasaustauschstörungen. Vorsicht bei erhöhtem Hirndruck, da ein weiterer Druckanstieg mögl. ist.

Peeso-Zange: zur Erweiterung von Kronenringen durch Quetschen des Bleches.

Pefloxacin: Gyrasehemmer (einfach fluoriertes Chinolonderivat).

PEG: *Abk* für perkutane endoskopische Gastrostomie. Methode zur enteralen Langzeiternährung von Pat. mit Schluckstörungen, z. B. nach Schlaganfall.

Peganum harmala ⟨*gr*⟩ *n*: Steppenraute, enthält Indol-Alkaloide vom Betacarbolin-Typ (z.B. Harmin). Harmin besitzt psychomimet. Eigenschaften. Ther. Verwendung gegen Muskelstarre bei Parkinson-Syndrom heute obsolet.

Pegel *m*: **1.** Kennzeichnung einer Größe in Relation zu einer festgesetzten Bezugsgröße (z.B. ↑Dezibel). **2.** spez. in der automat. Bildanalyse eine ausgewählte Graustufe im digitalisierten Bild.

Peiper, Albrecht (1889–1968), Päd., Greifswald, Leipzig. P. widmete sich vornehml. der Erforschung nervaler Regulationen beim Kind. „Die Eigenart der kindlichen Hirntätigkeit", 1949. „Chronik der Kinderheilkunde", 4. Aufl. 1966.

Peitschenschlagverletzung ↑Halswirbelsäulenschleudertrauma.

Peitschenwurm ↑Trichuris trichiura.

Peitschenwurmbefall ↑Trichuriasis.

pektanginös ⟨*lat*⟩ *Adj*: mit einer ↑Angina pectoris in Verbindung stehend.

Pektoralisphlegmone ↑Brustwandphlegmone.

Pelade ⟨*frz*⟩ *f* ↑Alopecia.

Pelagismus ⟨*gr*⟩ *m*: Seekrankheit.

Pelger, Karel (1885–1931), niederländ. Päd.

Pelger-Huët-Kernanomalie (nach Karel P.): autosomal dominant vererbbare Kernveränderung der Zellen der Granulozytopoese (Funktion ungestört), gekennzeichnet durch unsegmentierte o. nur zweisegmentierte Kerne ihrer reifen Zellformen. Auffällig auch das grobe Kernchromatin. In Kombination mit einer Häufung von Stabkernigen typ. für Heterozygote („pseudoregeneratives Blutbild"). Homozygote Merkmalsträger besitzen dagegen reife, rundkernige Granulozyten (Huët 1932). ↑Pseudo-Pelger-Zellen. Abb.

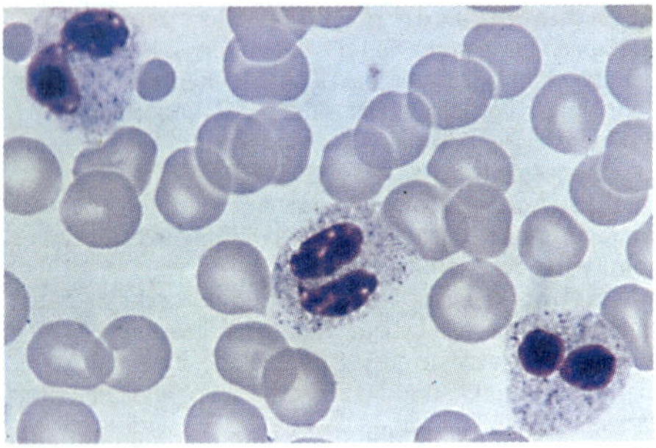

35

Pelger-Huët-Kernanomalie. Blutausstrich eines heterozygotem Merkmalsträgers, Pappenheim-Färbung

Peliosis ⟨*gr*⟩ *f* ↑Purpura.

Peliosis hepatis: disseminierte blaurote Flecken bedingt durch multiple blutgefüllte Zysten, die z.B. im laparoskop. Bild an der Leberoberfläche zu erkennen sind.

Peliosis rheumatica ↑Schoenlein-Henoch-Purpura.

Pelizaeus, Friedrich (1850–1917), dt. Neurol., Kassel.

Pelizaeus-Merzbacher-Syndrom: fam. diffuse Sklerose. Genet. bedingte diffuse Hirnsklerose. Entmarkungsprozeß durch Synthesestörung des Proteolipidproteins u. Myelins mit Erstmanifestation im Säuglingsalter (Typ Merzbacher, Typ Seitelberger) o. im Erwachsenenalter (Typ Camp-Löwenberg-Hill). Entwicklungsstillstand motor. u. mental, Ataxien o. spast. Paresen, rasch progredienter Verlauf. Tod im Kindesalter. Erwachsenentyp Lebenserwartung mehr als 20 Jahre. Erbgang X-chromosomal, Erwachsenentyp autosomal dominant.

Pelkan-Linie: röntgenolog. sichtbare Aufhellungslinie in der Metaphyse langer Röhrenknochen bei chron. Vitamin-C-Mangel im wachsenden Knochen, bedingt durch mangelnde enchondrale Ossifikation.

Pelkan-Sporn: laterale periostale Knochenwülste an der Epiphysenplatte bei Vitamin-D-Mangel.

Pella ⟨*lat*⟩ *f*: Pellis, Haut.

Pellagra ⟨*ital*⟩ *n*: sog. 3-D-Krankheit (Diarrhö, Dermatitis, Dementia); multiple Avitaminose, bedingt durch Fehlen v.a. des Nikotinsäureamids (Niacin) u. einiger anderer Vitamine des B-Komplexes (↑Riboflavin, ↑Vitamin B_6) sowie durch Mangel an ↑Tryptophan (Maiseiweiß enthält fast kein Tryptophan). Endem. in Ländern mit vorwiegend maisessender Bevölkerung; in Italien, Spanien, auf dem Balkan, in den Südstaaten der USA, in Indien, China, Japan. Vor Ausbruch charakterist. Erscheinungen besteht oft ein bis zu 8 Monaten währendes Prodromalstadium mit Gewichtsverlust, Kopfschmerzen, Appetitlosigkeit, Schlaflosigkeit, Magen-Darm-Störungen, Obstipation u. Diarrhö; im präklin. Stadium treten auch Erregbarkeit, Gedächtnisschwund, Nachlassen der Konzentrationsfähigkeit, Verwirrung, Schmerzen u. stärkere Verdauungsschwierigkeiten auf. Die klin. P. ist charakterisiert durch Dermatitis, Diarrhö u. Dementia. Haut: Dermatitis bilateral symmetr., vorzugsweise an den belichteten Körperteilen (Casal-Halsband), Erythem mit Schuppen, Blasen, Geschwür- u. Narbenbildung. Verdauungsorgane: Entzündungserscheinungen an Mund- u. Rachenschleimhaut, Anschwellung, dunkelrote Verfärbung der Zunge mit Riß- u. Furchenbildung, Erbrechen, Diarrhö. Nervensystem: Angst- u. Erregungszustände, Bewußtseinsstörung, Verirrung u. Irresein. Ther.: Nikotinsäureamid unter Zugabe anderer Vitamine des B-Komplexes u. eine fleischreiche, Eier, Gemüse, Milch u. Biertrockenhefe enthaltende Kost.

Pellagraschutzstoff ↑Niacin.

Pellet ⟨*engl/frz*⟩: **1.** Kügelchen, Granula, Pille; kugelförmige Gebilde von 1 mm Durchmesser, die mit Arzneistoffen beladen werden u. mit diffusionssteuernden Überzügen, meist in Kapseln (↑Capsula) vereinigt, als Depotträger Verwendung finden. In der Landwirtschaft meist zylinderförmige Preßlinge eines an Wirk- u. Mineralstoffen reichen, mehligen Mischfutters. **2.** nach Trypsinierung von Gewebefragmenten u. anschließender Zentrifugation sich am Boden des Zentrifugenröhrchens absetzender Klumpen von Einzelzellen.

Pelletierin: Ketoderivat des ↑Coniins.

Pellicle ⟨*engl*⟩ *n*: Acquired p.; erworbenes Schmelzoberhäutchen, ständig neu entstehender Niederschlag von Speichelglykoproteinen auf der Zahnoberfläche mit Schutzfunktion gegenüber chem. u. mech. Noxen, Grundlage der mikrobiellen Besiedlung (↑Dentalplaque, ↑Auflagerung).

pellucidus ⟨*lat*⟩ *Adj*: durchsichtig.

Peloidanalysen: den ↑Heilwasseranalysen entsprechende Untersuchung von zu ther. Zwecken verwendeten natürlichen ↑Peloiden. Einzelheiten sind in den ↑Begriffsbestimmungen für Kurorte, Erholungsorte und Heilbrunnen geregelt.

Peloidbäder: aus natürlichen ↑Peloiden hergestellte ther. Bäder, die i. d. R. zur system. Thermotherapie genutzt werden. ↑Moorbäder.

Peloide, natürliche ⟨*gr*⟩ *n Pl*: aus der Natur stammende schlammartige Substanzen, die in der Balneologie als Bäder- o. Packungen zur Thermotherapie genutzt werden; gebräuchl. sind ↑Torf (Moor), Tuff (↑Fango), Ton, ↑Lehm u. Schlick.

Peloidpackungen: aus natürlichen ↑Peloiden hergestellte Packungen, die i. d. R. zur lokalen Thermotherapie genutzt werden (↑Fango).

Pelotteneffekt: Druckeffekt z. B. eines Tumors in der Nähe der Wand eines Hohlorgans, der sich im Röntgenbild als unscharf begrenzter Füllungsdefekt äußert.

Peltier, Jean Charles Athanase (1785–1845), frz. Physiker, Ham, Paris

Peltier-Effekt (nach Jean C. Peltier): Erscheinung der Thermoelektrizität. Der Stromfluß durch einen aus zwei versch. Metallen bestehenden Leiterkreis bewirkt Temperaturänderung an Lötstellen. Starke Effekte zeigen Halbleiter. Anwendung des Prinzips bei kleinen Kühlzellen, u. a. bei Kryotherapie ↑Osmometer.

Pelveoperitonitis ⟨*lat + gr*⟩ *f* ↑Pelviperitonitis.

Pelvic congestion ⟨*engl*⟩ ↑Parametropathia spastica.

pelvicus ⟨*lat*⟩ *Adj*: pelvinus; zum Becken gehörend.

Pelviotomie ⟨*lat + gr*⟩ *f*: **1.** ***Gyn.:*** ↑Pubeotomie; **2.** ***Urol.:*** Eröffnung des Nierenbeckens.

Pelvipathia vegetativa ⟨*lat*⟩ *f* ↑Parametropathia spastica.

Pelviperitonitis ⟨*lat + gr*⟩ *f*: im Gebiet des kleinen Beckens lokalisierte Bauchfellentzündung. Ausgangspunkt sind meist ↑Adnexitiden.

Pelvis ⟨*lat*⟩ *f*: Becken; unterer Rumpfabschnitt, welcher von beiden Ossa coxae, dem Os sacrum u. Os coccygis umschlossen wird. Seine Wand weist knochenfreie Stellen auf, die durch Weichteile gedeckt werden. Man unterscheidet ein großes Becken (P. major) zwischen beiden Darmbeinschaufeln u. ein darunterliegendes kleines Becken (P. minor), welches die Beckenorgane aufnimmt. Die Grenze zwischen beiden ist die ↑Linea terminalis pelvis. Abb.

Pelvis angusta: in allen Beckendurchmessern annähernd gleich stark verengtes Becken. Teilerscheinungen einer allg. Hypoplasie der Gesamtkonstitution.

Pelvis fissa: Spaltbecken, Beckenspalte; angeborenes Klaffen des Beckens im Symphysenbereich durch nach lateral „aufgeklappte“ Schambeine. Meist kombiniert mit breiten Blasen- u. Harnröhrenspalten (↑Ecstrophia vesicae, ↑Epispadie). Teratolog. Reihe von der ↑Symphysenspalte, über die P. f. bis zur schwersten Form, der ↑Pelvis inversa.

Pelvis inversa: angeborene, schwere Fehlgestalt des Beckens. Durch eine breit klaffende Symphyse u. nach lateral gedrehte Darmbeinschaufeln entsteht ein „aufgeklapptes“ Becken mit verschiedengradiger, dorsaler Annäherung beider Azetabula. Verschmelzen beide Hüftpfannen, entsteht das für Sirenenfehlbildungen charakterist. „Sirenenbecken“. Kombination mit schweren Fehlbildungen im Urogenitalbereich, Atresia ani et recti. Es besteht eine teratolog. Reihe von der ↑Symphysenspalte über die ↑Pelvis fissa zur P. i. Abb.

Pelviskop: gyn. Laparoskop o. Peritoneoskop, Coelioskop. ↑Endoskop zur Betrachtung u. Photographie der weibl. Genitalien nach Einführung durch die Bauchdecke u. Luftaufblähung.

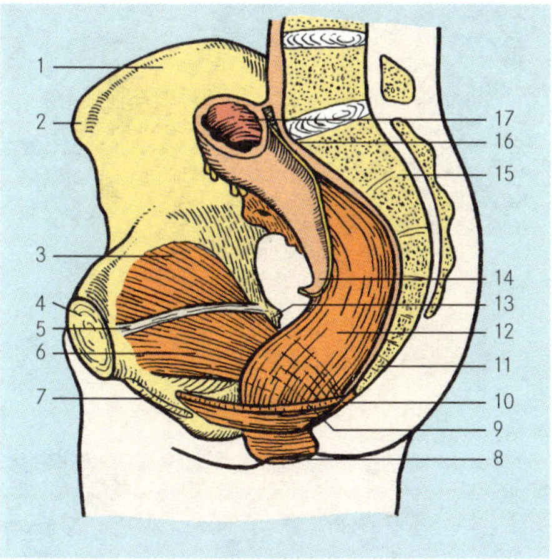

Pelvis. Ansicht von medial auf die re. Beckenhälfte
1: Os ilium; 2: Spina iliaca anterior superior;
3: M. obturatorius internus; 4: Symphysis pubica;
5: Arcus tendineus; 6: M. levator ani;
7: M. transversus perinei profundus (Diaphragma urogenitale); 8: Canalis analis, M. sphincter ani externus; 9: M. levator ani, durchgetrennt;
10: Ligamentum anococcygeum; 11: Os coccygis;
12: Rektum; 13: Spina ischiadica; 14: Umschlag des Bauchfells; 15: Os sacrum; 16: Promontorium;
17: Colon sigmoideum

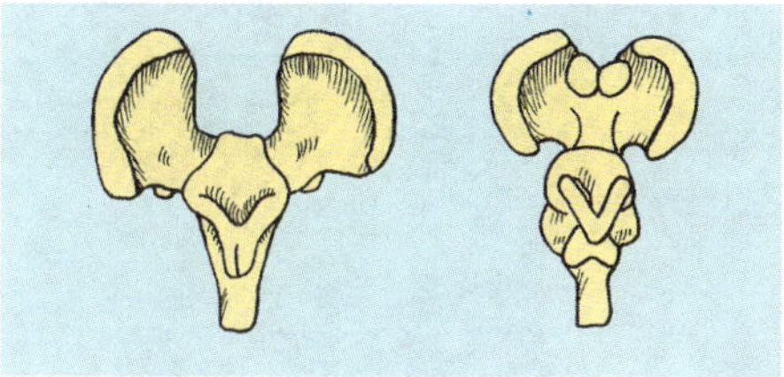

Pelvis inversa

Pelvis nana: Zwergbecken, höchster Grad des allg. verengten Beckens.

Pelvis obtecta: dachartige Überdeckung des Beckeneingangs durch pathol. verstärkte Ausbildung u. Herabsinken einer Kyphose im Bereich der Lendenwirbelsäule.

Pelvis osteomalacica: Verformung des bereits fertig ausgebildeten Beckens durch Einsinken des Promontoriums, der seitl. Beckenwände. Unregelmäßige Form des Beckeneingangs.

Pelvis plana: Verkürzung der geraden Durchmesser sämtl. Beckenebenen (einfach plattes Becken).

Pelvispondylitis ankylosans ↑Spondylitis ankylosans.

Pelvis rachitica: rachit. plattes Becken. Verkürzung des geraden Durchmessers des Beckeneingangs durch Einsinken des Kreuzbeins; bei Erhaltung aller ande-

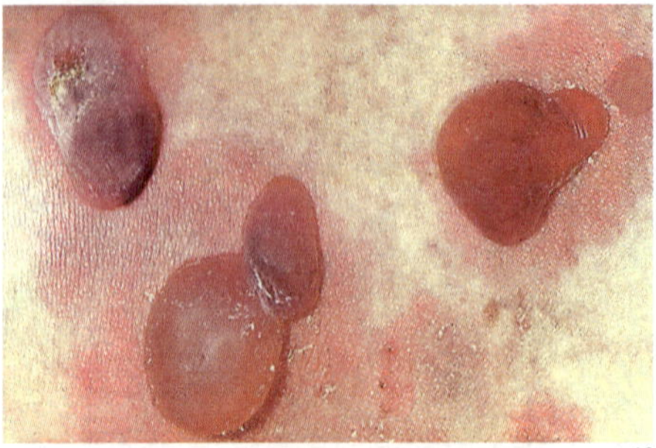

13

Pemphigoid

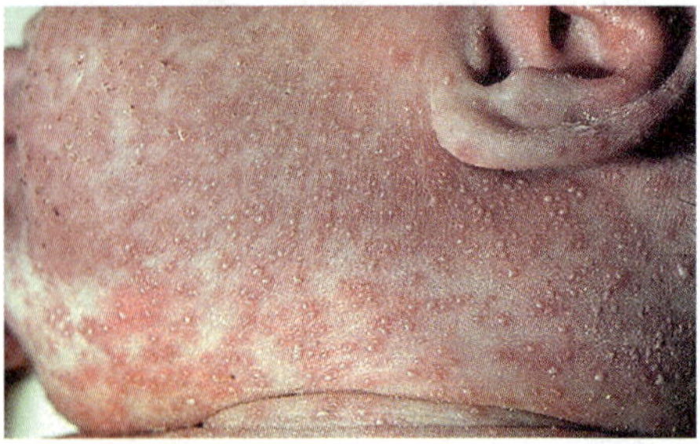

37

Pemphigus (Abb. 1).
Generalisierte Bläschenbildung bei P. neonatorum

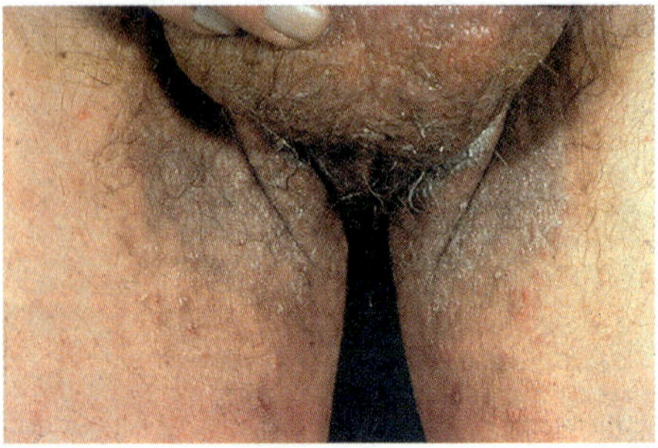

39

Pemphigus (Abb. 2). Bläschen, Erosionen und Krusten bei P. chronicus benignus familiaris

ren Beckenmaße o. gleichzeitiger ungleichmäßiger Veränderung der ganzen Beckenform (Rachitis).

Pelvis spondylolisthetica: Beckenveränderung, bei der der letzte Lendenwirbel über den ersten Kreuzbeinwirbel nach vorn abgeglitten u. herabgesunken ist. Folge einer Entwicklungsstörung.

Pemphigoid: bullöses Pemphigoid, Parapemphigus, Alterspemphigus; bei alten Menschen gewöhnl. zuerst an den Oberschenkeln u. am Unterbauch auftretende schlaffe, subepidermal gelegene Blasen. Chron. Verlauf, Exitus an Marasmus mögl. Abzutrennen hiervon ist das Schleimhautpemphigoid, das nur im Bereich der Augenbindehäute mit Synechiebildung u. der Mundschleimhaut vorkommt, manchmal auch Blasenbildung am Rumpf. Abb.

Pemphigoid, okulares: Pemphigus conjunctivae; essentielle Bindehautschrumpfung. Vernarbende schrumpfende Schleimhautentzündung der Bindehaut, die meist nach Monaten bis Jahren generalisiert u. auf andere Schleimhäute übergreift. Führt auch zu Hornhautnarben. Häufig Ablagerung von Immunglobulinen an Basalmembranen. Beim echten ↑Pemphigus wird die Bindehaut nur selten beteiligt.

Pemphigus ⟨*gr*⟩ *m*: eine mit Blasenbildung einhergehende Hautkrankheit. Man unterscheidet versch. Formen. **P. vulgaris**: Krankheit, bei der aus unbekannter Ursache (wahrscheinl. immun. bedingt) oft bis hühnereigroße Blasen auf normal aussehender Haut aufschießen, die meist schlaff u. mit klar-seröser Flüssigkeit gefüllt sind, an Schleimhaut selten (↑Pemphigoid). Abheilung ohne Narben, verläuft in Schüben, meist sind ältere Menschen befallen, bei Jugendl. sehr schlechte Progn.; Tod an ↑Marasmus. Blasenbildung findet im Stratum spinosum statt (↑Akantholyse); ↑Tzanck-Test. Aus dem P. vulgaris kann sich durch Wuchern des Blasengrunds der **P. vegetans** (Neumann-Syndrom) entwickeln. Lokalisation meist im Bereich des Genitales u. der Axillen. Beim **P. foliaceus** finden sich neben einzelnen Blasen größere erodierte Flächen, die mit Schuppenlamellen bedeckt sind. Das ↑Nikolski-Zeichen ist hier noch stärker pos. als beim P. vegetans. Unterschiede zum echten P. foliaceus gibt es bei der in Südamerika häufigen Form (Fogo selvagem) in Vorkommen u. Verlaufsform. **P. seborrhoicus** (o. erythematosus): neben Blasen keratot. Schuppung (Rücken, Brust) u. gelegentl. erythematodesähnl. Hauterscheinungen im Gesicht (Senar-Uscher-Syndrom). Der **P. neonatorum** (besser als Pemphigoid der Neugeborenen bezeichnet) hat mit dem eigentl. P. nichts zu tun, sondern ist eine durch Staphylokokken bedingte bullöse Dermatose (Abb. 1). Ebenso ist der **P. syphiliticus** eine veraltete Bez. für die das bullöse Form bei der konnatalen ↑Syphilis. **P. chronicus benignus familiaris**: Hailey-Hailey-Syndrom. Genodermatose mit autosomal dominantem Erbgang, bei der es oft schon in der Jugend zu einer Bläschen- o. Blasenbildung (Abb. 2), vorwiegend im Bereich beider Achselhöhlen kommt. Das Nikolski-Phänomen ist wie beim echten Pemphigus pos. Die Krankheit heilt meist erst nach jahrelanger Dauer spontan ab. Abb. 1 u. 2.

Pemphigusvirus: Die Virus-Genese des Pemphigus wird immer wieder diskutiert, aber ein sicheres P. ist bisher noch nicht nachgewiesen worden.

Peña, Alberto (geb. 1938), mexikan. Kinderchirurg, New York. ↑Anorektoplastik, posterosagittale.

Penalisation ⟨*lat*⟩ *f*: Methode zur Amblyopiebehandlung, bei der das fixierende Auge durch Atropinisierung „bestraft" (poena) u. durch Minuslinsen an der Nahfixation gehindert wird. Das amblyope Auge wird durch Pluslinsen überkorrigiert. Mannigfache Modifikationen mögl.

Pendelatmung: Störung, bei der ventilierte Luft von einem Lungenflügel in den anderen gelangt, ohne daß ein effektiver Gasaustausch stattfindet. Zu beobachten bei offenem Thorax.

Pendelbestrahlung: eine Form der ↑Bewegungsbestrahlung in der Strahlentherapie, bei der die Strahlenquelle auf einem Kreisbogen ($< 2\pi$) um den ruhenden Pat. pendelt. Der Zentralstrahl geht dabei durch einen festen Punkt auf der Pendelachse (im Zielvolumen). Die P. ist neben der ↑Stehfeldbestrahlung die häufigste Bestrahlungstechnik. ↑Rotationsbestrahlung.

Pendelbewegungen ↑Darmmotilität.

Pendelgallenblase: durch Ptose der Gallenblase bedingter Zustand, bei dem die Gallenblase bis ins kleine Becken herabreichen kann. ↑Wandergallenblase.

Pendelhoden: milde Form einer ↑Hodenfehllagerung. Hoden befindet sich manchmal im Skrotum, ist oft oberhalb des Skrotums tastbar. Ursache: Aktivität des Hodenhebermuskels im Kindesalter.

Pendelkonvergenzbestrahlung: in der Strahlentherapie eine bes. Form der ↑Konvergenzbestrahlung. Die Strahlenquelle führt dabei gleichzeitig eine Pendelbewegung u. eine Translationsbewegung parallel zur Pendelachse aus. Die Strahlenquelle wird dabei so geneigt, daß der Zentralstrahl stets durch einen festen Punkt im Zielvolumen geht. ↑Bewegungsbestrahlung.

Pendelluft: Verschiebung von Luft innerhalb der Lunge bei der Atembewegung infolge unterschiedl. regionaler Strömungswiderstände u. Dehnbarkeiten. Beim offenen Pneumothorax wird im Exspirium ein Teil der Ausatmungsluft der gesunden Lunge in die kollabierte Lunge gedrückt u. im Inspirium wieder in die gesunde Lunge eingeatmet. Diese P. erhöht die Totraumventilation. ↑Totraumatmung.

Pendelniere ↑Ren mobilis.

Pendelnystagmus ↑Nystagmus.

Pendelprüfung: mittels Pendelbewegungen (Torsions-, Drehpendelstuhl) Labyrinthreizung, Auslösung eines reizkorrelierten alternierenden ↑Nystagmus, Vergleich zwischen Rechts- u. Linksnystagmus hinsichtl. Richtungsüberwiegen.

Pendelsystem: halbgeschlossenes Narkosesystem ohne Ventile (To-and-from-Methode), bei dem Ein- u. Ausatemluft über die Absorber hin- u. herpendeln. Durch zunehmende Erschöpfung des Absorbers vergrößert sich laufend der Totraum. Wenig gebräuchl.

Pendel-Überflutung: Infiltration des präsakralen Raums mit 20–30 cm^3 einer halbprozentigen Procainlösung zur Schmerzausschaltung bei Ischialgie u. Kokzygodynie.

Pendelung ↑Pendelprüfung.

Pendhe-Geschwür ↑Leishmania.

Pendred, Vaughan, zeitgen. engl. Arzt.

Pendred-Syndrom (nach Vaughan P.): Taubheit-Kropf-Syndrom; autosomal rezessive Kombination von angeborener Innenohrschwerhörigkeit (bis Taubheit) mit Iodeinbaustörung bei der Thyroxinsynthese u. kompensator. Struma (ab dem Schulalter). Die Schilddrüsenfunktion kann normal o. vermindert sein. Häufigkeit etwa 1 : 80 000. Diagn. durch den Perchlorat-Test: Perchlorat schwemmt anorgan. Iod aus der Schilddrüse. Nach vorheriger Gabe radioaktiven Iods besteht beim P. eine verminderte (20–80 %) Radioaktivität der Schilddrüse. Frühzeitige Gabe von Schilddrüsenhormon erfolgversprechend; chir. Korrektur der Struma trotz Rezidivneigung empfehlenswert. Erstbeschreibung 1896.

Pendunkolotomie ⟨*lat + gr*⟩: operative Methode zur Beseitigung extrapyramidaler Hyperkinesen durch teilweise Durchtrennung lateraler Anteile des Pedunculus cerebri. Heute weitgehend verlassen.

penetrans ⟨*lat*⟩ *Adj*: durchdringend.

Penetranz ⟨*lat*⟩ *f*: 1. ***Epidemiol.:*** Manifestationswahrscheinlichkeit. Anzahl der an einer Krankheit manifest Erkrankten in Relation zur Gesamtzahl ebenfalls von der Krankheit Befallener, die sich aber gesund fühlen. 2. ***Genetik:*** Manifestationshäufigkeit o. Manifestationswahrscheinlichkeit eines Gens. Das Zahlenverhältnis zwischen Merkmalsträgern u. merkmalsfreien Personen entspricht bei vielen genet. bedingten Eigenschaften nicht vollkommen den aus den ↑Mendel-Gesetzen zu erwartenden Proportionen. Die Diskrepanz zwischen dem theoret. postulierten u. dem tatsächl. Wert wird mit P. umschrieben u. in Prozentzahlen angegeben, wobei eine 100%ige o. vollständige P. eine Übereinstimmung beider Größen bedeutet.

Penetration ⟨*lat*⟩ *f*: Penetratio; 1. ***Morphol.:*** Durchdringung; z. B. P. eines Magenulkus. 2. ***Virol.:*** ↑Virusreplikationszyklus. 3. ***Sexualmedizin:*** Eindringen des Penis in Vagina o. Anus beim Koitus. 4. ***Mikrobiol.:*** aktives Eindringen von Krankheitserregern in den Organismus. Sehr versch. Mechanismen: ↑Leptospira gelangen aktiv durch die unverletzte Schleimhaut, Staphylokokken (↑Staphylococcus) u. Tetanusklostridien (↑Clostridium tetani) passiv bzw. aktiv in das verletzte eröffnete Wundgewebe, Malariasporozoiten (↑Sporogonie) durch den Mückenstich direkt in das Blut; aktives Durchbohren der Hakenwurmlarven von unbekleideten Hautpartien, von Jungtrichinen (Larven) der Dünndarmschleimhaut, ↑Invasion.

Penetrationssalbe ↑Salben.

Penetrationstest: Prüfung der Penetrationsfähigkeit der Spermien u. der spermabiolog. Eigenschaften des Zervixsekrets. **Postkoitaltest** (Sims u. Huhner). Untersuchung des Zervixsekrets auf seinen Gehalt an Spermien einige Stunden nach der Kohabitation z. Z. des Ovulationstermins. **P. in vitro** (Miller u. Kurzrock). Sperma u. Zervixsekret, das z. Z. der Ovulation entnommen wird, werden nebeneinander auf einen Objektträger gebracht u. kommen durch Auflegen eines Deckglases miteinander in Berührung, ohne sich zu vermischen. Invasion der Spermien in das gesunde, alkal. Zervixsekret. Bei neg. Ausfall: **gekreuzter P.** (Bourot u. Palmer): Sperma des zu untersuchenden Ehemannes wird mit dem Zervixsekret einer fremden fertilen Frau bzw. Zervixsekret einer zu untersuchenden Frau wird mit dem gesunden Sperma eines Mannes zusammengebracht. Dadurch wird geklärt, ob in den Spermien o. im Zervixsekret die Ursachen für den neg. Ausfall liegen.

penetrierend ⟨*lat*⟩ *Adj*: durchdringend. Eröffnung von Körperhöhlen bei Verletzungen, Einbrechen eines Krankheitsprozesses in ein anderes Organ.

Penfield, Wilder Graves (geb. 1891), kanad. Neurochirurg, Montreal.

Penfield-Syndrom: paroxysmale Hypertonie infolge Hirntumoren u. Thalamuszysten.

Pengitoxin: partialsynthet. ↑Herzglykosid mit sehr schnellem Wirkungseintritt nach peroraler Applikation.

Penicillamin ↑D-Penizillamin.

Penicillinallergie: ist i. d. R. gegen Penicilloyl, ein metabol. Abbauprodukt der 6-Aminopenicillansäure, gerichtet. Sie tritt v. a. nach lokaler Anwendung auf, aber auch nach parenteraler o. oraler Gabe. Sensibilisierung auch über penicillinhaltige Nahrungsmittel mögl. Mechanismus der P. kann auf sämtl. 4 Typen der ↑Allergie beruhen. Bedrohlichste Form ist der anaphylakt. Schock (Häufigkeit 1 : 100 000 bis 1 : 1 Mill.; Letalität 10 %). Andere Formen der P.: Urtikaria, Erythem, Angioödeme, Bronchospasmen, generalisierte Purpura, hämolyt. Anämie, lokale Induration. Verhütung: Anamnese, ↑Hauttest, krit. Anwendung von Penicillin u. Vermeidung lokaler Appli-

P

Penicilline

Eigenschaften	Schmalspektrumpenicillin	Breitspektrumpenicillin
	Benzylpenicillin	Carboxypenicilline[2] Acylaminopenicilline[2] Amidinopenicilline
Depotwirkung	Procain-Penicillin Benzathin-Penicillin Clemizol-Penicillin	
Säurestabilität (oral)	Phenoxymethylpenicillin Isoxazolylpenicilline[1]	Aminopenicilline

[1] Staphylokokkenpenicillin
[2] besondere Pseudomonaswirksamkeit

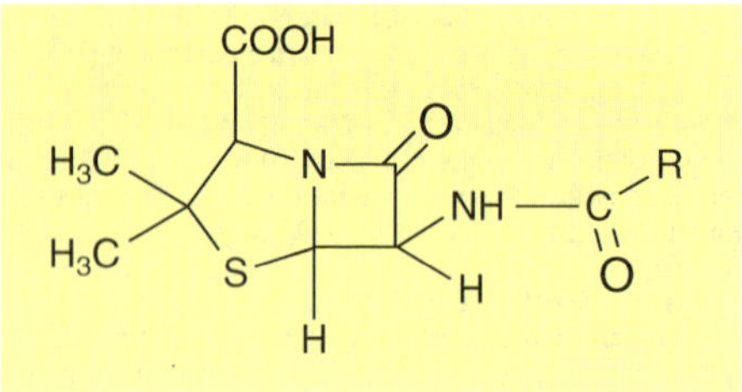

Penicillin

kation. Proph. Gabe von Antihistaminika vermeidet höchstens die geringfügigen Erscheinungen der P. u. ist bei schweren Formen wirkungslos.

Penicillinase ‹*lat*› *f*: bakterielles penicillinspaltendes Enzym, dessen Synthese in zahlreichen Stämmen durch Penicillin induziert wird. Die Anwesenheit der P. ist Ursache für die Penicillinresistenz solcher Mikroorganismen. Das Enzym spaltet den viergliedrigen Betalaktamring des Penicillins auf. Deshalb wird es auch als ↑Betalaktamase bezeichnet.

Penicillinbestimmung: 1. qualitativ durch Zusatz von Penicillinase; 2. quantitativ früher durch „Internationale Einheiten“, heute Gewichtsangaben. ↑Penicillineinheit, internationale.

Penicillinbindungsproteine: Enzyme (Peptidoglykan-Polymerase, Transpeptidase, D,D-Carboxypeptidase, Endopeptidasen) der Biosynthese von Komponenten bakterieller Zellwände. Binden Betalaktam-Antibiotika (Penicilline, Cephalosporine) u. sind somit Angriffsorte dieser Antibiotika. Penicillinresistenz ist u. a. auf Veränderungen der P. infolge Mutationen o. verminderter Expression der Penicillinbindungsproteingene zurückzuführen.

Penicilline: gehören zu den Betalaktamring-Antibiotika. Alexander ↑Fleming empfahl P. für die lokale Behandlung. Das Produkt von Penicillium notatum wurde v. a. von ↑Florey, Chain, Heatley u. Abraham zum Medikament entwickelt (1943). Entwicklung halbsynthet. P. nach Isolierung des Grundgerüsts der P. Die Labilität des Laktamrings bedingt wesentl. Eigenschaften der P., wie Alkali- u. Säurelabilität, Penicillinaseempfindlichkeit u. Sensibilisierungsfähigkeit, die durch Derivatisierungen kompensiert werden können. Nach chem. u. therapierelevanten Eigenschaften lassen sich folgende Gruppen bilden: die **Schmalspektrumpenicilline** Benzylpenicilline (Penicillin G), sich davon ableitende Depotpenicilline. Phenoxymethylpenicilline (Oralpenicilline), z. B. Penicillin V, Pheneticillin, Propicillin, Azidocillin, Isoaxzolylpenicilline (penicillinasefeste P.), z. B. Oxacillin, Cloxacillin, Dicloxacillin, Flucloxacillin; die **Breitspektrumpenicilline** Aminopenicilline, z. B. Ampicillin, Pivampicillin, Talampicillin, Bacampicillin, Amoxicillin, Hetacillin, Ciclacillin, Epicillin, Acylaminopenicilline, z. B. Mezlocillin, Azlocillin, Piperacillin, Carboxypenicilline, z. B. Carbenicillin, Carindacillin, Ticarcillin, Amidinopenicilline, z. B. Mecillinam (Tab.) P. interferieren bei der Synthese der Bakterienzellwand auf der letzten Stufe der Mureinsynthese (↑Murein). Zwischen den P. bestehen totale o. partielle Parallelresistenzen. Die wesentlichste Nebenwirkung aller P. ist die Allergie. Pharmakokinet. sind alle P. charakterisiert durch kurze Halbwertszeiten zwischen 0,5 u. 2 h. Tab. Abb.

Penicillineinheit, internationale: Aktivität des ↑Penicillins wird häufig noch als „Internationale Einheit“ (IE) angegeben, noch älter ↑Oxford-Einheit. Z. B. enthält 1 µg Penicillin-G-Na 1,67 IE. Nach WHO-Angaben entspricht für klin. Anwendung 1 IE Penicillin-G-Na 0,6 µg. Entspr. der Entwicklung der Reinheit der Präparate sind Gewichtsangaben ausreichend, z. B. entspricht 1 IE Procain-Penicillin G 1 µg.

Penicilliose ↑Penicillose.

Penicillium: sehr artenreiche Pilzgattung. Einige Vertreter sind fakultative Erreger von Mykosen, viele Penicillium-Arten produzieren ↑Mykotoxine u. wichtige ↑Antibiotika.

Penicillium maneffei: Erreger einer system. trop. Mykose, insbes. in Südostasien.

Penicilloinsäure: Abbauprodukt des Penicillins, Ausgangsprodukt für halbsynthet. Penicilline u. Hapten für Penicillinantikörper.

Penicillose: Mykose durch Arten der Gattung Penicillium, die Klinik ist den ↑Aspergillosen ähnl. Sehr selten.

Penilingus ‹*lat*› *m*: Berührung des Penis mit Mund o. Zunge; ↑Fellatio.

Penis ‹*lat*› *m*: männl. Glied, Phallus, Membrum virile; ***Anat.:*** mit der Peniswurzel (Radix penis) am Periost des seitenentsprechenden unteren Schambeinasts u. der angrenzenden Teile des Sitzbeins befestigt, vereinigen sich Crus dextrum u. Crus sinistrum zum Penisschaft (Corpus penis), welcher am Dorsum penis abgeflacht ist u. an der Unterseite für die Anlagerung der von Schwellgewebe umgebenen Harnröhre eine Vertiefung aufweist. Der vordere Teil ist die Eichel (↑Glans penis). Sie wird überdeckt von der Vorhaut (Praeputium). ***Histol.:*** Strukturen: 1. Haut ohne Fettgewebe (Cutis penis), 2. ober-

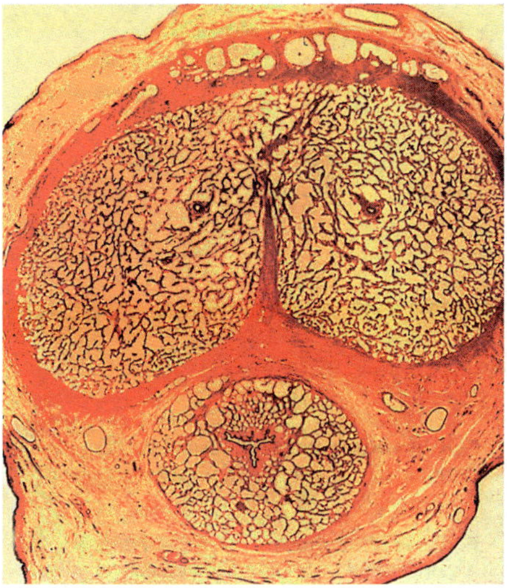

30

Penis. Histologischer Schnitt, HE-Färbung; oben Corpus cavernosum penis (paarig) mit Tunica albuginea; unten Corpus spongiosum penis mit Urethra; außen Haut

flächl. u. tiefe Faszie, 3. Schwellkörper: a) erektiles ↑Corpus cavernosum penis; b) kompressibles ↑Corpus spongiosum penis mit Pars spongiosa der Harnröhre (↑Urethra) im Zentrum. Funktion: aus dem Corpus spongiosum ist Blutabfluß ständig mögl., während er aus dem Corpus cavernosum bei Erektion fast völlig gedrosselt ist. ↑Phallus. Abb.

Penisagenesie: kongenitales Fehlen des Penis. Das Skrotum ist normal. Hoden können an normaler Stelle liegen. Die Urethra öffnet sich am Damm o. in das Rektum. Kombination mit Kryptorchismus, Zystennieren, Nierenagenesie.

Penis captivus: durch Krampf der Beckenbodenmuskulatur der Frau kann der Penis beim Koitus in der Scheide so fest eingeklemmt werden, daß es nicht mehr gelingt, ihn herauszuziehen; ↑Vaginismus.

Penisfraktur: durch gewaltsames Umbiegen, Schlag, Stoß, Quetschung o. ähnl. Einwirkung bewirkte Zerreißung der Tunica albuginea des ↑Corpus cavernosum penis u. ↑Corpus spongiosum penis des erigierten Penis, ohne Verletzung der äußeren Haut, mit o. ohne Verletzung der Harnröhre.

Penishorn: durch lokalisierte Leukokeratose mit Akanthose u. Hyperkeratose des Epithels an der Glans penis o. im Sulcus coronarius sich bildende, „Hörner" (Cornua cutanea). Gefahr der karzinomatösen Entartung.

Penishypoplasie: abnorme Kleinheit des Penis mit oft zusätzl. Fehlbildungen; P. kann vorgetäuscht sein, wenn der größte Teil der Schwellkörper von benachbartem Fettgewebe verdeckt wird.

Penisinduration ↑Induratio penis plastica.

Peniskarzinom: Krebs des männl. Gliedes, der häufig entweder vom Eichelkranz o. vom inneren Vorhautblatt ausgeht. Ursächl. werden Phimosen und Smegmaretentionen diskutiert.

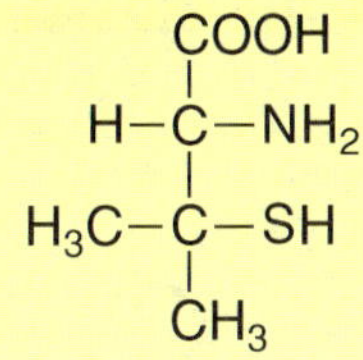

D-Penizillamin

Penisklemme: breitaufliegende, weich federnde Spezialklemme, die nach Anlegen an den Penis im Sulcus coronarius das Ausfließen von Flüssigkeit aus der Harnröhre verhindert, ohne die Blutzufuhr zu gefährden. Verwendungszweck: Urethrogramm, Harnröhrenschleimhautanästhesie, Harnröhreninstillationen.

Penisluxation: subkutane Verschiebung (Abrutschen des Penis) unter die Haut der Schambeingegend o. unter die Symphyse infolge Abriß der Vorhaut an der Glans penis. Sofortige Reposition nötig, da sonst ↑Harnphlegmone entsteht.

Penisneid: im psychoanalyt. Konzept S. Freuds neidet das Mädchen dem Vater o. Bruder den Penis. Heute geht man davon aus, daß der Penis vom Mädchen als Symbol phall. Omnipotenz mit beobachteten sozialen Vorteilen wahrgenommen wird.

Penisring: enganliegender Gummiring, der über die Peniswurzel gestülpt wird, um den Blutrückfluß zu verhindern u. eine Erektion zu verstärken bzw. zu ermöglichen. Anwendung z. B. bei erektiler Dysfunktion.

Penisverdoppelung ↑Diphallie.

D-Penizillamin: Chelatbildner. Bildet mit Schwermetallen, z. B. Hg, Cu, Zn, Au, Pb, wasserlösl. Komplexe. Antidot bei Schwermetallvergiftungen. Ther. Anwendung auch bei ↑Wilson-Krankheit, zur verstärkten Kupferausscheidung u. bei Cystinurie (Bildung des besser lösl. L-Cystein-D-penicillamin). Außerdem zur Ther. chron. rheumat. Erkrankungen. Ernste Nebenwirkungen: Agranulozytose u. Nierenschäden. Abb.

pennatus ⟨*lat*⟩ *Adj*: gefiedert.

PEN-Stimulation: PENS; perkutane elektr. Nervenstimulation, transkutane elektrische ↑Nervenstimulation.

Pentachlorphenol: PCP; Chlorphenolverbindung C_6Cl_5OH. P. wird als Wirkstoff in Algiziden, Fungiziden, Desinfektionsmitteln, als Lederschutz- u. Konservierungsmittel verwendet. Die Langzeitwirkung auf den Menschen erfolgt v. a. durch Anwendung als Fungizid in Holzschutzmitteln in Innenräumen. P. kann über die Nahrung, die Haut u. mit der Atemluft in den menschl. Organismus gelangen. P. verteilt sich schnell über Organe u. Gewebe, die höchsten Konzentrationen findet man in der Leber. Es hat eine hohe Eiweißbindekapazität u. bindet sich deshalb an Blutplasmaeiweiße. Der größte Teil des aufgenommenen P. wird mit dem Urin als freies P. o. P.-Glukuronid ausgeschieden. Typ. Sympt. der chron. Intoxikation sind Neuralgien, Gelenkschmerzen, Hautveränderungen, Kopfschmerzen, Müdigkeit u. a. Anwendung seit 1989 in Deutschland für Innenräume verboten (PCP-Verbotsverordnung).

Pentaerythrityltetranitrat: organ. Nitroverbindung (↑Nitrite). Gefäßspasmolytikum bei ischäm. Herzkrankheit, Koronardilatator, Pentalong.

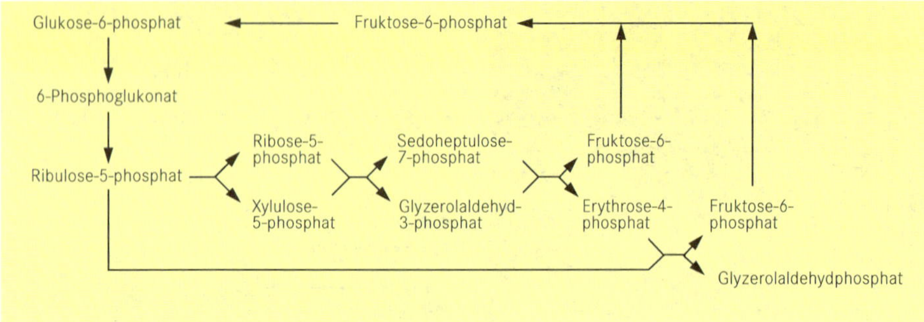

Pentosephosphatzyklus

Pentagastrin: aus 5 Aminosäuren synthetisiertes Peptid (Alanin-Tryptophan-Methionin-Asparagin-Phenylalanin), welches die wirksame C-terminale Tetrapeptidsequenz des natürl. ↑Gastrins enthält u. schneller wirkt als dieses. Löst nach s. c. Injektion eine max. Sekretion der Magensalzsäure aus. Gegenüber Histamin o. Histalogen hat es nur geringe Nebenwirkungen. Das. P. ist bei allen Säugetierarten u. beim Menschen wirksam, aber mit Unterschieden in der Dosis-Wirkungs-Zeit.

Pentagastrintest: Funktionstest zur Beurteilung der max. Magensaftsekretion.

Pentamethonium: bisquarternäre Ammoniumverbindung, obsoleter Ganglienblocker.

Pentamethylentetrazol ↑Pentetrazol.

Pentamidin: aromat. Diamidinderivat mit trypanozider Wirkung, zur Ther. u. Proph. von Schlafkrankheit (Trypanosomiasis), Leishmaniasis, Pneumocystis-carinii-Pneumonie.

Pentastomida ⟨*gr*⟩ *Pl*: Zungenwürmer, Stamm der ↑Articulata. Wurmähnl., geringelte ↑Endoparasiten, ventral mit 2 Paar schlitzförmigen Krallentaschen u. u-förmiger Mundöffnung, Entwicklung indirekt; präimaginale Stadien (9 Larvenstadien u. Terminallarve o. Nymphe) als Gewebeparasiten in Säugern u. a. Vertebraten, Adulte, hauptsächl. bei Reptilien, in den Atemwegen, seltener bei Vögeln u. Säugern (auch Mensch). Med. bedeutsam sind ↑Armillifer armillatus u. ↑Linguatula serrata.

pentavalent ⟨*lat*⟩ *Adj*: 5 reaktionsfähige Struktureinheiten enthaltend. Bezogen auf die Immunglobulinfunktion der Antigenbindung besitzt das IgM-Molekül Pentavalenz. Infolge seines Aufbaus aus 5 Ig-Grundmolekülen sind theoret. nicht 5, sondern insges. 10 reaktionsfähige Combining sites zu erwarten. Da jedoch je Ig-Molekül nur 5 Antigenmoleküle gebunden werden (p.), wird angenommen, daß die übrigen 5 infolge sterischer ↑Behinderung inaktiv bleiben.

Pentazocin: Fortral, von Benzmorphinen abgeleitetes Analgetikum, typ. Opiatwirkungen u. -nebenwirkungen.

Pentetrazol: Analeptikum u. Stammhirnkonvulsivum. Anregende Wirkung v. a. auf Atem- u. Herz-Kreislauf-Zentrum. Weckwirkung bei Substanzen mit hypnot. bzw. narkot. Wirkungen. Erzeugt in hohen Dosen generalisiert ton.-klon. Krämpfe. Im Tierversuch zur Testung von Antiepileptika benutzt.

Pentobarbital: ein ↑Barbiturat.

Pentosen ↑Monosaccharide.

Pentosenukleinsäure: ursprüngl. Bez. für alle Nukleinsäuren, die Pentose als Zuckerkomponente im Nukleosidrest enthalten. I. d. R. ident. mit ↑Ribonukleinsäure.

Pentosephosphate: an den C-Atomen 1 u./o. 5 mit Phosphorsäure veresterte u. damit aktivierte Pentosen (↑Monosaccharide). Pentose-5-phosphate sind Intermediate des ↑Pentosephosphatzyklus, Pentose-1-phosphate dienen der Nukleosidsynthese u. entstehen bei der Hydrolyse von Nukleosiden durch Nukleosidphosphorylasen, 5-Phospho-Pentose-1-pyrophosphate dienen der Nukleotidsynthese.

Pentosephosphatzyklus: Warburg-Dickens-Horecker-Stoffwechselweg, Hexosemonophosphatweg, Phosphoglukonatweg; im Zytosol lokalisierte Reaktionsfolge des Kohlenhydratstoffwechsels, bei der Glukose oxidativ zu Kohlendioxid u. Wasserstoff in Form von NADPH sowie Fructose-6-phosphat umgewandelt wird. Intermediär treten die Phosphate versch. Monosaccharide (Triosen, Tetrosen, Pentosen, Hexosen u. Heptosen) auf. Die Bedeutung des P. liegt in der Bereitstellung des NADPH für Biosyntheseprozesse u. der Pentosephosphate für die Nukleotidbiosynthese. Zudem gestattet der P. die rasche Umwandlung versch. Monosaccharide ineinander. Abb.

Pentosestoffwechsel ↑Pentosephosphatzyklus.

Pentoseweg, oxidativer ↑Pentosephosphatzyklus.

Pentosurie ⟨*gr*⟩ *f*: **1.** Auftreten v. a. von Arabinose im Harn nach Genuß von Früchten, die größere Mengen Pentose enthalten. **2.** Genet. bedingte Stoffwechselanomalie durch Enzymausfall, bei der im Harn eine Ketopentose (Xyloketose = L-Xylulose) ausgeschieden wird.

Pentothal ↑Thiopental.

Pentoxifyllin: 1-(5-Oxohexyl)theobromin. Fördert die Durchblutung. Anwendung als internes Hämorheologikum.

Pentoxiverin: 2-(2-Diethylaminoethoxy)ethyl(1-phenylcyclopentancarboxylat); wirkt broncholyt. u. expektorierend. ↑Antitussiva.

Peplomere ⟨*gr*⟩ *m Pl*: Glykoproteine, die fransenförmige Ausstülpungen auf der Oberfläche (envelope) der Virionen versch. Viren (z. B. Herpes-, Arboviren) bilden. P. bewirken die Adsorption der Viren an der Wirtszelloberfläche u. haben antigene Eigenschaften.

Pepper, William (1874–1947), amerik. Päd., Philadelphia.

Pepper-Syndrom: früher gebräuchl. Bez. für ↑Neuroblastoma sympathicum mit Weichteilmetastasen (spez. Leber).

Pepsin ⟨*gr*⟩ *n*: Carboxylprotease aus den Hauptzellen der Magenschleimhaut. P. wird als inaktive Vorstufe (Propepsin, ↑Pepsinogen) sezerniert u. in einem autokatalyt. Prozeß aktiviert. P. spaltet bevorzugt Phenylalanyl- u. Leucylbindungen. Sein Wirkungsoptimum liegt bei pH 1–2.

Pepsinfragmente: nach Einwirkung von Pepsin auf Immunglobuline (IgG) entstehende Bruchstücke. Angriffspunkt des Enzyms ist die Hinge-Region, C-terminal jener Disulfidbrücken, die die beiden schweren Ketten in diesem Bereich verbinden (Papain spaltet N-terminal), so daß insges. mehrere Bruchstücke entstehen (↑Immunglobuline): ein großes $F(ab)_2$-Fragment, bestehend aus dem gesamten N-terminalen Komplex, also beide Leichtketten u. Teile beider Schwerketten, verbunden über Disulfidbrücken, relative Molmasse etwa 100 000. Das Fragment ist bivalent, d. h., es kann an seinen vorhandenen zwei Antigenbindungsstellen je ein Antigenmolekül binden. Der verbleibende Rest der Schwerketten wird in kleinere Bruchstücke zerlegt. Spaltung eines IgM-Moleküls erfolgt analog. Mol. Gew. des $F(ab)_2$ von IgM beträgt ca. 120 000, es ist ebenfalls bivalent, während das intakte IgM-Molekül ↑pentavalent ist.

Pepsininhibitor: ein 42 Aminosäuren enthaltendes Peptid, das bei der autokatalyt. Aktivierung aus ↑Pepsinogen freigesetzt wird.

Pepsinogen: inaktive Vorstufe des ↑Pepsins. In den Hauptzellen des Magens synthetisiert u. von diesen in das Magenlumen sezerniert. Es besteht aus 369 Aminosäuren u. wird durch Pepsin bei pH 1,5 aktiviert (Autoaktivierung). Dabei wird ein Inhibitorpeptid mit 42 Aminosäuren abgespalten, das bei pH 5,4 das gebildete Pepsin hemmt, bei pH 1,5 aber durch dieses weiter gespalten wird.

Pepsinwein: Lösung von 20–50 g ↑Pepsin in 1 000 ml Wein.

Pepstatin: aus Strahlenpilzen isoliertes Inhibitorpeptid, das Carboxylproteasen wie Pepsin, Cathepsin D u. Hefeprotease A hemmt.

Peptid-Antibiotika ↑Polypeptid-Antibiotika.

Peptidasen: Gruppe von Enzymen, die Peptide hydrolysieren (↑Proteasen).

Peptid, atriales natriuretisches: *Abk* ANP, Atriopeptin, Kardionatrin; Peptidhormon, welches von Myozyten des li. Herzvorhofs pulsatil freigesetzt wird. Ausschüttung abhängig vom Vorhofdruck bzw. Vorhofwandspannung. A. n. P. ist Antagonist des Renin-Angiotensin-Aldosteronsystems u. somit Coregulator der kardiovaskulären ↑Homöostase. Es verursacht eine Wasser- u. Na^+-Diurese. A. n. P. wird nicht nur in atrialen Myozyten, sondern auch in Hypothalamus u. Pons gebildet u. von dort sezerniert. Im ZNS stellt es offenbar einen Neurotransmitter dar. Bestimmung im Blutplasma mittels RIA (↑Radioimmunoassay). Referenzbereich im peripheren venösen Plasma: 5–75 ng/l. Klin. Bedeutung in der kardiol. Diagnostik u. Therapiekontrolle. Indikator bei kardialer Dekompensation für Volumenüberlastung u. Einstellung des „Trockengewichts" von Dialysepatienten.

Peptidbindung: –CO–NH–; Bindungsform der ↑Aminosäuren in Peptiden u. Proteinen. P. ist eine Säureamidbindung, die durch Kondensation der Carboxylgruppe einer Aminosäure mit der Aminogruppe einer zweiten Aminosäure entsteht. Durch Mesomerie ist die freie Drehbarkeit der C–N-Bindung aufgehoben, wodurch ↑cis-trans-Isomerie der P. mögl. ist. In nativen Proteinen tritt fast ausschließl. die trans-Form der P. auf. ↑Peptide. Abb.

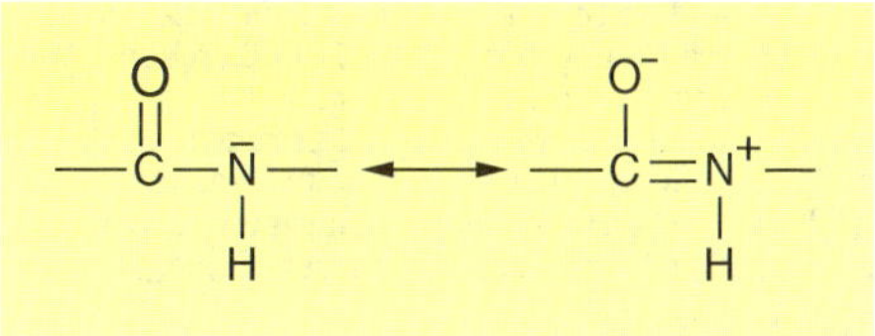

Peptidbindung

Peptid, diabetesassoziiertes: ein 37 Aminosäuren enthaltendes Peptid aus amyloidreichen Pankreasextrakten.

Peptide ⟨*gr*⟩ *n Pl*: H_2N–[AS]–CO–NH–[AS]–COOH; amidartig miteinander verknüpfte ↑Aminosäuren ([AS] = Aminosäurereste). Je nach der Zahl der durch Peptidbindungen –CO–NH– verbundenen Aminosäuren unterscheidet man Di-, Tri-, Oligo- u. Polypeptide. Die Peptidketten werden von N- u. C-terminalen Aminosäuren begrenzt (↑Endgruppen). P. entstehen während der ribosomalen Proteinsynthese, durch proteolyt. Abbau von Proteinen o. in Mikroorganismen nichtribosomal nach einem der Fettsäuresynthese ähnl. Mechanismus (↑Polypeptid-Antibiotika).

Peptide, biogene: Peptide, die über spezif. Rezeptoren biol. hoch wirksam sind. B. P. werden in Blut u. Geweben durch Proteolyse von Eiweißen gebildet, z. B. ↑Bradykinin, ↑Angiotensin, antidiuretisches ↑Hormon, ↑Oxytocin; einige davon zur Ther. genutzt. B. P. mit Funktion im Gehirn: in versch. Hirnabschnitten diffus verteilte o. an Bahnsysteme gebundene, wahrscheinl. ↑Transmittern zuzuordnende bzw. in hypothalam. Neuronen gebildete u. als ↑Neurohormone die Hypophyse, teilweise auch periphere Organe steuernde Peptide unterschiedl. Kettenlänge. ↑Carnosin, ↑Substanz P, ↑Enkephaline, ↑Endorphine, ↑Lipotropine. B. P. sind von pathophysiolog., aber auch von pharmak. Interesse, da sie selbst als Arzneimittel angewendet o. mit Pharmaka modifiziert werden können.

Peptid, gonadoliberinassoziiertes: *Abk* GAP; ein 56 Aminosäuren enthaltendes Peptid, das mit der Aminosäuresequenz des Gonadoliberins (10 Aminosäuren) verbunden ist; Vorläufermolekül von Gonadoliberin (↑Hypothalamushormone). ↑GnRh.

Peptidhormone ⟨*gr*⟩ *n Pl*: Hormone von Peptidnatur, die im Unterschied zu den ↑Proteohormonen nur aus wenigen Aminosäuren aufgebaut sind, z. B. ↑Somatostatin (14 Aminosäuren), TRH (drei Aminosäuren), ↑GnRh (zehn Aminosäuren), ↑Secretin (27 Aminosäuren), ↑Glucagon (29 Aminosäuren). ↑Hypothalamushormone.

Peptidhydrolasen: auf Peptidbindungen einwirkende ↑Hydrolasen. ↑Proteasen.

Peptidimmunologie: Erforschung von Immunreaktionen durch Verwenden von Antigenen, deren Molekülgröße unterhalb der für normale immunogene Wirksamkeit bestehenden Grenzen liegt; dabei handelt es sich vorwiegend um Peptide, exp. häufig gekoppelt an Proteine. (Als untere Grenze für eine noch normale immunogene Wirksamkeit gelten 5000–10000 Dalton). Mol. Gew. der Peptide (Polypeptide) liegt darunter. P. ermöglicht die Erforschung von Antigendeterminanten (als Sequenz- o. Konformationsdeterminante, Ladungen sowie opt. Konfiguration im Zusammenhang mit biol. Wirksamkeit). Prakt. Bedeutung liegt v. a. auf dem Gebiet der Erforschung von Peptidhormonen.

Peptidoglykan: Glykopeptide vom Typ des ↑Mureins; spaltbar durch ↑Lysozym.

Peptidyl-Prolyl-cis-trans-Isomerase: Enzym, das posttranslational die für Proteinfaltungen notwendige cis-trans-Isomerisierung der Peptidbindung von Prolinresten in Peptiden katalysiert.

Peptidyltransferase: enzymat. aktives Zentrum in der großen Untereinheit des ↑Ribosoms, in dem die Verknüpfung von Aminosäuren zu Peptidketten über Säure-Amid-Bindungen im Prozeß der ↑Proteinbiosynthese erfolgt.

Peptidyl-tRNA: Zwischenprodukt der ↑Proteinbiosynthese am ↑Ribosom, mit ↑Transfer-RNA veresterte Peptidkette. ↑Aminoacyl-tRNA.

Peptisation: die Wiederauflösung eines ausgefällten Kolloids (Gel) in die kolloide Lösung (Sol), aus der es erneut ausgefällt werden kann. Der Übergang eines Sols in ein Gel wird als Koagulation, Ausflockung o. Gerinnung bezeichnet.

peptisch ⟨*gr*⟩ *Adj*: **1.** zur Verdauung gehörend; die Verdauung fördernd; durch Verdauung entstanden. **2.** durch Pepsin verdautes Protein.

Peptococcaceae: Fam. anaerober, grampositiver Kokken mit den Gattungen ↑Peptococcus, ↑Peptostreptococcus. Normaler Standort Mund, oberer Respirationstrakt, Dickdarm, weibl. Genitaltrakt. Taxonomie der P. nicht abgeschlossen. Die meisten Arten aus klin. Material jetzt Gattung Peptostreptococcus, ausgenommen Peptococcus niger. P. werden meist aus Mischinfektionen isoliert, z. B. Wundinfektion, Abszesse, Osteomyelitis sowie Bakteriämie.

Peptococcus: Peptokokken; Bakteriengattung der Fam. ↑Peptococcaceae; grampositive, anaerobe, runde Kokken, die einzeln, in Paaren o. in Haufen, seltener in kurzen Ketten liegen. In Eiter hauptsächl. P. asaccharolyticus u. P. anaerobius. Pathol. Bedeutung unklar, oft in Mischkulturen in klin. Material P. niger.

Peptolid-Antibiotika: Staphylomycin, Pristinamycin, Mikamycin B; wirken vorwiegend gegen grampositive Kokken u. Bakterien, meist als ↑Lokalantibiotika verwendet.

Peptolide: heterodete Peptide. ↑Depsipeptide.

Peptonwasser, alkalisches: Anreicherungsnährboden für Choleravibrionen.

Peptostreptococcus: Bakteriengattung der Fam. Peptococcaceae; grampositive, anaerobe Kokken, die Ketten bilden. 9 Arten, Fundorte: ↑Peptococcaceae, klin. wichtig P. asaccharolyticus, P. prevotii, P. micros, P. anaerobius.

perakut ⟨*lat*⟩ *Adj*: mit großer Stärke einsetzend.

Perazin: Toxilan, Phenothiazin, ↑Neuroleptikum.

Perchlorate ↑Thyreostatika.

Perchloräthylen: Tetrachloräthylen; ↑Halogenkohlenwasserstoff mit relativ geringer hepatotox. Wirkung. ↑Lösungsmittel, organische.

per continuitatem ⟨*lat*⟩: kontinuierl., meist i. S. der gleichmäßigen räuml. Ausbreitung eines Karzinoms (im Unterschied zur metastat. Ausbreitung) o. auch von entzündl. Prozessen gebraucht.

perennial ⟨*lat*⟩ *Adj*: nicht saisonbedingt, das gesamte Jahr über.

Peressigsäure: hochwirksamer Wirkstofftyp zur Desinfektion mit einem breiten antimikrobiellen (viruziden, bakteriziden, sporoziden, fungiziden u. protoziden) Wirkungsspektrum. P. wird zur aseptischen ↑Bereitung von thermolabilen Teilen an Herz-Lungen-Maschinen, Narkosegeräten, Beatmungsgeräten, Hämodialyseanlagen u. a. eingesetzt.

Perflation ⟨*lat*⟩ *f* ↑Pertubation.

perforans ⟨*lat*⟩ *Adj*: durchbohrend.

Perforation ⟨*lat*⟩ *f*: Perforatio. **1.** ***Chir.:*** Durchbruch, meist eines Hohlorgans in eine Körperhöhle. Freie P.: Durchbruch in die freie Körperhöhle. Gedeckte P.: Die Perforationsöffnung wird durch ein angrenzendes Organ abgedeckt. **2.** ***Geburtshilfe:*** a) Perforatio uteri: Durchbohrung der Gebärmutter (z. B. bei der Kürettage); b) P. des kindlichen Kopfs bei abgestorbenem Kind zur Überwindung eines Geburtshindernisses bzw. zur Vermeidung von Verletzungen bei der Mutter; ↑Embryotomie.

Perforationsperitonitis: Bauchfellentzündung nach ↑Perforation eines Hohlorgans.

Perforationsschmerz: plötzl. heftiger Schmerz bei einer Perforation.

Perforatorium ⟨*lat*⟩ *n*: **1.** Vorderer Teil des Spermienkopfs, in welchem das ↑Akrosom vor dem Kern in einem Stachel o. in einer Schneide sitzt. **2.** Scherenförmiges Instrument in der Geburtshilfe zur ↑Kraniotomie.

Perforine ⟨*lat*⟩ *n Pl*: aus natürl. ↑Killerzellen, zytotox. T-Zellen, eosinophilen ↑Granulozyten u. ↑Entamoeba histolytica isolierte Proteine, die imstande sind, Perforationen in der Membran von Zielzellen zu erzeugen u. dadurch dazu beizutragen, diese abzutöten.

Perfusion ⟨*lat*⟩ *f*: **1.** Durchblutung. **2.** Künstl. Durchströmung des Körperkreislaufs o. isolierter Organe mit Blut o. Blutersatzlösungen, deren Zusammensetzung die Versorgung mit Sauerstoff, Nährstoffen u. den Abtransport von Stoffwechselprodukten ermöglicht. Techn. Realisierung als Schwerkraftperfusion o. maschinell mit Pumpen; je nach Zweck in vivo o. in vitro, korporal o. extrakorporal, in Normo- o. Hypothermie. Einsatz bei exp. Untersuchungen zur Differenzierung von nervalen o. humoralen Regulationen o. bei pharmak. Exp. Klin. Anwendung als ↑Herz-Lungen-Maschine zur Ganz- o. Teilkörperperfusion bei versch. Temperaturen bei komplizierten chir. Eingriffen, bes. der Bereiche Neuro-, Kardiochirurgie u. Onkologie. In-vitro-P. werden fast ausschließl. zur Organkonservierung für Transplantationszwecke durchgeführt. Die Perfusionsdauer wird begrenzt durch mechan. u. osmot. Hämolyse sowie Ödembildung in den durchströmten Organen. ↑Hämoperfusion. ↑Organkonservierung.

Perfusionshypothermie: Verfahren zur artifiziellen Unterkühlung des menschl. Körpers, bei dem einzelne Organkreisläufe (Herz, Niere, Gehirn) mit isotonen Speziallösungen (von 4–10 °C Temperatur) durchströmt werden o. der ganze Körperkreislauf mit in der Herz-Lungen-Maschine gekühltem Blut. Innerhalb von 5–20 min werden Gewebetemperaturen <20 °C erreicht u. der Stoffwechsel weitestgehend blockiert. Im Ggs. zur „äußeren Hypothermie“ sind bei diesem Verfahren die Organe des Körperkerns schneller u. stärker abgekühlt als Muskulatur u. Haut.

Perfusionskultur ↑Kultur.

Perfusionsmanometrie: Methode zur Bestimmung des Wanddrucks in Hohlorganen mittels Katheter mit lateraler Öffnung. Der Katheter wird bei der Messung von einer Flüssigkeit durchströmt, die beim Austreten den Kontakt zur Wandung des Hohlorgans herstellt. Die P. kann zur Abklärung von Störungen der Blasen- u. Darmentleerung u. der Ösophagusmotilität eingesetzt werden.

Perfusionsstörungen, pulmonale ↑Lungenperfusionsstörungen.

Perfusionsszintigraphie, pulmonale ↑Lungenszintigraphie.

Perfusions-Ventilations-Index ↑Ventilations-Perfusions-Verhältnis.

Perhydrol: 30%ige wäßrige Lösung von Wasserstoffperoxid H_2O_2. P. neigt bes. in Gegenwart von Katalysatoren zum Zerfall in Wasser u. Sauerstoff. Starkes Oxidations- u. Bleichmittel.

peri- ⟨*gr*⟩ *Präfix*: darum herum, die Umgebung betreffend, z. B. perianal, Periappendizitis, Perisplenitis.

Periadenitis ⟨*gr*⟩ *f*: Entzündung des eine Drüse, z. B. Speicheldrüse, umgebenden Gewebes.

Perianalfistel ↑Analfistel.

Periapical periodontitis ⟨*engl*⟩: pulpogene periapikale Ostitis. ↑Parodontitis.

periapikal ⟨*gr* + *lat*⟩ *Adj*: um die Wurzelspitze herum.

Periarteriitis nodosa ⟨*gr* + *lat*⟩ *f*: Maier-Kussmaul-Krankheit; seltene generalisierte Gefäßerkrankung, jüngere Individuen sind bevorzugt. Histol. diffuse u. knötchenförmige Verdickungen u. Einengungen der kleinen Arterien; zellige Wucherung im Bereich der Adventitia sowie Entzündung der Media u. Intima mit umschriebenen Nekrosen. Veränderungen gewöhnl. in allen Wandschichten, daher besser Panarteriitis o. Arteriitis nodosa. Die durch die Lokalisation der Krankheit bedingte klin. Sympt. ist oft von großer Vielfalt. Milz u. Nieren sind fast regelmäßig beteiligt, häufig sind zentrales u. peripheres Nervensystem, Magen-Darm-Trakt, Pankreas, Leber, Lunge u. Haut betroffen. Heute aufgefaßt als allerg. hyperreg. Gefäßerkrankung. ↑Panarteriitis nodosa.

Periarteriitis umbilicalis ↑Nabelinfektion.

Periarthritis ⟨*gr*⟩ *f*: Entzündung des Gewebes in der Umgebung von Gelenken.

Periarthritis coxae: Druck- u. Spontanschmerz am Trochanter major, an der Spina iliaca anterior superior sowie am Ansatz der Adduktoren u. der Glutäalmuskulatur. Verstärkung bei endgradigen Bewegungen, insbes. Beugung u. Innenrotation. Ursache: ↑Insertionstendinosen u. ↑Bursitiden.

Periarthritis humeroscapularis ↑Periarthropathia humeroscapularis.

Periarthropathia humeroscapularis: *Abk* PHS; weichteilbedingte Schultergelenkerkrankung (früher gebräuchl. Begriff Periarthritis humeroscapularis). Vier Krankheitsbilder umfassend: 1. PHS simplex tendinotica mit ↑Supraspinatussyndrom u. ↑Bizepslongus-Syndrom; 2. PHS acuta, ↑Tendinosis calcarea; 3. PHS pseudoparalytica, ↑Rotatorenmanschettenruptur, 4. schmerzhafte Schultersteife, ↑Frozen shoulder.

Peribronchiolitis ⟨*gr*⟩ *f*: Entzündung des die kleinsten Bronchialaufzweigungen, die Bronchiolen, umgebenden Lungengewebes.

Peribronchitis: Entzündungszustand des peribronchialen Bindegewebes u. des angrenzenden Lungenparenchyms. Entsteht meist aus einer ↑Bronchitis, seltener bei interstitieller Pneumonie; kann bakteriell u. durch Viren bedingt sein. Die P. ist bei Kindern oft bes. stark ausgeprägt u. dann im Röntgenbild als bronchusbezogene streifige Verdichtung zu sehen.

Pericardium: Perikard; Herzbeutel, welcher das Herz u. die Anfangsteile der großen Gefäße umschließt; bildet eine reibungsarme Gleitbahn für die Herzbewegung. Es existieren 2 Blätter, welche an den Gefäßen u. an der Herzbasis ineinander übergehen. Die Lamina visceralis (Epicard) liegt dem Herzen fest auf, außen schließt die Lamina parietalis (Pericard) die ↑Cavitas pericardialis ab. Es stellt beim Lebenden nur einen kapillaren Spalt dar.

Pericholangitis ⟨*gr*⟩ *f*: Entzündung des die interlobulären Gallengänge umgebenden Bindegewebes.

Pericholezystitis: von der entzündeten Gallenblase auf die Nachbarorgane übergreifende Entzündung.

Perichondrium: bindegewebige Knorpelhaut; außen dem Knorpel fest angeheftete Bindegewebehaut aus 2 Schichten: 1. äußere Faserschicht (Stratum fibrosum), 2. innere Kambiumschicht (Stratum chondrogenicum). Das P. enthält reichl. Fibrozyten u. kollagene Fasern u. ist für die Ernährung, appositionelles Wachstum sowie Regeneration des Knorpels verantwortl. Man unterscheidet Knorpel mit P. (z. B. Ohrenknorpel, Kehldeckelknorpel) u. Knorpel ohne P. (Gelenkknorpel).

Perichromatingranula: 40–45 nm große Ribonukleoproteingranula im Zellkern. ↑Nukleus.

Periciazin: Neuroleptikum aus der Gruppe der ↑Phenothiazinderivate.

Pericranium: äußeres Periost des Schädeldachs; ↑Endocranium.

Perideferentitis: Entzündung der Samenstrangscheide.

Periderm ⟨*gr*⟩ *n*: äußere Epithelschicht; entsteht am Ende des 2. Embryonalmonats aus dem Ektoderm u. bildet zusammen mit dem Stratum basale die ↑Epidermis.

Periduralanästhesie ⟨*gr* + *lat*⟩ *f*: Epiduralanästhesie, Verfahren der rückenmarknahen Leitungsanästhesie, bei dem das Lokalanästhetikum unmittelbar in den Zwischenraum zwischen Duraraum u. Ligamentum flavum injiziert wird. Da dieser Spalt relativ klein ist, besteht die Schwierigkeit darin, nicht den Durasack zu verletzen, da dann die Gefahr der intraduralen Applikation der für den Periduralraum berechneten Dosis des Anästhetikums besteht. In solchen Fällen droht ein spinaler Schock mit Herz-Kreislauf-Stillstand. Zum Auffinden dieses Spalts wird das Stempeldruckverfahren (loss of resistance) verwandt, bei dem während des Vorschiebens der Kanüle nach Passage des Ligamentum flavum ein Abfall des Widerstands spürbar wird, der dem Spritzenstempel entgegengebracht wird. Nach Injektion des Lokalanästhetikums vergehen ca. 20 min bis zur vollen Ausbreitung der Anästhesie. Dieses Verfahren hat Ind. in der Chirurgie des Unterbauchs (z. T. in Kombination mit Allgemeinanästhesie), der Unfallchirurgie, Orthop. u. Gyn. u. Geburtshilfe. Als Nebenwirkung muß die Vasomotorenlähmung im anästhesierten Gebiet berücksichtigt werden. Sorgfältige Kreislaufüberwachung u. ggf. Infusionstherapie während des Eingriffs erforderl. **Kontinuierl. P.**: Durch Einbringen eines Katheters in den Periduralraum ist es mögl., durch intermittierende Injektionen o. kontinuierl. Pumpeninfusion eine Anästhesie über einen längeren Zeitraum zu erzielen; findet Anwendung in der geburtshilfl. Analgesie, der postoperativen Schmerztherapie u. bei starken chron. Schmerzzuständen.

Periduralphlegmone: eitrig-entzündl. Prozeß im Epiduralraum.

Periduralraum: Epiduralraum. 2–3 mm breiter Spalt zwischen Ligamentum flavum u. Duraumschneidung des Rückenmarks.

perifokal: in der Umgebung eines Krankheitsherds befindl., diese betreffend, z. B. p. Ödem.

Perifolliculitis capitis abscendens et suffodiens: Dermatitis follicularis et perifollicularis conglobata (Spitzer); im Bereich des Hinterkopfs auftretende Knoten, die auf Druck schleimigen Eiter entleeren, follikuläre u. perifollikuläre Staphylodermie.

Perifollikulitis ⟨*gr + lat*⟩ *f*: Perifolliculitis; auf die nähere Umgebung der Talgdrüsen übergreifende Entzündung.

Perigastritis: Entzündung der Magenserosa bei Cholezystitis bzw. Pankreatitis o. anderen intraabdominalen Entzündungen mit Adhäsionsbildung.

periglandulär ⟨*gr + lat*⟩ *Adj*: in der Umgebung einer Drüse liegend.

Perihepatitis ⟨*gr*⟩ *f*: Entzündung der Leberkapsel.

Perikardagenesie ⟨*gr*⟩ *f*: totales o. subtotales Fehlen des Herzbeutels. Begleitet meist eine ↑Ectopia cordis.

Perikarddivertikel: angeborene Ausstülpung des parietalen Blattes des Herzbeutels.

Perikarderguß ↑Hydroperikard.

Perikarditis: Pericarditis; Entzündung des Perikards (↑Herzbeutel) als trockene (P. sicca: Fibrinauflagerungen) o. seröse Form (P. exsudativa). Reibegeräusche bei trockener P., Störungen des venösen Rückflusses zum Herzen bei P. exsudativa. Röntg. verbreiterte Herzsilhouette u. Differenz der Herzgröße zwischen röntg. u. z. B. szintigraph. Ausmessung bei P. exsudativa. Ätiol.: entzündl. tox. (lokalisiert o. generalisiert), bei P. exsudativa tuberkulöse Genese ausschließen. **P. constrictiva calcarea**: partielle o. generelle Ummauerung des Herzens durch verwachsene, kalkinkrustierte Herzbeutelblätter mit Beeinträchtigung des venösen Einstroms (↑Panzerherz). Führt zur ↑Herzinsuffizienz. Röntg. Kalkschale, verminderte Wandbeweglichkeit mit Plateaubildung (↑Kymographie). **Uräm. P.**: abakterielle Entzündung des Herzbeutels bei chron. Niereninsuffizienz. Pathogenet. Faktoren sind u. a. die Retention von harnpflichtigen Substanzen, der Hyperkatabolismus, der Hyperparathyreoidismus. Auftreten einer uräm. P. ist eine absolute Dialyseindikation.

Perikardlücke: partieller Perikarddefekt, meistens über dem li. Herzen. Fehlbildung des Perikards, die alle Wandschichten einschließt. Da auch die anliegende parietale Pleura eine Lücke aufweist, besteht eine abnorme Verbindung zwischen Herzbeutel u. Pleurahöhle, die diagn. genutzt werden kann: ein Pneumothorax läßt ein Pneumoperikard entstehen. Röntg. Prolaps der entsprechenden Herzabschnitte. Ohne zusätzl. Fehlbildungen an Herz, Lunge, Pleura o. in der Peritonealhöhle klin. symptomlos u. mit normaler Lebenserwartung.

Perikardperitonealkanäle: paarige embryonale Verbindung zwischen Perikard- u. Bauchhöhle. Sie werden von den Lungenanlagen zunehmend ausgefüllt u. in prim. Pleurahöhle umgewandelt.

Perikardton: relativ lauter, hochfrequenter 3. Herzton bei Pericarditis constrictiva.

Perikardzyste: angeborene Zyste im vorderen Herz-Zwerchfell-Winkel. Meist klein, aber auch bis 1 l Flüssigkeit enthaltend. Manifestation in der Jugend o. später; häufiger beim männl. Geschlecht.

Perikaryon ⟨*gr*⟩ *n*: veraltet für Zelleib (bes. von Nervenzellen). ↑Corpus neuroni.

Perikoronitis ⟨*gr*⟩ *f*: Gingivaentzündung in der Umgebung eines teilweise durchbrochenen Zahns.

Perikymatie: submakroskop. Oberflächenstruktur menschl. Zähne in Form feinster Wellen, die Anbaurhythmen wiedergeben. ↑Retzius-Streifen, ↑Odontogenese.

Perilymphadenitis ⟨*gr + lat*⟩ *f*: Entzündung des an die Lymphknoten grenzenden Gewebes.

Perilymphangiitis: Entzündung des an die Lymphgefäße grenzenden Gewebes.

Perimenopause: nicht eindeutig definierbarer Zeitraum vom Beginn der physiol. ovariellen Erschöpfung bis zur Menopause. Als Zeichen der Ovaralterung ist u. a. das zunehmende Auftreten des ↑Down-Syndroms in Abhängigkeit des maternalen Alters (ab dem 37. Lj.). Deshalb sollte die P. den Zeitraum zwischen 38 u. 52 Jahren umfassen.

Perimeter ⟨*gr*⟩ *n*: Gerät zu Bestimmung der Grenzen des ↑Gesichtsfelds. Moderne P. arbeiten mit projizierten Objekten, deren Größe u. Leuchtdichte variabel ist o. mit Computerprogrammen u. Schwellenwertbestimmung der Reizintensität. Ältere Modelle bestehen aus einem drehbaren Viertel- o. Halbkreisbogen, moderne aus einer Halbkugel (Goldmann), in welche der Proband mit dem zu prüfenden Auge blickt u. in deren Mittelpunkt sich dieses befindet.

Perimetrie: Untersuchung des ↑Gesichtsfelds. Durch bewegte helle u. dunklere weiße Marken werden Außengrenzen u. innere Isopteren bestimmt sowie physiol. u. pathol. Skotome, durch farbige Marken Farbisopteren. Einfachste Methode: Konfrontations- o. Parallelversuch. Besser: apparative Methoden mit ↑Perimetern. Dynam. P.: ein Punkt wird bewegt. Stat. P.: ein Leuchtpunkt steht still, seine Helligkeit wird bis zur Wahrnehmungsschwelle gesteigert. Auf letzterem Prinzip beruhen moderne Computerperimeter.

Perimetritis ⟨*gr*⟩ *f*: Entzündung des die Gebärmutter überziehenden Bauchfellabschnitts (Serosa).

Perimetrium: Tunica serosa uteri; Peritonealüberzug des Uterus. Schichten: 1. Mesothel, einschichtiges Plattenepithel, 2. Lamina propria serosae, Bindegewebe. Das P. überzieht den größten Teil des Uterus an der Vorder- u. Hinterseite.

Perimylolyse: durch häufige ↑Eruktation hyperaziden Mageninhalts verursachte nichtkariöse Hartsubstanzdefekte v. a. an den oberen Frontzähnen u. Prämolaren.

Perimysium: Bindegewebe, das Muskelfasern zu einem Bündel zusammenfaßt. ↑Muskel.

perinatal ⟨*gr + lat*⟩ *Adj*: um die Zeit der Geburt herum. ↑Perinatalperiode.

Perinatalmedizin.: perinatale Med.; interdisziplinäre Arbeitsrichtung als Synthese von Geburtshilfe, Neonatologie u. anderen med. u. medizintechn. Spezialwissenschaften. Aufgaben der P. sind die Probleme der menschl. Reproduktion u. Embryonalperiode, Grundlagenforschung der fetalen u. neonatalen Entwicklung, Diagnostik u. Ther. fetaler u. neonataler Erkrankungen.

Perinatalperiode: Zeitraum zw. dem Beginn der 29. Schwangerschaftswoche u. dem 7. Lebenstag. ↑Neugeborenenperiode, ↑Mortalität, perinatale.

Perinatalzentrum: Schwerpunktklinik mit Spezialisierung für komplizierte Geburten u. intensivmedizin. Betreuung der Früh- u. Neugeborenen.

perineal ⟨*lat*⟩ *Adj*: mit dem ↑Perineum in Beziehung stehend.

Perineoplastik ⟨*gr*⟩ *f*: Bildung eines künstl. Dammes, Dammnaht bei Dammriß, z. B. in der Geburtshilfe.

Perinephritis: Entzündung der der Niere unmittelbar aufliegenden fibrösen Kapsel, ↑Epinephritis. Spätstadium P. fibrosa, P. scleroticans, P. dolorosa.

Perineum: Perinaeum; Damm, zwischen After u. äußeren Geschlechtsteilen gelegen; reicht beim männl. Geschlecht vom Anus bis zum Skrotum, beim weibl. Geschlecht bis zur Rima pudendi.

Perineuritis: entzündl. Prozeß, der das Perineurium betrifft, meist nicht isoliert, sondern bei chron. Neuritiden.

Perineurium: Bindegewebe, das Nervenfasern zu einem Bündel zusammenfaßt. ↑Nerven.

Periode: die Zeit zwischen zwei unmittelbar aufeinanderfolgenden period. Ereignissen.

Periodensystem der Elemente: von D.J. Mendelejew 1869 auf der Basis der bis dahin bekannten exp. u. theoret. Vorstellungen ausgearbeitete Tabelle, die die Elemente entspr. ihrem atomaren Aufbau u. ihren chem. Eigenschaften in Perioden (gleiche äußere Elektronenschale) u. Gruppen (vergleichbare chem. Eigenschaften wegen gleicher Elektronenbesetzung der Außenschale) einordnet. Die damit gegebene Systematisierung hat die physikal. u. chem. Forschung befruchtet (z. B. Suche nach Elementen auf Lückenpositionen, Verfeinerung der Vorstellungen vom Aufbau der Atomkerne, Rolle der sog. Edelgaskonfiguration, Erklärung der chemischen ↑Bindung u. a. m.). Im Ergebnis derartiger Forschungen besteht heute z. B. Klarheit darüber, daß die Einordnung der Elemente in das P. entspr. der Ordnungszahl (↑Kernladungszahl) erfolgt, daß zahlreiche Elemente entspr. der Zahl der Neutronen in ihren Atomkernen versch. Isotope bilden u. daß der Besetzungszustand der Elektronenschalen ausschlaggebend für die Einordnung der Elemente in Haupt- o. Nebengruppen des P. ist (Nebengruppenelemente). Aus der Stellung eines Elements im P. lassen sich die wichtigsten chem. Eigenschaften des Elements u. seiner Verbindungen ableiten.

periodont- ⟨*gr*⟩ *Präfix* ↑parodont-.

Periodontalligament: Ligamentum periodontale, Desmodont, Wurzelhaut; festes Bindegewebe, das die Zahnwurzel umhüllt u. sich zwischen Zement u. Alveolenknochen befindet. ↑Parodontium.

Periodsäure-Schiff-Reaktion ↑PAS-Reaktion.

Perioophoritis ⟨*gr*⟩ *f*: Entzündung der Umgebung des Eierstocks.

Periorchitis: Entzündung der Scheidenhaut des Hodens, serös, eitrig, hämorrhag., tuberkulös.

Periorchium: äußeres Blatt (Lamina parietalis) der ↑Tunica vaginalis testis.

Periost ⟨*gr*⟩ *n*: Periosteum; Beinhaut, Knochenhaut. Außen dem Knochen fest angeheftete Bindegewebehaut aus 2 Schichten: 1. äußere Faserschicht (Stratum fibrosum), 2. innere ↑Kambiumschicht (Stratum osteogenicum). Das P. enthält Blutgefäße u. Nerven u. ist durch in die Knochensubstanz eintretende kollagene Faserbündel, die als ↑Sharpey-Fasern (Fibra perforans) bezeichnet werden, mit dem Knochen verwachsen. Das P. hat Bedeutung für das appositionelle Wachstum, die Ernährung u. die Regeneration des Knochens. Es enthält neben Blutgefäßen auch Lymphgefäße u. Nerven.

Periostbehandlung: rhythm. ausgeführte Druckmassage an schmerzhaften bzw. in ihrer gewebl. Konsistenz auffälligen Stellen des Periosts zur reflektor. Beeinflussung des Knochens u. segmental zugehöriger innerer Organe.

Periostitis: Entzündung des Periosts durch Eitererreger (↑Osteomyelitis) o. lokal als Traumafolge nach Kontusion.

Periostitis gummosa: syphilit. Knochenhautentzündung mit Bildung· spezif. Granulationsgewebes (Gumma); platte Schädelknochen bevorzugt.

Periostitis hyperplastica Bamberger (nach Eugen B.) ↑Marie-Bamberger-Syndrom.

Periostitis ossificans: chron. Knochenhautentzündung mit ausgesprochener Neigung zur Knochenneubildung. Dicht unter der Haut gelegene Diaphysen (Tibia, Klavikula, Ulna) u. Schädelknochen bevorzugt. Folge unspezif. örtl. o. blander hämatogener Infektionen, auch bei Syphilis.

Periostose: Periostitis; schmerzhafte Periost- u. Knochenverdickung am Ursprung u. Ansatz von Sehnen der Skelettmuskulatur. Steht in engem Zusammenhang mit der ↑Tendinose.

Periostreaktionen: paraossäre u. -artikuläre Knochenneubildung, u. a. bei ↑Rheumatoidarthritis, hypertropher Osteoarthropathie (↑Marie-Bamberger-Syndrom), ↑Sichelzellenanämie.

Periostreflexe: durch Schlag auf das Periost auszulösende Muskelreflexe, z. B. Radiusperiostreflex, durch Dehnung der Muskelfasern Reizung der Propriorezeptoren, Eigenreflexe.

Periostschalenbildung: periostale Knochenapposition bei Osteomyelitis, einigen Knochentumoren (↑Ewing-Sarkom), selten als Folge einer A-Hypervitaminose.

Periostsporn: reaktive periostale Knochenneubildung am Übergang zwischen gesundem Knochen u. durch tumorösen o. anderen pathol. Prozeß abgehobenem Periost, ↑Spikula.

peripher ⟨*gr*⟩ *Adj*: vom Zentrum entfernt, zur Oberfläche hin.

Peripherin: mit ↑Intermediärfilamenten assoziiertes Protein.

Periphlebitis retinae: entzündl. Netzhauterkrankung, die in der Peripherie mit perivenösem Ödem u. Veneneinscheidungen beginnt, meist Männer in der 3. Lebensdekade befällt u. in 90 % beidseitig ist. Später retinale Neovaskularisation, Proliferation, subhyaloidale Blutungen, Vernarbung, Schrumpfung, Netzhautablösung. Selten zentrale Form. Ursachen unbekannt.

Periplaneta americana ⟨*lat*⟩ *f*: amerik. Schabe. In feuchtwarmer, umbauter Umgebung bisweilen massenhaft auftretend; Kosmopolit.

Periporitis: Infektion der Schweißdrüsenausführungsgänge durch Staphylokokken, meist beim Säugling. Form der ↑Staphylodermie, der ↑Folliculitis superficialis ähnl.

Peripylephlebitis ⟨*gr*⟩ *f*: Entzündung des die Pfortader umgebenden Bindegewebes.

P

Perisalpingitis: Entzündung des Peritonealüberzugs der Tube.

Perispermatitis ⟨*gr*⟩ *f*: Entzündung der Samenstranghüllen.

Perispermatozystitis: Entzündung der Samenblasenumgebung.

Peristaltik ⟨*gr*⟩ *f*: Form der Bewegung von mit glatter Muskulatur ausgekleideten Hohlorganen (Speiseröhre, Magen, Darm, Harnleiter, Eileiter) zum Transport bzw. zur Durchmischung des Inhalts. Unter Beteiligung von Ring- u. Längsmuskulatur kommt es zu period. Kontraktionen, meist ringförmigen Einschnürungen, die in Richtung Abgangsweg des Organs laufen u. denen häufig eine Erschlaffungswelle vorangeht. ↑Transportperistaltik; ↑Antiperistaltik; ↑Darmmotilität.

Peristase: Gesamtheit der Umweltwirkungen, die zur phänotyp. Ausprägung eines Organismus beitragen.

Peritendineum: das die Sehnen umhüllende, lockere, gefäßhaltige Bindegewebe.

Peritendinitis calcarea: wie die ↑Arthritis urica u. die ↑Chondrokalzinose pathogenet. den Kristallsynovialitiden zuzurechnen, mit anfallsweise auftretenden Arthritiden v. a. in kleinen Gelenken sowie ↑Tenosynovialitis u. ↑Bursitis. Röntg. Nachweis von paraartikulären u. peritendinösen Verkalkungen, mikrosk. von Hydroxylapatitkristallen.

Peritheliom: seltenes von den Adventitiazellen ausgehendes Gewächs, heute als ↑Hämangioperizytom bezeichnet.

Peritonealdialyse: intrakorporale Hämodialyse, bei der das Blut im peritonealen Kapillarsystem über das Peritoneum als Austauschmembran gegen eine in die Bauchhöhle eingebrachte Flüssigkeit dialysiert wird. So können harnpflichtige Substanzen u. Gifte, aber auch körpereigene Flüssigkeit, Proteine, Hormone u. Vitamine ausgeschieden werden. Das Peritoneum ist eine semipermeable Membran mit einer Oberfläche von ca. 2 m^2 beim Erwachsenen. Der Transport von Wasser u. gelösten Substanzen erfolgt durch intrakapillare Spalten, die etwa 1–4 % der Oberfläche ausmachen, einen Radius von 3–4 nm u. eine Länge von 5–10 nm aufweisen. Der Zugang zur Bauchhöhle erfolgt bei akuten Dialysen mit dem Stilettkatheter, Verweildauer bis 5 Tage, u. bei chron. Dialysen mittels eines implantierten Dauerkatheters (z. B. ↑Tenckhoff-Katheter), Verweildauer mehrere Jahre. Es wird zwischen kontinuierl. (Ein- u. Auslauf über getrennte Katheter) u. diskontinuierl. (Ein- u. Auslauf über einen Katheter) P. unterschieden, wobei die diskontinuierl. manuell o. durch halb- u. vollautomat. Peritonealdialysemaschinen erfolgt. Ind.: akute u. chron. Niereninsuffizienz, exogene u. endogene Intoxikation, hydrop. Zustände, Azidose u. Dyselektrolytämie. Komplikationen: Peritonitis, Eiweißverlust, Perforation durch Katheter. **Kontinuierl. ambulante P.** (CAPD): Stoffaustausch über 24 h an 7 Tagen der Woche. Dabei intraperitoneale Verweildauer von jeweils 2 l Flüssigkeit für 4 · 4 u. 1 · 8 h/Tag. Die Flüssigkeit befindet sich in Kunststoffbeuteln, die während der Dialysezeit am Körper getragen werden u. anschließend die anlaufende Flüssigkeit aufnehmen. Vorteile sind hohe Clearances der höhermolekularen Substanzen, normotoner Blutdruckwert, erhöhter Hämoglobinspiegel sowie relative Unabhängigkeit des Pat. von Hospital u. Dialyseapparatur. **Kontinuierl. zykl. P.** (CCPD): Modifikation der CAPD, wobei mittels vollautomat. Peritonealdialysemaschine nachts 3–4 Dialysezyklen mit jeweils mehrstündiger intraperitonealer Dialysatverweildauer durchgeführt werden, während sich tagsüber 2 l Dialysat in der Bauchhöhle befinden.

peritonealisieren ⟨*gr*⟩: Verschluß operativ entstandener Serosadefekte durch direkte Naht o. Aufsteppen serosatragender Organe o. Gewebe.

Peritonealkarzinose ⟨*gr*⟩ *f*: Befall des Peritoneums mit Krebsmetastasen, am häufigsten bei Ovarialkarzinom.

Peritonealkatheter: vorwiegend bei akuter ↑Peritonealdialyse gebräuchl. Katheter aus Polyvinylchlorid o. Polyamid, der im distalen Drittel multiple Perforationen aufweist u. zur Insertion in die Bauchhöhle auf einen stilettartigen Stahlmandrin mit dreikantiger Spitze aufgeschoben wird. Erhöhtes Peritonitisrisiko durch Keiminvasion an der Außenseite des Katheters. Verweildauer ist daher nur ca. eine Woche zu empfehlen. ↑Tenckhoff-Katheter.

Peritoneallavage ↑Peritonealspülung.

Peritonealspülung: Spülung der Bauchhöhle. **Diagn. P.** dient zur Ermittlung von Bauchverletzungen, bes. bei bewußtlosen Mehrfachverletzten. Technik: Durchstechen der Bauchdecken (Abdominozentese) mit einem ↑Trokar unterhalb des Nabels. Einführung eines Katheters u. Spülung. Die zurückfließende Spülflüssigkeit wird auf Blutbeimengungen (Ruptur parenchymatöser Organe, Gefäßverletzungen, Netz- u. Mesenterialrisse), Gallen- u. Pankreassaft (Ruptur von Gallenwegen, Duodenum, Pankreas, Dünndarm) bzw. Darmbakterien (Dickdarmruptur, Perforationsperitonitis) untersucht. **Ther. P.**: Säuberung der Bauchhöhle bei schweren Fällen von Peritonitis mit mehreren Litern warmer Kochsalzlösung in Form einer dorsoventralen Dauerspülung (Einfließen der Spüllösung durch dorsal eingelegte Drainagen) o. der programmierten ↑Etappenlavage.

Peritonealstränge: angeborene Strangbildungen im Bauchraum, die von ↑Gekröseanomalien herrühren u. im Verlaufe einer fehlerhaften Darmdrehung entstehen. Sie können bei Überlagerung best. Darmabschnitte zur Abklemmung führen, z. B. Einschnürung des Duodenums bei Fehlrotation (↑Ladd-Syndrom, ↑Malrotatio intestini).

Peritoneoskopie *f* ↑Laparoskopie.

Peritoneum ⟨*gr*⟩ *n*: Bauchfell. ***Anat.:*** Das P. überzieht innen die Bauchhöhle (P. parietale) u. teilweise o. völlig die Organe des Bauchraums u. des Beckens überdeckt (P. viscerale, Serosa). In Duplikaturen des P. (↑Omentum) verlaufen Gefäße u. Nerven. ***Histol.:*** seröse Haut, besteht aus einem einschichtigen, aus dem Mesoderm stammenden Plattenepithel (Mesothel) u. einer bindegewebigen Lamina propria serosae. Mesothel u. Lamina propria serosae werden als Tunica serosa bezeichnet.

Peritonismus ⟨*gr*⟩ *m*: peritonitisähnl. Krankheitsbild, z. B. durch Blutansammlung in Bauchdecken, Bauchhöhle o. Retroperitoneum.

Peritonitis ⟨*gr*⟩ *f*: Bauchfellentzündung, Bauchfellvereiterung; eine lebensbedrohl. Erkrankung mit den Zeichen des schnellen ernsten Fortschreitens. Meist Fieber (pos. ↑Madelung-Zeichen), Leibschmerzen (zunächst am Ursprungsort, dann im ganzen Leib), Erbrechen, Stuhlverhaltung (Fehlen von Darmgeräuschen), ↑Facies abdominalis, Schockpuls, belegte trockene Zunge (Allgemeintoxikose); Bauchdeckenabwehrspannung.

Peritonitis acuta circumscripta: Ausgangspunkt ist eine intestinale herdförmige Infektion wie Appendizitis, Cholezystitis, Salpingitis, Perforationsperitonitis (Magenulkus, Bauchdeckenverletzung, Magenperforation).

Peritonitis acuta diffusa: das ganze Bauchfell beteiligende Entzündung. Mischinfektion der gastroenterogenen Formen, bes. Kolibakterien, Enterokokken u. anaerobe Bakterien (Streptokokken, Bakteriodes-Arten, Klostridien). Nach dem Grad der Entzündung werden unterschieden die: seröse Peritonitis, fibrinöse Peritonitis u. eitrige o. purulente Peritonitis Die postoperative Peritonitis wird hervorgerufen durch ↑Nahtdehiszenz. Darmwandnekrosen, Keimdurchwanderung o. bakterielle ↑Kontamination des Operationsgebiets.

Peritonitis arenosa: chron. Peritonitis mit Ausbildung sandartiger Knötchen, die in hyalinisierten Wänden neugebildeter Kapillaren durch Kalkablagerung entstehen.

Peritonitis carcinomatosa: Peritonealkarzinose; Krebsaussaat auf dem Bauchfell mit begleitender seröser o. sero-fibrinöser Entzündung im Ggs. zur ergußfreien Carcinosis peritonei.

Peritonitis, gallige: durch blande o. bakterienhaltige Galle ausgelöste Peritonitis bei Perforation bzw. Verletzung der Gallenblase o. der extra- o. intrahepat. Gallenwege mit Übertritt von Galle in die freie Bauchhöhle. Auch bei Perforation eines Leberabszesses; selten als ↑Durchwanderungsperitonitis bei entzündeter Gallenblase mit tief reichenden ↑Luschka-Gängen.

Peritonitis, genuine: prim. im Bauchraum ablaufende Pneumokokkeninfektion ohne Pneumokokkenerkrankungen anderer Organe (Pneumonie, Otitis media, Empyem). Entstehung wahrscheinl. durch Aszension aus alkal. Vaginalschleim über die Tuben bei Mädchen.

Peritonitis primäre: beim Kind plötzl. beginnende Peritonitis mit schwer beeinträchtigtem Allgemeinzustand, Herpes labialis, Durchfällen u. extremer Leukozytose bei anfangs geringfügigem abdominellem Palpationsbefund. Erreger: Streptokokken, Pneumokokken, sehr selten auch andere Mikroorganismen. Genese: hämatogene Aussaat o./u. Durchwanderung vom Darm aus. Die hohe Letalität in der vorantibiot. Zeit wurde bei frühzeitiger Erkennung, Eiterentleerung u. antibiot. Behandlung wesentl. gesenkt.

Peritonitis, spontane bakterielle: ohne ersichtl. Grund kann sich bei Pat. mit ↑Aszites eine Peritonitis entwickeln. Sympt.: Fieber, Bauchschmerzen, Abwehrspannung, verminderte Darmmotorik. E. coli, Klebsiellen, Pneumokokken u. Streptokokken sind die häufigsten Erreger.

Peritonitis tuberculosa: Entzündung des Bauchfells durch Tuberkulosebakterien. Kann hämatogen o. als Durchwanderungs- bzw. Perforationsperitonitis bei Darm-, Urogenital- u. abdomineller ↑Lymphknotentuberkulose entstehen.

peritrich ⟨*gr*⟩ *Adj*: Begeißelungstyp von Bakterien, bei dem die Geißelansätze über die gesamte Zelloberfläche verteilt sind.

peritubar: in der Umgebung der Tube liegend.

Perityphlitis ⟨*lat + gr*⟩ *f*: Periappendizitis; Entzündung in der Umgebung der Appendix.

periureteral *Adj*: den Harnleiter umgebend.

Periureteritis ⟨*gr*⟩ *f*: Entzündung des den Harnleiter umgebenden Gewebes, die den Harnleiter komprimieren kann u. bei narbiger Ausheilung zur starren Einscheidung u. Narbenverziehung führt, wodurch Harnabflußstörungen mit konsektutiver Aufstauung resultieren. ↑Fibrose, retroperitoneale.

Periureteritis plastica
↑Fibrose, retroperitoneale.

periurethral ⟨*gr*⟩ *Adj*: die Harnröhre umgebend.

Perivaskulitis ⟨*gr + lat*⟩ *f*: Entzündung des lockeren, Arterien u. Venen umgebenden Bindegewebes; z. B. ↑Periarteriitis nodosa, ↑Periphlebitis retinae.

periventrikulär: um das Ventrikelsystem gelegen.

Perizyten ⟨*gr*⟩ *m*: Kapillarwandzellen, die in die Endothelbasalmembran eingebettet sind (im Ggs. zu den ↑Adventitialzellen). P. sind kontraktil, da sie Aktomyosin enthalten.

Perkolation ⟨*lat*⟩ *f*: Verfahren zur Gewinnung von Drogenauszügen, bei dem zerkleinerte Drogen mit Hilfe kontinuierl. fließender Lösungsmittel (↑Wasser, ↑Äthanol) im Spezialgerät, dem Perkolator, extrahiert werden. Zur Gewinnung von Tinkturen (↑Tinctura) u. Extrakten.

Perkussion ⟨*lat*⟩ *f*: Beklopfen; wichtige klin. Untersuchungsmethode, bei der durch Beklopfen von Körperteilen über ihre Beschaffenheit bzw. Ausdehnung Aussagen gemacht werden, wobei bes. der unterschiedl. Luftgehalt entscheidend ist (Ausdehnung der Lunge, Infiltrate in der Lunge, Herzgröße usw.).

perkutan ⟨*lat*⟩ *Adj*: transkutan; durch die Haut hindurch.

Perkutanreaktion ↑Moro-Tuberkulinprobe.

Perlèche ⟨*frz*⟩ *f* ↑Angulus infectiosus oris.

Perlekan: Proteoglykan der ↑Basalmembran.

Perlenkettenvergleich: Veranschaulichung für die Entstehung einer Kieferkompression mit Protrusion der Frontzähne durch den Vergleich mit einer Perlenkette, deren Glieder, wenn man sie seitl. zusammendrückt, nach vorn ausweichen.

Perl-Gerät: Gerät zur Extension u. Kyphosierung der Lendenwirbelsäule durch Zug an den in Hüft- u. Kniegelenken rechtwinklig gebeugten Beinen. Anwendung vorwiegend bei Lumbago u. lumbalem Bandscheibenprolaps.

Perlgeschwulst ↑Cholesteatom.

Perls, Fritz (1893–1970), Psychiater, Neurol. Entwickelte die ↑Gestalttherapie.

Perlschnurabszeß: nach penetrierenden Schädel-Hirn-Verletzungen entlang des Verletzungskanals sich entwickelnde kleine Abszesse.

Perlschnurgallenblase: durch Epithelproliferation u. eine verdickte Muskelschicht mit intramuralen Divertikeln (Adenomyomatose) bedingte Formabweichung der Gallenblase, die im Röntgenbild ein perlschnurartiges Aussehen hat.

permanent ⟨*lat*⟩ *Adj*: andauernd.

permeabel ⟨*lat*⟩ *Adj*: durchlässig.

Permeabilität ⟨*lat*⟩ *f*: Durchlässigkeit, insbes von Membranen der Körperzellen für gelöste Teilchen wie Ionen o. Gasmoleküle. Die P. wird durch die Diffusionsgleichung bestimmt: $dS/dt = p \cdot A \cdot (C_a - C_i)$, wobei dS/dt die Fließgeschwindigkeit des Stoffs über die Membran, p die Permeabilitätskonstante (p=D/X mit D: Diffusionskonstante u. X: Membrandicke), A die Membranfläche u. C die Konzentration des Stoffs auf der Außen- (a) u. der Innenseite (i) der Membran ist. ↑Ionentheorie. Die P. von Membranen unterschiedl. Porengröße kann zur Stofftrennung, z. B. Dialyse, ausgenutzt werden. Die natürl. P. von Zellmembranen bildet z. B. die Grundlage der ↑Osmose u. der Reizleitung in Nerven- u. Muskelzellen.

Permeabilität, magnetische: Zeichen μ; Materialkonstante, Quotient aus magnet. Flußdichte u. magnet. Feldstärke. Einheit: H/m.

Permeabilitätskoeffizient: Ausdruck für die Ionendurchlässigkeit durch eine Membran. ↑Permeabilitätskonstante.

Permeabilitätskonstante: Geschwindigkeit der Diffusion von Teilchen (Ionen, Gasen) durch Trennwände o. Zellmembranen, die für die Teilchen durchlässig sind: $P = D \cdot \beta/d$, wobei D die ↑Diffusionskonstante, β der Verteilungskoeffizient u. d die Membrandicke sind.

Permeabilitätspathologie: Auffassung, nach der im Mittelpunkt des pathol. Geschehens Permeabilitätsänderungen (Gefäßwand, Grundsubstanz des Bindegewebes, Zellgrenze, Kernmembran) stehen (Eppinger, 1942).

Permeasen ⟨*lat*⟩ *f Pl*: Membrantransportsysteme von Enzymnatur in Mikroorganismen für Zucker, Aminosäuren u. andere lebenswichtige Substanzen. Sie weisen die Charakteristika eines aktiven ↑Transports auf, d. h. sie akkumulieren ihre Substrate gegen ein Konzentrationsgefälle. Viele Permeasen werden durch ↑Induktion gebildet, wenn man den Bakterien das entsprechende Substrat anbietet. ↑Carrierproteine.

Permselektivität ⟨*lat*⟩ *f*: spezif. Filterdurchlässigkeit. Die ↑Permeabilität der renalen glomulären Filtermembran beruht nicht nur auf der Porenweite in den 3 Schichten der Glomerulusmembran, sondern auch auf der anion. Ladung der Membraneiweiße. Deshalb werden die pos. geladenen Plasmaalbumine stärker zurückgehalten als gleichgroße neutrale Makromoleküle. ↑Siebung, molekulare, ↑Proteinurie.

Pernakrankheit: durch **Per**chlor**na**phthalin hervorgerufene ↑Chlorakne in Verbindung mit tox. bedingtem Leberschaden. ↑Berufskrankheiten.

pernasal ⟨*lat*⟩ *Adj*: durch die Nase.

Pernio ⟨*lat*⟩ *m*: nach mehrfacher längerdauernder Kälteeinwirkung auftretende sog. Frostbeule. Bläul. schmerzhaft, juckend, teigig, glänzende Oberhaut mit Blasenbildung u. Ulzeration.

perniziös ⟨*lat*⟩ *Adj*: perniciosus; verderbl., bösartig (z. B. perniziöse Anämie).

Perodaktylie ⟨*gr*⟩ *mf*: Stummelfingrigkeit. Angeborene Verkürzung von Fingern o. Zehen.

Peromelie: angeborene stummelartige Extremitätenverkürzung. ↑Dysmelie.

peronaeus ⟨*lat*⟩ *Adj*: peronäus, fibularis; zum Wadenbein gehörig.

Peronäuslähmung: Läsion des N. peronaeus communis; Lähmung der Fuß- u. Zehenstrecker u. der Abduktoren (Pes equinovarus, Spitzfuß, Steppergang), Fersengang nicht mögl. Isolierte Läsion des N. peronaeus superficialis: Lähmung der Mm. peronaeus longus et brevis. Sensibilitätsausfall an der Außenseite des Unterschenkels u. am Fußrücken. Lähmung des N. peronaeus profundus: typ. Bild der Peronäusparese, durch Ausfall des M. tibialis anterior u. der Zehenstrecker fällt die Fußspitze herab.

Peronäuszug ↑Fibulariszug.

Perophalangie ⟨*gr*⟩ *f*: Defekte an Phalangen von Händen u. Füßen. Stummelförmiger Rest wie bei Amputation glatt abgesetzt.

peroral *Adj*: Applikation eines Pharmakons durch den Mund in den Magen-Darm-Trakt. Nur mögl. bei ausreichender ↑Bioverfügbarkeit u. Verträglichkeit durch Schleimhäute.

Peroralsuspension ↑Suspensionen.

Peroraltabletten ↑Tabletten.

per os ↑peroral.

Peroxidase, eosinophile: *Abk* EPO; Enzym, das in der Matrix der sek. Granula der eosinophilen Granulozyten lokalisiert ist. Relative Molmasse 75 000. EPO zerstört gemeinsam mit H_2O_2 u. Cofaktor ein breites Spektrum von Zielzellen, u. a. Schistosomen, Toxoplasmen, Trypanosomen, Staphylokokken, Tumorzellen. EPO bewirkt Mastzellaktivierung mit Mediatorfreisetzung.

Peroxidasen: oligomere Hämenzyme, die die Oxidation (Dehydrierung) eines organ. Substrats durch Wasserstoffperoxid katalysieren. Die meisten Hämoproteine besitzen im hitzedenaturierten Zustand die Fähigkeit, Peroxidasereaktionen zu katalysieren (Pseudoperoxidasewirkungen der Hämoproteine).

Peroxidasereaktion: zytochem. Reaktion zum Nachweis zellständiger Enzyme. Peroxidasen stellen Eisenhämatinverbindungen dar u. sind in der Granulafraktion der neutrophilen Granulozyten lokalisiert (↑Myeloperoxidase). Sie übertragen Sauerstoff von Wasserstoffperoxid (H_2O_2) auf das Substrat Benzidin, wobei dieses zu einem unlösl. blauen Farbstoff oxidiert wird. Eine pos. P. ergeben v. a. die granulahaltigen myelo. Zellen. Die P. wird zur Klassifikation akuter Leukämien herangezogen, insbes. zur Abgrenzung der Reifestufen myelo. Zellelemente. Verbreitet sind die Methoden nach Sato-Sekija u. nach Graham-Knoll.

Peroxide ⟨*lat*⟩ *n Pl*: 1. Salze der schwachen Säure H_2O_2 (Wasserstoffperoxid). Beispiele: Na_2O_2, BaO_2. 2. Chem. Verbindungen R-O-O-R' mit organ. Resten R u. R'. Beispiel: Peroxid des ↑Diäthyläthers.

Peroxidradikal: sehr reaktionsfähige Form des Sauerstoffs, das ungepaarte Elektronen besitzt (·O–O·) (Sauerstoffdiradikal). Es kann z. B. mit ungesättigten Fettsäuren reagieren u. dabei Fettsäureperoxide bilden. Peroxidradikale spielen eine Rolle bei der Zellalterung, bei Leberschädigung durch Tetrachlorkohlenstoff u. bei Zellschädigung durch Sauerstoff (↑Superoxiddismutase). P. treten bei der ↑Phagozytose von Bakterien durch die neutrophilen Granulozyten auf. Sie verursachen eine Peroxidation der Membranlipide des Bakteriums u. tragen so wirksam zu dessen Zerstörung bei (↑Radikale).

Peroxisomen ⟨*gr*⟩ *n Pl*: Microbodies; von einer einschichtigen Membran umgebene Organellen (0,2–0,8 μm Durchmesser), die wasserstoffperoxidbildende Oxidasen u. Katalase enthalten. Reich an P. sind Leberzellen u. Epithelzellen des proximalen Tubulus renalis.

perpalpebral *Adj*: durch die Lider hindurch.

perpendicularis ⟨*lat*⟩ *Adj*: senkrecht.

Perphenazin: Decentan, Phenothiazin, ↑Neuroleptikum; als ↑Antiemetikum bei ↑Hyperemesis gravidarum.

per primam ⟨*lat*⟩: per primam intentionem; ↑Intention.

Perry Pouch ⟨*engl*⟩: vagal innervierte isolierte Fundustasche, die das Studium der Säuresekretion nach exogener Stimulation ermöglicht.

per secundam ⟨*lat*⟩: per secundam intentionem; ↑Intention.

Perseveration ⟨*lat*⟩ *f*: formale Denkstörung. Wiederholung gleicher Gedankengänge, verbunden mit zähflüssigem Denken. Pat. kommt nicht (o. nur mit Mühe) vom Gedankeninhalt los, wiederholt ihn anstatt notwendiger neuer Darlegungen. Vorkommen bei symptomat. ↑Psychosen wie delirantem Syndrom o. ↑Demenz, aber auch bei Intoxikationen o. ↑Aphasien.

Persimmonbezoare: Diospyrobezoare; Untergruppe der Phytobezoare, benannt nach dem amerik. Baum Diospyros virginiana (Persimmon).

persistent ⟨*lat*⟩ *Adj*: persisitierend; fortbestehend.

Persistenz ⟨*lat*⟩ *f*: Persistentia; **1.** ***Anat.:*** Bestehenbleiben von embryonalen Strukturen, die sich normalerweise zurückbilden. Beispiele: P. des Ductus Botalli (Offenbleiben), P. eines ↑Ren lobatus (P. fetaler Lappung), ↑Duodenalatresie (P. des transitor., epithelialen Lumenverschlusses), P. des Processus vaginalis peritonei (Offenbleiben ist Ursache einer angeborenen Inguinalhernie). **2.** ***Zahnmed.:*** durch Ausbleiben der Wurzelresorption bewirkte, z.T. erhebl. Verlängerung der Funktionszeit von Milchzähnen, ↑Dentition. **3.** ***Immun.:*** Virus wird trotz vorhandener ↑Antikörper kontinuierl. repliziert u. ausgeschieden (persistierende ↑Virusinfektion). ↑Virusreplikation. **4.** ***Infektologie:*** unbeeinflußtes Überleben von Infektionserregern im Organismus; Ursache der ↑Infektionsimmunität, der Rezidive (z.B. ↑Brill-Krankheit bei Fleckfieber, ↑Zoster bei Varicella-Zoster-Virusinfektion), der ↑Keimträger bzw. ↑Ausscheider u. der Therapieversager. **5.** ***Umweltmedizin:*** Beharrungsvermögen von chem. Stoffen in der Biosphäre durch Widerstandsfähigkeit gegenüber biol., chem. u. physikal. Einflüssen. Ursprüngl. für ↑Pestizide mit langer Wirkungsdauer am Einsatzort (erwünschte Eigenschaft) verwendeter Begriff, der später auf Rückstände schwer in der Umwelt abbaubarer Stoffe (↑Kumulation; unerwünschte Eigenschaft) allg. angewendet wurde. Benutzte Meßsysteme für die P. sind exakt zu definieren. P. ist keine absolute Stoffkonstante, sondern vom Milieu, in dem der Stoff sich befindet, abhängig. ↑Umwelttoxikologie.

Persistenzquote: prozentualer Anteil der applizierten Dosis eines Pharmakons, der tgl. nach Abzug der ↑Abklingquote im Organismus verbleibt.

Persisters ⟨*engl*⟩: persistierende Erreger. ↑Persistenz.

Personendosimetrie: einfache Messung der Strahlenbelastung strahlengefährdeter Personen bei der Arbeit. Für die P. werden Filmdosimeter, Thermolumineszenzdosimeter (TLD) o. silberaktivierte Phosphatgläser verwendet (↑Filmdosimetrie); teilweise auch stabförmige Ionisationskammern (Füllhalterdosimeter). Nach einer Radionuklidaufnahme kann eine Ausscheidungsanalyse o. eine Ganzkörpermessung durchgeführt werden.

Personenidentifikation: eindeutige Kennzeichnung von Personen, indem ihnen Identifikationsmerkmale zugeordnet werden, die i.R. des jeweiligen Anwendungsbereichs gültig sind.

Personenverkennung: bekannte Personen werden entweder verkannt u. mit neuen Namen belegt, o. unbekannte werden als bekannte angesehen.

Persönlichkeit: das konkrete Individuum mit seinen charakterist. psych. u. phys. Eigenschaften. Unter einer Persönlichkeitsstruktur wird ein System von psych. Eigenschaften verstanden, die eine P. o. einen Persönlichkeitstyp kennzeichnen.

Persönlichkeit, abnorme: erhebl. vom Durchschnitt abweichende Persönlichkeit mit besonderer Ausprägung von Persönlichkeitszügen, die sich in auffälligen Verhaltensweisen äußern kann. ↑Persönlichkeitsstörung.

Persönlichkeit, akzentuierte: Persönlichkeit, bei der die Besonderheiten der Erlebens- u. Verhaltensweisen nicht in einer solchen Intensität von der Norm abweichen, wie bei den ↑Persönlichkeitsstörung.

Persönlichkeit, multiple: zu den dissoziativen ↑Störungen gehöriges psych. Phänomen mit unterschiedl. Zuständen des Selbsterlebens.

Persönlichkeit, prämorbide: Primärpersönlichkeit vor einer Erkrankung. Beeinflußt eine psych. Krankheit häufig sowohl vom Inhalt, i.S. einer Zuspitzung vorhandener Persönlichkeitszüge, als auch als begünstigender Faktor für deren Manifestation. Letzteres gilt bes. für die endogene Depression (Typusmelancholismus). Für die Schizophrenie sind die Zusammenhänge noch nicht ausreichend geklärt. Faustregel: Je abnormer die p. P., um so ungünstiger der Verlauf. Die Kenntnis der p. P. ist für die Beurteilung etwaiger postpsychot. Persönlichkeitsveränderungen von Bedeutung.

Persönlichkeitsänderung: im Erwachsenenalter erworbene Störung des Verhaltens u. Erlebens in ursächl. o. zeitl. Zusammenhang mit einer anderen neuropsychiatr. Störung o. schweren psychol. Belastungen.

Persönlichkeitsstörung: früher Psychopathie, Kern- o. Charakterneurose; besondere Ausprägung einzelner Persönlichkeitszüge, die nach der Adoleszenz durchgehend besteht u. die Erlebens- u. Verhaltensmuster des Pat. maßgebl. beeinflußt. Unterschieden werden u.U. paranoide, schizoide, dissoziale, histrion., narzißt., ängstl., selbstunsichere u. abhängige, asthen. P.

Persönlichkeitsstörung, dissoziale: soziopath. o. psychopath. Persönlichkeit; Persönlichkeitsstörung mit Mangel an Empathie, Verantwortungslosigkeit u. geringer Frustrationstoleranz, mangelnder Fähigkeit, aus neg. Erfahrungen zu lernen, u. der Neigung, eigenes Versagen auf andere zu projizieren. Durch eine rücksichtslose Haltung gegenüber den sozialen Normen gekennzeichnet. Bei geringer Frustrationstoleranz ist die Schwelle für aggressives u. gewalttätiges Verhalten niedrig. Häufig bestehen Kontaktstörungen in der Form, daß Beziehungen zwar eingegangen werden, es Menschen mit einer d. P. aber nicht gelingt, dauerhafte verbindl. Beziehungen aufrechtzuerhalten. ↑Psychopathologie.

Persönlichkeitstest, psychodiagnostischer: Untersuchungsmethoden, die die Gesamtheit einer Persönlichkeit u. nicht relativ isolierte Fähigkeiten, Leistungen o. Verhaltensweisen diagnostizieren sollen.

Persönlichkeitstheorien: beschreiben die Entwicklung u. das (dynam.) Verhältnis der individuellen Eigenschaften u. Regulationsmechanismen einer Persönlichkeit zueinander. Grundlage jegl. psychol. Theoriebildung u. zugleich abhängig vom jeweiligen Menschenbild einer Gesellschaft.

Personotropie: Bez. aus der ↑Homöopathie für uneinheitl., nicht erwiesene Typenlehre, wonach best. homöopath. Mittel ausschließl. o. bevorzugt bei Menschen mit best. Aussehen (z.B. bei blonden o. schwarzen Haaren) u. Verhalten (z.B. mehr bei Zornigen, Gereizten, weniger bei Sanften u. Weinerlichen usw.) wirksam werden.

Persorption ⟨*lat*⟩ *f*: Aufnahme größerer Teilchen (60–120 μm) der Nahrung über die Darmschleimhaut in den Lymph- u. Blutkreislauf. Quantitativ von untergeordneter Bedeutung (z.B. mikrokristalline Zellulose, ein Dickungsmittel).

Perspiratio insensibilis: unmerkl. Wasserverlust durch die Haut. Schon die trockene Haut des ruhenden Menschen gibt dauernd Wasser in gasförmigem Zustand ab. Es handelt sich um eine rein physikal. Wasserdampfabgabe, d.h. um eine Diffusion von Wasserdampf durch

P

die Epidermis, an der die Schweißdrüsen nicht beteiligt sein sollen (↑Perspiratio sensibilis). Durch die P. i. gehen am Tage etwa 500–800 g Wasser durch die Körperoberfläche des erwachsenen Menschen verloren.

Perspiration ‹*lat*› *f*: Perspiratio; Abgabe o. Austausch von Stoffen durch die Haut.

Perspiratio sensibilis: Schweißabsonderung der Haut durch die Schweißdrüsen. ↑Transpiration.

perstans ‹*lat*› *Adj*: fortdauernd.

Persuasion ‹*lat*› *f*: Beeinflussung durch prim. log. Überzeugung.

Persufflation ‹*lat*› *f*: Durchblasen von Gangsystemen, z. B. Eileiter, Ohrtrompete.

Perthes, Georg Clemens (1869–1927), dt. Chir., Tübingen.

Perthes-Drainage (nach Georg C. P.): Absaugung des Exsudats bei Pleuraempyem mittels eines Drains mit einem Aspirationsapparat, heute wird meist eine kontinuierl. Absaugung mittels Saugpumpe verwendet.

Perthes-Druckstauung (nach Georg C. P.): Thoraxkompression mit Behinderung der Atemexkursionen. Ersticken trotz freier Atemöffnungen. Kommt bei Verschüttungen o. im Gedränge vor. Auffälligster Befund ist Dunsung u. Stauung des Gesichts mit zahlreichen punktförmigen Stauungsblutungen im Gesicht u. im Hals- u. Brustbereich.

Perthes-Jüngling-Krankheit (nach Georg C. P. u. Otto A. J.): Jüngling-Krankheit, ↑Ostitis cystoides multiplex.

Perthes-Legg-Calvé-Erkrankung (nach Georg C. P., Arthur T. L. u. Jaques C.): Morbus Perthes, Perthes-Krankheit, Malum coxae juvenile, Osteochondrosis deformans coxae juvenilis; asept. Osteonekrose der Schenkelkopfepiphyse. Bevorzugtes Auftreten zwischen 4. u. 8. Lj. Gefahr der Ausheilung mit Schenkelkopfdeformierung: Pilzhutform, Coxa magna. Durch Abflachung des Schenkelkopfs entsteht funktionelle Coxa vara evtl. mit ↑Trendelenburg-Zeichen. Als präarthrot. Deformität von progn. Bedeutung.

Perthes-Plastik (nach Georg C. P.) ↑Radialisersatzplastik.

Perthes-Versuch (nach Georg C. P.): Funktionsprüfung der tiefen Venen. Abbinden der Varizen unterhalb des Knies (so daß oberflächl., nicht aber tiefes Venensystem komprimiert wird), Gehen auf der Stelle: a) Varizen entleeren sich (neg.) = tiefe Venen u. Vv. communicantes intakt; b) Varizen bleiben erhalten (pos.) = tiefe Veneninsuffizienz. Abb.

Pertubation ‹*lat*› *f*: Durchblasung der Eileiter zur Feststellung der Durchgängigkeit bei Sterilität o. zur Sprengung von Schleimhautverklebungen im Tubenlumen.

Pertussis ‹*lat*› *f*: Keuchhusten, Stickhusten, Blauhusten; endem.-epidem., aerogen übertragbare, meldepflichtige ↑Infektionskrankheit der Atemwege. Erreger: Keuchhustenbakterien (↑Bordetella pertussis). Inkubationszeit 7–14 Tage. Klin.: wochen- bis monatelanger Verlauf in 3 Stadien: Stadium catarrhale, uncharakterist. Nasen-Rachen-Katarrh; Stadium convulsivum, typ. Hustenanfälle mit mehreren Hustenstößen (Stakkatohusten), hörbarer Inspiration, mehrmaliger Wiederholung (Reprise), Zyanose (↑Facies pertussica), Erbrechen zähen Schleims; Stadium decrementi, Lösungsstadium. Gefahren der bakteriellen Sekundärinfektion u. Keuchhustenenzephalose (↑Encephalitis acuta haemorrhagica).

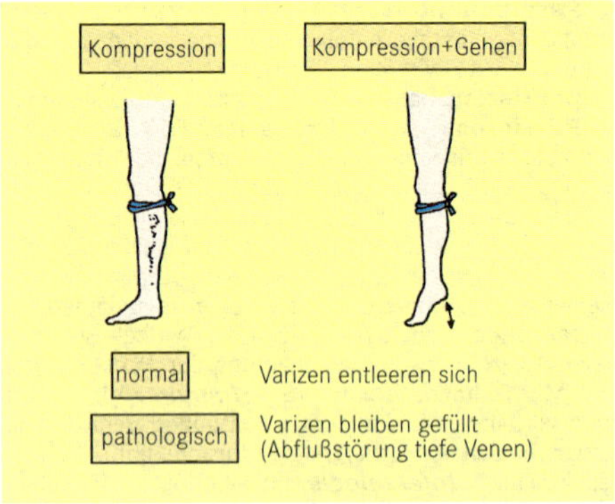

Perthes-Versuch zur Beurteilung tiefer Venen

Diagn. durch Erregernachweis (im Frühstadium), Hustenplatte. ↑Pertussisschutzimpfung mit Pertussisimpfstoff (↑Dreifachschutzimpfung) schützt vor schwerem Krankheitsverlauf, verhindert nicht die Infektion. Der molekulare Angriffspunkt des Pertussistoxins besteht in einer ↑ADP-Ribosylierung eines Bestandteils der Signalwandlungssysteme der Zellmembran (↑Signalwandlungssysteme, zelluläre), näml. eines ↑G-Proteins (Typ G_i). Dies führt zu einer Hemmung der Adenylatzyklase u. so zu einer cAMP-Abnahme in den Zellen.

Pertussisimpfstoff: polyvalente, aus Bordetella-pertussis-Stämmen der Phase I gewonnene, schonend inaktivierte u. entgiftete Suspension von Keimen. Üblicherweise enthalten im DPT-Impfstoff (↑Dreifachschutzimpfung).

Pertussisschutzimpfung: aktive Immunisierung im Säuglings- u. Kleinkindalter, i. a. als ↑Dreifachschutzimpfung verabfolgt.

Perubalsam ↑Myroxylon balsamum varietas pereirae.

Peruwarze: Verruga peruviana; ↑Bartonellose.

pervers ‹*lat*› *Adj*: verkehrt, andersartig, i. e. S. sexuelle ↑Perversion.

Perversion ‹*lat*› *f*: Deviation, Paraphilie; sexuelle Andersartigkeit, die sich darin äußert, daß sexuelle Erregung u. Befriedigung überwiegend o. ausschließl. durch ungewöhnl. Sexualobjekte o. Praktiken erreicht werden kann. Ggf. wird mit dem Partner, sofern er überhaupt benötigt wird, keine wirkl. Vereinigung u. personale Beziehung gesucht, sondern dieser nur als Auslöser sexueller Reaktionsabläufe benutzt. Man unterscheidet P. des Sexualziels bzw. der Sexualpraktik, wie ↑Exhibitionismus, ↑Sadismus, ↑Masochismus, ↑Voyeurismus, Frotteurismus u. a., von der P. des Sexualobjekts: ↑Pädophilie, ↑Gerontophilie, ↑Sodomie, ↑Fetischismus, ↑Exkrementophilie, ↑Nekrophilie, ↑Transvestitismus. Was als P. betrachtet wird, hängt stark von den Moralauffassungen u. Normen der jeweiligen Gesellschaft ab. Der Ausdruck P. wurde in der Vergangenheit moral. abwertend gebraucht o. stempelte den Träger einer P. als krank ab. Deshalb verwendet die moderne Sexualwissenschaft für viele früher als P. angesehene Erscheinungen, v. a. für jene, die nicht Sympt. einer psych. fehlentwickelten Persönlichkeit sind, den neutralen Terminus ↑Deviation. Die Ursachen der P. sind umstritten, die Therapiemöglichkeiten gering. Im Vordergrund stehen psychotherapeut. Maßnahmen wie

z. B. ↑Verhaltenstherapie, selten Anwendung von Antiandrogenen, die evtl. bei rückfälligen Sexualstraftätern angezeigt sein kann.

per vias naturales ⟨*lat*⟩: auf natürl. Weg, z. B. Abgang verschluckter Fremdkörper mit dem Stuhl.

Pervigilium ⟨*lat*⟩ *n*: Schlaflosigkeit.

Perzentil: Quantil. Ein P-P. ist der Skalenpunkt, der die ersten P% der Verteilung nach oben begrenzt. Die P. mit P = 25 %, 50 %, 75 % heißen Quartile, das Skalenintervall zwischen dem unteren u. oberen Quantil heißt Hälftespielraum, der als ein grobes Streuungsmaß verwendet wird. P. können zur Definition von ↑Normbereichen (↑Referenzbereich) verwendet werden.

Perzeption ⟨*lat*⟩ *f*: Wahrnehmung; psychol. Funktion, die dem Organismus mittels der Sinnesorgane die Aufnahme u. Verarbeitung von Informationen ermöglicht. Nach Wundt Eintritt einer Vorstellung in das innere Blickfeld. ↑Apperzeption.

Perzeptionsalter: Entwicklungsetappe eines Kindes nach der Funktion seiner Wahrnehmung. Sinnesfunktionen sind bereits vor der Geburt (Berührung, Gehör) o. bei der Geburt (Geruch, Geschmack) vorhanden. Ihre Entwicklung hinsichtl. Verfeinerung u. Verarbeitung vollzieht sich in den ersten Lebensmonaten u. wird wesentl. von Anregungen aus der personellen Umgebung des Kindes begünstigt. Im zweiten Lebenshalbjahr hat sich die Dominanz von Auge u. Ohr vollends durchgesetzt.

Pes ⟨*lat*⟩ *m*: Fuß.

Pes adductus congenitus: angeborener ↑Sichelfuß; Ausbiegung des medialen Fußrands (Adduktion des Vorderfußes gegen den Rückfuß). Ursächl. werden Anomalien im Bereich der Ossa cuneiformia beobachtet.

Pes anserinus: Gänsefuß; aus den Ansatzsehnen des M. gracilis, M. sartorius u. M. semitendinosus gebildete gänsefußartige Sehnenplatte medial der ↑Tuberositas tibiae.

Pes calcaneus congenitus: angeborener ↑Hackenfuß; in schweren Fällen liegt der Fußrücken dem Unterschenkel fast an. Anfängl. meist keine Versteifung in Extensionsstellung. Ursache eine intrauterine Zwangshaltung sein, jedoch auch Bestandteil von Syndromen: ↑Rotter-Erb-Syndrom, ↑Chondrodysplasia punctata.

Pes equinovarus congenitus: Pes varus congenitus, Talipes, ↑Spitzklumpfuß; Fußfehlform in Supinations- (Pes varus), Adduktions- (Pes adductus), Plantarflexions- (Pes equinus) u. Hohlfußstellung (Pes excavatus). Belastung des lateralen Fußrands o. Auftreten mit dem Fußrücken, Entstehung von X-Bein-Stellung. Erb- u. Umweltfaktoren eingeschlossen, meist einfach rezessiver Erbgang. Vorkommen: 1–2 ‰. Häufigstes Erbleiden an Extremitäten neben der angeborenen Hüftgelenkdysplasie.

Pes equinus ↑Spitzfuß.

Pes excavatus ↑Hohlfuß.

Pes hippocampi: Cornu Ammonis; ↑Ammonshorn.

Pes planus congenitus: angeborener ↑Plattfuß; isoliert o. als Sympt. auftretende Fußfehlform durch starke Steilstellung des gedrungenen Talus, Valgusstellung des Kalkaneus (Pes planovalgus congenitus) u. abduzierten Vorfusses, versch. Schweregrade von Abflachung des Fußgewölbes bis zur konvex gewölbten Fußsohle (↑Schaukelfuß).

Pessar ⟨*gr + lat*⟩ *n*: Pessarium; Ring aus Hartkautschuk, Porzellan o. Kunstharz zur symptomat. Behandlung des Vorfalls von Scheide u. Gebärmutter bzw. deren Verlagerung (z. B. Retroflexio). Zur Kontrazeption vorwiegend als Intrauterinpessar angewandt.

Pest ⟨*lat*⟩ *f*: meldepflichtige, hospitalisierungspflichtige u. quarantänepflichtige ↑Infektionskrankheit. Erreger: ↑Yersinia pestis. Unter Nagern (Mäusen, Zieseln, Murmeltieren, Erdhörnchen, Tarabaganen usw.) verbreitete, unbemerkt vom Menschen ablaufenden Pestepizootien. Naturherde in Zentral-, Süd- u. Ostafrika, Madagaskar, Savannenregionen Nord- u. Südamerikas, in Steppen Zentralasiens. Gefahr der Übertragung aus Naturherden auf Ratten; epizoot. Rattenpest häufiger Vorläufer von Epidemien beim Menschen. An kranken Ratten infizieren sich Rattenflöhe (↑Xenopsylla cheopis), die nach dem Tod der Ratten als Ersatzwirt den Menschen aufsuchen u. die P. übertragen. Übertragung von Mensch zu Mensch durch Menschenfloh (↑Pulex irritans), auch durch Kontakt bzw. aerogen bei Lungenpest. Inkubationszeit 2–6 Tage. Klin. hochfieberhafte Erkrankung mit Auftreten von großen u. schmerzhaften Lymphknotenschwellungen (Leistenbeuge, seltener Achselhöhle u. Nacken) als Beulen- o. Bubonenpest (häufigster Krankheitsverlauf). Phlegmonös-nekrotisierende Entzündungen mit Pestkarbunkel u. Hautpest selten. Einbruch der Pesterreger in die Blutbahn führt zu Pestseptikämie, meist tödl. Gefürchtete Komplikation ist Pestmeningitis: prim. Pestseptikämie (Pestis siderans) verläuft foudroyant letal, häufig mit schwerer hämorrhag. Diathese. Benigne Verlaufsform der Bubonenpest, ohne schwere Allgemeinsymptome als Pestis minor bezeichnet. Direkte aerogene Übertragung bzw. sek. bei Septikämie führen zur Pestpneumonie (Lungenpest). Inkubationszeit 1–2 Tage: stürm. Verlauf (aus voller Gesundheit) mit Schüttelfrost u. Fieberanstieg, Dyspnoe, Zyanose u. Tachypnoe kann vom 2.–5. Tage zum Tode führen (Letalität bis 100 %). Abhusten des hochinfektiösen Sputums schmerzhaft, schwere Zyanose u. Hautblutungen gehen dem Tode voraus (schwarzer Tod). Immunität nach Pestinfektion langdauernd. Diagn. durch Erregernachweis aus Eiter, Pustelinhalt, Gewebesaft von Bubonen, Blut, Sputum mikrosk. u. kulturell, ferner serol. Antibiotikatherapie mit Streptomycin, Chloramphenicol o. Tetrazyklinen. Vorbeugung u. Bekämpfung: Desinfektion, Isolierung des Kranken; Rattenvernichtung, Flohbekämpfung mit Insektiziden, Schutzimpfung mit ↑Haffkine-Vakzine; ↑Chemoprophylaxe.

Pestbakterium ↑Yersinia pestis. ↑Yersinia.

Pestfloh ↑Xenopsylla cheopis.

PEST-Hypothese: Hypothese, nach der prolin- (P), glutaminsäure- (E), serin- (S) u. threoninreiche (T) Proteine intrazellulär schnell abgebaut werden.

Pestilenz: ursprüngl. kein fest umrissenes u. differenziertes Krankheitsbild, sondern Bez. für versch. Formen von Seuchen, die in der Antike, v. a. aber im Mittelalter auftraten. Bekannte derartige Pestilenzepidemien waren u. a. die um 429 v. Chr. in Athen aufgetretene u. von Thukydides (um 460–396 v. Chr.) beschriebene Epidemie, die sog. Pestilenzepidemien unter den Kaisern Antonius Pius (86–161) u. Iustinianus (482–565) sowie die Epidemien der Jahre 1347/1352 u. 1668. Gemeinsames Merkmal dieser Epidemien war der tödl. Krankheitsverlauf. Schon in der Antike war mit P. der Gedanke der Ansteckung verbunden, wobei die Vorstellungen über Art u. Weise bis ins späte 19. Jh. spekulativ blieben. Ein weiteres Merkmal der P. sah man zu allen Zeiten im Auftreten von Fieber. Von Galen u. vielen mittelalterl. Autoren wurden die P. daher zu den Fiebererkrankungen gezählt. Eine der schlimmsten Pestilenzepidemien („schwarzer Tod") begann 1347 in Florenz u. befiel als Pandemie fast ganz Europa. Der frz. Arzt Guy de Chauliac (ca. 1300–1368), der Augenzeuge des Massensterbens war, ergänzte den Begriff der P. um zwei weitere wesentl. Bestandteile, Bubonen u. Lungenbeteiligung. Im 16. Jh. kam die Vorstellung der Fäulnis zum Pestilenzbegriff hinzu. Der bei Fäulnis zu beobachtende Parasitenbefall legte den Gedanken nahe, daß unsichtbare Parasiten die P. verursachen würden. Die kontagionist. Auffassung (Contagium animatum), die bereits in der Antike geäußert worden war, griff Girolamo Fracastoro wieder auf u. grenzte die „wahre" Pest von nicht pestilenziellen Fiebern ab. Athanasius Kircher (1602–1689) glaubte, im Blut Pestkranker den spezif. Pestilenzerreger, sog. Pestilenzwürmchen (vermiculi pestis), gesehen zu haben u. faßte die P. als eigenständige u. spezif. Krankheit auf. Der Japaner Shibasaburo Kitasato (1852–1931) u. der Schweizer Alexandre Yersin (1863–1943) bestätigten 1894 unabhängig voneinander die Entdeckung des Pestbakteriums ↑Yersinia pestis.

Pestimpfung: Schutzimpfung gegen Pest mit inaktivierten ↑Haffkine-Vakzinen. Impfschutz 4–6 Monate.

Pestis fulminans ⟨*lat*⟩ *f*: Pestis siderans, schwerste, rasch zum Tode führende Pestseptikämie.

Pestis minor: gegen Ende einer Pestepidemie häufig auftretende leichte Fälle von Pest (als Karbunkel).

Pestis orientalis ↑Pest.

Pestis siderans: prim. Pestseptikämie. Verläuft ohne Ausbildung von Pestlymphomen letal, oft mit schwerer hämorrhag. Diathese.

Pestizide: Sammelbegriff für natürl. o. synthet. ↑Biozide, die zur Bekämpfung von tier. u. pflanzl. Schädlingen (Pflanzenschutz- u. Schädlingsbekämpfungsmittel) eingesetzt werden. Eine Einteilung ist nach Anwendungsgebieten o. chem. Stoffklassen (chlorierte ↑Kohlenwasserstoffe, phosphororganische ↑Verbindungen, ↑Carbamate, Dithiocarbamate, Pyrethroide, makrozykl. Laktose) mögl. Der Einsatz der P. erfolgt in der Wachstumsphase von Nutzpflanzen, im Vorratsschutz (Begasungsmittel, ↑Konservierungsmittel), bei Tierbehandlungen u. im Haushalt. In toxikol. Tests werden P. auf nachteilige Wirkungen geprüft. Auswahlkriterien sind z. B. eine hohe Toxizität für die Schaderreger bei geringer Wirkung auf Nutzorganismen, geringe ↑Persistenz in der Umwelt. Der ökonom. Nutzen der Anwendung von P. u. ihre gesundheitl. Unbedenklichkeit müssen gleichermaßen gesichert sein. Die Auswahl geeigneter Stoffe u. Anwendungsbedingungen unterliegen einer strengen gesetzl. Regulierung. Auf der Grundlage von Ergebnissen toxikol. Tests ist ein ↑Acceptable daily intake (ADI) abzuleiten. ↑Pflanzenschutz.

Pes transversoplanus ↑Spreizfuß.

Pestseptikämie: Einbruch von Pesterregern in die Blutbahn.

Pestwurz ↑Petasites hybridus.

Pes valgus ↑Knickfuß.

Pes varus congenitus ↑Pes equinovarus congenitus. ↑Klumpfuß, angeborener.

PET: *Abk* für ↑Positronenemissionscomputertomographie.

peta- *Präfix*: *Abk* P; vor physikal. Einheiten zur Bez. der 10^{15}fachen Menge einer Einheit.

Petasites hybridus ⟨*gr*⟩ *m*: Pestwurz. Blattdroge enthält sog. Petasine, die z. T. schwefelhaltige Sesquiterpenester darstellen. Spasmolyt. u. schwach analget. Wirkung. Anwendung u. a. bei Bronchialasthma, anginösen Beschwerden u. Harnleiterkoliken.

petechial ⟨*lat*⟩ *Adj*: punktförmig.

Petechien ⟨*ital*⟩ *f Pl*: kleinste, punktförmige Blutungen bei Kapillarzerreißung o. erhöhter Permeabilität. Zeichen für hämorrhag. Diathese, Vitaminmangel (C, D). ↑Purpura, ↑Rumpel-Leede-Stauversuch.

Peter, R. zeitgen. tschech. Parasitologe, Prag. ↑Jírovec-Peter-Medium.

Peters, Albert (1862–1938), Ophth., Rostock.

Peters-Anomalie (nach Albert P.): Dysplasia mesodermalis corneae; angeborene, zentrale Trübung der hinteren Hornhautschichten des Auges. Defekte des Hornhautendothels u. der Descemet-Membran. Kombination mit weiteren Fehlbildungen unterstreicht dysontogenet. Entstehung: vordere Synechien, Darmatresien, Gaumenspalte, Syndaktylie, Mikrophthalmus. Gehört mit ↑Embryotoxon corneae, ↑Leucoma corneae, Synechien, ↑Keratokonus zu einem neu definierten Fehlbildungskomplex, dem Anterior chamber cleavage syndrome.

Peters-Hövels-Syndrom (nach Albert P. u. Otto H.) ↑Dysostosis maxillofacialis.

Petersilie: Petroselinum crispum, nur im Samen tox. Konzentration von Apiol.

Pethidin: Dolantin. Qualitativ wie ↑Morphin. Analget. Wirkung 10mal schwächer als die von Morphin, äquieffektive Dosen gleich stark suchterzeugend u. atemdepressiv; keine Miosis. Durch Gefäßdilatation u. Histaminfreisetzung Kollapsneigung. Abb.

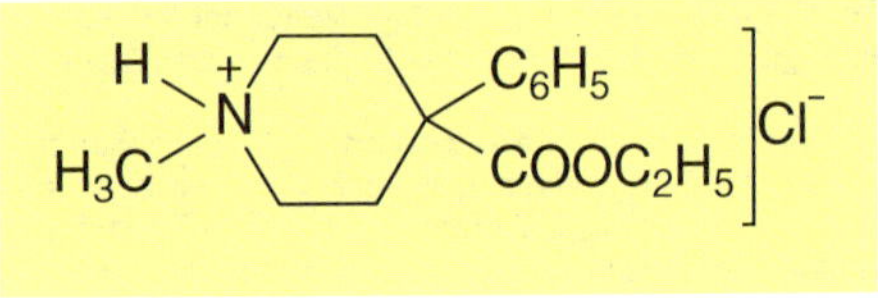

Pethidin

Petiolus ⟨*lat*⟩ *m*: Füßchen, Beinchen, Stiel (Verkleinerungsform von pes); z. B. P. epiglottidis, der Kehldeckelstiel.

Petit, François Pourfour du (1664–1741), frz. Ophth., Paris.

Petites véroles ⟨*frz*⟩ *f Pl* ↑Windpocken.

Petit mal ⟨*frz*⟩ *n*: kleiner epilept. Anfall, aus ↑Absence u. zusätzl. motor. o. vegetativer Sympt. Danach werden versch. Formen von Petit-mal-Epilepsien unterschieden. ↑Epilepsie.

Petit-Syndrom (nach François Pourfour du P.): durch Reizung des Halssympathikus bedingter okulopupillärer Symptomenkomplex: einseitige Mydriasis, Lidspaltenerweiterung, Exophthalmus.

Petragnani-Nährboden: Eiernährboden zur Anzüchtung von Tuberkulosebakterien.

Petri, Julius Richard (1852–1921), Bakteriologe, Berlin.

Petriellidiosis: Allescheriosis; Mykose durch Petriellidium boydii.

Petrifikation ⟨*gr + lat*⟩ *f*: Versteinerung von Geweben durch Kalkablagerung.

Petri-Schale (nach Julius R. P.): 9–12 cm große, flache (Glas-) Schale mit Rand u. Deckel, z. B. für Nährboden.

Petroselinum crispum ⟨*gr*⟩ *n*: Petersilie. Droge (Petroselini radix) enthält ätherische ↑Öle (Petroselini aetheroleum) mit Apiol als charakterist. u. tox. Bestandteil. Diuretikum.

Petrositis ⟨*lat*⟩ *f*: durch Fortleitung einer eitrigen Mittelohrentzündung auf die pneumatisierten Zellen der Pyramidenspitze infolge Pneumatisation der Pyramide entstandene Ausbildung eines Empyems, Knochenzerstörung, osteomyelit. Veränderungen, Ausbreitung auf präformierten Bahnen auf Nachbargewebe mit bedrohl. Sympt., sowohl intraossär als auch intradural: Gradenigo-Symptomenkomplex o. retrolabyrinthärer Symptomenkomplex (Zange) durch Mitbefall der hinteren Hirnnerven (V, VI–XII). Sympt. trifft oft erst 3–6 Wochen nach Beginn der akuten Mittelohrentzündung zutage: Halbseitenkopfschmerz, ↑Gradenigo-Syndrom, weitere Hirnnervenschädigungen, Labyrinthreizung, Liquorveränderung; deshalb operative Eröffnung u. Ausräumung der eingeschmolzenen Zellräume bzw. der osteomyelit. Herde über versch. Zugangswege (transmastoidal-, tympanal-, temporal-labyrinthär).

petrosus ⟨*lat*⟩ *Adj*: felsenartig, Felsen-.

Pettenkofer, Max von (1818–1901), Hyg., München, Schüler von Johann von Scherer (1814–1869) u. Justus von Liebig (1803–1873). P. war zunächst auf dem Gebiet der physiol. Chem. tätig; Probe auf Gallensäuren (Pettenkofer-Probe). Mit der Anwendung des physikal.-chem. Exp. (Respirationsapparat, Bestimmung der Kohlensäure in der Luft etc.) wurde er zum Begründer der exp. Methode auf dem Gebiet der ↑Hygiene. Er schuf die epidemiol. Arbeitsmethoden außerhalb des Labors (Ortsbesichtigung, Statistik u. geomedizin. Fragestellungen in der ↑Epidemiologie). In der Bakt. vertrat er eine lokalist. Hypothese (Bodentheorie). P. begründete 1883 mit Franz Adolf Hofmann u. Joseph Forster das „Archiv für Hygiene". Veröffentlichte 1882 zusammen mit Ziemssen „Handbuch der Hygiene und Gewerbekrankheiten".

Petting ⟨*engl*⟩ *n*: sexuelles Reizspiel, gegenseitiges Kosen o. Gewähren körperl. Berührungen, bevorzugt in den erogenen Zonen wie den weibl. Brüsten u. an den Genitalien zur Herbeiführung lustvoller Empfindungen u. U. bis zum Orgasmus, jedoch ohne Einführung des Penis in die Vagina. P. ohne Stimulation der Geschlechtsorgane wird auch Necking genannt. Mit P. sind manche ↑Sexualstörungen leichter zu überwinden, u. es eröffnen sich vielfältige Möglichkeiten sexueller Befriedigung.

Petz-Apparat (nach Aladár de P.): halbautomat. Klammergerät zur semiasept. Anlegung von Magen-Darm-Anastomosen.

PEU: *Abk* für Plasmaeisenumsatz. ↑Ferrokinetik.

Peutz, Johannes L. A. (1886–1957), holländ. Arzt, Rotterdam.

Peutz-Jeghers-Syndrom (nach Johannes L. A. P. u. Harold J.): Lentiginosis polyposa digestiva, Pigmentfleckenpolypose; genet. bedingt, aber auch spontanes Auftreten von intestinalen Polypen (Hamartomen) mit Lippen- u. Gesichtspigmentierungen; Café-au-lait-Flecke, sommersprossige Flecke, bes. um Mund u. in der Wangenschleimhaut. Polypen treten in Magen, Dünndarm u. Kolon auf. Blutungen u. ↑Invaginationen mit Ileus sind die Komplikationen. Abb.

Pexiderma ⟨*gr*⟩ *n*: Speicherungskrankheit der Haut. ↑Thesaurimose.

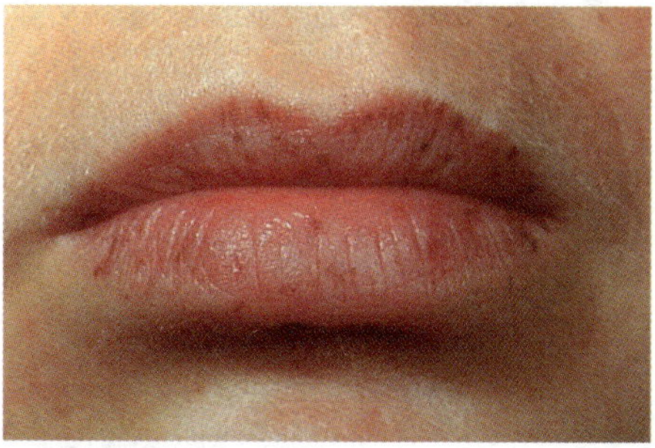

5

Peutz-Jeghers-Syndrom.
Pigmentflecken an den Lippen

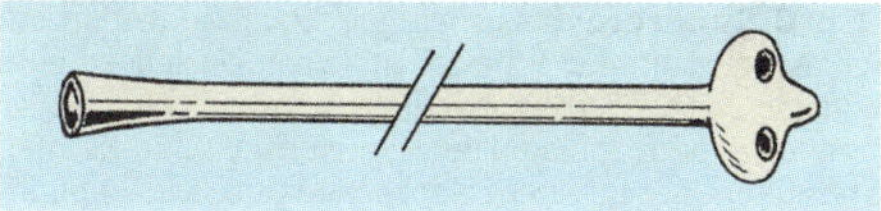

Pezzer-Katheter

Pexie ⟨*gr*⟩ *f*: Anheftung; Annähen von Organen, z. B. Kolopexie, Gastropexie u. ä.

Peyer, Johann Konrad (1653–1712), Arzt, Schaffhausen.

Peyer-Plaques (nach Johann K. P.) ↑Noduli lymphoidei aggregati.

Peyote ↑Lophophora Williamsii.

Peyronie-Krankheit ↑Induratio penis plastica.

Pezzer-Katheter: Harnblasenkatheter mit großem, tellerförmigem, gelöchertem Kopf, der mittels Spanner eingeführt wird. Als Verweilkatheter für suprapub. Fisteln früher in Gebrauch. Heute durch ↑Ballonkatheter ersetzt. Abb.

PF: *Abk* für ↑Pontiac-Fieber.

Pfaff, Philipp (1715–1767), Zahnarzt, Berlin. „Abhandlung von den Zähnen des menschl. Körpers u. deren Krankheiten" (1756) mit Beschreibung von Füllungstherapie mittels Gold, Blei, Zinn, Abformung der Zähne u. Kiefer, Herstellung von Gipsmodellen. Erstes dt. wissenschaftl. Werk über die Zahnmed.

Pfaff, Wilhelm (1862–1942), Professor der Zahnmed., Leipzig, 1906 „Lehrbuch der Orthodontie".

Pfählungsverletzung: Eindringen von pfahlähnl. Gegenständen (Zaunlatten, Eisenstangen) in den Körper. Meist schwere innere Verletzungen, deren Ausmaß nur unter Operationsbedingungen festzustellen ist. Häufigste Lokalisation ist der Dammbereich mit Verletzung von Anus, Mastdarm, Scheide u. Sphinkterapparat. Oft schwere Zusatzverletzungen der Becken- u. Bauchorgane.

Pfannendachplastik: operative Verbesserung bzw. Bildung des Hüftgelenkpfannendachs vorwiegend bei Luxationshüfte.

Pfannendachwinkel: Winkel, den das Pfannendach auf der Röntgenaufnahme des Säuglingsbeckens mit der ↑Hilgenreiner-Hilfslinie bildet. Normal bis 30°, bei Hüftgelenkluxation über 30°.

Pfanneneingangsebene: Ebene, die bestimmt ist durch den Rand der Hüftgelenkpfanne. Sie zeigt zur Körpermittellinie eine Neigung nach vorn außen unten.

P

Pfannenerker: Oberkante der Hüftgelenkpfanne.

Pfannenstiel, Johann (1862–1909), dt. Gyn., Breslau.

Pfannenstiel-Querschnitt (nach Johann P.): querverlaufender Bauchdeckenschnitt an der oberen Behaarungsgrenze des Mons veneris.

Pfannenwanderung: **1.** Ausweitung der Hüftgelenkpfanne nach kranial durch destruktiven Prozeß, z. B. nach Koxitis, o. bei Luxationshüfte. **2.** Als Spätkomplikation bei Hüftgelenktotalendoprothese wandert die Pfanne durch Knochenresorption beckenwärts. **3.** ↑ Protrusio acetabuli.

Pfaundler, Meinhard von (1872–1947), dt. Päd., München.

Pfaundler-Hurler-Syndrom (nach Meinhard v. P. u. Gertrud H.): Gargoylismus, ↑ Mukopolysaccharidose Typ I.

PFC ↑ Zirkulation, persistierende fetale.

pfC-Syndrom: persistierende fetale Zirkulation im Lungenkreislauf; durch Bestehenbleiben der fetalen pulmonalen Vasokonstriktion entsteht trotz Lungenbelüftung eine prim. pulmonale Hypertension mit Rechts-Links-Shunt u. schwerer Hypoxämie. Klin. Leitsymptom ist die Zyanose, die sich unter Sauerstofftherapie nicht bessert. Therapieversuch mit Überdruckbeatmung.

Pfefferminze ↑ Mentha piperita.

Pfeffer-und-Salz-Fundus: für Chorioretinitis bei konnataler Syphilis o. Amaurosis congenita typ. Fundusbild.

Pfeifenstein: tabakpfeifenähnl. Harnblasenstein. Der größere (Pfeifen-)Kopf sitzt in der Blase, der (Pfeifen-) Stiel ragt in die Harnröhre hinein. P. entsteht z. B. nach Prostataoperationen (↑ Prostatakarzinomtherapie), wobei nicht resorbiertes Nahtmaterial den prim. Steinkern bildet.

Pfeifenstielzirrhose: keine echte Zirrhose, sondern ausgeprägte Leberfibrose, z. B. bei Schistosomiasis, die frühzeitig eine schwere portale Hypertension verursacht.

Pfeifer, Victor (1846–1921), dt. Arzt.

Pfeifer-Weber-Christian-Krankheit (nach Victor P., Frederick P. u. Henry A. C.) ↑ Panniculitis nodularis non suppurativa febrilis recidivans.

Pfeiffer, Emil (1846–1921), dt. Päd., Wiesbaden.

Pfeiffer, Richard (1858–1954), Bakteriologe u. Hyg. Entdeckte u. züchtete als erster 1892 den Haemophilus influenzae. Mitbegründer der Immun. durch Entdeckung der ↑ Bakteriolysine 1894 im Pfeiffer-Versuch.

Pfeiffer, Rudolf A. (geb. 1931), zeitgen. Humangenetiker, Erlangen.

Pfeiffer-Drüsenfieber (nach Emil P.) ↑ Mononucleosis infectiosa.

Pfeiffer-Syndrom (nach Rudolf A. P.): milde Form der Akrozephalosyndaktylie (↑ Apert-Syndrom). Autosomal dominanter Erbgang, Genort 8p12–p11.2. Basisdefekt: Fibroblastenwachstumsfaktor-Rezeptor Erstbeschreibung 1964. ↑ Reinhardt-Pfeiffer-Syndrom.

Pfeilerresektion: bes. Form der ↑ Thorakoplastik nach V. Czerny. Zur Verkleinerung einer Brustraumhälfte werden aus den oberen Rippen mehr o. weniger ausgedehnte Knochensegmente reseziert. Zusätzl. kann noch eine Durchtrennung des Knorpelansatzes der gleichen Rippen am Brustbein erfolgen.

Pfeilerzellen: Epitheliocytus pilaris; zwei Stützzellen im ↑ Organum spirale, die den inneren Tunnel (Cuniculum internum) begrenzen.

Pfeilgifte: in trop. u. subtrop. Ländern von Eingeborenen verwendete Gifte zur Jagd. Südamerika: Curare (Toxiferone). Afrika: Samen von Strophanthus-Arten, Extrakte aus Adonium-Arten, Acocanthera-Arten, Calotropis procera, Euphorbia dinteri. Indonesien: Antiaris toxicaria u. Strychnin.

Pfeilklammer: Halteelement der herausnehmbaren kieferorthopäd. Plattenapparatur. 1935 von A. M. Schwarz entwickelt. Besteht aus 0,7 mm starkem, harten bis federharten rostfreien Stahldraht. Pfeile liegen zwischen den Haltezähnen vestibulär unterhalb der stärksten Kronenwölbung, ermöglichen u. fördern ihr Hochwachsen u. sind palatinal im Kunststoff verankert.

Pfeilnaht ↑ Sutura sagittalis.

Pferdebohnen ↑ Bohnengifte.

Pferdeenzephalitis: durch ↑ Pferdeenzephalitisviren verursachte Enzephalitis o. Enzephalomyelitis. Durch Impfung heute selten gewordene Arbovirose. Formen: **Östl. P.** (Eastern equine encephalitis, EEE), saisonal (August bis Oktober) auftretende Viruskrankheit. 1. Beim Menschen entweder latente Infektionen o. schwere endem. Enzephalitiden im Osten der USA. Biphas. Fieberverlauf, Letalität 50–70 %. 2. Bei Pferden seuchenhafte, akut verlaufende amerik. Gehirn-Rückenmark-Entzündung (Pferdeenzephalomyelitis). Vorkommen in Ländern am Golf von Mexiko, vereinzelt in Ägypten, Syrien, Italien u. auf den Philippinen (durch Pferdeexport). Es bestehen ein enzoot. (endem.) Virus-Wirt-Zyklus (versch. Vogelarten, evtl. auch Kaltblüter der ostamerikan. Küstensümpfe u. die Culiseta melanura) u. ein epizoodem. mit Übertragung auf Pferd u. Mensch durch blutsaugende u. beißende Arthropoden. Klin. Verlauf beim Pferd Inkubationszeit 1–2 Tage, Fieberanfall (Virämie), biphas. Fieberverlauf, Abgeschlagenheit, Inappetenz, Benommenheit, Unterlippenlähmung, Nystagmus, Seh- u. Schluckbeschwerden, im Endstadium Raserei, danach Zusammenstürzen. Schlechte Progn. **Westl. P.** (Western equine encephalomyelitis, WEE), von Mücken auf den Menschen übertragbare Arbovirose mit vorwiegend subklin. Verlauf, vereinzelt Enzephalomyelitis. **Venezuelan. P.** (Venezuelan equine encephalomyelitis, VEE), in Nord- u. Südamerika sowie auf den Westindischen Inseln vorkommende, durch Moskitos (versch. Culex-Arten) auf den Menschen übertragbare Arbovirose, die meist grippeähnl. mit hohem Fieber, Kopfschmerzen u. schweren Myalgien u. in etwa 3 % mit Enzephalomyelitis verläuft. Letalität unter 1 %. ↑ Arbovirosen.

Pferdeenzephalitisviren: Virusart der Gattung ↑ Alphavirus. 3 Typen: Östl. P. (Eastern equine encephalitis virus, EEEV), westl. P. (Western equine encephalitis virus, WEEV) u. venezuelan. P. (Venezuelan equine encephalitis virus, VEEV). Vorkommen ursprüngl. im Osten u. Westen der USA u. in Venezuela, heute durchmischt in ganz Amerika u. der Karibik bei Wildvögeln, Säugetieren, Reptilien. Übertragung auf Einhufer (Pferde, Esel, Maultiere) u. Menschen durch Moskitos. Übertragung bei Einhufern u. Menschen untereinander durch Kontakt (Virusausscheidung in Speichel, Urin, Stuhl). Krankheit: virale ↑ Meningoenzephalitis bei Menschen u. Einhufern (Zooanthroponose).

Pferdeenzephalomyelitis, amerikanische ↑ Pferdeenzephalitis.

Pfirsichkerne ↑ Blausäure.

Pflanzenschutz: Gesamtheit aller Bemühungen, bei der Gewinnung pflanzl. Rohstoffe, Schäden an Nutzpflanzen durch gezielte Ausnutzung von Stoffen u. Verfahren zu verringern bzw. die Leistungsfähigkeit der Pflanzen zu steigern. Angewendete Maßnahmen müssen den Erfordernissen des Umwelt- u. Gesundheitsschutzes entsprechen sowie ökonom. vertretbar sein. Die Notwendigkeit des P. ist heute unbestritten. Zum P. gehören der chem. P. (↑Pestizide), biol. P. (Biotechnologie) u. physikal. P. Geringer Stoffeinsatz, hohe Umweltverträglichkeit u. Ökonomie werden beim Zusammenwirken dieser Aspekte im integrierten P. erzielt.

Pflaster ↑Heftpflaster, ↑Emplastrum.

Pflasterbinde, elastische: besteht aus einem elast. gewebten Grundmaterial, das einseitig mit einer stark klebenden Verbindung auf Kautschukbasis versehen ist. Die e. P. eignet sich bes. für gelenkstützende Verbände bei Zerrungen u. nach Gipsentfernungen.

Pflastersteinrelief ↑Cobble-stone-relief.

Pflaumer, Eduard (1872–1957), dt. Urol., Nürnberg.

Pflaumer-Katheter (nach Eduard P.): graduierter Harnleiterkatheter aus Weichgummi von 7–12 Charr, der mit Mandrin (Katheterspanner) armiert eingeführt wird.

Pflaumer-Trokar (nach Eduard P.): Punktionsfistelgerät; Spezialtrokar zum Anlegen einer suprapub. Blasenfistel.

Pflaumer-Woodruff-Katheter (nach Eduard P.): kurzer kon. Harnleiterkatheter, der nur wenig ins Ostium eingeführt wird, erlaubt von „unten", ein „oberes" Füllungsbild anzufertigen; ↑Pyelographie, retrograde.

Pflege: nach der amerik. Pflegeforscherin Virginia Henderson die Hilfeleistung für den einzelnen Kranken o. Gesunden, die in der Durchführung von Handreichungen besteht, die zur Gesundheit o. Genesung beitragen (o. zu einem friedvollen Tod), welche der Kranke selbst ohne Unterstützung vornehmen würde, wenn er über die nötige Kraft, den Willen u. das Wissen verfügte. Diese Hilfeleistung hat in der Weise zu geschehen, daß der Kranke so rasch wie mögl. seine Unabhängigkeit wiedererlangt. Diese Definition ist vom ↑ICN übernommen worden. Für den deutschsprachigen Raum hat die Schweizer Pflegeforscherin Sylvia Käppeli die folgende Beschreibung von P. abgegeben: „Die direkte P. befaßt sich mit allen menschlichen Erfahrungen u. Bedürfnissen u. mit Lebensbereichen, welche mit Gesundheit, Krisensituationen, Krankheit, Behinderung u. Sterben zu tun haben, u. nicht nur mit erkrankten Organen. Sie hilft Individuen u. Gruppen, mit Krankheit, Krisen u. Behinderung u. mit deren Therapie u. P. umzugehen u. sie zu bewältigen. P. bemüht sich, Gesundheit zu fördern, zu erhalten u. wiederherzustellen. Sie versucht Krankheiten u. Behinderungen vorzubeugen u. zu deren Heilung beizutragen." Der amerik. Pflegeverband ANA beschreibt P. als die Diagn. und Behandlung menschl. Reaktionen auf aktuelle und potentielle Gesundheitsprobleme.

Pflege, alternative: eine Pflege, die sich Methoden u. Heilweisen bedient, die in einer best. pfleger. Kultur, die selbst wiederum einem histor. Wandlungsprozeß unterworfen ist, zu einem best. Zeitpunkt o. über einen längeren Zeitraum von der herrschenden pfleger. Richtung mehr o. weniger stark abgelehnt werden, weil sie die Behandlungsformen der herrschenden pfleger. Richtung teilweise o. völlig in Frage stellen bzw. auf eine unmittelbare u. grundlegende Änderung des pfleger. Systems abzielen.

Pflegeanamnese: erster Teil des ↑Pflegeprozesses, der je nach zugrunde liegendem Pflegemodell auf die Einschätzung von ↑Lebensaktivitäten, ↑ATL, ↑AEDL, ↑Selbstpflegefähigkeiten u. ↑Selbstpflegeerfordernissen o. funktionellen ↑Verhaltensmustern gerichtet ist. Die Pflegeanamnese umfaßt die Beziehungsaufnahme zum Pat., die Beobachtung, Befragung u. körperl. Untersuchung des Pat. Sie dient der Informationssammlung über den Gesundheitszustand des Pat. u. hat die Erkennung u. Benennung von Pflegeproblemen o. ↑Pflegediagnosen zum Ziel.

Pflegebedürftigkeit: Pflegebedürftig nach § 14 SGB XI sind Personen, die wegen einer körperl., geistigen o. seel. Krankheit o. Behinderung für die gewöhnl. u. regelmäßig wiederkehrenden Verrichtungen im Ablauf des tgl. Lebens auf Dauer, voraussichtl. für mind. sechs Monate, in erhebl. Maß der Hilfe bedürfen. Krankheiten in diesem Sinne sind: 1. Verluste, Lähmungen o. andere Funktionsstörungen am Stütz- u. Bindegewebeapparat; 2. Funktionsstörungen der inneren Organe o. der Sinnesorgane; 3. Störungen des zentralen Nervensystems, wie Antriebs-, Gedächtnis- o. Orientierungsstörungen sowie endogene Psychosen, Neurosen o. geistige Behinderungen. P. i. S. von § 14 SGB XI bedeutet, daß die Fähigkeit, best. Verrichtungen im Ablauf des tgl. Lebens auszuüben, eingeschränkt o. nicht vorhanden ist (↑ADL). Die Einteilung der P. erfolgt in einzelne ↑Pflegestufen, die von erhebl. P. über Schwer- bis hin zu Schwerstpflegebedürftigkeit reichen. Die Finanzierung der notwendigen Pflegefalleistungen erfolgt durch die Pflegekasse. Von der P., die bei einem sog. Pflegefall vorliegt, ist Behandlungsbedürftigkeit bei einem sog. Behandlungsfall abzugrenzen. **Med. P.**: Sie wird bestimmt durch Umfang u. Grad der pfleger. Aufwendungen, die bes. med. Fachkenntnis erfordern, z. B. komplizierte Verbandwechsel, komplizierte Umlagerungen, Versorgung von Trachealkanülenträgern mittels Absauggeräten. **Körperl. P.**: Sie wird bestimmt durch Umfang u. Grad des Pflegeaufwands.

Pflegebedürftigkeitsrichtlinien: *Abk* PflRi; Richtlinien der Spitzenverbände der Pflegekassen über die Abgrenzung der Merkmale der ↑Pflegebedürftigkeit u. der ↑Pflegestufen sowie zum Verfahren der Feststellung der Pflegebedürftigkeit.

Pflegediagnose: eine zusammenfassende Beurteilung, die von einer professionell geschulten Pflegeperson nach einer systemat. Einschätzung, bestehend aus Beobachtung, Befragung u. körperl. Untersuchung, abgegeben wird. Diese Beurteilung bezieht sich auf die Art, die mögl. Ursachen, Einflußfaktoren o. Risikofaktoren u. die Kennzeichen für aktuelle o. potentielle Gesundheitsprobleme eines Individuums o. einer Fam. mit Einschränkungen der Abhängigkeit hinsichtl. der Aktivitäten des Lebens o. im Umgang mit existenziellen Erfahrungen des Lebens (↑AEDL). Pflegediagnosen liegen im Zuständigkeits- u. Verantwortungsbereich der Pflege u. bilden die Grundlage für die Auswahl u. Durchführung von ↑Pflegeinterventionen zur Erreichung u. Evaluation angestrebter Pflegeergebnisse. P. i. S. der ↑NANDA wird definiert als klin. Beurteilung der Reaktionen von Individuen, Fam. o. sozialen Gemeinschaften auf aktuelle o. potentielle Gesundheitsprobleme bzw. Lebensprozesse. P. bilden die Grundlage für die Auswahl von Pflegeinterventionen, um die aufgestellten Pflegeziele u. erwünschten Pflegeergebnisse zu erreichen, wofür die Pflegeperson verantwortl. ist. P. wurden 1993 vom ↑ICN als „die Beschreibung o.

P

der Titel, der von einer professionellen Pflegeperson, für einen besonderen Zustand o. eine besondere menschl. Reaktionsweise, abgegeben u. von ihr als Grund für die Pflegeintervention identifiziert wird" definiert.

Pflegedienstleitung: leitende Krankenschwester bzw. Krankenpfleger eines Krankenhauses, verantwortl. für die Organisation der Krankenpflege.

Pflege, direkte: umfaßt alle direkten pfleger. Handlungen bzw. ↑Pflegeinterventionen, die durch eine unmittelbare Interaktion mit dem Pat. auf körperbezogener (body to body) o. psychosozialer (face to face) Ebene erfolgen. Direkte Pflege wird von einer professionellen Pflegeperson auf der Grundlage einer klin. Beurteilung u. pfleger. Wissens ausgeübt, um die gemeinsamen Ziele des Pat. u. der Pflege zu erreichen, um die Unabhängigkeit des Pat. hinsichtl. der Aktivitäten u. existentiellen Erfahrungen des Lebens (↑AEDL) zu erhalten, zu fördern o. zu befähigen u. um zum Wiedererlangen von Wohlbefinden u. Unabhängigkeit beizutragen. I. R. von d. P. handeln Pflegende für Pat., sie führen u. leiten diese, sorgen für eine entwicklungsfördernde Umgebung, unterstützen u. fördern Pat., sie beraten u. unterrichten Pat. u. leiten sie an.

Pflegedirektor: leitende Krankenpflegekraft, i. d. R. Mitglied des Krankenhausdirektoriums.

Pflegeeinheit, sterile ↑Gnotobiose.

Pflegeexperte ↑Pflegekompetenz.

Pflegefall: umgangssprachl. gebraucht zur Abgrenzung gegenüber dem Begriff Behandlungsfall. Beim P. ist eine Besserung des die ↑Pflegebedürftigkeit bedingenden phys. o. psych. Zustands durch medikamentöse u. rehabilitive Maßnahmen nicht zu erwarten u. eine Heilbehandlung nicht erforderl.

Pflegefertigkeiten: Die Geschicklichkeit des pfleger. Handelns, die eine Pflegeperson auf der Basis von biol., psychol. u. sozialen Fähigkeiten erlernt, um ↑Pflegeinterventionen u. ↑Pflegemaßnahmen ausführen zu können.

Pflegeforschung: dient der method. Wissensvermehrung in der Praxis der Pflege. Sie befaßt sich in erster Linie mit der Effektivität pfleger. Handelns u. mit den dieses Handeln unmittelbar beeinflussenden Faktoren. Dazu bedient sich die P. empir., histor., analyt. u. philosoph. Forschungsmethoden unter Anwendung quantitativer u. qualitativer Verfahren. Die Erforschung der Pflegepraxis erfordert forschungskompetente Berufsangehörige. Erkenntnisse über die Pflege als Beruf, ihre Organisation, ihre Aus- u. Weiterbildung u. über ihre sozioökonom. Stellung u. Bedeutung können neben der P. auch aus anderen Forschungsperspektiven gewonnen werden. Forschungskompetente Pflegende leisten in multidisziplinären Forschungsprojekten, die der Gesundheitsförderung u. der Qualitätssicherung der Gesundheitsversorgung gewidmet sind, einen wesentl. fachspezif. Beitrag. Das durch P. fundierte Wissen findet seine Anwendung nicht nur in der individuellen, direkten Pflege, sondern auch auf organisator., institutionellen u. polit. Entscheidungsebenen.

Pflege, funktionelle: Funktionspflege; Pflegesystem, das durch eine tätigkeitsorientierte u. streng arbeitsteilige Form der Arbeitsorganisation für pfleger. Dienstleistungen gekennzeichnet ist. Die Arbeitsorganisation orientiert sich nicht, i. S. einer patientenorientierten Pflege, am Gesundungsprozeß des Pat. sondern sehr viel stärker an den Betriebsabläufen der jeweiligen Institution. Die jeweilig handelnde Pflegeperson führt einzelne ärztl. o. pfleger. Anordnungen aus, für die sie die Ausführungsverantwortung übernimmt, ihr obliegt jedoch nicht die Gesamtverantwortung u. die Planungskompetenz für den ↑Pflegeprozeß des Pat.

Pflegefunktionen: 1991 in den „Neuen Ausbildungsbestimmungen" (NAB) des Schweizer Roten Kreuzes (SRK) beschriebene Aufgabenschwerpunkte der Pflege, die folgende 5 Funktionen umfaßt: 1. Unterstützung in u. stellvertretende Übernahme von Aktivitäten des tgl. Lebens (↑ATL). 2. Begleitung in Krisensituationen u. während des Sterbens. 3. Mitwirkung an präventiven, diagn. u. ther. Maßnahmen. 4. Mitwirkung an Aktionen zur Verhütung von Krankheiten u. Unfällen einerseits sowie zur Erhaltung u. Förderung der Gesundheit andererseits; Beteiligung an Wiedereingliederungsprogrammen. 5. Mitwirkung bei der Verbesserung der Qualität u. Wirksamkeit der Pflege u. bei der Entwicklung des Berufs; Mitarbeit an Forschungsprojekten im Gesundheitswesen.

Pflegegeld: Leistung, die nach § 37 des Pflegeversicherungsgesetzes an den Pflegebedürftigen gezahlt wird, wenn dieser die erforderl. Grundpflege u. hauswirtschaftl. Versorgung durch eine Pflegeperson in geeigneter Form selbst sicherstellt.

Pflege, geriatrische ↑Altenpflege.

Pflegehilfsmittel: Produkte zur Pflege, die dem Heilhilfsmittelverzeichnis (§ 128 SGB V) in Form eines Pflegehilfsmittelverzeichnisses zugeordnet sind u. die Produktgruppen: P. zur Erleichterung der Pflege, P. zur Körperpflege u. Hyg., P. zur selbständigen Lebensführung u. Mobilität, P. zur Linderung von Beschwerden, zum Verbrauch bestimmte P. u. sonstige P. umfassen.

Pflegeintervention: Tätigkeiten, die eine professionelle Pflegeperson auf der Grundlage einer klin. Beurteilung u. pfleger. Wissens ausübt, um die gemeinsamen Ziele des Pat. u. der Pflege zu erreichen, um die Unabhängigkeit des Pat. hinsichtl. der Aktivitäten u. existentiellen Erfahrungen des Lebens (↑AEDL) zu erhalten, zu fördern o. zu befähigen u. um zum Wiedererlangen von Wohlbefinden u. Unabhängigkeit beizutragen. I. R. von P. handeln Pflegende für Pat., sie sorgen für eine entwicklungsfördernde Umgebung, unterstützen u. fördern Pat. u. leiten sie an. P. umfassen direkte u. indirekte, pflege- u. arztinitiierte Tätigkeiten. **Direkte Tätigkeiten** sind pfleger. Handlungen, die durch eine unmittelbare Interaktion mit dem Pat. auf körperbezogener (body to body) o. psychosozialer (face to face) Ebene erfolgen. **Indirekte Tätigkeiten** sind patientenferne Handlungen, die im Interesse des Pat. ausgeübt werden. Sie dienen der gesundheitsförderl. Beeinflussung der Patientenumgebung u. der Organisation u. Koordination der interdisziplinären Zusammenarbeit. Indirekte Tätigkeiten unterstützen die Effektivität direkter Tätigkeiten. **Pflegeinitiierte Tätigkeiten** sind unabhängige Handlungen, die von einer professionellen Pflegeperson auf der Basis von ↑Pflegediagnosen eingeleitet werden u. zur Erreichung eines gesetzten Pflegeziels dienen. **Arztinitiierte Tätigkeiten** sind diagn. u. ther. Handlungen, die von einem Arzt aufgrund o. zur Feststellung einer med. Diagn. angeordnet werden u. von Pflegenden in abhängiger Funktion ausgeführt werden.

Pflegekassen: sind nach § 46 des Pflegeversicherungsgesetzes Träger der Pflegeversicherung. Die P. sind bei den Krankenkassen angesiedelt. Die P. sind rechtsfähige Körperschaften des öffentl. Rechts mit Selbstverwaltung. ↑Pflegeversicherungsgesetz.

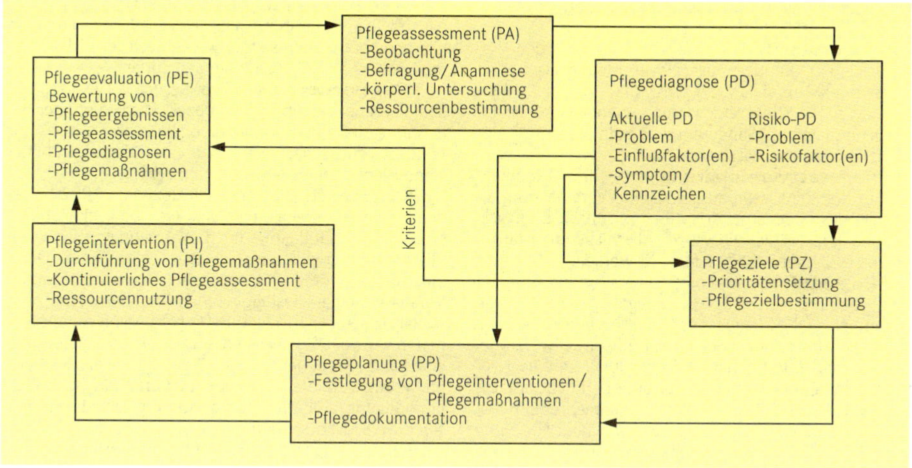

Pflegeprozeß

Pflegekompetenz: kennzeichnet nach Orem die Fähigkeiten von Pflegekräften, die sie dazu befähigt, sich als Pflegende darzustellen u. i.R. einer rechtmäßigen, interpersonalen Beziehung zu handeln, zu verstehen u. Personen in derartigen Beziehungen zu helfen, ihren situativen ↑Selbstpflegebedarf zu erfüllen u. die Entwicklung o. Ausübung ihrer Selbstpflegekompetenz zu regulieren. Pflegekompetenz i.R. von Benners Modell des Kompetenzerwerbs in der Pflege gliedert sich in fünf Stufen, die vom Anfänger (Novice), über den fortgeschrittenen Anfänger (Advanced beginner), den kompetenten Pflegenden (Competent), den erfahrenen Pflegenden (Proficient) bis hin zur höchsten Stufe des Pflegeexperten (Expert) reicht.

Pflegekurse: Schulungskurse für pflegende Angehörige u. sonstige an einer ehrenamtl. Pflegetätigkeit interessierten Personen, die von den Pflegekassen unentgeltl. angeboten werden. P. sollen soziales Engagement im Bereich der Pflege fördern u. stärken, Pflege u. Betreuung erleichtern u. verbessern sowie pflegebedingte seel. Belastungen mindern. Die P. sollen Fertigkeiten für eine eigenständige Durchführung der Pflege vermitteln. Die Schulung kann auch in der häusl. Umgebung des Pflegebedürftigen stattfinden.

Pflegemaßnahmen: spezif. Verhaltensweisen o. Tätigkeiten, die eine Pflegeperson ausübt, um eine ↑Pflegeintervention auszuführen u. um die gemeinsamen Ziele des Pat. u. der Pflege zu erreichen. P. erfolgen auf einer konkreten Handlungsebene. Eine Serie von P. ist notwendig, um eine Pflegeintervention auszuführen. Die Pflegeintervention ↑Dekubitusprophylaxe setzt sich z.B. aus einer Reihe von P. wie Einschätzung des Dekubitusrisikos, zweistündl. Drehen des Pat. u. 30°-Lagerung zusammen.

Pflegeprozeß: systemat., zielgerichteter Prozeß zur Lösung pfleger. Probleme. Der P. umfaßt die Schritte: 1. ↑Pflegeanamnese, 2. ↑Pflegediagnose, 3. Pflegezielbestimmung, 4. Pflegeplanung, 5. ↑Pflegeintervention u. 6. Pflegeevaluation. Der P. beinhaltet die Sammlung von Informationen über den Patienten u. seine Bedürfnisse, das Erkennen u. Benennen von Pflegediagnosen, die Vereinbarung gemeinsamer Behandlungsziele u. das Formulieren u. Umsetzen eines Pflegeplans sowie die abschließende Bewertung der Pflegeergebnisse. Jeder Schritt des P. erfolgt in Absprache mit dem Patienten u. seinen Angehörigen. Voraussetzung des P. ist der Aufbau einer therapeut. Beziehung. Abb.

Pflege, rehabilitierende: hat die Wiederbefähigung des Pat. zu Selbständigkeit u. Unabhängigkeit in den Aktivitäten des tgl. Lebens (↑ATL) zum Ziel; die Erhaltung u. Ausweitung verbleibender Funktionen bzw. Fähigkeiten; die Wiederverfügbarmachung verlorener Funktionen bzw. Fähigkeiten; die Kompensation nicht zu behebender Funktionsverluste; die Anpassung an bleibende Behinderungen; die Prävention u. Proph. weiterer Schädigungen u. die Vorbereitung auf die häusl. Situation u. Eingliederung in den bisherigen sozialen, berufl. u. wirtschaftl. Kontext. Die r.P. bezieht die Ressourcen des Pat. mit ein. Sie zielt auf die Wiedererlangung der Unabhängigkeit u. ↑Selbstpflegefähigkeit. Sie ist ganzheitl., d.h. biopsychosoziale Aspekte der Behinderung werden in die Pflege integriert. Sie ist partizipativ, d.h. der Pat. gestaltet aktiv u. verantwortl. seinen Pflegeprozeß. R.P. ist teamorientiert, d.h. der Rehabilitationsprozeß erfolgt interdisziplinär unter Einsatz der Fertigkeiten u. Kenntnisse vieler versch. Berufsgruppen.

Pflegerituale: unreflektierte, traditionsgeleitetete Pflegehandlungen, deren Sinn nicht hinterfragt o. krit. geprüft wird u. auf die Problemlösungsstrategien o. Logik nicht angewendet werden. Das „Eisen u. Föhnen" zur Dekubitusprophylaxe, das „Erscheinungsritual" bei der Visite u. das „Gußritual" zur Pneumonieprophylaxe gehören zu diesen Pflegehandlungen.

Pflegesachleistungen: Pflegebedürftige, die in ihrem Haushalt o. einem anderen Haushalt, in den sie aufgenommen sind, gepflegt werden, erhalten Grundpflege u. hauswirtschaftl. Versorgung nach § 36 des Pflegeversicherungsgesetzes als Sachleistung (häusl. Pflegehilfe). Häusl. Pflegehilfe wird durch geeignete Pflegekräfte erbracht, die entweder von der ↑Pflegekasse o. bei ambulanten Pflegeeinrichtungen, mit denen die Pflegekasse einen Versorgungsauftrag abgeschlossen hat, angestellt sind.

Pflegesatz: Die Pflegesätze werden nach den Vorschriften der ↑Bundespflegesatzverordnung als Vergütungseinheit für die allg. Krankenhausleistungen herangezogen. Die Pflegesätze lassen sich in die Gruppe der ↑Fallpauschalen u. ↑Sonderentgelte u. in die Gruppe der tagesgleichen Pflegesätze einteilen.

Pflegesatzvereinbarung: zwischen Krankenhaus u. Krankenkassen ausgehandelte Vereinbarung, in der z. B. das ↑Budget u. Art, Höhe u. Laufzeit der tagesgleichen Pflegesätze, die Zu- u. Abschläge auf Fallpauschalen u. Sonderentgelte festgelegt werden.

Pflegestufen: Einteilungsschema für den Grad der ↑Pflegebedürftigkeit i. R. der Pflegeversicherung. Die Schweregrade der Pflegebedürftigkeit reichen von erhebl. Pflegebedürftigkeit über Schwer- bis hin zu Schwerstpflegebedürftigkeit. **P. I** (erhebl. Pflegebedürftigkeit) liegt vor bei einem mind. einmal tgl. erforderl. Hilfebedarf bei mind. zwei Verrichtungen aus einem o. mehreren Bereichen der Körperpflege, Ernährung o. Mobilität, die einen zeitl. Mindestaufwand von eineinhalb Stunden pro Tag erforderl. machen. **P. II** (Schwerpflegebedürftigkeit) liegt vor bei einem mind. dreimal tgl. zu versch. Tageszeiten erforderl. Hilfebedarf bei der Körperpflege, Ernährung o. Mobilität, die einen zeitl. Mindestaufwand von drei Stunden pro Tag erforderl. machen. **P. III** (Schwerstpflegebedürftigkeit) liegt vor, wenn der Hilfebedarf so groß ist, daß jederzeit eine Pflegeperson unmittelbar erreichbar sein muß, weil der konkrete Hilfebedarf jederzeit u. bei Tag u. Nacht anfallen kann (Rund-um-die Uhr-Betreuung). Der Mindestversorgungsaufwand muß 4 h pro Tag betragen.

Pflegesystem: Arbeitsorganisation für pfleger. Dienstleistungen, also die Bedarfseinschätzung, Planung, Koordination, Durchführung u. Bewertung von Pflegeangeboten. Je nach Organisationsform orientieren sich P. stärker an den Betriebsabläufen der Institution (funktionelle P.) o. am Gesundungsprozeß des Pat. bzw. Bewohners (patientenorientierte P.). Allg. verbreitet sind funktionelle ↑Pflege, ↑Bereichspflege, Zimmer- o. Gruppenpflege, ↑Bezugspflege u. ↑Primary nursing. P. i. S. von D. Orems Pflegetheorien kennzeichnet Handlungssysteme von Pflegenden u. Pat. zur Regulierung der Selbstpflegekompetenz u. zur Erfüllung des situativen ↑Selbstpflegebedarfs. Orem unterscheidet drei grundlegende P.: 1. vollständig kompensator. P., 2. teilweise kompensator. P., 3. unterstützend-erzieher. P.

Pflege, transkulturelle: Bereich der Pflege, der von der amerik. Pflegewissenschaftlerin Madeleine Leininger begründet wurde. Der Schwerpunkt der transkulturellen P. liegt im vergleichenden Studium u. der Analyse von unterschiedl. Kulturen u. Subkulturen im Hinblick auf deren Pflege- u. Fürsorgeverhalten, deren Pflegepraktiken, ihr Wertesystem u. Verständnis von Gesundheit u. Krankheit. Ziel der transkulturellen Pflege ist es ein wissenschaftl. fundiertes, humanist. Wissen zu entwickeln u. diese Kenntnisse für eine kulturspezif. u. -übereinstimmende Pflege bereitzustellen.

Pflegeversicherungsgesetz: Gesetz zur sozialen Absicherung des Risikos der Pflegebedürftigkeit, schafft die Grundlagen für die soziale Pflegeversicherung. Träger der Pflegeversicherung sind die ↑Pflegekassen. Die Pflegeversicherung hat die Aufgabe, Pflegebedürftigen Hilfe zu leisten, die wegen der Schwere der Pflegebedürftigkeit auf solidar. Unterstützung angewiesen sind. Auf den Krankenhausbereich wirkt sich das Pflegeversicherungsgesetz insofern aus, als daß einerseits die Krankenhausträger auch Leistungen für Pflegebedürftige anbieten können, aber andererseits sog. ↑Fehlbeleger nicht mehr im Krankenhaus behandelt werden dürfen.

Pflegevisite: regelmäßiger Besuch u. Gespräch mit dem Pat. über seinen ↑Pflegeprozeß. Die P. dient der Benennung der Pflegeprobleme u. Ressourcen bzw. der ↑Pflegediagnose, der Vereinbarung der Pflegeziele, ↑Pflegeinterventionen u. der Evaluation der Pflege.

Pflegschaft: nach dem seit dem 1. 1. 1992 bestehenden gesetzl. Regelungen sind Gebrechlichkeitspflegschaft u. Entmündigung durch „Betreuung" ersetzt, die mit o. ohne Einwilligungsvorbehalt erfolgen kann. Ohne Einwilligungsvorbehalt kann ein Betreuer nach folgenden Voraussetzungen bestellt werden: der Betroffene muß volljährig sein, er ist nicht in der Lage, seine Angelegenheiten ganz o. teilweise zu besorgen, Ursache dafür muß eine psych. Krankheit o. eine körperl. geistige o. seel. Behinderung sein, die Bestellung muß erforderl. sein. Eine Einwilligung des Betroffenen o. ein Antrag durch eine Person o. Stelle ist nicht nötig.

PflRi: *Abk* für ↑Pflegebedürftigkeitsrichtlinien.

Pflüger, Eduard Friedrich Wilhelm (1829–1910), dt. Physiol., Bonn.

Pflüger-Zuckungsgesetz: von E. F. Pflüger 1859 beschriebenes Gesetz. Auslösbarkeit einer Muskelzuckung bei bipolarer Reizung des motor. Nerven in einem Nerv-Muskel-Präparat o. transkutan beim Menschen, ↑Elektrotherapie. Bei „absteigender" Stromrichtung (Kathode muskelnah) entsteht bei Schließung des Stroms eine Erregung unter der Kathode (Muskel zuckt). Bei „aufsteigender" Stromrichtung erfolgt die Stromschließungszuckung nur bei schwachen u. mittleren Strömen, bei starken Strömen jedoch blockiert die jetzt muskelnahe Anode die von der Kathode stammende Erregung; der Muskel zuckt nicht. ↑Entartungsreaktion.

Pflugscharbein ↑Vomer.

Pfortader ↑Vena portae.

Pfortaderanomalien: angeborene Abartigkeiten der V. portae im Verlauf, Einstromgebiet, Kaliber u. a. Spielen als prähepat. Block im Kindesalter die Hauptrolle bei Entstehung der portalen Hypertension. Als angeborene Anomalien kommen vor: Stenosen, „Klappenbildungen", Dopplungen, Kavernome, Hypoplasie der Pfortader, Stenosen o. arteriovenöses Aneurysma der V. lienalis. Eine präduodenale Pfortader kann Kompressionserscheinungen am Zwölffingerdarm hervorrufen. Kombination mit Fehlrotation des Darms, Situs inversus, Pancreas anulare, Duodenalatresie.

Pfortaderdruckmessung: Messung des Venendrucks im Pfortadergebiet durch 1. Lebervenenkatheterismus (Wedged pressure: normal 0–666,6 Pa [0–5 mmHg]) über Punktion einer peripheren Vene, 2. intraoperativ in einem Pfortaderast 3. intrasplen. nach perkutaner Milzpunktion, 4. nach Katheterisierung der Nabelvene, 5. i. R. einer Leberpunktion als freie Druckmessung.

Pfortaderentzündung: Pylephlebitis, Phlebitis portalis; Entzündung der Pfortader u./o. ihrer zuführenden Venen bei bakterieller Infektion u. bei viszeralen Malignomen, meist mit einer Thrombosierung vergesellschaftet.

Pfortaderhochdruck: Pfortaderstauung, portale Hypertension; erhöhter Druck in der Pfortader durch prähepat., intrahepat. o. posthepat. Block (Verlegung der Lebervenen) bzw. kombinierte Formen. Am häufigsten ist der intrahepat. P., der in einen selteneren präsinusoidalen (Leberfibrosen) u. den häufigsten postsinusoidalen P. (Zirrhosen) differenziert wird. Bei Kindern liegt meistens ein prähepat. (peripherer o. zentraler) P. vor.

Pfortaderkreislauf: venöses, von den unpaaren Eingeweiden der Bauchhöhle (Magen, Darm, Milz, Pankreas) kommendes, vorwiegend klappenloses, funktionell einheitl. Gefäßsystem, das in die V. portae mündet u. über diese das Blut der Leber zuführt.

Pfortadermetastasierungstyp
↑Metastasierungstyp.

Pfortaderstauung: eine Abflußbehinderung der V. portae führt im vorgelagerten Stromgebiet zu einer Druckerhöhung. Ursachen: ↑Pfortaderhochdruck. Druckerhöhung u. Strombahnverlegung führen zur Ausbildung eines Kollateralkreislaufs über drei mögl. Umgehungskreisläufe: über die Magen- u. Ösophagusvenen (↑Ösophagusvarizen), Venen der Bauchwand (↑Caput medusae) u. Mastdarmvenen (Rektumvarizen). Die Milz zeigt eine Stauungsinduration. Die ↑Ösophagusvarizenblutung ist eine lebensbedrohl. Komplikation.

Pfortadersystem, hypophysäres: kleine Venen, die zwischen Kapillarnetze des Hypophysenstiels u. Sinuskapillaren des Vorderlappens eingeschaltet sind; über sie gelangen Neurosekrete in den Vorderlappen der H., wo sie die Sekretion anregen o. hemmen.

Pfortaderthrombose: Thrombose des Pfortadergebiets durch Gefäßfehlbildungen o. ↑Pfortaderentzündung.

Pfortaderverschluß: durch Tumoreinbruch (Leber-, Pankreas-, Gallenblasen- u. -gangskarzinom, Metastasen in periportalen Lymphknoten) o. ↑Pfortaderthrombose bedingte Verlegung der V. portae. Bei Verschluß von Pfortaderästen u. gleichzeitiger Herzschwäche bilden sich keilförmige, sog. ↑Zahn-Infarkte (rote Infarkte) in der Leber.

Pfriemenschwänze: einige im Darm parasitierende Nematoden mit spitzem Hinterende, z. B. Enterobius vermicularis (↑Madenwurm). ↑Oxyuridae.

Pfropfgestose: Form der Schwangerschaftsnephropathie, die sich auf eine vorher bestehende Nierenerkrankung (Pyelonephritis, Glomerulonephritis, Zystennieren u. a.) o. Hypertonie „aufpfropft". Pathogenese, Erscheinungsbild, Ther. u. Progn. entsprechen der ↑Spätgestose.

Pfropfschizophrenie: Trivialbezeichnung für das Vorkommen einer Schizophrenie bei Pat. mit Minderbegabung.

Pfropfung: **1.** Methode der Hauttransplantation nach W. Braun zur Überhäutung von Hautdefekten (veraltete Methode), ↑Transplantation. **2.** Künstl. Vereinigung von Teilen versch. Individuen mit versch. Eigenschaften, bes. bei Pflanzen (vegetative Hybridisation) u. bei entwicklungsmechan. Exp. an Tieren (Transplantation).

pfu ↑Einheit, plaquebildende.

Pfundnase ↑Rhinophym.

PG: *Abk* für ↑Prostaglandine.

P-Generation ↑Parentalgeneration.

P-Glied: *Abk* für Proportionalglied; lineares ↑Übertragungsglied, dessen Ausgangsgröße x_a der Eingangsgröße x_e direkt proportional ist, d. h.

$$x_a(t) = k_p x_e(t)$$

(k_p – Proportionalitätsfaktor)
In der Physiol. wird diese Bez. auch für Informationsverarbeitungsstrukturen verwendet, die kein Proportionalverhalten im strengen Sinne, sondern Verzögerung mit relativ kleiner Zeitkonstante aufweisen. ↑PD-Rezeptoren.

pH: neg. dekad. Logarithmus der in $mol \cdot l^{-1}$ angegebenen Wasserstoffionenkonzentration einer Lösung. Beispiel: Wasserstoffionenkonzentration $= 10^{-6} mol \cdot l^{-1}$; pH $= 6$. In wäßriger Lösung liegen die pH-Werte zwischen 0 u. 14.

-phag- ⟨*gr*⟩ *Prä- o. Suffix*: -phago-, -phage-; Fresser, fressend, das Fressen betreffend.

Phagedaena ⟨*gr*⟩ *f*: fortschreitendes Geschwür, bes. im Genitalbereich; ↑Ulcus phagedaenicum.

Phagemid: Bez. für ↑Vektoren, die aus Teilen einzelsträngiger Phagen u. als ↑Klonierungsvektoren verwendeter ↑Plasmide bestehen.

Phagen ↑Bakteriophagen.

Phagenkonversion: lysogene Konversion; werden von phagenspezif. Determinanten bakterielle Eigenschaften (z. B. Toxine, Zellwandantigene, Resistenzeigenschaften) kontrolliert, so spricht man von einer P. Konvertierte Bakteriophagen sind stets temperente Bakteriophagen, jedoch kann die Expression der phagendeterminierten bakteriellen Eigenschaften auch im vegetativen Zyklus erfolgen. Durch Mutation kann die konvertierende Phagendeterminante verlorengehen. Konvertierende Bakteriophagen könnten durch additive Rekombination mit bakteriellen Genen entstanden sein.

Phagen-Typ ↑Lysotyp.

Phagolysosomen: Phagosom, das sich mit einem Lysosom vereinigt hat; ↑Lysosomen.

Phagosom: intrazelluläres Bläschen (Vesicula). 1. entstanden durch Invagination des Plasmalemms unter Aufnahme zellfremden Materials (↑Heterophagosom), 2. entstanden durch Aufnahme von zelleigenem Material (Autophagosom). ↑Lysosomen.

Phagozyt ↑Makrophagen.

Phagozytin: lysosomales Protein neutrophiler Granulozyten. Bestandteil des antimikrobiellen Systems der Zellen, das bei Phagozytose von Keimen diese abtöten soll.

Phagozytose ⟨*gr*⟩ *f*: aktive Aufnahme von belebten u. unbelebten Bestandteilen in die Zelle nach Adhäsion an die Zelloberfläche. Die P. gehört zu den wichtigsten Abwehrmaßnahmen des Organismus gegen eindringende Keime. In den meisten Fällen müssen pathogene Keime durch Ablagerung von ↑Opsoninen phagozytosebereit gemacht werden, d. h. eine Änderung ihrer Oberflächenstruktur erfahren. Die P. läuft in 3 Stufen ab: 1. Aufnahme der Bakterien durch amöboides Umfließen, Einstülpung der Zellwand u. dadurch Bildung einer Zytoplasmavakuole. 2. Innerhalb der phagozytierenden Zelle entsteht eine Phagozytosevakuole (Phagosom), in die das Bakterium eingekapselt ist. Danach fließt das Phagosom mit den Lysosomen der Zellen zusammen, wodurch dann ↑Lysozym u. a. Hydrolasen die Bakterienwand zerstören. Dabei nimmt der nichtmitochondriale O_2-Verbrauch unter NADPH-Oxidation u. Bildung von ↑Peroxidradikalen zu, die entweder spontan zu Wasserstoffperoxid dismutieren o. mit bereits gebildetem H_2O_2 hochaktivierte Hydroxylradikale bilden. Diese verursachen eine Peroxidation der Membranlipide des Bakteriums. Eine Peroxidation bakterieller Lipide wird unter H_2O_2-Verbrauch auch durch die Myeloperoxidase der Granulozyten durchgeführt. Schutzenzyme der Granulozyten gegenüber H_2O_2 u. den Radikalen sind ↑Glutathionperoxidase u. ↑Superoxiddismutase. 3. Verdauung durch lysosomale Enzyme u. Aus-

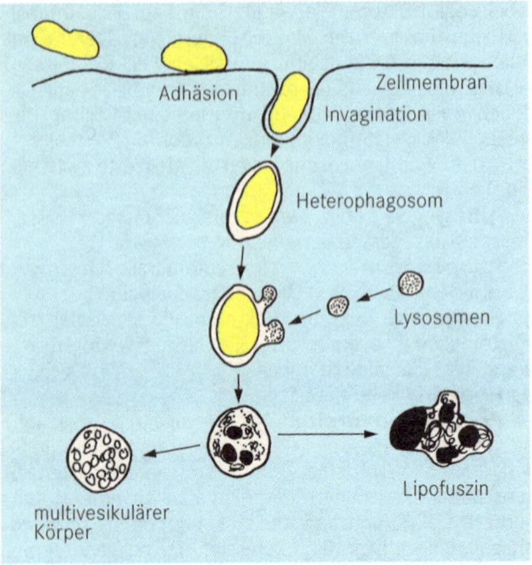

Phagozytose. Ablauf

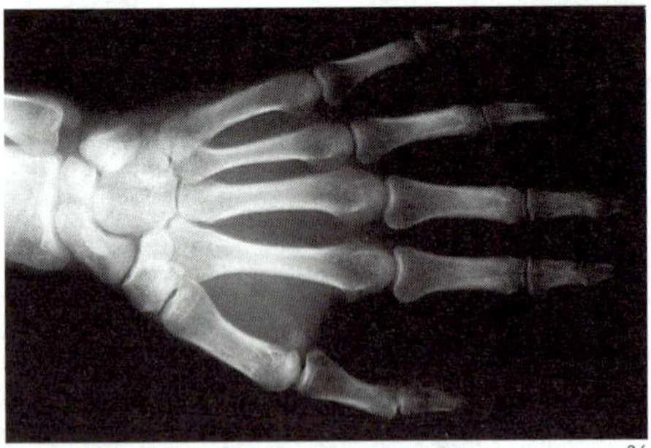

36

Angeborene Phalangensynostose.
Fehlen der distalen Interphalangealgelenke

schleusung der Abbauprodukte (etwa nach 2–3 h). Störung der P. bei der erbl. chron. Granulomatose, bei der Keime phagozytiert, aber nicht abgetötet werden können, u. bei Myeloperoxidasemangel, bei der H_2O_2 nicht gespalten werden kann. Mikroorganismen besitzen z. T. Leukozidine, welche die Phagozyten abtöten. Abb.

Phagozytoseindex: Maß für die Phagozytoseaktivität neutrophiler Granulozyten. Zum Nachweis dienen abgetötete Hefezellen, Staphylokokken, Polystyrollatexpartikeln u. a. Substanzen. Prinzip: eine Leukozytensuspension wird z. B. mit abgetöteten Hefezellen in einem definierten Verhältnis inkubiert. Danach Anfertigung eines Ausstrichs, Anfärbung der Granulozyten u. Ermittlung der Granulozyten mit aufgenommenen Hefezellen. Der mittlere Hefezellgehalt der neutrophilen Granulozyten wird als P. bezeichnet. P. bei Gesunden liegt nach dieser Methode zwischen 3,4 u. 5,3. P. gehört neben dem Adhäsivitätsindex zu den funktionellen Parametern des granulozytären Systems.

Phakoanaphylaxie: phakoanaphylakt. Endophthalmitis, granulomatöse Entzündung nach Ruptur der Linsenkapsel, Autosensibilisierung gegen Linseneiweiße.

Phakoemulsifikation ↑Kataraktextraktion.

Phakom ⟨*gr*⟩ *n*: **1.** Linsentumor, meist Proliferation von Linsenfasern nach Trauma. **2.** gutartige Neubildung der Retina, Haut o. des ZNS bei Phakomatose.

Phakomatosen: Krankheitsbilder mit fam. Häufung, die geschwulstartigen Charakter tragen u. als neurokutane Syndrome in Erscheinung treten. Ursprüngl. nur für die tuberöse ↑Hirnsklerose u. die generalisierte Neurofibromatose von Recklinghausen verwendet, werden zu den P. heute auch die Angiomatose des ZNS (von Hippel-Lindau-Krankheit), die ↑Sturge-Weber-Krankheit u. verschiedentl. auch die Syringomyelie gerechnet.

Phakos ⟨*gr*⟩ *m* ↑Linse.

Phakoseresis ↑Kataraktextraktion.

Phakozele: Linsenhernie; Ausstülpung von Linsensubstanz aus dem (verletzten) Kapselsack.

Phalangensynostose, angeborene: hereditäre Ankylose, Symphalangie; genet. bedingte Gelenkbildungsstörung an Fingern bzw. Zehen. An der Hand meist Mittelgelenke, am Fuß häufiger Endgelenke betroffen. Der Gelenkspalt kann durch Bindegewebe (Syndesmose) o. Knochen (Synostose) ersetzt sein. Gelenk häufig in Beugestellung. Autosomal dominanter Erbgang. Häufige Kombinationen: Synostosen der Hand- bzw. Fußwurzel. ↑Polydaktylie, ↑Brachyphalangie, ↑Syndaktylie, ↑Klinodaktylie. Abb.

Phalangenzellen: Epitheliocytus phalangeus; 4 Stützzellen im ↑Organum spirale, die die Haarzellen (Epitheliocytus sensorius pilosus) fixieren.

phalangeus ⟨*lat*⟩ *Adj*: die Finger- o. Zehenknochen (↑Phalanx) betreffend.

Phalangisation ⟨*lat*⟩ *f*: operative Vertiefung der Zwischenfingerkommissur bei traumat. Fingeramputationen zur Verbesserung der Funktion der Resthand.

Phalanx ⟨*gr*⟩ *f Pl*: Phalangen; Finger- bzw. Zehenknochen; *Adj* phalangeus.

phallisch ⟨*gr*⟩ *Adj*: den Phallus (erigierter Penis) betreffend.

Phalloidin ⟨*gr*⟩ *n* ↑Amanita phalloides.

Phallolysin ↑Amanita phalloides.

Phalloplastik ⟨*gr*⟩ *f*: plast. urol. Operation(en) zur Rekonstruktion des durch Unfall, Schußverletzung o. Tumoren zerstörten o. amputierten Penis.

Phallotoxin ↑Amanita phalloides.

Phallus ⟨*gr*⟩ *m*: der erigierte Penis, beim erwachsenen Mann durchschnittl. 12–17 cm lang u. 3–4 cm im Durchmesser. Der P. wird von vielen Männern, weniger von Frauen, als Zeichen sexueller Potenz betrachtet. Schon in Kunstwerken vorgeschichtl. Zeit finden sich Phallusdarstellungen in zahlreichen Varianten als Symbolisierung von Macht u. Fruchtbarkeit, u. der P. wurde Gegenstand religiöser Verehrung (Phalluskult).

Phän ⟨*gr*⟩ *n*:. im Ergebnis der ↑Genexpression realisierte genet. Merkmale, meist durch versch. Gene bedingt (↑Phänotyp).

Phanerose ⟨*gr*⟩ *f*: Sichtbarwerden.

Phänogenetik ⟨*gr*⟩ *f*: Teilgebiet der Genetik, das sich mit der phänotyp. Merkmalsausbildung auf genet. Grundlage befaßt.

Phänokopie ⟨*gr* + *lat*⟩ *f*: Nachahmung (Kopie) des Erscheinungsbildes eines genet. bedingten Merkmals durch nicht im Genom begründete Ursachen; z. B. ist die Thalidomidembryofetopathie eine P. des ↑Appelt-Gerken-Lenz-Syndroms.

Phänomen: Zeichen, Erscheinung, Sympt.

Phänomene, entoptische: nur vom Probanden zu bemerkende visuelle Erscheinungen, die zur Diagnostik in der Augenheilkunde verwendet werden, wie ↑Aderfigur, ↑Haidinger-Büschel, ↑Druckphosphene, u. a.

Phänomenologie: i. w. S. Beschreibung von Sachverhalten, Sympt. u. Verhaltensweisen im Unterschied zur Erklärung. I. e. S. ist die P. eine philosoph.-psychol. Methode, die von Edmund Husserl begründet u. in der ↑Psychopathologie v. a. durch Karl Jaspers vertreten wurde. Beim phänomenolog. Vorgehen wird der Gegenstand von der Erscheinung untersucht. P. ist der Versuch, zu den „Dingen selbst" vorzustoßen u. verlangt vom Untersucher Aufgeschlossenheit, unbefangene Offenheit u. Einfühlung.

Phänomen, transmissionsbegleitendes ↑Stoffwechselregulation, transneuronale.

Phänotyp: Erscheinungsbild (Merkmale) von Zellen u. Organismen als Summe der Expression ihrer Gene u. der Wirkung ihrer Produkte sowie der Wirkungen äußerer u. innerer Einflüsse während der Ontogenese.

Phänotypanalyse: vom klin. Erscheinungsbild ausgehende kausale Untersuchung.

phänotypisch: den ↑Phänotyp betreffend.

Phantasie ⟨*gr*⟩ *f*: Imagination, Vorstellungsfähigkeit; Fähigkeit der höheren Nerventätigkeit, charakterist. Eigenarten von Gegenständen, Zusammenhängen u. Ereignissen intrapsych. nicht nur abzubilden, sondern diese Abbilder mehr o. weniger lebhaft u. eigenartig zu kombinieren u. zu verändern, wenn die eigentl. äußeren Reizkonstellationen nicht mehr vorhanden sind. ↑Abstraktionsniveau. Kennzeichnend für P. ist die relative Ungebundenheit u. Regellosigkeit, ihr Spielcharakter. ↑Kreativität.

Phantasma ⟨*gr*⟩ *n*: szen. Wahrnehmung als Folge von ↑Halluzinationen, ↑Pseudohalluzinationen o. ↑Illusionen.

Phantastika ↑Psychotomimetika.

Phantom ⟨*gr*⟩ *n*: **1.** Trugbild. **2.** Modell eines Körperabschnitts mit Herausarbeitung der wesentl. Eigenschaften, z. B. P. des weibl. Beckens zu geburtshilfl. Übungen.

Phantomglied: nach Amputation bestehendes Empfinden des Vorhandenseins des abgesetzten Extremitätenabschnitts bzw. dessen distalen Anteils, häufig Phantomschmerz.

Phantomschmerz: Schmerzempfindung im ↑Phantomglied bei Amputierten.

Phäochromoblastom ⟨*gr*⟩ *n*: maligne Variante des ↑Phäochromozytoms.

Phäochromozytom: katecholaminproduzierende reife Tumoren des chromaffinen (sympathoadrenalen) Systems (↑Nebennierenmark, sympath. Ganglien), vorwiegend zwischen 25. u. 55. Lj. auftretend. Lokalisation: 85% adrenal, in 10% der Fälle doppelseitig o. multipel. 15% extradrenal (Paragangliome), im Abdomen o. Thorax-Hals-Bereich gelegen (↑MEN-Syndrom). 90% der P. sind gutartig, 10% maligner Natur (Phäochromoblastom) u. metastasieren v. a. in Lymphknoten, Leber, Lunge u. Knochen. Klinik: Abhängig von Menge u. dem Verhältnis der Mehrsekretion von Noradrenalin u. Adrenalin. Leitsymptome sind der art. Hochdruck o. die krisenhafte Blutdrucksteigerung, plötzl. auftretendes Angst- u. Unruhegefühl, Schwitzen, Herzrhythmusstörungen, Angina pectoris, Übelkeit, Kopfschmerzen, Sehstörungen mit ↑Flimmerskotom. Begleitsymptome sind Leuko- u. Lymphozytose, Hyperglykämie u. Glukosurie, Hypermetabolismus. Als Nachfolgesymptome einer hypertonen Krise können Herzinfarkt, Lungenödem o. Apoplexie auftreten. Jede hypertone Krise u. Dauerhochdruck jüngerer Pat. ist verdächtig auf das Vorliegen eines P. Diagnostik: Bestimmung der Katecholamine im Plasma u. der Metabolite ↑VMS u. Homovanilinsäure im Urin. Vorliegen eines Diabetes mellitus bzw. einer gestörten Glukosetoleranz häufig. Die früher im krisenfreien Intervall durchgeführte Funktionsdiagnostik mit Clonidin bzw. Glucagon sollte verlassen werden, da gefährl. u. nicht bes. zuverlässig. Als bildgebende Verfahren eignen sich v. a. die Computer- u. die Kernspintomographie. Letztere stellt im T2-gewichteten Bild den Tumor signalintensiv dar. Als funktioneller Test kann mittels 131I-Metaiodbenzylguanidin-Szintigraphie (MIGB-Szintigraphie) ein Tumor adrenal dargestellt werden. Alle anderen Formen der prim. u. sek. Hypertonie sind dd auszuschließen. Ther.: wenn bei adrenaler Lokalisation mögl., operative Entfernung einer bzw. beider Nebennieren, uni- o. bilaterale ↑Adrenalektomie.

Phäoderm ⟨*gr*⟩ *n*: verdickte Hornschicht, die durch Austrocknung dunkler gefärbt ist.

Phäohyphomykose: Chromomykose; subkutane o. system. Infektion durch Dermatiazeen (↑Schwärzepilze).

Phäosporotrichose ↑Phäohyphomykose.

Pharaoameise: Monomorium pharaonis; kleine, bis 2,5 mm lange, rotgelbe Ameise, die aus Südostasien eingeschleppt, heute weltweit verbreitet ist. Lebt vorzugsweise in gutbeheizten Gebäuden, z. B. Krankenhäusern, Neubaugebieten. Verzehrt Nahrungsmittel des Menschen, aber auch eiweißhaltige Ausscheidungen an Pat. u. kann so an Operationswunden gelangen. Verschleppt Bakterien u. Viren. ↑Gesundheitsschädlinge.

Pharmacopoe: Pharmacopoea internationalis. ↑Arzneibuch.

Pharmacovigilance ⟨*engl*⟩ ↑Arzneimittelüberwachung.

Pharmaka ↑Pharmakon.

Pharmaka, cholinerge: reagieren wie ↑Acetylcholin direkt als sog. Cholinomimetika mit spezif. Rezeptoren des zentralen u. vegetativen Nervensystems, z. B. ↑Carbachol, ↑Muscarin, Nikotin, o. indirekt durch Hemmung des Acetylcholinabbaus, z. B. Eserin, Phosphorsäureester. C. P. können spezif. auf funktionell zusammengehörige Synapsen wirken, z. B. Muscarin auf parasympath. Erfolgsorgane o. Nikotin auf vegetative Ganglien u. Muskelendplatten. Wirkung läßt sich durch ↑Cholinolytika antagonist. beeinflussen.

P

Pharmaka, positiv inotrop wirkende: Herzglykoside, Betaadrenozeptoren-Agonisten (Pirbuterol, Salbutamol, Isoprenalin, Orciprenalin, Terbutalin, Ibupamin), Glucagon, Amrinon, Milrinon, Methylxanthine (Coffein, Theophyllin, Theobromin), Dopamin, Dobutamin. ↑inotrop.

Pharmakodiabetes ↑Diabetes, experimenteller.

Pharmakodynamik: Analyse des Wirkungsmechanismus eines Pharmakons am Wirkort.

Pharmakoepidemiologie: Untersuchung der Nebenwirkungen (u. Wirkungen) von Pharmaka als mögl. Risikofaktoren für Krankheiten in menschl. Populationen. Pharmakoepidemiologiestudien werden mit den Methoden der ↑Epidemiologie als Beobachtungsstudien (Phase IV-Studien nach der Zulassung) durchgeführt.

Pharmakogenetik: Lehre von den genet. bedingten Formen der Arzneistoffreaktionen (Begriff 1959 von Vogel eingeführt). Dazu gehören Mutagenität u. Kanzerogenität (genet. Veränderungen der somat. Zellen durch Arzneistoffe u. a.), Inborn error (genet. Variabilität, Idiosynkrasie), tox. Nebenwirkungen o. Wirkungslosigkeit bei der Einwirkung von Arzneistoffen u. a. auf den Organismus infolge differenter individueller, genet. bedingter Enzymausstattungen.

Pharmakognosie: Wissenschaft von den Drogen u. deren Inhaltsstoffen. Teildisziplin der pharmazeutischen ↑ Biologie.

Pharmakographie: Beschreibung des Wirkungsbildes von Pharmaka.

Pharmakokinetik: beschreibt alle Teilprozesse, denen ein Arzneistoff von der Applikation bis zur Elimination (Resorption, Distribution, Biotransformation, Exkretion) einschl. der Liberation, im Organismus unterliegt. Nach Dost (1953) versteht man unter P. die Lehre von der quantitativen Auseinandersetzung zwischen Organismus u. aufgenommenen Pharmakon, mit anderen Worten, den Einfluß des Organismus auf die Pharmaka. Der qualitative Aspekt der Auseinandersetzung ist Gegenstand der Pharmakodynamik.

Pharmakologie: Wissenschaft von den biol. Wirkungen der Pharmaka. Zielsetzung ist die Steuerung von Lebensvorgängen durch Pharmaka, insbes. bei krankhaften Störungen. Die P. hat versch. Teilgebiete, wie Toxikol., klin. P. usw.

Pharmakologie, biochemische: Spez. Richtung der Pharmak., beschäftigt sich mit pharmak. Effekten auf biochem. Ebene.

Pharmakologie, klinische: interdisziplinäre Fachrichtung der Pharmak., die das Verhalten von Arzneistoffen u. Arzneimitteln am gesunden u. kranken Menschen untersucht u. sich mit ihrer wissenschaftl. begründeten Anwendung befaßt. K. P. stellt die Verbindung zwischen exp. Pharmak. u. Klinik her. Nationale Entwicklung unterschiedl. Anlaß war in der BRD die ↑ Thalidomidembryopathie.

Pharmakomanie: Mißbrauch von Arzneimitteln, Sucht, ↑ Drug dependence.

Pharmakon ⟨*gr*⟩ *n*: Heilmittel, Wirkstoff. Elemente o. chem. Verbindungen, die in definierter Dosis o. Konzentration mit einem Biosystem (z. B. Rezeptoren, Enzyme, Nukleinsäuren) in Wechselwirkung treten u. dadurch eine Wirkung auf das System ausüben u. auch selbst verändert werden können. Sie können Struktur u. Funktion von Biosystemen in best. Dosen schädigen u. werden dann als Gift o. Toxica bezeichnet. Verwendung zu Proph., Diagn. o. Ther. von Krankheiten, Leiden o. Körperschäden macht sie zu ↑ Arzneimitteln.

Pharmakopöe, Europäische: *Abk* Ph. Eur.; verbindl. Regelung zur Zubereitung u. Spezifikation von Arzneimitteln für alle Signaturstaaten einer entsprechenden Konvention unter Direktion des Europarats. ↑ Pharmakopöe, Internationale.

Pharmakopöe, Internationale: *Abk* I. P., Ph. Int.; Sammlung von empfohlenen Prüfmethoden u. Spezifikationen, die von jedem Mitgliedsland der WHO in ihr nationales Recht integriert werden kann.

Pharmakoradioangiographie: Pharmakoradiographie; Röntgendarstellung der Gefäße mittels Kontrastmittel (↑ Angiographie) bei gleichzeitiger Verwendung von Pharmaka. Aus der Beeinflussung der Organfunktion können neben morphol. dd wichtige funktionelle Informationen gewonnen werden. Beispiele: Morphin subkutan o. Metoclopramid zur Anregung der Magenperistaltik, Spasmolytika zur Herabsetzung des Tonus von Ösophagus u. Magen-Darm-Kanal, Injektion von Vasokonstriktoren in die Nierenarterie zur Drosselung der Blutzufuhr in die Niere. Dadurch wird eine bessere Gefäßdarstellung bei der retrograden Nierenphlebographie erreicht. In tiefer Halothannarkose wird der art. Gefäßtonus herabgesetzt u. eine kontrastreiche Darstellung peripherer Arterien im Hand-, Unterarm-, Unterschenkel- u. Fußbereich erreicht.

Pharmakoradiographie
↑ Pharmakoradioangiographie.

Pharmakotherapie: Einsatz von Pharmaka zur Proph., Diagn. u. Ther. von Krankheiten u. auch zur Regulation physiol. Prozesse, z. B. der Ovulation, in Abgrenzung zur nichtmedikamentösen Ther. (Operation, Bestrahlung).

Pharmazeut: Wissenschaftler auf dem Gebiet der ↑ Pharmazie, Apotheker.

Pharmazie ⟨*gr*⟩ *f*: Wissenschaft von der Gewinnung, Kontrolle u. Herstellung von Arzneimitteln natürl. u. synthet. Herkunft sowie den gesetzl. Bestimmungen über den Umgang mit Arzneimitteln.

Pharyngismus: Krampf der Schlundmuskulatur.

Pharyngitis ⟨*gr*⟩ *f*: Rachenschleimhautentzündung, ↑ Atemwegsinfektion.

Pharyngitis, abakterielle
↑ Virusschnupfen, ↑ Atemwegsinfektion.

Pharyngographie: Röntgendarstellung des Rachens im anterior-posterioren u. seitl. Strahlengang nach Trinken einer Bariumsulfatsuspension als Kontrastmittel.

Pharyngokonjunktivalfieber ↑ Virusschnupfen, ↑ Adenovirus.

Pharynx ⟨*gr*⟩ *m*: Rachen, Schlund; ***Anat.:*** gemeinsamer Abschnitt der Luft- u. Speisewege. Stellt einen muskulären mit Schleimhaut ausgekleideten Schlauch von der Schädelbasis bis zum Ringknorpel dar. Der P. hat offene Verbindungen zur Nasenhöhle u. zum Kehlkopf u. geht in den Ösophagus über. ***Histol.:*** Schichten: 1. ↑ Tunica mucosa, a) Epithelium mucosae oberhalb des Gaumensegels mehrreihiges Flimmerepithel, unterhalb mehrschichtiges unverhorntes Plattenepithel, b) Lamina propria mucosae mit mukösen Glandulae pharyngeales, 2. Tunica muscularis, quergestreifte Skelettmuskulatur, 3. Tunica adventitia. Abb.

Pharynxdivertikel ⟨*gr* + *lat*⟩ *n*: auf angeborener Grundlage postnatal entstehende Aussackung (Schleimhautprolaps durch einen Muskeldefekt) der dorsalen Schlundwand oberhalb des Ringknorpels (Hypopharynx). ↑ Dysphagia.

Pharynxkarzinom: meist Plattenepithelkarzinom, häufiger beim männl. Geschlecht, im 6.-7. Lj. auftretend.

Pharynxlähmung: Lähmung des Schluckvorgangs.

Pharynxplastik: Velopharyngoplastik. ↑ Veluminsuffizienz.

Phase ⟨*gr*⟩ *f*: **1.** ***Physik:*** eine Verallgemeinerung des Begriffs ↑ Aggregatzustand. P. sind nach Gibbs die räuml. getrennten Teile eines Systems, in denen jeweils Druck, Temperatur u. thermodynam. Potential je Masseneinheit den gleichen Wert haben. Bei period. Vorgängen wird als P. der momentane Schwingungszustand bezeichnet. **2.** ***Med.:*** in der Entwicklungspsychologie eine best. Entwicklungsstufe. In der Psychopathologie Krankheitsabschnitt bei der man.-depressiven Erkrankung, der durch best. Krankheitssymptome gekennzeichnet ist, unterschiedl. lange dauert u. ohne Defekt ausheilt. **3.** ***Neurophysiologie:*** Die innere ↑ Hemmung (↑ Erlöschen) des bedingten Reflexes vollzieht sich in aufeinanderfolgenden P. Ausgleichende P.: alle Reize wirken unabhängig von ihrer Intensität gleich stark; paradoxe P.: schwache

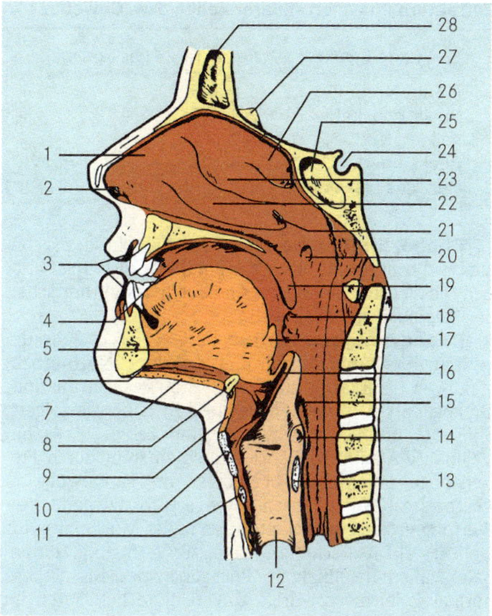

Pharynx. Medianschnitt durch die Mundhöhle, Nasenhöhle u. Kehlkopf
1: Agger nasi; 2: Vestibulum nasi (Nasenvorhof); 3: Vestibulum oris (Mundvorhof); 4: Cavitas oris propria (Mundhöhle); 5: M. genioglossus; 6: M. geniohyoideus; 7: M. mylohyoideus; 8: Os hyoideum (Zungenbein); 9: Ligamentum thyrohyoideum medianum; 10: Cartilago thyroidea (Schildknorpel); 11: Cartilago cricoidea; 12: Trachea; 13: Cartilago cricoidea (hinterer Teil); 14: M. arytenoideus transversus; 15: Plica aryepiglottica; 16: Epiglottis; 17: Foramen caecum; 18: Tonsilla palatina (Gaumenmandel); 19: Velum palatinum (Gaumensegel); 20: Ostium pharyngeum tubae (Tubenmündung); 21: Meatus nasi medius (mittlerer Nasengang); 22: Concha nasalis inferior (untere Nasenmuschel); 23: Concha nasalis media (mittlere Nasenmuschel); 24: Sella turcica; 25: Sinus sphenoidalis (Keilbeinhöhle); 26: Concha nasalis superior (obere Nasenmuschel); 27: Crista galli; 28: Sinus frontalis (Stirnhöhle)

Reize erzeugen einen größeren Effekt als starke; ultraparadoxe P.: Reize, die zuvor hemmende Wirkung hatten, erzielen einen pos. Effekt u. umgekehrt; narkot. P.: völliges Verschwinden jeder Reaktion auf pos. u. neg. Reize. Das Auftreten dieser P. läßt sich z. B. beim Übergang vom Wach- zum Schlafzustand sowie in ↑Hypnose beobachten.

Phase, absorptive: Resorptionsphase, d. h. Zeitraum innerhalb von 2–4 h nach Nahrungsaufnahme. Verzehr gemischter Nahrung führt zu vorübergehendem Anstieg des Blutzuckers sowie des Aminosäure- u. Chylomikronenspiegels, Glykogenbildung in der Leber, Förderung der Eiweißsynthese in der Muskulatur u. a. Geweben sowie eine Ablagerung von Triglyzeriden im Fettgewebe.

Phase, anale: nach psychoanalyt. Auffassung eine der Entwicklungsphasen der kindl. Sexualorganisation, die im Anschluß an die orale ↑Phase zwischen dem 2. u. 4. Lj. auftritt u. normalerweise von der phallischen ↑Phase abgelöst wird. Die a. P. ist gekennzeichnet durch eine Verlegung der erogenen Reizbarkeit auf die Afterzone, was eine Kopplung der Lustempfindung an die Ausscheidungsvorgänge bewirkt. Durch die Erziehung zur Reinlichkeit werden zwei Phasen unterschieden: der Lust an der Ausscheidung entspricht eine evtl. später fixierte Lust an der Zerstörung, der Lust an der Zurückhaltung der Exkremente wird die Tendenz zum Zurückhalten u. Sammeln zugeordnet. Freud mißt der a. P. nicht nur eine Bedeutung für die Entstehung von ↑Zwangsneurosen bei, sondern auch für die Herausbildung von Charakterzügen wie Ordnungsliebe, Sparsamkeit u. Eigensinn.

Phase, hygienisierende: Phase der Ther. am ↑Parodontium (McPhee), ↑Parodontologie.

Phase, korrigierende: 2. Phase parodontolog. Ther. nach McPhee. ↑Parodontologie.

Phase, kritische ↑Phase, sensible.

Phasenanalyse: Rekonstruktion der Herzbewegung aus Elektrokymogrammen (↑Elektrokymographie). Dazu werden zeitl. übereinstimmende Punkte der Kymogramme auf eine Kopie o. Pause einer Herzröntgenaufnahme übertragen u. zu Isophasen verbunden. Sekundärbewegungen wie Rotation u. Pendelung werden reduziert, so daß die Pulsationen besser dargestellt werden. Die besten Ergebnisse werden im Bereich der Ventrikel u. Aorta erzielt, während eine Darstellung der gesamten Bewegungsabläufe am Herzen problemat. ist.

Phasenfrequenzgang: Phasengang; ↑Frequenzgang.

Phasengang: Phasenfrequenzgang; ↑Frequenzgang.

Phasenkontrast: durch versch. Brechzahlen innerhalb eines mikrosk. Präparats entstehender Gangunterschied zwischen den das Präparat durchdringenden Lichtwellen. Der P. kann vom Auge nicht wahrgenommen werden. Deshalb Umwandlung des P. in einen ↑Amplitudenkontrast durch Einfärben o. durch ↑Phasenkontrastmikroskopie.

Phasenkontrastmikroskopie: Verfahren zur Beurteilung von zytomorpholog. Vitalpräparaten, z. B. in der Hämat. u. Harnsedimentdiagnostik. Bei der P. wird durch Eingriffe in den Strahlengang eine kontrastreiche Darstellung ungefärbter Zellen erreicht. Dazu dienen als opt. Einrichtung Phasenplättchen, welche Phasen- bzw. Gangdifferenzen in Amplitudenunterschiede umwandeln. Die Abbildung des Objekts im Mikroskop erfolgt durch gegenseitiges Auslöschen o. Verstärken (Interferenzen) der direkten, durch das Objekt gelangenden u. am Objekt gebeugten Lichtstrahlen. Ideale Phasenpräparate sind selten, da den Phaseneffekten meist Amplitudeneffekte überlagert sind. Die Zellstrukturen werden in Abhängigkeit von deren opt. Dichte als abgestufte Grautöne dargestellt. Eine gute Wiedergabe der Strukturen erreicht man nur bei Verwendung dünner Präparate u. Phasenplättchen. In Abhängigkeit von der Beschaffenheit des Phasenplättchens können pos. o. neg. Phasenkontraste erreicht werden, d. h., Objekte sind dunkler o. heller als die Umgebung dargestellt. Bei P. treten durch Lichteinwirkung u. andere Läsionen an den vitalen Zellen relativ schnell Nekrosen auf. Die Beurteilung von Präparaten muß daher innerhalb von 1–2 h erfolgen. Diese zeitl. Begrenzung der Beurteilung von Vitalpräparaten erfordert zumeist eine Dokumentation mittels Mikrophotographie o. Mikrokinematographie. Die P. wird nicht nur zur quali-

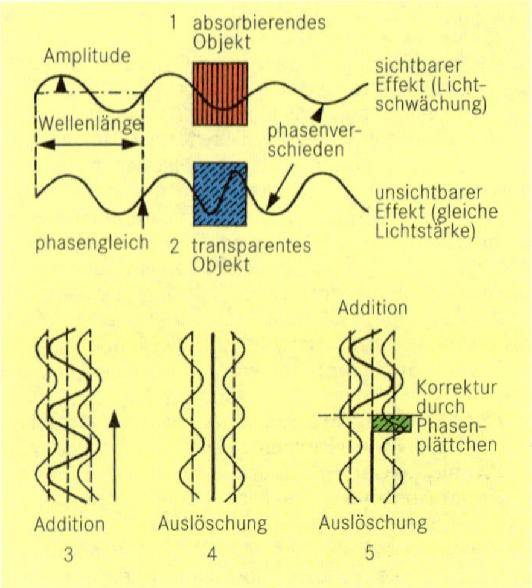

Phasenkontrastmikroskopie. Prinzip
1: Verkleinerung der Amplitude der Lichtwelle u. damit der Helligkeit durch absorbierendes Objekt (Amplitudenobjekt); 2: Veränderung der Phase der Lichtwelle durch transparentes Objekt (Phasenobjekt); 3: Addition von zwei Lichtwellen gleicher Wellenlänge, Amplitude u. Phase zu doppelter Helligkeit; 4: Addition phasenverschobener Wellen gleicher Amplitude u. Wellenlänge zu totaler Auslöschung; 5: Veränderung der Phase einer Lichtwelle durch Korrektur mit einem Phasenplättchen

tativen Interpretation, sondern auch zur Zählung von Thrombozyten u. Retikulozyten in der ↑Zählkammer angewandt. Ein weiteres Verfahren zur Beurteilung von Vitalpräparaten ist die ↑Dunkelfeldmikroskopie. Abb.

Phasenspezifität: mögl. Entstehungsspanne einer Fehlbildung, außerhalb derer sie nicht mehr entstehen kann. Entspricht der sensiblen ↑Phase. Nach diesem Konzept wird eine Fehlbildung ausschließl. durch den Entwicklungszeitpunkt der Einwirkung einer Schädigung bestimmt. Die krit. Phase läßt sich jedoch „dehnen" durch Störung der einer morphol. Entwicklung vorausgehenden o. folgenden Prozesse. Eine Fehlbildung entsteht auf der Grundlage von P. u. ↑Agensspezifität.

Phaseolus coccineus: Feuerbohne. ↑Bohnengifte.

Phase, orale: psychoanalyt. Terminus für früheste Phase der kindl. Entwicklung (Säuglingszeit, ↑Entwicklungspsychologie), in der die Beziehung zur prim. Bezugsperson durch das (oralerot.) Saugen u. das (oralsadist.) Beißen geprägt ist. In diese Phase fällt das Stadium des infantilen Narzißmus, der Inkorporation, erster ↑Introjektion u. ↑Identifikation. Entbehrungen o. andere Traumatisierungen in dieser Phase werden mit Krankheitsbildern in Verbindung gebracht, die sich durch Klammern (↑Depression, ↑Sucht) u. durch einen Rückzug in sich selbst (narzißt. Persönlichkeitsstörung, schizoide Persönlichkeitsstörungen) ausdrücken.

Refraktäre Phase erregbarer Zellen bzw. Gewebe

Erregbare Struktur	Refraktäre Phase (in ms)
motor. Nerv	0,4–0,5
Skelettmuskel	2,0–3,0
sensor. Nerv	1,0
Rückenmark	15–100
Herz des Menschen	300–500

Phase, phallische ⟨*gr*⟩ *f*: genitale Phase; psychoanalyt. Terminus für Phase der kindl. Entwicklung (4.–6. Lj.). Die Objektbeziehungen sind durch das Vorherrschen des ↑Ödipuskomplexes bestimmt.

Phase, postabsorptive ⟨*lat* + *gr*⟩ *f*: Zeitraum zwischen 5–15 h nach Nahrungsaufnahme (Nüchternzustand). Charakterisierung der Stoffwechselsituation: Glykogenolyse u. Glukoneogenese in Leber gesteigert; Substrate der Glukoneogenese sind Laktat u. Alanin (↑Glukose-Alanin-Zyklus); letzteres entsteht durch Proteinabbau im Muskel; ↑Lipolyse im Fettgewebe u. ↑Fettsäureabbau in Leber gesteigert; vorwiegend Verwertung unveresterter Fettsäuren in der Muskulatur, für Gehirn steht ausreichend Glukose zur Verfügung. Hormonales Milieu: Insulinabfall, Glucagonanstieg; Blutglukose normal o. leicht erniedrigt, unveresterte Fettsäuren im Blut erhöht.

Phase, präallergische: im Tuberkulosegeschehen des Organismus die Zeit zwischen Infektion bzw. Impfung u. Eintritt der durch Tuberkulintestung nachweisbaren Allergie. Dauert etwa 6 Wochen. In der p. P. ist eine Zweitinfektion mit den Charakteristika der Primärinfektion mögl.

Phase, refraktäre: diejenige Zeit, in der ein erregbares Gewebe (o. Zelle) nach Setzen eines Reizes auf einen neu eintreffenden Reiz noch nicht antwortet, da die vorangegangene Erregung noch nicht abgeklungen ist. Man unterscheidet eine absolute u. eine relative r. P. In der relativen r. P. führt ein erhebl. stärkerer Reiz zu einer Antwort. Tab.

Phase, sensible: krit. Phase. In der Teratologie Zeitraum, in dem durch Schädigung die Normogenese eines Organs abgewandelt werden kann (↑Anormogenese, Dysontogenese). Empfindl. Perioden sind nicht scharf begrenzt, ihre Lage hängt teilweise von den Wirkungscharakteristika der Teratogene ab. Es können Determinations-, Induktions-, Proliferations- o. Differenzierungsprozesse beeinflußt werden. Auch durch Erhöhung der Dosis dehnt sich meist die s. P. aus. Viele Organe haben oft mehr als eine krit. Phase ihrer Entwicklung.

Phase, stabilisierende: 3. Phase parodontolog. Ther. nach Mc Phee. ↑Parodontologie.

Phase-I-Studie: Erstanwendung einer antineoplastischen ↑Substanz bei Pat. mit fortgeschrittener Tumorerkrankung, die auf eine Standardtherapie nicht anspricht o. resistent geworden ist, mit dem Ziel der Bestimmung der max. tolerierbaren Dosis bei definiertem Applikationsschema u. -weg, des Nebenwirkungsprofils beim Menschen u. der Pharmakokinetik.

Phase-II-Studie: Bewertung der Antitumoraktivität eines Antineoplastikums durch Einschätzung objektiver Tumorrückbildungen. Exakte Meßbarkeit der Tumoren ist Voraussetzung für Einschluß eines Pat. in eine Phase-III-Studie.

Phase-III-Studie: Bestimmung der Wertigkeit eines neuen Antineoplastikums in der Monotherapie o. einer Kombination durch randomisierte, vergleichende Studien zwischen neuem Therapieregime u. entsprechender Standardtherapie.

Phase, subnormale ↑Nachpotential, hyperpolarisierendes.

Phase, supernormale ↑Nachpotential, hyperpolarisierendes.

Phase, vulnerable: Gefahr des Kammerflimmerns durch übergroße Erregbarkeit, die bei Eintreffen einer ↑Extrasystole im Bereich der T-Welle der normalen Erregung besteht (↑R-auf-T-Phänomen).

Phasin ↑Bohnengifte.

Phasmid: aus einem Lambda-Bakteriophagen u. einem ↑Plasmid bestehendes Hybrid-DNA-Molekül, das lyt. (wie ein Phage) u. nichtlyt. (wie ein Plasmid) repliziert werden kann.

Ph. D.: *Abk* für Philosophiae Doctor; Doktor der Philosophie. Akadem. Grad in englischsprachigen u. Commonwealth-Ländern, wird auch an Ärzte verliehen, wenn sie die entsprechende wissenschaftl. Arbeit (Dissertation) nachweisen können. Der Ph. D. gilt als „Forschungsdoktor", der M. D. als „Berufsdoktor".

Phelps, Abel M. (1851–1902), Orthop., Vermont, USA.

Phelps-Operation (nach Abel M. P.): vor Redression des Klumpfußes vorgenommende offene Durchtrennung der Weichteile (Faszie, Sehnen, Bänder, Gelenkkapsel) im Bereich des inneren Knöchels.

Phelps-Stehbett (nach Abel M. P.): Reklinationsbett zur Lagerungsbehandlung bei Spondylitis, entlastet die Wirbelsäule u. beugt bei tuberkulöser Spondylitis der Gibbusbildung vor.

Phemister-Spananlagerung: heute weitgehend verlassene Methode der operativen Pseudarthrosenbehandlung: Überbrückung des Pseudarthrosenspalts mit einem subperiostal angelagerten autogenen o. allogenen periostfreien Kompaktaspan.

Phenacetin: analget.-antipyret., kaum antiinflammator. wirksames Anilinderivat. Wird zu p-Phenetidin u. Paracetamol biotransformiert.

Phenacetinniere ↑Analgetikanephropathie.

Phenanthren: $C_{14}H_{10}$; aromat. dreizykl. Kohlenwasserstoff. Grundgerüst einiger Opiumalkaloide (Morphin u. a.) sowie von best. Saponinen, Steroidhormonen u. Vitamin D.

Phenazocin: Benzomorphanderivat mit morphinähnl. Wirkung (Narkosanalgetikum).

Phenazon: ein ↑Pyrazolonderivat, das als ↑Analgetikum u. ↑Antipyretikum eingesetzt wird. Abb.

Phendimetrazin: indirekt wirksames Sympathomimetikum. Wirkt amphetaminähnl. Die psychostimulierende u. appetitzügelnde Wirkung steht im Vordergrund. ↑Amphetamin.

Phenelzin: obsoletes ↑Hydrazinderivat. ↑Monoaminooxidasehemmer.

Phenformin: orales Antidiabetikum. ↑Biguanide, blutzuckerwirksame.

Phenidon: 1-Phenyl-3-pyrazolidon. P. wird in alkal. Lösungen zusammen mit Hydrochinon als photograph. Entwickler verwendet. Durch die Regenerierung des P. aus seiner oxidierten Form durch Hydrochinon erschöpfen sich solche Entwickler nur langsam. Phenidonhaltige Entwickler werden bes. für Schnellverarbeitung u. Fixierentwicklung benutzt. P. verursacht im Ggs. zu Metol keine Hautreizungen.

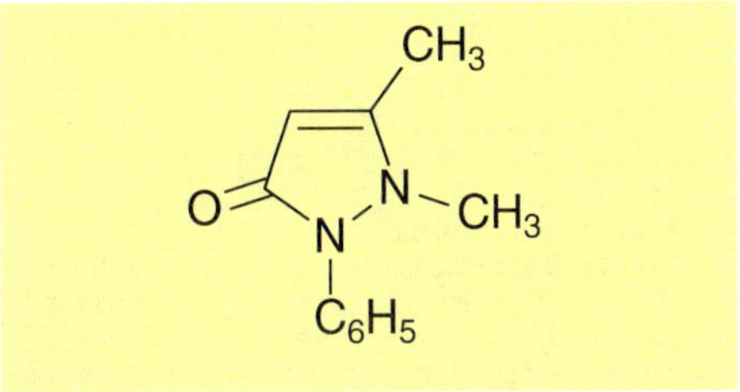

Phenazon

Phenindion: Phenylindandion; indirektes Antikoagulans, hemmt die vitamin-K-abhängige Synthese von Gerinnungsfaktoren.

Pheniramin: Antihistaminikum, H_1-Blocker.

Phenmetrazin: Pharmakon mit amphetaminähnl. Wirkung. ↑Sympathomimetika, indirekte.

Phenobarbital: Phenyläthylbarbitursäure, langwirkendes ↑Hypnotikum u. ↑Antiepileptikum. Induziert Zytochrom P 450. ↑Barbiturate.

Phenol ⟨*gr*⟩ *n*: Acidum carbolicum, C_6H_5–OH, Hydroxybenzol, Karbolsäure; aromat. Hydroxyverbindung. Im P. liegt Konjugation zwischen den nichtgebundenen Elektronenpaaren des Sauerstoffatoms u. den π-Elektronen des Aromaten vor (↑Konjugat). Die Folgen sind ein schwacher Säurecharakter der Hydroxylgruppe (pK_s um 10) u. eine erhöhte chem. Reaktivität (nukleophiler Charakter) des aromat. Molekülteils. P. wurde von Runge 1834 im Steinkohlenteer entdeckt u. als Carbolsäure bezeichnet. Von Lister zur antisept. Wundbehandlung eingeführt. Bildet das Grundsubstrat für versch. ↑Desinfektionsmittel: Arugeen-Spray. In niedriger Konzentration zur Konservierung (0,25–0,5%ig) von z. B. Sera u. Impfstoffen eingesetzt. In höherer Konzentration ist P. ein Protoplasmagift. Es wirkt auf die Haut u. Schleimhaut stark ätzend, führt zur Denaturierung von Eiweiß u. hat antibakterielle Eigenschaften. Stark lipidlösl., daher schnelle Resorption durch die Haut u. Schleimhaut, kann zum Absterben von Gewebepartien (Karbolgangrän) führen.

Phenoloxidasen: Polyphenoloxidasen; in die Gruppe der Oxidasen gehörende Enzyme, die die Oxidation von ein- u. mehrwertigen Phenolen bewirken. P., die kupferhaltige Proteine darstellen, sind bes. im Pflanzenbereich (Kartoffel, Pilze, Obst) verbreitet; hierher gehört z. B. die Tyrosinase, die das Tyrosin über 3,4-Dihydroxyphenylamin („Dopa") zum Chinon oxidiert, das in noch nicht bekannter Weise in Folgereaktionen (Polymerisation) zum braunschwarzen bis schwarzen ↑Melanin führt; „Phenolasen" stellen sog. mischfunktionelle ↑Oxidasen dar. P. wirken bei der nichtenzymatischen ↑Bräunung.

Phenolphthalein: Farbindikator in der ↑Maßanalyse. Bei pH $\leq$ 8,2 farblos, bei pH $\geq$ 10 rot.

Phenolvergiftung: letale Dosis von Phenol beträgt oral 10–15 g, parenteral 1–2 g. Rasche Resorption über Haut u. Schleimhäute. Bei oraler Aufnahme sehr schmerzhafte weißl. Ätzschorfe, Dysphagie, Glottisödem, Magenschmerzen, Übelkeit, Diarrhö, Krämpfe, Exitus infolge Herz-Kreislauf-Versagen o. Atemlähmung. Bei protrahiertem Verlauf Hämaturie, Oligurie, Anurie, Urämie. Epikutane E. führt zu Parästhesien, Schmerzen, Anästhesie, „Phenolgangrän“. Resorptionsvergiftungen bei großflächiger Einwirkung, bes. bei Kindern. Mögl. Ther.: Magenspülung mit Speiseöl, evtl. Eiermilch, Aktivkohle, Natriumsulfat; gründl. Spülungen betroffener Hautbezirke; symptomat.

Phenoprocoumon ↑ Phenprocoumon.

Phenothiazinderivate: als Antihistaminika entwickelt, heute wichtige Gruppe der ↑ Neuroleptika, z. B. Chlorpromazin, Perazin, Fluphenazin u. a. Wirkungsmechanismus: Hemmung der Rückbindung von Katecholaminen u. eine Blockade von adrenergen u. dopaminergen Rezeptoren. Dadurch kommt es v. a. zu einer Hemmung von Impulsen, die über sensor. Afferenzen in die Formatio reticularis gelangen, u. außerdem zur Hemmung bedingter Reflexe. Wirkungsbild: Sedierung mit Antriebsminderung, Herabsetzung der emotionalen Reaktivität, Gleichgültigkeit bei erhaltener Aufmerksamkeit, Spannungs- u. Aggressivitätsminderung. Störung des extrapyramidalen Systems, Parkinson-Syndrom. Blutdrucksenkung, orthostat. Kreislaufregulationsstörungen, Tachykardie, Schwitzen, Schwindel. Unterschiedl. ausgeprägt bei den versch. Derivaten antiadrenerge, antihistaminerge u. antiserotoninerge Wirkungen. Bei niedrigen Umgebungstemperaturen tritt Hypothermie auf. Ausgeprägte antiemet. Wirkungen. Potenzierung der Wirkung von Analgetika, Sedativa bzw. Hypnotika u. Narkotika. Die psychotomimet. Wirkungen von LSD u. anderen Psychodysleptika werden vermindert.

Phenoxyalkansäuren: Gruppe von ↑ Herbiziden. ↑ 2,4-D, ↑ 2,4,5-Trichlorphenoxyessigsäure.

Phenoxybenzamin: direktes Alphasympatholytikum. Hemmt vornehml. Noradrenalinwirkungen. Stabile Bindung an den Rezeptor. Halbwertszeit 3–4 Tage, Neigung zur Stoffkumulation. Bereits 1 mg/kg beim Menschen führen zur starken Blutdrucksenkung, u. U. mit Neigung zu orthostat. Kollaps; zur Ther. peripherer Durchblutungsstörungen geeignet.

Phenoxykarbonsäuren, chlorierte ↑ 2,4-D, ↑ 2,4,5-Trichlorphenoxyessigsäure.

Phenoxymethylpenicillin: säurestabiles Oralpenicillin, 1953 in die Ther. eingeführt. Zu beachten ist der große Einfluß des Füllungszustands des Gastrointestinaltrakts auf die Bioverfügbarkeit (Penicillin V).

Phenoxymethylpenicillin-Benzathin: säurestabiles Oralpenicillin. Benzathin-Penicillin V.

Phenprocoumon: 4-Hydroxycumarinderivat. Indirektes Antikoagulans. Hemmt vitamin-K-abhängige Synthese von Gerinnungsfaktoren II (Prothrombin) VII, IX u. X. Abb.

Phensuximid: Antiepileptikum aus der Gruppe der Succinimide. Anwendung hauptsächl. bei Petit-mal-Epilepsie, Absencen u. Pyknolepsien.

Phentermin: ↑ Psychostimulans; wirkt als ↑ Anorektikum, ↑ Sympathomimetika, indirekte.

Phentolamin: Regitin, Alphasympatholytikum, Wirkung vergleichbar mit ↑ Phenoxybenzamin.

Phenylalanin: 2-Amino-3-phenylpropionsäure; eine proteinogene ↑ Aminosäure. Im menschl. Organismus kann P. nicht synthetisiert werden. Durch den P.-4-hydroxylasekomplex wird P. in ↑ Tyrosin umgewandelt. Ein genet. Mangel dieses Enzyms führt zur Umwandlung des P. in Phenylbrenztraubensäure u. Phenylessigsäure, die mit dem Harn ausgeschieden werden (↑ Phenylketonurie). Abb.

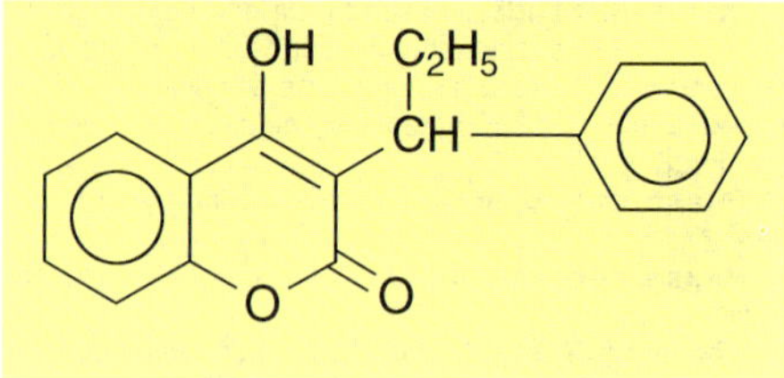

Phenprocoumon

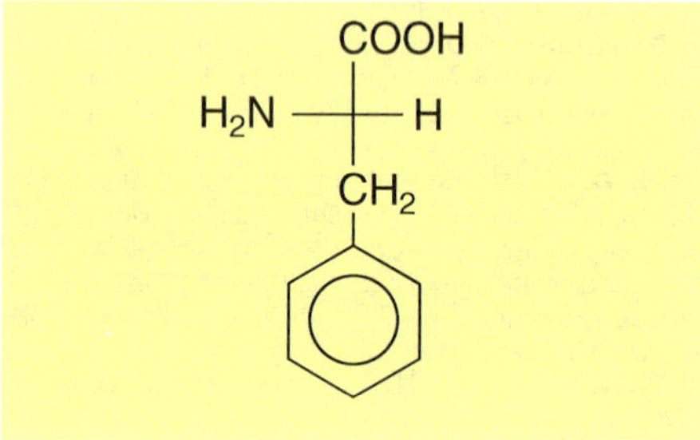

Phenylalanin

Phenylalaninhydroxylase: Phenylalaninmonooxygenase, Phenylalaninase; katalysiert die Bildung von Tyrosin aus Phenylalanin. Als Wasserstoffüberträger fungiert Tetrahydropteridin.

Phenylalkylamine: Amphetamin, Methamphetamin, Amfetaminil, Methylphenidat, Phendimetrazin, Propylhexedrin, Fenfluramin, Pseudonorephedrin. Wirkungsmechanismus: Freisetzung von Noradrenalin u. Dopamin aus präsynapt. Speichern führt zur Erregung adrenerger Rezeptoren (sympathomimet. Wirkung). Folgen: Weckeffekt, Steigerung assoziativer Fähigkeiten, Antriebsteigerung, Euphorie, Appetithemmung. In höheren Dosen Erregung, Muskelzittern, Piloerektion. Danach schwere Erschöpfung. Bei chron. Einnahme Toleranzentwicklung u. psych. Abhängigkeit. Anwendung zur Psychostimulation u. Appetitzügelung.

Phenyläthylamin: $C_6H_5-CH_2-CH_2-NH_2$; entsteht durch Decarboxylierung von ↑ Phenylalanin, z. B. beim bakteriellen Eiweißabbau.

Phenyläthylaminderivate: Sympathomimetika, biogene Amine, mit alpha- u. betamimet. Wirkungen. Neben den köpreigenen Verbindungen Dopamin, Adrenalin u. Noradrenalin sind u. a. bedeutungsvoll Pholedrin, Ephedrin, Mephentermin, Isoproterenol, Sulbutamol, Terbutalin, Bamethan. ↑ Phenylalkylamine.

Phenyläthylbarbitursäure ↑ Phenobarbital; ↑ Barbiturate.

Phenylbrenztraubensäure: Abbauprodukt des Phenylalanins, das bei der ↑ Phenylketonurie zusammen mit Phenylessigsäure im Urin ausgeschieden wird, da Phenylalanin durch einen genet. Defekt der Phenylalaninhydroxylase nicht zu Tyrosin umgewandelt werden kann.

Phenylbutazon: Butazolidin; Pyrazolonderivat mit schwacher analget. u. antipyret., aber starker antiinflammator. u. antirheumat. Wirkung. Ther. Breite geringer als von Antiphlogistika des Salicylsäuretyps. Ind. sind die Behandlung des akuten Gichtanfalls, chron.-entzündl. Erkrankungen sollten nur mit P. behandelt werden, wenn andere Arzneimittel versagen. P. hat eine lange biol. Halbwertszeit, da es zu 90% an Plasmaeiweiße gebunden wird u. sein Metabolit Oxyphenbutazon ebenfalls wirksam ist. P. kann andere Substanzen mit starker Plasmaeiweißbindung, z.B. Cumarine, aus ihrer Bindung verdrängen u. dadurch Nebenwirkungen auslösen. P. wirkt ulzerogen u. schädigt die Blutbildung (Leukopenie, Thrombozytopenie). Keine intramuskuläre Injektion durchführen, da Gewebe- u. irreversible Nervenschäden (N. ischiadicus) auftreten können.

Phenylephrin: direktes Sympathomimetikum mit ausgeprägter Alphawirkung. ↑Alphasympathomimetika.

Phenylhydrazin: indirekter Methämoglobinbildner. Hochgiftig, starkes Reduktionsmittel. Erzeugt allerg. Hautausschläge.

Phenylhydroxylamin: indirekter Methämoglobinbildner. ↑Phenylhydrazin.

Phenylketonurie: Fölling-Krankheit, Oligophrenia phenylpyruvica; autosomal rezessiv erbl. Stoffwechselstörung (Enzymdefekt). Phenylalanin-4-Hydroxylase-Defekt mit Störung der Oxidation von Phenylalanin zu ↑Tyrosin. Häufigkeit in Deutschland 1 : 7 000 Neugeborene. Kinder fallen durch Pigmentmangel mit strohblondem Haar u. hellblauer Augenfarbe auf; Hyperhidrose mit mäuseartigem Geruch; Zurückbleiben der körperl. u. geistigen Entwicklung mit zunehmender ↑Intelligenzminderung, meist auch BNS-Anfallsleiden. Frühdiagnose (im Neugeborenenalter) u. sofortige Gabe phenylalaninarmer Diät sichert normale Entwicklung. Deshalb Massenscreening aller Neugeborenen mittels ↑Guthrie-Test.

Phenylmethylsulfonylfluorid: Inhibitor für Serinproteasen.

Phenylpropanolamin: 2-Amino-1-phenylpropanol; ein ↑Betasympathomimetikum. Wirkt als ↑Expektorans. Anwendung auch als Appetitzügler.

Phenylpyruvat: Salz der ↑Phenylbrenztraubensäure.

Phenylquecksilberacetat: organ. Quecksilberverbindung mit bakterizider u. spermizider Wirkung. Konservierungsmittel in Augentropfen.

Phenylsalicylat: Salicylsäurephenylester. Ein ↑Antirheumatikum; wirkt auch als ↑Antiseptikum.

Phenyltoloxamin: Dimethylaminderivat; ein ↑Antihistaminikum.

Phenytoin: Antiepileptikum aus der Gruppe der Hydantoinderivate. Meist in Kombination mit Phenobarbital bei der Grand-mal-Epilepsie angewendet. Hat keine sedativ-hypnot. Nebenwirkungen. Einsatz auch als Antiarrhythmikum. Führt zur Gingivahyperplasie.

Pheromone ⟨*gr*⟩ *n Pl*: Lockstoffe; Gruppe von sehr verschiedenartigen Substanzen, die im Tierreich der Kommunikation auf chem. Wege dienen (Versammlungspheromone, Alarmpheromone, ↑Sexuallockstoffe).

Phi ⟨*gr*⟩ *n*: Zeichen: ϕ, φ, Φ; 21. Buchstabe des griech. Alphabets; als Präfix u. wissenschaftl. Konstante gebraucht.

Phialide ⟨*gr*⟩ *f*: flaschenförmige, endständige Zellen des Konidienträgers, aus deren Spitze die Phialosporen nacheinander hervortreten u. entweder Ketten (Aspergillus, Penicillium) o. durch Schleim zusammengehaltene Haufen (Verticillium, Fusarium) bilden. Phialosporen gehören zu den ↑Konidien.

Phialophora: artenreiche Pilzgattung mit mehreren Erregern von tiefen ↑Mykosen der Haut u. ↑Systemmykosen (↑Phäohyphomykose, ↑Chromomykose, ↑Myzetome), z.B. P. verrucosa.

Philadelphiachromosomen: *Abk* Ph^1-Chromosom; abnorm kleines Chromosom, das 1960 von einer Arbeitsgruppe in Philadelphia (Nowell u. Hungerford) bei Pat. mit chron. myelo. Leukämie i.R. zytogenet. Untersuchungen gefunden wurde. Ist in Zellen der Granulo-Erythro- u. Megakaryozytopoese sowie in Teilen der B- u. T-Lymphozyten nachweisbar. Das P. entsteht durch reziproke Translokation durch einen Verlust am langen Arm des Chromosoms 22, wobei dieses Segment meist auf die langen Arme des Chromosoms 9 transloziert wird (Rowler). Das P. ist bei etwa 90% aller Pat. mit chron. myelo. Leukämie nachweisbar u. entspricht ebenso wie das abl/bcr-Genrearrangement einem Marker, obwohl das P. auch bei anderen myeloproliferativen ↑Erkrankungen sowie bei akuten myelo. Leukämien vorliegen kann.

Phil. D. ↑Ph. D.

Philippinermaß: wird bei senkrechter Haltung des Kopfs der re. Arm über den Scheitel gelegt, erreichen die Fingerspitzen das li. Ohr. Es spiegelt die Proportionsveränderungen (Kopfgröße, Armlänge) beim ersten ↑Gestaltwandel wider.

Philtrum ⟨*lat*⟩ *n*: mediane Rinne der Oberlippe.

Phimose ⟨*gr*⟩ *f*: Phimosis; Verengung des Präputialrings vor der Glans penis. Die Haut läßt sich nicht über die Glans zurückstreifen. Bis 3. Lj. Normalzustand, da sich die epithelialen Verklebungen erst dann lösen. „Angeborene" P.: Präputialöffnung stecknadelkopfgroß mit erschwerter Miktion. Erworbene Formen durch entzündl. Vorgänge (↑Balanitis). Ther.: Resektion der überschüssigen Vorhaut (↑Zirkumzision); a) radikal, b) plast. Verfahren durch Ein- o. Ausschneiden der Vorhaut o. durch Plastik Erweiterung der Vorhautöffnung. Abb.

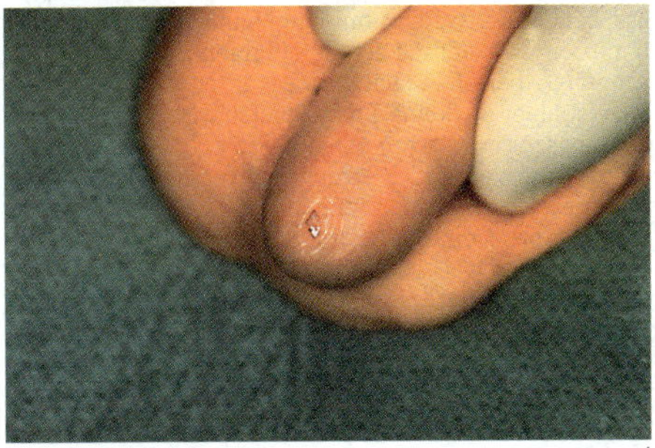

4

Phimose

PHLA: *Abk* für postheparinlipolytische ↑Aktivität.

phleb- ⟨*gr*⟩ *Präfix*: phlebo-; Vene.

Phlebektasie ⟨*gr*⟩ *f*: Venektasie; angeborene o. erworbene Venenerweiterungen. Abflußstauungen im Einzugsgebiet mit sek. Veränderungen. Zugrunde liegen Klappeninsuffizienz o. Wandschwäche. Angeboren treten Venenerweiterungen gegenüber der Klappeninsuffizienz in den Vordergrund. ↑Varizen, ↑Varikozele, ↑Hämorrhoiden.

Phlebitis: oberflächl. Thrombophlebitis im Ggs. zu Verlegung der tiefen Venenstrombahn (↑Phlebothrom-

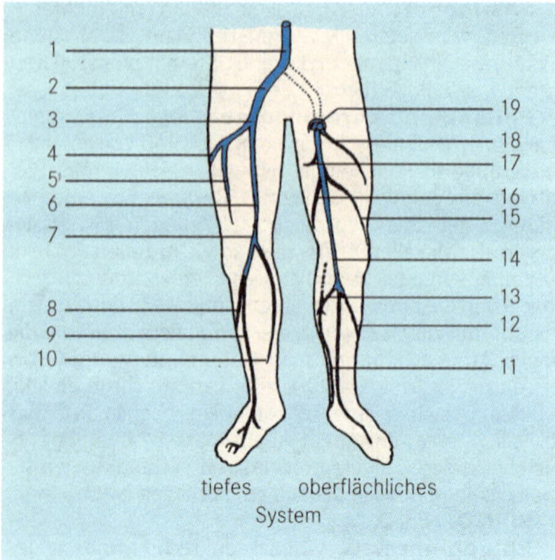

Phlebitis. Oberflächliches u. tiefes Venensystem im Schema
1: V. cava; 2: V. iliaca externa; 3: V. femoralis;
4: V. femoralis lateralis circumflexa; 5: V. profunda femoralis; 6: V. femoralis; 7: V. poplitea;
8: V. fibularis; 9: V. tibialis anterior; 10: V. tibialis posterior; 11: V. saphena parva superficialis;
12: Anastomose zur V. saphena parva;
13: V. saphena magna; 14: V. subcutanea femoralis lateralis; 15: V. saphena accessoria medialis;
16: V. circumflexa femoralis medialis;
17: V. circumflexa femoralis lateralis;
18: V. saphena magna

bose). Akut entzündl. Erkrankung des oberflächl. (suprafaszialen) Venensystems mit Beteiligung der Venenwand u. mit Thrombosierung des Gefäßlumens. Meist sind Extremitäten betroffen, häufig varikös erweiterte Venen (Varikophlebitis). Keine Emboliegefahr, gute Progn. Entzündungszeichen, schmerzhafte Stränge, Rötung, evtl. geringe Schwellung, Wärme, Schweregefühl, Venenschmerzzeichen. Behandlung antiphlogist., antithrombot., Kompression, Bewegung. Im klin. Sprachgebrauch irreführend auch als Thrombose bezeichnet. Abb.

Phlebitis saltans: Phlebitis migrans; während sich bei der gewöhnl. Phlebitis der Prozeß lokal abspielt, kommt es bei der P. s. zu einer „exanthematischen Ausbreitung infektionsbedingter Reaktionsvorgänge im Venensystem“ (Miescher). Es bilden sich multiple, teils perlschnurartige, derbe, verschiebl. Knötchen unter der Haut.

Phlebodynamometrie: Venendruckmessung in Ruhe u. unter Belastung. Der Ruhevenendruck am Fuß (stehend) mit 10,7–13,3 kPa (80–100 mmHg) fällt unter Belastung schnell auf 5,3–9,3 kPa (40–70 mmHg) ab, um sich dann langsam in Ruhe wieder zu normalisieren. Bei ↑Varizen u. chronischer ↑Veneninsuffizienz der tiefen o. Kommunikationsvenen ist dieser Druckabfall vermindert u. der Druckausgleich verspätet, evtl. steigt der Druck unter Belastung sogar über Ruhewerte an. Je schwerer die Veneninsuffizienz desto flacher u. geringer ist der Abfall u. desto langsamer ist die Drucknormalisierung. Abb.

Phlebofibrose: Ersatz der elast.-muskulären Elemente der Venenmedia durch Bindegewebe; kann zur ↑Phlebektasie führen.

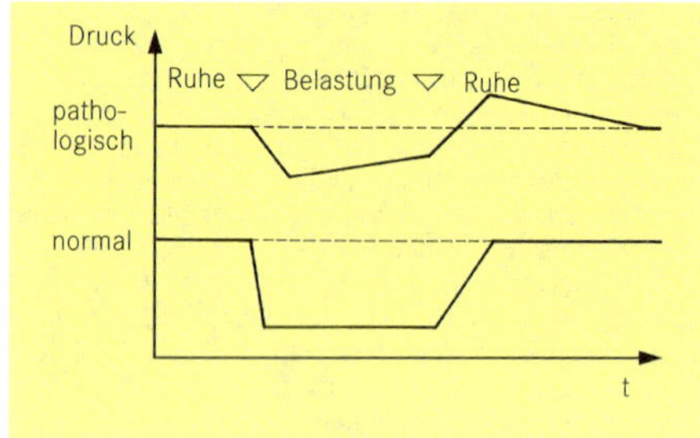

Phlebodynamometrie. Schema. Die obere Kurve zeigt einen pathologischen Befund im Sinne einer postthrombotischen Abflußstörung. Unter Belastung erfolgt eine geringere Drucksenkung (evtl. langsamerer Druckanstieg); in Ruhe erfolgt ein verzögerter Druckausgleich.

Phlebographie: Venographie; Röntgendarstellung der Venen nach Kontrastmittelinjektion. Indirekte Venographie: Kontrastmittelinjektion in die Arterien u. Abbildung der Venen in der venösen Durchflußphase (Verfahren zur Darstellung der Hirnnerven). P. der Venen des Oberschenkels u. der Leisten: Injektion des Kontrastmittels in eine Fußrückenvene o. bei retrograd-deszendierenden Verfahren in die V. femoralis des stehenden Pat., o. bei der intraspongiösen Technik in den Markraum des Fersenbeins mittels Sternalpunktionsnadel. P. der Beckennerven u. der V. cava inferior: direkte Punktion der V. femoralis unterhalb des Leistenbands o. mittels ↑Seldinger-Methode o. nach Punktion eines Beckenknochens mit einer modifizierten Sternalpunktionsnadel u. Kontrastmittelinjektion in den Markraum. Weitere phlebograph. Verfahren: Nebennierenphlebographie, ↑Orbitalisphlebographie, ↑Sinusographie. Abb.

Phlebolith: Venenstein, nach Verkalkung eines Thrombus.

Phlebosklerose: Verdickung der Venenintima durch Bindegewebevermehrung.

Phlebothrombose: Verlegung der tiefen Venenstrombahn im Ggs. zur oberflächl. Thrombophlebitis (↑Phlebitis). Thrombose des subfaszialen, tiefen Venensystems ohne Entzündung der Venenwand, mit großer Emboliegefahr. Meist Extremitätengefäße befallen; auch Iliakal-, Subklavia- (Axillaris-) u. Kavaverschlüsse (einschl. Organvenenthrombosen: Leber, Milz, Pfortader, Mesenterium, Niere). Sonderform: ↑Phlegmasia coerulea dolens, Phlegmasia alba dolens. Pos. Venenzeichen, insbes. ↑Venenschmerz, aber auch Schweregefühl, Parästhesien, Wadenkrämpfe, Pulsfrequenzsteigerung, Druckschmerz, Ödem (Umfang) beachten. Behandlung: Immobilisation, Fibrinolyse, Antikoagulanzien, Thrombozytenaggregationshemmer, Kompressionsbehandlung, je nach Ausdehnung ggf. operativ. ↑Varizen. Abb. 1 u. 2.

Phlebotomie: operative Veneneröffnung zur Entfernung von Thromben o. zur Anlage von arteriovenösen ↑Fisteln. Entfernung varikös veränderter Venen u. Venengeflechte.

Phlebotominae ⟨*gr*⟩ *f Pl*: Sandfliegen, Sandmücken; Unterfamilie der ↑Diptera, wichtigste Gattung Phlebotomus. Bis 4 mm lange, gelbl., dicht behaarte Mücken mit zugespitzten Flügeln; Weibchen mit stark

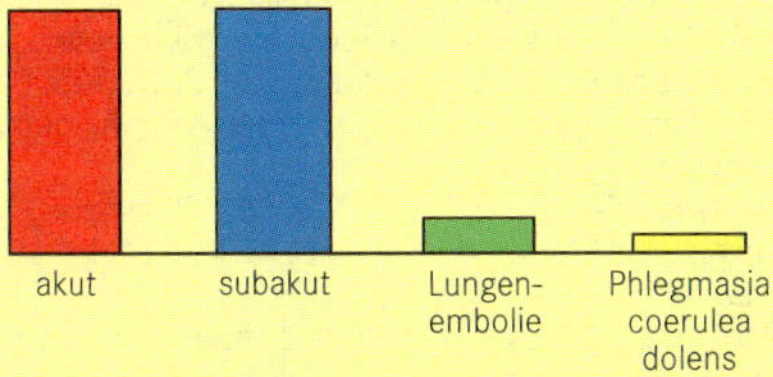

- Zyanose	(+)	-	massiv
- Ödem	-	-	massiv
- Schmerz	Palpationss.	Drucks.	massiv
- (Fieber)	(+)	(-)	+
- (Tachykardie)	(+)	(-)	+
- (Leukozytose)	(+)	(-)	+

Phlebothrombose (Abb. 1). Klinische Manifestation

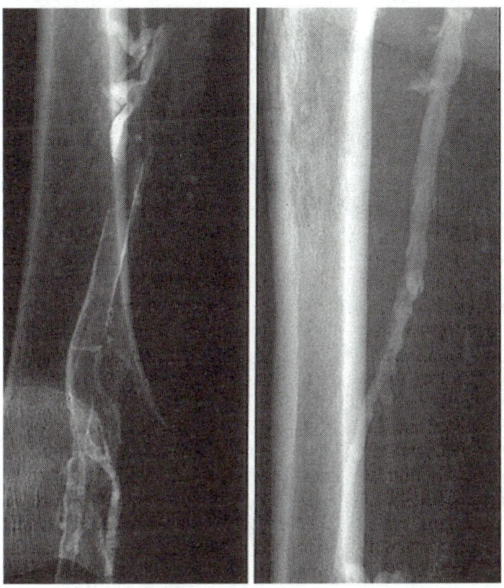

32

Phlebographie. Darstellung eines Thrombus in der Vena poplitea (links) und der Vena femoralis superficialis (rechts)

entwickelten stechend-saugenden Mundwerkzeugen. In den Subtropen u. Tropen Überträger von ↑Leishmania sowie Viren (Pappatacifieber).

Phlebotomus ↑Phlebotominae.

Phlebotomusfieber ↑Pappatacifieber.

Phleboviren: Virusgattung der Fam. ↑Bunyaviridae. Humanpathogen sind ↑Rift-Tal-Fiebervirus, ↑Sandfliegenvirus, ↑Toscana-Virus.

Phlegma ↑Humoralpathologie.

Phlegmasia ⟨*gr*⟩ *f*: Entzündung.

Phlegmasia alba dolens: schmerzhafte, weiße Anschwellung eines Oberschenkels infolge eines Ödems bei puerperaler Thrombophlebitis der Becken- u. Oberschenkelvenen.

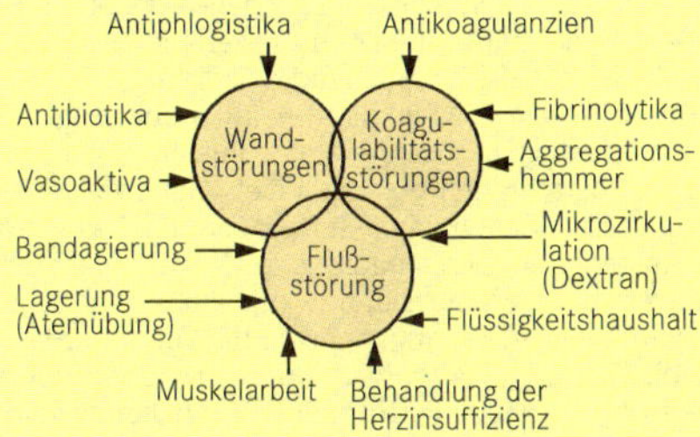

Phlebothrombose (Abb. 2).
Prophylaxe/Therapie der venösen Thrombose

Phlegmasia coerulea dolens: Sonderform des akuten Iliacal- o. Femoralvenenverschlusses. Akut einsetzende schmerzhafte Thrombosierung aller venösen Hautgefäße einer Extremität: Ödem, Zyanose, Schüttelfrost, Hypästhesie, art. Insuffizienz (anhaltender arterieller Spasmus bei massiver Venenthrombose) u. Schocksymptomatik. Häufig Ausbildung einer Gangrän (pseudoembol. Phlebitis). Fußpulse nur teilweise vorhanden.

Phlegmatiker: langsamer, ruhiger, zur Schwerfälligkeit neigender Mensch; gehört zu den vier von Hippokrates aufgestellten Temperamenten.

phlegmatisch *Adj*: schwerfällig, träge, gleichgültig.

Phlegmone ⟨*gr*⟩ *f*: eitrige interstitielle Entzündung.

Phlegmone, paravesikale: Vereiterung u. phlegmonöse Durchtränkung des die Blase umgebenden Gewebes bis zur Beckenphlegmone infolge Durchwanderung o. Durchbruch von entzündl. Blasenprozessen (Ulzeration) o. zerfallenden Karzinomen bzw. Instrumentenperforation.

phlogisticus ⟨*gr*⟩ *Adj*: entzündl.

phlogogen ⟨*gr*⟩ *Adj*: entzündungserregend.

Phlogosis ⟨*gr*⟩ *f*: Entzündung.

Phlorizin: in der Rinde von Obstbäumen (Rosazeen) vorkommendes Glykosid; es ist ein spezif. Gift für intrazelluläre Phosphorylierungsvorgänge u. schädigt selektiv die Glukoserückresorption in den Nierentubuli. P. veranlaßt nach oraler o. subkutaner Applikation ohne vorübergehende Hyperglykämie u. auch trotz tiefsinkenden Blutzuckerspiegels eine anhaltende starke renale Glukosurie, die bei Nierenschädigung verspätet, schwach o. gar nicht auftritt. ↑Glukosurie, renale; ↑Diabetes renalis.

Phloroglucin: 1,3,5-Trihydroxybenzen; $C_6H_3(OH)_3$; dreiwertiges Phenol; färbt sich mit Eisenchlorid intensiv violett; in Gegenwart von Salzsäure empfindl. Reagens auf Ligninsubstanz (Rotfärbung); in der Med. zum Nachweis freier Salzsäure im Magensaft verwandt, ↑Günzburg-Probe.

Phlorrhizin ↑Phlorizin.

Phlyktäne ⟨*gr*⟩ *f*: entzündl. meist in Limbusnähe gelegenes Bindehautknötchen, das auch im Hornhautepithel liegen kann (konjunktivale u. korneale P.). Bildet das weißgelbl. Köpfchen eines hyperäm. dreieckigen Bindehautbezirks. Schmerzlos, verschiebl., kann ulzerieren, hinterläßt aber keine Narbe. Besteht hauptsächl. aus Lymphozyten u. Plasmazellen. Meist allerg. Reaktion auf Toxine o. Allergene bei konjunktivalen Injektionen, bes.

P

Tuberkulose, Staphylokokken. Endogene Sensibilisierung auf Bakterien. Häufig mit Skrofulose verbunden.

-phob *⟨gr⟩ Suffix*: fürchtend.

Phobie *⟨gr⟩ f*: krankhafte Befürchtungen mit Objekt- o. Situationsbezogenheit, z. B. Furcht, einen freien Platz zu überschreiten (Agoraphobie), Angst vor Aufenthalt in geschlossenen Räumen (↑Klaustrophobie). Furcht vor Ansteckung, Beschmutzung u. Vergiftung. Krankheitswert besitzen auch die zwanghaften hypochondr. Befürchtungen, z. B. Karzinophobie (Furcht, an Krebs zu leiden), Kardiophobie (Furcht, ein organ. Herzleiden zu haben), AIDS-Phobie (Furcht, mit HIV infiziert zu sein o. AIDS zu entwickeln) usw. Weitere Formen: Nosophobie (Furcht an einer best. Krankheit zu leiden bzw. diese zu bekommen), Panphobie (Furcht vor allen äußeren Dingen), Phobophobie (Befürchtung, P. zu erleiden), Erythrophobie (Furcht, in unpassender Situation zu erröten).

Phokomelie *⟨gr⟩ f*: Robbengliedrigkeit, Phokomelus; Form der ↑Dysmelie. Fehlbildung mit flossenartigem Sitz der Hände bzw. Füße am Schulter- bzw. Hüftgelenk; gestörte Entwicklung o. Fehlen der langen Röhrenknochen.

Pholedrin: ↑Alphasympathomimetikum, auch bei peroraler Applikation wirksam.

Phoma: Pilzgattung. P. herbarum ist Produzent der ↑Mykotoxine Brefeldin A u. Cytochalasin B, das auf die Mikrofilamente (↑Aktinfilamente) wirkt.

Phon: logarithm. Größenverhältnis

$$10 \cdot \log \frac{I}{I_0}$$

zweier Schallintensitäten zur Charakterisierung der Lautstärkeempfindung des Schalls I der Intensität gegenüber der eines 1 000 Hz Standardschalls I_0.

Phonation *⟨gr⟩ f*: Primärtonbildung im Kehlkopf, auch für den Gesamtvorgang der Stimm- u. Sprachbildung benutzt.

Phonationszentrum: Nervenzellverbände innerhalb der Medulla oblongata in Höhe des Nucleus ambiguus; aus dem die motor. Nerven für die Kehlkopfmuskeln stammen.

Phonem *⟨gr⟩ n*: **1.** Kleinste, nicht selbst bedeutungstragende, aber bedeutungsunterscheidende Einheit der ↑Sprache. **2.** Akust. ↑Halluzination, meist in Form von Stimmenhören.

Phonendoskop: Nasenhörrohr, Hörschlauch; versch. Ausführungen zur Auskultation krankhafter Nasengeräusche bei ungenügendem velopharyngealem Abschluß. ↑Velopharyngometer.

Phonetik *⟨gr⟩ f*: Lautlehre, d. h. Lehre von der Art, Erzeugung u. Verwendung von Lauten, z. B. in der menschl. Sprache.

Phonetogramm: Stimmfeld; kombinierte Registrierung von Dynamik u. Umfang der Stimme mit einfachem apparativem Aufwand für die phoniatr. logopäd. Untersuchung des Kehlkopfs u. der stimml. Leistungsfähigkeit, als Eignungsuntersuchung für Sprechberufe u. bei Begutachtung zu nutzen; umfaßt kleinste u. größte Lautintensität der Stimme in Abhängigkeit von jeweiliger Frequenz. ↑Stimmfeld, ↑Stimmfeldmessung.

Phonetographie: graph. Darstellung von Tonhöhe u. Intensität zur schnellen opt. Information, ähnl. Audiogramm u. Phonetogramm, für Objektivierung des Behandlungsergebnisses. Einfache apparative Registrierung von Stimmdynamik u. -umfang zur Bewertung der stimml. Leistungsfähigkeit. ↑Phonetik, ↑Phonographie, ↑Audiogramm.

Phoniatrie *⟨gr⟩ f*:. Lehre von der Physiol. u. den Störungen der Stimme u. Sprache; Teilgebiet der ↑Otorhinolaryngologie.

Phonoarthrographie: Aufzeichnung der Gelenkgeräusche bei Bewegung mittels Mikrophon u. Registriergerät. Registriert wird der Schallpegel u. simultan der Beugewinkel des Gelenks.

Phonoenterographie: Intestinophonographie. Schallregistrierung bei Magen-Darm-Bewegungen ähnl. wie bei der Phonokardiographie. Einsatzmöglichkeiten bei der DD des Ileus u. der postoperativen Magen-Darm-Atonie. Bewertungskriterien sind Amplitude, Frequenzspektrum u. Intervalle der Geräusche.

Phonographie: Aufzeichnung von Schallsignalen im Hörbereich, hervorgerufen durch Durchblutungshindernisse u. Bewegung von Organen (Herz: ↑Phonokardiographie; große Gefäße, AV-Fisteln: Phonoangiographie; Magen-Darm-Trakt: ↑Phonoenterographie). Phonographen bestehen aus einem Mikrophon als Signalaufnehmer u. Verstärkern, die für die Applikation geeignete Bandpaßfiter enthalten u. somit eine spektrale Analyse bei der Diagnostik gestatten.

Phonokardiograph: Gerät zur Aufzeichnung des Herzschalls als Phonokardiogramm (PKG), meist als Zusatzeinrichtung an Elektrokardiographen unter Mitbenutzung von deren Registrierkanälen. Der zu erfassende Frequenzbereich liegt zwischen 15 u. 800 Hz. Mikrophone werden entweder außen auf die Brustwand aufgesetzt (häufigste Technik) u. bei der Ösophagusphonographie mit einer Sonde in den Ösophagus eingeführt (wissenschaftl. Erprobung) o. bei der intrakardialen Phonographie über einen Herzkatheter in das Herz eingeführt (prakt. angewendet bei der Diagnostik von Defekten der Herzscheidewand). Die beiden letztgenannten Verfahren dienen der möglichst herznahen Erfassung des Schalls. Bei der intrakardialen Messung befindet sich das Mikrophon entweder am äußeren Ende des Herzkatheters (Außenmikrophon) o. als Kathetertip-Mikrophon in der Katheterspitze.

Phonokardiographie: *Abk* PKG; Registrierung der Herzgeräusche (hörbare Herztöne u. sonstige Herzgeräusche) über den ↑Phonokardiographen in einem hohen, zwei mittleren u. einem tiefen Frequenzbereich, zusätzl. ist Registrierung über „gehörähnl." Filter mögl., da zwischen der objektiv registrierten Schwingungsamplitude u. der vom Ohr wahrnehmbaren „Lautstärke" (subjektiv) z. T. große Unterschiede bestehen. Die Aufzeichnung erfolgt zwecks genauer zeitl. Zuordnung der Schallphänomene parallel zum EKG, wichtige Voraussetzung zur Bestimmung der systol. Zeitintervalle. Vor der Ableitung des PKG werden durch Auskultation die Thoraxstellen festgelegt, wo die wesentl. Befunde erwartet werden. Dazu können benutzt werden: 1. Zahl = Interkostalraum, 2. Buchstabe: M = Mitte, R = re. vom Sternum, L = li. vom Sternum, 3. Zahl = Abstand vom Sternum in cm. Typ. o. Standardableitungspunkte bei übl. Herzkonfiguration: 2 R 2 (Aorta), 2 L 2 (Pulmonalis), 3 M (Erb), 4 L 2, 5 L 4; 4 R 2 (Tricuspidalis). Abb.

Phonophorese: Einbringen von Medikamenten durch die Haut mittels ↑Ultraschall.

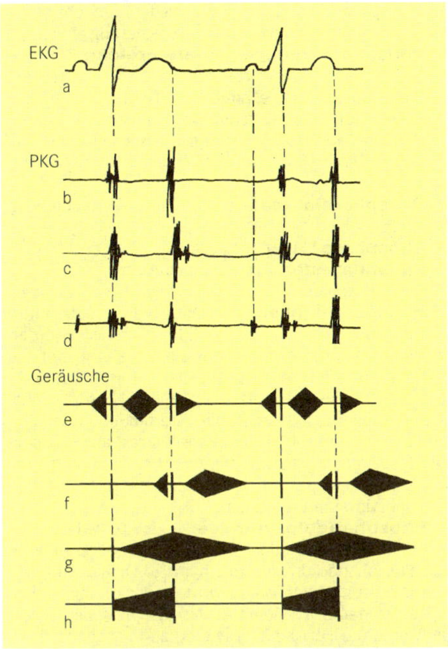

Phonokardiographie. Herztöne u. Herzgeräusche
a: EKG; b-d: PKG; e-h: Geräusche
b: normal gespaltene Herztöne (<0,03 s);
c: Mitralöffnungston (0,03-0,12 s), 3. Herzton (0,12-0,18 s); d: 4. Herzton (Vorhofton), frühsystolischer Klick (0,05-0,14 s), spätsystolischer Klick; e: präsystolisches Crescendo, mesosystolisches Spindelgeräusch, protodiastolisches Decrescendo; f: spätsystolisches Crescendo, protomesodiastolisches Spindelgeräusch; g: kontinuierliches Crescendo-Decrescendo; h: holosystolisches Crescendo

Phonopsie ⟨*gr*⟩ *f*: unterschiedl. Licht-Farb-Empfindung beim Hören versch. Töne u. Akkorde. Form der ↑Synästhesie. ↑Photisma.

pH-Optimum, enzymatisches ↑pH-Profil eines Enzyms.

Phorbolester: als starke Tumorpromotoren (↑Kokarzinogene) wirkende polyzykl. Alkoholderivate des ↑Crotonöls. Infolge ihrer den ↑Diglyzeriden ähnl. Struktur aktivieren die P. die Proteinkinase C (↑Proteinkinasen). Diese Aktivierung ist im Ggs. zu der durch Diacylglycerol permanent, weil die P. nur sehr langsam abgebaut werden.

Phorbolmyristylacetat: Tumorpromoter u. Stimulator der phagozytären Sauerstoffradikalbildung.

Phorent ↑Phoresie.

Phoresie ⟨*gr*⟩ *f*: lockeres, temporäres Zusammenleben zweier artverschiedener Organismen, wobei der Phoret (Gast) sich zum Zwecke des Ortswechsels vom Phorent (Wirt) transportieren läßt, ohne ihn zu schädigen. Somatoxene Lebensform auf räuml. Basis, z. B. Mallophagen auf Stechmücken.

Phoret ↑Phoresie.

Phorie: die Augenstellung bei Fixationsaufhebung (Abdeckung) betreffend. ↑Orthophorie, ↑Heterophorie.

Phosgen ⟨*gr*⟩ *n*: Säurechlorid, Cl–CO–Cl, der ↑Kohlensäure. Farbloses, stark giftiges Gas; läßt sich bei 8 °C verflüssigen u. in Stahlflaschen abfüllen, aus denen es z. B. für chem. Synthesen entnommen werden kann. Die Bez. P. erklärt sich durch die Entstehung aus Kohlenmonoxid u. Chlor bei Einwirkung von Sonnenlicht (Davy, 1812). Die chem. Reaktivität des P. beruht auf seiner Säurechloridnatur: Mit Wasser entsteht ↑Kohlendioxid, mit Ammoniak Harnstoff. P. ist ein ↑Reizgas, das u. a. durch Zersetzung von Halogenkohlenwasserstoffen unter Einwirkung hoher Temperaturen (Feuerlöschmittel, Schweißflammen, Lichtbögen) o. beim Erhitzen halogenierter Lösungsmittel (z. B. entsprechender Fußbodenkleber durch verbotenen Einsatz von Heißluftwerfern zum Schnelltrocknen) entsteht. Schwerer als Luft, deshalb z. B. im Bauwesen Gefährdung völlig unbeteiligter Berufsgruppen, die am Hochbau in daruntergelegenen Etagen arbeiten. P. kann als lungenschädigender chemischer ↑Kampfstoff eingesetzt werden. Ausgangs- u. Zwischenprodukt bei der Kunststoff-, Kunstfaser- u. Farbstoffherstellung.

Phosgenintoxikation: Schädigung durch inhalative Aufnahme von Phosgen. Nach symptomfreier Latenzzeit von 3–12 h (selten kurzzeitig Übelkeit u. Erbrechen) zunehmendes tox. Lungenödem mit typ. Sympt.; bei sehr hohen Konzentrationen Tod nach wenigen Stunden. Bei Überleben des Lungenödems Bronchopneumonien, Asthma bronchiale, Emphysem u. Myokardschäden mögl. Antidot im symptomfreien Intervall: Hexamethylentetramin u. Glukokortikoide als Spray intrapulmonal.

Phosgenoxim: Dichlorformoxim, hautschädigender chemischer ↑Kampfstoff, auch Nesselstoff.

Phosphagene: energiereiche Phosphate von Amidinium- u. Guanidiniumverbindungen. Vertreter der P. sind ↑Kreatinphosphat u. ↑Argininphosphat. Sie dienen als Energiedepots zur schnellen ATP-Synthese.

Phosphatasen: zu den Hydrolasen gehörende Enzyme, die Phosphatmonoester spalten (Esterasen). Meist dimere Proteine mit einem Serinrest im aktiven Zentrum. Nach dem pH-Optimum unterscheidet man saure u. alkal. P.

Phosphatasen, alkalische: *Abk* AP; Gruppe der Hydrolasen, welche bei alkal. pH-Optimum Orthophosphatmonoester spalten. In hohen Konzentrationen in den Osteoblasten, dem Bürstensaum des Dünndarmepithels, den proximalen Nierentubuli u. Gallenkanälchen lokalisiert. Vorkommen im Serum in Form mehrerer Ionenenzyme, die aus Dünndarm, Knochen, Leber, Niere u. Plazenta stammen. Die einzelnen AP unterscheiden sich in der elektrophoret. Mobilität, der Hitzestabilität, der Hemmbarkeit durch L-Phenylalanin u. L-Homoarginin. Bestimmung durch Kolorimetrie mit p-Nitrophenylphosphat als Substrat o. durch Elektrophorese auf Acrylamidgel o. Gelchromatographie. Während des Knochenwachstums ist AP im Serum physiol. erhöht. Aktivitätsanteil des Knochenenzyms erreicht bis zu 90 %. Serum gesunder Erwachsener enthält als Hauptfraktion Leber-AP. Bestimmung der AP besitzt diagn. Relevanz bei Leber- u. Knochenerkrankungen. Bei simultaner Bestimmung von AP u. ↑Alaninaminopeptidase bzw. ↑Gammaglutamyltrans-

P

peptidase (Gamma-GT) sprechen AP-Erhöhungen bei normalen Aktivitäten von AAP u./o. Gamma-GT für eine Knochenerkrankung. Erhöhte AP-Aktivitäten bei intra- u. extrahepat. Cholestase versch. Genese, bei erhöhter Osteoblastenaktivität durch Entwicklungsstörungen (Osteogenesis imperfecta, Marmorknochenkrankheit), Kreislaufstörungen (Paget-Krankheit), Hypo- u. Hypervitaminosen, Knochentumoren, Endokrinopathien, Sarkoidose, Knochentuberkulose. Die Plazenta-AP ist erhöht im letzten Trimenon der Gravidität, die Dünndarm-AP bei portaler Hypertension, die Nieren-AP bei tubulären Nephropathien. Manche Tumoren bilden ein onkofetales Enzym, das der Plazentavariante AP ähnl. ist (Regan-Enzym). Niedrige Aktivitäten der AP bei Hypophosphatasie, bei Hypothyreose, bei Kortikoidtherapie.

Phosphatasen, saure: *Abk* SP. Gruppe von Hydrolasen, welche bei saurem pH-Optimum Orthophosphatmonoester spalten. Ubiquitär in Organen u. Geweben in phagozytierenden, sekretor. u. absorptiv wirkenden Zellen in hoher Aktivität verbreitet. Vorwiegend in Lysosomen o. deren Äquivalenten lokalisiert. SP des menschl. Serums ist daher ein Gemisch von s. P. unterschiedl. Herkunft (Erythrozyten, Leukozyten, Thrombozyten, Knochen, Prostata, Leber, Milz). Durch elektrophoret. o. chromatograph. Verfahren in mehrere Fraktionen o. multiple Formen zu trennen. Möglichkeiten einer einfachen, praktikablen method. Differenzierung ergibt sich aus dem unterschiedl. Hemmverhalten gegenüber Formaldehyd u. L(+)-Tartrat. Bestimmungsmethode ist die Kolorimetrie mit p-Nitrophenylphosphat als Substrat unter Zusatz dieser Inhibitoren. Moderne Methoden begründen sich auf der spezif. Bestimmung des Prostata-Isoenzyms SP_2 mittels Immunoassay. Für die diagn. Praxis sind die Bestimmungen der Prostata-SP (tartrathemmbar) u. der Osteoklasten- bzw. lysosomalen SP (formaldehyd- u. tartratstabil) relevant. Die tartrathemmbare SP ist prakt. diagn. spezif. für Prostatakarzinom, eine normale Aktivität schließt aber die Existenz eines Karzinoms nicht aus, Prostatakarzinome ohne SP-Erhöhung haben dagegen sogar oft fulminanten Verlauf u. sind ther. schlecht ansprechbar. Bestimmung der tartrathemmbaren SP wichtig für Therapiekontrolle u. DD von Ostitis deformans u. Prostatakarzinom. Vor einer Bestimmung müssen Manipulationen an der Prostata, rektale Untersuchung, Zystoskopie vermieden werden (falschpositive Resultate). Erhöhung der formaldehyd- u. tartratstabilen SP bei osteoklast. bzw. osteolyt. Prozessen (Hyperparathyreoidismus, Osteomalazie, Metastasen), nicht aber bei osteoblast. Metastasen (alkalische ↑Phosphatase erhöht). Die Globalaktivität ist erhöht bei Prostatakarzinom, Knochenkrankheiten, Thrombopenien u. thromboembol. Erkrankungen u. bei Gaucher-Krankheit (↑Gaucher-Phosphatase).

Phosphatase, phosphotyrosinspezifische: ein Enzym, das die hydrolyt. Abspaltung der an eine Tyrosylseitenkette eines Phosphoproteins gebundenen Phosphatgruppe katalysiert.

Phosphatasetheorie: Hypothese der Mineralisation des Knochengewebes. Danach soll die Mineralisation durch eine alkal. Phosphatase ausgelöst werden. Die einzelnen Schritte sind: Phosphatasesekretion durch Osteoblasten, Spaltung organ. Phosphatester durch das Enzym, Phosphatanreicherung, Bildung von Hydroxylapatit. Eine andere Annahme geht davon aus, daß die alkal. Phosphatase einen die Mineralisation hemmenden Faktor, der ein Polyphosphat sein soll u. der sich in jedem Gewebe befindet, spaltet u. damit die Phosphatanreicherung einleitet.

Phosphatbindungen, energiereiche: Säureanhydride, Amidiniumverbindungen o. Enol-Ester der Phosphorsäure, die eine hohe freie Hydrolyseenthalpie besitzen u. mit deren Hilfe energiebedürftige Synthesen durchgeführt werden können. Energiereiche P. sind z. B. im ATP, Kreatinphosphat u. Phosphoenolpyruvat enthalten.

Phosphatdiabetes ↑Albright-Butler-Bloomberg-Syndrom.

Phosphate ↑Phosphorsäure.

Phosphatester: Alkylphosphatester; ↑Organophosphate.

Phosphatidabbau: enzymat. Hydrolyse der Phosphatide durch Phospholipasen (Phosphatidasen) unterschiedl. Reaktionsspezifität. Phospholipase A_1 spaltet den Fettsäurerest am C_1 des Glycerols ab; Phospholipase A_2 spaltet am C_2 des Glycerols, es entstehen ↑Lysophosphatide; Phospholipase C greift die Esterbindung zwischen dem C_3 des Glycerols u. dem Phosphatrest an; Phospolipase D spaltet die Esterbindung zwischen Phosphatrest u. der OH-Gruppe des Cholins, Colamins usw., so daß ↑Phosphatidsäuren entstehen.

Phosphatidbiosynthese: 1. Aus ↑Glycerol-1-phosphat u. 2 Molekülen aktivierter Fettsäure entsteht eine Phosphatidsäure, die zu einem 1,2-Diglyzerid u. anorgan. Phosphat hydrolysiert wird. 2. Aus Cholin, ATP u. CTP entstehen CDP-Cholin, ADP u. Pyrophosphat. 3. 1,2-Diglyzerid u. CDP-Cholin reagieren zu Phosphatid (Lecithin) u. CMP. Die Biosynthese der Kephaline verläuft analog.

Phosphatide: Glycerolphosphatide; komplexe Lipide, die aus einer ↑Phosphatidsäure aufgebaut sind, deren Phosphatrest eine zweite Esterbindung mit versch. Substanzen eingegangen ist. Man unterscheidet danach: 1. Cholinphosphatide (↑Lecithine); 2. Colaminphosphatide (↑Kephaline); 3. Serinphosphatide (Kephaline); 4. ↑Inositolphosphatide; 5. Phosphatidylglycerole; 6. Diphosphatidylglycerole (↑Kardiolipin); 7. Plasmalogene. P. enthalten hydrophile u. hydrophobe Molekülteile. Sie sind an Aufbau u. Funktion biol. Membranen beteiligt. Das Zentralnervensystem ist bes. reich an P.

Phosphatidsäuren: diese enthalten ein Molekül Glycerol, das in 1- u. 2-Stellung jeweils mit einer Fettsäure, in 3-Stellung mit einem Phosphorsäurerest verestert ist. P. sind die Grundkörper der Phosphatide.

Phosphatidyläthanolamin ↑Kephaline.

Phosphatidylcholin ↑Lecithin.

Phosphatidylcolamin ↑Kephaline.

Phosphatidylinosite ↑Inositolphosphatide.

Phosphatidylinositol-4,5-bisphosphat: ein ↑Phospholipid der Zellmembran, das durch Phosphorylierung von Phosphatidylinositol (↑Inositolphosphatide) entsteht. Es ist Bestandteil des adrenergen Alpha-1-Signaltransduktionssystems u. a. derartiger Systeme. Sein Abbau durch Phospholipase C führt zu ↑Inositol-1,4,5-trisphosphat u. Diacylglycerol (↑Diglyzeride), die als ↑Second messenger die Aktivierung der Proteinkinase C bewirken (↑Proteinkinasen).

Phosphatidylserin ↑Kephaline.

Phosphatinsektizid ↑Verbindungen, phosphororganische.

Phosphatpuffer: wäßrige Lösung mit gleichen Konzentrationen an prim. Phosphat, z. B. KH_2PO_4, u. sek.

Phosphat, z. B. Na_2HPO_4. Wegen des chem. Gleichgewichts zwischen prim. u. sek. Phosphat stabilisiert der P. den pH der Lösung in der Nähe des Neutralpunkts zwischen 6 u. 8.

Phosphatsteine: Harnsteine, die vorwiegend aus Kalziumphosphat o. Magnesium-Ammoniumphosphat (Struvit, Tripelphosphat) bestehen. Ihre Oberfläche ist meist weich, kreideartig, rauh, die Farbe weiß, grau bis graugelbl. Als Apatit (häufig mit Oxalat u. Struvit gemischt), als Brushit (selten rein, Urin sauer) u. als Struvit (selten rein, in alkal. Urin).

Phosphaturie ⟨*gr*⟩ *f*: milchig graugelbe Trübung des frischgelassenen Harns (manchmal schlammig-breiiger Harn), in dem sich bei Stehenlassen bald kreidigweißer Satz niederschlägt, infolge Störung des Lösungsverhältnisses der (leicht lösl.) sauren Monokalziumphosphate u. der (schwer lösl.) Di- u. Trikalziumphosphate (stark alkal. pH-Werte). Ursachen: 1. Störungen im Kalziumstoffwechsel; 2. Harninfektion mit harnstoffspaltenden Bakterien (Ausfällung von Magnesium-Ammonium-Phosphaten als Sargdeckelkristalle); 3. Hyperazidität des Magens u. Anazidurie; 4. alkalisierende Nahrung o. alkalisierende Medikamente.

Phosphatzement: seit 1858 in der Zahnmed. breit angewendeter Werkstoff, der aus Zinkoxidpulver u. mit Oxiden abgepufferter Orthophosphorsäure angerührt wird. Durch Bildung von Zn-Phosphaten wird der Zement fest. Anwendung: Unterfüllung, Befestigung von Restaurationen. ↑Brücke.

Phosphen: durch unspezif. Reiz (mechan., elektr.) ausgelöste Netzhauterregung mit Lichtwahrnehmung (z. B. Druckphosphene). ↑Photopsie.

Phosphin ↑Phosphorwasserstoff.

Phosphoadenosinphosphosulfat ↑Sulfat, aktives.

Phosphodiester: alle Verbindungen, die ein Molekül Phosphorsäure, das mit zwei Hydroxylgruppen verestert ist, enthalten: cAMP sowie alle Di-, Oligo- u. Polynukleotide bzw. Nukleinsäuren sind P.

Phosphodiesterasen: Gruppe von Enzymen, die Phosphorsäurediesterbindungen in Nukleotiden (z. B. Cyclo-AMP, Cyclo-GMP) u. Nukleinsäuren hydrolyt. aufspalten.

Phosphoenolpyruvat: energiereicher Metabolit der ↑Glykolyse u. ↑Glukoneogenese (↑Pyruvatkinase, ↑Phosphoenolpyruvatcarboxykinase).

Phosphoenolpyruvatcarboxykinase: Oxalessigsäure unter gleichzeitigem Phosphateinbau mit Hilfe von GTP decarboxylierendes Enzym. Es entstehen Phosphoenolpyruvat, Kohlendioxid u. GDP, das mit Hilfe von ATP regeneriert wird. P. ist ein Schlüsselenzym der ↑Glukoneogenese.

Phosphofruktokinase-1: 6-Phosphofructo-1-kinase, alloster. Kontrollenzym der ↑Glykolyse. P. katalysiert die Reaktion von Fruktose-6-phosphat u. ATP zu Fruktose-1,6-bisphosphat u. ADP. Aufgrund ihrer Lokalisation im vorderen Teil der Glykolyse u. infolge ihres komplizierten kinet. Verhaltens (alloster. gehemmt durch ATP u. Zitronensäure, aktiviert durch Fruktose-2,6-bisphosphat, AMP, ADP u. Fruktose-1,6-bisphosphat) ist die P. entscheidend an der Regulation der Glykolyse beteiligt.

Phosphofruktokinasemangel: Enzymdefekt der Glykolyse, der klin. eine leichte kongenitale hämolyt. Anämie verursacht. Autosomal rezessiver Erbgang. Die Erythrozyten sind morphol. nicht verändert, die osmotische ↑Erythrozytenresistenz ist normal. Neben der Anämie kann eine Myopathie u. eine abnorme Glykogenspeicherung vorliegen. Die Erkrankung ist sehr selten.

Phosphoglukomutase: Enzym (eine Transferase), das Glukose-6-phosphat in Glukose-1-phosphat umwandelt. (↑Glykogensynthese).

6-Phosphoglukonat: Intermediat des ↑Pentosephosphatzyklus. Produkt der Glukose-6-phosphat-Dehydrogenase-Reaktion. ↑Glukose-6-phosphat-Dehydrogenase.

Phosphoglukonatweg ↑Pentosephosphatzyklus.

Phosphoglukoseisomerase ↑Glukose-6-phosphat-Isomerase.

2,3-Phosphoglycerat ↑2,3-Bisphosphoglycerat.

Phosphoglyceratkinasemangel: Enzymdefekt der Glykolyse. X-chromosomaler Erbgang. Er betrifft u. a. die Erythrozyten u. geht mit einer hämolyt. Anämie einher. Außerdem neurol. Störungen.

Phosphoglyceratmutase: Enzym (eine Transferase), das die Umwandlung von Glycerolsäure-3-phosphat zu Glycerolsäure-2-phosphat katalysiert.

Phosphoglyceratmutasemangel: genet. bedingter Mangel der Phosphoglyceratmutase. Er ist Ursache einer hämolyt. Anämie mit ↑Heinz-Innenkörpern u. Mesobilifuscinurie. Durch den Mangel an 2β-Diphosphatglycerat besteht beim P. eine höhere Affinität des Hämoglobins zum Sauerstoff.

Phosphoglyceratzyklus: Rapoport-Zyklus; Seitenweg der ↑Glykolyse in Erythrozyten. Ein großer Teil des Glycerolsäure-1,3-bisphosphats wird mit Hilfe der Diphosphoglyceratmutase zu ↑2,3-Bisphosphoglycerat (Energiespeicher) umgewandelt, das nach Hydrolyse zu Glycerolsäure-3-phosphat (2,3-Phosphoglyceratase) wieder in die Glykolyse einmünden kann, wo es bei der Pyruvatkinasereaktion ein Molekül ATP liefert (↑Rapoport; ↑Erythrozytenstoffwechsel).

Phosphoglycerolsäuren: Phosphorsäureester der Glycerolsäure (Glykolyseintermediate).

Phosphoglyzeride ↑Phosphatide.

Phosphohexoseisomerase ↑Glukose-6-phosphat-Isomerase.

Phosphokreatin ↑Kreatinphosphat.

Phospholamban ⟨*gr*⟩ *n*: Protein des sarcoplasmat. Retikulums des Herzmuskels (↑Muskel-ER), das die Aktivität der Ca^{2+}-ATPase dieser Membran reguliert. Nach seiner Phosphorylierung durch eine cAMP-abhängige Proteinkinase erhöht es die Affinität der Ca^{2+}-ATPase für Ca^{2+}-Ionen u. steigert so die Aktivität dieses Enzyms. ↑cAMP.

Phospholipasen: Enzyme des ↑Phosphatidabbaus innerhalb des Ab- u. Umbaus von Zellmembranen. Phospholipase A_1 spaltet in den Phospholipiden die Fettsäure vom C_1, Phospholipase A_2 die Fettsäure vom C_2 ab. P. aus Granulozyten, Monozyten u. Makrophagen sind beteiligt an Lyse abgestorbener Zellen u. Bakterien bei entzündl. Prozessen. Auftreten in Blutplasma u. extravasalen Flüssigkeiten (Aszites o. Gelenkerguß) bei entzündl. Erkrankungen. Klin. Bedeutung bei Pankreatitis, Sepsis u. Lupus erythematodes. Hohe Aktivitäten bei system. Organkomplikationen (Lungen- o. Nierenversagen); dd von Bedeutung zur Unterscheidung von ödematöser u. nekrotisierender Pankreatitis.

Phospholipide: alle komplexen Lipide, die Phosphorsäure in veresterter Form enthalten. Dazu gehören

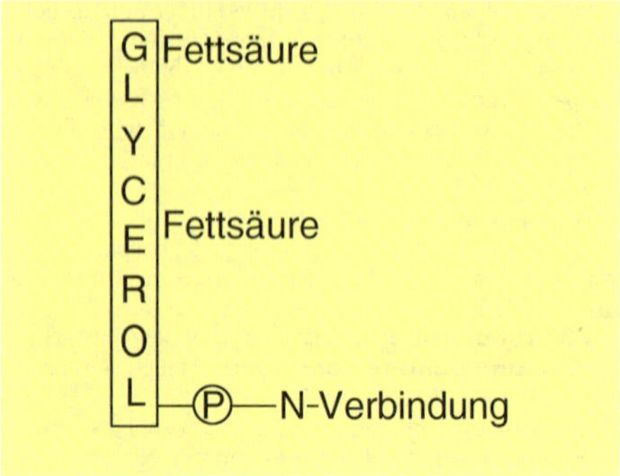

Phospholipid

die Glycerolphospholipide (↑Phosphatide) u. die Sphingomyeline. P. sind wichtige Bausteine aller biol. Membranen, kommen aber z. B. auch in Blutplasma, Leber u. Eidotter vor. Abb.

Phosphonoessigsäure: Virusinhibitor, dessen Wirkung auf einer Hemmung der virusspezif. ↑DNA-Polymerase von Herpesviren (↑Herpesviridae) beruht.

Phosphoproteine: Proteine, die phosphorylierte Serin-, Threonin- o. Tyrosinreste enthalten; Veresterung erfolgt mit ATP durch ↑Proteinkinasen, die Dephosphorylierung durch ↑Phosphoproteinphosphatasen; zu den P. gehören versch. Proteine, z. B. Casein u. Eialbumin, versch. Enzyme (z. B. des Glykogenstoffwechsels), Rezeptoren, Transkriptionsfaktoren, Lamine der Zellkernfaserschicht (Lamina fibrosa), Chromatinproteine, virale Hüllproteine, Tumorsuppressorproteine (↑Rb-Gen, ↑p53-Proteine) u. Proteinkinasen selbst (z. B. Rezeptorkinasen; Autophosphorylierung). ↑Kinasen.

Phosphoproteinphosphatasen: Enzyme (↑Hydrolasen), die Phosphatreste von phosphorylierten Proteinen abspalten.

Phosphor: chem. Symbol P; Ordnungszahl 15; relative Atommasse 30,97; Dichte 1,82; Schmelzpunkt 44,1 °C; Siedepunkt 280 °C. Kommt i. d. Natur nicht elementar vor. Entsteht bei der Reduktion von Phosphaten als weißer P., der beim Erhitzen auf 250 °C in den roten P. übergeht. Weißer P. ist chem. äußerst reaktionsfähig u. entzündet sich an der Luft. Roter P. ist chem. etwas stabiler, entzündet sich im Gemisch mit starken Oxidationsmitteln, z. B. Kaliumchlorat, beim Verreiben. P. ist ein lebenswichtiges Makroelement, es kommt in lebenden Systemen als anorgan. Orthophosphat ($H_2PO_4^-$ bzw. HPO_4^{2-}) u. in Form organ. Orthophosphatverbindungen vor. Der Stoffwechsel des Phosphates ist eng mit dem des Ca^{2+} verbunden, beide sind Bestandteile des ↑Apatits; 85 % des Gesamtbestands (600–800 g) an Phosphat befinden sich im Skelett u. in den Zähnen. Von großer Bedeutung sind die intrazellulär vorkommenden organ. Phosphatverbindungen: DNA, RNA, ATP, NAD, NADP, Phospholipide u. a. m. Die Phosphatkonzentration im Blutplasma (1–2 mmol/l) unterliegt einem Tag-Nacht-Rhythmus. Die Resorption von Phosphat im Darm wird durch ↑Vitamin D u. ↑Parathormon stimuliert. Der tgl. Phosphatbedarf liegt bei 800–900 mg; seine Deckung ist unproblemat. Weißer P. ist für den Menschen giftig. Letale Dosis für den Mensch per os 0,05–0,5 g. Toxizität durch Alkohol gesteigert; im Ggs. zum ungiftigen roten P. über Haut- u. Schleimhäute gut resorbiert, im Organismus längere Zeit unverändert retiniert. Beeinflussung zahlreicher Stoffwechselprozesse in Leber u. Niere. Nach peroraler Aufnahme von weißem P. zunächst gastrointestinale Sympt. Danach evtl. Herz-Kreislauf-Versagen. Später Zeichen der zunehmenden Leber- u. Niereninsuffizienz. In der Nuklearmed. u. Strahlentherapie findet ^{32}P Anwendung. Halbwertszeit 14,3 Tage; Betastrahlung 1,71 MeV; geringe Gammastrahlung. In der Strahlentherapie wird ^{32}P als Phosphat zur Ther. der Polycythaemia vera u. als kolloidales Chrom-^{32}P-Phosphat zur interstitiellen u. intrakavitären Ther. benutzt.

Phosphoreszenz: eine sek. Lichtemission eines Stoffs nach Anregung mit einer Primärstrahlung, wobei die Sekundärstrahlung langwelliger ist als die Primärstrahlung u. länger andauert als diese.

5-Phosphoribosylamin: Zwischenprodukt der ↑Purinbiosynthese.

5-Phosphoribosyl-1-pyrophosphat: *Abk* PRPP; entsteht aus Ribose-5-phosphat u. ATP bei der ↑Purinbiosynthese u. ↑Pyrimidinbiosynthese sowie der Histidinsynthese.

Phosphoribosylpyrophosphat-Amidotransferase: ↑Purinbiosynthese; Hemmung (Feedback inhibition) durch Purine u. Ribonukleotide, einschl. Guanyl-, Inosin- u. Adenylsäure.

Phosphornekrose: **1.** Gelber Phosphor verursacht auf der Haut Wunden, die Verbrennungen 2. o. 3. Grades entsprechen. Ther.: Neutralisation mit Na-Bikarbonat, Spülung mit 1–2 %iger Kupfersulfatlösung, evtl. Wundexzision. Resorptivwirkungen sind mögl. **2.** Chron. Phosphoreinwirkung führt nach Endothelveränderungen der Knochengefäße mit Thrombosierung u. Ernährungsstörungen des Knochens zu einer ossifizierenden Periostitis. Bei zusätzl. odontogener Infektion kommt es zur Kieferosteomyelitis mit Sequesterbildung. Heute seltene, früher v. a. bei Zündholzherstellung häufige ↑Berufskrankheit.

Phosphorolyse: Spaltung der glykosid. Bindungen des Glykogens durch Einbau von Phosphat (↑Glykogenphosphorylase). Ggs.: Hydrolyse durch ↑Amylasen.

Phosphorsäure: Orthosphosphorsäure, H_3PO_4; dreibasige Säure ($pK_{s1} = 1{,}96$; $pK_{s2} = 6{,}92$; $pK_{s3} = 11{,}74$); entsteht durch Einwirkung von Wasser auf das beim Verbrennen des elementaren Phosphors erhaltene Phosphorpentoxid: $P_4O_{10} + 6H_2O \rightarrow 4H_3PO_4$. Im Handel erhältl. als 85- bis 90%ige „sirupöse" P. (Dichte 1,70–1,75). Vorkommen als Baustein im Tier- u. Pflanzenreich in physiol. außerordentl. wichtigen Verbindungen, u. a. in Estern (Kohlenhydratphosphorsäureester, Phosphatide, Nukleotide, ATP, ADP, Nukleinsäuren). Salze der P. sind die Phosphate. Polymere Phosphate sind Salze polymerer P. (unter Wasserabspaltung entstehend): Di-(Pyro-), Tri-Phosphate. organ. o. anorgan. Salze von P. unterschiedl. chem. Struktur (Orthophosphate, Diphosphate, Triphosphate, Polyphosphate u. zykl. P.). Die organ. Phosphate bilden entscheidende Grundlage des Stoffwechsels. Anorg. Phosphate sind deshalb ↑essentiell. Phosphate kommen in Lebensmitteln natürl. vor u. werden als ↑Additive (zur Wasserbindung, als Emulgatoren u. Stabilisatoren) zugesetzt. P. ist ein bedeutsames Säuerungsmittel (Colagetränk). Die Gesamtaufnahme an Phosphaten sollte 3–4 g/d nicht überschreiten. Best. kondensierte Phosphate kettenförmigen o. zykl. Aufbaus dürfen der Nahrung nicht zugesetzt werden. P. wird in der Zahnmed. benutzt zur Herstellung von ↑Zement u. zur ↑Konditionierung

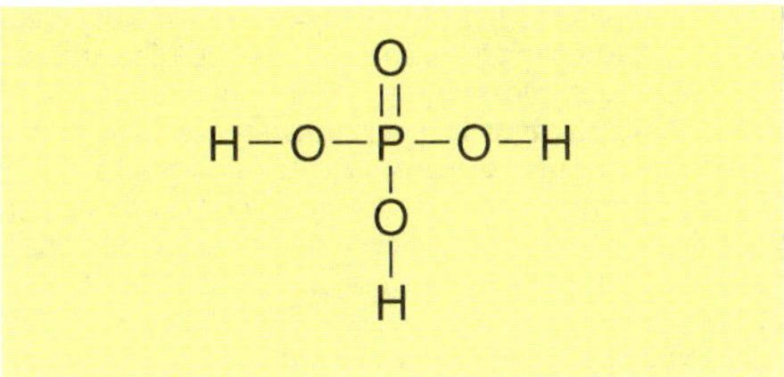

Phosphorsäure

von Zahnschmelz bei ↑Restaurationen aus ↑Composite. Abb.

Phosphorsäureester, organische ↑Acetylcholinesterasehemmer.

Phosphorsäureestervergiftung: chron. Intoxikationen durch wiederholte Aufnahme kleinerer Dosen mit abgeschwächter Sympt. Überwachung Exponierter mittels Bestimmung der Acetylcholinesteraseaktivität des Blutes erforderl. Akute P. ggf. als Arbeitsunfall, chron. P. als Berufskrankheit anzeigepflichtig. ↑Organophosphate.

Phosphorwasserstoff: Phosphin, Monophosphin; sehr giftiges, knoblauchartig riechendes Gas. P. entwickelt sich aus Phosphiden (Kalziumphosphid, Ferrosilizium, Zn-phosphid o. Alphosphid) durch Spuren von Luftfeuchtigkeit. Verwendung zur Nager- u. Kornkäferbekämpfung. Als Verunreinigung im Kalziumkarbid. Wirkung ähnl. wie Arsenwasserstoff, wirkt jedoch nicht hämolysierend. Nach sehr hohen Konzentrationen Methämoglobinbildung. Weitere Sympt.: Kopfschmerzen, Schwindel, Erbrechen, Durchfall, Blutdrucksenkung, Bewußtlosigkeit, Dyspnoe, Krämpfe. Frühzeitiger Tod infolge Herz-Kreislauf-Insuffizienz o. Lungenödem o. nach einer Latenz von 1–2 Tagen durch Leber- u. Nierenfunktionsstörungen.

Phosphorylase ↑Glykogenphosphorylase.

Phosphorylasekinase ↑Glykogenstoffwechselregulation.

Phosphorylcholin: mit Hilfe der Cholinkinase aus Cholin u. ATP gebildetes Intermediat der ↑Phosphatidbiosynthese.

Phosphorylierung, oxidative: Synthese von ATP aus ADP u. anorgan. Phosphat bei der biol. Oxidation (im Intermediärstoffwechsel o. in der ↑Atmungskette). Bei der Oxidation von 1 Mol Wasserstoff der Atmungskette können max. 3 Mol ATP synthetisiert werden.

Phosphotransferasen: Enzyme, die einen Phosphatrest (meist aus ATP) auf eine alkohol. Gruppe, eine Carboxylgruppe, eine stickstoffhaltige Gruppe o. einen Phosphatrest übertragen o. die eine Nettoreaktion katalysieren, bei der ein intramolekularer Phosphattransfer stattfindet. Sofern ATP der Phosphatdonator ist, haben die Trivialnamen der Enzyme das Suffix -kinase.

Photästhesin ⟨*gr*⟩ *n*: Farbstoff in den Stäbchenaußengliedern der Netzhaut.

Photisma ⟨*gr*⟩ *n*: Lichtempfindung bei der Reizung anderer nichtopt. Sinne. Form der Synästhesie. ↑Phonopsie.

Photo-: Wortteil mit der Bedeutung: Lichtschein, Licht, Helligkeit.

Photoallergie ⟨*gr*⟩ *f*: Überempfindlichkeit der Haut gegen versch. Anteile des Spektrums der opt. Strahlung. Sie äußert sich als ↑Urtikaria o. ↑Kontaktdermatitis. Die Überempfindlichkeit wird durch Stoffe hervorgerufen, die aus immun. inerten Verbindungen unter Lichteinfluß zu Haptenen werden. Man nennt solche Stoffe Photoallergene, z. B. Sulfonamide, Tetrazykline, Tetrachlorosalicylanilid, Phenothiazine, Bithionol.

photochromagen ⟨*gr*⟩ *Adj*: Eigenschaft der atyp. Mykobakterien, besteht in einer lichtinduzierten gelben Farbstoffbildung. Die Farbstoffbildung setzt nach ein- o. mehrstündiger Lichteinwirkung nach 20 h ein.

Photodermatosen ↑Lichtdermatosen.

Photodynamie: Vorgang des Wirksamwerdens unter Lichteinwirkung.

Photodynie: Kopf- o. Augenschmerzen durch Lichteinfall.

Photoeffekt: **äußerer P.**: Energiereiche Quanten übertragen ihre gesamte Energie auf Hüllenelektronen, die den Atomverband verlassen. Das Atom wird ionisiert. Mit steigender Quantenenergie u. steigender Ordnungszahl des Absorbers nimmt die Wahrscheinlichkeit des P. ab (↑Compton-Effekt, ↑Paarbildung). **Innerer P.**: Erzeugung von elektr. Leitfähigkeit durch Lichtabsorption in best. Halbleiterkristallen. Bekannte Photohalbleiter sind Selen, Silizium, Germanium. ↑Photon.

Photoelektronen: die durch elektromagnet. Wellen hinreichend hoher Quantenenergie aus der Hülle von Atomen abgelösten Elektronen.

Photoelektronystagmographie: fortlaufende Registrierung von Augenbewegungen (Spontan-, Provokations-, Experimentalnystagmus infolge therm. o. rotator. Reizung, Lage- u. Lagerungsnystagmus) mittels des PENG-Geräts (Photoelektronystagmographiegerät) unter Ausschluß der Fixation bei versch. Körper- u. Kopfhaltungen. Möglichkeit der gleichzeitigen beidäugigen Aufzeichnung von Schlagform u. -richtung des Nystagmus. Vorteil: Ergebnisse sind speicher- u. reproduzierbar. Kombination mit einem Reizmusterprojektor zur beidäugigen u. gleichzeitigen Registrierung des optokinet. Nystagmus u. Blickfolgebewegungen. ↑Nystagmus, ↑Nystagmographie, ↑Elektronystagmographie.

Photogrammetrie: direkte o. indirekt mit elektron. Hilfsmitteln erfolgende Bestimmung von Körpermaßen auf Photographien.

Photoisomerisation: ↑Phototherapie der Hyperbilirubinämie.

Photokoagulation ⟨*lat*⟩ *f*: Licht- o. Laserkoagulation der Netzhaut, z. B. bei Retinopathia diabetica. Entweder fokal zur Ausschaltung avaskulärer Areale o. panretinal o. als Lasergrid zur Erhaltung der Makula o. Verhinderung der weiteren Ausbreitung von Neovaskularisationen bes. auf der Papilla nervi optici (↑Fleck, blinder).

Photolaparoskopie: Photographie der Bauchorgane bei der Laparoskopie.

Photome ⟨*gr*⟩ *n Pl*: Wahrnehmung von Lichteffekten (Schatten, Wolken, Wellenlinien, Nebeln) bei Okzipitalhirnreizen (↑Area striata, Sehrinde). Gelegentl. als Aura bei beginnendem Krampfanfall durch okzipitale Herderkrankung.

Photometer: Lichtmessgeräte. **1.** Geräte zur Lichtmessung im Zusammenhang mit den lichttechn. Größen: Leuchtdichte, Lichtstärke, Lichtstrom u. Beleuchtungsstärke. **2.** Geräte zur Messung der Filmschwärzung bzw. photograph. Dichte (Densitometer, Mikrophotometer, Schwärzungsmessung). **3.** Allg. Geräte zur Messung der Schwächung von Licht beim Durchgang durch Materie

(Pulfrichphotometer, ↑Spektrophotometer) bzw. des im Objekt angeregten Fluoreszenzlichts (z. B. ↑Mikroskopphotometer). ↑Strahlungsgrößen.

Photometrie: **1.** Verfahren zur Lichtmessung meist im Zusammenhang mit der Lichtschwächung in entwickelten photograph. Schichten (Schwärzungsmessung) u. Flüssigkeiten (Extinktion). **2.** Verfahren zur Ermittlung der lichttechn. Größen Lichtstrom, Lichtstärke, Leuchtdichte, Beleuchtungsstärke. Dabei bezieht man sich grundsätzl. auf die spektrale Helligkeitsempfindung des menschl. Auges, setzt also das Auge als Empfänger voraus. Will man sich nicht auf das Auge beziehen, sondern z. B. auf photograph. Schichten, muß man die entsprechende strahlungsphysikal. Größe für den opt. Spektralbereich benutzen.

Photo-Multiplier ↑Sekundärelektronenvervielfacher.

Photon: Lichtquant, Quant. Das Elementarteilchen einer Lichtwelle. Ein P., dem eine Welle mit der Frequenz ν entspricht, hat die Energie

$$h \cdot \nu$$

(h: Planck-Wirkungsquantum) u. die Masse

$$\frac{h \cdot \nu}{c^2}$$

(c: Lichtgeschwindigkeit). Das Wellenfeld einer Photonenstrahlung ist ein elektromagnet. Feld.

Photooxidation: ↑Phototherapie der Hyperbilirubinämie.

Photopeak ⟨*engl*⟩: Die von einem Radionuklid emittierte Gammaenergie (sog. scharfe Gammalinie) wird durch den ↑Szintillationsdetektor durch statist. Prozesse verbreitert als Teil des Gammaspektrums dargestellt. Das Maximum der Photoabsorption wird P. genannt.

Photophobie ↑Lichtscheu.

Photophorese: die durch intensive Lichtstrahlung verursachte Bewegung von Schwebeteilchen in einem Gas. Bei der pos. P. bewegen sich die Teilchen in Lichtausbreitungsrichtung, bei der neg. P. entgegengesetzt dazu.

Photophthalmie: Photophthalmia electrica; Bindehaut- u. oberflächl. Hornhautentzündung durch ultraviolettes Licht beim Schweißen („Verblitzung"), durch Höhensonne, bei Gletscherwanderung („Schneeblindheit") mit sehr starken Schmerzen, Lichtscheu u. Tränen. Hornhautepithel punktförmig mit Fluoreszein anfärbbar (Keratitis superficialis punctata). Heilt durch Salbenverband rasch ab. Proph.: Schutzgläser.

Photoplethysmographie: photoelektr. Registrierung der Volumenpulsationen durchbluteter Körperteile im Durchlicht- bzw. Reflexionsbetrieb. Das Verfahren dient insbes. zur Pulsfrequenz- u. lokalen Durchblutungsmessung.

Photopsie: Phosphen, Lichterscheinungen durch unspezif. nichtadäquate Reize, die auf die Netzhaut o. die Sehbahn einwirken, z. B. mechan. o. vaskulärer Art (Kontusion des Auges, Migräne, Hirntumoren). Sie sind von Beleuchtung unabhängig. ↑Flimmerskotom.

Photoreaktivierung: lichtabhängige enzymat. Reparatur UV-induzierter Schäden in der DNA durch Licht anderer Wellenlänge. Die beteiligten Enzyme werden Photoreparaturenzyme genannt (DNA-Reparaturenzyme). ↑Reparaturenzyme.

Photoreparatur ↑Photoreaktivierung.

Photorezeptoren: durch Lichteinfall erregbare Zellen. Bei Absorption von Photonen kommt es zu einem photochem. Effekt an den Sehstoffen o. -pigmenten der P., was deren Erregung auslöst. Die wichtigsten P. der meisten Vertebraten, insbes. der Säugetiere, sind die Stäbchen u. Zapfen der Netzhaut (retinale P.).

Photoscanner: Gerät zur bildl. Darstellung von Impulsdichteverteilungen in der Nuklearmed. (↑Scanner), das neben der mechan. Registrierung der Impulse (Strichszintigramm) über ein opt. Registrierungssystem verfügt (Photoszintigramm). Höheres Auflösungsvermögen als das Schwarzweiß-Strichszintigramm. Einige Photoscannertypen erlauben eine Aufzeichnung der in versch. Farben umgesetzten Impulsarten auf einen Farbfilm.

Photosensibilisatoren: Photosensitizer; Substanzen, die Gewebe (Zellen) gegenüber Licht empfindl. machen. Zusammen mit Lasern bevorzugt zur Tumordiagnostik u. -therapie (photodynam. Ther.) eingesetzt. Typ. Vertreter: Hämatoporphyrinderivat (HpD).

Photosensibilisierung: Verminderung der Lichtreizschwelle der Haut.

Photostatik: photograph. Aufnahme- u. Auswertungsverfahren für die kieferorthopäd. Diagnostik (nach Simon).

Photostimulation: Methode zur Aktivierung latenter EEG-Veränderungen, insbes. von Spitzenpotentialen unter Anwendung von Lichtblitzen (Flimmer- o. Flackerlichtprovokation).

Photosynthese: die reduktive Kohlenhydratsynthese grüner Pflanzen u. Photosynthesebakterien. Hauptprozeß ist die Umwandlung der Strahlungsenergie des Sonnenlichts in chem. Energie mit Hilfe des Photosynthesepigments Chlorophyll. Dabei entsteht zunächst ATP, das dann die Synthese oxidierbarer organ. Kohlenstoffverbindungen aus Kohlendioxid erlaubt.

Phototaxis: 1. aktive Bewegung von Mikroorganismen auf eine Lichtquelle zu (pos. P.) o. von ihr fort (neg. P.). 2. Ansammlung phototropher Bakterien in Zonen größerer Helligkeit. Die zufällig in die Lichtzone einschwimmenden Bakterien können diese nicht mehr verlassen, da sich beim Eindringen in die Dunkelzone die Drehrichtung der Geißeln schlagartig umkehrt u. die Rückkehr in die Hellzone bewirkt.

Phototherapie: Behandlung mit opt. Strahlung. Man unterscheidet: ↑Infrarot, λ 1 500–760 nm, sichtbares Licht, λ 760–400 nm, u. ↑UV-Strahlung, λ 400–200 nm. Die drei Bereiche haben unterschiedl. biol. Wirkungen: Wärme, psychophys. Stimulierung, photochem. Wirkung. P. der Hyperbilirubinämie: Methode zur Behandlung der ↑Hyperbilirubinämie des Neugeborenen. Sichtbares Licht, bes. mit einer Wellenlänge von 400–500 nm, d. h. im blauen Bereich, führt zu einer Photoisomerisation (↑Isomerie) u. Photooxidation mit Ab- bzw. Umbau des Bilirubinmoleküls zu nichttox., gut ausscheidbaren Verbindungen.

Photothermolyse, selektive: Kurze Impulse einer selektiv absorbierten opt. Bestrahlung werden zur räuml. begrenzten, thermalen Schädigung spezif. Gewebekomponenten eingesetzt (Licht-Gewebe-Interaktion).

Phototimer: Belichtungsautomat in der Röntgentechnik.

Phototropismus ⟨*gr*⟩ *m*: Ausrichtung von Pflanzenteilen auf eine Lichtquelle zu (pos. P.) o. von ihr fort (neg. P.).

Photovervielfacher: Sekundärelektronenvervielfacher; eine den Photozellen entsprechende Röhre zur Lichtmessung.

Photozelle: optoelektron. Empfänger auf Röhrenbasis im sichtbaren u. ultravioletten Spektralbereich, heute verdrängt durch Photowiderstände, Phototransistoren, Photo-Multiplier. Diese werden häufig in der medizinischen ↑ Elektronik eingesetzt.

pH-Profil eines Enzyms: Abhängigkeit der Enzymaktivität vom pH-Wert. Eine Kurve mit einem mehr o. weniger scharfen Optimum, das meist um pH 7 liegt, jedoch auch deutl. davon abweichende Werte aufweisen kann (z. B. pH 1–2 für Pepsin, pH 10 für Arginase). Das pH-Profil kommt zustande durch: 1. Denaturierung des Enzymproteins bei extremen pH-Werten; 2. Abdissoziation möglicherweise vorhandener Coenzyme an den Flanken des pH-Optimums; 3. Veränderung der Ionisation bzw. Dissoziation des Substrats; 4. Veränderung der Ionisation von Aminosäureseitenketten des Enzymproteins.

Phrenalgie ⟨*gr*⟩ *f*: Zwerchfellschmerz.

Phrenes ⟨*gr*⟩ *f Pl* ↑ Zwerchfell.

Phrenikus ⟨*gr*⟩ *m*: Kurzw. für N. phrenicus.

Phrenikuslähmung: Lähmung des N. phrenicus durch Exhairese o. durch krankhafte Vorgänge wie z. B. Mediastinalgeschwülste, Aortenaneurysma, Lymphknotenschwellungen am Hals.

Phrenologie ⟨*gr*⟩ *f*: auf Franz Josef Gall (1757–1828) zurückgehende Lehre, die in Spuren schon bei Aristoteles u. Galen angelegt war u. nach der man aus der Kopfform eines Menschen auf Charakter, Musikalität, Geschlechtsaktivität, Heimatliebe, Fähigkeiten, Kinderliebe, Tastsinn usw. schließen kann. Jeder Trieb u. jede Fähigkeit hat am Schädel eine Repräsentationsstelle. Nachfolger von Gall haben in solche Betrachtungen auch die Hirnrinde, Breite u. Art der Windungen usw. einbezogen u. spez. Typenlehren ausgearbeitet. Ausläufer der Phrenologen ist Cesare Lombroso, der schließl. auch Ohrläppchen, Augenbrauen, Hautsensibilität usw. in seine Betrachtungen einbezog u. anhand dieser Merkmale u. a. Diebe, Mörder, Prostituierte usw. erkennen wollte. Spuren der P. finden sich in den nationalsozialist. Rassenlehren. Die Lehren sind unbegründet.

Phrenosin: ein ↑ Zerebrosid, das ↑ Zerebronsäure enthält.

Phrynoderm ⟨*gr*⟩ *n*: Krokodilhaut. Trockenheit der Haut mit Keratosis suprafollicularis (Hypothyreose, Vitamin-A-Mangel).

Phthalat: es existieren mehr als 20 versch. Phthalatverbindungen, Di-2-ethylhexyl-phthalat (DEHP) ist die häufigste. P. werden zur Herstellung von Plastikstoffen verwendet. Phthalatsäureester sind die am häufigsten verwendeten Weichmacher bei der Herstellung von PVC. Sie werden verwendet bei der Herstellung von Regenbekleidung, Polstermöbeln, Kunststofftapeten, Gartenschläuchen, Verpackungsmaterial für Lebensmittel. P. findet ebenfalls vielfache Anwendung in der Med. (Infusionsbehälter, Schläuche, Spritzen, Herzklappen, Katheter, Dialysematerialien, Bluttransfusionsgarnituren u. a.); P. sind lipophile, persistierende ↑ Xenobiotika; sie werden sehr schnell aus dem Blut eliminiert, sie werden sofort im Darm, der Lunge u. Leber zu Monoestern metabolisiert. Toxizität der P. ist abhängig vom Applikationspfad, inhalativ aufgenommene P. sind toxischer als oral aufgenommene (um den Faktor 700).

Phthalsäure: ortho-Benzendikarbonsäure; Grundkörper für zahlreiche ↑ Additive bei Kunststoffen u. ↑ Pestiziden (↑ Fungizide). Strukturähnlichkeiten mit ↑ Thalidomid lassen stets bes. Sorgfalt bei toxikol. Prüfungen sinnvoll erscheinen.

Phthalsäureester: Additive in synthet. ↑ Kunststoffen, die einer ↑ Migration unterliegen können; Kunststoffstabilisatoren, Plasticizer. V. a. in PVC-Weichplastik enthalten. Wenig tox. Substanzen, die in Spuren von Kunststoffbehältnissen an den Inhalt abgegeben werden.

Phthalylsulfathiazol: N_4-substituiertes schwer wasserlösl. Sulfonamid. Wird aus dem Magen-Darm-Kanal nicht resorbiert. Zur Chemotherapie von Darminfektionen.

Phthiriasis ⟨*gr*⟩ *f*: Phthirose; Befall mit Filzläusen (↑ Phthirus pubis, Phthirus inguinalis, Pediculus pubis, ↑ Anoplura). Bei Erwachsenen meist beim Geschlechtsverkehr übertragen. Vorkommen an Scham-, Achsel- u. Brusthaar; bei Kindern an Augenwimpern u. behaartem Kopf. Stiche der Läuse hinterlassen am Unterbauch ↑ Macula coerulea. ↑ Pedikulose. Abb.

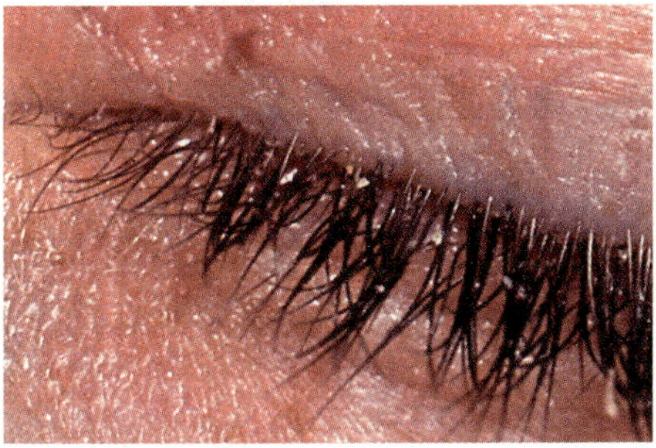

35

Phthiriasis.
Filzlausbefall der Wimpern bei einem Kind

Phthirose ⟨*gr*⟩ *f* ↑ Phthiriasis.

Phthirus pubis ⟨*gr* + *lat*⟩ *f*: Schamlaus, Filzlaus des Menschen, Vertreter der ↑ Anoplura. Männchen bis 1 mm, Weibchen bis 1,5 mm lang, sehr breit mit stark entwickelten Beinen, verursacht ↑ Phthiriasis. Abb. S. 1566.

Phthisis ⟨*gr*⟩ *f*: Auszehrung, Schwindsucht; ältere Bez. für schwer verlaufende Form der Lungentuberkulose.

Phthisis atra: hochgradige Anthrakose der Lungen mit örtl. Gewebetod u. Bildung von Zerfallshöhlen (meist Oberlappenspitze).

Phthisis bulbi: Atrophie des Augapfels mit Disorganisation u. Schrumpfung. Es kann auch eine Atrophie allein geben, z. B. Netzhaut-Aderhaut-Atrophie beim absoluten Glaukom o. eine Atrophie mit Schrumpfung = Atrophia bulbi. Bei P. b. sind die ursprüngl. Feinstrukturen des Auges sehr stark verändert. Meist ist sie Folge einer sept. Endophthalmitis, die therapieresistent blieb, häufig nach perforierenden Operationen mit unglückl. Ausgang.

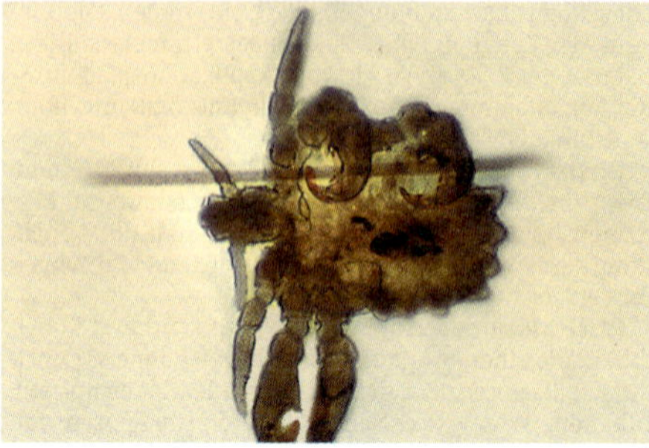

13

Phthirus pubis

pH-Veränderungen des Blutes: ↑Azidose, ↑Alkalose. Pathol. muß man vier Möglichkeiten voneinander unterscheiden: 1. respiratorische ↑Azidose (Erhöhung des pCO_2); 2. nichtrespirator. (metabol.) Azidose (Erniedrigung des HCO_3^-); 3. respirator. Alkalose (Erniedrigung des pCO_2); 4. nichtrespirator. (metabol.) Alkalose (Erhöhung des HCO_3^-). ↑Henderson-Hasselbalch-Gleichung, ↑Astrup-Methode, ↑Säure-Basen-Haushalt.

Phycomycetes: nicht mehr gültige Bez. niederer Pilze (Algenpilze), darunter versch. human- u. tierpathogene Arten (u. a. ↑Mucor).

Phykomykosen: Mykosen durch niedere Pilze (z. B. ↑Mucor).

Phyllochinone ⟨*gr*⟩ *n Pl*: ↑Vitamin K. Als Grundkörper haben die P. das Methylnaphthochinon.

Phylogenese ⟨*gr*⟩ *f*: Phylogenesis, Phylogenie, Stammesgeschichte; nach E. Haeckel die Entwicklung eines Organismus von den frühesten Vorfahren bis in die Gegenwart. ↑Entwicklungsgesetze. ↑Ontogenese.

Phylogenese des Immunsystems: Herausbildung der Realisatoren für Immunreaktionen. Bezogen auf den Ablauf aller beteiligten Einzelreaktionen erfolgt eine Unterteilung nach antigen-spezif. u. -unspezif. Teilschritten. Von der Herausbildung des Immunsystems wird übereinkunftsgemäß erst mit Entstehung der Wirbeltiere gesprochen (Cyclostomata). Immunglobuline (IgM) sowie zelluläre Abwehrreaktionen werden jedoch wesentl. früher nachweisbar. Erkennung allogener Eigenschaften wird bereits bei primitiven Metazoen nachweisbar. ↑Makrophagen werden zuerst bei Crustacea gefunden, T-Zellmitogene werden bereits bei Tunicaten wirksam, B-Zellmitogene hingegen erst bei Teleostei, obgleich B-Zellexistenz infolge Immunglobulinproduktion bereits früher (Cyclostomata) angenommen werden muß. Thymus u. Milz werden bei Elasmobranchii nachweisbar, Knochenmark u. Lymphknoten erst erhebl. später (Anura). Die Reihenfolge der Herausbildung der einzelnen Immunglobulinklassen dürfte mit IgM (Cyclostomata), IgG (Chelonia), IgY (nur bei Sqamata u. Vögeln), IgA (Vögel), IgD u. IgE (Mammalia) angenommen werden. Bei allen Mammalia zeigt der Bau des Immunsystems weitgehende Identität (↑Immunsystem) sowie Einteilung in primäre lymphoide ↑Organe u. sekundäre lymphoide ↑Organe.

Phylogenie ↑Phylogenese.

Phyma ⟨*gr*⟩ *n*: Knollen, Gewächs, z. B. ↑Rhinophym.

Physalide ⟨*gr*⟩ *f*: Wasserblase; große blasige Zelle des Chordoms.

Physik, medizinische: Teilgebiet der angewandten Physik, das physikal. Erkenntnisse, Gesetze, Methoden u. Verfahren auf die Lösung theoret. u. prakt. Probleme der Med. anwendet, einschl. math. Hilfsmittel. Ihre Aufgaben bestehen in der Bereitstellung von Meßmethoden u. im weitesten Sinne in der physikal. Beschreibung von Vorgängen im menschl. Organismus u. der physikal.-math. Durchdringung der Med. Die M. P. ist eine Grundlagenwissenschaft der ↑Medizintechnik, zu der sie im gleichen Verhältnis steht wie die Physik zur Technik.

Physikoteratogenese: Auslösung von Fehlbildungen durch ionisierende Strahlen, Beschallung, mechan. Faktoren (Vibration, Schütteln, ↑Amnionstränge). ↑Teratogenese.

Physikum ⟨*gr*⟩ *n*: traditionelle Bez. für den Prüfungsabschnitt nach Beendigung des vorklin. Studiums.

Physiognomie ⟨*gr*⟩ *f*: im Ggs. zur ↑Mimik die habituellen, von der aktuellen Gefühlslage unabhängigen Ausdruckserscheinungen des Gesichts. Ein Kleinkind hat noch keine P., wohl aber eine Mimik, ein erhebl. altersabgebauter Mann eine ausgeprägte P., aber keine aktuelle Mimik.

Physiologie ⟨*gr*⟩ *f*: Lehre von den Lebensvorgängen auf den Funktionsebenen von Zellen, Zellverbänden, Organen, Organsystemen u. Gesamtorganismus, der Regulation der Körperfunktionen auf diesen Ebenen, des Stoff-, Energie- u. Informationstransports innerhalb des Organismus u. zwischen ihm u. der Umwelt. Die Besonderheit der Physiol. als Disziplin der Humanbiowissenschaften ergibt sich aus den im wesentl. physikal. Untersuchungsverfahren. Außer zur Funktionsdiagnostik in der Med. gibt es enge Verbindungen zur Biol., Biophysik, Kybernetik, Biochem.

Physiologie, pathologische ↑Pathophysiologie.

physiologisch ⟨*gr*⟩ *Adj*: die Physiol. betreffend; den normalen Lebensvorgängen, der Gesundheit entspr.

Physiosklerose ⟨*gr*⟩ *f*: altersbedingte Verdickung der Gefäße (Bürger 1960). Begünstigt möglicherweise ↑Arteriosklerose.

Physiotherapeut ⟨*gr*⟩ *m*: Berufsbezeichnung für med. Assistenzberuf, der die Berufscharakteristika von Masseur u. med. Bademeister u. Krankengymnast zusammenführt (Gesetz über Berufe i. d. Physiotherapie 1994). Die Ausbildung beinhaltet Theorie u. Praxis u. a. von Hydrotherapie, Massage, Elektrotherapie u. Bewegungstherapie. Ausführung ist an ärztl. Verordnung gebunden.

Physiotherapie ⟨*gr*⟩ *f*: physikal. Ther.; wissenschaftl. fundierte Behandlungsmethode, die ihren Ursprung in der Natur (gr. Physis) hat; z. B. Anwendung von Wasser (Balneotherapie, Hydrotherapie), Temperatur (↑Thermotherapie), Massage, Bewegung (Kinesitherapie, Krankengymnastik).

Physostigma venenosum ⟨*gr*⟩ *n*: Samen (Calabar semen, Kalarbohne) enthalten Alkaloide, Hauptalkaloid ↑Physostigmin (Eserin), ein Methylcarbamidsäureester des Eserolins. ↑Parasympathomimetika.

Physostigmin: Alkaloid der Calabarbohne (↑Physostigma venenosum). Reversibler Hemmer der Acetylcholinesterase, der auch ins ZNS eindringen kann. Starke Wirkung bes. auf das Herz u. die glatte Muskulatur des Magen-Darm-Trakts. Wirksames Antidot gegen Curare.

Phytagglutinine ⟨*gr*⟩ *n Pl* ↑Lektine.

Phytansäure: 3,7,11,15-Tetramethylhexadekansäure; verzweigtkettige Fettsäure. Kommt in Spuren (2,1 mg/l) im Plasma vor. Anteil an Gesamtfettsäuren

5–37 %. Erhöht in Leber, Nieren u. a. Organen (bis über 50 %) bei Phytansäure-alphahydroxylase-Defekt (autosomal rezessive Vererbung). Ursache der Refsum-Krankheit.

Phytase ⟨*gr*⟩ *f* ↑ Phytinsäure.

Phytate ↑ Phytinsäure.

Phytin ⟨*gr*⟩ *n*: Kalzium-Magnesium-Salz der ↑ Phytinsäure; ther. verwendet.

Phytinsäure: Ester aus 6 Phosphorsäuremolekülen u. ↑ Inositol. Geruchloses weißes Pulver, leicht wasserlösl. Die Salze der P. (Phytate) sind meist schwerlösl. Das in Pflanzen u. Mikroorganismen vorhandene Enzym Phytase spaltet Phosphorsäure ab. P. behindert die Resorption von Kalzium, Magnesium, Eisen sowie Zink, was nur bei marginaler Versorgung (z. B. Entwicklungsländern) bedeutsam ist. P. wird zur Stabilisierung von Fetten (Synergist), zur Schönung des Weines (Entfernung des Eisens, daher im Handel als Aferrin) eingesetzt u. findet ther. Verwendung.

Phytoalexine: pflanzeneigene, die Ausbreitung von Pilzinfektionen hemmende Stoffe, deren Bildung zumeist durch die Infektion selbst induziert wird. Die Wirkungen der P. beim Menschen sind wenig bekannt. Es gibt Hinweise darauf, daß best. P. als ↑ Teratogene wirken.

Phytobezoar ⟨*gr*⟩ *n*: Magen- o. Darmkonkremente aus verschluckten Pflanzenfasern nach Kauen von Gräsern; Trichobezoar, gebildet aus verschluckten Haaren.

Phytodermatose ⟨*gr*⟩ *f*: durch eine Vielzahl von Pflanzen bzw. Pflanzenteilen (Blätter, Wurzeln, Zwiebeln, Knollen, Pollen) verursachte Hautentzündung, deren Pathogenese tox., allerg. o. phototox. ist o. die durch örtl. Histaminliberation entsteht.

Phytohämagglutinin ↑ Lektine.

Phytolacca americana ↑ Kermesbeere.

Phytomenadion: ↑ Vitamin K. Essentiell für die Synthese der Gerinnungsfaktoren II, VII, IX u. X.

Phytomitogen: Extrakte aus Pflanzen (↑ Lektine) mit mitosestimulierender Wirkung, z. B. Concanavalin A (Extrakt aus Canavalia ensiformis D. C.), zum anderen Pokeweed-Mitogen (Extrakt aus Phytolacca americana), wirkt stimulierend auf B- u. T-Lymphozyten sowie Extrat aus Robinia pseudoacacia, ebenfalls wirksam auf B- u. T-Lymphozyten.

Phytonosen ↑ Phytodermatose.

Phytoparasiten: Parasiten in o. auf Pflanzen. ↑ Zooparasiten.

Phytopräzipitin ↑ Lektine.

Phytöstrogene ⟨*gr*⟩ *n Pl*: chem. zumeist eng verwandte, aus der Lipidfraktion von Pflanzen, v. a. Leguminosen, extrahierbare fettlösl. Substanzen mit Östrogenaktivität im Tierversuch. Einige von ihnen sind stark wirksam (Östrogene, Östron u. a.), andere schwächer (Daidzein, Genistein, Biochanin A u. a.). Bei sehr hohem Gehalt in Futterpflanzen Beeinträchtigung von männl. u. weibl. Fruchtbarkeit sowie Leistung der mit diesen gefütterten Tiere. Über eine mögl. Wirkung von Milch u. Fleisch solcher Tiere auf den Menschen gibt es keine Erkenntnisse.

Phytotherapie: Behandlung von Erkrankungen mit Pflanzen o. Pflanzenteilen, sog. Drogen o. daraus hergestellten Präparaten, auch in Form von Teemischungen (Spezies), z. B. Abführender Tee (Species laxantes). Phytotherapeutika dienen v. a. als ↑ Adjuvans. Ablehnung resultiert häufig aus Unkenntnis.

Phytotoxine: eine Gruppe pflanzl. Gifte, zu den nativen ↑ Schadstoffen zählende Proteine.

Pi ⟨*gr*⟩ *n*: Zeichen: π, Π; 15. Buchstabe des griech. Alphabets; als Präfix u. wissenschaftl. Konstante gebraucht.

PI: *Abk* für Parodontalindex; Index zur Graduierung der Parodontitis (Russel).

Piaget, Jean (1896–1980), Psychol. u. Erkenntnistheoretiker. Maßgebl. Arbeiten im Bereich kognitiver Entwicklung. ↑ Entwicklungspsychologie.

Pia mater ⟨*lat*⟩ *f*: weiche, aus lockerem Bindegewebe bestehende Hülle, welche dem Gehirn u. Rückenmark dicht anliegt. ↑ Meninges.

Pian ⟨*frz*⟩ ↑ Frambösie.

Pian bois ⟨*frz*⟩: Form der kutanen ↑ Leishmaniase in Wäldern von Französisch-Guayana, Surinam, in angrenzenden nordbrasilian. Gebieten u. im östl. Venezuela. Erreger: Leishmania (brasiliensis) guayanensis. Klin. nach ihrem Schweregrad zwischen Espundia u. den benignen kutanen Formen.

PIC: *Abk* für engl. Pharmaceutical Inspection Convention; internationale Richtlinien für die sachgemäße Herstellung von Arzneimitteln in der pharmaz. Industrie.

Pica ⟨*lat*⟩ *f*: zwanghaftes Essen von Dingen, die entweder abnorm (Gartenerde, Wäschestärke, abblätternde Wandfarbe o. ä.) o. extrem einseitig (Süßigkeiten, Speiseeis, Kaugummi, Hering o. ä.) sind. Als Ursache wird ein ↑ Eisenmangel diskutiert. ↑ Pikazismus.

Pichler, Hans (1877–1949), österreich. Kieferchirurg, Wien. Führte Knochentransplantation zum Einsatz von Unterkieferdefekten durch.

Pick, Arnold (1851–1924), Neurol., Psychiater, Prag.

Pick, Friedel (1867–1926), dt. Int., Prag.

Pick-Krankheit (nach Arnold P.): meist im 5. o. 6. Lebensjahrzent beginnende ↑ Demenz auf dem Boden einer progredienten Atrophie der Frontal- u. Temporallappen. Zusätzl. zu den allg. von Demenzen bekannten Sympt. wird bei der P. deshalb auch ein ↑ Stirnhirnsyndrom mit affektiver Verflachung u. Antriebsstörung beobachtet. Die P. mit charakterist. histopatholog. Veränderungen wird mit der Frontallappendegeneration vom Non-Alzheimer-Typ zu den frontotemporalen Demenzen gerechnet. Pathogenet. werden u. a. genet. Faktoren diskutiert. Ther.: Eine kausale Ther. ist z. Z. nicht bekannt; symptomat. Maßnahmen. ↑ Alzheimer-Krankheit.

Pick-Pseudoleberzirrhose (nach Friedel P.) ↑ Pseudoleberzirrhose.

Pickrell-Plastik ↑ Grazilisplastik.

Pick-Syndrom (nach Friedel P.): Einflußstauung der Vorhöfe mit Rückstau in das venöse System infolge Obliteration des Herzbeutels nach Entzündungen mit Prallfüllung der Halsvenen, Lebervergrößerung, Aszites u. Pleuraerguß, Ödeme der unteren Extremitäten. Konstriktive ↑ Perikarditis.

Pick-Visionen (nach Arnold P.): Störungen der räuml. Wahrnehmung mit Deformierung u. Verschiebung von Begrenzungslinien.

Pickwick-Syndrom: Pickwickier-Syndrom; nach der Romanfigur des Knaben Joe in „Die Pickwickier" von Charles Dickens bezeichnete Symptomkombination aus Adipositas u. Schlafsuchtanfällen, mit Muskelzuckungen u. oberflächl. Atmung, Herz-Kreislauf-Störungen u. polyzythäm. Zyanose. Konstitutionelle Grundlage u. Auslösung durch Hypoventilation.

Picornaviridae *f pl*: kleine RNA-Viren; Virusfamilie mit den Gattungen ↑ Aphthovirus, ↑ Cardiovirus, ↑ Enterovirus, ↑ Hepatovirus, ↑ Rhinovirus u. 40 unklassifizierten Virusarten (insekten-, vogel- u. säugetierpathogen).

P

↑Virion sphär., 20–32 nm. RNA-Genom, kub. symmetr. ↑Kapsid ohne ↑Envelope.

Picrotoxin: Inhaltsstoff aus Früchten von Anamirta paniculata bzw. Anamirta cocculus (Kokkelskörner, Cocculi fructus, Cocculus Indicus). Analeptikum, Krampfgift u. Weckmittel, Stammhirnkonvulsivum. Ton.-klon. Krämpfe in hohen Dosen, in niedrigen Dosen anregende Wirkung auf das ZNS, v. a. in der Medulla oblongata. Ausgeprägter funktioneller Antagonismus gegenüber Barbituratwirkung. Verhinderung der Krämpfe durch Diazepam. Wirkung kann durch Gammaaminobuttersäure aufgehoben werden.

Piebaldismus: angeborener ↑Albinismus.

Piecemeal-Nekrosen ⟨*engl*⟩: Mottenfraßnekrosen; Zerstörung der Läppchenperipherie der Leber durch Rundzellinfiltrate als typ. Kennzeichen einer chronisch-aggressiven ↑Hepatitis. Die Leberstruktur erscheint wie angenagt.

Piedra ⟨*span*⟩ *f*: Trichosporie, Haarknötchenkrankheit; trop. Haarpilzleiden (P. columbica), geht mit harten Körnern von schwarzer Farbe einher, welche den Haaren seitl. anhaften (schwarze P.). Ursachen sind Piedraia hortae o. bei der europ. P. Trichosporon beigelii.

Piedraia hortae: Pilz. Erreger der schwarzen ↑Piedra.

Piedra, schwarze: Mykose der Haare, an denen sich schwarzbraune Knötchen des Pilzes ↑Piedraia hortae bilden; bisher nur in den Tropen u. Subtropen.

Piedra, weiße: harmlose Hefemykose der Haut durch Trichosporon beigelii. Es werden nur die Haare in Gesicht u. Achselbereich befallen, u. an den Haaren bilden sich unauffällige helle Knötchen.

Piedriasis ↑Piedra, schwarze.

Piericidin A: Hemmstoff der Atmungskette, der wie Rotenon u. Amytal auf der Stufe des NADH-Coenzyms-Q-Reduktase-Systems angreift.

Pierre-Robin-Syndrom ↑Robin-Syndrom.

Pierson-Syndrom: traumat. Inguinokruralgie, Pubialgie, vorderes pelviarthrot. Syndrom; vorwiegend durch sportl. Überlastung (Fußball) bedingte Schädigung der Adduktorsehnen. Stellt eine Insertionstendopathie mit lokaler Osteonekrose des Schambeins mit ausstrahlenden Schmerzen im Obturatoriusgebiet bei Beanspruchung der Adduktoren dar.

PIE-Syndrom: pulmonale Infiltration mit Eosinophilie, kann nach Gabe versch. Medikamente auftreten. Im Ggs. zum flüchtigen eosinophilen ↑Infiltrat verläuft das P. mit akuten Sympt. (Fieber, Husten), ausgeprägten interstitiellen Infiltraten u. einer Bluteosinophilie.

Pietät ⟨*lat*⟩ *f*: Ehrfurcht, Respekt, ehrfurchtsvolle Rücksichtsnahme. Neben hygien. Aspekten seit der Antike oberstes Gebot gegenüber Verstorbenen.

Pietrantoni-Syndrom: Trigeminusneuralgie u. z. T. Hypästhesien der Haut u. Schleimhaut bei Tumoren des Oberkiefers.

Piezo-Effekt: Bei Biegebeanspruchung eines Knochens kommt es auf dessen Konkavseite zu neg., auf der Konvexseite zu pos. Stromladung. Durch neg. Stromladung kann periostale Knochenneubildung angeregt werden.

Piezometrie, orbitale: Messung der Eindrückbarkeit des Augapfels in die Orbita in Abhängigkeit von Veränderungen der Komprimierbarkeit des Orbitagewebes (z. B. bei Orbitatumoren unterschiedl. Konsistenz) mit einem Federdynamometer (Piezometer).

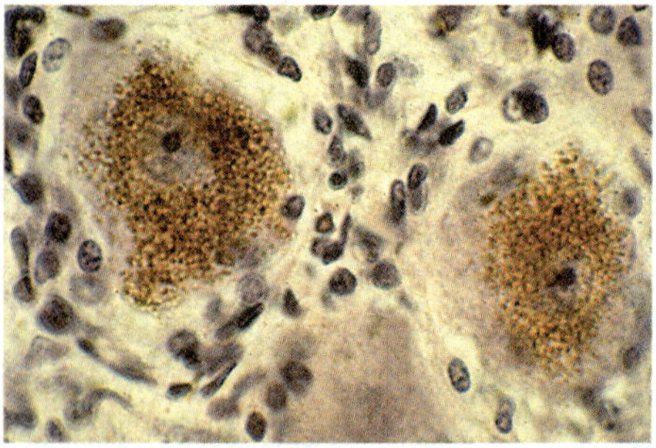

30

Pigment. Histologischer Schnitt durch ein Spinalganglion, Gallocyanin-Eosin-Färbung; im Zytoplasma der Nervenzellen braunes P. (Lipofuszin)

PIF: *Abk* für engl. prolactin inhibiting factor; die Prolaktinfreisetzung hemmendes Hormon (Prolaktostatin), ident. mit Dopamin. ↑Hypothalamushormone, ↑Prolaktin.

Pigment ⟨*lat*⟩ *n*: in intrazellulären Körnchen (Granulum pigmenti) lokalisierte Substanzen, die durch ihre Eigenfarbe sichtbar sind. Einteilung in **exogenes P.** (durch Phagozytose aufgenommen), z. B. Kohle (↑Anthrakose) u. Silber (↑Argyrose), sowie **endogenes P.** (aus Stoffwechselprozessen entstanden), z. B. hämoglobinogenes P. durch Abbau des roten Blutfarbstoffs zu Bilirubin u. Biliverdin (eisenfrei), Hämosiderin (eisenhaltig), tyrosinogenes P. (aus Tyrosin durch Tyrosinase entstehendes ↑Melanin) u. proteinogenes P. (durch Abbau von Zellbestandteilen entstehendes Lipofuszin, Abnutzungspigment). Abb.

Pigmentdermatose: krankhafte Vermehrung o. Verminderung von Pigment. ↑Albinismus, ↑Vitiligo, ↑Melanodermie.

Pigmentdermie: krankhafte Veränderung der Hautpigmentierung.

Pigmentdispersion: Verteilungszustand der perinukleären Aggregation von Pigmentkörpern in Melanozyten. Steigerung der P. durch Melanozyten stimulierendes Hormon (MSH) wird als zentrale Steuerung der Bräunung der Haut bezeichnet. In der Gravidität sind die MSH-Werte im Blut erhöht, wodurch das Chloasma gravidarum verursacht wird. Im Ggs. dazu erfolgt die periphere Steuerung des Pigments durch Neubildung von Melanin aus Tyrosin unter dem Einfluß ultravioletten Lichts.

Pigmentdispersionsglaukom: Pigmentglaukom; Glaukomform mit weitem Kammerwinkel, bei der aus der Iris Melanin ausgeschwemmt wird, das sich in Form von konzentr. gelagerten Pünktchen auf der Irisvorderfläche, als vertikale Spindel (↑Krukenberg-Spindel) an der Hornhautrückfläche u. als Ring im Kammerwinkel niederschlägt. Diaphanoskop: Pigmentlücken der Iris. Bes. Männer im 3. Dezennium befallen. Oft mit Myopie.

Pigmententartung, retinale ↑Retinopathia pigmentosa.

Pigmentfarbstoffe: in Wasser u. anderen Lösungsmitteln unlösl. anorgan. o. organ. ↑Farbstoffe. P. sind als ↑Additive nur zur Anfärbung von Drageedecken o. Oberflächen zugelassen.

Pigmentflecken, milchkaffeefarbene: vorwiegend gefunden bei der ↑Recklinghausen-Krankheit u. bei ↑Albright-Syndrom.

Pigmentfleckenpolypose ↑Peutz-Jeghers-Syndrom.

Pigmentierung: Einlagerung von farbgebenden Substanzen (↑Pigmenten) in die Haut, z. B. verstärkte Melaninbildung der Haut durch UV-Strahlung, aber auch als Krankheitssymptom (primäre ↑Nebennierenrindeninsuffizienz) o. Zeichen einer Vergiftung (z. B. ↑Arsenmelanose), mitunter auch nach Resorption körperfremder farbgebender Substanzen (↑Argyrose nach Silberaufnahme).

Pigmentierung, direkte: durch UVA-Bestrahlung bei einem Wirkungsmaximum von 340 nm in der Haut entstehendes rotbraunes Pigment, das unabhängig vom UV-Erythem entsteht u. auch noch Monate nach der Bestrahlung nachweisbar sein kann.

Pigmentierung, indirekte: etwa 24 h nach UVB-Bestrahlung entstehende graubraune Pigmentierung der Haut, die Folge der Zellschädigung ist u. innerhalb von Wochen wieder verschwindet.

Pigmentinduration: mit Pigmenteinlagerung einhergehende o. ihr folgende Bindegewebevermehrung.

Pigmentinfarkt: Pigmentanhäufung in Zwischengeweben, bes. in der Niere (Silber-, Bilirubininfarkt).

Pigmentmakrophagen ↑Monozyten-Makrophagen-System.

Pigmentmäler ↑Naevus pigmentosus.

Pigmentmangel: Leukodermie; kommt angeboren beim Albinismus u. erworben als Leucoderma acquisitum (↑Leukoderm) o. Vitiligo vor. Pigmentlose Flecken mit ebenfalls pigmentlosen Haaren, in best. Anordnung bei Leucoderma syphiliticum.

Pigmentmangelsyndrom ↑Depigmentierungsanomalien.

Pigmentmetastase: Pigmentverschleppung durch Phagozyten.

Pigmentnävus ↑Nävuszellnävus.

Pigmentsteine: vorwiegend aus Bilirubin bestehende bräunl. Gallensteine, die sich bes. in den Gallengängen finden.

Pigmenttransfer: zytokrine Sekretion; Übertragung von Melaninkörnchen (Melanosom) von Melanozyten auf Keratinozyten in der Epidermis bzw. auf Zellen des Haars.

Pigmentzellen: Zellen, in deren Zytoplasma Einschlüsse in Form von Pigmentkörnchen (Granulum pigmenti) vorkommen, z. B. Melanin, Hämosiderin, Lipofuszin, Lipochrom, Ferritin u. a.

Pigmentzellnävus ↑Nävuszellnävus.

Pigmentzirrhose: Leberzirrhose mit reichl. Ablagerung eisenhaltigen Pigments; i. e. S. Leberzirrhose bei ↑Hämochromatose.

Pikazismus ⟨*lat*⟩ *f*: abnorme Eßgelüste bei Schwangeren.

piko- *Präfix*: *Abk* p; vor physikal. Einheiten zur Bez. der 10^{-12}fachen Menge einer Einheit.

pilaris ⟨*lat*⟩ *Adj*: zu den Haaren gehörend.

Pilartumor, tricholemmaler ⟨*gr*⟩ *m*: seltener, gutartiger, von der äußeren Haarwurzelscheide abzuleitender Tumor. Fast nur bei Frauen über 50, am Kopf. Histol. von einem hoch differenzierten Plattenepithelkarzinom abzugrenzen.

Pilcz, Jan (1870–1931), poln. Neurol.

Pilcz-Westphal-Zeichen (Jan P. u. Alexander K. O. W.) ↑Lidschlußreaktion.

Pili ⟨*lat*⟩ *m Pl*: **1.** Haare, ↑Haar. **2.** dünne (Durchmesser 5 nm), relativ kurze (0,5–10 µm) u. starre Anhangsgebilde bei manchen Bakterienarten. P. können mit Rezeptoren von Epithelzellen reagieren u. als ↑Adhäsine wirken. F-Plasmid-determinierte P. verbinden zwei Bakterienzellen bei der Konjugation.

Pili anulati: Ringelhaare.

Pili moniliformes ↑Monilethrix.

Pilin: Protein der ↑Pili.

Pili torti: gedrehte Haare; anlagemäßige Haarabnormität, die in der Pubertät abheilt. Die Haare sind in der Längsachse um 180° gedreht u. brechen dadurch leicht ab.

Pille ↑Pilula. ↑Kontrazeptiva, orale.

Pillendrehen: bes. Form des Tremors der Paralysis agitans beim ↑Parkinson-Syndrom.

Pilocarpin: Alkaloid aus Blättern des südamerikan. Strauches Pilocarpus jaborandi. Direkt auf die Rezeptoren wirkendes Parasympathikomimetikum (Cholinergikum). Stimuliert Speichel-, Schweiß- u. Tränensekretion. Bewirkt Puls- u. Temperatursteigerung, Miosis u. Akkommodationskrampf. Setzt Augendruck herab. Ist ältestes Mittel der medikamentösen Glaukombehandlung, Senkung des Abflußwiderstands für das Kammerwasser. Anwendung des Hydrochlorids o. Nitrats als Tropfen in wäßriger o. öliger Lösung (0,5- bis 2%ig).

Pilocarpus-Arten: u. a. Pilocarpus jaborandi u. Pilocarpus microphyllus. Blattdroge enthält Alkaloide, Hauptalkaloid Pilocarpin. ↑Parasympathomimetika.

Piloerektion ⟨*gr* + *lat*⟩ *f*: Aufrichtung von Körperhaaren durch Kontraktion des ↑Musculus arrector pili.

Pilomatrikom ↑Epithelioma calcificans.

Pilomatrixom ⟨*gr*⟩ *n* ↑Epithelioma calcificans.

Pilonidalsinus ⟨*gr* + *lat*⟩ *m*: Pilonidalfistel; mit Plattenepithel ausgekleidete Hohlräume über dem Steißbein. Hemmungsfehlbildung des sek. Neuroporus o. mechan. entstanden durch Einbohren von Analhaaren. Bei Friseuren auch zwischen den Fingern durch Einspießen der Haare.

Pilon-tibial-Fraktur ⟨*frz* + *lat*⟩ *f*: distaler, extra- bzw. intraartikulärer Stauchungsbruch des Unterschenkels. Ursache ist axiale Gewalteinwirkung durch Sturz, Auffahrunfall. Behandlungsziel ist die Rekonstruktion durch Osteosynthese u. autogene Spongiosatransplantation, trotzdem hohe Arthroserate.

Pilula ⟨*lat*⟩ *f*: Pille; feste runde Arzneiform, bei der die Arzneistoffe mit einer Grundmasse (Massa pilularum wie Hefe, Hefeextrakt u. a. m.) gemischt, mit einer Flüssigkeit angestoßen, mit Hilfe einer Pillenmaschine zu einem Strang ausgerollt, abgeteilt, rolliert u. zur Vermeidung des Zusammenklebens mit einem Konspergens (Lycopodium, Talk) bestreut werden. Wegen ihrer Anfälligkeit gegen Mikroorganismen, schlechter Arzneistoffliberation u. a. m. nicht mehr offizinell.

Pilzarbeiterlunge: Champignonzüchterlunge; allergische ↑Alveolitis, hervorgerufen durch thermophile Aktinomyzeten, die in der Pilzerde wachsen.

Pilzball: Fungusball; bei den ↑Aspergillosen durch Aspergillus niger o. Aspergillus fumigatus können die Erreger Teile der Lunge (z. B. einen Bronchus) zunächst ohne Invasion des Lungenparenchyms besiedeln u. dabei eine kompakte Masse von 1–5 cm Durchmesser, den P. bilden.

Pilzdiagnostik: Bestimmung von Pilzen in med. Untersuchungsmaterialien, darauf ausgerichtet, Mykoseerreger schnell u. sicher zu identifizieren. Oft genügt für die Diagn. u. Ther. die Bestimmung der Gruppenzugehörigkeit eines Erregers (z. B. ↑Dermatophyten o. ↑Hefen).

Pilze: Reich der Biol., deren Vertreter keine Flagellen besitzen u. sich aus Sporen entwickeln. Eukaryonten. Ernähren sich entweder als Saprophyten von totem o. organ. o. als Parasiten von lebendem Substrat. P. bestehen aus einem verzweigten von Pilzfäden (↑Hyphen) gebildeten Myzel. Dieses kann sich zu auffallenden Fruchtkörpern bei einigen Arten verdichten, die z. T. eßbar, z. T. giftig sind. P. werden hauptsächl. durch Sporen verbreitet, die ungeschlechtl. entstehen. Geschlechtl. Vermehrung durch Verschmelzen von Gameten, Gametangien o. Körperzellen. Die wichtigsten systemat. Gruppen der echten P. (Eumycota) sind die Klassen Ascomycetes (Schlauchpilze) u. Basidiomycetes (Ständerpilze). P. spielen im Naturhaushalt eine sehr große Rolle, als Destruenten bauen sie tote organ. Substanz ab. Von med. Bedeutung sind sie als Erreger einer Vielzahl von ↑Mykosen, insbes. von ↑Dermatomykosen.

Pilzerkrankungen: Kennzeichnend für P. sind chron. Verlauf, seltene Temperaturerhöhungen o. Blutbildveränderungen u. träge Immunreaktionen. Hohe Kontagiosität der epidem. Dermatomykosen mit typ. scharf lokaler Begrenzung des Krankheitsherds. Niedrige Kontagiosität der sporad. Systemmykosen: granulomatös ulzerierender Beginn an der Haut u./o. Schleimhaut, spätere Metastasierung mit progredientem Verlauf. Pneumomykosen: prim. o. sek., entwickeln Sympt. der akuten o. chron. Pneumonie. Bedeutung der mykolog. Diagnostik.

Pilzfäden ↑Hyphen.

Pilzgifte: von Basidiomyzeten gebildete Alkaloide o. alkaloidähnl. Verbindungen mit z. T. hoher Giftigkeit (Amanitin, Muscarin, Phalloidin u. a.). Ursache der ↑Pilzvergiftung. ↑Giftpilze.

Pilzhutform: Deformierung des Schenkelkopfs nach ↑Perthes-Legg-Calvé-Erkrankung.

Pilzkrankheiten ↑Mykosen, ↑Pilzerkrankungen.

Pilzmeningitis: durch Cryptococcus neoformans (↑Kryptokokkose), Candida albicans (↑Candida-Meningitis) o. Coccidioides immitis (↑Kokzidioidomykose) hervorgerufene Meningitis.

Pilznährboden: zur Anzüchtung von Pilzen aus med. Untersuchungsmaterialien geeignete Nährböden.

Pilzpneumonie: pneumon. verlaufende ↑Lungenmykose.

Pilzvergiftung: **1.** Weniger gefährl. Erkrankungen nach Genuß von eigentl. eßbaren Pilzen, die nach zu langer, ungeeigneter Lagerung (z. B. in zubereiteter Form) in Zersetzung übergegangen sind; dabei können gesundheitsschädl. Stoffe infolge Eiweißabbau entstehen. **2.** Myzetismus. P., die durch den Genuß Giftstoffe enthaltender Pilze verursacht werden. Hauptursache ist in unserer Region der Genuß des grünen Knollenblätterpilzes (↑Amanita phalloides). Darin ist das Gift Amantidin (Hauptwirkung; 0,02 mg sind für eine Maus tödl.) enthalten. Gefährl. ist, daß die Vergiftungserscheinungen erst nach einer Latenz von 10 h u. mehr mit plötzl Übelkeit, starkem Erbrechen, Magenschmerzen, Würgen u. Durchfall eintreten können; Leberschäden u. allmähl. erlahmende Herztätigkeit können zum Tode führen. Weitere Giftpilze sind der rasch wirkende Fliegenpilz (↑Amanita muscaria; neben anderen Giften nur wenig Muscarin enthaltend), der ↑Pantherpilz, die Frühlorchel (Gyromitra; oft mit Morchel verwechselt, ↑Gyromitrin), der Satanspilz (Tubiporus erythrobus), der Giftreizker (Lactarius torminosus). Beim dosierten Genuß von Fliegenpilz stellen sich rauschähnl. Zustände ein, die einige ostasiat. Völker bewußt herbeiführen. Vor Versuchen der Entfernung der Giftstoffe u. unwissenschaftl. Nachweisen der Entgiftung (z. B. Zwiebel- u. Silberlöffelprobe) muß nachdrückl. gewarnt werden, weil diese Verfahren nicht sicher praktizierbar sind. Aufklärung u. moderne Behandlungsmethoden haben die Zahl tödl. verlaufender P. zurückgedrängt.

Pimaricin: Natamycin; lokal anwendbares Polyen-Antibiotikum u. ↑Antimykotikum, wirkt ähnl. wie Nystatin.

Pimeclon: Atemanaleptikum. Bei Neugeborenenasphyxie, als Weckmittel bei Vergiftungen mit Hypnotika u. Narkotika.

Pimozid: Diphenylbutylpiperidin; ähnl. ↑Haloperidol, ↑Neuroleptika.

Pimpinella anisum ⟨*lat*⟩ *f*: Anis; einjährige, im Mittelmeergebiet heim. Pflanze. Früchte (Anisi fructus) enthalten ätherische ↑Öle (Anisi aetheroleum, ↑Illicium verum), Hauptkomponente Anethol. Spasmolyt. u. expektorierende Eigenschaften. ↑Antitussiva.

Pinard, Adolphe (1844–1934), frz. Gyn., Paris.

Pinard-Handgriff (nach Adolphe P.): geburtshilfl. Handgriff zur Überwindung von Schwierigkeiten beim Entwickeln eines Fußes bei reiner Steißlage.

Pinard-Hörrohr (nach Adolphe P.): Spezialstethoskop für fetale Herztöne in der Gebärmutter.

Pinard-Schwangerschaftszeichen (nach Adolphe P.): Die in das vordere Scheidengewölbe eingeführten Finger können nach der 16. Schwangerschaftswoche ein Ballottement des durch die Wand des unteren Uterinsegments angestoßenen Kindsteils nachweisen. ↑Schwangerschaftszeichen.

Pindborg, Jens J. (geb. 1921), dän. Pathologe, Kopenhagen.

Pindborg-Tumor (nach Jens J. P.) ↑Tumor, odontogener verkalkender epithelialer.

Pindolol: ein ↑Betarezeptorenblocker.

Pinea ⟨*lat*⟩ *f*: Zapfen des Zirbelbaums; Bez. für die Epiphyse des Zwischenhirns (↑Corpus pineale) wegen ihrer zapfenähnl. Gestalt.

Pinealoblastom: bösartiger, dem ↑Medulloblastom ähnl., zellreicher Tumor der Epiphyse.

Pinealom: Pinealozytom; reife, gut abgrenzbare Geschwulst der Epiphyse. Histol. große, helle, nestartig angeordnete Zellen von Straßen lymphozytenähnl. Zellen durchsetzt. Häufig Pubertas praecox.

Pinealorgan ↑Corpus pineale.

Pinealzellen: Endocrinocytus pinealis; hormonbildende Zellen im ↑Corpus pineale.

Pinel, Philippe (1755–1826), frz. Psychiater u. Int. Führte umfangreiche Reformen in der Behandlung der Geisteskranken durch. So setzte er 1793 die Befreiung der unruhigen Pat. von den Ketten durch u. begann Pat., sinnvolle rehabilitative Tätigkeiten zu geben.

Pinen ↑Terpentin.

Pineoblastom ↑Pinealoblastom.

Pinguekula ⟨*lat*⟩ *f*: Lidspaltenfleck; gelbl. Bindehautverdickung im Lidspaltenbereich, meist nasal. Hyaline u. elastot. Degeneration des Bindegewebes mit Faserhyperplasie. Altersveränderung des Bindegewebes. Solare Reize spielen eine Rolle. Kann sek. verfetten u. verkalken.

Pinhole-Kollimator: Kollimator mit vom Detektor aus gesehen kon. schließender Bohrung. Der P. gehört zum Sortiment der ↑Kollimatoren einer ↑Gammakamera. Er dient zur vergrößerten Darstellung kleiner Organe, z. B. der Schilddrüse. Je näher sich das Organ am P. befindet, desto besser sind Auflösung u. Empfindlichkeit.

Pinkel-Therapieschema: nach dem nordamerikan. Päd. Pinkel benannte kombinierte zytostat. u. radiol. Ther. akuter Leukämien u. maligner Non-Hodgkin-Lymphome des Kindesalters. ↑Zytostatikatherapie, hämatologische.

Pink-puffer-Typ ⟨*engl*⟩: auch als Typ A, rosig-dyspno. o. dyspno.-pulmonaler Typ des Emphysematikers bezeichnete Patientengruppe, bei der die Dyspnoe das Hauptsymptom darstellt, betrifft meist ältere Pat. Grundleiden ist eine chron. obstruktive Bronchitis. ↑Blue-bloater-type.

Pink spot disease ⟨*engl*⟩ *f*: Rosa-Flecken-Krankheit, ↑Pulpagranulom.

Pinlay ⟨*engl*⟩: Gußfüllung mit angegossenen parallelen Stiften zur Verankerung.

Pinledge ⟨*engl*⟩: durch parallele Stifte in Bohrungen im Dentin auf der palatinalen o. lingualen Seite der Frontzähne zusätzl. fixierte Teilkronen, die zur Verankerung von festsitzendem Zahnersatz dienen.

Pinna-Reflex ↑Ohrmuschelreflex.

Pinosomen ⟨*gr*⟩ *n Pl*: Vakuole, die durch Plasmalemminvagination bei der Makropinozytose entsteht u. von außen aufgenommene Flüssigkeit enthält.

Pinozytose ⟨*gr*⟩ *f*: Aufnahme von Flüssigkeiten durch Plasmalemminvagination u. Abschnürung einer flüssigkeitsgefüllten Vakuole. Arten: 1. Mikropinozytose: es entsteht ein Pinozytosebläschen (Vesicula pinocytotica), das von ↑Clathrin mit einem gitterartigen Mantel (deshalb ↑Coated vesicles) umgeben ist; 2. Makropinozytose: es entsteht ein ↑Pinosom, das keinen Clathrinmantel hat. ↑Zytose.

Pinta ⟨*span*⟩ *f* ↑Treponematosen, nichtvenerische.

Pinus-Arten ⟨*lat*⟩ *f*: Kiefernarten. Durch Anzapfen der Stämme Gewinnung von Kiefernrohbalsam (Terpentin); enthält 15–20 % ätherische ↑Öle (Terebinthinae aetheroleum), aus Terpenkohlenwasserstoffen, hauptsächl. Alphapinen, bestehend. Leicht oxidabel. Als Zusatz zu hautreizenden Linimenten, Pflastern u. Salben. Destillationsrückstand ist ↑Colophonium. Gewinnung von Latschenkieferöl (Pini pumilionis aetheroleum) von Nadeln u. jungen Zweigen der Bergkiefer (Latsche). Zusammensetzung sehr komplex, u. a. Bornylester sowie Vielzahl von Kohlenwasserstoffen. In Präparaten als Inhalationsmittel bei Bronchitis.

Pinzette, galvanische: Gerät zur Erregbarkeitsprüfung von Geweben u. Nerven in Gestalt einer Pinzette, deren Blätter aus zwei versch. Metallen bestehen (meistens Eisen u. Kupfer). Die von der g. P. bei Berührung mit dem Präparat ausgehende elektromotor. Kraft reicht aus, um dieses zu erregen, z. B. die Zuckung eines isolierten Muskels hervorzurufen.

Pionen: neg. Pi-Mesonen. Einsatz zur Bestrahlung von Weichteil- u. Knochensarkomen.

Pipemidsäure: ↑Gyrasehemmer. Anwendung als Chemotherapeutikum bei Infektionen.

Piperacillin: Acylaminopenicillin mit sehr breitem Wirkungsspektrum gegenüber grampositiven u. gramnegativen Aerobiern u. Anaerobiern, insbes. gegen Pseudomonas aeruginosa. Intravenöse Dauerinfusionen sind zu bevorzugen.

Piperazin: Anthelminthikum gegen Ascaris lumbricoides u. Enterobius vermicularis (↑Madenwurm). Keine vermizide, nur vermifuge Wirkung durch Lähmung der Wurmmuskulatur, curareähnl. Wirkung. Wegen seiner Neurotoxizität u. des kanzerogenen Risikos selten angewendet.

Piperidindionderivate: barbituratähnl. Hypnotika. ↑Pyrithyldion, Glutethimid, Doriden, Methypyrolon (Noludar), Vergiftungen u. Nebenwirkungen gefährlicher als mit Barbituraten.

Piper methysticum ⟨*lat*⟩ *n*: Rauschpfeffer, Rhizomdroge (Kava-Kava rhizoma); enthält sog. Kava-Laktone (u. a. Methysticin), denen spasmolyt., zentralangreifende, muskelrelaxierende u. psychostabilisierende Wirkung zugeschrieben wird.

Piperonylbutoxid: Insektizid. Anwendung bei Kopf-, Filz- u. Kleiderläusen sowie deren Nissen.

Pipofezin: Azaphen; Antidepressivum. Nur schwach wirksam, dafür stärker sedierend u. anxiolyt.

Piqûre ⟨*frz*⟩ *f* ↑Zuckerstich.

Piracetam: schwach wirksames Psychostimulans, Geriatrikum, sog. ↑Nootropikum.

Pirbuterol: ein ↑Betarezeptorenblocker.

Pirenzepin: ↑Parasympatholytikum zur Ulkustherapie.

Pirie-Knochen: Os supratalare; gelegentl. an der Oberkante des Talus vorkommender, von ihr durch einen Spalt getrennter, kleiner Knochen, angebl. von A. H. Pirie erstmals beschrieben. Tatsächl. beschrieb er einen Knochen, der heute als Os supranaviculare bezeichnet wird.

piriformis ⟨*lat*⟩ *Adj*: birnenförmig; ↑Apertura piriformis.

Piringer-Kuchinka, Alexandra (geb. 1912), österreich. Pathol., Wien.

Piringer-Kuchinka-Syndrom (nach Alexandra P.-K.): disseminierte epitheloidzellige Lymphadenitis, charakterisiert durch eine kleinherdige Epitheloidzellproliferation ohne Verkäsungstendenz. Das P. tritt vorwiegend bei Jugendlichen auf, ist nicht erregerspezif. u. wird u. a. bei Toxoplasmose o. Mononucleosis infectiosa beobachtet.

Piritramid: synthet. morphinähnl. Substanz. Stark analget., schwächer atemdepressiv u. suchterzeugend, wirksamer als Morphin. Analgetikum, das zur Prämedikation, Anästhesiekomplettierung (Narkoanalgetikum) sowie postoperativen Schmerzlinderung verabreicht werden kann.

Pirogow, Nikolai Iwanowitsch (1810–1881), russ. Chir. Mitbegründer der Militärchirurgie.

Pirogow-Operation (nach Nikolai I. P.): Amputation des Fußes dicht oberhalb der Malleolengabel. Der Tibiastumpf wird mit dem vom Kalkaneuskörper getrennten Tuber calcanei osteoplast. gedeckt: Pirogow-Stumpf.

Piromidsäure: obsoletes Chemotherapeutikum aus der Gruppe der ↑Gyrasehemmer.

Piroplasmida ↑Babesiidae.

Piroplasmose: durch protozoäre Blutzellparasiten der Gattung Babesia (↑Babesiidae) u. Theileria aus der Ordnung Piroplasmida verursachte, i. d. R. durch Zecken der Fam. Ixodidae übertragene Infektionskrankheit der Warmblüter überwiegend in trop. Gebieten: Küstenfieber der Rinder Ost- u. Südostafrikas (Theileria parva), Texasfieber in den warmen Ländern aller Erdteile (Babesia bigemina) u. a. In Europa ist v. a. die durch Babesia bovis sowie durch Babesia divergens verursachte Rinderpiroplasmose verbreitet. Immunsuppressiv behandelte Menschen sind durch Babesia infektionsgefährdet. Wichtigste gemeinsame Sympt. aller P. sind Fieber, Anämie, Hämoglobinurie, Ikterus.

Piroxicam: Oxicamderivat. Nichtsteroidales Antiphlogistikum u. Analgetikum mit langer Halbwertszeit (ca. 40 h). ↑ Antirheumatika.

Pirquet, Clemens Joh. von (1874–1929), österreich. Päd., Wien.

Pirquet-Tuberkulinprobe (nach Clemens J. von P.): 1907 entwickelte Tuberkulinprobe; Tuberkulin wird auf die entfettete Haut aufgetragen u. mit einem Pirquet-Bohrer durch Skarifikation intrakutan eingebracht. Die P. ist pos., wenn sich nach 2–3 Tagen eine Papel entwickelt hat.

pisiformis ⟨*lat*⟩ *Adj*: erbsenförmig. ↑ Os pisiforme.

Piskacek, Ludwig (1854–1932), österreich. Gyn., Wien.

Piskacek-Ausladung (nach Ludwig P.): an der Stelle der Eieinnistung kommt es zu einer intensiven Hyperämie, der Uterus bekommt eine deutl. tastbare, weiche Beule.

Pi-System ↑ Alpha-1-Antitrypsin-Mangel.

Pit ⟨*engl*⟩ *n*: Grube, Grübchen. Kreisförmige Einsenkung der Schmelzoberfläche. ↑ Prädilektionsstelle.

Pithecanthropus ⟨*gr*⟩ *m*: Affenmensch, P. erectus; von Dubois 1891 auf Java gefundene Skeletteile. ↑ Anthropogenese.

pithekoid ⟨*gr*⟩ *Adj*: affenähnlich.

Pi-Theorem: π-Theorem; von Buckingham aufgestellter Satz, wonach jede Gleichung zwischen physikal. Größen in eine Form einer rein math. Funktion von dimensionslosen, aus den Größen gebildeten Potenzprodukten gebracht werden kann. Auf dem P. beruht die Verwendung dimensionsloser Kennzahlen zur Charakterisierung von physikal. u. physiol. Vorgängen.

Pituita ⟨*lat*⟩ *f*: fadenziehender Schleim.

Pituitaria ⟨*lat*⟩ *f*: Glandula pituitaria. ↑ Hypophyse.

Pituizyten ⟨*lat + gr*⟩ *m*: frühere Bez. für die Gliocyti centrales in der Neurohypophyse, abgeleitet von der alten Bez. Glandula pituitaria für die ↑ Hypophyse.

Pityriasis ⟨*gr*⟩ *f*: Hautkrankheit mit kleieförmiger Abschilferung, die zur Gruppe der ↑ Seborrhö gehört.

Pityriasis capitis: Abschuppung der Kopfhaut, kann langsam zur Atrophie der Haarpapille u. bleibender Kahlheit führen (Alopecia pityrodes).

Pityriasis circinata ↑ Pityriasis rosea.

Pityriasis furfuratio: Pityriasis simplex.

Pityriasis lichenoides chronica ↑ Parapsoriasis.

Pityriasis nigra: Pityriasis stark pigmentierter Menschen, meist im Nacken u. am oberen Teil der Brust lokalisiert.

Pityriasis rosea: blaß braunrote, runde bis ovale Herde mit feinen Schuppen, die meist am Rande ringförmig angeordnet sind. Häufig entsteht zunächst ein einzelner, größerer Herd, der als sog. „Primäraffekt" sichtbar bleibt. Ursache unbekannt. Hinterläßt bleibende Immunität.

Pityriasis rubra pilaris: Stachelflechte; grau- bis rötlichbraune Knötchen, bes. an den Streckseiten der Unterarme, Unterschenkel u. Handrücken. Abb.

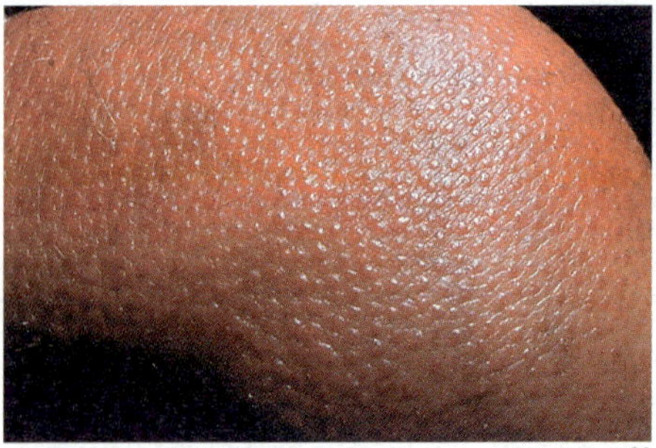

39

Pityriasis rubra pilaris. Braunrötliche Papeln im Kniebereich

Pityriasis rubra universalis: verläuft unter dem Bild einer Erythrodermie mit reichl. kleieförmiger Schuppung, Rötung der Haut u. Lymphknotenschwellung, später Atrophie der Haut, endet mitunter tödl., vermutl. Retikulose.

Pityriasis sicca faciei: Salzflecke; bes. an den Wangen der Kinder sich lokalisierende etwas gerötete, wenig schuppende, trockene Hautherde, evtl. Streptodermie.

Pityriasis tabescentium: Hautabschuppung bei kachekt. Kranken.

Pityriasis versicolor: Dermatophytie, „Kleieflechte"; bräunlichrote, mit feinen Schuppen bedeckte Flecke. Bei Dunkelhäutigen helle Flecke als P. alba; Erreger Malassezia furfur.

Pityriasis vulgaris ↑ Seborrhö.

Pityrosporum ovale ⟨*gr + lat*⟩ *n*: Flaschenpilze; auf der unveränderten Haut wachsende, zu den Sproßpilzen gehörende Saprophyten, oft bei seborrho. ↑ Ekzem. ↑ Malassezia furfur.

pius ⟨*lat*⟩ *Adj*: fromm; in der Verbindung Pia mater i. S. von weich.

Pivampicillin: Antibiotikum, wirksam wie ↑ Ampicillin, aber besser aus dem Darm resorbiert.

Pivot-shift-Phänomen ⟨*engl*⟩: Drehgleiten. Subluxation des lateralen Tibiakondylus bei Bewegungsstreß (Valgisierung u. Rotation) mit ruckartigem Zurückgleiten in Normalposition. Ausdruck des gestörten bandgesteuerten Roll-Gleit-Mechanismus des Kniegelenks. Das P. kann spontan auftreten (plötzl. Richtungswechsel beim Gehen) o. als diagn. Test (vielfach variiert) provoziert werden. Charakterist. für die veraltete Ruptur des vorderen Kreuzbands.

Pix ⟨*lat*⟩ *f*: Teer, Pech. In der Ther. entzündl. Hauterkrankungen wegen Reizungen u. der starken Verschmutzungen weitgehend durch abwaschbare sulfurierte Teere (Ammoniumsulfobituminat) ersetzt.

Pix betulina: Pix betulae, Birkenteer, Oleum Rusci; dicke, dunkelbraune Flüssigkeit, lokal reizend, heute nur noch selten als Zusatz bei (Ekzemen, Psoriasis) angewendet.

Pixel: Bildelement (Matrixelement) bei der ↑ Computertomographie u. ↑ Kernspintomographie, aus denen sich mosaikartig das Bild aufbaut.

Pix Fagi: Buchenteer; heute nur noch selten als Zusatz bei Ekzemen u. Psoriasis angewendet.

Pizotifen: Antagonist des 5-Hydroxytryptamin, ↑Serotoninantagonist.

PKG: *Abk* für ↑Phonokardiographie.

PK/PD-modelling ⟨*engl*⟩: Computersimulation aus Daten der ↑Pharmakokinetik u. ↑Pharmakodynamik.

PKU: *Abk* für ↑Phenylketonurie.

pK_a-Wert: neg. dekad. Logarithmus der Aziditätskonstanten K_a (↑Azidität). Beispiel Essigsäure: $K_a = 1{,}74 \cdot 10^{-5} = 10^{0{,}25} \cdot 10^{-5} = 10^{-4{,}75}$, daraus folgt: $pK_a = 4{,}75$.

Placenta ⟨*lat*⟩ *f* ↑Plazenta.

Placenta accessoria ↑Placenta succenturiata.

Placenta accreta: an ihrer Haftstelle infolge des Fehlens der Decidua spongiosa u. der Decidua compacta angewachsene ↑Plazenta. Die Chorionzotten sind mit der Uterusmuskulatur fest verwachsen.

Placenta adhaerens: angewachsene Plazenta.

Placenta bidiscoidea: Die Außenseite des Chorion bildet anstatt einer scheibenförmigen, massigen ↑Plazenta (Placenta discoidalis: Mensch, Nager, Kaninchen) 2 aus. Eine der beiden bleibt kleiner. Plazentaform vieler Affen.

Placenta biloba ↑Placenta lobata.

Placenta bipartita: Placenta duplex; Teilung der Plazenta in 2 Abschnitte, die durch Blutgefäße verbunden werden. Vorhandensein nur einer Nabelschnur (Unterschied zur ähnl. Zwillingsplazenta).

Placenta circumvallata: gesteigerte Form einer ↑Placenta marginata. Die Gegend des Schlußrings der Chorionplatte ist wallartig eingestülpt.

Placenta diffusa: Plazentaform, bei der die gesamte Chorionoberfläche der Keimblase mit Zotten besetzt ist. Große flächenhafte Ausdehnung u. lockere Bindung zur Gebärmutterschleimhaut. Völliger Zottenbesatz: Semiplacenta diffusa completa (Pferd), lückenhafter Besatz: Semiplacenta diffusa incompleta (Schwein).

Placenta fenestra: Lochbildung im menschl. Mutterkuchen. Die Chorionzotten fehlen in einem umschriebenen Gebiet, so daß die Placenta fetalis nur aus der Chorionplatte besteht, dünn u. durchsichtig ist.

Placenta increta: Placenta percreta; in die Muskulatur eingewachsene ↑Plazenta, operative Entfernung der Plazenta nötig.

Placenta lobata: Mutterkuchen, der durch eine tiefe Einkerbung am Rand des Chorion frondosum in 2 Lappen gegliedert ist (Placenta biloba = Placenta bilobata). Bei Vorkommen mehrerer Kerben entsteht ein mehrfach unterteiltes Organ (Placenta multiloba = Placenta multilobata).

Placenta lunata: halbmondförmiger Mutterkuchen. Hufeisenplazenta.

Placenta marginata: Placenta extrachorialis; Plazentaform, die bei schmalbasiger Implantation entsteht. Zur Vergrößerung der Austauschfläche wächst der Zottenabschnitt seitl. über die Chorionplatte hinaus. Die Grenze des Schlußrings der (zu kleinen) Chorionplatte bleibt als ringförmiger Fibrinstreifen bestehen. P. m. tritt bei Implantation im Tubenwinkel u. bei tiefsitzender ↑Plazenta häufiger auf. Sonderform: ↑Placenta circumvallata.

Placenta membranacea: Plazentaform, bei der das Chorion frondosum eine sehr große Oberfläche der Fruchtblase einnimmt. Der Mutterkuchen ist sehr groß u. flach (1 cm). Breite Furchen trennen die einzelnen Kotyledonen.

Placenta multilobulata ↑Placenta lobata.

Placenta multiplex: Placenta cotyledonaria; tier. Plazenta, bei der die gesamte Oberfläche der ansonsten glatten Keimblasenwand gruppenweise Plazentabezirke (Plazentome) trägt. Anzahl der Plazentome versch.: Reh 4–6, Hirsch 10–12, Schaf u. Rind 60–100.

Placenta partita: Spaltung der Plazenta in 2 (↑Placenta bipartita) o. 3 (↑Placenta tripartita) annähernd gleichgroße Abschnitte. Die verbindenden Blutgefäße können durch Einreißen Bedeutung erlangen. Stets nur eine Nabelschnur vorhanden.

Placenta praevia: Mutterkuchen vor dem Muttermund; versperrt dem Kind den normalen Geburtsweg; Häufigkeit etwa 1 % aller Schwangeren. Hochpatholog. Plazentaansiedlung; bei Einsetzen von Wehen (aber auch ohne solche) kommt es zur Ablösung der Plazenta mit lebensbedrohl. Blutungen. Unterscheidung zwischen Sitz zentral vor dem Muttermund (P. p. totalis bzw. centralis), partiellem Überragen des Muttermundes (P. p. lateralis bzw. marginalis, tiefer Sitz der Plazenta). Bei zentralem Sitz stets, bei lateralem oft Schnittentbindung (↑Sectio caesarea) lebensrettend.

Placenta reniformis: nierenförmiger Mutterkuchen.

Placenta succenturiata: Placenta accessoria, Nebenplazenta. Größerer o. kleinerer Zottenkomplex, der sich in einiger Entfernung von der Hauptplazenta auf dem Chorion laeve entwickelt u. mit dieser durch eine Gefäßbrücke in Verbindung steht.

Placenta tripartita: Unterteilung des Mutterkuchens in 3 Abschnitte bei Vorhandensein einer Nabelschnur. Verbindung der Teile durch Gefäßbrücken.

Placenta zonaria: Gürtelplazenta; gürtelförmige Anordnung der Trophoblastzotten auf der Außenseite des Chorions der Fruchtblase. Bei dieser Plazentaform kann der Ring entweder vollständig geschlossen (Raubtiere, Hund, Katze) o. teilweise geöffnet (Waschbär, Iltis) sein.

Placido-Scheibe: Keratoskop; zur Feststellung asphär. Hornhautkrümmungen. Konzentr. Kreise werden auf die Hornhaut reflektiert u. von ihr bei Hornhautastigmatismus verzerrt abgebildet. Das Hornhautreflexbild wird durch ein zentrales Loch der Scheibe, auf der die Kreise aufgemalt sind, evtl. unter Lupenvergrößerung betrachtet.

Plagiozephalus ⟨*gr*⟩ *m*: Schiefkopf; entsteht durch vorzeitige Verknöcherung einer Kranznahthälfte. ↑Stenozephalie.

Plakogenese ⟨*gr*⟩ *f*: Zeitraum zwischen Entwicklung u. Reife der Plazenta (16.–280. Tag nach Befruchtung).

Plakoglobulin: im Bereich von Desmosomen-Plaques (↑Desmosomen) vorkommendes, mit ↑Cadhärinen assoziiertes Protein.

Plakopathien: degenerative Veränderungen der Plazenta. Endzustände nach abgelaufener atyp. Entwicklung (Dysplakogenese), fetaler Entzündung (Plakitis) o. Degeneration (Plakose). P. werden vom Begriff ↑Kyematopathien erfaßt. ↑Plazentainsuffizienz.

Planck, Max Karl Ernst Ludwig (1858–1947), Phys., Berlin, Kiel. Mitbegründer der Quantentheorie. Nobelpreis für Phys. 1918. ↑Max-Planck-Gesellschaft.

Planigraphie ⟨*gr*⟩ *f* ↑Tomographie.

Planktonprobe ↑Diatomeennachweis.

Planozyten ↑Erythrozyten.

Planta ⟨*lat*⟩ *f*: Fußsohle.

Plantago lanceolata ⟨*lat*⟩ *f*: Spitzwegerich, Droge (Plantaginis lanceolatae herba) enthält u. a. Aucubin (Iridoidglukosid). In Teemischungen bei Erkrankungen des Respirationstrakts.

plantar ⟨*lat*⟩ *Adj*: plantaris; zur Fußsohle gehörend, die Fußsohle betreffend, sohlenwärts.

Plantaraponeurose ⟨*lat*⟩ *f* ↑Aponeurosis plantaris.

Plantarflexion: Beugung des Fußes bzw. der Zehen fußsohlenwärts; Ggs. ↑Dorsalflexion.

Plantarreflex: Fußsohlenreflex, Abwehr- o. Fluchtreflex, der durch Bestreichen der Fußsohle ausgelöst wird u. sich in einer Plantarflexion der Zehen, Dorsalflexion des Fußes, Knie- u. Hüftbeugung äußert. Einseitiges Fehlen (stumme Sohle) weist auf Pyramidenbahnläsion o. Wurzelschädigung hin.

Planum ⟨*lat*⟩ *n*: Ebene; in der Geburtshilfe Durchtrittsebene des fetalen Schädels bei der Geburt. Am günstigsten ist das am häufigsten zum Durchtritt benutzte P. suboccipitobregmaticum mit durchschnittl. 32 cm Umfang. Bei Deflexionslagen treten Ebenen mit größerem Umfang durch die engen Stellen des Beckens, so daß die Geburt länger dauert u. die Progn. für das Kind ungünstiger wird.

Planum alveolare: nach völliger Atrophie des Alveolarfortsatzes im Molarenbereich des Unterkiefers entstandene Fläche, die als Prothesenlager dient.

Planus ⟨*lat*⟩ *Adj*: glatt, flach.

Plaque ⟨*frz*⟩ *f*: **1.** ***Virol.:*** morphol. veränderte Zone in Zellkulturen durch lokale Virusvermehrung als lyt. P. (herdförmige ↑Zytolyse), degenerative P. (morphol. veränderte Zellherde im Vergleich zu nichtinfizierten Zellen) u. proliferative P. (herdförmige Zellproliferation). Weitere Differenzierung nach Größe, Form, Aussehen des Rands, Entwicklungsdauer u. innerem Aufbau. **2.** ***Immun.:*** kreisrunde, durchscheinende Stelle im Rasen einer bakteriophagensensiblen Bakterienkultur, die i. d. R. durch Vermehrung einer Phagenpartikel entsteht. ↑Bakteriophagen. Plaquebildung, ↑Jerne-Plaque-Test. **3.** ***Zahnmed.:*** ↑Dentalplaque, ↑Auflagerungen.

Plaque forming cells: *Abk* PFC; antikörperbildende ↑Plasmazelle, ↑Jerne-Plaque-Test.

Plaque forming unit **1.** ***Immun.:*** ↑Einheit, plaquebildende. **2.** ***Zahnmed.:*** ↑Dentalplaque.

Plaquerevelator: Plaqueindikator; in Lösungen o. Tabletten enthaltener Farbstoff zur Anfärbung der ↑Dentalplaque bei der Gesundheitserziehung u. Motivation (hygienisierende ↑Phase).

Plaques des fumeurs ⟨*frz*⟩ *f Pl*: Leukoplakie der Mundschleimhaut bei starken Rauchern.

Plaque sénile: senile Druse; für Altersvorgänge charakterist. Gebilde in der Hirnrinde; bes. bei seniler Demenz u. ↑Alzheimer-Krankheit; elektronenmikroskop. zusammengeballte Nervenzellfortsätze mit abnorm gestalteten Mitochondrien u. Neurofilamenten.

Plaques jaunes: gelbe Narben nach Erweichungsherden im Gehirn.

Plaques lisses: Leukoplakie.

Plaques muqueuses: Mundschleimhautpapeln bei ↑Syphilis.

Plaques opalines: **1.** ↑Plaques muqueuses. **2.** Leukoplacia oris; ↑Leukoplakie.

Plaquetechnik: nach Virusverimpfung auf Einschichtzellkulturen (↑Monolayer-Kultur) entstehende ↑Plaques (↑Effekt, zytopathischer) werden durch Overlay in ihrer Entwicklung gestoppt u. können nach Anfärbung der Zellkultur ausgezählt werden. P. dient der Endpunktbestimmung bei ↑Virustitration (quantitative Virusanzüchtung).

Plaque-Test ↑Jerne-Plaque-Test.

Plasma ⟨*gr*⟩ *n* ↑Blutplasma, ↑Zitratblut.

Plasmaalbumin: im Blutplasma vorhandenes ↑Albumin.

Plasmabasophilie: stärkere Anfärbbarkeit des Zellplasma mit bas. Farbstoffen infolge gesteigerter Eiweißsynthese, bes. bei malignen Tumorzellen zu beobachten.

Plasma clot technique ⟨*engl*⟩: älteste Zellkulturtechnik, bei der aus Blut gewonnenes Plasma sowohl Unterlage als auch Nährmedium ist.

Plasmaderivate: Plasmapräparate; Plasmafraktionen, die aus Humanplasma durch Fraktionierung u./o. Isolierung gewonnen werden. Bei der Plasmafraktionierung werden Plasmaeiweiße angereichert u. von anderen gereinigt, je nach Spezifität mit o. ohne Gerinnungsaktivität. Der Gehalt der Gerinnungsfaktoren in P. wird in Einheiten (E) angegeben, 1 E entspricht der Gerinnungsaktivität von 1 ml Normalplasma. **Albumin**: großtechn. aus Humanplasma hergestellt. 5- u. 20%ig zur Anwendung bei Hypoproteinämien, Ödemausschwemmung, hypovoläm. Schock, ther. Plasmapherese. **Antithrombin III** (AT III): P. des Gerinnungsinhibitors Antithrombin III; Anwendung bei angeborenen u. erworbenen AT-III-Mangelzuständen unter ständiger labordiagnost. Kontrolle. **Fibrinogenkonzentrat** bzw. Faktor XIII-Konzentrat wird zur Behandlung von angeborenen o. erworbenen Mangelzuständen eingesetzt. **Faktor-VIII-Konzentrate u. Faktor-IX-Konzentrate** werden proph. u. ther. bei klassischer ↑Hämophilie u. ↑Willebrand-Jürgens-Syndrom bzw. Hämophilie B angewendet. **PPSB** enthält die Gerinnungsfaktoren II, VII, IX u. X. Anwendung als Substitution der enthaltenen Gerinnungsfaktoren bei Hämorrhagie durch Antikoagulanzienüberdosierung u. perinatale Blutungen. Industriell im Großpoolverfahren aus Spenderplasma gewonnene **Gammaglobulinfraktion** mit einem breiten antiinfektiösen u. antitox. Antikörperspiegel. Spezif. Immunglobulinpräparate (Hyperimmunglobuline) mit hohem spezif. Antikörpertiter dienen als Anti-D-Immunglobulin der Proph. der Rh-Inkompatibilität, als CMV-, FSME-Immunglobulin u. a. der spezif. Proph.

Plasmaeisen ↑Eisenstoffwechsel.

Plasmaeisen-Clearance ↑Ferrokinetik.

Plasmaeisen-Turnover ↑Eisenstoffwechsel.

Plasmaeisenumsatz ↑Ferrokinetik.

Plasmaeiweiß ↑Plasmaproteine.

Plasmaeiweißbindung: für die Distribution u. Elimination der Arzneistoffe im Organismus stellt ihre reversible Bindung an Proteine, vorwiegend Albumine, an Nukleinsäuren u. a. Strukturen einen wichtigen Faktor dar, da nur die frei im Plasmawasser gelösten Anteile alle Membranen durchdringen können u. ther. o. tox. wirksam werden. Die P. ist speziesspezif., so daß tierexperimentell gewonnene Ergebnisse nicht ohne weiteres auf den Menschen übertragbar sind. Zwischen den einzelnen Arzneistoffen existieren beträchtl. Unterschiede bei der Proteinbindung, z. B. Orotsäure 0 %, g-Strophanthin 2 %, Digoxin 18 %, OTC 35 %, Penicillin G 65 %, Indometacin 75 %, Digitoxin 90 %, Warfarin 97 %, Diazepam 98 %,

Phenylbutazon 99 % usw. Die interindividuellen Differenzen können ebenfalls sehr groß sein, z. B. Phenytoin 60–92 % u. Phenobarbital 20–75 %. Diese Unterschiede der P. lassen sich zurückführen auf genet. Ursachen, die Altersabhängigkeit u. pathol. Zustände (Leber- u. Nierenfunktionsstörungen) sowie ihre Konzentrationsabhängigkeit.

Plasmaenzyme: im Blutplasma nachweisbare Enzyme. Bei Erkrankungen, die mit Zelldefekten o. Permeabilitätsveränderungen verbunden sind, treten zelluläre Enzyme in das Plasma über. Die Bestimmung der Aktivität dieser sonst nur in Spuren im Blut nachweisbaren P. ist von diagn. Wert. ↑ Enzymdiagnostik.

Plasmaexpander: Substanzen, die in wäßriger Lösung aufgrund ihres kolloidosmot. Drucks ein verringertes Plasmavolumen vergrößern.

Plasmafraktion ↑ Plasmaderivate.

Plasmafraktionierung: Trennung von Plasmaproteinen zu diagn. u. präparativen Zwecken. **Salzfraktionierung**: Die Löslichkeit von Eiweißen hängt stark vom Salzgehalt (bzw. der Ionenstärke) einer Lösung ab, wobei eine optimale Salzkonzentration zu einem Maximum der Löslichkeitskurve führt. Durch Erhöhung der Salzkonzentration kommt es zu einer Fällung der Plasmaproteine. Dabei können Neutralsalze (Ammoniumsulfat, Natriumsulfat), Aminosäuren (Glycocoll, Alanin), Metallionen sowie organ. Kationen u. Anionen zur Anwendung kommen, die z. T. eine spezif. Präzipitationswirkung entfalten. Bei 50 %iger Sättigung mit Ammoniumsulfat fallen z. B. die Globuline aus, bei 100 %iger Sättigung das Albumin. **Elektrophorese**: dient v. a. der Diagnostik von Veränderungen der Plasmaeiweißzusammensetzung, in Kombination mit immunchem. Verfahren (↑ Immunelektrophorese) der Diagnostik von ↑ Gammopathien. **Alkoholfraktionierung**: von Cohn entwickeltes Verfahren, bei dem die Löslichkeit der Proteine am isoelektr. Punkt durch Äthanolzugabe herabgesetzt wird. **Kryopräzipitation**: frisch gefrorenes Plasma wird bei 4 °C aufgetaut, bleibt ein gallertiger Niederschlag zurück, der eine hohe Faktor-VIII-Konzentration aufweist. **Weitere Verfahren** der P. sind Chromatographie (kombiniert mit immunchem. Verfahren als Affinitätschromatographie), Adsorption, Gegenstromverteilung u. Ultrazentrifugation. Industrielle P. o. im Transfusionsdienst: Verfahren zur Auftrennung des aus Spenderblut gewonnenen Blutplasmas. Dadurch werden einzelne Bestandteile angereichert u. in größerer Konzentration u. Reinheit gewonnen. Industriell dienen Großpoolverfahren (Plasma von mehreren tausend Spendern) zur Herstellung aller Plasmafraktionen. Im Transfusionsdienst werden Klein- (2–20 Spender) u. Mittelpoolverfahren (bis ca. 50 Spender) zur Herstellung der Plasmafraktionen angewendet.

Plasmagene: extrachromosomales genet. Material, das, im Ggs. zu chromosomalen Genen, nicht nach den Mendel-Regeln vererbt wird. P. der Bakterien sind ↑ Plasmide, bei Eukaryonten Mitochondrien u. Plastiden. Die Gesamtheit aller P. wird als Plasmon o. Plasmotyp bezeichnet.

Plasmahalbwertszeit: Zeit, in der der Plasmaspiegel eines Pharmakons o. einer chem. Substanz auf die Hälfte sinkt ($t\,^1/_2$), Maß für die Eliminationsgeschwindigkeit.

Plasmahypertoniesyndrom: durch erhöhte Osmolarität des Plasmas, insbes. durch erhöhtes Serumnatrium bedingte Somnolenz, Fieber Exsikkose u. Koma, z. B. bei Apoplexie, Diabetes mellitus u. Wassermangel.

Plasmahypotoniesyndrom: Wasserintoxikation, Überwässerung, Hypoantriämie. Flüssigkeitsvermehrung im Extrazellular- u. Interzellularraum. Klin.: akute Herzinsuffizienz, Lungenödeme, Dyspnoe, Oligurie, Hirnschwellung, Erbrechen, Übelkeit, Koma.

Plasmakinine ↑ Kinine.

Plasmakoagulasen: Enzym des ↑ Staphylococcus aureus. K. fördern die Bildung von Fibrinwänden um Bakterienherde, wichtiges dd Merkmal für Staphylococcus aureus.

Plasmakonserven ↑ Plasmapräparate.

Plasmalemm ↑ Zellmembran.

Plasmalogene: den Lecithinen u. Kephalinen strukturell ähnl., komplexe Lipide, die in 1- o. 2-Stellung des Glycerols anstelle eines Acylrests einen Alkylrest tragen. P. sind bes. in Muskulatur u. Gehirn vertreten u. finden sich v. a. in den Mitochondrien.

Plasmalysetest: labordiagnost. Test zur Erfassung der fibrinolyt. Aktivität. Zitratplasma wird durch $CaCl_2$-Thrombin-Lösung zum Gerinnen gebracht u. die Zeit bis zur vollständigen Auflösung des Gerinnsels bei 37 °C gemessen.

Plasmamembran: ↑ Zellmembran, die eine Zelle nach außen abschließt. Sie vermittelt durch Transportvorgänge den Stoffaustausch zwischen einer Zelle (↑ Membran) u. dem Außenmedium sowie die Wechselwirkungen, die eine Zelle mit ihrer Umgebung eingeht: Erkennungsfunktionen, Signalwandlung, Bindung von biol. wirksamen Substanzen (↑ Lektine, ↑ Hormone, ↑ Antigene usw.). Sie enthält ↑ Glykoproteine u. Glykolipide, die als Rezeptoren wirken.

Plasmapherese ⟨*gr*⟩ *f*: Gewinnung von Plasma unter Rückgabe zellulärer Blutbestandteile von gesunden Blutspendern (präparativ) o. von Pat. (ther.). Die präparative P. mit Hilfe von ↑ Blutzellseparatoren dient der Gewinnung von gerinnungsaktivem Frischplasma als ↑ Plasmapräparat o. Ausgangsmaterial für ↑ Plasmaderivate (Albumin, Gammaglobuline, gerinnungsaktive Fraktionen, Antiseren usw.). Die ther. P., die heute meist unter Einsatz von Blutzellseparatoren durchgeführt wird, ist ein Plasmaaustauschverfahren, wobei bis zu 180 % des Patientenvolumens ausgetauscht werden. Anwendungsgebiete: bei Erkrankungen mit ausgeprägtem M-Gradient (↑ Hyperviskositätssyndrom), Immunkomplex- u. Autoaggressionskrankheiten, endogenen u. exogenen Intoxikationen.

Plasmapräparate: Blutpräparate zur Transfusion o. als Ausgangsmaterial für ↑ Plasmaderivate. Frisches Blutplasma, wenige Stunden nach der Blutabnahme gewonnen, dient der Herstellung von P. mit hoher Aktivität der plasmat. Gerinnungsfaktoren. P. enthalten Plasmaeiweiße in natürl. Konzentration, verdünnt durch den ↑ Blutstabilisator. Das tiefgefrorene Frischplasma (gerinnungsaktives Plasma, GAP, Fresh frozen plasma, FFP) wird bei Massivtransfusionen u. hämorrhag. Diathesen zur Substitution aller Gerinnungsfaktoren bei gleichzeitigem Volumenmangel eingesetzt. Frischplasma ist AB0-kompatibel zu transfundieren. Zur Vermeidung von transfusionsbedingten Infektionen wird Frischplasma virusinaktiviert als SD-Plasma (Solvent/Detergent) bzw. MB-Plasma (Methylenblau) o. quarantänegelagert (nach 6 Monaten muß der Blutspender wieder neg. Infektionsmarker aufweisen).

Plasmaproteine: Blutplasma enthält über 100 versch. Proteine in einer Gesamtkonzentration von 65–80 g/l. Nach der elektrophoret. Beweglichkeit lassen sich ↑Albumin sowie Alpha-1-, Alpha-2-, Beta- u. Gammaglobuline unterscheiden. Chem. handelt es sich um reine Proteine, die Mehrzahl jedoch sind ↑Glykoproteine, ↑Lipoproteine u. ↑Metallproteine mit Mol.Gew. zwischen einigen Tausend u. Mill. Aufgaben: 1. Aufrechterhaltung des kolloidosmot. Drucks, 2. Transport wasserunlösl. Stoffe (z. B. Lipide) o. Metallionen, 3. Aufrechterhaltung der Immunität, 4. Blutgerinnung, 5. Hormon- u. Enzymtransport. Funktionell sind die P. Komponenten des Gerinnungs- u. Komplementsystems, Proteaseinhibitoren, ↑Immunglobuline u. ↑Transportproteine. I. e. S. nicht zu den P. zählen ↑Proteohormone u. durch Zellschädigung in das Plasma gelangte Proteine. Die relativen Anteile der P. zeigen erhebl. Unterschiede. So beträgt z. B. die Konzentration von Albumin ca. 40 g/l Plasma, die Konzentration von Immunglobulin E dagegen nur bis 0,1 mg/l. Veränderungen in der Konzentration der P. gehen meist mit Störungen im Gesamtstoffwechsel des Organismus einher, man unterscheidet zwischen ↑Dysproteinämien (Verschiebungen im quantitativen Verhältnis der P.), ↑Defektproteinämien (genet. bedingter Mangel einzelner P.) u. ↑Paraproteinosen (vermehrte Bildung best. Immunglobuline o. Immunglobulinketten). Tab.

Plasmaproteinpool: Zusammenfassung aller quantitativen u. qualitativen Merkmale der Plasmaeiweißkörper, die von der vorwiegend in der Leber ablaufenden Synthese bzw. der Erneuerungsrate u. den unterschiedl. Halbwertszeiten des Abbaus abhängen.

Plasmaskimming ⟨*engl*⟩ *n*: Trennung von Erythrozyten u. Plasma in der ↑Mikrozirkulation. Senkrecht von einem rasch fließenden Strombett abgehende Kapillaren führen häufig nur Plasma aus dem freien Randstrom größerer Gefäße.

Plasmavolumen: zirkulierende Gesamtplasmamenge des Organismus, beträgt etwa 5 % des Körpergewichtes. Bestimmung durch Injektion von bekannten Mengen eines Farbstoffs (Kongorot, Evansblue) u. radioaktiv markierten Serumalbumins. Diese Substanzen dürfen die Blutbahn nicht verlassen o. nicht in die Blutzellen eindringen. Der Verdünnungseffekt wird gemessen (↑Fick-Prinzip) u. das P. nach

$$\text{P.} = \frac{\text{injizierte Substanzmenge}}{\text{Konzentration in der Probe}}$$

errechnet.

Plasmazelldyskrasie: monoklonale Proliferationen von Plasmazellen, die mit monoklonalen ↑Gammopathien u./o. Amyloidose einhergehen. Nach Ossermann ist die limitierte P. Substrat einer benignen monoklonalen Gammopathie im Ggs. zur malignen P. bei Plasmozytom.

Plasmazellen: von Waldeyer (1875) geprägter Begriff für zytoplasmareiche Zellen, die 1891 von Unna näher beschrieben wurden. Die P. leitet sich aus dem lymphatischen ↑Zellsystem ab u. ist diesem als hochspezialisierte B-Zelle mit der Funktion der Immunglobulinbildung zuzuordnen. Die P. ist in ihrer einkernigen Form eine mittelgroße Zelle mit einem Durchmesser von 12–20 μm mit exzentr. lokalisiertem Kern u. kornblumenblauem Zytoplasma. Selten kommen rötliche Farbvarianten („flammende P.") vor. Im Zytoplasma finden sich häufig Vakuolen, die Immunglobulin enthalten. Diese ↑Russell-Körperchen können das Zytoplasma ganz ausfüllen u. sogar den Kern verdecken (↑Mott-Zellen, Maulbeerzellen, Morula cells). Bei Virusinfekten können P. vermehrt im Blut auftreten. Im Knochenmark liegt ihr Anteil normal unter 3 % der kernhaltigen Zellen.

Plasmazellenleukämie: Verlaufsvariante eines generalisierten ↑Plasmozytoms mit starker Ausschwemmung von Plasmazellen in das zirkulierende Blut, wodurch eine ↑Leukozytose verursacht wird. Der Anteil von P. beträgt etwa 1 % der multiplen Myelome. Die Progn. ist äußerst ungünstig.

Plasmide: extrachromosomale, zur autonomen Replikation befähigte genet. Elemente der Bakterien, i. d. R. in Form ringförmiger doppelsträngiger DNA-Moleküle. P. enthalten Gene, deren Produkte für den Stoffwechsel der Bakterien nicht essentiell sind. Zu den Plasmidgenprodukten gehören u. a. solche, die Chemotherapeutikaresistenz (u. a. Antibiotikaresistenz), Enterotoxinbildung, Bakteriozinbildung (↑Bakteriozin) bedingen. P. können durch Konjugation horizontal übertragen werden. Viele Klonierungsvektoren sind von P. abgeleitet u. werden zum ↑Gentransfer angewandt.

Plasmaproteine (Auswahl)

Eiweiß	Konzentration (g/l) Mittel	Variationsbreite	Funktion	Pathologische Abweichungen (Auswahl)
Präalbumin	0,25	0,1–0,4	Thyroxinbindung	vermindert bei schweren Leberparenchymschäden
Albumin	45,0	35–55	kolloidosmot. Druck; Transport von Ca^{2+}, Hormonen, Metaboliten, Medikamenten, Eiweißreserve	vermindert bei chron. Eiweißmangel (Unterernährung), Eiweißverlustsyndromen; angeborener Leberzirrhose, Analbuminämie
saures Alpha-1-Glykoprotein (Orosomukoid Alpha-1-Seromukoid)	0,9	0,5–1,4		vermehrt bei chron. Entzündungen, malignen Neoplasien
Alpha-1-Lipoprotein	3,6	2,9–7,7	Transport von Lipiden, Vitaminen, Hormonen	vermindert bei Leberparenchymschäden

Plasmaproteine (Fortsetzung)

Eiweiß	Konzentration (g/l) Mittel	Variationsbreite	Funktion	Pathologische Abweichungen (Auswahl)
Alpha-1-Antitrypsin	2,9	2,0–4,0	Prokinaseinhibitor	vermehrt bei Entzündungen; vermindert bei angeborenem Mangel (mit Lungenemphysem)
thyroxinbindendes Globulin	0,015	0,01–0,02	Thyroxinbindung	
Alpha-1-Antichymotrypsin	0,5	0,4–0,6	Chymotrypsininhibitor	
Coeruloplasmin	0,3	0,2–0,45	kupferbindende Oxidase	angeborener Mangel bei Wilson-Krankheit
Haptoglobin	1,3	0,7–1,6	Hämoglobinbindung im Plasma; Peroxidase; Abwehrfunktion	vermehrt bei Entzündungen; vermindert bei hämolyt. Syndromen u. Lebererkrankungen
Alpha-2-Makroglobulin	2,4	1,5–4,2	Hormonbindung; Plasmininhibitor	vermehrt bei nephrot. Syndrom, Diabetes mellitus, Lebererkrankungen
Betalipoprotein	5,3	2,9–9,5	Transport von Lipiden, Hormonen, Vitaminen	vermehrt bei Nierenerkrankungen; angeborener Mangel (A-Betalipoproteinämie)
Hämopexin	1,0	0,8–1,2	Häm(in)-Bindung	vermindert bei hämolyt. Syndromen
Beta-1-C-Globulin	1,1	0,8–1,4	C3-Faktor des Komplementsystems	vermindert bei Autoimmunerkrankungen
Transferrin	3,0	2,0–4,0	Eisenbindung u. -transport	vermindert bei Nephrose, Malignomen, angeborener Atransferrinämie
Fibrinogen	3,0	2,0–4,5	Blutgerinnung	vermehrt bei Entzündungen u. malignen Tumoren, Thrombophilie; vermindert bei Lebererkrankungen, Hyperfibrinolyse
Immunglobulin G	12,5	8,0–18,0	Antikörper	vermehrt bei chron. Entzündungen, Lebererkrankungen, paraproteinäm. Hämoblastosen; vermindert bei Antikörpermangelsyndrom (angeboren, erworben)
Immunglobulin A	2,0	0,9–4,5	Antikörper (modifiziert durch Secretory piece auf Schleimhäuten)	vermehrt bei chron. Infekten, Lebererkrankungen, Plasmozytom; vermindert bei Antikörpermangelsyndrom, Ataxia teleangiectasia
Immunglobulin M	1,4	0,6–2,8	Antikörper	vermehrt bei chron. Infekten, Lebererkrankungen, Makroglobulinämie Waldenström u. a. Immunozytomen; vermindert bei Antikörpermangelsyndrom
Immunglobulin D	0,03	0,003–0,4	Antikörper	vermehrt bei IgD-Plasmozytom, vermindert bei Allergien, Wiskott-Aldrich-Syndrom
Immunglobulin E	0,0003	0,0001 bis 0,0014	Antikörper (Reagine)	vermehrt bei Allergien, Asthma bronchiale, IgE-Plasmozytom (sehr selten)

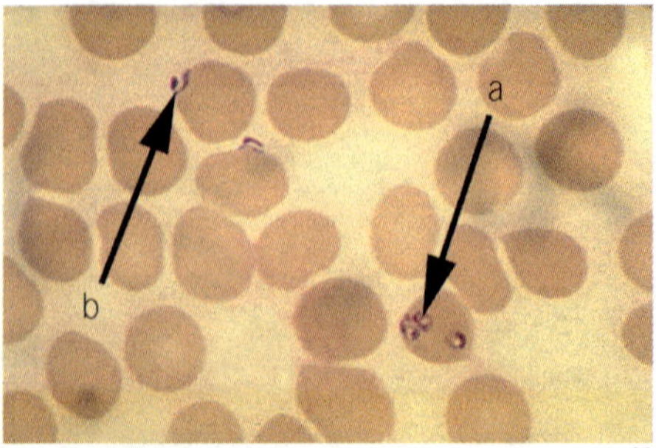

23

Plasmodium falciparum im Blutausstrich, Pappenheim-Färbung; Trophozoiten (a) und appliqué-Form (b)

Plasmin: fibrinolyt. Enzym des Blutplasmas, das durch Aktivierung aus ↑Plasminogen entsteht. P. besteht aus zwei Polypeptidketten, die durch eine Disulfidbrücke zusammengehalten werden. Es spaltet Fibrin, Fibrinogen, die Faktoren V u. VIII, Komplementfaktoren u. a. Serumeiweiße. Es wird in seiner Wirkung durch Antiplasmine gehemmt.

Plasminhemmstoffe ↑Antifibrinolytika.

Plasmininhibitoren: Stoffe zur Hemmung der proteolyt. Wirkung des Plasmins. Körpereigene P.: ↑Antiplasmine. Medikamentöse P.: ↑Fibrinolyseinhibitoren.

Plasminogen: Vorläufermolekül des Plasmins. Besteht aus einer Polypeptidkette (Molmasse 90 000). Varianten im Blutplasma: Glu-P. (=nativ), Lys-P. (geringfügig abgebautes Glu-P.). Weiteres Vorkommen: Sekrete, Gewebe, Plazenta; Synthese: Leber, eosinophile Granulozyten des Knochenmarks, Niere; Halbwertszeit im Blutplasma: Glu-P. 2,0–2,5 Tage, Lys-P. 0,8 Tage. Durch die Einwirkung der Plasminogenaktivatoren wird es in 2 Polypeptidketten gespalten, die über eine Disulfidbrücke verbunden bleiben (↑Plasmin).

Plasminogenaktivatoren: Faktoren, die die Plasminogen-Plasmin-Umwandlung katalysieren. 1. Plasmaaktivator (Faktor XIIa u. Fitzgerald-Faktor): Aktivierung erfolgt über Kallikrein-Kinin-System analog der Kontaktaktivierung des Intrinsic-Gerinnungssystems. 2. Gewebeaktivator: kommt in den meisten Organen (bes. Uterus, Prostata, Herz) vor, nicht in der Leber, wahrscheinl. proteolyt. Enzym. 3. Urokinase: von der Niere gebildeter u. im menschl. Harn ausgeschiedener Aktivator, wahrscheinl. mit Gewebeaktivator ident. 4. Tumorzellenaktivator. 5. Streptokinase: von betahämolysierenden Streptokokken gebildetes Alpha-2-Globulin, das zusammen mit Plasminogen den eigentl. Aktivatorkomplex bildet, der dann weitere Plasminogenmoleküle zu Plasmin umwandelt.

Plasminogen Tochigi: ein vererbbarer, abnormer Typ von Plasminogen, in dem der Alanylrest in Position 600 des normalen ↑Plasminogens (Plasminogen ist ein einkettiges Glykoprotein, bestehend aus 790 Aminosäureresten) durch einen Threonylrest ersetzt ist. Das durch Urokinase aus dem anormalen Plasminogen entstehende ↑Plasmin ist inaktiv.

Plasmodien ↑Plasmodium.

Plasmodienindex: Prozentsatz einer Bevölkerungsgruppe mit Malariaerregern (↑Plasmodium) im Blutausstrich. ↑Malariaindex.

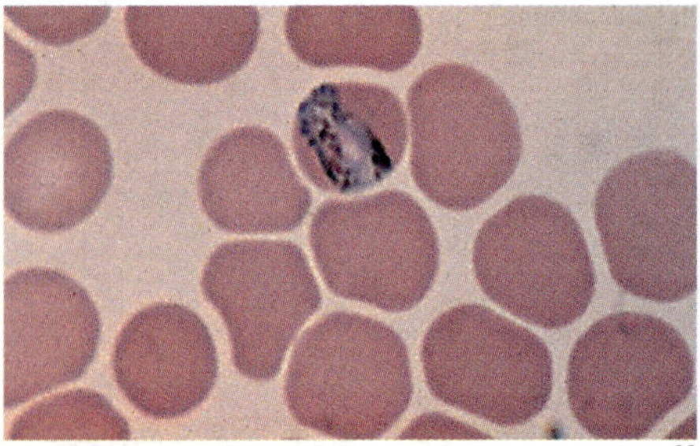

23

Plasmodium malariae im Blutausstrich; heranwachsender Trophozoit

Plasmodium ⟨*gr*⟩ *n*: **1.** vielkernige Zytoplasmamasse, welche durch ↑Mitose o. ↑Amitose ohne nachfolgende Zytoplasmateilung entstanden ist, z. B. ↑Chondroklasten, ↑Osteoklasten, quergestreifte Muskelfaser. **2.** Gattung der ↑Sporozoea, Erreger der ↑Malaria. Med. bedeutsam sind folgende Arten: ↑Plasmodium vivax, ↑Plasmodium ovale, ↑Plasmodium falciparum, ↑Plasmodium malariae. Parasiten im retikulohistiozytären System u. im Blut von Vögeln, Säugetieren u. Mensch, Übertragung durch Stechmücken der Gattungen ↑Anopheles u. ↑Culex (↑Generationswechsel, ↑Wirtswechsel). Im Vertebratenwirt zunächst exoerythrozytäre Phase (↑Schizogonie), dann erythrozytäre Phase (Schizogonie sowie Ausbildung von Mikro- u. Makrogametozyten, der Vorstufen der Mikro- u. Makrogameten); im Überträger ↑Gamogonie (Ausbildung von Mikro- u. Makrogameten, ↑Ookineten u. ↑Oozysten) u. ↑Sporogonie (Bildung von Sporozoiten); Übertragung auf den Vertebratenwirt durch den Stich der Mücken.

Plasmodium berghei: Malariaerreger bei Nagern. 1948 in der Baumwollratte Thamnomyx surdaster in Zaire entdeckt; benannt nach dem Belgier van den Bergh. Als exp. Studienobjekt, auch für die Prüfung von Antimalariamitteln, eignet sich für P. b. bes. die weiße Maus; Vektor: Anopheles dureni.

Plasmodium falciparum: Erreger der Malaria tropica; Vektoren bzw. Zwischenwirte: viele Anopheles-Arten; exp. auf einige Affenarten übertragbar. ↑Malaria tropica. Abb.

Plasmodium knowlesi: auf den Menschen übertragbare Plasmodienart bei Affen. Vektor: Anopheles hackeriwa.

Plasmodium malariae: Erreger der Malaria quartana. Vektoren: mehrere Anopheles-Arten. Abb.

Plasmodium ovale: Erreger eines der Malaria tertiana ähnl. Bildes. Vektoren bzw. Zwischenwirte sind Anopheles gambiae u. Anopheles funestus.

Plasmodium vivax: Erreger der ↑Malaria tertiana. In den warmen Klimazonen weit verbreitet, z. T. auch in gemäßigtem Klima, Vektoren bzw. ↑Zwischenwirt sind viele Anopheles-Arten (von den über 200 Anopheles-Arten sind etwa 60 Überträger von Malariaerregern, davon ca. 30 sog. gefährl. Arten). Abb.

Plasmodizide: Antiprotozoika zur Abtötung von ↑Plasmodien als Malariaerreger. ↑Malariamittel.

Plasmogamie ⟨*gr*⟩ *f*: Verschmelzung von Zellen im Zusammenhang mit ↑Karyogamie.

Plasmolyse: **1.** Auflösung des Zytoplasmas als Zeichen entzündl., chem. o. physikal. bedingter Degenera-

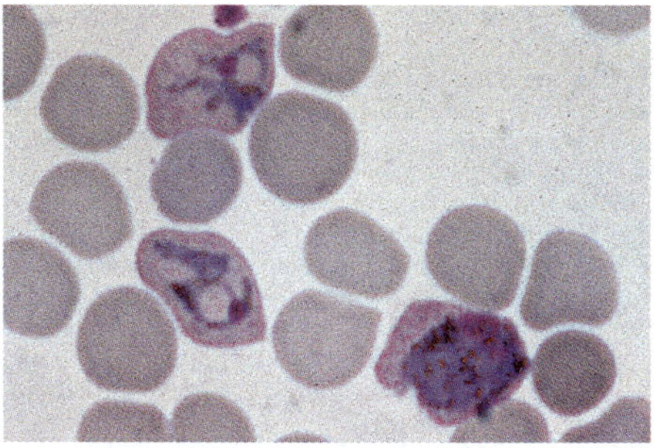

23

Plasmodium vivax im Blutausstrich, Pappenheim-Färbung; heranwachsende Trophozoit u. ein Gamet (rechts unten)

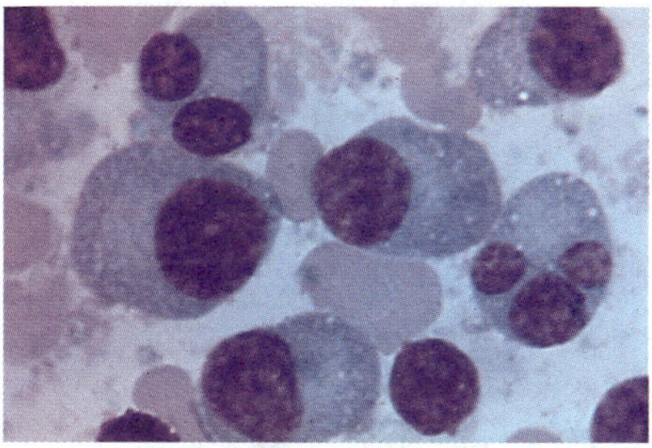

35

Plasmozytom (Abb. 1).
Der Knochenmarkausstrich läßt unterschiedliche Größe u. Kernform der zahlreichen Plasmazellen erkennen.

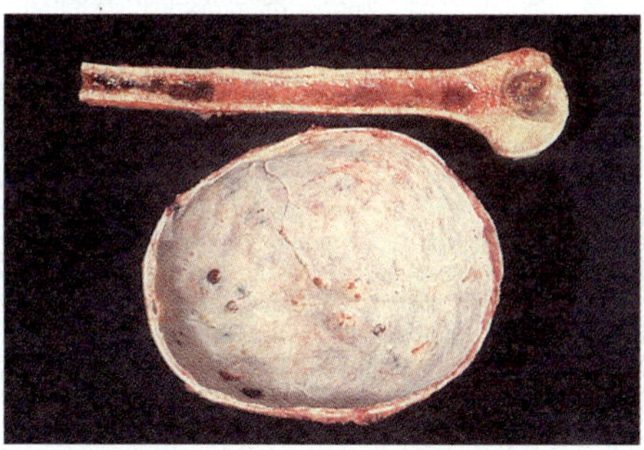

9

Plasmozytom (Abb. 2). Herde im Femur und in der frontalen Schädelkalotte

tion. **2.** Verkleinerung des Volumens von Pflanzenzellen durch Wasserentzug mit Ablösung des Plasmas von der Zellwand. Zellen in einem hyperton. Medium wird durch Osmose Wasser entzogen. Dieser Vorgang ist umkehrbar (Deplasmolyse).

Plasmon ↑Plasmagene.

Plasmonmutation: das Plasmon (↑Plasmagene) betreffende Mutationen.

Plasmotyp ⟨*gr*⟩ *m* ↑Plasmagene.

Plasmozyten ↑Plasmazellen.

Plasmozytom: multiples Myelom; generalisierte u. i. d. R. monoklonale neoplast. Proliferation von Plasmazellen, wobei die Entdifferenzierung in einem frühen Reifestadium der B-Zelle erfolgt (Abb. 1). Entstehungsursachen unbekannt. Einteilung: Entspr. den Sekretionsprodukten von Plasmazellen, den Immunglobulinen, kann eine Einteilung des P. nach Immunglobulinklassen erfolgen. Am häufigsten betroffen werden IgG-bildende Klone (60 % aller Fälle), IgA (20 %), IgD (3 %), IgE extrem selten. In etwa einem Drittel aller Fälle besteht ferner eine überschießende Produktion von Leichtketten, Folgen: Bence-Jones-Proteinurie (↑Immunglobuline). Bei der exzessiven Vermehrung von Immunglobulin-Molekülen eines P. handelt es sich nicht um pathol. veränderte Proteine, wie früher angenommen wurde u. mit der Bez. ↑Paraprotein ausgedrückt werden sollte, obwohl Abweichungen von der regulären Sequenz mögl. sind. Kennzeichnendes Kriterium ist die monoklonale ↑Gammopathie. Serol. Nachweis von P. durch Immunglobulinquantifizierung u. Immunoelektropherogramm. Serol. „stumme" P. verlaufen ohne exzessive Vermehrung von Immunglobulinen. Klin.: Durch die proliferierenden Plasmazellen entstehen osteolyt. Herde u. Osteoporose. Es kann zu Paramyloidablagerung u. zu Nierenveränderungen kommen. Sehr variable Krankheitsdauer, im Mittel drei Jahre. Abb. 1 u. 2.

Plastibase: Jelene; ein durch Zusammenschmelzen von 95 % flüssigem Paraffin u. 5 % Polyäthylen (relative Molmasse 21 000) gewonnenes, vaselinähnl. Produkt.

Plastide: Organellen in Pflanzenzellen.

Plastidom: Plastom; genet. Material (DNA) der ↑Plastiden.

Plastik ⟨*gr*⟩ *f.* in der Med. operatives Vorgehen zur Umgestaltung, Veränderung o. Neuformung von Geweben, ↑Hautplastik, Sehnenplastik, Nervenplastik u. a. ↑Chirurgie, plastische; ↑Chirurgie, ästhetische; ↑Transplantation.

Plastik, indische: Nahlappenplastik, z. B. Nasenersatz durch Stirnlappen. ↑Hautplastik.

Plastik, italienische ↑Fernlappenplastik. ↑Hautplastik.

Plastizität ⟨*gr*⟩ *f*: **1.** ***Physik:*** die Fähigkeit eines Stoffs, unter Belastung eine bleibende Formveränderung vor dem Zerbrechen zu zeigen. **2.** ***Neurobiologie:*** Die P. beruht in der zellulären (neuronalen) Ebene auf Änderungen der Erregungsübertragung an den ↑Synapsen, zurückführbar auf veränderte Transmitterfreisetzung unter Anwesenheit von Kalzium u. Änderungen von Eigenschaften der postsynapt. Membranrezeptoren für die Transmitter, was zur Verstärkung der Makromolekülsynthese führt. P. in morphol. Hinsicht läßt sich in der Wachstumsphase des Gehirns feststellen. Die P. wird als wichtiger Elementarmechanismus der Gedächtnisbildung angesehen. ↑Potenzierung.

Plastizität des Gehirns: Wiederherstellung von zerebralen Leistungen durch Neubahnung von Neuronenkreisen bei zerebralen, v. a. kortikalen Läsionen, Übernahme von Funktionen durch benachbarte o. kontralaterale Areale. Gegenargument der sog. Ganzheitsauffassung gegen die klass. ↑Lokalisationslehre. Beide Extreme haben sich als falsch erwiesen. Die P. ist begrenzt in Abhängigkeit vom Tempo der schädigenden Einwirkung u. von phylogenet. Kriterien der betroffenen Areale.

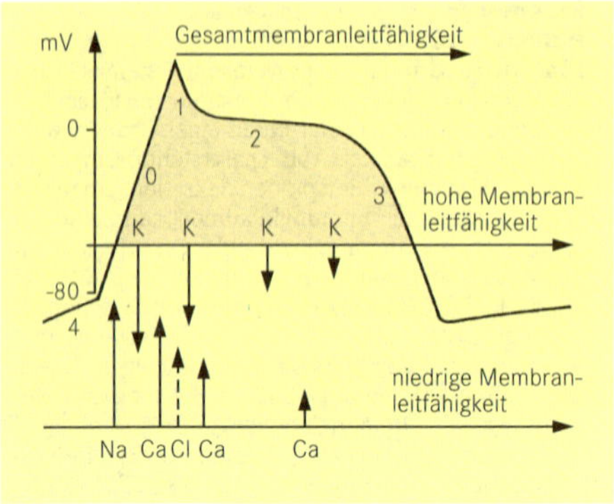

Plateau. Änderung der Membranleitfähigkeit von Herzmuskelzellen für Ionen (Pfeile) während des Aktionspotentials (Kurve 4-0-1-2-3)

Sie erhält ihren Stellenwert i. S. einer dynam. Lokalisationslehre.

Plastom ⟨*gr*⟩ *n*: in den Plastiden enthaltene Erbanlagen, ↑ Plasmagene.

Plateau ⟨*frz*⟩ *n*: Entstehung der Plateauphase 2 des Aktionspotentials des Herzens durch erniedrigte K- u. erhöhte Ca-Leitfähigkeit. Abb.

Plateauform: Venenpulsform bei Einflußstauung rechtsventrikulär (manifeste ↑ Rechtsherzinsuffizienz, Pericarditis constrictiva, ↑ Perikarditis).

Plateauphase: konstant hoher sexueller Erregungspegel kurz vor dem Orgasmus. ↑ Sexualzyklus.

Plateauwellen: Wellentyp im EEG bei intrakranieller ↑ Drucksteigerung. Diese nach Lundberg als A-Wellen bezeichnete Hirndrucksteigerung besteht über mehrere Minuten, um dann plötzl. auf den Ausgangswert zurückzufallen. A-Wellen können spontan o. nach Provokation beobachtet werden.

Platelet-derived growth factor: *Abk* ↑ PDGF. ↑ Plättchenwachstumsfaktor.

Plathelminthes ⟨*gr*⟩ *f Pl*: Plattwürmer; Tierstamm mit dorsoventral abgeplattetem, gegliedertem o. ungegliedertem Körper; zwischen Kutikula u. Darm (wenn vorhanden) Mesenchym mit Schizozoel; Zirkulations- u. Atmungsorgane i. d. R. nicht vorhanden, mit wenigen Ausnahmen Zwitter. Freilebende Arten u. ↑ Parasiten. Med. bedeutsam: ↑ Trematoda u. ↑ Cestoda. Schätzungsweise sind mehr als 300 Mill. Menschen von P. befallen. Die komplizierte Entwicklung der P. ist meist mit Generations- u. Wirtswechsel verbunden.

Platin: chem. Symbol Pt; Ordnungszahl 78; relative Atommasse 195,1. Edelmetall, kommt in der Natur meist gediegen, aber legiert mit geringen Anteilen (5–10 %) der fünf anderen Platinmetalle (↑ Palladium, Iridium, Osmium, Rhodium u. Ruthenium) u. anderen Metallen vor. P. bildet einen wesentl. Bestandteil zahnärztl. Goldlegierungen. Ein relativ geringer Platinanteil bis 10 % führt zur erhebl. Steigerung der Festigkeit u. Härte u. zum Verschwinden der goldenen Farbe der Legierung. Folien aus reinem P. dienen als Arbeitsgrundlage für den Brand von dentalkeram. Jacketkronen.

Platinektomie: Otoskleroseoperation. Entfernung der Stapesfußplatte, Frakturierung der Schenkel, die auf den Bindegewebepfropf im ovalen Fenster aufgesetzt werden, Verzicht auf Einsatz einer Prothese.

Plating efficiency ⟨*engl*⟩: Prozentsatz an eingesäten Zellen, die zur Koloniebildung führen.

Platonychie ⟨*gr*⟩ *f*: flache Nägel, Vorstadium der ↑ Koilonychie.

Plätschergeräusch: durch stärkeres Beklopfen o. Hin- u. Herbewegen eines mit Gas u. Flüssigkeit gefüllten Hohlraums hervorgerufenes Geräusch (z. B. Magenektasie bei Pylorusstenose, dynam. Ileus, glutensensitive Enteropathie, Seropneumothorax).

Plättchenaggregat: lockere, reversible Zusammenlagerung von Blutplättchen (Thrombozyten), die physiol. Bestandteil der Blutstillung ist. Ausgelöst wird das P. durch Freisetzung von ADP aus verletzten Endothelzellen u. adhärenten Thrombozyten. Durch Thrombinwirkung wird das P. irreversibel, Thrombosthenin führt zur Retraktion u. Verfestigung des P. Plättchenaggregationstest nach Born: durch ein geeignetes Reagens (z. B. ADP, Kollagen, Ristocetin) wird die Aggregation der Thrombozyten in thrombozytenreichem Zitratplasma bei 37 °C ausgelöst u. deren Verlauf durch Messung der Lichtdurchlässigkeit registriert. Ind.: verminderte Aggregationsfähigkeit der Thrombozyten bei Thrombosthenie u. Ther. mit Aggregationshemmern, Beurteilung der Funktionsfähigkeit gelagerter Thrombozytenpräparate. ↑ Thrombozytenaggregation. Plättchenaggregationstest nach Breddin: Beobachtung der spontanen, nur durch Rotation ausgelösten Aggregation im thrombozytenreichen Zitratplasma bei 37 °C entweder auf dem Objektträger o. durch Messung der Lichtdurchlässigkeit. Ind.: erhöhte Aggregationsneigung der Thrombozyten.

Plättchenantikörper ↑ Thrombozytenantikörper.

Plättchenlipoidfaktor: Thrombozytenfaktor 3; Phospholipoprotein, das in der Zellmembran u. in den Alphagranula der Thrombozyten enthalten ist. Es greift an mehreren Stellen in den Gerinnungsablauf ein (Faktor-IXa-Faktor-VIII-Ca^{2+}-Phospholipidkomplex, Faktor-Xa-Faktor-V-Ca^{2+}-Phospholipidkomplex). Seine Wirkung ist nicht von der Lebensfähigkeit der Thrombozyten abhängig u. bleibt auch nach Erhitzen o. Lyophilisieren derselben erhalten.

Plättchenthrombus ↑ Thrombus.

Plättchenwachstumsfaktor: Platelet-derived growth factor (PDGF); hitzestabiles heterodimeres Glykoprotein, das in den Gefäßendothelzellen synthetisiert u. in den Alphagranula der Thrombozyten gespeichert wird. P. ist ein ↑ Wachstumsfaktor, der die Teilung von mesenchymalen, nicht aber von epithelialen Zellen, stimuliert. P. ist das Hauptmitogen des Blutplasmas u. fördert die Wundheilung. Wahrscheinl. mitbeteiligt an der Entstehung der Atheromatose. ↑ System, thrombozytäres.

Plattenatelektase: auf der Thoraxübersichtsaufnahme im Mittel- bis Unterfeldbereich als waagerecht verlaufende Parenchymverdichtung dargestellte ↑ Atelektase. Die P. hält sich nicht an die Segmentanatomie der Lunge. Sie entsteht wahrscheinl. im Bereich intrathorakaler Druckkonzentration bei Zwerchfellschonhaltung o. -hochstand. Die P. ist klin. fast immer symptomlos, stellt aber ein wichtiges Hinweiszeichen für abdominelle Erkrankungen, z. B. akute Pankreatitis, dar.

Plattendialysator ↑ Dialysator.

Plattenepithel: nach neuerer Nomenklatur Schuppenepithel (Epithelium squamosum); ↑ Epithelgewebe.

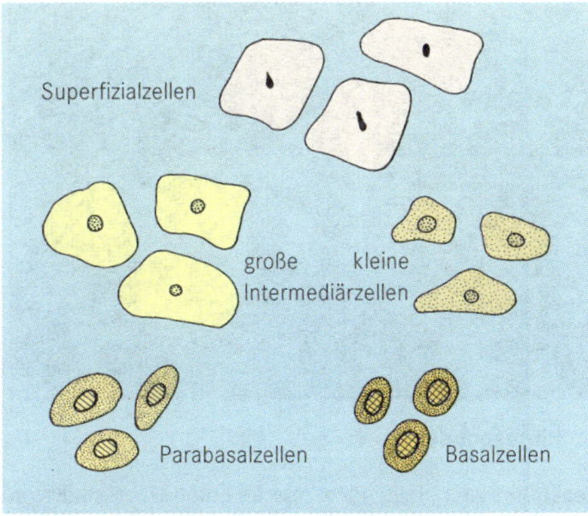

Plattenepithelien. Plattenepithelzellen

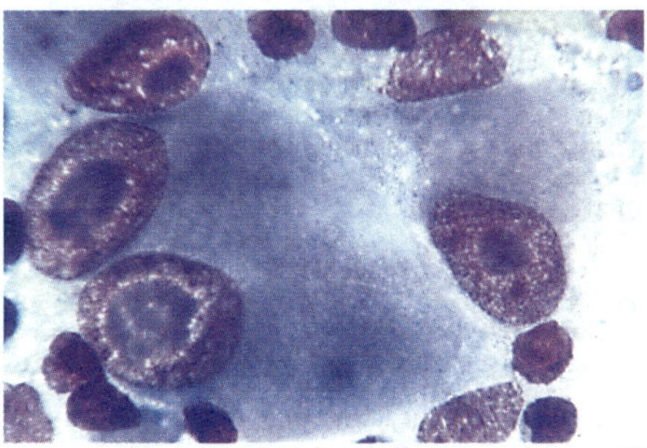

35

Plattenepithelkarzinom (Abb. 1). Ausstrich von Tumorgewebe eines nichtverhornenden P., Pappenheim-Färbung

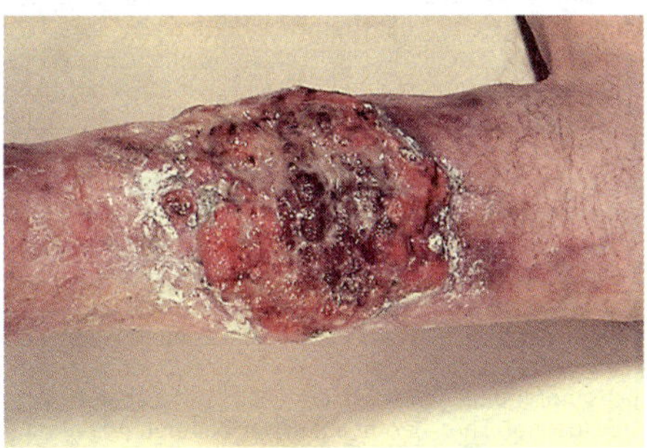

13

Plattenepithelkarzinom (Abb. 2)

Plattenepithelien: Plattenepithelzellen; Zellen des geschichteten Plattenepithels, das als verhorntes Plattenepithel die Epidermis der Haut bildet u. als unverhorntes Plattenepithel in versch. Schleimhäuten, die durch Sekret befeuchtet werden, vorkommt. Die P. der Cervix uteri u. der Vagina sind von bes. zytolog. Interesse, da aus ihren Veränderungen sowohl hormonelle diagn. als auch Rückschlüsse über Vorstadien u. Frühstufen des Plattenepithelkarzinoms gezogen werden können. Man unterscheidet: basale, parabasale, intermediäre u. superfiziale P. Basale P.: 12–20 µm große, zyanophile runde Zellen mit einem hyperchromat. 8–10 µm messenden Kern, kommen im Zellausstrich nur bei Epithelverletzungen u. starken Atrophien vor. Parabasale P.: 15–25 µm große, zyanophile runde bis ovale Zellen mit deutl. angefärbtem 8–10 µm messendem Kern, kommen im Ausstrich bei Atrophie, Epithelverletzung u. in einer bes. Form als Post-partum-Zelle vor. Intermediäre P.: kleine (20–40 µm) u. große (40–60 µm), polyedr. P. mit ovalem, bläschenförmigem Kern (6–9 µm), der eine feinnetzige Chromatinstruktur aufweist. Sie kommen im Ausstrich prä- u. postmenstruell, bei leichtem Follikelhormonmangel u. unter Androgenwirkung vor. Eine Sonderform sind die in der Schwangerschaft auftretenden ↑Navikularzellen. Superfiziale P.: 40–60 µm große, polyedr. Zellen mit einem kleinen pyknot., 3–6 µm messenden Kern. Je nach Hormonlage ist das Zytoplasma eosinophil o. zyanophil gefärbt (↑Papanicolaou-Färbung). Superfiziale P. u. große intermediäre P. treten unter Follikelhormoneinfluß auf. Bei Corpus-luteum-Hormon-Einwirkung sind sie gefaltet u. liegen in Haufen. Abb.

Plattenepithelkarzinom: bösartiges epitheliales Gewächs, das histol. Plattenepithel entspricht. Unterschieden werden nichtverhornende (anepidermoide) u. verhornende (epidermoide) P. Ausgangspunkt sind Lokalisationen mit physiologischerweise vorkommendem Plattenepithel wie z. B. die Haut. Durch ↑Metaplasie auch Entstehung aus Zylinderepithel mögl., z. B. Bronchus. Abb. 1 u. 2.

Plattenepithelmetaplasie: Umwandlung von z. B. Zylinderepithel der Bronchialschleimhaut in Plattenepithel bei chron. Entzündungen sowie Einwirkung chem. Noxen. Auch in Gallenblase, Prostata, Uterus zu beobachten; ↑Metaplasie.

Plattenkultur: Züchtung von Mikroorganismen auf festen Nährböden, z. B. in Petrischalen.

Plattenosteosynthese: Vereinigung von Knochenfragmenten mit einer längl. Metallplatte. Dieses techn. Prinzip findet seit langem in der Unfallchirurgie Anwendung, wurde aber erst von der ↑AO zur Perfektion gebracht: unterschiedl. Plattendimension u. -design sowie Gestaltung des Platten-Knochen-Verbundes ermöglicht vielseitige Anwendung in der operativen Knochenbruchbehandlung.

Plattentest ↑Diffusionstest.

Plattenthermographie: Methode zur farbigen Darstellung flächenhafter Temperaturverteilungen, z. B. an der Oberfläche des menschl. Körpers. Die aufgezeichnete Temperaturverteilung der Körperfläche entspricht als Summationsbild der Durchblutung in hinreichend oberflächennahen Bereichen. Dabei wird die Eigenschaft von Flüssigkeitskristallen (meist Cholesterinester) ausgenutzt, in Abhängigkeit von der Temperatur die Wellenlänge von reflektiertem Licht, d. h. ihre Farbe, zu verändern (↑Zirkulardichroismus bei schraubenförmiger Molekülstruktur).

Plattfuß: Senkfuß, Pes planus; Abflachung des Fußlängsgewölbes. Meist kombiniert mit Valgusstellung des Rückfußes: Knickplattfuß (Pes planovalgus). Durch zusätzl. Abflachung des Quergewölbes entsteht der Knicksenkspreizfuß (Pes transversoplanus). Ursachen: 1. angeboren mit Steilstellung der Talusachse. Der Taluskopf gleitet medial am Kalkaneus vorbei mit Lockerung des Ligamentum calcaneonaviculare plantare (Plattfußband) u. wird tiefster Punkt des Fußes: Wiegenfuß. 2. Erworben durch angeborene o. erworbene Bänderschwäche bzw. Überlastung durch vermehrtes Stehen unter berufl. Bedingungen.

Platthand: Durch Subluxation des ersten Mittelhandknochens vom Os trapezium liegen Daumen u. Finger in einer Ebene. Dadurch ungenügende Oppositionsfähigkeit des Daumens u. Abflachung des Quergewölbes der Hand.

Plattwirbel ↑Calvé-Wirbel.

Plattwürmer ↑Plathelminthes.

Platulozyten ⟨*gr*⟩ *m Pl*: Blutplättchen, Thrombozyten; ↑System, thrombozytäres.

platy- ⟨*gr*⟩ *Präfix*: platt, flach.

Platybasie ⟨*gr*⟩ *f*: Dyskranie mit Lokalisation an der Schädelbasis. Abflachung der Schädelbasis durch Flachstellung des Clivus kann als Bestehenbleiben des fetalen Zustands angesehen werden, tritt jedoch auch im Gefolge der ↑Paget-Krankheit o. der ↑Rachitis auf. P. steht in fakultativem Zusammenhang mit Wirbelsäulen- u. Rückenmarkfehlern, wird als Bestandteil mehrerer Fehlbildungssyndrome beobachtet. Evtl. Verschlußhydrozephalus.

Platyneurie: angeborene Formbildungsstörung des Neuralrohrs. Die ZNS-Anlage persistiert auf dem Neuralplattenstadium, der Schluß zum Neuralrohr unterbleibt (↑Arhaphie, ↑Myeloschisis). Das flach ausgebreitete u. durch Fehlentwicklung des Achsenskeletts (↑Rhachischisis) freiliegende Zentralorgan kann sek. degenerieren.

Platypnoe: Verringerung der ↑Dyspnoe eines Pat. bei Einnahme der liegenden Position.

Platysma ⟨*gr*⟩ *n*: dünner, breiter Hautmuskel des vorderen Halsmuskels, noch über dem oberflächl. Blatt der ↑Fascia cervicalis gelegen.

Platyspondylie ⟨*gr*⟩ *f*: Flachwirbel; Abflachung von Wirbelkörpern ohne sonstige Formabweichungen (Keilwirbel). Zwischenwirbelscheiben nehmen an Höhe zu. Als P. werden angeborene u. erworbene Formen zusammengefaßt. Sie treten vereinzelt, jedoch auch i. R. von Systemerkrankungen auf. ↑Osteogenesis imperfecta congenita: Wirbelkörperzusammenbrüche durch spärl. Ausbildung der Spongiosa. ↑Achondroplasie: flache Knochenkerne durch Störung der enchondralen Ossifikation. Platyspondylia generalisata: Wirbelsäulenverkürzung durch Abflachung aller Wirbelkörper. ↑Calvé-Wirbel (Osteochondritis vertebralis infantilis): in früher Kindheit auftretende, später zu Brustkyphose führende asept. Nekrose von Wirbelknochenkernen. P. als Bestandteil von Syndromen: Morquio-Syndrom (↑Mukopolysaccharidose), ↑Silfverskiöld-Syndrom, ↑Dreyfus-Syndrom, ↑Bartenwerfer-Syndrom. Abb.

Platyzephalus: Flachkopf; entsteht durch vorzeitige Verknöcherung der Kranznaht.

Platzanalyse: klin. Analyse der Platzverhältnisse im Zahnbogen während des Zahnwechsels.

Platzangst: Agoraphobie. ↑Phobie.

Platzbauch: Auseinanderweichen der Bauchwandnaht nach einer Operation. Prim. P. bei ausbleibender o. verzögerter Heilung bei reduziertem Allgemeinzustand, sek. P. bei Infektion der Bauchwunde.

Platzreserve ↑Leeway, ↑Platzüberschuß.

Platzüberschuß: **1.** Vorgang während des Zahnwechsels. Pro ↑Stützzone im Oberkiefer ergibt die Summe der mesio-distalen Durchmesser der Milchzähne gegenüber den bleibenden Zähnen einen Überschuß von ca. 1,3 mm bei Knaben u. 1,5 mm bei Mädchen. Im Unterkiefer ca 2,3 mm bei Knaben u. 2,6 mm bei Mädchen. P. wird als Platzreserve der ↑Leeway bezeichnet. **2.** Leitsymptom bei Gebißanomalien, z. B. echtes Lückengebiß, Diastema mediale.

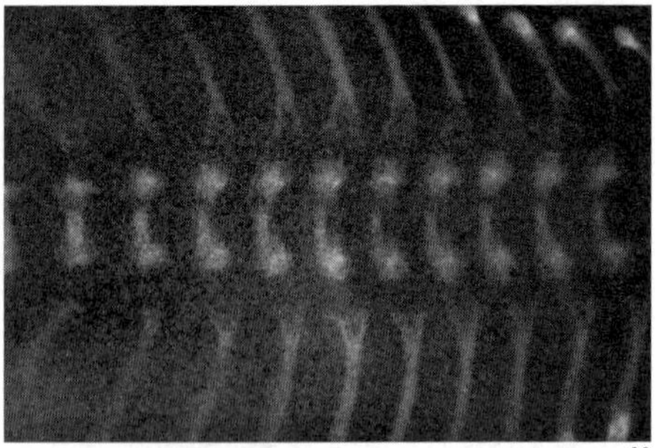

38

Platyspondylie

Platzverhältnisprognose: Für die frühzeitige Progn. der Platzverhältnisse bes. der ↑Stützzone ist eine möglichst genaue Bestimmung der mesiodistalen Dimension bleibender Zähne nötig. Sie ist durch Messung der Zahnbreiten am Röntgenbild u. Nutzung von Tabellen mit Erfahrungswerten über eine benötigte Stützzonenlänge bei best. Schneidezahnbreite (z. B. Stützzonenanalyse nach Moyers) mögl.

Platzverlust: Einengung der Stützzone während des Zahnwechsels durch Unterminierung von distal o. vorzeitigen Milchzahnverlust.

Platzwunde ↑Wunde.

Plaut-Vincent-Spirochäten: kommen zusammen mit ↑Fusobacterium bei ↑Angina Plaut-Vincenti vor. P. sind ↑Spirochaetaceae der Gattung ↑Treponema, Art Treponema vincentii.

Playfair-Sonde: Uterussonde. Auch zu urol. Behandlungen (Ätzung der Urethra) eingesetzt.

Plazebo ⟨*lat*⟩ *n*: Leer-, Scheinmedikament. Wirkstofffreie, äußerl. jedoch nicht vom wirksamen Medikament unterscheidbare Nachbildung eines Arzneimittels. Reine P. (z. B. Milchzucker), unvollständige o. Pseudoplazebo (extrem unterdosierte Arzneimittel, z. B. viele homöopath. Präparate). In der Med. wird der Begriff erst am Ende des 18. Jh. erwähnt u. als „commonplace method of medicine" definiert. Ggs. ↑Verum.

Plazeboeffekt: Bei jeder Arzneimittelanwendung ist in unterschiedl. Ausmaß mit einem P. zu rechnen, der sich von der pharmakodynam. Wirkung nur bei spez. Versuchsanordnungen differenzieren läßt, nicht aber im Verlauf einer übl. Ther. Beruht auf psych. bedingten Effekten, da jede Maßnahme einen Erlebnischarakter für den Pat. besitzt. Es besteht keine direkte Abhängigkeit von Arzneistoff u. Dosis, sondern wird beeinflußt durch andere Faktoren wie Leidensdruck der Krankheitssymptome, Reaktivität des Pat., Arzt-Patient-Verhältnisses (↑Displazeboeffekt), Präparat (Name, Arzneiform, Geschmack, Geruch, Farbe, Preis), Applikationszeremoniell.

Plazeboreaktivität: Eigenschaft eines Pat., auf ein Plazebo zu reagieren, wobei noch unbekannt ist, ob es sich um ein zeit- u. situationsinvariantes Merkmal handelt u. ob es Zusammenhänge gibt zwischen P. u. Persönlichkeitsmerkmalen (Suggestibilität, Extraversion, Jasagetendenz, Neurotizismus).

Plazeboresponder: Pat., der mehr o. weniger gut u. häufig auf Plazeboarzneien anspricht (etwa 30 % aller Pat.), im Ggs. zu Nonrespondern, die nur selten o. nie reagieren.

Plazenta ⟨*lat*⟩ *f*: Mutterkuchen, Nachgeburt, Placenta; aus ↑Trophoblast (kindl. Anteil) u. Dezidua (mütterl. Anteil, Endometrium) entstandenes Organ, das den Stoffaustausch zwischen Mutter u. Fetus besorgt. Gleichzeitig endokrines Organ. Wird nach der Geburt des Kindes ausgestoßen. Komplikationen unter der Geburt z. B. durch ↑Placenta praevia.

Plazentabarriere ↑Plazentaschranke.

Plazentadurchblutung: Mit Hilfe eines ↑Szintillationsdetektors bzw. einer ↑Gammakamera kann aus dem Einstrom eines i. v. injizierten Radiopharmakons u. der Analyse der Einstromkurve eine Aussage über die Organdurchblutung des Mutterkuchens erbracht werden. ↑Doppler-Ultraschall. ↑Risikoschwangerschaft.

Plazentaechogramm: Ultraschallbild (↑Ultraschalldiagnostik) der Plazenta, das objektgetreu als zweidimensionales B-Bild gewonnen wird.

Plazentagonadotropin ↑Choriongonadotropin.

Plazentahämangiom ↑Haemangiomatosis placentae.

Plazentahormone ↑Gonadotropine. ↑Östrogene. ↑Progesteron. ↑Chorionsomatomammotropin.

Plazentainfarkt: Herde in der reifen Plazenta von unterschiedl. Zahl, Größe, Form u. Farbe, die bes. am Rand der Plazenta u. in der Nähe der chorialen Deckplatte u. der mütterl. Plazentaseite gefunden werden. Nach Farbe u. dem Alter werden rote Infarkte u. weiße Infarkte unterschieden, die auch verkalken können. Für beide werden ursächl. Zirkulationsstörungen angenommen. Krankheitswert abhängig vom Ausmaß der Veränderungen.

Plazentainfektion: Infektion der Plazenta mit Keimen, selten. Prakt. bedeutsam sind Syphilis, Toxoplasmose, Listeriose, Rubeola, Poliomyelitis u. Tuberkulose.

Plazentainsuffizienz: Funktionsstörung der Plazenta im Verlauf der Schwangerschaft. Ursachen vielfältig, z. T. auch ungeklärt (↑Gestose, Erkrankungen der Mutter u. a.); führt zur Mangelernährung mit folgender intrauteriner fetaler ↑Retardierung (↑Ultraschalldiagnostik, ↑Kardiotokogramm usw.).

Plazentakreislauf: dient der Nährstoffversorgung des Feten u. dem Stoffwechselaustausch zwischen Fetus u. Mutter, wobei der mütterl. P. u. die fetale plazentare Zirkulation getrennt verlaufen. Die mütterl. uteroplazentare Durchblutung beträgt zum Geburtstermin 0,5–0,8 l · min^{-1}; der Blutdruck in den Spiralarterien 9–12 kPa (67,5–90 mmHg), in den intervillösen Räumen dagegen 0,8–1,2 kPa (6–9 mmHg). Unter der Geburt wird die art. Blutzufuhr durch die Kontraktionen des Uterus gedrosselt. Die Durchblutung ist stabil gegenüber Hypoxie u. Hyperkapnie; Hyper- u. Hypotonie setzen sie herab. Bei der fetalen plazentaren Zirkulation bestehen temporäre extravillöse Shunts, was zur wechselnden Durchblutung von Zottengruppen führt. Zum Geburtstermin beträgt die Durchblutung der Nabelarterie etwa 0,25 l · min^{-1} o. 0,075 l · min^{-1} · kg bei einem Druck von 0,65–1,5 kPa (4,9–11,3 mmHg); Drücke in der Nabelvene 0,22–0,4 kPa (1,65–3 mmHg), in den fetalen Kapillaren 0,46 kPa (3,45 mmHg). Die Gefäße des fetalen plazentaren Kreislaufs reagieren auf Änderungen der Sauerstoff- u. Kohlendioxidspannung.

Plazentalaktogen: *Abk* HPL (für engl. human placental lactogen); Hormon der Plazenta, welches im Verlauf der Schwangerschaft zunehmend auftritt. Am Ende der Schwangerschaft kann die HPL-Bestimmung im Plasma bzw. im Urin Rückschlüsse auf die Funktion der Plazenta zulassen. ↑Hormon, somatotropes. ↑Prolaktin.

Plazentalösung: Lösung des Mutterkuchens. Spontane P.: ↑Duncan-Modus, ↑Schultze-Modus. Bei Ausbleiben der spontanen Lösung ↑Retention der Plazenta. Manuelle P.: Eingehen der Hand in den Uterus zur Ablösung u. Entfernung der Plazenta. Vorzeitige P.: vor Geburtsbeginn durch versch. Ursachen erfolgende Ablösung mehr o. weniger großer Teile der normal sitzenden Plazenta von der Uteruswand. Akuter Zustand, lebensbedrohl. für Kind u. Mutter.

Plazentalösungszeichen ↑Nabelschnurzeichen.

Plazentapassage ↑Passage, transplazentare.

Plazentapolyp ↑Plazentareste.

Plazentareste: Teile der Plazenta, die bei der Lösung an der Gebärmutter haften bleiben. Können zu schweren Nachblutungen o. zur Infektion mit Wochenbettfieber führen, z. B. Plazentapolyp.

Plazentaretention ↑Retention der Plazenta.

Plazentaschranke: Plazentabarriere; Trennfunktion der plazentaren Gewebe (Synzytiotrophoblast, Basalmembran, Stroma u. Endothel der fetalen Kapillaren) zwischen mütterl. u. fetalem Blutplasma, wobei aber gleichzeitig auch Membranfunktionen erfüllt werden. Die Plazenta stellt für die i. d. R. niedermolekularen u./o. lipidlösl. Pharmaka keine Schranke i. e. S. dar. Die diaplazentare Passage wird durch erhöhte Lipidlöslichkeit, verminderten Dissoziationsgrad, kleine Molmasse u. geringe Eiweißbindung verbessert. Im Verlauf der Schwangerschaft verstärkt sich der Austausch beträchtl., da die Austauschfläche auf etwa 14 m^2 zunimmt u. die Diffusionsstrecke von ca. 0,025 auf 0,002 mm abnimmt. Neben der Diffusion existieren auch aktive Transfermechanismen (für Hormone, Vitamine, Amino- u. Fettsäuren), zudem muß mit Biotransformationsleistungen der Plazenta gerechnet werden. Aus den Möglichkeiten des Pharmakonübertritts von der Mutter zum Feten resultieren eine Reihe von Kontraindikationen während der Gravidität. Abb.

Plazentasepten: Gewebekomplexe an der Basalplatte des mütterl. Anteils der Plazenta. Sie dringen in den

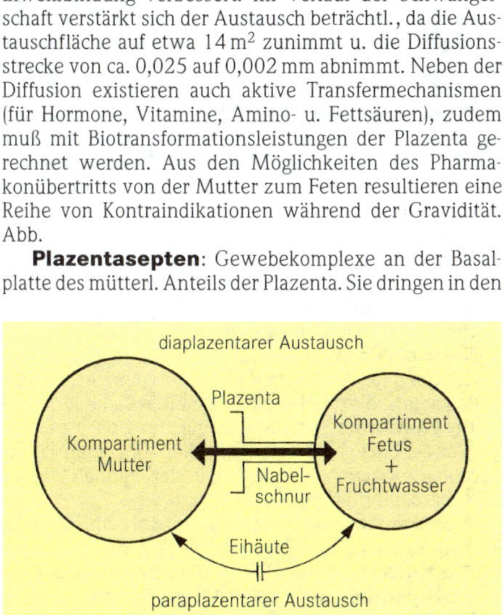

Plazentaschranke. Austauschwege in der Schwangerschaft

fetalen Teil der Plazenta ein, ohne jedoch die Chorionplatte zu erreichen.

Plazentaszintigraphie: Lagebestimmung des Mutterkuchens zum Nachweis einer ↑Placenta praevia bzw. vor ↑Amniozentese. I. v. Injektion eines intravasal verbleibenden Radiopharmakons (↑Blutpoolszintigraphie), heute obsolet, durch Ultraschalldiagnostik ersetzt.

Plazentation: Entstehung der Plazenta. Sie erfolgt nach Einnistung der Eizelle in das Endometrium. Am 13. Tag treten Primärzotten auf, es folgen Sekundärzotten sowie Tertiärzotten mit Gefäßen. Mit der Bildung des intervillösen Raums im maternen Anteil der Plazenta beginnt der uteroplazentare Kreislauf.

Plazentazeichen ↑Nabelschnurzeichen.

Plazentazyste: Hohlräume unterschiedl. Größe im Zottenstroma o. in der Chorionplatte. Evtl. gehen sie aus alten Infarkten hervor. Entwicklung des Feten nicht beeinträchtigt.

Plazentitis ⟨*lat*⟩ *f*: Entzündung der Plazenta, z. B. bei ↑Plazentainfektion.

Plazentographie: Nachweisverfahren zur Lokalisation der Plazenta bei Verdacht auf ↑Placenta praevia. Nach i. v. Injektion eines ↑Radiopharmakons (↑Blutpoolszintigraphie) erfolgen Messungen mit einem kollimierten ↑Szintillationsdetektor. ↑Plazentaszintigraphie.

Plazentone: regionale Strömungseinheiten der Plazenta. Sie werden von einem Zottenbäumchen u. den dazugehörigen Spiralarterien gebildet.

Plazentopathien: Erkrankungen der Plazenta.

Plegie ⟨*gr*⟩ *f* ↑Lähmung, ↑Paralyse.

pleiochrom ⟨*gr*⟩ *Adj*: vermehrt farbstoffhaltig.

Pleiochromie ⟨*gr*⟩ *f*: vermehrter Farbstoffgehalt (z. B. der Galle, des Serums).

Pleiotropie: Polyphänie. Beeinflussung mehrerer, scheinbar voneinander unabhängiger phänotyp. Merkmale durch ein Gen. Entsprechende Gene zeigen eine pleiotrope Wirkung.

Plektin: mit ↑Intermediärfilamenten assoziiertes Protein.

pleo- ⟨*gr*⟩ *Präfix*: pleio-; mehr, mehrfach.

Pleochroismus: die in farbigen Kristallen von der Schwingungsrichtung des einfallenden Lichts abhängige Absorption. Der P. kann mit dem ↑Polarisationsmikroskop beobachtet werden.

pleomorph ⟨*gr*⟩ *Adj*: vielgestaltig; bei Viren unregelmäßig oval.

Pleoptik ⟨*gr*⟩ *f*: Lehre von der Behandlung (u. Verhütung) der ↑Amblyopie. In der Praxis untrennbar mit der ↑Orthoptik verknüpft.

Pleozytose: erhöhte Zellzahl.

Plerozerkoid ⟨*gr*⟩ *n*: 2. Larvenstadium (Finne) der ↑Pseudophyllidea in Fischen als ↑Zwischenwirt; ähnelt im Bau dem Skolex u. Halsteil des adulten Bandwurms.

Plesiomonas ⟨*gr*⟩: Bakteriengattung der Fam. Vibrionaceae. Einzige Art ist P. shigelloides, gramnegative Stäbchen. In warmen Ländern o. in der warmen Jahreszeit Gastroenteritis beim Menschen.

Plessimeter: spatelförmige Scheibe, die anstelle des Fingers bei der Perkussion aufgelegt wird.

Plethora ⟨*gr*⟩ *f*: Überfülle, Volumenvermehrung.

Plethysmogramm ⟨*gr*⟩ *n* ↑Plethysmograph.

Plethysmograph: Vorrichtung, durch die bei Organen Volumenschwankungen aufgenommen u. dargestellt werden. Hand, Unterarm o. Finger werden in einen längl. Behälter gebracht, dessen eine Öffnung mit einer Gummimanschette abgedichtet wird, so daß man den Innenraum mit körperwarmem Wasser ausfüllen kann. Der Innenraum steht durch eine Röhre mit einer Marey-Kapsel o. über einen elektr. Druckabnehmer u. entsprechende Verstärker mit einer geeigneten Registriervorrichtung in Verbindung. Die pulsator. Schwankungen (↑Volumenpuls), die durch das stoßweise Eintreiben des Blutes bei der Systole des Herzens entstehen, werden auf den Druckabnehmer übertragen u. in einer Kurve, dem Plethysmogramm, registriert. Das Plethysmogramm zeigt aber nicht nur die Pulsationen des Herzens an, sondern auch langsamere Schwankungen der Blutfülle des Organs, wie sie im Gefolge der Atemtätigkeit o. durch eine Verengung der Blutgefäße unter dem Einfluß äußerer Reize entstehen. Als Ganzkörperplethysmograph dient der P. der Bestimmung des thorakalen Gasvolumens u. des Widerstands des Atemwegs ↑Impedanzplethysmographie, ↑Photoplethysmographie, ↑Ganzkörperplethysmographie.

Pleura ⟨*gr*⟩ *f*: Brustfell, spiegelglatte u. glänzende Auskleidung der Brusthöhle u. Überzug der Lungen. Man unterscheidet P. parietalis als den Teil des Brustfells, der die Brustwand (P. costalis, Rippenfell), das Zwerchfell (P. diaphragmatica) u. das Mittelfell (P. mediastinalis) überzieht, u. P. pulmonalis (P. visceralis, Lungenfell) als den Teil, welcher der Lungenoberfläche anliegt. Zwischen beiden Blättern befindet sich ein kapillärer Spalt, ↑Cavitas pleuralis.

Pleuraadhäsion: flächenhafte o. strangförmige Verwachsung beider Pleurablätter nach ↑Pleuritis.

Pleuraanästhesie: Ausgehend von der Tatsache, daß die Spinalnerven der Rückenmarksegmente Th_2–Th_{12} normalerweise unmittelbar unter der parietalen Pleura liegen, ist es mögl., daß in den Pleuraspalt eingebrachtes Lokalanästhetikum über Diffusion in wenigen Minuten diese Nerven erreicht u. die Schmerzleitung unterbricht. Wird zur postoperativen Schmerzbekämpfung genutzt bei einseitigen Eingriffen an dem Versorgungsgebiet der thorakalen Spinalnerven (Mamma-, Nieren- u. Gallenoperationen). Das Lokalanästhetikum wird über einen in den Pleuraspalt eingeführten Katheter verabreicht. Probleme entstehen durch hohe Resorptionsraten über die Pleura mit system. Wirkungen.

Pleuraasbestose: pathol. Veränderungen der Pleura parietalis als Folge chron. Asbestinhalation. Die P. kann als exsudative Pleuritis u. in Form multipler, bis zu 10 cm großer Plaques auftreten. Die Plaques stellen lokalisierte Hyalinosen dar, die nach jahrelangem Bestehen regressiv verkalken können. Die verkalkten Plaques ergeben im Röntgenbild die für die Spätform der P. typ. landkartenartigen Verschattungen. Pleura diaphragmatica u. mediastinalis sind bevorzugt betroffen. ↑Pleuramesotheliom.

Pleuradeckzelle ↑Mesothelium.

Pleuradrainage: Entleerung von Luft, Blut, ↑Exsudat o. Eiter aus dem Pleuraraum durch Einführung eines Gummi- o. Plastikschlauchs. Am häufigsten verwendet bei ↑Pneumothorax, ↑Hämatothorax, ↑Pleuraempyem u. nach Thoraxoperationen. Durch Blut-, Exsudat- o. Eiterentleerung wird Lungenentfaltung erzielt. Geschlossene ↑Saugdrainage ist leistungsfähiger als die klass. ↑Bülau-Drainage, da man einen höheren u. dosierbaren Unterdruck erzeugen kann. Prinzip der Zwei-Flaschen-Saugdrainage: Die Auffangflasche wird mit dem Thoraxdrain verbunden, eine zweite, durch ein Steigrohr den

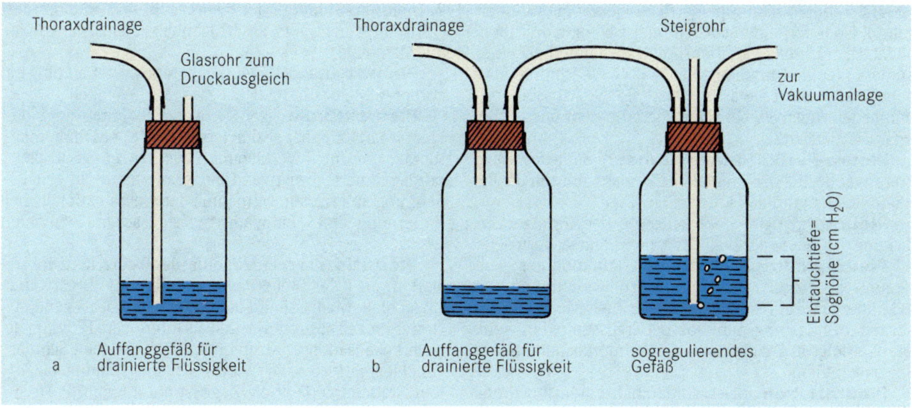

Pleuradrainage. Schematische Darstellung der Heberdrainage (a) u. der Zwei-Flaschen-Saugdrainage (b)

Sog regulierende Flasche an eine Wasserstrahlpumpe o. ein Vakuum angeschlossen. Versch. Modifikationen der Bülau-Drainage u. ↑Perthes-Drainage. Abb.

Pleuradruck: gebräuchl. Bez. für den interpleuralen Druck.

Pleuraeiterung ↑Pleuraempyem.

Pleuraempyem: Pleuritis purulenta; diffuser o. abgekapselter, eitriger Erguß im Pleuraraum. Je nach Größe des Ergusses akuter Beginn mit hohem Fieber, Atemnot, Druckgefühl in der Brust, Schulterschmerzen der betroffenen Seite, bes. in Seitenlage, Zeichen der Halsvenenstauung. Erreger: Staphylokokken, Streptokokken (Pneumokokken), zunehmend gramnegative Koli-, Proteus-, Pyozyaneusbakterien (↑Lungenabszeß), Klebsiellen, ferner anaerobe Streptokokken, Bacteroides-Arten. Nach den Erregern unterscheidet man 1. unspezif. P., 2. spezif. P. o. tuberkulöses P. Unspezif. P.: Entstehung fortgeleitet von einem Lungenprozeß (Pneumonie, Lungenabszeß, Lungengangrän), Erkrankungsherd im Mittelfell o. Abdomen (subphren. Abszeß), hämatogen u. metastat., traumat. Bezügl. Lokalisation u. Ausdehnung unterteilt man in totale u. partielle sowie gekammerte u. interlobäre P. Im Zusammenhang mit einer ↑Pneumonie können parapneumon. o. metapneumon. P. entstehen. Bei Durchbruch nach außen spricht man von Empyema necessitatis bzw. Empyema perforans; auch Einbruch in das Bronchialsystem ist mögl. Ein P. gilt als chron., wenn nicht innerhalb von 4 Wochen eine Ausheilung erzielt wird. Ein weiteres Stadium ist die Empyemresthöhle, bei der sich unter dicken, die Lunge fesselnden Pleuraschwielen ein infizierter Hohlraum findet. Neben der Einschränkung der Lungenleistung besteht die Gefahr der Intoxikation durch die chron. Eiterung. Ziel der Behandlung ist die dauernde u. restlose Eiterentleerung sowie die volle Wiederentfaltung der Lunge. Beim akuten P. ↑Pleuradrainage, Punktionen; bei Kammerung frühzeitige Ausräumung; beim chron. P. geschlossene Dauersaugdrainage; bei der Empyemresthöhle ↑Dekortikation u. Entfernung des Empyemschwartensacks. Verstümmelnde Eingriffe in Gestalt der ↑Thorakoplastik o. des ↑Thorakostoma zur offenen Behandlung sollten möglichst vermieden werden. Spezif. u. tuberkulöses P.: entsteht immer sek., meist infolge einer Lungentuberkulose. Jedes sterile P. muß an tuberkulöse Ätiol. denken lassen. Gefahr der Mischinfektion. Behandlung durch Punktionen mit Instillation tuberkulostat. Mittel bei gleichzeitiger kombinierter Chemotherapie. Bei komplizierten Zuständen Thorakoplastik o. Dekortikation.

Pleuraendotheliom: veraltetes Syn. für ↑Pleuramesotheliom.

Pleuraerguß: Flüssigkeitsansammlung im Pleuraraum. Der P. kann bei folgenden Erkrankungen auftreten: ↑Pleuritis, Tuberkulose, Pneumonie, Lungeninfarkt, system. Lupus erythematodes, viszeraler Rheumatismus, Tumoren, Herzinsuffizienz u. a. Es werden unterschieden Transsudate (gamma <1,015, Eiweißgehalt weniger als 3%) u. Exsudate (gamma >1,015, Eiweißgehalt über 3%). Nach der Beschaffenheit des Punktats werden beschrieben: seröser, serofibrinöser, eitriger, hämorrhag. P. Das Sympt. P. sollte streng von der Diagn. Pleuritis unterschieden werden. ↑Interlobärerguß. Transsudate zeigen eine nach unten konvexe Begrenzung (↑Damoiseau-Ellis-Kurve); wenn gleichzeitig Luft im Pleuraraum vorhanden ist (Seropneumothorax), stellt sich der Erguß mit waagerechtem Spiegel ein.

Pleurahöhle ↑Cavitas pleuralis.

Pleurahyalinose: lokalisierte o. disseminierte Verdickung der Pleura durch hyalines Bindegewebe, typ. für die ↑Pleuraasbestose.

Pleurakalk: Kalkablagerung als Folge regressiver Umbauvorgänge in chron. Pleuraprozessen, z. B. ↑Pleuraschwarten, -hyalinosen, -asbestosen. Röntg. meist unregelmäßig begrenzt, in „Landkartenform" darzustellen.

Pleurakarzinose: Pleuritis carcinomatosa; metastat. Erkrankung der Brustfellblätter mit größeren Pleuraergußmengen; meist bei Primärkarzinom von Lunge, Mittelfellraum, Brustdrüse, Bauchorganen.

Pleurakuppel: Cupula pleurae; Teil der Pleurahöhle, der die erste Rippe um 2–3 cm überragt u. von der Spitze des Lungenoberlappens ausgefüllt wird.

Pleuralgie ⟨*gr*⟩ *f*: akuter o. chron. Schmerzzustand bei Pleuraerkrankungen, oft längere Zeit nach Ausheilung der Grundkrankheit, z. B. Pleuritis, fortbestehend.

Pleuramesotheliom ⟨*gr*⟩ *n*: von den Pleuradeckzellen abgeleiteter maligner Tumor, der sich entweder flächenhaft in den Pleurablättern ausbreitet u. mit einem

P

rezidivierenden, häufig hämorrhag. Pleuraerguß einhergeht o. (seltener) einen soliden (meist benignen) Knoten bildet. Histol. große Variationsbreite auch innerhalb eines Tumors; kennzeichnend ist die Spalt- bzw. Hohlraumbildung. Das P. kann metastasieren. Ursächl. Asbestexposition bedeutungsvoll, bei Nachweis Anerkennung als Berufskrankheit.

Pleura-Perikard-Membranen: bindegewebige Trennwände, die den kranialen Zölomabschnitt in die Perikard- u. Pleurahöhlen unterteilen.

Pleuraplaques: lokalisierte fleckförmige Verdickung der Pleura parietalis, typ. für ↑Pleuraasbestose.

Pleurapunktion: perthorakale Punktion des Pleuraraums zu diagn. Zwecken, z.B. zur Gewinnung von ↑Pleuraerguß, zur Pleurabiopsie u. als ther. Maßnahme in Form der Entlastungspunktion bei Ergüssen o. Empyem. Die P. erfolgt in Lokalanästhesie im Interkostalraum mit Spezialkanülen.

Pleurareiben: meist schmerzhafte, atemsynchrone Verschiebung der Pleura visceralis gegen die Pleura parietalis bei ↑Pleuritis sicca o. Tumoren. Auskultator. klingt P. wie Riemenknarren. Mit Einsetzen der Ergußbildung verschwindet das P.

Pleurarezessus ↑Recessus pleurales.

Pleurasarkom: maligne Tumorbildung der Pleura, meist der Pleura parietalis, entsteht aus dem subpleuralen Bindegewebe o. als sarkomatöse Form des ↑Pleuramesothelioms.

Pleuraschock: Kreislaufschock, der durch akute Reizung der Pleura ausgelöst wird, z.B. bei ↑Pleurapunktion, Pleuraspülung, Anlage eines artifiziellen Pneumothorax, Eindringen von Fremdkörpern in die Pleurahöhle (Infusionslösung bei falscher Lage eines Subklaviakatheters, Kavernenperforation, Echinococcus-Zysten-Perforation).

Pleuraschwarte: **1.** Bis zu mehreren Zentimetern starke Narbenplatte nach ↑Pleuritis o. ↑Pleuraempyem. **2.** Bindegewebereiche Tumorplatte eines Mesothelioms o. eines metastat. Pleuratumors. Die P. führt zu einer erhebl. Einschränkung der Ventilation der betroffenen Thoraxseite.

Pleuraschweifzeichen: im Röntgenbild zwischen rundherdartigen Verdichtungen der Lunge u. der Pleura verlaufende schmale, bandartige Verbindung, die durch verdickte Bindegewebesepten, Narbenzüge, Lymphödem o. Tumorinfiltration entstehen kann. Bei größeren Rundherden gilt das P. als Tumorhinweis.

Pleuraschwiele ↑Pleuraschwarte.

Pleuraspalt: Raum zwischen Pleura visceralis u. Pleura parietalis, umgibt die gesamte Lunge u. mißt beim Gesunden 5–10 μm. Der P. ist mit einer serösen Flüssigkeit gefüllt.

Pleuraspitzenschwiele: über der Lungenspitze angeordnete kappenförmige Verdickung der Pleura, meist Folge einer Lungentuberkulose.

Pleuraspülung: durch ↑Pleurapunktion o. Drainage vorgenommene Ausspülung des Pleuraraums mit größeren Flüssigkeitsmengen (Kochsalzlösung, Antibiotikalösung u.ä.) bei ↑Pleuraempyem.

Pleuratuberkulose: Entzündung der Pleura parietalis o. visceralis durch Tuberkulosebakterien in Form der ↑Pleuritis exsudativa o. als tuberkulöses Pleuraempyem.

Pleuratumoren: **1.** Prim. in der Pleura bzw. im subpleuralen Bindegewebe entstandene gutartige u. bösartige Tumoren: Fibrome, Mesotheliome, Sarkome. **2.** Metastat. Tumoren der Pleura, z.B. bei Tumoren des Gastrointestinaltrakts, des Urogenitalsystems, der Lunge, der Mamma.

Pleurazyste: seltene, angeborene Zystenbildung im vorderen Mediastinum (Herz-Zwerchfell-Winkel).

Pleurektomie ⟨*gr*⟩ *f*: operative Entfernung der Pleura parietalis bei rezidivierendem ↑Spontanpneumothorax, um durch Verklebung zwischen Lunge u. pleurafreier innerer Brustwand eine dauerhafte Lungenausdehnung zu erzielen. Mitnahme der Pleura parietalis bei Entfernung eines Empyemschwartensacks. ↑Pleuraempyem.

Pleuritis ⟨*gr*⟩ *f*: Entzündung der Pleura, kann lokalisiert u. an jeder Stelle des Brustfellraums (Brustwand, Zwerchfell, Mediastinum usw.) entstehen o. als generalisierter Prozeß auftreten, selten als interlobäre P. Sympt. je nach Lokalisation u. Ausdehnung sehr variabel: Schmerzen, Fieber, Husten, Dyspnoe, Halsvenenstauung. Im Anfangsstadium verläuft die P. meist ohne Erguß (P. sicca). Als Erreger der P. treten auf: Bakterien, Viren, Pilze, Protozoen; ↑Pleuraempyem. Die P. entsteht hämatogen o. durch Fortleitung der Entzündung aus benachbarten Organen.

Pleuritis carcinomatosa: metastat. Tumorbildung in der Pleura mit meist hämorrhag. Ergußbildung. Nachweis durch zytolog. Tumorzellnachweis bei neg. bakt. Befund.

Pleuritis exsudativa: Entzündungszustand der Pleura mit Absonderung von ↑Exsudat. Der Begriff wird häufig syn. für die tuberkulöse Pleuritis gebraucht. ↑Lungentuberkulose.

Pleuritis rheumatica: Entzündungszustand der Pleura mit Absonderung von Exsudat i.R. einer ↑Rheumatoidarthritis. Diagnosesicherung durch serol. Nachweis der Grundkrankheit o. Pleurabiopsie.

Pleuritis sicca: trockene, fibrinöse Pleuritis. Ist atemsynchron schmerzhaft u. kommt als Begleitentzündung u.a. vor bei Pneumonie, Bronchiektasen, Lungeninfarkt, Lungentuberkulose. Die P.s. geht häufig in eine P. exsudativa über. ↑Pleurodynia epidemica.

Pleurodese ⟨*gr*⟩ *f*: artifizielle Verklebung der Pleura visceralis mit der Pleura parietalis. Wird durch Setzen eines abakteriellen Entzündungsreizes ausgelöst (hypertone Zuckerlösung, Talkumpuder, Tetrazyklinlösung). Ziel der P. ist die vollständige Obliteration des Pleuraspalts, beim Pneumothorax zur Verhinderung des Rezidivs, bei der Pleuritis carcinomatosa zur Unterdrückung der Exsudation.

Pleurodynia epidemica: Myositis epidemica, Pleurodynie, Bornholm-Krankheit; endem.-epidem., fäkal-oral übertragbare zykl. Infektionskrankheit. Erreger Coxsackieviren (Serogruppe B, mehrere Serotypen). Inkubationszeit 3–5 Tage. Akut fieberhafter, mit schmerzhaften Muskelentzündungen v.a. im thorako-abdominalen Bereich einhergehender Krankheitsverlauf („Muskelkaterkrankheit"), auch als ↑Pseudoappendizitis charakterisiertes Krankheitsbild.

Pleurodynie: Pleurodynia; schmerzhaft eingeschränkte Brustkorbatmung (insbes. Tiefeinatmen) infolge ↑Myalgie bzw. intramuskulären Fibrositissyndroms der interkostalen u. pektoralen Muskeln. ↑Weichteilrheumatismus.

Pleurolyse: **1.** Lösung von interpleuralen Verwachsungssträngen durch thorakoskop. Kauterisation. **2.** Extrapleurale P.: chir. Ablösung der Lunge mitsamt der durch Obliteration des Pleuraspalts fest verbundenen Pleura parietalis von der Brustwand. Die P. wurde zur heute nicht mehr gebräuchl. Lungenkollapstherapie eingesetzt.

Pleuroperikarddefekt: häufigster Herzbeuteldefekt. Meist li. u. beim männl. Geschlecht. Herz kann in li. Pleurahöhle liegen. Selten wölbt sich Lunge in das Perikard vor. Bildungsfehler der Pleuroperikardialmembran. Perikarddefekt bei vorhandener Pleura mediastinalis: dünne, epithelbedeckte Membran trennt Perikard- u. Pleurahöhle, selten. Perikard-Septum-transversum-Defekt: Sehr selten besteht offene Kommunikation zwischen Herzbeutel- u. Bauchhöhle. Prolaps von Herzteilen durch das Centrum tendineum.

Pleuroperikardfistel ↑Herzbeuteldefekte.

Pleuropneumonektomie: chir. Entfernung der Lunge u. der Pleura parietalis einer Seite. Wird durchgeführt bei ↑Pneumonektomie, wenn der Pleuraspalt vollständig obliteriert ist, u. selten als erweiterte Operation bei Tumorbefall der Lunge u. der Pleura parietalis.

Pleuropneumonia-like organisms ↑Mycoplasma.

Pleuropneumonie: gleichzeitige Rippenfell- u. Lungenentzündung, ein häufiger Befund im Verlauf pneumon. Prozesse (Lobärpneumonie, Lobulärpneumonie, ↑Pneumonie).

Pleuropneumonie-Erreger ↑Mycoplasma.

Pleuroskopie: endoskop. Untersuchung des Pleuraraums. ↑Thorakoskopie.

plexiformis ⟨*lat*⟩ *Adj*: plexiform, geflechtartig.

Plexus ⟨*lat*⟩ *m*: Geflecht, netzartiger Verband von Gefäßen o. Nerven.

Plexusanästhesie: Verfahren zur Leitungsanästhesie der oberen Extremität. Nach Austritt aus der Skalenuslücke sind die Nervenstränge des Arms für eine Blockade mit Lokalanästhetika gut erreichbar (↑Kulenkampff-Plexusanästhesie). Subaxilläre P. wird unterhalb der Achselhöhle an der Innenseite des Oberarms durchgeführt u. bewirkt eine Schmerzlosigkeit etwa ab Ellenbogengelenk.

Plexus aorticus abdominalis: in der bindegewebigen äußeren Wandschicht (Adventitia) der Bauchaorta gelegenes sympath. Nervengeflecht.

Plexus aorticus thoracicus: sympath. Nervengeflecht um die absteigende Brustaorta, das oben mit dem P. cardiacus, unten mit dem P. coeliacus in Verbindung steht.

Plexus autonomici: Sammelbezeichnung für die autonomen (sympath. u. parasympath.) Nervengeflechte.

Plexus basilaris: Venengeflecht auf dem ↑Clivus; spannt sich zwischen beiden Sinus cavernosi u. den Sinus petrosi inferiores bis zum Foramen magnum aus.

Plexus brachialis: von den ventralen Ästen der Spinalnerven aus den Segmenten C_5–Th_1 gebildetes Armgeflecht. Zieht durch die ↑Skalenuslücke u. tritt unter dem Schlüsselbein in die Achselhöhle. Es kann eine Pars supraclavicularis u. eine Pars infraclavicularis unterschieden werden. Erstere besteht aus 3 Primärsträngen (Truncus superior, medius u. inferior), welche sich in der Pars infraclavicularis umlagern zu 3 Nervenfaserbündeln (Fasciculus lateralis, medialis u. posterior). Aus ihnen gehen hervor N. axillaris, N. radialis, N. musculocutaneus, N. medianus, N. ulnaris, N. cutaneus brachii medialis u. N. cutaneus antebrachii medialis. Abb.

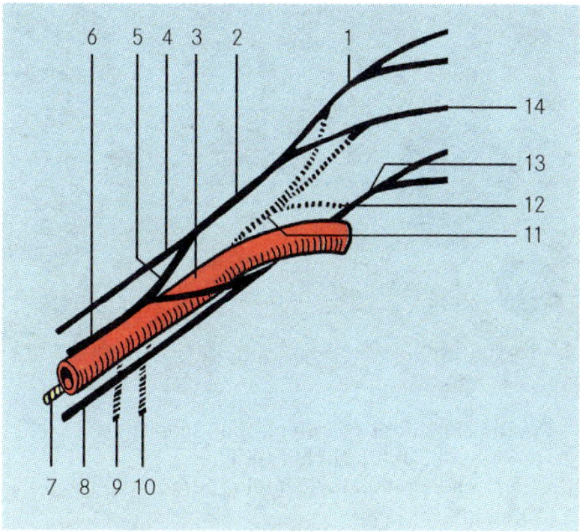

Plexus brachialis. Schema
1: Truncus superior; 2: Fasciculus lateralis; 3: A. axillaris; 4: N. musculocutaneus; 5: Medianusgabel; 6: N. medianus; 7: N. radialis; 8: N. ulnaris; 9: N. subscapularis; 10: N. thoracodorsalis; 11: Fasciculus posterior; 12: Fasciculus lateralis; 13: Truncus inferior; 14: Truncus medius

Plexus cardiacus: Herzgeflecht vegetativer Nerven. Bedeckt den konkaven Rand des Aortenbogens u. die Teilungsstelle des Truncus pulmonalis u. setzt sich im Sulcus coronarius mit den Herzkranzarterien fort. Der P. c. erhält als sympath. Wurzeln die Nervi cardiaci des ↑Truncus sympathicus u. als parasympath. Äste die Rami cardiaci des N. vagus.

Plexus caroticus communis: sympath. Nervengeflecht um die A. carotis communis.

Plexus caroticus externus: sympath. Nervengeflecht in der Adventitia der A. carotis externa. ↑Nervi carotici externi.

Plexus caroticus internus: sympath. Nervengeflecht, das die A. carotis interna u. ihre Äste innerhalb der Schädelhöhle begleitet. ↑Nervus caroticus internus.

Plexus cavernosi concharum: schwellkörperähnl. Venengeflechte in der Schleimhaut der Nasenmuscheln.

Plexus cervicalis: Halsnervengeflecht, gebildet aus den Rami ventrales der ersten 4 Spinalnerven (Nn. cervicales).

Plexus choroidei: Adergeflechte in den Hirnventrikeln. P. c. ventriculi lateralis in den Seitenventrikeln des Telenzephalon, P. c. ventriculi quarti im IV. Ventrikel des Gehirns, P. c. ventriculi tertii im III. Gehirnventrikel. Die P. c. enthalten zahlreiche Kapillaren, die von lockerem Bindegewebe umgeben sind. An der Oberfläche findet sich leicht modifiziertes ↑Ependym als einschichtiges kub. Epithel (↑Tela choroidea). Die Epithelzellen haben Mikrovilli u. Kinozilien, viele Mitochondrien u. ein Basallabyrinth; sie sind durch Nexus u. Zonulae adhaerentes miteinander verbunden. Funktion der P. c.: Bildung des Liquor cerebrospinalis. Abb. S. 1588.

Plexus-choroideus-Fehlbildung: Hypertrophie des Plexus mit Epithel- u. Stromaveränderungen (angiomatöse Gefäßfehlbildungen). Sie wird als Ursache eines

P

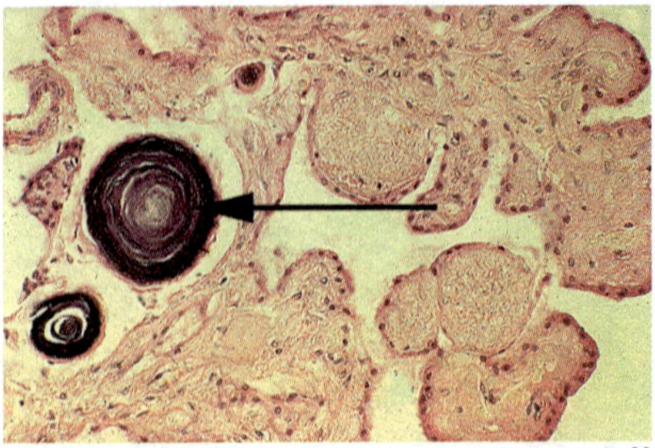

30

Plexus choroidei. Histologischer Schnitt, HE-Färbung; Übersicht mit Gefäßen, Oberflächenepithel u. Acervulus cerebri (Pfeil)

↑Hydrocephalus hypersecretorius (↑Hydrozephalus) angesehen.

Plexus-choroideus-Papillom: vom Plexus choroideus ausgehender, papillärer o. papillärdrüsiger, epithelialer Tumor.

Plexus coccygeus: Steißgeflecht, wird gebildet von den Rami ventrales der Nn. spinales aus den Segmenten S_4, S_5 sowie Co_1, ↑Nervus coccygeus.

Plexus coeliacus: Plexus solaris, Sonnengeflecht, Cerebrum abdominale, Bauchhirn, Bauchhöhlengeflecht; mächtiges Geflecht des vegetativen Nervensystems um den ↑Truncus coeliacus. Seine Ganglienzellen bilden das ↑Ganglion coeliacum.

Plexus deferentialis: vegetatives Nervengeflecht, das vom Plexus hypogastricus inferior zum Samenleiter zieht u. ihn begleitet.

Plexus dentalis inferior: Nervengeflecht im Unterkiefer mit Ästen ins Zahninnere, zum Zahnfleisch u. zur Zahnwurzelhaut.

Plexus dentalis superior: Nervengeflecht im Oberkiefer mit Ästen ins Zahninnere, zum Zahnfleisch u. zur Wurzelhaut.

Plexus entericus: Oberbegriff für ↑Plexus subserosus, ↑Auerbach-Plexus u. ↑Meissner-Plexus.

Plexus gastrici: sympath. Nervengeflechte, die neben Arterien an der großen u. kleinen Kurvatur des Magens liegen.

Plexus hepaticus: Nervengeflecht, über das in der Adventitia der A. hepatica vegetative Nerven vom Plexus coeliacus zur Leber gelangen.

Plexus hypogastricus inferior: Plexus pelvinus; vegetatives Nervengeflecht an der Seitenwand des kleinen Beckens, an dessen Bildung sich sympath. Äste des ↑Truncus sympathicus sowie des Plexus hypogastricus superior u. parasympath. Äste der ↑Nervi splanchnici pelvini beteiligen. Durch ihn erfolgt die Innervation der Organe des kleinen Beckens.

Plexus hypogastricus superior: sympath. Nervengeflecht vor der Teilungsstelle der Aorta u. dem Promontorium.

Plexus iliaci: sympath. Nervengeflechte um die Aa. iliacae.

Plexus intermesentericus: vegetatives Nervengeflecht, vor der Bauchaorta zwischen den Abgängen der A. mesenterica superior u. A. mesenterica inferior gelegen.

Plexuslähmung: Schädigungsmuster, das sich aufgrund der Verflechtung der Nervenfasern von rein peripheren Nervenlähmungen einerseits u. dem segmentalen Charakter der Wurzelschädigung andererseits unterscheidet. Von prakt. Bedeutung sind v. a. Läsionen des Plexus brachialis: obere P. (Erb, Duchenne, Segmente C_5–C_6); untere P. (Déjerine-Klumpke, Segmente C_8–Th_1); vollständige Armplexuslähmung: Ausfall sämtl. Schulter- u. Armmuskeln. Arm hängt schlaff herab, ausgedehnte troph. u. Sensibilitätsstörungen. A. sind meistens traumat. bedingt (Motorradunfälle). Die Progn. hängt weitgehend davon ab, ob Wurzelausrisse vorliegen. Läsionen des Plexus lumbosacralis (Segmente Th_{12}–S_4).

Plexus lumbalis: Lendengeflecht; wird gebildet von den Rami ventrales des 1.–3. u. einem Teil des 4. Lendennerven.

Plexus lumbosacralis: Sammelbezeichnung für ↑Plexus lumbalis u. ↑Plexus sacralis.

Plexus lymphaticus: netzartige Verbindung von ↑Lymphgefäßen.

Plexus mesentericus: vegetatives Nervengeflecht, das mit der ↑Arteria mesenterica inferior (P. m. inferior) bzw. A. mesenterica superior (P. m. superior) zum Darm gelangt u. die von diesen Gefäßen versorgten Darmabschnitte innerviert.

Plexus myentericus ↑Auerbach-Plexus.

Plexusneuralgie: Schmerzen vom Neuralgietyp im Versorgungsgebiet von Plexusanteilen.

Plexusneuritis: entzündl. bedingte Reizzustände o. Funktionsausfälle von Plexusanteilen mit entsprechender Sympt.

Plexus oesophagealis: Nervengeflecht um die Speiseröhre, gebildet vom li. u. re. N. vagus; versorgt die Speiseröhre u. setzt sich fort zum Magen.

Plexus ovaricus: sympath. Nervengeflecht der A. ovarica.

Plexus pampiniformis: rankenähnl. Venengeflecht im Samenstrang, mündet in die ↑Venae testiculares.

Plexuspapillom: gutartige, feinzottige Geschwulstbildung des ↑Plexus choroidei.

Plexusparese, obere ↑Erb-Lähmung.

Plexusparese, untere ↑Klumpke-Lähmung.

Plexus parotideus: netzartige Verflechtung von Zweigen des N. facialis in der Ohrspeicheldrüse.

Plexus pharyngealis: **1.** Vegetatives Nervengeflecht (P. p. nervosus), das Muskulatur u. Schleimhaut des Schlundes versorgt u. Äste vom ↑Truncus sympathicus, N. glossopharyngeus u. N. vagus erhält. **2.** Venengeflecht (P. p. venosus), in der Wand des Pharynx mit Abflüssen zur V. jugularis interna.

Plexus prostaticus: vegetatives Nervengeflecht vom P. hypogastricus inferior zur Vorsteherdrüse.

Plexus pterygoideus: Venengeflecht in der Fossa infratemporalis zwischen den Kaumuskeln im Versorgungsgebiet der A. maxillaris; sein Blut fließt über mehrere Vv. maxillares in die V. retromandibularis.

Plexus pulmonalis: vegetatives Nervengeflecht der Lunge in der Umgebung der Bronchien. Wird gebildet von Rami tracheales u. bronchiales des N. vagus sowie sympath. Ästen des Grenzstrangs.

Plexus rectales inferiores: vegetative Nervengeflechte, die vom P. hypogastricus inferior zum unteren Teil des Rektums gelangen.

Plexus rectales medii: vegetative Nervengeflechte, die vom P. hypogastricus inferior zum mittleren Teil des Rektums gelangen.

Plexus rectalis superior: sympath. Nervengeflecht, das mit der A. rectalis superior zum oberen Teil des Rektums zieht.

Plexus renalis: vegetatives Nervengeflecht, das mit der A. renalis u. ihren Ästen zur Niere gelangt. Es hat sympath. Wurzeln vom Ganglion coeliacum u. parasympath. Vagusäste.

Plexus sacralis: Kreuzgeflecht; wird gebildet vom unteren Teil der Rami ventrales des 4. u. vom 5. Lumbalnerven (↑Truncus lumbosacralis) u. von den ventralen Ästen der Sakralnerven 1–4.

Plexus solaris ↑Plexus coeliacus.

Plexus splenicus: Plexus lienalis; vegetatives Nervengeflecht, das mit der A. lienalis zur Milz gelangt.

Plexus subclavius: sympath. Nervengeflecht, das die gleichnamige Arterie umgibt.

Plexus submucosus ↑Meissner-Plexus.

Plexus subserosus: autonomes Nervengeflecht unter dem Bauchfellüberzug von Magen u. Darm.

Plexus suprarenalis: vegetatives Nervengeflecht der Nebennieren, das in der Adventitia der A. suprarenalis sowie ihrer Äste liegt.

Plexus testicularis: sympath. Nervengeflecht, welches mit der A. testicularis zum Samenstrang u. zum Hoden zieht.

Plexus thyroideus impar: Venengeflecht auf der Vorderfläche der Trachea unterhalb des Isthmus glandulae thyroideae, in das die Vv. thyroideae inferiores u. die Vv. laryngeae inferiores einmünden; führt das Blut in die Vv. brachiocephalicae.

Plexus tympanicus: vegetatives Nervengeflecht in der Schleimhaut der Paukenhöhle, gebildet vom ↑Nervus tympanicus aus dem N. glossopharyngeus u. den ↑Nervi caroticotympanici.

Plexus uretericus: vegetativer Nervenplexus in der Wand des Harnleiters.

Plexus uterovaginalis: Frankenhäuser-Geflecht, Frankenhäuser-Plexus. Vegetatives Nervengeflecht bds. von Uterus u. Vagina, das mit dem P. hypogastricus inferior in Verbindung steht.

Plexus vasculosus: netzartige Anordnung von Blutgefäßen.

Plexus venosi vertebrales externi: Venengeflechte an der Außenfläche der Wirbelsäule; Abflüsse im Halsbereich über ↑Vena vertebralis, im Brustbereich über Venae intercostales, im Lendenbereich über ↑Venae lumbales.

Plexus venosi vertebrales interni: Venengeflechte im Wirbelkanal zwischen den beiden Blättern der Dura mater spinalis; stehen über die Foramina intervertebralia mit den Plexus venosi vertebrales externi in Verbindung.

Plexus venosus prostaticus: Venennetz um die Prostata. Es nimmt die Venen des Penis auf u. mündet in die V. iliaca interna.

Plexus venosus rectalis: Venengeflecht, das den unteren Teil des Mastdarms umgibt, Abfluß über Venae rectales.

Plexus venosus sacralis: Venengeflecht an der vorderen Kreuzbeinfläche.

Plexus venosus suboccipitalis: Venengeflecht um das Foramen magnum, das nach vorn zu den Plexus venosi vertebrales interni Verbindung hat.

Plexus venosus uterinus: Venengeflecht zu beiden Seiten der Gebärmutter; Abflüsse über ↑Venae uterinae o. ↑Vena ovarica.

Plexus venosus vaginalis: Venengeflecht, welches die Scheide umgibt.

Plexus venosus vesicalis: Venengeflecht am Blasengrund. Es verbindet sich breit mit den Geflechten der Prostata, des Rektums bzw. des Uterus.

Plexus vesicalis: vegetatives Nervengeflecht an der Seitenwand der Harnblase. Steht mit dem Plexus hypogastricus in Verbindung.

Plica ⟨*lat*⟩ *f Pl* Plicae: Falte. **Plicae alares**: Flügelfalten; innerhalb des Kniegelenks von den Seitenrändern der Patella zum ↑Corpus adiposum infrapatellare ziehende Falten. **Plicae aryepiglotticae**: paarige Falten vom Seitenrand der Epiglottis zur Spitze des Gießbeckenknorpels; begrenzen seitl. den Kehlkopfeingang. **P. axillaris**: vordere (P. a. anterior) bzw. hintere (P. a. posterior) Achselfalte am lebenden Menschen; die vordere hervorgerufen durch den lateralen Rand des ↑Musculus pectoralis major, die hintere hervorgerufen durch den lateralen Rand des ↑Musculus latissimus dorsi. **Plicae caecales**: Bauchfellfalten lateral des unteren Endes vom ↑Zäkum; begrenzen Sulci paracolici. **P. chordae tympani**: Schleimhautfalte an der lateralen Wand der Paukenhöhle, bedingt durch die Chorda tympani. **Plicae ciliares**: meridional gestellte Leistchen an der Innenfläche des ↑Orbiculus ciliaris. **Plicae circulares** ↑Kerckring-Falten. **P. duodenalis inferior**: Plica duodenomesocolica; Bauchfellfalte, die den ↑Recessus duodenalis inferior an der ↑Flexura duodenojejunalis begrenzt. **P. duodenalis superior**: Plica duodenojejunalis; Bauchfellfalte, die den ↑Recessus duodenalis superior an der Flexura duodenojejunalis begrenzt In ihr liegt mitunter die V. mesenterica inferior, lateral von ihr der li. Ureter. **P. duodenojejunalis** ↑Plica duodenalis superior. **P. duodenomesocolica** ↑Plica duodenalis inferior. **P. fimbriata**: paarige Schleimhautfalte an der Unterfläche der Zunge seitl. vom Frenulum linguae. **Plicae gastropancreaticae**: Bauchfellfalten vom Oberrand des Pankreas zur kleinen Kurvatur des Magens, enthalten die A. gastrica sinistra u. A. hepatica communis. Sie grenzen das ↑Vestibulum bursae omentalis gegen die eigentl. Bursa omentalis ab. **P. glossoepiglottica**: seitl. (P. g. lateralis) u. mediale (P. g. medialis) Schleimhautfalten vom Zungengrund zur lingualen Fläche des Kehldeckels, begrenzen die ↑Vallecula epiglottica. **P. ileocaecalis**: Falte des Bauchfells kaudal der Einmündung des Ileums in das Zäkum, begrenzt den Recessus ileocaecalis inferior. **P. incudis**: Amboßfalte; Schleimhautfalte der Paukenhöhle, welche den Amboß bedeckt. **P. interuretica**: Querwulst an der Innenfläche der Harnblase zwischen beiden Ureterenmündungen. **P. lacrimalis**: Plica ductus nasolacrimalis (JNA), Hasner-Klappe; Schleimhautfalte an der Ausmündungsstelle des Tränennasengangs in den unteren Nasengang, welche von medial die Öffnung überdeckt. **P. longitudinalis duodeni**: Schleimhautlängsfalte an der Hinterwand des absteigenden Teils des Zwölffingerdarms, auf welcher die Papilla duodeni major u. minor liegen. **P. mallearis**: vordere (P. m. anterior) bzw. hintere (P. m. posterior) Hammerfalte; durch den Hammer bedingte Schleimhautfalten im Mittelohr. **P. mediastinopulmonalis** ↑Ligamentum pulmonale. **P. nervi laryngei**: Schleimhautfalte im ↑Recessus piriformis, hervorgerufen durch den Ramus internus des N. laryngeus superior. **Plicae palatinae transversae**: Querfalten der Schleimhaut des Gaumens. **Plicae palmatae**: Schleimhautfalten im Canalis cervicis uteri.

Plica rectouterina: hinter dem Uterus gelegene paarige Peritonealfalte, faßt die ↑Excavatio rectouterina ein u. enthält den ↑Musculus rectouterinus. **P. salpingopalatina**: Plica palatotubalis (JNA); von der Tubenmündung zur nasalen Fläche des Gaumensegels ziehende Schleimhautfalte. **P. salpingopharyngea**: Plica pharyngotubalis (JNA); von der Tubenmündung im Pharynx abwärts ziehende Schleimhautfalte. **Plicae semilunares coli**: halbmondförmig ins Lumen des Grimmdarms vorspringende Schleimhautfalten, hervorgerufen durch Kontraktionen der Längsmuskulatur. Sie sind beim Lebenden einem ständigen Wechsel unterworfen u. liegen zwischen den ↑Haustra coli. **P. semilunaris conjunctivae**: im nasalen Augenwinkel liegende Bindehautfalte. Sie ist bei vielen Tieren als Nickhaut ausgebildet. **P. spiralis**: Heister-Klappe; durch glatte Muskelzellbündel hervorgerufene, spiralige Vorwölbung der Schleimhaut des ↑Ductus cysticus, die die Lumenweite verstellen kann. **P. stapedis**: Schleimhautfalte der Paukenhöhle, welche den Steigbügel umhüllt. **P. sublingualis**: Vorwölbung der Mundschleimhaut unterhalb der Zunge, hervorgerufen durch die ↑Glandula sublingualis; endet vorn mit der ↑Caruncula sublingualis. **P. synovialis infrapatellaris**: mittlere Falte im Inneren des Kniegelenks vom ↑Corpus adiposum infrapatellare zum Unterrand der Kniescheibe. **Plicae transversales recti**: drei quere Schleimhautfalten im Rektum. Die mittlere (etwa 6 cm über dem Anus) wird als Kohlrausch-Falte bezeichnet. **P. triangularis**: vom unteren Ende des Arcus palatoglossus abzweigende Schleimhautfalte, die den vorderen Rand der Gaumenmandel überlagert. **Plicae tubariae**: Schleimhautfalten der ↑Tuba uterina. **Plicae tunicae mucosae vesicae felleae**: Gitterwerk von Falten der Mukosa der Gallenblase. **P. umbilicalis lateralis**: äußerste Bauchfellfalte an der Innenfläche der vorderen Bauchwand. Sie enthält die Vasa epigastrica inferiora. **P. umbilicalis medialis**: medial der Plica umbilicalis lateralis gelegene Bauchfellfalte an der Innenfläche der vorderen Bauchwand. Sie enthält das Ligamentum umbilicale laterale (Chorda arteriae umbilicalis). **P. umbilicalis mediana**: in der Medianebene gelegende unpaare Bauchfellfalte an der Hinterfläche der vorderen Bauchwand. Sie enthält das Ligamentum umbilicale medianum (Chorda urachi). **P. venae cavae sinistrae**: Wandfalte des Perikardiums. Zwischen A. pulmonalis sinistra u. der anliegenden V. pulmonalis, gegen den Oberrand des Sinus transversus pericardii u. den li. Vorhof zu gelegen, bedingt durch die obliterierte li. obere Hohlvene. **Plicae ventriculares** ↑Plica vestibularis. **P. vestibularis**: Plica ventricularis, Taschenfalte, Taschenband; oberhalb der Stimmfalte ins Kehlkopfinnere ragende Schleimhautfalte, die dem unteren Rand der Membrana quadrangularis entspricht u. die Glandulae laryngeae enthält. ↑Larynx. Abb. **P. vocalis**: Stimmfalte; Längsfalte der Kehlkopfschleimhaut vom Schildknorpel zum Gießbeckenknorpel, enthält das ↑Ligamentum vocale u. den ↑Musculus vocalis (↑Larynx). Abb.

Plombe ↑Restauration.

Plumbikon: Fernsehaufnahmeröhre vom Vidicontyp. Als Photohalbleiter wird Bleioxid spez. Schichtung verwendet. Die Trägheit ist bedeutend geringer als bei anderen Vidicontypen, wodurch das Quantenrauschen jedoch deutl. sichtbar wird. ↑Vidicon.

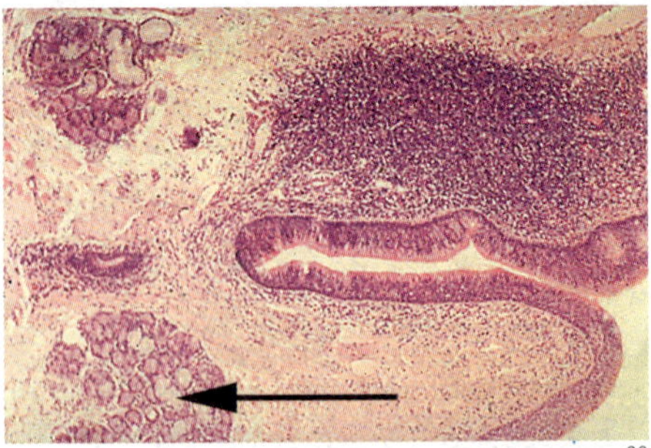

30

Plica vestibularis. Histologischer Schnitt, HE-Färbung; P. v. und Recessus laryngis mit Flimmerepithel u. Drüsen (Pfeil)

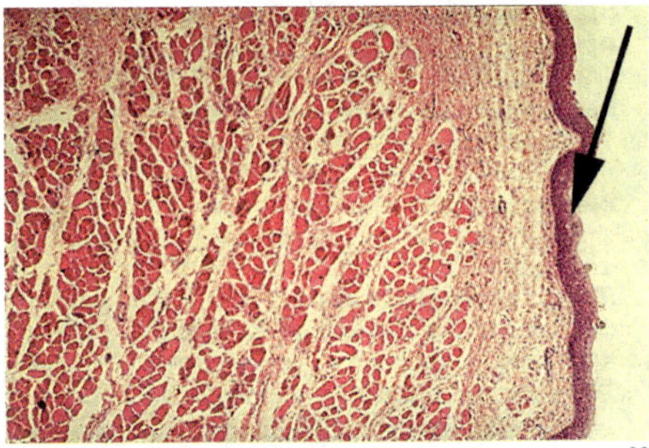

30

Plica vocalis. Histologischer Schnitt, HE-Färbung; Plattenepithel (Pfeil) u. quergestreifter Musculus vocalis

Plummer, Henry Stanley (1874–1937), amerik. Int., Rochester, Minnesota.

Plummern: Plummerung; 1922 von Plummer eingeführte Iodbehandlung zur Operationsvorbereitung der Hyperthyreose. Sie beruht auf dem Effekt, daß ein erhöhter Iodspiegel die Iodakkumulation der Schilddrüse blockiert, indem die Freisetzung der Schilddrüsenhormone gehemmt wird. Die Hemmwirkung tritt innerhalb 24 h vollständig ein. Außerdem werden durch Iod die Hypertrophie, Hyperplasie u. die abnorme Vaskularisation der Schilddrüse zur Rückbildung gebracht. Die Gefahr der Iodvorbehandlung besteht in einer Exazerbation der Hyperthyreose im weiteren Verlauf. Deshalb wird die P. unmittelbar präoperativ durchgeführt, falls nicht bis zur Operation mittels Thyreostatika keine Euthyreose erzielt werden konnte.

Plummer-Vinson-Syndrom (nach Henry S. P. u. Porter P. V.): sideropen. Dysphagie, Paterson-Brown-Kelly-Syndrom; Dysphagie bei Schleimhautatrophie in Mund, Rachen u. Ösophagus u. oft einer vorderen Schleimhautmembran im oberen Ösophagus, wurde auf Eisenmangel zurückgeführt.

pluri- ⟨*lat*⟩ *Präfix*: mehr.

pluriglandulär ⟨*lat*⟩ *Adj*: viele Drüsen betreffend, aus vielen Drüsen bestehend.

Pluripara ⟨*lat*⟩ *f*: Multipara; Viel- bzw. Mehrgebärende, auch für Mutter von Mehrlingsschwangerschaften gebraucht.

Pluripotenz ⟨*lat*⟩ *f*: Fähigkeit undifferenzierter Zellen, sich in versch. Richtung zu differenzieren.

Plusgläser: Sammelgläser; ↑Gläser, ↑Linse.

Plusvariante: Abweichungen von der Norm i.S. von ↑Überschußbildung, ↑Redundantia. Häufig zur Kennzeichnung der Vervielfachung von Extremitätenknochen gebraucht. ↑Dimelie, ↑Polydaktylie, ↑Triphalangie, ↑Binnenstrahlenanomalien. Ggs. ↑Minusvariante.

Plutonium: chem. Symbol Pu; Ordnungszahl 94; relative Atommasse 244. Radioaktives Element (Kernbrennstoff). Bei Aufnahme durch den Menschen Speicherung im Knochen. Dekontamination mit Komplexbildnern (↑Kalziumtrinatriumdiäthylentriaminpentaessigsäure).

p. m.: *Abk* für lat. punctum maximum; Stelle der max. Lautheit u. Wahrnehmungsfähigkeit von ↑Herzgeräuschen auf dem Thorax.

PMA: *Abk* für pulmonale Maladaptation, ↑Wet-lung-disease.

PMC: *Abk* für engl. Patient Management Categories; Verfahren zur Fallgruppenbildung (↑Fallgruppe). Es klassifiziert die Pat. mit Hilfe einer sog. Schlüsseldiagnose. Weitere Merkmale, wie z. B. zusätzl. Diagnosen, die Art der ther. Leistungen, das Alter sowie das Geschlecht bestimmen dann die endgültige Eingruppierung in die Kategorie.

P-mitrale: doppelgipflige P-Welle, die in den Extremitätenableitungen 0,1 s, in den Brustwandableitungen 0,12 s an Breite überschreitet. Ausdruck einer Linksherzbelastung (Hypertrophie u. Dilatation des li. Vorhofs).

PML: *Abk* für progressive multifokale ↑Leukoenzephalopathie.

PMMA: *Abk* für Polymethylmethacrylat. ↑Methacrylsäuremethylester.

PMNL: *Abk* für engl. Polymorphonuclear leukocytes; polymorphkernige Leukozyten. ↑Polymorphie.

PMNL-Elastase: neutrale ↑Proteinase der humanen polymorphkernigen Leukozyten (↑Polymorphie). ↑Akute-Phase-Proteine. Lokalisiert als lysosomales Enzym in den azurophilen Granula der polymorphkernigen Leukozyten. Freisetzung durch Degranulation infolge Einwirkung von Endotoxin, Immunkomplexen, opsonierten Partikeln u. aggregierten IgG im Verlauf von pathol. Prozessen (Entzündung, Gewebezertrümmerung u.a.) u. Übertritt in Körperflüssigkeiten. Dort Komplexierung mit Alpha-1-Protease-Inhibitor. Biol. Bedeutung der P. ist Beteiligung am proteolyt. Abbau u. Metabolisierung von phagozytiertem Material. Massive Liberierung der P. führt zu Störungen der Enzym-Inhibitor-Balance mit Auswirkungen auf das Kallikrein-Kinin-System (Abbau von Kininogen) u. das Gleichgewicht von Gerinnung u. Fibrinolyse (Abbau von Fibrinogen u. Fibrin). Zentrale Bedeutung ebenso bei Zerstörung von Gelenkknorpel (Abbau von Proteoglykanmonomeren u. Kollagenfibrillen). P. ist damit ein wichtiger Entzündungsmarker. Bestimmung in Körperflüssigkeiten mittels Immunoassay als PMN-Elastase-alpha-1-Protease-Inhibitor-Komplex. Auch photometr. mit synthet. Substrat nachweisbar. Diagn. Relevanz im Blutplasma bei Polytrauma, bei bakteriell-entzündl. postoperativen Komplikationen (Sepsis), bei neonatalen Infektionen, in der Synovialflüssigkeit bei entzündl. Gelenkerkrankungen. Auch Parameter zur Beurteilung der Biokompatibilität von Hämodialysemembranen.

PNA: *Abk* für Pariser Nomina Anatomica. ↑Pariser Nomenklatur.

PNET: *Abk* für primitiver neuroektodermaler ↑Tumor.

Pneuma ⟨*gr*⟩ *n*: Hauch, Wehen, Wind, Atem; ↑Pneumalehre.

Pneumalehre: in der klass. gr. Med. auf der Lehre von Erasistratos beruhende Annahme des Spiritus (Lebensgeistes) als einer alles durchdringenden Lebenskraft.

Pneumangiographie: angiograph. Darstellung der A. u. V. pulmonalis u. ihrer Nebenäste. ↑Angiographie.

Pneumarthrographie: Arthrographie, bei der zur Röntgendarstellung der Gelenkbinnenräume einschl. der Abbildung der Gelenk- u. Innenflächen, der Gelenkkapseln, der Gelenkzwischenscheiben sowie z. T. der gelenknahen Gewebe als neg. Kontrastmittel Luft o. Sauerstoff in die Gelenkhöhle eingeblasen wird.

Pneumarthros ⟨*gr*⟩ *n*: Luftansammlung in einem Gelenk durch traumat. Gelenkeröffnung, Gelenkinfektion mit gasbildenden Bakterien o. iatrogen zur ↑Pneumarthrographie.

Pneumatisation: Anreicherung von Luft in Geweben, z. B. im Schädelknochen (↑Schädelknochenpneumatisation).

Pneumatosis cystoides intestinalis: relativ seltener Zustand mit Auftreten multipler gasgefüllter subseröser o. submuköser Zysten, der jedes Segment des Intestinaltrakts einschl. Mesenterium u. Omentum betreffen kann. Am häufigsten wird der Dünndarm, weniger der Dickdarm betroffen. Die P. ist fast immer mit einer anderen Intestinalerkrankung o. obstruktiven Lungenerkrankung vergesellschaftet. Röntg. u. endoskop. kann das Bild breitbasiger Polypen vorgetäuscht werden. P. macht meistens keine Beschwerden, kann jedoch zu Bauchkrämpfen, Blutungen, Schleimabgang, wiederholten Durchfällen u. Subileuserscheinungen führen. Die Behandlung betrifft die Grunderkrankung, nur selten chir. Vorgehen erforderl.

Pneumatosis intestinalis: Gasbläschenbildung in der Darmwand bei ↑Enterocolitis necroticans.

Pneumatosis intestini ↑Pneumatosis cystoides intestinalis.

Pneumatozele ⟨*gr*⟩ *f*: Pneumonozele, Pneumozele; **1.** Luftansammlung innerhalb des Lungengewebes als Folge einer umschriebenen Bronchialwandzerstörung mit Ventilmechanismus; seltene Komplikation der Staphylokokkenpneumonie; **2.** Luftansammlung im Gewebe außerhalb des Respirationstrakts; im lockeren Unterhautgewebe als ↑Hautemphysem. Intrakranielle P.: Luftansammlung im Schädelinneren nach penetrierenden Verletzungen u. Schädelbrüchen mit Eröffnung pneumat. Höhlen; extrakranielle P.: periostale Luftzyste, fast nur am Hinterkopf, selten im Stirnbereich.

Pneumaturie: Luft o. Gas im Harn, so daß sich beim Wasserlassen niesende u. blubbernde Geräusche bemerkbar machen. Ursache: 1. Vergärungs- o. Zersetzungsvorgänge (bakterielle), verdächtig auf Diabetes; 2. Blasendarmfistel; manchmal erstes Zeichen für Durchbruch eines Karzinoms vom Dickdarm in die Blase o. umgekehrt.

Pneumektomie ⟨*gr*⟩ *f* ↑Pneumonektomie.

pneumo- ⟨*lat*⟩ *Präfix*: pneum-, pneumono-; aus Luft bestehend, die Lunge betreffend.

Pneumocholezystitis: durch gasbildende Erreger bei akuter Cholezystitis bedingte Gasfüllung der Gallenblase (röntg. nachweisbar).

P

Pneumococcus ↑Streptococcus pneumoniae.

Pneumocystis carinii: wahrscheinl. (systemat. Stellung unklar) Vertreter der ↑Protozoa. ↑Rhizopoda. 3 Stadien: troph. Stadium (2–8 μm), Präzyste, Zyste (2,5–4,5 μm). Opportunist. Keim u. Erreger der ↑Pneumocystis-carinii-Pneumonie. P.c. ist immundiagnost. nachweisbar, z.B. durch Immunfluoreszenzantikörpertest o. im indirekten Hämagglutinationstest.

Pneumocystis-carinii-Infektion: Pneumozystose; durch Pneumocystis carinii verursachte Zooanthroponose, v.a. der Lunge (↑Pneumocystis-carinii-Pneumonie), seltener von Leber, Knochenmark o. Lymphozyten.

Pneumocystis-carinii-Pneumonie: *Abk* PcP; interstitielle plasmazelluläre Pneumonie, pulmonale Pneumozystose; enzoot.-epizoot., aerogen auf den Menschen übertragbare Lungenentzündung, die durch ↑Pneumocystis carinii verursacht wird. Inkubationszeit 4–6 Wochen. Säuglinge im ersten Trimenon durch ihr unreifes Immunsystem bzw. Erwachsene mit Immunschwäche (z.B. unter immunsupprimierender Ther. o. bei ↑AIDS) sind bes. gefährdet. Es kommt zu einer raschen Vermehrung der Parasiten in den Alveolen. Klin. meist akuter, rasch progredienter Verlauf mit den Zeichen hochgradiger Atemnot (Zyanose, Dyspnoe, Tachypnoe), evtl. nach Beginn mit gastrointestinalen Störungen. Röntg. finden sich vornehml. im Lungenkern lokalisierte diffuse, inhomogene weiche Verschattungen. Diagn. radiol., durch Komplementbindungsreaktion o. Nachweis von Pneumocystis carinii aus dem Tracheobronchialsekret. Ther. mit Trimethoprim-Sulfamethoxazol, Atovaquon; Primär- u. Sekundärprophylaxe bei immungeschwächten Pat. mit Trimethoprim-Sulfamethoxazol o. Pentamidinisethionat.

Pneumograph: Gerät zur Registrierung der Atembewegungen des Thorax o. der durch die Atmung erzeugten period. Änderungen des Wechselstromwiderstands des Thorax. Atembewegungen bzw. die Widerstandsänderungen stellen ein indirektes Maß für die Atemtiefe dar. Gemessen wird entweder die period. Änderung des Thoraxumfangs (Atemgürtel) o. die Widerstandsänderung.

Pneumographie: **1.** Indirektes Verfahren zur Registrierung der Lungenventilation (mit Hilfe von Pneumographen). Die P. wird zur Überwachung der Atmung, z.B. in der Intensivmedizin, eingesetzt. **2.** Röntgenuntersuchungsverfahren, bei dem gasförmige Substanzen als neg. Kontrastmittel verwendet werden. Benutzt werden neben Luft Sauerstoff, Kohlendioxid, Distickstoffmonoxid (Stickstoffoxidul) u. selten Edelgase. Pneumograph. Verfahren sind u.a. ↑Pneumarthrographie, ↑Pneumozystographie, ↑Ventrikulographie, ↑Zisternographie.

Pneumokokken ↑Streptococcus pneumoniae.

Pneumokokkenimmunität: eine typspezif. Immunität von unbekannter Dauer gegen die Kapselpolysaccharide der Pneumokokken als Virulenzmerkmale. ↑Polysaccharidimpfstoff.

Pneumokokkenimpfstoff: aus bekapselten, pathogenet. wichtigen Pneumokokkenstämmen (Streptococcus pneumoniae) gewonnener, hochgereinigter ↑Polysaccharidimpfstoff.

Pneumokokkeninfektion: wichtige, aber selten gewordene Erkrankung durch Pneumokokken. Sie manifestiert sich als Lobärpneumonie, Otitis media acuta, Meningitis purulenta, gelegentl. Peritonitis, ferner Ulcus serpens corneae. Bei Infektion durch Sekundärinfektionserreger (Pneumokokken Typ 4) als eitrige Bronchitis u. Bronchopneumonie.

Pneumokokkenperitonitis ↑Peritonitis, primäre.

Pneumokokkensepsis: Allgemeininfektion durch ↑Streptococcus pneumoniae, bevorzugt im Säuglings- u. Kindesalter o. nach Splenektomie.

Pneumokoniose ⟨*gr* + *lat*⟩ *f*: Pneumonokoniose, Koniopneumofibrose; durch Staubinhalation induzierte Reaktion der Lunge. Staublunge bzw. Lungenfibrose durch organ. o. anorgan. Stäube. Hierzu zählen P. mit spezif. histol. Bild, z.B. die Silikose, u. unspezif. Fibrosen, bei denen die Arbeitsanamnese für die ursächl. Erklärung entscheidend ist. ↑Alveolitis, allergische.

Pneumolithen ↑Lungensteine.

Pneumolyse, extrapleurale ↑Pleurolyse.

Pneumolyse, intrapleurale ↑Thorakokaustik.

Pneumolysenhöhle: durch ↑Pleurolyse gebildeter künstl. Hohlraum zwischen Lunge u. Brustwand. Die P. wurde durch extrapleurale Plombierung als Dauerzustand i.R. der Lungenkollapstherapie der Tuberkulose etabliert.

Pneumomalacia acida ⟨*gr*⟩ *f*: saure Erweichung des Lungengewebes durch postmortale Einwirkung von Magensaft.

Pneumomediastinographie: Röntgendarstellung der äußeren Abgrenzungen aller Mediastinalorgane nach Gasaufblähung des Mediastinums. Die P. wurde durch die Computertomographie verdrängt.

Pneumomediastinum ↑Mediastinalemphysem.

Pneumometer: Geräte zur Atemstrommessung. Dabei wird die Geschwindigkeit der Atemluft, z.B. über die Umdrehungszahl eines Flügelrades o. über die Druckdifferenz an einem Strömungswiderstand, erfaßt.

Pneumometerstoß: von Hadorn angegebene Atemfunktionsprobe. Ausführung wie beim ↑Tiffeneau-Index, jedoch statt Volumenregistrierung ermittelt man mittels Pneumotachographen die max. erreichbare exspirator. Stromstärke ($V_{E\,max}$).

Pneumonektomie ⟨*gr*⟩ *f*: Pneumektomie, Pulmonektomie; operative Entfernung eines ganzen Lungenflügels, meist bei bösartigen Lungentumoren als Radikaloperation angewandt.

Pneumonia alba: weiße Lungenentzündung; histor. Bez. für die ↑Pneumocystis-carinii-Pneumonie im Neugeborenenalter.

Pneumonia carcinomatosa: in „pneumonischer“ Form, d.h. als diffuse inhomogene Infiltration im Röntgenbild, wachsendes ↑Bronchialkarzinom o. metastat. Lungentumor. ↑Lungenadenomatose.

Pneumonia dissecans: Sonderform einer interstitiellen Pneumonie, bei der es durch Übergreifen der Entzündung auf die Gefäße u. durch nachfolgende Thrombose zu Parenchymnekrosen u. Sequestrierung kommt.

Pneumonia gelatinosa: ein spezif. tuberkulöser ↑Desquamativkatarrh. Sie kann mit Restitutio ad integrum ausheilen o. in eine Pneumonia caseosa (↑Pneumonie) übergehen.

Pneumonia migrans: „wandernde“ Pneumonie; nacheinander in versch. Lungenabschnitten auftretende pneumon. Infiltrate. Die P.m. ist oft bedingt durch Viren, z.B. Ornithoseviren, findet sich auch bei der Friedländer-Pneumonie (↑Klebsiellainfektion) u. beim eosinophilen Infiltrat während der Lungenpassage von Würmern.

Pneumonie ⟨*gr*⟩ *f*: Entzündung des Lungenparenchyms, hervorgerufen durch Bakterien, Viren, Protozoen, tox. u. allerg. Schädigungen, unterhalten meist durch Bakterien. Nach dem Entstehungsmodus lassen sich prim. P. von sek. P. unterscheiden. **Prim. P.** entstehen ohne vorausgegangene o. bereits bestehende bronchopulmonale Erkrankungen, treffen also auf ein bis dahin gesundes Parenchym. Hierzu zählen die bakteriellen P. (wichtigste Erreger: Streptococcus pneumoniae, Hämophilus influenzae, Streptococcus pyogenes, Klebsiella pneumoniae), die „primär atypischen P." durch Mycoplasma pneumoniae u. durch Viren, die ↑Lungenmykosen, die Protozoenpneumonien durch Amöben, Toxoplasmen u. Würmer u. die P. durch Inhalation tox. Substanzen, z. B. die ↑Manganpneumonie. Auch die tuberkulöse P. (↑Lungentuberkulose) tritt als prim. P. auf. **Sek. P.** entstehen auf dem Boden chron. o. akuter bronchopulmonaler Erkrankungen o. Schädigungen. Die häufigste P. überhaupt ist die ↑Bronchopneumonie, die von der chron.-obstruktiven Bronchitis o. von Bronchiektasen ihren Ausgang nimmt, ebenso bei ↑Hypostase, nach ↑Aspiration u. als ↑Mendelson-Syndrom auftritt. Sek. P. können auch metastat. bei Sepsis entstehen, außerdem infolge Abwehrschwäche bei konsumierenden Krankheiten u. unter Immunsuppression. Die klin. **Sympt.** Fieber, Husten, Auswurf, thorakale Schmerzen, Krankheitsgefühl, Dyspnoe, Zyanose können sehr unterschiedl. ausgebildet sein. Die Lungenfunktion zeigt eine Störung des ↑Ventilations-Perfusions-Verhältnisses, eine Verminderung der Vitalkapazität, eine alveoläre Hypoventilation, eine Hypoxie u. oft eine respirator. Insuffizienz. Die **Ther.** ist nach Möglichkeit kausal (Erregernachweis) u. immer symptomat. zu führen. **Klin. Einteilung** der P.: 1. unreife P., Vorkommen im Säuglingsalter: a) interstitielle plasmazelluläre P. (↑Pneumocystis-carinii-Pneumonie), Erreger ist Pneumocystis carinii, zwei- bis sechswöchige Inkubationszeit, vorwiegend Frühgeborene. Sympt.: Zyanose, Dyspnoe, Tachypnoe. b) Interstitielle mononukleäre herdförmige fibrosierende P.: ↑Mikity-Wilson-Syndrom. c) Prim. abszedierende P. Erreger: Staphylokokken. d) Dystelektat. paravertebrale P.: diffus, kleinherdig, meist starke Lungenblähung. e) Aspirationspneumonie. 2. Teilreife P. der älteren Säuglinge u. Kleinkinder: a) Bronchopneumonie, lobulär. b) Übergangspneumonie, fokal. 3. P. beim älteren Kind u. Erwachsenen: a) Lobärpneumonie, Lappenpneumonie, croupöse P. b) Lungenabszeß, Lungengangrän. c) Extrins. allerg. Alveolitis. 4. Prim. atyp. P. Erreger sind Viren, Mykoplasmen. 5. Chron. entzündl. Lungenerkrankungen wie chron. P., Lungenfibrose (↑Hamman-Rich-Syndrom), Lungenmykose. **Bes. Formen**: biliäre P.: veraltete Bez. für eine klin. schwer verlaufende P. mit gleichzeitig bestehendem Ikterus infolge Schädigung der Leber durch Pneumokokken bzw. deren Toxine. Käsige P.: in pneumon. Form ablaufende, meist lappenfüllende Tuberkulose der Lunge. Röntg. u. klin. nicht von unspezif. P. zu unterscheiden. Diagn. durch Nachweis von Mycobacterium tuberculosis im Auswurf.

Pneumonie, interstitielle plasmazelluläre ↑Pneumocystis-carinii-Pneumonie.

Pneumonie, primär atypische: *Abk* PAP; endem.-epidem. aerogen übertragbare meist blande verlaufende ↑Infektionskrankheit. Erreger ↑Mycoplasma pneumoniae. Inkubationszeit 1–3 Wochen. Klin. schleichender Beginn mit allg. Schwächeerscheinungen, Kopfschmerzen u. Fieber. Trockener Husten, zunächst ohne Auswurf, dann schleimig-eitrig o. blutig. Personen unter 30 Jahren werden häufiger befallen. Röntg. Lungenbefund kontrastiert mit fehlendem o. geringem physikal. Lungenbefund. Ther. gute Beeinflußbarkeit durch Tetrazykline u. Erythromycin. Normales Blutbild o. Leukopenie, ggf. kardiovaskuläre Komplikationen. Abgrenzung gegen ↑Viruspneumonie ist nur serol. (Komplement-Bindungs-Reaktion mit Mykoplasmen-Lipidantigen) mögl. Der direkte o. indirekte Erregernachweis sowie Todesfälle unterliegen der ↑Meldepflicht übertragbarer Krankheiten.

Pneumonie, urämische: bei chron. Urämie auftretende, oft ausgedehnte Pneumonie auf dem Boden interstitieller u. intraalveolärer Exsudate mit hohem Harnstoffgehalt. Die u. P. bildet sich meist mit dem Grundleiden zurück, kann aber auch in Fibrose übergehen.

Pneumonitis ⟨*gr*⟩ *f*: selten verwendetes Syn. für Pneumonie, bes. für akute interstitielle Pneumonie.

Pneumonologie: Wissenschaftsbereich der Inneren Med., der sich mit den theoret. u. prakt.-klin. Grundlagen, der Diagnostik u. der Ther. von Lungenkrankheiten befaßt. ↑Bronchopneumologie.

Pneumonomykosen: Mykosen der Lunge.

Pneumonozele: Pneumozele. ↑Pneumatozele.

Pneumopathia osteoplastica: multiple kleine Osteome der Lunge.

Pneumopelvigraphie: histor. Verfahren zur Uterus- u. Ovardarstellung.

Pneumoperitoneum: Luftansammlung in der Bauchhöhle; spontanes bzw. symptomat. P. bei Magen- o. Darmperforation.

Pneumosepsis: durch Pneumokokken Typ 1 u. 2. verursachte ↑Lobärpneumonie mit klin. sept.-meningit. Verlauf.

Pneumosinus dilatans: über die Norm erweiterter ↑Sinus sphenoidalis.

Pneumotachogramm ↑Pneumotachographie.

Pneumotachograph: Gerät zur Registrierung der Strömungsgeschwindigkeit der Atemluft in Abhängigkeit von der Zeit. Die erhaltene Kurve heißt Pneumotachogramm. Sie erlaubt Aussagen über die Lungenfunktion, insbes. auch beim ↑Atemstoßtest.

Pneumotachographie: Untersuchungsverfahren in der ↑Lungenfunktionsdiagnostik. Es ermöglicht die Aufzeichnung der Atemgasströmungsgeschwindigkeit gegen die Zeit. Zur objektiven Erfassung aerodynam. funktioneller Parameter, Rückschluß auf Veränderungen im Larynxbereich.

Pneumothorax ⟨*gr*⟩ *m*: Ansammlung von Luft im Pleuraraum. Durch Aufhebung des physiol. Unterdrucks kollabiert die Lunge teilweise o. vollständig. Luft kann von außen durch die Brustwand (perforierende Verletzung) o. von der Lunge her (Lungen- o. Bronchusverletzung) in den Pleuraspalt gelangen. Kommt die Öffnung, die den Lufteintritt ermöglicht, zum Verschluß, so liegt ein geschlossener P. vor; bleibt sie offen, so handelt es sich um einen offenen P. (Abb. 1). Wirkt die Öffnung als Ventil, so entwickelt sich ein Spannungs- o. Ventilpneumothorax. Nach der Genese sind zu unterscheiden der traumat. P., der artifizielle P. nach diagn. o. ther. Maßnahmen, der symptomat. P. als Komplikation pulmonaler Prozesse u. der idiopath. Spontanpneumothorax. Wegen unterschiedl. Rückwirkungen auf die Thoraxorgane ist bes. die Unterscheidung in geschlossenen u. offenen P. wichtig. Geschlossener P.: durch partiellen o. totalen Kollaps der Lunge Einschränkung der Atemleistung; Punktions-

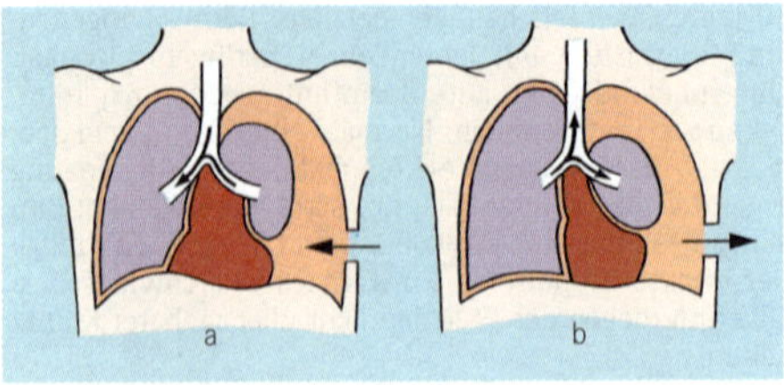

Pneumothorax (Abb. 1). Schematische Darstellung eines offenen Pneumothorax. Mediastinalflattern, paradoxe Atembewegungen der unverletzten Lunge, Pendelluft a: Inspiration; b: Exspiration

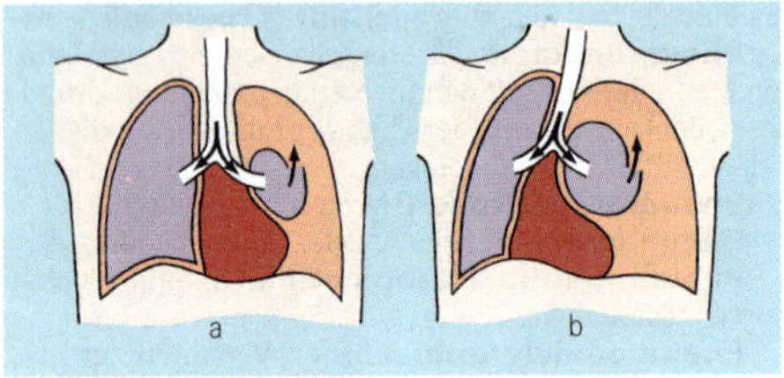

Pneumothorax (Abb. 2).
Schematische Darstellung der Entwicklung eines Ventil- o. Spannungspneumothorax.
a: Anfangsstadium; b: fortgeschrittenes Stadium

behandlung o. bei innerer Fistel Dauersaugdrainage. Nach außen offener P.: durch Lungenkollaps, ↑Pendelatmung u. schwere Störung der Ventilation sowie durch ↑Mediastinalflattern Behinderung des Blutrückstroms zum Herzen, dadurch akute Lebensgefahr. Unverzügl. Umwandlung in einen geschlossenen P. erforderl. (luftdichter Verband der Thoraxwand). Unter stationären Bedingungen operativer Verschluß der Brustwandbresche u. Pleuradrainage. Nach innen offener P.: infolge Ventilmechanismus in der Lunge o. Bronchusverletzung nicht selten zunehmende Druckerhöhung im Pleuraraum (Ventil- o. Spannungspneumothorax, Abb. 2). Durch zunehmende Verdrängung des Mediastinums nach der gesunden Seite schwere Beeinträchtigung der Ventilation u. des Blutrückflusses zum Herzen. Unverzügl. Druckentlastung durch Einstechen einer dicken Punktionskanüle im 2. o. 3. Interkostalraum vorn beseitigt akute Lebensgefahr. Später geschlossene Saugdrainage o. operative Revision. Die früher geübte artifizielle Anlegung eines P. zur Lungenkollapstherapie der Tuberkulose wird heute nicht mehr angewandt. Der idiopath. Spontanpneumothorax entsteht ohne erkennbare äußere Ursache, der sek. Spontanpneumothorax vorwiegend durch Zerreißung von Emphysemblasen der Lunge. Charakterist. ist Rezidivneigung. Beseitigung durch Punktion o. Dauersaugdrainage; bei fehlender Lungenausdehnung o. Rezidiv ↑VATS o. Thorakotomie, Fistelverschluß, ↑Pleurodese, ↑Pleurektomie (Rezidivprophylaxe). Abb. 1 u. 2.

Pneumothoraxdrainage ↑Pleuradrainage.

Pneumotomie ⟨*gr*⟩ *f*: Einschnitt in das Lungengewebe, heute meist angewandt zur Metastasen- o. Geschoßentfernung, früher auch zur Eröffnung von Lungenabszessen u. tuberkulösen Kavernen, die aber heute in toto mit dem erkrankten Lungenlappen entfernt werden.

pneumotrop ⟨*gr*⟩ *Adj*: auf die Lunge gerichtet (z. B. pneumotrope Viren).

Pneumovirinae ⟨*gr + lat*⟩ *f pl*: Virussubfamilie der Fam. ↑Paramyxoviridae mit der Gattung ↑Pneumovirus mit großer ↑Affinität zur Atemschleimhaut.

Pneumovirus: Virusgattung der Subfamilie ↑Pneumovirinae. Vorkommen: Menschen, Mäuse, Rinder, Vögel. Humanpathogen ist ↑Human Respiratory Syncytial Virus.

Pneumozele ↑Pneumatozele.

Pneumozephalus: Luftansammlung in den Hirnkammern.

Pneumozysten ↑Pneumocystis carinii.

Pneumozystographie: Röntgendarstellung von Zysten nach Absaugen des Zysteninhalts zur zytolog. Untersuchung u. anschließender Luftauffüllung.

Pneumozystose: alte Bez. für ↑Pneumocystis-carinii-Infektion.

Pneumozyten: veraltete Bez. für ↑Alveolarepithel.

PNF-Behandlung ↑Kabat-Behandlung.

PNG: *Abk* für engl. Polymorphonuclear granulocytes; polymorphkernige ↑Granulozyten.

PNP-Mangel: *Abk* für ↑Purin-Nukleosid-Phosphorylase-Mangel.

pO_2: Sauerstoffpartialdruck. ↑paO_2.

Pocken: Variola major, Variola vera, Blattern, echte Menschenpocken; endem.-epidem., aerogen, seltener durch Kontakt übertragbare Infektionskrankheit. Erreger Pockenvirus (Variolavirus, ↑Poxviridae). Inkubationszeit 10–14 Tage. Klin. bizykl. fieberhafter normierter Verlauf. Akuter Beginn mit schwerem Krankheitsgefühl u. hohem Fieber, starken Kreuzschmerzen, initialem Exanthem („Rash") u. Pharyngitis variolosa (aerogene Virusverbreitung); dann Stadium des pustulösen Exanthems mit Enanthem, das zeitgleich über die Eruption, Suppuration, Exsikkation verläuft (gleicher Reifungsgrad der Effloreszenzen). Abheilung nach Abschorfung unter Narbenbildung. Lebenslange Immunität, Letalität 15–30 %. Komplikationen v. a. durch bakterielle Sekundärinfektion. Aktive Immunisierung mit Pockenvakzinen (↑Pockenschutzimpfung) senkt die Infektionshäufigkeit, Morbidität, Letalität u. mildert schwere Krankheitsverläufe. Diagn. virol.-serol. (↑Virusdiagnostik). Vor Ausrottung der P. 1980 waren Hauptkrankheitsherde in Asien (Indien, Pakistan, Indonesien), Afrika (Äthiopien) u. Südamerika (Brasilien). Abb.

Pockenimpfstoff: Impfstoff für Pockenschutzimpfung, die Vacciniavirus (Stamm Elstree) enthaltende Pockenvakzine. ↑Orthopoxvirus.

Pockenschutzimpfung: von Edward Jenner 1796 inaugurierte, im Deutschen Reich durch das Impfgesetz von 1874 als Pflichtimpfung vorgesehene aktive Immunisierung mit Vakzinevirus (Kuhpockenvirus, nach Menschenpassage abgewandelt in Vakzinevirus) gegen Pocken (Variola). Seit Ausrottung der Pocken 1980 nicht mehr obligator., aber bei Laborarbeiten mit Vakzineviren vorgeschrieben.

Pockenvakzine ↑Pockenimpfstoff.

Pockenviren ↑Poxviridae.

Pocken, weiße ↑Alastrim.

Pocket ⟨*engl*⟩ *n*: Tasche, Zahnfleischtasche. ↑Tasche, parodontale.

Podagra ⟨*gr*⟩ *f*: Gichtanfall im Großzehengrundgelenk. ↑Arthritis urica.

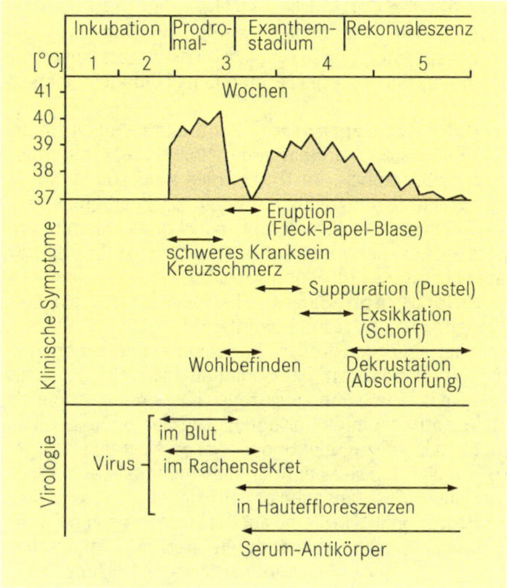

Pocken. Typischer Körpertemperaturverlauf, Virologie u. Klinik

Podaldysplasie-Kleinwuchs-Syndrom: Fehlbildungssyndrom mit Talus-Kalkaneus-Synostose, Dysplasie der Sprunggelenke, rigider Plattfuß, Dysplasie der Unterschenkelknochen. Wahrscheinl. autosomal dominanter Erbgang.

Podliachouk-Harboe-Test: Hämagglutinationsreaktion zum ↑Rheumafaktortest.

Podophyllin: Mitosegift aus dem Harz von ↑Podophyllum peltatum. Wirksame Substanz ist das Podophyllotoxin, das als Ausgangspunkt zur Synthese neuer Zytostatika diente, die sich nicht allein auf die Mitosehemmung beschränken. Ein bes. Vorteil ist ihre Liquorgängigkeit.

Podophyllotoxin ↑Podophyllum peltatum.

Podophyllum peltatum ⟨*gr*⟩ *n*: Fußblatt; Rhizom enthält Harz (Podophyllin), besteht zu 20% aus Podophyllotoxin, einem Lignanderivat. Podophyllotoxin u. halbsynthet. Abwandlungsprodukte hemmen Mitose durch Verhinderung der Ausbildung des Spindelapparats. Halbsynthet. Glykoside hemmen DNA-Synthese; als Zytostatika (Nachbehandlung bei Strahlentherapie von Tumoren, Leukämien) eingesetzt. Ursprüngl. Anwendung von Podophyllin als Abführmittel, zur Behandlung von Warzen sowie von Psoriasis heute obsolet.

Podozyten ⟨*gr*⟩ *m Pl*: Podocytus; Deckzellen der Kapillaren im ↑Glomerulus corpusculi renalis = inneres Blatt (Paries interna) der Bowman-Kapsel (Capsula glomeruli). Struktur des P.: verzweigte Zelle mit a) langen Primärfortsätzen (Zytotrabekula), b) kurzen Sekundärfortsätzen (Zytopodium). Letztere stehen fußförmig auf der Basalmembran u. lassen zwischen sich 25 nm breite Lücken (Schlitzporen) frei, die durch ein Schlitzporendiaphragma verschlossen sind. Die Füßchen besitzten vermutl. kontraktile Eigenschaften u. kontrollieren die Schlitzporenweite u. den Kapillardurchmesser.

Poelchen-Methode: Verfahren zur funktionellen Ther. von subkapitalen Oberarmfrakturen. Prinzip: teilweise Ruhigstellung der Fraktur durch Gipslonguette mit Schulterkappe, Klebeverbandextension, zwischenzeitl. pendelnde Belastung des Schultergelenks unter Gewichtszug. Die P. wurde vielfach modifiziert.

POEMS-Syndrom: *Abk* für Syndrom mit Polyneuropathie, Organomegalie, endokrinen Störungen, monoklonaler Gammopathie u. Hautveränderungen (skin). P. tritt beim sklerosierenden Typ des multiplen Myeloms (ca. 1 % Myelome) auf.

Pogonion: kraniometr. Meßpunkt; höchste Stelle des knöchernen Kinns. ↑Schädelnormen.

POH ⟨*engl*⟩: *Abk* für professionelle orale ↑Hygienisierung.

poikilo- ⟨*gr*⟩ *Präfix*: bunt, vielfältig.

Poikilodermie ⟨*gr*⟩ *f*: Poikilodermia; Hautkrankheit mit vielartigen Erscheinungen. Poikilodermia atrophicans vascularis (Petges-Jakobi): keine selbständige Krankheit, sondern Sympt. entweder einer ↑Polymyositis o. einer ↑Mycosis fungoides. Poikilodermia congenita: ↑Dysplasia congenita. Poikilodermia reticulée pigmentaire de la face et du cou (Civatte): ↑Riehl-Melanosis. P. als chron. Lichtschaden der Haut ("Scheckhaut").

Poikilosklerodermie: Sklerodermie, bei der die Haut ein scheckiges Aussehen infolge von Pigmenteinlagerung u. Gefäßerweiterungen angenommen hat.

Poikilozytose: versch. geformte Erythrozyten (Poikilozyten) im Blutausstrich. Nicht typ. für eine best. Erkrankung, Zeichen für eine schwere Schädigung der Erythropoese. Kommt relativ häufig vor, dabei meist kombiniert mit ↑Anisozytose u. Farbstoffänderungen, bei versch. Anämien (aplast. u. tox. Anämie, idiopath. Vitamin-B_{12}-Mangelanämie, Tumoranämien, Thalassämie) u. Leukämien.

Points douloureux ⟨*frz*⟩ *m Pl*: starke Schmerzempfindlichkeit an oberflächl. gelegenen Nerven, bei Neuritiden u. Neuralgien.

Poise: Zeichen P; Einheit der dynamischen ↑Viskosität im veralteten CGS-System. $1\,P = 1\,g/cm\,s$. Es ist $1\,P = 0{,}1\,Pa \cdot s$; $1\,Pa \cdot s = N \cdot s \cdot m^{-2}$.

Poiseuille, Jean Léon (1799–1869), frz. Physiol., Physiker, Paris.

Poiseuille-Gesetz (nach Jean L. P.) ↑Hagen-Poiseuille-Gesetz.

Poissonverteilung: bes. ↑Wahrscheinlichkeitsverteilung für seltene Ereignisse. Sie wird zur Bestimmung von Wahrscheinlichkeiten für die Anzahl relativ seltener, zufälliger u. voneinander unabhängiger Ereignisse in der Zeit- o. Raumeinheit verwendet.

Pökeln: Verfahren zur Konservierung von Fleischwaren, Behandeln von rohem Fleisch mit Pökellake (Lösung von Nitritpökelsalz: Kochsalz mit Zusatz <0,6% Natriumnitrit o. Kochsalzlösung mit Zusatz von etwa 50 g/100 kg Fleisch Kalium- o. Natriumnitrat). Veränderungen des Fleischs sind auf Nitrite zurückzuführen. Nitrate werden im Fleisch durch mikrobielle Nitratreduktase zu Nitriten reduziert. Nitrit wirkt konservierend, aromabildend u. farbstabilisierend. Kein anderes Konservierungsmittel vermag das Bakterium ↑Clostridium botulinum so wirksam zu bekämpfen wie Nitrit (↑Botulismus). Durch Einwirkung von Nitrit erfolgt die Umwandlung des roten Muskelfarbstoffs Myoglobin in das beständigere (kochstabile) Nitrosomyoglobin. Nitrosomyoglobin ist ein nicht kanzerogenes ↑Nitrosamin. Es können jedoch auch andere Nitrosamine entstehen. Diesem Nachteil stehen Vorteile des Pökelns gegenüber. Der Nitriteinsatz wird auf ein absolutes Mindestmaß beschränkt.

P

Pökelsalz ↑ Nitritpökelsalz.

Pokeweed-Mitogen: Extrakt aus Phytolacca americana l. (Kermesbeere), wirkt als ↑ Lektin u. auch als ↑ Mitogen. Mitogene Wirkung erstreckt sich auf B- u. T-Lymphozyten, die agglutinierende Aktivität auf Erythrozyten u. Leukozyten.

Polamputation ↑ Nierenresektion.

Poland-Syndrom: Poland-Syndaktylie; 1841 beschriebener, autosomal dominanter Fehlbildungskomplex mit einseitiger Syndaktylie, gleichseitiger Aplasie der Mm. pectorales u. der Mamma. Evtl. fehlt die gleichseitige Niere.

Polarimeter: opt. Gerät zur Messung der konzentrationsabhängigen Drehung der Polarisationebene von linear polarisiertem Licht in opt. aktiven Lösungen, z. B. von Zucker u. Eiweiß. Ein P. besteht aus einer monochromat. Lichtquelle, dem Polarisator u. dem drehbaren Analysator (beide ↑ Polarisationsfilter) sowie der Beleuchtungs- u. Betrachtungsoptik. Zwischen den Polarisationsfiltern befindet sich in einem Rohr die gelöste opt. aktive Substanz. Bei einer Messung wird der Analysator zunächst ohne Untersuchungsobjekt so gedreht, daß das Feld dunkel erscheint (gekreuzte Polarisatoren). Nach Einbringen der Lösung tritt wegen Drehung der Polarisationsebene eine Aufhellung auf. Durch Drehen des Analysators wird wieder auf Dunkelheit eingestellt. Der Drehwinkel ist der Konzentration des gelösten Stoffs proportional. Hauptanwendung: Messung der optischen ↑ Aktivität organ. Verbindungen in Lösung.

Polarisation, dielektrische: Einheit C/m^2; Nichtleiter werden im elektr. Feld polarisiert, erhalten also ein elektr. Moment (Dipolmoment). Wird zwischen die Platten eines geladenen Kondensators ein Nichtleiter (Dielektrikum) gebracht, so sinkt die Spannung am Kondensator. Die Kapazität wurde vergrößert. Die Moleküle des Dielektrikums werden zu elektr. Dipolen, die auf den Platten zusätzl. Ladungen entgegengesetzten Vorzeichens durch Influenz binden. Die Summe der im Dielektrikum durch das elektr. Feld erzeugten Dipolmomente pro Volumen heißt d. P.

Polarisationsfilter: ein auf dem ↑ Dichroismus beruhender Filter aus schwefelsaurem Iodchinin zur Erzeugung o. zum Nachweis von polarisiertem ↑ Licht.

Polarisationsmikroskop: Mikroskop zur Durchführung der Polarisationsmikroskopie im Durch- o. Auflicht. Zusätzl. zum gewöhnl. Mikroskop ist beleuchtungsseitig ein Polarisator u. abbildungsseitig ein drehbarer Analysator vorhanden, u. der Objekttisch ist drehbar. P. dienen der Untersuchung opt. anisotroper (kristalliner), doppelbrechender Objektstrukturen. Je nach Orientierung von Polarisator u. Analysator zueinander (gekreuzt o. parallel) erscheint das Umfeld dunkel o. hell u. anisotrope Objekte entweder aufgrund der unterschiedl. Lichtwege durch Interferenz o. durch unterschiedl. Absorption der beiden Komponenten in einer anderen Helligkeit o. Farbe. In der Med. erfolgt der Einsatz von P. z. B. in der Histol. (Zellstruktur) u. bei der Steinanalyse (Dünnschliffe) u. in Kombination mit einer Phasenkontrasteinrichtung (↑ Phasenkontrastmikroskopie), z. B. bei der Untersuchung lebender Objekte (Vitalmikroskopie) u. ungefärbter u. damit unveränderter histol. Schnitte.

Polaritätsmutation: polare Mutation; pleiotrope Genmutation, die bewirkt, daß die Produkte (Proteine) des mutierten Gens u. der im gleichen ↑ Operon 3'-distal angeordneten Gene nicht mehr bzw. nur noch in geringem Ausmaß synthetisiert werden. P. sind entweder ↑ Nonsense-Mutationen o. solche ↑ Rastermutationen, die durch Verschiebung des Leserahmens ↑ Punktcodonen ergeben.

Polarkardiogramm: kontinuierl. Aufzeichnung der räuml. Polarkoordinaten des Herzvektors mit einem Polarkardiographen. Im Unterschied zum konventionellen ↑ Elektrokardiogramm u. ↑ Vektorkardiogramm erfolgt die Ableitung der Signale mit dem Frank-Ableitungssystem in Höhe des vorderen Abschnitts des 4. Interkostalraums bei aufrechter Haltung des Pat.

Polarograph: Gerät für die Polarographie, ein elektrochem. qualitatives u. quantitatives Analyseverfahren. Erfaßbar sind reduzierbare Kationen, einige Anionen u. organ. Verbindungen. Das Gerät mißt das elektr. Potential einer polarisierbaren Elektrode (Quecksilbertropfelektrode, Kathode) mit einer unpolarisierbaren Quecksilberanode als Bezugselektrode. Nachweisgrenze 10^{-3}–10^{-6} molar, Einsatz bei Spurenelementanalyse u. Nachweis anorg. Substanzen in organ. Stoffen.

Polarographie: eine auf der Aufnahme von Stromspannungskurven beruhende elektrochem. Analysemethode, die z. B. zur Sauerstoffpartialdruckmessung in Geweben Anwendung findet.

Polarterien: außerhalb des Nierenbeckens entspringende Gefäße, die zum oberen o. unteren Nierenpol ziehen. P. entspringen aus der A. renalis o. aus der Aorta. Am häufigsten ist die obere P. Untere P. können den Ureter komprimieren (↑ Nierenarterien, akzessorische).

Polihistiom: malignes mesenchymales Gewächs, histol. aus zahlreichen Sarkomgewebearten u. unreifen zellreichen Partien bestehend.

Poliklinik ↑ Ambulanzen.

Polioenzephalitis ⟨*gr*⟩ *f*: Polioencephalitis; ↑ Enzephalitis mit bevorzugtem Befall der grauen Substanz, insbes. des Hirnstamms. Polioencephalitis haemorrhagica superior ↑ Wernicke-Enzephalopathie.

Polioformolimpfstoff: Salk-Vakzine; inaktivierter parenteraler Impfstoff (Vaccinum poliomyelitidis inactivatum) zur aktiven Immunisierung gegen Poliomyelitis. Ein Gemisch der in Gewebekulturen gezüchteten, durch Formalin u. Wärme inaktivierten drei Poliovirustypen 1–3, zur intramuskulären Injektion. P. wird seit 1998 im Rahmen des ↑ Impfkalenders von der Ständigen Impfkommission am Robert-Koch-Institut empfohlen.

Poliomyelitis acuta anterior ⟨*gr + lat*⟩ *f*: spinale Kinderlähmung, Heine-Medin-Krankheit; durch versch. Poliomyelitisvirusstämme (Prototypen 1, 2 u. 3) verursachte Krankheit, die durch konsequente Proph. mittels aktiver Immunisierung (↑ Polioschutzimpfung) fast ausgerottet ist (nur noch in Asien u. Afrika vorhanden). Inkubationszeit 10–14 Tage. Klin. biphas. fieberhafter Verlauf, zunächst als Vorkrankheit mit uncharakterist. Katarrh der oberen Luftwege u. des Verdauungskanals (engl. „minor illness", kleine Krankheit). Das ausgeprägte Krankheitsbild ist durch asymmetr. verteilte, proximale Muskelgruppen bevorzugende, schlaffe Lähmungen segmentalen Typs gekennzeichnet (engl. „major illness", große Krankheit). Prodromalerscheinungen sind Rhinitis, Tracheobronchitis, Muskelschmerzen, Kopfschmerzen, Temperaturanstieg, meningit. Sympt. Man unterscheidet meningit. spinale paralyt. (Vorderhörner), bulbäre, pontomesenzephale u. kombinierte Formen. Komplikationen v. a. durch Lähmung der Atemmuskulatur u. bulbäre

Schädigung. Im Liquor cerebrospinalis Pleozytose (50–1 000/3 Zellen) u. allmähl. ansteigender Eiweißgehalt. Melde- u. hospitalisierungspflichtige ↑Infektionskrankheit einschl. der poliomyelitisähnl. Erkrankungen. Virusnachweis aus Stuhl- o. Rachensekret, Komplementbindungsreaktion u. a. Labormethoden.

Poliomyelitisimpfung ↑Polioschutzimpfung.

Poliomyelitis posterior: entzündl. Erkrankung der Hinterhörner des Rückenmarks.

Polioschluckvakzine: *Abk* OPV; Sabin-Schluckvakzine; in Affennieren o. menschl. Zellkulturen vermehrte, attenuierte lebende Poliovirusstämme Typ 1–3 enthaltendes Präparat (Poliomyelitisimpfstoff oral, Vaccinum poliomyelitidis perorale) zur oralen Applikation. Ansiedlung u. Vermehrung der Impfviren im Magen-Darm-Epithel erzeugt lokale u. allg. humorale Immunität mit Blockierung u. Verdrängung der virulenten Poliowildviren aus ihrem Habitat. Weiterverbreitung der Impfviren auf nichtgeimpfte Kontaktpersonen. Insbes. bei Impflingen und Kontaktpersonen mit Immundefekten Gefahr von Impfkomplikationen. ↑Polioformolimpfstoff.

Polioschutzimpfung: aktive Immunisierung gegen Poliomyelitis mit ↑Polioschluckvakzine nach Sabin o. ↑Polioformolimpfstoff nach Salk.

Poliosis ⟨*gr*⟩ *f*: Ergrauen der Haare.

Poliovirus ↑Human polio virus, ↑Poliomyelitis acuta anterior.

Politzer, Adam (1835–1920), Otol., Wien.

Politzern: Politzer-Luftdusche; Lufteinbringen in die Paukenhöhle über die Ohrtrompete mit spez. Ballons von der Nase aus zum Druckausgleich.

Polkissen: extraglomeruläres Mesangium des juxtaglomerulären ↑Apparats.

Polkörperchen: Polozyten. Drei der vier bei der meiot. Teilung der Oogonien entstehenden Zellen. Im Unterschied zur plasmareichen Eizelle degenerieren die P. kurz nach ihrer Entstehung. ↑Neisser-Polkörperchenfärbung, ↑Babes-Ernst-Polkörperchen.

Pollakisurie ⟨*gr*⟩ *f*: häufiger Harndrang, wobei jeweils nur kleine Mengen gelassen werden. Ursache: Blasenreizung durch Entzündung, Steine, Blasenabflußbehinderung, Reizblase, Strahlenschädigung usw. Zu unterscheiden von ↑Polyurie, bei der große Harnmengen gelassen werden u. von der nächtl. P., bei der die Pat. manchmal alle 10 min tropfenweise Wasser lassen müssen. ↑Nykturie.

Pollen: Blütenstaub; männl. Keimzellen der Pflanzen, die durch Insekten o. Luftbewegungen verbreitet werden. P. können eingeatmet Allergien auslösen, ↑Heuschnupfen.

Pollex ⟨*lat*⟩ *m*: Daumen.

Pollex rigidus: starrer Daumen; das Daumenendglied steht in Beugestellung u. kann nicht aktiv gestreckt werden. Ther.: Fensterung der Sehnenscheide. ↑Daumen, schnappender; ↑Finger, schnellender.

Pollex valgus congenitus: angeborene, ulnare Abweichung der Endphalanx des Daumens bei bestehender ↑Triphalangie u. Keilform der Mittelphalanx.

Pollex varus congenitus: angeborene Deformität des Daumens bei Dreigliedrigkeit (↑Triphalangie). Radiale Abweichung der Endphalanx bei keilförmiger Ausbildung der Mittelphalanx. Gehört zum Bild der ↑Apert-Syndrom.

Pollinosis ⟨*gr*⟩ *f* ↑Heuschnupfen, ↑Rhinitis allergische.

Pollitt-Jenner-Merskey-Syndrom: angeborene renale Aspartylglykosaminausscheidung. Klin.: geistige Retardierung, hyperman. Anfälle, Maskengesicht, Bewußtseinsverluste im Anfall.

Pollitzer, Sigmund (1859–1937), Dermat., New York.

Pollitzer-Krankheit (nach Sigmund P.): **1.** papulonekrot. Tuberkulid. **2.** Acanthosis nigricans.

Pollizisation ⟨*lat*⟩ *f*: Umsetzung eines Langfingers bei Daumenverlust.

Pollution ⟨*lat*⟩ *f*: **1.** ***Sexualmedizin:*** unwillkürl., meist nachts im Schlaf während eines Traums erfolgender Samenerguß (↑Ejakulation). Tritt vorwiegend bei Jugendlichen auf u. bei Fehlen anderer Formen sexueller Befriedigung. **2.** ***Umweltmedizin:*** Verunreinigung, i. e. S. ↑Luftverunreinigung.

Polpfropf: Eiweißpfropf an den Polen der Eier bei einigen Vertretern der ↑Nematoda (z. B. ↑Trichuris trichiura). Gebilde der Eischale, im Bereich des P. erfolgt der Larvenschlupf.

Polresektion ↑Nierenresektion.

Polstar: Cataracta polaris anterior o. posterior; Trübung im Bereich des vorderen o. hinteren Linsenpoles, kann auch erworben sein. Visusbehinderung abhängig von Dichte, Ausdehnung u. Pupillenweite. Verursacht oft ↑Nyktalopie, weil bei Miosis im hellen Tageslicht die Behinderung bes. stark ist. ↑Katarakt, ↑Linse.

Polstergefäße: Arterien u. Venen mit Intimapolstern (Pulvinar tunicae internae [intimae], Intimal cushion), subendotheliale Ansammlungen von achsenparallelen glatten Muskelzellen, die den Blutdurchfluß regulieren können. Vorkommen bei Arterien: Glomus caroticum, Milz, Niere, Nasenschleimhaut u. a., bei Venen: Markvenen der Nebenniere. Abb.

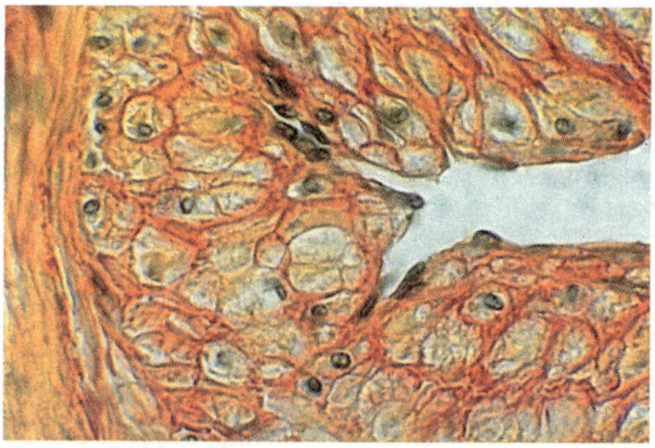

30

Polstergefäße. Histologischer Schnitt durch eine arteriovenöse Anastomose, Färbung nach Domagk; Polster in der Tunica intima

Poltern: Tumultus sermonis; zentrale Gleichgewichtsstörung der Sprache, keine Störung des Sprechvorgangs, sondern der gedankl. Vorbereitung aller Sprachelemente. Sprachstörung, die vorwiegend bei Jugendl. u. Aphasikern vorkommt.

Polus ⟨*lat*⟩ *m*: Pol; z. B. P. frontalis, occipitalis bzw. temporalis der Großhirnhemisphären.

poly- ⟨*gr*⟩ *Präfix*: viel, mehr.

Pólya, Eugene Jeno (1876–1944), Chir., Budapest.

Polyacrylamidgelelektrophorese: method. Variante der ↑Trägerelektrophorese, wobei als Träger ein

P

Copolymer aus Acrylamid u. N,N'-Methylenbisacrylamid Verwendung findet (↑Trägerelektrophorese).

Polyacrylmethacrylat: PMMA, Knochenzement zur Fixierung von Endoprothesen, bestehend aus zwei Komponenten, die nach Mischung eine semiliquide Masse bildet u. zum Ausfüllen des Raums zwischen Prothese u. Knochen dient. Durch Polymerisation unter Wärmefreisetzung kommt es zur Aushärtung.

Polyaddition: Herstellung makromolekularer Verbindungen durch Einwirkung bifunktioneller OH- o. NH-Verbindungen auf Reaktionspartner mit zwei X=Y-Bindungen. Beispiel: Polyurethane aus Glykolen u. zweiwertigen Isocyanaten.

Polyadenitis: Entzündung multipler Lymphknotenbereiche.

Polyadenomatose ↑Wermer-Syndrom.

Polyadenylierung ↑Messenger-RNA.

Polyagglutination ⟨*gr + lat*⟩ *f*: in vitro als Panagglutination bezeichnet. Unter best. Bedingungen eintretende Zusammenballung von Erythrozyten durch Einwirken von Serumbestandteilen, die in allen Normalseren der jeweiligen Spezies enthalten sind. Als agglutinable Antigene wirken v. a. Friedenreich-Antigene (Strukturen, die durch Neuraminidase aus best. Bakterien freigelegt werden, bekannt als Thomson-Friedenreich-Phänomen).

Polyalveolysesyndrom: Auflösung zahlreicher Zahnalveolen mit Zahnausfall.

Polyamide ↑Polykondensation.

Polyaminosäuren: Polymere von jeweils einer Aminosäureart. Natürl. kommt die Poly-gamma-D-Glutaminsäure in der Kapselsubstanz von Milzbrandbazillen vor.

Polyandrie ⟨*gr*⟩ *f* ↑Polygamie.

Polyangiitis, mikroskopische: Nekrotisierende Vaskulitis kleiner Gefäße mit häufigem Auftreten einer rapid progressiven ↑Glomerulonephritis bzw. hämorrhag. ↑Alveolitis. Abortivformen sind mögl. Anti-Myeloperoxidase-Antikörper, die zu den pANCA (↑ANCA) gehören, sind mit hoher Spezifität bei 60–100 % der Pat. nachweisbar.

Pólya-Operation: Durchtrennung des Bindegewebes zwischen Hoden u. Nebenhoden sowie zwischen Nebenhoden u. distalem Ductus deferens bei ↑Hodenfehllagerung. Methode hat sich nicht durchgesetzt.

Polyarteriitis nodosa ⟨*gr + lat*⟩ *f* ↑Periarteriitis nodosa.

Polyarthritis: entzündl. Veränderungen an mehreren Gelenken. ↑Arthritis.

Polyarthritis, akute: akutes rheumatisches ↑Fieber.

Polyarthritis, primär-chronische: *Abk* PCP; heute nicht mehr gebräuchl. Begriff für progressiv-chronische ↑Polyarthritis bzw. für ↑Rheumatoidarthritis.

Polyarthritis, progressiv-chronische: progredient chron. Polyarthritis; noch verwendete, international übl. Bez. für ↑Rheumatoidarthritis bzw. chron. Polyarthritis.

Polyarthritis, sekundär-chronische: früher Bez. für bes. Verlaufsform eines akuten rheumatischen ↑Fiebers mit chron. Entzündung u. fortschreitender Gelenkdeformierungen sowie Bewegungsbehinderungen. Heute aufgegeben, da insbes. auch aufgrund rheumatolog. Befunde erkannt wurde, daß das klin. Bild Ausdruck einer ↑Rheumatoidarthritis ist, deren akuter Beginn u. Verlauf nur zur Fehldeutung der Sympt. als rheumat. Fieber führten.

Polyarthrose der Fingergelenke: polyartikulär symmetr. ↑Arthrose der Fingerend- (↑Heberden-Arthrose), der Fingermittel- (↑Bouchard-Knoten) u. der Daumensattelgelenke (↑Rhizarthrose).

Polyarthrose, noduläre: mit Knotenbildung an den Fingergelenken einhergehende Polyarthrose.

polyartikulär ⟨*gr + lat*⟩ *Adj*: mehrere Gelenke betreffend.

Polyäthylen ↑Polymerisation.

Polychemotherapie ⟨*gr*⟩ *f*: Kombinationstherapie versch. Chemotherapeutika mit dem Ziel einer mögl. Wirkungserhöhung in der Krebsbekämpfung.

Polychondritis, rezidivierende ↑Panchondritis.

Polychrest: homöopath. Arzneimittel mit vielseitiger Anwendbarkeit, z. B. Lycopodium (Bärlappsamen). Wirksamkeit unbewiesen.

Polychromasie: **1.** Wechselnd starke Anfärbbarkeit der Zellen u. ihrer Kerne in ein u. demselben Gewebe bei gleichem Reifungsgrad. **2.** Normales Farbensehen (Ggs. zur ↑Monochromasie).

Polycythaemia vera ⟨*gr + lat*⟩ *f*: Osler-Vaquez-Syndrom; myeloproliferative Erkrankung mit bevorzugter Proliferation der Erythrozytopoese, weniger der Granulo- u. Megakaryozytopoese. Es handelt sich um eine Erkrankung des mittleren u. höheren Lebensalters mit schleichendem Beginn u. chron Verlauf. Die Zunahme des Gesamtblutvolumens führt zu starker Blutfülle (Plethora) der Gefäße an Haut u. Schleimhäuten mit rötl. livider Verfärbung. Bei zunehmender Hb-Konzentration (über 200 g/l) steigt der Anteil reduzierten Hämoglobins auf über 50 g/l, wodurch sich eine Zyanose ausprägt. Weitere Sympt. sind Kopfschmerz, Ohrensausen, Konzentrationsschwäche, Leistungsinsuffizienz, Juckreiz, Brennen der Handflächen u. Fußsohlen. Auch psychiatr. Sympt. bzw. Krankheitsbilder können durch die P. v. hervorgerufen werden. Thrombosen sind häufig, ebenso eine Blutungsneigung (gemischte Hämostasestörung). Milz u. Leber können durch extramedulläre Blutbildung vergrößert sein. Im Blutbild ist neben der Erhöhung der Erythrozytenzahl bzw. Hb-Konzentration (über 190 g/l) eine leichte Leukozytose mit Linksverschiebung nachweisbar. Die Thrombozytenzahl kann stark vermehrt sein. Die Sicherung der Diagn. erfolgt durch ↑Knochenmarkbiopsie mit zytolog. u. histol. Auswertung. Abzugrenzen sind die ↑Polyglobulien. Die Behandlung erfolgt akut mit Aderlässen, auf längere Sicht Zytostatika. Überlebenszeiten von 10 Jahren u. länger sind bei guter ärztl. Betreuung die Regel. Das Risiko eines terminalen ↑Blastenschubs ist mit 1–8 % der Erkrankungen relativ gering.

Polydaktylie ⟨*gr*⟩ *f*: Vielfingrigkeit; angeborene Verdopplung eines o. mehrerer Finger, gelegentl. verbunden mit ↑Syndaktylie. Abb.

Polydimethylsiloxan: poröse polymere Silikonverbindung zur Gasabsorption im Darm. Deflatulenz bei ↑Meteorismus.

Polydipsie ⟨*gr*⟩ *f*: pathol. Steigerung der Trinkmenge u. des Durstgefühls. Klin. Sympt. bei ↑Diabetes mellitus, ↑Diabetes insipidus u. psychiatr. Krankheitsbildern sowie Hirntumoren.

Polydysspondylie ⟨*gr*⟩ *f*: Oberbegriff für komplexe u. multiple Wirbelsegmentfehlbildungen.

Polyembryom ⟨*gr*⟩ *n*: teratomatöser Tumor der Gonaden mit versch. Keimblattanteilen u. Embryoidkörperchen.

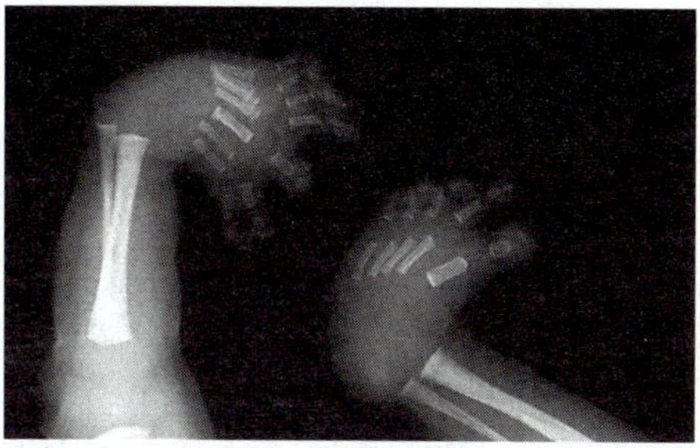

38

Polydaktylie

Polyen-Antibiotika: Makromoleküle mit Polyenstruktur zur system. Ther. von Pilzerkrankungen, z. B. Amphotericin B, ↑Antimykotika.

Polyendokrinopathie, autoimmune ⟨*lat* + *gr*⟩ *f*: bei Autoimmunerkrankungen des Menschen vorkommende prim. Beteiligung endokriner Drüsen, z. B. Nebennierenrindenatrophie u. ↑Hashimoto-Thyreoiditis (o. Hypothyreoidose, seltener Hyperthyreoidose), gelegentl. kombiniert mit Diabetes mellitus, ferner sind mögl. Hyperparathyreoidismus u. „Hypophysitis“.

Polyester ↑Polykondensation.

Polyesterfilmunterlage: Schichtträger (Folie) für photograph. Emulsionen, der aus Polyäthylenglykolterephthalat besteht.

Polyesterharze: ungesättigte UP-Harze; Kunstharze, die durch Polykondensation von mehrbas. ungesättigten Karbonsäuren o. deren Anhydriden mit ungesättigten einwertigen o. gesättigten zweiwertigen Alkoholen hergestellt werden. Weitere Reagenzien bei der Herstellung: kopolymerisationsfähige Lösungsmittel, z. B. Styrene, organ. Peroxide, organ. Kobaltverbindungen. Schädigungen der Gesundheit sind durch inhalative u. perkutane Aufnahme des Styrens mögl. Die ungesättigten Harze, die organ. Peroxide u. die Kobaltsalze verursachen gelegentl. Ekzem.

Polygalaktie ⟨*gr*⟩ *f*: übermäßige Milchproduktion, Milchträufeln.

Polygalakturonsäureester: hochmolekulare Biopolymere (Pectinsäuren) zur lokalen Blutstillung.

Polygamie ⟨*gr*⟩ *f*: Vielehe, Mehrehe; gleichzeitig mit mehreren Personen des anderen Geschlechts bestehender Ehestand eines Mannes (Polygynie) o. einer Frau (Polyandrie).

Polygenie: Beteiligung mehrerer Gene an der Ausbildung eines phänotyp. Merkmals. Isophäne P.: Ausbildung des Merkmals kann durch jedes beteiligte Gen allein erfolgen. Anisophäne P.: beteiligte Gene ergänzen sich komplementär. Isophäne P. wird als additive P. o. Polymerie bezeichnet, wenn sich die Wirkungen der einzelnen Gene addieren; Polymerie liegt als Homomerie vor, wenn die Wirkungen der einzelnen Gene quantitativ gleich sind, als Heteromerie, wenn die Wirkungen quantitativ unterschiedl. sind. ↑Erbgang.

Polyglobulie ⟨*gr* + *lat*⟩ *f*: symptomat. reaktive Erhöhung der Erythrozytenzahl bzw. Hämoglobinkonzentration im peripheren Blut über die altersentsprechenden Referenzwerte. Im Ggs. zur ↑Polycythaemia vera fehlen Leukozytose u. Thrombozytenvermehrung. Eine hypoxäm. P. findet sich kompensator. bei äußerem o. innerem Sauerstoffmangel, z. B. Aufenthalt in großen Höhen (über 4 000 m), bei Ventilations- u. Diffusionsstörungen der Lunge, bei angeborenen Herzfehlern mit Rechts-Links-Shunt. Eine kompensator. P. kann auch bei Hämoglobinopathien (instabile Hämoglobine, Methämoglobinämie) auftreten. Von Reizpolyglobulie spricht man, wenn Metalle (z. B. Kobalt), chem. Substanzen, Hormone o. Zwischenhirnreize direkt o. indirekt über Erythropoetinwirkung zu einer P. führen. Erhöhte Erythropoetinspiegel mit nachfolgender P. finden sich auch bei Nieren-, Leber- u. Magen-Darm-Erkrankungen. Als ↑Paraneoplasie wird eine P. bei Malignomen beschrieben, z. B. bei Hypernephrom, Bronchus-, Mamma-, Ösophagus-, Magen-, Rektum-, Prostata- u. Ovarialkarzinom, bei Sarkomen, Hämangiomen u. Myomen. Die Pseudopolyglobulie durch starke Wasserverluste stellt eine ↑Hämokonzentration dar.

Polyglobulie des Neugeborenen: Erhöhung des Hämatokritwertes bzw. der Hämoglobinkonzentration nach der Geburt. I. d. R. physiol. Reaktion durch Verlust u. Umverteilung von Wasser, aber auch infolge einer maternofetalen Transfusion, bei intrauteriner fetaler Hypoxie u. Transfusion aus der Plazenta (Spätabnabelung). Bei Hämatokritwerten über 70 % bzw. Hämoglobinwerten über 14,5 mmol/l Verschlechterung der Fließeigenschaften des Blutes, ↑Hyperviskositätssyndrom des Neugeborenen.

Polygynie ⟨*gr*⟩ *f* ↑Polygamie.

Polygyrie ⟨*gr*⟩ *f*: angeborene Verbildung des Oberflächenmusters des Großhirns. Die Windungen sind stark vermehrt, verlaufen atyp. u. sind meist kleiner (↑Mikropolygyrie). Störung der sek. Windungsbildung. ↑Migrationshemmung.

Polyhybrid ⟨*gr*⟩ *m*: Kreuzungsprodukt, das für mehrere Gene ↑heterozygot ist. ↑Heterozygotie.

Poly I:C: synthet. Doppelstrang-RNA, die durch Komplexbildung aus zwei Homopolymeren (Polyriboinosinsäure u. Polyribocytidylsäure) gewonnen wird; induziert die Bildung von ↑Interferon in Zellkulturen u. im Tierexperiment.

Polykaryozyt ↑Megakaryozytopoese.

Polyketide: Gruppe von Naturstoffen (u. a. Flavonoide, Makrolide, Tetrazykline, Aflatoxine), die aufgrund ähnl. Synthesemechanismen mehrere Ketogruppen in regelmäßiger Anordnung im Molekül enthalten.

Polykondensation: Herstellung makromolekularer Verbindungen aus zwei bifunktionellen Reaktionspartnern nach dem Prinzip der ↑Kondensation. Beispiele: Dihydroxyalkan + Dikarbonsäure → Polyester, Diamin + Dikarbonsäure → Polyamid.

Polykorie ⟨*gr*⟩ *f*: Vorkommen mehrerer Pupillen in einer Iris, z. B. als Fehlbildung (jeweils von einem Musculus sphincter pupillae umzogen), nach Erkrankung (z. B. Irisatrophie) o. nach Verletzungen.

Polykrotie ⟨*gr*⟩: Puls, der nicht nur eine Nacherhebung aufweist, sondern mehrere (↑Dikrotie), offenbar im Zusammenhang mit dem Hin- u. Herlaufen von Wellen im Gefäßsystem.

Polymastie ⟨*gr*⟩ *f* ↑Hypermastie.

Polymelie: überzählige Gliedmaßen.

Polymenorrhö: zu häufige Regelblutung. Zeichen einer generativen Ovarialinsuffizienz. Dabei sowohl Verkürzung der Corpus-luteum-Phase als auch der Follikelphase mögl.

Polymerasekettenreaktion: *Abk* PCR; In-vitro-Technik, mit deren Hilfe kleinste DNA-Mengen innerhalb kurzer Zeit millionenfach amplifiziert werden können. Sie umfaßt im wesentl. sich wiederholende Zyklen folgender Reaktionen: 1. Aufspaltung (Trennung durch Aufschmelzen) der beiden DNA-Stränge in Einzelstränge durch erhöhte Temperaturen (i. d. R. >90 °C; therm. ↑Denaturierung); 2. Hybridisierung der DNA-Einzelstränge mit chem. synthetisierten Oligodesoxyribonukleotiden als ↑Primer, deren Nukleotidsequenz komplementär zu jeweils einem der Bereiche ist, die die zu amplifizierende DNA flankieren u. damit in diesen Bereichen DNA-Doppelstrangstrukturen ausbilden; 3. unter für die Synthese erforderl. ↑DNA-Polymerasen optimalen Temperaturen (bei der sog. Taq-DNA-Polymerase 72 °C) Verlängerung der Primer an den als ↑Matrize (Template) fungierenden Einstrang-DNA-Molekülen aus den vier Desoxyribonukleosidtriphosphaten. In den folgenden Zyklen dienen die jeweilig vorausgehend synthetisierten DNA-Stränge wiederum als Matrizen, so daß die Amplifikation exponentiell erfolgt. Nach etwa 20 Zyklen können von einem DNA-Molekül ausgehend etwa eine Million Kopien erhalten werden Die P. findet auch in der med. Diagnostik Anwendung, z. B. in der pränatalen genet. Diagnostik, der Virusdiagnostik, in der Kriminalistik.

Polymerasen: Enzyme der Nukleinsäuresynthese. ↑DNA-Polymerasen, RNA-Polymerasen, reverse Transkriptase, Replikase (Nukleotidyltransferasen).

Polymere ⟨*gr*⟩ *n Pl*: chem. Verbindungen, die aus gleichen o. ähnl. niedermolekularen Grundbausteinen (Monomere) aufgebaut sind, charakterist. Bindungsstellen zwischen den Molekülen besitzen u. Makromoleküle unterschiedl. Größe bilden können. Beispiele von P. bzw. deren Monomeren im Organismus: Nukleinsäuren (Monomere: unterschiedl. ↑Nukleotide), ↑Proteine (Monomere: unterschiedl. ↑Aminosäuren), ↑Glykogen (Monomer: Glukose). Die Synthese von P. erfolgt im Organismus durch schrittweisen Aufbau aus Molekülen. Innerhalb einer o. zwischen versch. Polymerketten sind Wechselwirkungen mögl. (Wasserstoffbrückenbindung, kovalente Bindung, z. B. –S–S–Brücken in Proteinen). Synthet. P. sind die Kunststoffe.

Polymere, biodegradable: Polymere, die im Organismus durch hydrolyt. u./o. enzymat. Prozesse abgebaut werden. Hierzu zählen neben natürl. Polymeren (Stärken, Proteine) auch synthet. hergestellte (Polymilchsäuren, Polyglykolsäure, Polyhydroxybuttersäure). Letztere spielen eine Rolle bei der Herstellung von parenteralen Depotarzneiformen.

Polymeric drugs ⟨*engl*⟩ ↑Polymerpharmaka.

Polymerie ↑Polygenie.

Polymerisation: Herstellung makromolekularer Verbindungen durch „Vervielfachung" ungesättigter Monomere $R{-}CH{=}CH_2$ in Gegenwart von Katalysatoren o. Radikalen: $n\,R{-}CH{=}CH_2 \rightarrow (-CHR{-}CH_2-)_n$. Beispiele: Polyäthylen (R=H), Polyvinylchlorid (R=Cl), Polystyrol ($R{=}C_6H_5$).

Polymerpharmaka: Verbindungen, bei denen der Arzneistoff kovalent an polymere Träger gebunden ist o. selbst als Bestandteil der Polymerkette fungiert. P. werden in zwei Gruppen unterteilt: P., deren Wirksamkeit auf das Makromolekül zurückzuführen ist u. P., bei denen das Polymer pharmak. inaktiv ist u. ledigl. als Träger dient. Für die Wirksamkeit letzterer ist u. U. eine hydrolyt. o. enzymat. Abspaltung des Wirkstoffs vom Träger notwendig. ↑Prodrug.

Polymerrauchfieber: Teflonfieber; durch Inhalation therm. (300–380 °C) lädierter Partikeln des ↑Polytetrafluoräthylen verursachtes Krankheitsbild mit grippeähnl. Krankheitsgefühl, Fieber, Schüttelfrost, Tachykardie u. Leukozytose. Latenzzeit nach inhalativer Aufnahme 1/2–6 h, spontane Remission i. d. R. innerhalb von 1 Tag. Ähnelt dem Zinkfieber (↑Zink). Auslösung bereits durch Rauchen von einer PTFE-kontaminierten Zigarette mögl. Abzugrenzen von tox. ↑Pneumonie (tox. hämorrhag. ↑Lungenödem) durch therm. PTFE-Abbau (über 400 °C) unter Bildung hoch lungentox. Reizgase (Perfluorisobuten, Fluorphosgen u. a.). ↑Reizgasvergiftungen.

Polymorbidität: bes. im Alter zu beobachtendes Vorliegen von mehreren Krankheiten gleichzeitig. ↑Multimorbidität.

polymorph ⟨*gr*⟩ *Adj*: vielgestaltig.

Polymorphie ⟨*gr*⟩ *f*: **1.** In der Chem. bzw. Mineralogie die Eigenschaft einer Substanz, in versch. Kristallformen mit unterschiedl. Schmelzpunkt aufzutreten. **2.** Vielgestaltigkeit von Zellen u. Kernen, im Ggs. zu Gleichgestaltigkeit (Isomorphie). Kennzeichen von neoplast. Wachstum.

Polymorphismus ⟨*gr*⟩ *m*: Vorkommen mehrerer Allele eines Lokus innerhalb einer Population. I. e. S. besteht ein P., wenn für mind. 2 Allele jeweils die Frequenz über 1 % liegt.

Polymyalgia rheumatica ⟨*gr*⟩ *f*: zu chron. Verlauf neigende, entzündl. Allgemeinerkrankung älterer Menschen (>50 Jahre) mit ungeklärter Ätiol. Pathognomon. Hauptsymptome: symmetr. Schmerzen in Nacken-, Schulter- u. Beckenregionen, verbunden mit Schwäche u. Morgensteifigkeit der stammnahen Muskulatur; Sympt. einer Systemerkrankung (DD ↑RS3PE). Nebensymptome: allg. Krankheitsgefühl, Anorexie, Gewichtsabnahme, Subfebrilität, Anämie, Depression, asymmetr., flüchtige Synovialitiden; Labor: BSG erhöht, C-reaktives Protein stark erhöht, Dysproteinämie, Anämie, Häufung von HLA DR4. Angezeigt sind angiolog. Zusatzuntersuchungen (Doppler-Ultraschall, u. a.) u. die Biopsie der Temporalarterien (Riesenzellarteriitis). Mittlere Krankheitsdauer 2–4 Jahre, Verlauf mit Remissionen u. Rezidiven, durch entzündl. Gefäßverschlüsse Komplikationen, u. a. Erblindung u. zerebrovaskulärer Insult. Ther.: Kortikosteroide als Mittel der Wahl, Dosierung bestimmt vom klin. Verlauf u. Höhe der BSG.

Polymyositis: *Abk* PM, Dermatomyositis; zur Gruppe der Kollagen- bzw. Autoimmunkrankheiten gehörige, seltene, entzündl. Systemerkrankung mit vorwiegendem Befall der Muskulatur. Bei der Dermatomyositis (DM) liegt zusätzl. eine Hautbeteiligung vor. Es können idiopath. u. sek. Erkrankungsformen als Paraneoplasie (bei Pat. über 50 Jahre mit einer DM Malignomsuche) o. medikamentös induziert (D-Penicillamin) beobachtet werden. Das Prädilektionsalter liegt bei der juvenilen Form zwischen dem 5. u. 15. Lj., sonst zwischen dem 35. u. 55. Lj. Trotz ähnl. Klinik unterscheiden sich PM u. DM hinsichtl. Pathogenese u. histomorpholog. Befund. Bei der DM steht pathogenet. eine komplementabhängige Membranolyse der intramuskulären Kapillaren im Vordergrund, bei der PM spielen zytotox. T-Lymphozyten eine entscheidende Rolle. Typ. Sympt. sind muskelkaterähnl. Schmerzen, zunehmende Schwäche u. später Atrophie der Muskulatur, bes. proximale Muskelgruppen der Extremitäten im Bereich von Becken u. Schultergürtel betroffen. Befall der Augenmuskulatur führt zu ↑Ptosis u.

↑Strabismus; ↑Dysphagia bei Beteiligung der Schlundmuskulatur. Zeichen der Hautbeteiligung sind periorbitales Ödem mit rötl.-livider Verfärbung (Llilac rings), Erytheme mit dem typ. lilaroten Kolorit an Schultern, Rücken, Dekolleté, Oberarmstreckseite u. über den Metakarpophalangealgelenken (Gottron-Zeichen), Melanoleukodermie, Ödeme, Teleangiektasien, Papeln, Erosionen u. Ulzerationen. Andere Organmanifestationen sind mögl.: Myokard bei 80 %, Gastrointestinaltrakt 30–70 %, Lymphknoten u. Leber 50 % usw. Ein Raynaud-Phänomen tritt bei einem Drittel der Pat. auf. Bei chron. Verlauf kommt es oft zu Verkalkungen u. Fibrosierungen in den Weichteilen. Subakute Verläufe mit Ateminsuffizienz infolge der Beteiligung der Atemmuskulatur, Schocksymptomatik u. raschem Tod sind mögl. Diagnostik: Erhöhung der Kreatinkinase u. anderer Muskelenzyme (ASAT, LDH, Aldolasen), des Myoglobins im Serum sowie Myoglobulinurie in Abhängigkeit von der Aktivität. Antinukleäre ↑Antikörper u. Autoantikörper auf zytoplasmat. Antigene (↑Anti-Synthetase-Antikörper, insbes. Anti-Jo-1-Antikörper, Anti-SRP) können nachgewiesen werden. Die Antikörper charakterisieren z. T. unterschiedl. Untergruppen u. Verlaufsformen: Anti-Synthetase-Syndrom (Anti-Synthetase-Antikörper), Überlappung von Polymyositis u. Sklerodermie (Anti-PM-Scl, Anti-Ku), sehr schwere Verlaufsformen (Anti-SRP). Sek. Sjögren-Syndrom ist mögl. Patholog. ↑Elektromyographie u. auffällige Muskelbiopsie: bei DM perivaskuläre o. in den Septen u. um die Faszikel gelegene Infiltrate, perifaszikuläre Atrophie sowie Nekrose u. Phagozytose von Muskelfasern, bei der PM entzündl. Infiltrate meist innerhalb der Faszikel, die nekrot. Muskelfasern liegen zerstreut o. isoliert u. nicht unbedingt in Nähe des Entzündungsareals, keine perifaszikuläre Atrophie. Die Ther. der idiopath. Formen erfolgt mit Glukokortikoiden u./o. Immunsuppressiva (insbes. Azathioprin o. Methotrexat), bei Therapieresistenz mit hochdosierten Immunglobulinen i. v.

Polymyxine: gehören zu den Peptid-Antibiotika. P. B u. E (Colistin) wirken nur gegen gramnegative Bakterien, Hauptindikationen: Reservemittel bei Pseudomonas-aeruginosa-, Klebsiella-, Escherichia-coli-Systeminfektionen u. Harnwegsinfektionen.

Polyneuritis ⟨*gr*⟩ *f*: gleichzeitige Schädigung einer mehr o. weniger großen Zahl versch. peripherer Nerven mit annähernd symmetr. Verteilungsmuster (Polyneuritissyndrom) auf entzündl. Grundlage. Das Polineuritissyndrom liegt auch den nicht prim. entzündl. ↑Polyneuropathien zugrunde. Bei Polyradikulitis (↑Guillain-Barré-Syndrom) stärkere Eiweißvermehrung im Liquor cerebrospinalis (100–300 mg/ml) bei normaler Zellzahl. Bes. ungünstige Verlaufsform: ↑Landry-Paralyse.

Polyneuritis diphtherica: nicht seltene Spätmanifestation nach Abklingen der akuten Diphtherie mit Rückbildungstendenz. Gaumensegellähmung, Augenmuskellähmung, Lähmung von Hals- u. Rückenmuskulatur sowie Paresen der unteren Extremitäten.

Polyneuritis Guillain-Barré (nach Georges G. u. Jean A. B.): Entzündung der Spinalganglien u. der Rückenmarkwurzeln mit Markscheidenzerfall u. lymphozytären Infiltraten. Kaudokraniale Ausbreitung mit akut aufsteigenden Lähmungen unter dem Bild der ↑Landry-Paralyse.

Polyneuropathie: durch das Polyneuritissyndrom gekennzeichnete, nicht prim. entzündl. Erkrankung einer mehr o. weniger großen Anzahl peripherer Nerven. Bei voll ausgebildetem Krankheitsbild ↑Paraplegie o. ↑Tetraplegie bzw. Hirnnervensyndrome. Bes. Verlaufsformen, Liquorsyndrome u. Lokalisationstypen. Areflexie u. strumpf- o. handschuhförmig abgegrenzte Sensibilitätsstörungen stehen im Vordergrund. Neurohistolog. Axondegeneration o. Demyelinisierung. Zu den wichtigsten Formen gehören metabol. P. bei Diabetes mellitus, parainfektiöse P., allerg. o. durch Endotoxine bedingte Schädigungen bei virogenen o. bakteriellen Infektionskrankheiten, tox. P., z. B. Alkoholpolyneuropathie, oft durch ↑Peronäuslähmung gekennzeichnet, P. durch Bleivergiftung, Thalliumpolyneuropathie, Arsenvergiftung, durch unerwünschte ↑Arzneimittelnebenwirkungen bedingte P. Weiterhin P. bei Porphyrie, Amyloidose, Urämie (serogenet. P., anaphylakt. bedingte allerg.-entzündl. Reaktionen nach Antitoxingaben bei Schutzimpfungen). Ther. richtet sich möglichst nach Ätiol., Kortikoide. ↑Polyneuritis.

Polyneuropathie, urämische: motor., sensible u. troph. Störungen im Versorgungsbereich der peripheren Nerven. Bevorzugt sind die unteren Extremitäten. Als pathogenet. Faktoren stehen die tox. Eiweißabbauprodukte, hypertone Blutdruckkrisen, ein Mangel an B-Vitaminen, das periphere Dysäquilibriumsyndrom u. die multiplen Hormon- u. Elektrolytstörungen zur Diskussion. Die Kontrolle der Nervenleitgeschwindigkeit ist ein empfindl. Indikator für die Entwicklung einer u. P.

Polyodontie ⟨*lat*⟩ *f* ↑Hyperdontie.

Polyole: mehrwertige Alkohole (zweiwertige Glykole; Zuckeralkohole, ↑Süßungsmittel). Wasserlösl. u. stark hygroskop., werden als ↑Additive (Feucht- u. Weicherhaltungsmittel in Süßwaren) genutzt, ihre Äther sind gute Lösungsmittel für Aromen u. Farbstoffe.

Polyomavirus ⟨*gr* + *lat*⟩ *n*: Virusgattung der Fam. ↑Papovaviridae, kann Geschwülste induzieren. Vorkommen: artgebunden bei Affen, Menschen, Nagetieren, Rindern, Wellensittichen. Primärinfektion durch Kontakt mit Urin. In natürl. Wirten persistieren P. in Zellen des Harntrakts, ohne Krankheitssymptome zu verursachen. Bei Immunsuppression Virusreaktivierung mit zytolytischer ↑Virusinfektion versch. Organe. P. werden intermittierend im Urin ausgeschieden. In fremden Wirten abortive ↑Virusinfektion mit mögl. Integration des ↑Virusgenoms in die Wirtszellchromosomen u. nachfolgender Zelltransformation (↑Transformation) zu Tumoren. Humanpathogen ist ↑JC-Virus.

Polyopie ⟨*gr*⟩ *f*: Polyopsie; monokulares Mehrfachsehen, z. B. bei beginnender Katarakt.

Polyorchie: mehrere, meist nicht deszendierte Hoden.

Polyotie: angeborenes Vorkommen überzähliger Ohrmuscheln, die meist fehlgebildet sind.

Polyovarie: Vorkommen von mehr als 2 Eierstöcken. Echte Verdopplung: äußerst selten. 4 Ovarien, 2 Uteri, 4 Tuben. Überzählige Ovarien: drittes Ovar in der Nähe des normotropen Organs. Akzessor. Ovarien: überschüssige Ovarialstrukturen, die mit dem normalen Eierstock verbunden bleiben.

Polyp ⟨*gr*⟩ *m*: gestielte, meist gutartige Neubildung von Schleimhäuten (Magen-Darm-Trakt, Urogenitalsystem). Maligne Entartung ist mögl., häufig auch entzündl. Genese.

Polyparasitismus: gleichzeitiger Befall mit mehreren parasitären Erregerarten. Dadurch kann es zu Wandlungen im Erscheinungsbild von ↑Parasitosen bzw. zur

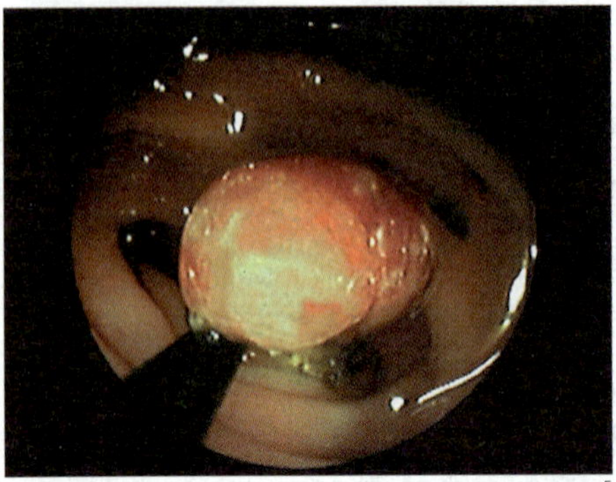
5

Polypektomie

Virulenzwandlung i. S. eines Additions-, Subtraktions-, Multiplikations- o. Divisionseffekts kommen.

Polypathie ⟨*gr*⟩ *f*: bes. im Alter zu beobachtendes Vorliegen von mehreren Krankheiten gleichzeitig. ↑Multimorbidität.

Polypektomie: Entfernung von Polypen durch chir. Exzision bzw. Resektion des betroffenen Organteils (Darm) bzw. endoskop. Entfernung mit der Polypenschlinge unter Anwendung von Hochfrequenzdiathermiestrom, der gleichzeitig eine Koagulation der Abtragungsstelle bewirkt. Abb.

Polypenschlinge: Drahtschlinge versch. Form (oval, asymmetr., hexagonal), durch die Hochfrequenzdiathermiestrom geschickt werden kann u. mit der Polypen angeschlungen u. abgetragen werden können.

Polypenzange: Faßzange zur Entfernung von Polypen aus dem Muttermund.

Polypeptid-Antibiotika: Antibiotika mit Polypeptidstruktur, z. B. Bacitracin, Polymyxine, Tyrothricin, Vancomycin u. a. Breites Wirkungsspektrum, aber bei systemat. Applikation sehr tox., deshalb vornehml. Applikation ins ↑Milieu extérieur, nur in Ausnahmefällen (lebensbedrohl. Infektion mit resistenten Keimen) systemat. Gabe.

Polypeptide: Peptide, in denen zwischen 10 u. 100 Aminosäuren verknüpft sind.

Polypeptid, pankreatisches: ein in den ↑Langerhans-Inseln u. im Kolon gebildetes, 36 Aminosäuren enthaltendes Polypeptidhormon, das bei Fett- u. Eiweißaufnahme freigesetzt wird. Es fördert die HCl-Sekretion im Magen u. hemmt die exokrine Basalsekretion des Pankreas.

Polypeptid, vasoaktives intestinales: *Abk* VIP; ein aus 28 Aminosäuren bestehendes, mit ↑Secretin u. ↑Glucagon chem. Ähnlichkeiten aufweisendes, bas. Peptidhormon des Dünndarms, dessen Wirkungen in einer Vasodilatation, Erschlaffung glatter Muskelzellen u. in der Sekretionsbeeinflussung zahlreicher Drüsen bestehen. Es kommt in vielen Neuronen des ZNS u. in parasympath. Nervenfasern als Neurotransmitter o. -modulator vor u. beeinflußt Zellen des Immunsystems. Die Tumorbildung VIPom führt zu choleraähnl. Durchfällen mit K^+-Mangel u. Anazidität.

Polyphagie ⟨*gr*⟩ *f*: pathol. Steigerung der Nahrungsaufnahme. Klin. Sympt. bei ↑Diabetes mellitus, pathol. Hypoglykämiephasen (↑Hypoglykämie), ↑Fettsucht, psychiatr. Krankheitsbildern sowie Hirntumoren.

Polyphalangie: Hyperphalangie; Vorhandensein überzähliger Fingerglieder, vorwiegend dreigliedriger Daumen.

Polyphänie ↑Pleiotropie.

Polyphosphate ↑Phosphorsäure.

Polypionie ↑Fettsucht.

Polyploidie: Vervielfachung des diploiden (2n) Chromosomensatzes durch ↑Endomitose. Der z. B. tetraploide (4n) Zellkern ist größer, die Zelle insges. auch. Vorkommen in stark funktionsbelasteten, hochdifferenzierten Zellen mit begrenzter Mitosekapazität, z. B. Leberzellen.

Polyposis: eine Vielzahl von ↑Polypen.

Polyposis coli: Polyposis intestini, wahrscheinl. autosomal dominante Erkrankung mit Ausbildung einer Vielzahl von Schleimhautpolypen im Dünn- u. bes. Dickdarm, bisweilen auch im Magen. Die Polypen können frühzeitig karzinomatös entarten; ↑Peutz-Jeghers-Syndrom.

Polypragmasie ⟨*gr*⟩ *f*: Vielgeschäftigkeit; Behandlungsmethode, die ohne Konzeption, ohne Prioritäten mit einer Vielzahl von Arzneimitteln einen ther. Effekt erzielen will („Schrotschußmethode"), außerordentl. kostenintensiv, unökonom., für die Pat. eher schädl. als nützl.

Polyprenole ↑Dolichol.

Polyprotein: hochmolekulare Translationsprodukte (Proteine), die posttranslational durch proteolyt. Enzyme in funktionell versch. Peptidketten (Proteine) gespalten werden. Typ. u. a. für versch. Virusproteine. Beispiel: alle Poliomyelitisvirusproteine werden zunächst als ein Polyprotein synthetisiert, das dann proteolyt. zu den einzelnen Virusproteinen gespalten wird.

Polyradikulitissyndrom ⟨*gr*⟩ *n* ↑Polyradikuloneuritis.

Polyradikuloneuritis ⟨*gr* + *lat*⟩ *f*: ↑Guillain-Barré-Syndrom; Entzündung der peripheren Nerven mit Beteiligung der Rückenmarkwurzeln u. Tendenz zum aszendierenden Verlauf. ↑Landry-Paralyse, ↑Liquordiagnostik, ↑Polyneuritis.

Polyribosom ⟨*gr*⟩ *n* ↑Polysom.

Polysaccharide ⟨*gr*⟩ *n Pl*: aus 10 u. mehr alpha- o. betaglykosid. verbundenen Monosacchariden aufgebaute, verzweigte o. unverzweigte Moleküle. Bausteine sind v. a. Glukose, Fruktose, Galaktose, Mannose, Arabinose u. Glukosamin. Man unterscheidet Monoglykane (P., die aus gleichartigen Monosacchariden aufgebaut sind) von Heteroglykanen. P. kommen in Pflanzen u. wirbellosen Tieren als Gerüstsubstanzen (Chitin, ↑Zellulose) u. Energiespeicher (↑Stärke), in Säugetieren als Energiespeicher (↑Glykogen) sowie im Bindegewebe u. der Interzellularsubstanz (Heteroglykane) vor.

Polysaccharidimpfstoff: Extraktimpfstoffe aus immunogenen, biochem. definierten Kapselpolysacchariden. gegen Pneumokokken (polyvalenter Impfstoff aus 23 Serotypen von Streptococcus pneumoniae) u. gegen Meningokokken (aus den Typen A u. C von Neisseria meningitidis).

Polyserositis ⟨*gr* + *lat*⟩ *f*: Entzündung der serösen Häute mehrerer Körperhöhlen, z. B. Pleuritis, Perikarditis u. Peritonitis. Vorkommen bei rheumatischem ↑Fieber, ↑Arthritis, systemischem ↑Lupus erythematodes.

Polyskleradenitis: Verhärtung vieler Lymphknoten im Bereich des ganzen Körpers; oft bei Syphilis II.

Polysklerose ↑Sklerose, multiple.

Polytrauma: Behandlungsphasen

Phase	Therapie (Beispiele)
Reanimationsphase	Intubation, Schockbehandlung
1. Operationsphase: lebenserhaltende Sofortoperationen	Punktion, Spannungspneumothorax
Stabilisierungsphase	Therapie von Gerinnungsstörungen, Korrekturen Säuren-Basen-Haushalt
2. Operationsphase: verzögerte Primäreingriffe	Milzruptur, epidurales Hämatom
Intensivphase	Dauerbeatmung, parenterale Ernährung
3. Operationsphase: Sekundäroperationen	Osteosynthesen, Nervennähte
Rehabilitationsphase	intensive Physiotherapie
4. Operationsphase: Korrekturoperationen	Reosteosynthesen (Pseudarthrosen)

Polysom: Polyribosom; aus einem Molekül ↑Messenger-RNA (mRNA) u. mehreren ↑Ribosomen bestehendes Translationssystem aller Zellen. Größe (Länge, Anzahl der Ribosomen) des P. wird durch die Molmasse der mRNA bestimmt, wodurch wiederum die Molmasse des zu synthetisierenden Proteins festgelegt ist. An jedem Ribosom in einem P. wird jeweils ein Protein synthetisiert. ↑Proteinbiosynthese.

Polysomie: Vorhandensein überzähliger Chromosomen, die morphol. u. funktionell einem Chromosomenpaar zuzuordnen sind, innerhalb eines Karyotyps für eine Zelle o. einen Organismus. ↑Trisomie. Eine Zelle ist z.B. polysom für das ↑X-Chromosom, wenn sie mehr als 2 X-Chromosomen enthält. Beim Menschen sind Individuen mit bis zu 5 X-Chromosomen bekannt.

Polyspermie: mehr als 120 Mill. Samenzellen in 1 mm^3 Sperma. ↑Ejakulat.

Polysplenie ⟨*gr*⟩ *f*: angeborenes Vorkommen von 2 (Doppelmilz) o. mehreren Milzen im li. Oberbauch. P. kann anstelle der Milzagenesie beim ↑Aspleniesyndrom vorkommen u. mit den gleichen Herzfehlern kombiniert sein. Tod oft im 1. Lj. Meist besteht doppelseitige Zweilappung der Lungen mit hyparteriellen Bronchien. Ggs.: Ivemark-Syndrom.

Polystyrol ↑Polymerisation.

Polystyrol-Latex-Test ↑Latextest.

polysynaptisch ⟨*gr*⟩ *Adj*: über viele hintereinander u. nebeneinander geschaltete ↑Synapsen laufend. Komplizierte reflektor. Vorgänge, die zu koordinierten Muskelkontraktionen führen, sind p. Natur. Sie werden durch Zwischenschaltung zahlreicher kleiner Nervenzellen (Interneurone hemmender u. erregender Art) organisiert. ↑Reflex, ↑Fremdreflex.

Polytetrafluoräthylen: *Abk* PTFE, Teflon (Handelsname z.B. Gore Tex); durch ↑Polymerisation aus Tetrafluoräthylen erhaltene makromolekulare Verbindung: $n\,F_2C{=}CF_2 \rightarrow (-CF_2-CF_2-)_n$. Findet Anwendung als Gewebeersatz, ↑Gefäßprothese in der Gefäßchirurgie, plast. Chir. u. der Parodontologie (↑Guided tissue regeneration).

Polythelie ⟨*gr*⟩ *f* ↑Hyperthelie.

Polytoxikomanie: Form der ↑Drogenabhängigkeit mit gleichzeitigem o. aufeinanderfolgendem Gebrauch mehrerer Suchtmittel.

Polytrauma: Kombination gleichzeitig entstandener Verletzungen meist an mehreren Körperregionen u. Funktionssystemen, wobei eine o. die Summe der Teilverletzungen lebensgefährdend ist. Pathophysiolog. stehen die Folgen eines schweren Blutverlusts (↑Schock), von Gerinnungs- u. Mikrozirkulationsstörungen in lebenswichtigen Organen (↑Schocklunge) im Vordergrund. Progn. bei Mitverletzung des Schädels u. Thorax bes. ungünstig. Die Ther. wird in interdisziplinärer Abstimmung der Schwere u. dem Verlauf der M. angepaßt. Tab.

Polytrichie: abnorm starker Haarwuchs.

Polyurethane: Gruppe heterogener hochmolekularer Kunststoffe, Polyadditionsprodukte aus zwei- o. mehrwertigen Isocyanatverbindungen u. ebensolchen Polyhydroxyverbindungen. Leichtflüssige Diisocyanate, die bei Pyrolyse von Polyurethanen rückläufig entstehen können, z.B. Toluylendiisocyanat (Diisocyanatotoluen), Hexamethylendiisocyanat. P. können irritative Atemwegserkrankungen (Asthma bronchiale, obstruktive Bronchitis) verursachen, einige Diisocyanate u. präpolymere Isocyanatverbindungen wirken allergen, ↑Berufsekzem.

Polyurie ⟨*gr*⟩ *f*: Zunahme des ausgeschiedenen Harnvolumens auf mehr als 2000 ml/24 h, z.B. bei ↑Diabetes mellitus, ↑Diabetes insipidus u. Diuretikatherapie. Paroxysmal auch bei ↑Urina spastica, Zwangspolyurie i.R. einer Niereninsuffizienz. Stadium der P. bei akutem Nierenversagen (↑Niereninsuffizienz).

Polyvalent anti-snake-venom serum ⟨*engl*⟩: lyophilisiertes heterologes ↑Immunglobulin vom Pferd mit Antitoxinen gegen vier ind. Schlangengifte (Cobra, Common Crait, Russel's Viper u. Saw-scaled Viper).

Polyvidon-Iod: Poly(1-vinyl-2-pyrrolidon)-Iod-Komplex; ein ↑Desinfektionsmittel.

Polyvinylalkohol: Polymerisationsprodukt von Vinylalkohol. Gelegentl. zur Steifung von mikrobiol. ↑Nährböden verwendet.

Polyvinylchlorid: *Abk* PVC; biol. indifferenter Kunststoff. Tox. Effekte durch Weichmacher u. Stabilisatoren bedingt. Vinylchlorid ($CH_2{=}CH{-}Cl$) ist ein tox. Gas, das bei chron. Exposition (z.B. in der Produktion) Lebertumoren erzeugt.

Polyvinylpyrrolidon: in Wasser gut lösl. Thermoplast, der in der Pharmazie als viskositätserhöhender Zusatz bei Lösungen u. Suspensionen, als Salbengrundlage, als ↑ Plasmaexpander, als ↑ Vehikel zur Verbesserung der Wasserlöslichkeit von Arzneistoffen u. in vernetzter Form (Polyplasdone XL) als Tablettensprengmittel Verwendung findet.

Polyvinylpyrrolidontest: Gordon-Test; intravenös injiziertes ^{131}I-Polyvinylpyrrolidon wird bei exsudativen Darmerkrankungen wie Albumin ins Darmlumen ausgeschieden. Stuhl u. Urin werden getrennt über 4 Tage gesammelt, die ausgeschiedene Aktivität wird gemessen u. zur Dosis ins Verhältnis gesetzt. Ind.: qualitative Erfassung enteraler Eiweißverluste.

Polyvinylwasserblau: Einbettungs- u. Färbemedium für Pilze.

polyzystisch ⟨*gr*⟩ *Adj*: viele Zysten enthaltend.

Polyzystographie ↑ Zystographie.

Polyzythämie ↑ Polycythaemia vera.

Polzellen: Polkörperchen; bei den Reifeteilungen in der ↑ Ovogenesis entstehende kleine Zellen (1 prim., 2 sek.), die im perivitellinen ↑ Raum lokalisiert sind u. bald zugrunde gehen.

Pompe-Syndrom: Typ II der ↑ Glykogenosen. Erstbeschreibung durch J. C. Pompe 1932.

Pompholyx ⟨*gr*⟩ *f*: Blase; bes. an Händen (Cheiropompholyx) u. Füßen (Podopompholyx); ↑ Dyshidrosis.

POMP-Schema: zytostat. Kombinationstherapie akuter lymphat. Leukämien unter Verwendung von **P**rednison, **O**ncovin (Vincristin), **M**ethotrexat u. **P**urinethol (6-Merkaptopurin). ↑ Zytostatikatherapie, hämatologische.

Poncet-Rheumatismus: früher für parainfektiöse tuberkulöse Polyarthropathie gebraucht. Wahrscheinl. handelte es sich um Fälle von ↑ Sarkoidose., in neuerer Lit. nicht mehr erwähnt.

Pond: ältere Einheit der Kraft. Im SI durch das Newton (N) ersetzt. Es gilt 1 kp = 9,8 N ≈ 10 N (Rundungsfehler etwa 2 %).

Pongidae ↑ Anthropoidea.

Pons ⟨*lat*⟩ *m*: Brücke; Teil des ↑ Metenzephalon. Erscheint als ventral vorspringender Wulst u. wird kaudal von der Medulla oblongata, kranial von der Crura cerebri begrenzt. Der P. ist dem Clivus aufgelagert u. erstreckt sich bis zum Dorsum sellae turcicae. Ihre Dorsalfläche ist abgeplattet u. bildet den oberen Teil der Rautengrube. Vom Seitenrand zieht jederseits der Pedunculus cerebellaris medius zum Kleinhirn.

Ponssyndrome: alternierende Hirnnervensyndrome bei Läsionen der Brücke, z. B. ↑ Foville-Syndrom, ↑ Millard-Gubler-Syndrom.

Ponstumor: in der Brücke gelegenes ↑ Gliom mit charakterist. Verlauf.

Pont, Alberic (1870–1960), Stomatologe, Lyon.

Pontiac-Fieber: *Abk* PF; akute fieberhafte, meist selbstlimitierende ↑ Atemwegsinfektion durch best. Serotypen von ↑ Legionella pneumophila (↑ Legionellosen) mit allg. Sympt. wie Fieber u. Kopfschmerzen, ohne Pneumonie. In Pontiac (USA) 1978 erstmalig beobachtet.

Pont-Index (nach Alberic P.): in der kieferorthopäd. Diagnostik prozentualer Anteil der Breitensumme der oberen Schneidezähne an der vorderen bzw. hinteren Zahnbogenbreite. Heute überholt.

pontinus ⟨*lat*⟩ *Adj*: zur Brücke (Pons) gehörend bzw. ziehend.

Pool ⟨*engl*⟩: Ansammlung, Gesamtbestand; labile ↑ Mischphase.

Pooling, venöses: Verminderung des venösen Rückflusses zum re. Herzen durch Abnahme des ↑ Venentonus. Das Blut „versackt" zeitweilig in den großen Kapazitätsgefäßen.

Poples ⟨*lat*⟩ *m*: Kniekehle, Kniebeuge.

Poplitea ⟨*lat*⟩ *f* ↑ Arteria poplitea.

popliteus ⟨*lat*⟩ *Adj*: zur Kniekehle gehörig, z. B. ↑ Arteria poplitea.

Population ⟨*lat*⟩ *f*: **1.** ***Epidemiol.:*** Gesamtheit der Individuen einer Art in einem Verbreitungsgebiet, ohne Berücksichtigung der genet. Verschiedenheiten der Individuen. **2.** ***Math.:*** ↑ Grundmenge.

Populationsdichte: Anzahl der Individuen einer ↑ Population, bezogen auf eine metr. Einheit.

Populationsdynamik: Gesamtheit der Veränderungen der Parameter einer ↑ Population, z. B. ↑ Natalität, ↑ Mortalität; spielt auch in der ↑ Parasitologie eine Rolle.

Populationsempfänglichkeit: Grad der Empfänglichkeit der Gesamtheit der Individuen einer Art in einem ökolog. Raum gegenüber einem Infektionserreger. Die P. ist ein Element des epidem. Grundvorgangs. Sie wird durch den ↑ Antikörperkataster, die Populationsstruktur u. die Übertragungsintensität bestimmt. Die P. hat einen gewissen Schwellenwert, bei dessen Überschreitung eine ↑ Epidemie entstehen kann.

Populationsgenetik: Teilgebiet der Genetik, das sich mit der regionalen u. Häufigkeitsverteilung von Genen bzw. genet. bedingten Merkmalen u. Krankheiten befaßt.

Populationsimmunität: Grad der spezif. Immunität der Gesamtheit der Individuen einer Art in einem ökolog. Raum.

Populationsuntersuchungen: Bevölkerungsstudien; Untersuchung der Bevölkerung hinsichtl. best. Merkmale mittels ↑ Screening ganzer Bevölkerungen o. best. Altersgruppen o. von ↑ Stichproben der Bevölkerung. Ziele: Beschreibung der Verteilung von Krankheiten o. best. Merkmalen in der Bevölkerung o. ihrer Entwicklung im Laufe der Zeit (↑ Querschnittstudie, ↑ Längsschnittstudie). Suche nach zugrunde liegenden Ursachen für Entwicklungen (Längsschnittstudien, ↑ Fallkontrollstudien auf Bevölkerungsbasis). Exp. Versuche zur Überprüfung von Methoden zur Erfassung (Prävention) von Erkrankungen bzw. Merkmalen (Längsschnittstudien, ↑ Interventionsstudie, Fallkontrollstudien auf Bevölkerungsbasis). Voraussetzungen: 1. Erarbeitung von zu prüfenden Hypothesen auf der Basis bereits vorliegender Daten (Morbiditäts- u. Mortalitätsdaten der statist. Jahrbücher), 2. Methodenwahl in Abhängigkeit von der erwarteten ↑ Prävalenz u. ↑ Inzidenz u. ä., 3. Auswahl der Population: Beachtung der geograph., sozialen u. andere Faktoren betreffenden Repräsentativität der Stichprobe. Überprüfung der Brauchbarkeit benutzter klin. Methoden (Pilotstudie), Minimierung der notwendigen Wege für das Untersucherteam. Akzeptierbarkeit der Untersuchung für die Bevölkerung u. Grad der vermutl. Kooperation (Beteiligungsquote), Vorhandensein von Daten, 4. Vorbereitung der zu untersuchenden Bevölkerung, 5. Durchführung von Pilot- u. Standardisierungsuntersuchungen, 6. Abschätzung von Kosten u. Effektivität: Kosten für Nachfolgeuntersuchungen u. zusätzl. Behandlung der neuentdeckten Erkrankten u. Risikoträger, Einflüsse auf Arbeitsunfähigkeit, ambulante u. stationäre Betreuungskapazität u. Abschätzung des Nutzens durch Veränderung altersspezif. Todesraten, Verlängerung der Lebenserwartung in best. Altersgruppen, Verminderung der stationären Behandlungsbedürftigkeit u. Komplikationsrate sowie Invalidisierung.

Populationswellen: period. Änderungen der Populationsdichte. Durch die Struktur des Ökosystems bedingt, ist die Konstanz der Individuenzahl einer Art nur als Durchschnittswert über lange Zeiträume erfüllt. Aus Bestandsschwankungen ergeben sich z. B. nach Massenvermehrungen Fluktuationen (Wanderungen von Heuschrecken, Lemmingen usw.). P. haben einen Einfluß auf die Evolution der Organismen.

P/O-Quotient ↑ Phosphorylierung, oxidative.

Pore: **1.** Öffnung in Membranen, z. B. in der Kernmembran (Porus nuclearis, ↑ Nukleus). **2.** Öffnung der Schweißdrüsenausführungsgänge auf der Oberfläche der Epidermis.

Porenzephalie ⟨*gr*⟩ *f*: angeborene o. frühkindl. erworbene Einschmelzung von Marksubstanz des Gehirns durch Kreislaufstörungen. Höhlenbildungen im noch unreifen, nicht reaktionsfähigen Großhirn- o. Kleinhirnmark durch eine Ödemnekrose mit anschließender Verflüssigung. Hirnrinde beteiligt durch Kanalbildung zur Hirnoberfläche, ebenso Verbindungen zum Ventrikelsystem. Beschränkt sich der Prozeß nur auf das Marklager, entsteht ein Blasenhirn (↑ Hydranenzephalie).

Porine ⟨*lat*⟩ *n Pl*: transmembranale Proteine in der Zellmembran gramnegativer Bakterien u. in der Membran von Mitochondrien, die einen transmembranalen, passiven Transport von Ionen u. kleinen Molekülen vermitteln.

Poriomanie ⟨*gr*⟩ *f*: krankhaftes Fortlaufen aufgrund innerer Unruhe. Vorkommen in der Pubertät u. i. R. von Dämmerzuständen (Epilepsie, Hysterie).

Porion ⟨*gr*⟩ *n*: anthrop. Meßpunkt am Oberrand des Porus acusticus externus, der senkrecht über dessen Mitte liegt.

Pornographie ⟨*gr*⟩ *f*: bildl. o. textl. Darstellung sexueller Handlungen o. geschlechtl. aufreizender Vorgänge. Die Herstellung pornograph. Materialien kann eine Form des sexuellen Mißbrauchs sein (z. B. bei Kinderpornographie).

Porokarzinom: Schweißdrüsenkarzinom; von den ekkrinen Schweißdrüsen ausgehender Hautkrebs.

Porokeratose ⟨*gr*⟩ *f*: Mibelli-Krankheit; aus zentraler hornstacheltragender Primäreffloreszenz entwickelt sich durch peripheres Weiterwandern eine keratot. Randleiste mit abheilendem braunatroph. Zentrum. Sitz Unterarm u. Unterschenkel.

Porom: Hidroakanthom; von den Ausführungsgängen der ekkrinen Schweißdrüsen ausgehender gutartiger Tumor.

Porphobilinogen: Aus zwei Molekülen Deltaaminolävulinsäure, die aus dem Succinat-Glycin-Zyklus (↑ Shemin-Zyklus) geliefert werden, entsteht unter Einwirkung des Enzyms Deltaaminolävulinat-Dehydratase ein Molekül P. Aus vier Molekülen entsteht ein Porphyrin (Uroporphyrinogen), das als Ausgangssubstanz für alle eisenhaltigen Hämverbindungen anzusehen ist (z. B. Hämoglobinsynthese in den ↑ Erythroblasten). P. wird in großen Mengen im Harn ausgeschieden bei der akuten intermittierenden ↑ Porphyrie sowie der Porphyria variegata.

Porphobilinogensynthase: *Abk* PBS; erythrozytäres Enzym. Genet. u. exogen (Bleibelastung) determiniert. Porphobilinogensynthaseaktivitätsverminderung hat diagn. Bedeutung bei akuter hepat. ↑ Porphyrie u. als sensitiver Indikator bei Bleiintoxikation.

Porphyrie ⟨*gr*⟩ *f*: angeborene o. erworbene Störung der Porphyrinsynthese, die sich meist auf best. Enzymdefekte zurückführen läßt u. mit der Anreicherung u. vermehrten Ausscheidung von Stoffwechselprodukten der Porphyrinsynthese einhergeht. Von dieser Stoffwechselstörung werden bevorzugt die ↑ Erythrozytopoese u. das Leberparenchym betroffen. **Erythropoet. P.**: kongenitale erythropoet. P. (Günther); seltene, genet. bedingte Störung der Hämsynthese mit Erniedrigung der Aktivität der Uroporphyrinogen-III-Cosynthetase. Der Erbgang ist autosomal rezessiv. Aus ↑ Porphobilinogen wird vermehrt Uroporphyrinogen I gebildet, das in versch. Geweben u. in den Erythroblasten abgelagert wird. Die Anreicherung dieser Isomerenform, die für die Hämsynthese nicht verwendet werden kann, führt zu einer hämolyt. Anämie mit Hyperbilirubinämie, zu schwerer Lichtdermatose (Photosensibilität), zu Hepatosplenomegalie, rotbrauner Verfärbung der Zähne (↑ Erythrodontie) u. dunkelroter Urinverfärbung. Die erythropoet. P. kann sich schon im Neugeborenenalter manifestieren, an den Akren zu Verstümmelungen nach Ulzerationen u. Narbenbildungen führen, aber auch klin. mild verlaufen. Die Ausscheidung von Uroporphyrin I u. Koproporphyrin I in Harn u. Stuhl ist stark erhöht, die Erythrozyten zeigen bei Ultraviolettbestrahlung eine Rotfluoreszenz („Fluorozyten"). **Erythrohepat. P.**: Man unterscheidet eine erythrohepat. Protoporphyrie mit Aktivitätsminderung der Hämsynthetase-Ferrochelatase von der erythrohepat. Koproporphyrie mit Erniedrigung der Koproporphyrinogenoxidaseaktivität. Beide Formen wahrscheinl. mit autosomal dominantem Erbgang. Die erythrohepat. Protoporphyrie geht mit einer starken Vermehrung von Protoporphyrin, leichter Anämie u. ausgeprägter Lichtdermatose mit schweren Hautveränderungen einher. Bei der erythrohepat. Koproporphyrie sind in Erythrozyten, Urin u. Stuhl große Mengen Koproporphyrin nachweisbar. Die Hautveränderungen sind meist gering, dafür treten abdominelle Krisen u. neurol. Sympt. auf. Eine medikamentöse Auslösung der Krisen ist bekannt. **Hepat. P.**: Zu den hepat. P. zählen v. a. die akute intermittierende P., daneben die P. cutanea tarda, chron. hepat. P., die Porphyria variegata u. die hereditäre Koproporphyrie. Die akute intermittierende P. ist eine autosomal dominant vererbte Störung der Uroporphyrinogen-I-Synthetase mit zusätzl. Enzymanomalien des Porphyrinstoffwechsels. Es ist die häufigste hepat. P. Frauen werden bevorzugt befallen. Das Manifestationsalter liegt in mittleren Lj. Sympt. sind abdominelle Krisen mit kolikartigen Beschwerden, Erbrechen, Ileus, daneben Parästhesien, Krämpfe, psych. Veränderungen, vegetative Störungen wie Schwitzen, Durchfälle, Tachykardie u. Blutdruckanstieg. Auslösend für diese Krisen wirken zahlreiche Medikamente sowie psychol. Faktoren (Streß). Für die Diagnostik ist die stark erhöhte Ausscheidung von Deltaaminolävulinsäure u. Porphobilinogen im Harn von Bedeutung. Der Urin ist dunkel bis rot, zuweilen erst nach längerem Stehenlassen bei Lichteinwirkung. Der ↑ Watson-Schwartz-Test (1 Tropfen Urin + 1 ml Ehrlich-Aldehydreagens) ergibt eine kirschrote Farbe. Bei der Porphyria cutanea tarda steht die Lichtdermatose im Vordergrund. Angeborene u. erworbene Faktoren, insbes. Leberparenchymschäden, spielen eine auslösende Rolle. Der Defekt bezieht sich auf die Uroporphyrinogen-Decarboxylase u. eine erhöhte Uroporphyrinogen-I-Synthetase-Aktivität. Die Urinausscheidung von Uroporphyrin ist stark erhöht. Häufig sind Eisenstoffwechselstörungen i. S. der Hämosiderose kombiniert mit Leberzirrhose. Chron. hepat. P. kommen als erworbene Störungen des (Kopro-) Porphyrinstoffwechsels bei einer Vielzahl von Lebererkrankungen u. Intoxikationen vor. Porphyria variegata: autosomal dominante hepat. P., die bevorzugt in Südafrika beobachtet wurde. Die abdominellen u. neurol. Krisen werden häufig durch Medikamente ausgelöst, darunter Sulfonamide, Sedativa u. Östrogene. Es bestehen eine mäßige Photosensibilität u. vermehrte Körperbehaarung (Hypertrichose). Die Ausscheidung von Kopro- u. Protoporphyrin im Stuhl ist erhöht, im Urin werden vermehrt Deltaaminolävulinsäure u. Porphobilinogen ausgeschieden, bes. während der Attacken. Bei P. kontraindizierte Pharmaka: Barbiturate, Sulfanilamide, Pyrazolonverbindungen, Meprobamat, Glutethimid, Hydantoine, Östrogene, Alkohol, Schwermetallverbindungen u. a. Abb.

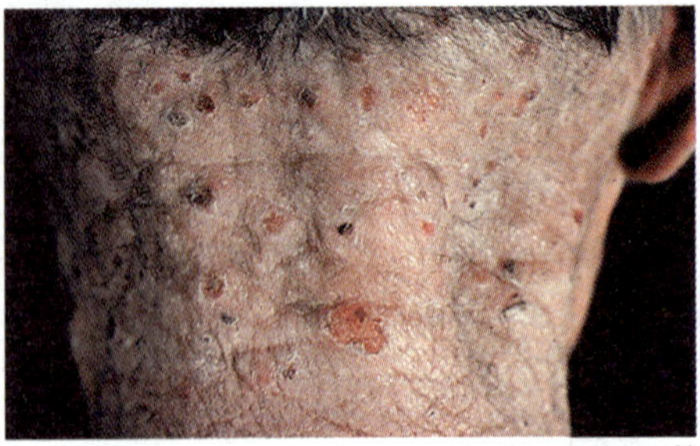

39

Porphyrie. Blasenbildung an lichtexponierten Stellen und narbige Abheilung bei Porphyria cutanea tarda

Porphyrine: Abkömmlinge des Porphins, eines Tetrapyrrols, wobei die vier Pyrrolringe über Methingruppen verbunden sind. Die Kohlenstoffatome 1–8 sind mit versch. Liganden substituiert. Unterschieden werden Ätioporphyrine (4 Methyl-, 4 Äthylreste), Mesoporphyrine (4 Methyl-, 2 Äthyl-, 2 Propionatreste), Protoporphyrine (4 Methyl-, 2 Propionat- u. 2 Vinylreste) u. Uroporphyrine (4 Acetat-, 4 Propionatreste). P. bilden Metallkomplexe, davon haben insbes. die Eisenkomplexe als prosthetische ↑Gruppen der Hämoproteine Bedeutung. Wichtigstes natürl. P. ist das ↑Protoporphyrin IX.

Porphyrinogene: Zwischenstufen der Porphyrinbiosynthese. Entstehen durch partielle Hydrierung des Porphyrinrings.

Porphyrmilz: Bauernwurstmilz; an Porphyr erinnernde Umgestaltung der Milz. Häufig zu findende Milzveränderung bei Lymphogranulomatose mit charakterist. Schnittflächenstruktur. Durchsetzung des Milzgewebes mit weißen, gelben u. roten Knötchen u. Knoten.

Porphyroblast ⟨*gr*⟩ *m*: Erythroblasten, die infolge eines stark erhöhten Porphyringehalts bei Ultraviolettbestrahlung eine Rotfluoreszenz zeigen. P. kommen bei ↑Porphyrien stark vermehrt vor.

Porphyromonas: strikt anaerobes, gramnegatives Genus. Vorkommen im Oropharynx, P. gingivalis an Parodontitis beteiligt.

Porphyropsin ↑Sehpigmente.

PORP-Prothese: *Abk* für engl. Plasti-Pore-Torp; ↑Ohrprothese, ↑Mittelohrimplantate, ↑Alloplastik, ↑TORP-Prothese.

Porrigo decalvans ⟨*lat*⟩ *f* ↑Mikrosporie.

Porro, Eduardo (1842–1902), ital. Gyn., Mailand.

Porro-Operation (nach Eduardo P.): Schnittentbindung mit supravaginaler Uterusamputation.

Porropsie ⟨*gr*⟩ *f*: Wahrnehmungsstörung, bei der alle Dinge in die Ferne versetzt erscheinen, z. B. bei Schizophrenie.

Porta ⟨*lat*⟩ *f*: Pforte, Zugang.

Porta hepatis: Leberpforte; peritonealfreie Stelle an der Unterfläche der Leber, an welcher A. hepatica propria, V. portae u. Ductus hepaticus communis ein- bzw. austreten.

portal ⟨*lat*⟩ *Adj*: zur Pforte gehörig; die Pfortader betreffend.

Porter, Rodney Robert (1917–1985), engl. Biochem., London, Oxford. 1972 Nobelpreis für Med./Physiol. (mit G. M. Edelmann) „für Untersuchungen auf dem Gebiet der Antikörperstruktur".

Porter-Silber-Chromogene (nach Rodney R. P.): farbige Reaktionsprodukte der von Porter u. Silber 1950 beschriebenen u. nach ihnen benannten Schwefelsäure-Phenylhydrazin-Reaktion, die eine spezif. Farbentwicklung mit allen ↑Steroiden liefert, die eine Dihydroxyaceton-Seitenkette am C 17 besitzen. Es handelt sich um die ↑Kortikoide Cortisol, Kortison u. deren Tetrahydroxyderivate.

Portes, Louis (1891–1950), frz. Gyn., Paris.

Portes-Operation (nach Louis P.): Portes-Gottschalk-Operation (1924); histor. Schnittentbindung, bei infiziertem Uterus.

Portioerosion: oberflächl. Substanzverlust des Plattenepithels. Das Bindegewebe liegt frei. Histol. handelt es sich um eine Pseudoerosion; ↑Ektopie.

Portiokarzinom ↑Kollumkarzinom.

Portio vaginalis uteri ⟨*lat*⟩ *f*: Teil der Gebärmutter, der in die Scheide hineinragt.

Portographie: Portohepatographie, Splenoportographie. Röntgendarstellung der Pfortader u. ihrer Verzweigungen in der Leber mittels ↑Angiographie. Methoden: 1. Kontrastmittelinjektion nach Punktion der Milz; 2. indirekte, transarterielle Splenoportographie nach selektiver Sondierung der A. coeliaca o. superselektiv der A. lienalis o. über die A. mesenterica superior (↑Mesenterikographie) als Rückstromportographie; 3. transumbilikale P. nach Rekanalisierung der operativ freigelegten V. umbilicalis; 4. transjugulare P. nach Einführung eines Katheters über die V. jugularis interna, die V. cava superior, in eine Lebervene mit Anpunktion eines Astes der Pfortader u. retrograder Kontrastmittelauffüllung des Pfortadersystems.

Port-System: subkutan implantierter kleiner Vorratsbehälter, der mit einem Katheter verbunden ist, der in den periduralen o. intrathekalen Raum ragt. Damit lassen sich Medikamente in Rückenmarknähe applizieren, ohne daß eine Lumbalpunktion notwendig wird.

Porus ⟨*gr*⟩ *m*: Pore, Öffnung.

Porus acusticus externus: Öffnung des äußeren knöchernen Gehörgangs (Meatus acusticus externus) am Os temporale.

Porus acusticus internus: Beginn des inneren Gehörgangs (Meatus acusticus internus) an der Hinterfläche der Felsenbeinpyramide des ↑Os temporale.

Porus gustatorius ↑Geschmacksporus.

Porzellan: wahrscheinl. nach einer Muschelart „Porcellana cypraea“ mit porzellanähnl. Oberfläche benannt. Erste Gegenstände aus P. stammten aus China etwa um die Zeitenwende. Nach Erfindung des echten P. durch Böttcher 1709 wurden 1776 von Duchâteau in Paris die ersten Zähne aus P. gefertigt. P. wird aus Kaolin (bis 60 %), Feldspat u. Quarz gebrannt. Dabei bilden sich im Gefüge Mullitkristalle, das Kennzeichen des echten P. Die Ausgangsmaterialien für keram. Zahnersatz sind kein P. i. e. S. u. bestehen aus Kalinatronfeldspat (ca. 80 %) u. Quarz bzw. Al_2O_3.

Porzellangallenblase: entwickelt sich durch zusätzl. Verkalkung in einer narbig schwielig verdickten Gallenblase. Sie ist seltener Ausgang einer chron. Gallenblasenentzündung.

Porzellanjacketkrone: keram. ↑Jacketkrone.

Porzellanstaublunge: ↑Mischstaubsilikose. Entsteht bei Arbeiten in der Porzellanindustrie durch Einatmen des äußerst feinen Mineralstaubs (Kaolin mit Zusätzen von Quarz u. Feldspat). ↑Silikatose, ↑Silikose.

Positionseffekt ⟨*lat*⟩ *m*: Änderung der Wirkungsweise eines Gens o. Chromosomenabschnitts mit seiner Position im Chromosom. Aktivitätsänderung durch Nachbargene bzw. -sequenzen erklärt.

Positionshypotonie: Abfall des systol. u. diastol. Blutdrucks u. des Herzminutenvolumens in aufrechter Position ohne sympathikotone Gegenregulation wie Tachykardie u. Schweißausbruch. Neurogene Hypotonie mit vasomotor. Hypo- o. Areflexie im Bereich der Barorezeptoren, sympath. Efferenzen. Abgrenzung von sek. P. (Postural hypotension) als Teilsymptom neurol. Grundleiden wie Syringomyelie, Tabes dorsalis, Parkinson-Syndrom, diabet. u. alkohol. Polyneuropathien u. a. zerebralen Prozessen notwendig. Weitere Formen von prim. P. sind fam. Dysautonomie (↑Riley-Day-Syndrom) u. idiopath. P. (↑Shy-Drager-Syndrom).

Positio uteri ⟨*lat*⟩ *f*: Stellung der Gebärmutter im kleinen Becken. Abweichungen von der normalen Stellung sind Ante-, Retro-, Dextro- u. Sinistroposition.

Positio vitiosa: fehlerhafte Lage von Organen o. Organteilen (z. B. Zäkumhochstand, reitende Aorta, Ohrmuscheltiefstand).

Positivliste: Liste von Arzneimitteln, deren Kosten die Krankenkassen übernehmen.

Positron ↑Elementarteilchen.

Positronenemissionscomputertomographie: *Abk* PET; Herstellung von Schnittbildern von Organen u. Geweben in Analogie zur SPECT, wobei nicht gamma-emittierende Radionuklide, sondern Positronenstrahler u. mit ihnen markierte Radiopharmaka u. Körperbausteine (Fette, Aminosäuren, Zucker) verwendet werden. Als Radionuklide dienen ^{11}C, ^{13}N, ^{15}O u. ^{18}F sowie ^{123}I. Das Positron lagert sich noch an seinem Entstehungsort an ein freies Elektron an, wobei zwei 180° entgegengerichtete Gammaquanten mit je 511 keV entstehen (Vernichtungsstrahlung). Zum Nachweis werden ringförmige (bis zu 32 Ringen) o. hexagonal um den Körper angeordnete Detektoren verwendet, pro Ring bis zu 800 Einzeldetektoren. Gleichzeitig können bis zu 60 Schnittbilder aufgenommen werden, dabei wird eine räuml. Auflösung von 4–5 mm erreicht. Die Ringdurchmesser liegen bei 80–90 cm, die darstellbare Feldgröße beträgt heute 55 cm · 15 cm. Es werden nur solche Ereignisse registriert, die gleichzeitig in beiden gegenüberliegenden Detektoren einen Impuls auslösen (Koinzidenzschaltung). So kann aufwändige Abschirmung bzw. Kollimierung reduziert werden. Heute werden auch kleine Gashochdruckkammern als Detektoren eingesetzt. Statt Koinzidenz können auch die Flugzeiten der Quanten ermittelt werden. Mit den Radionukliden ^{11}C (HWZ = 20 min), ^{13}N (HWZ = 10 min), ^{15}O (HWZ = 2 min), ^{18}F (HWZ = 110 min) in einfacher chem. Form können nicht invasive biochem. wichtige quantitative Stoffwechseluntersuchungen (Glukosestoffwechsel, Sauerstoffumsatzraten) durchgeführt werden. Sehr erfolgreiche Anwendungen bestehen in der Neuropsychiatrie, Neurol., Kardiol. u. Onkologie. Abb.

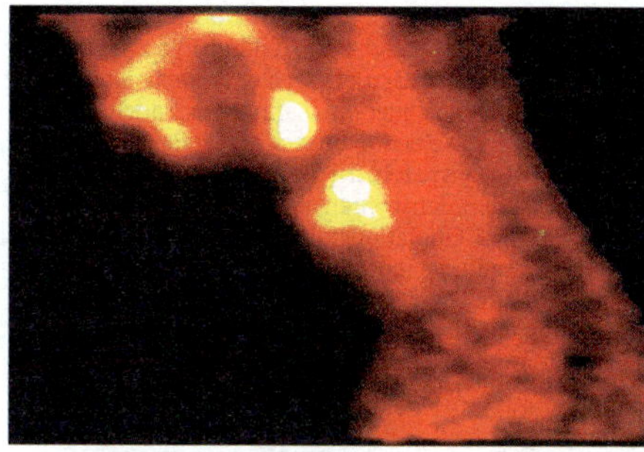

7

Positronenemissionscomputertomographie (PET) mit ^{18}F-FDG; Speicherung in prälaryngealer Metastase eines differenzierten papillären Schilddrüsenkarzinoms

Positronenkamera: Positronenstrahler erzeugen je Positron zwei entgegengesetzt gerichtete Gammaquanten (511 keV), indem jeweils ein Positron mit einem Elektron der durchstrahlten Materie zerstrahlt (Vernichtungsstrahlung). Der Nachweis erfolgt mit zwei gegenüberliegenden, in Koinzidenz geschalteten Detektoren ohne Kollimator. Ein Signal tritt nur auf, wenn in beiden Detektoren gleichzeitig ein Vernichtungsquant eines Positronenstrahlers absorbiert wird. Der Nulleffekt ist sehr gering, das Auflösungsvermögen relativ groß.

Posner-Schlossmann-Syndrom: zyklit. Glaukom, glaukomatozyklit. Krisen, anfallsweise Iritis, Zyklitis u. Augendrucksteigerung, gutartig.

post- ⟨*lat*⟩ *Präfix*: hinter, nach.

Postaggressionsstoffwechsel ⟨*lat*⟩ *m* ↑Postaggressionssyndrom.

Postaggressionssyndrom ⟨*lat*⟩ *n*: Sammelbegriff für Veränderungen auf allen Ebenen physiol. Stoffwechselvorgänge nach unterschiedl. Belastungen des Organismus etwa durch ↑Traumen, Operationen u. ä. Die Veränderungen haben zum Ziel, durch Steigerungen des Stoffwechsels das Überleben zu sichern.

Postalbumine: Serumproteine, die sich bei elektrophoret. Auftrennung eines Proteingemischs unter Verwendung siebender Gele als Trägermedium unmittelbar kathod. von der Albuminkomponente darstellen. Dazu gehören v. a. die Gc-Gruppen.

Postappendektomiesyndrom: etwa 5 Tage nach Appendektomie auftretende, eitrige Periappendizitis mit Fieber, Ileus u. Leukozytose.

Postasphyxiesyndrom: zusammenfassender Begriff für ↑Adaptationsstörungen der Neugeborenen u. bes.

kardiopulmonale, metabol. u. zerebrale Komplikationen nach einer ↑Asphyxie bzw. perinatalen ↑Hypoxie.

Postbiopsiesyndrom: nach enteraler Biopsie auftretendes Fieber, Bauchdeckenspannung u. Bauchschmerzen. Möglicherweise bedingt durch lokale Peritonitis.

Postcholezystektomiesyndrom: Krankheitserscheinungen u. Beschwerden nach ↑Cholezystektomie. Hauptursachen: Operationsfolgen, Choledochussteine, Papillenstenose, präoperativ verkannte Krankheiten.

Postdiskektomiesyndrom: nach Bandscheibenoperationen gelegentl. auftretende, anhaltende o. wiederauftretende Schmerzsymptomatik. Meist pseudoradikulär, oft durch Narben verursacht. ↑Nucleus-pulposus-Hernie.

posterior ⟨*lat*⟩ *Adj*: hinterer; Ggs.: anterior.

Postgastrektomiesyndrom: Syndrom der zuführenden u. abführenden Schlinge, agastr. Syndrom, ↑Dumping-Syndrom.

Postheparinplasma: Blutplasma nach intravenöser Zufuhr von ↑Heparin. Infolge Freisetzung der Lipoproteinlipase aus versch. Geweben durch Heparin ist die lipolyt. Aktivität dieses Plasmas gegenüber Normalplasma stark erhöht, d. h., die Triglyzeride der ↑Chylomikrone u. VLDL (↑Very-Low-Density-Lipoproteins) werden beschleunigt abgebaut.

posthepatisch ⟨*lat* + *gr*⟩ *Adj*: hinter der Leber, nach Durchlaufen der Leber.

Posthepatitissyndrom: nach einer Leberentzündung persistierende Beschwerden, die auf die Hepatitis zurückgeführt werden können.

Posthitis ⟨*gr*⟩ *f*: Entzündung der Vorhaut. Vorwiegend bei ↑Phimose, ↑Balanoposthitis, ↑Balanitis. Abb.

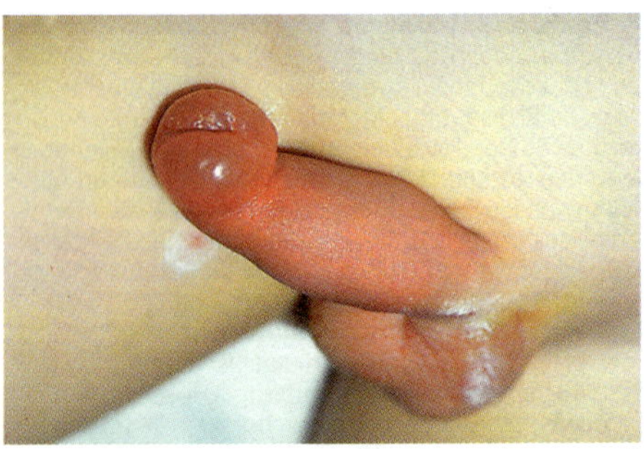

4

Posthitis mit Vorhautödem

Posthorngallenblase: durch Faltung im Fundus u. Korpus spiralig geraffte Gallenblase.

posticus ⟨*lat*⟩ *Adj*: hinterer.

Postikus: Kurzw. für ↑Musculus cricoarytaenoideus posterior.

Postimmersionssyndrom: Erscheinungen nach Wiederbelebung von Ertrunkenen. Elektrolytgleichgewichtsstörung; intraalveoläre Flüssigkeitsansammlung. Klin. Bewußtlosigkeit, Fieber, Krämpfe, Sehstörungen, Tachykardie, Hypotension u. weitere Veränderungen.

Post-Kala-Azar-Hautleishmanoid: vorwiegend in Indien zu beobachtendes Spätsymptom der überlebenden Fälle von ↑Kala Azar. Tritt 1–2–10 Jahre nach scheinbar ausgeheilter Infestation mit ↑Leishmania donovani auf; kurzer, uncharakterist. initialer Fieberschub mit stecknadelkopfgroßen, weißl., leicht erhabenen Flecken vorwiegend im Gesicht, später gelbl.-orange Verfärbung u. auf den ganzen Körper übergehend; in diesen Arealen entstehen harte, bis erbsgroße Knötchen, darin spärl. Parasitennachweis. Können Jahre bis Jahrzehnte persistieren.

Postkardiotomiesyndrom: nach Herzoperation (Kardiotomie) selten auftretendes Bild von Perikarditis, ↑Herzrhythmusstörungen, pulmonaler Stauung, Pleuraerguß u. Fieber, auf Kortikosteroidtherapie ansprechend.

Postkoarkektomiesyndrom: Komplikation unmittelbar nach operativer Beseitigung einer Aortenisthmusstenose. Hämorrhag. Nekrosen im Dünndarmbereich verursachen intestinale Störungen.

Postkoitaltest ⟨*lat*⟩ *m*: ↑Penetrationstest.

Postkommissurotomiesyndrom: Spätkomplikation nach operativer Sprengung einer Mitralstenose; Fieber, Thoraxschmerzen, mitunter auch polyarthrit. Schübe, Tachykardie.

postkontusionell ⟨*lat*⟩ *Adj*: nach z. B. einer ↑Contusio cerebri auftretend.

Postlaminektomiesyndrom: nach Laminektomie auftretende Liquordruckerhöhung infolge Blutung u. Schwellung. Später diffuser o. lokaler Wurzelschmerz infolge Vernarbung.

Postmaturitysyndrom ↑Clifford-Syndrom.

Postmenopause: Zeit nach der Menopause.

Postminimus ⟨*lat*⟩ *m*: ulnare Hexadaktylie, postaxiale ↑Polydaktylie. Verdopplung des kleinen Fingers.

post mortem ⟨*lat*⟩: postmortal; nach Eintritt des Todes.

Postmyokardinfarktsyndrom: Dressler-Syndrom; etwa 10 Tage bis 8 Wochen, aber auch noch Jahre nach Infarktereignis auftretende Perikarditis u. Pleuritis (Autoimmunreaktion), ohne Reinfarkt.

postnatal ⟨*lat*⟩ *Adj*: bezogen auf das Neugeborene die Zeit nach der Geburt betreffend; z. B. ↑Mortalität.

postneonatal ⟨*lat*⟩ *Adj*: nach der Neugeborenenperiode (nach 28. Tag).

postoperativ ⟨*lat*⟩ *Adj*: nach chir. Eingriffen.

postpartal ⟨*lat*⟩ *Adj*: nach der Geburt.

Postpartumzellen: Sonderform der Parabasalzellen, 20–25 μm groß, kleine, etwa 7–8 μm messende Kerne. Das Plasma ist um den Kern heller als peripher, dadurch Betonung der Randpartie der Zelle. Kommen im Vaginalausstrich nach einer Geburt vor. ↑Plattenepithelien.

Postperfusionssyndrom: Krankheitsbild, das 3–12 Wochen nach einer Herzoperation mit Herz-Lungen-Maschine auftritt. Vermutl. eine Infektion durch Zytomegalievirus.

Postperikardiotomie: 2–9 Wochen nach Herzoperation (↑Mitralkommissurotomie) auftretender retrosternaler Schmerz, bes. bei tiefer Atmung u. flacher Lagerung, mit Leukozytose u. erhöhter Blutsenkung.

postprandial ⟨*lat*⟩ *Adj*: nach der Nahrungszufuhr.

Postreduktion ⟨*lat*⟩ *f* ↑Meiose.

Postreplikationsreparatur ↑Nachreplikationsreparatur.

Poststase: an ↑Stase sich anschließende Phase der Wiederdurchblutung der terminalen Strombahn.

Poststimulushistogramm: Darstellung der Häufigkeit des Auftretens von Ereignissen, z. B. Aktionspotentialen einer Zelle o. Faser, in best. Zeitabständen zu einer Reizeinwirkung. Anwendung bes. in der Neurophysiologie als Mittel der statist. Analyse von Antwortmustern neuronaler Elemente. Meist Summation mehrerer Einzelantworten. Wahl der Analysezeiten je nach beabsichtigter Aussage 100 µs bis Sekunden.

Poststreptokokkennephritis: nach Streptokokkeninfektion der Haut (↑Impetigo contagiosa) beobachtete Nephritis ohne rheumat. Fieber.

Postsynapse: unkorrekte Bez. für zweiten Synapsenpol, Pars postsynaptica; ↑Synapse.

Posttachykardiesyndrom: nach längeren Tachykardien persistierende EKG-Veränderungen mit verbreitertem, spitznegative T, evtl. BSG-Erhöhung, verlängerte Blutungszeit sowie Leukozytose.

postterm: nach dem Termin geboren. ↑Übertragung.

Posttransfusionshepatitis: durch Gabe von Blut o. Blutprodukten parenteral übertragene, virusbedingte Leberentzündung, meist Hepatitis B o. C, evtl. Hepatitis G. Durch Untersuchung des Spenderblutes (ELISA-Antikörpertests, Polymerasekettenreaktion) kann das Infektionsrisiko erhebl. reduziert werden.

Posttransfusionssyndrom: durch Transfusion von Blut o. Blutbestandteilen beim Empfänger hervorgerufene pathol. Reaktionen, z. B. immun.-allerg. Reaktion.

Posttranskriptionsmodifikationen: nach der Transkription (↑RNA-Biosynthese) an RNA-Molekülen erfolgende Veränderungen, v. a. Methylierungen an Pentose u. Basen, Polyadenylierung u. Cap-Strukturbildung der eukaryonten ↑Messenger-RNA sowie RNA-Processing (↑Prozessierung). ↑Cap-Struktur.

Posttranslationsmodifikationen: nach der Synthese an Peptidketten erfolgende Veränderungen, wodurch Proteine ihre funktionsfähigen Eigenschaften erhalten (im Ggs. zu kotranslationalen, d. h. schon während der Synthese erfolgenden Modifikationen). Die wichtigsten P. sind: proteolyt. Ab- o. Herausspalten von Peptidsequenzen (Präproproprotein) bzw. Proprotein-Protein-Umwandlung (sog. Proteinogenprozessierung; ↑Polyprotein), Phosphorylierungen, Hydroxylierungen, Glykosylierungen, Methylierungen, Knüpfung von Disulfidbrücken.

posttraumatisch: eine dem Unfall folgende lokale o. allg. Erscheinung bzw. Komplikation, meist in ursächl. Zusammenhang.

postural ⟨*engl*⟩ *Adj*: die Körperhaltung betreffend, lagebedingt, z. B. p. Hypotension = Orthostasesyndrom.

Posturographie: objektive Bestimmung der Schwankungen des Körperschwerpunkts durch fortlaufende Registrierung mittels einer auf hochempfindl. Druckaufnehmern gelagerten Plattform, sog. Biomeßplattform.

Postvagotomiesyndrom: im ersten Halbjahr nach einer Magenoperation mit Vagotomie auftretende Verdauungsstörungen mit bes. morgendl. Stuhldrang u. Diarrhöen. I. a. reversibel.

Potator ⟨*lat*⟩ *m*: Trinker.

Potentia ⟨*lat*⟩ *f*: Potenz, Macht, Kraft, Vermögen.

Potential, bioelektrisches ⟨*gr* + *lat*⟩ *n*: Differenz des elektr. Potentials, das in der lebenden Materie insbes. an Zellmembranen entsteht u. durch Stoffwechselprozesse aufrecht erhalten wird, die eine ungleiche Verteilung elektr. pos. o. neg. geladener Teilchen zu beiden Seiten der Membran bewirken. ↑Ionentheorie.

Potentialdifferenz: an biol. Strukturen (Membranen) bestimmbare Potentialdifferenz zwischen Zelläußerem u. -innerem o. zwischen 2 Punkten der Oberfläche (z. B. EEG, EKG) bzw. bei Hohlorganen zwischen Innen- u. Außenfläche (transmurale P.).

Potentialdifferenz, transtubuläre: elektr. P. zwischen Tubuluslumen u. peritubulärer Kapillare. Die Tubuluszellen sind neg. geladen gegenüber dem Kapillarlumen (äußeres Transmembranpotential von 70 mV) u. gegenüber Tubuluslumen (inneres Transmembranpotential von z. B. 50 mV). Die resultierende t. P. beträgt im (neg.) proximalen Tubuluslumen 5–20 mV u. ist v. a. auf den aktiven Na^+-Transport über die äußere Membran zurückzuführen. Im aufsteigenden dicken Teil der Henle-Schleife findet sich eine lumenpositive t. P. von + 6 mV, welche auf aktiven Transport von Cl^- hinweist.

Potential, diphasisches: über zwei in Längsrichtung einer Nervenfaser angeordnete Elektroden ableitbares Potential, wobei während der Passage des ↑Aktionspotentials an der ersten, dann der zweiten Elektrode die Polarität wechselt.

Potentiale, ereignisbezogene: zusammenfassende Bez. für elektr. Potentialschwankungen in der ↑Elektroenzephalographie, die sich mit psych. Prozessen wie Signalerkennung u. -bewertung, Vorbereitung auf eine verlangte Reaktion usw. korrelieren lassen. ↑Contingent negative variation.

Potentiale, langsame: zeitl. ausgedehnte elektr. Spannungsschwankungen in Geweben. Sie dauern, im Ggs. zu anderen Biopotentialen, wie ↑Aktionspotentialen, Endplattenpotentialen, schnellen EEG-Wellen usw., Sekunden, Minuten, Stunden. Hierzu gehören langsame EEG-Wellen, Potentiale von Drüsen, glatter Muskulatur, Hautpotentiale.

Potential, elektrochemisches: physiol. die Summe von Diffusionspotentialen, die auf Konzentrationsunterschieden von Ionen zu beiden Seiten einer für sie durchlässigen Zellmembran u. den Beweglichkeiten der Ionen in der Membran beruhen (Konzentrations-Diffusions- o. osmot. Potential). ↑Gleichgewichtspotential.

Potential, elektrokinetisches: ϱ-Potential; ein ↑Grenzflächenpotential zwischen den fixierten Ladungen auf den bei der ↑Elektrophorese wandernden Teilchen u. der von diesen mitgeführten Flüssigkeitsschicht. Das e. P. hat Einfluß auf die elektrophoret. Wanderungsgeschwindigkeit u. dient zur Charakterisierung von Zelloberflächen (↑Zellelektrophorese).

Potential, elektrotonisches: bei Applikation eines Stroms an eine erregbare Zelle bzw. beim Fließen eines synapt. Stroms auftretendes Potential, das bei genügender Größe die Zellmembran depolarisieren u. dadurch eine Erregung (↑Aktionspotential) auslösen kann. Das e. P. hängt von den physikal. Eigenschaften der Zellmembran ab u. besitzt dadurch eine best. Anstiegssteilheit u. Ausbreitung längs der Membran. Die e. P. spielen bei der synapt. Erregung von Dendriten der Nervenzellen eine große Rolle. ↑Längskonstante.

Potentiale, olfaktorisch evozierte: als Antwort auf olfaktor. Reize Auftreten typ. Zwillingspotentiale mit intensitätsabhängiger Potentialamplitude u. Latenzzeit sowie Adaptations- u. Ermüdungsphänomenen, Ableitung vom Vertex, Auslöschung durch Anästhesie der ↑Glandulae olfactoriae.

Potential, evoziertes ⟨*lat*⟩ *n*: *Abk* EP; elektr. Potentialschwankungen innerhalb der ↑Elektroenzephalographie, die durch kurzzeitige Reizung von Rezeptoren o.

elektr. Reizung von Nervenbahnen u. -zentren in den damit verbundenen Hirngebieten auftreten. Das EP besteht aus prim., auf dem massierten Einstrom von Erregungsimpulsen in die untersuchte Region beruhenden, u. aus den sek. Komponenten. Erstere sprechen auf die phys. Eigenschaften der Reize an. Letztere reflektieren die nervöse Verarbeitung der eingetroffenen Erregungen. Eine in diesem Zusammenhang wichtige, endogene Komponente ist die späte pos. Welle (P-300), die kognitiven Prozessen der Ereignisbewertung zu Grunde liegt. In Projektionsgebieten unter definierten Bedingungen ausgelöste EP besitzen charakterist. räuml.-zeitl. Konfiguration u. können für diagn. Zwecke genutzt werden: FAEP (frühe akust. EP, akust. Hirnstammpotentiale), SEP (somatosensibel EP), VEP (visuell EP) zur Testung von Leitungsbahnen u. des Funktionszustands des ZNS.

Potential, exzitatorisches postsynaptisches: *Abk* EPSP; die die Erregungsübertragung von einer Nervenzelle zur anderen begleitende Schwankung des elektr. Membranpotentials der nachgeschalteten, postsynapt. Zelle. Diese Schwankung vermindert die Ruhepolarisation der subsynapt. Membran in Richtung einer ↑Depolarisation, was zur Hervorbringung von ↑Aktionspotentialen durch die postsynapt. Zelle führen kann. Das EPSP beruht auf einer kurzzeitigen Erhöhung der Leitfähigkeit der subsynapt. Membran für kleine Ionen wie Na^+, Cl^-.

Potential, inhibitorisches postsynaptisches: *Abk* IPSP; an hemmenden ↑Synapsen bei Abgabe eines (hemmenden) Überträgerstoffs auftretende Erhöhung des elektr. Membranpotentials (Hyperpolarisation) einer nachgeschalteten, postsynapt. Nervenzelle. Durch Erhöhung der Depolarisationsschwelle erschwert dies die Auslösung einer Erregung der postsynapt. Zelle. Die Hyperpolarisation beruht auf einer vorübergehenden starken Zunahme der subsynapt. Membranleitfähigkeit für Kalium u. Chlorid. IPSP sind am Motoneuron meist kurzdauernd; an zentralen Synapsen können sie bis zu 100 ms andauern. Gleichzeitig o. kurz nacheinander eintreffende IPSP u. EPSP summieren sich. ↑Synapse, ↑Gammaaminobuttersäure.

Potential, kritisches ↑Schwellendepolarisation.

Potential, monophasisches: extrazellulär bei Ableitung mit einem differenten Elektrodenpol gegen eine Bezugselektrode (indifferenter Pol) gewonnenes ↑Aktionspotential. Es besitzt nur ein Maximum (einwelliges Potential). Sind beide Elektroden an der Zelle bzw. einer Nerven- o. Muskelfaser, dann wird das Aktionspotential die Elektroden bei seiner Fortpflanzung nacheinander erfassen. Es entsteht ein biphas., entgegengerichtetes Potential.

Potentiating factor ⟨*engl*⟩: die Lymphozytentransformation förderndes ↑Lymphokin aus Leukozyten. Freisetzung erfolgt offenbar durch unspezif. Reiz: P. f. wurde bisher nicht nachgewiesen, sondern aus gegebener Wirkung erschlossen.

Potentiation, postextrasystolische: Der inotrope Zustand der Myokardfaser wird durch die im Kontraktion-Relaxation-Zyklus stattfindenden Ca^{2+}-Freisetzungs- u. Rückspeicherungsvorgänge bestimmt. Jede Änderung der normalen Schlagfolge stört dieses System. Die Extrasystole selbst ist um so mehr verkleinert, je früher sie eintritt, u. der postextrasystol. Schlag ist infolge des längeren Intervalls vergrößert. Die P. ist auch am peripheren Puls nach einer Extrasystole nachweisbar.

Potentiometrie: elektrochem. Analysemethode, bei der Spannungsveränderungen an o. zwischen Elektroden gemessen werden, die ein Maß für die Konzentration des zu bestimmenden, in Lösung befindl. Stoffs sind. Die Potentialänderungen sind proportional den Konzentrationsänderungen der Lösung, die sich messend verfolgen lassen. Das elektr. Potential dient als Indikator für die Endpunkterkennung. Potentiometr. Verfahren werden bei Neutralisations-, Fällungs-, Redoxanalysen angewendet, wo Farbindikatoren versagen.

Potenzen ⟨*lat*⟩ *f Pl*: in der ↑Homöopathie eingesetztes System der Verdünnungen von Arzneimitteln mit indifferenten Substanzen (H_2O, Äthanol, Glycerol, Saccharose u. a.), die nach festgelegten Methoden vorgenommen werden u. zur Wirkungssteigerung (Potenzierung) führen sollen. Der Verdünnungsgrad wird mit D (Dezimalpotenz) angegeben, wobei jede neue Verdünnungsstufe ein Zehntel des Arzneimittels enthält (D1 = 1/10, D2 = 1/100, D3 = 1/1 000 usw.). Verdünnungen ab D30 werden als ↑Hochpotenzen bezeichnet.

Potenzfunktion ↑Stevens-Potenzfunktion.

Potenzierung ⟨*lat*⟩ *f*: **1.** ***Pharmak.:*** Überadditiver Synergismus, Verstärkung der Wirkung bei der Kombination zweier Arzneimittel, die über eine reine Addition der Einzeleffekte hinausgeht. ↑Koergismus. **2.** ***Homöopathie:*** ↑Potenzen.

Potenzierung, postextrasystolische ↑Potentiation, postextrasystolische, ↑Herztreppe.

Potenzierung, posttetanische: posttetan. Bahnung; Phase gesteigerter Erregbarkeit synapt. Strukturen nach längerdauernder tetan. Reizung. Sie tritt sowohl in peripheren Strukturen (↑Motoneuronen) als auch in Strukturen des ZNS (↑System, limbisches) auf. Ihre exp. Untersuchung soll helfen, Mechanismen des ↑Gedächtnisses aufzuklären. ↑Langzeitpotenzierung.

Potenzstörung: Beeinträchtigung der Potenz, leichte Form von Impotenz. ↑Sexualstörungen.

pO_2, transkutaner ↑Sauerstoffpartialdruckmessung, transkutane.

Pott, Percival (1714–1788), brit. Arzt, London.

Pottasche: Kaliumkarbonat, K_2CO_3.

Pott-Buckel (nach Percival P.) ↑Gibbus.

Potter, Edith L., zeitgen. amerik. Gyn., Chicago.

Potter-Syndrom (nach Edith L. P.): **1.** Renofaziale Dysplasie mit Hypertelorismus, Epikanthus, tiefsitzenden Ohren, breiter Nasenwurzel, Mikrogenie, Extremitätenfehlbildungen, Nierendys- o. -agenesie, Genitalfehlbildungen u. a. **2.** Angeborene biliäre Fibroangiomatose mit Fehlbildungen der Gallenwege, Leberzirrhose, Pankreas- u. Nierenveränderungen. Klin.: Gedeihstörungen, Splenohepatomegalie, Niereninsuffizienz.

Pott-Krankheit (nach Percival P.): Malum Potti, Wirbeltuberkulose.

Pott-Lähmung (nach Percival P.): ↑Querschnittslähmung (↑Paraplegie) bei Rückenmarkkompression durch zusammengebrochenen Wirbel infolge Wirbeltuberkulose.

Pötzl, Otto (1877–1962), Psychiater, Wien.

Pötzl-Syndrom (nach Otto P.): infolge von Läsionen des Marklagers des Gyrus lingualis in der dominanten Hemisphäre akut entstehende Wortblindheit, Störungen des Farbsinns u. der Blickbewegung, kontralaterale homonyme Hemi- o. Quadrantenanopsie.

Pouch ⟨*engl*⟩: Tasche, Beutel. ↑Pouch-Plastik.

Pouch-Plastik ⟨*engl*⟩ *f*: plast.-operatives Verfahren der Bauchchirurgie zur Herstellung eines „Beutels" i. S. einer Reservoirbildung, z. B. Ileum-Pouch nach ↑Proktokolektomie, Magen-Pouch nach ↑Gastrektomie u. ä.

Poupart, François (1616–1708), frz. Anat. u. Chir., Paris.

Poupart-Band (nach François P.) ↑Ligamentum inguinale.

Powassan-Enzephalitis: virale ↑Meningoenzephalitis durch ↑Powassan-Virus. ↑Arbovirosen.

Powassan-Virus: Virusart der Gattung ↑Flavivirus. Erstisolierung 1958 in Powassan (Kanada). Vorkommen in Kanada u. den USA bei Nagetieren. Übertragung auf Menschen durch Zecken. ↑Powassan-Enzephalitis.

Power ⟨*engl*⟩: statist. Teststärke; beschreibt die Aussagekraft eines statistischen ↑Tests. Wahrscheinlichkeit, einen Unterschied mit Hilfe des Tests als statist. signifikant zu erkennen, wenn er tatsächl. vorhanden ist.

Poxviridae ⟨*engl* + *lat*⟩ *f pl*: Pockenviren; Virusfamilie mit den Subfamilien ↑Chordopoxvirinae u. (insektenpathogenen) Entomopoxvirinae. Ziegelsteinförmiges Virion 220–450 nm lang, 140–280 nm breit, 110–260 nm dick o. ovoid 220–450 nm lang, 140–250 nm im Durchmesser. DNA-Genom, helikal symmetr. Kapsid mit Envelope. ↑Orthopoxvirus, ↑Pocken, ↑Tierpocken. ↑Parapoxvirus. Abb.

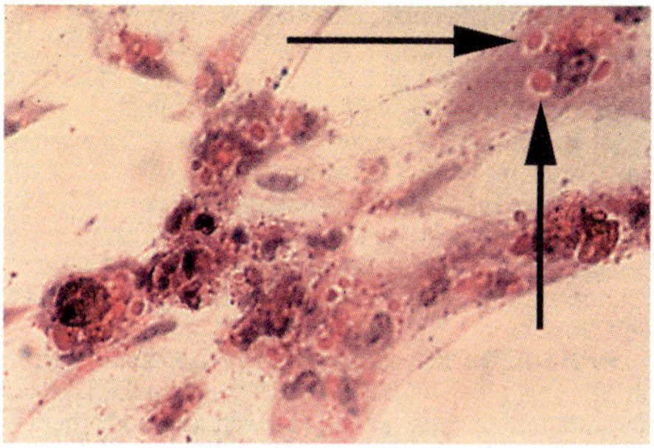

40

Poxviridae. Typische eosinophile Einschlußkörperchen (Guaneri-Körperchen, Pfeile) humaner embryonaler Lungenfibroblasten nach Infektion mit tierischen Pockenviren (Kuhpockenvirus); Hämatoxylin-Eosin-Färbung, 120fache Vergrößerung

Pozzi, Samuel Jean de (1846–1918), frz. Gyn.

Pozzi-Syndrom (nach Samuel J. de P.): durch Endometritis bedingte Rückenschmerzen u. Fluor albus.

p. p. ⟨*lat*⟩: *Abk* für per primam intentionem, ↑Intention; Wundheilung mit prim. Verheilung der Wundränder.

PP: *Abk* für engl. Push Pull; elektron. Schaltung zweier spiegelsymmetr. gegengeschalteter Transistoren, die die Schwingungsverläufe einer elektr. Wechselwirkung verstärken. ↑Hörgerät.

ppb: *Abk* für engl. parts per billion, Teile pro Mrd.; in der ↑Rückstandsuntersuchung noch häufig verwendetes Konzentrationsmaß, das mit der Angabe in µg/kg o. mg/t ident. ist.

PPC ↑Pflegesystem.

PPD: *Abk* für engl. Purified protein derivate (Seibert 1950); gereinigtes Tuberkulin. Wird aus ↑Alttuberkulin durch Einengung, Ultrafiltration u. Fällung als kristallines Pulver hergestellt.

PP-Faktor ↑Niacin.

PPHNS: *Abk* für persistierende pulmonale Hypertension des Neugeborenen. ↑Zirkulation, persistierende fetale.

PPL: *Abk* für Plasmaproteinlösung.

PPLO: *Abk* für engl. Pleuropneumonia-like organisms. ↑Mycoplasma.

ppm: *Abk* für engl. parts per million, Teile pro Million; in der ↑Rückstandsuntersuchung verwendetes Konzentrationsmaß, das mit der Angabe mg/kg o. g/t ident. ist.

PPR: *Abk* für Pflegepersonalregelung; Regelung über Maßstäbe u. Grundsätze für den Personalbedarf in der stationären Krankenpflege. Hat die Zielsetzung, eine ausreichende, zweckmäßige u. wirtschaftl. sowie an einem Pflegekonzept orientierte Pflege der stationär o. teilstationär zu behandelnden Pat. zu gewährleisten. Zur Ermittlung des hierfür notwendigen Bedarfs an Fachpersonal werden die Pat. Pflegestufen zugeordnet.

PPSB ↑Plasmaderivate.

PPSC: *Abk* für pluripotent stem cell; pluripotente Stammzellen des Knochenmarks, die die Oberflächenmarker CD34, CD19 (CD, ↑CD-Nomenklatur) u. HLA-DR besitzen.

PPSEB-Fraktion ↑Plasmaderivate.

P-pulmonale: P-dextrocardiale; hohe P-Wellen in re. präkordialen ↑EKG-Ableitungen (über 0,2 mV) als Ausdruck einer Rechtsherzbelastung (bei Dilatation/Hypertrophie des re. Vorhofs).

PP-Zelle: endokrine Zelle des Pankreas, die zum ↑APUD-Zellsystem gehört u. das pankreat. Polypeptid produziert.

PQ-Zeit: Intervall zwischen P- u. Q-Welle im EKG, die die elektr. Erregungsüberleitungszeit vom Vorhof zur Kammer verdeutlicht (normal 0,12–0,20 s).

prä- ⟨*lat*⟩ *Präfix*: prae-; vor.

Präadaption ⟨*lat*⟩ *f*: Voranpassung; genet. angelegte Potenz von Organismen, sich plötzl. veränderten Umweltbedingungen sofort anpassen zu können.

Präalbumin ⟨*lat*⟩ *n*: Serumprotein, das bei elektrophoret. Auftrennung eines Proteingemischs unter Verwendung siebender Gele als Trägermedium sich unmittelbar anod. vor der Albuminkomponente darstellt. Von den in diesem Bereich nachzuweisenden Komponenten wird die erste als eigentl. P. bezeichnet, dieses Protein bindet Thyroxin. Ferner finden sich in diesem Bereich (als P. 2) das Alpha-1-Glykoprotein u. eine weitere Komponente, die in nicht siebenden Gelen im Alpha-1-Bereich wandert u. ein Lipoproteid darstellt. Bez. als P. o. Alpha-1-Komponente resultiert aus den jeweiligen Trenneigenschaften des für die Elektrophorese verwendeten Gels. P. bildet mit einem anderen Plasmaprotein, dem retinolbindenden Protein einen Komplex, wodurch die Ausscheidung dieses kleinen Proteins über die Niere verhindert wird. Die Konzentration von P. im Serum beträgt ca. 250 mg/l.

Präanalytik: Sammelbegriff für alle Prozesse, die in der Labordiagnostik vor der eigentl. Analytik liegen. Nichtbeachten dieser Prozesse kann zur Fehlinterpretation des späteren Untersuchungsergebnisses führen. ↑Faktoren, präanalytische.

Präarthrosen: Vielzahl heterogener pathol. Prozesse am Bewegungsapparat, die eine ↑Arthrose, eine arthrot. Erkrankung einleiten (in mehr als 50 % der Fälle) u. deren Verlauf bestimmen können. Als Ursachen einer sek. Arthrose spielen P. bes. bei den stat. belasteten Hüft- u. Kniegelenken, der ↑Koxarthrose u. der ↑Gonarthrose eine Rolle. Daneben gibt es „prim." bzw. „idiopathische" Arthrosen.

Präaurikularanhänge ↑Aurikularanhänge.

Präcalciferole ⟨*lat*⟩ *n Pl*: Vorstufen des ↑Vitamin D. Es sind dies ↑Dehydrocholesterin u. ↑Ergosterol.

Prächordalplatte: aus Ekto- u. Endoderm bestehender Bezirk einer dreiblättrigen Keimscheibe. Sie liegt vor dem Kopffortsatz u. ist Vorläufer der Rachenmembran. An dieser Stelle unterbleibt die Einwanderung von Zellen, die das mittlere Keimblatt (↑Mesoderm) bilden.

Practolol: ein ↑Sympatholytikum, wirkt als ↑Betarezeptorenblocker.

Prädentin ⟨*lat*⟩ *n*: nicht mineralisierte organ. Dentinmatrix, ↑Odontogenese.

Prader, Andrea (geb. 1919), schweiz. Päd., Zürich.

Prader-Schema (nach Andrea P.): Schema unterschiedl. Ausprägungstypen der Morphol. des intersexuellen Genitale, vorzugsweise beim adrenogenitalen ↑Syndrom.

Prader-Siebermann-Syndrom (nach Andrea P.): angeborener 20,22-Desmolasedefekt mit Störung der Steroidbiosynthese u. Nebenniereninsuffizienz mit Hypoandrogenismus.

Prader-Willi-Syndrom (nach Andrea P. u. Heinrich W.): Prader-Labhart-Willi-Fanconi-Syndrom; dysgenitaler Minderwuchs mit Adipositas u. Diabetes mellitus bei passagerer Muskelhypotonie, schwere Intelligenzdefekte. Bei etwa 50 % der Fälle ist eine Aberration des väterl. Chromosoms 15 mit Imprinting-Effekt nachweisbar. Genort: 15q11–12. Androtropie.

Prädetermination ⟨*lat*⟩ *f*: Vorausbestimmung des Phänotyps in mütterl. Richtung durch plasmagebundene Determinanten.

Prädiabetes ↑Diabetesvorstadien.

Prädilektionsstelle: **1.** ***Pathol.:*** Stelle im Organismus mit der geringsten Widerstandskraft gegenüber Krankheitsentwicklung u. -manifestation. **2.** ***Zahnmed.:*** Diejenigen Zahnpartien, die infolge ihrer Strukturdetails bes. für die langfristige Anheftung u. Akkumulation von ↑Dentalplaque disponiert u. so Hauptorte der kariösen Zerstörung sind. ↑Fissuren u. Grübchen, Approximalflächen, Zahnhalsbereich. Alle übrigen Bereiche der Zahnkrone gehören zu den habituell sauberen Zonen, die nur im Ausnahmefall kariös werden: Schneidekanten, Höcker, okklusale Schmelzwülste, orale u. vestibuläre Flächen.

praecox ⟨*lat*⟩ *Adj*: frühreif, vorzeitig.

Praecuneus ⟨*lat*⟩ *m*: viereckiges, vor dem ↑Cuneus gelegenes Rindenfeld auf der Facies medialis des Großhirns.

praematurus ⟨*lat*⟩ *Adj*: vor der Reife.

Praeputium clitoridis ⟨*lat + gr*⟩ *n*: Vereinigung zweier Falten der Labia minora pudendi über der Klitoris.

Praeputium penis: Vorhaut; Hautduplikatur über der Glans penis.

Präexzitationssyndrom ↑WPW-Syndrom.

präfinal ⟨*lat*⟩ *Adj*: vor dem Ende; i. e. S. vor dem Tod.

Präformationstheorie: Entwicklungstheorie, derzufolge der fertige Organismus bereits im Keim in allen Einzelheiten vorgebildet ist. Weit verbreitete Vorstellung im 17. u. beginnenden 18. Jh. Präformisten waren J. Swammerdam, C. Bonnet, A. von Haller.

Prager Handgriff, umgekehrter: Notlösung bei hängenbleibendem Kopf bei Beckenendlage. ↑Wigand-Martin-Winckel-Handgriff.

Prägung: **1.** ***Genetik:*** ↑Imprinting. **2.** ***Biol.:*** Genet. vorprogrammierter Einbau best. Umweltreize als Auslöser angeborener Verhaltensweisen. Die P. erfolgt in einer zeitl. begrenzten sensiblen Periode u. ist irreversibel (Sonderfall des ↑Lernens). Bei Nestflüchtern erfolgt z. B. in den ersten Stunden nach dem Schlüpfen die P. der Nachfolgereaktion auf das erste gesehene bewegte Objekt. Über Prägungsvorgänge bei Kindern gibt es keine gesicherten Erkenntnisse. P. ist durch folgende Kriterien gekennzeichnet: sehr kurze sensible Phasen, extrem rasches Lernen, Irreversibilität des Vorgangs, d. h., das Gelernte wird lebenslang nicht vergessen.

Präinfarktsyndrom: Sympt. mit hohem Risiko vor einem Herzinfarkt wie wechselnde EKG-Bilder (Ischämiezeichen), wechselnde ↑Herzrhythmusstörungen, sich häufende u./o. an Schwere zunehmende Angina-pectoris-Fälle, Angina-pectoris-gravis (über 15 min andauernder Anfall), schlechteres Ansprechen auf Nitrangin bzw. erhöhter Nitranginverbrauch.

Präkanzerosen ⟨*lat*⟩ *f Pl*: Präneoplasien; Gewebeveränderungen bzw. Krankheiten, die zu einem Krebs führen können, aber nicht müssen.

Präklimakterium: unmittelbare Zeit vor dem ↑Klimakterium.

Präkoma ⟨*lat + gr*⟩ *n*: Vorstadium eines ↑Komas. ↑Coma diabeticum, ↑Coma hypoglycaemicum.

präkordial ⟨*lat*⟩ *Adj*: vor dem Herzen gelegenes Brustwandareal. ↑EKG-Ableitungen (V_1 u. V_2).

Präkordial-Chondrokostal-Syndrom: das 2.–4. Sternokostalgelenk betreffende Perichondrose, bes. bei Thoraxdeformitäten infolge Überbelastung. Herzschmerzen in best. Körperlagen, reflektor. Spasmen der Gefäße.

Präleukämie: von Block (1953) geprägter Begriff für Störungen der Blutbildung („Hämopoetische Dysplasie"), die mit einem erhöhten ↑Leukämierisiko einhergehen. Es handelt sich demnach nicht um eine Krankheitsbezeichnung, sondern um eine Gruppendiagnose mit prospektiver Aussage über mögl. Entwicklungstendenzen der vorliegenden Blutbildstörung. Heute durch den Begriff myelodysplastisches ↑Syndrom ersetzt.

Pralidoxim: Pyridinaldoximmethyliodid (PAM); Cholinesterasereaktivator. P. kann ein Enzym dephosphorylieren, solange keine irreversible Konformationsänderung eingetreten ist, u. so die Funktion wiederherstellen. Wie Obidoxim Antidot bei Vergiftungen mit Phosphorsäurestern.

Präludium ⟨*lat*⟩ *n*: Vorspiel; im Intimleben wichtiger einleitender Bestandteil des Geschlechtsverkehrs.

Prämaxilla ⟨*lat*⟩ *f*: Zwischenkieferknochen, ↑Gnathoschisis.

Prämedikation: Pharmakotherapie, die die eigentl. erforderl. Ther. einleiten soll, i. a. in der Anästhesie als P. vor Narkosen gemeint, mit dem Ziel der erleichterten Narkoseeinleitung, der Einsparung von Narkotika, der Verminderung des Narkoserisikos, der Ausschaltung störender Reflexe, der Schmerzarmut, der psych. Indifferenz, des ruhigen Schlafs, z. B. Anxiolytika (Flunitrazepam, Midazolam, Diazepam), Hypnotika (Phenobarbital), Neuroleptika (Promethazin, Chlorpromazin), Analgetika (Pethidin, Morphin), Parasympathikolytika (Atropin, Scopolamin); auch als sog. Cocktail lytique teilweise gemischt.

Prämenopause: Zeit vor der Menopause.

prämenstruell ⟨*lat*⟩ *Adj*: antemenstruell; vor der Menstruation.

Prämenstruum ⟨*lat*⟩ *n*: Antemenstruum; Zeit vor der Menstruation.

Pramiverin: ein ↑Parasympatholytikum, wirkt als ↑Spasmolytikum.

Prämolar ⟨*lat*⟩ *m*: Dens praemolaris, kleiner Backenzahn; meist einwurzliger Zahn mit i.d.R. zwei Höckern. Ist im Zahnbogen zwischen Eckzahn u. Molaren eingeordnet. ↑Gebißformel, ↑Gebißschema, ↑Zahnform.

Prämolarenbreite: *Abk* PB; in der Kieferorthopädie gebräuchl. Bez. für den Grad der sagittalen Abweichung beim Distal- o. Mesialbiß (1/2 bzw. 1 PB).

Prämorbidität: Zustand vor Manifestwerden einer Krankheit.

prämortal ⟨*lat*⟩ *Adj*: vor dem Tod.

Prämunität ⟨*lat*⟩ *f*: Prämunition; nach Erregerelimierung erlöschende, während ihrer Anwesenheit wirksame ↑Immunität (↑Persistenz, ↑Infektionsimmunität, „unsterile Immunität").

Prämutation: Veränderungen an der DNA durch Mutagene, die zu einer Mutation führen können, wenn sie nicht repariert werden. ↑Exzisionsreparatur, ↑Nachreplikationsreparatur, ↑Photoreaktivierung.

pränatal ⟨*lat*⟩ *Adj*: auf den Feten bezogen, vor der Geburt liegend.

Pränataldiagnostik ⟨*lat + gr*⟩ *f*: Untersuchungen zur Erfassung von vorwiegend genet. bedingten Fehlbildungen u. Stoffwechselerkrankungen vor der Geburt. Direkte P. durch Untersuchung des Feten, z. B. mittels Amniozentese, Amniofetographie, Fetoskopie, Ultraschall. An durch ↑Amniozentese gewonnenen Amniozellen können Chromosomenaberrationen, -mutationen u. genetische ↑Enzymdefekte festgestellt werden. Indirekte P. durch Blut- o. Harnuntersuchung bei der Schwangeren. Häufigste Anwendung der P.: Ausschluß eines ↑Down-Syndroms mittels Amniozentese u. Anfertigung eines Karyogramms. In Einzelfällen leiten sich bereits auch Möglichkeiten zur pränatalen Ther. ab.

Pränatitest: biol. ↑Sterilisationsindikator (↑Bioindikatoren) aus Bacillus-cereus-Sporen zur Überprüfung der ↑Äthylenoxidsterilisation.

prandial ⟨*lat*⟩ *Adj*: während des Essens, das Essen betreffend.

Präneoplasie ⟨*lat + gr*⟩ *f* ↑Präkanzerose; ↑Carcinoma in situ.

präoperativ ⟨*lat*⟩ *Adj*: zeitl. vor chir. Eingriffen.

Präparathintergrund ↑Tumordiathese.

Präparation: in der Zahnmed. Sammelbezeichnung für die Umformung von Zähnen o. Zahndefekten für ↑Restaurationen, heute weitgehend mit maschinell betriebenen diamantierten Schleifern.

Präparationstechnik: Art u. Weise der Darstellung der gröberen Bausteine, z. B. der Organe des Körpers, durch sorgfältiges Freilegen u. Entfernung o. Durchtrennung des zwischen den Organen liegenden Binde- u. Fettgewebes. Durch die makrosk. Präparation wird die Oberfläche der Organe u. ihrer Teile erkennbar, u. morphol. Einzelheiten, u. a. auch der Verlauf von Nervenfasern im ZNS, treten deutl. hervor. Die Präparation soll so erfolgen, daß die Organe in ihrer natürl. Lage u. gegenseitigen Beziehung belassen werden. Sie wird meist von geschulten Fachpräparatoren ausgeführt. Oft werden Präparation u. Sektion gleichgesetzt. Davon zu unterscheiden ist die Operation, bei welcher an lebenden Organismen Eingriffe vorgenommen werden.

Präpatentperiode: Präpatenz; Zeitspanne von der Infektion mit Parasitenstadien (v. a. bei Helminthen u. Protozoen) bis zum Auftreten von Fortpflanzungsprodukten der Parasiten in Körperausscheidungen des Wirts. ↑Patentperiode.

Präpatenz ⟨*lat*⟩ *f* ↑Präpatentperiode.

Präpollex ⟨*lat*⟩ *m*: Doppeldaumen, radiale Hexadaktylie, präaxiale Polydaktylie; Daumenfehlbildung mit Verdopplung des Daumens als Sonderform der ↑Polydaktylie.

Präpotential ↑Aktionspotential.

Prä-P-Potentiale: Der P-Welle des EKG vorausgehende kardiale ↑Mikropotentiale, die wahrscheinl. die Erregungsausbreitung im ↑Sinusknoten als Ursache haben.

präprandial ⟨*lat*⟩ *Adj*: zeitl. vor der Nahrungsaufnahme (nüchtern).

Präproinsulin: prim. hormonal inaktives Syntheseprodukt des Insulins mit 105 Aminosäuren (↑Präproproteine; ↑Signalhypothese). Seine Umwandlung zum Insulin führt durch proteolyt. Abspaltung von 21 vorwiegend hydrophoben Aminosäuren am N-Terminus der Polypeptidkette zunächst zum ↑Proinsulin, welches dann proteolyt. zum aktiven Insulin umgewandelt wird.

Präproproteine: prim. Proteinsyntheseprodukte. Sind unmittelbar nach Beendigung der ↑Translation nachweisbar (↑Präproinsulin). Das P. unterliegt mehreren Reifungsschritten (↑Prozessierung), die proteolyt. Natur sind u. schließl. zum biol. aktiven Protein (z. B. zum ↑Proteohormon) führen. Die Bildung längerer Vorläufermoleküle hat den Sinn, der Zelle zu signalisieren, daß das betreffende Eiweiß zur Sekretion vorgesehen ist (↑Signalhypothese).

Präschmelz: nichtmineralisierte organ. Schmelzmatrix. ↑Odontogenese.

Präsentationszeit ⟨*lat*⟩ *f*: Mindestdauer einer Reizeinwirkung, die in einem biol. System eine Reaktion auslöst.

Präservativ ⟨*lat*⟩ *n*: Vorbeugungsmittel. I. e. S. das ↑Kondom.

Präskription: Ordinatio; Teil des Rezeptes, der die verordneten Arzneimittel u. ihre Mengen o. bei Rezepturen die Arzneistoffe u. deren Mengen enthält.

PRAS-Medium: *Abk* für engl. pre-reduced anaerobically sterilized; Anaerobiernährmedium, das in luftdicht verschließbaren Röhrchen in sauerstofffreier Atmosphäre sterilisiert u. aufbewahrt wird (↑Hungate-Technik, ↑Anaerobierkultur).

Präsphenoid ⟨*gr*⟩ *n*: vorderer Teil des Keilbeinkörpers.

Prästase ⟨*lat + gr*⟩ *f*: Vorstufe der ↑Stase mit stark verlangsamter Blutströmung.

prästationär: zeitl. vor der Aufnahme im Krankenhaus.

präsumptiv ⟨*lat*⟩ *Adj*: erwartungsgemäß.

Präsynapse: Endigung eines Axons gegenüber des ihm nachgeschalteten postsynapt. Neurons o. einer Muskelfaser. ↑Synapse. ↑Endplatte, motorische.

präsystolisch: unmittelbar vor dem I. Herzton beginnend. ↑Herzgeräusch.

Prausnitz-Küstner-Versuch: Methode zum Nachweis der passiven Übertragbarkeit von ↑Reaginen. Reaginhaltiges Serum wird einem Freiwilligen intrakutan appliziert. 24 h später wird das Antigen an die gleiche Stelle appliziert. Es entsteht bei pos. Ausfall eine Quaddelbildung u. Rötung. Von histor. Bedeutung. Wird jetzt als passiver kutaner Anaphylaxietest im Tierversuch durchgeführt.

Prävalenz ⟨*lat*⟩ *f*: Häufigkeit des Vorkommens einer bestehenden Krankheit in einer definierten Population (Bestandsmenge) zu einem festen Zeitpunkt (Punktprävalenz) o. in einer Zeitperiode (Periodenprävalenz). Sie hängt davon ab, wie oft die Krankheit auftritt u. wie lange sie dauert. Die Untersuchung zur P. muß insbes. bei Krankheiten mit kurzer Krankheitsdauer in kurzer Zeit durchgeführt werden.

Prävalenzrate: Verbreitungsrate; Anzahl der Erkrankten zu einer gegebenen Zeit pro 100, 1 000, 10 000 o. 100 000 Personen einer ↑Risikopopulation o. in einer Population exponierter Personen. Bezogen auf 10 000 Personen:

$$\frac{\text{Zahl der Erkrankten zu gegebener Zeit}}{\text{Risikopopulation}} \times 10\,000$$

Die P. in einer Population ist die Gesamtzahl der neu aufgetretenen Fälle an dem Tag der Messung u. aller von früher vorhandenen Krankheitsfälle. Der Zeitpunkt kann kurz o. lang (mehrere Jahre) sein. Die P. werden in spez. epidemiol. Untersuchungen gemessen.

Pravastatin: Hemmstoff der Cholesterinsynthese (CSE-Hemmer). Inhibiert die Hydroxymethylglutaryl-CoA-Reduktase u. führt damit zur Senkung des Cholesterinspiegels im Blut.

Prävention ↑Prophylaxe.

Präventionsprogramme: Für zahlreiche chronische ↑Krankheiten werden P. erarbeitet u. in versch. Ländern durchgeführt. Ziel ist es, mittels prim. u. sek. Prävention die Inzidenz (Neuerkrankungsrate), die Letalität u. die Progn. der Erkrankung insges. (einzeln o. gemeinsam) zu verbessern. Zwischen den versch. chron. Krankheiten bestehen hinsichtl. der Prävention zahlreiche Gemeinsamkeiten, die neben der Durchführung von isolierten Programmen für Herz-Kreislauf-Krankheiten (Herzinfarktbekämpfungsprogramm, Hypertoniebekämpfungsprogramm, Thrombosebekämpfungsprogramm usw.), Krebsbekämpfungsprogrammen, Programmen zur Bekämpfung des Diabetes, der Stoffwechselkrankheiten sowie der Lungenerkrankungen die Schaffung eines gemeinsam abgestimmten Bekämpfungsprogramms nicht übertragbarer chron. Krankheiten sinnvoll erscheinen lassen: Zigarettenrauchen ist ein gemeinsamer Faktor für koronare Herzkrankheit, Lungenkrebs, Kolontumoren; Übergewicht ein Risikofaktor für Diabetes mellitus u. Erhöhung des Blutdrucks usw. Präventionsstrategien früherer Jahre orientieren sich insbes. an den Personen mit hohem Risiko. Die Effektivität dieser Strategie für die Beeinflussung der Gesundheit ganzer Bevölkerungen hat sich als zu gering erwiesen, deswegen zunehmend Orientierung auf eine bevölkerungsweite Strategie. Hierbei wird der gesamten Bevölkerung unabhängig von ihrem Risiko ein gleichartiges P. angeboten. Die Umsetzung dieser bevölkerungsweiten Strategie für chron. Krankheiten ist in vielen Fällen noch mit Schwierigkeiten verbunden, bei einigen Erkrankungen ergeben sich bereits Ansätze. Das Paradoxon der Prävention ist, daß solche Maßnahmen, die einen großen Nutzen für die Gesellschaft bringen, für das einzelne Mitglied von geringem Nutzen sind (z. B. 600 Kinder müssen immunisiert werden, um einen Todesfall zu verhindern, d. h., 599 werden immunisiert, ohne daß für das Individuum ein Effekt entsteht).

präventiv ⟨*lat*⟩ *Adj*: vorbeugend.

Präventivbehandlung: Maßnahmen zur Verhinderung des Ausbruchs einer Erkrankung (z. B. Impfung).

Präventivchemotherapie ↑Chemosuppression.

Präventivimpfung ↑Schutzimpfung.

Präventivmedizin: Teil der med. Wissenschaft u. Praxis, der sich mit der Vorbeugung von Krankheiten befaßt. ↑Prophylaxe, ↑Sozialmedizin.

Präventivuntersuchung ↑Reihenuntersuchungen.

Präventivverkehr: geschützter Geschlechtsverkehr; Koitus mit Anwendung empfängnisverhütender o. infektionsverhütender Mittel, z. B. als Coitus condomatus mit Kondom.

Praxie ⟨*gr*⟩ *f*: zerebrale Leistung, die dem motor. System übergeordnet, den sinnvollen u. zweckmäßigen Ablauf von Bewegungen gewährleistet. Ihre Störung wird als ↑Apraxie den hirnpatholog. Syndromen zugeordnet.

Praxisgemeinschaft: selbständig arbeitende Ärzte mit gemeinsam genutzten Räumen, Einrichtungen u. Personal.

präzentral ⟨*lat*⟩ *Adj*: vor dem Sulcus centralis Rolandi liegend.

Prazepam: Benzodiazepinderivat. ↑Tranquilizer, ↑Benzodiazepine.

Präzession ↑Durchseuchungspräzession.

Präzipitate ⟨*lat*⟩ *n Pl*: Niederschläge. **Hornhautpräzipitate**: weißl. schmutzige Klümpchen aus Makrophagen, Lymphozyten, Leukozyten u. Fibrin an der Hornhautrückfläche bei Iritis o. Zyklitis. Durch die Thermozirkulation meist dreieckförmig angeordnet, die kleinsten an der nach oben zeigenden Spitze. Auch Pigmentpräzipitate an der Hornhaut mögl., z. B. als ↑Krukenberg-Spindel beim Pigmentdispersionsglaukom o. dessen Vorstufen. **Speckige P.**: verdächtig auf sympathische ↑Ophthalmie, aber auch bei granulomatösen Formen der Iridozyklitis. **Unregelmäßige P.** bei der ↑Heterochromie (Fuchs).

Präzipitatimpfstoff: mittels Aluminiumphosphat gefälltes Impfantigen, z. B. Tetanuspräzipitatimpfstoff.

Präzipitation ⟨*lat*⟩ *f*: allg. Ausfällung aus Lösungen. Serol. Ausfällung eines Immunkomplexes aus lösl. Antigen u. Antikörpern. Optimale P. in der ↑Äquivalenzzone (Antigen-Antikörper-Verhältnis 2,5 : 1). Bei Antigen- o. Antikörperüberschuß werden Präzipitate nicht gebildet bzw. lösen sich wieder auf. Nachweis der P. durch Mischen von Antigen- u. Antikörperlösung in Röhrchen o. Kapillaren (Quantitative P.; durch Nephelometrie; durch Nachweis des Präzipitats), durch Überschichten von Antiserum mit Antigenlösung (Uhlenhuth-Technik), durch ↑Immundiffusion. In der Eiweiß- u. Enzymforschung Methode zur Reinigung u. Kristallisation von Proteinen.

Präzipitationskurve: Heidelberger-Kurve; Bestimmung des optimalen Antigen-Antikörper-Verhältnisses bei einer P. Zu konstanten Antikörpermengen werden Antigenverdünnungen gegeben u. aus dem Präzipitat im Mikro-Kjeldahl der Antikörper-N-Gehalt bestimmt. Geringe o. keine Präzipitate in der Zone des Antikörperüberschusses (im Überstand freier Antikörper) u. in der Zone des Antigenüberschusses (im Überstand freies Antigen). In der ↑Äquivalenzzone sind Antikörper u. Antigen vollständig im Präzipitat enthalten.

Präzipitine ⟨*lat*⟩ *n Pl*: funktionelle Bez. eines Antikörpers, der mit gelöstem Antigen zur ↑Präzipitation führt.

Praziquantel: vermizides Anthelminthikum gegen Bandwürmer u. Schistosomen. Auch bei ↑Zystizerkose des Gehirns wirksam; unbedeutende Nebenwirkungen.

Präzision ⟨*lat*⟩ *f*: Übereinstimmung wiederholter Bestimmungen an demselben Material. Hat keinen numer. Wert. P. einer analyt. Methode dagegen ist charakterisiert durch die Unschärfe (Standardabweichung s) o. deren relative prozentuale Angabe (s%) der mit ihr gewonnenen Ergebnisse (s% wurde früher als Variationskoeffizient V_k bezeichnet). Die P. wird sowohl durch Fehler der Meßwerte innerhalb der Ansätze als auch durch Ansatzschwankungen beeinflußt. Ursachen sind Inhomogenitäten von Proben, Ungenauigkeiten von Geräten, Fehler bei Dosierungen, Zählungen. Die systemat. Überprüfung der P. erfolgt durch die ↑Präzisionskontrolle.

Präzisionskontrolle: innerhalb des Systems der ↑Qualitätskontrolle angewandt zur Sicherung der analyt. Präzision. Bei Einsatz von Kontrollmaterial wird bei der P. die zeitabhängige Präzision ermittelt.

Prazosin: Antihypertensivum, Alphasympatholytikum; postsynaptische ↑Hemmung der Alpha-1-Rezeptoren. Folge: Senkung des peripheren Widerstands u. Blutdrucksenkung; zu Beginn der Ther. häufig orthostat. Kreislaufregulationsstörungen.

prdptr.: *Abk* für Prismendioptrie. ↑Prismengläser.

Precursor ⟨*engl*⟩ *m*: Vorläufer; Vorstufe eines von einem Organismus gebildeten Stoffs. Ausgangsverbindung bei der Biosynthese von ↑Metaboliten. Oft als Zusatz zu mikrobiol. Kulturen gebraucht, um in diesen die Bildung eines gewünschten Stoffs anzuregen o. zu erhöhen.

Precursorzelle, hämatologische: in der exp. Hämat. Bez. für eine zytomorpholog. erkennbare Vorläuferzelle, d.h. eine Übergangszelle, welche sich von der Progenitorzelle abgrenzen läßt, da sie bereits zytomorpholog. u. zytochem. erkennbare Merkmale der nicht mehr proliferierenden Endzelle (z.B. Granulozyt o. Erythrozyt) aufweist, die schließl. durch eine weitere Entwicklung entsteht. Während dieser Ausreifung führt die begrenzte Proliferationskapazität zu einer Zellvermehrung. Beispiele: Myelozyt, Normoblast, ↑Blutstammzellen.

Precut ⟨*engl*⟩ *m*: Vorschnitt. Bei Mißlingen des Einführens des Papillotoms in die Papilla Vateri kann dies nach einem P. gelingen. ↑Papillotomie.

Predictive value ⟨*engl*⟩ ↑Vorhersagewert.

Prednimustin: bifunktionelle alkylierende Substanz (↑Alkylanzien). Anwendung: Mamma-Karzinom.

Prednisolon: cortisolähnl. synthet. zugängl. Steroidhormon, das im Unterschied zum Cortisol zwei Doppelbindungen im A-Ring seines Moleküls hat; es entfaltet Glukokortikoidwirkungen. Wesentl. wirksamer als Cortisol, da es eine höhere Affinität zu dem entsprechenden zytoplasmat. Rezeptorprotein in den Erfolgszellen hat (↑Hormone) u. langsamer in der Leber abgebaut wird.

Prednison: kortisonähnl. synthet. zugängl. Steroidhormon, das im Unterschied zum ↑Kortison eine zweite Doppelbindung im A-Ring seines Moleküls hat. Es entfaltet Glukokortikoidwirkungen. Wirksamer als Kortison, da es eine höhere Affinität zu dem entsprechenden zytoplasmat. Rezeptorprotein in den Erfolgszellen hat u. langsamer als jenes in der Leber abgebaut wird. Bes. antiphlogist. wirkend, mit stark verminderter mineralokortikoider Wirkung. Die Nebenwirkungen Hyperglykämie, Eiweißmangelosteoporose, Provokation des Ulcus pepticum u. Vollmondgesichtsbildung sind stärker als beim Kortison.

Prednison-Glukose-Toleranz-Test: Belastungsprüfung als Diabetessuchtest, basiert auf dem Mechanismus, daß bei Verabreichung von Glukokortikoiden iatrogen ein hormonaler Insulinantagonismus ausgelöst wird u. bei Glukosegabe somit eine Insuffizienz der B-Zellen aufgefunden werden kann. Probanden erhalten vor der oralen Glukosebelastung Prednison bzw. Prednisolon o. auch Kortisonazetat. Als obere Norm des Tests werden beim 60-min-Wert 160 mg/dl (8,88 mmol/l), beim 120-min-Wert 140 mg/dl (7,77 mmol/l) angegeben. Test dient vorwiegend wissenschaftl. Untersuchungen.

Preferential channels ⟨*engl*⟩ *Pl* ↑Mikrozirkulation.

Pregnan ⟨*lat*⟩ *n*: C_{21}-Steroid, das als gemeinsamer Grundkörper der ↑Glukokortikoide, ↑Mineralokortikoide u. ↑Gestagene aufzufassen ist.

Pregnancy associated alpha$_2$ glycoprotein ⟨*engl*⟩: *Abk* PAG; Serumprotein des Menschen. Mol Gew. 360 000, bestehend aus zwei Komponenten mit IEP 4,5 u. 4,7. Konzentrationen (bei Männern im Mittel erhebl. niedriger als bei Frauen) schwanken zwischen weniger als 0,5 mg/dl bis über 300 mg/dl bei Graviden. Angaben über Normalkonzentrationen sind kaum mögl., da die PAG-Basisspiegel in der Population eine offenbar genet. bedingte mehrgipflige Variationsbreite besitzen. Eine gegebene Serumkonzentration kann durch versch. Einflüsse bedingt sein, konzentrationssteigernd wirken. Östrogenmedikation (als orale Kontrazeption o. ther., z.B. Prostatakarzinom), Gravidität, Tumorwachstum, Nikotin (in sehr geringer Dosis steigend, bei hohem Abusus dagegen senkend). Zum einen besteht die Wirkung in der Hemmung der virostat. Interferonwirkung sowie in einer Verlängerung der Transplantatüberlebenszeit. Zum anderen erfolgt wahrscheinl. Komplementärhemmung.

Pregnandiol ⟨*lat + gr*⟩ *n*: hormonal unwirksames Abbauprodukt des ↑Progesterons u. mit ihm verwandter ↑Gestagene. Es wird aus diesem in der Leber gebildet u. vor seiner Ausscheidung im Harn mit Glukuronsäure unter Bildung von Pregnadiolglukuronid verestert. Die ausgeschiedene Pregnandiolmenge erlaubt Rückschlüsse auf die Ovarialfunktion u. auf das Vorliegen einer Schwangerschaft.

Pregnandiolglukuronid ↑Pregnandiol.

4-Pregnen-3,20-dion ↑Progesteron.

Pregnenolon ⟨*lat*⟩ *n*: gemeinsames Zwischenprodukt bei der Synthese aller ↑Steroidhormone (↑Glukokortikoide, ↑Mineralokortikoide, ↑Östrogene, ↑Gestagene, ↑Androgene) aus Cholesterin.

Prehn-Zeichen: Anheben des Hodens verstärkt den bei einer Hodentorsion bestehenden Schmerz beträchtl.

Preiswerk, Paul (1879–1921), Schweizer Zahnarzt, Basel. Seine klin. Einteilung der Karies nach der Tiefenausdehnung hat noch heute Gültigkeit.

Prellung ↑Kontusion.

Preload ⟨*engl*⟩: Vorbelastung des Herzens. Die enddiastol. Kammerfüllung, die durch die isovolumetr. Kontraktion unter Druck zu setzen ist u. die Größe des ↑Herzschlagvolumens bestimmt. ↑Frank-Starling-Mechanismus.

Prenalterol: ein ↑Betarezeptorenblocker.

Prentice-Gesetz ↑Verschiebung, prismatische.

Prentiss-Operation: bei ↑Hodenfehllagerung; retroperitoneale Mobilisierung der Gefäße bis zur Nierengegend, Durchtrennung der Fascia transversalis u. der Vasa epigastrica caudalia, Lösung der Gefäße von ihrer Anheftung an der lateralen Beckenwand. Durch Begradigung der Winkel, die die Samenstranggefäße beschreiben, soll ein Längengewinn von 26% erreicht werden. Einem ähnl., weniger radikalen Prinzip folgt die ↑Frangenheim-Operation.

Prenylamin: Segontin; Koronartherapeutikum. Komplexe Wirkung auf das Herz bei ischäm. Herzkrankheit. Verringerung der Auswirkungen einer emotionell o. durch körperl. Belastung bedingten Steigerung des Sympathotonus auf Frequenz, Kontraktilität, Sauerstoffverbrauch u. Durchblutung des Herzens durch kompetitive Hemmung der Noradrenalinaufnahme in die präsynapt. Vesikel, ähnl. wie Reserpin. Schwache Hemmung des Kalziumtransports (Kalziumantagonismus). Chinidinartige Wirkung auf das Reizleitungssystem. Schwach zentral sedative Wirkung.

presby- ⟨*gr*⟩ *Präfix*: alt, Alters-.

Presbyakusis ↑Altersschwerhörigkeit.

Presbykardie ⟨*gr*⟩ *f*: sog. Altersherz; mit zunehmendem Alter eingeschränkte Anpassungsbreite des Herzens infolge degenerativer myokardialer u. bindegewebiger Veränderungen.

Presbyophrenie: von C. Wernicke stammende, heute veraltete Bez. für senile ↑Demenz.

Presbyopie: Altersweitsichtigkeit; durch Nachlassen der Linsenelastizität bedingte Behinderung des Naheinstellvermögens (↑Akkommodation) des Auges. Der Nahpunkt rückt immer mehr in die Ferne. Macht sich bei ↑Myopie mit ohnehin sehr kurzer Nahdistanz erst später bemerkbar. Wird mit Sammelgläsern (Lesebrille) korrigiert.

Presbyösophagus: sog. Altersspeiseröhre; beim alten Menschen kommt es häufig zu einer Reduktion der Peristaltik u. starken Kontraktionen sowie ungenügender Erschlaffung des unteren Ösophagussphinkters, so daß die Ösophaguspassage verlangsamt ist u. es zu einer Ösophagusdilatation kommen kann.

Prescreening ⟨*engl*⟩ *n*: Vormusterung zytolog. Präparate durch med.-techn. Assistenten zur selbständigen u. eigenverantwortl. Aussortierung neg. unauffälliger Befunde bei Reihenuntersuchungen.

Preßatmung: verstärkte Atmung bei ↑Preßwehen.

Preßluftwerkzeugerkrankung ↑Druckluftwerkzeugerkrankung.

Pressorezeptoren ⟨*lat*⟩ *m Pl*: Barorezeptoren, Druckrezeptoren, sog. Blutdruckzügler; Rezeptoren in der Wand der Aorta u. des Karotissinus (↑Sinus caroticus), die auf Dehnung bei Druckerhöhung in den Gefäßen ansprechen. Die P. senden afferente Nervenimpulse aus, die auf das Gebiet des Nucleus tractus solitarii u. des Nucleus ambiguus projiziert werden (↑Kreislaufzentren). Bei Zunahme des Blutdrucks kommt es durch Vermittlung der P. zu ↑Bradykardie, neg. ↑Inotropie am Herzen, Abnahme des Vasokonstriktorentonus (↑Vasomotoren), Dilatation von Venen u. Venolen u. zur Atmungshemmung. Bei starkem Druckanstieg kann es zur Herabsetzung des Skelettmuskeltonus u. zu Bewußtseinsverlust kommen. Drucksenkung erbringt die entgegengesetzte Wirkung. ↑Blutdruckregulation.

Preßphänomen, linguolabiales: Parafunktion, bei der die Zunge o. die Lippe unbewußt gegen o. zwischen die Zahnreihen gepreßt wird. Erkennbar an Zungen- bzw. Lippenimpressionen. Führt häufig zu parodontalen Schäden.

Preßstrahlgeräusch: lautstarkes, scharfes Austreibungsgeräusch, wie z.B. beim ↑Ventrikelseptumdefekt.

Preßwehen: Uteruskontraktion während der Austreibungsperiode. Bauchmuskulatur wird reflektor. u. bewußt max. angespannt, wodurch der Bauchinhalt unter Druck gerät u. das Kind nach unten herausgepreßt wird.

Preterm ↑Frühgeborenes.

Prevented events rate ⟨*engl*⟩: Rate verhinderter Fälle.

Prevotella: strikt anaerobes, gramnegatives Genus mit 15 Spezies, Vorkommen in Mundschleimhaut u. Urogenitaltrakt. Beteiligt an vom Oropharynx u. Urogenitaltrakt ausgehenden Infektionen.

Priapismus *m*: krankhafte, schmerzhafte Dauererektion des Penis ohne sexuelle Erregung. Betroffen sind nur die Corpora cavernosa penis, nicht das Corpus cavernosum urethrae mit der Glans penis. Ursachen: symptomat. bei lymphat. Leukämie, Wirbelsäulentraumen, Rückenmarkerkrankungen wie multipler Sklerose, Metastasen im Corpus cavernosum penis, Kavernitis nach Schwellkörperinjektion zur Behandlung einer erektilen ↑Dysfunktion (↑Schwellkörperautoinjektionstherapie), idiopathisch. Ther.: 1. Chir.: a) Vena-saphena-Schwellkörper-shunt-Operation nach Grayhack; b) Shunt zwischen den Corpora cavernosa u. dem Corpus cavernosum urethrae durch doppelseitige ellipt. Anastomose nach Quackels; c) Punktionsshunt über die Glans penis nach Ebbehoj-Winter. 2. Antikoagulanzien. Wenn es bereits zur Thrombose gekommen ist, droht nach Fibrosierung eine Impotentia coeundi (↑Impotenz).

Price-Jones-Kurve: von Price-Jones (1933) angegebenes Verfahren zur Bestimmung des mittleren Erythrozytendurchmessers mit Hilfe eines Okularmikrometers (↑Okularmeßplatte). Es ergibt sich eine Größenverteilungskurve, die normalerweise Glockenform hat u. deren Maximum bei 7,2 bis 7,5 µm liegt. Mikrozytäre Anämien gehen mit einer Linksverschiebung, makrozytäre Anämien mit einer Rechtsverschiebung der P. einher. Die aufwendige Methodik der P. wird durch die Angabe des mittleren Erythrozytenvolumens (MCV), das von Zählgeräten als Parameter geliefert wird, heute zu ersetzen versucht; es ist jedoch nicht gleichwertig. ↑Erythrozytendurchmesserverteilungskurve.

Price-Syndrom: autosomal rezessive Störung des Tryptophanstoffwechsels wegen Kynureninasemangels. Klin.: umschriebene Sklerodermie, erhöhte Ausscheidung von Kynurenin u. Aminohippursäure im Urin.

Pricktest: Hauttest zur Diagnostik der Typ-I-Allergie (Sofortreaktion). Aufbringen des Allergens auf die Unterarmbeugeseite, danach Skarifikation der Epidermis, Ablesen nach ca. 20 min, ähnl. Scratchtest (↑Skarifikationstest).

Pridie-Bohrung: Knorpeldefekte an der Gelenkfläche werden angebohrt, um die Bildung von Faserknorpel als Ersatzgewebe zu induzieren.

Prigogine-Gleichung: Die zeitl. Änderung der ↑Entropie eines offenen Systems setzt sich aus einem auf dem Wärme- u. Stoffaustausch mit der Systemumgebung beruhenden Anteil u. aus einem durch die im System ablaufenden Prozesse verursachten Anteil zusammen.

Prilocain: Lokalanästhetikum, ähnl. Lidocain, Applikation von 0,5- bis 2%igen Lösungen, bei Überdosierung Methämoglobinbildung mögl.

Primachin: Primaquin. ↑Antimalariamittel.

Primaquin: Antimalariamittel mit geringeren Nebenwirkungen als ↑Pamaquin. Wirkt gegen Gewebe-, nicht gegen Blutschizonten, ferner gegen Gametozyten wirksam, zur „Radikalkur" Kombination mit Chlorochin.

primär ⟨*lat*⟩ *Adj*: erste, zuerst entstanden.

Primäraffekt ⟨*lat*⟩ *m*: *Abk* PA; erste Manifestation einer Krankheit, bes. bei ↑Syphilis. P. des Granuloma venereum: die mit Bildung von Eiterbläschen u. nachfolgender Ulzeration ablaufende Primärreaktion bei Infektion mit Donovania granulomatosis. Lokalisation äußeres Genitale, Inguinalregion. Auftreten 1–4 Wochen nach Infektion. ↑Donovanosis. P. der Tuberkulose: prim. Gewebereaktion bei Erstinfektion mit Tuberkelbakterien. Lokalisation meist subpleural in der Lunge, selten im Magen-Darm-Kanal. Teil des ↑Primärkomplexes.

Primärdefekt: die den phänotyp. Störungen zugrundeliegenden Veränderung der DNA.

Primärdosis: in der Strahlentherapie die Dosis einer ionisierenden Strahlung ohne ↑Streuzusatzdosis.

Primäreffloreszenzen ⟨*lat*⟩ *f Pl*: Grundbegriff zur Morphol. der Hautkrankheiten. ↑Effloreszenz.

Primärfelder, kortikale: beidseitig vorhandene Bezirke der Großhirnrinde, zu denen die Informationen aus den versch. Rezeptoren u. Sinnesorganen zuerst gelangen (nach Umschaltung im Thalamus). So gibt es das prim. Sehfeld an der Innenfläche der Hinterhauptpole (↑Area striata), das prim. Hörfeld (Temporalfeld), das prim. Hautsinnesfeld (↑Gyrus postcentralis) u. a. Andere Bez. sind: visueller, auditiver, somatosensor. Kortex. Neben diesen sensor. k. P. gibt es motor. Felder. ↑Projektionszone.

Primärfollikel: Folliculus ovaricus primarius. Durchmesser: 40–70 µm. Die Eizelle im P. ist von einschichtig. kub. Epithel umgeben. Die P. entwickeln sich aus den pränatal angelegten ↑Primordialfollikeln. ↑Sekundärfollikel. Abb.

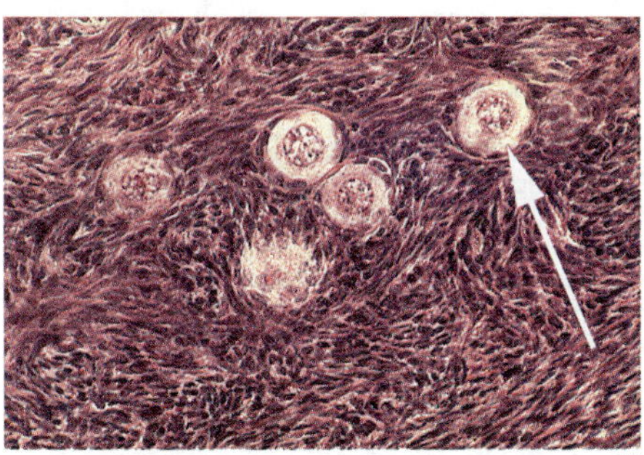

30

Primärfollikel. Histologischer Schnitt durch das Ovar, HE-Färbung; Eizelle (Pfeil), umgeben von einschichtigem Epithel

Primärgruppe: Gruppe, deren Mitgliedern man häufig persönl. von Angesicht zu Angesicht begegnet.

Primärharn: Vorharn, welcher durch ↑Ultrafiltration des Plasmas aus den Kapillarschlingen des Glomerulus in die Kapsel des Nierenkörperchens abgepreßt wird u. aus dem im Tubulus u. Sammelrohr der Harn bereitet wird. Der P. enthält alle im Blutplasma gelösten Teilchen bis zu einem Mol. Gew. von 6 000 in gleicher u. darüber hinaus bis zu 70 000 in abnehmender Konzentration. Plasmaeiweiße werden vom Filter zurückgehalten (↑Permselektivität). Die Tagesmenge des P. beträgt etwa 180 l, von der im Tubulus u. Sammelrohr 178 l reabsorbiert werden. Zur Bestimmung der Primärharnmenge wird die Inulin-Clearance verwendet.

Primärheilung ↑Wundheilung.

Primärherd: tuberkulöser Entzündungsherd, an dem bei der ↑Primärtuberkulose die bakterielle Infektion erfolgt ist. Je nach Art der Aufnahme der Tuberkulosebakterien kann der P. in der Lunge, im Darm, in der Tonsille o. in der Haut liegen.

Primärinformation: in der elektron. Datenverarbeitung i. a. eine Information, die noch nicht maschinell verarbeitet worden ist, z. B. ein Meßwert o. die med. Daten eines einzelnen Pat. bei statist. Auswertungen. Auch ↑Kataloge gehören zu den P. ↑Sekundärinformation.

Primärkaries: Befall einer bis dahin gesunden Partie eines Zahns mit ↑Karies.

Primärkaverne: tuberkulöse ↑Kaverne, die sich durch Nekrose u. Expektoration des Zerfallsmaterials im Bereich eines ↑Primärherds bildet.

Primärkomplex: krankheitsspezif. Einheit der ↑Primärtuberkulose aus dem ↑Primärherd u. dem fortgeleitet tuberkulös entzündeten, regionären Lymphknotenbereich, z. B. Lungen- u. Hiluslymphknoten.

Primärkrümmung: bezeichnet bei mehrbogigen ↑Skoliosen die zuerst vorhandene Krümmung, der sich die sek. Krümmungen infolge stat. Regulation anschließen. P. zeichnet sich durch geringere Aufrichtigkeit aus u. hat Bedeutung für die operative Skoliosebehandlung.

Primärkultur ↑Kultur.

Primärphthise: unmittelbarer Übergang einer ↑Primärtuberkulose in eine foudroyant verlaufende Organtuberkulose, seltener in eine hämatogene Generalisation. P. entwickelt sich meist bei ungünstiger Abwehrsituation des Organismus.

Primärpleuritis: tuberkulöse Pleuritis durch lymphogenen o. per continuitatem fortgeleitete Entzündung von einem pleuranahen ↑Primärherd.

Primärprozeß: Primärvorgang; beschreibt in der Psychoanalyse Vorgänge des Denkens im ↑Unbewußten. Im Ggs. zum Sekundärprozeß durch Zeitlosigkeit u. den Fortfall der diskursiven Logik charakterisiert (↑Traum). Mythologie (↑Ödipuskomplex) o. mit besonderen Vorstellungsinhalten (Kastrationskomplex) verbunden.

Primärstellung, okuläre: Normalstellung der Augen beim Blick in die Ferne.

Primärstrahlung: die gesamte in einer Röntgenaufnahme im Brennfleck u. extrafokal durch Elektronen erzeugte Röntgenstrahlung. Außerhalb des durch das Röntgenfenster austretenden Nutzstrahlenkegels wird die Strahlung weitgehend im Röntgenschutzgehäuse absorbiert.

Primärstruktur: Reihenfolge von Aminosäuren u. Nukleotiden in ↑Proteinen bzw. Nukleinsäuren. Die P. ist für die Ausbildung der Raumstruktur der Proteine entscheidend. Ihre Aufklärung erfolgt in Sequenatoren (↑Sequenzierung).

Primärtuberkulose: Erstinfektion eines Organismus mit Tuberkulosebakterien. Die p. T. ist charakterisiert durch die Ausbildung des ↑Primärkomplexes, sie führt innerhalb von etwa 6 Wochen zu einer immun. Umstimmung des Organismus (pos. Tuberkulintest, ↑Koch-Grundversuch).

Primärtumor: Erstlingsgeschwulst, von der ↑Metastasen ihren Ausgang nehmen.

Primary nursing: Pflegesystem aus dem angloamerikan. Raum, bei dem eine Pflegeperson, die Primary nurse, alle pfleger. Dienstleistungen für einen Pat. über 24 h einschätzt, plant, organisiert, koordiniert, evaluiert u. sie während ihrer Dienstzeit auch am Patientenbett durchführt. Einzelne direkte ↑Pflegemaßnahmen können an eine sog. Associate nurse delegiert werden. In der Intensivpflege ist eine Primary nurse zumeist für einen Pat. zuständig, in der Allgemeinpflege für drei u. mehr Pat. Das System des P. n. hat vielerorts bereits das System der Gruppenpflege ersetzt. Im deutschsprachigen Raum wird ein modifiziertes Pflegesystem der sog. ↑Bezugspflege angewendet. Die Vorteile des P. n. liegen in der größeren personellen Kontinuität für den Pat., einer höheren Verantwortlichkeit auf Seiten der Pflegeperson u. einer stärkeren Patientenorientierung, die eine umfassendere, individuellere u. besser koordinierte Pflege mit höherer Berufszufriedenheit für die Pflegeperson erlaubt.

Primärzotten: erste Chorionzotten; sie bestehen aus den Epithelzellen des Zyto- u. Synzytiotrophoblasten u. wachsen ab 13. Tag in das Endometrium ein.

Primase: eine DNA-abhängige RNA-Polymerase, die die für die ↑DNA-Biosynthese (Replikation) notwendigen ↑Primer synthetisiert, an denen die Anpolymerisation der Desoxyribonukleosidphosphate im Prozeß der DNA-abhängigen DNA-Synthese (DNA-Replikation, DNA-Biosynthese) erfolgt.

Primaten ⟨*lat*⟩ *m Pl*: Ordnung der Säugetiere, zu der die Halbaffen, die Affen u. der Mensch gehören.

Primatenlücke: physiol. Lückenbildung im Milchgebiß zwischen den seitl. Schneidezähnen u. Eckzähnen im Oberkiefer sowie den Eckzähnen u. ersten Molaren im Unterkiefer, bedeutungsvoll für die Einstellung der ersten bleibenden Molaren.

Primatentest: Erprobung der Wirkungen von ↑Antilymphozytenglobulin (ALG) an Affen. Wirkungsprüfung bezieht sich auf den immunsuppressiven Effekt des ALG durch Testung einer Überlebenszeit von Allotransplantaten u. seiner tox. Nebenwirkungen.

Primed lymphocyte typing ⟨*engl*⟩: *Abk* PLT; Typisierungsmethode von Antigenen des DR-Lokus (↑HLA-System). PLT stellt eine Variante der ↑Lymphozytenmischkultur (MLC) unter Verwendung „geprimter" (spezif. sensibilisierter) Lymphozyten eines prospektiven Transplantatempfängers als Responderzellen u. Lymphozyten prospektiver Spender als Stimulatorzellen dar. Stimulatorzellen mit der geringsten Stimulationsrate besitzen von den getesteten Spendern im DR-Lokus (des ↑Majorhistokompatibilitätskomplexes) die größte Übereinstimmung mit dem Empfänger. Test läuft in zwei getrennten Schritten ab. Der letzte Schritt entspricht der Lymphozytenmischkultur, läuft aber in 24-h-Kulturen ab, da mit sensibilisierten „geprimten" Empfängerlymphozyten gearbeitet wird (Sek.-Antwort). Die Sensibilisierung (priming) der Empfängerlymphozyten erfolgt in einer Vorkultivierung über mind. 12 Tage gegen einen möglichst großen Pool von versch. Spenderlymphozyten, dadurch Ausbildung von ↑Memory cells in der Kultur. Aufbewahrung der exp.-sensibilisierten Zellen (flüssiger Stickstoff) bis zum Anfallen eines Spenderorgans u. Durchführung des zweiten Schrittes. PLT bisher ohne große prakt. Bedeutung.

Primelkrankheit: Dermatitis venenata; durch Überempfindlichkeit gegen chin. u. jap. Primelarten hervorgerufene Hautentzündung, meist im Gesicht u. an den Händen, aber auch an anderen Stellen, sogar an der Mundschleimhaut.

Primer ⟨*engl*⟩: Startermolekül für die Synthese von Nukleinsäuren. ↑DNA-Biosynthese, ↑RNA-Biosynthese.

Primidon: Desoxybarbitursäurederivat, Antiepileptikum gegen alle Formen der Epilepsie.

Primipara ⟨*lat*⟩ *f*: Erstgebärende.

Primitivdarm: embryonale Darmanlage. Der P. entsteht bei den ↑Abfaltungen der Keimscheibe u. gliedert sich in 3 Abschnitte, Vorder-, Mittel- u. Hinterdarm.

Primitivgrube: Primitivstreifen; vorübergehende Erscheinung bei der ↑Gastrulation. Der Primitivstreifen bildet sich etwa am 15. Tag in der Mittellinie im hinteren Drittel der Keimscheibe, sein vorderes Ende schwillt zu Primitivknoten an u. vertieft sich zur Primitivgrube. Er kennzeichnet die topograph. Orientierung an der Keimscheibe, re. u. li. Hälfte, die P. liegt kranial.

Primitivreaktion: Erlebnisreaktion, die ohne Kontrolle durch höhere Persönlichkeitsanteile in „primitiveren" Persönlichkeitsschichten abläuft: Schreien, Toben, Stupor. Abgrenzung zur ↑Kurzschlußhandlung.

Primitivreflexe ↑Reflexe, angeborene.

primordial ⟨*lat*⟩ *Adj*: von Anfang an, ursprüngl.

Primordialfollikel: pränatal angelegte Follikel im Ovarium. Durchmesser: 20–40 µm. Die Eizelle ist von einschichtigem Schuppenepithel umgeben.

Primosom: Multiproteinkomplex, der das Enzym ↑Primase enthält.

Primrose oil ↑Oenothera biennis.

Primum nil nocere ⟨*lat*⟩: „Man soll vor allem keinen Schaden zufügen." Grundsatz ärztl. Handelns.

PRIND: *Abk* für prolongiertes reversibles ischäm. neurol. Defizit; Vorstadium bzw. leichte Form des vaskulären zerebralen Insults, mit langsamer aber vollständiger Rückbildung. ↑Apoplexie, ↑Durchblutungsstörungen, zerebrale.

Pringle, John-James (1855–1922), brit. Dermat., London.

Pringle-Bourneville-Syndrom ↑Hirnsklerose, tuberöse.

Pringle-Krankheit ↑Adenoma sebaceum.

Prinzip, hyperglykämisch glykogenolytisches: Nach Zufuhr von Glukose kommt es zu einer Hyperglykämie, die regulator. von einer sek. Hypoglykämie gefolgt ist; ursächl. als Folge der Hyperinsulinämie. Diese erfolgte aber über das notwendige Maß hinaus, so daß die kompensator. Regulation verständl. wird. Sinkt die Glykämielage über einen unteren Grenzwert hinaus, kommt es reflektor. zur Adrenalinsekretion, die über die ↑Glykogenolyse der Leber zur Normoglykämisierung führt.

Prinzmetal-Angina: bei schwerem Angina-pectoris-Anfall auftretende, kurzfristige (Sekunden bis Minuten) monophas. Deformierung mit ST-Hebung wie bei Herzinfarkt, die aber nach dem Anfall völlig verschwindet. Momentane schwere Störung der Koronardurchblutung (evtl. Spasmus) ohne Ausbildung eines definitiven Infarkts. ↑Angina pectoris.

Prionen ⟨*gr*⟩ *n Pl*: abgeleitet von engl. proteinaceous infectious particle. P. enthalten keine Nukleinsäure, bestehen nur aus dem sog. Prionenprotein, PrP-X (X steht für die jeweilige Erkrankung) bzw. PrP-C (physiol. Protein), enthalten ca. 253 Aminosäuren mit 33–35 kD Mol. Gew. Genet. Informationen für PrP-C in jeder Wirtszelle, wird vorzugsweise im Gehirn exprimiert. Pathogene P. sind eine neue Klasse von Krankheitserregern, die bei Mensch u. Säugetieren spongiforme ↑Enzephalopathien verursachen (↑Prionenkrankheiten). P. gehören zu subviralen ↑Partikeln; Übertragung, Replikation u. Pathomechanismus noch weitgehend unbekannt. Eigenschaften: pathogene P. sind resistent gegen Erhitzen, übl. Desinfektionsmittel (auch Formalin u. Betapropiolakton), Säuren (pH 3–7), ↑Proteasen, UV-Licht, Röntgen- u. ionisierende Strahlen. Ihre Infektiosität wird durch starke Laugen (pH über 10), ↑Denaturierung mit Phenol u. langes Einwirken von Proteasen erhebl. vermindert. Inaktivierung wird erst nach Autoklavieren bei 121 °C (4,5 h), 132 °C (2 h) o. 136 °C (1 h) erreicht. Sie stellen das infektiöse Agens von BSE, ↑Creutzfeldt-Jakob-Krankheit, ↑Scrapie u. a. Erkrankungen dar. Im Genom des Menschen o. der Tiere ist ein Strukturgen für das Prionenprotein vorhanden. Sein Genprodukt, das normale Prionenprotein, hat eine noch unbekannte Funktion als neuronales Membranprotein. Zwischen dem normalen u. dem krankheitsauslösenden pathol. Prionenprotein gibt es keine Unterschiede in der Aminosäuresequenz, sie unterscheiden sich aber in ihrer Raumstruktur (Faltung). Dadurch erhalten sie charakterist. Unterschiede in ihren Eigenschaften: das normale Prionenprotein ist protease- u. hitzeempfindl. sowie säurelabil; das pathol. Prionenprotein ist protease- u. hitzeunempfindl. sowie säurestabil. Die Ausbreitung des pathol. Prionenproteins erfolgt durch Umfaltung des normalen Prionenproteins (deshalb auch Bez. ↑Proteinfaltungskrankheiten); letztere erfolgt durch molekulare Wechselwirkungen des pathol. Prionenprotein mit der normalen Form.

Prionendiagnostik: Prionenkrankheiten werden klin. (Krankheitsbild, ↑Elektroenzephalographie, ↑Computertomographie, ↑Positronenemissionscomputertomographie, 2-D-Gelelektrophorese im Liquor) u. autopt. (makrosk. u. histol. als bovine spongiforme ↑Enzephalopathien) diagnostiziert. Prionen sind direkt o. indirekt über Antikörper im Autopsiegehirn nicht nachweisbar, nur deren Reaktionsprodukte (Amyloidfärbung, Antikörper). Beweisend ist auch Auftreten spongiformer Enzephalopathien nach intrazerebraler Übertragung von Hirnmaterial auf Versuchstiere (lange Inkubationszeit beachten). Hirnbiopsien wegen fehlender ther. Konzequenzen nicht indiziert. Prionennachweis in vivo wegen Ausbleiben immun. Antwortreaktionen nicht mögl.

Prionenkrankheiten: **I.** Beim Menschen: 1. ↑Creutzfeldt-Jakob-Krankheit. 2. ↑Kuru-Krankheit. 3. Gerstmann-Sträussler-Scheinker-Syndrom. 4. Fatal familial insomnia. **II.** Bei Tieren: 1. ↑Scrapie. 2. Bovine spongiforme ↑Enzephalopathie. 3. Transmissible mink encephalopathy: seit 1969 bekannte übertragbare spongiforme Enzephalopathie bei Nerzen. 4. Chronic wasting disease: seit 1980 bekannte chron. Auszehrungskrankheit bei Hirschen, Elchen u. Maultieren in Colorado u. Wyoming (USA). 5. Feline spongioforme encephalopathy: bei Katzen in England, vermutl. durch Beimengungen prionenhaltigen Tiermehls zum Katzenfutter. 6. Exotic ungulate encephalopathy: exot. spongiforme Enzephalopathie bei afrikan. Huftieren (Nyala, großer Kudu, Oryxgazellen) in zool. Gärten vermutl. durch Beimengung prionenhaltigen Tiermehls zum Futter.

Prisma: **1.** Ein zur Lichtbrechung dienender Glaskörper mit dreieckförmigem Querschnitt. **2.** In der Zahnmed.: Grundstruktur des Zahnschmelzes (Schmelzprisma). ↑Odontogenese.

Prismengläser: von 2 sich schneidenden Ebenen begrenzte Gläser. Die Schnittlinie ist die brechende Kante, gegenüber liegt die Basis. Zu ihr werden alle hindurchtretenden Strahlen gebrochen. Maß der Brechung ist die Prismendioptrie (prdptr.). 1 prdptr = Ablenkung um 1 cm in 1 m Abstand = 34,4'. Licht, das nicht monochromat. ist, wird durch P. in Spektralfarben zerlegt. P. werden als Abduktions- u. Adduktionsprismen bei horizontaler Heterotropie u. als Höhenprismen bei vertikaler Heterotropie angewendet, ferner beim Lähmungsschielen u. bei Heterophorien sowie zur Amblyopiebehandlung u. bei anormaler Korrespondenz (↑Strabismus). Bei Dezentrierung starker sphär. Brillengläser wird eine prismat. Wirkung ausgelöst. Kann Fehler schlechter Brillenanpassung sein.

PRIST: *Abk* für ↑Papierscheiben-Radio-Immuno-Sorbent-Test.

Privatpraxis: Praxis eines niedergelassenen Arztes, der privatversicherte Pat. behandelt.

pro- ⟨*lat*⟩ *Präfix*: vor.

Proadifenhydrochlorid ↑SKF 525 A.

Proakzelerin ↑Blutgerinnung, ↑Parahämophilie.

Proband ⟨*lat*⟩ *m*: Indexpatient; Ausgangspatient. für eine genet. Untersuchung innerhalb einer Sippe.

probat ⟨*lat*⟩ *Adj*: bewährt, erprobt.

Probeabrasio: Ausschabung der Gebärmutterschleimhaut zu diagn. Zwecken.

Probeexzision: operative Gewebeentnahme zur histol., bakt. o. chem. Untersuchung.

Probekost: Probemahlzeit, Probediät. Am häufigsten zum Zwecke diagn. Fragestellungen (Nahrungsmittelallergie) angewandte spez. Kost, bei der best. Nahrungsbestandteile ausgelassen o. über einen allmähl. Aufbau immer wieder einzelne zugegeben werden. Auch als Probefrühstück zur Funktionsprüfung von Magen- o. Pankreassekretion verabfolgt.

Probelaparotomie: ↑Laparotomie zur Klärung der Diagn.

Probenecid: Urikosurikum. Hemmt die Rückresorption von Harnsäure im proximalen Tubulusabschnitt. Verzögert andererseits die aktive Sekretion von Penicillin u. p-Aminosalicylsäure.

Probenverwahrung ↑Qualitätskontrolle. ↑Aufbewahrungsfrist.

Probenwechsler: Baustein des ↑Durchflußmessers o. mechanisierter Meßplätze (automat. Photometer, kontinuierl. messende Elektroden mit Durchflußmeßkammer). Gerät steuert die Eintauchphase in die Probe u. Luftansaugung sowie den Weitertransport der Vorlagegefäße zur Entnahmeposition. Einsatz z. B. zum Messen einer großen Zahl radioaktiver Proben (bis max. 1 000), die Beta- o. Gammastrahler enthalten. Als ↑Szintillationsdetektor dient entweder zur Probenaufnahme ein ↑Bohrlochkristall, o. für den ↑Flüssigkeitsszintillationszähler werden 2 ↑Sekundärelektronenvervielfacher benutzt.

Probepunktion: Entleerung von Flüssigkeiten zur diagn. Untersuchung.

Probethorakotomie: **1.** Eröffnung des Thorax in der Absicht, die anat. Operabilität einer (tumorösen) Erkrankung zu überprüfen. Bei Operabilität wird die Resektion unmittelbar angeschlossen. **2.** Beendigung einer als Resektion eines endothorakalen Krankheitsherds geplanten ↑Thorakotomie bereits nach Eröffnung des Thorax u. Feststellung der Inoperabilität.

Probierschnitte: Beim Suizid durch Schnittverletzungen (Halsadern, Pulsaderschnitt) finden sich nahezu regelmäßig parallel zur eigentl. Schnittverletzung verlaufende oberflächl. Schnittverletzungen, die mitunter nur im Bereich der Wundwinkel zu erkennen sind. Sie entstehen beim Ansetzen u. Ausprobieren des Instruments u. sind zumeist ein Hinweiszeichen für die Selbstbeibringung.

Problembox: Versuchseinrichtungen der Verhaltensforschung, in denen sich die Tiere durch Versuch u. Irrtum zurechtfinden o. ein Ziel erreichen sollen (↑Labyrinthmethode).

Problemlösedialog: allg., rechnergestütztes Verfahren zur Lösung von Problemen. Am Anfang müssen Aufgaben u. Probleme erkannt u. eine klar formulierte Fragestellung entwickelt werden, für die ein Lösungsweg vorhanden ist (während sonst ein Problem eine Fragestellung ist, die nur schrittweise erkannt u. gelöst werden kann). ↑Frage-Antwort-System.

Problemlösung, allgemeinmedizinische: erfolgt individuums-, situations- u. symptomzentriert (↑Allgemeinmedizin). Strateg. Hilfsmittel bei der a.P. sind: 1. Basisentscheidungen hinsichtl. Dringlichkeit, Behandlungsbedürftigkeit, Arbeitsunfähigkeit, Betreuungsort (Hausbesuch, Sprechstunde, Krankenhaus), Hinzuziehung von Spezialisten, Pflegebedürftigkeit, Progn.; 2. ↑Früherkennung, Anwendung von Screeningmethoden (↑Screening); 3. rechtzeitige Erkennung abwendbar gefährl. Verläufe; 4. abwartendes Offenlassen; 5. ↑Aufmerksamkeit und Vernachlässigung, selektive; 6. Nutzung der Zeit als diagn.-ther. Faktor.

Proboscis ⟨*lat*⟩ *m*: Rüssel, spez. der adulten ↑Acanthocephala.

Proboszis ⟨*lat*⟩ *m*: rüsselartiger Gesichtsfortsatz, der bei ↑Zyklopie oberhalb des medianen, unpaaren Auges gelegen ist.

Procain: p-Aminobenzoesäure-diethyl-aminoethylester; Lokalanästhetikum. Als Ersatz für Cocain 1905 eingeführtes Anästhetikum. Wird im Gewebe schnell durch Esterasen hydrolysiert; deshalb nur zur Leitungs- u. Infiltrationsanästhesie, nicht zur Oberflächenanästhesie geeignet Anwendung 0,5–2%ig. Zusatz von Sympathomimetika (Adrenalin, Noradrenalin), um durch Gefäßkonstriktion einen Depoteffekt zu erzielen.

Procainamid: ↑Antiarrhythmikum. Nebenwirkung des Procains durch Wirkungsverlängerung nutzbar gemacht (Amid wird langsamer als Ester abgebaut). Verminderung der Erregbarkeit des Herzens u. der Leitungsgeschwindigkeit, antifibrillator. Wirkung. Neg. inotrope Wirkung, Gefahr der Sensibilisierung wie beim Procain.

Procain-Penicillin: ein ↑Depotpenicillin; ↑Resorptionsdepot.

Procallikrein ↑Kallikreinogen.

Procarbazin: Natulan; bifunktionelle alkylierende Substanz (↑Alkylanzien). P. wird im Organismus, unter Freisetzung von Wasserstoffperoxid u. Azomethinderivaten, die die ↑Desoxyribonukleinsäure u. ↑Ribonukleinsäure fragmentieren u. Chromatinbrüche hervorrufen, rasch metabolisiert. Anwendung: Lungenkrebs, Lymphogranulomatose.

Processus ⟨*lat*⟩ *m*: *Pl* Processus; Apophysis, Fortsatz.

Processus accessorius: P.a. vertebrarum lumbalium; kleiner Fortsatz an der Basis der P. costarii der Lendenwirbel.

Processus alveolaris: Alveolarfortsatz des Oberkiefers, in dem die oberen Zähne befestigt sind.

Processus anterior mallei: vorderer Fortsatz des Hammers im Mittelohr.

Processus articularis inferior: unterer Gelenkfortsatz der Wirbelbögen.

Processus articularis superior ossis sacri: Gelenkfortsatz neben dem Eingang in den Canalis sacralis des Kreuzbeins zur Verbindung mit dem 5. Lendenwirbel.

Processus articularis superior: Zygapophysis; oberer Gelenkfortsatz der Wirbelbögen.

Processus caudatus: P.c. hepatis; schmaler längl. Fortsatz des Lobus caudatus zum re. Leberlappen zwischen Leberpforte u. ↑Sulcus venae cavae.

Processus ciliares: 70–80 Fortsätze des Corpus ciliare, die den Strahlenkranz (Corona ciliaris) aufbauen; sezernieren das Kammerwasser.

Processus clinoideus anterior: Fortsatz am hinteren medialen Ende des kleinen Keilbeinflügels.

Processus clinoideus medius: paariger Knochenvorsprung zu beiden Seiten der ↑Sella turcica.

Processus clinoideus posterior: paarige Knochenzacke am oberen Ende der Sattelsehne (↑Dorsum sellae).

Processus cochleariformis: Verformung an der Vorderwand der Paukenhöhle, um den sich die Sehne des M. tensor tympani legt.

Processus condylaris: hinterer Gelenkfortsatz des Unterkiefers.

Processus coracoideus: Rabenschnabelfortsatz. Nach vorn gerichteter Vorsprung der Scapula medial vom Schultergelenk.

Processus coronoideus mandibulae: vorderer Fortsatz des Unterkiefers; Ansatz des M. temporalis.

Processus coronoideus ulnae: Fortsatz der Elle am Ellenbogengelenk; vorderes Ende der Incisura trochlearis.

Processus costarius: P.c. vertebrarum lumbalium; seitl. Fortsatz der Lendenwirbel. Es handelt sich um Rippenreste, nicht um eine Entsprechnung des Processus transversus der Hals- u. Brustwirbelsäule.

Processus ensiformis ↑Processus xiphoideus.

Processus ethmoidalis: P.e. conchae nasalis inferioris; Fortsatz der unteren Nasenmuschel, der sich an den Processus uncinatus des Siebbeins anlagert.

Processus falciformis: P.f. ligamenti sacrotuberalis; sichelförmiger Fortsatz des Ligamentum sacrotuberale; verläuft von dessen unterem Ende an der Innenfläche des Ramus ossis ischii nach vorn.

Processus frontalis maxillae: Stirnfortsatz des Oberkiefers; grenzt vorn an das Nasenbein, hinten an das Tränenbein.

Processus frontalis ossis zygomatici: Fortsatz des Jochbeins, welcher sich mit dem Processus zygomaticus des Stirnbeins u. dem großen Keilbeinflügel verbindet.

Processus intrajugularis: P. i. ossis occipitalis; kleine Zacke am vorderen Ende der Incisura jugularis der Pars lateralis des Hinterhauptbeins. Unterteilt das Foramen jugulare unvollständig in einen vorderen u. einen hinteren Abschnitt.

Processus jugularis: P. j. ossis occipitalis; hinter dem Processus intrajugularis nach außen gerichteter Fortsatz der Pars lateralis des Hinterhauptbeins.

Processus lacrimalis: P. l. conchae nasalis inferioris; Fortsatz der unteren Nasenmuschel. Zieht zum Tränenbein aufwärts u. begrenzt den Canalis nasolacrimalis mit.

Processus lateralis mallei: kurzer, nach außen, aufs Trommelfell gerichteter Fortsatz des Hammers.

Processus lateralis tali: lateral vorragender Fortsatz des Körpers vom Sprungbein.

Processus lateralis tuberis calcanei: äußerer Vorsprung am Tuber calcanei.

Processus lenticularis: P. l. incudis; unteres Ende des Crus longum des Amboß im Mittelohr, das mit dem Steigbügel artikuliert.

Processus mamillaris: P. m. vertebrarum lumbalium; Höcker am hinteren Rand des oberen Gelenkfortsatzes der Lendenwirbel.

Processus mastoideus: Außenteil des Felsenbeins. Ist hinter der Ohrmuschel tastbar. Das Mastoid enthält luftgefüllte Räume, Cellulae mastoideae, die über das Antrum mastoideum mit der Paukenhöhle kommunizieren. Es bildet sich erst nach der Geburt unter der Zugwirkung des hier entspringenden Musculus sternocleidomastoideus.

Processus maxillaris: P. m. conchae nasalis inferioris; Fortsatz der unteren Nasenmuschel, legt sich der Facies nasalis des Oberkiefers an.

Processus medialis tuberis calcanei: innerer Vorsprung am Tuber calcanei.

Processus muscularis: P. m. cartilaginis arytaenoideae; Fortsatz des Gießbeckenknorpels am lateralen Rand der Basis, Ansatzstelle für Kehlkopfmuskeln.

Processus orbitalis: P. o. ossis palatini; vorderer Fortsatz der Lamina perpendicularis des Gaumenbeins, begrenzt vorn das ↑Foramen sphenopalatinum.

Processus palatinus maxillae: Gaumenfortsatz des Oberkiefers, bildet den vorderen, größeren Teil des harten Gaumens.

Processus papillaris: P. p. hepatis; auf die Leberpforte gerichteter Höcker des Lobus caudatus der Leber.

Processus paramastoideus: oft neben dem Processus jugularis der Pars lateralis des Hinterhauptbeins nach unten ragender Fortsatz seitl. des Condylus occipitalis.

Processus posterior: P. p. cartilaginis septi nasi; häufig vorkommender Fortsatz des hinteren Winkels der knorpeligen Nasenscheidewand.

Processus posterior tali: Höcker am hinteren Rand des Sprungbeinkörpers.

Processus pterygoideus: Flügelfortsatz des Keilbeins; ragt paarig vom Körper des Keilbeins nach unten u. weist einen inneren (Lamina medialis) u. einen äußeren Teil (Lamina lateralis) auf.

Processus pterygospinosum: Vorsprung am hinteren Rand der Lamina lateralis des Processus pterygoideus.

Processus pyramidalis ossis palatini: dreiseitiger Fortsatz an der hinteren lateralen Kante der Lamina horizontalis des Gaumenbeins, beteiligt sich an der Bildung der ↑Fossa pterygoidea.

Processus sphenoidalis ossis palatini: hinterer Fortsatz der Lamina perpendicularis des Gaumenbeins; begrenzt dorsal das ↑Foramen sphenopalatinum.

Processus spinosus: P. s. vertebrae; Dornfortsatz des Wirbels.

Processus styloideus ossis metacarpalis III: Zacke an der Dorsalseite der Basis des 3. Mittelhandknochens.

Processus styloideus ossis temporalis: dünner spitzer Griffelfortsatz des Schläfenbeins nach kaudal.

Processus styloideus radii: Fortsatz an der Daumenseite des distalen Endes der Speiche.

Processus styloideus ulnae: Vorsprung an der Kleinfingerseite des distalen Endes der Elle.

Processus supracondylaris humeri: selten vorkommender Fortsatz oberhalb des Epicondylus medialis des Humerus.

Processus temporalis: P. t. ossis zygomatici; hinterer Fortsatz des Jochbeins; verbindet sich mit dem P. zygomaticus des Schläfenbeins zum Arcus zygomaticus.

Processus transversus: P. t. vertebrae; Querfortsatz des Wirbels; deutl. im Bereich der Hals- u. Brustwirbelsäule ausgebildet.

Processus uncinatus ossis ethmoidalis: dünnes Knochenblatt, das von der vorderen unteren Abteilung des Siebbeinlabyrinths nach unten zieht.

Processus uncinatus pancreatis: hakenartig umgebogener Teil des Pankreaskopfs, der A. u. V. mesenterica superior von re. u. hinten umfaßt.

Processus vaginalis ossis sphenoidalis: Fortsatz an der Innenfläche der Wurzel der Lamina medialis vom Processus pterygoideus.

Processus vaginalis peritonei: Nuck-Kanal; Teil des Bauchfells, der während der Embryonalzeit in den Leistenkanal vorgestülpt wird.

Processus vaginalis persistens: Bestehenbleiben des ↑Processus vaginalis peritonei, der bei Jungen im Säuglingsalter obliteriert (rechtsseitig später), bei Mädchen bereits früher. Persistenz kann Grundlage einer ↑Hernia inguinalis congenita werden, partielles Bestehenbleiben erklärt ↑Hydrocele testis u. ↑Hydrocele funiculi spermatici.

Processus vocalis: P. v. cartilaginis arytaenoideae; Knochenzacke vorne medial an der Basis des Gießbeckenknorpels, Ansatzstelle des ↑Ligamentum vocale.

Processus xiphoideus: Processus ensiformis (JNA), Schwertfortsatz; unteres Ende des Brustbeins.

Processus zygomaticus maxillae: zum Jochbein gerichteter Fortsatz des Oberkiefers.

Processus zygomaticus ossis frontalis: sich mit dem Jochbein verbindender seitl. Fortsatz des Stirnbeins.

Processus zygomaticus ossis temporalis: zum Jochbein gerichteter Fortsatz des Schläfenbeins; bildet mit dem Processus temporalis des Os zygomaticum den Arcus zygomaticus.

Procetofen: Fenofibrat, ein ↑Antilipidämikum.

Prochymosin: Prorennin; inaktive Vorstufe (Zymogen) des Chymosins. ↑Lab.

Proconvertin: gerinnungsaktives Glykoprotein, das in der Leber gebildet wird (Vitamin-K-abhängig). Es wirkt als Faktor VII bei der ↑Prothrombinaktivierung durch Gewebethromboplastin mit. P. ist in Plasma u. Serum nachweisbar u. wird beim Gerinnungsvorgang nicht verbraucht.

Proctocolitis ulcerosa ⟨*lat*⟩ *f* ↑Colitis ulcerosa.

Proctos ⟨*gr*⟩ *m* ↑Proktos.

Procyclidin: Antiparkinsonmittel mit atropinartiger Wirkung.

Prodrom ⟨*gr*⟩ *m*: Vorläufer; Erscheinungen, die der Manifestation eines Krankheitsprozesses vorausgehen.

Prodromalstadium: Krankheitsphase, die den eigentl. Krankheitserscheinungen vorausgeht.

Prodrug ⟨*lat* + *engl*⟩: Vorstufe eines Arzneistoffs, die im Organismus erst durch Biotransformation in die wirksame Form überführt wird. P. kann pharmakokinet. Vorteile besitzen (z. B. bessere Absorptionsfähigkeit o. Liquorgängigkeit) o. weniger Nebenwirkungen aufweisen, wenn die wirksame Substanz erst am Zielorgan entsteht. Beispiele: Überführung von Prontosil rubrum in Sulfanilamid (↑Domagk), Pivampicillin (u. a. ↑Einschleusester) in Ampicillin, Dopa in Dopamin, Cyclophosphamid in Phosphorsäureamid-Lost u. a.

Produkthemmung: Sonderfall der kompetitiven ↑Hemmung (↑Enzymhemmung). Das Reaktionsprodukt konkurriert mit dem Substrat um das aktive Zentrum des Enzyms.

Produktionsfaktoren: ↑Güter, die in einem Betrieb (auch in einem Krankenhaus) zur Herstellung u. Verwertung von Leistungen eingesetzt werden. Zu den P. gehören die Arbeitsleistungen (Dienstleistungen), die Betriebsmittel (↑Gebrauchsgüter) u. die Werkstoffe (↑Verbrauchsgüter).

produktiv ⟨*lat*⟩ *Adj*: gewebebildend, z. B. bei chron. Entzündungen.

Proelastase: inaktive Vorstufe des Verdauungsenzyms ↑Elastase, die durch ↑Trypsin aktiviert wird.

Proelastin: Vorstufe des ↑Elastins (↑Prokollagen), das nach seiner Sekretion in den Extrazellularraum zu Elastin aggregiert. Es verbindet sich dabei mit Kollagen u. a. Gewebebestandteilen zu dem mikrofibrillären Protein der elast. Fasern des Bindegewebes.

Proenzyme ↑Zymogene.

Proerythroblast: größte u. zytomorpholog. als erste Zelle der Erythrozytopoese abgrenzbar. Großer runder Kern mit gleichmäßiger Chromatinstruktur mit mehreren Kernkörperchen (Pappenheimfärbung), Zytoplasma mit fleckenförmigen Aufhellungen (Golgi-Apparat u. Mitochondrien nicht angefärbt).

Profenamin: Prophenamin, Ethopropazin, 10-(2-Diethylaminopropyl)-phenotiazin; Antiparkinsonmittel, Neuroleptikum.

Profibrinolysezeit: früher angewendeter, labordiagnost. Test zur halbquantitativen Plasminogenbestimmung im Blutplasma.

Profichet, Georges Charles (geb. 1873), frz. Arzt.

Profichet-Krankheit (nach Georges C. P.) ↑Calcinosis circumscripta.

Profil: **1.** Seitenansicht, z. B. des Gesichts. **2.** ↑Krankenhausprofil. **3.** Maßnahmen zur Entwicklung eines best. Leistungsangebots im Krankenhaus.

Profilabdruck: beim Überrollen durch ein Autoreifen entsteht auf der Kleidung ein Abdruck des Reifenprofils nach Art eines Stempelabdrucks. Auf der Haut hingegen entsteht ein Profilabdruck, da die Haut in die Profilrinnen eingepreßt wird.

Profilaktin: Komplex aus ↑Profilin u. G-Aktin-Monomeren; verhindert die Polymerisation von Aktin zu ↑F-Aktin.

Profileindruck ↑Profilabdruck.

Profilin: aktinbindendes Protein; verhindert Aktinpolymerisation aus G-Protein-Monomeren.

Profilnische: Röntgendarstellung eines kontrastmittelmarkierten Ulcus ventriculi o. Ulcus duodeni, das bei einer Röntgenuntersuchung des Magens projiziert wird.

Profilspur ↑Profilabdruck.

Profilwinkel, alveolarer: der Winkel, den eine ↑Nasospinale u. ↑Prosthion verbindende Gerade mit der ↑Ohr-Augen-Ebene bildet.

profundus ⟨*lat*⟩ *Adj*: tief, tiefliegend.

Progenese: Vorentwicklung, sie umfaßt die Bildung der Keimzellen u. die Befruchtung.

Progenie ⟨*gr*⟩ *f*: vorstehendes Kinn; alle Formen gehen mit dem Leitsymptom des umgekehrten Frontzahnüberbisses einher. Es kann einzelne Schneidezähne o. auch die ganze Schneidezahnreihe betreffen. Im „progenen Formenkreis" (nach ↑Bimler) unterscheidet man zwischen der progenen Einzelverzahnung, dem progenen Zwangsbiß, der echten u. der unechten P. Beim progenen Zwangsbiß handelt es sich um eine Zwangsführung des Unterkiefers in sagittaler Richtung, die häufig von verlängerten Milcheckzähnen ausgeht, u. eine Diskrepanz zwischen Ruhelage u. Schlußbißstellung. Die als echte P. bezeichnete sagittale Überentwicklung des Unterkiefers wird auch mandibuläre Prognathie benannt. Sie ist eine vererbte Dysgnathie. Bei der unechten P. o. Pseudo-Progenie ist der Oberkiefer in sagittaler Richtung unterentwickelt. Selten gibt es reine Erscheinungsformen. Alle Formen können aber schon im Milchgebiß vorkommen. Die Ther. muß deshalb so früh wie mögl. durch kieferorthopäd. Maßnahmen einsetzen.

Progenitorzellen, hämatopoetische ↑Blutstammzellen.

Progerie ⟨*gr*⟩ *f*: Fehlbildungssyndrom aus Kleinwuchs u. vorzeitiger Vergreisung. Tod im 2. Lebensjahrzehnt durch extreme Arteriosklerose. Die Kinder haben das Aussehen von Greisen: Greisenhaut (pergamentartig, fehlende Elastizität, Verlust der Behaarung), Beugekontrakturen von Gelenken, Nägeldystrophie, Hydrozephalus mit stark gestauten Kopfvenen, kleines „Vogelgesicht", Milchzahnpersistenz, Hypoplasie der Klavikula, Osteoporose, Genitalhypoplasie, retardierte geistige Entwicklung. Evtl. autosomal rezessiver Erbgang. ↑Hutchinson-Gilford-Syndrom.

Progesteron ⟨*lat*⟩ *n*: 4-Pregnen-3.20-dion.; wichtigstes ↑Gestagen. P. dient der Implantation u. Nidation der befruchteten Eizelle in das Endometrium des Uterus u. der Entwicklung des Embryos. Es wird im ↑Corpus luteum menstrualis u. im Corpus luteum graviditatis sowie in der Plazenta u. (in kleinen Mengen) auch in der Nebennierenrinde gebildet. P. bewirkt Übergang der Uterusschleimhaut aus der Proliferationsphase (↑Östrogene) in die Sekretionsphase u. setzt den Tonus der Uterusmuskulatur herab. Weiterhin unterdrückt es über eine Hemmung der FSH-Ausschüttung die Reifung weiterer Follikel. Unter der Progesteronwirkung wird der Zervixschleim zunehmend visköser u. damit für Spermien schwerer durchgängig. Es fördert in der Schwangerschaft die Entwicklung der Milchdrüsen. Die Blockierung der Uteruskontraktionen dient der Erhaltung der Schwangerschaft. Abb.

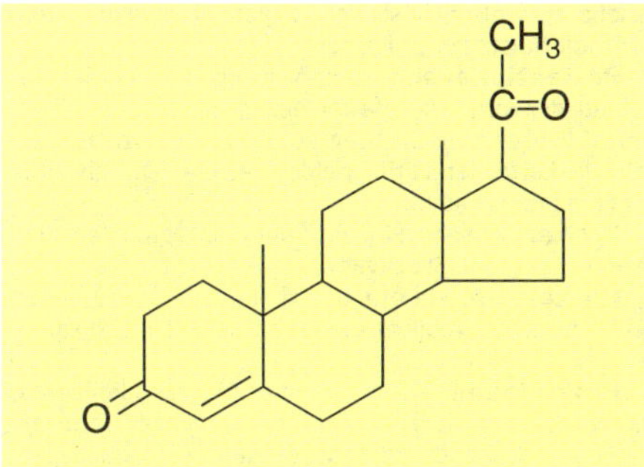

Progesteron

Progesteronrezeptoren: intrazytoplasmat. Proteine in Epithelien u. Organen (z. B. Mamma), die ebenso wie die Östrogenrezeptoren für die Organfunktionen u. die progn. Beurteilung u. postoperative endokrine Ther. von Mammakarzinomen Bedeutung besitzen.

Progesterontest: diagn. Methode bei prim. o. sek. ↑Amenorrhö durch Gabe von Progesteron. Im Falle der Blutungsauslösung war Schleimhaut bereits in Proliferation. Progn. günstige Situation (Amenorrhö I. Grades, generative Amenorrhö). Bei neg. Ausfall besteht Schwangerschaft, ist kein Endometrium im Uterus (Atresie), o. Ovar bildet keine Östrogene mehr. Nächste Untersuchungsphase: ↑Östrogentest.

Proglottiden ⟨*gr*⟩ *f Pl*: Bandwurmglieder; die letzten, meist eine Vielzahl Eier enthaltenden, reifen P. lösen sich von der ↑Strobila ab u. werden mit den Fäzes ausgeschieden; Zahl der P. schwankt je nach Art u. Alter der Bandwürmer zwischen 3 u. 2 000. ↑Taenia saginata.

Proglucagon: inaktive Vorstufe des ↑Glucagons, ↑Prohormon.

Proglumid: Milid; Gastrinantagonist zur Ulkustherapie. Hemmung der Magensaftproduktion.

Prognathie ⟨*gr*⟩ *f*: Vorverlagerung des Oberkiefers. Es wird zwischen alveolärer (des Zahnfaches), maxillärer (des Kieferkörpers) u. prämaxillärer P. (des Zwischenkiefers) unterschieden. Die unechte P. beruht auf einer Wachstumshemmung im Unterkiefer, z. B. als Folge vorzeitigen Zahnverlusts der Stützzone o. von Molaren. Mandibuläre P., ↑Progenie.

Prognoblastom ⟨*gr*⟩ *n*: auf einer fehlentwickelten Organanlage entstandener Tumor.

Prognose ⟨*gr*⟩ *f*: Prognosis; Vorhersage über mögl. Verlauf u. Ausgang einer Krankheit. Prognosis quoad vitam: bezügl. des Überlebens; Prognosis quoad restitutionem: bezügl. der Wiederherstellung; Prognosis quoad functionem: bezügl. der Wiedererlangung der Funktion.

Prognoseindizes: Auf dem Gebiet der Herz-Kreislauf-Krankheiten gibt es zahlreiche P., die insbes. den erwarteten Verlauf nach eingetretenem Herzinfarkt beschreiben, aber auch den Verlauf bei akuter Pankreatitis u. a. Krankheiten. Die ersten P. beruhen auf Punktwerten, die best. Begleiterscheinungen zugeordnet wurden u. aus deren Summe sich der Prognosewert errechnete. Später wurden aufwendigere Verrechnungsmethoden angewendet (Diskriminanzanalyse, multivariate logist. Funktionen u. a.). Die meisten bekannten P. beschreiben den Verlauf nach eingetretenem Herzinfarkt zwischen 1 u. 5 Jahren bzw. die Gefährdung bezügl. des weiteren Überlebens. Das Wissensgebiet befindet sich in der Entwicklungsphase.

Prognoseuntersuchung: Untersuchungen, die in der klin. Med. Anwendung finden, um die Bedeutung versch. Beschwerden, Erkrankungsmerkmale u. diagn. Verfahren für den Langzeitverlauf meßbar einzuschätzen, die Effektivität versch. ther. Regime zu vergleichen bzw. zu messen, den „natürl. Verlauf" von Krankheiten zu studieren, die Vorhersagefähigkeit akuter Ereignisse durch uncharakterist. Beschwerden o. gemessene Parameter zu best. u. letztl. das Eintreffen akuter Komplikationen vorherzusagen u. damit nach Möglichkeit zu verhindern (↑Prognoseindizes). I. R. epidemiol. Studien durchgeführte P. dienen dazu, an unausgelesenen Populationen Aussagen zum natürl. Verlauf von Krankheiten unter Einschluß von Vor- u. Frühstadien treffen zu können.

Progoitrin: 2-Hydroxy-but-3-enyl-glukosinolat; ↑Glukosinolat in Raps, Rosenkohl u. anderen Kohlarten.

Programmieren, neurolinguistisches: NLP; von Grindler u. Bandler konzipierte kognitive Ther.- u. Kommunikationsmethode, die im wesentl. aus drei älteren Ther. zusammengestellt wurde (↑Hypnotherapie, ↑Gestalttherapie u. ↑Familientherapie) u. hinsichtl. ihrer Seriosität umstritten ist.

Programmwähler: zusammen mit einem ↑Filmwechsler u. einem Röntgengenerator benutzte Vorrichtung zur Vorwahl der Anzahl der Röntgenaufnahmen u. ihres zeitl. Abstands bei Serienaufnahmen bei der ↑Angiographie. Der P. bietet die Möglichkeit, die Bildzahl je Serienabschnitt so festzulegen, daß die größte Anzahl der Aufnahmen in den diagn. wichtigsten Zeitbereich fällt. Hierdurch wird die Bildfolge dem Verlauf der Kontrastmittelverteilung angepaßt u. die Strahlenbelastung eingeschränkt.

progredient ⟨*lat*⟩ *Adj*: progrediens; progressiv, fortschreitend.

Progredienz ⟨*lat*⟩ *f*: das Fortschreiten, die Verschlimmerung einer Krankheit.

Progredienzindex: *Abk* PI; von Keitel angegebene Formel für die Bestimmung der Krankheitsprogredienz.

$$PI = \frac{100 - \text{Funktionszahl im BFT}}{\text{Krankheitsdauer in Jahren}}$$

(BFT = ↑Bewegungsfunktionstest nach Keitel; max. Funktions- bzw. Punktzahl = 100). Mit zunehmender Krankheitsdauer zeigt der PI einen exponentiellen Abfall, die Funktionszahl im BFT einen annähernd linearen.

Progression ⟨*lat*⟩ *f*: bei genet. bedingten Störungen teilweise beschriebene, von einer Generation zur anderen sich steigernde Schwere der phänotyp. Merkmalsausprägung. Beruht auf ↑Repeatsequenzexpansion o. Selektionsvorteil leichter betroffener Individuen.

Progressionsphase: Phase bei der Entstehung eines malignen Tumors mit Beginn der ungehemmten Proliferation der Tumorzellen u. Progression mit Ausbildung des malignen Tumors im klin. Sinne.

Progressive Patient Care ⟨*engl*⟩ ↑Pflegesystem.

Progressive stroke ⟨*engl*⟩: innerhalb von Stunden bis Tagen zunehmende neurol. Sympt. eines Schlaganfalls als Folge gestörter Hirndurchblutung.

Progressivglas: Brillenglas mit stufenlos gleitender Wirkung vom Fernpunkt zum Nahpunkt, durch asphär. Krümmung erreichbar.

Proguanil: Biguanid, Chlorguanide; ↑Malariamittel. Wird gut resorbiert, im Organismus in aktive Form überführt; chem. Ähnlichkeit mit Pyrimethamin, wirkt als Folsäureantagonist. P. hemmt Reifung der prim. Gewebeformen (Schizonten) u. der Gametozyten. Wirkung auf erythrozytäre Schizonten unbefriedigend, deshalb zur Anfallsbehandlung nicht geeignet. Anwendung in der ↑Malariaprophylaxe (Zone B u. C) nur in Kombination mit ↑Chloroquin. Verhindert Sporogonie in der Mücke, damit Unterbrechung des Infektionswegs Mensch–Mücke. Nebenwirkungen an Haut, Granulo- u. Thrombopoese sowie Magen-Darm-Trakt. Kann in Schwangerschaft u. bei Säuglingen sowie Kleinkindern gegeben werden.

Prohormon: inaktive Vorstufe von Hormonen, z. B. der Schilddrüsenhormone, der Steroidhormone u. der Proteohormone. Viele Proteo- u. Peptidhormone werden in Form höhermolekularer Vorläufer synthetisiert (↑Präproinsulin, ↑Proinsulin, Proglucagon), teilweise in diesen Formen gespeichert u. vor ihrer Sekretion proteolyt. durch Abspaltung eines o. mehrerer Peptidreste aktiviert (↑Signalpeptid).

Proinsulin: Vorstufe des ↑Insulin. P. besteht aus einer Kette, die 3 Disulfidbrücken enthält, mit 84 Aminosäuren (A-Kette 21, B-Kette 30 u. C-Kette 33). C-Kette wird auch als Connecting peptide bezeichnet. Durch Abspaltung mittels eines trypsinähnl. Enzyms (↑Trypsin) wird aus dem biol. fast wirkungslosen P. hochwirksames Insulin. Entdeckung 1967, Steiner, USA.

Projektion ⟨*lat*⟩ *f*: **1.** ***Neurol.:*** Die afferenten sensor. Bahnen enden in unterschiedl. Regionen des Gehirns, wo ihre Informationen verarbeitet, auf efferente Regionen umgeschaltet u./o. in höhere Projektionsgebiete weitergeleitet werden. Die Projektionsgebiete sind sowohl somatotop. als auch funktionsspezif. gegliedert. Die sensor. P. bilden die morphol.-funktionelle Grundlage der Widerspiegelung der Umwelt im Gehirn sowie der reflektor. u. willkürl. Aktionen des Organismus (↑Widerspiegelungsfunktion, ↑Projektionsfelder). **2.** ***Psychoanalyse:*** Ein ↑Abwehrmechanismus, bei dem innere psych. Phänomene externalisiert u. einer anderen Person zugeschrieben werden. ↑Introjektion.

Projektionsfelder: Regionen der Großhirnrinde, in die die ↑Projektion afferenter Informationen unterschiedl. ↑Reizmodalität erfolgt. Sie liegen v. a. in den posterioren u. lateraltemporoparietalen Rindengebieten u. besitzen vielfältige Verbindungen zu den ↑Assoziationsfeldern u. den motor. Rindenfeldern. Infolge Vorschaltung tieferer informationsverarbeitender Projektionsgebiete liegen die Informationen in den P. bereits in vielfältig verarbeiteter Form vor, die der Widerspiegelung (↑Widerspiegelungsfunktion) elementarer u. komplexer Merkmale der Umwelteinwirkungen dient. ↑Projektionszone, ↑Relaiskerne.

Projektionsneuron: verbindet zwei nervale Hirnzentren in aufsteigender, absteigender o. lateraler Richtung, z. B. thalamokortikales, kortikomesenzephales P.

Projektion, somatotopische: Punkt-zu-Punkt-Projektion sensorischer ↑Afferenzen aus peripheren Körperarealen in höhere Regionen des Gehirns. Nach neueren Erkenntnissen erfolgt eine multiple top. unterschiedl. Projektion in neuronalen Netzen, die unterschiedl. Aufgaben dient. ↑Projektionsfelder.

Projektionssysteme: lange Faserbündel des Zentralnervensystems, die von der Großhirnrinde zu tiefer liegenden Zentren absteigen o. von diesen zur Großhirnrinde aufsteigen; ↑Tractus.

Projektionszone: hirnphysiolog. u. -anat. Bez. für Gebiete der Hirnrinde, die von der spezif. afferenten Nervenbahn nach Umschaltung im Thalamus Erregung erhält. Die kortikalen ↑Primärfelder sind die Zentralbezirke der Projektionszonen.

Prokaryonten: Einzeller ohne abgegrenzten Zellkern (Bakterien u. Blaualgen).

Prokeratin: Vorform des ↑Keratins. Es wird in den Epidermiszellen gebildet u. enthält noch keine Disulfidbrücken.

Prokollagen: Vorläuferpolypeptid des ↑Kollagens, dessen Kette um 150 Aminosäurereste länger ist als die der Polypeptidketten im fertiggestellten ↑Tropokollagen. Beim Übergang vom P. zum fertigen Kollagen erfolgt demzufolge eine Kettenverkürzung durch Abspaltung eines sog. ↑Registerpeptides.

Prokollagenase: inaktive Vorstufe der ↑Kollagenase, die von den Bindegewebezellen in den Extrazellularraum sezerniert wird u. dort, wahrscheinl. auf proteolyt. Wege, aktiviert werden muß, ehe sie ihre abbauende Wirkung auf das Kollagen entfalten kann.

Prokollagen-III-Peptid: *Abk* P-III-P; wird im Kollagenstoffwechsel aus Prokollagen III durch Einwirkung von Prokollagen-III-C-Protease u. Prokollagen-III-N-Protease gebildet. Abspaltung von P. ist Voraussetzung für die Quervernetzung des Kollagenmonomeren zur Kollagenfibrille bzw. Bindegewebefaser. Peptid selbst gelangt in Blutbahn u. kann mittels ↑Radioimmunoassay bestimmt werden. P. ist ein Parameter zur Beurteilung der Kollagensynthese. Unter Hinzunahme eines spezif. Indikators für den Kollagenabbau (z. B. Hydroxyprolin) ist eine Einschätzung der Stoffwechselmenge mögl. Diagn. Relevanz bei fibrot. Lebererkrankungen, bei ↑Osteodystrophia deformans Paget, bei akutem Lungenversagen. Progn. Bedeutung im postoperativen Verlauf bei Wundheilungsstörungen („Platzbauch" bei älteren Pat.). Diagn. interessant auch bei ↑Marfan-Syndrom u. ↑Osteogenesis imperfecta congenita.

Prokollagenpeptidase: Enzym, das im Extrazellularraum die ↑Registerpeptide von den Ketten des ↑Prokollagens abspaltet u. so einen wichtigen Schritt bei der Synthese des ↑Kollagens katalysiert.

Proktalgie ⟨*gr*⟩ *f*: krampfartige Schmerzen im Bereich des Mastdarms.

Prokteuryse ⟨*gr*⟩ *f*: Dehnung des Mastdarms bei Wehenschwäche mittels des Prokteurynters nach P. Klein mit dem Ziel, das Ganglion cervicale uteri (Frankenhäuser) zwischen vorangehendem Kindsteil u. dem in den Mastdarm eingeführten Gummiballon unter Druck zu setzen, heute nicht mehr angewendet.

Proktitis ⟨*gr*⟩ *f*: Rektitis; durch Infektionen, tox. Substanzen, Abführ- u. Nahrungsmittel, Traumen bedingte o. von örtl. Prozessen ausgehende Entzündung des Mastdarms. Tenesmen, Blut- u. Schleimabgang, häufiger Stuhldrang. P. allergica: allerg. Reaktion des Rektums auf exogene Substanzen. P. erosiva: mit Schleimhauterosionen einhergehend. P. ulcerosa: mit Ulzerationen (↑Colitis ulcerosa, ↑Crohn-Krankheit, Lymphogranuloma inguinale, Amöbenruhr, Tuberkulose, Gonorrhö, Syphilis). P. granulomatosa: chron. Form der Colitis ulcerosa, Crohn-Krankheit. P. herpetica: durch ↑Herpes-simplex-Virus ausgelöst; Primär- u. Rezidiverkrankung, tritt im Zusammenhang mit ↑Herpes genitalis auf.

Proktokolektomie: operative Entfernung des Dick- u. Mastdarms mit Anlegen eines Ileostomas.

Proktokolitis: Entzündung, die den gesamten Dickdarm einschl. Mastdarm betrifft. Am häufigsten bei einer ↑Colitis ulcerosa.

Proktologie: Fachrichtung, die sich bes. mit Mastdarm- u. Aftererkrankungen beschäftigt.

Proktos ⟨*gr*⟩ *m*: Proctos; **1.** Anus, After. **2.** Mastdarm, Rektum.

Proktosigmoidektomie: operative Entfernung von Rektum u. Colon sigmoideum.

Proktoskop: Gerät zur Inspektion des Mastdarms.

Prolaktin ⟨*lat*⟩ *n*: *Abk* PRL, laktogenes Hormon, Mammotropin, Milchhormon; von den azidophilen Zellen der ↑Adenohypophyse gebildetes Proteohormon, strukturell dem Wachstumshormon verwandt. Sekretion von PRL wird neurohormonal, z. B. durch Saugreiz, ausgelöst; Sekretionssteigerung u. a. durch Streß, Sekretionshemmung durch Prolaktostatin (↑Dopamin). TRH ist hingegen sekretionsfördernd. PRL ist für die Entwicklung u. das Wachstum der Brustdrüsen verantwortl. sowie für die Laktation. Beim Mann stimuliert PRL das Wachstum der akzessor. Geschlechtsorgane wie Prostata u. Vesikulardrüse.

Prolaktinom: gesteigerte Sekretion von ↑Prolaktin durch ein Hypophysenadenom mit nachfolgender Störung der Sexualfunktion, u. Entwicklung eines Galaktorrhö-Amenorrhö-Syndroms (↑Hyperprolaktinämie), häufigster endokrin aktiver Tumor. Ursachen: 1. autonome Mikro- bzw. Makroadenome der endokrinen, azidophilen Zellen des Hypophysenvorderlappens (↑Hypophyse). 2. Zerstörung der hypothalam.-hypophysären Verbindungen (Hypophysenstiel) durch supraselllär wachsende Tumoren, dadurch gelangt Dopamin nicht an die laktotrophen Hypophysenzellen; der hypophysäre Pfortaderkreislauf ist gestört. Klin. bei Männern Oligo- bis Aspermie, Subfertilität, Zeichen von Androgenmangel u. Abnahme bis Verlust der Libido bzw. Potenz; bei Frauen abhängig vom Alter bei Auftreten der Erkrankung prim. o. sek. Amenorrhö, Infertilität, Galaktorrhö ist nicht obligat. Bei großen Tumoren Hirndruckzeichen u. ↑Chiasmasyndrom. Diagnostik: Messung des PRL-Wertes im Serum u./o. im TRH- bzw. Metoclopramidtest. Röntg. Beurteilung der Sellagröße, zum Adenomnachweis Computer- bzw. Kernspintomographie der Sellaregion. Ther.: medikamentöse Gabe von Bromocriptin als Mittel der Wahl o. andere Dopaminergika, operative Adenomentfernung, evtl. Strahlentherapie.

Prolamine ⟨*lat*⟩ *n Pl*: eine Gruppe prolin- u. glutaminsäurereicher Proteine aus Getreide (Kleber). P. werden durch Extraktion des Mehls mit wäßrigem Äthanol (50–80 %) gewonnen; sie enthalten bis zu 40 einzelne Komponenten. Wichtige Vertreter sind das Gliadin (↑Gluten) im Weizen u. Roggen, Hordein in der Gerste, Avenin im Hafer u. Zein im Mais.

Prolaps ⟨*lat*⟩ *m*: Vorfall innerer Organe durch physiol. (P. des Uterus) o. künstl. Öffnungen (Hirnprolaps nach Verletzung).

Prolapsus ani ↑Analprolaps.

Prolapsus cerebri ↑Hirnprolaps.

Prolapsus recti: Rektumprolaps, Mastdarmvorfall; Vorfall aller Wandschichten des Mastdarms durch den After. Nicht selten bei Kleinkindern auch nur Mastdarmschleimhautvorfall. Bei Kindern kaum zu beobachten ist der Prolapsus ani (Analprolaps). Prädisponierend sind Obstipation, überstürzte Defäkation bzw. langdauernde Bemühung bei Stuhlentleerung. Während bei diesen Formen ein normaler Schließmuskelapparat vorhanden ist, kommen organ. Ursachen seltener in Frage, wie Schließmuskelschwäche bei ↑Myelomeningozele, fehlender Symphysenschluß bei ↑Ecstrophia vesicae o. vorangegangener Operation wegen ↑Atresia ani, ↑Atresia recti.

Prolapsus vaginae ↑Scheidenvorfall.

Prolidase: Prolindipeptidase, Iminodipeptidase; ↑Dipeptidase, die die hydrolyt. Spaltung von Aminoacylprolin in Prolin u. eine Aminosäure katalysiert. Wirkt auch auf Hydroxyprolindipeptide.

Proliferation ⟨*lat*⟩ *f*: Wucherung; Vermehrung von Zellen u. Kapillaren, z. B. bei ↑Entzündung o. malignem Tumor.

Proliferationsphase: Zeitabschnitt des menstruellen Zyklus (5.–15. Tag), in dem unter Östrogeneinfluß das Stratum functionale der Uterusschleimhaut durch Proliferation des Drüsenepithels u. der Stromazellen wiederhergestellt wird. ↑Uterus. Abb.

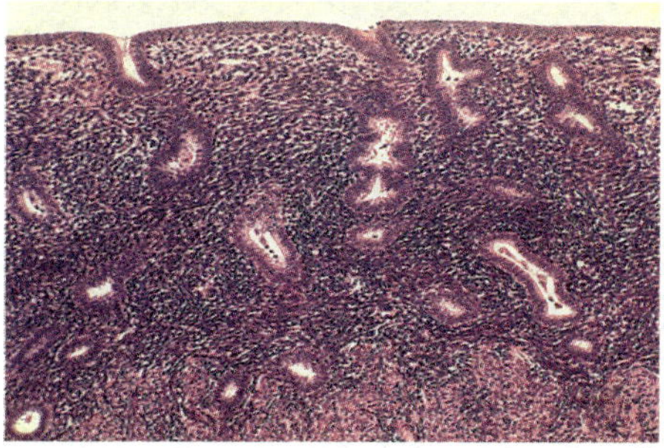

30

Proliferationsphase. Histologischer Schnitt durch den Uterus, HE-Färbung; reepithelisierte Oberfläche, Drüsen sehr kurz

P

Proliferationsspeicher: funktioneller Begriff zur Beschreibung der Masse teilungsfähiger Zellen der Hämatopoese, die nach Durchlaufen versch. Generationsphasen (Zellzyklus) aus dem P. in den Reifungsspeicher eintreten. Hierzu sind die ↑Proerythroblasten u. basophilen ↑Erythroblasten, die ↑Myeloblasten, die Monoblasten u. die Megakaryoblasten zu rechnen. ↑Monozytopoese, ↑Megakaryozytopoese.

Proliferationszentren: umschriebene Herde gesteigerter Vermehrung, gesteigerten Wachstums bei Entzündung o. Gewächs, z. B. P. in der Brustdrüse, mögl. Ausgangsherd eines Brustkrebses.

Prolin: Pyrollidin-2-Karbonsäure; eine glukoplast. proteinogene ↑Aminosäure (genauer: Iminosäure), die bes. reichl. in Kollagen u. Elastin vorkommt. Proteingebundenes P. kann zu Hydroxyprolin hydroxyliert werden (↑Kollagenstoffwechsel). P. ist nicht essentiell u. entsteht aus ↑Ornithin über Glutaminsäuresemialdehyd u. Pyrrolinkarbonsäure. Für die Synthese des P. kann auch Glutaminsäure als Ausgangssubstanz dienen. Abb. S. 1626.

Prolinase: Prolyldipeptidase; ↑Dipeptidase, die die hydrolyt. Spaltung von Dipeptiden katalysiert, in denen Prolin o. Hydroxyprolin mit ihrer Carboxylgruppe an der ↑Peptidbindung beteiligt sind.

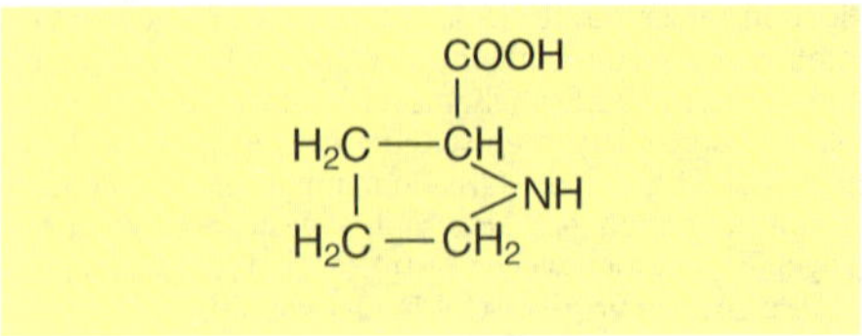

Prolin

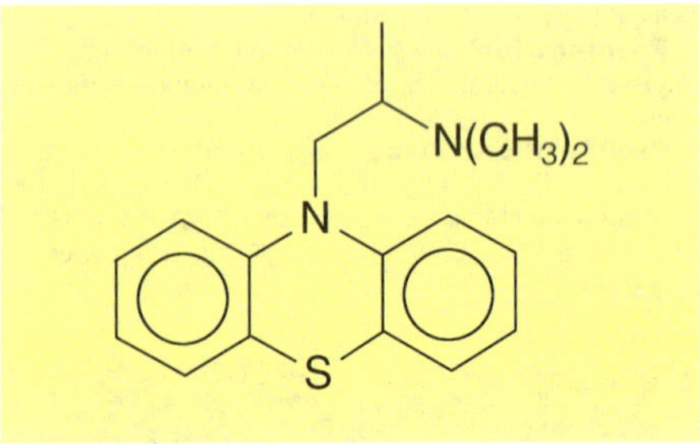

Promethazin

Prolinhydroxylase: Protocollagenhydroxylase; ↑Oxidoreduktase, die ein prolinhaltiges Peptid in ein hydroxyprolinhaltiges umwandelt. Dabei werden Alphaketoglutarat u. molekularer Sauerstoff benötigt, Succinat u. Kohlendioxid sind Nebenprodukte der Reaktion. Die P. benötigt für die Katalyse Eisen(II)-Ionen u. Ascorbinsäure.

Prolinoxidasedefekt: Ursache der Hyperprolinämie Typ I, ein nephroseähnl. genet. Krankheitsbild, selten.

Prolin-rich protein ⟨*engl*⟩: ein Glykoprotein. Spielt eine wichtige Rolle im Metabolismus der triacylglycerolreichen Lipoproteine. Typ. ↑Akute-Phase-Protein. Erhöht im Blutplasma bei Infektionen u. Entzündungen.

prolongiert ⟨*lat*⟩ *Adj*: verlängert.

Proloniumiodid: organ. Iodverbindung zur thyreostat. Ther., Hemmung der Schilddrüsenhormonsynthese.

Prolyl-Peptidyl-cis-trans-Isomerasen: Faltungsenzyme; P. katalysieren die cis-trans-Isomerisierung von ↑Peptidbindungen in Proteinen, an denen Prolylreste beteiligt sind. P. beschleunigen die Ausbildung der nativen Raumstruktur eines Proteins während bzw. nach erfolgter Biosynthese der betreffenden Polypeptidkette. Sie sind ident. mit den Bindungsproteinen (↑Cyclophilin) von Immunsuppressoren vom Typ des ↑Ciclosporins A.

Promazin: ↑Phenothiazinderivat. ↑Neuroleptikum mit schwächeren Wirkungen u. Nebenwirkungen als ↑Chlorpromazin.

Promethazin: Atosil; ↑Phenothiazinderivat. Antihistaminikum (H_1-Blocker). Abb.

prominens ⟨*lat*⟩ *Adj*: vorragend; z. B. Vertebra p., 7. Halswirbel (wegen des relativ weit nach hinten vorragenden Dornfortsatzes).

Prominentia ⟨*lat*⟩ *f*: Vorsprung, Vorwölbung.

Prominentia canalis facialis: Vorwölbung an der medialen Wand der Paukenhöhle, oberhalb des Vorhoffensters, hervorgerufen durch den Canalis facialis.

Prominentia canalis semicircularis lateralis: Vorwölbung an der medialen Wand der Paukenhöhle, oberhalb des Vorhoffensters, hervorgerufen durch den lateralen Bogengang (Canalis semicircularis lateralis).

Prominentia laryngea ↑Adamsapfel.

Prominentia mallearis: Vorwölbung an der Außenseite des Trommelfells, bedingt durch den lateralen Fortsatz des Hammers.

Prominentia spiralis: spiralig verlaufender Wulst der ↑Stria vascularis im Ductus cochlearis, gegenüber dem Corti-Organ (↑Organum spirale).

Prominentia styloidea: Erhebung an der unteren Wand der Paukenhöhle, entspricht der Basis des Processus styloideus.

Promiskuität ⟨*lat*⟩ *f*: Sexualverhalten mit Geschlechtsverkehr mit einer Vielzahl von Partnern.

Promonozyt ↑Monozytopoese.

Promontorium ⟨*lat*⟩ *n*: Promonturium (JNA), Vorgebirge; oberer Knochenpunkt des Kreuzbeins, ins Becken vorspringender Winkel an der Grenze zwischen 5. Lendenwirbel u. Kreuzbein, spielt bei der geburtshilfl. Untersuchung eine wichtige Rolle.

Promoter ↑Promotor.

Promotion ⟨*lat*⟩ *f*: Verfahren, das an Universitäten u. wissenschaftl. Hochschulen zur Erlangung des akadem. Grades Doktor eines Wissenschaftszweiges führt. Das Promotionsverfahren besteht i. d. R. aus der Vorlage einer schriftl. wissenschaftl. Arbeit (Dissertation), in der die Ergebnisse der selbständigen wissenschaftl. Arbeit des Promovenden enthalten sind, der Begutachtung dieser Arbeit u. ihrer Verteidigung.

Promotionsphase: Frühphase bei der Entstehung eines malignen Tumors. Unter Einwirkung eines ↑Promotors erfolgt die phänotyp. Expression, der im Genom enthaltenen Informationen mit Ausbildung neuer Eigenschaften der Tumorzelle; bes. wichtig Ausbildung neuer antigener Determinanten.

Promotor ⟨*lat*⟩ *m*: DNA-Bereich eines Gens, der Bindungsstrukturen für regulative Proteine (Transkriptionsfaktoren, cAMP-bindendes ↑Protein, ↑Transkription) u. für ↑RNA-Polymerasen sowie ↑Enhancer u. die Startstelle (Initiationsort) für die ↑RNA-Biosynthese enthält u. somit für die Regulation der Transkription (↑Genregulation, ↑Genaktivierung, ↑Geninaktivierung) verantwortl. ist.

Promunität ⟨*lat*⟩ *f*: Depressionsimmunität; die nach einer Infektionskrankheit eintretende, nicht übertragbare, unspezif. Resistenzsteigerung gegen Zweitinfektion (↑Superinfektion). Die P. richtet sich nicht nur gegen die eingedrungene Keimart, sondern spezif. auch gegen andere Keime. Keine Beteiligung des Immunsystems, sondern durch zahlreiche Resistenzmechanismen bedingt (Steigerung der ↑Phagozytose, Eisenstoffwechseländerungen mit Erhöhung der bakteriziden Aktivität). Der von Morgenroth geprägte Ausdruck Depressionsimmunität ist irreführend, gemeint war damit eine Depression der Virulenz des zweitinfizierenden Keimes.

Promyelozyten: unreife Vorstufe der Granulozyten. Größte Zelle der Granulopoese, Durchmesser 16–27 μm, Kern oval o. nierenförmig, breiter Zytoplasmasaum, basophil. P. sind typisiert durch grobe, dunkelrote bis violette Granulation, in unterschiedl. Dichte u. Verteilung, große Nukleolen noch vorhanden. Peroxidasereaktion ist pos.

Promyelozytenleukämie ↑Leukämie.

Pronase: eine neutrale mikrobielle Metalloprotease aus Streptomyces griseus. P. spaltet bevorzugt Peptidbindungen, an denen hydrophobe Aminosäuren beteiligt sind.

Pronation ⟨*lat*⟩ *f*: Einwärtsdrehung des Arms, so daß der Daumen nach innen zeigt; am Fuß Senkung des inneren Fußrands. Ggs. ↑Supination.

Pronation douloureuse ⟨*frz*⟩ *f* ↑Radiusköpfchensubluxation.

Pronationsphänomen: wenn bei Vorhalten beider Arme in Supinationsstellung bei geschlossenen Augen ein Arm in Pronationstellung übergeht, weist dies auf zerebelläre Schädigung hin.

Pronator ⟨*lat*⟩ *m*: Kurzw. für einen ↑Musculus pronator teres.

Pronator-teres-Syndrom: Kompressionssyndrom des N. medianus an der Durchtrittsstelle des M. pronator teres. Dabei entstehen Parästhesien der radialen Finger u. eine Druckdolenz am M. pronator teres. ↑Medianuslähmung.

Pronatriodilantin: Vorläufermolekül des atrialen natriuretischen ↑Peptids.

Pronephros ⟨*lat + gr*⟩ *m*: Vorniere, aus deren vorderem Teil sich bei den weibl. Amphibien u. Amnioten der Eileiter entwickelt. Bei den männl. Tieren rudimentiert er zum Müller-Gang.

Prontosil: 1935 als erstes klin. anwendbares Sulfanilamid in die Ther. eingeführt. Synthese von Mietzsch u. Klarer. Antibakterielle Wirkung 1932 von ↑Domagk am Infektionsmodell der Maus entdeckt; heute obsolet.

Pronukleus: Vorkern; Bez. für den weibl. bzw. männl. Kern in der Eizelle vor deren Vereinigung zum Furchungskern, ↑Karyogamie.

Pro-Onkogen ⟨*gr*⟩ *n*: im Verlauf der Evolution in Wirtszell-DNA von Eukaryonten eingebaute virale Nukleinsäuren, die für Wachstum u. Differenzierung wesentl. Produkte codieren u. die Grundlage für die Entstehung von ↑Onkogenen darstellen.

Propädeutik ⟨*gr*⟩ *f*: Einführung in ein Wissensgebiet, Vorschulung.

Propafenon: ↑Antiarrhythmikum. Chinidinartige Wirkung, Betarezeptorenblockade, Lokalanästhesie. ↑Chinin.

Propandiol ↑Glykol.

Propanol: Propylalkohol, $CH_3CH_2CH_2OH$; ↑Desinfektionsmittel, 40%ig zur hyg. u. 60%ig zur chirurgischen ↑Händedesinfektion.

Propanthelin: ein ↑Parasympatholytikum, das als ↑Spasmolytikum wirkt.

Propepsin ↑Pepsinogen.

Properdin: Serumfaktor, der 1954 von Pillemer beschrieben wurde. Protein aus 4 Untereinheiten, Mol. Gew. 220 000. Regulatorprotein der alternativen ↑Komplementaktivierung.

Prophagen: die in einer lysogenen Bakterienzelle enthaltene Bakteriophagen-DNA, ↑Lysogenie.

Prophase ⟨*gr*⟩ *f*: Phase der Kernteilung, in der die Chromosomen durch Spiralisierung sichtbar werden u. ihre Längsspaltung beginnt. ↑Mitose.

Prophenamin ↑Profenamin.

Prophylaktika ⟨*gr*⟩ *n Pl*: Pharmaka, die vorbeugend angewandt werden, z. B. Silbernitrat als 1%ige Lösung (Solutio Argenti nitrici) gegen Neugeborenenblenorrhö (bekannt als ↑Credé-Prophylaxe).

Prophylaxe: Prävention, Zuvorkommen, Vorbeugung; Einteilung nach universaler P. (Maßnahmen, die für alle erwünscht sind, z. B. Zahnhygiene), selektiver P. (Maßnahmen, die für best. Gruppen relevant sind, z. B. Schutzimpfungen) u. indizierter P. (Maßnahmen für Einzelpersonen mit eingrenzbarem Risiko, z. B. Lärmschutz am Arbeitsplatz). Als klassifikator. Elemente in Prophylaxekonzepten kommen international zur Anwendung: der Gegenstand (Gesundheit, Krankheit), das Ziel (Erhaltung der Gesundheit, Förderung der Leistungsfähigkeit, Verhütung von Krankheit u. a.), der Verantwortungsträger (Bürger, Fam., Staat u. a.), die Methodik der Maßnahmen (Verstärkung unspezif. Abwehr, Abwehr pathogener Einflüsse, Verhaltenskorrektur u. a.) u. das Objekt der P. (Bürger, Gesamtbevölkerung, Umwelt u. a.). Es können drei Stufen der P. unterschieden werden: **Prim. P.**: Erkennen, Begrenzen u. Verringern von Krankheitsursachen, d. h. das gesunde Individuum soll gesund bleiben, Unfallprophylaxe, Impfprophylaxe, Hygiene. **Sek. P.**: krankhafte Störungen sollen frühzeitig, d. h. vor ihrer Manifestation erkannt u. rechtzeitig behandelt werden, Siebteste im Neugeborenenalter (↑Screening), ↑Vorsorgeuntersuchungen im Kindes- u. Jugendalter. **Tertiäre P.**: kranke u. behinderte Menschen sollen vor weiterem Schaden bewahrt werden. ↑Rehabilitation, ↑Entwicklungsrehabilitation.

Propicillin: Phenoxypropylpenizillin. Penizillinderivat, oralwirkend, säurestabil.

Propionsäure: gesättigte Fettsäure, die sich in Harn, Schweiß, Galle u. Fäzes findet. Anwendung als Antimykotikum zur lokalen Anwendung (bei Mycodermatosen) u. als Konservierungsmittel (↑Additive) für Lebensmittel (verhindert Schimmelbildung in Brot u. Käse).

Propionyl-CoA-Carboxylase: Enzym, das die biotinabhängige Carboxylierung von Propionyl-Coenzym A zu ↑Methylmalonyl-Coenzym A katalysiert, einen Teilschritt des Abbaus ungeradzahliger Fettsäuren.

Propipocain: Propoxypiperocain, Lokalanästhetikum.

Propofol: i. v. Narkotikum; wasserunlösl. (deshalb klin. als liposomale Zubereitung eingesetzt) Alkylphenol mit hervorragenden hypnot. Eigenschaften. Zur Narkoseeinleitung u. -aufrechterhaltung eingesetzt.

Proportion ⟨*lat*⟩ *f*: Verhältnisausdruck, der zwei Teilmassen derselben Gesamtmasse aufeinander bezieht, z. B. natale Geschlechtsproportion = Knabengeburten : Mädchengeburten (↑Raten).

Proportional-Differential-Rezeptor ↑PD-Rezeptoren, ↑Differentialquotientenempfindlichkeit.

Proportionalzählrohr: Detektor zum Nachweis ionisierender Strahlung (z. B. Alpha-, Beta-, Gammaröntgenstrahlung). Im Ggs. zum ↑Geiger-Müller-Zählrohr wird das P. unterhalb der Einsatzspannung betrieben. Der erzeugte Spannungsimpuls ist der Energie der nachzuweisenden Strahlung proportional. Auf diese Weise können Strahlungsenergien bestimmt werden. Der mechan. Aufbau ist mit dem des Geiger-Müller-Zählrohrs ident. Die ↑Totzeit ist wesentl. geringer. Die Lebensdauer ist wegen des geringen Zählgasverbrauchs außerordentl. hoch. Die Betriebsspannung liegt zwischen der einer Ionisationskammer u. der des Geiger-Müller-Zählrohrs. Das P. wird heute selten angewendet, z. B. als Gas-Durchflußzähler zur Messung von Betastrahlung. Der empfindlichere ↑Szintillationsdetektor hat das P. weitgehend verdrängt, er ist für die Energiebestimmung besser geeignet.

Proportionen ⟨*lat*⟩ *f Pl*: Relationen zwischen den Ausdehnungen einzelner Körperteile in den versch. Dimensionen des Raums; z. B. unterscheidet man horizontale u. vertikale P.

Proportionslehre: System von Aussagen über die Gesetzmäßigkeiten in den Größenbeziehungen einzelner Körperteile zueinander. Im Altertum u. in der Renaissance bemühten sich v. a. bildende Künstler (u. a. Leonardo da Vinci, Albrecht Dürer) um eine P., in der Gegenwart ist P. auch Gegenstand einer biol. u. med. Anthrop.

Propranolol: ein ↑Betarezeptorenblocker.

Propriorezeptoren ⟨*lat*⟩ *m Pl*: reizaufnehmende Organe bzw. Zellen, die sich als ↑Muskelspindeln in der Skelettmuskulatur, als Sehnenorgane in den Muskelsehnen u. in Gelenkkapseln befinden. Sie signalisieren Längen- u. Spannungsänderungen der Muskeln. Ihre Funktion ist wesentl. für die Regelung der Muskelgrundspannung (Tonus) u. die Auslösung von Reflexen, z. B. Patellarreflex. Die von ihnen zu höheren Hirnzentren laufenden Erregungen bilden die Grundlage für die ↑Tiefensensibilität.

proprius ⟨*lat*⟩ *Adj*: eigen, allein zugehörig.

Proptosis ⟨*gr*⟩ *f*: Exophthalmus im angelsächs. Sprachgebrauch.

Propulsion ⟨*lat*⟩ *f*: überschießende Vorwärtsbewegung; Unfähigkeit, die Vorwärtsbewegung abzubremsen, hauptsächl. beim ↑Parkinson-Syndrom u. bei Petit-mal-Epilepsien (↑Epilepsie). ↑Lateropulsion, ↑Retropulsion.

Propulsiv-Petit-mal ⟨*lat + frz*⟩ *n*: Blitz-Nick-Salaam-Krämpfe, ↑Epilepsie.

Propyladiphenin ↑SKF 525 A.

Propylalkohol: n-Propylalkohol, Propanol-1, Isopropylakohol, Propanol; Lösungsmittel für Pharmaka u. Kosmetika. Besitzt mit der Kettenlänge abnehmende Gruppentoxizität der ↑Alkohole.

Propylamine: Gruppe von ↑Antihistaminika. H_1-Blocker, z. B. Pheniramin.

Propylenglykol: ↑Lösungsmittel für schlecht wasserlösl. Pharmaka u. Kosmetika. 1,2-P. ist weniger tox. als 1,3-P., Stoffwechselprodukt von 1,2-P. ist Milchsäure, von 1,3-P. nephrotox. ↑Oxalsäure, ↑Glykol.

Propylhexedrin: ein ↑Psychostimulans aus der Gruppe der ↑Phenylalkylamine.

Propylthiouracil: ↑Thyreostatikum. Thioharnstoffderivat, hemmt Iodierung von Tyrosin.

Propyphenazon: Isopropylphenazon, ↑Pyrazol; Anwendung in Mischanalgetika.

Prorennin ↑Prochymosin.

Prosecretin: ein ↑Prohormon des ↑Secretins, das eine inaktive höhermolekulare Form dieses ↑Proteohormons darstellt (Speicherform). P. wird vor seiner Sekretion proteolyt. durch Abspaltung eines Peptidrests zum Secretin aktiviert.

Prosektor ⟨*lat*⟩ *m*: Vorschneider; Gehilfe, der früher bei öffentl. Sektionen die Zergliederung der Leiche vornahm, während der Professor dazu Erklärungen abgab o. aus einem Buch vorlas. Heute noch Bez. einer leitenden Dienststellung an anat., gerichtsmedizin. sowie pathol.-anat. Einrichtungen.

Prosenzephalon ⟨*gr*⟩ *n*: in der Entwicklungsgeschichte das aus Dienzephalon u. Telenzephalon bestehende Vorderhirn.

Prosodontie ⟨*gr*⟩ *f*: alveoläre Prognathie. Frontzähne stehen physiol. schräg nach vorn. Nicht zu verwechseln mit ↑Protrusion o. infolge ↑Parodontopathie protrudierter Stellung der Frontzähne.

Prosopagnosie: Sonderform der opt. ↑Agnosie, bei der das Erkennen von Gesichtern gestört ist. Vorkommen bei Demenzen. ↑Alzheimer-Krankheit.

Prosopalgie: Gesichtsschmerz. ↑Erythroprosopalgie, ↑Trigeminusneuralgie.

Prosoplasie: höhere Differenzierung im Ggs. zur Entdifferenzierung (↑Kataplasie, ↑Anaplasie), bes. gebraucht bei Tumoren.

Prosoplegie: Gesichtslähmung, ↑Fazialislähmung.

Prosoposchisis ↑Gesichtsspalte.

Prosopothorakopagus: Hemipagus; Form einer unfreien, symmetr. Doppelfehlbildung (↑Duplicitas symmetros) mit ventraler Vereinigung von Gesicht, Hals, Thorax. Oft gemeinsame Mundhöhle. Steht zwischen dem stärkeren Vereinigungsgrad des ↑Kephalothorakopagus u. der geringeren Verbindung des ↑Thorakopagus.

Prospidin: synthet. antineoplastische ↑Substanz, die zur bifunktionellen Alkylierung (↑Alkylanzien) fähig ist. Anwendung: Tumoren des Hals-Kopf-Bereichs.

Prostaglandine ⟨*gr + lat*⟩ *n Pl*: *Abk* PG; Gruppe von Gewebehormonen. P. sind näher gekennzeichnet durch Großbuchstaben u. Indices: PGE_1, PGF_2, usw. P. sind eine aus der ↑Arachidonsäure u. a. essentiellen Fettsäuren gebildete Gruppe von Substanzen, die eine sehr große Erneuerungsgeschwindigkeit aufweisen u. schon in sehr kleinen Konzentrationen eine große biol. Wirksamkeit entfalten. An ihrer Synthese wirken die Phospholipase A_2 u. die ↑Cyclooxygenase mit. Letztere wird durch Entzündungshemmstoffe (↑Antiphlogistika) vom Typ der Acetylsalicylsäure, erstere durch Entzündungshemmstoffe vom Steroidtyp gehemmt. P. wirken am Entzündungsgeschehen mit, spielen eine Rolle bei der Neurotransmission, bei der Auslösung u. Empfindung von Schmerz, der Regulation der Körpertemperatur, dem Geburtsvorgang, der Blutdruckregulation usw. (↑Prostazyklin, ↑Thromboxan). PGE wirken auf Gefäßmuskulatur erschlaffend, PGF ist gefäßkonstriktor. wirksam. Bronchialmuskulatur: PGE erschlaffend, Magen-Darm-Trakt: PGE Kontraktion der Längsmuskulatur u. Erschlaffung der Ringmuskulatur. Steigerung der Gefäßpermeabilität durch PGF. Am Herzen PGE u. PGF pos. inotrope, koronardilatator. u. antiarrhythm. Wirkung. PGE u. PGA steigern Nierendurchblutung, vermehrte Diurese. Ther. Anwendung wegen unspezif. Wirkungsspektrum u. sehr kurzer Wirkungsdauer stark eingeschränkt.

Prostaglandin E_2: *Abk* PGE_2; ein aus Arachidonsäure gebildetes ↑Prostaglandin, das bei Entzündungen eine wichtige Rolle spielt. Es verursacht Erytheme u. unterstützt die Ödembildung u. die schmerzauslösenden Wirkungen des ↑Bradykinins u. ↑Histamins. P. wirkt außerdem erweiternd auf Gefäße u. Bronchien.

Prostaglandin $F_{2\alpha}$: *Abk* $PGF_{2\alpha}$; ein ↑Prostaglandin, das aus ↑Arachidonsäure gebildet wird u. kontrahierend auf Venen u. Bronchien wirkt.

Prostansäure: Grundkörper der ↑Prostaglandine. P. enthält einen Zyklopentanring, der 2 Ketten trägt, eine mit sieben C-Atomen (davon eines eine COOH-Gruppe) u. eine mit acht C-Atomen; insges. enthält die P. 20 C-Atome; sie ist chem. abgeleitet von der ↑Arachidonsäure.

Prostata ⟨*gr*⟩ *f*: Vorsteherdrüse. ***Anat.:*** etwa walnußgroßes unpaares Organ unterhalb der Harnblase, das den Anfangsteil der männl. Harnröhre umgibt; von derber Konsistenz, da reich an glatter Muskulatur. Sie besteht aus etwa 30 Einzeldrüsen, die ihr Sekret bei der Ejakulation in die Harnröhre abgeben u. dem Samen beimischen.

Histol.: tubuloalveoläre Drüse. Die Ausführungsgänge – 2 große (Ductus prostaticus) u. ca. 15 kleine (Ductulus prostaticus) – münden auf dem im Inneren der P. gelegenen Colliculus seminalis neben den beiden Ductus ejaculatorii in den Prostatateil der Harnröhre. Die Alveoli haben ein unregelmäßig begrenztes Lumen durch Schleimhautfalten u. wechselnde Epithelhöhe. Die Drüsenepithelien wechseln je nach Funktion zwischen einschichtigem Plattenepithel u. mehrreihigem hochprismat. Epithel. Im Lumen der Drüsen finden sich eingedickte konzentr. geschichtete Sekretmassen (Concretio prostatica). Das Bindegewebe (Stroma myoelasticum) enthält viele glatte Muskelzellen, ebenso die Organkapsel (Capsula prostatica). Das schwach alkal. Prostatasekret ist Voraussetzung für die Beweglichkeit der Spermien u. neutralisiert das saure Vaginalsekret. Prostataanomalien: komplettes Fehlen (Agenesie), scheint selten angeboren zu sein (evtl. Atrophie). Partielles Fehlen bei einseitigem Fehlen des Ductus deferens beobachtet. Abb.

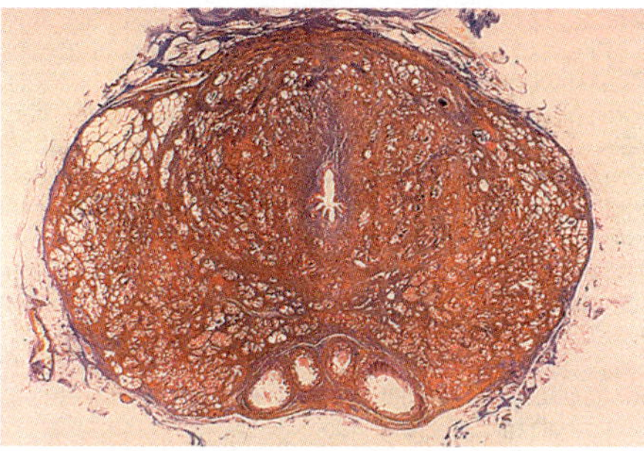

30

Prostata. Histologischer Schnitt, Azanfärbung; Übersicht mit Urethra im Zentrum, unten die Vesicula seminalis

Prostataabszeß: eitrige Einschmelzung der entzündeten Prostata (akute Prostatitis). Entstehung: a) hämatogen metastat., b) urogen aszendierend, c) nach instrumenteller Untersuchung (Katheterisierung, Zystoskopie) bei bestehender Prostatitis; oft jüngere Leute betroffen. Klin.: Druck u. starke Schmerzen am Damm, in Harnröhre, Blase u. Rektum, Fieber, Schüttelfrost, plötzl. erschwertes Wasserlassen bis zur Harnsperre. Diagn.: rektale Palpation läßt stark angeschwollene, pralle, hoch druckempfindl., manchmal schwappende Prostata erkennen. Bei Probepunktion (vom Damm aus) läßt sich Eiter aspirieren. Verlaufsformen: a) relativ oft Spontanperforation in die hintere Harnröhre o. Blase, b) foudroyante Sepsis (↑Urosepsis), die, bes. bei widerstandslosen, geschwächten Kranken u. v. a. bei Diabetikern, rasch zum Tode führt. Ther.: baldmöglichst Inzision vom Rektum, vom Damm aus o. durch transurethrale Prostataresektion.

Prostataadenom ↑Prostatahyperplasie, benigne.

Prostataatrophie ↑Blasenhalsatrophie, ↑Blasenhalsobstruktion.

Prostatabettkontraktur: narbige Verengung der prostat. Harnröhre nach Prostataoperation (↑Prostatakarzinomtherapie) mit Dysurie, Restharn, Harnsperre ↑Blasenhalsobstruktion.

Prostatabiopsie: Stanzbiopsie zur Gewinnung eines Gewebezylinders für die histol. Untersuchung o. Aspirationsbiopsie zur zytolog. Beurteilung pathol. Veränderungen. Unter Leitung des rektal eingeführten Zeigefingers erfolgt die P. transrektal o. perineal. Durch ihre geringe Komplikationsrate ermöglicht die Feinnadelbiopsie zur zytolog. Aufarbeitung eine fächerförmige Punktion des Organs u. wird außer zur Primärdiagnose des Prostatakarzinoms auch zur Therapiekontrolle bei konservativer Behandlung, zur Diagn. entzündl. Veränderungen u. zur Diagn. von Sekundärtumoren der Prostata angewandt.

Prostataexprimat: das durch rektales Ausdrücken der Prostata (Prostatamassage) gewonnene, aus der äußeren Harnröhrenmündung heraustropfende Prostatasekret. Fixierter Ausstrich (Methylenblau- o. Gram-Färbung) zeigt je nach Fall Prostatakugeln, Leukozyten, Bakterien, Samenfäden usw. Erregerdifferenzierung durch bakt. Kultur. Charakterist. Bestandteile sind Zink, Polyamine, Immunglobuline G, A u. M, saure Phosphate u. Lysozym.

Prostatahyperplasie, benigne: Gewächse im Bereich der prostat. Harnröhre u. des Blasenhalses. Fälschl. auch als Prostatahypertrophie bezeichnet. Organvergrößerung durch echte Gewebeneubildung der paraurethralen u. submukösen, glandulären Strukturen u. des Stromas. Androgene u. östrogene Steroide sind für das Wachstum der Prostata verantwortl. 5-Alpha-Reduktase u. Aromatase sorgen in der Prostatazelle für die Umwandlung von Testosteron in das aktive Dihydrotestosteron u. Östrogen. Die b. P. ist eine generelle Erscheinung beim alternden Mann u. bei mehr als 90 % der über 80jährigen zu finden. Ungeklärt ist die Diskrepanz zwischen der Prostatahyperplasieinzidenz einerseits u. prostatahyperplasiebedingtem Krankheitswert mit Therapienotwendigkeit andererseits. Die Wucherung der inneren Zone drängt die eigentl. Prostata schalenförmig nach außen u. engt die Harnröhre nach innen ein. Ein Mittellappen (↑Home-Lappen) kann den Blasenausfluß ventilartig verschließen. Histol. findet sich eine Adenofibromyomatose mit individuell wechselnden Anteilen. Nach der klin. Sympt. (Pollakisurie, Dysurie, Nykturie, Nachträufeln) u. diagn. Merkmalen (Restharn, max. Harnfluß, Harnflußzeit, Prostatavolumen) werden in Deutschland drei (Alken) bzw. vier (Vahlensiek) **Krankheitsstadien** angegeben: 1. Stadium der Kompensation (Reizstadium): Pollakisurie, Dysurie, Nykturie, kein Restharn. Pathol.-anat.: Muskelhypertrophie der Blasenwand (als kompensator. Gegenregulation) mit Ausbildung von dicken Muskelbündeln (Trabekelblase) zwischen denen Ausbuchtungen liegen (Pseudovertikel). 2. Stadium der beginnenden Dekompensation mit Restharnbildung um 100 ml. 3. Stadium der a) akuten Dekompensation mit Harnverhaltung o. b) chron. Dekompensation mit Restharnbildung, Ausbildung von Divertikeln u. Überlaufblase (Ischuria paradoxa). **Folgen** sind Niereninsuffizienz (durch Harnrückstau in die Nieren) bis zur Urämie (schleichend) bzw. Urosepsis. **Diagnostik:** 1. rektale ↑Untersuchung, 2. Uroflowmetrie, 3. suprapub. o. transrektale Sonographie, 4. Restharnbestimmung, 5. Zystogramm, 6. Urethrozystoskopie. **Ther.:** bei akuter Harnsperre transurethrale Katheterisierung o. suprapub. Stichfistel. Operation: transurethrale ↑Prostataresektion, z. B. auch als Videoresektion, transurethrale Prostatainzision, offene transvesikale o. retropub. Prostataenukleation. Hitzebehandlung (über 45 °C), lokale Kältetherapie, Laserablation, Stents o. Spiralen in der prostat. Harnröhre. Medikamentöse Ther.:

1. prostatotrope Phytopharmaka (Betasitosterol, Sägepalmenfrüchte, Brennesselwurzeln, Kürbiskerne) 2. Alpha-1-Rezeptorenblocker, 3. 5-Alpha-Reduktasehemmer (Finasterid).

Prostatakarzinom: entwickelt sich (hormonell gesteuert) aus der eigentl. Prostata, meist nachdem diese durch (gutartige) Knotenbildung (benigne ↑Prostatahyperplasie) zur sog. chir. Kapsel plattgedrückt ist. Das Karzinom wächst also fast immer von außen (von der Kapsel her) in das Adenomyofibrom der Prostata hinein. Frühsymptome gibt es nicht. Sympt. (im fortgeschrittenen Stadium) sind Blasenentleerungsstörungen (wie bei Prostatahyperplasie) u. ischialgiforme Beschwerden durch Knochenmetastasen. Diagn.: 1. rektale Palpation: harte, oft holzartige Prostata, o. typ. harte Knoten bei sonst normaler Konsistenz. Ab 45. Lj. sollte bei jedem Mann einmal im Jahr die Prostata rektal abgetastet werden. 2. ↑Prostatabiopsie: a) Stanzbiopsie (Histol.), b) Saugbiopsie (Zytologie). 3. Zufällige Diagn. bei Aufarbeitung der Histol. nach Prostataoperationen. 4. Erhöhung des prostataspezif. Antigens PSA. Ther.: abhängig vom Stadium, Alter u. Allgemeinzustand des Pat. ↑Prostatakarzinomtherapie.

Prostatakarzinom, inzidentes: vom Pathologen unerwartet im Operationsmaterial (10–15 % der Fälle) gefundenes Karzinom, meist Mikrokarzinom o. Karzinom des Malignitätsgrades G I, für das i. d. R. klin. Überwachung als ausreichend angesehen werden kann. ↑Prostatakarzinom.

Prostatakarzinom, latentes: in Autopsiegutstatistiken wurde jenseits des 70. Lj. bei jedem zweiten Verstorbenen ein Karzinom gefunden. Knapp 60 % sind klin. bedeutungslose hochdifferenzierte Adenokarzinome.

Prostatakarzinomtherapie: 1. Radikale Prostatavesikulektomie, wenn der Tumor auf das Organ beschränkt ist u. bei regionaler offener o. laparoskop. Lymphadenektomie keine pos. Lymphknoten gefunden werden. 2. Strahlentherapie, externe Hochvolt- o. interstitielle Strahlenanwendung. 3. Bei fortgeschrittenen Tumoren mit Metastasierung o. bei Kontraindikation zur radikalen Prostatektomie: a) antiandrogene Behandlung, plast. Orchidektomie, LHRH-Antagonisten, komplette Androgenblockade durch Kombination mit Antiandrogenen, intermittierende Androgenblockade nach Verlauf des PSA-Spiegels, wieder aktuell (aus Kostengründen) Langzeittherapie mit niedrig dosierten Östrogenen; b) Chemotherapie, hat nur einen begrenzten Wert u. ist v. a. eine Schmerztherapie. Angewendet wird eine Mono- o. Kombinationsbehandlung. Estramustinphosphat hat neben der LH-Hemmung v. a. zytotox. Wirkung.

Prostatakonkremente ↑Prostatasteine.

Prostatakörperchen ↑Corpora amylacea.

Prostataloge: Prostatabett; die nach operativer Entfernung der Vorsteherdrüse verbleibende ampulläre o. Y-förmige Wundfläche, im wesentl. aus Kapselgewebe bestehend.

Prostataniederdruckresektion: Niederdruckirrigation u. kontinuierl. Wasserableitung über Trokar erlaubt permanente transurethrale Prostataresektion unter physiol. Blasendruck. Damit wird die Einschwemmung von elektrolytfreiem Wasser vermieden, die Operationszeit verkürzt u. damit das „TUR-Syndrom" kausal behandelt (Infusion der großen Prostatavenen wird vermieden).

Prostataphosphatase ↑Phosphatasen, saure.

Prostataresektion, transurethrale: *Abk* TURP; transurethrale Resektion der Prostata. Mit Spezialzystoskopen, sog. Resektoskopen, die auf durch die Harnröhre einzuführen sind, wird mit Hilfe bewegl. Drahtschlingen (Schneidelektroden) u. hochfrequenter Wechselströme das den Blasenhals u. die Harnröhre einengende Gewebe (benigne ↑Prostatahyperplasie, ↑Prostatakarzinom, angeborene ↑Blasenhalsstenose, ↑Sphinktersklerose, aber auch ↑Harnblasentumoren o. Harnröhrentumor) stückchenweise abgetragen, bis zur Totalresektion (transurethrale Adenomektomie, Niederdruckresektion nach Reuter). Blasentumoren können partiell o. total o. sogar im Gesunden (bis T2 unter Mitnahme von Teilen der Blasenwand) transurethral reseziert werden. Bei der Videoresektion befindet sich ein Minikamera am Prostataresektoskop, die ein stark vergrößertes Bild auf einen Bildschirm überträgt.

Prostatasarkom: seltenes, aus Prostatagewebe bestehendes u. infiltrativ wachsendes ↑Sarkom. Auftreten vorwiegend bei Kindern im 1. Lebensjahrzehnt u. nach dem 40. Lj.

Prostatasteine: entweder aus Corpora amylaceae (Prostatakörperchen), kolloidalen Eiweißmassen, die durch Wasserverlust eingedickt werden u. schließl. verkalken, o. aus abgestoßenen Drüsenepithelien mit Anlagerung von Kalksalzen entstehende multiple, stecknadelkopf- bis erbsgroße Steinnester, die bei normaler Röntgenaufnahme etwas über o. hinter der Symphyse liegen. Sonograph. deutl. Reflexe im Prostatabereich. Nicht selten kombiniert mit Abszeßbildung, wobei der Abszeß prim. u. die Steinbildung in der resultierenden Höhle sek. o. (öfter) prim. die Steinbildung u. darauffolgend die Abszeßbildung beobachtet werden. Ther.: transurethrale Elektroresektion bis in die Kapsel. Abb.

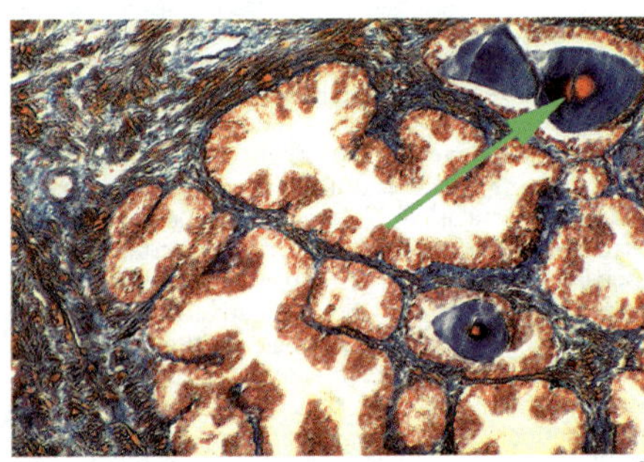

30

Prostatasteine. Histologischer Schnitt, Azanfärbung; Drüsenalveoli mit unregelmäßig begrenztem Lumen, darin P. (Pfeil), im Stroma glatte Muskelzellen

Prostatazysten: sehr seltene Zysten des Müller-Gangs hinter der Blase u. manchmal auch retroprostat. gelegen.

Prostatazystitis: gleichzeitige Entzündung von Prostata u. Harnblase.

Prostatektomie ⟨*gr*⟩ *f*: Entfernung der Prostatahyperplasie o. radikal der gesamten Prostata bei Karzinom.

Prostatektomie, radikale: Exstirpation der kompletten Prostata u. der Samenblasen, anschließend Vereinigung des inneren (abgetrennten) Harnröhrenendes mit der Harnblase im Stadium T_1 des ↑Prostatakarzinoms. Relativ hohe Komplikationsrate i. S. von ↑Harninkontinenz u. Impotenz.

prostaticus ⟨*gr* + *lat*⟩ *Adj*: zur Vorsteherdrüse gehörig.

Prostatitis ⟨*gr*⟩ *f*: Entzündung der Prostata, meist bakteriell (Koli-Kokken-Proteus-Pseudomonas-Mischinfekte). Infektionswege sind a) urogenital: Harnröhre (intrakanalikulär), obere Harnwege u. Blase, b) genitogen: spermiokanalikulär, c) lymphogen, d) hämatogen. Formen sind 1. akute, katarrhal., eitrige, phlegmonöse P.: ↑Prostataabszeß, periprostat. Abszeß, retroprostat. Phlegmone; 2. chron. P.: nicht selten Mitbeteiligung der übrigen Genitalorgane (bes. der Samenblasen) als chron. ↑Adnexitis des Mannes, chron. bakteriell; 3. P. tuberculosa (↑Urogenitaltuberkulose); 4. P. gonorrhoica (o. postgonorrhoica) u. syphilitica (o. postsyphilitica). Diagn.: Zwei- o. Dreigläserprobe, rektale ↑Untersuchung. ↑Prostataexprimat, ↑Spermiogramm, ↑Urethrozystographie, ↑Prostatabiopsie.

Prostatopathie: stark vegetativ o. psych. gesteuerter Symptomenkomplex mit Schmerzen im Dammbereich, Ausstrahlung in die Hoden- u. Leistengegend, druckdolenter Prostata bei der rektalen Palpation. Eine bakterielle ↑Prostatitis muß ausgeschlossen werden.

Prostatorrhö ⟨*gr*⟩ *f*: Abgang von Prostatasekret aus der Harnröhre nach Miktion o. nach Defäkation. Tritt bei chron. Reizständen, insbes. Prostatitis, auf. Wahrscheinl. durch Tonusstörung der Ausführungsgänge bedingt.

Prostazyklin ⟨*gr* + *lat*⟩ *n*: eine in den Wänden der Arterien u. Venen aus ↑Arachidonsäure gebildete, den ↑Prostaglandinen zugehörige Substanz, die die Aggregation der Blutplättchen hemmt u. in sehr kleinen Konzentrationen eine Blutgefäßerweiterung verursacht. Auf dem Antagonismus zu Thromboxan A_2 (↑Thromboxan) beruhen wichtige Homöostasemechanismen: die Blutdruckregulation u. die Plättchenaggregation. ↑Homöostase.

Prosthion ⟨*gr*⟩ *n*: anthrop. Meßpunkt am Alveolarrand des Oberkiefers, der in der Mediansagittalebene zwischen den mittleren Schneidezähnen am meisten nach vorn ragt. Am Kopf der Punkt am Unterrand des Zahnfleischs des Oberkiefers, der in der Mediansagittalebene zwischen den mittleren Schneidezähnen am meisten nach unten vorragt.

Prostigmin: Neostigminbromid, reversibler ↑Acetylcholinesterasehemmer. Ind.: Myasthenia gravis, Curareantidot, postoperative Darm- u. Blasenatonie. ↑Neostigmin.

Prostitution ⟨*lat*⟩ *f*: Anbietung u. Durchführung des Geschlechtsverkehrs o. a. sexueller Leistungen gegen Geld o. a. (materielle) Vorteile.

Prostration ⟨*lat*⟩ *f*: schwerste Verminderung der Körperkräfte.

Proszillardin A: Herzglykosid aus Urginea maritima (Meerzwiebel).

Protamine: Gruppe von stark bas. Polypeptiden mit einer relative Molmasse von etwa 5 000. P. sind aufgebaut aus relativ wenigen Aminosäuren, vorwiegend beteiligt sind die Hexonbasen u. bes. das ↑Arginin (80–85 %). P. finden sich v. a. im Sperma von Fischen, z. B. im Clupein des Herings, im Salmin des Lachses, im Cyprinin des Karpfens usw. P. werden durch Pepsin schlecht gespalten; sie bilden mit DNA Komplexe u. sind an der Regulation der Genaktivität beteiligt. ↑Histone, ↑Heparin.

Protamininsulin: **1.** Protamin-Zink-Insulin (PZ-Insulin); mittellangwirkendes sog. Intermediärinsulin, kristallisiertes Mischinsulin mit Protamin-Zink als Depotkörper. Wirkungseintritt 1 h nach Injektion, Wirkungsoptimum nach 2–5 u. Wirkungsdauer bis 14 h. Zur Diabeteseinstellung sind in 24 h 2 Injektionen erforderl. **2.** Deponal-Insulin, Mischung aus PZ-Insulin u. Altinsulin im Verhältnis 3 : 1. Bei Insulinbedarf von 30 Einheiten Diabeteseinstellung mit tgl. 1 Injektion mögl.

Protaminsulfat: argininreiches Polypeptid, das aktivierend auf die Prothrombinumwandlung wirkt. Wird als Antidot bei Heparinüberdosierung angewendet.

Protaminsulfattest: labordiagnost. Test zum Nachweis von Fibrinmonomeren im Plasma, der wegen seiner Unempfindlichkeit u. Unspezifität kaum noch angewendet wird. Durch Zusatz von Protaminsulfatlösung zu Zitratplasma kommt es bei Anwesenheit größerer Mengen an Fibrinmonomeren zur Ausfällung eines Gerinnsels. ↑Äthanoltest.

Protanomalie ⟨*gr*⟩ *f*: Farbsinnstörung mit Abschwächung des Rotsinns.

Protanopie: Farbsinnstörung mit Fehlen des Rotsinns.

Proteaseinhibitoren: Hemmstoffe von proteolyt. Enzymen. Man unterscheidet zwischen natürl. auftretenden P. u. synthet. P. Die natürl. P. sind Peptid- o. Proteinderivate mit spezif. u. unspezif. Wirkungen. Vertreter sind die P. des Blutplasmas (z. B. Alpha-2-Makroglobulin u. Alpha-1-Antitrypsin), Inhibitoren aus Mikroorganismen (z. B. Leupeptin, Antipain, Phosphoramidon) sowie P. pflanzl. (z. B. Sojabohnen-P.) u. tier. Ursprungs (z. B. Hirudin). Funktionell wirken die natürl. P. als Hemmstoffe der Blutgerinnung u. Fibrinolyse, der Verdauungsproteasen u. anderer proteolyt. Systeme. Bes. die niedrigmolekularen P. aus Mikroorganismen sind relativ resistent im tier. Stoffwechsel u. weisen daher lange biol. Halbwertszeiten auf. Synthet. P. reagieren meist spezif. mit funktionellen Gruppen von Proteasen, die an der Katalyse beteiligt sind. So wirken die ↑Alkylfluorophosphate auf den Serinrest im aktiven Zentrum von Serinproteasen. Andere synthet. P. besetzen das aktive Zentrum u. führen zu ster. Hinderung der Katalyse. Pharmak. P. sind ↑Aprotinin, Trasylol. Hemmung von Proteasen, z. B. Inaktivierung von Plasmin durch Bildung eines Plasmin-Inhibitor-Komplexes, dadurch antifibrinolyt. Wirkung. Hemmung von Kallikrein u. damit der Kininbildung. Ebenso können Trypsin u. Chymotrypsin gehemmt werden. Gewinnung von P. aus Rinderorganen (↑Serpine). Anwendung der P. Indinavir, Nelfinavir, Ritonavir u. Saquinavir i. R. der antiretroviralen ↑Chemotherapie bei HIV-Infektion.

Proteasen ⟨*gr*⟩ *f Pl*: Peptidhydrolasen, Peptidasen, Proteinasen; Enzyme, die die hydrolyt. Spaltung von ↑Peptidbindungen katalysieren. Ihrer Einteilung liegen versch. Prinzipien zugrunde. Nach der Lage der hydrolysierten Peptidbindung in der Polypeptidkette unterscheidet man Endoproteasen (Endopeptidasen) u. Exoproteasen (Exopeptidasen). Endoproteasen spalten Peptidbindungen innerhalb der Peptidkette, Exoproteasen spalten Aminosäuren von den Peptidenden ab. Letztere werden nach ihrem Angriffsort in Aminopeptidasen u. Carboxypeptidasen eingeteilt. Nach ihrem Wirkungsoptimum unterscheidet man saure, neutrale u. alkal. P. Weiterhin ist eine Unterteilung nach dem Katalysemechanismus in Serinproteasen, Thiolproteasen, Carboxylproteasen u. Metalloproteasen mögl. P. treten intra- u. extrazellulär auf u. haben wichtige Funktionen bei der ↑Eiweißverdauung, der intrazellulären ↑Proteolyse, der ↑Blutgerinnung, der ↑Prozessierung u. der Immunantwort (↑Komplement) inne. Viele Proteine werden als inaktive Vorstufen synthetisiert u. durch P. aktiviert. Einzelne P. haben eine große Substratspezifität, bei den Verdauungsproteasen ist sie dagegen nur gering. Oft werden Peptidbindungen, an denen best. Aminosäuren beteiligt sind, bevorzugt hydrolysiert (↑Trypsin, ↑Chymotrypsine, ↑Pepsin).

Proteasom ⟨*gr*⟩ *n*: Prosom; am über ↑Ubiquitin vermittelten Abbau von Proteinen beteiligter, partikulär organisierter Endoproteasekomplex, der aus versch. Untereinheiten besteht, die Produkte einer ↑Genfamilie sind.

Proteide ⟨*gr*⟩ *n Pl*: veraltete Bez. zusammengesetzte o. konjugierte Proteine. P. enthalten Nichtproteinanteile (Kohlenhydrate, Fette, Nukleinsäuren, Metalle u. a. prosthet. Gruppen). Heutige Bez. sind: Glyko-, Lipo-, Nukleo-, Metallo-, Chromo-, Hämo- u. Phosphoproteine.

Protein A: in der Zellwand von Staphylococcus aureus vorkommendes temperaturstabiles Protein. Aufgrund seiner Bindung an den konstanten Fc-Teil von Immunglobulinen zur Immunpräzipitation, für Immunblots, Radioimmunoassays u. Reinigung von Antikörpern geeignet.

Proteinantigen: immunogen wirkender Stoff (↑Antigen), dessen ↑Antigendeterminanten Bestandteile eines Proteinmoleküls sind (↑Sequenzdeterminante o. ↑Konformationsdeterminante).

Proteinasen: im engeren Sinn Endopeptidasen, heute meist syn. zu ↑Proteasen verwendet.

Proteinasen, kalziumabhängige ↑Calpaine.

Proteinbedarf: die wünschenswerte Höhe der Proteinzufuhr beträgt für den Menschen 12–13 % der Gesamtenergieaufnahme, d. h. bei einem Energieumsatz von 10 900 kJ (2 500 kcal) benötigt der Mensch tgl. 80–85 g Eiweiß. Davon sollte wenigstens ein Drittel tier. Eiweiß sein (biologische ↑Wertigkeit von Eiweißen). Der ↑Eiweißbedarf steigt in der Schwangerschaft u. in der Stillperiode an u. ist im Säuglings- u. Kleinkindalter relativ höher als beim Erwachsenen (beim Säugling 3,0–3,5 g/kg Körpergewicht, beim Einjährigen 2,5 g/kg Körpergewicht, beim Erwachsenen 1,0–1,5 g/kg).

Proteinbiosynthese: messenger-RNA-gerichtete Verknüpfung aus ↑Aminoacyl-tRNA stammender Aminosäuren an in ↑Polysomen organisierten Ribosomen zu Polypeptidketten (Translationsprozess). Die P. verläuft im wesentl. in drei versch., in sich komplexen Reaktionen: Initiation, Elongation, Termination. Initiation umfaßt die durch versch. ↑Initiationsfaktoren bedingte Zusammenführung (Organisation) von mRNA, ↑Initiator-tRNA (Met-tRNA) sowie den beiden Untereinheiten der ↑Ribosomen zu einem funktionsfähigen Translationskomplex. Der sich anschließende kettenverlängernde Elongationsprozeß ist eine sich zykl. wiederholende Reaktionsfolge von Elongationsfaktor-1-abhängiger Aminoacyl-tRNA-Bindung an das Ribosom im sog. A-Ort (↑Akzeptorort); Knüpfung der Peptidbindung zwischen COOH-Gruppe einer Aminosäure der Peptidkette (↑Peptidyl-tRNA) im ribosomalen P-Ort u. der NH_2-Gruppe der Aminosäure (in ↑Aminoacyl-tRNA) im ribosomalen A-Ort (↑Peptidyltransferase); Elongationsfaktor-2-abhängige Translokation der naszierenden Peptidkette vom ribosomalen A- zum P-Ort bei gleichzeitiger Translokation der mRNA um ein ↑Codon. Im Terminationsprozeß erfolgt nach Erreichen des Ribosoms eines Terminationscodons in der ↑Messenger-RNA die Freisetzung der synthetisierten Peptidkette u. der mRNA von Ribosom u. dessen Dissoziation in die beiden Untereinheiten, an denen dann erneut die P. über Initiationsreaktionen eingeleitet werden kann.

Protein C: *Abk* PC; Glykoprotein (Molmasse: 60 000 Dalton) des plasmat. Gerinnungssystems, das im Plasma als inaktive Vorstufe vorliegt. P. C. wird in der Leber durch Vitamin-K-abhängige Synthese gebildet. Aktivierung von P. C. zur aktivierten Form (aPC) erfolgt in vivo an der Endotheloberfläche durch einen Komplex aus Thrombin u. an der Gefäßwand gebundenes Thrombomodulin. Das aPC ist eine Serinprotease u. wirkt als Inhibitor der plasmat. Gerinnung u. Aktivator der Fibrinolyse. Als Cofaktor dient dabei ↑Protein S. Die hemmende Wirkung resultiert aus dem selektiven, proteolyt. Abbau von Faktor Va u. VIIIa. aPC vermittelt die Liberierung von Tissue-Plasminogenaktivator aus Endothelzellen u. steigert dadurch die fibronolyt. Aktivität. Bestimmung von P. C. durch 3 versch. Methoden mit unterschiedl. Aussage: 1. enzymimmunolog. zur Ermittlung der Gesamtkonzentration, 2. gerinnungsanalyt. über die ↑Partialthromboplastinzeit (PTT) zur Beurteilung der physiol. Funktion, d. h. Messung des Inaktivierungspotentials, 3. photometr. mit dem chromogenen Substrat H-D-Lys-Z-Pro-Arg-pNA. Diagn. Relevanz: 1. bei tiefer Venenthrombose bzw. rezidivierenden thromboembol. Erkrankungen unklarer Genese mit Verdacht auf Vorliegen eines hereditären Proteinmangels (Typ I mit Synthesestörung u. erniedrigter Konzentration, Typ II mit erniedrigter Aktivität), 2. zur Abklärung eines thromboembol. Risikos infolge erworbenen Proteinmangels (Synthesestörung bei Lebererkrankungen u. oraler Antikoagulanzientherapie bzw. Verbrauch bei ↑Verbrauchskoagulopathie).

Protein, cAMP-bindendes: *Abk* CAP; alloster. Protein (↑Allosterie), das bei Bindung von ↑cAMP durch Konformationsänderung an definierte Operonstrukturen (↑Operon) bindet u. dadurch die Transkription (↑RNA-Biosynthese) reguliert. Von Bedeutung für Katabolitrepression der ↑Genaktivierung.

Proteinchimären: aus Subeinheiten versch. Eiweiße aufgebaute oligomere Proteine.

Protein, C-reaktives: *Abk* CRP; Akute-Phase-Protein, das bei entzündl. o. mit Gewebezerfall einhergehenden Erkrankungen auftritt u. mittels Präzipitation nachweisbar ist. Auftreten 18–24 h nach Beginn der Entzündung u. Verschwinden vor Normalisierung der ↑Blutkörperchensenkungsreaktion. Unter der Geburt wird bei 50–60 % der Schwangeren CRP nachgewiesen. Kann zur Beurteilung von Therapieerfolgen bei rheumat. Fieber u. rheumatoider Arthritis eingesetzt werden (Ther. ist bis zum Verschwinden der CRP fortzusetzen) u. zur DD bei Herzinfarkt (CRP tritt auf) u. Angina pectoris (kein CRP). ↑Akute-Phase-Reaktionen.

Proteindenaturierung, säurebedingte: ↑Denaturierung von Proteinen durch Erhöhung der Wasserstoffionenkonzentration. Ursache ist die Änderung des Ionisationsgrades best. Gruppen im Proteinmolekül, was zum Aufbrechen stabilisierender Bindungen (bes. Salzbindungen) führt.

Proteindiarrhö ↑Gastroenteropathie, exsudative.

Protein-Disulfid-Isomerase: Enzym, das Herstellung u. Spaltung von Cystein-Cystein-Disulfidbrücken in Proteinen katalysiert u. so zur Ausbildung energet. stabiler Strukturen der Peptidketten beiträgt.

Proteine ⟨*gr*⟩ *n Pl*: Eiweiße; hochmolekulare Verbindungen, deren Bausteine 20 proteinogene ↑Aminosäuren sind. **Aufbau**: Einfache (reine) P. enthalten ledigl. Aminosäuren, konjugierte P. (↑Proteide) zusätzl. andere Substanzklassen. Die Aminosäuren sind untereinander durch ↑Peptidbindungen verbunden, wobei ihre Zahl u. Reihenfolge für jedes P. charakterist. ist. Diese Aminosäuresequenz wird als ↑Primärstruktur der P. bezeichnet. Innerhalb einer Polypeptidkette treten die Aminosäuren miteinander in Wechselwirkung, was zur Faltung der Kette führt. Die entstandenen Raumstrukturen der P. werden in Sekundärstrukturen (↑Alphahelix, ↑Faltblattstruktur) u. ↑Tertiärstrukturen unterteilt. Viele P. bestehen nicht nur aus einer einzelnen Polypeptidkette, sondern bilden Aggregate aus mehreren Polypeptidketten. Die so entstandenen Aggregate werden als oligomere P. bezeichnet, die sie bildenden Ketten als ↑Proteinuntereinheiten. Die Anordnung der Untereinheiten im oligomeren P. erfolgt definiert in einer ↑Quartärstruktur. Die Stabilisierung der Raumstrukturen der P. erfolgt durch nichtkovalente Bindungen (Wasserstoffbrücken zwischen Peptidbindungen u. Aminosäureseitenketten, Ionenbindungen, hydrophobe ↑Bindungen) u. durch ↑Disulfidbindungen. Nach ihrer Form lassen sich P. in globuläre P. (lösl. in Wasser o. verdünnten Salzlösungen, kugelähnl. Molekülgestalt) u. fibrilläre ↑Proteine (meist unlösl., gestreckte Molekülform) unterteilen. In Lösung reagieren P. als Ampholyte, da sie ionisierbare saure u. bas. Carboxyl-, Amino- u. Guanidinogruppen enthalten. In Abhängigkeit vom pH-Wert des Lösungsmittels treten P. daher als Kationen o. Anionen u. am isoelektrischen ↑Punkt als „Polyzwitterionen" auf. Infolge der Größe der Proteinmoleküle u. den damit auftretenden großen Ladungsabständen weisen P. Dipolmomente auf, die die ↑Proteinlöslichkeit mitbestimmen. Gelöste P. zeigen als kolloiddisperse Systeme den Tyndall-Effekt. Aus ihren Lösungen lassen sich P. auskristallisieren, die entstandenen Proteinkristalle enthalten bis 55 % Kristallwasser, so daß die Struktur eines P. in Lösung mit der Struktur im Kristall übereinstimmt. Dies ist eine Voraussetzung für die Ermittlung der nativen Proteinstruktur mit den Methoden der ↑Röntgenstrukturanalyse. Die für die Strukturanalyse wesentl. Isolierung u. Reinigung erfolgt mit modernen Verfahren der ↑Chromatographie, ↑Elektrophorese u. Zentrifugation (↑Zentrifuge). Nur in wenigen Fällen lassen sich Lösungsunterschiede u. spezif. Proteineigenschaften zur Reinigung ausnutzen. Die **Synthese** der P. erfolgt am ribosomalen Proteinsyntheseapparat der Zellen (↑Proteinbiosynthese). Die Reihenfolge der Aminosäuren in der Polypeptidkette ist in der ↑Desoxyribonukleinsäure codiert, die Ausbildung der Raumstrukturen ist ein spontaner Vorgang, der nur von der Aminosäuresequenz des jeweiligen P. abhängt. Aufgrund des hohen Ordnungszustands der P. erfolgt die Synthese mit großem Energieaufwand. Der Abbau wird durch hydrolyt. Enzyme (↑Proteasen) katalysiert. Ein partieller Abbau (limitierte ↑Proteolyse) u. der eigentl. Proteinsynthese angeschlossene Modifizierungen sind bei fast allen P. zur Erlangung der Funktionsfähigkeit nötig (↑Prozessierung). Infolge der enorm vielen Kombinationsmöglichkeiten der Aminosäuren ist die Zahl der P. sehr groß. Da jedes individuelle P. aber eine definierte Zusammensetzung u. Aminosäuresequenz aufweist, sind die Voraussetzungen für spezif. Funktionen gegeben. Sie haben im Organismus Stütz- u. Gerüstfunktionen (↑Gerüsteiweiße), Bewegungs- (kontraktile Proteine) u. Transportfunktionen (↑Transportproteine) u. wirken als Biokatalysatoren (↑Enzyme). Außerdem sind P. an der Regulation von Stoffwechselvorgängen (↑Proteohormone, Proteininhibitoren) u. der Homöostase des Organismus (Pufferung, kolloidosmot. Druck) beteiligt. Spez. P. erfüllen Schutzfunktionen (↑Immunglobuline, Gerinnungsproteine).

p53-Proteine: DNA-bindendes Protein. Produkt eines an der Regulation der Zellteilung beteiligten ↑Tumorsuppressorgens, hemmt in der phosphorylierten Form im ↑Zellzyklus normalerweise den Übergang von der G_1- in die S-Phase; wirkt als Kontrollfaktor wachstumshemmender Gene; möglicherweise von Bedeutung für Tumorfrüherkennung u. Tumortherapie; in versch. Zellen kann p53-P. ↑Apoptose auslösen.

Proteine, allosterische ↑Allosterie.

Proteine, basische: durch einen hohen Gehalt an bas. ↑Aminosäuren (Arginin, Lysin) ausgezeichnete Proteine, die eine hohe Affinität u. a. für Nukleinsäuren haben. Typ. b. P. sind ↑Histone, die als kation. Liganden über ion. Wechselwirkungen insbes. mit den anion. Phosphatgruppen der ↑Desoxyribonukleinsäure salzartige Komplexe in Form des ↑Chromatins bilden.

Proteine, Ca^{2+}-bindende: in versch. Geweben u. Organen in der Zellmembran u. im Zytosol vorkommende spezif. Proteine, die Ca^{2+}-Ionen mit hoher Affinität binden. ↑Calmodulin, ↑Troponin C, ↑Parvalbumin.

Proteine, enzephalitogen wirkende: Gruppe von Proteinen aus Hirn bzw. Rückenmark mit autoimmunogener Wirkung. Dazu gehört insbes. das bas. Myelinprotein. Im Modellversuch steht die Induktion einer Enzephalomyelitis mittels e. w. P. auf der Grundlage autoimmuner Wirkung im Vordergrund. Wirkungsweise mögl. als sequestriertes Antigen.

Proteine, fibrilläre: Faserproteine; Proteine, deren Achsenverhältnisse größer als 10 : 1 sind. Sie haben Gerüst- u. Stützfunktionen (↑Strukturproteine).

Proteine, glykierte: Ein Teil der im Blut zirkulierenden Glukose wird in Abhängigkeit von der jeweiligen aktuellen Konzentration nichtenzymat. u. zunächst reversibel an Aminogruppen geeigneter (Valin, Lysin) o. endständiger Aminosäuren der Proteinketten gebunden. In einer zeitabhängigen Reaktion geht diese Aldiminform durch Amadori-Umlagerung dann in die irreversible Oxoaminform (Fruktosamin) über. Die Glykatierung erfolgt an versch. Plasmaproteinen (Albumin, Apolipoproteine), aber auch am Hämoglobin (↑Hämoglobin, glykolisiertes) u. an Bindegewebeproteinen. Die g. P. sind ein Gradmesser (↑Fruktosamintest) für die mittel- u. längerfristige Beurteilung der Blutglukosekonzentration, da sie erst durch den Proteinabbau (Halbwertszeit der versch. Proteine) aus dem Blut eliminiert werden.

Proteine, heterodete: Peptolide, ↑Depsipeptide.

Proteine, hirnspezifische: an best. zelluläre Bausteine des Gehirns gebundene u. i. d. R. für den Zelltyp charakterist. Stoffwechselreaktionen katalysierende Proteine, z. B. Transmitterenzyme (↑Transmitter). Daneben sind auch hirnspezif. Strukturproteine bekannt, z. B. Neurotubuli, ↑Neurofibrillen.

Proteine, homologe: Proteinfamilien mit ähnl. Struktur u. Funktion. H. P. finden sich innerhalb einer

Onkofetale Proteine

Protein	Konzentration (Plasma)	Diagnostische Relevanz
Alpha-1-Fetoprotein	0–15 µg/l	prim. Leberzellkarzinom
Alpha-2-Fetoprotein	0–1,5 µg/l	frühkindl. maligne Tumoren
Gammafetoprotein	–	Sarkome, Leukämieformen, Mammakarzinom
karzinoembryonales Antigen (CEA)	0–3 µg/l	Kolonkarzinom Lungenkarzinom Mammakarzinom
fetales Sulfoglykoprotein	–	Magenkarzinom Kolonkarzinom
Fetale alkal. Phosphatase (Regan-Isoenzym)	–	verschiedene maligne Tumoren

Spezies u. in versch. Spezies. H. P. sind z. B. die ↑Zytochrome, die ↑Hämoglobine, einige ↑Proteohormone u. einige ↑Serinproteasen.

Protein, ektopisches: von einem Tumor gebildetes Protein, das im normalen Ausgangsgewebe nicht synthetisiert wird. ↑Paraneoplasie.

Proteine, onkofetale: onkofetale Antigene (tumorassoziierte Antigene). Proteine, die normalerweise nur von fetalen tier. u. menschl. Zellen in der Leber u. dem Kolon gebildet werden, im fetalen Serum auftreten u. zu unterschiedl. Zeiten nach der Geburt, aber innerhalb der ersten Wochen bzw. Monate wieder eliminiert werden. Wiederauftreten bei malignen u. benignen Erkrankungen. Ursache der Neosynthese ungeklärt. Diskutiert wird eine Gendeletion o. Gendepression mit Dekuvrierung einer Proteinsequenz. O. P. sind zu unterscheiden von schwangerschaftsassoziierten ↑Proteinen. Nachweis mittels Immundiffusion, Überwanderungselektrophorese, Radioimmunoassay, Immunelektrophorese. Tab.

Proteine, rekombinante: durch rekombinante ↑DNA codierte Proteine.

Proteine, ribosomale ↑Ribosomen.

Proteine, schwangerschaftsassoziierte: schwangerschaftsspezif. Proteine; gehören wie die onkofetalen ↑Proteine zu den entwicklungsabhängigen Proteinen. Zu den s. P. zählen: schwangerschaftsassoziiertes Alpha-2-Glykoprotein (Serumfaktor X h, Schwangerschaftszonenprotein), Testosteron u. Estradion bindendes Protein, schwangerschaftsspezif. Beta-1-Glykoprotein (SP_1). Für SP_1 ist Syntheseort die Plazenta, Funktion unbekannt, für Serumfaktor X h werden als Syntheseort die Leukozyten, als Funktion eine immunsuppressive Wirkung diskutiert.

Proteine, virusspezifische: vom ↑Virusgenom bei ↑Virusreplikation codierte Proteine, z. B. Strukturproteine. ↑Frühproteine, ↑Spätproteine.

Proteinfaltungskrankheiten: Gruppe von Erkrankungen, die auf abnorm gefaltete Proteine zurückführbar sind. Derartige Proteine kommen in zwei versch. Raumstrukturen vor, die sich in ihrer Aminosäuresequenz nicht unterscheiden u. von ein u. demselben Gen codiert werden. Die pathol. gefalteten Proteine weisen im Vergleich zu ihrem normalen Gegenstück häufig einen höheren Gehalt an Faltblattstrukturen u. weniger Helixstrukturen auf u. unterscheiden sich von der normalen Form durch eine wesentl. höhere Stabilität gegenüber Säure, Hitze u. Proteolyse. Die Ausbreitung des falsch gefalteten Proteins erfolgt durch direkten Protein-Protein-Kontakt zwischen der normalen u. der pathol. Form. Dabei zwingt die pathol. Form der normalen ihre Raumstruktur auf (↑Prionen, bovine spongiforme ↑Enzephalopathie, ↑Creutzfeldt-Jakob-Krankheit, ↑Scrapie, ↑Alzheimer-Krankheit).

Protein G: in der Zellwand von Streptokokken vorkommendes Protein, bindet Klasse G-Immunglobuline u. daher zu deren Nachweis u. Reinigung geeignet.

Protein, GTPase-aktivierendes: ein Protein (Mol. Gew. 120 000), das die GTPase-Aktivität (d. h. die Spaltung von GTP zu GDP) des normalen ras-Protoonkogenprodukts (ein ↑G-Protein) aktiviert, auf das mutierte ras-Onkogenprodukt aber ohne Einfluß ist (↑ras). Da der Komplex G-Protein-GDP inaktiv, der Komplex G-Protein-GTP aber aktiv ist, erklärt dies, warum das normale G-Protein im Ruhezustand in seiner inaktiven Form, das ras-G-Protein, da es stets GTP gebunden hat, aber immer in seiner aktiven Form vorliegt.

Proteinhybridisierung: definierte Zusammenlagerung von Untereinheiten versch. (meist funktionell gleicher) Proteine durch Hybridisierung. Ergebnis der P. sind ↑Proteinchimären. Die P. ist ein wichtiges Verfahren zur Beurteilung der Homologie von Proteinen.

Proteinhydrolysate: entstehen durch chem. o. enzymat. Hydrolyse von Proteinen. Chem. ist eine saure o. alkal. Hydrolyse mögl., einzelne Aminosäuren werden dabei allerdings zerstört o. racemisiert. Für die Ermittlung der Aminosäurezusammensetzung von Proteinen werden P. hergestellt u. in Aminosäureanalysatoren untersucht.

Proteinintoleranz: Unverträglichkeit gegenüber Nahrungsproteinen, z. B. als Folge einer vorangegangenen Sensibilisierung des Organismus gegen ein bzw. mehrere Nahrungsproteine o. als Folge von Enzym- bzw. Membrantransportdefekten im Aminosäurestoffwechsel. Allerg. Sofort- o. verzögerte Reaktionen können bei Aufnahme auch kleinster Mengen best. Proteine, z. B. aus Kuhmilch, Ei, Fisch, Getreide u. a., ausgelöst werden. Sonderformen: glutensensitive Enteropathie (↑Zöliakie); lysinbedingte P. (Lysinresorption in den Nierentubuli u. in der Darmwand defekt). Nach Aufnahme des spezif. Proteins kommt es zu Erbrechen u. Diarrhö. Selten fam. Eiweißunverträglichkeit, Manifestation beim Übergang von Brust- auf Flaschennahrung.

Protein I., sekretorisches: ein Glykoprotein der Nebenschilddrüse, das zusammen mit dem Parathormon sezerniert wird. Es ist verwandt mit dem Chromogranin A (↑Chromogranine) der chromaffinen ↑Zellen des ↑Nebennierenmarks, das gemeinsam mit den ↑Katecholaminen von dieser endokrinen Drüse abgegeben wird.

Protein, kalziumbindendes: *Abk* CaBP; i. e. S. ein in der Darmschleimhaut gebildetes Protein. Es ist im Zusammenwirken mit einer kalziumabhängigen ATPase für die Resorption von Kalzium aus dem Darmlumen notwendig.

Proteinkinasen: oligomere Enzyme, die einen Phosphatrest von ATP auf ein Protein, häufig ein Enzym, übertragen. P. werden nach dem Mechanismus ihrer Aktivierung unterschieden. Viele P. werden durch zyklisches ↑Adenosin-3',5'-monophosphat alloster. aktiviert (cAMP-abhängige P.). Der Phosphatrest wird meist mit Serin- o. Tyrosinresten des Proteins verestert. Weiterhin gibt es cGMP-abhängige, Kalzium-Calmodulin-abhängige u. Kalzium-Phospholipid-abhängige P. P. sind z. B. für die durch Adrenalin o. Glucagon in der Leberzelle hervorgerufene Phosphorylaseaktivierung verantwortl. (↑Glykogenstoffwechselregulation). ↑Tyrosinkinasen gehören zu den Rezeptorkinasen (↑Tyrosinkinaserezeptorsysteme), diese phosphorylieren in ihren Substratproteinen Tyrosylreste.

Proteinkonformation: zusammenfassender Begriff der Sekundär- u. ↑Tertiärstruktur von Proteinen.

Proteinlöslichkeit: hängt vom pH-Wert (isoelektrischer ↑Punkt) u. der Ionenstärke (↑Einsalzung, ↑Aussalzung) ab. Fibrilläre Proteine sind im Ggs. zu den globulären Proteinen in Wasser völlig unlösl. Je mehr hydrophile Gruppen sich an der Oberfläche eines Proteinmoleküls befinden, um so größer ist die sich ausbildende Hydrathülle u. um so besser ist die P. Entscheidend für die P. ist die Aufhebung intermolekularer Kräfte, daher lösen sich Proteine mit hohem Dipolmoment schwerer als solche mit kleinerem Dipolmoment.

Proteinmangel ↑Eiweißmangel.

Proteinmangelsyndrom ↑Eiweißmangelsyndrom.

Protein, mikrotubulusassoziiertes: *Abk* MAP; Proteine, die für die Bildung u. Stabilisierung von ↑Mikrotubuli verantwortl. u. mit diesen nichtkovalent assoziiert sind, z. B. MAP-Typen 1–4 u. versch. ↑Motorproteine.

Proteinoide: künstl. erzeugte Polyaminosäuren, die beim Erhitzen von Aminosäuregemischen entstehen.

Proteinose ↑Alveolarproteinose.

Protein, östrogenbindendes: ein ↑Plasmaprotein, das etwa 60 % der im Blut zirkulierenden Östrogene transportiert. Neben Östrogenen bindet es auch Testosteron.

Proteinphosphorylierung ↑Proteinkinasen. ↑MAP-Kinasen. ↑Phosphoproteine.

Proteinpolymorphismus: durch allele Gene determiniertes Auftreten von Proteinvarianten, die in einer gegebenen Population mit einer Frequenz von >0,01 nebeneinander vorkommen. Die durch multiple Allelie bedingten Proteinvarianten unterscheiden sich in ihren physikal., chem., serol. u. biol. Eigenschaften. Diese Unterschiede sind auf Veränderungen der Aminosäuresequenz der Proteinvarianten zurückzuführen. Die hohe Frequenz der Hämoglobinmerkmale ↑Hämoglobin S u. HbC neben HbA in Malariagebieten ist ein typ. Beispiel für P. Wenn der Polymorphismus katalyt. wirksame Proteine betrifft, spricht man von Enzympolymorphismus. Die katalyt. Aktivität der Enzymvarianten kann gleich, größer o. niedriger als beim Wildtyp sein. Zum Enzympolymorphismus gehören auch genetische ↑Enzymdefekte (z. B. ↑Glukose-6-phosphat-Dehydrogenase-Defekt).

Proteinraumstruktur: räuml. Anordnung der Polypeptidkette u. Zusammenlagerung mehrerer ↑Proteinuntereinheiten. Die P. ist durch die ↑Primärstruktur eines Proteins festgelegt. Ihre Herausbildung verläuft in einem biphas. Prozeß noch während der ↑Proteinbiosynthese. In der ersten Phase bilden sich voneinander unabhängig mehrere Nukleationszentren, die sich in der zweiten Phase räuml. orientieren. Die P. ist durch eine Strukturhierarchie gekennzeichnet. Die Strukturebenen werden als Sekundärstruktur, ↑Tertiärstruktur u. ↑Quartärstruktur bezeichnet. Eine neuere weitergehende Unterteilung der Strukturebenen umfaßt Sekundärstruktur, ↑Supersekundärstruktur, ↑Domäne, Monomer u. Oligomer.

Proteinreserve, labile: Teil des funktionellen Körpereiweißes (etwa 5 %), das relativ rasch abgebaut werden kann u. auch schnell wieder aufgefüllt wird. Wichtige Funktion im ↑Hunger u. bei ↑Eiweißmangel, da es bei seinem Abbau Aminosäuren liefert, die unter diesen Bedingungen die Synthese lebenswichtiger Proteine ermöglichen.

Protein S: Glykoprotein des plasmat. Gerinnungssystems. Physiol. Bedeutung liegt in der Interaktion als Cofaktor mit ↑Protein C. Es bildet einen Komplex mit aktiviertem Protein C u. erhöht dessen Affinität für Lipidoberflächen wodurch es zur Anlagerung von Faktor Va kommt. Dieser wird durch Protein C proteolyt. inaktiviert u. führt so zu einer Hemmung der Blutgerinnung. P. S. wird in Abhängigkeit von Vitamin K u. a. in Leber u. Endothel gebildet.

Proteinsequenator: Gerät zur Ermittlung der ↑Primärstruktur von Peptiden u. Proteinen. Dabei wird die Peptidkette schrittweise vom N-Terminus her mit Phenylisothiocyanat abgebaut (↑Edman-Abbau), u. die freigesetzten Phenylthiohydantoinderivate werden identifiziert.

Protein-Silber-Komplexe: Argentum proteinicum; komplex an Protein gebundene Ag^{+}-Ionen. Die freigesetzten Ionen haben desinfizierende Wirkung.

Protein-S-Mangel: verminderte Aktivität bzw. Konzentration des gerinnungshemmenden Faktors Protein S im Serum. Der erworbene P., z. B. bei Synthesestörungen der Leber (Leberparenchymschäden, Leberzirrhose), ARDS, Vitamin-K-Mangel, Verbrauchskoagulopathie u. unter Ther. mit Vitamin-K-Antagonisten, führt zu Hyperkoagulabilität mit erhöhtem Thromboserisiko. Bei der kongenitalen, autosomal-dominant veerbten Form kommt es bereits im jugendl. Alter zu rezidivierenden thromboembol. Ereignissen.

Proteinstoffwechsel: intra- u. extrazellulär ablaufende Stoffwechselprozesse. Die Synthese der ↑Proteine findet intrazellulär an den Ribosomen statt (↑Proteinbiosynthese, ↑Translation). Während o. nach dem Translationsprozeß unterliegen Proteine häufig enzymat. Modifizierungen, die als Protein-Processing (↑Prozessierung) bezeichnet werden. Zu den cotranslationalen Modifizierungen zählen Acetylierung u. Formylierung, zu den postranslationalen Methylierung, Phosporylierung, Gammacarboxylierung, Adenylierung, ADP-Ribosylierung, Anheftung von Biotin, Häm u. Lipolylresten sowie die Ausbildung kovalenter Quervernetzungen (z. B. im Kollagen u. Elastin). Glykosylierungen finden sowohl post- als auch cotranslational statt. Sehr häufig ist das Protein-Processing mit der Hydrolyse von Peptidbindungen durch ↑Proteasen verbunden, z. B. bei der Entfernung des ↑Signalpeptids von neusynthetisierten Exportproteinen u. bei der Zymogenaktivierung. Der Abbau der Proteine erfolgt durch ↑Proteolyse intra- o. extrazellulär bei der ↑Eiweißverdauung.

Proteinsynthese ↑Proteinbiosynthese.

Protein targeting: gerichteter Transport von Proteinen vom Ort ihrer Synthese zu Zielorten innerhalb der Zelle (Zellkern, endoplasmat. Retikulum, Golgi-Apparat, Lysosomen, Mitochondrien) o. als sog. Sekret- o. Exportproteine vesikelvermittelt über die ↑Plasmamembran in den extrazellulären Raum; diesem Sortierungprozeß dienen spezif. Erkennungsstrukturen o. spez. Modifikationen der Proteine.

Proteintransport ↑Protein targeting.

Proteinuntereinheiten: Subeinheiten von Proteinen. Polypeptidketten, die sich zu oligomeren Proteinen (↑Proteine) zusammenlagern. Die Bindung der P. erfolgt nichtkovalent. Die Untereinheiten eines Oligomers können untereinander gleich o. versch. sein, wobei die Zahl der Untereinheiten innerhalb einer ↑Quartärstruktur meist geradzahlig ist. Dabei erfolgt die Anordnung der Untereinheiten streng gesetzmäßig unter Wahrung best. Symmetrieverhältnisse. In einem oligomeren Protein können die Untereinheiten unterschiedl. Funktionen erfüllen, z. B. katalyt. u. regulator. Funktionen. Man spricht in solchen Fällen von katalyt. bzw. regulator. P. ↑Monomeren.

Proteinurie: Eiweißausscheidung im Urin. Das im ↑Primärharn enthaltene Eiweiß wird fast vollständig, bis zu einem physiol. Rest von 0,2 g/24 h, vom Tubulusapparat resorbiert (sog. physiol. P.). Pathophysiolog. unterscheidet man zwischen glomerulärer P. (die gesteigerte glomeruläre Eiweißausscheidung übersteigt die Kapazität der tubulären Rückresorption) u. tubulärer P. (gestörte Tubulusfunktion mit mangelhafter Rückresorption). Die glomeruläre P. kann hinsichtl. der Zusammensetzung der Urineiweiße unterteilt werden. Die selektive P. weist vorwiegend kleinmolekulare Eiweiße wie ↑Albumin auf, bei der nichtselektiven P. ist der glomeruläre Siebeffekt weitgehend aufgehoben – es finden sich auch größere Proteine, wie ↑Immunglobulin G. Bei Beachtung von anderen Begleitsymptomen ist die P. von diagn. Bedeutung, z. B. bei der ↑Glomerulonephritis u. der ↑Pyelonephritis. Es ist jedoch zu bedenken, daß auch andere, z. T. nicht krankhafte Ursachen in Betracht kommen. Die Arbeits- o. Sportproteinurie kann nach stärkerer körperl. Belastung das 10–100fache der Norm (0,4–4 mg/ml) betragen. Für die orthostat. P. ist das Adoleszentenalter charakterist.: im Liegen ist der Urin eiweißfreier, kann aber im Stehen bis zu 1,5 g Eiweiß/24 h enthalten. Nur bei etwa 10 % dieser Pat. findet sich eine Nierenerkrankung. Die febrile P. ist eine harmlose Begleiterscheinung bei fieberhaften Erkrankungen. Die Stauungsproteinurie ist Ausdruck kardialer Dekompensation u. reversibel. Als Restproteinurie bezeichnet man eine P. von unter 1 g/24 h nach Abklingen einer akuten ↑Glomerulonephritis; tritt dieses Restsymptom isoliert auf, so ist die Progn. günstig (Defektheilung der Glomerulonephritis).

Proteinurie, lordotische ↑Lordoseversuch. ↑Proteinurie.

Proteinurie, orthostatische ↑Proteinurie.

Protektine ⟨*lat*⟩ *n Pl*: noch unzureichend analysierte Proteine im Sexualsekret niederer Tiere, zuerst entdeckt bei Schnecken, später bei Fischen. P. besitzen die Fähigkeit, mit best. Zuckerkomponenten Verbindungen einzugehen; befinden sich diese auf Zelloberflächen, so kommt es zur Agglutination (Erythrozyten, Bakterien). Mutmaßl. Wirkung besteht in der Protektion abgelegter Eier vor bakterieller Zerstörung. P. sind keine Immunglobuline u. nicht mit den Agglutininen von Wirbellosen vergleichbar, sie entsprechen am ehesten den ↑Lektinen.

protektiv ⟨*lat*⟩ *Adj*: schützend.

proteo- ⟨*gr*⟩ *Präfix*: Protein-, Eiweiß-.

Proteochylie: eiweißreiche Sekretion (z. B. im Pankreassaft nach Stimulation mit Pankreozymin).

Proteoglykane: Verbindungen zwischen Proteinen u. ↑Glykosaminoglykanen. Sie sind wichtige Bestandteile des Bindegewebes u. der interzellulären Matrix. Ihr Polysaccharidanteil überwiegt mengenmäßig ihre Proteinkomponente u. stellt lange Ketten aus sich wiederholenden disaccharidähnl. Einheiten dar. Die Verbindung zwischen dem Kohlenhydrat- u. dem Proteinanteil erfolgt über die Hydroxylgruppen von Serin-u. Threoninresten, die mit dem Trisaccharid Xylose-$(Galaktose)_2$ verbunden sind, welches den Glykosaminoglykanrest trägt. Die P. werden in den Fibroblasten u. a. Zellen mehrstufig synthetisiert. Beispiel: Aggregan.

Proteohormone: Hormone, die aus einer größeren Zahl von Aminosäuren als die ↑Peptidhormone aufgebaut sind, z. B. ↑Insulin (51 Aminosäuren), adrenokortikotropes ↑Hormon (39 Aminosäuren), ↑Thyreotropin, somatotropes ↑Hormon, follikelstimulierendes ↑Hormon, ↑Lutropin. Ein Teil der P. trägt Oligosaccharidreste (↑Glykoproteine, Peptidhormone).

Proteolipide: Hauptbestandteile der Myelinscheide. Es sind an hydrophoben Aminosäuren reiche Proteine mit gebundenen Fettsäuren, deshalb auch Acylproteine genannt. Ein Vertreter ist ↑Lipophilin.

Proteolyse: Eiweißabbau; Abbau von ↑Proteinen im Darmlumen u. intrazellulär; bevorzugt in ↑Lysosomen durch ↑Peptidasen bzw. durch ↑Ubiquitin vermittelt. (↑Exopeptidasen, ↑Endopeptidasen).

Proteolyse, intrazelluläre: Eiweißabbau, der entweder in den ↑Lysosomen (katalysiert durch ↑Kathepsine) o. außerhalb von diesen im ↑Zytosol vor sich geht (↑Proteasomen). Der extralysosomale Weg der Proteolyse ist zu einem beträchtl. Anteil abhängig von ↑Ubiquitin. Ubiquitin wird an das abzubauende Proteinmolekül ATP-abhängig gebunden. Letzteres wird danach durch einen hochmolekularen Proteasekomplex (Proteasom) ebenfalls unter Verbrauch von ATP gespalten. Es gibt auch ubiquitinunabhängige Wege des nichlysosomalen intrazellulären Proteinabbaus.

Proteolyse, limitierte: Sonderfall des ↑Eiweißabbaus, bei dem nur eine o. wenige Peptidbindungen in ↑Proteinen durch Proteasen aufgespalten werden. Die l. P. findet v. a. bei der Aktivierung von ↑Zymogenen u. beim Protein-Processing statt.

proteolytisch *Adj*: eiweißabbauend, eiweißverdauend.

Proteus: Bakteriengattung der Fam. ↑Enterobacteriaceae; gramnegative, bewegl., oft pleomorphe Stäbchen mit den Arten P. vulgaris, P. mirabilis, P. penneri, ↑Morganella, ↑Providencia. Bedingt pathogen; Vorkommen in Boden u. Wasser, Fäulniserreger, Saprophyt im menschl. Intestinaltrakt. Erreger von Harnwegsinfektionen, Peritonitis, Cholangitis, Cholezystitis u. a. Best. Serotypen werden aufgrund einer partiellen Antigengemeinschaft mit best. Rickettsien zur Serodiagnostik von Rickettsiosen verwendet. ↑Weil-Felix-Reaktion.

Prothese ⟨*gr*⟩ *f*: künstl. Ersatz von Körperteilen als funktioneller u. kosmet. Ersatz für verlorene Gliedmaßen o. andere Körperteile (Auge, Gefäße), steht mit dem betroffenen Gliedmaßenstumpf o. Körperteil in enger Verbindung, wird von diesem gehalten u. geführt, z. B. ↑Modularprothese, ↑PTB-Prothese, ↑PTS-Prothese, ↑Sauerbruch-Prothese, ↑TORP-Prothese, ↑Armprothese, pneumatische.

Prothese, akustische ↑Hörgerät.

Prothesenlager: der von abnehmbarem ↑Zahnersatz bedeckte Anteil der Mundschleimhaut.

Prothesenrandknoten: durch Druck o. Reibung des Prothesenköcherrands bes. am Oberschenkel entstehende Haut- u. Unterhautverdickung am Amputationsstumpf.

Prothesenstomatitis: Entzündungen im Bereich der prothesenbedeckten Mundschleimhaut.

Prothesenstomatopathie: Prozesse an der Mundschleimhaut, die mit dem Tragen von Prothesen in Beziehung stehen.

Prothesis ocularis ↑Augenprothese, ↑Epithese.

Prothetik, zahnärztliche: Zahnersatzkunde; Zweig der Zahnmed., der sich mit dem Ersatz einzelner Zähne o. ganzer Zahnreihen befaßt sowie mit der Rehabilitation des Kauorgans nach teilweisem o. völligem Zahnverlust mit Hilfe von Kronen, Brücken, abnehmbaren Teil- o. Vollprothesen.

Prothrombin: Glykoprotein des Blutplasmas mit einem Mol. Gew. von 69 000. ↑Faktor II des plasmat. Blutgerinnungssystems. Inaktive Vorstufe (Proenzym) des ↑Thrombins, das die Umwandlung von Fibrinogen in Fibrin bewirkt.

Prothrombinaktivierung: zentraler Vorgang der plasmat. Blutgerinnung. Nach der Kaskadentheorie von McFarlane ist dabei eine ↑Enzymkette wirksam, an der zahlreiche Proteine beteiligt sind. Im sog. „inneren System" kommt es über eine Kontaktaktivierung von Faktor XII zur nachfolgenden Aktivierung von Faktor IX u. Faktor X, wobei dazu Thrombozytenfaktoren, Kalziumionen u. die Faktoren XI u. VIII notwendig sind. Im sog. „äußeren System" der P. wirkt eine Gewebeverletzung auslösend. Gewebethromboplastin bewirkt die Umwandlung von Faktor VII (↑Proconvertin) in eine aktivierte Form, die ihrerseits zusammen mit Kalzium u. Plättchenfaktoren den Faktor X aktiviert. Beim Faktor X treffen inneres u. äußeres System der P. zusammen. Aktivierter Faktor X, Kalzium, Faktor V (↑Parahämophilie) u. Plättchenfaktoren bewirken dann die Umwandlung von Prothrombin in Thrombin. Neben dieser Theorie wurde von Seegers das Konzept der autokatalyt. P. entwickelt, wobei Ausgangspunkt der Prothrombinumwandlung im wesentl. das Prothrombin selbst ist. Daneben wird heute auch die Wirkung von Faktor V, VIII, von Kalziumionen u. thrombozytären Phospholipiden anerkannt.

Prothrombinkomplexkonzentrat: Faktor-VIII-arme bzw. -freie Plasmakonzentrate, die einen hohen Gehalt an Gerinnungsfaktoren II, VII, IX u. X aufweisen. Sie werden zur Substitutionsbehandlung bei plasmat. Gerinnungsstörungen eingesetzt, v. a. bei Lebererkrankungen. In aktivierter Form hat P. große Bedeutung bei der Behandlung der Hämophilie A mit hohem Antikörpertiter gegen Faktor VIII erlangt.

Prothrombin-Proconvertin nach Owren: Variante der Thromboplastinzeitbestimmung. Durch Zugabe von Rinderadsorptivplasma wird die Abhängigkeit der Thromboplastinzeit von Faktor V u. Fibrinogen ausgeschaltet. Es bleibt die Abhängigkeit von den Faktoren II, VII u. X. ↑Thromboplastinzeit nach Quick.

Prothrombinverbrauchstest: quantitativer Blutgerinnungstest. Bei ungestörter Gerinnung in vitro wird Prothrombin in Thrombin umgewandelt; nach 3 h sind weniger als 7 % der Ausgangsmenge im Serum vorhanden. Dieser Wert liegt höher (> 10 %), wenn die Bildung von Blutthrombokinase (Intrinsic system) o. die Umwandlung von Prothrombin (↑Extrinsic-Gerinnungssystem) gestört sind.

Prothrombinzeit ↑Thromboplastinzeit.

Protionamid: ein ↑Tuberkulostatikum.

Protisten: veraltete Sammelbezeichnung für versch. Einzeller wie z. B. Bakterien, blaugrüne Algen, Protozoen u. Pilze.

Protoanemonin: lokal reizendes Gift aus Wiesenbärenklau. Geht beim Trocknen in ungiftiges Anemonin über.

Protochlorhämin: Alphachlorhämin, Hämin; Chlorid des Eisen(III)-Komplexes von Protoporphyrin IX.

Protodiabetes ↑Diabetesvorstadien.

Protodiastole ↑Entspannungszeit des Herzens.

Protofibrillen ⟨*gr + lat*⟩ *f Pl*: Struktureinheiten der kollagenen ↑Fasern, die durch Aneinanderlagerung der Tropokollagenmoleküle (↑Tropokollagen) zu langen dünnen Fibrillen entstehen u. sich zu Filamenten, Fibrillen u. schließl. zu Kollagenfasern bündeln.

Protomer: kleinste ident. Einheit eines oligomeren Proteins. Besteht ein oligomeres Protein aus gleichartigen Untereinheiten, so ist die Untereinheit mit dem P. ident.

Proton ⟨*gr*⟩ *n*: **1.** Elementarteilchen (Nucleon) H^+, das als Baustein des Atomkerns dessen Ladung bestimmt. (↑Kernladungszahl). **2.** Wasserstoffion, in wäßriger Lösung hydratisiert als H_3O^+.

Protonenpumpenhemmer: Protonenpumpeninhibitoren (PPI); die z. Z. stärksten Säurehemmer, die ihren Angriffspunkt an der Protonenpumpe haben.

Protonenresonanz: dient der Strukturaufklärung, der Konformationsanalyse u. der Untersuchung von ↑Wasserstoffbrückenbindungen. Wichtiges Teilgebiet der kernmagnet. Resonanzspektroskopie (↑Spin-Immunoassay).

Protonymphe: erstes Nymphenstadium der ↑Acari. ↑Nymphe.

Protoonkogen ↑Onkogene.

protopathisch *Adj*: **1.** ↑idiopathisch. **2.** gestört, entdifferenziert (Abbau psych. Leistungen).

Protoplasma ⟨*gr*⟩ *n* ↑Zytoplasma.

Protoplasmagifte: alle Einflüsse physikal., chem. u. biol. Art, die das Zellplasma zu schädigen vermögen, z. B. Röntgen-, Radiumstrahlen, Lost, Bakteriengifte.

Protoplasten ⟨*gr*⟩ *Pl*: zellwandfreie Bakterien. Sie entstehen, wenn die Zellwand durch ↑Lysozym abgebaut o. die Zellwandsynthese durch Penicillin blockiert wird. P. sind nur in iso- u. hyperton. Lösungen stabil u. nicht mehr teilungsfähig. Zellatmung u. Begeißelung bleiben erhalten; Bakteriophagen werden nicht adsorbiert, aber noch gebildet, wenn die Phageninfektion vor dem Zellwandverlust erfolgte.

Protoporphyrie ↑Porphyrie.

Protoporphyrine: Gruppe der ↑Porphyrine, bei denen der Tetrapyrrolring mit 4 Methyl-, 2 Vinyl- u. 2 Propionatresten substituiert ist. Dabei sind 15 Isomere mögl., wobei in der Natur nur das ↑Protoporphyrin IX auftritt.

Protoporphyrin IX: 1,3,5,8-Tetramethyl-2,4-Divinyl-6,7-dipropionnat-Porphin; wichtigstes natürl. Por-

P

phyrin, dessen Eisenkomplex (↑Häm) als prosthetische ↑Gruppe der ↑Hämoproteine wirkt. Seine Synthese erfolgt aus Deltaaminolävulinsäure (↑Hämsynthese).

Prototheca: chlorophyllose Algen, die gelegentl. als Erreger mykoseähnl. Erkrankungen bei Mensch u. Tieren auftreten.

Protothekose: Erkrankung durch Algen der Gattung ↑Prototheca: Die P. ist klin. von einer ↑Candidose nicht zu trennen.

Protoveratrine ↑Veratrin.

Protovirushypothese: von Temin aufgestellte Hypothese, nach der exogene RNA-Viren über in das zelluläre Genom integrierte DNA-Kopien (-Protovirus) (↑DNA-Polymerase, ↑DNA-Biosynthese, reverse ↑Transkriptase) u. die Expression der darin enthaltenen fremden genet. Information zur malignen Transformation u. zur Tumorbildung führen sollen.

Protozoa ⟨*gr*⟩ *n Pl*: Protozoen, Urtiere; eukaryont. Einzeller (zeitweilig Kolonien bildend) mit einem bis mehreren Kernen, Zytoplasma (bei einigen P. aus Ekto- u. Endoplasma bestehend) durch Pellikula nach außen abgegrenzt, mit Bewegungsorganellen wie Pseudopodien (Scheinfüßchen), Flagellen (Geißeln) u. Zilien (Wimpern) u. unterschiedl. Ernährungsweise. Fortpflanzung durch Zwei- u. Vielfachteilung (Agamogonie, Endodyogenie, Schizogenie, Kopulation u. Konjugation, ↑Gamogonie). Von den etwa 65 000 Arten leben mehr als 5 000 als ↑Parasiten. Systemat. Gliederung sehr unterschiedl.; med. bedeutsame systemat. Gruppen: ↑Flagellata (jetzt Zoomastiogophorea), ↑Rhizopoda, ↑Sporozoea, Ciliata (jetzt ↑Ciliophora).

Protozoenkrankheiten ⟨*gr*⟩: durch Protozoen (↑Protozoa) hervorgerufene Infektionskrankheiten, die durch ihre Neigung zum protrahierten Verlauf gekennzeichnet sind. Zykl. Protozoonosen zeigen regelmäßig wiederkehrende Fieberzyklen (↑Malaria), ferner die Beteiligung des RHS (Milz- u. Leberschwellung), deutl. Anämie bei fortschreitender ↑Invasivität u. wenig verändertem weißen Blutbild. Lokale Protozoonosen verlaufen ohne Fieber (sonst bakterielle Mischinfektion) mit stark entzündl. Reaktion am Infektionsort u. anschließender Geschwürbildung.

Protozoologie: Wissenschaft von den Protozoen (↑Protozoa).

protrahiert ⟨*lat*⟩ *Adj*: verzögert.

Protrahierung ⟨*lat*⟩ *f*: bei der ther. Bestrahlung die Anwendung kleiner Dosisleistungen, also langer Bestrahlungszeiten aus strahlenbiolog. Gründen. Eine allg. anerkannte Theorie der protrahierten Bestrahlung steht noch aus. ↑Fraktionierungsfaktor, ↑Elektivität.

Protrusio ⟨*lat*⟩ *f*: Vorwölbung, Vortreibung.

Protrusio acetabuli: Otto-Chrobak-Becken; mediale Dislokation des Femurkopfs durch Nachgeben der Gelenkpfanne gegenüber den Druckkräften; bei ↑Coxa vara, nach Entzündungen (insbes. ↑Rheumatoidarthritis) mit konzentr. Verschmälerung des Gelenkspalts, bei ↑Koxarthrose, bei ↑Osteoporose. Führt zur Beinverkürzung u. Bewegungseinschränkung des Schenkelkopfs durch „Einmauerung" in der Pfanne.

Protrusio bulbi: Vortreibung des Augapfels, ↑Exophthalmus.

Protrusion ⟨*lat*⟩ *f*: in der Zahnmed. Biß- o. Kieferanomalie mit vorstehenden Frontzähnen. Unterscheidung: koronale P.: Kippung der Zähne nach vestibulär; alveoläre P.: Kippung des Alveolarfortsatzes samt Zähnen nach vestibulär; maxilläre P.: gesamter Oberkiefer nach frontal verschoben.

Protrusio sterni: Hühnerbrust, Kielbrust. ↑Pectus carinatum.

Protrypsin ↑Trypsinogen.

Protuberantia ⟨*lat*⟩ *f*: Vorragung.

Protuberantia mentalis: Kinnvorsprung, Erhabenheit in der Mitte der Außenfläche des Corpus mandibulae.

Protuberantia occipitalis externa: Inion, tastbarer Höcker in der Mitte der Außenfläche der ↑Squama occipitalis.

Protuberantia occipitalis interna: Vorsprung in der Mitte der Innenfläche der Squama occipitalis.

Provenienz ⟨*lat*⟩ *f*: Herkunft, Ursprung.

Providencia: Gattung der Fam. Enterobacteriaceae; bedingt pathogen für den Menschen. fünf Arten, P. alcalifaciens, Durchfall insbes. bei Kindern, P. stuartii u. P. rettgeri Eiter u. Entzündungserreger, Harnwegs-, Krankenhausinfektionen.

Proviren ↑Retroviren, endogene, ↑Retroviridae.

Provitamin D_2 ↑Ergosterol.

Provitamin D_3 ↑Dehydrocholesterin.

Provitamine: inaktive Vorstufen von ↑Vitaminen; wichtig für ↑Vitamin A (Alpha-, Beta- u. Gammacarotin) u. ↑Vitamin D (↑Dehydrocholesterin, ↑Ergosterol).

Provokation ⟨*lat*⟩ *f*: Anwendung bes. Reizmittel, um eine im latenten Bereich befindl. Krankheit wieder zum Aufflackern zu bringen, früher zur Feststellung der Heilung bei Gonorrhö benutzt.

Provokation, intralumiale: Unter endoskop. Kontrolle wird auf die Magenschleimhaut das vermutete Allergen gebracht u. die Reaktion der Schleimhaut beobachtet.

Provokationsepidemie: durch Aktivierung latenter Infektionen o. durch Verkürzung der Inkubationszeit bei infizierten Personen nach Verminderung der Resistenz ausgelöste ↑Epidemie. Z. B. treten Herpes-simplex-Epidemien im Gebirge durch Entwicklung sek. herpet. Erkrankungen nach verstärkter UV-Einstrahlung auf. Wichtig sind P., die durch Maßnahmen der Infektionsprophylaxe u. Ther. ausgelöst werden. ↑Bündelungseffekt.

Provokationskost: Methode zur Diagnostik von Malabsorptionssyndromen (↑Malabsorption). Unter klin. Beobachtung wird über die Nahrung gezielt die Substanz zugeführt, von der voraussichtl. eine Unverträglichkeitsreaktion ausgelöst wird.

Prowazek, Stanislaus, Edler von Lanov (1875–1915), Bakteriologe, Rovigno, Batavia.

Prowazek-Zelleinschlüsse (nach Stanislaus v. P.) ↑Halberstädter-Prowazek-Körperchen.

proximalis ⟨*lat*⟩ *Adj*: proximal; Lagebezeichnung an Extremitäten für näher zum Rumpf liegend; Ggs. distalis, distal.

Proxymeter ↑Optometer, Gerät zur Bestimmung des Nahpunkts.

Proxyphyllin: 7-(2-Hydroxyprolyl)-theophyllin; ein ↑Broncholytikum.

Prozerkoid ⟨*gr*⟩ *n*: Procercoid; zweites Larvenstadium (Profinne) der ↑Pseudophyllidea, z. B. ↑Diphyllobothrium latum, in kleinen Wasserkrebsen als ↑Zwischenwirt; bestachelt, mit Kalkkörperchen u. Schwanzanhang mit 6 Embryonalhaken.

Prozeß ⟨*lat*⟩ *m*: Vorgang. **1.** ***Physik:*** eine Reihe von miteinander zusammenhängenden, zeitl. aufeinanderfolgenden Ereignissen, die quantitativ als Gesamtheit der zeitabhängigen Änderungen von physikal. Größen erfaßt wird, die das Verhalten eines Systems charakterisieren. 2. ***Med.:*** v. a. als Krankheitsprozeß mit seinen zeitl. u. pathogenet. zusammenhängenden Zustandsfolgen.

Prozessierung: an Nukleinsäuren u. Proteinen nach ihrer Synthese erfolgende partielle (limitierte) Spaltungen der Makromoleküle. Präproprotein-Proteinumwandlungen (z. B. aus Präproinsulin wird über Proinsulin Insulin); Prä-RNA-RNA-Umwandlungen, z. B. der ↑Transfer-RNA, Messenger-RNA o. ribosomalen RNA. ↑hnRNA.

Prozeßmeßtechnik, medizinische: überwiegend on line gekoppelte med. Meßgeräte an Prozeß- u. Mikrorechnern zur fortlaufenden Erfassung analoger med. Meßgrößen zum Zwecke der Verarbeitung, Überwachung, Prozeßsteuerung, z. B. in der ↑Patientenüberwachung.

Prozessor ⟨*engl*⟩: in der Rechentechnik der Verarbeitungs- u. Steuerteil einer Zentraleinheit, Mikroprozessor. P. können in Rechnern u. ihren Zentraleinheiten mehrfach eingesetzt werden. Sie können jedoch auch für autonome Steuer- u. Regelaufgaben verwendet werden.

Prozeß, stochastischer: Zufallsprozeß. Zufallsvariable, die vom Parameter Zeit abhängt. In Biol. u. Med. zur Beschreibung des Wachstums (Individuen, Populationen) u. der Ausbreitung infektiöser Erkrankungen eingesetzt. Am häufigsten werden Geburten- u. Todesprozesse betrachtet, mit deren Hilfe unter versch. Bedingungen Umfangsänderungen von Zell-, Mikroben-, Tier- u. Menschenpopulationen beschrieben werden. Ein s. P. stellt ein Modell dar, das von den Einzelgeschehnissen u. deren Wahrscheinlichkeiten ausgeht. Ein s. P. wird durch eine ↑Zeitreihenanalyse realisiert.

Prozonenphänomen: Ausbleiben der Agglutination in den Röhrchen mit der höchsten Antikörperkonzentration, die eintritt, wenn das Antiserum verdünnt wird. Ursache für das P. sind u. a. blockierende Antikörper (inkomplette ↑Antikörper).

Prozymogene: Vorstufen der ↑Zymogene des exokrinen Drüsenanteils des Pankreas. Sie enthalten am N-Terminus noch ein stark hydrophobes ↑Oligopeptid, das als ↑Signalpeptid dient. Es ist das Signal für die Zelle, daß das betreffende Protein zur Sekretion bestimmt ist. Die proteolyt. Abspaltung des Signalpeptids stellt einen Reifungsschritt des neugebildeten Proteins dar (↑Prozessierung).

PRP: *Abk* für progressive Rötelnpanenzephalitis. ↑Panenzephalitis (↑Slow-Virus-Infektion).

PrP: *Abk* für Prionenprotein. ↑Prionen.

Prüfung, ärztliche: med. Staatsexamen nach Beendigung des Medizinstudiums.

Prüfung, präklinische: exp. Untersuchung potentieller Wirkstoffe vor der ersten Verabreichung eines Arzneimittels an den Menschen. Die p. P. umfaßt tierexp. u. biochem. Testverfahren. Gemeint sind i. d. R. die bis zur Registrierung eines med. Präparats rechtl. vorgeschriebenen Erprobungen (eth. Regeln der Epidemiol.).

Prüfverteilung: Wahrscheinlichkeitsverteilung, der die Prüfgröße eines statistischen ↑Tests bei Gelten der ↑Nullhypothese genügt. ↑Perzentile der P. liegen in statist. Tafeln vor. Damit wird bei vorgegebener ↑Irrtumswahrscheinlichkeit die Bestimmung des Schwellenwertes zur Testentscheidung ermöglicht. Häufig benutzte Prüfverteilungen sind die t-Verteilung, F-Verteilung u. χ^2-Verteilung.

Prunasin: D(-)-Mandelsäurenitril-beta-D-glukosid; in Blättern von Rosaceae. Durch Spaltung wird ↑Blausäure frei, bei Verzehr größerer Mengen roh ist Vergiftung mögl.

Prune-belly-Syndrom ⟨*engl*⟩ *n*: multiple Fehlbildungen mit Fehlen o. spärl. Ausbildung der Bauchdeckenmuskulatur. Die resultierende Fältelung der Bauchhaut führte zu der Bez. In 50 % auch ausgeprägte Fehlbildungen der Nieren u. ableitenden Harnwege. Progn. bei schweren Fehlbildungen schlecht.

pruriginös ⟨*lat*⟩ *Adj*: juckend.

Prurigo ⟨*lat*⟩ *f*: stark juckende Dermatose, die durch Knötchen o. Knoten gekennzeichnet ist.

Prurigo acuta: Strophulus; eruptives Auftreten von juckenden, im Durchmesser etwa 1 cm großen Papeln, oft mit Bläschen in der Mitte; schubweiser Verlauf. Befallen werden hauptsächl. Kinder.

Prurigo aestivalis: Sommerjucken; eine der Hidroa vacciniformia verwandte Lichtdermatose.

Prurigo chronica Hebra: in der Kindheit auftretende sog. Juckblattern. Es entstehen senfkorngroße Knoten, die aus der Haut herausgekratzt werden, Vergrößerung der Lymphknoten. Meist kommen durch das Kratzen Infektionen hinzu. Ursache meist Insektenstiche o. Nahrungsmittelallergie. Die chron. Krankheit kann sich aus einem Strophulus entwickeln.

Prurigo chronica nodularis: im vorgeschrittenen Alter auftretende, sehr stark juckende Dermatose mit erbs- bis bohnengroßen, derben hautfarbenen Knoten. Bevorzugter Sitz sind die Streckseiten der Extremitäten. Abb.

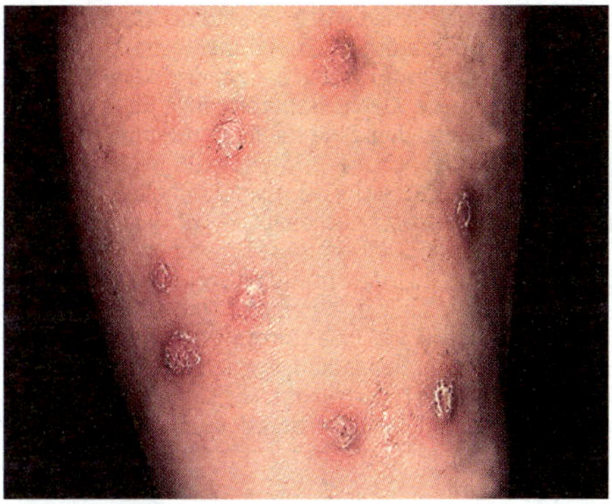

13

Prurigo chronica nodularis

Prurigo gestationis: Schwangerschaftsdermatose. In der 2. Hälfte der Schwangerschaft auftretende Eruption von stark juckenden Papeln, die nach der Niederkunft schnell abheilen.

Pruritus ⟨*lat*⟩ *m*: Juckreiz, Hautjucken; Begleitsymptom zahlreicher Haut- u. mancher Stoffwechselerkrankungen (Lebererkrankungen, Diabetes).

Pruritus ani ↑Analpruritus.

Prusiner, Stanley B. (geb. 1942), amerik. Neurol., San Francisco. 1997 Nobelpreis für Med./Physiol. „für seine Prionen-Hypothese, mit der er ein neues biologisches Prinzip der Infektion entdeckt hat". P. erforscht die Ursachen der neurodegenerativen Erkrankungen, insbes.

der Creutzfeldt-Jakob-Krankheit. 1982 konnte P. erstmals infektiöse Proteinpartikel in Gehirnen von Nagern nachweisen. P. bezeichnet die infektiösen Eiweißmoleküle, die keine genet. Komponente aufweisen, als Prione. Damit postuliert er 1984 die Theorie einer neuen Art von Krankheitserregern neben Viren, Bakterien, Pilzen u. Parasiten.

Pryce-Mikrokultur: Objektträgerkulturverfahren zur Züchtung von Tuberkulosebakterien. Ergebnis schon nach 5–8 Tagen.

PS: *Abk* für ↑Pulmonalstenose.

p. s.: *Abk* für lat. per secundam intentionem. ↑Intention.

Psammokarzinom ⟨*gr*⟩ *n*: Krebs mit feinkörniger Verkalkung, bes. bei Ovarialkarzinom.

Psammom: Sandgeschwulst (Virchow); sog. Psammomkörperchen in Meningiomen, aus zwiebelschalenähnl. geschichteten hyalinisierten u. verkalkten Gebilden bestehend.

Psaume, Jean, zeitgen. frz. Zahnarzt. Papillon-Léage-Psaume-Syndrom. ↑Syndrom, orofaziodigitales.

PSE ↑Weißfleischigkeit.

Pseudallescheria boydii: Pilzgattung, perfekte Form von Scedosporium, Erreger von ↑Myzetomen.

Pseudallescheriasis: seltene Hautmykose mit derben, fluktuierenden, fisteldurchsetzten Knoten. An den Knoten stellenweise osteoperiostit. Abszesse. Erreger ist Pseudallescheria boydii apiospermum.

Pseudarthrose ⟨*gr*⟩ *f*: Falschgelenk; Sammelbegriff für das Ausbleiben knöcherner Frakturheilung innerhalb angemessener Frist. Unterschiedl. Entstehungsursachen, die zu folgender Einteilung führten: 1. **hypertrophe P.** (reaktionsfähige, vitale P.): biomechan. Ursache, Instabilität im Frakturbereich verhindert die knöcherne Überbrückung. Ausdruck der normalen osteogenet. Potenz ist die üppige, elephantenfußförmige Kallusbildung an den Fragmentenden. Eine stabile Osteosynthese führt rasch zur Knochenheilung. 2. **Atrophe P.** (reaktionslose, avitale P.): troph. Ursache, röntgenmorpholog. Kriterien sind Kallusarmut u./o. Knochenabbau. Die Behandlung ist langwierig, stabile Osteosynthese u. autogene Spongiosatransplantation. 3. **Infektpseudarthrose** (infizierte P.): Ursache in erster Linie Knocheninfektion. Eine bes. Form ist die infizierte Defektpseudarthrose (Substanzverlust durch Sequester). Behandlungsprinzip: ↑Débridement, äußere Schienung (↑Fixateur externe), autogene Spongiosatransplantation, ↑Kallusdistraktion. Die Ausheilung kann viele Monate in Anspruch nehmen. **4.** ↑Nearthrose. Abb.

pseudo- ⟨*gr*⟩ *Präfix*: pseud-; falsch, scheinbar, vorgetäuscht.

Pseudoabszesse: für Mycosis fungoides pathognomon. Befund in Form subepithelialer Infiltrate aus lymphozytären Zellen, die gelegentl. in kleinen Hohlräumen in der unteren Epidermis liegen. ↑Sézary-Zellen.

Pseudoacholie: nicht durch Fehlen der Galle bedingte Entfärbung des Stuhls, durch Reduktion des Sterkobilins.

Pseudoachondroplasie: genet. bedingte Osteochondrodysplasie mit extremem Kleinwuchs, die Körpergröße übersteigt 100–110 cm nicht. Bei Geburt keine Dysplasiezeichen. Zunehmendes Zurückbleiben des Wachstums. Kopf ist u. bleibt normal konfiguriert, Intelligenz normal. Rhizomele Extremitätenverkürzung, geringe epiphysäre Deformationen. Finger- u. Zehenverkürzungen. Platyspondylie. Gelegentl. auch Beckenverformungen. Der autosomal rezessive Typ ist schwerer betroffen als die autosomal dominante Form.

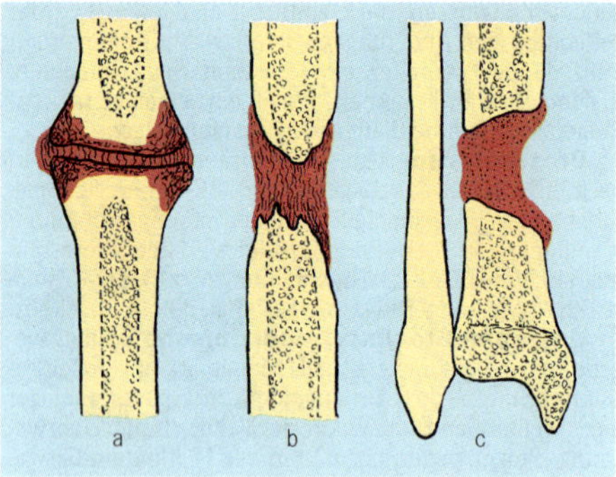

Pseudarthrose
a: hypertrophe Pseudarthrose,
b: atrophe Pseudarthrose,
c: Defektpseudoarthrose (Infektpseudoarthrose)

Pseudoallele: eng gekoppelte Gene, zwischen denen kein Crossing over beobachtet wird u. die deshalb fälschl. als Allele eines Lokus angesehen werden.

Pseudoallergie: Intoleranz, Idiosynkrasie; Sympt. u./o. Krankheitsbilder, die den klass. allerg. Reaktionen vom Typ I–IV gleichen, es fehlt aber der immun. Auslösemechanismus. ↑Mediatorsysteme sind analog. Auslöser: Zusatzstoffe chem. Natur (Konservierungsmittel, Farbstoffe, Antioxidanzien).

Pseudoamitose: gestörte ↑Mitose, z. B. nach Einwirkung von Röntgenbestrahlung, wobei die Tochtersterne der Anaphase durch Chromosomenverklumpung die Hantelform sich amitot. teilender Kerne vortäuschen.

Pseudoamyelie: scheinbar Fehlen des Rückenmarks in einem umschriebenen Bereich bei breit gespaltener Wirbelsäule (Rhachischisis posterior). Die sichtbare Neuralplatte besteht nur aus Bindegewebe, seitl. sind jedoch Spinalganglien u. Spinalnerven vorhanden. Es muß sich um eine sek. Rückbildung der neuroektodermalen Bestandteile handeln (↑Amyelie).

Pseudoanisochromasie: Vortäuschung unterschiedl. Farben durch unterschiedl. Farbhelligkeit. Dadurch wird der Farbsinngestörte irregeführt. ↑Pseudoisochromasie.

Pseudoaortenstenose-Mitralinsuffizienz-Syndrom: idiopath. hypertrophe Subaortenstenose, asymmetr. Septumhypertrophie, subvalvuläre Aortenstenose; ↑Kardiomyopathien, ↑Konusstenose.

Pseudoappendizitis: mit den Sympt. der ↑Appendizitis einhergehende enterale Infektion, z. B. Coxsackievirusinfektion (↑Pleurodynie), ferner yersinienbedingte Darminfektion (↑Lymphadenitis mesenterialis, ↑Pseudotuberkulose), z. T. ohne objektiven Befund.

Pseudoasbestkörperchen: nadelförmige Mineralien wie Talkum, Graphit, Karborund u. ä. bilden asbestähnl. Körperchen.

Pseudoaszites: der Bauchwassersucht (↑Aszites) ähnelnder Zustand, jedoch durch Wasseransammlung nicht in der freien Bauchhöhle, sondern in Dünndarmschlingen hervorgerufen. Sympt. bei chron. enteraler Gedeihstörung (z. B. ↑Zöliakie).

Pseudoataxie: eine ↑Ataxie vortäuschende Bewegungsstörung bei myogenen o. neurogenen Paresen.

Pseudo-Banti-Syndrom (nach Guido B.): sek. splenogene Knochenmarkhemmung bei versch. Infektionskrankheiten, die mit Milzvergrößerung einhergehen (↑Kala Azar), bei Milzvenen- u./o. Pfortaderthrombose.

Pseudo-Biermer-Syndrom (nach Anton B.): nicht auf Intrinsic-Factor-Mangel (↑Intrinsic factor) beruhende, perniziosaartige, megaloblastäre Anämien (↑Vitamin-B_{12}-Mangelanämie), obsolet.

Pseudobulbärparalyse: Pseudobulbärsyndrom; Funktionsausfall o. Schwäche der von den kaudalen Hirnnerven versorgten Lippen-, Zungen-, Gaumen- u. Kehlkopfmuskulatur bei intaktem peripherem motor. Neuron im Ggs. zur echten ↑Bulbärparalyse. Es handelt sich entweder um das supranukleäre P., das durch beidseitige Unterbrechnungen der zu den kaudalen Hirnnervenbahnen führenden kortikonukleären Bahnen zustande kommt, o. um das muskuläre P., z. B. durch Befall der obengenannten Muskeln bei ↑Myasthenia gravis pseudoparalytica.

Pseudocholinesterase: Aliesterase; unspezif. Cholinesterase in Serum u. Leber. Spaltet alle Cholinester einschl. Succinylbischolin u. Propanidid.

Pseudocholinesterasemangel: angeborener o. erworbener Mangel am Enzym Pseudocholinesterase. Führt zu erhebl. Verlängerung der Wirkung der Muskelrelaxanzien.

Pseudocowpoxvirus ↑Pseudokuhpockenvirus.

Pseudocroup ↑Krupp-Syndrom.

Pseudodemenz ⟨*gr* + *lat*⟩ *f*: kognitive Defizite ohne organ. Korrelat; meist bei Depressionen im höheren Lebensalter.

Pseudodivertikel: Ausbuchtungen eines Hohlorgans, die nicht aus allen Wandschichten bestehen (z. B. die meisten Kolondivertikel) bzw. nur vorgetäuscht werden (z. B. durch Spasmen im Ösophagus o. Muskelhypertrophie in der Harnblase).

Pseudodominanz: Bei autosomal rezessivem Erbgang Auftreten von Merkmalsträgern in aufeinanderfolgenden Generationen, wie es dem dominanten Erbgang entspricht, durch wiederholte Verbindungen zwischen Heterozygoten u. Homozygoten für ein rezessives Gen.

Pseudodyskaryose: früher gebräuchl. Ausdruck für Kernveränderungen in ↑Plattenepithelien mit entzündl. bedingten degenerativen Kernformen. Von den echten ↑Dyskaryosen durch das Gesamtbild des Ausstrichs u. die leichteren Kernveränderungen meist gut abzugrenzen.

Pseudoembolie, arterielle: bei Traumen u. akuter Phlebitis auftretende art. Spasmen, die bis zur passageren kompletten ↑Ischämie führen können u. bei Rückgang der Ursache verschwinden.

Pseudoemboliesyndrom: **1.** Perakutes Krankheitsbild mit Kollaps u. Zyanose infolge plötzl. Verlegung des Mitralostiums durch Thromben o. Polypen des li. Vorhofs mit Zyanose (bes. der Akren), schwerster Atemnot, Bewußtlosigkeit, Hypotonie. Reversibilität der Erscheinungen durch Lagewechsel. **2.** Nach intravenösen Injektionen auftretende Schmerzen, Ischämien, Sensibilitätsstörungen, Kontrakturen der Gelenke u. fleckige Zyanose als Ausdruck der venösen Irritation.

Pseudoeosinophilie: bei Entzündungen u. Fixationsfehlern durchgehende Rotfärbung des Plasmas aller ↑Plattenepithelien im Vaginalausstrich nach ↑Papanicolaou-Färbung, bedingt durch den veränderten pH-Wert im Scheidensekret o. durch Antrocknen der Zellen vor der Fixierung.

Pseudoerysipel: Phlegmone mit erysipelähnl. Rötung der Haut.

Pseudoexfoliation: Eiweißablagerungen auf der Augenlinse, im Kammerwinkel (Pseudoexfoliationsglaukom) u. auf dem Ziliarkörper. Histol. handelt es sich auch um art. Blutgefäße, bes. des vorderen Augenabschnitts. Ursache unbekannt.

Pseudoexfoliationsglaukom: Glaukom bei Pseudoexfoliation.

Pseudofibromatose: fibromähnl. Bildungen i. S. der Neurofibromatose. Die bei der Akrodermatitis chronica atrophicans sowie bei der Sklerodermie gelegentl. auftretenden Fibrome werden von einigen Autoren als Pseudofibrome bezeichnet.

Pseudofluktuation: Bei chron. entzündl. Gelenkprozessen kann durch starke Wucherung der Synovialmembran bzw. Einlagerung u. Organisierung von Fibrin ein Gelenkerguß vorgetäuscht werden. Am Kniegelenk kann das ↑Ballottement den Erguß vortäuschen.

Pseudo-Foster-Kennedy-Zeichen: auf einer Seite Papillenatrophie, auf der anderen Seite Bild einer Papillitis o. Stauungspapille bei zeitl. different abgelaufener vorderer ischäm. Sehnervenerkrankung, z. B. bei Arteriitis temporalis. ↑Foster-Kennedy-Syndrom.

Pseudofraktur: Spontanfraktur des Knochens an Stellen stärkster mechan. Belastung bei Krankheiten mit Mineralisationsstörungen des Osteoids, wie ↑Osteomalazien o. ↑Rachitis. Es handelt sich um Ermüdungsbrüche, deren Kallus nicht mehr verkalkt, o. evtl. um Dauerbrüche, bedingt durch Pulsation einer benachbarten Arterie.

Pseudo-Fröhlich-Syndrom (nach Alfred F.): Pseudodystrophia adiposogenitalis. In der Präpubertät u. Pubertät auftretender gutartiger Fettsuchttyp (Gürteltyp) mit vorgetäuschtem Hypogenitalismus. Wachstum verzögert, Akromikrie, X-Beine, Senkfuß.

Pseudogallensteine: Ölsteine, die bei einer sog. Ölkur zur Abtreibung von Gallensteinen aus Ölsäure u. Kalziumsalzen entstehen.

Pseudogamie ↑Merospermie.

Pseudogene: veränderte Kopien normaler, funktionierender Gene in der DNA, die nicht exprimiert werden. Enthalten Intron- u. Exonbereiche, eine Ablesung ist jedoch durch Stop- u. ↑Nonsense-Codons sowie Deletionen u. Insertionen unmögl. Entstehung durch Genduplikation bei ungleichem ↑Crossing over o. durch reverse Transkription von mRNA (Processed pseudogene). Letztere ohne Intronbereiche, mit Poly-A-Sequenzen am 3'-Ende.

Pseudogicht: Chondrokalzinose. Den ↑Gichtknoten ähnl. Veränderungen in der Gelenkkapsel, bes. des Kniegelenks. Ablagerungen von kristallinem Kalziumpyrophosphat ohne erkennbare Störung im Kalziumstoffwechsel.

Pseudogliom: von Collins 1892 eingeführter Begriff, der eine große Gruppe von kindl. Augenkrankheiten zusammenfaßt, die klin. mit einem ↑Retinoblastom verwechselt werden können. Gemeinsames Hauptsymptom ist die ↑Leukokorie, durch die das amaurotische ↑Katzenauge verursacht wird. Es können sich darunter Fehlbildungen, Erbkrankheiten, Entzündungsfolgen, Netzhautablösung, Tumoren u. angeborene Katarakte verbergen. Letztere gehören nicht zum eigentl. P. Zusätzl. gehören hierher noch die metastat. Retinitis, die angeborene Netzhautablösung (kongenitale Nichtanlegung der Netzhaut), die sek. Netzhautablösung, die juvenile Retinoschisis u. das embryonale Medulloepitheliom.

Pseudoglobulin: veraltete Bez. für ein Proteingemisch, das zwischen 50- u. 60%iger Sättigung mit Ammonsulfat eines Serums als Niederschlag entsteht.

Pseudo-Graefe-Symptome: Oberlidhebung bei ↑Ptosis der anderen Seite infolge übermäßiger Innervation des M. levator palpebrae i. S. einer Mitinnervation. Dabei kann eine weiße Sklerasichel auf der gesunden Seite erscheinen, wie bei einem endokrinen ↑Exophthalmus. ↑Graefe-Zeichen.

Pseudogravidität: Scheinschwangerschaft. Durch Zufuhr von weibl. Sexualhormonen künstl. erzielte Veränderungen an den weibl. Genitalien u. im Gesamtorganismus, die den Veränderungen während einer Frühschwangerschaft ähneln. Ther. u. a. ausgenutzt bei der Behandlung von Hypogenitalismus u. Endometriose.

Pseudohalluzinationen: obsoleter Begriff für Halluzinationen, die entweder als solche erkannt werden (nach Kurt Goldstein) o. qualitativ eher vorstellungsähnl. sind (nach Karl Jaspers).

Pseudohämophilie: histor. Ausdruck für ↑Willebrand-Jürgens-Syndrom.

Pseudohermaphroditismus: Hermaphroditismus ohne Übereinstimmung von chromosomalem, gonadalem u. genitalem Geschlecht. **Pseudohermaphroditismus femininus**: äußerl. männl., inneres Genitale, chromosomal u. gonadal weibl. **Pseudohermaphroditismus masculinus**: äußeres Genitale u. sek. Geschlechtsmerkmal weibl., chromosomal u. gonadal männl.

Pseudohyperparathyreoidismus: ektop., paraneoplast. Hyperparathyreoidismus; die durch hormonbildende Karzinome hervorgerufene Kombination von Hyperkalzämie u. Hypophosphatämie ohne Nachweis von Knochenmetastasen u. ohne Parathormonüberproduktion durch die Nebenschilddrüsen. Bronchialkarzinome, Hepatome, Nierenzell- u. Ovarialkarzinome können Wirkstoffe sezernieren, die immun. wie Parathormon reagieren u. das klin. Bild eines Hyperparathyreoidismus hervorrufen. Die Identität des Tumorparathormons mit dem der Epithelkörperchen wurde noch nicht nachgewiesen.

Pseudohypertrophie: durch Vakatwucherung von Fett- u. Bindegewebe bei Atrophie o. Dystrophie von Muskulatur wird durch Volumenzunahme das Scheinbild einer Hypertrophie erzeugt, z. B. bei der Duchenne-Form der ↑Dystrophia musculorum progressiva als sog. Gnomenwaden.

Pseudohypoparathyreoidismus: 1942 von Albright beschriebenes Krankheitsbild mit niedrigem Serumkalziumspiegel, normaler o. erhöhter Parathormonsekretion, aber Endorganresistenz gegenüber Parathormon, in Kombination mit versch. somat. Veränderungen. P. Typ 1: keine Bildung von cAMP (Adenylatzyklasedefekt); Vorkommen versch. Varianten: Resistenz von Skelett u. Niere gegen PTH-kombinierte Resistenz; Resistenz der Niere, aber Ansprechen des Skeletts auf PTH (P. mit Ostitis fibrosa, auch Pseudo-Hypo-Hyperparathyreoidismus). P. Typ 2: Bildung von cAMP, aber fehlende Zellantwort. Folge der fehlenden Nierenreaktion ist das Ausbleiben der Phosphaturie nach exogener PTH-Zufuhr (↑Ellsworth-Howard-Test). Klin. finden sich eine Bradymetakarpie, d. h. Dyschondroplasie der Metakarpalia u./o. Metatarsalia, u. v. a. die Trias Kleinwuchs, Rundgesicht, Intelligenzminderung. Häufig sind Weichteilverkalkungen, Kataraktbildung, intrazerebrale Verkalkungen u. das Vorkommen vielfältiger weiterer Sympt., z. B. Pigment- u. Behaarungsstörungen, Skelettanomalien wie Exostosen, Enchondrome, blaue Skleren, ↑Gonadendysgenesien, Hypothyreosen u. a.

Pseudoisochromasie: durch Stilling eingeführtes Prinzip bei der Herstellung von ↑Optotypen zur Prüfung des ↑Farbensinns. Dabei wird durch gleiche Helligkeit versch. Farben für den Farbsinngestörten, der sich nach der Farbhelligkeit orientiert, u. U. die gleiche Farbe vorgetäuscht. ↑Pseudoanisochromasie.

Pseudoisoenzyme: multiple Formen eines Enzyms, die die Eigenschaften von Isoenzymen haben, jedoch keine genet. determinierten Unterschiede der Primärstruktur aufweisen. Ursachen für P. sind: 1. limitierte ↑Proteolyse, die in vivo, aber auch in vitro (während Enzymreinigungen) zum Auftreten versch. katalyt. aktiver Formen eines Enzyms führen kann (z. B. ↑Chymotrypsine); 2. chem. Modifizierung von Enzymen (z. B. phosphorylierte bzw. dephosphorylierte Formen der ↑Glykogenphosphorylase, ↑Glykogensynthetase); 3. Assoziation zu oligomeren Enzymen unterschiedl. Aggregationsgrades (↑Glutamatdehydrogenase).

Pseudokanzerose: Hautkrankheiten, die karzinomähnl. sind, auch ein krebsähnl. histol. Bild zeigen können, aber gutartig verlaufen, z. B. ↑Papillomatosis cutis carcinoides o. ↑Keratoakanthom.

Pseudokatalase: Hämoglobin, Myoglobin u. einige ihrer Abbauprodukte haben die Fähigkeit, Wasserstoffperoxid zu Wasser u. molekularem Sauerstoff zu zerlegen (↑Katalase).

Pseudo-Klinefelter-Syndrom: Degeneration der Tubuli des Hodens, Hyperplasie der Leydig-Zellen, Aspermie, erhöhte Ausscheidung von Gonadotropin u. verminderte Ausscheidung von 17-Ketosteroiden im Harn. Verminderung von Libido u. Potenz ab 3.–4. Lebensdekade Im Ggs. zum ↑Klinefelter-Syndrom normaler männl. Karyotyp 46,XY.

Pseudokoarktation ↑Kinked Aorta.

Pseudokrise: vorübergehender Fieberabfall täuscht eine Krise vor.

Pseudokrupp: häufig benutzte Bez. für ↑Krupp-Syndrom.

Pseudokuhpockenvirus: Paravacciniavirus, Euterpockenvirus, Melkerknotenvirus; Tierpockenvirus der Gattung ↑Parapoxvirus. Übertragung auf Menschen durch Kontakt. Krankheit: ↑Melkerknoten.

Pseudokyesis: eingebildete Schwangerschaft, ↑Grossesse nerveuse.

Pseudoleberzirrhose: bei chron. Stauungsleber u. chron. Cholangitis erscheint die Leberoberfläche schon höckrig i. S. einer Zirhose verändert (Fibrose), wenn noch kein Umbau der Läppchenarchitektur vorliegt.

Pseudo-LE-Zellen: ähneln in ihrem morphol. Erscheinungsbild den ↑LE-Zellen, aber ohne ursächl. Zusammenhang mit dem LE-Phänomen. Unter P. werden Phänomene von Kernphagozytose zusammengefaßt. Einschlüsse stellen intakten Nukleus o. Kernreste mit erhaltener Chromatinstruktur dar. Danach werden drei Formen unterschieden. 1. A-Zellen: phagozytierende neutrophile Granulozyten, mit einem Sekundärkern vom Aussehen eines Lymphozytenkerns beladen. Der für LE-Zellen typ. Farbkonstrast zwischen basophilem Kern u. hellem azidophilen Einschlußkorpus fehlt. 2. B-Zellen: entstehen

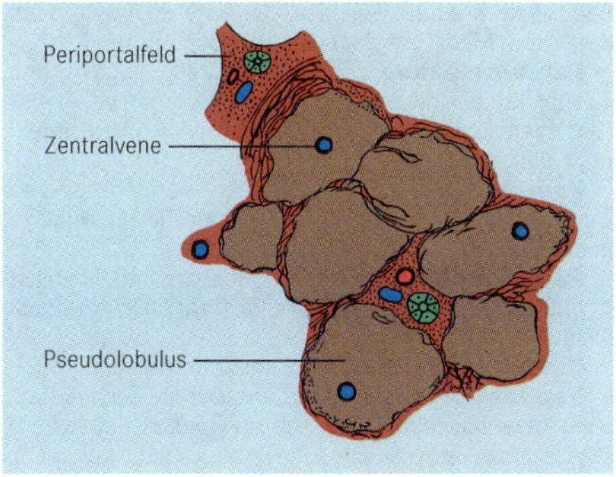

Pseudolobulus

aus A-Zellen durch intrazelluläre Nukleolyse am Sekundärkern, dessen Chromatinstruktur aufgelockert wird. 3. Tart-Zellen: im wesentl. A-Zellen, phagozytierende Zelle ist aber ein Monozyt.

Pseudolobulus: bei Leberzirrhose auftretende Aufsplitterung der normalen Lobuli der Leber durch Ausbildung entzündl. bindegewebiger Septen in Läppchen, die keine o. exzentr. gelegene Zentralvenen u. häufig auch keine Periportalfelder mehr aufweisen. Abb.

Pseudologia phantastica ⟨*gr*⟩ *f*: krankhaftes Schwindeln bei Pat. mit Persönlichkeitsstörungen mit dem Ziel, sich Vorteile o. vermehrte Anerkennung zu schaffen („Hochstapler").

Pseudolyssa: Aujeszky-Krankheit, Tollkrätze, Pseudorabies, Pseudowut; durch Herpesvirus suis verursachte Enzephalomyelitis bei Haustieren. Übertragung auf den Menschen als Laborinfektion mögl., Sympt.: Juckreiz an den Extremitäten (sog. Juckseuche).

Pseudomastoiditis: schmerzhafte Schwellung vor u. bes. hinter dem Ohr (Umschlagfalte, Warzenfortsatz) mit Druckschmerz u. Klopfempfindlichkeit über dem Warzenfortsatz infolge Abszedierung beim Ohrfurunkel sowie Druckempfindlichkeit u. Anschwellung der regionären Lymphknoten. Täuscht eine Mastoiditis vor.

Pseudo-Meigs-Syndrom: während für das ↑Meigs-Syndrom das Auftreten von Aszites u. (meist rechtsseitigem) Pleuraerguß bei Fibrom des Ovars charakterist. sind, wird diese Kombination mit anderen Ovarialtumoren (Karzinom o. Metastasen) als Pseudo-Meigs-Syndrom bezeichnet.

Pseudomelanose: blauschwarze, postmortale Verfärbung der Darmschleimhaut, Leber- u. Milzunterfläche durch Eisensulfid, entstanden über Einwirkung von Schwefelwasserstoff (Fäulnis) auf Hämosiderin (kein Melanin).

Pseudomembran: im Ggs. zur echten ↑Membran nur häutchenartige Auflagerung auf Schleimhautoberflächen, die aus ausgeschwitztem Fibrin, darin eingeschlossenen Exsudatzellen u. teilweise nekrot. Schleimhaut besteht. Bei pseudomembranöser Entzündung unterscheidet man 1. kruppöse (z.B. in der Luftröhre bei Diphtherie), 2. diphtheroide (z.B. auf den Gaumenmandeln bei Diphtherie) u. 3. verschorfende Formen (z.B. im Darm bei Ruhr).

Pseudomenstruation: Zusatzblutung zur Zeit der fälligen Regel, die keine echte Menstruation darstellt.

Pseudomonadaceae: Bakterienfamilie; gramnegative, aerobe, polar begeißelte, sporenlose, z.T. gekrümmte Stäbchen. Ubiquitär im Boden u. Wasser (einschl. Meerwasser) verbreitet. Med. ↑Pseudomonas.

Pseudomonas ⟨*gr*⟩ *f*: Bakteriengattung der Fam. Pseudomonadaceae. Gramnegative, nicht sporenbildende, gerade o. leicht gebogene, meist begeißelte Stäbchen. Med. Bedeutung: ↑Pseudomonas aeruginosa u. andere Pseudomonas-Arten als bedingt pathogene Erreger insbes. bei abwehrgeschwächten Pat.

Pseudomonas aeruginosa: Pyocyaneusbakterien; Bakterienart der Gattung Pseudomonas. Bildet die Farbstoffe ↑Pyocyanin u. Fluorescein u. die antibiot. wirkende ↑Pyocyanase; bedingt pathogen, Entzündungserreger, vielgestaltige Entzündungen u. Eiterungen, Durchfall, Harnwegsinfektionen, Krankenhausinfektionen (nosokomiale ↑Infektionen), Mischinfektionserreger, Erreger des blauen o. blaugrünen Eiters. Kommt im Boden u. Abwasser vor, relativ resistent gegen Antibiotika u. Umwelteinflüsse, gefürchtet bei nosokomialen Infektionen. ↑Resistenzbestimmung erforderl. Für epidemiol. Untersuchung Unterteilung notwendig durch ↑Lysotypie, ↑Bakteriozinotypie, Serotypie (↑Serotyp).

Pseudomonas cepacia veraltet für Burkholderia cepacia. ↑Burkholderia.

Pseudomonas mallei: heute der Gattung ↑Burkholderia zugeordneter, obligater Säugetierparasit. Erreger des ↑Rotz.

Pseudomonasmeningitis: im Gefolge einer ↑Sepsis, auch iatrogen nach Lumbal- o. Subokzipitalpunktion entstehende Hirnhautentzündung. Häufig breite Antibiotikaresistenz der Pseudomonas-(Pyozyaneus-)Bakterien (↑Pseudomonas). ↑Hospitalkeime.

Pseudomonas pseudomallei: heute der Gattung ↑Burkholderia zugeordnet, pathogen für Mensch, viele Haus- u. Wildtiere. Erreger der Melioidose.

Pseudomonassepsis: gefürchtete Allgemeininfektion mit fakultativ pathogenen Pseudomonas-(Pyozyaneus-)Bakterien, v.a. auf Intensivpflegestationen, in Dialysezentren, urol. Abteilungen, Frühgeburten- u. Säuglingsstationen (nosokomiale ↑Infektion).

Pseudomuzin: Metalbumin, schleimähnl. in Ovarialkystomen (Pseudomuzinkystomen) vorkommende Substanz.

Pseudomuzinkystom: gutartige zyst. Eierstockgeschwulst mit zähschleimigem o. gallertartigem Inhalt. ↑Ovarialtumoren.

Pseudomyiasis: zufälliger Aufenthalt von Larven, nicht zu den Myiasisfliegen gehörender Fliegen im Magen-Darm-Trakt von Vertebraten. ↑Myiasis.

Pseudomyopie: durch verstärkte Akkommodation hervorgerufene Myopisierung. Ursachen: falsche Brille (unnötige o. zu starke Minusgläser), Miotika, Enzephalitis, Hysterie. Also kein Brechungsfehler durch Achsen- o. Indexabweichung. Bes. bei Jugendl. auch häufige Ursache falscher Brillenverordnung. ↑Akkommodationsspasmus.

Pseudomyxödem: Hautveränderungen, die dem ↑Myxödem ähneln.

Pseudomyxoma peritonei: Aussaat auf das Peritoneum von gallertartigen u. schleimigen Kystomen des Eierstocks u. der Appendix. Histol. meist gutartig, klin. oft bösartig.

Pseudomyzel: bes. Myzelform der ↑Hefen. Die Hefezellen strecken sich in die Länge u. verbleiben nach einer ↑Sprossung im Verband, so daß hyphenähnl. P. entstehen.

Pseudoneurasthenie: neurasthenieähnl. Sympt. bei (oft noch nicht sicher nachweisbarer, beginnender) organ. Erkrankung, z. B. zerebraler Arteriosklerose.

Pseudoneuritis optica: Pseudostauungspapille, Pseudopapillitis; Bildungsanomalie der Papille, die durch Gliawucherung prominent erscheint mit unscharfen Grenzen. Jedoch keine Progredienz, keine Venenstauung, keine Blutungen. Ohne pathognomon. Bedeutung. Häufig mit Hyperopie vergesellschaftet. ↑Pseudopapillitis vascularis, ↑Drusen der Papille.

Pseudoobstruktion: 1. idiopathische P.: chron. Erkrankung mit Sympt. rekurrierender intestinaler Obstruktion, bei der Fortbewegungsaktivität des Darms auf einen Dehnungsreiz vermindert ist. Gleichzeitig besteht eine eingeschränkte Ösophagusperistaltik mit mangelndem Erschlaffen des unteren Ösophagussphinkters. 2. sek. P.: bei Myxödem, Pankreatitis, Pneumonie, Niereninsuffizienz, Spinalkontusion, Sklerodermie, Amyloidose, Hypo- u. Hyperparathyreoidismus, Elektrolytimbalanz u. a.

Pseudoödem, mukoides ↑Lipödem.

Pseudopaget ↑Kieferosteomyelitis.

Pseudopancreatitis hyperlipaemica: bei Hyperlipoproteinämie auftretende Oberbauchschmerzen, die an eine Pankreatitis denken lassen, ohne daß sich ein entsprechendes morphol. Substrat findet. Allerdings kann eine Hyperlipoproteinämie ein auslösender Faktor der Pankreatitis sein, so daß die DD schwierig sein kann, zumal ein Amylaseanstieg bei der Kombination Pankreatitis u. Hyperlipoproteinämie häufig fehlt.

Pseudopapillitis vascularis: Apoplexia papillae; durch Insuffizienz der ernährenden Arterien entstandene vordere ischäm. Sehnervenerkrankung (nach Hayreh). Geht mit Papillenschwellung u. Blutungen in der Papille u. der angrenzenden Netzhaut einher. Führt zu raschem Funktionsverlust. Bei ↑Arteriitis temporalis, Endarteriitis (infectiosa), Arteriosklerose der hinteren Ziliararterien.

Pseudopelade ↑Alopecia atrophicans.

Pseudo-Pelger-Zellen: Kernveränderungen i. S. der ↑Pelger-Huët-Kernanomalie, die nur temporär feststellbar sind. Grunderkrankungen sind Agranulozytose, Panmyelopathien. Vitamin-B_{12}-Mangelanämien, Leukämien, Malaria u. Ikterusformen. ↑Leukozytenanomalien.

Pseudoperitonitis: **1.** Funktionelle Bauchauftreibung. **2.** P. diabetica: im Präcoma diabeticum auftretendes Symptomenbild.

Pseudoperoxidase: Hämoglobin, Myoglobin u. einige ihrer Abbauprodukte haben die Fähigkeit, die Oxidation eines Substrats mit Hilfe von Wasserstoffperoxid zu katalysieren (↑Peroxidasen).

Pseudophakos: künstl. Augenlinse aus opt. u. hapt. Teil, bei Kataraktoperation implantiert, aus Polymethylmethacrylat (PMMA) o. Silikon. Die Idee von Casanova wurde durch Harold Riley (brit. Augenarzt) 1949 erfolgreich realisiert.

Pseudophyllidea ⟨*gr*⟩ *n Pl*: Ordnung der ↑Eucestoda. Skolex meist mit 2 Sauggruben (Bothrien), Geschlechts- u. Uterusöffnung i. d. R. auf der Ventralseite, Uterus sack- o. rosettenförmig. Eier meist gedeckelt. Entwicklung über die Larvenstadien ↑Korazidium, ↑Prozerkoid, ↑Plerozerkoid u. 2 ↑Zwischenwirte. ↑Parasiten in Fischen, Kriechtieren, Vögeln u. Säugetieren sowie beim Menschen. Med. bedeutsam: ↑Diphyllobothrium latum.

Pseudoplazebo: „unreines" Plazebo, übt Wirkung auf subjektive Sympt. aus, z. B. Kombinationen von u. mit Vitaminen als Tonika, Antibiotika bei banalen Virusinfekten. ↑Plazebo.

Pseudoploidie ⟨*gr*⟩: scheinbare Vermehrung von Chromosomen ohne tatsächl. Zunahme der Chromosomenanzahl.

Pseudopodien ⟨*gr*⟩ *n Pl*: Processus amoeboideus; Scheinfüßchen als veränderl. Zellfortsatz beim ↑Amöboidismus.

Pseudopolyglobulie ↑Hämokonzentration.

Pseudopolykorie ⟨*gr*⟩ *f*: angeborene Lochbildung in der Regenbogenhaut als Ausdruck eines partiellen ↑Coloboma iridis. Im Ggs. zur ↑Polykorie umgibt bei der P. kein selbständiger Sphinkter den Defekt.

Pseudopolypen: entzündl. bedingte polypoide Gebilde (Granulations- bis Narbengewebe).

Pseudopseudohypoparathyreoidismus: latenter Defekt in der Bildung der Vitamin-D-Metaboliten, der bei Hypokalzämie manifest wird. Die Resistenz gegenüber Parathormon ist die Folge eines Mangels an Vitamin D bzw. seiner Metabolite, die die PTH-Wirkung vermitteln. Bei Zufuhr von Vitamin D u. Anhebung des Serumkalziumspiegels normales Ansprechen von Niere u. Knochen auf PTH.

Pseudopterygium ↑Pterygium conjunctivae.

Pseudopubertas praecox ↑Syndrom, adrenogenitales.

Pseudorabies ↑Pseudolyssa.

pseudoradikulär: im Versorgungsgebiet eines Spinalnerven empfundene, aber nicht auf Läsion des Nerven beruhende Sympt.

Pseudoradikulärsyndrom ↑Radikulärsyndrom, ↑Kompressionssyndrome.

Pseudorheumatismus, steroidinduzierter: Steroidpseudorheumatismus; Nebenwirkung bei längerer u. höher dosierter Kortisonoidtherapie. Diffuse Gelenk-, Knochen- u. Muskelschmerzhaftigkeit, auffallende Ermüdungserscheinungen, psych. Labilität. Nicht selten als akut-entzündl. Exazerbation, z. B. einer ↑Rheumatoidarthritis, fehlgedeutet.

Pseudoriesenzellen ↑Zellkohäsion, atrophische.

Pseudorotz ↑Malioidosis.

Pseudorubellae ↑Erythema subitum.

Pseudoskabies: Tierkabies; durch Sarcoptes Spezies der Tiere beim Menschen verursachte Dermatitis. Eine Vermehrung der genannten Räudemilben auf fremden Wirten findet – wenn überhaupt – nur in der 1. u. 2. Generation statt.

Pseudosklerose
↑Wilson-Krankheit, ↑Creutzfeldt-Jakob-Krankheit.

Pseudospondylolisthesis: durch Lockerung des ↑Bewegungssegments infolge Bandscheibendegeneration u. Arthrosis deformans der kleinen Wirbelgelenke besteht eine Verschiebbarkeit des oberen Wirbels eines Bewegungssegments um wenige Millimeter nach vorn o. nach hinten (Retrolisthesis). ↑Spondylolisthesis.

Pseudostauungspapille ↑Pseudoneuritis optica.

Pseudostrabismus: vorgetäuschtes Schielen durch Abweichen der opt. von der anat. Achse o. durch Mongolenfalte (bes. beim Kleinkind mit noch niedrigem Nasenrücken u. temporal verlagertem innerem Lidwinkel).

Pseudotabes: tabesartiges Syndrom i. R. von ↑Polyneuropathien.

Pseudotasche: durch Gingivahyperplasie vorgetäuschte parodontale ↑Tasche ohne Apikalverschiebung des Epithelansatzes. ↑Parodontologie.

Pseudothalidomidsyndrom ↑Appelt-Gerken-Lenz-Syndrom.

Pseudothrombozytopenie: nach Blutentnahme durch Einwirkung von EDTA u. anderen Antikoagulanzien nicht selten zustandekommende Anlagerung von Blutplättchen an Leukozyten, wodurch eine Thrombozytopenie wechselnden Ausmaßes bei Zählung vorgetäuscht wird. Bei entsprechendem Verdacht Kontrolle durch mikrosk. Beurteilung des Blutausstrichs erforderl.

Pseudotruncus aortalis ⟨*lat*⟩ *m*: angeborene ↑Pulmonalatresie mit Ventrikelseptumdefekt. Kann als hochgradige Variante der ↑Fallot-Tetralogie angesehen werden. Truncus pulmonalis atret. Lungenversorgung über Bronchialarterien u. Ductus Botalli, der sich nach der Geburt schließt. Ausgang des re. Ventrikels ist der Septumdefekt: Zyanose bei Geburt, Tod im 1. Lj. Blutauswurf des Herzens erfolgt über die Aorta.

Pseudotruncus arteriosus ↑Pseudotruncus aortalis.

Pseudotuberkel: Fremdkörpertuberkel; tuberkelähnl., knötchenförmige Fremdkörperreaktion, ↑Fremdkörpergranulom.

Pseudotuberkulose: Nagertuberkulose, Rodentiose; durch ↑Yersinia pseudotuberculosis verursachte, bei Nagern u. Vögeln, seltener bei Haussäugetieren weltweit verbreitete ↑Zooanthroponose. Erregerreservoir sind Mäuse, Hasen, Kaninchen. Ansteckung über kotverschmutztes Futter, seltener auch durch Hautläsionen. Diagn. durch Erregernachweis. Beim Menschen die abszedierende retikulohistiozytäre ↑Lymphadenitis mesenterialis (Masshoff).

Pseudotumor: Scheingeschwulst; Anschwellung, bes. bei Entzündungen; kein echtes Gewächs.

Pseudotumor cerebri: umschriebenes hirnorgan. Syndrom mit Zeichen der Raumforderung wie bei einem Hirntumor, ohne daß ein solcher vorhanden ist, meist durch ↑Hirnödem entzündl. o. vasaler Genese hervorgerufen.

Pseudotumor, hämophiler ↑Hämophilie.

Pseudotumor, pulmonaler: Phantomtumor der Lunge. Auf der Thoraxübersichtsaufnahme im Bereich der Lungen abgebildete tumorartige Verschattung. Durch weiterführende klin., röntg. u. angiograph. Untersuchungen meist als ↑Interlobärerguß, Pleuratumor, Brustwandtumor, Aneurysma u. ä. zu diagnostizieren.

Pseudotumor, retinaler: Pseudogliom der Netzhautmitte, ↑Makuladegeneration mit Exsudat (Junius-Kuhnt, scheibenförmige Makuladegeneration).

Pseudowut ↑Pseudolyssa.

Pseudoxanthoma elasticum: angeborene Systemkrankheit der elast. Fasern. Seltene, überwiegend an der Haut sich abspielende, anlagebedingt unter Bevorzugung des weibl. Geschlechts auftretende Krankheit. Weiche gelbl. Papeln vorwiegend in den Gelenkbeugen u. an den seitl. Halspartien. Feingewebl. handelt es sich um Dystrophie des elast. Gewebes (Elastorrhexis u. Elastoklasis) mit Lipidspeicherung. Gelegentl. im Verlauf der Krankheit zentrale Chorioretinitis mit sek. Atrophie der Papille u. Kalzinose der Gefäße (↑Groenblad-Strandberg-Syndrom).

Pseudoxanthomzellen: oft in Gruppen zusammenliegende, Lipide speichernde Histiozyten. Nach Alkoholbehandlung Bild der Schaumzellen durch Herauslösung der Lipide. Zu finden in älterem Granulationsgewebe bei der Aktinomykose, im Nierenstroma bei chron. Glomerulonephritis o. Lipoidnephrose Im ZNS, als Abraumzellen (↑Makrophagen) o. Fettkörnchenzellen von Gliazellen abstammend.

Pseudozirrhose ↑Pseudoleberzirrhose.

Pseudozylinder: Bestandteile des ↑Harnsediments. Gehören zu den organisierten Sedimenten. Zu P. zählen Zylindroide, Harnsäurezylinder u. Bakterienzylinder. Zylindroide sind bandartige Gebilde mit aufgefaserten Konturen an den Enden u. häufig Längsstreifungen. Auftreten im normalen Harn, diagn. bedeutungslos. Harnsäurezylinder zeigen rötl.-braune Farbe. Auftreten bei Harnsäureinfarkt der Niere. Bakterienzylinder: zylindr. geformte Anhäufungen von Bakterien. Vorkommen bei Pyelonephritis.

Pseudozyste: **1.** ***Pathol.:*** Scheinbare o. falsche ↑Zyste; z. B. ↑Pankreaspseudozysten. **2.** ***Parasitologie:*** Zyste, deren Wand im Ggs. zur echten Zyste nicht vom ↑Parasiten, sondern von Wirtszellen gebildet wird.

Pseudozyste, pulmonale: pathol., mit Luft o. Flüssigkeit gefüllte Hohlräume der Lunge, die (noch) nicht mit Epithel ausgekleidet sind. Entstehen durch Überdehnung u. Einreißen der Alveolarwände o. durch nekrot. o. entzündl. Destruktion des Lungenparenchyms, z. B. bei Lungeninfarkt, Pneumonie, Tuberkulose, Lungenabszeß.

PSH: *Abk* für ↑Poststimulushistogramm.

Psi ⟨*gr*⟩ *n*: Zeichen: ψ, Ψ; 23. Buchstabe des griech. Alphabets; als Präfix u. wissenschaftl. Konstante gebraucht.

PSI-Kräfte: psychokinet. Kräfte; hypothet. Kräfte nicht physikal. Art, deren Existenz bes. von J. B. Rhine in den USA in den Dreißiger- u. Vierzigerjahren des 20. Jh. behauptet wurde. P. gehen angebl. von der menschl. Psyche aus u. sind von Zeit u. Raum unabhängig. Sie erreichen lebende Ziele, z. B. einen Menschen o. ein Tier, was eine „Telekommunikation" über tausende Kilometer zwischen einem Sender u. einem Empfänger mögl. machen soll. Wegen angebl. strateg. Bedeutung in mehreren Ländern gefördert. PSI soll auch durch versch. „Medien" physikal. Wirkungen entfalten, z. B. Ablenkung von Magnetnadeln, Veränderung radioaktiver Zerfallsakte, Ortsveränderungen von Gegenständen, Brechen von Gabeln o. Zäunen (Uri Geller). Alle Medien wurden als Gaukler u. Betrüger entlarvt.

Psilocybin: Psychodysleptikum, Rauschgift aus dem Pilz Psylocibe mexicana. Wirkt wie ↑Lysergsäurediäthylamid.

Psilosis ⟨*gr*⟩ *f*: **1.** ↑Zöliakie.
2. ↑Alopecia; ↑Madarosis.

Psilosis linguae ↑Zöliakie.

Psittakose ⟨*gr*⟩ *f* ↑Papageienkrankheit. ↑Ornithose.

PSM: *Abk* für Pflanzenschutz- u. Schädlingsbekämpfungsmittel. ↑Pestizide, ↑Bodenhygiene.

Psoas ⟨*gr*⟩ *m*: Kurzw. für ↑Musculus psoas major.

Psoasabszeß: auf dem M. psoas gelegener, i. d. R. von der Wirbelsäule ausgehender Abszeß, meist als tuberkulöser Senkungsabszeß. Nimmt als „kalter" Abszeß seinen Ausgang von einer ↑Wirbelsäulentuberkulose, gleitet entlang des Psoasmuskels u. kann als reponible, schmerzlose Schwellung in der Leistengegend hervortreten.

Psoasarkade: Ligamentum arcuatum mediale; Sehnenbogen zwischen Körper u. Processus costarius des 1. Lendenwirbels, welcher einen Teil des M. psoas major überquert. Ursprung der Pars lumbalis des Zwerchfells.

Psoasrandunschärfe: im Röntgenbild unscharfer, verwaschener o. ausgelöschter Psoasrand bei großer Niere, z. B. Harnstauungsniere, Tumor, Zyste, Zystenniere u. ä., pararenale Abszeßbildung (paranephrit. ↑Abszeß) o. Hufeisenniere (Brücke).

Psoasschmerz: schmerzhafte Verspannung des M. psoas bei Kontraktion, meist verbunden mit Psoashartspann. Ursache: entzündl. Veränderungen im Bauchraum (Appendizitis), schmerzhafte Veränderungen im Hüftgelenk, Blockierungen in der unteren Brustwirbelsäule. Prüfung: aktive Beugung des im Knie gestreckten Beins im Hüftgelenk aus Rückenlage.

Psoassyndrom: mit Leistenschmerzen verbundene Extensionshemmung des Hüftgelenks, ausgelöst durch versch. abdominelle bzw. retroperitoneale Prozesse.

Psoastest: Hinweiszeichen auf Appendizitis (insbes. bei retrozäkal liegendem Wurm). Hochheben des re. gestreckten Beins bereitet Schmerzen, die durch gleichzeitigen Druck der flachen Hand auf den li. Unterbauch gesteigert werden.

Psoaszeichen ↑Psoastest.

Psoralen ↑Stoffe, phototoxische.

Psoriasis ⟨*gr*⟩ *f*: Schuppenflechte; eine der häufigsten chron. Hautkrankheiten. Genese ist trotz zahlreicher Theorien bisher noch nicht aufgeklärt worden. Genet. Faktoren u. infektiöse Genese werden diskutiert. Auftreten in jedem Lebensalter, schubweiser Verlauf, Frühjahr u. Herbst bevorzugt. Die Schleimhäute bleiben frei. Krankheit selbst bisher nicht heilbar. Oft lebenslanger Verlauf. **P. vulgaris**: Hier finden sich ohne Störung des Allgemeinbefindens mit einer silbergrauen Schuppung bedeckte, entzündl. gerötete, mehr o. weniger scharf umschriebene scheibenförmige Herde an der Haut. Nach Abspänen der Schuppen tritt das sog. Kerzenfleckphänomen (silbriger Glanz der Schuppen, wie beim Abkratzen eines Stearintropfens) auf, bei gänzl. Ablösung kommt es zu einer feinen kapillären Blutung aus den kapillären Hautgefäßen (Phänomen des blutigen Taus). Prädilektionsstellen sind der behaarte Kopf, Streckseiten der Extremitäten unter Bevorzugung der Ellenbogen u. der Knie sowie über dem Kreuzbein. Ferner kann es zu Störungen des Nagelwachstums kommen (Grübchennägel). Bei der **P. inversa** sind die Herde entzündl. u. die Beugeseiten stärker befallen. Mit mehr o. weniger schweren rheumatoiden Gelenkerscheinungen geht die **P. arthropathica** einher, die zu Versteifungen (Ankylose) bes. der kleinen Gelenke führt (↑Osteoarthropathia psoriatica). Ein ebenfalls schweres Krankheitsbild kann die **P. pustulosa** zeigen. Bei dem 1. Typ (Barber) treten neben typ., meist stärker entzündl. Herden Pusteln u. Eiterungen an den Fingern u. Zehen, beim 2. Typ (Zumbusch) auch an anderen Körperstellen auf. Selten ist eine Generalisation der P. in Form der **P. universalis. Weitere Formen** unterscheidet man ledigl. nach dem Aussehen der einzelnen Herde, z. B. P. gyrata (girlandenförmige Erscheinungen), P. geographica (landkartenähnl.), P. guttata (als wären Kalktropfen auf die Haut gespritzt), P. nummularis (Scheiben von Münzengröße), P. punctata (punktförmig), P. serpiginosa (in Schlangenlinien). Abb. 1 u. 2.

Psoriasisarthritis ↑Osteoarthropathia psoriatica.

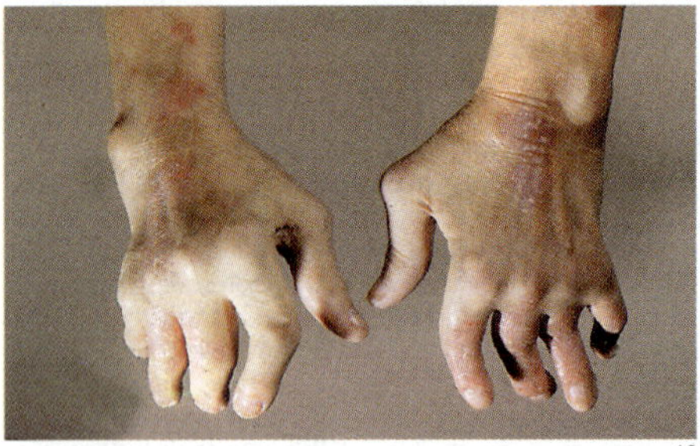

13

Psoriasis (Abb. 1).
Distaler Typ der P. arthropathica

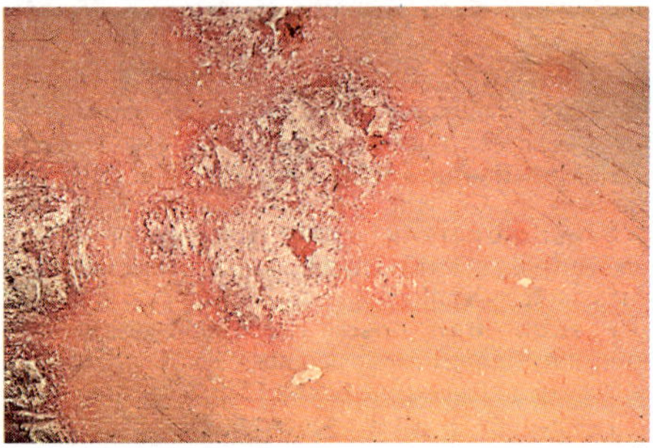

13

Psoriasis (Abb. 2)

Psorospermosis follicularis ⟨*gr + lat*⟩ *f* ↑Dyskeratosis follicularis vegetans.

PSR *Abk* für ↑Patellarsehnenreflex.

psych- ⟨*gr*⟩ *Präfix*: die Seele, das Seelenleben betreffend.

Psychasthenie ⟨*gr*⟩ *f*: veraltete Bez. für ungenügende psych. Belastbarkeit. Mangel an Selbstvertrauen, Spannkraft u. Energie, schnelle Erschöpfbarkeit, dysphor. Verstimmtheit, Neigung zu hypochondr. Verhalten.

Psyche ⟨*gr*⟩ *f*: Seele. Begriff, der von der Antike bis in die jüngste Vergangenheit als Bez. für die Gesamtheit psych. Erscheinungen u. Vorgänge o. für den Träger dieser Gesamtheit verwendet wird. Den unterschiedl. Vorstellungen von der Seele gemeinsam ist die Bezugnahme auf ein metaphys. Bezugssystem. ↑Erkenntnistheorie, evolutionäre; ↑Informationsverarbeitung.

Psychedelika ↑Psychotomimetika.

Psychiater ⟨*gr*⟩ *m*: „Seelenarzt". Facharzt für Psychiatrie u. Psychotherapie.

Psychiatrie: med. Fachdisziplin, die sich der Erforschung, Vorbeugung, Diagnostik, Behandlung u. Rehabilitation von Hirnkrankheiten u. -funktionsstörungen mit vorwiegend psych. Sympt. widmet.

Psychiatrie, biologische: Arbeitsrichtung der Psychiatrie, die sich mit biol. (biochem. neurophysiolog. pharmak. u. a.) Aspekten der Entstehung, Diagnostik, Ther. u. Prävention psych. Erkrankungen beschäftigt.

Psychiatrie, forensische: Anwendung psychiatr. Grundlagen, Methoden u. Erkenntnisse auf Probleme des Rechtes. F. P. ist ein interdisziplinäres Gebiet, da zu ihrer Ausübung Kenntnisse der Rechtsgebiete,

v. a. des Strafrechtes, des Strafprozeßrechtes, andererseits Teile der forens. u. der klin. Psychol. unerläßl. sind. Der forens. Psychiater hat die Aufgabe, eine Diagn. zu stellen u. diese in Verbindung zu setzen mit der Schuldfähigkeit für die konkrete Tat. Als ↑Sachverständiger hat er gegenüber dem Gericht kein Schweigerecht u. muß hierauf den zu Begutachtenden aufmerksam machen. Häufig schließt der Gutachtenauftrag auch eine Beurteilung der Progn. u. Empfehlung ther. Interventionen ein.

psychisch ⟨*gr*⟩ *Adj*: seel., von der Seele ausgehend.

Psychoanaleptika: ↑Psychostimulanzien; Pharmakagruppe, die zu den ↑Psychopharmaka gehört. Wirkung ist antriebssteigernd (aber nicht antipsychot.), bei Überdosierung Krampfgifte. 1. Methylxanthine: Coffein, Theophyllin, 2. „Weckamine": Amphetamin (Benzedrin), Methamphetamin (Pervitin), Amfetaminil, 3. Methylphenidat (Ritalin), 4. ↑Anorektika.

Psychoanalyse ⟨*gr*⟩ *f*: von S. ↑Freud begründete Lehre der Entwicklung u. Auswirkung unbewußter Motivationen auf Erleben u. Verhalten des Menschen sowie Anwendung dieser Lehre als ein Behandlungskonzept. Die Theorie der P. hat sehr großen Einfluß genommen auf die gesamte westl. Kulturentwicklung im 20. Jh., u. a. auf die Sozialpsychologie, ↑Anthropologie, Philosophie, Kunst u. Lit. u. hat v. a. die ↑Psychotherapie in vielfältiger Weise geprägt. Als theoret. Konzept verfügt die P. über ein ständig weiterentwickeltes Persönlichkeitsmodell (↑Ich-Psychologie, ↑Objektbeziehungstheorie, ↑Selbstpsychologie). Als Behandlungskonzept für neurot. u. psychosomat. Erkrankungen (analyt. Psychotherapie, tiefenpsycholog. fundierte Psychotherapie) sucht die P. unbewußte seel. Vorgänge zu erforschen u. durch Deutung bewußt zu machen. I. R. von ↑Übertragung u. ↑Gegenübertragung wird das Unbewußte bewußt erlebbar u. verstehbar u. der ther. Bearbeitung zugängl.

Psychoanamnese: Aufzeichnung psych. Belastungen u. Störungen unter Berücksichtigung etwaiger Gleichzeitigkeit mit somat. Erkrankungen u. Störungen sowie Leistungen u. Kompensationsmöglichkeiten des Pat. bis zum gegenwärtigen Zeitpunkt.

Psychochirurgie: **1.** Chir. Eingriffe am Gehirn, die zur Ther. psych. Störungen u. Krankheiten durchgeführt werden. Die Ära der P., deren bekannteste Methode die Leukotomie o. Lobotomie (Durchtrennung des Stirnhirnmarks) ist, wurde 1935 von E. Moniz eingeleitet. Nach einem Gipfel in den Fünfzigerjahren des 20. Jh. sind diese Methoden immer mehr hinter die psychopharmakolog. Ther. zurückgetreten. **2.** „Geistchirurgie", bes. von philippin. Geistheilern praktiziertes, mit religiösem Zeremoniell verbundenes „Operieren mit bloßen Händen", z. B. zur Entfernung von Gallensteinen, Tumoren, Fremdkörpern. Bei den „Operationen" blutet es. Betrüger. Verfahren, von begabten Bühnenmagiern anschaul. nachgeahmt. Das Blut wurde wiederholt in Kriminalinstituten untersucht u. erwies sich als Rinder- o. Schweineblut o. Blut einer anderen Menschengruppe.

Psychodiagnostik: Lehre von den Grundlagen der Beurteilung u. Begutachtung von Menschen hinsichtl. ihrer individuellen psych. Eigenschaften u. ihrer Struktur, die dem Erleben, Verhalten u. den Leistungen zugrunde liegen. Hinsichtl. der Methoden unterscheidet man in der Med. die sog. klin. Methoden, also ↑Exploration u. ↑Beobachtung, sowie die exp., also Testmethoden. Die Ind. der klin. Methoden liegt dort, wo die Lebensgeschichte, Krankheitsgeschichte, Konfliktanamnese u. der Verlauf, insges. also der dynam. Bereich der Persönlichkeitsentwicklung diagnostiziert werden müssen, aber auch dort, wo die psych. Funktionen erhebl. von der Norm abweichen, z. B. bei Psychosen u. bei Fragestellungen, die die Gesamtpersönlichkeit erfassen. Ihre Schwächen liegen darin, daß unter gleichen Begriffen häufig Unterschiedl. verstanden wird, in der unterschiedl. Fähigkeit der Beurteilung des Pat., unterschiedl. Einfühlung in ihn sowie in der unterschiedl. Ausbildung u. Schulenzugehörigkeit des Diagnostikers. Die exp. bzw. Testverfahren haben bes. Vorteile bei der Bestimmung des Intelligenzniveaus, der Begabungsausstattung, des aktuellen Leistungsprofils mit komplexen o. spezif. Fähigkeiten o. Funktionen, bei partiellen Ausfällen, bei der Bestimmung intellektueller Vorfeldfunktionen, der Diagn. von aktuellen Erlebnisinhalten, Strebungen, Bedürfnissen, Konflikten u. Frustrationen. Ihre Schwächen liegen darin, daß sie zwar eine bes. Intelligenzform feststellen, aber nicht sagen können, warum der Pat. davon keinen Gebrauch macht. Ein normabweichender Testbefund sagt nichts darüber, ob es sich um Auswirkungen einer Persönlichkeitseigenschaft o. eines situativen Zustands handelt. Krankheiten, die die Persönlichkeit insges. verändern, z. B. ↑Psychosen, entziehen sich der Feststellung durch exp. Verfahren.

Psychodrama: von Moreno entwickeltes gruppenpsychotherapeut. (↑Gruppenpsychotherapie) Verfahren, das szen. Darstellung (↑Rollenspiel, Stegreifspiel) mit gruppendynam. ↑Setting u. analyt. Gruppenarbeit verbindet. Mit Hilfe versch. Techniken wie Rollenwechsel, Doppeln, „Leerer Stuhl", Spiegeln werden die Konflikte des Einzelnen nicht allein verbalisiert, sondern mit verteilten Rollen in Szene gesetzt. Erlebtes ebenso wie Gedachtes, konflikthafte Phantasien o. Träume sollen möglichst spontan u. konkret dargestellt werden (Acting out). Dies dient dem Konflikterlebnis u. dessen Verarbeitung nicht nur beim Hauptdarsteller (Protagonisten) sondern auch bei den Mitspielern (Hilfs-Ich) u. der Gruppe (↑Selbsterfahrung).

Psychodysleptika: Psychotomimetika, ↑Halluzinogene; Rauschgifte ohne ther. Bedeutung, die zu Störungen der Wahrnehmung, Empfindung u. Affektivität sowie zu veränderten, den äußeren Reizen u. sozialen Umweltbedingungen inadäquaten Reaktionen führen. Pharmaka: ↑Lysergsäurediäthylamid, ↑Psilocybin, ↑Mescalin, ↑Bufotenin, ↑Peganum harmala, ↑Cannabis indica, Dimethyltryptamin (DMT), Dimethoxy-4-methylamphetamin (DOM) u. a.

psychogen ⟨*gr*⟩ *Adj*: psych. entstanden. In engerem Sinne zur Kennzeichnung der Pathogenese von psychiatr. Erkrankungen aufgrund psychosozialer Faktoren. Auch als Bez. für die psych. Komponente in der Pathogenese von psychosomat. Erkrankungen u. ↑Psychosen.

Psychogifte: Gifte, die den Bewußtseinszustand zu verändern vermögen, z. B. Rauschgifte, Narkotika, Tranquilizer, Sedativa, Atropin, Scopolamin. Die Veränderung kann zu pathol. Zustandsbildern (psychot. Wirkung) führen. ↑Psychopharmaka.

Psychohygiene: wissenschaftl. Disziplin, die sich mit der Bedeutung der zwischenmenschl. u. der Mensch-Umwelt-Beziehungen unter philosoph., soziol., pädagog. u. med.-biol. Aspekten (Ethik, Moral, Denk- u. Verhaltensweisen, allseitige körperl.-geistig-kulturelle Bildung u. Erziehung, Persönlichkeitsentwicklung u. a.) für die seel. Gesundheit beschäftigt.

Psycholeptika ↑ Psychopharmaka.

Psychologe: nicht gesetzl. geschützte Berufsbezeichnung. Die Führung des Titels Diplom-P. hingegen erfordert den qualifizierten Abschluß eines Hochschulstudiums, das über das Grundlagenwissen bzgl. der Gebiete Lernen, Wahrnehmung, Denken, Emotion, Sozial- u. Entwicklungspsychologie, Psychophysiologie u. wissenschaftl. Methodenlehre hinaus Vertiefungen etwa in den Bereichen Diagnostik, klin. Psychol., Behandlungsmethoden, Persönlichkeitspsych., Pädagog. Psychol., forensische Psychol. u. a. erfordert. Ca. 60 % der Diplom-Psychologen arbeiten qualifiziert psychotherapeut. in freier Praxis o. in Psychiatrien, Beratungsstellen, Reha-Kliniken usw. Im Psychotherapeutengesetz (verabschiedet im März 1998) wird die Ausbildung der neuen Heilberufe Psychologischer Psychotherapeut u. Kinder- u. Jugendlichenpsychotherapeut definiert. Im berufsrechtl. Teil des Gesetzes sind die Bedingungen für die Erteilung der Approbation an P. festgelegt. Die approbierten P. sind damit gleichberechtigte Partner der Vertragsärzte in den Kassenärztliche Vereinigungen.

Psychological abstracts: Recherchesystem für psychologierelevante Lit., das von der American Psychological Association, Washington, betrieben wird. Jährl. werden etwa 25 000 Arbeiten (Zeitschriftenartikel, Monographien, Kongreßberichte u. a.) erfaßt u. (engl.) referiert.

Psychologie: erforscht die menschl. Persönlichkeit u. die Verhältnisse ihres sozialen Bereichs. Naturwissenschaftl. sind „Seele", das Bewußtsein, die psych. Vorgänge Leistungen des Gehirns u. zwar die höchste u. komplizierteste „Funktion" dieses Organs. ↑ Entwicklungspsychologie, ↑ Sozialpsychologie, ↑ Psychologie, klinische; ↑ Psychologie, medizinische; ↑ Jugendpsychologie, ↑ Kinderpsychologie, ↑ Denkpsychologie, physiolog. P.

Psychologie, deskriptive: vorzugsweise mit der beschreibenden Methode, also phänomenolog. vorgehende P. Teilweise wird seit ca. 1900 bis heute noch übl. Form des nicht kausalgenet., sondern ausschließl. beschreibenden Vorgehens innerhalb der ↑ Psychopathologie als deskriptive P. bezeichnet.

Psychologie, forensische: Spezialgebiet der Psychol., das sich mit der Anwendung psychol. Grundlagen u. Methoden auf dem Gebiet des Rechtes beschäftigt. Begriff gerichtl. Psychol. ist irreführend, da die f. P. weit über die Probleme hinausgeht, die sich mit dem Gerichtsverfahren beschäftigen. Gebiet der f. P. ist noch in der Entwicklung sowohl hinsichtl. der Forschung als auch der Methodik u. der prakt. Tätigkeit. Teilgebiete sind die psychol. Grundlagen kriminellen Handelns, z. B. die Bedingungen dissozialer ↑ Fehlentwicklungen für das kriminelle Handeln u. die ↑ Aussagepsychologie. Zu den angewandten Teilgebieten gehört die Gutachtertätigkeit, v. a. hinsichtl. der Begutachtung der ↑ Schuldfähigkeit Jugendlicher u. der Glaubwürdigkeit bzw. ↑ Aussagefähigkeit von Kindern o. psych. Kranken, daneben verkehrspsycholog. Gutachtertätigkeit. Gebiete, die sich in der Entwicklung befinden, sind u. a. die Verhandlungspsychologie u. psychol. Fragen im Familien- u. Zivilrecht. Die kriminalist. Psychol. soll durch die Erarbeitung von Täterhypothesen bei unbekannten Tätern mit hervorstechenden psych. bzw. psycho-pathol. Eigenschaften helfen. Eine Strafvollzugspsychologie arbeitet bei der Umerziehung u. Ther. von Straftätern. Die f. P. ist ein Kooperationsgebiet der forensischen ↑ Psychiatrie.

Psychologie, geisteswissenschaftliche: Richtung der Psychol., die die sinnerfüllte, beschreibende o. zergliedernde Psychol. als geisteswissenschaftl. einer naturwissenschaftl. erklärenden Psychol. gegenüberstellt. Hauptvertreter Spranger, Jaspers u. Gruhle. ↑ Psychologie, verstehende.

Psychologie, gerichtliche ↑ Psychologie, forensische.

Psychologie, humanistische: in den Sechzigerjahren in Abgrenzung zur ↑ Psychoanalyse u. zur ↑ Verhaltenstherapie in den USA entstandene psychol. Richtung, die die Selbstverwirklichung des Menschen in seiner Einzigartigkeit sowie dessen Eingebundensein in zwischenmenschl. Beziehungen in den Mittelpunkt ihrer Theorie u. Praxis stellt. Zu den Vertretern der h. P. gehören F. Perls, C. Rogers, R. Cohn, C. Bühler, J. L. Moreno u. E. Berne.

Psychologie, klinische: Gebiet des Gesundheitswesens mit spez. prakt. u. theoret. Forschungs- u. Arbeitsmethoden. Die Erkenntnisse der Psychol. sollen für die Theorie, Ätiopathogenese, Diagnostik u. Theorie psych. u. psychosomat. Störungen nutzbar gemacht werden. Die k. P. ist damit ein Spezialgebiet der Psychol. im Ggs. zur medizinischen ↑ Psychologie, die ein Grundlagengebiet der Med. ist.

Psychologie, medizinische: umfaßt alle psychol. Erkenntnisse, die für die Studentenausbildung, Fachausbildung, theoret. u. prakt. Tätigkeit des Arztes aller Fachgebiete von Bedeutung sind, gleichgültig ob sie aus der Psychol. stammen (theoret. Grundlagen, exp. Psychodiagnostik), ob sie sowohl von der Med. als auch von der Psychol. bearbeitet werden (Neurosenpsychologie, Exploration) o. ob das Schwergewicht der Herkunft in einem der med. Fächer liegt (z. B. Psychopathologie, Psychosomatik). M. P. ist kein Berufszweig wie Psychiatrie o. klin. Psychol., sondern ein Grundlagengebiet der Med. ähnl. der Anat. o. Physiol. Ihr Inhalt überschneidet sich dementsprechend mit dem anderer Gebiete. So beschäftigt sie sich mit psychopatholog. Fragen u. damit mit den Erscheinungsbildern normabweichenden Verhaltens bzw. des gestörten o. kranken Menschen in seiner organ.-biol. u. psychosozialen Gebundenheit. Hierfür sucht sie sich diejenigen theoret. Grundlagen, die bei der Anwendung innerhalb der Med. zu pos. Erkenntnissen in Theorie u. med. Betreuung führen u. die mit den theoret. Standorten derjenigen Teilgebiete der Med., in die sie hineinwirkt, vereinbar sind. Hinsichtl. der ↑ Psychodiagnostik sucht sie aus dem Überangebot von Testverfahren diejenigen, die von den Ärzten aller Fachgebiete, die sich hiermit beschäftigen, entspr. ihres spez. Patientenguts angewendet werden können, u. zwar mit adäquatem zeitl. Aufwand, u. die hinsichtl. der an den Arzt gestellten Fragen wesentl. Aussagen ermöglichen. Außer der Testdiagnostik beschäftigt sie sich mit einer systematisierten ↑ Exploration u. ↑ Beobachtung. Sie bearbeitet das Arzt-Patient-Verhältnis u. die Spezifik der sozialen Situationen im Krankenhaus u. befaßt sich mit spez. sozialpsycholog. u. sozialpsychopatholog. Fragen des Pat., z. B. mit dem Einfluß sozialer Faktoren für die Entstehung von Krankheiten u. die Ausgestaltung des Krankheitsbildes bis hin zur Frage, wie weit das Krankenhaus als Institution die Entwicklung der Sympt. u. die Reaktion des Pat. formt. Die Auswirkungen der Situation des Krankseins, das Verhalten u. Erleben des Pat. in der Krankheit, abhängig von Alter, Persönlichkeit, früheren Erfahrungen usw. sind weitere Arbeitsgebiete. Die m. P. ist eine med. Disziplin im Ggs. zur klinischen ↑Psychologie, die eine psychol. Spezialdisziplin ist u. vom klin. Dipl.-Psychologen ausgeübt wird.

Psychologie, verstehende: Richtung der Psychol., die dem Verstehen, also nicht der mit Kausalannahmen u. dem Exp. arbeitenden Psychol., den Vorzug einräumt. Gegensätzl. Vorgehen zu einer naturwissenschaftl. Psychologie ähnl. einer verstehenden Psychopathologie i.S. Jaspers. ↑Psychologie, geisteswissenschaftliche.

Psychometrie: Bez. aus der ↑Parapsychologie. „Medial begabte" Personen sollen angebl. aus einem vorgelegten Gegenstand über dessen Besitzer Auskünfte zu Vergangenheit u. Zukunft geben können. Von Bühnenhellsehern wie Hanussen u. a. mit großem Unterhaltungswert verwendet; gänzl. unbegründet u. med. ohne Belege.

Psychomotorik: Gesamtheit der (reflektor.) durch psych. Vorgänge beeinflußten Bewegungsabläufe. Spielt bei der nichtverbalen Kommunikation (Ausdrucksbewegungen in Mimik, Gestik, Phonik, Haltung, Pose, Gang usw., evtl. mit vegetativen Begleiterscheinungen wie Erröten u. ä.) eine Rolle; kann vom Gesunden weitgehend bewußt kontrolliert werden; ist von individuellem Temperament u. Differenziertheit abhängig; bei psychiatr. Erkrankungen, insbes. endogenen ↑Psychosen. ↑Willkürbewegungen.

Psychoneuroimmunologie: psychosomat. Grundlagenwissenschaft, basierend auf der Erkenntnis, daß das Immunsystem kein autonomes Funktionssystem, sondern ein Organ der Selbst-Nichtselbst-Differenzierung u. über Botenstoffe u. neurale Vernetzung mit dem zentralen Nervensystem integriert ist u. damit sowohl psych. Vorgänge beeinflußt, wie von ihnen beeinflußt wird (z. B. Infektionen, Krebserkrankungen).

Psychopath ⟨*gr*⟩ *m*: veralteter psychiatr. Begriff für eine Gruppe von ↑Persönlichkeitsstörungen, heute eher dissoziale ↑Persönlichkeitsstörungen, ↑Borderline-Syndrom, emotional instabile Persönlichkeitsstörung.

Psychopathia sexualis: Lehre vom krankhaften u. abartigen Geschlechtsleben (Perversionen). Von H. Kaan 1844 inaugurierter u. von Krafft-Ebing in seinem gleichnamigen Werk 1866 weiter ausgeführter Begriff psychiatr. ausgerichteter Sexualwissenschaft, der in der modernen Sexualwissenschaft nicht mehr verwendet wird.

Psychopathie: von K. Schneider geprägter, heute nicht mehr gebräuchl. Begriff für ↑Persönlichkeitsstörungen.

Psychopathologie ⟨*gr*⟩ *f*: Lehre von den krankhaften seel. Prozessen u. Erkrankungen, den Wechselwirkungen von psych. u. phys. Vorgängen u. den davon abgeleiteten Krankheitstheorien.

Psychopathometrie: Arbeitsrichtung, zur quantitativen Erfassung psychopatholog. Sympt. Umabdingbar in der Ther. u. Pathogeneseforschung. Wichtige psychopathometr. Instrumente zur Erfassung allg. psychopatholog., depressiver o. dementieller Sympt. sind: Brief psychiatric ranting scale, Mamillon scale, Mini mental state examination.

Psychopharmaka: zur Ther. seel. Störungen eingesetzte Arzneimittel, die auf Gehirnfunktionen einwirken u. daher zu Veränderungen seel. Funktionen wie Erleben, Befinden u. Verhalten führen (psychotroper Effekt). Bez. wird bereits seit dem ausgehenden Mittelalter gebraucht, erlangte seine heutige Bedeutung jedoch erst mit der Entdeckung wirksamer Substanzen in den Fünfzigerjahren. P. wirken auf die Erregunsübertragung von Nervenzellen, d. h. ihr Angriffspunkt ist die Synapse. Unterschiede bestehen in biochem. bzw. physiol. Hinsicht durch Wirkungen auf versch. Übertragungssysteme, bei denen die Überträgerstoffe (Neurotransmitter) Dopamin, Serotonin, Noradrenalin, Histamin u. Gamma-Amino-Buttersäure (GABA) eine bedeutende Rolle haben. Nach ihren Hauptwirkungen auf psychiatr. Syndrome lassen sich folgende Gruppen unterscheiden: **1. Neuroleptika** werden bei akuten u. chron. Psychosen, bei Erregungszuständen sowie zur Rezidivprophylaxe schizophrener Psychosen eingesetzt. Ihre Hauptwirkung besteht in der Unterdrückung produktivpsychot. Sympt. wie Halluzinationen, Wahn, formale Denkstörungen u. Ich-Störungen. Ihre zentral dämpfende Wirkung (z. B. Müdigkeit) ist je nach Substanz unterschiedl. stark ausgeprägt u. kann erwünscht (bei Erregungszuständen) o. unerwünscht (z. B. in der Langzeitprophylaxe) sein. **2. Antidepressiva** werden bei depressiven Syndromen versch. Ursache eingesetzt; sie hellen die Stimmung auf, steigern den Antrieb u. vermindern Ängste u. depressive Hemmung. Die heute übl. Substanzen wirken erst nach der Einnahme über 1–2 Wochen u. nur in ca. 70 % der Fälle. **3. Mittel zur Phasenprophylaxe** affektiver Psychosen. Lithiumsalze u. einige sonst bei Epilepsie gegebene Arzneimittel (Antikonvulsiva) besitzen eine eindeutig nachgewiesene günstige Wirkung auf die Häufigkeit u. Schwere wiederkehrender man. bzw. depressiver Phasen. **4. Tranquilizer** bzw. Anxiolytika wirken bei Angst, Unruhe, Spannungszuständen, Gereiztheit, Schlafstörungen. Im Ggs. zu den vorstehend genannten Substanzgruppen können Tranquilizer bei längerfristiger Anwendung zur Abhängigkeit führen. In chem. Hinsicht ist die bedeutendeste Substanzgruppe die der Benzodiazepinderivate. Stoffe aus dieser Gruppe werden auch bei Epilepsie sowie in der Anästhesie eingesetzt. **5. Hypnotika** (Schlafmittel) u. **Sedativa** (Beruhigungsmittel). Man unterscheidet kurzwirksame Schlafmittel zur Behandlung von Einschlafstörungen von langwirksamen gegen Durchschlafstörungen. **6. Stimulanzien** wie Amphetamin o. dessen Abkömmlinge steigern Antrieb u. Wachheit u. werden v. a. mißbräuchl. verwendet. Sie haben im Bereich der Psychiatrie nur einen sehr begrenzten Anwendungsbereich. Die Behandlung mit P. sollte immer durch einen erfahrenen Arzt erfolgen, um Risiken u. Nebenwirkungen zu minimieren. P. ersetzen nicht das ärztl. Gespräch o. die Psychotherapie. Die besten ther. Ergebnisse werden bei vielen psych. Störungen durch die Kombination von Pharmako- u. Psychotherapie erzielt.

Psychopharmakologie: interdisziplinäre Wissenschaft. Psychiater, Pharmak., Biochem., Physiol. u. Psychol. erforschen die Wirkungen von Psychopharmaka sowohl auf das beobachtbare Verhalten im Tierexperiment als auch auf das Erleben, Befinden u. Verhalten beim Menschen. In der Pharmakopsychologie geht es v. a. um die objektiv meßbaren Auswirkungen von Pharmaka auf normalpsycholog. Funktionen wie z. B. die Aufmerksamkeit (bedeutsam in der Verkehrspsychologie). Die Pharmakopsychiatrie untersucht neben den Wirkungen von Psychopharmaka auf psychiatr. Krankheitsbilder auch die psych. Nebenwirkungen anderer Arzneimittel sowie die Probleme der Sucht.

Psychophysik: Untersuchung gesetzmäßiger Zusammenhänge zwischen veränderl. quantitativen Größen, die Voraussetzungen o. Bestandteile elementarer

o. komplexer Wahrnehmungsleistungen sind. Die moderne Erweiterung des klass. Ansatzes von Fechner erlaubt tiefgehende Einblicke in psychol. Gesetzmäßigkeiten.

Psychophysiologie: Gebiet der Psychol., das die Beziehungen zwischen psych. u. physiol. Prozessen untersucht. In Abgrenzung zur Neuropsychologie werden peripher.-physiol., v. a. vegetative sowie sensor., motor. u. biochem. Parameter psych. Erscheinungen untersucht. Hauptproblem ist die statist.-deskriptive u. kausal-erklärende Beziehungsanalyse physiol. Reaktionsmuster zu aktuellen psych. Zuständen u. überdauernden psych. Eigenschaften. Die Themen reichen von der Theorie der ↑Aktivierung, den ↑Emotionen u. ↑Motivation bis zum ↑Streß.

Psychoplegika ↑Neuroleptika.

Psychoprophylaxe: Die Begriffe P. u. ↑Psychohygiene werden oft gleichwertig ohne klare Abgrenzung verwendet. Psychohygiene wird als der Begriff betrachtet, der das Anliegen u. die Ziele allg. formuliert. P. wird als der engere Begriff verwendet, der abhängig ist von der Angabe einer konkreten Zielsetzung (z. B. der Proph. funktioneller Störungen) u. der Möglichkeit zum Einsetzen konkreter Methoden, mit denen diese Ziele beim einzelnen Menschen o. bei Menschengruppen erreicht werden können. Ziel der P. ist, die inneren Bedingungen des dynam. Mensch-Umwelt-Systems zu stabilisieren u. quantitative u. qualitative Systemreserven zu schaffen, die es dem Menschen ermöglichen, die ständig steigenden u. sich in ihrer Art verändernden Anforderungen zu erfüllen, ohne daß funktionelle Störungen auftreten, die eine Systemüberlastung anzeigen. Unter psychoprophylakt. Maßnahmen werden solche Maßnahmen verstanden, die über die Vergrößerung des Handlungsbereichs zu einer Vergrößerung des psych. Stabilitätsbereichs des Mensch-Umwelt-Systems führen u. so die Fähigkeit des Menschen erhöhen, gegenüber immer umfassenderen Klassen von Störungen stabil zu bleiben. Zur Systemstabilisierung gehören neben der ständigen Wissenserweiterung, die Erhöhung der Disponibilität u. Erziehung zur Verantwortungsbereitschaft auch die Überwindung falscher Gewohnheiten u. Lebenstechniken, die Entwicklung neuer Einstellungen u. sozialer Verhaltensweisen, um in unvermeidbaren alltägl. Konfliktsituationen optimale Entscheidungen treffen zu können.

Psychose ⟨*gr*⟩ *f*: Sammelbegriff für Erkrankungen, bei denen wichtige psych. Funktionen erhebl. gestört sind. Als **endogene P.** bei noch nicht faßbarer, aber wahrscheinl. organ. Ursache o. Teilursache (Schizophrenien, man.-depressive Krankheit, weitere Formen), als exogene, organ. bzw. **symptomat. P.** bei nachweisbarer organ. Hirnerkrankung (Trauma, Infektion, Durchblutungsstörung, Tumor, degenerativer Prozeß u. a.) u. körperl. Allgemeinerkrankung (Pneumonie, Typhus, Urämie, Enzymopathie usw.) sowie Intoxikationen (Alkohol, CO, Opiate). ↑Psychosyndrom, endokrines, ↑Psychosyndrom, organisches.

Psychose, biopolare ↑Krankheit, manisch-depressive, ↑Psychosen, zykloide.

Psychosedativa: Tranquilizer; Dämpfung psych. Prozesse, v. a. der emotional-affektiven Reaktivität (Abschirmeffekt). Wichtigste Gruppe ↑Benzodiazepine.

Psychose, klimakterische ↑Generationspsychosen.

Psychosen, phasische: v. a. von Leonhard betonter Sammelbegriff für phasenhaft ablaufende bi- u. monopolare Psychosen des man.-depressiven Formenkreises.

Psychosen, zykloide: von Leonhard bes. herausgestellte Gruppe endogener Psychosen, die klin. zwischen den schizophrenen Erkrankungen u. denen des man.-depressiven Formenkreises steht. Sie hat in der Symptomgestaltung Ähnlichkeiten mit den Schizophrenien u. Verlaufseigentümlichkeiten (zykloid) gemeinsam mit den (phas.) man.-depressiven Krankheiten. Die z. P. sollen nach Leonhard defektfrei ausheilen. Leonhard unterscheidet: 1. Angst-Glücks-Psychose: vorherrschend Veränderungen im affektiven Bereich; 2. Verwirrtheitspsychose: vorherrschend Denkstörungen; 3. Motilitätspsychose: vorherrschend Störungen der Reaktiv- u. Expressivbewegungen, die ihren natürl. Charakter behalten (hyperkinet. Bilder, hypokinet. Zustände). Die Sympt. aller 3 Psychoseformen können kombiniert auftreten. Die Gruppe der z. P. wird auch als atyp. Psychosen, Mischpsychosen o. Randpsychosen bezeichnet. Manche Autoren vergleichen sie mit den schizoaffektiven ↑Psychosen.

Psychose, schizoaffektive: Unterform der Schizophrenie, bei der sowohl schizophrene als auch affektive Sympt. in der gleichen Krankheitsepisode, meist gleichzeitig o. höchstens mit wenigen Tagen Abstand auftreten.

Psychosomatik: psychosomat. Medizin; Bez. für die Wechselwirkungen von Körper u. Geist. Die psychosomat. Med. beschäftigt sich mit den körperl.-seel. u. sozialen Wechselbeziehungen (bio-psycho-soziale Med.) u. der personenzentrierten Sichtweise in der Patientenversorgung, der Forschung u. der ärztl. Einstellung. Die wichtigste Therapiemethode in der psychosomat. Med. ist die Psychotherapie. Es werden Zusammenhänge zw. psych. Faktoren u. somat. Erkrankungen untersucht. In der Bundesrepublik Deutschland ist P. u. ↑Psychotherapie seit 1970 Pflichtfach für die Ausbildung von Medizinstudenten.

Psychosomimetika ↑Psychotomimetika, ↑Psychodysleptika.

Psychostimulanzien: Psychoanaleptika; Gruppe von ↑Psychopharmaka, die zur Erhöhung der Aktivität des ZNS führen, die sich in einer Erhöhung der motor. u. psych. Reaktivität sowie in einer verbesserten assoziativen u. intellektuellen Leistungsfähigkeit äußert. Sie vermindern Müdigkeit u. wirken gegenüber zentral dämpfenden Pharmaka antagonist. Hauptgruppen sind die Phenylalkylamin- u. die Methylxanthinderivate.

Psychosyndrom, endokrines: symptomat. Psychose bei Erkrankungen endokriner Organe mit allg. Verlangsamung von Psyche u. Motorik. Auftreten bei ↑Hyperthyreose, ↑Hypothyreose, ↑Myxödem, ↑Cushing-Syndrom, ↑Hypoparathyreoidismus, primäre ↑Nebennierenrindeninsuffizienz, adrenogenitalem ↑Syndrom, ↑Klinefelter-Syndrom, in der ↑Menopause, bei hypophysärem ↑Kleinwuchs, ↑Dystrophia adiposogenitalis, ↑Diabetes insipidus.

Psychosyndrom, hirnorganisches: hirnorgan. psych. Achsensyndrom; Auftreten psych. Sympt. infolge organ. Erkrankungen des Gehirns (mit seinen achsenförmigen Strukturebenen). Je nach Ursachen (Geburtsschaden, Trauma, Blutung, Sauerstoffmangel, Entzündung, Stoffwechselanomalie u. v. a.) kann ein akutes o. chron. h. P. unterschieden werden. In der Sympt. können Bewußtsein (Ermüdbarkeit, Schläfrigkeit, Bewußtseinsverlust), geistige Leistungen (Abnahme der Konzentration, der

Merkfähigkeit, des Denkens, der Sprache), Antrieb (Hemmung o. Erregung) u. Affekte (unangepaßtes Verhalten wie Affektverarmung mit distanzloser Euphorie o. überschießende Stimmungslage mit übertriebener Gereiztheit u. unangebrachten Wutausbrüchen) unterschiedl. stark betroffen sein. Im Unterschied zum Erwachsenen wird beim Kind die Sympt. durch die Hirnentwicklungsvorgänge überlagert.

Psychosyndrom, organisches: Sammelbezeichnung für psychopatholog. Sympt. bei symptomat. Psychosen. Gedächtnisstörungen, Affektstörungen, Orientierungsstörungen in Raum u. Zeit. **Akutes o. P.**: Sammelbegriff für alle akuten symptomat. Psychosen (akute exogene Reaktionstypen nach ↑Bonhoeffer), unabhängig von Noxe u. Schädigungstyp; wechselhaftes, buntes Bild. Im Vordergrund stehen ↑Bewußtseinsstörungen, die jedoch nicht obligat sind. Zur Vigilitätsminderung kann ein eigentüml. „Gestaltwandel des aktuellen Erlebnisfelds" hinzutreten. Benommenheit, ↑Dämmerzustand, amnestisches ↑Syndrom, ↑Delirium, ↑Bewußtseinsstörungen. Vor- u. Nachstadien in Form psychoseähnl. Bilder (maniform, depressiv, paranoid-halluzinator., katatoniform, expansiv-konfabulator., phob., anakast.) werden beobachtet („Durchgangssyndrom", Wieck). **Chron. o. P.** (hirndiffuses): organ. oft irreversible Defektsymptome mit Persönlichkeitsveränderungen („Wesensveränderung") u. ↑Demenz. In leichteren Fällen pseudoneurasthen. Syndrome (↑Neurasthenie). Letztere gekennzeichnet v. a. durch reizbare Schwäche, gesteigerte Erregbarkeit, ↑Affektlabilität, leichte Ermüdbarkeit, verminderte Konzentration u. Ausdauer, gestörte Merkfähigkeit, vasomotor. u. vegetative Störungen. **Hirnlokales o. P.**: organ. Persönlichkeitsveränderung als Folge umschriebener, lokalisierter Hirnschädigung. Vorwiegend Störungen der Stimmung, des Antriebs u. einzelner psych. Funktionen.

Psychotherapie ⟨*gr*⟩ *f*: Behandlung von seel. Leidenszuständen, Beziehungs- u. Verhaltensstörungen sowie körperl. Symptombildern bei seel. Zusammenhängen mit psychol. Mitteln (durch Kommunikation). P. wird von dafür ausgebildeten Ther. auf der Basis eines Vertrages mit Einzelnen, Paaren, Fam. o. Gruppen durchgeführt mit dem Ziel, Krankheitssymptome bzw. Konflikte zu beseitigen, Persönlichkeitszüge zu modifizieren o. seel. Reifung zu fördern. Ärzte wie Reil, Rush, Pinel u. a. erkannten früh die Bedeutung psychosozialer Faktoren für die Psychiatrie u. entwickelten die Arbeitstherapie. Braid, Charcot, Liébault, Bernheim u. a. untersuchten die Gesetzmäßigkeiten der Hypnose. ↑Freud entwickelte seine, von ihm mehrfach revidierte Theorie der ↑Psychoanalyse. Diese vielfältigen ärztl. Initiativen kennzeichnen den Übergang von der vorwissenschaftl. zur wissenschaftl. P. Die offizielle „Schulmedizin" lehnte jahrzehntelang psychol. Heilmethoden ab u. veranlaßte dadurch interessierte Ärzte, sich in einer Sonderstellung (Neurosenbehandlung) zu verschanzen. In Abgrenzung zur Psychoanalyse entstand in den USA eine Reihe vorwiegend pragmat.-naturwissenschaftl. orientierter Psychotherapieschulen, insbes. der ↑Behaviorismus. Nach Machtübernahme durch die Nationalsozialisten in Deutschland waren die meisten Anhänger der Psychoanalyse u. der Berliner Gestaltpsychologie-Schule in die USA ausgewandert. Der prominente Psychiater F. Perls konzipierte dort seine Version einer ↑Gestalttherapie. Schüler K. Lewins entwickelten wesentl. Ansätze einer dynam. ↑Gruppenpsychotherapie. Eine interessante Methode erarbeitete C. Rogers mit seiner „nicht direktiven" ↑Gesprächspsychotherapie. Es gibt heute eine große Zahl psychotherapeut. Verfahren mit jeweils unterschiedl. Menschenbildern, Theorien u. Wirkmodellen (↑Hypnose, ↑Hypnotherapie, autogenes ↑Training, ↑Psychoanalyse, Gesprächspsychotherapie, ↑Verhaltenstherapie, ↑Körpertherapie, ↑Kurzpsychotherapie, Individualtherapie). Psychotherapien können in versch. ↑Settings durchgeführt werden (↑Psychotherapieforschung).

Psychotherapieforschung: untersucht sowohl die Effektivität als auch die Wirkungsmechanismen versch. Psychotherapieformen sowie Fragen zur differentiellen Ind. Während method. Entwicklungen zu verbesserten Versuchsplänen u. zur Konstruktion spezif. Meßinstrumente (Testdiagnostik) geführt haben, ist das Problem der Definition von Therapieerfolgskriterien (Wohlbefinden, Freiheit von Sympt., Glücksempfinden, befriedigende soziale Beziehungen, Fähigkeit, mit Problemen zu leben) z. T. noch ungenügend bearbeitet.

Psychotherapie im Kindes- und Jugendalter: Therapieform für abnorme psych. Reaktionen, Verhaltensauffälligkeiten u. ↑Verhaltensstörungen im Kindes- und Jugendalter. Versch. Methoden stehen zur Verfügung. Als Fundament einer jeden Behandlung im Kindes- u. Jugendalter ist die Elternberatung u. Elterntherapie anzusehen, die eine Erziehungsberatung einschließt. In Problemfällen wird sie durch eine gezielte Familientherapie ergänzt. Ähnl. ist die Stellung der Milieutherapie, insbes. wenn es um Konflikte in Schule, Freundschaft, Gruppen Gleichaltriger geht. Die Verhaltenstherapie versucht, auf der Grundlage einer exakten Verhaltensanalyse unerwünschtes Verhalten zu löschen u. angepaßte Verhaltensweisen zu bahnen u. aufzubauen. Die Psychotherapie stellt die Patient-Therapeut-Beziehung in den Mittelpunkt („Übertragung") u. versucht mit sehr versch. Methoden wie Spieltherapie, autogenes Training, Gruppentherapie, eine Besserung o. Heilung zu erzielen. Die Heilpädagogik ist ein Spezialgebiet der Pädagogik bzw. Sonderpädagogik u. der Kinder- u. Jugendmedizin; ihre Aufgabe ist es, Kindern mit somat. u. psych. Störungen zu helfen, besser mit ihren Behinderungen zu leben.

Psychotika ↑Psychodysleptika.

Psychotomimetika: halluzinogene Substanzen, die psychoseähnl. Sympt. verursachen können. ↑Drogenabhängigkeit, ↑Psychodysleptika.

Psychotonika ↑Psychoanaleptika.

Psychrometer ⟨*gr*⟩ *n*: Feuchtigkeitsmesser; Meßgerät zur Bestimmung der ↑Luftfeuchte mit 2 Thermometern. Das Quecksilbergefäß des einen ist mit befeuchtetem Mull umwickelt. Je nach Feuchtigkeitsgehalt der mittels eines Ventilators an den Thermometern vorbeigesaugten Luft verdunstet mehr o. weniger Wasser am befeuchteten Gefäß u. kühlt das Thermometer entspr. stark ab. Bei feuchtegesättigter Luft kann keine Verdunstung erfolgen, so daß die Thermometer die gleiche Temperatur anzeigen. Dampfdruck u. relative Feuchtigkeit können entspr. den gemessenen Temperaturen am trockenen u. feuchten Thermometer unmittelbar aus Aspirationspsychrometertafeln entnommen werden.

psychrophil ⟨*gr*⟩ *Adj*: kälteliebend. Zur Charakterisierung von Mikroorganismen mit einem Wachstumstemperaturoptimum von 15–20 °C.

Psylocin ↑Psilocybin, ↑Psychogifte.

Pt: chem. Symbol für Platin.

PTA: *Abk* für perkutane transluminale ↑ Angioplastie.

Ptarmika ⟨*gr*⟩ *n Pl*: Stoffe bzw. Drogen, die durch Reizung der Nasenschleimhaut den Niesreflex auslösen können, z. B. Ptarmicae herba (Nieskraut). Stammpflanze Ptarmica vulgaris (Achillea ptarmica).

Ptarmus ⟨*gr + lat*⟩ *m*: Nieskrampf.

PTB-Prothese: *Abk* für engl. Patella tendobearing; Unterschenkelprothese ohne Oberschenkelhülse u. Schienen. Neben der gesamten Stumpfoberfläche wird bes. das Ligamentum patellae zur Abstützung u. Aufnahme des Belastungsdrucks genutzt. Der obere Rand des Stumpfbettes reicht bis in Höhe der Mitte der Kniescheibe.

PTC: **1.** *Abk* für perkutane transhepat. Cholangiographie; ↑ Cholegraphie. **2.** *Abk* für engl. Professional teeth cleaning; professionelle orale ↑ Hygienisierung.

PTCA: PTKA; *Abk* für perkutane transluminale Koronarangioplastik. ↑ Angioplastie, perkutane transluminale.

PTCD ↑ Gallenwegsdrainage, perkutane transhepatische.

Pteridinderivate: Gruppe von Diuretika, z. B. Triamteren. Hemmung des aldosteronunabhängigen Austauschs von Na^+ gegen H^+ u. K^+ im distalen Tubulus. Retention von K^+ mögl., deshalb Kombination mit Benzothiadiazinen günstig.

Pterine: Pteridine. Aus Pyrimidin u. Pyrazin aufgebaute Verbindungen, z. B. in Folsäurederivaten o. als Insektenpigmente.

Pteroinsäure: Verbindung aus ↑ Pterin u. ↑ p-Aminobenzoesäure.

Pteroylglutaminsäure: Verbindung von Glutaminsäure mit einem Pteroinsäurerest. ↑ Folsäure.

Pterygium ⟨*gr*⟩ *n*: Flügelfell; angeborene Hautfalte. Kann isoliert o. als Bestandteil erbl. Fehlbildungssyndrome auftreten. Kommt an der Beugeseite von Gelenken vor (↑ Noonan-Syndrom, ↑ Arthrogryposis multiplex congenita, ↑ Ullrich-Nielsen-Syndrom, ↑ Ullrich-Turner-Syndrom, ↑ Rossi-Syndrom) u. am Hals (↑ Pterygium colli). Kombination mit anderen Fehlbildungen: Muskelagenesie (M. pectoralis major), hoher Gaumen, Trichterbrust, Herzfehler, Nageldysplasie.

Pterygium colli: angeborenes Flügelfell (↑ Pterygium), das sich (meist bds.) vom Warzenfortsatz zum Akromion ausspannt. Tritt isoliert auf o. als Bestandteil von Syndromen: ↑ Noonan-Syndrom, ↑ Ullrich-Turner-Syndrom, ↑ Nonne-Milroy-Meige-Syndrom, ↑ Ullrich-Nielsen-Syndrom, ↑ Rotter-Erb-Syndrom. Abb.

Pterygium conjunctivae: degenerative, im Lidspaltenbereich gelegene, meist bilaterale, bevorzugt nasale Bindehauthyperplasie mit Überwachsen der Spitze auf die Hornhaut. An der Hornhaut Beginn oft mit einer Delle u. immer umschriebener Verlust der ↑ Bowman-Membran. Dysplasie des Epithels. Senile Elastose des subepithelialen Bindegewebes, also gleiche Veränderungen wie bei der ↑ Pinguekula. Progredienz bis zur opt. Behinderung erfordert mikrochirurg. Abtragung. Ursache unbekannt. Wegen häufigerem Auftreten in trop. Ländern wird angenommen, daß chron. schwere Konjunktivitis u. solare Einflüsse eine Rolle spielen. Unterscheidet sich durch unterminierten oberen u. unteren Rand vom Pseudopterygium, das eine Narbe mit konjunktivaler Überwachsung ist.

Pterygium-Syndrom ↑ Noonan-Syndrom.

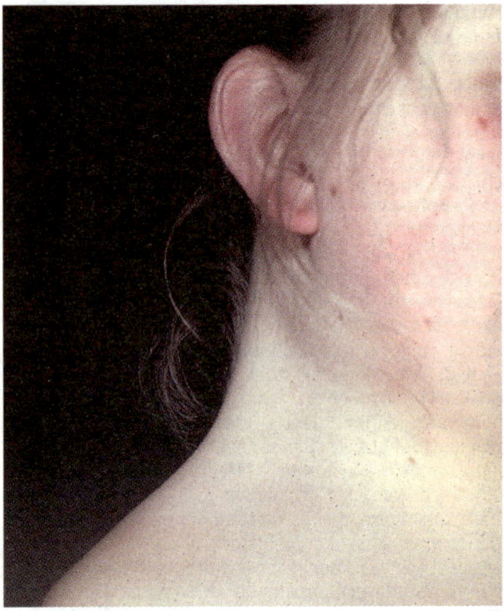

19

Pterygium colli bei Ullrich-Turner-Syndrom

pterygoideus ⟨*gr*⟩ *Adj*: flügelförmig, zum Processus p. des Keilbeins gehörend.

Pterygota: alle prim. mit Flügeln ausgestatteten Insekten.

PTFE: *Abk* für ↑ Polytetrafluoräthylen.

PTH: **1.** *Abk* für Parathyreoidea. **2.** *Abk* für ↑ Parathormon. **3.** *Abk* für Prothionamid. **4.** In der Radiol. *Abk* für prozentuale Tiefendosis der Haut.

Ptilosis ⟨*gr*⟩ *f* ↑ Madarosis.

PTKA: PTCA; *Abk* für perkutane transluminale Koronarangioplastik. ↑ Angioplastie, perkutane transluminale.

Pt-Komplexsalze: Platinverbindungen.

Ptomaine ⟨*gr*⟩ *n Pl*: Fäulnisalkaloide; tox. N-Basen biogener Amine, die bei Leichenfäulnis wegen fehlender Leberfunktion akkumulieren. ↑ Leichengift.

Ptose ⟨*gr*⟩ *f*: Senkung.

Ptosis ⟨*gr*⟩ *f*: Herabhängen des Oberlides. Entweder durch angeborene o. erworbene Lähmung des vom Okulomotorius innervierten Levator palpebrae, oft kombiniert mit Ophthalmoplegia in allen ihren mögl. Formen, o. durch Lähmung des Halssympathikus, Teil des ↑ Horner-Syndroms. Lähmung des glatten Müller-Lidhebers. Durch Cocainversuch DD mögl.: nach Einträufelung einer 4%igen Cocainlösung Erweiterung der Pupille u. Lidspalte nur auf der gesunden, nicht auf der vom Horner-Syndrom betroffenen Seite. Entstehung der P. auch durch chron. entzündl. vernarbende Blepharokonjunktivitis, z. B. beim ↑ Trachom.

Ptosis congenita: angeborenes Herabhängen des oft unterentwickelten Oberlides. Meist doppelseitig, dominanter u. rezessiver Erbgang. Ursachen: Defekte in dem den M. levator palpebrae superioris innervierenden Kerngebiet des N. oculomotorius, häufig Aplasie des Muskels. Außer der isolierten Ptosis Kombination mit weiteren Augenmuskellähmungen (Vollbild = Ophthalmoplegia externa totalis). P. c. kann mit Syndaktylien o. Polydaktylien auftreten o. mit Epikanthus, Blepharophimose

u. Verlagerung der Tränenpünktchen (↑Waardenburg-Syndrom).

PTS-Prothese: *Abk* für frz. Prothèse tibiale supracondylienne; Unterschenkelprothese ohne Oberschenkelhülse u. Schienen. Neben der gesamten Stumpfoberfläche wird bes. das Ligamentum patellae zur Abstützung u. Aufnahme des Belastungsdrucks benutzt. Der obere Rand des Stumpfbettes reicht bis über die Kniescheibe u. seitl. über die Femurkondylen.

Ptyalin ⟨*gr*⟩ *n*: ↑Alphaamylase des Speichels.

Ptyalismus ⟨*gr*⟩ *m*: Salivation.

Ptyalismus gravidarum: vermehrte Speichelsekretion in der Schwangerschaft.

Ptychion Iatrikis ⟨*gr*⟩ *n*: akadem. Grad in Griechenland, mit dem das Medizinstudium abschließt.

Pu: chem. Symbol für Plutonium.

Pubarche ⟨*lat + gr*⟩ *f*: Entwicklung der geschlechtspezif. Schambehaarung in der ↑Pubertät, bei Mädchen noch vor der ↑Menarche.

Pubeotomie ⟨*lat + gr*⟩ *f*: Hebetomie, Hebosteotomie; Durchtrennung der Schambeinknochen einseitig neben der Symphyse mittels Drahtsäge. Histor. geburtshilfl. Operation.

puberal ⟨*lat*⟩ *Adj*: die Pubertät betreffend.

Pubertas praecox ⟨*lat*⟩ *f*: vorzeitige ↑Pubertät; körperl., v. a. sexuelle, seltener geistige Frühreife, Ausbildung der sek. Geschlechtsmerkmale vor der Vollendung des 8. (Mädchen) bzw. 9. (Jungen) Lj., bedingt durch einen dem Lebensalter noch nicht gemäßen hohen Geschlechtshormonpegel unterschiedl. Ätiol. (Tumoren der Keimdrüsen o. Nebennierenrinde).

Pubertät ⟨*lat*⟩ *f*: Abschnitt des Jugendalters, in dem sich die Geschlechtsreife vollzieht. Bei Mädchen etwa zwischen dem 12. u. 14., bei Jungen zwischen dem 13. u. 15. Lj. Am Beginn der P. gesteigertes Längenwachstum, bes. der Extremitäten, rasche Entwicklung der prim. u. sek. Geschlechtsmerkmale unter dem Einfluß ansteigender Bildung von Geschlechtshormonen, Entwicklung der sek. Geschlechtsmerkmale wie Behaarung, beim männl. Geschlecht Stimmbruch, ↑Ejakularche u. beim weibl. Geschlecht ↑Menarche. Weitere pubertäre Prozesse sind passagere Disharmonisierung der Körperproportionen, psych. oft wechselhaftes Verhalten, Stimmungsschwankungen, Reizbarkeit, erste Liebesregungen u. sexuelle Kontakte, Selbständigkeitsstreben, evtl. Konflikte in Abhängigkeit von der sozialen Umwelt.

Pubertätskrise: über die für die Pubertät normale Labilisierung des Erlebens u. Verhaltens hinausgehende Erlebnis- u. Verhaltensstörungen, die häufig aus einer vorangegangenen prim. (neurot.) Fehlentwicklung resultieren. Evtl. unspezif. Frühform endogener Psychosen.

Pubertätsmagersucht ↑Anorexia nervosa.

Pubertätsphthise: tuberkulöse Erstinfektion bei nichtgeimpften Jugendlichen im Pubertätsalter. Bes. ungünstiger Verlauf in Form der ↑Primärphthise.

Pubes ⟨*lat*⟩ *f*: Schamgegend, Schamhaar.

pubicus ⟨*lat*⟩ *Adj*: zur Schamgegend gehörend, Scham-.

Public-Antigene ⟨*engl*⟩ ↑Antigen, ubiquitäres.

Public Health: gleichsinnig gebrauchte Bez. für eine Wissenschaftsdisziplin, das Praxisfeld u. die staatl. Institution, die sich in Großbritannien u. den USA mit unterschiedl. Aufgaben des Gesundheitswesens u. der med. Betreuung befaßt.

Publikationsbias: Verzerrung der (über ↑Metaanalysen o. klin. Übersichtsarbeiten) gewonnenen zusammengefaßten Schätzung des Effekts einer Intervention dadurch, daß eine Selektion der Studienergebnisse dergestalt auftritt, daß statist. nicht signifikante Effekte mit geringerer Wahrscheinlichkeit zur Publikation gelangen. Tritt z. B. bei kontrollierten klinischen ↑Studien auf u. ist durch Metaanalysen empir. zu belegen.

Puborektalisschlinge: Levatorschlinge; kaudaler Teil des M. levator ani, dessen Bündel, von der Symphyse kommend, sich bogenförmig dorsal um den Mastdarm schlingen u. mit der anderen Seite vereinigen. Ihr Bogen umfaßt den anorektalen Darmabschnitt, der durch Zug nach vorn u. oben gehoben werden kann. In Ruhestellung ist die P. tonisiert u. kontrolliert den Defäkationsreiz. Zum Zeitpunkt der Stuhlentleerung erschlafft sie. Die P. ist der entscheidende morphol. u. funktionelle Bestandteil der Kontinenz. Sie spielt eine große Rolle bei den ↑Durchzugsoperationen zur Behandlung anorektaler Anomalien.

Pubotomie ⟨*lat + gr*⟩ *f* ↑Pubeotomie.

pudendalis ⟨*lat*⟩ *Adj*: zur Schamgegend gehörend.

Pudendum femininum ⟨*lat*⟩ *n*: Cunnus, Vulva; äußere weibl Geschlechtsorgane, zu denen große u. kleine Schamlippen, Schamspalte, Kitzler u. Scheidenvorhof gehören.

pudendus ⟨*lat*⟩ *Adj*: zu den Schamteilen gehörend; z. B. A. pudenda, N. pudendus.

Pudendusanästhesie: Form der Leitungsanästhesie, bei der eine Blockade des N. pudendus über eine transvaginale Injektion erfolgt. Dadurch wird der Beckenboden weitgehend schmerzunempfindl., so daß der Durchtritt des Kopfs während der Geburt erleichtert ist.

Puder: fein pulverisierte Stoffe. Mineralisierte P.: Talcum venetum (Talkum), Zincum oxydatum u. a.; Vegetabil. P.: u. a. Weizen- u. Reisstärke. Wirkungsweise ist kühlend, trocknend, aufsaugend. Anwendung allein o. als Zusatz zu anderen Externa, vielfältiger Verwendungszweck.

Puderaerosole ↑Aerodispersionen.

Pudlak, P., zeitgen. tschech. Int., Prag. ↑Hermansky-Pudlak-Anomalie.

Puerilismus ⟨*lat*⟩ *m*: kindhaftes Verhalten Erwachsener, bei abnormen Persönlichkeiten u. ↑Psychosen.

Puerpera ⟨*lat*⟩ *f*: Wöchnerin; ↑Puerperium.

puerperal ⟨*lat*⟩ *Adj*: das Wochenbett betreffend.

Puerperaleklampsie ⟨*lat + gr*⟩ *f*: Wochenbetteklampsie, ↑Eklampsie.

Puerperalfieber: Puerperalsepsis, Febris puerperalis, Kindbettfieber, Wochenbettfieber; endem., durch Kontakt übertragbare sept. Erkrankung der Wöchnerin (nosokomiale ↑Infektion). Erreger meist Streptokokken (Streptococcus pyogenes Gruppe A, viele Serotypen), auch anaerobe Streptokokken; seltener Staphylokokken, Enterokokken, Kolibakterien, Gasödemklostridien (Darmbakterien meist als Mischinfektionserreger). Inkubationszeit 1–3 Tage. Infektionsweg der Endometritis puerperalis meist die Keimaszension aus den Geburtswegen, z. B. durch operative Eingriffe während der Geburt. Eine häufiger nach Fehlgeburt („septischer Abort“), sehr selten nach regulärer Geburt auftretende Genitalinfektion mit schwerem sept., hochfieberhaften Verlauf. Als ↑Infektionskrankheit sowohl nach der Geburt als auch nach Fehlge-

P

burt meldepflichtig. Bei sachgemäßer antibakterieller Ther. (Antibiotika, Sulfonamide) selten noch tödl.

Puerperalpsychosen: endogene o. symptomat. ↑Psychosen, die in zeitl. Zusammenhang mit der Entbindung auftreten; ausgelöst o. (mit-) verursacht durch die mit der Geburt zusammenhängenden biol. u. psychol. Umstellungen (↑Generationspsychosen). Die Progn. hängt nicht vom klin. Bild ab, sondern von der nosolog. Zuordnung (bei Ersterkrankung nicht immer mögl.).

Puerperalscharlach: Scharlachinfektion im Wochenbett, von der Plazentawunde o. Dammrissen ausgehend.

Puerperium ⟨*lat*⟩ *n*: Wochenbett, Kindbett. Frühwochenbett: 1. Woche nach der Entbindung; Spätwochenbett: 2–6 Wochen nach Entbindung.

Puffer: Gemisch aus einer schwachen Säure HX u. der „korrespondierenden" Base X in Mischungsverhältnissen, die zu einem $pH = pK_a \pm 1$ führen. P. halten die Wasserstoffionenkonzentration einer Lösung bei Säuren- o. Basenzusatz in best. Grenzen annähernd konstant, z. B. ↑Phosphatpuffer.

Pufferbasen: Definition für alle diejenigen Anionen des Blutplasmas, die innerhalb der Variationsbreite des Blut-pH-Wertes unter normalen u. pathol. Bedingungen als ↑Basen fungieren, d. h. Protonen aufnehmen. Es sind dies im Blutplasma die HCO_3^-- (24 mval/l) u. Proteinanionen (17 mval/l). Im Vollblut muß man noch die Hämoglobinkonzentration hinzurechnen.

Pufferkapazität: Maß für die Änderung des pH-Wertes eines Puffers nach Zugabe einer best. Menge starker Säure o. Lauge. Die Neigung der Pufferkurve ist der P. direkt proportional. Der Pufferbereich eines Puffersystems wird von der Lage des pK-Wertes der schwachen Säure, seine P. von der Entfernung des pH-Wertes vom pK-Wert der schwachen Säure bestimmt. Am pK-Wert ist die P. max.

Pufferlinie des Blutes: Pufferkurve des Blutes. Im ↑Davenport-Diagramm gibt sie die Beziehung zwischen der HCO_3^--Konzentration u. dem pH-Wert wieder. Für oxygeniertes Blut liegt die P. niedriger als für desoxygeniertes; beide verlaufen annähernd parallel.

Pufferluft: entspricht in seinem Volumen der funktionellen ↑Residualkapazität. In ihm spielen sich ständig Diffusions- u. Gastransportvorgänge zwischen Alveolargas u. Atemzugvolumen ab, so daß die Zusammensetzung des Alveolargases zwischen Inspirium u. Exspirium nur gering differiert (Rossier, Bühlmann). ↑Spirogramm.

Puffersysteme des Blutes: sind für die Konstanthaltung des pH-Wertes des Blutes (normaler pH-Wert 7,4) verantwortl., die wichtigsten P. d. B. sind 1. das HCO_3^--Kohlensäure-System (53 % der ↑Pufferkapazität) u. 2. das Hämoglobin-Oxyhämoglobin-System (35 % der Pufferkapazität). Der Rest entfällt auf die Plasmaproteine, das Phosphatsystem u. a. (↑Säure-Basen-Haushalt). Durch die freie Permeabilität der Erythrozytenmembran für CO_2 u. HCO_3^- werden die beiden wichtigsten P. des Blutes funktionell miteinander verbunden. Obwohl das Blut ein Zweiphasensystem ist (Blutzellen plus Plasma), ist es in bezug auf seine Puffereigenschaften homogen.

Puffertherapie: Korrektur von Störungen der Säure-Basen-Homöostase durch Infusionstherapie. Bei metabol. Azidosen Natriumbikarbonat o. Trometamol, bei metabol. Alkalosen Lysin- o. Argininhydrochlorid.

Pulex irritans ⟨*lat*⟩ *m*: Menschenfloh; Vertreter der ↑Siphonaptera. Männchen bis 2,0 mm, Weibchen bis 3,5 mm lang, ohne Stachelkämme. Potentieller Überträger des Erregers der ↑Pest. Blutsauger bei Mensch, Hund, Katze, Schwein u. a. Säugerarten.

Pulfrich, Carl (1858–1927), Optiker, Bonn, Jena.

Pulfrich-Effekt (nach Carl P.): ein frontoparallel vor den Augen schwingendes Pendel wird wie in einer ovalen Laufbahn vom Beobachter weg bzw. auf ihn zu schwingend gesehen, wenn vor ein Auge ein dunkles Glas gehalten wird. Der P. entsteht durch unterschiedl. Weiterleitung der Erregungen im N. opticus u. dadurch scheinbare Veränderungen der ↑Querdisparation, was in einem räuml. Eindruck resultiert.

Pulfrich-Photometer (nach Carl P.): Gerät zur Bestimmung von Trübungen.

Pulfrich-Refraktometer (nach Carl P.): Brechungsmessung durch Eintauchen eines Prismas in Lösungen.

Pulicosis ⟨*lat*⟩ *f*: Befall mit Flöhen. „Leiterartige" Einstiche mit Erythem u. zentraler Purpura, Juckreiz. ↑Siphonaptera.

Pull-out-wire-Technik ⟨*engl*⟩: von Bunnell angegebene Technik der Sehnennaht. Anwendbar bei oberflächl. gelegenen Sehnen. Der zur Naht benutzte feine Draht wird außerhalb der Haut geknotet u. läßt sich nach Heilung der Sehnennaht ohne Hauteröffnung entfernen. Abb.

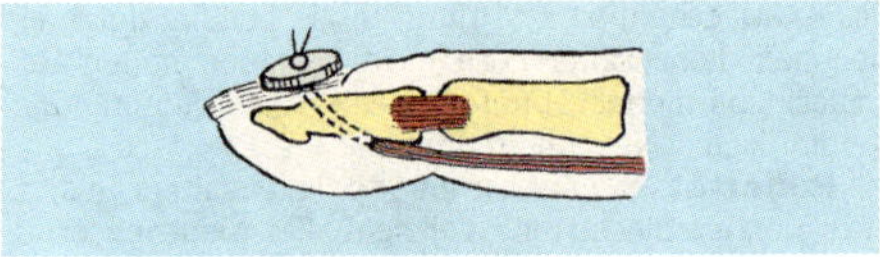

Pull-out-wire-Technik

Pullularia: als Sammelbezeichnung für Pilze umstrittener systemat. Zugehörigkeit.

Pulmo ⟨*lat*⟩ *m*: *Pl* Pulmones. ↑Lungen.

pulmonal ⟨*lat*⟩ *Adj*: pulmonalis; die Lungen betreffend, zur Lunge gehörig.

Pulmonalarterienanomalien: abnormer Ursprung, Fehlen u. akzessor. Pulmonalarterien beobachtet. Aberrante Pulmonalarterien: Ursprung aus Aorta ascendens bei Fehlen des Truncus pulmonalis (Form des ↑Truncus arteriosus communis persistens); eine Pulmonalarterie entspringt aus Truncus pulmonalis, die andere aus Aorta ascendens, Truncus brachiocephalicus o. aus dem Ductus Botalli. Fehlen von Pulmonalarterien: Fehlen einer o. beider Pulmonalarterien, Ersatz durch Rami bronchiales der Aorta. Akzessor. Pulmonalarterien: führen zu den Lungen u. stammen aus der Aorta unterhalb des Lungenhilum, selten auch aus der Aorta abdominalis. Klin. Erscheinungen erst nach der Geburt. Abb.

Pulmonalarteriensegment: im Röntgenbild bei sagittalem Strahlengang sichtbarer Abschnitt der Pulmonalarterie.

Pulmonalatresie: angeborene Verschmelzung der 3 Segel der Pulmonalklappe zu einer Membran. Versorgung der Lunge über offenen Ductus Botalli, Bronchialarterien. Austausch über Vorhofseptumdefekt. Entscheidend ist das Verhalten des Kammerseptums. 1. P. mit intaktem Ventrikelseptum: re. Kammer ohne Ausgang. Bei schlußfähiger Trikuspidalklappe ist Ventrikel rudimentär,

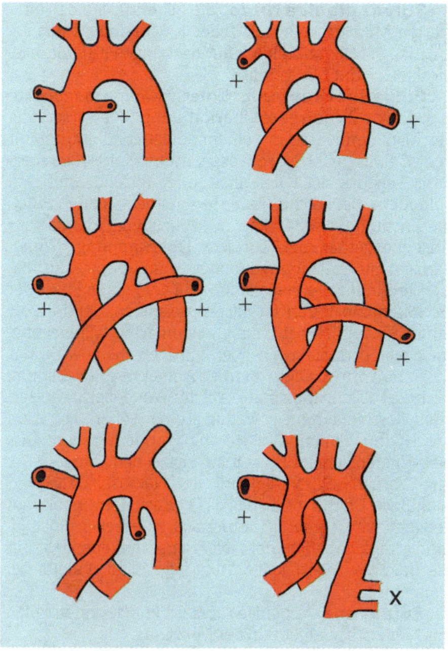

Pulmonalarterienanomalien
+ = Arteria pulmonalis; **x** = Rami bronchiales

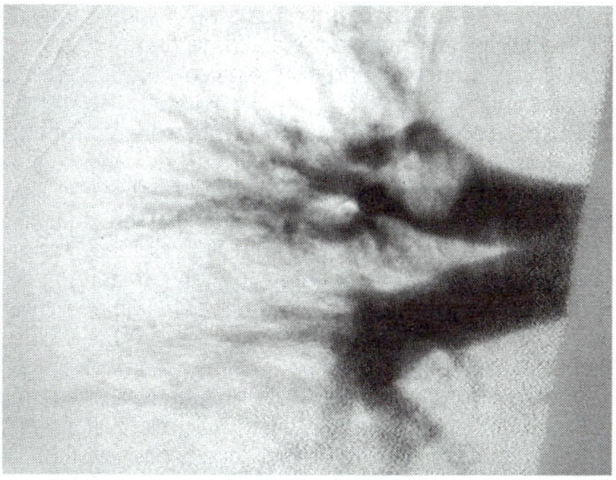

Pulmonalisangiographie.
Digitale Subtraktionsangiographie,
Kontrastmittelfüllung der rechten Pulmonalarterie
mit Thrombus in der oberen Arterie

bei insuffizienter Klappe vergrößert. Tod in den ersten Lebensmonaten. 2. P. mit Ventrikelseptumdefekt: ↑Pseudotruncus aortalis.

Pulmonalembolie ↑Lungenembolie.

Pulmonalinsuffizienz: seltener Herzfehler mit Schlußunfähigkeit der Pulmonalklappe. Diastol., häufig auch systol. Geräusch mit Punctum maximum im 2. Interkostalraum li. parasternal. Im EKG Rechtsherzhypertrophiezeichen, im Röntgen-Thorax vergrößerter re. Vorhof u. Ventrikel.

Pulmonalisangiographie: angiograph. Darstellung des Pulmonalkreislaufs, ↑Pneumangiographie. Abb.

Pulmonalisblockierung: Unterbrechung des Blutstroms in der A. pulmonalis mit Hilfe eines Doppellumen-Ballonkatheters, gleichzeitig Messung der Druckverhältnisse im re. (u. li.) Herzen bei der durch P. bewirkten Umverteilung des pulmonalen Schlagvolumens auf die gegenseitige Lunge. Mit der P. kann präoperativ der Zustand einer ↑Pneumonektomie simuliert werden.

Pulmonalisdruckmessung: Verfahren der semiinvasiven elektron. Überwachung u. Diagnostik, bei der durch das Einführen von Spezialkathetern über das Venensystem u. re. Herz eine Meßsonde in die A. pulmonalis vorgeschoben wird. Aussagekräftiges Verfahren zur Beurteilung der kardialen Leistungsparameter u. der pulmonalen Perfusion.

Pulmonalklappe: Valva trunci pulmonalis; Klappe am Übergang des ↑Conus arteriosus der re. Herzkammer in den Truncus pulmonalis. Die P. besteht aus 3 taschenartig (daher Bez. Taschenklappen) der Innenwand aufgesetzten Teilen, Valvula semilunaris anterior, dextra u. sinistra.

Pulmonalsklerose: Arteriosklerose der Lungenschlagader u. ihrer Äste. 1. Sog. prim. P: wird heute nicht als einheitl. Erkrankung angesehen, ihr kann eine prim. entzündl. Gefäßerkrankung (isolierte Endarteriitis pulmonalis) o. eine prim. funktionelle Hypertonie im kleinen Kreislauf zugrunde liegen. 2. Sek. P., bei Drucküberlastung im kleinen Kreislauf, z. B. bei ↑Cor pulmonale u. organ. Herzklappenfehlern an der Mitralis.

Pulmonalstenose: Die fast immer angeborene P. tritt als valvuläre Klappen- o. Ostiumstenose durch Verschmelzung der 3 Segel mit zentraler Öffnung o. als infundibuläre Stenose (Hypoplasie der Ausflußbahn des re. Ventrikels mit fibromuskulärem Konstriktionsring unterhalb der Klappe) auf. Beide auch kombiniert. 1. P. mit intaktem Ventikelseptum („reine" Pulmonalstenose): Hypertrophie des re. Ventrikels u. bei Trikuspidalinsuffizienz des re. Vorhofs. Truncus pulmonalis dilatiert. Foramen ovale oft durchgängig, Vorhofseptumdefekt kann vorhanden sein, Ductus Botalli meist geschlossen. Schwere Stenosen: Sympt. bereits bei Geburt. Ermüdbarkeit, Dyspnoe, Ventrikeldruck über 13,3 kPa (100 mmHg). 2. P. mit Ventrikelseptumdefekt, ↑Fallot-Tetralogie. P. ist auch Bestandteil des LEOPARD-Syndroms (↑Lentigines, multiple).

Pulmonalton: zweite Komponente des II. HT im PKG, betont bei Volumen- u./o. Druckzunahme im kleinen Kreislauf.

Pulmonalvenenfehlbildungen
↑Lungenvenenanomalien.

Pulmonalzytologie: morphol. Untersuchungsverfahren, das sich auf die Form u. Funktion der im Lungenparenchym u. in den Bronchien vorkommenden Zellen bezieht. Untersuchungsmaterial der P.: Sputum, bronchoskop. entnommenes Bronchialsekret u. Katheteraspirat aus der Bronchial- u. Lungenperipherie, Aspirat der perbronchialen bzw. perthorakalen Punktionsbiopsie u. bei einigen Erkrankungen auch Pleurapunktat. Mit der P. lassen sich v. a. Tumorerkrankungen diagnostizieren.

Pulmonary wedge pressure ⟨*engl*⟩ ↑Lungenkapillardruck.

Pulmones ⟨*lat*⟩ *m Pl* ↑Lungen.

Pulpaarterie: A. pulpae albae; die von der periarteriellen ↑Lymphscheide umgebene Arterie der ↑Milz.

P

Pulpadegeneration: regressive Veränderungen der Zahnpulpa aufgrund von Gebißunterfunktion, Allgemeinerkrankungen o. unterschwelligen chron. Reizen. ↑Endodontie.

Pulpa dentis: Zahnpulpa; Weichgewebe im Innern des Zahns. ↑Odontogenese.

Pulpagangrän: Endzustand aller Pulpopathien, die grundsätzl. als nekrobiot. Prozesse aufzufassen sind, sofern keine Ther. erfolgt. Klin. stumm. Unterschieden wird zwischen geschlossener u. offener, autolyt. o. heterolyt., trockener o. feuchter Gangrän. Bereits bei ↑Pulpitis acuta radicularis u. Pulpitis chronica clausa treten als Folge klin. (Perkussionsempfindlichkeit), histol. o. radiograph. (Verbreiterung des periapikalen Desmodontalspalts) nachweisbare entzündl. Veränderungen im periapikalen Parodontium auf. Gangrän führt grundsätzl. zur Ausbildung akuter o. chron. ↑Parodontitis apicalis (genauer: periapikale Ostitis, weswegen in der älteren Lit. der Terminus Gangräna complicata anzutreffen ist, obwohl es sich hier um eine andere Kategorie von Erkrankungen handelt).

Pulpagranulom: umschriebene granulierende Entzündung der Zahnpulpa. Internes P.: seltene entzündl.-resorptive Veränderung der Zahnpulpa. Im Ggs. zu der physiol. Verkleinerung des Pulpakavums in der Funktionsperiode kommt es durch die Resorption der Hartgewebe zu einer erhebl., meist umschriebenen Vergrößerung. Der in seiner Dicke verminderte Zahnschmelz schimmert bei Lokalisation des Prozesses im koronalen Bereich aufgrund seiner Transparenz rosa, daher die Bez. Rosa-Flecken-Krankheit. Ther.: Exstirpation der Pulpa, Probleme bei Durchbruch des Prozesses zum Parodont bei radikulärer Lokalisation.

Pulpahyperämie: reversible, initiale Pulpitis (↑Endodontie).

pulpal ⟨*lat*⟩ *Adj*: pulpalis, zur Pulpa gehörig, auf die Pulpa gerichtet.

Pulpa lienis: Parenchym der ↑Milz. 1. Weiße P.: Gesamtheit der Milzfollikel; 2. rote P.: übriges Milzgewebe.

Pulpapolyp: Pulpitis chronica granulomatosa. ↑Endodontie.

Pulpa splenica alba: die Schnittfläche der unfixierten Milz erscheint weiß. Teile: 1. Malpighi-Körperchen (↑Lymphonodulus splenicus), 2. ↑Lymphscheide, periarterielle (Vagina periarterialis lymphatica). Abb.

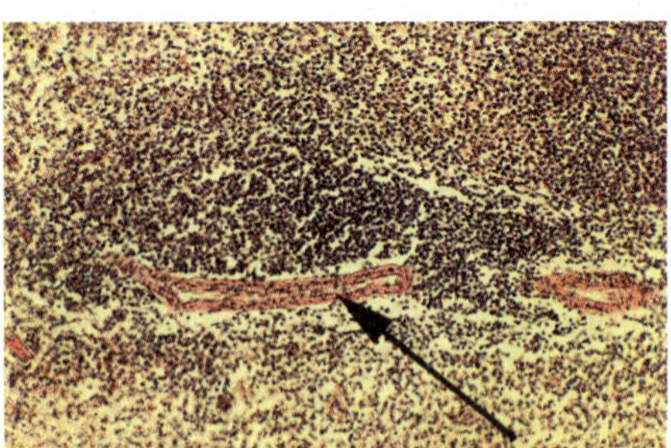

30

Pulpa splenica alba. Histologischer Schnitt durch die Milz, HE-Färbung; Arteria pulpae albae (längs, Pfeil) mit PALS; daneben die Pulpa splenica rubra mit weniger Lymphozyteneinlagerung

Pulpa splenica rubra: die Schnittfläche der unfixierten Milz erscheint rot. Teile: 1. Milzsinus (Sinus venularis), 2. Milzretikulum mit Milzsträngen (Chorda splenica), beide mit Blut gefüllt.

Pulpaüberkappung: Unterscheidung in indirekte P. u. direkte P. **Indirekte Überkappung**: jede Versorgung des Kavitätenbodens mit einem pulpafreundl. Mittel mit dem Ziel, nach der Noxenausschaltung (Karies) die reparator. Leistung der Pulpa nicht durch reizende Stoffe zu behindern. Bei Zeichen einer beginnenden akuten Pulpitis Kalziumhydroxidpräparate (↑Kalziumhydroxid zur Ausheilungstherapie). **Direkte Überkappung**: Wundverband mit ↑Kalziumhydroxid bei punktförmiger artifizieller Eröffnung der Pulpakammer in der letzten Phase der Kavitätenpräparation im allseits gesunden Dentin bzw. innerhalb von 2 h bei traumat. kleinflächiger Freilegung. Im direkten Kontakt mit dem Pulpagewebe bewirkt das Kalziumhydroxid eine sterile Ätznekrose u. Bildung leichtlösl. Alkalialbuminate. Auf der Wundoberfläche entsteht Kalziumkarbonat, wodurch eine weitere Diffusion der Hydroxylionen (Ätzwirkung) verhindert wird. Als pos. Therapieergebnis werden angesehen: bindegewebige Vernarbung, Verkalkung der Nekrose, Defektverschluß mit Dentin (bridging), das von sek. Dentinoblasten gebildet wird (Differenzierung aus Pulpazellen über Fibroblasten), dabei hat der Defektverschluß durch Dentin die höchste Wertigkeit. Mißerfolge sind Pulpitis o. Gangrän.

Pulpavene: V. pulpae rubrae; Vene der roten Pulpa der ↑Milz. Zusammenfluß der Milzsinus.

Pulpektomie ⟨*lat + gr*⟩ *f*: Pulpaexstirpation. ↑Endodontie.

Pulpitis ⟨*lat*⟩ *f*: überwiegend sterile Entzündung der Zahnpulpa, meist durch ↑Karies u. gelegentl. durch Traumatisierung bei der ↑Präparation ausgelöst. Nur das Initialstadium, ↑Hyperämie der Pulpa, ist reversibel. Die bes. Zirkulationsverhältnisse bewirken frühzeitig den Umschlag in einen nekrobiot. Prozeß, weswegen i. d. R. eine ↑Wurzelkanalbehandlung erforderl. ist, ↑Endodontie. Daher wird heute weitgehend auf folgende dd Unterscheidung verzichtet: **P. acuta coronalis**: akute Entzündung der Kronenpulpa, im jugendl. bleibenden Gebiß Ausheilungstherapie durch indirekte Überkappung aussichtsreich. **P. acuta radicularis**: Entzündung der gesamten Pulpa. **P. chronica aperta granulomatosa**: Pulpapolyp, u. U. epithelisierte Wucherung von Granulationsgewebe aus dem Pulpakavum in den kariösen Defekt, dd vom Gingivapolyp o. Wurzelhautpolyp abzugrenzen, hauptsächl. Vorkommen im Milchgebiß u. im jugendl., bleibenden Gebiß, Vitalerhaltung der Wurzelpulpa durch Vitalamputation aussichtsreich. **P. chronica aperta ulcerosa**: ulzerierte chron. Entzündung bei eröffnetem Pulpakavum, Vitalerhaltung nicht mögl. **P. chronica clausa**: klin. meist lange Zeit unauffällig. Zustand bei nahezu allen kariesbefallenen u. auch restaurierten Zähnen. Diffuse Schmerzsymptomatik oft bei Streß o. Infektionskrankheiten. Nur bedingte Therapienotwendigkeit. **P. partialis**: Entzündung eines Teils der Pulpa, i. d. R. der Kronenpulpa. **P. purulenta**: eitrige Entzündung der i. d. R. infizierten Pulpa. **P. totalis**: Entzündung der gesamten Pulpa. **P. serosa**: Regelfall, sterile Entzündung.

Pulpitis, reversible: durch geeignete Maßnahmen ausheilbare Pulpaentzündung, ↑Endodontie.

Pulpopathie ⟨*lat + gr*⟩ *f*: pathol. Veränderung des Pulpagewebes ↑Endodontie.

pulposus ⟨*lat*⟩ *Adj*: aus weichem Gewebe (Pulpa) bestehend, z. B. Nucleus p. des ↑Discus intervertebralis.

Puls ⟨*lat*⟩ *m*: Pulsus; auf die diskontinuierl. Beschleunigung des Blutes durch das Herz zurückzuführende rhythm. Schwankung von Druck (Druckpuls), Stromstärke o. Strömungsgeschwindigkeit (Strompuls) u. Volumen eines Gefäßabschnitts o. dessen Querschnitts (Volumen o. Querschnittspuls). Größe u. Ausbreitungsgeschwindigkeit der pulsator. Schwankungen sind wesentl. vom Spannungszustand der Gefäßwand (bestimmt durch Gefäßinnendruck u. elast. Verhalten der Gefäßwand) abhängig. Je größer dieser ist, desto höher ist die Ausbreitungsgeschwindigkeit (↑Pulswellengeschwindigkeit). Die Form der Pulswelle ist vom Verhältnis der ↑Wellenwiderstände zu den Reibungswiderständen abhängig. Letztere nehmen in den peripheren Gefäßen zu. Deswegen kommt es hier zum Vorauseilen des Druckpulses vor den Strompuls. Außerdem treten durch plötzl. Widerstandsänderungen vielfache Pulswellenreflexionen auf. Gewöhnl. stellt man dem P. in einem herznahem Gefäß (zentraler P.) einen solchen in der A. radialis als peripheren P. gegenüber. U. a. unterscheidet sich der zentrale Druckpuls durch die Aorteninzisur vom peripheren. Der periphere P. wird am distalen Radiusende an der Volarseite des Unterarms gefühlt („palpiert"), indem man auf diese Stelle den Mittelfinger unter leichtem Druck auflegt, während Zeige- u. Ringfinger zur Regelung des Zu- u. Abflusses genutzt werden. Es sind zu prüfen 1. die Wandbeschaffenheit der Arterie, 2. die Frequenz des P., 3. der Rhythmus des P., 4. die Spannung des P. (proportional der Druckamplitude), 5. die Größe des P. (proportional dem mittleren Druck), 6. der Druckablauf des P. Der P. kann auch mit Hilfe eines ↑Sphygmographen registriert werden.

Pulsatilla: Anemone; tox. Hahnenfußgewächs.

Pulsationen, epigastrische: wellenförmige, herzrhythmussynchrone Erschütterungen des Oberbauchs. Normal bei leptosomem Körperbau (Herzschläge, Aortenpulsation) o. bei aufmerksamer Beobachtung. Pathol. bei Rechtsherzinsuffizienz, Rechtsherzhypertrophie u. Aortenaneurysma (-sklerose).

Pulsdefizit: zwischen gleichzeitiger zentraler Pulsauskultation (Herzschläge) u. peripherer Pulspalpation auftretende Differenz der Pulsfrequenz (↑Herzrhythmusstörungen), die durch peripher ineffektive Herzmuskelkontraktionen (z. B. bei gehäufter Extrasystolie) entsteht.

Pulsdifferenz: zwischen den Extremitäten bei unterschiedl. Blutdruck unterschiedl. palpable Pulsfüllung (↑Aortenbogensyndrom, ↑Aortenisthmusstenose).

Pulse delivery systems ⟨*engl*⟩: Arzneiformen, bei denen der Arzneistoff schubweise abgegeben wird. Die Arzneistofffreigabe soll immer dann erfolgen, wenn im Organismus ein Bedarf an dem Arzneistoff besteht.

pulseless disease ⟨*engl*⟩ ↑Takayasu-Syndrom.

Pulsformen: **Pulsus alternans**: regelmäßige elektr. Systole, aber jede zweite Herzkontraktion schwächer. Zeichen eines vorgeschädigten Herzens; Entwicklung bis zum Aformed phenomenon. Bei Bigeminus im EKG auch Pulsus bigeminus genannt. **Pulsus celer et altus**: schnellender, hoher Puls, z. B. bei Aortenklappeninsuffizienz, Mitralinsuffizienz, Ductus Botalli u. a. Erkrankungen mit ↑Hyperzirkulation (großes ↑Herzschlagvolumen, große Blutdruckamplitude, niedriger peripherer Widerstand). **Pulsus parvus et tardus**: kleiner, flacher Puls; hypokinet. Puls bei Herzinsuffizienz o. Aortenstenose. **Anakroter Puls**: systol., doppelgipflige Pulswelle, die palpabel ist; erster Gipfel kleiner als zweiter. **Dikroter Puls**: doppelgipflige Pulswelle mit niedrigerem zweitem Gipfel nach dem zweiten HT. **Pulsus paradoxus**: starke atemphasenabhängige Schwankung der Pulsfüllung (Blutdruckamplitude) bes. bei obstruktiven Lungenfunktionsstörungen u. venöser Herzeinflußstauung (Pericarditis exsudativa, Pericarditis constrictiva).

Pulsionsdivertikel: Durch Koordinationsstörungen beim Schluckakt u. einen erhöhten Druck kommt es zwischen M. cricopharyngeus u. M constrictor pharyngis zur Ausstülpung der Ösophaguswand (echtes Divertikel).

Pulskurve: Sphygmogramm; Zeitkurve der Volumen-Druck-Änderung oberflächl. peripherer Arterien beim Durchlauf der Pulswelle. Durch Messung der zeitl. Verzögerung des Beginns der P. zwischen zwei Abnahmestellen werden Laufzeit u. Geschwindigkeit meßbar; Formveränderungen wie Flankensteilheit, Gipfel u. a. geben Aufschluß über art. Verschlüsse, Einengungen u. über die biomechan. Beschaffenheit der Gefäßwände. Noninvasive Messung mit elektromechan. Meßwertaufnehmern, elektron. Verstärkung u. Registrierung.

Pulsmodulation: Transformation eines ↑Generatorpotentials von Rezeptoren o. der postsynapt. Nervenzellmembran in eine Serie von Aktionspotentialen (Nervenimpulsen). Die Übertragungsfunktion kann linear sein (Amplitude des Potentials u. Frequenz der Nervenimpulse steigen parallel zueinander) o. exponentiell.

Pulsoxymetrie: Standardmonitoring zur Überwachung der O_2-Versorgung durch Transmissionsmessung der art. O_2-Sättigung des Hämoglobins am Finger, Ohrläppchen, o. ä. Abb.

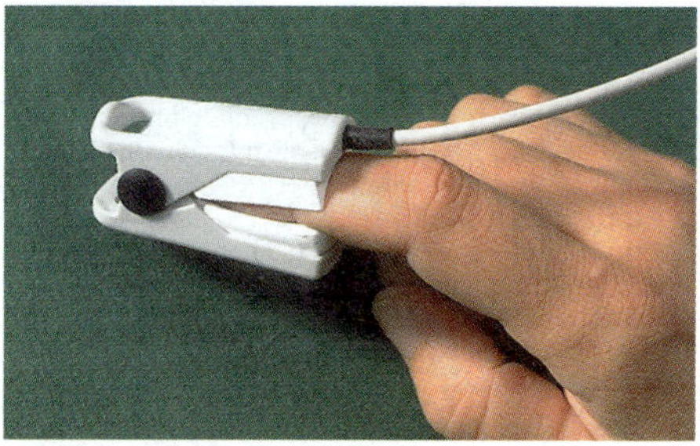

10

Pulsoxymetrie. Untersuchung am Finger

Pulsqualitäten ↑Pulsformen.

Pulssequenz: Impulsfolge. Bei der ↑Kernspinresonanz Folge von Impulsen des Hochfrequenzfelds u./o. des Gradientenfelds zur Erzeugung des Resonanzsignals (Erzeugung einer elektr. Spannung in einer Meßspule). Übl. sind P., bei denen die einzelnen Amplituden u. Impulsdauern zu 90°- o. 180°-Ablenkungen (Drehungen) der Spins der angeregten Atomkerne führen. Es sind aber auch P. mit kleinen Ablenkwinkeln entwickelt worden (FISP, FLASH, FFE), die eine schnelle Bildrekonstruktion u. damit eine Kinematographie bei der ↑Kernspintomographie erlauben. Nach einer Repetitionszeit T_R wird die P. mehrfach wiederholt, um durch Summation der Signale aus mehreren Messungen das ↑Signal-Rausch-Verhältnis zu erhöhen. Durch die P. u. die Zeit zwischen Anregung u. Registrierung eines Resonanzsignales bzw. zwischen den einzelnen Impulsfolgen (T_R) werden die Bildkontraste mitbestimmt.

P

Pulswellengeschwindigkeit: Ausbreitungsgeschwindigkeit (c) der Pulswelle $c = \sqrt{k/\varrho}$; ist abhängig von der Elastizität (k) des Gefäßrohrs, die sich mit der Art des Gefäßes, dem Innervationszustand, dem Alter u. dem Innendruck ändert u. der Dichte (ϱ) des Blutes.

Pulswellenlaufzeit: Zeit von der Aortenkomponente des II. HT (↑Phonokardiographie) bis zur Inzisur der ↑Karotispulskurve (0,02–0,04 s) o. bis zu anderen Punkten des art. Systems. Abhängigkeit von Druck u. Elastizitätsverhältnissen (Alter, Hypertonie).

Pulv.: *Abk* für Pulver (Rezeptur).

Pulver: Pulvis; Arzneistoffe o. -zubereitungen, deren Bestandteile pulverisiert sind u. die ungemischt o. gemischt, mit o. ohne Zusatz indifferenter Hilfsstoffe, abgeteilt o. nicht abgeteilt vorliegen. Abgeteilte P. sind einzeldosierte P., die i. d. R. in Falzkapseln aus Papier, Wachspapier (↑Charta) o. einem anderen geeigneten Material abgefüllt sind. Nicht abgeteilte P., die durch Mischen u. Verreiben von Saccharose mit ätherischen ↑Ölen hergestellt werden, können als Ölzucker (↑Elaeosaccharum) bezeichnet werden. Verreibungen (Triturationen) werden als P. durch Verdünnen von Arzneistoffen o. -zubereitungen mit indifferenten Hilfsstoffen hergestellt. Zur Anwendung an der Haut bestimmte Pulver: ↑Puder.

Pulvereinsprengung ↑Nahschuß.

Pulverschmauch ↑Nahschuß.

Pulvinar ⟨*lat*⟩ *n*: Kissen, Polster; z. B. P. thalami, hinteres Ende des ↑Thalamus im Zwischenhirn.

Pumpassistsystem: Neben extrakorporalen Kreislaufassistenzmethoden (extrakorporale ↑Zirkulation) gibt es intrakorporale Kreislaufassistenzpumpen, die eingesetzt werden, wenn wegen Linksherzinsuffizienz die Herz-Lungen-Maschine nicht abgestellt werden kann o. wenn auf ein Spenderherz zur Herztransplantation gewartet werden muß. Dazu gehören die Linksventrikel-Assistenzpumpe nach M. E. De Bakey, die Linksherz-Assistenzpumpe nach R. S. Litwak u. die intraaortale ↑Ballongegenpulsation.

Punctum ⟨*lat*⟩ *n*: Punkt.

Punctum fixum: i. d. R. feststehender Ursprung eines Muskels am Skelett.

Punctum maximum: Auskultationsstelle, an der die Herztöne am lautesten sind. Für jede Herzklappe gibt es ein P. m.

Punctum mobile: i. d. R. bewegl. Ansatz eines Muskels am Skelett; P. m. u. Punctum fixum können bei best. Bewegungen auch vertauscht sein.

Punctum nervosum: Stelle an der Mitte des Hinterrands des M. sternocleidomastoideus, an welcher die sensiblen Äste für die Innervation der Haut des Halses an die Oberfläche treten.

Punktcodon: ein ↑Codon in der ↑Messenger-RNA, das für keine Aminosäure codiert u. daher Termination (Stop) der Proteinbiosynthese am Ribosom verursacht. ↑Amber-Codon, ↑Ochre-Codon, ↑Opal-Codon u. ↑Nonsense-Mutation.

Punkte, isosbestische: Schnittpunkte der graph. Darstellung der Abhängigkeit der Extinktionskoeffizienten von der Wellenlänge (Extinktionskurven) unterschiedl. Meßsubstanzen bei der Spektrophotometrie, ↑Spektrophotometer.

Punktion ⟨*lat*⟩ *f*: Einstechen, z. B. in einen Tumor, zur Gewinnung von Zielmaterial (Feinnadelbiopsie). Diagn. Routinemethode als Leber-, Lungen-, Lymphknoten-, Nieren-, Mamma- u. Knochenbiopsie. Kann auch ultraschall- o. computergeleitet durchgeführt werden.

Punktionsbiopsie, perbronchiale: mit Hilfe der ↑Bronchoskopie vorgenommene Punktion u. Aspiration von Material zur zytolog. bzw. histol. Untersuchung aus parabronchialen u. paratrachealen Lymphomen o. Tumoren.

Punktionsbiopsie, perthorakale: nichtchirurg. Verfahren zur biopt. Materialgewinnung aus den Thoraxorganen, vornehml. aus der Lunge. Als Instrumente werden Spezialkanülen benutzt. ↑Lungenpunktion, ↑Mediastinalpunktion, ↑Pleurapunktion.

Punktionsbiopsie, transthorakale ↑Punktionsbiopsie, perthorakale.

Punktionsflüssigkeit: durch ↑Punktion gewonnene Körperflüssigkeit.

Punktionsflüssigkeitzytologie: Auswertung von Zellausstrichen, die nach direkter ↑Feinnadelpunktion von Organen, Geweben o. Tumoren angefertigt wurden. Ggs. zur ↑Exfoliativzytologie, wo die natürl. ↑Zellabschilferung zur Materialgewinnung genutzt wird.

Punkt, isoelektrischer: pH-Wert, an dem eine ↑Aminosäure o. ein Proteinmolekül (↑Proteine), die gleiche Anzahl pos. u. neg. Ladungen trägt. Am i. P. liegen Aminosäuren als Zwitterionen vor, der i. P. der Proteine ist durch ein Löslichkeitsminimum charakterisiert. Im elektr. Gleichspannungsfeld ist am i. P. keine Wanderung der Teilchen mögl. (↑Elektrofokussierung).

Punktmutation: auf Änderung eines einzelnen Nukleotids in einem Gen zurückzuführende Mutation. P. sind Ursachen versch. Hämoglobinanomalien, Enzymopathien u. anderer Proteinanomalien. Änderungen betreffen Austausche (↑Transition, ↑Transversion), ↑Insertionen o. ↑Deletionen.

Punktmutation, virologische: Veränderung eines Nukleotids im ↑Virusgenom. ↑Mutationsfrequenz für ↑Desoxyribonukleinsäure 10^{-7}–10^{-8} (weil ↑DNA-Polymerase Reparaturmechanismus besitzt), für ↑Ribonukleinsäure 10^{-3}–10^{-4} (weil ↑RNA-Polymerase keine Reparaturmechanismen besitzt). ↑Mutation, virologische.

Punktschätzung: Angabe eines Wertes zur Schätzung (↑Schätzen) eines Parameters einer ↑Wahrscheinlichkeitsverteilung.

Punkt, toter: bes. Form eines vorübergehenden Leistungsabfalls u. verstärkter Anstrengungsempfindung in der Anfangsphase einer intensiven Ausdauerbelastung im Sport. Der t. P. wird mit Wiederanstieg der Leistungsfähigkeit überwunden (Second wind). Ursache: zeitl. Trägheit der Umstellung des Kreislaufs auf einen gesteigerten O_2- u. Glukosebedarf des Muskels. Der t. P. kann durch einen optimalen Trainingszustand vermieden bzw. durch richtige Wettkampfvorbereitung (↑Erwärmen) nahezu kompensiert werden.

pupillaris ⟨*lat*⟩ *Adj*: zur Pupille gehörend.

Pupillarmembran, persistierende ↑Membrana pupillaris persistens.

Pupillarreflexe ↑Pupillenreaktion, ↑Pupillenbahnen.

Pupille ⟨*lat*⟩ *f*: Sehloch, kreisrunde Öffnung in der Iris, die durch Involution der Pupillenmembran entsteht. Sie ist in ständiger Bewegung (Pupillenspiel), die nur bei Lähmungen, Giftwirkungen u. Katatonie erlischt.

Pupillenanomalien, angeborene: teilweise genet. bedingte Abweichungen von Anzahl, Größe u. Form der Pupillen. Isoliert o. in Kombination mit weiteren Fehlbildungen, einseitig o. doppelseitig. ↑Polykorie, ↑Ectopia pupillae, ↑Coloboma iridis, ↑Iriszysten, kongenitale, ↑Synechie.

Pupillenbahnen: Pupillenreflexbahnen, Verlaufswege der Pupillenreflexe. Ziehen von der Netzhaut über den N. opticus u. den Tractus opticus, von dem sie in Richtung zu den vorderen Vierhügeln, sich von der opt. o. ↑Sehbahn trennend abzweigen u. unter Umschaltung u. Verbindung mit der Gegenseite zum Sphinkterkern des Okulomotorius ziehen. Dort treffen Impulse vom hypothet. Konvergenzzentrum u. von der kortikonuklearen Hemmungsbahn ein, u. es erfolgt die Umschaltung auf die efferente Okulomotoriusbahn, in die das Ganglion ciliare eingeschaltet ist.

Pupillendifferenz: Anisokorie; ungleiche Pupillenweite der beiden Seiten. Sehr wichtiges neuroophthalmolog. Sympt. Die normale Pupillenweite schwankt um 3 mm. Ursachen: 1. selten angeboren; 2. bei intraokularen Erkrankungen; 3. nach einseitiger Medikamenteneinwirkung; 4. beim Schädel-Hirn-Trauma; 5. bei Allgemeinerkrankungen, z. B. Roque-Syndrom: linksseitige Mydriasis bei Endocarditis serosa; 6. physiol. Angeboren muß sie nicht immer Krankheitswert besitzen. Unter den intraokularen Erkrankungen ist bes. an Glaukom (akuter Anfall) u. Iritis zu denken, aber auch an Geschwülste. Das vegetative Nervensystem beeinflussende Medikamente verändern die Pupillenweite (Atropin, Pilocarpin u. a.). Bei Schädel-Hirn-Trauma ist die P. ein wichtiger Indikator einseitiger intrakranieller Drucksteigerungen mit Abquetschen des Okulomotorius an der Keilbeinkante (↑Klivuskantensyndrom). Fast 70 % sub- u. epiduraler Hämatome verursachen eine homolaterale Mydriasis. Bei Allgemeinerkrankungen dominieren solche des ZNS (Syphilis, Meningitis, Enzephalitis, Pachymeningiosis haemorrhagica interna) u. des Sympathikus (↑Horner-Syndrom, ↑Adie-Syndrom). Physiol. kommt Anisokorie bei ungleicher Belichtung beider Augen vor.

Pupillendistanz: Pupillardistanz, Interpupillardistanz, IPD; wichtiges Maß beim Anpassen korrekt zentrierter Brillengläser. Erwachsenennorm in Europa: 65 mm.

Pupillenektopie ↑Ectopia pupillae.

Pupillenentrundung: Abweichung der Pupille von der Kreisform. Angeboren als Fehlbildung (↑Kolobom der Pupille). Erworben nach Operationen u. durch hintere Synechien (Kleeblattpupille) nach Iritis. Bei neurol. Erkrankungen, bes. Syphilis.

Pupillenerweiterung ↑Mydriasis.

Pupillengleichheit: gleiche Pupillenweite, physiol. Zustand beim Gesunden.

Pupillenmembran: Membrana pupillaris, Pupillarmembran; embryonale Häutchenbildung. Verschwindet im 8. Schwangerschaftsmonat. **Persistierende P.**: nach unvollständiger Rückbildung der P. im Pupillenbereich verbleibende Stränge u. Pigmentsternchen. Die Stränge spannen sich zwischen der Iriskrause aus, die Sternchen liegen auf der Linsenvorderfläche.

Pupillenprüfung: Untersuchung der ↑Pupillenreaktion der Weite (↑Mydriasis, ↑Miosis), der Form (↑Pupillenentrundung) u. der Seitengleichheit (↑Pupillendifferenz).

Pupillenreaktion: Pupillenreflexe. 1. Lichtreaktion: Reaktion auf Lichteinfall. Pupillenverengung nach einer Latenzzeit von Sekundenbruchteilen. Tritt beidseits ein, auf der gleichen Seite direkte Reaktion, auf der Gegenseite (indirekte) konsensuelle Reaktion. Abweichungen: bei Störungen der ↑Pupillenbahnen u. bei Verklebungen (Synechien). 2. Konvergenzreaktion: Verengung der Pupille bei Konvergenz der Sehachsen. Tritt auch bei Akkommodation (ohne Konvergenz) auf. Es handelt sich um eine Mitbewegung (Synkinese). 3. ↑Lidschlußreaktion nach Pilcz u. Westphal. 4. Reaktion auf sensible, sensor., tox. u. psych. (Schreckreaktion) Reize: Miosis manchmal auf Trigeminusreiz, immer im Schlaf (Schlafmiosis) u. auf Medikamente u. Gifte. Mydriasis bei Schmerz, Freude, Seitwärtsbild, tiefem Einatmen.

Pupillenreaktion, paradoxe: Erweiterung der Pupille auf Lichteinfall. Sehr selten, bei Meningitis syphilitica o. tuberculosa, bei Paralyse, Tabes dorsalis, nach Schädel-Hirn-Traumen o. neurochirurg. Eingriffen u. bei Tumoren der Vierhügelgegend.

Pupillenreaktion, supravitale: durch Miotika o. Mydriatika läßt sich noch einige Zeit nach Eintritt des Todes eine Verengung o. Erweiterung der Pupillen erzielen. Für die Festlegung des Todeszeitpunkts bedeutungsvoll.

Pupillenreflexe ↑Pupillenreaktion.

Pupillensphinkterektomie: Ausschneidung eines kleinen Irisstückchens aus dem Sphinkterbereich zur Schaffung einer zentralen opt. Lücke bei Pupillenektopie.

Pupillenstarre: **Absolute P.**: Mydriasis paralytica; Areflexie der Pupille. Kann vollständig o. unvollständig sein. Betroffen sind direkte u. konsensuelle Lichtreaktion u. Konvergenzreaktion. Störung im Kernbereich u. in der Peripherie des Okulomotorius (einseitig) u. Intoxikationen (beidseitig); bei supranukleären Störungen verstärkte ↑Lidschlußreaktion. Ursächl. Prozesse: Syphilis, Botulismus, Sinusitis, Hirndrucksteigerungen (traumat. Blutungen, Tumoren), CO-Vergiftungen, Gefäßprozesse (basale Aneurysmen), Augenerkrankungen (Contusio bulbi, Glaukomanfall, sympath. Ophthalmie). **Totale P.**: absolute P. u. Fehlen der Lidschlußreaktion, durch Trauma o. Atropineinwirkung. **Amaurot. P.**: Reflextaubheit der Pupille bei Erblindung. Pupille in mittlerer Mydriasis. Bei einseitiger Erblindung ist konsensuelle Reaktion erhalten. Die Konvergenzreaktion ist ungestört. **Hemianop. P.**: partielle amaurot. P. bei Belichtung der ausgefallenen Netzhauthälfte. ↑Hemianopsie. Schwierig zu prüfen. Tritt nur ein bei Herdlokalisation vor Corpus geniculatum laterale. **Amblyop. P.**: trägere, unvollständigere Pupillenreaktion bei herabgesetztem Sehvermögen (unvollständige amaurot. P.). **Reflektor. P.**: Argyll-Robertson-Phänomen. Fehlende Lichtreaktion bei erhaltener o. sogar gesteigerter Konvergenz- u. Lidschlußreaktion. Die Pupille ist dabei eng o. mittelweit. Ursache: Tabes, selten Encephalitis epidemica, Diabetes mellitus, Zoster ophthalmicus, multiple Sklerose, chron. Alkoholkonsum. **Pseudoreflektor. P.**: traumat. reflektor. P. tritt in der Regenerationsphase nach Okulomotoriuslähmung dadurch auf, daß sich die Konvergenzreaktionen schneller als die Lichtreaktion erholt. Die Konvergenzreaktion ist anfangs sehr träge. Es ist eine rudimentäre absolute P. **Isolierte Konvergenzstarre**: Umkehr der reflektor. P., also gestörte Konvergenzreaktion bei erhaltener Lichtreaktion. ↑Pupillotonie, ↑Vierhügelstarre.

Pupillenträgheit ↑Pupillenstarre.

Pupillenunruhe: feines Pupillenspiel, Regelung der retinalen Leuchtdichte.

Pupillenverengung ↑Miosis.

Pupillenweite: abhängig von retinaler Leuchtdichte, von Tonuslage zwischen Sphincter pupillae u. Dilatator pupillae. Normal zwischen 2,5 u. 3,5 mm. Über 4 mm: ↑Mydriasis. Unter 2 mm: ↑Miosis.

Pupillenzeichen ↑ Pupillenreaktion.

Pupillographie: fortlaufende Registrierung der Änderung des Pupillendurchmessers (spontan, lichtreizverursacht, durch Erregungsänderungen im vegetativen Nervensystem hervorgerufen), wobei ein auf den Iris-Pupillenrand gerichteter Infrarotstrahl von der Iris auf eine Photozelle zurückgeworfen wird, bei großer Pupillenöffnung weniger als bei kleiner.

Pupillometer: von Haab angegebener Stab mit Punkten von 1–10 mm Durchmesser, Differenz jeweils 1 mm, zur vergleichenden Schätzung der Pupillenweite.

Pupillomotorik: Größenänderung der Pupille durch das Zusammenspiel der Mm. sphincter et dilatator pupillae. Neben lichtverursachter P., z. B. Verkleinerung bei Lichteinfall ins Auge, gibt es spontane P. (↑ Pupillographie).

Pupilloskop: Gerät zur quantitativen Prüfung der Pupillenreaktionen.

Pupillostatometer: Gerät zur Pupillenabstandsmessung.

Pupillotonie: fehlende Lichtreaktion, stark verzögerte, aber ausgiebige Konvergenzreaktion. Nach langem Dunkelaufenthalt ist Lichtreaktion oft nachweisbar. Konvergenzreaktion entspannt nur träge. Auch Akkommodation verläuft ton. Prompte Erweiterung auf Cocain. Bei Vergesellschaftung mit Fehlen von Achilles- u. Patellarsehnenreflex: ↑ Adie-Syndrom. Ursache: unbekannt, selten Enzephalitis, Hirntrauma, Hirnsklerose, Mangelernährung, Hypothalamusschädigung, Myotonia congenita u. multiple Sklerose.

Pupiparie: Form der ↑ Viviparie, bei der verpuppungsreife Larven abgesetzt werden.

PUPP ↑ Schwangerschaftsdermatosen.

Puppenauge: leichte Vortreibung des Augapfels u. seltener, schachteldeckelartiger Lidschlag bei Augenmuskellähmungen nach Diphtherie.

Puppengesicht: ausdrucksloses, an eine Puppe erinnerndes Gesicht bei Dystrophia adiposogenitalis u. bei der ↑ Gierke-Krankheit.

Puppenkopfphänomen: beim Fixieren eines Gegenstands u. passiver Beugung des Kopfs kommt es physiologischerweise zu einer Aufwärtsbewegung der Bulbi.

Puppenorgane: durch Wasserverlust bei mäßiger Hitze (Verbrennung) gegen ihren Gefäßstiel zurückgezogene u. geschrumpfte Organe. Bei völliger Eintrocknung evtl. Zerfall.

pur: purus; rein.

Pure red cell aplasia ⟨*engl*⟩ ↑ Erythroblastopenie.

Purgans ↑ Laxanzien.

Purganzien ⟨*lat*⟩ *n Pl* ↑ Laxanzien.

Purgativa ⟨*lat*⟩ *n Pl* ↑ Laxanzien.

Purified-chicken-embryo-cell-Tollwut-impfstoff ⟨*engl*⟩: *Abk* PCEC-Tollwutimpfstoff; auf prim. Hühnerembryofibroblasten kultiviertes Tollwutvirus, ↑ Tollwutimpfstoff.

Purin: bizykl. heteroaromat. Verbindung. Schwach NH-azid. Substituierte P. spielen in Natur- u. Wirkstoffen eine bedeutende Rolle (Adenin, Guanin; Harnsäure; Coffein usw.).

Purinabbau: Auf der Stufe der ↑ Nukleotide, ↑ Nukleoside u. freien Basen werden Adenin u. Guanin hydrolyt. desaminiert. Das entstandene Hypoxanthin bzw. Xanthin wird zur ↑ Harnsäure oxidiert, die beim Menschen Endprodukt des P. ist. Andere Organismen bauen Harnsäure teilweise o. vollständig über ↑ Allantoin u. Allantoinsäure zu Harnstoff u. Glyoxylsäure ab.

Purinantagonisten: Purinantimetaboliten; Antimetabolite, die den Purinstoffwechsel hemmen. Anwendung als Zytostatika u. als Immunsuppresiva, z. B. 6-Mercaptopurin, Azathioprin. P. werden sowohl bei der Behandlung akuter Leukämien (z. B. 6-Mercaptopurin) als auch bei Autoaggressionskrankheiten als Immunosuppressiva eingesetzt. Zur Hemmung der Harnsäurebildung aus Purinbasen bei Gicht Allopurinol.

Purinantimetaboliten ↑ Purinantagonisten.

Purinbasen: diagn. relevant sind die Präkursoren der Harnsäure, Hypoxanthin u. Xanthin. Nachweis u. Bestimmung indiziert bei latentem Gichtsyndrom, bei Verdacht auf Xanthinurie u. bei Behandlung mit Allopurinol (Xanthinoxidasehemmer). Bei Xanthinoxidasedefekt werden statt Harnsäure Xanthin u. Hypoxanthin ausgeschieden. Nachweis im Harn nach papier- o. dünnschichtchromatograph. Trennung im UV-Licht (Fluoreszenz der Purinbasen). Bestimmung im Serum u. Harn enzymat. Harnsäure wird zunächst mittels Urikase zu Allantoin abgebaut u. Urikase inaktiviert, danach werden Purinbasen mittels Xanthinoxidase zu Harnsäure oxidiert u. diese mittels Urikase bestimmt.

Purinbelastungstest: Verfahren zum Nachweis einer latenten Gicht beim Harnsteinleiden. Nach oraler Gabe von 2 g Purinbasen wird 2 Tage lang Harnsäure im Serum u. Sammelurin gemessen.

Purinbiosynthese: erfolgt in allen Organismen aus kleinen Bausteinen; synthetisiert werden de novo nicht die freien Basen, sondern das Ribonukleotid des ↑ Hypoxanthins (Inosinmonophosphat), aus dem weitere Purinverbindungen gebildet werden. Ausgangssubstanz der P. ist Ribose-5-phosphat.

Purindesaminasen: Gruppe substratspezif. ↑ Desaminasen, die die Desaminierung von Aminopurinen (Adenin, Guanin) katalysieren.

Purindeterminanten: eine Gruppe von ↑ Antigendeterminanten, die Purinbasen enthalten. Sie verursachen die Entstehung von Antikörpern gegen DNA bei ↑ Lupus erythematodes, die sich im Patientenserum nachweisen lassen.

Purinnukleosidanaloga: als ↑ Antimetaboliten natürl. vorkommender ↑ Purinnukleoside in den Nukleinsäurestoffwechsel eingreifende chem. Verbindungen, z. B. die ↑ Virostatika Aciclovir u. Famciclovir. ↑ Chemotherapie, antivirale.

Purinnukleoside: Nukleosid mit Purinbase als Baustein.

Purin-Nukleosid-Phosphorylase-Mangel: primäres ↑ Immundefektsyndrom mit genet. bedingtem Ausfall der Nukleosidphosphorylase mit Störung des Purinstoffwechsels u. Ausreifungshemmung der T-Lymphozyten.

puritanisch ⟨*lat*⟩ *Adj*: aus religiöser Motivierung „reine", sittenstrenge, unduldsame, prüde, sexuelle Regungen unterdrückende Einstellung u. Verhaltensart.

Purkinje, Jan Evangelista (1787–1869), Histol., Physiol., Breslau, Prag.

Purkinje-Fasern (nach Jan E. P.): Endfasern des Erregungsleitungssystems im Ventrikelmyokard.

Purkinje-Figur ↑ Aderfigur.

Purkinje-Phänomen (nach Jan E. P.): Verschiebung des im Spektralfarbenband am hellsten erscheinenden Eindrucks in Richtung auf das kürzerwellige Ende des sichtbaren Lichts, wenn die ↑ Adaptation des Auges vom

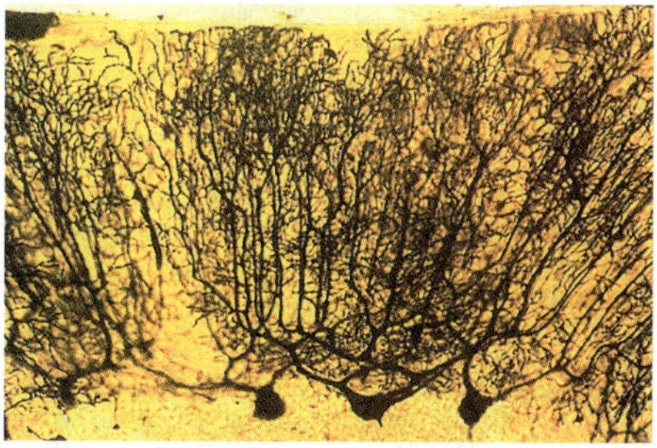

30

Purkinje-Zellen. Histologischer Schnitt durch das Kleinhirn, Silberimprägnation nach Golgi-Kopsch; Darstellung des Dendritenbaums einer P. im Stratum moleculare der Rinde

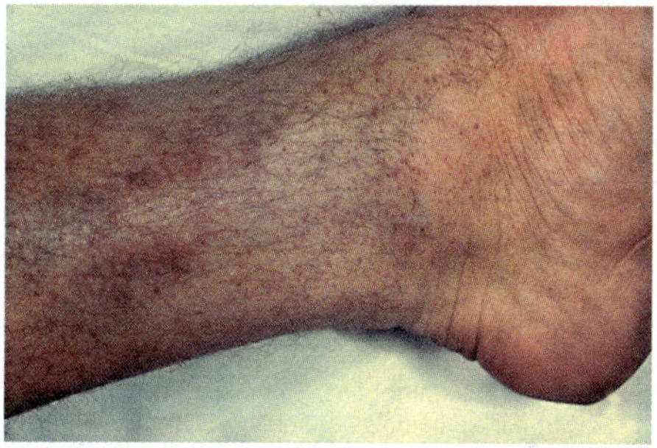

35

Purpura (Abb. 1)

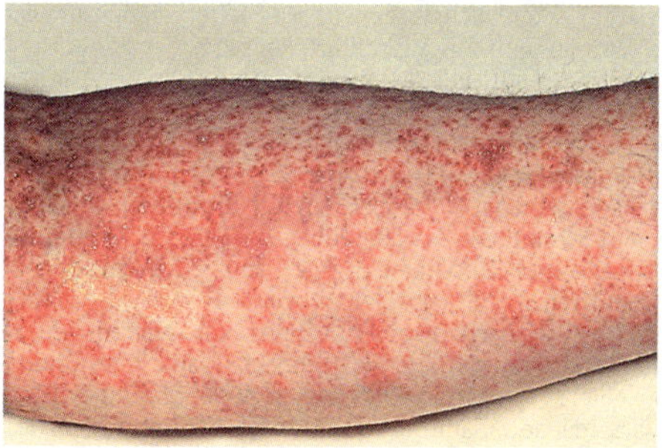

13

Purpura (Abb. 2)

Tages- in das Dämmerungssehen erfolgt. Die Verschiebung beträgt 50 nm (555 nm = gelbgrün, 505 nm = grün).

Purkinje-Sanson-Spiegelbilder (nach Jan E. P.): Bildchen, die von einem vor dem Auge befindl. leuchtenden Gegenstand im Auge entstehen, durch Reflexion von der Hornhautvorderfläche, der Linsenvorder- u. der Linsenhinterfläche, wie sie bei Konvex- u. Konkavspiegeln entstehen würden. Bei Blick auf die Nähe (↑Akkommodation des Auges) wird das Bild von der Linsenvorderfläche kleiner, da diese sich stärker wölbt.

Purkinje-Zellen (nach Jan E. P.): Neuronum piriforme; Nervenzelle mit sehr großem Dendritenbaum in der Kleinhirnrinde (↑Cerebellum). Abb.

Puromycin: Antibiotikum aus Streptomyces alboniger, das als Strukturanalogon der ↑Aminoacyl-tRNA durch Freisetzung der naszierenden Peptidkette vom ↑Ribosom die ↑Proteinbiosynthese bei Pro- u. Eukaryonten hemmt.

Purpura ⟨*lat*⟩ *f*: „Blutfleckenkrankheit"; Auftreten von punkt- o. fleckenförmigen Blutungen im Bereich der Haut u. Schleimhäute bei thrombozytär u. vaskulär bedingter hämorrhagischer ↑Diathese. Abb. 1 u. 2.

Purpura cerebri: punktförmige, kapilläre Blutungen im Gehirn.

Purpura fulminans: akutes Krankheitsbild mit fleck- u. flächenhaften Hautblutungen, die sich blauschwarz verfärben. Es besteht eine Neigung zu Blasenbildung u. Nekrosen. Häufig Schocksymptomatik. Es wird pathogenet. eine hypererg. Reaktion auf Fremdeiweiß angenommen, da die P. f. im Anschluß an Infektionen u. Schutzimpfungen beobachtet wird.

Purpura hyperglobinaemica: in Verbindung mit Hypergammaglobulinämien auftretende P. (Waldenström, 1944). Neben benignen Formen treten Purpurasymptome häufig bei Hypergammaglobulinämien infolge von Plasmozytom bzw. Immunozytomen auf. Die monoklonalen Immunglobulinvermehrungen führen dabei zu Einhüllphänomenen der Thrombozyten sowie zur Interferenz mit plasmat. Gerinnungsfaktoren.

Purpura, idiopathische thrombozytopenische ↑Werlhof-Krankheit.

Purpura rheumatica ↑Schoenlein-Henoch-Purpura.

Purpura Schoenlein-Henoch (nach Johann L. S. u. Eduard H. H.) ↑Schoenlein-Henoch-Purpura.

Purpura senilis: degenerative Gefäßveränderungen im Alter können zu schubweise auftretenden Hautblutungen, v. a. im Bereich der Extremitäten, führen. Meist liegt die Ursache in einer erhöhten Kapillardurchlässigkeit. ↑Diathese, hämorrhagische.

Purpura simplex: meist autosomal, aber auch spontan auftretendes Blutungsübel mit petechialen Haut- u. Schleimhautblutungen infolge erhöhter Gefäßpermeabilität. Die plasmat. Gerinnung ist unauffällig, der ↑Rumpel-Leede-Stauversuch pos.

Purpura, thrombotisch-thrombozytopenische: von Moschcowitz (1925) beschriebenes, seltenes Krankheitsbild, das mit disseminierten Mikrothromben, ↑Verbrauchskoagulopathie, mikroangiopath. hämolyt. Anämie, Fieber u. Niereninsuffizienz einhergeht. Auch neurol. Sympt. kommen vor. Bevorzugt befallen sind mittlere Lebensalter. Es bestehen enge Beziehungen zu dem von Gasser (1955) beschriebenen hämolyt.-uräm. Syndrom des Kindesalters.

Purpureaglykoside: Herzglykoside aus Digitalis purpurea.

Purtscher, Otmar (1852–1927), österreich. Ophth., Innsbruck u. Klagenfurt.

Purtscher-Retinopathie (nach Otmar P.): Retinopathia traumatica, Angiopathia retinae traumatica; durch weiße, oberflächl. retinale Exsudate u. Hämorrhagien gekennzeichnete Netzhautveränderung nach Brustkorbkompressionen u. Knochentraumen. In der ↑Fluoreszenzangiographie färben sich die Wände der Arteriolen an, u. die Kapillaren zeigen diffuse Farbstoffaustritte. Ursächl. spielen möglicherweise sowohl rasche intravasale Druckschwankungen (Thoraxkompression) als auch Lipidmikroembolien (Knochenfrakturen) eine Rolle. Tritt nach 1–2 Tagen ein u. hält mehrere Wochen an, kann sich völlig zurückbilden.

purulent ⟨*lat*⟩ *Adj*: eitrig.

purus ⟨*lat*⟩ *Adj*: rein (Rezeptur).

Pus ⟨*lat*⟩ *n* ↑Eiter.

Pustel ⟨*lat*⟩ *f*: Pustula; mit Eiter gefülltes Bläschen. ↑Effloreszenz.

Pustula maligna: Milzbrandkarbunkel. ↑Milzbrand.

Pustulosis: Pustulation an der Haut.

Pustulosis subcornealis: Sneddon-Wilkinson; selten, auf klin. unveränderter Haut aufschießende Pusteln, vornehml. Rumpf, Selbständigkeit wird bezweifelt.

Pustulosis varioliformis acuta ↑Ekzema herpeticum Kaposi.

Putamen ⟨*lat*⟩ *n*: Schale, Hülse; äußerer Teil des ↑Nucleus lentiformis. Das P. bildet mit dem ↑Nucleus caudatus das Striatum.

Putrescin ⟨*lat*⟩ *n*: $H_2N-(CH_2)_4-NH_2$, Tetramethylendiamin; ein biogenes Amin, das bei bakterieller Proteinzersetzung aus Arginin u. durch Decarboxylierung von Ornithin entsteht.

Putreszenz ⟨*lat*⟩ *f*: Fäulnis.

putrid ⟨*lat*⟩ *Adj*: faulig, übelriechend; z. B. p. Gangrän.

Putti, Vittorio (1880–1940), ital. Orthop., Bologna.

Putti-Operation (nach Vittorio P.): Nach schrägverlaufender intertrochanterer Osteotomie wird das Femurschaftfragment so weit nach medial verlagert, daß der äußere untere Anteil des Kopffragments sich auf dem distalen Fragment abstützen kann. Ind.: Schenkelhalspseudarthrosen, die nicht zur Nagelung geeignet sind.

Putti-Syndrom (nach Vittorio P.): infolge arthrit. u./o. arthrot. Veränderungen im Bereich der Lendenwirbelsäule auftretende Ischialgie; Röntgen: Intervertebralgelenkveränderungen. Obsolet.

Puumala-Virus: Virusart der Gattung ↑Hanta-Virus. Erstisolierung in Puumala (Südostfinnland). Krankheit: hämorrhagisches ↑Fieber mit renalem Syndrom vom western Typ; Vorkommen: Europa.

PUVA: *Abk* für Psoralen u. UVA(-Licht); Photochemotherapie der Psoriasis vulgaris.

PVC *Abk* für ↑Polyvinylchlorid.

PVP: *Abk* für Polyvinylpyrrolidon; obsoleter Plasmaexpander, Hilfsstoff in der pharmaz. Technologie.

PWC: *Abk* für engl. physical working capacity; vom menschl. Organismus bei einer Herzschlagfrequenz von 130 (PWC 130) bzw. 170 (PWC 170) Schlägen/min erbrachte Leistung (W). Auch als WC 130 o. WC 170 bezeichnet.

P-Welle: Vorhoferregung im EKG. Dauer bis 0,1 s, Amplitude 0,1–0,3 mV. ↑P-mitrale, ↑P-pulmonale.

Pyämie ⟨*gr*⟩ *f*: Septikopyämie; Ausbreitung von Bakterien u. Toxinen auf dem Blutweg mit Ausbildung multipler Organabszesse, ausgehend vom primären ↑Sepsisherd (die nichtmetastasierende Form ist die Sepsis i. e. S.). Endzustand einer vorangegangenen fortschreitenden ↑Lokalinfektion. Der Organismus reagiert auf die vom Krankheitsherd in die Blutbahn erfolgende Erregerembolie (↑Parasitenembolie) mit Abwehrkräften. Je nach Sitz des Primärherds versch. Erreger, z. B. Staphylococcus aureus, Neisseria meningitidis; Bedeutung der nosokomialen ↑Infektionen. Klin. remittierendes Fieber, (wiederholt) Schüttelfrost, sept. (weiche) Milz, als sek. Sepsisherd häufig die ↑Endocarditis ulcerosa, Hautblutungen. Zweifelhafte Progn.; Diagn. durch Erregernachweis in ↑Blutkultur. ↑Sepsis.

Pyarthros ⟨*gr*⟩ *m*: Eiteransammlung in der Gelenkhöhle.

Pyaskos: Eiteransammlung im Peritonealraum.

Pyelektasie: Erweiterung des Nierenbeckens; ↑Hydronephrose.

Pyelitis ⟨*gr*⟩ *f*: Entzündung des Nierenbeckens. Selten isoliert auftretend, sondern meistens i. R. einer ↑Pyelonephritis.

Pyelitis cystica: Veränderung der Nierenbeckenschleimhaut, bei der sich stecknadel- bis erbsgroße Zysten mit klarem Inhalt finden. Die Zysten entstehen aus abgesproßten u. zerfallenen Epithelnestern, so daß eine eigentl. Entzündung nicht vorliegt. Entsprechende Befunde bei Ureteritis cystica u. Cystitis cystica.

Pyelitis follicularis: chron. Entzündung der Nierenbeckenschleimhaut mit Entwicklung von Lymphfollikeln.

Pyelitis gravidarum: Nierenbeckenentzündung der Schwangeren; meist in der zweiten Schwangerschaftshälfte auftretende bakterielle Entzündung. Entstehung als typ. Schwangerschaftsfolge durch Verlangsamung des Harnabflusses, ↑Obstipation u. Auflockerung des Gewebes.

Pyelogramm ⟨*gr*⟩ *n* ↑Pyelographie, retrograde.

Pyelogramm, intravenöses ↑Urographie, intravenöse.

Pyelographie, retrograde: Röntgendarstellung des Nierenbeckenkelchsystems nach retrograder Auffüllung mit ↑Kontrastmittel über einen Ureterkatheter. Die P. steht in der Reihenfolge radiol.-urol. Untersuchungen nach der Nierenleeraufnahme, der intravenösen ↑Urographie, der ↑Isotopennephrographie u. der ↑Renovasographie meist an letzter Stelle. Sie dient zum Nachweis von Nierenbeckenkelchsystem- u. Harnleiterveränderungen u. wird nur einseitig ausgeführt. Für die r. P. wird ein Ureterkatheter mit Hilfe eines Zystoskops bis zum pyeloureteralen Übergang eingeführt. Die r. P. wird vielfach als ↑Pyeloskopie durchgeführt.

Pyelokalikolithotomie: Entfernen von Nierensteinen (zumeist Nierenbeckenkelchausgußsteine) durch einen Schnitt, der das Nierenbecken u. einen Kelch (fast immer unter Einschneidung des den Kelch deckenden Parenchyms) eröffnet.

Pyelolithotomie: Entfernung von Nierensteinen vom operativ eröffneten Nierenbecken aus. Man unterscheidet: 1. posteriore P.: Nierenbeckeneröffnung auf der Dorsalfläche; 2. anteriore P.: Inzision der ventralen Nierenbeckenwand; 3. inferiore P.: Nierenbecken von kaudal eröffnet; 4. sek. subkapsuläre P.: eine Variante der inferioren P.; 5. intrasinusale P.: zur Entfernung von Korallensteinen.

Pyelon ⟨*gr*⟩ *f*: Nierenbecken.

Pyeloneostomie: Neueinpflanzung des (abgetrennten) Ureters in das Nierenbecken, z. B. bei Resektion des pyeloureteralen ↑Segments bei einer oberen Harnleiterstenose o. bei nicht resezierbaren Nierengefäßen, die durch Ureterabknickung o. -drosselung zur Harnstauungsniere geführt haben.

Pyelonephritis ⟨*gr*⟩ *f*: bakteriell bedingte interstitielle Entzündung der Nieren, die Nierenparenchym u. Nierenbecken gleichermaßen betrifft u. das Organ diffus o. herdförmig befällt. Entstehung aszendierend o. hämatogen mögl. Häufigste Erreger sind Escherichia coli, Klebsiellen, Proteus u. Enterokokken. Die Infektion erfolgt meistens aszendierend (Frauen erkranken häufiger als Männer), aber auch hämatogen o. lymphogen. Die Entzündung beginnt im Interstitium (interstitielle ↑Nephritis) u. breitet sich von dort über das Organ aus. Bei der akuten P. treten Fieber, Organschmerzen mit Ausstrahlung in die Leistenbeuge bzw. Genitalien. ↑Pollakisurie u. ein brennender Schmerz bei der ↑Miktion auf. Aus der Urinkultur gelingt der Keimnachweis des entsprechenden Erregers. Im Urinsediment sind die Leukozyten vermehrt. Die Behandlung erfolgt mit Antibiotika. Die chron. P. ist symptomärmer, die Pat. sind oft beschwerdefrei. Es imponieren Bakteriennachweis im Urin u. eine mäßige Leukozytenvermehrung im Urinsediment. Das durch die chron. Entzündung geschädigte Parenchym wird narbig ersetzt. Es resultieren Funktionsminderung (bes. der Konzentrationsfähigkeit, ↑Isosthenurie, ↑Hyposthenurie) u. die typ. narbigen Einziehungen an der Nierenoberfläche. Bei langer Krankheitsdauer kann diese Schrumpfnierenbildung zur chron. ↑Niereninsuffizienz führen. ↑Harnsteine u. Obstruktion der harnableitenden Wege begünstigen Entstehung u. Fortbestand einer P., sog. obstruktive P.

Pyelonephritis gravidarum: bakterielle Entzündung der Nieren bei ca. 2 % aller Schwangeren, vorwiegend in der 2. Schwangerschaftshälfte. Als Ursache erscheinen die Atonie der ableitenden Harnwege während der Schwangerschaft u. eine mäßige Rückstauung des Urins, bedingt durch Kompression der Ureteren durch die vergrößerte Gebärmutter, wahrscheinl. Durch die Stagnation des Urinflusses wird das Keimwachstum begünstigt. Teilweiser Übergang in die chron. Verlaufsform der ↑Pyelonephritis.

Pyeloskop: Renoskop, Ureterorenoskop; flexibles ↑Endoskop zur Untersuchung des Nierenbeckenkelchsystems nach operativer Freilegung der Niere, nach perkutaner Punktion des Hohlsystems (↑Pyeloskopie) o. transvesikal.

Pyeloskopie: Untersuchungsmethode des Nierenbeckens. Man unterscheidet direkte u. indirekte P. **Indirekte P.**: Besichtigung des entweder instrumentell retrograd (↑Pyelographie, retrograde) o. mittels Ausscheidungsurographie (intravenöse ↑Urographie) mit Kontrastmittel aufgefüllten Nierenbeckenkelchsystems unter dem Röntgendurchleuchtungsschirm. Mit dem Zielgerät werden Serienaufnahmen geschossen. Wichtig die Beobachtung der Entleerung von Kelchen u. Nierenbecken (anat. o. funktionelle Abflußbeschleunigung, -verzögerung o. -behinderung). **Direkte P.**: mit abgewinkeltem o. flexiblem ↑Glasfaserendoskop nach operativer Nierenfreilegung o. nach transkutaner Punktion des Harnhohlsystems u. Einführung eines Renoskops, ↑Harnsteintherapie.

Pyelostomie: Anlegen einer Nierenbeckenfistel zur ↑Harnableitung.

Pyelotomie: operative Eröffnung des Nierenbeckens.

Pyemotes tritici: Getreidekrätzmilbe; Erreger der ↑Bäckerkrätze.

pyg- ⟨*gr*⟩ *Präfix*: Steiß-.

Pygomelus ⟨*gr*⟩ *m* ↑Pygopagus parasiticus.

Pygopagus parasiticus: Form einer unfreien, asymmetr. Doppelfehlbildung (↑Duplicitas). Am Steiß des Autositen hängt ein rudimentärer Körperteil (Parasit). Ist es das Rudiment eines Beins, wird der P. p. Pygomelus genannt.

pyk- ⟨*gr*⟩ *Präfix*: dick, dicht.

Pykniker ↑Konstitutionstypen.

Pyknodysostose ⟨*gr*⟩ *f*: Lamy-Maroteaux-Syndrom; Fehlbildungssyndrom des Skeletts mit autosomal rezessivem Erbgang. Generalisierte Osteosklerose, Minderwuchs (diastroph. Kleinwuchs), charakterist. Gesichtsausdruck. Osteosklerose der Schädelbasis, der Finger- u. Zehenendglieder (kurze, plumpe Hände), brüchige Nägel, Kyphoskoliose, Klumpfuß, Fontanellen- u. Nahtpersistenz, kurze Extremitäten, schmaler Hirnschädel, geringer Exophthalmus, teilweise blaue Skleren, Hypoplasie des Unterkiefers, Zahnungsanomalien. Manifestation: Säuglingsalter.

Pyknolepsie: reine Absencenepilepsie, die durch hohe Anfallsfrequenz gekennzeichnet ist (bis zu 100 u. mehr Anfälle pro Tag mögl.). ↑Absence, ↑Epilepsie.

Pyknose ⟨*gr*⟩ *f*: im Verlaufe des Zelltodes auftretende Verdichtung des ↑Kernplasmas mit gleichzeitiger Schrumpfung des Kerns. In best. Zelltypen (Erythropoese) können auch unter physiol. Bedingungen Pyknoseformen auftreten.

Pyle, Edwin (1891–1961), amerik. Chir., New York.

Pylephlebitis ⟨*gr*⟩ *f* ↑Pfortaderentzündung.

Pyle-Syndrom (nach Edwin P.) ↑Dysplasie, kraniometaphysäre.

Pylethrombose ↑Pfortaderthrombose.

pyloricus ⟨*gr*⟩ *Adj*: zum Pylorus gehörend.

Pyloromyotomie: Längsspaltung der verdickten Pylorusmuskulatur bis auf die Schleimhaut, die in die Wunde prolabiert. Chir. Behandlung der spast., hypertrophen ↑Pylorusstenose des Säuglings.

Pyloroplastik ⟨*gr*⟩ *f*: operative Erweiterung des Pylorus, meist in Verbindung mit ↑Vagotomie.

Pylorospasmus: länger anhaltende Kontraktion des Magenpförtners als Begleitsymptom einer Pylorushypertrophie o. entzündl.-ulzeröser parapylor. Prozesse. ↑Pylorusstenose, spastische.

Pylorus ⟨*gr*⟩ *m*: Pförtner, Magenpförtner, Magenausgang; enge Übergangsstelle zwischen Magen u. Duodenum, an welcher ein kräftiger Ringmuskel (M. sphincter pylori) ausgebildet ist. Abb.

Pylorusatresie, angeborene: Verschluß des Darmkanals in Höhe des Pylorus. Formen 1. Membran; 2. Streckenatresie; 3. völlige Unterbrechung. Ther.:

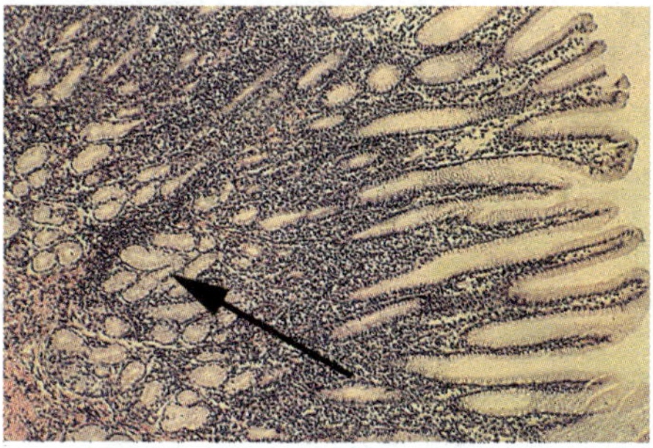

30

Pylorus. Histologischer Schnitt durch die Pars pylorica des Magens, HE-Färbung; Schleimhaut mit tiefen Foveolae u. verzweigten Drüsen (Pfeil)

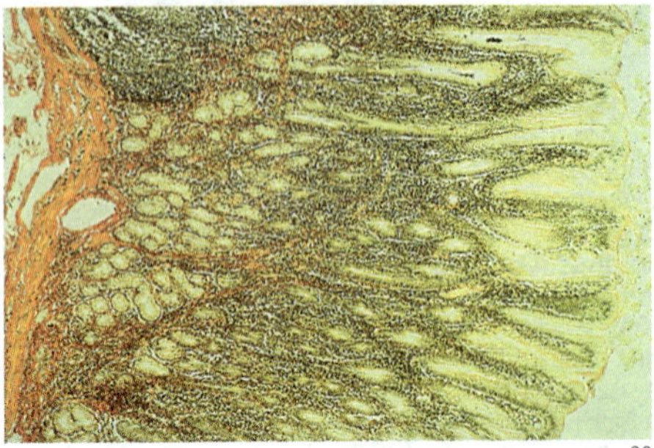

30

Pylorusdrüsen. Histologischer Schnitt durch die Pars pylorica ventriculi, Färbung nach Domagk; die P. sind verzweigt u. besitzen nur eine Zellart (mukoide Zellen).

1. Membranexzision mit ↑Heineke-Mikulicz-Pyloroplastik; 2. Antroduodenostomie; 3. Gastroenterostomie.

Pylorusdrüsen: ↑Glandulae pyloricae; schleimbildende Drüsen in der Pars pylorica des ↑Magens. Abb.

Pylorushypertrophie: übermäßige Ausbildung des Magenpförtnermuskels (M. sphincter pylori) mit Einengung des Magenausgangs. **Idiopath., prim. P.**: moderne Bez. hypertrophe Pylorusstenose, Hypertrophie der Pylorusmuskulatur mit Stenose des Pyloruskanals im frühen Säuglingsalter (Beginn: 2.–4. Lebenswoche), Erbrechen im Schwall, v. a. bei Jungen, Ursache unbekannt. Ther.: Op. **Sek. P.**: als Folge entzündl. Prozesse im Antrum, funktioneller Dyskinesien o. durch narbige Veränderungen nach Ulzera.

Pylorusobstruktion: Verlegung des Magenausgangs (z. B. präpylor. gestielte Polypen, Faltenhyperplasien, Bezoare).

Pylorusreflex: Öffnung u. Schließung des Pylorus auf reflektor. Weg. Viszeroviszeraler Reflex. Einwirkung von alkal. Chymus im Duodenalbereich führt zur Öffnung des Pylorus u. Steigerung der Magenperistaltik, Einwirkung von saurem Chymus u. Dehnung des Duodenums zu Pylorusschluß u. Hemmung der ↑Magenmotilität.

Pylorusresektion: operative Entfernung des Pylorus.

Pylorusstenose: Einengung des Pylorus durch narbige Schrumpfung von Geschwüren o. durch Geschwülste.

Pylorusstenose, spastische: Pylorospasmus, hypertroph. Pylorus. Meist in 4.-7. Lebenswoche auftretende Kontraktion der Pylorusmuskulatur mit Störung der Nahrungspassage durch den ↑Pylorus. Klin. Erbrechen im Schwall, Salz- u. Turgorverlust, Heißhunger, sichtbare Peristaltikwellen im Oberbauch. Paraklin. erst hypochloräm. Alkalose, dann metabol. Azidose, Serum-K^+ nicht erhöht. Sonograph. verdickter Pylorusmuskel sichtbar. Röntgen: große Magenblase, bei Kontrastmittelpassage lang ausgezogener Pyloruskanal. Frühoperation nach Ramstedt nach Ausgleich der Stoffwechselentgleisung. Sonderform ↑Roviralta-Syndrom: Pylorusstenose u. Kardiainsuffizienz.

pyo- ⟨*gr*⟩ *Präfix*: Eiter.

Pyocephalus internus ⟨*gr + lat*⟩ *m*: Eiteransammlung in den Ventrikeln des Gehirns, meist mit Ventrikelerweiterung verbunden.

Pyocinotypie: ↑Bakteriozinotypie von ↑Pseudomonas aeruginosa mit Hilfe der Pyocine.

Pyocyanase: Extrakt der Pigmente aus ↑Pseudomonas aeruginosa, wirkt antibiot. ähnl. wie ↑Pyocyanin, wurde als lokales Chemotherapeutikum verwendet.

Pyocyanin: blauer Farbstoff (Phenazinderivat), der von ↑Pseudomonas aeruginosa gebildet wird, wirkt antibiot. ähnl. wie ↑Pyocyanase.

Pyodermie ⟨*gr*⟩ *f*: eitrige Entzündung der Haut u. ihrer Anhangsgebilde, hervorgerufen durch Infektion mit Staphylo- u. Streptokokken o. (seltener) anderen Erregern, ↑Follikulitis, ↑Furunkel, ↑Impetigo contagiosa, ↑Hidradenitis, ↑Ekthyma simplex. Pyodermia bullosa manuum: an den Händen lokalisierte Form der Impetigo contagiosa, oft als mit blaurötl. Saum umgebene Blase mit meist trübserösem Inhalt auftretend. Pyodermia chronica papillaris et exulcerans: chron. vegetierende P. Oft nach Verletzungen vorwiegend bei Männern auftretende Infiltrate mit papillären verrukösen Wucherungen u. Bildung kleiner Fisteln. Erreger sind Staphylokokken.

pyogen ⟨*gr*⟩ *Adj*: Eiter erzeugend, z. B. p. Erreger (↑Eitererreger).

Pyokolpozele ⟨*gr*⟩ *f*: Vorwölben der hinteren Scheidenwand durch Eiter in der Bauchhöhle. ↑Douglas-Abszeß.

Pyometra: Eiteransammlung in der Gebärmutterhöhle.

Pyomyositis, tropische: Myositis tropica; Entwicklung von Abszessen durch Staphylococcus aureus in Skelettmuskeln. Tritt in versch. Ländern Süd- u. Mittelamerikas, Ostasiens, Nordaustraliens u. im pazif. Raum auf. Ursächl. vermutl. Virusinfektionen o. Traumen, die der Staphylococcus-Infektion vorausgehen. Krankheit v. a. junger Menschen, bes. häufig bei kleinen Kindern; beginnt meist mit Fieber, Kopf- u. v. a. Muskelschmerzen, danach invasives, noch nicht eitriges Stadium, Schmerzen lokalisieren sich in einem best. Muskel, der geschwollen u. induriert ist (Schonhaltung). Später das akute, suppurative Stadium mit Abszeßbildung. Komplikationen Septikämie u. Fernmetastasen. Ther. antibiot., ggf. chir. Behandlung.

Pyonephrose: Nierenvereiterung; das Nierenbecken ist prall voll Eiter, das Nierenparenchym z. T. eitrig durchsetzt. Zustandekommen: durch eitrige ↑Pyelonephritis o. durch sek. eitrige Infektion einer (prim. nicht infizierten) ↑Harnstauungsniere o. ↑Hydronephrose.

Pyoperikard: Eiteransammlung im Herzbeutel.

Pyopneumoperikard: Ansammlung von Eiter u. Luft im Herzbeutel, z. B. bei gleichzeitiger Entzündung u. Verletzung.

Pyopneumothorax subphrenicus: subphren. ↑Abszeß mit Gasbildung. Der im Röntgenbild nachweisbare Flüssigkeitsspiegel mit Gashaube liegt zwar im Bereich des knöchernen Brustkorbs, aber immer außerhalb des Rippenfellraums unterhalb des Zwerchfells.

Pyorrhö ⟨*gr*⟩ *f*: Eiterfluß, eitriger Katarrh.

Pyosalpinx ⟨*gr*⟩ *f*: Eiteransammlung in einer erweiterten Tube bei Verschluß des ampullären u. uterinen Tubenendes.

Pyospermie: eitrige Samenflüssigkeit. Vorkommen bei Samenblasen-, Prostata-(Samenleiter-)Entzündung, nicht selten bei Gonorrhö, infizierter Steinbildung, (zerfallendem) Karzinom, gelegentl. auch bei Tuberkulose dieser Organe.

Pyothorax ↑Pleuraempyem.

Pyovar ↑Ovarialabszeß.

Pyozele: infizierte u. vereiterte ↑Hydrozele.

Pyozephalus ↑Pyocephalus internus.

Pyozin: ↑Bakteriozin von ↑Pseudomonas aeruginosa.

Pyozyaneusbakterien ↑Pseudomonas aeruginosa.

pyramidalis ⟨*gr*⟩ *Adj*: zur Pyramide gehörend.

Pyramidalstar ↑Cataracta polaris.

Pyramide: **1.** Felsenbeinpyramide, Teil des ↑Os temporale. **2.** ↑Pyramis.

Pyramidenbahn ↑Tractus corticospinalis.

Pyramidenbahnläsion: Unterbrechungen der motor. Efferenz (zentrales, 1. motor. Neuron) im Gehirn o. Rückenmark führen zum sog. Pyramidenbahnsyndrom: erhöhter Muskeltonus, gesteigerte Eigenreflexe, erloschene o. abgeschwächte Fremdreflexe, Auftreten pathol. Reflexe, erhaltene elektr. Erregbarkeit der abhängigen peripheren Nerven u. Muskeln, Fehlen neurogener Muskelatrophien. Dieses Syndrom der spast. Lähmung kommt jedoch durch Mitschädigung retikulospinaler Bahnen zustande. Eine reine Pyramidenbahnschädigung würde zu einer schlaffen Parese, Störung der Feinmotorik u. pathol. Pyramidenbahnzeichen führen. Je nach Ort bzw. Höhe der Schädigung kommt es zur Hemi-, Para- o. Tetraparese bzw. -plegie.

Pyramidenbahnsyndrom ↑Pyramidenbahnläsion.

Pyramidenbahnzeichen: die bei ↑Pyramidenbahnläsion auftretenden pathol. Reflexe wie ↑Rossolimo-Reflex, ↑Mendel-Bechterew-Reflex, ↑Babinski-Reflex, ↑Gordon-Reflex.

Pyramidenkreuzung ↑Decussatio pyramidum.

Pyramidenspitzensyndrom ↑Gradenigo-Syndrom.

Pyramidenzelle: Neuronum pyramidale; multipolare Nervenzelle mit pyramidenförmigem Zelleib, Spitzendendrit u. Basaldendriten in den Laminae pyramidales der ↑Großhirnrinde. Funktion: efferentes Projektionsneuron. Abb.

Pyramidenzellenfortsätze: Basalfortsätze der Pyramidenzellen; Zellfortsätze (mehrere Dendriten, ein Axon), die von der Basis der Pyramidenzellen der Hirnrinde abgehen.

Pyramis ⟨*gr*⟩ *f*: Pyramide; paarige Vorwölbung an der Ventralfläche der Medulla oblongata, hervorgerufen durch den ↑Tractus corticospinalis.

Pyramitom: Gerät zur Anfertigung einer Spitze des eingebetteten Objekts für die Schnittechnik im Ultramikrotom.

Pyranose ↑Monosaccharide.

Pyrantel: Helmex, Tetrahydropyrimidinderivat, ↑Anthelminthikum gegen ↑Nematoden.

Pyrazol: Heterozyklus mit zwei 1,2-ständigen Stickstoffatomen im aromat. Fünfring. In Wasser lösl. Sehr schwache Base.

Pyrazolonderivate: Pyrazolidinderivate; älteste Gruppe von Analgetika bzw. Antipyretika, als Pyramidon schon vor 1900 in die Ther. eingeführt. Arzneimittel: Oxyphenbutazon, Phenazon, Aminophenazon, Propyphenazon, Phenylbutazon, Metamizol; starke analget., antiphlogist., antiexsudative u. antirheumat. Wirkung. Nebenwirkungen auf Knochenmark (Depression) u. Magen-Darm-Trakt (Gastritis, Ulzera); deshalb nur kurzfristige Gabe.

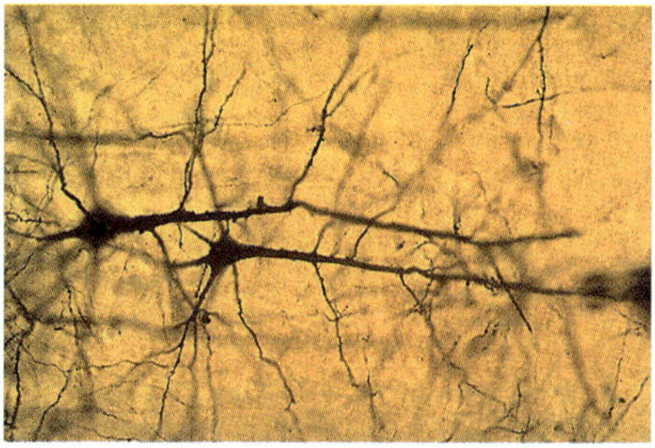

30

Pyramidenzelle. Histologischer Schnitt durch das Großhirn, Silberimprägnation nach Golgi-Kopsch; zwei P. mit langem apikalen Hauptdendriten

Pyrazolone: 2-Pyrazolin-5-one bzw. 5-Hydroxy-pyrazole (↑Tautomerie). Einige substituierte P. wirken analget. u. antipyret.

Pyrethrine: Wirkstoffe der Insektenblüten, die von Chrysanthemum-Arten insbes. Chrysanthemum cinerariifolium, abstammen. Enthalten hauptsächl. Ester des Pyretholons mit Chrysanthemum-Monokarbonsäure. Kontaktinsektizid.

Pyrethroide: org.-chem. synthetisierte Pestizide, die in ihrer Molekülstruktur vom ↑Pyrethrum abgeleitet sind. Am häufigsten angewendete P. sind Cyfluthrin, Cypermetrin, Deltametrin u. Permethrin; sind für Insekten z.T. wesentl. tox. als die derzeit verwendeten Insektizide, aber ungefährl. für andere Lebewesen. Als Holzschutzmittel ist Permethrin das am häufigsten verwendete; alle P. haben nach Anwendung in Innenräumen eine lange Persistenz (über 1 Jahr); über Wirkungen von P. auf den Menschen wird kontrovers diskutiert; anerkannt sind die neurotox. Wirkungen von P., immunsuppressive u. gentox. Wirkungen werden ebenfalls beschrieben; als Vorsorgewert soll 1 mg/kg Hausstaub nicht überschritten werden.

Pyrethrum: Insektenpulver, enthält pulverisierte Blüten trop. Pyrethrum-Arten (Chrysanthemen). Wirkstoffe: Pyrethrin, Jasmolin, Cinerin u. Allethrin. Für Insekten u. parasitäre Würmer sehr tox. Stoffe, bei Warmblütern nach peroraler Zufuhr mindertox., nicht bei parenteraler Gabe.

Pyretika ⟨*gr*⟩ *n Pl*: fiebererzeugende Stoffe, z.B. Fremdeiweiße, ↑Pyrogene.

Pyrexie ⟨*gr*⟩ *f* ↑Febris.

Pyrgozephalie ⟨*gr*⟩ *f* ↑Turmschädel.

Pyridin: Heterozyklus mit einem Stickstoffatom im aromat. Sechsring. Farblose, wasserlösl., unangenehm riechende Flüssigkeit. Siedepunkt 115 °C. Reagiert in wäßriger Lösung bas. Molekülbaustein in Naturstoffen (Beispiel: Nikotin).

Pyridinaldoxim-methyliodid: PAM; ↑Oxime. Reaktivator der ↑Acetylcholinesterase, Antidot bei Vergiftungen mit Phosphorsäureestern. ↑Phosphorsäureestervergiftung.

Pyridinnukleotidcoenzyme: Coenzyme der Dehydrogenasen. Zu den P. zählen das ↑Nikotinsäureamid-adenin-dinukleotid (NAD^+) u. das ↑Nikotinsäureamid-adenin-dinukleotidphosphat ($NADP^+$).

Pyridinnukleotidtranshydrogenase ↑Transhydrogenasen.

Pyridostigmin: Mestinon, indirektes ↑Parasympathomimetikum, ↑Physostigmin.

Pyridoxal ↑Vitamin B_6.

Pyridoxal-5-phosphat: biochem. aktive Form des ↑Pyridoxins. P. entsteht aus Pyridoxal u. ATP. P. ist Coenzym der ↑Aminotransferasen u. ↑Aminosäuredecarboxylasen.

Pyridoxamin ↑Vitamin B_6.

Pyridoxin ↑Vitamin B_6.

Pyridoxol ↑Vitamin B_6.

Pyridylcarbinol: Pyridylmethanol; Gefäßspasmolytikum, Vasodilatans. Wirkt direkt an der glatten Muskulatur, ↑Nikotinsäure.

Pyrimethamin: ↑Antimalariamittel. Derivat des Diaminopyrimidins. Wirkt wie ↑Proguanil.

Pyrimidin: wasserlösl., schwach bas. Heterozyklus mit zwei 1,3-ständigen Stickstoffatomen im aromat. Sechsring; Schmelzpunkt 22,5 °C; Siedepunkt 124 °C; $pK_b = 12{,}7$. Zahlreiche substituierte Pyrimidine besitzen große Bedeutung als Naturstoffe (z. B. Uracil, Thymin, Cytosin in den Nukleinsäuren) u. Wirkstoffe (↑Barbitursäure).

Pyrimidinabbau: der Abbau der Pyrimidinbasen verläuft reduktiv durch Spaltung des Pyrimidinrings. Cytosin wird zu Uracil desaminiert. Nach Hydrierung zum Dihydrouracil u. Ringspaltung entsteht Betaalanin. Thymin wird auf die gleiche Art zu Betaaminoisobutyrat umgesetzt. Betaalanin u. Betaaminoisobutyrat können zu Acetyl-CoA bzw. Succinyl-CoA weiter abgebaut werden. In einigen Mikroorganismen ist ein oxidativer Abbau von Uracil u. Thymin mögl. Endprodukte dieses Abbaus sind Harnstoff u. Malonsäure bzw. Methylmalonsäure.

Pyrimidinantagonisten: Antimetabolite zur zytostat. Ther., z. B. Fluoruracil u. Cytarabinosid (Cytarabin). Hemmung der Thymidylatsynthese u. damit der DNA-Bildung.

Pyrimidinbiosynthese: Herstellung von Pyrimidin im menschl. Organismus. Ausgangssubstanz ist das ↑Carbamylphosphat, das mit Aspartat zu Carbamylaspartat reagiert (↑Aspartattranscarbamylase). Über ↑Orotsäure entstehen Orotidin-5'-monophosphat, ↑Uridinmonophosphat, Cytosinmonophosphat. ↑Nukleosidmonophosphat.

Pyrimidinnukleosidanaloga: als ↑Antimetabolite natürl. vorkommender Pyrimidinnukleoside (↑Nukleoside) in den Nukleinsäurestoffwechsel eingreifende chem. Verbindungen. Zu den P. gehören einige ↑Virostatika, z. B. ↑Idoxuridin.

Pyrimidin-5-Nukleotidase-Defekt: seltene Form einer hereditären, nicht sphärozytären hämolyt. Anämie infolge angeborenen P. Es besteht keine Heinz-Körper-Bildung. In panopt. gefärbten Präparaten findet sich eine ausgeprägte basophile Tüpfelung der Erythrozyten, die auf einen verzögerten RNA-Abbau zurückzuführen ist.

Pyrithyldion: barbituratähnl. Schlafmittel, obsolet, Toxizität wie bei Barbituraten.

Pyritinol: schwaches ↑Psychostimulans, sog. ↑Nootropikum.

Pyrogallol: Pyrogallussäure. Acidum pyrogallicum, Trioxybenzen. Starke Reduktionswirkung. Anwendung obsolet.

Pyrogallolverfahren: Verfahren zur Züchtung anaerober Bakterien, bei dem in geschlossenen Kulturgefäßen Pyrogallol in alkal. Lösung Luftsauerstoff bindet. ↑Anaerobierkultur.

pyrogen ⟨*gr*⟩ *Adj*: fieberhervorrufend.

Pyrogene ⟨*gr*⟩ *n Pl*: pyrogene Stoffe; fiebererzeugende Stoffe mikrobieller Herkunft, die in kleinsten Mengen (unter 1 µg/kg Körpergewicht) nach intravenöser Injektion o. Infusion typ. Fieberreaktionen mit Leukopenie u. gelegentl. gefährl. Kreislaufreaktionen bei Menschen u. höheren Tieren auslösen. Poly- bzw. Oligosaccharide, z. T. Polypeptide nicht einheitl. Struktur. Die stärksten P. stammen von gramnegativen Bakterien (↑Lipopolysaccharide, bakterielle). Mechanismus: exogene P. – Wirtszellen (Granulozyten, Monozyten) – Freiwerden von endogenen P. (↑Interleukin-1) – Induktion von Prostaglandin E2 im Thermoregulationszentrum des Hypothalamus – Fieber. Klin. Bedeutung bei Transfusions- u. Infusionszwischenfällen sowie bei Dialysen. Zerstörung der P. ↑Pyrogenfreiheit.

Pyrogenfreiheit: Freisein von pyrogenen Stoffen (↑Pyrogene) bei Injektionslösungen, parenteral anzuwendenden Medikamenten u. Konservenblut. Die Zerstörung pyrogener Verunreinigungen stellt höhere Anforderungen an die pharmaz. u. med. Praxis als die ↑Sterilisation. P. wird nach Sterilisation durch trockene Hitze bei 200 °C im ↑Heißluftsterilisator nach 2 h erreicht. P. nach ↑Dampfsterilisation im ↑Autoklaven (120 min bei 121 °C) ist mit einer Unsicherheit behaftet u. erfordert die Kontrolle durch einen ↑Pyrogentest. Thermolabile Lösungen werden durch Spezialfilter pyrogenfrei filtriert (↑Tiefenfilter). Die P. wird im Pyrogentest nachgewiesen.

Pyrogenität ⟨*gr*⟩ *f*: Fähigkeit, Fieber zu erzeugen, meist bedingt durch ↑Pyrogene. Auszuschließende Eigenschaft bei allen parenteral zu applizierenden Arzneimitteln.

Pyrogentest: Nachweis von ↑Pyrogenen im Kaninchentest (Seibert et al.). Intravenöse Injektion der zu prüfenden Lösung unter rektaler Kontrolle der Körpertemperatur der Tiere unter Mitführung notwendiger Parallel- u. Kontrollansätze. Der P. ist pos., wenn die Summe der Temperaturerhöhung bei drei Kaninchen mind. 1,4 °C beträgt. Der P. ist bei allen biol. Präparaten, Infusions- u. Injektionslösungen, bei Konservenblut u. Dialysierflüssigkeiten durchzuführen. Zunehmend gewinnt der standardisierbare In-vitro-Limulus-Test zum Nachweis von Pyrogenen aus gramnegativen Bakterien Bedeutung.

Pyrogentestung: Einsatz von ↑Pyrogentests zum Nachweis der ↑Pyrogenfreiheit.

Pyroglobulinämie ⟨*gr + lat*⟩ *f*: monoklonale ↑Gammopathien, bei denen die monoklonalen Immunglobuline bei Erhitzen des Serums auf 50–60 °C ausfallen. Diese Präzipitation ist irreversibel. Die P. tritt in Verbindung mit ↑Plasmozytomen u. lymphoproliferativen Erkrankungen auf.

Pyroglyphidae ↑Hausstaubmilben.

Pyrolyseprodukte: durch therm. Zersetzung von natürl. Materialien u. Kunststoffen bei Bränden u. zahlreichen unter Materialerhitzung ablaufenden berufl. Arbeiten, wie Metallschweißen u. -löten, Kunststoffverschweißung, hochtouriges Beschleifen von Kunststoffen u. kunststoffhaltigen Materialien, Brat- u. Röstvorgängen, entstehende Substanzen. Atemtraktirritierende Wirkstoffe sind v. a. Aldehyde (Formaldehyd, Acrolein u. a.),

Schwefeldioxid u. Stickoxide. Häufig bildet sich auch ↑Kohlenmonoxid. Bei kurzfristiger Einwirkung häufiger passagere Schleimhautreizungen (Augen, Nase, Bronchien) i. S. von Belästigungen o. akuten Entzündungen. Bei unfallartigen Ereignissen (Brände, Umweltkatastrophen) u. U. sofort o. nach mehrstündigem Intervall Atemnot u. (selten) tox. ↑Pneumonie (tox.-hämorrhag. Lungenödem). Auch im Zweifelsfall Arzt konsultieren, ↑Reizgasvergiftungen. Bei wiederholter längerfristiger Einwirkung u. vorhandener ↑Disposition obstruktive chron. Bronchitis o. Asthma bronchiale mögl. (irritative ↑Lungenkrankheiten). Bei Erhitzung von Lebensmitteln setzt bei niedrigeren Temperaturen die nichtenzymatische ↑Bräunung ein; bei höheren bilden sich als P. ↑Heteroaromaten u. polyzyklische ↑Kohlenwasserstoffe, die krebserregend wirken (↑Kohlenwasserstoffe, kanzerogene).

Pyromanie ⟨*gr*⟩ *f*: Pyropathie; triebhaftes Brandstiften bei Psychosen u. Psychopathien, oft kombiniert mit disponierenden Umwelteinflüssen.

Pyrophosphat, anorganisches: hydrolyseempfindl. Säureanhydrid aus zwei Molekülen Phosphat. Es entsteht bei versch. Reaktionen in der Zelle u. wird durch ↑Pyrophosphatasen zu 2 Molekülen Phosphat gespalten.

Pyrophosphat-Arthropathie ↑Chondrokalzinose.

Pyrophosphatasen: Gruppe von ↑Hydrolasen, die Säureanhydridbindungen zwischen zwei Phosphatresten aufspalten. Vertreter der P. sind anorgan. P., die Pyrophosphat u. Nukleotidpyrophosphatasen, die NAD, NADP, FAD, Nukleosiddi- u. triphosphate hydrolysieren.

Pyrophosphorylasen: Transferasen, die die Übertragung von Pyrophosphat katalysieren. Zu den P. zählen z. B. die bei der Verwertung von freien Basen über den Salvage-Mechanismus (↑Salvage-Reaktionen) beteiligten ↑Nukleotidpyrophosphorylasen.

Pyrosis ↑Sodbrennen.

Pyrrholizidinalkaloide: kanzerogene Pflanzeninhaltsstoffe. Safrol in Sassafrasöl, Estragol in Gewürzpflanzen.

Pyrrole: Verbindungen, die einen o. mehrere Pyrrolringe enthalten. Nach der Anzahl der Ringe unterscheidet man Mono-, Di-, Tri- u. Tetrapyrrole. Zu den P. zählen die zykl. ↑Porphyrine u. Corrine sowie die nichtzykl. ↑Gallenfarbstoffe.

Pyruvat: Salz der ↑Brenztraubensäure. Intermediat der ↑Glykolyse u. ↑Glukoneogenese. Beim aeroben Glukoseabbau ist P. die Quelle des in den ↑Zitronensäurezyklus eingeschleusten Acetylrests (↑Pyruvatdehydrogenase). Mit Hilfe der ↑Alaninaminotransferase kann P. zu Alanin umgewandelt werden.

Pyruvatcarboxylase: Enzym, das die geschwindigkeitsbestimmende Reaktion der ↑Glukoneogenese, den Einbau von Kohlendioxid in Pyruvat unter ATP-Verbrauch katalysiert. In der biotinabhängigen Reaktion entstehen Oxalessigsäure, ADP u. Phosphat.

Pyruvatdecarboxylase: thiaminpyrophosphatabhängiges Enzym, das Pyruvat zu Acetaldehyd u. Kohlendioxid umwandelt (erste spezif. Reaktion der alkohol. Gärung).

Pyruvatdehydrogenase: Multienzymkomplex, der die oxidative ↑Decarboxylierung des Pyruvats zu Acetyl-CoA katalysiert u. damit den ↑Zitronensäurezyklus mit der ↑Glykolyse verbindet.

Pyruvatkinase: oligomeres Enzym der ↑Glykolyse, das Phosphoenolpyruvat u. ADP zu Pyruvat u. ATP umwandelt (eine ↑Substratphosphorylierung).

Pyruvatkinasemangel: autosomal rezessiver Enzymdefekt der Glykolyse, der mit einer chron. hämolyt. Anämie bei Homozygoten einhergeht. Heterozygote Merkmalsträger sind klin. meist gesund. Der Grad der Anämie ist individuell unterschiedl. ausgeprägt u. korreliert mit dem Ausmaß der ATP-Verarmung im Erythrozyten bzw. Retikulozyten. Bereits im Neugeborenenalter kann eine Hyperbilirubinämie eine Austauschtransfusion notwendig machen. Aplast. u. hämolyt. Krisen kommen vor. Neben der makrozytären Anämie bestehen eine Vermehrung der Retikulozyten sowie eine Leukozytose. Die Hyperplasie der Erythrozytopoese im Knochenmark geht meist mit einer stark erhöhten intestinalen Eisenabsorption einher. Da die Sauerstoffutilisation infolge Anhäufung von 2,3-Diphosphoglycerat in den Erythrozyten deutl. besser ist als bei Normalpersonen, kommen die Pat. mit deutl. erniedrigter Hämoglobinkonzentration relativ gut aus. Spätschäden ergeben sich v. a. aus der Hämosiderose von Herz, Leber, Nieren u. Pankreas. Die Milzexstirpation, ist von begrenztem Wert.

Pyrviniumembonat: Anthelminthikum, wirksam gegen Oxyuren.

Pyureter ⟨*gr*⟩ *m*: vereiterter Stauungsharnleiter.

Pyurie ⟨*gr*⟩ *f*: **1.** Bakterielle Ausscheidung von eitrigem Harn bei Entzündungen der ableitenden Harnwege o. der Genitalorgane, im Sediment Leukozyten u. Bakterien. **2.** Sog. abakterielle P., im Sediment Leukozyten ohne Bakterien, höchst verdächtig auf Tuberkulose. **3.** Bakteriurie, nur Bakterien, keine Leukozyten im Harn, bei chron. Pyelonephritis vorkommend.

P-Zellen: Pace-maker-Zellen; bes. im Sinusknoten vorkommende, spezif. Herzmuskelzellen.

Q

Q: *Abk* für Elektrizitätsmenge, Wärmemenge.

QA-Intervall: Zeit von Q-Zacke im EKG bis Steilanstieg der ↑Karotispulskurve, entspricht Anspannungszeit des Herzens.

Q-Enzym: Enzym bei der Biosynthese von Amylose, Amylopectin u. Glykogen, das zu den Transglykosylasen gehört u. aus den unverzweigten, 1,4-verknüpften Glukoseketten, 1,6-Verknüpfungen, d. h. Verzweigungen, bildet (Amylopectin, Glykogen). ↑Branching enzyme.

Q-Fieber: Kurzw. für engl. Query fever; auch als Queensland-Fieber, American Ninemile fever of Western Montana, in Europa als Balkanfieber bzw. Balkangrippe, Pneumorickettsiose bezeichnet. Gehört zu den ↑Rickettsiosen. Erreger: Coxiella burnetii. Übertragung meistens durch Inhalation von erregerhaltigem Stallstaub, aber auch durch tier. Produkte u. direkten Kontakt. Natürl. Reservoir Beuteltiere, Nager, Leder- u. Schildzecken. Infektionsquelle für den Menschen vorwiegend Rinder, Schafe, Ziegen, die durch Zecken infiziert werden. Meldepflichtige ↑Infektionskrankheit. Inkubationszeit 1–4 Wochen. Klin.: fieberhafter, oft bi- o. polyphas., grippe- o. typhusartiger Verlauf mit Kopf- u. Muskelschmerzen sowie atyp. Pneumonie, ohne Exanthem. Diagn.: Erregernachweis, Serol. (Agglutination, KBR) ↑Weil-Felix-Reaktion neg. Ther.: Tetrazykline o. Chloramphenicol. Jahrzehntelange Immunität.

Qi Gong ↑Medizin, traditionelle chinesische.

Qinghaosu ↑Artemisia annua.

QRS-Komplex: Kammerkomplex im EKG mit einer Dauer von 0,1 s. Q = erste neg., R = erste pos., S = zweite neg. Amplitude (bei Großbuchstaben große Amplitude, Kleinbuchstaben für kleine Amplituden; bei zwei R-Wellen R u. R'). Beschreibung von Unregelmäßigkeiten: Splitterungen, Knotungen, Spaltungen usw.

QS_1-Zeit ↑Umformungszeit.

QS_2-Zeit: totale elektromagnet. Systole. Zeitintervall vom Beginn der elektr. Depolarisation (Q-Welle im EKG) bis zur ersten hohen Amplitude des II. HT im PKG. Frequenzkorrektur (Weissler: $QS_2 + 2{,}1 \cdot HF$): normal Männer $546 - 2{,}1 \cdot HF$, Frauen $549 - 2{,}0 \cdot HF$.

QT-Intervall: elektr. Systolenzeit. Normal 0,36–0,42 s. Frequenzkorrektur nach Hegglin/Holzmann o. Wood.

Quaddel ↑Urtika.

quadrangularis ⟨*lat*⟩ *Adj*: viereckig, vierkantig; z. B. Membrana q., bindegewebige Wandschicht des ↑Vestibulum laryngis.

Quadrant ⟨*lat*⟩ *m*: Viertelkreis. Man unterteilt kreisförmige Organflächen zur topograph. Orientierung in 4 Q., z. B. das Trommelfell u. die Mamma. In der Zahnmed. eine Kieferhälfte bzw. ein halber Zahnbogen von der Mittellinie bis zum distalen Abschluß.

Quadrantenanopsie: Quadrantenhemianopsie; Ausfall eines Gesichtsfeldquadranten. ↑Hemianopsie.

Quadrantenresektion: Verfahren zur eingeschränkten Operation kleiner Mammakarzinome.

Quadrantensyndrom ↑Körperviertelsyndrom.

Quadratum ⟨*lat*⟩ *n*: oberer Teil des prim. Kiefergelenks, aus welchem sich der Amboß (↑Incus) als Gehörknöchelchen der Säugetiere entwickelt.

quadratus ⟨*lat*⟩ *Adj*: viereckig, quadrat.; z. B. ↑Musculus quadratus femoris.

Quadratusarkade: Ligamentum arcuatum laterale; Sehnenbogen zwischen Processus costarius des 1. Lendenwirbels u. Spitze der 12. Rippe, welcher den M. quadratus lumborum überquert; Ursprung der Pars lumbalis des Zwerchfells.

quadriceps ⟨*lat*⟩ *Adj*: vierköpfig; z. B. ↑Musculus quadriceps femoris.

Quadriplegie ↑Tetraplegie.

Quadrupol: eine aus zwei ↑Dipolen mit senkrecht aufeinanderstehenden Verbindungslinien ihrer Ladungen gebildete Ladungsanordnung.

Qualitätsfaktor: beim Strahlenschutz ein Faktor, mit dem die Energiedosis (Gray) multipliziert werden muß, um die ↑Äquivalentdosis (Sievert) zu erhalten.

Qualitätskontrolle: Qualitätsüberwachung; Maßnahmen zur Kontrolle der einzelnen Komponenten eines diagn. Verfahrens. Sie beinhalten die Überprüfung, Bewertung u. Einhaltung von Funktionsgrößen, die bestimmt o. gemessen werden können. Die Q. ist ein Teil der Qualitätssicherung u. damit wesentl. Teil der gesamten med. Betreuung. In der Röntgendiagnostik umfaßt die Q. insbes. die Überwachung der Filmentwicklung u. die Einhaltung der Röntgenuntersuchungsstandards. **Externe Q.**: umfaßt die Kontrolle der Qualität in Laboratorien versch. Einrichtungen mit gleichen Kontrollmaterialien u. gleichen o. gesichert vergleichbaren Methoden zur Auswertung vergleichbarer Qualität. Verfahren hierfür sind die ↑Ringversuche. Häufige Ursache für Störungen der Richtigkeit sind fehlerhafte Pipetten bzw. Dosierungsgeräte, Verschmutzungen von Meßküvetten o. Störungen von Spülvorgängen. Die Repräsentanz eines Befundes drückt die Übereinstimmung zwischen Proband (Pat.) u. Untersuchungsgut (Probe) aus. Sie ist nur z. T. im Laboratorium zu sichern, da bereits präanalyt. von den Abnahmebedingungen über Kennzeichnung der Probe u. Transport zahlreiche Fehlermöglichkeiten bestehen. Innerhalb des Laboratoriums ist die Repräsentanz durch ein lückenloses System der Kennzeichnung u. Zuordnung von Probe u. Resultat im Analysengang zu sichern. Die Plausibilität eines Befundes ist ein Maß für die Übereinstimmung des vom Kliniker erwarteten u. vom Laboratorium gelieferten Resultates. Mangelnde Plausibilität kann bereits präanalyt. durch unkorrekte Abnahme- bzw. Transportbedingungen verursacht werden, aber auch durch Fehler beim Analysengang bzw. der Befunddokumentation entstehen. Die Q. ist durch Maßnahmen der ↑Qualitätssicherung zu ergänzen. **Interne Q.**: ist die innerhalb einer Einrichtung von der Anzahl der Laboratorien unabhängig durchgeführte Q. Sie umfaßt die Kontrolle von ↑Präzision, ↑Richtigkeit u. Häufigkeit von Ausreißern. Der Einsatz von Kontrollmaterial erfolgt dabei offen (dem Untersucher ist die Probe als Kontrollmaterial u. dessen ↑Sollwert bekannt) o. verdeckt (Untersucher ist nicht über die Position des Kontrollmaterials in der Untersuchungsserie u. dessen deklarierten Wert informiert.).

Qualitätssicherung: Maßnahmen zur Sicherung einer hohen Qualität des gesamten diagn. Prozesses, von der ersten Entscheidung, eine best. Maßnahme durchzuführen, über die Interpretation der Ergebnisse bis zur Aufzeichnung in der Gesundheitsakte des Pat. Ziel der Q. ist die Gewährleistung einer hohen Qualität der diagn. Information bei minimaler Strahlenbelastung von Pat. u. Personal. Q. schließt Fragen der Ind., der Therapierelevanz des Ergebnisses u. der Aus- u. Weiterbildung ein. ↑Qualitätskontrolle.

Quallengift: hautreizendes Sekret aus den Nesselkapseln von Cnidaria (Medusen). Wirkung hängt von der Art der Qualle u. der Empfindlichkeit des Berührten ab. Neben Hautreaktionen können weitere allerg. Erscheinungen, Übelkeit, Erbrechen, Durchfall, Kopfschmerzen u. Schockzustände auftreten.

Quanten ↑Photon.

Quantenhypothese ↑Transmitter.

Quantenrauschen: Emission u. Absorption von Röntgenquanten sind statist. Prozesse. Betrachtet man ein genügend langes Zeitintervall o. eine genügend intensive Strahlung, so darf man annehmen, daß von einer bestrahlten Fläche (Meßfühler) alle Teilstücke etwa gleich häufig getroffen werden. Je geringer die Gesamtzahl der je Flächeneinheit auftreffenden Quanten ist (je größer z.B. die Empfindlichkeit eines Films), desto weniger wahrscheinl. wird es, daß jedes Flächenstück mit gleicher Häufigkeit getroffen wird. Für kleine kontrastschwache Strukturen beschränkt das Q. deren Erkennbarkeit im Röntgenbild.

Quantil ↑Perzentil.

quantum ⟨*lat*⟩: wieviel.

quaque hora ⟨*lat*⟩: jede Stunde.

Quarantäne ⟨*lat + frz*⟩ *f*: auf die Inkubationszeit befristete strenge ↑Isolierung von Personen, Gebieten o. Gegenständen zur Abwehr quarantänepflichtiger Weltseuchen. Einführung 1374 in der Republik Venedig für Reisende aus Pestgebieten als dreißigtägige Absonderung. Erste Einrichtung einer Station mit vierzigtägiger Absonderung (Quarante jours) 1383 in Marseille. Prinzipien der Q. waren bei Griechen u. Römern bekannt. Die internationalen ↑Gesundheitsvorschriften regeln u.a. die Isolierungsfristen für quarantänepflichtige Seuchen (Infektionskrankheiten). Entspr. der Inkubationszeit beträgt die Dauer der Q. bei Pest 6, bei Virusbedingten hämorrhag. Fieber (Lassa-, Marburg-, Ebola-Fieber) 21, bei Fleckfieber u. Rückfallfieber 14 Tage. Für Personen in Q. ist jeder Kontakt nach außen unterbunden. Q. im veterinärmed. Sinne ist die Isolierung von Tieren als gesonderte Einstallung zum Ausschluß von Infektionskrankheiten.

Quarantänekrankheiten ↑Gesundheitsvorschriften, internationale.

Quartana ⟨*lat*⟩ *f* ↑Malaria quartana.

Quartana duplicata ↑Malaria quartana duplicata.

Quartärstruktur: Anordnung der ↑Proteinuntereinheiten in einem oligomeren Protein. Die biol. Aktivität von Proteinen ist meist an eine definierte Q. gebunden.

Quartil ↑Perzentil.

Quarz ↑Siliziumdioxid.

Quarzlampe: ↑UV-Strahler; ↑Quecksilberdampflampe zur ↑UV-Strahlendesinfektion, nur Quarzglas ist UV-durchlässig.

Quarzstaublunge ↑Silikose.

Quats: *Abk* für quartäre ↑Ammoniumverbindungen. ↑Tenside.

Quebrachin ↑Yohimbin.

Queckenstedt, Hans Heinrich Georg (1876–1918), dt. Neurol., Rostock.

Queckenstedt-Versuch (nach Hans H. G. P.): Prüfung der durchgängigen Liquorpassage im Spinalkanal bei der Lumbalpunktion mittels Kompression der Venae jugulares. Bei freier Passage kommt es zu einem Druckanstieg, der entweder mit dem Manometer gemessen o. an verstärktem Liquorabfluß aus der Punktionskanüle erkennbar wird.

Quecksilber: Hydragyrum; chem. Symbol Hg; Ordnungszahl 80; relative Atommasse 200,59. Silberglänzendes, flüssiges Edelmetall; Schmelzpunkt −39 °C; Siedepunkt 357 °C; $E_0 = +0{,}85$ V; Sättigungsdampfdruck bei Zimmertemperatur 133,3 Pa (1 mmHg). Quecksilberdämpfe sind giftig. Q. ist ein toxikol. bedeutsames Umweltgift, ↑Minimata-Krankheit. Die Toxizität hängt von Aggregatzustand u. Art der chem. Verbindung ab; zweiwertige Quecksilberverbindungen sind toxischer als einwertige; Hauptwirkungsorte sind das ZNS u. die Nieren. Q. wird in der Zahnmed. zur Herstellung von ↑Amalgam verwendet. Die heutige, vordosierte Darreichungsform in Kapseln, die Amalgamierung im geschlossenen ↑Amalgamator u. die Verwendung von Non-Gamma-2-Amalgam schließt die diskutierte Schädigung von Personal u. Pat. mit großer Sicherheit aus. Von den radioaktiven Isotopen werden in der Nuklearmed. benutzt: ^{197}Hg, Halbwertszeit 64,14 h, Gammastrahlung 77 u. 190 keV; ^{203}Hg, Halbwertszeit 46,9 Tage, Betastrahlung 0,2 MeV, Gammastrahlung 0,28 MeV. Beide Radionuklide dienen zur Markierung von Nechydrin (↑Nierenszintigraphie) u. 1-Bromomercury-2-Hydroxypropan zur Milzszintigraphie.

Quecksilberallergie: sehr seltene allerg. Reaktion auf Quecksilber, u.U. durch Amalgamfüllungen verursacht.

Quecksilberausschläge: bei lokaler Anwendung von Quecksilber (graue Salbe o. seltener weiße Präzipitatsalbe) o. berufl. Kontakt (auch Quecksilberdämpfe) kommt es gelegentl. zum Auftreten einer Follikulitis o. allerg. Dermatitis, letztere vormehml. an sich berührenden Hautstellen. Bei innerl. Verabfolgung u. Injektion (durch Überempfindlichkeit): 1. Erytheme (masern-, scharlachähnl.); 2. Dermatitiden (schwer, universell): a) Exanthema mercuriale simplex (starke Hautrötung, heftiges Jucken, universell, kurz dauernd), b) Exanthema mercuriale complicatum (langer Verlauf, nässend, starke Schuppung); 3. Purpura; 4. Stomatitis mercurialis; ↑Quecksilberstomatitis.

Quecksilber(I)-chlorid ↑Kalomel.

Quecksilber(II)-chlorid ↑Sublimat.

Quecksilber(II)-chloridlösung: 0,1 %ige Lösung als ↑Desinfektionsmittel, das ausschließl. zur ↑Hautdesinfektion vor der Blutabnahme zur Blutalkoholbestimmung zugelassen ist.

Quecksilberdampflampe: Quecksilberbogenlampe, HBO-Lampe, Hochdruckgasentladungslampe. In einem Kolben aus Quarzglas befinden sich in einer Edelgasfüllung 2 massive Elektroden (z.T. zusätzl. Zündelektrode) u. etwas Quecksilber. Bei Betrieb (Gleich- o. Wechselspannung) brennt zwischen den Elektroden ein Lichtbogen (↑Lichtbogenunfall). Q. sind nahezu punktförmige

Lichtquellen hoher Lichtstärke (bei 500 W : 3 000 cd), die Lichtausbeute liegt zwischen 20 u. 60 Lumen/Watt. Die max. Leuchtdichten liegen bei 170 000 cd/cm^2. Q. werden z. B. in Lichtstrahloszillographen, bei der Fluoreszenzmikroskopie u. Schlierenphotographie u. bei der Hologrammwiedergabe verwendet. Das emittierte Spektrum weist starke UV-Anteile auf u. besteht aus einem Kontinuum u. den verbreiterten Hg-Linien.

Quecksilberdiuretika: obsolete Gruppe von Diuretika, organ. Hg-Verbindungen, z. B. Mersalyl.

Quecksilberintoxikation: Merkurialismus; akute o. chron. Vergiftung durch Quecksilber, bes. nach Inhalation von Quecksilberdampf o. Ingestion von Methylquecksilber (Meeresfrüchte). Vergiftungen können hervorgerufen werden durch elementares Hg in Dämpfen o. feinverteilter Form, durch organ. Hg-Verbindungen Hg(I)-nitrat ($HgNO_3$), Hg(II)-chlorid ($HgCl_2$), Sublimat, durch anorgan. Alkyl-Hg-Verbindungen, z. B. Dimethyl-Hg, o. Aryl-Hg-Verbindungen, z. B. Phenyl-Hg-acetat. II-wertige anorgan. Hg-Verbindungen sind i. a. toxischer als I-wertige. Bes. gefährl. sind die lipidlösl. Alkyl-Hg-Verbindungen, so das flüchtige Dimethyl-Hg (irreversible Schäden im ZNS Wochen nach einmaliger Exposition). Metall. Hg wird aus dem Verdauungstrakt sehr langsam resorbiert. Dagegen werden Hg-Dämpfe über die Lunge gut resorbiert. Bei chron. Vergiftungen u. Aufnahme organ. Hg-Verbindungen überwiegen Schäden im Nervensystem (Erethismus mercurialis, Tremor mercurialis). Schädigungen der Nierentubuli u. Hemmung der Hämsynthese. Blockade der enzymat. SH-Gruppen führt zu metabol. Störungen. Tödl. Dosis bei oraler Aufnahme von Quecksilber(II)-chlorid (Sublimat) 0,2–1,0 g (metall. Hg in kleinen Mengen dagegen nicht akut bedrohl.). Sympt. nach oraler Aufnahme: Erbrechen, Schmerzen, blutige Durchfälle, Metallgeschmack, Salivation, Kollaps, Oligurie, Anurie, ulzerös-hämorrhag. Kolitis. Inhalation: Pneumonie, zentralnervöse Sympt. (Erregung, Tremor, Ataxie, Sprach-, Seh-, Hörstörungen). Ther.: Erbrechen, Magenspülung (Aktivkohle, BAL, Natriumsulfat). Antidot ist der Komplexbildner Dimercaprol (DMPSB = Dimercaptopropansulfonat i. v./oral).

Quecksilber, metallisches: verdampft bereits bei Zimmertemperatur, bes. schnell aber beim Erhitzen. Inhalation führt zu schweren ↑Quecksilberintoxikation (akut u chron.).

Quecksilbernitrat ↑Quecksilber.

Quecksilber(II)-oxidcyanid: Mischung aus Quecksilber(II)-oxidcyanid [$Hg(CN)_2 \cdot HgO$] u. Quecksilber(II)-cyanid [$Hg(CN)_2$]. Weißes, gelblichweißes o. hellgraues Pulver. Äußerl. in 0,2–1 %igen Lösungen als Antiseptikum für Schleimhäute u. Wundflächen.

Quecksilber(II)-oxid, rotes: Hydrargyrum oxidatum rubrum. Rotes o. orangerotes kristallines Pulver. Anwendung: 5–10 %ig zu Salben bei schlecht heilenden Geschwüren.

Quecksilberoxidsalbe, gelbe: Oculentum Hydrargyri oxidati flavum; ↑Augensalben.

Quecksilberpräzipitat, weißes: Hydrargyrum praecipitatum album, $HgNH_2Cl$, Amidoquecksilber(II)-chlorid; Anwendung: früher in Salben bei parasitären Hauterkrankungen, Ekzemen, syphilit. Geschwüren u. Skabies.

Quecksilbersalze: wegen erhebl. Toxizität (z. B. Sublimat von wasserlösl. Salzen) med. weitgehend obsolet. Industriell noch angewendet, z. B. als Knallquecksilber für Initialzünder, Holzbeizmittel, zum Beizen von Tierhaaren, zum Brünieren von Stahl.

Quecksilberschmierkur: Ther. mit Unguentum Hydrargyri cinereum (sog. graue Salbe), obsolet.

Quecksilberstomatitis: Stomatitis mercurialis infolge chron. Hg-Vergiftung. Sympt.: starker Speichelfluß, Schwellung u. Rötung der Schleimhaut mit Geschwürbildung an der Innenseite der Wangen u. Lippen. Schwarzblauer HgS-Saum am Zahnfleischrand. Lockerung u. Ausfall der Zähne.

Quecksilber(II)-sulfid: Hydrargyrum sulfuratum rubrum, HgS; kräftig rotes Pulver (Zinnober). Bei best. gewissen Dermatosen (Flechten) in 0,5–1,0 %igen Salben u. Schüttelmixturen (↑Suspensionen) zum Pinseln; nicht mehr gebräuchl.

Quecksilberverbindungen, organische: Substanzen, die akute Vergiftungen auslösen, v. a. flüchtige Saatbeiz- u. Schädlingsbekämpfungsmittel (Dimethyl- u. Diäthylquecksilber). Überwiegend zentralnervöse Sympt. bei akuter u. chron. Vergiftung, ↑Minimata-Krankheit.

Quecksilbervergiftung ↑Quecksilberintoxikation.

Quecksilberzittern: Tremor mercurialis; zentralnervöses Sympt. einer ↑Quecksilberintoxikation.

Queensland-Fieber ↑Q-Fieber.

Quellen: frei austretende Wässer mit dem Charakter von Heilquellen bzw. ↑Heilwässern, im Ggs. zum „Brunnen", der einen künstl. Wasseraufschluß (Bohrung) darstellt.

Quellgas ↑Gasquellen.

Quellmittel: Gruppe von Abführmitteln, z. B. Agar-Agar, hemizellulosereiches Polysaccharid aus Algen, Carboxymethylzellulose. Diese Substanzen werden nicht resorbiert u. vergrößern ihr Volumen durch Wasseraufnahme. Dadurch kommt es zur gesteigerten Darmperistaltik u. zum Abführeffekt.

Quellstift ↑Laminaria digitata.

Quellung: Einlagerung von Wasser in makromolekulare Strukturen unter sichtbarer Volumenzunahme des Substrats; ↑hydrophil; ↑Hydratation.

Quellungsreaktion ↑Kapselquellungsreaktion.

Quellzellen: epitheloide Zellen in der Tunica interna (intima) von arteriovenösen ↑Anastomosen, die durch Wassereinlagerung die Anastomose verschließen können.

Quencheffekt: Löscheffekt; Verlust von ↑Photonen u. dadurch verminderte Zähleffektivität bei ↑Flüssigkeitsszintillationszählern aufgrund von Verunreinigungen, aber auch durch Farbstoffe, Lösungsmittel u. mangelhafte Lichtübertragung. Verschiebung des Betaspektrums zu niedrigen Energien. Effekt muß bei jeder Messung in Probenabhängigkeit korrigiert werden.

Quengelbehandlung: Behandlung von Gelenkkontrakturen mittels Quengelschiene. Prinzip: durch allmähl. über Wochen währende Verdrillung von Schnüren wird ein milder Dauerzug in Richtung der gesperrten Gelenkbeweglichkeit ausgeübt. Einwirkung kleinster Kräfte auf lange Zeit (Mommsen).

Quénu, Edouard André Victor Alfred (1852–1933), frz. Chir., Paris.

Quénu-Krankheit (nach Edouard A. V. A. Q.): Phlebalgia ischiadica; dem Ischiassyndrom ähnl. Beschwerden, hervorgerufen durch eine Ektasie der Begleitvenen des N. ischiadicus.

Quénu-Operation (nach Edouard A. V. A. Q.): Operationsmethode zur Entfernung des Mastdarms. Mobilisierung u. Durchtrennung des Sigma vom Bauchschnitt her mit Anlage eines ↑Anus praeternaturalis. ↑Exstirpation des Anus, Rektums u. Sigmas vom Perineum aus.

Querbett: Operationslagerung, bes. in der Geburtshilfe, bei der die Kreißende quer ins Bett gelegt wird.

Querbrückenzyklus: wichtige Schrittfolge bei der ↑Muskelkontraktion. Er besteht in einer Winkelbewegung der mit den dünnen Filamenten (↑Aktin) wechselwirkenden Querbrücken der dicken Filamente (↑Myosin). Dadurch werden die dünnen gegen die dicken Filamente verschoben, wobei sich das ↑Myomerum verkürzt. Reihenfolge: 1. Ankopplung der Querbrücken an die dünnen Filamente, 2. Aktivierung der ATPase des Myosins u. ATP-Spaltung, 3. Änderung des Winkels durch Ausnutzung der Energie der ATP-Spaltung, 4. Abkopplung u. 5. erneute Ankopplung.

Quercetin ↑Flavonoide.

Quercus-Arten ⟨*lat*⟩ *f*: Quercus robur u. Quercus petraea; Stiel- bzw. Traubeneiche, Eichenrinde (Quercus cortex) enthält Gerbstoffe. Anwendung äußerl. als Adstringens, Badezusatz bei Ausschlägen, Frostbeulen, Fußschweiß.

Querdarm: Colon transversum. ↑Kolon.

Querdisparation: fehlende Deckungsgleichheit der Details der Abbildung von Objekten auf den beiden retinalen Foveae centrales, auf die nicht fixiert wird bzw. nicht akkommodiert wird (nicht korrespondierende, disparate Netzhautpunkte), die also nicht auf dem Nahraum (↑Horopter) liegen, o. die sich in größerer Entfernung befinden, was durch visuelle Zentren in eine entsprechende Distanzwahrnehmung verrechnet wird. In letzterem Falle bewirkt der durch den Augenabstand gegebene „Parallaxenfehler" die Q. ↑Sehen, räumliches.

Querfortsatz ↑Processus transversus.

Quergewölbe: durch die Mittelfußköpfchen gebildeter, normalerweise fußrückenwärts konvexer Bogen. Abflachung o. Aufhebung des Q. bei ↑Spreizfuß.

Querkolon: Colon transversum, ↑Kolon.

Querlage: 1. *Kardiol.:* ↑EKG-Lagetypen. 2. *Gyn.:* ungünstige ↑Kindslage. Ggs. zur Längslage. In 1 % der Geburten auftretende Regelwidrigkeit, bei der die Körperachse der Frucht quer zur Körperachse der Mutter verläuft. Ursachen: Uterusfehlbildung, Placenta praevia, schlaffer Uterus bei Vielgebärenden. Die Q. bedeutet für Mutter u. Kind eine Gefahr, wenn nicht durch Wendung o. Schnittentbindung eingegriffen wird.

Querriegelkolporrhaphie: Querriegelinterposition; Operation zur Behebung eines Gebärmuttervorfalls, indem die vordere u. die hintere Scheidenwand vor der Portio miteinander vereinigt werden.

Querschnittslähmung: Querschnittssyndrom; klin. Bild bei ↑Querschnittsläsion des Rückenmarks, das aus der Unterbrechung der Verbindungen zwischen Gehirn u. den unterhalb der Rückenmarkschädigung gelegenen Körperabschnitten resultiert. Der Umfang der Ausfälle steigt mit der Höhenlokalisation der Rückenmarkläsion (oberhalb C_5 totale Ateminsuffizienz durch Ausfall der Zwerchfellinnervation). Komplikationen wie ↑Dekubitalgeschwür, aufsteigende Harnwegsinfekte, ↑Kontraktur. Einteilung nach Höhenlokalisation in Hals- (↑Tetraplegie) sowie Brust-, Lenden- u. Sakralmarkschäden (↑Paraplegie, ↑Paraparese).

Querschnittsläsion: umschriebene Schädigung des Rückenmarks im Querschnitt, die das Bild der ↑Querschnittslähmung hervorruft. Einteilung nach Ausdehnung in: teilweise (partielle, inkomplette) u. vollständige (totale, komplette) Querschnittslähmung.

Querschnittsmyelitis: parainfektiöse Myelitis (Myelitis diffusa seu transversa), die z. B. bei einer EB-Virus-Erstinfektion (↑Mononucleosis infectiosa) als Komplikation beobachtet wird. Klin.: fieberhafter Verlauf mit ↑Meningismus, Gürtelgefühl u. Rücken-Glieder-Schmerzen sowie Zeichen der Paraplegie.

Querschnittssyndrom: eine vollständige Unterbrechung des Rückenmarks in seiner Längsausdehnung führt zum Ausfall der gesamten Willkürmotorik u. Sensibilität unterhalb der Läsion einschl. Blasen- u. Mastdarmfunktion.

Querschnittstudie: 1. eine retrospektive ↑Studie o. eine Studie zur Erfassung des gegenwärtigen Zustands, bei der die Beobachtungseinheiten als Querschnitt (↑Stichprobe) aus einer definierten ↑Grundmenge ausgewählt werden. 2. Felduntersuchung. Einmalige epidemiol. Untersuchung, zur Erfassung der ↑Prävalenz einer Krankheit o. eines Zustands (Sympt.) in einer Population zu einem best. Zeitpunkt.

Querstand: Geburtslage. **Hoher Q.** bei Kopflage des Feten zu Geburtsbeginn physiol., Einstellung des Kopfs (Pfeilnaht frontal) über o. im Beckeneingang. Der **tiefe Q.** stellt bes. bei engem Becken eine regelwidrige Einstellung dar. Die Pfeilnaht liegt noch in der Beckenausgangsebene quer infolge Ausbleiben der inneren Rotation des kindl. Schädels, was zu Geburtsverzögerung u. Gefährdung des Kindes führt.

Querulantenwahn: zunächst noch einfühlbare, dann zunehmend nicht mehr nachvollziehbare Überzeugung, Ungerechtigkeiten erfahren zu haben, die sich durch Verleumdungen, Eingaben o. Prozesse äußert. V. a. bei Pat. mit ausgeprägt sensitiven u. sthen. Persönlichkeitszügen.

Quervain, Fritz de (1868–1940), Schweizer Chir. Bern.

Quervain-Syndrom (nach Fritz de Q.): Quervain-Krankheit; Tendovaginitis (-vaginopathia) stenosans des Daumens, mit Schwellung, Druck- u. Bewegungsschmerz, Krepitation in Höhe des Processus styloideus radii.

Quervain-Thyreoiditis (nach Fritz de Q.): akute o. subakute, nicht eitrige ↑Thyreoiditis.

Query-Fieber ⟨*engl*⟩ ↑Q-Fieber.

Quetschpräparat: hämatol. Arbeitstechnik zum Anfertigen eines Knochenmarkpräparates. Markmaterial wird auf Objektträger gebracht u. mit einem zweiten bedeckt. Letzterer wird unter leichtem Andruck einmalig über das Markbröckel gezogen. Es entsteht ein einschichtiger „Zellrasen", der unter dem Mikroskop einem Gewebeverband ähnelt. Die Q. werden luftgetrocknet u. gefärbt.

Quetschwunde ↑Wunde.

Quick, Armand James (geb. 1894), amerik. Hämat. u. Biochem., Milwaukee.

Quick-Test (nach Armand J. Q.): Bestimmung der Prothrombin-Thromboplastin-Zeit, wozu in frischem Zitratplasma nach Zusatz von Gewebethrombokinase u. $CaCl_2$ die Rekalzifizierungszeit bestimmt wird. Die Quick-Zeit stellt den Mittelwert von 2 Bestimmungen dar (= Prothrombinzeit).

Quinacrin: Mepazin, Acridinderivat; Antimalariamittel. Es reagiert mit der DNA der Plasmodien, dadurch

Hemmung der Vermehrung. Wirkt auf erythrozytäre Schizonten im Blut wie Chinin.

Quincke, Heinrich Irenaeus (1842–1922), dt. Int., auch klin. Zytologe, Kiel, Frankfurt am Main.

Quincke-Ödem (nach Heinrich I. Q.): genet. bedingtes angioneurot. Ödem, Oedema cutis circumscriptum acutum; akute, bis 2 Tage anhaltende Schwellung der Haut v. a. im Gesichtsbereich (z. B. Makrocheilie), ohne Juckreiz. Es handelt sich um eine lokale allerg. Gewebereaktion (Sofortreaktion) bei Mangel an Komplement-1-Esterase-Inhibitor (autosomal dominanter Erbgang); es entsteht ein gesteigerter Komplementverbrauch, der im Zusammenspiel mit Kininen zu einem rezidivierenden Ödem im Bereich von Haut u. Schleimhäuten führt. Häufiger ist aber eine allerg. Ursache in Form einer Typ-I-Reaktion auszumachen. Ein Teil der Erkrankungen bleibt in der Ätiol. ungeklärt. ↑ Urtikaria.

quoad vitam ⟨*lat*⟩: bezügl. des Lebens.

Quotidiana ↑ Malaria quotidiana.

Quotient, kalorischer ↑ Kalorimetrie.

Quotient, ökonomischer ↑ Wirkungsgrad.

Quotient, respiratorischer: *Abk* RQ; Verhältnis der bei der Verbrennung von Nahrungsstoffen ausgeatmeten Menge an CO_2 zur verbrauchten Menge an O_2. Abhängig von der chem. Zusammensetzung der Nahrungsstoffe: RQ für Kohlenhydrate 1,0; Fette 0,7; Eiweiße 0,8.

Q-Welle: erste neg. Welle des Kammerkomplexes im EKG, die den Beginn der Kammererregung anzeigt.

Q-Winkel: zwischen dem Verlauf des Ligamentum patellae u. der Zugrichtung des Musculus quadrizeps bestehender Winkel von ca. 8°. Vergrößerte Winkel können eine Überbelastung der lateralen Patellafacette o. eine Luxation der Patella verursachen.

R

R.: 1. *Abk* für Ramus, *Pl* Rr.: Rami. 2. *Abk* für ↑Kumulationsfaktor. 3. *Abk* der Dosiereinheit ↑Röntgen.

Ra: chem. Symbol für Radium.

RAAS:
Abk für ↑Renin-Angiotensin-Aldosteron-System.

Rabbit disease ⟨*engl*⟩ ↑Tularämie.

Rabenschnabel ↑Zahnzangen.

Rabenschnabelfortsatz ↑Processus coracoideus.

Rabies ⟨*lat*⟩ *f* ↑Tollwut.

Rabiesvirus ↑Tollwutvirus.

Racemat ↑Spiegelbildisomerie.

Rachen ↑Pharynx.

Rachenabstrich: mit einem Wattetupfer vorgenommener Abstrich der hinteren u. seitl. Rachenwand, insbes. zur bakt. Diagnostik.

Rachendachhypophyse: als Rest der Rathke-Tasche im Bereich des Nasen-Rachens am Keilbeinkörper liegendes Hypophysenvorderlappengewebe; beim Neugeborenen normal.

Rachendiphtherie ↑Diphtherie.

Rachenfliegen ↑Oestridae.

Rachenmandel ↑Tonsilla pharyngealis.

Rachenmembran ↑Membrana oronasalis.

Rachenpolyp: Papillom o. Fibrom der Nasen-Rachen-Wand.

Rachenreflex: Würgereflex, der durch Berührung der hinteren Rachenwand mit dem Spatel ausgelöst wird. Fehlen kann auf Läsion des N. glossopharyngeus, z. B. bei ↑Bulbärparalyse, hinweisen.

Rachenringinfektion ↑Angina.

Rachitis: Engl. Krankheit, Vitamin-D-Mangel-Rachitis; auf Vitamin-D-Mangel beruhende Allgemeinerkrankung der Säuglinge u. Kleinkinder. Klin.: Muskelhypotonie, Mißlaunigkeit, Anämie, Hyperhydrosis, Wachstumsstillstand. Weichwerden des aufliegenden Hinterkopfs (Kraniotabes), Auftreibung der Knorpel-Knochen-Grenze, vorwiegend der Rippen, später Thoraxdeformierungen u. Verbiegungen der Extremitäten. Röntg. verbreiterte Metaphysen, Periostreaktionen, Umbauzonen. Labormäßig Hypokalzämie, Hypokalziurie, Hypophosphaturie, Hypophosphatämie. Histol. Störung der enchondralen Ossifikation u. Osteomalazie (Tab.). R. kann auch entscheidenden Einfluß auf die Kiefer-Gebiß-Entwicklung haben, z. B. verzögerter Zahndurchbruch, Schmelzhypoplasien, Kompression u. V-Form des Oberkiefers, Abknickung des Unterkieferbogens. Der „rachitisch offene Biß" war vor der allg. Rachitisprophylaxe eine sehr therapieresistente Gebißanomalie. Ursache ist Mangel an 1,25-Dihydroxycholecalciferol o. dessen Vorstufen: 1. durch ungenügende intestinale Resorption; 2. durch mangelhafte UV-lichtabhängige Umwandlung in der Haut; 3. durch Hydroxylierungsstörung in der Leber (hepat. R.) u. in der Niere (renale R., i. R. einer Osteodystrophie, evtl. bei chron. ↑Niereninsuffizienz). Sonderformen: 1. Transportproteinmangel für ↑Vitamin D (z. B. bei Nephrose); 2. Störung des Vitamin-D-Stoffwechsels durch best. Antiepileptika. Behandlung u. Proph. durch (kontinuierl. o. stoßweise) Zufuhr von Vitamin D (u. Kalzium). Chron. R.: über Jahre anhaltende R. infolge chron. Mangelernährung, klin. auch für chron. nichthypovitaminot. Rachitiden gebraucht. Die genuine R. kann sich in versch. Formen manifestieren: 1. renales ↑Fanconi-Syndrom; 2. ↑Albright-Butler-Bloomberg-Syndrom; 3. renale tubuläre Azidose: genet. bedingte Störung mit unklarem Erbgang, stets mit Hyperphosphaturie, zusätzl. Sympt. Polydipsie u. Polyurie; 4. Hypophosphatasie: genet. bedingte Störung mit autosomal rezessivem Erbgang, verminderte alkal. Phosphatase in den Knochenwachstumszonen (u. im Blut), Beginn im Säuglingsalter, unterschiedl. schwere Verlaufsformen. Abb. Tab. S. 1676.

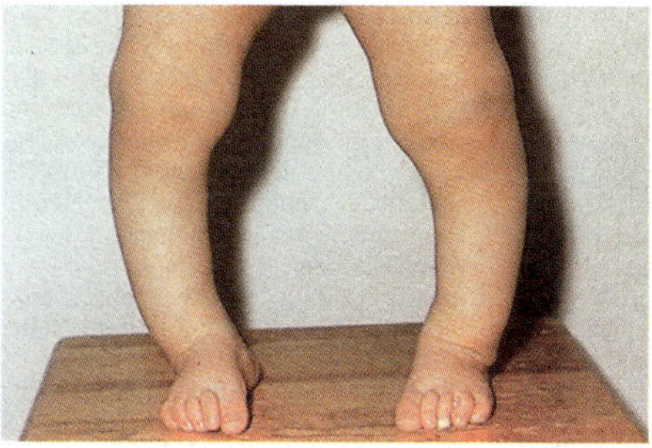

37

Rachitis. Verbiegung der langen Röhrenknochen

rad ↑Radiant.

Rad: *Abk* für engl. Radiation absorbed dose; ältere Einheit der ↑Energiedosis. Einheitenzeichen erst rad, dann rd; im SI ersetzt durch das Gray (Gy). 1 rd = 100 erg/g = 0,01 Joule/kg = 0,01 Gray (Gy).

Rademacher-Syndrom: nach einem Pat. benanntes Defekt-Proteinämie-Syndrom mit Immundefekt. Nosologie nicht gesichert. Im frühen Kindesalter beginnende Infektlabilität, Hypogammaglobulinämie, Leukozytose, Thrombozytopenie, Blutungsneigung, generalisierte Lymphknotenschwellungen, Splenomegalie. Schlechte Progn.

Radfahrerlähmung: nach mehrtägigen Radtouren in den Händen auftretende Muskelschwäche, Sensibilitäts- u. Koordinationsstörungen infolge distaler Ulnarislähmung (verursacht durch bilaterale Kompression des N. ulnaris) im Bereich der Handwurzelknochen. Langsame Rückbildung.

Radgelenk: Articulatio trochoidea, Drehgelenk, Rotationsgelenk. Einachsiges Gelenk, bei dem ein Skelettstück sich wie ein Rad um eine Achse dreht, z. B. zwischen Atlas u. Axis o. zwischen Elle u. Speiche; ↑Articulatio.

Radiale ⟨*lat*⟩ *n*: anthrop. Meßpunkt am Arm, der am Oberrand des Capitulum radii bei hängendem Arm am höchsten liegt.

radialis ⟨*lat*⟩ *Adj*: radial. 1. Zum ↑Radius gehörend. 2. Strahlenförmig.

Radialis ⟨*lat*⟩ *m*: Kurzw. für M. extensor carpi radialis.

Rachitis: Laborbefunde bei den einzelnen Formen

Krankheitsbild	Ca Serum	P Serum	Ca Harn	alkal. Serum-phosphatase	Aminosäuren-Harn	Rest-N-Serum
Azidose, renale tubuläre	n↑	n↑↓	n↑	n↑	n	n↑
Abderhalden-Fanconi-Syndrom	n	↓	n↑	n↑	↑↑↑	n
Hyperkalzurie, idiopath.	n	↓	↑	n↑	n	n
Osteomalazie, pseudohypovitaminot.	n↓	↓	↓	↑	n	n
Osteopathie, glykosur.	n	↓	n	↑	n↑	n
Rachitis, Vitamin-D-Mangel	n↓	↓	↓	↑	n	n
Rachitis, genuine Vitamin-D-refraktäre	n	↓	↓	↑	n	n
Rachitis, renale	↓	↑	↓	↑	n	↑

n = normal, ↑ = vermehrt, ↓ = vermindert

Radialisersatzplastik: Perthes-Plastik; von Perthes angegebene Methode zur Wiederherstellung der bei Radialislähmung verlorengegangenen Streckfähigkeit der Finger u. des Daumens einschl. der Daumenabduktion. Als Kraftspender werden die Sehnen der nichtgelähmten Handgelenkbeuger auf die dorsale Streckmuskulatur verpflanzt unter gleichzeitiger ↑Tenodese des Handgelenks in leichter Streckung mittels der gelähmten Strecksehnen. Zahlreiche Modifikationen.

Radialislähmung: Lähmung des M. extensor carpi radialis. Unterschiedl. Muskelbeteiligung je nach Höhe der Läsion. Typ. Bild: Fallhand durch Ausfall der Finger- u. Handextensoren. Sensibilitätsausfall am radialen Hand- u. Daumenrücken.

Radialisphänomen: synergist. Dorsalflexion im Handgelenk beim Faustschluß.

Radialisschiene: Fallhandschiene; Lagerungsorthese, die die Hand gegenüber dem Unterarm leicht dorsal flektiert, fixiert u. das Auftreten von Weichteilüberdehnungen o. Kontrakturen in funktionell ungünstiger Stellung verhindern soll.

Radialsegmentierung: auffällige Artefaktbildung der Zellkerne von Lymphozyten u. Monozyten bei Aufbewahrung von antikoagulierten Blutproben (EDTA, Oxalatsalze u.a.). Die betroffenen Zellen gewinnen dadurch Ähnlichkeit mit Schiffsschrauben. Da EDTA heute vielfach für die Gewinnung von Blutproben zur Blutbilduntersuchung verwendet wird, hat die R. der Kerne dd Bedeutung bei der Beurteilung von Blutausstrichen. Abb.

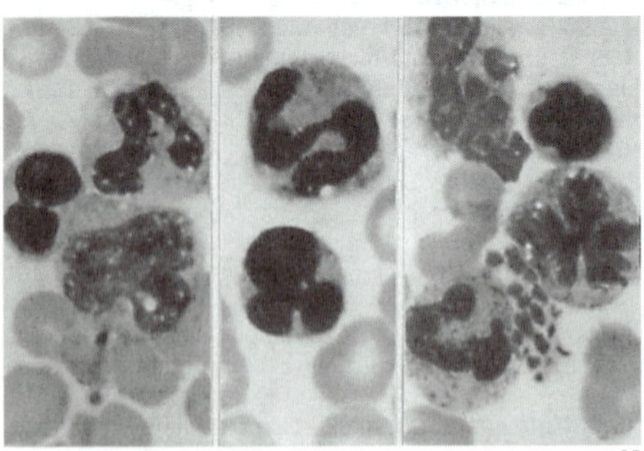

35

Radialsegmentierung

Radiant: Einheit rad; ergänzende SI-Einheit des ebenen Winkels. Dieses Winkelmaß wird durch das Verhältnis eines Kreisbogens zu seinem Radius definiert. Zwischen dem Gradmaß u. der SI-Einheit rad besteht die Beziehung: 1 rad ≈ 57,3°.

radiär ⟨*lat*⟩ *Adj*: strahlenförmig.

Radiästhesie: Wünschelruten- u. Pendelkunde; angebl. Strahlenfühligkeit bes. sensitiver Menschen, so für ↑Erdstrahlen. Zahlreiche Untersuchungen (z.T. mit hohem finanziellem Aufwand staatl. Dienststellen) beweisen, daß die Aussagen der Radiästhesisten bei getrennter Prüfung nicht übereinstimmen.

Radiatio ⟨*lat*⟩ *f*: **1.** ***Radiol.:*** Bestrahlung. **2.** ***Anat.:*** Strahlung; **R. acustica**: Hörstrahlung; Teil der ↑Hörbahn; besteht aus denjenigen Nervenfasern, die im Crus posterius der Capsula interna ventral der Sehbahn vom Corpus geniculatum mediale zu den Gyri temporales transversi ziehen. **R. corporis callosi**: Balkenstrahlung; im ↑Corpus callosum zwischen den Hemisphären sich ausbreitende Kommissurenfasern des Großhirns. **R. optica**: Sehstrahlung; Teil der Sehbahn; besteht aus denjenigen Nervenfasern, die am weitesten dorsal im Crus posterius der Capsula interna vom Corpus geniculatum laterale zum Sulcus calcarinus im Hinterhauptlappen des Großhirns ziehen.

Radiation ⟨*lat*⟩ *f*: **1.** Phylogenet. wichtiger Prozeß der divergierenden Entwicklung einer ursprüngl. einheitl. Gruppe von Organismen an neue Umweltbedingungen. **2.** Wärmetransport durch langwellige Strahlung Q_s gemäß dem Gesetz von ↑Stefan-Boltzmann:

$$Q_s = \sigma\varepsilon \cdot A_s(T_O^4 - T_U^4)$$

wobei σ die Strahlungskonstante, T_0 die absolute Temperatur der strahlenden Fläche u. T_u die absolute Temperatur der empfangenden Fläche, deren Strahlenabsorption mit ε angegeben wird, bedeuten. A_s ist die strahlende Oberfläche. Bei schwarzen ↑Körpern nimmt infolge totaler Absorption ε den Wert 1 an. Die menschl. Haut kommt diesem Wert sehr nahe (ε = 0,95).

radiatus ⟨*lat*⟩ *Adj*: strahlenförmig angeordnet.

radicularis ⟨*lat*⟩ *Adj* ↑radikulär.

Radiergummizeichen: beim Streichen über die Haut lösen sich feine Schuppen ab wie beim Gebrauch eines Radiergummis. Kommt bei Fleckfieber vor.

Radii ⟨*lat*⟩ *m Pl*: markreiche Nervenfasern, die radiär aus dem Mark in die ↑Großhirnrinde ziehen; ↑Myeloarchitektonik.

Radikale ⟨*lat*⟩ *n Pl*: bes. reaktionsfähige Formen von Atomen u. Molekülen, die ungepaarte Elektronen enthalten. Sie können z. B. durch UV-Strahlung, bei Leberschädigung durch Tetrachlorkohlenstoff, bei Sauerstoffschädigung o. ↑Phagozytose entstehen. ↑Peroxidradikal, ↑Superoxiddismutase.

Radikalität ⟨*lat*⟩ *f* ↑Radikaloperation.

Radikaloperation: alle Operationsmethoden, durch die Krankheiten vollständig beseitigt werden. In der Tumorbehandlung Entfernung des betreffenden Organs einschl. der regionalen Lymphknoten. Ggs. zur R. ist die ↑Palliativoperation. In der Parodontologie Neumann-Widman-Operation bei ↑Parodontitis.

Radikaloperation des Ohrs: sanierender Eingriff bei chron. Schleimhaut-, Knochen- u. Cholesteatomeiterung mit drohender bzw. manifester Komplikation, bes. endokraniellem Übergreifen (perisinuöser, extra- u. subduraler ↑Abszeß, ↑Hirnabszeß, ↑Sinusthrombose, Labyrintheinbruch, ↑Fazialislähmung). Vollständige Entfernung der veränderten Schleimhaut o. des erkrankten Knochens bzw. Cholesteatoms, Ausräumung der Paukenhöhle samt Trommelfell (-rest) u. Gehörknöchelchen (-reste). Schaffung einer einheitl. übersichtl. Operationshöhle. Folge ist eine hochgradige Hörminderung (↑Schallleitungsblock o. kombinierte ↑Schwerhörigkeit). Konservative o. konservierende R. d. O.: Berücksichtigung funktioneller Gesichtspunkte, Schonung funktionstüchtiger Anteile von Gehörknöchelchen u. Trommelfell, Belassung der Mittelohrschleimhaut, Erhaltung bzw. Wiedereinsetzen der hinteren Gehörgangwand zur Vermeidung ständiger Kontrolle bzw. Pflege der Radikalhöhle. Anschließend o. nach Intervall Versuch des plast. Ersatzes von Trommelfell u./o. Gehörknöchelchenkette zur Hörverbesserung, ↑Tympanoplastik (Typ I–V).

Radikaloperation, erweiterte: wird bei ausgedehnten Tumoren angewendet, die die Grenzen ihres Ursprungsorgans überschritten haben (z. B. Gastrektomie mit Leberteilresektion wegen Magenkarzinoms o. Hemipelvektomie bei Weichteil- o. ↑Osteosarkom des Oberschenkel- bzw. Beckenbereichs).

radikulär *Adj*: radicularis; zur Wurzel gehörig.

Radikulärsyndrom: Schmerzen im Ausbreitungsgebiet einer Nervenwurzel, Sensibilitätsausfall entspr. den Dermatomen nach radikulär-segmentaler Gliederung u. motor. Ausfälle entspr. der radikulären Innervation. So ergeben sich für jede Wurzel best. Kennmuskeln bzw. Kennreflexe. ↑Kompressionssyndrome.

Radikulitis ⟨*lat*⟩ *f*: Wurzelentzündung. ↑Polyneuropathie.

Radikulographie: Röntgendarstellung des Rückenmarkkanals, insbes. der Nervenwurzeln u. Wurzeltaschen im lumbalen Bereich. Dazu wird nach einer Lumbalpunktion wasserlösl., iodhaltiges, resorbierbares Kontrastmittel in den Subarachnoidalraum injiziert. Die Nervenwurzeln markieren sich im Röntgenbild als schmale, scharf begrenzte Aufhellungsstreifen, die Wurzeltaschen als zipflige Ausziehungen. Bandscheibenprotrusionen u. -prolapse werden in etwa 90 % der Fälle im Vergleich zum Operationsbefund nachgewiesen.

Radikulotomie: operative Durchtrennung einer Nervenwurzel.

Radioaktivität: spontane Emission ionisierender Strahlung (Korpuskularstrahlung, kurzwellige elektromagnet. Strahlung = Gammastrahlung), die von instabilen Atomkernen (Radionukliden) ausgeht. Diese unterliegen dabei selbst Kernumwandlungen (radioaktiver ↑Zerfall). Ein Radionuklid unterliegt dem radioaktiven Zerfallsgesetz: $N = N_0 \cdot \exp(-\lambda t)$. N ist die Anzahl der zur Zeit t vorliegenden radioaktiven Kerne, N_0 die Zahl der radioaktiven Ausgangskerne u. λ die für das Radionuklid charakterist. Zerfallskonstante, die mit der physikalischen ↑Halbwertszeit in Zusammenhang steht.

Radio-Allergo-Sorbent-Test: *Abk* RAST; empfindl. Test zum Nachweis von allergenspezif. ↑Immunglobulin E (IgE). Das Allergen wird kovalent an Trägermaterial (Sephadex, Zellulose) gebunden u. mit dem Patientenserum versetzt. Dabei bindet sich das IgE an das Allergen. Nach Auswaschen sämtl. überschüssiger Anti-IgE-Moleküle Zusatz von ^{125}I-markiertem Anti-IgE, das sich an das allergengebundene IgE bindet. Die Radioaktivität dieses Komplexes ist der IgE-Konzentration des Patientenserums direkt proportional. Klin. ergeben sich hohe Übereinstimmung mit ↑Anamnese, ↑Prausnitz-Küstner-Versuch. Nachteile der In-vivo-Methoden: unzureichende Standardisierung, unspezif. Reaktionen, Risiko für Pat., exogene Einflüsse durch Medikamente u. phys. u. psych. Zustand des Pat. Ein neg. Ergebnis beim RAST schließt eine allerg. Erkrankung nicht aus. IgE-Reagine können nach spezif. Allergenstimulation ausschließl. in der Haut o. anderen Geweben gebunden sein u. sich dem Nachweis im Serum entziehen. Bei Pollenallergien, Nahrungsmittelallergien u. auch bei inhalativen Allergien treten kreuzreagierende Allergene auf, die entweder in nahe verwandten Pflanzen, mehreren Getreidearten o. auch in versch. inhalativen Allergenen gleichzeitig vorkommen können. Eine weitere Differenzierung ist mit dem RAST nicht mögl., für die Ther. aber relevant. Daher bleibt die hohe klin. Relevanz der Hauttestung auch als Routinediagnostik unbestritten. Abb. S. 1678.

Radiobiologie: Strahlenbiologie; Lehre, die sich mit der Wechselwirkung ionisierender Strahlung auf biol. Gewebe befaßt. Unter exp. Bedingungen sollen einerseits die Gefahren der Nebenwirkungen ionisierender Strahlungen auf den menschl. Organismus durch diagn. Verfahren erfaßt werden, andererseits beschäftigt sich dieser Wissenschaftszweig mit dem Wirkungsprinzip in der ↑Strahlentherapie u. ↑Nuklearmedizin eingesetzter Strahlenarten zur Behandlung von Erkrankungen.

Radiochemie: **1.** Wissenschaftszweig, der sich mit der Herstellung von ↑Radionukliden (↑Kernreaktor, ↑Zyklotron) u. ihrer Reinigung u. Isolierung beschäftigt. **2.** Radiometrie; Arbeitsgebiet der pathol. u. klin. Biochem., befaßt sich mit radioaktiven Methoden fern vom Pat. (In-vivo-Diagnostik). Radiochem. Methoden sind die Radioreagenzanalyse, die Radioindikatoranalyse u. die Isotopenverdünnungsmethode. Neuere method. Entwicklungen sind die radioimmunolog. Verfahren RIA (↑Radioimmunoassay) u. die radioenzymat. Verfahren. Hauptanwendung der Methoden in der Hormon- u. Proteinanalytik u. Bestimmung von Pharmakaspiegeln. Schrittweise Ablösung durch neue enzymimmunolog. Verfahren (Enzymimmunoassay, EIA) zeichnet sich ab.

Radiochromatogrammscanner: Gasdurchflußzähler zur automat. Bestimmung der Aktivitätsverteilung auf Dünnschichtchromatogrammen, Elektropherogrammen u. z. T. Radiopapierchromatogrammen, bei de-

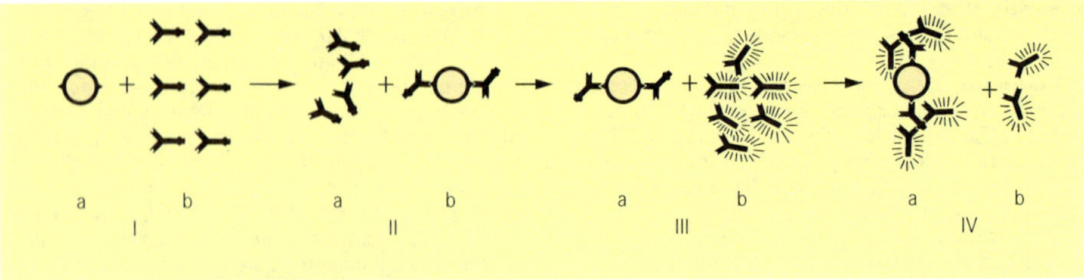

Radio-Allergo-Sorbent-Test. Schematische Darstellung des Analysengangs
Ia: Allergen an Papierscheibe gekoppelt; b: Patientenprobe mit allergenspezifischen u. unspezifischen IgE; IIa: Allergen-IgE-Komplex; b: unspezifisches IgE wird entfernt; IIIa: Allergen-IgE-Komplex; b: mit ^{125}I markiertes Anti-IgE; IVa: Allergen-IgE-Anti-IgE (^{125}I-markiert)-Komplex; b: überschüssiges Anti-IgE wird entfernt

nen die chromatograph. getrennten Substanzen vorher radioaktiv markiert wurden. ↑Radiopapierchromatographie, ↑Radiodünnschichtscanner.

Radiochromatographie: chromatograph. Analyseverfahren der Verteilung von ↑Radiopharmaka, deren Bestimmung durch Aktivitätsmessung erfolgt. Diese wird mit Aktivitätsmeßgeräten (Durchflußproportionalzählrohr, ↑Szintillationsdetektor bzw. in automat. Gerätesystemen) durchgeführt. Die Untersuchungstechnik beruht auf der in der chem. Analytik bekannten Methode auf- bzw. absteigender Papierchromatographie, Dünnschichtchromatographie (DC-C), ↑Säulenchromatographie.

Radiodermitis: durch Röntgenstrahlen hervorgerufene Entzündung der Haut. ↑Röntgendermatitis.

Radiodünnschichtscanner: Meßgerät (Gasdurchflußzähler) für die automat. Abtastung von Radiodünnschichtchromatogrammen, Elektropherogrammen u. Radiopapierchromatogrammen. Dabei wird die Betastrahlung eines Radionuklids ausgenutzt.

Radioimmunoassay: *Abk* RIA; mikroanalyt. Nachweisverfahren zur quantitativen Konzentrationsbestimmung von Hormonen, Enzymen, Serumproteinen, Vitaminen u. Arzneimitteln. Beruht auf dem **Prinzip** der ↑Sättigungsanalyse: eine unbekannte Menge einer Substanz, eines Antigens (Ag), u. eine bekannte Menge der gleichen, aber markierten Substanz (z. B. eines ^{125}I-Antigens: Ag^+) konkurrieren um eine begrenzte Zahl freier Bindungsplätze des gegen das Antigen spezif. gerichteten Antikörpers (Ak). Dabei entstehen markierte (Ag^+Ak) u. nichtmarkierte (AgAk) Antigen-Antikörper-Komplexe sowie ein Überstand nicht gebundener, freier, markierter (Ag^+) wie nichtmarkierter (Ag) Antigene. Zwischen beiden Reaktionspartnern stellt sich ein Gleichgewichtszustand ein:

$$Ag + Ag^+ + Ak \begin{cases} \rightleftarrows Ag \cdot Ak + Ag^+ \\ \rightleftarrows \underset{(B)}{Ag^+ \cdot Ak} + \underset{(F)}{Ag} \end{cases}$$

Vom Antikörper werden um so weniger markierte Antigene (Ag^+) gebunden, je mehr unmarkierte (Ag) sich in der Lösung befinden. Der Anteil der Bindung von Ag^+ an Ak ist ein Maß der Konzentration der vorher unbekannten Antigenmenge (Ag). Nach der Reaktion erfolgt mit Hilfe versch. Trennverfahren (Tab.) die Abtrennung der antikörpergebundenen (B = bound) von der freien (F = free) Aktivität (↑Solid phase radioimmunoassay, ↑Doppelantikörperpräzipitation). Im gleichen Untersuchungsgang werden Substanzproben mit unterschiedl., aber bekannten Konzentrationen mitgeführt, aus deren Ergebnis eine Eichkurve aufgestellt wird. Auf der Ordinate werden das Verhältnis B/F o. F/B, auf der Abszisse die zugehörigen Konzentrationen der Standardlösungen aufgetragen. Mit Hilfe der B/F-Werte der Patientenproben können die zugehörigen Konzentrationen abgelesen werden. **Untersuchungstechnik**: Die Reaktion erfolgt durch eine Inkubation über Stunden bis zu Tagen. Die Messung der Proben wird bei ^{125}I-Ag im Bohrlochszintillationszähler bzw. automat. Gammaprobenwechsler durchgeführt. Der Analysengang ist oft teil- o. vollautomatisiert. Die Ablesung von der Eichkurve geschieht im linearen Teil, zur Optimierung der Ergebnisse wird eine Linearisierung der Kurve durch log-logit-Transformation o. mit Hilfe einer Glättung durch eine Spline-Funktion angewandt. Zur Einhaltung zuverlässiger Ergebnisse wird eine **Qualitätskontrolle charakterist. Kriterien mitgeführt**: 1. Die Präzision ist die Trennschärfe, mit der die Hormonkonzentration auf jedem Meßpunkt der Eichkurve abgelesen werden kann. Sie wird bestimmt durch den Variationskoeffizienten VK aus einer Serienmessung (Zehnfachbestimmung) gepoolten Serums, der < 10 % sein sollte. 2. Die Empfindlichkeit ist die kleinste, eben noch nachweisbare Substanzkonzentration, die im Bereich 10^{-9}–10^{-12} g liegen kann. 3. Die Spezifität ist der Grad der Nachweisfähigkeit für eine untersuchte Substanz gegenüber dem Nachweis interferierender Substanzen (z. B. Kreuzreaktivität des Ag-Ak mit Antigenen anderer Hormone, Hormonvorstufen o. -metaboliten. 4. Die Richtigkeit o. Wiederfindung drückt den Grad der Übereinstimmung einer Konzentrationsbestimmung mit der Messung eines Standards aus. **Anwendung**: Benutzung überwiegend kommerzieller Testbestecke zum Nachweis eines großen Spektrums von Substanzen. Tab.

Radio-Immuno-Sorbent-Test: *Abk* RIST; radioimmunolog. Verfahren, welches Antikörper verwendet, die an eine feste Phase gebunden sind. Entwickelt u. a. zur Bestimmung von zirkulierendem Gesamt-Immunglobulin E, von Insulin u. von TSH. Als feste Phase dienen Sephadexpartikel, an denen Anti-IgE kovalent gebunden ist. Die den Sephadex-Anti-IgE-Komplex enthaltende Suspension wird mit dem Untersuchungsmaterial u. einer definierten Menge an radioaktiv markiertem IgE ($IgE^{125}I$) gemischt. Während der Inkubation konkurrieren markiertes IgE u. IgE der zu untersuchenden Probe um die Bindungsstellen des Immunosorbens. Nach Inkubation erfolgt durch Zentrifugation eine Trennung von trägergebundenem IgE u. freiem IgE. Die gebundene Radioaktivität wird mit einem Gamma-Counter gemessen u. ist umgekehrt proportional der IgE-Konzentration des Untersuchungsmaterials, die über eine Eichkurve mit IgE-Standard ermittelt wird. Die RIST-Technik ist durch das direkte radioimmunolog. Verfahren des ↑Papierscheiben-Radio-Immuno-Sorbent-Test (PRIST) abgelöst worden.

Radioiodtest: *Abk* RIT, RJT, Radioiodzweiphasentest; nuklearmed. Untersuchungsverfahren zur Funktionsprüfung der Schilddrüse. Nach peroraler Gabe einer Spürdosis Radioiod ($Na^{131}I$, ^{125}I, ^{123}I) erfolgen Aufnahmemessungen mit einem kollimierten ↑Szintillationsdetektor über der Schilddrüse nach 2, 4, 6, 24 u. 48 h (↑Tracer, ↑Radionuklid). Normalerweise zeigt die Aufnahmekurve einen Anstieg bis zu 24 h (Iodinationsphase), danach Übergang in ein Plateau (Iodisations- o. Hormonphase). Bei gesteigertem Stoffwechsel sind Aufnahme u. Ausscheidung verkürzt, ebenso wie die sog. effektive Halbwertszeit, die vom Zeitpunkt des Kurvengipfels bis zum Erreichen des halben Kurvenmaximums ermittelt wird. Sie beträgt normalerweise 6–7 Tage. Ind.: Der RIT dient zur Parameterbestimmung für die Dosisberechnung einer ↑Radioiodtherapie bzw. Inkorporationsdosimetrie bei Schilddrüsenkrankheiten. Als Kriterium des Schilddrüsenstoffwechsels ist der RIT durch Bestimmung von Schilddrüsenhormonen ersetzt. Selten wird er als Funktionsprüfung mit dem kurzlebigen ^{123}I (i. v. Injektion) u. Kameramessung über 90 min durchgeführt. Abb.

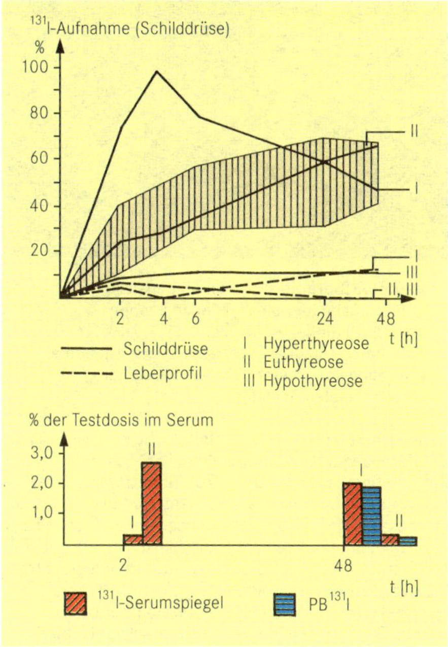

Radioiodtest

Radioiodtherapie: nuklearmed. Behandlungsverfahren, bei dem oral o. intravenös appliziertes Radioiod (^{131}I) über Verstoffwechselung in die Schilddrüsenzelle o. in Zellen differenzierter, iodspeichernder Schilddrüsentumore bzw. deren Metastasen gelangt. Die Strahlenwirkung wird in Abhängigkeit von der Aktivität u. Retentionsdauer zu Zellschädigung o. -zerstörung führen, erfolgt durch die beim Betazerfall freiwerdende Energie von 250 keV (7 %), 192 keV (90 %) u. 96 keV (0,9 %) mit einer mittleren Reichweite im Gewebe von 2,3 mm. Die ebenfalls emittierte Gammastrahlung des ^{131}I durchdringt den Körper u. wird zur extrakorporalen Messung (↑Radioiodtest, ↑Schilddrüsenszintigraphie) genutzt. Die gewünschte Herddosis (HD) wird anhand kinet. Parameter des Iodstoffwechsel (max. Speicherung, Retentionsdauer) u. des Organvolumens vorausberechnet u. unter der Ther. kontrolliert. Ind.: a) benigne Thyreopathien: Immunhyperthyreose (HD = 150–200 Gy), Hyperthyreose durch Autonomie (HD = 250–350 Gy); durch Adenome (HD = 350–450 Gy); euthyreote Struma (HD 200–400 Gy). b) differenziertes Schilddrüsenkarzinom: Zerstrahlung postoperativ belassenen Restgewebes (1,0–3,7 GBq) in Hypothyreose bzw. Behandlung von ^{131}I-speichernden Metastasen (3,7–11 GBq). Voraussetzung ist endogene TSH-Erhöhung durch drei- bis vierwöchigen Entzug von Schilddrüsenhormonsubstitution, ebenfalls

Radioimmunoassay: Verfahren zur Trennung von freiem Antigen u. antikörpergebundenem Antigen

Trennverfahren	Wirkungsweise
Chromatoelektrophorese	unterschiedl. Wanderung des freien
Elektrophorese	u. gebundenen Tracers (Ag)
Gelfiltration	
Chromatographie	
Ionenaustausch	Isolierung des freien Tracers (Ag)
Adsorption	der freie markierte Ligand wird zurückgehalten
Immunfällung	Isolierung des gebundenen Tracers (Ag)
Fällung	der am Antikörper gebundene Ligand wird gefällt
Festphasenprinzip	der Partner des zu bestimmenden Analyten ist an eine feste Phase gebunden
Enzymproteolyse	
Dialyse	

R

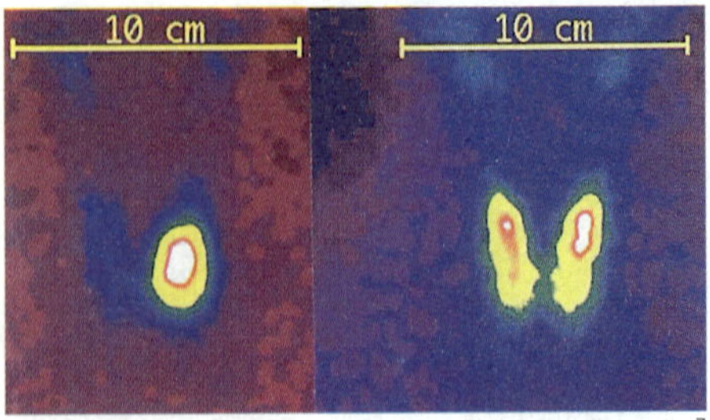

7

Radioiodtherapie eines dekompensierten Schilddrüsenadenoms im linken Lappen mit Na^{131}I (links); Kontrolle nach 2 Monaten (rechts): Zerstrahlung des Adenoms, Aufhebung der Suppression u. Darstellung einer normalen Schilddrüse

zum Nachweis des Therapieerfolgs o. Rezidivnachweises mit der Ganzkörperszintigraphie (185–370 MBq) unter gleichzeitiger Bestimmung des Tumormarkers h-Thyroglobulin. c) bei metastasierendem medullärem Schilddrüsenkarzinom, malignem Phäochromozytom bzw. Paragangliom, inoperablem Neuroblastom Ther. mit ^{131}I-MIBG-Infusion (1–11 GBq). Nebenwirkungen: Strahlenthyreoiditis, Speicheldrüseninsuffizienz (Proph. wichtig), passagere Knochenmarkdepression bei hohen Aktivitäten (3,7 GBq); kein erhöhtes Krebs- o. Leukämierisiko bisher nachgewiesen. Abb.

Radiokarbonmethode: ^{14}C-Methode; dient der absoluten ↑Altersbestimmung fossiler Skelettreste. Sie beruht auf dem radioaktiven Zerfall von ^{14}C in ^{12}C. ^{14}C wird aus der Atmosphäre im Assimilationsprozeß von Pflanzen aufgenommen u. gelangt von hier auch in den Körper von Tier u. Mensch. Nach dem Tode erfolgt keine weitere Aufnahme von ^{14}C, sondern nur noch dessen Zerfall in ^{12}C. Aus dem Mengenverhältnis von ^{12}C : ^{14}C in organ. Substanzen kann auf deren Alter geschlossen werden.

Radiokardiographie: nuklearmed. Verfahren zur Bestimmung von Herzminutenvolumen, Herzschlagvolumen, Ejektionsfraktion des li. bzw. re. Ventrikels, enddiastol. Volumen der Ventrikel, Transitzeiten innerhalb der einzelnen Herzkammern. Zwei Verfahren: 1. R. mit der ersten Boluspassage: nach i. v. Injektion von ^{99m}Tc-Pertechnetat als Bolus (↑Technetium) wird entweder mit einem ↑Szintillationsdetektor über dem li. Herzen Einstrom u. Durchfluß registriert o. ein Integralhistogramm mittels ↑ROI-Technik bei Untersuchungen mit der ↑Gammakamera registriert. 2. R. im Fließgleichgewicht: nach i. v. Injektion eines länger intravasal bleibenden ↑Radiopharmakons (z. B. ^{113m}In- bzw. ^{111}In-Transferin, ^{99m}Tc-Humanserumalbumin, ^{99m}Tc-markierte autologe Erythrozyten) erfolgt die Registrierung mit der ↑Gammakamera. Dabei werden 300–500 Einzelaufnahmen durch eine EKG-Triggerung in gleicher Zyklusphase in 100- bis 200-ms-Intervallen (z. B. bei Endsystole o. Enddiastole) über 5–10 min addiert. Dieses Zeitmittlungsverfahren erlaubt eine höhere Impulsausbeute, damit eine bessere ↑Meßstatistik u. ein besseres geometr. Auflösungsvermögen, das zur topograph. Trennung der einzelnen Herzbinnenräume notwendig ist. ↑Herzszintigraphie.

Radiokarpalgelenk ↑Articulatio radiocarpalis.

Radiokolloid-Clearance: Untersuchungsverfahren mit markierten Kolloiden zur Bestimmung der Funktionsfähigkeit des RHS (↑Monozyten-Makrophagen-System) von Leber u. Milz. Nach i. v. Injektion von markiertem Kolloid (z. B. ^{99m}Tc-Sulfid-Kolloid, ↑Radiopharmaka) erfolgen Aktivitätsmessungen mit einem kollimierten ↑Szintillationsdetektor über der Schläfe u. dem Präkordium. Nach Ermittlung der effektiven Halbwertszeit aus dem Kurvenabfall kann indirekt auf die Aufnahmegeschwindigkeit in beiden Organen u. groborientierend auf deren Durchblutung geschlossen werden. ↑Leberszintigraphie.

Radiokupfertest: ^{67}Cu-Test; Funktionsprüfung bei ↑Wilson-Krankheit. Die Radiokupferstoffwechseluntersuchung kann die autosomal rezessiv vererbte Kupferstoffwechselstörung aufdecken, die der hepatikolentikulären Degeneration mit degenerativen Veränderungen von Hirnstamm, Niere u. Leber zugrunde liegt. Durch Plasmakonzentrations- u. Harn- bzw. Fäzesexkretionsmessungen nach i. v. Injektion von ^{64}Cu-Acetat o. ^{67}Cu-Chlorid bzw. Ganzkörperretentionsmessung (↑Ganzkörperzähler) kann zwischen normalen Probanden (normale Ganzkörperhalbwertszeit: 17,2 Tage), heterozygoten (39,5 ± 17,0 Tage) u. homozygoten Genträgern (97,0 ± 29,6 Tage) unterschieden werden.

Radiologe: Facharzt für ↑Röntgendiagnostik u. ↑Strahlentherapie.

Radiologie, medizinische: Fachgebiet der Med., aus dem sich in den letzten Jahrzehnten 3 selbständige Disziplinen entwickelt haben: die ↑Röntgendiagnostik, einschl. der ↑Interventionsradiologie u. der Anwendung auch anderer Strahlungsarten als Röntgenstrahlung (↑Diagnostik, bildgebende), die ↑Strahlentherapie, die sich überwiegend mit der Tumorbestrahlung befaßt, u. die ↑Nuklearmedizin.

Radiomanometrie, intraoperative: hydrostat. Druckmessung in den Gallengängen nach Einbringen einer Kanüle o. eines Drains. Als Flüssigkeit wird ein wasserlösl. Röntgenkontrastmittel verwendet, so daß gleichzeitig Röntgenaufnahmen der Gallengänge angefertigt werden können. ↑Kontrastmittel.

Radiomimetika: Alkylanzien mit zytostat. Wirkung. Da sie ähnl. wie energiereiche Strahlen auf Gewebe wirken, werden sie als R. bezeichnet. Die Veränderungen am DNA-Strang sind aber different, deshalb sollte diese Bez. nicht benutzt werden.

Radionuklid: Element mit instabilem ↑Atomkern (↑Isotop, ↑Radioaktivität, ↑Radiopharmaka). R. für med. Zwecke werden durch Kernumwandlungen stabiler Nuklide gewonnen. Diese erfolgen durch Neutronenbestrahlung im Reaktor o. durch Beschuß elektr. geladener Teilchen im Teilchenbeschleuniger (↑Zyklotron). Erste künstl. R. 1934 vom Ehepaar Joliot-Curie entdeckt. Für den Einsatz eines R. in der Nuklearmed. muß das R. in ein Pharmakon, sog. ↑Radiopharmakon, eingebaut werden. Neben dessen Kinetik im Organismus beeinflussen physikal. Charakteristika (physikal. Halbwertszeit, Gamma- bzw. Betastrahlung u. -energie) die Anwendung wesentl. Zur Diagnostik werden gammastrahlende R., zur Ther. Betakorpuskularstrahlung emittierende R. eingesetzt. Tab. 1 u. 2. (S. 1682 u. 1683).

Radionuklidangiographie: Darstellung des art. Gefäßsystems mit einem Gammakamera-Computer-System. Nach Bolusinjektion eines lange intravasal bleiben-

Radionuklide (Tab. 1): Radionuklide in der Nuklearmedizin u. ihre physikalischen Eigenschaften

	Physikal. Halbwertszeit	Gammaenergie (MeV)	Betaenergie (MeV)
^{3}H	12,6 Jahre		0,0057
^{11}C	20,5 min	0,511±	
^{14}C	57,30 Jahre		0,045
^{13}N	10 min	0,511±	
^{15}O	125 s	0,511±	
^{18}F	110 min	0,511	
^{32}P	14,5 Tage		0,7
^{40}K	$1{,}26 \cdot 10^{9}$ Jahre	1,46	1,3
^{47}Ca	4,7 Tage	1,31	1,98 / 0,67
^{51}Cr	27,5 Tage	0,32	
^{52}Fe	8,2 h	0,165 / 0,511±	
^{59}Fe	45 Tage	1,1 / 1,29	1,57 / 10,475
^{57}Co	270 Tage	0,122	
^{58}Co	71 Tage	0,511 / 0,810	
^{60}Co	5,2 Jahre	1,173 / 1,332	0,314
^{67}Ga	78 h	0,093 / 0,184 / 0,296	
^{75}Se	120 Tage	0,136 / 0,265	
^{81m}Kr	13 s	0,190	
^{85}Kr	10,3 Jahre	0,514	0,67
^{85m}Sr	2,8 h	0,388	
^{89}Sr	50,5 Tage		1,492 / 0,583
^{90}Y	64 h	0,74	1,23
^{99m}Tc	6 h	0,140	
^{111}In	2,81 Tage	0,173 / 0,247	
^{123}I	13,3 h	0,159	
^{125}I	60 Tage	0,035	
^{131}I	8,1 Tage	0,364	0,806 / 0,606
^{133}Xe	5,4 Tage	0,081	
^{169}Yb	33 Tage	0,177 / 0,198	
^{169}Er	9,4 Tage		0,34
^{186}Re	90 h	0,137	1,07
^{198}Au	2,7 Tage	0,412	0,32
^{201}Tl	23 h	0,135 / 0,167	

den ↑Radiopharmakons (z. B. ^{99m}Tc-Humanserumalbumin, ^{99m}Tc-Erythrozyten u. a.) werden Serienaufnahmen über zentralen o. peripheren Gefäßabschnitten registriert. Nichtinvasives Verfahren, das der röntg. Arteriographie im Auflösungsvermögen weit unterlegen ist, aber zur Primärdiagnostik folgender Erkrankungen eingesetzt werden kann: zentrale o. periphere Gefäßanomalien (z. B. Aortenaneurysma), arteriovenöse Fisteln, Gefäßverschlüsse, Vena-cava-Obstruktion, Impression durch Mediastinalverschlüsse, Prüfung der Durchgängigkeit nach gefäßchirurg. Eingriffen, Beurteilung von Nierentransplantaten u. zur Primärdiagnostik von zentralen o. peripheren Gefäßverschlüssen unter Beurteilung eines Kollateralkreislaufs.

Radionuklidbatterie: Batterien, die entweder die beim radioaktiven Zerfall freiwerdende Wärmeenergie mittels Halbleiter-Thermoelementen mit einem Wirkungsgrad von 0,1–0,25 % in elektr. Energie umwandeln (^{238}Pu), o. in denen die Betastrahlung, z. B. des ^{147}Pm, in Halbleitern direkt eine Potentialdifferenz ($\eta = 1{,}5\,\%$) erzeugt. Die resultierenden elektr. Leistungen liegen bei 0,5 Watt. R. sind in Herzschrittmachern verwendet worden. Aus Strahlenschutzgründen sind sie dort weitgehend durch galvan. Elemente langer Lebensdauer ersetzt worden.

Radionuklidgeneratorsystem: transportable, im Labor aufstellbare Quelle für best., kurzlebige Radionuklide. Ein sog. Generator-Melk-System besteht aus einem Ionenaustauscher, der sich in einem Strahlenschutzbehälter (Bleimantel) befindet. Auf ihm ist ein Radionuklid (sog. Mutternuklid) adsorbiert, das sich mit einer physikal. Halbwertszeit von mehreren Tagen bis Wochen in ein kurzlebigeres Tochternuklid umwandelt. Die Tochtersubstanz kann jeden Tag, evtl. mehrmals tgl., mit einem Lösungsmittel (z. B. physiol. Kochsalzlösung, verdünnte Salzsäure u. a.) herausgelöst („gemolken") werden,

Radionuklidgeneratorsysteme: klinisch wichtige Generator-Melk-Systeme kurzlebiger Radionuklide

Mutternuklid	HWZ	Tochternuklid	HWZ	Energie (MeV)	Endisotop
^{68}Ge	280 d	^{68}Ga	68 min	0,511 (Beta)	^{68}Zn
^{81}Rb	4,7 h	^{81m}Kr	13 s	0,190 (Gamma)	^{81}Kr
^{99}Mo	67 h	^{99m}Tc	6,0 h	0,140 (Gamma)	^{99}Tc
^{113}Sn	115 d	^{113m}In	1,7 h	0,393 (Gamma)	^{113}In

Radionuklide (Tab. 2): Radiopharmaka u. ihre Anwendung

Radionuklid	Radiopharmakon	Anwendung*
^{198}Au	^{198}Au-Kolloid (∅ 20–40 µm)	45
^{45}Ca	^{45}Ca-Chlorid	3
^{47}Ca	^{47}Ca-Chlorid	
^{11}C	^{11}C (Marker von Aminosäuren u. a. Körperbausteine für PET)	
^{14}C	^{14}C-markierte Triglyzeride u. Harnstoff	10, 15
^{51}Cr	^{51}Cr-Natriumchromat	2, 8, 9
	^{51}Cr-Chlorid	15
^{57}Co	^{57}Co-Vitamin B_{12}	
^{58}Co	^{58}Co-Vitamin B_{12}	64
^{64}Cu	^{64}Cu-Acetat	46
^{165}Dy	^{165}Dy-Makroaggregate	53
^{169}Er	^{169}Er-Zitrat-Kolloid	16, 53
^{52}Fe	^{52}Fe-Zitrat	23
^{59}Fe	^{59}Fe(III)-Zitrat, ^{59}Fe-Chlorid	4, 11, 23
^{18}F	^{18}F-deoxy-Glukose (FDG)	18, 32, 63
	^{18}F Marker für PET-Radiopharmaka (z. B. Aminosäuren)	
^{67}Ga	^{67}Ga-Zitrat	7, 63
^{89}Sr	^{89}Sr-Chlorid	47
^{3}H	^{3}H (Tritium)	14
^{111}In	^{111}In-anti-CEA Antikörper	63
	^{111}In-anti-Ca 125 Antikörper	63
	^{111}In-anti-Myosin-Antikörper	18, 21
	^{111}In-DTPA	65
	^{111}In-anti-Fibrinogen	61
	^{111}In-Octreotid (Somatostatin-Antikörper)	55, 63
	^{111}In-Oxin (Blutzellmarkierung)	7, 9
^{125}I	^{125}I als Marker	42
$^{123/131}$I	^{131}I als NaI	43, 44, 57, 63
	^{123}I/^{131}I-Hippuran	37, 38, 39
	^{123}I/^{131}I-Amphetamin	19
	^{123}I/^{131}I-IBZM	19, 55
	^{123}I/^{131}I-Fibrinogen	12, 61
	^{131}I-Lipiodol	6
	^{123}I/^{131}I-methyl-Norcholesterol	36
	^{123}I-Alphamethyltyrosin	19, 63
	^{123}I/^{131}I-MIBG	18, 35, 55, 63
	^{123}I/^{131}I-Östradiol	63
	^{123}I-Heptadekansäure	18, 32
	^{123}I-p-I-phenyl-Heptadekansäure	18, 32
^{40}K	^{40}K (körpereigen)	15, 5
^{42}K	^{42}K	5
^{81m}Kr	^{81m}Kr-Gas	28
^{22}Na	^{22}Na	5
^{24}Na	^{24}Na	5
^{13}N	^{13}N (Marker für Körperbausteine) PET	
^{15}O	^{15}O (Marker für Körperbausteine) PET	
^{32}P	^{32}P-orthophosphat	36, 63
	^{32}P-trioctylphosphat	6
^{186}Re	^{186}Re-Etidronat	53
^{153}Sa	^{153}Sa-EDTMP	53
^{75}Se	^{75}Se-methyl-Norcholesterol	36
^{201}Tl	^{201}Tl-Chlorid	18, 32, 36, 63
^{99m}Tc	^{99m}Tc-Pertechnetat	16, 20, 30, 38, 40, 57, 59, 62
	^{99m}Tc-anti-CEA-Antikörper	21, 63
	^{99m}Tc-anti-CA 125 Antikörper	21, 63
	^{99m}Tc-anti-Granulozyten	7, 17, 21, 23
	^{99m}Tc-DTPA	9, 19, 24, 26, 39, 33
	^{99m}Tc-Dimerkaptosukzinat (DMSA)	38
	^{99m}Tc-(V)-DMSA (C-Zell-Karzinom)	63

Radionuklide (Tab. 2): Fortsetzung

Radionuklid	Radiopharmakon	Anwendung*
^{99m}Tc	^{99m}Tc-Erythrozyten	1, 2, 18, 30
	^{99m}Tc-Glukonat u. Glukoheptonat	38
	^{99m}Tc-Humanserumalbumin (HSA)	1, 2, 16, 18
	^{99m}Tc-HSA-Makroaggregate	1, 24, 56
	^{99m}Tc-HSA-Mikrosphären	7, 16, 23, 24, 26, 29, 56, 33
	^{99m}Tc-Human-Immunglobulin (HIG)	7, 16
	^{99m}Tc-HMPAO o. -ECD	7, 9, 19
	^{99m}Tc-Iminodiessigsäure-Derivate (IDA, EHIDA)	13, 24
	^{99m}Tc-Isonitril-Derivate (MIBI)	18, 32, 36 b, 63
	^{99m}Tc-MAG-3	21, 22, 37, 38, 52
	^{99m}Tc-Plasminogen	61
	^{99m}Tc-Phosphonate (MDP)	16, 58
	^{99m}Tc-Pyrophosphate	18, 26, 32
	^{99m}Tc-Schwefel-Kolloid	24
	^{99m}Tc-Streptokinase	61
	^{99m}Tc-Tetrafosmin	18, 32
^{169}Yb	^{169}Yb-EDTA o. DTPA	25, 65
^{90}Y	^{90}Y-Kolloid	16, 49, 63
^{127}Xe	als Gas o. in ^{127}Xe	19, 27, 28, 18, 52
^{133}Xe	Kochsalzlösung ^{133}Xe-Gas	19, 27, 28, 18, 52

* Bedeutung:
1 Blutpoolszintigraphie, 2 Blutvolumenbestimmung, 3 Kalziumresorption, -kinetik, 4 Eisenresorption, 5 Bestimmung austauschbarer Elektrolyte, 6 endolymphat. Therapie, 7 Entzündungsszintigraphie, 8 Erythrokinetik, 9 Erythrozytenmarkierung, 10 Fettresorptionsprüfung, 11 Ferrokinetik, 12 Fibrinogenaufnahmetest, 13 Gallenwegsszintigraphie, 14 Ganzkörperwasserbestimmung, 15 Ganzkörperresorptions-, -retentionsteste, 16 Gelenkszintigraphie, 17 Granulozyten-, Leukozytenmarkierung, 18 Herzszintigraphie, 19 Hirnszintigraphie, 20 Hodenperfusionsszintigraphie, 21 Immunszintigraphie, 22 Isotopennephrographie, 23 Knochenmarkszintigraphie, 24 Leberszintigraphie, 25 Liquorraumszintigraphie, 26 Lungeninhalationsszintigraphie, 27 Lungenperfusionsszintigraphie, 28 Lungenventilationsszintigraphie, 29 Lymphszintigraphie, 30 Magenentleerungszeitbestimmung, Ösophagus-, Magen-Darm-Szintigraphie, 31 Milzszintigraphie, 32 Myokardszintigraphie, 33 mukoziliäre Clearance, 34 Muskeldurchblutung, 35 Nebennierenmarkszintigraphie, 36 Nebennierenrindenszintigraphie, 36b Nebenschilddrüsenszintigraphie, 37 Nieren-Clearance, 38 stat. Nierenszintigraphie, 39 Nierenfunktionssequenzszintigraphie, 40 Pertechnetat-Trapping, 41 Plasmavolumenbestimmung, 42 Radioimmunoassay, 43 Radioiodtest, -kinetik, 44 Radioiodtherapie, 45 Radiokolloid-Clearance, 46 Radiokupfertest, 47 Radionuklidtherapie (palliative Schmerzbehandlung von Skelettmetastasen), 48 Radionuklidtheraphie (Polycythaemia vera), 49 Radionuklidtherapie (Pleura-, Peritonealkarzinose, intrazerebrale Zysten), 50 Radionuklidphlebographie, 51 Radionuklidventrikulographie, -szintigraphie (RNV), 52 Radiospirometrie, 53 Radiosynovektomie, 54 Restharnbestimmung, 55 Rezeptorszintigraphie, 56 RHS-Szintigraphie, 57 Schilddrüsenszintigraphie, 58 Skelettszintigraphie, 59 Speicheldrüsenszintigraphie, 60 Thrombozytokinetik, 61 Thromboseszintigraphie, 62 Tränenwegszintigraphie, 63 Tumorszintigraphie, 64 Vitamin-B_{12}-Resorptionsteste, 65 Zisterno-, Myeloszintigraphie

während die Muttersubstanz am Adsorbens festgehalten wird. Das Eluat wird steril gewonnen u. steht sofort zur Markierung von Pharmaka bzw. Blutzellen bereit. Nach Elution des Tochternuklids klingt dieses erneut an, bis es ein Gleichgewicht mit der Mutteraktivität, d. h. ein Maximum, erreicht hat. Danach fällt die Aktivität beider mit der physikalischen ↑Halbwertszeit des Mutterradionuklids ab. Tab.

Radionuklidphlebographie ↑Thromboseszintigraphie.

Radionuklidtherapie: nuklearmed. Behandlungsverfahren mit offenen Radionukliden bzw. ↑Radiopharmaka, die nach a) oraler o. intravenöser Applikation auf dem Stoffwechselweg an das Zielorgan gelangen (z. B. ^{131}I in die Schildrüsenzellen, ^{131}I-MIBG in Gewebe neuroendokrinen Tumoren, ^{90}Y o. ^{89}Sr in Skelettmetastasen zur palliativen Schmerzbestrahlung) o. Zellrezeptoren erreichen (Radioimmuntherapie mit ^{131}I-markierten monoklonalen Antikörpern), b) auf dem Lymphweg (^{131}I-Lipoidol, ^{32}P-trioctylphosphat) zur endolymphatischen ↑Therapie, c) in Körperhöhlen intrakavitär injiziert o. infundiert werden, als ^{32}P-, ^{198}Au-, ^{90}Y-Kolloide Gewebeoberflächen benetzen (z. B. bei Pleura- u. Peritonealkarzinose, bei intrazerebralen Zysten) o. zur ↑Radiosynovektomie kleiner Gelenke (^{169}Er-Kolloid) o. großer Gelenke (^{90}Y-, ^{165}Dy-, ^{186}Re-, ^{153}Sa-Kolloid) dienen. Damit wird eine hohe Herddosis in das Zielorgan unter Schonung des umgebenden gesunden Gewebes erzielt. Wirksam ist die Betastrahlung, die mit einer Reichweite in Abhängigkeit ihrer Beta-

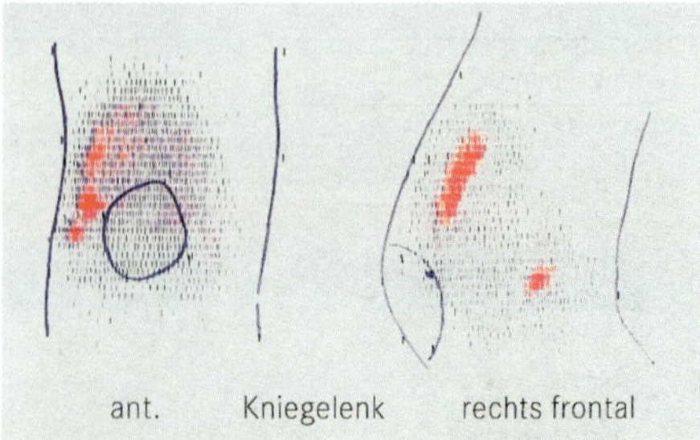

7

Radionuklidtherapie. Radiosynovektomie des Kniegelenks mit ^{90}Yb-DTPA bei rezidivierender Ergußbildung einer Rheumatoidarthritis, Aufnahme von vorn u. seitlich mit guter Aktivitätsverteilung im Gelenkinnenraum

energie von nur wenigen Millimetern in der Zelle vollständig absorbiert wird. Die dabei ausgelöste Ionisation führt in Abhängigkeit von der Dosishöhe u. Retentionsdauer zu Zellschädigung o. -zerstörung. Abb.

Radioosteonekrose: Osteoradionekrose; Knochengewebetod nach Bestrahlung mit ionisierenden Strahlen. Vorkommen bes. am Schenkelhals nach Unterleibsbestrahlungen. Gefahr der Schenkelhalsfraktur, die relativ gute Heilungstendenz aufweist.

radiopak ⟨*gr*⟩: für Röntgenstrahlen undurchlässig, d. h. auf dem Röntgenbild schattengebend. Meist enthalten Katheter einen r. Anteil, um eine Lagebestimmung im Menschen vornehmen zu können.

Radiopapierchromatographie: Analyseverfahren zur Trennung radioaktiv markierter chem. Substanzen (meist Protein- o. Polysaccharidhydrolysat) aufgrund unterschiedl. Wanderungsgeschwindigkeit auf einem mit einem Lauf- o. Fließmittel getränkten Papierstreifen.

Radiopharmaka: Nuklearpharmaka; mit einem ↑Radionuklid markierte chem. Verbindung, die überwiegend zu diagn. Untersuchungen, aber auch zu ther. Anwendung in der Nuklearmed. eingesetzt wird (↑Technetium). Beschreibung durch das Symbol des Radionuklids u. die Bez. des Arzneimittels, z. B. ^{131}I-Hippurat. Die physikal. Eigenschaften (Art der Strahlung, Energie u. Halbwertszeit) werden vom Radionuklid bestimmt, während die biol. Eigenschaften (Kinetik, Anreicherungsmodus u. -intensität in den einzelnen Organen) von der chem. Struktur des Pharmakons abhängen. Zur Diagnostik werden Gammastrahlen emittierende Radionuklide eingesetzt. Die Gammastrahlen penetrieren die Gewebe u. können außerhalb des Körpers mit ↑Szintillationsdetektor, ↑Geiger-Müller-Zählrohr u. a. gemessen werden. Betastrahlung penetriert das Gewebe in Abhängigkeit von der Energie nur wenige Millimeter u. wird im Gewebe absorbiert (radioaktiver ↑Zerfall), Anwendung zur Radionuklidtherapie (z. B. ↑Radioiodtherapie, endolymphatische ↑Therapie). Die Energie der Gammastrahler kann nur im Bereich von ca. 100–400 keV von kernphysikal. Meßgeräten (↑Szintillationsdetektor, ↑Gammakamera) ausreichend kollimiert u. registriert werden; günstigster Energiebereich 100–200 keV (↑Technetium). Die physikalische ↑Halbwertszeit liegt im Bereich von Minuten bis Tagen; zur Reduktion der radioaktiven ↑Strahlenexposition werden für die Diagnostik möglichst kurzlebige Strahler (physikal. Halbwertszeit im Bereich von Minuten) angestrebt (↑Zyklotron; Radionuklidgenerator), von denen hohe Aktivitäten appliziert werden können: Damit werden eine hohe Photonenausbeute (↑Photon) u. optimale ↑Meßstatistik erreicht. Das Arzneimittelgesetz fordert die Einhaltung der Qualitätskriterien für R.: 1. eine hohe chem. Reinheit (= prozentualer Gewichtsanteil der Verbindung am Gew. des Gesamtpräparates); 2. eine hohe radiochem. Reinheit (= Aktivitätsanteil des Radionuklids, das sich in der deklarierten Form u. Molekülposition befindet); 3. eine hohe Radionuklidreinheit, d. h. Fehlen o. nur geringste Beimengungen anderer Radionuklide des gleichen Elements (↑Isotop) o. anderer Elemente. Die Höhe der Radionuklidverunreinigung ist abhängig vom Herstellungsprozeß des Radionuklids im ↑Kernreaktor o. ↑Zyklotron u. von der Art der angewandten chem. Trennverfahren; 4. Sterilität u. Pyrogenfreiheit; 5. hohe In-vivo- u. In-vitro-Stabilität: Widerstandsfähigkeit des R. gegen Molekülbruch während der Lagerung in vitro (z. B. durch ↑Autoradiolyse, durch Mikroorganismen, durch Licht- u. Temperatureinfluß u. a.) bzw. gegen die Einwirkung von Körpertemperatur, verändertem pH-Wert, Enzymen u. a. in vivo. Bei teilweiser Abspaltung des Radionuklids vom R. unterliegen Strahler u. intakte Verbindungen unterschiedl. Kinetik u. können die Untersuchungsergebnisse verfälschen.

Radiopharmakokinetik: Verteilung eines ↑Radiopharmakons im Organismus in Abhängigkeit von der chem. Struktur der Verbindung. Exp. R. ist Grundlage der Entwicklung neuer ↑Radiopharmaka, um Verbindungen mit optimaler zeitl. u. räuml. Verteilung bezügl. der angestrebten Organaffinität zu finden.

Radiopharmakologie: Wissenschaftszweig, der sich mit den biol. Eigenschaften von ↑Radiopharmaka u. mit ihrer Verteilung im Organismus (↑Radiopharmakokinetik) in Abhängigkeit von der chem. Struktur der Verbindung, der Protein- u. Rezeptorbindung u. a. befaßt.

Radioprotektor ↑Strahlenprotektoren.

Radioreagenzanalyse: Radioassay; ↑In-vitro-Test nach dem Prinzip der ↑Sättigungsanalyse. Als Bindungspartner dient anstelle des Antikörpers im ↑Radioimmunoassay ein Transportprotein. Prinzip: Die Analysensubstanz A wird durch Umsetzung mit einer markierten Substanz B^+ bestimmt, wobei die Konzentration B^+ bekannt sein muß. Nach der Inkubation erfolgt die Messung von B^+A; aus dem Vergleich mit B^+ läßt sich die Konzentration von A ohne Eichkurve berechnen:

$$B^+ + A = B^+A + A$$

Anwendung: Bestimmung der Triiodthyronin-Bindungskapazität (TBC-Test) u. der latenten Eisenbindungskapazität (LEBK), ↑Vitamin-B_{12}-Resorptionstest u. a. ↑Triiodthyronin.

Radiorezeptorassay: Bestimmungsmethode für spezif. Proteohormone o. andere zu analysierende Substanzen, bei der durch Anwendung der Prinzipien von biol. Verdünnungsmethoden (radioimmunolog. Bestimmungen) die Rezeptor-Hormon-Bindungsfähigkeit gemessen wird, wobei als spezif. Bindungsagens in lösl. Form vorliegende Rezeptoren reagieren. Die dem Serum im Unterschuß zugeführten Rezeptoren werden mit dem radioaktiven Träger, der im Überschuß vorliegt, inkubiert. Je höher die Konzentration der zu bestimmenden Substanz, desto geringer die Zahl gebundener Tracermoleküle.

Radiospirometrie: funktionsdiagnost. Untersuchung mit markierten Edelgasen (↑Radiopharmaka) i. R. der ↑Lungenszintigraphie. Im Ggs. zur ↑Bronchospirometrie ist eine Funktionsdiagnostik über einzelnen Lungenteilbereichen, deren Korrelation zueinander u. der Vergleich von Ventilation u. Perfusion (Lungenperfusionsszintigraphie) mögl.

Radiosynovektomie: Radiosynoviorthese; intraartikuläre Instillation von Betastrahlern wie ^{198}Au-Makrokolloid (Teilchengröße 20–40μm), ^{32}P-Chromphosphat, ^{90}Y-Silikat bzw. -Eisenhydroxid-Kolloid, ^{165}Dy-Makroaggregate, ^{186}Re-Etidronat, ^{153}Sm-EDTMP, ^{169}Er-Zitrat, ^{186}Re-Sulfid-Kolloid. Ruhigstellung des Gelenks über 3 Tage, um einen lymphogenen Abtransport des Radiopharmakons zu vermeiden. Keine lokalen Nebenwirkungen, z. B. Narbenbildung, Kontraktur wie bei der chir. ↑Synovialektomie. Anschließend szintigraph. Verteilungsuntersuchung in 2 Ebenen (↑Gelenkszintigraphie). Die ↑Radiopharmaka ziehen sich wie ein Film über die Synovialmembran u. erzeugen eine Betastrahlung (radioaktiver ↑Zerfall), deren Reichweite im Gewebe von der Energie der eingesetzten Strahler abhängig ist. Ziel ist die funktionelle Ausschaltung bzw. Fibrosierung der erkrankten u. zu Erguß führenden Synovialmembran unter Schonung des Knorpels. Ind.: rezidivierende Gelenkergüsse, chron. entzündl. Gelenkerkrankungen. Behandlungserfolg in Abhängigkeit vom Erkrankungsstadium ca. 75 %. Anwendung aus Gründen der Strahlenbelastung erst nach dem 40. Lj.

Radiotelemetrie: drahtlose Übertragung von aus physiol. Prozessen stammenden Meßwerten über Entfernungen von wenigen Metern bis zu vielen Kilometern wie in der Astronautik. Der am Meßobjekt (Mensch, Tier) fixierte Miniatursender strahlt elektromagnet. Wellen im HF- u. UHF-Bereich aus, bei einigen Verfahren auch im Infrarotbereich. Diesen Trägern sind die zu sendenden biol. Prozesse, in elektr. Größen umgewandelt, aufmoduliert, wobei man sich wegen der größeren Störungsfreiheit u. Übertragungssicherheit meist der Frequenzmodulation bedient.

Radiotelestimulation: Fernreizung mittels elektromagnet. Wellen. Diese drahtlose Reizung von Geweben des Körpers über eingeheilte Elektroden steuert einen am Körper befestigten elektr. Stimulator an. In der Verhaltensphysiologie zur Fernreizung von Hirnstrukturen angewendet. Programmierte Reizungen von Muskelgruppen der unteren Extremitäten von Querschnittsgelähmten haben zu Geh- u. Steherfolgen geführt (funktionelle ↑Nervenstimulation).

Radiozirkulographie: Untersuchung der Durchblutung von Extremitäten u. Organen mit radioaktiven Substanzen (^{51}Cr-markierte Erythrozyten, ^{131}I-markiertes Blutplasma [HSA]). Aus der Messung der zeitabhängigen Radioaktivität im untersuchten Bereich sind die Größe der Durchblutung u. die Strömungsgeschwindigkeit des Blutes abschätzbar. Prakt. Bedeutung hat die Bestimmung von Kreislaufzeiten der Hirndurchblutung mit der Möglichkeit des Vergleichs der beiden Hemisphären u. der Lungendurchblutung gewonnen. ↑Lungenszintigraphie, ↑Radiokardiographie.

Radiozisternographie: szintigraph. Darstellung der Zisternen nach lumbaler Gabe von ^{111}In-DTPA o. ^{169}Yb-DTPA. Nach 2 h werden die basalen Zisternen, nach 6 h der supratentorielle Subarachnoidalraum dargestellt. Die Ventrikel bleiben im Normalfall ausgespart. ↑Liquorraumszintigraphie.

Radium: chem. Symbol Ra; Ordnungszahl 88, relative Atommasse 226. ↑Erdalkalimetalle. R. ist ein Produkt des radioaktiven Uranzerfalls u. geht selbst mit Emission von Alphastrahlen in Radon über.

Radiumemanation ↑Radon.

Radiumstar ↑Strahlenkatarakt.

Radiumtherapie: früher gebräuchl. Strahlentherapie mit der Gammastrahlung des Radiums. Bei der R. wurden Radiumpräparate in Trägern zusammengepackt u. mit diesen an das Zielvolumen gebracht. Eine weitere Technik war die Radiumspickung, die direkte Applikation von Radiumnadeln im zu bestrahlenden Tumor. Anstelle der R. werden heute bei der interstitiellen u. der intrakavitären ↑Strahlentherapie andere Radionuklide, z. B. ^{137}CS, ^{60}Co, ^{192}Ir, eingesetzt.

Radius ⟨*lat*⟩ *m*: Strahl, Speiche; auf der Daumenseite gelegener Unterarmknochen.

Radius cortans: angeborene Fehlform der Speiche mit dorsolateraler Krümmung. Bestandteil der ↑Madelung-Deformität, des ↑Marfan-Madelung-Syndroms u. des Pfaundler-Hurler-Syndroms (↑Mukopolysaccharidose).

Radiusdefekte: angeborene Reduktionsfehlbildungen der Speiche. Häufiger als Ulnadefekte. Radiusaplasie: totale Form (vollständiges Fehlen, meist einseitig) o. partielle Form (meist Fehlen des distalen Abschnitts u. doppelseitig). Verkürzung des Arms, Handfehlstellung (↑Klumphand, angeborene) bei fehlendem o. reduziertem Daumenstrahl. Tritt in Kombination mit Oligodaktylien u. Herzfehlern (↑Holt-Oram-Syndrom), mit kongenitaler hypoplast. Thrombozytopenie, Minderwuchs u. Mikrozephalie u. bei der ↑Volkmann-Sprunggelenkdeformität auf. Radiushypoplasie: Verkürzung u. Verschmälerung bei erhaltener Form. Begleitfehlbildungen: Turmschädel, radioulnare Synostose, Verkürzung der Ulna, Augen- u. Ohrfehlbildungen. Abb.

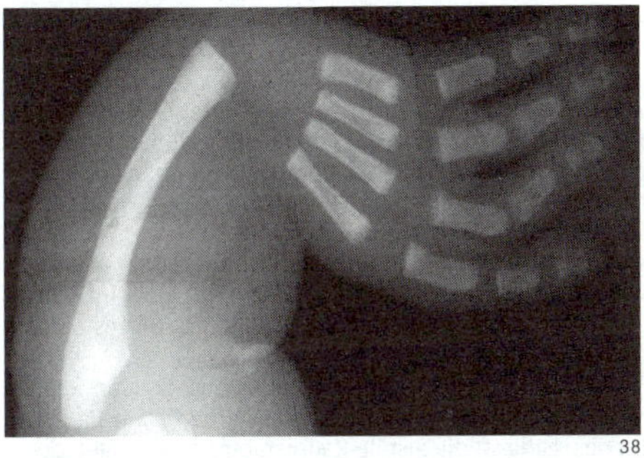

38

Radiusdefekte. Radius- und Daumenaplasie

Radiusfraktur, typische: Fractura radii loco typico; distaler handgelenksnaher Speichenbruch, oft mit Gelenkbeteiligung, Abriß des Processus styloideus ulnae, Sprengung der Articulatio radioulnaris distalis. Durch Sturz auf die dorsalflektierte Hand entsteht die Extensionsfraktur (Colles-Fraktur), oft mit Dislokation des peripheren Fragments nach dorsal (Bajonettstellung der Hand). Seltener ist die Flexionsfraktur (Smith-Fraktur). Ther. bei stabilen Frakturen konservativ: nach Reposition durch Längszug Ruhigstellung in einer Gipslonguette für 6–8 Wochen. Instabile Frakturen werden durch perkutane Kirschner-Drahtspickung bzw. Plattenosteosynthese stabilisiert. Abb. S. 1686.

R

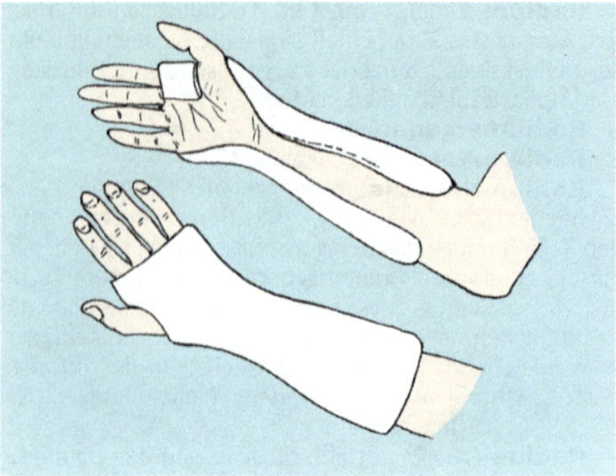

Typische Radiusfraktur.
Gipslonguette zur Ruhigstellung

Radiusköpfchenfraktur: Speichenbruch im Bereich des proximalen Speichenköpfchens; entsteht durch indirekte, axiale Gewalteinwirkung (Stauchung). Vielgestaltige Bruchformen: Meißelfraktur (Längs- u. Schrägbruch), Querfraktur des Halses, Trümmerbruch. Osteosynthese bei nicht reponierbaren Frakturen, bes. im Kindesalter. Trümmer- u. Impressionsfrakturen des Erwachsenen werden durch Resektion des Köpfchens behandelt.

Radiusköpfchenluxation: Verrenkung durch Herausschlüpfen des Radiusköpfchens aus dem Ligamentum anulare. ↑Monteggia-Fraktur, ↑Radiusköpfchensubluxation.

Radiusköpfchensubluxation: Subluxatio radii peranularis, Pronatio dolorosa infantum, Pseudoparese des Arms, Chassaignac-Lähmung, Pronation douloureuse; häufige, aber weithin unbekannte typ. Verletzung des Kleinkindalters. Ursache: partielles Herausschlüpfen des Radiusköpfchens aus dem Ligamentum anulare durch ruckartiges Hochreißen des gestreckten Arms. Charakterist. ist der gestreckt herabhängende, pronierte u. schmerzhafte Arm. Reposition durch Pro-/Supinationsbewegungen des Unterarms u. Daumendruck auf das Radiusköpfchen (ohne Anästhesie).

Radiusperiostreflex: *Abk* RPR; Beugebewegung des Unterarms, die durch Beklopfen des Processus styloideus des Radius in leichter Beugestellung des Unterarms über Kontraktion der Mm. brachioradialis, biceps brachii u. brachialis ausgelöst wird.

Radiustest: Röntgenaufnahme des distalen Radius im dorsovolaren Strahlengang bei Verdacht auf Rachitis. Im pos. Falle ist die distale Radiusmetaphyse aufgelockert u. erscheint ausgefranst, die Epiphysenfuge verbreitert.

Radix ⟨*lat*⟩ *f*: **1.** ***Anat.:*** Wurzel, Ursprung. **2.** ***Pharmak.:*** Wurzeldroge.

Radix anterior: Vorderwurzel; vordere, motor. Wurzel des N. spinalis; ↑Medulla spinalis.

Radix dentis ↑Zahnwurzel. ↑Zahnform.

Radix linguae: Zungenwurzel. Hinterer Abschnitt der Zunge am Übergang zur Epiglottis.

Radix mesenterii: Ursprung des ↑Mesenteriums an der dorsalen Bauchwand, verläuft vom 2. Lendenwirbel li. schräg nach unten re. bis in die Fossa iliaca dextra.

Radix posterior: Hinterwurzel; hintere, sensible Wurzel des N. spinalis. ↑Medulla spinalis.

Radix relicta: zurückgelassene Wurzel; im Kieferknochen verbliebener apikaler Wurzelteil infolge Fraktur bei der ↑Extraktion. Bei zum Zeitpunkt der Extraktion noch vitaler Pulpa problemlos, bei ↑Gangrän Entwicklung einer ↑Parodontitis apicalis mögl.

Radon: Radiumemanation, chem. Symbol Rn; Ordnungszahl 86, relative Atommasse 222. Radioaktives Edelgas, reiner Alphastrahler, Isotop der Uranzerfallsreihe mit einer Halbwertszeit von 3,82 Tagen.

Raeder-Syndrom: symptomat. Neuralgie des ersten Trigeminusastes in Verbindung mit Hornersyndrom. Zusätzl. können Augenmuskellähmungen auftreten. Bes. bei Prozessen in der mittleren Schädelgrube.

Raffinose: nichtreduzierendes, von Hefen vergärbares Trisaccharid aus Galaktose, Glukose u. Fruktose. R. ist in höheren Pflanzen verbreitet. Zuckerrüben sind bes. reich an R.

Ragozyt ↑Rhagozyten.

Rahmenkonstruktion: Bauprinzip von glatten Knochen, z. B. Scapula u. Os coxae. So bilden an der Scapula die verdickten Ränder einen äußeren Rahmen, der durch die schräg über die Hinterfläche verlaufende Spina scapulae verstrebt wird.

Rahmenwirbel: Rahmenstruktur der Wirbel. Verdichtung der Spongiosa im Bereich der Wirbelkörperrandpartien u. Schwund der Spongiosabälkchen im Zentrum des Wirbelkörpers. Typ. Befund bei der ↑Osteodystrophia deformans Paget.

RAI: *Abk* für engl. Resident Assessment Instrument; Instrument zur systemat. Datenerhebung u. Einschätzung der ↑Pflegebedürftigkeit von Langzeitpflegepatienten u. -bewohnern. Mit Hilfe des RAI kann ein Mindestdatenbestand (Minimum Data Set) erhoben werden, der ein umfassendes Bild eines geriatr. Pat. vermittelt u. als Basis für den weiteren ↑Pflegeprozeß dient.

Raji-Zell-Technik: Methode zum Nachweis zirkulierender Immunkomplexe im Serum. Prinzip besteht in der Fixierung komplementbindender, lösl. Immunkomplexe durch permanent wachsende, menschl. lymphoblastoide Zellen, die sog. Raji-Zellen, über Komplementrezeptoren auf der Zellmembran. Nach Inkubation mit radioaktiv markiertem Anti-Human-IgG wird die Radioaktivität der Zellen ermittelt. Die gemessene Impulsrate wird mit einer Standardkurve von hitzeaggregiertem Immunglobulin G verglichen.

Ramapithecinae ↑Anthropogenese.

Ramaria allida: blasse Koralle, giftiger Pilz mit lokaler Reizwirkung im Magen-Darm-Trakt.

Ramazzini, Bernardino (1633–1714), ital. Arzt, Prof. in Modena u. Padua, Begründer der modernen Arbeitsmedizin. R. gab 1700 in seinem Werk „De morbis artificum diatriba" („Von denen Krankheiten der Kuenstler u. Handwerker", Leipzig 1705 u. 1713) die erste zusammenhängende Darstellung zahlreicher, damals bekannter berufsbedingter Gesundheitsschädigungen.

Rami ⟨*lat*⟩ *m Pl*: *Sg* Ramus; Abk Rr, Äste, Zweige.

Rami communicantes: Verbindungsäste, z. B. zwischen versch. Nerven.

Rami communicantes albi: weiße Verbindungsäste, die das Zentrum des Sympathikus im Rückenmark (Nucleus intermediolateralis von C_8–L_3) über die Vorderwurzeln mit den Grenzstrangganglien verbinden. Sie bestehen aus markscheidenhaltigen, daher weißen, präganglionären Nervenfasern u. kommen im Bereich der Segmente C_8–L_3 vor.

Rami communicantes grisei: graue Verbindungsäste, die vom Grenzstrang des Sympathikus zu den

Spinalnerven ziehen. Sie führen vorwiegend marklose, daher graue, postganglionäre Nervenfasern.

Ramifikation ⟨*lat*⟩ *f*: Ramificatio, Aufzweigung; in der Zahnmed. verwendet für die in der Funktionsperiode des Zahns sich ausbildende Aufgliederung des ursprüngl. weit offenen Foramen apicis dentis (Foramen apicale) in ein dreidimensionales Delta.

Rami ganglionici: Rami ganglionares; sensible Zweige des N. maxillaris zum ↑Ganglion pterygopalatinum, das sie ohne Umschaltung passieren.

Ramipril: ein ↑ACE-Hemmer.

Ramon y Cajal, Santiago (1852–1934), span. Histol. u. Anat., Barcelona, Madrid. 1906 Nobelpreis für Med./Physiol. (mit C. Golgi) „in Anerkennung ihrer Arbeiten über die Struktur des Nervensystems".

Ramstedt, Conrad (1867–1963), Chir., Münster.

Ramus ⟨*lat*⟩ *m*: *Pl* Rami. Ast, Zweig.

Ramus mandibulae: Unterkieferast; aufsteigender, hinterer Teil des Unterkieferknochens.

Rana ⟨*lat*⟩ *f*: Frosch.

Randfurchenkeratitis: Vorläufer der Randektasie der Hornhaut.

Randkaries: Auftreten von Zahnkaries an Füllungsrändern, sek. Randkaries. ↑Karies, ↑Restauration.

Randkeratitis, oberflächliche: Keratitis superficialis marginalis Fuchs; subakut verlaufende, ulzerierende Keratitis ungeklärter Ursache bei älteren Menschen, die mit besserer Progn. als das Ulcus Mooren (↑Ulcus corneae) in Vernarbung durch ↑Pterygium conjunctivae übergeht u. nie die Hornhautmitte erreicht.

Randleisten: Epiphysen des Wirbelkörpers, die diesen im Bereich der Grund- u. Deckplatte hufeisenförmig von ventral her begrenzen.

Randleistenstörung: Bei der ↑Scheuermann-Krankheit wird die Wachstumsfuge der Randleiste durch eindringendes Bandscheibengewebe gestört, was zu Wachstumsstörungen der Wirbel, vorwiegend Keilform, führt: jugendl. Rundrücken.

Random coil ⟨*engl*⟩ *n*: statist. Knäuel; ungeordnete ↑Konformationen der Polypeptidkette nach vollständiger ↑Denaturierung von Proteinen.

Randomisierung ⟨*engl*⟩ *f*: Zufallszuteilung; zufällige Zuordnung der Beobachtungseinheiten (Pat.) in die Behandlungsgruppen u. die ↑Kontrollgruppe.

Randphlyktäne ↑Phlyktäne.

Randschlingennetz: das den Hornhautrand umgebende Gefäßnetz. Oberflächl. R. aus episkleralen, tiefes aus skleralen Aufzweigungen. Keine konjunktivalen Gefäße. Ernährt durch Diffusion die limbusnahe Hornhaut. Spielt wesentl. Rolle bei Hornhautranderkrankungen. Seine Zerstörung, z. B. bei Verätzungen, führt zu Limbusnekrosen u. Ringabszessen.

Randsinus: **1.** Sinus subcapsularis; Lymphsinus unter der Kapsel des ↑Lymphknotens. **2.** Randzone der ↑Plazenta mit sinusartig erweiterten Venen. Abb.

Randstrahlen: Lichtstrahlen, die zu den Randbezirken einer opt. Trennungsfläche ziehen. Sie weichen infolge der sphär. Aberration nach der Brechung vom Verlauf der Zentralstrahlen ab. Beim Auge blendet die Iris die R. aus, v. a. bei hoher Tageshelligkeit u. daher enger Pupille; die Güte der Objektabbildungen auf der Netzhaut erhöht sich.

Randulkus, korneales: katarrhal. Randinfiltrate, katarrhal. Randgeschwüre; heterogene Gruppe randständiger Infiltrate u. Geschwüre der Hornhaut durch Bakterientoxine bei Konjunktivitis u. Blepharokonjunktivitis.

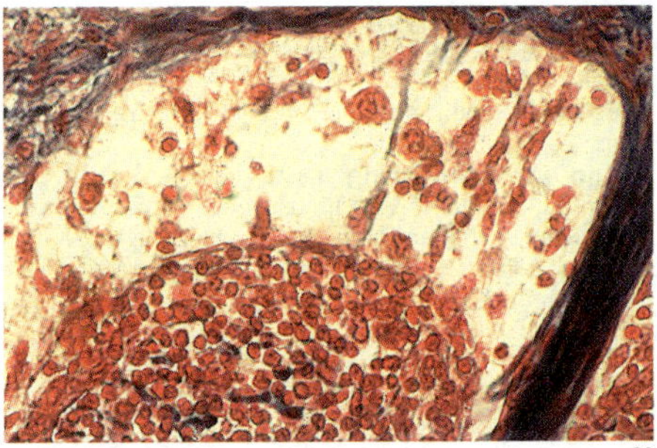

30

Randsinus. Histologischer Schnitt durch einen Lymphknoten, Azanfärbung; zwischen Kapsel (oben) u. Kortex (viele Lymphozyten) der R. mit Retikulumzellen als Wandung

Randwulst: Randzacken; pathol.-anat. wie röntg. Sympt. einer ↑Arthrose sowie einer ↑Spondylosis deformans. Verknöcherung des Knorpels u. Wucherung des Knochens unter Ausbildung z. T. erhebl. u. überhängender R. u. Randzacken.

Randzone: Lissauer-R., Zona terminalis. Feld weißer Substanz an der Peripherie des Rückenmarks in der Verlängerung jedes Hinterhorns, enthält Nervenfasern, die zum Eigenapparat des Rückenmarks gehören.

Rangordnung, soziale: eine im Verlaufe des Gruppenprozessen sich entwickelnde Gruppenstruktur, die die ↑Kommunikation der Mitglieder entscheidend beeinflußt. Durch die s. R. werden der soziale Einfluß u. der jeweilige Verhaltensspielraum festgelegt. Für die einzelnen Anforderungsbereiche (z. B. Sympathie, Leistung u. a.) bilden sich gleiche o. unterschiedl. s. R. der Gruppenmitglieder heraus.

Ranitidin: ↑Antihistaminikum, H_2-Blocker.

Rank, Otto (1884–1939), erster nichtärztl. Psychoanalytiker. Von seinen wissenschaftl. Produktionen ist seine Hypothese vom Geburtstrauma am bekanntesten u. folgenreichsten geworden.

Ranke, Karl Ernst (1870–1926), dt. Int. u. Philosoph, München.

Rankenangiom ⟨*gr*⟩ *n*: Rankenaneurysma, Angioma cirsoides; unterschiedl. lokalisierte unter der Haut gelegene, pulsierende art. Gefäßtumoren.

Ranke-Tuberkulosestadien (nach Karl E. R.): von Ranke 1917 aufgestelltes Schema des Tuberkuloseablaufs im menschl. Organismus. 1. Primärinfektion, 2. hämatogene Generalisation, 3. isolierte Organtuberkulose; unter Berücksichtigung moderner immun. u. ther. Erkenntnisse noch anwendbar.

Rank-Stufen (nach Otto R.): Beschreibung des Grades der HLA-Verträglichkeit bei der ↑Spender-Empfänger-Auswahl durch zahlenmäßigen Vergleich der HLA-Identitäten u. ↑Inkompatibilitäten. ↑Nettohistokompatibilitätsrate, ↑HLA-System.

Ranula ⟨*lat*⟩ *f*: zyst. Bildung, dem Kehlsack des Frosches ähnelnd.

Ranula pancreatica: rosenkranzartige Retentionszysten des Pankreas, die durch Verschluß o. Einengung des ↑Ductus pancreaticus o. einzelner Abschnitte entstehen.

R

Ranula suprahyoidea: über dem Zungenbein am Mundboden gelegene Retentionszyste der Glandula sublingualis.

Ranvier, Louis Antoine (1835–1922), frz. Histol., Paris.

Ranvier-Schnürring (nach Louis A. R.): Nodus neurofibrae; zirkuläre Einschnürung der Markscheide in markreichen ↑Nervenfasern, die 1. Querzellgrenze der Schwann-Zellen, 2. Ort der saltatorischen ↑Erregungsleitung darstellt. Abb.

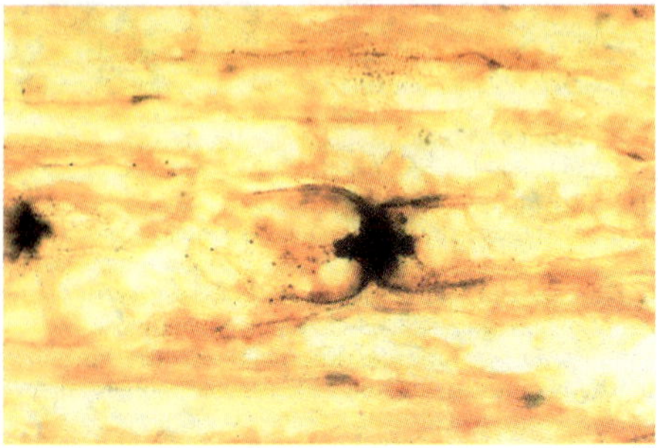

30

Ranvier-Schnürringe. Histologischer Schnitt durch einen Nerv, Silberimprägnation nach Cajal; im Bereich des R. tritt bei dieser Technik das sog. Ranvier-Kreuz auf.

Ranzigkeit: bei Aufbewahrung von Fetten u. fetthaltigen Lebensmitteln organolept. in Erscheinung tretendes Verderben. Der Verderb kann mikrobiol., physikal. u. chem. Ursachen haben. Je nach Art der auftretenden Abbauprodukte unterscheidet man: Sauersein (Abspaltung freier Fettsäuren aus den Glyzeriden), Aldehydigkeit (Bildung von freien bzw. präformierten Aldehyden), Ketonigkeit (Bildung von Methylketonen; Parfümranzigkeit) usw. Ranzige Fette enthalten stark gesundheitsschädl. Substanzen. ↑Autoxidation. ↑Fettverderb.

Raoult-Gesetz: Gesetzmäßigkeit der Dampfdruckerniedrigung eines Lösungsmittels durch einen darin gelösten Stoff. Die relative Dampfdruckerniedrigung ist gleich dem Molenbruch des gelösten Stoffs u. unabhängig von der Temperatur u. der Natur des gelösten Stoffs.

Rapamycin: Makrolid-Antibiotikum; eingesetzt zur Immunsuppression u. als Fungistatikum.

Raphe, ⟨*gr*⟩ *f*: Rhaphe, Naht.

Raphekerne: in der Brücke lokalisierte Gruppe von Kernen, die serotoninerge ↑Neurone enthalten u. von denen serotoninerge ↑Fasersysteme ausgehen.

Raphemedianebene: *Abk* RME; Mediansagittalebene, sagittale Schädelmittenebene entlang dem Verlauf der Raphe palati.

Raphe palati: mediane leistenartige Erhebung der Schleimhaut des harten Gaumens, die vorn in die Papilla incisiva ausmündet.

Raphe pharyngis: Sehnenstreifen in der Mitte der Hinterwand des Schlundes, an welchem die Mm. constrictores pharyngis ansetzen.

Raphe scroti: Hautstreifen in der Mitte des Hodensacks, welcher die embryonale Entstehung desselben aus 2 paarigen Skrotalwülsten erkennen läßt.

Rapidly progressive periodontitis: *Abk* RPP; schnell fortschreitende u. therapieresistente ↑Parodontitis marginalis, ↑Parodontologie.

Rapoport, Samuel Mitja (geb. 1912), Biochem., Berlin. Grundlegende Beiträge zur Biochem des Blutes, Entdecker des nach ihm benannten ↑Phosphoglyceratzyklus.

Rapoport-Clearance (nach Samuel M. R.): semiquantitative, seitengetrennte Nierenfunktionsprobe als Hinweis auf eine einseitige Nierenarterienstenose. Modifizierter ↑Howard-Test. Bei seitengetrennt entnommenem Harnleiterurin ändert sich der Quotient aus Urinnatriumkonzentration u. Urinkreatininkonzentration auf der minderdurchbluteten Seite, so daß er um mind. 75 % kleiner ist als auf der gesunden Seite.

Rapoport-Zyklus (nach Samuel M. R.) ↑Phosphoglyceratzyklus.

Rapport ⟨*frz*⟩ *m*: Begriff aus der Hypnotherapie zur Charakterisierung der Beziehung zwischen Ther. u. Pat. Für einen guten R. beobachtet der Ther. die verbalen u. nonverbalen Reaktionen des Pat. Indem er diese Wahrnehmungen beschreibt u. seine Wertschätzung äußert, fühlt sich der Pat. angenommen. ↑Hypnotherapie.

Rapport, affektiver: emotionale Kontaktaufnahme.

Rapsöl: Rübenöl, Rüböl; aus den Samen versch. Kohlarten (Brassiaceae) gewonnenes Öl. Raps gehört zu den wichtigsten europ. Ölsaaten. Rapssamen enthalten tox. ↑Glukosinolate, die nicht in das Öl übertreten u. deren Spaltprodukte (Goitrin) entfernt werden. Bis vor wenigen Jahren enthielt R. aus sog. traditionellen Sorten bis 50 % u. mehr ↑Erucasäure. Neuzüchtungen (Einfachqualität: enthalten nur 5–7 % Erucasäure im Öl; Doppelqualität: erucasäure- u. glukosinolatarm) gewinnen an Bedeutung. R. findet als Speiseöl u. in gehärtetem Zustand Verwendung.

Raptus ⟨*lat*⟩ *m*: auf einer psych. Störung beruhende, plötzl. Gewalttätigkeit gegen andere o. sich selbst.

Raptus melancholicus: plötzl., schwerer Erregungszustand eines gehemmt-depressiven Pat. Suizidgefahr.

Rareficatio ⟨*lat*⟩ *f*: Reduktion von Gewebebestandteilen innerhalb einer Struktur durch Abbau u. Resorption, z. B. Knochenbälkchen bei Osteoporose.

ras: Onkogen, das für ein ↑GTP-Bindungsprotein codiert, verursacht Lungen- u. Dickdarmtumoren.

Rasanztrauma: Einwirkung hoher kinet. Energien auf den menschl. Körper durch eine Kombination von Translations-, Akzelarations- u. Dezelerationskräften. Hohe Verletzungsgefahr. Bes. bei Verkehrsunfällen u. Sturz aus größerer Höhe. ↑Polytrauma.

Rash ⟨*engl*⟩: flüchtiges, scharlachähnl. Initialexanthem, das (selten) bei ↑Windpocken auftritt u. als hochkontagiöses Frühsymptom gilt.

Raspatorium ⟨*lat*⟩ *n*: Schabegerät zum Ablösen von Periost o. festhaftenden Weichteilen vom Knochen.

Rasselgeräusche: *Abk* RG, Rhonchi; auszukultierende Nebengeräusche über den Lungen, bei denen trockene u. feuchte unterschieden werden: Trockene RG: Rhonchi sonori et sibilantes, Schnurren, Brummen, Giemen, Pfeifen; feuchte RG: differenziert werden fein-, mittel- u. grobblasige (je nach Vorkommen in Bronchiolen, Bronchien o. Kavernen) sowie klingende (ohrnahe) in infiltrierten Lungenabschnitten, d. h. zusammen mit Bronchialatmen, u. nichtklingende (ohrferne) in lufthaltigen Bezirken (Bronchopneumonie, evtl. Bronchitis).

Rassen: in der Biol. versteht man unter R. taxonom. Einheiten innerhalb von Arten (Spezies), die sich durch eine unterschiedl. Häufigkeit von Genen o. Genkomplexen unterscheiden, aber fruchtbar miteinander kreuzen können. Menschl. R. wurden bisher v. a. mit Hilfe äußerl. sichtbarer Merkmalskomplexe beschrieben, z. B. Hautfarbe zur Unterscheidung der drei großen Rassenkreise der Europiden (Kaukasier), Negriden u. Mongoliden, von denen evtl. noch Australiden u. afrikan., asiat. u. amerik. Pygmiden unterschieden werden. Die Einteilung in R. ist wissenschaftl. nicht haltbar.

RAST: *Abk* für ↑Radio-Allergo-Sorbent-Test.

Raster ↑Streustrahlenraster.

Rasteraufnahmetisch: Röntgenaufnahmegerät, dessen Patientenlagerungstisch unterhalb der Tischplatte eine in Längsrichtung verschiebbare Laufrasterlade enthält.

Rasterbestrahlung ↑Siebbestrahlung.

Rasterblenden: veraltete Bez. für ↑Streustrahlenraster.

Rasterelektronenmikroskop: *Abk* REM, SEM; spez. Elektronenmikroskop zur systemat. Abtastung eines Informationsträgers, mit dem es mögl. ist, dreidimensionale Abbildungen von Oberflächen bzw. ganzen Objekte mit hoher Tiefenschärfe bei 15- bis 50 000facher Vergrößerung u. einer Auflösung von 10–20 nm (Lichtmikroskop 200–200 nm, Durchstrahlungselektronenmikroskop 0,2–0,5 nm) zu erhalten. ↑Elektronenmikroskopie.

Rastermikroskop ↑Rasterelektronenmikroskop.

Rastermutation: durch Ausfall (↑Deletion) o. Einfügung (↑Insertion) eines o. mehrerer Nukleotide in einem Gen entstandene Mutation, so daß infolge neuer Triplettkombinationen (↑Codon) der Leserahmen u. damit der Informationsinhalt codierender Nukleinsäuresequenzen verändert werden, was sich in der Synthese meist defekter Proteine mit verändertem Aminosäuresequenzen äußert.

Rastertransmissionselektronenmikroskop: *Abk* TEM; Kombination beider Prinzipien der Elektronenmikroskope, durch die eine Durchstrahlung dicker Schichten mögl. ist.

Rasterverschiebung ↑Rastermutation, ↑Frameshift mutation.

Rat bite fever ⟨*engl*⟩ ↑Rattenbißfieber.

Rate, altersspezifische: Krankheiten weisen häufig eine altersspezif. Verteilung auf, somit sind rohe Raten zwischen versch. Populationen ohne Altersschichtung nicht vergleichbar. Die a. R. sind aussagefähig u. lassen sich in einer altersstandardisierten Rate (vergleichbar) zusammenfassen (↑Standardisierung). Trifft für Morbidität, Inzidenz, Mortalität, Letalität zu. Beispiel: Die altersspezif. Todesrate der 25- bis 35jährigen gibt die Anzahl der Todesfälle dieser Altersgruppe für die durchschnittl. Einwohnerzahl der untersuchten Altersgruppe eines best. Gebiets u. eines definierten Zeitraums an.

$$\text{Altersspezif. Todesrate} = \frac{\text{Anzahl der Todesfälle bei Einwohnern einer Altersgruppe in einem Areal u. in einem Jahr}}{\text{Durchschnitt der Zahl der Einwohner dieser Altersgruppe in diesem Areal u. diesem Jahr}}$$

Raten ⟨*lat*⟩ *f Pl*: Ziffern. Verhältnisausdruck zur Häufigkeit eines Ereignisses, der zwei voneinander versch. Massen aufeinander bezieht, die nicht Teilmasse ein- u. derselben Gesamtmasse sein dürfen, z. B. Sterbeziffer = Sterbefälle : Einwohner (↑Inzidenzrate, ↑Prävalenzrate). Die R.

$$\frac{\text{Ereignis}}{\text{Risikopopulation}} \text{ oder } \frac{\varkappa}{N}$$

wird durch den Zähler $\varkappa$ u. den Nenner N bestimmt. Der Zähler gibt die Zahl der Ereignisse an, die in der ↑Risikopopulation auftraten. Der Nenner umfaßt alle Personen, denen das Ereignis zustoßen könnte. Grundbedingungen der Anwendung der R. sind: 1. Der Zähler muß alle gemessenen Ereignisse umfassen, u. jedes dieser Ereignisse muß im Nenner enthalten sein. 2. Der Nenner muß exakt die Anzahl der Ereignisse umfassen, die hätten eintreten können.

Rate, rohe: Anzahl der beobachteten Ereignisse bezogen auf die gesamte Studienpopulation (z. B. Mortalität, Inzidenz). Die r. R. beschreibt die in der Population vorgefundene Ereignishäufigkeit, ohne mögl. Hintergrundfaktoren, ↑Confounder (z. B. Alter), zu berücksichtigen.

Rate verhinderter Fälle: Durch Vergleich von Inzidenz- bzw. Mortalitätsraten in Präventions- bzw. Kontrollpopulationen läßt sich die Effektivität eines Präventionsprogramms in einer einzigen Ziffer ausdrücken. Diese Rate zeigt, in welchem Umfang häufiger (o. seltener) zu verhindernde Ereignisse auch tatsächl. in einem best. Zeitraum verhindert wurden.

Rat für internationale medizinisch-wissenschaftliche Organisationen: Council for International Organizations of Medical Science (CIOMS); 1949 unter der Ägide der ↑Weltgesundheitsorganisation gegründete Organisation (Sitz: Genf, Schweiz), in der etwa 90 med.-wissenschaftl. Gesellschaften u. Organisationen mitarbeiten. CIOMS organisiert Symposien u. Publikationen zu aktuellen u. wichtigen Fragen der Med.

Rathbun, J. C., zeitgen. amerik. Päd.

Rathbun-Syndrom (nach J. C. R.): Hypophosphatasie; seltene, autosomal rezessive genet. bedingte Aktivitätsminderung der alkal. Phosphatase in Serum, Skelettsystem, wahrscheinl. auch Leber u. Niere. Klin. Manifestation wie eine Vitamin-D-resistente ↑Rachitis mit entsprechender Skelettveränderung, Knochenbrüchigkeit, Zahnausfall, Niereninsuffizienz. Unterschiedl. schwere Ausprägungen des Verlaufs: bereits pränatal (röntg.) nachweisbar mit schwersten Befunden u. frühzeitigem Tod. Bei Beginn im Kleinkindalter bestehen bessere, bei Manifestation im Erwachsenenalter gute Überlebenschancen. Erstbeschreibung 1948.

Rathke, Martin Heinrich (1793–1860), dt. Anat., Königsberg.

Rathke-Schädelbalken (nach Martin H. R.): paarige Teile der prim. knorpeligen Schädelbasis, die die Hypophysenanlage umgreifen.

Rathke-Tasche (nach Martin H. R.): embryonal im Dachtal der ektodermalen Mundbucht gelegene taschenförmige Anlage der Adenohypophyse. Mögl. Ausgangspunkt für Hypophysenadenome u. ↑Kraniopharyngeome.

Rating ⟨*engl*⟩: subjektives Schätzurteil, das auf einer festgelegten Schätzskala abgegeben wird. Es gibt eine Information über den Ausprägungsgrad kontinuierl. Merkmale (z. B. gefühlsmäßige Befindlichkeit).

Rationalisierung ⟨*lat*⟩ *f*: **1.** ***Krankenhauswesen:*** Durchführung von Maßnahmen zur Steigerung des wirtschaftl. Erfolgs. Dies kann z. B. dadurch realisiert werden, daß im Vergleich der ↑ Produktionsfaktoren derjenige in den Betriebsprozeß eingebunden wird, der dem Wirtschaftlichkeitsprinzip am besten entspricht. **2.** ***Psychoanalyse:*** reifer ↑ Abwehrmechanismus, bei dem durch log. Argumente unerwünschte bzw. uneingestandene Motive u. Emotionen abgewehrt werden.

Rationalisierungsinvestition: im Krankenhausbereich Investitionen, die durch einen Vertrag zwischen dem Krankenhaus u. den Krankenkassen zustande kommen. Voraussetzung hierfür ist, daß aus der damit bewirkten Einsparung von Betriebskosten in einem Zeitraum von max. 7 Jahren die ↑ Investitionskosten gedeckt sind sowie das ↑ Budget entlastet wird.

Ratschow, Max (1904–1964), Int., Halle, Darmstadt.

Ratschow-Lagerungsprobe (nach Max R.): Nachweismethode zur Beurteilung arterieller Durchblutungsstörungen der unteren Extremität.

Ratte: zur Ordnung der Nagetiere (Fam. der Langschwanzmäuse) gehörende, weltweit verbreitete Formen, die in erster Linie Nahrungs-, Vorrats- u. Gesundheitsschädlinge sind. Bes. Bedeutung haben Haus-, Wander- u. Albinoratte. Die Hausratte (Rattus rattus) lebt vornehml. in den oberen Stockwerken u. unter dem Dach eines Hauses, die Wanderratte (Rattus norvegicus) im Keller u. unteren Geschoß. Der Schwanz der Hausratte ist länger als die Kopf-Rumpf-Länge. Über den trop. Rattenfloh (↑ Xenopsylla cheopis), der auch Haustiere u. den Menschen befallen kann, können beide Rattenarten die ↑ Pest verbreiten. Durch den direkten Rattenbiß können tödl. Krankheiten übertragen werden, Rattenbißkrankheiten (Sodoku), ↑ Haverhill-Fieber, u. U. ↑ Tollwut. Für die wissenschaftl. Forschung von Interesse ist die ↑ Albinoratte, die von der Wanderratte abstammt. **R. als Versuchstier**: nach der Maus am häufigsten verwendetes Versuchstier. Die R. ist sehr fruchtbar, widerstandsfähig u. anpassungsfähig an die Gefangenschaft. Die ältesten Rattenstämme werden nach dem Institut benannt, in dem sie ursprüngl. gezüchtet wurden, wie z. B. die Wistar-R. nach dem Wistar-Institut in Philadelphia, USA. Am häufigsten verwendet werden die Nachfahren der ursprüngl. Wistar-R. Durch Kreuzung mit anderen Stämmen u. durch Inzucht werden unterschiedl. Eigenschaften bei den versch. Wistar-Stämmen herausgezüchtet. Ursprüngl. verwendete man die R. vorwiegend für toxikol. Tests u. für die Verhaltensforschung. Inzuchtstämme werden u. a. für Transplantations- u. Tumorforschung benutzt. In den letzten Jahren erlangte die R. eine wichtige Stellung in der exp. Mikrochirurgie.

Ratten-Antidermatitisfaktor ↑ Vitamin B_6.

Rattenbekämpfung: Hygienemaßnahme zur Zurückdrängung der Wanderratte u. der Hausratte (↑ Ratte), überwiegend unter Verwendung antikoagulierend wirkender Köderpräparate (Cumarinderivate, z. B. Warfarin), aber auch mit Streupräparaten für Rattenwechsel, Schlupflöcher usw. Nach jahrelangen Erfolgen mit diesen Rodentiziden scheinen Ratten zunehmend resistent gegen sie zu werden, so daß künftig neue Mittel erforderl. werden.

Rattenbißfieber: Rattenbißkrankheit, chines. Sodoku; endem.-sporad. auftretende, durch Rattenbiß, seltener Mäuse- o. Katzenbiß auf den Menschen übertragbare Infektionskrankheit. Erreger ↑ Spirillum minus o. ↑ Streptobacillus moniliformis. Inkubationszeit 1–3 Wochen. Klin. meist subakuter, gelegentl. monatelanger Verlauf mit remittierenden Fieberschüben, Polyarthritis, Lymphknotenschwellungen u. Exanthem. Letalität unbehandelt bis zu 10 %. Diagn. durch mikrosk. Erregernachweis (Dunkelfeld) aus dem Patientenblut o. Reizserum des Primäraffekts; ferner Tierversuch.

Rattenfloh, europäischer ↑ Nosopsyllus fasciatus.

Rattenfloh, indischer ↑ Xenopsylla cheopis.

Rattenfloh, orientalischer ↑ Xenopsylla cheopis.

Rattenfloh, tropischer ↑ Xenopsylla cheopis.

Rattentest: biol. Nachweismethode für Östrogene bzw. Gonadotropine; Verwendung von erwachsenen kastrierten Rattenweibchen. Durch zugeführte Östrogene wird das Vaginalepithel zur Verhornung gebracht (Schollenstadium). Nachweis erfolgt durch Vaginalabstrich (Allen-Doisy-Test). ↑ Aschheim-Zondek-Reaktion (Schwangerschaftsnachweis).

Rattus norvegicus ↑ Wanderratte.

Raubmilben ↑ Cheyletiella.

Raucedo ⟨*lat*⟩ *f*: Heiserkeit.

Raucheramblyopie: tox. Sehnervenschädigung durch Nikotin. ↑ Tabak-Alkohol-Amblyopie.

Raucherbein: Laienbezeichnung für durch chron. Nikotinabusus bedingte ↑ Endangiitis obliterans der unteren Extremitäten.

Raucherbronchitis ↑ Raucherkatarrh.

Raucherherz: durch Nikotinabusus hervorgerufene bzw. beschleunigt ablaufende Koronararterienskelerose.

Raucherkatarrh: chron. Bronchitis der Raucher. Wird hervorgerufen durch tox. Schädigung der Bronchialschleimhaut mit Störung der Sekretion u. des Sekrettransports.

Raucherkrebs ↑ Bronchialkarzinom.

Rauchfuß, Karl A. (1835–1915), Int., St. Petersburg.

Rauchfuß-Schwebe (nach Karl A. R.): Schwebelagerung des Körperstamms durch Vertikalzug mit einem breiten Gurt. Ursprüngl. Anwendung bei Wirbelsäulentuberkulose, heute zur ↑ Aufrichtung bei Wirbelkörperkompressionsfraktur im Lendenbereich u. Reposition von Beckenfrakturen.

Räude: durch stationär-permanente Räudemilben aus den Fam. Psoroptidae, Sarcoptidae, u. Knemidocoptidae, v. a. deren Gattungen Psoroptes (Saugmilbenräude), Chorioptes (Nagemilbenräude). Otodectes (Ohrräude der Kaninchen), Sarcoptes (Grabmilbenräude), Notoedres (Kopfräude der Katze), Trixacarus (Labornagerraäude) u. Knemidocoptes (Hühner- u. Vogelräude) verursachte Krankheiten der behaarten Haut der Tiere. Hochgradiger Juckreiz, Dermatitis, wirtschaftl. Schäden (Haut- Woll- u. Pelzverluste), u. U. Exitus letalis. Die Infektion erfolgt i. d. R. durch direkten Kontakt von Tier zu Tier. Räudemilben können Zoonoseerreger sein u. beim Menschen das Bild der Pseudoskabies (Tierakabies, Trugkrätze) hervorrufen.

R-auf-T-Phänomen: Aufstockung der R-Welle einer ventrikulären ↑ Extrasystole auf die vorhergehende T-Welle mit der Gefahr der Auslösung eines Kammerflimmerns.

Rauhform: Bakterienstämme können runzelige, rauhe Kolonien entwickeln, z. B. Verlustmutanten bei Salmonellen, die O-spezif. Lipopolysaccharide der Zellwände nicht mehr o. nur z. T. synthetisieren können, dadurch diagn. Schwierigkeiten. ↑ Glattform.

Raumaerosolgerät: Gerät zur Erzeugung med. Aerosole mit hoher Vernebelungsleistung (bis etwa 12 ml/min). Das Aerosol wird in ein Inhalatorium abgegeben, in dem mehrere Pat. gleichzeitig einer Ther. unterzogen werden. Vielfach bestehen R. aus mehreren Aerosolgeräten für Einzelanwendung.

Raumdesinfektion: Nur bei einem erhöhten aerogenen Infektionsrisiko (z.B. bei ausgewählten Viruserkrankungen, offener Tbc, Diphtherie u. bei allen ↑Infektionskrankheiten mit Quarantänepflicht) durch einen ↑Desinfektor bei der ↑Schlußdesinfektion durchzuführende Maßnahme der Entseuchung, bei der neben einer gründl. ↑Scheuerdesinfektion die ↑Formaldehydwasserdampfraumdesinfektion mit dem ↑Formalinverdampfungsapparat erfolgt. Das Formaldehydwasserdampfgemisch desinfiziert (durch Oberflächenwirkung) Wände, Fußböden, Türen, Fenster sowie die im Raum befindl. Gegenstände.

Raumdosis: Volumendosis; Produkt von bestrahltem Volumen u. Dosis in diesem Volumen. Die R. wird in Röntgenlitern o. rd · cm^3 o. im SI in Gy · cm^3 angegeben.

Raumdurchgasung ↑Raumdesinfektion, ↑Raumentwesung.

Raumentwesung: Einleiten giftiger Gase in geschlossene Räume (Schiffsdecks, Speicher, Silos, Mühlen u. Arbeitsräume) zwecks Ungeziefervernichtung u. Ratten- sowie Mäusevertilgung (↑Gesundheitsschädlinge). Die Durchführung obliegt autorisiertem Personal (↑Schädlingsbekämpfer) u. erfolgt auf Anordnung der Gesundheitsbehörde.

Raumerleben, gestörtes: Wahrgenommene Gegenstände erscheinen sehr groß, sehr klein o. weit entfernt. Kommt bei Schizophrenien, in der Aura eines epilept. Anfalls, bei Depression vor.

Raumfahrerkrankheit ↑Weltraumkrankheit.

Raumfahrtmedizin: Kosmomedizin; aus der ↑Luftfahrtmedizin hervorgegangenes med. Teilgebiet. Gegenstand der R. sind Gesundheitsschutz sowie Sicherung der Lebens- u. Arbeitsfähigkeit des Menschen im Weltraum. Zu ihren Aufgaben gehören u.a. die med.-psychol. Auswahl u. Bestimmung von Tauglichkeit u. Eignung der Astronauten; med. Betreuung u. Kontrolle der Besatzungen vor, während u. nach Raumflügen, die Erforschung der Raumflugfaktoren auf den Menschen u. Durchführung o. Überwachung von Trainingsmaßnahmen. Erkenntnisse der R. finden Eingang in die med. Forschung u. Praxis auf der Erde u. erbringen damit auch einen Nutzen für die med. Betreuung der Bevölkerung. Abb.

Raumflugfaktoren: während eines Weltraumflugs auf den Menschen einwirkende phys. u. psych. Belastungen: 1. durch die physikal. Gesetzmäßigkeiten bzw. das lebensfeindl. Milieu des Weltraums bedingte R. wie Hochvakuum, Sauerstoffmangel, ionisierende Strahlung, extreme Temperaturschwankungen; 2. auf die Dynamik des Raumflugs zurückzuführende R. wie Schwerelosigkeit, Beschleunigungen, Lärm, Vibrationen; 3. durch die Besonderheiten des Lebens u. der Arbeit im Weltraum (eingeengter Lebensraum, künstl. Kabinenatmosphäre, erhöhtes Risiko) bedingte R. wie Einschränkung der motor. Aktivität, fehlende Belastung des knöchernen Skeletts, nervös-emotionale Anspannung, Isolation, Defizit an sozialen Kontakten, Monotonie, Leben u. Arbeit in kleinen Gruppen.

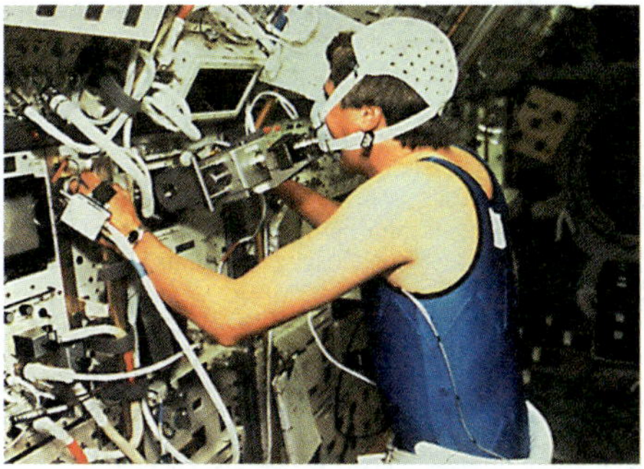

5

Raumfahrtmedizin.
Lungenfunktionsuntersuchungen an einem Astronauten während eines Raumflugs mit Hilfe eines speziellen Anzugs mit integrierten Atmungssensoren

Raumforderung, intrakranielle: klin. benutzter Begriff für ein Fremdvolumen (Tumor, Blutung, Ödem) im intrakraniellen Raum, das zur Aufhebung des Reserveraums geführt hat u. durch ↑Massenverschiebung klin. in Erscheinung tritt. Artdiagnost. ist die i.R. mittels moderner Untersuchungsverfahren präoperativ nicht immer einzuordnen. ↑Ortsfrequenz.

Rauminhalationen: Inhalationen in Inhalatorien, die mit natürlichen ↑Aerosolen o. Quellgasen (↑Gasquellen) gefüllt sind u. von einem o. mehreren Menschen betreten werden können. Vorteile gegenüber Einzelinhalationen bestehen in der häufig unverkrampfteren Atmung ohne Hyperventilation. Meist sind die Nebeldichten allerdings geringer als bei der Einzelinhalation.

Raumluftdesinfektion: Infektionsübertragung durch kontaminierte Raumluft ist in Krankenhäusern nur von geringer Bedeutung. In best. Risikobereichen, wie Operationssälen, erfolgt jedoch durch Spezialfilter über lufttechn. Anlagen (Klimaanlagen) eine Verminderung der luftgetragenen Mikroorganismen in der Raumluft. Die i.R. der ↑Schlußdesinfektion durchgeführte ↑Raumdesinfektion schließt eine R. ein, ist aber einem gezielten Einsatz vorbehalten. ↑UV-Strahler zur R. sind nur bei erhöhtem Infektionsrisiko (z.B. Tbc) ergänzend einzusetzen. Aerosole u. Gase sind zur R. nicht zugelassen (nur zur R. durch ↑Desinfektoren).

Raummuster: räuml. Anordnung von Strukturen o. von Vorgängen, z.B. in den Nervenzellverbänden des Gehirns. Das R. ist zugleich ein zeitl. Muster, da es ständigen Änderungen seiner es zusammensetzenden Elemente unterworfen ist.

Raummyopie: passagere Myopie, die durch ein leeres Gesichtsfeld beim Fliegen in großen Höhen entstehen kann.

Raum, perivitelliner: flüssigkeitsgefüllter Raum zwischen Eizelle u. Zona pellucida nach Eindringen des Spermiums (Befruchtung).

Raum, retrokruraler: unterster Abschnitt des Mediastinums, zwischen den medialen Zwerchfellschenkeln u. ventralen Anteilen der 11. u. 12. Brustwirbelkörper lokalisiert, in dem Aorta, re. davon die V. azygos, li. die V. hemiazygos, dorsal der Ductus thoracicus liegen.

R

Raumschwelle: Simultanschwelle; Grad des Auflösungsvermögens gegenüber zwei gleichzeitig auf eine rezeptive Fläche, z. B. die Haut (taktiles Auflösungsvermögen) o. die Netzhaut (visuelles Auflösungsvermögen) einwirkenden, räuml. eng begrenzten Reizen. Die R. gibt den Mindestabstand an, den zwei Reize haben müssen, damit sie als getrennt einwirkend wahrgenommen werden. Beim Erwachsenen beträgt sie z. B. in der Fingerbeere 2 mm, an der Zungenspitze 1,5 mm. ↑Hemmung, laterale.

Raumschwelle, sukzessive: noch wahrzunehmender Mindestabstand punktförmiger, kurz hintereinander gegebener Reize, z. B. Druck auf die Haut. Die s. R. liegt niedriger als die simultane R., d. h., die Rauhheit einer Oberfläche ist beim Darüberhinweggleiten besser zu beurteilen als beim bloßen Auflegen auf die Haut.

Raumsehen ↑Stereoskop.

Raumsinn: Raumwahrnehmung, Tiefenwahrnehmung; Grundfunktion des Sehapparats. Beruht auf angeborenen anat. u. physiol. Systemen, auf visuellen Signalen u. Erfahrungen. Eine Rolle spielen eine Reihe monokularer Kriterien (Perspektive, Schatten, Bildgröße, Farbintensität, optokinet. Bewegungsparallaxe) u. die binokular vermittelte Stereoskopie (↑Stereoskop) auf der Grundlage der ↑Panum-Areale.

Raum, transzellulärer ↑Flüssigkeitsräume.

Raumwahrnehmung: Erkennungsleistung, die auf Informationen aus versch. sensor. Systemen, insbes. dem Vestibularapparat, dem Gesichtssinn u. dem Tiefensinn beruht, u. durch die Assoziation solcher Informationen i. S. einer ↑Afferenzsynthese zustande kommt.

Raumwinkel: der Teil des Raums, den die von einem Punkt nach einer geschlossenen Kurve (Kreis) gehenden Strahlen begrenzen. Der R. entspricht also einem Hohlkegel. ↑Steradiant.

Raupendermatitis: nach Kontakt mit Raupen („Bärenraupen" u. behaarten Raupen, Goldafter, trop. Raupen) stark juckende Hautentzündung, charakterisiert durch papulöse u. urtikarielle o. vesikuläre Effloreszenzen.

Raupenhaarkonjunktivitis: Ophthalmia nodosa, knötchenförmige Bindehautentzündung durch Raupenhaare (z. B. Prozessionsspinner). Können in ungünstigen Fällen ins Augeninnere vordringen (z. B. in die Aderhaut).

Rausch: akute Intoxikation mit bewußtseinsbeeinflussenden Drogen. Mit dem Grade der Intoxikation zunehmende Bewußtseinseinengung. Für die Dauer eines R., ungeachtet der Stärke u. des auslösenden Mittels, besteht Fahruntauglichkeit. Beim Alkoholrausch können nach der Stärke unterschieden werden: geringe Trunkenheit: 0,5–1,0, leichte Trunkenheit: 1,0–1,5, mittlere Trunkenheit: 1,5–2,0, schwere Trunkenheit (Volltrunkenheit schließt Handlungsfähigkeit nicht aus): 2,0–4,0; über 4,0 Koma u. Tod. Durch die akute Alkoholintoxikation werden beeinflußt: Großhirn (Narkose), Kleinhirn (Ataxie, Atonie, Asynergie, Adiadochokinese, Adynamie), Sinnesorgane (Labyrinth, Hören, Sehen, Sprache) sowie Aufmerksamkeit u. Reaktionsgeschwindigkeit.

Rauschbrand ↑Gangraena emphysematosa.

Rauschbrandbazillus: Clostridium chauvoei; Tierpathogenes ↑Clostridium.

Rauschdrogen ↑Psychodysleptika.

Rauschen: Gruppe von Störsignalen in Akustik, Optik, Photographie o. Elektronik, die zeitl. u. örtl. (Fernsehbilder, Photographie) begrenzt sind, ständig wechseln u. auf regellose Schwankungsvorgänge im mikrophysikal. Bereich zurückgehen. Die Intensität steht zur absoluten Temperatur in direkter Beziehung. R. wird phänomenolog. nach dem Frequenzspektrum seiner Leistungsdichte unterschieden, so z. B. weißes R. mit konstanter Leistungsdichte über alle Frequenzen u. farbiges R. mit Bevorzugung gewisser Frequenzbereiche. Sonstiges R. wirkt in einem informationsverarbeitenden System störend, was quantitativ mit dem ↑Signal-Rausch-Verhältnis ausgedrückt wird.

Rauschen, weißes: sog. statist. Geräusch mit einem kontinuierl. akust. Spektrum zur ↑Vertäubung des besser hörenden Ohrs in der ↑Audiometrie.

Rauscher-Leukämie-Virus: von Rauscher 1962 aus spontanen Lymphadenosen bei Swiss-Mäusen isoliertes Virus, das sich vorwiegend vertikal ausbreitet, aber auch durch die Milch auf Babymäuse übertragen werden kann. Bei 30–100 % der Neugeborenen bzw. Säuglinge des prim. empfängl. Mäusestamms BALB/c entstehen nach einer Latenzperiode von 4 Monaten Erythroleukämien u. lymphat. Leukämien.

Rauschgifte: Gruppe von psych. wirksamen Pharmaka, die das Bewußtsein verändern. Sympt.: rauschartiger Zustand mit Wahnvorstellungen (Halluzinationen); Unlust kann beseitigt (Euphorie), aber auch verstärkt (Dysphorie) werden; Gefahr der Abhängigkeit (Sucht); Nebenwirkungen bei chron. Mißbrauch können zu Krankheiten führen (Infektionen, Psychosen, Vitamin- u. Eiweißmangel). Herstellung, Handel u. Anwendung von R. wird deshalb staatl. kontrolliert (Betäubungsmittelgesetz). Wichtigste R.: Opiate, Cocain, Haschisch, Amphetamin, LSD u. andere Psychodysleptika.

Rauschgiftsucht: alte Bez. für ↑Drogenabhängigkeit.

Rauschmittel ↑Psychodysleptika.

Rauschnarkotika ↑Narkotika.

Rausch, pathologischer: seltenes psych. Syndrom der akuten Alkoholintoxikation. Meist schon nach Genuß geringerer Alkoholmengen schlagartig einsetzende schwere Rauschzustände; klin. oft als Dämmerzustand mit polymorphem Bild (paranoide u. halluzinator. Sympt., aggressiv-ängstl., epileptiforme, hysteriforme o. maniforme Erregung u. a.), unterschiedl. Dauer, oft mit terminalem Tiefschlaf u. folgender Amnesie. Dämmrige u. deliröse (bei chron. Alkoholikern) Form werden unterschieden. Pathogenet. müssen konstitutionelle u. dispositionelle Faktoren berücksichtigt werden.

Rausch, pathologisch gefärbter: leichtere Form eines pathologischen ↑Rausches mit geringer Ausprägung nach geringen Alkoholmengen. Persönlichkeitsfremde Handlungen; häufig erhebl. verminderte Schuldfähigkeit angenommen.

Rauschpfeffer ↑Piper methysticum.

Raute ↑Michaelis-Raute.

Rautek-Griff: Bergungsgriff für Bewußtlose i. R. der Ersten Hilfe. Griff des Helfers von hinten unter den Oberarmen des (in sitzende Stellung gebrachten) Bewußtlosen an einen (unverletzten) rechtwinklig nach innen abgewinkelten Unterarm.

Rautengrube ↑Fossa rhomboidea.

Rautenhirn ↑Rhombenzephalon.

Rautenlippen: paarige Bildungen der Flügelplatte. Sie überwachsen die Rautengrube u. vereinigen sich zur Kleinhirnplatte, die die Anlage des Kleinhirns bildet.

Rauwolfia-Arten: Wurzeldroge enthält Alkaloide. Industrielle Gewinnung der Alkaloide u. a. von Rauwolfia serpentina, Rauwolfia canescens u. Rauwolfia vomitoria. Hauptwirkstoffe der Droge sind Reserpin, das als Antihypertonikum Anwendung findet, ferner das durchblutungsfördernde Raubasin (Ajmalicin), Yohimbin (Alphasympathikolytikum) sowie das bei Herzarrhythmien wirksame Ajmalin.

Ravitch, Mark Mitchel (geb. 1910), amerik. Chir., Pittsburgh.

Ravitch-Trichterbrustoperation (nach Mark M. R.): Operationsmethode zur Korrektur des ↑Pectus excavatum im Kindesalter mit Mobilisierung des Brustbeins, Resektion der Rippenknorpel, quere Keilosteotomie des Sternums an der oberen Grenze der Deformität, dynam. Stabilisation durch die großen Brustmuskeln.

Rayleigh, John William Strutt (1842–1919), brit. Physiker, Oxford, London.

Rayleigh-Anomalie (nach John W. S. R.): Lichtsinnstörung mit Verschiebung des Helligkeitsmaximus der Wahrnehmung von Gelb nach Orange.

Rayleigh-Gleichung (nach John W. S. R.): Gleichung einer Mischung von best. Anteilen Lithiumrot u. Thalliumgrün zu einem Natriumgelb konstanter Helligkeit. Die R. wird im ↑Anomaloskop von Nagel zur Diagn. von Farbsinnstörungen benutzt.

Raymond, Fulgence (1844–1910), frz. Neurol., Paris.

Raymond-Cestan-Syndrom (nach Fulgence R. u. Etienne J. M. R. C.): bes. Form der alternierenden Lähmung mit Störungen der assoziierten seitl. Augenbewegungen nach beiden Seiten, homolateralen Kleinhirnsymptomen u. kontralateraler Hemiparese mit Sensibilitätsstörungen.

Raynaud, A. G. Maurice (1834–1881), frz. Int., Paris.

Raynaud-Krankheit (nach A. G. Maurice R.): prim., zunächst funktionelle Durchblutungsstörung, die meist Frauen über 20 Jahre betrifft (Männer : Frauen = 1 : 7) u. durch intermittierende, kurz dauernde (max. 10–15 min) Anfälle mit typ. Farbänderung (blaß – blau – zyanot. – rot – normale Ausgangsfarbe) der Finger 2–5, beider Arme charakterisiert ist (selten beide Füße). Auslösende Faktoren: Kälteexposition der Extremitäten, Abkühlung des Körpers (typ. Anfälle bei +16 °C) o. Erregung. Punktförmige Nekrosen der Fingerspitzen sind mögl. Angiograph. in Spätstadien häufig Verschlüsse der kleinen Fingerarterien. Abzugrenzen ist ein sek. ↑Raynaud-Phänomen. Artverwandte idiopath. Form Digitus mortuus (befällt nur 1–2 Finger, Männer u. Frauen gleich häufig, nicht durch Erregung auslösbar).

Raynaud-Phänomen (nach A. G. Maurice R.): sek. funktionelle Gefäßstörungen ähnl. der Raynaud-Krankheit, die i. R. anderer Grundkrankheiten ausgelöst werden: ↑Endangiitis obliterans, ↑Arteriosclerosis obliterans, neurogene Erkrankungen (Neuritis, Poliomyelitis, Kausalgie, Tumoren u. a.), neurovaskuläre Syndrome (↑Halsrippensyndrom, ↑Skalenus-anterior-Syndrom, ↑Kostoklavikularsyndrom), posttraumat. Zustände, Kältezustände, ↑Kryopathien, ↑Kollagenosen. Abb.

Rb: *Abk* für ↑Retinoblastom; durch ↑Deletion des ↑Rb-Gens entstehender Tumor. ↑Tumorsuppressorgene.

RBBB ↑Rechtsschenkelblock.

RBF: *Abk* für engl. Renal blood flow. Renale Durchblutung, wird mit Hilfe des Hämatokritwertes aus der PAH-Clearance errechnet.

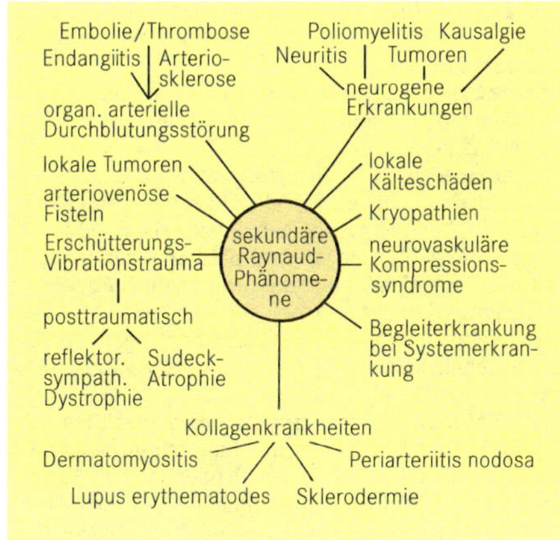

Raynaud-Phänomene. Beispiele für sekundäre Raynaud-Phänomene

Rb-Gen: Antionkogen; ein ↑Tumorsuppressorgen, das für ein DNA-bindendes, wachstumsregulierendes Protein codiert. ↑Deletionen führen zur Entstehung insbes. von ↑Retinoblastomen.

RBW-Faktor ↑Wirksamkeit, relative biologische.

RCR: *Abk* für Retrokardialraum; ↑Holzknecht-Raum.

rd: Einheitenzeichen der Energiedosiseinheit ↑Rad.

RDE: *Abk* für engl. ↑Receptor destroying enzyme.

R-Determinante: Gesamtheit der ↑Resistenzgene eines Resistenzplasmids.

RDS: *Abk* für engl. Respiratory distress syndrom. ↑Hyaline-Membran-Krankheit.

Reabsorption ⟨*lat*⟩ *f*: Rückresorption.

Reabsorption, fraktionelle: tubuläre Reabsorption in Prozent der zur glomerulären Filtratmenge. Die f. R. ist im proximalen Tubulus weitgehend konstant u. beträgt etwa $^2/_3$ der glomerulären Filtrationsrate. ↑Balance, glomerulotubuläre.

Readaptation ⟨*lat*⟩ *f*: Rückbildung eines Adaptionszustands bzw. Wiederanpassung.

Read-Formel: Formel zur näherungsweisen Berechnung der Grundumsatzleistung in Prozent: 0,75 · (Pulsfrequenz + (0,74 · Blutdruckamplitude)) – 72.

Reafferenzprinzip: Vergleich von Afferenzen anhand einer Efferenzkopie (v. Holst, 1950). Die auf einen äußeren Reiz entstehende Afferenz (= Exafferenz) führt zu einer Reaktion (Efferenz). Eine davon im ZNS-Gedächtnis aufbewahrte Kopie vergleicht dann die aufgrund der Reaktion erneut auftretende Afferenz (= Reafferenz) u. optimiert auf diese Art die Einwirkung des Organismus auf die Umwelt; ↑Afferenzsynthese. Die Reafferenz besteht aus der bewegungsspezif. (propriorezeptiven) u. der resultativen Afferenz über das Ergebnis der Handlung. Die Reafferenzen sind Voraussetzung für die Fähigkeit des Organismus, Handlungen entspr. der Zielfunktion ständig exakt durchzuführen. ↑Efferenzkopie, ↑System, funktionelles.

Reagibilität ⟨*lat*⟩ *f*: individuell unterschiedl. Reaktionsfähigkeit bei Einwirkung von Reizen.

Reagine ⟨*lat*⟩ *n Pl*: **1.** Antikörper der Immunglobulin-E-Klasse (IgE), die gegen Allergene gerichtet sind. ↑Al-

R

lergie. **2.** Antikörper der IgM- u. IgG-Klasse gegen Gewebelipide, vermehrtes Vorkommen bei Lues (Wassermann-Antikörper).

Reaktibilität, posturale: Fähigkeit des (kindl.) ZNS, sich plötzl. propriozeptiven Reizen anzupassen. ↑Lagereaktionen.

Reaktion ⟨*lat*⟩ *f*: **1.** ***Physiol.*:** Antwort des Organismus o. einzelner Organverbände, Organe u. Gewebe auf physikal. u. chem. Einwirkungen (Reize). Die R. setzt sich aus einer Anzahl gleichartiger, nacheinander u. auch gleichzeitig ablaufender Reflexe zusammen. **2.** ***Psychol.*:** Grundbegriff der Lernpsychologie, der definierte Verhaltensweisen des Organismus bezeichnet, die mit genau beschriebenen Reizbedingungen in kausaler Beziehung stehen.

Reaktion, abnorme psychische: Reaktion, die nach Form, Inhalt u. Dauer eine durchschnittl. Gefühlsäußerung (↑Reaktion, psychische) übersteigt u. soziale Funktionen u. Leistungen behindert. Bei der Ursachenklärung sind genet. bzw. konstitutionelle Disposition u. ungünstige Umweltsituation häufig nicht zu trennen. Eine a. p. R. kann sich in sehr unterschiedl. Weise als ↑Verhaltensstörung manifestieren.

Reaktion, allergische: durch Antigen-Antikörperreaktion hervorgerufene Reaktion nach Kontakt mit Allergenen, die mit Exanthem, Ödem, Urtikaria u. Kreislaufreaktion (↑Schock, anaphylaktischer) einhergeht.

Reaktion, anamnestische: im Gefolge eines Antigenreizes, bes. im Verlauf von Infektionskrankheiten kann es zum Auftreten von Antikörpern kommen, deren prim. Induktion auf frühere Erkrankungen zurückzuführen ist. ↑Booster-Effekt.

Reaktion, depressive: reaktive Depression; weit über das normale Maß hinausgehende Traurigkeit nach einem Verlust o. als Antwort auf eine andere tiefe psych. Erschütterung, ist dem auslösenden Ereignis in Intensität u. Dauer adäquat.

Reaktionen, atopische: allerg. Reaktionen des Typ I der Klassifikation der ↑Allergie nach Gell u. Coombs.

Reaktionen, chemische: Vorgänge, bei denen Elektronen der äußeren Schalen („Valenzelektronen") von Atomen, Ionen o. Radikalen bzw. der Bindungen in Molekülen („Bindungselektronen") auf die zusammentreffenden Partikeln neu verteilt werden. Dabei erfolgt eine Einordnung in andere Energieniveaus (Schalen, Bindungen) mit Ausbildung neuer Substanzqualitäten. Unterschieden werden: **irreversible c. R.**: einseitig ablaufende, unter gewöhnl. Umständen nicht umkehrbare c. R. Beispiel: Knallgasreaktion

$$H_2 + \frac{1}{2}O_2 \rightarrow H_2O;\ \Delta H = -237{,}4\ kJ \cdot mol^{-1}$$

Reversible c. R.: chem. Reaktionen, die je nach den äußeren Bedingungen (Druck, Temperatur, Konzentrationen) umkehrbar sind u. evtl. bereits bei Zimmertemperatur u. Normaldruck das chemische ↑Gleichgewicht anstreben. Die meisten isotherm. u. isobar ablaufenden c. R. im Organismus sind reversibel.

Reaktion, endotherme ↑Reaktionsenthalpie.

Reaktionen, photochemische: chem. Reaktionen von Atomen u. Molekülen in höheren elektron. Anregungszuständen. Die Anregung vieler Stoffe wird durch Bestrahlung mit UV-Licht bewirkt. Wegen der veränderten Elektronenverteilung reagieren angeregte Teilchen anders als die Teilchen im Grundzustand.

Reaktionen, supravitale: Überlebensreaktionen einzelner Gewebe in der Zeit zwischen Individualtod u. biol. Tod der Zelle (intermediäres Leben). S. R. können zur Todeszeitbestimmung mit herangezogen werden, z. B. idiomuskuläre Wulstbildung, elektr. Reizbarkeit, Pupillenreaktion.

Reaktion, exotherme: chem. Reaktion, bei der das reagierende System Wärme an die Umgebung abgibt (Endprodukte sind energieärmer als die Ausgangsverbindungen). Die ↑Reaktionsenthalpie $\Delta_R H$ besitzt ein neg. Vorzeichen.

Reaktion, hautgalvanische ↑Reflex, psychogalvanischer.

Reaktion, hypochondrische: Neurosenform auf der Grundlage einer Konfliktreaktion o. Affektreaktion. Weiterer Verlauf wird charakterisiert durch Selbstbeobachtung u. Krankheitsbefürchtungen (Hypochondrie). Häufig Übergang in sek. Fehlentwicklung. Die Krankheitsbefürchtungen beherrschen als überwertige Ideen das Denken u. Erleben. In ängstl. Beharrlichkeit werden die Körperfunktionen beobachtet. Leicht beeinflußbare u. ängstl. Persönlichkeiten sind zu hypochondr. Reaktionen disponiert.

Reaktion, karzinolytische: Abderhalden-Abwehr-Proteasenreaktion; ↑Freund-Kaminer-Reaktion.

Reaktion, kondensierende: die Synthese von Zitronensäure aus Acetyl-CoA u. Oxalessigsäure (↑Zitratsynthase, ↑Zitronensäurezyklus).

Reaktion, leukämoide: reaktive Veränderung des peripheren Blutes mit Auftreten unreifer myelo. Zellen bei erhöhten Gesamtleukozytenzahlen ($>40 \cdot 10^9/l$). Es bestehen große Ähnlichkeiten zum Blutbild bei chron. myelo. Leukämie. L. R. werden u. a. bei fortgeschrittenen soliden Tumoren gesehen, treten aber auch bei ↑Thalassämie u. schwersten Infektionen auf.

Reaktion, myodystonische: ton. verlängerter Ablauf der Muskelkontraktion nach farad. Reizung beim ↑Parkinson-Syndrom (Söderbergh, Melkersson).

Reaktion, paranoide: wahnähnl. Reaktion auf ein tatsächl. o. vermeintl., meist kränkend-demütigendes Ausgangserlebnis in Form abnormer, wahnhafter Eigenbeziehung bei dazu neigender abnormer Persönlichkeitsstruktur.

Reaktion, psychische: Gefühlsäußerung; sinnvoll motivierte gefühlsmäßige Antwort auf ein Erlebnis mit folgenden Merkmalen: 1. Die Reaktion wäre ohne das Erlebnis nicht aufgetreten. 2. Zwischen Ursache u. Reaktion besteht ein verständl. u. zeitl. Zusammenhang. ↑Reaktion, abnorme psychische. ↑Belastungsreaktion, psychische.

Reaktionsaudiometrie, elektrische ↑ERA.

Reaktionsbildung: psychoanalyt. Bez. für einen reifen ↑Abwehrmechanismus, bei dem angsterzeugende o. unerlaubte Impulse durch entgegengesetzte Tendenzen ersetzt werden. ↑Zwangsneurose.

Reaktionsenthalpie: Bei einer chem. Reaktion pro Formelumsatz auftretende Reaktionswärme $\Delta_R H$. Die R. wird bei exothermen Reaktionen mit einem negat., bei endothermen mit einem pos. Vorzeichen angegeben. Anders als $\Delta_R H$ ist die freie R. $\Delta_R G$ ein Maß für die Triebkraft der Reaktion, die außer der Reaktionswärme auch die Temperatur u. die ↑Reaktionsentropie berücksichtigt (↑Kraft, elektromotorische).

Reaktionsentropie: charakterisiert die bei einer chem. Reaktion eintretenden räuml. Veränderungen des Systems, $\Delta_R S$, die sich aus der Veränderung der Gesamtteilchenzahl u. ihren strukturellen Beziehungen ergeben.

Reaktionsgeschwindigkeit: Änderung der Konzentration des Teilnehmers einer chem. Reaktion pro Zeit. Die R. hängt von der Ausgangskonzentration des reagierenden Stoffs u. von der Temperatur ab.

Reaktionskinetik
↑Kinetik chemischer Reaktionen.

Reaktionskopplung, energetische: Kopplung endergoner ↑Stoffwechselprozesse an exergone Prozesse im Stoffwechsel zur Ausnutzung der freiwerdenden Energie bzw. exergoner Prozesse an endergone, um die letzteren zu ermöglichen. Beispiel: 1. Kopplung der (endergonen) Synthese energiereicher ↑Verbindungen (z. B. ATP) an den (exergonen) Abbau der Nahrungsstoffe (↑Endoxidation, ↑Substratphosphorylierung, oxidative ↑Phosphorylierung). 2. Kopplung der (exergonen) Hydrolyse energiereicher Verbindungen an (endergone) Synthesereaktionen, die der Aktivierung von Substraten für den Katabolismus (Fettsäureaktivierung beim Fettsäureabbau) o. für anabole Prozesse (Glycerolphosphorylierung zur Triglyzeridbiosynthese) dienen. Auch die Ausnutzung der ATP-Hydrolyse für die ↑Muskelkontraktion ist ein Beispiel der e. R.

Reaktionsmuster, menschliche: Ordnungssystem für die Taxonomie der ↑NANDA-Pflegediagnosen. Es umfaßt neun m. R.: 1. Austauschen, 2. Kommunizieren, 3. in Beziehung treten, 4. Wertschätzen, 5. Wählen, 6. sich bewegen, 7. Wahrnehmen, 8. Wissen, 9. Fühlen.

Reaktionstypen, exogene: nach Bonhoeffer rufen vielfältige, das Gehirn prim. (Hirnkrankheiten versch. Genese) o. sek. (allg. Körperkrankheiten) treffende Noxen eine relativ gleichartige, krankheitsunspezif., sich aus wenigen Syndromen zusammensetzende psych. Sympt. hervor (akutes organisches ↑Psychosyndrom). Leitsymptom ist in den meisten Fällen die Bewußtseinstrübung (↑Bewußtseinsstörungen). E. R. sind u. a. ↑Delirium, ↑Dämmerzustände, amentielles Syndrom (↑Amentia), amnestisches ↑Syndrom, auch den endogenen Psychosen ähnelnde Bilder. Bei organ. Erkrankungen kann die Rückbildung der Sympt. an einem best. Punkt stehenbleiben (chron. organ. Psychosyndrom).

Reaktionstypen nach Lampert: Antwort des Organismus, die aufgrund körperbaul. Merkmale u. der Reaktion nach Probebehandlung eine Voraussage der Verträglichkeit von therm., insbes. hydrotherapeut. Reizen gestattet.

Reaktionsvermögen: Möglichkeit, leistungs- o. verhaltensfordernde Signale o. Sinnesreize aufzunehmen, zu verarbeiten u. zweckmäßig zu beantworten (z. B. im Verkehr).

Reaktionszeit: Periode zwischen dem Zeitpunkt des Auftreffens von Reizen auf die Rezeptoren u. der motor. Reaktion. In der Psychophysiologie als Parameter des Aktivitätszustands des Gehirns verwendet, z. B. optomotor. R. (schnellstmögl. Beantwortung eines Lichtreizes durch Tastendruck seitens der Versuchsperson). Die R. ist abhängig von der Art des Rezeptors, vom Erfolgsorgan, von der Reizintensität, von der zentralen, von der Komplexität der Reizmuster abhängigen Informationsverarbeitungszeit u. a. Zeigt beträchtl. interindividuelle u. intraindividuelle Variabilität. Bei Hirnerkrankungen kommt es zu signifikantem Anstieg der R.

Reaktionszentren: Keimzentrum in den ↑Lymphknötchen.

Reaktion, vitale: körperl. Prozesse, die nach dem Tod nicht mehr mögl. sind. Erlaubt die Feststellung, daß eine Verletzung während des Lebens (ganz selten unmittelbar nach dem klin. Tod) u. nicht nach dem Tode (durch Transport usw.) entstanden ist; z. B. sog. Hautvertrocknung (Abschürfung der Oberhaut) mit Blutung in das Unterhautfettgewebe spricht dafür, daß die Verletzung im Leben entstanden sein muß. Vorsicht im Gebiet der Hypostase (Blutabsenkung nach dem Tode).

Reaktion, zytokarzinolytische ↑Freund-Kaminer-Reaktion.

Reaktivierung: **1.** erneute Aktivität eines Krankheitsprozesses. **2.** Eingriff o. Maßnahme, die dem Organismus (Organ) die Bewegungsfähigkeit wiedergibt.

Reaktogenität: Nebenwirkung eines ↑Impfstoffs, v. a. mit entzündl., allergisierenden, ggf. tox. Erscheinungen, bedingt durch (unerwünschte) Bestandteile wie Nährmedien, Konservierungsmittel, Adjuvanzien, Ballaststoffe mikrobieller Herkunft o. von Zell-, Gewebe- u. Eikulturen, die die (erwünschte) ↑Immunogenität des Impfstoffs weder beeinträchtigen noch erhöhen.

REAL: R. E. A. L.-Klassifikation; *Abk* für Revidierte europ.-amerik. Lymphomklassifikation. Klassifikationsvorschlag für maligne Lymphome anhand morphol., immunphänotyp. sowie molekularbiol. u. zytogenet. Befunde. Soll die Klassifikation von Lennert (Kiel-Klassifikation) u. die Working formulation ablösen u. einen weltweiten Vergleich von Therapieergebnissen ermöglichen. ↑Lymphome, maligne. Tab. S. 1696.

Realitätsprinzip: nach Sigmund Freud eines der beiden grundlegenden Prinzipien menschl. Verhaltens. In Abgrenzung zum ↑Lustprinzip läßt es Triebbefriedigung nicht mehr direkt zu, sondern paßt sie den Anforderungen der Realität an.

Real-Time-Processing ↑Echtzeitverarbeitung.

Reanimation: Wiederbelebung, Resuszitation, Gesamtheit der Maßnahmen, die zur Wiederherstellung von ausgefallenen o. eingeschränkten vitalen Funktionen führen. Hierbei stehen Zirkulation u. Atmung sowie die Hirnfunktion im Vordergrund.

Reanimationszentrum ↑Intensivtherapie.

Reassortment ⟨*engl*⟩: Neuordnung; Austausch von segmentierten ↑Genomen unter verwandten Viren bei Doppelinfektion der ↑Wirtszelle mit Entstehen neuer Genotypen, z. B. ↑Antigenshift der Influenzaviren. ↑Mutation, virologische.

Reattachment ⟨*engl*⟩ *n*: Wiederanheftung; ther. Ziel der ↑Parodontologie, bei Taschenbildung die epitheliale Verbindung am ursprüngl. Ort wiederherzustellen. Bei gesunder Gingiva u. mechan. Ablösung ist das i. d. R. mögl., z. B. nach Zahnfleischrandschnitten in Verbindung mit chir. Eingriffen. Bei geschädigter Gingiva ist das Ergebnis zweifelhaft, deswegen eher Abtragung der Gingiva.

Rebasierung: Anpassung einer Prothesenbasis an die veränderte Oberfläche des Kiefers mit Hilfe eines Abformmaterials, das später durch Kunststoff ersetzt wird.

Rebound ⟨*engl*⟩ *m*: Rückschlag. Die nach Ablauf eines Eigenreflexes eintretende ↑Innervationsstille kann von einer stark synchronisierten Entladung der am Reflex beteiligten motor. Nervenzellen gefolgt sein, so daß eine zweite Zuckung des Muskels zustande kommt. I. w. S. versteht man unter dem R. das Wiederauftreten einer

REAL: Klassifikationen von Non-Hodgkin-Lymphomen

Kiel-Klassifikation	Working-Klassifikation	R.E.A.L.-Klassifikation
niedrigmaligne NHL		
lymphozyt.	kleinzellig lymphozyt. (A)	lymphozyt.
lymphoplasmozytoid		lymphoplasmozytoid
		Marginalzonenlymphom
zentroblast./zentrozyt. (follikulär, kleinzellig)	follikulär kleinzellig (B) follikulär gemischtzellig (C)	follikuläres Follikelzentrumlymphom (kleinzellig u. gemischtzellig)
intermediär maligne NHL		
zentroblast./zentrozyt.* (follikulär, großzellig)	follikulär großzellig (D)	großzelliges Follikelzentrumlymphom
zentroblast./zentrozyt. (diffus)	diffus gemischtzellig (F) diffus großzellig (G)	diffus, kleinzelliges Follikelzentrumlymphom
zentrozyt.	diffus, kleinzellig gekerbt (E)	Mantelzelllymphom
hochmaligne NHL		
immunoblast.	immunoblast., großzellig (H)	diffus, großzelliges B-NHL
zentroblast.	lymphoblast. (I)	großzellige B-Vorläuferzelle Lymphome, Leukämien
lymphoblast.	lymphoblast., kleinzellig, nicht gekerbt (J)	

* von einigen Autoren auch als niedrigmalignes Lymphom klassifiziert

zentralnervösen Erregung bei zeitl. zwischengeschalteter Hemmung.

Rebound-Effekt: Rückpralleffekt, d.h. nach vorübergehender Hemmung überschießende Stimulation (z.B. überschießende Magensäuresekretion nach Gabe einiger Antazida, vermehrte Gonadotropinproduktion nach passagerer Hemmung des Hypophysenvorderlappens).

Rebound-Nystagmus: Blickrichtungsnystagmus; in Blickrichtung schlagend, bei Geradeausblick Augenruhe, pathognomon. für Schädigung im Bereich der Kleinhirnbahnen. ↑Nystagmus.

Rebound-Phänomen: Rückstoßbremsung bei Bewegungsausführung, die bei zerebellarer Schädigung fehlen kann. Es kommt zu einer überschießenden Bewegung in Richtung der bisherigen ton. Innervation.

Rebuck-Methode: Verfahren zur Beurteilung der unspezif. zellulären Infektabwehr durch qualitative Erfassung der Zellen einer lokalen Entzündung. Nach Rebuck wird durch ↑Skarifikation (↑Hautfenstertechnik) eine lokale Entzündung gesetzt, in deren Verlauf die mobilen Zellen emigrieren u. auf einem Deckglas erfaßt werden. Durch Austausch der Deckgläser in best. Zeitabständen können die Phasen der reaktiven zellulären Veränderungen hämat.-zytolog. registriert werden. Zunächst überwiegen die neutrophilen Granulozyten, nach 5–7 h werden diese von Lymphozyten u. Histiozyten abgelöst. Bei der zellulären Reaktion lassen sich nach Milchzock u. Kohout unter bes. Berücksichtigung des Verhaltens von Lymphozyten u. Histiozyten drei versch. Verlaufsformen unterscheiden: 1. Normalreaktion (langsam gleichmäßiger Anstieg der Lymphozyten u. Histiozytenzahl), 2. hyperaktive Reaktion (mononukleäre Zellen treten früher u. vermehrt auf), 3. schwache Reaktion (spätes u. zellarmes Auftreten). Hyperaktive Reaktionen ausgeprägt bei Sarkoidose, rheumat. Fieber, akuten Virusinfektionen, schwache Reaktion bei Malignomen, chron. Entzündungen.

Recall-Bias: systemat. Unterschied im Antwortverhalten (Erinnerungsvermögen) von Personen der Studienpopulation in Abhängigkeit von ihrem Krankheitsstatus (↑Fallkontrollstudien).

Receiver-Operating-Characteristic-Kurve ⟨*engl*⟩: *Abk* ROC-Kurve; Verfahren aus der Informationstheorie. Dient der Berechnung der Lage des diagn. Entscheidungskriteriums, d.h. des Punkts des höchsten Informationsgehalts bei einer best. diagn. Fragestellung u. einem best. Einsatzfeld des Tests. Dabei wird für jeden Befund der Anteil falsch pos. gegen den Anteil falsch neg. Entscheidungen aufgetragen. Der optimale Grenzwert zwischen Gesunden u. Kranken bei einer best. Diagn., die Lage des Entscheidungskriteriums, ergibt sich aus der Tangente an die ROC-Kurve, angelegt mit dem durch die Prävalenz gegebenen Anstieg.

recentur paratum ⟨*lat*⟩: frisch zubereitet (Rezeptur).

Receptaculum seminis ⟨*lat*⟩ *n*: Raum zwischen Cervix uteri u. hinterer Vaginalwand zur Aufnahme des Ejakulats.

Receptor destroying enzyme ⟨*engl*⟩: *Abk* RDE; ein bei best. Bakterien (z.B. Vibrio cholerae) vorkommendes Enzym, das N-Acylneuraminsäure enthaltende Rezeptoren der Zelloberfläche zerstört u. damit für die ↑Adsorption von Myxo- u. Paramyxoviren ungeeignet macht. ↑Neuraminidase.

Recessus ⟨*lat*⟩ *m*: Bucht, Ausbuchtung, Vertiefung.

Recessus cochlearis: Ausbuchtung der inneren Wand des Vorhofs im knöchernen Labyrinth des Innenohrs, welche in die Schnecke führt.

Recessus costodiaphragmaticus: Vertiefung des Spaltraums zwischen beiden Pleurablättern (↑Pleura) im Winkel, den Pleura costalis u. Pleura diaphragmatica bilden. Abb.

Recessus duodenalis: untere (R. d. inferior) bzw. obere (R. d. superior) Bauchfelltasche an der ↑Flexura duodenojejunalis; geben mitunter Anlaß zur Bildung einer (inneren) Treitz-Hernie.

Recessus ellipticus: Vertiefung an der medialen Wand des Vestibulums im knöchernen Labyrinth des Innenohrs, die den Utrikulus aufnimmt.

Recessus epitympanicus: Attikus; oberer Teil der Paukenhöhle, enthält Hammerkopf u. Amboß.

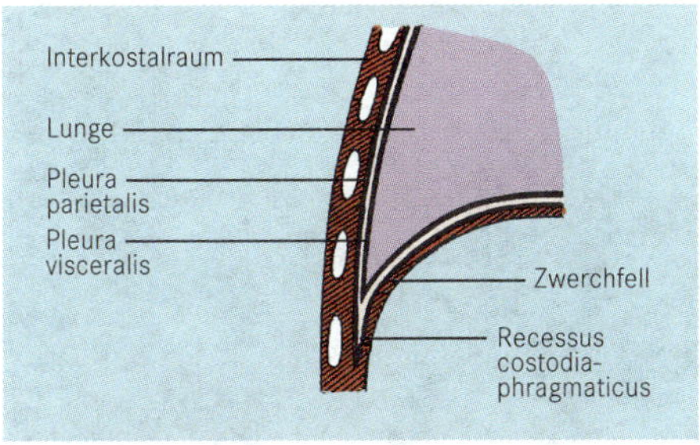

Recessus costodiaphragmaticus. Lage

Recessus ileocaecalis ↑ Kolonrezessus.

Recessus inferior omentalis: unterer Teil der ↑ Bursa omentalis, zwischen Mesocolon transversum u. Ligamentum gastrocolicum des großen Netzes.

Recessus infundibuli: Ausbuchtung des Bodens des III. Hirnventrikels nach unten in den Hypophysenstiel (Infundibulum).

Recessus intersigmoideus ↑ Kolonrezessus.

Recessus lateralis ventriculi quarti: seitl. Ausbuchtung des IV. Hirnventrikels.

Recessus membranae tympani: vordere (R. m. t. anterior) bzw. hintere (R. m. t. posterior) Trommelfelltasche, zwischen Trommelfell u. vorderer bzw. hinterer Hammerfalte (↑ Plica mallearis anterior bzw. posterior).

Recessus membranae tympani superior: Prussak-Raum, obere Trommelfelltasche; von Trommelfell (Pars flaccida) auf der lateralen sowie Hammer u. Amboß auf der medialen Seite begrenzter Raum.

Recessus opticus: Ausbuchtung des Bodens des III. Hirnventrikels nach unten vorn zwischen Lamina terminalis u. Chiasma opticum.

Recessus pharyngeus: Rosenmüller-Grube; nach lateral gerichtete Schlundtasche hinter der Tubenmündung im Pharynx.

Recessus pinealis: Ausbuchtung des III. Hirnventrikels nach hinten in Richtung auf die Zirbeldrüse (Corpus pineale).

Recessus piriformis: Schlundbucht seitl. des Kehlkopfeingangs.

Recessus pleurales: Reserve- o. Komplementärräume der Pleurahöhle; von der Pleura parietalis ausgekleidete Spalträume, die bei tiefer Inspiration teilweise geöffnet werden, indem die Lunge sich in sie ausdehnt. ↑ Recessus costodiaphragmaticus u. Recessus costomediastinalis.

Recessus retrocaecalis ↑ Kolonrezessus.

Recessus sacciformis: sackartige Ausbuchtung der Gelenkhöhle des distalen Radioulnargelenks zwischen Elle u. Speiche nach proximal.

Recessus sphenoethmoidalis: Bucht der Nasenhöhle zwischen oberer Nasenmuschel u. Vorderfläche des Keilbeinkörpers.

Recessus sphericus: Vertiefung an der medialen Wand des Vestibulums im Innenohr, welcher der Sakkulus sich anlegt.

Recessus splenicus: in Richtung auf den Milzhilus nach li. sich erstreckender Teil der ↑ Bursa omentalis zwischen Ligamentum gastrolienale u. Ligamentum phrenicolienale.

Recessus subpopliteus: Bursa musculi poplitei (JNA); hintere Ausbuchtung der Kniegelenkhöhle unter dem M. popliteus.

Recessus superior omentalis: oberer Teil des Netzbeutels zwischen Leber, Ösophagus u. V. cava inferior.

Recessus suprapinealis: oberhalb der Zirbeldrüse (Corpus pineale) gelegene hintere Ausbuchtung des III. Hirnventrikels.

rec-Gene: Gene, deren Produkte (Proteine) an Rekombinationsprozessen beteiligt sind, z. B. recA, recB. ↑ Rekombination.

Recherche ⟨*frz*⟩ *f*: das Durchsuchen eines Datenbestands o. einer Datenbank aufgrund einer Suchfrage mit dem Ziel, alle Datensätze mit vorgegebenen Merkmalen auszusondern.

Rechtsform: gesetzl. umschriebene Form, in der sich eine Unternehmung entfalten darf. Im Krankenhausbereich lassen sich sowohl die Rechtsformen privater Unternehmungen (z. B. GmbH) u. die Rechtsformen öffentl. Unternehmungen (z. B. Regiebetrieb) sowie Sonderformen (z. B. Stiftung) antreffen.

Rechtshänder: Mensch mit erhöhter Geschicklichkeit u. Leistungsfähigkeit der re. Hand u. besserer Koordination der Bewegungsabläufe mit rechts.

Rechtsherzbypass ⟨*engl*⟩ *m*: Kurzschlußverbindung zwischen re. Vorhof u. A. pulmonalis. Teil des biventrikulären parakorporalen künstl. Herzens. Bei dem alleinigen ventrikuloaortalen ↑ Bypass ist das re. Herz nach einigen Stunden oft nicht mehr in der Lage, genügend Blut auf die li. Seite zu pumpen. Daher biventrikuläre Entlastung notwendig. Der R. stellt eine sehr begrenzte Anwendungsmöglichkeit der mechanischen ↑ Herzentlastung dar.

Rechtsherzdekompensation: Versagen des re. Herzens, d. h. Unfähigkeit, die angebotene, den Erfordernissen entsprechende Blutmenge aufzunehmen u. wieder auszuwerfen. Folge ist eine Stauung im großen Kreislauf. Ursachen vielfältig, bes. im Herzen selbst u. in der Lunge.

Rechtsherzdilatation: Erweiterung des re. Ventrikels als Zeichen einer ↑ Rechtsherzinsuffizienz.

Rechtsherzhypoplasiesyndrom: angeborene Unterentwicklung des re. Ventrikels, i. a. kombiniert mit Klappenanomalien re. u. großem Vorhofseptumdefekt.

Rechtsherzinsuffizienz: Vorstadium bzw. Syn. der Rechtsherzdekompensation; ↑ Herzinsuffizienz.

Rechtsherzversagen ↑ Herzinsuffizienz.

Rechtshypertrophie: Hypertrophie der Wand des re. Ventrikels (> 3 mm) infolge einer chron. Mehrbelastung bes. bei pulmonaler Hypertonie, chron. Linksherzinsuffizienz, Septumdefekten.

Rechtskurven ↑ Kolloidreaktionen im Liquor cerebrospinalis.

Rechts-Links-Shunt: venöse Beimischung des art. Blutes auf kardialer (↑ Herzfehler, angeborene) o. pulmonaler Ebene. Beim pulmonalen Shunt wird das Blut im Bereich nicht ventilierter Alveolarbezirke (↑ Atelektasen; ↑ Pneumonien) nicht mit O_2 aufgesättigt. Die Mischung dieses Shunt-Blutes mit dem arterialisierten, aus den normal ventilierten u. durchbluteten Lungenteilen führt zum Abfall des art. pO_2 u. der O_2-Sättigung des Hämoglobins. Die venöse Beimischung ist die Hauptursache von prim. Oxygenierungsstörungen.

Rechts-Links-Störung: Störung der Rechts-Links-Orientierung als gnost. Fehlleistung. ↑ Agnosie, ↑ Angularissyndrom.

R

Rechtsmedizin: Gerichtsmedizin, forens. Med.; med. Fachdisziplin, die sich mit allen die Med. berührenden Rechtsfragen beschäftigt, wobei neben med.-biol. Methoden physikal., chem. u. a. angewandt werden.

Rechtsschenkelblock: Right Bundle Branch Block (RBBB); Verbreiterung des QRS-Komplexes in V_1–V_2 über 0,12 s (kompletter RBBB über 0,12 s, inkompletter unter 0,12 s). Dauer von Beginn der R-Welle bis zur endgültigen Negativitätsbewegung rechtspräkordial (V_1–V_2) über 0,03 s (oft gesplitterte R-Welle), breite, oft gesplitterte S-Zacke linkspräkordial (I, V_5, V_6). Klass. R. (oben beschrieben) seltener als Wilson-Block (R-Welle in V_1, V_2, aber S-Zacke in I, V_5, V_6 nur leicht verplumpt).

Rechtstyp ↑EKG-Lagetypen.

Rechtsverschiebung: vermehrtes Auftreten übersegmentierter neutrophiler Granulozyten im Blutausstrich. Im Ggs. zur ↑Linksverschiebung soll die R. eine Häufung „gealterter" Zellen im peripheren Blut zum Ausdruck bringen. Eine R. wird vo allem bei der Addison-Biermer-Anämie (↑Vitamin B_{12}), daneben nach Bluttransfusionen u. bei Hungerzuständen beobachtet. Sie ist gegen die von Undritz beschriebene „konstitutionelle Hochsegmentierung der Neutrophilenkerne" (↑Leukozytenanomalien) abzugrenzen.

Rechtsversorgungstyp: überwiegende Versorgung des li. Ventrikels u. der gesamten Hinterwand durch die re. Koronararterie (im Ggs. zu ↑Linksversorgungstyp).

Rechtsverspätung im EKG: Verspätung der endgültigen Negativitätsbewegung in rechtspräkordialen Ableitungen (V_1, V_2, III, aVR). Dgl. Linksverspätung in linkspräkordialen Ableitungen (V5, V6, I, aVL).

Recipe ⟨*lat*⟩: nimm! Rezeptanweisung.

Recklinghausen, Friedrich Daniel von (1833–1910), dt. Pathol., Königsberg, Würzburg, Straßburg.

Recklinghausen-Krankheit (nach Friedrich D. von R.): **1.** ↑Osteodystrophia fibrosa generalisata. **2.** Neurofibromatosis generalisata (1888); neurokutane, blastomatöse Systemerkrankung, die durch zahlreiche (bis zu Hunderten), v. a. in der Haut sitzende schmerzhafte Knoten (↑Neurofibrom) u. Pigmentflecke gekennzeichnet ist. Bei gleichzeitiger Haut- u. Unterhautwucherung elephantiast. Lappenbildung (sog. Rankenneurom; Elephantiasis neurofibromatosa Virchow, ↑Elephantiasis congenita). Die Geschwülste entstehen aus Nervenbindegewebe u. Zellen der Schwann-Scheide. Bisweilen auch spindelige o. knollige Verdickungen der größeren Nervenstämme u. Kombination mit Geschwülsten des Zentralnervensystems (Gliome, Meningiome). Nicht selten sarkomatöse Entartung eines Neurofibromknotens. Genet. bedingt, autosomal dominanter Erbgang. Abb.

Reclus, Paul (1847–1914), Chir., Paris.

Reclus-Krankheit (nach Paul R.): Mastopathia chronica cystica.

Recommended dietary allowances ⟨*engl*⟩: *Abk* RDA; die vom amerik. National Research Council (Unterkomitee: Food and Nutrition Board) herausgegeben, von Zeit zu Zeit ergänzten Empfehlungen über die nach Art u. Menge wünschenswerte Höhe der Nahrungszufuhr (Menge an Kalorien, Eiweiß, Fett, Kohlenhydraten, Wasser, Mineralstoffen, Spurenelementen, Vitaminen).

Recon: kleinste genet. Einheit, einem Nukleotid bzw. Nukleotidpaar entspr., die durch intragene Rekombination zwischen homologen Kopplungsgruppen austauschbar ist.

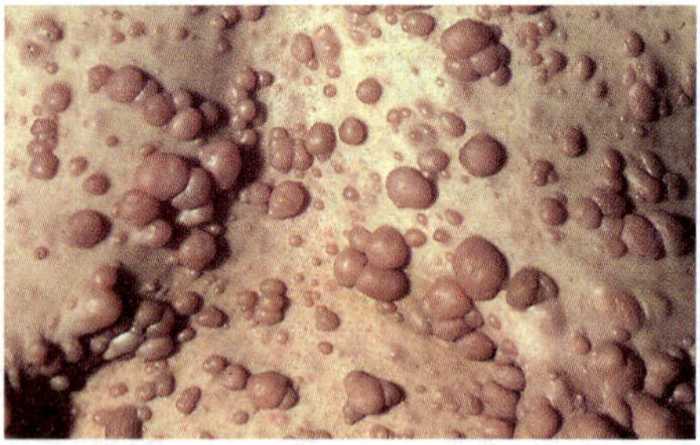

13

Recklinghausen-Krankheit

Record linkage ⟨*engl*⟩ ↑Datenbank, medizinische.

Recovery ⟨*engl*⟩ ↑Erholung nach Bestrahlung.

Recruitment ⟨*engl*⟩ *n* ↑Rekrutierung.

Rectum ↑Rektum.

recurrens ⟨*lat*⟩ *Adj*: zurücklaufend, wiederkehrend.

Redie: Entwicklungsstadium bzw. Generation der ↑Digenea, aus der sich durch ↑Pädogenese ↑Zerkarien bzw. Tochterredien entwickeln; sackförmig mit Mundsaugnapf, Pharynx, blind endendem Darm u. 2 Stummelfüßen.

Redifferenzierung: Prozeß, bei dem während der Kultivierung verlorengegangene zelluläre Leistungen u./o. Strukturen wieder auftreten.

Redon-Saugdrainage: Drainage- u. Vakuumflasche zur Entfernung von Sekreten u. Blut aus Operationswunden.

Redoxfarbstoffe: Methämoglobinbildner wie Methylenblau u. Thionin können bei Methämoglobinkonzentration über 8 % reduzierend wirken. Der durch R. vermittelte Elektronentransport kann entspr. dem aktuellen Gleichgewicht in beide Richtungen verlaufen.

Redoxin: elektronenübertragendes Protein, das weder Hämgruppen noch Flavine enthält. Eisenhaltiges R. (↑Ferredoxin) u. metallfreies R. (Thioredoxin) sind bekannt.

Redoxpotential: E_0; Quantitatives Maß für das Reduktions- o. Oxidationsvermögen eines Redoxsystems

$$e^- \text{-Donator} \rightleftarrows e^- \text{-Akzeptor} + e^-$$

im Vergleich zur ↑Normalwasserstoffelektrode. Beispiele:

$$Zn \rightleftarrows Zn^{2+} + 2e^-$$

$E_0 = -0{,}76$ V;

$$Cu \rightleftarrows Cu^{2+} + 2e^-$$

$E_0 = +0{,}35$ V.

Redoxreaktion: chem. Reaktion mit Austausch von Elektronen. Beispiel: $Zn + Cu^{2+} \leftrightarrow Zn^{2+} + Cu$ (↑Redoxpotential).

Red palms ⟨*engl*⟩ ↑Palmarerythem.

Redressement ⟨*frz*⟩ *n*: meist manuell durchgeführte, nicht operative Korrektur von Gelenkfehlstellungen, die durch Weichteilkontraktur fixiert sind. Das Ergebnis wird im ↑Gipsverband aufrechterhalten. Das gewünschte Ergebnis wird oft nur schrittweise erreicht, deshalb ist Wiederholung erforderl. (Etappen-R.).

Redressement forcé: **1.** Gewaltsame Korrektur von Skelettdeformitäten. **2.** Blutige Einrenkung von irregulär stehenden einzelnen Zähnen in den normalen Zahnbogen.

Redression ⟨*lat*⟩ *f*: unblutige Korrektur einer Deformität (Skoliose, Klumpfuß) durch manuelle o. apparative Methoden mit anschließender Fixierung durch Spezialverbände. ↑Redressement.

Reducing body myopathy ⟨*engl*⟩: sehr seltene progressive neuromuskuläre Erkrankung. Granuläre Muskelfasereinschlüsse mit reduzierenden Eigenschaften.

Reduktase: bewirkt die Umwandlung von Testosteron in die aktive Dyhdrotestosteronform bei Prostatahyperplasie (benigne ↑Prostatahyperplasie). 5-Alpha-Reduktasehemmer (Finasterid) werden in der Ther. der Prostatahyperplasie eingesetzt.

Reduktion: chem. Reaktion mit Aufnahme von Elektronen e, z. B. Herstellung eines Metalls M durch kathod. R. von M-Kationen: $M^{n+} + n\,e \leftrightarrow M^{\pm 0}$.

Reduktionsfehlbildungen: Ausbleiben der Entwicklung von Teilen des (meist Extremitäten-) Skeletts (Agenesien o. Aplasien). ↑Oligodaktylie, ↑Ektrodaktylie, ↑Binnenstrahlenanomalien, ↑Radiusdefekte, ↑Ulnadefekte, ↑Tibiadefekte, ↑Fibuladefekte, ↑Humerusdefekte, ↑Femurdefekte. ↑Amelie, ↑Peromelie.

Reduktionsteilung: Divisio reductans; erste Reifeteilung; ↑Meiose.

Redundantia ⟨*lat*⟩ *f*: Überschuß. Bez. für quantitative o. qualitative Plusvarianten. 1. Gigantismus in loco: örtl. Riesenwuchs, Hyperplasia (in toto: z. B. Makrodaktylie; ex parte: z. B. Hyperplasie des M. sphincter pylori), Hypertrophia (z. B. Vergrößerung des Herzens). 2. Supernumerarius: überschüssige Anzahl.

Redundanz ⟨*lat*⟩ *f*: **1.** Vorhandensein von mehreren Elementen gleicher o. ähnl. Funktion in einem System, wodurch eine Erhöhung der Zuverlässigkeit erzielt wird. **2.** Maß der „Weitschweifigkeit" als Differenz der über einen Kanal max. übertragbaren u. der tatsächl. übertragenen Information (absolute R.) bzw. die Relativierung dieser auf die Kanalkapazität (relative R.).

Reduplikation: ident. Vervielfältigung von Strukturen; i. e. S. Replikation der DNA (↑DNA-Biosynthese) u. viraler RNA (↑RNA-Biosynthese).

Reduviidae ⟨*lat*⟩ *f Pl*: Raub- o. Schreitwanzen; bis 2 cm lange, geflügelte, aber meist sich laufend fortbewegende Wanzen mit einer Anzahl bei Mensch u. Säugetieren blutsaugender Arten. Fam. der ↑Heteroptera. Verbreitung: Süd- u. Mittelamerika. Med. bedeutsame Gattungen: Triatoma u. Rhodnius als Überträger von Trypanosomen (↑Trypanosoma). ↑Chagas-Krankheit.

Reduzierventil: Ventil, das an Stahldruckgasbehälter angeschraubt wird u. eine Entnahme dieser komprimierten Gase gestattet. Durch spez. Vorrichtung wird der Druck so reduziert, daß eine gefahrlose Einleitung in Anästhesiegeräte mögl. ist.

Reed, Dorothy (1874–1964), amerik. Pathol., Baltimore.

Reed, Walter (1851–1902), amerik. Militärarzt, Washington. R. klärte Ätiol. u. Übertragungsmodus des Gelbfiebers auf.

Reentry ⟨*engl*⟩ ↑Erregungskreisen.

Reese, Algernon B., zeitgen. amerik. Ophth., New York.

Reese-Blodi-Syndrom (nach Algernon B. R. u. Frederick B.) ↑Dysplasia retinoencephalosplanchnica.

Referenzbereich: umfaßt i. a. 95,5 % der gefundenen Werte eines biol. Parameters, die an einer nach definierten Spezifikationen selektierten, ausreichend großen Stichprobe unter eindeutig festgelegten Untersuchungsbedingungen ermittelt wurden. Der R. gestattet die Einordnung eines individuellen Wertes in die Kategorien unauffällig, kontrollbedürftig (Grenzbereich, engl. Border line) u. pathol.

Referenzlaboratorium: internationale o. nationale Speziallaboratorien für die wissenschaftl. Bearbeitung spez. Aufgaben der mikrobiol. u. immun. Diagnostik, die Entwicklung u. Herstellung von Immunpräparaten u. Impfstoffen, Antibiotika, hormonellen u. a. biol. Wirkstoffen, Standardpräparaten u. ↑Referenzpräparaten sowie auf dem Gebiet der Umwelthygiene (Wasserhygiene, Toxikol., Lufthygiene, Krankenhaushygiene).

Referenzmensch: in ICRP Report 23 eingeführte Festlegungen für anat. Daten einzelner Organe u. Körperteile des Menschen (Mittelwerte) sowie deren atomare Zusammensetzung (Tab.), um für grundlegende dosimetr. Untersuchungen, insbes. bei Fragen des Strahlenschutzes, international einheitl. Bezugsdaten für Berechnungen u. Messungen zu haben. Tab.

Referenzpräparate: Standardpräparate; als Bezugsgröße dienende biol. Substrate (Impfstoffe, Testantigene, Immunglobuline, Testsera, Antibiotika, Hormone) mit auf Gewichts- bzw. Volumeneinheit bezogener gleichbleibender Wirksamkeit. Angabe der Stärke (Wirkung) in ↑Internationalen Einheiten (↑Einheitensystem, internationales). Aufbewahrung in lyophil getrocknetem Zustand in autorisierten internationalen o. nationalen Kontrollinstituten.

Referenzmensch: Zusammensetzung des menschlichen Körpers
(alle übrigen zusammen < 1,5 g)

Element		Menge (g)	% des Körpergewichts
1.	Sauerstoff	43 000	61
2.	Kohlenstoff	16 000	23
3.	Wasserstoff	7 000	10
4.	Stickstoff	1 800	2,6
5.	Kalzium	1 000	1,4
6.	Phosphor	780	1,1
7.	Schwefel	140	0,20
8.	Kalium	140	0,20
9.	Natrium	100	0,14
10.	Chlor	95	0,12
11.	Magnesium	19	0,027
12.	Silizium	18	0,026
13.	Eisen	4,2	0,006
14.	Fluor	2,6	0,0037
15.	Zink	2,3	0,0033

R

Referenzwerte ↑Referenzbereich.

Referenzzentrum: Untersuchungsstellen, z. B. pathol. Institute, aber auch interdisziplinäre Einrichtungen, in denen bes. Kenntnisse, Erfahrungen u. das Untersuchungsgut best. Krankheiten konzentriert sind. Diese Zentren stehen Pathologen u. Klinikern zur Konsultation bei Problemfällen zur Verfügung.

Referred pain ⟨*engl*⟩: übertragener Schmerz. Projektion des viszeralen Schmerzes auf die äußere Haut (ein Überlaufen des Schmerzimpulses im Bereich des zentralen Nervensystems u. Übertragung auf die Haut = Head-Zonen).

Refertilisierung ⟨*lat*⟩ *f*: Wiederdurchgängigmachen der Samenleiter (nach Sterilisierung usw.).

Refetoff-Syndrom: fam. auftretende Resistenz gegen Schilddrüsenhormone, welche ausgelöst wird durch eine Mutation des T3-Rezeptors. Klass. Konstellation mit erhöhten zirkulierenden Schilddrüsenhormonen u. erhöhtem TSH.

reflektorisch ⟨*lat*⟩ *Adj*: durch Reflexe bedingt o. ablaufend.

Reflex ⟨*lat*⟩ *m*: automatisierte Reaktion des Organismus auf eine Reizung seiner ↑Rezeptoren, die über einen mehr o. weniger komplizierten ↑Reflexbogen zustande kommt. Liegen Rezeptor u. Effektor im gleichen Organ, d. h., besteht der Reflexbogen nur aus einem afferenten u. aus einem efferenten Neuron, spricht man vom monosynapt. o. Eigenreflex (z. B. myostat. R.). Sind Interneurone zwischen sensorischer ↑Afferenz u. ↑Efferenz eingeschaltet, spricht man vom polysynapt. o. Fremdreflex. Die über die tieferen Etagen des ZNS laufenden angeborenen R. dienen der raschen Verhütung (z. B. Lidschlußreflex) bzw. Beseitigung (z. B. Niesreflex, Kratzreflex) schädl. Einwirkungen o. der schnellen Korrektur von Körperhaltungen (z. B. Halsstellreflex, Vestibularreflex, ↑Reflexe, angeborene) ohne Eingreifen des Bewußtseins. Bei diesen Reaktionsformen handelt es sich um zahlreiche, sehr komplex strukturierte Hierarchieebenen des ZNS einbeziehende ↑Regelkreise (funktionelles↑System).

Reflexabnahme, pathologische: bei der Stapediusreflexmessung (↑Stapediusreflex) auftretendes Phänomen, z. B. bei der multiplen Sklerose.

Reflexaudiometrie: Methode der Audiometrie, bei der die Schallwahrnehmung durch das Auftreten von Reflexen ermittelt wird. Einsatz bes. bei Kindern u. Simulanten. Geeignete Reflexe sind der Schreckreflex, Lichtreflex, Weckreflex, Änderungen der Atmung im Schlaf u. die Hautdurchblutung.

Reflexbahnen: Bahnen des Zentralnervensystems, über welche reflektor. Reaktionen des Körpers unter Umgehung der Großhirnrinde u. des Bewußtseins ausgelöst werden. Die Umschaltung vom afferenten auf den efferenten Schenkel erfolgt im Hirnstamm. Die efferente Bahn ist der ↑Tractus tectospinalis, afferente Bahnen sind ↑Tractus spinotectalis (↑Fluchtreflex) sowie Teile der Seh- bzw. Hörbahn.

Reflex, bedingter: im individuellen Leben auf der Grundlage eines unbedingten ↑Reflexes erworbener Reflex. Bei wiederholter zeitl. Kopplung eines indifferenten Reizes mit einem unbedingten R. erwirbt der indifferente Reiz die Fähigkeit, den unbedingten Reflex auszulösen (zeitweilige ↑Verbindung); er wird zum bedingten ↑Reiz. Bei Ausbleiben der Bekräftigung durch den unbedingten Reflex büßt der bedingte Reiz seine Signalbedeutung durch ↑Hemmung wieder ein (↑Erlöschen). Neue b. R. können sich auch auf der Grundlage gut gefestiger b. R. bilden (b. R. 2., 3. u. höherer Ordnung). B. R. sind eine spez. Form des ↑Lernens. Instrumenteller b. R.: Erlernen bzw. Entstehung eines neuen b. R. durch Bekräftigung einer spontan entstehenden Handlung (operantes ↑Verhalten). Von dem poln. Physiol. u. Pawlow-Schüler J. Konorski als b. R. vom 2. Typ bezeichnet.

Reflexblase: neurogene Störung der von übergeordneten Gehirnzentren getrennten Harnblase (↑Miktion). Nach Durchtrennung der Rückenmarkbahnen oberhalb Th_{12} fällt die Hemmung des spinalen Reflexbogens aus. Auf Dehnungsreize kommt es reflektor. zur teilweisen Blasenentleerung.

Reflexbogen: anat. Grundlage für einfache Reflexe. Im einfachsten Falle, wie beim ↑Eigenreflex, besteht der R. aus dem Rezeptor o. Sensor (sensible Endigungen in der ↑Muskelspindel), dem afferenten Nerv, einer monosynapt. Umschaltung auf die den Muskel versorgenden Motoneurone, dem efferenten Nerven mit seinen Endigungen an den motor. Endplatten der Arbeitsmuskelfasern. Die Zeit von der Reizeinwirkung bis zur Zuckung des Muskels beträgt zwischen 10 u. 20 ms (Bruttozeit). Analog ist der R. bei sekretor. Reflexen aufgebaut, unter wesentl. Beteiligung des vegetativen Nervensystems. Da der Reflexerfolg durch Wiederreizung der Rezeptoren bei der Reflexausführung auf sich selbst rückwirkt, spricht man auch vom Reflexkreis.

Reflexe, angeborene: frühkindl. Reflexe, Primitivreflexe, Magnus-Reflexe; Reflexmechanismen, die ein Kind pränatal entwickelt u. im Zuge der Reifung des Nervensystems in den ersten 3–6 Lebensmonaten verliert. Tab.

Reflexe, frühkindliche ↑Reflexe, angeborene.

Reflexepilepsie: ungenaue Bez. für die Auslösung epilept. Anfälle durch sensible o. sensor. Reize (photogene, audiogene, musikogene, Leseepilepsie).

Reflexe, primitive ↑Reflexe, angeborene.

Reflexfiguren: zueinander koordinierte Stellungen der Extremitäten, die aus dem Ablauf zahlreicher, über das Rückenmark verschalteter Eigen- u. Fremdreflexe resultieren. Die R. wurden am Spinalpräparat von Katze u. Hund untersucht.

Reflex, gastroilealer ↑Reflex, viszeroviszeraler.

Reflex, gastrokolischer: reflektor. Beeinflussung des Tonus u. der Motorik des Dickdarms unmittelbar o. wenige Minuten nach Nahrungsaufnahme Bereitet die Aufnahme des Speisebreies aus dem unteren Ileum durch Weitstellung des Zäkums u. Colon ascendens vor u. führt zur Massenbewegung, ↑Transportperistaltik. Wahrscheinl. nicht vom Magen ausgelöst. Durch bilaterale Vagotomie im Tierversuch nicht zu beseitigen, wahrscheinl. hypothalam. Zentren i. S. eines Nahrungsreflexes beteiligt. Gastrin u. Secretin ohne Einfluß, dagegen reflexfördernde Wirkung von Cholezystokinin, Serotonin u. Prostaglandinen. ↑Reflex, viszeroviszeraler.

Reflex, ileogastrischer
↑Reflex, viszeroviszeraler.

Reflexinkontinenz: Form der ↑Harninkontinenz. Durch eine anomale spinale Reflexaktivität kommt es zu unkontrollierten Miktionsreflexen über das periphere Miktionszentrum im Sakralmark bei kompletter, supranukleärer ↑Querschnittsläsion durch Trauma, Tumor o. vaskuläre Prozesse. Die Miktion wird ohne das Gefühl des Harndranges ausgelöst. Es fehlt jede willkürl. Kontrolle.

Reflex, intestinointestinaler ↑Reflex, viszeroviszeraler.

Angeborene Reflexe: Entwicklungsübersicht

Kurzbezeichnung	Erscheinungsbild	Manifestationsalter
Extensorenstoß (prim. Stehen)	säulenartiges Stehen mit Vorderfußbelastung	bis 3. Monat
gekreuzter Streckreflex	bei Anbeugung eines Beins: Streckung des anderen	bis 3. Monat
suprapub. Streckreflex	bei Druck auf Symphyse: Streckung beider Beine	bis 3. Monat
Schreitreflex	alternierende Schreitbewegung im totalen Beuge- u. Streckmuster	bis 2. Monat
Steigereaktion (Placing)	bei Stimulation der Unterschenkelaußenkante u. desFußrückens: Beugung in Hüfte u. Knie u. Aufstellen des Fußes	bis 3. Monat
Galant-Reflex	bei paravertebraler Stimulation der Wirbelsäule: Lateralreflex in Richtung des Stimulus	bis 4. Monat
Moro-Reflex (Umklammerungsreflex)	Auslösung durch Erschütterung des Labyrinths, Abstreckung u. Zusammenführung beider Arme, Abstreckphasen beider Arme	bis 6. Woche bis 3. Monat
Greifreflex	bei Berührung der Handinnenfläche: Faustschluß bei Berührung der Fußsohle: Einkrallen der Zehen	bis 5. Monat bis 12. Monat
asymmetr. Nackenreflex (ATNR)	bei Drehung des Kopfs bei fixiertem Rumpf (Dehnung des Nackenrezeptors): Beugung der hinterhauptseitigen Extremitäten u. Streckung der gesichtsseitigen Extremitäten	bis 3. Monat
symmetr. ton. Nackenreflex (STNR)	bei Beugung des Kopfs: Beugung der Arme u. Streckung der Beine, bei Streckung des Kopfs: Streckung der Arme u. Beugung der Beine	bis 3. Monat
Halsstellreflex	bei passivem Kopfdrehen: Kopf dreht sich en bloc	bis 3. Monat
ton. Labyrinthreflex (TLR)	beim Abheben des Kindes in Bauchlage von der Unterlage: globale Beugehaltung des Körpers, beim Abheben des Kindes in Rückenlage von der Unterlage: globale Extension des Körpers	bis 2. Monat bis 3. Monat

Reflexion: Zurückwerfen von (Licht-) Wellen beim Auftreffen auf Grenzflächen zwischen zwei versch. Medien.

Reflexionsblendung ↑Blendung.

Reflexionsgesetz: eine auf alle Wellen anwendbare Gesetzmäßigkeit, nach der der gegen das ↑Einfallslot gemessene Reflexionswinkel einer ebenen Welle gleich dem ↑Einfallswinkel ist u. Lot u. Ein- u. Ausfallstrahl in einer Ebene liegen.

Reflexionsoxymetrie: Bestimmung der prozentualen Sauerstoffsättigung des Blutes mit einem ↑Oxymeter, wobei die Lichtreflexion an einer Blutprobe o. am durchbluteten Gewebe photometr. gemessen wird. Zwischen der Sauerstoffsättigung des Blutes u. der Intensität des reflektierten Lichts besteht eine lineare Abhängigkeit. Eine Bestimmung des Hämoglobingehalts mit der R. ist nicht mögl. Vorteile: keine Hämolyse erforderl.; es genügen Messungen mit einer Wellenlänge, da die Reflexion nicht von der Gesamthämoglobinkonzentration abhängt. Die R. kann, anders als die ↑Transmissionsoxymetrie, an beliebigen Körperstellen durchgeführt werden.

Reflexionsphotometrie: Verfahren zur photometr. Auswertung von Harnteststreifen. Prinzip der Methode beruht auf der Kubelka-Munk-Funktion, wonach bei gegebener Wellenlänge das Reflexionsvermögen einer Testoberfläche von der auf ihr vorhandenen Farbstoffkonzentration u. damit der im Harn vorhandenen Konzentration der Substanzen abhängig ist. Standardisierte Meßbedingungen werden durch den Einsatz von Lumineszenzdioden definierter Wellenlänge u. konstantem Meßtakt erreicht. Mit Reflexionsphotometern können Teststreifen mit bis zu 10 Reaktionsfeldern in unterschiedl. Reihenfolge vermessen u. somit Bilirubin, Urobilinogen, Glukose, Eiweiß u. a. bestimmt werden. Verfahren besitzt hohen Rationalisierungseffekt zur Erstellung des Urinstatus.

Reflexirradiation: bei Fremdreflexen vorkommende Ausbreitung der Reflexantwort. In Abhängigkeit von der Intensität des reflexauslösenden Reizes werden über die normale Antwort hinaus Muskelgruppen einbezogen, z. B. Irradiation des Hustenreflexes, des Lidschlußreflexes.

Reflexkollateralen: Abzweigungen von afferenten, durch die Hinterwurzeln des Rückenmarks eingetretenen Nervenfasern. Diese R. enden entweder an motor. Nervenzellen o. an Interneuronen. ↑Eigenreflex, ↑Fremdreflex.

Reflex, konsensueller: bei paarig-beidseitig vorhandenen Rezeptor-Effektor-Verbindungen beidseitig auftretender Reflex, auch wenn nur die Rezeptoren einer Seite gereizt worden sind. Beispiel: Abnahme des Pupillendurchmessers auch auf der nicht durch Lichteinfall betroffenen Seite (konsensueller, Pupillenreflex) o. Kontraktion der Mittelohrmuskeln beider Seiten auch bei starker einseitiger Beschallung (konsensueller Stapediusreflex).

Reflexkrampf: ausgebreitete, ungeordnete starke ton. u. phas. Reflexe in Form tetan. Kontraktionen o. klon. Zuckungen, woran sich größere Muskelgruppen beteiligen. Der R. kommt bei Strychnin, aber auch bei Einwirkung von Bakterientoxinen (Wundstarrkrampf, ↑Tetanus) vor.

Reflexkreis ↑Reflexbogen.

Reflex, monosynaptischer ↑Eigenreflex.

Reflex, okulokardialer: Aschner-Reflex; bei Druck auf den Augenbulbus tritt Vagotonie auf mit Bradykardie, z. B. bei Boxschlägen in Gesicht u. Augengegend.

(Mitwirkung beim Kopf-k.o.). Auch Sturz ins Wasser mit dem Gesicht voran.

Reflexolfaktometrie: Nutzung vegetativer Reaktionen zum objektiven Nachweis einer Geruchsempfindung (Atmungsregistrierung, Hautwiderstandsmessung, Plethysmographie, Rheographie, EKG, EEG).

Reflexologie: wurde von W. ↑Bechterew begründet u. versuchte, sämtl. Erscheinungsformen des Psych. ledigl. als Reflexe bzw. als Reflexverbindungen zu begreifen.

Reflex, pathologischer
↑Pyramidenbahnzeichen.

Reflex, phasischer ↑Eigenreflex.

Reflex, propriozeptiver ↑Eigenreflex.

Reflex, psychogalvanischer: *Abk* GHR; hautgalvan. Reaktion, galvan. Hautreflex. Herabsetzung des elektr. Hautwiderstands u./o. Schwankungen des Hautwiderstands bei psych. Erregung infolge vermehrter Hautdurchblutung bzw. Schweißbildung (↑Perspiratio insensibilis) durch Zunahme des ↑Sympathikotonus. Der p. R. ermöglicht den objektiven Nachweis von ↑Emotionen (Nutzung beim sog. Lügendetektor). Er fehlt bei Denervierung der Haut bzw. best. Vergiftungen.

Reflex, renorenaler: reflektor. ausgelöste Funktionsstörung (mit o. ohne Schmerzen) der gesunden Gegenseite bei einseitiger Nierenerkrankung (wahrscheinl. über N. splanchnicus minimus).

Reflextheorie: Lehre von der gesetzmäßigen Beantwortung äußerer u. innerer Reize des Organismus auf dem Wege nervaler Vorgänge.

Reflextherapie: Wirkungsprinzip versch. Verfahren der Physiotherapie, ther. Beeinflussung innerer Organe o. fernab liegender Gewebebefunde durch Einwirkung auf Extero- u. Interorezeptoren aufgrund nervaler, meist segmentaler Beziehungen.

Reflextod: auf reflektor. Vorgängen beruhender Tod, z. B. bei N.-vagus-Reizung.

Reflex, tonischer ↑Reflextonus.

Reflextonus: leichte Dauerkontraktion quergestreifter Muskeln (Skelettmuskulatur) unter dem Einfluß afferent geleiteter Nervenimpulse (Brondgeest, 1890). Dieser unwillkürl. Spannungszustand bes. von Haltemuskeln wird über das ↑Gammasystem eingeregelt.

Reflexumkehr: Erscheinung, daß derselbe Reiz je nach Lage u. Stellung der betreffenden Gliedmaße zu versch., oft sogar zu entgegengesetzten Reflexbewegungen führt.

Reflex, unbedingter: angeborene, unwillkürl. Reaktion des Organismus bei Einwirkung eines unbedingten Reizes. Ein u. R. ist i. S. eines angeborenen ↑Auslösemechanismus von Geburt an vorhanden o. reift in der Ontogenese aus. Auf der Grundlage des u. R. werden teilweise bedingte ↑Reflexe ausgearbeitet.

Reflex, ureterorenaler: Abfall der Harnbildung bei Reizung der Harnleiter. Über Sympathikusfasern wird reflektor. eine Konstriktion der Vasa afferentia ausgelöst. Mit dem Abfall des Blutdrucks im Glomerulus sinkt die abfiltrierte Primärharnmenge.

Reflex, vesikorenaler: Verminderung der Harnbildung bei Füllung der Harnblase. Es wird eine reflektor. Senkung des effektiven ↑Filtrationsdrucks im Glomerulus u. der Primärharnmenge angenommen.

Reflex, viszeromotorischer: von den ↑Viscera ausgehende Einflüsse auf die Skelettmuskulatur, teils von Reflexcharakter innerhalb des Rückenmarksegmentbereichs. Entzündl. Veränderungen im Bereich des Magen-Darm-Trakts (↑Appendizitis) o. Peritoneums können z. B. zu erhöhtem Bauchmuskeltonus (Abwehrspannung) o. ↑Erbrechen führen. ↑Reflex, viszeroviszeraler.

Reflex, viszeroviszeraler: von ↑Interorezeptoren der Thorakoabdominalorgane ausgehender u. auf diese zurückwirkender Einfluß von Reflexcharakter. Afferente Fasern verlaufen meist mit dem Sympathikus, z. B. N. splanchnicus, meist C- o. Aδ-Fasern. Umschaltungen im thorakolumbalen o. bulbosakralen Bereich des Rückenmarks bzw. Nachhirns. Efferenzen über sympath. u. parasympath. Fasern. V. R. spielen z. B. eine Rolle bei der Regulation der Tätigkeit der Verdauungsorgane, wie der ↑Pylorusreflex, ↑Kardiareflex u. a. Lokale Dehnung im Gastrointestinaltrakt führt meist zur Förderung der Motilität aboral (gastrokolischer ↑Reflex) u. Hemmung oral (duodenogastral). Z. T. laufen diese v. R. auch über periphere Reflexsysteme, wie die Ganglienzellen des ↑Meissner-Plexus u. ↑Auerbach-Plexus, o. auch über den Plexus coeliacus (z. B. duodenogastraler Reflex). Über das ZNS geschlossen wird z. B. der Miktionsreflex. Weiterhin sind v. R. wesentl. Grundelemente der Wechselbeziehungen zwischen den Organen u. Organssystemen u. spielen auch eine Rolle bei pathol. Geschehen, z. B. der renorenale ↑Reflex, vesikokardiale Reflex (Veränderungen der Herzfrequenz bei Gallenblasenerkrankungen) u. a. In enger Relation stehen Abläufe, deren ↑Reflexbogen nur z. T. die Viszera betrifft, z. B. viszerokutane Reflexe, kutiviszerale Reflexe, viszeromotor. Reflexe.

Reflexzeit: Zeit, die vom Setzen eines Reizes bis zur Ausführung des Reflexes vergeht (Bruttoreflexzeit). Die R. besteht aus zentraler Verzögerung (Schaltzeiten im Reflexzentrum) o. Nettoreflexzeit, afferenter u. efferenter Leitungszeit sowie den Transformationszeiten am Rezeptor u. Effektor. Für Eigenreflexe beträgt die R. 10–20 ms, für Fremdreflexe ca. 100 ms (wegen der polysynapt. Verschaltung).

Reflexzonenmassage: Massagetechniken mit reflektor. Wirkung auf segmental zugehörige Organe (↑Segmentzone). ↑Bindegewebemassage, ↑Segmentmassage.

Reflux, duodenobiliärer ⟨*lat*⟩ *m*: Eintritt von Speisebrei vom Duodenum in die Gallenwege, regelmäßig nach ↑Choledochoduodenostomie.

Reflux, duodenogastraler: Rückfluß von Dünndarminhalt in den Magen. Bei verzögerter Klärung möglicherweise dadurch Magenschleimhautschädigung, wobei den Gallensalzen u. Lysolecithin die entscheidende Rolle zugeschrieben wird. Wahrscheinl. ist der d. R. nur ein Teilfaktor bei der Entwicklung von Magenschleimhautläsionen, der dann zum Tragen kommt, wenn z. B. zusätzl. eine Durchblutungsstörung (Streß) besteht.

Refluxgastritis: Magenschleimhautentzündung, die als Folge eines duodenogastralen Refluxes entstehen soll. Bes. bei der Entwicklung der sog. Stumpfgastritis (Rot-Grün-Gastritis) nach Magenresektionen wird dem ständigen Reflux von Galle eine entscheidende schädigende Wirkung beigemessen.

Reflux, gastroösophagealer: Rückfluß von Mageninhalt u./o. Dünndarminhalt in die Speiseröhre. Schon beim Gesunden kann ein g. R. auftreten (nach reichl. Kaffeegenuß, Wein usw., bes. wenn mit Umständen verbunden, die zu einem Druckanstieg im Bauchraum führen – Husten, Pressen, Vornüberbücken usw.), ohne daß es zu regelmäßigen Beschwerden kommt, da der funktionstüchtige Ösophagus sich schnell wieder entleert (klärt). Bei mangelnder Schlußfähigkeit des unteren Ösophagussphinkters u. bei erhöhtem Magendruck (Pylorusstenose, Entleerungsstörung) treten Beschwerden häufiger auf. Ist eine Refluxösophagitis nachweisbar, dann ist eine Refluxkrankheit entstanden, bei der 4 Schweregrade unterschieden werden: 1. Beschwerden ohne Ösophagitis; 2. Refluxösophagitis mit intaktem Epithel, aber vermehrter granulozytärer Infiltration; 3. erosiv-ulzeröse Ösophagitis; 4. pept. Stenose. Folge u. U. ↑Endobrachyösophagus.

Refluxgeräusch, kardiales: bei Herzklappeninsuffizienz auftretendes Sofortgeräusch.

Reflux, kolopelviner: Einströmen von Darminhalt in Harnleiter u. Nieren nach ↑Coffey-Mayo-Operation. Röntgenübersichtsaufnahme zeigt ein o. beide Nierenhohlsysteme luftgefüllt; Pneumopyelogramm durch Darmgase.

Refluxösophagitis: durch Rückfluß von Magen- u./o. Dünndarminhalt hervorgerufene Entzündung des Ösophagus (fast ausschließl. distaler Ösophagus). Häufigste Ursache einer Ösophagitis. ↑Reflux, gastroösophagealer, ↑Endobrachyösophagus. Abb.

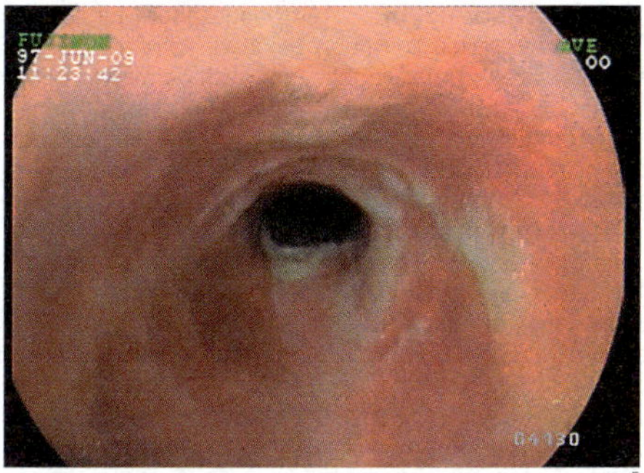

5

Refluxösophagitis

Reflux, pelvirenaler ↑Reflux, pyelorenaler.

Reflux, pyelorenaler: pyelorenaler Influx; Übertritt von Kontrastmittel (u. kontrasthaltigem, oft infiziertem Harn) aus dem ableitenden Harnsystem, also Nierenbecken u. Kelchen, in das Nierengewebe bei retrogradem Pyelogramm. Ursachen: Pyelo- bzw. Kalikospasmophilie (Kalikopapillitis), allerg. Zustände, akute Harnstauungsnieren, Entzündungen der Schleimhaut (bis zur Phlegmone), Verletzungen (Nierentrauma, Unfall), parasitäre Erkrankungen, Verletzungen mit Harnleiterkatheter.

Refluxtest, hepatojugulärer: unblutige Methode zur qualitativen Beurteilung des Drucks der V. jugularis externa nach Kompression des Abdomens. Die dadurch verursachte Blutverschiebung aus dem Abdomen in den Thorax wird vom re. Herzen des Gesunden ohne Stauungserscheinungen ausreguliert. Bei latenter Rechtsherzinsuffizienz kann das vermehrte Blutangebot beim h. R. nicht kompensiert werden, es kommt zur sichtbaren Füllungsstauung der V. jugularis.

Reflux, vesikorenaler: Zurückfließen (pathol.) des Harns über den Ureter in das Nierenbecken, entweder im Ruhezustand der Harnblase (Low pressure reflux) o. unter Miktionsdruck (High pressure reflux). Verursacht Pyelonephritiden. Ther.: ↑Antirefluxplastik.

Reflux, vesikoureteraler: pathol. Rückfluß von Blasenurin in den Harnleiter. Prim. als angeborene Veränderung der Harnleiter-Blasen-Verbindung, sek. als Folge anderer Erkrankungen (Entzündungen, neurogene, iatrogene Schädigungen des Ostiums, Rückenmarkerkrankungen).

Refluxzystogramm ↑Zystographie.

refraktär ⟨*lat*⟩ *Adj*: gehemmt, unempfindl., schwer o. nicht beeinflußbar.

Refraktärzeit, absolute ↑Refraktärzeit, kardiale.

Refraktärzeit, kardiale: Zeit, während der die Herzzelle im Anschluß an eine Erregung unerregbar (absolute k. R.) ist o. eine erhöhte Schwelle hat (relative k. R.). Die totale k. R. entspricht etwa der Q-T-Dauer im EKG. Zwischen absoluter u. relativer k. R., etwa zu Beginn der T-Welle, liegt die vulnerable Phase erhöhter Flimmerbereitschaft. Erregungen, die in der relativen k. R. ausgelöst werden, haben eine verkürzte k. R. u. langsame Leitungsgeschwindigkeit. Die k. R. einer Extrasystole ist Ursache für deren postextrasystol. Pause.

Refraktärzeit, relative ↑Refraktärzeit, kardiale.

Refraktion ⟨*lat*⟩ *f*: Brechung des Lichts. Wird in Dioptrien (dptr) gemessen. Beim menschl. Auge versteht man unter R. den Zusammenhang zwischen Gesamtbrechungsvermögen aller opt. Komponenten u. Achsenlänge des Auges. Normalerweise liegt der Fernpunkt im Unendlichen (↑Emmetropie o. Rechtssichtigkeit). Die R. ist dann = 0 dptr. Liegt der Fernpunkt $^1/_2$ m vor dem Auge, dann liegt eine ↑Myopie von −2,0 dptr vor. Liegt der Fernpunkt $^1/_2$ m hinter dem Auge, dann handelt es sich um eine ↑Hyperopie von +2,0 dptr. Abb. S. 1704.

Refraktionsanomalie: Refraktionsfehler, Brechungsfehler, Fehlsichtigkeit; jede Abweichung des Fernpunkts von seiner normalen Lage im Unendlichen. Am häufigsten ist die Achsenlänge des Auges verändert: zu lang bei der ↑Myopie, zu kurz bei der ↑Hyperopie (Achsenametropie). Bei der Brechungsametropie sind die Krümmungen der brechenden Teile verändert (z. B. Cornea plana, Keratokonus, Sphärophakie). Bei der Indexametropie ist der Brechungsindex der brechenden Medien verändert (z. B. Linsenquellung beim jugendl. Diabetes o. Cataracta nuclearis incipiens bei Myopie). Außer Hyperopie u. Myopie gibt es den ↑Astigmatismus, bei dem in den versch. opt. Achsen eine unterschiedl. Brechkraft besteht. Die meisten R. entstehen durch Vererbung. Krankhafte Einflüsse spielen bei pathol. R. eine zusätzl. Rolle (abortiver Mikrophthalmus bei hoher Hyperopie, dünne Sklera o. ↑Hydrophthalmus bei hoher Myopie). Nach Abschluß des Wachstums, in dessen Verlauf eine Emmetropisierung einsetzen kann, bleibt die Achsenhyperopie konstant, die Achsenmyopie kann in Einzelfällen progressiv bleiben (maligne ↑Myopie). Ausgleich der R. durch ↑Sehhilfen.

Refraktionsbestimmung: Refraktometrie. 1. Subjektiv: mit Brillengläsern. Fehlerhaft, z. B. kann Akkommodationskrampf beim jugendl. Hyperopem Myopie o. zu geringe Hyperopie vortäuschen. 2. Objektiv: mit ↑Skiaskopie o. ↑Refraktometer. Es kann auch ein ↑Refraktionsophthalmoskop benutzt werden.

Refraktionsgesetz: die Produkte aus Brechungsindex des Ausgangsmediums u. Sinus des Einfallswinkels sowie Brechungsindex des Einfallsmediums u. Sinus des Brechungswinkels sind gleich.

Refraktionsophthalmoskop: Augenspiegel zur Bestimmung der Augenrefraktion mittels der ↑Rekoss-Scheibe.

Refraktometer: 1. ***Biochem.:*** Instrumente zur Bestimmung des Brechungsindex eines Stoffs, gleich ob gasförmig, flüssig o. fest, z. B. zu Konzentrationsbestimmun-

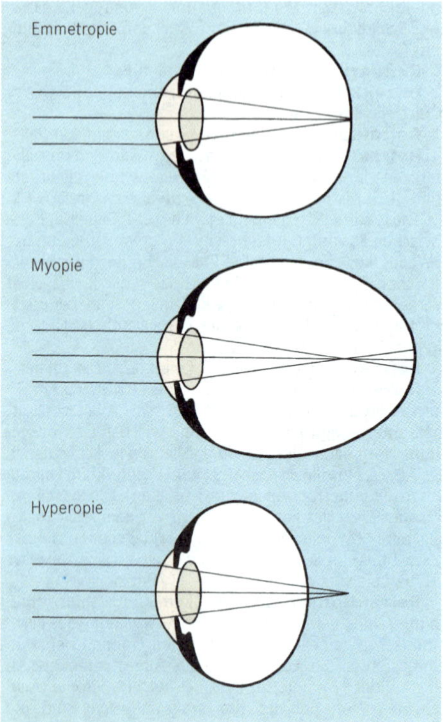

Refraktion

gen reiner Eiweiß-, Zucker- o. Salzlösungen. R. nach Abbe o. Pulfrich, Einfachrefraktometer, Kristallrefraktometer, Eintauchrefraktometer. 2. ***Ophth.:*** Instrument zur Bestimmung der Brechkraft des Auges. Koinzidenzrefraktometer nach Hartinger, Parallaxenrefraktometer, Prismenrefraktometer. Automat. R. arbeiten mit Computern zur Analyse der auf die Netzhaut projizierten Testfigur. Fehler entstehen durch Messung abseits vom Zentralstrahl (dezentrierte Messung).

Refraktur ⟨*lat*⟩ *f*: erneute Fraktur in einem sonst gesunden Knochen, die sich nach klin. u. röntg. (scheinbar) abgeschlossener Knochenbruchheilung im alten Frakturbereich ereignet. Zur R. zählt auch der Knochenbruch im ehemaligen Plattenlager, am Übergang einer starr verplatteten Diaphyse zum normal elast. Knochen u. die Fraktur in einem verpflanzten Spongiosaareal (↑Spongiosaplastik). Als rezidivierende Frakturen werden wiederkehrende Knochenbrüche bei pathol. Skeletterkrankungen (z. B. Osteogenesis imperfecta, Fragilitas ossium hereditaria, Knochenzysten) bezeichnet. Von der R. ist die Kallusfraktur zu trennen, die während der Knochenbruchheilung als Folge eines erneuten Traumas durch Überforderung des Geflechtknochens (↑Kallus) entsteht. Implantatbrüche sind ein Ergebnis fehlerhafter Frakturbehandlung u. haben keine R. zur Ursache.

Refrigens ↑Refrigenzien.

Refrigenzien ⟨*lat*⟩ *n Pl*: abkühlende Mittel unter Ausnutzung der Verdunstungskälte Im einfachsten Fall Wasser, aber auch Kühlsalben (Cold cream), sog. Lipid-Wasser-Emulsionen, z. B. Unguentum emulsificans o. Unguentum emulsificans aquosum.

Refrigeratio ⟨*lat*⟩ *f*: Abkühlung.

Refsum, Sigvald Bernhard (geb. 1907), norweg. Neurol., Oslo.

Refsum-Krankheit (nach Sigvald B. R.): Heredopathia atactica polyneuritiformis; autosomal rezessive Lipidspeicherkrankheit, im 1.–2. Lj. beginnend. Peroxisomenmangel in Hepatozyten, Fehlen der Katalase u. Phytansäure-Alphahydroxylase u. Akkumulation von Phytansäure in Serum u. Geweben. Klin. Polyneuritis, atyp. Retinitis pigmentosa, Hemeralopie, zerebellare Ataxie, Innenohrschwerhörigkeit, Geruchsstörungen, Skelettfehlbildungen, Ichthyosis, Herzrhythmusstörungen, Liquoreiweißerhöhung.

Refusion ⟨*lat*⟩ *f*: Wiedereinbringen körpereigenen Blutes in den Kreislauf, das zuvor durch Eigenblutspende o. bei operativen Eingriffen gewonnen wurde. Diese „autologe" ↑Bluttransfusion gewinnt zunehmende Bedeutung i. R. der präoperativen ↑Hämodilution, aber auch bei anderen ther. Verfahren.

Regan-Isoenzym: Orthophosphor-Monoester-Phosphorhydrolase; vermehrt bei etwa 15 % der tumortragenden Pat. zu finden, benannt nach dem ersten Pat. mit pos. Befund. R. besitzt Antigengemeinschaft mit alkal. Plazentaphosphatase. Ursache für vermehrte Bildung bei Tumorträgern unbekannt, vermutl. durch Depression fetal aktiver Genomabschnitte bei Tumorträgern.

Regelanomalien: Abweichung von den normalen Vorgängen bei der Regelblutung (Eumenorrhö). Es werden bezeichnet: 1. bezügl. der Stärke: Hypermenorrhö, Hypomenorrhö; 2. bezügl. der Dauer (normale Regel dauert 4–5 Tage): die verlängerte Regelblutung (meist gleichzeitig auch verstärkt) als Menorrhagie; 3. bezügl. der Wiederkehr (Regeltempoanomalien): Polymenorrhö, Oligomenorrhö; 4. eine schmerzhafte Regelblutung als Dysmenorrhö. ↑Menstruationszyklus.

Regelgröße: Größe, deren Wert mittels ↑Regelung fortwährend dem Wert der ↑Führungsgröße (konstant o. veränderl.) trotz einwirkenden Störungen angeglichen wird. R. ist die ↑Ausgangsgröße eines ↑Regelkreises. ↑Regelungstheorie.

Regelgüte: Maß für die Genauigkeit der ↑Regelung, meist als Fläche der Regelabweichung (Differenz von ↑Istwert u. ↑Sollwert) über der Zeit ausgedrückt.

Regelkreis: Struktur, deren Aufgabe die Herstellung einer Wirkung zur Einhaltung einer Vorgabe hinsichtl. des eigenen Zustands ist. Die Besonderheit der Struktur u. gleichzeitig das wichtigste Merkmal eines R. bildet die neg. Rückkopplung, eine solche Anordnung der Elemente, die eine Veränderung der Eingangsgröße durch die eigene Ausgangsgröße ermöglicht. Funktionell abgrenzbare wichtigste Elemente eines R. sind: ↑Regelstrecke, ↑Meßglied, ↑Regler u. ↑Stellglied.

Regelstrecke: die Teile eines ↑Regelkreises, die zur Realisierung der ↑Regelgröße notwendig sind.

Regelung: automat. ↑Steuerung mit Rückführung, die so ausgeführt ist, daß der Wert der Ausgangsgröße (↑Regelgröße) dem Wert der ↑Führungsgröße (konstant o. veränderl.) trotz Einwirkung von Störungen angeglichen wird. Durch die Rückführung verläuft die R. im geschlossenen Wirkungskreis (↑Regelkreis). Im biol.-med. Bereich ist die R. ein universelles Grundprinzip aller Lebensvorgänge zur Haltung von Zuständen in best. Grenzen u. damit zur Erhaltung des Lebens (↑Homöostase). ↑Regelungstheorie.

Regelungstheorie: Teilgebiet der ↑Kybernetik, das sich mit den Gesetzmäßigkeiten der (automat.) ↑Regelung beschäftigt, die sich in einem geschlossenen ↑Regelkreis vollzieht. Je nach dem Mechanismus der Regelung unterscheidet man z. B. ↑Festwertregelung, bei der die Führungsgröße einen konstanten Wert hat, u. ↑Folgeregelung, bei der sich die Führungsgröße gesetzmäßig in Abhängigkeit von einer anderen Einflußgröße ändert.

Regenbogenfarbensehen: Iridopsie; Wahrnehmung von Farbkreisen um Lichtquellen, durch Hornhautepithelödem. Wichtiges Sympt. des akuten Glaukomanfalls. ↑Glaukom.

Regenbogenhaut ↑Iris, ↑Auge.

Regeneration ⟨*lat*⟩ *f*: Fähigkeit des Organismus durch natürl. Verschleiß o. pathol. verlorene Körpersubstanz zu ersetzen. Vorgänge: 1. physiol. R. (z. B. Epithelien von Haut u. Schleimhäuten); 2. reparative R. (Ersatz pathol. Gewebe- o. Zellverlust, z. B. durch Nekrose); 3. pathol. R. (R. mit veränderter Proliferationskinetik, führt z. B. zu Hyperplasie, Atrophie u. Polypenbildung).

Regenerationsstoffwechsel: jener Teil des Stoffwechsels, der den durch konsumptive Krankheit usw. geschwächten Organismus bzw. das betroffene Organ zu regenerieren erstrebt. Die Ernährungsweise ist diätet. auf die Zielsetzung auszurichten.

Regenerationstheorie, onkogene: geht auf die Reizirritationstheorie von R. Virchow (1863) zurück. Von Fischer-Wasels (1927) weiterentwickelt. Durch ständigen Wechsel von Zerstörung u. Regeneration des Epithels Bildung maligner Fehlregenerate (Büchner) mit Karzinomentstehung (z. B. sog. Ulkuskarzinom des Magens, Gallenblasenkarzinom bei chron.-vernarbender Cholezystitis, Leberkarzinom bei Leberzirrhose, Karzinom der Haut bei Verbrennungsnarben, Ulcus cruris, Lupus o. Fisteln).

Regenerieren: **1.** Aufrechterhaltung der Gebrauchsfähigkeit photograph. Verarbeitungsbäder (photochem. Aktivität des Entwicklers, Fixiergeschwindigkeit). **2.** ↑Regeneration.

Regime, antimikrobielles: auch antivirales, antibakterielles u. antiparasitäres Regime (Weuffen); System von Maßnahmen zur Verhütung u. Bekämpfung von Krankenhausinfektionen (nosokomiale ↑Infektionen). Dazu gehören u. a. Antiseptik, Aseptik bzw. Desinfektion, Sterilisation, Reinigung, Chemotherapie, Impfprophylaxe, Stärkung der individuellen Abwehrkräfte der Pat. gegen Infektionen, entsprechende Gestaltung der Umwelt u. organisator. Maßnahmen (z. B. ↑Schwarz-Weiß-Trennung, Distanzierung kontaminierter von nichtkontaminierten Gegenständen u. Personen (↑Kontamination), ↑Isolierung, Hygieneverordnungen, ↑Luftentkeimung sowie Bekämpfung der ↑Gesundheitsschädlinge.

Regimen refrigerans: klimatherapeut. Behandlungskonzept mit Kaltreizen (Luft- u. Seewasserbäder).

Regio ⟨*lat*⟩ *f*: *Pl* Regiones; Gegend, in der Anat. Körpergegend, Teil der Körperoberfläche.

Regio muta: stumme Hirnregion, deren Schädigung keine Sympt. hervorruft.

Region, duodenopankreatische: distaler Anteil von ↑Ductus choledochus, Pankreaskopfs u. der Papilla Vateri (↑Papilla duodeni major).

Regiones corporis: Teilabschnitte des menschl. Körpers; so unterscheidet man Regiones capitis (Kopfregionen), Regiones faciales (Gesichtsregionen), Regiones cervicales (Halsregionen), Regiones pectorales (Brustregionen), Regiones abdominales (Bauchregionen), Regiones dorsales (Rückenregionen), Regiones membri superioris bzw. inferioris (Regionen der oberen bzw. unteren Extremität), Regiones perineales (Dammregionen).

Region, konstante: weitgehende Identität (Konstanz) der Aminosäuresequenz u. deren Faltung im Bereich der drei C-terminalen ↑Domänen unter den Schwerketten jeweils einer Klasse o. Subklasse bzw. der C-terminalen Domäne der Leichtketten je eines Immunglobulintyps o. Subtyps. K. R. steht gedankl. im Ggs. zu der hohen Variabilität der V-Region dieser Ketten (N-terminal), die die Vielfalt der Immunspezifität der Immunglobuline bildet.

Region of interest ⟨*engl*⟩: *Abk* ROI. Bei der Auswertung von Computertomographien u. Szintigrammen (↑Computertomographie, ↑Szintigraphie, Kernspintomographie) können mit Digitalrechnern Teilbereiche der Bildmatrix (z. B. Organ, spez. Organ o. Organteil, o. korrespondierende Vergleichsbezirke) für eine Ermittlung spez. Daten (z. B. Ermittlung von Intensitäts-Zeit-Kurven an Bildfolgen mittlerer Schwärzung bzw. Aktivität u. deren Streuung) markiert werden.

Region, variable: *Abk* V-Region; N-terminaler Bereich von Immunglobulinmolekülen sowohl der schweren als auch der leichten Ketten. Dabei sind die Bereiche der v. R. innerhalb eines Moleküls in den leichten bzw. schweren Ketten spiegelbildl. zueinander u. umfassen etwa 110–120 Aminosäuren je Kette. Dadurch erhält jedes Immunglobulingrundmolekül 2 Strukturbereiche, die innerhalb des Moleküls völlig ident. sind, aber verglichen mit anderen Immunglobulinmolekülen, sofern diese nicht vom selben Zellklon gebildet wurden, in der Sequenz ihrer Aminosäuren erhebl. variieren. Die Variation hat eine genet. Grundlage u. wurde im Verlauf der Phylogenese durch Mutationen in diesem Genbereich, v. a. in der Wirbeltierreihe, ausgebildet sowie durch Vervielfältigung der betreffenden Gene gespeichert. V. R. bilden die ↑Combining site der Antikörper, diese verbinden sich in der Antigen-Antikörper-Reaktion mit den Antigenen, die von der jeweiligen Antikörperspezifität (den betreffenden Lymphozyten) erkannt wurden (↑Immunglobuline). Ein Fab-Bruchstück besitzt nur eine v. R. Die v. R. besitzt Positionsbereiche mit größerer Variationsbreite als andere (sog. hypervariable) Regionen; diese sind direkt an der Antigenbindung als Combining site beteiligt.

Regio olfactoria: Riechregion der ↑Nasenschleimhaut; ↑Geruchsorgan.

Regio respiratoria: größter Teil der ↑Nasenschleimhaut außer der Regio olfactoria.

Registerpeptide: Peptide, die am N-Terminus des ↑Prokollagens sitzen u. bei der Umwandlung von Prokollagen zum ↑Kollagen, d. h. im Verlauf der Biosynthese dieses Bindegewebeproteins, abgespalten werden.

Registrierbedingungen: diejenigen Voraussetzungen, die erfüllt sein müssen, damit das von einem ↑Registriersystem registrierte Signal innerhalb vorgegebener Grenzen dem ursprüngl. vom Organismus produzierten Signal ähnl. ist. Dazu muß die Grundfrequenz des Signals größer sein als die untere ↑Grenzfrequenz des Registriersystems u. die noch wesentl. höheren Frequenzen im ↑Signalspektrum kleiner als die obere ↑Grenzfrequenz.

Registriergerät: durch einen am Oberkiefer fixierten Stift werden auf einer am Unterkiefer befestigten Schablone (Registrierplatte) die Lateralbewegungen des Unterkiefers nachgezeichnet, wobei sich der sog. gotische ↑Bogen ergibt. Die Spitze dient als Anhalt für die zentrale Relation der Kiefer.

Registriersystem: eine aus Meßfühler bzw. Meßwertwandler, Verstärker u. Schreibsystem bestehende Anordnung zur Registrierung von körpereigenen Signalen, z. B. EKG-Gerät.

Regitintest: früher selten genutztes funktionsdiagnost. Verfahren zum Nachweis eines ↑Phäochromozytoms mit Dauerhochdruck. Wegen Komplikationsgefahr heute verlassen.

Regler: der Teil eines ↑Regelkreises, in dem aus Ist- u. ↑Sollwert der ↑Regelgröße eine Regelabweichung gebildet u. so verarbeitet wird, daß damit auf den ↑Istwert der Regelgröße entspr. einer Regelaufgabe auf vorgegebene Weise mit Hilfe des ↑Stellglieds eingewirkt werden kann.

Regression ⟨*lat*⟩ *f*: Rückschritt, Rückbildung; zurückgehen von einer höheren Entwicklungsstufe auf eine frühere, ältere u. niedrigere. **1.** ***Math.:*** gesetzmäßiger math. Zusammenhang von korrelierenden Wertpaaren (↑Regressionsgerade). **2.** ***Embryol.:*** regressive Veränderungen kennzeichnen den Verlust von Funktionen u. ihrer morphol. Substrate gegenüber einer best. Ausgangslage. Extreme Form ist das Verschwinden ganzer Organe, z. B. Vorniere, Teile der Urniere, Ductus Botalli. **3.** ***Immun.:*** langsame Destruktion eines Transplantats, chron. verlaufende ↑Rejektion. **4.** ***Psychosomatik:*** Reife soziale Verhaltensweisen werden wieder aufgegeben zugunsten eines infantilen Verhaltens als Versuch der Konfliktbewältigung (↑Abwehrmechanismen, ↑Konflikt, psychischer; ↑Neurose). In der ↑Psychotherapie hat sie einen ther. Nutzen. Ursachen: psych. Trauma, psych. Fehlentwicklung.

Regressionsanalyse: Beschreibung der Abhängigkeit eines meßbaren ↑Merkmals (Regressand o. abhängige Variable) von einem o. mehreren anderen meßbaren Merkmalen (Regressoren, unabhängige Variable) durch eine math. Funktion, die Regressionsfunktion. Diese gibt den Verlauf des Regressanden im Mittel wieder. Der Typ der Regressionsfunktion wird als bekannt vorausgesetzt, die Parameter werden aus den Daten geschätzt (↑Schätzen). Die am häufigsten verwendete Regressionsfunktion ist die lineare Funktion $y = a + bx$ mit b = Regressionskoeffizient.

Regressionsgerade: aus Wertepaaren nach der ↑Methode der kleinsten Quadrate (zwischen Gerade u. Meßpunkten) errechnete Gerade.

Regressionssyndrom, kaudales ↑Dysplasie, kaudale.

Regression zum Mittelwert: Phänomen, das bei der Interpretation von präventiven Maßnahmen bei Personen mit erhöhtem Risiko unbedingt berücksichtigt werden muß. Gemessene Werte unterliegen einer natürl. Variabilität, die zusätzl. noch durch die Beobachtervariabilität ergänzt wird. Bei sehr hohen u. sehr niedrigen Werten handelt es sich oft nur um zufällig zu diesem Zeitpunkt im hohen o. niedrigen Bereich gemessene. Werden alle Personen mit hohen Werten als Risikoträger eingestuft (hoher Blutdruck, hohes Serumcholesterin, hohe Harnsäurewerte, Blutzuckerwerte u. a.), so liegt es in der Gesetzmäßigkeit des Meßvorgangs, daß auch ohne Prävention nach einer gewissen Zeit hohe Werte sich in Richtung Mittelwert senken (Erniedrigung des Risikos): „Die Regression zum Mittelwert ist der Freund jedes Präventivmediziners".

regressiv ⟨*lat*⟩ *Adj*: rückläufig, sich zurückbildend.

Regulation: Regelung, Regulierungsvorgang; i. e. S. Steuerung bzw. Anpassung eines Organismus o. von physiol. Vorgängen. ↑Stoffwechselregulation.

Regulation, humorale: Regulationsvorgänge, die durch die Körperflüssigkeiten, v. a. die Blutbahn, vermittelt werden. Dazu gehören die Wirkung von gasförmigen Metaboliten (z. B. des CO_2 auf die Atemzentren) wie auch die Wirkung von spezif. Wirkstoffen, spez. von Hormonen.

Regulation, metabolische: alle Regulationsprozesse der Zelle, die sehr schnell verlaufen (Zeitbedarf zwischen 10^{-8} u. 10^{2} s). Die m. R. umfaßt Enzym-Substrat- u. Enzym-Effektor-Wechselwirkungen, Konformationsänderungen (↑Allosterie), Assoziationen bzw. Dissoziationen u. kovalente Modifizierungen (z. B. Phosphorylierung, limitierte Proteolyse) von Enzymen, Diffusion, Carrier- u. aktiven Transport durch Membranen.

Regulationsaspekt: Betrachtungsweise der Funktionen des Organismus, die in best. Weise voneinander abhängen u. einander beeinflussen. Die Regulation geschieht auf allen Ebenen der Organismusfunktionen (zellulär, organ., organsystem., Organismus u. Umwelt). Sie wird durch das Nerven- u. endokrine System realisiert.

Regulationseier: Eier, bei denen die Differenzierung im Ablauf der Entwicklung erfolgt u. nicht von Anfang an determiniert ist. Die prospektive Potenz ist bei R. wesentl. größer als die prospektive Bedeutung der einzelnen Keimbezirke.

Regulationskrankheit: Störung der funktionellen Wechselbeziehungen o. Ausfall eines Gliedes in einem Regelkreis, z. B. Enzyme, Hormone, Stoffwechselmetabolite im Zentralnervensystem, im Endokrinium o. auf intrazellulärer Stufe, die zur Manifestation eines typ. Krankheitsbildes führen, Substitution ergibt meist eine vollkommene Heilung. ↑Diabetes mellitus u. ↑Diabetes insipidus gelten als Prototypen von R.

Regulationspathologie: zur Erklärung von Krankheiten werden Störungen der Regulation verantwortl. gemacht. Als funktionelle Pathol. versucht die R. (Relationspathologie Rickers, Speranski, Pawlow), die Grenzen der morphol. begründeten ↑Zellularpathologie Virchows zu überwinden.

Regulationsprinzipien, hormonale: sind zur Wahrung der Funktion des Endokriniums als endogenes Informations- u. Steuerungssystem erforderl. In die hor-

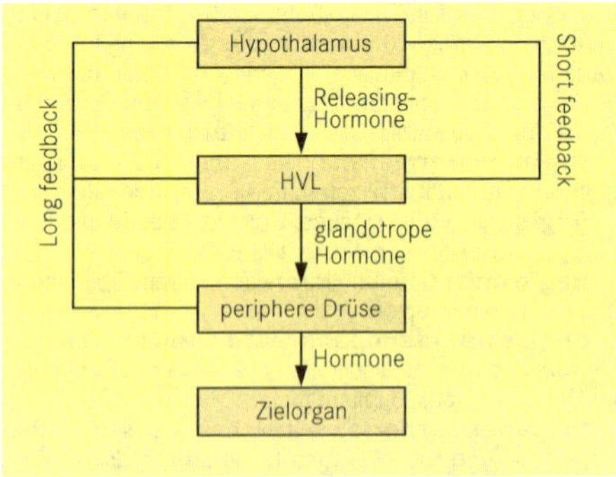

Hormonale Regulationsprinzipien (Abb. 1).
Regulationsprinzipien mit Feedback-Mechanismen
HVL: Hypophysenvorderlappen

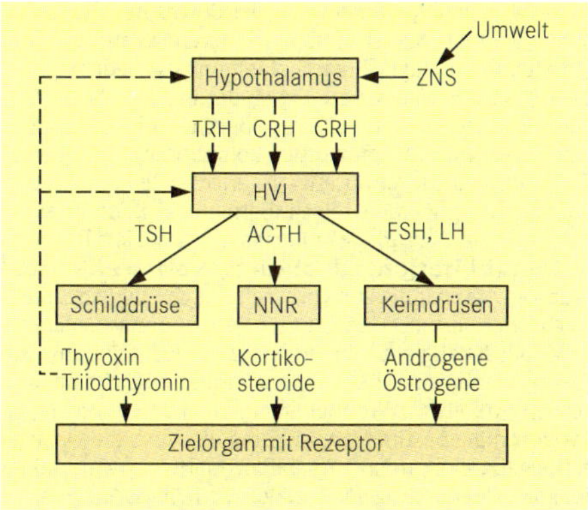

Hormonale Regulationsprinzipien (Abb. 2).
Regulationsprinzipien über glandotrope Hormone
ACTH: adrenokortikotropes Hormon;
CRH: Corticotropin-Releasing-Hormon;
FSH: follikelstimulierendes Hormon;
GRH: Gonadotropin-Releasing-Hormon;
HVL: Hypophysenvorderlappen;
LU: Luteotropes Hormon; NNR: Nebennierenrinde;
TRH: Thyreotropin-Releasing-Hormon;
TSH: Thyreoidea stimulierendes Hormon

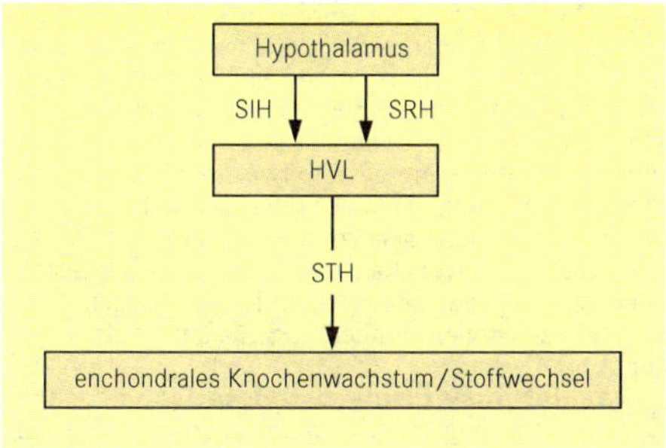

Hormonale Regulationsprinzipien (Abb. 3).
Regulationsprinzipien ohne glandotrope Hormone
HVL: Hypophysenvorderlappen;
SIH Somatotropin-Inhibiting-Hormon;
SHR: Somatotropin-Releasing-Hormon;
STH: somatotropes Hormon

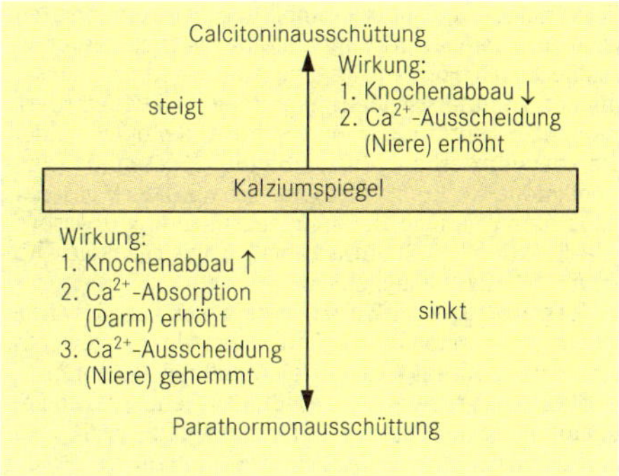

Hormonale Regulationsprinzipien (Abb. 4).
Horizontales Regulationsprinzip,
hier Kalziumhomöostase

monale Regulation sind versch. Ebenen der Rückkopplung eingebunden. Oberste Zentrale ist der Hypothalamus. In seinen rezeptor. Arealen werden Informationen von Umwelt, ZNS sowie der endokrinen Peripherie, meist als Änderungen von Hormonkonzentrationen, registriert, wobei die Verbindung Peripherie zu Hypothalamus über den Long-feedback-Mechanismus erfolgt (Abb. 1). Informationen vom Hypothalamus gelangen zur Hypophyse entweder auf nervalem Wege über den Tractus tuberohypophysealis o. über das Portalgefäßsystem mit den hypophyseotropen Hormonen (↑Releasing-Hormone bzw. ↑Inhibiting-Hormone) o. Faktoren. Die Rückinformation von der Hypophyse erfolgt durch einen Short-feedback-Mechanismus. Die Hypophyse, die ebenfalls Rückinformationen aus der Peripherie über den Long-feedback-Mechanismus erhält, reguliert durch die Ausschüttung von glandotropen Hormonen die Sekretion der peripheren endokrinen Organe. Die peripheren endokrinen Organe produzieren Hormone, interzelluläre Boten, die im Ziel- o. Erfolgsorgan auf die Zelle wirken. Die Selektivität der Hormonwirkung wird durch einen für jedes Hormon spezif. Rezeptor in der jeweiligen Zelle bewirkt. Das Ergebnis ist die Modifizierung des Substratdurchsatzes durch die Stoffwechselwege der Zelle über die Beeinflussung enzymat. Verstärkermechanismen. Schilddrüse, Nebennieren u. Keimdrüsen unterliegen über das hypothalam.-hypophysäre System, der höchsten Form eines mehrfach rückgekoppelten Systems, dem Regulationsprinzip über glandotrope Hormone (Abb. 2). Alle Regulationsstufen dieses Systems werden durch neg. Rückkopplung reguliert. Eine Verminderung der Konzentration eines freien Hormons führt zur Ausschüttung glandotroper u./o. hypophyseotroper Hormone, um den normalen Hormonspiegel wiederherzustellen. Dieses Regulationssystem besitzt eine hohe innere Stabilität u. ermöglicht die Einstellung langzeitiger Rhythmen, z. B. Tagesrhythmus, monatl. Zyklus, Pubertät u. Schwangerschaft. – Ein weiteres h. R. ist die direkte Einwirkung von Hypophysenhormonen ohne Zwischenschaltung peripherer endokriner Organe u. glandotroper Hormone direkt auf Zielorgane, wie am Beispiel des somatotropen Hormons dargestellt. Es ist ein h. R. ohne glandotrope Hormone. Zwei Funktionen des somatotropen Hormons, Wachstums- u. Stoffwechselwirkung, sind sinnvoll miteinander verknüpft. Die anabole Stoffwechselwirkung bietet die Voraussetzung für das Wachstum in der Entwicklungsphase, nach Wachstumsstillstand kann die Stoffwechselwirkung des Hormons katabole Zustände des Organismus ausgleichen. – Das horizontale Regulationsprinzip kann, wie am Beispiel der Kalziumhomöostase zu erkennen ist, ein Gleichgewicht ohne Hypophyse u. ohne Hypothalamus einstellen. Senkung des Serumkalziumspiegels führt zu einer Parathormonausschüttung, Kalziumanstieg induziert Freisetzung von Calcitonin. Epithelkörperchen u. die calcitoninproduzierenden Zellen der Schilddrüse unterliegen keiner Steuerung durch Hypophyseo- bzw. glandotrope Hormone. – Enterohormone u./o. Metabolite regulieren die Bildung u. Sekretion der Pankreashormone unter Umgehung des hypothalam.-hypophysären Systems. Die Freisetzung von Adrenalin u. Noradrenalin aus dem Nebennierenmark erfolgt durch Informationsübermittlung von den Hirnzentren auf nervalem Wege u. ermöglicht damit eine schnelle hormonale Antwortreaktion. Der Organismus nutzt diese Besonderheit zur hormonalen Steuerung des Stoffwechsels u. des Kreislaufs in Notfallsituationen zur sofortigen Substratbereitstellung für die Energiegewinnung. Endokrines System u. Nervensystem schließen über viele h. R. die eigenständigen selbstregulierenden Zellen des vielzelligen Organismus zur großen Einheit Organismus zusammen. Abb. 1 bis 4.

Regulationsstörung, orthostatische: orthostat. Syndrom; hypotoner Symptomenkomplex mit Einschränkung der körperl. u. geistigen Leistungsfähigkeit sowie Schwindel in Abhängigkeit von der Körperlage, d. h. nur im Sitzen o. Stehen, nicht aber in Horizontallage. Hämodynam. stehen im Vordergrund eine starke Verminderung des Herzschlagvolumens u. des Herzminutenvolumens als Folge eines verminderten Blutrückstroms durch Dysregulation der venösen Kapazitätsgefäße. Die reflektor. Steigerung der Herzfrequenz auf 100/min. u. die verminderte Blutdruckamplitude bei vermindertem systol. u. diastol. Druck sind funktionsdiagnost. Kriterien. Es sind versch. Formen dieser vegetativen Kreislaufdysregulation zu unterscheiden: hypertone Reaktionen (Herzfrequenz u. Blutdruck erhöht), sympathikotone Reaktion (Herzfrequenz erhöht; systol. Blutdruck gesenkt), asympathikotone Reaktion (systol. u. diastol. Druck gesenkt, keine o. nur geringe Herzfrequenzsteigerung u. vasovagale Reaktion mit Blutdruckabfall u. gleichzeitiger Abnahme der Herzfrequenz).

Regulationstaubheit: Unfähigkeit von Gewächszellen, auf hormonale Wachstumssignale zu reagieren. Beruht vermutl. auf veränderten Membranstrukturen.

Regulatorgen: Gen, das für die ↑Genexpression regulator. Proteine codiert, z. B. ↑Repressoren, spezif. Transkriptionsfaktoren, cAMP-bindendes ↑Protein. ↑Genregulation, ↑Genaktivierung.

Regulatorprotein ↑Regulatorgen.

Regulon ⟨*lat*⟩ *n*: Einheit versch. Gene unterschiedl. Lokalisation im Genom, deren Expression durch gleiche Faktoren (↑Regulatorgen) reguliert wird, z. B. Gene des ↑SOS-Systems.

Regurgitation ⟨*lat*⟩ *f*: **1.** Rücklaufen, Rückströmen, z. B. von Speisen aus dem Magen u./o. Ösophagus in die Mundhöhle ohne Antiperistaltik (Zenker-Divertikel, Ösophagusstenose). **2.** Kardiale Regurgitation; bei Klappeninsuffizienz auftretender Blutrückfluß aus Aorta in das li. Herz bzw. aus den Herzkammern in die Vorhöfe (kardiales ↑Refluxgeräusch). Steht in einem best. Verhältnis zur effektiv geförderten Blutmenge, es können dabei im Jugularvenenpuls hohe V-Wellen auftreten (z. B. Trikuspidalinsuffizienz).

Rehabilitand ⟨*lat*⟩ *m*: eine Person, die eine rehabilitative Leistung erhält.

Rehabilitation: die Hilfe, die für eine Person, die körperl., geistig o. seel. behindert ist o. der eine solche Behinderung droht, unabhängig von der Ursache der Behinderung, notwendig ist, um erstens die Behinderung abzuwenden, zu beseitigen, zu bessern, ihre Verschlimmerung zu verhüten o. ihre Folgen zu mildern u. zweitens ihr einen ihren Neigungen u. Fähigkeiten entsprechenden Platz in der Gemeinschaft, insbes. im Arbeitsleben, zu sichern (vgl. § 10 SGB I). R ist durch drei Charakteristika geprägt: Sie ist erstens personenorientiert, zweitens dualist. geprägt (Wiederbefähigung u. Wiedereingliederung bzw. Befähigung u. Eingliederung, z. B. bei Personen mit angeborenen Leiden o. Behinderungen) u. drittens interventor. u. präventiv (Behinderung abwenden, Verschlimmerung verhüten) ausgerichtet. Je nach Art der ↑Behinderung werden versch. Formen der R. unterschieden: medizin., berufl., schul.-pädagog. u. soziale R.

Rehabilitation, ausbildungsvorbereitende: pädagog. Maßnahme zur Vorbereitung von Jugendl. u. Erwachsenen auf die Übergänge Schule/Berufsausbildung bzw. Berufstätigkeit/erneute berufl. Qualifizierung, in dessen Ergebnis der Rehabilitand eingestellt wird auf das Lernen, Arbeiten u. Wohnen in einem Bedingungsgefüge, das vorrangig bestimmt wird durch die Ausbildungsziele u. Gegebenheiten am Ausbildungsort. Schwerpunkte sind die Veränderung des sozialen Verhaltens, die Reaktivierung ausbildungsrelevanten Wissens u. Könnens sowie die ↑Konditionierung für Alltagsleistungen. ↑Rehabilitation, berufliche.

Rehabilitation, berufliche: Aufgabe der b. R. ist es, den Auswirkungen einer Krankheit o. ↑Behinderung auf die ↑Erwerbsfähigkeit entgegenzuwirken o. sie durch entsprechende Maßnahmen auszugleichen. Ziel ist es, Einschränkungen der Erwerbsfähigkeit des ↑Rehabilitanden o. sein vorzeitiges Ausscheiden aus dem Erwerbsleben zu verhindern u. ihn möglichst dauerhaft in das Erwerbsleben (wieder-)einzugliedern. Maßnahmen der b. R. sollen vorrangig zu einer Eingliederung des Rehabilitanden in den allg. Arbeitsmarkt führen. Nur wenn ↑Behinderte wegen Art u. Schwere der Behinderung nicht o. noch nicht auf dem allg. Arbeitsmarkt tätig sein können, soll in den besonderen ↑Arbeitsmarkt eingegliedert werden. Leistungen zur b. R. sind insbes.: berufl. Anpassung, Fortbildung, Ausbildung, Umschulung sowie Leistungen zur Erhaltung o. Erlangung eines Arbeitsplatzes, Leistungen an Arbeitgeber.

Rehabilitation, geriatrische: Förderung der Unabhängigkeit u. Kompetenz alter Menschen durch ther. Intervention u. Verbesserung der häusl. Situation mit dem Ziel, Behinderungen zu vermindern u. ihre Auswirkungen im sozialen Umfeld bestmögl. zu kompensieren. Die g. R. ist ein komplexer Prozeß, in dem der alte Mensch durch ein interdisziplinäres Team bei der phys., psych. u. sozialen Bewältigung seiner Behinderung unterstützt wird. ↑Interventionsgerontologie.

Rehabilitation, medizinische: interdisziplinäres auf eine Person mit ↑Fähigkeitsstörungen o. fähigkeitsstörenden ↑Schädigungen infolge akuter Krankheit, chron. Leiden, Verletzungen o. angeborener Leiden bezogenes Leistungsbündel zur Behandlung der bestehenden Fähigkeitsstörungen u. Schädigungen, zur Vorbeugung von Fähigkeitsstörungen u. zur Vorbeugung von ↑Sekundärprozessen, insbes. Folge- u. Begleitkrankheiten. Die m. R. trägt zur Sicherung der Eingliederung bzw. zur Wiedereingliederung in Fam., Arbeit u. Gesellschaft der betroffenen Person bei. Maßnahmen der m. R. werden häufig durch das Indikationsgebiet, d. h. durch das Krankheitsbild, das die fähigkeitsstörenden Schädigungen bzw. die Fähigkeitsstörungen verursacht, näher charakterisiert (z. B. kardiol. Rehabilitation, Rehabilitation nach Schlaganfall, ↑Suchtentwöhnungsbehandlung, ↑Krebsnachsorgebehandlung). Eine stationäre Maßnahme der m. R. im unmittelbaren Anschluß an eine Krankenhausbehandlung wird ↑Anschlußheilbehandlung genannt.

Rehabilitation, orale: Wiederherstellung der Funktion des Gebisses, insbes. mit prothet. Mitteln.

Rehabilitation, psychiatrische: möglichst vollständige Eingliederung bzw. Wiedereingliederung psychiatr. Pat. in das gesellschaftl. Leben u. bes. den Arbeitsprozeß durch psycho-, physio- u. soziotherapeut. Förderungs- u. Behandlungsprogramme.

Rehabilitationsbedürftigkeit: Die Feststellung der R. ist Teil der Indikationsstellung zur Rehabilitation. Sie hängt neben dem aktuellen Krankheitsbild ab von z. B. Umfang der Funktionseinschränkungen u. Fähigkeitsstörungen, der Konstellation von Risikofaktoren, der Kombination von Gesundheitsstörung bzw. Multimorbidität, der bisherigen Ther., ggf. der Arbeitsunfähigkeitszeiten u. davon, ob eine Koordination mehrerer Therapieformen erforderl. ist o. ein hoher Schulungsbedarf o. Defizite bei der Krankheitsverarbeitung bestehen.

Rehabilitation, schulisch-pädagogische: spezif. Hilfen für behinderte Kinder u. Jugendl., um die volle Herausbildung ihrer Begabungsprofile zu ermöglichen. Wichtige Einrichtungen, Dienste u. Hilfen sind: 1. Frühförderung (med., pädagog. u. soziale Maßnahmen für Kinder im Säuglings-, Kleinkind- u. Vorschulalter sowie Beratung u. Information für Eltern); 2. sozialpädiatr. Zentren (Einrichtungen der Frühförderung, die spez. diagn. u. ther. Angebote durch qualifizierte Ärzte, Krankengymnasten, Beschäftigungstherapeuten, psychol., pädagog. u. soziale Dienste sowie Abklärungsmöglichkeiten umfassen); 3. Integration in Kindergärten; 4. Sonderkindergärten (Einrichtungen für Kinder vom vierten Lj. an, die wegen ihrer ↑Behinderung in einem anderen Kindergarten nicht ausreichend gefördert werden können (Förderung der Spielfähigkeit, der Gemeinschaftsfähigkeit, des Selbstwertgefühls); 5. Hilfen zum Besuch der Regelschule, integrative Schulklassen; 6. Sonderschulen (Heimsonderschulen, Internatsschulen).

Rehabilitation, soziale: strebt die Teilnahme der behinderten Person am Leben in der Gemeinschaft in all seinen gesellschaftl. Erscheinungsformen an. Die Leistungen u. Hilfen der s. R. sollen die Auswirkungen der ↑Behinderung im sozialen Feld bestmögl. ausgleichen u. es der behinderten Person ermöglichen, sich aktiv u. gleichberechtigt am Leben in der Gemeinschaft zu beteiligen. Die Leistungen zur s. R. sollen die Eigeninitiative der behinderten Person stärken u. ihr eine eigenständige, selbstbestimmte Lebensführung ermöglichen. Die Hilfen sollen möglichst wohnortnah angeboten werden. **Leistungen zur s. R.** sind insbes.: Hilfen zur Entwicklung der geistigen u. körperl. Fähigkeiten vor Beginn der Schulpflicht (z. B. heilpädagog. Hilfen), Hilfen zur angemessenen Schulbildung einschl. der Vorbereitung hierzu, Hilfen für Behinderte, die nur prakt. bildbar sind, zur Ermöglichung einer Teilnahme am Leben in der Gemeinschaft, Hilfen zur Ausübung einer angemessenen Tätigkeit, soweit berufsfördernde Leistungen nicht mögl. sind. Hilfen zur Ermöglichung u. Erleichterung der Verständigung mit der Umwelt, Hilfen zur Erhaltung, Besserung u. Wiederherstellung der körperl. u. geistigen Beweglichkeit sowie des seel. Gleichgewichts, Hilfen zur Ermöglichung u. Erleichterung der Besorgung des Haushalts, Hilfen zur Verbesserung der wohnungsmäßigen Unterbringung, Hilfen zur Freizeitgestaltung u. zur sonstigen Teilnahme am gesellschaftl. u. kulturellen Leben.

Rehabilitationssport: Sport als Mittel, den Wiederherstellungsprozeß nach Verletzungen u. Erkrankungen zu optimieren.

Rehbein, Fritz (1911–1991), Kinderchirurg, Göttingen, Bremen.

Rehbein-Darmanastomosentechnik (nach Fritz R.): Operationsverfahren am Neugeborenen bei Dünndarmatresie. Durch Resektion eines keilförmigen Segments an der antimesenterialen Seite eines präatret. dilatierten Dünndarmabschnitts wird nach Naht der Schnittränder dessen Lumen kon. geformt u. die Öffnung so verengt, daß eine Anastomosierung mit dem postatret. Mikrodarm mögl. ist. Abb.

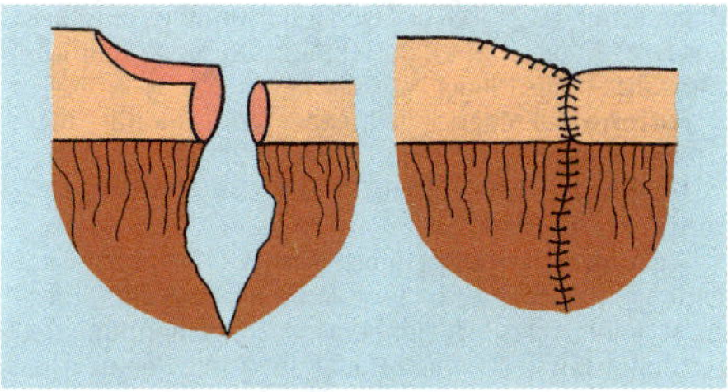

Rehbein-Darmanastomosentechnik

Rehbein-Durchzugsoperation (nach Fritz R.): abdominoperinealer Durchzug des Kolon durch den von Mukosa befreiten Rektummuskelschlauch zur Behandlung der ↑Atresia ani, ↑Atresia recti. ↑Romualdi-Operation, ↑Durchzugsoperation bei anorektalen Anomalien, ↑Soave-Operation.

Rehbein-Operation (nach Fritz R.): Teilresektion des aganglionären Rektums u. Resektion des erweiterten Kolons mit Extraperitonealisierung der nachfolgenden Anastomose bei der ↑Hirschsprung-Krankheit (Megacolon congenitum).

Rehn, Eduard (1880–1972), Chir., Frankfurt am Main.

Rehn-Kutisplastik (nach Eduard R.): Kutistransplantate zum Verschluß von Gewebedefekten. ↑Hautplastik (veraltet Kutislappenplastik).

Rehydration, orale: von der WHO propagierte Methode der oralen Ersatz- u. Korrekturbehandlung von Wasser- u. Elektrolytverlusten bei Cholera. Beruht auf der Beobachtung, daß die orale Rehydratation annähernd so wirksam ist, wie die intravenöse R. Entspr. ↑Exsikkosegrad wird Flüssigkeits- u. Elektrolytbedarf ermittelt. Orale Rehydratationslösung (ORS) enthält Na^+, K^+ u. Cl^--Ionen, Bikarbonat u. Glukose. Sog. „SuperORS" enthalten anstelle des Zuckers Reiswasser, wodurch zusätzl. die Stuhlvolumina reduziert werden.

Reibeisenstumpf: rauhe, reibeisenartige Hyperkeratose am Amputationsstumpf als Reaktion auf Prothesendruck bei gleichzeitiger Mangelernährung der Haut.

Reibelaute: Artikulationsform der Konsonantengruppe F, W, S (Z = ZS/X = GS), CHR (velaris), SCH.

Reiben, pleuroperikardiales: trockenes, mit Lederknarren vergleichbares Geräusch im Bereich des Herzens infolge pleuroperikardit. Aufreihung (Fibrinauflagerung) von Perikard- u. Pleurablättern.

Reibung: durch Kräfte bewirkte Behinderung eines Bewegungsvorgangs. Man unterscheidet äußere R. u. in-

R

nere R. Die äußere R. tritt als Haftreibung o. Gleitreibung zwischen sich berührenden Körpern in Erscheinung. Die innere R. entsteht durch die Viskosität der Flüssigkeiten.

Reich, Wilhelm (1897–1957), Arzt u. Psychoanalytiker in Wien, Oslo u. USA. Seine Arbeit über Charakteranalysen wurde viel u. kontrovers diskutiert. Er wandte sich körperorientierten Verfahren zu u. gilt als deren Pionier. Seine Forschung u. Praxis nahm schließl. absurde Formen an (Orgontherapie). Er wurde aus der Internationalen Psychoanalytischen Vereinigung ausgeschlossen, blieb aber einflußreich, nicht zuletzt wegen seiner Bemühung, ↑Psychoanalyse u. Marxismus zu verbinden.

Reichel-Anastomose: Magenresektion (Reichel-Polya, Hoffmeister, 1907). Resektion des pylor. Teils des Magens, mit Verschluß des Duodenalstumpfes u. Anastomose des Magens mit dem Jejunum (Resectio Billroth II retrocolica oralis totalis).

Reichert, Frederick Left (geb. 1894), amerik. Chir., San Francisco.

Reichert, Karl Bogislaus (1811–1883), Anat., Dorpat, Breslau, Berlin.

Reichert-Knorpel (nach Karl B. R.): zweiter Kiemenbogenknorpel. Er bildet den Steigbügel, den Processus styloideus des Schläfenbeins, das Ligamentum stylohyoideum sowie die obere Hälfte des Zungenbeins u. das kleine Zungenbeinhorn.

Reichert-Syndrom (nach Karl B. R.): Neuralgie des N. tympanicus, Gesichts- u. Retroaurikularschmerz, Tic douloureux eines o. beider äußeren Gehörgänge.

Reichstein, Tadeusz (1897–1996), Chem., Zürich, Basel. 1933 Synthese der Ascorbinsäure. 1950 Nobelpreis für Med./Physiol. (mit P. S. Hench u. E. C. Kendall) „für ihre Entdeckungen der Struktur und biologischen Wirkungen der Nebennierenrindenhormone".

Reichsversicherungsordnung: *Abk* RVO; die die Sozialversicherungsgesetze zusammenfassende Verordnung. Sie enthält die versch. Versicherungsvorschriften, die Feststellung von Leistungen für die Versicherten, Wechselbeziehungen der Versicherungsträger u. a. Nur noch eingeschränkt gültig. So ist sie z. B. für den gesetzl. Krankenversicherungsbereich 1989 durch das SGBV ersetzt worden.

Reifebestimmungen: Altersbestimmungen junger Embryonen erfolgen nach Anzahl vorhandener ↑Somiten, zur R. älterer Stadien dienen Fruchtwasseranalysen, Längen- u. Gewichtsmaße sowie morphol. Merkmale.

Reifenstein, E. C., zeitgen. amerik. Arzt.

Reifeteilung: Divisio maturationis; die aus 1. Reduktionsteilung (Divisio reductans, 1. Reifeteilung) u. 2. Äquationsteilung (Divisio equalis, 2. Reifeteilung) bestehende ↑Meiose, die bei der Keimzellbildung (↑Ovogenesis, ↑Spermatogenese) auftritt.

Reifezeichen: morphol. u. neurol. Kriterien zur Bestimmung des ↑Gestationsalters bzw. der Schwangerschaftsdauer. Als R. für ein ausgetragenes Neugeborenes gelten: scharfe Stirnhaargrenze; Lanugohaare nur noch im Schulterbereich; gut entwickelte Ohren- u. Nasenknorpel; harte Finger- u. Zehennägel, welche die Finger- bzw. Zehenkuppen überragen o. an ihnen enden; die großen Labien überdecken die kleinen; Hoden meist im Skrotum. Das Gestationsalter kann auch mittels physiol. (Nervenleitgeschwindigkeit), neurol. (Reflexverhalten), biochem. (Fruchtwasseranalyse, fetales Hämoglobin) u. röntg. Kriterien bestimmt werden, wobei einige Methoden für den klin. Einsatz zu aufwendig sind. Als R. für die sexuelle Reifung gelten bei Jungen: Vergrößerung von Hoden u. Penis, Behaarung der Schamgegend, der Achselhöhlen u. der Oberlippe, Stimmwechsel, Schwellung der Mamillae, Prominenz des Kehlkopfs, erste Pollutionen; bei Mädchen: Breiterwerden des Beckens, Hüftenrundung, Brustentwicklung, Behaarung der Schamgegend u. der Achselhöhlen, ↑Menarche.

Reifgeborenes: Kind mit einem ↑Gestationsalter von 259–293 Tagen (37–41 vollendete Schwangerschaftswochen). ↑Frühgeborenes, ↑Übertragung. ↑Klassifikation der Neugeborenen.

Reifung: vorwiegend autonomer Prozeß der somat. u. psych. ↑Differenzierung u. Integration, als wichtige Voraussetzung für die Lebenserhaltung des Organismus u. die Persönlichkeitsentwicklung. Reifungsbeschleunigung (↑Akzeleration), Reifungsverzögerung (↑Retardierung) führen oft zu Disharmonien in der körperl. u. seel.-geistigen Entwicklung.

Reifungsdissoziation ↑Dissoziation.

Reifungsindex ↑Maturationsindex.

Reifungsspeicher: funktioneller Begriff zur Beschreibung der Masse reifender Knochenmark- bzw. Blutzellen, die keine Zellteilung mehr durchmachen. Der R. steht damit zwischen ↑Proliferationsspeicher u. ↑Funktionsspeicher. Zum R. gehören v. a. orthochromat. Normoblasten u. Retikulozyten, Metamyelozyten u. stabkernige Granulozyten sowie reife Megakaryozyten.

Reifungsstörung, polyphile: May-Hegglin-Anomalie. ↑Leukozytenanomalien.

Reifungsstufen des basophilen Granulozyten: umfassen folgende Zellreihe: Myeloblast (Basophiloblast), basophiler Promyelozyt, basophiler Myelozyt, basophiler Metamyelozyt, basophiler stabkerniger Granulozyt, basophiler segmentkerniger Granulozyt. Das System der Blutbasophilen ist gekennzeichnet durch die metachromat. Granula dieser Zellen, die sich bei Pappenheim-Färbung dunkelviolett-basophil darstellen, wasserlösl. sind u. Lipopolysaccharide, Histamin, Heparin (für die Metachromasie verantwortl.), Hyaluronsäure, Phospholipide sowie versch. Aminosäuren enthalten. Der Basophiloblast ist allein durch das Vorliegen basophiler Granula bestimmbar (u. dadurch eher ein basophiler Promyelozyt). Der basophile Promyelozyt ist in Relation zu den neutrophilen bzw. eosinophilen Promyelozyten meist kleiner als diese. Auch bei den basophilen Myelozyten u. Metamyelozyten ist eine Differenzierung bei starkem Granulagehalt der Zellen kaum mögl., da diese den Kern fast verdecken. Der reife Blutbasophile (basophiler segmentkerniger Granulozyt) entspricht in seiner Größe dem neutrophilen segmentkernigen Granulozyten. Die Menge der Granula in den ausgereiften Blutbasophilen ist sehr unterschiedl., ihre Größe variiert mäßig zwischen 0,5–1,5 μm im Durchmesser. Häufig sind diese ausgewaschen, d. h. farblos. Oft liegen nur wenige Granula in der Zelle vor. Die Blutbasophilen zeigen Lokomotion u. Phagozytose. Eine wesentl. Funktion des basophilen G. ist die Freisetzung von Histamin, Heparin, Serotonin u. a. Dabei spielen Antikörper sowie Histamin, Heparin u. a. eine Rolle, indem sie eine Kettenreaktion auslösen können (insbes. beim Schock), ↑Degranulation der Blutbasophilen. Die absolute Zahl der basophilen Granulozyten nimmt im Alter im Blut von etwa $0{,}02 \cdot 10^9/l$ beim Zwan-

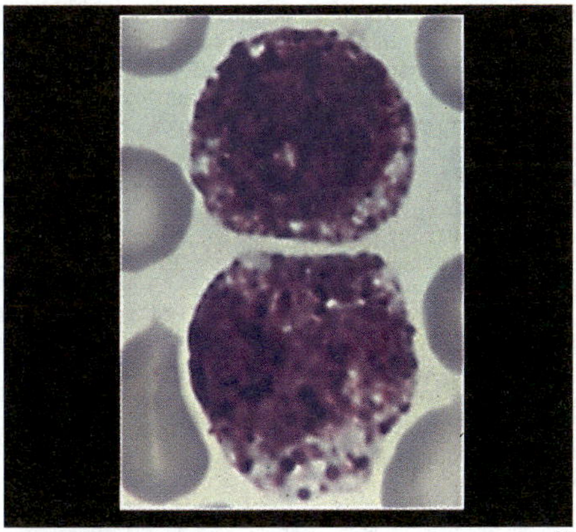

35

Reifungsstufen des basophilen Granulozyten. Hier ausgereifte basophile segmentkernige Granulozyten im peripheren Blut, Pappenheim-Färbung

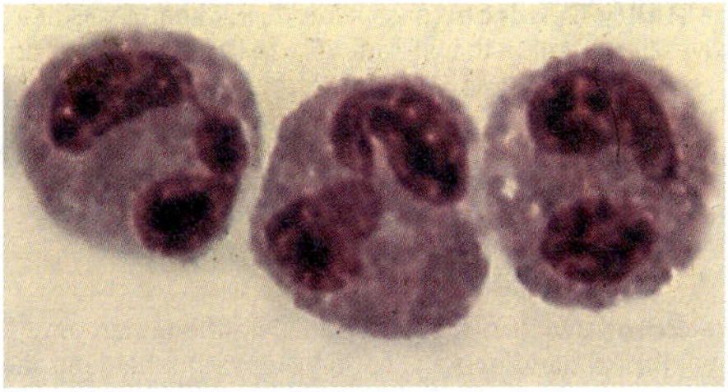

35

Reifungsstufen des eosinophile Granulozyten. Hier ausgereifte eosinophile segmentkernige Granulozyten im peripheren Blut, Pappenheim-Färbung

zigjährigen auf 0,07 · 10^9/l beim Siebzigjährigen zu. Im Knochenmark ist ihre Zahl um eine Potenz höher. Abb.

Reifungsstufen des eosinophilen Granulozyten: umfassen folgende Zellreihe: Myeloblast (Eosinophiloblast), eosinophiler Promyelozyt, eosinophiler Myelozyt, eosinophiler Metamyelozyt, eosinophiler stabkerniger Granulozyt, eosinophiler segmentkerniger Granulozyt. Der Eosinophiloblast ist vom Myeloblasten durch einige wenige eosinophile Granula, die für alle eosinophilen Reifestufen kennzeichnend sind, zu unterscheiden. Beim eosinophilen Promyelozyten ist die eosinophile Spezialgranulation mit großen dunkel-basophilen Granula außer der Promyelozytengranulation gemischt. Der eosinophile Myelozyt enthält reichl. Spezialgranulation, die prakt. die gesamte Zelle füllt u. nur das Golgi-Feld freiläßt. Dadurch wird die Erkennung des eosinophilen Metamyelozyten u. stabkerniger Granulozyten nicht selten erschwert. Der eosinophile segmentkernige Granulozyt ist durch eine Zweisegmentierung seines Kerns charakterisiert („Brillenform" des Kerns). Durch Überalterung dieser Zellen mit zweisegmentierten Kernen entstehen (insbes. bei Hyperergien mit hoher Eosinophilie im Blut) Kerne mit vier Kernsegmenten. Das Zytoplasma der eosinophilen Granulozyten ist zart basophil. Normzahl der eosinophilen Granulozyten im Blut: granulozytäres ↑Zellsystem. Die Absolutzahl (bei Kammerzählung) beträgt im Mittel 0,100 (0,05–0,40 · 10^9/l). Eine absolute Vermehrung der eosinophilen Granulozyten im Blut wird als ↑Eosinophilie bezeichnet. In gleicher Weise wird von einer Gewebeeosinophilie gesprochen. Die Lokomotion der eosinophilen segmentkernigen Granulozyten entspricht den neutrophilen D. durch best. Fremdproteine u. andere Stoffe wird der eosinophile Granulozyt zur Ortsveränderung „gelockt" (↑Eosinotaxis). Durch verstärkte Abwanderung der eosinophilen Granulozyten in das Gewebe o. durch ungenügenden Nachschub vom Knochenmark ins Blut kommt es zur ↑Eosinopenie. Abb.

Reifungsstufen des neutrophilen Granulozyten: umfassen folgende Zellreihe: Myeloblast, neutrophiler Promyelozyt, neutrophiler Myelozyt, neutrophiler Metamyelozyt, neutrophiler stabkerniger Granulozyt, neutrophiler segmentkerniger Granulozyt. Der Myeloblast ist eine relativ kleine Zelle im Pappenheim-gefärbten Knochenmarkausstrich (mittlerer Zelldurchmesser 13,4 μm, mittlerer Kerndurchmesser 10,7 μm) mit basophilem Zytoplasma u. mehreren Nukleolen im locker strukturierten Kern. Eine Granulation ist bei Pappenheim-Färbung nicht vorhanden. Im Vitalpräparat ist der Myeloblast mittels Phasenkontrastmikroskopie erkennbar. Bei Lebendbeobachtung ist eine langsame, „wurmartige" Fortbewegung nachweisbar. Der neutrophile Promyelozyt ist im Pappenheim-gefärbten Präparat durch seine azurophile (rotviolette) Granulation gekennzeichnet. Überwiegend ist diese Reifestufe wesentl. größer als der Myeloblast (mittlerer Zelldurchmesser 16,4 μm, mittlerer Kerndurchmesser 12,4 μm). Der Kern ist meist oval, exzentr. gelegen u. im Bereich des Golgi-Apparats eingebuchtet. Infolge gröberer Chromatinstruktur sind Nukleolen selten erkennbar; das Zytoplasma ist basophil o. azidophil, wodurch sich eine Ausreifung ablesen läßt (deshalb auch Promyelozyt I u. II). Ähnlichkeit ergibt sich mit dem Promonozyten. Zytochem. liegt eine starke Peroxidase-, Naphthol-ASD-Chloracetat-Esterase-, deutl. PAS- u. saure Phosphatase-Aktivität vor. Im Nativpräparat läßt sich mittels Phasenkontrastmikroskop der Promyelozyt leicht erkennen. Der neutrophile Myelozyt weist im Pappenheim-gefärbten Präparat weder Zytoplamsabasophilie noch azurophile Granulation auf. In dem zart azidophilen Zytoplasma ist die neutrophile Spezialgranulation nur angedeutet, d. h. eben nachweisbar. Bei starken Infekten wird ihre Anfärbung deutlicher (toxische ↑Granulation). Die rundl. Zelle mit ovalem, schollig strukturiertem Kern ist kleiner als der Promyelozyt. Zytochem. finden sich mehr PAS-pos. Substanzen als im Promyelozyten. Im phasenopt. Vitalpräparat ist nicht immer eine Abgrenzung zum Promyelozyten mögl. Der neutrophile Metamyelozyt (nach Schilling auch jugendl. Granulozyt genannt) ist ledigl. durch eine stärkere Einbuchtung im fixierten, gefärbten Präparat vom Myelozyten (willkürl.) abgrenzbar. Im Vitalpräparat ist der Metamyelozyt durch Fortbewegung ausgezeichnet, so daß eine Auswanderung aus dem Knochenmark mögl. ist. Der neutrophile stabkernige Granulozyt ist im Pappenheim-Präparat etwas kleiner als der Metamyelozyt, von dem er sich nur durch den von seiner Struktur her dichteren, von der Form her wurstförmigen, regelmäßig eingekerbten Kern unterscheidet. Die Aktivität der alkal. Phosphatase ist deutl. pos.; die PAS-Reaktion u. Sudan-Schwarz-B-Färbung sind gegenüber dem Metamyelozyten intensiver. Der neutro-

R

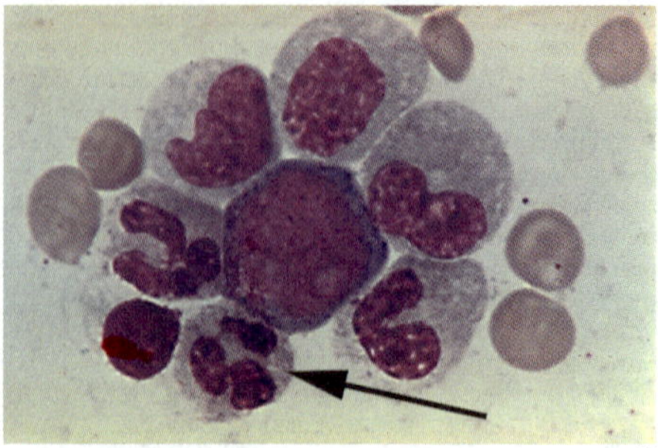

35

Reifungsstufen des neutrophilen Granulozyten. Vom Promyelozyten (Mitte) bis zum segmentkernigen neutrophilen Granulozyten (Pfeil), Pappenheim-Färbung

phile segmentkernige Granulozyt ist in Knochenmark, Blut u. Gewebe vorhanden. Im Ausstrich ist der Zelldurchmesser 10–15 µm. Der Kern ist grobschollig strukturiert („Schlangenhaut") u. gekennzeichnet durch Einschnürungen über 1/3 der Kernbreite bzw. fadenförmige Brücken zwischen den Kernlappen bzw. -segmenten, der neutrophilen segmentkernige Granulozyt hat im Durchschnitt 3,2 Segmente. Die Veränderung der Relation von stabkernigen zu segmentkernigen neutrophilen Granulozyten zugunsten der stabkernigen neutrophilen Granulozyten wird als ↑Linksverschiebung, eine Zunahme der Segmentierung als ↑Rechtsverschiebung bezeichnet. Ein Teil der segmentkernigen neutrophilen Granulozyten ist durch verschiedenartige Kernanhänger ausgezeichnet. Abb.

Reihe, bunte: mikrobiol. Methode zur Differenzierung von Bakterien aufgrund ihrer Stoffwechselleistungen mittels biochem. Methoden. Zu den klass. Reaktionen der b. R. gehören die Bildung von Indol aus Tryptophan, Säure- u. Gasbildung aus Saccharose, Dextrose u. Laktose, H_2S – Abspaltung aus Cystein o. Methionin, Bildung von Ammoniak aus Harnstoff u. a. ↑Biochemotypie.

Reihenfolgeproblem: spez. Fragestellung der ↑Operationsforschung, bei der optimale organisator. Reihenfolgen bestimmt werden, die log. bzw. technolog. Forderungen nicht widersprechen. Lösungen werden i. a. auf heurist. Wege o. durch Simulation gewonnen. In der Med. z. B. in der Diagnostik u. für die Therapieoptimierung anwendbar.

Reihenknorpel ↑Säulenknorpel.

Reihenuntersuchungen: Verfahren zur Bestimmung des Gesundheitszustands von Einzelpersonen u. Bevölkerungsgruppen. Mit ihrer Durchführung wird das Ziel verfolgt, die körperl. u. geistige Entwicklung einzuschätzen, die Anpassung an die natürl. u. soziale Umwelt zu beurteilen sowie erkennbare prämorbide u. morbide Zeichen zu erfassen. R. tragen dazu bei, den Grad gesundheitl. Gefährdung zu bestimmen, das Entstehen von Krankheiten zu verhindern u. das Fortschreiten krankhafter Prozesse zu vermeiden. ↑Vorsorgeuntersuchungen.

Reihenverdünnungstest: Methode zur ↑Resistenzbestimmung der Bakterien gegen ↑Chemotherapeutika; diese befinden sich in geometr. fallenden Mengen in flüssigen o. auf festen Nährmedien; dadurch Bestimmung der minimal hemmenden Konzentration (MHK o. MIC = Minimal inhibitory concentration).

Reihe, teratologische: aus unterschiedl. Schweregraden von Entwicklungsabweichungen gebildete Reihe zusammengehöriger Fehlbildungen. Sie reicht vom Normalzustand über Abortivformen bis zum Extremfall. Eine t. R. läßt sich bei folgenden Gruppen aufstellen: ↑Otozephalie, ↑Zyklopie, ↑Arrhinenzephalie.

Reik, Theodor (1902–1987), Dr. phil., einer der ersten Schüler Sigmund Freuds. Am bedeutendsten wurde seine Arbeit über den Masochismus.

Reil, Johannes Christian (1759–1813), dt. Anat., Halle, Berlin.

Reil-Finger (nach Johannes C. R.): Digitus mortuus (absterbender Finger). Plötzl. Blässe mit Gefühlslosigkeit des 3., aber auch des 2. u. 4. Fingers mit kurzzeitiger livider Färbung. Ursache unklar, gehört zur ↑Raynaud-Krankheit.

Reil-Linie (nach Johannes C. R.): Ausbildung eines zarten, weißen Solitärstreifens am Nagelgrund aller Finger, langsam auswachsend. Hinweis auf kurzfristige Matrixschädigung.

Reilly, James Paul (1887–1975), Neuropathologe, Paris.

Reilly, W. A., frz. Arzt.

Reilly-Syndrom (nach James P. R.): komplexes neurovasales Krankheitsbild mit Vasodilatation u. Stase in den kleinen u. Endgefäßen (Purpura haemorrhagica), Thromboseneigung, Hypoplasie des Lymphgewebes; Hirnödem.

Reimplantation ⟨*lat*⟩ *f*: Wiedereinpflanzung, ↑Replantation.

Rein, Friedrich Hermann (1898–1953), Physiol., Göttingen.

Reinduration ⟨*lat*⟩ *f*: Wiederaufflammen eines syphilit. Primäraffekts an der Stelle eines anscheinend abgeheilten.

Reine Räume ↑Clean bench.

reinerbig: reinrassig, genet. einheitl.; deckt sich weitgehend mit dem Begriff homozygot.

Reinfarkt: jeder auf einen ersten ↑Herzinfarkt folgende Infarkt.

Reinfektion: erneute Infektion eines früher mit der Keimart Infizierten nach Abheilung u. Erlöschen der Immunität (↑Superinfektion).

Reinfektion, endogene: durch Aktivierung latenter Erregerherde bei zykl.-chron. Infektion entstehende Organerkrankung (Tertiärstadium) nach Abheilung der Primär- u. Sekundärstadien (↑Syphilis, ↑Tuberkulose).

Reinfektion, exogene: durch äußere Infektion in Gang kommende Organerkrankung (Tertiärstadium) nach Abheilung der Primär- u. Sekundärstadien (↑Tuberkulose).

reinfizieren ⟨*lat*⟩: Kontamination, Verseuchung von Gegenständen, Personen, Nahrungsmitteln, Medikamenten, Nährsubstraten nach vorangegangener Entkeimung (Sterilisation, Desinfektion, Chemotherapie).

Reinhardt-Pfeiffer-Syndrom: mesomeler Minderwuchs. Wahrscheinl. autosomal rezessive Osteochondroplasie mit (oft nur geringem) Minderwuchs u. Dysplasie, v. a. von Ulna u. Fibula. Beziehungen zum ↑Nievergelt-Syndrom u. ↑Langer-Syndrom.

Reinke, Friedrich Berthold (1862–1919), dt. Anat., Rostock.

Reinke-Kristall (nach Friedrich B.R.): Crystalloidum; stäbchenförmige, kristallartige Struktur in ↑Hodenzwischenzellen.

Reinklusion: Vorgang bei Zahnankylose, wobei eine direkte Verbindung zwischen Alveolarknochen u. Wurzelzement unter Verlust des Desmodonts zustandekommt. Das Alveolarfortsatzwachstum wird in dieser Region eingestellt, die benachbarten Regionen wachsen weiter, so daß der Eindruck entsteht, als ob sich der ankylosierte Zahn wieder nach apikal zurückziehen würde.

Reinkultur: einheitl. Bakterienkultur eines Bakterienstamms, nach makro- u. mikromorpholog. Kriterien. Voraussetzung für die bakt. Diagnostik.

Reinluftgebiete ↑Luftreinheit.

Reinnervation: nach Nervenverletzung wiederhergestellte nervale Versorgung durch ↑Nervenregeneration im PNS.

Reinraumtechnik: bei ↑Laminar-flow-Systemen, ↑Laminarboxen o. in sog. reinen Räumen in der pharmaz. Industrie (auch in der Elektronik u. Raumfahrttechnik) geforderte hochgradig gefilterte, partikelarme Raumluft. Ihre Qualität wird im ↑Partikelzähler u. durch die Keimzahlbestimmung in koloniebildenden Einheiten (↑Kolonie, bakteriologische) überprüft: aseptische ↑Bereitung.

Rein-Stromuhr (nach Friedrich Hermann R.): Apparat zur Messung der durchschnittl. Stromstärke in einem nicht eröffneten Blutgefäß mit Hilfe der Temperaturdifferenz des Blutes, oberhalb u. unterhalb eines das strömende Blut erwärmenden Heizelements.

Reinversion ⟨*lat*⟩ *f*: Inversio uteri; Wiedereinstülpen der ausgestülpten Gebärmutter.

Reischauer, Fritz (geb. 1896), Chir., Essen.

Reischauer-Blockade (nach Fritz R.): Umflutung einer o. mehrerer Nervenwurzeln mit 1%iger Procainlösung kombiniert mit Periston zur Schmerzausschaltung, vorwiegend bei Bandscheibenprolaps.

Reisediarrhö: akut bei bis 50% der Reisenden zwischen 3. u. 9. Tag auftretender Durchfall mit 3 o. mehr wäßrigen Stühlen/Tag für 3–4 Tage während einer Reise in ein fremdes Land. Mit regional unterschiedl. Häufigkeit in allen warmen Ländern zu registrieren. Keine einheitl. Ätiol., häufigste Erreger enterotoxinbildende ↑Escherichia coli (ETEC), aber auch andere enteritisverursachende Erreger, wie Salmonellen, Shigellen, Campylobacter o. Parasiten, wie Giardia lamblia, Entamoeba histolytica. Proph.: Hyg., Antibiotikaprophylaxe nur in ausgewählten Fällen. Andere Substanzen (Präparation aus Hefen, Salicylat u. Subsalicylate, Tannin-Ethacrin-Kombinationen) ohne überzeugenden Erfolg. Ther.: symptomat., orale Rehydratation. Chron. Reisediarrhö: Sympt. dauert länger als 2 Wochen o. tritt rezidivierend auf. Weitere Diagnostik.

Reisefähigkeit: Möglichkeit, trotz Vorliegen einer Erkrankung irgendeines Organsystems nach ther. Einstellung eine Reise mit Flugzeug, Schiff o. anderem Transportmittel zu unternehmen, ohne durch diese Schaden zu nehmen. Die R. kann eingeschränkt sein: 1. durch innere Erkrankungen (Herzdekompensation, maligne Hypertonie, frischen Infarkt, Anämie, Leukämie); 2. durch Schwangerschaft kurz vor der Entbindung; 3. durch HNO-Erkrankungen; 4. durch ophth. Erkrankungen.

Reiseimpfungen: Differenzieren zwischen obligator. Impfungen, allen Reisenden zu empfehlenden R. u. nur bei erhöhtem Risiko zu empfehlenden Schutzimpfungen. Im internationalen Reiseverkehr nur Gelbfieberschutzimpfung, gelegentl. Choleraimpfung gefordert. Die WHO gibt jährl. die „Vaccination Certificate Requirements for International Travel" mit den Impfanforderungen aller Länder u. Prophylaxempfehlungen (Malaria) heraus.

Reisekrankheit ↑Kinetose.

Reisfelderleptospirose ↑Leptospirosen, ↑Reisfeldfieber.

Reisfeldfieber: Leptospirose mit den Hauptsymptomen des Meningismus. Erreger Leptospira bataviae; Vorkommen in der Po-Ebene u. in Südostasien.

Reiskörperchen: im Aussehen u. in Größe an Reiskörner erinnernde, unterschiedl. feste, z.T. strukturierte, z.T. bröckelige Gebilde aus Fibrin u. Detritus. Vornehml. bei ↑Rheumatoidarthritis, insbes. im Schultergelenk. Nachweis durch ↑Arthrographie, ↑Arthroskopie o. durch Punktion mit weitlumiger Kanüle. Entfernung operativ, durch Gelenkspülung, ggf. auch durch intraartikuläre Applikation von ↑Fibrinolytika.

Reiskörperhygrom: chron. Sehnenscheiden- u. Schleimbeutelentzündung mit Zystenbildung, Wandverdickung u. Entwicklung eines Exsudats, das eingedickte reiskornähnl. Fibringerinnsel enthält. Ursache oft Tuberkulose.

Reismehlkäfer ↑Tribolium confusum.

Reissner, Ernst (1824–1878), dt. Anat., Dorpat, Breslau.

Reissner-Faden (nach Ernst R.): vom Subkommissuralorgan des Zwischenhirns versch. Vertebraten gebildeter Faden aus Glykosaminoglykanen, der bis in den Zentralkanal reicht. Funktion noch ungeklärt.

Reissner-Membran (nach Ernst R.): Paries vestibularis; dünne Haut als Grenze des Ductus cochlearis gegen die Scala vestibuli (↑Kochlea). Struktur: 1. Mesothel zur Scala vestibuli hin, 2. einschichtiges Plattenepithel zum Ductus cochlearis hin, 3. dazwischen wenig Bindegewebe.

Reiter, Hans C. (1881–1969), Hyg. u. Int., Berlin, Kassel.

Reiterknochen: Knochenbildung vorwiegend im Ansatzbereich der Adduktoren durch chron. Traumatisierung bei Reitern.

Reiter-Krankheit (nach Hans C. R.): Reiter-Syndrom, urethrokonjunktivosynoviales Syndrom, Morbus Reiter, Fiessinger-Leroy-Reiter-Syndrom; Sonderform der reaktiven ↑Arthritiden, gekennzeichnet durch Trias Arthritis, Konjunktivitis u. Urethritis bzw. Tetrade (plus Keratoderma blennorrhagicum). Meist bei jungen Männern beobachtetes Krankheitsbild, wahrscheinl. bedingt durch Chlamydieninfektion. Hauptsymptome: Urethritis, Konjunktivitis (Iritis), Arthritis (als ↑Monarthritis o. Oligoarthritis vornehml. im Bereiche der unteren Extremitäten: Großzehengrund-, obere Sprung- u. Kniegelenke) sowie Hautveränderungen (Balanitis circinata: rote Flecken u. Erosionen an der Glans penis, Keratoderma blennorrhagicum: pustulöse u. keratot. Herde an der Fußsohle; ↑Onychopathie, ↑Psoriasis). Begleitsymptome: Fieber, heftige Schmerzen durch entzündl. ↑Enthesiopathien, bes. am Ansatz der Achillessehne. Kreuzschmerzen durch ↑Iliosakralarthritis. Viszerale Beteiligung mögl. (u.a. Karditis, ↑Pleuritis, Hepatosplenomegalie). Labortechn. Befunde: ↑Akute-Phase-Reaktionen pos., AST erhöht (↑Antistreptolysinreaktion), ↑Rheumafaktor neg., ↑Histokompatibilitätsantigen HLA-B 27 in 80% pos.

Reiter-Spirochäte (nach Hans C. R.): von Reiter angezüchteter Kulturtreponemenstamm, der lange Zeit als echter Treponema-pallidum-Stamm angesehen wurde. Wurde in der ↑Syphilisserologie als Antigen für die ↑Pallida-Reaktion verwendet. Jetzt bei der Absorption im FTA- bzw. FTA-ABS-Test benutzt.

Reithosenanästhesie: Sensibilitätsausfall perianal u. an der Innenseite der Oberschenkel (Ausbreitungsgebiet wie etwa Lederbesatz von Reithosen) durch Läsion der Segmente S_3–S_5 des Rückenmarks o. der Cauda equina. ↑Cauda-Syndrom, ↑Konussyndrom.

Reittherapie: Hippotherapie, ↑Sporttherapie.

Reiz: 1. ***Physiol.:*** physikal. u./o. chem. Vorgang bzw. Zustand, der aus der Umwelt o. dem Inneren des Organismus auf entsprechende Reizempfänger (Rezeptoren) wirkt u. dort eine Erregung verursacht. Die Einteilung des R. erfolgt sowohl nach Art der Einwirkung (akust., opt., chem., therm., mechan.) o. der Herkunft des R. (exterozeptiv, interozeptiv) u. der Empfindung des Subjekts (Seh-, Hör-, Geschmacks-R. usw.). Interozeptive R. sind auf Vorgänge in den inneren Organen u. Geweben zurückzuführen. Außerdem gibt es propriozeptive R. ↑Tiefensensibilität. **2.** ***Psychol.:*** Vorgang innerhalb u. außerhalb des Organismus, der auf ein o. mehrere Sinnesorgane einwirkt u. dort eine spezif. Zustandsänderung auslöst. Im Prozeß der ↑Informationsverarbeitung ist R. der Informationsträger, wobei die Information von einfachen physikal. Größen bis zu komplexen sozialen Situationen reicht. ↑Schlüsselreiz.

Reiz, adäquater: als a. R. gilt jene Wirkung auf einen Rezeptor o. ein Sinnesorgan, die mit kleinstmögl. Intensität eine Erregung hervorruft. So ist der a. R. für das Auge das Licht, für den Geruch die in dem Schleimfilm des Riechepithels der Nase gelösten organ. Moleküle usw.

Reizbarkeit: Fähigkeit lebender Materie, auf physikal. u. chem. Einwirkungen, deren Intensität weit unter jener die Materie zerstörenden Intensität liegt, mit Erregung zu antworten. Die R. wird auch als Irritabilität bezeichnet.

Reiz, bedingter: der einen bedingten ↑Reflex auslösende Reiz.

Reizbestrahlung: Röntgenschwachbestrahlung, ↑Entzündungsbestrahlung, ↑Kontakttherapie.

Reizbildungszentren, kardiale: Erregungsbildungszentren, Erregungsleitungssystem. Das Reizbildungs- u. -leitungssystem des Herzens, bestehend aus ↑Sinusknoten, drei Leitungsbahnen zum Vorhof u. ↑Atrioventrikularknoten mit oberem, mittlerem u. unterem Teil, dem ↑His-Bündel, den beiden Tawara-Schenkeln (linksanteriorer u. linksposteriorer Ast) u. den Purkinje-Fasern im Subendothel beider Herzkammern (orthograde Leitung). Alle diese Abschnitte können Störungen zeigen, die sich als ↑Herzrhythmusstörungen äußern: ↑Sinusknotensyndrom, ↑Blockformen des AV-Knotens o. der Schenkel. Akzessor. Leitungsbahnen zwischen re. Vorhof u. re. Ventrikel (Kent-Bündel), zwischen dem Ventrikel u. dem oberen o. unteren Teil des His-Bündel (Mahaim-Bündel, Mahaim-Fasern) können ebenfalls Störungen hervorrufen. Erfolgt die Reizbildung an normaler Stelle (Sinusknoten), so spricht man von nomotoper Reizbildung u. entspr. bei Störungen dieser Reizbildung von nomotopen Reizbildungsstörungen (Sinustachykardie, Sinusbradykardie, Sinusarrhythmie) im Ggs. zu heterotopen Reizbildungsstörungen (AV-Knotenrhythmus, ↑Extrasystole, ↑Flimmerrhythmus, kardialer; ↑Flatterrhythmus, kardialer; paroxysmale ↑Tachykardie, ↑Pararrhythmie). Abb.

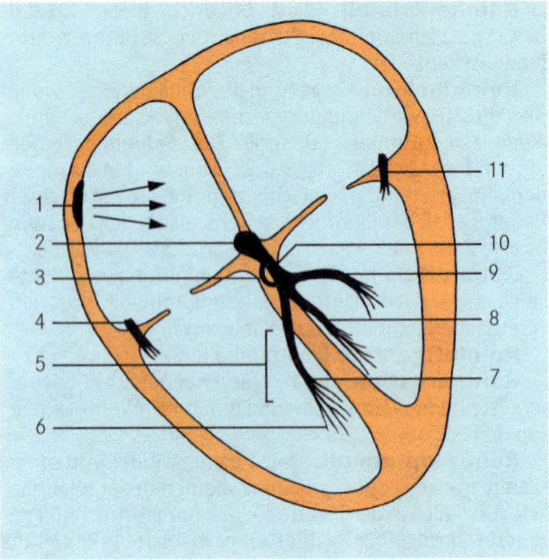

Kardiale Reizbildungszentren. Schema des Reizbildungs- u. Leitungssystems des Herzens
1: Sinusknoten; 2: AV-Knoten; 3: Kent-Bündel;
4: Maheim-Bündel; 5: Tawara-Schenkel;
6: Purkinje-Fasern; 7: rechter Schenkel;
8: linksanteriorer Schenkel;
9: linksposteriorer Schenkel; 10: His-Bündel;
11: Kent-Bündel

Reizblase: Hyperästhesie der Blase. Die Beschwerden entsprechen einer akuten Blasenentzündung ohne deren zystoskop. u. Sedimentbefund. 1. R. durch Abkühlung, Medikamente u. Gewürze; 2. hormonelle R. bei hormonaler Unterfunktion, auch Dystrophie; 3. klimakter. R., allerg.-hormonell bedingt; 4. R. als häufiger Befund bei Vergiftungen durch aromat. Amine. Harndrang, Dys- u. Strangurie können auftreten. An der Blasenschleimhaut, bes. am Trigonum u. am Blasenhals, zeigen sich fleckenhafte subepitheliale Blutungen (Purpura vesicae).

Reizdarmsyndrom ↑Reizkolon.

Reizdentin: als Reaktion auf äußere Reize gebildetes ↑Dentin. ↑Sekundärdentin.

Reizeffekt, isomorpher: Köbner-Phänomen; Auftreten krankheitsspezif. Effloreszenzen bei exogener Reizung (z. B. Kratzen, Injektionen, Höhensonne) auf klin. unveränderter Haut bei Psoriasis, Lichen ruber u. a. Dermatosen.

Reize, inadäquate ⟨*lat*⟩: heterologe Reize, z. B. akust. Reizeinwirkung auf das Auge. ↑Reiz, adäquater.

Reizgase: tox. Gase o. Dämpfe, die Schleimhäute, v. a. die der oberen Luftwege u. des Auges, reizen u. zur Entzündung führen können; Lungenödem mögl. Säuren u. -anhydride: Salzsäure, Fluorwasserstoffsäure, Schwefeldioxid, nitrose Gase. Basen u. -anhydride: Ammoniak, Natronlauge (Aerosol), Kalziumoxid (ungelöschter Kalk). Halogene u. halogenabspaltende Verbindungen: Cl, Br, F, Benzoylchlorid, Phosgen. Andere Stoffe: Formaldehyd, Dimethylsulfat, Acrolein, Diisocyanat, kadmiumhaltige Stäube, Ozon, Wirkungsursache: Denaturierung von Eiweiß.

Reizgasvergiftungen: Folge einer direkten Einwirkung von ↑Reizgasen auf die Schleimhäute u. die äußere Haut. Sympt. abhängig von Konzentration u. Reizgastyp: sofort einsetzende Entzündungszeichen (Augen, obere Atemwege, oberer Gastrointestinaltrakt, Haut) beim Chlorwasserstofftyp (Fluor, Ammoniak u. a.). Schädigung tieferer Atemwege beim Chlorgastyp (Bromgas, Isozyanate u. a.). Beim Phosgentyp (Stickoxide, Ozon u. a.) zunächst lokale Reizerscheinungen, bis 24 h symptomloses Intervall, Entwicklung von ↑Lungenödem u. ↑Herzinsuffizienz, ↑Bronchopneumonie, ↑Atelektasen, Bronchiolitis obliterans (↑Bronchiolitis) nach Überwindung der akuten Phase mögl. Akute R. ggf. als Arbeitsunfall, chron. R. als Berufskrankheit anzeigepflichtig.

Reizgifte, pulmonale ↑Reizgasvergiftungen.

Reizhusten: unwillkürl. ausgelöster Husten durch akute o. chron. Reizung afferenter Areale auf der Schleimhaut des Larynx, des Tracheobronchialbaums, der Pleura u. wahrscheinl. auch der Eingeweide. Der R. kann durch mechan. (Fremdkörper), entzündl., chem. u. therm. Reize ausgelöst werden.

Reizintensität des Klimas: für die Klassifizierung der Heilklimate verwendete Dimension, die allerdings nur unzureichend definiert ist. Die Reizintensität nimmt zu, wenn der Organismus zu Anpassungsreaktionen auf Klimafaktoren wie Kälte, Wärme, Sauerstoffmangel, Strahlung u. a. gezwungen wird. Daher hängt die R. d. K. stets auch von der Stärke des Klimakontrastes beim Ortswechsel ab.

Reizklima: Klima, das ther. nutzbare Reizfaktoren enthält, z. B. erhöhte ↑Abkühlungsgröße mit ausgeprägten Intensitätsschwankungen, erhöhte Intensität der Global- u. UV-Strahlung, verringerter Sauerstoffpartialdruck, verstärkte Tages- u. Jahresschwankungen des bodennahen Temperatur-Feuchte-Milieus. ↑Schonklima, ↑Belastungsklima.

Reizknie: nichtinfektiöser, chron. Reizzustand des Kniegelenks mit rezidivierender Ergußbildung. Ursachen: mechan. Fehlbelastungen, Knorpelschäden, Meniskusverletzungen.

Reizkolon: Reizdarmsyndrom, irritables Kolon, Syndrom des irritablen Kolons, Colon irritabile, spast. Kolon, spast. Kolitis, Kolonneurose, unstabiles Kolon, Colica mucosa; sehr häufiger Beschwerdekomplex. Es handelt sich um eine somatoforme autonome Funktionsstörung im Bereich des unteren Gastrointestinaltrakts, die durch Streß, Infektionen, Medikamente u. a. exazerbieren kann. Sie kann in ihrer Sympt. eine ganze Anzahl „organischer" Krankheiten vortäuschen, wobei allerdings die Sympt. schleimiger Stuhlentleerungen u. Blähgefühl relativ typ. für das Reizdarmsyndrom sind. Weitere Hinweise darauf sind: dünnere Stühle mit dem Auftreten der Schmerzen, Besserung der Schmerzen nach dem Stuhlgang, häufigere Stuhlentleerungen mit dem Auftreten der Schmerzen, Gefühl der unvollständigen Darmentleerung. Streng genommen ist die Diagn. eine Ausschlußdiagnose. Es müssen sog. Alarmsymptome berücksichtigt werden.

Reiz, konditionierender: zeitl. erster Bestandteil eines Doppelreizes. Er schafft best. Bedingungen (Konditionen) für die Antwort des so meistens elektr. gereizten Gewebes o. Zellverbands auf den zweiten, kurz darauf folgenden Reiz des Paares, der testierender Reiz genannt wird. Mit der Doppelreizmethode können im Zentralnervensystem Refraktärzeiten, Wiederherstellungszyklen von Erregbarkeiten u. a. festgestellt werden.

Reizkörpertherapie: zur vegetativen Umstimmung o. Anregung der Immunresistenz früher häufig angewandte Maßnahmen (Injektion von Eigenblut, Milch, Casein, Terpentinöl, Vakzinen).

Reizleitungssystem ↑Erregungsleitung, ↑Reizbildungszentren, kardiale.

Reizmagensyndrom: Ulkuskrankheit ohne Ulkus (Non ulcer dyspepsia). Persistierende o. intermittierende Oberbauchbeschwerden, die auf keine organ. Krankheit zurückgeführt werden können. Je nach dominierenden Sympt. Untergliederung in R. vom Ulkus-, Motilitäts-, Reflux- o. essentiellen Typ. Ausschluß von ↑Alarmsymptomen. Große Überlagerung sowohl der einzelnen Typen unter sich als auch mit dem Reizdarmsyndrom (↑Reizkolon).

Reizmengengesetz: die sich aus Einwirkungszeit des Reizes u. seiner Intensität ergebende Reizmenge, wobei sich in gewissen Grenzen anteilmäßig beide Größen gegeneinander vertreten können. Je größer die Intensität, desto kleiner die Zeit für die Realisierung einer best. Reizmenge. Von letzterer ist der Reizerfolg abhängig, z. B. bei elektr. Reizung von der zugeführten Elektrizitätsmenge.

Reizmodalität: Charakterisierung der Reize hinsichtl. ihrer adäquaten Einwirkung auf ein best. Sinnesorgan (z. B. akust. Reize auf das auditive System wirkend, Geschmacksreize auf das gustative).

Reiznystagmus: horizontal bzw. horizontalrotator., peripherer ↑Nystagmus mit Schlagrichtung zum erkrankten Ohr (↑Otitis media acuta, ↑Labyrinthitis).

Reizohr: Auslösung des ↑Binnenohrmuskelreflexes vom Gegenohr bei der Stapediusreflexmessung (↑Stapediusreflex).

Reizqualität: Charakterisierung eines Reizes innerhalb einer ↑Reizmodalität in Abhängigkeit von der ausgelösten Empfindung (Geschmacksreize, z. B. süß, salzig, sauer, bitter).

Reizschwelle: Intensität eines Reizes, die erforderl. ist, um in Abhängigkeit von der Reizform u. den momentanen Eigenschaften des Reizempfängers (Rezeptors) eine Erregung herbeizuführen. Die Reizintensitäten werden nach Möglichkeit in definierten Einheiten angegeben, z. B. in Watt, N/m^2, J o. bei chem. Reizen als Konzentration in mmol/l.

Reizserum: durch Reiben syphilit. Primäraffekte o. Papeln gewonnenes Serum zum Zwecke des Nachweises von Treponema pallidum.

Reizsputum: durch Inhalation hypersekretor. wirkender Substanzen, z. B. hypertone Kochsalzlösung, provozierte Sputumproduktion. Das R. wird zur Laboruntersuchung aufgefangen.

Reizstreifen: vermutete Zone über dem Erdboden, aus der angebl. gebündelte, schädl. Strahlen (z. B. ↑Erdstrahlen) emanieren, die sensitive Personen (Wünschelrutengänger) fühlen sollen. Die über den R. wohnenden Menschen sollen gesundheitl. bes. gefährdet sein, v. a. dann, wenn zwei R. sich kreuzen. Es liegt kein Beweis für derartige R. vor.

Reizstromgerät: Gerät zur Erzeugung von Reizströmen unterschiedl. Frequenz u. Impulsform für die Anwendung in der Reizstromdiagnostik u./o. ↑Reizstromtherapie.

Reizstrommassage ↑Ultrareizstrom.

Reizstrom-Reizzeit-Kurve: Zusammenhang der für die Auslösung einer Erregung erforderl. Reizstromstärke mit der Flußdauer des Reizes. Das durch den Reiz hervorgerufene elektroton. Potential an erregbaren Zellmembranen erreicht den Wert der Schwellendepolarisation um so schneller, je stärker der Reiz ist. ↑Chronaxie. In der Physiotherapie als Vorfelduntersuchung zur Diagnostik neuromuskulärer Erkrankungen zur Auslösung von Muskelzuckungen u. Grundlage für selektive ↑Reizstromtherapie. ↑Akkommodationsquotient.

Reizstromtherapie: Impulsstromtherapie; Teilgebiet der Elektrotherapie im Niederfrequenzbereich. Alle Stromformen, die Nerven bzw. Muskeln erregen können. Physiol. Wirkung: neuromuskuläre Erregung, hyperämisierende u. analget. Wirkung. Behandlung erfolgt mit Einzelimpulsen o. Impulsfolgen (Schwellstrom). Verlaufsform der Impulse als Rechteck-, Dreieck- o. Exponentialfunktion. Ind.: total o. partiell denervierte Muskeln, lokal begrenzte schmerzhafte Gewebebefunde, Neuralgien. ↑Ultrareizstrom. ↑Strom, diadynamischer. ↑Strom, neofaradischer.

Reizstromtherapiegerät ↑Reizstromgerät.

Reiz, testierender ↑Reiz, konditionierender.

Reiztheorie ↑Regenerationstheorie, onkogene.

Reiztransformation ↑Transduktion.

Reizüberflutung: **1.** Afferenz einer übermäßig großen Zahl überstarker sensor. Reize, führt zu Überlastung (↑Streß), Adaptation u. aktueller Veränderung der Bewußtheit bzw. Vigilanzphasenverschiebung. Längerdauernde R. kann zu Dauerschäden führen. **2.** Methode in der verhaltenstherapeut. Behandlung von Ängsten. Durch temporäre Reizüberflutung u. ein Verhindern von Vermeidungsreaktionen wird Nachlassen der Angstsymptomatik angestrebt.

Reiz, unbedingter: der einen unbedingten ↑Reflex auslösende Reiz.

Reizung: Methode zur Untersuchung der Erregbarkeit von Zellen, Geweben u. Organen, bes. des Nerven- u. Muskelgewebes, der Sinnesorgane u. des Gehirns, u. zur Hervorrufung von Funktionsänderungen in diesen Strukturen o. den von ihnen beeinflußten Körperabschnitten. Zur R. verwendet man adäquate Reize, z. B. Licht für das Auge, o. den in seinen Parametern gut definier- u. kontrollierbaren elektr. Strom. ↑Hirnreizung.

Reizung, galvanische: elektr. Reizung von Geweben u. Organen mittels Gleichstrom, der entweder über längere Zeit wirkt (elektr. Polarisation) o. in Intervallen, z. B. mit Rechteckpulsen.

Reizung, tetanische
↑Potentiation, postextrasystolische.

Reizverarmung: Verminderung der Afferenz von Umweltreizen wird bis zu einem gewissen Grad als beruhigend empfunden, weitere Verringerung führt zu einer monotonen Unterbelastung u. Schlaf. Längerdauernde Reizverarmung wirkt wie nervale Überbelastung u. kann zu Dauerschäden führen.

Rejektion ⟨*lat*⟩ *f*: Transplantatabstoßung, Verwerfung. Zerstörung des Transplantats durch die Immunabwehr des Wirts. Auch bei sorgfältiger ↑Spender-Empfänger-Auswahl stimmen die Transplantationsantigene nie völlig überein. Die hyperakute R. entwickelt sich innerhalb weniger Minuten, ist durch präformierte humorale Antikörper (↑Immunität) bedingt u. zwingt zur Entfernung des Transplantats noch unter der Erstoperation. **Morphol.**: Schwellung u. Zyanose des Transplantats, einhergehend mit Leuko- u. Monozyteninfiltration, Ablagerung von Fibrinpräzipitaten sowie Thrombozytenanreicherung in den Vasa efferentia der Glomeruli. Die akute R. tritt dagegen zumeist innerhalb der ersten 2–6 Wochen auf u. ist Ausdruck der zellulären ↑Immunreaktionen. Durch Intensivierung der Immunsuppression kann sie pos. beeinflußt werden. Die chron. R. wird durch zelluläre u. humorale Antikörper vermittelt, kann nach Monaten o. Jahren auftreten u. ist ther. schlecht beeinflußbar. Die Rolle der zu beobachtenden Antikörper ist bei akut verlaufender R. ungeklärt. Diagn. Kriterien (bei akuter R. einer transplantierten Niere): allg. Krankheitsgefühl, dolentes, geschwollenes Transplantat, Verlust des „Transplantatgeräuschs" (offenbar fehlender pulsierender Blutstrom in der transplantierten Niere), Blutdruckanstieg, Retention harnpflichtiger Substanzen, Proteinurie, Ansteigen der Enzymausscheidung, Verminderung der Harnausscheidung. Sichere immun. Nachweiskriterien existieren nicht. Histol. zeigt ein in R. befindl. Transplantat ein interstitielles Ödem, Rundzellinfiltrate der Gefäßadventitia, Ablösung des Endothels, Übertritt zellulärer u. plasmat. Bestandteile in die Intima sowie deren Schwellung u. Vakuolisierung. Die Abgrenzung zu anderen Ursachen mit akutem Versagen der transplantierten Nieren ist schwierig. Ther.: Erhöhung der Immunsuppression. Die chron. verlaufende R. geht mit irreversiblen vaskulären Veränderungen einher u. äußert sich in einem kontinuierl. Funktionsverlust des transplantierten Organs. R. einer transplantierten Kornea: direkt sichtbare, plötzl. ödematöse Veränderung des Transplantats ohne Übergreifen auf das Wirtsgewebe, Sichtbarwerden von epithelialen o. endothelialen „Rejektionslinien", keratit. Präzipitat auf dem Transplantat, Zellansammlungen u. Vaskularisation des Transplantats, Uveitis (subjektiv starkes Blendgefühl, Gefäßzeichnungen mit u. ohne Uveitis des wirtseigenen Transplantatbettes sind keine Rejektionskriterien), Trübung des Transplantats. R. von transplantiertem Knochenmark: Bei Knochenmarktransplantation liegen insofern andere Verhältnisse vor, da der Empfänger infolge des Grundleidens o. nachfolgender massivster Immunsuppression über keine eigene Immunabwehr mehr verfügt u. daher das Transplantat Knochenmark nicht abstoßen kann, also zu keiner ↑Host versus graft reaction fähig ist. Da die transplantierten Knochenmarkzellen aber selbst immun. aktiv sind u. im Empfänger die wirtseigenen, für sie aber immun. fremden Oberflächenantigene als fremd gegen sich selbst erkennen, reagieren sie i. S. einer R. Transplantat gegen Wirt. Der Rejektionsverlauf wird hier als ↑Graft versus host reaction bezeichnet, tritt in etwa 70 % aller Fälle auf u. endet in etwa 20 % davon tödl. Die Ther. ist unspezif. ↑Immunsuppression.

Rejektionsfraktion: Die vom Glomerulus in den Primärharn filtrierte Substanzmenge wird nur z. T. mit dem Endharn ausgeschieden, der andere Teil im Tubulussystem reabsorbiert. Die R. gibt die ausgeschiedene Substanzmenge in % zur filtrierten Menge an. ↑Exkretionsindex.

Rekalzifikation ⟨*lat*⟩ *f* ↑Remineralisation.

Rekalzifizierungszeit: Zeit bis zur Gerinnung von Zitratplasma bei 37 °C nach Zugabe von $CaCl_2$-Lösung. Verlängerte Zeiten zeigen an: verminderte Aktivitäten im ↑Intrinsic-Gerinnungssystem (Faktoren I, II, V, VIII, IX, X, XI, XII), Anwesenheit von Inhibitoren der genannten Faktoren. Zur Plasmagewinnung muß exakt zentrifugiert werden, um thrombozytenarmes Plasma zu erhalten. Andernfalls hängt das Ergebnis der Tests zusätzl. von der Zahl der im Plasma verbliebenen Thrombozyten ab.

Rekanalisation ⟨*lat*⟩ *f*: Wiedereröffnung eines Gefäßlumens durch Thrombusorganisation, bei der neugebildete Gefäße Anschluß an das Gefäßlumen finden u. eine Wiederdurchblutung ermöglichen.

Reklination ⟨*lat*⟩ *f*: Zurückbiegung; wird meist für das Zurückbiegen der Wirbelsäule bei Wirbelsäulentuberkulose zur Vermeidung der Gibbusbildung gebraucht. Zur R. sind spez. orthop. Hilfsmittel erforderl.

Reklinationskorsett: ↑Rumpforthese, die auf die Brustwirbelsäule reklinierend u. damit bes. auf die ventralen Anteile der Wirbelkörper entlastend wirkt.

Rekombinante: bei echter ↑Rekombination (Neukombination von Erbanlagen) gebildeter neuer Virusgenotyp mit phänotyp. Merkmalen beider Elternviren.

Rekombination: Austausch von genet. Material, z. B. durch ↑Crossing over, Konjugation, ↑Transfektion, Zellfusion u. Meiose, in deren Ergebnis Nachkommen (Organismen, Zellen, Viren, Chromosomen, DNA-Moleküle) mit neuen Genkombinationen u. Merkmalskombinationen auftreten. Je nach Verwandtschaft, Organisations- bzw. Prozeßebene werden inter- u. intragene R., inter- u. intrachromosomale R. unterschieden; hinsichtl. der beteiligten DNA-Sequenzen gibt es homologe bzw. nichthomologe Rekombination.

Rekombination, homologe: Austausch genet. Information zwischen DNA-Molekülen mit ident. o. nahezu ident. Nukleotidsequenz.

Rekombination, mitotische: Crossing over zwischen homologen Chromosomen während der Mitose; führt zur ↑Segregation heterozygoter ↑Allele.

Rekombinationseinheit: Morgan-Einheit; Maßeinheit für den durch Kreuzung von Individuen, die sich in zwei Merkmalen unterscheiden, ermittelter relativen Abstand gekoppelter Gene.

Rekombinationsgene ↑rec-Gene.

Rekombinationsmutanten: Mutanten (Symbol Rec) mit eingeschränktem Vermögen zur genet. ↑Rekombination u. i. d. R. erhöhter Sensibilität gegenüber ↑Mutagenen.

Rekombinationsreparatur: DNA-Reparatur durch Rekombinationsprozesse während der Replikation (↑DNA-Biosynthese).

Rekompensation, kardiale: Beseitigung einer Herzfunktionsdekompensation (↑Herzinsuffizienz).

Rekonvaleszent ⟨*lat*⟩ *m*: Genesender.

Rekonvaleszentenserum: im Rekonvaleszenzstadium gewonnenes, antikörperhaltiges Immunserum der versch. (zykl.) Infektionskrankheiten. Homologe ↑Immunglobuline.

Rekonvaleszenz: Genesung; Zeitspanne vom Krankheitsende bis zum Erlangen des vor der Erkrankung bestandenen Gesundheitszustands.

Rekoss-Scheibe: Scheibe mit eingelassenen Plus- u. Minuslinsen, die einen Zusatz zum ↑Augenspiegel bildet u. einen Ausgleich von Refraktionsabweichungen des Pat. o. Untersuchers gestattet.

Rekrement ⟨*lat*⟩ *n*: durch Stoffwechselvorgänge nicht verändertes Exkrement.

Rekrudeszenz ⟨*lat*⟩ *f*: erneutes Stärkerwerden der Krankheitssymptomatik nach einer Remission.

Rekruitment, vestibuläres: Zunahme des ↑Nystagmus nach längerer Pendelung mit konstanter Stimulation bei peripher vestibulärer Störung. ↑Pendelprüfung.

Rekrutierung: Zuschaltung von Erregungsvorgängen zu einem schon vorhandenen. So werden bei zunehmender Innervationsstärke für eine Skelettmuskel durch Erhöhung der Anzahl aktiver efferenter motor. Nervenfasern zunehmend mehr Muskelfasern in den Kontraktionsvorgang des betreffenden Muskel einbezogen, rekrutiert, was die Gesamtkontraktionskraft des Muskels erhöht (motor. Einheit). Es gibt auch eine R. der Aktivität in Nervenzellverbänden durch gleichzeitige Aktivierung vieler Zellen.

Rekrutierung, alveoläre: zunehmende Einbeziehung bisher unbelüftet gewesener Alveolen der Lunge in den Gasaustausch bei steigender Ventilation.

rektal ⟨*lat*⟩ *Adj*: zum Rektum, zum Mastdarm gehörig.

Rektalanästhesie ↑Rektalnarkose.

Rektalfistel ↑Analfistel.

Rektalnarkose: kaum noch gebräuchl. Verfahren der Allgemeinanästhesie u. der Kinderanästhesie, bei dem über rektale Installation Anästhesiemittel dem Organismus zugeführt wurden.

Rektaltemperatur ↑Körpertemperatur.

Rektifikation, anormale: Zu Beginn des Erregungsvorgangs an der Zellmembran findet eine erhebl. Vergrößerung der Natriumleitfähigkeit statt. Durch die damit verbundene Membranpotentialsenkung wird an der Nervenzellmembran die Kaliumleitfähigkeit erhöht, was den genannten Potentialeffekt in der Tendenz wieder aufhebt (Rektifikation). An der Herzmuskelzelle wird im Ggs. dazu während der Phase der schnellen Depolarisation der vorübergehende Verschluß eines Kaliumkanals beobachtet. Dieses Verhalten bezeichnet man als a. R.

Rektitis ⟨*lat*⟩ *f* ↑Proktitis.

Rektoperinealfistel: angeborener Fistelgang vom Rektum zum Damm; Mündung kurz vor dem verschlossenen After. Besteht bei anorektaler Agenesie (↑Atresia ani).

Rektopexie: operative Fixierung des Mastdarms im Bereich der Bauchhöhle, z. B. am Periost des Kreuzbeins bei Mastdarmprolaps.

Rektosigmoideographie: Röntgendarstellung der unteren Abschnitte des Dickdarms mit Kontrastmittel (Bariumsulfat) o. im Doppelkontrast (Bariumsulfatbeschlag u. Luftauffüllung). ↑Dickdarmröntgenuntersuchung.

Rektoskop: Proktoskop; ↑Endoskop zur Untersuchung des Rektums u. des Colon sigmoideum. Abb.

Rektoskopie: Mastdarmspiegelung; endoskop. Untersuchung des Rektums mit starrem Instrument ohne o. nach Vorbereitung mit einem Fleet-Klysma. Mögl. Unter-

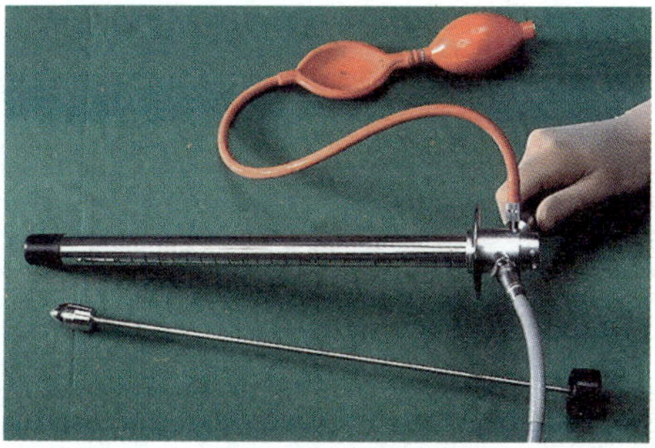
10

Rektoskop

suchungslagerungen: Knie-Ellenbogen-, Knie-Brust-Lage, Steinschnittlage, Linksseitenlage mit erhöhtem Becken. Wichtige Methode zur Diagnostik des Mastdarmkrebses, aber auch für andere Darmerkrankungen (Colitis ulcerosa, Crohn-Krankheit, Polypen, Amöbenruhr u. a.) von hohem diagn. Wert. Ther. Möglichkeiten: Polypenabtragung, Fremdkörperentfernung, Hämorrhoiden- u. Fistelbehandlung.

Rektoskrotalfistel: sehr seltener, angeborener Fistelgang vom Rektum zur Mittellinie des hinteren Skrotum. Häufig Teil der anorektalen Agenesie (↑Atresia ani).

Rektosonographie: Ultraschalluntersuchung des Rektums mittels endoskop. eingeführtem Schallkopf. ↑Ultraschalldiagnostik.

Rektotomie: operative Eröffnung des Mastdarms, z. B. zur Entfernung von Fremdkörpern.

Rektourethralfistel: angeborener Fistelgang zwischen Rektum u. männl. Harnröhre (unterhalb der Prostata). Kommt bei Analagenesie u. anorektaler Agenesie vor. ↑Atresia ani.

Rektovaginalfistel: pathol. Verbindung zwischen Rektum u. Vagina. Bestandteil anorektaler Agenesien (↑Atresia ani) u. als Komplikation bei ↑Crohn-Krankheit.

Rektovesikalfistel: Verbindung zwischen Rektum u. Harnblase. ↑Atresia ani.

Rektovestibulärfistel: häufigster Fisteltyp bei anorektaler Agenesie der Frau (↑Atresia ani). Abb.

Rektum ⟨*lat*⟩ *n*: Rectum, Proctos, Mastdarm, Kurzw. für Intestinum rectum, gerader Darm; jedoch entspricht die lat. Bez. nicht der anat. Form. ***Anat.:*** Das R. ist der unterste Teil des Darmtrakts u. liegt im kleinen Becken. Eine nach hinten konvexe Biegung, Flexura sacralis, wird durch die Anlagerung an das Os sacrum hervorgerufen. An ihrem Ausgang befindet sich die erweiterte Ampulla recti. Analwärts folgt eine nach vorn konvexe Krümmung, Flexura perinealis. Der unterste Abschnitt ist der Canalis analis. Er weist halbkreisförmige, unverstreichbare Querfalten der Schleimhaut auf, ↑Plicae transversales recti. Venengeflechte bedingen am Innenrelief des Canalis analis Längsfalten, Columnae anales, zwischen denen Einsenkungen, ↑Sinus anales, liegen. Schließmuskeln des Canalis analis sind der ↑Musculus sphincter ani internus sowie der ↑Musculus sphincter ani externus. ***Histol.:*** Schichten: 1. Tunica mucosa a) einschichtiges hochprismat. Epithel mit Becherzellen, im Bereich des Anus (Canalis analis) allmähl. in ein mehrschichtiges verhorntes Plattenepithel übergehend, mit zahlreichen Glandulae intestinales (Lieberkühn-Krypten), b) Lamina propria mit Noduli lymphoidei solitarii (Solitärfollikel), c) Lamina muscularis mucosae, aus glatter Muskulatur. 2. Tela submucosa aus lockerem Bindegewebe mit Gefäßen u. dem Plexus submucosus (autonomer Nervenplexus). 3. Tunica muscularis mit glatter Muskulatur ringförmig u. längs verlaufend, mit Plexus myentericus. 4. Da der größte Teil des R. extraperitoneal liegt, schließt sich außen die bindegewebige Tunica adventitia an. Im R. fehlen Plicae semilunares u. Haustra coli, jedoch existieren Plicae transversales, welche verstärkte Muskelzüge des Stratum circulare zur Grundlage haben.

Rektumamputation ↑Rektumexstirpation.

Rektumatresie ↑Atresia recti.

Rektumbiopsie: histol. Untersuchung unter Sicht entnommener Rektumpartikel (Saugsonden nach Heinkel, Ewe o. Biopsiezangen). Neben der Diagnostik entzündl. Dickdarmerkrankungen u. neoplast. Veränderungen auch zur Erkennung der Amyloidose.

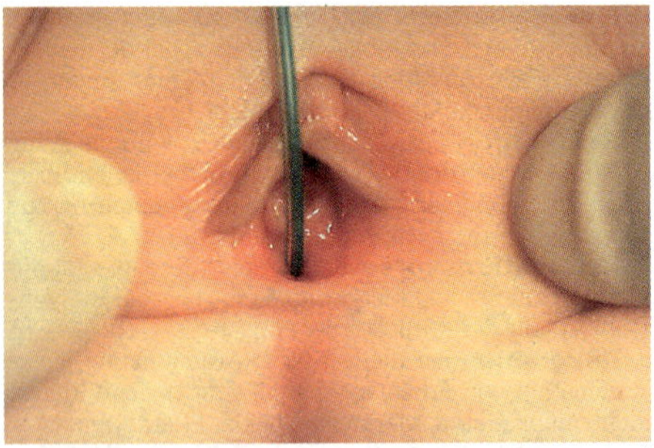

4

Rektovestibulärfistel. Mit Sonde markierte R. bei anorektaler Atresie

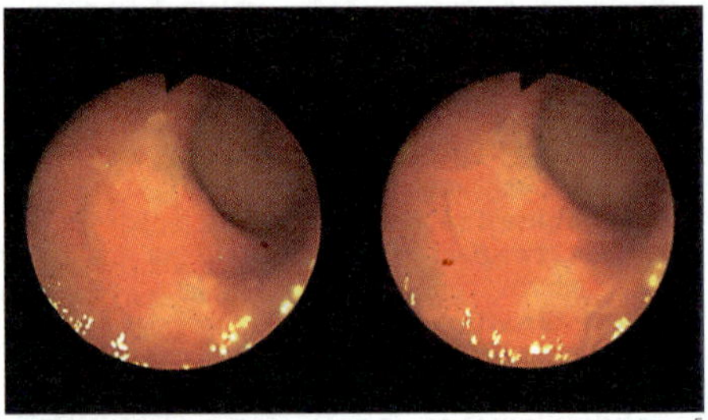

5

Rektumulkus

Rektumexstirpation: operative Entfernung des Rektums als radikale Maßnahme bei Rektumkarzinom. Es wird der komplette Mastdarm mitsamt umgebenen Lymphbahnen exstirpiert, dabei kann aftererhaltend o. afterentfernend operiert werden (↑Rektumresektion).

Rektumfistel: Fistel, ausgehend vom Rektum. Je nach der Mündungsstelle werden versch. Arten unterschieden: Rektoperineal-, Rektoskrotal-, Rektourethral-, Rektovaginal-, Rektovesikal-, Rektovestibulärfistel u. ä. (↑Atresia ani).

Rektumkarzinom ↑Karzinom, kolorektales.

Rektumprolaps ↑Prolapsus recti.

Rektumresektion: Teilentfernung des Rektums als hintere R. von perinealsakral u. als vordere R. von abdominal her. ↑Low-anterior-resection.

Rektumschleimhautprolaps ↑Prolapsus recti.

Rektumulkus: Ulcus recti simplex; flaches, wie ausgestanztes Ulkus, meistens in 7–10 cm Tiefe an der Vorderwand mit flachen Rändern u. schmalem Hyperämiesaum. Sympt.: dumpfes Druckgefühl im Rektum o. li. Unterbauch, das durch Defäkation zunimmt; Blutabgang, aber meistens nicht massiv. Therapieresistent, meist Exzision notwendig. Nach Abheilung Bildung einer pseudopolypösen Schleimhaut möglich. Abb.

Rektusdiastase: Auseinanderweichen der Mm. recti abdominis in der Schwangerschaft, nach Operationen, als Konstitutionsanomalie, auch Bestandteil von erbl. Syndromen.

Rektussäule: ventrales Ende des ↑Hypomers. Anlage der infrahyalen Muskeln am Hals (Rektusgruppe) u. des M. rectus abdominis der vorderen Bauchwand.

Rektusscheide: Vagina musculi recti abdominis; Anordnung der Aponeurosen der breiten Bauchmuskeln im Bereich des M. rectus abdominis in der Art, daß sie um ihn eine Scheide bilden. Die Aponeurose des M. obliquus internus abdominis spaltet sich am lateralen Rand des M. rectus abdominis in ein vorderes u. ein hinteres Blatt. Dem vorderen Blatt lagert sich die Aponeurose des M. obliquus externus abdominis an, dem hinteren die des M. transversus abdominis. Unterhalb der ↑Linea arcuata befinden sich hinter dem M. rectus abdominis nur die Fascia transversalis u. das Bauchfell. Mit dem ventralen Blatt der R. sind die ↑Intersectiones tendineae verwachsen.

Rekurrenslähmung: Lähmung eines o. beider Stimmbänder infolge einer Schädigung des N. recurrens. Einseitig mit Heiserkeit, inspirator. Stridor u. Abschwächung des Hustenstoßes wegen eingeschränktem Glottisschluß, beidseitig Aphonie.

Rekurrensparese ↑Rekurrenslähmung.

Rekurvation ⟨*lat*⟩ *f*: pathol. Überstreckbarkeit des Kniegelenks; dorsalkonvexe Verbiegung von langen Röhrenknochen durch krankhaften Prozeß bzw. als Frakturfolge.

Relaiskerne: Nervenzellverbände, welche die aus den Rezeptorgebieten des Körpers einlaufenden Erregungen auf die Großhirnrinde nach Filterung u. Umarbeitung weiter verschalten (sensor. R. des ↑Thalamus) bzw. in einem Hirngebiet entstehende Erregungen zu einem anderen übermitteln (nichtsensor. R., z. B. im Kleinhirn) sowie Assoziationskerne des Thalamus.

Relaparotomie ⟨*lat + gr*⟩ *f*: operative Wiedereröffnung der Bauchhöhle, i. d. R. in unmittelbarem zeitl. Zusammenhang mit einer vorhergehenden Operation.

Relapsing fever ⟨*engl*⟩ ↑Rückfallfieber.

Relationspathologie ⟨*lat + gr*⟩ *f*: Durch Gustav Ricker 1924 begründet. Danach besitzen alle Zell- u. Gewebeprozesse enge kausale Beziehungen (Relationen) zum Strombahn- u. Nervensystem, wobei die nervalen die prim. sein sollen. ↑Stufengesetz.

Relative centrifugal force ⟨*engl*⟩: *Abk* RCF; die relative Zentrifugalkraft gibt an, um das Wievielfache eine auf einen Stoff in der ↑Zentrifuge wirkende Zentrifugalkraft die Schwerkraft der Erde übertrifft.

$$\mathrm{RCF} = 1{,}117 \cdot r \cdot n^2 \cdot 10^{-5}$$

r = Drehungsradius (cm), n = Drehzahl (U/min). Über die Angabe der RCF ist es mögl., die Leistung versch. Zentrifugentypen zu kennzeichen u. Zentrifugierbedingungen, z. B. bei der Anreicherung subzellulärer Partikeln, zu standardisieren.

Relaxans ⟨*lat*⟩ *n*: muskuläres o. psych. Erschlaffungsmittel.

Relaxanswirkung, prolongierte: verlängerte Wirkung von Muskelrelaxanzien, die bedingt sein kann durch einen ↑Pseudocholinesterasemangel (angeboren bzw. erworben). Verlängert die Wirkung der Muskelrelaxanzien erhebl.

Relaxatio diaphragmatica ⟨*lat + gr*⟩ *f*: angeborene o. erworbene Erschlaffung einer Zwerchfellhälfte mit kuppelförmiger Ausstülpung in den Brustraum u. paradoxer Atembewegung. Kausalgenet. auch Läsion des N. phrenicus.

Relaxation ⟨*lat*⟩ *f*: **1.** Erschlaffung, Entspannung, z. B. eines Muskels nach Kontraktion. **2.** Verzögerte Einstellung einer Ausgangsgröße bei sprunghaft sich ändernder Eingangsgröße.

Relaxation, adaptive: Fundusakkommodation. Nach der rezeptiven Relaxation eintretende Anpassung des Magenfundus u. proximaler Korpusanteile, die trotz weiterer Nahrungszufuhr den gastroduodenalen Druckgradienten relativ konstant hält.

Relaxation, progressive: Entspannungsmethode nach E. Jacobson. In sechs Schritten werden die versch. Muskelgruppen (vom Kopf bis zu den Füßen) jeweils angespannt u. bewußt tiefer entspannt.

Relaxation, rezeptive: reflektor. Senkung des Drucks im Magen während des Bissentransports durch den Ösophagus, vermittelt durch hemmende Fasern des ↑Vagus.

Relaxationszeit: allg. die Zeit, in der aus der Gleichgewichtslage entfernte Systemparameter auf den Gleichgewichtswert zurückkehren. Bei elektr. o. magnet. Feldern die Zeit, innerhalb derer eine vom Feld hergestellte Ordnung (z. B. Ausrichtung von elektr. Dipolen o. Magneten) nach Beseitigen des Felds auf $1/e = 37\,\%$ abgesunken ist. Bei der ↑Kernspintomographie wird das Abklingen des durch Hochfrequenzeinstrahlung erzeugten Meßsignals (Präzession der Atomkerne) durch 2 Zeitkonstanten T_1 u. T_2 bestimmt. T_1 beschreibt die Rückkehr in die Feldrichtung o. Ruhelage (Spin-Gitter- o. Längsrelaxation). T_2 hängt mit der Beeinflussung der Kernmomente untereinander zusammen. Die Präzession um die Feldrichtung erfolgt in gleicher Phase; (Spin-Spin- o. Querrelaxation) u. T_2 beschreibt das Auseinanderlaufen der „beim Start" gleichen Phasen. Durch Anwesenheit weiterer paramagnet. Substanzen in geringer Konzentration werden die R. verkürzt, was zu einer Veränderung der Kontraste im Bild führt. Dieser Effekt wird zur Anwendung von Kontrastmitteln bei der ↑Kernspintomographie ausgenutzt.

Relaxed skin tension lines ⟨*engl*⟩: *Abk* RSTL. ↑Hautspaltlinien.

Relaxin ⟨*lat*⟩ *n*: weibl. Sexualhormon (Proteohormon), das im ↑Corpus luteum graviditatis gebildet wird. Wirkungen: Auflockerung der bindegewebigen Verbindung der Symphyse u. Iliosakralgelenke mit Quellung der kollagenen Fasern. Dies führt zur Erweiterung des Beckenrings u. zur Erleichterung des Geburtsvorgangs.

Relaxometer: Gerät, bei dem das durch schwache elektr. Impulse muskulär ausgelöste Aktionspotential o. die muskuläre Kontraktion gemessen u. angezeigt werden. Mit seiner Hilfe ist der Grad der Muskelrelaxanzwirkung objektivierbar.

Release inhibiting hormone ⟨*engl*⟩ *n*: freisetzungshemmendes Hormon. ↑Statine, ↑Hypothalamushormone.

Release method ⟨*engl*⟩: Freisetzung sterilisierter Parasitenmännchen in ein spezif. Schadgebiet i. R. der biol. Bekämpfung. ↑Male sterile technique.

Releasing-Hormone: *Abk* RH; Releasing-Faktoren (RF), ↑Liberine, ↑Hypothalamushormone, neuroendokrine Hormone (↑Neurohormone). Im Hypothalamus gebildete, hypophyseotrope Hormone, die im Hypophysenvorderlappen die Bildung u. Ausschüttung glandotroper Hormone stimulieren. Es sind Oligopeptide aus 3–14 Aminosäuren, sie werden vom Hypothalamus zur Hypophyse durch das Portalgefäßsystem transportiert. Folgende R. sind bekannt: TRH für Thyreotropin, CRH für Corticotropin, GnRh für Gonadotropin (stimuliert die Freisetzung sowohl von FSH als auch LH), PRH für Prolaktin (wahrscheinl. indent. mit TRH), SRH für das somatotrope u. MRH für das melanozytenstimulierende Hormon.

Reliabilität ⟨*engl*⟩ *f*: Zuverlässigkeit der Ergebnisse der Messung o. Beobachtung von ↑Merkmalen. Die R. kann durch den Beobachter, das Meßinstrument, den Meßvorgang, das Beobachtungsobjekt u. die Situation beeinträchtigt werden. Bes. wichtig sind Beobachtungsfehler: 1. Versch. Beobachter können bei der fehlergleichen Messung des gleichen Objekts zu versch. Ergebnissen gelangen (Inter-Beobachter-Varianz). 2. Derselbe Beobachter kann zu versch. Zeiten am gleichen Objekt versch. Ergebnisse erhalten (Intra-Beobachter-Varianz). Reliabilitätsteste haben die Aufgabe, die zu verwendenden Meßinstrumente wie Labortests, Geräte, Fragebögen u. a. in Vortesten auf Zuverlässigkeit zu testen.

Reliefdarstellung: Abbildung des Schleimhautreliefs des Verdauungstrakts u. der Blase mit Röntgenstrahlung unter Verwendung von ↑Kontrastmitteln.

Reliefschädel ↑Lückenschädel.

Reliefschädel, akrozephaler: von G. B. Gruber (1936) geprägte Bez. für die heute als ↑Kleeblattschädel bezeichnete Kopfform des ↑Holtermüller-Wiedemann-Syndroms.

Reliktareal Infektionserregerareal u. ↑Nosoareale.

Reluxation ⟨*lat*⟩ *f*: Luxation eines Gelenks nach vorausgegangener Reposition, spez. bei der angeborenen Hüftgelenkluxation.

rem: *Abk* für engl. roentgen equivalent man; nicht mehr zugelassene Einheit der Äquivalentdosis, wurde zur Abschätzung der Strahlenbelastung einer Population o. Gruppe eingesetzt. ↑Sievert.

REM: **1.** Abk für ↑Rasterelektronenmikroskop. **2.** *Abk* für engl. Rapid eye movements. ↑Schlafbewegung der Augen, schnelle. ↑REM-Schlaf.

Remak, Ernst Julius (1849–1911), dt. Neurol., Berlin.

Remak-Ganglien (nach Ernst J. R.): zwischen Sinus venosus (venarum cavarum) u. re. Vorhof in der Herzwand befindl. sympath. Ganglienzellen.

Remaniemant pagétoid posttraumatique ⟨*frz*⟩ *n*: Pagetoid; posttraumat. auftretender Knochengewebeumbau, der röntg. den Veränderungen bei Paget-Krankheit ähnelt. Bleibt auf die traumatisierte Stelle beschränkt. Histol. keine Mosaikstrukturen, sondern hypertrophe Knochenatrophie. Entwicklung in Monaten o. Jahren, Vorkommen in jedem Lebensalter.

Remedium ⟨*lat*⟩ *n*: Arznei, Heilmittel, veraltete Bez.

Remineralisation ⟨*frz*⟩ *f*: erneute Mineralisation nach vorausgegangener Demineralisation. ↑Kariesinitial.

Remission ⟨*lat*⟩ *f*: Rückgang von Krankheitserscheinungen ohne vollständige Normalisierung aller Parameter.

Remissionsphase, diabetische: diabet. Besserungsphase, initiale Besserungsphase des Diabetes, Honeymoon phase; als d. R. des ↑Diabetes mellitus wird die Rückbildung einer diabet. Stoffwechselanlage zu einem bereits durchlaufenen Stadium bezeichnet, sie ist von einer partiellen Restitution der ↑B-Zellen des Pankreas begleitet. Eine ↑Nesidioblastose wurde histol. beschrieben. Es ist keine „Heilung", weil die Progredienz nach unterschiedl. langer Remissionsdauer (2 Monate bis mehrere Jahre) meist fortschreitet.

remittierend ⟨*lat*⟩ *Adj*: remittens; zeitweilig nachlassend.

Remobilisation ⟨*lat*⟩ *f*: in der Unfallchirurgie für Wiederherstellung der ursprüngl. Gliedmaßenfunktion nach Fraktur, Luxation, Distorsion durch aktive Bewegungsübungen, ggf. unter physiotherapeut. Kontrolle.

REM-Schlaf: in Perioden auftretendes physiol. Schlafstadium, das insges. 20–25 % der Gesamtschlafdauer beim Erwachsenen ausmacht u. unter anderem durch schnelle, ruckhafte Augenbewegungen (engl. rapid eye movements) gekennzeichnet ist. ↑Schlaf.

REM-Syndrom: retikuläre erythematöse Muzinose (Mucinosis erythematosa reticularis); meist am Oberkörper lokalisierte, netzartige, chron. verlaufende Hautrötung, überwiegend bei Frauen, Ursache unbekannt, histol. Muzin im Korium.

Remyelinisierung ⟨*lat*⟩ *f*: Regeneration der ↑Myelin enthaltenden Teile der Schwann-Zellen peripherer Nerven bei Aussprossung o. Nachwachsen durchgetrennter Achsenzylinder. R. auch nach demyelinisierenden Prozessen im ZNS; bei Reparation zentraler Läsionen nur in geringem Umfang mögl.

Ren ⟨*lat*⟩ *m* : *Pl* Renes; ↑Niere.

renal ⟨*lat*⟩ *Adj*: renalis; mit der Niere in Zusammenhang stehend.

Ren arcuatus ↑Hufeisenniere.

Renaturierung ⟨*lat*⟩ *f*: Rückführung von denaturierten Proteinen o. Nukleinsäuren in den nativen Zustand, Umkehrung der ↑Denaturierung.

Ren concretus ↑Hufeisenniere.

Renculi ⟨*lat*⟩ *m Pl*: anat. Untereinheiten der ↑Niere, die aus etwa 8–21 (durchschnittl. 15) R. mit jeweils einem pyramidenförmigen Markkegel gebildet wird.

Rendezvous-Verfahren: Methode zur Einbringung einer Gallenwegsprothese. Bei fehlender Möglichkeit einer transpapillären Prothesenplazierung in die Gallenwege wird mittels der PTC (↑Cholegraphie) ein Führungsdraht über die Papille in das Blickfeld des Endoskops gebracht. Dieser dient dann der transpapillären Legung der Prothese.

Rendu, Henri Jules Louis Marie (1844–1902), frz. Int.

Ren duplex ↑Nierenverdoppelung.

Rendu-Weber-Osler-Syndrom (nach Henri J. L. M. R., Frederick P. W. u. Sir William O.) ↑Osler-Krankheit (I).

Ren fungiformis ↑Kuchenniere.

Ren glomeratus ↑Klumpenniere.

Ren impar: ungleiche Größe beider ↑Verschmelzungsnieren.

Renin ⟨*lat*⟩ *n*: Gewebehormon der Niere. Wird von epitheloidalen Zellen des juxtaglomerulären Apparats in der Tunica media der afferenten Arteriole nahe dem Gefäßpol des Nierenkörperchens produziert. Unter seiner Wirkung wird aus dem in der Leber produzierten Alpha-1-Globulin Angiotensinogen Angiotensin I (Decapeptid) gebildet, das seinerseits durch das ↑Angiotensin-converting-enzyme vorwiegend im Lungenkreislauf in Angiotensin II (Octapeptid) überführt wird. Angiotensin II ist der wirksamste z. Z. bekannte Vasopressor u. der wichtigste Stimulator der Aldosteronsekretion. Regulation der Reninausschüttung durch intrarenale Druck- u. Volumenänderungen, verringerten Sauerstoffdruck u. wechselnden Na^+-Gehalt.

Renin-Angiotensin-Aldosteron-System: *Abk* RAAS; aus der Protease ↑Renin u. dem aus dem Angiotensinogen gebildeten Octapeptid Angiotensin II bestehendes System, das der ↑Blutdruckregulation u. der Regulation der Sekretion des ↑Aldosterons dient. ↑Angiotensine.

Ren informis ↑Klumpenniere.

Ren lobatus: Niere, deren Oberfläche durch mehr o. weniger tiefe Furchen in Lappen eingeteilt ist (Renculi).

Ren mobilis: Wanderniere. Durch (konstitutionelle) Schwäche des Fixationsmechanismus (Fascia renalis, Fettkapsel) gleitet die Niere infolge ihres Eigengewichtes im Stehen herab u. pendelt nur an ihrem Gefäßstiel. Meist re. Durch Zug am Gefäßstiel Schmerzen u. Mangeldurchblutung mögl.

Rennin ↑Lab.

Renovasographie: Röntgendarstellung des Nierengefäßsystems u. des Nierenparenchyms. Verfahren: 1. simultane „selektive" R. nach transfemoraler Katheterisierung als „Etagenaortographie"; 2. selektive R.: Sondierung der Nierenarterien re. u. li. u. isolierte Darstellung des Nierengefäßsystems (periphere Gefäßveränderungen, kleinherdige Parenchymprozesse); 3. R. mittels subdiaphragmaler Aortagraphie wenn die transfemorale Katheterisierung nicht mögl. ist. Nach Katheterisierung unter Durchleuchtungskontrolle Serienaufnahme mit Blatt- o. Rollfilmwechsler. R. wird eingesetzt in der Nierendiagnostik, z. B. zur Klärung von Tumoren, Fehlbildungen, atyp. Gefäßen, Hypoplasien o. Aplasien, Nierenarterienstenosen (Frage nach Ursache eines einseitigen renalen Hochdrucks), Tuberkulosen, stummen Nierenzonen (Infarkten), Traumen usw.

Ren pelvicus ↑Beckenniere.

Ren polycysticus ↑Zystennieren.

Ren scutulatus: walzenförmige, im Becken liegende ↑Verschmelzungsnieren. Unsichere Abgrenzung von beschreibenden Begriffen wie ↑Klumpenniere, ↑Kuchenniere, Diskusniere. Selten Aszensus, funktionell minderwertig.

Renshaw, Birdsey (1911–1948), brit. Neurophysiologe.

Renshaw-Hemmung (nach Birdsey R.) ↑Hemmung, rückgekoppelte.

Renshaw-Zellen (nach Birdsey R.): inhibitor. Interneurone im Vorderhorn des Rückenmarks, die durch Axonkollateralen der motor. Vorderhornzellen aktiviert werden u. an demselben motor. Neuron synapt. enden; ↑Hemmung, rückgekoppelte. R. sind wichtig für Refraktärverhalten u. Impulsvermittlung.

Rentenneurose: nicht exakter, aber häufig gebrauchter Ausdruck für ein Rentenbegehren ohne ausreichende sachl. Begründung zum Zwecke der Erlangung materieller o. ideeller Vorteile. Körperl. o. psych. Beeinträchtigungen können durchaus vorhanden sein, rechtfertigen aber i. d. R. weder qualitativ noch quantitativ das Rentenbegehren. ↑Aggravation, ↑Simulation.

Rentner: Mensch, der die gesetzl. fixierte Rentenaltersgrenze erreicht bzw. überschritten hat u. eine Rente bezieht.

Ren unguliformis ↑Hufeisenniere.

Reorganisation ⟨*lat*⟩ *f*: Wiederherstellung.

Reoviridae *f pl*: abgeleitet von engl. respiratory enteric orphan viruses; als Orphan-Virus o. Waise bezeichnet, weil bei Erstisolaten aus Respirations- u. Darmtrakt keine charakterist. Krankheitsbilder zugeordnet werden konnten (inapparente Infektionen). Virusfamilie mit den Gattungen Aquareo- (pathogen für Fische u. Schalentiere), ↑Coltivirus, Cypo- (insektenpathogen), Fiji- (pflanzenpathogen), ↑Orbiviren, ↑Orthoreovirus sowie Oryza- u. Phytoreo- (pflanzenpathogen) u. ↑Rotavirus. ↑Virion sphär., 60–80 nm, RNA-Genom, kub. symmetr. ↑Kapsid ohne ↑Envelope.

Reovirus: Virusart der Gattung ↑Orthoreovirus mit 3 Serotypen. Vorkommen bei Menschen u. Tieren (Schweine, Pferde, Affen), Übertragung aerogen u. fäkal-oral, Infektionen verlaufen häufig ohne klin. Sympt. Krankheiten, meist bei Kindern: grippeähnliche ↑Erkrankung, Enteritis, flüchtiges Exanthem, selten Sympt. eines Hepatitis-Enzephalitis-Syndroms.

Reovirusinfektion: endem.-epidem., aerogen sowie fäkal-oral übertragbare Infektion des Menschen. Klin. der ↑Atemwegsinfektion o. enteralen ↑Infektion zuzuordnendes Krankheitsbild. Kinder werden häufiger befallen. Meist leichter Verlauf.

Repair ⟨*engl*⟩: Reparatur; eine der biol. Gegenreaktionen (↑Erholung) nach einer Bestrahlung. Sie besteht im Auswechseln von veränderten Nukleotiden in den DNA-Molekülen u. Beheben von Einzelstrangbrüchen in diesen Molekülen, wie sie bei locker ionisierender Bestrahlung (Röntgen-, Gamma-, Elektronenstrahlung) auftreten. Bei dicht ionisierender Bestrahlung (z. B. Rückstoßprotonen der Neutronen, Alphastrahlen) werden überwiegend nicht reparierbare Doppelstrangbrüche erzeugt. Reparaturvorgänge laufen ebenso wie die ↑Erholung nach Bestrahlung im gesunden Gewebe schneller ab als in Tumoren u. bilden eine Grundlage der Strahlentherapie.

Reparation ⟨*lat*⟩ *f*: Ersatz von Gewebedefekten durch unspezif. Granulations- u. Narbengewebe i. S. einer Defektheilung; ↑Regeneration.

Reparaturenzyme: an der Reparatur von DNA-Schäden beteiligte Enzyme. 1. DNA-Glykosidasen (spalten Bindungen zwischen Desoxyribose u. veränderten Basen); 2. Endo- u. Exodesoxyribonukleasen (entfernen Nukleotidsequenzbereiche in schadhaften DNA-Strängen; Inzision, Exzision; ↑Exzisionsreparatur, Uvr-Endonuklease); 3. ↑DNA-Polymerasen (Wiederherstellung der entfernten Nukleotidsequenzen in den Schadensbereichen); 4. Nukleotidkinasen u. DNA-Ligasen (verknüpfen neu synthetisierte DNA-Sequenzen der Schadensbereiche über 5',3'-Phosphodiesterbindungen mit den alten DNA-Strängen); ↑DNA-Reparatur, ↑SOS-System.

Reparaturmechanismen, genetische ↑DNA-Reparatur.

Repeatsequenzexpansion: Vervielfachung von normalerweise im Gen vorhandenen repetitiven DNA-Trinukleotid-Sequenzen. Kann zu Expressionsänderungen des Gens u. Störungen auf klin. Ebene führen. Beispiele: Chorea Huntington, Myotonia congenita, spinozerebelläre Ataxie.

Repellents ⟨*engl*⟩ *n Pl*: Abschreckmittel; Mittel zur Abhaltung von Insekten bei Menschen, Tieren u. Pflanzen; nicht zu den ↑Insektiziden zählende, insektenvertreibende Mittel, meist ätherische ↑Öle, die für die menschl. Haut indifferent sind u. lange haften, aber auch verdampfen müssen. Toxikol. ohne bes. Bedeutung, da in sehr geringen Konzentrationen verwendet. Meist nur kurze Wirkungsdauer.

Repertorium ⟨*lat*⟩ *n*: in der ↑Homöopathie Nachschlagewerk für die versch. Krankheitssymptome u. die zugehörigen homöopath. Arzneimittel. Die Repertorien sind u. U. unterschiedl. u. widersprüchl.

Replantation ⟨*lat*⟩ *f*: **1.** ***Chir.:*** Rückpflanzung abgetrennter Körperteile, wie Finger, Arm, Bein durch Mikrochirurgie. Erfolg von vielen Faktoren abhängig: Art des Traumas, Art der Vorbehandlung, Ischämietoleranzzeit des Amputates, Zustand des Pat., Erfahrung u. Können des Replantationsteams u. a. m. **2.** ***Zahnmed.:*** Rückpflanzung eines Zahns nach traumat. Luxation o. vorsichtiger Extraktion (unter Schonung der Wurzelhaut) u. extraoraler Wurzelkanalbehandlung. Progn. wegen nachfolgender Wurzelresorption langfristig unsicher.

Replikasen: Sammelbezeichnung für Enzyme, die an der Replikation von Nukleinsäuren beteiligt sind. DNA-abhängige ↑DNA-Polymerasen u. RNA-abhängige ↑RNA-Polymerasen.

Replikation: ident. Reduplikation von DNA- u. RNA-Molekülen. ↑DNA-Biosynthese, ↑RNA-Biosynthese, ↑Replikasen.

Replikationseinheit ↑Replikon.

Replikationsfehler: Einbau falscher Nukleotide im Prozeß der ↑DNA-Biosynthese am ↑Template. R. können durch Postreplikationsreparatur (↑Nachreplikationsreparatur) beseitigt werden.

Replikationsproteine: für die Replikation (↑DNA-Biosynthese) notwendige Enzyme (↑DNA-Polymerasen, DNA-Topoisomerasen, DNA-Ligasen) u. andere, die DNA-Struktur verändernde Proteine, z. B. helixdestabilisierende u. -aufwindende (↑Helikasen) Proteine (Produkte der Gene dnaA, dnaB, ssb).

Replikator: DNA-Sequenz, die eine Startstelle der Replikation (↑DNA-Biosynthese, ↑Replikon) enthält u. in einer Wirtszelle die ↑Replikation eines ↑Plasmids stimuliert.

Replikon: Teil eines DNA-Moleküls, der von einem Startpunkt (engl. Origin) ausgehend als Einheit repliziert werden kann (↑DNA-Biosynthese). Replikoneinheiten sind ↑Plasmagene, ↑Plasmide, DNA-Moleküle von Viren u. Bakterien sowie Teile eukaryont. Chromosomen, die eine unterschiedl. Anzahl von Genen enthalten können (enthalten also mehrere R.).

Replikonation: Übertragung eines ↑Replikons in eine fremde Zelle ohne rekombinator. Einbau in deren Chromosom.

Replisom: aus versch. Enzymen u. anderen Proteinen (↑Replikationsproteine, Re-Proteine) bestehender Komplex, der für versch. Reaktionen der Replikation (↑DNA-Biosynthese) erforderl. ist.

Repolarisation ⟨*lat*⟩ *f*: Rückführung des durch ↑Depolarisation verminderten ↑Membranpotentials auf das Niveau des ↑Ruhepotentials.

reponibel ⟨*lat*⟩ *Adj*: zurückführbar, z. B. Hernien, bei denen der Bruchinhalt in die Bauchhöhle zurückschiebbar ist.

Reportergen: Gene, die sich nach Übertragung in andere Zellen durch Expression ihrer Produkte leicht nachweisen lassen. R. werden daher in Form von ↑Fusionsgenen als Indikatoren für erfolgreichen Transfer auch anderer Gene verwendet (Indikatorgen).

Reposition ⟨*lat*⟩ *f*: **1.** Einrichten der ↑Fragmente eines Knochenbruchs in die anat. Stellung. **2.** Zurückverlagerung des Bruchinhalts einer Hernie (↑Hernia) in die Bauchhöhle.

Repositionshindernis: verhindert spez. bei der ↑Hüftgelenkluxation die Reposition des luxierten Schenkelkopfs: „eingekrempelter" Pfannenlimbus, hypertrophes Ligamentum capitis femoris, Granulationsgewebe, das die leere Pfanne ausfüllt, sanduhrförmige Verengung des Kapselschlauchs bei hoher Luxation.

Rep-Protein: Protein, das als ↑Helikase unter ATP-Verbrauch an der Replikation (↑DNA-Biosynthese) durch Entwinden (Entspiralisation) der beiden DNA-Stränge beteiligt ist. ↑Replikationsproteine, ↑Replisom.

Repräsentation, sensorielle: in der Großhirnrinde vorhandene Bezirke, die nach Umschaltung im Thalamus (↑Relaiskerne) Erregungen aus den Rezeptoren u. Sinnesorganen erhalten. Dabei ist eine topograph. Zuordnung der Körperregionen zu best. Rindenbezirken gegeben, z. B. beim ↑Hautsinn.

Repräsentationsfelder ↑Projektionsfelder der Großhirnrinde.

Repression ⟨*lat*⟩ *f* ↑Enzymrepression.

Repressoren: durch ↑Regulatorgene codierte Proteine, die durch reversible Bindung an Operator-Bereiche (↑Operator) von Genen o. Gengruppen (↑Operon) die ↑Genexpression, d. h. die ↑Transkription blockieren. ↑Genregulation.

Reprise ⟨*frz*⟩ *f*: hörbare ziehende Inspiration während eines Keuchhustenanfalls, gefolgt von einer Reihe weiterer Hustenstöße (↑Pertussis).

Reproduktion, biologische: Fortpflanzung durch Erzeugung von Nachkommen. Die b. R. erlaubt für eine ↑Bevölkerung die Aussage, ob die Lebendgeborenen ausreichen, um die Generation, aus der sie entstammen, zu ersetzen. Da die weitere Fortpflanzung an die Geburt von Mädchen als künftige Mütter gebunden ist, beurteilt man spez. das Verhältnis der Anzahl Frauen im gebärfähigen Alter zur Anzahl lebendgeborener Mädchen. Ein gleichgewichtiges Verhältnis sichert die einfache b. R., ein Überwiegen der Mädchen eine erweiterte b. R. Kennziffern zur Beurteilung der Reproduktionskraft einer Bevölkerung sind die nach spezif. Formeln zu ermittelnden ↑Reproduktionsziffern (Bruttoreproduktionsziffer u. Nettoreproduktionsziffer).

Reproduktionstoxikologie: toxikol. Methoden zur Erkennung u. Beurteilung der Wirkung von biol. aktiven Substanzen auf den Reproduktionsprozeß von der Befruchtung über die Gameten-, Fetal- u. Embryonalentwicklung u. Geburt bis zur frühen Postnatalperiode. Derartige Noxen führen zur Sterilität, Fehlbildungen u. Tumoren.

Reproduktionsverhalten: Gesamtheit der Einstellungen zur Zeugung u. Geburt eines Kindes u. das damit einhergehende Handeln beider Geschlechter im jeweiligen histor. Kontext. Das R. in Mitteleuropa ist gegenwärtig durch eine Ambivalenz zwischen Kinderwunsch u. dem Bedürfnis nach materieller Unabhängigkeit u. persönl. Verwirklichung in Beruf u. Fam. gekennzeichnet, so daß die gegenwärtige Reproduktionsrate nicht ausreicht, die einfache Reproduktion der Bevölkerung zu sichern.

Reproduktionsziffer: dient zur Verdeutlichung der Reproduktion in einer Bevölkerung. Eine grobe Widerspiegelung derselben ermöglicht die Bruttoreproduktionsziffer. Sie gibt an, wie viele Mädchen im Durchschnitt von 1 000 Frauen im Laufe des fertilen Alters lebend geboren werden. Bei der Berechnung bleiben zwei wichtige Einflußgrößen, die Sterblichkeit der Frauen im fertilen Alter u. die Sterblichkeit der lebendgeborenen Mädchen, unberücksichtigt. Die von R. Kuczynski 1932 vorgeschlagene Nettoreproduktionsziffer. beachtet diese Faktoren. Sie gibt an, wie viele Mädchen bei gegebenen Fruchtbarkeits- u. Sterblichkeitsbedingungen von 1 000 Frauen lebend geboren werden.

Reproduzierbarkeit: spez. Charakteristikum der ↑Reliabilität der Messung o. Beobachtung von ↑Merkmalen. R. mißt die Rate der Übereinstimmungen der Ergebnisse von Mehrfachmessungen bzw. -beobachtungen in einem geeigneten zeitl. Abstand.

Reptilasezeit: Gruppentest analog zur ↑Thrombinzeit. Als proteolyt. Enzym dient Reptilase (Lanzenotter) anstelle von Thrombin. Reptilase spaltet nur Fibrinopeptide A vom Fibrinogen ab. Es entstehen (B-)Fibrinmonomer u. (B-)Fibrin. Antithrombine vom Antiesterasetyp hemmen die Reptilase im Ggs. zur Thrombinwirkung nicht. Dagegen führt die Anwesenheit von Fibrinogenspaltprodukten bei R. u. Thrombinzeit zu verlängerten Gerinnungszeiten, weil durch diese die Polymerisation der Fibrinmonomere gehemmt wird. Durch Kombination von R. u. Thrombinzeit kann zwischen den Wirkungen des Antithrombin III u. der Fibrinogenspaltprodukte (Antithrombin VI) unterschieden werden. ↑Thrombinkoagulasezeit.

Reptilienhaut ↑Ichthyosis.

rER: *Abk* für rauhes endoplasmatisches Retikulum. ↑Retikulum, endoplasmatisches.

Reroutingtechnik: Vereinigung der Nervenenden des N. facialis nach vorheriger Nervenresektion (Tumor, Verletzung), Ausgleich der entstandenen Verkürzung durch Herauslösen aus dem Nervenkanal.

RES *Abk* für retikuloendotheliales ↑System; alte Bez. für ↑Monozyten-Makrophagen-System.

Resectio apicalis ⟨*lat*⟩ *f* ↑Apikotomie.

Resektion ⟨*lat*⟩ *f*: operative Teilentfernung eines Organs o. Körperteils, z. B. Magen, Schilddrüse o. Knochen.

Resektionsarthroplastik: Operationsmethode zur Wiederherstellung o. Verbesserung der Gelenkbeweglichkeit vorwiegend des Hüftgelenks. Resektion von Schenkelkopf u. -hals. Das proximale Femurende artikuliert mit der seitl. Beckenwand über die kapsulären u. bindegewebigen Verbindungen (Girdlestone-Hüfte). Kombiniert mit Abduktionsosteotomie im subtrochanteren Bereich zwecks besserer Abstützung am Becken: Resektionsangulationsarthroplastik.

Resektoskop: kombiniertes Endoskop-Elektrochirurgiegerät zur transurethralen Elektroresektion mit einer Schlinge unter direkter Sicht. ↑Endoskop, ↑Elektrochirurgiegerät.

Reserpin: Alkaloid aus ↑Rauwolfia-Arten. Indirektes Sympatholytikum, das die Rückspeicherung von biogenen Aminen, v. a. Noradrenalin, in die präsynapt. Speichervesikel herabsetzt. Die freien biogenen Amine werden schnell durch die Monaminoxidase inaktiviert, dadurch kommt es zu einer verminderten Verfügbarkeit der Amine für die synapt. Transmission. R. wirkt peripher sympatholyt. (Blutdrucksenkung, Bradykardie, Miosis, Diarrhö). Nach einer Latenzzeit von Stunden bis Tagen tritt eine neurolept. Wirkung auf.

Reserpinprovokationstest: Test zum Nachweis eines Karzinoidsyndroms. Intravenös appliziertes Reserpin verdrängt das Serotonin aus seinen Bindungen u. löst damit die Sympt. Flush, Darmhypermotilität, Bronchospasmus aus.

Reservekohlenhydrat ↑Stärke, ↑Glykogen.

Reserveluft: exspiratorisches ↑Reservevolumen u. inspiratorisches ↑Reservevolumen.

Reservevolumen, exspiratorisches: die Luftmenge, die nach Exspiration des normalen Atemzugvolumens noch durch aktives max. Ausatmen aus der Lunge entfernt werden kann. Das e. R. umfaßt etwa 20–25 % der Vitalkapazität. ↑Spirogramm, ↑Lungenvolumina.

Reservevolumen, inspiratorisches: Komplementärluft. Die Luftmenge, die nach Inspiration des normalen Atemzugvolumens noch durch aktives max. Einatmen in die Lunge gesaugt werden kann. Das i. R. umfaßt etwa 35–40 % der Vitalkapazität. ↑Spirogramm. ↑Lungenvolumina.

Reservewirt: Stapelwirt, Wartewirt; fakultative Wirtsform für Helminthenentwicklungsstadien. ↑Parasitenreservoir.

Reservezellen: unter dem Zylinderepithel der Cervix uteri gelegene, unreife bipotente Zellen, die sich zu Zylinder- u. Plattenepithel differenzieren können. Bei indirekter Plattenepithelmetaplasie sind R. die Ursprungszellen für das entstehende Plattenepithel. Im Ausstrich in Gruppen liegende, sehr kleine Zellen mit dunklen Kernen u. nur schmalem Plasmasaum.

Reservoire ↑Infektionserreger. ↑Infektionserregerreservoire.

Reservoir, primäres: ständiges Reservoir in den ursprüngl. u. typ. Verbreitungsgebieten der Krankheit. ↑Reservoir, sekundäres.

Reservoir, sekundäres: Reservoir, das zusätzl. zum primären Reservoir fakultativ, insbes. außerhalb des typ. Verbreitungsgebiets der Krankheit, einbezogen wird. S. R. sind für Epidemieentwicklungen verantwortl., die von ↑Naturherden ausgehen u. über s. R. bis in Städte verlagert werden können.

Residentflora: Gesamtheit der zur physiol. Besiedlung der Haut u. Schleimhaut gehörenden ↑Bakterienflora (Haftflora). Ggs. ↑Transientflora (Anflugflora).

residual ⟨*lat*⟩ *Adj.*: zurückgeblieben, zurückgelassen.

Residualdruck: diejenige Druckhöhe, die nach Bestimmung des ↑Passagedrucks bei der ↑Cholangiomanometrie gemessen wird. Angabe in Zentimeter Wassersäule, normal 5–10 cm.

Residualfraktion: Beziehung von endsystol. zu enddiastol. ↑Ventrikelvolumen (ESV/EDV), die durch ↑Farbstoffdilution ermittelt werden u. als Kriterium für die Erkennung einer ↑Herzinsuffizienz benutzt werden kann.

Residualharn ↑Restharn.

Residualkapazität, exspiratorische: Summe von ↑Atemzugvolumen u. exspiratorischem ↑Reservevolumen. ↑Spirogramm, ↑Lungenvolumina.

Residualkapazität, funktionelle: Gasvolumen im Respirationstrakt am Ende einer normalen Exspiration, d. h. Ausatmung des Atemzugvolumens. Die f. R. ist gleich der Summe von exspiratorischem ↑Reservevolumen u. ↑Residualvolumen. ↑Lungenvolumina.

Residualkapazität, inspiratorische: Summe des ↑Atemzugvolumens u. des inspiratorischen ↑Reservevolumens. ↑Spirogramm.

Residualkerne ↑Übertragung, aerogene.

Residualkörper: Corpusculum residuale; ↑Telolysosom.

Residuallähmung: nach apoplekt. Insult zurückbleibendes Restlähmungssyndrom. ↑Wernicke-Mann-Haltung.

Residualvolumen: die Luftmenge, die nach aktiver max. Exspiration in der Lunge verbleibt. ↑Spirogramm, ↑Lungenvolumina.

Residualvolumen, kardiales: endsystol. Restblutvolumen des Herzens.

Residualwahn: Restwahn; noch bestehende inhaltl. Denkstörungen nach abgelaufenen psychot. Schüben ohne Anhalt für gegenwärtiges Krankheitsgeschehen.

Resilienz ⟨*lat*⟩ *f*: Nachgiebigkeit der prothesenbelasteten Mundschleimhaut.

Resilienzgeschiebe: Verbindungselement zwischen einem anterioren Restgebiß u. einem Freiendsattel, der bei Belastung entspr. der Nachgiebigkeit der Schleimhaut einsinken kann. Erst dann wird der Kaudruck vom Sattel über das Geschiebe auf die überkronten eigenen Zähne übertragen.

Resin: Absorberharz, ↑Hämoperfusion.

Resina ⟨*lat*⟩ *f*: Harz.

Resina lacca ⟨*lat*⟩ *f*↑Schellack.

Resistance ⟨*engl* + *frz*⟩ *f*: Widerstand, Verhältnis von Druckdifferenz zu erzeugtem Fluß. Meßgröße für den Strömungswiderstand der Atemwege. Normwert 0,1 kPa · s/l (ca. 1 cm WS · s/l), erhöht bei Obstruktionen. Reziprokwert der ↑Conductance.

Resistenz ⟨*lat*⟩ *f*: Widerstandsfähigkeit; **1.** ***Immun.:*** angeborene (natürl.), unspezif. Unempfindlichkeit des Organismus gegen ↑Infektionserreger o. deren Gifte (Ggs. ↑Disposition). R. beruht auf natürl. inneren Schutzvorrichtungen: mechan. Schutz durch die Haut u. Schleimhaut; Abwehrstoffe wie ↑Interferone, ↑Properdin, ↑Komplement, ↑Lysozym; zelluläre Abwehr (Phagozyten, Granulozyten, Makrophagen). Resistenzminderung durch äußere Einwirkungen, wie Verletzung, Unterkühlung, Verbrennung, Erschöpfung, Unterernährung, Vergiftung, Streß. Resistenzerhöhung durch gesunde Lebensweise, Wechsel zwischen Belastung u. Ruhe. **2.** ***Parasitologie:*** angeborene, hereditär bedingte Unempfindlichkeit einer Wirtsart für eine best. Parasitenart, die im Ggs. zur ↑Immunität nicht durch vorangegangene Wechselwirkungen zwischen beiden beeinflußt wurde. Die Artresistenz kann absolut o. relativ (Beeinträchtigung des Parasiten) sein; innerhalb einer Art ist Rassenresistenz mögl.; in Abhängigkeit vom Lebensalter des Wirts unterscheidet man Alters- u. Jugendresistenz.

Resistenz, bakterielle: Widerstandsfähigkeit von Bakterien gegen Antibiotika o. Chemotherapeutika. Natürl. Resistenz betrifft alle Stämme einer Bakterienart, begründet durch ihre natürl. genet. Ausstattung. Resistenz kann sich entwickeln zur erworbenen Resistenz: Eine ursprüngl. empfindl. Bakterienart wird unempfindl. gegen ein o. mehrere Antibiotika o. Chemotherapeutika durch Veränderungen im Genmaterial. Betrifft nie alle Stämme einer Art, oft auch nur Anteile einer Bakterienpopulation, die aber durch Einfluß der entsprechenden Medikamente selektiert werden können. ↑Resistenz, primäre; ↑Resistenz, sekundäre (↑Resistenz). Grundlagen der Resistenzentwicklung sind Mutationen, Rekombinationen (beides selten) u. (häufig) der Erwerb von ↑Plasmiden, die Resistenzgene tragen. Letzteres wird auch als infektiöse Resistenz bezeichnet. Dies führt oft zur Mehrfachresistenz. Die Resistenz ist spezif., jedoch bestehen komplette o. partielle Kreuzresistenzen gegenüber Antibiotika o. Chemotherapeutika, die sich in Wirkungsweise u. chem. Aufbau weitgehend ähneln. Chromosomale Resistenz: im Chromosom der Bakterien lokalisierte Resistenzeigenschaft gegen Chemotherapeutika. Extrachromosomale Resistenz: in Plasmiden lokalisierte Resistenz der Bakterien gegen Chemotherapeutika, Schwermetalle u. für das Wachstum nicht essentielle Faktoren. ↑Antibiotikaresistenz.

Resistenzbestimmung: der Bakterien gegen Chemotherapeutika zur Ermittlung ihrer Wirksamkeit durch ↑Diffusionstest o. ↑Reihenverdünnungstest. ↑Antibiotikatestung, ↑Antibiotikaresistenz.

Resistenzentwicklung, bakterielle: Verlust der Empfindlichkeit der Bakterien gegen Chemotherapeutika. ↑Antibiotikaresistenz.

Resistenzfaktor: R-Faktoren; ↑Plasmide, die Gene für Resistenzausbildung enthalten, z. B. gegen Antibiotika o. Chemotherapeutika, u. über ihre Produkte, z. B. abbauende Enzyme, dem Wirt entsprechende Resistenz verleihen; ↑Resistenzgene.

Resistenz gegen Pharmaka
↑Resistenz, primäre, ↑Resistenz, sekundäre, ↑Toleranz.

Resistenzgene: Gene, deren Produkte (z. B. Enzyme, Carrierproteine, Rezeptoren) Resistenz von Zellen gegenüber Pharmaka o. tox. Stoffen (z. B. Antibiotika, Toxine, Schwermetalle) hervorrufen. ↑Resistenzfaktoren.

Resistenz, mechanische: Widerstandsfähigkeit der Erythrozyten gegenüber mechan. Insulten. Im Gefäßsystem sind die Erythrozyten einer permanenten mechan. Traumatisierung (u. a. durch Wirbelbildung) ausgesetzt. M. R. besitzt bes. Bedeutung bei Hämodialyse, bei kardiochirurg. Eingriffen mit extrakorporaler Zirkulation, bei Zentrifugationen. M. R. u. osmotische ↑Resistenz korrelieren nicht streng. Zur Bestimmung der m. R. dienen Apparate mit rotierenden Glasperlen o. Hämoresistometer, in denen die Rotation der Erythrozyten selbst die Traumatisierung auslöst. Gradmesser der m. R. ist der Hämolysegrad. Der Wert für die m. R. wird nach der Formel

$$\frac{V}{H} \cdot 100$$

errechnet (V = Plasma-Hb nach Traumatisierung, H = Gesamt-Hb der Blutprobe). Verminderte m. R. bei angeborenen u. erworbenen hämolyt., bei megaloblastären u. aplast. Anämien.

Resistenzmutanten: Mutanten von Viren, Bakterien o. eukaryont. Zellen, die im Ggs. zum Wildtyp gegenüber Hemmstoffen (z. B. Antibiotika, Chemotherapeutika, Toxine) aufgrund von Resistenzgenmutationen nicht mehr empfindl. (hemmbar) sind. ↑Resistenzgene.

Resistenz, osmotische: Widerstandsfähigkeit der Erythrozyten gegenüber hypertonen Einflüssen. Erythrozyten mit verminderter o. R. bzw. erhöhter ↑Erythrozytenfragilität sind meist auch in der Lebensdauer verkürzt, aber nicht immer besteht Korrelation. Bestimmung der o. R. diagn. relevant für die Erkennung hämolyt. Syndrome. Method. Prinzip ist die Hämolyse der Erythrozyten durch deren Quellung u. damit verbundene Membrandestruktion unter dem Einfluß hypertoner Medien. Verbreitet ist das photometr. Verfahren nach Dacie u. Vanghan mit Erfassung des Hämolysegrades in Prozent u. die Methode nach Hamburger mit Ermittlung der Minimal- u. Maximalresistenz. Erniedrigte o. R. bei hereditärer, erworbener u. symptomat. hämolyt. Anämie, erhöhte o. R. bei Eisenmangelanämie, Thalassämie u. Megaloblastenanämie. In neuerer Zeit haben die Verfahren zur Bestimmung der o. R. durch Einführung exakter biochem. Methoden an Bedeutung verloren.

Resistenzplasmide ↑Plasmide.

Resistenz, primäre: von vornherein bestehende Unempfindlichkeit von Erregern (Bakterien, Viren, Protozoen, Krebszellen) gegenüber Chemotherapeutika im Unterschied zur erworbenen sekundären ↑Resistenz. P. R. kann folgende Ursachen haben: geringe Affinität des Chemotherapeutikums zum Reaktionsort, enzymat. Inaktivierung des Chemotherapeutikums durch den Erreger, Permeationsbarrieren für Chemotherapeutika, verursacht durch Besonderheiten der Zellwandstruktur.

Resistenz, sekundäre: Unempfindlichkeit von Krankheitserregern (Bakterien, Viren, Protozoen) u. Krebszellen gegen Chemotherapeutika, die sich im Laufe der Behandlung entwickelt. 1. Auf genet. Grundlage nach dem Selektionsprinzip ohne interbakterielle Übertragung genet. Materials; best. Mutanten vermehren sich weiter, es entsteht eine neue Population; 2. durch ↑Plasmide, die genet. Material von Zelle zu Zelle übertragen, teilweise unter Beteiligung von Bakteriophagen; 3. durch biochem. Mechanismen, bedingt durch enzymat. Inaktivierung der Chemotherapeutika, verminderte Permeabilität der Zellwand, durch Veränderung am Rezeptor o. dessen Umgebung.

Resistenzsteigerung: Zunahme der Resistenz der Bakterien gegen Chemotherapeutika. ↑Antibiotikaresistenz.

Resistenztransferfaktor ↑Resistenzfaktor.

Resistogramm ↑Chemoresistenz.

Res non naturales ⟨*lat*⟩ *f Pl*: die nicht natürl. Dinge. Der Terminus „nicht natürl." wurde für Faktoren verwendet, die weder „naturales" (natürl.) noch „contra naturem" (widernatürl.) sind, d. h., die in entsprechender Qualität u. Quantität die Erhaltung des natürl. Zustands o. der Gesundheit bewirken u. im anderen Fall zum widernatürl. Zustand bzw. zur Krankheit führen. Diese Faktoren, die in der ↑Diätetik der hippokrat. Med. eine große Rolle spielten, sind durch Galen auf das klass. Schema der Sex res non naturales (die sechs nicht natürl. Dinge) gebracht worden: 1. umgebende Luft; 2. Speise u. Trank; 3. Schlaf u. Wachsein; 4. Bewegung u. Ruhe; 5. Ausscheidung u. Zurückhaltung; 6. psych. Affektionen. Dieses Schema behielt bis in die Mitte des 19. Jh. seine dominierende Stellung.

Resolution ⟨*lat*⟩ *f*: Auflösung, Rückbildung eines Krankheitsprozesses durch Verflüssigung u. Resorption, Abbau.

Resolvenzien ⟨*lat*⟩ *n Pl*: lösende Mittel, z. B. ↑Sekretolytika.

Resonanz ⟨*lat*⟩ *f*: die bei Gleichheit von erregender Frequenz u. ↑Eigenfrequenz eines ungedämpften schwingungsfähigen Systems auftretende Amplitudenerhöhung.

Resonanztheorie des Hörens: eine von H. von Helmholtz entwickelte Vorstellung, wonach die Basilarmembran der Innenohrschnecke bei best. Schallfrequenzen an einer best. Stelle dadurch selektiv in Schwingungen geraten, daß die radiären Fasern dieser Membran sich wie Resonatoren verhielten. Die R. d. H. mußte aus physikal. Gründen (die Basilarmembran ist keine quergespannte Membran) wieder verlassen werden. Sie gehört aber zu den ersten histor. Varianten der ↑Ortstheorie des Hörens.

Resorbenzien ⟨*lat*⟩ *n Pl*: Pharmaka, die resorptionsfördernd wirken, spez. von Ergüssen, z. B. Hyaluronidase.

resorbieren ⟨*lat*⟩: aufsaugen; ↑Resorption.

Resorcin: 1,3-Dihydroxybenzen. Wirkt bakterizid u. ätzend. Lokale Anwendung als ↑Dermatikum.

Resorcin-Fuchsin-Färbung ↑Elastikafärbung.

Resorcinprobe: **1.** Probe nach Seliwanoff zum Nachweis von Ketosen (Fruktose), z. B. im Harn. **2.** Nach Boas zum qualitativen Nachweis der freien Salzsäure im Mageninhalt; eine äthanol. 5%ige Lösung von Resorcin, die 3% Rohrzucker enthält, führt beim Erhitzen in Gegenwart freier Salzsäure zu einer Rotfärbung.

Resorption ⟨*lat*⟩: Aufsaugen. **1.** ***Physiol.:*** Aufnahme u. Durchtritt der Bausteine der Nahrungsstoffe durch die Darmschleimhaut nach deren Verdauung. Hauptort der R. ist der Dünndarm. Glukose u. Galaktose sowie Aminosäuren unterliegen einem Na^+-abhängigen aktiven ↑Transport (↑Monosaccharidtransport); die Fette werden nach ihrer Spaltung in Form von ↑Mizellen durch Endozytose (↑Zytose) in die Mukosazelle aufgenommen, dort zu Triglyzeriden resynthetisiert u. mit Protein vergesellschaftet (↑Chylomikrone). Danach werden sie durch ↑Exozytose an die Lymphbahn abgegeben. Auch die Mineralstoffe u. Vitamine werden vorwiegend im Dünndarm resorbiert, Wasser u. Elektrolyte hingegen im Jejunum, Ileum u. Kolon. Auch von den Nasenhöhlen aus können Stoffe in die Blutbahn resorbiert werden. Lungengewebe vermag außer reinen Gasen auch Dämpfe, Nebel sowie Flüssigkeiten verhältnismäßig schnell aufzunehmen. Außerdem Aufnahme von im Körper bzw. in Körperhöhlen ausgetretenen Flüssigkeiten (Ergüssen) bzw. subkutan, intramuskulär o. intraperitoneal beigebrachten Stoffen; Heilvorgänge. Versch. Stoffe können von der Haut aus resorbiert werden (↑Absorption, perkutane). International wird für R. die Bez. Absorption gebraucht. **2.** ***Zahnmed.:*** R. der Milchzahnwurzeln: ↑Dentition, ↑Odontogenese. Wurzelresorption bei bleibenden Zähnen mit vitaler Pulpa: ätiol. ungeklärte Erscheinung, die zum Zahnverlust führt. Wurzelresorption bei marktoten Zähnen: Folge chron. Entzündungsvorgänge im periapikalen Bereich ↑Parodontitis apicalis chronica. Bei Reimplantation von Zähnen meist totale Wurzelresorption. ↑Pulpagranulom.

Resorptionsatelektase: Bei Verlegung eines Bronchus durch Schleim, Aspirat o. Tumor wird die im zugehörigen Lungengewebe noch vorhandene Luft nach u. nach resorbiert, u. es kommt zur ↑Atelektase.

Resorptionsbeeinflussung: Die Resorption von Pharmaka kann verzögert (Depoteffekt), gehemmt o. beschleunigt werden. R. ermöglicht Manipulation der Wirkungsstärke u. -dauer von Pharmaka. Grundlage für Depotwirkung u. Behandlung von Vergiftungen (Resorptionsverzögerung).

Resorptionsbeschleunigung: Erreichung einer schnelleren Resorption von Pharmaka, z. B. durch Mittel, die die Wasserlöslichkeit verbessern, wie Dimethylsulfoxid, o. durch Stoffe, die die Durchblutung am Applikationsort erhöhen, wie Nikotinsäure.

Resorptionsdepot: Resorptionsverzögerung am Applikationsort bei gleichzeitiger Dosiserhöhung verlängert die Wirkungsdauer von Pharmaka u. verhindert das Erreichen tox. Konzentrationen. R. erreicht man durch Gabe schwer wasserlösl. Stoffe, durch verzögerte Freigabe aus spez. Arzneiformen (Retardpräparate) o. durch Durchblutungsdrosslung am Applikationsort.

Resorptionsfieber: Temperaturerhöhung während der Phase der Resorption von Blutergüssen, Abszessen, Gewebetrümmern u. ä.

Resorptionsfläche: Summe der subperiostalen osteoklastären Abbaufläche an Knochen.

Resorptionsgeschwindigkeit: Geschwindigkeit, mit der ein Pharmakon vom Applikationsort in die Blut- o. Lymphbahnen aufgenommen wird. Stoffeigenschaften, Arzneiform u. -zubereitung, Eigenschaften der Resorptionsbarriere, Durchblutung des Applikationsortes u. den Transport bestimmende physiol. Größen beeinflussen die R.

Resorptionshöhle: osteoklastärer Abbauort im Knochengewebe, kleine Aushöhlung an den inneren u. äußeren Knochenoberflächen.

Resorptionsmechanismen: Die Resorptionsbarriere kann durch passive u. aktive Transportprozesse überwunden werden. Im Ggs. zur Resorption von best. Vitaminen, Zuckern, Aminosäuren u. Mineralien, die durch aktiven Carriertransport erfolgt, ist die Resorption von Pharmaka überwiegend passiv.

Resorptionsmodell: apparative Einrichtung zur In-vitro-Simulierung des Resorptionsvorgangs von Arzneistoffen. R. sind geeignet, neben dem Auflösungsverhalten auch die Verteilung des Wirkstoffs zwischen Gastrointestinalflüssigkeit u. den Lipidmembranen der Zellen zu bestimmen. Die Arzneimittel werden in der Donatorphase vorgelegt, welche durch natürl. o. synthet. Membranen von der Akzeptorphase getrennt ist. In best. Zeitabständen wird die Konzentration des Wirkstoffs in der Akzeptorphase best. u. daraus die Diffusionskonstante berechnet.

Resorptionsquote: resorbierter Anteil der applizierten Pharmakonmenge. Z. B. ist die R. von Digitoxin nach peroraler Gabe ca. 100 %, während die von Strophanthin prakt. 0 % beträgt. Durch Vergleich der Flächen des Konzentration-Zeit-Diagramms unterschiedl. Applikationsarten läßt sich die R. berechnen. Sie sagt noch nichts über die Konzentration am Wirkungsort aus, da pharmakokinet. Größen, wie Verteilung, Biotransformation, Elimination u. a. die ↑Bioverfügbarkeit mitbestimmen. R. ist nicht gleich Bioverfügbarkeit.

Resorptionssalben ↑Salben.

Resorptionstest: nuklearmed. Untersuchungsverfahren. Quantitative Bestimmung enteraler Resorption von Eisen (^{59}Fe-Ascorbinat), Vitamin B_{12} (^{57}Co-Vitamin B_{12}), Kalzium ^{45}Ca/^{47}Ca-Chlorid) o. Gallensäuren (^{75}Se-Homotaurocholsäure, SeHCAT). Verfahren: a) Bestimmung der resorbierten, nicht ausgeschiedenen Aktivität mit dem ↑Ganzkörperzähler, b) Bestimmung der ausgeschiedenen Aktivität durch Fäzesmessung, c) Gallensäurenmessung: 6 h nach peroraler Gabe sind normal > 80 % der Aktivität in der Gallenblase rückresorbiert (quantitative Aktivitätsmessung mit der Gammakamera). Ind.: Eisenmangel unbekannter Ursache, Malabsorptionssyndrom, Biermer-Anämie (↑Vitamin-B_{12}-Mangelanämie), Crohn-Krankheit, nach Strahlentherapie, nach Dünndarmresektion, Kalziumstoffwechseluntersuchungen .

Resorptionstheorie: Theorie zur Harnabsonderung von Carl Ludwig (1844–1917), die besagt, daß der Harn mit allen seinen Bestandteilen schon fertig aus der Blutbahn in den Glomeruli durch Filtration unter Wirkung des Blutdrucks ausgeschieden wird. Er ist nur weitgehend verdünnt, so daß er in seiner Zusammensetzung dem Blutplasma bis auf die Proteine nahezu entspricht. Aus diesem sog. Vorharn wird in den Harnkanälchen u. a. Wasser in die Blutbahn zurückresorbiert u. auf diese Weise der Harn zu seiner normalen Konzentration gebracht. ↑Filtrationstheorie.

Resorptionstuberkel, perifokale: miliare Tuberkel in der Umgebung des Primärherds. Diese perifokale Aussaat erfolgt lymphogen.

Resorptionsverhütung: Möglichkeit, Resorption von Pharmaka zu verzögern o. zu verhüten, z. B. durch absichtl. ausgelöstes Erbrechen, durch beschleunigte Entfernung mit Abführmitteln, durch Bindung o. Lösung in Stoffen, die nicht resorbiert werden (Carbo medicinalis, Paraffinum liquidum) o. durch Inaktivierung bzw. Zerstörung im Magen-Darm-Trakt (z. B. Oxidation von Alkaloiden durch Kaliumpermanganat).

Resorptionsverminderer: Präparate zur Verhinderung o. Einschränkung der Resorption von Schadstoffen (zumeist von Radionukliden) aus dem Magen-Darm-Trakt.

Resorptionswege: Wege, auf denen das Pharmakon aus dem ↑Milieu extérieur in die Blut- o. Lymphbahn aufgenommen wird. Bei bukkaler u. rektaler Resorption z. B. gelangen Pharmaka direkt in den großen Kreislauf, ohne vorher die Leber zu passieren, der ↑First-pass-Effekt fällt weg.

Resorptionszahl: Menge eines Badeinhaltsstoffs, die in 1 h über 1 cm^2 Haut in den Organismus aufgenommen wird [$\mu l/cm^2 \cdot h$].

Respiration ⟨*lat*⟩ *f*: Atmung, i. e. S. die äußere ↑Atmung.

Respirationstrakt: das gesamte, der Atmung dienende Hohlraumsystem in Kopf, Hals u. Thorax (äußere ↑Atmung). Aus funktionsanalyt. Sicht besteht der R. aus den Atemwegen u. dem Alveolarraum.

Respirator: automat. Beatmungsgerät zur Übernahme der insuffizienten o. ausgefallenen Spontanatmung. Ein Atemzyklus besteht aus vier Takten: 1. Inspiration (Einblasung eines best. Gasvolumens in die Lungen); 2. Umschaltung von In- auf Exspiration; 3. passive Exspiration; 4. Umschaltung von Ex- auf Inspiration. Die Einteilung des R. erfolgt entweder nach dem Generatortyp für die Inspirationsluft (Druckgenerator, Stromgenerator) o. nach den Umschaltmechanismen: Volumensteuerung (ein einstellbares Volumen bestimmt das Ende der Inspiration, Hub eines Faltenbalges o. Kolbens), Drucksteuerung (ein einstellbarer Druck im Beatmungssystem bestimmt das Inspirationsende), Zeitsteuerung (Inspirationszeitvorgabe), Flow-Steuerung (Abnahme der Gasströmung best. Inspirationsende). ↑Narkosegerät.

Respiratorlunge: Lungenveränderung (insbes. fibrot. Umbau), die bei der prolongierten Anwendung ungünstiger Beatmungsmuster (hohe Drücke; schlechte Distribution) u. hoher inspirator. O_2-Konzentrationen entstehen kann.

Respiratory burst ⟨*engl*⟩: explosionsartige Zunahme des oxidativen Stoffwechsels der Phagozyten (↑Makrophagen) zu Beginn der ↑Phagozytose; bewirkt durch aktivierte Zwischenprodukte des partiell reduzierten Sauerstoffs (Hydroxylradikal, Singlet oxygen) direkt o. indirekt die intrazelluläre Keimabtötung.

Respiratory-distress-Syndrom ⟨*engl*⟩ ↑Hyaline-Membran-Krankheit.

Responder ⟨*engl*⟩: Pat. der auf eine Ther. o. andere Maßnahmen anspricht.

Restalkohol: Alkoholmenge, die nach länger zurückliegendem Trinkende (meist am Vortag) gegen Ende der Eliminationsphase noch im Blut ist u. häufig vergessen wird. Subjektiv wird diese alkohol. Beeinflussung v. a. nach einer Schlafpause häufig nicht empfunden, objektiv sind aber noch entsprechende Ausfälle vorhanden u. nachweisbar.

RESTA-Syndrom: besondere Verlaufs- bzw. Manifestationsform einer progressiven systemischen ↑Sklerose.

Restauration ⟨*lat*⟩ *f*: alle alloplast. Maßnahmen u. Methoden in der Zahnmed. zur Wiederherstellung des Gebisses durch Füllungen, Kronen o. Prothesen. **Füllungstherapie**: innere Makroretention, Umformung des Defekts in eine ↑Kavität, die zur dauerhaften Defektauffüllung mit ↑Retention im Dentin geeignet ist. Voraussetzung ist Stabilität der erhaltungswürdigen Zahnanteile (Kavitätenwände). Versorgung der Kavität mit a) plast. verarbeitbaren Werkstoffen, z. B. ↑Composite o. anderen Kunststoffen bei Kavitäten mit geringer Ausdehnung u. minimaler mechan. Belastung, ↑Amalgam, Zemente; b) mit extraoral hergestellter aus Gold gegossener o. aus Keramik gefertigter ↑Einlagefüllung (Inlay). **Kronen**: Anwendung im Front- u. Seitenzahngebiet bei ausgedehnter Zerstörung der natürl. Zahnkrone, auch als Anker für festsitzenden Zahnersatz mittels ↑Brücke. Restlose Kariesentfernung, je nach Zweck, Konstruktion u. Werkstoff spez. ↑Präparation bezügl. Substanzabtrag, Stumpfform, Randgestaltung. Werkstoffe: Edelmetallegierungen, keram. o. mit Kunststoff verblendete Nichtedelmetall- (NEM) o. Edelmetallegierungen, Keramik. **Prothesen**: Ersatz von einigen (Teilprothese) o. allen Zähnen in einem (Totalprothese) o. beiden (Vollprothese) Kiefern. Abb.

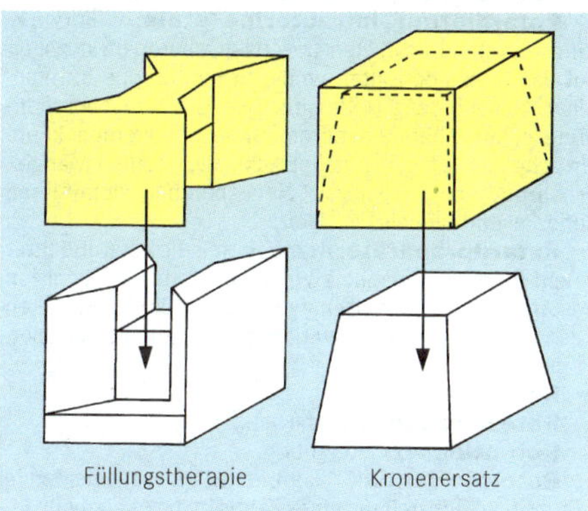

Restauration. Zwei Prinzipien der Wiederherstellung der Zahnform: Prinzip der Einlage = Füllungstherapie; Prinzip der Umklammerung = Kronenersatz

Restauration, adhäsive: Wiederherstellung der Zahnform mittels ↑Composite u. äußerer Mikroretention, ↑Restauration.

Restdiurese: bei terminal niereninsuffizienten Pat. verbliebene Diurese.

Restfeuchte: die nach einem Trocknungsprozeß in einem Stoff (Gewebe) zurückbleibende Feuchtigkeit, angegeben in Prozent der Ausgangsfeuchtigkeit. Restbestimmung: 1. physikal. (Wägemethode), 2. chem. (Methode nach Karl Fischer).

Restharn: die nach spontaner u. nach Vermögen vollständiger Miktion in der Blase zurückbleibende Harnmenge. Beim Gesunden entleert sich die Blase restharnfrei; Pat. mit mechan. (z. B. Blasenabflußhindernisse, durch Prostatahyperplasie, ↑Prostatakarzinom, ↑Sphinktersklerose) o. neurogenen (z. B. Querschnittslähmung o. neurogene Dilatationsblase) Abflußstörungen vermögen dies nicht. R. kann auch in Nierenkelchen bei Entleerungsstörungen zurückbleiben.

Restharnbestimmung: 1. durch Größenbestimmung der Harnblase im Ultraschall, 2. röntg. durch eine Aufnahme nach Miktion bei der intravenösen ↑Urographie, 3. durch nuklearmed. Verfahren. Zur Vermeidung einer Keimaszension sollte das Katheterisieren zur R. unterbleiben.

Resthöhle: im Bereich des früheren Pleuraspalts bestehender Hohlraum, z. B. nach ↑Pneumonektomie, ↑Lobektomie o. ↑Pleuraempyem (Empyemresthöhle) als intrapleurale R. o. nach ↑Thorakoplastik, Plombierung als extrapleurale R.

Restitutio ad integrum ⟨*lat*⟩ *f*: durch Heilung vollständige Wiederherstellung der ursprüngl. Verhältnisse.

Restitutio cum defectu ⟨*lat*⟩ *f*: unvollständige Wiederherstellung des ursprüngl. Zustands bei Untergang von Gewebe durch Narbenbildung.

Restitution ⟨*lat*⟩ *f*: Wiederherstellung des ursprüngl. Zustands.

Restless legs ⟨*engl*⟩: unangenehme, dauernde Ablenkbewegungen auslösende Parästhesien in den unteren Extremitäten uneinheitl. Ätiol. (Alkoholintoxikation, Polyneuropathien, Durchblutungsstörungen), häufig im höheren Alter, pathogenet. vasaler Faktor wahrscheinl.

Restmonomer: Nach Beendigung der Bildung der Makromoleküle bei der Polymerisation bleiben immer noch einige Moleküle des Monomers unverändert im polymeren Kunststoff erhalten, deren Anteil je nach Ablauf der Polymerisation ca. 2–4 % betragen kann. Bei Prothesenkunststoffen kann es dadurch zu Unverträglichkeitsreaktionen kommen.

Rest-N ↑Reststickstoff.

Restoration ⟨*engl*⟩ *n* ↑Restauration.

Restpulpitis: Komplikation bei der ↑Wurzelkanalbehandlung nach Pulpitis, spez. bei der Mortalexstirpation. Vitale Pulpa im apikalen Bereich behindert die Aufbereitung des Wurzelkanals.

R

Restquerschnitt: krit. Wert des verminderten Durchmessers (mm) größter arterieller Blutleiter, bei dessen Unterschreitung eine meßbare, klin. bedeutsame Einschränkung (A. femoralis 2,0–2,5 mm o. 4,5 mm^2) der Kreislaufreserve zu erwarten ist.

Restriktasen ↑Restriktionsendodesoxyribonukleasen.

Restriktionsanalyse: Restriktionskartierung; sog. physikal. Analyse von DNA-Molekülen durch Analyse u. Kombination von DNA-Fragmenten, die mittels ↑Restriktionsendodesoxyribonukleasen gewonnen werden. ↑Restriktionsfragmente.

Restriktionsendodesoxyribonukleasen: Enzyme, die doppelsträngige DNA kettenintern spalten. Erkennungs- u. Bindungsorte für R. sind Sequenzen von 4–6 Nukleotiden in Palindrom-Anordnung (↑Palindrom). Typ-I- u. Typ-III-R. spalten außerhalb, Typ-II-R. spezif. innerhalb dieser Sequenzen (Restriktionsorte). Die Spaltung durch Typ-II-R. innerhalb der Bindungssequenzen erfolgt entweder im Symmetriezentrum o. um einige Nukleotide versetzt davon in 5'- bzw. 3'-Richtung. R. sind Bestandteil bakterieller Restriktions-Modifikations-Systeme, die „fremde" nichtmethylierte DNA, z. B. von Bakteriophagen, abbauen – ein als Restriktion bezeichnetes Phänomen –, die „eigene" DNA jedoch durch Modifikation schützen (Methylierung von Basen durch Methylasen). Molekularbiol. Hilfsmittel v. a. für die ↑Gentechnologie.

Restriktionsenzyme ↑Restriktionsendodesoxyribonukleasen.

Restriktionsfragmente: durch Spaltung von DNA mit ↑Restriktionsendodesoxyribonukleasen hergestellte größere DNA-Fragmente, die u. a. für die Analyse des ↑Restriktionsfragment-Längen-Polymorphismus erforderl. sind.

Restriktionsfragment-Längen-Polymorphismus: *Abk* RFLP; individualspezif. Variationen u. Veränderungen (Verlust o. Neuauftreten von Restriktionsorten) infolge ↑Mutationen in DNA-Sequenzen, die mittels Spaltung von Desoxyribonukleinsäuren durch ↑Restriktionsendodesoxyribonukleasen u. Auftrennung der Spaltprodukte (↑Restriktionsfragmente) erhalten werden können (Analyse von DNA-Polymorphismen). Unterschiede o. Veränderungen in der DNA äußern sich in Anzahl u./o. Länge (Verkürzung, Verlängerung) der mit Restriktionsenzymen erhaltenen DNA-Fragmente (Restriktionspolymorphismen). RFLP dient der Analyse von Mutationen, genet. Markern u. Defekten (↑Genopathie), der ↑Kartierung (↑Karte, genetische) von DNA-Sequenzen u. Genen, in der Kriminalistik der Spurensuche. ↑DNA-Diagnostik; ↑Fingerabdruck, genetischer; ↑Restriktionsanalyse.

Restriktionsmodifikationssystem: R-M-System; ↑Restriktionsendodesoxyribonukleasen.

Restriktionsort ↑Restriktionsendodesoxyribonukleasen.

Restriktionspolymorphismen ↑Restriktionsfragment-Längen-Polymorphismus.

Restriktionspunkt: Punkt, der über die Arretierung o. das Durchlaufen von Zellen in der G_1-Phase u. damit die Gesamtgeschehnisse im Zellzyklus entscheidet (engl. point of no return, wenn er überschritten wurde). ↑cdc-Gene.

Reststickstoff: stickstoffhaltige, niedermolekulare Fraktion des Blutplasmas, die man nach Fällung der Plasmaproteine mit Trichloressigsäure erhält. Zusammensetzung: Harnstoff 3,3–6,7 mmol/l (100–200 mg N/l); Harnsäure 0,24–0,54 mmol/l (3–13 mg N/l); Kreatin 0,01–0,03 mmol/l (0,5–2 mg N/l); Kreatinin 0,06–0,11 mmol/l (4–6 mg N/l); Aminosäuren 2,9–5,0 mmol/l (40–70 mg N/l). Eine Erhöhung des R. tritt bei Urämie ein; diese ist auf eine mangelnde Ausscheidung harnpflichtiger Substanzen infolge Nierenschädigung zurückzuführen. Die Bestimmung des R. erfolgt entspr. der ↑Kjeldahl-Methode, wird jedoch nur noch vereinzelt geübt, da es sich insbes. aus diagn. Erwägungen heraus allg. durchgesetzt hat, die N-haltigen Substanzen einzeln u. spezif. zu bestimmen.

Restthiosulfatgehalt: der nach erfolgter Schlußwässerung in der entwickelten photograph. Schicht verbleibende Gehalt an Fixiermittel (Natrium- o. Ammoniumthiosulfat). Wichtig für die Haltbarkeit z. B. von Röntgenaufnahmen.

Restvolumen ↑Ventrikelvolumen, ↑Frank-Starling-Mechanismus, ↑Autoregulation der Herzleistung, ↑Residualvolumen, kardiales.

Resultatsakzeptor (nach P. K. Anochin): aufgrund einer ↑Afferenzsynthese entstehende Konstellation von Funktionszuständen des Gehirns, die die Ergebnisse einer Reaktion des Organismus wiederaufnehmen (Rückafferentation) u. ggf. Verhaltenskorrekturen über die Efferenzen einleiten. ↑Reafferenzprinzip.

Resuspensionslösung ↑Konservierungslösung.

Resuszitation ⟨*lat*⟩ *f* ↑Reanimation.

ret: 1. ***Nuklearmed.:*** *Abk* für engl. Rad equivalent therapy; Einheit für den biol. Effekt bei der Strahlentherapie mit fraktionierter Bestrahlung. Die ret-Dosis wird nach dem Nominal-standard-dose-Konzept (↑NSD) berechnet, ist also die Einheit für die NSD. Es gibt mehrere voneinander abweichende Definitionen für die ret-Dosis; neuere Einheit ↑Gray. 2. ***Molekularbiol.:*** zelluläres ↑Onkogen, das für einen Tyrosin-Kinase-Rezeptor codiert (↑Kinasen, ↑Phosphoproteine); verursacht in der aktivierten Form Schilddrüsentumoren.

Retacillin compositum: zusammengesetztes ↑Depotpenicillin; Benzylpenicillin-Na, Benzylpenicillin-Procain u. Benzathin-Benzylpenicillin.

Retardation ⟨*lat*⟩ *f* ↑Retardierung.

Retardierung ⟨*lat*⟩ *f*: Entwicklungsverzögerung im Vergleich zur Altersnorm. Kann Teilbereiche o. auch die gesamte phys. u. psych. Entwicklung betreffen. Ursachen: a) endogen: angeborene o. erworbene organ. Schäden; b) exogen: Mangelmilieu.

Retardierung, geistige ↑Intelligenzminderung.

Retardierung, intrauterine fetale: Entwicklungsrückstand des Feten bzw. Neugeborenen, bezogen auf das ↑Gestationsalter, wobei in hypotrophe u. hypoplast. Neugeborene (↑Klassifikation der Neugeborenen) ohne o. mit Clifford-Syndrom unterteilt werden kann. Ursache der i. f. R. ist hauptsächl. die fetale ↑Mangelernährung, bei hypoplast. Neugeborenen dominieren genet. u. embryonale Faktoren.

Retardpräparate: Arzneimittel, die aufgrund ihrer galen. Modifikation eine zwei- o. mehrstufige Liberation des Arzneistoffs aufweisen, wodurch es zur prolongierten Resorption u. Wirkungsverlängerung kommt. ↑Depotpräparate.

Rete ⟨*lat*⟩ *n*: Netz.

Rete mirabile ↑Wundernetz.

Retentio ⟨*lat*⟩ *f* ↑Retention.

Retentio dentis: Zahnretention; ausbleibende ↑Eruption u. Einstellung eines Zahns in die ↑Kauebene infolge ↑Zahndystopie, Milchzahnpersistenz o. Platzmangel, selten im Milchgebiß, häufiger im Dauergebiß, hier am häufigsten oberer Eckzahn u. unterer dritter Molar (späte Anlage, Platzmangel zwischen 2. Molar u. Ramus mandibulae) u. multipel bei ↑Dysostosis cleidocranialis.

Retention ⟨*lat*⟩ *f*: Zurückhaltung. 1. ***Anat.:*** Vorgänge, die normalerweise ablaufen müßten, werden verzögert o. blockiert. Beispiel: Hemmung des Deszensus des Hodens (↑Retentio testis). 2. ***Unfallchirurgie:*** Maßnahmen der Knochenbruchbehandlung, die das „Festhalten" des Repositionsergebnisses zum Ziel haben: ↑Gipsverband, ↑Osteosynthese. 3. ***Zahnmed.:*** Verankerung von ↑Restaurationen, Stabilisierung des Therapieergebnisses in der Kieferorthopädie mittels spez. Apparaturen. ↑Retentio dentis. 4. ***Physiol.:*** Zurückhaltung einer Substanz im Organismus, z. B. infolge gesteigerter tubulärer

Rückresorption in der Niere, gesteigerter Biosynthese im Organismus in der Wachstumsphase.

Retention, dekompensierte ↑ Niereninsuffizienz.

Retention factor ⟨*engl*⟩: *Abk* R_F; Stoffkonstante in der Papier- u. Dünnschichtchromatographie.

Retention harnpflichtiger Substanzen: Zurückhaltung von durch die Nieren ausscheidungspflichtigen Stoffen bei akutem u. chron. Nierenversagen (↑ Niereninsuffizienz). Die funktionelle Reserve der Nieren ist so groß, daß es erst bei Einschränkung der glomerulären Filtration auf 50–60 % der Norm zu einer R. h. S. im Blut kommt. Die zurückgehaltenen Substanzen werden global unter dem Begriff der ↑ Urämiegifte zusammengefaßt. Die R. nimmt mit zunehmender Einschränkung der Nierenfunktion zu. ↑ Azotämie.

Retention, kompensierte ↑ Niereninsuffizienz.

Retentionsazidose: Form der metabolischen ↑ Azidose, die durch vermehrte Retention von Sulfat u. Phosphat bei globaler Niereninsuffizienz bedingt ist.

Retentionspneumonie: Pneumonie infolge Sekretstauung in den Bronchien.

Retentionssyndrom ↑ Galaktophoritis.

Retentionstest: Funktionstest zur Beurteilung der Adhäsivität (Haftvermögen, „Klebrigkeit“) von Blutzellen an definierten Oberflächen. Dabei wird der Prozentsatz haftender Zellen an den betreffenden Oberflächen (Glas, Nylonfasern usw.) angegeben. Der R. hat v. a. zur Beurteilung der Funktion von Granulozyten u. Thrombozyten Bedeutung.

Retentionszysten: Zystenbildung durch Sekretverhaltung in meist drüsigen Hohlräumen infolge Abflußbehinderung. ↑ Atherom, ↑ Hautzysten. Ausbildung einer Zyste in Follikeltiefe, angefüllt mit Talg u. Horn. R. neigen zur Entzündung u. Perforation mit Ausbildung von Granulationsgewebe.

Retentio placentae: Verzögerung der Plazentaausstoßung, die normalerweise 10–30 min nach Geburt des Kindes erfolgt.

Retentio testis: Form der ↑ Hodenfehllagerung. Arrest des Descensus testium. Meist bleibt der Hoden im Leistenkanal, nächsthäufig in der Bauchhöhle (Retentio testis inguinalis, Retentio testis abdominalis). Hoden normal. Häufig besteht ein Leistenbruch. Beidseitige Bauchhoden sind meist hypoplast. Oft wird Hodenretention gleichgesetzt mit Kryptorchismus. R. t. ist häufiges Begleitsymptom von Syndromen: ↑ Down-Syndrom, ↑ Greig-Syndrom, ↑ Fröhlich-Obrinsky-Syndrom, ↑ Schäfer-Syndrom, ↑ Waardenburg-Syndrom. Gefahren: maligne Entartung, Fertilitätsstörungen. Abb.

Retentio urinae ↑ Harnverhaltung.

Rete testis ⟨*lat*⟩ *n*: Netz der Hodenkanälchen zwischen den Tubuli seminiferi recti u. den Ductuli efferentes des Hoden. Das R. t. soll Ausgangspunkt des papillären Hodenkarzinoms (Rete-Tumor, ↑ Hodentumor) sein.

reticularis ⟨*lat*⟩ *Adj*: retikulär, netzartig; z. B. Formatio r.

Reticulum ⟨*lat*⟩ *n*: Retikulum; kleines Netz.

Reticulum trabeculare: mesothelüberzogenes Balkensystem, das die ↑ Fontana-Räume (Spatia anguli iridocornealis) begrenzt, die das Kammerwasser in den ↑ Schlemm-Kanal leiten. Teile des R. t.: 1. Pars corneoscleralis, 2. Pars uvealis.

Retikuloendotheliose ⟨*lat* + *gr*⟩ *f*: Erkrankung des retikuloendothelialen ↑ Systems versch. Ätiol. mit schweren Auswirkungen auf den Allgemeinzustand, meist mit tödl. Ausgang; z. B. lepromatöse ↑ Lepra, ↑ Kala Azar, ↑ Histoplasmose (↑ Systemmykosen).

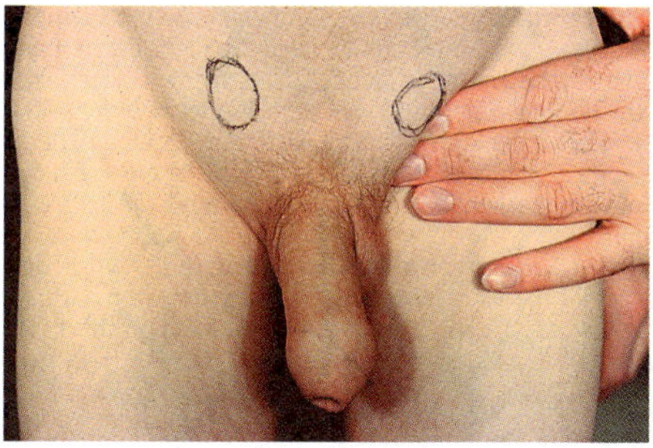

19

Retentio testis. Retention der Hoden im Leistenkanal

Retikuloendotheliose, akute maligne ↑ Abt-Letterer-Siwe-Krankheit.

Retikuloendotheliose, leukämische: histor. Bez. für ↑ Haarzellenleukämie.

Retikulogranulomatose ↑ Histiocytosis X.

Retikulohistiozytose, kutane ↑ Retikulose, pagetoide.

Retikulohistiozytose, multizentrische: Lipoiddermatoarthritis; zahlreiche rötlichbraune o. gelbe, derbe Knötchen in Haut u. Schleimhäuten sowie schwere symmetr. ↑ Arthritis mutilans. Histol. Histiozyten u. vielkernige Riesenzellen mit großen Mengen PAS-pos. Material.

Retikuloid, aktinisches: chron. Lichtschaden der Haut mit ekzemähnl. Erscheinungen.

Retikuloplasmin, kalziumbindendes ↑ Calretikulin.

Retikulose, pagetoide: Morbus Woringer-Kolopp; epidermotropes T-Zell-Lymphom (↑ Lymphome, maligne). Meist an den Extremitäten lokalisierte, scharf begrenzte, rote Infiltrate. Übergang in ↑ Mycosis fungoides mögl.

Retikulozyten ⟨*lat* + *gr*⟩ *m*: kernlose Erythrozyten (Proerythrozyt), die durch Entkernung aus der letzten kernhaltigen Reifungsstufe der Erythrozytopoese, den azidophilen Erythroblasten (Normoblast), entstehen, die sich durch versch. Stoffwechselfunktionen von reifen Erythrozyten unterscheiden. So weisen R. eine aktive Atmung auf, besitzen Mitochondrien u. sind in der Lage, Eiweiße, Porphyrine, Phosphatide u. a. zu synthetisieren. Bei Färbung frischer Blutstropfen mit Supravitalfarbstoffen (Brillantkresylblau, Nilblausulfat) stellt sich innerhalb der R. ein netzartiges Gerüst dar (↑ Substantia granulofilamentosa), das der Zelle den Namen gegeben hat. Es handelt sich dabei um eine Konglomeration u. Ausfällung von RNA durch den Farbstoff. Die Reifung der R. zum Erythrozyten erfolgt sowohl im Knochenmark als auch im peripheren Blut u. benötigt 1–3 Tage. Dabei kommt es zu einem starken Abfall der Syntheseleistungen u. der Atmung, die RNA bzw. die Ribosomen verschwinden. Die Konzentration der R. im peripheren Blut, gilt als Maß für die Nachbildungsrate der Erythrozyten. Die Referenzwerte liegen bei 0,5–1,5 %, bezogen auf die Erythrozyten im Blutausstrich; in absoluten Werten zwischen $25–75 \cdot 10^9$/l.

Retikulozytenkrise: sprunghaftes Ansteigen der Konzentration von Retikulozyten im peripheren Blut. Eine R. wird v. a. bei hämolyt. Krisen, aber auch nach akuten Blutungen gesehen. Sie kann Werte zwischen 50–80 % erreichen. Ein wichtiges Kriterium für einen Therapieerfolg bzw. die Richtigkeit der Diagn. ist die R. bei der Substitutionsbehandlung der ↑Vitamin-B_{12}-Mangelanämie.

Retikulozytenproduktionsrate: wichtiges Maß für die Neubildungsrate der Erythrozyten. Grundlage ist die doppelt korrigierte Retikulozytenzahl. P. ist definiert durch den Quotienten

$$R_p = \frac{x \cdot PCV}{45 \cdot f}$$

in dem R_p die Produktionsrate (doppelt korrigierter Retikulozytenwert) in Prozent, *x* die ermittelte Retikulozytenzahl, PCV das relative ↑Zellpackungsvolumen (Hämatokrit) in Prozent u. *f* den Faktor für die vorzeitige Ausschwemmung bedeuten. Bei einem PCV von 45 beträgt f = 1,0 (nach Hillmann u. Finch).

Retikulozytenzählung: Verfahren der R. sind die direkte Zählung in der ↑Zählkammer o. indirekte Ermittlung in Blutausstrichen als Relationswerte zu den Erythrozyten. Bei der R. im Blutausstrich wird die Supravitalfärbung angewandt, bei welcher die ↑Substantia granulofilamentosa mit Brillantkresylblau im fixierten Blut dargestellt wird. Mikrosk. wird die Retikulozytenzahl unter 1 000 o. 3 000 Erythrozyten ermittelt. Neben der Angabe der Relativwerte sollte immer der absolute Wert errechnet werden. Dazu dient die Formel

$$\text{Retikulozyten}/\mu l = \frac{\text{Erythrozyten}/\mu l \cdot \text{Retikulozyten}(\%)}{100}$$

besser noch mit dem Hämatokrit korrigiert:

$$\text{Retikulozyten, korrigiert } (\%) = \frac{\text{Retikulozyten, ausgez. } (\%) \cdot \text{HK (Vol\%)}}{45}$$

Zur Beurteilung der Knochenmarkaktivität ist die Ermittlung der ↑Retikulozytenproduktionsrate als doppelt korrigierte R. relevant. Eine Fehlerquelle der indirekten R. ist, daß mit Brillantkresylblau nicht nur die Substantia granulafilamentosa, sondern auch siderophile Granula angefärbt werden. Bei Verdacht auf Vermehrung der Siderozyten ist daher zur Vermeidung falsch erhöhter Retikulozytenzahlen zunächst die Vitalfärbung mit Brillantkresylblau zur Darstellung der Retikulozyten, danach die Berliner-Blau-Reaktion zur Darstellung der siderophilen Granula durchzuführen. Die direkte R. im Phasenkontrastmikroskop macht eine Verdünnung u. Hämolyse des Blutes erforderl. Fehlinterpretationen durch phasenopt. pos. Innenstrukturen bei Erythrozyten mögl. Normalwerte von direkter u. indirekter R. sind nicht ident. Die indirekte Methode der Supravitalfärbung wird auch heute noch in der Praxis dem direkten Zählkammerverfahren vorgezogen, da der apparative Aufwand geringer ist.

Retikulozytose: Vermehrung der Retikulozyten im peripheren Blut über den altersentsprechenden Referenzwert, wobei hämatokrit-orientierte Korrekturfaktoren zu berücksichtigen sind.

Retikulum, endoplasmatisches: *Abk* ER, Reticulum endoplasmicum; zytoplasmat., reich verzweigtes röhren- u. zisternenförmig organisiertes System parallel angeordneter Membranen. Dient insbes. dem intrazellulären Proteintransport (↑Protein targeting) u. damit verbundenen Proteinmodifikationen (z. B. Glykosylierungen), der Synthese von Glyzeriden, Phospholipiden, Cholesterin u. Steroidhormonen, der Glukosedephosphorylierung, dem Abbau von Xenobiotika u. Pharmaka durch das Zytochrom P450 (NADPH-Zytochrom-P450-Reduktase-System).Die Membranen des ER stehen mit der äußeren Kernmembran in Verbindung u. bilden so die ↑Kernhülle. Formen: 1. rauhes ER (rER), Reticulum endoplasmicum granulosum: die dem Zytosol zugewandte Oberfläche der Membranen ist besetzt mit ↑Ribosomen, an denen insbes. Proteine des Zellkerns, der Lysosomen u. des Golgi-Apparats sowie für die Sekretion best. Proteine (Exportproteine) synthetisiert werden, die kotranslational in das Lumen des ER gelangen u. in diesem weitertransportiert werden; die rauhe, wegen der Assoziation mit Ribosomen stark basophile Form des ER, die dem Ergastoplasma von Garnier entspricht, ist v. a. in Zellen mit hoher Proteinsyntheserate ausgeprägt (z. B. im Pankreas). In Muskelzellen besitzt das ER als sarkoplasmat. Retikulum besondere Aufgaben für Muskelfunktionen, in Nervenzellen als ↑Nissl-Schollen bez. 2. Glattes ER (gER), Reticulum endoplasmicum nongranulosum: ohne Ribosomenbesatz, meist nur als Tubuli u. Zisternen. Funktion: Steroidsynthese, Glykogensynthese, Glukoneogenese, Detoxikation. In Muskelzellen Speicher für Ca^{2+}, die zur Einleitung der Kontraktion bereitgestellt werden (↑Muskel-ER). Abb.

Retikulum, sarkoplasmatisches: veraltete Bez., ↑Muskel-ER.

Retikulumzellen: Zellen von sternförmiger Gestalt im Bindegewebe von Milz, Lymphknoten, Tonsillen, Lamina propria des Darms u. des Knochenmarks. Differenzierungsfähigkeit zu Monozyten, durch Antigenpräsentation Beteiligung an der Antikörperproduktion. Nach der Nomina histologica Mexico City 1980 wird die R. als Reticulocytus bezeichnet. Der Retikulozyt (unreifer Ery-

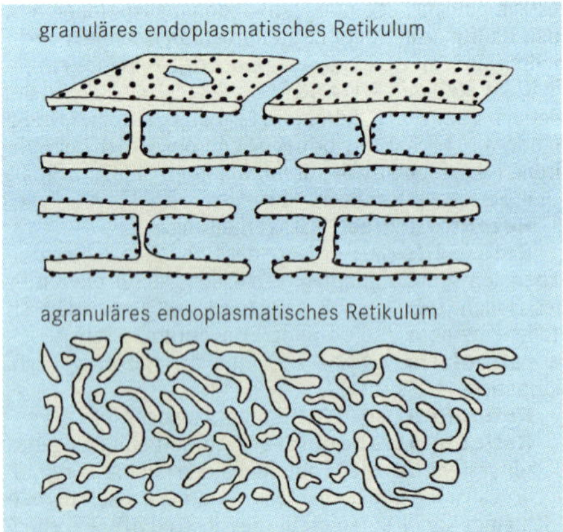

Endoplasmatisches Retikulum.
Schematische Darstellung

throzyt) heißt danach Erythrocytus reticulatus. Subpopulationen: **Fibroblast. R.**: bilden retikuläre Fasern u. stellen das Grundgerüst des retikulären Bindegewebes in Darmwand, lymphoiden Organen, Knochenmark. **Histiozytäre R.**: sind phagozytosebefähigt u. stammen von Monozyten ab (↑Monozyten-Makrophagen-System). **Interdigitierende R.**: besitzen Plasmalemmeinfaltungen. **Dendrit. R.**: haben weitläufige, verzweigte Zellfortsätze u. liegen vorwiegend in der dunklen Zone des ↑Keimzentrums von Lymphknötchen.

Retina ⟨*lat*⟩ *f*: Netzhaut; Photorezeptor, der bereits integrative Funktionen ausführt. Innere Augenhaut mit einem blinden (Pars caeca) u. einem lichtempfindl. (Pars optica) Anteil, letzterer beginnt an der ↑Ora serrata. Die Pars optica hat 2 Anteile: a) Pigmentepithel (Stratum pigmentosum), einschichtiges kub. Epithel mit großen Melaningranula, das dem äußeren Blatt des embryonalen Augenbechers entspricht; b) Sinnesnervenschicht (Stratum nervosum), vielschichtige Zell- u. Faseranordnung, entspricht dem inneren Blatt des Augenbechers. Beide sind nur an der Ora serrata u. am Discus nervi optici miteinander verwachsen, haben aber sonst eine funktionelle Verknüpfung. Schichten des Stratum nervosum (von außen nach innen): 1. Stäbchen- u. Zapfenschicht (Stratum segmentorum externorum et internorum), Sinnesfortsätze, nochmals untergliedert in a) Außenglied, b) Innenglied; 2. äußere Grenzschicht (Stratum limitans externum), Desmosomen der Sinneszellen untereinander u. mit Gliazellen; 3. äußere Körnerschicht (Stratum nucleare externum), Zelleib mit Zellkern der Sinneszellen (↑Stäbchenzellen, ↑Zapfenzellen); 4. äußere Geflechtschicht (Stratum plexiforme externum), Endkolben der Sinneszellen, Dendriten der bipolaren Neurone, Synapsen zwischen beiden; 5. innere Körnerschicht (Stratum nucleare internum), Zelleib mit Zellkern der bipolaren Neurone (I. Neuron der Sehbahn) sowie der Horizontalzellen, amakrinen Zellen u. der Müller-Stützzellen; 6. innere Geflechtschicht (Stratum plexiforme internum), Axone der bipolaren Neurone, Dendriten der multipolaren Neurone, Synapsen zwischen beiden; 7. Ganglienzellschicht (Stratum ganglionicum), Zelleib mit Zellkern der multipolaren Neurone (II. Neuron der Sehbahn); 8. Optikusfaserschicht (Stratum neurofibrarum), Axone der multipolaren Neurone, die am Discus nervi optici das Auge verlassen; 9. innere Grenzschicht (Stratum limitans internum), Membran aus verflochtenen Fortsätzen der Müller-Stützzellen. Abb. 1 u. 2.

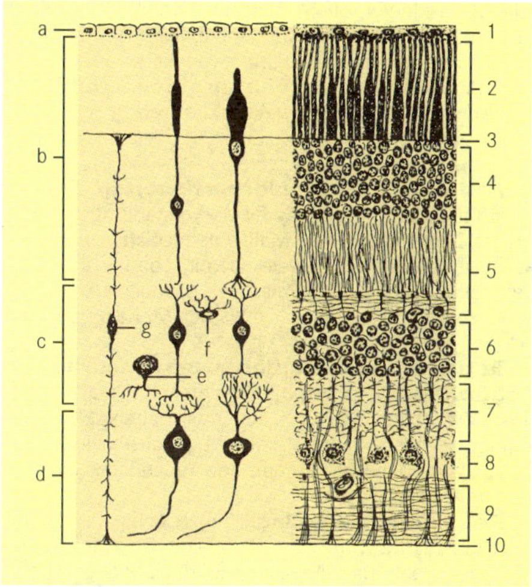

Retina (Abb. 1)
Schichten (rechts)
1: Pigmentepithel; 2: Stäbchen- u. Zapfenfortsätze; 3: äußere Grenzschicht; 4: äußere Körnerschicht; 5: äußere Geflechtschicht; 6: innere Körnerschicht; 7: innere Geflechtschicht; 8: Ganglienzellschicht; 9: Optikusfaserschicht; 10: innere Grenzschicht
Funktionelle Gliederung (links)
a: Pigmentepithel; b: Sinnesepithel; c: I. Neuron; d: II. Neuron; e: amakrine Zelle; f: Horizontalzelle; g: Müller-Stützzelle

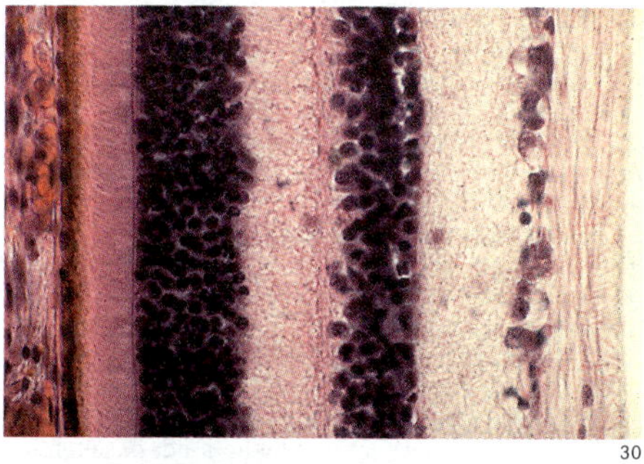
30

Retina (Abb. 2). Histologischer Schnitt durch das Auge, HE-Färbung; beginnend am braunen Pigmentepithel erkennt man alle 9 Schichten der R. in großer Regelmäßigkeit der Anordnung.

Retina-Chip: exp. Ansatz die ca. 120 Mill. Photorezeptoren des Auges durch eine hochauflösende Prothese (z. Z. 2 000 Bildpunkte geplant) zu ersetzen. Die Verbindung des Signals ist auf zwei Wegen denkbar. 1. Direkte Reizung des Sehzentrums o. 2. Reizung der noch intakten, aber zur Wahrnehmung nicht mehr fähigen Photorezeptoren der ↑Retina.

Retinacula ungius: Bindegewebezüge, die die Nagelwurzel am Periost der Endphalanx befestigen.

Retinaculum ⟨*lat*⟩ *n*: Halteband.

Retinaculuma cutis: Bindegewebestränge, die von der Lederhaut zu darunterliegenden Faszien, Sehnen o. dem Periost ziehen. Sie teilen einzelne subkutane Fettgewebebezirke ab.

Retinaculum caudale: Bindegewebestreifen, entwicklungsgeschichtl. Rest der ↑Chorda dorsalis, der die Rückfläche des letzten Steißbeinwirbels mit der bedeckenden Haut verbindet, ruft an ihr häufig eine Vertiefung (Foveola coccygea) hervor.

Retinaculum extensorum: querer Verstärkungszug der Unterarmfaszie; überbrückt die dorsalen Sehnenscheiden an der Handwurzel u. ist in 6 Fächer unterteilt.

Retinaculum flexorum: queres Band, das sich über der Palmarfläche der Handwurzelknochen ausspannt; begrenzt den ↑Canalis carpi oberflächl.

Retinaculum musculorum extensorum inferius: Y- o. X-förmiger Verstärkungszug der Unter-

R

schenkelfaszie zwischen Malleolus lateralis u. medialis sowie innerem u. äußerem Fußrand, liegt über den Sehnen der Streckmuskeln des Unterschenkels.

Retinaculum musculorum extensorum superius: querer vorderer Verstärkungszug der Unterschenkelfaszie zwischen Schien- u. Wadenbein dicht oberhalb des oberen Sprunggelenks.

Retinaculum musculorum flexorum: Ligamentum laciniatum (BNA, JNA); Verstärkungszug der Unterschenkelfaszie vom Malleolus medialis zur Innenfläche des Kalkaneus. Es besitzt ein oberflächl. u. ein tiefes Blatt u. hält die Sehnen des M. tibialis posterior, M. flexor digitorum longus sowie des M. flexor hallucis longus.

Retinaculum musculorum peronaeorum fibularium: Faserzüge, die als unteres (R. m. p. f. inferius) bzw. oberes (R. m. p. f. superius) Halteband für die Sehnen der Wadenbeinmuskeln (M. peronaeus longus u. brevis) vom Malleolus lateralis zur Außenfläche des Kalkaneus gelangen.

Retinaculum patellae: äußeres (R. p. laterale) bzw. inneres (R. p. mediale) Halteband der Kniescheibe. Gelangen vom inneren bzw. äußeren Rand der Kniescheibe u. von der Endsehne des M. quadriceps femoris zur Tibia.

Retinafalte, angeborene: seltene, kongenitale Faltenbildung (meist temporal), die von den Papilla nervi optici ausgeht, zur Fundusperipherie zieht u. an der Ora serrata inseriert. Im freien Rand häufig Reste der A. hyaloidea. ↑Ablatio retinae congenita.

Retinal ⟨*lat*⟩ *n*: Vitamin-A-Aldehyd, der durch Dioxygenasespaltung aus ↑Carotin (Provitamin A) entsteht u. durch Reduktion mittels NADH unter Dehydrogenasekatalyse in das ↑Vitamin A umgewandelt werden kann. 11-cis-Retinal ist Bestandteil des ↑Rhodopsins. $Retinal_1$ ist der Aldehyd des vorherrschend vorkommenden Vitamins A_1; $Retinal_2$ der Aldehyd des Vitamins A_2, das eine Doppelbindung mehr im Betajononring hat.

Retinaödem: Netzhautödem, z. B. nach Contusio bulbi als Zeichen der Commotio retinae. ↑Berlin-Ödem.

Retinitis ⟨*lat*⟩ *f*: Netzhautentzündung. Der Name wird aus histor. Gründen häufig auch für nichtentzündl. Veränderungen gebraucht, für die besser die Bez. ↑Retinopathie anzuwenden ist.

Retinitis centralis serosa ↑Chorioretinitis centralis serosa.

Retinitis exsudativa externa Coats ↑Leber-Optikusatrophie.

Retinitis pigmentosa ↑Retinopathia pigmentosa.

Retinoblastom ⟨*gr* + *lat*⟩ *n*: Neuroepithelioma retinae; maligner Netzhauttumor, der früher fälschl. als Glioma retinae bezeichnet wurde. Im Kindes-, selten im Jugendalter. 94 % treten sporad., 6 % erbl. (dominant autosomal mit 50- bis 85%iger Penetranz) auf. 25 % der Neumutationen sind Keimbahnmutationen u. werden unregelmäßig autosomal dominant weitervererbt, 75 % sind somat. Mutationen. 30 % sind bilateral. Frequenz: 1 auf 20 000–30 000 Neugeborene. Suppressorgen auf Chromosom 13. Frühsymptom: Schielen. Spätsymptom: amaurot. Katzenauge. Ther.: Enukleation bei fortgeschrittenen Fällen u. Absiedlung in den Glaskörper. Sonst: Bestrahlung mit Implantaten, Lichtkoagulation, Zytostatika. Histol. ähnl. dem Medulloblastom u. Sympathoblastom ↑Wintersteiner-Rosetten u. Homer-Wright-Rosetten. Metastasierung in Gehirn u. Rückenmark, regionale Lymphknoten, Knochen. Neigt zu Nekrosen u. Verkalkungen. ↑Pseudogliom.

Retinochoroiditis: Entzündung der Aderhaut mit Netzhautbeteiligung.

Retinograph: Netzhaut- o. Funduskamera. Gerät zur Photographie des Augenhintergrunds.

Retinographie: Darstellung der Netzhaut u. ihrer Funktionen. ↑Elektrookulographie, ↑Elektroretinographie, ↑Fluoreszenzangiographie.

Retinol ⟨*lat*⟩ *n*: Vitamin-A-Alkohol; ident. mit ↑Vitamin A; $R._1$ ist das vorherrschende Vitamin A_1, $R._2$ das Vitamin A_2 (eine Doppelbindung mehr als $R._1$ im Betajononring). ↑Rhodopsin.

Retinolsäure: Vitamin-A-Säure, Tretinoin, Retinoesäure; Carboxylderivat des ↑Retinols, wirkt als Morphogen. Es wird an einen intrazellulären Rezeptor gebunden, der zur Superfamilie der ↑Steroidrezeptoren u. Thyroidrezeptoren gehört u. aus drei Domänen aufgebaut ist.

Retinopathia ⟨*gr*⟩ *f* ↑Retinopathie.

Retinopathia angiospastica: Retinopathia albuminurica; fortgeschrittener Ausbildungsgrad der Retinopathia hypertonica. Durch Reninwirkung sehr starke Engstellung der Netzhautarteriolen mit Wandfibrose u. dadurch stark verbreiterten weißen Lichtreflexen (Silberdrahtarterien). Blutungen in die Netzhaut, weiche u. harte Exsudate (↑Netzhautexsudate), Papillenödem. Bei chron. Nephritis, Nephrose u. Eklampsie (Retinopathia eklamptica).

Retinopathia centralis serosa ↑Chorioretinitis centralis serosa.

Retinopathia diabetica ↑Retinopathie, diabetische.

Retinopathia hämorrhagica: zahlreiche Netzhautblutungen bei allg. (Retinopathia leucaemica, ↑Purtscher-Retinopathie) o. lokalen Kreislaufstörungen (↑Zentralvenenverschluß, Retinopathia apoplectica).

Retinopathia hypertonica: Augenhintergrundveränderungen versch. Schweregrade bei arterieller Hypertonie. Beginnt mit Verbreiterung der Lichtreflexe auf den Arteriolen der Netzhaut, Verbreiterung der peripapillären Kapillaren der Netzhaut, Venolenschlängelung. Später Reflexunregelmäßigkeiten. Kreuzungszeichen nach Gunn (↑Gunn-Zeichen) u. Salus (↑Salus-Zeichen). Schließl. Kaliberschwankungen der Arteriolen, Engstellungen, Übergang zur ↑Retinopathia angiospastica. Blutungen, Exsudate, Papillenödem. Mikroaneurysmen. Einteilung nach Schweregraden. Schwere Formen werden dank Dialyse u. Nierentransplantation kaum noch gesehen. Sie sind bei erfolgreicher Ther. reversibel.

Retinopathia pigmentosa: Chorioretinitis pigmentosa; Pigmentdegeneration der Netzhaut. 1. Prim. Form: heterogener Erbgang, überwiegend autosomal rezessiv, unter 15 % autosomal dominant o. X-chromosomal bedingt. Beginnt in jugendl. Alter; vor klin. Manifestation Herabsetzung der b-Welle im ERG. Fortschreitende erworbene ↑Hemeralopie u. Gesichtsfeldeinschränkung. Zerfall der Sinneszellen, Atrophie der Choriokapillaris (Aderhautgefäße), Pigmentmigration in die Netzhaut, knochenzellartige Ablagerungen von Melanin, von der mittleren Netzhautperipherie nach zentral fortschreitend. Dünne Netzhautarteriolen, atroph. Papille. Komplikationen: Katarakt, Ablatio retinae. Keine wirkungsvolle Ther. R. p. sine pigmento: gleiches Bild wie bei R. p., aber ohne Pigmentablagerungen. Retinopathia punctata albescens: tapetoretinale Heredodegeneration mit hellglänzenden Herden in den äußeren Netzhautschichten, Pigmentverschiebungen, engen Gefäßen u. retinaler Sehnervenatrophie. 2. Sek. Formen: sind erworben u. haben eine Vielzahl von Ursachen, so z. B. Masern, Trauma, Röteln, Chloroquin, Chlorpromazin. 3. Symptomat. bei Laurence-Moon-Syndrom, Bardet-Biedl-Syndrom, Bassen-Kornzweig-Syndrom, Refsum-Syndrom, Alström-Syndrom, Friedreich-Ataxie, kongenitale Amaurose, Imidazolaminoazidurie u. a.

Retinopathia praematurorum: retrolentale Fibroplasie; Erkrankung der Netzhaut, bes. bei Frühgeborenen. Beginnt mit einer aktiven Phase, in der es zur Konstriktion von Netzhautgefäßen kommt, der Neubildung u. Proliferation von Gefäßen folgen. Neugebildete Gefäße können durch die Netzhaut in den Glaskörper einwachsen, evtl. Netzhautablösung. Die folgende Vernarbungsphase kann von einer Trübung in der Fundusperipherie bis zu einer retrolentalen Vernarbung mit vollständiger Blindheit reichen. Die R. p. wird i. d. R. durch die Kombination von ↑Hyperoxie (Sauerstofftherapie) u. Unreife verursacht. Bei sehr unreifen Frühgeborenen auch ohne Sauerstofftherapie beobachtet.

Retinopathie: nichtentzündl. Netzhauterkrankung, früher häufig ↑Retinitis.

Retinopathie, diabetische: Im Verlauf des Diabetes mellitus kommt es an den Gefäßen des Augenhintergrunds zu diabetesspezif. Veränderungen; nichtproliferative Formen werden von proliferativen abgegrenzt. In Abhängigkeit von der Dauer des Diabetes mellitus u. der Stoffwechselführung treten bei der nichtproliferativen Form zuerst diskrete Permeabilitätsänderungen der Kapillaren auf, dann entstehen Mikroaneurysmen u. Ödeme, bis es zu Venenerweiterungen u. Blutungen kommt. Lipidablagerungen in der Netzhaut führen zu sog. harten gelben Exsudaten. Als Cotton-wool-Exsudate werden ischäm. Verquellungen von Nervenfasern bezeichnet. Bei der proliferativen d. R. sprossen Netzhautgefäße entweder von der Papille o. von größeren Netzhautgefäßen gegen den Glaskörper vor. Durch fortschreitende Glaskörperschrumpfung kommt es zum Zug an den Gefäßen, zu Netzhautabrissen, -ablösungen u. Einblutungen, schließl. zur Erblindung. Klin. werden entspr. der Progredienz 3 Stadien der d. R. definiert u. als R I bis R III beschrieben. Die Prävention besteht in einer normoglykäm. Stoffwechselführung über viele Jahre, die Ther. in Laserphotokoagulation (1. fokal bei Ischämiebezirken, 2. panretinal bei Übergang in R II u. 3. im Zentrum bei diabet. Makulopathie) u. Vitrektomie (bei Glaskörperbeteiligung, Traktionsamotio u. periretinalen Fibroplasien). Häufigste Erblindungsursache in den Industrieländern.

Retinophot: Kamera zur Photographie der Netzhaut.

Retinoskopie ↑Skiaskopie.

Retortenbaby ↑In-vitro-Fertilisation.

Retraktion ⟨*lat*⟩ *f*: Zurückziehung durch Schrumpfung, z. B. von Narbengewebe. **1.** ***Hämat.:*** Zusammenziehen eines Blutgerinnsels unter Auspressen von Serum. Die R. geht v. a. auf kontraktile Proteine (Thrombosthenin) der Thrombozyten zurück. Sie ist damit von der Zahl u. Funktionsfähigkeit der Thrombozyten abhängig. Der Grad der R. wird bei geeigneten Versuchsanordnungen in Prozent angegeben (normal: 70–95 %). **2.** ***Zahnmed.:*** R. der Gingiva, sichtbares Zeichen für eine Reduzierung des Zahnhalteapparats, Rückgang des Zahnfleischs u. Freilegung koronaler Wurzelanteile. ↑Parodontologie. **3.** ***Ophth.:*** Retractio bulbi; R. des Augapfels bei bindegewebiger Schrumpfung von Augenmuskeln. Kombination mit Fehlbildungen der Extremitäten u. Aplasie des M. pectoralis major sowie mit labyrinthärer Taubheit. ↑Dysmorphia cervicooculofacialis. Bindegewebige Umwandlung des M. rectus lateralis mit Lidspaltenverengung bei Adduktionsbewegungen, Aufwärtsbewegung des betroffenen Auges bei Versuch der Abduktion, Schiefhaltung des Kopfs zur Erreichung der Fusion wurde als ↑Stilling-Retraktionssyndrom beschrieben (dominanter Erbmodus).

Retraktionsbestimmung: labordiagnost. Test zur Beurteilung der Thrombozytenfunktion. Der Grad der max. Retraktion eines Plasmagerinnsels wird durch Volumenmessung des ausgepreßten Serums bestimmt. Er ist vermindert bei Thrombozytopenien, Störungen des Energiestoffwechsels der Thrombozyten u. sehr hohem Plasmafibrinogen. Unmögl. ist die Durchführung des Tests bei Fibrinogenmangel.

Retraktionsdruck, pulmonaler: Differenz zwischen Alveolar- u. Pleuraldruck bei best. Lungenvolumen; Maß für die elast. Eigenschaften der Lunge.

Retraktionszeit: Die Retraktion eines Fibringerinnsels geschieht durch die Kontraktion des Thrombosthenins der eingeschlossenen Thrombozyten unter ATP-Verbrauch. Die Zeit bis zum Beginn dieses Vorgangs in vitro wird als R. gemessen. Sie wird von Störungen des Energiestoffwechsels der Thrombozyten, aber auch von plasmat. Gerinnungsstörungen beeinflußt. Besser eignet sich zur Beurteilung der Thrombozytenfunktionsfähigkeit die Messung des max. Retraktionsgrades. ↑Retraktionsbestimmung nach Breddin.

Retransfusion: Wiederzuführung von autologem Blut, das entweder präoperativ entnommen wurde, im Zusammenhang mit der isovoläm. Hämodilution o. während der Operation aus der Operationswunde aufgefangen wurde, ↑Autotransfusion.

Retransplantation ⟨*lat*⟩ *f*: Rückverpflanzung. Entfernung eines Transplantats beim Empfänger u. R. auf den Spender.

retrobulbär ⟨*lat*⟩ *Adj*: hinter dem Augapfel gelegen.

Retroendozytose: an ↑Low-density-Lipoproteinen u. anderen Makromolekülen beobachtet. Nach Bindung an ihren ↑Rezeptor der Zelloberfläche u. erfolgter Endozytose (↑Zytose) wandert der Ligand-Rezeptor-Komplex zurück an die Zelloberfläche u. entläßt den Liganden wieder in die Umgebung, anstatt ihn in den Lysosomen abzubauen.

Retrofektion ⟨*lat*⟩ *f*: Neuinfektion eines ↑Wirts durch retrogrades Einwandern am Anus befindl. Infektionserreger in den Darm; z. B. bei ↑Madenwurm.

Retroflexio uteri ⟨*lat*⟩ *f*: Abknickung des Gebärmutterkörpers gegen die Zervix nach hinten. 2 Formen: 1. R. u. mobilis: Abknickung mit bewegl. Corpus; 2. R. u. fixata: Corpus uteri verwachsen, ↑Aufrichtung nur operativ mögl.

Retroflexio uteri incarcerata: Retroflexio uteri gravidi incarcerata; Einklemmung des nach hinten verlagerten schwangeren Uterus im kleinen Becken um die 16. Schwangerschaftswoche.

Retrogenie ⟨*gr*⟩ *f*: Rücklage des Unterkiefers; 1. physiol. fetale R., 2. physiol. R. des Neugeborenen, 3. pathol. R., ↑Distalbiß.

Retrognathie ⟨*gr*⟩ *f*: Retrognathia; i. w. S. Rücklage eines Kiefers. R. inferior bei Kieferanomalie der ↑Angle-

R

Klasse II (↑Distalbiß) entspricht der ↑Retrogenie, R. superior bei Kieferanomalie der Angle-Klasse III (↑Mesialbiß) ist eine R. i. e. S.

retrograd ⟨*lat*⟩ *Adj*: rückläufig, zurückliegend.

Retrokardialraum: *Abk* RCR; Raum zwischen Herz u. den dahinterliegenden Rippen u. Wirbelkörpern.

retrolental ⟨*lat*⟩ *Adj*: hinter der (Augen-)Linse gelegen.

Retrolisthesis ⟨*gr*⟩ *f* ↑Pseudospondylolisthesis.

retropelvicalis ⟨*lat*⟩ *Adj*: retropelvikal; von der Beckenrückwand her.

retroperitoneal ⟨*lat + gr*⟩ *Adj*: hinter dem Bauchfell gelegen.

retroplazentar ⟨*lat*⟩ *Adj*: hinter der Plazenta, d. h. zwischen Plazenta u. Uteruswand gelegen.

Retroplazentarblut: während der Lösung der Plazenta bzw. nach Geburt der Plazenta abfließendes, mütterl. Blut.

Retroposition ⟨*lat*⟩ *f*: Verlagerung nach hinten.

Retroposition uteri: Verlagerung des Uterus im Beckenraum kreuzbeinwärts.

Retroposonen: Retrotransposonen; bewegl. eukaryont. DNA-Elemente, bei denen, im Ggs. zur bakteriellen Transposition (direkter Informationsfluß von DNA zu DNA), die Transposition in andere chromosomale Orte wie bei Retroviren über reverse ↑Transkription der RNA-Moleküle zu ↑cDNA erfolgt.

retropubicus ⟨*lat*⟩ *Adj*: retropub.; hinter der Symphyse befindl.

Retropulsion ⟨*lat*⟩ *f*: überschießende Bewegung bzw. Fallneigung nach hinten beim Rückwärtsgehen u. Abstoppen, ↑Parkinson-Syndrom.

Retropulsiv-Petit-mal ⟨*lat + frz*⟩ ↑Absence.

retrosternal ⟨*lat*⟩ *Adj*: hinter dem Brustbein gelegen.

Retrosternalraum: Raum zwischen Sternum u. ↑Herzsilhouette, der bei Rechtsherzhypertrophie sowie Trichterbrust verstrichen ist (breite, frontale Kontaktstrecke des Herzens bei seitl. Röntgenaufnahmetechnik).

Retrotorsion: Drehung eines Knochenabschnitts nach dorsal, spez. den Schenkelhals betreffend, der gegenüber der Femurschaftachse nach dorsal torquiert ist. ↑Antetorsion.

Retrotransposon ↑Retroposonen.

Retroviren, endogene: durch das Enzym reverse ↑Transkriptase in DNA-Kopien (Proviren) umgeschriebene RNA-Retrovirusgenome, die ganz o. teilweise in Wirtszellgenom integriert u. vertikal (von Generation zu Generation) übertragen werden. ↑Retroviridae.

Retroviren, exogene: horizontal von Individuum zu Individuum übertragene ↑Retroviridae.

Retroviridae ⟨*lat*⟩ *f Pl*: Retroviren, bei denen die ↑Virusreplikation mit Zurückwandlung der RNA in DNA durch das Enzym reverse ↑Transkriptase beginnt. Virusfamilie mit den Gattungen Mammalian type B-Retrovirus, Mammalian type C-Retrovirus, Avian type C-Retrovirus, Type D-Retrovirus (tierpathogen), ↑Lentiviren, Spumaviren (ohne Krankheitsbedeutung). Sphär. ↑Virion, 80–130 nm, RNA-Genom, kub. symmetr. ↑Kapsid mit ↑Envelope. R. verursachen in Wirtszellen latente Infektion (↑Retroviren, endogene o. Proviren), ↑Transformation (↑Leukämieviren, ↑Tumorviren) o. zytolyt. Infektion (Lentiviren). ↑HIV, ↑HTLV. Abb.

retrozäkal ⟨*lat + gr*⟩ *Adj*: hinter dem Zäkum gelegen.

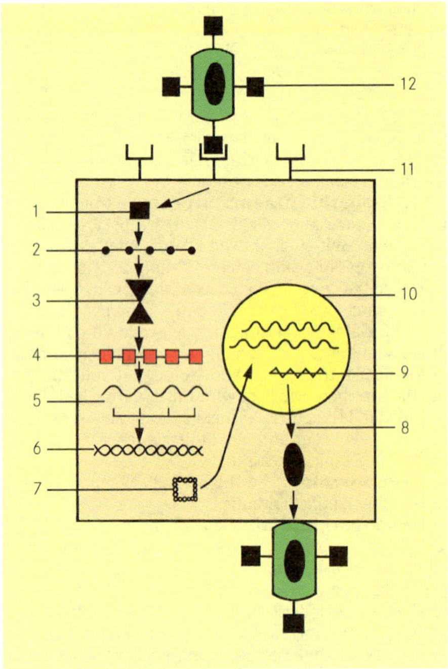

Retroviridae. Replikationszyklus
1: Nukleoid; 2: RNA; 3: reverse Transkriptase; 4: Transfer-RNA; 5: RNA-DNA; 6: Doppelstrang-DNA; 7: zirkuläre DNA; 8: Translation; 9: Transkription: RNA + Polyadenylierung; 10: Zellkern; 11: Zellrezeptoren; 12: Virusadsorption

Retrozession ⟨*lat*⟩ *f* ↑Durchseuchungsretrozession.

Rett-Syndrom: nur im weibl. Geschlecht vorkommende Kombination von ↑Ataxie, ↑Autismus, ↑Demenz u. ↑Apraxie der Hände mit progredientem Verlauf. Wahrscheinl. genet. bedingt.

Rettungsassistent: qualifizierte Berufsgruppe des Rettungsdienstes mit zweijähriger Ausbildung, die vor bzw. mit dem Notarzt die Versorgung von Notfallpatienten übernimmt.

Rettungskette: Organisationsablauf zur Notfallbewältigung mit den Gliedern Entdeckung u. Meldung des Notfalls, Erste Hilfe durch Laien u. Rettungsdienste, notärztl. Behandlung am Notfallort, Transport u. Weiterbehandlung in der Klinik. Für die optimale Funktion der Rettungskette sind u. a. Ersthelferausbildung, einheitl. Notrufsysteme, flächendeckende Rettungs- u. Notarztdienste, Notaufnahmestellen in den Krankenhäusern (Rettungsstellen), u. a. erforderl.

Rettungsstelle: ärztl. besetzte Behandlungseinrichtung zur Versorgung akuter Notfälle. Leistet ambulante Not- bzw. Erstversorgung u. prim. Versorgung zur Überleitung in benötigte spezialisierte stationäre Betreuung (↑Schockraum).

Retzius, Anders Adolph (1796–1860), schwed. Anat., Stockholm u. Lund.

Retzius-Fasern (nach Anders A. R.): von der Pars plana an der Glaskörperbasis in den Glaskörper fächerförmig einstrahlende feinste Fäserchen, vermutl. Reste der Tunica vasculosa lentis. Spielen durch Schrumpfung eine Rolle bei der Entstehung peripherer Netzhautdegenerationen u. der ↑Ablatio retinae.

Retzius-Raum (nach Anders A. R.) ↑Spatium retropubicum.

Retzius-Streifen (nach Anders A. R.): Retzius-Linie, Anbaulinie; mikrosk. Struktur des Zahnschmelzes, spiegelt den Mineralisationsrhythmus wider. Ausgeprägter R. ist die Geburtslinie im Schmelz der Milchzähne u. der ersten bleibenden Molaren.

Retzius-Venen (nach Anders A. R.): Anastomosen zwischen kleinen Venen der Darmwand u. des Mesenteriums (Zuflüsse zur V. portae) u. der V. cava inferior bzw. ihren Ästen; über sie kommt es zur paraportalen Resorption.

Reunion ⟨*lat*⟩ *f*: Verschmelzung freier, ursprüngl. nicht zusammengehöriger Chromosomenenden nach Brüchen. Im Ggs. zur ↑Restitution führt R. immer zu Strukturumbauten bzw. strukturellen ↑Chromosomenaberrationen.

Revakzination ⟨*lat*⟩ *f* ↑Impfkalender.

Reverdin, Jaques (1842–1908), Chir., Genf.

Reverdin-Nadel (nach Jaques R.): gestielte Nadel, mit der der Faden rückläufig durch die zu vereinigenden Gewebeschichten geführt wird.

Reverdin-Transplantation (nach Jaques R.): Epidermisübertragung durch kleine, flach abgeschnittene Hautstückchen auf frische Wunden o. granulierende Wundflächen. Veraltete Methode, funktionell u. ästhet. ungünstiges Resultat. ↑Hautplastik.

Reversal ⟨*engl*⟩: Ausheilung eines subfiziellen kariösen ↑Kariesinitial.

Reverse Osmosis ⟨*engl*⟩: *Abk* RO; ↑Umkehrosmose.

Reverse-T_3 ⟨*engl*⟩: *Abk* r-T_3, 3,3',5'-Triiodthyronin; neben 3,5,3'-T_3 entsteht physiologischerweise eine kleinere Menge 3,3',5'-T_3 (r-T_3), das hormonell nicht aktiv ist. Die Bildung von r-T_3 als eine Form der peripheren Deiodierung von ↑Thyroxin wird in großem Umfang in der Fetalperiode beschritten u. stellt wahrscheinl. einen physiol. Schutzmechanismus gegen eine übermäßige Wirkung von Schilddrüsenhormonen dar. Deshalb ist die r-T_3-Konzentration im Fruchtwasser normalerweise hoch; erniedrigte Werte weisen auf eine ↑Hypothyreose des Feten hin. ↑Triiodthyronin.

reversibel ⟨*lat*⟩ *Adj*: rückgängig.

Reversion ⟨*lat*⟩ *f*: **1.** Genotyp. o. phänotyp. Umwandlung eines Mutantenphänotyps in den ↑Wildtyp (reverse Mutation); ↑Suppressormutation. **2.** Gesamtheit der Vorgänge, die beim Erhitzen von Monosacchariden in saurer Lösung bzw. bei der sauren Hydrolyse von Oligo- u. Polysacchariden zur Bildung von neuen Oligo- u. Polysacchariden führen. Weil die Hydrolyse von Saccharose als Inversion bezeichnet wird, hat man den entgegengesetzten Vorgang des Wiederaufbaus R. benannt. **3.** Als R. wird ein Umschlagen nach der Raffination weitgehend geruch- u. geschmackloser Nahrungsöle (z. B. Sojaöl, Fischöl, Leinöl) mit Ausbildung eines fremdartigen unerwünschten Geruchs u. Geschmacks (evtl. einschl. Farbvertiefung) bezeichnet.

Revertante: durch phänotyp. o. genotyp. Umwandlung (↑Reversion) aus einer Mutante entstandener Wildtyp. ↑Rückmutation, ↑Suppressormutation.

Revertase ↑Transkriptase, reverse.

Reye-Syndrom: Reye-Sequenz, Reye-Morgan-Baral-Syndrom, hepatozerebrales Syndrom; akut auftretende Enzephalopathie u. Hepatopathie. Ursache unbekannt; man vermutet eine genet. Enzymschwäche der Lebermitochondrien, auf die sich eine zusätzl. Noxe (Virusinfektion wie Influenza B, Varizella in Verbindung mit Acetylsalicylsäure) aufpfropft. Prädilektionsalter Kleinkind- u. mittleres Schulalter, jedoch auch Erwachsene. Schlechte Progn. mit Letalität bis 40 %; bei Überleben rasche Erholung, allerdings mit 10 % Restschäden. Erstbeschreibung durch Brain, Hunter u. Turnbull 1929, als Krankheitseinheit durch Reye, Morgan u. Baral 1963.

Reynier, J. P. de, zeitgen. Schweizer Med. ↑Nager-Reynier-Syndrom.

Reynolds, Osborne (1842–1912), Physiker, Belfast.

Reynolds-Zahl (nach Osborne R.): bei strömenden Flüssigkeiten das Verhältnis aus Trägheits- u. Reibungskraft. Bei R. 1 200 tritt Turbulenz auf, u. der Strömungswiderstand steigt erhebl. an. Eine Verringerung des Blutgefäßdurchmessers führt nicht nur zu einer Abnahme des pro Zeiteinheit transportierten Blutvolumens gemäß dem ↑Hagen-Poiseuille-Gesetz, sondern, weil die Strömungsgeschwindigkeit dem Quadrat des Radius umgekehrt proportional ist, auch zu einer Vergrößerung der R., also zu einem früheren Einsetzen der Turbulenz. Dadurch nimmt das transportierende Volumen weiter stark ab. Bei R. <980 beginnt die ↑Laminarströmung (krit. R.).

rezent ⟨*lat*⟩ *Adj*: frisch, neu, gegenwärtig.

Rezept ⟨*lat*⟩ *n*: schriftl., mit vollständiger Anschrift des Ausstellers, Datum u. Unterschrift versehene Anweisung eines Arztes, Zahn- o. Tierarztes an eine Apotheke zwecks Herstellung bzw. Abgabe eines Arzneimittels. Außerdem müssen der Vor- u. Familienname des Pat. u. der Geburtstag verzeichnet sein. Betäubungsmittel müssen auf bes. R. (Betäubungsmittelrezept) verschrieben werden.

Rezeptformeln ↑Magistralformel.

Rezeptor ⟨*lat*⟩: **1.** Sensor. R. ↑Rezeptoren. **2.** In der Bakt. Bez. für Empfängerstamm, welcher genet. Material vom ↑Donor erhält, besser ↑Rezipient. Best. Zellwandstrukturen, an denen Bakteriophagen adsorbieren können. **3.** Membranrezeptor; definierbarer Bindungsort für biol. o. pharmak. aktive Substanzen auf Zelloberflächen; die Verwendung des Begriffs erfolgt in versch. Disziplinen (Endokrin., Physiol., Pharmak., Immun., Virol., Enzymologie, Blutgruppenserologie, Neurobiologie), häufig mit differenzierter Auslegung der Wortbedeutung. Ein R. ist ein ↑Protein, das entweder auf der Oberfläche o. innerhalb einer Zelle lokalisiert ist u. spezif. ein best., von außen kommendes Molekül (Ligand) bindet. Die Ligand-Rezeptor-Bindung löst entweder (in der allg. verwendeten Definition eines Rezeptors, z. B. bei Bindung eines Pharmakons) direkt eine Antwort in der betreffenden Zelle aus o. (im engeren, spezif. Sinne, z. B. bei Bindung eines Hormons, Wachstumsfaktors, Lympho- bzw. Zytokins o. eines Neurotransmitters) setzt eine Signalwandlungskaskade in Gang, durch die eine hochspezif. zelluläre Antwort entsteht. Die zweite Definition beinhaltet folgl. zwei Elemente: 1. Spezifität der Bindung u. 2. einen gerichteten Informationsfluß, der zu einer adäquaten Zellantwort führt. Es gibt eine große Zahl versch. R.: R. von

↑Neurotransmittern (z. B. ↑Acetylcholinrezeptor); R. von Hormonen (z. B. adrenerge Rezeptoren.: Alpha-1-, Alpha-2-, Beta-1-, Beta-2-R.); R. von ↑Wachstumsfaktoren; Steroidrezeptoren (intrazellulär); ↑T-Zell-Rezeptor u. B-Zell-Rezeptor; Lichtrezeptor; olfaktor. R. Ein R. ist meist ein Glykoprotein, dessen Oligosaccharidreste aus der Zelloberfläche herausragen. Man unterscheidet folgende Rezeptorfamilien: G-Protein-gekoppelte R. (z. B. adrenerge R., Glucagonrezeptor, Vasopressinrezeptor); ↑Tyrosinkinaserezeptorsysteme; ligandgesteuerte Ionenkanäle (↑Ionentheorie); intrazelluläre R., z. B. ↑Steroidrezeptor. In bezug auf ihre Verankerung in der Zellmembran gibt es mehrere Möglichkeiten: 1. Die mit ↑G-Proteinen gekoppelten Rezeptorproteine durchziehen die Zellmembranen mit sieben aufeinander folgenden Alphahelices. 2. Die wachstumsfaktorbindenden Tyrosinkinaserezeptorsysteme durchziehen die Zellmembran mit einer einzigen Alphahelix. 3. Die einzelnen Untereinheiten der ligandgesteuerten Ionenkanäle (z. B. nikotin. Acetylcholinrezeptor, GABA-Rezeptor, Glycinrezeptor) durchziehen mit jeweils vier, den jeweiligen ionenkanalbildenden, transmembranalen Segmenten (Alphahelices) die Zellmembran. So kann ein R. als ↑Marker interpretiert werden, aber nicht jeder Marker ist als R. anzusehen. Entscheidend ist die Bindungsfähigkeit zwischen der als R. zu betrachtenden spezifizierten Struktureinheit der Zelloberfläche u. der korrespondierenden biol. o. pharmak. aktiven Substanz. R. auf Blutzellen (z. B. Lymphozyten, Makrophagen), Fc-R. (Bindungsstelle für konstanten Bereich von Immunglobulinschwerketten); C-R. (Bindungsstelle für Komplementkomponente C3); IgD-R. u. IgM-R. (Bindungsstellen für Immunglobuline D u. M); IgE-R. (Bindungsstelle für Immunglobulin E – früher als ↑Reagin bezeichnet – auf Mastzellen u. Basophilen); H-R. (Bindungsstelle für Histamin). R. sind auf der Zelloberfläche nicht starr verankert, sondern können sich umverteilen (Fluid mosaic model nach Singer u. Nicolson 1972, ↑Capping). Ein R. unterliegt wie die gesamte Membran dem Zellstoffwechsel, er kann abgegeben u. neu aufgebaut werden bzw. dient dem Transport gebundener Liganden in das Zytoplasma. Ein R. ist genet. codiert. ↑Alpharezeptor, ↑Betarezeptor.

Rezeptorareal: Areal des ↑Rezeptors, das für die unmittelbare Ligand-Rezeptor-Kopplung verantwortl. ist. Flächenausdehnung sehr unterschiedl., für spezif. physiol. Mediatoren z. B. wesentl. größer als für niedermolekulare, relativ unspezif. wirkende Pharmaka.

Rezeptor, cholinerger: Rezeptoren, bei denen Acetylcholin aktionsauslösend wirkt u. die im gesamten parasympath. System, in den peripheren motor. Neuronen u. in allen präganglionären Sympathikusfasern vorhanden sind. Man unterscheidet nikotin. von muscarin. Rezeptoren, wobei nikotin. in motor. Endplatten u. in vegetativen Ganglien verbreitet sind u. auch durch Nikotin, das Alkaloid der Tabakpflanze, pharmak. aktiviert werden. Entspr. werden muscarin. Rezeptoren, die überwiegend in den vegetativ innervierten Erfolgsorganen verbreitet sind, durch Muscarin, das Gift des Fliegenpilzes, aktiviert.

Rezeptoren: reizaufnehmende Zellen. In Abgrenzung zu Membranrezeptoren (↑Rezeptor) auch Sensoren, sensor. R. genannt, als Bestandteil eines Gewebes, z. B. Haut, Muskel, Sehne, o. eines Sinnesorgans, wie Auge, Ohr, Gleichgewichtsorgan. Die Haupteigenschaft der R. besteht darin, auf Einwirkung eines für sie adäquaten Reizes mit einer elektroton. Depolarisation, dem Rezeptorpotential, zu antworten, die dann in fortgeleitete Aktionspotentiale transformiert wird. Tab.

Rezeptoren, nikotinerge Nikotinrezeptoren; Untergruppe der Cholinorezeptoren, die Acetylcholin als Überträgerstoff haben.↑Rezeptor.

Rezeptorkinasen ↑Tyrosinkinaserezeptorsysteme.

Rezeptor, pharmakologischer: selektiv mit Pharmaka o. körpereigenen Wirkstoffen (↑Liganden) reagierende spezif. Strukturen an Zellmembranen o. im Zytoplasma. Die Bindung von Pharmaka an den Rezeptor führt über eine Konformationsänderung des Biomakromoleküls (↑Konformation) zum biol. Effekt (spezif. Funktionen werden aktiviert o. gehemmt). Voraussetzung für die Bindung eines Pharmakons ist die ↑Affinität zum ↑Rezeptor.

Rezeptorpotential: an sensor. ↑Rezeptoren nach Einwirkung von Reizen zustande kommende Änderung des Membranpotentials, auch als ↑Generatorpotential bezeichnet. Die Amplitude des R. (mV) hängt von der Reizintensität u. der Steilheit ihrer Änderung ab. Meist ↑Hypopolarisation, aber auch ↑Hyperpolarisation, z. B. bei Labyrinthrezeptoren u. in der Retina. Die Potentialverschiebungen werden durch Änderungen der Membranpermeabilitäten für Ionen, meist Na^+, verursacht.

Rezeptorpotential, frühes: prim. Potential bei Lichtrezeptoren, z. B. Stäbchen u. Zapfen der Retina. Das f. R. entsteht unmittelbar nach Absorption von Lichtstrahlen (elektromagnet. Wellen, Photonen) durch die damit bewirkte Konformationsänderung der Sehstoffmoleküle, z. B. ↑Rhodopsin.

Rezeptorpotential, spätes: Änderungen des Membranpotentials der retinalen Stäbchen u. Zapfen, meistens in hyperpolarisierender Richtung (statt in depolarisierender Richtung wie bei den meisten Rezeptorarten). Infolge des im Dunkeln vorhandenen hohen Membranleitwertes für Natrium durch Offenhalten der Natriumkanäle der Zellmembran dank der Aktivität des ↑Guanosinmonophosphats u. der damit vorliegenden Vordepolarisation des Rezeptors nimmt bei Belichtung der Leitwert nicht weiter zu, sondern ab, was zu der Hyperpolarisation führt. Die a-Welle des ↑Elektroretinogramms wird durch das s. R. vieler gleichzeitig erregter Lichtrezeptoren erzeugt.

Rezeptorproteine: i. d. R. an Membranen gebundene, aber auch lösl. Proteine, die mit hoher Spezifität mit Liganden (z. B. ↑Hormone, ↑Antikörper, ↑Transmitter) in Wechselwirkung treten u. deren Signal in eine zelleigene Reaktion umsetzen. Sind oft an das Adenylatzyklasesystem gekoppelt, teilweise unter Zwischenschaltung von ↑Calmodulin. ↑Rezeptoren.

Rezeptorszintigraphie: nuklearmed. Untersuchungsverfahren. Gammakamera-, SPECT- o. PET-Aufnahmen (↑Emissionscomputertomographie) zur Beurteilung von Neurotransmitterfunktion u. Rezeptordichte innerer Organe unter Einsatz rezeptoraffiner spezif. ↑Radiopharmaka: ^{123}I-MIBG (adrenerge Rezeptoren, Neurotransmitter), ^{123}I- o. ^{11}C-QNB (cholinerge Rezeptoren), ^{11}C-Diazepam, ^{11}C-Flunitrazepam (Benzodiazepinrezeptoren), ^{11}C-Flumazenil, ^{123}I-Jomazenil (Benzodiazepinantagonisten), ^{11}C-Carfentanyl (opioide Rezeptoren), ^{123}I-, ^{11}C-Methyl-Spiperonderivate, ^{123}I-IBZM (Dopamin (D-2)-Rezeptoren), ^{123}I-, ^{76}Br-Ketanserin, -Lysurid (Serotonin-5-Hydroxytryptamin-Rezeptoren), Gammaaminobuttersäure (GABA-Rezeptoren, Neurotransmitter-Inhibition), ^{123}I-, ^{111}In-Octreotid (Somatostatinrezeptoren). Indikation: Diagnostik bei neurolog.-psychiatr. Erkrankungen

Rezeptoren: Einteilung

Exterorezeptoren	Interorezeptoren	Propriorezeptoren
kutanomechan. kutanotherm. kutanochem. (= Hautsinn)	viszeromechan. viszerochem.	muskulärmechan. (= Kraftsinn)
gustativ olfaktiv (= Geschmack u. Geruch)	interotherm. (= Eingeweide u. Gewebesinn)	statokinästhet.(= Gleichgewichtssinn)

(Depression, affektive Psychose, Schizophrenie, Alzheimer-Demenz, Epilepsie, Huntington-Chorea, Parkinson-Syndrom, parkinsonähnl. Syndrome), u. zur Prüfung pharmak. Wirksamkeit von Neuroleptika, Anxiolytika, Antidepressiva. ↑Tumorszintigraphie, ↑Herzszintigraphie. Abb.

Rezeptur: 1. Raum in der Apotheke, in dem die individuelle Herstellung von Arzneimitteln erfolgt. 2. Zubereitung des Arzneimittels entspr. den Angaben des Rezeptes.

rezessiv ⟨*lat*⟩ *Adj*: zurücktretend, verdeckt; überdeckt in seiner Wirkung von einem dominanten Allel.

Rezessivität ⟨*lat*⟩ *f*: Art der phänotyp. Genwirkung, wobei die Wirkung des entsprechenden Allels durch die eines dominanten ↑Allels unterdrückt wird. Begriff aus der klass. Genetik, gilt nicht für die subklin.-biochem. Ebene. Nahezu jedes Allel zeigt eine phänotyp. Wirkung, indem es ein Polypeptid codiert, das mit geeigneten Mitteln nachweisbar ist. Inwieweit ein mutiertes Allel auf klin. Ebene wirksam ist, hängt vom Bedarf des Organismus an dem Genprodukt zur Aufrechterhaltung von normaler Funktion o. Entwicklung ab. ↑Erbgang.

Rezidiv ⟨*lat*⟩ *n*: Rückfall.

rezidivierend ⟨*lat*⟩ *Adj*: wiederkehrend.

Rezidivoperation: erneute o. mehrfach wiederholte Operation an gleicher Stelle wegen wiederkehrenden Krebswachstums.

Rezidivprophylaxe: Maßnahme zur Verhütung eines ↑Rezidivs, einer ↑Reinfektion.

Rezidivstruma: Wiederauftreten einer Schilddrüsenvergrößerung nach Operation bzw. Radioiodbehandlung Da solche Maßnahmen ledigl. den Lokalbefund korrigieren, die auslösende Ursache jedoch nicht beseitigen, führt die weiter bestehende Schilddrüsenhormonmangelsituation über die Ausschüttung von thyreotropem Hormon zu erneutem Schilddrüsenwachstum. Dieses kann, nur durch eine lebenslange Dauersubstitution mit Schilddrüsenhormonen verhindert werden. Abb. S. 1738.

Rezipient ⟨*lat*⟩ *m*: 1. Erregerempfänger; Organismus, auf den, meist mittels ↑Vektor, vom ↑Donator Erreger übertragen werden. Komponente bei ↑Naturherdinfektionen. 2. Bakterienstamm, der vom ↑Donor genet. Material durch Konjugation o. ↑Transduktion erhält.

Rezirkulation ⟨*lat*⟩ *f*: sich ständig wiederholender Kreislauf von Lymphozyten zwischen Gewebe u. Lymphknoten bzw. Milz unter Einwirkung der Lymphbahnen u. Rückkehr aus den sek. lymphoiden Organen, insbes. auf dem Blutwege, in die Gewebe. An R. nehmen etwa 80 % der Lymphozyten, insbes. T-Lymphozyten u. Memory cells teil. R. ermöglicht eine Antigenerkennung im Gewebe durch die daran beteiligten Zellen sowie die Fortführung des Immunantwortprozesses mit dem Ziel der Antigeneliminierung (↑Phagozytose). An der Steuerung des Prozesses sind ↑Adhäsionsmoleküle maßgebl. beteiligt.

RF: *Abk* für Rezeptformeln. **RF vet.**: *Abk* für Rezeptformeln für die Veterinärmedizin. ↑Magistralformel.

R-Faktoren ↑Resistenzfaktor.

RFLP: *Abk* für ↑Restriktionsfragment-Längen-Polymorphismus.

R-Form ↑Rauhform.

RFSE: *Abk* für russische ↑Frühsommerenzephalitis.

RFW: *Abk* für rasche Füllungswelle im AKG (Ausdruck der frühdiastol. Füllungswelle). Der ↑MÖT fällt mit dem Beginn der RFW, ein III. HT mit der Spitze der RFW zusammen. ↑Herzton.

R_F-Wert ↑Chromatographie.

RGT-Regel: *Abk* für Reaktionsgeschwindigkeitstemperaturregel, Van't-Hoff-Gesetz. Da die Geschwindigkeit einer chem. Reaktion I. Ordnung um so größer ist, je häufiger in der Zeiteinheit die miteinander reagierenden Moleküle aufeinanderstoßen, beeinflußt die Temperatur infolge Veränderung der kinet. Energie der Moleküle die Reaktionsgeschwindigkeit derartig, daß sie sich bei Erhöhung der Temperatur um 10 °C um den Faktor 2–4 vergrößert. Dieser Faktor wird auch als Temperaturkoeffi-

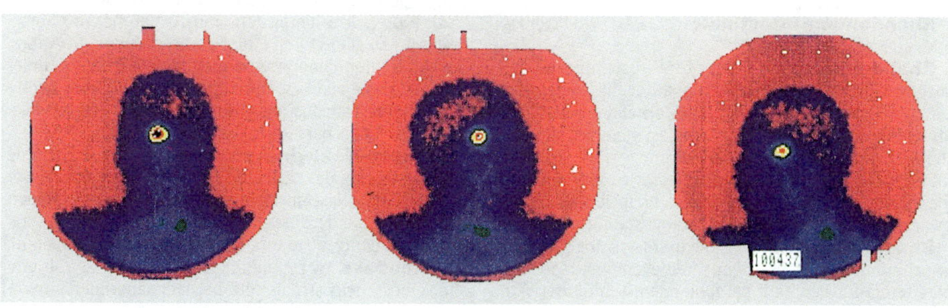

7

Rezeptorszintigraphie. Somatostatinrezeptorszintigraphie mit ^{111}In-Octeotrid; Nachweis eines funktionell aktiven Hypophysenvorderlappenadenoms

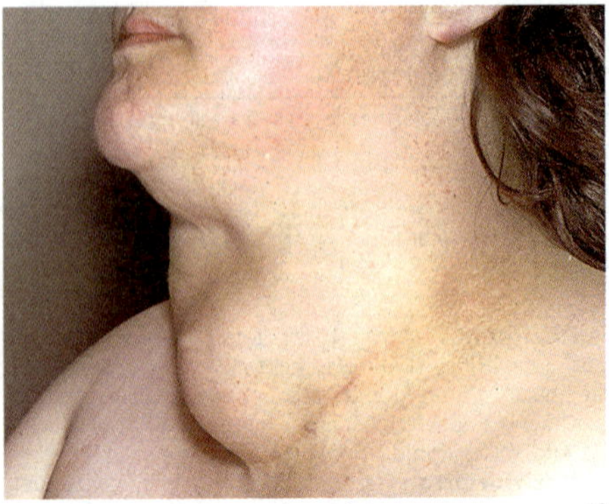

19

Rezidivstruma mit Operationsnarbe

zient Q_{10} bezeichnet. Für physikal. Vorgänge (Diffusion, Osmose, Leitfähigkeit) ist der Q_{10}-Wert kleiner (1,1–1,4). Die R. gilt für biol. Systeme nur in sehr begrenzten Temperaturbereichen (↑Denaturierung).

Rhabarber: Rheum. Die Wurzel (Rhizoma Rhei) enthält Anthrachinon (↑Anthrachinonderivate); ↑Laxanzien.

Rhabditida ⟨*gr*⟩ *Pl*: Ordnung der ↑Nematoda. Wenige Millimeter große Rundwürmer mit charakterist. in Corpus, Isthmus u. Bulbus (mit Kauapparat) geteiltem Ösophagus; vorwiegend frei, teilweise parasit. lebend; zu den R. gehört ↑Strongyloides stercoralis.

Rhabditis stercoralis ⟨*gr* + *lat*⟩ *f* ↑Strongyloides stercoralis.

Rhabdomyom ⟨*gr*⟩ *n*: gutartiger Tumor der quergestreiften Muskulatur. Histol. polygonale, häufig vakuolisierte glykogenhaltige Zellen mit granulärem azidophilem Zytoplasma u. Querstreifung. Der seltene Tumor wird bevorzugt in der oberen Halsregion, Zunge, Rachenwand u. in der Nachbarschaft des Kehlkopfs gefunden.

Rhabdomyosarkom: von der quergestreiften Muskulatur abgeleiteter bösartiger Tumor in unterschiedl. Differenzierung mit o. ohne Myofibrillen u. mit o. ohne Querstreifung. In der Klassifizierung von Enzinger (1980) werden nach der vorherrschenden Struktur unterschieden: 1. embryonaler Typ einschl. des botryoiden Typs, 2. alveolärer Typ, 3. pleomorpher Typ, 4. Mischformen. Der 1. u. 2. Typ werden überwiegend im Alter von 0–25 Jahren auch an Stellen beobachtet, die normalerweise frei von Skelettmuskulatur sind. Häufig lymphogene u. hämatogene Metastasierung.

Rhabdonema intestinale ⟨*gr* + *lat*⟩ *n* ↑Strongyloides stercoralis.

Rhabdoviridae ⟨*gr* + *lat*⟩ *f pl*: Virusfamilie mit den Gattungen Cytorhabdo- (pflanzenpathogen), Ephemero- (tierpathogen), ↑Lyssavirus, Nucleorhabdo (pflanzenpathogen), Vesiculovirus u. 124 unklassifizierten Virusarten (pflanzen- u. tierpathogen). ↑Virion geschoß- o. bazillenförmig, 45–100 nm im Durchmesser u. 100–430 nm lang, RNA-Genom, helikal symmetr. ↑Kapsid mit ↑Envelope, erscheinen elektronenmikroskop. stabförmig.

Rhachischisis ⟨*gr*⟩ *f*: Rachischisis; unvollständiger Schluß des Neuralrohrs mit freiliegendem, platt ausgebreitetem Rückenmark bei fehlendem Schluß der Wirbelbögen. **R. anterior**: ventrale Wirbelspalte. Angeborene Fehlbildung von Wirbelkörpern durch Zweiteilung. Es liegt eine sagittale Spaltung der ↑Chorda dorsalis zugrunde, die 2 seitl. Halswirbel (↑Hemispondylie) induziert. **R. posterior**: dorsale Spaltung der Wirbelsäule u. des Rückenmarks (Myeloschisis) als schwere Manifestation einer ↑Dysrhaphie. Die lokalisierte Form heißt ↑Spina bifida aperta. Verbindung mit Schlußdefekten des Schädels u. Gehirns (Kraniorhachischisis, ↑Anenzephalie). Durchgehende Spaltung: ↑Kraniorhachischisis totalis.

Rhagaden ⟨*lat*⟩ *f Pl*: Schrunden; kleine schmerzhafte Einrisse entweder nur der Hornschicht o. auch des Epithels (Lippe, After, Brustwarze u. a.).

Rhagozyten ⟨*gr*⟩ *Pl*: Ragozyten, Ra-Zellen, Hollander-Zellen; hypersegmentierte Leukozyten, die im Plasma feinkörnige, PAS-pos. Granula besitzen. R. kommen bes. in Gelenkpunktaten bei rheumatoiden Entzündungen vor u. erlauben durch ihren prozentualen Anteil (>30 %) eine Aktivitätsbestimmung der rheumatoiden Entzündung. R. haben phagozytierende Eigenschaften u. kleinvakuolige Einschlüsse, in denen ↑Antigen-Antikörper-Komplexe u. ↑Rheumafaktoren nachzuweisen sind. Annahme, daß nach Phagozytose der Immunkomplexe Freisetzung lysosomaler Enzyme erfolgt, die als chem. Moderatoren der Synovialitis wirken u. auch Knorpel- u. Knochensubstanz schädigen.

Rhamnose: 6-Desoxy-L-Mannose; Zuckerbestandteil (Glykon) zahlreicher, in der Natur vorkommender Glykoside (Solanin, Strophanthin, Anthozyane usw.); findet sich ferner in Schleim- u. Gummisubstanzen.

Rhamnus frangula ⟨*gr*⟩ *f*: Faulbaum; Droge (Frangulae cortex) stellt die getrocknete Rinde der Zweige u. jungen Stämme dar. Enthält Anthracenderivate. Hauptglykosid ist Glukofrangulin A (Emodin-6-α-L-rhamnosyl-8-β-D-glukosid) sowie das durch Glukoseabspaltung daraus hervorgehende Frangulin A. Abführdroge.

Rhazes, lat. Form des arab. Namens Abu Zaka-riya ar-Razi (865–923 o. 932), Arzt u. Philosoph. R. zählt zu den bedeutendsten Vertretern der Med. des arab.-islam. Mittelalters. Von ihm stammt u. a. die wahrscheinl. erste detaillierte Beschreibung der Pocken, die er von den Masern schied. Seine Werke, v. a. der „Liber continens", haben in lat. Übersetzung nachhaltig auf die europ. Med. gewirkt.

Rh-Blutgruppensystem: Rh-System, Rhesus-System; Blutgruppeneigenschaften an menschl. Erythrozyten mit autosomal kodominanter Vererbung. 1940 von ↑Landsteiner u. Wiener entdeckt. Von den versch. Nomenklaturen wird in Europa am häufigsten die von Fisher u. Race verwendet, die von drei Chromosomenloci für die Faktoren C o. c, D o. d, E o. e ausgeht. Die Immunisierung erfolgt durch Schwangerschaft o. Transfusion Rh-unverträgl. Blutes. Am häufigsten sind Antikörper der Spezifität Anti-D, gefolgt von Anti-E, Anti-c, Anti-C u. Anti-e. Bei autoimmunhämolyt. Anämien vom Wärmetyp findet sich oft Anti-e als Autoantikörper. Rh-Antikörper bedingen schwere Transfusionsstörungen o. den ↑Morbus haemolyticus fetalis bei ↑Rh-Inkompatibilität. Tab.

Rheese-Goalwin-Aufnahme: Röntgenaufnahme zur Darstellung des orbitalen Foramen nervi optici. Der Pat. liegt mit Nase u. Jochbein der zu untersuchenden Seite schräg auf der Platte. Wichtig bei Verdacht auf traumat. Schädigung o. Tumoren (Optikusgliom, Meningiom).

Rheobase ⟨*gr*⟩ *f*: minimale Reizstärke bzw. Intensität eines Gleichstroms, die bei langdauernder Einwirkung gerade noch eine Erregung auslöst. ↑Chronaxie. In der Physiotherapie die Mindeststromstärke, die ein gal-

Rh-Blutgruppensystem: Nomenklatur

Antigene Rosenfield	Wiener	Fisher-Race	Korrespondierende Antikörper Rosenfield	Fisher-Race
Rh 1	Rh_0	D	Anti-Rh 1	Anti-D
Rh 2	rh'	C	Anti-Rh 2	Anti-C
Rh 3	rh''	E	Anti-Rh 3	Anti-E
Rh 4	hr'	c	Anti-Rh 4	Anti-c
Rh 5	hr''	e	Anti-Rh 5	Anti-e
Rh 6	hr	ce(f)	Anti-Rh 6	Anti-f
Rh 7	rh_1	Ce	Anti-Rh 7	Anti-Ce
Rh 8	rh^W	C^W	Anti-Rh 8	Anti-C^W
Rh 10	hr^V	V(ce^S)	Anti-Rh 10	Anti-V
Rh 12	rh^G	G	Anti-Rh 12	Anti-G
Rh 19	hr^S	-	Anti-Rh 19	Anti-hr^S
Rh 20	-	VS	Anti-Rh 20	Anti-VS

van. Strom aufweisen muß, um gerade noch eine Minimalzuckung auszulösen; diagn. Kriterium zur Beurteilung der Erregbarkeit des neuromuskulären Systems, ↑Reizstrom-Reizzeit-Kurve.

Rheographie ⟨*gr*⟩ *f*: Messung des elektr. Widerstands (Impedanz) von Körperflüssigkeiten u. Geweben. Dabei werden überwiegend Wechselspannungen im Frequenzbereich von 1–50 kHz benutzt. Die Messung wird mit einer Brückenschaltung ausgeführt, in der die auszumessende Flüssigkeit, ein Gewebestück o. ein Organ einen Teilwiderstand bilden. Mittels R. können z. B. Arterien- o. Venenpulskurven aufgezeichnet werden. Anwendung zur Diagnostik peripherer Durchblutungsstörungen u. zerebraler Gefäßveränderungen. Weitere Anwendung der R. z. B. in der Überwachung der Atemtätigkeit von Früh- bzw. Neugeborenen.

Rheologie ⟨*gr*⟩ *f*: Lehre von den Fließerscheinungen, von den Gesetzmäßigkeiten des Fließens von Flüssigkeiten, kolloiden Systemen u. Festkörpern unter der Wirkung äußerer Kräfte sowie von der Abhängigkeit dieser Gesetzmäßigkeiten von der physikal. u. chem. Struktur der fließenden Stoffe. Die rheolog. Bluteigenschaften hängen z. B. von der Viskosität des Blutplasmas u. die der korpuskulären Blutbestandteile, von Flexibilität, Adhäsivität u. Aggregabilität der festen Blutbestandteile, insbes. Erythrozyten u. Thrombozyten, ab.

Rh-Erythroblastose
↑Morbus haemolyticus fetalis.

Rhesusaffe: Macaca mulatta; in Vorder- u. Hinterindien u. auf Taiwan verbreiteter Affe aus der Gruppe der Schmalnasenaffen. Als Versuchstier insbes. in der Neuro- u. Verhaltensphysiologie verwendet. Mit Rhesusaffenblut immunisierte Meerschweinchen u. Kaninchen entwickeln im Blut einen Antikörper, der bei Rhesusfaktor-pos. Menschen das Blut agglutiniert.

Rhesusinkompatibilität ↑Rh-Inkompatibilität.

Rhesussystem ↑Rh-Blutgruppensystem.

Rheuma ⟨*lat*⟩ *n*: diagn. nicht verwertbare Sammelbezeichnung für ätiol. völlig versch. Erkrankungen der Binde- u. Stützgewebe, die mit fließenden, ziehenden Schmerzen einhergehen. ↑Rheumatismus, palindromer.

Rheumabäder: heterogene Gruppe medizinischer ↑Bäder mit meist hautdurchblutungsfördernden Primärwirkungen zur Behandlung rheumat. Krankheiten unterschiedl. Genese. Wirksame Substanzen können u. a. Cineol, Koniferenöl, Menthol, Nikotinsäureestero. Wacholderöl sein. Auch Salicylsäure kann als med. R. angewendet werden.

Rheumafaktoren: *Abk* RF; ↑Autoantikörper gegen den C-terminalen Teil der konstanten Region der schweren Kette des ↑Immunglobulin G (Fc-IgG). Erstmals 1949 von Waaler als Antikörper gegen ↑Gammaglobuline beschrieben. Sie reagieren mit nativem IgG sowie stärker mit aggregiertem o. denaturiertem IgG in Immunkomplexen. RF erkennen versch. Determinanten, die auf den CH2- u. CH3-Domänen der 4 Subklassen des humanen IgG verteilt sind. Sie reagieren mit IgG von anderen Spezies, insbes. Kaninchen-IgG. RF können allen Immunglobulinklassen angehören, bes. häufig sind die IgM-RF. Die Bez. RF entstand aufgrund der zuerst beschriebenen Assoziation mit der ↑Rheumatoidarthritis. Sie werden bei bis zu 90 % der Pat. mit Rheumatoidarthritis im Serum u./o. ↑Synovia nachgewiesen. Sie sind mit dem Schweregrad u. der Aktivität der Rheumatoidarthritis sowie dem HLA-DR4 assoziiert. RF kommen bei ↑Kollagenosen (systemischem ↑Lupus erythematodes bis zu 59 %, ↑Sjögren-Syndrom bis zu 55 % u. bei der ↑Mixed connective tissue disease (MCTD) bis 26 %, chron. Lebererkrankungen, ↑Lungenfibrose, Infektionen (Virusgrippe, subakute bakterielle ↑Endokarditis, ↑Syphilis u. ↑Tuberkulose) sowie bei Gesunden über 70 Jahren (5–10 %) vor. Andere rheumat. Erkrankungen (HLA-B27 assoziierte Spondarthritiden, ↑Spondylarthritiden, reaktive ↑Arthritiden, ↑Osteoarthropathia psoriatica, akutes rheumatisches ↑Fieber), Kristallarthropathien (↑Kristallsynovialitis), degenerative Erkrankungen der Gelenke u. Wirbelsäule sowie der ↑Weichteilrheumatismus sind RF-neg. Der Nachweis erfolgt mit ↑Rheumafaktortests.

Rheumafaktortests: Nachweismethoden von ↑Rheumafaktoren. Der zuerst beschriebene Test beruht auf einer Hämagglutinationsmethode unter Verwendung von mit Kaninchen-IgG beschichteten Schaferythrozyten (Waaler-Rose-Test). Später fand der Latexfixationstest eine weite Verbreitung, der auch heute noch als semiquantitative Screeningmethode Bedeutung hat. Beide Tests weisen aufgrund ihrer Agglutinationsfähigkeit v. a. Rheumafaktoren der IgM-Klasse nach. In großen Laboratorien wurden diese aufwendigen Tests durch quantitative, automatisierbare Testsysteme ersetzt. Diese Methoden sind hauptsächl. die Nephelometrie unter Verwendung von mit humanem IgG beladenen Latexpartikeln sowie nephelometr. u. turbometr. Analysen, die auf der Präzipitation von lösl. aggregiertem IgG durch Rheumafaktoren beruhen. Der Vorteil dieser quantitativen Tests besteht in ihrer hohen Reproduzierbarkeit. Mittels

↑Enzymimmunoassays lassen sich die versch. Immunglobulinklassen (IgM, IgG, IgA) der RF bestimmen, jedoch ist die Standardisierung der Tests oft nicht befriedigend.

Rheumaknoten ↑Granulom, rheumatoides.

Rheumapleuritis ↑Pleuritis rheumatica.

Rheumapneumonie: während eines akuten rheumat. Fiebers auftretende diffuse, oft auch wandernde Pneumonie. Klin. stehen bei der R. Dyspnoe u. Zyanose im Vordergrund, histol. finden sich neben unspezif. entzündl. Prozessen auch ↑Aschoff-Geipel-Knötchen im Lungenparenchym.

Rheum-Arten: Rhabarber; Droge (Rhei radix) stammt von R. palmatum u. R. officinale, Inhaltsstoffe sind Anthrazenderivate sowie Gerbstoffe. Anwendung hauptsächl. als Abführmittel.

Rheumaserologie: Rheumastatus; in der Klinik (fälschl.) gebrauchte Sammelbezeichnung zur Diagnostik von Erkrankungen des rheumat. Formenkreises. Für rheumat. Fieber ↑Antistreptolysinreaktion, ↑Anti-Hyaluronidase-Reaktion, ↑Anti-Desoxyribonuklease-B-Reaktion, ↑Antistreptokinasereaktion. Für Rheumatoidarthritis u. a. Kollagenosen, ↑Rheumafaktortests.

Rheumatismus, palindromer: akut rezidivierende Schmerzattacken mit Rötung u. Schwellung eines o. mehrerer Gelenke, mit Bevorzugung der Finger- u. Handgelenke sowie des periartikulären Gewebes. Dauer: Stunden bis Tage, dann Abklingen ohne Residuen. Diagn. meist nur als vorläufige bzw. retrospektiv zu stellen, da vielfach nur Vorläufer anderer Krankheiten, u. a. ↑Rheumatoidarthritis, ↑Arthritis urica, systemischer ↑Lupus erythematodes.

Rheumatismus, psychogener: psychosomat. Schmerzsyndrome des Bewegungsapparats.

Rheumatoidarthritis: *Abk* RA; progressiv-(progredient-)chron. Polyarthritis (pcP), chron. Polyarthritis, Gelenkrheumatismus; chron. Systemerkrankung des Bindegewebes, die vorwiegend die Gelenke bei mögl. system. u. extraartikulärer Manifestation befällt u. zu Deformierung sowie Bewegungseinschränkungen führt. Häufiger bei Frauen (50 % vor dem 45. Lj.) als bei Männern (3 : 1). Ätiol. ungeklärt (diskutiert werden Immunpathogenese, infektiöse Ursachen, z. B. Bakterien, Mykoplasmen, genet. Faktor). Meist schleichender Beginn an den kleinen Gelenken, symmetr. nach proximal fortschreitend, manchmal auch akute R. in großen Gelenken, z. B. Kniegelenk. Sympt. der Arthritis, unterschiedl. stark, meist Schwellung, Schmerz, Bewegungseinschränkung. Beginn als ↑Synovialitis, Ausprägung eines ↑Pannus, Knorpel- u. Knochen-, damit auch Gelenkzerstörungen: Fehlstellungen (↑Ulnardeviation, ↑Knopflochdeformität u. ↑Schwanenhalsdeformität), nicht selten Versteifung. Extraartikuläre Sympt.: Atrophie der Mm. interossei, ↑Tenosynovialitis, ↑Tendinitis, ↑Bursitis, rheumatoide ↑Granulome. Viszerale Beteiligung: Herz (Myokardbeteiligung durch Rheumaknoten, nekrotisierende ↑Arteriitis; Perikarditis), Gefäße (diffuse Arteriitis, vasomotor. Störungen, ↑Raynaud-Phänomen); Lunge bzw. Pleura (Fibrose, Pleuritis sicca sive exsudativa), Nieren (meist in Form von Arzneimittelnebenwirkungen, Immunkomplexnephritis), Nerven (↑Kompressionssyndrome, insbes. ↑Karpaltunnelsyndrom, auch z. B. bei atlantoaxialer ↑Dislokation), Blut (Anämie, Leuko- u. Thrombozytopenie, meist Therapiefolge). Laborbefunde: bei aktiver Entzündung ↑Akute-Phase-Reaktionen pos., Nachweis des ↑Rheumafaktors in 60–90 %, pathol. Veränderungen in der ↑Synovia. Röntgenbefunde: gelenknahe ↑Osteopenie, Gelenkspaltverschmälerung, subchondrale ↑Zysten, fibröse Usuren, dann ossäre Ankylosierung, Fehlstellungen, Subluxationen, Deviation. Hilfe bei diagn. Sicherung u. zur **Klassifizierung** der chron. Polyarthritis durch ↑ARA-Kriterien (New York 1966): 1. Morgensteifigkeit (mind. 6 Wochen bestehend u. 1 h anhaltend). 2. Schwellungen in mind. 3 versch. Gelenkregionen (gleichzeitig über wenigstens 6 Wochen feststellbar – re. u. li. PIP, MCP, Handgelenke, Ellenbogen-, Knie-, obere Sprung- o. MTP-Gelenke). 3. Schwellungen von Hand- u. Fingergelenken (wenigstens 6 Wochen in einer Gelenkregion, Hand-, MCP- o. PIP-Gelenke). 4. Symmetr. Schwellungen (gleichzeitiger symmetr. Befall der unter 2. genannten Gelenke über wenigstens 6 Wochen). 5. Subkutane Knoten über knöchernen Erhebungen, im Extensorbereich o. in juxtaartikulären Regionen. 6. Nachweis des ↑Rheumafaktors. 7. Röntg. nachweisbare Veränderungen an den Händen (gelenknahe Erosionen u. Demineralisationszeichen). Zur Beurteilung des Schweregrades Entwicklung röntgenmorpholog. Stadien S I–IV u. Grade der funktionellen Insuffizienz (F0–III) sowie der Aktivität (A0–3). **Sonderformen**: ↑Felty-Syndrom, Silikoarthritis (Caplan-Colinet-Syndrom), ↑Arthritis mutilans, Besonderheiten im Kindesalter: ↑Still-Syndrom, juvenile ↑Rheumatoidarthritis. Als eigene Entitäten abzugrenzen: ↑Sjögren-Syndrom, ↑Osteoarthropathia psoriatica. Abb.

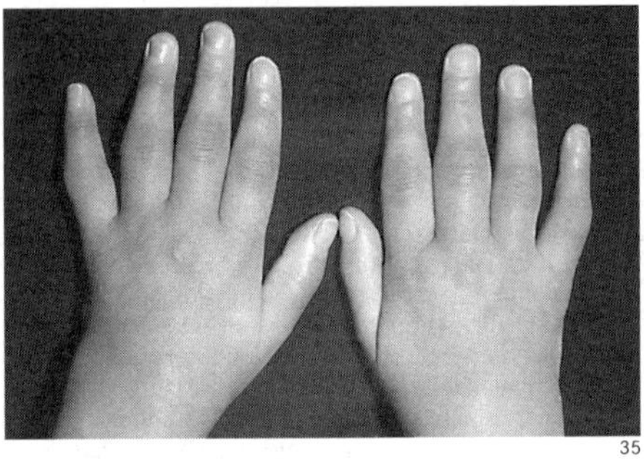

35

Rheumatoidarthritis. Frühveränderungen an den Händen

Rheumatoidarthritis, juvenile: *Abk* Ju. RA; Krankheitsbeginn vor dem 16. Lj., Häufigkeit 0,1–1,0/1 000 Gleichaltrige. Unterscheidung zwischen system. Verlauf einer Ju. RA (Still-Krankheit) u. ↑Still-Syndrom. Schwere Allgemein- bzw. obligator. viszerale Sympt., Fieber, Anämie, Leukozytose, Lymphknotenschwellung, Hepato- u. Splenomegalie, Erythema multiforme, Rheumaknoten. Erhebl. destruktive Veränderungen an den Knie-, oberen u. unteren Sprung-, Hand-, Ellenbogen-, Hüft-, Schulter- u. Fingergelenken sowie an der Halswirbelsäule. Gefahr der Amyloidose, ungünstige Progn., Letalität 6 %; polyartikulärer Beginn, ohne viszerale Beteiligung, große Ähnlichkeit zur RA des Erwachsenen, Rheumafaktor (RF) in 20 % pos.; relativ günstige Progn.; mono. oligoartikulärer Verlauf, günstigere Endergebnisse hinsichtl. der Gelenke, aber Gefahr der Iridozyklitis, insbes. bei frühkindl. Beginn. Bei allen Formen Gefahr lokalisierter o. generalisierter Wachstumsstörungen („rheumatischer Zwerg"), insbes. bei längerer, hochdosierter Kortisonoidtherapie. Laborbefunde: wie bei ↑Rheumatoidarthritis, aber meist Fehlen des RF, nachweisbar in nicht mehr als 20 %.

Rheumatoidarthritis, seronegative: Sonderform der Rheumatoidarthritis; meist gutartiger Verlauf. Einschlußkriterien: Vorliegen von 4 der 7 ↑ARA-Kriterien, röntg. für Rheumatoidarthritis charakterist. Erosionen, ↑Rheumafaktor bei mind. dreimaliger Untersuchung neg.; Mindestbeobachtungszeit für Annahme einer s. R. 3 Jahre. Abgrenzung gegenüber (definierten) seronegativen Spondarthritiden (↑Spondylarthritiden) u. initial undifferenzierter seronegativer Arthritis des Erwachsenen.

Rheumatoide: älterer, nicht mehr verwendeter Begriff für erregerbedingte (Shigellen, Salmonellen, Borrelien, Viren) u. als allerg.-hypererg. gedeutete Arthropathien (Arthralgie, Arthritiden); ↑Arthritiden, reaktive.

Rhexis ⟨*gr*⟩ *f*: Zerreißung.

Rhinelkos ⟨*gr*⟩ *n*: Ulkus des Naseneingangs.

Rhinenzephalon ⟨*gr*⟩ *n*: Rhinencephalon, Riechhirn; der Geruchsfunktion dienender Teil des Gehirns. Zum R. gehören ↑Bulbus olfactorius u. ↑Tractus olfactorius, ↑Corpus amygdaloideum sowie basale Teile des Hirnmantels (Palaeopallium). Phylogenet. alter Teil des ↑Telenzephalon, der bei den höheren Säugetieren nur noch untergeordnete Rolle spielt. Früher dem R. zugerechnete Strukturen gehören zum limb. System.

Rhinitis ⟨*gr*⟩ *f* ↑Atemwegsinfektion.

Rhinitis, abakterielle ↑Atemwegsinfektion, ↑Virusschnupfen.

Rhinitis, akute herpetische ↑Herpes simplex.

Rhinitis, allergische: Heuschnupfen, Entzündung der ↑Nasenschleimhaut auf allerg. Basis.

Rhinitis medicamentosa: infolge langfristiger Einnahme von Arzneimitteln: Antihypertensiva (Rauwolfiaalkaloide, Depressan, Dopegyt), Phenothiazine (Propaphenin, Prothazin), Salicylsäurederivate, Oxyäthyltheophyllin, Amphetamin; Schwellung der Schleimhäute der Nase, ähnl. einer infektiösen R., Abklingen nach Absetzen des Medikamentes bzw. Ausschaltung des Schadstoffs bei Einwirkung von Gasen, Dämpfen u. Stäuben: Ammoniak, Arsen, Chlor, Chromate, Kadmium.

Rh-Inkompatibilität: Unverträglichkeit eines o. mehrerer Antigene des Rh-Blutgruppensystems zwischen zwei Individuen. Die erstmalige Transfusion von Rh-positivem (D pos.) Blut auf einen Rh-neg. (D neg.) Empfänger löst eine Immunisierung aus. Erst der wiederholte Antigenkontakt führt zur Transfusionsstörung. Eine R. zwischen einer Rh-neg. Schwangeren u. ihrem Rh-pos. Feten kann zum Morbus haemolyticus führen. Die Antikörperbildung wird am häufigsten durch das Eindringen fetaler Erythrozyten unter der Geburt des ersten Rh-positiven Kindes ausgelöst. Die häufigste Konstellation für die R. ist Mutter d/Kind D, seltener führen die Antigene c, C, e, E zur Sensibilisierung. Klin. Zeichen der R. sind ↑Morbus haemolyticus fetalis, Hydrops; bei Frühgeburten schwere Schädigungen mögl., deren Schweregrad mit der Anzahl der Schwangerschaften zunimmt. Die serol. Diagnostik umfaßt: Blutgruppenbestimmung u. Antikörpersuchtest nach Feststellung einer Schwangerschaft, bei neg. Antikörperbefund eine Zweituntersuchung in 24.–27. Schwangerschaftswoche. Bei jedem Kind einer Rh-neg. Mutter unmittelbar nach der Geburt. Bestimmung des Rh-Merkmals D u. direkter ↑Antihumanglobulintest. Die Ther. erfolgt präpartal durch die intrauterine ↑Transfusion, postnatal durch die ↑Austauschtransfusion

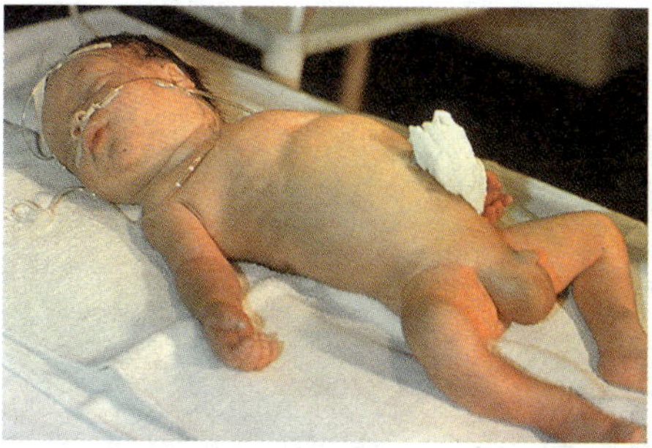

37

Rh-Inkompatibilität. Hydrops fetalis bei Blutgruppenunverträglichkeit

entspr. dem Polácek-Diagramm. Der Prophylaxe dient die ↑Anti-D-Immunprophylaxe. Abb.

Rhinoestrus purpureus ↑Oestridae.

rhinogen ⟨*gr*⟩: über die ↑Nase entstanden.

Rhinoguttae ↑Nasentropfen.

Rhinokleisis: Verlegung der Nasenwege.

Rhinolalia ↑Rhinophonia.

Rhinolith ↑Nasenstein.

Rhinologie: Fachgebiet der HNO, das sich mit dem Riechorgan u. seinen Erkrankungen beschäftigt.

Rhinologika: Schnupfenarzneimittel, bes. zur Ther. von Erkrankungen von Nase, Nasennebenhöhlen u. Nasenrachenraum.

Rhinomanometrie: objektive Messung des Nasenwiderstands mittels Rhinorheomanometer. Fremdstrommethoden: Durchblasen eines definierten Luftstroms durch die Nase u. Messung des entstehenden Differenzdrucks. Eigenstrommethoden: Pat. atmet spontan über eine Klarsichtmaske ein u. aus, zwischen pneumotachograph. bestimmtem Atemstrom synchrone Messung des entsprechenden Differenzdrucks durch posteriore o. anteriore Meßmethode; aufwendig u. belastend. Oszillationsmethode, Fremdstromverfahren: einfache Handhabung, geringe Belastung, bes. für Untersuchung von Kindern, gewonnene Widerstandswerte vom Phasendiagramm ablesbar. R. auch für Allergologie (Diagnostik, Provokation mit natürl. Allergenen u. Allergenextrakten) einsetzbar; Hilfe bei Indikationsstellung u. Kontrolle funktionsverbessernder Eingriffe.

Rhinopathie: Erkrankung der Nase.

Rhinopharyngitis ↑Atemwegsinfektion, ↑Virusschnupfen.

Rhinophonia: Rhinolalia; näselnde Sprache. Drei Arten, die organ. u./o. funktionell sein können. R. aperta: offenes, eigentl. Näseln, bei dem die Exspirationsluft abnorm durch die Nase entweicht. Entsteht durch abnorme Verbindungen zwischen Mund- u. Nasenhöhle (Spaltung, Schrumpfung, Perforation, Fehlbildung, Insuffizienz o. Lähmung des Gaumensegels, auch falsche Sprechgewohnheit, Schwerhörigkeit). R. clausa: geschlossenes Näseln, abnormer Abschluß zwischen Mund- u. Nasenhöhle durch Muschelhypertrophie, Polypen, Synechien, Schnupfen, Choanalatresie. Veränderter Sprachklang durch Fortfall der Nasenhöhlenresonanz. R. mixta: gemischtes Näseln, Ursachen können sein: raumbeengende Veränderungen in der Nase, im Epipharynx, organ. Hindernisse o. funktionelle Unterlassung des Gaumenabschlusses.

R

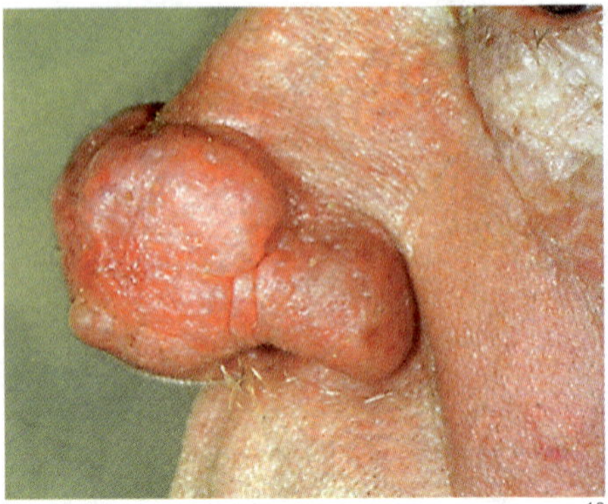

13

Rhinophym

Rhinophykomykose: ↑Mykose durch Conidiobolus- u. Basidiobolus-Arten mit Bildung von Nasenpolypen u. Befall der Nebenhöhlen (selten, bei Pferd u. Mensch).

Rhinophym: Pfundnase, Knollennase; knollenartig vergrößerte Nase mit tiefen Follikeltrichtern, Rötung, Teleangiektasien. Genese: meist bei Rosazea hypertrophica auftretend. Abb.

Rhinoplastik: Korrekturoperation an der Nase bei Nasenfehlbildung o. erworbenem Gewebedefekt. ↑Septumplastik.

Rhinorheomanometrie: Ermittlung objektiver Werte bei der Prüfung der Luftdurchgängigkeit der Nase bzw. eines Nasengangs mittels einer Meßapparatur unter Berücksichtigung des logarithm. Zusammenhanges zwischen narinochoanaler Druckdifferenz u. subjektivem Empfinden, R. stellt eine Weiterentwicklung der ↑Rhinomanometrie dar.

Rhinorrhö: **1.** Heftiger Nasenschleimfluß. **2.** Liquorrhö aus der Nase bei frontorhinobasalen ↑Schädel-Hirn-Verletzungen.

Rhinosklerom: chron.-knotige Verdickung in den Naseneingängen ohne Neigung zur Geschwürbildung, ggf. Ausbreitung in Rachen, Kehlkopf u. Trachea. Erreger Sklerombakterien (↑Klebsiella pneumoniae subspecies rhinoscleromatis). Vorkommen Osteuropa u. Orient.

Rhinoskopie ⟨*gr*⟩ *f*: Spiegeluntersuchung der Nasenhöhle.

Rhinosporidiomykose ↑Rhinosporidiose.

Rhinosporidiose: Mykose der Schleimhäute des Respirationstrakts mit polypösen, leicht blutenden Wucherungen. Selten Befall anderer Organe. Der Erreger ↑Rhinosporidium seeberi ist nicht kultivierbar, die Diagn. erfolgt durch den Nachweis von ↑Sporangien im Gewebe. R. kommt fast ausschließl. in den Tropen vor, gelegentl. bei Einwanderern in Europa.

Rhinosporidium seeberi: nicht kultivierbarer Pilz aus der Gruppe der Zygomyzeten (↑Zygomycetes), Erreger der ↑Rhinosporidiose.

Rhinovirus: Virusgattung der Fam. ↑Picornaviridae. Vorkommen bei Menschen u. Rindern. Humanpathogen ist das humane R. mit 101 Serotypen, das Schnupfen (Virusschnupfen, Rhinitis) verursacht.

Rhipicephalus ⟨*gr*⟩ *m*: Gattung der Schildzecken. Die Zeckengattung R. sanguineus kann in wärmeren Gebieten Erreger des ↑Boutonneuse-Fieber u. des Q-Fiebers auf den Menschen übertragen. Neuerdings Vorkommen von R. sanguineus in Mitteleuropa. ↑Rickettsiosen.

Rhizarthrose: Arthrose des Daumensattelgelenks, oft mit knöcherner Verdickung durch ↑Osteophyten, Bewegungseinschränkung, gelegentl. sek. Subluxation in Adduktionsstellung.

Rhizobiaceae: Bakterienfamilie mit den Gattungen ↑Rhizobium u. ↑Agrobacterium. Gramnegative, obligat aerobe, sporenlose, bewegl. Stäbchen, die z. T. symbiont. (Rhizobium) o. parasit. (Agrobacterium) in Pflanzenwurzeln leben.

Rhizobium: Gattung der Fam. Rhizobiaceae mit den Arten R. leguminosarum, R. phaseoli, R. trifolii, R. meliloti, R. japonicum u. R. lupini. Rhizobium-Arten leben symbiont. in Pflanzenwurzeln u. fixieren molekularen Stickstoff. ↑Knöllchenbakterien.

Rhizoid ⟨*gr*⟩ *n*: *Pl* Rhizoide o. Rhizoiden; wurzelartig verzweigte Hyphen des Thallus. ↑Archimycetes.

Rhizoma ⟨*lat*⟩: Wurzelstockdroge.

Rhizomucor: ein Erreger der ↑Zygomykose.

Rhizopoda: Wurzelfüßer; Überklasse der ↑Protozoa mit mannigfaltiger Gestalt; Protoplasma nackt o. mit Schalen bzw. Gehäusen umgeben, Pseudopodien zur Fortbewegung u. Nahrungsaufnahme; Fortpflanzung durch Zweiteilung u. Knospung, auch geschlechtl. Vorwiegend freilebend, aber auch ↑Parasiten. Med. bedeutsam: Vertreter der ↑Amoebida.

Rhizopus: Pilzgattung der ↑Zygomycetes mit mehreren Arten.

Rhizotomie ↑Foerster-Operation.

Rh-Null-Anämie: seltene, angeborene Anämieform mit rezessivem Erbgang, wobei alle Merkmale des Rhesus-Systems an den Erythrozyten fehlen. Es handelt sich um einen erythrozytären Membrandefekt, der zu einer mäßig gesteigerten Hämolyse führt. Im Blutausstrich finden sich Sphärozyten u. Stomatozyten. Die osmot. Erythrozytenresistenz ist normal.

Rho ⟨*gr*⟩ *n*: Zeichen: ϱ, P; 17. Buchstabe des griech. Alphabets; als Präfix u. wissenschaftl. Konstante gebraucht.

Rhodanide: Salze der Rhodanwasserstoffsäure HSCN; Anwendung von Kalium- bzw. Natriumrhodanid als Nachweisreagens für Eisen(III)-Verbindungen (Rotfärbung) o. als Hemmstoff in Pilznährböden zur Unterdrückung der bakteriellen Begleitflora. Bei geringer allg. Toxizität gute desinfizierende Wirkung (Sepsotinktur). – Hemmung der Iodaufnahme in die Schilddrüse, daher thyreostat. Wirkung.

Rhodnius: zu den ↑Reduviidae zählende Raubwanzengattung, die in Südamerika die ↑Chagas-Krankheit überträgt.

Rhodococcus: Bakterium; Genus mit 16 Spezies, davon R. equi (frühere Bez. Corynebacterium equi) pathogen für Pat. mit starker Immunsuppression o. AIDS (Pneumonie, Sepsis).

Rhodophyllus sinuatus ↑Riesenrötling.

Rhodopsin ⟨*gr*⟩ *n*: in den Stäbchen der Netzhaut enthaltener Sehpurpur. R. besteht aus einem Eiweiß, dem ↑Opsin, u. ↑Retinal$_1$, dem Aldehyd des ↑Vitamin A$_1$. Beim Einfall von Licht wird R. in seine beiden Komponenten gespalten, wodurch es zu einer Erregung des Sehnerven kommt. Die Resynthese des R. erfolgt in der Dunkelheit. ↑Sehvorgang.

Rhodotorula: Gattung der roten ↑Hefen. Rhodotorula-Arten sind selten Erreger von Infektionen, relativ häufig dagegen Kontaminanten ulzerierender Prozesse auf der Haut.

Rhombenzephalon ⟨*gr*⟩ *n*: Rhombenzephalon, Rautenhirn; bestehend aus Hinterhirn (↑Metenzephalon) u. Nachhirn (↑Myelenzephalon).

rhomboideus ⟨*gr*⟩ *Adj*: rautenförmig; ↑Fossa rhomboidea.

Rhomboid flap ⟨*engl*⟩ *m*: Nahlappenplastik zum Verschluß von Gesichtsdefekten, minimale Narbenbildung, gute farbl. Anpassung der Haut.

Rhonchus ⟨*lat*⟩ *m* ↑Rasselgeräusch.

Rhopheozytose ⟨*gr*⟩ *f*: Bildung von Vakuolen unter der Zellmembran, durch die Material von außen angesogen werden soll. Sonderform der Mikropinozytose (↑Pinozytose) zur Aufnahme von Ferritin in Erythroblasten.

RHS: *Abk* für retikulohistiozytäres System; Begriff ersetzt durch ↑Monozyten-Makrophagen-System.

RHS-Szintigraphie: nuklearmed. Untersuchungsverfahren. Methode: i.v. Injektion von ^{99m}Tc-Humanserumalbuminaggregaten o. -mikrosphären (Partikeldurchmesser 30–80 µm), normale Speicherung in Milz (ca. 10%), in Knochenmark (10–20%), in der Leber (ca. 70%). Ind.: Nachweis von RHS-Verteilungsstörungen, z. B. bei Leberzirrhose (kompensator. Zunahme von Speicherung u. Größe in li. Leberlappen u. Milz). Frühdiagnostik von Metastasen im Knochenmark (Speicherdefekt), zentrifugale kompensator. Knochenmarkausdehnung bei Systemerkrankungen (Osteomyelofibrose, Polyzythämie).

Rhus-Dermatitis: Hautentzündung durch Kontakt mit Giftsumach (Rhus toxicodendron).

Rhypia ⟨*gr*⟩ *f* ↑Rupia.

Rhythmus ⟨*gr*⟩ *m*: Wiederholung des gleichen Vorgangs in gleichen Zeiträumen. Eine period. Änderung im Ablauf des Geschehens ist die Grundlage für einen R. Physikal. läßt sich ein solcher Vorgang bereits in Schwingungen erblicken, die in bezug auf Verlauf u. Länge der Periode sehr große Unterschiede aufweisen können. Biol. ist R. die Tätigkeit versch. Organe, v.a. des Herzens u. des Atemsystems. Die Strenge des R. kann man an der Größe der Abweichungen der einzelnen Perioden feststellen. Beim Herzen spricht man von einer rhythm. Tätigkeit, wenn die Abweichungen der einzelnen Perioden höchstens ± 4% betragen. Sind sie größer, so ist eine Arrhythmie gegeben, die sich sinnl. ohne Benutzung von Registriervorrichtungen feststellen läßt. Nach derzeitigen Wissen offenbar selbständige Schwankungen vieler vegetativer Funktionen mit unterschiedl. Periodendauer sind bekannt (z. B. Minutenrhythmus). Von bes. Interesse sind häufig durch die geograph. bestimmte Tag-Nacht-Periodik zwangssynchronisierte, ursprüngl. aber selbständige R. von etwa 24stündiger (zirkadianer) Periodendauer. ↑Biorhythmen.

Rhythmus, alternierender: elektr. Impulsbildung des Herzens aus zwei o. mehr Zentren, die in Abhängigkeit von der Frequenz des Zentrums die Führung des Herzrhythmus übernehmen. Häufigste Erscheinungsformen sind der Wettstreit zwischen Sinusknoten u. einem Vorhofzentrum bzw. AV-Knoten bzw. einem ventrikulären Eigenrhythmus.

Rhythmusaneignung: Rhythmusübernahme; Fähigkeit eines erregbaren Gewebes, einen durch natürl., sensor. o. elektr. Reizung aufgezwungenen Rhythmus zu übernehmen. Die R. charakterisiert die Funktionsfähigkeit des betreffenden Gewebes.

Rhythmus, atrioventrikulärer ↑Herzkammerautomatismus.

Rhythmus, infradianer ⟨*lat* + *gr*⟩ *m*: period. Schwankungen psych. u. phys. Funktionen in Zyklen von mehr als 24 h.

Rhythmusstörungen des Herzens ↑Erregungsleitung, ↑Herzrhythmusstörungen.

Rhythmus, zirkadianer ⟨*lat* + *gr*⟩ *m*: Tagesrhythmus; endogener, auch bei konstanten Umweltbedingungen vorhandener Rhythmus der biol. u. psychol. Prozesse mit einer Periodik von 22–28 h. Der z. R. betrifft die Aktivität aller vegetativen, motor. u. psych. Funktionen sowie den ↑Schlaf-Wach-Rhythmus. Der endogene z. R. wird durch exogene Zeitgeber mit dem tatsächl. Tagesrhythmus synchronisiert. Bei den Säugern spielt der Nucleus suprachiasmaticus für den z. R. eine wichtige Rolle. Außer biol. spielen beim Menschen auch soziale Zeitgeber eine entscheidende Rolle. Bei rascher Umstellung des z. R. durch eine Flugreise längs eines Breitengrades treten bei 2/3 der Personen vorübergehende Störungen (sog. Zirkadiansyndrom mit Störungen von Verdauung, Schlaf, Allgemeinbefinden) auf. Die Umstellungsfähigkeit des z. R. ist individuell unterschiedl. Dies ist bei Nacht- u. Schichtarbeit zu beachten (↑Uhr, innere). Sog. typ. Tagesschwankungen charakterisieren das Morgentief in bezug auf Antrieb u. Gestimmtheit endogen depressiver Pat. Bei konträrem Verhalten wird von umgekehrten Tagesschwankungen gesprochen.

Rhytidektomie ⟨*gr*⟩ *f*: Korrektur unschöner Hautfalten durch kosmet. Operationen. ↑Gesicht-Halshaut-Straffung, ↑Skin resurfacing.

Rhytidoplastik: Verlagerung der Gesichtshaut nach kranial. ↑Gesicht-Halshaut-Straffung.

Rhytidosis ⟨*gr*⟩ *f*: infolge Nachlassen des Hautturgors auftretende Faltenbildung.

RIA: *Abk* für ↑Radioimmunoassay.

Ribavirin: ↑Virostatikum, das u.a. bei Lassa-Fieber u. chron. Hepatitis eingesetzt wird. ↑Chemotherapie, antivirale.

Ribbing, Seved (geb. 1902), zeitgen. schwed. Röntg., Uppsala.

Ribbing-Syndrom (nach Seved R.): **1.** Dysostosis enchondralis epiphysaria. Auf die Gelenkepiphysen beschränkte Dysostoseform. **2.** hereditäre multiple Diaphysensklerose. ↑Dysplasie, progressive diaphysäre.

Ribemond-Bong-Säge: Kettensäge zur ↑Dekapitation des abgestorbenen Kindes.

Ribitol: von der Ribose abzuleitender C_5-Zuckeralkohol; Bestandteile des ↑Riboflavins u. der Teichonsäuren (polymere Phosphatester in Bakterienzellwänden).

Riboflavin: Lactoflavin; Vitamin des Vitamin-B-Komplexes, Bestandteil der Flavinnukleotid-Coenzyme u. der Flavoproteine (↑Flavinenzyme). Isolierter Mangel an R. ist beim Menschen selten; er ist von Haut-, Hornhaut- u. Nervenentzündungen begleitet. R. kommt reichl. in Milch u. Milchprodukten, Leber, Hülsenfrüchten u. Hefe vor. Tagesbedarf an R. etwa 2 mg. Abb. S. 1744.

Riboflavin-5'-phosphat ↑Flavinmononukleotid.

Ribonukleasen ↑Nukleasen.

Ribonukleinsäure: *Abk* RNS, engl. RNA ribonucleic acid; Makromoleküle, in denen ↑Ribonukleoside über 3',5'-Phosphodiesterbindungen unverzweigt miteinander verknüpft sind (↑RNA-Biosynthese, RNA-Polymerasen). Liegen i.d.R. als linear offene Einstrangmoleküle vor (Ausnahmen: doppelsträngige RNA

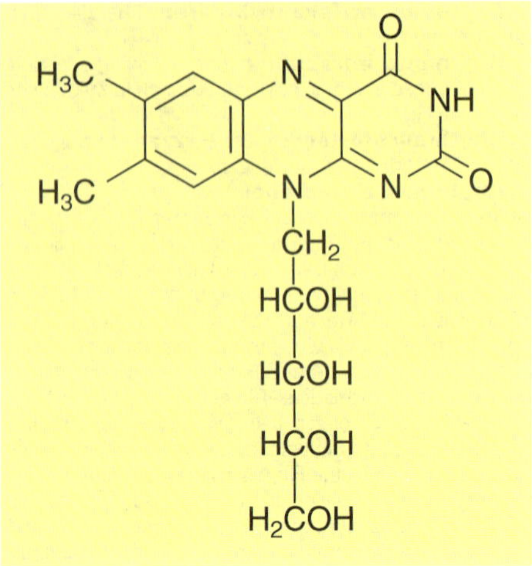

Riboflavin

der Reoviren; ringförmige, d.h. zirkulär geschlossene RNA der Viroide u. Virusoide). Durch intramolekulare Wechselwirkungen, insbes. Wasserstoffbrücken zwischen sog. komplementären Basen (↑Desoxyribonukleinsäure) kommt es zur Ausbildung geordneter Sekundär- u. Tertiärstrukturen. R. ist ein Transkriptionsprodukt spezif. Gene (RNA-Biosynthese) o. prim. Informationsträger in versch. Bakteriophagen, Viren, Viroiden u. Virusoiden, in ↑Retroviridae auch ↑Matrizen (Templates) für ↑cDNA (reverse ↑Transkription). Die wichtigsten RNA-Typen in Bakterien, pflanzl. u. tier. Zellen sind die an der ↑Proteinbiosynthese beteiligte Messenger-RNA, ribosomale ↑RNA, ↑Transfer-RNA (↑hnRNA, gRNA, Telomeren-RNA, RNA-Primer, Antisense-RNA, Ribozym-RNA, am Spleißen von ↑Exonen beteiligte niedrigmolekulare RNA-Moleküle, ↑Spleißosom). Versch. R. haben katalyt. Eigenschaften als ↑Nukleasen, indem sie andere R. o. sich selbst, d.h. autokatalyt., partiell abbauen können (↑Ribozyme); auch RNA-Polymerase-Wirkungen (↑RNA-Polymerasen) von R. wurden nachgewiesen. Da R. Träger genet. Information ist u. katalyt. Wirkung besitzt, wird ihr für Prozesse der biot. Evolution eine besondere Rolle zugeschrieben.

Ribonukleinsäurenukleotidyltransferase ↑RNA-Polymerasen.

Ribonukleinsäurepolymerase ↑RNA-Polymerasen.

Ribonukleinsäurereplikase ↑RNA-Polymerasen.

Ribonukleinsäuresynthetasen ↑RNA-Polymerasen.

Ribonukleoside: aus Purin- (i.d.R. Adenin, Guanin) o. Pyrimidinbasen (i.d.R. Uracil, Cytosin) u. ↑D-Ribose bestehende N-Glykoside. Base u. Ribose sind N-glykosid. zwischen N_9 der Purin- bzw. N_3 der Pyrimidinbase u. dem C_1-Atom der Ribose miteinander verbunden. R. sind die Nukleosidreste der RNA, in der sie über 3',5'-Phosphodiesterbindung kovalent miteinander verknüpft sind. Die 5',3'- o. 2'-Phosphorsäureester der R. sind die Ribonukleotide.

Ribonukleotide: 5'-, 3'- o. 2'-Phosphorsäureester der ↑Ribonukleoside.

D-Ribose: neben 2-Desoxy-Ribose die wichtigste Aldopentose (↑Monosaccharide). Kohlenhydratbestandteil von Nukleotiden, RNS u. einiger Coenzyme. D-R. entsteht aus dem im Pentosephosphatzyklus gebildeten Ribose-5-phosphat. Abb.

Ribosoma: dichte, granuläre Zellorganelle der Proteinsynthese (15–25 nm Durchmesser). Struktur: 1. kleine Untereinheit, 2. große Untereinheit aus jeweils RNA u. unterschiedl. Proteinen.

Ribosomen ⟨*gr*⟩ *n Pl*: aus v.a. bas. Proteinen u. ↑Ribonukleinsäuren supramolekular organisierte partikuläre Substrukturen aller pro- u. eukaryont. Zellen, an denen die ↑Proteinbiosynthese (↑Translation, ↑Polysom) abläuft. R. bestehen aus zwei Untereinheiten unterschiedl. Größe, Form, chem. Zusammensetzung u. Funktion. Die Funktion der R. im Prozeß der Translation besteht darin, in versch. funktionellen Orten, die durch RNA-Protein- sowie Protein-Protein-Wechselwirkungen ausgebildet werden, ↑Anticodon der ↑Aminoacyl-tRNA (↑Transfer-RNA) u. ↑Codon der ↑Messenger-RNA unter Beteiligung versch. sog. Translationsfaktoren u. GTP-spezif. zusammenzuführen sowie Aminosäuren über Säureamidbindung enzymkatalysiert miteinander zu Peptiden zu verknüpfen (↑Proteinbiosynthese, ↑Polysom). Die R. von Prokaryonten (Bakterien) u. die im Zytoplasma von Eukaryontenzellen lokalisierten R. unterscheiden sich in Größe, Partikelmasse u. chem. Zusammensetzung (unterschiedl. RNA-Moleküle u. Proteine). Prokaryontentypribosomen sedimentieren mit 70 S, die größeren Eukaryontentypribosomen mit 80 S. Die in Plastiden u. Mitochondrien vorkommenden R. entsprechen dem 70-S-Typ der Prokaryonten. Unterschiede insbes. in den Proteineigenschaften bedingen unterschiedl. Reaktivitäten (Sensitivitäten) von Pro- u. Eukaryontenribosomen gegenüber versch. Wirkstoffen, die die Anwendung proteinsyntheseblockierender Antibiotika zur Ther. bakterieller Infektionen bilden. Chloramphenicol, Streptomycin, Gentamycin, Neomycin, Erythromycin u.a. hemmen nur die Proteinsynthese an bakteriellen 70-S-R., nicht die an 80-S-R. menschl. Zellen.

Ribozym: Ribonukleinsäuren mit katalyt. Eigenschaften zum Abbau anderer RNA-Moleküle (z.B. RNA der RNAase P; spaltet Prä- ↑Transfer-RNA) o. Selbstabbau; auch RNA-Moleküle von Viroiden u. Virusoiden sowie des Hepatitis-Delta-Virus enthalten in definierten Strukturen organisierte selbstspaltende Oligonukleotidsequenzen (↑Autospleißen). Aufgrund der Eigenschaften, spezif. RNA-Sequenzen zu erkennen u. zu spalten, könnten synthet. hergestellte R. mit Virus-RNA-erkennenden

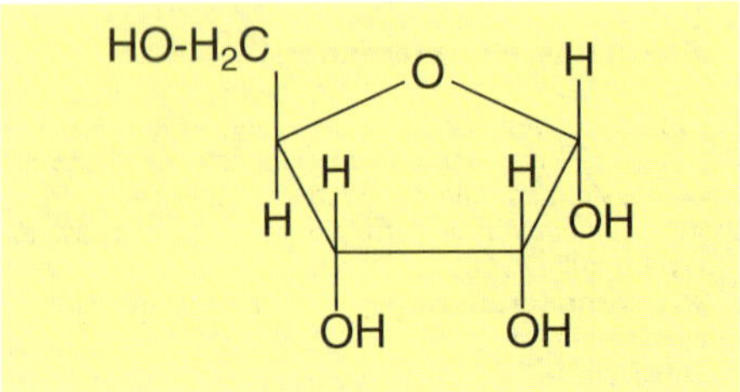

D-Ribose

Sequenzen als mögl. antivirale Effektoren Bedeutung gewinnen. ↑Gentherapie.

Ribulose: die der Ribose entsprechende Ketopentose.

Ribulose-5-phosphat: Derivat der ↑Ribulose. Intermediat des ↑Pentosephosphatzyklus.

Richards, Dickinson Woddruff (1895–1973), amerik. Physiol., Int., New York. 1956 Nobelpreis für Med./Physiol. (mit A. F. Cournand u. W. Forssmann) „für ihre Entdeckungen der Herzkatheterisierung und pathologischen Veränderungen des Kreislaufsystems".

Richet, Charles Robert (1850–1935), frz. Med., Physiol., Paris. 1913 Nobelpreis für Med./Physiol. „in Anerkennung seiner Arbeit über die Anaphylaxie". R. führte 1890 erstmals eine Seruminjektion beim Menschen durch.

Richter-Syndrom: Transformation einer chron. lymphat. Leukämie in ein hochmalignes Non-Hodgkin-Lymphom, bedingt durch somat. Mutation des codierenden DNA-Abschnitts für die schwere Kette der Immunglobuline.

Richtigkeit: Übereinstimmung des Mittelwertes mit dem wahren Wert. Hat keinen numer. Wert. R. einer analyt. Methode ist charakterisiert durch die Unrichtigkeit (zahlenmäßige Differenz zwischen dem Mittelwert einer Reihe von Wiederholungsmessungen u. dem ↑Sollwert, die pos. o. neg. sein kann u. in Einheiten der Prüfgröße o. in Prozent ausgedrückt wird). Man unterscheidet absolute u. relative R. R. ist von systemat. Fehlern, welche eine Unrichtigkeit bedingen, abhängig. Ursachen sind Kreuzreaktivität des Antiserums mit Substanzen der Probe, Mediumunterschiede zwischen Standard u. Probe, Benutzung falscher Pipetten, verschmutzte Küvetten, falsche Eichung, Probenverschleppungen. Die systemat. Überprüfung der R. erfolgt durch die ↑Richtigkeitskontrolle.

Richtigkeitskontrolle: innerhalb des Systems der ↑Qualitätskontrolle angewandt zur Sicherung der analyt. Richtigkeit. Bei Verfügbarkeit von Kontrollmaterial wird die Abweichung vom gültigen ↑Sollwert ermittelt. Die Abweichungen ergeben sich als durchschnittl. Abweichung des Mittelwertes einer Kontrollperiode von n=20 vom Sollwert u. aus der fortlaufenden Trendanalyse einer Kontrolle des Mittelwertes. Nach Prüfung auf grobe Fehler mit dem T-Kriterium (↑Präzisionskontrolle) wird die Abweichung vom deklarierten Wert mit dem Lord-Test geprüft.

$$L = \frac{\bar{x} - u}{x_n - x_1}$$

wobei x Mittelwert, u deklarierter Wert, x_n größter Einzelwert u. x_1 kleinster Einzelwert bedeutet. Bei Methoden, die nicht mit Kontrollmaterial geprüft werden können, wird die Kontrolle der tgl. Mittelwerte der Normalwertergebnisse (engl. Average of normals) angewandt. Die Ergebnisse der R. werden in ein Kontrollblatt eingetragen.

Richtungshören: Lokalisierung einer best. Schallquelle vorwiegend in der Horizontalen (Azimuth). Das R. ist eine binaurale Leistung. Dazu werden Differenzen der Schallintensität u. der Laufzeiten der Schallwellenfronten von einem Ohr zum anderen herangezogen bzw. von den Mechanismen der zentralen Hörbahn verrechnet. Die Intensitätsdifferenz beruht auf Dämpfung seitl. einfallenden Schalls durch den Schädel (Schallschatten). Die Laufzeitdifferenz ergibt sich aus dem Ohrenabstand von 20 cm u. dem Winkel der seitl. Abweichung der Schallwellenfront u. der Schallgeschwindigkeit.

Ricin: ↑Ricinus communis (Ricini oleum), ↑Laxanzien.

Ricinus communis: Rizinus, monöz. Pflanze, Rizinusöl (Ricini oleum); Gewinnung durch kalte Pressung der Samen, besteht zu etwa 90 % aus Glyzeriden der Ricinolsäure (D-12-Hydroxyölsäure). Gut mischbar mit absolutem Alkohol, lösl. zu 30 % in 90 %igem Alkohol. Abführwirkung wird durch die im Dünndarm freiwerdende, mild darmreizende Ricinolsäure ausgelöst. Ferner als Zusatz zu alkoholhaltigen Dermatika u. Kosmetika. Samen enthalten auch das hochtox. Ricin. Verbleibt bei Ölgewinnung im Preßrückstand.

Ricker, Gustav (1870–1948), dt. Pathologe, Magdeburg. ↑Relationspathologie, ↑Stufengesetz.

Ricketts, Howard Taylor (1871–1910), amerik. Pathologe, Chicago. ↑Rickettsia.

Rickettsia (nach Howard T. R.): Bakteriengattung der Fam. ↑Rickettsiaceae. R. sind Bakterien, die nur als intrazelluläre Parasiten leben u. sich nur intrazellulär vermehren; gramnegative kurze o. kokkoide Stäbchen. Tab. S. 1746.

Rickettsiaceae: Bakterienfamilie mit den Gattungen ↑Rickettsia, ↑Coxiella, ↑Bartonella.

Rickettsienpocken ↑Rickettsiosen.

Rickettsiosen: mehrere schwere u. einige leichtere meldepflichtige Infektionskrankheiten, die durch Rickettsien (↑Rickettsia) verursacht u. von versch. Arthropoden auf den Menschen übertragen werden. R. sind in allen Klimabereichen anzutreffen. Die Verbreitungsgebiete sind an das Vorkommen der Überträgerarthropoden u. eines Warmblüterreservoirs gebunden, deshalb sind ein Teil der R. nur fakultative Tropenkrankheiten. Entspr. der Bindung an best. Überträger werden die durch Zecken (Tick-borne), Milben (Mite-borne) u. Insekten (Flea-borne, Louse-borne) übertragenen R. unterschieden: **1.** Klass. Fleckfieber, epidem. Fleckfieber; Überträger: Läuse, Erreger: ↑Rickettsia prowazekii. ↑Fleckfieber. **2.** Murines Fleckfieber, endem. Fleckfieber; Überträger: Flöhe, Erreger: Rickettsia typhi. ↑Fleckfieber. **3.** ↑Felsengebirgsfieber. **4.** Kolumbian. Tobiafieber. Erreger: Rickettsia rickettsii von Howard Taylor Ricketts im Blut von „Spotted fever"-Pat. entdeckt. Überträger Zecken (Dermacentor andersoni u. Dermacentor variabilis), akute endem. fleckfieberähnl. Infektionskrankheit in Nord- u. Südamerika. **5.** ↑Boutonneuse-Fieber. **6.** R. conori var. pijperi: Keniafieber, ähnl. Boutonneuse-Fieber. Vorkommen in Süd-, West- u. Ostafrika, verläuft ähnl., aber milder als murines Fleckfieber **7.** Nord-Queensland-Zeckenbißfieber: engl. North Queensland Tick-Typhus. Herdförmig in Nordaustralien (Nord- u. Südqueensland), mild verlaufend. Erreger: Rickettsia australis. **8.** Asiat. (sibir.) Zeckenbißfieber: engl. Sibirian Tick-Typhus. Hauptendemiegebiete im gesamten asiat. Teil der GUS u. der Mongolei, auch auf Inseln des Japanischen Meeres u. an der Westküste des Pazifischen Ozeans. Erreger: Rickettsia sibirica, antigenet. mit Rickettsia rickettsii verwandt. Überträger: Schildzecken (Dermacentor- u. Haemaphysalis-Arten). Klin. Verlauf entspricht dem des Mittelmeerfiebers. **9.** ↑Q-Fieber. **10.** Tsutsugamushifieber: Milbenfleckfieber, engl. Scrub Typhus, Japanese River Fever, Kedani-Disease, Su-

Rickettsia: Spezies u. durch sie verursachte Krankheiten

Erreger	Krankheit	Übertragung	Wichtige Reservoire
Fleckfiebergruppe			
R. prowazekii	epidem. Fleckfieber	Kleiderlaus	Mensch
R. typhi	murines Fleckfieber (endem. Fleckfieber)	Rattenfloh	Ratten
Zeckenbißfiebergruppe			
R. rickettsii	Rocky Mountain spotted fever	Zecke	Zecken, Nagetiere
R. sibirica	nordasiat. Zeckenbißfieber	Zecke	Zecken, Nagetiere
R. conorii	Boutonneuse-Fieber, Zeckenbißfieber der Alten Welt	Zecke	Zecken, Nagetiere, Hunde
R. australis	Queensland-Zeckenbißfieber	Zecke	Zecken, Nagetiere, Beuteltiere
R. akari	Rickettsienpocken	Milbe	Hausmäuse, Ratten
Tsutsugamushi-Fieber			
R. tsutsugamushi	Tsutsugamushi-Fieber, Milbenfleckfieber, Scrub typhus	Milbenlarven	Nagetiere

matra Fever, New Guinea Mite Typhus, Queensland Coastel Fever. Erreger: Rickettsia orientalis (tsutsugamushi). Überträger: Milbenlarven der Gattung Trombicula. Schwere, akute, sporad. bis endem. o. epidem. in vielen fernöstl. Ländern vorkommende fleckfieberähnl. Krankheit. **11.** Rickettsienpocken. Erreger: Rickettsia akari. Überträger: blutsaugende Milbe Dermanyssus sanguinus. Vorkommen in östl. Küstengebieten der USA, im Süden der GUS, Nordkorea, Zentral- u. Südkorea. Klin. Verlauf mild mit vesikulösem, varizellenartigem Exanthem (Handteller u. Fußsohlen bleiben frei). **12.** Brill-Zinsser-Krankheit: klin. leicht verlaufende Fleckfiebererkrankungen in völlig fleckfieber- u. läusefreier Umgebung als echte endogene Spätrezidive einer früher überstandenen Rickettsia-prowazekii-Infektion. Erreger: Rickettsia prowazekii, die viele Jahre im Organismus parasitieren kann. **13.** Fünftagefieber, Wolhyn. Fieber: Rickettsia quintana. Überträger: Kleiderläuse. Reine Anthroponose, epidem. während der beiden Weltkriege in Ost- u. Südosteuropa. Verlauf gutartig, oft protrahiert über 5 Tage hinaus. Ther.: mit Tetrazyklinen u. Chloramphenicol. Bekämpfung der Überträgerarthropoden, der tier. Erregerreservoire (insbes. Ratten u. Mäuse). Zur individuellen Proph. sorgfältige Hyg. u. Anwendung von Repellenzien; evtl. Schutzimpfung gegen best. R.

Rickettsioseschutzimpfung: Verwendung von Impfstoffen aus abgetöteten Rickettsien (nach Cox, Weigl o. Giroud) gegen Fleckfieber, Felsengebirgsfieber, asiat. Zeckenbißfieber u. Q-Fieber).

Rickham-Reservoir: Silikongummikatheter, auf dem sich ein Metallreservoir mit Kunststoffkappe befindet. Plazierung unter der Kopfschwarte nach Bohrlochtrepanation ermöglicht einen ständigen sterilen Zugang zu einem Hirnventrikel (Entlastungspunktionen, intrathekale Medikamentenapplikationen).

Riddoch, George (1888–1947), brit. Neurol.

Riddoch-Syndrom (nach George R.): bei homonymer Hemianopsie im verbliebenen Gesichtsfeld peripher zunehmende Wahrnehmungsstörung, die über das zentrale Sehen zum großen Teil kompensiert wird.

Riechbahnen: Nervenbahnen, über die Erregungen von der Regio olfactoria zur Großhirnrinde gelangen. Teile der R. sind ↑Nervi olfactorii, ↑Bulbus olfactorius, ↑Tractus olfactorius sowie Rindengebiete des ↑Gyrus paraterminalis, der ↑Area subcallosa u. des Uncus u. ↑Gyrus parahippocampalis. ↑Geruchsorgan.

Riechbesteck: Riechproben zur Geruchsprüfung in der Praxis u. für Screeninguntersuchungen, bestehend aus reinem Riechstoff, Mischreiz- u. Trigeminusreizstoff in je 3 Konzentrationsstufen.

Riechhirn ↑Rhinenzephalon.

Riechnerven ↑Nervi olfactorii.

Riechplakodeplatte: Zellverdichtung im Ektoderm bds. des Stirnnasenwulstes Ende der 4. Woche. Die Ektodermzellen der R. differenzieren sich zum Riechepithel, dabei entstehen Riechgrübchen u. Riechsäckchen, die den Stirnnasenwulst bds. in einen medialen u. lateralen Nasenfortsatz unterteilen.

Riechschleimhaut ↑Geruchsorgan.

Riedel-Lappen: über der Gallenblase zungenförmig ausgezogener Fortsatz des re. Leberlappens, angeboren o. bei Gallensteinkrankheit durch Zug der immer schwerer werdenden Gallenblase entstehend.

Riedel-Struma: Struma fibrosa Riedel; chron. verschwielende Schilddrüsenentzündung mit Narbenbildung sowie Atrophie u. Schwund der Follikel. Der zähfesten Konsistenz wegen auch „eisenharte Struma“ genannt; soll aus der Struma lymphomatosa Hashimoto hervorgehen können. Die R. kann auf angrenzende Weichteile übergreifen u. dadurch einen bösartigen Tumor vortäuschen.

Rieder, Hermann (1858–1932), dt. Int., München.

Rieder-Formen (nach Hermann R.): lymphat. Zellen mittlerer Größe, die einen eingebuchteten Zellkern u. relativ viel Zytoplasma aufweisen. Wahrscheinl. sind die R. mit den ↑Zentrozyten ident.

Rieder-Syndrom (nach Hermann R.): infolge partieller mechan. Druckschädigung des Plexus brachialis im Bereich der Supraklavikulargrube auftretende motor. u. sensible Parese des Arms. Obsolet.

Rieder-Zellen-Leukämie (nach Hermann R.): früher als Sonderform der chron. lymphat. Leukämie aufgefaßtes Krankheitsbild, das heute als leukäm. verlaufendes malignes Non-Hodgkin-Lymphom mit starker Vermehrung von entdifferenzierten ↑Zentrozyten einzuordnen ist.

Rieger, Herwig (1898–1986) österreich. Ophth., Wien, Prag.

Rieger-Syndrom (nach Herwig R.): Embryotoxon corneae posterius; Persistenz embryonaler Bildungen im vorderen Augenabschnitt. Hyaline Verdickung des

Schwalbe-Grenzrings mit peripherer weißer Ringbildung in der Hornhauttiefe. Kann zu Glaukom führen, Irislücken, Pupillenentrundung, Linsenektopie o. Cataracta congenita.

Riehl, Gustav (1855–1943), Dermat., Wien.

Riehl-Melanosis (nach Gustav R.): Melanodermatitis toxica (Hoffmann); Hyperpigmentierung an lichtexponierten Körperstellen durch phototox. wirkende Substanzen (Schmieröl, Teerdampf, ungereinigte Vaseline) in Form einer bräunlichgrauen, netzförmigen Pigmentierung, z. T. mit lichenoiden Knötchen o. follikulärer Keratose.

Riesenchromosomen: bes. große Chromosomen in den Zellen der Speicheldrüsen von Dipteren (Zweiflügler, z. B. Drosophila). Für Chromosomenforschung bes. geeignet.

Riesendarmegel ↑ Fasciolopsis buski, ↑ Darmegel.

Riesenfaltengastropathie ↑ Gastropathia hypertrophicans gigantea, ↑ Ménétrier-Krankheit.

Riesenharnblase ↑ Megazystis.

Riesenkern: großer Zellkern, entstanden durch ↑ Endomitose. ↑ Polyploidie.

Riesenkernzellen: Zellen mit Riesenkernen, von meist mehr- o. vielkernigen ↑ Riesenzellen abzugrenzen.

Riesenkind: engl. large-for-date newborn; Neugeborenes mit überdurchschnittl. hohem Geburtsgewicht, wobei unterschiedl. Grenzwerte in Gebrauch sind. Es werden sowohl Neugeborene mit einem Geburtsgewicht über 4 500 g als auch über 5 000 g als R. bezeichnet. R. werden z. B. bei einem Prädiabetes der Mutter beobachtet. R. sind nicht mit übergewichtigen Neugeborenen (↑ Klassifikation der Neugeborenen) gleichzusetzen.

Riesenmagnet: Augenmagnet, der in der Ophthalmochirurgie zur Entfernung eisenhaltiger intraokularer Fremdkörper verwendet wurde. Konstruktion durch Haab (1892), später von Schumann u. Mellinger (Ringmagnet, Innenpolmagnet). Der R. hatte seinen Vorläufer im Handmagneten (Hirschberg); obsoletes Verfahren.

Riesennervenfasern: marklose Nervenfasern mit 0,1–1,0 mm Durchmesser, in geeignetem Medium leicht am Überleben zu halten, z. B. von best. Tintenfischarten. In der Neurophysiologie werden R. für Untersuchungen zur Entstehung von Membranpotentialen u. deren Weiterleitung herangezogen, da sich Mikroelektroden leicht u. unter Sicht in Faserinnere einführen lassen. ↑ Ionentheorie.

Riesenplättchen: Thrombozyten, die das normale Thrombozytenvolumen (bis 10 μm^3) bzw. die durchschnittl. Durchmesser (2–5 μm) überschreiten. R. finden sich v. a. bei angeborenen Thrombozytopathien wie Bernhard-Soulier-Syndrom, May-Hegglin-Anomalie; auch bei der ↑ Werlhof-Krankheit.

Riesenplazenta: Plazentagröße u. Gew. über der normalen Variationsbreite (16–20 cm Durchmesser, 500–700 g) liegend: Rh-Inkompatibilität (fetale Erythroblastose), Lues, Diabetes mellitus u. Chorionangiosis.

Riesenpyramidenzellen ↑ Betz-Riesenpyramidenzellen.

Riesenrötling: Rhodophyllus sinuatus; ↑ Giftpilz mit lokaler Reizwirkung auf den Magen-Darm-Trakt; Leberschädigung mögl.

Riesenwuchs ↑ Gigantismus, ↑ Hochwuchs.

Riesenwuchs, partieller: vermehrtes Wachstum eines Extremitätenabschnitts, z. B. einer Zehe o. eines Fingers.

Riesenzahn: abnorme, proportionierte Vergrößerung von Zähnen, wobei Dentin u. Schmelz an dem „Riesenwuchs" gleichermaßen Anteil haben.

Riesenzellarteriitis: pathol.-anat. definiertes Krankheitsbild mit segmental verteilter, durch Riesenzellen charakterisierte Arteriitis der ganzen Gefäßwand (u. a. Arteriitis temporalis, Arteriitis cranialis). Oberbegriff zugleich für im strengeren Sinne nicht nosolog. Entitäten: ↑ Polymyalgia rheumatica. R. i. e. S.: entzündl. ↑ Aortenbogensyndrom des/der Älteren, okkulte ↑ Riesenzellarteriitis (Malignoid-Syndrom). Sympt. wie bei Polymyalgia rheumatica, weitere Sympt. je nach Lokalisation der befallenen Arterien (A. carotis interna, A. carotis externa u. die von ihr abgehenden Arterien; A. subclavia, A. axillaris, A. vertebralis, Aa. cerebralis, A. iliaca communis u. a.), bei Arteriitis cranialis z. B. Kopfschmerzen, Depression, Schwindel, Visusstörungen (↑ Amaurosis fugax, Quadrantenausfälle, Erblindung), Bewußtseinsstörungen, zerebrovaskuläre Insulte. Ther.: Kortikosteroide.

Riesenzellarteriitis, okkulte: Malignoid-Syndrom, maskierte Riesenzellarteriitis; Riesenzellarteriitis ohne Sympt. einer ↑ Polymyalgia rheumatica o. einer Arteriitis cranialis. Hauptsymptome: Fieber, nächtl. Schwitzen, abnorme Ermüdbarkeit, schweres Krankheitsgefühl, Gewichtsverlust, Depression, BSG-Erhöhung mit u. ohne Anämie, Sympt. auch einer malignen Erkrankung (Malignoid-Syndrom). Erblindung u. tödl. Ausgang bei verzögerter Diagnosestellung u. Therapieeinleitung.

Riesenzellen: große Zellen mit multiplen, z. T. unregelmäßig gestalteten Kernen als Resultat einer Zellverschmelzung o. unterbliebenen Plasmadurchschnürung; z. B. ↑ Langhans-Riesenzellen, ↑ Sternberg-Reed-Zellen bei Lymphogranulomatose, Fremdkörperriesenzellen, Riesenzellsarkom, Epulis gigantocellularis, ↑ Hecht-Riesenzellen (bei Masern), Touton-Riesenzellen, Eulenaugenzellen bei ↑ Zytomegalie. ↑ Synzytienbildung, virusbedingte. Abb.

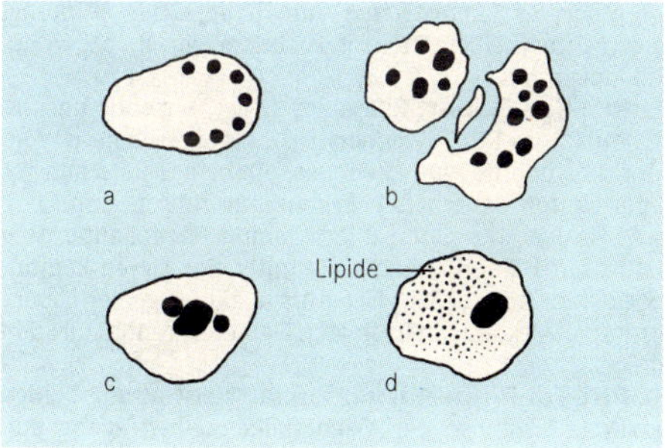

Riesenzellen.
a: Langhans-Riesenzellen;
b: Fremdkörperriesenzellen;
c: Sternberg-Riesenzellen;
d:Touton-Riesenzellen

Riesenzellepulis ↑ Epulis.

Riesenzellgeschwulst: Riesenzelltumor; **1.** Gutartige Resorptions- bzw. Granulationsgeschwulst mit vielkernigen Riesenzellen, Hämosiderinablagerung u. Lipidspeicherung. Tumornatur umstritten. Vorkommen: einzeln o. multipel bei ↑ Osteodystrophia fibrosa generalisata am Knochen, als Epulis am Alveolarfortsatz, in der Haut als Xanthom u. an Sehnen u. Sehnenscheiden. **2.** Im Knochen gutartige o. prim. u. sek. bösartige Riesenzelltumoren als echte Gewächse, die histol. schwer zu unterscheiden sind; **3.** Selten bösartige Riesenzelltumoren der Weichteile.

Riesenzellgranulom, reparatives: Epulis gigantocellularis. ↑Epulis.

Riesenzellhepatitis: frühkindl. Leberentzündung, die histol. durch zahlreiche hepatozelluläre (azidophile) Riesenzellen auffällt. Kann durch Übertragung von Hepatitisviren von der Mutter auf den Feten verursacht werden, tritt in ähnl. Morphol. aber auch bei anderen frühkindl. Infektionen auf, z. B. bei ↑Zytomegalie, ↑Röteln, ↑Toxoplasmose. Neben Riesenzellen Nekrosen u. Zeichen einer intrahepat. Cholestase. Verlaufsformen: rasch letal, langsam progredient, chron. Form mit häufigem Übergang in Zirrhose o. benigne Form. ↑Hepatitis.

Riesenzellpneumonie: Pneumonie mit vielkernigen, von den Alveolarepithelien abstammenden Riesenzellen, pathognomon. für Masern (↑Masernriesenzellen) u. Keuchhusten, kommen selten auch bei Diphtherie o. Grippe vor.

Riesenzelltuberkel: Tuberkel, die reichl. Langhans-Riesenzellen enthalten, im Unterschied zum reinen ↑Epitheloidzellentuberkel.

Rietti, F., zeitgen. ital. Hämat.

Rietti-Greppi-Micheli-Syndrom (nach F. R., Enrico G. u. F. M.) ↑Thalassämie.

Rifampicin: halbsynthet. Antibiotikum aus ↑Rifamycin B hergestellt, das die DNA-abhängige ↑RNA-Biosynthese in Bakterien durch Reaktion mit der RNA-Polymerase hemmt. Vorwiegend antituberkulot. Aktivität, aber auch gegenüber grampositiven Kokken u. gegen versch. gramnegative Keime. Auch ein gewisser antiviraler Effekt (↑RNA-Viren). Ausgeprägter Enzyminduktor (z. B. stark beschleunigte Elimination von Digitoxin).

Rifamycine: Ansamycin-Antibiotika isoliert aus Streptomyces mediterranei mit hauptsächl. Wirkung gegen Tuberkelbakterien, z. B. Rifamycin B, SV, S u. Rifampicin.

Rift-Tal-Fieber: Rift-Valley Fever, Enzootic hepatitis; durch das Rift-Tal-Fiebervirus hervorgerufene u. von Moskitos übertragene ↑Zoonose, die beim Menschen zu einer akuten fieberhaften Erkrankung führen kann. Bei ca. 1 % der Erkrankten folgt Meningoenzephalitis, Hepatitis mit Hämorrhagien o. Retinitis. Bei Tieren kommt es zu einer (meist tödl.) Hepatitis u. akuter gelber Leberatrophie. Vorkommen in einigen Gebieten Zentral- u. Südafrikas.

Rift-Tal-Fiebervirus: Virusart der Gattung ↑Phleboviren. ↑Zoonose der Wiederkäuer. Übertragung auf Menschen durch Moskitos o. Kontakt mit Blut infizierter Tiere o. Einatmen viruskontaminierter Aerosole beim Schlachten. Vorkommen in einigen Gebieten Zentral- u. Südafrikas; erste Epizootie des ↑Rift-Tal-Fiebers bei Schafen 1930 in Kenia.

Riga, Antonio (1832–1919), ital. Arzt, Neapel.

Riga-Fede-Syndrom (nach Antonio R. u. Francesco F.): sublinguale ↑Granulationsgeschwulst beim Säugling.

rigide ⟨*lat*⟩ *Adj*: rigidus, steif, starr, streng.

Rigidität ⟨*lat*⟩ *f*: Beharren auf einer Reaktionsweise, Einstellung, Wahrnehmungs- o. Denkgewohnheit aus Unfähigkeit, zu einer anderen zu wechseln. ↑Flexibilität.

Rigiditätsmessung: Dehnbarkeitsmessung des Augapfels, benutzt die Differentialtonometrie, d. h. die Indentationstonometrie mit zwei versch. Gew. des Tonometers. Eine hohe Bulbusrigidität täuscht bei der Indentationstonometrie einen zu hohen Augendruckwert vor, eine zu niedrige Rigidität (z. B. bei hoher Myopie) läßt dabei im Gegenteil ein Glaukom übersehen. Diesen Fehler vermeidet die Applanationstonometrie. ↑Tonometrie.

Rigler-Zeichen: röntg. Einkerbung in peripheren Lungenrundherden, häufig bei peripherem Bronchialkarzinom.

Rigor ⟨*lat*⟩ *m*: Rigidität; verstärkter Muskeltonus. Im Ggs. zur spast. Tonuserhöhung ergibt sich bei passiver Bewegung eines Gliedmaßabschnitts ein wächserner Widerstand, in ausgeprägter Form als Zahnradphänomen bezeichnet. ↑Parkinson-Syndrom.

Rigor mortis ↑Totenstarre.

Rikoschettschuß ⟨*frz*⟩: Geschoß, das erst irgendwo aufschlägt, abprallt u. dann eine Verletzung auch an anderer Stelle setzt (z. B. Abprall im Bereich der Schädeldachinnenwand).

Rilass-Dilatatoren: Stifte zur Erweiterung des Muttermundes, ähnl. den Hegar-Stiften.

Riley-Day-Syndrom: autosomal rezessives, sich im Kindesalter manifestierendes Krankheitsbild, das auf einer Störung des vegatativen Nervensystems u. v. a. der Katecholaminfreisetzung beruht. Auffällig sind neben der orthostat. Positionshypotonie auch Störungen der Tränensekretion, des Schluckakts, Ataxie, Hyperhydrosis, Hautveränderungen u. psych. Labilität.

Rima ⟨*lat*⟩ *f*: Spalte, Ritze.

Rima ani: Afterrinne.

Rima glottidis: Stimmritze; Spalt zwischen beiden Stimmbändern, dessen Weite durch Kehlkopfmuskeln verstellt wird.

Rima oris: Mundspalte.

Rima palpebrarum: Spalte zwischen Ober- u. Unterlid.

Rima pudendi: Schamspalte zwischen beiden großen Schamlippen.

Rima vestibuli laryngis: Vorhofspalte, zwischen beiden Taschenbändern des Kehlkopfs befindl. Spalte.

Rinde: äußere Schicht von Organen, die im Markt (Zentrum) einen anderen Gewebeaufbau zeigen, z. B. Nebenniere, Niere, Gehirn.

Rindenataxie: Störung der Bewegungskoordination bei Läsionen des frontalen, parietalen o. temporalen Kortex.

Rindenepilepsie: Jackson-Epilepsie; ↑Epilepsie.

Rindenfelder: Rindenzentren; funktionelle Ungleichwertigkeit versch. Bezirke der Großhirnrinde. Eine funktionelle Feldergliederung läßt sich nicht für die höheren, geistig-psych. Leistungen durchführen, an denen zahlreiche Regionen der Rinde u. subkortikale Gebiete beteiligt sind. Mit Sicherheit gilt das Lokalisationsprinzip nur für Primärgebiete. Solche sind Ursprungsgebiete motor. ↑Projektionssysteme u. Endigungsgebiete sensibler Bahnen. Als Sekundärgebiete werden Assoziationsfelder der Hirnrinde bezeichnet. Jedem Hirnlappen ist das Primärgebiet eines Systems zugeordnet, im Stirnlappen ist die Körpermotorik, im Scheitellappen die Körpersensibilität („Körperfühlsphäre") lokalisiert, das Primärgebiet des akust. Systems ist im Schläfenlappen, das des opt. Systems im Hinterhauptlappen untergebracht. Die Primärgebiete nehmen nur ein kleines Areal in dem betreffenden Hirnlappen ein. Die zwischen ihnen liegenden Areale sind Sekundärgebiete.

Rindenfelder, optische: kortikales Sehzentrum im Hinterhauptlappen um die Fissura calcarina. Besteht aus drei Teilen. 1. ↑ Area striata: Area 17 (nach Brodman), ist Schalt- u. Assoziationszentrum sowie Sitz der zentralen Gesichtsfeldrepräsentanz. 2. Area parastriata: Area 18; liegt im Zentrum des Fixationsmechanismus. 3. Area peristriata: Area 19. Hier liegen Funktionen der Assoziation u. des opt. Erkennens. Sie stellt Verbindungen zur Regio temporalis, zur Regio parietalis, zu den Pulvinarkernen u. zu anderen Hirnrindenfeldern her.

Rindenfixationsnystagmus: horizontaler Nystagmus bei Tumoren o. Meningitis im Bereich des Fußes der zweiten Hirnwindung, die an der Konvexität des Stirnhirns liegt.

Rindenheterotopie: Entwicklungsarrest bei der Bildung von Großhirn- o. Kleinhirnrinde. Die präsumptiven Neuroblasten müssen aus der ventrikelbegrenzenden Matrixschicht „auswandern", um außerhalb des späteren Marklagers den Kortex zu bilden. Liegenbleiben von Zellgruppen auf halbem Weg führt zu R.

Rindenischämie: Durchblutungsstörung (↑ Ischämie) der Rinde eines Organs, z. B. renale R. bei Schock.

Rindenmosaik: von Pawlow geprägter Begriff zur Bez. der den komplexen Funktionen der höheren Nerventätigkeit zugrunde liegenden hypothet. Erregungsmuster in der Großhirnrinde.

Rindenprellungsherde: bei stumpfen Traumen des Schädels auftretende Veränderungen in den oberflächl. Rindenschichten des Gehirns (Blutung, Nekrosen) an der der Gewalteinwirkung gegenüberliegenden Seite, die früher als Effekt eines Gegenstoßes (↑ Contre coup), heute als Folge eines kurzzeitigen lokalen Unterdrucks gedeutet werden.

Rindenstar: Cataracta corticalis. Katarakt mit Trübung der subkapsulären Abschnitte der Linse (vorderer u. hinterer R.).

Rindenzentren ↑ Großhirnrinde.

Rinderbandwurm ↑ Taenia saginata.

Rinderbandwurmbefall: irrtüml. Bez. für Rinderfinnenbandwurmbefall. ↑ Taenia saginata.

Rinderfinne ↑ Cysticercus bovis.

Rinderfinnenbandwurm ↑ Taenia saginata.

Rindergalle: in der bakt. Diagnostik als Zusatz für Nährmedien zur Anreicherung von Typhusbakterien verwendet.

Rindertuberkulose: überwiegend durch Mycobacterium bovis verursachte, in den meisten europ. Ländern weitgehend ausgerottete o. zurückgedrängte Infektionskrankheit, deren Erreger auch Mensch, Hund, Katze, Schwein, Schaf u. Ziege infizieren kann. In Deutschland wurden 1992 bei 0,03 % von 5,2 Mio. geschlachteten Rindern Tuberkulose beanstandet. Wie bei der Tbc des Menschen steht auch beim Rind die aerogene Infektion (Tröpfcheninfektion) an erster Stelle, 10 % der Tiere infizieren sich enterogen. Neben der Infektion Rind – Mensch (M. bovis) ist in vereinzelten Fällen auch die Infektkette Mensch – Rind (M. tuberculosis) mögl. Primärveränderungen sitzen beim Rind zwar zumeist in der Lunge, die Lokalisation des Primärkomplexes gibt aber einen Hinweis auf den Infektionsweg (aerogen, alimentär, kongenital, direkter Kontakt). Bei günstigem Verlauf heilen Primärkomplexe aus, werden abgekapselt o. bestehen weiter als Verkalkungen. Beim Rind sind Frühgeneralisation in Lungen, Leber, Nieren, Milz, Euter u. Serosen („Perlsucht") Miliartuberkulose (akute Generalisation) u. protrahierte Generalisation mit Bildung versch. alter u. unterschiedl. großer Herde mögl. Weitere Formen sind die isolierte chron. Organtuberkulose (z. B. Lunge, Euter, Geschlechtsorgane) u. die Spätgeneralisation mit Niederbruchsphase. Klin. finden sich je nach dem Sitz der pathol. Veränderungen Atmungs- u. Verdauungsstörungen. Bei Euter-Tbc sind in der Milch Erreger nachweisbar. Die Diagn. erfolgt beim Rind mittels Tuberkulinprobe, serol. (KBR, ELISA u. a) u. bakt. Röntgenuntersuchungen kommen beim Rind nicht in Betracht. Schlachtung erkrankter Tiere zum Schutz des Menschen u. zur Seuchentilgung.

Rinderwahnsinn ↑ Enzephalopathie, bovine spongiforme.

Rindfleisch, Georg Eduard (1836–1908), Pathologe, Zürich, Bonn, Würzburg.

Rindfleisch-Zellen (nach Georg E. R.) ↑ Typhuszellen.

Ringabszeß, kornealer: Ringabszeß der Hornhaut; eitrige-nekrotisierende Keratitis der Hornhautperipherie, die einem Infekt nach Trauma folgt, eine Mykose darstellt o. metastat. bei Septikämie entstanden ist. Führt meist zur ↑ Panophthalmie.

Ringbiopsie: Exzision eines flachen ringförmigen Gewebestücks bei verdächtigen Portioveränderungen (↑ Konisation).

Ringblase ↑ Dünndarmringplastik.

Ringblutungen des Gehirns: Diapedeseblutung mit Bild der sog. Purpura cerebri, z. B. bei Fettembolie o. tox. Einwirkungen. Ursache örtl. Kapillarschädigung mit Plasmaaustritt u. Koagulation des unmittelbar angrenzenden Gewebes u. sich mantelförmig ausbildender Blutung durch proximal u. distal erfolgenden Blutaustritt.

Ringchromosom: Typ der strukturellen ↑ Chromosomenaberration. Ringförmiges Chromosom, entsteht durch Brüche an beiden Enden eines Chromosoms u. Verschmelzung der freien Enden miteinander. R. erweisen sich in der Mitose als instabil, so daß bei entsprechenden Personen meist ein Mosaik besteht. Dadurch u. durch den Stückverlust kommt es zu klin. Normabweichungen. Beispiel: 45,X/46, XrX.

Ringdoc: Recherchesystem für arzneimittelrelevante Lit. Produzent ist Derwent Publications Ltd., Großbritannien. Jährl. werden etwa 45 000 wissenschaftl. Arbeiten, meist aus Zeitschriften, erfaßt. Die Nutzung erfolgt als Datenträgerdienst einschl. On-line-Recherchen.

Ringelhaare: Pili anulati.

Ringelröteln ↑ Erythema infectiosum.

Ringelwürmer ↑ Annelida.

Ringer-Lösung: isoton. Elektrolytlösung zur Durchströmung isolierter Organe (Kalt- u. Warmblüter) in der exp. Med. Enthält 0,65 % (Kaltblüter) o. 0,95 % NaCl; 0,02–0,075 % KCl, 0,02 % $CaCl_2$, 0,01–0,02 % $NaHCO_3$, evtl. 0,1 % Glukose.

Ringfasern: Fibrae reticulares annulares; zirkuläre Fasern um das Sinusendothel der ↑ Milz.

Ringknorpel ↑ Cartilago cricoidea.

Ringleistenstenose ↑ Konusstenose.

Ringmaß: genormte Ringe zur Feststellung des größten Umfangs eines für die Aufnahme einer Krone präparierten Zahnstumpfes.

Ringmelanom: malignes Melanom des Ziliarkörpers o. der Iriswurzel, das sich entlang der Kammerwinkel- u. benachbarter Strukturen ausbreitet u. oft für ein Glaukom gehalten wird.

Ringpankreas ↑Pancreas anulare.

Ringschwiele: Proliferation des Pigmentepithels der Pars plana des Ziliarkörpers mit hyperplast. Narbenbildung bei alter Netzhautablösung.

Ringsideroblasten ↑Sideroblasten.

Ringskotom: ringförmiger Gesichtsfeldausfall bei erhaltener Netzhautmitte. Bei Pigmentdegeneration, Hungerdystrophie, Beri Beri. Sympt.: gerade Linien erscheinen mehrfach unterbrochen (Morsezeichenphänomen), mittelgroße Sehzeichen schwerer erkennbar als kleine.

Ringstar: Nach extrakapsulärer Kataraktextraktion bleiben äquatoriale Linsenanteile zurück u. bilden einen Ring hinter der Iris, zwischen dem sich die kollabierte Hinter- u. Vorderkapsel ausspannt, wie ein zusammengerollter Gummifingerling.

Ringstarlinse ↑Cataracta anularis.

Ringstripper: gefäßchirurg. Instrument zur ↑Desobliteration. Am Ende eines dünnen Metallstabs befindet sich ein 30° abgewinkelter Drahtring. Nach Darstellung der Dissektionsebene wird der R. unter Drehbewegungen vorwärts geschoben u. der Verschlußzylinder enfernt.

Ring, subvalvulärer: subvalvuläre Aortenstenose membranöser Form, Subaortenstenose (SAS); Lage etwa 0,5 cm unterhalb der Aortenklappe.

Ringtest: einfachster In-vitro-Nachweis präzipitierender Antikörper durch Überschichten eines Antiserums mit einer Antigenlösung, wobei an der Berührungsstelle eine ringförmige Trübung entsteht. Prakt. Anwendung z. B. ↑Ascoli-Reaktion, Uhlenhuth-Reaktion, ↑Lancefield-Präzipitationstest.

Ringulkus, korneales: oberflächl. peripheres Hornhautgeschwür, entwickelt sich häufig aus einer Randkeratitis o. aus der Konfluenz von mehreren Randgeschwüren. Kann auch im Gefolge von Allgemeinerkrankungen auftreten: Grippe, Sklerodermie, Lupus erythematodes, Wegener-Granulomatose u. a. m.

Ringversuch: Methode der externen Qualitätskontrolle von Laborergebnissen. Unter Beteiligung zahlreicher Laboratorien (Bezirks- o. nationale Ebene) werden an einem festgelegten Tag zentral verteilte Kontrollseren untersucht. Der Mittelwert aller beteiligten Laboratorien (unter Elimination der ↑Ausreißer) gilt dann als ↑Sollwert. Alle Einzelwerte, die sich um mehr als das 2,3fache einer vorgegebenen ↑Standardabweichung von diesem Sollwert unterscheiden, gelten als fehlerhaft.

Ringwallkarzinom: schüsselförmiges Magenkarzinom mit breitem Randwall.

Ringworm ⟨*engl*⟩ ↑Dermatomykose, ↑Tinea.

Riolan, Jean, jr. (1577–1657), frz. Anat. u. Arzt, Paris.

Riolan-Knochen (nach Jean R. jr.): seltener Schaltknochen zwischen Hinterhauptbein u. Felsenbein.

Rippe: Costa.

Rippenanomalien: angeborene Fehlbildungen der Rippen. Treten isoliert, häufiger i. R. von Systemfehlern auf. Es werden Unterzahl u. Überzahl (↑Halsrippe, ↑Lendenrippe) beobachtet. Häufig sind Gabel- o. Lochbildungen (↑Gabelrippe). Einzelne Rippen können fehlen (Aplasie) o. das Sternum nicht erreichen ((Hypoplasie).

Rippenatmung ↑Atemtyp, kostaler.

Rippenbogen ↑Arcus costalis.

Rippenbuckel: Die mit der Skoliose zwangsläufig verbundene Drehung der Wirbelkörper führt zu einem Herausdrehen der Rippenansätze auf der Konvexseite der Krümmung. Der gleiche Vorgang führt konkavseitig zum Rippental. R. täuscht verstärkte Kyphose vor.

Rippenfell ↑Pleura.

Rippenfelleiterung ↑Pleuraempyem.

Rippenfraktur: häufigste Brustkorbwandverletzung. Im Kindesalter wegen hoher Elastizität der Rippen selten. Ursache meist direkte o. indirekte Gewalteinwirkung durch Schlag, Stoß o. Quetschung (auch bei Reanimation), die zum Rippenserienbruch führen kann. Gefahr lebensbedrohl. thorakaler Komplikationen (↑Thoraxtrauma) selbst bei geringem Traumaausmaß.

Rippenresektion: Entfernung eines Teils o. der Gesamtheit einer Rippe; meist unter Erhaltung des Periostschlauchs (subperiostale R.), wodurch sich ein Regenerat bilden kann. Ausgeführt bei ↑Thorakotomie, ↑Thorakoplastik, Anlegung einer ↑Pleuradrainage.

Rippenserienfrakturen: Knochenbrüche mehrerer Rippen. Bei Rippenstückbrüchen Gefahr der paradoxen ↑Atmung u. krit. Einschränkung der Ventilation.

Rippenstern: Beim ↑Gibbus im Brustwirbelsäulenbereich scheinen auf dem Röntgenbild die Rippen dem Gibbuszentrum zu entspringen u. zeigen einen strahlenförmigen Verlauf.

Rippental ↑Rippenbuckel.

Rippenusuren: röntg. sichtbare Kerben im Bereich der dorsalen Abschnitte der Rippen infolge Pulsation der erweiterten, bei Aortenisthmusstenose vom adulten Typ als Kollateralen dienenden art. Gefäße (Aa. intercostales, Aa. mammariae). ↑Aortenisthmusstenose.

Rippstein-Aufnahme: röntg. Methode zur Abbildung u. Messung des Antetorsionswinkels von Femurkopf u. -hals.

Risiko: allg. Bez. für die Häufigkeit (Wahrscheinlichkeit) des Auftretens eines Ereignisses bezogen auf eine definierte Population u. ggf. einen definierten Zeitraum.

Risiko, attributables: zuschreibbares Risiko. Effektmaß für den Einfluß eines Faktors (Exposition, Risikofaktor) auf eine Krankheit. Beschreibt den Anteil der Erkrankungsfälle in der Population, der der Wirkung des Faktors zuzuschreiben ist. ↑Risikodifferenz, die durch Bezug auf Gesamtpopulation relativiert wird.

Risikobereich: Gebiet o. epidemiol.-ökolog. Raster mit günstigen natürl. u. sozialen Vorbedingungen für die Ausbreitung von ↑Infektionskrankheiten. R. sind Umschlagplätze für Infektionskrankheiten durch große Beziehungsdichte, wie in Kindereinrichtungen, o. durch Pferchung, z. B. in Flüchtlingslagern. Wichtig sind R. wie Lebensmittelbetriebe, wo Infektionserreger sich nach Kontamination von Lebensmitteln vermehren können u. über die sie einen großen Streubereich erhalten.

Risikobereitschaft: Persönlichkeitshaltung zwischen Risikobejahung u. Risikoablehnung zur Bewältigung erfolgsungewisser Anforderungen u. Gefahrensituationen (z. B. im Verkehr u. Transport).

Risikodifferenz: Maß für das ↑Risiko, das einem untersuchten ↑Risikofaktor zugeschrieben werden kann. Wird berechnet als Differenz der ↑Inzidenz o. (↑Mortalität) aus der Population der Exponierten u. der Vergleichspopulation der Nichtexponierten.

Risiko, empirisches: im Ggs. zum theoret. Risiko aus den ↑Mendel-Gesetzen abgeleitetes, statist. aus Erfahrungswerten ermitteltes Risiko für Verwandte eines ↑Merkmalsträgers. Betrifft v. a. polygene Merkmale (↑Polygenie).

Risikofaktor bei Bestrahlung

	Fälle pro Sievert
Leukämie	$20 \cdot 10^{-4}$
Knochen	$5 \cdot 10^{-4}$
Lunge	$20 \cdot 10^{-4}$
Schilddrüse	$5 \cdot 10^{-4}$
Brust	$25 \cdot 10^{-4}$
alle anderen Gewebe zusammen	$50 \cdot 10^{-4}$
Gesamtmortalität nach Ganzkörperbestrahlung	10^{-2}

Risikofaktor: Charakteristikum einer Person o. der äußeren Umwelt, das zu einem kalkulierbaren Risiko führt, in einem definierten Zeitraum an einer best. Krankheit zu erkranken. Zwischen dem R. u. der ↑Inzidenz der Erkrankung besteht eine statist. Assoziation, die nicht durch Verzerrungen (↑Bias) o. ↑Confounder erklärt werden kann. Der Effekt des R. wird als relatives ↑Risiko, attributables ↑Risiko o. ↑Odds Ratio dargestellt.

Risikofaktor bei Bestrahlung: Abschätzung für das Risiko einer malignen Erkrankung infolge einer Bestrahlung mit ionisierenden Strahlen. Entsprechende Werte für den Strahlenschutz wurden z. B. in der Empfehlung 26/1977 der Internationalen Strahlenschutzkommission (ICRP) für einige Organe zusammengestellt (Tab.). Der Risikofaktor wird in Fällen/10^6 Personen je rem (100 rem = 1 Sievert) Organdosis angegeben. Die Werte beruhen auf der linearen Extrapolation von Daten, die bei relativ hohen Dosen gefunden wurden: nach Atombombenexplosion, bei berufl. strahlenexponierten Personen, bei Personen mit sehr häufigen Röntgenuntersuchungen (Thoraxdurchleuchtung bei künstl. Pneumothorax u. a.); sie sind also keine direkten Meßwerte. Diese Werte besagen z. B., daß nach einer Ganzkörperbestrahlung mit 1 rem unter jeweils 10 000 Personen 1 maligne Erkrankung auftritt. Tab.

Risikofaktorenkonzept: am Beispiel der ↑Arteriosklerose, aber auch für andere chronische ↑Krankheiten entwickeltes Konzept mit Aussagen zur Beziehung zwischen Umweltfaktoren u. dem Auftreten von Krankheiten. ↑Risikofaktoren beinhalten eine Erkrankungswahrscheinlichkeit. Es handelt sich um statist. Zusammenhänge, die keine kausalen sein müssen. Insbes. die handlungsanleitende Funktion eines R. ist mit Zurückhaltung zu bewerten.

Risikogeburt: Geburt bei einem Patientinnenkreis, der durch Belastungen bzw. Erkrankungen o. andere Faktoren während der Schwangerschaft (Risikoschwangerschaft) o. unter der Geburt durch erhöhte Gefahren für das Kind charakterisiert ist. Fehl-, Früh- o. Totgeburten, chron. Erkrankungen (vornehml. Herz u. Diabetes), Sterilitätsbehandlung, höheres Lebensalter (über 35 Jahre).

Risiko, genetisches: Wahrscheinlichkeit für das Auftreten eines genet. bedingten Defekts bei einer Person bzw. einem zu erwartenden Kind. Läßt sich bei monogen bedingten Merkmalen von den ↑Mendel-Gesetzen ableiten (theoret. Risiko) o. empir. aus einem großen Untersuchungsgut ermitteln (empirisches ↑Risiko). Ein g. R. gilt unter 1 % als niedrig u. über 10 % als hoch.

Risikogruppen: Schema zur Einstufung von Gefährdungsgraden bei Pat. vor der Durchführung eines operativen Eingriffs. International hat sich das 5 Stufen umfassende Schema der ASA (American Society of Anaesthesiologists) durchgesetzt. 1 = normal gesunder Pat.; 2 = Pat. mit leichter Allgemeinerkrankung; 3 = Pat. mit schwerer Allgemeinerkrankung; 4 = Pat. mit schwerster Allgemeinerkrankung u. ständiger Lebensbedrohung; 5 = moribunder Pat. Trotz der Unschärfe der Definition hat sich die ASA-Gruppierung bewährt, zumal komplizierte Skalen keine bessere Risikodifferenzierung erbrachten.

Risikokinder: Neugeborene mit perinatal einwirkenden, potentiell schädigenden Faktoren (Risiko). R. sollen einer Nachsorge unterzogen werden, um Schädigungen rechtzeitig zu erkennen. Tab.

Risikopopulation: Personengruppe mit einem definierten Infektions- u. Erkrankungsrisiko. Für große Populationen mit Erkrankungen, die alle Individuen betreffen können, ist die R. ident. mit der mittleren Bevölkerung, das ist die durchschnittl. Bevölkerungszahl einer definierten Population für einen best. Zeitraum, berechnet als Mittel aus Anfangs- u. Endbestand. Das Infektions- u. Erkrankungsrisiko ist für die meisten Krankheiten u. Personengruppen je nach Exposition o. Disposition versch. Hier wird die R. definiert, z. B. mit dem Maß Personenjahr o. Personenmonate. Personenjahre sind das Produkt von Personen u. Dauer ihres Aufenthalts im betreffenden Gebiet. Es können nur Personen mit echtem Risiko in die R. einbezogen werden, wie z. B. Personen ohne Antikörper gegen den betreffenden Infektionserreger o. Personen in einem Lebensalter, in dem ein Expositionsrisiko o. eine Exposition vorliegt.

Risiko, relatives: Risikoquotient, Inzidenzquotient; Faktor, der angibt, um wievielmal häufiger (bzw. seltener) ein Ereignis in einer exponierten Population auftritt im Vergleich zu einer nichtexponierten Population. Gemessen wird das Risiko durch die ↑Inzidenzen in beiden Gruppen.

Risikoschwangerschaft: Schwangerschaft in deren Verlauf Erkrankungen der werdenden Mutter bzw. der Plazenta auftreten, die eine erhöhte Gefährdung des Feten bewirken.

Risiko, zuschreibbares: Effektmaß für den Einfluß einer Exposition auf das Erkrankungsrisiko, wird gemessen als Inzidenzratendifferenz zwischen einer exponierten u. einer nichtexponierten Gruppe relativ zu der Inzidenzrate der Exponierten. Beschreibt den Anteil der Inzidenzrate, der auf den spezif. Faktor zurückführbar ist.

Risikokinder: Auswahl von Risikofaktoren

Pränatal:	späte Primara
	Blutungen
	EPH-Gestosen
	Infektionen
	Nikotin, Alkohol
	Diabetes mellitus
	Blutgruppenunverträglichkeit
Perinatal:	schwere Asphyxie
	Frühgeburt
	Übertragung
	Lageanomalien
	Mehrlinge
	vorzeitige Plazentalösung
Postnatal:	schwere Hyperbilirubinämie
	Hyaline-Membran-Krankheit
	Infektionen
	Krämpfe

Risser, Joseph C. (geb. 1882), Chir., New York.

Risser-Zeichen (nach Joseph C. R.): die Darmbeinkammapophyse schließt sich als letzte Wachstumsfuge des Skeletts. Ihr röntg. erkennbarer, beginnender Durchbau weist auf Abschluß des Körperwachstums hin. Hat Bedeutung für die Ind. zur Skolioseoperation.

Rissmann, Paul (1867–1932), dt. Gyn., Hamburg.

Rissmann-Aortenkompressorium (nach Paul R.): einfaches Gerät zum Zudrücken der Bauchaorta bei Blutung nach der Geburt.

Rißpilz, ziegelroter: Inocybeart, ↑Giftpilze.

Rißwunde ↑Wunde.

RIST: *Abk* für ↑Radio-Immuno-Sorbent-Test.

Risus sardonicus ⟨*lat*⟩ *m*: sardon., verzerrtes, grimmiges Lachen (Grinsen); Frühzeichen bei Tetanus.

RIT: *Abk* für ↑Radioiodtest, Radioiodzweiphasentest.

Ritgen, Ferdinand August Maria von (1787–1867), dt. Chir. u. Gyn., Gießen.

Ritgen-Handgriff (nach Ferdinand A. M. von R.) ↑Olshausen-Handgriff.

Ritis-Quotient: Enzymquotient, drückt das Verhältnis der Serumaktivitäten von ASAT/ALAT (GOT/GPT) aus u. ist bei hepatobiliären Erkrankungen ggf. erhöht. Aussagekraft beruht auf der unterschiedl. Lokalisation der Enzyme in der Leberzelle (ASAT partiell mitochondrial, partiell zytoplast.; ALAT ausschließl. zytoplast.) u. der damit verbundenen differenzierten Reaktion bei Zelläsionen. Quotient unter 1 z. B. bei akuter Hepatitis, Quotient um 1 bei cholestat. Form der Virushepatitis, Verschlußikterus, Cholangitis, Quotient über 1 bei nekrotisierender Form der Virushepatitis, Zirrhose, akuten Intoxikationen, Quotient weit über 1 bei dekompensierter Zirrhose, prim. Leberzellkarzinom, Erkrankungen anderer Organe ohne Leberbeteiligung (Myokardinfarkt, Skelettmuskelerkrankungen).

Ritonavir: antiretrovirales Medikament, daß HIV-Proteasen hemmt (Proteaseinhibitor) u. zur Behandlung von HIV-Infektion u. AIDS eingesetzt wird. ↑Chemotherapie, antiretrovirale.

Ritter, Gottfried Ritter von Rittershain (1820–1883), dt. Päd., Görlitz, Prag.

Ritter-Krankheit (nach Gottfried Ritter von Rittershain) ↑Necrolysis toxica epidermica.

Rittersporn: Delphinium; Gattung der Hahnenfußgewächse, giftig, enthält Terpenalkaloide, ↑Alkaloide.

Rivalta, Fabio (1863–1959), ital. Pathologe, Bologna.

Rivalta-Probe (nach Fabio R.): Methode zur Feststellung des Eiweißgehalts eines Exsudats o. Transsudates durch Eintropfen eines Tropfens in verdünnte Essigsäure. Bei Exsudat tritt wegen höherem Eiweißgehalt Trübung auf.

Riva-Rocci, Scipione (1863–1937), ital. Int., Pavia.

Riva-Rocci-Apparat (nach Scipione R.-R.): klass. Gerät zur unblutigen Blutdruckmessung. Sphygmonanometer.

Riva-Rocci-Methode (nach Scipione R.-R.): Methodik zur klass. unblutigen Blutdruckmessung durch Auskultation von Gefäßgeräuschen bei der art. Gefäßkompression mittels Staumanschette.

RIVA-Stenose: Einengung des Ramus interventricularis anterior der ↑Arteria coronaria sinistra.

Rivero-Carvallo-Zeichen: Auftreten u. Verstärkung des Systolikums bei Trikuspidalinsuffizienz während der Inspiration; auch bei Trikuspidalstenose mit diastol. Decrescendo. Bedingt durch die Zunahme der Blutströmungsgeschwindigkeit.

Rives-Plastik: Muskelplastik aus dem M. latissimus dorsi zum Verschluß großer angeborener Zwerchfellhernien. Der Muskel wird breitbasig gestielt.

Rivus ⟨*lat*⟩ *m*: Bach, Kanal.

Rivus lacrimalis: Tränenbach; selten deutl. ausgeprägter Raum zwischen Hinterfläche der Lider u. Vorderfläche des Augapfels.

Rizin ↑Ricinus communis.

Rizinus ↑Ricinus communis.

Rizinusöl ↑Ricinus communis.

RJT: *Abk* für ↑Radioiodtest, Radioiodzweiphasentest.

RLT-Modell: *Abk* für Roper-Logan-Tierney-Modell; Pflegemodell engl. Pflegewissenschaftlerinnen, das auf einem „Modell des Lebens" basiert u. aus den 5 Konzepten: Lebensspanne, Einflußfaktoren, ↑Lebensaktivitäten, Abhängigkeits-Unabhängigkeits-Kontinuum u. Individualität im Leben, besteht. Pflege i. S. dieses Modells unterstützt das Individuum, 1. die Lebensaktivitäten (LA) entspr. seiner Lebensphase u. des Grades seiner Abhängigkeit bzw. Unabhängigkeit auszuüben, 2. bei den unterschiedl. LA Abhängigkeiten vorzubeugen u. zum Wohlbefinden beizutragen, 3. beim Einüben der LA, beim Ausführen med. Anordnungen u. versetzt das Individuum in die Lage, seine LA entspr. seiner Lebensphase u. des Grades seiner Abhängigkeit bzw. Unabhängigkeit auszuüben. Pflege trägt damit zur Bewältigung von Abhängigkeit u. Wiedererlangung von Gesundheit.

R-M-System: *Abk* für Restriktions-Modifikations-System; ↑Restriktionsendodesoxyribonukleasen.

Rn: chem. Symbol für ↑Radon.

RNA: *Abk* für engl. ribonucleic acid; ↑Ribonukleinsäure.

RNA-Biosynthese: durch DNA-abhängige o. RNA-abhängige ↑RNA-Polymerasen an DNA- o. RNA-Matrizen erfolgende Verknüpfung von Ribonukleotiden zu ↑Ribonukleinsäuren, womit die in den Matrizen in Form spezif. Nukleotidsequenzen enthaltene Information auf die Syntheseprodukte übertragen wird. Die DNA-abhängige R. an Genen wird als Transkription (Überschreibung eines DNA-„Textes" in einen „RNA"-Text) bezeichnet, wobei i. d. R. jeweils nur ein DNA-Strang als Matrize für die Transkription dient (codogener Strang); Start- u. Stopstellen der Transkription in Genen sind durch spezif. Initiationssequenzen bzw. Terminatoren festgelegt (↑Operon). Die R. unterliegt versch. Regulationsmechanismen (↑Attenuation, cAMP-bindendes ↑Protein, ↑Genregulation, ↑Genaktivierung, ↑Geninaktivierung, ↑Promotoren, ↑Transkription). Die prim. Transkriptionsprodukte unterliegen vielfältigen posttranskriptionalen Modifikationen (↑Autospleißen, ↑Prozessierung, ↑RNA-Editing, ↑Spleißen).

RNA-Editing: posttranskriptionale Veränderungen von RNA-Molekülen, die zu veränderten Nukleotidsequenzen u. damit veränderten Informationen (Leserahmen; ↑Frameshift mutation, ↑Leseraster) führen, z. B. infolge ↑Insertionen, ↑Deletionen (Exzisionen) o. Umwandlungen (z. B. Cytosin zu Uracil durch Desaminierung) von Nukleotiden. R. kommt in Mitochondrien, Plastiden, Kinetoplasten (der Trypanosomen) u. einigen Viren vor. ↑gRNA.

RNA, lösliche ↑Transfer-RNA.

RNA-Polymerasen: Transkriptasen, RNA-Synthetasen; Enzyme, die an DNA (DNA-abhängige R.), o. an

RNA (RNA-abhängige R.) als ↑Template (Matrize) Ribonukleosidtriphosphate unter Pyrophosphatabspaltung zu Ribonukleinsäuremolekülen (↑Ribonukleinsäure) verknüpfen (↑RNA-Biosynthese). In Bakterien werden alle RNA-Typen durch das gleiche Enzym synthetisiert; bei Eukaryonten gibt es drei versch. R.; Typ I (A) synthetisiert hochmolekulare ribosomale RNA, Typ II (B) Messenger-RNA, Typ III (C) Transfer-RNA sowie ribosomale 5-S-RNA. Transkriptasen von RNA-Viren werden auch RNA-Replikasen genannt.

RNA Processing ↑Prozessierung.

RNA-Replikasen ↑RNA-Polymerasen.

RNA, ribosomale: *Abk* rRNA; in ↑Ribosomen vorkommende ↑Ribonukleinsäuren. Die kleine Untereinheit des Ribosoms enthält ein Molekül rRNA (Mol Gew. ca. $0{,}6 \cdot 10^6$ bei Bakterien, $0{,}7–0{,}8 \cdot 10^6$ bei Eukaryonten), die große jeweils ein Molekül hochmolekularer rRNA ($1{,}2 \cdot 10^6$ bei Bakterien, $1{,}3–1{,}6 \cdot 10^6$ bei Eukaryonten). Beide RNA-Moleküle werden zunächst als Produkt einer Transkriptionseinheit in Form einer hochmolekularen Vorstufen-rRNA synthetisiert u. durch ↑Prozessierung in die sog. reife rRNA überführt. Die große Ribosomeneinheit der 70-S-Bakterien enthält weiterhin eine niedrigmolekulare, mit 5-S-sedimentierende rRNA, die der 80-S-Eukaryontenribosomen zwei, mit 5 S bzw. 5,8 S sedimentierende Ribonukleinsäuren. Der Gesamtanteil der rRNA an der Partikelmasse des Ribosoms beträgt bei Bakterien etwa 40 %, bei Eukaryonten ca. 50 %. rRNA ist für die Ribosomenbiogenese in der Zelle durch spezif. Wechselwirkungen mit ribosomalen Proteinen von essentieller morphogenet. Bedeutung u. an der Ausbildung u. Funktion aktiver Zentren des Ribosoms im Prozeß der ↑Proteinbiosynthese beteiligt.

RNA-Splicing ↑Spleißen.

RNA-Synthase: RNA-abhängige RNA-Polymerase, die die ↑Replikation von Virus-RNA katalysiert. ↑RNA-Polymerasen, ↑Replikasen.

RNA-Synthetase ↑RNA-Polymerasen.

RNA-Viren: Viren mit Einzelstrang-RNA (z. B. Orthomyxo-, Paramyxo-, Picorna-, Retro-, Rhabdoviridae) o. Doppelstrang-RNA (z. B. Reoviridae) als Nukleinsäure. ↑DNA-Viren.

RNS: *Abk* für ↑Ribonukleinsäure.

RO: *Abk* für engl. Reverse osmosis, ↑Umkehrosmose.

Robbengliedrigkeit ↑Phokomelie.

Robbins, Frederik Chapman (geb. 1916), amerik. Bakt., Päd., Boston, Cleveland. 1954 Nobelpreis für Med./Physiol. (mit J. F. Enders u. T. H. Weller) „für ihre Entdeckung der Fähigkeit der Poliomyelitisviren, auf Kulturen verschiedener Gewebe zu wachsen".

Robert, Heinrich L. F. (1814–1878), dt. Gyn., Wiesbaden.

Roberts, Richard J. (geb. 1943), brit. Molekulargenetiker, Beverly, USA. 1993 Nobelpreis für Med./Physiol. (mit P. A. Sharp) „für ihre Arbeiten in der Genforschung". R. u. Sharp entdeckten den diskontinuierl. Aufbau des Erbmaterials höherer Organismen u. beschrieben die Organisation der ↑Desoxyribonukleinsäure in versch., Exons u. Introns genannte, Segmente; große Bedeutung für die Grundlagenforschung, insbes. für die Krebsforschung.

Robertson ↑Argyll-Robertson.

Robertson-Phänomen ↑Pupillenstarre.

Robertson-Translokation: spez. Typ der ↑Chromosomenaberration, bei dem zwei meist akrozentr. Chromosomen in der Zentromerregion brechen u. durch ↑Reunion der langen Arme ein Translokationschromosom bilden. Die kurzen Arme gehen meistens verloren. R. akrozentr. Chromosomen beim Menschen kann zur fam. Trisomie beteiligter Chromosomen führen. Beispiel: fam. Down-Syndrom durch R. eines Chromosoms 21 mit einem anderen Chromosom der G- o. der D-Gruppe (↑Translokationstrisomie). Abb.

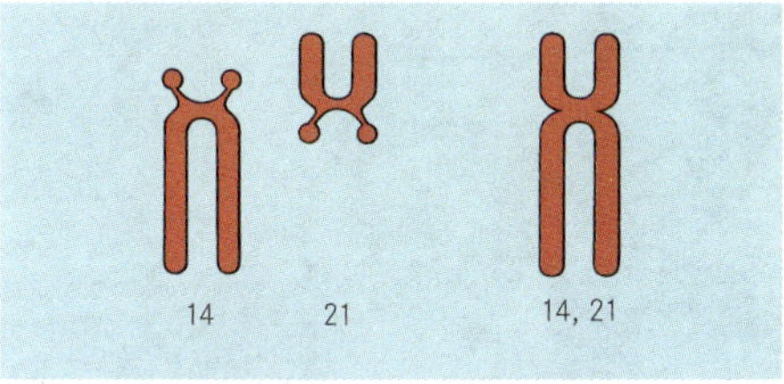

Robertson-Translokation.
Durch zentrische Fusion zweier akrozentrischer Chromosomen (Nr. 14 u. 21) entsteht ein Translokationschromosom

Robin, Charles Philippe (1821–1885), frz. Histol., Paris.

Robin, Pierre (1867–1950), frz. Zahnarzt, Paris.

Robinie: Robinia pseudoacacia, falsche Akazie. Enthält bes. in der Rinde tox. Proteine, die ähnl. ↑Ricinus communis u. ↑Abrin wirken.

Robinow, Meinhard (geb. 1909), Päd., Yellow Springs, USA.

Robinow-Syndrom (nach Meinhard R.): autosomal dominant erbl. Minderwuchs mit charakterist. Gesicht (großer Hirn- u. kleiner Gesichtsschädel mit Hypertelorismus u. kurzer, flacher Nase, tiefsitzenden Ohrmuscheln), Zahnhypoplasie, Genitaldysplasie, versch. Skelettanomalien (Unterarmdysplasie). ↑Aarskog-Syndrom.

Robinson-Kepler-Power-Test: Wasserbelastungstest zur Prüfung der Glukokortikoidfunktion. Ausfall der Glukokortikoide führt zu Unfähigkeit zu rascher Diurese nach Flüssigkeitszufuhr – Ausscheidung von weniger als 55 % der Trinkmenge (20 ml/kg Körpergewicht) innerhalb von 2 h deutet auf prim. o. sek. Nebennierenrindeninsuffizienz. Unspezif. orientierender Test. Relevanz liegt in der Ausschlußdiagnostik (Hypothyreose, Ödemneigung, Leber- u. Nierenerkrankungen führen auch zur Verminderung der Harnmenge).

Robin-Syndrom (nach Pierre R.): Robin-Sequenz; Symptomentrias: Mikroretrogenie, Glossoptose u. (nicht obligat) Gaumenspalte. Abb. S. 1754.

Robodoc: exp. Studie zum Einsatz von Robotern in der Med. (hier Chir.). Ein Roboter wurde beim Implantieren einer Hüftgelenkprothese eingesetzt. Das vorher mittels NMR-Aufnahmen (↑Kernspintomographie) angefertigte Implantat wurde mit Hilfe des Roboters (Ausfräsen des Hohlraums im Femur) passgenau eingesetzt. Die Steuerung des Roboters erfolgte außerhalb des OP-Raums u. wäre theoret. auch über größere Entfernungen mit Hilfe z. B. des ↑Internets mögl.

Roboranzien ⟨*lat*⟩ *n Pl*: kräftigende, stärkende Mittel, häufig angewandt während der Rekonvaleszenz, in der Geriatrie usw., z. B. Glukose, Vitamine, Anabolika.

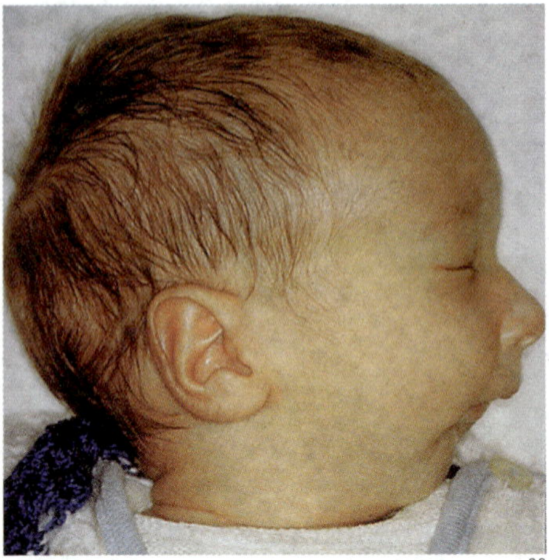

28

Robin-Syndrom. Mikrognathie

Roboter ‹*tschech*› *m*: techn. Einrichtungen, die über Sensoren (Photozellen, mechan. Taster usw.), eine zentrale Steuerung (Computer) u. eine spez., an die Aufgaben angepaßte Motorik verfügen u. damit best. Arbeitsgänge selbständig ausführen können. Der Einsatz erfolgt z. B. in der Industrie u. bei Weltraumexperimenten. Die Gestalt ist allein vom spez. Zweck bestimmt, nicht menschenähnl. Im Roman von Capek (Ursprung) u. a. utop. Romanen menschenähnl. Automat mit großer Kraft u. geringer Intelligenz.

Rochalimaea: alte Bez. für Bakterien der Gattung ↑Bartonella.

Rocher, Henri Gaston Louis (geb. 1876), frz. Chir.

Rociovirus: Virusart der Gattung ↑Flavivirus. Vorkommen in Brasilien bei Vögeln. Übertragung auf den Menschen durch Moskitos, Krankheit: virale ↑Meningoenzephalitis.

Rocket-Elektrophorese ↑Immunelektrophorese.

ROC-Kurve: engl. Receiver operating characteristic curve. 1954 von Tanner u. Swets in die Psychophysik eingeführte Darstellung der Abhängigkeit zwischen dem Prozentsatz richtig pos. u. falsch pos. Entscheidungen einer Versuchsperson, die bei Exp., bei denen eine Ja/Nein-Entscheidung vom Beobachter verlangt wird, eine genauere Einschätzung der Leistung vom Beobachter u. Bilderzeugungssystem gestattet als der Prozentsatz richtig erkannter Objekte.

Rocky Mountain spotted fever ‹*engl*› ↑Rickettsiosen.

Rodbell, Martin (geb. 1926), amerik. Biochem., Bethesda. 1994 Nobelpreis für Med./Physiol. (mit A. G. Gilman) „für die Entdeckung der G-Proteine und deren Bedeutung für die Signalübertragung in den Zellen“.

rodens ‹*lat*› *Adj*: nagend, fressend.

Rodentizide ↑Pestizide.

Roederer, Johann Georg (1726–1763), dt. Geburtshelfer u. Gyn., Göttingen. Gründete 1751 die erste geburtshilfl., dem akadem. Unterricht gewidmete Klinik Deutschlands. Durch ihn wurde die Geburtshilfe zu einer Wissenschaft erhoben.

Roederer-Kopfeinstellung (nach Johann G. R.): Anpassung des Kopfs an die Raumbeschränkung des allg. verengten Beckens durch extreme Beugehaltung.

Roemheld, Ludwig (1871–1938), dt. Int., Gundelsheim.

Roemheld-Symptomenkomplex (nach Ludwig R.): gastrokardialer Symptomenkomplex. Durch Oberbauchmeteorismus, insbes. Luftansammlung im Bereich der li. Kolonflexur hervorgerufene Beschwerdesymptomatik: Beklemmungsgefühl, Schmerzen in der li. Brustkorbhälfte, oft in die li. Schulter ausstrahlend, Schweißausbruch, Tachykardie. Magenblase vergrößert.

Roese, Carl (1864–1936), dt. Zahnarzt, München, Dresden. Begründer der systemat. ↑Jugendzahnpflege.

Rogers, Carl (1902–1987), amerik. Psychol., entwickelte die nichtdirektive, klientenzentrierte ↑Gesprächspsychotherapie (client centered therapy, CCT). ↑Encounter-Gruppen.

Roger-Septumdefekt: Mehr klin. als morphol. definierter ↑Ventrikelseptumdefekt des Herzens mit gutartigem Verlauf. Die Kommunikation (im muskulösen o. membranösen Teil) ist klein, der Links-Rechts-Shunt gering. Oft asymptomat. u. Zufallsbefund.

Rohfaser: engl. Fiber; mit den ↑Ballaststoffen gleichgesetzter Nahrungsanteil.

Rohkost: Nahrungsmittel pflanzl. Herkunft, die im rohen, ungekochten Zustand genossen werden, z. B. Salate, Brei usw.; von Tomaten, Karotten, Obst, Kopfsalat, Kraut, Sauerkohl u. a.; Vitamin- u. Mineralstoffträger, aber kalorienarm u. meist reich an Rohfasern.

Roholm-Nadel: Inversen-Roholm-Nadel. Biopsienadel, 2 mm Innendurchmesser zur blinden o. gezielten Leber-, Nieren- u. Prostatabiopsie.

Rohr, Karl (1900–1959), Schweizer Int. u. Hämat., Zürich.

Röhrenfistel ↑Fistel.

Röhrenknochen ↑Os.

Röhrenknochenadamantinom: Adamantinom der langen Röhrenknochen; von B. Fischer 1913 aufgrund der histol. Ähnlichkeit mit den A. der Kieferknochen so benannte, hauptsächl. (90 %) in der Tibia vorkommender Tumor (geringer Malignitätsgrad), langsames Wachstum, selten Metastasen.

Röhrenschutzgehäuse: die dem Strahlenschutz u. dem Hochspannungsschutz dienende Umhüllung der Röntgenröhre (in betriebsbereitem Zustand einschl. der Isoliermittel).

Röhrenspekulum: zylinderförmiges Instrument aus Glas, Porzellan o. Metall zur vaginalen Besichtigung von Portio u. Vagina.

Rohrer-Index ↑Körperfülleindex.

Rohrzucker ↑Saccharose.

Rohrzuckerdiät: zur Behandlung der Fäulnisdyspepsie empfohlene Diät mit Rohrzucker. Nach einer zwei- bis dreitägigen Fastenperiode werden über 3–4 Tage steigende Mengen (150–300 ml) einer 10%igen Rohrzuckerlösung in 5–7 Einzelportionen gegeben. Günstiger ist die Verabreichung einer Kohlenhydratkost, die aus Suppen u. Breien mit fein aufgeschlossenen Kohlenhydratträgern besteht.

Rohrzuckerinversion: bei der Hydrolyse des Rohrzuckers (Saccharose) auftretende Änderung des Drehsinns der Schwingungsebene des polarisierten Lichts. ↑Invertzucker.

ROI-Technik: *Abk* für engl. ↑Region of interest (interessierende Region). Aus den mit Hilfe eines Gammakamera-Computer-Systems registrierten Sequenz- o. Funktionsszintigrammen können beliebige, für die Auswertung interessierende Areale, z. B. mit Hilfe eines Lichtschreibers am Monitor, unter Anpassung an anat. Strukturen eingezeichnet werden (z. B. oberer Nierenpol o. li. Herzkammer u. a.). Über diesem interessierenden Areal o. ROI werden vom Rechner Aktivitätszeitkurven (sog. Integralhistogramme o. Histogramme) erstellt, die eine Funktionsbeurteilung der Tracerkinetik (↑Tracer) im Vergleich zur gesunden o. anderen Arealen des gleichen Organs ermöglichen.

Rokitansky, Karl Freiherr von (1804–1878), österreich. Pathol., Wien. R. machte die Pathol. zum Mittelpunkt der Med. Fakultät u. wurde damit zum Schöpfer der jüngeren med. Schule. Gab das dreibändige „Handbuch der Pathologischen Anatomie" (1841–1846; 1855) heraus. Beim Überschreiten der Grenzen der Anat., weil der morphol. Befund zu geringfügig war, kam er zu der von R. Virchow kritisierten Krasenlehre, die auf falschen chem. Voraussetzungen beruhte.

Rokitansky-Lungenlappen (nach Karl Freiherr von R.): angeborene Form einer basalen Nebenlunge (↑Lunge, akzessorische), die den häufigsten Typ einer extralobären ↑Lungensequestration darstellt. Anlage eines kleinen Lappens zwischen Lungenbasis u. Zwerchfell (fast stets li.). Meist keine Kommunikation mit dem Bronchialbaum.

Rolando, Luigi (1773–1831), ital. Anat., Turin.

Rolando-Epilepsie (nach Luigi R.): Idiopath. kindl. ↑Epilepsie mit zentrotemporalen Spikes.

Rolando-Furche (nach Luigi R.): Sulcus Rolandi, Sulcus centralis. Zentralfurche an der Konvexität des Großhirns zwischen Lobus frontalis u. Lobus parietalis.

Rolando-Substanz (nach Luigi R.) ↑Substantia gelatinosa Rolando.

Rolitetrazyklin: Parenteraltetrazyklin, mit dem breiten Wirkungsspektrum der Tetrazykline (zu beachten ist der Gehalt an Magnesiumglukonat, Vorsicht bei gleichzeitiger Applikation von Herzglykosiden, langsame Injektion).

Rollappen: Die parallel verlaufenden Schnittränder der Haut u. des anhängenden Gewebes werden miteinander für die Zeit des Gewebetransports vernäht u. erhalten das Aussehen einer Rolle. ↑Rundstiellappen, ↑Hautplastik, ↑Fernlappenplastik.

Rollbewegung, okuläre: Rotation des Auges um die anteroposteriore Achse. Bei der Einwärtsrollung dreht sich das re. Auge im Uhrzeigersinn, bei der Auswärtsrollung entgegengesetzt, d. h. bei der Einwärtsrollung drehen sich bds. am Limbus oben gelegene Punkte nach nasal.

Rollenkonflikt: Situation, in der eine Person, die mehrere Rollen zu erfüllen hat, mit einander widersprechenden Anforderungen konfrontiert wird. Kann zu Störungen der zwischenmenschl. Beziehungen führen, die die ↑Kooperation behindern. ↑Ambivalenz, ↑Konflikt, psychischer.

Rollenspiel: psychotherapeut. Methode. Aktualisierung von Situationen u. Verhaltensweisen in der kontrollierbaren Spielsituation zur Beobachtung u. Erfahrung von best. Selbst- u. Fremdrollensituationen.

Rollenzug: Zugapparat aus Schnur u. Rolle bestehend; die den Extensionszug, z. B. an einem Bein, vermittelnde Schnur wird über eine Rolle zwecks Minderung der Reibung aus dem Bett herausgeleitet.

Rolle, orthopädische: bodenwärts gewölbte Verstärkung des Schuhbodens, die in Abhängigkeit von Lage u. Form die aktive Abwicklung des Fußes durch passive Abrollung ersetzt, die Gangrichtung korrigiert o. schmerzhafte Areale an der Fußsohle entlastet. Sie kann Element des orthop. Schuhs o. Zurichtung am Konfektionsschuh sein.

Rollerkultur: Zellkulturen in langsam rotierenden zylindr. Gefäßen, die um ihre Längsachse gedreht werden. Bietet den Vorteil, daß auf der gesamten Innenfläche der Kulturgefäße Zellen wachsen können u. damit eine Produktion größerer Zellmengen von Monolayer-Zellkulturen bei guter Nährstoff- u. Gasversorgung mögl. wird. ↑Kultur.

Rolle, soziale: im Prozeß der Arbeitsteilung entstandene, in sich zusammenhängende Funktionskomplexe, die von der Persönlichkeit bewältigt werden müssen. Der Begriff Rolle umschreibt einen Komplex von Erwartungen an Einstellung, Fähigkeiten u. Verhaltensweisen eines Individuums in einer umschriebenen sozialen Situation. Der Rolle entspricht eine festgelegte Positition, mit der eine best. Wertschätzung o. auch gesellschaftl. Ansehen verbunden sind (z. B. Arztrolle). Im Alltag hat jedes Individuum mehrere Rollen zu realisieren (z. B. Berufsrolle Arzt, Familienrolle Vater). Das Selbstbild eines Menschen entwickelt bzw. ändert sich in der Auseinandersetzung u. Aneignung von s. R. Im Prozeß der Übernahme einer Rolle (↑Identifikation) können sich vielfältige Konfliktmöglichkeiten ergeben. Rollenkonflikte können entstehen, wenn die versch. Rollen ein Individuum mit nicht zu vereinbarenden Anforderungen konfrontieren, was zu Störungen der zwischenmenschl. Beziehungen führen kann.

Rollhaarzyste: meist bei älteren Menschen im Bauchbereich lokalisierte aufgerollte Haare unter der epidermalen Hornschicht.

Rollkur: veraltete Methode zur Behandlung eines Ulkus bzw. eines sog. Reizmagens. Nach Einnahme adstringierender Substanzen erfolgt nach zeitl. Intervallen ein Sichdrehen um die Körperachse. Als Spätfolge ↑Argyrose durch Aufnahme u. Ablagerung von Silber mögl.

Rollstuhl ↑Behindertenfahrzeug.

Romaña, Cecilio, zeitgen. Ophth., Tucumán, Argentinien.

Romaña-Zeichen (nach Cecilio R.): ödematös-entzündl. Hautreaktion (Chagom) an der Eintrittsstelle der Erreger (↑Trypanosoma cruzi), im Gesicht v. a. als Lidödem mit einseitiger Konjunktivitis u. regionärer Lymphknotenschwellung (↑Chagas-Krankheit).

Romano-Ward-Syndrom: ↑Jervell-Lange-Nielsen-Syndrom; angeborenes QT-Syndrom (Verlängerung der QT-Zeit) ohne Innenohrschwerhörigkeit. Tödl. Gefahr durch paroxysmales Kammerflattern.

Romanowski, Dimitri Leonidowitsch (1861–1921), russ. Naturwissenschaftler, Int. u. Hämat., St. Petersburg. Gab die nach ihm benannte Färbung an (1891), die er zur Identifizierung von Malariaparasiten benutzte. ↑Giemsa-Färbung.

Romberg, Moritz Heinrich (1795–1873), dt. Neurol., Berlin.

Romberg-Phänomen (nach Moritz H. R.): starkes Schwanken bzw. Fallneigung beim Stehen mit geschlossenen Augen u. nebeneinandergestellten Füßen als Hinweis auf zerebellare Störung o. spinales Hinterstrangsyndrom.

Romeis-Färbung: Nachweis von Lipiden mit Sudan III, bes. in der Hämat.

Römer, Oskar (1866–1952), Zahnmed., Straßburg, Leipzig. Verfasser von „Atlas der patholog. Histologie und anatom. Veränderungen der Pulpa" (1909).

Romualdi-Operation: abdominoperinealer Durchzug von Kolon durch den von Mukosa befreiten Rektummuskelschlauch. Zur Behandlung der ↑Atresia ani, ↑Atresia recti, ↑Rehbein-Durchzugsoperation, ↑Durchzugsoperation bei anorektalen Anomalien. ↑Soave-Operation.

Rönne, Hennig K. T. (geb. 1878), dän. Augenarzt, Kopenhagen.

Rönne-Sprung: keilförmiger nasaler Gesichtsfeldausfall bei Glaukom.

Röntgen, Wilhelm Conrad (1845–1923), dt. Physiker, Würzburg, München. 1895 Entdeckung der X-Strahlen (später Röntgenstrahlen), wofür er 1901 den Nobelpreis für Physik erhielt.

Röntgen (nach Wilhelm C. R.): *Abk* R; Einheit der ↑Ionendosis bzw. der Expositionsdosis. 1 R = $2{,}5810^{-4}$ C/kg. Dieser Zahlenwert stammt von der früheren Definition, nach der 1 R unter best. Meßbedingungen gleich 1 elektrostat. Ladungseinheit je 1,293 mg Luft (1 ml bei 0 °C u. 760 Torr) der gebildeten Ladungsträger eines Vorzeichens war.

Röntgenanlage: ↑Röntgeneinrichtung mit den dazugehörenden baul. Mitteln (Röntgenräume, Bedienungsräume, Schutzwände, Schleusen, Beobachtungsfenster u. a.) einschl. der Installationen.

Röntgenapparat: ältere Bez. für einen ↑Röntgengenerator.

Röntgenarbeitsplatz: Röntgenanwendungsgerät einschl. ↑Röntgenstrahler. Der R. bildet zusammen mit dem ↑Röntgengenerator eine ↑Röntgeneinrichtung.

Röntgenaufnahme: eine mittels Durchstrahlung eines Objekts mit Röntgenstrahlung erzeugte Aufnahme auf Film (ganz überwiegend), Photopapier (vor Jahrzehnten übl.) o. gewöhnl. Papier o. Klarsichtfolie (bei der kaum gebräuchl. ↑Xeroradiographie). ↑Röntgenbild.

Röntgenbelichtungsautomatik ↑Belichtungsautomat.

Röntgenbild: Schwärzungsverteilung auf Film o. (früher gebräuchl.) Photopapier o. eine Leuchtdichteverteilung auf Leuchtschirmen, Röntgenbildverstärkern o. Fernsehsichtgeräten, die durch Durchstrahlung eines Objekts mit Röntgenstrahlung erzeugt wurde. Das R. eines Objekts entsteht durch unterschiedl. Absorptions- u. Streueigenschaften der einzelnen Objektdetails. Das klass. R. enthält in einer ebenen Darstellung die Überlagerung der im Objekt räuml. hintereinander liegenden Details. Durch spez. Relativbewegungen von Röhre, Pat. u. Film lassen sich auch einzelne Körperebenen zur Darstellung bringen (↑Tomographie). Bei der ↑Computertomographie entstehen Bilder von Körperquerschnitten aufgrund der Berechnung der Schwächungseigenschaften bei Durchstrahlung der in diesem Körperquerschnitt gelegenen Objektdetails. Den Schwächungskoeffizienten der einzelnen Details werden dann für die Bildwiedergabe Helligkeitswerte auf einem Fernsehmonitor zugeordnet, deren Registrierung photograph. erfolgt. Die Qualität eines R., d. h. seine Eignung für die Diagnostik, wird durch die Eigenschaften des Bilderzeugungssystems festgelegt. Die Haltbarkeit eines R. hängt ab von den Verarbeitungsbedingungen, insbes. dem ↑Restthiosulfatgehalt, der nach der Wässerung in der Schicht verbleibt. Liegt er unterhalb von 0,15 g Natriumthiosulfat je 1 m^2 doppelseitigen Röntgenfilms, so sind die Aufnahmen archivfähig (Haltbarkeit etwa 30 Jahre). Hohe Feuchtigkeit u. Temperaturen verkürzen die Haltbarkeitsdauer.

Röntgenbildarchivierung: Archivierung von Röntgenaufnahmen ist in vielen Ländern für längere Zeiträume gesetzl. vorgeschrieben (z. B. bei Tuberkulose u. Berufskrankheiten 25 Jahre, sonst für Röntgenbilder 10 Jahre). Dies setzt eine entsprechende lange Haltbarkeit voraus, die vom Fixiersalzrest im gewässerten Film abhängt ($< 0{,}15\ g/m^2$).

Röntgenbildverstärker: Vakuumrohr (Glas o. Metall), auf dessen Eingangsseite sich ein Leuchtschirm (CsJ) zur Umwandlung der Röntgenstrahlung in Licht befindet u. eng anliegend eine Photokathode zur Umwandlung der dem Objekt entsprechenden Lichtverteilung in eine Verteilung freier Elektronen. Der Gewinn an Leuchtdichte beruht 1. auf der Energiezufuhr durch das elektr. Feld u. 2. auf der elektronenopt. Bildverkleinerung. R. werden zusammen mit dem Röntgenfernsehen an allen modernen Durchleuchtungsarbeitsplätzen eingesetzt u. zunehmend auch im Zielaufnahmebetrieb (Bildverstärkerphotographie). Abb.

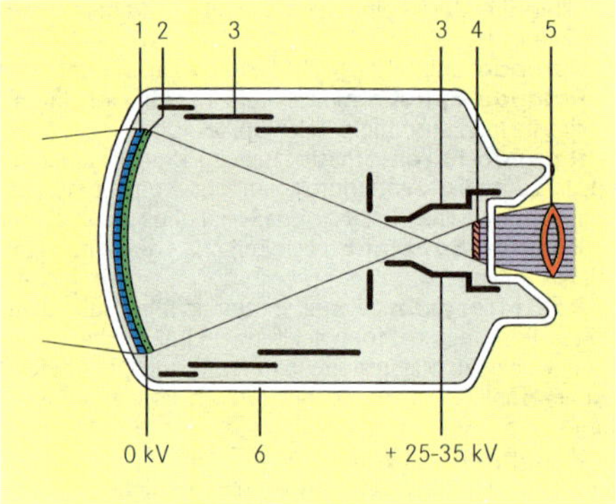

Röntgenbildverstärker. Schema
1: Leuchtschirm; 2: Photokathode;
3: Elektronenoptik; 4: Ausgangsleuchtschirm;
5: Tandemoptik; 6: Vakuumgefäß (Glas o. Stahl)

Röntgencholangiocholezystographie ↑Cholangiographie.

Röntgendermatitis: Hautreaktion nach Röntgenstrahlung. Mit wachsender Dosis u. abhängig von der Härte der Strahlung treten im Bereich über mehreren hundert Rad Pigmentbildung mit Haarausfall auf. Ab 600–800 Rad tritt eine Dermatitis hyperaemica auf (Röntgenerythem, früher als biol. Dosismaß verwendet); mit weiter steigender Dosis kommt es zu Narbenbildungen u. Gefäßerweiterungen (Teleangiektasien, Dermatitis bullosa) u. schließl. zu schwer heilenden, schmerzhaften Geschwürbildungen (Dermatitis gangraenosa). ↑Röntgenerythem.

Röntgendiagnostik: med. Fachrichtung, deren Aufgabe es ist, aus morphol. o. funktionellen Veränderungen an Organen o. Organteilen, die mit röntg. Methoden sichtbar gemacht werden, auf die entsprechenden pathol. Prozesse zu schließen. Ausgegangen wird von Durchleuchtungsbildern u./o. Aufnahmen, teilweise unter Verwendung von Kontrastmitteln. Der gesamte Prozeß von der Abbildung des Objekts bis zur Diagn. läßt sich, abgesehen von einer etwaigen Vorbereitung des Pat., in vier Stufen untergliedern, wobei in den ersten drei die Röntgentechnik eine wesentl. Rolle spielt. 1. Erzeugung des Strahlenbildes (Strahlenerzeugung, Lagerung des Objekts u. dessen Durchstrahlung, evtl. Kontrastmittel); 2. Umwandlung des Strahlenbildes in eine Leuchtdichte- o. Schwärzungsverteilung, also in ein sichtbares Bild (z.B. mittels Film o. Durchleuchtung); 3. Abbildung dieser Verteilung auf die Netzhaut (Betrachtung einschl. Betrachtungshilfen); 4. Auswertung, Diagn. Alle 4 Stufen müssen aufeinander abgestimmt werden mit dem Ziel, ein Maximum diagn. wichtiger, für die Ther. bedeutsamer Informationen mit einem Minimum an Strahlenbelastung des Pat. zu erzielen.

Röntgendiffraktion ↑Harnsteinanalyse.

Röntgendoppelkontrastdarstellung: Abbildung mit Röntgenstrahlung unter gleichzeitiger Verwendung von zwei Kontrastmitteln, einem Gas u. einem Kontrastmittel mit hoher Ordnungszahl (Bariumsulfat, Iodverbindungen). ↑Doppelkontrastdarstellung.

Röntgendurchleuchtung ↑Durchleuchtung.

Röntgendurchleuchtungsgerät: Geräte für Durchleuchtungen am liegenden Pat. (Tisch-Durchleuchtungsgerät, Trochoskop) o. als Stützwand- o. Kipptischgerät für Untersuchungen am liegenden, sitzenden o. stehenden Pat.

Röntgeneinrichtung: techn. Ausrüstung, die der Erzeugung u. Anwendung der Röntgenstrahlung dient. Eine R. besteht aus einem o. mehreren ↑Röntgenstrahlern, dem ↑Röntgengenerator u. den Röntgengeräten einschl. Zubehör. Mit den zugehörigen Räumen u. der Installation bildet eine R. eine Röntgenanlage. Abb.

Röntgenerythem: Reaktion der Haut nach Röntgenbestrahlung oberhalb 500 Rad, abhängig von der Strahlenqualität (Dermatitis hyperaemica). In der Frühzeit der Strahlentherapie ist das R. nach Bestrahlung unter definierten Bedingungen als biol. Dosismaß benutzt worden (800 Rad, 180 kV, 0,5 mm Cu Halbwertschicht). ↑Röntgendermatitis.

Röntgenfernsehen: Anwendung des Fernsehens auf die Übertragung der Bilder auf Sekundärschirmen von ↑Röntgenbildverstärkern. Die wesentlichsten Vorteile des R. sind die Möglichkeit, in mäßig hellen Räumen (kein volles Tageslicht) zu arbeiten, die Trennung des Bildes vom Zielgerät, wodurch freieres Arbeiten u. gleichzeitige Betrachtung der Bilder durch beliebig viele Beobachter mögl. werden, u. die Bildbandspeicherung.

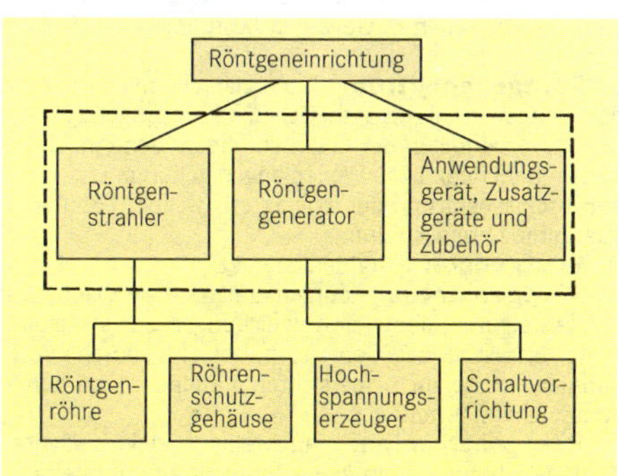

Röntgeneinrichtung. Blockdiagramm

Röntgenfilm: photograph. Aufnahmematerial, das direkt durch Röntgenstrahlung o. ganz überwiegend indirekt unter Ausnutzung des (blauen) Lichts von ↑Verstärkerfolien belichtet wird.

Röntgenfluoreszenzanalyse: physikal.-chem. Analysemethode, die zur Gruppe der Spektralanalysen gehört, wobei ein Spektrum zur qualitativen u. quantitativen Bestimmung von unbekannten Stoffen ausgewertet wird. ↑Spektroskopie. Teilgebiet der ↑Lumineszenzspektralanalyse (Emissionsspektralanalyse), dient dem Nachweis organ. Verbindung mit spezif. Fluoreszenzspektrum.

Röntgenfunktionsdiagnostik: röntgendiagnost. Verfahren, bei dem Organ- u. Kontrastmittelbewegungen, evtl. unter dem Einfluß von Pharmaka, untersucht werden. Neben der Durchleuchtung u. Einzelaufnahmen dienen diesem Zweck Schnellserienaufnahmen, die Kinematographie, die Videobandspeicherung u. die Videodensimetrie.

Röntgengenerator: Gesamtheit aller dem Betrieb der Röntgenröhre dienenden elektr. Teile einer ↑Röntgeneinrichtung. Er besteht aus dem Hochspannungserzeuger, den Regeleinrichtungen, den Schaltvorrichtungen, den Meßeinrichtungen, dem Hochspannungsschalter u. den Verbindungsleitungen. Man unterscheidet: 1. Transformatorgeneratoren: R., bei denen die der Röntgenröhre zugeführte Energie unmittelbar dem Netz über Hochspannungstransformatoren u. Gleichrichter entnommen wird. Je nach Gleichrichterschaltung resultieren Einpuls-, Zweipuls-, Sechspuls-, Zwölfpulsgeneratoren, bei denen je Spannungsperiode der prim. Wechselspannung 1, 2, 5, 12 Spannungsimpulse an die Röntgenröhre abgegeben werden. 2. Generatoren mit Sekundärschaltung u. -regelung: Bei ihnen sind auf der Hochspannungsseite in der Zuführung der Hochspannung zur Röntgenröhre Schalt- bzw. Regelventile zwischengeschaltet. 3. Speichergeneratoren (Kondensatorgeneratoren): R., bei denen die mit geringer Leistung über längere Zeit aus dem Netz entnommene elektr. Energie kurzzeitig mit großer Leistung an die Röntgenröhre abgegeben wird. Die Leistung von R. liegt überwiegend zwischen 15 u. 100 kW. Je größer die Leistung, desto kürzere Schaltzeiten u. damit schärfere Bilder ergeben sich.

R

Röntgenidentifikation: Methode zur Identifikation einer unbekannten Leiche durch Vergleich von Röntgenaufnahmen, die von der Leiche angefertigt wurden, mit früheren, aus ärztl. Ind. angefertigten Aufnahmen.

Röntgenkarzinom: ein Hautkrebs, der in der durch Röntgenstrahlen geschädigten Haut entsteht.

Röntgenkastration: veraltetes Verfahren zur Ausschaltung der Keimdrüsen durch Bestrahlung, um Unfruchtbarkeit zu erzielen.

Röntgenkinematographie: photograph. Registrierung von Röntgenbildern vom Ausgangsschirm von Bildverstärkern o. von Fernsehsichtgeräten (Fernseh-Sichtbildkinematographie) auf 35-mm- o. 16-mm-Film mit Bildfrequenzen bis zu 600 Bilder/s. Routinemäßig werden Kameras für 50, 100 o. seltener für 200 Bilder/s eingesetzt. Hauptanwendung in der Praxis ist die ↑Koronarangiographie. Außerdem wird die R. bei Untersuchungen am Verdauungskanal u. bei Bewegungsabläufen an Nierenbecken, Ureteren u. Blase, bei der Angiographie u.

zum Studium der tracheobronchialen Luftwege eingesetzt.

Röntgenkinofilm: 1. Vorgeführter Film, der nach dem Verfahren der ↑Röntgenkinematographie belichtet wurde. 2. Photograph. Material für die Röntgenkinematographie.

Röntgenkontrastdarstellung: Röntgenuntersuchung von Objekten, die sich wegen nur geringer Dichteunterschiede zur Umgebung im Röntgenbild nicht o. nicht deutl. darstellen. Daher wird ein Kontrast durch Anwendung eines ↑Kontrastmittels künstl. erzeugt. Als Kontrastmittel kommen Gase o. Stoffe mit hoher Ordnungszahl (Bariumsulfat, iodhaltige Verbindungen) in Frage. Die Applikation des Kontrastmittels kann per os (Magen-Darm), als Einlauf (Kolon), als intraarterielle o. intravenöse Injektion, evtl. über Katheter (Angiographie, retrograde Pyelographie, Bronchographie) o. über Instrumente (Hysterosalpingographie) erfolgen. Bei Untersuchungen des Magen-Darm-Kanals werden i.a. bei einer Untersuchung sowohl Gas als auch Bariumsulfat angewendet (↑Doppelkontrastdarstellung).

Röntgenkontrastmittel ↑Kontrastmittel.

Röntgenkymographie ↑Kymographie.

Röntgenlicht: ↑Spektrum der elektromagnet. Wellen.

Röntgenlokalisation intraokularer Fremdkörper. ↑Comberg-Aufnahme.

Röntgenmikroskopie: vergrößerte Abbildung von Objekten mittels Röntgenstrahlung. Zu unterscheiden sind Verfahren mit (A) u. ohne (B) fokussierende Elemente zwischen Objekt u. Bild. Im Fall A erscheint das Bild umgekehrt. Als fokussierende Elemente (Röntgenlinsen) dienen Kristalle (Beugung o. Totalreflexion). Es wird monochromat. Strahlung verwendet. Im Fall B (Projektionsverfahren) werden 4 Methoden unterschieden: 1. Kontaktmikroradiographie: Das im direkten Kontakt mit dem hochauflösenden Film erzeugte Röntgenbild wird opt. o. elektronenopt. nachvergrößert. 2. Punktprojektionsmikroskopie: Röntgenschattenmikroskopie. Strahlung von einer spez. Röntgenröhre, bei der durch elektronenopt. Mittel der Brennfleck sehr kleingehalten wird (<5 µm), bildet das Objekt ab. Wegen der geringen Brennfleckgröße kann der Abstand zwischen Objekt u. Film mehrfach größer als der Abstand zwischen Objekt u. Brennfleck gewählt werden; evtl. nachfolgend opt. Vergrößerung. 3. Röntgenstrahlenrastermikroskop: Von einer Röntgenröhre mit einem nach Art der Fernsehraster wandernden Brennfleck wird das Objekt zeilenweise abgetastet. In einer Ionisationskammer wird die Röntgenstrahlung in ein elektr. Signal umgesetzt u. als Videosignal einem Sichtgerät zugeführt. 4. Röntgenbildwandlermikroskop: Das Objekt liegt auf einer dünnen Metallfolie, aus der die vom Objekt durchgelassene Strahlung Sekundärelektronen auslöst. Diese bilden ähnl. wie beim Elektronenmikroskop (Elektronenlinsen) das Objekt stark vergrößert auf einem Film o. Leuchtschirm ab (Trennbreite $3 \cdot 10^{-4}$ mm u. besser).

Röntgenologie: med. Fachrichtung, die sich mit der diagn. u. ther. Anwendung von Röntgenstrahlung befaßt (↑Radiologie, medizinische). Der Begriff R. wird mitunter auf die ↑Röntgendiagnostik eingeschränkt, da neben Röntgenstrahlung auch Elektronen- u. Gammastrahlung in der Med. eingesetzt werden. ↑Strahlentherapie.

Röntgenquanten ↑Photon.

Röntgenreihenuntersuchung: *Abk* RRU; in den Dreißiger- u. Vierzigerjahren als Thoraxdurchleuchtung für die Tuberkulosediagnostik eingeführt, versteht man heute darunter die Anwendung der ↑Schirmbildphotographie für die Untersuchung großer Bevölkerungsgruppen zur Bekämpfung von Lungentuberkulose u. Bronchialkrebs. Aus epidemiol. u. Strahlenschutzgründen sind R. weltweit stark rückläufig u. in ihrer ungezielten Form meist ganz aufgegeben worden.

Röntgenröhre: Vakuumgefäß mit 2 (selten 3) Elektroden, der Glühkathode als Elektronenquelle u. der Anode (Antikathode), auf der die Elektronen beim Aufprall Röntgenstrahlung als ↑Bremsstrahlung u. charakteristische ↑Röntgenstrahlung erzeugen. Die Betriebsspannung wird in ↑Röntgengeneratoren erzeugt. Abb.

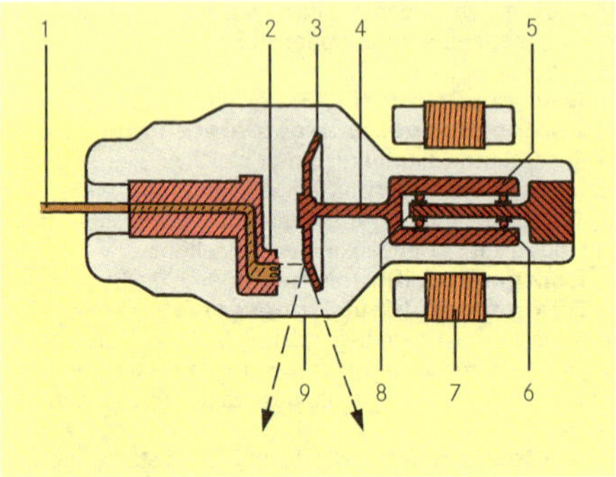

Röntgenröhre. Schema einer Drehanoden-Röntgenröhre
1: Heizstromzuführung;
2: Kathode mit Heizspirale; 3: Anodenteller;
4: Anodenachse; 5: Rotor (Drehteil);
6: Kugellager; 7: Stator zum Antrieb des Rotors;
8: feststehende Achse; 9: Strahlenaustrittsfenster

Röntgenschichtverfahren ↑Tomographie, ↑Computertomographie.

Röntgenschirmbildverfahren ↑Schirmbildphotographie.

Röntgenspektrometrie: Methode zur Beobachtung u. Messung der Wellenlänge von Licht- u.a. elektromagnet. Strahlen. Im Elektronenmikroskop werden nach der Elektronenbestrahlung elementspezif. Röntgenstrahlen ausgelöst u. gemessen, wodurch Menge u. Ort dieser Elemente in Zellen o. Geweben bestimmt werden können.

Röntgenspektrum: Intensitätsverteilung der in der Röntgenstrahlung enthaltenen Wellenlängen o. Häufigkeitsverteilungen der Quanten, die zu den einzelnen Quantenenergien bzw. Wellenlängen gehören. Das R. ist ein Bremsspektrum der charakteristischen ↑Röntgenstrahlung. ↑Bremsstrahlung.

Röntgenstar ↑Strahlenkatarakt.

Röntgenstatus: Röntgenaufnahme des Gebisses zur Feststellung dentaler Abweichungen zur systemat. röntg. Erfassung des Gebisses mittels 11 enoraler Aufnahmen. Heute auch Übersichten auf einem Film durch Panoramaverfahren.

Röntgenstrahlen: kurzwellige elektromagnet. Wellenstrahlung, die in einer Röntgenröhre o. in einem Betatron o. Synchrotron erzeugt wird. Qualität der R.

hängt von den Betriebsspannungswerten der Röntgenröhre ab.

Röntgenstrahlenabsorption: neben den Streuprozessen Ursache der Schwächung der Röntgenstrahlung beim Durchgang durch Materie. Die R. wird durch einen Absorptionskoeffizienten charakterisiert. Mit wachsender Härte der Strahlung (kV-Zahl, Quantenenergie) nimmt die Absorption ab.

Röntgenstrahler: **1.** Die aus Röntgenröhre u. Röhrenschutzgehäuse (-haube) bestehende Einheit einschl. des Isolieröls. Bei Röntgen-Einkesselgeneratoren enthält der R. auch den Hochspannungserzeuger. **2.** Ein Elektronenstrahler (Isotop), wenn der für die Erzeugung von Röntgenstrahlen mit einem Target („Antikathode") versehen ist.

Röntgenstrahl-Mikroanalyse: Nachweismethode zur Erfassung von Elementen ab Ordnungszahl 13 in Zellen u. Geweben, die auf der Auslösung u. Messung elementspezif. Röntgenstrahlen beruht. ↑Röntgenspektrometrie.

Röntgenstrahlung: die in der Atomhülle o. im Coulomb-Feld von Atomen entstehende Photonenstrahlung mit Photonenenergien, die eine indirekte Ionisation durch Stoß ermöglichen. Es sind zu unterscheiden: ↑Bremsstrahlung mit einem kontinuierl. Quantenspektrum aller Energien bis zu einem Höchstwert u. charakteristischer ↑Röntgenstrahlung (Eigenstrahlung) mit einem Spektrum, in dem nur einige diskrete Quantenenergien vorkommen, die jeweils für die strahlenden Atome charakterist. sind (Linienspektrum). Prakt. überlagern sich beide Anteile, kommen also zugleich vor. R. ist eine elektromagnet. Wellenstrahlung wie z. B. Licht u. Gammastrahlung. Der Unterschied liegt in der Quantenenergie u. im Falle von Gammastrahlung auch in der Herkunft. Abgesehen von der Mammographie mit Spezialröhren ist die R. der Diagnostikröntgenröhren ganz überwiegend eine Bremsstrahlung.

Röntgenstrahlung, charakteristische: Eigenstrahlung, Röntgenfluoreszenzstrahlung; Röntgenstrahlung, die entsteht, wenn Elektronen innerhalb der Atomhülle von äußeren Schalen auf nicht vollbesetzte innere Schalen übergehen. Die c. R. hat also ein Linienspektrum, d. h., es kommen nur best. Quantenenergiewerte vor. Wird durch Energieabsorption (z. B. Stoß mit einem in einer Röntgenröhre beschleunigten Elektron) im Anodenmaterial ein Elektron einer inneren Schale (z. B. K-Schale) in eine der äußeren Schalen angeregt o. ganz aus dem Atom entfernt (Ionisation), so wird beim Wiederauffüllen der Lücke durch Übergang eines Elektrons aus der L-, M- o. N-Schale die Energiedifferenz in Form eines Röntgenquants emittiert. Man spricht von der K-, L-, M-Serie, je nachdem, welche Schale aufgefüllt wurde. Die Quantenenergie nimmt in der Reihenfolge K-, L-, M-Strahlung stark ab. Die c. R. ist wichtig für die Strukturaufklärung von Makromolekülen.

Röntgenstrahlungsabschwächung ↑Strahlungsschwächung.

Röntgenstrahlung, ultraharte: Röntgenstrahlung mit einer Energiespannung über 3 000 kV. Sie wird mit ↑Linearbeschleunigern u. dem ↑Betatron erzeugt u. in der Strahlentherapie angewendet.

Röntgenstrukturanalyse: wichtigste Methode zur Untersuchung der Raumstruktur von Proteinen u. Nukleinsäuren. Die R. setzt meist die Verfügbarkeit von Kristallen der zu untersuchenden Substanz voraus, sie ist aber auch in Lösung mögl. Die Grundlage dieser Methode besteht in der Streuung der Röntgenstrahlen in den Atom- bzw. Ionenhüllen, deren Auswertung die Anordnung der Atome im Raum ergibt.

Röntgentechnik: Teilgebiet der ↑Medizintechnik. Die R. umfaßt den Bau, die Montage u. den Service von Röntgeneinrichtungen (Gesamtheit aus Röntgenröhre, Röntgengenerator u. Anwendungsgeräten) für Diagnostik u. Ther. sowie das Zubehör. Kernstück aller Anwendungsgeräte sind die Lagerungen für den Pat., die Halterungen für den Röntgenstrahler u. bei Diagnosegeräten die Geräte für die Bildaufzeichnung (↑Bildverstärkerfernsehkette, Kameras für Bildverstärker- u. Schirmbildphotographie u. Kinematographie, Filmwechsler). Zum Zubehör gehören Blenden, Filter, Kassetten, Verstärkerfolien, Streustrahlenraster, Hochdruckinjektionsgeräte für die Angiographie, Geräte für die Filmentwicklung, Auswertung u. Archivierung.

Röntgentiefentherapie: Bestrahlungstechnik in der Strahlentherapie zur Erzielung von wirksamen Herddosen in den tieferen Körperschichten (über 3 cm Tiefe). Dazu werden Röhrenspannung von 180–250 kV u. eine Filterung von etwa 1 mm Kupfer angewendet. Ind.: Tumorbestrahlung, ↑Entzündungsbestrahlung. Die R. ist in der klin. Praxis für die Tumortherapie heute weitgehend durch die Anwendung von Kobaltbestrahlungsgeräten, Betatrons u. Linearbeschleunigern verdrängt worden. Die Bestrahlung erfolgt als ↑Stehfeldbestrahlung o. ↑Bewegungsbestrahlung.

Röntgenuntersuchung: med. Untersuchung unter Verwendung von Röntgenstrahlung. R. bestehen überwiegend aus Röntgenaufnahmen ohne u. seltener mit Gabe eines ↑Kontrastmittels, zu denen bei einigen Untersuchungsarten Durchleuchtungen hinzukommen. Nach jährl. Zuwachsraten zwischen 5 u. 10 % in früheren Jahrzehnten ist in allen Ländern mit hochentwickeltem Gesundheitswesen in den siebziger Jahren ein Rückgang des Zuwachses u. z. T. eine annähernde Konstanz der Untersuchungszahlen (auch leichter Rückgang) eingetreten. Ursache: flächendeckende Bedarfsdeckung, erhebl. Rückgang der Tuberkulose, Einführung der Endoskopie, Ultraschalldiagnostik, NMR.

Röntgenuntersuchungsgerät: Röntgenaufnahme-, Durchleuchtungs- u. Röntgenlokalisationsgeräte. Häufig wird die Bez. spez. für das Kipptischgerät für Magen-Darm-Untersuchungen verwendet.

Röntgenwert: ↑Dosisleistung einer Röntgenstrahlenquelle in 50 cm Abstand vom Fokus, gemessen frei in Luft, also ohne Streukörper in der Umgebung der Ionisationskammer. Die Anwendung des ↑Abstandsquadratgesetzes erlaubt dann die rechner. Ermittlung der Dosisleistung in beliebigen Fokusabständen. Die Alterung von Röntgenröhren läßt sich durch die wiederholte Messung des R. überwachen. Der R. wurde durch den Begriff Kenndosisleistung (100 cm Fokusabstand) ersetzt.

Rooming-in ⟨*engl*⟩: Einrichtungsprinzip in geburtshilfl. Kliniken, bei dem Mutter u. Neugeborenes im gleichen Raume untergebracht sind. Dieses Prinzip beugt Störungen der ↑Mutter-Kind-Beziehung vor u. basiert auf psychol. Untersuchungen. Beim Tages-Rooming-in schläft das Neugeborene nachts in einem separaten Raum, möglichst mit Sichtverbindung zur Mutter.

Root planing ⟨*engl*⟩: Wurzelglättung mit ↑Scalern. ↑Parodontologie.

Roque-Syndrom ↑Pupillendifferenz.

Rorschach, Hermann (1884–1922), Nervenarzt, Zürich. Entwickelte den nach ihm benannten psychodiagnost. Deutungsversuch (1921).

Rorschach-Test (nach Hermann R.): projektives Verfahren, bei dem vom Pat. „Klecksfiguren“ gedeutet werden, d.h. nicht erkenntnis-, sondern anmutungsmäßig erfaßt. Testpsycholog. Gütekriterien sind beim R. nicht erfüllt.

ros: virales ↑Onkogen, das für einen Protein-Tyrosin-Kinase-Rezeptor codiert (↑Kinasen, ↑Phosphoproteine).

Rosa-Arten ⟨*lat*⟩ *f*: Rosenarten. Zur Herstellung des Rosenöls (Rosae aetheroleum) dienen v.a. Blüten von Rosa damascena u. Rosa centifolia, zur Gewinnung der Hagebutten (Rosae pseudofructus, Fructus Cynosbati) insbes. Rosa canina, die Heckenrose u. deren Unterarten. Hagebutten enthalten Ascorbinsäure u. versch. Fruchtsäuren. Verwendung z.B. in Grippetee, chin. Tee, als Diuretikum.

Rosa-Flecken-Krankheit ↑Pulpagranulom.

Rosazea ⟨*lat*⟩ *f*: Rotfinnen; Dermatose auf seborrho. Grundlage, tritt in mittleren Lj. auf. **Rosacea erythematosa teleangiectatica**: unscharf begrenzte Rötung an Wangen. **Rosacea papulosa**: schubweise disseminiert auftretende, perifollikuläre Knötchen; zunehmende Gewebeverdichtung. **Rosacea pustulosa**: papulopustulöse Hauterscheinungen auf gestautem, oft gerötetem Grund. **Rosacea hypertrophica**: auffällige Gewebeverdichtung mit apfelsinenartiger Oberfläche (Bindegewebe- u. Talgdrüsenvermehrung), Konglomerate aggregierter Knoten, granulomatöse Wucherungen. Ausgangsphase ↑Rhinophym, die Knollen- o. Pfundnase. Komplikation durch Augenbeteiligung: Blepharitis, Konjunktivitis, ulzerierende Keratitis. Abb.

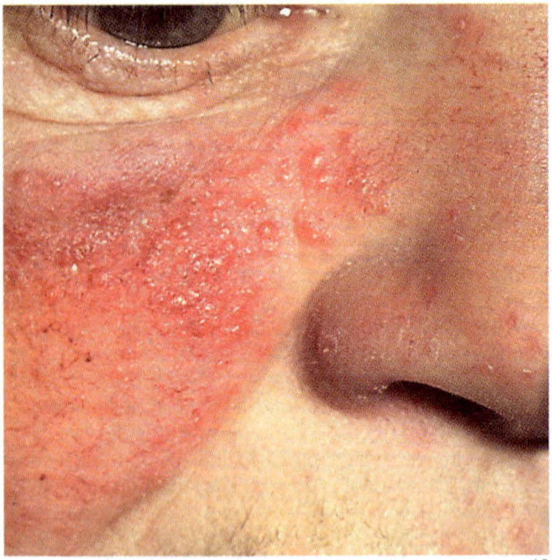

13

Rosazea. Papulöse Form

Rosazeakeratitis: mit Blepharitis u. Konjunktivitis einhergehende Hornhautentzündung bei ↑Rosazea (in 5% aller Fälle). Beginnt diffus o. knötchenförmig am Rand, führt zu oberflächl. Ulzeration u. Vaskularisation. Meist beidseitig. Nach Sekundärinfektionen Gefahr der Perforation.

Rosenbach, Anton (1842–1923), dt. Chir., Göttingen.

Rosenbach-Krankheit (nach Anton R.) ↑Erysipeloid.

Rosenbach-Test (nach Anton R.): Provokationstest bei Verdacht auf syphilit. bedingte paroxysmale Kältehämoglobinurie. Es wird ein kaltes Fuß- bzw. Armbad über 15–30 min durchgeführt, wodurch es zur Bindung des Donath-Landsteiner-Hämolysins an die Erythrozyten in der Kälte kommt u. nachfolgend ein hämoglobinur. Schub ausgelöst wird.

Rosenlorbeer ↑Nerium oleander.

Rosenmüller, Johann Christian (1771–1820), dt. Anat. u. Chir., Leipzig.

Rosenmüller-Drüse (nach Johann C. R.): Rosenmüller-Lymphknoten; in der Lacuna vasorum unter dem Leistenband gelegener Lymphknoten; gehört zur Gruppe der tiefen Lymphknoten der Leistenbeuge. ↑Nodi lymphatici inguinales profundi.

Rosenmüller-Grube (nach Johann C. R.) ↑Recessus pharyngeus.

Rosenthal, Isidor (1836–1915), Physiol., Erlangen.

Rosenthal, R. L., zeitgen. amerik. Arzt.

Rosenthal, Sanford Morris (geb. 1897), amerik. Arzt, Prof. für Pharmak. an versch. amerik. Univ., ab 1928 Pharmak. am NIH. ↑Rosenthal-Effekt.

Rosenthal, Wolfgang (1884–1971), Kieferchirurg, Berlin, Thallwitz. Schöpfer neuer Operationsmethoden der plast. Kiefer-Gesichts-Chirurgie, Gründer der Spezialklinik für Lippen-Kiefer-Gaumen-Spalten in Thallwitz.

Rosenthal-Effekt (nach Sanford M. R.): Erwartungshaltung des Experimentators geht in die Ergebnisse ein, selbst in der tierexperimentellen Pharmak.

Rosenthal-Faktor (nach R. L. R.): plasmat. Blutgerinnungsfaktor (Faktor XI, PTA), der im inneren System der ↑Prothrombinaktivierung mitwirkt. Das genet. bedingte Fehlen des R. verursacht eine Blutgerinnungsstörung mit leichter, wahrscheinl. häufig unerkannter Manifestation.

Rosenthal-Fasern (nach Isidor R.): keulenförmig aufgetriebene, degenerativ veränderte Gliafasern beim ↑Spongioblastom.

Rosenthal-Operation (nach Wolfgang R.): Pharyngoplastikoperation bei Gaumenspalte.

Roseola ⟨*lat*⟩ *f*: stecknadelkopf- bis linsengroße, hellrote, unscharf begrenzte Hautflecken; Ausdruck umschriebener tox. Gefäßerweiterungen, lassen sich mit Glasspatel wegdrücken.

Roseola infantum ↑Erythema subitum.

Roseola syphilitica: Frühexanthem bei sek. Syphilis. Bevorzugt seitl. Stamm, diskret, blaß gelbl.-rötl. Flecke.

Roseola typhosa: beim Typhus abdominalis am Ende der ersten o. zu Beginn der zweiten Krankheitswoche auftretendes, vorwiegend am Bauch lokalisiertes Exanthem.

Roseola vaccinalis: Impfexanthem; früher nach Pockenschutzimpfung gelegentl. aufgetretenes Exanthem.

Roseolovirus: Virusgattung der Subfamilie ↑Betaherpesvirinae; humanpathogen ist HHV-6 (humanes ↑Herpesvirus Typ 6); Virus benannt nach dem von ihm verursachten rosigen Hautausschlag. ↑Erythema subitum.

Roser, Wilhelm (1817–1888), dt. Chir., Marburg.

Roser-Nélaton-Linie (nach Wilhelm R.): Verbindungslinie zwischen Spina iliaca anterior superior u. Tuber ischiadicum. Bei angebeugtem Oberschenkel liegt auf der Mitte dieser Linie die Spitze des Trochanter major des Femurs.

Roser-Zyste (nach Wilhelm R.): angeborene, präperitoneale Zyste der vorderen Bauchwand in Nabelhöhe. Persistenz eines distalen Abschnitts des embryonalen Dottergangs (↑Ductus omphaloentericus persistens).

Rose-Syndrom: Tetanus; bes. Verlaufsform der Infektion mit Schlingkrämpfen u. Fazialisparese.

Rosettenphänomen: **1.** ***Immun.:*** Gruppierung von 3 o. mehr Erythrozyten in vitro um einen Lymphozyten. ↑Rosettentest. **2.** ***Pathol.:*** kranzförmige Umlagerung von ↑Mesothelien, Tumorzellen o. Histiozyten mit Lymphozyten im Sedimentausstrich von Körperhöhlenergüssen als Zeichen einer immun. Aktivierung der Lymphozyten.

Rosettenstar: rosettenförmige Linsentrübung nach Kontusion unter der vorderen Linsenkapsel, nach Perforation unter der hinteren. Die Kontusionsrosette ist eine umschriebene Zerstörung von Kapselepithelien u. rückt allmähl. in die Tiefe, die Perforationsrosette ist eine Flüssigkeitsansammlung zwischen den Fasern. Sie geht vom Äquator aus u. ist rückbildungsfähig.

Rosettentest: In-vitro-Verfahren zum Nachweis best. ↑Rezeptoren durch Bindung von Erythrozyten in Rosettenform an die Lymphozytenoberfläche. Test zwecks Bestimmung von Rezeptoren derzeit weitgehend durch Verwendung monoklonaler Antikörper ersetzbar. Als Bindungsort für Schaferythrozyten (SE-Rezeptor) wurde eine Glykoproteinstruktur (MG 50 KD) erkannt, nachweisbar durch monoklonale Antikörper des CD-2-Clusters = LFA-2 (Leukozytenfunktionsantigen, ↑Clusterdifferentiation), zur Immunglobulin-Superfamilie gehörend.

Rosin-Probe: Methode zum Nachweis für Bilirubin im Harn. Oxidation des Bilirubins durch Iodlösung zum grünen Biliverdin. Empfindlicher ist der ↑Fouchet-Harrison-Test.

Rosmarinus officinalis: Rosmarin; die Droge (Rosmarini folium) enthält ätherische ↑Öle (Rosmarini aetheroleum). Hauptkomponente Cineol, ferner Borneol, Bornylacetat u. Kampfer. Verwendung für hautreizende Bäder u. Einreibungen.

Rosolsäure: Methylderivat des fälschl. als R. bezeichneten Aurins. pH-Indikator mit Umschlag von gelbbraun nach rot bei pH 6,9–8,0.

Rosoxacin: Gyrasehemmer (Chinolonderivat) mit besonderer Aktivität gegenüber allen Neisseria-gonorrhoea-Stämmen.

Ross, Ronald (1857–1932), Tropenmediziner, Liverpool, London. 1902 Nobelpreis für Med./Physiol. „für seine Arbeit über den Übertragungsweg der Malaria".

Rossi, Ettore, zeitgen. Schweizer Päd., Bern.

Rossier, P. H., zeitgen. Int. u. Pathophysiologe, Zürich. Grundlegende Arbeiten zur Pathophysiologie der Atmung.

Ross-Index (nach Ronald R.): in der Malariaepidemiologie ein Maß für den Grad der Vergrößerung der Milz. ↑Malaria.

Rossi-Syndrom: (nach Ettore R.) Pterygoarthromyodysplasia congenita.

Roßkastanie ↑Aesculus hippocastanum.

Roßkastaniensamen ↑Aesculus hippocastanum.

Rössle, Robert (1876–1956), dt. Pathologe, München, Jena, Basel u. Berlin. Schüler von Otto von Bollinger (1843–1909). R. arbeitete insbes. über Probleme des Stoffwechsels, des Wachstums u. Alterns, des Rheumatismus u. der Tumorpathologie. Grundlegende Studien über Entzündungsvorgänge u. Allergie. Schuf u. a. den Begriff ↑Pathergie.

Rossolimo, Grigorij Iwanowitsch (1860–1928), russ. Neurol., Moskau.

Rossolimo-Reflex (nach Grigorij I. R.): Beugebewegung der Zehen nach Schlag auf deren Plantarseite als Zeichen gesteigerten Eigenreflexes.

Ross-river-Virus: Virusart der Gattung ↑Alphavirus. Erste Erkrankung 1927 in Australien, Erstisolierung 1972 bei einem Kind mit fieberhafter Erkrankung. Vorkommen in Australien u. Ozeanien bei Känguruhs u. Wallabies, Übertragung auf Menschen durch Moskitos, Krankheit: exanthemisch-myalgisches ↑Fieber mit Arthritiden. ↑Arbovirosen.

Rostellum ⟨*lat*⟩ *n*: muskulöser „Stirnzapfen" am ↑Skolex zahlreicher Bandwurmarten (z. B. ↑Taenia solium), der vorgestülpt u. in eine Scheide zurückgezogen werden kann, häufig mit doppeltem Hakenkranz.

rostral ⟨*lat*⟩ *Adj*: zum Mund hin gelegen; zu einem ↑Rostrum gehörig.

Rostrum ⟨*lat*⟩ *n*: Schnabel; vorderer Teil des Balkens (↑Corpus callosum).

Rotameter: Schwebedurchflußmesser. Meßgerät, das die Dosierung eines Gasstroms erlaubt. Spez. für eine Gasart geeichte Kunststoffkegel steigen in einem sich erweiternden Glasrohr proportional der Menge des durchströmenden Gases. Zur besseren Stabilisierung werden diese Schwebekörper durch den Gasstrom gedreht. R. werden Anästhesiegeräten sowie Entnahmestellen zentraler Gasversorung verwendet.

Rotatio inversa intestinalis ⟨*lat*⟩ *f*: seltene Rotationsstörung des Darms, die dadurch gekennzeichnet ist, daß die Rotation nach 90° im Uhrzeigersinn beendet ist.

Rotation ⟨*lat*⟩ *f*: Durchbruch eines Zahns, gedreht um seine Längsachse.

Rotationsbestrahlung: spez. Art der ↑Bewegungsbestrahlung in der Strahlentherapie. Dabei bewegt sich die Strahlungsquelle um einen Winkel von 360° o. mehr relativ zum Pat. Der Zentralstrahl geht während des gesamten Bewegungsablaufs durch einen festen Punkt in der Mitte des Zielvolumens.

Rotationsdispersion: Abhängigkeit der Drehung der Polarisationsebene des linear polarisierten Lichts (↑Aktivität, optische) von der Wellenlänge des Lichts.

Rotationsdispersion, optische: die Änderung des opt. Drehvermögens asymmetr. Substanzen in Abhängigkeit von der Wellenlänge monochromat. polarisierten Lichts. Leistungsfähige Methode zur Aufklärung der Raumstruktur (Konfiguration, Konformation, Helixgehalt) von Proteinen in wäßriger Lösung.

Rotationsgelenk ↑Radgelenk, ↑Articulatio.

Rotationsinstabilität: komplexe funktionelle Insuffizienz von Kapsel u. Bändern des Kniegelenks als Folge der meist mehrdimensionalen Gewalteinwirkung, wobei das Außenrotationsabduktionstrauma des Unterschenkels überwiegt. Neuere biomechan. Erkenntnisse (Hughston 1966, O'Donoghue 1966, Slocum 1968, Kennedy 1971) führten zur Formulierung von 4 Grundtypen dieser Verletzungsfolgen: 1. anteromediale Instabilität mit Läsion von vorderem Kreuzband, medialem Seitenband u. dorsomedialer Kapsel (mit 90 % häufigste aller Kombinationsverletzungen des Kniegelenks); 2. posteromediale Instabilität mit Läsion von hinterem Kreuzband, medialem Seitenband u. dorsomedialer Kapsel; 3. anterolaterale Instabilität mit Läsion von vorderem Kreuzband, lateralem Seitenband u. dorsolateraler Kapsel; 4. posterolaterale Instabilität mit Läsion von hinterem Kreuzband, lateralem Seitenband u. dorsolateraler Kapsel. Konsequenz dieser Erkenntnisse sind operative Maßnahmen, die über den übl. plast. Ersatz von Kreuz- u. Seitenbändern hinausgehen. Optimal ist prim. Naht zerrissener Bänder u. Kapselanteile. ↑Kniebinnenverletzung, ↑Kreuzbandverletzung, ↑Meniskusverletzung.

Rotationslappen: Verlagerung von ortsständigem Gewebe durch Rotation zur Deckung von Hautdefekten im Gesicht mit Abweichen vom übl. Größenverhältnis der Lappen.

Rotationsviskosimeter ↑Viskosimeter.

Rotatio vitiosa ⟨*lat*⟩ *f*: fehlerhafte Drehung von Organen, Malrotation.

Rotator ⟨*lat*⟩ *m*: Dreher, ↑Musculi rotatores.

Rotatorenmanschette: Muskelmanschette des Schultergelenks. Durch Oberarm- u. Schultermuskeln (M. teres major et minor, M. subscapularis, M. supra- u. infraspinatus) sowie deren zum Tuberculum majus bzw. minus ziehenden Sehnenanteilen gebildetes haubenförmige Dach über dem Humeruskopf.

Rotatorenmanschettenruptur: Einriß der Rotatorenmanschette der Schulter, die sich aus den Sehnen der Mm. subcapsularis, supraspinatus, infraspinatus, teres major u. teres minor zusammensetzt. Am häufigsten treten Rupturen im Bereich der Supraspinatussehne auf.

Rotavirus: Virusgattung der Fam. ↑Reoviridae. 6 Serogruppen: A, B, C, E bei Säugetieren u. D, F. bei Vögeln. Kapsomeren erscheinen elektronenmikroskop. wie Speichen eines Rades. Entdeckung 1973 in der Darmschleimhaut bei austral. Kindern mit Diarrhö. Übertragung fäkal-oral, humanpathogen sind Serogruppe A, B u. C. Krankheit: ↑Enteritis.

Rotavirus-Infektion: häufigste akute Gastroenteritis durch Rotaviren (↑Reoviridae) im Säuglings- u. Kleinkindalter. Übertragung durch Schmierinfektion (fäkal-oral von Erkrankten u. symptomfrei Infizierten), Tröpfcheninfektion via Respirationstrakt mögl. In den Wintermonaten epidem. gehäuft, aber auch in den anderen Monaten Einzel- u. Gruppenerkrankungen, v. a. in Kindereinrichtungen u. in Kinderkliniken (nosokomiale ↑Infektion). R. verläuft bei älteren Kindern u. Erwachsenen vorwiegend leicht. Keine vollständige Immunität. Mütterl. Serumantikörper (↑Leihimmunität) schützen weniger als Antikörper aus dem Kolostrum o. der Muttermilch. Inkubationszeit 2–3 Tage. Virusbefall des Dünndarms: Erbrechen, Durchfall, Fieber. Gefahr der Exsikkose. In Entwicklungsländern die häufigste Todesursache im Kindesalter. Diagn. virol.-serol. Im Vordergrund steht der direkte Erregernachweis aus dem Stuhl.

Rotblindheit ↑Protanopie.

Rotbuche: Fagus sylvatica. V. a. Bucheckern enthalten Saponine u. Cyanid-freisetzende Stoffe.

Röteln: Rubeola, Rubeolen; endem.-epidem., aerogen übertragbare zykl. Infektionskrankheit. Erreger ↑Rubellavirus. Inkubationszeit 14–21 Tage. Klin. bizykl.-fieberhafter Verlauf, zunächst Katarrh der oberen Luftwege, Lichtscheu (Konjunktivitis); dann masern- o. scharlachähnl., im Gesicht beginnendes Exanthem mit mehrwöchiger Schwellung der peripheren, insbes. der zervikalen u. subokzipitalen Lymphknoten. Meist lebenslange Immunität, keine Kreuzimmunität mit Masern. Komplikationen sind ↑Enzephalitis, ↑Rötelnembryopathie. Gelegentl., meist nach kongenitalen, auch nach postnatalen Röteln infolge einer persistierenden Infektion nach einer Inkubationszeit von 10–15 Jahren eine chron.-entzündl. progressive Rötelnpanenzephalitis (PRP, ↑Panenzephalitis, ↑Slow-Virus-Infektion). Diagnostik serol. (Hämagglutinationshemmtest). Schutz durch ↑Rötelnschutzimpfung.

Rötelnarthritis: im Verlauf von Röteln auftretende Gelenkentzündungen, meist als symmetr. Oligoarthritis, insbes. der Fingergelenke, nach 1–4 Wochen folgenlos abheilend.

Rötelnembryopathie: Embryopathia rubeolosa, Embryopathia rubeolica, Gregg-Syndrom, kongenitales Rubellasyndrom; Störung der embryonalen Entwicklung (Embryopathie) infolge diaplazentar übertragener Rötelninfektion in den ersten (3) Schwangerschaftsmonaten. Von Norman McAllister Gregg (1941) beschrieben. Klin. stehen im Vordergrund Herzfehlbildungen (offener Ductus Botalli, Pulmonalstenosen), Entwicklungsstörungen am Auge (Mikrophthalmie, angeborene Katarakt) u. Ohr (Innenohrschwerhörigkeit bis Taubheit). Dentitions- u. Schmelzbildungsanomalien, Hepatosplenomegalie, Untergewichtigkeit, thrombozytopen. Purpura, Metaphysenschäden, psychomotor. Störungen u. Schädigungen des ZNS (Mikrozephalie) sind häufig. Kinder können noch Monate nach der Geburt Rötelnviren ausscheiden. Proph.: aktive Immunisierung nichtimmuner Mädchen zum Schutz gegen R. durch ↑Rötelnschutzimpfung; passive Rötelnimmunisierung von nichtimmunen Schwangeren nach Rötelnkontakt im ersten Trimenon.

Rötelnenzephalitis: bei Röteln als Komplikation auftretende ↑Enzephalitis.

Rötelnimmunisierung, passive: intramuskuläre Anwendung von humanem Rötelnimmunglobulin zur Verhütung der ↑Rötelnembryopathie. Ind.: nichtimmune Schwangere (Antikörperbestimmung) in den ersten 3 Monaten, 3–4 Tage nach Rötelnexposition (Kontakt mit Rötelnpatient).

Rötelnimpfstoff: Rubellavakzine; Impfstoff gegen Röteln aus attenuierten Lebendviren des Stamms Wislar für subkutane (o. intranasale) Anwendung, ggf. nach vorangegangener Antikörperbestimmung.

Rötelnschutzimpfung: aktive Immunisierung mit ↑Rötelnimpfstoff; früher v. a. zum Schutz gegen ↑Rötelnembryopathie bei Mädchen u. jungen Frauen mit fehlender Rötelnimmunität, heute für alle Kinder ab 2. Lj. empfohlen. ↑Impfkalender.

Rötelnvirus ↑Rubellavirus.

Rötelritterlinge: Lepista nuda u. Lepista personata, bes. schwermetallhaltige Pilze, die v. a. Kadmium u. Quecksilber enthalten.

Rotenon: Giftstoff der Wurzel von Derris elliptica; aus fünf kondensierten Ringen aufgebautes Molekül; ein natürl. Insektizid. R. ist ein ↑Atmungsgift, es hemmt den Elektronentransport der ↑Atmungskette. Von den Eingeborenen Javas u. Sumatras als Fisch- u. Insektengift benutzt. Bei parenteraler Gabe auch für Säuger sehr tox.

Rotes Kreuz: von Henry Dunant gegründete Organisation zur Hilfeleistung für Verwundete im Krieg (entspr. der Genfer Konvention) u. im Frieden. Realisierung durch nationale Gesellschaften, die in der Liga der Rote-Kreuz-Gesellschaft zusammengeschlossen sind. Symbole: Rotes Kreuz auf weißem Grund, Roter Löwe mit roter Sonne (Iran), Roter Halbmond (Türkei), Roter Davidstern (Israel).

Rotfinnen ↑Rosazea.

Rotfuchs: mit Wölfen u. Schakalen der Gattung Canis (Fam. Canidae) zuzurechnende Tierart. Wichtigster Überträger der silvatischen Form der ↑Tollwut (75 % aller Tollwutfälle beim Tier). An die Stelle der früheren Fuchsbaubegasung zur Eindämmung der Fuchspopulation u. damit Tollwutbekämpfung ist seit Jahren die Schluckimpfung (imprägnierte Köder) getreten, die einen hohen Antikörpertiter bewirkt.

Rotgrünblindheit ↑Farbensinnstörungen.

Roth, Moritz von (1839–1914), Pathol., Basel.

Roth, Wladimir Karlowicz (1844–1916), russ. Pathol., Moskau.

Roth-Bielschowsky-Syndrom (nach Wladimir K. u. Alfred B.): Internukleäre Ophthalmoplegie durch Basalganglienschädigung o. Tectum-opticum-Schädigung. Seitl. Augenbewegungen unmögl., Verlust von Blick- u. Fixationsreflex. Bei artefiziellem Nystagmus Verlust der schnellen Phase zur kranken Seite, Deviation bei therm. Labyrinthreizung.

Roth-Flecken (nach Moritz von R.): weißl. Netzhautherde, die rundl. bis oval, meist in Gefäßnähe liegen; von hämorrhag. Ring umgeben in der Optikusfaserschicht gelegen. Bei pyäm. Retinitis (subakute bakterielle Endokarditis).

Rothmann-Makai-Syndrom: Lipogranulomatosis subcutanea; Form der ↑Pannikulitis. Seltenes plötzl. Auftreten hirse- bis walnußgroßer Knoten u. flächenhafter Plaques, ohne Dellen abheilend.

Rothmund, August J. von (1830–1906), dt. Ophth., München.

Rothmund-Syndrom (nach August J. v. R.): mit Hauterscheinungen (poikilosklerodermatolog. Bild, Katarakt, Hypogonadismus) u.a. ekto- u. mesodermalen Störungen einhergehende Genodermatose; Beginn im Kindesalter.

Rotlauf ↑Schweinerotlauf.

Rotlaufbakterien: Bakterienart der Gattung ↑Erysipelothrix.

Rotor, Arturo B., zeitgen. philippin. Int., Manila.

Rotor-Syndrom (nach Arturo B. R.): kongenitale ↑Hyperbilirubinämie, autosomal rezessiv, kombinierte Störung des Bilirubinstoffwechsels (betroffen sind Bilirubinaufnahme, -konjugation u. -ausscheidung) mit chron. Ikterus ohne Leberzirrhose. Ähnl. o. ident. mit ↑Dubin-Johnson-Syndrom.

Rotsehen: Erythropsie, ↑Chromatopsie.

Rotter, Josef (1857–1924), dt. Chir., München, Berlin.

Rotter-Erb-Syndrom (nach Josef R. u. Wilhelm H. E.): sehr seltene, systemhafte Dysplasie des Bindegewebes (Skelett, Gelenke, Gelenkkapseln, Bänder), Mesodermalsyndrom. Minder- bzw. Kleinwuchs, Verkürzung der Röhrenknochen, Dysplasien von Wirbelsäule u. Schädel, Gelenkschlaffheit mit habituellen Subluxationen- bzw. Luxationen. Evtl. Flügelfelle. 1948 erstmals von beiden Autoren beschrieben.

Rotter-Operation (nach Josef R.): Radikaloperation der Mamma bei Krebserkrankungen.

rotundus ⟨*lat*⟩ *Adj*: rund.

Rotz: Malleus, Maliasmus, Hautwurm; enzoot. Erkrankung der Einhufer, die durch Kontakt auf den Menschen übertragbar ist. Schwere Infektionskrankheit mit Meldepflicht. Tierärzte, Pferdepersonal, Abdecker stärker betroffen; Laborinfektionen. Erreger Rotzbakterien (↑Pseudomonas mallei). Inkubationszeit 1–5 Tage. Klin. hochfieberhafte Knötchen- u. Geschwürbildung mit Abszedierung an Händen u. im Gesicht (Nasenrachenraum). Lymphogene Aussaat u. sept. Metastasierung. Akuter Verlauf 100 % Letalität, chron. Verlauf 50 % Letalität (unbehandelt).

Rotzbakterien ↑Pseudomonas mallei.

Rous, Francis Peyton (1879–1970), Pathol., Virol., New York. 1966 Nobelpreis für Med./Physiol. (mit Ch. B. Huggins) „für die Entdeckung von Viren, die Tumoren hervorrufen".

Rous-Sarkom (nach Francis P. R.): mit Zellen o. zellfrei übertragbares Sarkom beim Huhn („klassisches Hühnersarkom"), das durch Rous-Sarkom-Virus o. andere Viren vom Rous-Typ (z. B. Fujinami-Virus) hervorgerufen wird. Exp. ist die Übertragung von zur Metastasierung neigenden Sarkomen auch auf andere Geflügelarten u. best. Säugetiere sowie Reptilien mögl.

Rous-Sarkom-Virus (nach Francis P. R.): *Abk* RSV; Virusart der Gattung Avian type C Retrovirus in der Fam. ↑Retroviridae. Erreger des Rous-Sarkoms bei Geflügel. Erstes ↑Tumorvirus, von Rous 1911 entdeckt u. von Claude 1947 elektronenmikroskop. dargestellt.

Roussy, Gustave (1874–1948), frz. Pathol.

Roussy-Cornil-Syndrom (nach Gustave R.): Neuritis hypertrophicans; mit rosenkranzartigen, tastbaren Verdickungen der Nervenstämme einhergehende, progredient verlaufende Erkrankung des Erwachsenenalters; vegetative Sensibilitätsstörungen, Muskelatrophien, final auch spast. Lähmungen treten hinzu.

Roussy-Levy-Syndrom (nach Gustave R. u. Gabrielle L.): Sonderform der ↑Heredoataxia spinalis (Friedreich).

Roux, Césare (1857–1934). Chir., Lusanne, entwickelte eine spez. Gastroenterostomiemethode.

Roux, Wilhelm (1850–1924), Anat., Breslau, Innsbruck.

Roux-Anastomose (nach Césare R.): Anastomose zwischen einem Hohlorgan u. einer einseitig ausgeschalteten Dünndarmschlinge.

Roux-Gesetz (nach Wilhelm R.): Gesetz der funktionellen Anpassung, d. h., die Form ist abhängig von der funktionellen Beanspruchung. Nach dem R. haben im Zweizellenstadium noch beide Zellen die prospektive Potenz zur Entwicklung eines vollständigen Embryos.

Roviralta-Syndrom: Phreniko-pylor. Syndrom; Kombination einer Pylorusstenose mit einer (dadurch begünstigten) Hiatushernie beim Säugling. Für eine dd Abgrenzung von einer einfachen spastischen ↑Pylorusstenose sind die gleichmäßige Geschlechtsverteilung u. das Bestehenbleiben von Krankheitserscheinungen (Brechneigung) trotz ↑Pyloromyotomie hinweisend. Erstbeschreibung 1946.

Rovsing, Thorkild (1862–1927), Chir., Kopenhagen.

Rovsing-Symptomenkomplex (nach Thorkild R.): bei Hufeisenniere auftretende Schmerzen in der Bauchmitte bei Überstreckung der Wirbelsäule sowie Druck auf den Bauch.

Rovsing-Zeichen (nach Thorkild R.): Auftreten von Schmerzen im re. Unterbauch bei Druck auf das Colon descendens als Zeichen für ↑Appendizitis.

Rowley, Peter T., zeitgen. amerik. Päd., Palo Alto.

Rowley-Rosenberg-Syndrom (nach Peter T. R.): fam. erbl. Tubulopathie mit Störung der Rückresorption für Aminosäuren bei normalem Serumspiegel. Klin. retardiertes Wachstum. Abbau der Muskulatur u. des Fettgewebes bei Verfettung der Muskeln u. Kollagenvermehrung, rezidivierende Infekte der Lunge, Atelektasen u. chron. Cor pulmonale mit schlechter Progn.

Royal College ⟨*engl*⟩: Bez. für Berufsorganisationen in England, Schottland, Irland, Kanada, Australien für jeweils best. med. Spezialisten: R. C. of Physicians (Int.), R. C. of Surgeons (Chir.), R. C. of Obstetricians and Gynaecologists (Geburtshelfer u. Gyn.), R. C. of Pathologists (Pathol.), R. C. of Psychiatrists (Psychiater). Die Mitgliedschaft in den R. C. (Member = Mitglied, Fellow = Senior-Mitglied) setzt spezialisierte ärztl. Tätigkeit u. die Ablegung von Prüfungen voraus u. stellt eine höhere Stufe der postgradualen Qualifikation dar.

RPF: *Abk* für engl. Renal plasma flow; renaler Plasmafluß, wird mit Hilfe der ↑ PAH-Clearance bestimmt.

R-Plasmide: R-Faktoren. ↑ Plasmide mit Genen, die Resistenz gegenüber versch. Pharmaka (z. B. Antibiotika, Chemotherapeutika) bedingen.

RPR: *Abk* für ↑ Radiusperiostreflex.

RQ *Abk* für respiratorischer ↑ Quotient.

Rr.: *Abk* für ↑ Rami.

RR-Intervall: im EKG ausmeßbarer Abstand zwischen zwei ↑ R-Wellen; Maß der Herzfrequenz (HF, s^{-1}=60/RR-Intervall [s]).

RSB: *Abk* für ↑ Rechtsschenkelblock.

RS3PE: *Abk* für engl. Remitting seronegative symmetrical synovitis with pitting edema; durch eine symmetr. Polyarthritis, insbes. der Hand-, Karpal- Metacarpophalangeal- u. Interphalangealgelenke, ausgeprägten Ödemen an Händen u. Füßen sowie fehlendem Rheumafaktornachweis charakterisiertes Syndrom. Nach 4–12 Monaten kommt es zu einer Remission. Die akut beginnende Erkrankung befällt v. a. alte Männer kaukas. Herkunft. Die ↑ Akute-Phase-Reaktionen wie BSG u. ↑ C-reaktives Protein sind stark erhöht. Auftretende Myalgien können eine Differenzierung von der ↑ Polymyalgia rheumatica erschweren. Die Behandlung erfolgt mit ↑ Glukokortikoiden u./o. ↑ Basistherapeutika.

RSTL: *Abk* für engl. Relaxed skin tension lines. ↑ Hautspaltlinien.

RS-Virus: *Abk* für engl. ↑ Human Respiratory Syncytial Virus.

RT: *Abk* für reverse ↑ Transkriptase.

RT 23: *Abk* für dän. u. engl. Renset Tuberkulin Charge 23; gereinigtes Tuberkulin. Wurde in Dänemark im Auftrag der WHO zur weltweiten Anwendung hergestellt.

RTECS: *Abk* für engl. Registry of Toxic Effects of Chemical Substances. Datenbank der ↑ National Library of Medicine, die für On-line-Recherchen zur Verfügung steht. RTECS enthält Fakten u. Daten zur tox. Wirkung von 90 000 chem. Substanzen. Die Faktenextraktion erfolgt aus wissenschaftl. Publikationen.

Rubefazienzien ⟨*lat*⟩ *n Pl*: hyperämisierende Hautreizmittel, bewirken eine Vasodilatation der Hautgefäße u. erzeugen Wärmegefühl, Anwendung in der externen Rheumabehandlung. ↑ Irritanzien.

Rubella ⟨*lat*⟩ *f*: Rubeolen; ↑ Röteln.

Rubellasyndrom, kongenitales: Embryopathia rubeolosa, ↑ Rötelnembryopathie.

Rubellavakzine ↑ Rötelnimpfstoff.

Rubellavirus: Rötelnvirus; einzige Virusart der Gattung Rubivirus in der Fam. ↑ Togaviridae. Entdeckung 1938, Erstisolierung 1962. Pleomorphes, etwa 60 nm großes Virus mit ikosahedralem Nukleokapsid u. einsträngiger RNA. Weltweit beim Menschen verbreitet, Krankheit: ↑ Röteln, ↑ Rötelnembryopathie.

Ruben-Beutel: Handbeatmungsbeutel für Notfälle. Durch die Konstruktion (Wandbeschaffenheit; Schaumstofffüllung) füllt sich der Beutel nach der Beatmungskompression von selbst.

Ruben-Ventil: Kombinationsventil für Spontan- u. kontrollierte Beatmung mit geringem Atemwiderstand. Der durch Federkraft betätigte Ventilmechanismus verhindert die Rückführung des Exspirationsgases.

Rubeola ⟨*lat*⟩ *f* ↑ Röteln.

Rubeosis iridis ⟨*lat*⟩ *f*: Neubildung von Irisgefäßen bei Diabetes, nach Zentralvenenverschluß, bei hämorrhag. Glaukom, bei intraokularen Tumoren, bei Heterochromiezyklitis (Fuchs), nach Traumen, Entzündungen, bei alter Netzhautablösung, Sichelzellenanämie, retrolentaler Fibroplasie, Periphlebitis retinae.

ruber ⟨*lat*⟩ *Adj*: rot.

Rubersyndrom: Sympt. bei Läsion des Nucleus ruber. Man unterscheidet: oberes R. mit Blicklähmung zur Herdseite u. kontralateraler Hemiparese, Intentionstremor, Hemiataxie, Rigor, Hemichorea u. Myorhythmien, unteres R. (Benedikt-Syndrom) mit zusätzl. Okulomotoriuslähmung.

Rubia tinctorum ⟨*lat*⟩ *f*: Färberröte, Krapp. Droge enthält Anthracenderivate, u. a. Alizarin u. dessen Glykoside. Extrakte zur Rezidivprophylaxe von Harnsteinleiden, infolge Nebenwirkungen obsolet.

Rubinikterus: gelbl.-rötl. Hautverfärbung bei hepatozellulärem Ikterus.

Rubinstein, Jack H., zeitgen. amerik. Kinderpsychiater u. Päd., Cincinnati, Ohio.

Rubinstein-Taybi-Syndrom (nach Jack H. R. u. Hooshang T.): seltene körperl. u. geistige Entwicklungsstörung mit Skelettfehlbildungen (Minderwuchs, kraniofaziale Dysmorphien) u. Intelligenzminderung; genet. Ursache nicht gesichert. Beziehungen zum ↑ Silver-Syndrom u. ↑ Russell-Syndrom. Erstbeschreibung 1962/63.

Rubivirus: Virusgattung der Fam. ↑ Togaviridae. Med. bedeutsam ist die Art ↑ Rubellavirus; verursacht beim Menschen ↑ Röteln.

Rubner, Max (1854–1932), dt. Physiol., Marburg, dann Hyg. (Nachfolger R. Kochs), später wieder Physiol., Berlin. Schüler von Carl Voit (1831–1908). R. faßte die Hyg. als angewandte Physiol. auf. Er arbeitete über Probleme des Wärmehaushalts u. der Ernährung, Kleidung u. Desinfektion. 1883 Gesetz der ↑ Isodynamie. Klärte 1902 die spezifisch-dynamische ↑ Wirkung bei Eiweißnahrung auf u. bestimmte 1914 das hyg. Eiweißminimum für Erwachsene. R. schuf auch die Grundlagen der Arbeitsphysiologie.

Rubner-Regel (nach Max R.) ↑ Isodynamiegesetz.

Rubor ⟨*lat*⟩ *m*: Rötung; zusammen mit ↑ Calor, ↑ Dolor u. ↑ Tumor eines der klass. Entzündungszeichen.

Rubratoxine: Mykotoxine, die von Penicillium- u. Aspergillus-Arten gebildet werden. R. sind sehr tox. (LD_{50} Ratte i. p.: 0,36 mg/kg) u. verursachen Degenerationen der Leber u. der Nieren. R. sind wahrscheinl. nicht kanzerogen.

Rubredoxine ⟨*lat*⟩ *n Pl*: zu den ↑ Eisenschwefelproteinen gehörend; sie haben eine relative Molmasse von 5 500 u. kommen in anaeroben Bakterien vor. Das in ihnen enthaltene Eisenatom ist von vier Cysteingruppen umgeben. Bei Bakterien sind sie Bestandteile des Oxidationssystems von Fettsäuren u. Alkanen.

Rubulavirus: Rubula inflans (alter Name für Mumps); Virusgattung der Subfamilie ↑Paramyxovirinae. Vorkommen: Menschen, Affen, Schweine, Vögel, humanpathogen sind humane ↑Parainfluenzaviren Typ 2, 4a u. 4b, ↑Mumpsvirus u. ↑Newcastle-disease-Virus.

Rückatmung: Einatmung von Exspirationsluft; unabsichtl. bei Vergrößerung des Totraumvolumens, z. B. durch Atemmasken, Ventile, Atemschläuche, absichtl. zur Steigerung des Atemzug- u. Minutenvolumens bei Spontanatmung durch Anreicherung mit CO_2. Im halbgeschlossenen u. geschlossenen Narkosesystem, um nach CO_2-Entfernung O_2, gas- u. dampfförmige Narkotika weiter zu nutzen.

Rückbildungsziffer: Zahl für den Verlust der Antikörper o. anderer Infektionsmerkmale pro Person u. Zeiteinheit.

Rückbiß ↑Distalbiß.

Rückblickoptik: Endoskopoptik mit rückwärtiger (retrograder) Blickrichtung (also auf den Untersucher zu). ↑Urethrozystoskop.

Rückenmark ↑Medulla spinalis.

Rückenmarkabszeß: Entzündung im Epiduralraum, in den weichen Rückenmarkhäuten u. im Rückenmark. Entstehung hämatogen o. per continuitatem (Ausgangspunkt: osteomyelit. Prozesse der Wirbelkörper u. -bögen; offene Verletzungen). Der akute Epiduralabszeß geht mit sept. Temperaturen, Muskelsteife u. Klopfschmerzhaftigkeit der Wirbelsäule einher. Neben radikulären Reizerscheinungen bildet sich oft ein Querschnittssyndrom heraus. Meist ist die Brustwirbelsäule betroffen. Seltener subakute u. chron. Abszesse, die wechselnde Rückenmarksymptome auslösen. Ther.: operative Ausräumung der Abszesse, Drainage nach röntg. u. klin. Höhenlokalisation. Gezielte antibiot. Behandlung. Abb.

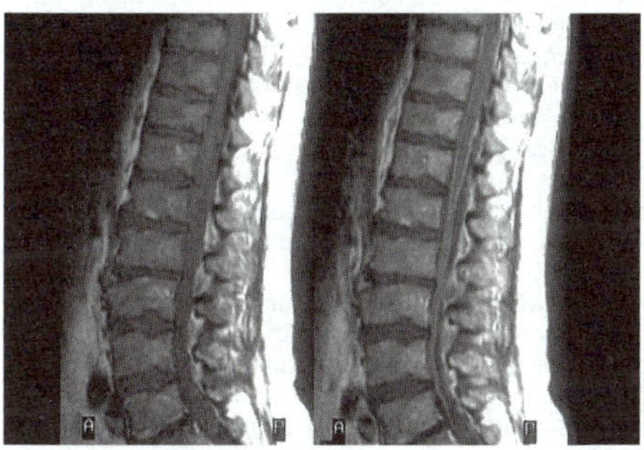

32

Rückenmarkabszeß im sagittalen Kernspintomogramm vor (links) und nach (rechts) i. v. Kontrastmittelinjektion

Rückenmarkanästhesie ↑Spinalanästhesie.

Rückenmarkangiome: spinale Angiome; extra-, intradural in den weichen Rückenmarkhäuten o. im Rückenmark, seltener in den Wirbelkörpern gelegene Angiome, die bei entsprechender klin. Sympt. bzw. nach akuter Verschlechterung entfernt werden müssen.

Rückenmarkeigenapparat: Gesamtheit der Nervenzellverschaltungen innerhalb der grauen Substanz des Rückenmarks, welche die von den afferenten Nerven u. aus übergeordneten Zentren stammenden Erregungen verarbeiten, modulieren, auf efferente Nervenzellen, die ↑Motoneurone, o. in zentraler gelegene Abschnitte des ZNS weiterverschalten. Der R. realisiert sensor.-motor. Koordinationsfunktionen der untersten Ebenen des ZNS mit Hilfe der spinalen Interneurone.

Rückenmarkhäute ↑Meninges.

Rückenmarkkonvulsiva ↑Analeptika.

Rückenmarkreflexe: durch den ↑Rückenmarkeigenapparat realisierte Eigen- u. Fremdreflexe, einschl. viszeraler Reflexe.

Rückenmarksegmente: Myelomere; fiktive, auf der Metamerie der Dermatome beruhende Unterteilung des Rückenmarks in 31 Segmente, die für die sensible, motor. u. vegetative Versorgung zuständig sind: 8 zervikale (C_1–C_8), 12 thorakale (Th_1–Th_{12} bzw. D_1–D_{12}), 5 lumbale (L_1–L_5), 5 sakrale (S_1–S_5), 1 kokzygeales (Co) Segment.

Rückenmarkspaltbildungen ↑Dysrhaphiesyndrome.

Rückenmarkstimulation ↑Walker-Operation, ↑Foerster-Operation.

Rückenmarktumoren: man unterscheidet extradurale R. (Sarkome, Karzinommetastasen, Plasmozytome, Pancoast-Tumoren mit ungünstiger u. Meningiome, Neurinome, Lipome mit günstiger Progn.), intradurale extramedulläre R. (Neurinome, Meningiome, Lipome, Ependymome, Teratome, Angiome mit überwiegend günstiger Progn.) u. intramedulläre R. (Ependymome, Spongioblastome, Astrozytome u. a. Gliome mit ungünstiger Progn.). Diagn. Hinweise: nicht durchgängige Liquorpassage beim ↑Queckenstedt-Versuch, ↑Sperrliquor, Nachweis durch myelograph. Untersuchung.

Rückenmarkwurzeldurchschneidungen ↑Walker-Operation, ↑Foerster-Operation.

Rückenmarkwurzeln: aus den Vorderhörnern des Rückenmarks austretende motor. Fasern als Anfangsteil des peripheren motor. Neurons (vordere Wurzel) u. in die Hinterhörner eintretende sensible Fasern (hintere Wurzel) der segmental angeordneten Spinalnerven.

Rückensaite ↑Chorda dorsalis.

Rückenschule: physiotherapeut. Maßnahmen u. Anleitung zur Rückenhaltung bei Pat. mit chron. degenerativen Wirbelsäulenerkrankungen mit dem Ziel der verbesserten muskulären Führung des Rückens.

Rückfallfieber: Relapsing fever, Febris recurrens, Rekurrensfieber; von Mensch zu Mensch übertragbare Infektionskrankheit. Erreger: Spirochäten der Gattung Borrelia. Borrelia recurrentis, Erreger des Läuserückfallfiebers, engl. Louse-borne relapsing fever, Überträger Kleiderläuse. Borrelia duttoni, Erreger des Zeckenrückfallfiebers engl. Tick-borne relapsing fever, Überträger Lederzecken (versch. Ornithodorus-Arten). Läuserückfallfieber: epidem. R., meldepflichtige ↑Infektionskrankheit, tritt in Not- u. Kriegszeiten epidem. auf, oft gemeinsam mit ↑Fleckfieber. Zeckenrückfallfieber: endem. R. in trop. u. subtrop. Gebieten. Klin. akute, schwere 3–4 Tage anhaltende Fieberanfälle, von mehrtägigen fieberfreien Intervallen (3–10 Tage) unterbrochen. Haut-Schleimhautblutungen, kompliziert durch Pneumonie, Nephritis, zerebrale Beteiligung. Inkubationszeit 3–10 Tage, Krankheit erlischt nach 6–12 Fieberrückfällen. Diagn. durch Erregernachweis im Blutausstrich o. „dicken Tropfen“ während der Fieberperiode. Antibiotikatherapie. Weitere Formen: Ind. R.: Erreger B. parkeri; Kaukas. R.: Erreger B. caucasica; Span. R.: Erreger B. hispanica.

R

Rückgrat: Wirbelsäule.

Rückkopplung: Rückmeldung, Feedback; Begriff aus der Regelungstechnik beschreibt Regulationsvorgänge in ↑Regelkreisen mit Selbstregulationsmechanismus. Stellt ein grundlegendes Prinzip physiol. Vorgänge dar. Die Rückwirkungen tragen meist als neg. R. (Gegenkopplung, Feedback) zur Stabilisierung des betreffenden Systems bei, können aber auch als pos. R. (Mitkopplung, Feed forward) zur Verstärkung des Systems (u. U. bis zu seiner Zerstörung) führen. ↑Kybernetik.

Rückkopplung, endokrine: von prinzipieller Bedeutung für die Regulation der Sekretion von Hormonen. Man unterscheidet die pos. von der neg. e. R. Niedrige periphere Hormonkonzentrationen führen i. a. zu einem pos. Feedback, d. h. die hypothalamo-hypophysären Hormone werden ausgeschüttet. Hohe periphere Hormonkonzentrationen hemmen die zentrale Ausschüttung der Releasing- u. der tropinen Hormone.

Rückkopplung in Stoffwechselwegen ↑Stoffwechselregulation.

Rückmutation: Mutation, die durch Wiederherstellung der ursprüngl. Nukleotidsequenz in der DNA einen mutierten Genotyp genotyp. u. phänotyp in den ↑Wildtyp zurückverwandelt.

Rucknystagmus ↑Nystagmus.

Rucksacklähmung: Tornisterlähmung; Druckläsion des ↑Plexus brachialis bzw. N. accessorius mit der Folge von ↑Scapula alata.

Rucksackverband: Schulterverband zur Ruhigstellung eines Schlüsselbeinbruchs. Technik: Ein mit Watte gefüllter Trikotschlauch wird vom Nacken aus über die äußeren Schlüsselbeinenden durch die Achselhöhle nach dorsal geführt u. fest verknotet. Abb.

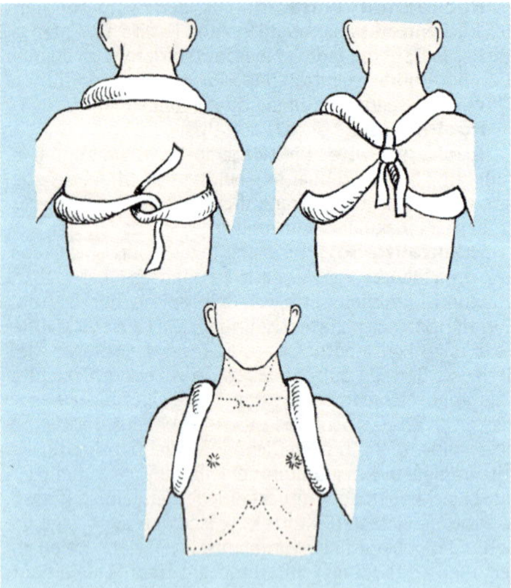

Rucksackverband

Rückschlag ↑Rebound.

Rückspeicherung: bezieht sich auf chem. Transmittersubstanzen, die von der präsynapt. Axonterminalfaser in den Spalt der Synapse freigesetzt worden sind u. die dann von derselben Terminale o. von benachbarten Gliazellen zurückgeholt werden. Die R. dient damit der zeitl. Begrenzung der Transmitterwirkung.

Rückstandsuntersuchungen: chem.-physikal. Analyseverfahren zur Erkennung der Art u. Menge von Rückständen u. ↑Kontaminanten in Lebensmitteln u. Rohstoffen. Die Methoden für R. sind oft techn. sehr aufwendig, da absolute Mengen in Bereichen von 10^{-12}–10^{-9} g chem. Substanz in Konzentrationen von µg bis mg Substanz pro kg Lebensmittel zu erfassen sind. Wichtige instrumentelle Methoden sind die Gas-, Flüssig- u. Dünnschichtchromatographie, Atomabsorptionsspektroskopie, biol. Verfahren (↑Bioassay, ↑Hemmstofftest).

Rückstellkraft: von der Breite u. Dicke der in der Innenohrschnecke befindl. Basilarmembran abhängiges Bestreben, nach Auslenkungen aus ihrer Ruhelage, wie sie beim Darüberlaufen von Wanderwellen entstehen, in die Ruhelage zurückzukehren. Die R. ist in der Nähe der Schneckenspitze am geringsten. ↑Ortstheorie des Hörens.

Rückstreuung: Beim Durchgang von Röntgen- o. Gammastrahlung durch Materie entsteht Streustrahlung, also ein Strahlungsanteil, dessen Ausbreitungsrichtung von der ursprüngl. Ausbreitungsrichtung abweicht u. in alle Richtungen des Raums geht. Die Winkelverteilung ist energieabhängig. Bei dem Strahlungsanteil, dessen Ausbreitungsrichtung nach der Streuung um mehr als 90° von der ursprüngl. abweicht, spricht man von R.

Rückstrom, venöser: Für den Transport des Blutes vom venösen ↑Kreislaufniederdrucksystem zum re. Herzen liegt nur ein geringes Druckgefälle von etwa 1 kPa vor, das zwischen dem mittleren Füllungsdruck des Venensystems u. dem zentralvenösen o. Füllungsdruck des re. Herzens besteht. Wichtige zusätzl. Mechanismen sind eingeschaltet: 1. Pumpwirkung der Extremitätenmuskulatur im Verein mit Venenklappe (Muskelpumpe); 2. inspirator. Sogwirkung der äußeren Atmung zwischen thorakalen u. abdominalen Venen (Atempumpe); 3. Begünstigung des venösen Zustroms zum Herzen durch die Bewegung der Ventilebene des Herzens (Ventilebenenmechanismus) u. elast. Rückstellkraft des systol. verformten Myokards.

Rückverteilung: Rückstrom, z. B. von Arzneimitteln o. chem. Substanzen, aus einem Körperkompartiment in ein anderes, das durchblutungs- o. löslichkeitsbedingt bevorzugt wird, z. B. R. von Barbituratnarkotika aus dem ZNS in das Fettgewebe.

Ructatio ⟨*lat*⟩ *f*: Ructus. Aufstoßen.

Rudiment ⟨*lat*⟩ *n*: erste Anlage eines Organs. Begriff hat rein progressive Bedeutung i. S. einer Vorstufe o. Anlage. Im deutschsprachigen Schrifttum meist in gegensätzl. Bedeutung gebraucht: rudimentäre Organe (Organe, die nach Ausübung einer best. Funktion der Rückbildung verfallen).

Rud-S-Syndrom: neuroektodermale Dysplasie; genet. bedingte ichthyosiforme Erythrodermie, kombiniert mit Intelligenzminderung u. epilept. Anfällen.

Ruffini, Angelo (1874–1929), ital. Anat., Pathologe, Siena, Bologna.

Ruffini-Körperchen (nach Angelo R.): Nervenendigung im Stratum reticulare der Dermis. Struktur: langgestreckte Knäuel markloser Nervenfasern in einer kräftigen Bindegewebekapsel. Größe: 0,5 · 1,5 mm. Funktion: Mechanorezeptor (langsam adaptierend), evtl. Thermorezeptor für Wärme.

Ruga ⟨*lat*⟩ *f*: *Pl* Rugae; Runzelfalte.

Ruhedehnungskurve des Herzens: Beziehung zwischen Füllungsvolumen u. -druck des ruhenden Her-

Rumpel-Leede-Stauversuch: Bewertung (nach Schrader)

Negativ	∅	keine Petechien
Schwach positiv	(+)	wenige Petechien unterhalb der Blutdruckmanschette
Einfach positiv	+	mäßig viele Petechien in der Ellenbeuge
Zweifach positiv	++	zahlreiche Petechien im oberen Drittel des Unterarms
Dreifach positiv	+++	Petechien bis zum Handgelenk
Vierfach positiv	++++	Petechien bis zum Handrücken

zens. Stellt die Gesamtheit aller mögl. enddiastol. Ausgangslagen dar, wobei die Steilheit ein Maß für die Elastizität der erschlafften Ventrikelmuskulatur ist.

Ruhedehnungskurve des Skelettmuskels: Kurve, die die durch Belastung hervorgerufene Längenänderung eines nicht kontrahierten Skelettmuskels beschreibt. In einem Koordinatensystem werden die Muskellängen auf der Abszisse, die angehängten Massen (gleich der Muskelspannung) auf der Ordinate abgetragen. Der Verlauf der R. d. S. zeigt, daß keine lineare Beziehung zwischen Längenänderung u. angreifender Dehnungskraft besteht, wobei mit steigender Vordehnung die Längenzunahme geringer wird, die Kurve also steiler ansteigt. Der Elastizitätsmodul des Muskels nimmt zu, was auf den zunehmenden Widerstand der dehnbaren Strukturen wie Sarkolemm u. endoplasmat. Retikulum zurückzuführen ist.

Ruhedyspnoe: bereits bei körperl. Ruhe bestehende ↑Dyspnoe.

Ruhekapazität ↑Residualvolumens.

Ruhekern: Zellkern zwischen den Teilungen (Interphasekern). Bez. irreführend, da genet. entscheidende Synthesevorgänge ablaufen; ↑Replikation.

Ruhepotential: an allen Zellmembranen bereits im Ruhezustand bestehende Potentialdifferenz zwischen Zellinnerem (neg.) u. Membranaußenfläche (pos.). Das R. beträgt an der Nerven- u. Muskelfaserzellmembran etwa –70 mV u. ist im wesentl. ein Kaliumdiffusionspotential. ↑Membranpotential, ↑Ionentheorie.

Ruheschmerz: als Tiefen- u./o. Oberflächenschmerz vorwiegend in Extremitäten als Zeichen einer Mangeldurchblutung bereits im Ruhezustand. Der Sauerstoffmangel im Gewebe führt zu einer Hemmung der Zellatmung u. zur Steigerung der Glykolyse, bei der vermehrt saure Stoffwechselprodukte gebildet werden. Vorwiegend durch Absinken des Gewebe-pH kommt es zur Auslösung der Schmerzempfindungen, z. B. am Rücken bei der ↑Spondylitis ankylosans. DD Hinweise gegenüber den vorwiegend belastungsabhängigen Schmerzen bei degenerativen Wirbelsäulenveränderungen.

Ruheschwebe: unbewußte Abstandshaltung des Unterkiefers vom Oberkiefer, wobei zwischen den eigenen Zähnen ein interokklusaler Abstand von ca. 2–3 mm besteht. Die R. ist die Ausgangslage für die Festlegung des vertikalen Abstands der habituellen ↑Interkuspidation beim Zahnlosen.

Ruhespeichel: ohne vorherige Stimulation vom Mundboden abgesaugter Gesamtspeichel o. z. B. vom Parotisausführungsgang direkt entnommender steriler R.

Ruhestoffwechsel: Größe des Energiedurchsatzes bei körperl. Ruhe, die eine der Standardbedingungen für die Messung des ↑Grundumsatzes ist.

Ruhestrom: der aufgrund des Ruhepotentials in einem erregbaren Gewebe von der Außen- zur Innenseite der Zellmembran fließende Strom.

Ruhetonus: Grundtonus der Muskulatur, z. B. der glatten Muskulatur der Gefäße, bei normaler Innervation. ↑Basistonus.

Ruhetremor: passiver R., Zittern der Finger (auch ↑Pillendrehen) bei völliger Ruhelage der Hände; aktiver R., Zittern bei Spreizen derselben in vorgehaltenen Händen.

Ruhr ↑Ruhr, bakterielle, ↑Amöbiasis.

Ruhramöbe ↑Entamoeba histolytica.

Ruhr, bakterielle: Dysenterie, Shigellose; endem.-epidem., fäkal-oral durch Schmutz- u. Schmierinfektion bzw. kotkontaminierte Lebensmittel übertragbare, meldepflichtige ↑Infektionskrankheit. Fliegen als passive Überträger (tragen Kot auf Speisen). Erreger: Ruhrbakterien (Shigella-Arten, versch. Bio- u. Serotypen). Inkubationszeit 1–8 Tage. Bedeutung disponierender Faktoren wie Darmunterkühlung. Klin. akut fieberhafte, geschwürige Entzündung des Dickdarms („Diphtherie" der Dickdarmschleimhaut) mit tgl. zahlreichen Entleerungen von schleimig-eitrig-blutigen Stühlen, Tenesmen u. Exsikkose. Leichter, uncharakterist. Verlauf als Magen-Darm-Katarrh (akute Gastroenteritis, bakterielle Lebensmittelinfektion, Durchfallerkrankung). Schwerer tox. Verlauf mit Gefährdung des Kreislaufs v. a. durch Shigella dysenteriae. Gefahr der chron. Ruhr u. der ↑Ausscheider. Diagn.: bakt.-kulturell (frisch ausgestrichene Stuhlproben) u. serol. (Gruber-Widal).

Ruhrbakterien ↑Shigella.

Ruhrrheumatismus: seltene, aber schwer verlaufende, chron. rezidivierende Komplikation (Nachkrankheit) nach Shigellosen in Form der bei der Reiter-Krankheit auftretenden Trias: Arthritis, Konjunktivitis, Urethritis.

Ruhr, rote: streifige Blutbeimengung zum schleimig-eitrigen Stuhl bei bakterieller ↑Ruhr. ↑Ruhr, weiße.

Ruhrtoxin: Ektotoxin von Shigella dysenteriae 1 (Shiga-Kruse-Toxin). ↑Shigella.

Ruhr, weiße: erstes Krankheitszeichen der bakteriellen ↑Ruhr, d. h. dünn-fäkulent-schleimige, manchmal milchige Stühle (später blutig-schleimige Stühle, rote ↑Ruhr). ↑Stuhlbeschaffenheit.

Rumination ⟨*lat*⟩ *f*: wiederholtes Hochwürgen, Kauen u. Verschlucken von Nahrung als lustbetonter Vorgang. Als neurot. Fehlhaltung lösen kleine Kinder Brechreiz selbst aus.

Rumor ⟨*lat*⟩ *m*: Geräusch.

Rumpel, Theodor (1862–1923), dt. Chir., Hamburg.

Rumpel-Leede-Stauversuch (nach Theodor R. u. Stockbridge C. L.): An den Oberarm eines Pat. wird eine Blutdruckmanschette angelegt u. der Arm für 5 min gestaut bei einem Druck von 1,3–2,7 kpa (10–20 mmHg) unterhalb des systol. Drucks. Bei pathol. Ausfall zeigen sich unterhalb der Manschette, evtl. auch am Unterarm bis zum Handrücken, petechiale Blutungen. Ein pos. R. tritt bei verminderter Kapillarresistenz bzw. ↑Thrombozytopenie u. -pathie auf. Tab. Abb. S. 1768.

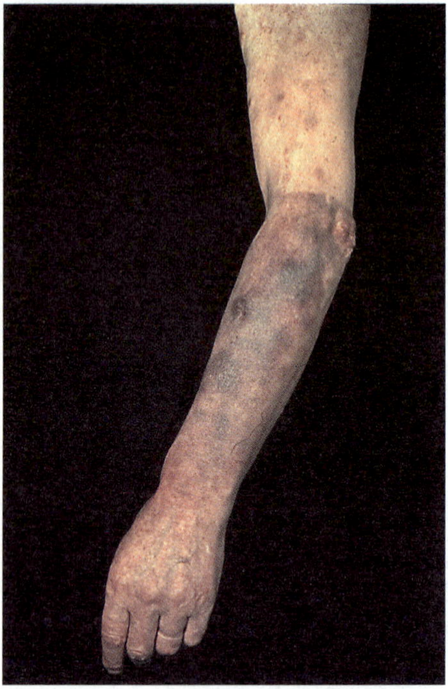

35

Rumpel-Leede-Stauversuch. Vierfach positiver Ausfall bei Petechien bis zum Handrücken

Rumpfhautbasaliom: Arning-Karzinoid; ↑Basaliome, die sehr langsam oberflächl. u. flächenhaft wachsen, manchmal multipel vorkommen, gelegentl. nach früherer Arsenmedikation auftretend.

Rumpflänge: Länge der vorderen Rumpfwand, berechnet durch Subtraktion der Höhe des oberen Symphysenrands (↑Symphysion) über dem Boden von der Höhe des oberen Brustbeinrands (↑Suprasternale) über dem Boden.

Rumpforthese: Korsett; orthopädietechn. Hilfsmittel für den Rumpf zur Unterstützung stat. u. dynam. Funktionen, Korrektur von Fehlstellungen o. Förderung von Heilungsprozessen im Bereich der Wirbelsäule. Die Herstellung erfolgt überwiegend aus Metall o. synthet. Werkstoffen in Verbindung mit textilem Gewebe.

Rumpfrespirator ↑Curass-Beatmung.

Rundfahrtproblem: spez. Fragestellung der ↑Operationsforschung. Gegeben sind n Punkte (Orte) sowie Bewertungen für alle Relationen zwischen den Punkten – gesucht ist der geschlossene Weg mit der geringsten Gesamtbewertung unter der Bedingung, daß jeder Punkt genau einmal berührt wird. Anwendungen im Gesundheitswesen, z. B. zur Optimierung organisator. Abläufe wie Hol- u. Bringedienst.

Rundherd ↑Lungenrundherd.

Rundkopf ↑Trochozephalie.

Rundles, R. W., zeitgen. amerik. Hämat.

Rundles-Falls-Syndrom (nach R. W. R.): Anämie mit Mikrozythämie, Hypochromie, Polychromasie („Schießscheibenzellen"), Milztumor; nur Männer erkranken manifest, Frauen sind Überträgerinnen, X-chromosomaler Erbgang.

Rundrücken: verstärkte Kyphosierung der Brustwirbelsäule, evtl. unter Einbeziehung der oberen Lendenwirbelsäule. Ursachen: Haltungsschäden, Scheuermann-Krankheit, Bandscheibendegeneration (Altersrundrücken).

Rundrücken, jugendlicher ↑Scheuermann-Krankheit.

Rundstiellappen: defektfern entnommener Hautlappen, dessen Wundränder vernäht werden, so daß am Lappen eine offene Wunde vermieden wird. Zur Hautdeckung größerer Areale geeignet. Nach der Anheilung wird der Lappenstiel, der die Gefäßversorgung des R. gewährleistet, abgetrennt. ↑Rollappen. Häufigste Entnahmestellen zeigt die Abb.

Rundwürmer ↑Nematoda.

Rundwurmmittel ↑Anthelminthika.

Rundzellsarkom ↑Sarkom.

Runge-Übertragungszeichen: Mazeration u. Braunfärbung der Haut, Fehlen der Vernix caseosa, Atrophie, bräunl. Verfärbung des Fruchtwassers, sog. Waschfrauenhände u. Greisengesicht des Kindes. ↑Clifford-Syndrom.

Runt disease ⟨*engl*⟩: Kümmerwuchskrankheit, Sonderform der ↑Graft versus host reaction. Entsteht bei Versuchstieren mit neonatal geschwächtem immun. Abwehrsystem (infolge Unreife o. prim. Defekt) u. neonataler Transplantation immun. aktiver Zellen. Im Vordergrund des eintretenden Immunkonfliktes zwischen Wirt u. Transplantat bzw. Transplantat u. Wirt steht der Kümmerwuchs des Rezipienten als Ausdruck der Graft versus host reaction. R. d. ist abzugrenzen von der Sekundärkrankheit, bei der die Abwehrschwäche artifiziell gesetzt wird (neonatale ↑Thymektomie o. subletale Immunsuppression, insbes. nach Bestrahlung), nachfolgend Transplantation wie bei R. d. Abzugrenzen ist R. d. ferner vom sog. Schwundsyndrom bzw. ↑Wasting disease, bei der die Abwehrschwäche ebenfalls artifiziell (neonatale Thymektomie) erzeugt wird, aber nachfolgend keine Transplantation erfolgt.

Runzeln: durch nachlassende Elastizität bedingte Fältchen- u. Faltenbildung der Haut.

Rupia ⟨*gr*⟩ *f*: Rhypia; Schmutz, dicke Kruste von austernschalenähnl. Schichten.

Rupia syphilitica: Rupiae auf kreisförmigen, schmerzhaften Geschwüren bei der Syphilis maligna.

Ruptur ⟨*lat*⟩ *f*: Zerreißung, Riß; traumat. o. spontane Berstung von Organen wie Leber, Milz, Darm, Pankreas u. a.

Rush ⟨*engl*⟩: schnell auftretender flüchtiger Blutandrang.

Ruß: entsteht bei unvollständiger Verbrennung von Kohle, Kohlenwasserstoff, Steinkohlenteer, Pech usw. Enthält Benzpyren u. a. Kanzerogene, die bei Einatmung Bronchialkrebs, bei Ablagerung in Hautfalten Hautkrebs o. Präkanzerosen hervorrufen können. ↑Berufskrebs.

Russell, Alexander, zeitgen. brit. Päd.

Russell, William (1852–1940), schott. Int., Edinburgh.

Russell-Körperchen (nach William R.): Mit sauren Farbstoffen gut anfärbbare rundl. Einschlüsse im Zytoplasma von Plasmazellen, die Anhäufungen von Immunglobulin im endoplasmat. Retikulum darstellen. Abb.

Russell-Syndrom (nach Alexander R.): seltene Kombination verschiedenartiger Auffälligkeiten: pro-

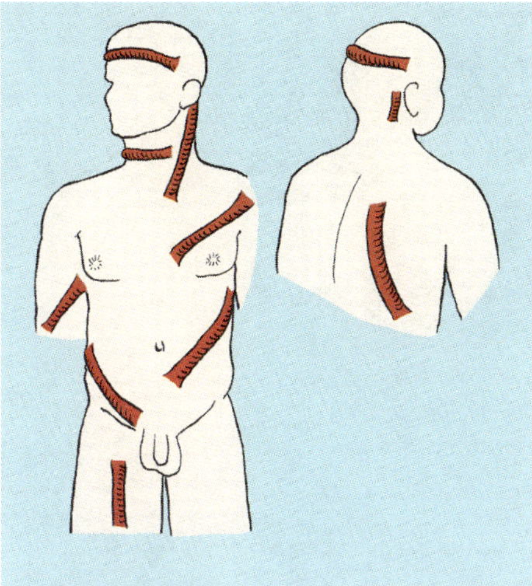

Rundstiellappen. Häufigste Entnahmestellen

portionierter Kleinwuchs, Skelettfehlbildungen, kraniofaziale Dysmorphien wie Makrostomie mit verkürztem Philtrum („Haifischmaul"), Hypogenitalismus u. a. Normale psychomotor. u. geistige Entwicklung. Wahrscheinl. genet. bedingt mit autosomal dominantem Erbgang. Beziehungen zum ↑Silver-Syndrom u. ↑Rubinstein-Taybi-Syndrom. Erstbeschreibung 1954.

Rußkrebs: durch ↑Ruß ausgelöster Haut- o. Bronchialkrebs. ↑Schornsteinfegerkrebs, ↑Berufskrebs.

Rußlunge ↑Anthrakose.

Russula emetica ↑Speitäubling.

Rust-Syndrom: infolge tuberkulöser, zerstörender Prozesse am Os occipitale auftretende Nackensteifigkeit, Stützbedürfnis des Kopfs, Neuralgien im Trigeminusgebiet.

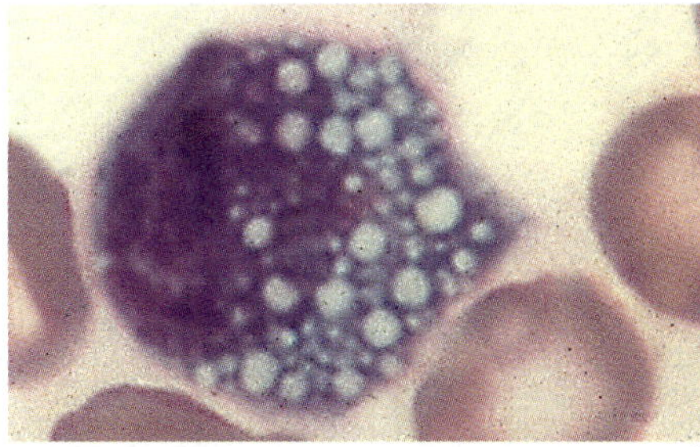

35

Russell-Körperchen. Lymphozyt mit Ausbildung von R. im Zytoplasma u. Übergang zur Plasmazelle

Rutaceae: Rautengewächse, enthalten phototoxische ↑Stoffe. ↑Dermatitis pratensis.

Rutheniumrot: Farbstoff zur licht- u. elektronenmikroskop. Darstellung von Glykoproteinen.

Rutilismus: Rothaarigkeit durch genet. bedingte Melaninvariante.

Rutin ↑Flavonoide.

Rutosid: ein ↑Flavonoid. Einsatz zur Ödemprotektion bei Venenerkrankungen.

R-Virus: Rat virus; aus Rattentumoren bzw. aus in Ratten wachsenden, von Menschen stammenden Tumoren isoliertes Virus der Parvovirus-Gruppe. Im Exp. induziert es bei Hamstern keine Tumoren, sondern führt bei Jungtieren zu Verzwergung u. Zerstörung der Kleinhirnzellen.

RVO: *Abk* für ↑Reichsversicherungsordnung.

R-Welle: erste pos. Welle des Kammerkomplexes im EKG.

Rye-Klassifikation: Stadieneinteilung (4 Stadien) der ↑Lymphogranulomatose. Genannt nach dem Ort der Festlegung: Rye (Dänemark) 1965.

R-Zacke: erste pos. Zacke der Kammeranfangsschwankung im EKG (↑Elektrokardiogramm).

S

s: 1. *Abk* für Sekunde. 2. Zeichen für ↑ Standardabweichung.

S: 1. *Abk* für ↑ Svedberg-Einheit. 2. chem. Symbol für ↑ Schwefel.

S_1–S_5: *Abk* für 1.–5. Segment im Sakralteil des Rückenmarks. ↑ Rückenmarksegmente.

Sabadillessig: Läuseessig aus Semen sabadillae (Veratrumart). Obsoletes Mittel gegen Kopfläuse.

Säbelbein: heute kaum noch gebräuchl. Ausdruck für ↑ O-Bein.

Säbelscheidentibia: krankhafte ventralkonvexe Verbiegung der Tibia. Meist einseitig infolge Herabsetzung der Belastbarkeit, z. B. bei ↑ Osteodystrophia deformans Paget.

Säbelscheidentrachea: Einengung der Luftröhre durch Druck von außen bei ↑ Struma, Halslymphknotenschwellungen u. ä.

Sabin, Albert Bruce (1906–1993), amerik. Bakteriologe, New York.

Sabin-Feldman-Syndrom (nach Albert B. S. u. H. A. F.): angeborene Erkrankung, die dem Krankheitsbild der ↑ Toxoplasmose entspricht, aber ohne direkten o. serol. Nachweis einer Infektion mit Toxoplasma gondii. Symptomentrias Hydro- o. Mikrozephalie, intrazerebrale Verkalkung u. Chorioretinitis.

Sabin-Feldman-Test (nach Albert B. S.): *Abk* SFT; Serofarbtest; serol. Reaktion zum Nachweis einer Infektion mit Toxoplasma gondii. Beruht darauf, daß sich lebende Toxoplasmen nicht mehr mit Methylenblau anfärben, wenn im Patientenserum in Gegenwart eines Aktivatorserums Antikörper gegen Toxoplasmen vorhanden waren. Die Reaktion wird quantitativ angesetzt. Als Titer gilt die Verdünnungsstufe des Serums, bei der 50 % der Toxoplasmen ungefärbt bleiben. ↑ Toxoplasmose.

Sabin-Impfung (nach Albert B. S.) ↑ Polioschluckvakzine.

Sabin-Schluckvakzine (nach Albert B. S.) ↑ Polioschluckvakzine.

Sabin-Schumakow-Schluckvakzine (nach Albert B. S.) ↑ Polioschluckvakzine.

Sabiovirus: Virusart der Gattung ↑ Arenavirus. Krankheit: brasilian. hämorrhag. Fieber.

Sabouraud, Raymond Jacques Adrien (1864–1938), frz. Dermat., Nantes, Paris.

Sabouraud-Nährmedium (nach Raymond J. A. S.) ↑ Sabouraud-Substrate.

Sabouraud-Substrate (nach Raymond J. A. S.): Substrate zur Pilzanzüchtung, -weiterzüchtung u. -konservierung.

Sabouraud-Syndrom (nach Raymond J. A. S.): Spindelhaarkrankheit, ↑ Monilethrix.

Sabouraud-Zähne (nach Raymond J. A. S.) ↑ Hutchinson-Trias.

Sabulum ⟨*lat*⟩ *n*: Sand, Gehirnsand.

Saburra ⟨*lat*⟩ *f*: Überladung des Magens mit Speiseanteilen.

Saccharase: Saccharose spaltendes Enzym, ältere Bez. für ↑ Alphaglukosidase o. ↑ Betafruktosidase.

Saccharasemangel: Disaccharidosemangel; autosomal dominant erbl. Enzymopathie, bei der infolge S. Saccharose (Rohr- u. Rübenzucker) im Darm nicht abgebaut werden kann. Gedeihstörungen, im Erwachsenenalter meist erscheinungsfrei.

Saccharide ⟨*gr*⟩ *n Pl*: Gruppenbezeichnung für ↑ Kohlenhydrate.

Saccharimeter: ↑ Polarimeter zur Ermittlung des Zuckergehalts einer Lösung. Es gibt eine Anzahl techn. Realisierungen.

Saccharimetrie: Bestimmung von Saccharose u. a. Sacchariden mittels des Polarisationsapparats (Saccharimeter).

Saccharin ⟨*gr*⟩ *n*: Sukramin, Sykose, O-Benzoesäuresulfimid, $C_6H_4COSO_2NH$; weiße, feinkristallinisierte, in kaltem Wasser schwer lösl. Substanz, die als physiol. unschädl. Zuckerersatz (Süßungsmittel; künstl. Süßstoff) dient. Meist als leicht wasserlösl. Natriumsalz (Kristallsaccharin., Krystallose) verwendet; besitzt in Abhängigkeit von der Konzentration eine 200–700fache Süßkraft gegenüber Saccharose, hat aber keinen Nährwert. Wichtiges Süßungsmittel in der Ther. (Zuckerkrankheit, Gicht, Fettleibigkeit usw.); kommt auch, mit Natriumhydrogenkarbonat gemischt, in Tablettenform in den Handel.

Saccharomyces ⟨*gr*⟩ *m*: Gattung der Ordnung Endomycetales (Saccharomycetales), einzellige Pilze, die sich durch Sprossung vermehren. Zur Gattung gehören wichtige Kulturhefearten (↑ Hefen) mit ausgeprägtem Gärungsvermögen wie z. B. Weinhefe.

Saccharomycetaceae: zu den Fungi imperfecti gehörende askosporenbildende Hefen. S. bilden kein Myzel, sondern vermehren sich vegetativ durch Sprossung. Die Askosporenbildung kann nach der Kopulation haploider Sproßzellen einsetzen, wobei meist 4, seltener 2 o. 8 Sporen gebildet werden. Unter ungünstigen Milieubedingungen erfolgt eine Askosporenbildung auch in diploiden Zellen. (Saccharomyces).

Saccharopinurie: Sympt. bei sehr seltenem Enzymdefekt des ↑ Lysinstoffwechsels (Saccharopindehydrogenase-Mangel). Folge sind geistige Retardierung u. Krämpfe. Vorsicht mit Fleischgenuß.

Saccharose: Rohrzucker; nichtreduzierendes vergärbares Disaccharid aus beta-1,2-glukosid. verbundener Glukose u. Fruktose. S. ist in Pflanzen weit verbreitet u. kann von Mensch u. Tieren verdaut (↑ Alphaglukosidase), jedoch nicht synthetisiert werden. S. wird als Nahrungs-, Genuß- u. Konservierungsmittel verwendet. Abb. S. 1772.

Saccharosefettsäureester: Gruppe von Estern aus Saccharose u. 1–8 Fettsäuren. 1. Saccharoseoctaacetat: gut wasserlösl. Bitterstoff, in Getränken einsetzbares ↑ Additiv, kann dort ↑ Chinin ersetzen. 2. Saccharoseoctapalmitat: Vertreter einer Gruppe von ↑ Fettaustauschstoffen, die bei einem Gehalt von 6–8 längerkettigen Fettsäuren nicht resorbiert werden u. so keine Energielieferanten sind.

Saccharoseintoleranz: durch Saccharosurie erkennbare pathol. Resorption von Saccharose, in einigen Fällen von Saccharosemalabsorption.

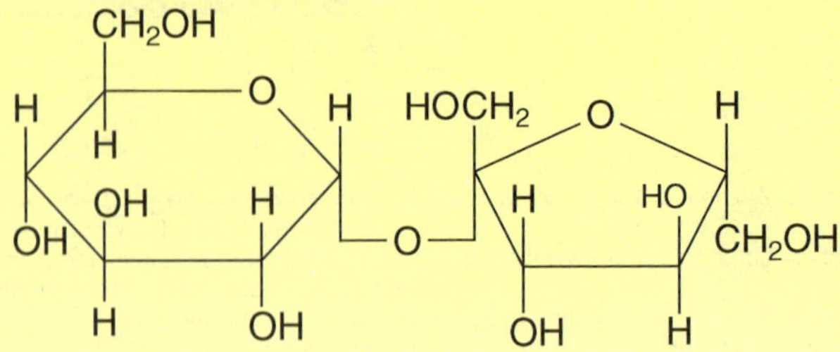

Saccharose

Saccharose-Isomaltose-Malabsorption: häufigster angeborener Defekt der intestinalen Kohlenhydratspaltung, ↑Disaccharidmalabsorption.

Saccharosephosphorylase: das in best. Mikroorganismen (Leuconostoc, Pseudomonas) vorkommende Enzym dient der Saccharosesynthese aus Glukose-1-phosphat u. Fruktose.

Saccharum: Zucker. S. album: Rüben- o. Rohrzucker; S. amylaceum: Glukose; S. officinarum: Zuckerrohr; S. Saturni: Bleizucker; S. uvae: Traubenzucker; S. lactis: Milchzucker (↑Laktose).

Sacculi ⟨*lat*⟩ *m Pl*: flache, membranbegrenzte Säckchen im ↑Golgi-Apparat; oft zu Stapeln gehäuft.

Sacculus alveolaris ⟨*lat*⟩ *m*: Alveolarsäckchen; letzter Teil der Atemwege, der nur noch aus Lungenbläschen (Alveoli pulmonis) besteht. ↑Alveolen.

Sacculus laryngis: kongenitale Laryngozele. Kommuniziert als sackartige Ausstülpung des ↑Ventriculus laryngis mit dem Larynxlumen, kann zur Auftreibung von Taschenband u. aryepiglott. Falten führen (innere Laryngozele).

Saccus endolymphaticus: Blindsack des Ductus endolymphaticus an der Hinterwand des Felsenbeins. Länge 10 mm, Breite 5–8 mm.

Saccus vitellinus ↑Dottersack.

Sachs, Bernhard (1858–1944), Neurol., New York. ↑Tay-Sachs-Syndrom.

Sachs, Hans (1877–1945), dt. Serol., Frankfurt a. M.

Sachs, Maurice D. (geb. 1909), amerik. Radiol.

Sachs-Georgi-Reaktion (nach Hans S.): Flockungsreaktion zum Nachweis von Lipidantikörpern zur Serodiagnostik der Syphilis.

Sachverständiger: Der S. hat die Aufgabe, mit seinem spez. Wissen anderen Institutionen bei der Lösung ihrer Probleme zu helfen (z. B. bei Gerichtsverfahren, zur Feststellung der Arbeitsfähigkeit o. bei Rentenverfahren). Es wird eine unbedingte Objektivität von ihm gefordert. Deshalb soll ein behandelnder Arzt zwar als Zeuge, aber nicht als Gutachter vor Gericht auftreten, da er in eine Interessenkollision gegenüber seinem Pat. geraten kann.

Sacklunge: entwicklungsbedingte o. erworbene sackartige Hohlraumbildung in der Lunge. ↑Lungenzysten, angeborene; ↑Lungenzysten, erworbene; ↑Zystenlunge.

Sackniere ↑Hydronephrose.

Sacks, Benjamin, zeitgen. amerik. Arzt, New York.

Sacks-Krankheit (nach Benjamin S.) ↑Libman-Sacks-Endokarditis.

sacralis ⟨*lat*⟩ *Adj*: sakral; zum Kreuzbein o. zur Kreuzregion gehörig.

Sacroiliitis: Sakroiliakalarthritis, ↑Iliosakralarthritis. I. d. R. erste Veränderung der Spondylitis ankylosans. Röntgensymptome: 1. Konturunschärfe, subchondrale Aufhellung, scheinbare Verbreiterung des Gelenkspalts; 2. marginale u. gelenknahe Resorptionsherde mit paraartikulärer Sklerose; 3. teilweise knöchernde Überbrückung des Gelenkspalts; 4. Endstadium mit vollständigem knöchernem Durchbau. DD: ↑Reiter-Krankheit, ↑Kolitisarthropathie, juvenile Rheumatoidarthritis u. ↑Osteoarthropathia psoriatica, ↑Spondylosis hyperostotica, ↑Iliitis condensans u. a.

Sacrum acutum ⟨*lat*⟩ *n*: Das nach dorsal gerichtete Kreuzbein, dessen Krümmung in der Sagittalebene abgeflacht ist, bildet mit der unteren Lendenwirbelsäule einen spitzeren Winkel als normal, Vorspringen des Promontorium. Führt zu stat. Überlastung der Lendenwirbelsäule infolge Hohlkreuzbildung.

Sacrum arcuatum: verstärkte kyphot. Biegung des Kreuzbeins; führt zur Abflachung des Winkels zwischen Lendenwirbelsäule u. Kreuzbein.

Sadebaum: Juniperus sabina; enthält aether. Öl mit Sabinen.

Sadismus: nach dem frz. Marquis de Sade (1740–1814) benanntes Sexualverhalten, bei dem sexuelle Stimulation u. Befriedigung an die (völlige) Unterwerfung u. Beherrschung des Partners gebunden sind, an Demütigung o. Zufügung von Schmerzen, häufig in der Form individuell bes. erregender u. dafür arrangierter sadist. Handlungen u. Rituale. S. beschränkt sich oft auf entsprechende Phantasien u. Wunschvorstellungen während normaler sexueller Aktivitäten. Keine einheitl. Ätiol. des S., Therapiemöglichkeiten begrenzt. Häufig als Sadomasochismus mit ↑Masochismus, dem Pendant des S., kombiniert. ↑Perversion.

Sadomasochismus: *Abk* SM; nach Marquis de Sade u. Leopold Sacher-Masoch bezeichnete Form des Sexualverhaltens, die sowohl Züge des Sadismus als auch des Masochismus beinhaltet.

Saethre-Chotzen-Syndrom: autosomal dominantes Fehlbildungssyndrom mit Schädel- u. Gesichtsdysmorphien sowie geringgradigen membranösen Syndaktylien an Händen u./o. Füßen. Turmschädel durch pränatale Synostose der Sutura coronalis, charakterist. Gesichtszüge (breite Nasenwurzel, antimongoloide Lidspaltenstellung, Gesichtsasymmetrie, geringe Ptosis, evtl. Tiefstand der Ohrmuscheln, Prognathie, hoher Gaumen, Hypertelorismus). Fakultativ: Minderwuchs, Kryptorchismus, Taubheit, Tränengangatresie, geistige Retardierung. Bez. als Akrozephalosyndaktylie gerechtfertigt.

Safar-Tubus: Kombination von 2 Guedel-Tuben (↑Oropharyngealtubus) zur bequemeren u. hyg. Anwendung der Atemspende.

Safer sex ⟨*engl*⟩ *m*: sichereres Sexualverhalten; Bez. für Sexualverhalten, bei dem das Risiko einer Ansteckung mit sexuell übertragbaren Krankheiten erhebl. verringert wird, z. B. durch Anwendung von Kondomen o. nichtpenetrierende Sexualpraktiken.

Safran: Gift aus Herbstkrokus, Crocus sativus. Enthält Monoterpene, wenige Gramm tödl.

Safranin: gelber Farbstoff für histol. u. bakt. Färbungen.

Safranleber ⟨*arab*⟩ *f*: hochgradige Verfettung u. gleichzeitiger Ikterus der Leber, deren Farbe dadurch safranähnl. wird.

sagittal ⟨*lat*⟩ *Adj*: sagittalis. Beim menschl. Körper bedeutet s. die Richtung von ventral nach dorsal.

Sagittalebenen: parallel zur Mediansagittalebene gedachte Ebenen, die in ventrodorsaler u. kraniokaudaler Richtung den Körper in 2 spiegelbildl. gleiche Teile zerlegen.

Sagittaltyp: EKG-Lagetyp mit kleinen Amplituden in den Extremitätenableitungen u. S-Wellen in allen präkordialen Ableitungen.

Sagomilz ⟨*indones*⟩ *f*: Milzamyloidose mit bevorzugtem Befall der Follikel, die an gekochte Sagokörner erinnern. Häufig gleichzeitiger Befall von Leber u. Magen-Darm-Kanal; ↑Schinkenmilztyp.

Sahli, Hermann (1856–1933), Int., Bern.

Sahli-Hämoglobinometer: von H. Sahli 1902 inauguriertes Gerät zur kolorimetr. Feststellung des Hämoglobingehalts einer Blutprobe.

Saint-Louis-Enzephalitis: *Abk* SLE; seit 1933 in Saint Louis u. Kansas City (USA) u. heute in allen zentralen u. westl. Bundesstaaten der USA während der Sommermonate endem. u. epidem. auftretende Arthropozoonose. Die durch ein ↑Flavivirus beim Menschen verursachte Meningoenzephalitis verläuft als akute Infektion in milder Form o. mit letalem Ausgang. Beim Pferd ähnelt die Erkrankung klin. der Western Equine Encephalomyelitis (WEE; ↑Pferdeenzephalitis). Serol. Kreuzreaktionen mit dem Virus der japanischen ↑B-Enzephalitis. ↑Arbovirosen.

Saint-Louis-Enzephalitisvirus: Virusart der Gattung ↑Flavivirus. Vorkommen in Nord- u. Mittelamerika u. der Karibik bei Vögeln. Übertragung auf Pferde u. Menschen durch Moskitos. Erreger der ↑Saint-Louis-Enzephalitis.

Saint-Trias (nach Charles F. M. S.): gemeinsames Vorkommen von axialer Hiatushernie, Cholelithiasis u. Kolondivertikulose.

Saisondimorphismus: an die Jahreszeit gebundenes, unterschiedl. äußeres Erscheinungsbild einer Tierart. Unter ↑Parasiten v. a. bei einigen Insekten (↑Insecta) ausgeprägt, z. B. ↑Simuliidae.

Saisonkrankheit: Krankheit mit regelmäßiger Häufung der Fälle in der gleichen Jahreszeit. Ursache ist die period. Einwirkung des Klimas auf Erreger, Reservoire, Übertragungsfaktoren o. auf die Empfänglichkeit der Wirte mit Aktivierung des epidemiol. Grundvorgangs.

Sakkaden: *Physiol.*: ruckartiges Bewegen der Augenbulbi beim opt. Abtasten der Umgebung, d. h. bei der schnell wechselnden Fixation auf Einzelheiten der visuellen Umwelt, z. B. beim Betrachten von Bildern. Neben den S. durch Fixation gibt es andersartig verursachte S. ↑Nystagmus.

Sakmann, Bert (geb. 1942), dt. Med./Zellphysiologe, Heidelberg. 1991 Nobelpreis für Med./Physiol. (mit E. Neher) „für die Entdeckungen zur Funktion einzelner zellulärer Ionenkanäle".

sakral ↑sacralis.

Sakralanästhesie: Kaudalanästhesie, gehört zu den epiduralen Anästhesieformen. In das lockere Fett- u. Bindegewebe des Sakralkanals wird das Lokalanästhetikum injiziert u. erreicht die für diese Segmente zuständigen Nerven. Oft bereitet die Punktion Schwierigkeiten. Wird teilweise in der Kinderanästhesie u. der geburtshilfl. Analgesie genutzt sowie zur Behandlung chron. Schmerzzustände.

Sakraldermoid: ↑Dermoid in der Umgebung des Steißbeins.

Sakralgie: Kreuzschmerzen durch ↑Kompression von Nerven innerhalb der Sakrallöcher, oft hartnäckig. Ausgelöst oft durch Trauma mit Hämatom, vielfach als spondylogenes Syndrom bei ↑Nucleus-pulposus-Hernie fehlgedeutet.

Sakralisation ⟨*lat*⟩ *f*: Kranialvariation; am lumbosakralen Übergang der Wirbelsäule auftretende Angleichung der Gestalt des 24. Wirbels (normalerweise 5. Lendenwirbels) an die Kreuzbeinwirbel (↑Übergangswirbel). Die verbreiterten Processus costarii sind ein- o. doppelseitig mit den Massae laterales des Kreuzbeins verschmolzen (↑Assimilationsbecken).

Sakralparasit: den unfreien, asymmetr. Doppelbildungen (↑Duplicitas) zugerechnete Gruppe von Parasiten, die dem Steiß aufsitzen. Oft syn. als ↑Steißteratom verwendet. Äußerl. keine Körperformen erkennbar, innen jedoch Extremitäten, Darm u. a. Organe. ↑Pygopagus parasiticus.

Sakroiliakalgelenk ↑Articulatio sacroiliaca.

Sakroiliakaltuberkulose: bes. Form der Knochen- u. Gelenktuberkulose. Entsteht durch hämatogene Aussaat von Tuberkelbakterien aus reaktivierten Primärtuberkulosen. Sympt.: ↑Sakrokoxalgie, Gehbehinderung; röntg. schwer zu diagnostizieren.

Sakrokokzygealteratom: Tumor der Kreuz-Steißbein-Region mit Bestandteilen aller 3 Keimblätter. Potentiell maligne.

Sakrokoxalgie: chron. Schmerzen im Bereich des Kreuzbeins u. des Hüftgelenks, häufig Zeichen einer ↑Sakroiliakaltuberkulose.

Saktosalpinx ⟨*gr*⟩ *f*: sackartige Auftreibung eines Eileiters durch Luft- o. Gasansammlung. Ursache ist entzündl. Verschluß des Eileiters.

Salacitas ⟨*lat*⟩ *f*: verstärkter Sexualtrieb.

Salazosulfapyridin: ↑Sulfonamid zur Ther. der ↑Colitis ulcerosa u. ↑Crohn-Krankheit.

Salbe, graue: Ungentum hydrargyri cinerium; enthält 30 % Quecksilber, das in einer Salbengrundlage (↑Salben) aus Wollwachs, Wollwachsalkoholsalbe u. Erdnußöl feinst dispergiert („abgetötet") worden ist. Als Schmierkur zur rascheren Reifung von Furunkeln u. bei Dermatosen heute nicht mehr offizinell.

Salbei ↑Salvia officinalis.

Salben: Unguenta; Gele von plast. Verformbarkeit, die zur Applikation auf der gesunden, erkrankten o. verletzten Haut o. auf Schleimhäuten (Nase, Auge) bestimmt sind. Sie können Arzneistoffe suspendiert, gelöst o. emulgiert enthalten u. dienen in der Hauptsache zur lokalen Ther. Deck- u. Schmutzsalben sollen die gesunde Haut vor schädigenden Einflüssen schützen. Bei Wundsalben zur Behandlung der akut o. chron. erkrankten Haut ist eine Penetration in die oberen Hautschichten erwünscht. Eine Arzneistoffresorption wird i.a. nicht angestrebt (ausgenommen z.B. Rheuma- u. Bronchitissalben), sie kann bei großflächiger Anwendung z.T. zu letalem Ausgang führen, z.B. bei Salicyl-, Borsäure- u. Quecksilbersalben. S. setzen sich aus der Salbengrundlage, die ein einfaches System (z.B. Vaselin) o. von komplexer Zusammensetzung (z.B. emulgatorhaltige Systeme) sein kann, u. dem Wirkstoff bzw. der Wirkstoffkombination zusammen. Salbengrundlagen haben eine Eigenwirkung, sie können die dominierende Rolle bei Erfolg o. Nichterfolg der Salbentherapie einnehmen. Für die Wahl der Grundlage sind zahlreiche Faktoren von Bedeutung, wie physikal.-chem. Eigenschaften der Arzneistoffe, die dermat. Zielsetzung, das Stadium der Erkrankung, der Hauttyp (↑Sebum). S. sollen eine gute Streichfähigkeit besitzen (↑Spreitung), ausreichende Arzneistoffabgabe bewirken, die physiol. Hautfunktionen (Wärmestau) nicht behindern u. evtl. ein Wasseraufnahmevermögen besitzen. Zur Herstellung werden tier., pflanzl. u. mineral. Fette benutzt, wie ↑Schweineschmalz, Adeps Lanae, ↑Lanolin, ↑Vaselinum album, ↑Paraffin, ↑Wachse, ↑Glycerol, Polyäthylenglykole, ↑Wollwachsalkohole, organ. Stoffe, z.B. Agar-Agar, Traganth, Alginate, Polysaccharide, Schleime (Gele) u. anorg. Stoffe (Bentonite, Aerosil). Reine Fettsalben bestehen aus mineral. (Paraffine) o. tier. u. pflanzl. Fetten, wie z.B. Unguentum Adipis suilli. Hydrophobe S. nehmen kein Wasser auf (Vaselin, Paraffin); Emulsionssalben vom Typ L/W, z.B. Unguentum emulsificans aquosum (N), sind abwaschbar u. können als Cremes (Cremoses) bezeichnet werden, S. vom Typ W/L (Absorptionsgrundlagen), z.B. Unguentum Alcoholum Lanae aquosum, stehen ther. zwischen den hydrophoben u. hydrophilen Zubereitungen (O/W-Cremes). Sie zeigen daher sowohl einen Fettungs- als auch einen gewissen Hautabdeckeffekt, ein gutes Spreitvermögen, die Hautatmung wird kaum beeinflußt. Neben Wollwachs u. Wollwachsalkoholen als Emulgatoren gewinnen insbes. in der Kosmetik Grundlagen mit synthet. Tensiden an Bedeutung. Pseudoemulsionssalben (z.B. Unguentum leniens) zerfallen auf der Haut u. erzeugen durch Wasserverdunstung einen Kühleffekt. Hydrogelsalben (Unguentum Glyceroli) sind fettfrei u. bes. für Seborrhoiker geeignet. Leicht auftragbar sind Lanolin, infolge der Emulgierung, u. Eucerin. Wichtig ist auch der hautfreundl. Effekt der Unguentum molle, der weichen S. Die Polyäthylenglykolsalben finden wegen vieler Inkompatibilitäten u. schlechter Arzneistoffliberation kaum noch Verwendung.

Salbengesicht: Seborrhö der Gesichtshaut bei u. nach Encephalitis lethargica.

Salbengrundlage ↑Salben.

Salbutamol: Sympathomimetikum mit vorwiegender Wirkung auf Beta-2-Rezeptoren, Antiasthmatikum.

Sal Ems facticum: Emser Salz. ↑Laxanzien.

Salicylsäure: Acidum salicylicum, ortho-Hydroxy-benzoesäure; farblose Verbindung, Schmelzpunkt 159 °C, lösl. in heißem Wasser, pKs = 3,0, findet frei, als Natriumsalz u. als Ester vielseitige Verwendung in der Chem., Lebensmittelchemie u. Med.; als Methylester im Wintergrünöl u. im Salicin der Weidenrinde (Cortex salicis); desinfizierende Eigenschaften wurden zur Konservierung von Lebensmitteln ausgenutzt. Aufgrund von ↑Kumulation u. mögl. Organschäden ist die Anwendung in Lebensmitteln heute untersagt; in hohen Konzentrationen keratolyt; nach Resorption analget., antipyret., antiallerg. u. antirheumat. wirksam; starke Reizwirkung auf Magenschleimhaut.

Salicylsäureamid: Salicylamid, ein ↑Analgetikum, ↑Antipyretikum, Antirheumatikum.

Salicylsäurederivate: Gruppe von Analgetika, Antipyretika, Antiphlogistika. Neben der Salicylsäure wird v.a. ↑Acetylsalicylsäure angewandt. In mikrokristalliner Arzneiform wird sie zur Hemmung der Thrombozytenaggregation u. damit zur Infarktprophylaxe verwendet.

Salicylsäurephenylester: nach Resorption über die Niere eliminiert, wirkt als schwaches Harndesinfiziens, heute obsolet.

Saling, Erich (geb. 1925), Geburts- u. Perinatalmediziner, Berlin. Inaugurator der modernen Perinatalmedizin, hat zahlreiche Überwachungs- u. Untersuchungsverfahren am Feten entwickelt u. eingeführt (↑Amnioskopie, ↑Nabelschnur-pH-Wert, äußere Wendung bei Beckenendlage).

Saling-Operation (nach Erich S.): früher totaler Muttermundverschluß bei Abortneigung.

Saliva ⟨*lat*⟩ *f*: Speichel.

Salivatio ⟨*lat*⟩ *f*: Speichelabsonderung. In der Klinik zur Bez. krankhaften Speichelflusses verwendet. ↑Sialorrhö.

Salk, Jones E. (geb. 1914), amerik. Bakteriologe, Pittsburgh.

Salk-Vakzine (nach Jones E.) ↑Polioformolimpfstoff.

Salleras-Zarate-Syndrom: angeborene Lähmung der Augenmuskeln, Myopie u.a. Fehlbildungen des Auges.

Salmiak: Ammoniumchlorid, NH_4Cl.

Salmiakgeist: Ammoniumhydroxid, NH_4OH.

Salmin: ein Vertreter der ↑Protamine.

Salmon, Daniel Elmer (1850–1914), amerik. Bakteriologe. Nach ihm benannt ist die Salmonellagruppe. ↑Salmonella.

Salmonella (nach Daniel E. S.): Typhus-Paratyphus-Enteritisbakterien, TPE-Bakterien; Bakteriengattung der ↑Enterobacteriaceae. Gramnegative, meist begeißelte Stäbchen, vermehren sich aerob. u. anaerob. Differenzierung mit Hilfe des ↑Kauffmann-White-Schemas, danach könnten heute etwa 2000 Serotypen bestimmt werden. In der klin.-epidemiol. Praxis werden unterschieden: 1. die Erreger des Typhus abdominalis (S. typhi) u. Paratyphus A, B u. C (S. paratyphi A, B u. C), die systemat. o. zykl. Infektionskrankheiten des Menschen verursachen; 2. Enteritissalmonellen, die bei Mensch u. Tier Enteritiden verursachen können, z.B. S. typhimurium; 3. Erreger von Tierkrankheiten, die weitgehend an best. Tiere standortgebunden sind (z.B. S. dublin). Tab.

Salmonella typhi: Typhusbakterien. Serotyp/Art der Gattung ↑Salmonella. Erreger des ↑Typhus abdominalis. Besitzt neben ↑O-Antigenen u. ↑H-Antigenen Hüllen o. das Vi-Antigen, das die ↑O-Agglutination blockieren kann. Die Bakterien unterliegen einem Formenwechsel,

Salmonella: Auszug aus dem Kauffmann-White-Schema (Antigen-Tabelle der Salmonellen)

Gruppe	Spezies	O-Antigene	H-Antigene Phase 1	Phase 2
A	S. paratyphi A	1, 2, 12	a	-
B	S. paratyphi B	1, 4, 5, 12	b	1, 2
	S. stanley	1, 4, 5, 12	d	1, 2
	S. derby	1, 4, 12	F, g	-
	S. typhimurium	1, 4, 5, 12	i	1, 2
C	S. paratyphi C	6, 7	c	1, 5
	S. infantis	6, 7	r	1, 5
	S. bareilly	6, 7	y	1, 5
	S. newport	6, 8	e, h	1, 2
D	S. typhi	1, 9, 12, Vi	d	-
	S. enteritidis	1, 9, 12	g, m	-
	S. panama	1, 9, 12	e, v	1, 5
	S. goettingen	9, 12	e, c	e, n, z_{15}
	S. gallinarum-pullorum	1, 9, 12	-	-
E	S. anatum	3, 10	e, h	1,6
u. a. Gruppen				

nach dem sie mehr o. weniger ↑Vi-Antigen ausbilden können. ↑Lysotypie hat große epidemiol. Bedeutung.

Salmonellenenteritis: Gastroenteritis infectiosa, Fleischvergiftung, bakterielle Lebensmittelvergiftung; in Gruppenerkrankungen auftretende, von Tieren (mit Fleisch- u. Eiprodukten) auf den Menschen übertragbare, spezif. Darmtoxikoinfektion mit Meldepflicht. Erreger tier. Salmonella-Arten (versch. Serogruppen mit zahllosen Serotypen). Inkubationszeit 8–48 h. Enteraler Angriff der in Nahrungsmitteln nach Vermehrung (u. Zerfall) der Bakterien präformierten bakteriellen ↑Endotoxine. Klin. akut fieberhafter, mit Brechdurchfall, Exsikkose u. Kreislaufreaktionen einhergehender Krankheitsverlauf. Bei Kindern gelegentl. zykl., typhusähnl. Allgemeinerkrankung nach mehrtägiger Inkubationszeit. Letalität unbehandelt bis zu 5 %. Bedeutung der ↑Ausscheider.

Salmonellosen ↑Typhus abdominalis, ↑Paratyphus, ↑Salmonellenenteritis.

Salomonsiegel: saponinhaltige Giftpflanze. ↑Saponine.

Salpetersäure: HNO_3; in verdünnter wäßriger Lösung sehr starke Säure. Konzentrierte S. ist ein starkes Oxidationsmittel; reine NO_2-haltige S. („rauchende" S.) wirkt stark ätzend.

Salpêtrière: Pariser Krankenhaus, aus einer von Ludwig XIII. gegründeten Pulverfabrik entstanden u. seit 1650 mit dem Allg. Krankenhaus vereinigt. Einer der bekanntesten Chefärzte war J. M. Charcot, Gründer der Ecole de la Salpêtrière, die sich mit Fragen der Hypnose, Hysterie u. a. beschäftigte.

salping- ⟨*gr*⟩ *Präfix*: salpingo-; zur Tube gehörend.

Salpingektomie ⟨*gr*⟩ *f*: operative Entfernung eines Eileiters.

Salpingitis ⟨*gr*⟩ *f*: Eileiterentzündung, meist als ↑Adnexitis beobachtete Salpingo-Oophoritis (↑Oophoritis) mit fieberhaftem, akutem o. chron. Verlauf. Als aszendierende Infektion (↑Endometritis, bes. Gonorrhö, ferner nach Abrasionen), als Fortschreiten einer ↑Parametritis o. vom Darm (↑Appendizitis), seltener lympho-hämatogen (Tuberkulose). Klin. akut einsetzende heftige Schmerzen im Unterleib mit hohem Fieber. Subakut zeitweilig stechende, ziehende Schmerzen, chron. auch schmerzfrei. Hauptsymptom der eitrig-schleimige Ausfluß.

Salpingographie: Röntgendarstellung der Tuben unter Verwendung von Kontrastmittel. ↑Hysterosalpingographie.

Salpinx ⟨*gr*⟩ *f*: Trompete; in Zusammensetzungen Salpingo-. S. ist gleichbedeutend mit ↑Tuba.

Salter, Robert, zeitgen. Orthop., Toronto.

Salter-Beckenosteotomie (nach Robert S.): Zur Verbesserung der Form u. Tragfähigkeit des dysplast. Pfannendachs bei der Hüftgelenkluxation wird das Pfannendach nach supraazetabulärer Durchtrennung des Os ilium nach unten geklappt u. mit einem Knochenspan fixiert. Geeignet für Kinder bis zu 3 Jahren.

Salubrität ⟨*lat*⟩ *f*: gesunder Zustand des Organismus.

Saluretika: Diuretika, die über eine vermehrte Elektrolytausscheidung (Na^+, K^+, HCO_3^-, Cl^-) eine verstärkte Diurese herbeiführen, z. B. Benzothiadiazinderivate, Acetazolamid, Aldosteronantagonisten u. a. Werden bevorzugt Na^+-Ionen mobilisiert, so spricht man von Natriuretika.

Salus, Robert (geb. 1877), Ophth., Prag.

Salus aegroti suprema lex ⟨*lat*⟩: Das Wohl des Kranken ist höchstes Gesetz.

Salus-Zeichen (Robert S.): bogenförmige Abdrängung von Netzhautvenen an der Kreuzung mit darunter gelegenen sklerot. Arterien (z. B. bei ↑Fundus hypertonicus).

Salutogenese: Prozeß der Gesundung bzw. Gesundheitsförderung. ↑Gesundheitsbewußtsein.

Salvage-Reaktionen ⟨*engl*⟩: Stoffwechselreaktionen, die „Bergungs-" bzw. „Aufräumungsfunktionen" besitzen. Im Purinstoffwechsel sind es z. B. die ↑Hypoxanthin-Guanin-Phosphoribosyltransferase (HGPRT) u. die ↑Adeninphosphoribosyltransferase, die die durch den Abbau der Nukleotide frei werdenden Purine einer Wiederverwendung im Stoffwechsel zuführen. Ein vererbbarer Mangel an dem Enzym HGPRT ist Ursache des ↑Lesch-Nyhan-Syndroms.

Salvarsan: Arsphenamin, 3,3'-Diamino-4,4'-dihydroxyarsenobenzen. Von P. Ehrlich 1909 im Zuge geziel-

S

ter Suche nach Chemotherapeutika gegen Syphilis entwickelt; heute verlassen.

Salvenentladungen
↑Entladungsmuster, ↑Pattern.

Salvia officinalis ⟨*lat*⟩ *f*: Salbei; mediterraner Halbstrauch. Die Droge (Salviae folium) enthält ätherische ↑Öle mit bis zu 60% ↑Thujon sowie Gerb- u. Bitterstoffen. Anwendung als Gurgelmittel bei Entzündungen der Mund- u. Rachenhöhle, innerl. angewendetes Antihidrotikum.

Salvioli, G., zeitgen., ital. Päd., Bologna.

Salvioli-Syndrom (nach G. Salvioli): Osteopathia neuroendocrinica familiaris; seltene fam. hypophosphatäm. Knochenerkrankung mit Osteodystrophie, Osteoporose u. Kortikalisverdickung in Kombination mit endokrinen u. zentralnervösen Störungen. Klin. treten Knochenschmerzen, Wachstumsstörungen, Spontanfrakturen u. Deformitätsheilungen, Muskelhypotonie u. -atrophie, Choreoathetose, Rigor, Verhaltensstörungen, Gynäkomastie u. Hypergenitalismus auf. Schlechte Progn.

Salzbedarf ↑Natrium.

Salzdiurese ↑Diurese, osmotische.

Salzflecke ↑Pityriasis sicca faciei.

Salzhaushalt ↑Elektrolythaushalt, ↑Mineralstoffwechsel.

Salzintoxikation: Überschuß an Natriumchlorid im ↑Extrazellularraum. Hypernatriämiesyndrom. Infolge Wassermangels (fehlende Aufnahme, übermäßige Abgabe) o. durch verminderte renale NaCl-Ausscheidung eintretende Hypernatriämie u. Hyperchlorämie. Dadurch vermehrte Flüssigkeitseinlagerung, Ödementstehung. Klin.: Unruhe, muskuläre Übererregbarkeit, Erbrechen, Schwindel, Somnolenz, Hypertonie, Fieber, Exsikkose, Herzversagen. Ursachen: zu starke Salzung der Nahrung, ungenügende Wasserzufuhr führt zur Durstexsikkose, Na^+-Bikarbonatinfusion.

Salzlösung, physiologische: Lösungen, in denen Zellen für kurze o. längere Zeit lebend gehalten werden können. Im einfachsten Fall eine isoton. wäßrige Lösung von NaCl (9 g/l, physiol. Kochsalzlösung), meist jedoch auch andere wichtige Ionen (K^+, Ca^{2+}, Mg^{2+}) u. Puffersubstanzen enthaltend (Phosphat- o. Bikarbonatpuffer; pH 7,2–7,4).

Salzmangel: meist in Form einer hypoosmot. ↑Hypovolämie auftretend, dabei übertrifft der Salzverlust des extrazellulären Raums dessen Wasserverlust. Ursache ist häufig eine Nebennierenrindeninsuffizienz (↑Aldosteron). Ein S. wird dann durch hochgradige Schweißabsonderung o. Verlust von Verdauungssäften infolge Erbrechens o. Durchfalls begünstigt. Die einer hypoosmot. Hypovolämie zugrunde liegenden renalen Regulationsmechanismen sind antagonist. Natur: eine Hypoosmose der extrazellulären Flüssigkeit führt zu einer Erhöhung der renalen Wasserausscheidung, während eine Hypovolämie die renale Wasserretention begünstigt.

Salzmangelsyndrom: durch Kochsalzverlust (häufiges Erbrechen, Durchfälle, Polyurie, Intoxikation mit Nierenschädigung u.a.) auftretende Hyponatriämie u./o. Hypochloridämie.

Salzmangelurämie: Urämie als Folge eines Natriummangels (Stoffwechselstörung, extrarenale Verluste durch Erbrechen. Diarrhö, Dünndarmfistel, auch in der polyur. Phase nach akutem Nierenversagen bei pyelonephrit. Schrumpfniere, Saltloosing-Nephritis u.ä.). Während bei „gesunden" Nieren ein Natriummangel i.a. ohne Einfluß auf die Harnausscheidung bleibt, reagieren Nierenkranke schon bei geringer Verminderung mit Oligurie u. Retention harnpflichtiger Substanzen.

Salzmantel: bei ↑Solebädern auf der Haut verbleibende NaCl-Schicht; ist für die ↑Nachresorption von Kochsalz verantwortl.

Salzsäure: wäßrige Lösung von ↑Chlorwasserstoff, HCl. Starke ↑Mineralsäure. Magenprodukt der Beleg- bzw. Säurezellen des Magens; wichtig zur Schaffung optimaler Verdauungsbedingungen (↑Pepsin). Die H^+- u. Cl^--Konzentrationen im Magensaft betragen je etwa 140 mmol/l. Die H^+-Sekretion in das Magenlumen erfolgt gegen ein sehr hohes Konzentrationsgefälle (aktiver ↑Transport). Pro sezerniertes H^+-Ion wird von den Belegzellen ein HCO_3^--Ion an das Blutplasma (also in entgegengesetzter Richtung) abgegeben, d.h. die Salzsäuresekretion geht mit einer Alkaliflut in dem durch die Magenvene abfließenden Blut einher.

Salzspeicherungssyndrom: bei Erkrankungen des Zentralnervensystems auftretende hypertone Hydratation, ohne daß eine Störung des Wasserhaushalts nachgewiesen werden kann.

Salzstauungssyndrom ↑Salzintoxikation.

Salzstich: Durch Einstich in den Boden des 4. Gehirnventrikels erzielt man eine Lähmung der Vasomotoren auch in den Nieren. Es kommt zur Erweiterung der Nierengefäße, u. der Druck in den Glomeruli steigt erhebl. an. Neben viel Wasser wird auch viel Salz ausgeschieden. Das Zentrum für den S. u. die anschließenden Erscheinungen bilden die Ganglienzellen in der Substantia reticularis an der medialen Seite des Pedunculus cerebellaris inferior (früher Corpus restiforme).

Salzverlustniere ↑Diabetes salinus renalis.

Salzverlustsyndrom: **1.** ↑Diabetes salinus renalis. **2.** Adrenogenitales S.: Pseudopylorospasmus. S. infolge vollständigen C_{21}-Hydroxylase-Mangels mit Fehlen der Synthese von Mineralokortikoiden beim Neugeborenen. Klin.: Salzmangelkrisen mit Erbrechen, Diarrhö, Exsikkose, Hyponatriämie, Hyperkaliämie, Hypernatriurie. Erhöhung der 17-Ketosteroide, Lebensbedrohl. Krankheitsbild.

Salzverlustsyndrom, adrenogenitales: Spezialform des adrenogenitalen ↑Syndroms, Fehlen der 21-Hydroxylase, daher auch Blockierung der Mineralokortikoidsynthese; Klin.: Erbrechen, Durchfall (wie bei primärer ↑Nebennierenrindeninsuffizienz), Pseudopylorospasmus. Adrenogenitales Hypertensionssyndrom: Defekt der 11-Beta-Hydroxylase, sehr selten. Na-Retention, Hypervolämie, Bluthochdruck.

SAM: **1.** *Abk* für sekundäre ↑Amöbenmeningoenzephalitis. **2.** *Abk* für Substratadhäsionsmoleküle (↑Integrine).

Sambucus nigra ⟨*lat*⟩ *f*: Holunder; die Droge (Sambuci flos) enthält u.a. Flavonoidglykoside. Verwendung für schweißtreibende Grippetees.

Samen ↑Sperma.

Samenbläschen ↑Vesicula seminalis.

Samenfaden ↑Spermium.

Samenflüssigkeit ↑Ejakulat.

Samenhügel ↑Colliculus seminalis.

Samenleiter ↑Ductus deferens.

Samenleiterektopie: sehr seltene Fehlmündung eines Samenleiters (Harnblase, Rektum). Partielle Verdopplung.

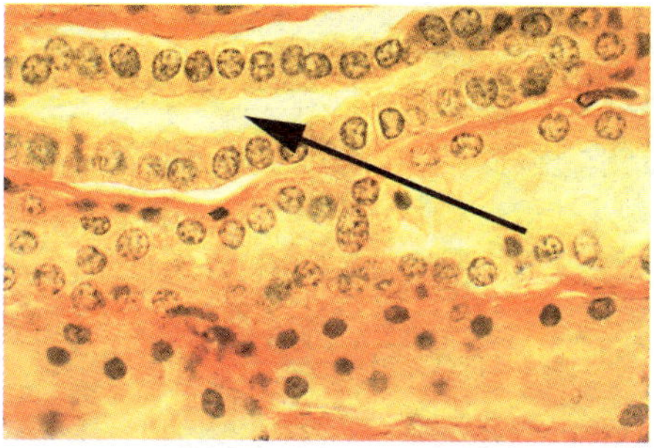

30

Sammelrohr. Histologischer Schnitt durch die Niere, Färbung nach Domagk; längs geschnittenes S. (Pfeil) mit deutlichen Zellgrenzen

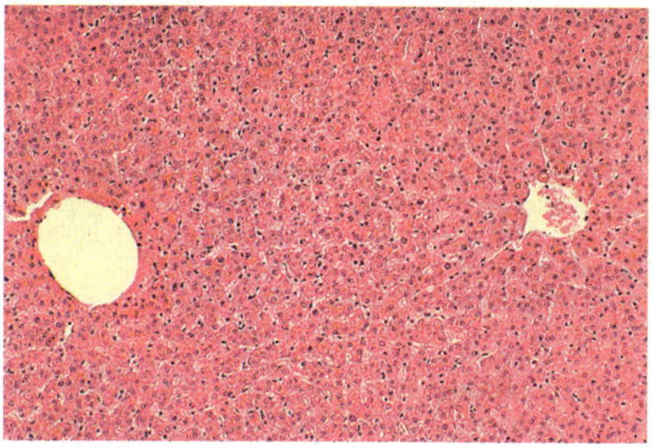

30

Sammelvene. Histologischer Schnitt durch die Leber, HE-Färbung; rechts die Zentralvene im Läppchenzentrum, links die S., die im perilobulären Bindegewebe einzeln liegt

Samenstrang ↑Funiculus spermaticus.

Samenstrangtorsion ↑Hodentorsion.

Samenzelle ↑Spermium.

Samman-White-Syndrom ↑Syndrom der gelben Fingernägel.

Sammelchromosom: Bez. für zusammenhängende Chromosomen.

Sammelgläser: Plusgläser. ↑Linse.

Sammellinse ↑Linse.

Sammelrohr: Tubulus renalis colligens; Kanälchen, in das mehrere ↑Nephrone münden u. dessen Endteil (Ductus papillaris) auf der Nierenpapille den Endharn in das Nierenbecken leitet. Abb.

Sammeltrieb: krankhafte Neigung, versch. Gegenstände zu sammeln u. aufzuheben.

Sammelvene: V. sublobularis; einzeln im perilobulären Bindegewebe liegende Vene, die das Blut aus der Zentralvene (V. centralis) aufnimmt u. zu den Lebervenen (Vv. hepaticae) leitet. ↑Leber. Abb.

Samuelson, Bengt I. (geb. 1934), schwed. Biochem., Stockholm. 1982 Nobelpreis für Med./Physiol. (mit S. K. Bergström u. J. Vane) „für Arbeiten auf dem Gebiet der Prostaglandine und nahe verwandter biologisch aktiver Substanzen".

sanabilis ⟨*lat*⟩ *Adj*: heilbar.

Sanarelli, Giuseppe (1864–1940), ital. Serol., Rom.

Sanarelli-Shwartzman-Phänomen (nach Giuseppe S. u. Gregory S.): Shwartzman-Phänomen; Shwartzman-Sanarelli-Phänomen. Lokale o. generalisierte Reaktion nach wiederholter Injektion von bakteriellen ↑Endotoxinen. Lokales S.: 1. Endotoxingabe intrakutan, 2. Gabe 6–48 h später intravenös. Am Erstinjektionsort Ansammlung von Granulozyten, Thrombosierung der Hautkapillaren, lokale hämorrhag. Nekrose durch Freisetzung lysosomaler Enzyme aus Leukozyten. Generalisiertes S.: beide Endotoxininjektionen intravenös. Blockierung des Retikuloendothelialen Systems, intravaskuläre Gerinnung, ↑Verbrauchskoagulopathie, Tod nach 2 Tagen im protrahierten Schock. Immun. Vorgänge bei S. weitgehend unbeteiligt. S. ist Ursache o. beteiligt bei ↑Waterhouse-Friderichsen-Syndrom, ↑Purpura fulminans, ↑Moschcowitz-Syndrom, hämolytisch-urämischem ↑Syndrom (Gasser).

Sanatio ⟨*lat*⟩ *f*: Heilung.

Sandbäder: zur Wärmetherapie durchgeführte „Bäder" in erwärmtem feuchtem Sand. Ähnl. wie bei Wasservollbädern werden der gesamte Rumpf u. die Extremitäten vom Sand umgeben.

Sandfliegen ↑Phlebotominae.

Sandfliegenfieber ↑Pappatacifieber.

Sandfliegenvirus: Virusart der Gattung ↑Phleboviren mit den 3 Serotypen Toscana, Neapel u. Sizilien. Entdeckung 1944 bei amerik. Soldaten während des 2. Weltkrieges in Neapel u. auf Sizilien. Vorkommen in warmen u. trockenen Gegenden Europas u. Asiens (Küstenländer des Mittel- u. Schwarzen Meeres, Ost- u. Zentralasien, Indien) bei Rindern, Schafen u. Nagetieren. Übertragung auf den Menschen durch Sandfliegen (Phlebotomus papatasii). Krankheit: ↑Pappatacifieber.

Sandfloh ↑Tunga penetrans.

Sandflohbefall ↑Tunga penetrans.

Sandhoff, Konrad (geb. 1939), Biochem., Bonn.

Sandhoff-Krankheit (nach Konrad S.): GM_2-Gangliosidose; Hexosaminidase-A- u. -B-Mangel mit Akkumulation von GM_2-Gangliosiden. Juvenile Form des ↑Tay-Sachs-Syndroms mit Erblindung u. geistiger Retardierung vor dem 15. Lj. ↑Gangliosidosen.

Sandkörperchen: Corpora arenacea, ↑Psammom.

Sandmücken ↑Phlebotominae.

Sandstrøm, Ivar Victor (1852–1889), schwed. Histol., Uppsala.

Sandstrøm-Körperchen (nach Ivar V. S.) ↑Glandula parathyroidea.

Sanduhrblase: angeborene Einschnürung der Harnblase, Trennung in zwei übereinanderliegende Hohlräume.

Sanduhrgallenblase: angeborene in Sanduhrform gestaltete Gallenblase durch quere Faltenbildungen. Evtl. Entleerungsstörungen.

Sanduhrgeschwulst: Dumb-bell-tumor; Sonderform des ↑Neurinoms. Fast immer von einer Kapsel umgebener u. derber Tumor. In der Form paßt er sich der Umgebung an. Im Wirbelkanal gelegen, sind die Neurinome meist längl. u. treiben die Nervenwurzeln spindelförmig auf. An der Durchtrittsstelle im Foramen intervertebrale kommt es zu einer Geschwulsteinschnürung, so daß die Sanduhrform (Zwerchsacktumor) entsteht. Der Tumor kann sich bis in das Mediastinum o. bis in die Muskulatur ausbreiten. Im Mediastinum gelegen kann er als prim., im hinteren Mediastinum gelegener Prozeß imponieren.

S

Sanduhrmagen: Magen mit einer ringförmigen Einschnürung. Ursache sind Ulkusnarben, Tumoren, Spasmen, perigastrit. Prozesse o. angeborene Formen.

Sandwich-Methode ⟨*engl*⟩: Enzymnachweis mittels ↑Agargelelektrophorese, bei dem ein Substrat enthaltendes Deckgel benutzt wird. Vorzüge: wenig Substrat erforderl., lange Inkubationszeit mögl.

Sanfilippo, Sylvester J., zeitgen. amerik. Päd.

Sanfilippo-Syndrom (nach Sylvester J. S.): Typ III der ↑Mukopolysaccharidosen.

Sänger, Max (1853–1903), Gyn., Prag.

Sänger-Fleck (nach Max S.) ↑Gonorrhö.

Sanguiniker ⟨*lat*⟩ *m*: eines der vier von Hippokrates aufgestellten Temperamente: gesteigerte Erregbarkeit, schnelles Reagieren mit schnellem Abfall der Erregung. Häufig heiter, lebhaft, sprühend, aber auch gereizt, hastig, ruhelos. Ähnl. der starke, ausgeglichene u. zugleich lebhaft-bewegl. Nerventyp in der Typenlehre Pawlows. ↑Temperament.

sanguino- ⟨*lat*⟩ *Präfix*: sanguin-; Blut.

Sanguis ⟨*lat*⟩ *f* ↑Blut.

sanieren ⟨*lat*⟩: heilen, in hyg. einwandfreien Zustand bringen.

Sanierung: 1. ***Allg.:*** Heilung, erste Stufe der ↑Rehabilitation. 2. ***Zahnmed.:*** Versorung aller kariösen Defekte, Behandlung aller Pulpaerkrankungen u. Folgeerscheinungen sowie Entfernung erhaltungsunwürdiger Zähne. Professionelle orale ↑Hygienisierung, Bekämpfung gingivaler Entzündungen.

sanitär ⟨*lat*⟩ *Adj*: die Gesundheit betreffend.

Sanitärkordon: Seuchenschutzsperrgürtel; durch Gesundheitsbehörden festgelegte Absperrungs- u. Überwachungsmaßnahmen um ein von einer quarantänepflichtigen Krankheit betroffenes Gebiet. ↑Gesundheitsvorschriften, internationale.

Sanitäter: eine vorwiegend für die Erste Hilfe ausgebildete Person, die im zivilen o. militär. Sanitätsdienst eingesetzt wird.

Sanitation: proph. Maßnahmen zur Verminderung pathogener u. apathogener Keime durch den Einsatz von bakteriziden Zusätzen (↑bakterizid), die die Anreicherung von Keimen verhindern sollen, z. B. keimhemmende Zusätze in Seifen, bakterizide Anstriche in Krankenzimmern, bakterizide Reinigungsmethoden, ↑Antisepsis, ↑Luftentkeimung. Die Übergänge zur ↑Desinfektion sind fließend.

Sanogenese ⟨*lat + gr*⟩ *f*: der Gesamtprozeß des Gesundwerdens.

S-Antigen: *Abk* für engl. soluble antigene; lösl., extravirale Komponenten, die aus virusinfizierten Zellen freigesetzt werden (z. B. Poxviren, Adenoviren, Myxoviren).

Santonin: gegen Askariden wirksames ↑Anthelminthikum, ↑Flores.

Santorini, Giovanni Domenico (1681–1737), ital. Anat. u. Arzt, Venedig.

Santorini-Knorpel (nach Giovanni D. S.) ↑Cartilago corniculata.

Santulli-Anastomose: Seit-zu-End-Anastomose mit Einpflanzung des überstehenden Abschnitts des oralen Schenkels als Stoma in die Bauchdecke. Absaugung u. Entleerung gestauten Darminhalts soll ermöglicht werden. Angewendet bei Dünndarmatresie. ↑Bishop-Koop-Anastomose. Abb.

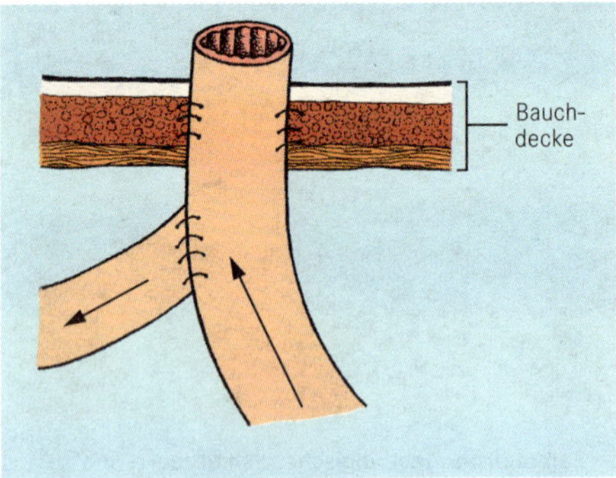

Santulli-Anastomose

SAO: *Abk* für Schweizerische Arbeitsgemeinschaft für Osteosynthesefragen. ↑AO.

saphenus ⟨*arab*⟩ *Adj*: verborgen; z. B. ↑Vena saphena magna.

SAPHO: *Abk* für engl. Syndrome Acne Pustulosis Hyperostosis Osteitis; Überlappung von Sympt. einer multilokulären, nichtinfektiösen Osteitis u. einer sternoklavikulären Hyperostose, einer palmoplantaren Pustulosis u. einer schweren Akne, selten.

Sapogenine: pentazykl. Triterpene, die oft als Glykoside mit Zucker verbunden sind (↑Saponine). S. kommen frei in Olivenblättern vor.

Sapo kalinus: wird durch Verseifung von Leinöl mit Kalilauge gewonnen, schlüpfrige weiche Masse (Schmierseife). Anwendung in der Dermat. zur Erweichung der Haut, obsolet.

Sapo medicatus: wird durch Verseifen von fetten Ölen u. Fetten mit Natronlauge u. anschließendes Aussalzen gewonnen.

Saponifikation: Verseifung. Abart der Leichenzersetzung mit Fettwachsbildung, bei der die äußere Form der Leiche sehr lange erhalten bleiben kann; ↑Adipocire.

Saponine: in vielen Pflanzen (z. B. Kastanie, Rübe, Sojabohne) enthaltene Glykoside, die nach ihrem Nichtkohlenhydratanteil (Aglykon) in Steroid-, Triterpen- u. Steroidalkaloidsaponina eingeteilt werden. S. sind stark oberflächenaktiv (Detergenzien) u. verursachen Hämolyse. Sie werden von Menschen nicht resorbiert. Zuckerbausteine, von denen in einem S. bis zu zehn o. mehr vorliegen können, sind die allg. verbreiteten Monosaccharide sowie Uronsäuren. S. zeigen meist fungistat. Eigenschaften, wirken expektorierend, reizen Schleimhäute u. sind z. T. antiexsudativ (Aescin). Die Aglykone einiger Steroidsaponine (u. a. Diosgenin) stellen wichtige Rohstoffe zur Partialsynthese von Steroidhormonen dar.

Sapotoxine: bes. giftige ↑Saponine.

Sappey, Marie Philibert Constant (1810–1896), frz. Anat., Paris.

Sappey-Parumbilikalvenen (nach Marie P. C. S.) ↑Venae parumbilicales.

Saprämie ⟨*gr*⟩ *f*: durch Fäulnisbakterien verursachte Septikämie (↑Sepsis), meist als Folge einer ↑Wundinfektion.

saprogen ⟨*gr*⟩ *Adj*: fäulniserregend.

Sapropel ↑Faulschlamm.

Saprophagie ⟨*gr*⟩ *f*: Ernährung von Organismen durch Aufnahme toter organ. Substanzen.

Saprophytie, kutane: Vorhandensein von Mikroorganismen (meist Pilzen) auf Haut o. Schleimhaut, ohne krankhafte Erscheinungen hervorzurufen.

Saprozoonosen: Krankheiten, deren Erreger ein nichtanimal. ↑Infektionserregerreservoir haben, in Wasser, Boden o. auf Lebewesen saprophyt. existieren u. von dort Tiere u. Menschen infizieren können. Wichtige S. sind der ↑Botulismus, das ↑Erysipeloid, die ↑Listeriose u. ↑Mykosen.

Saquinavir: antiretrovirales Medikament, daß HIV-Proteasen hemmt (Proteaseinhibitor) u. zur Behandlung von HIV-Infektion u. AIDS eingesetzt wird. ↑Chemotherapie, antiretrovirale.

Saralasin: ein ↑Antihypertensivum.

Saramycetin: Amphotericin B; antifungielles Antibiotikum (kein Polyen). Bes. bei Histoplasmose, Kokzidioidomykose u. Blastomykosen eingesetzt. Unwirksam gegen Dermatophyten u. Hefen.

Sarcina: Bakteriengattung der Fam. ↑Peptococcaceae. Keine med. Bedeutung, gehören zur Normalflora. Grampositive Kokken vom Durchmesser 1–3 µm, die eine dreidimensionale Wachstumstendenz zeigen u. sich in „Warenballenform“ lagern, obligate Anaerobier.

Sarcocystin ↑Sarcotoxin, ↑Sarcocystis-Lektin.

Sarcocystis ⟨*gr*⟩ *f*: Gattung der Fam. Sarcocystidae (↑Sporozoea) mit ↑Generationswechsel u. ↑Wirtswechsel. ↑Agamogonie, ↑Gamogonie u. ↑Sporogonie in Mensch, Kaniden, Feliden u. Affen; Agamogonie in 2 Phasen in landwirtschaftl. Nutztieren u. anderen Tierarten. Med. bedeutsam: ↑Sarcocystis bovihominis, ↑Sarcocystis suihominis, ↑Sarcocystis lindemanni.

Sarcocystis bovihominis: Sarcocystis fusiformis, Sarcocystis hominis, Isospora hominis; Sarkosporidienart. Sitz: Dünndarm (Mensch). Ungeschlechtl. Vermehrungsstadien (Metrozyten, Merozoiten) in Zysten in der Muskulatur des Rindes (↑Zwischenwirt); durch Verzehr Sarcocystis-bovihominis-haltigen Fleischs entstehen geschlechtl. Stadien im Dünndarm (Mensch, ↑Endwirt); mit dem Stuhl werden 15 · 9 µm große sporulierte Sporozysten ausgeschieden, die als ↑Isospora hominis bezeichnet werden. S. b. ist neben der stärker pathogenen Art Sarcocystis suihominis Erreger der Darmsarkosporidiose des Menschen.

Sarcocystis-Lektin: Protein mit einer Molmasse von ca. 55 000. Im sarkosporidienhaltigen Fleisch von schlachtbaren Haustieren enthalten; wirkt mitogen auf T-Lymphozyten; stimuliert polyklonale Antikörpersynthese der B-Lymphozyten, induziert Autoantikörper, bindet IgG u. Human-Haptoglobin; wird für Immunmodulation bei Sarcocystis-Infektion verantwortl. gemacht.

Sarcocystis lindemanni: Sarcocystis-Art mit noch nicht aufgeklärtem Lebenszyklus. Beim Menschen in Form von längl. Zysten, gefüllt mit Metrozyten (peripher) u. Merozoiten (zentral), in der Muskulatur auftretend; selten, Erreger der Muskelsarkosporidiose des Menschen.

Sarcocystis suihominis: S. miescheriana, ↑Isospora hominis; Sarkosporidienart. Ungeschlechtl. Vermehrungsstadien (Merozoiten) zunächst in der Leber u. in Endothelzellen der Venen aller Organe, später in Zysten, v. a. in der Muskulatur des Schweines (↑Zwischenwirt), geschlechtl. Stadien im Dünndarm des Menschen (↑Endwirt); es werden 13 · 9 µm große sporulierte Sporozysten mit dem Stuhl ausgeschieden (Isospora hominis), die nicht mit denen von ↑Sarcocystis bovihominis ident. sind. Stark pathogener Erreger der Darmsarkosporidiose des Menschen.

Sarcolemma ⟨*gr*⟩ *n*: veraltet für Plasmalemm der quergestreiften Muskelfaser; ↑Muskelgewebe.

Sarcoma botryoides ⟨*gr*⟩ *n*: embryonales Rhabdomyosarkom, wegen polypöser traubenartiger Wuchsform als „Traubensarkom“ bezeichnet. Seltener, im Urogenital- o. Augenbereich lokalisierter maligner Tumor, der histol. neben undifferenziertem Bindegewebe vereinzelt atyp. quergestreifte Muskelfasern aufweist.

Sarcoma idiopathicum multiplex haemorrhagicum: Kaposi-Sarkom (KS), Tumor mit schmerzhaften, münzgroßen, blauroten Knoten, meist an Unterschenkeln u. Füßen. In schweren Fällen Ausdehnung auf Genitalien, Gesicht u. Hals. Abheilung mit atroph. Narben u. Pigmentverschiebungen bei Neigung zu distalen Ödemen der Gliedmaßen. Über Jahre protrahierter Verlauf, wobei Metastasen in den inneren Organen auftreten können (Systemangiosarkomatose). Histol. Gefäßneubildungen, Hämosiderinablagerungen sowie rund- u. spindelzellige Gewebewucherungen. Vorkommen bei ↑AIDS als HIV-assoziiertes KS, u. U. mit Befall innerer Organe (Lunge, Magen-Darm-Trakt). Eine Ther. ist nicht immer erforderl., evtl. ist eine Abdeckung (Camouflage) ausreichend, sonst Behandlung mit Strahlentherapie, Interferon-alpha in Kombination mit Zidovudin, seltener chir. Exzision.

Sarcoma phylloides: Cystosarcoma phylloides; intrakanalikuläres ↑Fibroadenom der Mamma mit Ausbildung eines zellreichen, hyperplast. Stromas. Das S. p. ist meist gutartig, deshalb ist die Bez. Sarkom schlecht. Maligne Formen sehr selten, sie sind durch ein sarkomatöses Stroma mit Mitosen u. Zellatypien ausgezeichnet.

Sarcophagidae ⟨*gr*⟩ *f Pl*: Fleischfliegen; Fam. der ↑Diptera. Graugefärbt mit schwarzen Längsstreifen auf der Dorsalseite des Thorax u. schachbrettartiger Musterung des Abdomens, ovipar o. vivipar. Die Larven sind fakultative o. obligate Erreger der ↑Myiasis, insbes. der Intestinal- u. Wundmyiasis. Außerdem Vorratsschädlinge von Futter- u. Lebensmitteln; verbreitete Gattungen: Sarcophaga, Wohlfahrtia.

Sarcopsylla ↑Tunga penetrans.

Sarcoptes: Grabmilbe; Gattung der ↑Sarcoptidae. Bis 0,3–0,5 mm lange, schildkrötenförmige Milben, Beine kurz mit langen, angegliederten Haftstielen, Mundwerkzeuge kegelförmig. Entwicklung über Ei, Larven- u. 2 Nymphenstadien. Lokalisation: obere Hautschichten, Eiablage in Grabgängen im Stratum granulosum. Der weltweit verbreitete Erreger der menschl. Krätze (↑Skabies) S. scabiei lebt endoparasit. in der Haut, vorwiegend zwischen den Fingern, bohrt hier etwa 2–20 mm lange Gänge, an deren Enden Eier abgelegt werden. Verbreitung durch direkten Kontakt zu bereits Befallenen, durch Decken, Bettzeug u. ä., meist bei mangelhafter Hyg. Bei Säugetieren Erreger der Sarcoptes-Räude, einige Arten gehen auf den Menschen über (insbes. S. bovis u. S. canis) u. rufen das Krankheitsbild der ↑Pseudoskabies (Schein- o. Trugkrätze) hervor.

Sarcoptes scabiei: Krätzemilbe; Erreger der ↑Skabies beim Menschen.

Sarcoptidae ⟨*gr*⟩ *f Pl*: Fam. der ↑Acari; Räude- o. Krätzmilben von schildkrötenartiger Gestalt mit kurzen Extremitäten; stationär-permanente ↑Ektoparasiten in den oberen Hautschichten. Med. bedeutsame Gattung: ↑Sarcoptes; Zoonose-Erreger.

Sarcosin: CH_3–NH–CH_2–COOH, N-Methylglycin; entsteht durch stufenweisen Abbau von Trimethylglycin. S. wird durch Oxidation in Glyoxylsäure u. Methylamin gespalten. Methylamin kann in aktive Ameisensäure (↑Tetrahydrofolsäure) umgewandelt werden.

Sarcotoxin: frühere Bez. Sarcocystin; niedermolekulares (Molmasse 7 000–8 000), tox. wirkendes Protein der Sarcocystis-Arten. Hochtox. für Kaninchen; hemmt mitogene Wirkung des ↑Sarcocystis-Lektins auf mononukleäre Zellen. sarcotoxinhaltiges Fleisch verursacht tox. Intestinalsyndrom beim Menschen.

Sarggeburt: Geburt eines Kindes nach Tod der Schwangeren. Frucht wird durch Fäulnisgase ausgetrieben.

Sarin: O-Isopropyl-methylfluorphosphonat, ↑Trilone. Chemischer ↑Kampfstoff, ↑Organophosphat, Cholinesterasehemmer. Farb- u. geruchlose Flüssigkeit, relativ flüchtig, schnell wirkend; Wirkungsdauer von Stunden bis max. 2 Tagen; mittlere tödl. Konzentration (LC_{t50}) 100 mg min m^{-3}.

sarko- ⟨*gr*⟩ *Präfix*: Fleisch o. Muskel betreffend.

Sarkoid ⟨*gr*⟩ *n*: von Boeck 1899 u. 1905 erstmalig gebrauchte Bez. für die ↑Sarkoidose der Haut.

Sarkoid-Arthritis: ↑Löfgren-Syndrom; Symptomenkomplex von akuter Arthritis, ↑Erythema nodosum u. röntg. nachweisbarer bihilärer Lymphknotenvergrößerung.

Sarkoidose: Sarkoid, benigne Granulomatose, Lupus pernio; von Hutchinson 1897 (Hautlokalisation), von Besnier 1889, von Boeck 1899 u. Schaumann 1917 beschrieben. Unterschieden wird die akute u. chron. Form. Akut: ↑Löfgren-Syndrom. Chron.: generalisierte knotige Wucherungen lymphoretikulärer Zellelemente (Lymphozyten, Epitheloidzellen, Langhans-Riesenzellen). Je nach Lokalisation kommt es zu unterschiedl. klin. bzw. röntg. erkennbaren Sympt. wie endothorakalen Lymphknotenvergrößerungen („Lungen-Boeck"), schmerzhaften Hautknoten (Lupus pernio); herdförmigen zyst. Destruktionsherden im Skelett, vorwiegend in den kurzen Röhrenknochen (Ostitis cystica multiplex, „Perthes-Jüngling"); chron. Iridozyklitis. Gutartige Progn.: mehrmonatiger bis mehrjähriger Verlauf mit spontaner Rückbildungstendenz. DD gegenüber Lymphogranulomatose, Tuberkulose.

Sarkolemm: Sarcolemma; veraltet für Plasmalemm der quergestreiften Muskelfaser.

Sarkom ⟨*gr*⟩ *n*: Sarcoma; vom mesodermalen Gewebe (bes. Bindegewebe) abgeleitetes bösartiges Gewächs. Unterschieden werden: 1. undifferenzierte S., mit wenig o. keiner Interzellularsubstanz; 2. differenzierte S., deren Strukturen Ähnlichkeit mit normalem Gewebe aufweisen (z. B. Fibro-, Myo-, Lipo-, Osteo-, Chondrosarkom).

Sarkomatose ⟨*gr*⟩ *f*: dichte Sarkommetastasenaussaat in Organe o. Körperhöhlen, auch Generalisierung.

Sarkome, intrakranielle: Sammelgruppe schnellwachsender, bösartiger, mesenchymaler Geschwülste. Sie gehen vom Bindegewebe der Hirn- u. der Rückenmarkhäute, dem Plexusstroma, den Blutgefäßen u. vom retikulohistiozytären System des ZNS aus. Formen: knotig o. diffus. Nach dem Sitz unterscheidet man: Sarkome der Dura mater, der Leptomeninx u. intrazerebrale Sarkome. Histol. unterschieden werden Fibro-, Riesenzell-, Chondro- u. osteogene Sarkome sowie die isolierten neoplast. Retikulosen des ZNS.

Sarkom, epitheloides ⟨*gr*⟩ *n*: von F. M. Enzinger 1970 beschriebenes Sarkom, das histol. ein Karzinom, nekrotisierendes Granulom o. synoviales Sarkom vortäuschen kann. Langsam wachsender, häufig rezidivierender, spät metastasierender Tumor, bevorzugt bei jüngeren Menschen (72 % im Alter von 10 bis 30 Jahren) an den Weichteilen der Hand, des Unterarms u. prätibial. Vermutl. vom Stratum synoviale abzuleiten. Erfordert Exzision weit im Gesunden im frühen Stadium.

Sarkomer ⟨*gr*⟩ *n o. f*: veraltet für ↑Myomerum.

Sarkom, osteogenes: ältere Bez. für ↑Osteosarkom, wobei früher sowohl alle knochengewebebildenden als auch alle in Knochen vorkommenden Sarkome damit bezeichnet wurden.

Sarkom, osteolytisches: histol. u. röntg. Knochengewebe zerstörende Sarkome, also kein nosolog. Begriff.

Sarkom, osteoplastisches: histol. u. röntg. durch Knochengewebebildung (neoplast. o. reaktiv) sich auszeichnendes Sarkom.

Sarkomyzin A: Antibiotikum mit Zyklopentanstruktur aus Streptomyces erythrochromogenes; wirksam gegen Bakterien u. Tumorzellen.

Sarkoplasma ⟨*gr*⟩ *n*: veraltet für Zytoplasma der quergestreiften Muskelfaser.

Sarkoplasmaretikulum: veraltet für endoplasmat. Retikulum in Muskelzellen; ↑Muskel-ER.

Sarkosporidiose ⟨*gr*⟩ *f*: protozoäre Infektionskrankheit vieler Haus- u. Wildtiere, gelegentl. Zoonose. Erreger sind Arten der Gattung ↑Sarcocystis (Unterklasse Coccidia, Klasse Sporozoea). Sarkosporidien sind Muskel- u. Darmschmarotzer mit einem obligaten Zwei-Wirte-Zyklus. Schlachtbare Haustiere u. jagdbares Wild stellen Zwischenwirte dar, bei denen es zur Zystenbildung in der Muskulatur kommt (↑Miescher-Schläuche). Infolge gallertiger Veränderungen wird das Fleisch minderwertig o. genußuntaugl. Endwirte, bei denen die Sarkozysten als Oozysten bzw. Sporozysten im Darmepithel lokalisiert sind, sind versch. Karnivoren o. der Mensch. Sie scheiden ihrerseits bereits infektionsfähige Stadien mit dem Kot wieder aus u. sind somit die Hauptinfektionsquelle für die genannten Zwischenwirte.

Sarkotoxin II: Peptid-Antibiotikum aus der Fleischfliege Sarcophaga.

Sarmiento, Augusto, zeitgen. amerik. Unfallchirurg, Verfechter der frühfunktionellen konservativen Knochenbruchbehandlung.

Sarmiento-Gips (nach Augusto S.): ↑Gipsstiefel nach Sarmiento.

Sartenkrankheit: Hautleishmaniase in Usbekistan. ↑Orientbeule.

Satanspilz ↑Satansröhrling.

Satansröhrling: Boletus satana, einer der wenigen giftigen Röhrenpilze.

SAT-Chromosomen: in der Humangenetik ungebräuchl. Bez. für Chromosomen mit ↑Satelliten.

Satelliten ⟨*lat*⟩ *m Pl*: **1.** Anhänge an Zentriolen. **2.** Anhänge an den kurzen Armen akrozentr. Chromosomen. Unterscheiden sich in ihrem Färbeverhalten u. im Gengehalt vom übrigen Chromosom, mit dem sie durch eine nicht anfärbbare Einschnürung (sek. Konstriktion) verbunden sind.

Satelliten-DNA: vorwiegend aus repetitiver ↑DNA bestehende DNA-Fraktion des ↑Chromatins eukaryont. Zellen ohne proteincodierende Funktion, im Ggs. zu codierenden Gen-Sequenzen; v. a. im Bereich der Nukleolusorganisatorregion lokalisiert.

Satellitenphänomen ↑Ammenwachstum.

Satellitenviren: sog. Begleitviren; genet. defekte, inkomplette Viren (auch als subvirale ↑Partikel bezeichnet), die zur Vermehrung ↑Helferviren benötigen, beim Menschen z. B. das ↑Hepatitis-D-Virus.

Satellitenzellen: **1.** Gliocytus ganglii, Mantelzelle; Gliazelle die den Zelleib von Nervenzellen in Ganglien umgibt. **2.** Myosatellitocytus; kleine Zelle mit chromatinreichem Zellkern, die innerhalb der Basalmembran der Skelettmuskelfaser liegt u. die Regeneration der Muskelfaser bewirkt.

Sattelbrücke: festsitzender Zahnersatz, bei dem das Zwischenglied breitbasig dem Alveolarfortsatz anliegt. Mangelnde Reinigungsmöglichkeit, daher unhygien.

Sattelgelenk: Articulatio sellaris; zweiachsiges Gelenk, dessen Gelenkflächen in einer Richtung konvex gekrümmt sind, z. B. das Karpometakarpalgelenk des Daumens. Dieses ermöglicht Bewegungen in 2 senkrecht aufeinander stehenden Ebenen, die Adduktion u. Abduktion sowie die Opposition u. Reposition des Daumens. ↑Articulatio carpometacarpalis pollicis.

Sattelimplantat: dem Alveolarfortsatz sattelförmig aufliegendes subperiostales dentales ↑Implantat.

Sattelinlay: Gußfüllung zur Versorgung beidseitiger Approximalkaries eines Zahns. ↑Restauration.

Sattelkopf: Kreuzkopf; bei Rachitis vorkommende Auftreibung an den Stirn- u. Scheitelbeinhöckern, zwischen denen Pfeil- u. Kranznaht furchenförmig einsinken. ↑Klinozephalie.

Sattelnase: angeborene o. erworbene Nasenform mit tief eingezogener Nasenwurzel. Sie entsteht traumat. o. als Restzustand nach Zerstörung des knöchernen Nasenskeletts (konnatale Syphilis). Angeborene Formen werden bei kraniofazialen Dysostosen beobachtet, z. B. Gargoylismus (Pfaundler-Hurler-Krankheit, ↑Mukopolysaccharidose).

Sättigung, psychische: ärgerl.-unruhiger, unlustbetonter Spannungszustand bei arbeitsmäßiger Beanspruchung, v. a. dann, wenn diese monoton u. gleichförmig abläuft. Sie kennzeichnet sich durch Abfall des Leistungsniveaus u. Zunahme von Fehlleistungen u. geht einher mit Tendenzen zum Aufheben bzw. Abbrechen der Tätigkeit. Die p. S. tritt später auf, wenn die Tätigkeit einen sozialen o. materiellen Erfolg verspricht. Sie entsteht auch bei Formen von sich wiederholenden Reizen, z. B. gleichförmiger Form der Reklame. Höhepunkt der p. S. ist die Übersättigung mit Entwicklung starker, affektiver Ablehnung des verursachenden Faktors.

Sättigungsanalyse: Displacementanalyse, kompetitiver Radioassay, Proteinbildungsassay (PBA), kompetitive Eiweißbildungsanalyse, Radio-Liganden-Assay. Laboruntersuchungsverfahren zur Konzentrationsbestimmung spezif. Proteine im Serum. Prinzip: Ein Reaktionspartner A in einem Standard bzw. einer Lösung unbekannter Konzentration u. ein markierter Tracer A^+ werden mit einem spezif. Reagens (= prim. Bindungspartner, z. B. spezif. bindendes Serumprotein) B inkubiert, der in einem etwa 50%igen Unterschuß zugegeben wird. Bei günstiger Wahl der Konzentrationsverhältnisse konkurrieren A u. A^+ um die begrenzt verfügbaren Bindungsplätze von B, so daß in Abhängigkeit von der Konzentration der zu bestimmenden Substanz A ein Überschuß von A^+ verbleibt. Die gebundene (A^+ B) u. die verbleibende freie Radioaktivität werden anschließend voneinander getrennt u. im Bohrlochszintillationsdetektor o. Flüssigkeitsszintillationsdetektor gemessen. Das Prinzip der S. liegt den Verfahren des Radioimmunoassay u. der Radioreagenzanalyse zugrunde. Trennungsverfahren u. Qualitätskriterien: ↑Radioimmunoassay. Das Verfahren wurde 1959/60 gleichzeitig von 2 Arbeitsgruppen inauguriert: R. P. Ekins bestimmte ↑Thyroxin mit Hilfe des natürl. vorkommenden Transportproteins TBG (thyroxinbindendes Globulin) als spezif. Reagens. S. A. Berson u. Rosaline S. Yalow bestimmte die Konzentration von ↑Insulin mit Hilfe eines insulinbindenden Antikörpers als spezif. Reagens (1977 Nobelpreis).

Sättigungsdosis: Auffülldosis; Summe von Einzeldosen, die bei konstantem ↑Applikationsintervall gegeben werden muß, um den ↑Vollwirkspiegel zu erreichen.

Sättigungsgefühl: subjektive Empfindung, die für die Regulierung des ↑Appetits wichtig ist. Abhängig von Ausdehnung u. Füllung des Magen-Darm-Kanals u. Bauchdeckenspannung nach Nahrungsaufnahme (Verweildauer).

Saturnismus ↑Bleivergiftung.

Saturnring: weißer Saum, der die blauen Skleren von der Kornea abgrenzt; Vorkommen bei Typ I u. II der ↑Osteogenesis imperfecta congenita.

Satyriasis ⟨*gr*⟩ *f*: krankhaft gesteigerter Drang des Mannes nach Geschlechtsverkehr. ↑Hypersexualität, ↑Nymphomanie.

Sauberkeitserziehung: Gewöhnung an bewußte Stuhl- u. Harnentleerung; Beginn bei völlig selbständigem Sitzen des älteren Säuglings, 4–5 Topfzeiten tgl. für einige Minuten, Belohnung bei Erfolg (operante Konditionierung), im 2. Lj. in den Abendstunden eine Weckzeit zum Topfen. Sauberkeit am Tage wird gewöhnl. im 2. Lj. erreicht, Sauberkeit in der Nacht bis zum 4. Lj., ↑Enuresis.

Saubohnen ↑Bohnengifte.

Sauer, Carl (1835–1892), dt. Zahnarzt, Berlin.

Sauerbruch, Ernst Ferdinand (1875–1951), Chir., Marburg, Zürich, München u. Berlin. Schüler von J. Mikulicz-Radecki u. Paul Leopold Friedrich (1864–1916). S. beschäftigte sich insbes. mit Thoraxchirurgie, Gewebeverpflanzungen, der operativen Behandlung der Lungentuberkulose, der Wundinfektion u. Wundbehandlung sowie der Chirurgie des Schmerzes. Durch die Einführung des Druckdifferenzverfahrens (1904) wurde er zum Begründer der Thoraxchirurgie. Ohne dieses Verfahren, das später durch ihn u. Ludolf Brauer (1865–1951) in Form der Überdrucknarkose verbessert wurde, wären die Erfolge der heutigen Thoraxchirurgie undenkbar. Gemeinsam mit dem Ingenieur Prof. Stodola entwickelte er 1916 eine willkürl. bewegbare künstl. Hand (Sauerbruch-Hand), bei der die Muskeln des Amputationsstumpfes als Kraftquelle benutzt werden. 1931 führte er die erste erfolgreiche Beseitigung eines Aneurysmas der re. Herzkammer aus. Als Stadtrat für das Berliner Gesundheitswesen nach dem zweiten Weltkrieg hatte S. entscheidenden Anteil am Aufbau des Gesundheitswesens in Berlin.

Sauerbruch-Druckdifferenzverfahren (nach E. Ferdinand S.): von Sauerbruch 1904 entwickeltes Verfahren zur Verhinderung des Lungenkollapses u. der lebensbedrohl. Atem- u. Kreislaufstörungen nach Eröffnung des Brustkorbs bei Operationen an den Thoraxorganen. Ursprüngl. Unterdruckverfahren: Kopf des Pat. unter atmosphär. Druck, Operationsfeld in Unterdruckkammer, dadurch blieben die Lungen entfaltet. Heute ist dieses Verfahren völlig verdrängt durch die Intratrachealnarkose mit Beatmung.

Sauerbruch-Prothese (nach E. Ferdinand S.): ↑Armprothese, deren Gelenke durch die Kontraktion plast. umgewandelter Muskeln (z. B. M. biceps, M. pectoralis) bewegt werden. Dazu werden in die angelegten Muskelkanäle Stifte eingefügt, die über einen Bügel mit dem Prothesengelenk verbunden sind.

Sauerkleegewächse: oxalsäurehaltige Giftpflanzen.

Säuerlinge ↑Kohlenstoffdioxidheilwässer.

Sauer-Schiene: (nach Carl S.) Drahtschienenverband zur Schienung einer ↑Kieferfraktur, der durch Drahtligaturen an den vorhandenen Zähnen befestigt wird. ↑Intraoralschiene.

Sauerstoff: chem. Symbol O (Oxygenium); Ordnungszahl 8; relative Atommasse 16. Farb-, geruch- u. geschmackloses Gas (O_2). Siedepunkt −183,0 °C; Schmelzpunkt −218,9 °C; Löslichkeit in Wasser bei 20 °C: 3 l O_2 (Gas) in 100 l H_2O. S. ist das häufigste Element der Erdrinde (49,4 Gew. % in Atmosphäre u. Erdrinde). Seine wesentl. chem. Reaktionen erklären sich durch die Aufnahme von 2 Elektronen in die äußere Schale, wodurch die stabile Edelgaskonfiguration erreicht wird: $^1/_2 O_2 + 2e \rightarrow O^{2-}$. In der Natur kommen die stabilen Isotope ^{16}O, ^{17}O, ^{18}O vor. In der Nuklearmed. wird das im Zyklotron gewonnene Isotop ^{15}O (2 min HWZ, Gammaenergie 511 keV) als O_2, CO_2 o. H_2O zur Lungenfunktionsprüfung u. zur Bestimmung der Durchblutung, Hirnfunktion u. Sauerstoffaufnahme verwendet. In biol. Systemen zusammen mit dem Kohlenstoff, Wasserstoff u. Stickstoff bildet S. die Grundlage des Lebens. Prakt. alle organ. Bestandteile der Lebewesen enthalten Sauerstoff. Aus der Oxidation von Energieträgern (Kohlenhydrate, Fette u. Eiweiße) durch S. gewinnen alle aeroben Lebewesen die zur Aufrechterhaltung des Lebens unentbehrl. Energie (biologische ↑Oxidation).

Sauerstoffäquivalent, kalorisches: Verhältnis von Sauerstoffverbrauch u. Energieumsatz im Organismus. Bei einem respiratorischen ↑Quotienten von 0,85 wird bei Verbrauch von 1 l Sauerstoff ein energet. Äquivalent im Organismus umgesetzt von 4,86 kcal = 20,36 kJ.

Sauerstoffaufnahme: Menge des pro min durch die Lunge aufgenommenen Sauerstoffs. Die S. beträgt bei Körperruhe 0,15 mmol/s (ca. 0,2 l/min) u. kann bei schwerster Arbeit in Abhängigkeit vom Trainingszustand auf 2–4,5 mmol/s (ca. 3–6 l/min) ansteigen; ↑Sauerstoffaufnahme, maximale.

Sauerstoffaufnahme, maximale: Mit zunehmender Arbeitsschwere steigt die ↑Sauerstoffaufnahme zunächst linear an u. erreicht bei voller Ausnutzung der Transportkapazität der äußeren Atmung u. des Blutkreislaufs einen Maximalwert, dessen Größe das Sauerstofftransportvermögen darstellt. Die m. S. dient als Maß der körperl. Leistungsfähigkeit u. wird auch als aerobe Kapazität bezeichnet. Division durch das Körpergewicht ergibt die relative m. S. Die erreichten Werte hängen ab von Alter, Geschlecht u. Trainingszustand.

Sauerstoffausnutzung: Sauerstoffentnahme aus 1 l Atemluft. ↑Ventilation, spezifische.

Sauerstoffausschöpfung: Konzentrationsdifferenz des Sauerstoffs zwischen Inspirations- u. Exspirationsluft, normalerweise 3–5 %. Z. T. auch syn. für arteriovenöse ↑Sauerstoffdifferenz.

Sauerstoffbestimmung, polarographische: amperometr. Sauerstoffbestimmung durch Messung der Stromstärke in Abhängigkeit von der Zeit (bei konstantem Elektrodenpotential) mit Hilfe eines Polarographen. Meist werden durch Membranen abgedeckte pO_2-Elektroden (Clark-Elektroden) verwendet. Die p. S. dient der Ermittlung des Sauerstoffgehalts des Blutes o. des Sauerstoffverbrauchs von Zell- u. Gewebekulturen.

Sauerstoffbindungskapazität: die Menge Sauerstoff, die max. chem. an das Hämoglobin pro Volumeneinheit Blut gebunden werden kann. Die S. schließt den physikal. gelösten Sauerstoff nicht ein. Einheit der S.: $mol \cdot l^{-1}$. Die S. ist von versch. chem. u. physikal. Faktoren abhängig (↑Sauerstoffdissoziationskurve des Blutes).

Sauerstoffdefizit: spirograph. S. (Uhlenbruck u. Knipping, 1930). Bei spirograph. Bestimmung ist die O_2-Aufnahme des Probanden bei Atmung reinen Sauerstoffs größer als bei Luftatmung unter sonst gleichen Bedingungen. Ein größeres S. kann als Hinweis auf eine respirator. Insuffizienz gewertet werden. In der ↑Lungenfunktionsdiagnostik hat die Bestimmung des S. nur einen begrenzten Wert.

Sauerstoffdifferenz, arteriovenöse: Differenz des Gehalts an Sauerstoff, wenn das Blut die Gewebekapillaren von der art. nach der venösen Seite passiert u. eine der Stoffwechselintensität proportionale Menge an Sauerstoff abgegeben hat. Auf den gesamten großen Kreislauf bezogen, beträgt die a. S. bei Körperruhe 50 ml/l Blut o. 5 Vol-%. In versch. Organgebieten ist die a. S. unterschiedl. Das Herz zeigt z. B. eine sehr große, die Niere eine niedrige a. S.

Sauerstoffdissoziationskurve: graph. Beziehung zwischen ↑Partialdruck (pO_2) des Sauerstoffs u. dem Anteil des Oxyhämoglobins am Gesamthämoglobin des Blutes. Dabei wird ein allg. pO_2 in der Abszisse, die ↑Sauerstoffsättigung in der Ordinate aufgetragen. Der Kurvenverlauf ist annähernd S-förmig. Mit steigendem Partialdruck des Sauerstoffs steigt die Kurve nach anfängl. flachem Anstieg steil an u. verläuft zuletzt der Abszisse parallel. Die Lage der Kurve ist abhängig: 1. von der Temperatur, 2. vom pH, 3. vom Partialdruck des CO_2, 4. vom Elektrolytgehalt des Blutes bzw. Hämoglobins, 5. vom 2,3-Diphosphoglyceratgehalt, 6. von der Art des Hämoglobins. Die Lage der Kurve wird durch den Halbsättigungswert P 50 gekennzeichnet, der normalerweise bei 3,5 kPa liegt. Abb.

Sauerstoffeffekt: Bez. für die durch Anwesenheit von Sauerstoff verstärkte Schädigung von Makromolekülen, Zellen u. Organismen durch ionisierende Strahlen. Die Größe des S. wird durch einen als OER (engl. Oxygen enhancement ratio) bezeichneten Quotienten bestimmt, der einen Wert um 3 erreichen kann.

$$OER = \frac{\text{Dosis bei anoxisch verabfolgter Bestrahlung}}{\text{Dosis bei oxisch verabfolgter Bestrahlung}}$$

wobei beide Bestrahlungen den gleichen biol. Effekt erzeugen. Zur Überwindung der größeren Strahlenresistenz

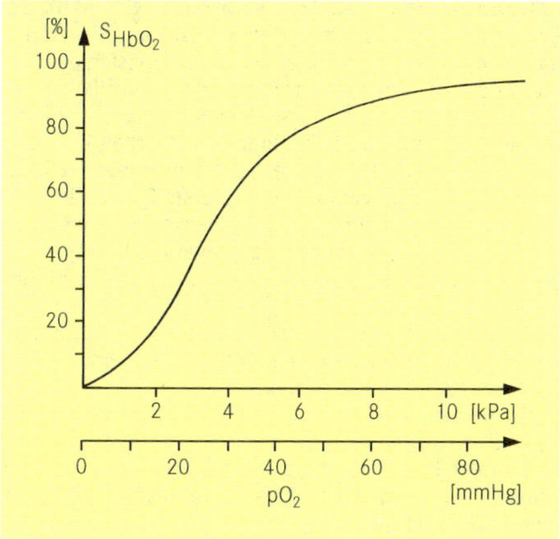

Sauerstoffdissoziationskurve. Abhängigkeit der prozentualen Sättigung des Hämoglobins (Ordinate) vom Partialdruck des Sauerstoffs (Abszisse)

hypox. Zellen in Tumoren, die eine Strahlentherapie erschwert, wird versucht, Strahlen mit höherem ↑LET (z. B. schnelle Neutronen) einzusetzen. Mit steigendem LET der Strahlung nimmt der OER-Wert ab.

Sauerstoffeffektivität ↑Sauerstoffbindungskapazität.

Sauerstoffelektrode: Anordnung zur elektrochem. (polarograph.) Bestimmung der Sauerstoffkonzentration in Atemluft, Blut o. Gewebe. Prinzip: Ein dünner Platindraht ist von Isoliermaterial (z. B. Gas) u. einer Gegenelektrode (z. B. Silber) umgeben. Das plangeschliffene Ende ist mit einem Elektrolyten (z. B. KCl-Lösung) u. einer dünnen sauerstoffpermeablen Teflonmembran überzogen. Legt man eine konstante Spannung von ca. 0,6 V an die Elektroden, hängt der fließende Strom von der O_2-Konzentration im Elektrolyten ab. Durch Diffusion muß der elektrochem. umgesetzte Sauerstoff aus dem Meßraum nachgeliefert werden.

Sauerstoffgehalt: Menge an Sauerstoff in Mol (früher ml o. l) in der Volumeneinheit Blut (l).

Sauerstoffgerät: Atemschutzrettungsgerät, das den Träger räuml. unabhängig macht, d. h. den Aufenthalt in einer Umgebung ermöglicht, in der der für die Atmung benötigte Sauerstoff nicht zur Verfügung steht. Der Sauerstoffbedarf wird mittels Sauerstoffflaschen gedeckt.

Sauerstoffgradient: gibt die Größe des Gefälles des pO_2 zwischen der Lungenalveole u. art. Blut an (Aa DO_2). Ermöglicht die Erfassung der pulmonalen Kurzschlußdurchblutung (shunt flow), die frühzeitige Diagn. einer beginnenden respirator. Insuffizienz u. die Ermittlung von Grenzwerten für die Ind. zur Sauerstofftherapie. Bestimmungsmethode: Nach 15 min Atmung von 100 % O_2 werden beim Pat. arterieller pO_2 u. pCO_2 bestimmt. Der S. kann nach der Formel:

$$AaDO_2 = (p_B - pCO_2 - paH_2O) - pO_2$$

errechnet werden, wobei P_B = aktueller Atmosphärendruck u. Pa H_2O = alveolärer Wasserdampfdruck (Konstante: 6,25 kPa) ist.

Sauerstoffhalbsättigungsdruck: *Abk* P 50; Sauerstoffpartialdruck, bei dem die Hälfte des vorhandenen Hämoglobins mit Sauerstoff beladen ist; ↑Sauerstoffdissoziationskurve. Der S. beträgt unter normalen Verhältnissen ca. 3,5 kPa (26 mmHg).

Sauerstoffintoxikation: Infolge zu hoher langdauernder Sauerstoffkonzentration in der Atemluft tritt eine Alveolarwandschädigung ein. Morphol. stehen Bildung hyaliner Membranen, Abstoßung der Alveolarzellen, Ausbildung bindegewebiger Narben im Interstitium bei gleichzeitiger Kapillarproliferation im Vordergrund.

Sauerstoffkapazität des Hämoglobins: diejenige Menge Sauerstoff, die von 1 g ↑Hämoglobin max. gebunden werden kann. 1 Mol Hb (64,500 g) bindet 4 Mol O_2 (4 · 22,4 l); daraus folgt 1 g Hb bindet 62 µmol (1,39 ml) O_2.

Sauerstoffkaskade: von Nunn entwickeltes Modell, das den Sauerstofftransport von der eingeatmeten Luft bis zu den metabolisierenden Mitochondrien darstellt. Auf dieser Transportstrecke nimmt der Sauerstoffpartialdruck kaskadenförmig ab. Dieses Modell veranschaulicht didakt. geschickt die vielfältigen Störungsmöglichkeiten, die auf der Gesamtstrecke auftreten können u. bei der Ther. einer Hypoxidose Berücksichtigung finden müssen.

Sauerstoffmangel: Wirkfaktor des ↑Hochgebirgsklimas, der für die erythropoet. Reaktionen u. die Umstellungen des Intermediärstoffwechsels kausal verantwortl. ist. Der Sauerstoffpartialdruck der Luft nimmt um etwa 12 % pro 1 000 Höhenmeter ab. ↑Hypoxie.

Sauerstoffmangelatmung: bei Atmung von Gasgemischen mit abnehmender Sauerstoffkonzentration tritt zunächst keine Veränderung auf, ab 15 % ist eine zunehmende ↑Hyperventilation zu beobachten, ab 13 % treten Störungen der ZNS-Funktion auf, ab 8 % ist beim Normalen mit Bewußtseinsverlust zu rechnen. Der Höhenadaptierte kann jedoch noch bei einem Gehalt von nur 4 % existieren. Bei 3 % kommt es rasch zum Ersticken.

Sauerstoffmehrschritttherapie: Anwendung der Sauerstoffbeatmung zur Behandlung von Sauerstoffmangelzuständen u. Störungen der Mikrozirkulation, bes. bei älteren Pat. Weitere Ind. (Blutdruckanomalien, Gelenkerkrankungen, Behandlung maligner Tumoren i. R. der ↑Krebsmehrschritttherapie) werden genannt. Die von dem Physiker Manfred von Ardenne entwickelte S. wird z. T. in Kombination mit pharmak. Produkten (u. a. Vitaminen, Thymuspräparaten) u. gezielter körperl. Belastung durchgeführt. Zweifel an einer permanenteren Sauerstoffsättigung o. Sauerstoffspeicherung u. an dem Utilisierungsgrad sind nach Meinung von Fachleuten berechtigt, eine generalisierte Kritik wäre beim heutigen Wissensstand unangebracht. Bei der Beliebtheit, die psychol. begründet ist, fehlt es nicht an Plazeboversuchen mit Erfolgen. Wie weit die Ind. einzugrenzen sind, wird sich zeigen.

Sauerstoffpartialdruck: der Teil des Gesamtdrucks, der durch die Sauerstofffraktion erzeugt wird. Wichtiger Parameter in den versch. Bereichen für die Atemphysiologie. Der Teildruck, unter dem Sauerstoff im Blut gelöst ist, beträgt 12,26–13,12 kPa.

Sauerstoffpartialdruckmessung, transkutane: Durch spez. Elektroden ist es mögl., den Sauerstoffpartialdruck über die Haut kontinuierl. zu messen. Wichtiges Überwachungsverfahren für Operation u. Intensivtherapie. Bei der Interpretation ist zu beachten, daß verhältnismäßig hohe Werte berücksichtigt werden können, während niedrige Werte teilweise auf Artefakte bzw. Störungen der Mikrozirkulation zurückzuführen sind. Der große Vorteil dieser Methode besteht in der Nichtinvasivität.

Sauerstoffradikale: bes. reaktionsfähige Radikale, ↑Peroxidradikal, Hydroperoxyradikal u. Hydroxyradikal.

Sauerstoffsättigung: Anteil des oxygenierten Oxyhämoglobins (↑Hämoglobin) am Gesamthämoglobin in Prozent:

$$S_{HbO_2} = HbO_2 \cdot 100/HbO_2 + Hb$$

Abhängig vom ↑Partialdruck des Sauerstoffs. ↑Sauerstoffdissoziationskurve.

Sauerstoffschaden, pulmonaler: bei Langzeitbeatmung mit hohen Sauerstoffkonzentrationen o. reinem Sauerstoff eintretende Schädigung der Alveolarmembran der Lunge. Es kommt zum Alveolarwand-, später zum interstitiellen Ödem mit Übergang in Fibrose u. zur Störung der Bildung des ↑Antiatelektasefaktors. ↑Respiratorlunge, ↑Hyaline-Membran-Krankheit.

Sauerstoffschuld: Bei körperl. Arbeit wird unter versch. Bedingungen Energie umgesetzt, ohne daß dafür gleichzeitig eine entsprechende Sauerstoffmenge durch die äußere ↑Atmung aufgenommen wird. Man unterscheidet die alactazide S., die durch vermehrten Abbau der energiereichen Phosphate bedingt ist, u. die lactazide S., die durch die anaerobe Glykolyse hervorgerufen wird. Nach Beendigung der Arbeit wird durch Mehraufnahme von Sauerstoff über den Ruhebedarf hinaus die S. wieder abgetragen. Die S. kann bis 15 l O_2 betragen.

Sauerstofftherapie: Verabreichung von sauerstoffreichen Gasgemischen unter z. T. hyperbarem Druck. Dadurch wird eine zusätzl. physikal. Lösung von Sauerstoff in einem Ausmaß ermöglicht, durch das die Versorgung der Gewebe auch unter eingeschränkten Perfusionsbedingungen mögl. ist. Dieses Verfahren spielt eine große Rolle bei Durchblutungsstörungen u. bei der Behandlung von anaeroben Infektionen (Gasödem). Die hyperbare S. ist Methode der Wahl bei einer CO-Vergiftung. Für diese Therapieform sind hyperbare Druckkammern erforderl. Versch. Methoden der Sauerstoffzufuhr: 1. Nasensonde; 2. nasopharyngealer Katheter; 3. Gesichtsmaske; 4. Gesichtsmaske mit Reservoir; 5. Gesichtszelt; 6. Sauerstoffzelt; 7. Beatmungsbeutel zur Wiederbelebung; 8. hyperbare ↑Oxygenation.

Sauerstofftherapie, hyperbare ↑Oxygenation, hyperbare.

Sauerstoffuhr: photoelektr. ↑Oxymeter zur kontinuierl. Messung des Hämoglobingehalts in nichteröffneten Blutgefäßen.

Sauerstoffumsatz im Gehirn: Das Gehirn zählt zu den stoffwechselaktivsten Organen, S. i. G. bei Erwachsenen in Ruhe 3,5 ml O_2/100 g Hirngewicht/min, bei Kindern höher. Während Ruhe verbraucht das Gehirn 20 % des O_2-Gesamtkörperumsatzes. In Abhängigkeit von Funktion regionale Unterschiede durch Veränderung der Hirndurchblutung. Wirkung von Sauerstoffmangel: ↑Anoxie, ↑Hypoxie u. ↑Ischämie.

Sauerstoffutilisation: Nutzung des Sauerstoffangebots, die sich in den einzelnen Organen u. in Abhängigkeit vom Funktionszustand ändert.

Sauerstoffutilisationskoeffizient: Maßzahl für die Aufnahme von Sauerstoff aus dem art. Blut durch die Gewebe. Der S. errechnet sich durch Division der Differenz des Sauerstoffgehalts zwischen dem einfließenden u. dem abfließenden Blut mit dem Sauerstoffgehalt des art. Blutes. Durch Multiplikation mit 100 erhält man diesen Quotienten als Prozentwert. Danach beträgt der S. im Durchschnitt 25 % vom Gesamtsauerstoffgehalt des art. Blutes. Bei sehr hohem Sauerstoffbedarf des Gewebes, z. B. bei starker Muskelarbeit, kann er auf fast 100 % steigen, was eine totale Sauerstoffausschöpfung des Blutes bedeutet.

Sauerstoffzelt: Kunststoffbehältnis, das über den Pat. gezogen werden kann u. ihm das Atmen einer sauerstoffangereicherten Luft ermöglicht.

Sauerwasser: veraltete Bez. für ↑Kohlenstoffdioxidheilwässer.

Saugakt: koordinierter Ablauf von Saugen, Schlucken u. Atmen bei der Nahrungsaufnahme des Säuglings, ↑Saugreflex.

Saugbiopsie: Methode der ungezielten blinden Schleimhautbiopsie aus Hohlorganen. An Sonde befestigte Biopsiekapsel wird an gewünschtem Ort eingebracht (evtl. Kontrolle der Position mit Durchleuchtung). Schleimhaut wird in Kapsel eingesaugt u. durch Hub- o. Stanzmesser geschnitten.

Saugdrainage: Methode zur Entfernung von Flüssigkeiten o. Luft mittels Unterdrucks aus Körperhöhlen. ↑Pleuradrainage.

Saugelektrode: durch Unterdruck an der Oberfläche der Haut o. von freigelegten Organen festgehaltene Elektrode, die eine störungsarme Ableitung elektr. Potentialfelder, z. B. bei der ↑Elektrokardiographie, ermöglicht.

Sauger: kreisförmiges Gummiblatt als Behelf zur Verbesserung des Halts von totalen Oberkieferprothesen. Heute wegen mögl. Nebenwirkungen u. aufgrund verbesserter ↑Abformmaterialien, Methoden der ↑Abformung u. Konstruktion nicht mehr verwendet.

Saugerfibrom: Fibrom am Gaumen infolge Irritation durch Sauger.

Saugerimpression: Druckatrophie am harten Gaumen als Folge langanhaltender örtl. Überlastung durch einen gequollenen ↑Sauger o. durch seine Haltevorrichtung. Gefahr der Perforation zur Nasenhöhle o. Karzinombildung.

Sauggruben ↑Bothrien.

Saugkammer: in der Basis der oberen Prothese angebrachter Hohlraum. Durch Absaugen der Luft entsteht in der S. ein luftverdünnter Raum, der die Prothese halten soll.

Saugkürettage: diagn. u. ther. ↑Kürettage des Uterus durch Absaugen von Endometrium mit Hohlkürette u. Saugpumpe.

Säugling: Kind im ersten Lj.

Säuglingsalter ↑Entwicklungsphasen.

Säuglingsbett ↑Krankenhausbett.

Säuglingsbotulismus: 1976 in den USA erstmalig beobachteter ↑Botulismus bei Säuglingen. Meldepflichtige ↑Infektionskrankheit. Nach oraler Sporenaufnahme von z. B. botulinussporenhaltigem Honig u. enteraler Sporenauskeimung mit Stäbchenbildung u. Toxinsekretion akute Zeichen von Schluckschwierigkeit, Mattigkeit, Obstipation, allg. Muskelschwäche, gelegentl. auch Atemstillstand u. plötzl. Tod durch das ↑Botulinustoxin bei 1–6 Monate alten Säuglingen. In den Fäzes Clostridium-botulinum-Stäbchen u. Toxin der Typen A u. B nachweisbar. Rechtzeitige passive Immunisierung mit ↑ Botulismusantitoxin schützt vor tödl. Verlauf.

Säuglingsekzem: Bez. für das akute seborrho. Ekzem (↑ Seborrhö), das in das atop. Ekzem (↑ Neurodermitis) übergehen kann.

Säuglingsenteritis: ↑ Enteritis im Säuglingsalter. ↑ Kolienteritis.

Säuglingsernährung: dem jeweiligen Alter angepaßte natürl. bzw. adaptierte künstl. Nahrung des Säuglings (angelehnt an internationale Empfehlungen, z. B. EU-Richtlinien). Stillen ad libitum anstreben, da an Frauenmilch adaptierte Kuhmilchfertignahrung biol. deutl. unterlegen ist. Kalorienbedarf 500 kJ/kg/d beim Neugeborenen, zum Ende der Säuglingszeit 290–340 kJ/kg/d. Flüssigkeitsbedarf im ersten Monat $^1/_5$, später $^1/_6$ des Körpergewichts. Säuglingsanfangsnahrungen für die ersten 4–6 Monate dürfen nur Laktose enthalten. Folgenahrungen (Kuhmilchproteine, Sojaprotein, Isolate) für Säuglinge über 4 Monaten. Breikost: 1. Brei ab 5. Monat, 2. Brei ab 7. Monat. Bei Atopiebelastung der Fam. hypoallergene (HA) Nahrung.

Säuglingsforschung: empir. Untersuchung von Säuglingen mit dem Ziel, die psych. (u. phys.) Entwicklung der Säuglinge zu beschreiben u. nicht nur rekonstruierend zu erschließen. Wichtige Ergänzung der psychoanalyt. Entwicklungspsychologie.

Säuglingsgymnastik: spez. krankengymnast. Behandlungsmethode zur Schulung der stat. u. dynam. Funktionen des Halte- u. Bewegungsapparats, spez. der Rumpfmuskulatur. Für die S. werden sowohl Spontanbewegungen des Kindes als auch reflektor. Bewegungen ausgenutzt.

Säuglingsinfektion: eine Infektion beim Säugling zeichnet sich durch Altersbesonderheiten aus, z. B. typ. Erregerspektrum, uncharakterist. Sympt., Generalisierungstendenz, plötzl. Entgleisung biol. Ausgleichsmechanismen. Häufigste Ursache bakterielle u. virale Darminfektion, seltener die Notfallsituation einer Meningitis, Pneumonie o. Sepsis.

Säuglingslisteriose ↑ Neugeborenenlisteriose.

Säuglingsmeningitis: mit z. T. unklaren Frühzeichen wie Fütterungsschwierigkeit, Erbrechen u. Durchfall, dann durch Schlafsucht, Fieber, Krämpfe (vorgewölbte, gespannte Fontanelle, intrakranielle Drucksteigerung) gekennzeichnetes, schwer verlaufendes Krankheitsbild mit zweifelhafter Progn. Erreger: Meningokokken, Pneumokokken, Staphylokokken, Streptokokken (bei Neugeborenen Streptococcus agalactiae Gruppe B), Influenzabakterien, Koli-, Proteus-, Pyozyaneusbakterien, Salmonellen, Listerien, Tuberkulosebakterien.

Säuglingsphthise: Lungentuberkulose bei ungeimpften Säuglingen, die infolge der hohen Infektionsbereitschaft des Säuglings meist ungünstig verläuft. Die S. verläuft oft als bes. schwere ↑ Primärtuberkulose o. ↑ Primärphthise.

Säuglingspneumonie: meist als Sekundärerkrankung nach Vorschädigung, z. B. ↑ Atemwegsinfektionen, durch schweren Verlauf charakterisiertes Krankheitsbild; klin. Tachypnoe (mit epigastr., sternalen, interkostalen, jugularen Einziehungen), Dyspnoe (Nasenflügelatmen), Akrozyanose. Gefahr der Abszedierung durch Staphylokokken.

Säuglingsschälflechte ↑ Erythrodermia desquamativa, ↑ Seborrhö.

Säuglingsskoliose: Bei der im Säuglingsalter auftretenden C-förmigen, meist linkskonvexen Verbiegung der Wirbelsäule handelt es sich i. d. R. nicht um einen Formfehler, d. h. eine echte ↑ Skoliose i. S. der Definition (Ausnahme: Fehlbildungsskoliose), sondern um einen Stellungsfehler (zentrale Koordinationsstörung), der in den seltensten Fällen zum Formfehler werden kann. Etwa 90 % heilen spontan aus. Ther.: Säuglingsgymnastik unter Ausnutzung frühkindl. Halte- u. Stellreflexe; Umkrümmungsbandage o. Liegebrett.

Säuglingssterblichkeit: Sterblichkeit von Kindern im ersten Lj. Die Säuglingssterblichkeitsziffer errechnet sich aus der Zahl der in einem Jahr gestorbenen Säuglinge, bezogen auf 1 000 Lebendgeborene.

Säuglingstod ↑ Kindstod, plötzlicher.

Säuglingstuberkulose ↑ Säuglingsphthise.

Saugnäpfe: napfförmige Haftorgane versch. Tiergruppen, bei denen durch Kontraktion von Ringmuskeln eine Saugwirkung entsteht, z. B. bei ↑ Trematoda, ↑ Cestoda, ↑ Hirudinea.

Saugreflex: reflexartige Saugbewegung, die beim Neugeborenen u. jungen Säugling durch Berührung der Lippen o. der Mundumgebung ausgelöst wird.

Saugreiz: physiol. Reiz für die Freisetzung von Prolaktin u. dadurch vermehrte Milchbildung bzw. -absonderung, bedingt durch das Saugen an den Brustwarzen der Frau bzw. mechan. Stimulation.

Saugschwäche: Unfähigkeit des Neugeborenen o. jungen Säuglings, Nahrung überhaupt o. in ausreichender Menge selbständig aufzunehmen. Eine S. kann als Zeichen der Unreife, bei neurol. Störungen u. schweren Erkrankungen auftreten.

Saugspüldrainage ↑ Willenegger-Drainage.

Saugwürmer ↑ Trematoda.

Säulenchromatographie: analyt. u. präparatives Verfahren, welches in senkrecht stehenden, in Abhängigkeit vom Trennproblem unterschiedl. dimensionierten Rohren durchgeführt wird, die mit Trägermaterial (stationäre Phase) gefüllt u. von einem Laufmittel (mobile Phase) durchströmt werden. Als stationäre Phase werden Festkörper u. Flüssigkeiten verwendet. Anwendung findet diese Arbeitstechnik bei der Absorptionschromatographie, der Verteilungschromatographie (↑ Chromatographie), der ↑ Ionenaustauschchromatographie u. der Gelchromatographie.

Säulenknorpel: Anordnung von Knorpelzellen in Säulen (Columella chondrocyti) in der Epiphyse während der ↑ Osteogenesis cartilaginea.

Saumepithel: Epithel des Zahnfleischrands. Äußeres S.: verhorntes, mit dem Bindegewebe verzapftes sichtbares Gingivaepithel, äußeres Gingivaepithel. Inneres S: die mit der Zahnoberfläche verbundene, unverhornte u. mit dem Bindegewebe nicht verzapfte unsichtbare Epithelschicht, Sulkusepithel im Bereich des Sulkus u. Verbindungsepithel, das durch Basallamina u. Hemidesmosomen der Zahnoberfläche fest anhaftet. Zellmigration von der Tiefe zum Sulkusepithel.

Saumzelle: Enterozyt; Dünndarmepithelzelle mit einem Oberflächensaum aus ↑ Mikrovilli.

Saunabad: Heißluftbad mit zwischenzeitl. Luft- o. Kaltwasserabkühlung. Zeichnet sich durch geringe Luftfeuchte, 4,5–6 kPa bei 70–100 °C aus. Dadurch relativ geringe Kreislaufbelastung. I. R. thermoregulator. Optimierung kommt es zur Stabilisierung des Kreislaufs u. der vegetativen Regulation; außerdem Entspannung der Muskulatur. Empfehlenswert bei essentieller Hypertonie I u. II, Angiopathien I u. II, chron. Bronchitis, endogenem Ekzem, Asthma. Sauerstoffsauna: Einatmung eines O_2-Luftgemischs (40 %) während des Saunabades zur Erweiterung der Wirkungseffekte der Sauna.

Säureätztechnik ↑ Restauration.

Säure-Base-Katalyse: Beschleunigung einer chem. Reaktion durch Säure- o. Basezusatz. Die S. beruht auf der Protonierung o. Deprotonierung eines der Reaktanden, der in dieser Form leichter vom Reaktionspartner angegriffen wird (Erniedrigung der ↑ Aktivierungsenergie).

Säure-Basen-Haushalt: Säure-Basen-Gleichgewicht. Konstanthaltung des pH-Wertes des Blutplasma bzw. der Intrazellularflüssigkeit innerhalb enger Grenzen durch extra- u. intrazelluläre Puffersysteme u. deren Regelung durch Lunge u. Niere. Die Konstanz des pH (↑ Isohydrie) ist von größter Bedeutung für die Funktion biol. Systeme u. insbes. für den Metabolismus im Organismus. Für das art. Blutplasma beträgt der pH-Wert 7,4 ± 0,03. Als Puffersysteme sind im Plasma v. a. das Kohlensäure-Hydrogenkarbonat-System sowie die Plasma-Proteine u. das Phosphatsystem wirksam. In den Erythrozyten hat das Hämoglobin die größte Pufferwirkung. Unter normalen Bedingungen erfolgt die Gewährleistung der Isohydrie im wesentl. über die geregelte Tätigkeit der Lunge bzw. der Niere durch Beeinflussung der Komponenten des Hydrogenkarbonat-Kohlensäure-Systems nach der Puffergleichung (Henderson-Hasselbalch)

$$pH = pK = 6{,}1 + \log \frac{[HCO_3^-]}{[H_2CO_3]}$$

Lungenventilation u. Nierenausscheidung bestimmen also die quantitative Größe des Nenners (CO_2+H_2O) bzw. des Zählers. Als physiol. Regulationsgröße ergibt sich

$$pH = f\left(\frac{HCO_3^-}{H_2CO_3}\right) = f\left(\frac{\text{Niere}}{\text{Lunge}}\right)$$

Abweichungen vom normalen pH-Bereich des Blutplasmas sind von großer klin. Bedeutung. pH < 7,37 = Azidose (metabol. bzw. respirator.); pH > 7,43 = Alkalose (metabol. bzw. respirator.). Die pH-Abweichungen werden durch gegenläufige Prozesse z. T. kompensiert. Dabei wirken Lunge u. Niere komplementär als regulierende Organe, d. h., pH-Abweichungen respirator. Ursprungs wird renal u. umgekehrt metabol. Veränderungen respirator. entgegengewirkt. Im Ergebnis kommt es mit der Annäherung zum normalen pH-Bereich gleichzeitig aber auch zur Verstärkung der Konzentrationsabweichung der Pufferkomponenten. ↑ Puffersysteme des Blutes.

Säurebelastung, endogene: verstärkter endogener Anfall von Säuren bei unphysiolog. Stoffwechselsteigerungen o. Störungen im Fettstoffwechsel, z. B. im Fieber, bei Hyperthyreose, z. T. auch während der Schwangerschaft o. im Hungerzustand, bei starker Muskelarbeit, Narkose, allg. hypox. Zuständen, diabet. Ketoazidose, metabolischer ↑ Azidose.

Säure-Clearance: **1.** Zahl der Schluckakte, die erforderl. sind, um das durch Einbringen von HCl in den Ösophagus eingestellte saure Milieu wieder zu beseitigen (Messung mit pH-Meter beim stehenden, sitzenden u. liegenden Probanden. Sind zusammen mehr als 60 Schlucke nötig = pathol.). Der Test ist mit etwa je 20 % falschnegative u. falschpositive Ergebnissen belastet. **2.** Bernstein-Test, Säureperfusionstest. Über eine mit der distalen Öffnung im unteren Ösophagusdrittel liegende Sonde wird nach 0,9 %iger NaCl-Lösung 15 min lang 0,1 n HCl eingetropft. Bei einer Refluxösophagitis kommt es unter HCl zu Schmerzangaben, die auf neuerl. NaCl wieder verschwinden.

Säureexponent: Dissoziationskonstante K einer Säure, ausgedrückt durch den neg. Potenzexponenten pK: pK = -log K. Dient zur Charakterisierung des ↑ Umschlagspunkts eines Indikators.

Säuren: chem. Verbindungen, die andere Stoffe protonieren können u. dabei selbst in ihre „korrespondierenden" Basen übergehen (Definition nach Brönsted; ↑ Brönsted-Säuren-Basen-Konzept).

$$\underset{\text{Säure}}{HCl} + NH_3 \rightarrow \underset{\text{korrespondierende Base}}{Cl^-} + NH_4^+$$

Das eigentl. reagierende Teilchen ist dabei das Wasserstoffion H^+ (in wäßriger Lösung das Hydroniumion H_3O^+), das als Elektronenpaarakzeptor eine neue Bindung mit dem Substrat (im Beispiel NH_3) eingeht. In einer verallgemeinerten Theorie von G. N. Lewis werden Elektronenpaarakzeptoren, d. h. Verbindungen, die ein Elektronenpaar einer anderen Verbindung in ihre Valenzschale aufnehmen können, schlechthin als S. bezeichnet (Lewis-Säure; Beispiele: BF_3, $AlCl_3$).

Säureresistenztest: Ham-Test; ↑ Säure-Serum-Test.

Säurerückdiffusion: Durch Magenschleim u. bes. Bau des Oberflächenepithels des Magens wird das Rückwandern von Säureionen aus dem Lumen in die Magenwand erhebl. eingegrenzt. Durch Acetylsalicylsäure u. Gallensäuren kommt es zu einer gesteigerten Rückdiffusion.

Säure, schweflige: H_2SO_3; entsteht durch Lösen von SO_2 in Wasser. Zur Hemmung der alkohol. Gärung (Schwefeln) benutzt, H_2SO_3 ist das Wirkprinzip von SO_2 auf feuchten Schleimhäuten.

Säure-Serum-Test: von dem Amerikaner Ham (1939) angegebener Test zur Prüfung einer pathol. Komplementempfindlichkeit von Erythrozyten bei hämolyt. Anämien. Erythrozyten werden bei 37 °C u. leicht saurem pH-Wert (6,3–6,5) mit frischem Serum inkubiert. Bei Pat. mit nächtlicher paroxysmaler ↑ Hämoglobinurie tritt dabei eine komplementbedingte Hämolyse auf. Pos. Test auch bei kongenitaler dyserythropoet. Anämie (Typ II) zu beobachten.

Säurestärke ↑ pK_a-Wert.

Säurewecker: **1.** Physiol. Stoffe zur Anregung der Magensäurebildung, z. B. Coffein, Alkohol, Histamin, Fleischextrakte, Fleischbrühe. **2.** Bei der Lebensmittelherstellung Kulturen von milchsäurebildenden Mikroorganismen zur Säuerung von Milch o. Rahm bei der Butter- u. Käsefabrikation, zur Herstellung von Sauerkohl, Sauerteig des Brotes usw.

Sauton-Lösung: Salzlösung zur Herstellung versch. Nährmedien zur Züchtung von Tuberkulosebakterien.

Sauvinea, Charles (geb. 1862), frz. Ophth.

Sauvinea-Lähmung (nach Charles S.): Ophthalmoplegia externa mit Lähmung des Musculus rectus internus der einen u. Spasmus des Musculus rectus externus der anderen Seite.

Savill, Thomas Dixon (1856–1910), Arzt, London.

Savill-Krankheit (nach Thomas D. S.): epidem. exfoliative Dermatitis, ähnl. der Pityriasis rubra.

Saxitoxin: hitzestabiles Gift, durch Dinoflagellaten in Muscheln u. Fischen produziert (↑Schellfischgift). Genuß von versch. Meeresfrüchten aus dem Pazifik u. der Nordsee führt auf diese Weise zu Lähmungen bei Menschen u. Seevögeln. S. wirkt ähnl. wie ↑Tetrodotoxin; Hemmung des Na^+-Kanals während der fortgeleiteten Erregung an Nerv u. Muskel.

Say-Gerald-Syndrom: Fehlbildung mit Polydaktylie, Verdopplung beider Ellen- u. Wadenbeine u. eines Schien- o. Speichenbeins, Block- u. Spaltbildung der Wirbel, Atresia ani u. Gedeih- u. Wachstumsstörungen.

Sayk-Kammer: Sedimentationskammer nach Sayk für Liquor cerebrospinalis, mit der eine gleichmäßig verteilte einschichtige Zellage erhalten wird. Dadurch gute Zelldarstellung mögl.

Sb: chem. Symbol für ↑Antimon.

sb: Zeichen der Leuchtdichteeinheit Stilb; ↑Strahlungsgrößen.

S. B.: *Abk* für lat. Scientiae baccalaureus. ↑Bachelor.

SBI: *Abk* für engl. Sulcus bleeding index; Index zur Graduierung der Blutungsbereitschaft des Zahnfleischsulkus (Mühlemann/Son).

s. c.: *Abk* für lat. sub cutis; unter der Haut.

Scabies ⟨*lat*⟩ *f* ↑Skabies.

Scabies crustosa: Krätze mit eigenartiger Reaktionsform des Körpers auf die Krätzmilbe unter Bildung von Krusten u. Hornschwielen bei debilen Personen.

Scabies discreta: abortive Verlaufsform der ↑Skabies mit geringen Hautveränderungen.

Scabies norvegica: Verlaufsform der ↑Skabies nach jahrelangem Befall bei geschwächter Abwehr o. vernachlässigten Personen als Hyperkeratose, ↑Scabies crustosa.

scalenius ⟨*gr*⟩ *Adj*: dreieckig.

Scaler ⟨*engl*⟩: graziles sichelförmiges Instrument mit dreieckigem Querschnitt zur supra- u. subgingivalen Zahnreinigung. ↑Hygienisierung, professionelle orale.

Scaling ⟨*engl*⟩ *n*: Entfernung von ↑Konkrement mittels ↑Scaler. ↑Auflagerung.

Scaling up: im Zusammenhang mit der Entwicklung neuer Arzneimittel erfolgende Überführung der Ergebnisse aus dem Labormaßstab auf den halbtechn. bzw. Produktionsmaßstab.

Scanner ⟨*engl*⟩: Erstes Gerätesystem zur automat. Erfassung der Aktivitätsverteilung in Körperregionen. Ein kollimierter ↑Szintillationsdetektor (Durchmesser 7,5–12,5 cm) wurde mäanderförmig über die gewünschte Körperregion bewegt. Dauer: 10–40 min. Heute durch ↑Gammakamera abgelöst.

Scanning-EM ⟨*engl*⟩: *Abk* SEM. ↑Rasterelektronenmikroskop.

Scanningtisch: in x- u. y-Richtung schrittweise steuerbarer Mikroskoptisch, verwendet z. B. in der automatischen ↑Bildverarbeitung.

Scanzoni, Friedrich Wilhelm (1821–1891), Gyn., Prag, Würzburg.

Scanzoni-Manöver (nach Friedrich W. S.): Drehzangenoperation in der Geburtshilfe; z. B. bei Umwandlung einer hinteren in eine vordere Hinterhauptlage.

Scapha ⟨*gr*⟩ *f*: nachenförmige Vertiefung, z. B. Grube zwischen Helix u. Anthelix der Ohrmuschel.

Scapula ⟨*lat*⟩ *f*: Schulterblatt, platter Knochen an der Hinterseite der Schulter, der sich durch eine ↑Rahmenkonstruktion auszeichnet.

Scapula alata: flügelförmig abstehendes Schulterblatt bei Lähmung des M. serratus anterior infolge Läsion des N. thoracicus longus.

scapularis ⟨*lat*⟩ *Adj*: skapular, skapulär; zum Schulterblatt gehörend.

Scapula scaphoidea: schmales Schulterblatt mit konkavem medialem Rand.

Scarf-Osteotomie: Operation des Hallux valgus. Treppenförmige Osteotomie des Metatarsale I von distal-dorsal nach proximal-plantar mit nachfolgender Lateralisierung des distalen Anteils.

Scarlatina ⟨*lat*⟩ *f* ↑Scharlach.

Scarlatina fulminans ⟨*lat*⟩: tox. Scharlach (↑Scharlach).

Scarlet fever ⟨*engl*⟩ ↑Scharlach.

Scatter-Faktor: insbes. von Fibroblasten gebildetes dimeres Glykoprotein; wirkt parakrin als ↑Mitogen; von Bedeutung für die Ausbildung von Zell-Zell-Kontakten.

Scavenger-Weg ⟨*engl*⟩: unspezif., nichtkontrollierter u. nichtrezeptorvermittelter Abbau von ↑Low-density-Lipoproteinen, die durch unspezif. Pinozytose in Scavenger-Zellen (Zellen des RES, glatte Muskelzellen, Endothelzellen) aufgenommen werden, in ihrem Innern Cholesterin u. Cholesterinester anhäufen u. dadurch geschädigt werden. Sie tragen zur Schädigung der Gefäßwand u. zur Entstehung der ↑Atheromatose als Folge einer ↑Hypercholesterinämie bei, wodurch deren ursächl. Bedeutung als Risikofaktor für die Entstehung arteriosklerot. Veränderungen biochem. aufgeklärt wurde.

Scavenger-Zellen: Zellen mit „Abräumfunktion", die ↑Cholesterin u. Cholesterinester (im Ggs. zu solchen Zellen, die Cholesterin u. seine Ester rezeptorvermittelt u. dadurch rückkopplungskontrolliert aufnehmen u. verwerten, ↑LDL-Rezeptor) massiv akkumulieren (z. B. die glatten Muskelzellen der vorgeschädigten Gefäßwand) u. dadurch weitere tiefgreifende Schäden erleiden. S. sind an der Entstehung einer ↑Arteriosklerose bei ↑Hypercholesterinämie wesentl. beteiligt.

Sc. B. ↑B. S.

Scedosporium apiospermum: Anamorph von ↑Pseudallescheria boydii.

Sceno-Test ↑Szeno-Test.

SCF: *Abk* für engl. stem cell factor; insbes. von Fibroblasten gebildetes ↑Zytokin (Glykoprotein). Wirkt mitogen auf hämatopoet. Stammzellen, v. a. synergist. mit ↑Erythropoetin, ↑Interleukinen u. anderen Zytokinen; bewirkt Strahlenschutz bei Radiotherapie.

Schabadasch, Arnold Leonowitsch (1898–1978), russ. Anat., Neurohistologe, Gorki, Moskau.

Schabadasch-Plexus (nach Arnold L. S.): äußerer Teil des ↑Meissner-Plexus.

Schabe, amerikanische ↑Periplaneta americana.

Schaben ↑Blattariae, ↑Gesundheitsschädlinge.

Schabenplage: Massenbefall von Gebäuden mit versch. Arten der Blattariae.

Schablonen, motorische: nach Kretschmer in der Ontogenese auftretende u. bei Abbau höherer Hirnleistungen wieder hervortretende, automatisierte Bewegungsabläufe. ↑Automatismen.

Schachtelbiß: Bißform des Neugeborenen. Wird als Vorläufer des Deckbisses angesehen.

Schachtelton: lauter, lang anhaltender Perkussionston über stark lufthaltigem Gewebe (Lungen-, Hautemphysem).

Schachtverhältnis: bei Streustrahlenrastern das Verhältnis aus der Höhe der Lamellen u. deren Abstand. Übl. sind S. zwischen 5 u. 15, früher als 5 : 1 u. 15 : 1 bezeichnet.

Schädel ↑ Cranium.

Schädelaufnahmegerät: spez. Röntgenaufnahmegerät zur Anfertigung von Schädelaufnahmen, das die Möglichkeit zur Einstellung unterschiedl. Strahlenrichtungen bietet. S. sind meist mit Kassettenwechslern für angiograph. Serienaufnahmen ausgerüstet.

Schädelbasis ↑ Basis cranii.

Schädelbrüche: Folge der Einwirkung kinet. Energien auf den Kopf. Nach der Art der Gewalteinwirkung trennt man die direkt entstandenen Impressions- u. Biegungsbrüche von den indirekt verursachten Berstungsbrüchen. Nach der Lokalisation unterscheidet man: Gesichtsschädel-, Kalotten- u. Schädelbasisfrakturen mit evtl. Übergreifen der einzelnen Formen. Die Schädeldachbrüche (Kalotten- o. Konvexitätsbrüche) können in Biegungs- u. Berstungsbrüche aufgegliedert werden. Werden bei einem Biegungsbruch Fragmente unter Abdrängung der Dura mater bzw. des Gehirns nach innen verlagert, so handelt es sich um eine Impressionsfraktur. Bei den Biegungsbrüchen unterscheidet man: Lochbrüche, Splitter- o. Stückbrüche, Terrassenbrüche u. Globusbrüche. Diagnostik: Röntgenaufnahmen, neurol. Untersuchung. Ther.: abhängig, ob eine allg. o. örtl. Mitbeteiligung des Gehirns besteht. Geringe Eindellung u. fehlende Herdsymptomatik erfordern keine operative Behandlung. Stärkere Impressionen u. jede offene Fraktur müssen operativ versorgt werden. Die Frakturen der Schädelbasis sind meist Berstungsbrüche. 2 Hauptarten sind zu unterscheiden: frontorhinobasale Frakturen u. laterootobasale Frakturen. Jede dieser Formen kann zu spez. Komplikationen führen (↑ Hirnverletzungen). Die intakte o. über einem Bruchspalt verletzte Haut u. Dura entscheiden über die Einordnung als geschlossene o. offene Fraktur.

Schädeldefekt ↑ Trepanation.

Schädeleröffnung ↑ Trepanation.

Schädelformation, posthume: künstl. Schädelverformung, bedingt durch bes. Lagerung des Schädels in der Grabstätte, Aufweichung der Knochen u. Druck.

Schädelfraktur, wachsende: allmähl. sich verbreiternder Spalt einer Kalottenfraktur im frühen Kindesalter. Sie ist auf eine Durazerreißung unter der Fraktur, auf einen kontusionsbedingten Hirnprolaps durch die Duralücke in den Frakturspalt zurückzuführen. Sie „wächst", weil infolge der Hirnpulsationen das prolabierte Hirngewebe die Duraränder u. den Frakturspalt mehr u. mehr auseinanderdrängt. Operationsziel: Beseitigung der Hirn-Dura-Narbe u. Duraplastik. ↑ Schädelbrüche.

Schädelgrube ↑ Fossa cranii.

Schädel-Hirn-Trauma: Man unterscheidet offene u. gedeckte Schädelverletzungen. Als Hirnschädigungen werden ↑ Commotio cerebri, ↑ Contusio cerebri u. ↑ Compressio cerebri unterschieden. Von neurochirurg. Seite wurden Einteilungen in Schweregrade vorgenommen, die vergleichbare Verläufe zeigen. Außer intrakraniellen Blutungen (↑ Epiduralhämatom, ↑ Subduralhämatom, ↑ Apoplexie) häufige Komplikationen: ↑ Hirnödem, intrakranielle ↑ Drucksteigerung, zerebrale ↑ Einklemmung, Hyper- bzw. ↑ Aliquorrhö; ↑ Liquor cerebrospinalis. ↑ Hirnverletzungen. Abb.

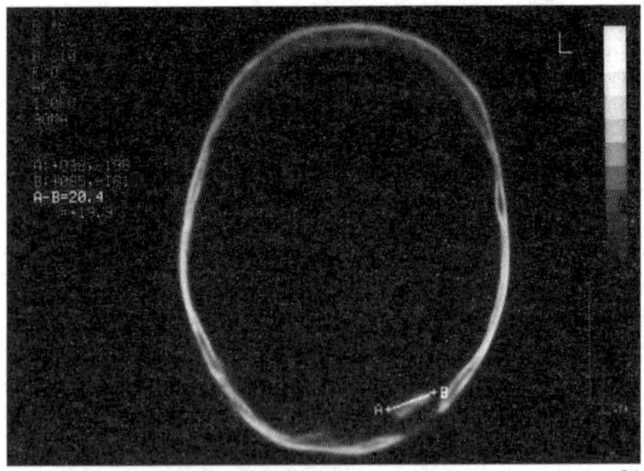

31

Schädel-Hirn-Trauma mit Impressionsfraktur

Schädel-Hirn-Verletzungen ↑ Schädel-Hirn-Trauma.

Schädel-Hirn-Verletzung, frontorhinobasale: Basisfrakturen im Bereich der vorderen Schädelgrube mit Einbeziehung der vorderen u./o. hinteren Stirnhöhlenwandung sowie der angrenzenden pneumat. Räume, z. T. auch der Orbita. Vier Formen (nach Escher): Typ 1: ausgedehnte frontobasale Trümmerfraktur mit Stirnbeinimpression, Zertrümmerung der Stirnhöhlen u. des Siebbeins sowie Dura- u. Hirnverletzung. Typ 2: umschriebene frontobasale Fraktur, Mikrofissuren, Durariß. Lokalisation: Lamina cribrosa, Crista galli, hinteres Siebbein, Keilbeindach. Typ 3: Abriß des Mittelgesichts von der Schädelbasis. Typ 4: lateroorbitale frontobasale Fraktur. Orbitaschwellung, Ödem, Protrusio bulbi. Klinik: führendes Sympt. Liquorrhö, evtl. Liquorunterdrucksyndrom (Kopfschmerz, Übelkeit, Schwindel, Erbrechen). Provokationsversuch: Kopf vorwärts beugen, Jugularvenenkompression. Liquornachweis: pos. Zuckernachweis. Ausschluß von Rhinitis vasomotorica, allerg. Rhinitis, Schleimhautzysten u. Nasensekret erforderl. Weitere Sympt.: Luftansammlung im Schädelinnenraum (Pneumatocele, Pneumocephalus) subdural, subarachnoidal, intrazerebral o. intraventrikulär. Kopfschmerz, Liquorfluß u. a. Riechstörungen, Weichteilemphysem, Brillen- o. Monokelhämatom, Optikusschädigungen sowie Ausfälle der Nn. oculomotorius, abducens, trochlearis u. a. Komplikationen: Früh- u. Spätmeningitis, Enzephalitis, Hirnabszeß. Ther.: Operation evtl. in interdisziplinärer Zusammenarbeit. Vitale Operationsindikation bei lebensbedrohl. Hirndrucksteigerung, intrakraniellen Blutungen, Liquorhypotension, Blutungen aus Nase, Rachen, Gehörgang o. bei Liquor-Hirnbrei-Austritt aus einer klaffenden Wunde. Sobald als mögl. bei Durazerreißung, eingedrungenen Fremdkörpern u. Komplikationen. Dringlich bei Verdacht auf Duraverletzung, Trümmerfrakturen im Nebenhöhlenbereich u. a.

Schädel-Hirn-Verletzung, laterootobasale: Hirnverletzungen nach indirekter Gewalteinwirkung auf die Schädelbasis (meist Berstungsbrüche): 1. Gewalteinwirkungen von frontolateral her in diagonaler Richtung können – entspr. dem Schweregrad – eine Längsfraktur der kontralateralen Pyramide bzw. eine Querfraktur im Labyrinth-, Tegmenbereich bewirken, 2. von frontolateral her in sagittaler Richtung können gleichfalls eine Querfraktur im Labyrinth-Tegmen-Bereich zur Folge haben, 3. von lateral her können zur Fraktur im Temporal-, Tegmen- u. Anulusbereich u. der Pyramide (Längsfraktur) homolateral evtl. auch kontralateral führen, 4. von okzipital her ist die Entstehung einer ein- o. doppelseitigen Pyramidenfraktur mögl. Klin. Hinweise: Liquor- u./o. Blutabfluß aus dem äußeren Gehörgang, auch über die Tuba auditiva zur Nasenhöhle hin. Röntgenbefunde, CT.

Schädelindex: anthrop. Kennziffer zur Charakterisierung der Schädellänge (größte Schädelbreite in Prozent der Schädellänge). ↑Schädelnormen.

Schädelkapazität: Hirnschädelkapazität; Volumen des Hirnschädelinnenraums, das mit Hilfe von Längen-, Breiten- u. Höhenmaßen des Kopfs bzw. Schädels berechnet o. am Schädel direkt gemessen werden kann.

Schädelknochenpneumatisation: eine Reihe von Schädelknochen (Stirn-, Sieb-, Keil-, Oberkiefer- u. Schläfenbein) enthalten mit Luft gefüllte u. von Schleimhaut ausgekleidete Hohlräume, die teils mit der Nasenhöhle (Nebenhöhlen der Nase), teils mit der Paukenhöhle (Cellulae mastoideae) in Verbindung stehen. Der biol. Sinn der P. ist eine Gewebeeinsparung an denjenigen Stellen des Schädels, die keiner stärkeren Belastung unterliegen.

Schädellage: Kopflage; häufigste Lage des Kindes unter der Geburt, wobei der Kopf vorangeht.

Schädelnormen: in der ↑Anthropometrie übl. Betrachtungsebenen des Schädels. Nach Einstellung des Schädels in die ↑Ohr-Augen-Ebene unterscheidet man Norma frontalis (Ansicht von vorn), Norma verticalis (Ansicht von oben), Norma basilaris (Ansicht von unten), Norma lateralis (Ansicht von der Seite), Norma occipitalis (Ansicht von hinten), Norma sagittalis (Ansicht des mediansagittal durchgeschnittenen Schädels) u. Norma basilaris interna (Ansicht der Schädelbasis des horizontal durchgeschnittenen Schädels).

Schädelsarkom: infiltrierend u. zerstörend in den Schädelknochen eingebrochener, von der Dura mater ausgehender, meist gut vaskularisierter Tumor.

Schädelsonographie: Ultraschalluntersuchung (↑Ultraschalldiagnostik) des Schädels Neugeborener u. junger Säuglinge durch die offene Fontanelle, wichtige diagn. Methode zur Erkennung von Fehlbildungen des ZNS, intrakraniellen Blutungen u. a. strukturellen Veränderungen.

Schädelstatik: Lehre vom Bau des Schädels in bezug auf seine mechan. Belastung u. Beanspruchbarkeit. Die Basis des Schädels wird durch einen Längs- u. 3 Querbalken verfestigt. Der Längsbalken beginnt vorn an der Sella turcica, zieht über den Clivus nach hinten u. abwärts, umgreift das Foramen magnum, vereinigt sich an dessen hinterem Rand zu einer Leiste u. gelangt zur Protuberantia occipitalis interna. Den vorderen Querbalken bilden die Alae minores des Keilbeins u. angrenzende Abschnitte des Os frontale, den mittleren Querbalken die Felsenbeinpyramiden u. den hinteren Querbalken die verstärkten Ränder des Sulcus sinus transversi.

Schädelverrundung ↑Brachykephalisation.

Schadenserwartung: im Strahlenschutz gebräuchl., in ICRP 26 definierter Begriff für den Erwartungswert einer für die Gesundheit schädl. Wirkung einer Bestrahlung. Es gilt $G = P$ õ $p_i \cdot g_i$; worin G die S., P die Anzahl der Personen des betrachteten Kollektivs, p_i die Wahrscheinlichkeit für das Auftreten einer spez. Wirkung i u. g_i einen Gewichtsfaktor für den Schweregrad der Wirkung bedeuten. Betrachtet man nur eine spez. Wirkung, z. B. die Krebsinduktion, so gibt G die Anzahl der im Kollektiv P auftretenden Fälle an.

Schadensverbot: Prinzip der medizinischen ↑Ethik, das besagt, daß med. Handlungen für Pat. o. Probanden nicht schädl. sein dürfen. Das S. geht zurück auf den Eid des Hippokrates u. die Verpflichtung, daß der Arzt nutzen o. wenigstens nicht schaden soll (lat. nil nocere). In der modernen Med. z. T. ersetzt durch Nutzen-Risiko-Abwägung.

Schädigung: Bei der Beschreibung des ↑Gesundheitszustands stellt die S. einen Verlust o. eine Normabweichung in der psych., physiol. o. anat. Struktur o. Funktion dar (WHO 1980, 1993). S. wird durch Krankheit, angeborenes Leiden, Verletzungen o. andere Einwirkungen (z. B. Amputation) auf die betroffene Person verursacht. Eine aktuelle S. kann ↑Fähigkeitsstörungen u./o. ↑Beeinträchtigungen verursachen sowie ↑Sekundärprozesse auslösen. ↑Krankheitsfolgenmodell, ↑ICIDH. Die wichtigsten Schädigungsarten sind (ICIDH 1980): 1. intellektuelle S., 2. andere psych. S., 3. Sprachschädigungen, 4. Ohrschädigungen, 5. Augenschädigungen, 6. viszerale S., 7. Skelettschädigungen, 8. entstellende S., 9. generalisierte u. sensor. S.

Schädigung, intellektuelle: Einschränkung der intellektuellen Leistungsfähigkeit, die sich auf die gesamte Persönlichkeitsentwicklung auswirkt. Es wird zwischen einer angeborenen, im frühen Kindesalter erworbenen u. im späteren Lebensalter auftretenden i. S. unterschieden. Die i. S. läßt sich aus pädagog. Sicht nach dem Grad der Bildungsfähigkeit in drei Stufen gruppieren: 1. i. S., die sonderpädagog. Hilfen im Regelschulbereich bedingt, 2. i. S., die eine Sonderschulbedürftigkeit bedingt, 3. i. S., die eine außerschul. Förderbedürftigkeit u. damit ein vorübergehendes Ruhen der Schulpflicht bedingt. Dieser Sachverhalt ist von Zeit zu Zeit im Hinblick auf Entwicklungsfortschritte zu überprüfen. Bei i. S. handelt es sich um eine im wesentl. irreversible psychophys. Schädigung, die durch Maßnahmen der komplexen ↑Rehabilitation gemindert wird. Dabei sind Früherkennung u. rehabilitative Früherziehung von wesentl. Bedeutung.

Schädigung, kombinierte: Kombinationsschäden. Gesamtheit der lokalen u. allg., sich wechselseitig beeinflussenden pathol. Vorgänge infolge gleichzeitiger Einwirkung einer Kombination unterschiedl. Noxen (mechan., therm., chem., radiogen). Charakterist. ist die Potenzierung der Einzelschäden.

Schädlingsbekämpfer: früher Kammerjäger; Spezialist zur Bekämpfung von ↑Gesundheitsschädlingen im unmittelbaren Lebensbereich des Menschen.

Schädlingsbekämpfung ↑Desinsektisation.

Schädlingsbekämpfung, biologische: Bekämpfung von Schädlingen durch gezielte Vermehrung u. Einsatz von natürl. Feinden, z. B. Bakterien, Viren (BTI), Hyperparasiten, Freßfeinden, o. durch Verbreitung, z. B. strahlenbehandelter, unfruchtbarer Männchen. Zur b. S. werden auch genet. Methoden eingesetzt. Erfolgreich bei der Bekämpfung von Schadinsekten angewendet, bes. wirkungsvoll in Kombination mit chem. Bekämpfungsmethoden.

Schädlingsbekämpfungsmittel ↑Pestizide.

Schadran: OMPA; sehr tox. Phosphorsäureester. Nur für wissenschaftl. Zwecke.

Schadstoffe: chem. Stoffe, die die Gesundheit nachteilig beeinflussen u. in schweren Fällen sogar den

Tod verursachen (↑Gifte). In Lebensmitteln muß der Gehalt an S. so niedrig gehalten werden, daß eine gesundheitliche ↑Unbedenklichkeit gesichert ist. Wichtige Gruppen von S. aus unterschiedl. Quellen sind die nativen (natürl.) S., die ↑Sekundärprodukte der Be- u. Verarbeitung, die ↑Kontaminanten u. Rückstände sowie die ↑Additive. Ubiquitäre S. sind solche, die in (fast) allen Teilen der Umwelt, so auch in der Nahrung, in geringen Spuren vorkommen. Dem Schutz vor S. dienen zahlreiche gesetzl. Regelungen. ↑Giftgesetz. ↑Schadstoffe, anthropogene.

Schadstoffe, anthropogene: durch menschl. Zutun in die Umwelt u. Nahrung gelangte chem. Stoffe natürl. u. synthet. Ursprungs. Ihr Vorkommen als ↑Kontaminanten, als Rückstände o. Additive ist unerwünscht, jedoch nicht immer gänzl. auszuschließen, bei Einhaltung der Toleranzen (↑Acceptable daily intake) aber gesundheitl. unbedenkl. Die synthet. a. S. sind auf ihre ↑Toxizität gut untersucht. Durch Umverteilung von Naturressourcen (Hüttenindustrie, Bergbau) u. industrielle Anwendungen (Metalle) werden Naturstoffe bei ungeeignetem Umgang zu a. S.

Schadstoffe, native: in eßbaren Pflanzenteilen u. Tiergeweben natürlicherweise vorkommende Giftstoffe. Viele Pflanzen, nicht nur die sog. Giftpflanzen, u. auch einige Tiere produzieren zum eigenen Schutz o. aus unbekannten Gründen Stoffe, die auf andere Organismen (Mikroben, Insekten, Säugetiere) tox. wirken. Lebensmittel dürfen n. S. nicht in schädigender Konzentration enthalten. Bei nicht bestimmungsgemäßem Gebrauch können Gesundheitsschäden auftreten. Bei der Zubereitung werden viele der n. S. zerstört. Bei der Erschließung neuer natürl. Nahrungsquellen können jedoch n. S. bedeutsam sein. Über die Toxizität vieler n. S. ist relativ wenig bekannt.

Schafblattern ↑Windpocken.

Schafenzephalitis, schottische ↑Louping ill.

Schäfer-Syndrom: Schäfer-Siemens-Syndrom; autosomal dominante, vorwiegend beim männl. Geschlecht auftretende Verhornungsstörung mit follikulärer Hyperkeratose, Leukokeratose der Mundschleimhaut, Hypotrichose, Hyperhidrose, Sehstörungen (Cataracta congenita), Entwicklungsverzögerung. 1906 von J. Jadassohn u. F. Lewandowsky als ↑Pachyonychia congenita beschrieben.

Schafgarbenkraut ↑Achillea millefolium.

Schafhaut: ↑Amnion; genannt nach der Eihaut der Opfertiere.

Schafpocken ↑Windpocken.

Schalenpessar: schalenförmiges durchlöchertes ↑Pessar zur symptomat. Behandlung des Gebärmutter- u. Scheidenvorfalls.

Schalentemperatur: die Temperatur der Körperoberfläche bzw. Schale, meist im Vergleich zur Kerntemperatur betrachtet, ↑Körperkern-Körperschalen-Verhältnis.

Schall: sich wellenförmig ausbreitende mechan. Schwingungen im Frequenzbereich des menschl. Hörens (etwa 16–20 000 Hz), ↑Lärm.

Schallbildertheorie: nach E. Ewald 1899; eine der älteren ↑Hörtheorien. Nach ihr soll jeder Ton die gesamte Basilarmembran zum Mitschwingen bringen. Es kommt zu stehenden Wellen, die in ihrer Gesamtheit als Schallbilder bezeichnet werden. ↑Ortstheorie des Hörens.

Schalldruck: durch Aufprall schwingender Teilchen auf einen Körper (z. B. Membran) entstehender Druck, gemessen in Pa. Der vom menschl. Ohr gerade noch wahrnehmbare S., die ↑Hörschwelle, ist frequenzabhängig u. beträgt bei 2 kHz: $2 \cdot 10^{-5}$ Pa. Das entspricht einer ↑Schallintensität von $^1/_2 \cdot 10^{-12}$ W/m². Normale Sprache in 1 m Abstand vom Sprecher: 0,02 Pa.

Schalldruckpegelbereich, hörbarer: frequenzabhängige Größe, die bei 1 000 Hz zwischen 0 u. etwa 120 dB SPL liegt; dem entspricht ein Druckbereich von $2 \cdot 10^{-5}$ N/m² bis 20 N/m² ($2 \cdot 10^{-4}$ µbar bis $2 \cdot 10^{2}$ µbar). Bei höherem Schalldruck setzt Stechen im Mittelohr ein (Schmerzgrenze).

Schalleitungsblock: Abnahme der Schalleitungsfähigkeit des Mittelohrs bei Erkrankungen des Mittelohrs, so daß die Schallzufuhr zum Innenohr nur noch über die Knochenleitung erfolgt.

Schalleitungsprotektion: Methode der gehörverbessernden Chirurgie. Abschirmung des runden Fensters durch eine Lappenplastik gegen Schallwellen. Damit soll bei fehlender Schalleitungskette eine bessere Energieübertragung auf die Perilymphe erfolgen.

Schalleitungsschutz ↑Lärm.

Schalleitungsschwerhörigkeit ↑Schalleitungsblock.

Schalleitungsstrahlungsdruck: Langevin-Strahlungsdruck; derjenige Gleichdruck, den eine fortlaufende Schallwelle auf ein größeres Hindernis ausübt. Der S. ist der ↑Intensität direkt u. der ↑Schallgeschwindigkeit umgekehrt proportional. Infolge des großen Wertes des S. in einem Ultraschallfeld wird er häufig zur Messung der Intensität benutzt. Der S. ist die Ursache des sog. Ultraschallsprudels an der Grenze zwischen Flüssigkeit u. Luft.

Schalleitung zum Innenohr: der über äußeren Gehörgang u. Trommelfell-Gehörknöchel-System erfolgende Antransport der Schallenergie aus dem schallweichen Medium Luft zum schallharten Medium Innenohrlymphe. Neben dieser Leitung von Luftdruckschwankungen (Luftleitung) gibt es eine Knochenleitung: durch kleinste Schwingungen des Felsenbeins verursachte Kompressionen der knöchernen Schnecke. Diese Schädelleitung ist bei nicht direkter Ankopplung des schwingenden Gegenstands an den Schädel um etwa 40 dB schlechter als die Luftleitung.

Schallfeld: von mechan. Wellen erfaßtes Raumgebiet, welches durch ↑Schallfeldgrößen charakterisiert wird.

Schallfeldgrößen: Kenngrößen eines mechan. Wellenfelds. Zu den S. gehören: Bewegungsamplitude, Geschwindigkeitsamplitude o. Schnelle, Wechseldruckamplitude, ↑Intensität, ↑Schallgeschwindigkeit, Frequenz, Wellenlänge u. bes. in Ultraschallfeldern der ↑Schalleitungsstrahlungsdruck.

Schallgeschwindigkeit: die Geschwindigkeit, mit der sich eine best. Phase einer mechan. Welle in einem gegebenen Stoff ausbreitet. Die Phasengeschwindigkeit ist eine mechan. Kenngröße eines Stoffs, die noch von der Temperatur, dem Druck u. der Frequenz abhängen kann. Die Frequenzabhängigkeit der S. bewirkt eine ständige Deformation eines endl. Wellenzuges o. Impulses. Deshalb wird die Ausbreitung eines Impulses durch die Gruppengeschwindigkeit, d. h. durch die Geschwindigkeit von Anfang, Mitte o. Ende eines Wellenzuges best.

Schallintensität: die von einer Schallquelle abgestrahlte u. auf die vom Schallfeld erfaßte senkrecht zur

Ausbreitungsrichtung stehende Fläche bezogene Schallleistung. Die S. wird in W/m^2 gemessen u. kann in Ultraschallfeldern Werte von über $10^4\ W/m^2$ erreichen.

Schallschatten ↑Richtungshören.

Schally, Andrew V. (geb. 1926), Physiol., Endokrin., Houston, New Orleans. 1968/69 gleichzeitig mit Guillemin, aber unabhängig voneinander, Isolierung u. Strukturaufklärung des TRH (Thyreotropin-Releasing-Hormon), später auch anderer ↑Releasing-Hormone. 1977 Nobelpreis für Med./Physiol. (mit R. Yalow u. R. Guillemin) „für ihre Entdeckungen über die Produktion von Peptidhormonen im Gehirn".

Schaltkerne ↑Relaiskerne.

Schaltknochen ↑Os intercalare.

Schaltlamellen: interstitielle Lamellen zwischen Osteonen; ↑Knochenstruktur.

Schaltneurone ↑Interneurone.

Schaltprothese: abnehmbare Prothese, die beidseits von Zähnen begrenzte Zahnlücken schließt.

Schaltstück: Ductus intercalatus; erster Abschnitt des Ausführungsgangsystems von exokrinen Drüsen mit einschichtigem Schuppenepithel. ↑Drüsen. Abb.

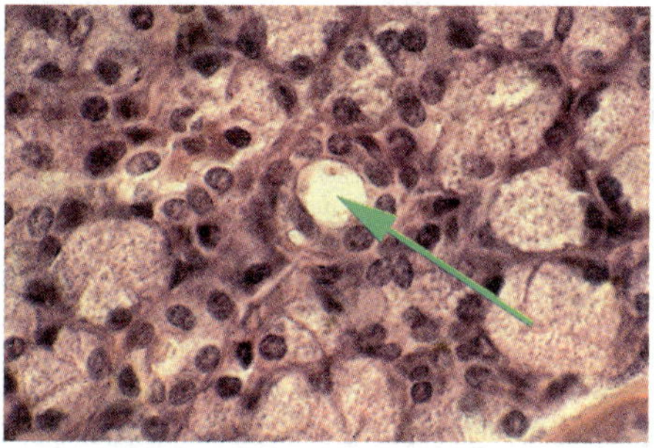

30

Schaltstück. Histologischer Schnitt durch die Glandula parotidea, HE-Färbung; im Zentrum ein kleinkalibriges S. (Pfeil) mit flachem Epithel

Schalttisch: Baueinheit eines Röntgengenerators, die die Vorrichtungen zum Schalten, Steuern, Regeln u. Messen der Werte für kV, mA, Schaltzeit bzw. mAs enthält. Neben S. sind für den gleichen Zweck Schaltpulte, -schränke u. -kästen in Gebrauch.

Schaltwirbel: seitl. Halbwirbel, Hemispondylus lateralis. Anlage nur einer Wirbelkörperhälfte mit konsekutiver unterschiedl. starker seitl. Abbiegung (Skoliose) der Wirbelsäule. Der S. wird häufig als zusätzl. Wirbelanlage beobachtet.

Schaltzeit: elektr. Belichtungszeit. In der Röntgentechnik die Zeit, während der der Röntgenröhre elektr. Energie zur Strahlenerzeugung für eine Aufnahme zugeführt wird.

Scham: **1.** Gefühl der Peinlichkeit durch Bloßstellung, die sich auf einen geistig-charakterl. Mangel o. auf die Nacktheit des Körpers beziehen kann u. häufig mit Erröten des Gesichts einhergeht. **2.** Genitalregion. ↑Mons pubis, ↑Symphysis, ↑Pubes, Schamlippen, ↑Rima pudendi.

Schambein ↑Os pubis.

Schamberg, Jay Frank (1870–1934), amerik. Dermat., Philadelphia.

Schamberg-Krankheit (nach Jay F. S.): an unteren Extremitäten cayennepfefferartige Punkte um hyperpigmentiertes Zentrum (Diapedese von Erythrozyten).

Schamfuge ↑Symphysis.

Schamhaare ↑Pubes.

Schamhügel ↑Mons pubis.

Schamlaus ↑Phthirus pubis.

Schamlippen: Labium majus bzw. minus pudendi.

Schamspalte ↑Rima pudendi.

Schanker: Geschwür bei Geschlechtskrankheiten; harter S.: ↑Syphilis; weicher S.: ↑Ulcus molle venereum.

Schanz, Alfred (1868–1931), dt. Orthop., Dresden.

Schanz-Osteotomie (nach Alfred S.): durch ↑Osteotomie erzielte Abwinkelung des Femurschafts nach außen in Höhe der Sitzbeinhöcker bei angeborener hochstehender Hüftluxation im Erwachsenenalter zwecks Verbesserung der stat. u. dynam. Funktion des Hüftgelenks.

Schanz-Wattekragen (nach Alfred S.): Schanz-Krawatte; unter leichter Extension am Hals angelegter Verband aus mehreren Lagen Watte, die mit elast. Binden abschließend fixiert werden. Der Verband muß mind. Kopfdurchmesser haben u. soll der Ruhigstellung der Halswirbelsäule u. Abstützung des Kopfs dienen bei schmerzhaften Zuständen traumat. o. degenerativer Genese. Unter einseitiger Betonung des Verbands auch indiziert zur prim. Behandlung des ↑Schiefhalses bei Säuglingen.

Scharbock: alte, volkstüml. Bez. für ↑Skorbut. Volksheilmittel „Scharbockskraut" (Löffelkraut); Gattung Ficaria.

Schardinger-Enzym ↑Xanthinoxidase.

Scharlach ⟨*lat*⟩ *m*: Scarlatina; endem.-epidem., meist aerogen übertragbare, meldepflichtige ↑Infektionskrankheit. Erreger Scharlachstreptokokken (Streptococcus scarlatinae Gruppe A, versch. Serotypen). Inkubationszeit 3–6 Tage. Akuter hochfieberhafter Verlauf mit Angina (Himbeerzunge) u. Exanthem. Pathogenet. Bedeutung des erythrogenen Streptokokkenektotoxins (↑Dick-Test, ↑Schultz-Charlton-Auslöschphänomen). Gefahr pyogener Komplikationen (z.B. ↑Otitis media acuta) u. rheumat. Nachkrankheiten wie ↑Scharlachnephritis, Scharlachsepsis. Jahrelange antitox. (typenspezif.) Immunität. Diagn. bakt. Nachweis von betahämolysierenden A-Streptokokken. Abb. 1 u. 2. S. 1792.

Scharlachlinie: Wachstumsstörungen der Nägel, bes. am Daumen, bei Scharlach, ↑Beau-Reil-Querfurchen.

Scharlachnephritis: akute Glomerulonephritis als Komplikation des Scharlachs die seit der Antibiotikabehandlung selten geworden ist. Die leicht verlaufende interstitielle o. Herdnephritis gilt als Frühreaktion. In der 2.–3. Krankheitswoche kann eine akute Glomerulonephritis auftreten, deren Progn. günstig ist.

Scharlachtoxin: Dick-Toxin; erythrogenes Toxin, das von einzelnen Streptococcus pyogenes-Stämmen der Gruppen A, C u. G gebildet wird u. mind. aus 5 selbständigen Fraktionen besteht. Anwendung des ↑Dick-Tests zum Nachweis der Scharlachempfänglichkeit.

Scharnierachse: eine gedachte Achse, um die sich die Kiefergelenkköpfchen bei der Öffnungs- u. Schließbewegung des Unterkiefers drehen.

Scharnierachsenposition, terminale: auch zentrale Relation. Die ↑Scharnierachse befindet sich in ihrer retralen u. kranialen Position, u. die Kondylen sind seitengleich.

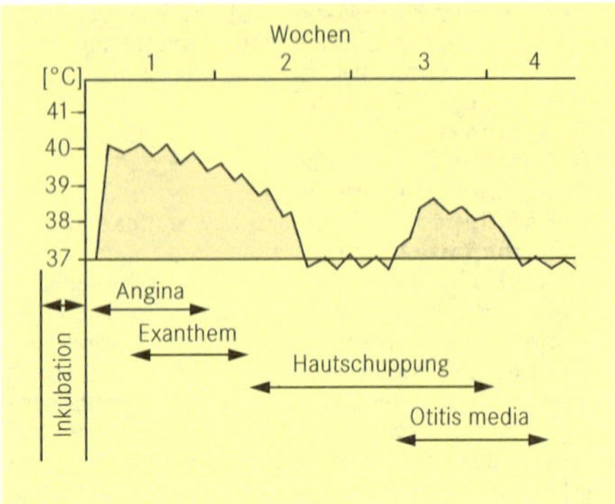

Scharlach (Abb. 1).
Typischer Körpertemperaturverlauf u. Klinik

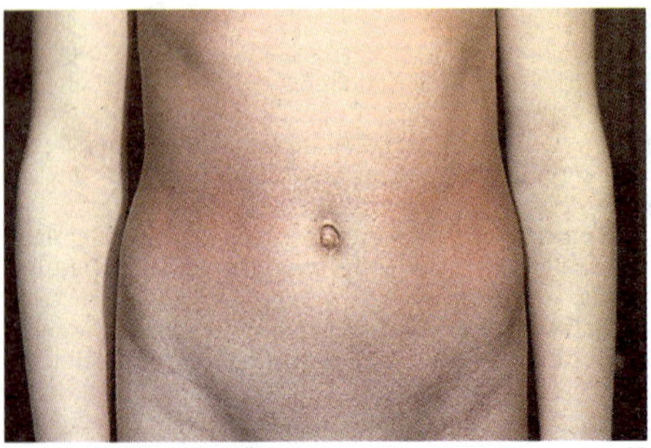

37

Scharlach (Abb. 2). Exanthem

Scharniergelenk ↑Ginglymus; ↑Articulatio.

Scharpie ↑Charpie.

Schartenspuren: Verletzungen am Knochen (o. an Gegenständen) mit best. Schürf- o. Rillenmuster. Ermöglichen rechtsmedizin. die Identifizierung des verursachenden Werkzeuges.

Schattenprobe ↑Skiaskopie.

Schattenzellen: Bez. für Erythrozytenmembranen im Harnsediment, die in hypertonem Harn durch Quellen u. Platzen der Erythrozyten mit nachfolgendem Austritt von Hämoglobin entstehen („Erythrozytenschatten").

Schattigkeit: charakterisiert die Eigenschaft bzw. Wirkung einer Beleuchtung, durch Schattenbildung Leuchtdichteunterschiede, z. B. bei dreidimensionalen Sehobjekten o. auf strukturierten Oberflächen, entstehen zu lassen, was eine optimale Erkennbarkeit gewährleistet. S. ist abhängig vom Anteil des gerichteten Lichts der Beleuchtung. Effekt in der Praxis nicht klar vom Modelling-Effekt (auch als Körperwiedergabeeigenschaft bezeichnet) abgrenzbar, bei dem ebenfalls Leuchtdichteunterschiede entstehen. Zu geringe S. begünstigt sehr wahrscheinl. das Entstehen von asthenop. Beschwerden, bes. bei Heterophorien. ↑Beleuchtungsgüte.

Schatz, Christian Friedrich (1841–1920), dt. Gyn., Rostock.

Schätzen: in der math. ↑Statistik die näherungsweise Bestimmung des unbekannten Wertes eines Parameters einer ↑Wahrscheinlichkeitsverteilung aus einer ↑Stichprobe von Beobachtungswerten. Man unterscheidet die ↑Punktschätzung, bei der ein Einzelwert für den Parameter ermittelt wird, u. die Schätzung eines ↑Vertrauensbereichs, bei der ein Wertebereich für den unbekannten Parameter angegeben wird.

Schatzki-Ring: bei Kranialverschiebung des infradiaphragmat. Ösophagus röntg. sichtbare Ringfigur in der Mitte des Vestibulums, entspricht der Magen-Ösophagus-Schleimhautgrenze.

Schatz-Operation: (nach Christian Friedrich S.): Hebung der Gebärmutter durch Verkürzung der Ligamentum teres uteri bds.

Schauanfall: Hirnstammsyndrom mit qualvoll ablaufenden Blickkrämpfen, bei denen für Minuten o. Stunden anhaltende, unwillkürl. Aufwärts- o. Schrägaufwärtswendungen der Bulbi mit Atem- u. Bewußtseinsstörungen, diese wiederum oft mit Zwangsdenken, einhergehen; i. R. des postenzephalit. ↑Parkinson-Syndroms.

Schaudinn, Fritz Richard (1871–1906), Zool., Berlin, Hamburg. 1905 gelang ihm die Entdeckung des Syphiliserregers, der Spirochaeta pallida (↑Spirochaetaceae), für die er noch im gleichen Jahr den Gattungsnamen ↑Treponema prägte. S. hatte frühzeitig die Wichtigkeit einer Zusammenarbeit von Zool. u. Medizinern erkannt u. den Dermat. Paul Erich Hoffmann (1868–1959) zu seinen Arbeiten herangezogen, dessen Anteil an der Entdeckung des Syphiliserregers im klin. Bereich liegt. Auf S. geht der Begriff „Mikrobiologie" zurück.

Schaukelfuß: Wiegenfuß, sog. Tintenlöscherfuß; Fußdeformität mit Umkehrung des Längsgewölbes. Meist ist der Taluskopf der tiefste Punkt der Fußsohle, wogegen das Tuber calcanei u. der Vorfuß nach kranial zeigen. Auftreten bei hochgradigem, spez. angeborenem ↑Plattfuß. Charakterist. Zeichen des ↑Edwards-Syndroms.

Schaukeln, periodisches ↑Jaktation.

Schaukeltest: Testverfahren für Salben u. kosmet. Emulsionen durch Wärme u. Kältebelastung, um ihre Lagerstabilität hinsichtl. Konsistenz, Homogenität u. a. innerhalb der angegebenen Verwendungszeit zu überprüfen.

Schaukrampf: ↑Schauanfall, Blickkrampf.

Schaumann, Jörgen (1879–1953), schwed. Dermat., Stockholm.

Schaumann-Körperchen (nach Jörgen S.): Riesenzellen vom Langhans-Typ mit muschelförmigen Kalkschollen im Plasma, bei Boeck-Krankheit auftretend.

Schaumann-Krankheit (nach Jörgen S.) ↑Besnier-Boeck-Schaumann-Krankheit, ↑Sarkoidose.

Schaumorgane: postmortale durch gasbildende Bakterien hervorgerufene Veränderungen von Organen, die bienenwaben- o. schwammähnl. Aussehen erhalten; z. B. Schaumleber, Emphysema hepatis.

Schaumpilz: grauweißl. Schaum vor Nase u. Mund, bei längerem Liegen grauweiß eingetrocknet, Mischung von Wasser, eiweißhaltigem Sekret der Schleimhäute der Luftwege u. Luft als Zeichen der vitalen Reaktion, z. B. beim Ertrinken. Blutiger S. z. B. beim Lungenödem (Herztod bei beginnender Anschoppung der Lungen, Erwürgen usw.).

Schaumverhütungsmittel: meist grenzflächenaktive Substanzen, die die Entstehung von Schaum verhüten bzw. entstandenen Schaum beseitigen. S. (z. B. auf Silikonbasis) reichern sich an Grenzflächen von Flüssigkeit zu Gas an u. verringern Spannung u. Viskosität der

Oberfläche der Schaumbläschen u. dadurch deren Stabilität, so daß diese platzen.

Schaumzellen ↑Xanthomzellen.

Schaumzellen im Brustdrüsensekret: Histiozyten u. ↑Duktusepithelien mit schaumig umgewandeltem Plasma.

Schaumzellen im Knochenmark: große Zellen des ↑Monozyten-Makrophagen-Systems, die reichl. Lipide bzw. Lipoproteide speichern u. dadurch ein „schaumiges" Zytoplasma aufweisen. Treten v. a. bei Speicherkrankheiten wie ↑Hand-Schüller-Christian-Krankheit, ↑Letterer-Siwe-Krankheit, ↑Gaucher-Krankheit o. ↑Niemann-Pick-Syndrom auf; aber auch bei der ↑Lymphogranulomatose.

Schaumzellen-Pneumonie: Cholesterin-Pneumonie; chron.-abszedierende Pneumonie. Alveolarepithelien speichern Cholesterinester u. Fette.

Schauta, Friedrich (1849–1919), Gyn., Innsbruck, Prag, Wien.

Schauta-Stoeckel-Operation (nach Friedrich S. u. Walter S.): vaginale Radikaloperation bei Muttermundkrebs unter Mitnahme der Parametrien u. eines Teils der Scheide.

Schauta-Wertheim-Operation (nach Friedrich S. u. Ernst W.) ↑Wertheim-Operation.

Scheckhaut ↑Vitiligo, ↑Poikilodermie.

Schede, Max (1844–1902), dt. Chir., Berlin, Hamburg, Bonn.

Schede-Extension (nach Max S.): Vertikalsuspension der Beine mittels Heftpflasterfixation. Techn. einfaches Verfahren zur Behandlung von Femurschaftfrakturen bei Kindern bis zum 4. Lj.

Schede-Operation (nach Max S.): Methodik der Beseitigung von Empyemresthöhlen, indem Rippen reseziert u. entzündl. Schwarten zwischen Brustwandweichteilen u. Pleura pulmonalis entfernt u. schließl. zur Ausfüllung der Resthöhle Hautmuskellappen eingeschlagen werden. ↑Thorakoplastik.

Scheele, Karl (1882–1966), Urol., Halle / Saale, Frankfurt am Main.

Scheele-Operation ↑Dünndarmringplastik.

Scheibenmeniskus: Meniscus disciformis; Erhaltenbleiben der embryonalen Scheibenform des Kniegelenkmeniskus infolge Störung seiner Differenzierung zur der postnatalen Sichelform. Der unregelmäßig verdickte S. verursacht charakterist., z. T. deutl. hörbares Schnappen des Gelenks u. führt allmähl. zur Zerstörung des Gelenkknorpels. Betrifft fast ausschließl. den lateralen Meniskus.

Scheibenrose
↑Erythema exsudativum multiforme.

Scheibenschnitt: Scheibenschliff, spez. Präparationsmethode für die Defektversorgung mittels Gußfüllung im Approximalraum, ↑Restauration.

Scheide: 1. *Mikrobiol.:* aus einem Heteropolysaccharid bestehende röhrenförmige Hülle der Chlamydobakterien. 2. *Gyn.:* Teil der weibl. Geschlechtsorgane, ↑Vagina. 3. *Anat.:* Bindegewebehülle von Organen o. Organteilen; z. B. Sehnenscheide.

Scheidenbeckenbodenschnitt ↑Schuchardt-Schnitt.

Scheidendammriß ↑Dammriß.

Scheideneingang: Ostium vaginae; äußere Mündung der weibl. Scheide.

Scheidenentzündung ↑Kolpitis.

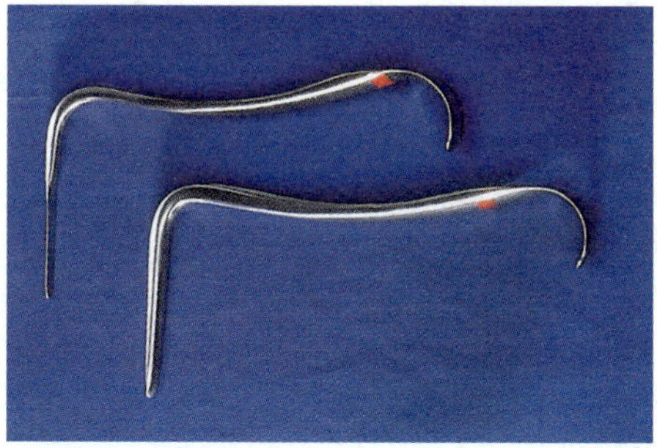

10

Scheidenspekulum

Scheidenersatz: operative Bildung einer künstl. Scheide.

Scheidenfortsatz ↑Processus vaginalis ossis sphenoidalis.

Scheidengewölbe ↑Fornix vaginae.

Scheidenkrampf ↑Vaginismus.

Scheidenkutikula: Cuticula vaginalis; einschichtige Lage von Epithelzellen zwischen innerer u. äußerer epithelialer Wurzelscheide des ↑Haars.

Scheidenplastik: Operation bei Senkung der vorderen u. hinteren Scheidenwand.

Scheidenschnitt ↑Episiotomie.

Scheidenspekulum: Instrument zur Entfaltung u. Besichtigung der Scheide u. Sichtbarmachung der Portio. Abb.

Scheidenvorfall: Prolapsus vaginae; Vortreten der Scheide vor die Vulva. Geringere Grade werden als Senkung bezeichnet. Meist kombiniert mit Aussacken der Blase (↑Zystozele) u. des ↑Prolapsus recti (Rektozele).

Scheie, Harold Glendon (geb. 1909), amerik. Ophth., Pittsburgh.

Scheie-Syndrom (nach Harold G. S.): Typ I–S einer ↑Mukopolysaccharidose.

Scheinarzneimittel ↑Plazebo.

Scheiner, Christoph (1575–1650), dt. Pater u. Physiker, Neiße.

Scheiner-Versuch (nach Christoph S.): Versuch zum Nachweis der Akkommodation. Betrachtet man durch 2 punktförmige Öffnungen eines Kartons, die näher zusammenliegen, als der Pupillendurchmesser beträgt, 2 hintereinandergelegene Nadeln, so wird die vordere bei Fixation der hinteren doppelt gesehen u. umgekehrt.

Scheinfütterung: Fütterung mit nachfolgendem Entzug der aufgenommenen Nahrung über eine ↑Fistel der Speiseröhre. Pawlow konnte dadurch den reflektor. Charakter der Magensekretion nachweisen.

Scheinmyopie ↑Pseudomyopie.

Scheinreposition: Reposition eines eingeklemmten Bruchs, ohne dabei die Einklemmung zu beseitigen.

Scheintod: veraltete Bez. für den Zustand der Vita minima bzw. Vita reducta (auf ein Minimum reduzierte Lebens- bzw. Stoffwechselvorgänge), in dem die Anzeichen des Lebens nur noch mit techn. Apparaturen (EKG; EEG) nachweisbar sind. Betroffene erscheinen äußerl. leblos.

Scheinwut: durch elektr. Reizung des hinteren Hypothalamus im Tierexperiment (Hunde, Katzen) auslösbare Verhaltensreaktion, wie sie auf der motor. Seite für ein wütendes, attackierendes Tier charakterist. ist. Sie geht jedoch nicht mit dem typ. Affekt u. entsprechenden vegetativen Begleiterscheinungen einher. Sie wirkt ins Leere.

Scheinzwitter ↑ Pseudohermaphroditismus.

Scheitelbeinstellung ↑ Asynklitismus.

Scheitelbrechwertmesser: opt. Gerät zur Bestimmung der Brechkraft eines Brillenglases.

Scheitelhöcker: Erhebung am embryonalen Kopf. Der S. tritt als Folge starken Wachstums des Gehirns ab dem 26. Tag auf.

Scheitellage: Einstellungsanomalie während der Geburt. Der kindl. Kopf tritt in einer Übergangsform zwischen Flexions- u. Deflexionshaltung durch das mütterl. Becken.

Scheitel-Steiß-Länge: Meßgröße bei der ↑ Ultraschalldiagnostik in der Schwangerschaft zur Bestimmung des Schwangerschaftsalters.

Scheitelwert: bei zeitl. veränderl. elektr. Spannungen u. Strömen Bez. für den höchsten Wert.

Schellack ⟨*niederländ*⟩ *m*: Lacca; aus den Ausscheidungen der Lacklaus (Kerria lacca) versch. Ficus-Arten u. a. Bäume in Indien gewonnenes Naturharz. Wird zur Erzielung einer ↑ Magensaftresistenz von festen Peroralia eingesetzt, wegen der Polymerisationsgefahr bei der Lagerung u. der damit verbundenen Abnahme der Löslichkeit geht die Anwendung jedoch zurück.

Schellfischgift: Toxine von Dinoflagellaten aus dem Schellfischdarm. Vergiftungen bei Menschen mögl. Gifte hitzestabil u. wasserlösl. Sympt.: anaphylakt. Reaktion, Gastroenteritis, curareähnl. Lähmungen durch enthaltenes ↑ Saxitoxin.

Schellong-Test: Kreislauffunktionsprüfung durch Registrierung von Puls u. Blutdruck im Liegen u. nachfolgend über 10 min im Stehen. Ausschluß von orthostatischen ↑ Kreislaufdysregulationen.

Scheminsky-Effekt: Wiedervergrößerung der Zuckung eines isolierten, durch vorherige direkte elektr. Reizung ermüdeten Muskels, wenn der Reizstrom umgepolt wird. Der S. beruht auf Änderungen an der Membran der Muskelzellen.

Schenkelblock: ventrikuläre Erregungsleitungsstörung, die einen o. beide ↑ Tawara-Schenkel betrifft (↑ Linksschenkelblock, ↑ Rechtsschenkelblock). Komplette Schenkelblockformen führen zu einer Verbreiterung des QRS-Komplexes über 0,12 s, inkomplette Formen zeigen nur Verspätungen der endgültigen Negativitätsbewegung über den entsprechenden links- ($V_{5,6}$) o. rechtspräkordialen ($V_{1,2}$) Ableitungen.

Schenkelbruch: Hernia femoralis; erworbene Schenkelhernie meist bei adipösen Menschen. Bruchpforte ist die ↑ Lacuna vasorum, der S. breitet sich entlang der Gefäße im Schenkelkanal aus. Große Inkarzerationsgefahr.

Schenkelhaken ↑ Küstner-Steißhaken.

Schenkelhals ↑ Collum femoris.

Schenkelhalsbruch: Fraktur im biomechan. stark beanspruchten (Scherkräfte) proximalen Femurabschnitt. Infolge osteoporosebedingten Stabilitätsverlusts typ. Sturzverletzung beim alternden Menschen (bes. Frauen), im Jugend- u. Erwachsenenalter nur bei massiver Gewalteinwirkung (↑ Armaturenbrettverletzung), äußerst selten ↑ Ermüdungsbruch. Einteilungen: nach Lage des Bruchspalts durch Anschütz: medialer u. lateraler (selten) S. Nach genet. Prinzipien durch Böhler: Adduktions- u. Abduktionsbruch. Nach Neigung der Bruchebene zur Beckenquerachse durch Pauwels: Typ I = 30°, Typ II = 50°, Typ III = 70°. Die biomechan. günstigen Abduktionsbrüche (entspr. Pauwels I) verkeilen sich oft. Die troph. günstige Form ist der laterale S. Behandlungsziel ist unabhängig von Alter die Frühoperation. ↑ Zugschraubenosteosynthese, dynamische ↑ Hüftschraube. Der eingekeilte (verkeilte) S. wird funktionell behandelt. Wegen hoher Rate an Femurkopfnekrosen u. Pseudarthrosen bringt im hohen Lebensalter die prim. Implantation einer Kopf- bzw. Totalendoprothese wesentl. Vorteile.

Schenkelhalsschaftwinkel: Kollodiaphysenwinkel, den die Schenkelhals- u. Femurdiaphysenachse einschließen. Normalwerte: 140° beim Säugling, 125° beim Erwachsenen, 120° im Greisenalter.

Schenkelhernie ↑ Schenkelbruch.

Schenkelkanal ↑ Canalis femoralis.

Schenkelkopfnekrose, avaskuläre: Nekrose eines Schenkelkopfsegments meist im tragenden Anteil im mittleren Erwachsenenalter durch Minderdurchblutung dieses Knochenbezirks. Oft doppelseitig. Führt durch rasch fortschreitende Deformierung des Schenkelkopfs zu schmerzhafter Bewegungseinschränkung. Ursache nicht einheitl.

Schenkelschall: kurzer, hoher, völlig gedämpfter Klopfschall.

Scherenbiß ↑ Overbite.

Scherer, Hans J., zeitgen. belg. Arzt.

Scherpilzflechte: ↑ Trichophytie des Menschen.

Scherrer-Kapseln ↑ Gelatinekapseln.

Scherspannung: Schubspannung, Tangentialspannung. Eine mechanische ↑ Spannung in Festkörpern u. Flüssigkeiten, deren Größe durch das Verhältnis einer parallel zu einer Querschnittsfläche angreifenden Kraft zu dieser Fläche gegeben ist.

Scherungsempfindlichkeit: Fähigkeit von mit Härchen besetzten Mechanorezeptorzellen, bei Abbiegung der Härchen in einer Richtung mit einer Erregung (Generatorpotential) zu antworten. ↑ Otolithenfunktion.

Scheuerdesinfektion: chem.-mechan. Flächendesinfektion, bei der Fußböden, Wände, Türklinken u. Mobiliar mit einem ↑ Desinfektionsmittel feucht aufgewischt werden. Wichtige Maßnahme der Krankenhaushygiene (nosokomiale ↑ Infektion) u. seuchengesetzl. vorgeschriebenen laufenden Desinfektion. Desinfektionsmittel, Konzentration u. Einwirkungszeit richten sich nach dem Desinfektionszweck. Eine Kombination best. Desinfektionsmittel mit Reinigungsmitteln ist mögl.

Scheuermann, Holger W. (1877–1960), Chir., Radiol., Kopenhagen.

Scheuermann-Krankheit: Adoleszentenkyphose, jugendl. Rundrücken, Osteochondrosis deformans dorsi adolescentium; durch Wachstumsstörungen an der Wirbelkörper-Bandscheiben-Grenze, heute allg. zu den asept. Osteonekrosen gerechnet, kommt es vorwiegend in der mittleren u. unteren Brustwirbelsäule zur Ausbildung von unterschiedl. starken Keilwirbeln u. somit zur verstärkten Kyphose. In die Wirbelspongiosa eingedrungene, von einem sklerot. Saum umgebene Bandscheibenvorfälle geben das charakterist. Röntgenzeichen der ↑ Schmorl-Knorpelknötchen. Auftreten zwischen Pubertät u. Wachstumsabschluß. Befall der Lendenwirbelsäule selten. Erhebl. progn. Bedeutung, da die Veränderungen an der Wirbelkörper-Bandscheiben-Grenze

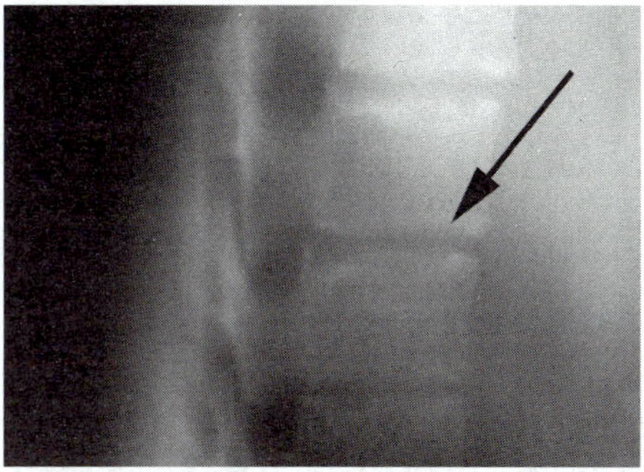

35

Scheuermann-Krankheit mit intraspongiösem Diskusprolaps (Schmorl-Knorpelknötchen) im Bereich des 12. Brustwirbels bei einem 18jährigen Patienten, seitliche Röntgenaufnahme

(Osteochondrosis intervertebralis) u. der Rundrücken bestehen bleiben u. eine Verminderung der Belastbarkeit der Wirbelsäule bedingen. Abb.

Scheuklappenhemianopsie: bitemporale Hemianopsie (↑Hemianopsie).

Scheuthauer, Gustav (1832–1894), dt. Chir.

Scheuthauer-Marie-Syndrom (nach Gustav S. u. Pierre M.) ↑Dysostosis cleidocranialis.

Schichtaufnahme: Tomogramm. Röntgenaufnahme, die mit einem Schichtaufnahmeverfahren (↑Tomographie) angefertigt wurde. Sie enthält nicht mehr die Überlagerung aller im Körper in Strahlenrichtung hintereinanderliegenden Details, sondern sie ist die Abbildung einer schmalen, jeweils nach der Lage u. Dicke spez. eingestellten Körperzone. Bei der konventionellen Tomographie sind zusätzl. noch die (stark unscharfen) Bilder der übrigen Schichten als Wischschatten überlagert. Die Schichtdicke wird mit steigendem ↑Schichtwinkel dünner. ↑Schichtaufnahmeverfahren, ↑Computertomographie.

Schichtaufnahmeverfahren: Sammelbezeichnung für die als ↑Computertomographie, ↑Kernspintomographie, ↑Tomographie, Planigraphie u. Stratigraphie bezeichneten Aufnahmeverfahren. ↑Simultanschichtverfahren u. die Kernspintomographie bilden mehrere parallele Körperschichten gleichzeitig ab. ↑Orthopantomographie.

Schichtebene: bei der klass. Tomographie die Ebene schärfster Abbildung, in der der Drehpunkt des Schichtgeräts liegt (Drehpunktebene). Die tomograph. Unschärfe nimmt mit der Entfernung von der S. kontinuierl. zu. Bei einigen Tomographieverfahren (z.B. Panoramaaufnahmetechnik) ist die Fläche scharfer Abbildung im Raum gekrümmt. Bei der Computertomographie ist die S. die von einem Fächerstrahl durchstrahlte u. abgebildete Körperschicht (einige mm), analog bei der Ultraschalltomographie. Bei der Kernspintomographie ist die S. die (einige mm breite) Körperschicht, für die aus dem Resonanzsignal die Protonendichte bildl. dargestellt wird.

Schichtenkonzept: Belebte u. unbelebte Natur wird in evolutionär entstandenen Schichten angeordnet verstanden, die von einfachen zu komplexen Strukturen fortschreiten.

Schichtstar ↑Cataracta zonularis; ↑Katarakt.

Schichttabletten ↑Depotpräparate, ↑Tabletten.

Schichtwinkel: Winkel, der bei ↑Schichtaufnahmen entweder vom Zentralstrahl (Bewegung der Röhre) o. vom Pat. durchlaufen wird. Bei mehrdimensionaler Bewegung werden 2 Winkel in zwei senkrecht zueinander stehenden Ebenen angegeben. Je größer der S., um so dünner ist die Objektschicht, die auf der Aufnahme scharf dargestellt wird.

Schick, Béla (1877–1967), ungar. Päd., Wien, New York; beschrieb zusammen mit C. J. von Pirquet die Serumkrankheit.

Schick-Reaktion (nach Béla S.): Schick-Test; ↑Hauttest mit Diphtherietoxin zum Nachweis bzw. Ausschluß einer humoralen, antitox. Diphtherieimmunität. 1/50 der Diphtherietoxinmenge, die für ein 250 g schweres Meerschweinchen tödl. ist, wird intrakutan in den Unterarm injiziert. Anwesenheit von wenigstens 0,01 Antitoxineinheiten pro ml Serum verhindert Rötung an Injektionsstelle (Schick-neg., Schutz gegen Diphtherie besteht). Bei fehlender antitox. Immunität (keine Antikörper) tritt durch das Toxin lokale Entzündung ein (Schick-pos., kein Schutz).

Schiebegang: typ. Gangbild bei der ↑Hüftlendenstrecksteife. Beim Laufen werden Bauch u. Becken etwas vorgeschoben, was kompensator. vermehrte Beugestellung im Hüft- u. Kniegelenk sowie eine Vorneigung des Kopfs bedingt.

Schiefhals: Caput obstipum; Verharren des Kopfs in Seitneigung mit Drehung zur Gegenseite. Unterscheidung mehrerer Arten nach Ursache: 1. Muskulärer S.: Verkürzung eines M. sternocleidomastoideus, meist durch geburtstraumat. Hämatom. Die Silhouette des verkürzten Muskels ist deutl. betont. Mehrjähriges Bestehen im Kindesalter führt zur Gesichtsskoliose (Konvergenz der Achsen durch beide Augen u. die Mundebene auf der Seite der Erkrankung) u. zur ↑Skoliose. Frühzeitige Korrektur erforderl. 2. Ossärer S.: Schiefstellung des Kopfs durch angeborene Wirbelfehlbildung. 3. Traumat. S.: durch Fraktur eines Wirbelkörpers, Luxation eines Wirbelgelenks o. Schrumpfung seitl. Halsnarben bedingte Schiefhaltung des Kopfs. 4. Okulärer S.: durch einseitigen Augenfehler hervorgerufene korrigierbare Schiefhaltung des Kopfs. 5. Spast. S.: Torticollis spasticus. Durch spast. Lähmung eines M. sternocleidomastoideus hervorgerufene Schiefhaltung des Kopfs. Paralyt. S. durch schlaffe Lähmung des gegenseitigen M. sternocleidomastoideus (relative Verkürzung des gesunden Muskels). 7. angeborener S.: Torticollis congenitus.

Schiefhalsliegebrett: nicht portatives orthopädietechn. Hilfsmittel, auf dem der Kopf gegenüber dem Rumpf in korrigierter o. überkorrigierter Stellung fixiert wird.

Schiefkopf ↑Plagiozephalie.

Schielamblyopie ↑Amblyopie.

Schielen ↑Strabismus.

Schielen, latentes ↑Heterophorie.

Schielhaken: stumpfer einzinkiger Wundhaken zum Aufnehmen der äußeren Augenmuskeln bei Schieloperationen.

Schieloperation ↑Strabismusoperation.

Schielwinkel: Weichen die Augenachsen beim Blick in die Ferne von der Parallelstellung ab, so besteht ein S. Er kann mit objektiven u. subjektiven Methoden gemessen werden. Objektive Methoden benutzen ↑Einstellbewegungen u. Hornhautreflexbildchen, subjektive die Angaben des Pat. Entspr. unterscheiden wir einen objektiven u. einen subjektiven S. Sind beide gleich, so besteht normale Korrespondenz. Unterscheiden sie sich, so besteht anormale Korrespondenz. Die Differenz zwischen objektivem u. subjektivem S. ist der Anomaliewinkel. Objektive Methoden: Hornhautreflexbild am ↑Maddox-Kreuz, mit Prismen, Einstellbewegungen am Synoptophor. Subjektive Methoden: ↑Maddox-Zylinder, ↑Synoptophor. Beim Lähmungsschielen unterscheiden sich prim. u. sek. S. Der prim. ist der S. bei Fixation des gesunden Auges. Der sek. herrscht bei Fixation des kranken Auges. Er ist größer als der prim. Beim Begleitschielen sind beide gleich.

Schienbein ↑Tibia.

Schiene: gepolstertes Metallgerüst o. -schale zur Ruhigstellung verletzter (krankhaft veränderter) Extremitäten. Die bewährtesten Modelle tragen die Namen ihrer Inauguratoren: Braun-Schiene, Volkmann-Schiene, Kramer-Schiene. Bewegungsschiene: zur Aufrechterhaltung o. Wiederherstellung der Gelenkfunktion, variable Winkelstellung, vorteilhaft motorgetriebene Modelle.

Schienenhülsenorthese: spez. Form einer ↑Gliedmaßenorthese. Die Extremität wird großflächig zirkulär umschlossen. Die versch. Extremitätenabschnitten anliegenden Orthesenteile können gelenklos o. gelenkig miteinander verbunden werden. Die zeitweilige Aufhebung der Gelenkbeweglichkeit ist mögl. ↑Schweizer Sperre.

Schienenkatheter: Schienen- o. Schienungsrohr; Kunststoffschlauch, der nach Nierenbecken- o. Harnleiterplastiken eingelegt, von Niere zur Blase u. nach außen (Ureterschienung) o. vom Harnleiter durch das Nierenparenchym (transrenale Schienung) nach außen o. (als Durchzugsschiene) von oben durch Nierenwunde, Niere, Harnleiter, Blase u. Harnröhre hindurchgezogen (mit vielen Augen versehen) wird u. den Harn temporär ableitet, zum Schutz der Operationsnähte (am Nierenbecken o. Harnleiter).

Schienenschellenorthese: spez. Form einer ↑Gliedmaßenorthese. Die Extremität wird bandartig zirkulär umfaßt. Die den versch. Extremitätenabschnitten anliegenden Orthesenteile können gelenklos o. bewegl. miteinander verbunden werden. Die zeitweilige Aufhebung der Gelenkbeweglichkeit ist mögl. (↑Schweizer Sperre).

Schienung: 1. *Orthop.:* Fixierung der Fragmente bei Brüchen durch entsprechende Verbände. **2.** ***Zahnmed.:*** Fixierung gelockerter Zähne durch Ligaturen (temporäre S.) o. Dauerschienung durch abnehmbare o. festsitzende Systeme.

Schienung, äußere ↑Fixateur externe.

Schienung, intestinale: innere Fixation des Dünndarms. Methode zur kontrollierten Adhäsionsbildung zur Vermeidung von Frühileus bzw. Rezidiven. Nach der Adhäsiolyse Einlegung eines Schlauchs (Silikonkautschuk) durch den gesamten Dünndarm von der Nase o. einem Gastrostoma bis zum Kolon. Bei Säuglingen u. Kindern hat sich die Herausleitung des aboralen Endes des Schlauchs aus einem Appendiko- o. Zökostoma bewährt.

Schierling, gefleckter ↑Conium maculatum.

Schießscheiben-Zellen ↑Kokardenzellen.

Schifferknoten ↑Knoten.

Schiff-Reaktion: 1. Nachweis von ↑Aldehyden, aber nicht streng spezif. Das Reagens ist eine mit Schwefeldioxid entfärbte wäßrige Lösung von Fuchsin (0,25 : 1 000); es färbt sich in Gegenwart schon sehr geringer Mengen an Aldehyd violettrot. **2.** Nachweis von ↑Phenolen. Das Reagens ist eine wenig Salzsäure enthaltende Lösung von Eisenchlorid ($FeCl_3$); Violettfärbung mit Phenol ↑Salicylsäure, Salicylaldehyd, Saligenin; Blaufärbung mit Gerbsäure (↑Gerbstoffe), Gallussäure, Pyrogallol, Arbutin; Grünfärbung mit Asculin; Rotviolettfärbung mit ↑Phlorizin; ↑Tyrosin. **3.** ↑PAS-Reaktion.

Schiffsarzt: auf Schiffen mit mehr als 50 Personen an Bord u. Schiffen mit besonderen Aufgaben (Forschungs-, Hilfs-, Rettungsschiffe u. a.) wird ein bes. eingewiesener Arzt eingesetzt, der dem Kapitän direkt unterstellt ist. Er ist für die med. Betreuung der Besatzung u. Passagiere verantwortl.

Schiffsgesundheitserklärung: von der WHO in den internationalen ↑Gesundheitsvorschriften festgelegte schriftl. Erklärung des Kapitäns gegenüber dem ↑Hafenarzt über den Gesundheitszustand der an Bord befindl. Personen, bevor das Schiff in den Hafen einläuft. Der Hafenarzt erteilt nach Kenntnis der S. die Freigabe, andernfalls leitet er notwendige Quarantänemaßnahmen ein.

Schilddrüse ↑Glandula thyroidea.

Schilddrüse, akzessorische ↑Glandula thyroidea accessoria.

Schilddrüsenadenom: gutartige geschwulstmäßige Wucherung des Schilddrüsengewebes von unterschiedl. Größe u. Feinstruktur. Histol. meist follikuläres Adenom; weitere Differenzierungen sind: trabekulär, tubulär, mikrofollikulär, normofollikulär u. makrofollikulär. Tumoren mit stärkerer Proliferation u. Atypien werde als atyp. Adenome bezeichnet u. sind schwer vom follikulären Karzinom zu unterscheiden (↑Struma). S. kommen einzeln o. multipel vor mit temporärer Schilddrüsenüberfunktion, auch autonomes S. genannt (früher auch tox. S. bzw. Plummer-Krankheit); häufigste Hyperthyreoseform ohne Kombination mit endokriner ↑Ophthalmopathie. Nachweis mit Hilfe der ↑Schilddrüsenszintigraphie, imponiert als intensiv speichernder, sog. warmer Knoten; Differenzierung des sog. kompensierten vom dekompensierten S. mit Hilfe der Suppressionsszintigraphie. Funktionelle Verminderung des basalen TSH, neg. ↑TRH-Stimulationstest, variable Erhöhung des T_4-, T_3-Blutspiegels. Funktionelle Verminderung des basalen TSH, neg. TRH-Test, passagere Erhöhung des T_4-, T_3-Blutspiegels. Klin. oligo- bzw. monosymptomat. Auftreten von Herzklopfen, Vorhofflimmern, Wärmeintoleranz u. a. Hyperthyreosesymptomen (↑Hyperthyreose). Ther.: operative Enukleation o. ↑Radioiodtherapie.

Schilddrüsenagenesie: angeborenes Fehlen der Schilddrüse. Meist isoliert ohne weitere Fehlbildungen der Kiemendarmregion. Ausbildung einer kongenitalen Hypothyreose, deren Sympt. erst zwischen 4. u. 6. Lebenswoche auftreten. Bei Therapiebeginn vor dem 3. Lebensmonat kann die Entwicklung einer geistigen Behinderung meist verhindert werden. Hinweiszeichen bei Neugeborenen: hohes Geburtsgewicht, Übertragung, Nabelhernie, Hautmarmorierung, verlängerte Dauer des „physiol." Ikterus, klaffende Fontanellen. Ähnl. Sympt. bei ↑Schilddrüsenhypoplasie.

Schilddrüsenantikörper: Autoantikörper, die gegen versch. Schilddrüsenzellstrukturen gerichtet sind, z. B. gegen Mikrosomen, genauer gegen die in den Mikrosomen lokalisierte Thyroxinperoxidase; mikrosomale Antikörper (↑MAK), anti-TPO (pathognomon. für Hashimoto-Thyreoiditis). Antikörper können auch gegen Thyreoglobulin (anti-Tg bzw. TAK) bzw. den TSH-Rezeptor (TRAK) gerichtet sein (pathognomon. für Basedow-Krankheit).

Schilddrüsenaplasie ↑Schilddrüsenagenesie.

Schilddrüsenbiopsie: Feinnadelpunktionsverfahren von Zysten bzw. Knoten bei Schilddrüsen mit Konsistenzveränderung zur zytolog. Analyse u. Differenzierung insbes. zum Nachweis des ↑Schilddrüsenkarzinoms u. versch. Thyreoiditisformen (↑Thyreoiditis).

Schilddrüsenblockade: Verfahren zur Vermeidung physiol. Speicherung von Radioiod o. ^{99m}Tc-Pertechnetat in Schilddrüse, Speicheldrüse, Plexus choreoideus, Belegzellen des Magens u. der Kolonschleimhaut bei intravitaler Abspaltung aus der markierten Verbindung: Verabreichung von Natrium-Perchlorat über mehrere Tage, stärkere Wirkung mit Kalium iodatum über Wochen, z. B. bei ^{131}I-MIBG-Ther. bzw. zur Blockade bei radioaktivem ↑Fallout im Falle eines Kernreaktorunfalls.

Schilddrüsendystopie: angeborenes Vorkommen von Schilddrüsenparenchym auf dem Weg vom Zungengrund bis zur nomotopen Schilddrüse. Tritt meist in Form der ↑Zungenstruma auf, sehr selten als unvollständig deszendierte Drüse ober- o. unterhalb des Zungenbeins. Besteht aus normalem Parenchym u. ist die einzige Schilddrüse (Verwechslung mit ↑Thyreoglossuszysten). Dystop sind meist hypoplast. Drüsen (↑Schilddrüsenhypoplasie). Außerhalb des normalen Entwicklungswegs gelegenes Schilddrüsenparenchym sollte als Schilddrüsenektopie bezeichnet werden. ↑Glandula thyroidea accessoria.

Schilddrüsenentzündung ↑Thyreoiditis.

Schilddrüsenhormone: Darunter werden die in der Schilddrüse gebildeten iodhaltigen Hormone Tetraiodthyronin (↑Thyroxin, T_4) u. ↑Triiodthyronin (T_3) sowie das in ihren parafollikulären Zellen synthetisierte Hormon ↑Calcitonin zusammengefaßt. Das zur T_4- u. T_3-Synthese erforderl. Iodid wird aus dem Blut durch die Schilddrüse aufgenommen u. in den Epithelzellen der Schilddrüsenfollikel akkumuliert. Nach seiner Oxidation zu ↑Iod mittels Iodidperoxidase wird das Iod an die Tyrosylreste des vorgebildeten ↑Thyreoglobulins gebunden u. so proteingebundenes Monoiodtyrosin u. Diiodtyrosin gebildet. Durch Kopplung zweier Diiodtyrosine bzw. eines Di- mit einem Monoiodtyrosin entstehen T_4 u. T_3, die noch immer thyreoglobulingebunden sind. Dieses iodierte Thyreoglobulin wird in das Follikellumen sezerniert u. dort gespeichert. Vor der Sekretion des Hormons wird Thyreoglobulin mittels Endozytose (↑Zytose) aus dem Follikellumen durch die Follikelzellen wieder aufgenommen u. von diesem T_3 bzw. T_4 durch lysosomale Enzyme abgespalten. Letztere werden sezerniert. Das ↑Thyreotropin aktiviert prakt. alle Stufen der T_3- u. T_4-Synthese, einschl. deren Sekretion. T_3 u. T_4 sind für die Proteinsynthese erforderl. u. fördern Wachstum u. Entwicklung. Best. Enzyme werden durch sie induziert. Ein Überangebot an T_3 u. T_4 bewirkt eine katabole Stoffwechsellage, neg. N-Bilanz, Mobilisierung des Depotfetts, Wasserdiurese, Atmungssteigerung u. Erhöhung des ↑Grundumsatzes.

Schilddrüsenhypoplasie: angeborene Unterentwicklung der Schilddrüse. Die stark verkleinerte Schilddrüse liegt meist über dem Zungenbein. Auftreten einer kongenitalen ↑Hypothyreose (Sympt. u. Bewertung ↑Schilddrüsenagenesie). Führt unbehandelt zu ↑Kretinismus, Kleinwuchs u. weiteren Skelettretardierungen, neurol. u. Hörstörungen, dicker u. trockener Haut, Zungenvergrößerung. ↑Myxödem.

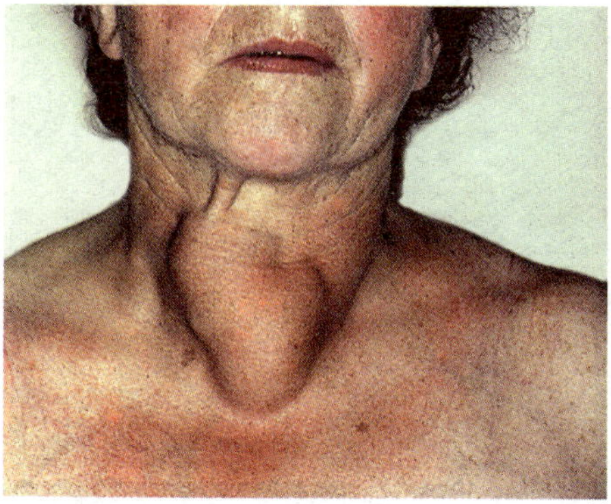

19

Schilddrüsenkarzinom

Schilddrüsenkarzinom: Schilddrüsenneoplasie. Nach der WHO-Klassifikation (1988) werden benigne Tumoren, welche überwiegend follikulären Adenomen entsprechen, u. maligne Tumoren unterschieden. Es werden weiterhin follikuläre, papilläre u. undifferenzierte Karzinome unterschieden, welche von Thyreozyten ausgehen. Von den im Parenchym zerstreut liegenden (calcitoninproduzierenden) C-Zellen gehen medulläre Karzinome aus (↑MEN-Syndrom). Abb.

Schilddrüsenszintigraphie: nuklearmed. Untersuchungsverfahren. Methode: Gammakameraaufnahmen der Halsregion nach i. v. Injektion ^{99m}Tc-Pertechnetat o. ^{123}I-Iodid. Information über Lage, Größe u. Gestalt der Schilddrüse. Die quantitative Speicherung (Uptake, Trapping) im Organ o. Organteilbereichen ist ein indirekter Funktionsparameter. Ind.: Nachweis eines Adenoms bzw. einer Autonomie (unabhängige Regulation des hypothalamohypophysärthyreoidalen Regelkreises) mit Hilfe der ↑Suppressionsszintigraphie. Gemeinsame Interpretation mit Sonographie. Funktionsbeurteilung eines Solitärknotens (speichernd: „warm o. heiß“, funktionslos „kalt“), Hyperthyreose (Immun-, Autonomie-), Hypothyreose, multinodöse Struma, postoperativer Schilddrüsenstumpf o. Rezidiv, dystopes Schilddrüsengewebe (u. a. retrosternale o. intrathorakale Struma), Metastasensuche differenzierter Schilddrüsenkarzinome mit ^{131}I-Iodid in Hypothyreose (Hormonentzug). Abb. S. 1798.

Schilder, Paul Ferdinand (1886–1940), österreich. Psychiater u. Psychoanalytiker, Wien u. New York. Forschungen über psychoanalyt. Zugangsweisen zu psychiatr. Krankheitsbildern. ↑Psychoanalyse.

Schildknorpel ↑Cartilago thyroidea.

Schildzecken: Ixodidae; mit den Spinnentieren systemat. zu den Chelicerata gehörende Parasiten. Körper ungegliedert, sackförmig, adult 4, als Larve 3 Paar Laufbeine. Als blutsaugende Ektoparasiten u. Krankheitsüberträger von Bedeutung. Wichtige Arten: Ixodes rizinus, Ixodes hexagonus, Haemophysalis inermis, Dermacentor marginatus. Aus S. wurde eine Vielzahl von Virusarten isoliert, darunter mehr als 20 pathogene Formen. Übertragen Erreger u. a. Lyme-Borreliose, Felsengebirgsfieber, Zeckenbißfieber, Q-Fieber, Tularämie, Zeckenenzephalitis.

S

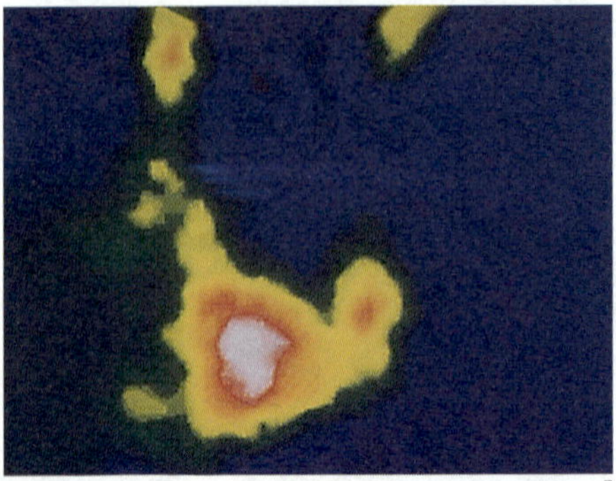

7

Schilddrüsenszintigraphie mit ^{99m}Tc-Pertechnetat; Vergrößerung des rechten Schilddrüsenlappens mit ausgedehntem Speicherdefekt (funktionsloses Gewebe), linker Schilddrüsenlappen normal

Schiller-Iodprobe: Suchmethode i. R. der Frühdiagnostik des Zervixkarzinoms. Abtupfen der Portio mit Iodlösung. Iodnegative Bezirk (fehlende Braunfärbung) deutet auf verdächtiges Gewebe u. erfordert weitere diagn. Maßnahmen. Der Nachteil dieser Methode besteht darin, daß jeder plattenepithelfreie u. zylinderepithelbedeckte Oberflächenbezirk ebenfalls iodnegative reagiert. 2. Glykogennachweis in der Gingiva zur Objektivierung einer Gingivitis.

Schilling, Robert F. (geb. 1919), Hämat., Madison.

Schilling, Viktor (1883–1960), Hämat., Berlin, Münster, Rostock.

Schilling-Färbung (nach Viktor S.): Supravitalfärbungsmethode von Blut. Ausstreichen eines Blutstropfens auf einem mit Brillant-Kresylblau, Nilblau o. Sudan vorbehandelten Objektträger; Einlegen in feuchte Kammer; Lufttrocknung.

Schilling-Leukozytenformel (nach Viktor S.): prozentualer Anteil der versch. Leukozytenarten bei Differentialleukozytenzählung.

Schilling-Test (nach Robert F. S.) ↑Vitamin-B_{12}-Resorptionstest.

Schilling-Zählkammer (nach Viktor S.) ↑Zählkammer.

Schimmelbusch, Curt (1860–1895), dt. Chir., Berlin.

Schimmelbusch-Maske (nach Curt S.): von Schimmelbusch angegebenes Drahtgestell, mit dessen Hilfe Mullkompressen so über Mund u. Nase gespannt werden können, daß dampfförmige ↑Inhalationsnarkotika verabfolgt werden können. In der Vergangenheit Standardgerät zur Äthernarkose. Abb.

Schimmelbusch-Trommel (nach Curt S.): mit verschließbaren Löchern versehenes Metallgefäß zur ↑Sterilisation von Instrumenten, Wäsche u. Geräten.

Schimmelpilze: morphol. Bez. für Fadenpilze. Gemeint sind meist Vertreter der Gattungen Aspergillus (↑Aflatoxine), ↑Penicillium, ↑Fusarium, ↑Mucor, ↑Rhizopus u. a. Der Terminus S. ist keine systemat. Kategorie, er wird in der Med. zur Abgrenzung gegen ↑Hefen u. ↑Dermatophyten benutzt. S. können pathogen werden, wenn sie bei hohen Temperaturen wachsen (33–37 °C), z. B.

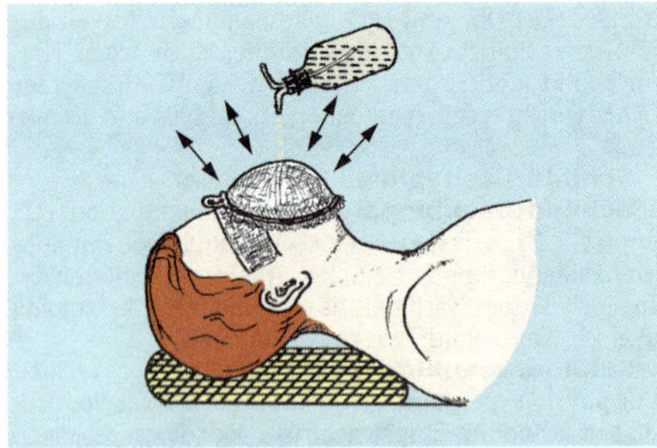

Schimmelbusch-Maske

Aspergillus niger u. Aspergillus fumigatus in der Luftröhre u. Lunge. S. sind wichtigste Verderbniserreger in Lebensmitteln u. Getränken. Moderne Behandlung von Lebensmitteln erhöht Mykotoxinrisiko (↑Mykotoxine).

Schindler, Rudolf (1888–1968), dt.-amerik. Chir., München, Chicago, Los Angeles. Pionier der ↑Gastroskopie.

Schink-Dermatom: Hautentnahmegerät, auch als Braithwaite-Messer o. Schepelmann-Dermatom bekannt. Frühere Bez.: Rollen- o. ↑Humby-Messer. ↑Dermatom.

Schinkenmilztyp: Ablagerung von ↑Amyloid in der roten Milzpulpa (Schinkenmilz), häufig vergesellschaftet mit Ablagerung in Nieren u. Nebennieren (ferner in den Arterien der Leber u. a. Organe); ↑Sagomilz.

Schinnen ⟨*niederländ*⟩ *f Pl*: kleieförmige Abschuppung der Kopfhaut, ↑Pityriasis capitis.

Schiötz-Tonometer ↑Tonometer.

Schipperkrankheit: bes. bei ungeübten Personen, die Schaufelarbeit leisten müssen, o. nach langem Aussetzen bei solchen Arbeiten vorkommende Abrißbrüche der Dornfortsätze an den untersten Hals- u. obersten Brustwirbeln (↑Abrißfraktur, ↑Ermüdungsbruch). Ursache der S. ist ein Mißverhältnis zwischen Knochenfestigkeit u. einwirkender Muskelkraft.

Schirmbildphotographie: Radiophotographie; Röntgenaufnahmetechnik, bei der das Bild eines Leuchtschirms mit Hilfe einer Schirmbildkamera auf einem spez. Schirmbildfilm verkleinert abgebildet wird. Übl. sind Blatt- u. Rollfilme für die Formate 70 · 70, 100 · 100 u. 110 · 110 mm. Das Hauptanwendungsgebiet ist der Thorax. Für die Anwendung sind ökonom. Gründe maßgebend. Eine extrathorakale Anwendung hat sich weltweit nicht durchgesetzt (Strahlenschutz, Umständlichkeit). Röntgenkataster großer Bevölkerungsgruppen lassen sich nur mit Schirmbildaufnahmen anlegen. Die Film-, Entwicklungs-, Auswertungs- u. Archivierungskosten liegen bedeutend unter den entsprechenden Kosten für Großaufnahmen.

Schirmer, Otto Wilhelm August (1864–1917), dt. Ophth., Greifswald, New York.

Schirmer-Test (nach Otto W. A. S.): Verfahren zum Nachweis der Tränensekretionsmenge. Ein 0,5 cm breiter, 3,5 cm langer Filterpapierstreifen wird mit einer Umknickung von 0,5 cm hinter die Unterlidkante eingelegt. Der Pat. schließt 5 min. die Lider. Unter 15 mm Benetzung gelten als verminderte Tränensekretion.

Schistochilie ⟨*gr*⟩ *f* ↑Lippenspalte.

Schistochirie: Schistocheiria, Spalthand. ↑Ektrodaktylie.

Schistoglossie: Glossoschisis, Zungenspalte, Lingua bifida; angeborene, seltene mediane Spaltbildung der Zunge. Gemeinsamer Furchen- o. Zungengrund.

Schistokranie ↑Diastematokranie.

Schistomyelie ↑Myeloschisis.

Schistopodie: Spaltfuß; ↑Ektrodaktylie.

Schistosoma ⟨*gr*⟩ *n*: Pärchenegel, Adernegel; Gattung von Saugwürmern (↑Trematoda). Versch. Arten der Gattung S. verursachen die ↑Schistosomiasis (alte Bez. Bilharziose); getrenntgeschlechtl., leben paarweise in Venen.

Schistosoma haematobium: frühere Bez. Bilharzia haematobia, Blasenpärchenegel; Vertreter der ↑Schistosomatidae. Männchen bis 12 mm, Weibchen bis 20 mm lang u. wesentl. dünner, Kutikula bestachelt, Eier mit Endstachel; im Urin, selten im Stuhl ausgeschieden. Entwicklung über Wasserschnecken der Gattungen Bulinus u. Plysopsis, Infektion des ↑Endwirts perkutan beim Baden bzw. Arbeiten im Wasser, selten über Trinkwasser. ↑Parasiten in den Venen der Beckenorgane (v. a. Harnblase, Mesenterium) des Menschen, Erreger der Urogenitalschistosomose (↑Schistosomiasis), auch ägypt. Bilharziose. Verbreitungsgebiete: weite Teile Afrikas, arab. Halbinsel bis Indien.

Schistosoma japonicum: Bilharzia japonica; Vertreter der ↑Schistosomatidae. Männchen bis 10 mm, Weibchen bis 16 mm lang, schlanker; Eier mit sehr kleinem seitl. Höcker, im Stuhl nachweisbar. Entwicklung über amphib. lebende Schneckenarten (Oncomelania-Arten), Infektion des ↑Endwirts perkutan vom Boden (Schlamm, Gras) aus. ↑Parasiten im Venensystem von Menschen u. domestizierenden Säugetierarten, Erreger der Leber-, seltener der Darmschistosomatose; befallen werden auch Lungen, Gehirn, Milz. Verbreitungsgebiete: Ostasien (v. a. Japan, China).

Schistosoma mansoni: Bilharzia mansoni; Vertreter der ↑Schistosomatidae. Männchen bis 12 mm, Weibchen bis 16 mm lang, schlanker; Eier im Seitenstachel, im Stuhl, selten im Urin nachweisbar. Entwicklung über Wasserschnecken (Planorbidae), Infektion des ↑Endwirts perkutan beim Baden bzw. Arbeiten im Wasser bzw. über Trinkwasser. ↑Parasiten in den Venen des Dick- u. Enddarms, auch Pfortadersystem des Menschen, Erreger der Darmschistosomatose, seltener der Leberschistosomatose. Verbreitungsgebiete: Zentralafrika bis Ägypten, Mittel- u. Südamerika. Abb.

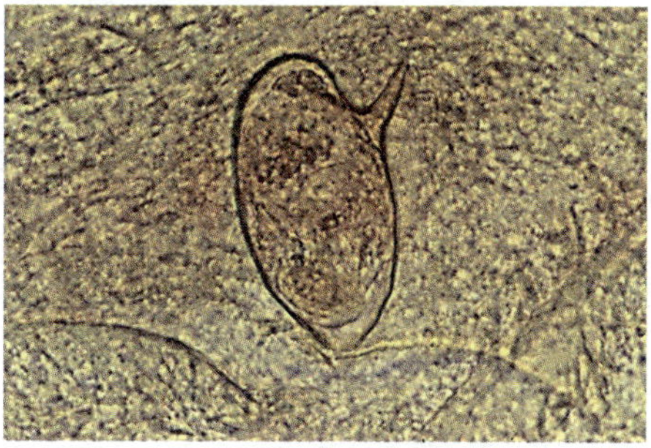

23

Schistosoma mansoni. Ei im Rektumbioptat, Quetschpräparat

Schistosomatidae ⟨*gr*⟩ *f Pl*: Fam. der ↑Trematoda. Getrenntgeschlechtl. Saugwürmer mit Geschlechtsdimorphismus; Männchen trägt in einer hinter dem Bauchsaugnapf gelegenen Rinne (Canalis gynaecophorus) während der Begattung das Weibchen; Saugnäpfe schwach ausgebildet, bisweilen fehlend; Eier groß, ungedeckelt, mit stacheligem Fortsatz, Zerkarien mit Gabelschwanz. Als ↑Zwischenwirte dienen versch. aquatile Schneckenarten. Bedeutsame Parasiten in warmen Klimagebieten bei Mensch, Vögeln u. Säugetieren; med. bedeutsame Gattung: Schistosoma (Bilharzia, Pärchenegel) mit den Arten ↑Schistosoma haematobium, ↑Schistosoma mansoni, ↑Schistosoma japonicum, von denen weltweit mehr als 200 Mill. Menschen befallen sind. Weitere Arten: Schistosoma intercalatum, Schistosoma mekongi.

Schistosomiasis ⟨*gr*⟩ *f*: früher Bilharziose; Tropenkrankheit, deren endem. Vorkommen an das Vorhandensein von relativ warmen Binnengewässern als Lebensgrundlage für die spezif. Zwischenwirtsschnecken gebunden ist. Verursacht durch versch. Arten von Trematoden (↑Trematoda) der Gattung ↑Schistosoma. Schistosomeneier gelangen mit Stuhl o. Urin in Süßwasser (Abb. 1). Aus den Eiern schlüpft ↑Mirazidium, das sich im Zwischenwirt Schnecke, abhängig von Temperatur, zur Zerkarie entwickelt. Die Zerkarie verläßt den Zwischenwirt u. muß innerhalb von 12 Std. den Endwirt (Mensch) erreichen. Penetration der intakten Haut erfolgt aktiv u. mit Hilfe keratolyt. Enzyme. Es erfolgt Umwandlung in Schistosomulum. Über venöse u. lymphat. Wege in venösen Blutkreislauf u. Kapillaren der Lunge, von wo über Leber die Einwanderung in Pfortader u. Mesenterialvenen u. Ausreifung innerhalb von 4–6 Wochen erfolgt. Bevorzugter Sitz der erwachsenen Stadien von Schistosoma mansoni, Schistosoma japonicum, Schistosoma intercalatum u. Schistosoma mekongi sind Mesenterial- u. Darmwandvenen, von Schistosoma haematobium Venenplexus des kleinen Beckens, bes. der Harnblase. Die Eier werden überwiegend in kleine Wandgefäße des Darms bzw. des Urogenitalsystems abgelegt, aber auch hämatogen in andere Organe (Leber, Lunge) verschleppt. Durch die Eischale werden u. a. histolyt. Enzyme sezerniert, die Passage durch Gefäßwand u. umgebendes Gewebe ermöglichen. Aus dem Darm- o. Blasenlumen gelangen die Eier mit Stuhl o. Urin ins Freie. Klin. bedeutsam sind Eier, die im Gewebe liegenbleiben o. hämatogen verschleppt werden. Erwachsene Schistosomen ernähren sich von Blut. Klin. Verlauf zeigt 3 Stadien: 1. Stadium der Larveninvasion (Zerkariendermatitis); 2. akut-febriles Initialstadium (Katayama-Syndrom); 3. chron. Stadium. Nach Organmanifestation zu unterscheiden a) Urogenitalschistosomiasis (Abb. 2): fast nur durch ↑Schistosoma haematobium, häufigstes Befallsorgan Harnblase. Wichtigstes Frühsymptom: terminale Hämaturie (ägypt. Hämaturie); obstruktive Uropathie; gefürchtete Spätkomplikation Entwicklung von Blasenkarzinomen. b) Intestinalschistosomiasis: durch ↑Schistosoma mansoni, Schistosoma japonicum u. Schistosoma mekongi. Schistosoma mansoni hauptsächl. Rektum, Schistosoma japonicum auch höhere Kolonabschnitte u. Dünndarm, schwere Fälle verlaufen unter dem Bild einer chron.-remittierenden, z. T. hämorrhag. Kolitis. c) Hepatolienalschistosoma (früher auch japan. Katayamakrankheit, Yangtse-Flußfieber o. Ägypt. Hepatosplenomegalie): schwerste der typ. Verlaufsformen einer S.; am häufigsten durch ↑Schistosoma japonicum hervorgerufen, seltener durch Schistosoma mansoni

u. Schistosoma haematobium. Ausbildung einer Tonpfeifenstielfibrose u. portaler Hypertension. d) Kardiopulmonale S. (Lungenbilharziose): tritt nur mit dem Befall anderer Organe auf, bereits im Invasionsstadium können wandernde Schistosomen asthmoide Bronchitis o. Pneumonie bewirken; wichtiger sind spätere Eiembolien in Verzweigungen der A. pulmonalis mit nekrotisierender o. obliterierender Arteriolitis (ägypt. Ayerza-Krankheit), die zu präkapillarer Hypertonie u. Entwicklung eines Cor pulmonale führen. e) Ektop. S.: in einzelnen Fällen typ. lokalisierte Eiablage in versch. Organe (Haut, Augen, Herzmuskel, Gehirn), am folgenschwersten Befall des ZNS, meist durch Schistosoma-japonicum-Infestation. Diagnostik: Einachweis; Biopsie von Darm- u. Blasenschleimhaut, Immundiagnostik. Ther. mit Praziquantel für alle Arten, Oxamniquin nur gegen Schistosoma mansoni, Metrifonat nur gegen Schistosoma hämatobium. Überlebende Schistosomaweibchen können nach mehrmonatiger Latenz Rezidiv bewirken. Bekämpfung: Expositionsprophylaxe, selektive Behandlung der Bevölkerung, Umweltsanierung, zusätzl. Einsatz von Molluskiziden. Abb. 1 u. 2.

Schistosternie ⟨*gr*⟩ *f* ↑ Fissura sterni.

Schistozephalie ↑ Diastematokranie.

Schistozölie ↑ Bauchwandspalte.

Schizamnion: Spaltamnion, ↑ Amnion.

Schizenzephalie ⟨*gr*⟩ *f*: dysrhaph., dorsale Spaltbildung in Groß- u. Kleinhirn. Meist Spaltung des Schädels (↑ Diastematokranie). ↑ Anenzephalie, ↑ Kleinhirndysrhaphie.

Schizogenie ⟨*gr*⟩ *f*: zahlenmäßige Zunahme von Organen durch Spaltung der Keimanlagen (z. B. überzählige Zähne).

Schizogonie: ungeschlechtl. Vermehrungsform bei ↑ Sporozoea. Zerfallsteilung der aus den Sporozoiten (↑ Sporogonie) entstandenen Schizonten in Merozoiten (z. B. bei ↑ Plasmodium), wobei die unterschiedl. Dauer der S. der Malariaerreger in den Erythrozyten beim Menschen als Zwischenwirt charakterist. für den Krankheitsverlauf ist.

schizoid ⟨*gr*⟩ *Adj*: Beschreibung einer Persönlichkeitsstruktur, die Ähnlichkeiten mit best. schizophrenen Erkrankungen aufweist: ungesellig, ohne emotionale Wärme u. Herzlichkeit, schwer beeinflußbar. Gelegentl. dient eine demonstrative Abwehrhaltung zum Schutz bei großer innerer Empfindsamkeit u. Verletzbarkeit.

Schizophasie ⟨*gr*⟩ *f*: Form der Schizophrenie, die durch bes. Auffälligkeiten der Sprache bei sonst nur geringgradigen psych. Auffälligkeiten charakterisiert ist. ↑ Kataphasie.

Schizophrenie ⟨*gr*⟩ *f*: Sammelbezeichnung für eine Gruppe meist phasenhaft verlaufender ↑ Psychosen mit hohem Lebenszeitrisiko (etwa 1 % der Bevölkerung). In der Akutphase Ich-Störungen (Derealisation, Depersonalisation, Gedankenausbreitung, -eingebung), Wahrnehmungsstörungen (vorwiegend akust. Halluzinationen in Form dialogisierender, kommentierender u. imperativer Stimmen, aber auch coenästhet. Halluzinationen), inhaltl. u. formale Denkstörungen (inkohärenter Gedankengang, Gedankendrängen bzw. -sperrung, Wahnstimmung mit Wahneinfällen u. Wahnwahrnehmungen), Antriebsstörungen (reduzierter o. gesteigerter Antrieb, Negativismus, Ambitendenz, Mutismus u. Stupor), affektive Störungen (depressive o. man. Sympt., Parathymie). Von diesen Sympt. sind die Sympt. 1. Ranges nach K. Schneider diagn. entscheidend. Je nach Akzentuierung des psychopatholog. Bildes können hebephrene, katatone o. paranoide Syndrome unterschieden werden. Nach Abklingen der Akutsymptomatik werden bei etwa 30 % der Pat. chron. Verläufe mit persistierenden Akutsymptomen o. aber Residual- bzw. Negativsymptomen (v. a. Antriebsminderung, psychomotor. Verarmung u. affektive Störungen) beobachtet. Pathogenese: Nach der Typ-I/Typ-II-Unterteilung werden progn. günstige, phasenhaft verlaufende S. mit vorwiegender Akutsymptomatik den chron. S. mit ausgeprägter Negativsymptomatik gegenübergestellt. Diese Einteilung wird durch Untersuchungen mit bildgebenden Verfahren, die Hinweise auf morphol. zerebrale Veränderungen bei der Typ-II-Schizophrenie erbrachten, gestützt. Offen ist die Frage, inwiefern die Typ-I/Typ-II-Unterteilung die Komplexität schizophrener Psychosen abbilden o. erklären kann. Nach der Dopaminhypothese kommen Störungen dopaminerger Neuronen eine zentrale Rolle in der Pathogenese zu. Diese Hypothese wird insbes. durch die ther. Wirksamkeit der Neuroleptika gestützt. Ferner wird eine Beteiligung des sero-

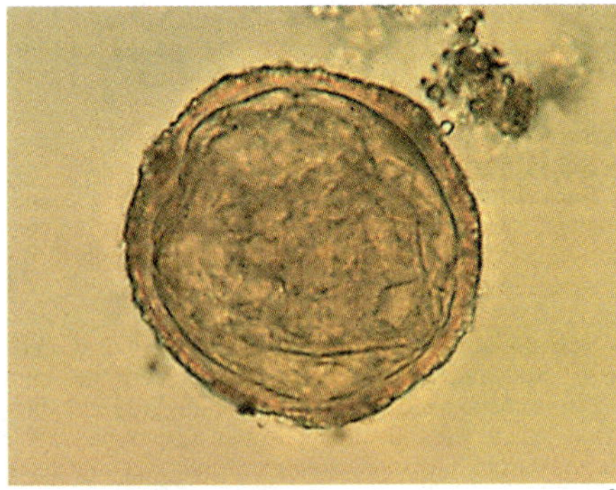

23

Schistosomiasis (Abb. 1). Schistosoma mekongi, Ei im Stuhlsediment (Telemann-Methode)

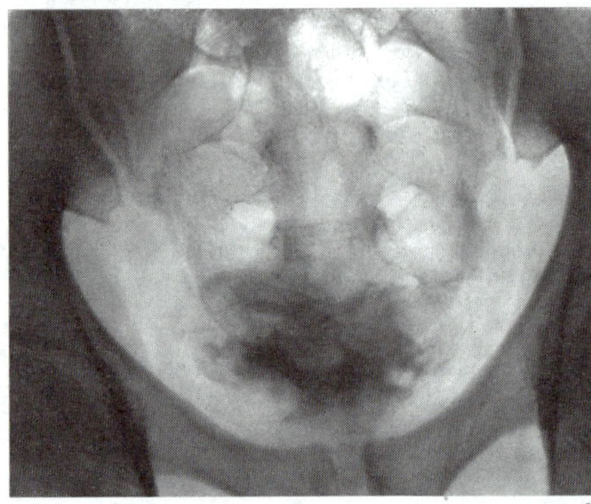

23

Schistosomiasis (Abb. 2).
Urogenitalschistosomiasis, nach Blasenentleerung Darstellung von grobknotigen Granulomen im Urogramm

toninergen u. des GABAergen Systems diskutiert. Diese Veränderungen könnten zu Funktionsänderungen in den Frontal- u. Temporallappen, aber auch den Basalganglien führen, die mit bildgebenden Verfahren (MRT, SPECT, PET) bei S. nachgewiesen wurden. Ther.: 1. medikamentös: Neuroleptika sind in der Akutphase unverzichtbar. Bewährt hat sich die Gabe hochpotenter Neuroleptika, ggf. in Kombination mit niederpotenten Neuroleptika o. Benzodiazepinen. Nach Remission der Akutsymptomatik wird eine neurolept. Weiterbehandlung zur Phasenprophylaxe allg. empfohlen. Hierbei scheinen atyp. Neuroleptika (z.B. Clozapin o. Olanzapin) konventionellen Präparaten (z.B. Haloperidol) überlegen zu sein. 2. Psychotherapie: In der Akutphase behutsame, empath. Begleitung der Pat., stützende Maßnahmen zur Krankheitsverarbeitung, ggf. auch Planung u. Einleitung rehabilitativer Maßnahmen. Insbes. der Wert familientherapeut. Maßnahmen wurde in empir. Studien belegt. Wichtig ist ferner eine Beachtung der bei S. lange erhöhten Suizidgefahr.

Schizoprosopie ⟨*gr*⟩ *f* ↑Gesichtsspalte.

Schizosoma reflexum: Schistosoma reflexum; schwerster Grad einer ↑Strophosomie. Die vordere Rumpfwand ist (fast) vollständig gespalten (Thoracogastroschisis totalis), die Eingeweide liegen außerhalb, Lendenwirbelsäule ist extrem lordot., so daß die Fersen den Hinterkopf berühren. Gleichzeitig bestehen lumbosakrale Spina bifida u. sireniforme Merkmale (↑Sirenomelie).

schizothym ⟨*lat + gr*⟩ *Adj*: introvertierte Wesenslage, die als latente Veranlagung zur ↑Schizophrenie gilt.

Schizotrichie: Aufspaltung der Haare.

Schizotrypanum cruzi ↑Trypanosoma cruzi.

Schizozyten: Bruchstücke von Erythrozyten („Fragmentozyten"), die durch mechan. Absprengung entstehen u. Kugelform annehmen. S. finden sich bei schweren hämolyt. Anämien u. bei mikroangiopath. Hämolysen (↑Verbrauchskoagulopathie).

Schlackenkost: Diätform, die viel unverdaul. Bestandteile (v.a. Zellulose) enthält u. durch Darmfüllung peristaltikanregend wirkt. Sie besteht v.a. aus Obst, Gemüse, Hülsenfrüchten, Schwarzbrot usw., wird bei Obstipation u. bei Übergewichtigen (Reduktionskost) angewendet.

Schlaf: physiol., period. auftretende Bewußtseinsänderung, die als vegetativ/trophotrope Phase u. als echter Regulationsprozeß aufgefaßt werden kann. Wachheit u. Schlaf sind keine distinkt einheitl. Zustände. Elektroneurolog. lassen sich unterschiedl. Phasen der Wachheit u. des Übergangs zum Schlaf nachweisen u. z. B. durch autogenes ↑Training, ↑Hypnose, progressive ↑Relaxation, aber auch durch sensor. ↑Reizverarmung u. ↑Reizüberflutung usw. gezielt herbeiführen. Elektrobiolog. sind deutl. versch. Schlafstadien abzugrenzen, in denen jederzeit durch Weckreize ein Abbruch des Schlafs zu erreichen ist. Während des S. sind koordinierte Gruppenbewegungen mögl. Aus exp. Befunden u. klin. Sympt. ist zu schließen, daß die Schlaf-Wach-Regulation nicht auf ein einziges Zentrum in einem umschriebenen Areal zu lokalisieren ist, sondern aktive Hemmungen Teile der Großhirnrinde (orbitale u. pyriforme Anteile, Regio praeoptica, Gyrus cinguli) u. tiefer gelegene Abschnitte erfassen. Dabei spielen Teile des aufsteigenden aktivierenden Systems der Formatio reticularis des Mittelhirns u. des Thalamus eine wichtige Rolle: Durch Ausschaltung, aber auch durch gleichförmige Reize (monotone Geräusche) kann Schlafhemmung ausgelöst werden. I.d.R. werden nach dem Einschlafen nacheinander „tiefere" Schlafstadien erreicht, die im EEG durch zunehmende Synchronisierung u. langsamere Frequenzen angezeigt werden; etwa nach 2 h kommt es bei Desynchronisierung u. Abflachung der EEG-Amplituden zum „paradoxen Schlaf" u. Abnahme des Muskeltonus sowie raschen Augenbewegungen (REM-Stadium). Danach folgt oft ein kurzes Aufwachen u. ein neuer Zyklus von ca. 90 min. beginnt, so daß während eines Nachtschlafs 3–6 derartige Zyklen unabhängig von äußeren Reizen ablaufen. Die Mehrzahl der an der Schlaf-Wach-Regulation beteiligten Hirnteile enthält vermehrt Monoamine; einige Kerngebiete (mediale Kerne der Raphe von der Medulla bis zum Mittelhirn, rostraler medialer Hirnstamm, Wand des 3. Ventrikels, retikuläre Kerne des Thalamus), die beim synchronisierten Schlaf eine Rolle spielen, sind reich an Serotonin: nach ihrer Zerstörung kommt es zur totalen Schlaflosigkeit bzw. langanhaltender schlafähnl. Bewußtseinsstörung.

Schlafanfälle ↑Narkolepsie.

Schlafapnoe, obstruktive: Verlegung der Luftwege im Pharynxbereich durch Erschlaffung der muskulösen Pharynxwand (Teilsymptom des ↑Pickwick-Syndroms).

Schlafbeschallung: Registrierung der Änderung des Atemrhythmus mittels Gürtelpneumographen u. elektron. Schreibung während des Schlafs infolge akust. Reize, Feststellung der Lautstärke des akust. Reizes zur Änderung der Atemreaktion. Objektives Kriterium des Hörvermögens des Neugeborenen u. Kleinkindes, aktive Mitarbeit des Kindes nicht erforderl. ↑Audiometrie.

Schlafbewegung der Augen, schnelle: engl. Rapid eye movements (REM). Etwa alle 90 min tritt im Schlaf eine Phase von 10–35 min ein, bei der sich rasche Augenbewegungen u.a. motor. Aktivitäten vollziehen. Die Augenbewegungen sind horizontal u. vertikal mit einer Frequenz von 5–10/s. Die REM-Phase des Schlafs ist eine Phase intensiver Träume mit erhöhter Aufweckschwelle.

Schläfenbein ↑Os temporale.

Schläfenbeinpneumatisation: individuell sehr unterschiedl. ausgebildete Pneumatisation. Normalerweise sind die Schläfenbeine seitengleich pneumatisiert, häufig aber ausgedehnte, normale Pneumatisation einer Seite bei aufgehobener Pneumatisation, sog. kompaktem Warzenfortsatz, o. hochgradig verminderter, gehemmter Pneumatisation der anderen Seite, Ursache anlagenbedingt, frühkindl. Mittelohrentzündung.

Schläfenlappenabszeß ↑Hirnabszeß im Temporallappen, vorwiegend otogen bedingt. Meist Hirndrucksymptomatik u. Herdzeichen.

Schläfenlappenepilepsie ↑Epilepsie.

Schlafentzug: durch künstl., aber nicht medikamentös erzwungenes Wachhalten herbeigeführtes Schlafdefizit. Selektiver Entzug des paradoxen o. Traumschlafs (↑Schlaf) führt zu erhöhter Erregbarkeit u. psych. Unbehagen. Dies ist ein indirekter Hinweis auf die wichtige Rolle des Traumschlafs. Provokationsmethode in der EEG-Diagn.

Schlafepilepsie: Variante der Grand-mal-Epilepsie, bei der die Anfälle nach dem Einschlafen o. vor dem Erwachen auftreten.

Schlaffhaut ↑Dermatochalasis.

Schlafkrankheit: afrikan. Schlafkrankheit, Castellani-Krankheit, ↑Trypanosomiasis. Erreger: Trypanosoma gambiense u. ↑Trypanosoma rhodesiense. Überträger: Tsetsefliege, Glossinen.

Schlafkrankheit, grippale: als ↑Kopfgrippe bezeichneter Krankheitsverlauf.

Schlaflähmung 1. ↑Drucklähmung; 2. ↑Narkolepsie.

Schlafmiosis: Durch das Übergewicht des Parasympathikus kommt es im Tiefschlaf o. im Koma zur Pupillenverengung.

Schlafmittel ↑Barbiturate, ↑Benzodiazepine, ↑Piperidindionderivate, ↑Hypnotika.

Schlafmittelmißbrauch ↑Hypnotika, ↑Arzneimittelmißbrauch. ↑Sucht.

Schlafmittelvergiftung ↑Hypnotika, ↑Barbiturate.

Schlafmohn ↑Opium.

Schlaf, rhombenzephaler: Bez. für paradoxen o. REM-Schlaf (↑Schlaf), die auf eine seiner vermutl. Ausgangsregionen im Gehirn hinweist. ↑Rhombenzephalon.

Schlafspindeln: schnelle Potentialschwankungen, die in die für den Schlaf charakterist. langsamen Schwankungen der EEG-Potentiale bes. in der Endphase eingestreut sind u. die in der Amplitude an- u. abschwellen, so daß die Umhüllende wie eine Spindel aussieht.

Schlaftheorien ↑Schlaf.

Schlaftherapie: Therapieverfahren zur Behandlung von psych. u. phys. Erkrankungen (Depressionen, Erschöpfungszustände) durch z. B. medikamentös induzierten Schlaf.

Schlaftiefenmessung: Bestimmung der Größe von definierten mechan. o. akust. Reizen, die zum Wecken des Schlafenden erforderl. sind. ↑Schlaf.

Schlaf-Wach-Rhythmus: durch visuelle u. soziale Zeitgeber mit dem Tag-Nacht-Wechsel synchronisierter Wechsel von Wachen u. Schlaf (zirkadianer ↑Rhythmus). Er dient der Aufrechterhaltung u. Wiederherstellung (↑Schlaf) voller körperl. u. psych. Leistungsfähigkeit. Bei autosuggestiver Vornahme sind die meisten Menschen in der Lage, den S. bewußt zu beeinflussen u. zu einer beabsichtigten Zeit zu erwachen. ↑Uhr, innere.

Schlafzentrum ↑Schlaf.

Schlag: volkstüml. Bez. für Schlaganfall (↑Apoplexie) o. „Herzschlag" (↑Herzinfarkt).

Schlagader ↑Arteria.

Schlaganfall ↑Apoplexie.

Schlagschatten ↑Irisschlagschatten.

Schlagvolumen, kardiales ↑Herzschlagvolumen.

Schlammbäder ↑Peloidbäder.

Schlamme, bituminöse: organ. Sedimente, die durch Gärungs- u. Fäulnisprozesse entstanden sind.

Schlammfeldfieber: ↑Feldfieber, Leptospirosis grippotyphosa; eine gutartig mit Fieber u. Meningismus, gelegentl. mit leichter Nierenbeteiligung verlaufende Leptospirose.

Schlammfieber ↑Feldfieber, ↑Schlammfeldfieber.

Schlammpackungen ↑Peloidpackungen.

Schlangengiftantiserum ↑Schlangengiftimmunserum.

Schlangengifte: in den Oberkieferdrüsen von versch. Schlangenarten gebildete tox. Polypeptide, die in folgender Weise unterteilt werden können: 1. Neurotoxine, z.B. Cobratoxin, verhindern Übertragung von Acetylcholin an cholinergen Rezeptoren, wirken ähnl. wie ↑Curare (Tod infolge Atemlähmung); 2. Kardiotoxine, Herzstillstand infolge Kontraktionsstörung der Herzmuskulatur, bedingt durch Erhöhung der Membranpermeabilität; 3. Depletionsgifte, blockieren die Reizübertragung infolge Depletion der präsynapt. Vesikel; 4. Blutgifte (Kreuzotter, Klapperschlange), verursachen Hämolyse u. Endothelschädigung. Die in vielen S. vorhandenen Enzyme (bes. Hydrolasen) erhöhen die Giftwirkung. Infolge ihrer Proteinnatur sind S. oral i.a. unwirksam. 300 Schlangenarten der etwa 2 500 sind giftig, durch S. sterben jährl. etwa 40 000 Menschen. Schnelle Behandlung mit spezif. Antitoxinen kann lebensrettend sein. S. werden in bes. Zubereitungen zur unspezif. Reiztherapie bei rheumat. Erkrankungen u. Neuralgien angewandt. Das Gift der Vipera russeli aktiviert Prothrombin u. wird als lokales Hämostyptikum eingesetzt.

Schlangengiftimmunserum: heterologes ↑Immunglobulin meist vom Pferd gegen Schlangengifte, vorwiegend Neurotoxine. Artspezif. (monovalentes) Serum ist wirkungsvoller als polyvalentes.

Schlangengiftphosphodiesterase: Phosphodiesterase I; hydrolysiert spezif. RNA am freien 3'-OH-Ende unter Freisetzung von 5'-Nukleotiden.

Schlangengiftproteasen: proteolyt. Enzyme im Gift einiger Schlangen (z. B. Bothrops atrox, Crotalus adamanteus). Sie wirken auf die ↑Blutgerinnung aktivierend u. führen unter Umgehung der normalen Gerinnungskaskade zur Fibrinbildung.

Schlatter-Osgood-Krankheit ↑Osgood-Schlatter-Erkrankung.

Schlauchwelle: Ausbreitung einer plötzl. Volumenänderung, die zu Druck- u. Strömungsschwankungen führt, in einem elast. Schlauch. ↑Wellenwiderstand, ↑Pulswellengeschwindigkeit.

Schlauchwelle im Innenohr: in der Schnecke als Wanderwelle längs der Skalen vom ovalen Fenster zum Helikotrema hin laufend. ↑Ortstheorie des Hörens, ↑Basilarmembranfunktion.

Schlauchwürmer ↑Nemathelminthes.

Schleich, Karl Ludwig (1859–1922), dt. Chir., Berlin.

Schleich-Anästhesie (nach Karl L. S.): Infiltrationsanästhesie mit verdünnten Lokalanästhetika-Lösungen, von Schleich u. Reclus (1892) erstmals durchgeführt.

Schleier: Schwärzung, die nach der vorschriftsmäßigen Entwicklung eines unbelichteten Films gemessen wird, wobei die Lichtabsorption in der Unterlage (Unterlagendichte) berücksichtigt werden muß. Der S. beruht darauf, daß auch in der unbelichteten photograph. Schicht stets ein Teil der Bromsilberkörper entwickelbar ist. Dieser Anteil steigt bei der Lagerung der Filme an. Frische Röntgenfilme haben einen Schleier unter 0,1, am Ende der Gewährleistungsfrist (9–21 Monate, je nach Typ) ist dieser Wert auf 0,25–0,3 angestiegen. Lagerungs- u. Entwicklungsfehler (zu lange Entwicklungszeit, zu hohe Temperatur, zu geringer Bromidgehalt) können zu einem wesentl. erhöhten S. führen.

Schleierlinge: Cortinarius-Arten, z. B. Orangefuchsiger Hautkopf, ↑Giftpilze. Vorkommen hauptsächl. in Osteuropa, aber auch in Deutschland. Enthalten hitzestabiles Gift Orellanin, das nephrotox. wirkt, Latenzzeit zwischen Genuß u. Sympt. 3–14 Tage.

Schleiersenkung: ein i. R. einer ↑Blutkörperchensenkungsreaktion auftretendes Phänomen, bei dem die Erythrozytensäule nur unscharf gegen das Serum abgesetzt ist, was durch die langsamer sedimentierenden, bes. bei hämolyt. Anämien vielfach stark vermehrten Retikulozyten bedingt ist.

Schleifendiuretika ↑Diuretika.

Schleifenoszillograph: Lichtschreiber; Oszillographentyp, der Spannungs- u. Stromverläufe auf lichtempfindl. Papier aufzeichnet. Der Signalstrom passiert eine in einem starken Magnetfeld ausgespannte Drahtschleife, die einen kleinen Spiegel trägt (Schleifengalvanometer). Ein vom Spiegel ausgelenkter Lichtstrahl schreibt das Oszillogramm auf das von einem Synchronmotor langsam transportierte Papier. S. arbeiten bis etwa 10 kHz u. sind mit bis zu 12 Schleifen ausgerüstet.

Schleifspur: Spuren an der Haut u. der Kleidung, die beim Schleifen eines Körpers (Leiche) entstehen. An der Haut häufig strichförmig oberflächl. Abschürfungen. Auch auf dem Boden können Schleifspuren gefunden werden. Diese Spuren werden oft übersehen, dürfen bei der Leichenschau aber nicht zerstört werden.

Schleim: Mucus; Produkt der Schleimdrüsen, das sich vorwiegend aus den ↑Muzinen zusammensetzt. Zähflüssigkeit ist auf die Gegenwart hochmolekularer Glykoproteine zurückzuführen. Viele Schleimdrüsen im Bereich der Mundhöhle u. des Magen-Darm-Trakts. Schleimbeimengungen finden sich außerdem im Harn (↑Nubekula) u. im Auswurf der Atemwege.

Schleimbeutel ↑Bursa synovialis.

Schleimbildung: Bildung visköser, schleimartiger Substanzen durch best. Bakterien- u. Hefearten unter geeigneten Umweltbedingungen. Bakterielle Schleime bestehen vielfach aus Polysacchariden (Dextrane, Laevane). Im Ggs. zu den ↑Bakterienkapseln lassen sich Schleime leicht von der Oberfläche der Bakterien entfernen.

Schleimdrogen: Drogen, die überwiegend aus Schleimstoffen bestehen, z.B. Tragant (Astragalus-Arten), Gummi arabicum (Acacia-Arten), Agar u. Carrageen, o. deren Wirkung auf ihrem Gehalt an Schleimstoffen beruht. S. sind u.a. Eibischwurzel, Leinsamen u. Irisches Moos. Schleimstoffe sind Polymere von Kohlenhydraten, die mit Wasser hochvisköse Lösungen ergeben, die puffernd, abdeckend, die Resorption von Stoffen verzögernd u. damit reizmildernd wirken. Verwendung zur Behandlung von Schleimhautentzündungen des Magen-Darm-Trakts sowie der Atemwege, ferner u.a. als Quasiemulgatoren in der pharmazeutischen ↑Technologie.

Schleimdrüsen ↑Drüsen, muköse.

Schleimgranulom: epithelialer, nicht mesenchymaler Schleim führt bei Austritt ins Gewebe zu entzündl. Fremdkörperreaktion. S. (Hamperl) entstehen v.a. dort, wo Schleimdrüsen leicht Traumen ausgesetzt sind, z.B. in den Lippen; ↑Fremdkörpergranulom.

Schleimhaut ↑Tunica mucosa.

Schleimhautbarriere: Barriere der Magenschleimhaut (Magenschleim, normales Magenepithel, normale Durchblutung), die eine Rückdiffusion von Säureionen bzw. eine Schädigung der Magenschleimhaut verhindern soll.

Schleimhauterysipel: im Bereich von Nase, Rachen u. weibl. Genitale auftretendes ↑Erysipel.

Schleimhautleishmaniase ↑Leishmaniasen.

Schleimhautpapillome ↑Papillom.

Schleimhautpolypen: fibroepitheliale Geschwülste auf mit Schleimhaut überzogenen inneren Oberflächen.

Schleimhautprolaps, transpylorischer: durch erhöhte Verschieblichkeit von Mukosa u. Teilen der Submukosa kommt es zum Prolabieren dieser Anteile durch den Pylorus in den Bulbus (pilz-, schirm- o. blumenkohlartiger Füllungsdefekt im Bulbus, röntg.).

Schleimhautreflexe: reflektor. Vorgänge, die durch Beeinflussung der Schleimhäute von außen hervorgerufen werden, z.B. Kornealreflex, ↑Lidschlußreflex, Konjunktivalreaktion, ↑Schluckakt.

Schleimhautresistenz ↑Schleimhautbarriere.

Schleimhauttuberkulose: tuberkulöse Entzündung der Schleimhaut, entsteht meist durch direkten Kontakt mit tuberkulösem Eiter (↑Abseuchungstuberkulose), selten durch hämatogene Bakterienaussaat. Typ. S. ist die Bronchialschleimhauttuberkulose.

Schleimkörperchen: zellige Beimischung (Leukozyten, Epithelien) zu schleimigem Sekret.

Schleimsäure: HOOC – $(CHOH)_4$ – COOH; Dikarbonsäure, die durch beidseitig terminale Oxidation der ↑D-Galaktose entsteht. S. ist schwer wasserlösl., dient zur Identifizierung der Galaktose sowie der galaktosehaltigen ↑Laktose.

Schleimstoffe ↑Muzine.

Schlemm, Friedrich (1795–1858), dt. Anat., Berlin.

Schlemm-Kanal (nach Friedrich S.): Sinus venosus sclerae; liegt endothelausgekleidet, limbusnahe, zirkulär in der Tiefe der Sklera, wird zur Vorderkammer hin vom Trabeculum corneosclerale abgegrenzt, das sich zwischen Skleralsporn u. ↑Schwalbe-Ring ausspannt. Nach außen gehen von ihm die Kollektorkanälchen zu den ↑Wasservenen u. den episkleralen Venen ab. Dient dem Abfluß des ↑Kammerwassers.

Schlesierbügel ↑Trochanterbügel.

Schlesinger, Bernard (geb. 1896), brit. Päd., London.

Schlesinger, Wilhelm (1869–1947), Int., Wien.

Schlesinger-Probe (nach Wilhelm S.): Methode zum Nachweis von Urobilinen im Harn mit Schlesinger-Reagens (äthanol. Suspension von Zinkacetat). Bei Betrachtung unter UV-Strahlung grüne Fluoreszenz der Komplexsalze. Reaktion wenig empfindl. Unterscheidung der einzelnen Urobiline method. auch mögl., klin. irrelevant.

Schlesinger-Syndrom (nach Bernard S.) ↑Williams-Beuren-Syndrom.

Schleudertrauma ↑Halswirbelsäulenschleudertrauma.

Schlickbäder ↑Peloidbäder.

Schlickphänomen: sonograph. Zeichen der Gallenblase. Homogene Ansammlung feiner Echos bei guter Schalldurchlässigkeit, so daß kein Schallschatten entsteht. Reflektierende Gallebestandteile sind dabei vorwiegend Kalziumbilirubinat u. Cholesterinkristalle.

Schliephake, Erwin (geb. 1894), dt. Int., Jena, Würzburg.

Schliephake-Elektroden (nach Erwin S.): Glasschalenelektroden; gestatten bei der ↑Kurzwellentherapie eine relative Tiefenwirkung durch variable Einstellung des Elektroden-Haut-Abstands.

Schließmuskel ↑Musculus sphincter ani internus; ↑Musculus sphincter ani externus.

Schließungsdauerkontraktion: Kathodenschließungstetanus. Tetan. Kontraktion, wenn man durch einen Muskel einen starken elektr. Gleichstrom leitet. Der Muskel verbleibt während des Stromdurchgangs auf der Seite der Kathode für längere Zeit verkürzt.

Schliffacette: funktionell o. parafunktionell entstandener kleinflächiger Abschliff auf der Kaufläche von Seitenzähnen, ↑Abrasion.

Schliffpunktfüllung: Methode zur Behandlung der okklusalen ↑Karies bei Kindern u. Jugendlichen. Verschleifen der kariesfreien Fissuren u. Ersatz des kariösen Defekts durch eine im Schmelz verankerte „punktförmige“ Füllung (Drum), heute durch erweiterte ↑Fissurenversiegelung ersetzt.

Schlinge: Dünndarmteil. Stehende S.: im Röntgenbild sich durch Luftfüllung markierender Dünndarmabschnitt als Zeichen für einen ↑Ileus. Zuführende S.: die nach ↑Magenresektion zum Magenrest hinführende, d. h. vom Duodenum kommende S. im Ggs. zur abführenden S., die vom Magenrest her in den weiteren Dünndarm übergeht.

Schlingenbiopsie ↑Big-particle-Biopsie.

Schlirf-Titration: Methode zur Typendiagnostik der Diphtheriebakterien. Beruht auf der quantitativ unterschiedl. Glukose-, Galaktose- u. Stärkespaltung der einzelnen Typen; wenig gebräuchl. ↑Corynebacterium diphtheriae.

Schlittenartikulation: der durch ↑Abrasion der eigenen Zähne sich einstellende Vielpunktkontakt, der ein hindernisfreies Verschieben der unteren Zahnreihe gegen die obere erlaubt. Wird durch Abrasionszähne beim Vollprothesenträger nachgebildet, um horizontale Schubkräfte auszuschließen.

Schlitzporen ↑Podozyten.

Schlitzsammler: Verfahren zur Keimzahlbestimmung der Luft. Mit Hilfe eines Vakuums wird eine größere Menge Luft (z. B. 150 l) angesaugt; unter dem Schlitz ist eine ↑Petri-Schale mit Nährboden rotierend angebracht, so daß die angesaugten Partikeln dort aufprallen, haften bleiben u. eine quantitative u. qualitative ↑Luftkeimuntersuchung ermöglichen. Das Ergebnis wird in koloniebildenden Einheiten/m^3 Luft angegeben. ↑Kolonie, bakteriologische.

Schlitzventrikel: durch Überdrainage entstehende Sogwirkung mit extremer Verengung der Hirnkammer. Mögl. Komplikation nach Ableitoperation eines ↑Hydrozephalus.

Schloffer-Operation: Kanaloperation; Entdachung des Canalis nervi optici auf transfrontalem Wege bei Turmschädel, soll Sehnervenatrophie vorbeugen. Umstritten.

Schloßmann, Arthur (1867–1932), Päd., Dresden, Düsseldorf. S. arbeitete insbes. über Säuglingsernährung u. Tuberkulose im Kindesalter, förderte die Säuglingspflege. Mitherausgeber des „Handbuchs der Kinderheilkunde“ (1906).

Schlottergelenk: Instabilität eines Gelenks infolge Überdehnung des die Bewegung begrenzenden Bandapparats o. durch Deformierung der Gelenkkörper infolge Trauma bzw. Erkrankung. Vorwiegend Folge schlaffer Lähmungen (Poliomyelitis).

Schlotterkamm: bewegl. Schleimhautfalte anstelle des knöchernen Alveolarkammes. Häufig am Oberkiefer, wenn im Unterkiefer nur noch ein anteriores Restgebiß ohne eine geeignete ↑Freiendprothese vorhanden ist, als Folge einer langanhaltenden Fehlbelastung.

Schluckabdruck: funktionelle Extension der Abformung des zahnlosen Unterkiefers entspr. der beim Schlucken ausgeübten Muskelfunktionen.

Schluckabformung ↑Schluckabdruck.

Schluckakt: Schlucken; willkürl. o. unwillkürl. Vorgang des Transports von Speisen u. Speichel von der Mundhöhle zum Magen. Der Prozeß läuft in 3 Phasen ab. In der 1., oralen Phase wird nach Mundschluß u. Zusammenpressen der Kiefer die Speise mit Zungendruck zum harten Gaumen u. rachenwärts befördert. Der dadurch ausgelöste Schluckreflex bewirkt die 2., pharyngeale Phase, die schnelle Verschiebung der Nahrung über den Pharynx in den Ösophagus, wobei der Nasenrachenraum u. der Kehlkopf geschlossen werden. In der 3. Phase wird die Speise durch Peristaltik in den Magen befördert.

Schluckauf ↑Singultus.

Schluckbißnahme: Um den Unterkiefer in die zentrale Relation bei der dreidimensionalen Festlegung der Position des Unterkiefers gegenüber dem Oberkiefer zu führen, wird der Pat. bei der ↑Bißnahme veranlaßt zu schlucken, denn beim Schlucken wird normalerweise reflektor. die habituelle ↑Interkuspidation eingenommen.

Schluckimpfung: orale Applikation von Impfstoffen zwecks Aufnahme derselben ins Darmepithel bzw. in das lymphat. Gewebe des Darms, z. B. Polio-, Typhusschutzimpfung.

Schlucklähmung: Lähmung von Muskeln, die am ↑Schluckakt beteiligt sind, z. B. bei Diphtherie, Lyssa, Tetanus, Vergiftungen (Botulismus), Bulbärparalyse u. anderen Erkrankungen des peripheren u. zentralen Nervensystems. Klin.: Verschlucken, Erstickungsgefahr, Aspiration, Sprachstörungen.

Schluckreflex ↑Schluckakt.

Schluckschmerz ↑Odynophagie.

Schluckstörung ↑Dysphagia.

Schluckvakzine: Impfstoff für die ↑Schluckimpfung.

Schluckzentrum: in der Medulla oblongata am Boden des vierten Hirnventrikels oberhalb des Atemzentrums gelegene Nervenzellverbände, deren Erregung den Schluckvorgang steuert. Afferente Erregungen für den Schluckreflex (↑Schluckakt) u. a. über den N. glossopharyngeus, efferente über Hypoglossus, Trigeminus, Glossopharyngeus u. Vagus zu den Muskeln der Mundhöhle, des Rachens, des Kehlkopfs u. der Speiseröhre.

Schlummerzellen: histiozytäre Zellen, die nach Busse-Grawitz sonst unerkennbar im Gewebe liegen u. bei Entzündung aktiviert werden sollen. Weitgehend abgelehnt.

Schlund ↑Pharynx.

Schlundenge ↑Isthmus faucium.

Schlundkrampf: Pharyngismus; Spasmus der Schlundmuskeln. Klin.: Dysphagie, Fremdkörpergefühl.

Schlundtaschen: in der Seitenwand des Schlunddarms zwischen 2 Kiemenbögen gelegene Ausbuchtungen. Die 1. S. vertieft sich, aus ihr entstehen die Paukenhöhle u. Ohrtrompete, das Epithel der 2. S. (↑Tonsillarbucht) liefert die Tonsilla palatina, das der 3. u. 4. S. die Epithelkörperchen u. den Thymus, das der 5. S. den ↑Ultimobranchialkörper.

Schlundtaschenfehlbildungen: angeborene Entwicklungsfehler der 5 entodermalen Schlundtaschen u. ihrer Derivate. Inkomplette, innere Halsfisteln (↑Halsfistel, laterale), tiefe ↑Halszysten, Über- o. Unterzahl, Dystopie o. Zysten der ↑Glandula parathyroidea, ↑Di-George-Syndrom, ↑Thymusdystopie, ↑Thymuszyste, Fehlentwicklung des ultimobranchialen Körpers.

Schlußbiß: Zusammenschluß der Oberkieferzähne mit den Unterkieferzähnen im max. ↑Vielpunktkontakt; habituelle ↑Interkuspidation.

Schlußdesinfektion: seuchengesetzl. vorgeschriebene Desinfektion des Krankenzimmers nach Entlassung, Verlegung o. Tod des Pat. besteht i. d. R. aus einer Scheuerdesinfektion mit chem. ↑Desinfektionsmitteln. Für best. Viruserkrankungen u. bei offener Tuberkulose ist eine Raumdesinfektion durch Formaldehydverdampfung mit anschließender Scheuerdesinfektion vorgeschrieben. Durchführung erfolgt von staatl. geprüften Desinfektoren.

Schlüsselbein ↑Klavikula.

Schlüsselbeinbruch: eine der häufigsten Frakturen. Ursache ist der Sturz auf die Schulter o. den ausgestreckten Arm (Kindesalter). Zusatzverletzungen am Plexus brachialis, den subklavikulären Gefäßen u. der Pleura sind mögl., aber selten. Behandlung mit ↑Rucksackverband, nur ausnahmsweise (erhebl. Dislokation, Sportler, ↑Pseudarthrose) durch ↑Osteosynthese.

Schlüsselbeindefekte: angeborene Entwicklungsstörungen der Klavikula. Völliges Fehlen (Aplasie) o. Unterentwicklung (Hypoplasie), meist des akromialen Endes, tritt isoliert, häufiger jedoch in Verbindung mit weiteren Ossifikationsstörungen (↑Dysostosis cleidocranialis) auf. Partielles Fehlen des Mittelstücks bedingt Pseudarthrose. Werden beim ↑Waardenburg-Syndrom u. bei ↑Dysostosis cleidocranialis beobachtet.

Schlüsselreiz: Signalreiz; Reiz o. Reizkombination, die instinktives Verhalten einleitet. S. werden zentralnervös aus dem Gesamtangebot als reaktionsauslösend herausgefiltert. Begriff aus der ↑Verhaltensforschung.

Schlüsselsystem ↑Kataloge.

Schlußleisten ↑Zellverbindungskomplex.

Schlußstörungen: Offenbleiben embryonaler Spalten. Dorsale S.: ↑Kranioschisis, ↑Rhachischisis, ↑Anenzephalie, ↑Myeloschisis. Ventrale S.: ↑Schizosoma reflexum, Thoraxspalte, ↑Bauchwandspalte, ↑Ecstrophia vesicae, ↑Halsspalte, mediane. Sonstige S.: ↑Lippen-Kiefer-Gaumen-Spalte.

Schmalkalder Schleiferlunge: nach der Stadt Schmalkalden, einem Zentrum der Werkzeugherstellung, benannte u. in diesem Raum intensiv untersuchte (Heuer, Kühne) ↑Pneumokoniose. Entsteht durch Überlastung der Lunge mit quarzfreiem Korundstaub der Schleifscheiben u. Eisenstaub der bearbeiteten Werkzeuge. Pathogenet. handelt es sich um eine chron. Bronchitis mit Lungenemphysem u. diffuser interstitieller Fibrosierung der Lunge. Die diffuse retikuläre Zeichnung der Lungen resultiert aus der Fibrosierung u. der Eisenstaubeinlagerung.

Schmalkiefer: Kieferanomalie, bei der seitl. Zahngruppen der Kiefermitte zu nahe stehen (A. M. Schwarz). Es wird der S. mit frontalem Engstand vom S. mit Spitzfront (Protrusion), die lückig o. engstehend sein kann, unterschieden (Reichenbach/Brückl). Erste Form entwickelt sich vornehml. beim Zahnwechsel, die beiden letzteren können schon im Milchgebiß vorhanden sein. Auch der angeborene S. kommt vor. Behandlungsbedürftige Anomalie aus karies- u. parodontalprophylakt. sowie funktionellen u. ästhet. Gründen.

Schmalkopf ↑Leptozephalie.

Schmarotzer ↑Parasiten.

Schmauchhöhle: beim absoluten ↑Nahschuß durch die Wirkung der Pulvergase um den Einschuß entstandene Höhle unter der Haut, in der Pulverschmauch u. verbrannte Pulverreste abgelagert sind.

Schmauchring: Schmauchsaum; findet sich bei relativen Nahschüssen in der Umgebung des Einschusses. Als Schmauchelemente finden sich Bestandteile des Zündsatzes (Blei, Antimon, Barium, Quecksilber) u. auch Bestandteile des Geschoßmantels (Kupfer, Zink, Nickel, Eisen).

Schmecksphäre: kortikale Projektion des ↑Geschmackssinns. Befindet sich im Operculum der hinteren Zentralwindung (Gyrus postcentralis).

Schmeißfliegen ↑Calliphoridae.

Schmelz: Enamelum; härteste Substanz des Körpers, Überdeckung der Zahnkrone (Corona dentis). Struktur: Schmelzprismen (Prisma enameli) verlaufen wellenförmig von der Dentin-Schmelz-Grenze bis zur Oberfläche. Besonderheiten: 1. Hunter-Schreger-Linien, Radiärstreifen, die durch Reflexionen am Verlaufswechsel der Prismen entstehen, 2. ↑Retzius-Streifen (Linea incrementalis enameli), oberflächenparallele Linien als Ausdruck von Verkalkungspausen. Abb.

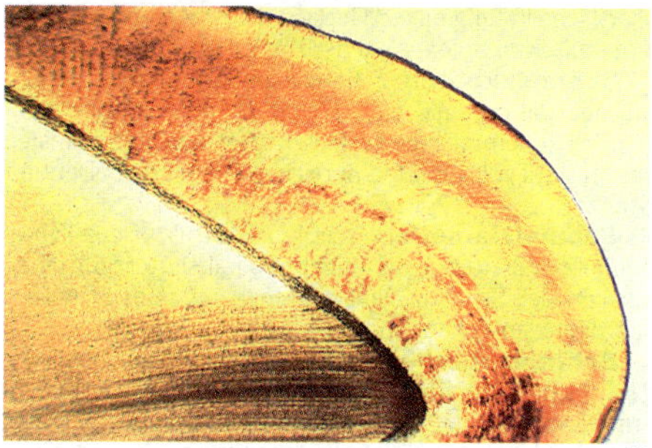

30

Schmelz. Zahnschliff, längs; dem Dentin (mit parallelen Kanälchen) sitzt der Schmelz auf, in dem Retzius-Linien zu erkennen sind.

Schmelzbildner ↑Ameloblast, ↑Odontogenese.

Schmelzbüschel: mikrosk. Struktur des Zahnschmelzes. Blätter organ., nicht mineralisierter Substanz, die sich von der Schmelz-Dentin-Grenze oft weit in den Schmelz hinein erstrecken, jedoch nicht die Oberfläche erreichen. Artefakte bei der Herstellung von Zahnschliffen sehen oft ähnl. aus.

Schmelzerstar ↑Feuerstar.

Schmelzhypoplasie: Unterentwicklung des Zahnschmelzes. Entweder unvollkommene Ausbildung des Schmelzmantels mit dem Ergebnis von Formvarianten o. Hypomineralisation. S. bewirken keine erhöhte Kariesdisposition, jedoch beschleunigen sie im Falle der Karies das Kavitationstempo. **Generalisierte S.**: sämtl. Zähne sind in ihrer gesamten Krone betroffen, genet. verursacht, ↑Amelogenesis imperfecta hereditaria. **Systemat. S.**: band- o. linienförmig symmetr. in beiden Kieferhälften u. an synchron gebildeten Zahnabschnitten auftretende Strukturanomalien, verursacht durch Störung des Kalziumphosphatstoffwechsels infolge Systemerkrankungen (z. B. Tetanie), Infektionskrankheiten (z. B. Röteln), Intoxikationen (z. B. Fluor, Tetrazyklin). **Singuläre S.**: an einem einzelnen Zahn auftretende Strukturanomalie aus lokaler äußerer Ursache, wie Parodontitis apicalis am darüberstehenden Milchzahn, Trauma. Klin. werden unterschieden: **äußere S.**: grübchenförmige o. fissurenähnl. Einziehungen der Schmelzoberfläche, meist dunkel pigmentiert; **innere S.**: bei unversehrter Schmelz-

S

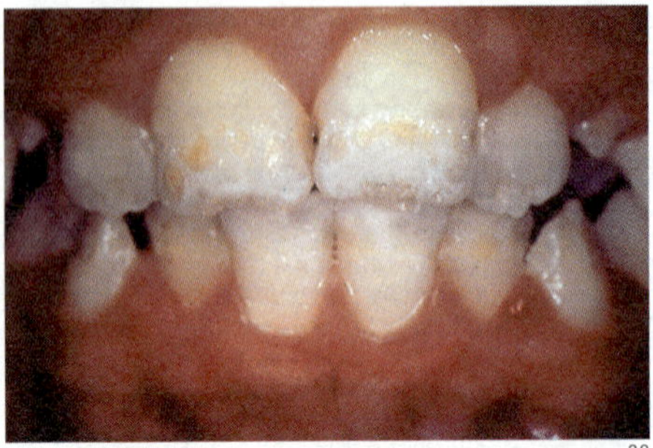

28

Schmelzhypoplasie. Schmelzstrukturstörung

oberfläche kreidig opake Flecke als Zeichen von Mindermineralisation tiefer gelegener Partien. Abb.

Schmelzkolben: Schmelzspindel; mikrosk. Struktur des Zahnschmelzes. S. sind in den dentinnahen Schmelz hineinragende Fortsetzungen der Dentinkanäle, bes. in stark gekrümmten Bereichen der Schmelz-Dentin-Grenze.

Schmelzlamelle: mikrosk. Struktur des Zahnschmelzes. Blätter organ., nicht mineralisierter Substanz, die von der Schmelz-Dentin-Grenze bis zum Schmelzoberhäutchen verlaufen.

Schmelzoberhäutchen: Zahnoberhäutchen; organ., nicht mineralisierte Schicht auf dem Zahnschmelz. Prim. S. entsteht aus den untergegangenen ↑Enameloblasten u. bildet eine funktionelle Einheit mit sek. S., das aus den Resten des äußeren Schmelzepithels entsteht, ↑Odontogenese. Tertiäres S.: erworbener exogener filmartiger Niederschlag auf der Zahnoberfläche (Acquired pellicle). S. haben eine protektive Funktion. Durch Anheftung des ↑Saumepithels wird bei der ↑Eruption der Zähne die Geschlossenheit des Deckgewebes gewährleistet. An mechan. exponierten Zahnbereichen geht das histogene S. sehr bald durch Abrieb verloren u. wird durch das tertiäre, exogene S. ersetzt. In den Fissuren u. im Bereich des Verbindungsepithels bleibt das histogene S. sehr lange erhalten.

Schmelzorgan: Gebilde ektodermaler Herkunft, durch welches die Zahnentwicklung insges. sowie die Dentinbildung induziert u. der Schmelz produziert wird. ↑Odontogenese.

Schmelzperle: Enamelom; tropfenförmige, meist nur aus Schmelz bestehendes Anhängsel im Bifurkationswinkel o. an der Schmelz-Zement-Grenze der Molaren. Selten enthält die S. Dentin o. Pulpa. Entstehung durch Versprengung von Ameloblastengruppen, bei Dentinbeteiligung durch Divertikelbildung am Schmelzorgan.

Schmelzprisma: Grundstruktur des Zahnschmelzes. ↑Odontogenese.

Schmelzpulpa: bes. differenzierte ektodermale Zellen im Innern des ↑Schmelzorgans. ↑Odontogenese.

Schmelzreifung: dreistufiger Prozeß der Biomineralisation des Zahnschmelzes. Prim. S.: während der Kronenentwicklung erfolgende Umwandlung der initial mineralisierten Schmelzmatrix (Präschmelz) in ein kristallines Gefüge (↑Schmelzprisma). Sek. S.: im Anschluß an die Kronenentwicklung erfolgende präeruptive Mineraleinlagerung aus der Perikoronarflüssigkeit. Tertiäre S.: posteruptive Einlagerung von Mineralien (Fluorid) aus dem Speichel. Abschluß der S. etwa drei Jahre nach der ↑Eruption.

Schmelzspindel ↑Schmelzkolben.

Schmelzwärme: Energie in Wärmeform, die einer best. Masse eines Körpers zugeführt werden muß, um diesen bei Schmelztemperatur in seine Flüssigkeit von der gleichen Temperatur umzuwandeln. Das Verhältnis der bei der Schmelztemperatur zugeführten Energie zur Masse des geschmolzenen Körpers heißt spezif. S. So sind z.B. 333,69 kJ erforderl., um 1 kg Eis von 0 °C in 1 kg Wasser von 0 °C zu verwandeln. Die S. läßt sich beim Erstarren der Flüssigkeit restlos zurückgewinnen.

Schmerz: unangenehmes Sinnes- u. Gefühlserlebnis, das durch mechan., therm., chem. o. elektr. Reize von hoher Intensität ausgelöst werden kann, d. h. es gibt keinen adäquaten Reiz. Akuter S. wird durch äußere o. innere Prozesse (Verletzungen, Entzündungen) hervorgerufen, ist zeitl. begrenzt u. als Signalfunktion für eingetretene Schädigungen biol. sinnvoll. Der akute S. löst i. d. R. Abwehrreaktionen aus. Chron. S. ist nicht biol. sinnvoll u. mit körperl. Schädigung (allein) nicht erklärbar. Zu unterscheiden sind psychogener, psychosomat., prim. organ. bedingter u. chron. S. i. R. psych. Erkrankungen. Zur Erklärung der Schmerzentstehung können unterschiedl. Mechanismen (narzißt. Konversionsmechanismus, prim. Umwandlung von Affekten in körperl. Spannungszustände u. Lernvorgänge) herangezogen werden. Physiol. kann man Oberflächenschmerz u. Tiefenschmerz unterscheiden. Während die Erregungen des Oberflächenschmerzes vornehml. über den ↑Thalamus zur somatosensiblen Region des Parietalhirns fließen, findet beim Tiefenschmerz eine stärkere Miterregung von Teilen des Frontalhirns statt. Schmerzursache ist vermutl. die Freisetzung niedermolekularer Substanzen wie Bradykinin, Histamin, Serotonin u. a. Von den ↑Schmerzrezeptoren laufen die Nervenimpulse über afferente Bahnen zu Rückenmark, Thalamus u. Großhirnrinde. Auf diesen Stationen ist eine Schmerzabschwächung bzw. -beseitigung mögl. Bei der zentralen Unterdrückung der Schmerzempfindung spielen endogene morphinähnl. Substanzen (↑Endorphine) eine Rolle. Die Intensität u. Ausformung des S. wird u. a. bestimmt von der Ursache, Persönlichkeit, Befindlichkeit u. Tageszeit. Für die Diagnostik ist eine Differenzierung (akut vs. chron., stark vs. leicht anhand einer Schmerzskala) wichtig. Die Ther. muß in Abhängigkeit von Diagnostik u. Persönlichkeitsmerkmalen gewählt bzw. kombiniert werden (Medikamente, Lokalanästhesie, transkutane elektrische ↑Nervenstimulation (TENS), Akupunktur, Entspannungstherapie, Verhaltenstherapie u. psychoanalyt. Verfahren).

Schmerzen, lanzinierende: anfallsartig einschießende, heftige Schmerzen in den Beinen o. anderen Körperregionen bei ↑Tabes dorsalis.

Schmerzhinken: unharmon. Gangbild durch Verkürzung der Standbeinphase infolge belastungsabhängiger Schmerzen.

Schmerzklinik: organisator. Struktur für die Behandlung von Pat. mit chron. Schmerzen.

Schmerzrezeptoren: Nozirezeptoren, Nozisensoren; durch Gewebeschädigung entstandene niedermolekulare Substanzen führen zur Erregung freier Nervenendigungen, die über afferente Bahnen ↑Schmerz erzeugen. Dabei wird der „helle" oberflächl. Schmerz vermutl. über dünne markhaltige, der „dumpfe" Tiefenschmerz über marklose Fasern geleitet.

Schmerzschwelle: die für die Erregung der Schmerzrezeptoren erforderl. Mindeststärke eines mechan. o. therm. Reizes, bei chem. Reizen die Mindestkonzentration des schädigenden Agens. Die S. ist interindividuellen Schwankungen unterworfen.

Schmerzskoliose: Ischiasskoliose, Scoliosis ischiadica; schmerzbedingte Schonhaltung der Wirbelsäule mit Seitneigung, vorwiegend bei Lumbago o. Bandscheibenprolaps.

Schmerzsyndrom, myofaziales: Schmerzzustände bedingt durch Veränderungen des Kiefergelenks bei Störungen der Artikulation u. Okklusion, z. B. bei schlecht sitzenden Zahnprothesen.

Schmerzverdeckung: Schmerzmaskierung; Hemmung des Schmerzes durch zusätzl. afferente Impulse aus anderen als den Schmerzrezeptoren. Durch präsynaptische ↑Hemmung im Rückenmark o. im Hirnstamm seitens der über schnell leitende Nervenfasern eingelaufenen zusätzl. Impulse können die schmerzleitenden Bahnen teilweise blockiert werden. Entsprechende Reizungsmethoden zur Schmerzbekämpfung (nicht seiner Ursache) nutzen diesen Mechanismus, z. B. bei der Elektroakupunktur.

Schmetterlingsfigur: 1. *Anat.*: Kontur der grauen Substanz des Rückenmarks auf dem Querschnitt mit den Vorderhörnern u. den Hinterhörnern. 2. ***Dermat.***: schmetterlingsförmige Hautausschläge im Gesicht. Typ. für ↑Lupus erythematodes cutaneus chronicus discoides, gelegentl. auch bei ↑Erysipel.

Schmetterlingsgliom: vom Balken ausgehendes ↑Glioblastom, das in beide Hemisphären vorwächst u. dadurch eine schmetterlingsähnl. Gestalt aufweist.

Schmetterlingshämatom: Bei Harnröhrenverletzungen im Bulbusbereich wie Pfählungsverletzung, Schußverletzung, Beckenfraktur mit Harnröhrenzerreißung sowie auch nach Perforation mit Instrumenten, z. B. gewaltsamem Einführen eines Zystoskops, bildet sich beim Mann ein beidseits von der Raphe charakterist., sich ausbreitendes Hämatom, das in der Form einem Schmetterling mit ausgebreiteten Flügeln ähnelt. Typ. Zeichen für hintere Harnröhrenverletzung. Lebensgefahr nicht wegen des Hämatoms, sondern infolge des gleichzeitig austretenden Harns; ↑Harnphlegmone; ↑Urosepsis.

Schmetterlingsrolle: bes. Form einer orthopädischen ↑Rolle zur Entlastung der Mittelfußköpfchen II–IV.

Schmetterlingswirbel: angeborene Verformung eines Wirbels mit trichterförmiger Eindellung beider Deckplatten u. sagittaler Spaltbildung.

Schmid, Werner (geb. 1930), Schweizer Humangenetiker, Zürich.

Schmid-Fraccaro-Syndrom (nach Werner S. u. Marco F.): Katzenaugensyndrom; wahrscheinl. partielle Tetrasomie des Chromosoms 22. Iriskolobom. Analatresie, bisweilen Intelligenzminderung. Evtl. noch weitere Fehlbildungen (innerer Organe). Erstbeschreibung 1969.

Schmidt, Adolf (1865–1918), dt. Int., Bonn, Dresden, Halle.

Schmidt, Henry D. (1823–1888). amerik. Anat., Pathologe, New Orleans.

Schmidt, Martin Benno (1863–1949), dt. Pathologe, Göttingen.

Schmidt-Lantermann-Einkerbungen (nach Henry D. S. u. A. J. L.): Incisura myelini. Trichterförmige Spalten im Myelin markreicher Nervenfasern.

Schmidt-Syndrom: 1. (nach Martin B. S.): angeborene biglanduläre Endokrinopathie mit Insuffizienz der Nebennieren u. der Schilddrüse ohne Hypophysenstörung. Klin. Manifestation im Neugeborenen- o. erst im Kleinkindalter, bisweilen mit lebensgefährl. ↑Addison-Krisen. **2.** (nach Adolf. S.): homolaterale Gaumensegel- u. Stimmbandparese infolge Läsion in den kaudalen Bezirken der Medulla oblongata.

Schmiedeberg, Johann Ernst Oswald (1838–1921), exp. Pharmak., Dorpat, Straßburg.

Schmierinfektion: unmittelbare Übertragung von Infektionserregern durch Kontakt (Berührung), Händegeben, Küssen, Geschlechtsverkehr.

Schmierkur ↑Salbe, graue.

Schmierseife ↑Sapo kalinus.

Schmincke, Alexander (1877–1953), dt. Pathologe, Heidelberg.

Schmincke, Richard (1875–1939), Arzt u. Gesundheitspolitiker, Bad Elster, Dresden u. Berlin.

Schmincke-Regaud-Karzinom (nach Alexander S.) ↑Schmincke-Tumor.

Schmincke-Tumor (nach Alexander S.): lymphoepitheliales Nasopharynxkarzinom, v. a. in Südchina, Tunesien, Zentralafrika u. Alaska. Tritt Jahrzehnte nach Primärinfektion mit dem ↑Epstein-Barr-Virus auf. Tumorzellen enthalten zirkuläre virale DNA-Moleküle u. virale Zellkernproteine (EBNA, Epstein-Barr-Virus-spezif. nukleäres Antigen).

Schmitt-Schema: Einteilung zur Bestimmung des Proliferationsgrades des Vaginalepithels. Abb. S. 1808.

Schmorl, Christian Georg (1861–1932), dt. Pathologe, Dresden.

Schmorl-Knorpelknötchen (nach Christian G. S.): hernienartiger Einbruch eines Teils der Zwischenwirbelscheibe in den Wirbelkörper durch Defekte der Wirbelkörperdeckplatte. Sympt. der ↑Scheuermann-Krankheit.

Schmuckprothese ↑Armprothese.

Schmutzinfektion ↑Schmierinfektion.

Schmutzring: Zeichen des Einschusses. Findet sich um die Einschußöffnung als schmaler, etwa 1 mm breiter, grauschwarzer Saum. Kommt dadurch zustande, daß sich das Geschoß beim Durchgang durch den Lauf mit Ölrückständen, Bestandteilen des Geschoßmantels u. Pulverrückständen belädt, die es beim Durchschlagen eines Gegenstands wieder abstreift. S. wird deshalb auch als Abstreifring bezeichnet. Findet sich auf der Haut nur dann, wenn vorher keine anderen Gegenstände (z. B. Kleidung) durchschlagen wurden. Gibt keinen Hinweis auf die Schußentfernung.

Schnabel, Isidor (1842–1908), Ophth., Wien.

Schnabelbecken: Beckendeformierung bei ↑Osteomalazie mit schnabelartig vorspringender Symphyse u. nach vorn abgeknicktem Kreuzbein; das ↑Kartenherzbecken ist ein Vorstadium des S., ↑Beckenformen.

Schnabel-Kavernen (nach Isidor S.): Nach lange bestehendem Glaukom bilden sich im vorderen Teil des Sehnerven mit Hyaluronsäure gefüllte kleine Hohlräume als Sekundärveränderung einer Optikusatrophie; auch bei hoher Myopie u. im Alter.

Schnaken: 1. Tipuliden (Tipulidae); weltweit verbreitete Fam. der Mücken; stechen nicht. Schnakenlarven besitzen als Schädlinge an Pflanzen (Klee, Gemüse, Wildgräser u. a.) landwirtschaftl. Bedeutung. **2.** regionale Bez. für Stechmücken (↑Culicidae).

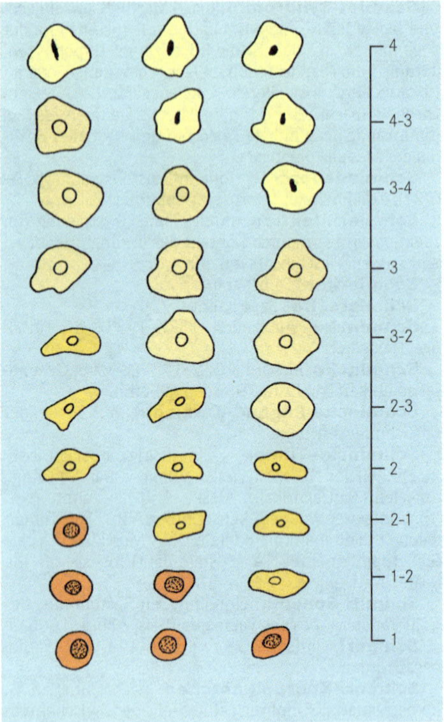

Schmitt-Schema
1: ausschließlich Parabasalzellen; 1-2: vorwiegend Parabasalzellen, vereinzelt kleine Intermediärzellen; 2-1: vorwiegend kleine Intermediärzellen, vereinzelt Parabasalzellen; 2: ausschließlich kleine Intermediärzellen; 2-3: vorwiegend kleine Intermediärzellen, vereinzelt große Intermediärzellen; 3-2: vorwiegend große Intermediärzellen, vereinzelt kleine Intermediärzellen; 3: ausschließlich große Intermediärzellen; 3-4: vorwiegend große Intermediärzellen; vereinzelt Superfizialzellen; 4-3: vorwiegend Superfizialzellen, vereinzelt große Intermediärzellen; 4: ausschließlich Superfizialzellen, vorwiegend eosinophil gefärbt

Schnallenbildung: morphol. Einheit des Myzels u. Besonderheit des Hyphenwachstums (↑Basidiomycetes). In der Paarkernphase entsteht an der endständigen Hyphenzelle ein seitl. Fortsatz, der einen der beiden Kerne aufnimmt. Nach vollzogener Kern- u. Zellteilung (durch Querwandbildung in Zelle u. Fortsatz) verschmilzt das Fortsatzende mit der rückwärts gelegenen Zelle; der Außen- u. Innenkern werden wieder paarweise vereint.

Schnappatmung: krampfhaftes Schnappen nach Luft, bes. bei stark untergewichtigen Frühgeborenen u. agonal. S. ist beim Neugeborenen physiol. auslösbar durch Anblasen der Mundregion.

Schnarchen: Geräusche, die während des Tiefschlafs durch Bewegungen (Flattern) des erschlafften Gaumensegels erzeugt werden, bei Atmung durch den Mund. Dieser öffnet sich durch die starke Verminderung des Tonus der Kieferschließmuskeln.

Schnecke ↑Kochlea.

Schneckenagglutinine ↑Helixagglutinine.

Schneckenfenster: Fenestra cochleae; durch eine Membran (↑Membrana tympani secundaria) verschlossene Verbindung des Innenohrs zum Mittelohr.

Schneeball: Viburnum opulus u. Viburnum lantana. Blätter führen bei Genuß zu lokalen Reizerscheinungen.

Schneeballknirschen: bei Betastung von Ergüssen auftretendes knirschendes Geräusch, häufig bei stärkerer Fibrinausfällung im Erguß.

Schneeberger Lungenkrebs: seit dem Mittelalter bekannter Lungenkrebs der Schneeberger Grubenarbeiter, von Weigert 1875 erstmals wissenschaftl. beschrieben. Der S. L. wird induziert durch die Einatmung von Radon unter Tage. Das gehäufte Vorkommen von Bronchialkarzinomen wurde auch bei Grubenarbeitern anderer Uranpechblendebergwerke, z. B. Joachimstal (Löwy, 1929), festgestellt.

Schneeblindheit: Verblitzung, Keratoconjunctivitis photoelectrica, Photophthalmia electrica. Bei Gletscherwanderung mit ungeschützten Augen kommt es durch Ultraviolettstrahlen zur Schädigung des Hornhautepithels, die sehr schmerzhaft ist u. zu krampfhaftem Lidschluß führt. Heilt unter Salbenverband innerhalb weniger Stunden ab. Schmerzbeseitigung durch Hornhautanästhesie.

Schneeflockenkatarakt: schneeflockenartige Linsentrübung, z. B. bei Diabetes.

Schneeflockenphänomen: Schneeflockenrelief; fleckiger, unregelmäßiger Kontrastbreibeschlag im Dünndarm bei Schleimhautatrophie (z. B. glutensensitiver Enteropathie), vermehrter Sekretion der Mukosa.

Schneemannherz: im frühen Kindesalter noch fehlendes, später typ. röntg. Zeichen der totalen Fehlmündung der Lungenvenen mit linkspersistierender oberer Hohlvene. Thoraxaufnahme zeigt im sagittalen Strahlengang eine beidseitige Verbreiterung des oberen Mediastinums. Es entsteht eine Figur, die an eine Acht, eine Sanduhr o. einen Schneemann erinnert.

Schneidekantenabstand: Schneidekantendistanz, sagittale Schneidezahnstufe; Abstand der Schneidekanten der unteren Schneidezähne von denjenigen der oberen. Resultiert aus den sagittalen Abweichungen u. aus der Bißlage. Bei regelrecht okkludierendem Gebiß mit geringem Überbiß beträgt er ca. 2 mm. ↑Overjet.

Schneider, Kurt (1888–1967), bedeutender dt. Psychiater (Hauptwerk: „Klin. Psychopathologie") Köln, München, Heidelberg.

Schneider, Wilhelm (geb. 1910), Dermat., Tübingen.

Schneider-Fischer-Syndrom (nach Wilhelm S. u. Herbert F.): bei venösen Abflußstörungen im Beckenbereich auftretende Ödeme der Beine, Siderosklerose der Fesseln u. Caput Medusae in der Leistenbeuge.

Schneidersitz: auf das Hüftgelenk günstig wirkende Sitzhaltung mit eingeschlagenen Beinen.

Schneidezahn: Dens incisivus; einwurzliger Zahn mit schaufel- o. meißelförmiger Krone und Schneidekante. Die vier S. liegen im Zahnbogen zwischen den Eckzähnen. ↑Gebißformel, ↑Gebißschema, ↑Zahnform.

Schneidezahnführung: durch das Entlanggleiten der Schneidekanten der unteren Schneidezähne an den oralen Flächen der oberen Schneidezähne best. Öffnungsbewegung des Unterkiefers.

Schneidezahnindex ↑ Pont-Index.

Schneidezahnüberbiß: der Abstand der Schneidekanten der oberen Schneidezähne zu denen der unteren Frontzähne, wenn sich die Seitenzähne im max. ↑ Vielpunktkontakt befinden.

Schneidezahnwechsel: Beginn des Zahnwechsels u. der Zuwachszahnung bei Fünf- bis Siebenjährigen. Zeitpunkt sorgfältiger Kariesprävention bleibender Zähne u. Überwachung der weiteren Kiefer-Gebiß-Entwicklung.

Schnellentwicklung: Entwicklung u. Weiterverarbeitung photograph. Materialien in kürzerer Zeit als sonst übl. Man benutzt spez. Entwickler (stark bas. Metol-Hydrochinonentwickler, Brenzcatechin u. a.), höhere Temperatur, intensive Bewegung des zu entwickelnden Materials u. ein Schnellfixierbad. Bei maschineller Verarbeitung kann die Gesamtverarbeitungszeit von Schwarzweißfilmen einschl. Trocknung bis auf 90 s verkürzt werden. Im Prinzip ist das Polaroidverfahren eine S.

Schnellfärbeverfahren, hämatologische ↑ Färbeverfahren, hämatologische.

Schnelligkeit, lokomotorische: Fähigkeit der Fortbewegung durch zykl. Bewegungen u. mit höchstmögl. Geschwindigkeit. Die l. S. wird durch die motor. Eigenschaften Reaktionszeit, Geschwindigkeit einer Einzelbewegung, Bewegungsfrequenz u. Fortbewegungsgeschwindigkeit charakterisiert. Sie ist abhängig von ↑ Schnellkraft, Elastizität, Dehn- u. Entspannungsfähigkeit der Muskulatur, Kapazität u. Leistungsfähigkeit des alaktaziden Energiemechanismus (energiereiche Phosphate) u. dem vorherrschenden Muskelfasertyp (↑ Muskelfaserspektrum).

Schnellkraft: Form der dynam. Kraft. S. ist diejenige Kraft pro Zeiteinheit, die willkürl. innerhalb eines gezielten Bewegungsablaufs entfaltet werden kann.

Schnellschnitt: meist als Gefrierschnitt hergestellter Gewebeschnitt zur raschen Bestimmung der ↑ Dignität eines Tumors während eines operativen Eingriffs.

Schnellserienaufnahmetechnik: Röntgenaufnahmetechnik mit schneller Bildfolge, aber Beschränkung auf kleinere Aufnahmezahlen. Die kinematograph. Verfahren werden nicht zu dieser Gruppe gezählt. Die S. dient zur Registrierung von Bewegungsabläufen (↑ Angiographie, Schluckakt), die sich durch Aufnahmeabstände von einigen Sekunden bis etwa $^1/_{10}$ s erfassen lassen.

Schnellverfahren, diagnostische: Techniken u. Untersuchungsverfahren, die innerhalb von Minuten o. Stunden ein Ergebnis liefern. I. R. der Diagnostik von Infektionskrankheiten werden z. B. ↑ Gram-Färbung, ↑ Immunfluoreszenz, ↑ Gegenstromelektrophorese, ↑ Elektronenmikroskopie, ↑ Gaschromatographie, ELISA (↑ Enzymimmunoassay), RIA (↑ Radioimmunoassay) u. a. angewendet.

Schnitt: Durchtrennung von Gewebe i. R. chir. Operationen. Es kommen zur Anwendung der lineare S. u. der nichtlineare S. Zu letzterem gehören der Fisch-, Frosch- o. Hechtmaulschnitt, Zirkelschnitt, Ovalärschnitt, Rackettschnitt. u. a. bogenförmige Schnittführungen, zu ersterem der Mittel-, Pararektal-, Transrektalschnitt, u. a. Beim Wechselschnitt ändert sich die Schnittrichtung beim Durchtrennen der Bauchdecken, sie entspricht dem Verlauf der Fasern der Bauchmuskeln.

Schnittentbindung ↑ Sectio caesarea.

Schnittveraschung ↑ Aschenbild.

Schnitzler-Metastasen: Abtropfmetastasen im Cavum Douglasi (wie ↑ Krukenberg-Tumor der Ovarien), bes. bei Magenkarzinom.

Schnüffeln: Einatmen von Lösungsmitteldämpfen (Aceton, Toluen, Chloroform u. ä.) zur Erzeugung einer Euphorie. Neben der Suchtgefahr schwere Schäden von Leber, Nieren u. Knochenmark zu erwarten.

Schnuller: nahrungsloser Gummisauger, der der Befriedigung des Saugreflexes dient. Soll das Lutschen des Säuglings am Finger o. an Gegenständen verhüten.

Schnupfen ↑ Virusschnupfen.

Schnupftabaksprostata: Bildung von dunkelgefärbten feinkörnigen Konkrementen (↑ Corpora amylacea) in erweiterten Drüsen der Prostata infolge Sekretstauung u. -eindickung.

Schnürfurche: Furchenbildungen auf Organen, z. B. durch Strangbildung. S. über Leber u. Darmabschnitten, durch Brustkorbdeformierung o. am Zwerchfell durch amniot. Stränge. Schnürfurchenbildung unterschiedl. Ausmaßes am Feten, bevorzugt an Extremitäten, bis zur völligen Abschnürung. ↑ Amnionstränge, ↑ Simonart-Bänder. Abb.

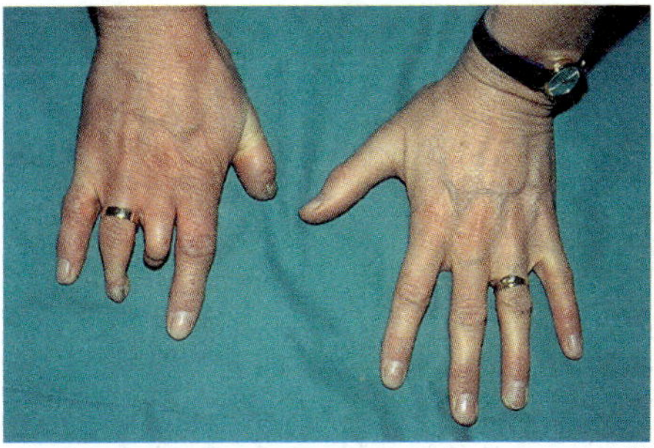

38

Schnürfurche. Resultat intrauteriner amniogener Abschnürung

Schnürring: an Darmschlingen auftretende Druckmarke bei eingeklemmter Hernie. ↑ Ranvier-Schnürring.

Schnutenphänomen: ein kurzer Fingeraufschlag auf die Unter- o. Oberlippe führt zur „Schnutenbildung" beim jungen Säugling.

Schober, Paul (1865–1943), dt. Arzt, Stuttgart, Wildbad.

Schober-Zeichen (nach Paul S.): Prüfung der Lenden- u. Brustwirbelsäule (LWS, BWS) auf Kyphosierungsmöglichkeiten. LWS: im aufrechten Stand Markierung von L_4 u. einer 2. Stelle 10 cm darüber, nach max. Beugung Messung der Entfernung beider Punkte, normalerweise etwa 15 cm. BWS (auch als Ott-Zeichen bekannt): Markierung des Dornfortsatzes von C_7 u. eines Punkts 30 cm kaudal davon, nach max. Beugung beträgt der Abstand normalerweise etwa 38 cm.

Schock: generalisierte Kreislaufstörung als Reaktion des Organismus auf schädigendes Agens, gekennzeichnet durch ein Mißverhältnis zwischen zirkulierender Blutmenge u. Kapazität des Gefäßsystems sowie Störung des Gewebestoffwechsels. Zu Beginn Kompensationsmöglichkeit durch erhöhte Herzaktivität sowie periphere Vasokonstriktion. Bei zunehmendem Mißverhältnis der Ge-

S

Schockmediatoren

Vasokonstriktion
Katecholamine
Angiotensin
Vasopressin
Serotonin
TXA_2
Prostaglandin F_2
Leukotrien C_4
Leukotrien D_4
Leukotrien E_4
Vasodilatation
Kinine
Endorphine
Histamin
Prostaglandin I_2
Prostaglandin E
andere Wirkungen
Cachectin (TNF)
Plättchenaktivierender Faktor (PAF)

webe mit glykolyt. Stoffwechsel u. metabol. Azidose. Durch Vasokonstriktion erfolgt Zentralisation des Kreislaufs mit Zusammenbruch vitaler Organsysteme. Klin.: Blässe, Kühle, Tachykardie (Bradykardie), flache Atmung, Schweißausbruch, evtl. Desorientiertheit. Kausal-pathogenet. werden folgende Schockarten unterschieden: anaphylaktischer ↑Schock, ausgelöst durch generalisierte Antigen-Antikörper-Reaktion, ↑Allergie. Hypoglykäm. S.: durch Verarmung an Glukose im Blut (↑Hypoglykämie). Hypovoläm. S.: ausgelöst durch Volumenverluste (Verbrennung, Erbrechen, Durchfälle). Hämorrhag. S.: ausgelöst durch Blutverlust. Kardiogener S.: bei akuter kardialer Insuffizienz, z.B. bei Myokardinfarkten, ↑Schock, kardiogener. Neurogener S.: durch zentrale Dysregulation. Renaler S.: nach Auffüllung großer stummer Hydronephrosen mittels retrogradem Pyelogramm, aus denen das Kontrastmittel nicht abfließt. Sept. S.: als ↑Endotoxinschock. Spinaler S.: nach völliger Durchtrennung des Rückenmarks im Tierexperiment, beim Menschen nach Wirbelsäulenverletzung. Traumat. S.: durch Gewalteinwirkung auf den Organismus. Urosept. S.: durch Endotoxine, meist gramnegative Bakterien. Ther. besteht in Steigerung des zirkulierenden Blutvolumens durch Infusion, Stabilisierung der Herztätigkeit, Erhöhung der Sauerstoffaufnahme sowie Regulation des Gefäßsystems durch Pharmaka u. Ausgleich des gestörten Säure-Basen-Gleichgewichts, zusätzl. kausale Ther. durch Bekämpfung der auslösenden Ursachen. Für Ausgang entscheidend ist Beherrschung der Mikrozirkulationsstörung.

Schock, anaphylaktischer: in voll ausgebildeter Form stärkste (allerg.) Erscheinung einer ↑Anaphylaxie. Kann bei sensibilisierten Menschen nach wiederholten Seruminjektionen, Insektenstichen, Arzneimittelgaben, Allergentestinjektionen u.a.m. auftreten. Den pathogenet. Mechanismen der Anaphylaxie zufolge kommt es binnen weniger Minuten bis zu 1/2 h zur peripheren Kreislaufdekompensation (Schock). Tod durch Kreislaufversagen u. Anoxie. Leichtere Formen: Urticaria, Bronchospasmen, Hypotonie. Verhütung durch sorgfältige Anamnese u. evtl. Testung – Schockorgane bei Tierarten unterschiedl. Meerschweinchen: glatte Bronchiolenmuskulatur (Exsudation, vergrößertes Lungenvolumen), Lungenarterien (akutes Rechtsherzversagen) Hund: Vasodilatation kleiner Gefäße, bes. in Leber, Niere, Milz (Gefäßkollaps). Man kann entspr. der Anaphylaxie zwischen aktivem u. passivem a. S. unterscheiden, je nachdem, ob das Individuum die beteiligten Antikörper (IgE, seltener IgG) selbst gebildet o. passiv übertragen bekommen hat.

Schockanurie: Anurie i.R. eines durch Schock bedingten akuten Nierenversagens. ↑Schockniere.

Schockbehandlung: **1.** Ther. des Schocks. **2.** Bez. für Behandlungsverfahren, bei denen ther. ein Schock ausgelöst wird, z.B. Elektroschockbehandlung (elektrokonvulsive ↑Therapie), ↑Insulinschockbehandlung.

Schock, endokrin bedingter: Schock, der durch hormonell bedingte Dysregulationen ausgelöst wird (hypoglykäm. Schock, Schock durch Nebennierenversagen usw.).

Schock, hypoglykämischer: durch ↑Hypoglykämie bedingter ↑Schock, z.B. durch Insulinüberdosierung.

Schock, hypovolämischer ↑Schock.

Schockindex: Quotient aus Herzfrequenz u. systol. Blutdruck zur Abschätzung der Schwere eines hypovoläm. Schocks (nach Allgöwer). Ein Schockindex >1 weist auf einen intravasalen Volumenverlust über 30% hin.

Schock, kardiogener: akutes Pumpversagen des Herzens infolge Reizbildungs- o. -leitungsstörungen o. Verlust ausreichender Kontraktilitätsleistung, z.B. bei ↑Herzinfarkt, ↑Myokarditis, fulminanter ↑Lungenembolie mit akutem Rechtsherzversagen, ↑Herzbeuteltamponade mit akutem Linksherzversagen. Vermindertes Herzminutenvolumen, erhöhte reaktive Katecholaminfreisetzung mit peripherer Vasokontriktion u. gesteigertem Widerstand, worauf weitere Herzbelastung resultiert. Mikrozirkulationsstörung mit Thrombosierungen u. Ausbildung irreversibler Gewebe- u. Gefäßschädigung. ↑Schock.

Schocklunge: respirator. Insuffizienz, durch eingeschränkte pulmonale Mikrozirkulation mit Mikrothromben sowie nachfolgend Atelektasen, hyaline Membranen sowie intraalveoläres u. interstitielles Ödem. Folge: respiratorische ↑Azidose.

Schockmediatoren: Wirkstoffe, die im zirkulator. Schock überschießend gebildet o. freigesetzt werden u. wesentl. zum Schocksyndrom beitragen. Durch Einfluß auf Regulation in der Mikrozirkulation besitzen sie eine ausgeprägte Wirkung auf den Blutdruck (Tab.). Ein Teil der S. ist mit Entzündungsmediatoren ident. Tab.

Schock, neurogener ↑Schock.

Schockniere: Nierenveränderung bei plötzl. Blutdruckabfall, d.h. zirkulator.-ischäm. bedingtes akutes Nierenversagen (↑Niereninsuffizienz), v.a. bei posttraumat., postoperativem u. sept. Schock mit nicht eindeutig geklärter Pathogenese. Makrosk. erscheinen die Nieren als Folge kortikaler Minderdurchblutung blaß u. durch erhöhten Wassergehalt deutl. vergrößert u. geschwollen. Feinstrukturell findet man v.a. eine starke Schwellung der Tubulusepithelien sowie auch herdförmige Epithelzellnekrosen bis hin zur Tubulorrhexis.

Schockorgane: die bei einer Spezies bevorzugt beteiligten Organe bei einer ↑Allergie, bes. bei anaphylaktischem ↑Schock (Mensch: Bronchiolen, Larynx; Meerschweinchen: Lunge; Kaninchen: Herz, Lungengefäße; Ratte: Darm; Hund: Lebergefäße).

Schockraum: Behandlungsraum in der klin. Notfallaufnahme zur Erstversorgung.

Schock, septischer ↑Endotoxinschock.

Schocksyndrom, toxisches ↑TSS.

Schoemaker-Operation: bei ↑Hodenfehllagerung ↑Orchidopexie durch Verlagerung des Hodens zwischen Skrotalhaut u. Tunica dartos.

Schoenlein, Johann Lukas (1793–1864), dt. Int., Würzburg, Zürich, Berlin. Führte die naturwissenschaftl. begründete diagn. Methodik in die dt. Klinik ein.

Schoenlein-Henoch-Purpura (nach Johann L. S. u. Eduard H. H.): Peliosis rheumatica; vaskulär bedingte hämorrhagische ↑Diathese. Es wird eine allerg.-hypererg. Vaskulitis angenommen, die durch bakterielle, medikamentöse u. alimentäre Allergene ausgelöst werden kann. Streptokokkeninfektionen kommen dabei keine besondere Bedeutung zu, so daß die Erkrankung nicht dem rheumat. Fieber zugeordnet werden kann. Charakterist. sind akuter Beginn mit Fieber, hämorrhag. Diathese, makulo-papulösen Hautveränderungen, Gelenkschwellungen u. abdominellen Beschwerden. Bevorzugt befallen werden Kinder zwischen dem 3. u. 6. Lj. Die Progn. ist i. a. gut. Es können jedoch Komplikationen auftreten wie Glomerulonephritis u. Invaginationsileus. Abb.

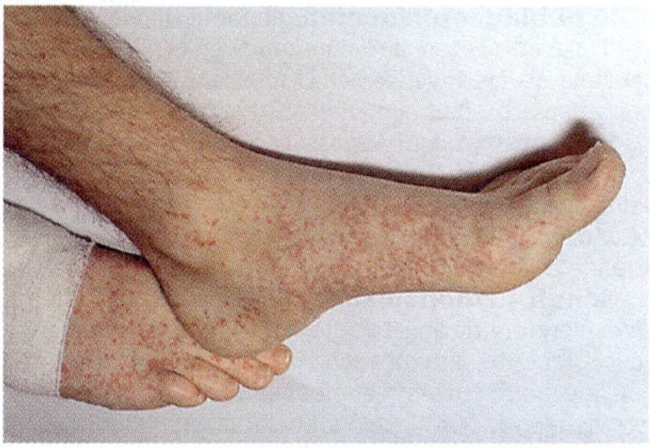

35

Schoenlein-Henoch-Purpura. Hautveränderungen

Schokoladenzyste: Teerzyste; von teerartig eingedicktem Blut erfüllte Eierstockzyste nach Blutungen in ein ↑Corpus luteum o. bei zyst. Endometriose.

Schöllkraut ↑Chelidonium majus.

Scholz-Syndrom: kindl.-juvenile Sonderform der Leukodystrophia cerebri progressiva hereditaria mit verminderter geistiger Leistungsfähigkeit, progredienter spast. Tetraplegie mit Kontrakturen, skandierender Sprache, Schluckstörungen u. epileptiformen Anfällen, im Endzustand Bild der Enthirnungsstarre.

Schonhaltung: unnatürl. Haltung des Körpers o. einer Extremität zur Entlastung bei lokalen Schmerzen.

Schonklima: Klima, das überwiegend Schonfaktoren enthält (z. B. geringe Abkühlungsgröße mit geringem Tagesgang, vermehrte, aber nicht zu intensive Globalstrahlung, überdurchschnittl. Luftreinheit, Windschutz). ↑Reizklima, ↑Belastungsklima.

Schöpfbad: Form der ↑Hydrotherapie. Wannenbad mit Streichmassage u. leichten Erschütterungseffekten am Thorax durch rhythm. aufgeschöpftes Wasser. Angewendet bei Kreislauferkrankungen, chron. Bronchitis, Asthma.

Schorf: aus abgestorbenen Zellen (Nekrose) bestehende festsitzende Hautauflagerung (↑Crusta). Verschorfende Entzündung (o. Verschorfung): oberflächl. Schicht nekrot. Gewebes, die meist pigmentiert ist (Typhus im Darm: schmutzig graugrüne Farbe, vorwiegend durch Gallepigment).

Schornsteinfegerkrebs: Skrotalkrebs infolge Teereinwirkung auf die Haut bei Schornsteinfegern, 1775 von Percival Pott (1714–1788) erstmals vollständig u. richtig beschriebener ↑Berufskrebs. Auch Bronchialkarzinome kommen bei Schornsteinfegern gehäuft vor.

Schoßfugenrandebene: Beckenebenen in Höhe des oberen Rands der Symphysis pubica (obere S.) u. des unteren Rands der Symphysis pubica (untere S.).

Schottmüller, Hugo (1867–1937), dt. Int., Hamburg. Grenzte als erster das Krankheitsbild des Paratyphus ab. Bezeichnete den Streptococcus viridans als Erreger der Endocarditis lenta.

Schottmüller-Krankheit (nach Hugo S.) ↑Paratyphus.

Schräglage: geburtshilfl. Lage des Kindes in utero. Kopfschräglage bedeutet Abweichen des hochstehenden Kopfs gegen eine Darmbeinschaufel bei engem Becken.

Schrägrotationsbestrahlung: Rotationsbestrahlung, bei der der Zentralstrahl keinen re. Winkel mit der Rotationsachse bildet.

Schramm-Phänomen: Burnns-Schramm-Alexejew-Syndrom; Klaffen des Blasenhalsgebiets bei Betrachtung mit Normalzystoskop. Übersicht vom Colliculus seminalis bis zu beiden Ostien mögl., d. h. alle drei Ostien sind in einem Gesichtsfeld (dies ist sonst nie der Fall). Höchst verdächtig auf degenerative Rückenmarkerkrankung bzw. Störungen im ZNS. Als sog. zweites S. wird eine feintrabekuläre Zeichnung der Harnblase mit Trichterbildung bezeichnet.

Schreckreaktion: psych. u. vegetative Reaktion auf ein plötzl., unerwartetes, als bedrohl. erlebtes Ereignis.

Schreger, Christian Heinrich Theodor (1768–833), dän. Anat., Wittenberg, Halle.

Schreger-Streifen (nach Christian H. T. S.) ↑Odontogenese.

Schreibei: Bracelet; der Greiffläche der Hand angepaßter ovaler Körper mit einer kanalartigen Bohrung, in die der individuellen Schreibhaltung entspr. ein Stift o. ä. eingepaßt wird. Die Vergrößerung der Kontaktfläche wirkt dem Auftreten eines Schreibkrampfs entgegen.

Schreibkrampf: Beschäftigungsneurose mit schmerzhafter Beweglichkeitsstörung der Handmuskeln (evtl. auch Unterarmmuskeln). Im Beginn oft organ. Störung infolge Überanstrengung.

Schreib-Lese-Schwäche ↑Lese-Rechtschreib-Schwäche.

Schreibzentrum: Hirnrindenfeld, bei Rechtshändern v. a. li. funktionierend, das aufgrund klin. Beobachtungen (Verletzungen, Tumoren in der Schläfenregion) für das Schreiben verantwortl. sein soll. Es handelt sich um ein sensor.-motor. Feld mit vorwiegender Projektion der Handmuskulatur, deren feine Koordination für das Schreibenkönnen, aber nicht nur dafür, die Voraussetzung ist. Ein einziges Zentrum für das Schreiben im schöpfer. Sinne gibt es nicht.

S

Schreiknötchen: Sängerknötchen; hirsekorngroße, aus faserreichem Bindegewebe bestehende Schleimhautverdickungen an den Rändern der Stimmlippen bei Überanstrengung der Stimme o. falscher Stimmtechnik.

Schreikrämpfe: Anfälle lauten Schreiens als Reaktion auf eine Erlebnis- o. Konfliktsituation.

Schreitreflex ↑ Reflexe, angeborene.

Schrittmacher: Organ o. funktionelle Einheit, von dem (rhythm.) Impulse ausgehen. **S. des Herzens**: ↑ Sinusknoten im re. Herzvorhof. Ansammlung von spezialisierten Herzmuskelzellen mit der schnellsten Spontandepolarisation, die jeweils die Erregungsausbreitung im Herzen einleitet u. dadurch die Geschwindigkeit der Herzschlagfolge bestimmt. ↑ Herzautomatiezentrum, ↑ Herzschrittmacher. **S. im ZNS**: Nervenzellgruppen o. Zentren, die eine rhythm. Aktivität aufweisen, die sich über Nervenbahnverbindungen anderen Gebieten des ZNS mitteilt u. ihnen diese Aktivität zeitweilig aufzwingt. S. für Neuronenverbände in der Großhirnrinde (Kolumnen) finden sich im Thalamus. Sie sind verantwortl. für den Rhythmus im EEG (Theta-Rhythmus im EEG, ↑ Elektroenzephalographie).

Schrittmacherenzyme ↑ Stoffwechselregulation.

Schrittmacher, künstlicher ↑ Herzschrittmacher.

Schrittmacherneurone: Nervenzellgruppen, die spontan rhythm. Membrandepolarisationen ausbilden (z. B. durch rhythm. Änderung der K^+-Leitfähigkeit) u. über fortgeleitete ↑ Aktionspotentiale abhängigen Strukturen ihren Rhythmus aufzwingen, z. B. der Sinusknoten des Herzens, Hirnstammneurone für Atmung, ↑ Schlaf-Wach-Rhythmus u. a. ↑ Kommandosysteme.

Schrittmacherpotential ↑ Herzautomatiezentrum.

Schrittmachertypen ↑ Herzschrittmacher.

Schrittmacher, wandernder: Wechsel der Erregungsbildung in Sinus- u. AV-Knoten. Es entsteht eine variable PQ-Zeit.

Schröder, Karl L. (1838–1887), dt. Gyn., Berlin.

Schröder, Robert (1884–1959), Gyn. u. Geburtshelfer, Rostock, Kiel u. Leipzig. Schüler von Otto Sarwey (1864–1933). S. beschrieb 1913 die sich in jedem Monatszyklus wiederholenden Veränderungen der Gebärmutterschleimhaut.

Schröder-Zeichen (nach Karl L. S.): Lösungszeichen der Plazenta. Fundus uteri, der zunächst am Nabel stand, rückt nach oben (u. meist nach re.), wird schmal u. kantig (dachfirstartig).

Schröpfen: ergänzende Methode der Naturheilverfahren; durch Aufsetzen erwärmter Halbkugeln aus Glas wird durch die mit einer Flamme innen erhitzte Luft ein Sog auf die Haut ausgeübt, der zur Insudation bis zur Sugillation führt, dadurch nachhaltiger Hautreiz mit reflektor. Wirkung. ↑ Segmentbehandlung.

Schrotschußschädel: radiol. Begriff, der multiple, wie ausgestanzt erscheinende Osteolysen beschreibt. Charakterist. Bild für multiples Myelom.

Schrumpfblase: Verkleinerung der Harnblase. Reduzierung ihres Fassungsvermögens auf 50 ml u. weniger. Funktionelle S.: verminderte Kapazität durch nervöse Einflüsse, z. B. starke Schmerzen infolge Entzündung. Anat. S.: durch Vernarbung nach Operation u. chron. Zystitis o. infolge karzinombedingter Starre der Blasenwand.

Schrumpfgallenblase: Schrumpfung der Gallenblase durch chron.-vernarbende Entzündung, meist i. R. eines Gallensteinleidens. Das Lumen kann völlig veröden.

Schrumpfmagen: Endzustand nach versch. Magenerkrankungen, z. B. szirrhösem Karzinom, Magengeschwüren, chron. Entzündung u. nach Verätzungen.

Schrumpfniere: Endstadium der prim. u. sek. Nierenerkrankungen, gekennzeichnet durch Funktionslosigkeit des Organs infolge Verlusts organspezif. Gewebes u. dessen bindegewebigen Ersatzes. Geht meist mit erhebl. Verkleinerung des Organs einher.

Schrumpfnieren, pyelonephritische: Durch die bakterielle Entzündung der Nieren bei der ↑ Pyelonephritis hervorgerufene Untergänge von Nierenparenchym werden durch Bindegewebe ersetzt. Das Bindegewebe hat die Tendenz, narbig zu schrumpfen. Aus einer lokalen Schrumpfung entstehen die für die chron. Pyelonephritis typ. narbigen Einziehungen der Nierenoberfläche, die teilweise röntg. erfaßbar sind. Bei Vorliegen größerer Narbenbezirke in der gesamten Niere kommt es zur Schrumpfung des Organs, zum Parenchymverlust u. damit verbundener Funktionseinschränkung.

Schub, akuter: im Verlaufe einer bestehenden Krankheit auftretende akute Verschlechterung.

Schubert-Scheidenbildung: künstl. Scheidenbildung bei Fehlen der Scheide durch einen Teil des Mastdarms.

Schubladenphänomen: abnorme Beweglichkeit des Tibiakopfs gegen die Femurkondylen bei 90° Gelenkbeugung als Nachweis einer ↑ Kreuzbandverletzung des Kniegelenks o. einer ↑ Rotationsinstabilität.

Schuchardt, Karl August (1856–1901), dt. Chir.

Schuchardt-Schnitt (nach Karl A. S.): Scheidendammschnitt durch die seitl. Scheidenwand bis zum Levator u. durch den seitl. Damm. Dient der Erweiterung der Scheide bei operativen Eingriffen.

Schuh, orthopädischer: individuell nach fachärztl. Verordnung angefertigtes Hilfsmittel bei schweren angeborenen o. erworbenen Fußdeformitäten, Bein- u. Fußlängendifferenzen, Lähmungen im Bereich von Unterschenkel u. Fuß u. in Verbindung mit Beinorthesen (↑ Gliedmaßenorthese).

Schulalter ↑ Entwicklungsphasen.

Schulaudiometrie: Pädaudiologie; audiometr. Untersuchung von Schulkindern, bes. Schulanfängern mittels ↑ Siebaudiometer zur Erkennung u. Erfassung bisher unbemerkter Hörstörungen unterschiedl. Art u. Stärke. ↑ Audiometrie.

Schuld: Begriff aus dem Strafrecht. Voraussetzung der Strafbarkeit eines Tuns o. Unterlassens. Schuld ist Vorwerfbarkeit vorsätzl. o. fahrlässigen Fehlverhaltens.

Schuldfähigkeit: die Schuldfähigkeit kann durch psychiatr. Erkrankungen i. S. der §§ 20 u. 21 StGB vermindert o. aufgehoben werden.

Schulfähigkeit: Niveau der Persönlichkeitsentwicklung, bes. der intellektuellen Leistungsfähigkeit, das Voraussetzung für das erfolgreiche Lernen im Schulunterricht ist. Wird normalerweise im 6./7. Lj. erreicht, feststellbar durch die med.-psychol. Schulfähigkeitsdiagnostik. Merkmale der S. 1. Eintritt des 1. Gestaltwandels, 2. Lerneinstellung, Aufgabenhaltung, 3. Selbständigkeit, 4. Fähigkeit zur sozialen Einordnung in den Unterrichtsprozeß u. in die Klassengemeinschaft, 5. altersentsprechende Umweltkenntnisse, 6. Mengen- u. Zahlauffassung, 7. Formauffassung, Gliederungs- u. Differenzierungsfähigkeit, 8. sprachl. Ausdruck, Wiedergabe von Erlebnissen u. Beobachtungen in grammat. richtigen, zusammenhängenden Sätzen, 9. Fertigkeiten beim Umgang mit Schreib- u. Zeichenmaterial, 10. ausreichende psychophys. Belastbarkeit.

Schüller, Arthur A. (1874–1958), Neurol., Wien, Melbourne. ↑Hand-Schüller-Christian-Krankheit.

Schüller-Röntgenaufnahme (nach Arthur S.): Spezialaufnahme zur Darstellung des pneumat. Systems des Warzenfortsatzes, Tegmens, der knöchernen Sinusschale u. Lage von Tegmen u. Sinusschale zum äußeren Gehörgang. Der Strahlengang verläuft durch beide äußeren Gehörgänge. ↑Stenvers-Röntgenaufnahme.

Schulmedizin: i. w. S. Bez. für alle wissenschaftl. Formen der Med.; i. e. S. die an Universitäten gelehrte Med.

Schulmyopie: während des Bulbuswachstums kommt es zu Manifestation u. Zunahme der Myopie. Da dies mit dem Schulalter zusammenfällt, wurde diese Myopie fälschl. als Schädigung durch die Schule angesehen.

Schulteramyotrophie, neuralgische: wahrscheinl. eine Form der Plexusneuritis. Beginn mit starker Schmerzhaftigkeit im Schulterbereich u. nachfolgender Muskelatrophie. Progn. nicht ungünstig. ↑Parsonage-Turner-Syndrom.

Schulter-Arm-Syndrom: Schulter-Haut-Syndrom, zervikobrachiales Syndrom; Sammelbegriff für hartnäckigen, zum Rezidiv neigenden Schmerzzustand im Nacken-, Schulter-, Arm- u. Handbereich, hervorgerufen durch absolute o. relative Überlastung. Oft stehen degenerative Veränderungen an der Halswirbelsäule im Hintergrund, die die Grenze der Belastbarkeit reduzieren. Langwirkende einförmige Belastungen (Stenotypistinnen) o. akute sportl. Überbelastung (↑Tennisellenbogen) fördern das Entstehen. Charakterist. sind Maximalpunkte der Schmerzen an den Muskelsehnenansätzen: Processus coracoideus, Tuberculum majus u. minus. Epikondylen des Humerus (chron. Epikondylalgie). Auslösung des Beschwerdekomplexes auch durch periphere Schädigung des Armplexus mögl.: z. B. Halsrippen (Naffziger-Syndrom), zu enge Skalenuslücke, Irritation des Plexus zwischen Klavikula u. erster Rippe. Im Handbereich Atrophie der Daumenballenmuskulatur u. Durchblutungsstörungen der Finger mögl.

Schulterblatt ↑Scapula.

Schulterblatthochstand, angeborener: Sprengel-Deformität, Eulenburg-Sprengel-Syndrom; angeborener Hochstand der verkürzten u. verbreiterten Skapula. Ventralkrümmung des Angulus superior. Bewegungseinschränkung des Arms. Kombination mit Spina bifida, Wirbelkörperdefekten, Schiefhals, Skoliose der Brustwirbelsäule, Anomalien benachbarter Muskulatur. Schwierige Abgrenzung vom ↑Klippel-Feil-Syndrom. A. S. kommt auch beim Arnold-Chiari-Syndrom u. Nielsen-Syndrom vor.

Schulterblattkrachen: Geräusch, das vom zarten Krepitieren bis zum deutl. Krachen reicht u. bei Bewegungen des Schulterblattes auftritt. Ursachen sind fibrinöse Ausschwitzungen im Gleitlager des Schulterblattes o. kartilaginäre Exostosen bes. auf der thorakalen Seite des Schulterblattes. Hierbei kann das Krachen schmerzhaft sein.

Schulterbreite ↑Biakromialbreite.

Schultereckgelenksluxation: Verletzung der Bandverbindungen zwischen Klavikula u. Akromion bzw. Korakoid. Häufige Sportverletzung. Klassifikation der Schweregrade nach Tossy: Grad I: Distension; Grad II: Ruptur des Ligamentum acromioclaviculare u. Luxation der Klavikula um 0,5 cm; Grad III: Ruptur aller Bänder u. stärkere Luxation. ↑Klaviertastenphänomen. Ther. bei Grad I konservativ, bei Grad II u. III operativ.

Schultergelenk ↑Articulatio humeri.

Schultergelenkluxation, rezidivierende: chron. Instabilität aus anlagebedingter (habituelle r. S.) o. unfallbedingter (posttraumat. r. S.) Ursache.

Schultergelenkluxation, traumatische: die häufigste aller Verrenkungen. Die flache Gelenkpfanne u. der schlaffe Kapsel-Band-Apparat begünstigen das Herausschlüpfen des Oberarmkopfs bei relativ geringen, indirekt angreifenden Hebelkräften. Formen: je nach Lage des Kopfs Luxatio axillaris (nach unten), Luxatio subcoracoidea (nach vorn), Luxatio infraspinata (nach hinten). Reposition nach Hippokrates-Methode der Wahl. Komplikationen: Absprengung am unteren Pfannenrand (Bankart-Läsion), Humeruskopfimprimate (Hill-Sachs-Delle), Kompressionsschäden des N. axillaris. ↑Schultergelenkluxation, rezidivierende.

Schultergürtel: Cingulum membri superioris; gelenkig-muskulöser Ring, welcher vom Brustbein bis zur Wirbelsäule reicht u. die Arme bewegl. mit dem Thorax verbindet; seine knöcherne Grundlage sind Schulterblatt u. Schlüsselbein.

Schultergürtelkompressionsphänomene: neurovaskuläres Schultergürtelsyndrom; funktionelle Durchblutungsstörungen der oberen Extremität infolge Kompression des brachiozephalen Gefäßnervenbündels in den physiol. Engen, die unter ungünstigen Bedingungen komprimieren (z. B. Bauvarianten des knöchernen Thorax u./o. Hypertrophie von Muskulatur bzw. Bindegewebe, persistierende Halsrippe). Engen zwischen Skalenusmuskeln (↑Skalenus-anterior-Syndrom), Halsrippe u. Thorax (↑Halsrippensyndrom), 1. Rippe u. Klavikula (↑Kostoklavikularsyndrom), Pektoralismuskel-Thoraxwand-Akromion. Beschwerden bei best. Armhaltungen, wie Hyperabduktion der Arme, z. B. Arbeiten über Kopf (Deckenstreichen), beim Hochziehen der Schultern, Tragen von Lasten auf der Schulter, bei Kopfwendemanövern u. a. Bewegungen ausgelöst: Abblassen o. Parästhesien der Arme/Hände, Kältegefühl, Schwäche o. völlige Kraftlosigkeit u. a. Zeichen der Ischämie (sek. ↑Raynaud-Phänomen). Die Diagn. wird durch ↑Adson-Funktionstest, ↑Hyperabduktionstest u. ↑Kostoklavikulartest gestellt. Sehr häufig sind solche Störungen Zufallsbefunde ohne Krankheitswert o. bleiben infolge geringer Beschwerden (bzw. Meidung entsprechender Bewegungsfolgen) unentdeckt. Abb. S. 1814.

Schulter-Hand-Syndrom
↑Schulter-Arm-Syndrom.

Schulterhöhe ↑Akromion.

Schulterlage: Eintreten der Schulter des Kindes als vorangehender Teil in das kleine Becken der Mutter nach Blasensprung bei Querlage. Gefährl. Situation.

Schulter, lose: bei ↑Dystrophia musculorum progressiva zu beobachtende abnorme Beweglichkeit im Schultergürtel, durch Ausfall der kontraktilen Substanz bedingt.

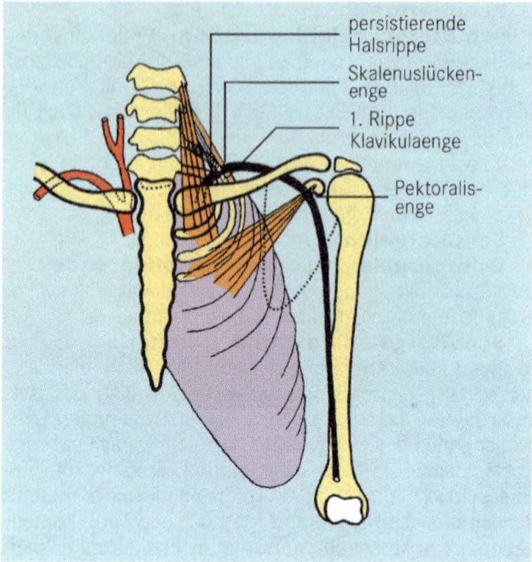

Schultergürtelkompressionsphänomen. Physiologische Engen für das Gefäß-Nerven-Bündel im Schultergürtelbereich

Schulterluxation, angeborene: seltene, auf einer Dysarthrose (Pfanne u./o. Humeruskopf) beruhende Fehlbildung des Schultergelenks, das nach geringen Traumen luxiert. Kombinationen mit anderen Gelenkluxationen (↑Arthrogryposis multiplex congenita), ↑Radiusdefekten, ↑Ulnadefekten, ↑Hüftgelenkdysplasie.

Schulterluxation, habituelle: Luxation des Humeruskopfs vorwiegend nach vorn unten bei physiol. Bewegungen. Ursachen: Kapseltasche o. Kapsellücke nach vorausgegangener prim. traumat. Schulterluxation. In seltenen Fällen Fehlform der Schultergelenkpfanne.

Schulter-outlet-view: radiol. Aufnahme der Schulter zur Beurteilung des subkorakoakromialen Raums. Pat. 45° gedreht u. ca. 30° kaudal gerichteter Strahlengang.

Schultersteife, schmerzhafte ↑Periarthropathia humeroscapularis.

Schultz, Werner (1878–1944), dt. Int., Berlin.

Schultz-Charlton-Auslöschphänomen (nach Werner S.): Die intrakutane Injektion vom Scharlachrekonvaleszentenserum läßt das frische Scharlachexanthem im Diffusionsbereich des Serums (bis zum völligen Verschwinden) abblassen. Früher dd zur Abgrenzung eines Scharlachexanthems von anderen Exanthemen benutzt. Es besteht die Gefahr der Serumhepatitis. Als „Auslöschfaktor" werden Antikörper gegen erythrogene Toxine des Streptococcus pyogenes vermutet.

Schultze, Bernhard Sigismund (1827–1919), dt. Gyn., Jena.

Schultze, Friedrich (1848–1935), dt. Neurol., Bonn.

Schultze, Maximilian J. (1825–1874), dt. Anat., Greifswald, Halle u. Bonn.

Schultze-Duplizitätstheorie (nach Maximilian J. S.): Zapfen u. Stäbchen dienen zwei unterschiedl. Mechanismen des Sehens, dem Tages- u. Dämmerungssehen. ↑Duplizitätstheorie.

Schultze-Faserkörbe (nach Maximilian J. S.): faserförmige Fortsätze der Müller-Zellen, die sich durch das Stratum limitans externum der Retina nach außen erstrecken u. die Innensegmente der Photorezeptoren umgeben.

Schultze-Komma (nach Maximilian J. S.) ↑Fasciculus interfascicularis.

Schultze-Modus (nach Bernhard S.): schüsselförmige Ablösung der Plazenta von der Haftstelle, wobei sie mit der fetalen Seite voran durch die Rißstelle der Eihäute schlüpft. ↑Duncan-Modus.

Schultz-Syndrom (nach Werner S.) ↑Agranulozytose.

Schulversagen: partielles o. totales Leistungsversagen in der Schule. Ursache: intellektuelle Minderbegabung, leichte ↑Intelligenzminderung, Lese-Rechtschreib-Schwäche, Akalkulie, Apraxie, Konzentrationsstörung, verminderte Belastbarkeit bei chron. u. psychosomat. Krankheiten, Leistungsschwäche bei hirnorgan. Psychosyndrom, Willensschwäche (Faulheit), Milieuschaden, Neurose. Behandlung u. Förderung des Kindes richten sich nach den Ursachen.

Schulzahnpflege: Teil der ↑Jugendzahnpflege. Schulzahnärzte untersuchen u. behandeln die Schüler in stationären o. mobilen Einrichtungen.

Schumm, Otto (1874–1958), dt. Chem., Hamburg.

Schuppe ↑Squama.

Schuppenflechte ↑Psoriasis.

Schuppli-Syndrom: Leukonycholysis parodontotica. Nageldystrophie u. Parodontose bes. der Schneidezähne, vorwiegend bei Frauen vorkommend.

Schürfsaum: ca. 2–4 mm breiter Saum um die Einschußöffnung herum, der postmortal häufig eintrocknet (Vertrocknungssaum). Entsteht durch feinste Gewebeteilchen, die durch die Einwirkung des Geschosses tangential zur Seite geschleudert werden u. die Haut in der Umgebung der Schußöffnung schürfen. Tritt gelegentl. auch am Ausschuß auf, hier jedoch infolge Anpressen der Haut gegen ein Widerlager (z. B. Kleidung), zeigt eine unregelmäßige Form im Ggs. zum Einschuß. Ein S. bildet sich unabhängig von der Schußentfernung, ist daher nicht zur Entfernungsbestimmung geeignet.

Schußbruch: Knochenbruch durch Auftreffen eines Geschosses auf den Knochen. In Abhängigkeit von Geschoßart u. Energie können verschiedenartige Brüche entstehen (z. B. Splitterbruch, Lochbruch), sind mitunter nicht genau kalibertreu. ↑Schußverletzung.

Schußfraktur ↑Schußbruch.

Schußhand: An der Hand, mit der ein Schuß abgefeuert wurde, bleiben bei Faustfeuerwaffen häufig Schmauchspuren u. beim Suizid Blut- u. Gewebespritzer zurück. Befunde sind für die Feststellung einer Selbstbeibringung der Schußverletzung wichtig.

Schußverletzung: offene, mechan. Schädigung des Organismus durch Geschoßwirkung. Form u. Schwere der S. sind abhängig von den wundballist. Parametern des verletzenden Projektils, vom Widerstandsverhalten u. der funktionellen Bedeutung der verletzten Strukturen. Es werden unterschieden: Glattgeschosse (sog. Mantel- o. Infanteriegeschosse), Rauhgeschosse (sog. Splitter), Sekundärgeschosse (körpereigene bzw.körperfremde). Die S. werden klassifiziert nach Eindringtiefe, Durchgangsrichtung sowie nach dem Verhalten zu Körperhöhlen. Gewebezerreißung u. -quetschungen, Blutungen u. reaktives Ödem prägen das pathomorpholog. Bild der Schußwunde. Drei Schädigungszonen sind abzugrenzen:

1. Schußkanal, 2. Zone unmittelbarer traumat. Nekrosen, 3. Zone molekularer Erschütterung.

Schußwunden: Vulnera sclopetaria. 1. Prellschuß; 2. Tangentialschuß (Streifschuß, Rinnenschuß, Haarseilschuß, verläuft teilweise unter der Haut); 3. Durchschuß; 4. Steckschuß; 5. Ringel- o. Konturschuß (läuft z. B. an einer Rippe entlang); 6. Rikoschettschuß (Aufschläger o. Prellschuß); 7. Querschläger (Projektil trifft nicht mit der Spitze auf).

Schusterbrust ↑Pectus excavatum.

Schüttelfrost: unwillkürl. rasche Zitterbewegungen der Skelettmuskulatur (Rumpf- u. rumpfnahe Extremitätenmuskulatur), wobei durch zentrale Einflüsse eine Kälteempfindung entsteht. Das Muskelzittern kann physiol. bei plötzl. starker u. anhaltender Kälteeinwirkung auftreten, ↑Kältezittern. Es steigert beträchtl. die Wärmeproduktion. Von S. spricht man spez. bei Muskelzittern aus pathol. Ursache durch Heraufsetzen des Temperatursollwertes im Zwischenhirn durch Einwirken sog. Pyrogene, d. h. Fieber erzeugender, bes. in bakteriell entzündeten Geweben freigesetzter Substanzen auf das Zentralnervensystem. ↑Fieber, ↑Pyrogene, ↑Entzündung.

Schüttelkultur: Form der ↑Submerskultur für Versuche im Laboratoriumsmaßstab. Die Umwälzung des Nährmediums wird durch Schütteln des Kulturgefäßes erreicht.

Schüttellähmung ↑Paralysis agitans.

Schüttelmixtur: Mixtura agitanda; ↑Suspensionen.

Schüttung: Maß für die Wasserergiebigkeit einer Quelle [l/s].

Schutzblockierung: Mechanismus, durch den ein langsameres Erregungsbildungszentrum (z. B. Kammer) neben den normalen (Sinusknoten-)Erregungen zu Ventrikelkontraktionen führt (↑Pararrhythmie, ↑Parasystolie). Nur wenn eine parasystol. Erregung in die ↑Refraktärzeit der vorhergehenden Kammererregung fällt, bleibt sie unbeantwortet.

Schutzeinheit, immunologische: die Menge einer immunogenen o. antikörperhaltigen Substanz in ml (lebende o. inaktivierte Impfantigene, Toxoide, Immunglobuline), die im aktiven o. passiven ↑Schutzversuch, verglichen mit einem ↑Referenzpräparat, eine best. Schutzwirkung ausübt (↑Challenge). Seit 1951 nach Empfehlung der WHO Angabe in ↑Internationalen Einheiten (IE).

Schutzgebiet: in der Tierseuchenbekämpfung ein Gebiet, in dem die Viehbestände von mind. zwei Dritteln aller Tierbesitzer frei von einer Seuche sind. Im S. sind die Verwertung u. der Transport von für die Tierseuche empfängl. Tieren stark eingeschränkt.

Schutzgüte: Gesamtheit aller Mittel u. Maßnahmen techn. u. organisator. Art an Erzeugnissen, Einrichtungen, Anlagen u. Verfahren, die dem Schutz vor schädl. Einwirkungen auf den Menschen dienen.

Schutzhemmung: Überbelastungshemmung; Auftreten einer äußeren ↑Hemmung funktioneller Abläufe im ZNS bei überstarker Reizeinwirkung.

Schutzimpfung: aktive ↑Immunisierung durch Verabreichung immunogen wirksamer Bestandteile von Krankheitserregern o. von anderen, mit einem Krankheitserreger immun. verwandten Mikroorganismen, die im Körper die Bildung spezif. ↑Antikörper induziert. In Abhängigkeit von der Art des ↑Impfstoffs wird ein unterschiedl. langer Schutz gegen die betreffende ↑Infektionskrankheit erzeugt. ↑Impfkalender, ↑Impfung.

Schutzklasse: Klassifizierung der Ausführung von Schutzmaßnahmen an Geräten u. ä. gegen zu hohe Berührungsspannung.

Schutzkolloide: hydrophile ↑Kolloide, z. B. Gelatine, Eiweiß, die das Ausflocken (↑Gele) hydrophober Kolloide, z. B. Schwermetallkationen, dadurch verhindern, daß sie diese umhüllen u. ihnen damit einen hydrophilen Charakter verleihen. Dieser auf Adsorption beruhende Vorgang spielt eine große Rolle bei der Stabilisierung von Elektrolytlösungen hoher Konzentration.

Schutzleiter: elektr. Leiter, der alle leitfähigen Teile eines elektr. Betriebsmittels (z. B. einer Röntgeneinrichtung), die nicht zum Betriebsstromkreis gehören, untereinander verbindet. Dadurch werden die leitfähigen Teile in die Schutzmaßnahme (z. B. Nullung, Schutzerdung) des Stromversorgungsnetzes einbezogen. Auf diese Weise kann bei defekter Betriebsisolierung an den leitfähigen Teilen außerhalb des Betriebsstromkreises, z. B. den Gehäuseverkleidungen, keine dem Menschen gefährl. Berührungsspannung entstehen.

Schutzmaßnahmen, spezielle: festgelegte Maßnahmen zur Verhütung der Weiterverbreitung von ↑Infektionskrankheiten durch erkrankte, krankheitsverdächtige, ansteckende sowie Personen, die verdächtig sind, angesteckt zu sein. Im einzelnen können folgende s. S. angeordnet werden: 1. ↑Quarantäne; 2. Krankenhauseinweisung; 3. Absonderung; 4. ↑Gesundheitskontrolle (Beobachtung). ↑Distanzierung, ↑Isolierung.

Schutzstoffe, immunologische ↑Immunglobuline. ↑Komplement, ↑Properdin, ↑Interferone, ↑Lysozym.

Schutzversuch: biol. Test zum Nachweis der schützenden Wirkung von Immunogenen (↑Impfstoffe, immunologische ↑Schutzeinheit) o. spezif. Immunglobulinen (homologe ↑Immunglobuline, heterologe ↑Immunglobuline). **Aktiver S.**: Aktive Immunisierung von Tierkollektiven mit den zu testenden Impfantigenen u. anschließende Belastung (↑Challenge) mit sicher tödl. Dosis virulenter Testkeime bzw. -gifte. **Passiver S.**: Versuchstiere, Zell- o. Gewebekulturen werden mit durch Immunisierung gewonnenen Serumantikörpern (spezif. Immunglobulinen) behandelt u. anschließend wie beim aktiven S. belastet. Entsprechende unbehandelte Tiere bzw. Zell- u. Gewebekulturen als Kontrollen. ↑Impfstoffprüfung.

Schwachsichtigkeit ↑Amblyopie.

Schwachsinn: überholter Begriff für ↑Intelligenzminderung.

Schwächungsgleichwert: die Dicke eines Vergleichsstoffs, die für eine best. Strahlenqualität (Röntgen- o. Gammastrahlung) unter best. geometr. Bedingungen (Feldgröße, Fokusabstand) die gleiche Verminderung der Dosisleistung bewirkt wie die gegebene Materieschicht. ↑Bleigleichwert.

Schwalbe, Gustav Albert (1844–1916), Anat., Leipzig, Jena, Königsberg, Straßburg. Verfasser des Grundsatzwerkes „Die Morphologie der Mißbildungen des Menschen und der Tiere“ (1906).

Schwalbenschwanzbildung: Form von Stichverletzungen. Wird das Stichinstrument wieder aus der Wunde herausgezogen, kommt es durch leichte Verkantung infolge der schneidenden Bewegung zu einem zweiten Wundwinkel, der mit dem ersten, beim Einstich entstandenen die Form eines Schwalbenschwanzes bildet.

Wichtig für die Beurteilung, ob ein- o. zweischneidiges Instrument verwendet wurde.

Schwalbe-Ring (nach Gustav A. S.): unterschiedl. ausgeprägte, ringförmige Schwellung der Peripherie der ↑Descemet-Membran. Grenzmarke der Kammerwinkelstrukturen bei der ↑Gonioskopie. Anheftungsstelle des ↑Trabeculum corneosclerale.

Schwammbiopsie: endoskop. Entnahme zytolog. Materials aus Körperflüssigkeiten o. durch Abreiben von Tumoroberflächen mit Gelatineschwamm, der dann als histol. Präparat fixiert u. bearbeitet wird.

Schwammniere: angeborene Bildung zahlreicher, bis 5 mm großer Zysten in den Pyramiden beider Nieren. Kombination mit Leberfibrose mögl. ↑Zystennieren.

Schwanenhalsdeformität: vorwiegend bei der chron. Polyarthritis auftretende Fingerdeformität. Überstreckung der Fingermittelgelenke u. Beugestellung der Endgelenke. In ausgeprägten Fällen ist die Beugefähigkeit im Mittelgelenk aufgehoben. Ursache: palmare Subluxation der Grundgelenke infolge Zerstörung der Gelenkkörper.

Schwangerschaft: Gravidität; Zustand der Frau von der Empfängnis bis zur Geburt mit hormonaler Umstellung (↑Gestagene) u. Veränderung der Körperfunktionen. ↑Schwangerschaftsdermatosen, ↑Schwangerschaftsdiabetes, ↑Schwangerschaftsfettleber, ↑Pyelonephritis gravidarum, ↑Icterus gravidarum, ↑Gestose, ↑Emesis gravidarum.

Schwangerschaft, eingebildete ↑Grossesse nerveuse.

Schwangerschaft, interstitielle: Form der Eileiterschwangerschaft (↑Tubargravidität), bei der das befruchtete Ei sich im interstitiellen Tubenabschnitt ansiedelt. Führt beim Wachstum des Eis zu Anschwellung u. Einreißen der Ansiedlungsstelle, erfordert operative Behandlung.

Schwangerschaftsabbruch: Interruptio graviditatis; künstl. Abbruch einer Schwangerschaft (Abortus artificialis). Problematik u. Grundlage der Beurteilung liegen zum einen in der Definition des Lebensbeginns u. beruhen damit auf eth. Fragen, betreffen zum anderen fachl.-med. u. soziale Probleme. Die Auffassungen u. Lösungswege zur S. sind in den versch. Staaten unterschiedl. gelöst. Mit Inkrafttreten des Gesetzes vom Oktober 1995 gilt für die gesamte Bundesrepublik Deutschland die Fristenlösung zusammen mit der Indikationslösung nach vorheriger Beratung durch eine autorisierte Person. ↑Saugkürettage.

Schwangerschaftsanämie: Auftreten einer Anämie i. R. der Schwangerschaft. Die S. ist abzugrenzen gegen die physiol. Hämodilution. Die häufigste Ursache einer S. ist ein Eisenmangel (↑Anämie), der durch eine Hypochromie der Erythrozyten gekennzeichnet ist. Hyperchrome, megaloblast. S. sind selten u. dann meist auf einen Folsäuremangel zurückzuführen. Im Zusammenhang mit Gestosen können auch tox.-hämolyt. Anämien auftreten, die mit ↑Leukozytose u. ↑Retikulozytose einhergehen.

Schwangerschaftsdauer: beim Menschen durchschnittl. 273–281 Tage mit einer Toleranz von 14 Tagen nach unten u. oben (von der letzten Menstruation bis zum Beginn der Geburt).

Schwangerschaftsdepression: während o. kurz nach der Schwangerschaft auftretende, meist reversible Depression, z. T. mit Suizidversuch.

Schwangerschaftsdermatosen: schwangerschaftsbedingte Dermatosen. Hautkrankheiten, die in einem ursächl. Zusammenhang mit der Schwangerschaft stehen. Zu diesen gehören: ↑Chloasma uterinum, ↑Striae cutis distensae, ↑Prurigo gestationis, ↑Impetigo herpetiformis u. weitere exanthem. Eruptionen wie papulöse, follikuläre u. auch urtikarielle Exantheme, die versch. Bez. führen (PUPP, PDP, PEP).

Schwangerschaftsdiabetes: Graviditätsdiabetes; diabet. Stoffwechsellage, die nur während der Schwangerschaft besteht u. post partum nicht mehr nachweisbar ist (↑Diabetesvorstadien). Die Schwangerschaft führt am endokrinen Pankreas der Mutter zu einer anhaltenden Stimulation durch die multifaktorielle Wirkung von humanem ↑Choriongonadotropin, ↑Plazentalaktogen, ↑Östrogenen, ↑Progesteron u. ↑Cortisol bei einem gleichzeitig verstärkten Insulinabbau in der Plazenta, so daß bis dahin unerkannte Diabetesvorstadien temporär klin. manifest werden können, um sich nach der Geburt der Nachweisbarkeit wieder zu entziehen. ↑Schwangerschaftsglukosurie.

Schwangerschaftsfettleber: feintropfige, zentrolobuläre Fetteinlagerung in die Leberzellen. Progn. ungünstige Erkrankung während erster Schwangerschaft zwischen 36. u. 40. Woche. Sympt.: Übelkeit, Erbrechen, Bauch- u. Kopfschmerzen, Hämatemesis, Ikterus, Stupor, Blutdruckanstieg, Erhöhung der harnpflichtigen Substanzen.

Schwangerschaftsgelbkörper: Corpus luteum graviditatis; Umwandlungsprodukt des Corpus luteum menstrualis; seine Bildung erfolgt durch die Wirkung des Choriongonadotropins. S. produziert ↑Progesteron u. ↑Östrogene u. beginnt vom 60. Tage an nach der Befruchtung zu degenerieren. Bis dahin übt er seine Schutzfunktion auf die Schwangerschaft aus, indem die von ihm produzierten Hormone die Hypophyse blockieren (Progesteron) u. für die Schwangerschaftsveränderungen des mütterl. Organismus verantwortl. sind (Progesteron u. Östrogene). Nach der Degeneration des S. übernimmt die Plazenta den hormonellen Schutz der Schwangerschaft.

Schwangerschaftsgingivitis: durch hormonelle Umstellung in der Gravidität begünstigte hyperplast. Gingivaentzündung. ↑Parodontologie.

Schwangerschaftsglukosurie: während der normalen Gravidität gesunder Frauen kann es infolge einer erhöhten glomerulären Filtrationsrate der Niere für Glukose ohne gleichzeitige Erhöhung der tubulären Rückresorption zu einer physiol. S. mit Ausscheidung von Glukose im Urin kommen kommen.

Schwangerschaftshormone ↑Gestagene.

Schwangerschaftsikterus ↑Icterus gravidarum.

Schwangerschaftsinfektion: während der Gravidität bzw. im Wochenbett zu bes. Krankheitsbildern führende Infektion, z. B. Pyelitis gravidarum, Urogenitalinfektionen, Febris puerperalis (Kindbettfieber). ↑Infektion, pränatale; ↑Infektion, perinatale.

Schwangerschaftskaries: während der Schwangerschaft gehäuft auftretende bzw. sich schnell entwickelnde Zahnkaries. ↑Karies.

Schwangerschaftslisteriose: Listeriose, die meist als fieberhafte Zystopyelitis o. Metritis in der zweiten Hälfte der Gravidität mit Fehl- o. Frühgeburt abläuft. ↑Neugeborenenlisteriose.

Schwangerschaftsnachweis ↑Schwangerschaftszeichen.

Schwangerschaftsnarben ↑Striae cutis distensae.

Schwangerschaftsniere: Funktionsänderung der Niere durch Anpassung an die Leistungsanforderungen der Schwangerschaft, z. B. Steigerung der GFR. Bei Anpassungsinsuffizienz kommt es zu pathol. Veränderungen; ↑Gestose.

Schwangerschaftsproteine: Proteine, die im Serum von Graviden gegenüber anderen Personen in erhöhten Konzentrationen vorkommen. Einteilung in schwangerschaftsspezif. u. schwangerschaftsassoziierte ↑Proteine ist übl., aber nicht in allen Fällen konsequent mögl. Schwangerschaftsspezif. Proteine: Choriongonadotropin, hitzestabile alkal. Phosphatase, Oxytocinase, Beta-1-Glykoprotein.

Schwangerschaftspyelitis
↑Pyelonephritis gravidarum.

Schwangerschaftsstreifen
↑Striae cutis distensae.

Schwangerschaftstest, immunologischer: passiver Agglutinationstest zum Nachweis von Choriongonadotropin (HCG bzw. Beta-HCG) aus dem Harn mittels Anti-HCG. Als Agglutinationsträger werden tanninbehandelte Erythrozyten o. Latexpartikeln verwendet, beladen mit HCG. Nach Zugabe von Anti-HCG erfolgt Zusammenballung (Agglutination) als Kontrollansatz. Wird dem Testansatz (vor dem Zufügen der Agglutinationsträger) HCG-haltiger Harn zugesetzt, wird Anti-HCG-Harn absorbiert.

Schwangerschaftsvergiftung ↑Gestose.

Schwangerschaftsvorsorgeuntersuchung: nach Feststellung einer Schwangerschaft durch einen Arzt sehen die Mutterschaftsrichtlinien des Bundesausschusses der Ärzte u. Krankenkassen Blutuntersuchungen in der 10. Schwangerschaftswoche (Blutgruppe, Rhesusfaktoren, Blutgruppenantikörper, TPHA-Luestest, Röteln- u. Toxoplasmosetest, Blutbild, Blutsenkungsgeschwindigkeit, Eisen- u. Leberwerte) u. eine weitere Kontrolle in der 26. Schwangerschaftswoche vor. Gesundheitskontrollen (Blutdruck, Körpergewicht, Urin) sowie Schwangerschaftsverlaufskontrollen (insbes. die Diagnostik von Mehrlingen, Lageanomalien u. Fehlbildungen sowie Risikoausschluß) werden monatl. empfohlen. Es sind 3 Ultraschalluntersuchungen (10., 20. u. 30. Schwangerschaftswoche) u. ein Hepatitis-B-Ausschluß nahe am Geburtstermin durchzuführen. Über diese Richtlinien hinaus zählen Erstgebärende unter 18 u. Schwangere über 35 Jahren zu den Risikograviditäten.

Schwangerschaftszeichen: 1. sichere S.: Nachweis des Kindes (Herztöne, Nabelschnurgeräusche, Tasten des Kindes, Ultraschalldarstellung; 2. wahrscheinliche S.: Genitalveränderungen der Mutter, wie bläul. rote Verfärbung von Vulva, Vagina u. Portio, Auflockerung u. Wachstum der Gebärmutter, ↑Hegar-Schwangerschaftszeichen, Ausbleiben der Regel, Wachstum der Brust u. Kolostrum; 3. mutmaßl. S.: Pigmentation des Gesichts, der Brustwarzen, der Linea alba, die zur Linea fusca wird, Striae, Leibeszunahme, subjektive Sensationen, wie morgendl. Erbrechen, nächtl. Wasserlassen, orthostat. Kollapsneigung, abnorme Gelüste.

Schwangerschaftszellen, hypophysäre: während der Schwangerschaft in großer Zahl in der Adenohypophyse auftretende, wahrscheinl. von den chromophoben Gammazellen abstammende Zellen. Hypertrophie u. Hyperplasie der laktotrophen, PRL sezernierenden Hypophsenzellen; durch plazentare Östrogensekretion stimuliert.

Schwann, Jadwiga, zeitgen. poln. Dermat.

Schwann, Friedrich Theodor (1810–1882), dt. Anat. u. Physiol., Berlin, Löwen, Lüttich. Schüler von Johannes Müller. Ausgehend von den Arbeiten des Botanikers M. J. Schleiden, gelang es S. 1839 nachzuweisen, daß auch tier. Gewebe aus Zellen aufgebaut sind. S. entdeckte auch das erste tier. Enzym, dem er den Namen Pepsin gab, u. die Hülle der Nervenfaser (Schwann-Scheide).

Schwannom: Neurinom, Neurilemmom; von der Schwann-Scheide abgeleitete Tumoren, meist gutartig (↑Neurolemm, ↑Nervenfasern). Das maligne S. (neurogenes Sarkom, Neurofibrosarkom) wird bes. bei der ↑Recklinghausen-Krankheit beobachtet (50 % aller malignen S.). Seltene histol. Varianten des malignen S. sind das maligne S. mit rhabdomyoblast. Differenzierung (maligner Triton-Tumor) u. das maligne S. mit drüsiger Differenzierung.

Schwann-Scheide (nach Friedrich T. S.): ↑Neurolemm, ↑Nervenfasern.

Schwann-Syndrom (nach Jadwiga S.): autosomal dominante Palmoplantarkeratose, Leukonychie, Lichen pilaris, Hypertrichose u. plantare Hyperhidrose verbunden mit Zahnstellungsanomalien, Parodontopathien, Innenohrtaubstummheit u. Spitzgaumen.

Schwann-Zellen (nach Friedrich T. S.): Neurolemmozyt; ↑Nervenfasern, ↑Neuroglia.

Schwanzdarmfehlbildung: Persistenz von Resten des die Kloake fortsetzenden Schwanzdarms soll das Vorkommen präsakraler von Darmschleimhaut ausgekleideter Zysten erklären. Auch Tumoren werden darauf zurückgeführt (Middeldorpf-Tumoren, 1885).

Schwanzfalte: Ausformungen am hinteren Ende des Embryos nach der ↑Abfaltung. Dabei verlagert sich die Kloakenmembran nach ventral, u. die Allantois wird z. T. in den Embryo einbezogen.

Schwärmplatte: Spezialnährboden nach Sven Gard (schwed. Bakteriologe) zur Ausbildung best. Geißeln von Salmonellen durch Zusatz von Geißelseren.

Schwarte: narbige z. T. auch verkalkte Bindegewebeplatte als Endzustand einer chron. Entzündung, z. B. Pleuraschwarte nach unspezif. o. spezif. ↑Pleuritis.

Schwartz, Philip, zeitgen. Pathol., Berlin, Istanbul, New York. S. führt ebenso wie Rössle einen Teil der zentralen Bronchialkarzinome auf Narbenkarzinome im Bereich ehemaliger Bronchiallymphknotenperforationen zurück. ↑Bronchialkarzinom.

Schwartz, Oscar (geb. 1919), amerik. Päd.

Schwartz, Samuel (geb. 1916), amerik. Arzt.

Schwartz, William B., zeitgen. amerik. Kardiol., Boston.

Schwartz-Bartter-Syndrom (nach William B. S. u. Frederic C. B.): als paraneoplast. Syndrom beobachtet, z. B. bei kleinzelligem Bronchialkarzinom, Hirntumoren, aber auch bei anderen Erkrankungen des Zentralnervensystems. Möglicherweise durch vasopressinartige Substanzen bedingt. Klin. Hyponatriämie, Hypokaliämie, Alkalose, Ödeme, erhöhte Ausscheidung von Natrium u. Kalium u. 17-Ketosteroiden im Urin. Verminderte Ausscheidung von Aldosteron.

Schwartze, Hermann (1837–1910), Otol., Halle. Begründer der Ohrchirurgie, ↑Antrotomie, ↑Mastoidektomie.

Schwartz-Jampel-Syndrom (nach Oscar S. u. Robert S. J.): myoton. Chondrodystrophie. Angeborene Myotonie u. unterschiedl. Aplasie der Muskulatur, charakterist. kraniofaziale Dysmorphie mit Blepharophimose u. Hypomimie kombiniert mit epimetaphysärer Dysplasie, Gelenkkontrakturen, Kyphoskoliose, Minderwuchs. Myopie. Erbgang autosomal rezessiv.

Schwarz, Arthur Martin (1887–1963), Kieferorthopäde, Wien. Entwickelte die herausnehmbare Plattenapparatur u. die Röntgenostatik.

Schwarzenbach-Handgriff: zur äußeren Untersuchung bei Kreißenden, wenn mit dem IV. Leopold-Handgriff der Kopf nicht mehr tastbar ist. In Seitenlage ist vom Hinterdamm der vorangehende Teil zu tasten (Interspinalebene), wenn der Kopf so tastbar wird, ist die Beckenenge überwunden.

Schwärzepilze: Dermatiaceae; Pilze, die durch schwarzes o. dunkelbraunes Pigment der ↑Hyphen ausgezeichnet sind. Zu den S. gehören die Erreger der ↑Chromomykose u. einige Erreger von ↑Myzetomen.

Schwarzsucht ↑Melanodermitis toxica.

Schwärzungskurve: graph. Darstellung der Schwärzung (über dem ↑Schleier gemessen) einer entwickelten photograph. Schicht in Abhängigkeit von der Belichtung (Intensität o. Dosisleistung mal Belichtungszeit). Abb.

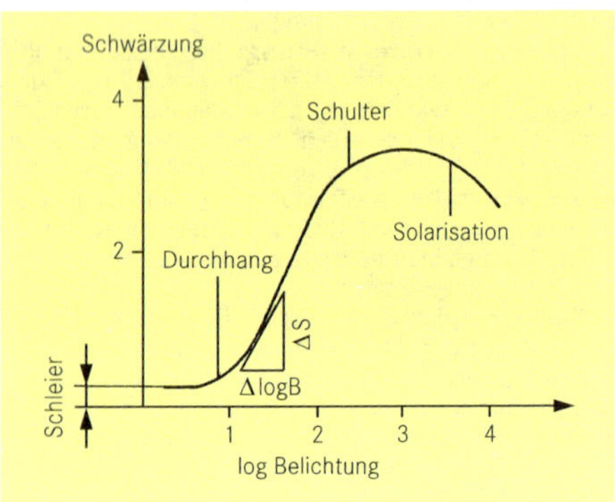

Schwärzungskurve. Schematischer Verlauf

Schwarzwasserfieber: seltene, lebensbedrohl. Komplikation der ↑Malaria tropica durch akute, massive intravasale Hämolyse mit nachfolgender Hämoglobinämie, Hämoglobinurie, Anurie u. akutem Nierenversagen. Ätiol. der Hämolyse nicht endgültig geklärt. Sympt. sind plötzl. hohes Fieber, Schüttelfrost, Kopf- u. Rückenschmerzen, schwarzbrauner Urin, Oligurie bis zur Anurie, Zeichen der Leber- u. Herz-Kreislauf-Insuffizienz. Ther. besteht in Bekämpfung der Hämolyse, des Schocksyndroms u. des Nierenversagens. Schwarzwasserfieberrezidive haben höhere Letalität.

Schwarz-Weiß-Trennung: organisator. Prinzip der Trennung gegensätzl. Bereiche zur Unterbrechung von Infektketten (infektiös – nicht infektiös, unrein – rein, unsteril – steril). Wird durch baul. Maßnahmen (Schleusen, Durchreichesysteme usw.), zwangsweise Verkehrsführungen u. Arbeitsabläufe sowie bewußte persönl. Verhaltensweise durchgesetzt.

Schwarzwucherhaut ↑Acanthosis nigricans.

Schwebebrücke: festsitzender Zahnersatz ohne zahnfarbene Verkleidung. Zwischenglied gut durchspülbar. Nur im Seitenzahngebiet des Unterkiefers indiziert.

Schwebesteine: bei Cholezystographie in der Schwebe befindl. kalkfreie, cholesterinreiche Mischkonkremente.

Schwebstoffbäder: Bäder aus Suspensionen, z. B. Mooraufschwemmungen. ↑Moorbäder.

Schwebstoffilter: Filter zur Beseitigung von Luftverunreinigungen bis zu einer Korngröße von 0,5–1,0 μm, die aufgrund ihrer geringen Porengröße auch Mikroorganismen (Bakterien, Pilze) zurückhalten. Anwendung in der Reinraumtechnik, in Laminarboxen, zur Sterilbelüftung von Operationssälen u. a.

Schwebung: die bei der Überlagerung von zwei Schwingungen unterschiedl. Frequenz u. gleicher Amplitude auftretenden regelmäßigen Amplitudenschwankungen der resultierenden Schwingung. Die Frequenz der S. ist gleich der Frequenzdifferenz der Ausgangsschwingungen. Unterscheiden sich die Frequenzen der Ausgangsschwingungen nur wenig voneinander, so vermag unser Ohr die beiden eng benachbarten Töne nicht getrennt wahrzunehmen, sondern nur einen zwischen diesen Tönen liegenden Ton schwankender Stärke.

Schwefel: chem. Symbol S, Ordnungszahl 16, relative Atommasse 32,06. S. kommt elementar, in Sulfiden u. Sulfaten sowie kovalent gebunden (↑Bindung, chemische) in organ. Verbindungen vor, so z. B. in einigen ↑Aminosäuren (z. B. ↑Cystein, ↑Cystin, Methionin).

Schwefelbäder: Bäder in natürl. ↑Schwefelheilwässern o. als medizinische ↑Bäder, auch als ↑Gasbäder.

Schwefeldioxid: SO_2; farbloses, stechend riechendes, nicht brennbares Gas. Siedepunkt 10,0 °C, Schmelzpunkt 72,5 °C, in Wasser leicht lösl. (1 l Wasser löst bei 20 °C ca. 40 l SO_2); hat Säureanhydridcharakter u. ist bes. in wäßriger Lösung ein starkes Reduktionsmittel; bildet in Wasser schweflige Säure (H_2SO_3), diese besitzt antimikrobielle Wirkungen; wird als ↑Konservierungsmittel v. a. Lebensmittelhalbfabrikaten zugesetzt, daraus bei der weiteren Verarbeitung aber weitgehend entfernt. S. ist als Bleichmittel verwendbar; hemmt die enzymat. u. nichtenzymatische ↑Bräunung (Maillard-Reaktion), verlangsamt die Zerstörung von ↑Vitamin C, zerstört selbst aber ↑Vitamin B_1 u. ↑Biotin. Die festgelegte ↑Acceptable daily intake kann leicht ausgeschöpft werden, ↑Sulfite. Luftverunreinigung, entsteht durch Verbrennen schwefelhaltiger Kohle; Bestandteil des ↑Smogs; reizt Schleimhäute durch entstehende H_2SO_3 (schweflige Säure).

Schwefeldioxidvergiftung: Folge der Einwirkung von SO_2 auf die Schleimhäute von Augen u. Atemtrakt (↑Reizgasvergiftungen).

Schwefel-Eisen-Proteine ↑Eisenschwefelproteine.

Schwefelheilwässer: schwefelhaltige Heilwässer; natürl. mineralstoffhaltige Wässer, die mind. Gesamtschwefel (S) enthalten, wobei unter ther. Gesichtspunkten v. a. das frei gelöste H_2S von Bedeutung ist. Weiterhin werden unter dem Begriff Gesamtschwefel auch Schwefel in Form von Sulfit, Dithionit u. Thiosulfat zusammengefaßt. Zur Behandlung von rheumat. Erkrankungen werden Schwefelbäder wegen ihrer hautdurchblutungsteigernden, immunmodulierenden u. schmerzlindernden Eigenschaften angewendet. In Rußland werden sie auch zur Behandlung von Herz-Kreislauf-Erkrankungen verwendet. Trinkkuren mit S. dienen traditionell zur Behandlung von Stoffwechselerkrankungen, wobei allerdings neuere Untersuchungen fehlen.

Schwefelkohlenstoff: Flüssigkeit mit hohem Dampfdruck, sehr giftig. Weitverbreitetes industrielles Lösungsmittel. ↑Schwefelkohlenstoffvergiftung.

Schwefelkohlenstoffvergiftung: akute S.: Entwicklung einer Narkose bis hin zur Atemlähmung, starke lokale Reizung von Schleimhäuten u. Haut. Chron. S.: vorwiegend ↑Polyneuropathie u. ↑Enzephalopathie. Diskussion einer atherogenen Wirkung (bes. ↑Zerebralsklerose u. Koronarsklerose). Akute S. ggf. als Arbeitsunfall, chron. S. als Berufskrankheit anzeigepflichtig.

Schwefelsäure: starkes Ätzgift; führt in konzentrierter Form zu tiefen ↑Koagulationsnekrosen. Bei peroraler Aufnahme häufig Perforation u. schwere Blutungen. Ca. 5 ml konzentrierte S. sind peroral letal. Ther.: Verdünnen u. puffern, nicht neutralisieren; Vorsicht bei Magenspülungen; Perforationsgefahr. Spätfolgen: Ösophagusstrikturen.

Schwefelsäureverfahren: Vorbehandlung tuberkulosebakterienhaltigen Materials mit 6% H_2SO_4; dient zur Abtötung der Begleitbakterien vor kultureller Züchtung o. vor Tierversuch.

Schwefelwasserstoff: H_2S; farbloses, nach faulen Eiern riechendes, stark giftiges Gas. In 1 l Wasser lösen sich bei 20 °C 2,6 l S. Die wäßrige Lösung reagiert schwach sauer. Die Salze des S. heißen Sulfide. Entsteht bei Fäulnis organ. Materials. Schwerer als Luft. Erreicht tox. Konzentrationen in Jauchegruben. Ab 8 ppm, d.h. in tox. Konzentrationen, keine Geruchswahrnehmungen mehr, Lähmung des Riechepithels. Lokale Reizwirkung, durch Inaktivierung schwermetallhaltiger, sauerstoffübertragender Enzyme innere Erstickung wie nach Blausäure.

Schwefelwasserstoffvergiftung: bei Inhalation hoher Konzentrationen Bewußtlosigkeit, Krämpfe u. Tod in wenigen Sekunden bis Minuten infolge Lähmung des Atem- u. Vasomotorenzentrums. Bei subakuter S. Bewußtseinstrübung, Bronchitis, Gastritis, Durchfälle. Die chron. S. ist umstritten (Zusatzfaktoren, z.B. Schwefelkohlenstoff). ↑Spinnerauge.

Schwefelyperit: S-Yperit, Bis-(2-chlorethyl)-thioether, Lost, Senfgas; hautschädigender chem. Kampfstoff. Während des ersten Weltkrieges erstmals von dt. Seite bei Zypern eingesetzt.

Schweigepflicht, ärztliche: Berufspflicht des Arztes, die ihm in seiner berufl. Tätigkeit anvertrauten o. bekannt gewordenen Tatsachen, an deren Geheimhaltung ein persönl. Interesse besteht, nicht zu offenbaren, ohne dazu gesetzl. verpflichtet o. von der Verpflichtung zur Verschwiegenheit befreit zu sein. Tatsachen, über die Schweigen zu bewahren ist, sind insbes. die Diagnoseergebnisse, die ther. Festlegungen, Einzelheiten der Anamnese, Informationen durch den Pat. usw. S. gilt auch für andere an der med. Betreuung unmittelbar beteiligte Mitarbeiter, wie z.B. Schwestern, med.-techn. Assistentinnen, Physiotherapeuten usw. Entbindung von der S. entweder aufgrund gesetzl. Anzeige- u. Meldepflichten o. durch den Pat. selbst. Ärztl. Gespräch mit den Angehörigen über Krankheitsumstände setzt prinzipiell Entbindung des Arztes von der S. durch den Pat. voraus. S. endet nicht mit dem Tod des Pat. Befreiung von der S. aber durch die nächsten Angehörigen des Verstorbenen mögl. S. besteht zwischen Ärzten untereinander, soweit nicht gegenseitige Informationen bei kooperativer Zusammenarbeit in der med. Betreuung notwendig sind.

Schweinebandwurm ↑Taenia solium.

Schweinebandwurmbefall ↑Taeniasis.

Schweinebrucellose: durch Brucella suis (↑Brucella) hervorgerufene Form der ↑Brucellose. Infektionsquelle vorwiegend Schweine. Meist Kontaktinfektion der Tierärzte, Schlächter u. Landwirte. Laborinfektionen.

Schweinefett ↑Schweineschmalz.

Schweinefettsalbe ↑Salben.

Schweinefinne ↑Cysticercus cellulosae.

Schweinefinnenbandwurm ↑Taenia solium.

Schweinehirtenkrankheit: Schweinehüterkrankheit, Leptospirosis pomona seu tarassovi seu hyos; ↑Leptospirosen.

Schweinehirtenkrankheit, australische ↑Siebentagefieber, ↑Hebdomadisleptospirose.

Schweinerotlauf: Rotlauf, Erysipelas suis, Rhusiopathia suis; durch Erysipelothrix insidiosa hervorgerufene u. meist akut verlaufende, weit verbreitete Infektionskrankheit, die entweder septikäm. mit hyperäm. Milzschwellung verläuft o. in Form der sog. Backsteinblattern. Bes. empfängl. sind Schweine im Alter von 3–12 Monaten. Auch andere Tierarten (Rinder, Schafe, Vögel u. Nagetiere) können an Rotlauf erkranken. Die natürl. Infektion der Schweine erfolgt zumeist über Futter o. Tränke, z.T. über Hautläsionen; Haften der Infektion nach Minderung der individuellen Resistenz. Eindringen der Erreger über den Magen-Darm-Kanal mit rein septikäm. Verlauf. Störungen des Allgemeinbefindens, Gliedmaßenschmerzen, Freßunlust, hohes Fieber, in schweren Fällen innerhalb weniger Stunden Hautrötung. Backsteinblattern (Urtikaria) verlaufen nicht so schwer. Dagegen sind die quadrat., rechteckigen o. rhomboiden erhabenen Hautveränderungen sehr stark u. führen häufig zu bösartigen Hautnekrosen. Diese wie auch Endokarditiden u. Arthritiden bilden die chron. Form des S. Die Progn. ist nur bei den Backsteinblattern günstig, bei denen Spontanheilungen mögl. sind. Diagn. klin. u./o. bakt., Ther. mit Rotlaufimmunserum in Kombination mit Antibiotika. Proph. ist Schutzimpfung mögl. Infektion des Menschen führt zum ↑Erysipeloid.

Schweineschmalz: Adeps suillus, Schweinefett. Aus dem fettreichen Gewebe von Sus scrofa L. var. domesticus Gray (Suidae) durch Ausschmelzen erhaltenes Fett, das von mechan. Verunreinigungen befreit ist. In der Pharmazie als Salbengrundlage verwendet.

Schweinespalthaut: Spalthaut von Schweinen zur Verwendung als zeitweiliges Abdeckungsmaterial von Nekrotomiewunden nach schweren Verbrennungen, meist durch Tiefkühllagerung o. Gefriertrocknung konserviert, evtl. durch chem. bzw. enzymat. Vorbehandlung desantigenisiert (z.B. ↑Xenotransplantat).

Schweinfurter Grün: Gemisch aus Kupferacetat u. Kupferarsenat. Früher als Farbstoff (Tapeten) verwendet. Vergiftungen durch flüchtige organ. Arsenverbindungen, die von Pilzen freigesetzt wurden. Gelegentl. noch zur Bekämpfung von Pflanzenparasiten eingesetzt.

Schweiß: Tgl. werden etwa 300–800 ml S. von den Schweißdrüsen der Haut sezerniert, jedoch kann die Schweißabsonderung unter extremen Arbeits- u. Lebensbedingungen ein Mehrfaches davon betragen. S. ist i.a. eine zum Blutplasma hypotone Flüssigkeit: Na^+ 5–60 mmol/l; K^+ 5–15 mmol/l; Cl^- 5–70 mmol/l. Diese mittlere Zusammensetzung unterliegt jedoch beträchtl. Schwankungen. Bei plötzl. Schweißausbrüchen nicht adaptierter Personen kann der S. nahezu isoton zum

Blutplasma sein. Für den Anpassungsvorgang ist die Nebennierenrinde (↑Aldosteron) von Bedeutung. Bei Nebennierenrindeninsuffizienz ist die Rückresorption von Na^+ aus den Ausführungsgängen der Schweißdrüsen beeinträchtigt, so daß dann der sezernierte S. die Osmolarität des Blutplasmas annehmen kann.

Schweißdrüsen: ↑Glandulae sudoriferae apocrinae u. ↑Glandulae sudoriferae merocrinae.

Schweißdrüsenabszeß: im Säuglingsalter in allen Hautregionen (ekkrine Schweißdrüsen), bei Erwachsenen in den während der Pubertät sich entwickelnden apokrinen Drüsen (der Axilla, perianal u. -genital, Mammillenhof) sich ausbildende eitrige Entzündung mit Einschmelzung. Erreger meist Staphylokokken.

Schweißdrüsenadenom ↑Hidradenom, ↑Syringom.

Schweißdrüsenagenesie: Entwicklungsfehler des Ektoderms mit ausbleibender Schweißdrüsenentwicklung. Bestandteil von Fehlbildungskomplexen wie Anhidrosis hypotrichotica (↑Dysplasie, anhidrotische ektodermale).

Schweißdrüsenentzündung ↑Hidradenitis.

Schweißdrüsenfriesel ↑Miliaria.

Schweißdrüsentumoren: Bei den Schweißdrüsen unterscheidet man die Tumoren des Ausführungsgangs (Hidroakanthoma simplex, Porom, Duktom, Syringom) von denen der Drüsenkörper (Hidradenom, tubuläres apokrines Adenom). Maligne Formen sind sehr selten.

Schweißerlunge: durch langjährige Einatmung von Schweißrauchen hoher Konzentration hervorgerufen. Die röntg. kleinfleckigen Schatten (überwiegend Kategorie p) entstehen wahrscheinl. durch Einlagerung von Eisenoxid (Hauptbestandteil der Schweißrauche). Histol. nur geringe Vermehrung kollagener Fasern im Bereich der Einlagerungen (auch als Siderofibrose bezeichnet). Bei Expositionskarenz Rückbildung mögl. Insges. nur geringe Verschlechterungstendenz (sog. benigne Pneumokoniose). Funktionsdiagnost. keine o. geringe Einschränkungen. Beschwerden meist durch chron. Begleitbronchitis.

Schweißerophthalmie ↑Verblitzung.

Schweißfuß ↑Hyperhidrose.

Schweißtest: dient dem Nachweis erhöhter Elektrolytkonzentrationen zur Sicherung der Diagn. zyst. Pankreasfibrose. Die pathol. Schweißzusammensetzung ist bei Pat. mit zyst. Pankreasfibrose wahrscheinl. obligat von Geburt an u. konstant das ganze Leben hindurch nachweisbar.

Schweißverlust: pro Zeiteinheit von der Körperoberfläche des Menschen abgegebene Schweißmenge. In der ↑Arbeitsmedizin als Maß für die Hitzebelastung von Bedeutung. Bei ↑Hitzearbeit erfolgt die Wärmeabgabe überwiegend durch Verdunstung des Schweißes. Die Höhe des S. nimmt in Abhängigkeit von der Wärmeproduktion des Menschen mit steigender Umgebungstemperatur zu. Durch Schwitzen werden dem Organismus Wasser u. Elektrolyte entzogen, deren unzureichender Ersatz Störungen im Wasser- u. Elektrolythaushalt mit Herabsetzung der Hitzetoleranz verursacht. Bei extremen u. sehr langzeitigen Hitzebelastungen (↑Hitzestreß) wird die Hitzetoleranz des Menschen durch die max. Sekretionsleistung der Schweißdrüsen begrenzt. Sie beträgt kurzzeitig 3–4 l/h, bei Dauerbelastung 1 l/h. Die Abnahme der Schweißproduktion führt zu einer ↑Wärmestauung im Organismus, gekennzeichnet durch einen raschen Kerntemperaturanstieg. Die Folgen sind akute Gesundheitsstörungen wie ↑Hitzekollaps u. ↑Hitzehyperpyrexie.

Schweißzysten ↑Syringom.

Schweitzer, Albert (1875–1965), dt. Tropenarzt, Theologe u. Philosoph, Kaysersberg. Gründete 1913 das Tropenkrankenhaus Lambarene in Gabun am Ogowefluß, dem er bis zu seinem Tode vorstand (Friedensnobelpreis 1952). Daneben wurde er auch durch seine philosoph. Schriften u. als Organist u. Interpret von Bach-Musik bekannt.

Schweizerisches Krankenhausinstitut: *Abk* SKI; 1972 gegründete Einrichtung (Sitz: Aarau), die vom Bund, von den Kantonen, vom Schweizer Roten Kreuz, der Vereinigung Schweizerischer Krankenanstalten (VESKA) u. a. getragen wird. Forschungstätigkeit, -koordinierung u. -dokumentation zu Fragen von Krankenhaus- u. Gesundheitswesen, Beteiligung am Informationssystem ↑HECLINET.

Schweizer-Käse-Gehirn: postmortale Höhlenbildung im Gehirn durch gasbildende Bakterien.

Schweizer-Reagens: ammoniakal. wäßrige Lösung mit dem Komplexkation $[Cu(NH_3)_4]^{2+}$. Lösungsmittel für Zellulose.

Schweizer Sperre: Vorrichtung zur mechan. Arretierung von Gelenken an Beinorthesen, um in Streckstellung Belastung zu sichern. Durch manuelle Betätigung wird Beugung zum Sitzen freigegeben.

Schweizer-Typ-Agammaglobulinämie: autosomal rezessiver Antikörpermangel, in den ersten Lebenswochen tödl. Unterform der Thymus-Alymphoplasie mit Hypoplasie des lymphat. Systems, Lymphopenie u. Fehlen aller Immunglobuline.

Schwelle: **1.** Schwellenwert. **2.** Die niedrigste Konzentration einer Substanz, bei der sie von einem Exkretionsorgan ausgeschieden wird. ↑Schwellensubstanz.

Schwellendepolarisation: Verminderung des innen gegen außen neg. elektr. Potentials der Zellmembran, die notwendig ist, damit ein Aktionspotential ausgelöst wird. Die S. muß, vom Ruhepotential der Membran aus betrachtet (60–90 mV), mind. –50 mV erreichen.

Schwellendosis: die Menge einer Substanz, die unter definierten Einwirkungsbedingungen eben noch eine Antwortreaktion des Organismus hervorruft.

Schwelle, neuroleptische: Kriterium zur Charakterisierung der Wirkungsweise von Psychopharmaka in bezug auf den antipsychot. (Herabsetzung des psych.-energet. Niveaus, Dämpfung von Antrieb, Psychomotorik u. Affekt) u. den sedierenden (schlafanstoßenden) Effekt. Ersterer überwiegt bei den Neuroleptika, letzterer bei den Tranquilizern. Die Tranquilizer liegen also betreffs ihrer neurolept. Potenz (gemessen an Chlorpromazin) unterhalb der n. S., während diese z. B. von einigen Thymoleptika – abhängig von Dosierung u. Kombination mit anderen Mitteln – erreicht werden kann.

Schwellenkontrast: minimaler Unterschied der Beleuchtungsstärke zweier aneinander grenzender Flächen bzw. der davon stammenden Abbildungen auf der Netzhaut, der gerade für die Hell-Dunkel-Unterscheidung der Flächen ausreicht. Der Wert des S. hängt nicht nur von der Abbildungsgüte des opt. Augenapparats, sondern auch von der nervösen Verschaltung der Rezeptoren u. rezeptiven Felder der Netzhautganglienzellen ab.

Schwellenkonzentration: die Konzentration einer Substanz in der Umwelt (z. B. Luft, Wasser, Nahrungsmittel), die unter definierten Einwirkungsbedingungen eben noch eine Antwortreaktion des Organismus hervorruft.

Schwellenprüfung ↑Adaptometrie.

Schwellenreiz ↑Reizschwelle.

Schwellensubstanz: Ausgehend von der ↑Filtrationstheorie der Harnbildung unterschied A. Cushny 1917 S. u. Nichtschwellensubstanzen des Harns. Die Nichtschwellensubstanzen werden mit dem Harn ausgeschieden, auch wenn im Blutplasma nur Spuren vorhanden sind. Dagegen gelangen die S. erst in den Harn, wenn ihre Plasmakonzentration einen Schwellenwert übersteigt. Diese Vorstellungen sind heute überholt. Wenn der Begriff noch verwendet wird, so bezieht er sich auf Stoffe wie Glukose u. Aminosäuren, die ausgeschieden werden, wenn ihre Konzentration im Primärharn das tubuläre ↑Transportmaximum überschreitet.

Schwellenwerteffekt: bei der Manifestation ↑multifaktoriell bedingter Merkmale vorkommende Diskontinuität. Zur Merkmalsausprägung kommt es nur jenseits einer durch Gen- u. Umweltwirkung zu erreichenden Schwelle.

Schwellenwerte für Gifte: Schwellenwerte, die bei chron. Exposition des Menschen noch keine tox. Effekte auslösen. Sie sind nur tierexperimentell zu ermitteln. Unter Berücksichtigung einer Sicherheitsspanne Grundlage für toxikologische ↑Toleranzwerte, z. B. für ↑Acceptable daily intake.

Schwellenwertperkussion: bes. Perkussionsmethode, z. B. zur Bestimmung der absoluten Herzdämpfung (leise Perkussion bis zum Verschwinden des Klopfschalls).

Schwellkörper: zusammenfassende Bez. für ↑Corpus cavernosum penis u. ↑Corpus spongiosum penis sowie für ↑Corpus cavernosum clitoridis u. Bulbus vestibuli.

Schwellkörperautoinjektionstherapie: *Abk* SKAT; Behandlungsverfahren bei erektilen Dysfunktionen (↑Impotenz). V. a. für solche Formen u. jene Pat., die mit anderen Methoden der Sexualtherapie nicht erfolgreich behandelt werden können. Durch eine unter ärztl. Anleitung erlernte intrakavernöse Injektion vor dem beabsichtigten Koitus mit vasoaktiven Substanzen (früher Papaverin, heute meist Prostaglandin E) kann der Pat. i. d. R. eine ca. 1–2 Std. anhaltende Erektion erreichen, die ihn zum penetrierenden Geschlechtsverkehr befähigt u. hilft, Erwartungsängste vor dem Versagen abzubauen. Genaues Abwägen organ. u. psych. Ind. u. Kontraindikationen erforderl. (Seltene) Komplikationen ↑Priapismus, subkutanes Hämatom, Induration, Fibrose.

Schwellkörperhypoplasie: angeborene Unterentwicklung des Corpus cavernosum penis o. des Corpus spongiosum penis. Entstehung von Harnröhrendivertikeln.

Schwellkörperschwielen ↑Induratio penis plastica.

Schwellstrom: Reizstrom zur Auslösung einer tetan. Muskelkontraktion, bei der die Amplituden der Impulsgruppen auf- u. absteigend variiert werden. Die Dauer der Impulsgruppe liegt zwischen 2 u. 10 s, dementsprechend dauert die Kontraktion. ↑Niederfrequenztherapie. Voraussetzung: partielle Innervation des Muskels. Angewendet bei Inaktivitätsatrophie, Reinnervation geschädigter Nerven u. Muskelkrafttraining.

Schwellung, hydropische: Wassereinlagerung in das Zytoplasma mit vakuoliger Degeneration u. blasiger Entartung. Bes. betroffen ist das endoplasmatische ↑Retikulum. ↑Schwellung, trübe.

Schwellung, markige: Vergrößerung der Peyer-Plaques im Stadium 1 des ↑Typhus abdominalis bedingt durch eine Proliferation der histiozytären (Typhus-)Zellen.

Schwellung, trübe: von Virchow beschriebener Zustand parenchymatöser Organe, bes. von Leber u. Niere, z. B. bei Entzündungen, Infektionskrankheiten u. Intoxikationen. Auftreten einer Volumenzunahme der Zellen durch Wasser- u. Eiweißeinstrom, elektronenmikroskop. Mitochondrienschwellung.

Schwemmkatheter: Einschwemmkatheter. Dünne, z. T. mehrlumige Katheter, teilweise als Ballonkatheter ausgebildet, die ohne Röntgenkontrolle mit dem venösen Blutstrom zum re. Herzen u. über die A. pulmonalis in die Lunge geschwemmt werden. Anwendung zur direkten Blutdruckmessung, zu Blutentnahmen, Injektionen u. Infusionen. Einsatz auch bei der Pulmonalisangiographie.

Schwerelosigkeit: biol. Wirkung beim Raumflug. Zustand auf einer Erdumlaufbahn, bei dem sich die auf einen Körper einwirkenden Kräfte aufheben. Im höheren Organismus treten Störungen in Funktionen auf, die in Beziehung zur Schwerkraft stehen. ↑Schwerelosigkeitswirkungen, ↑Raumfahrtmedizin. Untersuchungen über S. auf zellulärer Ebene sind durch die veränderten Stoffaustauschbedingungen kompliziert. Bei Einzellern wird sowohl eine gesteigerte als auch eine gehemmte Vermehrungsrate beobachtet. Nach Raumflügen erhöhte Zahl anomaler Mitosen bei Tradescantia-Mikrosporen; Säugetierzellkulturen weisen keine veränderte Chromosomenaberrationsrate auf. Bei ↑Drosophila melanogaster Thorax- u. Flügelabnormitäten u. eine höhere Rate von Chromosomenbrüchen u. -translokationen; Interphasezellkern von Pflanzenwurzelzellen vergrößert u. erhöhte Zellelongation. Genet. Strahlenschaden unter S. bei Pflanzensamen, Chlorella-Kulturen u. Drosophila. Höhere Pflanzen durchlaufen unter S. keinen vollständigen Vegetationszyklus. Klinostat-Experimente deuten auf schwereempfindl. Phasen der ↑Zellteilung u. Embryogenese hin.

Schwerelosigkeitswirkungen: Komplex psychophysiolog. u. biochem. Reaktionen, denen beim Menschen folgende Mechanismen zugrunde liegen: 1. Veränderung des nervalen Reizeinstroms von den Sinnesorganen u. den Rezeptoren anderer Organe zum ↑Zentralnervensystem sowie des Zusammenspiels der ↑Analysatoren; 2. Wegfall des hydrostat. Druckgefälles im Blutkreislauf; 3. fehlende Gewichtsbelastung auf den Stütz- u. Bewegungsapparat. Der Mensch kann sich an die Schwerelosigkeit anpassen. Es werden eine akute u. eine chron. Phase unterschieden. Während der akuten Phase (1.–8. Tag), auch als „Space adaptation syndrome" bezeichnet, können u. a. folgende Erscheinungen auftreten: vestibuläre Reaktionen, ↑Flugillusionen (↑Kinetose); Vergrößerung des zentralen ↑Blutvolumens, Druckgefühl in Kopf u. Thorax, vermehrte Wasserausscheidung, Verschiebungen im motor. u. sensor. Bereich. In der chron. Phase kommt es u. a. zu: Dekonditionierung des ↑Herz-Kreislauf-Systems, Rückgang der Förderleistung des Herzmuskels, Verkleinerung des ↑Plasmavolumens, Rückgang der Erythrozytenmasse, Verminderung der orthostat. Toleranz, ↑Atrophie der Skelettmuskulatur, Demineralisation des Knochengewebes u. erhöhter Kalzium- u. Phosphatausscheidung im Urin, Rückgang der Immunität. Die S. erschweren die ↑Readaptation an die Erdgravitation. Bei Raumflügen von über 2 Wochen muß der Anpassung an die Schwerelosigkeit mit tgl. Muskeltraining, dosiertem Unterdruck auf die untere Körperhälfte u. a. Methoden entgegengewirkt werden. Die S. sind reversibel. Ihre Erforschung unter ird. Bedingungen ist schwierig, da sich die Schwerelosigkeit nur kurzzeitig simulieren läßt (Parabelflüge).

Schwerhörigkeit: Verminderung der Hörfähigkeit durch Störung der ↑Schalleitung zum Innenohr o. der Hörempfindung (↑Auris interna). Die Störungen der Schalleitung können durch hörverbessernde operative Eingriffe u. U. verbessert werden, die des Innenohrs durch Hörapparate.

Schwerhörigkeit, kochleoapikale: Hörverlust im Bereich der tiefen Frequenzen durch degenerative Veränderungen der apikalen Haarzellen der Kochlea.

Schwerkettenkrankheit: Störung der Immunglobulinsynthese, welche die Immunglobuline A, G u. M. betrifft. Im Fall der α- u. Gammaketten-Krankheit werden fast ausschließl. die H-Ketten der ↑Immunglobuline IgA bzw. IgG gebildet, bei der μ-Ketten-Krankheit werden neben H-Ketten auch L-Ketten synthetisiert, die aber nicht in der übl. Weise mit der H-Kette zu einem IgM-Molekül verbunden werden, sondern getrennt erscheinen. Im Fall der Gammaketten-Krankheit werden große Mengen mit dem Urin ausgeschieden. Die Erkrankung betrifft ausschließl. Männer. Diagn. durch Immunelektrophorese mit Anti-H-Ketten-Antiseren. Klin. tritt die Gammaketten-Krankheit (Franklin-Krankheit) meist bei Männern über 35 Jahren durch Lymphoidzellproliferationen in Lymphknoten, Milz, Leber, Knochenmark in Erscheinung; z. T. Tonsillenerythem u. Uvula-Ödem. Erhöhte Infektanfälligkeit. Die Alphaketten-Krankheit (Seligmann-Krankheit) tritt meist als gastrointestinale Form in Erscheinung mit Proliferation von Lymphoidzellen im Dünndarm u. Mesenteriallymphknoten. Atrophie der Darmzotten u. Malabsorptionssyndrom. Meist bei jungen Männern im Mittelmeergebiet, Ostasien, Südeuropa, Südamerika. Die μ-Ketten-Krankheit verläuft klin. ähnl. einer Lymphoblastenleukämie.

Schwerkraft: Kraft, mit der sich 2 Massen anziehen. ↑Felder, physikalische.

Schwermetalle: Metalle mit einem spez. Gew. über 5. In biol. Systemen sind zahlreiche S. für das Leben unentbehrl.: ↑Eisen, ↑Kupfer, ↑Mangan, ↑Molybdän, ↑Chrom usw. (↑Mikroelemente). Sie sind notwendige Bestandteile von Proteinen (z. B. von ↑Hämoproteinen) o. Enzymen u. üben in diesen hochspezif. Funktionen aus. Manche S., z. B. Kupfer, können die Synthese eines metallbindenden Proteins in der Leber induzieren (↑Metallothionein), das in der Lage ist, überschüssige Metallionen, auch solche tox. wirkender Metalle, zu binden.

Schwermetalltoxizität: Vom Standpunkt der Umwelttoxikologie sind v. a. die Schwermetalle Blei, Quecksilber u. Kadmium bedeutungsvoll. Industrietoxikolog. Bedeutung haben Vanadium, Mangan, Nickel, Kobalt, Chrom, Zink, Beryllium sowie die Nichtmetalle Selen, Arsen u. Tellur. In den letzten Jahren gewann Thallium als Bestandteil von Zementstaub an Bedeutung. Gold u. Silber werden ther. angewandt u. sind deshalb von seiten der Arzneimitteltoxikologie wichtig.

Schwermetallvergiftung ↑Bleivergiftung, ↑Manganvergiftung, ↑Quecksilberintoxikation.

Schwermut: Melancholie, Trübsinn. ↑Depression.

Schwesterchromatiden: die beiden zu einem Chromosom gehörenden ↑Chromatiden.

Schwesterchromatidenaustausch: Sister chromatid exchange (SCE); Segmentaustausch zwischen S. durch Brüche u. Reunion an ident. Punkten. Regelmäßiger Vorgang, der sich mit spez. Methoden beim Menschen an durchschnittl. 6 der 46 Metaphasechromosomen nachweisen läßt u. durch spez. ↑Mutagene verstärkt wird.

Schwiele: Callositas, Tylositas, Tylosis, Tyloma, Kallositäten; 1. umschriebene ↑Hyperkeratosen, die sich nach wiederholten mechan. Traumen ausbilden. Sie kamen früher häufig als Berufsstigmen (z. B. Schusterdaumen, Melkerschwiele) vor. ↑Hühnerauge. 2. derbe bindegewebige ↑Narbe, z. B. Herzmuskelschwiele nach Herzinfarkt, ↑Sekundäreffloreszenzen.

Schwielenabszeß: ein sich unter einer ↑Schwiele an Handfläche o. Fußsohle entwickelnder ↑Abszeß.

Schwimmbadgranulom: durch Infektion mit dem Mykobakterium marinum bedingtes Granulom an der Haut.

Schwimmbadkonjunktivitis: Einschlußkonjunktivitis der Erwachsenen. Durch Chlamydia trachomatis hervorgerufene Bindehautentzündung. Inkubationszeit 3–4 Tage. Starke Rötung, Sekretion u. Schwellung, nach 10 Tagen Follikel am Tarsus. Einschlußkörperchen in Epithelzellen wie beim Trachom. Proph.: Schwimmbaddesinfektion.

Schwimmdermatitis: Zerkariendermatitis. ↑Schistosomiasis.

Schwimmhautpersistenz: Fehlender Abbau des interdigitalen Gewebes während der Entwicklung der embryonalen Hand- u. Fußplatten führt zu total o. partiell durch Hautfalten verbundenen Finger- u. Zehenknochen. Besteht diese häutige ↑Syndaktylie zwischen allen Hand- o. Fußstrahlen, liegt eine ↑Löffelhand bzw. ein ↑Löffelfuß vor.

Schwimmhosennävus: meist Pigment- o. Tierfellnävus, der durch Sitz- u. Ausbreitung den Eindruck erweckt, daß der Betroffene eine Schwimmhose trägt, ↑Nävus.

Schwimmkapseln: Arzneiform, die aufgrund ihrer Dichte < 1 über einen längeren Zeitraum frei schwimmend im Magen verweilt u. dort den Wirkstoff in gewünschter Weise freisetzt. S. sind für die Verarbeitung solcher Wirkstoffe interessant, die bes. im oberen Teil des Verdauungstrakts resorbiert werden (z. B. Riboflavin).

Schwimmprobe: das Gewebestück einer Neugeborenenlunge schwimmt i. d. R., wenn das Kind geatmet hat, d. h. ein Lebendgeborenes war, unsicheres Zeichen.

Schwindel: Vertigo; Gleichgewichtsstörung, meist verbunden mit vegetativen Störungen u. Angstgefühl. S. wird bedingt durch eine fehlende Koordination der vestibulären, opt. u. somatosensiblen Empfindungen. Ursachen des S. können im okulären, zerebellaren, vestibulären Bereich liegen u. durch Entzündungen, Intoxikationen, Tumoren o. Traumen bedingt sein.

Schwindfinnen: Lupus miliaris disseminatus; ↑Tuberkulide.

Schwindflechte: Tuberculosis cutis luposa; ↑Tuberkulose, kutane.

Schwindsucht: alte Bez. für den klin. Zustand des Pat. bei schwerer ↑Tuberkulose.

Schwingung: Vorgang, bei dem nach Ablauf gewisser Zeitabschnitte (Periode) stets wieder der gleiche Zustand erreicht wird. Häufig besteht die S. aus einer Wiederholung von untereinander gleichen Abschnitten, wie z. B. bei einem Ton. Diese S. heißt rein period. ↑Ganzkörperschwingung, ↑Teilkörperschwingung.

Schwingungsschutz: Vermeidung bzw. Herabsetzung gesundheitsschädigender, aus der Umwelt auf den Menschen einwirkender mechan. Schwingungen. Quellen solcher Erschütterungen sind Maschinen, Fahrzeuge, aber auch natürl. Prozesse (Erdbeben, Wind). Im Frequenzbereich von 0,5–80 Hz existiert offenbar ein einheitl. Maß der Einwirkung als „Wahrnehmungsstärke“ u. dessen objektive Beschreibung. Langsame Schwingungen (0,1–5 Hz) können zu unangenehmen Empfindungen bzw. Kinetosen führen (Reaktionen in der See-, Luft- u. Raumfahrt). Sympt. dieser Kinetosen sind mit zunehmender Schwingungsbelastung Appetitlosigkeit u. Erbrechen. Ganzkörperschwingungen können vorwiegend psych., neurale u. neurovegetative Erscheinungen, in einigen Fällen auch berufsbedingte Bandscheibenschäden auslösen. Hyg. Bedeutung wissenschaftl. fundierter Grenzwerte für die Zumutbarkeit von Erschütterungen in der Bebauungs- u. Nutzungsstruktur (z. B. Verkehrsführung). Durchsetzung geeigneter Maßnahmen zur Herabsetzung der Schwingungsbelastung (bautechn. Maßnahmen).

Schwirren: bei starken Turbulenzen, z. B. hinter Stenosen, auftretende palpable, niederfrequente Schwingungen, die über dem Thorax o. den Gefäßen (z. B. bei hyperthyreoter Struma) erfaßt werden können.

Schwitzen: Hidrosis; ↑Schweiß.

Schwule: umgangssprachl. Bez. für männl. Homosexuelle. ↑Homosexualität.

Schwüle: belastende Wetterlage, die durch hohe Lufttemperatur u. -feuchte gekennzeichnet ist u. durch die die Wasserabgabe über Atmung u. Haut u. somit auch die Thermoregulation behindert wird. Als Schwülegrenze gelten folgende Meßwerte: Temperatur u. relative Feuchte: 30 °C, 45 %; 28 °C, 50 %; 26 °C, 65 %; 24 °C, 70 %, 22 °C, 75 %; Dampfdruck von 12 mmHg u. mehr; Äquivalenztemperatur von 50 °C u. mehr.

Schwund- und Haftphänomen: Syphilisreaktion, die mit Treponema pallidum als Antigen arbeitet u. darauf beruht, daß die Treponemen in Gegenwart eines spezif. Antikörpers an Erythrozyten angelagert werden. Als Grundlage dient der ↑Nelson-Test.

Schwurhand: Fingerstellung bei der ↑Medianuslähmung.

Science Citation Index: *Abk* SCI; Informationsmittel des ↑Institute of Scientific Information. Der SCI nutzt die inhaltl. Beziehungen aus, die zwischen einer wissenschaftl. Arbeit u. den vom Autor dieser Arbeit zitierten Quellendokumenten bestehen. Für den SCI werden jährl. etwa 500 000 wissenschaftl. Arbeiten aus 2 700 Zeitschriften einschl. der in diesen Arbeiten zitierten etwa 12 Mill. Quellendokumenten (Stand 1998) erfaßt u. in einem Computer gespeichert. Informationsleistungen dieses Systems sind neben der Nutzung der Magnetbänder v. a. der Ausdruck des sechsmal jährl. erscheinenden SCI. Seine zahlreichen Register ermöglichen vielfältige Recherchearten, z. B. nach Autoren, Stichwörtern, Organisationen. Durch den Nachweis wissenschaftl. Arbeiten, in denen best. Aussagen zitiert werden, kann die Entwicklung u. Verbreitung wissenschaftl. Erkenntnisse verfolgt werden.

Scilla-Glykoside: ↑Herzglykoside aus Meerzwiebel (Urginea maritima).

Scilla maritima: Meerzwiebel (Urginea maritima). ↑Herzglykoside.

Scillaren A: Herzglykosid aus Urginea maritima (Meerzwiebel). Setzt sich aus dem Genin Scillarenin u. den Zuckern Rhamnose u. Glukose zusammen.

Scillarenin: Genin aus den Herzglykosiden von Urginea maritima (Meerzwiebel).

Scimitar-Syndrom ⟨*arab*⟩: Türkensäbelsyndrom; röntg. Befund bei partieller Transposition von Lungenvenen. Mündet die re. Unterlappenvene subdiaphragmat. in die V. cava inferior, stellt sie sich auf der Thoraxübersichtsaufnahme als säbelscheidenartige Verschattung neben dem re. Herzrand dar (Scimitar = Türkensäbel). Kann Verbreiterung des Herzschattens vortäuschen. Evtl. Hypoplasie der re. Lunge. Abb.

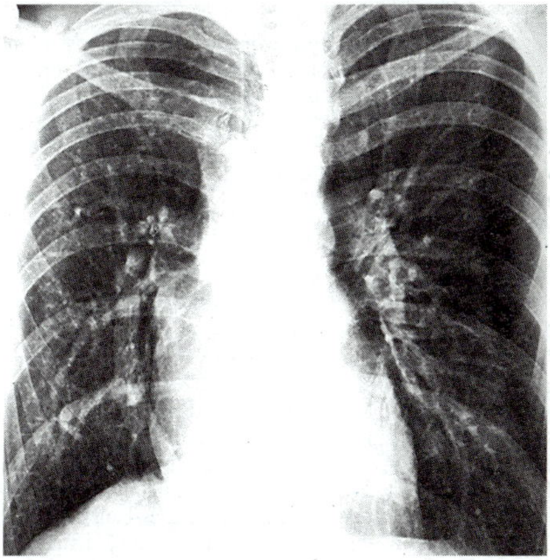

32

Scimitar-Syndrom
in der p.-a.-Thoraxröntgenaufnahme

Scirrhus ⟨*gr*⟩ *m* ↑Szirrhus.

scler- ⟨*gr*⟩ *Präfix*: hart, fest.

Sclera ⟨*gr*⟩ *f* ↑Sklera.

Sclerema ⟨*gr*⟩ *n* ↑Sklerem.

Sclerema neonatorum: Verhärtung der Haut Neugeborener mit Rötung u. Ödembildung. Zum S. n. kommt es bei starker Unterkühlung u. im Endstadium schwerer Erkrankungen, seltener bei Infektionen.

Sclerodermia circumscripta: umschriebene Sklerodermie; a) solitär o. multipel, meist am Rumpf (Morphaea), atroph., derb-sklerot. Zentrum u. livider Randwall (Lilacring); b) bandförmige Herde (Sclerodermie en bandes), bes. an Stirn (Sclerodermie en coup de sabre) o. Extremitäten; c) kleinfleckige Herde (Sclerodermie en plaques), dazugehörig der Lichen sclerosus (White spot disease), werden nicht zur Sklerodermie gerechnet, da histol. Unterschiede.

Sclerodermia diffusa seu progressiva: Kollagenose; Systemkrankheit des Gefäßbindegewebes. Nicht aus der umschriebenen Form hervorgehend. Prodromal Fieber, Unwohlsein, zunehmende Hautverhärtung, meist zuerst an den Händen u. Fingern, die zu Bewegungsein-

S

schränkung (Sklerodaktylie) u. bei ausgedehntem Befall zu Atembehinderung führen kann. Fortschreitend auch auf Schleimhäute, Zunge, Speiseröhre, Magen, Lunge, Herz. Langsames Siechtum.

Sclerodermia neonatorum ↑Sclerema neonatorum.

Sclerosteosis-Syndrom: angeborenes Fehlbildungssyndrom, Sklerose aller Schädelknochen mit langsamer Ausbildung einer Facies leontiasis u. Gehirnnervenkompression; Beginn im 1. Lj., röntg. ab 5. Lj. erkennbar. Gigantismus, Syndaktylie der Finger, am häufigsten zwischen 2. u. 3. Finger. Autosomal rezessiver Erbgang.

Scolex ↑Skolex.

Scopolamin: Alkaloid, zusammen mit Atropin in Nachtschattengewächsen, z. B. Bilsenkraut (Hyoscyamus niger), Stechapfel (Datura stromonium), Mandragora (Mandragora officinarum). Hat ähnl. parasympatholyt. Wirkungen wie ↑Atropin, wirkt aber in geringer Dosis sedativ u. nicht erregend wie Atropin.

Scopolaminum hydrobromicum: Hyoscinum hydrobromicum; ↑Scopolamin. Wirkungsvolles Mydriatikum, klingt rascher ab als Atropin. Wird meist als 0,5- o. 1%ige Lösung verwendet. Allg. bei Aufregungszuständen u. Delirien.

Scopulariopsis: Gattung der ↑Schimmelpilze. S. brevicaulis verursacht gelegentl. Nagelmykosen (↑Onychomykosis), S. ist nicht Griseofulvin-empfindl.

Scorbut ↑Skorbut.

Scotoma ⟨*gr*⟩ *n* ↑Skotom.

Scrapie ⟨*engl*⟩: übertragbare spongiforme Enzephalopathie des Schafes. ↑Zoonose bei Schafen u. Ziegen. Nicht fieberhafte, übertragbare Erkrankung des Zentralnervensystems, in England seit 1732 bekannt. Inkubationszeit bis zu 5 Jahren. Erreger noch nicht sicher bekannt, wahrscheinl. ein Prion-Protein, möglicherweise auch ein Slow-Virus. Klin. Bild: starke Gewichtsabnahme, Schreckhaftigkeit, Hautjucken mit ständigem Reiben der Tiere an Gegenständen, Ataxie, trabendes Laufen durch Koordinationsstörungen („Traberkrankheit"), Lähmungen; Letalität 100%. In den letzten Jahren wegen der Erregerverwandschaft bes. im Zusammenhang mit der bovinen spongiformen ↑Enzephalopathie (BSE) wieder stärker im Gespräch. Nach neueren Erkenntnissen soll auch eine Rückübertragung des BSE-Erregers auf das Schaf mögl. sein.

Scratchtest ↑Skarifikationstest.

Screening ⟨*engl*⟩ *n*: Siebtestung; zur frühzeitigen Erkennung von wahrscheinl. Kranken mit Siebtestmethoden durchgeführte Untersuchung größerer Bevölkerungsgruppen auf eine o. mehrere Krankheiten (Vielfachsiebtestung). Durch das S. werden i. a. keine Diagnosen gestellt. Die in bezug auf die untersuchte Krankheit gefundenen wahrscheinl. Kranken müssen einer gründl. ärztl. Diagnostik unterzogen werden. Die Screening-methoden müssen zur Untersuchung größerer Bevölkerungsgruppen geeignet sein, sie müssen schnell u. sicher anwendbar sein, ihre Kosten müssen dem Effekt angemessen sein. Die Effektivität von Screening-methoden läßt sich durch folgende Kriterien definieren: 1. Die diagnostische ↑Empfindlichkeit bezieht sich auf die „Anzahl der Erkrankten mit pos. Test" zu der „Gesamtzahl Erkrankter in der Population". 2. Die diagnostische ↑Spezifität bezieht sich auf die „Anzahl der Nichterkrankten mit neg. Test" zu der „Gesamtzahl Nichterkrankter in der Population". 3. Der positive Vorhersagewert bezieht sich auf „Kranke mit pos. Test" zu „Probanden mit pos. Test insgesamt" mal 100. 4. Der negative ↑Vorhersagewert bezieht sich auf „Nichtkranke mit neg. Test" zu Probanden mit neg. Test insgesamt" mal 100. 5. Die Effektivität bezieht sich auf „richtig pos. Tests" plus „richtig neg. Tests" zu „Probanden insgesamt" mal 100. Die Festlegung der Kriteriumsgrenzen stellt i. a. einen Kompromiß dar. Damit durch das S. keine zusätzl. Verschleppung von Krankheiten entsteht, muß die diagn. Empfindlichkeit sehr hoch sein; damit die Nachuntersuchungskapazität nicht überschritten wird, darf die diagn. Spezifität i. a. nicht unter 80% sinken. Die Prävalenz einer Krankheit bestimmt wesentl. die Effektivität. Deshalb hat sich das S. von Risikogruppen bisher bes. bewährt. Klass. Beispiele von S. sind die Röntgenreihenuntersuchung u. die Anwendung des Guthrie-Tests auf ↑Phenylketonurie.

Screening-Audiometrie: Siebaudiometrie; wenig aufwendige, genügend exakte, aussagekräftige Methode zur Untersuchung großer Gruppen bei Reihenuntersuchungen von Kindern u. Erwachsenen (Lärmbetriebe, Verkehrswesen, Sportler), geringer Zeit- u. Personalaufwand. In der ↑Schulaudiometrie ist exakte Hörschwellenbestimmung nicht erforderl., Feststellung ausreichend, ob eine sozial beeinträchtigende Hörstörung vorliegt o. nicht. Keine Untersuchung der gesamten Frequenzskala (65–8 000 Hz), sondern Überprüfung von 1, 2, 3 o. 4 Frequenzen (500, 1 000, 4 000, 6 000 Hz), Kombination: 500, 1 000 u. 4 000 Hz o. 500, 4 000, 6 000 Hz. Intensität: Prüfung bei der Normalschwelle o. oberhalb derselben (10, 15, 20 o. mehr dB) zur Ausschaltung des umgebenden Störlärms in Schule u. Kindergarten (Sweepcheck). Testung von 25–30 Personen/Stunde. Strategie der Erfassung u. Behandlung kindl. Hörstörungen: ↑Pädaudiologie.

Screening, gentechnisches: Methode der Untersuchung von ↑Genbibliotheken auf ↑DNA-Sonden. Mit einem Screening-Schritt kann eine große Anzahl versch. ↑Klone einer Genbank untersucht werden.

Scribner-Shunt ⟨*engl*⟩ *m*: für die ↑Hämodialyse benutzter Zugang zum Blutkreislauf. Ein Kunststoffschlauch wird in Arterie u. Vene (zumeist des Unterarms) eingebunden u. über die Haut geleitet. Diese Schlauchverbindung wird zwischen den Dialysen kurzgeschlossen (Shunt) bzw. mit der Dialyseapparatur verbunden. Viele Modifikationen (Buselmeier, Thomas u. a.). Erhebl. Komplikationsrate (Infektionen, Thrombose, Blutungen), aus diesem Grund heutzutage nicht mehr verwendet. Abb.

Scrophuloderma ulcerosum: skrofulöses Geschwür der Haut; ↑Tuberkulose, kutane.

Scrophulosis ⟨*lat*⟩ *f* ↑Skrofulose.

Scrotum ⟨*lat*⟩ *n* ↑Skrotum.

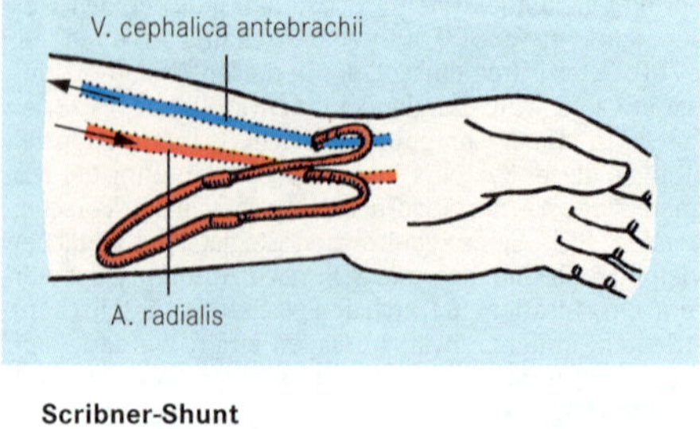

Scribner-Shunt

Scrotum bipartitum: angeborene, totale o. partielle Spaltung des Hodensacks im Bereich der Raphe scroti. Kombiniert mit weitreichenden Verdopplungen der inneren Genitalorgane.

Scrub typus ⟨*engl*⟩ ↑Tsutsugamushifieber.

Scutulum ⟨*lat*⟩ *n*: Schildchen; beim ↑Favus linsengroßes, schwefelgelbes, schüsselförmig vertieftes Pilzgeflecht, das in der Mitte von einem Haar durchbohrt ist.

SDH: *Abk* für ↑Sorbitdehydrogenase.

SDI: *Abk* für engl. Selective Dissemination of Information; selektive ↑Informationsverbreitung.

SDILINE: *Abk* für Selective Dissemination of Information On Line. Datenbank der ↑National Library of Medicine u. Teil von ↑MEDLINE. S. enthält die im letzten Monat neu in das MEDLINE-System aufgenommenen Literaturnachweise (etwa 20 000) u. wird für selektive Informationsverbreitung genutzt.

Se: chem. Symbol für ↑Selen.

Sea-blue histiocyte syndrome ⟨*engl*⟩: Seltenes, autosomal rezessiv vererbbares Syndrom, am ehesten eine Variante des ↑Niemann-Pick-Syndroms, das mit Leber- u. Milzvergrößerung sowie Anämie u. Thrombozytopenie u. zentralnervösen Sympt. einhergeht. Es besteht eine exzessive Speicherung von Phosphosphingolipiden, Glykosphingolipiden u. Phosphoglyciden in den Histiozyten. Die meerblaue Anfärbung der Speichersubstanz bei Giemsa-Färbung erklärt die Benennung ↑Histiozyt, seeblauer.

Seabright-Bantam-Syndrom ↑Martin-Albright-Syndrom.

Sebolith ⟨*lat + gr*⟩ *m*: Talgdrüsenstein.

Seborrhiasis: Mischbild von ↑Psoriasis u. seborrho. Ekzem (↑Seborrhö) bei HIV-Infektion.

Seborrhö ⟨*lat + gr*⟩ *f*: Steatorrhö, Talgfluß, Schmerfluß; gesteigerte Absonderung der Talgdrüsen, Konstitutionsanomalie. Häufiger im Kleinkindalter u. in der Pubertät. Der Ggs. ist die Sebostase, der verminderte Talgfluß, die trockene Haut. Versch. Hautkrankheiten werden mit beiden Sekretionstypen in Verbindung gebracht. 1. Im Kleinstkindalter der „Milchschorf", Crusta lactea, „Gneiss", eine fettige Schuppenkrustenbildung auf dem behaarten Kopf, u. ein Ekzema seborrhoicum im Gesäßbereich (Windeldermatitis, heute als Soorinfektion angesehen); Komplikation: ↑Impetiginisation, ↑Candidose, ↑Erythrodermia desquamativa Leiner als generalisierte Erscheinungen; meist bei Brustkindern in den ersten drei Lebensmonaten. 2. ↑Acne vulgaris in der Pubertät. 3. ↑Pityriasis capitis als meist trockene Schuppung auf dem behaarten Kopf. 4. Eczema seborrhoicum (Dermatitis seborrhoides, Unna-Krankheit). Versch. Formen: a) figurierte Herde in vorderer u. hinterer Schweißrinne (Dermatitis mediothoracica), b) psoriasisähnl. Erscheinungen, c) Pityriasis-rosea-ähnl. Herde, d) follikuläre Anordnung. 5. ↑Rosazea. Abb.

Sebostase ↑Seborrhö.

Sebozystomatosis ↑Atherom.

Sebum ⟨*lat*⟩ *n*: Talg; das aus den Talgdrüsen (↑Glandulae sebaceae) bei Säugetieren u. Menschen kommende, meist mit einem Haarbalg verbundene, fettige Sekret, macht Haut u. Haare geschmeidig. Außer dem normalen Hauttyp gibt es Seborrhoiker mit starker Talgabsonderung u. Sebostatiker mit geringer Talgabscheidung, die in der Dermat. eine große Bedeutung haben. Aus tier. Talg bereitete Arzneiformen sind heute obsolet.

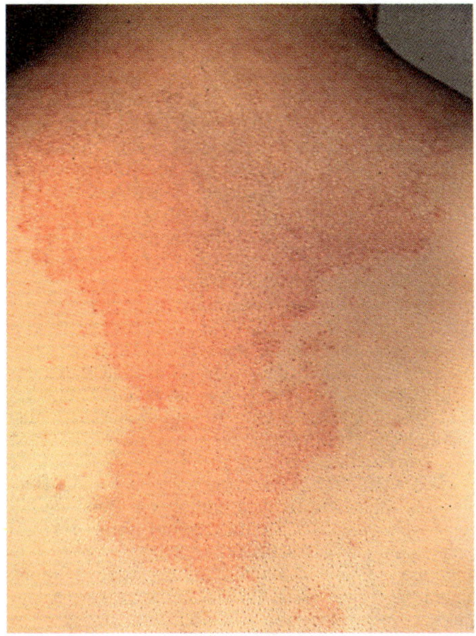

13

Seborrhö. Kapuzenförmiges Erscheinungsbild

Secalealkaloide
↑Claviceps purpurea, ↑Mutterkorn.

Secale cornutum
↑Claviceps purpurea, ↑Mutterkorn.

Sechserstenose: „klassische" Form der ↑Aortenisthmusstenose. Liegt in der Umgebung der Einmündung des Ductus arteriosus (Botallo), der aus der 6. li. Pharyngealbogenarterie hervorgeht. Unterscheidungen von oberen (im Bereich des Isthmus aortae), mittleren (gegenüber Ductus Botalli, am häufigsten), unteren Stenosen (dicht unterhalb des Ductus Botalli).

Sechsjahrmolar: erster bleibender Molar, der um das 6. Lj. durchbricht. ↑Dentition, ↑Odontogenese.

Seckel-Syndrom: Seckel-Virchow-Kleinwuchs, Vogelkopf-Kleinwuchs; 1960 beschriebenes, autosomal rezessives Fehlbildungssyndrom mit hochgradiger Mikrozephalie (↑Intelligenzminderung), Papageiennase, Hypertelorismus, Mittelgesichtshypoplasie, tiefsitzenden Ohrmuscheln, Strabismus, Zahnanomalien, Hüftgelenkluxation, Klumpfuß, Syndaktylie, Hypotrichose, Organfehlbildungen.

Seclusio pupillae ⟨*lat*⟩ *f*: Verwachsung des Pupillenrands der ↑Iris mit der Linsenvorderfläche, z. B. nach Iritis. Hintere ↑Synechie. Dadurch kann das Kammerwasser nicht aus der Hinterkammer abfließen, es kommt zur ↑Napfkucheniris. ↑Occlusio pupillae.

Secondary stimulus ⟨*engl*⟩ *m* ↑Booster-Impfung.

Second-look-operation ⟨*engl*⟩ *f*: **1.** im Abstand von Monaten nach einer Krebsoperation planmäßig durchgeführte erneute Operation zum Nachweis o. Ausschluß erneuten Krebswachstums. **2.** Im Abstand von Stunden bis Tagen erneute Eröffnung der Bauchhöhle nach Operationen etwa wegen ↑Mesenterialvenenthrombose o. ↑Mesenterialarterieninfarkt zur Kontrolle der Durchblutung verbliebener Darmanteile.

Second messenger: sekundäre Boten; durch extrazelluläre Signale (prim. Boten, z. B. Hormone, ↑First messenger) über Rezeptoren in der Zelle (↑G-Protein) gebildete bzw. aus best. Kompartimenten freigesetzte niedermolekulare Substanzen, z. B. zykl. Nukleotide (↑cAMP, ↑cGMP), Inositolphosphatide, Diacylglycerol, Ca^{2+}, die auf spezif. Weise insbes. über Aktivierung von Enzymen (↑Proteinkinasen, Nukleotidzyklasen, ↑Phospholipasen) o. Calmodulin Stoffwechselvorgänge u. Prozesse der Genexpression regulieren u. modulieren. ↑Signalübertragungssysteme, intrazelluläre.

Second set reaction: schneller verlaufender Abstoßungsmodus eines (exp.) Zweittransplantats bezogen auf die Transplantatüberlebenszeit eines Ersttransplantats gleicher Spezifikation. Zugrunde liegt die durch das Ersttransplantat (First set) o. analoge andere Antigenapplikation erfolgte Sensibilisierung des Rezipienten u. Ausbildung von ↑Memory cells. Bei klin. Transplantation ist zwischen First u. S. s. r. kaum zu differenzieren.

Secretin ⟨*lat*⟩ *n*: Enterohormon, das von der Duodenalschleimhaut unter dem Einfluß von Dehnungsreizen des Duodenums u. bei Abfall des pH-Wertes des Duodenalinhalts auf unter 4 in das Blut freigesetzt wird; Peptidhormon mit 27 Aminosäuren; unter seiner Wirkung nimmt das Volumen des Pankreassekrets beträchtl. zu; gleichzeitig steigt dessen HCO_3-Konzentration um das Dreifache an. S. hemmt die Magensekretion.

Secretininfusionstest: zur Differenzierung des Zollinger-Ellison-Syndroms von anderen Zuständen mit erhöhtem Gastrinspiegel (z. B. Achlorhydrie, Ulcus duodeni). Nach i. v. Gabe von 1 E ↑Secretin/kg Körpergewicht kommt es nur beim ↑Zollinger-Ellison-Syndrom zu einem weiteren Anstieg des Serumgastrinspiegels.

Secretin-Pankreozymin-Test: Stimulationstest zur Untersuchung der exokrinen Pankreasfunktion mit den Hormonen Secretin u. Pankreozymin. Im quantitativ mittels Spezialsonde gewonnenen Duodenalinhalt werden vor u. nach Stimulation mit Secretin u. Pankreozymin (intravenöse Verabreichung) das gebildete Volumen, die Bikarbonatkonzentration u. die Pankreasenzyme bestimmt. Zahlreiche Varianten des Tests hinsichtl. der Art der Sekretgewinnung, der Dosis u. der zeitl. Reihenfolge der Stimulanzien, der Auswahl der Enzyme u. der Methodik zu ihrer Aktivitätsbestimmung sind bekannt. Der Test kann auch als sog. Evokationstest vorgenommen werden, bei dem vor u. nach Stimulation mit den intravenös verabreichten Hormonen Blut vom Pat. entnommen wird u. im Serum Amylase u. Lipase bestimmt werden. Bei normaler exokriner Pankreasfunktion bleiben im Serum die Aktivitäten prakt. unverändert. Eine durch Sekretionsstimulation provozierbare Enzymentgleisung setzt eine Organschädigung o. ein Abflußhindernis für das Pankreassekret voraus. Bei schwerer Pankreasinsuffizienz ist die Sekretion aller untersuchten Parameter eingeschränkt.

Sectio alta ⟨*lat*⟩ *f*: Eröffnung der Harnblase vom Unterbauchmittel- o. Pfannenstielschnitt aus.

Sectio caesarea: Hysterotomie, Kaiserschnitt, Schnittentbindung; S. c. abdominalis o. intraperitonealis: Schnittentbindung durch die Bauchhöhle, häufigste angewandte Methode; zervikale bzw. isthm. S. c.: nach Bauchdeckenschnitt u. Abpräparieren der Blase Stichinzision im ausgezogenen Isthmusbereich, die stumpf nach den Seiten erweitert wird, so daß das Kind entwickelt werden kann. Verlassene, wenig gebräuchl. u. atyp. Methoden: klass. S. c.: Korpuslängsschnitt; Fritsch-Fundusquerschnitt; S. c. nach Porro (↑Porro-Operation); S. c. nach Gottschalk-Portes (↑Portes-Operation). S. c. extraperitonealis: Schnittentbindung ohne Eröffnung der Bauchhöhle; gedacht für infizierte Fälle zur Vermeidung einer Peritonitis. S. c. vaginalis (Dührssen): Schnittentbindung von der Scheide aus.

Sectio legalis ↑Sektion, gerichtliche.

Sectio mediana: Eröffnung der Blase vom Harnröhrenbulbus aus. S. m. u. Sectio perinealis profunda (Eröffnung der Blase vom Damm aus) waren früher „klassische Steinschnitte“, heute nur noch von histor. Bedeutung.

Secundipara ⟨*lat*⟩ *f*: Zweitgebärende.

Sedatio ⟨*lat*⟩ *f*: Beruhigung insbes. durch ↑Sedativa.

Sedativa ⟨*lat*⟩ *n Pl*: Beruhigungsmittel. Entsprechen ↑Hypnotika in niedrigerer Dosierung. Beeinträchtigung der ↑Fahrtüchtigkeit.

Sedierung ⟨*lat*⟩ *f*: Beruhigung durch ↑Sedativa.

Sediment ⟨*lat*⟩ *n*: Bodensatz, entsteht durch Zentrifugation o. Stehenlassen von grobdispersen Systemen. In der Laboratoriumsdiagnostik ↑Harnsediment.

Sedimentationsanalyse: Bestandteil der analytischen ↑Ultrazentrifugation.

Sedimentationsgeschwindigkeit: Bestimmung der Größe u. des Mol. Gew. von Partikeln durch Ermittlung der Fallgeschwindigkeit in einem flüssigen Medium. Für biol. Moleküle erfolgt die Bestimmung der S. vorwiegend durch die Ultrazentrifuge. ↑Svedberg-Einheit.

Sedimentationskoeffizient ↑Ultrazentrifugation, analytische.

Sedimentationskonstante ↑Ultrazentrifugation, analytische.

Sedimentationsverfahren: 1. ***Parasitologie:*** Verfahren der koproskopischen ↑Untersuchung in der parasitolog. Diagnostik, bei dem unter Verwendung von Medien mit geringer Dichte (Leitungswasser) Parasitenstadien mit hoher Dichte (z. B. Trematodeneier) sedimentiert, im Bodensatz angereichert u. mikrosk. nachgewiesen werden. Durch Entfernung der groben Fäzesbestandteile mittels Sieb u. mehrmaliges Dekantieren wird der Nachweis erleichtert. 2. ***Mikrobiol.:*** Verfahren zur orientierenden Bestimmung des ↑Luftkeimgehalts von Krankenhausluft. In versch. Höhen u. Positionen werden Petrischalen mit Nährboden als Fangplatten mind. 1 h offen exponiert u. nach der Bebrütung quantitativ u. qualitativ ausgewertet. Mit dieser ↑Luftkeimuntersuchung werden nur die sedimentierenden Luftkeime erfaßt. Das Ergebnis wird in koloniebildenden Einheiten/m^3 Luft in einer best. Zeit angegeben.

D-Sedoheptulose: 2-Ketoheptulose, deren phosphoryliertes Derivat, das 7-Sedoheptulose-7-phosphat, ein Zwischenprodukt des ↑Pentosephosphatzyklus ist.

Sée, Georges, zeitgen. frz. Päd., Paris.

Seeanemonentoxine: Peptide mit kardiotox. Wirkung ähnl. ↑Herzglykosiden.

Seebad ↑Meerwasserbäder.

Seeheilbäder: in den ↑Begriffsbestimmungen für Kurorte, Erholungsorte und Heilbrunnen festgelegter Qualitätsbegriff für im Seeklima gelegene heilklimatische ↑Kurorte.

Seeklima: die im ↑Meeresküstenklima vorhandenen Klimafaktoren (Strahlung, Kaltreize, Allergen- u.

Staubarmut) sind auf hoher See in noch höherem Maße vorhanden.

Seekrankheit: Bewegungskrankheit (↑Kinetose), die durch ständig auf den Körper einwirkende, ungewohnte Schiffsbewegungen ausgelöst wird. Die S. äußert sich mit Übelkeit, Erbrechen, Kopfschmerz, Schwindel. Vorbeugung u. Behandlung durch horizontale Lage, kleine Mahlzeiten, Frischluft, Antiemetika.

Seelenblindheit ↑Agnosie.

Seelenlähmung: ältere Bez. nach Bruns, die sich auf Nichtbenutzung von Gliedmaßen auf der Grundlage einer Nosoagnosie bezieht. Derselbe Gliedabschnitt wird nach Aufforderung normal bewegt. ↑Agnosie.

Seelentaubheit ↑Agnosie.

Seemannshaut: durch Witterungseinflüsse u. bes. Disposition an der Gesichts- u. Handhaut hervorgerufene Pigmentveränderungen, Kollagenosen, Runzeln, Verhornungsanomalien. Gilt als sog. ↑Präkanzerose, weil im Verlauf vieler Jahre im betroffenen Gebiet zuweilen ein ↑Hautkarzinom (auch multipel) entsteht, anzeigepflichtige ↑Berufskrankheit.

Seemannskrebs: Hautkrebs bei Seeleuten, wahrscheinl. durch den Reiz langjähriger intensiver Licht- u. Wettereinwirkung verursacht; meist ↑Spinaliome.

Seemann-Syndrom: Kleinhirnentwicklungsstörung, verbunden mit Gleichgewichtsstörung, Ataxie, verspätetem Erlernen des Stehens, Gehens u. der Sprache.

Seesaw-Nystagmus: Kombination gegensinniger vertikaler Wipp- u. gleichsinniger Rotationsbewegungen. Ursachen: Traumen, paraselläre Tumoren (↑Kraniopharyngeome), vaskuläre u. entzündl. Prozesse im Chiasmabereich.

Segelklappen ↑Atrioventrikularklappe.

Segment ⟨*lat*⟩ *n*: Abschnitt. Der Wirbeltierkörper ist aus hintereinander gelegenen Abschnitten, Metameren o. S. zusammengesetzt. Auch einzelne Organe werden in S. untergliedert (z.B. ↑Rückenmarksegmente, ↑Lungensegmente).

Segmentation ⟨*lat*⟩ *f*: **1.** Bildung von Segmenten, spez. Furchung. **2.** Bes. Form der Kernteilung (segmentkernige Leukozyten). **3.** Trennung der Herzmuskelzellen an den Kittlinien; selten; ↑Fragmentation. **4.** Form der ↑Darmmotilität.

Segmentationsgene: an der Segmentierung eines Organismus während der Embryogenese beteiligte Gene.

Segmentbehandlung: Verfahren der Physiotherapie, das die Beeinflussung innerer Organe über die zugehörigen Segmentzonen bewirken. Fußt auf den reflektor. Wechselbeziehungen im Bereich des viszeralen u. somat. Nervensystems.

Segmentbronchus: aus dem Lappenbronchus entspringender Bronchus. I.a. als Bronchus 1. Ordnung bezeichnet. Die S. versorgen die ↑Lungensegmente, teilen sich weiter auf in die Subsegment- u. Subsubsegmentbronchien.

Segmentdiagnose ↑Höhendiagnose.

Segmentmassage: auf eine best. ↑Segmentzone begrenzte ↑Massage, die alle Schichten der Körperoberfläche einbezieht mit dem Ziel einer reflektor. Beeinflussung der dem Segment zugehörigen Organe.

Segmentmutation ↑Blockmutation.

Segment, pyeloureterales: Übergangsteil vom Nierenbecken in den oberen Harnleiter.

Segmentresektion: operative Entfernung eines Lungensegments zur Entfernung von tuberkulösen Herden, kleinen peripheren Lungentumoren, Bronchialfisteln. ↑Lungenresektion.

Segmentzone: Haut- u. Muskelbezirk entspr. den Segmentbezügen eines inneren Organs. Weist bei Erkrankungen klin. zu erfassende Veränderungen der Struktur bzw. Funktion einschl. der Sensibilität auf. ↑Head-Zone.

Segregation ⟨*lat*⟩ *f*: **1.** Somat. Entmischung der Erbanlagen bei Pilzen. **2.** Aufspaltung in Genotypen in aufeinanderfolgenden Generationen. **3.** Abgrenzung eines geschädigten Zytoplasmabezirks; ↑Autophagie.

Sehachse: Gesichtslinie, Verbindungslinie zwischen Fovea centralis u. Pupillenmitte. Trifft normalerweise den Fixationspunkt.

Sehbahn: das System der opt. Leitung von den Neuriten der Optikusganglienzellen bis zur Calcarinarinde. Besteht aus Optikusfaserschicht, Papille, Sehnerv, Chiasma, Tractus opticus, Corpus geniculatum laterale, Gratiolet-Sehstrahlung, Fissura calcarina.

Sehen, beidäugiges ↑Sehen, binokulares.

Sehen, binokulares: Binokularsehen; normales beidäugiges Sehen. Fähigkeit, die Bilder beider Augen einfach zu sehen, die gleichzeitig die wichtigste Voraussetzung für das räuml. Sehen (Stereopsis) bildet. Es kommt zur Verschmelzung (Fusion) beider monokularer Einzelbilder zu einem binokularen Seheindruck. Die ↑Fusion, ein zentralnervöser Vorgang, schafft die richtige sensor. u. motor. Zusammenarbeit beider Augen, die das b. S. ermöglicht. Eine periphere Voraussetzung für das physiol. b. S. ist die normale Korrespondenz der beiden Netzhäute. Werden Objekte innerhalb des ↑Panum-Areals auf nicht korrespondierenden Stellen abgebildet, so erscheinen sie nicht doppelt, sondern werden stereoskop. wahrgenommen. Untersuchung in ↑Synoptophor. B. S. wird gewährleistet durch: 1. Abbildung auf ident. Netzhautstellen, 2. auf korrespondierenden Netzhautstellen, 3. Fusion. Prüfung des b. S.: Es werden entweder gedruckte o. photograph. Doppelbilder verwendet o. der ↑Synoptophor o. das Dreistäbchengerät. Den beiden Augen werden getrennte Bilder dargeboten, die mit Farbfiltern, durch Polarisationsgläser o. durch ein Stereoskop o. im Synoptophor betrachtet werden. Während das Bild fusioniert wird, erregen querdisparat verschobene Teile disparate Netzhautpunkte innerhalb des ↑Panum-Areals u. bilden so die Ursache dreidimensionaler Wahrnehmung. Bei ↑Titmus-Fliegentest kann das Kind die erhobenen Flügel einige Zentimeter über der Bildfläche greifen. Der binokulare Wettstreit ist eine Sonderform des b. S., bei der jedes der beiden Augen zeitweilig o. dauernd dominieren kann.

Sehen, exzentrisches: Abbildung des Objekts außerhalb der Fovea centralis.

Sehen, foveales: makulares Sehen, zentrales Sehen, direktes Sehen; Abbildung des Objekts auf der Fovea centralis. Führt bei Normalsichtigkeit zu scharfer Wahrnehmung.

Sehen, mesopisches: Dämmerungssehen; bei einer Leuchtdichte von 0,01–100 Apostilb Zwielichtsehen. Liegt zwischen photop. u. skotop. Sehen.

Sehen, peripheres: das Sehen unter Heranziehung der gesamten Netzhaut.

Sehen, photopisches: Tagessehen; Umfeldleuchtdichte über $10\,cd \cdot m^{-2}$ bis $10^7 cd \cdot m^{-2}$ (heller Strand). ↑Adaptation, ↑Schultze-Duplizitätstheorie, ↑Zapfensehen.

Sehen, räumliches: an etwa die gleiche Sehschärfe beider Augen gebundenes Tiefensehen. Bei nahegelegenen Gegenständen bilden sich diese auf Netzhautarealen mit gleichem Ortsstellenwert, korrespondierenden Netzhautarealen, ab. Bei gleichzeitig in anderen Entfernungen vorhandenen Gegenständen müßten, durch Nichtkorrespondenz bei der im Gehirn vollzogenen Bildvereinigung, Doppelbildempfindungen entstehen. Jedoch bei nicht zu großen ↑Querdisparationen wird dies zu einem räuml. Seheindruck verarbeitet.

Sehen, skotopisches: Nachtsehen; bei einer Leuchtdichte von weniger als 10^{-8} Stilb. ↑Stäbchensehen.

Sehen, stenopäisches: Sehen durch eine enge Lücke, z. B. durch ein Stecknadelloch im Kartenblatt. Eliminiert opt. Abbildungsfehler, z. B. sphär. Aberration, weitgehend; also auch hohe Grade von ↑Astigmatismus. Bedingt hohe Schärfentiefe.

Sehen, stereoskopisches ↑Sehen, binokulares.

Sehfarbstoffe: Sehpigmente; befinden sich in den Lamellen der Außenglieder der Netzhautrezeptoren (Stäbchen für das Dämmerungssehen, Zapfen für Tages- u. Farbensehen). Sie absorbieren Licht best. Wellenlängen, mit Maxima der Absorption bei den versch. Zapfentypen im Blau-, Grün- u. Rotbereich, wobei sie in ihre Komponenten Opsine (Glykoproteine) u. Farbträgermoleküle zerfallen. Die Stäbchen enthalten das ↑Rhodopsin.

Sehfeld ↑Gesichtsfeld.

Sehfunktion: Funktion des Gesichtssinns. Geht von der einfachen Lichtwahrnehmung (Unterscheidung zwischen Hell u. Dunkel) über Lichtrichtungssehen, Bewegungssehen, Formsehen u. Sehschärfe bis zum Farbsehen u. der Stereoskopie.

Sehgruben: Augenanlagen, Augenrinne; paarige Vertiefungen am Vorderhirn des Embryos. Entwickelt sich später zum Augenbläschen, das sich zum ↑Augenbecher umformt.

Sehhilfen: Hilfsmittel des Sehens, entweder bei angeborenen o. erworbenen Normabweichungen (Ametropien) o. zur Hebung des normalen Sehens: Brillen, Lupen, Haftschalen, Fernrohrbrillen, Fernrohr, elektron. Systeme, Fernsehsysteme, intraokulare Linsen.

Sehhügel ↑Thalamus.

Sehleistung: Bez. für die ohne Sehhilfen erreichte ↑Sehschärfe. Visus naturalis.

Sehloch ↑Pupille.

Sehne: Tendo; rund o. flächenhafte Eigenform aufweisendes, parallelfasriges, straffes ↑Bindegewebe mit Sehnenzellen (Flügelzellen) u. Sehnenfasern (kollagenen Fasern). Funktion: Kraftübermittlung zwischen Muskel u. Knochen. Abb.

Sehnenfäden ↑Chordae tendineae.

Sehnenfasern: Fibrae tendineae; parallel angeordnete kollagene Fasern in der ↑Sehne.

Sehnenfleck: umschriebene fleckförmige Verdickung des Epikard von sehnenartiger Beschaffenheit; entsteht entweder als Reaktion auf wiederholte mechan. Reize, z. B. durch Reibung des Herzens an der vorderen Brustwand bei der Herzarbeit, o. durch Ausheilung einer umschriebenen Epikarditis (z. B. Epicarditis epistenocardica).

Sehnenknötchen: Knötchen als Sympt. einer degenerativen Erkrankung der Sehne (↑Tendinose) o. z. B. einer ↑Rheumatoidarthritis; nicht selten mit dem Sympt. eines „schnellenden Fingers" verbunden, ↑Tendinopathia nodosa.

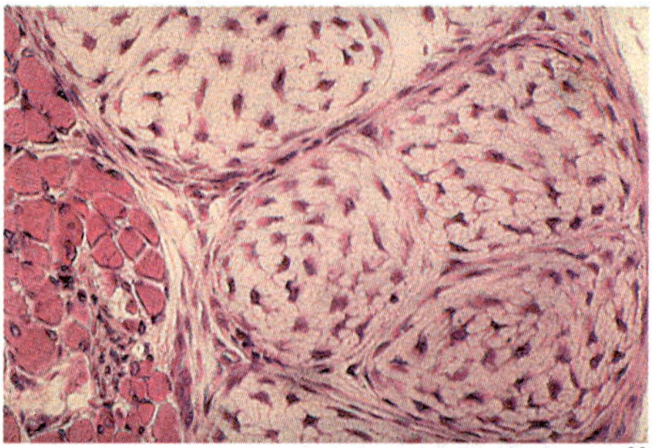

30

Sehne. Histologischer Schnitt durch einen Rattenschwanz, HE-Färbung; links quergestreifte Skelettmuskulatur (rot), rechts Sehne (graurosa) mit Flügelzellen

Sehnennaht: Vereinigung zweier Sehnenstümpfe durch Naht nach versch. Nahttechniken, meist als Durchflechtungsnaht. Naht kann ausziehbar sein, ↑Pull-out-wire-Technik (Naht nach Bunnell o. Lengemann) o. belassen werden (Naht nach Kleinert, Iselin). **Prim. S.**: sofortige Wiederherstellung der Kontinuität. **Sek. S.**: Naht der Stümpfe nach Wochen, meist jedoch ↑Sehnentransplantation erforderl.

Sehnenorgane ↑Sehnenspindel.

Sehnenplastik: Operationsmethoden zur Wiederherstellung der spezif. Sehnenfunktion durch 1. Verlängerung von Sehnen mittels Z-förmiger Schnittführung meist im distalen Unterarmbereich; 2. ↑Sehnentransplantation; 3. Sehnenverlagerung bei Lähmungen.

Sehnenplatzhalter: temporäre Einlagerung von sehnenähnl. geformten Kunststoffbändern, um die sich nach 6–10 Wochen eine Pseudosehnenscheide bildet, die dann ein Sehnentransplantat bzw. eine verlagerte Sehne aufnehmen kann. Indiziert bei ausgedehnten Vernarbungen in der Hohlhand.

Sehnenreflex: klin. auch T-Reflex. Ausgelöst wird der S. durch Beklopfen der Sehne, wodurch der zugehörige Muskel eine Einzelzuckung ausführt. Die Rezeptoren liegen in diesem Muskel als Bestandteil der ↑Muskelspindeln. So ist der Patellarsehnenreflex in Wirklichkeit der Reflex des M. quadriceps femoris (Sehnenrezeptoren).

Sehnenriß ↑Sehnenruptur.

Sehnenruptur: Sehnenriß. Folge eines Mißverhältnisses von Belastbarkeit u. realer Belastung, meist im Bereich degenerativer Veränderungen. Eine gesunde Sehne reißt bei max. Kontraktion zugehöriger Muskulatur nicht, sondern es kommt zum Abrißbruch des Knochenansatzes o. Ausriß aus dem Muskelbauch. Die S. ist vorwiegend eine Spontanruptur als Folge degenerativer Umwandlung durch Mikrotraumen, Entzündung, Durchblutungsstörung, Paratendinitis, posttraumat. Vorschädigung des Gewebes o. Gleitlagers. Bevorzugt werden befallen: Achillessehne, Sehne des langen Bizepskopfs, Sehne des M. extensor pollicis longus (nach Radiusfrakturen, „Trommlerlähmung").

Sehnenscheide ↑Vagina tendinis.

Sehnenscheidenentzündung ↑Tenosynovialitis.

Sehnenscheidenfibrom: der Sehne o. Sehnenscheide anliegender fester bindegewebiger Knoten, bevorzugt an Händen u. Füßen. Gutartig, Tumornatur umstritten.

Sehnenspindel: Fusus neurotendineus, Sehnenorgan; Dehnungsrezeptor in Sehnen. Struktur: innerhalb einer Bindegewebekapsel verzweigen sich afferente, marklose Nervenfasern u. bilden Endkolben zwischen kollagenen Fasern. Wie die ↑Muskelspindel reagieren sie auf Dehnung. Da sie nicht parallel, sondern in Serie zu den Muskelfasern angeordnet sind, messen S. nicht Länge, sondern die Spannung des Muskels u. sind Rezeptoren für den Spannungszustand im Muskel-Sehnen-Verbund.

Sehnentransplantation: Wiederherstellung der Sehnenkontinuität o. der Verbindung zwischen Muskel u. Knochen durch Transplantat, meist ↑autogener, kaum ↑allogener Art. Spenderregion: Sehne des M. palmaris longus o. Zehenstrecker.

Sehnenverletzung: traumat. Kontinuitätsunterbrechung einer Sehne, meist durch Schnitt-, Stich-, Kreissägenverletzung mit entsprechendem Funktionsausfall. Behandlungsziel ist die Vereinigung der Sehnenstümpfe in atraumat. Operationstechnik. ↑Sehnennaht.

Sehnenzellen: Tendinocytus; ↑Flügelzelle.

Sehnerv: N. opticus, Fasciculus opticus; kein Hirnnerv, sondern vorgeschobene Hirnbahn, gebildet aus den Axonen der retinalen Ganglienzellen. Teile: 1. intraokularer Teil: Papille (Papilla nervi optici, ↑Fleck, blinder), 1 mm lang. 2. Orbitaler, retrobulbärer Teil: von Lamina cribrosa bis Orbitaspitze, von Dura, Pia u. Arachnoidea eingehüllt, von vaskularisierten Piascheiden septiert, die durch Astrozytenlagen von neuralen Teilen getrennt werden; Markscheiden, von Oligodendrozyten gebildet, beginnen unmittelbar hinter Lamina cribriformis u. lassen Optikusquerschnitt auf doppelte Dicke anschwellen (Papille: 1,5 mm; Optikus: 3 mm), 1,1–1,3 Mill. Axone, makrosk. S-förmig gekrümmt, 25 mm lang. 3. Intrakanalikulärer Teil: im knöchernen Sehnervenkanal, 4–10 mm lang. 4. Intrakranieller Teil: vom inneren Ende des Sehnervenkanals bis zum Chiasma reichend, 10 mm lang. Im Chiasma kreuzen 75 % der Sehnervenfasern, das sind alle von der nasalen Netzhauthälfte kommenden. Weiterer Verlauf zum Thalamus als ↑Tractus opticus.

Sehnervenatrophie ↑Optikusatrophie.

Sehnervenentzündung ↑Neuritis nervi optici.

Sehorgan: Organum visus; ↑Auge.

Sehpigmente: Farbstoffe der ↑Retina des Auges, die in den Membranen der Stäbchen u. Zapfen lokalisiert sind. Sie sind aus dem Aldehyd des ↑Vitamin A (Retinal$_1$ bzw. Retinal$_2$, ↑Retinal) u. einem Eiweißkörper (Stäbchenopsin u. Zapfenopsin) aufgebaut. Die so entstehenden Komplexe zerfallen bei der Einwirkung von Licht. Als S. fungieren ↑Rhodopsin, Iodopsin, Porphyropsin u. Cyanopsin. ↑Sehvorgang.

Sehprobentafeln: Tafeln zur subjektiven Sehschärfenbestimmung, nach dem ↑Snellen-Prinzip aufgebaut. Benutzen ↑Optotypen. Für die Nähe gibt es bes. Tafeln, denen das Snellen-Prinzip nicht konsequent zugrunde gelegt wurde. Am bekanntesten die Nahsehprobentafeln nach Nieden.

Sehpurpur ↑Rhodopsin.

Sehrinde ↑Rindenfelder, optische.

Sehschädigung: Kategorie der phys.-psych. Schädigung. Ihr dominierendes Charakteristikum ist die eingeschränkte visuelle Wahrnehmungsfähigkeit, die sich auf die gesamte Persönlichkeitsentwicklung auswirkt. Im Verständnis der Rehabilitationspädagogik Sehgeschädigter führt die Wechselwirkung zwischen einem Schaden des visuellen Analysators als biol. Mangel einerseits u. dafür inadäquaten sozialen, bes. pädagog. Entwicklungsbedingungen andererseits zur S. Sie ist durch komplexe Rehabilitation beeinflußbar. Durch konsequente Nutzung der Früherfassung u. rehabilitativen Früherziehung sowie der Elementarrehabilitation kann die S. verhütet, beseitigt o. gemindert werden.

Sehschärfe: Maß der Leistung des Gesichtssinns. Benutzt als Kriterium die getrennte Abbildung zweier Punkte. Als normale Leistung gilt der Abstand einer Winkelminute. Die meisten Menschen, bes. Jugendliche, haben eine höhere Leistung. Theoret. muß zwischen zwei erregten Zapfen ein nicht erregter liegen, andernfalls verschmelzen die beiden Punkte miteinander zu einem ovalen Punkt. Viele Faktoren gehen mit ein: Randkontrast, Helligkeit, Form, Bewegung. Die Bestimmung der S. erfolgt subjektiv mit ↑Optotypen, objektiv mit dem optokinet. ↑Nystagmus. Die Sehschärfe ist normalerweise in der Fovea centralis am höchsten (zentrale S.). I. e. S. ist S. die korrigierte S., d. h. mit optimal korrigierenden Brillengläsern.

Sehschule: augenärztl. geleitete Einrichtung, in der schielende o. sehschwache Kinder durch Orthoptistien ple- u. orthopt. Verfahren unterzogen werden.

Sehschwäche: Herabsetzung der Leistung des Sehorgans. Hat wie Blindheit mehrere Aspekte, so biol.-med., jurist., ökonom., pädagog. Ein Kind gilt als sehschwach, wenn es eine Sehschärfe zwischen 5/20 u. 1/25 hat. Gesichtsfeld u. a. Sehfunktionen müssen mitberücksichtigt werden.

Sehsphäre ↑Rindenfelder, optische.

Sehstoffe ↑Rhodopsin.

Sehstrahlung: Gratiolet-Strahlung; fächerförmige Fasermasse des Hirnmarks zwischen Corpus geniculatum laterale u. opt. Rindenzentren.

Sehvorgang: Bei der Einwirkung von Licht auf die ↑Sehpigmente (Rhodopsin) der Retina kommt es zu deren Zerfall in das jeweilige ↑Opsin u. ↑Retinal. Dieser Zerfall geht mit einer Isomerisierung des Retinals (von 11-cis-Retinal nach all-trans-Retinal) einher. Das durch Licht erregte ↑Rhodopsin verursacht rasch eine cGMP-Hydrolyse (↑cGMP) u. in deren Gefolge eine ↑Hyperpolarisation der Stäbchenmembran, die weitergeleitet wird.

Sehwinkel: Flächenwinkel, den die Richtungsstrahlen einschließen bzw. dessen Schenkel sie sind. Diese Strahlen gehen von zwei kontrastreichen Begrenzungen aus, z. B. Strichen eines Buchstabens, laufen im ersten Knotenpunkt auf der opt. Achse des Bulbus zusammen u. werden daher scharf auf der Netzhaut abgebildet. Derjenige S., der von noch als getrennt wahrzunehmenden Kontrasten ausgeht, z. B. von 2 Punkten, stellt das ↑Minimum separabile als Maß der höchsten Sehschärfe dar.

Sehzeichen ↑Optotypen.

Sehzentren: **prim. S.**: Corpus geniculatum laterale im vorderen Vierhügelpaar; **sek. S.**: optische ↑Rindenfelder im Okzipitallappen des Großhirns.

Seidenleim: Serizin; Bestandteil natürl. Seide. Wegen seiner stark adsorbierenden Wirkung Anwendung in Pudern.

Seidlmayer, Hubert (1910–1965), Päd., Kempten (Allgäu).

Seidlmayer-Syndrom (nach Hubert S.): Kokardenpurpura; erworbene, im Kleinkindalter auftretende Purpura, infektiös-(allerg.-)tox. Kapillarschädigung mit Auftreten pfennig- bis markstückgroßer Purpuraeffloreszenzen an den Streckseiten. Zentrale Blutung u. umgebender anäm. Hof erzeugen das Bild einer Kokarde.

Seifenblaseneffekt: seifenschaumartiges, bizarres Kontrastmittelbild der villösen Adenome.

Seifenspiritus ↑ Spiritus saponatus.

Seiffert, Artur (1883–1957), Laryngologe, München.

Seigmann-Kilby-Syndrom: Minderwuchs mit vergrößertem Kopf u. vorstehenden Augen, verbreiterte u. verkürzte Finger u. Zehen. Osteopetrose, multiple Dysplasien der Epiphysen.

Seignettesalz: Kalium-Natrium-Salz der Weinsäure. Bildet mit Kupfer(II)-Ionen einen Komplex, der bei Zimmertemp. auch gegenüber starken Basen stabil ist.

Seip-Lawrence-Syndrom: wahrscheinl. autosomal rezessiv erbl. dienzephales Syndrom. Lipodystrophie, Akromegalie, vorzeitige Ossifikation, Hypertrichose, Fettleber, im weiteren Verlauf insulinresistenter, meist gutartiger Diabetes mellitus.

Seitelberger-Syndrom: infantile neuroaxonale Dystrophie.

Seitenbandverletzung: Alle Verletzungsgrade einer Distorsion (Zerrung, Auflockerung, Teilriß) bis zum kompletten Bandriß sind mögl. Am häufigsten betroffen sind die seitl. Führungsbänder des Knie- u. oberen Sprunggelenks. Ther. der Rupturen im Leistungsalter operativ, Distensionen u. partielle Rupturen konservativ. Frühfunktionelle Behandlung im Brace mit geführter, begrenzter Beweglichkeit wird angestrebt.

Seitenfalten: seitl. Ränder der dreiblättrigen Keimscheibe. Bei der ↑ Abfaltung wachsen die S. nach ventral u. vereinigen sich auf der Bauchseite des Embryos. Aus ihnen entstehen die laterale u. ventrale Rumpfwand.

Seitenhörner ↑ Cornua lateralia.

Seitenkanal: akzessor. Pulpa-Parodont-Verbindung nach lateral.

Seitenkettentheorie: Antikörperbildungstheorie, ↑ Ehrlich-Seitenkettentheorie.

Seitenlagerung: Lagerung von Bewußtlosen (spez. nach Unfall) auf die Seite zur Verhütung von Aspiration. Stabile S.: oberes Bein in Knie u. Hüfte beugen, unteres Bein strecken, unteren Arm in Richtung zum gebeugten Knie ausstrecken, oberen Arm beugen u. Hand unter Kopf o. Hals legen.

Seitenstrang ↑ Funiculus lateralis.

Seitenstrangangina ↑ Angina lateralis.

Seitenventrikel ↑ Ventriculus lateralis.

Seitigkeit: bevorzugte Entwicklung u. Funktionsausübung eines von zwei paarigen Organen o. Gliedmaßen, z. B. Rechtshändigkeit, Linksäugkeit. Der S. entspricht die Dominanz des zugehörigen Areals in der entgegengesetzten Großhirnhemisphäre.

Seit-zu-End-Anastomose ↑ Anastomose.

Seit-zu-Seit-Anastomose ↑ Anastomose.

sekodont ⟨*gr*⟩ *Adj* ↑ Zahnform.

Sekret ⟨*lat*⟩ *n*: Produkt von Drüsen, das im Organismus Funktionen erfüllt; im Ggs. zum ↑ Exkret.

Sekretgranulum: Granulum secretorium; zu den Zelleinschlüssen (Inclusiones cytoplasmicae) zählende Struktur in Drüsenzellen. Meist mehrere membranumhüllte Körnchen, die bei der Sekretion ausgeschleust (Extrusion) werden.

Sekretion ⟨*lat*⟩ *f*: Bildung u. Abgabe von ↑ Sekret. 1. Sekretbereitung: a) im rER erfolgt Synthese von Proteinen bzw. Glykoproteinen, b) Transport zum Golgi-Apparat in kleinen Bläschen, c) Sammlung u. chem. Veränderung (bes. der Glykoproteine) in Zisternen des Golgi-Apparats, dort auch „Verpackung" in Vesikeln, d) Transport zum Plasmalemm. 2. Sekretabgabe: a) die Vesikelmembran verschmilzt mit dem Plasmalemm, b) der Vesikelinhalt wird durch Exozytose nach außen entleert, c) Membranrecycling vom durch die Vesikelmembran vergrößerten Plasmalemm aus. Sekretionsauslösende Reize: 1. nervale Reize (z. B. Mundspeicheldrüsen), 2. endokrine Reize (z. B. exokriner Teil des Pankreas, CCK-PM, ↑ GEP-System).

Sekretion, apokrine: Sekretionsform mit Teilverlust von Zytoplasma. Vorkommen: ↑ Glandula mammaria, ↑ Glandulae sudoriferae apocrinae. Abb.

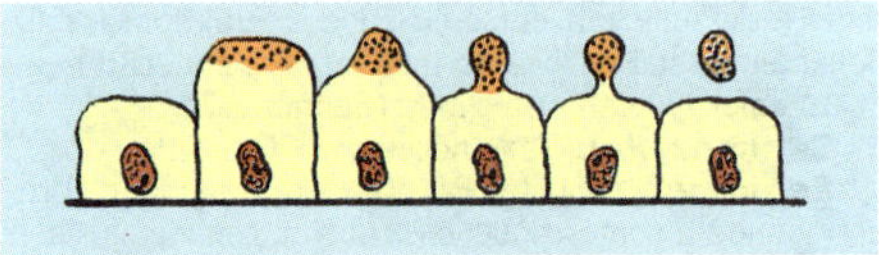

Apokrine Sekretion. Sekret wird kuppelförmig mit Membran u. Zytoplasma abgegeben

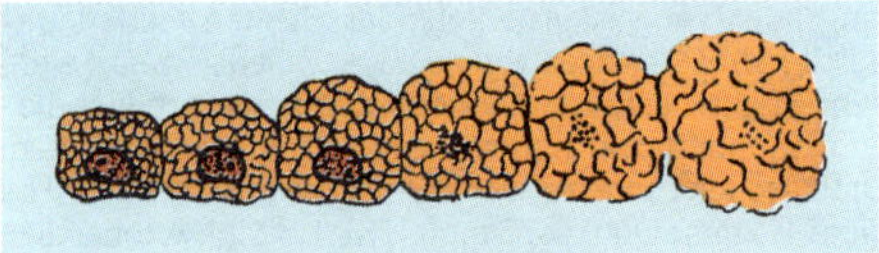

Holokrine Sekretion. Sekretabgabe mit Untergang der sezernierenden Zellen

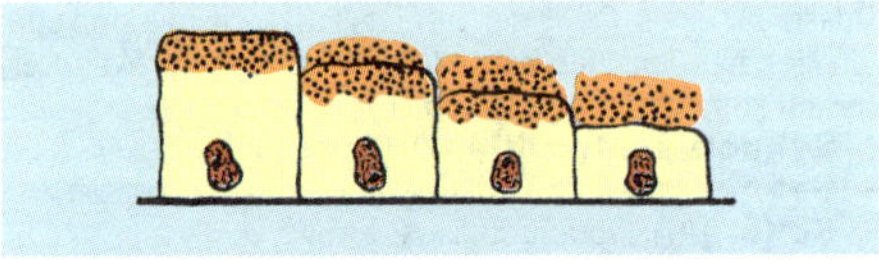

Merokrine Sekretion. Sekretgranulainhalt wird ausgeschleust

Sekretion, ekkrine: veraltet für ↑ Sekretion, merokrine.

Sekretion, holokrine: Sekretionsform mit Totalverlust der Zelle, die zum Sekret wird. Vorkommen: ↑ Glandulae sebaceae. Abb.

Sekretion, innere: Abgabe eines in einer Zelle synthetisierten Produkts direkt in die Blutbahn, z. B. die Sekretion eines ↑ Hormons aus einer innersekretor. Drüse (endokrine ↑ Drüsen).

Sekretion, merokrine: Sekretionsform ohne Zytoplasma- u. Membranverlust durch Exozytose des Inhalts der Sekretvesikel. Abb.

Sekretion, parakrine: Abgabe von Hormonen in den Interzellularraum mit Wirkung auf Nachbarzellen.

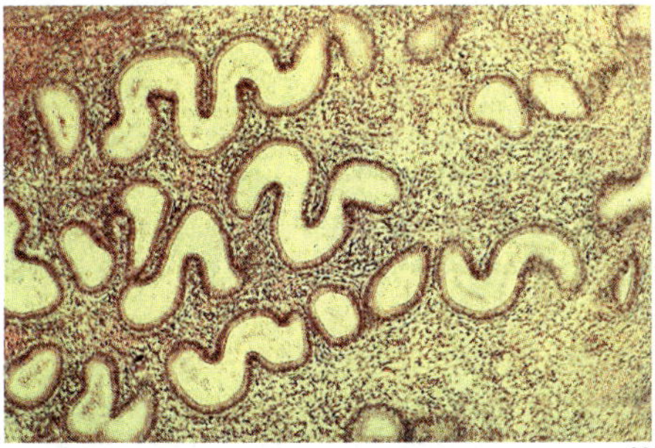

30

Sekretionsphase. Histologischer Schnitt durch den Uterus, HE-Färbung; hohe Schleimhaut mit geschlängelten Drüsen

Sekretion, paralytische: bei den Verdauungsdrüsen, v. a. den Speicheldrüsen zu beobachten. Absonderung eines enzymarmen, dünnflüssigen Sekrets in großer Menge kurz nach Verletzung o. Durchschneidung zuführender Nerven des vegetativen ↑Nervensystems.

Sekretionsdruck: Druck in Drüsenausführungsgängen. In den Gallenwegen bei Tätigkeit der Leber um 2 kPa, in den Speicheldrüsen bis 30 kPa.

Sekretionsphase: Zeitabschnitt des menstruellen Zyklus (14.–28. Tag), in dem unter Progesteroneinfluß das Stratum functionale der Uterusschleimhaut in ein oberflächl. Stratum compactum u. ein tiefes Stratum spongiosum mit geschlängelten, erweiterten Drüsen u. Stromaödem gegliedert wird. Abb.

Sekretionsstarre: gleichbleibende Tagesmenge u. -portionen der Harnabsonderung, unabhängig von unterschiedl. Flüssigkeitsaufnahme, bei Niereninsuffizienz.

Sekretionstheorie ↑Filtrationstheorie.

Sekretion, tubuläre: Die t. S. von Pharmaka ist ein aktiver Vorgang, bei dem organ. Säuren (z. B. Penicillin, PAH, Probenecid u. a.) sowie starke Basen (z. B. Morphin, Tolazolin, Chinin u. a.) durch Carriersysteme der Zellen des proximalen Tubulus vom Blut in den Urin transportiert werden. Pharmaka, die so eliminiert werden, haben eine kurze Wirkungsdauer.

Sekretkomponente: von Schleimhautzellen gebildete Polypeptidkette, die an polymeres Immunglobulin A beim Durchtritt dieser Moleküle durch die Schleimhaut u. Ausscheidung in das Sekret als Sekret-IgA angekoppelt wird. S. ist nicht mit ↑J-Kette ident. Auch Sekret-IgM soll eine locker gebundene S. besitzen. ↑IgA, sekretorisches.

Sekretolytika ⟨*lat + gr*⟩ *n Pl*: Pharmaka, die durch Sekretverflüssigung u./o. -vermehrung auswurffördernd wirken. 1. Expektoranzien, z. B. Kaliumiodid, Ammoniumchlorid, Guajacol, Bromhexin, Emetin aus Ipecacuanhae radix, saponinhaltige Drogen, wie Liquiritiae radix, Primulae radix, Senegae radix, zuckerhaltige Mittel u. ätherische ↑Öle wie Anisi aetheroleum, Foeniculi aetheroleum, Eucalypti aetheroleum, Menthae aetheroleum piperitae, Terebinthinae aetheroleum; 2. Mukolytika, z. B. Acetylcystein; 3. Detergenzien (Stoffe mit Tensidcharakter, oberflächenaktiven Eigenschaften). Die kombinierte Anwendung von Arzneistoffen mit unterschiedl. Angriffspunkten hat zu empir. bewährten Präparaten geführt. 50 % aller Pat. reagieren bei dem Sympt. „Husten" allerdings auch auf ↑Plazebo.

Sekretor: Ausscheider; Individuum, das lösl. ABH-Blutgruppensubstanzen in Körperflüssigkeiten ausscheidet. Diese Eigenschaft wird durch das dominante Gen Se (Allel se) gesteuert, ist bei 80 % aller Personen im Speichel, Urin u. a. Körperflüssigkeiten nachweisbar u. von prakt. Bedeutung in der serol. Diagnostik schwacher AB0-Blutgruppen. Ggs.: Non-Sekretor (Nichtausscheider).

sekretorisch *Adj*: sezernierend, die Sekretion betreffend.

Sekretorsystem: Einteilung der AB0-Blutgruppenmerkmalträger; 80 % der Europäer scheiden im Speichel ihre Blutgruppe aus (Sekretoren), 20 % sind sog. Nonsekretoren. Die Sekretoreigenschaft ist erbl.; dient dem kriminalist. Nachweis der Blutgruppe, z. B. an Zigaretten u. mit der Zunge angefeuchteten Briefmarken.

Sekretproteine: Proteine, die in best., meist spezialisierten Organen (z B. ↑Drüsen) synthetisiert u. in den Extrazellularraum abgegeben werden, wo sie ihre biol. Aktivität entfalten. Zu den S. gehören Enzyme (↑Verdauungsenzyme, Plasmaenzyme), Hormone u. Plasmaproteine. Die S. werden meist als Vorstufen synthetisiert u. durch Proteasen aktiviert (↑Signalhypothese).

Sekretretention: Verbleiben von Drüsensekreten in der Drüse nach Verlegung des Ausführungsgangs.

Sekretrohr ↑Streifenstück.

Sektion ⟨*lat*⟩ *f*: Autopsie, Obduktion.

Sektion, gerichtliche: Sectio legalis, Leichenöffnung; wird von zwei Ärzten, von denen einer Gerichtsmediziner sein muß, in Gegenwart eines Richters vorgenommen. Behandelnder Arzt darf ggf. beiwohnen u. Identität bezeugen.

Sektion, parasitologische: Methode der postmortalen Diagnostik in der ↑Parasitologie, nach den Regeln der pathol.-anat. Sektion, durch spez. Verfahren ergänzt. Nach dem Umfang des Parasitenmaterials wird zwischen 1. vollständiger (Erfassung sämtl. Parasiten) u. 2. unvollständiger p. S. (Erfassung einer best. Gruppe), nach dem Umfang des Untersuchungsmaterials zwischen Totalsektion (Zerlegung des gesamten Körpers) u. Teilsektion (Zerlegung best. Organe mit dem Ziel, Parasiten nachzuweisen) unterschieden.

Sekundärantwort: zeitl. schneller u. intensiver ablaufender Immunabwehrprozeß nach Zweitapplikation eines Antigens (gleicher Spezifität wie bei Primärapplikation) infolge eingetretener Sensibilisierung des Wirts durch die prim. verabreichte Antigendosis, ↑Booster-Effekt, ↑Second set reaction.

Sekundärdentin: nach Abschluß der ↑Odontogenese in der Funktionsperiode gebildetes ↑Dentin. S. im eigentl. Sinne ist das physiol. gebildete Dentin, das strukturell dem Primärdentin sehr ähnl. ist. Bes. starke Bildung in den Pulpahörnern, an Kavumdach u. -boden sowie im Bereich der Wurzelkanaleingänge. Abzugrenzen davon ist das Reizdentin (tertiäres Dentin), das eine Antwortreaktion auf chron. Reize (Karies, Abrasion, Temperatureinflüsse) darstellt, nur im Bereich der reizleitenden Dentinkanäle gebildet wird u. versch. Grade der Irregularität aufweist, ↑Osteodentin.

Sekundäreffloreszenzen: Effloreszenz; Grundbegriffe zur Morphol. der Hautkrankheiten: Schuppe (Squama), Schwiele (Tylosis), Kruste o. Borke (Crusta), Schuppenkruste (Crusta lamellosa), Hautabschürfung (Excoriatio, Erosio), Schrunde (Rhagus), Geschwür (Ulcus), Narbe (Cicatrix), Atrophie (Atrophia). ↑Primäreffloreszenzen, ↑Effloreszenz.

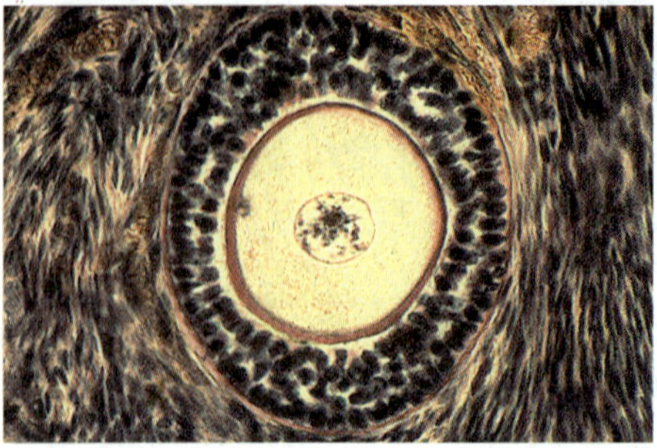

30

Sekundärfollikel. Histologischer Schnitt durch das Ovar, HE-Färbung; mehrschichtiges Follikelepithel

Sekundärelektronen: die durch die prim. Elektronen infolge des Photoeffekts ausgelösten Elektronen. Die S. dienen im ↑Sekundärelektronenvervielfacher zum Nachweis sehr schwacher elektromagnet. Strahlungen.

Sekundärelektronenvervielfacher: *Abk* SEV, Photo-Multiplier; Vakuumröhren, die den Photozellen verwandt sind u. wie diese der Lichtmessung dienen. Außer einer Photokathode u. Anode enthalten S. etwa 10 Parallelelektroden (Dynoden), deren Oberfläche so behandelt ist, daß jedes auftreffende Elektron mehrere Sekundärelektronen auslöst. So können Photoströme bis zum Faktor 10^{10} verstärkt werden bei einer Zeitauflösung bis zu 10^{-10} s. S. werden z. B. in einigen Belichtungsautomaten, in Szintillationszählern u. das Vervielfacherprinzip auch in Fernsehkameraröhren vom Orthikontyp verwendet. ↑Szintillationsdetektor.

Sekundärfollikel: Folliculus ovaricus secundarius; Durchmesser: 150–250 µm, entwickelt sich aus dem ↑Primärfollikel u. wird im Laufe des Menstruationszyklus zum ↑Tertiärfollikel. Die Eizelle ist von mehrschichtigem Epithel u. dieses von der bindegewebigen Theca folliculi umgeben. Zwischen Eizelle u. Follikelepithel: Zona pellucida (Grundsubstanz); zwischen Epithel u. Theca: Basalmembran. Abb.

Sekundärglaukom ↑Glaukom.

Sekundärheilung ↑Wundheilung.

Sekundärinfektion: **1.** Infektion eines von pathogenen Mikroben bereits befallenen Organismus durch den gleichen o. einen anderen Krankheitserreger. Dem zweiten Infektionserreger wird die Ansiedlung, Vermehrung u. Ausbreitung durch den ersten Infektionserreger ermöglicht o. erleichtert (↑Superinfektion, ↑Reinfektion, ↑Mischinfektion). **2.** Kontamination von vorher keimfreien Wunden, Gegenständen o. Lebensmitteln.

Sekundärinformation: eine Information, die durch maschinelle Verarbeitung in der elektron. Datenverarbeitungsanlage entstanden ist, z. B. das Alarmsignal in der Patientenüberwachung durch Auswertung der erfaßten Meßwerte o. statist. Aussagen über Analysen von Patientendaten. ↑Primärinformation.

Sekundärkaries: erneuter Kariesbefall einer mittels ↑Restauration bereits behandelten ↑Karies. 1. Sek. Randkaries tritt am Füllungsrand auf, v. a., wenn die Präparations- u. Verarbeitungsvorschriften nicht eingehalten wurden bzw. die Mundhygiene vernachlässigt wurde. 2. Kariesrezidiv: erneute Kavitation unterhalb einer Restauration, verursacht durch unzureichende Kariesentfernung u. nachlässige Füllungstherapie, die durch Randspalten einen Zutritt des Mundhöhlenmilieus zu den Kariesresten in der Tiefe ermöglicht.

Sekundärprodukte (Tab. 1)

Erhitzungsprodukte
- Maillard-Produkte
- Pyrolyseprodukte
Fermentationsprodukte
Bestrahlungsprodukte
Hydrolyseprodukte
Oxidationsprodukte
Nitrosierungsprodukte
Mikrobentoxine, z. B.
- Mykotoxine
- Bakterientoxine

Sekundärknötchen: Nodulus lymphoideus secundarius; ↑Lymphknötchen, die nach Antigenkontakt ein helles Keimzentrum (Centrum germinale) ausbilden.

Sekundärprodukte: chem. Stoffe, die durch physikal. Prozesse (Erhitzen, Lichteinfluß, gezielte Bestrahlung), chem. Behandlungsverfahren (Einwirken von Säuren, Basen, Oxidationsmitteln) o. mikrobiol. Vorgänge (Verderben, Reifung) in Lebensmitteln aus deren Inhaltsstoffen gebildet werden (Tab. 1 u. 2). S. können erwünscht (↑Aromastoffe, ↑Bräunung, nichtenzymatische) o. unerwünscht sein. Unerwünschte S. mindern die Qualität der Lebensmittel o. sind sogar tox. (↑Autoxidation, ↑Mykotoxine). Die Bildung tox. S. bei Lebensmittellagerung u. -behandlungsverfahren ist zu vermeiden (↑Pyrolyseprodukte, ↑Lebensmittelinfektion, ↑Lebensmittelverderb). Tab. 1 u. 2.

Sekundärprozeß: ein eigenständiger, die Gesundheit störender Prozeß, der mit hoher Wahrscheinlichkeit aufgrund der aktuellen Krankheit bzw. der aktuellen Schädigungen, Fähigkeitsstörungen o. Beeinträchtigungen ausgelöst wird.

Sekundärstoffwechsel: Nebenstoffwechsel, in dessen Verlauf aus Verbindungen des Primärstoffwechsels sek. Naturstoffe gebildet werden, die als Effektoren bei der Differenzierung von Zellen u. Organen, als Lock- u. Abwehrstoffe usw. von Bedeutung sind. Von zahlreichen pflanzl. u. tier. sek. Naturstoffen ist der Nutzen für den sie bildenden Organismus nicht bekannt. In der Med. verwendete sek. Naturstoffe: Antibiotika, Alkaloide u. a.

Sekundärzotten: Chorionzotten; im Ggs. zu den Primärzotten enthalten sie extraembryonales Mesenchym.

Sekundenherztod: unerwartet u. plötzl. auftretender Herztod ohne vorherige Hinweise, z. B. i. R. der koronaren ↑Herzkrankheit vorkommend.

Sekundenkapazität: das im ↑Atemstoßtest bei der Lungenfunktionsprüfung in der ersten Sekunde max. auszuatmende Volumen. Die S. dient der diagn. Bewertung einer Atemwegsobstruktion. Die Bestimmung erfolgt aus dem ↑Spirogramm o. automat. mit mechan. o. elektron. Spirometern. Die S. hängt von Größe, Alter u. Geschlecht ab. Bei Gesunden mehr als 70 % der Vitalkapazität.

Sekundenphänomen: schlagartige Beschwerdefreiheit nach einer ther. Maßnahme, mit hohem Auffälligkeitswert. Es gibt kaum eine ärztl. begründete o. unbegründete Maßnahme, von der das S. nicht behauptet

Sekundärprodukte (Tab. 2): Sekundärprodukte in Lebensmitteln

	Substrat	Sekundärprodukt	Erscheinungsbild
chem. Umwandlungsprodukte (Strahlungs-, Sauerstoffeinwirkung u. a.)	Fette	Produkte der Autoxidation	Lichtgeschmack, Ranzigkeit, tox.
	Eiweiße	Umlagerungsprodukte, unphysiolog. Aminosäuren	
enzymat. Umsetzungsprodukte	Eiweiße, Aminosäuren	Peptid, Aminosäuren biogene Amine	Aromastoffe
mikrobielle Umwandlungsprodukte	-	Bakterientoxine	häufigste Ursache von Lebensmittelvergiftungen
		Mykotoxine	
therm. Umwandlungsprodukte	Zucker, Eiweiße	Karamelisierungsprodukte Maillard-Produkte	Braunfärbung, Röstgeschmack
	Zucker	Pyrolyseprodukte	mutagen

wurde. Das S. wurde bes. von Vertretern der ↑Neuraltherapie nach Injektion von Lidocain o. Procain immer wieder behauptet. ↑Huneke-Fokaltest.

Selbst: unterschiedl. definierter Begriff, beschreibt in der ↑Tiefenpsychologie eine reflexive psych. Struktur mit Bewußtsein der eigenen Identität. Das ↑Ich nimmt sich selbst zum Objekt der Wahrnehmung (Fähigkeit zur Selbstwahrnehmung, Selbstbild), bewertet sich bzw. wird bewertet (Selbstwert) u. erlebt sich als kohärent. Es steuert sich selbst (Fähigkeit zur Selbststeuerung, Selbstkontrolle) u. organisiert die Beziehungen zu anderen. Das Selbstkonzept entsteht durch die Integration sämtl. psych. Funktionen u. Dispositionen zu einem Ganzen (↑Selbstpsychologie).

Selbständigkeitstraining: Training von Pat. mit geschwächten bzw. ausgefallenen Funktionen in den Verrichtungen des tgl. Lebens (Activities of daily living) mit dem Ziel der völligen o. weitgehenden Unabhängigkeit von fremder Hilfe u. Pflege. Neben Training der geschwächten bzw. Ersatzfunktionen ↑Anpassung der Umgebung u. Einsatz von technischen ↑Hilfen. Das S. gehört zu den Aufgaben der Ergotherapeuten bzw. der Physiotherapeuten. ↑Ergotherapie.

Selbstbefriedigung ↑Masturbation.

Selbstbehandlung: Gesamtheit der Maßnahmen, die ein gesundheitl. Beeinträchtigter o. Kranker ergreift, um seine Beschwerden zu lindern o. zu beseitigen, ohne sich dabei mit dem professionellen System des Gesundheitswesens zu beraten. S. umfaßt als einfachste Maßnahme das beobachtende Abwarten, die Einnahme von Medikamenten (Selbstmedikation), die Anwendung physikal. Mittel (Wickel, Bäder), diätet. Maßnahmen (Tees, best. Kostformen) u. die Änderung von Verhaltensweisen (Aufgabe des Rauchens, Jogging) u. betrifft meist Störungen, die der Betreffende als passager u. leicht einschätzt. Häufig läßt er sich von Freunden o. Verwandten dabei beraten (↑Laiensystem). Die weit verbreitete S. wird dann zum Problem, wenn der Kranke a) rezeptpflichtige Medikamente einsetzt, deren Wirkungsweise ist für ihn nicht einschätzbar ist. Er muß sich auf die biol. Rückmeldung des eigenen Befindens verlassen u. kann u. U. dabei schwere Schäden erleiden, b) wenn er Sympt. einer schweren Erkrankung falsch o. gar nicht behandelt u. so den Beginn einer kausalen o. wirkungsvollen Ther. verzögert. Etwa die Hälfte aller von Beschwerden Betroffenen warten erst ab, ungefähr ein Viertel versucht zunächst eine Selbstbehandlung; ältere Personen mit größerer Krankheitserfahrung neigen stärker zur S. als Jüngere.

Selbstbeobachtung: Eigenbeobachtung. Bei erhebl. von der Norm abweichenden Persönlichkeiten ist der Diagnostiker auf deren S. angewiesen, z. B. hinsichtlich Einzelheiten der Halluzinationen o. des Wahnes. Die S. im psychol. Bereich liefert keine objektiven Daten, wie sie traditionelle Diagnostik fordert, ermöglicht aber den besten „Einstieg" in die Erlebniswelt u. die subjektiven Weltkonstrukte des Pat. Eine mehr an Veränderungsmöglichkeiten als an eindeutiger klassifikator. Zuordnung interessierte Vorgehensweise findet so bessere Ansatzpunkte für Interventionsstrategien. S. kann sogar als basaler Bestandteil von Selbstkontrolle u. personaler Kompetenz verstanden werden, sofern sie nicht durch übermäßige Reflexivität wiederum verhaltenshemmend wirkt.

Selbstbeschädigung: von meist psych. Kranken vorgenommene Verletzung o. Verstümmelung des eigenen Körpers. Häufig beim ↑Borderline-Syndrom.

Selbstbeteiligung: Zuzahlungspflicht für Versicherte an Kosten von Arzneimitteln, Krankenhausaufenthalt, Kuren u. a. Die Selbstbeteiligung wird durch Härtefallregelungen begrenzt.

Selbstbeurteilungsskalen: Testuntersuchungen, die der Selbstreflexion u. Selbstanalyse des Probanden zugängl. Erlebnisinhalte, Merkmale u. Eigenschaften erfragen. Dem Pat. stehen alternative o. mehrstufige Antwortskalen zur Verfügung. Die nach einem vorher festgelegten Auswertungsschlüssel erreichten Punktwerte sollen den individuellen qualitativen Ausprägungsgrad der jeweiligen Merkmale quantitativ erfaßbar machen. Sie werden zu standardisierten klin. Gruppen in Bezug gesetzt. Vorteil sind die Objektivität, Wiederholbarkeit u. Vergleichbarkeit. Um der mögl. Simulation o. Dissimulation entgegenzutreten, enthalten die Mehrzahl der S. hierfür konstruierte Kontrollskalen. Innerhalb der Med. haben sie sich bes. bewährt als Sieb- o. Screening-Methoden. Mit sehr geringem zeitl. Aufwand gelingt es, gut brauchbare Hinweise zu erhalten, ob z. B. körperl. Beschwerden psych. unterbaut sind, also durch eine Psychodiagnostik ergänzt werden sollte.

Selbstdifferenzierung: mosaikartige Entfaltung der Anlagen aufgrund einer frühzeitigen Determination der Eistruktur. Die Teilentwicklungen sind danach unabhängig vom Ganzen. Darum werden zerstörte Keimbezirke nicht wieder ersetzt. Transplantate entwickeln sich herkunftsgemäß.

Selbstdomestikation: die Annahme von einem der Haustierwerdung vergleichbaren Prozeß, der unter Mitwirkung des Menschen beim Menschen v. a. zu dessen außerordentl. großem phys. u. psych. Polymorphismus geführt haben soll.

Selbstentspannung, konzentrative ↑Training, autogenes.

Selbstentwicklung: Spontangeburt eines Kindes aus Querlage ohne vorherige Wendung. ↑Denman-Selbstentwicklung.

Selbsterfahrung: Ziel der S. ist es, unterschiedl. bewußte Bereiche der eigenen Persönlichkeit emotional zu erfahren (z. B. innerhalb einer ↑Psychotherapie), um die im Laufe der Sozialisation erworbenen Erlebens- u. Verhaltensweisen evtl. zu erweitern, so daß ein möglichst hohes Maß an Authentizität, Offenheit, Einfühlung mögl. wird. S. ist Kernstück der Ausbildung von Psychotherapeuten (↑Lehranalyse).

Selbsterhaltung: in der Biokybernetik Bez. für Eigenschaft eines Systems, das auf Dauer in einer fluktuierenden Umwelt existieren kann, obwohl die Fluktuationen permanent seinen Rand u. seine internen Strukturen lokal zerstören. Voraussetzung für die S. ist eine Umgebung, die dem System kontinuierl. Energie zur Verfügung stellt.

Selbstherstellung: betrifft Systeme, die die für ihre Funktion konstitutiven Elemente selbst herstellen. Das System ist Voraussetzung für die Existenz seiner Teile u. somit als zykl. Verknüpfung selbstorganisator. Prozesse (↑Selbstorganisation) aufzufassen.

Selbsthilfegruppe: Zusammenschluß von Personen mit gleichartigen Interessen o. Problemen mit dem Ziel der gegenseitigen Unterstützung u. gemeinsamen Arbeit. In der Med. existieren zahlreiche S. (z. B. von Pat. mit Brustkrebs, Angehörigen von Pat. mit Alzheimer-Krankheit u. a.), die als expertenunterstützte o. expertengeleitete Laiengruppe das Ziel haben, die Versorgung (z. B. auch Unterstützung der Selbständigkeit des Pat.) u. Ther. zu verbessern.

Selbstinfektion: Infektion eines Organismus durch Keime seiner eigenen Körperflora entweder wegen herabgesetzter Resistenz u. Immunabwehr o. weil Keime an unübl. Standorte gelangen, z. B. Harnwegsinfektionen mit Koli-Bakterien.

Selbstmedikation: Selbstbehandlung von überwiegend akuten Mißempfindlichkeiten ohne Krankheitswert, betrifft etwa 40–60 % aller ambulant behandelten Pat. Ein erhebl. Teil der S. erfolgt ohne Wissen des Arztes, deshalb auch anonyme S. Sie umfaßt nicht nur rezeptfreie, sondern auch rezeptpflichtige Arzneimittel, z. B. Analgetika, Sedativa, Hypnotika, Tranquilizer, Laxanzien. Die S. ist bes. häufig bei kleinen Verletzungen u. Schnittwunden, Erkältungen, Erschöpfung u. Anspannung, Kopfschmerzen, Schlafstörungen, Unruhe u. Nervosität, Magen-Darm-Störungen, Verstopfungen u. rheumat. Beschwerden. S. wird gefördert durch die Aufstellung von ↑Negativlisten. Anonyme S. ist bes. deshalb gefährl., weil Krankheitssymptome verschleiert werden u. Wechselwirkungen mit anderen verschriebenen Arzneimitteln auftreten können. Der Übergang zum ↑Arzneimittelmißbrauch durch Ausbildung eines Circulus vitiosus, z. B. bei Analgetika u. Laxanzien, ist fließend.

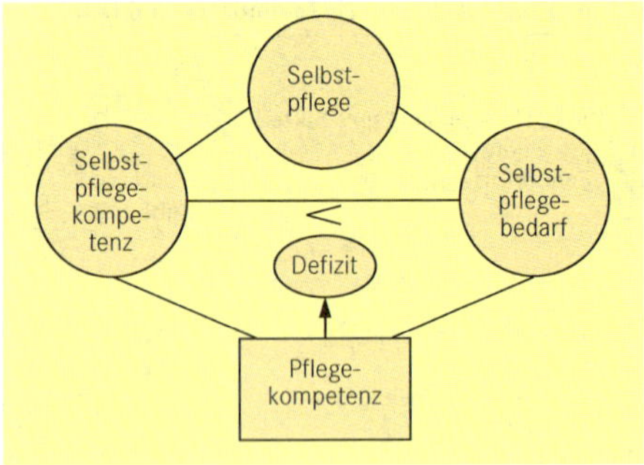

Selbstpflege. Selbstpflege/Selbstpflegedefizit-Modell nach Orem

Selbstmord ↑Suizid.

Selbstmordziffer ↑Suizid.

Selbstorganisation: Eigenschaft biol. Systeme durch physikal.-chem. Prozesse, die in einem durch Anfangs- u. Randbedingungen bestimmten Bereich einen geordneten Zustand o. eine geordnete Zustandsfolge einnehmen u. durch Informationserweiterung gekennzeichnet sind.

Selbstpflege: Pflegetheorie der US-Pflegewissenschaftlerin D. Orem. Die S. umfaßt Aktivitäten des Für-sich-sorgens, die heranreifende u. reife Menschen innerhalb eines zeitl. Rahmens zu ihrem Vorteil u. im Interesse der Erhaltung von Leben, gesunden Funktionsweisen, kontinuierl. persönl. Entwicklung u. Wohlbefinden initiieren u. ausüben. Der Bedarf an Selbstpflege wird u. a. durch Faktoren wie Alter, Entwicklungsstadium, Gesundheitszustand, Faktoren der Umgebung, u. die Auswirkungen med. Behandlung beeinflußt. Abb.

Selbstpflegebedarf, situativer: die Zusammenfassung von Maßnahmen, die zu best. Zeiten o. über gewisse Zeit notwendig sind, um alle bekannten ↑Selbstpflegeerfordernisse einer Person zu erfüllen u. die entspr. bestehender Bedingungen u. Umstände spezifiziert werden. Die verwendeten Methoden sind geeignet, 1. die Faktoren zu kontrollieren o. zu strukturieren, die hinsichtl. der Erfordernisse die Werte bestimmen, die das menschl. Funktionieren regulieren, z. B. die ausreichende Versorgung mit Sauerstoff, Flüssigkeit u. Nahrung, u. 2. die Aktivitätselemente der Erfordernisse umzusetzen, z. B. Aufrechterhaltung, Förderung, Vorbeugung u. Bereitstellung.

Selbstpflegedefizit: Pflegetheorie der US-Pflegewissenschaftlerin D. Orem. S. kennzeichnet eine Beziehung zwischen dem menschl. situativen ↑Selbstpflegebedarf u. der ↑Selbstpflegekompetenz, in der einzelne ↑Selbstpflegefähigkeiten innerhalb der Selbstpflegekompetenz nicht einsetzbar o. nicht angemessen sind für das Erfüllen einiger o. aller Komponenten des bestehenden o. zukünftigen Selbstpflegebedarfs.

Selbstpflegeerfordernis: ein begriffl. formuliertes Verständnis der Handlungen, von denen man weiß o. annimmt, daß sie für die Regulation eines o. mehrerer Aspekte der menschl. Funktionen u. ihrer Entwicklungen notwendig sind, kontinuierl. o. unter best. Bedingungen. Ein formuliertes S. bezeichnet 1. den Faktor, der kontrolliert o. reguliert werden soll, um einen o. mehrere Aspekte des menschl. Funktionierens u. der Entwicklung innerhalb von Normen zu halten, die mit Leben, Gesundheit u. persönl. Wohlbefinden vereinbar sind, u. 2. die Art der erforderl. Tätigkeit. S. bilden die formalisierten Zielsetzungen der ↑Selbstpflege. Sie stellen die Gründe dar, warum Selbstpflege ausgeführt wird, sie beschreiben die beabsichtigten o. erwünschten Ergebnisse – die Ziele der Selbstpflege. Orem unterscheidet drei Arten von S.: 1. allg. S., 2. entwicklungsbedingte S. u. 3. gesundheitsbedingte S. **Allg. S.** sind allen menschl. Wesen während aller Phasen des Lebenszyklus gemeinsam, je nach Alter, Entwicklungsstand sowie umweltabhängigen u. a. Faktoren. Sie stehen in Verbindung mit Lebensprozessen, mit der Erhaltung der Ganzheit der menschl. Struktur, den Funktionen u. dem allg. Wohlbefinden. Orem unterscheidet acht allg. S.: 1. die Aufrechterhaltung einer ausreichenden Sauerstoffzufuhr, 2. die ausreichende Flüssigkeitszufuhr, 3. die ausreichende Zufuhr von Nahrungsmitteln, 4. die Gewährleistung einer Versorgung in Verbindung mit Ausscheidungsprozessen u. Exkrementen, 5. die Aufrechterhaltung eines Gleichgewichts zwischen Aktivität u. Ruhe, 6. ein Gleichgewicht zwischen Alleinsein u. sozialer Interaktion, 7. die Vorbeugung vor Risiken für das Leben, das menschl. Funktionionieren u. das menschl. Wohlbefinden, 8. die Förderung der menschl. Funktionen u. Entwicklungen innerhalb sozialer Gruppen in Übereinstimmung mit den menschl. Potentialen u. bekannten menschl. Grenzen, 9. der Wunsch der Menschen, „normal“ zu sein. **Entwicklungsbedingte S.** stehen im Zusammenhang mit menschl. Entwicklungsprozessen u. mit Bedingungen u. Ereignissen, die während versch. Stadien im Lebenszyklus auftreten (z. B. Frühgeburt, Schwangerschaft) u. mit Vorgängen, die die Entwicklung neg. beeinflussen können. **Gesundheitsbedingte S.** stehen im Zusammenhang mit genet. o. konstitutionellen Defekten sowie menschl. strukturellen u. funktionellen Devianzen u. ihren Auswirkungen sowie mit med. Diagnosen u. Behandlungsverfahren. Orem unterscheidet sechs Kategorien von gesundheitsbedingten S.

Selbstpflegefähigkeiten: entwickelte Befähigungen, die zusammen die ↑Selbstpflegekompetenz einer Person bilden, um innerhalb eines best. Zeitrahmens die untersuchende, beurteilende, entscheidungsfindende sowie regulator. o. behandlungsorientierte Tätigkeit effektiv durchzuführen, die nötig ist, um ihre Funktionen innerhalb von Normen zu halten, die mit Leben, Gesundheit u. Wohlbefinden vereinbar sind. Die Ausübung der drei Selbstpflegetätigkeiten beruht auf entwickelten Kenntnissen, Fertigkeiten u. Motivationen, die für die ↑Selbstpflege spezif. sind, u. auf den grundlegenden menschl. Fähigkeiten u. Dispositionen.

Selbstpflegekompetenz: die komplexen, erworbenen Fähigkeiten von reifen o. heranreifenden Menschen, ihren kontinuierl. Bedarf an zweckorientierten Handlungen zu verstehen u. zu erfüllen, um ihre eigenen Funktionen u. Entwicklungen zu regulieren u. die Sorge für die eigene Person selbst zu erfüllen.

Selbstpflegesystem: Handlungsabläufe u. -sequenzen, die von Individuen durchgeführt werden o. wurden, um ihre Selbstpflegeerfordernisse zu erfüllen.

Selbstpsychologie: wesentl. von Kohut entwickeltes psychoanalyt. Konzept. Es impliziert eine eigenständige narzißt. Dimension, welche der Aufrechterhaltung des Selbstwertgefühls u. des Sicherheitsstrebens dient. Abweichungen von diesem Zustand des Wohlbefindens werden v. a. unter dem Begriff der narzißt. Störungen subsumiert. (↑Selbst, ↑Narzißmus).

Selbstreizung ↑Autostimulation.

Selbsttötung ↑Suizid.

Selbstuntersuchung: vom Pat. selbst durchgeführte Untersuchung, z. B. Abtastung der Brust o. der Inspektion der Haut. Wichtiges Hilfsmittel zur Selbsterkennung von Erkrankungen, insbes. Tumorerkrankungen. ↑Mammakarzinom, ↑Hodentumoren.

Selbstverdauung ↑Autolyse.

Selbstverstümmelung: Autotomie; vorsätzl. erhebl. Beschädigen des eigenen Körpers.

Selbstwendung: spontane Geradrichtung einer Querlage unter der Geburt im Ggs. zur ↑Selbstentwicklung.

Seldinger-Methode: von Seldinger 1953 für die ↑Angiographie angegebenes Verfahren zur perkutanen Einführung von Kathetern in Blutgefäße ohne deren operative Freilegung. Nach Punktion der A. femoralis (überwiegend) bzw. A. brachialis wird durch die Punktionskanüle ein flexibler, spiralig gedrehter Stahldraht (Führungsdraht) mit dem biegsamen vorderen Ende in das Gefäß eingeführt, dann die Kanüle zurückgezogen. Über den im Gefäß liegenden Führungsdraht als Leitschiene wird ein Katheter bis in den gewünschten Bereich vorgeschoben. Danach wird der Führungsdraht entfernt. An das äußere Ende des Katheters wird über ein Verbindungsstück mit Hahn eine Hochdruckinjektionsspritze für die anschließende Kontrastmittelinjektion angeschlossen. Das Verfahren wird auch abgewandelt eingesetzt, z. B. bei Eingriffen in den Gallenwegen u. harnableitenden Organen. ↑Interventionsradiologie.

Selektine: plasmamembranständige Glykoproteine; vermitteln als ↑Adhäsionsmoleküle der Zelle bei Entzündungsprozessen spezif. Adhäsion von neutrophilen Granulozyten u. anderen Leukozyten an Endothelzellen der Blutgefäße, z. B. ELAM.

Selektion ⟨*lat*⟩ *f*: Auslese best. Genotypen in einer Population nach dem Grad ihrer phänotyp. Angepaßtheit. Entscheidet über das Durchsetzungsvermögen einer Mutation in einer Population.

Selektion mehrfachresistenter Stämme: Durch die ausgedehnte Anwendung von Chemotherapeutika in Krankenhäusern kommt es durch den Chemotherapeutikadruck zu einer Selektion für das Auftreten mehrfachresistenter Stämme. ↑Infektion, nosokomiale.

Selektionsbias: systemat. Verzerrung (Über-, Unterschätzung) des interessierenden Effekts einer ↑Beobachtungsstudie (↑Epidemiologie) infolge unterschiedl. Probandenselektionsmechanismen in den zu vergleichenden Gruppen. Der ↑Healthy-Worker-Effekt u. der diagn. Bias sind spez. Formen des S.

Selektionsdruck: Intensität der Auslese, bezogen auf ein best. Merkmal unter spezif. Umweltbedingungen.

Selektionsnachteil: Nachteil, den ein genet. bedingtes Merkmal seinem Träger im Selektionsprozeß gegenüber anderen Individuen verleiht. Führt normalerweise im Verlaufe von Generationen zum Verschwinden entsprechender Individuen bzw. Gene aus der Population.

selektionsneutral: Ein Allel o. das von ihm bedingte Merkmal sind s., wenn sie ihrem Träger weder einen Selektionsvorteil noch einen Selektionsnachteil verleihen.

Selektionstheorie: Weiterentwicklung der Ehrlich-Seitenkettentheorie mit dem Ziel, die Antikörperbildung gegen Fremdantigene durch das Immunsystem bei gleichzeitiger Duldung körpereigener Antigene zu erklären. S. basieren auf der Annahme, daß ein Antigen bei Erstkontakt mit dem Wirt auf immun. kompetente, antigen. noch ungeprägte Zellen mit vorgegebener Immunspezifität trifft, diese stimuliert u. damit den ursprüngl. einwirkenden Antigendeterminanten verpflichtet (klonale Selektion, ↑Klon). Bei Wiederkontakt reagiert das Antigen selektiv mit den ihm verpflichteten selektiven Zellen o. ihren Sezernierungsprodukten, den Antikörpern. Von den S. steht die Burnet-Klon-Selektionstheorie im Vordergrund (Clonal selection theory): Nach dieser erfolgt – von der Mehrzahl der Immunologen akzeptiert – nach Antigenerstkontakt einer immunkompetenten Zelle deren klonale Vermehrung, so daß sämtl. aus der Proliferation hervorgehenden Zellen ein u. dasselbe Antikörpermolekül synthetisieren (Ein-Lymphozyt-ein-Antikörper-Prinzip), monoklonale ↑Gammopathie. Burnets Toleranzinterpretation wurde dahingehend präzisiert, daß ein Organismus, bezogen auf ein gegebenes Antigen dann tolerant sei, sobald keine effektive Kombination von T- u. B-Lymphozyten für die Antikörperbildung gegeben ist. Jernes Natural-selection-theory (1955) geht davon aus, daß „natürl." Antikörper gegen jedes mögl. Antigen existieren, sich also bereits nach erfolgtem erstem Antigenkontakt Immunkomplexe ausbilden können u. im Prozeß ihrer Eliminierung zur weiteren spezif. Antikörpersynthese Anlaß geben. ↑Antikörperbildungstheorien.

Selektionsvorteil: Vorteil, den ein genet. bedingtes Merkmal seinem Träger im Selektionsprozeß verleiht. Kann zum Verschwinden anderer Genotypen führen. ↑Heterozygotenvorteil.

selektiv ⟨*lat*⟩ *Adj*: ausgewählt. ↑Aufmerksamkeit und Vernachlässigung, selektive.

Selektorgene: Gene, deren Aktivität bei Entwicklungsprozessen die Expression nachgeschalteter Gene steuern. ↑Transdetermination.

Selen: metall. u. nichtmetall. Modifikation; chem. Symbol Se; Ordnungszahl 34; relative Atommasse 78,96; Dichte (Metall) 4,8 g/cm^3. S. ist ein Spurenelement. Tageszufuhr 0,2–0,5 mg. Bestandteil der Glutathion-Peroxidase. S. kann anstelle von Schwefel in Methionin unter Bildung von Selenmethionin (biol. aktiver Wuchsstoff) eingebaut werden. Mangelerscheinungen: Wachstumsstörungen, Nekrosen in Leber, Herz, Skelettmuskel. Durch Selenverbindungen können teilweise Auswirkungen des Vitamin-E-Mangels aufgehoben werden. Selenothionin u. -cystein sind hoch tox. HWZ von S. 1–2 Wochen. Akute Vergiftung: Gastroenteritis, in hohen Dosen tox. Hepatitis. SeH_2 (Selenwasserstoff) erzeugt neben resorptiver Selenvergiftung Lungenödem. Chron. Vergiftung: neben Hauterscheinungen uncharakt. Sympt.; gastrointestinale Erscheinungen, Hepatopathie, zentralnervöse Reizerscheinungen. Selendisulfid SeS_2; wasserunlösl., untox., äußerl. gegen Kopfschuppen u. Seborrhö. In der Radiol. Verwendung in der nichtmetall. Modifikation als Halbleiter in Photoelementen u. Selengleichrichtern. In der Nuklearmed. wird das radioaktive Isotop ^{75}Se (Gammastrahler, wichtigste Energien 265 u. 280 keV, HWZ 120 Tage) als Natriumselenit o. Selenmethionin zur Pankreasszintigraphie u. Tumordiagnostik verwendet.

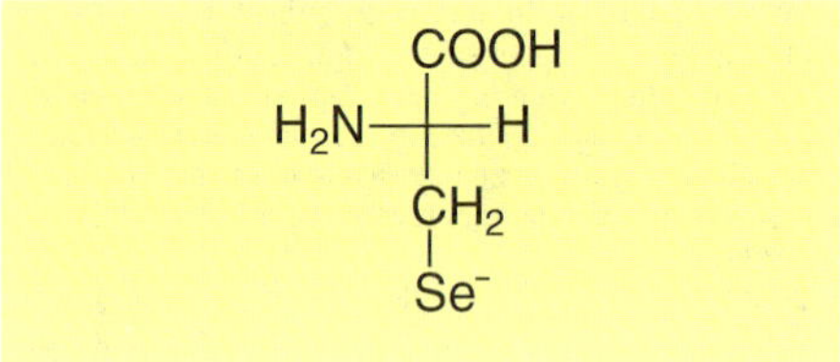

Selenocystein

Selen-Methionin: ^{75}Se; ↑Radiopharmakon, zur szintigraph. Darstellung der Bauchspeichel- u. Nebenschilddrüse. Heute verlassen.

Selenocystein: Aminosäure, die bei Warmblütern in der Glutathion-Peroxidase, der Iodthyronin-Deiodinase u. in Selonoproteinen vorkommt sowie bei Bakterien in der Formiatdehydrogenase. Selen ist daher ein essentielles Spurenelement. Abb.

selenodont ⟨*gr*⟩ *Adj*: flache Prämolaren u. Molaren mit halbmondförmigen Falten auf der Kaufläche wie bei den Wiederkäuern. ↑Zahnform.

self ⟨*engl*⟩ ↑körpereigen.

Self-assembly ↑Virusreplikationszyklus.

Self-demand feeding: Ernährungsregime des Säuglings mit selbstgewählten Fütterungszeiten, d. h. Füttern bei Anzeichen von Hunger, Unruhe u. Schreien.

Self-recognition: Erkennung körpereigener Strukturen u. Unterbindung der dagegen potentiell mögl. immun. Abwehr, also Ausbildung von ↑Immuntoleranz. Bei Fehlsteuerung resultiert Autoimmunität. Welche Teilschritte der S. zugrunde liegen, ist unbekannt.

Seliger-Syndrom: nach schweren Entbindungen mit manueller Plazentalösung auftretender Hypopituitarismus mit bis zu 12 Monaten anhaltender sek. Amenorrhö u. Diabetes insipidus.

Seligmann-Krankheit ↑Schwerkettenkrankheit.

Seliwanoff-Probe: Methode zum Nachweis von Fruktose im Harn. Prinzip ist die unter Einwirkung starker Säuren erfolgende Reaktion von Fruktose zu Hydroxymethylfurfural, das mit Resorcin einen rötl. Xanthenfarbstoff bildet. Alle Mono-, Di- u. Polysaccharide unterliegen diesem Reaktionsmechanismus, aber in Abhängigkeit von Säurestärke, Reaktionszeit u. Temperatur mit unterschiedl. Geschwindigkeit.

Sella ⟨*lat*⟩ *f*: Sattel; ↑Sella turcica.

Sellaatrophie: die prim. S. ist bei Hypophysentumoren zu beobachten (Erweiterung, schüsselförmige Exkavation). Bei länger bestehendem Hirndruck kann es zur sek. S. kommen. Dabei ist die Sellalehne hochgradig entkalkt.

Sellabrücke: Varietät an der Innenseite der Schädelbasis. Knochenbrücke seitl. des Türkensattels, die die Processus clinoidei anteriores u. posteriores verbindet.

sellar ⟨*lat*⟩ *Adj*: sellaris; vom Türkensattel (Sella turcica) ausgehend, zu ihm gehörend.

Sella turcica: Türkensattel; Grube auf dem Keilbeinkörper, in welcher die Hypophyse liegt.

Sellheim, Hugo (1871–1936), dt. Gyn., Düsseldorf, Tübingen, Halle, Leipzig.

Sellheim-Handgriff (nach Hugo S.): bei der Schwangeren in Steiß-Rückenlage mit angezogenen Beinen vorgenommene manuelle Abformung des Schambeinbogens.

Sellick-Handgriff: Teilmaßnahme zur Verhinderung der Regurgitation u. evtl. Aspiration von Mageninhalt während endotrachealer Intubation. Durch Druck auf den Ringknorpel wird der dahinterliegende Ösophagusabschnitt verschlossen.

Selye, Hans (1907–1982), ungar.-kanad. Physiol., Biochem. u. Experimentalpathologe, Montreal/Kanada.

Selye-Syndrom (nach Hans S.) ↑Adaptationssyndrom.

semantisch ⟨*gr*⟩ *Adj*: von der Bedeutung (von Zeichen) ausgehend.

Semen ⟨*lat*⟩ *f*: **1.** ↑Sperma. **2.** pharmakognost. Samen, die als Droge Verwendung finden.

semi- ⟨*lat*⟩ *Präfix*: halb.

Semidünnschnitt: Schnitt von ca. 1 μm, der mit Licht- o. Hochvoltelektronenmikroskopie untersucht werden kann.

Semikastration: Entfernung eines Hodens mit dem Nebenhoden, z. B. bei einer Abszedierung vom Skrotalschnitt (↑Orchoepididymitis) o. bei einem ↑Hodentumor von inguinal (sog. hohe S.).

semilateral ⟨*lat*⟩ *Adj*: halbseitig.

Semiletalfaktoren: Veränderungen der Erbsubstanz auf der Ebene der Gene o. Chromosomen, die zu morphol. o. funktionellen Abweichungen führen, die noch mit dem Leben zu vereinbaren sind u. noch ein zeitl. begrenztes Überleben ermöglichen.

semilunar ⟨*lat*⟩ *Adj*: halbmondförmig.

Semilunarklappen: halbmondförmig o. taschenähnl. geformte Klappen von Aorta u. Pulmonalis.

semimaligne *Adj*: Charakterisierung der Dignität von Gewächsen, die sich durch infiltrierendes u. destruierendes Wachstum mit Rezidivneigung, i. d. R. jedoch nicht durch Metastasierung auszeichnen (z. B. Basaliom, Zylindrom, pleomorphes Adenom).

semimembranosus *Adj*: zur Hälfte aus Membran bestehend; ↑Musculus semimembranosus.

Seminalplasma ↑Ejakulat.

Seminom ⟨*lat + gr*⟩ *n*: bösartiger epithelialer ↑Hodentumor im Erwachsenenalter, Maximum zwischen 20. u. 40. Lj., aus den Zellen der Samenkanälchen hervorgehend. Etwa 50 % der Hodentumoren; strahlensensibel.

Seminurie ⟨*gr*⟩ *f* ↑Spermaturie.

Semiologie ⟨*gr*⟩ *f*: Semiotik, Symptomatologie, ↑Phänomenologie.

Semipermeabilität ⟨*lat*⟩ *f*: Halbdurchlässigkeit. Eine Membran ist semipermeabel, wenn sie durchgängig für die Moleküle des Lösungsmittels, nicht aber für die gelösten Teilchen ist. S. ist die Voraussetzung für die Entstehung des osmotischen ↑Drucks. An Membranen, die für die Moleküle des Lösungsmittels u. für niedermolekulare Teilchen permeabel, für Proteine aber impermeabel sind, bildet sich ein ↑Donnan-Gleichgewicht aus. Abb.

Semliki-Forest-Enzephalitis ⟨*engl*⟩: Semliki-Waldfieber; virale Enzephalitis durch ↑Semliki-Forest-Virus mit Fieber, Exanthem u. Arthritis. ↑Arbovirosen, virale ↑Meningoenzephalitis.

Semliki-Forest-Virus: Virusart der Gattung ↑Alphavirus. Vorkommen in Ostafrika u. Asien bei Mäusen. Übertragung auf Menschen durch Moskitos (Aëdes abnormis). Krankheit: ↑Semliki-Forest-Enzephalitis.

Semmelweis, Ignaz Philipp (1818–1865), ungar. Gyn. u. Geburtshelfer, Wien, Pest. S. hat mit seiner Arbeit

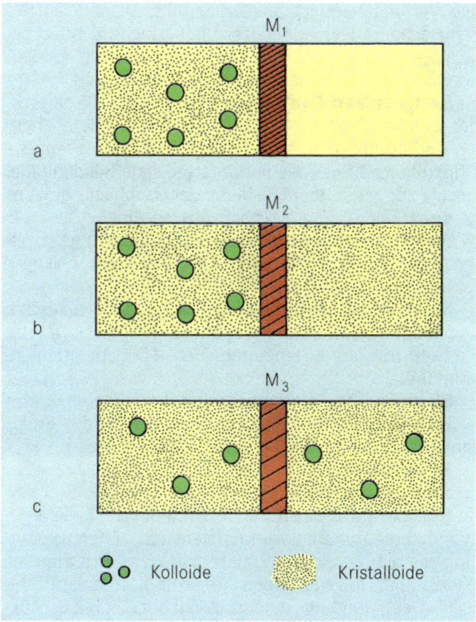

Semipermeabilität. Prinzip der a: Osmose, b: Dialyse u. c: Filtration. M1, M2 u. M3 sind Membranen verschiedener Porengröße

„Die Ätiologie, der Begriff u. die Prophylaxis des Kindbettfiebers" (1847) der ↑Aseptik den Weg bereitet. Er war der Überzeugung, daß das zu seiner Zeit meist tödl. verlaufende Kindbettfieber (Febris puerperalis) eine Wundinfektionskrankheit sei, als deren Ursache er „zersetztes, tier.-organ. Material" annahm. Obwohl die Sterblichkeit an ↑Puerperalfieber nach der von S. eingeführten Maßnahme, vor dem Betreten der Klinik die Hände in einer Chlorkalklösung zu waschen, deutl. zurückging, stießen seine Erkenntnisse bei den meisten seiner Kollegen auf Unverständnis. Auch R. Virchow stellte sich noch 1879 gegen seine Lehre. Durch die Arbeiten von R. Koch wurden die Auffassungen von S., der selbst an einer Sepsis verstarb, bestätigt.

Sendai-Virus: bei Mäusen, Frettchen, Hamstern, Schweinen vorkommendes ↑Paramyxovirus.

Senear-Usher-Syndrom ↑Pemphigus.

Seneszenz ⟨*lat*⟩: altersbedingte Veränderungen, ↑Altern.

Senföle: veraltet schwefelhaltiger Ester; jetzt aliphat. o. aromat. Isothiocyanate mit der funktionellen Gruppe –N=C=S. Sehr reaktionsfähige, hochtox. Verbindungen (↑Goitrogene). S. liegen in natürl. vorkommenden ↑Glukosinolaten in glykosid. Bindung vor. Enzymat. (↑Myrosinase) werden S. insbes. bei Zerkleinerung von gewissen Pflanzensamen freigesetzt. Einige Hydroxygruppen in der Seitenkette enthaltende S. zyklisieren spontan (Goitrin). Vorkommen u. a. in Capparaceae (Blütenknospen von Capparis spinosa, Kapern), Brassicaceae (Brassica nigra, schwarzer Senf; Sinapis alba, weißer Senf; Armoracia rusticana, Meerrettich, Kren) u. Tropaeolaceae (Tropaeolum majus, Kapuzinerkresse). Gebildete S. sind entweder stechend riechende, wasserdampfflüchtige Verbindungen (z. B. Allyl-Senföle, Benzyl-Senföle, verursachen Augen- u. Hautreizung) o. nichtflüchtige, geruchlose Substanzen (z. B. p-Hydroxybenzyl-Senföle). Verwendung u. a. in hautreizenden Einreibungen.

Sengstaken-Blakemore-Sonde: Kompressionssonde mit einem kleineren Magen- u. einem längeren Ösophagusballon sowie Möglichkeit des Absaugens o. Instillierens über das perforierte distale Sondenende. Einsatz zur Notfalltherapie blutender Ösophagusvarizen.

senil ⟨*lat*⟩ *Adj*: greisenhaft, altersbedingt.

Senilitas praecox: vorzeitiger Eintritt des Greisenalters; damit verbunden v. a. Rückgang geistiger Fähigkeiten.

Senior-Loken-Syndrom: autosomal rezessive Kombination einer Nephronophthise (↑Medullary cystic disease) mit einer tapetoretinalen ↑Degeneration u. ↑Blindheit.

Senium ⟨*lat*⟩: sog. Greisenalter; ↑Alter.

Senkbiß: tiefer Biß, der durch Verlust der Stützzonen im Seitenzahngebiet sek. entstanden ist.

Senkfuß ↑Plattfuß.

Senkniere ↑Nephroptose.

Senkungsabszeß: bei Knochen-, Gelenk- o. Lymphknotentuberkulose entstehende Eiteransammlung, die sich, der Schwerkraft o. dem Weg des geringsten Widerstands folgend, einen Weg zur Körperoberfläche sucht. Der S. folgt meist dem Verlauf der Gefäße o. Muskeln. ↑Psoasabszeß.

Sennesblätter ↑Cassia-Arten.

Senologie ⟨*frz*⟩ *f*: Lehre von den Erkrankungen der weibl. Brust.

Sensate focus ⟨*engl*⟩ *m*: sensor. Fokussierung; wichtige Komponente eines von W. Masters u. V. Johnson in den 60er Jahren in den USA entwickelten Programms zur Behandlung funktioneller Sexualstörungen. S. f. besteht im wesentl. darin, daß die Partner in nicht fordernder, kommunikativer Weise lernen, durch eine Stufenfolge gegenseitiger zärtl. Berührungen vom sanften Streicheln der Hände bis zu oral-genitalen Kontakten ihre sexuelle Reaktionslage zu erkennen, zu verstärken u. zu trainieren, u. dabei durch Fortfall leistungsorientierter u. daher mit Erwartungsängsten besetzter Koitus-, Erektions- u. Orgasmusintentionen die natürl. sexuelle Reaktionsfähigkeit wiedererlangen. Heute in zahlreichen Modifikationen Element der meisten Sexualtherapiemethoden.

Sensation ⟨*lat*⟩ *f*: bes. starke Sinnesempfindung, eindrucksvolles Ereignis.

sensibel ⟨*lat*⟩ *Adj*: **1.** ***Physiol.:*** empfindl.; Empfindungs-, Empfindlichkeitseigenschaft von Rezeptoren (↑Sensibilität). Eigenschaft von Nerven, die die Erregung von den Rezeptoren zum ZNS leiten. **2.** ***Psychol.:*** umgangssprachl. für empfindl., feinfühlig.

Sensibilisierung ⟨*lat*⟩ *f*: Zustandsänderung einer Zelle o. eines Organsystems nach prim. Antigenkontakt. Beispiele: 1. Beladung von exp. Antigenträgern, z. B. Erythrozyten; 2. exp. Stimulation immunkompetenter Zellen durch ein Antigen, so daß sie nach Rekontakt beschleunigt reagieren; 3. ↑Immunisierung (bzw. ↑Allergisierung) eines Gesamtorganismus mit Ausbildung von ↑Immunität.

Sensibilisierung photographischer Schichten: zu unterscheiden sind chem. u. spektrale, opt. Sensibilisierung. Chem. Sensibilisierung: Steigerung der Empfindlichkeit der Schicht im Eigenempfindlichkeitsbereich des Silberhalogenids (kurzwelliger blauer Teil des sichtbaren Spektrums) durch 1. chem. Reifung während der Emulsionierung; 2. Empfindlichkeitssteigerung am fertigen Photomaterial vor o. nach der Belichtung. Spektrale Sensibilisierung: Verfahren zur Erweiterung des Spektralempfindlichkeitsbereichs über das Gebiet der Eigenempfindlichkeit des Silberhalogenids hinaus in den langwelligeren Teil des sichtbaren Spektrums u. ins Infrarot durch Zusätze von Farbstoffen zur photograph. Emulsion (Cyanine, Polymethine).

Sensibilität ⟨*lat*⟩ *f*: **1.** ***Physiol.:*** die Fähigkeit, Sinnesreize über Rezeptoren aufzunehmen u. zu verarbeiten. Die Empfindlichkeit eines Sinnesorgans wird durch Schwellen definiert. I. e. S. Attribut best. Sinnesempfindungen, die durch Rezeptoren der Haut, der Muskulatur u. der Eingeweide aufgenommen werden. Man unterscheidet epikritische ↑Sensibilität (Tastsinn der Haut) u. protopathische ↑Sensibilität (Temperatur, Schmerz, viszerale Empfindungen). **2.** ***Psychol.:*** Feinfühligkeit, Empfindlichkeit.

Sensibilität, epikritische: Empfindlichkeit gegenüber Reizungen der Haut u. anderem Gewebe, die gut lokalisierbar ist u. die Art der Reizung, z. B. Wärme, Berührung, Druck, sowie deren Beginn u. Ende eindeutig bestimmen läßt.

Sensibilität, protopathische ⟨*gr* + *lat*⟩ *f*: nicht genau lokalisierbare Empfindungen von längerer Dauer, meist mit neg. Gefühlsbetontheit (dumpfer Schmerz). ↑Sensibilität, epikritische.

Sensibilitätsprüfung: **1.** ***Physiol.:*** Prüfung der einzelnen Qualitäten der protopath. u. epikrit. Sensibilität durch Setzen entsprechender Reize (Berührung, Schmerz, Temperatur, Diskrimination, Bewegung u. Lage von Körperteilen im Raum, Vibration usw.). **2.** ***Zahnmed.:*** bei der DD der Pulpopathien u. der Erfolgsbewertung der Vitalerhaltungsverfahren angewandte Methoden zur Ermittlung der Pulpavitalität. Sie basieren sämtl. auf der subjektiven Wahrnehmung definierter Reize, sind wegen der starken interindividuellen Variation des Schmerzempfindens nicht objektivierbar u. geben eher Auskunft über die nervale Funktion der Pulpa als über die ther. wichtigere Kreislauffunktion. Mechan. S.: Schmerz bei der Kavitätenpräparation o. Sondierung des Dentins, Fehldeutung durch parodontalen Schmerz infolge Parodontitis mögl. Therm. S.: Applikation von Kältereizen (Kohlensäureschnee), seltener von Hitzereizen (heißes Instrument, erhitzte thermoplast. Massen), falschnegative Ergebnisse bei Obliteration des Pulpakavums mögl. Elektr. S.: Einordnung des zu prüfenden Zahns in einen Stromkreis von niedergespanntem Wechselstrom o. gehacktem Gleichstrom, falschpositive Ergebnisse durch Pulpagangrän mit Reizleitung zum Parodont mögl. Grundsätze für die S.: mehrere Verfahren parallel anwenden, Vergleich mit Nachbarzähnen bzw. dem korrespondierenden Zahn in der anderen Kieferhälfte. In unklaren Fällen Probetrepanation: vorsichtiges Vordringen mit kleinstem kugelförmigem Fräser in Richtung Pulpakavum bis zur Schmerzreaktion bzw. Eröffnung des Kavums bei marktoten Zähnen.

Sensibilitätsregler: Regler des Empfindlichkeitsbereichs als Teil des Meßgeräts zur Registrierung des ↑Stapediusreflexes. ↑Impedanz.

Sensibilitätsstörungen: bei Läsion des peripheren sensiblen Neurons Ausfall aller Qualitäten, taktile Anästhesie o. Hypästhesie, Analgesie, Thermanästhesie,

Störungen des Lage-, Bewegungs-, Vibrations- u. Druckempfindens. Je nach Verteilungsmuster werden unterschieden: periphere Schädigung, Plexusschädigung u. segmentaler Ausfall; bei Läsion des zentralen Neurons im Rückenmark dissoziierte ↑Empfindungsstörungen (↑Vorderseitenstrangsyndrom bzw. ↑Hinterstrangsyndrom); bei Läsion des zentralen Neurons im Gehirn Hemihypästhesie u. Hemihypalgesie sowie umschriebene S. spez. Charakters.

sensitiv ⟨*lat*⟩ *Adj*: nach E. Kretschmer Persönlichkeiten, bei denen eine vorwiegend asthen. Lebenseinstellung von einem scharfen sthen. Gegenpol kontrastiert wird. Sie sind selbstunsicher, skrupulös, abnorm verletzbar, ehrgeizig u. neigen zu Beziehungsideen u. ↑Zwangsneurosen.

Sensitivierung ⟨*lat*⟩ *f*: Erhöhung der Feinfühligkeit o. Empfindsamkeit für spezif. Aspekte des Verhaltens.

Sensitometrie: Messung der Empfindlichkeit von photograph. Emulsionen, allg. Messung der ↑Schwärzungskurve unter Berücksichtigung unterschiedl. Belichtungs- u. Entwicklungsbedingungen. Man unterscheidet ↑Intensitätssensitometrie u. ↑Zeitsensitometrie.

Sensomotorik ⟨*lat*⟩ *f*: Gesamtheit der Mechanismen zur Regelung u. Steuerung aller motor. Aktivitäten einschl. der dazu unabdingbaren sensor. Prozesse (mit sensiblen Erregungen verkoppelte Bewegungsabläufe). Die sensiblen u. die motor. Großhirnrindenfelder, die basalen Ganglien, das Kleinhirn u. a. sind wesentl. daran beteiligt. Die gemeinsamen ↑Endstrecken gehen von Rückenmark u. Hirnstamm aus.

Sensor ⟨*lat*⟩ *m*: neuere Bez. für Sinnesrezeptorzellen, d. h. Nervenzellen o. nichtnervale Sinneszellen bzw. deren erregbare Membranbezirke. Man nimmt damit eine Abgrenzung der Molekül-, z. B. Hormonrezeptoren vor, die von der Molekularbiol. untersucht werden.

Sensorik: sensor. Analyse, organolept. Prüfung, Organoleptik; Beurteilung von Lebensmitteln u. Lebensmittelbestandteilen sowie ↑Additiven mit Hilfe der menschl. Sinne (Geruch, Geschmack, Textur, Aussehen). Die Qualitätsbeurteilung von Lebensmitteln erfordert neben chem.-physikal. Analyseverfahren nach wie vor die S., insbes. zur Erfassung komplexer Eindrücke. Die S. setzt objektivierte, vielfach math.-statist. abgesicherte Prüfmethoden ein, die ein geschultes Prüfteam anwendet. Bedeutsam ist die Ermittlung von Schwellenwerten für Substanzen, also Konzentrationen, die noch sensor. wahrgenommen werden können.

sensorisch ⟨*lat*⟩ *Adj*: sensoriell, mit den Sinnesorganen wahrzunehmen.

Sensorium ⟨*lat*⟩ *n*: Gesamtheit der sensor. Wahrnehmungen.

Sensus ⟨*lat*⟩ *m*: Sinn, Empfindungsvermögen.

Sentinel loop ⟨*engl*⟩: Wachpostenschlinge; isoliert geblähte Dünndarmschlingen im li. o. mittleren Oberbauch bei akuter Pankreatitis (Röntgenzeichen).

Sentinel polyps ⟨*engl*⟩ *Pl*: bei einem Rektumkarzinom in näherer o. weiterer Umgebung vorkommende, z. T. ebenfalls maligne entartende Polypen.

Seoul-Virus: Virusart der Gattung ↑Hanta-Virus. Krankheit: hämorrhagisches ↑Fieber mit renalem Syndrom vom urbanen Typ; Vorkommen in Asien u. Nordamerika.

Separanda ⟨*lat*⟩ *n Pl*: „vorsichtig", von den anderen gesondert aufzubewahrende Arzneimittel; sie sind in der Apotheke mit roter Schrift auf weißem Hintergrund signiert.

Separierligatur: zum Separieren von Zähnen mit Hilfe von Ligaturendraht o. -seide vor der Aufnahme von fest zu zementierenden Bändern o. zur Beeinflussung des Zahnwechsels, z. B. zur Aufrichtung des 1. bleibenden Molaren bei unterminierender Resorption des 2. Prämolaren.

Sephadex: zur Gelfiltration verwendete granulierte Dextrane, die mit Epichlorhydrin vernetzt sind. Nach dem Vernetzungsgrad werden unterschiedl. quellende Gele unterschieden, die jeweils einen anderen Fraktionierbereich aufweisen.

Sepharose: Perlform von ↑Agarose. Besitzt größere Poren als Sephadex u. ist daher zur Gelfiltration hochmolekularer Substanzen gut geeignet.

Sepsis ⟨*gr*⟩ *f*: Septikämie; nach Schottmüller u. Höring ohne Inkubationszeit bzw. nach unterschiedl. Latenz mit schweren Krankheitserscheinungen einhergehende Allgemeininfektion („Blutvergiftung"), die an einen mit der Lymph-Blut-Bahn kommunizierenden Erregerherd (↑Fokus) gebunden ist, von dem permanent o. intermittierend (↑Pyämie) Krankheitserreger ins Blut gestreut werden (wiederholt pos. ↑Blutkultur). Klin.: sept. Temperaturen (können bei Säuglingen u. älteren Menschen fehlen), wiederholt Schüttelfrost mit Herz-Kreislauf-Erscheinungen (↑Endotoxinschock durch gramnegative Bakterien), Tachykardie u. Herzgeräusche (häufig ↑Endocarditis ulcerosa), weiche sept. Milz, Anämie, Hyperleukozytose mit starker Linksverschiebung u. petechiale Hautblutungen, hohe Blutkörperchensenkungsreaktion. Keine eitrigen Metastasen (Ggs. ↑Pyämie). Unbehandelt fast immer tödl. Erreger (je nach Körperregion): Nabel (Neugeborene): Kolibakterien, Staphylokokken; Gefäße (Thrombophlebitis): Staphylokokken, Streptokokken; Haut (Wundinfektionen, Pyodermien): Staphylokokken, Streptokokken, Proteus-, Pyozyaneusbakterien, Candida-Hefen; oberer Atmungs- u. Verdauungstrakt (Angina, Otitis, Pneumonie): vergrünende Streptokokken, Pneumokokken, Meningokokken, Klebsiellen, Influenzabakterien, versch. Pilzarten; Darminfektionen, Cholangitis-Cholezystitis, Pankreatitis: Enterokokken, Kolibakterien, Proteus-, Pyozyaneusbakterien, Salmonellen, Enterobakter u. Klebsiellen; Urogenitalinfektionen (Pyelonephritis, Endometritis, Adnexitis, Urethritis): Gonokokken, Enterokokken, Streptokokken, Bacteroides-Arten, Koli-, Proteus-, Pyozyaneusbakterien.

Sepsis acutissima: innerhalb weniger Stunden bis Tage zum Tode führende Sepsis. ↑Waterhouse-Friderichsen-Syndrom.

Sepsis candidamycetica ↑Candida-Sepsis.

Sepsisentwicklungsherd: von einer Lokalinfektion (↑Fokus) ins Blut gelangende Erreger ohne eine erregerabhängige Inkubationszeit.

Sepsisherd, primärer: örtl. Eiterherd, von dem bakterielle Aussaat in den Organismus erfolgt.

Sepsisherd, sekundärer: nach Ausheilung des primären ↑Sepsisherds, z. B. eitrige Angina, bakterielle Streuung vom s. S., z. B. bakterielle Endokarditis.

Sepsis lenta: schleichender Verlauf mit ↑Endokarditis, subfebrilen Temperaturen u. vor dem Tode sept. Metastasen sowie Infarkten (eitrige Meningitis, Hirnabszeß, Lungenabszeß, Osteomyelitis, Arthritis, Nephritis).

Sepsis, orale: von Hunter geprägter Begriff für die vom Zahnsystem ausgehende Bakteriämie, spez. bei desolaten Gebißverhältnissen u. offenen gangränösen Zähnen. Ansatzpunkt für die Lehre von den dentogenen Herderkrankungen (Herdinfektion).

Sepsis, stomatogene: von einem im Mundbereich liegenden Krankheitsherd (↑Fokalinfektion: Pulpitis, Tonsillitis, Sinusitis) ausgehende sept. Erkrankung. Diagn.: Bedeutung der wiederholt pos. ↑Blutkultur.

Sepsis tuberculosis acutissima: Typhobazillose Landouzy (1883). Unter den klin. Sympt. des Typhus abdominalis verlaufende schwere Form der hämatogenen Tuberkulose. Den miliaren tuberkulösen Nekrosen setzt der Körper keine nennenswerten Gewebereaktionen entgegen, der Tuberkulintest bleibt neg. Die S. t. a. ist nicht auf ein best. Lebensalter begrenzt, sie tritt auf bei bes. ungünstiger Abwehrsituation des Organismus. ↑Modifikationsfaktoren.

Septämie ⟨*gr*⟩ *f* ↑Sepsis.

Septation ⟨*lat*⟩ *f*: Trennung eines vorher nicht unterteilten Hohlraums, z. B. beim Septum aorticopulmonale (Aufspaltung des Truncus arteriosus in Aorta u. A. pulmonalis), Septum urorectale (Unterteilung der Kloake in Sinus urogenitale u. Rektum), Herzscheidewandbildung.

septiert *Adj*: in der Mykologie Querwände aufweisend (↑Hyphen).

Septikämie ⟨*gr*⟩ *f* ↑Sepsis.

Septikämie, hämorrhagische: seltene Verlaufsform der durch ↑Pasteurella multocida gelegentl. nach Tierbiß verursachten Wundinfektionen des Menschen.

Septikopyämie ⟨*gr*⟩ *f* ↑Pyämie.

Septikourämie ↑Urosepsis.

Septum ⟨*lat*⟩ *n*: **1.** ***Anat.:*** Scheidewand. **2.** ***Mikrobiol.:*** Trennwand zwischen zwei Hyphenzellen (↑Hyphen). Das S. der Pilze ist mit kompliziert gebauten Poren versehen.

Septum aorticopulmonale: Trennwand im embryonalen Herzen. Sie teilt den ↑Bulbus cordis u. ↑Truncus arteriosus in Aorta ascendens u. Truncus pulmonalis.

Septum-aorticopulmonale-Defekte ↑Trunkusseptumdefekte.

Septum atrioventriculare: muskelfreier Teil der Herzscheidewand zwischen re. Vorhof u. li Ventrikel.

Septum canalis musculotubarii: Knochenplättchen, das den ↑Canalis musculotubarius in einen oberen Semicanalis musculi tensoris tympani u. einen unteren Semicanalis tubae auditivae teilt.

Septum cervicale intermedium: Bindegewebefäden der Arachnoidea spinalis, die diese mit der Dura mater spinalis verbinden.

Septum corporum cavernosorum: unvollständige bindegewebige Scheidewand im Corpus cavernosum der Klitoris.

Septumdefekt ↑ASD, ↑Ostium-primum-Defekt, ↑Ostium-secundum-Defekt, ↑Ventrikelseptumdefekt.

Septumdeviation *f*: Deviatio septi; Abweichung der Nasenscheidewand aus der Medianebene. Die S. ist ein Zeichen der allg. Asymmetrie, da leichtere Verkrümmungen bei Neugeborenen stets, bei Erwachsenen häufig vorkommen. Stärkere Grade von Schiefstellungen o. Knickungen können Störungen der Atmung bedingen. Seitl. Abweichung der Scheidewand (Luxatio septi) kann zu erhebl. Verkleinerung eines Nasenlochs führen. Die S. ist Bestandteil zahlreicher kraniofazialer Dysplasien (z. B. Akrozephalosyndaktylie Typ Chotzen). ↑Septumluxation.

Septum femorale: Bindegewebe im Bereich des ↑Anulus femoralis.

Septum glandis penis: bindegewebige Trennwand in der ↑Glans penis.

Septumhypertrophie, asymmetrische: idiopath. hypertrophe Subaortenstenose, Pseudoaortenstenose-Mitralinsuffizienzsyndrom; ↑Kardiomyopathien, obstruktive; ↑Konusstenose.

Septum interalveolaria: **1.** Knochenscheidewände zwischen den Zahnalveolen im Ober- u. Unterkiefer. **2.** Trennwände zwischen benachbarten Lungenbläschen.

Septum interatriale: Scheidewand zwischen den beiden Vorhöfen des Herzens.

Septum intermusculare: bindegewebige Trennwand zwischen einzelnen Muskelgruppen, die sich von oberflächl. Faszien in die Tiefe erstreckt.

Septum interradiculare: Knochentrennwand innerhalb einer Zahnalveole zwischen den einzelnen Wurzeln mehrwurzeliger Zähne.

Septum intersinuale frontale: knöcherne Trennwand zwischen beiden Stirnhöhlen (↑Sinus frontalis).

Septum intersinuale sphenoidale: knöcherne Scheidewand zwischen beiden Keilbeinhöhlen (↑Sinus sphenoidalis).

Septum interventriculare: Kammerscheidewand; Grenze zwischen re. u. li. Herzkammer. Besteht aus einem kleinen oberen membranösen u. einem größeren muskulösen Teil.

Septum linguae: Bindegewebeschicht, welche die Zunge vollständig in eine re. u. li. Hälfte teilt.

Septumluxation: Luxatio septi; angeborenes o. nach Fraktur des Nasenbeins auftretendes partielles o. totales Herausgleiten der vorderen knorpeligen Nasenscheidewand aus dem Filtrum bzw. der Medianhalterung. Dadurch Vorspringen des unteren Rands in die Nasenhöhle u. möglicherweise Abweichen der Nasenspitze zur kranken Seite.

Septum nasi: Nasenscheidewand, welche die ↑Nasenhöhle in eine re. u. eine li. Hälfte unterteilt; man unterscheidet an ihr einen häutigen, einen knorpeligen u. einen knöchernen Abschnitt.

Septum orbitale: bindegewebige vordere Fortsetzung des Periostes der Augenhöhle (Periorbita) in die Außenränder der Lidplatten (↑Tarsus).

Septum pellucidum: zwischen den Vorderhörnern der Seitenventrikel des Gehirns liegende Scheidewand; stellt ein paariges Markfaserblatt dar, das mitunter einen Hohlraum (↑Cavum septi pellucidi) umschließt. Als Bestandteil des Emotionskreises (↑Papez-circuit) ist das S. p. eine wichtige Schaltstation zwischen Hippokampus, Mandelkerngebiet (Amygdala) u. Hypothalamus. Bei seiner exp. Zerstörung kommt es zu Veränderungen im Verhalten von seiten der emotionellen u. motivationellen Sphäre. Elektr. Reizung führt oft zu Aggressionsverhalten.

Septum-pellucidum-Zyste ↑Ventrikelzysten.

Septum penis: mediane bindegewebige Scheidewand, die das ↑Corpus cavernosum penis unvollständig in 2 Hälften teilt.

Septumperforation: Defekt des Nasenseptums auf entzündl., traumat. o. tumorbedingter Grundlage.

Septumplastik: plast. Ersatz des Septum nasi. Berücksichtigt Form u. Funktion des Septums; Korrektur ohne sichtbare äußere Inzision, Mobilisierung u. spannungslose Einstellung des Septums in der Mittellinie durch Knorpel- u. Knochenschnitte sowie sparsame Resektion störender Anteile, Reimplantation des entfernten Septumteils bei ausgedehnter Resektion wegen behinderter Nasenatmung durch Deviationen u. Subluxationen, Septumhämatom u. -abszeß; Septumkorrektur bei der Rhinoplastik (↑Sattelnase) u. rezidivierendem Nasenbluten.

Septumpolyp, blutender: gefäßreiches Fibrom, erbs- bis bohnengroß, dunkelrot, leicht blutend, der Nasenscheidewand (Locus Kiesselbachi, Tuberculum septi, seltener hintere Septumregion) aufsitzend. Abtragung erforderl. ↑Septum nasi.

Septum primum: erste Vorhofscheidewand des embryonalen Herzens. Das S. p. umschließt das Foramen primum, durch Rückbildung eines Teils entsteht das Foramen secundum, der verbliebene Teil wird zur ↑Valvula foraminis ovalis.

Septum-primum-Defekt: angeborener Herzfehler mit offenem Foramen ovale, Defekt des unteren Vorhofseptums, Spaltbildung der Mitralklappe.

Septumresektion: Resektion des Stirnhöhlenseptums (intersinöse Septektomie).

Septum scroti: bindegewebige Scheidewand im Hodensack zwischen beiden Hoden, ihr entspricht außen die ↑Raphe scroti.

Septum secundum: zweite Vorhofscheidewand des embryonalen Herzens. Das S. s. verkleinert das Foramen secundum zu einem kleinen Spalt (↑Foramen ovale), das den Durchfluß des Blutes vom re. zum li. Vorhof ermöglicht.

Septum transversum: Mesodermplatte unter der Herzanlage. Das S. t. entsteht in der 3. Woche u. bildet das Centrum tendineum des Zwerchfells.

Septum urorectale: mesodermale Scheidewand, die die Kloake in den ↑Sinus urogenitalis u. Anorektalkanal teilt. Das freie Ende des S. u. bildet den prim. Damm.

septus ⟨*lat*⟩ *Adj*: getrennt.

Sequenz ⟨*lat*⟩ *f*: **1.** Folge von Stoffwechselreaktionen. **2.** Reihenfolge von Aminosäuren u. Nukleotiden in Proteinen bzw. Nukleinsäuren (↑Primärstruktur). **3.** Früher Anomalade. Multiple morphogenet. Defekte, die einander bedingen u. sich von einer Störung ableiten, die ihrerseits unterschiedl. Ursachen haben kann. Formalpathogenet. u. nicht kausales Konzept. Beispiele: Potter-Sequenz, Ausgangspunkt ist das Oligohydramnion unterschiedl. Genese; Arthrogrypose-Sequenz, Ausgangspunkt ist der fetale Bewegungsmangel unterschiedl. Genese.

Sequenz, codierende: diejenigen Anteile eines ↑Gens bzw. einer ↑Messenger-RNA, die für Aminosäuresequenzen von Proteinen codieren. Entspricht der Gesamtheit der ↑Exonen (genetische ↑Information, genetischer ↑Code, ↑Codon).

Sequenzdeterminante: ↑Antigendeterminante, deren immunogen-bestimmender Bereich innerhalb einer Peptidkette als best. Reihenfolge von Aminosäuren gegeben ist.

Sequenzierung: Bez. für Methoden zur Bestimmung der Reihenfolge (Primärstruktur) von Aminosäuren in einem Protein (↑Edman-Abbau) bzw. von Nukleotiden in einem DNA- (Sanger, Maxham u. Gilbert) o. RNA-Molekül (Sanger) mittels Sequenatoren. Die S. des genet. Materials ermöglicht die Herstellung von Kausalbeziehungen zwischen Nukleotidsequenz (↑Genotyp) u. Funktionen zur Analyse von ↑Mutationen.

Sequenz, intervenierende ↑Intron.

Sequester ⟨*lat*⟩ *m*: abgestorbenes, vom gesunden Gewebe demarkiertes Organstück (z. B. Knochensequester bei eitriger Osteomyelitis, aber auch in Lunge, Milz u. a.).

Sequestration ⟨*lat*⟩ *f*: Vorgang der Sequesterbildung; ↑Sequester.

Sequestrotomie: operativer Eingriff zur Entfernung eines ↑Sequesters.

Seren, allogene ↑Immunglobuline, homologe.

Seren, heterologe: xenogene Seren; tier. Heilseren; früher gebräuchl. Präparate für die passive ↑Immunisierung, durch gereinigte u. konzentrierte heterologe ↑Immunglobuline abgelöst.

Seren, homologe: allogene Seren; ↑Immunglobuline, homologe.

Sergent-Zeichen: ein Fingerkuppenstrich über die Bauchhaut führt bei Nebennierenrindeninsuffizienz zu einem weißen Dermographismus.

Serienaufnahmetechnik:
Seriographie. ↑Schnellserienaufnahmetechnik.

Serin ⟨*lat*⟩ *n*: 2-Amino-3-Hydroxypropionsäure. Entsteht durch Hydroxymethylierung aus Glycin o. aus 3-Phosphoglycerolsäure. S. ist eine nichtessentielle Aminosäure, zuerst im Leim der Seide entdeckt, in sämtl. Proteinen vorkommend. Der Abbau verläuft nach Dehydratisierung zu Aminoacrylsäure durch die Serindehydratase zu Brenztraubensäure. Durch Transsulfurierung kann S. in Cystein umgewandelt werden. ↑Aminosäuren. Abb.

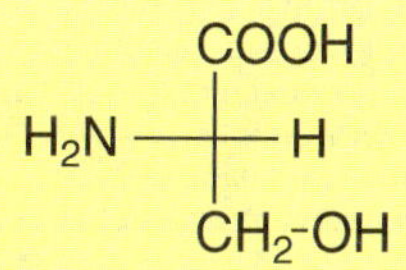

Serin

Serinhydrolasen: hydrolyt. Enzyme, die im aktiven Zentrum einen an der Katalyse beteiligten Serinrest aufweisen. Zu den S. gehören einige ↑Proteasen (z. B. Trypsin, Thrombin) u. ↑Esterasen (z. B. Acetylcholinesterase).

Serinkephaline ↑Kephaline.

Serinphosphatide ↑Kephaline.

Serinproteaseinhibitoren ↑Serpine.

Serinproteasen: Serinproteinasen; große Gruppe von proteolyt. Enzymen, die durch die Anwesenheit eines Serinrests im aktiven Zentrum charakterisiert sind. Während der Katalyse wird dieser Serinrest acyliert u. anschließend die entstandene Acylverbindung wieder hydrolysiert. Neben der proteolyt. Aktivität weisen die S. meist esterolyt. Wirkungen auf, manchmal auch amidolyt. Aktivität. Die S. werden wie die Serinesterasen (↑Acetylcholinesterase) durch ↑Alkylfluorophosphate hochwirksam gehemmt. S. treten als intra- u. extrazelluläre Enzyme in allen Organismen auf u. haben die unterschiedlichsten Funktionen im Stoffwechsel, z. B. bei Verdauungsprozessen (Trypsin, Chymotrypsin), bei der Blutgerinnung u. Fibrinolyse (Thrombin, Plasmin) o. bei spez. Stoffwechselwegen.

S

Serizin: Seidenleim; jener Teil der zu den Skleroproteinen (↑Gerüsteiweiße) gehörenden Seide (Naturseide), der das Seidenfibroin umhüllt.

SERLINE: *Abk* für Serials On Line. Datenbank der ↑National Library of Medicine, die für On-line-Recherchen genutzt werden kann. Sie enthält bibliograph. Angaben u. Standortnachweise biomedizin. Zeitschriften in med. Bibliotheken der USA.

Serofarbtest ↑Sabin-Feldman-Test.

serofibrinös ‹*lat*› *Adj*: Beimengung von Fibrin zum serösen Exsudat.

Serokonversion ‹*lat*› *f*: Veränderung des Antikörpergehalts des Serums eines Individuums von seronegativ zu seropositiv. Wichtiges Kriterium zur Impfstoffprüfung in Feldversuchen.

Serokonversionskrankheit: nach Infektion mit HIV in ca. 50 % zum Zeitpunkt des Auftretens von Antikörpern auftretendes Krankheitsbild, das mit mononukleoseähnl. Sympt. wie Fieber, Abgeschlagenheit u. Hepatomegalie einhergeht. ↑AIDS.

Serologie ‹*lat + gr*› *f*: Lehre von den immun. Eigenschaften des Blutserums. I. e. S.: Lehre von den in vitro nachweisbaren ↑Antigen-Antikörper-Reaktionen.

Serom ‹*lat*› *n*: Ansammlung von Lymphflüssigkeit o. Blut (nach weitgehender Resorption des ↑Hämoglobins) im Gewebe.

seronegativ ‹*lat*› *Adj*: neg. Ausfall der ↑Seroreaktionen.

Seropapel: Papel, auf der ein kleines Bläschen sitzt, typ. bei ↑Prurigo.

Seropneumothorax ‹*lat + gr*› *m*: Ansammlung seröser Flüssigkeit u. Luft im Pleuraraum, kann auftreten beim spontanen u. artifiziellen Pneumothorax mit reaktiver Pleuritis, bei Pleuritis mit pleurobronchialer Fistel u. bei Punktion eines Pleuraergusses mit Lufteintritt durch die versehentl. offene Punktionskanüle. Der S. ist röntg. durch die Spiegelbildung charakterisiert.

seropositiv ‹*lat*› *Adj*: pos. Ausfall der ↑Seroreaktionen.

Seroreaktionen: in vitro ablaufende Antigen-Antikörper-Reaktionen, die für die Serodiagnostik von Infektionskrankheiten benutzt werden, z. B. ↑Widal-Reaktionen, ↑Wassermann-Reaktionen u. a.

serös ‹*lat*› *Adj*: serumartig, serumhaltig.

Serosa ‹*lat*› *f* ↑Peritoneum.

Serosadeckzellen ↑Mesothelium.

Seros antiarachnidicos ‹*port*›: wirksames heterologes ↑Immunglobulin vom Pferd gegen die Gifte der Loxosceles-Spinnen, Lycoca-Spinnen, Phoneutria-Spinnen, des Tityus trinitatus (Skorpion der Insel Trinidad sowie des Tityus bahiensis (schwarzer Skorpion von Sao Paulo).

Serosazysten: kleine, bes. in Nähe der Eileiter vorkommende Zysten des Bauchfells, die durch Einsenkungen bzw. entzündl. bedingte Abschnürungen des Serosaepithels (Mesothels) entstehen.

Serotina ‹*lat*› *f*: Decidua basilaris. ↑Dezidua.

Serotonin ‹*lat + gr*› *n*: 5-Hydroxytryptamin; ein biogenes Amin, das durch Hydroxylierung u. Decarboxylierung aus ↑Tryptophan entsteht. S. wird in Thrombozyten u. Mastzellen gespeichert u. bei Verletzungen freigesetzt. Auf Blutgefäße wirkt es dosisabhängig konstriktor. o. dilatator. u. auf die Darmmuskulatur peristaltikanregend. Im Nervensystem dient S. als ↑Neurotransmitter. S. ist Vorstufe von ↑Melatonin. In Karzinoiden des Verdauungstrakts (gelbe Zellen) u. ihren Metastasen nachgewiesen. Strukturelle Beziehungen zu psychoaktiven Stoffen. Abb.

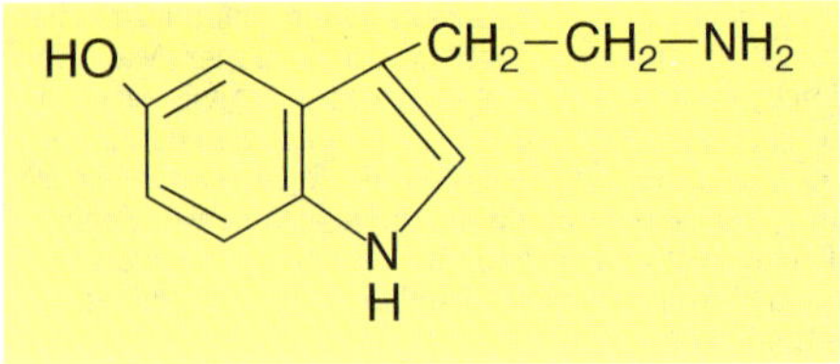

Serotonin

Serotoninantagonisten: Antagonisten des 5-Hydroxytryptamin, ↑Lysergsäurediäthylamid u. ↑Methysergid. Anwendung (keine halluzinogene Wirkung) bei vaskulär bedingten Kopfschmerzen u. beim Karzinoidsyndrom.

Serotoninsyndrom ↑Karzinoidsyndrom.

Serotyp: Serovar; Unterteilung der Bakterien mit Hilfe agglutinierender Sera, dadurch Bestimmung der Antigenstruktur als Grundlage für die Charakterisierung von S. (Serovarietäten), z. B. ↑Kauffmann-White-Schema für die Bestimmung des S. von ↑Salmonella.

Serovakzination ↑Simultanimpfung.

Serovar: neuere Bez. für ↑Serotyp (var. = varietas). ↑Varietät.

serpens ‹*lat*› *Adj*: serpiginös; bogenförmig fortschreitend.

Serpine: Kurzw. für Serinproteaseinhitoren. S. bilden eine Fam. hochmolekularer Glykoproteine, bestehend aus etwa 400 Aminosäureresten (Alpha-1-Proteaseinhibitor, ↑Alpha-1-Antitrypsin, Alpha-1-Antichymotrypsin, Alpha-2-Antiplasmin). Sie binden mit hoher Affinität u. Spezifität an das aktive Zentrum der jeweiligen Serinprotease.

Serprocidine: in azurophilen Granula von neutrophilen polymorphnukleären Leukozyten vorkommende ↑Serinproteasen mit antibakterieller Wirkung.

Serratia *f*: Bakteriengattung der Fam. ↑Enterobacteriaceae, benannt nach dem Italiener Serafino Serrati. Gramnegative, bewegl. Stäbchen, viele Stämme bilden einen roten Farbstoff, das Prodigiosin (↑Hostienpilz). 6 Arten, med. wichtig S. marcescens, S. rubidaea, S. liquefaciens. Natürl. Vorkommen Erdboden, Wasser, Lebensmittel. Zunehmende Bedeutung bei Krankenhausinfektionen (nosokomiale ↑Infektionen), bedingt pathogen, hohe Antibiotikaresistenz. Starker Sauerstoffzehrer, Verwendung in der Anaerobierdiagnostik (S. marcescens). ↑Fortner-Platte.

Serraticeps canis ‹*lat*› *m*: Hundefloh, ↑Ctenocephalides canis; ↑Siphonaptera.

Serratuslähmung ↑Scapula alata.

Serre, Johann Jacob Joseph (1759–1830), Zahnarzt, Wien, Berlin.

Serres, Antoine Etienne Augustin (1787–1868), frz. Anat., Paris.

Serres-Körperchen (nach Antoine E. A. S.): Epithelnester in der alveolären Mundschleimhaut von Neugeborenen, zyst. Entwicklung mögl. Rest der prim. Zahnleiste.

Sertoli, Enrico (1842–1910), ital. Physiol., Mailand.

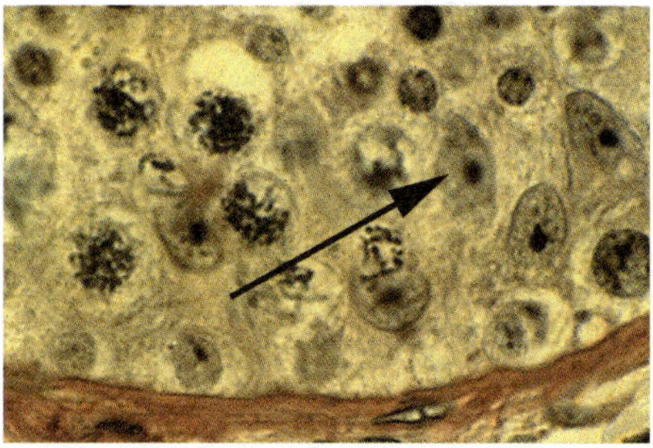
30

Sertoli-Stützzellen. Histologischer Schnitt durch den Hoden, Eisenhämatoxylin-Chromotrop-Färbung; die S. haben birnenförmige, helle Zellkerne mit dunklem Nukleolus (Pfeil).

Sertoli-Stützzelle (nach Enrico S.): Epitheliocytus sustentans; hohe, pyramidenförmige Zelle des Keimepithels, die der Basalmembran aufsitzt u. bis in das Lumen reicht. S. bilden eine komplette Auskleidung des Tubulus seminifer, sie sind seitl. durch Tight junctions (Zonulae occludentes) verbunden u. bilden so die Blut-Hoden-Schranke. In Plasmalemminvaginationen der S. sind Spermatidenklone „eingetaucht" u. werden während ihrer Reifung ernährt. Abb.

Sertoli-Zelltumor (nach Enrico S.): von den Sertoli-Zellen der Hodenkanälchen abgeleiteter Tumor; sehr selten, meist bösartig.

Sertürner, Friedrich Wilhelm Adam (1783–1841), Apotheker, Einbeck, Hameln. Isolierte 1805 Morphin aus Opium.

Serüle: Ampulle mit eingeschmolzener Glasinjektionsnadel.

Serum ⟨*lat*⟩ *n*: Blutserum; im Ggs. zum Blutplasma zellfreie, fibrinogen- u. fibrinfreie Blutflüssigkeit, enthält aber Thrombin. Man gewinnt es aus dem Blut nach der Retraktion des Blutkuchens. Die Konzentrationen an Proteinen, Elektrolyten, Metaboliten, Aminosäuren, Reststickstoff, Enzymen usw. stimmen weitgehend mit denen im ↑Blutplasma überein.

Serumagar: eigentl. kein Agarnährboden, Erstarren erfolgt durch Erwärmen von rinderserumhaltigen Nährmedien auf 80–90 °C, z. B. ↑Loeffler-Nährboden zur Diphtheriediagnostik o. zum Nachweis proteolyt. Enzyme. ↑Serumnährboden.

Serumalbumin: Plasmaalbumin. ↑Albumin.

Serumdiagnostik: Nachweis von Serumbestandteilen mit physikal.-chem. u./o. immun. Methoden, z. B. zur Diagnostik von Infektionskrankheiten o. Tumoren.

Serumeisen ↑Eisenstoffwechsel.

Serumelektrophorese ↑Elektrophorese.

Serumenzyme ↑Plasmaenzyme.

Serumglobuline: im Blutserum vorkommende ↑Globuline.

Serum-Glutamat-Oxalacetat-Transaminase: *Abk* SGOT; ↑Aspartataminotransferase.

Serum-Glutamat-Pyruvat-Transaminase: *Abk* SGPT; ↑Alaninaminotransferase.

Serumgruppen: Allotypien von Serumproteinen, bei Proteinen mit Enzymfunktionen als Isoenzympolymorphismus bekannt. Polymorphismus (Allotypie) kann durch Sequenz- o. Konformationsänderungen des Proteins bedingt sein, in selteneren Fällen durch genet. Codierung versch. Basiskonzentrationen eines Proteins. Für die meisten Serumproteine besteht ein Polymorphismus, nachweisbar mit geeigneter Technik. Für Paternitätsausschlüsse o. populationsgenet. Forschungen muß der Erbgang der jeweiligen S. bekannt sein. Klin. Bedeutung bei Merkmalskopplungen bzw. genet. gesteuerten Konzentrationsfehlern mit pathol. Konsequenzen (↑Alpha-1-Antitrypsin, ↑Parafibrinogene). S. mit gesichertem Erbgang sind z. B. Haptoglobin, Transferrin, Gm- u. In-V-Gruppen sowie versch. Lipoproteinkomponenten, Komplementfaktoren sowie das gruppenspezif. Glykoprotein Gc.

Serumhepatitis: *Abk* SH, hämatogene Hepatitis, homologer Serumikterus, Inokulationshepatitis, Spritzenikterus, Posttransfusionshepatitis; parenteral übertragbare, viral bedingte Hepatitis, v. a. Hepatitis B u. C, evtl. auch Hepatitis G.

Serumikterus, homologer ↑Serumhepatitis.

Serumkrankheit (von Pirquet u. Schick): allerg. bedingte Haut-, Gelenk- u. Nierenaffektionen 6–12 Tage nach einer erstmaligen Gabe von artfremdem Serum. Typ-III-Reaktion der Allergie-Klassifikation. Noch im Kreislauf vorhandenes Antigen (↑Heilserum) reagiert mit den neu gebildeten Antikörpern (↑Immunkomplexkrankheiten). Daneben kann zellständiges Antigen mit den zirkulierenden Antikörpern reagieren (im Exp. der inversen Anaphylaxie entspr.). Klin.: Fieber, Gelenkschmerzen, Urtikaria, gelegentl. multiformes Exanthem, Lymphknotenschwellung, seltener Glomerulonephritis, Vaskulitis, Neuritis. Ther.: symptomat., Antihistaminika, Kortikosteroide. Hohe Serumdosen führen häufiger (bis 90 %) zur S. als geringere Dosen. Proph.: strenge Ind. der Serumapplikation, Benutzung von Humanantiseren o. hochtitrigen, gereinigten Fremdseren (um Serumdosis gering zu halten).

Serumlabilitätsproben: Untersuchungsmethoden, die auf der unterschiedl. Fällbarkeit von Serumproteinen als Parameter ihrer Labilität beruhen u. früher als Leberfunktionsprüfungen benutzt wurden, da Lebererkrankungen in hohem Maße mit einer Verschiebung im Verhältnis der Serumproteine verbunden sind (Takata-Ara-, Mancke-Sommer-Zinksulfat-Reaktion, Thymoltrübungstest, Weltmann-Band). Bis auf Thymoltrübungstest veraltet.

Serumnährboden: Nährboden mit Serumzusatz als wachstumsfördernde Substanz für die Züchtung best. Keimarten.

Serumphosphatasen ↑Phosphatasen.

Serumpolyneuritis: serogenet. Polyneuropathie; anaphylakt. bedingte, allerg.-entzündl. Reaktionen am peripheren Nerven nach Antitoxingaben bei Schutzimpfungen, z. B. gegen Tetanus, Diphtherie, bevorzugt in Form der Plexusneuritis mit freiem Intervall von 1–2 Wochen.

Serumprophylaxe: passive Immunisierung mit homologen ↑Immunglobulinen o. heterologen ↑Immunglobulinen zur spezif. Krankheitsverhütung mit antitox. o. antiinfektiösen Immunglobulinen.

Serumproteine: unterscheiden sich von den ↑Plasmaproteinen durch das Fehlen einiger Gerinnungsfaktoren (hauptsächl. Fibrinogen).

Serumschock: nach wiederholten Antigeninjektionen (bes. Fremdserum) eintretender lebensbedrohl. anaphylaktischer ↑Schock.

Serumtherapie: passive Immunisierung mit homologen o. heterologen Immunglobulinen zur spezif. Abschwächung bzw. Heilung einer Infektionskrankheit o.

(bakteriellen) Intoxikation bzw. Toxikoinfektion mit antiinfektiösen o. antitox. Immunglobulinen.

Sesambein ↑ Os sesamoideum.

sessil ⟨*lat*⟩ *Adj*: festsitzend.

Setschenow, Iwan Michailowitsch (1829–1905), russ. Physiol., Odessa, St. Petersburg u. Moskau. Schüler von H. von Helmholtz, E. DuBois-Reymond u. C. Ludwig. S., den I. P. Pawlow als „Vater der russ. Physiologie" bezeichnete, arbeitete vorrangig über die Physiol. der Reflexe u. des ZNS.

Setting: Rahmenbedingung einer ↑ Psychotherapie, z. B. stationäre o. ambulante, Einzel-, Paar-, Familien- o. Gruppentherapie, sitzende o. liegende Position des Pat.

Seuchen: übertragbare ↑ Infektionskrankheiten mit schwerem Verlauf, die in kurzer Zeit o. allmähl. viele Menschen befallen.

Seuchenbekämpfung: Komplex von proph. u. antiepidem. Maßnahmen mit dem Ziel der Kontrolle u. der ↑ Eradikation von ↑ Infektionskrankheiten. Die Epidemiol. vermittelt die für die S. notwendigen Grundkenntnisse. Die Strategie der S. ist auf die Unterbrechung des epidem. Grundvorgangs gerichtet u. umfaßt die Rückverfolgung des vorliegenden Verdachts-, Erkrankungs- o. Todesfalls bzw. der Ausscheidung von Krankheitserregern anhand der Erregerfeststellung u. Quellenermittlung, der Unterbrechung der Infektionswege u. Einhaltung gezielter Schutzmaßnahmen durch Infektionsquellensanierung, Versammlungsverbot, Schließung von Schwimmbädern, Impfkampagnen u. a. Schutzanwendungen.

Seuchengesetz: Gesetz zur Verhütung u. Bekämpfung übertragbarer Krankheiten beim Menschen (↑ Bundesseuchengesetz). Bestimmt u. a.: Meldepflicht; Vorschriften zur Verhütung übertragbarer Krankheiten; Schutzimpfungen; Tätigkeits- u. Beschäftigungsverbote beim Verkehr mit Lebensmitteln, Untersuchungspflichten, Arbeiten u. Verkehr mit Krankheitserregern; Vorschriften zur Bekämpfung übertragbarer Krankheiten; Entschädigung in bes. Fällen.

Seuchenobjekt: Standort von Tieren, die i. R. der Tiersuchenbekämpfung Sperrmaßnahmen unterliegen.

Seuchenwellen: Entwicklung der Infektionskrankheiten in Form der primären ↑ Seuchenwelle u. ihrer Verlaufsstörungen, der sek. Seuchenwelle o. ↑ Epidemie u. der tertiären ↑ Seuchenwelle o. jahreszeitl. Verdichtungswelle bei ↑ Saisonkrankheiten.

Seuchenwelle, primäre: ursprüngl. Tendenz der Entwicklung einer Infektionskrankheit unter störungsfreien Bedingungen. Die typ. Entwicklungstendenz einer Infektionskrankheit wird nach graph. Interpolation o. Durchschnittsberechnung sichtbar.

Seuchenwelle, sekundäre ↑ Epidemie.

Seuchenwelle, tertiäre: regelmäßige jahreszeitl. Verdichtungswelle einer Infektionskrankheit. ↑ Saisonkrankheit.

Seufzeratmung: Störung des Atemrhythmus. Einer Serie gleichmäßiger, aber nur flacher Atemzüge folgt ein tiefer Atemzug mit einem Geräusch in der Einatemphase (Seufzer).

Seufzeratmung, künstliche: Vorrichtung, die bei Respiratoren eine intermittierende Blähung peripherer Lungenabschnitte ermöglicht u. auf diese Weise die Funktion des physiol. Seufzens übernimmt. Bei modernen Respiratoren wird alle 100 Atemzüge das Hubvolumen verdoppelt. Dieses Verfahren vermeidet die Entstehung von Atelektasen bei Beatmungspatienten.

SEV: *Abk* für ↑ Sekundärelektronenvervielfacher.

Severin: aktinbindendes Protein; führt durch Bindung an die sog. Plus-Enden der Aktinfilamente zur Fragmentation der Filamente.

Seveso: Ort einer Giftgaskatastrophe in Oberitalien, bei der 1976 größere Mengen ↑ Dioxin die Umwelt verseuchten.

Sevin: Cabaryl, 1-Naphthyl-N-methyl-carbamidsäureester; minder tox. Insektizid, ↑ Cholinesterasehemmstoffe.

Sevofluran: Fluoromethyl-2,2,2-trifluoro-1-(trifluoromethyl)-ethylether; ↑ Inhalationsnarkotikum mit guter Steuerbarkeit. Wegen fehlender Atemwegirritation für ↑ Inhalationsnarkosen geeignet (Metabolisierungsrate 2 %).

Sex-Chromatin: Corpusculum chromatini sexualis, Barr-Körperchen; ein dem Nukleolus o. der Innenseite der Kernmembran angelagertes Heterochromatinteilchen, das durch die weibl. Geschlechtschromosomenpaarung XX hervorgerufen wird. In Granulozyten als Drumstick am Zellkern zu erkennen.

Sex flush ⟨*engl*⟩ *m*: durch vermehrte periphere Durchblutung hervorgerufene vorübergehende Rötung best. Hautbezirke bei starker Sexualerregung.

Sexologie ↑ Sexualwissenschaft.

Sextant: Gliederung der Zahnreihen in sechs Abschnitte; je Kiefer re. Seitenzahngebiet, Frontzahngebiet, li. Seitenzahngebiet, ↑ CPITN.

Sexualdelikt: Bez. für unter Strafandrohung gestellte Sexualhandlungen. Hierzu gehören u. a. Vergewaltigung, Nötigung u. sexueller ↑ Mißbrauch, v. a. der von Kindern u. Jugendlichen u. der Geschlechtsverkehr zwischen Verwandten in definierten Fällen.

Sexualdelinquenz: Oberbegriff für alle strafbaren sexuellen Handlungen (↑ Sexualdelikt). S. ist ein psychiatr.-kriminolog., kein strafrechtl. Begriff. Nach dem Erscheinungsbild kann man u. a. die Vergewaltigung, Exhibitionismus, sexuellen ↑ Mißbrauch unterscheiden. Nicht alle derartigen Einzelhandlungen werden bestraft.

Sexualdeviationen: abweichendes Sexualverhalten; sexuelle Deviation.

Sexualerregung: geschlechtl. Erregung; zunehmende körperl. u. psych. Alteration i. S. einer lustvoll empfundenen Spannung. ↑ Sexualzyklus.

Sexualhormone: Geschlechtshormone, die in den Keimdrüsen, aber z. T. auch in der Nebennierenrinde gebildet werden u. wie Keimdrüsenhormone wirken. ↑ Androgene, ↑ Gestagene, ↑ Gonadotropine, ↑ Östrogene.

Sexualhormone, männliche ↑ Androgene.

Sexualhormone, weibliche ↑ Gestagene, ↑ Gonadotropine, ↑ Östrogene.

Sexualhygiene: Maßnahmen zur ↑ Hygiene, die sich auf Geschlechtsleben u. Sexualorgane beziehen, um gesundheitl. Gefährdungen weitgehend abzuwenden.

Sexualität ⟨*gr*⟩ *f*: umfassender Begriff für alle Vorgänge u. Erscheinungen, die mit dem Geschlechtsleben zusammenhängen. ↑ Sexualverhalten, ↑ Sexualwissenschaft.

Sexuallockstoffe: zur Gruppe der ↑ Pheromone gehörende niedermolekulare Wirkstoffe, die der chem. Biokommunikation dienen. Sie wirken oral o. olfaktor. Chem. sehr versch.: niedere Terpene, höhere Fettsäuren, heterozykl. Verbindungen usw.

Sexually transmitted diseases ⟨*engl*⟩: *Abk* STD; ↑ Krankheiten, sexuell übertragbare.

Sexualmedizin: Teilbereich der Med. u. ↑Sexualwissenschaft, der gesundheitl. relevante Probleme menschl. Sexualität betrifft. In der ärztl. Praxis bes. für die Diagnostik u. Ther. der weit verbreiteten Sexualstörungen u. Perversionen bedeutungsvoll.

Sexualstörungen: sexuelle Funktionsstörungen, Beeinträchtigung des Geschlechtslebens mit Störungen im Ablauf des ↑Sexualzyklus. S. sind überwiegend funktioneller Art u. psych., selten organ. bedingt. Am häufigsten kommen beim Mann Potenzstörungen (erektile Dysfunktionen) u. ↑Ejaculatio praecox, bei der Frau Libidostörungen u. ↑Anorgasmie vor. S. sind weit verbreitet u. dadurch, daß sie sich immer auf beide Partner auswirken, wird etwa jedes zweite Paar im Verlauf der Partnerschaft mehr o. weniger anhaltend u. stark davon betroffen.

Sexualverbrechen ↑Sexualdelikt.

Sexualverhalten: Gesamtheit von Handlungen, Verhaltensweisen u. Gewohnheiten, die der sexuellen Werbung, Erregung u. Bedürfnisbefriedigung dienen, u. die damit zusammenhängenden partnerschaftl. Interaktionen. Die empir. Erforschung des S. größerer Populationen erfolgte erst seit dem zweiten Viertel des 20. Jh. in den USA durch Alfred Kinsey u. Mitarbeiter. Charakterist. ist die soziokulturell bedingte Wandelbarkeit des S. u. ihre große individuelle Spielbreite.

Sexualwissenschaft: Sexuologie, Sexologie; interdisziplinäres theoret. u. prakt. Wissenschaftsgebiet, dessen Gegenstand das Geschlechtsleben in all seinen Aspekten u. Zusammenhängen ist u. das somit biol., med., psychol., soziol., pädagog., eth., jurist. u. a. Komponenten enthält. ↑Sexualmedizin.

Sexualzyklus: Ablauf der sexuellen Erregung u. des Koitus von Beginn der Stimulation bis zur Befriedigung in Phasen mit spezif. physiol. Besonderheiten. Der S. ist in allen Phasen von charakterist. psych. Abläufen, v. a. von Empfindungen u. Emotionen gekennzeichnet, von denen Erlebnisgehalt u. Intensität der physiol. Reaktionen abhängen. Wissenschaftl. erforscht unter Laboratoriumsbedingungen wurde der S. 1955–1964 an einer großen Zahl von Frauen u. Männern von W. Masters u. V. Johnson (USA). **Phasen**: 1. Anregungsphase. Extragenital: Mamillenerektion, willkürl. Muskelspannung, Steigerung der Herzfrequenz u. des Blutdrucks. Genital: Erektion des Penis u. Schwellung der Klitoris, Vaginallubrikation, Hodenschwellung u. -anhebung, Elevation des Uterus, Verdickung der kleinen Labien. 2. Plateauphase. Extragenital: Volumenzunahme der weibl. Brust u. Sichtbarwerden der Gefäße, Verstärkung der Muskelspannung, Kontraktionen in Gesicht u. Abdomen sowie des Sphincter ani, Pulsfrequenz 100–175/min, Steigerung des systol. Blutdrucks um 20–60 mmHg (2,7–8,0 kPa), des diastol. um 10–20 mmHg (1,3–2,7 kPa). Genital: Retraktion der Klitoriseichel, Entwicklung der orgast. Manschette (einer Schwellung des äußeren Drittels der Vagina), weiteres Schwellen u. Rotfärbung der Schamlippen, beim Mann Rötung u. max. Volumenzunahme des Penis sowie der Hoden, Entweichen von 2–3 Tropfen muköser Flüssigkeit aus der Harnröhre (sog. Lusttropfen). 3. Orgasmusphase. Extragenital: Verlust der willentl. Kontrolle des Muskeltonus, Spannungen einiger Muskelgruppen, rhythm. Uteruskontraktionen, Atemfrequenz auf etwa 40 Respirationen/min beschleunigt, Pulsfrequenz auf 110–180. Weiterer Anstieg des Blutdrucks. Genital: Kontraktionen der orgast. Manschette, beim Mann in der gesamten Länge des Urethra- u. Penisbereichs, jedoch nach 3–4 kräftigen Spermaexpulsionen an Intensität nachlassend. 4. Lösungsphase: extragenital: rapides Abschwellen der Brustwarzen u. Brüste, Normalisierung von Muskeltonus, Blutdruck, Atemfrequenz u. Herztätigkeit. Genital: Reposition der Klitoris, rasches Abschwellen der orgast. Manschette u. Entspannung der Scheidenwand, Reposition des Uterus in die Ausgangslage, Abblassen der Labien, Abschwellen von Penis, Skrotum u. Testes.

sexuell ⟨*lat*⟩ *Adj*: geschlechtl., das Geschlechtsleben betreffend.

Sexuologie ↑Sexualwissenschaft.

Seyfarth, Carly (1890–1950), Int., Leipzig, führte 1922 die Sternal-u. Rippentrepanation zur Gewinnung von Knochenmark beim Lebenden (zunächst zur Untersuchung auf Malariaplasmodien) ein.

Sézary, Albert (1880–1956), frz. Dermat., Paris.

Sézary-Syndrom (nach Albert S.): malignes Non-Hodgkin-Lymphom mit charakterist. generalisierter Erythrodermie. Neben Lymphknotenschwellungen bestehen Leber- u. Milzvergrößerung. Häufig findet sich im Blutbild eine Leukozytose, die v. a. durch charakterist. rundkernige, lymphat. Zellen verursacht wird. Es handelt sich um eine seltene Erkrankung des höheren Lebensalters.

Sézary-Zellen (nach Albert S.): Lutzner-Zellen; Zellen mit großem eingebuchtetem Kern u. schmalem, z. T. vakuolärem Zytoplasmasaum (PAS-pos. Polysaccharide).

sezernieren ⟨*lat*⟩: absondern; ↑Sekret.

sezieren ⟨*lat*⟩: eine ↑Sektion durchführen. ↑Autopsie.

S-Form ⟨*engl*⟩: *Abk* für Smooth-form; ↑Glattform.

SFT: *Abk* für ↑Sabin-Feldman-Test.

SGOT: *Abk* für Serum-Glutamat-Oxalacetat-Transaminase; ↑Aspartataminotransferase.

SGPT: *Abk* für Serum-Glutamat-Pyruvat-Transaminase; ↑Alaninaminotransferase.

SH: *Abk* für ↑Serumhepatitis.

Shading-Korrektur ⟨*engl* + *lat*⟩ *f*: in der automatischen ↑Bildverarbeitung der Ausgleich des örtl. Unterschieds der Empfindlichkeit eines optoelektronischen ↑Bildwandlers.

Shaker flasks ⟨*engl*⟩ *Pl* ↑Kulturflaschen.

Sharp, Phillip A. (geb. 1944), amerik. Molekularbiologe, USA. 1993 Nobelpreis für Med./Physiol. (mit R. J. Roberts) „für ihre Arbeiten in der Genforschung".

Sharpey, William (1802–1880), brit. Anat., Edinburgh, London.

Sharpey-Faser (nach William S.): Fibra perforans; kollagene Fasern, die aus dem Periost in die Matrix ossea des Knochens bzw. vom Periodontium in die Substantia intercellularis des Zahnzements (Cementum) einstrahlen u. so die Aufhängung des Zahns in der Alveole bewirken. Abb. S. 1846.

Sharp-Syndrom ↑Mixed connective tissue disease.

Shaver, Cecil Gordon, zeitgen. amerik. Pathol.

Shaver-Syndrom (nach Cecil G. S.): Korundschmelzersilikose; Folge der Einatmung von Nebeln beim Korundschmelzen. Lungenfibrose o. Granulome, ähnl. ↑Aluminose.

Shea-Plasti-Pore-Torp ⟨*engl*⟩ *m* ↑TORP-Prothese.

Sheehan, Harold L. (geb. 1900), amerik. Pathol.

Sheehan-Syndrom: meist akute postpartale Hypophysenvorderlappeninsuffizienz. Kurz nach der Geburt bis Jahre nach einer komplizierten Geburt mit starkem

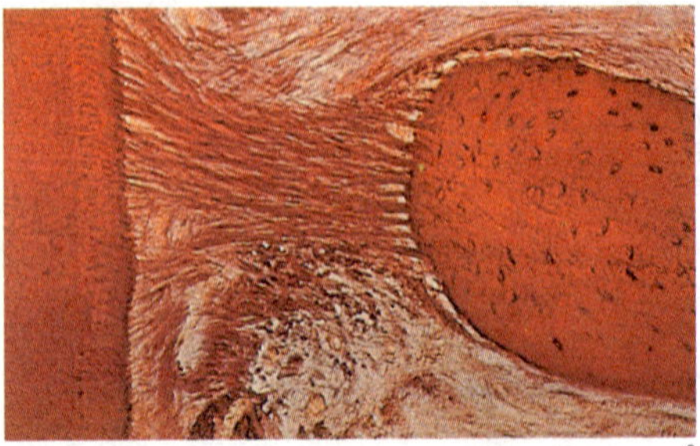

9

Sharpey-Faser

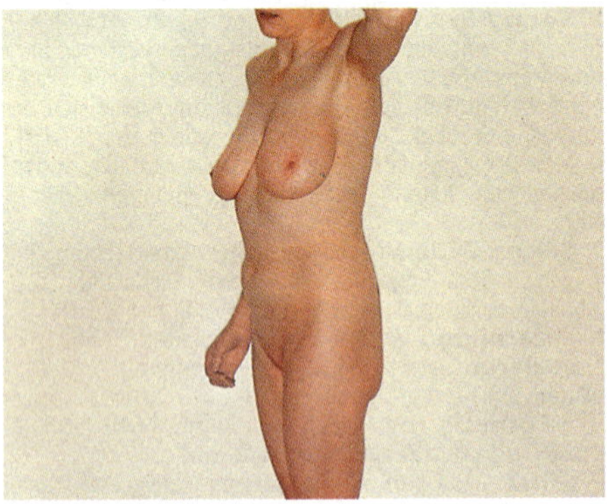

19

Sheehan-Syndrom. Hypopituitarismus mit Ausfall der Achsel- und Schambehaarung

Blutverlust u. Schock auftretende ischäm. Nekrose der HVL. Klin. ↑Hypopituitarismus, Amenorrhö, Agalaktie. Abb.

Sheldon, Joseph H., Arzt, Wolverhampton.

Shell-freezing *(engl) n*: Verfahren zum raschen Einfrieren von Flüssigkeiten (Serum, Plasma usw.) in Ampullen für die Gefriertrocknung. Durch Rotation der Ampullen (Zentrifugalkraft) werden ein möglichst dünner Flüssigkeitsfilm u. eine möglichst große Verdampfungsoberfläche erhalten.

Shell teeth *(engl) Pl*: Muschelzähne, angeborene Zahnentwicklungsstörung. Die S. t. haben einen großen Pulparaum u. kurze plumpe Wurzeln. Anstelle des Tubulardentins ist eine grobfaserige Hartsubstanz entwickelt.

Sheltered work *(engl)* ↑Arbeit, geschützte.

Shemin-Zyklus: dient dem Abbau von ↑Glycin o. der Synthese von Deltaaminolävulinsäure, die die Ausgangssubstanz für die Synthese der ↑Porphyrine darstellt.

Shenton, Edward (1872–1955), Radiol., London.

Shenton-Ménard-Linie: bogenförmige Linie auf Röntgenaufnahmen des Hüftgelenks, die vom distalen Rand des Schenkelhalses u. des Femurkopfs u. der Crista obturatoria des Os pubis gebildet wird. Bei Luxation u. Pfannendysplasien erscheint im Röntgenbild eine Stufe zwischen Femurkopf u. der Crista obturatoria.

Sherridan-Gardiner-Test: Untersuchungsmethode zur subjektiven Sehschärfenbestimmung. Der Pat. zeigt auf einen von 7 Buchstaben auf einer Karte in seiner Hand, der dem vom Untersuchenden hochgehaltenen Buchstaben entspricht. Der Test eignet sich bes. gut für kleine Kinder.

Sherrington, Charles Scott (1857–1952), brit. Physiol., Liverpool, Oxford. 1932 Nobelpreis für Med./Physiol. (zusammen mit E. D. Adrian) „für ihre Entdeckungen zur Funktion der Neurone". ↑Dezerebration, ↑Sherrington-Gesetz.

Sherrington-Gesetz (nach Charles S. S.): **1.** ***Anat.:*** Versorgung eines zusammenhängenden Hautbezirks durch jede dorsale Rückenmarkwurzel, wobei diese Bezirke sich überschneiden. **2.** ***Ophth.:*** Gesetz der reziproken Augenmuskelinnervation; bei Veränderung in der Innervation eines äußeren Augenmuskels erfolgt auch für den Antagonisten eine proportionale, aber entgegengesetzt wirkende Änderung der Innervation.

SH-Gruppe ↑Sulfhydrylverbindungen.

Shiga, Kiyoshi (1870–1957), jap. Bakteriologe, Tokio. Nach ihm wurde die Gattung ↑Shigella benannt, Shiga-Kruse-Bakterien, jetzt Shigella dysenteriae Typ 1, die er unabhängig von Kruse 1898 entdeckte.

Shiga-Kruse-Bakterien (nach Kiyoshi S. u. Walter K.): jetzt Shigella dysenteriae 1, starker Exotoxinbildner (↑Ektotoxine); Erreger der Bakterienruhr.

Shigella (nach Kiyoshi Shiga): Bakteriengattung der Fam. ↑Enterobacteriaceae. Gramnegative, unbewegl. Stäbchen, Erreger der bakteriellen Ruhr (Shigellosen). 4 Arten, auch als Subgattungen o. Untergruppen A bis D bezeichnet: S. dysenteriae (10 Serotypen), S. flexneri (8 Sero- u. 9 Subserovarietäten), S. boydii (15 Serotypen), S. sonnei. S. dysenteriae 1 (früher S. Shigae), S. dysenteriae 2 (früher Schmitz-Bakterien o. S. schmitzii), S. dysenteriae 3 (früher S. largei-sachsii), S. sonnei (Kruse-Sonne-Bakterien o. F-Ruhrbakterien).

Shigellosen ↑Ruhr, bakterielle.

Shimming *(engl)*: Anpassen magnet. Korrekturfelder an stat. Magnetfelder zur Verbesserung der Feldhomogenität, z. B. bei Kernspintomographen (↑Kernspintomographie).

Shipyard-Erkrankung *(engl)*: bei Smog in engl. Werften u. Häfen auftretende Keratoconjunctivitis epidemica.

Shone-Syndrom: angeborener Fehlbildungskomplex des Herzens. Als Stenose wirkende, fallschirmartige Mitralklappe, suprabikuspidale Ringbildung, subvalvuläre Aortenisthmusstenose. Typ. Lävokardiogramm.

Shope, Richard Edwin (1902–1966), amerik. Mikrobiol., New York.

Shope-Fibrom: 1932 von Shope in der Unterhaut eines Baumwollschwanzkaninchens (Cottontail rabbit) festgestellte, virusbedingte tumorartige Erkrankung des Bindegewebes, deren formale Genese mehrere unterschiedl. Entwicklungsstadien erkennen läßt (Initialstadium mit Vorherrschen akut-entzündl. Gewebeveränderungen, Tumorstadium mit Überwiegen von Fibromzellen im histol. Bild, Regressionsstadium). Das Wirtsspektrum bleibt auf Wild- u. Hauskaninchen beschränkt, unter natürl. Bedingungen erfolgt die Virusübertragung durch Stechmücken. Nach Rückbildung der Fibrome absolute Immunität.

Shope-Papillom (nach Richard E. S.): durch den Papova-Virus hervorgerufene Papillome beim Kaninchen, die selten maligne entarten, sondern meist nach einigen Monaten degenerieren.

Shorr-Färbung: in der hormonalen Zytodiagnostik übl. Färbung der Vaginalepithelien mit einer alkohol. Lösung aus Biebricher Scharlach, Orange G, Fast Green, Phosphorwolfram- u. Molybdänsäure sowie Eisessig. Das Plasma eosinophiler Zellen färbt sich leuchtend orangerot, das zyanophiler Zellen grün.

Short-bowel-Syndrom ⟨*engl*⟩: Malabsorptionssyndrom des kurzen Darms infolge Resektion großer Dünndarmabschnitte o. von Fistelbildungen mit Kurzschluß.

SH-Reagenzien: Substanzen, die mit Sulfhydrylgruppen reagieren. S. sind wichtige Hilfsmittel bei der Strukturanalyse von Proteinen.

Shunt ⟨*engl*⟩ *m*: Kurzschluß zwischen venösem u. art. Kreislaufschenkel o. zwei Hohlorganen. Kann im Herzen o. zwischen den großen Arterien (Aorta, Truncus pulmonalis) liegen. Rechts-Links-Shunt (Beimischung sauerstoffarmen Blutes zum Blut des Körperkreislaufs): erzeugt Zyanose (↑Morbus coeruleus), Links-Rechts-Shunt: Überlastung des Lungenkreislaufs. Bei nachlassender Kraft der entsprechenden Herzkammer kann es zur kardialen ↑Shuntumkehr kommen.

Shunt, arteriovenöser: zeitweilig als mögl. ther. Maßnahme nach ↑Thrombektomie der Beckenvenen o. aus Voraussetzung zur Dialysebehandlung bei Urämie übl. ↑Scribner-Shunt. ↑Hämodialyseshunt.

Shunthyperbilirubinämie: Hyperbilirubinämie durch Hämolyse von Knochenmarkerythrozyten u. ihren Vorstufen (extravasaler hämolyt. Ikterus). Auftreten vorwiegend im mittleren Lebensalter als kompensierter hämolyt. Ikterus.

Shunt, intraluminärer: Silikongummischlauch, der in ein Blutgefäß zur Überbrückung einer Defektstrecke während deren Rekonstruktion eingelegt wird. Erforderl. bei sauerstoffempfindl. Organen, wie Gehirn u. Niere.

Shunt-line: Shuntleiste; aufgeworfener Wall mit anastomosierenden Netzhautgefäßen in der Peripherie der Netzhaut bei ↑Retinopathia praematurorum.

Shunt, lymphovenöser: **1.** Unter pathol. Bedingungen in der Körperperipherie auftretende Nebenschlüsse zwischen Lymphgefäßen u. kleinsten Venen. **2.** Ther. angelegte Anastomose zwischen Ductus thoracicus u. V. subclavia, wenn ein Stenoseeffekt im Mündungsbereich des Ductus thoracicus besteht, um einen therapieresistenten Aszites zu bessern u. den portalen Hochdruck zu senken.

Shunt, mesenterikokavaler: Interposition von Kunststoffprothesen zwischen oberer Mesenterialvene u. unterer Hohlvene (portale Durchblutung bleibt erhalten).

Shuntoperationen ↑Hydrozephalustherapie.

Shunt, peritoneovenöser: Kurzschlußverbindung zwischen Bauchhöhle u. Venensystem über Schlauchsysteme mit einem zwischengeschalteten Ventil, um einen Blutrückfluß in die Bauchhöhle zu verhindern (LeVeen-, Agishi-, Cordis- u. Denversystem). Einsatz bei konservativ nicht mehr beherrschbarem ↑Aszites o. sek. Komplikationen durch den Aszites.

Shunt, portokavaler: portokavale Anastomose. Operativ hergestellte Verbindung (latero-lateral o. termino-lateral) zwischen Pfortader u. unterer Hohlvene zur Beseitigung einer portalen Hypertension.

Shunt, splenokavaler: Anastomose zwischen distaler V. lienalis u. unter Hohlvene durch Kunststoffprothese.

Shunt, splenorenaler: Anastomosierung zwischen Milzvene u. Nierenvene (termino-lateral, latero-lateral bzw. als selektive distale splenorenale Anastomose mit Unterbindung der V. coronaria ventriculi).

Shuntumkehr, kardiale: Durch Anpassung an die durch Shuntvolumen vermehrte Volumenarbeit tritt eine Herzhypertrophie im Gebiet des niedrigen Drucks auf. Der durch die Hypertrophie zeitweise o. ständig erreichte höhere Druck führt zeitweise o. ständig zur Strömungsrichtungsumkehr (evtl. mit Auftreten von Zyanose, ↑Eisenmenger-Reaktion).

Shuntvolumen: die über den Shunt vom art. in den venösen Teil o. umgekehrt übergehende Blutmenge.

Shuttle-Vektoren ↑Vektor, bifunktioneller.

Shwachman, Harry, zeitgen. amerik. Päd., Boston/Mass.

Shwachman-Diamond-Syndrom (nach Harry S. u. Louis K. D.): autosomal rezessiv, angeborene Erkrankung mit exokriner Pankreasinsuffizienz bei Pankreashypoplasie, Neutropenie, Skelettanomalien u. psychomotor. Retardierung.

Shwartzman, Gregory (1896–1965), amerik. Bakteriologe u. Serol., New York.

Shwartzman-Phänomen (nach Gregory S.): ↑Sanarelli-Shwartzman-Phänomen.

Shy-Drager-Syndrom: genet. bedingte Positionshypotonie. Als asympathikotones Syndrom von Shy u. Drager beschrieben, prim. degeneratives Leiden mit pathol.-anat. Läsionen in Groß- u. Kleinhirnrinde, Stammganglien, Substantia nigra u.a. Stammhirnkernen u. Spinalganglien. Außer Störungen der orthostat. Blutdruckregulation vorwiegend vegetativ-nervöse Ausfälle im Spinalsystem; vegetative Störungen der Potenz, Miktion, Anhidrose u. gastrointestinale Beschwerden; später auch pyramidale u. extrapyramidale Ausfälle. Autosomal dominanter Erbgang.

Shy-Magee-Krankheit: genet. bedingte, in früher Kindheit beginnende Myopathie der spinal-innervierten Muskeln ohne Progredienz. Phosphorylaseaktivität reduziert, z.T. abnorme Struktur der kontraktilen Proteine. Erbgang autosomal dominant.

Si: chem. Symbol für Silizium.

SI: Schneidezahnindex für die Summe der Breiten der Incisivi. ↑Pont-Index.

SIADH ↑Syndrom der inappropiaten ADH-Sekretion.

sial- ⟨*gr*⟩ *Präfix*: die Speicheldrüsen betreffend, Speichel-.

Sialadenitis ⟨*gr*⟩ *f*: Entzündung der Speicheldrüsen. ↑Parotitis.

Sialadenitis, myoepitheliale: chron. Entzündung der Kopfspeicheldrüsen (meist Parotis) mit Atrophie des Parenchyms, starker Proliferation der Myoepithelzellen u. dichter Lymphozyteninfiltration. Als Immunsialadenitis aufgefaßt, Teilbild des ↑Sjögren-Syndroms.

Sialinsäuren: die N- u. O-Acetylderivate der ↑Neuraminsäure. Oft wird N-Acetylneuraminsäure als S. bezeichnet. Häufig in den Kohlenhydratanteilen von Glykoproteinen u. Glykolipiden.

Sialoadenitis ↑Sialadenitis.

Sialoangiographie: Sialographie, Sialoadenographie; Röntgendarstellung des Ausführungsgangsystems der Kopfspeicheldrüsen nach retrograder Ausfüllung mit ↑Kontrastmittel.

Sialoganglioside ↑Ganglioside.

sialogen ⟨*gr*⟩ *Adj*: den Speichel u. die Speichelbildung betreffend.

Sialolithiasis: Steinbildung in einer Speicheldrüse.

Sialorrhö: Hypersalivation; pathol. gesteigerte Speichelsekretion bei örtl. Entzündung, nach Gabe von Pilocarpin, Physostigmin, Brom sowie bei Intelligenzminderung, Bulbärparalyse, Parkinson-Syndrom, nach Hirnhautentzündung.

Sialose: chron. Erkrankung der Speicheldrüsen. ↑Mikulicz-Krankheit, ↑Sjögren-Syndrom, ↑Heerfordt-Mylius-Krankheit.

SIA-Probe: *Abk* für lat. serum in aqua; Screening für ↑M-Komponente bei Makroglobulinämie Waldenström. Bei Eintropfen von Serum mit entsprechender M-Komponente in Aqua bidestillata bildet das Serum keine Schlieren, sondern die M-Komponente fällt flockig aus. Sicherung der Verdachtsdiagnose durch immunoelektrophoret. Analyse erforderl. ↑Euglobulintest.

sibilans ⟨*lat*⟩ *Adj*: pfeifend, rasselnd.

Sicard, Jean Athanase (1872–1929), frz. Int., Paris. Entwickelte Methoden zur Varizenverödung u. zur Myelographie; Operationsverfahren im Bereich der Wirbelsäule.

Sicard, Roger, zeitgen. frz. Neurol., Paris.

Sicard-Syndrom (nach Roger S.) ↑Glossopharyngeusneuralgie.

Sicca-Syndrom: Tränenmangel o. verminderte Tränenhaftung auf der Hornhaut mit Trockenheitsgefühl, Brennen der Augen. Kann zur Keratoconjunctivitis sicca mit allen Komplikationen bis zum Hornhautulkus führen. ↑Sjögren-Syndrom.

siccus ⟨*lat*⟩ *Adj*: trocken.

Sichelfuß: Pes adductus congenitus; angeborene Adduktionsstellung der Mittelfußknochen. Kann isoliert auftreten, aber meist Teilkomponente des angeborenen Klumpfußes.

Sichel, temporale: sichelförmige Aderhaut-Netzhaut-Atrophie am temporalen Rand der Papilla nervi optici, bes. bei Myopie.

Sichelzellen: Drepanozyten; Erythrozyten, die durch auskristallisierendes Hämoglobin-S in eine Sichelform übergehen. Grundlage dieses Phänomens ist die schlechte Löslichkeit des HbS in reduziertem Zustand. Eine pH-Verschiebung zum sauren Milieu begünstigt das Sicheln der Zellen. Zum Nachweis von S. bei ↑Sichelzellenanämie wird der Sichelzellentest unter Verwendung von Natriumdithionit durchgeführt.

Sichelzellenanämie: angeborene schwere hämolyt. Anämie, die durch eine ↑Hämoglobinopathie verursacht wird. Beim Sichelzellenhämoglobin (HbS) liegt eine Mutation in Pos. 6 der Betakette des Globins vor (β6 Glu → Val). Das HbS wurde 1949 von dem amerik. Naturwissenschaftler L. Pauling als erste ↑Molekularkrankheit erkannt. Als Sichelzellenkrankheit werden die Sympt. zusammengefaßt, die durch die Bildung von ↑Sichelzellen auftreten. An S. erkranken nur homozygote Merkmalsträger, heterozygote sind klin. meist gesund. Die S. ist die am weitesten verbreitete u. häufigste hämolyt. Anämie. Sie wird v. a. bei der schwarzafrikan. Bevölkerung beobachtet, wo bis zu 40 % der Einwohner heterozygote Merkmalsträger sind. HbS hemmt die intraerythrozytäre Vermehrung von Malariaplasmodien (Plasmodium falciparum); daher ist die Selektion in Malariagebieten bes. groß. Typ. für die S. ist die Kombination von Hämolyse u. Infarkten, wobei ein krisenhafter Verlauf vorherrscht. Es finden sich alle Zeichen einer hämolytischen ↑Anämie mit erhebl. Sauerstoffdefizit. Infarzierungen führen zu abdominellen ↑Krisen, Knochennekrosen, Lungeninfarkten u. ZNS-Krisen mit Lähmungen, Krämpfen u. Koma. Durch Milzfibrose kommt es zu einer funktionellen Asplenie (↑Asplenie), die mit erhebl. Infektneigung einhergeht. Die S. hat wegen der ungünstigen Progn. einen großen Anteil an der geringen Lebenserwartung der betroffenen afrikan. Bevölkerung. Eine kausale Behandlung ist bis heute nicht mögl.

Sichelzellenhämoglobin ↑Hämoglobinopathien.

Sichelzellen-HbC-Krankheit ↑Hämoglobin-S-C-Krankheit.

Sichelzellenretinopathie: Sichelretinopathie; proliferative Netzhautveränderung bei den versch. Formen der Sichelzellenanämie, bes. schwer bei Sichelzellenhämoglobin-C-Krankheit. Verläuft in 5 Stadien: 1. Arteriolenverschlüsse (Sichelerythrozyten sehr unelast.), 2. arteriolovenöse Anastomosen; 3. Neovaskularisation (Seefächerbildungen); 4. Glaskörperblutungen; 5. Netzhautablösung. Beginnt in mittlerer Netzhautperipherie.

Sichelzellentest ↑Hämoglobin-S-Nachweis.

Sichelzellenträger: heterozygoter Merkmalsträger des Sichelzellen-Gens; seine Erythrozyten enthalten sowohl HbS als auch HbA. ↑Sichelzellenanämie.

Sicherheitsfaktor: Größe zur Berechnung des ↑Acceptable daily intake (ADI) von Stoffen aus Ergebnissen toxikol. Tests. Der S. mindert Unsicherheiten bei der Übertragung tierexperimenteller Befunde auf den Menschen. Der S. beträgt oft 100, d. h. für den Menschen wird nur $^{1}/_{100}$ des am Tier ermittelten ↑No effect level als zulässig angesehen. Bei vermuteten Spätwirkungen wird mit einem S. von 500 o. 1 000 gerechnet.

Sicherheitsfilm: Film, der als Schichtträger nicht die leicht brennbare Nitrozellulose (Zelluloid) verwendet, sondern Zelluloseacetat, das schwer entzündl. ist, o. hochpolymere Kunststoffe. Seit Jahrzehnten werden alle Filme als S. ausgeliefert.

Sicherheitsindikatoren: am o. im ↑Sterilisiergut mitgeführtes Prüfmittel, das eine abgelaufene ↑Sterilisation ohne Aussage über den Sterilisationserfolg anzeigt. Für die ↑Dampfsterilisation ↑Thermotest-D-Indikator, für die Sterilisation durch trockene Hitze ↑Thermotest-H-Indikator bzw. für die ↑Äthylenoxidsterilisation ↑Aebrolinol. ↑Sterilisationsindikatoren, ↑Bioindikatoren.

Sicherheit, statistische: Symbol $1-\alpha$; bei ↑Vertrauensbereichen die Wahrscheinlichkeit, mit der der Bereich den zu schätzenden Parameter überdeckt. Bei statistischen ↑Tests gewöhnl. als Komplement zur ↑Irrtumswahrscheinlichkeit α betrachtet.

Sicherstellungsauftrag: Auftrag der Krankenkassen, sicherzustellen, daß der Versicherte u. Familienangehörige entspr. den gesetzl. u. vertragl. fixierten Erfordernissen bedarfsgerecht u. kontinuierl. ärztl. versorgt wird.

Sichtbildkinematographie ↑Röntgenkinematographie.

Sichter: Abscheidevorrichtung für größere Flüssigkeitspartikel in ↑Inhalationsapparaten.

Sichtokklusion: partielle ↑Okklusion, die Entstehung eines Netzhautbildes erlaubt, jedoch die ↑Sehschärfe herabsetzt (Zellophanfolie). Zur abgestuften Amblyopiebehandlung (↑Amblyopie). Den Übergang zur vollständigen Okklusion stellt die partielle Okklusion dar, die nur Lichteinfall, aber keine Bildentstehung gestattet (Papierverklebung des Brillenglases).

Sick-building-Syndrom ⟨*engl*⟩: *Abk* SBS, Bürokrankheit, Modern indoor workers syndrome; bei Personen, die in klimatisierten Räumen arbeiten, auftretende Beschwerden an den Schleimhäuten der Augen u. der Atmungswege, Kopfschmerzen, Konzentrationsstörungen, Hautreizungen, neurotox. Sympt. sowie Geruchs- u. Geschmackswahrnehmungen, Ermüdbarkeit, trockene Haut. Als Ursache der meist unspezif. Befindlichkeitsstörungen werden u. a. angenommen: mangelnde individuelle Regulationsmöglichkeiten, kontaminierte o. defekte Belüftungssysteme, Chemikalien u. Materialien der Innenausstattung, Arbeitsplatzunzufriedenheit.

Sick-sinus-Syndrom ⟨*engl*⟩: Bradykardie-Tachykardie-Syndrom. Alternierende bradykarde u. tachykarde Phasen. Dazu gehören u. a. das nicht digitalisbedingte bradykarde Vorhofflimmern, die persistierende Sinusbradykardie, der Sinusstillstand mit Ersatzrhythmus o. Asystolie.

Sideramine: mikrobielle Wachstumsfaktoren aus der Gruppe der Siderochrome. Enthalten Ferri-Trihydroxamat als charakterist. Grundstruktur u. spielen beim Metalltransport eine Rolle.

siderans ⟨*lat*⟩ *Adj*: plötzl. beginnend, schnell verlaufend.

Sideratio ⟨*lat*⟩ *f*: **1.** Schneller, plötzl. Tod, z. B. bei Sonnenstich o. Blitzschlag. **2.** Erysipel des Gesichts. **3.** Elektrotherapie.

Siderin ⟨*gr*⟩ *n*: an Eiweißkörper gebundenes Eisenhydroxid (Hämosiderin), das als Speichereisen fungiert. S. enthält mit 29–36 % Eisen mehr als das Ferritin, jedoch ist das Eisen aus S. wesentl. schwerer mobilisierbar. In der Beurteilung von Knochenmarkpräparaten hat der Siderinnachweis Bedeutung für die Anämiediagnostik u. erlaubt gewisse Rückschlüsse auf den Eisenstoffwechsel. Fehlen von S. spricht für Eisenmangel.

sidero- ⟨*gr*⟩ *Präfix*: aus Eisen bestehend o. Eisen betreffend.

Sideroblasten ⟨*gr*⟩ *m Pl*: siderinhaltige Erythroblasten. Wird Siderinpigment perinukleär in Erythroblasten nachgewiesen („Ringsideroblasten"), so kann auf eine Eisenverwertungsstörung (sideroachrest. Zustand) geschlossen werden (hämatologische ↑Färbeverfahren). Auch eine Vermehrung der S. über 60 % (bezogen auf die Erythroblasten) spricht für eine gestörte Eisenverwertung, wie sie bei den sog. sideroblastischen ↑Anämien beobachtet wird.

Sideroblastenindex: In einem mit der Berliner-Blau-Reaktion gefärbten Knochenmarkpräparat werden 100 Erythroblasten ausgewertet u. nach dem Grad der Eiseneinlagerung nach dem Score-Prinzip in 4 Stufen (0–III) eingeteilt. Der S. ergibt sich aus der Summe der ausgezählten Zellen multipliziert mit dem Faktor (0–III). Der Normalbereich der S. liegt zwischen 20 u. 60.

Siderochrome: von best. Mikroorganismen gebildete eisenhaltige, rotbraune Verbindungen. S. sind Chelatbildner mit hoher Spezifität für dreiwertiges Eisen. Einige S. sind Antibiotika, andere haben Wuchsstoffcharakter für best. Mikroorganismen.

Siderofibrose ↑Schweißerlunge.

Sideromakrophagen ↑Makrophagen.

Sideromycine: Antibiotika, die den Komplex Eisen(III)-trihydroxamat enthalten, z. B. ↑Albomycin.

Sideropenie ↑Eisenstoffwechsel.

Siderophagen: eisenspeichernde Zellen bei erhöhtem Eisenangebot. Meist Abkömmlinge des ↑Monozyten-Makrophagen-System, z. B. in Milz, Leber (Kupffer-Sternzellen), Knochenmark, Lunge (Alveolardeckzellen), Pankreas.

Siderophilie ↑Hämochromatose, primäre.

Siderophiline: Gruppe von hämfreien, eisenbindenden Glykoproteinen. Zu den S. zählen ↑Transferrin, Ovotransferrin u. Lactoflavin. S. besitzen zwei Bindungsstellen für Eisen(III)-Ionen u. dienen als Eisenspeicher- u. Transportproteine.

Siderophore: Eisenkomplexbildner als ↑Pathogenitätsfaktoren von Bakterien mit hoher Affinität zum Eisen(II)-Ion, so daß die Bakterienvermehrung im eisenarmen Milieu des Wirtsorganismus gewährleistet ist.

Siderose ⟨*gr*⟩ *f*: Siderosis; Ablagerung von Eisen in Körpergeweben.

Siderose pulmonum: rostbraune Verfärbung u. knotige o. diffuse Verhärtung der Lungen infolge Inhalation eisenhaltigen Staubs.

Siderosilikose: ↑Mischstaubsilikose der Lungen, tritt auf nach chron. Inhalation von quarz- u. eisenhaltigen Stäuben, z. B. im Eisenerzbergbau. ↑Silikose.

Siderosis bulbi: Eisenablagerung im Auge, z. B. durch eisenhaltige Fremdkörper nach perforierenden Verletzungen. Bräunl. Verfärbung von Iris u. Linse. Ablagerung bes. in den Kammerwinkelstrukturen.

Siderosis retinae: Eiseneinlagerung in der Netzhaut i. R. einer Siderosis bulbi. Führt zur Intoxikation mit Potentialverminderung im ↑Elektroretinogramm, Visusherabsetzung u. schließl. Erlöschen des ERG. ↑Metallosen.

Siderosom ⟨*gr*⟩ *n*: elektronendichtes Ferritin-Konglomerat in Erythroblasten, nicht immer mit Membran.

Siderozyten: siderinhaltige Erythrozyten. Erkennbar an 4–8 kleinsten Eisengranula, die sich nach Berliner-Blau-Reaktion darstellen. Der Anteil der S. im peripheren Blut des Erwachsenen liegt unter 0,3 %. Es handelt sich um junge Erythrozyten; die osmot. Resistenz ist erhöht. Nach Milzentfernung steigt der Anteil von S. im Blut an. ↑Färbeverfahren, hämatologische.

Side-to-side-Syndrom ⟨*engl*⟩ *n* ↑Blindsacksyndrom.

SIDS: *Abk* für engl. sudden infant death syndrome; ↑Kindstod, plötzlicher; ↑Beinahetodesfall.

Siebaudiometer: Audiometer für die Sieb- o. ↑Screening-Audiometrie. Einfacher Aufbau u. leichte Bedienbarkeit, auch für Laien, mit 3–6 Prüffrequenzen, zur orientierenden Hörprüfung großer Bevölkerungsgruppen.

Siebbein ↑Os ethmoidale.

Siebbeinzellenkrebs: entsteht durch inhalative Aufnahme von Stäuben o. Dämpfen, die Nickel, Chrom, Arsen, Buchen- o. Eichenholzstäube enthalten, relativ selten. ↑Berufskrankheiten.

Siebbestrahlung: in der ↑Strahlentherapie Anwendung eines mit Löchern von etwa 10 mm Durchmesser versehenen, nahezu strahlenundurchlässigen Stoffs (Blei, Bleigummi) im Bestrahlungsfeld. Durch diese Siebe entstehen nebeneinander sehr hoch u. sehr niedrig belastete Oberflächenbereiche. Der Dosisunterschied nimmt mit zunehmender Tiefe durch die Streustrahlung ab. Durch die Schonung des Gewebes unter den abgedeckten Stellen ist eine Regeneration der hoch belasteten Oberflächenbereiche (bis 25 000 rd = 250 Gy) durch Kapillareinsprossung aus den geschonten Gebieten mögl. Dadurch können Spätschäden weitgehend vermieden werden. Die S. wird in der konventionellen Tiefentherapie, aber auch bei ^{60}Co- u. Elektronenbestrahlung angewendet.

Siebbrille: undurchsichtige Brillenscheibe, die mit feinen Löchern durchsetzt ist. Bewirkt stenopä. Effekt, ohne daß Pat. nach einziger Durchblicköffnung suchen muß. ↑Brille, stenopäische.

Siebener-Syndrom: Reifungshemmung des Skeletts bei Säuglingsskoliose, die durch 7 Sympt. charakterisiert ist: Skoliose, lumbodorsale Kyphose, Schiefhaltung des Kopfs, Asymmetrie des Schädels, Hüftdysplasie, Beckenasymmetrie, Fußdeformitäten.

Siebentagefieber: **1.** ↑Denguefieber. **2.** japan. S., Zuckerrohrfieber (↑Hebdomadisleptospirose, ↑Leptospirosen).

Siebold, Eduard K.J. von (1801–1861), dt. Gyn., Göttingen.

Siebold-Perforatorium (nach Eduard K. J. von S.): scherenförmiges, spitzes Instrument zur Eröffnung des Schädels für die ↑Embryotomie.

Siebsammler: ein Verfahren zur mikrobiol. Untersuchung des ↑Luftkeimgehalts mit 6 Meßkammern, die Petrischalen mit Nährböden enthalten u. jeweils mit einer Aluminiumplatte mit unterschiedl. Lochgröße bedeckt sind. Durch die abnehmenden Lochgrößen wird die Strömungsgeschwindigkeit variiert u. die Partikel werden nach Größe getrennt abgeschieden. Die Untersuchung mit einem S. ist wesentl. aufwendiger als mit ↑Schlitzsammlern, die i. d. R. eingesetzt werden. Das Ergebnis wird in koloniebildenden Einheiten pro m^3 Luft ermittelt. ↑Kolonie, bakteriologische.

Siebtest ↑Screening.

Siebung, molekulare: Abtrennung von größeren Molekülen bei ↑Ultrafiltration durch Membranen mit entsprechender Porengröße. In den Nierenkörperchen werden kleine Moleküle uneingeschränkt filtriert (z. B. Rohrzucker, Mol. Gew. 342), größere dagegen nur z. T.: Inulin (5500) 98%, Myoglobin (16000) 75%, Eieralbumin (43500) 22%, Hämoglobin (64500) 3%, Albumin (69000) 1%. Noch größere Moleküle wie z. B. die Globuline (Mol. Gew. > 80000) passieren die normale Glomerulusmembran nicht mehr.

Siebzehn-D-Impfstoff ↑Gelbfieberimpfstoff.

Siechtum: chron. zur Schwächung u. Entkräftung führender Krankheitsprozeß.

Siedeeffekt: Übergang von Körperwasser aus dem flüssigen Aggregatzustand in die Dampfphase bei extrem niedrigem Umgebungsdruck. Der S. beruht auf der Abhängigkeit des Siedepunkts einer Flüssigkeit vom atmosphär. Druck. In einer Höhe zwischen 19 u. 20 km beginnt das Wasser bei Körpertemperatur zu sieden. Zuerst bilden sich Wasserdampfblasen in den peripheren Regionen u. v. a. unter der Haut. Diese als Höhenemphysem bezeichnete Erscheinung ist durch Anschwellung der betroffenen Hautbezirke sowie durch eine typ. Krepitation bei Berührung gekennzeichnet. In der Luft- u. Raumfahrt verhindern die hermet. Kabinen sowie die Höhenschutzausrüstung das Entstehen des S. ↑Ebullation.

Siedepunkterhöhung: Der Dampfdruck einer Flüssigkeit sinkt, wenn in ihr ein Stoff gelöst wird. Die Dampfdruckerniedrigung ist bei konstanter Lösungsmittelmenge der Teilchenmenge des gelösten Stoffs proportional. Der verminderte Dampfdruck bedingt zum Sieden eine gegenüber dem reinen Lösungsmittel erhöhte Temperatur. Die S. ist für äquimolare Lösungen im gleichen Lösungsmittel gleich. Sie kann zur Bestimmung der molaren Masse benutzt werden.

Siegelringzelle: schleimbildende Tumorzelle, Degenerationsform einer Drüsen- o. Mesothelzelle. ↑Siegelringzellkarzinom.

Siegelringzellkarzinom: spez. Form des Adenokarzinoms, vorwiegend des Magen-Darm-Kanals. Charakterist. vergrößerte, mit Schleim gefüllte Drüsenzellen, deren Kern zusammengepreßt u. an den Zellrand gedrückt wird.

Siegelringzellymphom: seltenes malignes T-Zell-Lymphom mit opt. leeren, PAS-neg. Zytoplasmavakuolen. ↑Lymphome, maligne.

Siegemundin, Justine (1648 bis um 1705), kurbrandenburg. Hofwehemutter. Der von ihr 1690 angegebene geburtshilfl. „Gedoppelte Handgriff der Siegemundin" ist eine Methode, schwierige Wendungen dadurch zu erleichtern, daß man zunächst einen erreichbaren Fuß anschlingt. Durch diesen genialen Kunstgriff hat man während der Wendung in jeder Situation die Möglichkeit, am Fuß zu ziehen bzw. ziehen zu lassen, u. kann auf diese Weise mit beiden Händen im Uterus die Wendung beenden.

Siegrist: August (geb. 1865), Ophth., Basel.

Siegrist-Hutchinson-Syndrom (August S. u. Sir J. H.): Ernährungsstörung der Netzhaut u. der Aderhaut nach Augapfelprellung.

Siegrist-Streifen: streifenförmige pigmentierte Narben bei Aderhautsklerose.

SI-Einheiten ↑Einheitensystem, internationales.

Siemens, Hermann Werner (1891–1969), Dermat., Berlin, Leyden. ↑Dysplasie, anhidrotische ektodermale.

Siemens, Werner von (1816–1892). Begründer der Elektrotechnik.

Siemens (nach Werner von S.): Zeichen S; Einheit des elektr. Leitwertes, dem Kehrwert des elektr. Widerstands. $1\,S = 1\,\Omega^{-1}$.

Sievert: Zeichen Sv; SI-Einheit für die ↑Äquivalentdosis. 1 Sv = 100 rem = 1 J/kg.

Sigerist, Henry Ernest (1891–1957), Schweizer Medizinhistoriker, Leipzig, Baltimore. Von einer auf acht Bände konzipierten „Geschichte der Medizin" konnte S. nur die ersten beiden vollenden.

Siggaard-Andersen-Diagramm: Das von O. Siggaard-Andersen entwickelte Diagramm gestattet auf der Basis der ↑Henderson-Hasselbalch-Gleichung die Ablesung des ↑Basenexzesses u. des akuten Kohlendioxidpartialdrucks im Patientenblut.

Sigma ⟨*gr*⟩ *n*: **1.** Zeichen: σ, ς, Σ; 18. Buchstabe des griech. Alphabets; als Präfix u. wissenschaftl. Konstante gebraucht. **2.** Kurzw. für Colon sigmoideum (↑Kolon).

Sigmafaktor: Untereinheit (Polypeptid) der ↑RNA-Polymerase von Escherichia coli, die durch spezif. Wechselwirkung mit Promotorstrukturen (↑Promotor) der DNA die spezif. ↑Transkription von Strukturgenen in ↑Operons bewirkt.

Sigmaresektion: operative Entfernung des Colon sigmoideum (↑Kolon).

Sigmatismus ⟨*gr*⟩ *m*: Lispeln; fehlerhafte Bildung der Zischlaute S, Z, X, Sch. Einteilung der S. in labiodentale S. (abnorme Lippenfunktion): S. labialis, S. labiodentalis; laryngeale S. (abnorme Kehlkopffunktion): S. interdentalis, S. addentalis, S. lateralis, S. laryngealis; linguale S. (abnorme Zungenfunktionen): S. stridens, S. palatalis,

S. lateroflexus); nasale S. (abnorme Gaumensegelfunktion): S. nasale partiell/total, S. velaris partiell/total; pharyngeale S. (abnorme Rachenfunktion): S. pharyngealis. ↑Dyslalie.

sigmoid ⟨*gr*⟩ *Adj*: sigmoideus; S-förmig.

Sigmoideoskopie: Spiegelung des Sigmas. Es handelt sich aber immer um eine Rektosigmoideoskopie, die mit starren Instrumenten kaum total mögl. ist, mit flexiblen aber prakt. immer, wenn keine Stenosen die Instrumentenpassage verhindern. Im einsehbaren Bereich befinden sich über 50% der Karzinome u. Polypen des Dickdarms. Daher kommt der S. eine eminent große Bedeutung zu.

sigmoideus ↑sigmoid.

Sigmoiditis: Entzündung des Sigmas, seltener eigenständig (Crohn-Krankheit, Strahlensigmoiditis, ischäm. S.) als kombiniert mit allg. Dickdarmentzündungen.

Sigmoidizitätskoeffizient ↑Hill-Gleichung.

Sigmoidopexie: operative Fixierung des Colon sigmoideum in der Bauchhöhle.

Sigmoidostomie: operative Anlage einer Verbindung zwischen Colon sigmoideum u. Körperoberfläche. ↑Anus praeternaturalis.

Signal: informationstragendes materielles o. energet. Medium. Die Rolle von S. spielen Werte von physikal. Größen, Merkmale, Zeichen, Zustände, chem. Substanzen u. a. m., denen gewisse Informationen zugeordnet werden können. Durch Übertragung, Speicherung, Verarbeitung usw. von S. erfolgt entspr. Übertragung, Speicherung, Verarbeitung auch von Informationen bzw. wird Kommunikation zwischen einzelnen Systemen, insbes. zwischen Lebewesen u. innerhalb des Organismus, gewährleistet. Prinzipiell werden ↑analoge u. ↑diskrete bzw. ↑digitale, darunter ↑binäre S., unterschieden. Innerhalb des Organismus werden vorwiegend S. zweierlei Art angewendet: 1. chem. Substanzen (↑Hormone), die durch den Kreislauf transportiert werden; 2. elektr. ↑Aktionspotentiale, die durch das Nervensystem übertragen werden (Informationsübertragung im Organismus).

Signalase: eine Endoprotease, die nach der ↑Signalhypothese die Abspaltung des Signalpeptids von einem Sekretprotein katalysiert.

Signalbewegungen: Ausdrucksbewegungen der Kommunikation zwischen Individuen, die Informationen an Artangehörige o. Artfremde übermitteln, z. B. Drohgebärden, Imponiergehabe, mim. Ausdruck usw.

Signalhypothese: gut fundierte Hypothese, die den Mechanismus der Sekretion von Proteinen in den Extrazellularraum erklärt. Danach beginnt die Synthese eines Proteins am N-Terminus mit der Bildung eines stark hydrophoben Abschnitts (↑Signalpeptid) an membrangebundenen Ribosomen. Noch während der Proteinsynthese durchdringt das Signalpeptid die Membran u. erlaubt anschließend die Membranpassage der nachfolgenden Polypeptidabschnitte. Durch die ↑Signalase wird das Signalpeptid abgetrennt, so daß es im eigentl. Sekretprotein selbst nicht nachzuweisen ist.

Signalmetabolite: eine bes. Gruppe von Endproduktinhibitoren (↑Endprodukthemmung), die den regulator. Einfluß der ↑Energieladung auf amphibole ↑Stoffwechselwege modulieren. Sie sind bei niedriger Energieladung wenig, bei hoher Energieladung jedoch stark wirksam. Z. B. ist Zitrat ein wirksamer S. für die ↑Glykolyse infolge seiner Hemmwirkung auf die ↑Phosphofruktokinase-1.

Signalmittelung: Averaging; Verfahren der elektron. Datenverarbeitung, um sehr kleine Signale aus dem obligator. ↑Rauschen herauszuheben. Dazu ist die Kopplung des Signals an einen Reiz (wie bei der Darstellung evozierter Potentiale) o. an ein leicht zugängl. stabiles großes Potential (z. B. das EKG bei kardialen ↑Mikropotentialen) erforderl. Man unterscheidet zeitl. u. räuml. Mittelung je nachdem, ob aufeinanderfolgende o. von versch. Orten gleichzeitig abgeleitete Signale verarbeitet werden. Das ↑Signal-Rausch-Verhältnis verbessert sich mit der Quadratwurzel der Mittelungszahl.

Signalpeptid: i. d. R. am N-Terminus von Proteinen befindl. Sequenz hauptsächl. hydrophober Aminosäuren, die für den Transport solcher Proteine durch Membranen des endoplasmat. Retikulums essentiell ist. Wird nach dem Membrandurchtritt durch eine Peptidase abgespalten. S. sind typ. für Organellen- u. Sekretproteine (↑Protein targeting, ↑Prozessierung).

Signal-Rausch-Verhältnis: Störabstand; Verhältnis der Größen von Nutz- u. Störsignal, meist als Verhältnis der Effektivwerte der Signale, in der Nachrichtentechnik auch als Verhältnis von Signalleistung u. Rauschleistung definiert. In ↑Dezibel ausgedrückt heißt das S. dort auch Störabstand.

Signalspektrum: graph. Darstellung der nach der harmonischen ↑Analyse berechenbaren Amplituden der sinus- bzw. cosinusförmigen Teilschwingungen einer beliebigen Schwingung über dem ganzzahligen Vielfachen der Grundschwingung. Das S. läßt die für einen Registriervorgang wesentl. obere ↑Grenzfrequenz des Signals erkennen. ↑Leistungsspektrum.

Signalsystem: I. P. Pawlow unterschied ein System zeitweiliger ↑Verbindungen zwischen konkreten Reizen, die unmittelbar auf die Rezeptoren einwirken u. ein zweites System zeitweiliger Verbindungen. Beim Menschen wirken beide S. zusammen, wobei das zweite S. mehr für die Abstraktion u. das Entstehen des Bewußtseins verantwortl. sein soll.

Signalübertragung: Weiterleitung von ↑Biosignalen vom Ort ihrer Erfassung über beliebige Entfernungen zum Ort der Auswertung. Günstig in der Med. ist die sofortige Digitalisierung der analogen Meßwerte am Ort der Erfassung u. die digitale S. mit besserem ↑Signal-Rausch-Verhältnis. ↑Biotelemetrie.

Signalübertragungssysteme, intrazelluläre: Komponenten u. Prozesse, durch die extrazelluläre Signale (↑Chemokine, Wachstumsfaktoren, Neurotransmitter, Peptidhormone, Photonen) von plasmamembranständigen ↑Rezeptoren aufgenommen u. in der Zelle an versch. Effektorsysteme weitergeleitet werden, z. B. Enzyme metabol. Prozesse, Vorgänge der ↑Genexpression (↑Genregulation, ↑Genaktivierung) u. Ionenkanäle. Glieder der Effektuierungsketten sind Tyrosinproteinkinasen (Rezeptorkinasen), Serin-Threonin-Proteinkinasen (↑MAP-Kinasen), ↑G-Proteine u. ↑GTP-Bindungsproteine, Nukleotidaustauschfaktoren, Nukleotidzyklasen, ↑Phospholipasen, cGMP-Phosphodiesterase, ↑Calmodulin, sekundäre ↑Boten, zyklische ↑Nukleotide (↑cAMP, ↑cGMP), ↑Inositolphosphatide, Diacylglycerol, Ca^{2+}.

Signalwandlungssystem, adrenerges: Man unterscheidet Alpha- u. Betatypen mit den Subtypen alpha-1 u. alpha-2 sowie beta-1 u. beta-2. Die ↑Agonisten der beiden Betasubtypen werden an jeweils spezif. Rezeptoren (beta-1 u. beta-2) gebunden, die mit jeweils einem G_S-Protein in Wechselwirkung stehen. Dieses aktiviert die Adenylatzyklase, welche ↑Adenosintriphosphat in ↑cAMP als ↑Second messenger umwandelt, das seinerseits die cAMP-abhängige ↑Proteinkinase aktiviert. Das alpha-1-adrenerge System besteht aus dem Alpha-1-Rezeptor, einem ↑G-Protein, welches nach Bindung eines Agonisten an den Alpha-1-Rezeptor die Phospholipase C (eine ↑Phosphodiesterase, ↑Phospholipasen) aktiviert, welche ↑Phosphatidylinositol-4,5-bisphosphat (Membranbestandteil) in Diacylglycerol (↑Diglyzeride) u. ↑Inositol-1,4,5-trisphosphat (IP_3) als Second messenger spaltet. IP_3 setzt aus dem endoplasmat. Retikulum Ca^{2+}-Ionen frei, die zusammen mit Diacylglycerol u. einem ↑Phospholipid die Proteinkinase C aktivieren, während die Ca^{2+}-Ionen zusammen mit ↑Calmodulin die Ca-Calmodulin-abhängige Proteinkinase aktivieren. Das alpha-2-adrenerge System besteht aus dem Alpha-2-Rezeptor, einem G_i-Protein, das mit der Adenylatzyklase gekoppelt ist, dieses Enzym aber im Ggs. zu den Betasysteme nicht aktiviert, sondern hemmt. Alpha-2-Agonisten bewirken also eine Erniedrigung des intrazellulären cAMP-Spiegels u. dadurch eine Erniedrigung der Aktivität der cAMP-abhängigen Proteinkinase.

Signalwandlungssysteme, zelluläre: Bestandteile einer Zellmembran, die die spezif. Antwort einer Zelle auf ein von außen kommendes Signal, z. B. auf ein Hormon, einen nervalen Reiz, einen Wachstumsfaktor, Licht u. a., einleiten. Im Fall eines hormonalen Signals besteht das Membransystem aus dem ↑Rezeptor, einem ↑G-Protein u. einem Enzym (↑Adenylatzyklase o. Phospholipase C, ↑Phospholipasen); die beiden letztgenannten bilden den 2. Boten (↑Second messenger, adrenerge Signalwandlungssysteme). Das Lichtenergiewandlungssystem der ↑Stäbchenzellen u. ↑Zapfenzellen der ↑Retina besteht aus dem lichtempfindl. Farbstoff (z. B. Rhodopsin), einer Gruppe spezif. G-Proteine (↑Transducine) u. einer cGMP-Phosphodiesterase (↑Sehvorgang).

Signa mortis ⟨*lat*⟩ *n Pl* ↑Todeszeichen.

Signaturenlehre: Lehre, die auf der Vorstellung beruht, daß best. Zeichen u. Merkmale pflanzl., tier. u. mineral. Stoffe auf ihre Heilkraft hinweisen. Der S. liegt das Simile-Prinzip zugrunde, d. h. der Glaube an die Kraft des Gleichen bzw. Ähnlichen. Neben der Chromoanalogie (z. B. Safran bei Gelbsucht, rote Korallen gegen Blutspeien) u. Organanalogie (z. B. Fuchslunge bei Lungenleiden, Maulwurfszahn bei Zahnschmerz) ist unter S. i. e. S. die Morphoanalogie zu verstehen. Leberblümchen (Hepatica nobilis) wird wegen seiner leberähnl. Blätter gegen Leberleiden angewandt, die ohrenförmigen Blätter des Haselwurz (Asarum europaeum) helfen gegen Ohrenleiden, vulvaförmige Wurzel des Kreuz-Enzian (Gentiana cruciata) dient als ↑Aphrodisiakum usw. Wissenschaftl. unbegründet.

signifikant ⟨*lat*⟩ *Adj*: statist. bedeutsam, wesentl. Ein beobachteter Unterschied, eine Assoziation wird als statist. s. bezeichnet, wenn dessen bzw. deren Größe nicht allein durch den Zufall erklärt werden kann. Ermittlung über statistische ↑Tests.

Signifikanztest ↑Test, statistischer.

Signum ⟨*lat*⟩ *n*: Zeichen.

Signum mali ominis ⟨*lat*⟩: schlechtes Anzeichen, Zeichen für eine schlechte Progn.

Silanisierung: Beschichtung von metall., mineral. o. keram. Werkstoffen mit siliziumorgan. Verbindungen, die als Haftvermittler für Kunststoffe (↑Composite) dienen.

Silber: chem. Symbol Ag (Argentum); Ordnungszahl 47; relative Atommasse 107,87. Als $AgNO_3$ im Höllensteinstift, in Augentropfen (0,5 %) u. zur Gonorrhöprophylaxe bei Neugeborenen. In organ. Silberverbindungen früher zur Ther. des Ulcus ventriculi u. duodeni. Bei chron. Gabe u. Aufnahme kann ↑Argyrose auftreten. S. ist Bestandteil aller zahnärztl. Edelmetallegierungen, wobei die ↑Silber-Palladium-Legierungen eine große Bedeutung für die Anfertigung von Kronen u. Brücken besitzt.

Silberbromid: Bromsilber, AgBr; gelbl.-weißes Salz mit geringer Wasserlöslichkeit (bei 25 °C: 0,126 mg/l). S. ist die wichtigste lichtempfindl. Substanz in photograph. Emulsionen. Unter Einwirkung von Licht (blauviolott) o. energiereicher Strahlung zerfällt ein Teil des S. unter Bildung metall. Silbers. Zur Erweiterung des spektralen Empfindlichkeitsbereichs, wie es z. B. für Aufnahmematerialien für die bildmäßige Photographie erforderl. ist, muß S. opt. sensibilisiert werden. S. ist in Natrium- u. Ammoniumthiosulfatlösungen leicht unter Komplexbildung lösl. ↑Fixierbad.

Silberdrahtarterien: Veränderung der art. Netzhautgefäße (Arteriolen) bes. bei der renalen Hypertonie. Durch Wandfibrose wird die Blutsäule opt. verdeckt, u. es entstehen bei der Ophthalmoskopie breite weiße Lichtreflexe auf den Arteriolen.

Silberfasern ↑Faser, argyrophile.

Silberimprägnation: histol. Technik zur Darstellung von Nervenzellen u. Gliazellen einschl. ihrer Fortsätze sowie von argyrophilen Bindegewebefasern. Für Nervenzellen gebräuchl. Imprägnationen nach: Golgi, Golgi-Kopsch, Cajal, Ranson, Bielschowsky. Interpretation muß krit. erfolgen, da oft die Spezifität nicht eindeutig ist (Bindegewebefasern).

Silbernitrat: $AgNO_3$, ↑Silber.

Silber-Palladium-Legierung: reines Silber ist relativ weich u. verfärbt sich durch Bildung von Ag_2S dunkel. Durch Zusatz von Palladium (25–30 %) entsteht eine mundbeständige Legierung, deren Festigkeit durch geringe Mengen Cu, Zn u. Sn noch erhebl. gesteigert werden kann. Jedoch erhöht der Palladiumanteil die Gußtemperatur über 1 200 °C.

Silberrückgewinnung: Die Hauptmenge des Silbers in photograph. Schichten (bis etwa $^1/_3$) wird im Fixierbad herausgelöst u. auf zwei Arten zurückgewonnen: 1. chem. Abscheidung durch Silberausfällung (Natriumdithionit, Eisen(II)-sulfat, Natriumsulfid, Schwefelwasserstoff, Zinkstaub) aus Fixierbädern; 2. kontinuierl. elektrolyt. Silberabscheidung. Das Fixierbad bleibt dabei verwendungsfähig. Die S. bei der Verarbeitung von Röntgenfilmen liefert große Silbermengen, da Röntgenfilme 7–10 g Silber/m^2 u. mehr enthalten.

Sildenafil: Viagra; erektionsfördernde Substanz, die durch Hemmung der Phosphodiesterase 5 im ↑Corpus cavernosum penis die Erschlaffung der glatten Muskulatur in den Scheidewänden der Bluträume verlängert, so daß mehr Blut in den Schwellkörper eindringt. Wirkt nur bei sexueller Erregung, ein psych. Hintergrund einer erektilen Dysfunktion muß deshalb berücksichtigt werden. Verstärkt u. U. die blutdrucksenkenden Effekte von organ. Nitraten.

Silent pancreatitis ⟨*engl*⟩: Pankreatitis ohne Schmerzsymptomatik. Es handelt sich meistens um eine prim. chron. Pankreatitis.

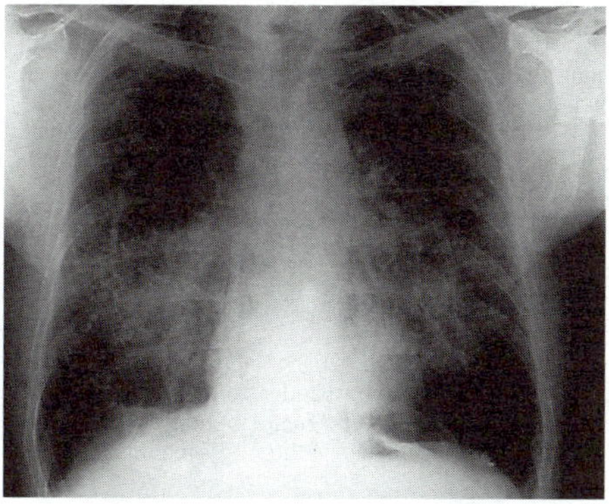

21

Silikose

Silent period ⟨*engl*⟩ ↑Innervationsstille.

Silfverskiöld, Nils, zeitgen. schwed. Orthop.

Silfverskiöld-Syndrom (nach Nils S.): Osteochondropathia multiplex, atyp. Achondroplasie. Mukopolysaccharidose mit enchondralen Dysostosen. Verkürzung der proximalen Extremitätenabschnitte. Deformierungen der Gelenke u. der Wirbelsäule, Einziehung der Nasenwurzel. Obsolet.

Silicofluorid: Mittel für die lokale ↑Fluoridierung.

Silikagel: Beim Ansäuern von Silikaten freigesetzte, gallertartig erstarrte Masse, die nach Beseitigung des überschüssiges Wassers eine oberflächenreiche Struktur aufweist u. daher ein starkes Adsorptionsvermögen besitzt.

Silikate: Salze der ↑Kieselsäure.

Silikatose ⟨*lat*⟩ *f*: früher in der Arbeitsmedizin für Pneumokoniosen durch Silikate übl. Bez. Inzwischen ist bekannt, daß kristallines Siliziumdioxid als Gemengeteil der Silikate o. Asbestfasern die Fibrose verursachen. Deshalb Zuordnung der S. zu ↑Silikose, ↑Asbestose.

Silikatzement: zahnfarbenes Füllungsmaterial, durch ↑Composites weitgehend abgelöst.

Silikone: Polysiloxane $[\text{-O-SiRR'-}]_n$ mit organ. Gruppen R u. R'. Chem. sehr resistent, physiol. indifferent, hydrophob (↑Hydrophobie), hitze- u. kältebeständig. Wegen dieser Eigenschaften sind die S. als Kunststoffe vielseitig einsetzbar.

Silikonisierung: Glasgeräte für Gerinnungsanalysen werden mit Silikonlösung benetzt u. diese bei ca. 200 °C eingebrannt. Damit wird die vorzeitige Aktivierung der Gerinnungsfaktoren verhindert. Anstelle von silikonisiertem Glas können hydrophobierte Kunststoffröhrchen verwendet werden. In der Zellforschung werden silikonisierte Kulturgefäße eingesetzt, um die Adhäsion von Zellen zu vermeiden.

Silikose ⟨*lat*⟩ *f*: Pneumokoniose mit klein- bis großknotiger Lungenfibrose durch Staubteilchen aus kristallinem ↑Siliziumdioxid (Quarz u. seine Modifikationen). Voraussetzung ist Einatmung von lungengängigem Feinstaub. Symmetr. Röntgenbefund mit kleinfleckigen bis flächigen, punktiformen Lungenverschattungen, teilweise mit Vergrößerung u. Verkalkung der Hiluslymphknoten. Krankheitsbeginn nach jahrelanger Staubexposition u. Latenz, auch nach Beendigung der Exposition. Fortschreitende Befundentwicklung mit Funktionsstörungen der Atmung u. Rechtsherzbelastung zu erwarten. Koinzidenz der S. mit Tuberkulose, chron. Bronchitis u. Emphysem. ↑Berufskrankheiten. Abb.

Silikoseschwiele ↑Silikose.

Silikotuberkulose: gleichzeitige Erkrankung der Lunge an ↑Silikose u. aktiver ↑Tuberkulose.

Silizium: chem. Symbol Si; Ordnungszahl 14; relative Atommasse 28,086; Element in der unbelebten Natur in gebundener Form weit verbreitet. Siliziumverbindungen kommen auch in Geweben u. Körperflüssigkeiten von Lebewesen natürlicherweise vor. S. ist an der Vernetzung von Strukturelementen im Knorpel- u. Knochengewebe beteiligt. S. wird deshalb als essentielles ↑Spurenelement bezeichnet. Der Bedarf des Menschen an S. ist unbekannt. Organ. Verbindungen des S. können eine hohe ↑Toxizität aufweisen. Als ↑Additive in Lebensmitteln (Trennmittel) verwendete Verbindungen des S. (↑Silikone) sind dagegen biol. inaktiv. ↑Silikose, ↑Siliziumdioxid.

Siliziumdioxid: SiO_2, Silicium dioxylatum; ↑Kieselsäure. S. ist als amorphe Modifikation (Kieselgur) u. in kristalliner Form (u. a. Quarz) bekannt. Kristallines S. kann als Feinstaub ↑Silikose verursachen. Hochdisperses S. besitzt keine ausnutzbare arzneil. Eigenwirkung, hat aber als Hilfsstoff in der Pharmazie eine sehr große Bedeutung erlangt, z. B. zur Hydrogelbildung, als Antistatikum, zur Viskositätserhöhung bei Suspensionen, Zäpfchen u. a. m.

Silofüllerkrankheit: verursacht durch Nitrosegase, die 18 h bis Tage nach Füllung eines Silos durch anaeroben Abbau von Nitraten entstehen. Durch adäquate Ventilation der Anlage sind schädl. Konzentrationen leicht vermeidbar. Krankheitsbild dosisabhängig von akuter Bronchitis bis zum lebensbedrohl. Lungenödem reichend. Symptomfreies Intervall. Intensive Ther. zur Vermeidung respirator. Insuffizienz durch Bronchiolitis u. Lungenfibrose erforderl. (Glukokortikoide). Restitutio ad integrum häufig. Abzugrenzen sind auch das ↑Drescherfieber, die allergische ↑Alveolitis sowie pulmonale ↑Mykotoxikosen.

Silver, Henry K. (geb. 1918), amerik. Päd., Denver.

Silverman, Frederic (geb. 1917), amerik. Päd., New York.

Silverman, William A. (geb. 1917), amerik. Röntg., New York. ↑Hyperostose, infantile kortikale.

Silverman-Score (nach Frederic S.): histor. Punktsystem zur Beurteilung atemgestörter Neugeborener, bei dem fünf klin. erfaßbaren Sympt. Zahlen zugeordnet werden, die addiert einen Summenwert ergeben, der näherungsweise dem Schweregrad der respirator. Störung entspricht.

Silverman-Syndrom (nach Frederic N. S.): prämature Synostose der Knochenkerne des Sternums (Hühnerbrust), meist kombiniert mit angeborenen Herzfehlern.

Silverskjöld, N. (geb. 1925), schwed. Orthop.

Silverskjöld-Exostose (nach N. S.): knöcherner Höcker in Höhe der Basis des Metatarsale I. u. Os cuneiforme I. Schwielenbildung mit Schmerzen beim Laufen kann auftreten. Häufiger beim Hohlfuß beobachtet. Operative Exostosenabtragung mögl.

Silver-Syndrom (nach Henry K. S.): kongenitales Fehlbildungssyndrom mit Verzögerung der Längen- u. Gewichtsentwicklung, Unterentwicklung einer Körperhälfte o. eines Abschnitts (Asymmetrie). Dreiecksgesicht bei breitem Vorderkopf, Störung der Sexualentwicklung. Klinodaktylie der 5. Finger. Mitunter membranöse Syn-

S

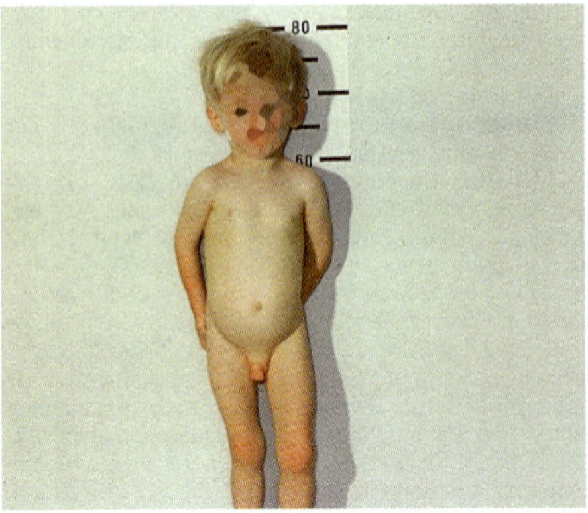

37

Silver-Syndrom

daktylien der Zehen, Mikrognathie, Harnwegsfehlbildungen, Knochendysplasien. Beziehungen zum ↑Rubinstein-Taybi-Syndrom u. ↑Russell-Syndrom. Abb.

Silvester, Henry Robert (1828–1908), brit. Arzt, London.

Silybin ↑Silybum marianum.

Silybum marianum ⟨*gr*⟩ *n*: Mariendistel, Silybin; zweijährige Pflanze, heim. Mittelmeergebiet, Fam. Asteraceae. Früchte (Cardui mariae fructus) enthalten flavonoiden Wirkstoffkomplex (Silymarin). Erhöht Widerstandsfähigkeit der Membranen tier. Zellen, bes. Hepatozyten, Verwendung bei Lebererkrankungen.

Simazin: Herbizid aus der Gruppe der Triazine.

Simbu-Virus: Virusart der Gattung ↑Bunya-Virus. Vorkommen in Afrika, kann eine grippeähnliche ↑Erkrankung verursachen.

Simethicon: ein ↑Karminativum; enthält Siliziumdioxid mit aktiviertem ↑Dimethicon.

SIMG: *Abk* für ↑Societas Internationalis Medicinae Generalis.

Simian immunodeficiency virus: *Abk* SIV; Virusart der Gattung ↑Lentiviren. Affenpathogenes Retrovirus, das HIV-2 ähnl. ist.

Simian Virus 40: *Abk* SV40; affenpathogenes ↑Polyomavirus.

Similia similibus curentur ⟨*lat*⟩: Ähnliches (möge) durch Ähnliches geheilt werden. Von S. Hahnemann formuliertes Grundprinzip der ↑Homöopathie.

Simmel, Ernst (1882–1947), Arzt u. Psychoanalytiker. Er erforschte u. behandelte die Kriegsneurosen, gründete nach dem 1. Weltkrieg in Berlin zusammen mit Max Eitingon die erste psychoanalyt. Poliklinik u. 1927 die erste psychoanalyt. Klinik (Sanatorium Schloß Tegel), das Modell für die Menninger Clinic in Topeca, USA u. die Vorläuferin der modernen psychosomat. Kliniken. Seit 1925 war er Präsident der Berliner Psychoanalytischen Gesellschaft. Seit 1934 lebte er in Los Angeles, wo er das dortige psychoanalyt. Institut gründete.

Simmonds, Morris (1855–1925), dt. Pathologe, Hamburg.

Simmonds-Krankheit (nach Morris S.): Simmonds-Kachexie; Herleitung des Begriffs Kachexie aus Fallbeschreibung eines Pat. mit Atrophie des Hypophysenvorderlappens u. dem klin. Bild des ↑Hypopituitarismus u. extremer Abmagerung. Da Gewichtsverlust für den Hypopituitarismus aber eine Ausnahme darstellt, sollte die irreführende Bez. „Kachexie" nicht mehr verwendet werden.

Simmonds-Sheehan-Syndrom (nach Morris S. u. Harold L. S.) ↑Sheehan-Syndrom.

Simon, Georg, zeitgen. dt. Arzt.

Simon, Gustav (1824–1876), dt. Chir., Heidelberg.

Simon, Paul W. (1883–1957), Kieferorthopäde, Berlin.

Simonart, Pierre Joseph Cécilien (1817–1874), Gyn., Brüssel.

Simonart-Bänder (nach Pierre J. C. S.): Amnionstränge; Verwachsungsbänder von den Eihäuten zum Fetus, können zu intrauterinen Amputationen u. Deformitäten der Gliedmaßen führen. ↑Amnionbändersyndrom.

Simon-Operation ↑Kolpokleisis.

Simon-Spitzenherde (nach Georg S.): hämatogen entstandene, fleckenförmige tuberkulöse Herde in der Lungenspitze. Zeigen ausgesprochene Rückbildungstendenz, so daß sie nach Ausheilung röntg. nicht mehr o. nur als kleine streifige Narben zu erkennen sind.

simplex ⟨*lat*⟩ *Adj*: einfach.

Simplexvirus: Virusgattung der Subfamilie ↑Alphaherpesvirinae. Name abgeleitet von Herpes-simplex-Virus. Humanpathogen sind ↑Herpes-simplex-Virus u. ↑Herpes-B-Virus.

Sims, James Marion (1813–1883), amerik. Gyn., New York.

Sims-Spekulum (nach James M. S.): rinnenförmiges Doppelspekulum zur Entfaltung der Scheide.

Sims-Uterussonde (nach James M. S.): leicht gebogene Sonde mit Graduierung zum Messen der Länge der Gebärmutterhöhle.

Simulation ⟨*lat*⟩ *f*: Nachbildung. **1.** ***Psychol.:*** Versuch der Vortäuschung einzelner Krankheitserscheinungen o. Krankheitsbilder, die absichtl. nachgeahmt dargestellt werden. Ziel der S. ist die Erlangung persönl. Vorteile, z. B. Krankschreibung. **2.** ***Kybernetik:*** Nachbildung von Prozessen u. Systemen durch vereinfachte, billigere, nicht zerstörende ↑Modelle bei wesentl. Berücksichtigung des zeitl. Ablaufs. Die für die Praxis wichtigsten Arten sind die analoge u. die digitale S.

Simulator: ein Gerät o. ein Programm, mit dessen Hilfe vorhandene o. projektierte Systeme strukturell u./o. funktionell nachgebildet u. analysiert werden können. Beispiel: S. für die Bestrahlungsplanung mit Phantom in der Strahlentherapie.

Simuliidae ⟨*lat*⟩ *f Pl*: Kriebelmücken, Blackflies; Fam. der ↑Nematocera (↑Diptera). 2–6 mm große Mücken mit plumpem Körper, relativ kurzen Beinen, breiten Flügeln u. elfgliedrigen Fühlern, Mundwerkzeuge stechend-saugend. Tagaktive, pos.-phototakt. Dipteren (↑Diptera). Entwicklung durch Holometabolie, Larven- u. Puppenentwicklung in fließenden, sauerstoffreichen Gewässern. Die Weibchen der meisten Arten sind Blutsauger an Vögeln u. Säugetieren, auch beim Menschen. Med. Bedeutung als ↑Lästlinge u. Erreger von Hautallergien, in wärmeren Klimaten als Überträger von Krankheitserregern, z. B. ↑Onchocerca volvulus.

Simulium: Gattung der Kriebelmücken (↑Simuliidae).

simultan ⟨*lat*⟩ *Adj*: gleichzeitig.

Simultaneingriff: Operation, bei der zwei o. mehr voneinander unabhängige krankhafte Veränderungen an versch. Organen gleichzeitig behandelt werden, z. B. ↑Cholelithiasis u. ↑Ulcus ventriculi.

Simultanfärbung ↑Färbung.

Simultanimpfung: gleichzeitige Verabfolgung von ↑Impfstoff (Tetanustoxoid, Diphtherietoxoid, Tollwut) u. ↑Immunglobulinen (Tetanusantitoxin, Diphtherieantitoxin, Antirabiesgammaglobulin). Die Immunglobuline ermöglichen einen sofortigen Schutz (passive Immunisierung), der Impfstoff stimuliert das körpereigene Immunsystem (aktive Immunisierung).

Simultankontrast: gleichzeitig im Gesichtsfeld vorhandener Leuchtdichteunterschied, der wesentl. zur Steigerung der Wahrnehmungsempfindlichkeit des Auges beiträgt. ↑Sukzessivkontrast.

Simultanperzeption: beim beidäugigen Sehen, entsteht dann, wenn Signale von beiden Augen zur Hirnrinde geleitet werden u. dort zur gleichen Zeit ankommen. Einfachste Form der binokularen Zusammenarbeit. Die nächsthöhere Stufe ist die Fusion. Störungen bei ↑Amblyopie u. ↑Suppression. Prüfung geschieht am ↑Synoptophor. Jedem Auge wird gleichzeitig ein anderes Bild dargeboten. Die Bilder stehen in sinnvollem Zusammenhang, z. B. Löwe u. Käfig. Nach ihrer Größe unterscheidet man 3 Bildgruppen; 1. zur Prüfung simultaner fovealer Wahrnehmung, sie sind die kleinsten, u. ihr Abbild überschreitet nicht die Foveagröße; 2. zur Prüfung simultaner makularer Wahrnehmung, sie sind größer; 3. zur Prüfung simultaner paramakularer Wahrnehmung, es sind die größten Bilder.

Simultanraumschwelle: kleinster Abstand, den zwei gleichzeitig gegebene punktförmig wirkende Reize, z. B. leichte Berührungen der Haut mit zwei Spitzen, noch haben können, damit sie als zwei räuml. getrennte Reize wahrgenommen werden. Die S. hängt von der Dichte der Rezeptoren u. von zentralen Schaltvorgängen (↑Hemmung, laterale) ab. An der Zungenspitze ist die S. in bezug auf die taktile Empfindung am kleinsten (Tastlupe).

Simultanschichtverfahren: röntgendiagnost. Schichtverfahren (↑Tomographie), bei dem mehrere Film-Folien-Kombinationen parallel hintereinander angeordnet sind. Es werden so mehrere (bis zu 7) parallele Körperschichten (Abstände 0,5–1 mm) gleichzeitig abgebildet. Hauptanwendungsgebiet: Lunge. Abb.

Simultanschutzimpfung ↑Simultanimpfung.

Simultanschwelle ↑Simultanraumschwelle.

Sinanthropus: zum Homo erectus gehörende Fossilfunde. ↑Anthropogenese.

Sinciput ⟨*lat*⟩ *n*: Vorderkopf.

Sindbis-Fieber: durch ↑Sindbis-Virus hervorgerufene fieberhafte exanthemat.-myalg. Infektionen mit Enzephalitiden (↑Virusenzephalitis). Gute Progn. ↑Arbovirosen.

Sindbis-Virus: Virusart der Gattung ↑Alphavirus. Erstisolierung 1952 in Ägypten. Vorkommen in Afrika, Mittelmeerraum, im Mittleren Osten, Indien, auf Inseln des Ind. Ozeans, den Philippinen u. in Australien bei Vögeln; Übertragung auf Menschen durch Moskitos; Krankheit: Sindbis-Fieber.

Sinding-Larsen-Johansson-Erkrankung (nach Christian M. Sinding L. u. Sven C. J.) ↑Larsen-Johansson-Syndrom.

Singh-Index: siebenstufiger Index zur Osteoporoseerkennung am proximalen Femurkopf. Visuell werden

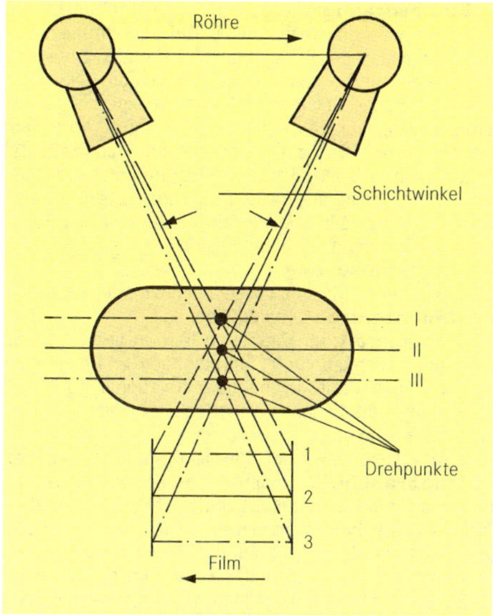

Simultanschichtverfahren. Prinzip der Simultanschichtaufnahmetechnik. Die drei Körperschichten I, II u. III werden in drei unterschiedlichen Bildebenen 1, 2 u. 3 scharf dargestellt

der Schwund der Trabekel des Trochanter major, der Zugtrabekel u. der Drucktrabekel bestimmt.

Single cell protein ⟨*engl*⟩: *Abk* SCP; Einzellereiweiß. ↑Biomasse.

Single-needle-Dialyse: Einzelnadeldialyse; Hämodialyse mit nur einer Kanüle als Gefäßzugang zum Pat. Erfordert zusätzl. Regelung des Blutflusses aus dem Pat. bzw. in den Pat. mittels der zum Dialysegerät gehörenden Blutpumpen bzw. Klemmelemente.

Single-Photon-Emissionscomputertomographie ↑Emissionscomputertomographie.

singulär ⟨*lat*⟩ *Adj*: einzeln.

Singultus ⟨*lat*⟩ *m*: Schluckauf (rasche Zwerchfellkontraktion bei exspirator. Stimmritzenverschluß u. nachfolgender heftiger Inspiration). Länger anhaltend bei Zwerchfellreizung (durch lokale Krankheitsprozesse o. postoperativ), zentralnervösen Erkrankungen o. psychogen.

sinister ⟨*lat*⟩ *Adj*: links.

Sinistrokardie ⟨*lat* + *gr*⟩ *f* ↑Lävokardie.

Sinistropositio: Linksverlagerung.

Sinistropositio uteri: Linksverlagerung der Gebärmutter.

Sinistroversio ↑Versio.

Sinnesapparat: Gesamtzahl der Rezeptoren eines Sinnesorgans bzw. aller Sinnesorgane.

Sinnesepithel: Epithelium sensorium; Epithelzellverband in Sinnesorganen. Zellarten: 1. Stützzellen (Epitheliocytus sustentans), 2. Sinneszellen: a) modifizierte Nervenzellen (Epitheliocytus neurosensorius), z. B. ↑Stäbchenzellen u. ↑Zapfenzellen der Retina, Sinneszellen des ↑Geruchsorgans, b) modifizierte Epithelzellen (Epitheliocytus sensorius), z. B. Haarzellen im ↑Organum spirale, Sinneszellen in ↑Geschmacksknospen.

Sinnesorgane: die peripheren, eine Gruppe von spezif. reagierenden Rezeptoren u. Hilfsvorrichtungen für den Antransport der Reizenergie umfassenden Abteilungen der sensor. Systeme. Gesichts-, Gehör-, Gleichgewichts-, Geruchs- u. Geschmackssystem. Jedes S. vermittelt eine Modalität sowie Sinnesqualitäten u. -quantitäten, das Auge z. B. den Gesichtssinn mit Helligkeits- u. Kontrastwerten sowie Farben u. Empfindungsintensitäten. Andere nicht in Organen zusammengefaßte Reizempfänger sind der Tastsinn als Bestandteil des Hautsinns, der Kraftsinn, der Schmerzsinn.

Sinnestäuschung
↑Halluzination, ↑Illusion, ↑Pseudohalluzinationen.

Sinneszentren ↑Rindenfelder.

Sinnlichkeit: im kognitiven Bereich bezeichnet S. die Empfänglichkeit für ↑Empfindungen u. ↑Wahrnehmungen durch Sinnesorgane. Im motivationalen Bereich bezeichnet S. die ↑Triebe u. die triebhaft bestimmten Gefühle u. Neigungen.

sino- ⟨*lat*⟩ *Präfix*: zum Sinus o. Sinusknoten gehörig.

Sinobronchitis: sinopulmonales Syndrom, chron. sinobronchit. Syndrom; gleichzeitige bakterielle Entzündung der Schleimhaut der Nasennebenhöhlen u. der unteren Atemwege. Gestützt auf die These der funktionellen Einheit der Schleimhaut des Atemtrakts bei Kindern.

Sinuatriale Leitung ↑Reizbildungszentren, kardiale.

Sinumetrie: Geschwindigkeits- u. Druckmessung in der Kieferhöhle zur Registrierung der Luftströmung u. damit zur Beurteilung der Ostiumdurchgängigkeit.

sinuös ⟨*lat*⟩ *Adj*: ausgebuchtet.

Sinus ⟨*lat*⟩ *m*: *Pl* Sinus; Busen, Vertiefung; in der Anat. auch als Bez. für geschlossene Kanäle, Erweiterungen von Blut- u. Lymphgefäßen u. lufthaltige Räume in Knochen gebraucht.

Sinus anales: Einsenkungen zwischen längsverlaufenden Schleimhautfalten (Columnae anales) im unteren Teil des Rektums.

Sinus aortae: taschenförmig erweiterte Räume zwischen den geschlossenen Semilunarklappen u. der Aortenwand.

Sinus-aortae-Fistel: Ruptur einer der Taschen der Aortenklappe nach aneurysmat. Aussackung in das re. Herz. Häufig besteht ein Kammerseptumdefekt. Vorwölbung in die Kammer kann partielle Stenose der pulmonalen Ausströmungsbahn bedingen. Ruptur im frühen Erwachsenenalter erzeugt Links-Rechts-Shunt. Operative Behandlung mittels ↑Patch-Plastik.

Sinusarrhythmie: vom Sinusknoten ausgehende Arrhythmie. Im EKG unterschiedl. lange P–P-Abstände, z. B. bei akutem Herzinfarkt, Myokarditis, Digitalismedikation.

Sinus branchiogenicus: angeborener inkompletter Fistelgang durch Persistenz von Kiemenfurchen o. Schlundtaschen (↑Kiemengangfistel).

Sinus caroticus: Erweiterung der A. carotis communis an ihrer Teilungsstelle.

Sinus cavernosus: Geflecht venöser Hirnblutleiter (↑Sinus durae matris) zu beiden Seiten der ↑Sella turcica.

Sinus-cavernosus-Fistel: arteriovenöse Fistel zwischen Sinus cavernosus u. A. carotis interna nach Schädelfraktur. Klin. Fistelgeräusch, einseitiger pulsierender Exophthalmus, Rückstau von Karotisblut in die Vv. ophthalmicae.

Sinus-cavernosus-Syndrom: Symptomenkomplex bedingt durch Veränderung bes. an der gemeinsamen Austrittsstelle der Hirnnerven III, IV, V_1, VI, charakterisiert durch Ophthalmoplegie, Ptosis, Mydriasis, Fehlen der Kornealreflexe, z. T. Gesichtsfeldausfälle.

Sinus-cavernosus-Thrombose: vorwiegend durch entzündl. Prozesse bedingte lebensgefährl. Thrombose des Sinus cavernosus. Klin. Stauung der Vv. ophthalmicae, Lidödem, Chemosis, Konjunktivablutungen. Optikusneuritis, Exophthalmus, neurol. Ausfälle, blutiger Liquor, Fieber, Kopfschmerzen, zunehmende Somnolenz.

Sinus cervicalis: Halsbucht; Vertiefung der zweiten bis vierten Kiemenfurche. Der S. c. wird von der ↑Operkularfalte abgedeckt u. verschwindet nach Verschmelzung derselben mit der unteren Halsregion. Persistierende Reste können laterale Halszysten bilden.

Sinus coronarius: venöses Gefäß in der Herzkranzfurche (Sulcus coronarius) an der Hinterfläche des Herzens zwischen Vorhöfen u. Kammern. Nimmt die V. cordis magna, media u. parva auf u. mündet in den re. Vorhof.

Sinus-coronarius-Rhythmus: sek. Automatie, bei der die elektr. Impulsbildung in der Region des Ostiums des Sinus coronarius erfolgt. Im EKG erscheinen in den Ableitungen I u. II neg. P-Wellen, die PQ-Zeit ist zumeist nur gering verkürzt.

Sinus dermalis: kongenitaler Hautsinus. Angeborenes Hautgrübchen in der Mittellinie über dem Os sacrum. Es kann durch einen Bindegewebestrang mit der Dura mater verbunden sein o. es besteht ein langer, schmaler, mit der Cavitas subarachnoidea verbundener Fistelgang (Dermalfistel), Liquorverlust, Infektion von Rückenmark u. seinen Hüllen. Es liegt eine ↑Spina bifida occulta vor.

Sinus durae matris: Hirnsinus; venöse Hirnblutleiter. Gefäße, welche das venöse Blut von Gehirn, Auge u. Schädelknochen der V. jugularis interna zuführen; werden aufgrund baul. Besonderheiten nicht als Venen bezeichnet. Sie sind straff in der Dura mater verspannt, so daß das Lumen nicht kollabieren kann. Ihr Endothelschlauch wird allseitig vom straffen kollagenen Bindegewebe der harten Hirnhaut umgeben. Wo sie dicht am Schädelknochen entlang laufen, bilden sie tiefe, gleichnamige Furchen. Die einzelnen Bez. sind: Plexus basilaris (auf dem Clivus gelegen), ↑Sinus cavernosus, ↑Sinus intercavernosi, Sinus occipitalis (am Ansatz der ↑Falx cerebelli), Sinus petrosus inferior (am dorsalen unteren Rand der Felsenbeinpyramide), Sinus petrosus superior (auf der oberen Kante der Felsenbeinpyramide), Sinus rectus (vom Hinterende des Sinus sagittalis inferior zum Confluens sinum), Sinus sagittalis inferior (im freien Rand der ↑Falx cerebri), Sinus sagittalis superior (im Ansatz der Falx cerebri), Sinus sigmoideus (Fortsetzung des Sinus transversus bis zur V. jugularis interna), Sinus sphenoparietalis (an der Ala minor des Keilbeins) Sinus transversus (zwischen ↑Confluens sinuum u. Sinus sigmoideus). Abb.

Sinusendothelien: die die Lymphstraßen (Sinus) der Lymphknoten auskleidenden Zellen.

Sinus epididymidis: Bursa testicularis (JNA); von lateral zugängl. Grube des Bauchfells zwischen Hinterrand des Hodens u. Nebenhodens.

Sinus ethmoidales: Cellulae ethmoidales, Labyrinthus ethmoidalis, Siebbeinhöhlen o. Siebbeinlabyrinth; Nasennebenhöhlen im ↑Os ethmoidale.

Sinusextravasat ↑Reflux, pyelorenaler.

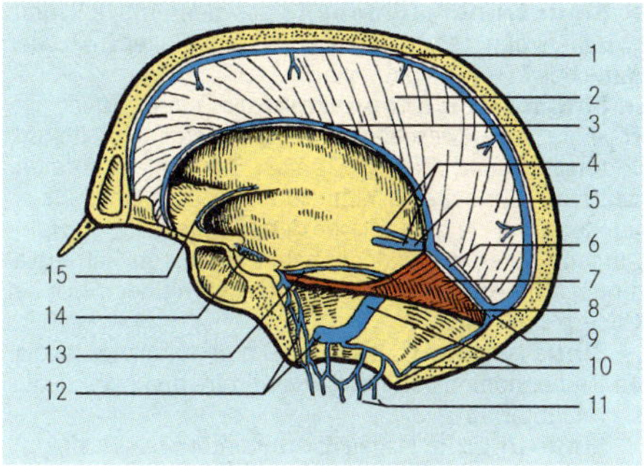

Sinus durae matris in der Ansicht von links oben
1: Sinus sagittalis superior; 2: Falx cerebri; 3: Sinus sagittalis inferior; 4: Venae cerebri internae; 5: V. cerebri magna; 6: Sinus rectus; 7: Tentorium cerebelli; 8: Sinus transversus; 9: Confluens sinuum; 10: Sinus sigmoideus, Sinus occipitalis; 11: Plexus venosi vertebrales; 12: Plexus basilaris, V. jugulans interna; 13: Sinus petrosus superior; 14: Sinus cavernosus; 15: Sinus sphenoparietalis

Sinus frontalis: Stirnhöhle; Nasennebenhöhle im Stirnbein. Steht mit der Nasenhöhle über den mittleren Nasengang in Verbindung. Der S. f. bildet sich im 1. Lebensjahrzehnt aus. Zwischen beiden Sinus liegt das Septum sinuum frontalium.

Sinushistiozytose ↑Sinuskatarrh.

Sinushyperplasie: Erweiterung, Wandverdickung u. Vermehrung des Milzsinus. Entsteht als Folge länger dauernder Stauung im Pfortaderkreislauf, z. B. bei Leberzirrhose.

Sinus intercavernosi: Querverbindungen zwischen beiden Sinus cavernosi vor u. hinter der Hypophyse.

Sinusitis: akute o. chron. Nasennebenhöhlenentzündung; beim Kind meist der Sinus ethmoidales, beim Erwachsenen Sinus maxillares betroffen. Häufiger Erreger ↑Streptococcus pneumoniae (Pneumokokken), Infektion über die Nasenhöhle in den betroffenen Sinus fortgeleitet. ↑Aerosinusitis, ↑Orbitalphlegmone, ↑Sepsis, stomatogene.

Sinusitis ethmoidalis: Entzündung der Siebbeinzellen; ↑Sinusitis.

Sinusitis frontalis: Entzündung der Stirnhöhlenschleimhaut; ↑Sinusitis.

Sinusitis maxillaris: Entzündung der Kieferhöhlenschleimhaut; ↑Sinusitis.

Sinusitis sphenoidalis: Entzündung der Keilbeinhöhlenschleimhaut; ↑Sinusitis.

Sinuskatarrh: histol. Teilerscheinung versch. reaktiver Lymphknotenveränderungen mit Ausschleusung u. Ansammlung von Sinusendothelien, Lymphozyten u. Histiozyten in die Lymphknotensinus, meist Ausdruck einer akuten o. chron. unspezif. Entzündung.

Sinusknoten: prim. Erregungsbildungszentrum (orthotop) im re. Vorhof. ↑Erregungsleitung des Herzens, ↑Erregungsleitung.

Sinusknotenfunktionsprüfung: nur durch indirekte Verfahren mögl. Durch Vagusreizversuche ist die max. Suppression des Sinusknotens testbar. Invasive Verfahren sind zur Bestimmung der Sinusknotenerholungszeit (max. Pause nach Abschalten einer länger dauernden, höherfrequenten Elektrostimulation im Vorhof) erforderl. Die Bedeutung der sinuatrialen Leitungszeit (Methode der vorzeitigen atrialen Einzelstimulation) ist für klin. Zwecke umstritten.

Sinusknotensyndrom: chron. progrediente Erkrankung der Automatie u. Leitungsfunktion des Sinusknotens, die sich im EKG in einer Sinusbradykardie, Sinusbradyarrhythmie, intermittierenden SA-Leitungsstörungen sowie intermittierenden Vorhofasystolien mit u. ohne Adams-Stokes-Syndrom äußert. Störungen der Sinusknotenfunktion treten häufig in Kombination mit tachykarden Vorhofrhythmusstörungen (Bradykardie-Tachykardie-Syndrom) auf.

Sinuskopie: Einblick mittels Endoskop (Sinuskop) in Kieferhöhle (über faciale o. mediale Wand) u. Stirnhöhle (Vorwand).

Sinus lactiferi: spindelförmige Erweiterungen der Milchgänge (↑Ductus lactiferi) vor ihrer Ausmündung auf der Brustwarze.

Sinuslymphozyten: Pulpalymphozyten; nahe dem Sinus in der Pulpa nachweisbare Zellen. Enthalten mehrere unterschiedl. große Nukleolen. Anteil der S. im peripheren Blut beträgt zwischen 12 u. 20 %. S. sind zu unterscheiden von ↑Follikellymphozyten.

Sinus maxillaris: Kieferhöhle; Nasennebenhöhle im Oberkiefer. Steht mit dem mittleren Nasengang über den ↑Hiatus semilunaris bzw. ↑Hiatus maxillaris in Verbindung.

Sinusnerv: Ramus sinus carotici; afferente Nervenfasern, die vom ↑Sinus caroticus zum ↑Nervus glossopharyngeus u. mit ihm zu parasympath. Kerngebieten der Rautengrube ziehen. S. sind an der Blutdruckregelung beteiligt.

Sinus obliquus pericardii: Ausbuchtung der ↑Cavitas pericardialis, die sich aufwärts hinter den li. Vorhof erstreckt u. jederseits von Herzbeutelfalten begrenzt wird, welche die Endteile der li. u. re. Lungenvenen einschließen.

Sinusographie: röntg. Darstellung des venösen Hirnsinus mit Hilfe von Kontrastmitteln.

Sinusoid: Kurzw. für Vas capillare sinusoideum; dünnwandige, kapillarartige Gefäße im Leberläppchen.

Sinus paranasales: Nebenhöhlen der Nase. Mit der Nasenhöhle (Cavitas nasi) in Verbindung stehende, von Nasenschleimhaut ausgekleidete, luftgefüllte Hohlräume in Schädelknochen. Zu den S. p. gehören ↑Sinus frontalis, ↑Sinus ethmoidales mit Cellulae anteriores, mediae u. posteriores sowie ↑Sinus sphenoidalis.

Sinus-paranasales-Anomalien: Nasennebenhöhlen werden erst nach der Geburt vollständig ausgeformt, so daß Störungen der Knochenresorption durch eine prim. minderwertige Nasenschleimhaut auftreten können. Völliges Fehlen der Nebenhöhlen ist selten. Häufiger sind Unterentwicklungen (↑Nasennebenhöhlenaplasie), die mit totalem Situs viscerum inversus u. Bronchiektasen beim ↑Kartagener-Syndrom auftreten. Asymmetrien von Nebenhöhlen durch überschießende Pneumatisation sind häufig.

Sinus pilonidalis: Steißbeinfistel, Haarfistel, Kreuzbeinfistel, Dermoidfistel; verzweigte Fistelgänge mit einer o. mehreren Öffnungen in der Rima ani. Nässen, Juckreiz, Schmerzen. Die überwiegende Anzahl entsteht als Fremdkörperreaktion (Riesenzellen, Leukozyten)

S

nach Eindringen von Haaren in die Haut. Auftreten nach Abschluß der Pubertät. Selten verbirgt sich dahinter ein ↑Sinus dermalis.

Sinus praeauricularis ↑Zyste, präaurikuläre.

Sinus renalis: Grube an der Medialfläche der Nieren, welche angefüllt ist von Zweigen der Nierengefäße, Nierenbecken u. Fettgewebe.

Sinusrhythmus: normaler Rhythmus der Herztätigkeit unter dem Einfluß des ↑Sinusknotens. ↑Erregungsleitung des Herzens, ↑Herzautomatiezentrum.

Sinus-sigmoideus-Thrombose: durch Überleitung einer akuten o. chron. Mittelohrentzündung infolge Knocheneinschmelzung im Warzenfortsatz u. Arrosion der knöchernen Sinusschale entstehende Thrombose mit bedrohl. Sympt. Operative Sanierung (↑Antrotomie, ↑Mastoidektomie, ↑Radikaloperation des Ohrs, ↑Sinusthrombose).

Sinus sphenoidalis: Keilbeinhöhle; Nasennebenhöhle, die über den ↑Recessus sphenoethmoidalis mit der Nasenhöhle in Verbindung steht u. sich als paariges Gebilde im Körper des Keilbeins ausdehnt.

Sinus splenicus: Einziehung an der Eingeweidefläche der ↑Milz, in welcher die am Milzhilus liegenden Gefäße sich verzweigen.

Sinus tarsi: durch Aneinanderlagerung von Sulcus calcanei u. Sulcus tali entstehender Spaltraum zwischen Sprung- u. Fersenbein. In ihm liegt das ↑Ligamentum talocalcaneum interosseum.

Sinusthrombose: Thrombose der Hirnsinus. Meist schweres Krankheitsbild, das von entzündl. Prozessen der Schädelknochen (Osteomyelitiden) o. von Nasen- bzw. Gesichtsfurunkeln ausgeht. Klin. durch schwere Kopfschmerzen, Meningismus, Bewußtseinsstörungen, fokale Anfälle u. Paresen sowie intrakranielle Drucksteigerung gekennzeichnet, im Liquor cerebrospinalis Eiweißvermehrung u. (Lympho-)Leukozytose. Bei Sinus-cavernosus-Thrombose Lidschwellung, Exophthalmus, Orbitaphlegmone bds., bei Thrombose der Sinus sigmoideus o. des Sinus transversus Klopfschmerzhaftigkeit des Mastoids u. Ohreiterung. Abb.

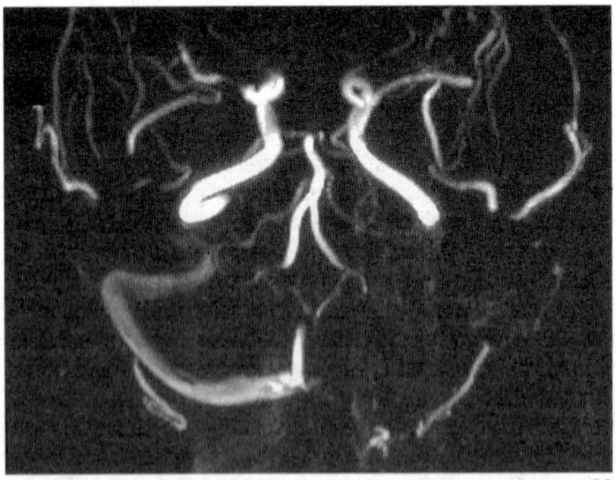

32

Sinusthrombose.
Kernspinresonanztomographische Angiographie mit Verschluß des linken Sinus transversus

Sinus transversus pericardii: zwischen den Umschlagstellen des Perikards an den großen Arterien einerseits u. an den Venen („Venenkreuz") andererseits befindl. Teil der ↑Cavitas pericardialis.

Sinus trunci pulmonalis: taschenförmige Räume zwischen den geschlossenen Semilunarklappen u. der Wand des ↑Truncus pulmonalis.

Sinustumor, endodermaler: Teilum-Tumor, extraembryonales Mesoblastom, Mesoblastoma vitellinum, Dottersacktumor, Yolk-sac-Tumor; bösartiger, hormoninaktiver, sehr seltener Keimzelltumor des Ovars aus einem lockeren Netz undifferenzierter Zellen u. zyst. Hohlräumen, die an die endodermalen Sinus von Rattenplazenten erinnern. Entsprechende Tumoren finden sich bei Kindern am Hoden.

Sinus tympani: Grube am hinteren Teil der medialen Paukenhöhlenwand zwischen Eminentia pyramidalis u. Promontorium.

Sinus unguis: Nagelfalz; rinnenförmige Vertiefung seitl. der Finger- u. Zehennägel, die vom Nagelwall umwölbt wird.

Sinus urogenitalis: vorderer Abschnitt der embryonalen Kloake. Aus dem S. u. bilden sich Harnblase u. Harnröhre u. bei der Frau das Vestibulum vaginae.

Sinus venarum cavarum: erweitertes Einmündungsgebiet der Hohlvenen im hinteren Bereich des re. Vorhofs.

Sinus venosus: venöse Einstrombahn des embryonalen Herzschlauchs. In ihm münden Dottersack-, Umbilikal- u. Kardinalvenen.

Sinus-venosus-Defekt: Defekt im kraniodorsalen Rand der Vorhofscheidewand nahe der Einmündung der V. cava cranialis in den re. Vorhof. Funktionell finden die Lungenvenen der re. Lunge Anschluß an den re. Vorhof.

Sinus venosus sclerae: Schlemm-Kanal; ringförmige Vene an der Innenseite der Sklera nahe dem Übergang zur Kornea, stellt den Abflußweg des Kammerwassers dar.

Sinus venularis: venöse Sinus der roten Pulpa in der ↑Milz.

Siphonaptera ⟨*gr*⟩ *n Pl*: Aphaniptera, Flöhe; Ordnung der ↑Insecta. Lateral zusammengedrückter Körper mit kräftigem 3. Beinpaar, flügellos, stechend-saugende Mundwerkzeuge. Als Imagines Blutsauger bei Vögeln, Säugetieren u. Mensch, wenig wirtsspezif., jedoch an den Aufenthaltsort des ↑Wirts gebunden, präimaginale Stadien nicht parasit. ↑Lästlinge u. Überträger von Krankheitserregern. Med. bedeutsame Floharten: ↑Pulex irritans (Menschenfloh), ↑Ctenocephalides canis, ↑Ctenocephalides felis, ↑Tunga penetrans, ↑Xenopsylla cheopis.

Siphonospora polymorpha: irrtüml. als Krebserreger beschriebenes Bakterium.

Sippe: Gesamtheit von Individuen, die nachweisl. von einem gemeinsamen Vorfahren abstammen. Umfaßt drei u. mehr Generationen. ↑Familie.

Sippentafel: graph. Darstellung einer Sippe, die alle erfaßbaren Angehörigen einschl. angeheirateter u. weitläufiger Verwandter enthält. ↑Stammbaum.

Sipple-Syndrom: autosomal dominante Polyadenomatose. Medulläres Schilddrüsenkarzinom, meist beidseitiges Phäochromozytom, z. T. Adenome der Glandula parathyroidea, Kombination mit anderen Endokrinopathien häufig.

Sirenenbecken ↑Pelvis inversa.

Sirenomelie ⟨*gr*⟩ *f*: Sirenie; Sirenenfehlbildung. Angeborene Fehlbildung mit verschiedengradiger Verschmelzung der hinteren Extremitäten (↑Symmelie). Verschmelzung in extremer Außenrotation mit evtl. Vereini-

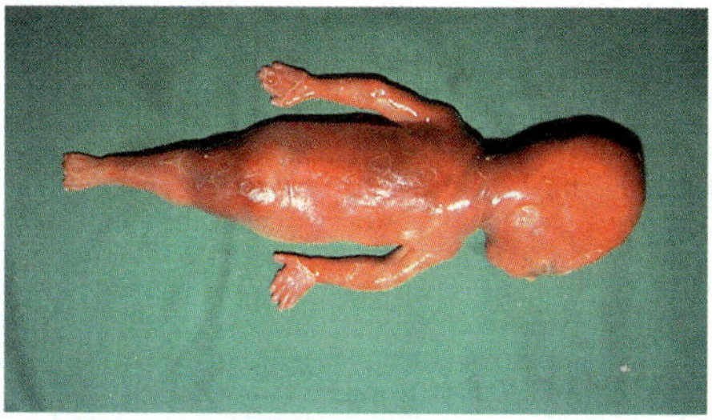

38

Sirenomelie (Abb. 1)

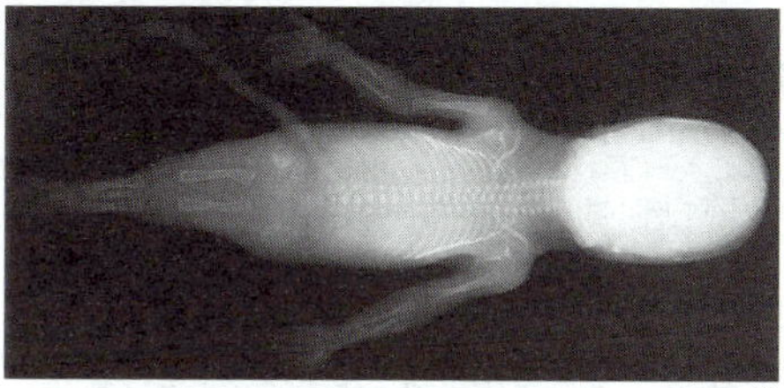

38

Sirenomelie (Abb. 2) im Röntgenbild

gung beider Fibulae u. ventral gerichteter Kniekehle. Parallel gehen „Aufklappung" des Beckens bis zur dorsalen Annäherung o. Verschmelzung beider Hüftgelenkpfannen (↑Pelvis inversa) u. Fehlbildungen des Urogenital- u. Verdauungstrakts (Atresia ani, Kloakenfehlbildungen, Nieren-Ureter-Agenesie). Das Fehlen einer A. umbilicalis unterscheidet die sireniforme von der amel. ↑Monopodie. S. setzt sich „nach li." (Abnahme des Verschmelzungsgrades) in die ↑Anchipodie fort. Abb. 1 u. 2.

Siris, Evelyn (geb. 1914), amerik. Radiol.

Sirup ⟨*arab + lat*⟩ *m* : dickflüssige Zubereitungen, die mind. 50 % Saccharose enthalten u. zum Einnehmen bestimmt sind.

sis: Onkogen. Codiert Betakette des ↑PDGF (platelet derived growth factor); verursacht Sarkome.

SISI-Test: *Abk* für engl. Short-increment sensitivity index; monauraler Test der überschwelligen Audiometrie. Beruht auf Amplitudenmodulation von 1 dB, differenziert Innenohrschwerhörigkeit im ↑Organum spirale (Haarzelltyp, pos. ↑Rekrutierung) o. retrolabyrinthären Schaden (Gangliontyp, neg. Recruitment), bes. geeignet bei der Diagnostik der Lärmschwerhörigkeit. ↑Audiometrie.

Sisomicin: Aminoglykosid-Antibiotikum, ↑Breitbandantibiotikum gegen gramnegative u. grampositive Keime.

SI-System ↑Einheitensystem, internationales.

Sitiomania ⟨*lat + gr*⟩ *f*: ständige, unstillbare Eßsucht.

Sitis ⟨*lat*⟩ *f* ↑Durst.

Sitosterin: 5-Stigmasten-3β-ol; pflanzl. Steroid. Chem. verwandt mit Cholesterin. Senkt Blut-Cholesterinspiegel. ↑Antilipidämika.

Situationsabformung: anat. Abformung der Zahnreihen o. zahnlosen Kiefer ohne eine funktionelle Begrenzung.

Situationsafferenz: Gesamtheit der Erregungszuflüsse von den Sinnesorganen bzw. Rezeptoren in das Gehirn zu einem best. Zeitpunkt. Sie wird von der ↑Afferenzsynthese mitverarbeitet u. bildet den Hintergrund, auf dem biol. bedeutsame Reize ein best. Verhalten auf bedingtreflektor. Wege auslösen. ↑Triggerafferenz.

Situs ⟨*lat*⟩ *m* : Lage; die natürl. Lage von Organen im Körper. Im anat. Unterricht faßt man die Organe des Brustraums als Brustsitus, die des Bauchraums als Bauchsitus u. die des Retroperitonealraums als Retrositus zusammen.

Situs inversus cordis ↑Inversio cordis.

Situs inversus viscerum: spiegelbildl. Lagerung von Organen entgegengesetzt dem „normalen" ↑Situs solitus. S. i. v. partialis: nur Organe des Brust- o. Bauchsitus spiegelbildl. gelagert. S. i. v. totalis: alle Organe der Siten spiegelbildl. Herz re. der Mittellinie, 3 li. Lungenlappen, re. Aorta descendens, Leber u. Zäkum li., Magen u. Milz li. Vertauschte Lage der asymmetr. Blutgefäße, Ductus thoracicus mündet in re. V. subclavia, re. Hoden steht tiefer. S. i. v. mitunter mit weiteren Fehlbildungen in Syndromen kombiniert: ↑Kartagener-Syndrom, ↑Aspleniesyndrom, ↑Polysplenie, ↑Ullrich-Nielsen-Syndrom, ↑Rossi-Syndrom, ↑Ullrich-Turner-Syndrom.

Situs solitus: Normalzustand der Lagerung von Brust- u. Bauchorganen. Für die Beurteilung von partiellen, spiegelbildl. Lageanomalien von Organen ist die Feststellung wichtig, daß beim S. s. das Atrium dextrum mit Vv. cavae u. die Leber auf der re. Körperseite liegen. Totale spiegelbildl. Lage der Situsorgane: ↑Situs inversus viscerum; Fehllagerung von nur Brust- o. Bauchorganen: Situs inversus partialis.

Sitzalter: Entwicklungsetappe eines Säuglings nach der Funktion des Sitzens. Variabler Normbereich zwischen 8 u. 10 Lebensmonaten.

Sitzbäder: Teilbäder des Unterkörpers (ohne Beine) in einer Sitzwanne mit kaltem, warmem o. ansteigendem Wasser. Je nach Indikation mit versch. Zusätzen, z. B. bei der Therapie von Entzündungen im perianalen Bereich.

Sitzbein ↑Os ischii.

Sitzbeinstachelebene: eine der ↑Beckenebenen, welche parallel zum Beckeneingang in Höhe der Sitzbeinstachel (↑Spina ischiadica) liegt.

Sitzbuckel: Sitzkyphose; Kyphosierung am Brustlendenübergang der Wirbelsäule bei Säuglingen u. Kleinkindern, die sich aktiv nicht korrigieren läßt. Ursache: stat. Überlastung dieses Wirbelsäulenabschnitts durch vorzeitiges Sitzen, bei Vorliegen einer Rachitis o. bei noch nicht ausreichender Funktion der Rückenstreckmuskulatur.

Sitzhöhe: Scheitelhöhe über dem Sitz, Stammlänge. Vertikale Entfernung des Scheitels (↑Vertex) von der Sitzfläche bei gestreckter Wirbelsäule.

Sitzschaden: Fehlhaltung des Oberkörpers mit verstärkter Kyphosierung (Rundrücken) u. ventraler Fixierung der Schulterregion durch Verkürzung des M. pectoralis major als Folge wiederholten, lang andauernden Sitzens mit schlechter Haltung (Schulkinder).

SIV: *Abk* für ↑Simian immunodeficiency virus.

Siwe, Sture (1897–1966) schwed. Päd. ↑Abt-Letterer-Siwe-Krankheit.

Size-lenses ⟨*engl*⟩ *Pl*: Brillengläser zur Korrektion der ↑Aniseikonie, iseikonisierende Linsen. Sie unterscheiden sich von anderen Brillengläsern durch Dicke u. Durchbiegung. Die Iseikonisierung kann auch durch Hin-

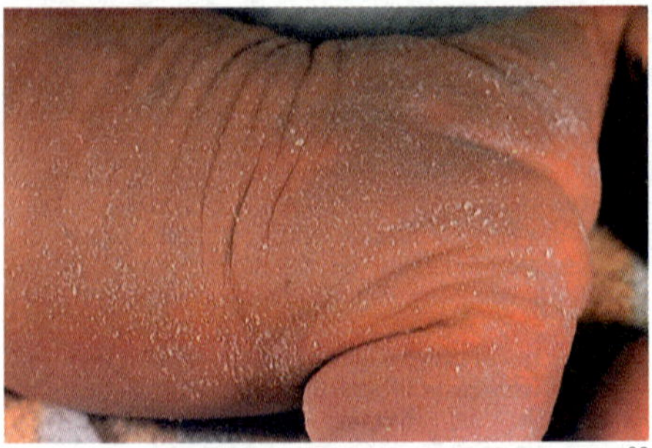

39

Sjögren-Larsson-Syndrom.
Ichthyosiforme Erythrodermie

tereinanderschaltung zweier Linsen erreicht werden. ↑Anisometropie.

Sjögren, Hendrik Samuel Conrad (1859–1939), schwed. Ophth., Jönköping.

Sjögren, Karl Gustaf Torsten (geb. 1896), schwed. Psychiater, Stockholm.

Sjögren-Larsson-Syndrom (nach Karl G. T. S. u. Tage K. L.): neuroektodermale Dysplasie mit geistiger Behinderung, zerebraler Di- o. Tetraplegie u. ichthyosiformer Erythrodermie. Erbgang autosomal rezessiv. Abb.

Sjögren-Syndrom (nach Hendrik S. C. S.): *Abk* SS (früher Sicca-Syndrom, Mikulicz-Syndrom, ↑Sialose); chron.-entzündl. Autoimmunerkrankung exokriner Drüsen, charakterisiert durch verminderte Ausscheidung von Tränen u. Speichelflüssigkeit, ggf. mit Entwicklung einer Keratoconjunctivitis sicca, einer Parotitis o. einer Xerostomie. Daneben können auch die Drüsen des Pankreas, die schleimsezernierenden Drüsen des Darms, der Bronchien u. der Vagina sowie die Schweißdrüsen betroffen sein. Zerstörung erkrankter Drüsen durch lymphozytäre Infiltrate. Differenzierung in prim. u. sek. SS. Ein sek. SS liegt bei Assoziation mit einer anderen Autoimmunerkrankung vor, wie bei ↑Rheumatoidarthritis, systemischem ↑Lupus erythematodes, progredienter systemischer Sklerose, Dermatomyositis (↑Polymyositis) sowie primär biliärer ↑Zirrhose u. chron. aktiver Hepatitis. Klassifikationskriterien der EULAR: 1. Okuläre Sympt. (Trockenheits-, Fremdkörpergefühl, Substitution von Tränenflüssigkeit). 2. Orale Sympt. (Mundtrockenheit, Schwellung der Speicheldrüsen, häufiges Trinken, um trockene Nahrung zu schlucken). 3. Augenbefunde (pathol. Schirmer-Test, pathol. Bengalrosa-Test). 4. Mind. 1 Agglomerat von unter 50 mononukleären Zellen im Speicheldrüsenbioptat (Lippenbiopsie). 5. Speicheldrüsenbefall (Szintigraphie, Parotis-Sialographie, reduzierter Speichelfluß). 6. Auto-Antikörper: Anti-SS-A (Ro), Anti-SS-B (La), antinukleäre ↑Antikörper (ANA) Rheumafaktordiagnose eines SS bei 4 Kriterien definitiv, bei 3 wahrscheinl. Ausschlußkriterien: präexistente Lymphome, AIDS, Sarkoidose, Graft-versus-Host-Krankheit. Bis 25 % aller Pat. mit Rheumatoidarthritis leiden unter einem sek. SS; prim. SS häufiger als früher angenommen. Arthralgien u. nichterosive Polyarthritiden auch beim prim. SS; viszerale Beteiligung mögl. 40–80fach höheres Risiko für Entwicklung eines malignen Lymphoms. Ther.: symptomat., durch Substitution von Tränenflüssigkeit u. Speichel. Stimulation der Speichelsekretion u. Pilocarpin.

Sjöqvist-Operation: neurochirurg. Verfahren zur Behandlung der ↑Trigeminusneuralgie mittels Durchtrennung des bis in das Halsmark reichenden spinalen Trigeminuskerngebiets. Heute verlassen.

Skabies ⟨*lat*⟩ *f*: Scabies, Krätze; eine parasitäre, leicht übertragbare, durch die Krätzmilbe Sarcoptes scabiei hervorgerufene infektiöse meldepflichtige Hautkrankheit. Infektionsquellen sind der krätzebefallene Mensch o. infizierte Wäschestücke. Ausbreitung der S. unter mangelhaften hyg. Verhältnissen, insbes. in Massenunterkünften. Die weibl. Milben bohren Gänge in der Hornschicht mit Ablagen von Eiern u. Kot. Inkubationszeit wenige Tage bis Wochen. Im Vordergrund stehen Juckreiz, bes. nachts (bei Bettwärme) seitl. an Fingern, Beugen der Handgelenke u. Penis. Sek. kommt es zu Kratzeffekten, Pyodermien, Ekzem, Lymphknotenvergrößerungen. Parasitolog. Nachweis der Milben aus den Milbengängen.

Skalare: diejenigen physikal. Größen, zu deren vollständiger Charakterisierung die Angaben einer Maßzahl u. einer Maßeinheit ausreichen, z. B. Temperatur, elektr. Spannung.

Skalenotomie ⟨*gr*⟩ *f*: operative Durchtrennung des M. scalenus anterior, z. B. bei funktionellen Störungen durch ↑Halsrippen.

Skalenus-anterior-Syndrom: neurovaskuläre Kompression durch anomalen Ansatz o. Hypertrophie des M. scalenus anterior (↑Schultergürtelkompressionsphänomene), die zu funktionellen Durchblutungsstörungen im Bereich der Arme führt. Diagn.: ↑Adson-Funktionstest.

Skalenusbiopsie ↑Biopsie, präskalene.

Skalenuslücke: Lücke zwischen M. scalenus anterior, M. scalenus medius u. 1. Rippe, durch welche die A. subclavia u. der Plexus brachialis hindurchtreten.

Skaler ↑Scaler.

Skalierung: Gesamtheit der exp. u. math. Methoden zur Messung von Eigenschaften psych. Zustände u. Prozesse.

Skalpell: schneidendes ↑Instrument zur Durchführung chir. operativer Eingriffe.

Skalpierung: breitflächiger Abriß der behaarten Kopfhaut durch Zug an den Haaren.

Skaphozephalie ⟨*lat*⟩ *f*: Kahnschädel; durch prämature Synostose der Sutura sagittalis auftretender, dolichozephaler Schädel. Querdurchmesser vermindert bei erhöhtem Längenwachstum. Stirn breiter als Hinterkopf. Sonderform der ↑Sphenozephalie. ↑Akrokranie.

Skapulahochstand ↑Schulterblatthochstand, angeborener.

skapular *Adj*: scapularis; zum Schulterblatt gehörend.

Skapulodynie: Fibrositis der Skapularmuskulatur, insbes. der Mm. rhomboidei u. des M. levator scapulae. Tastbare ↑Myogelosen entlang des Vertebralrands der Skapula.

Skarifikation ⟨*lat*⟩ *f*: zahlreiche kleine, künstl. erzeugte Ritzungen in die Haut aus versch. diagn. u. ther. Gründen, z. B. kleiner oberflächl. Hauteinschnitt mit der Impflanzette (↑Impfmethoden).

Skarifikationstest: Hautprobe, ähnl. dem ↑Pricktest, jedoch wird hierbei durch den Allergentropfen die Haut eingeritzt.

Skatol ⟨*gr*⟩ *n*: 3-Methylindol; entsteht im Säugerdarm aus Tryptophan durch bakterielle Eiweißzersetzung. S. ist eine der geruchsintensiven Substanzen der Fäzes.

Skatologie ⟨*gr*⟩ *f*: Lehre von der Physiol. u. Pathol. der ↑Fäzes.

Skatophilie: Vorliebe für Schmutz (Kot). ↑Koprophilie.

Skeletin: am Aufbau der ↑Intermediärfilamente beteiligtes Protein. Kommt insbes. in glatten Muskelzellen, den Z-Scheiben der Herzmuskelzellen u. in den an ↑Desmosomen ansetzenden ↑Tonofilamenten vor; oft syn. zu ↑Desmin gebraucht.

Skeletotopie ⟨*gr*⟩ *f*: Lagebezeichnung eines Organs in Beziehung zum Knochengerüst des Körpers.

Skelett ⟨*gr*⟩ *n*: Skelet, Gerippe; Stützgerüst des Körpers o. einzelner Organe; aus Knochen, Knorpel (z. B. Kehlkopfskelett) o. straffem Bindegewebe (z. B. Herzskelett).

Skelettalter ↑Knochenalter, ↑Altersbestimmung.

Skelettenchondromatose ↑Enchondromatose.

Skeletthyperostose, diffuse idiopathische ↑DISH-Syndrom, ↑Spondylosis hyperostotica.

Skelettierung ⟨*gr*⟩ *f*: Durchtrennung u. ↑Ligatur der zu einem Organ gehörigen Gefäße u. Aufhängebänder vor dessen ↑Resektion o. ↑Exstirpation.

Skelettierung, intrauterine: äußerste, bis zur Freilegung der Knochen gehende Auflösung abgestorbener Feten in der Gebärmutter.

Skelettmuskel: aus Bündeln quergestreifter Muskelfasern, Bindegewebesepten, Blutgefäßen, Nerven u. Rezeptoren (Muskelspindeln) aufgebautes Organ. Je 100 g Feuchtmasse enthält der S. 1 g kontraktile Eiweiße (Aktin, Myosin), die feine Fäden (Filamente) bilden. Die Grundeinheiten der Skelettmuskelfaser sind die Myofibrillen, die aus hintereinandergeschalteten kontraktilen Einheiten, den Myomeren, aufgebaut sind. Die Verkürzung der Myomere geschieht durch Ineinandergleiten der Aktin- u. Myosinfilamente, wobei sog. Querbrücken zwischen ihnen entstehen, die die Filamente ineinanderführen u. in dieser Stellung bis zum Eintreten der Erschlaffung festhalten. Die Entstehung der Querbrücken selbst beruht auf Aktivierung von ATP unter Anwesenheit von aus Vorratsbläschen freigesetztem Kalzium. Diese Reaktion der elektromechan. Kopplung wird eingeleitet durch die Depolarisation der Muskelfasermembran, wenn Aktionspotentiale über sie hinweglaufen. ↑Troponin, ↑Ruhedehnungskurve des Skelettmuskels. Abb.

Skelettszintigraphie: nuklearmed. Untersuchungsverfahren. Funktionsmorpholog. Diagnostik des Skelettsystems mit osteotropen Radiopharmaka (^{99m}Tc-Phosphonate, z. B. Methylendiphosphonat, MDP) als Teil- o. Ganzkörper-Gammakameraaufnahmen bzw. SPECT (↑Emissionscomputertomographie) zum Nachweis lokaler Steigerung o. Verminderung (Osteolyse) des Knochenstoffwechsels. Renale Ausscheidung dient einer indirekten Nieren-Ureter-Beurteilung. Methode: stat. Szintigraphie frühestens 2–3 Std. nach i. v. Injektion des Radiopharmakons. Dynam. 3-Phasen-Szintigraphie. I. Phase: Perfusion 0–1 min post injectionem, II. Phase: Blutpool 2–5 min, III. Phase: Retention im Skelett 2–4 Std. post injectionem. Wird dd eingesetzt: Erhöhung aller 3 Phasen bei Entzündung, in der Frühphase einer Sudeck-Dystrophie, bei TEP-Lockerung. Interpretation mit Klinik u. Röntgen- o. CT-Aufnahmen. Ind.: prim. Knochentumor, Metastasenfrühdiagnostik (Monate vor röntgenpositiver Herdnachweis), Osteomyelitis, Arthritis, Frühdiagnose eines M. Bechterew, röntg. unklare Fraktur (Rippe, Ermüdungsfraktur), Pseudoarthrose, Endoprothesenlockerung (postoperativer Verlauf), asept. Knochennekrose, Myositis ossificans, Kindesmißhandlung. Vielfältige Artefakte u. a. bei Weichteiltumoren zu beachten. Abb.

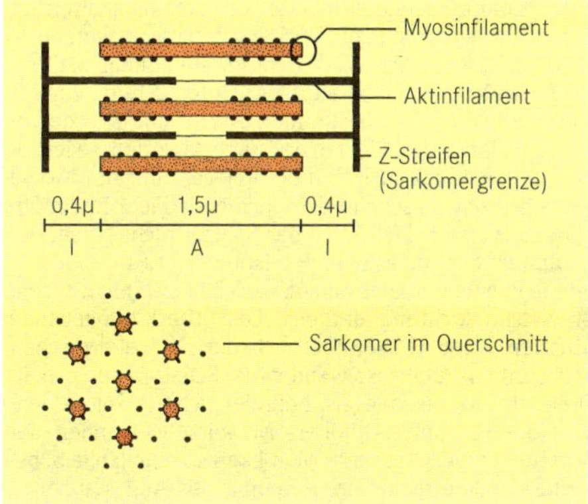

Skelettmuskel. Aufbau des Myomers

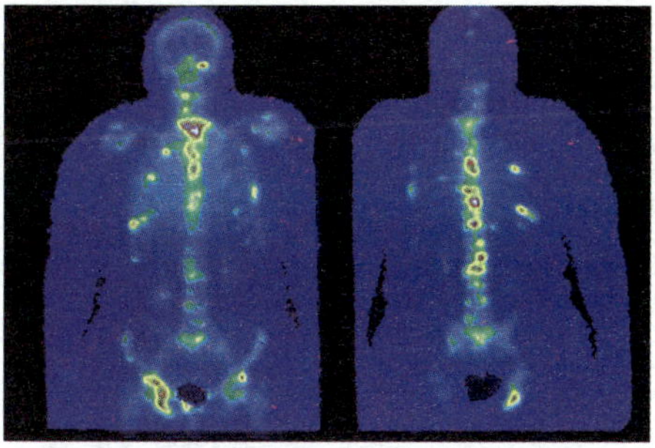

7

Skelettszintigraphie.
Ganzkörperskelettszintigraphie mit ^{99m}Tc-Methylendiphosphonat (MDP); multiple Skelettmetastasen (Brustbein, Rippen, Wirbelsäule u. Becken) eines Mammakarzinoms, linke Aufnahme von vorn, rechte von hinten

Skene, Alexander J. (1838–1900), Gyn.

Skene-Drüsen (nach Alexander J. S.): weibl. ↑Glandulae urethrales.

Skene-Gänge (nach Alexander J. S.): hinter der äußeren Mündung der weibl. Harnröhre gelegene, 0,5–3 cm tiefe Gänge, die zu den Skene-Drüsen führen.

Skeptophylaxie ⟨*gr*⟩ *f*: Zustand der Unempfindlichkeit des Organismus auf eine erneute Allergenzufuhr nach vorheriger Auslösung einer subklin. anaphylakt. Reaktion. Als Ursache für das Phänomen wird angenommen, daß eine zu geringe Antigenmenge o. eine Resorptionsverzögerung nur Rezeptoren mit hoher Bindungskraft blockiert. Dieses Prinzip ist u. U. bei Desensibilisierungen von Nahrungsmittelallergenen einsetzbar.

SKF 525 A: Proadifenhydrochlorid, Propyladiphenin; Biotransformationsblocker. Hemmt v. a. mischfunktionelle Oxidationen in den Lebermikrosomen. Da-

S

durch konnte tierexperimentell der Abbau zahlreicher Pharmaka gehemmt u. die Wirkung verlängert werden.

SKI: *Abk* für ↑Schweizerisches Krankenhausinstitut.

Skiaskopie: Schattenprobe; Untersuchung zur objektiven ↑Refraktionsbestimmung. Wird mit dem durchbohrten Planspiegel Licht in das Auge geworfen, so leuchtet die Pupille rot auf. Wird der Spiegel um seine Achse leicht gedreht, so scheint der leuchtende Fleck in der Pupille zu wandern, falls sich der Spiegel nicht gerade im Fernpunkt des Auges befindet. Ist dies der Fall, so leuchtet die Pupille nur kurz rot auf, u. es läßt sich nicht sagen, in welche Richtung der den Leuchtfleck umgebende Schatten wandert. Befindet sich der Spiegel zwischen Fernpunkt u. Pupille, so wandert der Schatten mit, d. h. in Drehrichtung des Spiegels. Befindet sich der Spiegel jenseits des Fernpunkts (höhere Myopie), so wandert der Schatten entgegengesetzt. Man kann so eine labile S. betreiben, indem man den Fernpunkt des Auges aufsucht (Umschlagpunkt der S., Punctum remotum), o. eine stabile S., indem man vor das untersuchte Auge solange Linsen vorschaltet, bis man den Fernpunkt des Auges auf Spiegelabstand gebracht hat. Zieht man von diesem Linsenwert den in Dioptrien umgerechneten Abstand ab, so erhält man die Refraktion des Auges. ↑Zylinderskiaskopie, ↑Strichskiaskopie.

Skinner, Burrhus Frederic (1904–1990), amerik. Psychol. Einer der Hauptvertreter der (neo-) behaviorist. Verhaltenstherapie u. Lernforschung. Sein Hauptforschungsgebiet war das Tierverhalten in kontrollierten Situationen mit Belohnungscharakter (Ratten in der Skinner-Box). ↑Konditionierung.

Skinpocken ↑Melkerknoten.

Skin reactive factor ⟨*engl*⟩: *Abk* SRF; ↑Lymphokin aus sensibilisierten Lymphozyten, das – intradermal injiziert – eine lokale Entzündung verursacht, nachgewiesen mittels Meerschweinchenlymphozyten u. Injektion des serumfreien Kulturüberstands in unvorbehandelte Meerschweinchen. SRF besitzt eine Molmasse von ca. 70 000, mit Ammoniumsulfat fällbar u. durch Pepsin zu aktivieren. Actinomycin D verhindert SRF-Bildung.

Skin resurfacing ⟨*engl*⟩: Glättung von Hautfalten im Gesicht mit spez., ultrakurz gepulsten CO_2-Lasersystemen.

Skip-Metastase: bei prim. Knochensarkomen, am häufigsten bei Osteosarkomen auftretende Erscheinung der Metastasierung des Primärtumors in den gleichen Knochen, jedoch weit entfernt vom Primärtumor, z. B. Osteosarkom am distalen Femurende, S. im gleichseitigen Trochanter. Ihnen kommt große prakt. Bedeutung bei der Wahl der Amputationshöhe zu.

Skirrhus ↑Szirrhus.

skler- ⟨*gr*⟩ *Präfix*: hart.

Sklera ⟨*gr*⟩ *f*: Lederhaut des Auges. Hinterer Teil der äußeren Augenhaut (Tunica fibrosa bulbi). Feste, undurchsichtige Hülle des Augapfels, vorn am Limbus corneae beginnend, hinten durch den N. opticus siebartig durchlöchert (↑Area cribrosa). ↑Auge.

Skleraband ↑Limbus corneae.

Sklera, blaue ↑Lobstein-Syndrom.

Skleradenitis: syphilit. bedingte Lymphknotenverhärtung. ↑Bubo.

Skleraruptur: Riß des hinteren Teils der äußeren Augenhaut, meist durch Contusio bulbi. Liegt gedeckt meist oben (↑Bell-Phänomen u. Contrecoup-Effekt) an der dünnsten Sklerastelle (Ansatzbereich äußerer Augenmuskeln), von Hyposphagma bedeckt. Bulbus weich. Bei Verdacht Sklerarevision erforderl. Operative Versorgung durch Skleranaht.

Sklerastaphylom: Vorwölbung der Sklera mit eingelagerter Uvea. Erscheint dadurch bläul. Ohne Uveaeinlagerung: ↑Sklerektasie; ↑Staphylom.

Skleratokornea ↑Leucoma corneae.

Sklerektasie: umschriebene Vorbuckelung der Sklera ohne Einlagerung von Uvea. Folge angeborener, erworbener postinflammator. o. degenerativer Skleraverdünnung, meist mit intraokularer Drucksteigerung.

Sklerektomie: Glaukomoperation (nach Lagrange), bei der am Limbus ein Stück Sklera herausgeschnitten wurde. Die Wunde bedeckte man nur mit einem Bindehautlappen. Prinzip der fistelbildenden Glaukomoperationen (↑Elliot-Trepanation). Besser ist Bedeckung der Wunde mit einem Skleraspaltlappen, da Infektionsgefahr, bes. späte, erhebl. vermindert wird. ↑Trabekelektomie.

Sklerem ⟨*gr*⟩ *n*: sklerodermieartige Krankheit der Säuglinge. 1. Sclerema oedematosum (Sklerödem): oft zum Tode führende Krankheit bei dystroph. Kindern. Weiche ödematöse Schwellung der Haut. Bei Druck bleibt keine Delle; bedingt durch Ansammlung einer eiweißreichen Flüssigkeit in Subkutis u. Muskulatur. 2. Sclerema adiposum (Fettsklerem): gewöhnl. zum Tode führende Krankheit bei Kindern in den ersten Lebenswochen. Beginn an den unteren Extremitäten. Haut blaß, kalt, verhärtet, wie gefroren. 3. Sclerema adultorum (Staitinodermie): nach fieberhaften Krankheiten tritt akut im Bereich des Gesichts, übergreifend auf Hals, Brust, Rücken, Gesäß, Arme, eine diffuse teigige Schwellung auf; meist spontane Rückbildung.

Skleren, blaue: bläul. Verfärbung der Sklera durch Hindurchschimmern der Uvea bei Systemerkrankungen des Bindegewebes (z. B. Hoeve-, Lobstein-, Vrolik-, Blegvad-, Haxthausen-Syndrom).

Sklerenikterus: irreführende Bez. für Gelbverfärbung der Lederhaut, da sich die Gallenfarbstoffe nicht in der Sklera ablagern, sondern im submukösen Bindegewebe der Bindehaut.

Sklerentrepanation ↑Elliot-Trepanation.

Skleritis: Lederhautentzündung des Auges. Häufig mit rheumatoider Arthritis o. a. Kollagenkrankheiten kombiniert. Unterschiedl. Verlaufsformen: 1. **Nekrotisierende noduläre S.**: ähnelt der ↑Episkleritis, verläuft schwerer mit größerer Flächen- u. Tiefenausdehnung. Rezidivierende schmerzhafte Attacken von Nekrosenbildungen mit hindurchschimmernder Uvea, dazwischen granulomatöse Entzündungsherde, die wie Rheumatoidknötchen aufgebaut sind, in der Umgebung fibrinoid degeneriertes Kollagen. Geschehen tendiert zur Ringbildung unter Konfluenz. 2. **Sulzige (o. braune) S.**: Kombination aus granulomatöser S. mit Hyperplasie u. nichtgranulomatöser Uveitis. Bez. vom makrosk. sulzigem Aussehen. 3. **Sklerokeratitis**: Kombination von nekrotisierender Keratitis mit ringförmiger Ulzeration u. vom Limbus nach zentral fortschreitender Vernarbung (u. damit Eintrübung) der Hornhaut (sklerosierende Keratitis). Letztere kann auch mit der sulzigen S. kombiniert sein. 4. **Scleromalacia perforans**: schwerste Form der S., selten kann sie sich als Endstadium von 1.–3. einstellen, meist entsteht sie de novo als schmerzloses nekrot. Knötchen, das nach langer Zeit ($^1/_2$ Jahr) verschorft. Multiples Auftreten, große Rezidivneigung. Meist Frauen in der 2.

Lebenshälfte befallen. Häufigste Ursache rheumatoide Arthritis, aber auch bei systematisiertem Lupus erythematodes, Periarteriitis nodosa, Wegener-Granulomatose, selten bei Porphyrie, Herpes zoster u. Crohn-Krankheit. Subkonjunktivale Steroidinjektionen können die Perforationsgefahr beschleunigen. Nach der Lokalisation werden unterschieden: **S. anterior**: vordere S., liegt zwischen Limbus u. Gegend am Ansatzring der äußeren Augenmuskeln. **S. posterior**: im Äquatorbereich u. dahinter gelegen. Meist als sulzige S. verlaufend. Bei akutem Verlauf steht häufig die ↑Tenonitis im Vordergrund, bei chron. leicht mit intraokularen Tumoren (der Aderhaut mit Skleradurchbruch) zu verwechseln (S. posterior pseudotumorosa). Bei extremen Blickrichtungen ist Skleraverdickung palpabel.

Sklerodaktylie ⟨*gr*⟩ *f*: „Krallenhand"; Beugekontraktur in den Fingergelenken, Sympt. einer progressiven ↑Sklerodermie. Abb.

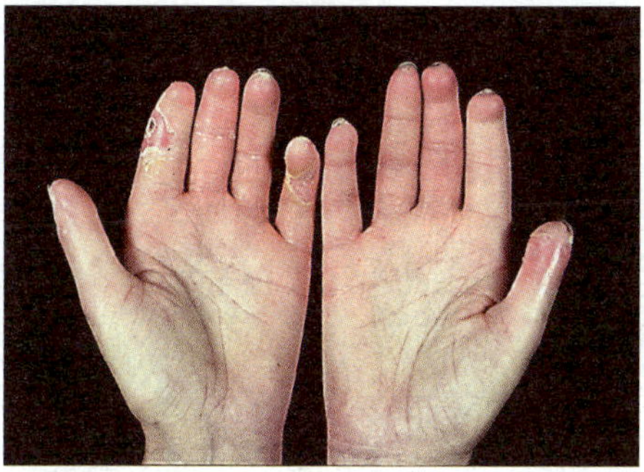

35

Sklerodaktylie

Sklerödem ⟨*gr*⟩ *n*: Sclerema oedematosum; ↑Sklerem.

Sklerodermie ⟨*gr*⟩ *f* ↑Sclerodermia circumscripta.

Sklerodermie, progressive ↑Sklerose, progressive systemische.

Sklerokeratitis ↑Skleritis.

Sklerokornea: angeborene Form der ↑Hornhauttrübung. Vaskularisation u. Vernarbung, die die Hornhaut erfassen. Kornea ist von der Sklera nicht abgrenzbar. Kombination mit weiteren Fehlbildungen: ↑Cornea plana, ↑Ectopia pupillae, ↑Polstar, ↑Kolobome, ↑Mikrophthalmus, Hydrophthalmus, Synechien, persistierende Pupillarmembran.

Skleromalazie: Scleromalacia perforans; ↑Skleritis.

Sklerombakterien ↑Klebsiella rhinoscleromatis.

Skleromyxödem: flächenhafte Verdickung der Haut infolge muzinöser Einlagerungen. Im Serum vermehrt Glukoproteine u. proteingebundene Hexosen, vereinzelt ↑Paraproteine. Pathogenese ungeklärt.

Skleronychie: stärkere Verdickung der Nagelplatte.

Skleroproteine ↑Gerüsteiweiße.

Sklerose ⟨*gr*⟩ *f*: Verhärtung eines Organs o. Organteils durch Verdickung u. Neubildung von Retikulinfasern u. ihrer Umbildung in kollagene Fasern sowie Verdickung der letzteren (z. B. in Leberzirrhose, chron. Stauungsleber, Intimafibrose bei Arteriosklerose u. a.). Im ZNS Bildung von Glianarben. Hautveränderungen im I. Stadium der Syphilis, sog. Initialsklerose; ↑Primäraffekt.

Sklerose, konzentrische: aufgrund histol. Besonderheiten der Demyelinisierung von Baló beschriebene ↑Entmarkungskrankheit, nicht sicher von der multiplen ↑Sklerose abzugrenzen.

Sklerose, multiple: *Abk* MS; Polysklerose, Sclerosis multiplex, Encephalomyelitis disseminata chronica, mit einer Morbiditätsrate von 5 Kranken auf 1 000 Einwohner in Europa eines der häufigsten organ. Nervenleiden. Ätiol. ungeklärt, Autoimmunkrankheit bzw. Slow-Virus-Infektion werden diskutiert. Pathogenese ist durch zahlreiche Entmarkungsherde (Plaques) im Gehirn u. Rückenmark gekennzeichnet. Krankheitsbeginn überwiegend zwischen 20. u. 40. Lj. Symptomatik vielgestaltig, jedoch best. Symptome vorherrschend, z. B. Hirnnervenausfälle: Sehstörungen infolge retrobulbärer Neuritis o. Neuritis nervi optici sind als Prodromalerscheinungen u. als passagere Störungen häufig, temporale Abblassung der Pupillen, Optikusatrophie, Abduzenslähmungen. Spast. Syndrom: Mono-, Para-, Tetraparesen, selten Hemiparesen. Zerebellare Sympt.: sog. Charcot-Trias, Nystagmus, Intentionstremor, skandierende Sprache. Spinale Sympt.: sehr häufig Blasenstörungen in Form von Retentionen. Harn- u. Stuhlinkontinenz, partielle Querschnittssyndrome, Erektionsstörungen. Viele weitere Sympt. u. Kombinationen mögl., meist auch Sensibilitätsstörungen, Stimmungslabilität, Euphorie. Schubweiser remittierender, seltener chron. progredienter Verlauf. Im Liquor cerebrospinalis mäßige Pleozytose u. Eiweißvermehrung, Plasmazellen, Gammaglobulinvermehrung. Ther. werden Kortikosteroide u. andere Immunsuppressiva angewandt. Sehr selten: akute disseminierte Enzephalomyelitis, ↑Neuritis nervi optici, konzentrische ↑Sklerose. Pathol.-anat.: regellos im Markweiß von Hirn u. Rückenmark lokalisierte Herde, gehäuft periventrikulär. Histol. zeigen frische Herde perivaskuläre Entzündungsinfiltrate aus Lymphozyten u. Plasmazellen mit Markscheidenzerfall, ältere eine Gliaproliferation, die zu umschriebenen Verhärtungen (Sklerosen) führt.

Sklerose, progressive systemische: zur Gruppe der ↑Kollagenosen gehörende generalisierte, system. Erkrankung des Bindegewebes. Vielfach beginnend mit einem ↑Raynaud-Phänomen sowie Arthralgien u. Zeichen einer Arthritis. Charakterist. Veränderungen der Gesichtshaut: sklerodermieähnl. Fazies, glänzende Haut, maskenartiges Gesicht, schmale Lippen, kleiner Mund (Mikrostomie) mit perioraler radiärer Fältelung, Dyspigmentierung (Dyschromie). Ulzerationen an den Fingerkuppen (Fingerkuppen: Akrosklerose, mit Beugekontrakturen, ↑Sklerodaktylie = Krallenhand), Folge eines Raynaud-Phänomens, seinerseits vielfach erstes Sympt. einer p. s. S. Kalzinose: Ablagerung von Phosphat u. Kalziumkarbonat in der Unterhaut, röntg. nachweisbar; Thibièrge-Weissenbach-Syndrom, Teleangiektasien im Gesicht, an den Extremitäten u. am Rumpf. Viszerale Sympt.: Sklerosierung der Schleimhaut des Magen-Darm-Kanals, insbes. des Ösophagus (Herabsetzung der Motilität, Schluckbeschwerden, Reflux aus Magen). Lungen-, Myokard- u. Nierenfibrose. Bewegungsapparat: sklerodermieähnl. Myositis, Arthropathie infolge von Osteolyse im Bereich von Fingerphalangen (Akroosteolyse), Polyarthritis (Schulter-, Hand-, Ellenbogen- u. andere Gelenke) mit meist diskreter Sympt., als ↑Arthralgien imponierend, daneben ↑Tendinitis infolge Sklerose von Sehnen u. Sehnenscheiden. Diagn. bestimmend ist die pathogno-

S

mon. Sklerose der Haut: Verstärkung von Konsistenz u. Dichte, Verlust an Elastizität; Klassifizierung nach Ausbreitungsgrad: Typ I betrifft Sklerose der Finger bis Handgelenk, Typ II über Handgelenk auf Arme u. ggf. auf Stamm übergreifende (limitierte) Formen, Typ III umfaßt diffuse Sklerose des Stamms u. der Gliedmaßen. Günstiger Verlauf bei schleichendem Beginn u. langsam progredientem Befall der Extremitäten u. bei Fehlen viszeraler Sympt., so bei einigen klin. Syndromen (CREST, REST, RESTA u. CRESTA) in Zusammenfassung der Sympt. Kalzinose (C), Raynaud-Phänomen (R), akrale Sklerose (S), Ösophagusbeteiligung (E), Teleangiektasien (T) u. nicht akrosklerot. bedingte Arthritiden (A). Serol. Diagnostik: Nachweis von antinukleären ↑Antikörpern bei 95 % der Pat. Bes. häufig ↑Anti-Scl-70-Antikörper (Anti-Topoisomerase-Antikörper), die bei 70–75 % der Pat. mit schwerer, diffuser Form vorkommen, u. ↑Anti-Zentromer-Antikörper bei limitierten Formen (55–80 %). Hauptautoantigene mit dem Nukleolus assoziiert. Charakterist. für Überlappungen von Polymyositis u. Sklerodermie u. für ↑Anti-PM-Scl-Antikörper sowie ↑Anti-Ku-Antikörper. Weitere Zielantigene für Autoantikörper können sein: Fibrillarin (U3RNP), RNA-Polymerasen I, II u. III, U1RNP, HMG-17. ↑Polymyositis.

Sklerosierung: Verödung; z. B. ↑Ösophaguswandsklerosierung.

Sklerosteose: autosomal rezessive Krankheit mit generalisierter Hyperostose. Beginn im ersten Lj., röntg. manifest ab 5. Lj. Progrediente Hirndrucksteigerung u. Kompression der Hirnnerven. Gigantismus, Syndaktylie, meist des 2.–3. Fingers bei 90 % der Betroffenen. Potentielle Letalität. Bisher vorwiegend in Südafrika, vereinzelt in den USA u. Japan beschrieben. Große Ähnlichkeit mit der endostalen Hyperostose, Typ van Buchem.

Sklerotium ⟨*gr*⟩ *n*: Dauerform von Pilzen. Entsteht durch Verwachsen des Myzels zu einem harten Hyphenverband. S. des Mutterkornpilzes ↑Claviceps purpurea.

Sklerotom ⟨*gr*⟩ *n*: Mesenchymzellen, die sich um die ↑Chorda dorsalis sammeln. Sie kommen aus den ventromedialen Abschnitten der ↑Somiten u. bilden die Anlage der Wirbel. In den Intersegmentalspalten entstehen die Bandscheiben. Sie teilen das S. in 2 Hälften, von denen die jeweils kraniale mit der folgenden kaudalen zum Wirbel verwächst. Diese Umgliederung der Wirbelsäule hat zur Folge, daß die Muskelsegmente ↑Myotome die Wirbelgrenzen überschneiden. So wird die Beweglichkeit der Wirbel ermöglicht.

Sklerotomie: Einschneidung der Sklera. Hintere S.: Skleraeröffnung o. Trepanation mit 2 mm Trepan hinter dem Ziliarkörperbereich, als hero. antiglaukomatöse Operation o. bei ↑Expulsivblutung. Vordere S.: ↑Goniotomie.

Skolex ⟨*gr*⟩ *m*: „Kopf" der ↑Cestoda. Haftorgan mit ↑Bothrien o. ↑Saugnäpfen, bei einigen Arten mit ↑Rostellum u. Haken.

Skoliose: Verbiegung der Wirbelsäule in der Frontalebene, die durch Entstehung einer Keilform der Wirbelkörper u. Torsionsdeformität nicht voll korrigierbar ist. Durch die obligate Rotation der Wirbel im Krümmungsbereich kommt es an der Brustwirbelsäule konvexseitig zum Rippenbuckel u. an der Lendenwirbelsäule zum Lendenwulst. Einteilung der S. nach der Ätiopathogenese: 1. idiopath. S.: Ursache unbekannt, Entstehung meist vor dem 10. Lj. 80–90 % aller S.; 2. symptomat. S.: Entstehung auf dem Boden einer bekannten Grundstörung wie angeborener Wirbelfehlbildung, Lähmung der Rumpfmuskulatur, Narbenzug, asymmetr. Wirbelzusammenbrüchen, Beckenschiefstellung. Ther.: soweit mögl. Sanierung der Grundkrankheit. Krankengymnast. u. physiotherapeut. Maßnahmen zur Kräftigung der Rückenmuskulatur zur aktiven Korrektur der S. Rumpforthesen unterschiedl. Bauart je nach Lokalisation der Krümmung. Bei einem kleinen Prozentsatz ist in der Präpubertät u. Pubertät mit einer Zunahme der S. zu rechnen (Progredienz). Bei einem ↑Skoliosewinkel ab 50° ist die operative Skoliosebehandlung indiziert: Fusionsoperation der Hauptkrümmung unter max. passiver Korrektur entweder von dorsal (z. B. Harrington-Instrumentation) o. ventral (transthorakal u./o. transabdominal, z. B. nach Zielke: ventrale Derotationsspondylodese, VDS). ↑Säuglingsskoliose. Abb.

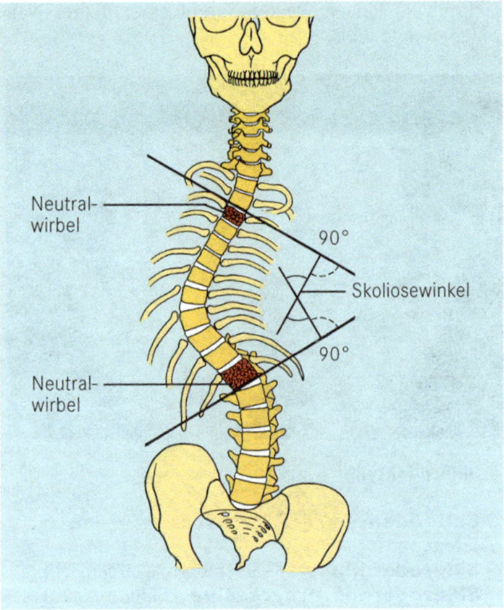

Skoliose

Skoliose, angeborene: durch Fehlbildungen der Wirbelsäule bedingte, laterale Verkrümmung der Wirbelsäule, die einfach (C-förmig) o. zusammengesetzt (S-förmig) sein kann. Ursachen sind meist ↑Hemispondylie o. einseitig synostosierte Wirbel (↑Blockwirbel). Torsion der Einzelwirbel bedingt auf der Seite der Konvexität den „Rippenbuckel" (täuscht Kyphose vor), im Lendenbereich den „Lendenwulst". Oft Kombination mit Rippenanomalien o. a. Fehlbildungen in Syndromen: ↑Ehlers-Danlos-Syndrom, ↑Marfan-Syndrom, ↑Klippel-Feil-Syndrom, ↑Arthritis mutilans, ↑Dysrhaphiesyndrome.

Skoliosekeim: Der rachit. ↑Sitzbuckel im Säuglingsalter zwingt die Wirbelsäule bei ↑Aufrichtung zur seitl. Verbiegung, also zur Skoliose. Heute kaum noch von Bedeutung.

Skolioseliegebrett: nicht portatives, orthopädietechn. Hilfsmittel, auf dem der Rumpf in Rückenlage fixiert wird. Auf der konvexen Seite des Krümmungsscheitels der Skoliose wird zu dessen Abflachung ein passiv korrigierender Holm angebracht.

Skoliosewinkel: gibt das Ausmaß der Skoliosekrümmung an. An die Deckplatte des 1. u. die Grundplatte des letzten zur Krümmung gehörenden Wirbels (Neutralwirbel) werden auf dem Röntgenbild Tangenten gezogen. Der Komplementärwinkel der auf ihnen errichteten Senkrechten entspricht dem S.

Skopolamin ↑Scopolamin.

Skopulariopsismykose *⟨gr⟩ f*: seltene Hautmykose mit derber Knotenbildung. Nach Erweichen u. Perforation bilden sich mit Krusten u. Hornmassen bedeckte Herde; Erreger ist ↑Scopulariopsis (Blochi).

Skorbut *⟨norweg⟩ m*: eine der am längsten bekannten Avitaminosen. Beruht auf Mangel an Vitamin C (Ascorbinsäure); entsteht beim völligen Fehlen an Vitamin-C-haltigen Lebensmitteln nach etwa 4–6 Monaten; außer dem Menschen sind Meerschweinchen, Affe u. Reh auf Zufuhr von Vitamin C angewiesen. Voll ausgebildete C-Avitaminose wird in den mittleren Breitengraden prakt. nicht, vereinzelt nach lang dauernder einseitiger Ernährung beobachtet. Verbreitet sind dagegen präskorbut. Erscheinungen, die sich bei länger andauernder, ungenügender Zufuhr von Vitamin C bemerkbar machen, bes. in den Frühjahrsmonaten: Mattigkeit, Schwäche, Frühjahrsmüdigkeit, Gliederschmerzen, Anorexie, gesteigerte Infektionsbereitschaft, Zahnfleischbluten usw. Auffällige Skorbutsymptome sind hämorrhag. Diathese (Erhöhung der Kapillardurchlässigkeit); gekennzeichnet durch multiple Blutungen in Zahnfleisch, Muskulatur, subkutanem Gewebe, Fettgewebe u. Haut, hier auch typ. Veränderungen i. S. einer Hyperkeratose der Haarfollikel. Charakterist. ist das Aussehen des skorbut. Zahnfleischs mit Rötung, Ödem, Schmerzhaftigkeit, Blutungsneigung, Lockerung u. Verlust der Zähne. Dem S. des Erwachsenen entspricht beim Säugling die ↑Möller-Barlow-Krankheit, für die subperiostale u. muskuläre Hämatome sowie Knochenbrüchigkeit charakterist. sind.

Skorpionantiserum: spezif. antitox. Serum gegen Skorpiongifte (neurotox., hämolyt., nekrotisierend).

Skorpione: Scorpiones; Unterklasse der ↑Arachnida (Spinnentiere); am Ende des Hinterleibes oft mit Stachel, der zur Verteidigung dient u. Gift injizieren kann. U. a. vermögen Vertreter der Gattungen Tityus (Südamerika) u. Buthus (Nordafrika) durch ihren Stich auch beim Menschen Todesfälle zu verursachen.

Skorpiongifte: Die in Südeuropa vorkommenden Skorpione sind relativ harmlos; die Erscheinungen nach dem Stich sind ähnl. wie nach einem Wespenstich. Schwere Vergiftungen ruft der Stich durch den Hinterleibsstachel größerer Arten, z. B. Buthus occinatus (Südeuropa, Afrika), hervor. Lebensgefährl. sind Vergiftungen durch Stiche des afrikan. u. brasilian. Skorpions (Opisthophthalmus capensis). Die chem. Struktur der Gifte ist noch ungeklärt. Proteolyt. Aktivität, hämolyt. u. neurotox. Wirkungen sind nachweisbar.

skotochromogen *⟨gr⟩ Adj*: im Dunkeln Pigment erzeugend.

Skotom *⟨gr⟩ n*: innerhalb der Gesichtsfeldaußengrenzen gelegener relativer (nicht vollständiger) o. absoluter (vollständiger) Ausfall der Lichtempfindung. Nach der Lage werden zentrale (Makulaerkrankungen, retrobulbäre Neuritis), parazentrale u. zentrozäkale (Zentrum u. blinder Fleck, Bjerrum-Skotom) u. ringförmige S. in der mittleren Peripherie (↑Retinopathia pigmentosa) unterschieden. Farbenskotom: Ausfall der Farbwahrnehmung im Skotombereich. Flimmerskotom: vorübergehender Gesichtsfeldausfall mit flimmerndem gezacktem Rand bei ↑Migräne. Mariotte-Skotom: blinder Fleck. Physiol. S.: blinder Fleck u. Angioskotome entlang der Netzhautgefäße.

Skotophobin *⟨gr⟩ n*: ein aus dem Gehirn entspr. trainierter Ratten isoliertes, aus 15 Aminosäuren bestehendes Peptid, das nach Injektion in das Gehirn nichttrainierter Ratten in der Lage ist, bei diesen Tieren Dunkelfurcht, d. h. eine best. Verhaltensweise, auszulösen. Man schreibt deshalb dem S. (dunkelfurchtauslösendes Peptid) eine Informationsübertragungsfunktion zu. Diese Befunde sind allerdings umstritten geblieben. (↑Neurotransmitter).

Skripton *⟨gr⟩ n*: unter der Kontrolle eines ↑Operators (↑Operon) o. eines ↑Regulons stehende Transkriptionseinheit (↑RNA-Biosynthese). Alle Strukturgene (↑Gen) einer solchen Einheit unterliegen einer gemeinsamen pos. (↑Genaktivierung) o. neg. (↑Geninaktivierung) Kontrolle.

Skrofuloderm *⟨lat + gr⟩ n* ↑Tuberkulose, kutane.

Skrofulose *⟨lat⟩ f*: histor. Begriff, der mit der Disposition zur ↑Tuberkulose in Zusammenhang gebracht wurde (exsudative Diathese). Heutige Existenzberechtigung als Krankheitsbegriff ist fragl.

Skrotalhernie *⟨lat⟩ f*: bis in den Hodensack reichende ↑Hernia inguinalis.

Skrotalödem, akutes: plötzl. auftretendes Ödem der Skrotalhaut, schmerzlos. Allerg. o. mit unklarer Genese. Gegen ↑Hodentorsion nicht immer abgrenzbar.

Skrotalreflex: Kontraktion der Tunica dartos des Skrotum bei Kältereiz o. Berührung, keine bes. klin. Bedeutung.

Skrotalwülste: embryonale Anlage des Hodensacks.

Skrotum *⟨lat⟩ n*: Scrotum, Hodensack; Hauttasche, durch eine sagittal gestellte bindegewebige Trennwand (↑Septum scroti) in 2 Räume unterteilt. Inhalt jeder Hälfte des Hodensacks ist ein Hoden, Nebenhoden sowie der Anfangsteil vom Samenstrang.

Skrotumfehlbildungen: angeborene Fehlbildung des Hodensacks. Fast immer mit anderen Anomalien o. Fehlbildungen assoziiert. Außer dem Scrotum bipartitum (deutl. zweigeteiltes S.) werden skrotopeniale Transposition, skrotopeniale Kommunikation (Einbeziehung des Penis in die Skrotalhaut), Ringskrotum (um die Peniswurzel herum), ektop. S. (eine o. beide Hälften inguinal o. an den Oberschenkelinnenseiten) u. akzessor. S. beschrieben.

Skybala *⟨gr⟩ n Pl*: Kotballen; eingedickter, wasserarmer Stuhl bei Obstipation (Schafkotstuhl).

SLA: *Abk* für engl. Soluble liver antigene; Antikörper gegen ein lösl. Leberantigen.

SLAP-Lesion: Glenoidläsion im Bereich des Bizepssehnenansatzes von ventral nach dorsal verlaufend. Läsion ist in 4 Stadien eingeteilt.

SLE: **1.** *Abk* für ↑Saint-Louis-Enzephalitis. **2.** *Abk* für systemischer ↑Lupus erythematodes.

Sleeve resection *⟨engl⟩* ↑Bronchusplastik.

Slide cell test *⟨engl⟩*: Objektträgerzellentest; heute kaum noch gebräuchl. Methode zur Bestimmung der Antibiotikakonzentration in Körperflüssigkeiten.

Sloan Kettering Institute for Cancer Research: Krebsforschungsinstitut in New York. 1948 durch Stiftungen von A. P. Sloan junior u. Charles F. Kettering gegründet.

Slocumb, Charles H., zeitgen. amerik. Rheumatologe, Rochester/Minn.

Slocumb-Syndrom (nach Charles S.): Steroidpseudorheumatismus, Kortisonentzugsyndrom; meist vorübergehend auftretender Symptomenkomplex nach Absetzen einer langdauernden Steroidtherapie. Charakterisiert durch psych. Labilität, z. T. Depressionen, Schlaflosigkeit, Photophobie, Myalgien, reduzierte phys. Leistungsfähigkeit, erhöhte Blutsenkung, z. T. Leukozytose. Bei schwerem Verlauf Nebenniereninsuffizienz, panmesenchymale Reaktionen, erythematodesartige Hautbefunde o. Exantheme sowie Gefäßentzündungen, Hypertonie u. Lungeninfiltrate.

Slow motion ⟨*engl*⟩: Zeitlupe, Zeitdehnung. Art der Bildwiedergabe bei Videorekordern u. der Kinematographie, bei der die Bildfrequenz bei der Wiedergabe kleiner ist als bei der Aufnahme.

Slow reacting substance of anaphylaxis ⟨*engl*⟩: *Abk* SRS-A; saures Phosphatidylcholin kleinmolekularer Zusammensetzung ohne nähere Aufklärung (↑ Mediatoren, allergische). Wird im Ablauf eines anaphylakt. Prozesses neu gebildet (Histamin u. Serotonin werden dagegen nur freigesetzt). SRS-A bewirkt prolongierte Kontraktion glatter Muskelfasern, insbes. im Bronchialbereich. Histamin- u. Serotoninantagonisten verhindern die SRS-A-Wirkung nicht.

Slow-twitch-Fasern ⟨*engl*⟩: langsam zuckende Skelettmuskelfasern (Kontraktionszeit zwischen 40–100 ms), die eine geringe Ermüdbarkeit aufweisen, ↑ Fast-twitch-Fasern.

Slow-Virus-Infektion ⟨*engl*⟩: chron., nach monate- bis jahrelanger Inkubationszeit langsam verlaufende, meist tödl. Erkrankung. Beim Menschen: adulte ↑ T-Zell-Leukämie; ↑ AIDS, ↑ Haarzellenleukämie, progressive multifokale ↑ Leukoenzephalopathie, progressive Rötelnpanenzephalitis (PRP, ↑ Panenzephalitis), subakute sklerosierende ↑ Panenzephalitis, i. w. S. auch Erkrankungen durch menschl. ↑ Tumorviren u. ↑ Prionenkrankheiten, ↑ Kuru-Krankheit ↑ Creutzfeldt-Jakob-Krankheit.

Slow waves ⟨*engl*⟩: basaler elektr. Rhythmus. Langsame Potentialschwankungen der glatten Muskulatur, die kontinuierl., ohne Unterbrechung auftreten u. nur mit einer schwachen Kontraktion gekoppelt sind, wenn nicht Spikes hinzutreten. Abb.

Sluder, Greenfield (1865–1928), amerik. Laryngologe, St. Louis.

Sluder-Neuralgie (nach Greenfield S.): durch Entzündung des Ganglion pterygopalatinum bedingte Gesichtsneuralgie mit Parasympathikussymptomen. Klin. finden sich anfallsartige o. dauernde Schmerzen am inneren Lidwinkel, Augapfel, Oberkiefer, Gaumen u. Nasenwurzel, die bes. zur Schulter ausstrahlen können; Niesreiz, Hypästhesie im Mund- u. Rachenraum, z. T. halbseitige Gaumensegellähmung.

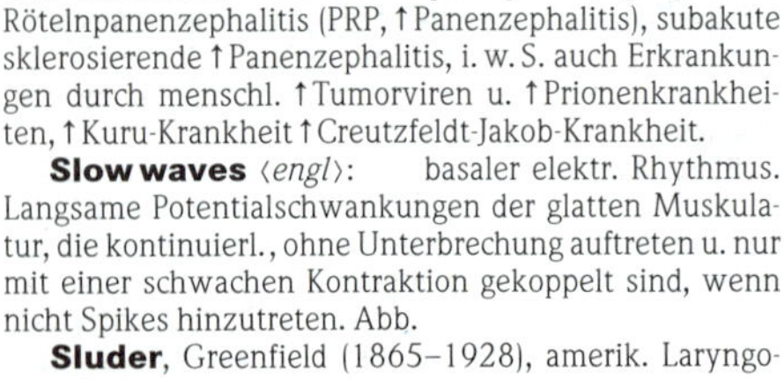

Slow waves
1: Ableitung der intrazellulären elektrischen Aktivität in glatten Muskelzellen des Dünndarms; 2: manometrische Messung; die Slow waves bewirken nur eine geringe Kontraktion, erst die Überlagerung von Spikes führt zu starken Kontraktionen.

Sluder-Tonsillektomie (nach Greenfield S.): die vollständige Entfernung der Tonsillen mit dem Sluder-Ring bei genügender Luxierbarkeit der Tonsillen. ↑ Tonsillektomie.

Sludge ⟨*engl*⟩: **1.** ***Hämat.:*** reversible Aggregation von Blutzellen (Erythrozyten, Leukozyten, Thrombozyten) innerhalb von Blutgefäßen durch Verminderung der Suspensionsstabilität bei Änderung der Strömungsgeschwindigkeit, der Viskosität o. der elektr. Oberflächenladung (Sludged-Blood-Effekt). Klin. bedeutsam bei Zuständen mit Vermehrung der Makroglobuline u. entsprechender Viskositätssteigerung im Bereich der Mikrozirkulation, wie z. B. entzündl. Erkrankungen mit hohem Lipoprotein- u. Paraproteinblutspiegel, stumpfen Gewebetraumen, Verbrennungen u. als Schockphänomen. Die Viskositätsveränderung u. Zellaggregation reduzieren das Stromzeitvolumen bis zur lokalen Stase, Hypoxie u. Gewebeazidose. Bei Thrombozytensludge als Folge erhöhter Plättchenadhäsivität o.-aggregabilität wird aus den zerfallenden Plättchenaggregaten in der Lunge vermehrt Serotonin freigesetzt; es kommt zur Vasokonstriktion u. Erhöhung des pulmonalen Gefäßwiderstands. Maßnahmen, die den peripheren Hämatokritwert senken u. die Blutströmungsgeschwindigkeit steigern, lösen die Zellaggregationen wieder auf. ↑ Agglomeration. **2.** ***Innere Med.:*** winzige Cholesterinkristalle in der Gallenblase, die sich sehr langsam umlagern,. Verklumpter S. kann polypöse Veränderungen vortäuschen.

Slyke, Donald Dexter van (geb. 1883), amerik. Chemiker, New York.

Slyke-Apparat (nach Donald D. van S.): Gerät zur manometr. u. volumetr. Analyse von Blutgasen, die durch Unterdruck freigesetzt werden. Umwandlung von Hb in Met-Hb, CO_2-Absorption. Zur Bestimmung bes. von O_2, CO_2, N_2.

Slyke-Technik (nach Donald D. v. S.): klass. Verfahren zur Bestimmung einer bei einer Reaktion freigesetzten o. verbrauchten Gasmenge (meist O_2 o. CO_2) durch Messung des Drucks, den das Gas auf ein über eine Quecksilberbrücke angeschlossenes Manometer ausübt.

SM: *Abk* für ↑ Sadomasochismus.

SMA: *Abk* für engl. Smooth muscle antibodies. Antikörper gegen glatte Muskulatur, d. h. gegen Aktin.

Small-for-date newborn ⟨*engl*⟩: für das ↑ Gestationsalter zu kleines Neugeborenes, ältere Bez. für Light-for-date-newborn. ↑ Klassifikation der Neugeborenen.

Small vessels disease ⟨*engl*⟩: Erkrankung der kleinen Arterien u. Arteriolen, z. B. bei Amyloidose, Diabetes mellitus, Rheumatoidarthritis, Sklerodermie u. a.

Smegma ⟨*gr*⟩ *n*: „Vorhauttalg"; gelbl. schmierigtalgige Absonderung im Vorhautsack u. zwischen den Schamlippen.

Smegmabakterien: Mycobacterium smegmatis. Vorkommen auf Genitalschleimhäuten (Smegma praeputii u. clitoridis) des Menschen u. des Hundes; seltener beim Menschen auf den Tonsillen, im Zahnbelag, ferner im Sputum bei Bronchiektasien u. Lungengangrän. Grampositive Stäbchen; säurefest, jedoch nicht alkoholfest;

entfärben sich nach Ziehl-Neelsen-Färbung mit Salzsäurealkohol. Saprophyten. Kulturell rasches Wachstum auf den übl. Nährböden in wenigen Tagen, im Ggs. zu den Tuberkulosebakterien.

Smegmolith *⟨gr⟩ m*: Praeputialstein.

Smellie, William (1697–1763), brit. Gyn., London.

Smellie-Handgriff (nach William S.) ↑Veit-Smellie-Handgriff.

Smith, Carl Henry, zeitgen. amerik. Päd., New York.

Smith, David W. (1926–1981), amerik. Päd., Seattle.

Smith, Hamilton O. (geb. 1931), amerik. Mikrobiol., Baltimore. 1978 Nobelpreis für Med./Phys. (mit W. Arber u. D. Nathans) für die Entdeckung der Restriktionsenzyme und die Anwendung dieser Enzyme in der Molekulartechnik.

Smith-Dietrich-Reaktion: histol. Nachweis von Phosphatiden, Zerebrosiden, Cholesterin-Fettsäure-Gemischen u. Seifen. Diese stellen sich nach Beizung mit Chromlösung, Färbung mit essigsaurem Hämatoxylin u. Differenzierung mit Boraxferricyankaliumlösung schwarzblau dar (Neutralfett, ungefärbt).

Smith-Lemli-Opitz-Syndrom (nach David W. S., Luc L u. John M. O.): multiples Fehlbildungssyndrom mit Minderwuchs, schwerer geistiger u. körperl. Retardierung, kraniofazialen Dysmorphien, Kryptorchismus, Hypospadie, 4-Fingerfurche, Klinodaktylie, Herzfehlbildungen, Strabismus. Wahrscheinl. homozygoter Status mit autosomal rezessivem Erbgang.

Smith-Petersen, Marius M. (1886–1953), amerik. Chir., Boston.

Smith-Petersen-Nagel (nach Marius M. S.-P.): äußerst stabiler Kompaktnagel zur Osteosynthese von Schenkelhalsbrüchen, 1924 entwickelt. Zur Aufnahme der starken Biegungskräfte u. besseren Verankerung ist der S. mit 3 Lamellen als Verstärkungsstreben ausgestattet. 1932 von Sven-Johnsson weiterentwickelt, der den Nagel mit einer zentralen Bohrung zur Aufnahme eines zuvor exakt plazierten Führungsdrahtes versah. Im Laufe der Jahrzehnte folgten viele Varianten dieses Grundprinzips. ↑Marknagelung.

Smith-Syndrom (nach Carl H. S.): akute, infektiöse ↑Lymphozytose.

Smog *⟨engl⟩*: Wortbildung aus smoke (Rauch) u. fog (Nebel). Bildung eines gesundheitsgefährdenden Aerosols durch Kondensationsvorgänge (dichter Nebel), das aus feinsten Partikeln bzw. Tröpfchen besteht, die Säurekomponenten in adsorbierter o. gelöster Form u. in starker Anreicherung enthalten. Der S. wird für die in Ballungsgebieten bei Inversionswetterlangen nachweisl. höheren Todesraten verantwortl. gemacht.

SMON: *Abk* für subakute Myelooptikoneuropathie; ↑Neuropathie.

Smoothing *⟨engl⟩*: Methode der Meßwertverarbeitung z. B. bei der Szintigraphie als gewichtete Mittelwertbildung o. Ausgleichsrechnung zur Verminderung der ↑Meßstatistik u. damit zur verbesserten Lesbarkeit von Szintigrammen.

Sn: chem. Symbol für ↑Zinn.

SNDO: *Abk* für engl. Standard Nomenclature of Diseases and Operations (USA).

Sneddon-Syndrom: Kombination zerebraler Infarkte mit einer ↑Livedo reticularis bei jungen Frauen.

Snell, George (geb. 1903), amerik. Biol., Med., Zool., Immun., Bar Harbor, Maine. 1980 Nobelpreis für Med./Physiol. (mit B. Benacerraf u. J. Dausset) „für ihre Entdeckungen über genetisch determinierte Strukturen an der Zelloberfläche, welche Immunreaktionen steuern" (↑Histokompatibilitätsantigene).

Snellen, H. A., zeitgen. Kardiol., Leiden.

Snellen, Hermann (1834–1908), holländ. Ophth., Utrecht.

Snellen-Prinzip (nach Hermann S.): Regel zur Konstruktion von ↑Optotypen. Seitenlänge der Sehzeichen unter einem Vielfachen einer Bogenminute dargeboten. Neben den Optotypen gibt eine kleine Zahl an, in welcher Entfernung sie dargeboten werden müssen, um bei einer Normsehschärfe wahrgenommen zu werden (Solldistanz D). Die Sehschärfe (V) ist der Bruch aus Darbietungsentfernung (d) durch Solldistanz bei den jeweils kleinsten, noch erkannten Optotypen. V = d/D. ↑Sehprobentafeln.

Sniffing *⟨engl⟩* ↑Schnüffeln.

Snowshoe-Hare-Virus: Virusart der Gattung ↑Bunya-Virus. Das S. kommt in den USA vor u. kann bes. bei Kindern eine virale ↑Meningoenzephalitis verursachen.

SOAPIE: Akronym aus den Elementen eines problemorientierten Pflegedokumentationsschemas, das sich auf **s**ubjektive und **o**bjektive Patientendaten, **A**ssessment, **P**lanung, **I**ntervention und **E**valuation bezieht. Subjektive Patientendaten beschreiben diagnoserelevante Informationen aus Sicht des Pat. Objektive Patientendaten beschreiben diagnoserelevante Informationen aus Sicht der Pflegeperson, basierend auf Beobachtungen, Meßwerten u. Berichten. Assessment bezieht sich auf den diagn. Prozeß der Analyse, Bündelung u. Interpretation der Patientendaten mit einer abschließenden Einschätzung, ob es sich um ein pfleger. Problem in Form einer Pflegediagnose, ein interdisziplinäres Problem in Form einer potentiellen Komplikation o. um eine med. Problem in Form einer med. Diagn. handelt. Planung: dieser Schritt bezieht sich auf die Festlegung von Pflegezielen u. -ergebnissen u. die Festlegung einer Rangfolge unter den Pflegezielen. Interventionen: bezieht sich auf die Erstellung eines Pflegeplans mit der Festlegung von ↑Pflegeinterventionen zur Lösung der Pflegeprobleme. Evaluation bezieht sich auf den letzten Schritt des Pflegeprozesses, bei dem eine Bewertung der Pflegeergebnisse erfolgt.

Soave-Operation: bei ↑Hirschsprung-Krankheit (Megacolon congenitum) angewandte Durchzugsmethode nach Soave. Teilresektion eines aganglionären Rektums, Entfernung der Schleimhaut aus dem Rektumstumpf u. Durchzug des dilatierten Kolonabschnitts durch den Muskularisschlauch. Resektion u. Anastomose im Analbereich.

Social Science Citation Index: Informationsmittel des ↑Institute of Scientific Information, das nach den Prinzipien des ↑Science Citation Index jährl. 130 000 Arbeiten aus 1 500 Zeitschriften der Sozialwissenschaften, Verhaltenswissenschaften, Psychol. u. ä. erfaßt.

Social support: soziale Unterstützung; Verständnis, Anregung, Aktivierung, Ermutigung usw. durch Bezugspersonen können die Fähigkeit des Individuums zur Bewältigung krit. u. belastender Ereignisse (↑Life event) wesentl. steigern.

Societas Internationalis Medicinae Generalis: *Abk* SIMG; Internationale Gesellschaft für Allgemeinmedizin.

Sockelformer: Gerät zur Herstellung kieferorthopäd., in drei Dimensionen auszuwertender Modelle.

Sodbrennen: Pyrosis; brennendes Gefühl im epigastr. Winkel u. in der Speiseröhre durch Reflux von Magen- u./o. Dünndarminhalt (S. ist nicht an Säureproduktion gebunden).

Sodoku ⟨*chin*⟩ *n* ↑ Rattenbißfieber.

Sodomie *f*: Zoophilie, Bestiophilie; nach der bibl. Stadt Sodom benannte sexuelle Deviation mit Geschlechtsverkehr o. sexuellen Handlungen mit Tieren.

Soemmering, Samuel von (1755–1830), dt. Arzt, Frankfurt am Main; ↑ Substantia nigra.

Soemmering-Wulst (nach Samuel S.) ↑ Cataracta anularis.

Sofortkernstrahlung: ionisierende Strahlung aus einem Strom von Gammastrahlen u. Neutronen, die im Augenblick der Kernwaffendetonation in weniger als 10^{-6} s freigesetzt wird u. bis zu 15 s dauert. Die ionisierende Strahlung besitzt eine hohe Durchdringungsfähigkeit u. wirkt bei großen Dosen (mehr als 200 r) auf den Organismus schädigend, indem sie die normale Lebensfähigkeit der Zellen stört u. Erkrankungen hervorruft, die als Strahlenkrankheit (↑ Strahlenkater, ↑ Strahlenschäden) bezeichnet werden.

Sofortprothese ↑ Immediatprothese.

Soft lens ⟨*engl*⟩: weiche ↑ Kontaktlinse.

Software ⟨*engl*⟩: Gesamtheit der zu einem informationsverarbeitenden System gehörenden Programme, die in Verbindung mit der Hardware die Arbeitsweise des Systems bestimmen.

SO_4-Heilwässer ↑ Heilwässer, sulfathaltige.

Sohle, stumme: gelegentl. als Vorstufe des ↑ Babinski-Reflexes vorkommende Reaktionslosigkeit bei Bestreichen der Fußsohle.

Sojabohnenproteaseinhibitoren: Sojabohnentrypsininhibitoren. In Sojabohnen finden sich v.a. zwei ↑ Proteaseinhibitoren, der Kunitz-Sojabohneninhibitor u. der ↑ Bowman-Birk-Inhibitor. Sie unterscheiden sich in ihren Mol. Gew., Aminosäurezusammensetzungen u. in ihrer Hemmcharakteristik. Neben Trypsin werden durch die S. auch Chymotrypsin, Plasmin, Kallikrein u. andere Proteasen gehemmt. Der Bowman-Birk-Inhibitor ist ein zweiköpfiger Hemmstoff, der gleichzeitig Trypsin u. Chymotrypsin inaktivieren kann.

Sojabohnenproteine: biol. hochwertige Proteine, die ca. 32 % der Trockensubstanz der Samen von Sojabohnen ausmachen. In den Samen finden sich die ↑ Sojabohnenproteaseinhibitoren, die durch Erhitzen denaturiert werden müssen, um die Verdauung der S. zu ermöglichen. Zu den S. gehören außerdem einige Enzyme, z. B. die ↑ Urease.

Sojabohnenunverträglichkeit: durch Sojabohnenproteine ausgelöstes Krankheitsbild, das der glutensensitiven Enteropathie gleicht (Zottenatrophie usw.).

Sojanahrung: unter Einsatz von Sojamehleiweiß (Mehl, Konzentrat, Isolat) zubereitete Diätform, die Eiweißreichtum anstrebt o. bei Milchallergien eingesetzt wird.

Sojaöl: Sojabohnenöl; aus dem Samen der Sojabohne (Glycine max) durch Extraktion (Rückstände sind proteinreiches Nahrungs- u. Futtermittel) gewonnenes, halbtrockenes, fettes Öl: ca. 55 % Linolsäure, 25 % Ölsäure, 6 % Linolensäure u. a. Verwendung: raffiniert als Speiseöl; zur Margarineherstellung, v. a. im gehärteten Zustand; als Rohöl in der Seifen-, Firnis-, Lack- u. Kunstharzindustrie. S. neigt (hoher Gehalt an polyolefin. Fettsäuren) bei der Lagerung schon nach kurzer Zeit zu einer Geschmacksabwertung (Geschmacksreversion).

Sokolow-Index: Kenngröße bei elektrokardiograph. Untersuchungen isoliert o. überwiegend li.-hypertrophierter Herzen bei Erwachsenen mit Abdrehung des QRS-Hauptvektors nach li. u. hinten u. Vertiefung der S-Zacke in $V_1 - V_3$. Er ist pos., wenn die Summe von V_1 u. R in V_5 mehr als 3,5 mV beträgt.

Solanacae: Nachtschattengewächse; Pflanzenfamilie, zu der wichtige Nutzpflanzen wie Kartoffel, Tomate, Paprika u. der Tabak gehören. Viele Arten sind giftig, einige von med. Bedeutung, z. B. Tollkirsche (↑ Atropa belladonna), Bilsenkraut (Hyoscyamus niger) u. Stechapfel (↑ Datura stramonium).

Solanine: in der Gattung Solanum vorkommende Steroidalkaloidglykoside; bedingen Toxizität der betreffenden Pflanzenteile, besitzen bakterizide u. fungistat. Eigenschaften. ↑ Solaninvergiftung, ↑ Tomatin.

Solaninvergiftung: Solanismus; Vergiftung mit Solanin bzw. mit solaninhaltigen Pflanzen. Solanin ist ein Glykoalkaloid in grünen Teilen der Kartoffel, das durch Säure in Aglukon Solanidin gespalten wird. Solanin wirkt nur parenteral hämolyt. Orale Aufnahme verursacht Brennen u. Kratzen im Hals, Übelkeit, Brechreiz, Brechdurchfall, Benommenheit, Nieren- u. Gallenblasenentzündung, Herzschwäche, Angstzustände, Schweißausbruch, Atemnot, Bewußtlosigkeit. Es können Krämpfe auftreten; Tod durch Atemlähmung. Beim Menschen treten tox. Sympt. erst bei Gehalten >200 mg Solanin/kg Kartoffeln auf. Dies ist nur bei Verzehr grüner Kartoffelknollen (Gehalt an Solanin bis 700 mg/kg) mögl., nicht jedoch bei Verzehr „normaler“ Kartoffelknollen (Gehalt meist <20 mg Solanin/kg). 300–400 mg Solanin gelten als tödl. für den Menschen; die Befunde zum Vergiftungsgeschehen sind nicht widerspruchsfrei in bezug auf die wirksame Dosis.

Solarisation: Während die bei der Entwicklung resultierende Filmschwärzung zunächst mit steigender Belichtung zunimmt, ergibt sich im Bereich der Überbelichtung bei hinreichend großer Belichtung wieder eine Schwärzungsabnahme. Dieser Effekt heißt S.

Solarplexus ↑ Plexus coeliacus.

Sölder, Friedrich von (1867–1943), Neurol., Wien.

Sölder-Linien (nach Friedrich v. S.): zwiebelschalenförmig angeordnete Sensibilitätszonen im Gesicht, die sich fast konzentrisch um das Mund-Nasen-Gebiet anordnen. Die Linien entsprechen best. Kernarealen u. weichen völlig von dem Versorgungsgebiet der peripheren Trigeminusäste ab.

Solebäder: Voll- o. Teilbäder in ↑ Sole, auch als Bewegungsbäder. ↑ Heilwässer, natriumhaltige.

Solen: natürl. Natrium-Chlorid-Heilwässer mit über 240 mval NaCl/l. ↑ Heilwässer, natriumhaltige.

Solente, G., zeitgen. Arzt, Frankreich.

Solephototherapie: Kombinationsbehandlung von ↑ Solebädern mit UV-Bestrahlung, die sich bei Psoriasis vulgaris u. anderen Hauterkrankungen als bes. effektiv erwiesen hat. Die Synergieeffekte beruhen auf einer Empfindlichkeitserhöhung der Haut für UV durch vorhergehende Solebäder.

Soleus ⟨*lat*⟩ *m*: Kurzw. für ↑ Musculus soleus.

Solidarpathologie ⟨*lat + gr*⟩ *f*: wohl erstmals von Asklepiades (2. Jh. v. Chr.) vertretene, auf die Atomlehre Demokrits (5. Jh. v. Chr.) gegründete Auffassung der Krankheit als einer Veränderung der aus Atomen aufgebauten festen Teile des Körpers; im Ggs. zur. ↑Humoralpathologie. Das Konzept der S. kam erst bei Morgagni u. Bichat klar zum Ausdruck.

Solid phase radioimmunoassay *⟨engl⟩*: spez. Arbeitsmethode des Radioimmunoassay, bei welcher die Trennung von freiem u. an Antikörper (Ak) gebundenem Antigen (AG) durch Fixierung der Immunglobuline an eine feste Phase erfolgt.

I : AG + AK ⇄ AGAK
II : AG^x + AK ⇄ $AGAK^x$

Die Differenz der Radioaktivität des in der flüssigen Phase nachweisbaren radioaktiven freien Antigens (AG^x) bei Reaktion II u. bei gleichzeitig ablaufender Reaktion I nach Zusatz von Untersuchungsprobe mit unbekannter AG-Menge ist ein Maß für die AG-Konzentration.

solidus *⟨lat⟩ Adj*: fest.

solitär *⟨lat⟩ Adj*: einzeln, vereinzelt.

Solitärbündel ↑Tractus solitarius.

Solitärfollikel ↑Nodulus lymphoideus.

Solitärstein: einzelner Stein (z. B. S. der Gallenblase, meistens ein Tonnenstein).

Solitärwirt: Wirtskategorie im Lebenszyklus von ↑Parasiten, alleiniger Wirt homogener Helminthen, in dem die zweigeschlechtl. bzw. parthenogenet. Fortpflanzung stattfindet u. Fortpflanzungsprodukte (Eier, Larven) entstehen.

Sollwert: Wert, den die ↑Regelgröße (in Übereinstimmung mit der ↑Führungsgröße) bei einer ↑Festwertregelung haben soll. ↑Istwert.

Solubilisation: Lösungsvermittlung. Fähigkeit von grenzflächenaktiven Stoffen, kaum wasserlösl. o. wasserunlösl. Stoffe durch Einlagerung in o. Adsorption an Mizellen ohne Veränderung ihrer chem. Struktur in wäßrige Lösungen zu überführen. Dabei kann es im menschl. o. tier. Körper auch zur mizellaren Resorption kommen.

Soluble antigen *⟨frz⟩*: lösl. Antigen, als gegensätzl. zu aggregierten o. partikulären Antigenen zu sehen.

Solutio *⟨lat⟩ f*: Lösung.

Solutio Formaldehydi: ↑Formaldehydlösung.

Solutio Hydrogenii peroxydati concentrata: 30%ige Wasserstoffperoxidlösung, H_2O_2; wirkt stark desinfizierend, desodorierend u. bleichend. Dient auch zur Herstellung der als Desinfiziens, Desodorierung-, Bleich- u. Reinigungsmittel dienenden S. Hydrogenii peroxydati diluta.

Solvent-drag-Mechanismus *⟨engl⟩ m*: Lösungsmittel-Schlepp-Mechanismus; Spezialfall des Durchtritts einer Substanz durch eine biol. Membran. Man versteht darunter die Mitnahme eines gelösten Substrats durch Wasser als Lösungsmittel, wenn dieses aufgrund eines osmot. Gradienten durch eine Zellmembran diffundiert. ↑Membrantransport.

Soman: Methylfluorphosphorsäurepinacolylester, Trilone, hochaktiver Cholinesterasehemmer. Chem. Kampfstoff, Organophosphat; farblose bis gelbbraune Flüssigkeit, schnellwirkend, relativ therapieresistent, Wirkungsdauer von Stunden bis Tagen; mittlere tödl. Konzentration (LC_{t50}) 70 mg min m^{-3}.

somatisch *⟨gr⟩ Adj*: körperl., den Körper betreffend, Ggs. psych.

Somatisierung: Sammelbegriff für körperl. Ausdrucksformen von neurot. bzw. funktionellen Phänomenen. ↑Störung, funktionelle. ↑Neurose.

somatogen *⟨gr⟩ Adj*: Eigenschaften, die vom Körper neu erworben u. nicht genet. bedingt sind.

Somatogramm *⟨gr⟩ n*: graph. Darstellung quantitativer Normwerte zur Beurteilung individueller Entwicklungszustände.

Somatologie: Lehre von den Körpereigenschaften.

Somatomedine: eine Gruppe von Proteinen, die unter der Wirkung des Wachstumshormons (↑Hormon, somatotropes) v. a. in der Leber gebildet werden u. in der Lage sind, den Sulfateinbau in die ↑Glykosaminoglykane zu fördern, die Synthese von RNA in den Knorpelzellen zu steigern u. die Proteinsynthese in der Muskulatur zu erhöhen. Es bestehen Beziehungen zur NSILA-Fraktion (↑Nonsuppressible insulin-like activity) des Blutplasmas. Zwei S. sind ident. mit den insulinähnlichen ↑Wachstumsfaktoren (IGF-I u. -II). Zur Fam. der S. gehören weitere Peptide, wie Sulfation factor u. Nerve growth factor, die den humoralen Servomechanismus für die anabole Wirkung des hypophysären Wachstumshormons (STH) sichern. Bei ↑Akromegalie vermehrt; Östrogenbehandlung des konstitutionellen Hochwuchses junger Mädchen senkt den Somatomedinblutspiegel. ↑Mitogene.

Somatometrie ↑Anthropometrie.

Somatorezeptoren: nehmen die im Organismus selbst entstehenden Änderungen o. an seiner Oberfläche wirkenden Reize wahr (↑Hautsinn). Außerdem gehören zu den S. die Propriorezeptoren der Muskulatur, die Viszero- o. Interorezeptoren.

Somatostatin: *Abk* SST; Hormon des Hypothalamus u. der D-Zellen des Pankreas, das die Sekretion von somatotropem ↑Hormon, ↑Insulin u. ↑Glucagon hemmt (Growth-Hormone-Releasing Inhibiting-Hormone = GHRIH; Growth-Inhibiting-Hormone = GIH), außerdem die Magensäuresekretion, Pepsinproduktion u. Gastrinfreisetzung. Es kann den erhöhten Wachstumshormonspiegel bei ↑Akromegalie senken, ist aber wegen seiner kurzen Halbwertszeit von 2–4 min für eine Langzeitbehandlung dieser Erkrankung nicht einsetzbar.

Somatotopagnosie: Agnosie, die sich auf die Orientierung am Körper bezieht.

somatotopisch *Adj*: auf die top. Repräsentation von Körperzellen in Hirnstrukturen bezogen, z. B. Zuordnung der Körperteile zu Arealen der motor. Rinde.

Somatotropin *⟨gr⟩ n* ↑Hormon, somatotropes.

Somatoxenie *⟨gr⟩ f*: Zusammenleben von 2 verschiedenartigen Organismen mit körperl. Kontakt auf Basis einer Gast-Wirt-Beziehung. Niedrigste Form: Zusammenleben nur auf räuml. Basis (z. B. ↑Phoresie), höhere Form: Zusammenleben auf räuml. u. nutritiver Basis (z. B. ↑Kommensalismus, ↑Mutualismus), höchste Form: Zusammenleben bei gegenseitiger (z. B. ↑Symbiose) bzw. einseitiger physiol. Abhängigkeit (z. B. ↑Parasitismus).

Somazellen: Körperzellen, die nicht zur ↑Keimbahn gehören. Bei Mehrzellern alle Zellen bis auf die Keimzellen, deren Vorstufen u. die Zygote.

Somiten *⟨gr⟩ m*: Ursegmente; bläschenartige Zellkomplexe des paraxialen Mesoderms. Ab dem 20. Tag werden 42 bis 44 Somitenpaare angelegt. Sie bilden das Anlagematerial der Wirbel (↑Sklerotome), der Lederhaut (↑Dermatom) u. Rumpfmuskeln (↑Myotome).

Sommerdiarrhö *⟨gr⟩ f*: durch versch. Erregerarten verursachte, meldepflichtige Durchfallerkrankungen (↑Diarrhö) mit akutem, auch fieberhaftem Verlauf u. wäßrigen, z. T. mukösen Stühlen, die v. a. Säuglinge u.

Kleinkinder befällt. Diagn. durch mikrobiol. Erregernachweis (↑Stuhluntersuchung).

Sommerenzephalitis ↑Frühsommermeningoenzephalitis.

Sommerexanthem: v. a. im Sommer auftretendes, flüchtiges, rötelnähnl. Exanthem an Gesicht, Oberkörper u. Extremitäten, häufig mit fieberhaftem Katarrh der oberen Luftwege verbunden. Erreger sind humanes ↑Coxsackievirus o. ↑ECHO-Virus.

Sommerfieber ↑Pappatacifieber.

Sommergrippe: durch versch. Erregerarten (Coxsackievirus, Dengueviren, ECHO-Virus, Leptospiren) verursachte Infektionskrankheit. Fieberhafter Verlauf u. meist katarrhal. Erscheinungen der Atemwege (↑Atemwegsinfektion), gute Progn.

Sommer-Herbst-Fieber ↑Leptospirosen.

Sommerinfektion, respiratorische: vorwiegend durch Coxsackievirus Gruppe A im Spätsommer u. Frühherbst verursachte fieberhafte Erkrankung mit Katarrh der oberen Luftwege.

Sommerjucken ↑Prurigo aestivalis.

Sommerkrankheit ↑Pappatacifieber.

Sommersmog: landläufige Bez. von Luftschadstoffgemischen mit der Hauptkomponente Ozon, das aus Stickstoffoxiden u. leichtflüchtigen Kohlenwasserstoffen sek. gebildet wird. Der überwiegende Anteil der Stickoxide u. Kohlenwasserstoffe stammt aus dem motorisierten Verkehr. S. führt je nach Konzentration, Einwirkungsdauer u. körperl. Betätigung zu Reizwirkungen auf Augen u. Nasenrachenraum sowie Beeinträchtigung der Lungenfunktion u. der körperl. Leistungsfähigkeit. Informator. Schwellenwert 180 $\mu g/m^3$ Luft; Warnwert 360 $\mu g/m^3$ Luft.

Sommersprossen ↑Epheliden.

Somnambulismus ⟨*lat*⟩ *m* ↑Nachtwandeln.

somnolent ⟨*lat*⟩ *Adj*: schläfrig, meist als bewußtseinsgetrübt verwendet.

Somnolenz ⟨*lat*⟩ *f* ↑Bewußtseinsstörungen.

Somogyi, Michael (1883–1971), St. Louis, Biochem.

Somogyi-Effekt: Hypoglykämie u. reaktive Hyperglykämie durch zu hohe Insulindosis bei Diabetikern, die schwer einzustellen sind. Die Hypoglykämie tritt meist nachts auf als Folge einer zu hoher abendl. Insulindosis.

Sonagraphie: Zeit-Frequenz-Analyse, fortlaufende Klang-analyt. Registrierung des Sprechvorgangs mittels Schmal- o. Breitbandanalyse zwischen 85–8 000 Hz.

Sonapax: ein ↑Phenothiazinderivat, das als ↑Neuroleptikum eingesetzt wird.

Sonde ⟨*frz*⟩ *f*: biegsames o. starres, stab- o. schlauchförmiges Instrument zur Austastung, zur Entleerung o. zum Auffüllen von Hohlräumen versch. Art (Beispiel: ↑Ballonsonde, ↑Sengstaken-Blakemore-Sonde, ↑Linton-Nachlas-Sonde, ↑Einhorn-Sonde, ↑Lagerlöf-Sonde). 1. Otol. S.: dichtet bei Impedanzmessungen den Gehörgang luftdicht zur Druckkammer ab. Besteht aus 3 Verbindungskanälen: Zuleitung für den Tongenerator des Meßtons (zumeist 220 Hz), Eingang des Luftdruckregulierungssystems mit Pumpe u. Manometer, Eingang des Sondenmikrophons. ↑Impedanz. 2. Zahnmed. S.: spitz zulaufendes abgewinkeltes Instrument zur Abtastung der Ränder von ↑Restaurationen u. von Zahnflächen.

Sondenernährung: Sondenfütterung, künstliche ↑Ernährung; Einführung flüssiger Nahrung mittels einer Schlund-, Magen- o. Duodenalsonde; Anwendung bei Nahrungsverweigerung, bei Krankheiten der Speiseröhre, bei Schlinglähmung, nach Mundoperationen usw.; vielfach bei Tierexperimenten.

Sondenohr: Das mit einer Sonde versehene Ohr dient bei der Stapediusreflexaudiometrie (↑Stapediusreflex) als Indikator für das zu messende Gegenohr, während es bei der ↑Tympanometrie zugleich Prüfohr ist. ↑Impedanz.

Sondenphänomen: bei der Tuberculosis cutis luposa (Lupus vulgaris) bricht die Sonde in die infiltrierte Haut ein.

Sondenversuch: Einbrechen der Sonde in das Gewebe bei Karzinom des Muttermundes; ↑Chrobak-Sondenversuch.

Sonderentgelt: Entgeltverfahren im Krankenhausbereich zur Finanzierung nur eines Teils der allg. Krankenhausleistungen. I. d. R. gehen alle Leistungen (Dienstleistungen u. Sachleistungen), die im Zusammenhang mit einer Operation eingesetzt werden, in das S. ein. So werden z. B. die zeitl. Bindung der Operateure, des OP-Funktionsdienstes, der Anästhesieärzte u. -pflegekräfte inkl. der Rüst-, Warte- u. Verteilzeiten ebenso eingerechnet wie der leistungsspezif. Sachmittelverbrauch (Implantate, Antibiotika, Nahtmaterial usw.). Im Ggs. zu den Fallpauschalen wird die Höhe dieses Entgeltes auf Teilkostenbasis (↑Teilkosten) ermittelt. Ident. mit den Fallpauschalen ist wiederum, daß die S. in der ↑Bundespflegesatzverordnung auch mit Punkten gewichtet u. die „Preise“ pro Punkt auf Landesebene durch zweiseitige Verträge festgelegt werden. Der „Preis“ für ein S. ist somit i. d. R. für alle Krankenhäuser eines Bundeslandes ident.

Sondierung ⟨*frz*⟩ *f*: Einführung einer ↑Sonde. In der Zahnmed. S. der parodontalen ↑Tasche zur Feststellung der Taschentiefe.

Sones-Katheter: Katheter für die selektive Koronarangiographie. Wird i. a. über die A. brachialis eingeführt.

Sonnenallergie ↑Lichturtikaria.

Sonnenblumenkatarakt: Kupferstar, Chalcosis lentis, Sonnenblumenstar; Kupferablagerungen im Linsenepithel sowie subkapsulär nach kupferhaltigen intraokularen Fremdkörpern (meist Messing) als grün-bräunl. Scheibe mit radiären Ausläufern. Form wahrscheinl. durch Irisrelief bedingt. Verliert sich nach längerer Mydriasis. Beeinträchtigt Sehschärfe als „Scheinkatarakt“ kaum.

Sonnenbrand ↑Dermatitis solaris.

Sonnengeflecht ↑Plexus coeliacus.

Sonnenspektrum: Spektrum der von Sonne emittierten u. die Erdoberfläche erreichenden elektromagnet. Wellen (↑Globalstrahlung).

Sonnenstich: Ictus solis; nach intensiver Sonnenbestrahlung des Kopfs auftretende Kopfschmerzen, Übelkeit bis zum Koma (↑Bewußtseinsstörungen).

Sonnenstrahlung: Gesamtheit der von der Sonne emittierten u. die Erdoberfläche erreichenden elektromagnet. Wellen, die UVB, UVA, sichtbares u. infrarotes Licht enthält. Der UVC-Anteil der S. ist sehr gering. Die S. wird ther. i. R. der Heliotherapie genutzt; die Intensität der S. hängt vom Ort (Zunahme der Streustrahlung mit der Weite des Horizonts; Zunahme der Strahlung mit der Nennhöhe, Reflektion durch Schnee o. Sand), der Tages- u. Jahreszeit sowie der Bewölkungsdichte ab. Abb.

Sonnenuntergangsphänomen: das Verschwinden größerer Teile der Hornhaut hinter dem Unterlid, z. B. bei Hydrozephalus u. Dauerschädigung des Gehirns.

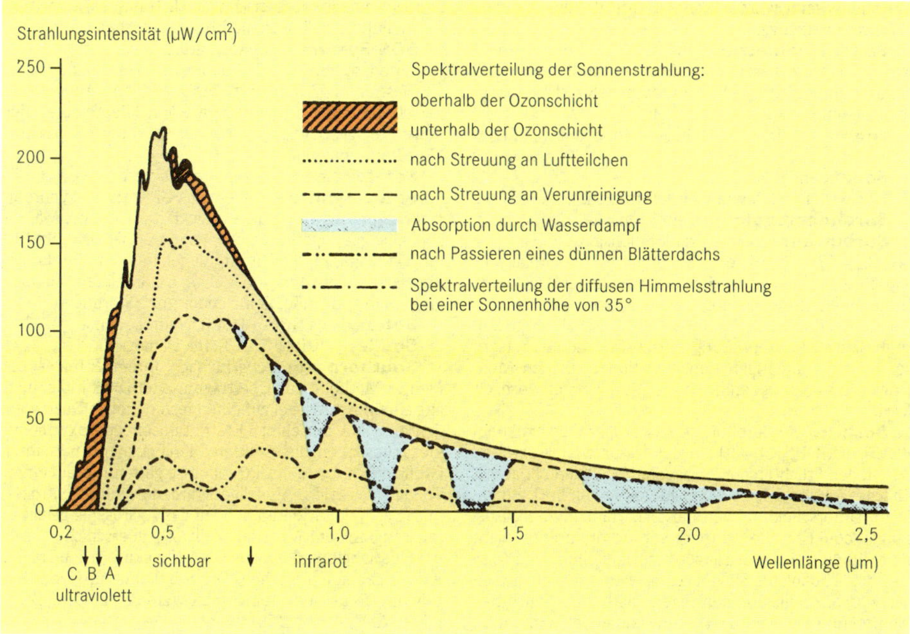

Sonnenstrahlung. Spektralverteilung der Sonnenstrahlung: Veränderungen im Spektrum beim Durchgang der Atmosphäre, Absorptionsbanden (nach Hackel, 1990)

Sonograph ⟨*gr*⟩ *m*: Echograph; Gerät für die ↑Ultraschalldiagnostik, insbes. zur Erzeugung von Schnittbildern der Körperstrukturen. Der S. arbeitet nach dem Ultraschallimpulsechoverfahren. Entspr. der Echostärke klassifiziert man mit einer Grauwertskala die Helligkeit der Bildpunkte im Schnittbild. Zur Abbildung eines zu untersuchenden Bereichs muß dieser nach versch. Abtastprinzipien zeilenweise durchschallt u. abgetastet werden. Man unterscheidet Geräte mit langsamer mechan. Abtastung (Parallel-, Sektor-, Compound-Scan) u. mit der jetzt dominierenden schnellen mechan. bzw. elektron. Abtastung, die den Vorteil der Echtzeitdarstellung bewegter Organe (Herz, pulsierende Gefäße, Fetus im Fruchtwasser) bietet. Gebräuchl. Darstellungsmethoden: 1. als A-Bild (A für Echoamplitude), laufzeitgerechte Darstellung der Echofolge u. 2. als helligkeitsmoduliertes Schnittbild o. B-Bild (B für brightness). Zunehmend erfolgt auch Gewebeentnahme (z. B. aus parenchymatösen Organen) sonograph. geführt mit Feinnadelbiopsie-Schallköpfen. Durch die Miniaturisierung der Schallköpfe, die die piezokeram. Sende- u. Empfangswandler enthalten, sind sonograph. Organabbildungen von Körperhohlräumen aus (z. B. Ösophagus, Magen-Darm-Trakt, Vagina) mit erhöhter Aussagekraft der Schnittbilder mögl. Moderne S. enthalten auch Ultraschall-Doppler-Geräte mit Auswertegeräten (Schallspektrometer, ↑Ultraschall-Doppler-Technik), insbes. zur Analyse bewegter Strukturen (Herz, Gefäße). Abb.

Sonographie, dreidimensionale: durch dreidimensionale Rekonstruktion einer Serie von zweidimensionalen Bildern erreichte Darstellung, die in jeder Ebene u. unter jedem Winkel dargestellt werden kann.

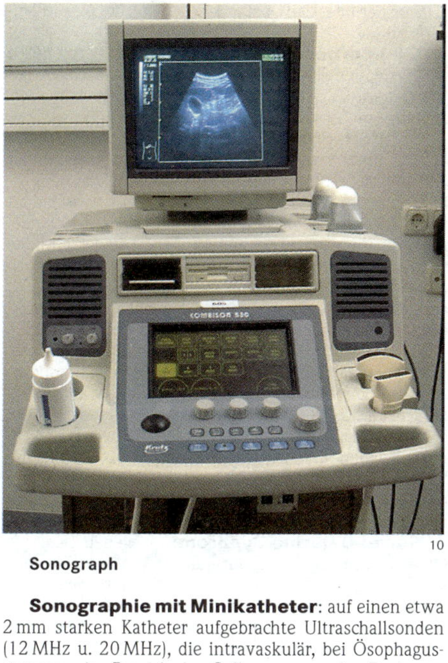

10

Sonograph

Sonographie mit Minikatheter: auf einen etwa 2 mm starken Katheter aufgebrachte Ultraschallsonden (12 MHz u. 20 MHz), die intravaskulär, bei Ösophagusstenosen, im Bereich der Gallenwege u. des Pankreas-

S

gangs eingesetzt werden können. Ihre Vorteile sind bisher nicht überzeugend.

Sonomanometrie: Tubenfunktionsprüfung; registriert Ausgleich nasal applizierter Druckdifferenzen anhand Öffnungsdruck bei ↑Adhäsivprozeß o. ↑Tympanosklerose mit intaktem Trommelfell.

sonor ⟨*lat*⟩ *Adj*: klingend, tönend (z. B. ↑Klopfschall).

Soor ↑Candidose.

Sopor ⟨*lat*⟩ *f* ↑Bewußtseinsstörungen.

Sorbimacrogololeat: ein ↑Tensid.

Sorbinsäure: Hexa-2,4-diensäure, CH_3–CH=CH–CH=CH–COOH; eine konjugierte kurzkettige Karbonsäure, nicht zu verwechseln mit der in der Vogelbeere enthaltenen tox. Parasorbinsäure. S. wird synthet. gewonnen u. findet in Form ihrer Natrium-, Kalium- u. Kalziumsalze als Konservierungsmittel Anwendung. S. ist in der erforderl. niedrigen Konzentrationen für den Menschen physiol. unbedenkl., da die Säure verstoffwechselt wird.

Sorbit ⟨*lat*⟩: Sorbitol; sechswertiger Zuckeralkohol $HOCH_2$-$(CHOH)_4$-CH_2OH. In der Natur weit verbreitet, z. B. in den Früchten der Rosazeen (Vogelbeere, Pflaume, Kirsche, Apfel, Birne usw.), nicht vorhanden im Traubenwein (Unterscheidung von Obst- u. Traubenwein). Ausgangsprodukt für die Synthese von Ascorbinsäure; dient als ↑Süßungsmittel für Diabetiker (Herstellung von Marmelade, Schokolade, Süßgebäck usw.), ferner infolge seiner wasserstabilisierenden Eigenschaften als Feuchthaltemittel für Lebensmittel. Wegen laxierender Wirkung ist die Aufnahme auf 20 g pro Tag u. Person zu begrenzen.

Sorbitdehydrogenase: *Abk* SDH; in der Leber vorkommendes Enzym, das D-Fruktose mit Hilfe von NADH zu Sorbitol reduziert (↑Fruktosestoffwechsel). Die SDH im Serum ist z. B. bei parenchymatöser Leberschädigung erhöht.

L-(–)-Sorbose: Ketohexose, die aus D-Sorbit durch biol. Oxidation (Dehydrierung) durch ↑Acetobacter-Arten gebildet wird. S. ist Ausgangssubstanz für die chem. Herstellung von L-Ascorbinsäure. ↑Süßungsmittel.

Sorgfaltspflicht, ärztliche: Pflicht des Arztes, den Pat. unter Berücksichtigung des jeweiligen Stands der ärztl. Wissenschaft, soweit deren Kenntnis von dem behandelnden Arzt erwartet werden kann, gewissenhaft zwecks Wiederherstellung seiner Gesundheit o. Linderung seiner Leiden zu behandeln. Gehört zu den grundlegenden ärztl. Berufspflichten. Hat sowohl rechtl. als auch moral. Charakter. Fordert ständige Vervollkommnung der ärztl. Kenntnisse, Erfahrungen u. Fähigkeiten. Im Prozeß der Diagnosestellung u. der Ther. sind bei der Anwendung der med.-wissenschaftl. Erkenntnisse Zweifel soweit wie mögl. auszuschließen. Nicht jede Gesundheitsschädigung im Prozeß der med. Betreuung ist auf Verletzung der ä. S. zurückzuführen.

Sorption ⟨*lat*⟩ *f*: an Phasengrenzflächen, insbes. in Suspensionen u. Emulsionen, in Pulvern (Chemisorption), an Kunststoffen u. in Konservierungsmitteln, kann es infolge S. zu Aktivitäts- bzw. Konzentrationsminderungen kommen.

Sorrel-Déjerine-Syndrom: genet. bedingte Osteolyse, im Kindes- u. Jugendalter beginnend u. fortschreitend z. T. in Kombination mit kraniofazialen Fehlbildungen, Gelenklockerungen u. Nephropathie. Charakterist. sind schmerzlose Abbauvorgänge von Radius, distalem Mittelhandknochen (z. T. auch Humerus) u. Mittelfuß- u. Fußwurzelknochen. Erbgang autosomal dominant.

SOS-System: SOS-Reparatur; Reparatursystem in Bakterien, das in „Notfallsituationen", z. B. bei intensiver UV-Bestrahlung, induziert wird u. durch Aktivierung versch. Proteine u. Inaktivierung von ↑Repressoren der Reparatur geschädigter DNA dient. ↑DNA-Reparatur, ↑Reparaturenzyme.

Sotalol: ein ↑Betarezeptorenblocker.

Sotos-Syndrom: zerebrales Gigantismussyndrom, makrozephaler Großwuchs ungeklärter Ursache. Makrozephalie (geringer Hydrozephalus), geistige Entwicklungsverzögerung (leichte Intelligenzminderung), Progenie, Hypertelorismus, überlange Extremitäten, abnorm große Hände u. Füße. Keine endokrinen Störungen.

Sottas, Jules (1866–1943), Neurol., Paris.

Soulier, J. P. (geb. 1913), frz. Hämat.

Southern blot ⟨*engl*⟩: nach ihrem Erfinder benannte Methode zur Übertragung von DNA-Molekülen aus einem Agarosegel auf einen festen Träger. Dazu werden die DNA mit einer ↑Restriktionsendodesoxyribonuklease gespalten, die resultierenden Fragmente nach ihrer Größe durch Agargelelektrophorese getrennt u. auf einen Träger transferiert. Als Träger werden gewöhnl. Nitrozellulose o. Nylon-Membranen auf das Agarosegel gelegt u. mit saugfähigem Material (Zellstoff) überschichtet. Mit der Flüssigkeit wandern die DNA-Moleküle in den Träger, wo sie gebunden werden. Der S. b. kann zur Hybridisation mit DNA-Sonden eingesetzt werden. ↑Blotting-Techniken. Abb.

Soxhlet, Franz Ritter von (1848–1926), dt. Ernährungsforscher, München.

Soziakusis ⟨*gr*⟩ *f*: Hörschädigung durch den während des Lebens einwirkenden Umgebungslärm.

Sozialanamnese: Teil der ärztl. Anamnese, die jene Faktoren zusammenträgt, die aus der sozialen Umwelt des Pat. resultieren. Die S. ist sowohl ätiol. (Perkins, Schornsteinfegerkrebs) als auch ther. bedeutungsvoll, weil die Mitarbeit des Pat. an seiner Genesung vom Eingehen des Arztes auf die soziale Situation des Pat. abhängig ist. Es haben sich folgende soziale Faktoren als pathogenet. o. ther. relevant erwiesen: Bildung, Tätigkeit, berufl. u. fam. Beanspruchung, Integration u. Zufriedenheit, Mobilität, soziale Integration.

Sozialanthropologie: Teilgebiet der ↑Anthropologie, das die Interdependenz von erbl. Grundlage u. sozialer Umwelt bei Wachstum, Entwicklung u. Fortpflanzung des Menschen zum Gegenstand hat.

Sozialgerichtsbarkeit: seit 1953 bestehende Gerichtsbarkeit für öffentl.-rechtl. Streitigkeiten, z. B. in der Sozial- u. Arbeitslosenversicherung, der Kriegsopferversorgung u. dem Kassenarztrecht.

Sozialgesetzbuch V: *Abk* SGB V; gesetzl. Grundlage für die gesetzl. Krankenversicherung. Im SGB V werden u. a. die Leistungen der Krankenversicherungen, ihre Beziehungen zu den Leistungserbringern sowie Finanzierungsaspekte geregelt.

Sozialhygiene: Teilgebiet der Med. Sie entwickelte sich im 19. Jh. unter dem Eindruck deutl. zutage tretender Zusammenhänge zwischen Gesundheitszustand u. sozialer Lage der Bevölkerung. So entstanden in Frankreich eine „Médicine sociale" (Guérin 1801–1886), in England die „Public health" (1848). In Deutschland waren Neumann (1819–1908) u. Virchow (1821–1902) engagierte Vorkämpfer für eine soziale Med. Pettenkofer (1818–

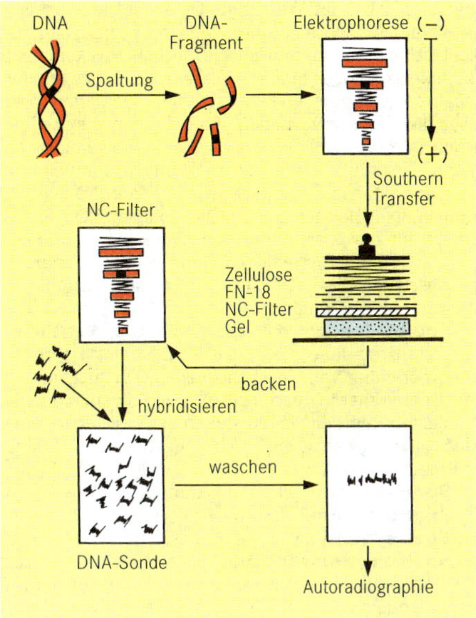

Southern blot

1901) führte die Bez. S. in den wissenschaftl. Sprachgebrauch ein. Mit der Schaffung des Ordinariats an der Berliner Universität für Grotjahn (1869–1931) erfolgte 1920 in Deutschland die erste wissenschaftl. Etablierung des neuen Fachgebiets.

Sozialisation: Eingliederung des Menschen in die soziale Ordnung. Verläuft über die Vermittlung normativer Regelungen in den versch. sozialen Gruppen (z. B. in der Fam., in der Schule, am Arbeitsplatz). Störungen dieses Prozesses können zu vielfältigen Anpassungs- u. Verhaltensstörungen führen. ↑ Identifikation, ↑ Rolle, soziale; ↑ Neurose.

Sozialmedizin: soziale Med. Disziplin der Med., die sich bes. der Rolle der sozialen Umwelt bei der Ausprägung von Gesundheit u. Krankheit in der Bevölkerung widmet. ↑ Sozialhygiene.

Sozialpharmakologie: Lehre von gesellschaftl. u. staatl. Interessen, die bei der Anwendung von Pharmaka auftreten u. über das Interesse des einzelnen Pat. hinausgehen. Teilarbeitsgebiet der klinischen ↑ Pharmakologie. Untersuchungsgegenstand: Epidemiol. der Arzneimittelanwendung, Epidemiol. der Arzneimittelschäden u. -intoxikationen, Mißbrauch u. Abhängigkeit, Arzneimittelsicherheit.

Sozialpsychiatrie: Arbeitsrichtung der Psychiatrie, die die sozialen Bedingungen psych. Krankheiten in ätiol. u. pathogenet. Sicht untersucht u. in deren Veränderungen bei ther.-rehabilitativen u. proph. Maßnahmen ihr wesentl. Anliegen sieht.

Sozialpsychologie: Gebiet der Psychol., das sich mit der Erforschung u. Regulation des sozialen Verhaltens beschäftigt. Ihre Ergebnisse bilden in der Med. Voraussetzungen für die Untersuchung des Arzt-Patient-Verhältnisses u. der Kommunikationsforschung in Krankenhäusern.

Soziogramm: diagn. Ergebnis von Untersuchungsverfahren innerhalb der Sozialpsychologie. Z. B. wird im Partnerwahlverfahren jedes Gruppenmitglied gefragt, mit wem es am liebsten (Wahl) bzw. am wenigsten gern (Ablehnung) eine best. für die Gruppe wesentl. Tätigkeit gemeinsam ausführen möchte. Ergebnisse werden graph. im S. festgehalten.

Soziometrie: Gesamtheit der quantitativen Verfahren der Sozialpsychologie zur Untersuchung der sozialen Beziehungen zwischen den Mitgliedern einer Gruppe.

Soziose ⟨*lat*⟩ *f*: Sozialisationsstörung; Störung der sozialen Entwicklung im Kindesalter, meist infolge ungünstiger Milieuverhältnisse. Folgen können sein: Gefühlsarmut, Gefühlskälte, Egozentrismus, mangelnde Fähigkeit, das Wohlergehen anderer zu respektieren, Fehlen von Schuldgefühlen, Gewaltanwendung (↑ Aggression) gegenüber Personen u. Sachen (Vandalismus, Einbrüche, Diebstahl, Zündeln, Brandstiftung u. a.). ↑ Psychose.

Soziotherapie ⟨*lat*+*gr*⟩ *f*: Sammelbezeichnung für psychiatr. Therapieformen, die durch bewußte Gestaltung des sozialen Umfelds Aktivierung u. Dynamisierung des Pat. anstreben. Soziotherapeut. Verfahren arbeiten mit den gesunden Anteilen der Persönlichkeit u. verfolgen das Ziel, durch Förderung von Initiative, Selbstverantwortung, Interaktions- u. Kommunikationsfähigkeit des Kranken dessen soziale u. berufl. Rehabilitation zu fördern. S. ist indiziert bei allen psych. Krankheiten u. Behinderungen, die zu Störungen im sozialen Beziehungsgefüge u. zur Beeinträchtigung der Arbeitsfähigkeit geführt haben bzw. bei denen eine langfristige stationäre Behandlung notwendig ist. Es werden klin. u. außerklin. Therapieformen unterschieden. Relevante Therapieformen sind u. a.: Beschäftigungs- u. Gestaltungstherapie, Arbeitstherapie, geschützte Arbeitsplätze, geschütztes Wohnen, Milieutherapie, teilstationäre Therapieformen (Tag-Nacht-Klinik, stationsambulante Betreuung), Betriebstherapie, Familientherapie.

SPA: *Abk* für Summenpotentialamplitude. ↑ Elektroneuronographie.

Spacer ⟨*engl*⟩: **1.** Abstandhalter. **2.** Bifunktionelles Agens, welches in ↑ Polymerpharmaka zwischen Arzneistoff u. Polymerkette eingebaut wird. Bewirkt eine Erhöhung der Flexibilität des gebundenen Wirkstoffs u. führt so zu einer verbesserten Haftung am pharmakologischen ↑ Rezeptor bzw. enzymat. Abspaltung. **3.** Zwischen codierenden Genen bzw. ↑ Operonen liegende, i. d. R. nichtcodierende DNA-Sequenzen.

Spaerulen: sporangienartige Gebilde mit dicker Wand, enthalten massenhaft Endosporen von Coccidioides immitis; nach Platzen der S. kann aus jeder Endospore erneut eine S. entstehen.

Spaltalgen ↑ Cyanophyceae.

Spaltamnion ↑ Amnion.

Spaltbecken: Pelvis fissa; Fehlbildung mit fehlendem Symphysenschluß. Meist kombiniert mit Fehlbildungen der Harnröhre (↑ Epispadie) u. Harnblase (↑ Ecstrophia vesicae).

Spaltblase ↑ Ecstrophia vesicae.

Spaltbrille: stenopäische ↑ Brille mit Spalt. Meist bei irregulärem Astigmatismus angewendet (↑ Astigmatismus irregularis).

Spaltfuß: Ektrodaktylie; angeborene, autosomal dominante Fehlbildung des Fußes. Fehlen des 3., evtl. auch des 2. u. 4. Mittelfußstrahls. Spaltung des Fußes kann bis

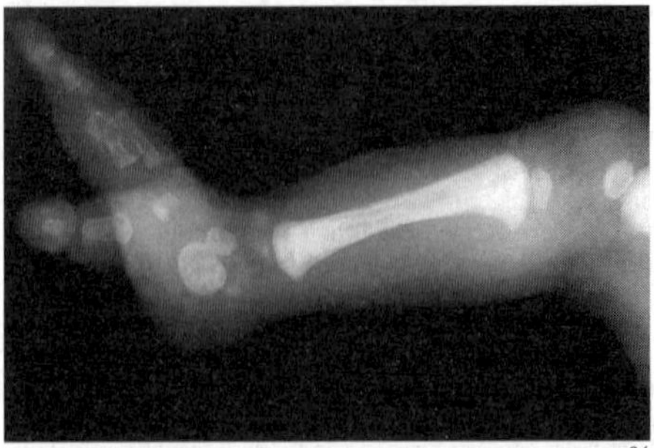
36
Spaltfuß

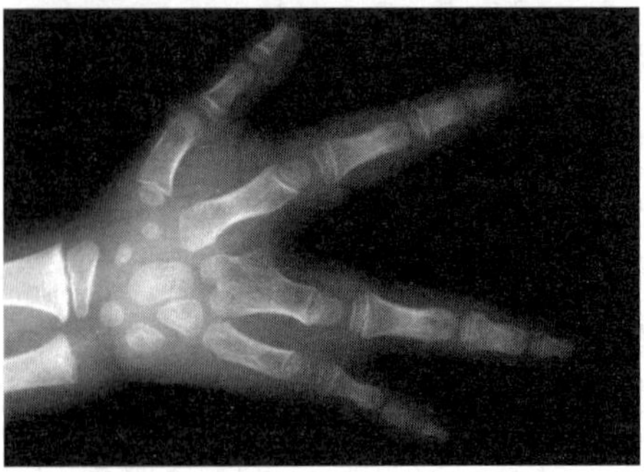
36
Spalthand

in die Fußwurzelknochen reichen. Durch den zentralen Defekt bekommt der Fuß die Form einer Krebsschere. In Extremfällen können ledigl. der 1. o. 5. Strahl erhalten sein. Abb.

Spalthand: dem ↑Spaltfuß entsprechende Verhältnisse an der Hand. ↑Ektrodaktylie. Abb.

Spalthautlappen ↑Hautplastik.

Spalthefen: kleine Gruppe der ↑Hefen, die sich nicht durch ↑Sprossung, sondern Spaltung vermehren. Zu den S. gehören die in Afrika vielfach genutzten Kulturhefen zur Herstellung von Pombe (Bier aus Hirse, Mais u. Manihot).

Spaltimpfstoffe: Spaltvakzine; moderne hochgereinigte, hochwirksame Impfstoffe mit guter Verträglichkeit, die aus den immunogen wirkenden Bestandteilen der Mikroorganismen bzw. deren Toxoiden bestehen. Durch komplizierte technolog. Verfahren werden die für den Impfschutz notwendigen immunogenen von den nichtimmunogenen Bestandteilen, die oft die Nebenreaktionen der Impfstoffe bewirken, getrennt. ↑Spaltvirusimpfstoff, ↑Subunit-Impfstoff, ↑Extraktimpfstoff.

Spaltlampe: Spaltleuchte; Hilfsmittel zur Augenuntersuchung. Gestattet Vereinigung des Prinzips der seitl. fokalen Beleuchtung mit der Biomikroskopie u. durch spaltförmige Blenden Erzielung eines sog. opt. Schnitts, d. h., der schräg die brechenden Medien durchsetzende Lichtstrahl wird gestreut, je dichter die Medien, um so intensiver. Dadurch leuchten z. B. Hornhautepithel, Hornhautnerven, Descemet-Membran, Linsenkapsel, Linsendiskontinuitätszonen u. physiol. u. pathol. Glaskörpermembranen hell auf. Wichtigstes Gerät zur Untersuchung der vorderen Augenabschnitte. Mit Hruby-Linse, Funduskontaktlinse, Fundusgonioskop o. hochbikonvexer Linse. Biomikroskopie des hinteren Glaskörpers u. des Fundus mögl., sogar von dessen Peripherie, mit Indentation sogar über die Ora serrata hinaus. Konstruktion durch Gullstrand (1911), Verbesserung durch Comberg u. Goldmann. Ursprüngl. wurden Nernstlampen zur Beleuchtung des veränderl. Spalts verwendet, dann Niedervoltlampen, jetzt Halogenlampen. Die Abbildung des Spalts erfolgt durch asphär. aplanare Linsensysteme im Fokus des Beobachtungssystems, das eine variable Vergrößerung gestattet. Die S. wird auch zur Applanationstonometrie verwendet (↑Tonometer).

Spaltlinien: Ergebnis eines präparator. Verfahrens zur Sichtbarmachung des Verlaufs von Faserstrukturen o. der Anordnung von Knochenlamellen. Sticht man z. B. mit einer vorher in Tusche getauchten Präpariernadel in entkalkten Knochen ein, entstehen deutl. sichtbare dunkle Spalten, in welche die Tusche eingeflossen ist. ↑Hautspaltlinien.

Spaltschädel ↑Diastematokranie.

Spaltsternum ↑Fissura sterni.

Spaltsymphyse ↑Symphysenspalte.

Spaltung der Herztöne: physiol. zeitl. Differenz der Kontraktion beider Kammern (re. 0,02 s vor li.), bei Veränderungen der Erregungsleitung wird diese Differenz deutlicher, was Ausdruck in gespaltenen Herztönen findet. Bei einer Differenz von mehr als 0,04 s wird von Dopplung gesprochen.

Spaltung des Bewußtseins: Trennung der Seele in sich gegenüberstehende u. unabhängige Komplexe. In der Psychoanalyse Bez. für unreifen ↑Abwehrmechanismus, der benutzt wird, wenn reife Abwehrmechanismen noch nicht entwickelt o. nicht verfügbar sind, um gute von bösen Selbst- u. Objektrepräsentanzen zu trennen. Die S. d. B. ist nur um den Preis einer mehr o. weniger umfassenden Realitätsverleugnung mögl. ↑Borderline-Syndrom.

Spaltung, fixierte: Spaltung von Herztönen (überwiegend des II. Herztons) ohne Abhängigkeit von der Atmung (↑ASD, ↑Vorhofseptumdefekt), Eisenmenger-Syndrom).

Spaltungsirresein: veralteter Ausdruck für ↑Schizophrenie.

Spaltungsregel ↑Mendel-Gesetze.

Spaltvirusimpfstoff: von pyrogenen bzw. tox. Ballaststoffen gereinigter u. in immunogen wirksame Virusbestandteile (die beiden Hüllrezeptoren Neuraminidase u. Hämagglutinin des Influenza-Virus) zerlegter, gut verträgl. Impfstoff, z. B. für die ↑Grippeschutzimpfung.

Spaltwirbel ↑Spina bifida.

Spaltzunge ↑Glossoschisis.

Spanish toxic oil syndrome ⟨*engl*⟩: spanisches Giftölsyndrom; 1981 in Spanien aufgetretene Massenvergiftung von ca. 20 000 Menschen mit Todesfolge bei 350 Personen. Sympt.: interstitielle Pneumonitis, Exanthem, Fieber, Pruritus, Eosinophilie u. a. Allerg. u. autoimmune Charakteristika waren nachweisbar. Ausgangspunkt war der zweckentfremdete Genuß von Rapsöl, das mit 2 % Anilin denaturiert u. bei der Raffination nur unzureichend von tox. Produkten gereinigt worden war. Vergiftungen wurden durch tox. Fettsäureanilide u.

Phenylthioharnstoffderivate u. weitere bislang nicht exakt bekannte chem. Reaktionsprodukte verursacht.

Spanlang-Tappeiner-Syndrom: ektodermale Systemkrankheit, palmoplantare Keratose, Hyperhidrose, Alopezie, Keratosis.

Spannung, elektrische: eine zwischen zwei Punkten in einem elektr. Feld meßbare Größe, die der Feldstärke u. dem in Richtung der Feldlinien gemessenen Abstand der Punkte proportional ist. Eine e. S. entsteht durch Ladungstrennung u. ist die Ursache eines elektr. Stroms. Die SI-Einheit der e. S. ist das Volt (V).

Spannung, mechanische: eine für den mechan. Belastungszustand eines festen Stoffs charakterist. Größe. Als m. S. wird das Verhältnis der an einem Querschnitt angreifenden Kraft zur Größe des Querschnitts definiert. Je nachdem, ob die Kraft senkrecht o. parallel zum Querschnitt wirkt, spricht man von Normalspannung (Zug- o. Druckspannung) bzw. von Tangentialspannung (Schub- o. Scherspannung). Die SI-Einheit der m. S. ist

$$\frac{N}{m^2} \text{ oder Pa}$$

↑Elastizität, ↑Hooke-Gesetz.

Spannungsklemme: ein spez. Meßverfahren zur Ermittlung der Strom-Spannungs-Kurve von Membranen, bei denen die Membranleitfähigkeit vom Membranpotential abhängt. Das Membranpotential wird mit einer Meßelektrode gemessen u. mittels eines zweiten rückgekoppelten Stromkreises durch den ebenfalls gemessenen kompensator. Strom auf einen gewünschten u. konstant gehaltenen Wert gebracht. Die S. erfordert zwei intrazelluläre Elektroden.

Spannungskopfschmerz: vasomotor. ↑Kopfschmerz.

Spannungspneumothorax ↑Pneumothorax.

Spannungspneumothorax, geburtstraumatischer: als Folge des Geburtstraumas entstandener ↑Pneumothorax. Oft mit Mediastinalemphysem kombiniert. ↑Saugdrainage.

Spannungspyopneumothorax: Ansammlung von Eiter u. Luft mit zunehmendem Druck im Pleuraraum; häufige Ursache ist Eröffnung eines ↑Lungenabszesses o. Einriß einer ↑Pneumatozele. Klin. Manifestation: plötzl. schwere ↑Dyspnoe u. seitendifferente Atmung; Hautemphysem mögl. ↑Pneumothorax.

Spannungsreihe biologischer Redoxsysteme: Anordnung biol. Redoxsysteme nach ihren elektrochem. Standardpotentialen (Standardredoxpotentialen) bei pH 7. NADH/NAD hat mit −0,32 V das kleinste, Sauerstoff mit +0,81 V das größte Standardpotential. Elektronen werden stets vom Redoxsystem vom kleineren zum größeren elektrochem. Potential übertragen (↑Atmungskette).

Spannungsspitzen: Orte max. Beanspruchung an einem Knochen. Bei einmaliger zu hoher Belastung erfolgt an der S. die Fraktur, bei Dauerbelastung unter pathol. Bedingungen entstehen an den S. z. B. die Umbauzonen.

Spannungs-Zeit-Index: engl. Time-Tension-Index (TTI); mit dem Sauerstoff- u. Substratbedarf verbundener Parameter, der das Produkt von linksventrikulärer Auswurfzeit (LVET) mal systolischem ↑Mitteldruck mal Herzfrequenz darstellt. Index zur Charakterisierung der vordehnungsunabhängigen ↑Inotropie des Herzens in situ. Stellt das Druck-Zeit-Integral während der ↑Anspannungszeit des li. Ventrikels dar.

Spannweite: Variationsbreite; in der Biometrie einfachstes Streuungsmaß einer Häufigkeitsverteilung eines metr. o. ordinalskalierten Merkmals. S. ist die Differenz von größtem u. kleinstem in der Meßreihe aufgetretenem Wert.

Spans: Handelsname für ein ↑Tensid.

Spansules: 1952 wurde D-Amphetamin in Form versch. stark mit Fetten u. Wachsen überzogener ↑Pellets, in einer Gelatinekapsel vereinigt, unter der Bez. S. in den Handel gebracht. Damit wurde die Ära der Entwicklung von Retardpräparaten (↑Depotpräparate) eingeleitet.

Sparganose ⟨*gr*⟩ *f*: durch ↑Plerozerkoide einiger Bothriocephalus-Arten hervorgerufene Parasitose. Verbreitet in Ost- u. Südostasien. Plerozerkoide gelangen direkt o. durch Genuß kontaminierten Fleischs in den Menschen. Sympt. abhängig vom Ort der Ansiedlung; verursachen lokal entzündl. Schwellungen, Ther.: Exzision der Sparganumknoten.

Sparganum ⟨*lat*⟩ *n*: veraltete Bez. für die ↑Plerozerkoide (Finnenstadien) versch. Diphyllobothrium-Arten (↑Diphyllobothrium latum) in nicht adäquaten ↑Zwischenwirten, wie Mensch u. kleinen Säugetieren (↑Sparganose). Im ungeeigneten Zwischenwirt erfolgt Einkapselung der Finne, ohne Weiterentwicklung zum reifen Wurm. Infektion durch Aufnahme des 1. Zwischenwirts (Kleinkrebse) o. Auflegen getöteter Frösche (2. Zwischenwirt) auf Augen bzw. Wunden (angewendet in Ägypten, Südostasien, Mittelamerika).

Spartein: Alkaloid aus Besenginster (↑Cytisus scoparius). Geringe Verminderung der Reizleitungsgeschwindigkeit bei ausgeprägter Verlängerung der Refraktionszeit am Herzmuskel. Anwendung bei Vorhofarrhythmien mit Überleitungsstörungen.

Spasmoanalgetika: Pharmaka u. -kombinationen, die krampflösend u. schmerzlindernd wirken. ↑Spasmolytika, ↑Analgetika.

Spasmodermie: krampfhafte, motor. Reaktionen der Haut, z. B. ↑Cutis anserina.

Spasmolyse: Beseitigung eines Krampfzustands.

Spasmolytika: Pharmaka, die zu einer Erschlaffung der glatten Muskulatur führen, mit direktem Angriff an der Muskelzelle (im Ggs. zu Cholinolytika u. Ganglienblockern), z. B. Papaverin, Propiverin, Drofenin, Denaverin, aber auch Nitroverbindungen, Nitroprussidnatrium.

Spasmophilie: 1. *Päd.:* hypokalzäm. Tetanie. 2. *Urol.:* Tonusschwankungen mit spast. Phasen, wodurch Nieren-, Kelch-, Nierenbecken- o. Harnleiterkoliken u. ↑Dysurien, ↑Pollakisurien u. ä. auslöst werden können (Kaltfußdysurie).

Spasmus ⟨*gr*⟩ *m*: Verkrampfung.

Spasmus facialis: Reizzustand im Versorgungsgebiet des N. facialis mit unregelmäßig auftretenden synchronen Zuckungen der Gesichtsmuskeln.

Spasmus nicticans: Blinzelkrampf, ↑Nictatio.

Spasmus nutans: Blitz-Nick-Salaam-Krämpfe; ↑Epilepsie.

Spasmus rotatorius ↑Torticollis spasticus.

Spastik: eingeschränkte Beweglichkeit infolge Erhöhung des Muskeltonus. Hauptsymptom bei der infantilen ↑Zerebralparese. Der abnorme Muskeltonus verstärkt sich bei Anstrengungen. In schweren Fällen kann es zu

Gelenkkontrakturen u. Luxationen kommen, mit Steigerung der Eigenreflexe einhergehend. Nach der Lokalisation kann man die Tetraspastik bzw. Tetraplegie (Befall aller 4 Extremitäten), Hemiplegie (Arm u. Bein einer Körperhälfte), Diplegie (beide Beine, seltener Arme) u. Monoplegie (eine Extremität) unterscheiden.

spastisch *Adj*: durch ↑Spastik bedingt.

Spastizität: Grad der ↑Spastik.

Spätanlage: Zahn, dessen Entwicklungszustand im Vergleich zu entsprechenden Zahnanlagen wesentl. zurückliegt. Die häufigsten S. sind die Weisheitszähne u. die zweiten unteren Prämolaren. Bei extremer S. besteht die Gefahr, daß keine vollwertige Zahneinheit entsteht. Zwischen S., reduzierter Anlage u. Nichtanlage (↑Hypodontie) gibt es Zwischenformen, z. B. Zapfenzahn.

Spätazidose: Adaptationsstörungen mit Ausbildung einer metabol. Azidose nach der 2.–3. Lebenswoche, bes. bei Frühgeborenen. Häufiges Sympt. ist eine unzureichende Gewichtszunahme, daneben werden noch weitere uncharakterist. Sympt. beschrieben. Als Ursache werden eine funktionelle Unreife der Nieren, ein gesteigerter Eiweißumsatz (bes. bei hoher Eiweißzufuhr) u. endokrine Faktoren angesehen.

Spätdepression: im höheren Lebensalter erstmals auftretende ↑Depression.

Spatel: flaches zahnärztl. Instrument aus Holz, Metall, Achat u. ä.

Spatelübung: einfache Ther. zur Überstellung progener Verzahnungen (↑Progenie) o. einfacher Kreuzbisse in der Front mit Hilfe eines Holzspatels nach dem Prinzip einer schiefen Ebene.

Spätepilepsie: erstes Auftreten einer Epilepsie nach dem 25. Lj.

Späterstinfektion: tuberkulöse Erstinfektion im Jugendlichen- u. Erwachsenenalter. Zeigt gleiche Organbefunde wie die im Kindesalter eintretende Primärinfektion, verläuft aber günstiger als diese. Eine Ausnahme bildet im sonstigen Verhalten die S. in Form der progredienten ↑Pubertätsphthise.

Spätgeneralisation: aus einem reaktivierten Lymphknoten, selten aus dem Primärherd des ↑Primärkomplexes entstehende Tuberkulose bei älteren Pat. Bei der S. aus alten tuberkulösen Bronchiallymphknoten kann es sowohl zur hämatogenen Streuung als auch, nach Perforation des Lymphknotens, zur bronchogenen Absiedlung der Tuberkulose kommen.

Spätgestose: essentielle ↑Gestose. Schwangerschaftsnephropathie noch ungeklärter Genese, die nach der 28. Schwangerschaftswoche auftritt, ohne daß vorher eine Nierenerkrankung o. ein Bluthochdruck bestanden haben. Im Mittelpunkt der Pathogenese stehen Arteriolospasmen. Die klin. Erscheinungen sind Ödeme, Proteinurie u. Bluthochdruck. Es kommt zu Kopfschmerzen, Übelkeit, Schwindel, Sehstörungen bis zu eklampt. Krämpfen. Die Symptomatologie ist der akuten ↑Glomerulonephritis verwandt. Ausschlaggebend ist der steigende Bluthochdruck. Präeklampsie u. Eklampsie können zum akuten Nierenversagen (↑Niereninsuffizienz) führen. Die Ther. besteht in Bettruhe, blutdrucksenkender Medikation, kochsalzarmer Diät u. Flüssigkeitsrestriktion.

Spatium ⟨*lat*⟩ *n*: Spalt, Raum, Zwischenraum.

Spatium epidurale: Spatium peridurale; Spalt zwischen Lamina externa u. Lamina interna der Dura mater spinalis. Enthält Fettgewebe u. Plexus venosi vertebrales interni. ↑Periduralraum.

Spatium intervaginale: Spalt zwischen der inneren u. äußeren Hülle des N. opticus (Vagina interna bzw. externa nervi optici), der mit dem Subarachnoidalraum des Gehirns kommuniziert.

Spatium retroperitoneale: Raum hinter dem Peritoneum parietale (↑Peritoneum) an der dorsalen Bauchwand. Enthält Organe, deren Vorderflächen mit dem Bauchfell in Kontakt kommen können, als wichtigste Niere, Nebenniere, Ureter, große Gefäßstämme u. ↑Truncus sympathicus.

Spatium retropubicum: Spatium praevesicale (JNA), Cavum Retzii, Retzius-Raum; mit lockerem Bindegewebe angefüllter Spalt zwischen Innenseite der vorderen Bauchwand (Fascia transversalis u. Bauchfell), Oberrand des Schambeins u. Harnblase, in welchen die sich füllende Harnblase aufsteigen kann. Er ermöglicht eine Punktion der Harnblase ohne Eröffnung des Peritonealraums.

Spatium subarachnoideum: Cavitas subarachnoidea, Subarachnoidalraum; Spaltraum zwischen ↑Arachnoidea u. ↑Pia mater um Gehirn u. Rückenmark; enthält ↑Liquor cerebrospinalis.

Spatium subdurale: Cavitas subdurale; Spalt zwischen Dura mater u. Arachnoidea um Gehirn u. Rückenmark.

Spätmetastasierung: Auftreten von Metastasen viele Jahre nach operativer Entfernung des malignen Primärtumors.

Spätpotentiale: kardiale ↑Mikropotentiale nach dem Ende des QRS-Komplexes des EKG, die durch lokale Erregungsleitungsverzögerung insbes. in Infarktrandzonen entstehen; Indikator für ventrikuläre ↑Tachykardien.

Spätproteine: im späten ↑Virusreplikationszyklus gebildete virusspezif. Proteine, z. B. virale ↑Strukturproteine.

Spätreaktion: Spättyp-Reaktion, Allergie vom verzögerten Typ, Tuberkulintypreaktion; Reaktion zwischen Antigen u. sensibilisierten ↑T-Lymphozyten, in deren Folge es etwa 24 h nach Antigeninjektion zu lokalen allerg. Reaktionen im ↑Hauttest kommt. Typ IV der Klassifikation der ↑Allergie nach Gell u. Coombs. Klass. Beispiel: Tuberkulinreaktion. Diagn. zum Nachweis einer zellvermittelten (zellulären) Immunität.

Spätrezidiv: nach längerer Zeit Wiederauftreten eines operativ scheinbar völlig beseitigten malignen Tumors.

Spätschmerz: 2–3 h nach Nahrungsaufnahme auftretender Schmerz (typ. für ↑Ulcus duodeni u. präpylor. Ulkus).

Spätsterblichkeit: Sterbefälle vom 8. Tag nach der Geburt bis zum Ende des 1. Lj., bezogen auf 1 000 Lebendgeborene. Periode der ↑Säuglingssterblichkeit.

Spätsyphilis: Jahre nach der Infektion o. bei der angeborenen Form lange nach der Geburt auftretende Erscheinung der ↑Syphilis III. An Haut u. Schleimhaut zwei Formen: 1. Syphilis tuberosa; 2. Syphilis gummosa; außerdem Erscheinungen an allen anderen Organen, bes. am Gefäß- u. Nervensystem.

Spättetanus: Monate bis Jahre nach einer Verletzung auftretender Wundstarrkrampf, z. B. nach operativer Mobilisierung von Tetanussporen enthaltendem Narbengewebe („Narbentetanus"). Strikte Ind. zur spezif. ↑Simultanimpfung.

Spätwirkung: wesentl. nach einem Ereignis (Unfall, medikamentöser o. Strahlentherapie u. a.) eintretende organ. o. psych. Veränderung, wobei die Beziehungen zwischen Ereignis u. Veränderung z. T. schwer erkennbar u. beweisbar sein können.

Spatz, Hugo (1888–1969), Neuropathologe, Berlin, Gießen, München.

Spatz-Stiefler-Reaktion (nach Hugo S.): Probe zum raschen Nachweis des Paralyseeisens in der Gehirnsubstanz, das durch Schwefelammonium schwarz gefärbt wird.

SPE: *Abk* für engl. streptococcal pyrogenic exotoxins. ↑Toxine, erythrogene.

Species ⟨*lat*⟩ *f* ↑Spezies.

Speckhautgerinnsel: postmortales, vorwiegend aus Fibrin bestehendes, weißgelbes Blutgerinnsel.

speckig: Beschaffenheit eines Organs bei Amyloideinlagerung. ↑Amyloidose (↑Amyloid).

Speckleber: speckartige Beschaffenheit der Leber bei ↑Amyloidose.

Speckmilz: speckartige Beschaffenheit der Milz bei ↑Amyloidose der Milzpulpa.

Speckniere: speckartige Beschaffenheit der Niere bei ↑Amyloidose.

SPECT: *Abk* für engl. single photon emission computertomographie; ↑Emissionscomputertomographie.

Spectrin ⟨*lat*⟩ *n*: Membranprotein der Erythrozyten, das zusammen mit einem aktinähnl. membranständigen Protein für die bikonkave Scheibenform der Erythrozyten (Idealform) u. für die Flexibilität der Erythrozytenmembran (leichte Deformierbarkeit der Erythrozyten beim Durchgang durch engste Kapillaren) verantwortl. ist.

Spee, Ferdinand Graf von (1855–1937), dt. Anat., Kiel.

Spee-Kurve (nach Ferdinand Graf von S.): in der Artikulationslehre teilweise empfohlene Kompensationskurve für die Anordnung der Seitenzähne, die den Teil eines Kreises darstellt, dessen Mittelpunkt in der Orbita liegt. Die Krümmung der Kauebene hat ihren tiefsten Punkt am ersten Molaren.

Speiche ↑Radius.

Speichel: Saliva; Sekret der Speicheldrüsen (↑Glandulae oris). Hypoton, 0,5–1,5 % feste Bestandteile (Elektrolyte, organ. Stoffe wie Muzin u. a., ↑Alphaamylase). Tgl. werden etwa 1–2 l gebildet. S. ist mit max. 100 mosmol/l zum Blutplasma hypoosmot.; pH-Wert 5,5–6,5; bei Reizung der Speicheldrüsen Anstieg auf pH 7,8. Veränderte Speichelzusammensetzung kann Zahnkaries begünstigen. Zusammensetzung u. pH schwanken in Abhängigkeit von der aufgenommenen Nahrung, Sekretionsrate u. hormonellen Faktoren (z. B. Aldosteron). Sekretion nur nerval gesteuert, v. a. über cholinerge muscarinerge ↑Transmitterrezeptoren, über alpha- u. betaadrenerge u. peptiderge Rezeptoren (↑Substanz P).

Speicheldrüse ↑Glandula parotidea, ↑Glandula sublingualis, ↑Glandula submandibularis.

Speicheldrüsenadenom, pleomorphes ↑Parotismischtumor.

Speicheldrüsenkarzinom, adenoid-zystisches: maligner, früher als ↑Zylindrom bezeichneter, epithelialer Tumor der Speicheldrüsen von sehr charakterist. siebartiger Struktur. Hauptlokalisation in abfallender Häufigkeit: palatinale Speicheldrüsen, Parotis, Sublingualis u. Zunge. Metastasierung bevorzugt in die Lungen; Rezidivquote 65 %, 5-Jahres-Überlebensrate etwa 30 %.

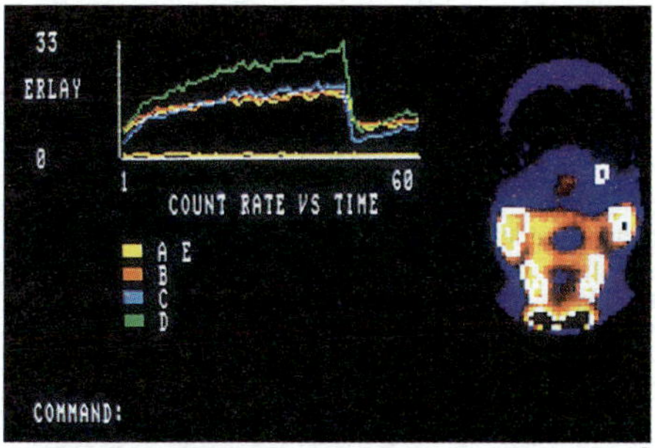

7

Speicheldrüsenszintigraphie.
Funktionsszintigraphie mit ^{99m}Tc-Pertechnetat; Summationsbild von Gammakameraaufnahmen über 1 h, ROI-Funktionskurven über beiden Ohr- u. Mundspeicheldrüsen mit normalem Befund (grün) linke Mundspeicheldrüse, Funktionsstörung der übrigen bei Sjögren-Syndrom

Speicheldrüsenszintigraphie: nuklearmed. Untersuchungsverfahren. Methode: i. v. Injektion von ^{99m}Tc-Pertechnetat, das aktiv von den Speicheldrüsen aufgenommen u. sezerniert wird. Gammakamera-Sequenzaufnahmen über 30 min, nach 20 min orale Gabe von Zitronen- o. Ascorbinsäure als Entleerungsreiz. Darstellung der Ohr-, Mundspeicheldrüsen u. Glandulae palatinae, über denen ROI-Histogramme gewonnen werden: normal ist eine kontinuierl. Anreicherung mit steilem Kurvenabfall nach Säurereiz. Ind.: akute bzw. chron. Sialadenitis, Sjögren-Syndrom, Abflußstörungen (Stein, Tumor), Verlauf nach Operation o. Bestrahlung. Zur Tumordiagnostik nicht geeignet. Abb.

Speicheldrüsenviruskrankheit: alte Bez. für ↑Zytomegalie.

Speichelkörperchen: im Speichel vorhandene Leukozyten, die die Kapillaren im Gingivasulkus in Richtung Mundhöhle verlassen. Bei zahnlosen Säuglingen u. Erwachsenen nicht nachweisbar.

Speicherfolienradiographie: Umsetzung eines durch Röntgentechnik erzielten Bildes in digitale Information. Mit einem ↑Speicherleuchtstoff beschichtetes Medium wird in einer konventionellen ↑Röntgenanlage analog zur herkömml. ↑Film-Folien-Kombination verwendet u. in digitale Information umgesetzt. Vorteil ist eine konstant hohe Bildqualität durch die nachträgl. mögl. Bildnachbearbeitung u. kostengünstige Bildarchivierung.

Speicherkrankheiten: ↑Lipidspeicherkrankheiten, Lipidosen; ↑Mukopolysaccharidosen; ↑Glykogenosen; ↑Krankheiten, lysosomale.

Speicherleuchtstoff: Leuchtstoff, der nach Bestrahlung nur einen Teil dieser Energie sofort in Licht umsetzt (Fluoreszenz) u. einen Teil der Energie in Haftstellen speichert. Bei späterer Bestrahlung mit Licht kann diese Energie freigesetzt werden. S. werden in der Röntgendiagnostik in Bildplatten ähnl. den Verstärkerfolien verwendet.

Speicherung: Anreicherung eines Pharmakons in einzelnen biol. Strukturen u. damit Verzögerung der Elimination. Ursachen der S.: Anhäufung durch aktiven

Transport (z. B. Noradrenalin in präsynapt. Vesikeln), hohe chem. Aktivität zu Biostrukturen (z. B. Blei, Plutonium in Knochen), hohe Lipidlöslichkeit (z. B. Narkotika im Fettgewebe).

Speichervolumen, systolisches: Teil des ↑Herzschlagvolumen, der während der ↑Systole in den durch den Austreibungsdruck elast. vergrößerten herznahen Arterien verbleibt. Es fließt erst während der ↑Diastole der Herzkammern als diastol. Abflußvolumen weiter (↑Windkesselfunktion der Gefäße).

Speien ↑Spucken.

Speisebreiaspiration: Einatmen von Mageninhalt in bewußtlosem Zustand, kann zum Erstickungstod führen. Kann bei Säuglingen als terminales Geschehen beim plötzlichen ↑Kindstod auftreten.

Speiseröhre ↑Ösophagus.

Speitäubling: Russula emetica; ↑Giftpilz mit lokaler Reizwirkung im Magen-Darm-Trakt.

Spektralanalyse: **1.** Opt. Methode zur Identifizierung von Spurenelementen. Bei der S. werden die Stoffe zur Lichtemission angeregt u. mit Hilfe eines Spektralapparats die entstehenden Emissionsspektren ausgemessen. Aus der Lage der im Spektrum vorhandenen Linien kann auf den diese Linien emittierenden Stoff geschlossen werden. **2.** S. des Elektromyogramms; die Untersuchung bzw. Darstellung der im Elektromyogramm enthaltenen Frequenzen der elektr. Potentialschwankungen der motor. Einheiten des Skelettmuskels u. deren Amplitudenverhältnisse. Die S. des Elektromyogramms zeigt z. B., daß die Ableitung der summierten Aktionspotentiale mittels eingestochener Nadelelektroden höhere Frequenzanteile des Elektromyogramms erbringt. ↑Frequenzanalyse, ↑Leistungsspektrum.

Spektralapparat: Gerät zur Ermittlung der in einem Wellenlängengemisch (Licht aller Wellenlängenbereiche) enthaltenen Wellenlängen u. der auf diese Wellenlängen entfallenden Intensitäten. Bei visueller Beobachtung heißen die entsprechenden S. Spektroskope, bei photograph. Registrierung der Spektren Spektrographen, bei Registrierung mit anderen Strahlungsempfängern (z. B. Thermoelementen, Leuchtstoffen mit anschließender Lichtmessung bei hinreichend kurzwelliger Strahlung) Spektrometer. Im opt. Spektralbereich werden Gitter-, Interferenz- u. Prismenspektralapparate eingesetzt. Außerdem werden Filtermethoden angewendet. Das Auflösungsvermögen von S., $\lambda/\Delta\lambda$ (noch getrennt darzustellende Wellenlängendifferenz bei der Wellenlänge λ) beträgt bei Prismenspektrometern 10^4–10^5, bei Gitterspektrometern um $4 \cdot 10^5$ u. bei Interferenzspektrometern bis zu $5 \cdot 10^6$.

Spektralkolorimetrie: Kolorimetrie mit monochromat. Licht o. Licht eines engen Spektralbereichs, für dessen Wellenlänge die Absorption des zu bestimmenden Stoffs ein Maximum aufweist.

Spektralzerlegung: Zerlegung von elektr. Signalen (z. B. EKG, EEG, Phonokardiogramme), Licht, Schall, auch Bildinhalten in die spektralen Anteile (Frequenzen bzw. Wellenlängen). Bei bekannter Signalform (Ermittlung z. B. durch Oszillographie, Photometrie) kann die mit Digitalrechnern relativ leicht ausführbare math. harmonische ↑Analyse angewendet werden. Für Licht werden Spektrographen eingesetzt, für Schall werden auch elektr. Filter mit festen Durchlaßbereichen (Oktav- u. Terzbandfilter) verwendet, nachdem der Schall über ein Mikrophon in elektr. Spannung umgewandelt wurde.

Spektrometrie: Spektroskopie; Bestimmung der in einer Strahlung enthaltenen Frequenzen, Wellenlängen o. Quanten- bzw. Teilchenenergie u. der auf die einzelnen Anteile entfallenden Intensitäten bzw. Flußdichten. Die entsprechenden Geräte heißen ↑Spektralapparat o. Spektroskope.

Spektrophotometer: Spektralphotometer; Kombination eines ↑Spektralapparats u. eines Photometers zum Vergleich von Leuchtdichten, die zur gleichen Wellenlänge (o. schmalen Bereich) gehören. Das Licht stammt entweder von der gleichen Welle u. nimmt unterschiedl. Wege (Bestimmung des Extinktionskoeffizienten), o. es stammt von zwei versch. Quellen (Vergleich der Energieverteilungen). Heute werden allg. physikal. Empfänger benutzt (Sperrschichtzellen, Photozellen, Photodioden, zur Messung der spektralen Energieverteilung therm. Empfänger). Das Licht wird mittels Filter, Prismen o. Gitter spektral zerlegt. S. werden u. a. zur Konzentrationsbestimmung von farbigen Lösungen eingesetzt, da Extinktion u. Konzentration proportional sind. Dazu werden im Interesse hoher Meßgenauigkeit Wellenlängen benutzt, für die die nachzuweisende Substanz ein Absorptionsmaximum hat. Handelsübl. Geräte sind z. T. mit automat. Probenwechslern ausgestattet.

Spektroskopie: physikal.-chem. Analysemethode, bei der die Wechselwirkung zwischen elektromagnet. Strahlung u. den Atomen o. Molekülen der untersuchten Probe ausgenutzt wird. Hierbei entstehen Signale, deren Frequenz stoffspezif. Eigenschaften hat. Best. Atome u. Moleküle werden erkannt. Unterteilung der S. nach untersuchten Frequenzbereichen: Kernresonanzabsorptionsspektroskopie, Röntgenspektroskopie, UV-Spektroskopie, Zentimeterwellenspektroskopie. Zur S. gehört auch die Massenspektroskopie, die mit der Gaschromatographie (↑Chromatographie) gekoppelt in der Analytik eingesetzt wird.

Spektrum: Darstellung der elektromagnet. Strahlung nach der Wellenlänge λ, Frequenz ν o. Quantenenergie ε. Je nach der Strahlungsquelle kann ein S. Kontinuum-, Linien- o. Bandencharakter haben (z. B. Natriumlinie bei 589,3 nm). Die Auswertung eines S. liefert Aussagen über die Energie- u. Bindungsverhältnisse im Stoff, der die Strahlung emittiert (Emissionsspektrum) o. absorbiert (Absorptionsspektrum). S. der elektromagnet. Wellen: eine Darstellung des von 10^3 m bis 10^{-15} m reichenden Wellenlängengebiets der Gesamtheit aller elektromagnet. Wellen. Tab.

Spekulum ↑Scheidenspekulum.

Spekulumentbindung: Spiegelentbindung; histor. Methode zur Geburtsbeendigung. Man geht mit Spekula in den noch nicht vollständig eröffneten Muttermund ein.

Speläotherapie ⟨*gr*⟩ *f*: in Höhlen durchgeführte Behandlung, meist in Form von Liegekuren. Bei starken örtl. Unterschieden sind erhöhte Lufttemperatur u. -feuchte, Staub- u. Allergenarmut der Luft sowie ggf. auch Radon die wichtigsten Wirkfaktoren. Als Ind. werden v. a. rheumat. u. Atemwegserkrankungen angegeben.

Spemann, Hans (1869–1941), dt. Biol., Würzburg, Rostock, Berlin, Freiburg. 1935 Nobelpreis für Med./Physiol. „für seine Entdeckung des Organisatoreffekts in der embryonalen Entwicklung".

Spender ↑Organspender.

Spender-Empfänger-Auswahl: nach klin. u. immun. Kriterien erfolgende Zuordnung eines Spenders

Spektrum der elektromagnetischen Wellen

Strahlenart	Mittlere Wellenlänge des Spektralbereichs	Frequenz in (Hz)	Energie E in (eV)
Rundfunk			
Langwelle	~ 1 km	$3 \cdot 10^5$	$1{,}24 \cdot 10^{-9}$
Mittelwelle	~ 300 m	10^6	$4{,}13 \cdot 10^{-9}$
Kurzwelle	~ 30 m	10^7	$4{,}13 \cdot 10^{-8}$
UKW	~ 3 m	10^8	$4{,}13 \cdot 10^{-7}$
Dezimeterwellen	~ 30 cm	10^9	$4{,}13 \cdot 10^{-6}$
Mikrowellen	1 cm	$3 \cdot 10^{10}$	$1{,}24 \cdot 10^{-4}$
Ultrarot	10 µm	$3 \cdot 10^{13}$	$1{,}24 \cdot 10^{-1}$
Sichtbares Licht	500 nm (400–700)	$6 \cdot 10^{14}$	2,48
Ultraviolett	0,1 µm (0,4–0,01)	$3 \cdot 10^{15}$	$1{,}24 \cdot 10$
Röntgenstrahlen	10^{-8} cm ($6 \cdot 10^{-6}$ bis 10^{-11})	$3 \cdot 10^{18}$	$1{,}24 \cdot 10^4$
Gammastrahlen	10^{-10} cm	$3 \cdot 10^{20}$	$1{,}24 \cdot 10^6$
Quanten in der kosm. Strahlung	10^{-13} cm	$3 \cdot 10^{23}$	$1{,}24 \cdot 10^9$

zu einem Empfänger. Klin. Voraussetzungen: Der Lebendspender darf keine Erkrankungen aufweisen, um z. B. bei der Nierenspende kein unvertretbares eigenes Risiko einzugehen. Leichenspender sollen ebenfalls frei von Zweiterkrankungen sein, um den Empfänger nicht durch übertragbare Krankheiten zu gefährden. Immun. Kriterien der S.: Eine Transplantation soll nur vorgenommen werden, wenn ein Optimum an ↑Histokompatibilität zwischen Spender u. Empfänger erreicht wird.

Spenderkonditionierung: Maßnahmen zur Vitalitätserhaltung der für die Transplantation in Frage kommenden Organe im Spenderorganismus (↑Organspender, ↑Multiorganentnahme) nach Feststellung des Hirntodes. Dazu gehört die intensivmedizin. Betreuung mit laufender Überwachung u. Stabilisierung der Kreislaufparameter sowie der Urinausscheidung. Hierbei muß regelmäßig der durch den Hirntod verursachte Diabetes insipidus durch Substitution mit ADH-Analoga (↑Hormon, antidiuretisches) therapiert werden. Die S. hat entscheidenden Einfluß auf die Progn. des Transplantats.

Spenglersan-Immuntherapie: konstitutionsbezogene Spenglersan-Kolloidtherapie; seit 1900 bes. in Deutschland von Anhängern auch als „Konstitutionsmittel" eingesetzte Ther. Die Präparate stellen homöopath. hochverdünnte Antigene von Bakterientoxinen u. Kaninchenimmunseren dar u. werden subkutan eingerieben. Vielfache Ind. wie Folgezustände nach Tuberkulose, Allergien, Rheuma, Herz-Kreislauf-Beschwerden u. a. werden angegeben. Kein anerkannter Wirksamkeitsnachweis.

Speranski, Alexei Dimitrijewitsch (1888–1961), russ. Pathologe, St. Petersburg.

Sperma ⟨*gr*⟩ *n*: Semen, Samen; trübe, visköse, schwach alkal. (pH 7,2-7,4) Flüssigkeit. Bestandteile: 1. Zellen: a) Samenzellen (Spermatozoa) ca. 60 000/mm^3, b) Spermatiden, Spermatozyten, Sertoli-Zellen, Lymphozyten – zusammen nur 1–2 % der Zellen; 2. Samenplasma (Plasma seminis), Sekrete von Hoden (Sertoli-Zellen), Nebenhoden, Vesicula seminalis, Prostata, Gg. bulbourethrales, Gg. urethrales; enthält reichlich Lipide, Fruktose, Protein, Amine (Spermin, Spermidin) u. Prostaglandine.

Spermaantigene: immunogen wirkende Bestandteile des Ejakulats. Unterteilung in Antigene des Spermaplasmas u. Spermienantigene. Lösl. Antigene des Spermaplasmas: meist Proteine (z. T. Serumproteine), vorwiegend aus akzessor. Genitaldrüsen u. Hoden. An Serumproteinen wurden nachgewiesen: IgG, Albumin, Transferrin; in Spuren IgA, C3, Alpha-1- u. Beta-1-Globuline, Alpha-1-Glykoprotein, Alpha-1-Antitrypsin, saures Seromukoid. Unter den 9 Nichtserumproteinen stehen Laktoferrin, saure Phosphatase u. Aminopeptidasen im Vordergrund (Bedeutung für forens. Spermanachweis), Laktoferrin haftet auf Spermaoberfläche fest. Spermienantigene des Akrosoms (Akrosin, Hyaluronidase, Proteasen, Esterasen, Glykosidasen), des Hals- bzw. Mittelstücks (Glukoproteine, Zytochrome), des Schwanzstücks (ATPase, Glukoprotein). Zu den Oberflächenantigenen gehören ferner Genprodukte des ↑HLA-Systems; Blutgruppenantigene gelten als adsorbiert. Als Intrinsic-Antigene gelten Nukleoproteide, Protamin u. DNA.

Spermakristalle: Böttcher-Kristalle; Kristalle, die im eintrocknenden Sperma auftreten u. aus phosphatiertem Spermin, einem aus der Prostata stammenden Amin, bestehen.

Spermatide ⟨*lat*⟩ *f*: Spermatidium; kleinste Zelle der Spermatogenese. Chromatinreicher, exzentr. gelegener Zellkern. Da die beiden vorausgegangenen Teilungen zytoplasmat. unvollständig waren, liegen 4 S. als Keimzellklon zusammen, eingetaucht in Plasmalemminvaginationen der ↑Sertoli-Stützzellen. Die S. differenziert sich zum Spermium.

Spermatitis ↑Funikulitis.

Spermatogenese ⟨*lat* + *gr*⟩ *f*: Spermatogenesis, Keimzellbildung; Bildung der männl. Gameten durch Reifeteilungen (↑Meiose) bis zum Stadium der Spermatide, von dem aus durch die ↑Spermiogenese die Formbildung des Spermatozoon erfolgt. Stadien u. Zellformen: 1. Spermatogonie (Spermatogonium), Ursamenzelle; a) Spermatogonium A, unmittelbar der Basalmembran aufsitzende Zelle, die bereits embryonal u. auch zeitlebens mitot. proliferiert; b) Spermatogonium B, etwas lumenwärts liegende Zelle, die bereits in die 1. Reifeteilung eingetreten ist; 2. prim. Spermatozyt (Spermatocytus primarius), einwärts der Spermatogonie gelegen u. doppelt so groß wie diese, das Chromatin erinnert an das Knäuelstadium (Spirem) der Mitose; in ihm läuft die 1. Reifeteilung ab, deren Prophase ca. 3 Wochen dauert, daher ist diese Zellart häufig; 3. sekundärer Spermatozyt (Spermatocytus secundarius), aus 1 prim. sind 2 sek. Spermatozyten entstanden, die einen haploiden Chromosomensatz (22 + X o. 22 + Y) haben. Sie treten schnell in die 2. Reifeteilung ein, sind

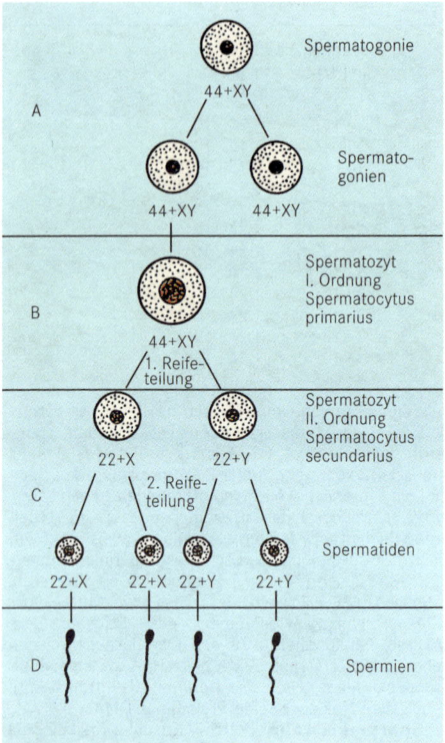

Spermatogenese (Abb. 1)
A: Spermatogonien; B: Spermatozyt I. Ordnung; C: Spermatozyt II. Ordnung und Spermatiden; D: Spermien

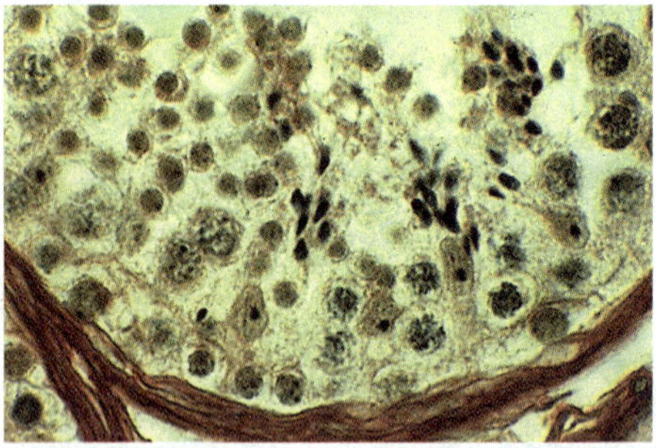

Spermatogenese (Abb. 2). Histologischer Schnitt durch den Hoden, Eisenhämatoxylin-Chromotrop-Färbung; Keimepithel mit allen Zellstufen der S.

daher extrem selten zu sehen; 4. Spermatide (Spermatidium), kleine Zelle mit exzentr. Zellkern, die zu je 4 einen Keimzellklon bilden u. „eingetaucht" in Sertoli-Zellen in die ↑Spermiogenese eintreten. Abb. 1 u. 2.

Spermatogonie: Spermatogonium; Ursamenzelle. 1. Spermatogonium A: zeitlebens durch mitot. Teilung vermehrungsfähig, 2. Spermatogonium B: Eintritt in die 1. Reifeteilung; ↑Spermatogenese.

Spermatorrhö: Entleerung von Samenflüssigkeit bei Defäkation o. Miktion infolge Verschlußinsuffizienz des Ductus ejaculatorius (Urethritis, Spermatozystitis, organ. Rückenmarkleiden u. ä.).

Spermatozele: Samenbruch; Retentionszyste am Hoden, Nebenhoden o. Samenstrang. Dysontogenet. Bildung aus Urnierenkanälchen. Oft keine Diaphanie u. demzufolge Verwechslung mit Tumor. Fälschl. benutzte Bez. für ↑Hydrocele funiculi spermatici.

Spermatozoon: männl. Keimzelle; ↑Spermium.

Spermatozystektomie: operative Entfernung einer o. beider Samenblasen, z. B. wegen Tuberkulose, chron. Entzündung o. Tumor.

Spermatozyt, primärer: Spermatocytus primarius; durch Wachstum aus dem Spermatogonium B entstandene, große Zelle mit spiremähnl. Chromatin. In ihm läuft die 1. Reifeteilung ab.

Spermatozyt, sekundärer: Spermatocytus secundarius (früher: Praespermatide); aus jedem prim. Spermatozyten entstehen 2 sek. mit haploidem Chromosomensatz, die sehr schnell in die 2. Reifeteilung eintreten. Der s. S. ist daher extrem selten histol. zu sehen.

Spermaturie ⟨*gr*⟩ *f*: Spermien im Urin infolge Klaffen des Blasenhalses (des sog. inneren Schließmuskels) nach Prostataoperationen (↑Prostatakarzinomtherapie) u. nach ausgedehnten ↑Elektroresektionen, so daß bei ↑Ejakulation die Samenflüssigkeit in die Blase abfließt (retrograde Ejakulation).

Spermidin: $H_2N{-}(CH_2)_3{-}NH{-}(CH_2)_4{-}NH_2$; ein Polyamin. Vorstufe des ↑Spermins.

Spermin: $H_2N{-}(CH_2)_3{-}NH{-}(CH_2)_4{-}NH{-}(CH_2)_3{-}NH_2$; ein Polyamin, das aus ↑Putrescin durch Übertragung von Propylaminresten aus decarboxyliertem S-Adenosylmethionin entsteht. S. u. ↑Spermidin assoziieren mit DNA-Molekülen u. wirken strukturstabilisierend.

Spermiogenese ⟨*gr* + *lat*⟩ *f*: Spermiogenesis, Keimzellformbildung, Spermiohistogenese; Herausbildung der Struktur des Spermiums aus der Spermatide. Der Zellkern nimmt eine zunehmend exzentr. Lage ein u. wird zum Kopf (Caput) des Spermiums. Im Golgi-Apparat werden lysosomenähnl. Bläschen mit zentralem Granulum gebildet; sie verschmelzen zur Kopfkappe (Akrosom). Die Zentriolen wandern an den dem Akrosom entgegengesetzten Zellpol: das proximale bleibt im Hals (Pars conjugens) u. dringt bei der Befruchtung in die Eizelle mit ein, das distale bildet die Geißel (Flagellum), die den Schwanz (Cauda) des Spermiums darstellt u. zentral den Achsenfaden (Axonema) enthält. Die Mitochondrien lagern sich als Vagina mitochondrialis spiralig um den Achsenfaden im Mittelstück (Pars intermedia) des Schwanzes.

Spermiogramm: Spermatogramm; Auflisten versch. Untersuchungsergebnisse wie Spermienanzahl, Beweglichkeit, Spermafarbe, pH-Wert, Fruktosegehalt nach Spermauntersuchung. Diese erfolgt nach mehrtägiger sexueller Enthaltsamkeit an durch Masturbation gewonnenem ↑Sperma.

Spermium ⟨*gr*⟩ *n*: Spermatozoon; männl. Keimzelle; ca. 60 µm lange, bewegl. Zelle. Teile: 1. Kopf (Caput): a) Kern (Nukleus), b) Kopfkappe (Akrosom); 2. Geißel (Flagellum, Schwanz, Cauda): besteht aus a) Hals (Pars conjugens), b) Mittelstück (Pars intermedia), c) Hauptstück (Pars principalis), d) Endstück (Pars terminalis). Struktur der Teile: Kopf: abgeplattet, nach vorn spitz, 5 µm lang; Kern: kondensiertes Chromatin (haploider Chromosomensatz) mit membranumhüllten Vakuolen (Vesicula nuclearis); Akrosom: Doppelmembran, bedeckt 2/3 des Kerns vorn, enthält Enzyme (Hyaluronidase, saure Phosphatase, Trypsin) zur Auflösung der Eihülle. Schwanz/Geißel: ca. 55 µm lang, wichtigste Struktur – Achsenfaden mit $2 + 9 \cdot 2$ Mikrotubuli in allen Abschnitten; Hals: nur 0,3 µm lang, enthält das proximale Zentriol, das bei der Befruchtung mit in die Eizelle eindringt u. den einen Teil der Teilungsspindel bildet sowie Reste des distalen Zentriols, das den Achsenfaden gebildet hat; Mittelstück: um den Achsenfaden liegen die Mitochondrien als helikale Spirale, an einem Schlußring (Annulus) endet es; Hauptstück: charakterisiert durch die Faserscheide (Vagina fibrosa) zwischen Plasmalemm u. Achsenfaden, bestehend aus Längssäulen (Columna longitudinalis) u. zirkulären Spangen (Costa fibrosa); Endstück: ohne Faserscheide. Abb.

Spermovium: Zygote; Verschmelzungsprodukt von Eizelle u. Samenzelle.

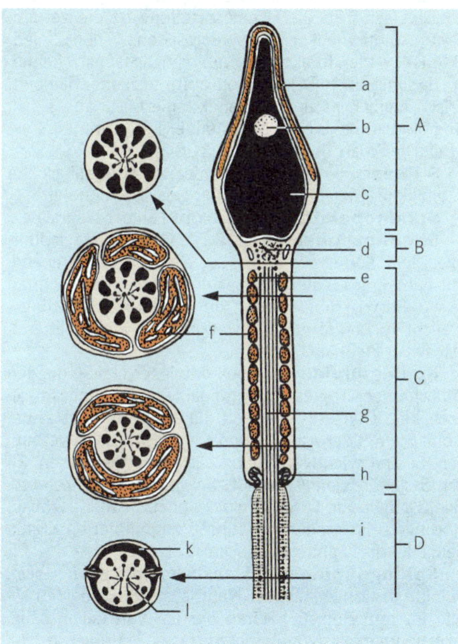

15

Spermium. Elektronenmikroskop. Struktur
A: Kopf; B: Hals; C: Mittelstück; D: Hauptstück
a: Akrosom; b: Kernvakuole; c: Kern; d: proximales Zentriol; e: Rest des distalen Zentriols;
f: Mitochondrienscheide; g: Achsenfaden;
h: Schlußring; i: Faserscheide; k: Spangen;
l: zentrale Mikrotubuli

Sperrbezirk: seuchengefährdetes Gebiet im Umkreis von mind. 3 km um einen Tierseuchenherd, z. B. bei Maul-und-Klauen-Seuche o. Schweinepest, mit strengen Verkehrsbeschränkungen.

Sperrliquor: Froin-Syndrom, Nonne-Froin-Syndrom, Stop-Liquor; Gesamteiweißvermehrung im Liquor cerebrospinalis (mehrere hundert ml/mg) bei Blockade der Liquorpassage durch raumfordernden spinalen Prozeß.

Sperry, Roger W. (geb. 1913), amerik. Neurophysiologe, Pasadena (Kalifornien). 1981 Nobelpreis für Med./Physiol. (mit D. H. Hubel u. T. N. Wiesel) „für seine Entdeckungen über die funktionelle Spezialisierung der Gehirnhemisphären".

Spezialitäten: Arzneimittelspezialitäten; im Spezialitätenregister geführte, gesetzl. anerkannte Fertigpräparate.

Spezialnährböden: Nährböden zur Züchtung best. Bakterien o. zur Durchführung spez. Reaktionen, z. B. Anreicherungs-, Elektiv-, Differenzierungsnährböden, o. für Antigen-Antikörper-Reaktionen.

Spezies ⟨*lat*⟩ *f*: Species; **1.** ↑Teemischungen. **2.** Art, wichtigste systemat. Grundeinheit des Tier- u. Pflanzensystems, von der alle anderen Rangstufen abgeleitet sind. Zu einer A. werden Organismen zusammengefaßt, die entwicklungsgeschichtl. gleichen Ursprungs sind, in Erbgut, Bau u. Physiol. weitgehend übereinstimmen. Nur Individuen einer S. können sich fruchtbar miteinander kreuzen.

Speziesabhängigkeit: Die Wirkungen von Pharmaka können erhebl. zwischen versch. Tierspezies differieren. Hauptursachen sind neben Rezeptordifferenzen genet. bedingte Unterschiede der Biotransformation. Die Ratte z. B. reagiert 300mal schwächer auf g-Strophanthin als das Meerschweinchen.

spezifisch ⟨*lat*⟩ *Adj*: eigentüml., bestimmt, abgestimmt, kennzeichnend.

Spezifität: Qualitätskriterium von ↑In-vitro-Testen, ↑Radioimmunoassay, ↑Validität.

Spezifität, diagnostische: Parameter zur diagn. Beurteilung eines Analysenresultats, gehört zu den Kriterien der diagnostischen ↑Zuverlässigkeit eines Tests. Definiert durch folgenden Quotienten:

$$\text{Spezifität} = \frac{\text{Testnegative Gesunde} \cdot 100}{\text{Anzahl der untersuchten Gesunden}}$$

Die Angabe erfolgt in Prozent. Ein Test ist danach spezif., wenn er bei Gesunden neg. ist.

Spezifität, immunologische: hochgradige ster. u. chem. Adaptation der immun. Reaktionspartner eines Antikörpers (o. sensibilisierte Zelle, z. B. Lymphozyt) an Struktur u. Konformation der ↑Antigendeterminante nach dem „Schlüssel-Schloß-Prinzip" E. Fischers. Es ist stets dasjenige Antigen an dem betrachteten Reaktionsschritt beteiligt, das nach spezif. Bindung zur Zellklonierung mit zur Bildung des betreffenden Antikörpers o. zur Vermehrung der sensibilisierten Zelle geführt hat. Begriff der i. S. ist sinngemäß auch auf die spezif. Reaktion von Zellen zu erweitern. Die hochgradige Adaptierungsfähigkeit der Reaktionspartner eines Antigens erklärt sich aus der Strukturvariabilität der V-Regionen von Immunglobulinmolekülen (↑Immunglobuline), die die Bindungsorte mit dem Antigen, genauer den Antigendeterminanten, darstellen (↑Antigen-Antikörper-Reaktion). Fungieren Zellen als spezif. Reaktionspartner eines Antigens, kommen offensichtl. ähnl. Wirkungsprinzipien in Betracht, z. B. komplette Immunglobuline auf der Zelloberfläche von Zellen als integraler Bestandteil der Membran o. gebunden über Fc-Rezeptoren, in anderen Fällen (Genprodukte des DR-Lokus, ↑HLA-System bzw. ↑Majorhistokompatibilitätskomplex) Strukturen der Zelloberfläche, die nur den variablen Regionen von IgG-Molekülen (ohne Fc-Teil) entsprechen. Neben der hohen Selektivität einzelner Schritte entsteht Kreuzreaktivität für den Fall, daß z. B. zwei o. mehr Antigendeterminanten weitgehende Ähnlichkeit aufweisen; dann reagieren die daran beteiligten Antikörper mehr o. minder stark mit den „ähnl." Antigenen. Da die Bindungskräfte einer Antigen-Antikörper-Reaktion (↑Affinität, ↑Avidität) nur geringe Wirkung besitzen, kommt dem hohen Grad ster. Adaption der Reaktionspartner des Antigens bes. Bedeutung zu.

Spezifität, methodische: gibt an, inwieweit mit der entsprechenden Methode nur die zu bestimmende Substanz erfaßt wird. Methoden mit hoher m. S. sind die enzymat. Verfahren zur Bestimmung von Glukose (Glukoseoxidase), Harnstoff (Urease) u. Harnsäuren (Urikase) sowie die radioimmunolog. u. enzymimmunolog. Verfahren zur Bestimmung von Hormonen, Proteinen u. Pharmaka.

SPF-Tiere: *Abk* für spezifiziert pathogenfreie Tiere; von gnotobiotischen ↑Tieren abgrenzbare (Versuchs-)Tiere, die frei von konkret genannten u. regelmäßig zu diagnostizierenden Krankheitserregern u. deren Antikörpern sind. Haltung u. Fütterung müssen eine Kontamination mit dem spezifizierten Erreger ausschließen.

Sphacelus ‹*gr*› *m* ↑Gangrän.

Sphaerulin-Test: Kokzidioidintest; Hauttest zum Ausschluß der Infektion mit ↑Coccidioides immitis (↑Kokzidioidomykose).

sphärisch ‹*gr*› *Adj*: kugelig, kugelrund.

Sphäroidgelenk: Articulatio sphaeroidea, Kugelgelenk; vielachsiges Gelenk. ↑Articulatio.

Sphärophakie: Kugellinse; angeborene Linsenhypoplasie durch Hypoplasie der Zonula Zinii. Die Linse ist klein (↑Mikrophakie), kugelig, hochgradige Brechungsmyopie. Oft nach oben verlagert (↑Ectopia lentis congenita), kann ein angeborenes Glaukom bedingen (↑Hydrophthalmus). Autosomal rezessiver Erbgang. Kombination mit Brachyzephalie u. Brachydaktylie (↑Marchesani-Syndrom), auch mit ↑Marfan-Syndrom.

Sphäroplasten: L-Formen; Bakterien mit gestörter Zellwandsynthese, die im Ggs. zu den ↑Protoplasten noch Zellwandreste (Muraminsäure, Diaminopimelinsäure) besitzen u. vermehrungsfähig sind. Mykoplasmen (↑Mycoplasma) sind L-Formen, deren Elternformen nicht bekannt sind.

Sphärotrichie ↑Drusen.

Sphärozyt ‹*gr*› *m*: Kugelzelle; häufigste Formabweichung der Erythrozyten, die dabei eine Kugelgestalt annehmen, wodurch sie im Blutausstrich kleiner (Durchmesser unter 6,5 µm) u. farbstoffdichter (d. h. ohne Delle) erscheinen. Der Übergang planer Erythrozyten in S. ist nicht immer vollständig, es können Einstülpungen zurückbleiben (↑Stomatozyt). Die Bildung von S. ist Ausdruck einer gestörten Membranstabilität u. geht der Hämolyse häufig voraus. S. finden sich prakt. bei allen hämolyt. Anämien in wechselnd großer Anzahl, krankheitsspezif. sind sie für die hereditäre ↑Sphärozytose.

Sphärozytose, hereditäre: Kugelzellenanämie; angeborene, in Europa die häufigste korpuskuläre hämolyt. Anämie (Prävalenz 1 : 5 000) mit autosomal dominantem Erbgang. Charakterist. für die Erkrankung sind die rezidivierende Gelbsucht, Koliken im re. Oberbauch infolge Bilirubin-Kalk-Gallensteinen sowie die Kugelgestalt (Sphärozytose) der membrandefekten Erythrozyten. Obwohl Veränderungen in der Membranstruktur, im Energie- u. Elektrolytstoffwechsel der Sphärozyten beschrieben wurden, ist der genaue Defekt noch nicht ausreichend definiert. Während der verlängerten Passagezeit der Erythrozyten in der Milz kommt es zu einem weiteren Elastizitätsverlust (Zunahme der Rigidität), der einen beschleunigten Erythrozytenabbau begünstigt. Schwere u. klin. Verlauf der h. S. sind sehr variabel, auch der Beginn einer Sympt. schwankt zwischen ersten Lj. u. Erwachsenenalter. Der hämolyt. Ikterus verläuft ohne Hautjucken u. Bradykardie. Infekte, körperl. Anstrengungen, seel. Belastungen, Schwangerschaft u. a. können hämolyt. Krisen auslösen, die mit abdomineller Sympt. verbunden sein können. Die Milz ist regelmäßig, die Leber nur selten vergrößert. Je nach Beginn u. Schwere der Sympt. treten zusätzl. Konstitutionsanomalien auf. Im Blutbild findet sich neben der Anämie u. einer Retikulozytose die typ. Häufung farbstoffreicher, klein erscheinender Erythrozyten („Mikrosphärozyten"), die in ihrem mittleren Erythrozytenvolumen jedoch normal sind. Das Knochenmark zeigt eine Hyperplasie der Erythrozytopoese. Richtungsweisend für die Diagnosestellung ist die verminderte osmotische ↑Erythrozytenresistenz. Ther.: Splenektomie, wegen Infektgefährdung möglichst nach dem 6. Lj., da sonst ein ↑OPSI-Syndrom auftreten kann. Hämolyt. Krisen bleiben nach der Splenektomie meist aus, i. d. R. sind die Pat. bei weiter bestehender h. S. dann klin. gesund. Die Progn. der h. S. ist i. a. gut.

S-Phase: Synthesis genomica; Synthesephase im ↑Zellzyklus, in der die Verdopplung der DNA erfolgt.

Sphenopalatinumsyndrom ↑Sluder-Neuralgie.

Sphenozephalus ‹*gr*› *m*: Otozephalie; keilförmige Fehlbildung des Kopfs, der ↑Synotie nahestehend, mit Fehlen des Unterkiefers, Verschmelzung der Ohren sowie Entwicklungsstörung der Oberkiefer. Auch gebraucht für keilförmige Gestaltung des Kopfs bei Synostose der Pfeilnaht.

Sphingolipide: Gruppe komplexer Lipide, die den einfach ungesättigten C_{18}-Aminoalkohol ↑Sphingosin, jedoch kein Glycerol enthalten. Eine Fettsäure ist säureamidartig mit der Aminogruppe des Sphingosins verbunden. S. sind wichtige Bestandteile biol. Membranen. Zu den S. gehören die Ceramide, Sphingomyeline, Zerebroside, Ganglioside u. Sulfolipide. Genet. bedingte Abbaustörungen (Enzymdefekte) führen zu definierten Krankheitsbildern (↑Sphingolipidosen).

Sphingolipidosen: krankhafte Speicherung best. ↑Lipide in Ganglienzellen, Neuroglia, Markscheiden sowie im retikulohistiozytären System von Leber, Milz, Knochenmark u. Lymphknoten, bisweilen auch in Nierenepithelien. Ursache ist ein autosomal rezessiv erbl. ↑Enzymdefekt (lysosomale Enzyme). Mit der Lipidspeicherung geht ein Funktionsausfall der betroffenen Zellen bzw. Organe einher. Eine kausale Ther. existiert nicht. ↑Lipidspeicherkrankheiten, ↑Zeroidlipofuszinosen. Abb.

Sphingomyeline: zu den Phospholipiden gehörende ↑Sphingolipide, die einen langkettigen Fettsäurerest (meist Lignocerinsäure o. Nervonsäure) u. Phosphorylcholin enthalten. S. kommen in allen biol. Mem-

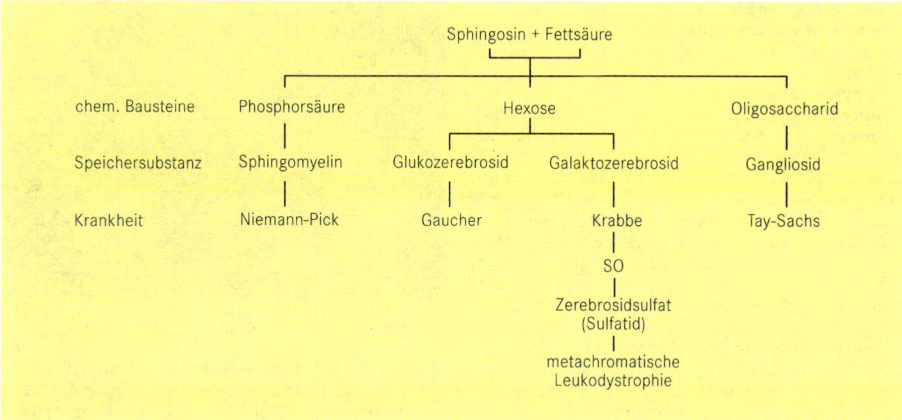

Sphingolipidosen. Übersicht

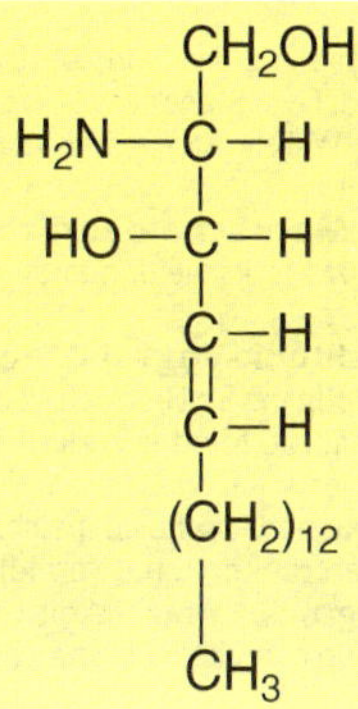

Sphingosin

branen, bes. reich im Myelin des Nervengewebes vor. Bei Speicherkrankheiten (Niemann-Pick-Krankheit) tritt starke intrazellulare Ablagerung in zahlreichen Organen (Leber, Milz, Gehirn) auf.

Sphingomyelin-Lecithin-Quotient: Verhältnis von Sphingomyelin- u. Lecithinkonzentration im Fruchtwasser, Beurteilungskriterium für die fetale Lungenreife.

Sphingosin: einfach ungesättigter C_{18}-Aminoalkohol; ↑Sphingolipide. Abb.

Sphinkter ⟨*gr*⟩ *m*: Kurzform für Musculus sphincter; Schließmuskel. ↑Musculus sphincter ani externus, ↑Musculus sphincter ani internus, ↑Musculus sphincter Oddii, ↑Musculus sphincter vesicae.

Sphinkterdehnung: instrumentelle o. manuelle Dehnung des Verschlußmechanismus an Hohlorganen, z. B. im Bereich der Kardia, des Anus, des Sphincter Oddii.

Sphinkterhypertonie, idiopathische: neurogen bedingte Engstellung des Blasenhalses mit Restharnbildung; ↑Blasenhalsobstruktion.

Sphinkterolyse: operative Ablösung des Musculus sphincter pupillae bei vorderen Synechien der Iris.

Sphinkterotomie: 1. ***Innere Med.:*** Inzision des ↑Musculus sphincter Oddii im Bereich der Papilla Vateri (↑Papilla duodeni major) nach Eröffnung des Duodenums (transduodenale S.) o. auf endoskop. Wege (endoskopisch-retrograde S.) zur Beseitigung einer ↑Papillenstenose o. Extraktion von Gallengangkonkrementen. **2. *Ophth.:*** Einschneiden der Iris im Sphinkterbereich, z. B. bei drohendem Pupillenhochstand durch Kataraktextraktion (mit Korpusverlust), nach Anlegen einer totalen ↑Iridektomie.

Sphinkterplastik: operative Methoden zur Wiederherstellung der Funktion des Verschlußmechanismus an den Körperöffnungen, an den Gallenwegen vollständige, > 1 cm lange Spaltung des Sphincter Oddii. ↑Sphinkterotomie.

Sphinktersklerose: narbige Einengung des Blasenhalses. Genese: chron. Entzündung führt zur Fibrose. Folgen: Restharn, Infektion des Restharns (Zystitis, bes. des Blasenhalsgebiets), Befall der tieferen Schichten (vermehrte Bindegewebewucherung i. R. der „Heilungsvorgänge"), Sklerosierung, herabgesetzter Blasentonus, verstärkte Entleerungsschwierigkeiten, als ein Circulus vitiosus. Die Plica interureterica (Intertrigonalfalte) wird zur hohen queren Barriere (Young-Wesson-Barriere), die durch Schrumpfungsprozesse Seitenteile der Blase zu einer ↑Sanduhrblase einziehen kann. Hinter dieser Trigonalbarre kann sich ein tiefer Rezessus ausbilden. Da sich die S. meist im Laufe vieler Jahre schleichend entwickelt, nicht selten Entstehung von Blasendivertikeln (↑Divertikel), ↑Ostiuminsuffizienz. Klin. Erscheinungen: wie Prostatahyperplasie (benigne ↑Prostatahyperplasie). S. kommt auch bei Frauen vor. Ther.: Elektroresektion o. Teilexzision, ↑Blasenhalsobstruktion. Es besteht Rezidivgefahr durch neue Fibrosierung. Vermeidbar ist dies besser durch Aufschneiden mit dem kalten Messer (Urethrotom). ↑Urethrotomia interna.

Sphinkterstarre ↑Sphinktersklerose.

Sphygmograph ⟨*gr*⟩ *m*: Gerät zur Registrierung der Pulskurve, bestehend aus dem mechan. Abtaster (Pelotte) u. dem mechan.-elektr. Wandler (meist Piezokristall o. Kondensator). Bei älteren Geräten wurde die Pelottenbewegung durch Hebelübersetzung direkt auf Registrierstreifen übertragen.

S

Sphygmographie: Pulskurvenregistrierung.

Sphygmomanometer: Gerät zur unblutigen Messung des Druckpulses o. nur der systol. u. diastol. Extrema. ↑Blutdruck.

Sphygmus ⟨*gr*⟩ *m* ↑Puls.

Sphyxis ⟨*gr*⟩ *f* ↑Puls.

Spica ⟨*lat*⟩ *f*: Kornährenverband; bes. für den Fuß geeigneter Verband, der mit zwei Kreisgängen oberhalb des Sprunggelenks beginnt, dann folgen versetzte Achtertouren, die schließl. das ganze Gelenk umgreifen u. durch die Kreuzungsstellen die Form einer Kornähre bilden.

Spider-Nävus ⟨*engl*⟩: Eppinger-Sternchen, ↑Naevus araneus; Spinnennävus, der bes. bei aktiven Leberzirrhosen an Hals, Rücken, Brustkorb u. Gesicht vorkommt, aber auch vorübergehend in der Schwangerschaft u. vereinzelt beim Gesunden beobachtet wird.

Spiegelbildisomerie: Enantiomerie, Chiralität; Vorliegen zweier isomerer chem. Verbindungen, die sich ledigl. in der ↑Konfiguration D (R) o. L (S) eines Chiralitätszentrums (Asymmetriezentrums, z. B. eines C-Atoms mit vier versch. Substituenten, sog. asymmetr. C-Atom) unterscheiden. Die beiden Enantiomeren (Spiegelbildisomeren, opt. Antipoden) sind in ihren gewöhnl. physikal. u. chem. Eigenschaften nicht zu unterscheiden, verhalten sich aber gegenüber konfigurationsbedingten äußeren Einflüssen versch. Wechselwirkung mit polarisiertem Licht führt zur Drehung der Schwingungsebene des Lichts nach re. (+) o. li. (−). Dieser Effekt wird mit einem Polarimeter quantitativ erfaßt u. als spezif. Drehung [α] angegeben. In einer Eins-zu-eins-Mischung beider Enantiomeren (racem. Mischung, Racemat) heben sich die Drehungen (opt. Aktivitäten) auf. In enzymkatalysierten biochem. Reaktionen reagieren beide Enantiomere mit versch. Geschwindigkeiten. S. tritt auch bei Verbindungen mit unterschiedl. Konfigurationen bezügl. einer Chiralitätsebene auf.

Spiegelgesetz: Folgerung aus dem Reflexionsgesetz. Besagt, daß ein Gegenstand in der gleichen Entfernung hinter dem Spiegel abgebildet wird, in der er sich vor dem Spiegel befindet. Wird z. B. zur Darbietung von Optotypen in kleinen Räumen benutzt, deren Darbietungsentfernung dadurch verdoppelt wird. Das Spiegelbild des Planspiegels ist virtuell u. seitenverkehrt, das des Hohlspiegels umgekehrt u. reell, wenn die Gegenstandsweite größer als die Brennweite ist.

Spiegelstereoskop: Apparat zur Vereinigung zweier zusammengehöriger perspektiv. Bilder ein u. desselben Gegenstands durch Verwendung von zwei winklig gestellten Spiegeln. Beim Betrachten des Spiegels entsteht ein räuml. Eindruck.

Spieghel-Hernie: seltener Bauchwandbruch im Bereich der ↑Linea semilunaris.

Spiegler, Eduard (1860–1908), österreich. Dermat. u. Chem., Wien.

Spiegler-Tumoren (nach Eduard S.): gutartige Tumoren auf der Basis einer embryonalen Fehlbildung (↑Hamartom); knollige, weißl.-gelbe, glatte Tumoren auf dem behaarten Kopf (Turbantumoren). Ther.: operative Entfernung. Abb.

Spielaudiometrie: Audiometrie ist typischerweise nur nach verbaler Instruktion durchführbar. Konzentration u. Mitarbeit des Kindes aber nicht immer gewährleistet, deshalb spez. Verfahren, anwendbar ab 2. Lj., dabei Kopplung des für Kinder uninteressanten u. ermüdenden Meßvorgangs mit lustvollem Spielvorgang. Kind darf nach Reaktion auf Schallreiz zur Belohnung mit

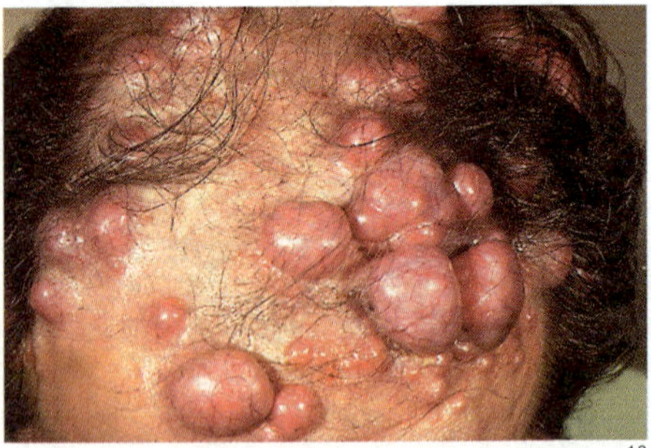

13

Spiegler-Tumoren. Kalottenartige Tumoren

Spielzeug (Bausteinen, Puppen, Kasperletheater, Eisenbahn) spielen. Prinzipiell ähnl. ist die Film- u. Schaukastenaudiometrie, wobei der kindl. Spieltrieb genutzt wird. Bilder erscheinen auf Knopfdruck des Kindes, wenn es einen Prüfton gehört hat. Bestimmung der ↑Hörschwelle bei all diesen Verfahren durch mehrmalige Prüfung. ↑Audiometer.

Spielbein: das Bein, das beim Laufen frei nach vorn geschwungen wird. Ggs. Standbein.

Spielmeyer, Walter (1879–1935), dt. Psychiater u. Neurol., München.

Spielmeyer-Markscheidenfärbung (nach Walter S.): Methode zur Markscheidendarstellung mit Hämatoxylin.

Spielmeyer-Stock-Vogt-Batten-Syndrom (nach Walter S., Wolfgang S., Heinrich V. u. Frederic E. B.): früher juvenile amaurot. Idiotie; Verlaufsform der Zeroidlipofuszinose, die erst jenseits des Vorschulalters klin. manifest wird u. keine Gangliosidspeicherung erkennen läßt. ↑Lipidspeicherkrankheiten, ↑Zeroidlipofuszinosen.

Spielstörungen: Unfähigkeit o. Einschränkung beim Spielen im Vorschulalter; entsprechen ↑Lernstörungen.

Spielsucht: krankhafter Hang zum Spielen um Geld bzw. Glücksspiel.

Spieltheorie: Teilgebiet der ↑Kybernetik. Math. Theorie der Auswahl optimaler Verhaltensweisen von Systemen aus einer gegebenen Menge mögl. Verhaltensweisen in Konfliktsituationen. Als Spieler können die Elemente bzw. Teilsysteme eines gegebenen Systems betrachtet werden, ein System u. seine Umgebung usw. Die Gesamtheit der mögl. Wechselwirkungen zwischen den Spielern bildet das Spiel. Prakt. Anwendung findet die S. v. a. bei der Untersuchung sozialer Beziehungen.

Spieltherapie: Methode in der Kinderpsychotherapie, ermöglicht: 1. nonverbale Mitteilung des Kindes an den Ther., bes. wenn die Introspektion u. sprachl. Ausdrucksfähigkeit beim Kind noch wenig entwickelt sind; 2. Abreagieren aufgestauter Affekte. ↑Rollenspiel.

Spike-Potential ⟨*engl*⟩: Spitzenpotential, ↑Aktionspotential.

Spikes and waves: Krampfpotentiale der ↑Elektroenzephalographie bei ↑Epilepsie.

Spikes, virale ⟨*engl*⟩ *Pl*: Spitzen, Dornen; ↑Envelope.

Spikula ⟨*lat*⟩ *n Pl*: senkrecht zur Knochenlängsachse angeordnete, dicht stehende Lamellen o. Sporne. Charakterist., wenn auch nicht pathognomon. für osteogene Sarkome; auch beim ↑Ewing-Sarkom, tuberkulösen

Knochenerkrankungen, Knochenmetastasen, subperiostalen Blutungen vorkommend.

Spiller-Frazier-Operation ↑Trigeminuseingriffe.

Spilus ⟨*lat*⟩ *m*: ↑Naevus spilus; umschriebene Pigmentvermehrung der Haut.

Spin ⟨*engl*⟩ *m*: Drehimpuls atomarer Bestandteile.

Spina ⟨*lat*⟩ *f*: Dorn, Grat.

Spina bifida: angeborenes, dorsales Offenbleiben des Wirbelkanals im Bereich eines Wirbels (meist lumbosakral). Leichteste Form der ↑Dysrhaphie. S. b. occulta: Haut, Leptomeninx u. Rückenmark intakt, Duradefekt, meist symptomlos, äußerl. oft sichtbar durch Hauteinsenkung o. ein Haarbüschel. Mitunter Kombination mit Klumpfüßen. S. b. cystica: Vorwölbung von Leptomeninx o. Rückenmark durch den Wirbel- u. Duradefekt, nur Leptomeninx (↑Meningozele) o. Leptomeninx u. Rückenmark (↑Meningomyelozele, bei gleichzeitiger Erweiterung des Zentralkanals Myelozystomeningozele = Meningomyelozystozele), Haut intakt. S. b. aperta: Spaltung von Wirbel, Rückenmark, Haut, Neuralplatte in Körperoberfläche eingegliedert. Bei zyst. u. offenen Formen meist neurol. Ausfälle, dorsale Spaltung mehrerer Wirbel u. des zugehörigen Rückenmarks (↑Rhachischisis).

Spina iliaca anterior inferior: vorderer unterer Darmbeinstachel. Ursprung des M. rectus femoris u. des Ligamentum iliofemorale.

Spina iliaca anterior superior: vorderer oberer Darmbeinstachel. Ursprung des M. sartorius u. des Leistenbands.

Spina iliaca posterior inferior: hinterer unterer Darmbeinstachel.

Spina iliaca posterior superior: hinterer oberer Darmbeinstachel.

Spina ischiadica: nach hinten gerichteter Stachel des Sitzbeins. Ansatzstelle für das Ligamentum sacrospinale.

spinal ⟨*lat*⟩ *Adj*: dornig, dornartig, zum Rückgrat bzw. zum Rückenmark gehörend.

Spinalanästhesie: Lumbalanästhesie, Intraduralanästhesie; Form der Leitungsanästhesie, bei der das Lokalanästhetikum direkt nach Punktion in den Durasack der Lendenwirbelsäule injiziert wird. Die Anästhesie setzt sofort ein u. erfaßt je nach Ausbreitung des Anästhetikums die unteren Extremitäten, Damm- u. Gesäßregion sowie den Unterbauch. I. d. R. werden hyperbare Lösungen verwendet, um bei erhöhter Kopflage ein Aufsteigen des Anästhetikums in den Bereich des Halses u. damit die Gefahr der Atem- u. Kreislauflähmung zu vermeiden. Als Komplikation treten postoperative Kopfschmerzen auf (Liquorverlustsyndrom, dessen Inzidenz durch sehr dünne Kanülen entscheidend reduziert werden konnte). Kontinuierl. S.: durch Einlegen eines Katheters besteht die Möglichkeit, intermittierend Anästhetikum nachzuinjizieren u. auf diese Weise eine S. über einen längeren Zeitraum durchzuführen.

Spinalapoplexie ↑Hämatomyelie.

Spinalarteriensyndrom, vorderes: Arteria-spinalis-anterior-Syndrom; Schädigung der ventralen u. zentralen Rückenmarkbezirke, z. T. der Basis der Hinterhörner wegen arteriosklerot., thromboembol. o. entzündl. Verschluß des A. spinalis anterior. Klin. radikuläre, gürtelförmige o. lanzierende Schmerzen, Adynamie, therm. Parästhesien bis zu querschnittslähmungsartigen Sympt. Sphinkterstörungen durch Schädigung der anterolateralen Anteile des Rückenmarks; Spinalis-posterior-Syndrom; ↑Hinterstrangsyndrom u. ↑Paraplegie.

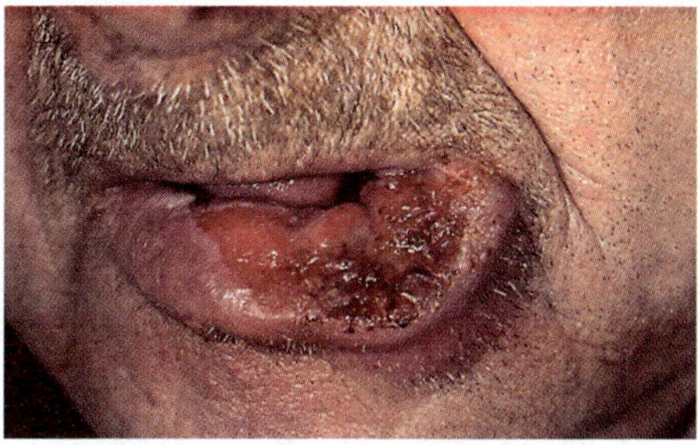

13

Spinaliom

Spinalarterie, vordere: A. spinalis anterior.

Spinalerkrankung, funikuläre ↑Myelose, funikuläre.

Spinalganglion: Ganglion spinale; ↑Ganglia craniospinalia.

Spinaliom ⟨*lat*⟩ *n*: Carcinoma spinocellulare, Kankroid, Stachelzellenkrebs (↑Karzinom); epitheliales Haut- o. Schleimhautgewächs. Tritt im höheren Lebensalter auf. Papillomatöse, verruköse, später flach ulzerierende Tumoren. Infiltrierendes u. destruierendes Wachstum, regionäre Lymphknotenmetastasen, selten Fernmetastasen. Lokalisation an den Übergangsschleimhäuten von Körperöffnungen, in Lupus- o. Verbrennungsnarben, auf alten Geschwüren. Entstehung durch chem. u. physikal. Reize (Lippenkrebs der Pfeifenraucher, Peniskrebs bei Phimose, Schornsteinfegerkrebs, Paraffinkrebs). Histol. entweder differenzierte o. entdifferenzierte (anaplast., atyp.) Stachelzellen, die den Grad der Malignität kennzeichnen, sowie bei verhornenden S. (Hornkrebs) typ. Hornperlen. Abb.

Spinalis-anterior-Syndrom: Krankheitsbild, das sich bei Verschluß der das Rückenmark von ventral versorgenden A. spinalis anterior entwickelt. Zunächst Nervenwurzelreizsyndrom. Dem kann innerhalb weniger Stunden eine motor. Querschnittslähmung folgen. Auch Blasen-Mastdarm-Störungen sowie eine dissoziierte Empfindungsstörung sind zu beobachten.

Spinalis-posterior-Syndrom: Infarkt des Rückenmarks bei Verschluß der hinteren Spinalarterien. Sensomotor. Querschnittssymptomatik mit deutl. Beteiligung der Tiefensensibilität.

Spinalnerv ↑Nervi spinales.

Spinalparalyse, spastische: seltene Systemerkrankung; klin. spast. Paraparese, die sich allmähl. zur Tetraparese entwickelt, deutl. spast. Tonuserhöhung. Erkrankungsbeginn im Kindes- o. Jugendalter.

Spinaltier: Präparat zur Untersuchung der Eigentätigkeit des Rückenmarks, wobei das Rückenmark direkt unterhalb der Medulla oblongata durch Querschnitt vom übrigen ZNS abgetrennt wird. ↑Schock.

Spina mentalis: 2 übereinander angeordnete Knochenzacken an den Innenseiten des Unterkiefers. Ursprung des M. genioglossus u. des M. geniohyoideus.

Spina nasalis: Spina ossis frontalis; Stachel in der Mitte der Pars nasalis des Stirnbeins.

Spina nasalis anterior: Knochenspitze am vorderen Ende der Crista nasalis des Gaumenfortsatzes des Oberkiefers.

S

Spina nasalis posterior: Knochenspitze am hinteren Ende der Crista nasalis der Lamina horizontalis des Gaumenbeins.

Spina ossis sphenoidalis: nach unten vorragende Knochenspitze des großen Keilbeinflügels. Ursprung des Ligamentum sphenomandibulare.

Spina scapulae: Schulterblattgräte; Knochenkamm auf der Hinterfläche der Scapula, dessen laterales Ende zum Akromion ausläuft.

Spina suprameatica: Spina suprameatalis; tastbare kleine Knochenleiste am oberen hinteren Umfang der Öffnung des äußeren Gehörgangs; topograph. wichtiger Punkt bei der Aufmeißelung des Warzenfortsatzes.

Spina trochlearis: kleiner Knochensporn am Vorderrand der Pars orbitalis des Stirnbeins; dient als Befestigung für die Rolle (Trochlea) des oberen schrägen Augenmuskels.

Spina tympanica: einer von zwei kleinen Knochenvorsprüngen (S. t. minor u. S. t. major) des Os temporale am Oberrand des Trommelfells; Ansatz des Ligamentum mallei laterale.

Spina ventosa: Tendovaginitis tuberculosa; winddornartige Auftreibung der Mittelhand-, Mittelfuß-, Finger- u. Zehenknochen durch eine vom Inneren der Diaphyse ausgehende tuberkulöse Entzündung. Die S. v. tritt meist bei Kindern auf u. kann mehrere Knochen befallen.

Spindel ↑Kernspindel.

Spindelaktivität: allmähl. in der Amplitude zunehmende, dann wieder abnehmende rhythm. Schwankungen in der ↑Elektroenzephalographie. Die S. beruht auf der Einbeziehung (↑Rekrutierung) vieler Nervenzellen bzw. deren postsynapt. Potentiale. ↑Schlafspindeln.

Spindelbrücke ↑Intermediärkörper.

Spindelfasern ↑Mitose.

Spindelgifte: hemmen die Zellteilung in der Metaphase durch Zerstörung der Mikrotubuli. Substanzen: Colchicin, Vincristin, Vinblastin. Nutzung der zytostat. Wirkung zur kanzerostat. Ther.

Spindelhaare ↑Monilethrix.

Spindelzelle: Cellula fusiformis; **1.** Neurone in der L VI (↑Lamina neuronorum fusiformium) der Großhirnrinde. **2.** Myoepithelzellen in Drüsen. **3.** Dt. Bez. für Fibrozyten/Fibroblasten, bes. bei Wucherung (Spindelzellsarkom).

Spindelzellnävus: spindelzellige Variante des Allen-Spitz-Tumors. ↑Spitz-Tumor.

Spindelzellsarkom: ältere deskriptive Bez. für ein Sarkom, das hauptsächl. aus Spindelzellen aufgebaut ist. Histogenet. vorrangig Fibrosarkome, maligne fibröse Histiozytome o. Rhabdomyosarkome; ↑Sarkom.

Spine ⟨*engl*⟩: Dorn; zweiter Synapsenpol einer axodendrit. Synapse. Bei Silberimprägnation nach Golgi-Kopsch sind S. an Dendriten von Großhirnrindenzellen sichtbar.

Spine apparatus: Membranzysternen in den dornartigen (↑Spine) Dendritenfortsätzen.

Spin-freezing ⟨*engl*⟩ *n*: Verfahren zum schnellen Einfrieren von Flüssigkeiten, eine Variante von ↑Shell-freezing. Gefäße mit den Flüssigkeiten (Serum, Plasma u. a.) werden in eine Vakuumkammer eingebracht u. mit einer Frequenz von 800–900 U/min rotiert. Durch Entzug latenter Wärme beim Verdampfen erfolgt dann das gewünschte Einfrieren.

Spin-Immunoassay: Elektron-Spin-Resonanz-Spektrometrie unter Verwendung von „spin-markierten" Antigenen bzw. Haptenen, die (ohne korrespondierenden Antikörper) in der Spektrometrie einen steilen Gipfel aufweisen, der sich durch Bindung an Antikörper in Beziehung zu deren Konzentration abflacht. Aus dem Grad der Abflachung der Spin-Resonanz kann auf die zu testende Antigen-(Hapten-)Konzentration im Pikogrammbereich geschlossen werden.

Spinnenfinger: Arachnodaktylie; lange dünne Finger in Verbindung mit schlanken Mittelhandknochen als Teilsymptom des ↑Marfan-Syndroms.

Spinnengiftantiserum: spezif. antitox. heterologes ↑Immunglobulin vom Pferd gegen Spinnengifte (neurotox., hämolyt., proteolyt.). ↑Seros antiarachnidicos.

Spinnengliedrigkeit: Dolichostenomelie, Arachnodaktylie. ↑Marfan-Syndrom.

Spinnennävus ↑Naevus araneus.

Spinnenzellen: **1.** Zellen der Neuroglia, ↑Astrozyten. **2.** an eine Spinne erinnernde Gewächszellen des ↑Rhabdomyoms. **3.** ↑Metaplasiezellen.

Spinnerauge: punktförmige, reversible Trübung der Hornhaut unter Zerfall der Deckzellen bei fortgesetzter Schwefelwasserstoffeinwirkung. Als Zusatzfaktor spielt Schwefelkohlenstoff eine Rolle, wie das Vorkommen bei Spinnern u. a. Arbeitern der Viskoseindustrie zeigt. Bei Komplikationen gilt das S. als ↑Berufskrankheit.

Spinnerflasche ↑Kultur.

Spinngewebegerinnsel: schleierartiges Fibringerinnsel, das sich beim Stehenlassen der durch Punktion gewonnenen Hirn- bzw. Rückenmarkflüssigkeit bes. bei Meningitis tuberculosa abscheidet.

Spinngewebehaut ↑Arachnoidea.

Spiradenom, ekkrines ⟨*lat + gr*⟩ *n*: gutartiger Schweißdrüsentumor aus Drüsen u. gewucherten Myoepithelzellen.

Spiralarterien: in der Gelbkörperphase (↑Menstruation) auftretende spiralige Windungen der Endometriumgefäße.

Spirale ↑Intrauterinpessar.

Spiralfurchung: Furchungstyp, bei dem die Ebenen der Querteilungen schräg liegen.

Spiralhyphen: Hyphen mit zahlreichen (10–15) Windungen. Wichtig bei der Differenzierung, z. B. bei Trichophyton-Arten.

Spiralkegelkonvergenzbestrahlung: spez. Form der ↑Bewegungsbestrahlung in der Strahlentherapie, bei der der Strahler während der Bestrahlung auf einer Kugelkalotte eine spiralförmige Bahn beschreibt u. der Zentralstrahl durch einen festen Punkt im Zielvolumen geht.

Spiramycin: aus Streptomyces ambofaciens isoliertes Makrolid-Antibiotikum. Besteht aus S. I, II u. III. Bakteriostat. Wirkung vorwiegend gegen grampositive Kokken. Kreuzresistenz mit Erythromycin. Applikation oral.

Spirem ⟨*gr*⟩ *n*: Knäuelstadium der Chromosomen in der Prophase der ↑Mitose.

Spirillaceae: Fam. schraubenförmig gewundener, gramnegativer, bewegl. Bakterien mit den Gattungen ↑Spirillum u. ↑Helicobacter.

Spirillen ↑Spirillum.

Spirillen-Rattenbißkrankheit ↑Rattenbißfieber.

Spirillum: Bakteriengattung der Fam. ↑Spirillaceae. S. minor (Spirochaeta muris, früher S. minus), Erreger des ↑Rattenbißfiebers des Menschen (japan. Sodoku), wird nicht mehr der Gattung S. zugeordnet.

Spiritus ⟨*lat*⟩ *m*: Geist; 1. ***Medizingeschichte:*** ↑Pneumalehre. 2. ***Pharmazie:*** Weingeist; Äthylalkohol, ↑Äthanol.

Spiritus absolutus ↑Äthanol.

Spiritus Anisi compositus: zusammengesetzter Anisspiritus; Geschmackskorrigens u. Expektorans.

Spiritus crinalis cum Sulfure: Haarspiritus, Dermatikum zur äußeren Anwendung bei Haarerkrankungen.

Spiritus dilutus: Äthanol-Wasser-Mischung, ↑Äthanol.

Spiritus Iodi: S. Iodi dilutus, ↑Halogene als Desinfektionsmittel.

Spiritus medicati: Arzneispiritusse; flüssige Zubereitungen, die Arzneistoffe in Äthanol o. vorwiegend aus Äthanol bestehenden Flüssigkeiten gelöst enthalten. Zum Aromatisieren bestimmte S. m. werden im wesentl. durch Mischen von 10 % äther. Öl u. 90 % Äthanol bei Bedarf hergestellt.

Spiritus saponatus: Seifenspiritus; beeinflußt Hautentzündungen günstig durch hautreizende u. durchblutungsfördernde Wirkung.

Spirochaetaceae: Fam. der Ordnung Spirochaetales mit den Gattungen 1. Spirochaeta, 2. Cristispira, 3. ↑Treponema, 4. ↑Borrelia, 5. ↑Leptospira. Spiralig gewundene Bakterien mit Achsenfaden, die sich durch Biegungen ihres Zelleibs fortbewegen. Durchmesser 0,2–0,75 µm, Länge 5–500 µm; Vermehrung durch Querteilung, gramnegativ, freilebend im Süß- u. Seewasserschlamm, insbes. bei Anwesenheit von H_2S; teils Aerobier, teils obligate Anaerobier. Die beiden erstgenannten Gattungen sind sehr groß u. ohne prakt. Bedeutung für die Humanmedizin.

Spirochäte ↑Spirochaetaceae.

Spiroergometrie: Verknüpfung von Messung des Sauerstoffverbrauchs mit ergometr. Belastungsuntersuchung.

Spirogramm ⟨*lat + gr*⟩ *n*: Darstellung der Atemvolumina gegen die Zeit. Abb.

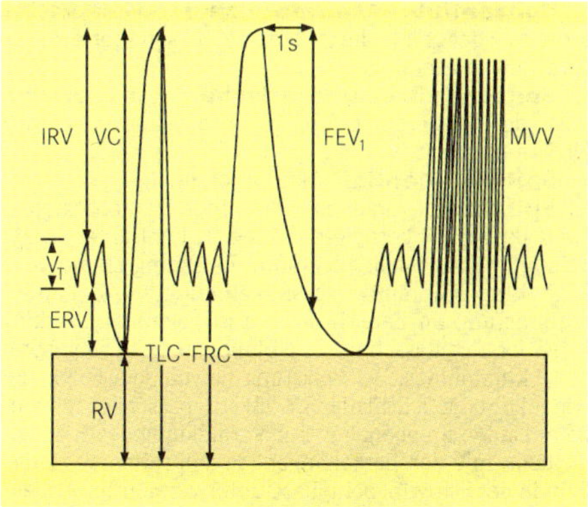

Spirogramm. Statische Lungenvolumina
Aus dem Spirogramm ermittelt: VT (Tidal volume): Atemzugvolumen; ERV (Exspiratory reserve volume): exspiratorisches Reservevolumen; IRV (Inspiratory reserve volume): inspiratorisches Reservevolumen; VC (Vital capacity): Vitalkapazität;
Durch Atemgasanalyse ermittelt: RV (Residual volume): Residualvolumen; TLC (Total lung capacity): Totalkapazität; FRC (Functional residual capacity): funktionelle Residualkapazität
Dynamische Lungenvolumina: FEV1 (Forced exspiratory volume in 1 second): exspiratorische Sekundenkapazität; MVV (Max. voluntary ventilation): Atemgrenzwert

Spirograph: Gerät zur fortlaufenden Registrierung der Atemvolumina als Volumen-Zeit-Diagramm. ↑Spirometer.

Spirographie: Aufzeichnung der stat. u. dynam. Lungenvolumina in einem Zeit-Volumen-Koordinatensystem mit Hilfe eines ↑Spirographen. Durch Zusatz eines definierten Fremdgasvolumens in den Spirometerkreislauf u. Messung der Fremdgasverdünnung können die Lungenkapazitäten bestimmt werden. ↑Spirogramm.

Spirometer: verbreitetes Gerät der Lungenfunktionsdiagnostik zur Messung der ↑Vitalkapazität, der ↑Sekundenkapazität beim Atemstoßtest u. bei Verwendung eines Absorbers für CO_2 des Sauerstoffverbrauchs. Glockenspirometer (Feuchtspirometer): glockenförmiges Sammelgefäß taucht zur Abdichtung in ein Wassergefäß. Bei Atmung Heben u. Senken der Glocke, mechan. Anzeige o. Registrierung. Neuere Verfahren arbeiten mit Atemstromwandlern, die den Atemstrom in elektr. Spannungen umwandeln, die der Strömung direkt proportional sind. Aus dem so gewonnenen Pneumotachogramm wird das Spirogramm vom Gerät selbst errechnet u. aufgezeichnet.

Spirometra ⟨*gr*⟩ *f*: Gattung der ↑Cestoda (↑Pseudophyllidea). Bis 1 m lang, kosmopolit. verbreitete Bandwürmer bei Fleischfressern, hauptsächl. Feliden. Entwicklung über ↑Prozerkoid in Kleinkrebsen als 1. ↑Zwischenwirte u. ↑Plerozerkoid in Amphibien u. Reptilien als 2. Zwischenwirte, aber auch in versch. Kleinsäugern, im Schwein u. Menschen. Die Plerozerkoide sind Erreger der ↑Sparganose.

Spirometrie ↑Spirometer.

Spironolacton: ein ↑Aldosteronantagonist, das als ↑Diuretikum eingesetzt wird.

Spironolacton-Körper: laminäre, eosinophile Zytoplasmaeinschlüsse, die in aldosteronbildenden Zellen der Nebennierenrinde nach Spironolactongabe auftreten.

Spiropterakrebs: 1913 erzeugte Fibiger den ersten exp. Krebs durch Spiroptera carcinoma (Wirt: Küchenschaben). Bei Verfütterung entstanden mit Epithelproliferation u. Papillombildung einhergehende Gastritis, bei bis zu 53 % der Versuchstiere ein plurizentr. verhornender Plattenepithelkrebs des Magens u. bei bis zu 5 % ein Zungenkrebs.

Spirurida ⟨*gr*⟩ *Pl*: Ordnung der ↑Nematoda. Kleine bis mittelgroße ↑Biohelminthen bei allen Klassen der Vertebraten, vereinzelt auch beim Menschen.

Spital: Kurzform für ↑Hospital; ↑Krankenhaus.

Spitz, S., zeitgen. amerik. Pathol.

Spitzbauch: ungewöhnl. Vorspringen des Leibes am Ende der Schwangerschaft bei Erstgebärenden, läßt an Verhinderung des Eintritts des Kopfs ins Becken u. an ein enges Becken denken.

Spitzbogengaumen: spitzbogenartig überhöhte Gaumenform. Ungenaue Begriffsbestimmung. Oft Bestandteil von Fehlbildungssyndromen: ↑Lange-Syndrom, ↑Arthrogryposis multiplex congenita, ↑Hanhart-Syndrom, ↑Marinesco-Sjögren-Syndrom.

S

Spitzenfluß, exspiratorischer: Peak exspiratory flow; der größte durch forcierte ↑Exspiration erreichbare Fluß an Atemluft.

Spitzenfluß, inspiratorischer: Peak inspiratory flow; der größte durch forcierte Inspiration erreichbare Fluß an Atemluft.

Spitzenpotential ↑Aktionspotential.

Spitzfuß: Pes equinus. Fuß steht in Plantarflexion u. kann aktiv nicht korrigiert werden. 1. Kontrakter S.: die Spitzfußtellung bleibt auch unter Belastung erhalten infolge Krampflähmung (spast. Lähmung) u./o. Kapselschrumpfung im Bereich des Sprunggelenks u. Verkürzung der Achillessehne. Teilkomponente des angeborenen ↑Klumpfußes. Bei Belastung hat nur die Fußspitze Bodenkontakt. 2. Schlaffer S.: läßt sich passiv korrigieren. Beim Laufen Steppergang: zur Vermeidung des Hängenbleibens mit der herabhängenden Fußspitze wird das Bein in der Schwungbeinphase unter vermehrter Anbeugung in Hüft- u. Kniegelenk betont nach vorn geschwungen. Da beim Aufsetzen des Fußes zuerst die Fußspitze u. dann die Hacke den Boden berühren, kann gedoppeltes Schrittgeräusch auftreten. Ursache: schlaffe Lähmung, insbes. Peronäuslähmung, Poliomyelitis.

Spitzklumpfuß: Pes equinovarus. Außer der Spitzfußstellung besteht noch eine Varuskomponente des Rückfußes u. Supination des Vorfußes. Dadurch Belastung vorwiegend des Fußaußenrands. ↑Spitzfuß.

Spitzknötchenflechte: Lichen ruber acuminatus; ↑Lichen ruber planus.

Spitzkopf ↑Oxyzephalie.

Spitz-Nävus (nach S. S.) ↑Melanom, juveniles.

Spitzohr: Varietät der Ohrform. Der hintere obere Rand der Ohrmuschel läuft in der Gegend des ↑Darwin-Höckers spitz aus. Autosomal dominanter Erbgang.

Spitzpocken ↑Windpocken.

Spitz-Tumor (nach S. S.): benignes juveniles Melanom; seltener, bis erbsgroßer Tumor, meist im Gesicht. Histol. ähnl. wie ↑Nävuszellnävus, aber von erhebl. Zellpolymorphie (Spindelzellen, epitheloide Zellen, Riesenzellen). Geringe Pigmentbildung.

Spitzwegerich ↑Plantago lanceolata.

Spitzy, Hans (1872–1956), Orthop., Wien.

Spitzy-Operation (nach Hans S.): Operationsverfahren beim Nabelbruch des Kindes. Bogenförmiger Schnitt unterhalb des Nabels, Durchtrennung des Bruchsacks u. Verschluß der Bruchpforte.

Splanchnikusanästhesie: Form der Lokalanästhesie, bei der das Anästhetikum nach Eröffnung der Bauchhöhle o. transkutan in das Splanchnikusgebiet injiziert wird u. eine Anästhesie der innervierten Eingeweide bewirkt. Wird in der Strahlentherapie der Oberbauchorgane (Tumoren) eingesetzt. Wenig gebräuchl. Verfahren bei Laparotomie in Lokalanästhesie.

Splanchnocranium ↑Viscerocranium.

Splanchnomegalie: abnorme Vergrößerung der Eingeweide.

Splanchnopleura ⟨*gr*⟩ *f*: Visceropleura, Viszerales, ↑Mesoderm.

Splanchnoptose ↑Enteroptose.

Splay ⟨*engl*⟩ *f*: Ausschrägung. Krümmung der Sättigungskurve des renalen Glukosetransports. Obwohl die Enzymsysteme des aktiven Transports über die Tubuluszellen ein tubuläres ↑Transportmaximum aufweisen, zeigt die Resorptionskurve bei ansteigender Plasmakonzentration keinen scharfen Knick, sondern einen allmähl. Übergang. Glukose erscheint somit schon vor dem Erreichen des Transportmaximums für Glukose im Harn. Die S. wird mit der Kinetik der Glukosebindung an die Trägersysteme u. mit Schwankungen der glomerulotubulären ↑Balance erklärt.

Spleißen: engl. splicing; nach der Transkription (↑RNA-Biosynthese) in RNA-Molekülen erfolgende Entfernung von ↑Introns u. Verknüpfung der ↑Exonen bei der ↑Prozessierung eukaryont. Messenger-RNA, die Produkte von ↑Mosaikgenen sind (↑Genmosaikstruktur), ebenso bei versch. anderen RNA-Typen. ↑Spleißen, alternatives; ↑Autospleißen, ↑Ribozym.

Spleißen, alternatives: unterschiedl. ↑Spleißen eines prim. RNA-Transkripts (↑Messenger-RNA). Führt zur Bildung unterschiedl., jedoch verwandter Proteine, z. B. von ↑Antikörpern.

Spleißosom: aus niedrigmolekularen RNA-Molekülen, sog. snRNA (sn = small nuclear), u. Proteinen organisierte Komplexe, die Zusammenführen u. Verknüpfung von Exonen beim ↑Spleißen bedingen.

Splen ⟨*gr*⟩ *m* ↑Milz.

Splenektomie: operative Entfernung der Milz aus ther. o. diagn. Gründen. Besonders im Kindes- u. Jugendalter besteht eine erhöhte Infektionsgefährdung nach Milzentfernung. ↑OPSI-Syndrom.

Splenin ⟨*gr*⟩ *n*: ein 49 Aminosäuren enthaltendes Polypeptid aus der Milz, das sich von dem ↑Thymopoetin nur in einer einzigen Aminosäure unterscheidet.

Splenisation: milzartig feste Beschaffenheit des Lungengewebes bei ödemgefüllten Atelektasen u. Blutstauung; Vorkommen bes. bei Neugeborenen mit ↑Hyaline-Membran-Krankheit.

Splenitis ⟨*gr*⟩ *f*: Entzündung der Milz.

Splenium ⟨*gr*⟩ *n*: Pflaster, Bausch, Wulst.

Splenium corporis callosi: hinteres wulstförmiges Ende des ↑Corpus callosum.

splenogen ⟨*gr*⟩ *Adj*: durch die Milz verursacht.

Splenohepatomegalie: Milz- u. Lebervergrößerung, z. B. bei Blutkrankheiten, ↑Splenomegalie, Hepatomegalie.

Splenohepatomegalie megalia tropica ↑Kala Azar.

Splenomegalie ⟨*gr*⟩ *f*: Milzvergrößerung, auch als „Milztumor" im klin. Sprachgebrauch bezeichnet. Die normalgroße Milz ist nicht tastbar, d. h., daß jede tastbare Milz mit einer S. gleichzusetzen ist. Da die Tastbefunde oft unsicher sind, ist eine Objektivierung durch Sonographie angezeigt. Ursächl. kommen für eine S. in Betracht: 1. Zirkulationsstörungen. Die S. ist bei portaler Hypertension ein regelmäßig anzutreffendes Sympt. (↑Pfortaderstauung). Andere Ursachen für eine Zirkulationsstörung können Rechtsherzinsuffizienz, Pericarditis constrictiva (↑Perikarditis) o. Milzvenenthrombosen (diese auch traumat. bedingt) sein. 2. Entzündl. S.: Akute u. chron. Infektionen gehen häufig mit einer S. einher, darunter Typhus, Paratyphus, Brucellosen, Mononucleosis infectiosa, Hepatitis, Rickettsiosen, Malaria, Bilharziose u. a. Tropenkrankheiten sowie ↑Sepsis lenta. Lokale Entzündungen der Milz (Abszesse, isolierte Milztuberkulose) sind selten. Nichtinfektiöse entzündl. S. finden sich bei ↑Kollagenosen. 3. S. bei Hämolyse: Vermehrter Erythrozytenabbau führt zur S. („spodogener Milztumor"). Andererseits begünstigt jede S. einen beschleunigten Untergang von Erythrozyten (↑Hyperspleniesyndrom). 4. S. bei Speicherkrankheiten (↑Thesaurismose). 5. S. bei myeloproliferativen ↑Erkrankungen u. malignen ↑Lymphomen. 6. Seltene angeborene Anomalien wie Zystenbildungen in der Milz.

Splenomegalie, ägyptische ↑Schistosomiasis.

Splenomegalie, tropische ↑Kala Azar, ↑Leishmaniasen.

Splenoportographie ⟨*gr*⟩ *f*: Röntgendarstellung der Milzvene u. der Pfortader mit ihrer intrahepat. Verzweigung mittels Angiographie. ↑Portographie.

Splenosis: Versprengung von Milzgewebe im Bauchraum, seltener im Thoraxbereich. Die S. kommt nach Milzruptur u. operativen Eingriffen an der Milz vor. Klin. Sympt. sind selten.

Splenotomie: Inzision der Milz zur Entleerung von Abszessen, Zysten u. ä.

Splicing ⟨*engl*⟩ ↑Spleißen.

Split-brain ⟨*engl*⟩ *n*: Spaltgehirn; tierexperimentelles Präparat zur getrennten Untersuchung der Leistungen beider Großhirnhälften, wobei möglichst alle Verbindungen zwischen den beiden Hemisphären durchtrennt werden. Auch beim Menschen sind nach notwendig gewordenen neurochirurg. Eingriffen solche Untersuchungen durchgeführt worden.

Split-brain-Patient: Pat., bei dem zur Beseitigung schwerer epilept. Anfälle eine Durchtrennung der Kommissurenbahnen zwischen den beiden Großhirnhemisphären durchgeführt wurde. Der S. verfügt prakt. über zwei isoliert arbeitende Hemisphären, in die unabhängig voneinander versch. Informationen eingespeichert werden können. ↑Lateralisation.

Split-mouth technic: Methode für die klin. Testung von Materialien der ↑Restauration an homologen Zahnpaaren zur Minimierung interindividueller Bedingungsunterschiede.

Split-Technik: Bei der Strahlentherapie die Anwendung 2 getrennter Bestrahlungsserien, in denen die Gesamtdosis appliziert wird. Nach der ersten Serie (bis zum Beginn der Haut- bzw. Schleimhautreaktion, d. h. bis zu Herddosen von 2 500–3 000 rd, 25–30 Gy), folgt eine zwei- bis vierwöchige Bestrahlungspause. Dann wird die Bestrahlung fortgesetzt, bis die geplante Gesamtdosis erreicht ist.

Split vaccine ⟨*engl*⟩ ↑Spaltimpfstoffe.

Spodogramm ⟨*gr*⟩ *n* ↑Aschenbild.

Spondarthritiden, seronegative ↑Spondylarthritiden.

Spondylarthritiden: Spondylarthropathien, seronegative Spondarthritiden; Klassifikationsbegriff für entzündl.-rheumat. Krankheiten: ↑Spondylitis ankylosans, ↑Osteoarthropathia psoriatica, ↑Reiter-Krankheit u. andere reaktive ↑Arthritiden, ↑Enteroarthropathien (↑Colitis ulcerosa, ↑Ileitis terminalis, ↑Crohn-Krankheit, ↑Whipple-Krankheit) mit folgenden charakterist. Gemeinsamkeiten: genet. Disposition (fam. Häufung, gehäuftes Vorkommen von HLA-B 27; HLA-B 27-assoziierte Krankheiten), Achsenskelett als Manifestationsschwerpunkt (Sakroiliitis, Syndesmophyten bzw. paraspinale Ossifikationen, Wirbelkörperumbau), potentiell periphere seronegative Oligo- u. Polyarthritiden (Fehlen von Rheumafaktor u. -knoten), Symptomüberlappungen an Haut, Nägeln, Augen, Magen-Darm- u. Urogenitaltrakt (u. a. Uveitis, Konjunktivitis, Psoriasis u. psoriasiforme Effloreszenzen, Schleimhautläsionen im Mund u. an Genitalien, Urethritis, Enterokolitis, Erythema nodosum u. Keratoderma).

Spondylarthritis ankylopoetica ↑Spondylitis ankylosans.

Spondylarthrose ↑Spondylarthritiden.

Spondylarthrosis deformans: meist mit ↑Spondylosis deformans kombinierte degenerative Erkrankung der kleinen Wirbelgelenke, die als bes. Lokalisation einer Arthrosis deformans (↑Arthrose) aufzufassen ist u. entsprechende Veränderungen am Gelenkknorpel u. den artikulierenden Knochen zeigt. Die arthrot. Randwülste können im Bereich der Halswirbelsäule den Canalis vertebralis einengen u. die A. vertebralis mit ihrem Sympathikusgeflecht irritieren. Meist kombiniert mit einer Arthrosis der Unkovertebralfortsätze der Halswirbelsäule.

Spondylitis ankylosans: Spondylitis ankylopoetica, Bechterew-Strümpell-Marie-Krankheit, Pelvispondylitis ankylosans, Morbus Bechterew; chron., in Schüben verlaufende Erkrankung der Wirbelsäule auf rheumat. entzündl. Basis. Befallen sind bevorzugt die Wirbelbogengelenke, Iliosakralgelenke u. Längsbänder. Die Erkrankung führt allmähl. zur knöchernen Versteifung der Wirbelsäule (röntg. Bambusstabform der Wirbelsäule). Übergreifen auf andere wirbelsäulennahe Körpergelenke ist mögl., bes. Rippengelenke, Hüftgelenke. Erste röntg. nachweisbare Veränderungen finden sich an den Iliosakralfugen, die girlandenförmige Kontur aufweisen. Bevorzugt bei Männern; Beginn meist vor dem 30. Lj. Subjektiv: Schmerzen u. Steifigkeit (oft nachts bzw. in den frühen Morgenstunden) im Kreuz (Sakroiliakalgelenke) u. im Rücken (thorakolumbaler Übergang), auch in der Brustkorbgegend (eingeschränkte Atembreite), Einschränkung der Beweglichkeit der Hals-, Brust- u. Lendenwirbelsäule (in Winkelgraden, Zeichen nach ↑Stibor-Zeichen, ↑Schober-Zeichen, ↑Mennel-Zeichen), periphere Arthritiden, Iridozyklitis, Röntgensymptome: Wirbelsäulenveränderungen (↑Osteophyten bzw. ↑Syndesmophyten, Kastenwirbel, Kyphosierung der BWS, im Extremfall Ausbildung eines „Bambusstabs"), Sakroiliakalarthritis (Usuren, später Aufhebung des Gelenkspalts), Veränderungen der peripheren Gelenke (Arthritiszeichen, ↑Rheumatoidarthritis), ↑Periostitis (↑Fersenbeinsporn u. a.). Laborbefunde: bei entzündl. Aktivität ↑Akute-Phase-Reaktionen pos., ↑Rheumafaktor neg., HLA-B27 in 85–95 % pos. (↑HLA-System).

Spondylitis brucellosa: chron. Wirbelosteomyelitis nach ↑Brucellose, bes. im Bereich der Lendenwirbelsäule.

Spondylitis psoriatica: Befall der Wirbelsäule u./o. der Iliosakralgelenke (mit o. ohne Manifestation an peripheren Gelenken) bei Psoriasis.

Spondylitis tuberculosa: exsudativ verkäsende o. produktive Tuberkulose der Wirbelsäule mit multiplen, vorwiegend ventralen u. deckplattennahen Bezirken, die z. T. zur Destruktion, z. T. zur Osteosklerose führen. Ausbildung von kalten Abszessen, Keil- u. Blockwirbeln bis zur Querschnittslähmung, Wirbelsäulendeformierung bis zur Gibbusbildung.

Spondylodese: operative Versteifung eines o. mehrerer ↑Bewegungssegmente der Wirbelsäule von dorsal o. ventral. In den letzten Jahren zunehmende Bedeutung als Grundlage der operativen Skoliosebehandlung.

Spondylolisthesis: Wirbelgleiten; Abgleiten eines Wirbels über seinen unteren Partner nach vorn. Betroffen sind vorwiegend der 4. u. 5. Lendenwirbelkörper. Voraussetzung ist das Vorliegen einer Spaltbildung im Wirbelbogen bds. in Höhe der Gelenkfortsätze (↑Spondylolyse). Beim Gleitprozeß bleibt somit der untere Gelenkfortsatz mit dem dorsalen Bogenabschnitt u. Dornfortsatz am Ort. Völliges Abgleiten über den unteren Part-

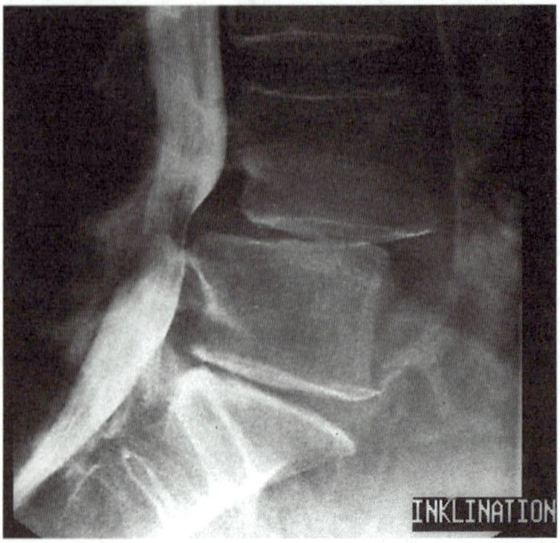

31

Spondylolisthesis
der Lendenwirbelkörper 4 und 5

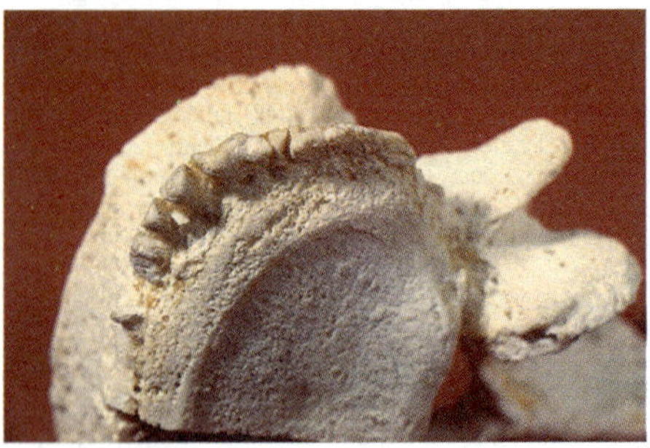

9

Spondylosis deformans. Unterseite eines Brustwirbelkörpers mit Osteophyten (Randzacken)

ner: Spondyloptose. Bei hartnäckigen, therapieresistenten Beschwerden, nachweisbaren neurol. Ausfällen u. nach Versagen der konservativen Ther. (Wirbelsäulengymnastik) operative Versteifung (Spondylodese). ↑Pseudospondylolisthesis. Abb.

Spondylolyse: Form der seitl. ↑Wirbelbogenspalte. Die Fehlbildung trennt den Arcus vertebrae in ein dem Wirbelkörper anhaftendes vorderes Segment mit Bogenwurzel, oberem Gelenkfortsatz u. Querfortsatz, während der hintere Teil den unteren Gelenkfortsatz u. den Processus spinosus trägt. Meist in der unteren Lendenwirbelsäule. Kann symptomfrei bleiben o. zum Wirbelgleiten (↑Spondylolisthesis) führen. Einseitigkeit bedingt Torsionen der darüberliegenden Abschnitte. Erbfaktoren wahrscheinl. Außerdem erworben in Form einer Ermüdungsfraktur o. traumat. Genese.

Spondylomyelitis: Ausbreitung spondylit. Prozesse auf das Rückenmark.

Spondylophyt ↑Spondylosis deformans.

Spondylosis deformans: Spondylose; häufigste, mit fortschreitendem Alter zunehmende Erkrankung der Wirbelsäule, die charakterisiert ist durch unterschiedl. große knöcherne Randzacken (spondylot. Osteophyten). Die Randzacken entstehen durch ständigen Zug des Längsbands an der Insertionsstelle am Wirbelkörper durch vorgepreßtes Bandscheibengewebe. Sie liegen im Ggs. zu den Randzacken bei der Osteochondrosis intercorporalis nicht direkt an der Wirbelkörperkante. Dorsale Randwülste sind ausgesprochene Seltenheit. Ursache: Ablösung des Faserrings von der ↑Randleiste infolge Alterungsprozeß der Bandscheibe (Schmorl). Die Zacken entspringen an der Ansatzstelle des vorderen Längsbands. Abb.

Spondylosis deformans traumatica: traumabedingte Spondylosis deformans, i. a. beschränkt auf ein Bewegungssegment.

Spondylosis hyperostotica: quantitative Variante der ↑Spondylosis deformans mit überschießender Bildung von ↑Osteophyten u. knöcherner Überbrückung ganzer Bandscheibenräume, bes. rechtsseitig an der Brust- u. ventral an der Halswirbelsäule sowie an der Brustwirbelsäule vogelartige Randwulstungen. Freibleiben der inter- u. kostovertebralen sowie der Iliosakralgelenke (DD: ↑Spondylitis ankylosans). Meist im höheren Lebensalter; Koinzidenz mit Diabetes mellitus, Adipositas, auch Hyperurikämie. Abb.

Spondylus ⟨*gr*⟩ *m* ↑Vertebra.

Spongia ⟨*gr*⟩ *f*: Schwamm.

Spongioblast ⟨*gr*⟩ *m*: embryonale Gliazelle, die sich mit 2 langen Fortsätzen zwischen innerer u. äußerer Gliagrenzmembran ausspannt u. als Leitschiene für die ↑Migration der Neuroblasten dient. Der S. wird später zur Ependymzelle. ↑Ependym.

Spongioblastom: langsam wachsender, zu den Astrozytomen gerechneter, relativ gutartiger Hirntumor aus der Gruppe der Gliome. Histol. Zellgemisch, in dem spongioblasten- o. astrozytenartige Zellen vorherrschen; deshalb Zuordnung der sog. ·Kleinhirnastrozytome zu den S.

spongiös ⟨*lat*⟩ *Adj*: spongiosus; schwammartig.

Spongiosa ⟨*gr*⟩ *f* Kurzw. für Substantia spongiosa, Os spongiosum. Bälkchenknochen im Inneren von Knochen.

Spongiosaplastik: Auffüllung von Knochendefekten mit transplantierter Substantia spongiosa, die wegen ihrer schwammartigen Architektur ein ideales Leitgerüst für die vom Transplantatbett ausgehenden Regenerationsvorgänge darstellt. In der Unfallchirurgie wird zum Ersatz avitaler Fragmente u. zur Auffüllung osteomyelit. Herde autogenes Material bevorzugt, das der Beckenschaufel o. dem Trochantermassiv entnommen wird. Bei asept. Operationen u. guter Gewebevaskularität wird auch Material von der ↑Knochenbank verwendet.

Spongiosklerose: Knochengewebezunahme der Spongiosa. Erfolgt durch Knochengewebeanlagerung an bes. belasteten Trabekeln. Makrosk. Verbreiterung der Spongiosa mit Markraumeinengung. Mikrosk. wird lamellärer Knochen angebaut. Vorkommen an der Trägerspongiosa der Wirbelkörper im dritten Stadium der Osteoporose, bei Paget-Krankheit der Knochen, subchondral bei Arthrosis deformans, auch bei Osteochondrosis intervertebralis, tox. bei Fluorose.

spongiosus ⟨*lat*⟩ *Adj* ↑spongiös.

spontan ⟨*lat*⟩ *Adj*: ohne erkennbare Gründe, unwillkürl.

Spontanamputation: pränatale Amputation von Gliedmaßenteilen durch amniot. Bänder (↑Amnionstränge). Als Vorläufer werden Schnürringe angese-

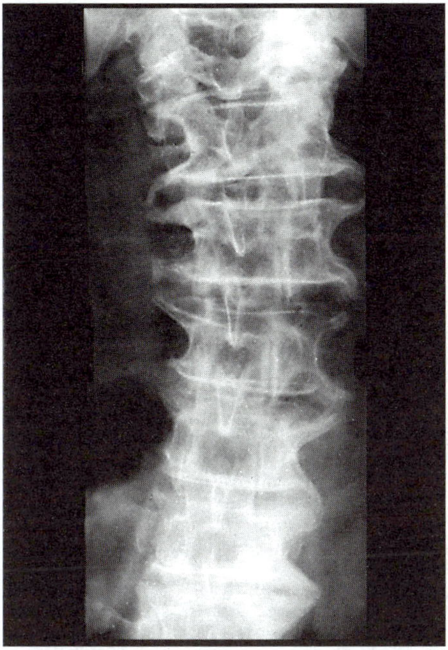

35

Spondylosis hyperostotica

hen, die infolge Venenstauung ein Lymphödem u. (evtl.) sek. eine Syndaktylie an der betroffenen Extremität erzeugen. Amnionrisse sollen ein Oligohydramnion zur Folge haben, das infolge Raummangels zu beidseitigen Klumpfüßen führt. Gleichartige Zustände bei Meromelie, die prim. eine Extremitätenfehlbildung ist.

Spontanatmung: physiol. Atmung des Pat., die vom Atemzentrum gesteuert wird.

Spontanblutung: Auftreten einer Blutung ohne erkennbaren Anlaß. Typ. Sympt. der klassischen ↑Hämophilie, aber auch anderer hämorrhagischer ↑Diathesen.

Spontandiabetes: Diabetesform, die bei Haltung von wildlebenden Tieren in Gefangenschaft auftritt, aber auch bei Haus-, Nutz- u. Zootieren vorkommt. Der S. dient genet. u. metabol. Untersuchungen als Modellform. Ursächl. werden die Veränderungen der Lebensbedingungen angesehen; ein Überangebot an Nahrungsstoffen, Veränderung der natürl. Nahrungszusammensetzung gehen einher mit einer ungünstigen Veränderung des zirkadianen Rhythmus u. mit einer drast. Bewegungseinschränkung. Bisher bekannte u. verwendete Modelle: Gelbe Fettsuchtmaus (Yellow mice A^y), Obesitasmaus (obob, C57B1/6J), Diabetesmaus (db-mice), KK-Fettsuchtmaus (Japan), Zuckerratte (Fa-rats, fatties), NZO-Maus (Neuseeland), chin. Hamster, Stachelmaus (Acomys obesus), mongol. Gerbil, Tucotuco-Nager, Weißschwanzratte (afrikan. Hamster), Sandratte (Psammomys obesus).

Spontaneität ⟨*lat*⟩ *f*: aufgrund eigengesetzl. innerer Prozesse erregbarer Systeme ohne erkennbaren äußeren Anstoß auftretende Aktivität. Spontanverhalten ist ein wichtiges Merkmal gesunder Lebenstätigkeit. Es ist gesteigert in der Manie (manisches ↑Syndrom), herabgesetzt in der vital gefärbten ↑Depression u. prakt. aufgehoben im ↑Stupor.

Spontanfibrinolyse: Auflösung eines in vitro gebildeten Vollblut- o. Plasmagerinnsels des zu untersuchenden Pat. durch dessen eigenes fibrinolyt. System. Auf der Beobachtung der S. (Messung der Zeit bis zur vollständigen Gerinnselauflösung) beruhen Suchtests zur Erkennung stark erhöhter fibrinolyt. Aktivität (Vollblutlysetest, ↑Plasmalysetest, ↑Clot-observation-Test).

Spontanfraktur: pathol. Fraktur. Knochenbruch infolge eines inadäquaten Traumas bei Knochentumoren u. Metastasen, Osteomyelitiden, generalisierten Skeletterkrankungen wie ↑Osteoporose u. ↑Osteogenesis imperfecta congenita. ↑Fraktur, ↑Fraktureinteilungen.

Spontanhämatothorax: ↑Pneumothorax, bei dem sich durch gleichzeitige Blutung aus zerrissenen Gefäßen größere Blutmengen im Pleuraraum ansammeln. Gleiche Genese wie idiopath. Spontanpneumothorax.

Spontanharn: ohne Sammeltechnik gewonnene, bei Bedarf spontan gelassene Harnprobe zur orientierenden Untersuchung. Sie sollte möglichst als ↑Mittelstrahlharn genommen werden.

Spontanhypothermie: Absinken der Körpertemperatur ohne bes. Kühlmaßnahmen. Tritt auf bei anästhesieinduzierter Hemmung der Thermogenese (lange Operationszeiten; Säuglinge) o. aber i. R. der Intensivtherapie bei Pat., deren zentrale Wärmeregulation gestört ist (Hirntod).

Spontanmutation ↑Mutation.

Spontannystagmus: bereits in Ruhestellung auftretender ↑Nystagmus.

Spontanperforation: scheinbar ohne Anlaß erfolgter Durchbruch eines Organs, Abszesses o. ä.

Spontanpneumothorax: ohne traumat. Anlaß auftretender ↑Pneumothorax. Begünstigende Faktoren sind starker Husten, Schreien, körperl. Anstrengung, Geburtsvorgang.

Spontanrosettenformationstest: immun. Test, bei dem die spontane Anlagerung von Schaferythrozyten an menschl. Lymphozyten (↑Rosettentest) beobachtet wird. Der Grad der Rosettenbildung ist dem Anteil an T-Lymphozyten proportional. Spontane Rosettenbildung wurde außerdem für folgende Zellarten beschrieben: Makrophagen-Erythrozyten, Makrophagen-Lymphozyten, Lymphozyten-Lymphozyten, Leberzellen-Erythrozyten, Granulozyten-Thrombozyten, Tumorzellen-Erythrozyten.

Spontanruptur: scheinbar ohne Anlaß erfolgte ↑Ruptur eines Organs. I. d. R. liegt eine bis dahin unbekannte Erkrankung des Organs vor.

Spontantumor: vorwiegend Bez. für bei (Versuchs-)Tieren auftretende Tumoren ohne nachweisbare Ursache.

sporadisch ⟨*lat*⟩ *Adj*: gelegentl. auftretend.

Sporangiosporen: Pilzsporen, die in einem geschlossenen Behälter, dem ↑Sporangium, gebildet werden. Die S. werden frei, wenn das reife Sporangium platzt.

Sporangium ⟨*gr*⟩ *n*: Sporenbehälter, in dessen Innerem ↑Sporen gebildet werden. Das S. kann einzellig (Algen, Pilze) o. mehrzellig (Moose, Farne) sein.

Sporen: Zellen, die der Erhaltung, Vermehrung o. Verbreitung von Mikroorgansimen dienen. Bei Pilzen sind S. meist morphol. charakterisiert u. wichtige Identifizierungsmerkmale.

Sporenbildner: endosporenbildende Bakterien, ↑Bazillus. ↑Clostridium.

Sporoblast: Vorstufe der Sporozysten im Lebenszyklus der ↑Sporozoea. Formierung von Protoplasmaabschnürungen mit Kernaufteilung innerhalb der Oozyste; ↑Sporogonie.

Sporogonie ⟨*gr*⟩ *f*: Entwicklungsabschnitt der ↑Sporozoea, in dem entweder in der Außenwelt (↑Kokzidien) o. in einem ↑Wirt (↑Plasmodium) in der ↑Oozyste zunächst aus der ↑Zygote Sporoblasten entstehen, die nach Ausbildung einer festen Hülle zu Sporozysten werden u. durch Teilung in die eigentl. Infektionsstadien, die längl., meist sichel- o. bananenförmigen Sporozoiten zerfallen. Bei der Sporozystenbildung bleibt bei einigen Arten ein Sporozystenrestkörper zurück, der u. a. ein taxonom. Merkmal darstellt.

Sporothrix: Gattung der Pilze. S. schenkii ist der Erreger der ↑Sporotrichose. S. wächst bei 25 °C in der Myzelphase, auf Herzhirnagar bei 37 °C in der Hefephase.

Sporotrichose: weltweit verbreitete Mykose, bevorzugt in einigen trop. Regionen. Erreger: Sporothrix schenckii. Infektion erfolgt durch Verunreinigung von Hautwunden. Inkubationszeit bis zu mehreren Wochen. Sympt.: langsam wachsende, ulzerierende subkutane Knoten. Gelegentl. metastat. Ausbreitung. Diagn. durch kulturelle u. serol. Verfahren. Tierversuch: direkte mikrosk. Pilznachweise schwierig. Ther. mit Iodkali, bei Generalisierung Amphotericin B, 5-Fluorzytosin.

Sporotrichum ↑Sporothrix.

Sporozoea *Pl*: frühere Bez. Sporozoa, Sporentierchen; Klasse der ↑Protozoa, ↑Apicomplexa. Ausschließl. parasitär lebende Einzeller mit Generationswechsel zwischen ↑Agamogonie (Schizogonie, Merogonie) u. ↑Gamogonie, die in einem o. versch. Wirten stattfinden können, sowie ↑Sporogonie in der Außenwelt o. in einem Wirt. Med. bedeutsam: ↑Toxoplasma gondii, ↑Sarcocystis, ↑Plasmodium.

Sporozoit ↑Sporogonie.

Sporozoitenindex: in der Malariaepidemiologie der Anteil von Anophelesmücken an einer Mückenpopulation, bei dem sich infektionsfähige Keime (Sporozoiten) in den Speicheldrüsen nachweisen lassen.

Sporozyste: **1.** Entwicklungsabschnitt in der ↑Sporogonie bei best. Protozoa. **2.** Keimschlauch. Erstes Stadium in der ↑Pädogenese der ↑Digenea, schlauchförmig mit Keimballen, aus denen Tochtersporozysten o. ↑Redien entstehen.

Sporozystenrestkörper ↑Sporogonie.

Sportanthropologie: Zweig der ↑Anthropologie, der sich mit der Analyse der in den versch. Sportdisziplinen vorherrschenden Körperbauvarianten (Sporttypen) befaßt.

Sportherz: harmon. morphol. u. funktionelle Anpassung des ausdauertrainierten Herzens. Die nachweisbare Vergrößerung erfolgt durch Erweiterung der Herzhöhlen (Dilatation) u. Verdickung der Wände (Hypertrophie); bei normalem ↑Herzschlagvolumen des Herzens vergrößertes Restvolumen, das bei Belastung sofort mobilisiert werden kann. Funktionell ist angepaßte Verlängerung der Anspannungs- u. Austreibungszeiten u. die Abnahme der Frequenz (Trainingsbradykardie) kennzeichnend. Klare Abgrenzung von den pathol. Veränderungen druck- o. volumenüberlasteter Herzen mögl. Das S. bildet sich nach Unterbrechung des sportl. Trainings zurück (↑Abtrainieren).

Sporthygiene: Anwendung von Arbeitsprinzipien u. Methoden der ↑Hygiene in Körperkultur u. Sport. Die S. betrifft insbes. allg. Lebensregime einschl. Ernährung, Sportbekleidung, Sportstätten, Sportgeräte, Betreuung von Sportveranstaltungen u. Impfschutz.

Sportmassage: Steigerung von Leistungsbereitschaft u. Trainingseffekten mit den klass. Massagemethoden: 1. zur Erwärmung vor Training u. Wettkampf; 2. als Intervallmassage zwischen mehreren Leistungsanforderungen an einem Tag; 3. zur Entmüdung nach phys. Belastungen.

Sportmedizin: Nach der offiziellen Definition des Weltverbands der Sportmedizin (FIMS) beinhaltet S. diejenige theoret. u. prakt. Med., welche den Einfluß von Bewegungsmangel auf den gesunden u. kranken Menschen jeder Altersstufe untersucht, um die Befunde der Prävention, Ther. u. Rehabilitation sowie dem Sportler dienl. zu machen.

Sportschaden: von Baetzner 1936 inaugurierte Definition sportbedingter Überbelastungsfolgen am Stütz-, Haltungs- u. Bewegungsapparat. Chron. rezidivierendes ↑Mikrotrauma u. Fehlbelastungsfolge kennzeichnen dieselbe Erscheinung.

Sporttherapie: Sportphysiotherapie; ärztl. verordnete Heilmaßnahmen bei Verletzungen u. Schäden als Fortsetzung u. Ergänzung einer vorangegangenen ↑Krankengymnastik.

Sportunfall: plötzl. Ereignis, das während sportl. Betätigung auf menschl. Organismus einwirkt u. zu einem körperl. u./o. geistigen Schaden führt. Auch Summation von ↑Mikrotraumen während eines Wettkampfs o. einer Trainingseinheit gilt als Unfallursache.

Sportverletzung: Unfallfolge während sportl. Betätigung innerhalb einer Trainingseinheit, eines Wettkampfs o. beim Freizeit- u. Erholungssport. Typ. S.: Häufung bei best. Sportarten infolge disponierender Bewegungsabläufe, Sportgeräte o. klimat. Faktoren. Zufällige S.: für einzelne Sportart untyp. o. insges. beim Sport seltene Verletzung, z. B. Radiusfraktur an typ. Stelle.

Sporulation: Fähigkeit von Mikroorganismen, ↑Sporen zu bilden. Der Begriff S. wird in der Mykologie oft auch syn. zu Fruktifikation, d. h. allg. Vermehrung verwendet.

Sprachaudiometer: Audiometer zur Prüfung des Hörvermögens mit Silben u. Worten einer Tonbandaufzeichnung. Ermittelt wird die zum Hören erforderl. Lautstärke.

Sprachaudiometrie: Bestimmung des Hörvermögens für Testwörter, Zahlen u. Einsilber, nach bes. Gesichtspunkten ausgewählt, phonet. ausbalanciert (↑Sprachverständnistest, Freiburger), o. für Sätze; Bestimmung der Verständlichkeit (↑Diskrimination) in Prozent u. des ↑Diskriminationsverlusts; wichtig für Hörhilfenverordnung u. Begutachtung.

Sprachauffälligkeit: wird bestimmt als totales o. partielles Unvermögen eines Menschen, die Umgangssprache (mündl. o. schriftl. Sprache) i. S. der sprachl. Norm nach Inhalt u. Form zu gebrauchen, so daß die Erkenntnistätigkeit eingeschränkt, der Gedankenaustausch beeinträchtigt o. das ästhet. Empfinden erhebl. verletzt werden. S. ist Invariante jeder phys.-psych. Schädigung u. kann als dominante o. unter- bzw. nebengeordnete Auffälligkeit im Komplex aller Auffälligkeiten der phys.-psych. Schädigung auftreten.

Sprache: spezif. Kommunikationssystem des Menschen. Die S. wird in der ↑Ontogenese erworben, die Fähigkeit zum Spracherwerb ist angeboren. Die S. ist ein produktives, prim. lautl. Zeichensystem, mit dem der Mensch Gegenstände u. Sachverhalte in symbol. Lautgebilden auszudrücken vermag. Die Lautgebilde werden ↑semantisch belegt u. i.R. einer grammatikal. Struktur nach best. Regeln angewendet. Sprachl. Kommunikation kann raumzeitl. unabhängig von dem zu vermittelnden Sachverhalt sein u. besitzt dadurch den Charakter der Verallgemeinerung u. ↑Abstraktion; Denken u. Sprechen bilden eine untrennbare Einheit. Sprachl. Kommunikation kann auch über nichtakust. Kanäle erfolgen (Schreiben, Lesen, taktil u.a.). Am Sprechvorgang sind zahlreiche Regionen der Hirnrinde beteiligt (sensomotor. Rinde, ↑Basalganglien, Medulla oblongata, ↑Myelenzephalon). Sprachverständnis u Sprechentwurf sind in der dominanten frontotemporoparietalen Hirnrinde eng lokalisiert (↑Sprachzentren, ↑Lateralisation). Der Bewegungsentwurf der S. ist sehr kompliziert u. umfaßt bei Sprechbeginn bereits das Konzept des ganzen Satzes. Bei umschriebenen Hirnschädigungen treten entspr. differenzierte Störungen auf (↑Aphasie).

Sprache, bulbäre: verwaschene Sprache. Dysarthrie als Bestandteil der ↑Bulbärparalyse.

Sprachentwicklung: in Stadien eingeteilter Vorgang des Erlernens der Sprache als Ausdruck der geistigen Entwicklung eines Kindes. Erstes Jahr Sprachverständnis u. erste Wörter, zweites Jahr quantitative Zunahme des Wortschatzes, drittes Jahr sinnvolle (grammatikal.) Zusammenfügung der Wörter zu Sätzen, ab viertem Jahr Einsatz der Sprache zur Wiedergabe von Erlebnissen u. zur zwischenmenschl. Kommunikation. Der Spracherwerb wird wesentl. von der Vorbildwirkung des sozialen Umfelds beeinflußt.

Sprache, skandierende: durch Läsion des Lobus posterior des Kleinhirns bedingte Sprachstörung, v.a. bei multipler ↑Sklerose. Die zerebellare Koordinationsstörung führt zu einer verlangsamten, abgehackten Sprechweise.

Sprachheilkunde: Wissenschaft von der Ätiol., Pathogenese, Symptomatologie u. Ther. von Sprachauffälligkeiten u. Stimmauffälligkeiten. Sie wird als med.-pädagog. Wissenschaft bestimmt. Den pädagog. Anteil repräsentiert die Logopädie, den med. vorwiegend die Phoniatrie.

Sprachhörschwelle: Bestimmung der ↑Hörschwelle für Sprache in der ↑Sprachaudiometrie mit Zahlwörtern o. zweisilbigen, zusammengesetzten Wörtern.

Sprachschädigung: Die S. i.S. der Rehabilitationspädagogik stellt eine Kategorie der phys.-psych. Schädigung dar. Ihr dominierendes Charakteristikum ist die eingeschränkte verbale Kommunikation, die sich auf die gesamte Persönlichkeitsentwicklung auswirkt. Im Verständnis der Rehabilitationspädagogik Sprachgeschädigter führt die Wechselwirkung organ. bzw. funktioneller Mängel der peripheren Sprachorgane o. des sprachfunktionalen Systems als Komponente der inneren Entwicklungsbedingungen eines Menschen u. dafür inadäquater sozialer, insbes. pädagog. Entwicklungsbedingungen zur S. Sie ist aufgrund der ihr innewohnenden Dynamik durch komplexe Rehabilitation beeinflußbar. S. sind vornehml. durch Früherfassung u. rehabilitative Früherziehung zu beseitigen, teilweise nur zu mindern.

Sprachstörung ↑Sprachauffälligkeit.

Sprachtherapie: älterer Terminus für die rehabilitative Spracherziehung zur Verhütung, Beseitigung o. Minderung von Stimm- u. Sprachauffälligkeiten. ↑Logopädie.

Sprachverständnis: **1.** Begriff aus der ↑Audiometrie: prozentualer Anteil der verstandenen Wörter, Zahlen bzw. Sätze je geprüfte Testgruppe (Freiburger Sprachverständnistest, Marburger Satzverständnistest). Anwendungsgebiet: Tauglichkeitsuntersuchung zur Feststellung der Kraftfahrtauglichkeit. **2.** Verstehen der Sprache im Störlärm. Starker Umgebungslärm kann die Sprachwahrnehmung wie auch die Hörbarkeit akust. Signale so weit erschweren, daß auch Normalhörende behindert sind. Diese Reduzierung kann so groß sein, daß Nutzsignale überhaupt nicht mehr gehört werden.

Sprachverständnistest, Freiburger: Test mit Sprachmaterial gleicher Lautheit. Die Wörtergruppen sind nach phonet. Gesichtspunkten zusammengestellt, so daß die darin enthaltenen Wörter den gesamten Frequenzbereich umfassen; möglichst gute Repräsentation der dt. Sprache; Zusammensetzung von Kurzsätzen mit sinnvollem o. sinnlosem Inhalt.

Sprachzentren: in der verbal dominanten frontotemporoparietalen Hirnrinde (bei ↑Rechtshändern li.) umschriebene Regionen für Sprechentwurf u. Sprachverständnis. Nach Läsionen im unteren Frontalhirn (↑Gehirn) vorwiegend expressive Sprachstörungen (motor. ↑Aphasie, Broca-Aphasie), nach Läsionen im Temporalhirn u. Parietalhirn rezeptive Sprachstörungen (sensor. Aphasie, Wernicke-Aphasie). Die gestörte Sprachkontrolle führt zur Verwendung falscher Wörter u. Wortverbindungen (↑Paraphasie), häufig sinnloses vermehrtes Sprechen (↑Logorrhö).

Spranger, Julius, zeitgen. Päd.

Spranger-Wiedemann-Syndrom (nach Julius S. u. Hans-Rudolf W.) ↑Dysplasia spondyloepiphysaria congenita.

Spray ⟨*engl*⟩ *m*: **1.** Überdruckgefäß o. -apparat zum Aufsprühen pulverförmiger o. flüssiger Substanzen. **2.** Großtropfiger, „feuchter" Nebel (10–40 µm), der sich im Unterschied zum ↑Aerosol vorwiegend in den oberen Luftwegen niederschlägt. Zerstäubung erfolgt mit Druckluftgeräten. ↑Inhalationsbehandlung, ↑Aerodispersionen.

Spreading depression ⟨*engl*⟩ *f*: sich ausbreitende Funktionsunterdrückung. Tierexperimentelle Methode zur vorübergehenden Ausschaltung der Funktion der Großhirnrinde o. von best. anderen Hirngebieten meistens mittels Applikation von KCl-Lösung auf einen Teil der freigelegten Hirnfläche o. durch Injektion von KCl-Kristallen. Von dort aus breitet sich eine mehrere Minuten bis Stunden anhaltende Unterdrückung der elektr. Aktivität aus.

Spreading effect ⟨*engl*⟩ *m*: **1.** Beschleunigte Verteilung intra- u. subkutan injizierter Farbstoffe durch Hinzufügen von Hyaluronidase (↑Spreading factor). **2.** In der Genetik Positionswechsel von Genen untereinander mit phänotyp. Veränderungen. **3.** Durch Zusatz viskositätserhöhender hydrophiler Makromoleküle, wie Dextran, zu wäßrigen parenteralen Zubereitungen kommt es zu einer langsameren Diffusion des Arzneistoffs in das Zellgewebe; die Viskositätserhöhung wirkt dem S. e. entgegen.

Spreading factor ⟨*engl*⟩ *m*: Ausbreitungsfaktor. Verursacht nach intrakutaner Injektion eine Ausbreitung von Farbstoffen u. Krankheitserregern u. wird aus Bakterien, Schlangengiften u. Blutegeln gewonnen. Ident. mit ↑Hyaluronidase. Die Sorptionsvermittlung von Arzneistoffen durch Hyaluronidase wird in der Dermat. genutzt.

Sprechalter: Entwicklungsetappe eines Kindes nach der Funktion seiner Sprache. Sprachverständnis wird im 1. Lj., das Sprechen von einfachen Sätzen im 2. u. von grammatikal. Satzgebilden im 3. Lj. erworben.

Sprechapparat: sog. elektr. Larynx o. künstl. Kehlkopf. Batteriebetriebenes Gerät, erzeugt Summton, der von außen über die Halsweichteile auf die Pharynxluft übertragen wird, durch Sprechbewegungen werden die Formanten der Vokale u. mittels Reserveluft des Pharynx auch die Konsonanten nachgebildet. Kommunikationshilfe für Kehlkopflose.

Sprechen: expressiver Teil der Sprache, durch den Widerspiegelungen der Umwelt u. Denkinhalte artikuliert werden. Koordiniert durch die Sprachzentren (motor. im Broca-Zentrum im Gyrus frontalis inferior; akust.-sensor. im Wernicke-Zentrum der Gyri temporales transversi et superiores; opt. Area peri- u. parastriata), realisiert durch die Sprachorgane (Artikulationsapparat: Mund- u. Nasenhöhle, Lippen, Zunge, Zähne, Gaumen einschl. Gaumensegel, Kehlkopfstimmbänder, Trachea, Lungen, Zwerchfell).

Sprechhilfe ↑Kehlkopf, künstlicher, ↑Kehlkopf, elektronischer, ↑Sprechapparat.

Sprechstimmlage, mittlere: Tonhöhe, um die sich die Stimme beim Sprechen bewegt mit kurzzeitigen Abweichungen nach unten o. oben. Normalbereich zwischen A–d (Männer) u. a–d[1] (Frauen, Kinder); m. S. des Erwachsenenalters nach abgeschlossener Mutation entspricht ↑Indifferenzlage unter physiol. Bedingungen.

Spreitung: Fähigkeit einer ↑Salbe, sich auf der Haut auszubreiten.

Spreizbandage: orthop. Hilfsmittel, das in versch. Varianten bei Hüftgelenkluxation im Säuglingsalter angewendet wird u. beide Beine in den Hüftgelenken in Abduktions- u. Beugestellung teilweise o. vollständig fixiert.

Spreizfuß: Pes transversoplanus. Abflachung o. Aufhebung des Quergewölbes des Fußes mit entsprechender Verbreiterung des Vorfußes. Häufig Ursache des ↑Hallux valgus.

Sprengel, Otto G. (1852–1915), Chir., Dresden, Braunschweig.

Sprengel-Deformität (nach Otto G. S.): angeborener Schulterblatthochstand. Meist einseitiges Höherstehen des Schulterblattes, dessen oberer Winkel hakenartig nach ventral ausgezogen ist. Diese Ausziehung kann bindegewebige o. knöcherne Verbindung zur seitl. Halswirbelsäule haben. Mit dem Hochstand ist eine Einschränkung der Schulterblattbeweglichkeit verbunden. Häufig kombiniert mit Wirbel- u. Rippenfehlbildungen. Übergang zur ↑Klippel-Feil-Syndrom.

Sprew ⟨*niederländ*⟩: Sprue; ↑Zöliakie.

Springwurm ↑Madenwurm.

Spritze: Gerät zur Durchführung von ↑Injektionen, ↑Punktionen, ↑Infusionen u. a. Abb.

Spritzenaustauschprogramm: Präventionsprogramm mit Austausch gebrauchter Spritzen u. Kanülen für injizierende Drogengebraucher gegen steriles Injektionsbesteck mit dem Ziel, ↑Needlesharing u. Übertragung von Krankheitserregern zu reduzieren.

Spritzengasbrand: durch mangelhaft sterilisierte Spritzen, Kanülen o. Arzneimittel, gelegentl. nach

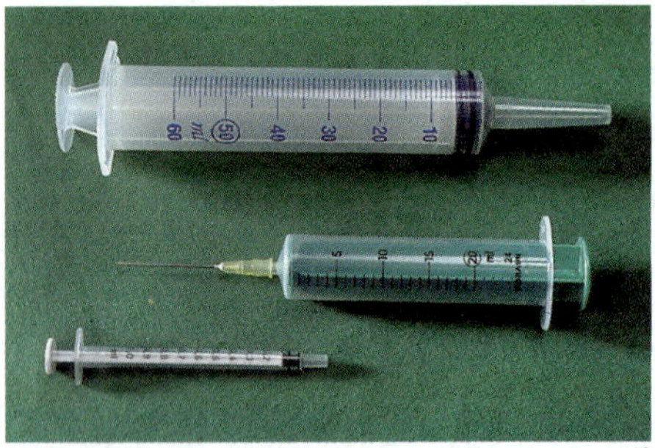

10

Spritzen

ungenügender Hautdesinfektion (insbes. der Glutäalregion) verursachtes ↑Gasödem.

Spritzenikterus ↑Serumhepatitis.

Spritzeninfektion: Übertragung von Infektionserregern durch ungenügend sterilisiertes Instrumentarium, Injektionsgut bzw. nach unzureichender Hautdesinfektion (↑Spritzengasbrand, ↑Spritzentetanus, ↑Serumhepatitis).

Spritzenlähmung ↑Injektionsparesen.

Spritzentetanus: durch ungenügend sterilisierte Spritzen bzw. Arzneimittel, ggf. nach unzureichender Hautdesinfektion hervorgerufener Wundstarrkrampf.

Sproßhefen: Hefen mit dem gemeinsamen Merkmal der ↑Sprossung während der vegetativen Vermehrung.

Sproßpilz ↑Hefen.

Sproßpilzmykosen ↑Candidose, ↑Cryptococcus. ↑Kryptokokkose.

Sprossung: 1. ***Mykologie:*** Form der vegetativen Zellvermehrung bei Hefen u. hefeartigen Mikroorganismen. An der Sproßnarbe der Mutterzelle bildet sich eine Ausstülpung, in die ein Teil des Zytoplasmas u. ein Tochterkern auswandern. Die Tochterzelle wächst zur normalen Größe heran u. schnürt sich von der Mutterzelle ab. Wird die Abtrennung der Tochterzellen bei gleichzeitiger fadenförmiger Verlängerung verzögert, bilden sich Sproßverbände (↑Pseudomyzel) aus. **2. *Virol.:*** Freisetzen neugebildeter Viren aus Wirtszellen am Ende des ↑Virusreplikationszyklus durch Ausstülpung u. Abschnürung als aktive Zelleistung. Beim Durchtritt durch Zellkernmembran (hauptsächl. bei DNA-Viren) o. Zytoplasmamembran (hauptsächl. bei ↑RNA-Viren) Umhüllung des ↑Nukleokapsids mit Envelope, gebildet aus viralen u. zellulären Bestandteilen. ↑Budding.

S-Protein: ident. mit ↑Vitronektin.

Sprowson-Anomalie: seltene kongenitale ↑Thrombozytopathie mit normaler o. leicht erniedrigter Thrombozytenzahl.

Sprudelbad: veraltete Bez. für ↑Kohlensäurebäder. Als S. werden umgangssprachl. auch Bäder bezeichnet, die durch ständiges Durchleiten von Luft aufgewirbelt werden, z. B. Luftsprudelbad, Whirlpool.

Sprue, einheimische ⟨*engl*⟩ *f* ↑Zöliakie.

Sprue, tropische: Symptomenkomplex unbekannter Ursache, der eine bes. geograph. Ausbreitung – vorwiegend in den heißen Zonen – erkennen läßt. Eine subtotale Zottenatrophie ist nicht obligat. Nachtblindheit,

Spurenelemente

Spurenelement	Tagesbedarf (µg/Tag)	Mittlere Aufnahme (µg/Tag)
Kobalt	2	150–600
Chrom	20–500	50–120
Kupfer	2 000–5 000	2,000–5 000
Iod	100–150	65–530
Fluor	100–200	710–3 400
Mangan	2 000–3 000	2 000–3 000
Molybdän	120	100–400
Nickel	300–600	300–600
Selen	100–500	unbekannt
Silizium	unbekannt	unbekannt
Zinn	3 600	1 500–3 500
Vanadium	unbekannt	1 000–4 000
Zink	2 200	10 000–15 000

Glossitis, Stomatitis, Cheilosis, Hauthyperpigmentation, Blässe u. Ödeme sind die führenden Sympt.

Sprühbäder: Bäder, bei denen ↑Heilwässer zur Vermeidung des hydrostatischen ↑Drucks durch Versprühen in geschlossenen Räumen appliziert wird (z. B. bei iodhaltigen ↑Heilwässern).

Sprühdesinfektion: Flächendesinfektion mit geeigneten Spritz- o. Sprühgeräten (Handzerstäuber, Handdruckspritzen, Spritzpistolen) zur Desinfektion großer Flächen durch zweimalige S. um 90 Grad versetzt. Die S. wird von ↑Desinfektoren durchgeführt u. erfordert Atemschutzmasken.

Sprüherstarrung: Verfahren zur Herstellung von ↑Depotpräparaten. Hierbei werden Arzneistoffe in aufgeschmolzenen Fetten o. Wachsen gelöst o. suspendiert. Die Mischung wird wie beim Verfahren der ↑Sprühtrocknung zerteilt. Die in die Kammer einströmende Kaltluft bewirkt die sofortige Erstarrung der Tröpfchen.

Sprühtrocknung: schonendes Verfahren zur Trocknung thermolabiler Arzneistoffe bzw. zur Überführung von Lösungen u. Suspensionen in Pulverform. Die flüssigen o. pastösen Zubereitungen werden in der Sprühkammer pneumat. o. durch rotierende Scheiben feinst zerstäubt. Die in die Kammer einströmende Trockenluft bewirkt die sofortige Trocknung des vernebelten Gutes. Das feine, meist hohlkugelartige Pulver wird über einen Zyklon von der Trockenluft abgetrennt.

Sprühvernebler: Gerät zur Atemgasanfeuchtung an Respiratoren, wo über eine Düse Feuchtigkeit in kleine Partikeln versprüht wird u. mit dem Gasstrom in die tiefen Luftwege gelangt.

Sprungbein ↑Talus.

Sprunggelenk, oberes: Articulatio talocruralis; Gelenk zwischen Tibia, Fibula u. Talus. Ermöglicht Beuge- u. Streckbewegungen des Fußes.

Sprunggelenk, unteres: Articulatio talocalcaneonavicularis (vordere Abteilung) u. Articulatio subtalaris (hintere Abteilung). Ermöglicht u. a. Pronation u. Supination des Fußes.

Spucken: Speien; nach der Nahrungsaufnahme läuft ein kleiner Teil der Nahrung wieder aus dem Mund, beim jungen Säugling meist harmlos. Abgrenzung zum Erbrechen wichtig.

Spüleffekt: auf arteriovenöser Druckdifferenz sowie unterschiedl. Drücken im Gewebe in Abhängigkeit von seiner Lage zum art. u. venösen Gefäßschenkel der terminalen Strombahn beruhende Durchströmung des Gewebes mit Abtransport von Stoffwechselend- u. zwischenprodukten. S. ist bei art. Gefäßverschluß aufgehoben.

Spulendialysator ↑Dialysator.

Spulenfeldbehandlung: Applikationsform der ↑Kurzwellentherapie. Die hochfrequente elektr. Energie führt beim Durchgang durch ein Spulenkabel zur Ausbildung eines Magnetfelds, das aufgrund der elektromagnet. Induktion Wirbelströme erzeugt, die in Geweben mit hoher elektr. Leitfähigkeit (Muskulatur) in Joule-Wärme umgesetzt werden. ↑Wirbelstromelektrode.

Spulenfeldmethode ↑Hochfrequenzwärmetherapie.

Spülflüssigkeit, bronchoalveoläre: Untersuchungsmaterial in der Laboratoriumsdiagnostik, das durch bronchoalveoläre Lavage gewonnen wird. Dient durch Bestimmung von Proteinen (Albumin, Immunglobuline), Enzymaktivitäten (Proteasen) u. Nachweis von Zellelementen (Makrophagen, Granulozyten, T- u. B-Lymphozyten, Tumorzellen, Mikroorganismen) der Diagnostik disseminierter u. professioneller Lungenkrankheiten. Wertvolle Ergänzung der Bronchoskopie u. Histol.

Spül-Saug-Drainage: postoperative Spülung von infiziertem Weichteilgewebe o. Gelenken durch getrennte Zu- u. Abflußdrainageschläuche. Spülflüssigkeiten können Antibiotika zugesetzt werden.

Spulwurmbefall ↑Askariasis.

Spulwürmer ↑Ascarididae.

Spurenelemente: Mikroelemente; für den Organismus lebensnotwendige Gruppe von Mineralstoffen, die nur in geringsten Mengen benötigt werden u. physiol. Wirkungen zeigen, meist als Cofaktoren von Enzymen. Zu ihnen zählen Kupfer, Zink, Mangan, Kobalt, Iod, Molybdän, Selen, Fluor, Silizium, Vanadium, Nickel, Chrom, Zinn. Tageszufuhr schwankt zwischen 0,005 u. 3 mg u. ist für die einzelnen Elemente unterschiedl. Körperbestand beträgt 10–1 000 mg. Bestandteile von Enzymen, Metallproteiden, Hormonen, Vitaminen. Fehlen bzw. zu geringes Angebot führt zu Mangelkrankheiten. Tab.

spurius ⟨*lat*⟩ *Adj*: falsch, unrichtig.

Sputum ⟨*lat*⟩ *n*: ausgehustete flüssige Absonderungen aus dem Tracheobronchial- u. Lungengebiet. ↑Auswurf.

Sputumdesinfektion: meist auf alkalisierender Grundlage beruhende chem. ↑Desinfektion des Sputums, das infolge des hohen Schleimeiweißgehalts, ggf. der Eiterbeimengung, eine starke Bindung mit Verbrauch von

Desinfektionsmittel zur Folge hat. Es sind mind. 2 Teile Desinfektionsmittel auf 1 Teil Sputum einzusetzen.

Sputumzytologie: zytolog. Auswertung des Zellgehalts von Bronchialauswurf zur Diagn. von Entzündungen u. Tumoren. Drei- bis fünffache Wiederholung der Untersuchung erhöht die Treffsicherheit von etwa 30 auf 70 %.

SPV: *Abk* für selektive proximale ↑Vagotomie.

SPZ: *Abk* für sozialpädiatrisches ↑Zentrum.

S_IQ_{III}-Typ: deutl. S-Welle in I u. Q-Welle in III (↑Elektrokardiogramm). Evtl. Zeichen für ↑McGinn-White-Syndrom.

Squalen: ungesättigter Kohlenwasserstoff, Vorstufe des Cholesterols.

Squama ⟨*lat*⟩ *f*: **1.** Schuppe, schuppenartig gestalteter, flächenhaft ausgedehnter Knochen. S. frontalis: Stirnbeinschuppe; größter, an der Bildung des vorderen Schädeldachs beteiligter Abschnitt des Stirnbeins. S. occipitalis: Hinterhauptschuppe; größter, an der Bildung des hinteren Schädeldachs sowie der hinteren Schädelgrube beteiligter Abschnitt des Hinterhauptbeins. **2.** Aus Hornzellen bestehende Hautauflagerung.

squarrosus ⟨*lat*⟩ *Adj*: borkig.

Squatting ⟨*engl*⟩ ↑Hocken.

Squeeze sign ⟨*engl*⟩: Druckzeichen. Durch ihre weiche Konsistenz verändern die Lipome ihre Größe u. Form unter Druck.

Squeeze-Technik ⟨*engl*⟩: Drucktechnik; Methode zur Behandlung der ↑Ejaculatio praecox, bei der die Partnerin des unter vorzeitigem Samenerguß leidenden Mannes den Penis manuell stimuliert u., sobald der Mann spürt, daß die ↑Ejakulation bevorsteht, durch Druck des Daumens auf das Frenulum u. ventralen Gegendruck mit Zeige- u. Mittelfinger im Bereich der Glans u. Corona penis auf reflektor. Wege die Ejakulation unterbindet. ↑Stop-Start-Technik.

SR: **1.** *Abk* für Standardrezepturen (↑Magistralformel). **2.** *Abk* für Sinusrhythmus. ↑Erregungsleitung des Herzens, ↑Erregungsleitung.

Sr: chem. Symbol für Strontium.

src: Rous-Sarkome verursachendes ↑Onkogen, das für eine Proteinkinase (↑Kinasen) codiert.

SRH: *Abk* für Somatotropin-Releasing-Hormon. ↑Hypothalamushormone.

SRS-A: *Abk* für ↑Slow reacting substance of anaphylaxis.

ss: *Abk* für engl. single-stranded, einsträngig; Nukleinsäurestrang von Viren, als einsträngige DNA bzw. RNA; ssDNA bzw. ssRNA.

SSPE: *Abk* für subakute sklerosierende ↑Panenzephalitis.

SSSS: *Abk* für engl. ↑Staphylococcal scalded skin syndrome.

SSW: *Abk* für Schwangerschaftswochen.

Stäbchenadaptation ↑Adaptation der Netzhaut.

Stäbchen, säurefeste: Mykobakterien mit der Eigenschaft, eine Vorbehandlung mit verdünnter Schwefel- o. Salzsäure so zu überstehen, daß sie anschließend noch durch Färbung zu identifizieren sind. Die Säurefestigkeit unterscheidet die Mykobakterien von den meisten anderen Bakterien.

Stäbchensehen: Dämmerungssehen.

Stäbchenzellen: Epitheliocytus (neurosensorius) bacillifer; Lichtsinneszelle mit schlankem Zellfortsatz, die ein Innenglied (Segmentum internum) u. ein Außenglied (Segmentum externum) aufweist u. im Stratum neuroepitheliale der ↑Retina liegt. Im Außenglied liegen 600–1 000 flache Scheiben (Discus membranaceus), auf denen der Sehpurpur (Rhodopsin) sitzt. Die Disci werden an der Spitze des Außenglieds ständig abgestoßen u. von den Zellen des Pigmentepithels (Stratum pigmentosum retinae), in deren Membraninvaginationen das Außenglied hineinragt, phagozytiert. Außen- u. Innenglied sind durch eine Flimmer miteinander verbunden. Der Zelleib (Corpus epitheliocyti neurosensorii) liegt mit Zellkern im Stratum nucleare externum, sein zweiter Fortsatz (Processus preterminalis) bildet im Stratum plexiforme externum einen Endkolben (Spherula terminalis epitheliocyti bacilliferi), an denen die Dendriten der bipolaren Nervenzellen (Neuronum bipolare) synapt. beginnen. Zahl: ca. 120 Mio. Funktion: Dämmerungssehen.

Stabilisator ↑Blutstabilisator, ↑Konservierungslösung.

Stabilisatoren: **1.** Pharmaka, die zu einer Stabilisierung der Lysosomenmembran führen u. damit den Austritt der hydrolyt. Enzyme verhindern. **2.** Metallstäbe versch. Form zur operativen äußeren Stabilisierung bei instabilem ↑Thorax.

Stabilisierung, innere pneumatische ↑Thorax, instabiler.

Stabilisierung, pneumatische: Durch Überdruckbeatmung wird die paradoxe Atembeweglichkeit größerer Brustwandabschnitte beim instabilen Thorax aufgehoben u. damit eine genügende Lungenventilation erzielt. Im Ggs. dazu äußere Stabilisierung durch operativ eingebrachte Stabilisatoren. ↑Thorax, instabiler.

Stabkranz: Corona radiata, Thalamusstiele; der inneren Kapsel (↑Capsula interna) sich anschließende Nervenfasern von u. zu Basalganglien u. Thalamus, so daß eine starke, sich fächerförmig zur Großhirnrinde hin ausbreitende Strahlung entsteht.

Stabsichtigkeit ↑Astigmatismus.

Stachelbeerkrankheit ↑Trombikulose.

Stachelzelle: Epitheliocytus spinosus; Zelle des Stratum spinosum der ↑Epidermis, die mit Nachbarzellen durch Desmosomen verbunden ist. Lichtmikroskop. ergeben sich Interzellularbrückenstacheln auf der Zelloberfläche.

Stachelzellenkrebs ↑Spinaliom.

Stachybotryomykose: Mykotoxikose (↑Mykose) durch Arten der Gattung ↑Stachybotrys (Stachybotrys atra u. Stachybotrys alternans). Nach Verfüttern o. Einatmung von Heustaub mit Stachybotrysbefall entwickeln sich Entzündungen der oralen u. nasalen Schleimhäute u. des Intestinaltrakts.

Stachybotrys: Pilzgattung mit mehreren Arten (S. altra u. S. alternans). Bildner mehrerer Mykotoxine, deren Aufnahme zur ↑Stachybotryomykose führt.

Stadionform: ovale Verformung des Ureterostiums.

Stadium decrementi: abklingendes Krankheitsstadium.

Stadium, metachondrales: letzte Phase der ontogenet. Knorpelgewebeentwicklung, in der Fasern durch die Knorpelzellen in die Grundsubstanz ausgeschieden werden.

Stadium, prochondrales: erste Phase der ontogenet. Knorpelgewebeentwicklung. Hier besteht das Knorpelgewebe aus dicht beieinander gelagerten Zellen mit verdichteter Außenschicht, aus der ein Teil der Grundsubstanz wird.

Stadium, protochondrales: zweite Phase der ontogenet. Knorpelgewebeentwicklung, in der Chondroitinschwefelsäure von den Chondrozyten in die Knorpelgrundsubstanz sezerniert wird.

Stadtgasvergiftung ↑Kohlenmonoxid, ↑Kohlenmonoxidvergiftung.

Stadtgelbfieber ↑Gelbfieber.

Stadtklima: regionale Klimabesonderheit, die sich gegenüber ihrer Umgebung bes. bei austauscharmen Wetterlagen durch stärkere Erwärmung (Hausbrand), geringere Windgeschwindigkeit u. höhere Schadstoffgehalte auszeichnet.

Staehler, Werner, zeitgen. Urol., Tübingen.

Staehler-Katheter (nach Werner S.): Harnröhrenkatheter aus Weichgummi- o. Kunststoff mit geringer Schnabelkrümmung, einem zentralen u. zwei seitl. Augen. Bes. geeignet als Ableitungskatheter nach transurethraler ↑Prostataresektion, offener Operation der Prostata sowie bei blutenden Blasen.

Staehler-Steinknack-Sauggerät (nach Werner S.): zystoskop. Lithotriptor mit Dauerspül- u. Absaugvorrichtung. Der Saugkanal befindet sich in der feststehenden Branche des Geräts; ↑Lithotripsie u. vollständige perkutane ↑Litholapaxie in einer Sitzung ohne Wechsel des Instruments.

Staffelstellung: Lagebeziehung der Frontzahnkeime der bleibenden Zähne. Die seitl. Schneidezahnkeime liegen zungenwärts gestaffelt hinter dem mittleren, da zu wenig Platz vorhanden ist, um sich nebeneinander anzuordnen. Im Eckzahngebiet wird die mangelnde Breite der kindl. Kiefer durch eine senkrechte S. der Zahnkeime ausgeglichen.

Stafseth-Agar: Leberboullion-Viktoriablau-Agar zur Brucellenzüchtung.

Staging ⟨*engl*⟩: Stadieneinteilung maligner Gewächse entspr. dem Grad ihrer Ausbreitung. Gesondert für jedes Organ, wesentl. für chir. Maßnahmen u. Progn.

Staging-Operationen: in der Krebsbekämpfung durchgeführte diagn. Operation zur ↑Probeexzision, Tumorstadieneinteilung u. Therapiefestlegung. Gelegentl. von ther. Charakter.

Stagnation ⟨*lat*⟩ *f*: Stockung; fast völliger Stillstand, bes. des Blutstroms. ↑Stagnationsthrombose.

Stagnationsthrombose: Thrombenbildung durch Fibringerinnung (rote Gerinnungsthromben) bei erhebl. Blutstromverlangsamung (Herzinsuffizienz o. örtl. Gefäßveränderungen).

Stahl, Georg Ernst (1660–1734), dt. Arzt u. Chem., Halle, Leibarzt Friedrich Wilhelms I. S. war neben F. Hoffmann u. H. Boerhaave einer der drei großen Systematiker der Med. in der 1. Hälfte des 18. Jh. Er stellte den zu seiner Zeit bestehenden mechanist. Systemen einen Animismus entgegen. S. lehnte eine mechanist. Erklärung von Leben u. Krankheit ab u. schrieb der anima (Seele) mit ihren Kräften die führende Rolle zu. Sein Animismus wurde zum Ausgangspunkt für den ↑Vitalismus im späten 18. Jh. u. beginnenden 19. Jh. Auf S. geht auch die Phlogistontheorie zurück.

Stahl-Ohr: Varietät der Ohrform. Eine Leiste verbindet im oberen Abschnitt Anthelix u. Helix u. unterteilt damit die Fossa scaphoidea.

Stahlquellen: veraltete Bez. für eisenhaltige ↑Heilwässer.

Stainton-Syndrom ↑Capdepont-Syndrom.

Staitinodermis ⟨*gr*⟩ *f*: Scleroedema adultorum. ↑Sklerem.

Stakkato-Husten ⟨*ital*⟩ *m*: typ. Keuchhustenanfall mit anschließendem inspirator. Stridor („Ziehen"), sog. Reprise.

Stallimycin: tox. wirkendes Antibiotikum aus Streptomyces distallicus.

Stamey-Test: seitengetrennter Nierenfunktionstest. Diagn. Relevanz bei renovaskulären Hypertonien. Test erfordert eine Katheterisierung beider Ureteren. Durch Harnstoff- u. Vasopressin-Gaben wird versucht, die Ausscheidungs- u. Konzentrationsdifferenz zwischen beiden Nieren zu errechnen. Test ist pos., wenn neben einem um minimal 65 % reduzierten Harnvolumen eine Steigerung der Inulin- u. PAH-Harnkonzentration auf der erkrankten Seite auf wenigstens 100 % in Relation zur anderen Seite vorliegt.

Stamm: Gesamtheit von Kopf, Hals u. Rumpf.

Stammbaum: graph. Aufzeichnung einer ↑Sippe, die jeweils nur die direkten Vorfahren bzw. Nachkommen enthält. ↑Sippentafel.

Stammbronchus: Hauptbronchus; Zwischenbronchus u. Unterlappenbronchus einschließende Hauptachse des Bronchialverlaufs bei einigen Tieren (Aeby 1880), bei denen ein monopodialer Verzweigungstyp der Bronchien besteht. Der Begriff sollte beim Menschen mit seinem gemischten Typ der Bronchialaufteilung nicht angewendet werden.

Stammeln: Dyslalie; Artikulationsstörung. Unfähigkeit, Vokale u./o. Konsonanten korrekt auszusprechen. Die Bildung der Laute kann auf 3 Arten gestört sein: 1. Der Laut wird ausgelassen; 2. er wird durch einen anderen ersetzt; 3. er wird falsch ausgesprochen. Je nach Ausfall einzelner Laute wird beim S. durch Anhängen der Silben „tismus" o. „zismus" an die gr. Namen des fehlerhaften Lautes die einzelne Dyslalieart definiert, z. B. beim L-Laut Lambdazismus, S-Laut ↑Sigmatismus, R-Laut Rhotazismus usw. Formen des S.: physiol. S.: entwicklungsbedingt bis zum 3./4. Lj.; sensor. S.: bedingt durch mangelnde Differenzierungsfähigkeit des Höranalysators; motor. S.: bedingt durch Undifferenziertheit der Sprechmotorik; Laut-, Silben- u. Wortstammeln: Unterscheidung nach dem Schweregrad in partielles S., multiples S. (betrifft mehrere Konsonanten), universelles S. (nur Vokale o. der T-Laut werden richtig artikuliert). Ursachen: anat. Anomalien der Sprechwerkzeuge, Schwerhörigkeit, frühkindl. Hirnschädigung, Retardierung, Intelligenzminderung, vernachlässigende Erziehung. Logopäd. Behandlung. Progn. i. a. günstig.

Stammganglien ↑Basalganglien.

Stammhirn: alle Hirnabschnitte außer Groß- u. Kleinhirn. Nicht ident. mit ↑Hirnstamm. Neuerdings werden unter S. auch die ↑Basalganglien u. das Zwischenhirn mit seinen Kernen verstanden.

Stammhirnsyndrom ↑Hirnstammsyndrome.

Stammvenenverschluß: akuter Verschluß einer Hauptvene, vorwiegend in Gliedmaßen, z. B. Ileofemoralvene. Massive Schwellung u. fleckenförmige livide Verfärbung. ↑Gangrän an den Akren. Pathogenet. spielen Gefäßtraumen, Durchblutungsverminderung u. Gerinnungsstörungen eine wesentl. Rolle. Da bis zu 5 l Flüssigkeit durch multifaktorielle Ödembildung beim Menschen retiniert werden können, kommt es u. U. zum hypervoläm. Schock.

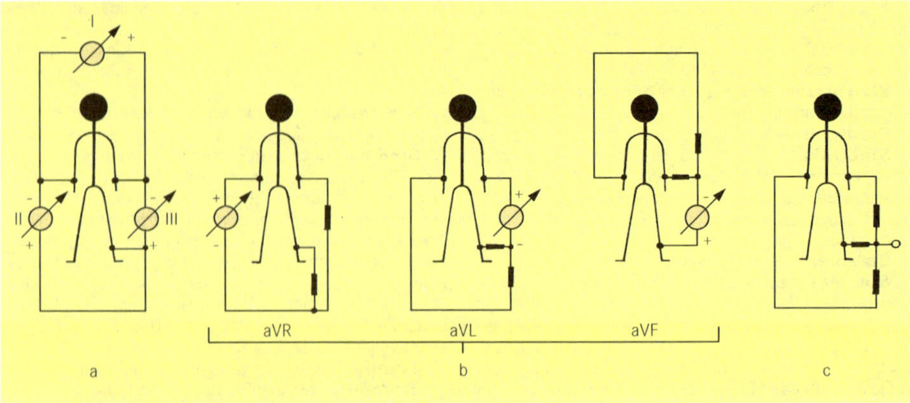

Standardableitung (Abb. 1). a: bipolare Extremitätenableitung nach Einthoven; b: unipolare Extremitätenableitung nach Goldberger; c: Sammelelektrode (Sternpunkt) nach Wilson

Stammzellen, hämatopoetische
↑Blutstammzellen.

Standard: einheitl. anzuwendende, verbindl., in Ausnahmefällen zur Anwendung empfohlene Bestlösung einer sich wiederholenden Aufgabe in bezug auf die Beschaffenheit von Arbeitsgegenständen, Arbeitsmitteln u. Erzeugnissen bzw. den Ablauf von Verfahren. Für bes. häufige Röntgenuntersuchungen gibt es S., in denen bes. die techn. Parameter festgelegt sind, die aber auch Hinweise auf die Ind. u. den Untersuchungsablauf enthalten. Im Labor versteht man unter einem S. eine Vergleichslösung, die eine genau bekannte Menge der zu bestimmenden Substanz enthält u. parallel zur Untersuchungslösung (Prüflösung) behandelt wird.

Standardableitungen: 12 auf Einthoven, Goldberger u. Wilson zurückgehende Ableitungen zur Aufzeichnung von ↑Elektrokardiogrammen (EKG). Zwischen jeweils zwei der angegebenen Punkte auf der Körperoberfläche besteht eine im Herzrhythmus veränderl., für die Ableitpunkte charakterist. elektr. Spannung im Millivoltbereich, die nach Verstärkung registriert wird. Zusätzl. zu den S. können ergänzend die Nehb-Ableitungen u. die korrigierten orthogonalen Ableitungen nach Frank u. McFee angewendet werden. Letzteren liegt die Dipol-Modellvorstellung des Herzens zugrunde. Bei der ↑His-Bündel-Elektrographie werden die Ableitelektroden über Katheter direkt in das Herz eingeführt. Schließl. sind noch Multielektrodensysteme zur Registrierung der zeitl. veränderl. Potentialverteilung auf der Thoraxwand vorgeschlagen worden, haben aber bisher keine klin. Bedeutung erlangt. Abb. 1 bis 3.

Standardabweichung: charakterisiert die Streuung um den Mittelwert einer Gruppe zusammengehöriger Daten.

Standardbedingungen: *Abk* STPD (Standard temperature and pressure, dry); Gasvolumen bei 0 °C, 760 mmHg (101,3 kPa) u. Trockenheit. Wichtig bei Bestimmungen des Atemgaswechsels. ↑Normalbedingungen.

Standardbikarbonat: die HCO_3-Konzentration in mmol/l Plasma, die bei einem pCO_2 von 5,3 kPa (40 mmHg) bei 37 °C u. Sauerstoffsättigung des Blutes bestimmt wird. Mit Hilfe der Henderson-Hasselbalch-Gleichung läßt sich aus dem pH-Wert, der unter den genannten Bedingungen gemessen wird, das S. berechnen.

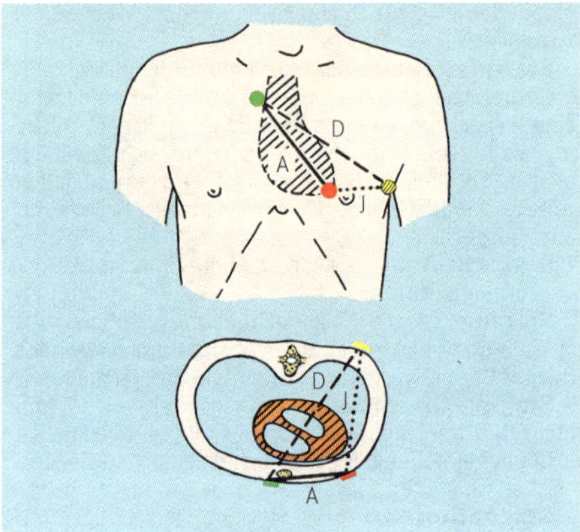

Standardableitung (Abb. 2). Ableitpunkte nach Nehb

$$pH = 6{,}1 + 1\,g\,\frac{HCO_3}{0{,}03 \cdot 40}$$

Das S. gibt Aufschluß über die nichtrespirator. bzw. metabol. Komponente einer Störung des Säure-Basen-Haushalts. Mit zusätzl. Bestimmung des ↑Basenexzesses kann die notwendige Ther. zur Korrektur des pH-Wertes berechnet werden.

Standardfehler: errechnet sich über die ↑Standardabweichung u. charakterisiert die Variabilität der Schätzung des Mittelwertes (↑Varianz).

Standardfutter: definiertes Tierfutter mit konstanten Mengen einzelner Bestandteile für Untersuchungen, die auf ein reproduzierbares Kostenregime angewiesen sind.

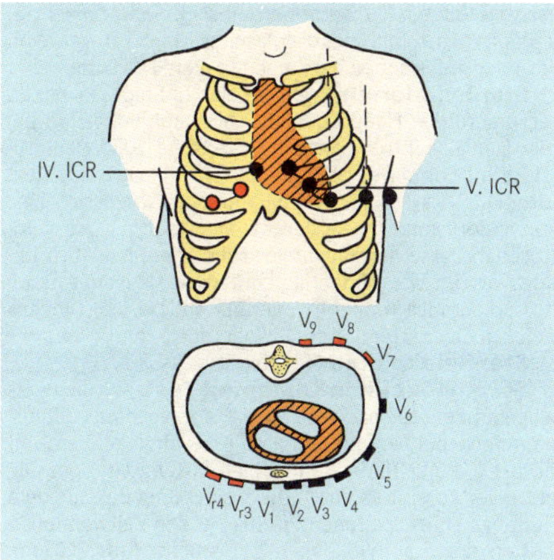

Standardacleitung (Abb. 3). Ableitpunkte auf der Brustwand nach Wilson, es wird die Spannung zwischen je einem dieser Punkte u. dem Steroqunkt registriert.

Standardisierung: **1.** Methode zum rechner. Bezug einer statist. Maßzahl (Rate, Effektmaß) auf eine Standardpopulation. Durch die Standardisierung wird eine Rechengröße erzeugt, die den Vergleich mit anderen auf die gleiche Standardpopulation bezogenen Raten o. Effektmaßen erlaubt (z. B. Altersstandardisierung). **2.** Unter Vorgabe einiger für viele Bestimmungsmethoden (z. B. für alle Enzymtests) einheitl. Versuchsparameter festgelegtes analyt. Vorgehen für eine best. Untersuchungsmethode. Die S. ist die Grundlage für die Vergleichbarkeit der Untersuchungsergebnisse versch. Labore. Kriterien: Richtigkeit der Ergebnisse, analyt. Empfindlichkeit, Störeinflüsse, Erfassungs- o. Nachweisgrenze, analyt., zeitl. u. ökonom. Aufwand.

Standardisierung, biologische: Standardisierung von biol. Produkten (z. B. Impfstoffen) durch den Vergleich mit ↑Referenzpräparaten; ↑Internationaler Standard.

Standardisierungsempfehlungen ↑Qualitätskontrolle.

Standardkammer: Faßkammer; ↑Ionisationskammer zur Absolutmessung von Strahlendosen in Röntgeneinheiten bzw. in Coulomb/kg.

Standardpräparate ↑Referenzpräparate.

Standardrezepturen ↑Magistralformel.

Standardzulassungen: Registrierung von Zubereitungen, einschl. deren Analytik, die dazu bestimmt sind, auch ohne Einzelzulassung in größeren Stückzahlen in den Verkehr gebracht zu werden.

Standbein: das Bein, das beim Laufen als Stütze fungiert. Ggs. Spielbein.

Ständerpilze ↑Basidiomycetes.

Standesrecht, ärztliches: durch die Ärztekammer überwachtes Berufsordnungsrecht der Ärzte.

Standortproblem: spez. Fragestellung der ↑Operationsforschung mit dem Ziel, aus *n* mögl. Standorten die *m* (<n) optimalen auf der Basis von Bewertungskriterien auszuwählen. Anwendungen mögl. zur Standortbestimmung von Gesundheitseinrichtungen mit dem Ziel optimaler med. Versorgung u. kürzester Wege.

Standortvarietät: Unterteilung der Bakterien nach ihrem Standort (Mensch, versch. Tiere) u. ihren Biochemotypen (↑Biochemotypie), z. B. S. von Staphylococcus aureus hominis, ovis, bovis, gallinae, canis.

Stangenzirkel: Instrument für anthrop. Messungen, bestehend aus dem Kopfteil eines ↑Anthropometers bei Verwendung eines zweiten Querstabs.

Stangerbad: elektromedizin. Vollbad, ermöglicht großflächige Einwirkung von Gleichstrom auf den Körper; variable Quer- u. Längsdurchflutung. Angewendet bei Störungen im Bereich des vegetativen Nervensystems.

Stannius-Versuch: Versuch am Froschherzen zur Lokalisierung der Erregungsbildungszentren (Herzautonomiezentren; Erregungsleitungssystem des Herzens). Es werden an versch. Stellen des Froschherzens Ligaturen gesetzt. Dabei zeigt sich, daß es im Froschherzen drei Automatiezentren gibt, im Sinus venosus, im Atrioventrikulartrichter u. im Anfangsteil des großen art. Gefäßes, im Bulbus arteriosus.

Stannose: seltene gutartige ↑Pneumokoniose durch Zinnoxidstaub.

Stanozolol: ein ↑Anabolikum.

Stansfeld, J. M., zeitgen. brit. Arzt.

Stansfeld-Webb-Sediment (nach J. M. S.): quantitative Bestimmung von Leukozyten bzw. Erythrozyten im unzentrifugierten Harn. Zwei beliebige Zählkammern werden mit gut durchmischtem Sammelharn (Sammelperiode 1 h) gefüllt u. ausgezählt. Die Angabe der Zellen erfolgt in Anzahl pro 24 h. Normalwerte: Erythrozyten: 0–1,5 Mill./24 h, Leukozyten: 0–3 Mill./24 h. Ausscheidung von 4,5 Mill. Leukozyten, 2,5 Mill. Erythrozyten u. 2 000 Zylindern in 24 h gilt als pathol. Klin. Bedeutung bei aszendierenden Harnwegsinfekten, Pyelonephritis u. chron. Nephritis. Wichtig für Überwachung chron. Nierenkranker. Vorteil dieser Methode gegenüber dem ↑Addis-Sediment ist die höhere Stabilität der Zellen. Dadurch keine Fehler durch Zellzerfall während der Zentrifugation.

Stanzbiopsie: ↑Biopsie mit einem Stanzgerät.

Stanzmarke: Abdruck der Schußwaffe (Laufmündung usw.) beim Schuß mit aufgesetzter Waffe (absoluter ↑Nahschuß). Wichtig für die Identifizierung der verwendeten Waffe.

Stapedektomie ⟨*lat*⟩ *f*: Total- o. Teilentfernung der Steigbügelfußplatte zur operativen Behandlung der ↑Otosklerose. ↑Stapesankylose.

stapedius ⟨*lat*⟩ *Adj*: den Steigbügel, eines der Gehörknöchelchen, betreffend.

Stapediusreflex: Auftreffen des Schalls auf das Trommelfell bewirkt einen Innenohrmuskelreflex der Gegenseite. Durch Impedanzmessung nachweisbar u. verschiedentl. auslösbar: durch akust. Reiz des Gegenohrs bei einer Reizschwelle von 70–90 dB, bei Kindern höher (kontralateraler S.), akust. Reizung des ↑Sondenohrs (ipsilateraler S.), taktile Reizung. S. wertvoll bei objektiver ↑Audiometrie u. überschwelliger Audiometrie u. Diagnostik der ↑Otosklerose, Schalleitungsschwerhörigkeit (↑Schalleitungsblock), ↑Akustikusneurinom u. top. Diagnostik bei der ↑Fazialislähmung.

Stapedotomie ⟨*lat*⟩ *f*: umschriebene Eröffnung (↑Fenestration) der Steigbügelfußplatte zur operativen Behandlung der Otosklerose, geringere Traumatisierung des Innenohrs durch kleinere Öffnung des Vestibulums. Bessere Ergebnisse im hohen Frequenzbereich bzw. >1 000 Hz als bei ↑Stapedektomie. ↑Stapesplastik, ↑Stapesankylose.

Stapes ⟨*lat*⟩ *m*: Steigbügel; eines der Gehörknöchelchen.

Stapesankylose: knöcherne Fixierung des ↑Stapes im ovalen Fenster bei ↑Otosklerose.

Stapesfußplattenplastik: Entfernung der gesamten Steigbügelfußplatte mit dem Otoskleroseherd, Ersatz durch elast. Material (Bindegewebe, Venenwand), Wiederaufsetzen eines o. beider Steigbügelschenkel o. auch Entfernung des Steigbügels u. Ersatz durch Prothese (Draht, Kunststoff). ↑Stapesplastik, ↑Otosklerose.

Stapesmobilisation: Wiederherstellung der Beweglichkeit des knöchernen, ankylosierten Stapes zur Hörverbesserung.

Stapesplastik: Wiederherstellung der Gehörkette mit Knorpel-, Knochen- o. Kunststoffpartikeln nach operativer Entfernung des Stapes sowie Abdeckung des ovalen Fensters mit Bindegewebe u. ä.

Staphylion: Kreuzung der ↑Raphemedianebene mit der Geradęn, die die tiefsten Ausschnitte des knöchernen Gaumens verbindet.

Staphylococcal scalded skin syndrome ⟨*engl*⟩: *Abk* SSSS; eine generalisierte ↑Necrolysis toxica epidermica. ↑Staphylokokkose v. a. bei Säuglingen, beginnend mit Fieber u. Exanthem, nach wenigen Stunden großflächige ↑Epidermolysis mit Blasenbildung u. anschließendem regenerativen Stadium unter der Wirkung des ↑Exfoliativtoxins. Die SSSS verläuft i. d. R. leicht. Bei immunsupprimierten Erwachsenen ist die generaliserte SSSS mit einer Letalität um 50 % belastet. Diagn. Nachweis des Toxins im Tierversuch, ggf. serol. Diagn. Abb.

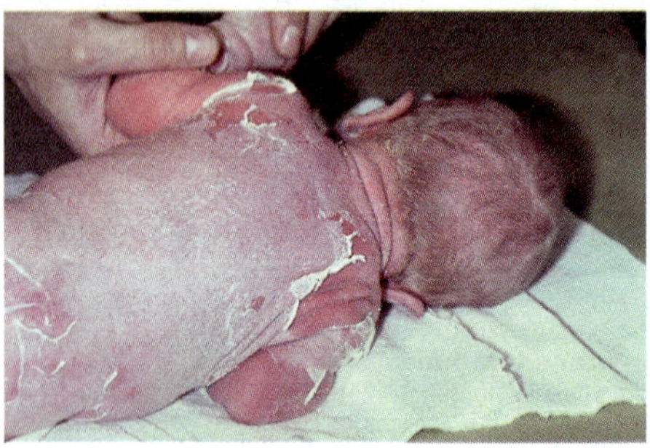

37

Staphylococcal scalded skin syndrom

Staphylococcus: Gattung der Fam. ↑Micrococcaceae. Grampositive, unbewegl., nicht sporenbildende, fakultativ anaerob wachsende (ausgenommen die anaeroben S. saccharolyticus u. S. aureus subspecies anaerobius), trauben- o. haufenförmig gelagerte Kugelbakterien. 28 Arten, die laufend ergänzt werden. Aus prakt. Gründen unterscheidet man plasmakoagulasenegitve u. -positive S. Med. wichtige Arten sind: S. aureus (plasmakoagulasepositiv; ↑Koagulasen) Erreger vielgestaltiger Krankheitsbilder bei Mensch u. Tier, Unterteilung in ↑Standortvarietäten u. ↑Lysotypen (nosokomiale ↑Infektion); S. epidermidis (plasmakoagulasenegativ), i. a. apathogen, bei Pat. mit herabgesetzter Resistenz o. implantiertem Kunststoffmaterial Infektionen einschl. Sepsis mögl.; S. saprophyticus (plasmakoagulasenegativ), Erreger von Harnwegsinfektionen bei jungen Frauen. ↑Dysurie.

Staphylodermie ⟨*gr*⟩ *f*: durch Staphylokokken hervorgerufene Hautkrankheit. Die Staphylokokken bevorzugen als Eintrittspforte die Haarbälge u. Schweißdrüsen. Klin. Formen: Ostiofollikulitis, Folliculitis simplex, Furunkel, Karbunkel (↑Follikulitis), Abszesse, bes. Schweißdrüsenabszesse der Axilla o. multiple Schweißdrüsenabszesse der Säuglinge (↑Hidradenitis). Auch andere Formen wie ↑Impetigo contagiosa, ↑Necrolysis toxica epidermica u. Staphylodermia bullosa, bei Kindern meist an den Extremitäten. ↑Pyodermie.

Staphylokokken ↑Staphylococcus.

Staphylokokken-Clumping-Test: Nachweis zellgebundener Koagulase bei Staphylococcus-aureus-Stämmen. Bei Vermischung der Staphylokokken mit Plasma o. einer fibrinogenhaltigen Lösung auf dem Objektträger kommt es durch die Vernetzung des aus dem Fibrinogen abgespaltenen Fibrins auf den Zellwandoberflächen der Staphylokokken zur Ausflockung. ↑Clumping-Faktor.

Staphylokokkenenterokolitis: flächenhafte, tiefgreifende Toxikoinfektion des Dünn- u. Dickdarms, ggf. mit Pseudomembranbildung durch massiven Befall mit chemoresistenten, enterotoxinbildende Staphylokokken. Entstehung meist sek. nach Reduktion der normalen Darmflora durch Antibiotikatherapie mit Auftreten geruchloser Stühle (nosokomiale ↑Infektion). Inkubationszeit der unspezif. ↑Lebensmittelvergiftungen durch Staphylokokkenenterotoxin 1–6 h, der antibiotikabedingten S. länger. Klin. akuter Brechdurchfall mit z. T. blutigen Durchfällen u. Exsikkose. Meldepflicht des direkten bzw. indirekten Erregernachweises.

Staphylokokkenenterotoxin: Ektotoxine, die von ↑Staphylococcus aureus in Lebensmitteln gebildet werden u. heftige Gastroenteritiden verursachen (Enterotoxikose). Serol. mind. 6 Enterotoxintypen unterscheidbar (A, B, C_1, C_2, D, E). Nachweis mittels Immunodiffusionstest, ↑Dolman-Kätzchentest.

Staphylokokkenhospitalismus ↑Infektion, nosokomiale, ↑Hospitalkeime.

Staphylokokkeninfektion ↑Staphylokokkosen.

Staphylokokkenpneumonie: durch Staphylococcus aureus haemolyticus verursachte hämorrhag. nekrotisierende u. abszedierende Pneumonie. Schwere, häufig tödl. verlaufende Erkrankung. Vorkommen bes. im Säuglings- u. Kleinkindalter; seltener bei Erwachsenen, z. B. als Komplikation einer Virusgrippe.

Staphylokokkenvakzine: zur antiinfektiösen o. antitox. Immunisierung bei rezidivierenden ↑Staphylokokkosen, entweder als hitzeinaktivierte ↑Autovakzine (der patienteneigenen Staphylokokkenkultur) o. als formalinbehandeltes Ektotoxin (entgiftetes immunogenes Toxoid).

Staphylokokkosen: durch Staphylokokken verursachte Erkrankungen. Die S. lassen sich in 4 große Gruppen einteilen. Dazu gehören: **1.** durch Staphylokokken verursachte invasive (lokal-oberflächl., tiefere bis system.) Erkrankungen wie Pyodermien (Furunkel, Impetigo contagiosa, Wundinfektionen), Parotitis, Mastitis puerperalis, Osteomyelitis, Bronchopneumonien (↑Staphylokokkenpneumonie), ↑Pyämien, ↑Abszesse, ↑Empyeme, ↑Endocarditis ulcerosa, Fremdkörperinfektionen (Endoplastitis ggf. mit Tendenz zum Rezidivieren. **2.** Die akute, toxinvermittelte ↑Staphylokokkenenterokolitis. **3.** Das generalisierte, toxinvermittelte ↑Staphylococcal scalded skin syndrome. **4.** Das tox. Schocksyndrom (↑TSS). Bedeutung haben Staphylokokken auch für den infektiösen Hospitalismus (nosokomiale ↑Infektion; Staphylokokkenhospitalismus). Die S. werden durch best. Eigenschaften der Staphylokokken begünstigt: ihre hohe Resistenz gegenüber physikal. Umwelteinflüssen sowie ihre Fähigkeit der Antibiotikaresistenzentwicklung u. der Bildung versch. ↑Pathogenitätsfaktoren. ↑Staphylococcus. ↑Antibiotikaresistenz.

Staphylom ⟨*gr*⟩ *n*: Staphyloma; Vorwölbung von Augapfelhüllen mit Einlagerung von Uvea. Dadurch erscheint das S. bläul. Ursachen: Fehlbildung, Skleritis, Trauma, Verätzung, intraokulare Drucksteigerung. Staphyloma anterior congenita: angeborene, schwerste Form der Hornhauttrübung, bei der, im Ggs. zur ↑Sklerokornea, weitere Abschnitte des Augapfels betroffen sind. Je nach Lage unterscheidet man ein Staphyloma corneae, Staphyloma intercalare (am Limbus), Staphyloma ciliare (im Ziliarkörperbereich) u. Staphyloma aequatoriale. Das Staphyloma verum posticum ist eine degenerative Vorwölbung im Bereich des hinteren Poles, das bei hoher Myopie als Fehlbildung auftritt u. den Sehnerven umfaßt (Papillenkolobom). Das fetale S. ist eine nach der Geburt verschwindende, auch Protuberantia sclerae genannte Ausbuchtung.

Staphylomykose ⟨*gr*⟩ *f*: früherer Begriff für die Erkrankung durch Staphylokokken. ↑Staphylokokkosen.

Staphyloschisis ↑Uvula bifida.

Staphylotoxin: Toxine von ↑Staphylococcus aureus. 3 hämolysierende Toxine; Alphahämolysin läßt sich in Toxoid umwandeln u. bildet Antikörper. ↑Leukozidin.

Stapler ⟨*engl*⟩ ↑Klammernahtgerät.

Stargardt, Karl Bruno (1875–1927), dt. Ophth., Bonn, Marburg.

Stargardt-Erkrankung (nach Karl B. S.): in der Kindheit o. frühen Jugend autosomal rezessive o. nicht genet. Erkrankung des Auges mit Melaninverlust des Pigmentepithels der Netzhaut, meist in der Makula, aber auch in der mittleren Peripherie. Am Fundus entstehen gelbl. Flecke (Fundus flavimaculatus), die unregelmäßiger als ↑Drusen sind, weniger deutl. pos. bei der ↑Fluoreszenzangiographie u. häufig y-förmig erscheinen. 4 Gruppen: 1. mit atroph. Makulopathie, starke Herabsetzung der Sehschärfe, geringe Rot-Grün-Dyschromatopsie, in 50 % EOG-Herabsetzung; 2. wie 1., aber mit Zeichen der ↑Zapfendystrophie (Lichtscheu, Farbsinnstörung, photop. ERG-Störung); 3. wie 1., aber mit fortschreitenden Zeichen einer ↑Retinopathia pigmentosa; 4. ohne Makulabeteiligung, Visus bleibt gut. Die meisten Pat. gehören zur Gruppe 1.

Stargardt-Zelleinschlüsse (nach Karl B. S.): Einschlußkörperchen bei Einschlußkonjunktivitis (Paratrachom, Schwimmbadkonjunktivitis). Erreger ↑Chlamydia trachomatis.

Star, grauer ↑Katarakt.

Star, grüner ↑Glaukom.

Stärke: Amylum; Gemisch der Polysaccharide ↑Amylose u. ↑Amylopectin in unterschiedl. Zusammensetzung. Am weitesten verbreitetes pflanzl. Speicherkohlenhydrat (Reservestoff); wird in Pflanzen aus Glukose gebildet u. ist in unlösl. Form in charakterist. geformten Kleinkörnern (mikrosk. Identifizierung der Herkunft mögl.) in typ. Pflanzenteilen abgelagert. S. deckt in erhebl. Maße den Kohlenhydratbedarf des Menschen (Kartoffel-, Weizen-, Mais-, Roggen-, Reis-, Tapiokastärke). Abbau von Stärke durch ↑Amylasen führt über Zwischenglieder zu Dextrinen, Oligosacchariden, Maltose bzw. Glukose. S. färbt sich mit Iod blau (Lugol-Lösung); Verwendung zur Herstellung von Stärkezucker, Stärkesirup, Traubenzucker, Klebemittel.

Starkstromverletzung ↑Elektrounfall.

Starling, Ernest Henry (1866–1927), brit. Physiol., London.

Starling-Filtrationstheorie (nach Ernest H. S.): Durch die Membran der Kapillaren wird um so mehr Flüssigkeit filtriert, je höher der Kapillardruck (P_c) u. der kolloidosmot. Druck im Interstitium (π_{IF}) u. je kleiner der hydrostat. Druck im Interstitium (P_{IF}) u. der kolloidosmot. Druck im Plasma (π_t) ist. Unter Verwendung eines auf die Gewebemasse, Zeit u. Temperatur bezogenen u. hinsichtl. Filtratmenge pro Druckeinheit normierten Filtrationskoeffizienten (K) ergibt sich die Filtratmenge pro Zeiteinheit (V) zu

$$\dot{V} = (P_c + \pi_{IF} - P_{IF} - \pi_c) \cdot K$$

Der effektive ↑Filtrationsdruck am art. Kapillarende kehrt sich am venösen um u. wird zum effektiven Reabsorptionsdruck, der wegen der Spezifik des Abfalls des hydrostat. Drucks vom art. zum venösen Kapillarende u. wegen des Proteinverlusts etwas kleiner ist als der erste. Etwa 10 % der filtrierten Flüssigkeit werden also zu eiweißhaltiger ↑Lymphe.

Starling-Gesetz (nach Ernest H. S.) ↑Frank-Starling-Mechanismus.

Starling-Herz (nach Ernest H. S.): Herz-Lungen-Präparat. Tier. Enbloc-Präparat von Herz u. Lunge, das künstl. mit heparinisiertem Blut durchströmt u. mechan. beatmet wird u. bes. für pharmak. Untersuchungen unter normalen Herz-Kreislauf-Bedingungen eingesetzt wird.

Staroperation: Entfernung der getrübten Augenlinse, ↑Kataraktextraktion.

Starrkrampf ↑Tetanus.

Star, schwarzer veraltete Bez. für Erblindung ohne Veränderung der äußeren Augenabschnitte, die aus der Zeit vor Entdeckung des Augenspiegels stammt. Danach wurde sie hinfällig u. durch eine Vielzahl von Krankheitsbildern ersetzt. Als Cataracta nigra wurde eine Linsentrübung mit braunschwarzer Verfärbung bezeichnet.

Starterlösung: Lösung aus Essigsäure u. Kalium- o. Natriumbromid, die bei Zusatz zur Lösung des Entwicklungsgenerators den gebrauchsfertigen photograph. Entwickler ergibt. S. werden bes. bei der maschinellen Entwicklung von Röntgenfilmen angewendet.

Startle-Reflex ⟨*engl*⟩: Schreckreaktion. Durch plötzl. starke sensor., insbes. akust. Reize großer Anstiegssteilheit ausgelöste kurzfristige Innervation der Kopf-, Rumpf- u. Extremitätenmuskeln. Die Latenzzeit ist extrem kurz (10–20 ms). Der S. geht in eine Orientierungs-Untersuchungs-Reaktion o. eine gezielte motor. Reaktion über. Bei wiederholter Auslösung unterliegt der S. der ↑Habituation.

Stase ⟨*gr*⟩ *f*: „Blutstockung". Bes. (selten reversible) Form des Blutstillstands in max. erweiterten Gefäßen der terminalen Strombahn, gekoppelt mit Blutplasmadiapedese u. Erythrozytenkonglutination. Oft folgt der S. örtl. Gewebetod. Vorkommen: Erfrierung, schwere Entzündung, Schock u. a.

Stasetheorie: Theorie zur Pathogenese des Ulcus ventriculi, wobei durch gestörte Magenentleerung eine Hypergastrinämie mit Superazidität als Ursache des Ulkus angesehen wird.

State-Operation: intraabdominelle Resektion des erweiterten Kolonabschnitts bei ↑Hirschsprung-Krankheit oberhalb der peritonealen Umschlagsfalte u. intraabdominelle Anastomose zwischen Kolon u. Rektum. Prinzip der Sigmaresektion.

Statidensigraphie: Messung der Lungenventilation durch Messung der sich im Rhythmus der Atmung verändernden Leuchtdichte eines Leuchtschirms. Das Verfahren wurde ursprüngl. am einfachen Röntgenleuchtschirm entwickelt u. wird heute durch die Videodensitometrie ersetzt.

Statik: Funktionssysteme, die der aufrechten Körperhaltung u. dem Gleichgewicht dienen.

Statine: Hormone des ↑Hypothalamus, die in der Adenohypophyse die Sekretion best. Hormone hemmen (↑Somatostatin, Melanostatin, Prolaktostatin). Ggs.: ↑Liberine.

Station ⟨*lat*⟩ *f*: funktionelle Einheit von Krankenzimmern u. Funktionsräumen.

stationär ⟨*lat*⟩ *Adj*: wörtl.: bleibend; im med. Kontext bezieht es sich auf die ↑Aufnahme eines Pat. in ein Krankenhausbett. Ggs. ↑ambulant.

Stationärzustand: Chem. o. biochem. Reaktionsketten (offene Systeme) streben einem zeitunabhängigen Zustand (S.) zu, bei dem sich zu konstanten äußeren Bedingungen (Einflußgrößen) konstante Systemvariablen (Reaktionsgeschwindigkeiten, Metabolitkonzentrationen) einstellen. Im S. ist die Entropieproduktion minimal, u. der Entropiegehalt des Systems ist zeitkonstant (eine Folge des Entropieexports offener Systeme). ↑Steady state.

Stationsarzt: ärztl. Leiter einer Station in einem Krankenhaus.

Stationsschwester ↑Krankenschwester.

Statistik: Methodendisziplin mit Anwendungen u. a. in Med. (↑Statistik, medizinische, med. Biometrie; ↑Biometrie), Biol. (↑Biostatistik), Psychol. (Psychometrie) sowie anderen empir. Wissenschaften, die sich mit Daten aus ↑Studien, deren Planungs- u. Auswertungsmethodik befaßt.

Statistik, medizinische: medizin. ↑Biometrie, ↑Biostatistik; wissenschaftl. Disziplin, die die Anwendung statist. Methoden auf med. Fragestellungen umfaßt (statist. Planung u. Auswertung von ↑Studien, ↑Medizinalstatistik).

Statokonie ⟨*gr*⟩ *n*: Statoconium, Otolith; Kalziumkarbonatkristall in der Membrana statoconiorum der ↑Macula utriculi, ↑Macula sacculi des ↑Gleichgewichtsorgans.

Status ⟨*lat*⟩ *m*: Zustand, Befund, Entwicklungsphase, Konstitution, Reihe von Anfällen (z. B. S. epilepticus, S. anginosus).

Status asthmaticus: anhaltende schwere Sympt. eines Asthmaanfalls über einen Zeitraum von 24 h, der durch übl. ther. Maßnahmen nur unwesentl. vermindert werden kann. Bedrohl. Sympt. sind: zunehmende Unruhe, Blässe, Dyspnoe mit hechelnder frequenter Atmung, Abschwächung des Atemgeräuschs, zunehmende Pulsfrequenz mit Arrhythmie, Lippen- u. Akrozyanose, Pupillenweite, Bewußtseinsstörungen, Inkontinenz. Art. Blutgasanalyse dient der Beurteilung des Schweregrades.

Status cribrosus: Status lacunaris; kleinzyst. Veränderung in den Stammganglien als Folge meist arteriosklerot. bedingter disseminierter Nekrosen.

Status degenerativus Amstelodamensis ↑Lange-Syndrom.

Status degenerativus Rostockiensis ↑Ullrich-Feichtiger-Syndrom.

Status dysrhaphicus: Dysrhaphiesyndrom. Im Ggs. zur (einfachen) ↑Dysrhaphie Prozeßcharakter. Hauptsymptom ist die ↑Spina bifida (sakrale Hypertrichose), kombiniert mit multiplen Wirbelsäulenfehlbildungen, Kyphoskoliose, Hohlfuß, Halsrippe, Trichterbrust, Gesichtsspalten, Fehlbildungen des Urogenitaltrakts, 4-Fingerfurche, Hyperthelie. Sonderformen: ↑Arnold-Chiari-Syndrom, ↑Klippel-Feil-Syndrom, ↑Ullrich-Nielsen-Syndrom.

Status dysvascularis: genet. bedingte Bindegewebeschwäche der Venenwände mit Neigung zur Varizen- u. Hämatombildung.

Status epilepticus: mehr als drei aufeinanderfolgende epilept. Anfälle, zwischen denen der Pat. nicht das Bewußtsein wiedererlangt. Lebensbedrohl. Zustand, der dringend ärztl. Eingreifen erforderl. macht, Injektion von Diazepam o. Hydantoinpräparaten, Einweisung in neurol. Klinik o. Intensivtherapie-Einheit.

Status lacunaris ↑Status cribrosus.

Status lymphaticus ↑Status thymicolymphaticus.

Status marmoratus: extrapyramidale Erkrankung, einhergehend mit fleckenförmiger Vermehrung der Markscheiden im Striatum. Im frühen Kindesalter auftretende doppelseitige ↑Athetose u. ↑Rigor.

Status seborrhoicus ↑Seborrhö.

Status spongiosus: Begleit- u. Folgeerscheinungen akuter Zerfallsvorgänge o. auch schleichend verlaufender Prozesse des Gehirns, bei denen die Gliawucherung mit dem Gewebezerfall nicht Schritt halten kann.

Status thymicolymphaticus: Konstitutionstyp mit vergrößertem Thymus u. stark vergrößerten Lymphknoten (Paltauf). Neigung zu plötzl. Herztod (Thymustod).

Status typhosus: Zustand der Benommenheit bei ↑Typhus abdominalis.

Status varicosus: häufig fam. Auftreten von ↑Phlebektasien in versch. Körpergegenden, so daß eine mangelhafte Anlage des gesamten Venensystems i. S. einer Bindegewebeschwäche angenommen werden kann.

Staubaerosole: disperse ↑Systeme aus fester u. gasförmiger Phase. ↑Aerosol.

Staubbekämpfung: alle organisator. u. techn. Maßnahmen, die die Entstehung u. Freisetzung von Staub verhindern sollen. Sie dienen sowohl dem ↑Gesundheitsschutz u. ↑Arbeitsschutz als auch dem Brand- u. Explosionsschutz (Vermeidung allergenen, kanzerogenen, fibrogenen, tox. u. brennenden Staubs, ↑Staubexplosion). Reichen organisator. u. techn. Maßnahmen der S. nicht aus, um Gesundheitsgefährdungen auszuschließen, sind Körperschutzmittel, insbes. Atemschutzgeräte, zu verwenden.

Stäubchen: unkoordinierte, ruckartige Muskelbewegungen des Neugeborenen, bes. bei Frühgeborenen. S. können als physiol. Phänomen auftreten, werden aber gehäuft bei intrakraniellen Blutungen beobachtet.

Staubexplosion: meist durch Funken entstehende Explosion schwebenden brennbaren Staubs (Holz, Kohle, Mehl, Zucker) in Bergwerken, Fabriken u. Lagerhäusern. Ursache ist die Adsorption von Sauerstoff an der Oberfläche der Staubpartikeln.

Staubinfektion: Infektion infolge Einatmung von Krankheitskeimen, die an Staub gebunden o. frei in der Luft schweben.

Staublunge ↑Pneumokoniose.

Staubmilben ↑Hausstaubmilben, ↑Dermatophagoides pteronyssus, ↑Dermatophagoides farinae.

Staubphase ↑Übertragung, aerogene.

Staub-Traugott-Versuch: Glukosedoppelbelastungstest zur Feststellung eines latenten o. Prädiabetes.

Staubzellen: desquamierte Alveolardeckzellen, die Staub (meist Ruß o. Kohlenstaub) phagozytiert haben.

Stauchung ↑Gelenkverletzungen.

Staudruck: dynam. Druck. Der durch die Bewegung einer Flüssigkeit o eines Gases entstehende Anteil am Gesamtdruck. Der S. ist der Dichte ϱ der Flüssigkeit u. dem Quadrat der Geschwindigkeit v proportional. ↑Bernoulli-Gleichung.

Stauungsaszites: Flüssigkeitsansammlung in der freien Bauchhöhle bei Abflußbehinderung im Pfortaderkreislauf (bes. Leberzirrhose) o. bei chron. Herzinsuffizienz.

Stauungsatrophie: Parenchymschwund bei chron. venöser Blutstauung eines Organs.

Stauungsblutung: Blutaustritt aus kleinsten Gefäßen bei anhaltender venöser Stauung in Organen u. Geweben, seltener bei plötzl. Druckerhöhungen in großen Venenstämmen (z. B. bei Brustkorbquetschung infolge Verschüttung).

Stauungsbronchitis: Bronchitis infolge akuter o. chron. Stauung im Lungenkreislauf bei Linksherzinsuffizienz. Entsteht durch interstitielle u. intraalveoläre Flüssigkeitsvermehrung, Blutstauung u. Dyskrinie der Bronchialschleimhaut. Bei Erythrozytenübertritt in Alveolen kommt es zu Hämoptysen.

Stauungserguß: meist re. o. beidseitiger Pleuraerguß bei venöser Druckerhöhung des Lungenkreislaufs. S. tritt auf bei Dekompensation des li. Ventrikels u. bei Erhöhung des system. Venendrucks in der V. cava superior u. V. azygos bei Dekompensation des re. Ventrikels.

Stauungsgallenblase ↑Gallenblasenhydrops.

Stauungshydrops: Ansammlung von Flüssigkeit in den Körperhöhlen bei allg. Blutstauung.

Stauungsikterus: Gelbfärbung bes. der Leber u. Haut sowie anderer Organe u. Gewebe bei mechan. Verschluß der abführenden Gallenwege, selten bei starker Blutstauung der Leber u. Untergang von Leberparenchym.

Stauungsinduration: Verfestigung eines Organs durch Zunahme kollagener Fasern infolge chron. Blutstauung.

Stauungsinsuffizienz: klin. manifeste ↑Herzinsuffizienz. Stauung im großen (Ödeme, Hepatomegalie = Rechtsinsuffizienz) o. kleinen Kreislauf (Lungenödem = Linksinsuffizienz).

Stauungsleber: bedingt durch Blutabflußstörung aus der Leber infolge kardialer (beidseitige o. Rechtsherzinsuffizienz, Perikardschwiele) o. venöser Erkrankungen (Thrombosierung der unteren Hohlvene o. von Lebervenen). Die Leber ist geschwollen, der Leberrand gerundet, die Farbe dunkelblau bis violett, bei längerer Stauung ist die Oberfläche von einem weißen Belag (Zuckerguß) überzogen. Es kommt zur ↑Muskatnußleber, Bindegewebevermehrung u. Leberfibrose. Erst sehr spät entsteht eine ↑Stauungszirrhose.

Stauungslunge: akute o. chron. Blutstauung der Lunge bei Linksherzinsuffizienz mit interstitieller u. intraalveolärer Flüssigkeitsvermehrung. Die chron. S. kann in eine Lungenfibrose übergehen. ↑Lungenödem, ↑Lungeninduration.

Stauungsmilz: venöse Blutüberfüllung u. Verfestigung der Milz bei Herzinsuffizienz. Bei chron. Blutstauung stärkere Verfestigung (zyanot. o. Stauungsinduration).

Stauungsniere: bei Herzinsuffizienz auftretende venöse Blutüberfüllung der Niere, die dunkelrot, vergrößert u. fest ist.

Stauungspapille: ödematöse Schwellung der Sehnervenpapille mit Vergrößerung, Randunschärfe u. papillären sowie peripapillären Blutungen bei intrakranieller Drucksteigerung. Der Gefäßtrichter ist verstrichen, die Venen u. Kapillaren sind gestaut. Messung der Prominenz in Dioptrien (dptr) durch das Ophthalmoskop mit der Rekoss-Scheibe. Anfangs keine bedeutende Visusverminderung. Vergrößerung des blinden Flecks. Ursachen: bei etwa 80% aller Hirntumoren, am häufigsten bei Geschwülsten der hinteren Schädelgrube, seltener bei Tumoren der Hirnbasis, Meningitis, Enzephalitis, Hirnabszeß, Aneurysmen, Hydrozephalus, Pseudotumor cerebri. Bei akuten intrakraniellen Blutungen häufig keine S., da sie zu ihrer Entwicklung einige Tage bis Wochen braucht. Ferner bei Augenkrankheiten: Hypotonia bulbi (S. ex vacuo), Uveitis, Ablatio retinae, akutem Glaukom, lokalen u. allg. Gefäßerkrankungen (maligne Hypertonie, Zentralvenenverschluß, Arteriitis temporalis) u. Sehnerventumoren (Meningiom, Astrozytom), hämat. u. kardiopulmonalen Erkrankungen. Entstehungsweise: Behinderung des normalen Axoplasmastroms, für den ein Druckgefälle vom Auge zum Gehirn erforderl. ist. Bes. wichtig sind Drucksteigerungen im Ventrikelsystem des Gehirns (v. a. Aquädukt u. IV. Ventrikel, hintere Schädelgrube) u. ischäm. Prozesse in der Papille. Daher entsteht S. rascher bei Kindern u. bei infratentoriellen Prozessen. Verlauf: bei Fortbestehen der Ursache Übergang in einigen Monaten in sek. ↑Optikusatrophie mit Erblindung. Meist ist die S. bilateral symmetr., falls Hirndrucksteigerung vorliegt. Differiert der Prozeß auf den beiden Seiten zeitl., so entsteht auf der einen Seite die Optikusatrophie, auf der anderen ist noch die S. vorhanden (Foster-Kennedy-Syndrom), tritt bes. bei Stirnhirn- u. Olfaktoriustumoren auf. DD der S.: ↑Papillitis, ↑Pseudopapillitis vascularis, ↑Drusen der Papille, markhaltige Nervenfasern der Netzhaut, epipapilläre Hamartome u. Tumoren.

Stauungszirrhose: Bindegewebevermehrung der Leber infolge langanhaltender chron. Blutstauung. Keine echte Zirrhose, Pick-perikardit. ↑Pseudoleberzirrhose.

Stauung, venöse: Anlegen eines Stauschlauchs o. einer Staubinde zum Zwecke der Venenpunktion. Die v. S. erfolgt am günstigsten mit der Blutdruckmanschette (Staudruck max. 60 mmHg bzw. 8,0 kPa). Die Stauung sollte so kurz wie mögl. gehalten werden, zu lange Stauung führt zum Flüssigkeitsabstrom aus dem intravasalen Raum u. infolge der Flüssigkeitsverschiebung zum Anstieg mikrosk. u. hochmolekularer Teilchen im Blut. Die Untersuchung einiger Blutbestandteile (Gerinnungsfaktoren) erfordert die Entnahme des Blutes aus einer möglichst ungestauten Vene.

Stauversuch ↑ Rumpel-Leede-Stauversuch.

Stavudin: *Abk* d4T; antiretrovirales Medikament (Nukleosidanalogon), das die reverse Transkriptase von HIV hemmt u. zur Behandlung von HIV-Infektion u. AIDS eingesetzt wird. ↑ Chemotherapie, antiretrovirale.

STD: *Abk* für engl. Sexually transmitted diseases; ↑ Krankheiten, sexuell übertragbare.

Steady state ⟨*engl*⟩: Fließgleichgewicht, dynam.-stationärer Zustand. **1.** Dynam.-stationärer Zustand des energet. Gleichgewichts zwischen dem lebenden Organismus als offenem System (thermodynam.) u. der Umgebung. Alle Prozesse im Organismus, die seine innere Stabilität gewährleisten, befinden sich selbst gleichfalls im dynam. Gleichgewicht. **2.** Physiol. Zustand, der dadurch charakterisiert wird, daß eine best. Leistung des Organismus mit annähernd gleichbleibenden Kenngrößen für einzelne Körperfunktionen (z. B. O_2-Aufnahme, Herzfrequenz) bewältigt wird. Grundlage des S. s. ist der oxidative Stoffwechsel mit einem Gleichgewicht in Verbrauch u. Zufuhr für Belastungsintensitäten unterhalb der ↑ Dauerleistungsgrenze. Bei Belastung oberhalb der Dauerleistungsgrenze tritt bei relativer Konstanz vegetativer Funktionen ein zunehmendes Ungleichgewicht zwischen Energieverbrauch u. -zufuhr ein (partielle anaerobe Energiebereitstellung, Zunahme der O_2-Schuld, Schein-Steady-state o. relatives S. s.). S. s. ist die Belastungsstufe bei der Ergometrie, bei der sich der Kreislauf auf eine konstante Situation (Pulsfreqeunz, Blutdruck) eingestellt hat.

Steal-Effekt ⟨*engl*⟩: „Stehleffekt", Steal-Syndrom, Anzapfsyndrom; grundsätzl. Ereignis einer Mangeldurchblutung eines Organs o. Körperbezirkes infolge einer Stromumkehr. Diese kommt als Kompensationsfolge zustande, wenn über Kollateralen ein durchblutungsgeschädigter Körperbezirk von einem anderen art. Gefäß versorgt wird, z. B. ↑ Subclavian-steal-Syndrom.

Steal, interzerebraler ↑ Counter steal.

Stearate: Salze der ↑ Stearinsäure.

Stearin: handelsübl. Gemisch, das hauptsächl. aus ↑ Palmitinsäure u. ↑ Stearinsäure besteht u. aus harten tier. Fetten (Talg, Knochenfett) sowie Pflanzenfetten (Palmöl) gewonnen wird.

Stearinsäure: $CH_3{-}(CH_2)_{16}{-}COOH$; gesättigte Fettsäure, die in fast allen tier. u. pflanzl. Fetten vorkommt (bes. reich in Kakaobutter, Hammel- u. Rindertalg u. Milchfett). S. dient zur Herstellung von Kerzen, Seifen, pharmaz. u. kosmet. Präparaten. Abb.

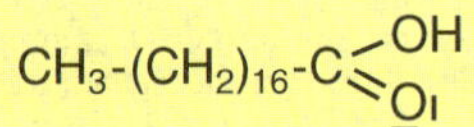

Stearinsäure

Stearns, Genieve (geb. 1892), amerik. Ärztin. ↑ Boyd-Stearns-Syndrom.

Stearylalkohlol: $CH_3(CH_2)_{16}CH_2OH$, Emulgator vom Typ W/O. Meist nur als Stabilisator eingesetzt. ↑ Tenside.

Steatopygie ⟨*gr*⟩ *f*: abnorme Fettgewebeentwicklung am Gesäß.

Steatorrhö: Fettdurchfall. Vermehrter Fettgehalt des Stuhls (bei Zufuhr von etwa 100 g Fett/Tag > 7 g/Tag Fett im Stuhl), durch Maldigestion (Pankreas- u. Gallenwegserkrankungen) u./o. Malabsorption (glutensensitive Enteropathie, Dünndarmresektion u. a.) bedingt. Messung durch quantitative Fettbestimmung im Sammelstuhl (z. B. nach van de Kamer).

Steatosis ⟨*gr*⟩ *f*: Verfettung, Fettinfiltration.

Steatosis degenerativa: Verfettung als Resultat direkter Zellschädigung.

Steatosis hepatis: schwere, diffuse, grobtropfige Verfettung der Leber, die mind. 50 % der Hepatozyten betrifft. Makrosk. Gelbfärbung der Leber. Ätiol. bes. bei Alkoholabusus, Diabetes mellitus u. Überernährung.

Steatosis retentiva: Verfettung von Leberzellen bei O_2-Mangel o. Mangel an lipotropen Faktoren.

Steatosis saginativa: Verfettung bes. der Leber bei erhöhtem Fettangebot, ↑ Hyperlipidämie.

Steatozystom: Talgzyste auf dysontogenet. Basis in Mehrzahl am Stamm. ↑ Hautzysten.

Stechapfel
↑ Datura stramonium, ↑ Atropin, ↑ Scopolamin.

Stechapfelformen: Echinozyten; artifiziell veränderte Erythrozyten bedingt durch Hyperosmolarität des Milieus. Durch Zellmembranschäden u. Schrumpfung kommt es zur Bildung dorniger o. knospenartiger Ausstülpungen in zu dicken Ausstrichen o. in hypertonem Harn.

Stechfliege ↑ Stomoxys calcitrans.

Stechmücken: Schnaken, Moskitos; Fam. Culicidae der Nematocera (Mücken), Unterordnung der Diptera. Weibchen saugen als Ektoparasiten Blut, Larvalentwicklung im Wasser. Wichtige Gattungen sind Aëdes, Anopheles, Culex, Mansonia.

Steckbecken: schüsselförmiges Gerät für die Stuhlentleerung Bettlägeriger.

Steckschuß: Schußverletzung, die Einschuß u. Schußkanal, aber keinen Ausschuß zeigt. Das Geschoß befindet sich noch im Körper; erhöhte Infektionsgefahr mit Tetanus, Gasbrand.

Steel-Faktor: Faktor, der die Proliferation sehr früher Vorläuferzellen während der ↑ Erythrozytopoese stimuliert.

Stefan-Boltzmann-Gesetz: Die Strahlungsleistung eines schwarzen ↑ Körpers im gesamten Wellenlängenbereich steigt mit der 4. Potenz der absoluten Temperatur. Für die Sonne ist die Strahlungsintensität $6{,}1 \cdot 10^7$ Watt/m^2. ↑ Radiation.

Steggelenk: Steg mit eiförmigem Profil. Prothese wird durch eine darübergreifende elast. Hülle gehalten. Jedoch sind geringe gelenkartige Bewegungsmöglichkeiten zwischen Steg u. Hülse vorhanden.

Stegodontie ⟨*gr*⟩ *f*: Die oberen Schneidezähne überdecken dachförmig die unteren, ↑ Protrusion. Ggs. ↑ Labidodontie.

Stegverbindung: stabförmige, vorgefertigte o. individuell geformte Metallteile zur Verblockung lückig stehender Zähne, die zur Fixation des Stegs überkront werden müssen. Die S. dient zur Aufnahme von Schaltsätteln partieller Prothesen. Vorteile: Schienung des Restgebisses, parodontale Lagerung der Prothese, gute Reparatur- u. Erweiterungsmöglichkeit.

Stehalter: Entwicklungsetappe eines Säuglings nach der Funktion des Aufrichtens in den Stand. Variabler Normbereich zwischen 8 u. 12 Lebensmonaten.

Stehfeldbestrahlung: Bestrahlungstechnik der Strahlentherapie mit unbewegtem Strahler. Bei Verwendung nur eines Stehfelds ist die Dosisverteilung ungünstig u. entspricht im wesentl. der Tiefendosiskurve der verwendeten Strahlung. Durch Kombination mehrerer Stehfelder läßt sich die Dosisverteilung verbessern (↑Kreuzfeuertechnik). Ein Vorteil ist die Möglichkeit, mit einem Kompressionstubus Weichteile komprimieren u. damit die Herdtiefe verkleinern zu können. Die Herddosisbestimmung für S. erfolgt mit Tabellen.

Steifungen: durch die Bauchdecke tastbare muskelhypertone, derbe Abschnitte von Magen o. Darm.

Steigbügel ↑Stapes.

Steilgaumen: pathol. hoher Gaumen als Teilsymptom eines kieferorthopäd. o. sonstigen Krankheitsbildes, z. B. von Syndromen.

Steilheitsbedarf: Eigenschaft eines erregbaren Gewebes, z. B. Nerven, Muskeln, nur dann mit einer Erregung zu reagieren, wenn der Reiz mit einer best. Geschwindigkeit (in einer best. Zeit) seine erregungsauslösende Intensität annimmt. ↑Akkommodation, nervale.

Steiltyp ↑EKG-Lagetypen.

Stein, Irving Freiler (geb. 1887), amerik. Gyn., Chicago.

Steinberg-Speiser-Phänomen: unabhängig voneinander durch die genannten Autoren beschriebene, überzufällige Häufung von Anti-Gm (↑Gm-System) bei Kindern im ersten Trimenon, deren Spezifität sich bei entsprechender Konstellation gegen den Gm-Typ der Kindesmutter richtet. Vermutl. ein Anti-Gm kindl. Herkunft, dessen Antigenstimulus durch maternofetalen Immunglobulintransfer erfolgte (↑Passage, transplazentare). Auffassung steht im Widerspruch zur fetalen Toleranzausbildung auch gegen Fremdantigene analog dem Blutgruppenchimärismus.

Steinbrinck-Chédiak-Higashi-Granulationsanomalie ↑Chédiak-Higashi-Syndrom.

Steinbrocker-Stadien: Einteilung der ↑Rheumatoidarthritis in 4 Stadien. Röntgenmorpholog. Kriterien (Schweregrade) der ARA (American Rheumatism Association).

Steinbrocker-Syndrom ↑Schulter-Arm-Syndrom.

Steinert, Hans, Arzt, Leipzig.

Steinkind ↑Lithopädion.

Stein-Leventhal-Syndrom (nach Irving F. S. u. Michael L. L.): Endokrinopathie unterschiedl. Ätiologie, vereinzelt autosomal dominanter o. rezessiver Erbgang. Zyst. degenerierte vergrößerte Ovarien (↑PCO), Sterilität durch Anovulation, Oligo- bzw. Amenorrhö, Hirsutismus, Virilisierung.

Steinmann, Fritz (1872–1932), Chir., Bern.

Steinmann-Nagel (nach Fritz S.): angespitzer Metallnagel, der perkutan in einen Knochen eingeschlagen wird u. als Überträger einer von außen einwirkenden Kraft fungiert. ↑Streckverband.

Steinmann-Zeichen (nach Fritz S.): Steinmann-Meniskuszeichen; Meniskuszeichen. Steinmann I: Bei passiver Auswärtsdrehung des im Kniegelenk rechtwinklig gebeugten Unterschenkels am medialen Kniegelenkspalt auftretender Schmerz spricht für Läsion des medialen Meniskus, umgekehrt Läsion des lateralen Meniskus bei Schmerz am lateralen Kniegelenkspalt. Ist nur bei etwa 50 % der Meniskusverletzungen vorhanden. Steinmann II: Der bei Meniskusverletzung nachweisbare Druckschmerz im vorderen Anteil des Kniegelenkspalts wandert bei zunehmender Beugung dieses Gelenks nach dorsal u. bei Streckung wieder nach ventral.

Steinschnittlage: bevorzugte Lagerung des Pat. bei Eingriffen im Urogenitalbereich sowie bei anorektalen Operationen. Der Pat. befindet sich mit an den Vorderrand der Liegeunterlage hervorgezogenem Becken in Rückenlage, während die Beine, die im Hüft- u. Kniegelenk gebeugt u. gespreizt sind, auf Stützen lagern. Typ. Lagerung bei histor. Blasensteinoperationen.

Steinstaublunge ↑Silikose.

Steinstraße: Im Zustand nach extrakorporaler Stoßwellenlithotripsie (↑Lithotripsie, ↑Harnsteintherapie) kann es bei Abgang der Steinpartikel zum Auftreten einer auf der Abdomenübersichts- o. -leeraufnahme sichtbar zu machenden, oft mehrere Zentimeter langen S. kommen, die zu Koliken, Harnstauung u. Fieber (↑Urosepsis) führen kann. Evtl. sind auxilläre Maßnahmen (Legen eines Ureterkatheters mit Doppel-J-Form, Anlegen einer perkutanen ↑Nephrostomie) erforderl.

Steinzement: Silicophosphatzement, Kombination von Zinkoxidphosphatzement u. Silikatzement, früher für Füllungen im Seitenzahngebiet verwendet.

Steißbein: Os coccygis.

Steißdrüse ↑Glomus coccygeum.

Steißfußlage: Beckenendlage des Fetus im Uterus, bei der der Steiß zusammen mit den Füßen in Führung ist. Unterteilt in vollkommene (beide Füße neben dem Steiß) u. unvollkommene (nur ein Fuß neben dem Steiß, ein Bein nach oben geschlagen) S.

Steißgeburt: volkstüml. Bez. für Geburt in ↑Beckenendlage.

Steißhaken ↑Küstner-Steißhaken.

Steißlage: häufigste Form der Beckenendlage, wobei der Steiß in Führung ist. ↑Steißfußlage.

Steißschmerz ↑Kokzygodynie.

Steißteratom: Sakralteratom; unter allen Steißtumoren häufigster Typ. Geht von Gewebe zwischen Rektum u. Vorderfläche des Os sacrum aus u. erreicht bis Kindskopfgröße (Geburtshindernis). Rektum- u. Ureterkompression. Teilweise maligne Entartung. S. stellt eine unfreie, asymmetr. Doppelfehlbildung dar, die im Ggs. zum ↑Sakralparasiten keine „fertigen" Organe enthält, sondern Gewebe aller 3 Keimblätter.

Stellatumblockade: Form der ther. Lokalanästhesie, bei der das Lokalanästhetikum in die Gegend des Ganglion stellatum injiziert wird. Bei richtigem Sitz tritt der Horner-Symptomenkomplex auf (Ptosis, Enophthalmus u. Miosis) u. es kommt über eine zeitweise Paralyse der Vasomotoren im Versorgungsgebiet zu einer Hyperämie. Abb.

Stellglied: Teil eines ↑Regelkreises mit der Aufgabe, die durch den ↑Regler veranlaßte Einwirkung auf den ↑Istwert der Regelgröße durch geeignete Beeinflussung des zu regelnden Prozesses zu verwirklichen.

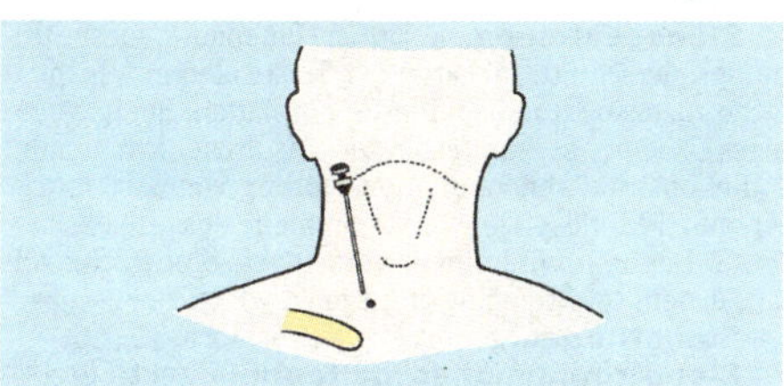

Stellatumblockade

Stellreflexe: Reflexe der Körperhaltung u. -stellung

Statische Reflexe		Statokinet. Reflexe
Haltereflex	Stellreflex	
Ton. labyrinth. Reflexe	Labyrinthstellreflex	Kopfdrehen
Ton. Halsreflexe	Halsstellreflex	Augendrehen

Stellgröße: Größe eines ↑Regelkreises, die durch den ↑Regler über das ↑Stellglied (z. B. den Effektor) eine Beeinflussung des Wertes der ↑Regelgröße bewirkt.

Stellknorpel ↑Cartilago arytenoidea.

Stellreflexe: Reflexe, die das Aufrichten des Körpers in die normale Stellung bewirken, z. B. aus der Seitenlage in Aufrechtstellung. Eingeleitet wird die Kette der S. durch Aufrichten des Kopfs (labyrinthär verursachte S.). Die dadurch ausgelöste Reizung der Halsmuskelrezeptoren ruft dann die S. der Rumpf- u. Extremitätenmuskulatur hervor. Wahrscheinl. handelt es sich nicht um eine Kette von sukzessiv auseinander hervorgehenden Reflexen, sondern um eine im motor. System des ZNS vorprogrammierte Efferenz. Tab.

Stelltransformator: Transformator mit einstellbarer Primär- u./o. Sekundärspannung.

Stellungsanomalie ↑Dysgnathie, ↑Gebißanomalie.

Stellungsfehler: durch Verkürzung von Bändern o. Muskulatur fixierte krankhafte Haltung, z. B. Rundrücken. ↑Haltungsfehler.

Stellungssinn: eine Qualität der Tiefensensibilität in bezug auf die Winkelstellung der Gelenke zueinander. Der S. vermittelt zusammen mit den Informationen aus dem Gleichgewichtsorgan (den beiden Labyrinthen o. Vestibularorgan) die Wahrnehmung der Körperstellung im Raum. ↑Stellreflexe.

Stellwag von Carion, Karl (1823–1904), österreich. Ophth., Wien.

Stellwag-Zeichen (nach Karl S. v. Carion): langsamer u. seltener Lidschlag bei ↑Hyperthyreose.

Stenger-Versuch: audiometr. Simulationstest zur Erkennung simulierter einseitiger Hörstörung. Zugrunde liegendes Phänomen: Wahrnehmung eines über Schalleitung auf beide Ohren zugleich einwirkenden Reizes nur auf der Seite der größeren Lautheit, Möglichkeit des Vergleichs beider Ohren mit ab- u. zunehmenden Lautstärken. Modifikation des S.: Kombination mit Laufzeitdifferenzen. ↑Audiometrie, ↑Lombard-Versuch.

Stenokardie: Herzschmerzen; ↑Angina pectoris.

stenosans ⟨*gr*⟩ *Adj*: einengend.

Stenose ⟨*gr*⟩ *f*: Verengung von Gängen (Ureter, Darm u. ä.), Gefäßen (Koronararterien) o. Öffnungen (Klappenstenose am Herzen).

Stenoseatmung: **1.** Durch Einengung des Strömungsquerschnitts im Larynx- o. Trachealbereich inspirator. u./o. exspirator. behinderte Ventilation. Bei hochgradiger S. kann es zur respirator. Insuffizienz kommen. **2.** Bei obstruktiver Ventilationsstörung vom Pat. reflektor. durch Mundspitzen vorgenommene dosierte exspirator. S. Dadurch wird einem vorzeitigen Bronchiolenkollaps u. dem ↑Air-trapping entgegengewirkt.

Stenothorax ⟨*gr*⟩ *m*: enger Brustkorb.

Stenotrophomonas maltophilia: bakt. Spezies, die im Wasser u. Umwelt vorkommt. Pneumonien u. Katheterinfektionen, Sepsis bei Intensivpatienten. Ausgeprägte Neigung zu ↑Antibiotikaresistenz.

Stenoxenie: Engwirtigkeit; Bez. für ↑Wirtsspezifität eines ↑Parasiten. Stenoxene Parasiten sind auf eine bzw. wenige Wirtsarten beschränkt (enges Wirtsspektrum), z. B. ↑Taenia saginata. ↑Euryxenie, ↑Oligoxenie.

Stenozephalie: „Schädelenge", Kraniostenose; Wachstumsstörung des knöchernen Schädels, die infolge vorzeitiger Nahtverknöcherungen zur Einengung des Schädelinnenraums führt. Durch Zunahme der Schädelhöhe Entwicklung eines ↑Turmschädels. S. tritt bei der ↑Akrokranie in versch. Schweregraden auf; kann Hirndrucksymptomatik u. Störung der Hirnnervenfunktion bedingen. Operative Eingriffe dienen der Beseitigung schwerer Ausfallerscheinungen (Visusverfall, Exophthalmus, zerebelläre Ausfälle, Intelligenzminderung).

Stent: Spiraldrahtprothesen zur internen Gefäßschienung (art., venös, biliär) o. Schienung des Ösophagus. Gefäßstents werden häufig perkutan von Interventionsradiologen (↑Interventionsradiologie) o. Kardiologen (↑Kardiologie) angewandt. Ind. ist das Offenhalten eines Gefäßlumens, z. B. ↑Koronararterie, Nieren- o. Beckenarterie, häufig nach perkutaner ↑Ballondilatation zur Sicherung des erreichten Ergebnisses o. bei Rezidivstenosen u. drohenden Verschlüssen. Versch. Typen sind im Gebrauch: geflochtene Metallspiralen zur Expansion mit einem ↑Ballonkatheter o. selbstexpandierende Metallspiralen mit einem temperaturabhängigen Formengedächtnis, neuerdings auch mit einem Überzug aus Gewebe i. S. eines endovaskulären ↑Grafts. Abb. 1 u. 2.

Stenvers-Röntgenaufnahme: Spezialaufnahme zur Darstellung des knöchernen Labyrinths des ↑Porus acusticus internus u. Meatus acusticus internus (↑Gehörgang), der Pyramidenspitze (Pneumatisation), dient zur Erkennung eines Akustikusneurinoms sowie einer Pyramidenspitzeneiterung.

Stephanini-Krankheit ↑Hämophilie.

Stephanion ⟨*gr*⟩ *n*: Kreuzungspunkt der Kranznaht u. der unteren Schläfenlinie (↑Linea temporalis inferior) am Schädel.

Stephens-Operation: abdominosakroperinealer Durchzug bei hohem supralevator. anorektalem Verschluß (↑Atresia ani, ↑Atresia recti). Die ↑Puborektalisschlinge wird nach Abtrennung des Steißbeins angeschlungen u. der Darm innerhalb dieser perineal durchgezogen. ↑Durchzugsoperation bei anorektalen Anomalien.

Steppenraute ↑Peganum harmala.

Steppenraute, syrische ↑Peganum harmala.

Steppergang: typ. Gangstörung bei ↑Peronäuslähmung, übermäßiges Beugen der Beine im Hüft- u. Kniegelenk, um die Lähmung der Fußstrecker auszugleichen.

Steradiant: *Abk* sr; Einheit des ↑Raumwinkels. 1 sr ist der Raumwinkel, der von einer von einem Kugelmittelpunkt ausgehenden Schar von Radien (Länge r) gebildet wird (Hohlkegel), die auf der Kugeloberfläche eine Fläche der Größe r^2 ausschneidet. Alle Raumwinkel liegen zwischen 0 sr u. 4 π sr. Raumwinkel einer Halbkugel 2 π sr.

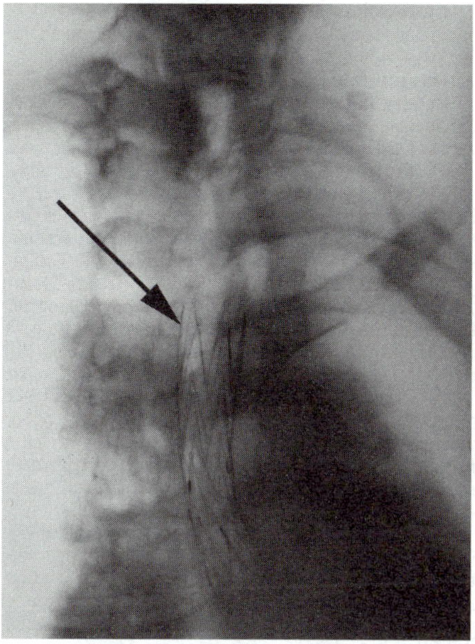

5

Stent (Abb. 1). Drahtgitterstent (Pfeil) im Ösophagus

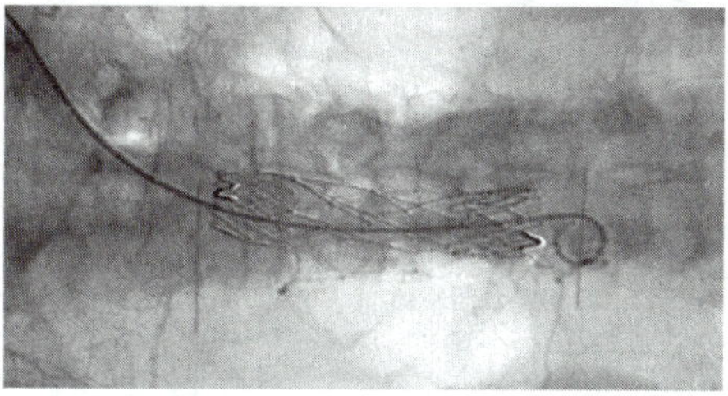

32

Stent (Abb. 2). Aortenstent. P.-a.-Röntgenaufnahme des Stents in der Bauchaorta

Steran: Cyclopentanoperhydrophenanthren. Grundkörper der ↑Steroide. Abb.

Sterbeaufklärung: Maßnahmen zur Herausbildung einer angemessenen Einstellung zu Sterben u. ↑Tod sowie entsprechender Verhaltensweisen. Das Ziel der S. besteht darin, Sterben u. Tod soweit wie mögl. von Schrecken u. Mystik zu befreien. S. erfolgt u. a. über die Vermittlung wissenschaftl. Kenntnisse. In früher Zeit u. bei Naturvölkern verlief S. spontan im unmittelbaren Erleben von Sterben u. Tod, als naive Fügung in das Schicksal u. den Willen der Natur sowie als inhärenter Bestandteil der allg. sittl. Erziehung. Erst seit der Verlagerung des Sterbeortes in Institutionen wird S. erforderl. Die Auseinandersetzung mit Sterben u. Tod erfolgt heute i. d. R. nicht mehr in der unmittelbaren Begegnung. Eine S. sollte das ganze Leben lang erfolgen. Im Vorschulalter sind traditionelle Formen wie z. B. Märchen nutzbar, entsprechende

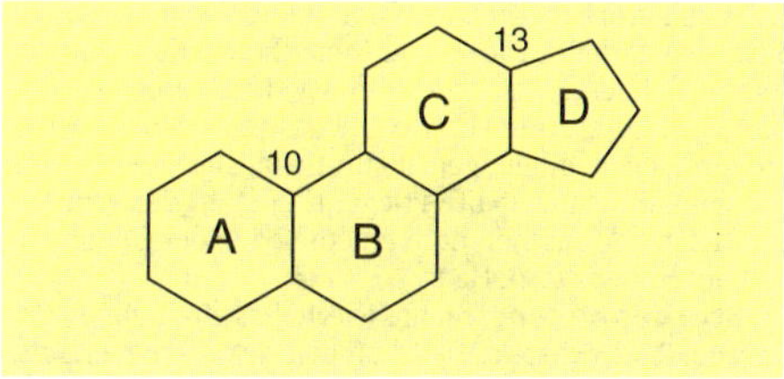

Steran

Fragen der Kinder sollten wahrheitsgemäß u. verständl. beantwortet werden; bei vorhandenem Interesse sollte den Kindern das unmittelbare Erleben von Sterben, Tod u. Beisetzung ermöglicht werden. S. sollte alle Alters- u. Bevölkerungsgruppen erfassen, bes. Ärzte u. med. Pflegepersonal.

Sterbebegleitung: Form der ↑Sterbebetreuung, die bes. die führende Rolle des Sterbenden berücksichtigt.

Sterbebetreuung: basiert auf der Herausbildung einer angemessenen Einstellung zu Sterben u. Tod sowie entsprechenden Verhaltensweisen u. beinhaltet Maßnahmen der Grundkrankenpflege, des (ärztl.) Sterbebeistands sowie der Sterbebegleitung. Seit der Verlagerung des Sterbeortes in Institutionen wird eine gesonderte S. gefordert. Voraussetzung einer guten S. ist die exakte Krankenbeobachtung, die Berücksichtigung der bes. Bedürfnisse Sterbender, der Persönlichkeit des Sterbenden sowie des Einflusses der inneren (Sterbealter, Todesursache u. a.) u. äußeren Bedingungen (Sterbeort, Sterbestunde u. a.). S. geht davon aus, daß jeder Mensch seinen individuellen Tod unter sehr versch. Bedingungen stirbt. Ein wichtiger Grundsatz bei dieser Lebenshilfe ist die palliative Behandlung u. Linderung von Sympt., die dem todkranken Menschen Selbstakzeptanz u. Zusammenleben erschweren o. unmögl. machen. Bes. wichtig ist eine angemessene Schmerztherapie. In die S. sind nicht nur Ärzte, Psychol., Pflegekräfte u. a. einzubeziehen, sondern auch Angehörige, Krankenhausseelsorger, ehrenamtl. Helfer u. a. Die S. zu Hause ist einer S. im Krankenhaus o. Heim ggf. vorzuziehen, da ein Verbleiben in der gewohnten Umgebung dem Wunsch der meisten Sterbenden entspricht.

Sterbehilfe: Euthanasie. **Aktive S.**: aktive o. beabsichtigte Beschleunigung des Todeseintritts. Als ↑Tötung auf Verlangen (d. h. auf Wunsch des Pat.) nach § 216 StGB strafbar; ohne Begehren des Pat. ist sie nach § 211 StGB (Mord) zu ahnden. **Passive S.**: Verzicht der Aufnahme o. keine Fortführung von lebensverlängernden Maßnahmen bei schwerstkranken Pat., i. a. straffrei. ↑Sterbebetreuung. Meist werden Formen des passiven S. eth. u. jurist. für zulässig gehalten. Aktuelle Debatten stellen diese Trennung in Frage.

Sterben: letzte Phase des ↑Lebens, in der dieses verlischt. Der ↑Tod stellt den Endpunkt des S. u. Zustand des eindeutigen Nicht-mehr-Lebens eines Organismus dar, der dann als ↑Leiche bezeichnet wird. Lebende Systeme haben prinzipiell eine endl. Existenzdauer; S. u. Tod sind notwendiges Moment des Lebens. Bakterium, Einzeller, Regenwurm, Pferd u. Mensch sterben biol. gesehen gleichermaßen.

Sterbeort: Ort des Eintritts des Todes. Noch in der ersten Hälfte des 20. Jh. verstarben die meisten Menschen in Europa im Kreis der Fam. Heute versterben in Industrieländern über 50 % aller Menschen in Krankenhäusern o. Heimen, in manchen Großstädten Europas u. der USA liegt dieser Anteil bei 80 %. Im Ggs. zu den teilweise unwürdigen Bedingungen institutionalisierten Sterbens (Einsamkeit, mangelhafte Pflege u. ä.) steht der Wunsch der meisten Menschen nach einem Tod in der Geborgenheit der Fam. bzw. zu Hause.

Sterbephasen: schematisierte Beschreibungen unterscheidbarer charakterist. Etappen des Sterbeverlaufs. Die erste Einteilung des Sterbeprozesses in S. stammt von E. Kübler-Ross u. wurde seither in vielen Varianten entwickelt. S. können immer nur eine Orientierung geben; im Verlauf können einige Phasen völlig fehlen o. die Reihenfolge kann variieren. Andererseits können bereits durchlaufen geglaubte Phasen wiederkehren. Außerdem wird der Verlauf durch die Persönlichkeitsstruktur des Sterbenden variiert, er hängt von der Art der Erkrankung ebenso ab wie von den äußeren Bedingungen der Sterbebetreuung. S. nach Kübler-Ross in der klass. Form: 1. Phase: Nicht-Wahrhaben-Wollen u. Isolierung, Schock, Verleugnung („Nicht ich."); 2. Phase: Zorn („Warum ich?"); 3. Phase: Verhandeln („Vielleicht ich doch nicht!"); 4. Phase: Depression, Verzweiflung („Was bedeutet das für mich?"); 5. Phase: Zustimmung („Ja, wenn es sein muß, ich kann."). Moderne Betrachtungsweisen der S. beziehen sich mehr auf die individuellen Reaktionsweisen der Menschen, auf ihre persönl. Möglichkeiten u. Strategien, mit der Tatsache des Sterbenmüssens umzugehen. Mit Abwehr- bzw. Bewältigungsmechanismen (↑Bewältigungsformen) werden Reaktionsweisen beschrieben, die ein besseres Eingehen auf die individuellen Probleme des sterbenden Pat. gestatten.

Sterbetafel: Absterbe- bzw. Überlebensordnung. Statistik, die verdeutlicht, wie eine best. Population im Verlaufe der Zeit abstirbt. Sie gibt Auskunft über die Sterbens- u. Überlebenswahrscheinlichkeiten jeder Altersgruppe sowie die mittlere Lebenserwartung der Personen im Altersjahrgang. Berechnet wird zuerst, wie viele je Altersjahr in das Berichtsjahr lebend Eingetretene im zutreffenden Berichtsjahr sterben. Beispiel: In das Berichtsjahr X seien 237 000 Personen lebend eingetreten, wovon 87 000 verstarben. Die Sterbewahrscheinlichkeit beträgt somit 87 000 : 237 000 = 0,36708. Liegen diese Werte vor, läßt man 100 000 hypothet. angenommene Lebendgeborene die einzelnen Lj. durchlaufen u. vermindert ihre Zahl um die Zahl Gestorbener, die lt. berechneter Sterbewahrschlichkeit für das Altersjahr zu erwarten war. Die verbliebenen Lebendgeborenen ergeben aneinandergereiht die Absterbeordnung, deren Kurve mit zunehmendem Alter beschleunigt abfällt.

Sterbeüberschuß ↑Natalität.

Sterbeunterschuß ↑Natalität.

Sterbeziffer ↑Mortalität.

Sterblichkeit ↑Mortalität.

Sterblichkeitsstatistik ↑Mortalitätsstatistik.

Sterblichkeitsziffer ↑Mortalität.

Stereoagnosie ⟨*gr*⟩ *f* ↑Astereognosie.

Stereoamaurose: Fehlen des räuml. Sehens.

Stereoamblyopie: Schwäche des räuml. Sehens.

Stereoanästhesie: Aufhebung des Tasterkennens durch Sensibilitätsausfall. Schwer zu trennen von ↑Astereognosie.

Stereoeffekt ↑Pulfrich-Effekt.

Stereognosie: Fähigkeit, einen Gegenstand allein durch Betasten, ohne Zuhilfenahme der Augen zu erkennen.

Stereokomparator: Gerät zur stereoskop. Vermessung von Bildkoordinaten u. Koordinationsparallaxen in Stereobildern.

Stereologie: Licht- u. Elektronenmikroskopie der Biol. u. Med. mit bes. Meßmethode, die auf der Stichprobenauswahl, der Umwandlung von Meßvorgängen zu Zählvorgängen sowie einigen weiteren Prinzipien beruht u. zu Schätzwerten führt, die statist. unterlegt werden können. Mit der S. lassen sich Volumen- u. Oberflächenmessungen sowie Strukturzählungen vornehmen. Die für die S. angewandten Verfahren, insbes. zur Erfassung der Primärdaten, werden als Morphometrie bezeichnet.

Stereomikroskop: Mikroskop zur stereoskop. Betrachtung mikrosk. Präparate. Dabei werden entweder zwei starr verbundene Mikroskope auf das gleiche Objekt gerichtet (jedes Teilbild wird einem Auge zugeführt), o. man benutzt nur ein Objektiv, hinter dem durch eine Blende zwei parallele Teilbündel ausgesondert werden. Diese werden über eine Linse u. ein Umkehrprisma je einem Okular zugeführt, so daß in jedem Auge ein stereoskop. Teilbild entsteht. Durch Variation des Betrachtungssystems können unterschiedl. Vergrößerungen erreicht werden. Hauptanwendungsgebiete: Präparation für Licht- u. Elektronenmikroskopie, Montage u. Prüfung feinmechan. u. elektron. Geräte u. Bauteile, Bestandteil des Kolposkops u. des Operationsmikroskops.

Stereoophthalmoskop: Gerät zur stereoskop. Betrachtung des Augenhintergrunds. Es besteht aus einer Beleuchtungseinrichtung u. einem ↑Stereomikroskop. Eine variable Vergrößerung erlaubt Übersichts- u. Ausschnittbilder.

Stereopsis ⟨*gr*⟩ *f*: stereoskop. Sehen.

Stereoskop: opt. Gerät zur Betrachtung stereoskop. Halbbilder. Mit Hilfe von Linsen, Spiegeln o. Prismen wird jedem Auge nur je eines der Halbbilder zugeführt. Es entsteht ein räuml. Bildeindruck.

Stereospezifität, enzymatische: Viele Enzyme setzen nur eines der zwei opt. Isomeren ihres Substrats um. Dazu gehören die L- u. D-Laktat-Dehydrogenasen, L- u. D-Aminosäureoxidasen u. die für L-Apfelsäure spezif. ↑Fumarase des ↑Zitronensäurezyklus. Die ↑Aconitase greift stereospezif. die (symmetr.) Zitronensäure an.

Stereotaxie: Das Wesen eines stereotakt. Eingriffs besteht darin zu versuchen, mit einem Minimum an zusätzl. Schädigungen ein gestörtes Gleichgewicht zwischen hemmenden u. bahnenden Neuronensystemen wiederherzustellen, um auf diese Weise einzelne Sympt. einer sonst nicht ausreichend behandelbaren neurol. Erkrankung zu kupieren. Dazu wird unter Anwendung spez. Zielapparate der Zielpunkt in der Tiefe des Gehirns vorausberechnet, so daß der eigentl. Wirkungsort (Zielpunkt) mit vorausberechneten Winkeln u. genau festgelegter Tiefe mittels feinster Instrumente (Sonden versch. Formen) erreicht u. zerstört werden kann. Die Ausschaltung subkortikaler Strukturen kann mechan., chem., mittels radioaktiver Strahlen (Gamma-^{60}Co-Einheit, radioaktive Seeds u. a.), elektrolyt., therm. o. kryochirurg. erfolgen. Stereotakt. Eingriffe werden u. a. in den Kerngebieten des Thalamus, an Teilen des Subthalamus, am limb. System, Kleinhirn, Medulla oblongata u. Medulla spinalis ausgeführt. Indikationsgebiete: Parkinson-Syndrom, Hyperkinesen, Schmerzzustände, best. Epilepsieformen u. a.

Stereotyp, dynamischer: nach I. P. Pawlow die gleichförmig wiederkehrende Aufeinanderfolge reflektor. Vorgänge, die durch wiederholt in gleicher zeitl. Reihenfolge auftretende Gruppen von Reizen ausgelöst werden. Notwendige Änderungen eines d. S. können eine beträchtl. Belastung mentaler u. körperl. Prozesse darstellen ↑Emotionen.

Stereotypie ↑Stereotyp, dynamischer.

Stereotypien: Bez. für sich über einen längeren Zeitraum in gleicher Form wiederholende Bewegungen, sprachl. Äußerungen o. Gedanken, die situationsunabhängig sind.

Stereotypschulung: Verfahren der ↑Krankengymnastik mit Aufbau ökonom. Bewegungsabläufe. S. ist indiziert bei ausgeprägten Haltungs- u. Bewegungsstörungen.

Stereozilien: bes. lange ↑Mikrovilli (Typ.: Limbus penicillatus). Vorkommen z. B. im ↑Ductus epididymidis. Irreführender Begriff, da es sich nicht um bewegl. Zilien handelt.

Sterigma ⟨*gr*⟩ *n*: stift- bis kegelförmiger Zellauswuchs einer ↑Basidie, auf dem die Sporen gebildet werden. Im Ggs. zu den Phialiden sind S. keine ganzen Zellen, sondern nur Zellteile.

steril ⟨*lat*⟩ *Adj*: Freisein eines (Arznei-)Stoffs o. Gegenstands von allen lebensfähigen Mikroben einschl. der hochresistenten Dauerformen, die bei der ↑Sterilitätsprüfung nachgewiesen werden können (↑Sterilität). Alle Stoffe o. Materialien, die durch ↑Dampfsterilisation, ↑Sterilisation durch trockene Hitze, ↑Strahlungssterilisation, ↑Äthylenoxidsterilisation o. ↑Formaldehydsterilisation behandelt wurden, gelten als s. Aseptisch hergestellte bzw. bakterienfrei filtrierte Injektions- o. Infusionszubereitungen sind nur dann s., wenn dies durch eine Sterilitätsprüfung nachgewiesen wurde.

Sterile-male-method ↑Male sterile technique.

Sterilgut: Materialien für med. u. pharmaz. Einrichtungen, die bedarfsgerecht in sterilhaltender Verpackung als Schutz vor Rekontamination (↑Kontamination) sterilisiert wurden. Je nach Verpackung ist das S. Tage bis Monate o. Jahre unter Berücksichtigung einer staub- u. feuchtigkeitsgeschützten Lagerung als S. verwendbar. Das S. gilt als ↑unsteril, wenn die Verpackung undicht, staubig o. naß geworden ist, bereits angebrochen wurde o. die Lagerungsfrist abgelaufen ist. Das S. ist so aus der Verpackung zu entnehmen, daß es zu keiner Rekontamination kommt, ggf. „fingerlos" arbeiten. ↑Sterilisiergut.

Sterilisation ⟨*lat*⟩ *f*: **1.** ***Gyn.:*** operativer Eingriff zur Vermeidung von ↑Fertilität. **2.** ***Hygiene:*** durch Abtötung bewirkte Verminderung lebensfähiger Mikroorganismen in Stoffen, Zubereitungen u. an Gegenständen bis zu einem berechenbaren, für die Anwendung an Menschen (bzw. am Tier) notwendigen Grad. Die S. in sterilhaltender Verpackung o. in Endbehältern (↑Sterilgut) führt zur ↑Sterilität. **Therm. Verfahren der S.**: Behandlung mit gespanntem gesättigtem Wasserdampf (↑Dampfsterilisation im ↑Autoklaven) o. Sterilisation durch trockene Hitze im ↑Heißluftsterilisator. Die therm. S. wird entweder durch Erreichen u. Einhalten einer festgelegten Temperatur während der Einwirkungszeit o. mittels Validierung der S. durch Wahl der Sterilisationsparameter Temperatur u. Zeit auf der Basis des ↑G-Wertes durchgeführt. Für die S. soll dieser Wert G 12 betragen (↑F-Wert, ↑D-Wert, ↑Z-Wert). Bei der Heißluft erfolgt die Behandlung mit erhitzter Luft im Heißluftsterilisator im Bereich von 160–200 °C, bei 180 °C beträgt sie 15 min. Geeignet z. B. für Gegenstände aus Metall, Glas, Porzellan, thermostabile Pulver, Fette, fette Öle, Paraffine, Wachse. **Chem. Verfahren der S.**: S. mit keimtötenden Gasen (↑Äthylenoxidsterilisation, ↑Formaldehydsterilisation). Die Behandlung mit keimtötenden Flüssigkeiten, die chemotherm. Behandlung bzw. Filtration durch bakterienundurchlässige Filter sind i. e. S. keine Verfahren der S., da sie weniger als eine S. leisten bzw. einer Rekontamination ausgesetzt sind: aseptische ↑Bereitung. **Strahlensterilisation**: Behandlung mit Gammastrahlen o. schnellen Elektronen (Betastrahlen) zur S. von Katgut, Kathetern, Implantaten, Verbandsstoffen u. Instrumenten in Fertigsets. Strahlendosisrichtwert 25 KGy (KiloGray).

Sterilisation durch trockene Hitze ↑Heißluftsterilisation.

Sterilisationsindikatoren: als Leistungskriterien für die Sterilisation einsetzbare Testmikroben (Bioindikatoren), chem. o. physikal. S., die die erforderl. hohe Resistenz gegen Hitze, Strahlen o. chem. Mittel, ggf. die dem jeweiligen Sterilisationsvorgang entsprechende Reaktionskinetik aufweisen. Im Ggs. dazu zeigen die ↑Sicherheitsindikatoren nur an, daß die Sterilisation stattgefunden hat. Für die Dampfsterilisation gebräuchl. S. sind Keimträger mit Sporen von Bacillus stearothermophilus o. native Erdsporen, für die Äthylenoxidsterilisation Bacillus-cereus-Sporen (↑Pränatitest). Ferner werden mit Indikatorsubstanz imprägnierte Materialien verwendet, z. B. S. für die ↑Sterilisation durch trockene Hitze (↑Thermotest-H-Indikator).

Sterilisatoren: für die ↑Sterilisation verwendete Geräte, z. B. Hochdruckdampfsterilisatoren. ↑Autoklav, ↑Heißluftsterilisator; ↑Sterilisatorenprüfung.

Sterilisatorenprüfung: zur Gewährleistung des Erfolgs der ↑Sterilisation gesetzl. vorgeschriebene Prüfung der ↑Sterilisatoren vor Inbetriebnahme, nach Reparatur an Meß-, Steuer- u. Regeleinrichtungen u. vor Einführung veränderter Betriebsweisen, bei Verdacht auf Mängel, sonst regelmäßig im Abstand von 12 Monaten. Die Prüfung erfolgt unter Verwendung von Sterilisationsindikatoren, wobei die Anzahl der notwendigen Indikatoren gleich der Wurzel der Literzahl des Nutzraums ist. Ggf. physikal. Prüfung durch thermoelektr. Messungen.

Sterilisiergut: das zur ↑Sterilisation vorgesehene Gut, das nach Desinfektion u. Reinigung (ggf. in Kombination, ↑Desinfektionsmittel, Reinigungsmittel) unter Verwendung geeigneter Verpackungsmaterialien o. Sterilisierbehälter bedarfsgerecht in Sets zusammengestellt wird. ↑Sterilgut.

Sterilisierung: **1.** Entkeimung. ↑Sterilisation. **2.** Unfruchtbarmachung durch operativen Eingriff o. Bestrahlung ohne Entfernung der Gonaden.

Sterilität ⟨*lat*⟩ *f*: **1.** Freisein von lebensfähigen Mikroben u. deren Dauerformen. **2.** In Lebendvakzinen Freisein von Fremdkeimen. **3.** In Totvakzinen das angestrebte Ziel, daß keine Impfkeime den Abtötungsprozeß überlebt haben. **4.** Zustand der Unfruchtbarkeit, meist als Folge entzündl. Krankheiten der Fortpflanzungsorgane, durch Entwicklungsstörungen, Fehlbildungen, Strukturveränderungen an den Chromosomen; ↑Infertilität, Impotenz.

Sterilität, immunologisch bedingte: Unfruchtbarkeit von Mann o. Frau auf der Grundlage antigener Wirkungen der Produkte der Sexualdrüsen. Im weibl. Organismus kann i. b. S. bedingt sein durch: Befruchtungsunfähigkeit einer intakten Eizelle trotz Präsenz befruchtungsfähiger Spermien, gestörte Nidation des befruchteten Eis o. Störung der Entwicklungsreifung des Feten (Abort aus immun. Ursache). Im männl. Organismus sind die Ursachen einer i. b. S. stets autoimmuner Natur (Autoimmunorchitis). Gesamthäufigkeit immun. bedingter Infertilität wird mit etwa 10 % geschätzt. Aufgrund der Allogenität der Partner stellt jeder Kontakt des weibl. Genitaltrakts mit Ejakulat (Resorption) eine mehr o. minder starke Immunisierung gegen ↑Spermaantigene, Zona-pellucida-Antigene (↑Zona pellucida) dar. Humorale u. zelluläre Immunität sind eine reguläre Folge. Die im Vaginalsekret der so sensibilisierten Frauen nachweisbaren Antikörper, vorwiegend gegen Spermienantigene, finden sich häufiger bei Frauen mit infertiler Ehe als in Fertilehen. Daraus leitet sich ab, daß eine Fertilität trotz bestehender Antikörper grundsätzl. mögl. ist. Immunsuppressiv wirken membranumschlossene, etwa thrombozytengroße Bläschen des Ejakulats.

Sterilitätsprüfung: gesetzl. vorgeschriebene Maßnahme in der Med. u. Pharmazie, bei der alle unter asept. Bedingungen hergestellten Präparate u. Art. in ausreichender Probenzahl bzw. genügendem Volumen in für Bakterien, Pilze u. ggf. Viren geeignete Nährmedien verimpft u. nach entsprechender Bebrütung als steril bezeichnet u. freigegeben werden. S. von Impfstoffen u. Immunglobulinen: ↑Impfstoffprüfung.

Sterin ↑Sterole.

Sterkobilin: Stercobilin; ein gelbbrauner ↑Gallenfarbstoff. Entsteht durch Oxidation von Sterkobilinogen in Gegenwart von Sauerstoff. S. verleiht neben ↑Mesobilin dem Stuhl die charakterist. Farbe.

Sterkobilinogen: ein ↑Gallenfarbstoff. Entsteht im Darm durch mikrobielle Reduktion aus ↑Bilirubin. ↑Hämoglobinabbau.

sterkoral ⟨*lat*⟩ *Adj*: mit dem Kot in Beziehung stehend.

Sterkoralgeschwür: Darmgeschwür durch Druck von Kotballen.

Sterkoralileus: durch harte Kotballen ausgelöster Ileus (selten).

sternalis ⟨*lat*⟩ *Adj*: sternal; das Brustbein (Sternum) betreffend, zum Brustbein gehörig.

Sternalleiste: paarige Mesenchymverdichtung am ventralen Ende der Rippen. Sie bilden die Anlage des Brustbeins.

Sternallinie ↑Linea sternalis.

Sternalpunktion ↑Knochenmarkbiopsie.

Sternalspalte ↑Fissura sterni.

Sternberg, Carl (1872–1935), Pathol., Wien.

Sternberg-Paltauf-Krankheit (nach Carl S. u. Richard P.) ↑Lymphogranulomatose.

Sternberg-Reed-Zellen (nach Carl S. u. Dorothy R.): typ. polyploide Riesenzellen der Lymphogranulomatose. Sie entwickeln sich wahrscheinl. aus den einkernigen Hodgkinzellen durch amitot. u. endomitot. Kernvergrößerung, Kernteilung sowie Kernabschnürung. Die Größe liegt zwischen 40. u. 100 μm. Der o. die Kerne haben ein retikuläres Chromatin, Nukleolen sind meist deutl. von basophiler Färbung. Das reichl. Zytoplasma kann versch. Farbtöne zwischen rauchgrau u. basophil annehmen. Abb.

Sternheimer, R., zeitgen. amerik. Arzt, Chicago.

Sternheimer-Malbin-Färbung (nach R. S.): Verfahren zur Differenzierung der leukozytären Zellen bei mikrosk. Untersuchung des Harnsediments. Dient dem Nachweis der Sternheimer-Malbin-Zellen. Die Färbelösung besteht aus einem definierten Gemisch von Gentiana-Violett u. Safranin in Äthanol u. Wasser.

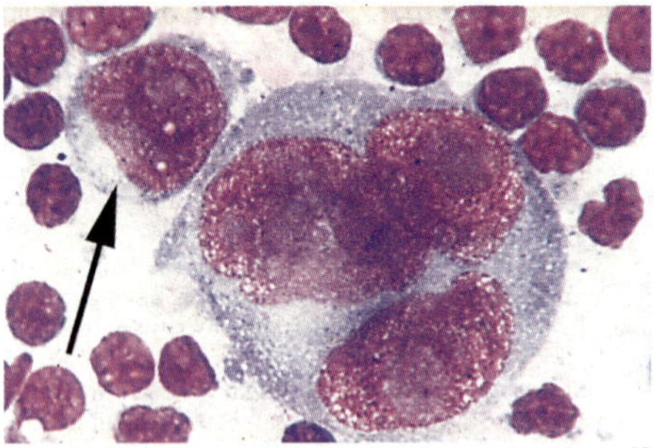

35

Sternberg-Reed-Zelle mit anliegender Hodgkin-Zelle (Pfeil) in einem Ausstrich von lymphogranulomatösem Gewebe, Pappenheim-Färbung

Sternhimmelzelle: Zelle des ↑Monozyten-Makrophagen-Systems, die in dem reichl. Zytoplasma Kerntrümmer u. a. Partikel speichert. In Lymphknotenpräparaten fallen diese S. wegen ihrer Größe u. ihres hellen Zytoplasmas auf.

sternocleidomastoideus ⟨*gr*⟩ *Adj*: Brust-, Schlüsselbein u. Warzenfortsatz betreffend. ↑Musculus sternocleidomastoideus.

Sternopagus ⟨*gr*⟩ *m*: Doppelfehlbildung mit Verschmelzung im Bereich der Brustbeine. Zu den ↑Thorakopagen gehörig.

Sternotomie: Durchtrennung des Brustbeins in der Mittellinie (mediane S.) o. in der Querrichtung (transversale S.). Die Osteotomie kann das gesamte Sternum (totale S.) o. nur einen Teil, meist die obere Hälfte (partielle S.), betreffen. Zugangsweg zum vorderen Mediastinum.

Stern-Syndrom: Arthrogryposis multiplex.

Sternuatio ⟨*lat*⟩ *f*: Sternutatio; Niesen.

Sternum ⟨*gr*⟩ *n*: Brustbein, bestehend aus Handgriff (Manubrium), Mittelstück o. Körper (Corpus) u. Schwertfortsatz (Processus xiphoideus).

Sternumaplasie ↑Brustwanddefekt.

Sternum bifidum ↑Fissura sterni.

Sternumfraktur: Knochenbruch des Brustbeins. Einfach o. multipel, bei stumpfen Thoraxtraumen, der sog. Lenkradverletzung.

Sternumosteomyelitis: eitrige Entzündung des Brustbeins, z. B. durch lokale Infektion nach ↑Sternotomie.

Sternumplastik: Trichterbrustoperation; plast. Umformung der Brustwand mit Hebung des eingesunkenen Brustbeinanteils bei ↑Pectus excavatum.

Sternumspalte ↑Brustwanddefekt.

Sternzellen: **1.** In der Leber: ↑Kupffer-Sternzellen, **2.** Im ZNS: Neuronum stellatum; Interneurone mit sternförmiger Fortsatzanordnung um den Zelleib.

Steroeidometer ⟨*gr* + *lat*⟩ *n*: Apparat zur Beurteilung der Tiefenschärfe. Es wird jener Schwellenwinkel bestimmt, der ausreicht, um die Tiefenstaffelung von Gegenständen festzustellen.

Steroidalkaloide: stickstoffhaltige ↑Steroide meist pflanzl. Ursprungs. S. kommen in freier Form, als Glykoside (Steroidalkaloidsaponine) o. verestert als Esteralkaloide vor. Einige S. (Veratrumalkaloide) werden ther. zur Blutdrucksenkung verwendet.

Steroiddiabetes ↑Nebennierendiabetes.

Steroide: Verbindungen, die sich formalchem. vom Cyclopentano-perhydrophenanthren durch Dehydrierung, Substitution, Ringerweiterungen bzw. Ringverengungen o. -aufspaltungen ableiten lassen. Zur Vereinfachung der Nomenklatur werden einige Alkylderivate des Gonans, z. B. Östran, Androstan, Pregnan, Cholan u. Cholesten, als hypothet. Grundkörper angenommen. Durch Ringerweiterung aus diesen Grundkörpern entstandene Ringsysteme werden durch die Silbe -homo-, durch Ringverengung gebildete durch -nor-, geöffnete Ringe durch -seco- u. zusätzl. Ringbildungen durch -zyklo- beschrieben. Wichtig ist Konfiguration der C-Atome. Seitenkette am C_{12} ist stets betaständig. Biogene Arzneimittel aus der Gruppe der Steroide sind u. a. Vitamin D, Gallensäuren, Nebennierenrindenhormone, Sexualhormone, Herzglykoside, Steroidsaponine, Steroidalkaloide. ↑Ovulationshemmer.

Steroide, anabole ⟨*gr*⟩ *n Pl*: Anabolika; von Androgenen abgeleitete Steroide mit dominierender anaboler u. verminderter sexualspezif. Nebenwirkung (↑Anabolismus). Ind.: chron. katabole Prozesse, Mangelernährung u. chron. Erkrankungen wie Krebs u. Infektionen. Mißbrauch zum ↑Doping im Sport. Arzneimittel: Nandrolon, Metenolon.

Steroidentzugssyndrom ↑Slocumb-Syndrom.

Steroidhaut: durch langandauernde externe (gelegentl. auch interne) Anwendung von Kortikosteroiden hervorgerufene, irreversible Atrophie der Haut mit ↑Teleangiektasien u. Blutungsbereitschaft.

Steroidhormone: Steranderivate. Zu den S. gehören die ↑Nebennierenrindenhormone u. die ↑Sexualhormone sowie die ↑Pheromone.

Steroidhydroxylasen: bes. in der Nebennierenrinde vorkommende stereospezif. Enzyme (Hydroxylasen), die Eisen, Kupfer o. Mangan enthalten. Bei den Synthesen der Steroidhormone führen die S. mit Hilfe von NADPH u. Sauerstoff Hydroxylgruppen in die Steroidmoleküle ein. Die wichtigsten S. sind die 11β-, die 17- u. die 21-Hydroxylasen.

Steroidikterus: steroidinduzierte Cholestase. Durch Steroide (C_{17}-alkylierte Anabolika, Methyltestosteron, Taurolithocholsäure, Icterogenin) bedingte Sekretionsstörung über die Gallenkanalikuli mit Ikterus.

Steroidosteoporose: Form der Osteoporose durch Hyperkortisonämie entweder endogen, z. B. bei Cushing-Krankheit, o. bei Langzeittherapie mit Kortison u. seinen Derivaten. Die Hormongruppe wirkt antianabol u. katabol sowie proliferationshemmend, so daß schließl. eine neg. Bilanz am Knochengewebe resultiert. Manifestation als Stammskelettosteoporose, bei Kindern auch Wachstumshemmung.

Steroidpankreatitis: durch Kortikoide induzierte chron. Pankreatitis mit kleinzyst. Veränderungen, selten auch schwere akute Pankreatitis.

Steroidpseudorheumatismus ↑Pseudorheumatismus, steroidinduzierter.

Steroidrezeptor: im Zytosol lokalisierte Proteine, an die sich Steroide, wie z. B. Östrogene, mit großer Affinität binden, um als Steroidrezeptorkomplexe in den Kern zu wandern u. sich dort spezif. an best. Chromatinstrukturen zu binden. Nach Bindung an sog. Enhancersequenzen der DNA verursacht der Hormonrezeptorkomplex eine ↑Induktion o. Repression von Genen (↑Enzymrepression). Die S. bilden zusammen mit den Thyroidrezeptoren u. den Retinolsäurerezeptoren eine Rezeptorsuperfamilie. An ihren Vertretern lassen sich molekular folgende Domänen ausmachen, die untereinander einen hohen Grad an Homologie haben: 1. die Moleküldomäne, die verantwortl. für die Stimulierung der Genaktivität ist, sie befindet sich am N-Terminus der Polypeptidkette; 2. die Domäne, die an die DNA bindet, sie befindet sich im Mittelteil des Moleküls; 3. die Bindungsdomäne für das Hormon, sie befindet sich am C-Terminus.

Steroidsaponine: hierzu zählen Digitonin, Gitonin u. Tigonin, die bei der sauren Hydrolyse in die jeweiligen Zucker u. die Aglykone Digitogenin, Gitogenin u. Tigogenin gespalten werden. Die S. sind stark tox. u. haben eine beträchtl. hämolyt. Wirkung. Sie sind nicht herzaktiv (↑Saponine).

Sterole: zu den ↑Steroiden gehörende Verbindungen, denen eine 3-beta-ständige Hydroxylgruppe u. eine 17-beta-ständige aliphat. Seitenkette gemeinsam ist. Nach ihrem natürl. Vorkommen unterscheidet man ↑Zoosterole des Tierreichs, Phytosterole der Pflanzen, Mykosterole der Pilze u. marine S. der Meeresflora u. -fauna. Wichtige Vertreter: Cholesterin, Ergosterol, Stigmasterol (↑Liebermann-Burchardt-Reaktion).

Stertor ⟨*lat*⟩ *m*: röchelnde Atmung bei Schleimansammlungen in Trachea u. Bronchien.

Stethophon ⟨*gr*⟩ *n*: ↑Stethoskop, bei dem die Schallaufnahme u. -wandlung über ein Mikrophon, die Wiedergabe über einen Lautsprecher erfolgt.

Stethoskop: Phonendoskop; in älterer Form als Hörrohr ausgebildetes Instrument zum Abhören von Funktionsgeräuschen von Organen wie Herz, Lungen, Darm u. Blutgefäßen. Moderne S. bestehen aus einer Kapsel mit o. ohne Membran als Schallaufnehmer u. zwei angeschlossenen Schläuchen mit Ohroliven zur Schalleitung zum Ohr. Abb.

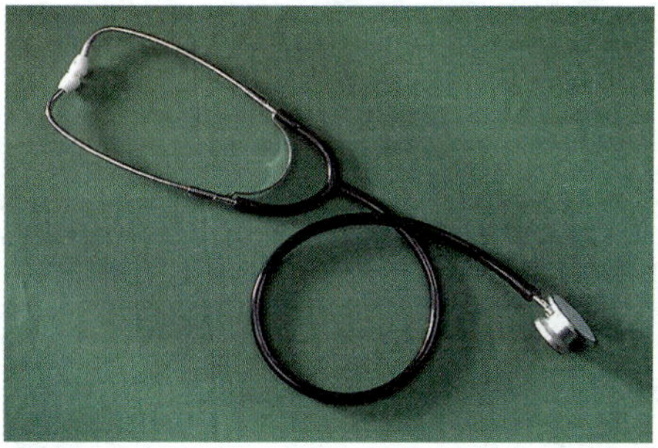

10

Stethoskop

Steuerung: zielgerechte Beeinflussung von best. Ausgangsgrößen (gesteuerte Größen) durch best. Eingangsgrößen (Steuergrößen). Im Unterschied zur automat. S. (↑Regelung) besteht keine Rückführung der Ausgangsgröße zum Eingang u. somit kein geschlossener Wirkungskreis, sondern eine offene Wirkungskette. Dadurch können Störeinwirkungen nicht wie bei der Regelung reduziert werden.

Steuerung des Zahndurchbruchs: Serienextraktion; kieferorthopäd. Ther. bei ausgeprägtem ↑Engstand von Zähnen. Sie ist die geplante ↑Extraktion von

S

bleibenden Zähnen nach frühzeitig durchgeführter Extraktion von Milchzähnen. Durch S. d. Z. mittels Extraktionen beim ausgeprägten Engstand der Klasse I gelingt es, den Ablauf des Zahnwechsels zu beeinflussen u. schon vorhandene o. sicher zu erwartende Stellungs- o. Bißanomalien zu korrigieren o. zu vermeiden. Die S. d. Z. beginnt mit Entfernung der Milcheckzähne. Es erfolgt Spontankorrektur der engstehenden bleibenden Schneidezähne. Ein Jahr danach werden die ersten Milchmolaren extrahiert, um den Durchbruch der ersten Prämolaren zu beschleunigen u. die Durchbruchsrichtung der Eckzähne zu beeinflussen. Danach Extraktion der 1. Prämolaren unter Berücksichtigung zeitl. u. morphol. Gegebenheiten. Zur S. d. Z. im erweiterten Sinne gehören kleine kieferorthopäd. Maßnahmen, die dem Platzausgleich in der ↑Stützzone dienen, den Lückenschluß nach Extraktionen begünstigen u. Zahnkippungen reduzieren. ↑Einschleiftherapie.

Stevens, Albert Mason (1884–1945), amerik. Päd.

Stevens-Johnson-Syndrom (nach Albert M. S. u. Frank C. J.) ↑Erythema exsudativum multiforme.

Stevens-Potenzfunktion: Abhängigkeit des Zusammenhanges überschwelliger Reizintensitäten (I) mit den Empfindungsgrößen (E) von der Sinnesqualität. In einem doppeltlogarithm. Koordinatennetz entsteht durch Abtragen der Intensitäten u. der von der Versuchsperson skalierten (geschätzten) Empfindungsgrößen eine Gerade, deren Steilheit von einem bezügl. der einzelnen Sinnesqualitäten unterschiedl. Exponenten n bestimmt ist: $E = KI^n$ (K ist eine Konstante). ↑Weber-Fechner-Gesetz.

Stewart, Douglas Hunt (1860–1930) amerik. Chir. New York.

Stewart, Fred W. (geb. 1894), amerik. Pathol.

Stewart-Treves-Syndrom (nach Fred W. S. u. Norman T.): multizentr. Lymphangiosarkom am Arm bei chron. Abflußbehinderung der Lymphe mit Ausbildung eines Lymphödems als Spätveränderung nach operativer Ausräumung o. Bestrahlung der axillären Lymphknoten bei Mammakarzinom.

Stewart-Tumor (nach Fred W. S.): mukoepidermoides Karzinom der Speicheldrüsen.

STH: *Abk* für somatotropes ↑Hormon.

STH-Glukose-Test: 1. Hemmung der STH-Sekretion durch Glukosegabe. Ind.: Diagn. der STH-Überproduktion. 2. Steigerung der STH-Sekretion durch Gabe von nichtverwertbarer 2-Desoxy-D-Glukose u. damit verbundenem intrazellulärem Glukosemangel. Ind.: Diagn. des STH-Mangels.

Stibamin: Stibosamin; Antimonverbindung. Chemotherapeutikum (Antiprotozoikum) gegen Trypanosomiasis u. Leishmaniosis, auch Fungizid.

Stibialismus ↑Antimonvergiftung.

Stibium: chem. Symbol Sb; ↑Antimon.

Stiboglukonat: Mittel der Wahl zur Ther. der ↑Leishmaniasen (z. B. ↑Kala Azar u. Orientbeule). Nebenwirkungen: Gastroenteritis, Hustenanfälle mit Dyspnoe, Kopf- u. Gliederschmerzen, schockähnl. Zustände.

Stibophen: komplexe Antimonverbindung, als Chemotherapeutikum (Antiprotozoikum) gegen trop. Wurminfektionen u. Trichinose eingesetzt.

Stibor-Zeichen: Aussage zur Beweglichkeit im funktionell bedeutungsvollen thorakolumbalen Übergang. Messung der Strecke vom Dornfortsatz des 7. Halswirbels bis zur oberen Markierung des ↑Schober-Zeichens. Normal: bei max. Beugung Vergrößerung der Strecke um mind. 10 cm.

Stibosamin ↑Stibamin.

Stichelung ↑Hornhautstichelung, ↑Vogt-Stichelung.

Stichkultur: Bakterienkultur in festem Nährboden in hoher Schicht in einem Reagenzglas, der mit Impfnadel bis auf den Boden in Form eines feinen Stichs beimpft wurde. S. dient u. a. zur Aufbewahrung von Reinkulturen, zur Prüfung auf Beweglichkeit (im halbstarren Agar).

Stichprobe: in der schließenden ↑Statistik eine ausgewählte Teilmenge einer ↑Grundmenge von Individuen (Beobachtungseinheiten), die die Grundmenge bezügl. der zu untersuchenden ↑Merkmale repräsentiert. Die Repräsentativität wird am besten durch eine Zufallsauswahl erreicht. Dabei kommt jedem Individuum aus der Grundmenge die gleiche Chance zu, in die S. aufgenommen zu werden. Hat die Grundmenge eine Struktur, die auf das zu untersuchende Merkmal Einfluß nimmt, so kann man eine Zufallsauswahl in den Schichten dieser Struktur vornehmen (geschichtete S.).

Stichprobenumfang: Anzahl der Individuen (Beobachtungseinheiten) einer ↑Stichprobe (meist abgekürzt mit n). Die Bestimmung des erforderl. S. für eine statist. Analyse ist eine Aufgabe der ↑Versuchsplanung.

Stichwunde ↑Wunde.

Sticker, Georg (1860–1960), dt. Int., Medizinhistoriker, Gießen, Münster, Würzburg.

Sticker-Krankheit (nach Georg S.) ↑Erythema infectiosum.

Stickgase ↑Gase, nitrose.

Stickhusten ↑Pertussis.

Stickiness ⟨*engl*⟩: Adhäsion von Chromosomen u. ↑Chromatiden aneinander mit nachfolgenden Verteilungsstörungen bei der Mitose u. Meiose.

Sticking-Phänomen ⟨*engl*⟩: Aneinderhaften von Leukozyten untereinander u. am Gefäßendothel.

Stickler-Syndrom: autosomal dominante Systemerkrankung auf der Grundlage von Kollagensynthesestörungen mit schweren Augen- u. Gelenkveränderungen (Arthroophthalmopathiesyndrom). Konnatale, progrediente Myopie (degenerative Netzhautveränderungen, Ablatio retinae), Glaukom, Katarakt. Epiphysäre Dysplasie mit vorzeitiger Degeneration u. Versteifungen großer Gelenke. Dislokation der Patella, Innenohrschwerhörigkeit. Genet. heterogen, Genorte: 6p22, 12q13.

Stickoxide ↑Gase, nitrose.

Stickoxidradikal: ·NO; vom Endothel abstammender Relaxationsfaktor. Neurotransmitter, wirksam bei Darmperistaltik u. Peniserektion; ·NO stimuliert die Guanylatzyklase u. erhöht dadurch den zellulären cGMP-Gehalt; S. wird aus Arginin in Neuronen u. a. Zellen synthetisiert.

Stickoxidul ↑Lachgas, N_2O; Gasnarkotikum.

Stickstoff: chem. Symbol N, Ordnungszahl 7; relative Atommasse 14,0067. In der Nuklearmed. ist das im Zyklotron hergestellte Radionuklid ^{13}N (10 min HWZ, Gammaenergie 511 keV) als N_2 u. N_2O zur Bestimmung von Lungenventilation u. Durchblutung benutzt worden. In biol. Systemen ist N charakterist. Bestandteil von Aminosäuren, folgl. auch von Peptiden u. Proteinen sowie von Purin- u. Pyrimidinbasen (diese sind in Nukleotiden u. Nukleinsäuren enthalten) u. zahlreichen Stoffwechselprodukten dieser Substanzen. S. kommt auch in einigen Vitaminen (↑Vitamin-B-Komplex) vor. Aufgrund der Besonderheiten stickstoffhaltiger Verbindungen im Stoffwechsel, v. a. der Aminosäuren u. Proteine, findet der

Stickstoffstoffwechsel bes. Beachtung (biologische ↑Wertigkeit von Proteinen, ↑Stickstoffbilanz, ↑Stickstoffgleichgewicht, ↑Proteinbedarf).

Stickstoffausscheidung: notwendiger Vorgang zur Entfernung der Endprodukte des Stickstoffstoffwechsels. Je nach dem Endprodukt, das in den Exkrementen mengenmäßig am meisten vorliegt, unterscheidet man versch. Formen der S. 1. Ammonotele S.: Ausscheidung von Ammoniak, auf einige Wassertiere beschränkt. 2. Ureotele S.: Ausscheidung von ↑Harnstoff, der über den ↑Harnstoffzyklus synthetisiert wird; zu den Ureoteliern zählen die Säugetiere, Amphibien u. viele Fische. 3. Urikotele S.: Ausscheidung von Harnsäure, die über Purinsynthese- o. Abbauwege gebildet wird; Urikotelier sind die Sauropsiden u. die Insekten mit Ausnahme der Zweiflügler. Neben Harnstoff u. Harnsäure werden noch andere N-haltige Verbindungen ausgeschieden, z. B. Guanin (Spinnen), Allantoin, Kreatinin, Indikan, Trimethylaminoxid (Knochenfische). Bei normaler gemischter Kost scheidet ein gesunder Erwachsener etwa 15 g Stickstoff pro Tag aus. Dabei entfallen auf Harnstoff 85 % (etwa 25 g), auf NH_4^+ 4 % (etwa 1,0 g), auf Kreatinin u. Harnsäure 8 % (etwa 2–2,5 g) u. auf Aminosäuren 1–2 % (etwa 1–2 g).

Stickstoffauswaschkurve: Bei Beatmung mit reinem Sauerstoff kann der im Blut gelöste Stickstoff nach Diffusion in die Alveolarluft in 2–5 min mit der Ausatmungsluft nahezu vollständig entfernt werden. In der graph. Darstellung der Stickstoffkonzentration in der Ausatmungsluft (= S.) entsteht eine exponentiell gegen den Wert 0 abfallende Kurve.

Stickstoffbedarf ↑Proteinbedarf.

Stickstoffbilanz: Differenz zwischen N-Aufnahme u. N-Abgabe. Man unterscheidet eine ausgeglichene S. (↑Stickstoffgleichgewicht) von einer pos. (bei Wachstum u. Entwicklung) u. neg. S. (nach Operationen, bei Krebs, Nahrungskarenz, Eiweißmangelernährung, Fieber u. a.).

Stickstoffdioxid: NO_2; Reizgas. ↑Gase, nitrose.

Stickstoffgleichgewicht: ausgeglichene N-Bilanz; Gleichheit von N-Aufnahme u. N-Abgabe, charakterist. Zustand für einen gesunden Erwachsenen. Am bzw. oberhalb des Bilanzminimums befindet sich der Organismus im S.

Stickstoffixierung: die biol. Reduktion von Luftstickstoff zu Ammoniak (Enzym: Nitrogenase), der zur Synthese organ. Stickstoffverbindungen (z. B. Aminosäuren, Nukleinsäurebasen) verwendet wird. Nur wenigen Lebewesen (einigen Bakterien u. Blaualgen) sowie Symbionten (Leguminosen u. Rhizobien) ist die S. mögl.

Stickstofflost ↑N-Lost.

Stickstofflostderivate ↑Lostderivate.

Stickstoffminimum: minimale Ausscheidung von Stickstoffverbindungen im Harn bei eiweiß- u. nukleinsäurefreier Kost (stickstofffrei). Man unterscheidet zwei Stickstoffminima: endogenes ↑Minimum u. ↑Hungerminimum. ↑Isodynamiegesetz.

Stickstoffmonoxid: NO; als EDRF (endothel derived relaxing factor) vorwiegend in Endothelzellen gebildeter u. abgegebener Faktor. NO bringt Gefäßmuskelzellen über Wirkung an ↑Guanylatzyklase zur Erschlaffung.

Stickstoffoxide: nitrose Gase. Stickstoffmonoxid (NO), ein tox. Reizgas, führt über Bildung salpetriger Säure auf feuchten Schleimhäuten zu Reizerscheinungen, im Extremfall Lungenödem. ↑Luftverunreinigung.

Stickstoffyperit: N-Yperit, Tris-(2-chlorethyl)-amin; 1934 in den USA entwickelter, hautschädigender chemischer ↑Kampfstoff.

Stieldrehung ↑Torsion.

Stielknollen ↑Granuloma teleangiectaticum.

Stierhornform: spez. Form eines kontrastmittelgefüllten hyperton. Magens auf Röntgenaufnahmen beim stehenden Pat.

Stieve, Hermann (1886–1952), Anat., München, Halle, Berlin.

Stieve-Fixierungsgemisch: Sublimat-Formalin-Eisessig (SFE) im Verhältnis 76 : 20 : 4 ml.

Stiff-man-Syndrom ⟨*engl*⟩: progressive, fluktuierende Muskelrigidität. Vorwiegend beim männl. Geschlecht auftretende zunehmende Steife von Rumpf u. Extremitäten, anfallsweise tetaniforme schmerzhafte Muskelspasmen u. nachfolgende Frakturen, Luxationen, Kyphose, Lordose, Kontrakturen.

Stiftgliom: stiftförmige Gliawucherung des Rückenmarks, die durch Kolliquationsnekrose zum pathol. anat. Bild der Syringomyelie führen kann.

Stift, parapulpärer: Hilfsmittel bei der ↑Restauration von vitalen Zähnen zur zusätzl. Verankerung von plast. Materialien o. von Stumpfaufbauten mittels eingekeiltem, eingeschraubtem o. einzementiertem Anker in neben dem Pulpakavum angebrachtem Bohrloch.

Stiftverbolzung: intradentale Schienung bei Wurzelfraktur durch einen formschlüssigen Metallstift nach ↑Wurzelkanalbehandlung, u. U. Stabilisierung durch Eintreibung des Stifts über das Foramen apicale hinaus in den periapikalen Kieferknochen.

Stiftzahn: Einzelzahnersatz o. Pfeiler einer ↑Brücke (Stiftkrone) bei marktoten Zähnen. Nach endodont. Ther. (↑Endodontie) wird der ggf. zerstörte Dentinkern mit zahnmed. Werkstoffen aufgebaut (Stiftaufbau, Stumpfaufbau) u. mit einem formschlüssigen Wurzelstift im Wurzelkanal befestigt.

Stigma ⟨*gr*⟩ *n* : *Pl* Stigmata. Merkmal, Zeichen. ↑Berufsstigma.

Stilb: *Abk* sb; Einheit der ↑Leuchtdichte. 1 sb = 1 Candela/cm² im SI.

Stilbamidin: 4,4'-Diamidinostilben; Antiprotozoikum. V. a. bei Tropenerkrankungen angewendet (Trypanosomiasis, Leishmaniasen), auch fungizid wirksam.

Stilbene: Verbindungen, die sich vom Stilben, trans-1,2-Diphenylethylen, einem ungesättigten Kohlenwasserstoff, ableiten. Von den S. leiten sich die künstl. Östrogene ab, die nicht zu den Steroiden zählen (Hexestrol, Stilboestrol, Dienoestrol). Diese werden nicht durch die Leber abgebaut u. sind daher oral wirksam. Best. S., z. B. Clomiphen, regen die Gonadotropinsekretion über den Hypothalamus an (↑Gonadotropine); dadurch kann eine Ovulation ausgelöst werden; kanzerogen, deshalb in der Med. keine Anwendung mehr.

Stilboestrol: synthet. Östrogen; Derivat des Stilbens.

Still, Sir George Frederic (1868–1941), brit. Päd., London.

Still, Andrew T. (1828–1917), amerik. Arzt, Gründer der ↑Osteopathie.

Stillen: Tränken des Säuglings an der Brust der Mutter. Das S. ist die optimale Ernährungsform für den Säugling (↑Frauenmilch) u. für die Mutter-Kind-Beziehung sowie für die psych. Entwicklung des Kindes von großer Bedeutung.

Stiller-Syndrom: Asthenia universalis congenita, Habitus phthisicus, Morbus asthenicus; erbl. Konstitutionsanomalie mit Hochwuchs, Schmalbrust, fluktuierender 10. Rippe, hypoton. Muskulatur, Hautblässe, Aorta angusta, Bindegewebeschwäche, Splanchnoptose.

Still-Geräusch (nach Sir Georg F. S.): funktionelles, proto- bis protomesosystol. Herzgeräusch mit punctum maximum in der 8-Uhr-Region der Brustwarzenperipherie. Häufigkeitsgipfel 2.–7. Lj. u. Präpubertät.

Stilling, Benedict (1810–1879), dt. Anat., Chir., Kassel.

Stilling, Jakob (1842–1915), dt. Ophth., Straßburg.

Stilling-Duane-Türk-Syndrom (nach Jakob S., Alexander D. u. Siegmund T.) ↑Stilling-Retraktionssyndrom.

Stilling-Kern (nach Benedict S.) ↑Clarke-Säule.

Stilling-Retraktionssyndrom (nach Jakob S.): Stilling-Türk-Duane-Syndrom; zentrale okulomotor. Innervationsstörung mit kongenitaler Externuslähmung u. paradoxen Innervationen versch. Augenmuskelpaare, kongenitaler Internuslähmung o. kongenitaler vertikaler Motilitätsstörung beider Bulbi. Sympt. der Hauptform: Einschränkung der Abduktion, weniger der Adduktion, Lidspaltenverengung u. Zurückweichen des Bulbus beim Versuch der Adduktion, Erweiterung der Lidspalte beim Versuch der Abduktion, Konvergenzschwäche u. unnatürl. Kopfhaltung, um bifoveales Einfachsehen zu ermöglichen, gewöhnl. bei Drehung nach der erkrankten Seite. Operation, wenn nötige Kopfdrehung zu stark o. Zusammenbruch des bifovealen Einfachsehens droht.

Stilling-Tafeln (nach Jakob S.): Tafeln zur Prüfung des Farbsinns. Nutzen das Prinzip der ↑Pseudoisochromasie u. ↑Pseudoanisochromasie.

Stillmann, Paul S. St. (gest. 1932), Zahnarzt, New York.

Stillmann-Spalte: Stillman cleft; vertikale Spaltbildung am Gingivarand infolge chron. traumatisierender Einflüsse.

Stillstandsamblyopie: Nativamblyopie (nach Bangerter); Ansicht, daß ↑Amblyopie durch eine Unterbrechung der weiteren Entwicklung der Sehfunktion entstanden sei. ↑Verdrängungsamblyopie.

Still-Syndrom: system. Verlaufsform der juvenilen chron. Polyarthritis (juvenile ↑Rheumatoidarthritis) mit sept. Erscheinungen wie Hepatosplenomegalie, Lymphknotenschwellungen, hohen, meist intermittierenden Fieberschüben, Serositis, polymorphem Exanthem, gelegentl. auch Iridozyklitis. Durch Remissionen unterbrochener, schubweiser Krankheitsverlauf. Progn. ungüstig.

Still-Syndrom, adultes: Als nosolog. Entität seit Anfang der Siebzigerjahre geführte Erkrankung mit Parallelen zum ↑Still-Syndrom bei Kindern. Kombination hohen Fiebers mit Arthralgien/Arthritiden u. flüchtigen makulösen u. makulopapulösen Exanthemen. Weitere Sympt.: Leukozytose, Serositis, Lymphadenopathie, Hepatosplenomegalie; ANF (ANA) u. Rheumafaktor neg. In $^1/_3$ selbstlimitierender, in $^2/_3$ chron. Verlauf mit Gelenkdeformierungen u. Funktionsverlusten. Ther. mit nichtsteroidalen Antirheumatika, ggf. Glukokortikosteroide u. sog. Basistherapeutika (Methotrexat u. a.).

Still-Typ: Still-Habitus; asthen. Konstitutionstyp.

Stimmapparat: zur Erzeugung der Stimme eingesetzter Atemapparat, bestehend aus Zwerchfell, Lunge, Trachea, Larynx, Glottis sowie Pharynx, Mund- u. Nasenhöhle.

Stimmband ↑Ligamentum vocale.

Stimmbandlähmung: ein- o. beidseitig durch totale o. partielle Parese des ↑Nervus vagus u. seiner motor. Kehlkopfäste. Stellung des gelähmten Stimmbands erlaubt Rückschluß auf Ort der Nervenschädigung. Lähmungstyp: Stimmband verbleibt entweder nahe der Medianlinie (paramedian) o. in Zwischenlage (intermediär) vollständig gelähmt (Abduktions-, Adduktionsparese) o. partiell gelähmt mit bei Adduktion o. Abduktion eingeschränkter Beweglichkeit (Internus-, Transversusparese u. Kombinationsform).

Stimmbruch: Mutatio; physiol. Stimmwechsel während der Pubertät (infolge Zunahme von Länge u. Masse von Kehlkopf u. Stimmlippen, etwa 10 mm männl. u. 3–4 mm weibl.) Sinken der Stimme um eine Oktave bzw. Terz.

Stimme: durch den ↑Stimmapparat erzeugte Laute durch Schwingungen von Stimmlippen (obertonreicher Primärklang) u. Kehlkopf (Stimmklang) u. Resonanzverstärkung in Pharynx, Mund- u. Nasenhöhle.

Stimme, eunuchoide ↑Eunuchoidismus.

Stimmenhören ↑Halluzinationen.

Stimmfehler: Dysphonie; fehlerhafter Klang der Stimme.

Stimmfeld: Phonetogramm; gesamter Stimmumfang sowie größte u. kleinste jeweilige Stimmstärke.

Stimmfeldmessung: objektives phoniatr. Prüfverfahren zur Dokumentation von Stimmstörungen, wertvoll für Eignungstests u. Verlaufskontrolle bei Stimmtherapie sowie zur Qualitätsbeurteilung der Sing- u. Sängerstimme. Gleichzeitige Registrierung des Tonhöhen- u. Dynamikumfangs der Stimme durch Ermittlung der kleinsten u. größten Lautintensität von der jeweiligen Frequenz u. Aufzeichnung in einem Diagramm.

Stimmfremitus: Pektoralfremitus; mit den aufgelegten Handflächen fühlbare Schwingungen der Brustwand während des Sprechens. Der S. ist abgeschwächt bei Erguß, Pleuraschwarte u. Pneumothorax, v. a. in den niedrigen Frequenzen der Sprache verstärkt bei Infiltration des Lungenparenchyms.

Stimmgabelprüfung: Prüfung der Funktionsfähigkeit des menschl. Ohrs durch Stimmgabeln unterschiedl. Frequenz.

Stimmgattung: hohe u. tiefe Stimmlage beider Geschlechter (Sopran, Alt, Tenor, Baß u. Zwischenformen). Zuordnung unter Berücksichtigung mehrerer Merkmale (Stimmlippenlänge, ↑Stimmumfang, mittlere ↑Sprechstimmlage, Körpergröße).

Stimmklang: Timbre; auditive Beurteilung nach physiol. u. akust. Parametern (klangvoll, -arm).

Stimmlippenlängenmessung: opt. Methode mittels indirekter ↑Laryngoskopie u. anschließender Messung des stereoskop. Kehlkopfbildes. Bedeutung für Klassifizierung der menschl. Stimme.

Stimmritze ↑Rima glottidis.

Stimmtyp: abhängig von Höhe u. Umfang, Stärke, Klangfarbe u. Beweglichkeit der Stimme, auch von Körperbau u. Psyche (Sopran, Alt, Tenor, Bariton, Tenorbariton, Baß). Typwechsel während sänger. Entwicklung mögl.

Stimmumfang: Der S. ist alters- u. geschlechtsabhängig u. umfaßt durchschnittl. 2 Oktaven (musikal. S.).

Stimmung: innerhalb der ↑Emotionalität eine Zuständlichkeit, im Ggs. zur Gegenständlichkeit der ↑Gefühle. Sie wird in mehreren Dimensionen bezeichnet,

z. B. in der Dimension depressiv-hypoman. Unterscheidung einer habituellen Grundstimmung u. einer aktuellen S. Die S. insges. hängt von Anlässen u. äußeren Bedingungen, auch vom organ. Zustand ab u. ist verändert bei Krankheit. Alle Erlebnisse werden im Licht einer best. S. gewertet. Leistungsbereitschaft u. Kontaktfähigkeit hängen von der aktuellen S. ab.

Stimmungslabilität: schneller Wechsel der normalerweise länger anhaltenden Stimmungslage, oft ohne erkennbaren Anlaß o. in einer dem Anlaß nicht gemäßen Weise.

Stimulanzien *⟨lat⟩ n Pl*: Anregungs-, Erregungsmittel.

Stimulation *⟨lat⟩ f*: Einwirkung eines inneren o. äußeren ↑Reizes auf das Nervensystem, wodurch dieses aktiviert wird. ↑Reizung.

Stimulation, bifokale: Form der artifiziellen elektr. Reizung des Herzens über ein spez. Schrittmachersystem. Über zwei Elektroden werden Vorhöfe u. Kammern nacheinander in einem physiol. Zeitabstand elektr. erregt. Anwendung bei AV-Block bzw. bei Tachykardien.

Stimulationselektromyographie: Elektromyographie bei Nervenreizung, Stimulationsneuromyographie; Bestimmung der Nervenleitgeschwindigkeit bzw. Latenzzeit der motor. u. der sensiblen Nervenfasern, Nervenleitgeschwindigkeitsbestimmung der motosensiblen Nervenfasern, Testung der neuromuskulären Impulsübertragung mit repetitiver supramaximaler Stimulation beim myasthen. Syndrom. Dabei erfolgt die Geschwindigkeitsmessung, indem die Zeit zwischen der Reizung mit Rechteckimpulsen von etwa 0,1 ms Dauer u. der Weg zwischen Reizort u. Ableitungsort des durch die indirekte Reizung erzeugten Muskelaktionspotentials gemessen wird. ↑Elektromyographie.

Stimulationsneuromyographie
↑Stimulationselektromyographie.

Stimulationstest: *Abk* ST; Verfahren zur Schilddrüsenfunktionsprüfung. 1. Bei verminderter Aufnahme im ↑Radioiodtest bzw. beim Pertechnetat-Trapping wird nach i. m. Injektion von synthet. ↑Thyreotropin eine Wiederholungsuntersuchung durchgeführt. Ein Anstieg der Aufnahmerate gegenüber dem ersten Test (pos. ST) spricht für eine sek. hypophysäre Ursache einer ↑Hypothyreose gegenüber fehlendem Anstieg (neg. Test) bei prim., thyreogen bedingter Schilddrüsenunterfunktion. 2. Szintigraph. TSH-ST: dient dem Nachweis eines dekompensierten autonomen Schilddrüsenadenoms. Wenn im prim. Schilddrüsenszintigramm (↑Schilddrüsenszintigraphie) ein warmer Knoten isoliert speichert u. nach dem ST im Wiederholungsszintigramm das paranoduläre Schilddrüsengewebe sichtbar wird (pos. ST), ist ein dekompensiertes autonomes Adenom bewiesen (Differenzierung zur kongenital einlappigen Schilddrüse mit neg. ST). ST zur Nebennierenrindendiagnostik zur Sicherung eines dekompensierten Nebennierenrindenadenoms: Bei der ersten ↑Nebennierenrindenszintigraphie speichert einseitig ein Knoten, während umgebendes Gewebe nicht zur Darstellung kommt. Nach ACTH-Belastung wird die Szintigraphie wiederholt: Darstellung gesunden paranodulären Schilddrüsengewebes neben dem Knoten als Nachweis des autonomen Adenoms (pos. ACTH-ST). Fehlende Speicherung der Umgebung bei Nebennierenrindenhyperplasie (neg. ACTH-ST). Verfahren dient auch zum Nachweis von Regeneraten nach ein- bzw. beidseitiger Adrenalektomie bei ↑Cushing-Syndrom o. zum Nachweis von Nebennierenrindenmetastasen.

Stimulation, temporäre: Anwendung von elektr. Impulsgebern (↑Herzschrittmacher) ohne Implantation über zeitweise im Herzen applizierte Elektrodenkatheter. T. S. dient der Überbrückung von Reizbildungs- u. Erregungsleitungsstörungen akuter u. rückbildungsfähiger Erkrankungen (akuter Myokardinfarkt, Myokarditis, Intoxikationen, akute Herzinsuffizienz).

Stimulus *⟨lat⟩ m* ↑Reiz.

Stinknase: Ozaena, Rhinitis atrophicans cum foetore; chron. Nasenschleimhauterkrankung, die zur Atrophie führt u. durch eitrige Sekretabsonderung, die zur Borkenbildung antrocknet, gekennzeichnet ist. Übler Geruch durch Zersetzung. Ätiol.: häufiger Nachweis von ↑Klebsiella pneumoniae subspecies ozaenae. Induzierend wirken luet. o. tuberkulöse Nasenerkrankungen. Der Prozeß kann auf den Nasenrachenraum u. Kehlkopf übergreifen.

Stippchen: **1.** Bei Angina follicularis auftretende weißl. fleckförmige Beläge. **2.** In der Haut akut entzündl. bedingte kleine Knötchen.

Stippchengallenblase:
↑Cholesteatose der Gallenblase.

Stippling *⟨engl⟩ n*: Tüpfelung; apfelsinenschalenähnl. punktförmige Einziehungen auf der Oberfläche der gesunden Gingiva.

Stirnglatze: Haarausfall an der Stirn bei ↑Dystrophia myotonica.

Stirnhirn: für die Realisierung höherer psych. Funktionen im Zusammenwirken mit anderen Hirnrindenfeldern, bes. der Temporalregion, verantwortl. gemachter Bezirk der Großhirnrinde. Durch Wechselbeziehungen auch mit dem limbischen ↑System spielt das S. ebenso eine Rolle in emotionellen Prozessen. Endgültige Klarheit über alle Funktionen des S. besteht noch nicht. ↑Gehirn.

Stirnhirnsyndrom: hirnlokales Psychosyndrom. Syndrom der Stirnhirnkonvexität mit Antriebsschwäche u. Aspontaneität u. Orbitalhirnsyndrom mit allg. u. sexueller Enthemmung, kritiklosem, läpp. Verhalten u. flacher Euphorie.

Stirnhöcker: Erhebung am embryonalen Schädel als Folge starken Wachstums des Gehirns ab dem 26. Tag.

Stirnhöhle ↑Sinus frontalis.

Stirnhöhlenradikaloperation: Zur S. werden zwei Verfahren angewandt. 1. Verfahren nach Jansen bzw. Jansen-Ritter: bei geringer pneumatisierten Stirnhöhlen Knochenresektion an Stirnhöhlenboden u. -vorderwand, Ableitung zur Nase; bei beidseitiger Erkrankung Fortnahme von Septum interfrontale, Spina nasalis superior u. angrenzendem Septum nasi („Mediandrainage"). Ind.: chron. Schleimhautentzündung u. Gangverschluß, Muko- u. Pyozele, orbitale Komplikation (Abszeß, Phlegmone), endokranielle Komplikation, Impressions- u. frontobasale Fraktur als Unfallfolge. 2. Verfahren nach Riedel: zielt auf völlige Verödung der Stirnhöhle durch Fortnahme der gesamten Vorderwand zur Vermeidung von Retentionen u. Rezidiven bei gleichzeitiger Siebbeinausräumung. Gute Übersicht bei frontobasalen Frakturen mit Verletzung der Stirnhöhlenhinterwand u. angrenzendem Siebbein, Zertrümmerung der oberen Nasennebenhöhlen, endokraniellen Komplikationen u. Osteomyelitis.

Stirnlage: seltenste, ungünstigste ↑Deflexionslage des kindl. Schädels unter der Geburt, wobei die Stirn in Führung bleibt, bis der Kopf geboren wird.

Stirnnasenpfeiler: eine der ↑Kaudruckpfeiler des Schädels, welcher den Kaudruck von den oberen Schneide- u. Eckzähnen um den medialen u. lateralen Rand der Orbita zum Margo supraorbitalis leitet.

Stirnnasenwulst: unpaare Vorwölbung im embryonalen Kopfbereich. Der S. entsteht mit Entfaltung des Vorderhirns u. ist an der Bildung des Gesichts beteiligt.

Stirnreflektor: konkaver Spiegel mit zentralem, rundem Durchblick. Der S. ist mittels Gelenk an einem Stirnreif befestigt u. ist in jede gewünschte Lage u. Stellung zu bringen. Dient der Ausleuchtung u. Inspektion tiefgelegener Organe (Gehörgang, Mundhöhle, Nase, Nasenrachen, Kehlkopf, Luftröhre). Die Lichtquelle befindet sich dabei an der re. Kopfseite des Pat. in Ohrhöhe. Abb.

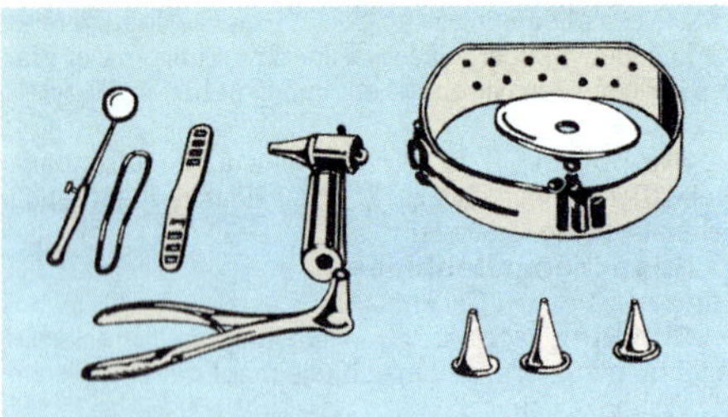

Stirnreflektor. Instrumente zur HNO-ärztlichen Grunduntersuchung

Stobbe, Horst (geb. 1920), Int., Berlin.

Stobbe-Phänomen (nach Horst S.): der bei 13–25% der ↑Pankreaskarzinome auftretende ↑Diabetes mellitus.

stochastisch ⟨*gr*⟩ *Adj*: Bez. für die Zufallsabhängigkeit eines Vorgangs, dessen Ergebnis nur mit den Mitteln der Wahrscheinlichkeitsrechnung u. Statistik beschreibbar ist.

Stock, Wolfgang (1874–1956), Ophth., Jena, Tübingen.

Stockinger-Kellner-Färbung: bes. für Lymphozyten verwendete Färbemethode, bei der die Nukleolen gut zur Darstellung gelangen. Als Farbstoff dient eine gepufferte Methylenblaulösung. ↑Färbeverfahren, hämatologische.

Stock-Spielmeyer-Vogt-Syndrom (nach Wolfgang S., Walter S. u. Heinrich V.) ↑Tay-Sachs-Syndrom.

Stoeckel, Walter (1871–1961), Gyn. u. Geburtshelfer, Marburg, Kiel, Leipzig u. Berlin. Schüler von H. Fritzsch (1844–1915); Mitbegründer der gyn. Urol., verfaßte zahlreiche Lehrbücher der Gyn. u. Geburtshilfe.

Stoeckel-Operation (nach Walter S.): Faszienringplastik nach Goebell-Stoeckel (1921) zur Behebung von Incontinentia urinae. Aus Rektusfaszie u. Mm. pyramidales wird eine Schleife um den Blasenhals gebildet.

Stoeckel-Schauta-Operationsmethode (nach Walter S. u. Friedrich S.) ↑Schauta-Stoeckel-Operation.

Stoffaustausch, diaplazentarer: vorwiegend durch Diffusion (passiv) o. aktive Transportvorgänge ablaufender Austausch von den Fetus versorgenden Stoffen durch die ↑Plazentaschranke. Der d.S. ist abhängig von Fläche u. Dicke der synzytiokapillaren Membran (verändert bei EPH-Gestosen, Diabetes mellitus u. Rhesusinkompatibilität) bzw. Mol.Gew., Fettlöslichkeit u. Ionisation des betreffenden Stoffs.

Stoffbilanz: Differenz zwischen der Menge der in der Nahrung enthaltenen Nahrungsstoffe u. ihren Ausscheidungsprodukten, die den Körper über die Nieren, den Darm, die Lungen u. die Haut verlassen. Es gibt pos., neg. u. ausgeglichene S. ↑Stickstoffbilanz.

Stoffe, antiblastische ⟨*gr*⟩: hypothet. körpereigene Krebsabwehrstoffe.

Stoffe, erstickend wirkende: Gifte, die prim. die äußere Atmung (Lungengifte) o. die Zellatmung (Zellatmungsgifte) schädigen. Lungengifte sind Verbindungen, die zu einer tox. Schädigung des Lungengewebes führen. Zellatmungsgifte sind Verbindungen, die durch die Blockade der Zellatmung den Energiestoffwechsel der Zellen stören o. blockieren, ohne prim. das Sauerstoffangebot zu beeinträchtigen. Wichtigste Vertreter: ↑Phosgen, ↑Diphosgen, Chlorpikrin, Blausäure, Halogencyane, aliphat. Monofluorkarbone.

Stoffe, oberflächenaktive: grenzflächenaktive Stoffe; Tenside, Detergenzien, Surfactants; vorwiegend synthet. organ. Verbindungen, die aufgrund ihrer polaren Molekülstruktur (hydrophobe u. hydrophile Gruppen im Molekül) zur Herabsetzung der Oberflächenspannung geeignet sind. Reichern sich an Oberflächen u. Phasengrenzflächen an. Bewirken bessere Benetzung, Emulgierbarkeit u. Dispergierbarkeit. Zu der Stoffgruppe zählen: Netzmittel, Waschmittel, Schaummittel. Auch Proteine u. Salze der Gallensäuren gehören dazu. Emulgierende Wirkung der Gallensäuren verschafft bei der Fettverdauung dem wasserlösl. Enzym Lipase Zugang zum Substrat. Detergenzien werden in der Labortechnik zur Verbesserung der Fließeigenschaften in Automaten verwendet, in der Biochem. dienen sie zur Ablösung membranassoziierter Enzyme.

Stoffe, phototoxische: Furocumarine, Cumarinderivate, z.B. Psoralen. UV-Licht bewirkt neben der Bildung von Sauerstoffradikalen, Bindung von Psoralen u. Vernetzungen an DNA, Folge mutagene u. kanzerogene Wirkungen. Vorkommen: Dolden-, Rauten- u. Maulbeergewächse sowie Schmetterlingsblütler, in Mitteleuropa, v.a. im Wiesenbärenklau (Wiesendermatitis).

Stoffe, trophane: in den Körper aufgenommene Stoffe, die diesen ohne Veränderung durch den Urin wieder verlassen.

Stoffe, tumoraffine: best. Anilinfarben, aber auch Atebrin u. best. Fluorescinderivate, die sich intra vitam in bösartigen Geschwülsten anreichern.

Stoffkumulation: Konzentrationserhöhung eines Pharmakons im Organismus (Anhäufung) bei mehrmaliger Gabe. Ursachen: hohe Dosen, kurze ↑Applikationsintervalle u. langsame ↑Evasion. ↑Kumulation.

Stoffmenge: Teilchenmenge. Basisgrößenart des internationalen ↑Einheitensystems mit der Einheit Mol. 1 Mol ist die S. eines Systems, die aus ebenso vielen Teilchen besteht, wie Atome in 12 g ^{12}C enthalten sind. Die Umrechnung der S. in die Teilchenzahl erfolgt durch Multiplikation mit der ↑Avogadro-Konstante ($6{,}022 \cdot 10^{23}$/ mol).

Stofftransport, konvektiver: Stofftransport aufgrund der Mitführung von Substanzen in einer sich bewegenden (strömenden) Flüssigkeit (Gas). Die Transportrate des mitgeführten Stoffs ist bei freier Permeation proportional dem Volumen der strömenden Flüssigkeit (Gas) pro Zeiteinheit. K. S. findet prakt. Anwendung bei der ↑Hämofiltration.

Stoffwandlungen, mikrobielle: in techn. Maßstab nutzbare, von Mikroorganismen katalysierte spezif. Stoffwandlungen, z. B. stereospezif. Steroidumsetzungen, Laktoseentfernung aus Milch.

Stoffwechsel: Metabolismus; Gesamtheit aller biochem. Reaktionen im Organismus. Man teilt ihn in den ↑Intermediärstoffwechsel u. den äußeren S. (Verdauung, Resorption, Ausscheidung, Gaswechsel) ein. Der S. wird von ↑Enzymen durchgeführt, die seine Katalysatoren u. Kontrolleinheiten sind. Die Stoffwechselabläufe sind in ↑Enzymketten u. ↑Stoffwechselzyklen geordnet, wodurch komplexe Funktionsweisen entstehen u. Möglichkeiten zur präzisen Kontrolle gegeben sind. ↑Stoffwechselregulation.

Stoffwechseldefekte: erworbene o. genet. bedingte Störungen des Gesamt- o. eines Teilstoffwechsels mit quantitativen o. qualitativen Auswirkungen auf Metaboliten. S. sind Ursache definierter Krankheiten (genetische ↑Stoffwechseldefekte). Die Abgrenzung erworbener S. ist weitaus schwieriger, da fast jede Erkrankung mit biochem. Stoffwechselalterationen verknüpft ist. Deshalb sollten Begriffe wie S. u. Stoffwechselkrankheiten nur für genet. definierte Krankheitsgruppen benutzt werden.

Stoffwechseldefekte, genetische: durch genetische ↑Enzymdefekte bewirkter Stoffwechselblock, der nach Lokalisation im Metabolismus u. je nach Ausmaß Ursache von Krankheiten bzw. Krankheitsdispositionen sein kann. Durch den Stoffwechselblock kommt es zur Anhäufung von Metaboliten, die wiederum vorangegangene Reaktionen o. reaktionsferne Stoffwechselschritte hemmen o. seltener auch alloster. stimulieren können. Weiterhin können alternative Wege eröffnet o. Nebenwege verstärkt werden. Die dadurch entstandenen Metaboliten können ebenfalls die genannten Wirkungen hoher Substratanhäufungen zeigen. Durch die verminderte Bildung des Produkts können weitere Folgereaktionen des Stoffwechselwegs ausfallen u. andere Stoffwechselwege beeinträchtigt werden. Durch den Wegfall eines Endprodukts kann die durch diese bedingte Rückkopplungskontrolle aufgehoben werden, was zu ungezügelter überschießender Synthese führen kann (prim. Hyperlipoproteinämie II). G. S. von Abbauwegen führen häufig zur Ablagerung u. Speicherung großer Mengen der betreffenden Stoffe. ↑Lipidspeicherkrankheiten, ↑Glykogenosen, ↑Mukopolysaccharidosen. Störungen des Energiestoffwechsels, z. B. der Glykolyse, führen zu hämolyt. Anämie, z. B. ↑Pyruvatkinasemangel.

Stoffwechselkrankheit ↑Enzymopathie.

Stoffwechselprozesse, endergone: Alle Syntheseleistungen der Zelle (↑Anabolismus) sind e. P., d. h., sie laufen nur bei Zufuhr von Energie (freier Enthalpie) ab. Dies geschieht durch energetische ↑Reaktionskopplung der e. P. mit exergonen Prozessen (Spaltung energiereicher ↑Verbindungen). Die Synthese der energiereichen Verbindungen ist selbst ein e. P. Die Energie dafür stammt bei Pflanzen aus dem Sonnenlicht (Photophosphorylierung), bei Mensch u. Tieren aus dem oxidativen Abbau der Nährstoffe (↑Atmungskette, oxidative ↑Phosphorylierung).

Stoffwechselregulation: Steuerung (durch äußere Einflüsse) u. Selbstregulation (durch Rückkopplung) der den Stoffwechsel konstituierenden Enzymaktivitäten u. Transportprozesse. Nach der Art der dabei übertragenen Signale unterscheidet man nervale u. humorale (durch gelöste Substanzen wie Metabolite o. Hormone vermittelte) Regulation. Voraussetzung für die S. ist die räuml. u. zeitl. Kompartimentierung des Stoffwechsels. Entspr. lassen sich räuml. u. zeitl. Ebenen der S. definieren. Räuml. Ebenen: intrazellulär (Multienzymkomplexe, Zellorganellen), Zellen, Gewebe, Organe; zeitl. Ebenen: metabol. Regulation (schnelle Prozesse bei konstanter Enzymmenge: alloster. Effekte, Assoziation u. Dissoziation u. chem. Modifizierung von Enzymen), epigenet. Regulation (Proteinsynthese u. -abbau, Prozesse der Differenzierung u. des Alterns der Organismen), genet. Regulation (über Mutation u. Selektion). Darüber hinaus ist der Stoffwechsel funktionell kompartimentiert. Es existieren Stoffwechselwege, die sich in zentralen Metaboliten (ATP, Acetyl-CoA, Glukose-6-phosphat usw.) vielfach kreuzen u. die über die Aktivität best. Kontrollenzyme (Schrittmacherenzyme) reguliert werden (Steady-state-Regulation).

Stoffwechselregulation, transneuronale: durch ↑Transmitter o. andere mit ihnen gleichzeitig freigesetzte unbekannte Stoffe anterograd u. retrograd ausgelöste Veränderungen im Umsatz von chem. Bausteinen (z. B. Transmitterenzyme) in nachgeschalteten Nerven- bzw. Muskelzellen. Beziehung zu durch Erregungsausbreitung ausgelösten adaptiven Stoffwechselprozessen.

Stoffwechseluntersuchung: Hauptmethode der S. besteht in der Aufstellung der Stoff- u. der Energiebilanz. Die Stoffbilanz erfaßt die stoffl. Zusammensetzung der Lebensmittel u. ihre physiol. Endprodukte; die Energiebilanz stellt den physiol. Brennwert der zugeführten Lebensmittel u. den der Ausscheidungsstoffe dem Energieumsatz des Körpers (mechan. Arbeit, Wärme usw.) gegenüber.

Stoffwechselwege, amphibole: sie dienen der Synthese von ATP, gleichzeitig auch der Bereitstellung von Metaboliten, die für Biosynthesevorgänge als Substrate gebraucht werden. Ein a. S. ist z. B. die ↑Glykolyse. Durch sie wird ATP gebildet, aber auch Pyruvat, das leicht in Alanin u. a. Aminosäuren umgewandelt werden kann u. dadurch Material für die Proteinsynthese liefert. A. S. unterliegen einer doppelten Kontrolle: 1. durch die ↑Energieladung u. 2. durch ↑Signalmetabolite.

Stoffwechselzyklen: häufig im Intermediärstoffwechsel anzutreffende geordnete Reaktionsfolgen, die in sich selbst zurücklaufen. Sie haben eine katalyt. Funktion, indem ein zum Abbau bestimmtes Molekül, z. B. der an Coenzym A gebundene Acetylrest (↑Zitronensäurezyklus) o. eine Aminosäure bzw. Ammoniak (Ornithinzyklus), an ein Trägermolekül gebunden wird (Oxalacetat bzw. Ornithin), anschließend die entstehende Verbindung (Zitrat bzw. Citrullin) schrittweise in dem jeweiligen Stoffwechselzyklus verändert u. die Abbauprodukte schrittweise abgespalten werden. Die Funktion des Trägermoleküls ist katalyt., da es unverändert aus dem Reaktionszyklus hervorgeht. Die Regulation von S. erfolgt ähnl. wie die von ↑Enzymketten.

Stöhnen, exspiratorisches: Knorksen; charakterist. Sympt. bei der ↑Hyaline-Membran-Krankheit. Das e. S. entsteht durch teilweisen Glottisschluß in der Exspirationsphase u. führt so zu einer Erhöhung des Atemwegdrucks mit Verbesserung der Gasdiffusion, aber auch einem Anstieg der Atemarbeit. Der pathophysiolog. Mechanismus ist dem ↑Continuous positive airway pressure ähnl.

Stokes, Sir George Gabriel (1819–1903), brit. Physiker, Cambridge.

Stokes, William (1804–1878), ir. Arzt, Dublin.

Stokes, Sir William (1839–1900), ir. Chir., Dublin.

Stokes-Anfälle (nach William S.) ↑Adams-Stokes-Anfall.

Stokes-Atmung (nach William S.) ↑Cheyne-Stokes-Atmung.

Stokes-Gesetz (nach Sir George G. S.): Die Bewegung von Partikeln durch Flüssigkeiten wird durch den Reibungswiderstand R bestimmt, der mit dem Radius r des Teilchen u. der Viskosität η der Lösung ansteigt. Die Geschwindigkeit v des Teilchens ist umgekehrt proportional dem Reibungswiderstand R. Nach dem S. ist R definiert durch den math. Zusammenhang $R = 6\pi \cdot r \cdot \eta$. Er besitzt u.a. Bedeutung bei der Teilchenwanderung in der ↑Elektrophorese, bei der freien Sedimentation u. damit sinngemäß auch bei der Zentrifugation (↑Zentrifuge).

Stokes-Kragen (nach Sir William S.): Schwellung der Hals- u. Kopfvenen u. Stauungsödem, verursacht durch Kompression der V. cava superior infolge Gewächsbildung im Mediastinum.

Stokvis-Talma-Syndrom: chron. Methämoglobin- u. Sulfhämoglobinurie mit Zyanose, Diarrhöen u. reduziertem Allgemeinzustand. Ursache wahrscheinl. nitrithaltiges Trinkwasser o. nitrithaltige Stoffwechselprodukte von Bakterien.

Stoma ⟨*gr*⟩ *n*: Mund, Rachen, Öffnung; operativ geschaffene Öffnung eines Hohlorgans (z.B. Zökostoma, Tracheostoma usw.).

Stomachika ⟨*gr*⟩ *n Pl*: die sezernierenden, resorbierenden u. motor. Funktionen des Magens stimulierende Substanzen. S. rufen Hungergefühl hervor u. steigern die Motilität u. Salzsäuresekretion, z.B. Gewürze, Bittermittel.

Stomachus ⟨*gr*⟩ *m* ↑Magen.

Stomatitis ⟨*gr*⟩ *f*: Mundschleimhautentzündung. Häufig infektiöser Genese, auch als Begleitsymptom fieberhafter Allgemeinerkrankungen (Sepsis, Typhus abdominalis, Masern, Angina, Pneumonie) mit Schwellung, Rötung, Blutungsneigung, Belagbildung, Speichelfluß, Behinderung der Nahrungsaufnahme, Schwellung der regionären Lymphknoten. **S. aphthosa**: Erstinfektion mit Herpes-simplex-Virus, bes. bei Kindern. Aufschießen linsengroßer schmerzhafter Erosionen mit geschwürigem Zerfall u. weißl.-gelbem Belag, Fieber u. schweren Allgemeinerscheinungen, Befall von Lippen, Zunge, Gingiva, Gaumen, Wangenschleimhaut, Tonsillen (↑Angina aphthosa). Abheilung nach 2–3 Wochen. Auch bei Behçet-Syndrom, Crohn-Krankheit u.a. Krankheiten. **S. catarrhalis**: Mundschleimhautkatarrh bei Infektion des Magen-Darm-Trakts o. der Atemwege. **S. gangraenosa**: ↑Noma. **S. herpetica**: Stomatitis aphthosa. **S. mercurialis**: ↑Quecksilberstomatitis. **S. oidica**: ↑Candidose. **S. scorbutica**: Mundschleimhautentzündung infolge Vitamin-C-Mangels, beginnt als hämorrhag. Gingivostomatitis u. endet als Nekrose der Mundschleimhaut u. Kieferknochen. ↑Skorbut. **S. ulcerosa**: S. ulceromembranacea, Mundfäule (↑Angina Plaut-Vincenti). Vom Zahnfleischrand ausgehende schmerzhafte u. tiefgreifende Ulzerationen, Ausbreitung über die gesamte Mundschleimhaut mögl., vorwiegend bei älteren Kindern mit unzureichender Mundhygiene u. als Begleiterscheinung bei anderen Grunderkrankungen (Agranulozytose, Leukämie, Sepsis). Erreger Borrelia vincenti u. Fusobacterium nucleatum. ↑Fusospirochätose. **S. vesikuläre**: grippeähnl. Erkrankung in Amerika mit Konjunktivitis, Lymphadenitis, Durchfall, Muskelschmerzen, manchmal Bläschen im Mund. Erreger ist das ↑Vesikuläre-Stomatitis-Virus.

Stomatitis epidemica: Stomatitis epizootica, Aphthae epizooticae; auf Menschen übertragene ↑Maul-und-Klauen-Seuche. Erreger: ↑Maul-und-Klauen-Seuche-Virus. Inkubationszeit 3–8 Tage. Prodromalstadium: 1–2 Tage, Fieber (Virämie), klin. Sympt. über ca. 3 Tage mit linsengroßen, rot umrandeten, schmerzhaften Bläschen in Mund u. Nase bzw. an den Händen. Evtl. Befall der Konjunktiven o. Genitalien. Progn. gut, Fieberabfall, spontanes Abheilen der Bläschen. Die Erkrankung hinterläßt i.d.R. mehrjährige typenspezif. Immunität.

Stomatitis scorbutica ↑Stomatitis.

Stomatitis ulcerosa ↑Stomatitis.

Stomatitis, vesikuläre ↑Stomatitis.

Stomatodeum: prim. Mundhöhle. In der 4. Woche ist sie von 5 Gesichtswülsten umgeben, 1 Stirnnasenwulst, 2 Oberkieferwülste, 2 Unterkieferwülste. Sie endet an der ↑Membrana stomatopharyngealis.

Stomatodynie: brennende Beschwerden im Bereich des Mundes. Ursachen: altersbedingte Veränderungen am ZNS u. den peripheren Nerven, Arteriosklerose u. örtl. Faktoren, wie Prothesenmaterial u. Mundflora.

Stomatologie ⟨*gr*⟩ *f*: Lehre von der Mundhöhle u. den Erkrankungen ihrer Gewebe.

Stomatomykose: Stomatomycosis; durch Pilze verursachte entzündl. Erkrankungen der Mundschleimhaut. ↑Aktinomykose, ↑Blastomykose, ↑Candidose, ↑Nocardiose, ↑Sporotrichose.

Stomatoplastik: operative Erweiterung einer durch Narben verengten Mundöffnung.

Stomatoschisis ⟨*gr*⟩ *f* ↑Gesichtsspalte.

Stomatozyten ⟨*lat* + *gr*⟩ *m*: Erythrozyten mit schlitzförmiger bzw. mundartiger Einstülpung. S. sind krankheitstyp. für die hereditäre ↑Stomatozytose, treten aber auch vermehrt bei Leberzirrhose, Bleivergiftung auf. Beim Gesunden findet man sie nur vereinzelt im Blutausstrich.

Stomatozytose, hereditäre: seltene angeborene hämolyt. Anämie mit einem erythrozytären Membrandefekt, der zur Ausbildung von ↑Stomatozyten führt. Der Erbgang ist autosomal dominant. Die Hämolyse ist meist nur mäßig stark ausgeprägt.

-stomie ⟨*gr*⟩ *Suffix*: Herstellung einer Öffnung auf operativem Weg.

Stomion ⟨*gr*⟩ *n*: anthrop. Meßpunkt; Schnittpunkt der Mundspalte (bei geschlossenem Mund) mit der Mediansagittalebene.

Stomoxyinae ⟨*gr*⟩ *Pl*: Stechfliegen; Unterfamilie der ↑Muscidae mit stechend-saugenden Mundwerkzeugen. Blutsauger bei Huftieren, auch beim Menschen; Aufenthalt hauptsächl. in Ställen, tagaktiv. Larvenentwicklung in Rinder- u. Pferdedung u.a. feuchten Substraten. Überträger von Krankheitserregern bei Tieren; beim Menschen umstritten. Med. bedeutsame Art: Stomoxys calcitrans, gemeiner Wadenstecher.

Stomoxys calcitrans: Wadenstecher; aus der Unterfamilie ↑Stomoxyinae. 4–7 mm lange, synanthrope, hämatophage Stechfliege.

Stone ⟨*engl*⟩: gipshaltige Modellmaterialien für festsitzenden Zahnersatz.

Stopflow-Technik ⟨*engl*⟩: Technik der Harnflußunterbrechung; tierexperimentelle Methode zur Untersuchung der Funktion der Harnkanälchen. Vom Nierenbecken aus wird ein Mikrokatheter in das Endstück eines Nierenkanälchens (Sammelrohr) eingeführt, so daß der Harnabfluß oberhalb davon zum Stillstand kommt. Die Austauschvorgänge zwischen Nierenkanälchen u. dem Nierengewebe laufen aber weiter. Konzentrationsunterschiede werden deutl. Bei Wiederfreigabe des Harnflusses kommen die Abschnitte der Harnsäule der Nierenkanälchen zeitl. gestaffelt an der Katheterspitze an u. können getrennt entnommen werden. Rückrechnend kann der Ort im Nierenkanälchen ermittelt werden, wo sich best. Änderungen in der Harnzusammensetzung während des Stops ergeben hatten. ↑Mikropunktionsmethoden.

Stopfmittel ↑Antidiarrhoika.

Stopfrohr: früher häufig benutztes, mit Mull umwickeltes Gummirohr zur Einlage nach Anal- u. Mastdarmoperationen.

Stopliquor ↑Sperrliquor.

Stop-Start-Technik: sexualtherapeut. übende Methode zur Behandlung des vorzeitigen Samenergusses (↑Ejaculatio praecox), die darin besteht, daß die Partnerin des betroffenen Mannes statt des penetrativen Koitus den Penis manuell stimuliert u. stoppt, sobald der Mann spürt, daß die ↑Ejakulation bevorsteht, u. die Stimulation erneut startet, wenn dieses Empfinden abgeklungen ist. Nach einigen Wiederholungen wird diese Technik bis zur Ejakulation fortgesetzt. Auf diese Weise erlernt der Mann allmähl., den Ejakulationsreflex zu kontrollieren u. seine Auslösung merkl. zu verzögern. ↑Squeeze-Technik.

Storchenbeine ↑Muskelatrophie, neurale.

Storchenbiß: medianer ↑Naevus flammeus im Nacken-Haar-Bereich; fam. gehäuft.

Störgröße: jede ↑Eingangsgröße eines Systems, die den Systemzustand in nicht erwünschtem Sinn zu verändern sucht. Ihre Auswirkung kann durch ↑Regelung o. Steuerung beseitigt werden.

Störstrahlenschutzbereich: Schutzbereich an Röntgendurchleuchtungsgeräten o. Arbeitsplätzen für gerätenahe Bedientechnik zum Schutz des Personals gegen ↑Störstrahlung bei der Durchleuchtung o. bei Röntgenaufnahmen. Der Schutz wird durch Gerätekonstruktion, Bleigummivorhänge u. Strahlenschutzwände erreicht.

Störstrahlung: an einem Ort außerhalb des Nutzstrahlenkegels auftretende unerwünschte (ionisierende) Strahlung.

Störung: Einwirkung auf ein System, die zur Veränderung seines Zustands (nicht unbedingt im unerwünschten Sinn) führt.

Störung, dissoziative: zum hyster. Syndrom (↑Hysterie) gehörige neurot. Symptombildung. Die d. S. ist charakterisiert durch einen teilweisen o. völligen Verlust der normalen Integration von z. B. Erinnerungen an Ereignisse (dissoziative Amnesie), Identitätsbewußtsein (dissoziativer Trance- o. Dämmerzustand, multiple ↑Persönlichkeit), Sinneswahrnehmungen sowie der Kontrolle von Körperbewegungen (↑Konversionsneurose).

Störungen, psychische: Störungen des psych. Gleichgewichts (↑Psychologie) mit sehr versch. Erscheinungsformen einer Ich-Umwelt-Beziehung. Beispielsweise Manifestation im Bereich der ↑Emotionalität (↑Angst, ↑Depression, ↑Zwang, ↑Aggression, ↑Hysterie, ↑Syndrom, präsuizidales), der ↑Psychosomatik (↑Eßstörung, Ausscheidungsstörungen, psychosexuelle Störungen), der Kognition (↑Dysfunktion, minimale zerebrale, ↑Lernstörungen, geistige Behinderungen), hirnorgan. bedingt (hirnorganisches ↑Psychosyndrom, hyperkinetisches ↑Syndrom, ↑Epilepsie), als ↑Autismus (↑Psychose), der ↑Konstitution (↑Neuropathie, ↑Neurasthenie, ↑Persönlichkeitsstörung, abnorme psychische ↑Reaktion), der ↑Sozialisation (↑Deprivation, ↑Mißhandlung, ↑Kindesmißbrauch, ↑Pubertätskrise, ↑Abhängigkeit, ↑Sucht).

Störungen, sexuelle ↑Sexualstörungen.

Störung, funktionelle: seel. bedingte Körperstörung ohne krankhaften Befund. Anders als bei der ↑Konversion (symbol. Ausdruck für Konflikt) wird bei der f. S. der Affekt unmittelbar in den Körper abgeführt. Neuer Begriff für f. S.: somatoforme Störung.

Stoßdosis: einmalige hohe Initialdosis zur schnellen Erreichung des ↑Vollwirkspiegels, z. B. bei Sulfonamiden.

Stoß, elastischer: kurzzeitiger Deformationsvorgang zweier aufeinandertreffender elast. Körper. Sind die Massen u. die Geschwindigkeiten der stoßenden Körper vor dem Stoß bekannt, so lassen sich mit Hilfe des Impuls- u. des Energiesatzes die entsprechenden Geschwindigkeiten nach dem e. S. berechnen.

Stoßhebelwagen ↑Hilfen, technische.

Stoßtherapie
↑Zytostatikatherapie, hämatologische.

Stoß, unelastischer: das Aufeinandertreffen zweier Körper, wobei ein Teil der mechan. Energie in Wärmeenergie umgewandelt wird. Nach einem u. S. haben beide Körper eine gemeinsame Geschwindigkeit, deren Größe mit Hilfe des Impulssatzes berechnet werden kann.

Stoßwellen: mechan. longitudinale Wellen (z. B. Schallwellen), in deren Vorderfront (Stoßfront) eine sehr schnelle Auslenkung auf max. Elongation (hoher Schalldruck) erfolgt. S. entstehen z. B. bei Explosionen, wenn Flugkörper die Schallgeschwindigkeit erreichen u. bei elektr., mit Funkenbildung verbundenen Entladungen. Sie können auch mit piezoelektr. Wandlern u. mittels Laser erzeugt werden. S. bewirken an Grenzflächen versch. Stoffe starke Zerstörungen. Sie werden deshalb zur ↑Lithotripsie eingesetzt. Es gilt angenähert das Reflexions- u. Brechungsgesetz.

Stoßwellenlithotripsie ↑Lithotripsie.

Stottern: Balaties, Dysphemie, Sasophemie, Laloneurose; Unterbrechungen des Redeflusses durch Koordinationsstörungen im gesamten Sprachablauf. Klon. S.: Laut- u. Silbenwiederholungen; tonisches S.: längeres Verharren bei einem Laut. Ursache: vererbte o. angeborene Disposition, frühkindl. Hirnschädigung. Auslöser: psych. Trauma, psych. Fehlentwicklung, Krankheiten, umtrainierte Linkshändigkeit. Logopäd. Behandlung, Psychotherapie. Progn. um so günstiger, je früher mit der Ther. begonnen wird. Eine bes. Rolle spielt die sich entwickelnde Persönlichkeitsstruktur des Betreffenden, bes. die intellektuelle Komponente. Auf dem Boden der prim. aufgetretenen Redeflußstörung kann sich eine weitergehende Neurose, eine sog. Logophobie, entwickeln.

Stout-Murray-Syndrom ↑Hämangioperizytom.

STPD-Bedingungen: *Abk* für engl. Standard temperature and pressure, dry; in der Funktionsdiagnostik der Atmung benutzte Beschreibungen von Meßbedingungen eines Gasvolumens bei 0 °C u. einem Druck von

101 kPa (760 mmHg) in Abwesenheit von Wasserdampf. S. kommen bei der Messung des Atemgastransports zwischen Umgebung u. Körper zur Anwendung, sind aber bei Angabe der Substanzmenge in mol nicht erforderl.

Strabismus ⟨*gr*⟩ *m*: Schielen; Abweichen der Augenachsen von der Parallelstellung beim Blick in die Ferne. Latenter S.: Heterophorie. Manifester S.: Heterotropie. Beide Formen bilden das Begleitschielen (S. concomitans). Dabei begleitet ein Auge das andere in seinen Bewegungen, d. h. der ↑Schielwinkel bleibt gleich. Im Ggs. dazu steht das Lähmungsschielen (S. paralyticus). Bei ihm ist der sek. Schielwinkel größer als der prim. Beim Begleitschielen werden alternierendes Schielen (S. alternans), bei dem die Augen abwechselnd fixieren können, u. einseitiges Schielen (S. monocularis) unterschieden, bei dem die Gefahr der Amblyopieentstehung bes. hoch ist. Je nach Schielrichtung wird eine Esotropie (S. convergens concomitans), eine Hypertropie (S. sursumvergens) u. Hypotropie (S. deorsum vergens) differenziert. Ursachen: alle Störungen des normalen bifoveolaren Einfachsehen, die bei Kompensation eine Heterophorie, bei Dekompensation eine Heterotropie ergeben. Sie können grob in anat., opt. u. innervationsbedingte eingeteilt werden, bei denen allen ein hereditärer Faktor eine Rolle spielt. Auch sensor. Anomalien können vererbt werden, so beim Mikrostrabismus. Durch die Kopplung von Akkommodation u. Konvergenz spielt unter den opt. Ursachen die Hyperopie eine wesentl. Rolle. Ihr Ausmaß wird beim Kind durch ↑Skiaskopie bestimmt. Nach Korrektion kann die Okklusion beginnen, die entweder eine Amblyopie zu verhindern o. zu behandeln hat o. ein einseitiges in ein alternierendes Schielen überführen muß. Das ist der erste Schritt einer Kette von Behandlungsmaßnahmen, unter denen auch Operationen ihre Stellung haben. ↑Orthoptik, ↑Pleoptik.

Strabismus, kongenitaler: angeborenes Schielen, besteht bei Geburt o. entwickelt sich im 1. Lj. Meist Lähmungsschielen (Strabismus paralyticus), jedoch auch Begleitschielen (Strabismus concomitans). Neben Entwicklungsdefekten (↑Kernaplasie) spielen Geburtstraumen (Hämatome) eine Rolle. Oft Okulomotoriuslähmungen mit ↑Ptosis congenita. Bewegungseinschränkung, kompensator. Kopfhaltung (okulärer Torticollis) u. Wirbelsäulenverkrümmungen, Doppelbilder. Kongenitaler S. ist Begleitsymptom zahlreicher kraniofazialer Dysmorphien: ↑Apert-Syndrom, ↑Crouzon-Syndrom.

Strabismusoperation: Operation bei Begleitschielen, falls konservative Maßnahmen (z. B. Brille) den ↑Schielwinkel nicht beseitigen o. beim Lähmungsschielen, falls keine Rückbildung (nach ca. $^1/_2$ Jahr) eintritt. Im Prinzip Stärkung (Verkürzung, Vorlagerung) o. Schwächung (Verlängerung o. Rücklagerung) äußerer Augenmuskeln. Dosierung schwierig, setzt große Erfahrung voraus.

Strabologie ⟨*gr*⟩ *f*: Lehre vom Schielen u. seiner Behandlung. Spezialrichtung der Ophth.

Strabometrie: Schielwinkelmessung.

Strahlbefall: Befall aller Gelenke eines Fingers o. einer Zehe bei ↑Osteoarthropathia psoriatica mit Einbeziehung des gesamten Weichteilmantels. Ausprägung eines sog. Wurstfingers (sausage digitis, Dactylitis psoriatica) o. einer Wurstzehe.

Strahlenaustrittsfenster: bei diagn. Röntgenröhren der dünner geschliffene Glaskolben im Bereich des Nutzstrahlenbündels, um bei allen Röhren gleiche Glasdicke zu erreichen. Die Filterwirkung der Glaswand liegt um 1 mm ↑Aluminiumgleichwert.

Strahlenbelastung: ungenaue u. ungenügende Bez. für die einem Organ, Organismus o. einer Bevölkerungsgruppe applizierte Strahlendosis. Gemeint sein kann z. B. eine Ganzkörper-, Gonaden- o. Volumendosis, die sich jeweils ganz erhebl. voneinander unterscheiden. Häufig wird ↑Strahlenexposition mit Zusätzen wie künstl., natürl., gleichsinnig benutzt.

Strahlenbild: ältere Bez. Strahlenrelief. Durchdringt ein homogenes Strahlenbündel ein Objekt, z. B. den Thorax, so entspricht die flächenhafte Verteilung der Röntgenquanten in einer Ebene hinter dem Objekt (von der Röntgenröhre aus gesehen) den durch die Objektstruktur, z. B. Rippen, Lungengewebe (Unterschiede in Dichte, Dicke, atomarer Zusammensetzung), bedingten Schwächungsunterschieden.

Strahlenbiologie: Teilgebiet der Biol. u. Grundlagenfach der Radiol. Die S. befaßt sich mit somat. u. genet. Veränderungen durch ionisierende Strahlen (z. B. Röntgen-, Gamma-, Elektronen- u. Neutronenstrahlung). Beispiele für Arbeitsgebiete der S. sind Einflüsse ionisierender Strahlung auf den Stoffwechsel, strahlenbiolog. Grundlagen der Strahlentherapie, Strahlenkanzerogenese, die akute Strahlenkrankheit u. Strahlengenetik (einschl. Pflanzenzüchtung).

Strahlenblase: verkleinerte, starrwandige Harnblase als Endzustand einer durch Bestrahlung hervorgerufenen chron. Entzündung (Schrumpfblase).

Strahlendiagnostik: Verallgemeinerung des Begriffs Röntgendiagnostik auf die Anwendung auch anderer Strahlenarten als Röntgenstrahlung. ↑Röntgendiagnostik, ↑Kernspintomographie.

Strahlendosis: die Dosis, die einem Objekt durch ionisierende Strahlung appliziert wird. ↑Energiedosis, ↑Ionendosis, ↑Äquivalentdosis.

Strahlenembryopathie: Folgezustände von Dysontogenesen, ausgelöst durch diagn. o. ther. Bestrahlungen während Früh- o. Spätschwangerschaft (Strahlenfetopathie). Strahlen können hervorrufen: Chromosomenaberrationen, Genmutationen, maligne Transformationen (Krebs, Leukämie), Fruchttod, Frühaborte, geistige Retardierung, Minderwuchs, Mikrozephalie, Augenschäden. Schäden beim Menschen bekannt durch: diagn. Röntgenstrahlen, ther. Gammastrahlen (Kobalt 60, Zäsium 130), diagn. o. ther. Radionuklide (bes. Iod 131: hohe Anreicherung im Feten, Anenzephalie, Hypothyreoidismus), sonstige Strahlenbelastungen (z. B. Atombombenabwürfe von Hiroshima u. Nagasaki, Reaktorunfall von Tschernobyl).

Strahlenenteritis: nach Radiotherapie ausgelöste entzündl. Veränderungen des Dünndarms, die wegen der Beweglichkeit des Dünndarms wesentl. seltener als die des Rektosigmoids sind.

Strahlenexposition: Strahlenbelastung, die sich stat. ergibt. Natürl. S. ist eine Ganzkörperbestrahlung, die aus der ↑Höhenstrahlung (etwa $^1/_4$) u. der natürl. Radioaktivität der Umwelt ($^1/_2$) u. des menschl. Körpers selbst ($^1/_4$) stammt. Sie beträgt je Jahr etwa 100 mrem (=100 mrd=1 mSv) u. ist auf der Erde nicht überall gleich. Die innere Einstrahlung stammt größtenteils aus dem ^{40}K im Muskel. Die künstl S. resultiert aus zivilisator. Einflüssen. Die S. kann hierbei eine Ganz- o. Teilkörperbestrahlung sein. Sie setzt sich aus den in der Tab. angegebenen Komponenten zusammen. Während die Werte für die natürl. S. in den meisten Ländern ähnl.

Strahlenexposition: mittlere Gonadendosis

Mittlere Gonadendosis der Bevölkerung	mrem/Jahr
natürl. Strahlenexposition	~ 100
künstl. Strahlenexposition	~ 50
medizin. Strahlenanwendung	~ 40
- Röntgendiagnostik	~ 40
- Strahlentherapie	< 1
- Nuklearmedizin	~ 2
Strahlenanwendung in Forschung u. Technik	< 2
Strahlenexponierte Personen (Beitrag zur GSD)	< 1
kerntechn. Anlagen	< 1
Kernwaffentests	
(Fallout, unabgeschirmt	< 8
in Häusern)	< 1

sind, variiert die künstl. S. in den einzelnen Ländern erhebl. entspr. der Hauptkomponente aus der Röntgendiagnostik. Mit einem Ansteigen dieses Wertes in entwickelten Ländern ist nur in geringem Umfang zu rechnen, weil der Leistungsumfang der Röntgendiagnostik hier nur noch langsam ansteigt (1–2 % pro Jahr), strahlenschutzbewußtes Arbeiten meist zu einer Abnahme der Dosis je Untersuchung führt u. die Empfindlichkeit der Aufnahmesysteme ständig zugenommen hat. Der angegebene Anteil aus den Kernwaffentests ist effektiv wegen des überwiegenden Aufenthalts in Räumen wesentl. geringer (Faktor 10). S. bei med. Strahlenanwendungen: Während in der Strahlentherapie die biologische ↑Strahlenwirkung ther. genutzt wird, ist diese Wirkung bei der diagn. Anwendung eine unerwünschte Begleiterscheinung. Die S. führt zu somat. u. genet. Schädigungen u. muß deshalb so gering wie mögl. gehalten werden. Die S. durch die Strahlentherapie führt, bezogen auf die Gesamtbevölkerung, nur zu sehr geringen mittleren Strahlendosen. Ihr Anteil an der genetisch signifikanten ↑Dosis liegt deutl. unter 1 mrem/Jahr u. spielt daher auch künftig keine Rolle. Die S. durch nuklearmed. Untersuchungen ist ebenfalls klein, u. zwar sowohl für die betroffenen Pat. als auch für die Bevölkerung. Obwohl die Röntgendiagnostik den weitaus größten Anteil an der med. S. liefert, haben doch zahlreiche Strahlenschutzmaßnahmen, die teils die techn. Entwicklung, teils die Untersuchungsabläufe u. v. a. die Ausbildung betreffen, dafür gesorgt, daß die S. eher rückläufig als steigend ist. Die für die somat. Schädigung wesentl. Einfallsdosis wurde durch Steigerung der Empfindlichkeit der Aufnahme- u. Durchleuchtungssysteme reduziert, so daß ledigl. die Ausweitung der Röntgendiagnostik zu einer Steigerung der S. führt. In entwickelten Ländern sind die Zuwachsraten aber von früher 5–12 % jährl. auf 1–2 % abgesunken. Wirksamstes Mittel zur Verminderung der med. bedingten S. ist eine gezielte Aus- u. Weiterbildung. Zahlreiche Vergleichsuntersuchungen haben gezeigt, daß die gleichen Untersuchungen in den versch. Einrichtungen zu Gonadendosen führen können, die sich um den Faktor 50 u. mehr unterscheiden. Bei der Einfallsdosis ist dieses Verhältnis kleiner. Allg. ist in der Röntgendiagnostik mit Einfallsdosen je Aufnahme im Bereich um 0,1–1 R u. Austrittsdosen im Bereich weniger mR zu rechnen. ↑Gonadendosis. Wenn auch die genet. u. i. a. auch die somat. Schädigungen zu vernachlässigen sind, wird in jüngster Zeit verstärkt auf mögl. Schädigungen durch Krebsinduktion auch bei kleinen Dosen hingewiesen. ↑Risikofaktor, ↑Strahlenschutz. Tab.

Strahlenexposition, radioaktive: natürl. Strahlenexposition des Menschen über die Zeitdauer des Lebens durch kosm. (Primär- u. Sekundärstrahlung) u. terrestr. Strahlung (natürl. radioaktive Stoffe in der Erde –bes. Radon– u. Atmosphäre) sowie innere Strahlung (radioaktive Stoffe im Körper). Künstl. (zivilsator.) Strahlenexposition hauptsächl. durch Röntgendiagnostik, wesentl. geringer durch Strahlentherapie u. Nuklearmed. wie auch durch Forschung, Technik u. Haushalt. Unter der Annahme einer dreißigjährigen Generationszeit ergibt sich aus natürl. plus künstl. Strahlenexposition die mittlere genetisch signifikante ↑Dosis von ca. 75 mSv, entspricht (1,5 mSv/a + 1 mSv/a) · 30 Jahre. Sie liegt damit unter der ↑Mutationsverdoppelungsdosis, deren Mittelwert auf 400 mSv (70–800 mSv) geschätzt wird.

Strahlenfeldmethode: Hochfrequenzwärmetherapie; Abstrahlung elektromagnet. Wellen über eine Dipolantenne (Therapiesender). Im Bereich der ↑Mikrowellen nehmen die elektromagnet. Wellen den Charakter opt. Strahlung an u. weisen Reflexion, Fokussierbarkeit, Polarisierbarkeit, Absorption, Interferenz u. Bildung stehender Wellen auf.

Strahlenfibrose: intraalveoläre u. interstitielle sowie Pleurafibrose als Folge einer Lungenparenchymschädigung durch ionisierende Strahlen. Die S. entwickelt sich aus der ↑Strahlenpneumonitis nach einer Gesamtdosis von mehr als 2 000 rd (=20 Gy) u. einer Latenzzeit von 6 – 8 Wochen.

Strahlengänge: in der Röntgenaufnahmetechnik Bez. der Strahlenrichtung: anterior-posterior, a.-p. (von vorn nach hinten), dorso-plantar (vom Fußrücken zur Fußsohle), dorso-ventral (vom Rücken zum Bauch), dorso-volar (vom Handrücken zur Hohlhand), planto-dorsal (von der Fußsohle zum Fußrücken), posterior-anterior, p.-a. (von hinten nach vorn). Seitl. Aufnahmen heißen lateral u. je nachdem, ob die re. o. li. Seite der Röhre zugewandt ist, spricht man von einer Dextro-sinister- (D.-s.-Projektion) o. Sinistro-dexter-Projektion (S.-d.-Projektion). Spez. bei der Angiokardiographie haben sich die engl. Bez. LAO (left anterior oblique) u. RAO (Right anterior oblique) mit der zusätzl. Winkelangabe eingebürgert.

Strahlengang, frontaler: röntgendiagnost. Durchstrahlung des Objekts parallel zur Stirn. Die entsprechenden Aufnahmen heißen Frontal-, Lateral- o. seitl. Aufnahmen. Sie werden z. B. beim Thorax, Schädel u. der Halswirbelsäule angewendet.

Strahlengang, telezentrischer: Strahlengang durch ein opt. System, bei dem entweder die Eintritts- o. die Austrittspupille im Unendl. liegen muß. Objektseitig t. S. wird bei Meßmikroskopen u. ä. benutzt.

Strahlenhygiene: Teilgebiet der Hyg., das sich mit der Einwirkung energiereicher Strahlung in der Umwelt auf die Bevölkerung unter hyg. Gesichtspunkten befaßt. ↑Radioaktivität, ↑Strahlenschutz.

Strahlen, ionisierende: rufen durch Wechselwirkung mit der Materie eine direkte o. indirekte Ionisation der Moleküle hervor. Locker u. dicht ionisierende Strahlung wird im räuml. Abstand der Ionisierungsvorgänge unterschieden, die bei locker ionisierender Strahlung (Röntgen-, Elektronen-, Gamma- u. Betastrahlung) weiter, bei dicht ionisierender Strahlung (schnelle Neutronen, Alphastrahlen u. schweren Teilchen) enger liegen. Diese unterschiedl. Ionisationsdichte bewirkt unterschiedl. Strahlenwirkungen. Die relative biol. Wirksamkeit (RBW) ermöglicht den Vergleich der biol. Wirkungen versch. Strahlenarten untereinander.

Strahlenkatarakt: Strahlenstar; Strahlenschädigung der Linse bei langer Einwirkungsdauer u. starker Konzentration. Angriffspunkt ist das Epithel. Am empfindlichsten ist die jugendl. Linse. Röntgenstar: es können 400 r genügen, Latenzzeit 1–8 Jahre. Trübung der hinteren Rinde. Radiumstar: alle radioaktiven Substanzen können durch Alpha-, Beta- u. Gamma- sowie Neutronenstrahlen Katarakt verursachen, die sich wie Röntgenstar verhält o. noch früher auftritt. Auch Mikrowellen u. hochgespannte Stromkreise (Blitzstar, Elektrizitätsstar) führen zu Katarakt. Charakterist. ist der Ultrarotstar (Glasbläser, Heizer, Walzwerker, Schmiede) mit aufgerollter vorderer Kapsel. Bei Bestrahlung im Augenbereich muß die Linse als strahlenempfindlichster Teil des Auges bes. geschützt werden.

Strahlenkater: vorübergehende Übelkeit, Mattigkeit, Schwindelgefühl, Kopfschmerzen nach Applikation größerer ↑Raumdosen bei der Bestrahlung mit ionisierender Strahlung. Mögl. Begleiterscheinung bei der Strahlentherapie.

Strahlenkolitis: Bestrahlungskolitis, Radiokolitis; durch Bestrahlung (Dosen >40–50 Gy) ausgelöste ↑Kolitis. Es werden akute, subakute u. chron. Phase unterschieden. Zunächst stehen prim. die direkten Schleimhautschädigungen im Vordergrund, in der chron. Phase kommt es über Gefäßschädigungen zum Bild einer ischämischen ↑Kolitis.

Strahlenkörper ↑Corpus ciliare.

Strahlenkrankheit: Strahlensyndrom, ↑Strahlenkater, ↑Strahlenschäden.

Strahlenpasteurisierung ↑Lebensmittelbestrahlung.

Strahlenpilze ↑Actinomycetaceae.

Strahlenpilzkrankheit ↑Aktinomykose.

Strahlenpneumonitis: Strahlenpneumonie; durch ionisierende Strahlen, z. B. durch strahlentherapeut. Maßnahmen im Thoraxbereich einschl. Mammae, ausgelöste Reaktion des Lungenparenchyms. Die S. kann in den ersten Wochen nach Bestrahlung auftreten (abhängig vom bestrahlten Volumen u. der Dosis, ~ 2 000 rd). Sie stellt ein intraalveoläres u. interstitielles Ödem dar, dem entzündl. u. fibrosierende Vorgänge folgen, die im Röntgenbild durch unregelmäßige, grobfleckige Veränderungen erkennbar sind. ↑Strahlenfibrose.

Strahlenproktitis: nach Radiotherapie, bes. auf den Unterbauch (Uterus o. Harnblase), auftretende Entzündung des Enddarms (häufig wird das Sigma mitbetroffen), die anfangs durch ein submuköses Ödem u. Schwellung der Schleimhaut, dann aber zunehmende Fibrose u. Sklerose mit Bildung von Ulzerationen u. Stenosen gekennzeichnet ist. Röntg. u. teilweise auch endoskop. kann ein Tumorbild vorgetäuscht werden.

Strahlenprotektoren: Radioprotektoren; Stoffe, die in der Strahlentherapie das gesunde Gewebe schützen sollen. ↑Strahlenschutzstoffe. Durch ihre Anwendung soll die Strahlentoleranz gesunden Gewebes gegenüber versch. Strahlenarten erhöht werden. Im Tierversuch zeigten erfolgreiche Anwendung u. a. ↑Cystein, Histamin, 5-Hydroxytryptamin.

Strahlenschäden: durch Einwirkung von ionisierenden Strahlungen verursachte Veränderungen biol. Substanzen, die zu einer Wertminderung von Biomolekülen, Zellen, Geweben, Organen, Organismen o. Populationen führen. Außer ionisierenden Strahlungen können auch Licht, Ultraviolett- u. Wärmestrahlung Schäden verursachen. Die Absorption ionisierender Strahlen zerstört dosisabhängig strahlensensible biol. Strukturen, wodurch es zur Beeinträchtigung der Zellfunktion u. zum Zelltod kommen kann. Neben der im Anschluß an die Bestrahlung eingesetzten Zelldegeneration kann die Strahlenwirkung zunächst latent bleiben, wobei die strahleninduzierten Zellveränderungen sich in einer gestörten reproduktiven Funktion u. späterer Zelldegenerationen manifestieren (genet. u. somat. ↑Mutation). Als Latenzzeit bezeichnet man die für jede Strahlenreaktion an biol. Objekten charakterist. Zeitspanne vom Zeitpunkt der Bestrahlung bis zur Manifestation des S.; sie wird mit steigender Dosis kürzer. Für Art u. Höhe des S. sind Art, Dosis, Dauer der Bestrahlung u. der Ort der Strahleneinwirkung bestimmend. Alle Reaktionen nach Einwirkung von ionisierenden Strahlen sind Schädigungen biol. Substanzen. Im klin. Bereich werden aber nur diejenigen Strahlenreaktionen als S. bezeichnet, die nach unsachgemäßer ther. Strahlenanwendung mit Überschreitung der empir. Toleranzdosen entstanden sind (akute Strahlenverbrennungen, schwere Hautindurationen, Strahlengeschwüre mit schlechter o. fehlender Heilungstendenz u./o. maligner Entartung). Bei nicht ionisierender Strahlung (↑Ultraviolett u. sichtbares ↑Licht) werden die Moleküle durch selektive Absorption best. Wellenlängen geschädigt, z. B. 285–313 nm bei Eiweißen, Absorption bevorzugt durch Tyrosin u. Tryptophan; 260 nm bei ↑Desoxyribonukleinsäure, Absorption bevorzugt durch Purin- u. Pyrimidinbasen. Bei ionisierender Strahlung wird die Energieabgabe durch die Elektronendichte des bestrahlten Objekts bestimmt. Maßgebend für die S. sind Schäden an der DNA, die durch intrazelluläre Reparatursysteme beseitigt werden können. Genet. bedingte Defekte im DNA-Reparatursystem führen zu einer erhöhten Strahlenempfindlichkeit gegenüber UV-Licht, z. B. bei ↑Xeroderma pigmentosum, o. gegenüber Röntgenstrahlen, z. B. bei Ataxia telangiectatica. Durch Strahlung mit hohem ↑LET erzeugte DNA-Schäden sind in geringerem Maße reparierbar. Das erklärt die hohe biol. Wirksamkeit der kosm. Strahlung, von Neutronen u. a. S. auf zellulärer Ebene verzögern o. verhindern die Zellteilung, verursachen ↑Chromosomenaberrationen, Genmutationen o. den Zelltod. Die Reaktion auf die S. ist vom Stadium des ↑Zellzyklus abhängig, in dem die Schädigung erfolgt. Bes. empfindl. sind die Zellen während der Mitose in der frühen S- u. G-Phase u. weitgehend resistent in der mittleren bis späten S-Phase. Im Organismus besitzen die Gewebe bzw. Organe mit hoher Zellteilungsrate eine große Strahlenempfindlichkeit. S. der Keimzellen werden vererbt. Deshalb ist durch Einhaltung der entsprechenden Vorschriften der Schutz der Keimzellen unbedingt zu gewährleisten.

Strahlenschäden, kombinierte: Einwirkung ionisierender Strahlen auf den Organismus bei gleichzeitiger Schädigung durch Hitze u./o. mechan. Traumen. Die dadurch hervorgerufenen Schädigungen komplizieren sich gegenseitig.

Strahlenschaden, nichtstochastischer: Schaden, dessen Schweregrad mit der Dosis zunimmt u. der erst oberhalb eines Schwellenwertes klin. nachweisbar wird.

Strahlenschaden, stochastischer: Schaden, für den die Wahrscheinlichkeit des Auftretens mit der Dosis zunimmt u. dessen Schweregrad nicht dosisabhängig ist (z. B. genet. Wirkung, Krebsinduktion).

Strahlenschutz: Schutz von Personen, Sachgütern u. Umwelt vor Schäden durch ionisierende Strahlung. In der Bundesrepublik Deutschland ist er durch das Atomgesetz, die Röntgenverordnung, die Strahlenschutzverordnung u. das Strahlenschutzvorsorgegesetz geregelt.

Strahlenschutzbereich: Bereiche, für die wegen der Gefahr erhöhter ↑Strahlenexposition Schutzmaßnahmen mit best. Verhaltensweisen vorgeschrieben sind. Bereich A (Kontrollbereich): wegen der Gefahr einer Ganzkörperdosis von > 15 mSv bei vierzigstündigem Wochenaufenthalt darf dieser außer von Pat. nur von ausgebildetem u. belehrtem Personal betreten werden. Bereich B (Überwachungsbereich): Bereich mit Schutzmaßnahmen gegen eine Jahresdosis von mehr als 15 mSv bei Daueraufenthalt. Bereich C (Schutzzone): strahlenquellennaher Teil von Bereich A. Es sind Vorkehrungen gegen die Überschreitung der angegebenen Ortsdosisleistung zu treffen.

Strahlenschutzempfehlungen, internationale: von der internationalen Kommission für Strahlenschutz (ICRP) herausgebene Empfehlungen u. Datenzusammenstellungen, die den med. u. nichtmedizin. Strahlenschutz betreffen. Die ICRP-Reports bilden eine Grundlage der spez. techn. Vorschriften, Empfehlungen o. Arbeitsrichtlinien u. der Strahlenschutzgesetzgebung der einzelnen Länder.

Strahlenschutzgrenzwerte
↑Grenzwerte der Körperdosen.

Strahlenschutzkategorien: beim Strahlenschutz die Einstufung von Mitarbeitern in 2 Kategorien. Kategorie A: der Strahlenmitarbeiter ist unter Bedingungen tätig, bei denen eine Überschreitung von $^{3}/_{10}$ der ↑Grenzwerte der Körperdosen mögl. ist; Kategorie B: $^{3}/_{10}$ der Grenzwerte können nicht überschritten werden.

Strahlenschutzkleidung: Kleidungsstücke, die bei der Anwendung von ionisierender Strahlung entspr. gesetzl. Vorschriften u. ähnl. von berufl. strahlenexponierten Personen o. auch von Pat. getragen werden. Dazu gehören z. B. Bleigummischürzen u. -mäntel, Schutzhandschuhe. Die S. bildet einen Teil der Strahlenschutzmittel, zu denen auch baul. Maßnahmen u. techn. Parameter der Strahlenquellen gehören.

Strahlenschutzstoffe: Substanzen, die die Resistenz des Organismus gegenüber ionisierender Strahlung erhöhen. Voraussetzung ist, daß sie sich zur Zeit der Strahleneinwirkung bereits im Gewebe befinden (z. B. schwefelhaltige Stoffe, Tryptamin, Benzedrin, Benztraubensäure, Thioharnstoff). Die Wirkung beruht hauptsächl. auf dem Schutz der Biomoleküle vor den bei der ↑Autoradiolyse gebildeten Radikalen. ↑Strahlenprotektoren.

Strahlensensibilität: Reaktion des Gewebes auf Strahlung. Sie ist abhängig von Strahlenart, Gewebetyp, Größe u. Lokalisation des Tumors.

Strahlensensitizer: Radiosensitizer, Stoffe, die die Wirkung der Strahlung auf Tumorgewebe erhöhen sollen, bes. Ziel ist eine Steigerung der Empfindlichkeit sauerstoffarmer Tumoren. ↑Sauerstoffeffekt.

Strahlensterilisation ↑Strahlungssterilisation, ↑Sterilisation.

Strahlentherapie: Teilgebiet der Radiol., das sich mit der Anwendung ionisierender Strahlung bei der Behandlung bösartiger u. gutartiger Geschwülste u. entzündl. Prozesse befaßt. Dazu werden Röntgen-, Gamma-, Elektronen- o. Neutronenstrahlung benutzt. Je nach Lage des Herds zur Körperoberfläche wird zwischen Oberflächen-, Halbtiefen- u. Tiefentherapie unterschieden u. die Quanten- bzw. Teilchenenergie (bei Röntgen- u. Gammastrahlung auch der Quellen-Oberflächen-Abstand), von der die Eindringtiefe abhängt, entspr. gewählt. Um das Dosismaximum in den Herdbereich zu legen, ist es oft nötig, mehrere sich kreuzende Strahlenfelder o. Bewegungsstrahlung anzuwenden. Im letzteren Fall wird der Strahler kontinuierl. bewegt (z. B. Kreisbahn, Pendelung), wobei die Strahlung stets auf den Herd gerichtet ist. Die Ermittlung der Dosisverteilung im Objekt erfolgt anhand von Messungen am Phantom, durch Anwendung von Tiefendosistabellen u. durch den Einsatz von Rechnersystemen (Bestrahlungsplanungssytemen) unter Berücksichtigung der spez. Patientenparameter (Umfang des Pat., Lage des Tumors, Ausdehnung u. Dichte der Inhomogenitäten). Die Strahlung wird entweder mit Röntgenröhren (bis 400 kV) o. zunehmend mit Teilchenbeschleunigern (bis 42 MeV, wahlweise für Röntgen- o. Elektronenstrahlung) erzeugt, o. es werden radioaktive Elemente (Gammastrahler ^{60}Co u. ^{137}Cs, früher auch Radium) eingesetzt. Befindet sich die Gammastrahlungsquelle wie bei Röntgen-, Quanten- u. Teilchenstrahlung in einiger Entfernung vom zu bestrahlenden Körper, so spricht man von Teletherapie, wird die Strahlungsquelle durch Körperhöhlen unmittelbar an den Herd gebracht, bezeichnet man diese Behandlungsform als intrakavitäre Ther. Dabei werden die Quellen entweder in Form von Moulagen dem Tumorgebiet angepaßt, als Standardträgerkombination (Stift u. Platte) o. bei der ↑Nachladetechnik (Afterloading) als umschlossene Strahlungsquelle durch Kunststoffschläuche in Körperhöhlen eingeführt. ↑Bestrahlungstechniken, strahlentherapeutische.

Strahlentherapie, interstitielle: Strahlentherapie mittels Implantation von umschlossenen, eingekapselten Radioisotopen o. Injektion von radioaktiven Flüssigkeiten in das Tumorgewebe. Die interstitielle Implantation (^{226}Ra, ^{137}Cs, ^{60}Co, ^{192}Ir, ^{125}I) ist eine Kleinraumbestrahlungstechnik mit hoher Dosis im Zielvolumen. Die Injektion (^{131}I, ^{32}P, ^{198}Au) kann als selektive Ther., z. B. ^{32}P-Ther. bei Polycythaemia vera, o. als intrakavitäre Ther., z. B. bei Tumoraszites o. tumorbedingten Pleuraexsudaten, angewendet werden.

Strahlenulkus: Ulcus radiologicum; Bestrahlungsfolge nach ionisierender Bestrahlung im Dosisbereich oberhalb 2 000 rd (20 Gray) bei Einzeitbestrahlung. Schlechte Heilungstendenz. Radiogene Ulzera können auch am Magen-Darm-Kanal nach ther. Bestrahlung auftreten. S. der Harnblase: infolge Strahleneinwirkung nach Bestrahlung von Genital- o. Blasenkrebs entstandenes, therapieresistentes Blasenulkus, das meist inkrustiert, blutet, zur radiogenen ↑Schrumpfblase führen u. manchmal auch perforieren kann.

Strahlenvaskulopathie: ionisierende Strahlen führen an Blutgefäßen infolge Membranschädigung, Permeabilitätsstörung, Plasmaeintritt in die Gefäßwand u. nachfolgender Fibrose zu zunehmender Lichtungseinengung.

Strahlenverbrennung: Schädigung durch ionisierende Strahlung nach umschriebener Hautexposition. Treffender ist die Bez. akute Strahlenschädigung der Körperoberfläche. S. wird v. a. nach der Detonation von Kernwaffen beobachtet.

Strahlenwirkung, biologische: Da Strahlungsabsorption Energiezufuhr bedeutet, genügen kleine Energiebeträge, um biol. Wirkungen auszulösen (bei Bestrahlung mit 0,01 Gy wird eine Energie von etwa 10^{-5} Joule zugeführt, die in Wasser zu einer Temperaturerhöhung von $2{,}4 \cdot 10^{-6}$ °C führt). Ursache dafür ist die inhomogene Energieverteilung in den Zellen, so daß entlang den Teilchenspuren die Energiezufuhr sehr konzentriert ist. Bei Röntgen- u. Gammastrahlung wird b. S. von im Objekt erzeugten Sekundärelektronen ausgelöst, bei Neutronenstrahlung durch Rückstoßprotonen. Der Primärprozeß liegt auf atomarer bzw. molekularer Ebene. Bindungsenergien von Molekülen liegen in der Größenordnung eV, von denen etwa $6 \cdot 10^{18}$ einem Joule entsprechen. Die mit 0,01 Gy zugeführte Energie reicht dem Betrag nach aus, um zahlreiche Moleküle zu verändern. Das Ausmaß der b. S. hängt von der insges. applizierten Dosis, ihrer zeitl. u. räuml. Verteilung (Dosisleistung, Fraktionierung, lineare Energieübertragung), vom biol. Objekt (gleiche biol. Objekte reagieren unterschiedl. stark auf gleiche Strahlendosen), von anderen äußeren u. inneren Einflüssen auf das Objekt u. der betrachteten Testreaktion ab. Vor o. nach der Bestrahlung gegebene Drogen können die Wirkung vergrößern o. vermindern (Strahlenschutzsubstanz, Strahlensensibilisierung). Die b. S. hat für die betroffenen Zellen stets destruktiven Charakter, abgesehen von der sehr geringen Wahrscheinlichkeit, daß unter den ausgelösten Mutationen einmal eine günstige, d. h. nicht zur Funktionsbeschränkung führende, sein kann. Die b. S. wird in stochast. (zufallsbedingte) u. nichtstochast. Wirkungen eingeteilt, u. je nachdem, ob die Wirkungen im bestrahlten Organismus o. dessen Nachkommen manifestiert werden, spricht man von somat. o. genet. Strahlenschäden. Unter somat. Wirkung versteht man die Schädigung von Zellen, Geweben o. Organen des bestrahlten Objekts. Typ. nichtstochast. somat. Wirkungen sind Katarakte der Linsen, nicht maligne Hautschäden, Zellschädigungen im Knochenmark mit nachfolgenden Veränderungen im Blutbild, Schädigung der Keimzellen mit Beeinträchtigung der Fruchtbarkeit, Schädigungen am Gefäßsystem u. des Bindegewebes. Auf der nichtstochast. somat. S. beruht die Strahlentherapie. Somat. Schädigungen berufl. strahlenexponierter Personen sind heute bei Einhaltung elementarer Schutzmaßnahmen ausgeschlossen, traten früher aber bes. bei Ärzten auf (Strahlenkrebs, Hautschäden). Die Dosis für somat. Schäden liegt im Bereich über 1 Gray (100 Rad). Der Primärprozeß des Wirkungsmechanismus für diese Schädigungsrate liegt wahrscheinl. wie bei der genet. Wirkung auf molekularer Ebene u. betrifft insbes. auch die Zellvermehrung. Im Bereich der somat. Schädigungen tritt eine große Gruppe von Schäden auf, die wegen ihrer relativ langen Dauer zwischen Bestrahlung u. Auftreten der Krankheit zu den Spätschäden zu rechnen ist, andererseits aber nicht durch ein o. mehrere Krankheitsbilder zu beschreiben ist. Es tritt nur eine statist. beweisbare Verminderung der Lebenserwartung bei völlig unspezif. Todesursachen auf. Die notwendige Strahlendosis liegt weit unter der für einen akuten Schaden notwendigen Größe. Bei Mäusen mit einer $LD_{50/30}$ von etwa 650 rd, einem Wert, der größer ist als der entsprechende für Menschen, führen bereits 20 rd Ganzkörperbestrahlung zu einer meßbaren Verminderung der Lebenserwartung. Wegen der stochast. Natur der Schädigung ist im Einzelfall eine Zuordnung der zum Tode führenden Krankheit zu der früher erfolgten Bestrahlung nicht mögl. Die Todesursachen sind bei bestrahlten u. unbestrahlten Objekten die gleichen. Das Risiko einer Krebsbildung wird grob mit größenordnungsgemäß 20 Fälle je Million Personen angenommen, die mit 0,01 Gy bestrahlt wurden. Dieser Wert wurde aber von Bestrahlungen im Dosisbereich 100–200 rd linear extrapoliert, ohne etwaige Erholung- u. Repair-Prozesse zu berücksichtigen. ↑Erholung nach Bestrahlung, ↑Repair, genetisch signifikante ↑Dosis, ↑Gonadendosis, ↑Strahlenschäden.

Strahlenwirkung, genetische: durch ionisierende Strahlen einschl. der natürl. ↑Strahlenexposition an den Erbanlagen (Genen) hervorgerufene Veränderungen (Mutationen u. Chromosomenaberrationen). Die Effekte können auch durch chem. Einwirkungen ausgelöst werden. Die Mutationsrate wächst mit der Strahlendosis, u. es gibt für die g. S. keinen Dosisschwellenwert. Die Wirkung hängt in beschränktem Maße von der zeitl. Dosisverteilung ab.

Strahlenwirkung, primäre: Prozesse der Energieabgabe einer Röntgen- o. Gammastrahlung an die durchstrahlte Substanz, die am Anfang einer langen Reihe von Folgereaktionen stehen, die schließl. zur biologischen ↑Strahlenwirkung führen. Zu den p. S. gehören ↑Photoeffekt, ↑Compton-Effekt u. ↑Paarbildung.

Strahlenzystitis: während der Bestrahlung v. a. von ↑Harnblasentumoren auftretende akute ↑Zystitis. Mitunter aber auch noch Jahre nach der Bestrahlung (oft auch bei bestrahlten gyn. Tumoren) in Erscheinung tretende, dann meist chron. Zystitis. Nahezu therapieresistent, oft in eine ↑Schrumpfblase „ausheilend" u. manchmal wegen nicht beherrschbarer lebensbedrohl. Hämaturie zur supravesikalen ↑Harnableitung u. Unterbindung der Aa. iliacae internae zwingend. Auch die angiograph. Embolisation ist mögl.

Strahler, schwarzer ↑Körper, schwarzer.

Strahlung, charakteristische: für jedes chem. Element spezif. Röntgenstrahlung (Linienspektrum).

Strahlung, elektromagnetische: Wellenstrahlung, z. B. von Mikrowellen, Lichtwellen, Röntgenstrahlen, Gammastrahlen.

Strahlung, extrafokale: Stielstrahlung; Röntgenstrahlung, die nicht vom Röntgenbrennfleck ausgeht. Sie beruht auf einer Strahlenemission, die durch Elektronen erzeugt wird, die nicht im Brennfleckbereich auf die Anode treffen, sondern auf Teile der Anode außerhalb des Brennflecks u. den Anodenstiel. Der Begriff e. S. wurde ausgedehnt auf die Sekundärstrahlung, die vom Isolieröl im Röhrenschutzgehäuse, dem Fenster- u. dem Filtermaterial ausgeht.

Strahlung, ionisierende: Strahlung unterschiedl. Herkunft, die direkt o. indirekt Ionen erzeugt, z. B. energiereiche Korpuskularstrahlung, Alphastrahlung, Betastrahlung, Neutronenstrahlung, Röntgenstrahlung, Ultraviolettstrahlung.

Strahlung, kosmische ↑Höhenstrahlung.

Strahlungsgrößen: *Abk* SG; lichttechn. Größen, die die Leistung eines Strahlers physikal. kennzeichnen. Ihnen stehen die Lichtgrößen (LG o. photometr. Größen) gegenüber, die auf der Strahlungswahrnehmung durch das Auge beruhen u. die Grundlage der Lichtmessung bilden. Diese enthalten physiol. Komponenten (Wellenlängenabhängigkeit der Augenempfindlichkeit unterschiedl. bei Tag u. Nacht u. abhängig vom Alter, Ermüdung, Vita-

Strahlungsgrößen (SG) u. lichttechnische Größen (LG)

SG	LG	Einheit
Strahlungsfluß	Lichtstrom ϕ	Lumen: 1 lm = 1 cd/sr sr: Raumwinkel
Strahlungsmenge	Lichtmenge Q = ϕt	lmh
Strahlstärke	Lichtstärke I = dϕ/dω ω: durchstrahlter Raumwinkel	Candela (cd)
Strahldichte	Leuchtdichte B = I/A A: Fläche	Nit: 1 nt = 1 cd/m^2 = 10^{-4} sb (sb = Stilb)
Bestrahlungsstärke	Beleuchtungsstärke E = ϕ/A	Lux: 1 lx = 1 lm/m^2

minhaushalt). Man gibt die spektrale Empfindlichkeit eines normierten Auges bei Hell- bzw. Dunkeladaptation an. Folgende Tab. stellt die SG den LG mit ihren zugehörigen Einheiten gegenüber. In dieser ist z. B. die Leuchtdichte die vom Lichtsinn bewertete Strahlungsdichte. Für die Lichtstärke (Quotient aus Lichtstrom u. durchstrahltem ↑Raumwinkel) wird die Grundeinheit Candela (cd), definiert durch die Festlegung: Leuchtdichte des absolut schwarzen Strahlers bei der Temperatur des erstarrenden Platins = 60 cd · cm^{-2}. Allg. Zusammenhang zwischen SG u. LG am Beispiel der Beleuchtungsstärke bei Helladaptation $E = K_m \int E_{e\lambda} \cdot V_\lambda \cdot d\lambda$; wobei V_λ der spektrale Empfindlichkeitsgrad, $E_{e\lambda}$ die spektrale Bestrahlungsstärke der Lichtquelle u. K_m das Maximum des photometr. Strahlungsäquivalents ist. Tab.

Strahlungsrelief: kaum mehr übl. Bez. für ↑Strahlenbild.

Strahlungsschwächung: Abschwächung einer Röntgen- o. Gammastrahlung. Verminderung der Photonenflußdichte (Intensität der Strahlung) durch Wechselwirkung der Photonen mit Materie durch Photoeffekte, kohärente Streuung, ↑Compton-Effekt u. Paarbildung.

Strahlungssterilisation: Strahlensterilisation. Ein kostenintensives physikal. Verfahren der ↑Sterilisation thermolabiler Materialien für den med. Bedarf (Einwegmaterialien, Medikamente), ggf. auch von Nahrungsmitteln (z. B. Astronautenkost) mit Gammastrahlen o. schnellen Elektronen in strahlendurchlässigen Sterilgutverpackungen. In mikrobiol. Versuchen muß die notwendige Strahlendosis ermittelt werden. Der Sterilisationseffekt ist u. a. von der Halbwertschichtdicke (Dicke des ↑Sterilisiergutes, die noch 50 % der Strahlen durchläßt), von der Keimdichte auf dem Sterilisiergut, vom ↑Sauerstoffeffekt u. von der Feuchtigkeit abhängig. Die Wirkung der S. beruht auf Enzym- u. DNA-Effekten an den Mikroben, die u. U. reversibel sind: ↑Repair.

Strandberg, James Victor, zeitgen. norweg. Dermat. ↑Groenblad-Strandberg-Syndrom.

Strangmarke: Abdruck des Strangwerkzeuges in Form eines Eintrocknungssaumes mit mehr o. weniger deutl. Furchenbildung. Wird hervorgerufen durch das Einschnüren des Strangwerkzeuges in die Haut. Die hierbei gesetzte Läsion der Epidermis führt zur postmortalen Eintrocknung. Strangulationsmarken können auch beim Aufhängen einer Leiche entstehen. Beim Einklemmen von Hautfalten können sog. Zwischenkammblutungen entstehen, die als vitales Zeichen gewertet werden.

Strangulation ⟨*lat*⟩ *f*: **1.** Innere Einklemmung; **2.** Zupressen der Kehle mit den Händen (Erwürgen) o. durch Strangwerkzeuge (Erhängen, Erdrosseln), wobei die Abschnürung der Blutgefäße der entscheidende Faktor ist.

Strangulationsileus ↑Ileus.

Strangulationsmarke: an der Halshaut erkennbare Spuren von Tatwerkzeugen beim Erhängen u. Erdrosseln. ↑Strangmarke.

Strangurie ⟨*gr*⟩ *f*: häufiger, nicht zu unterdrückender Zwang zum Urinieren; bei ↑Zystitis, Tbc, Blasenkrebs, Prostataleiden (benigne ↑Prostatahyperplasie), ↑Schrumpfblase. Initiale S.: Schmerzen bei Beginn der Miktion. Terminale S.: Schmerzen am Ende der Miktion o. danach (z. B. schmerzt die Blase bei vorhandenem Blasenulkus erst nach Entleerung, wenn sie zusammengefaltet ist).

Strangzellen: Neurone, deren Axone die graue Substanz des Rückenmarks verlassen u. in der weißen verlaufen. Ggs.: ↑Binnenzellen.

Stransky, Eugen, zeitgen. österreich.-amerik. Päd.

Straßenvirus: unter natürl. Bedingungen vorkommendes ↑Tollwutvirus.

Strassmann, Paul Ferdinand (1866–1938), dt. Gyn., Berlin.

Strassmann-Zeichen (nach Paul F. S.) ↑Nabelschnurzeichen.

Stratifizierung ⟨*lat*⟩ *f*: Untergliederung eines Datenbestands in Schichten einer Stratumsvariablen (↑Variable, ↑Confounder, z. B. Alter), die für die Interpretation des Zusammenhangs von Bedeutung ist, zum Zweck einer stratifizierten Erhebung, stratifizierten ↑Randomisierung o. stratifizierten Auswertung.

Stratitherapie ⟨*gr*⟩ *f*: spez. Bewegungsbestrahlungsverfahren der Strahlentherapie. Bei dem entsprechenden Gerät kann sich die Strahlenquelle nur um eine Schwerpunktachse drehen. Wie allg. bei der ↑Bewegungsbestrahlung ist während der Bestrahlung die Quelle stets auf das Zielvolumen gerichtet u. der Abstand der Strahlenquelle zum Herd konstant.

Stratum ⟨*lat*⟩ *n*: histol. Schicht.

Stratum basale endometrii: sog. Basalis; Schicht der Uterusschleimhaut, die während der Menstruation nicht abgestoßen wird. Regenerationszone für die abgestoßene Gebärmutterschleimhaut.

Stratum basale epidermidis: Epidermisschicht, in der durch Mitose Zellnachschub gebildet wird. Abb. S. 1926.

Stratum compactum endometrii: oberflächl. Schicht des ↑Stratum functionale endometrii.

Stratum corneum: Hornschicht; oberflächl. Schicht der Epidermis aus toten Hornschuppen. Abb. S. 1926.

Stratum fibrosum: straffes Bindegewebe, das mit dem ↑Stratum synoviale die Gelenkkapsel bildet.

S

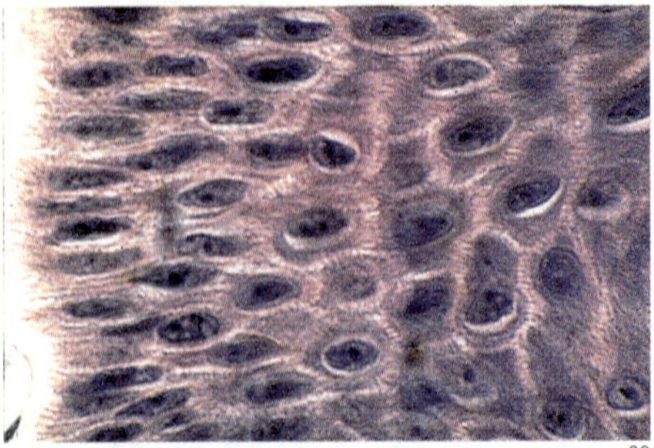

30

Stratum basale epidermidis. Histologischer Schnitt durch die Fingerhaut, HE-Färbung; S. b. e. mit länglichen, waagerecht stehenden Zellkernen, rechts Stratum spinosum mit kubischen Zellen

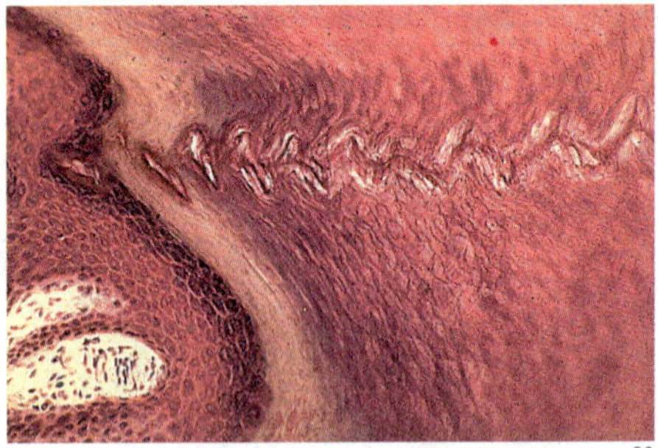

30

Stratum corneum. Histologischer Schnitt durch die Fingerhaut, HE-Färbung; Stratum lucidum als schmaler heller Streifen über den Zellen, darüber S. c. mit dem Ausführungsgang einer Schweißdrüse, links unten ein Tastkörper

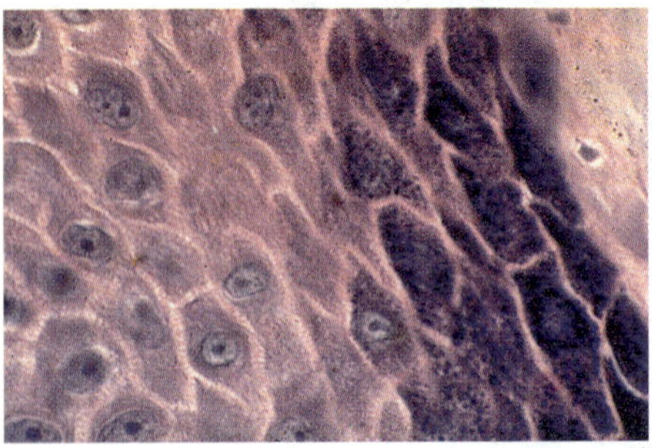

30

Stratum granulosum. Histologischer Schnitt durch die Fingerhaut, HE-Färbung; S. g. dunkel durch Einlagerung von Keratohyalin

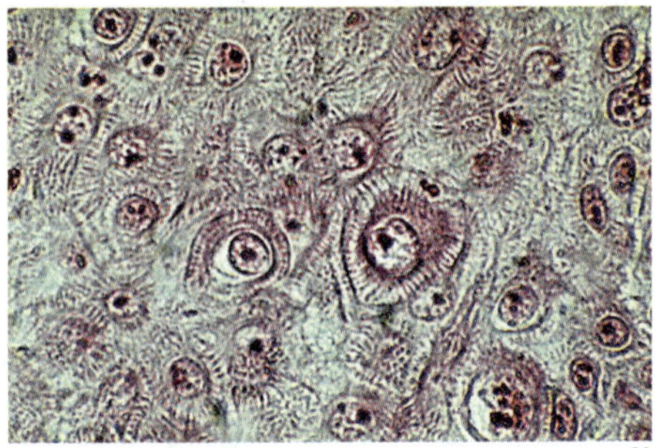

30

Stratum spinosum. Histologischer Schnitt durch die Fingerhaut, Karminfärbung; S. s. mit sog. Interzellularbrücken

Stratum functionale endometrii: sog. Functionalis; Schicht der Uterusschleimhaut, die während der Menstruation abgestoßen wird.

Stratum gangliosum: veraltet für ↑Stratum neuronorum piriformium.

Stratum germinativum: Bez. für Stratum basale u. Stratum spinosum der Epidermis. In beiden findet eine Proliferation der Zellen statt.

Stratum granulosum: **1.** Schicht der ↑Epidermis; **2.** Schicht der Rinde des ↑Cerebellum. Abb.

Stratum lucidum: Schicht der ↑Epidermis.

Stratum moleculare: **1.** Schicht der Rinde des ↑Cerebellum. **2.** Schicht der ↑Großhirnrinde.

Stratum neuronorum piriformium: Schicht der Purkinje-Zelleiber der Rinde des ↑Cerebellum.

Stratum papillare: Schicht der ↑Dermis.

Stratum pigmentosum: Schicht der ↑Retina.

Stratum spinosum: Schicht der ↑Epidermis. Abb.

Stratum spongiosum endometrii: tiefe Schicht des ↑Stratum functionale endometrii des ↑Uterus.

Stratum synoviale: lockeres Bindegewebe, von Mesothel überzogen, das mit dem ↑Stratum fibrosum die Gelenkkapsel bildet u. Gelenkschmiere (Synovia) sezerniert.

Stratum zonale: dünne Schicht weißer Substanz an der Oberfläche des ↑Thalamus.

Straub, Bruno Ferenc (geb. 1912), ungar. Biochem., Szeged, Budapest. Enzymologe; Entdecker des Aktins u. der Diaphorase, Struktur des FAD; erkannte Rolle des ATP beim aktiven Na^+-Transport.

Straub-Diaphorase (nach Bruno F. S.): Lipoamiddehydrogenase; das Flavinenzym katalysiert die Übertragung des Wasserstoffs von reduzierter Liponsäure auf NAD. Die S. ist an der oxidativen ↑Decarboxylierung von Alphaketosäuren beteiligt (↑Diaphorasen).

Straus, Isodore (1845–1896), frz. Bakteriologe u. Pathologe, Paris.

Straus-Reaktion (nach Isodore S.): nach intraperitonealer Injektion von Rotzbakterien kommt es bei Meerschweinchen nach 2–3 Tagen zur Schwellung u. sek. Abszedierung der Hoden. Keine absolut spezif. Reaktion für Rotz. Daher kulturelle Kontrolle erforderl.

Streak ⟨*engl*⟩: **1.** Angioide Streifen der Netzhaut; **2.** Bei Gonadendysgenesie streifenförmiger Keimdrüsenrest.

Streckertonus: reflektor. bewirkte Grundspannung der Streckmuskeln, bes. der unteren Extremitäten. Er wird aufrechterhalten durch afferente Erregungsimpulse aus den ↑Muskelspindeln sowie von Erregungen aus dem Hirnstamm u. dem Kleinhirn, die auf die spinalen motor. Neurone einwirken. Der S. garantiert das Aufrechtstehen entgegen der Schwerkraft. Die Strecker sind in diesem Zusammenhang Antigravitationsmuskeln. ↑Gammasystem.

Streckkrampf, tonischer: Übergangssymptomatik als Folgezustand schwerster Schädel-Hirn-Traumen, ausgedehnter entzündl. o. tox. Läsionen bei Entwicklung zum apallischen ↑Syndrom o. dessen Rückbildung.

Streckreflex, gekreuzter: kontralateraler Streckreflex; reflektor. Streckung einer Extremität bei Beugung der anderen Extremität, wie sie durch Reizung kutaner Afferenzen der Beugeseite ausgelöst wird.

Streckstarre ↑Enthirnungsstarre.

Strecksynergie: automat. Streckhaltung der Beine beim ↑Querschnittssyndrom.

Streckung ↑Stretching.

Streckungsphase ↑Gestaltwandel.

Streckverband: „Streck"; Extensionsverband. Maßnahme zur ↑Reposition u. kurzfristiger ↑Retention von Frakturen durch Dauerzug. Technik: Angriffspunkt der Zugkraft ist ein ↑Kirschner-Draht o. ↑Steinmann-Nagel, der in Lokalanästhesie in den Kalkaneus (Unterschenkel- u. Sprunggelenksfrakturen), Tibiakopf (supra- u. transkondyläre Femurfrakturen), distalen Femur (Schenkelhals- u. pertrochantäre Frakturen, Hüftpfannenbrüche) o. in das Olekranon (supra- u. transkondyläre Humerusfrakturen) eingetrieben wird. Bei Kleinkindern genügen oft Klebeverbände (Heftpflaster, Trikotschlauch) als Zugansatz. Extensionseffekt durch dosierten Gewichtszug über ein Rollensystem. Unterschiedl. Frakturart u. -lokalisation verlangen ein jeweils angepaßtes techn. Variieren mit Schienen, Lochstäben u. Gew. Zur definitiven Frakturbehandlung wird der S. heute nur noch ausnahmsweise angewendet (Nachteile: lange Bettruhe, Phlebothrombose, Bohrdrahtinfektion, unzulängl. Ruhigstellung, Überdehnung des Kapsel-Band-Apparats der Gelenke).

Streifenstück: Sekretrohr, Ductus striatus; Teil des Ausführungsgangsystems mit basaler Streifung, Einfaltungen des basalen Plasmalemms (Basallabyrinth) mit dazwischen liegenden Säulen von Mitochondrien. Häufig in der ↑Glandula parotidea. Abb.

Streiff, Bernard (1908–1988), Schweizer Ophth., Genf, Lausanne.

Streptobacillus: Bakteriengattung, fakultativ anaerobe, gramnegative Stäbchen. S. moniliformis: Erreger des seltenen Bakterien-Rattenbißfiebers. S. ducrey: veraltete Bez. für Haemophilus ducrey (↑Haemophilus).

Streptobazillen-Rattenbißkrankheit ↑Rattenbißfieber.

Streptococcus: med. bedeutsame Bakteriengattung der Fam. Streptococcaceae. Kettenförmige, selten einzeln liegende, grampositive, fakultativ anaerobe Kokken, die in Serogruppen eingeteilt werden können (Tab. 1). Neben den gruppierbaren S. gibt es solche ohne Gruppenantigen (Tab. 2). ↑Streptokokkentoxine, ↑Streptococcus pneumoniae. Tab. 1 u. 2. S. 1928.

Streptococcus bovis: Spezies des Genus Streptococcus, sog. vergrünende o. orale S. Sepsis, Endokarditis, häufig bei Pat. mit gastrointestinalen Tumoren.

Streptococcus pneumoniae: Pneumokokken; Art der Gattung Streptococcus. Der Name Pneumococcus stammt von A. Fränkel, der diesen Erreger 1885 aus Sputum einer Lungenentzündung züchtete. Grampositive, unbewegl., lanzettförmige ↑Diplokokken, die mit der Basis aneinander liegen u. eine Kapsel aus Polysacchariden besitzen. ↑Kapselquellungsreaktion, ↑Bakterienkapsel. Differenzierung in etwa 80 Typen. Erreger der Pneumonien u. a. Eiterungen. Chemotherapeutikaresistenz wird beobachtet.

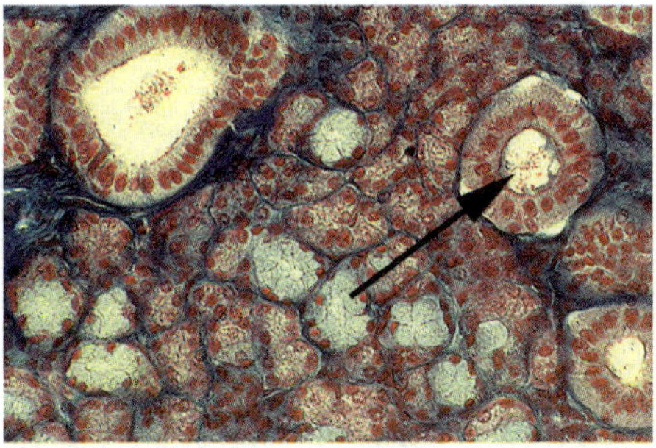

30

Streifenstück. Histologischer Schnitt durch die Glandula submandibularis, Azanfärbung; im rechten Bildteil zwei S. (Pfeil)

Streptococcus suis: Spezies des Genus Streptococcus. Tierpathogen, gelegentl. bei Meningitis bei Pat. mit Kontakt zu Schweinen nachgewiesen.

Streptodermie ⟨*gr*⟩ *f*: durch Streptokokken hervorgerufene Hautkrankheit. Die Streptokokken benutzen als Eingangspforte gewöhnl. Läsionen der Oberhaut u. breiten sich flächenhaft aus. Klin. Formen: ↑Impetigo contagiosa streptogenes, ↑Ekthyma, ↑Erysipel.

Streptodornase: ein ↑Fibrinolytikum.

Streptokinase ⟨*gr*⟩ *f*: von betahämolysierenden Streptokokken gebildetes Alpha-2-Globulin. Es bildet gemeinsam mit Plasminogen einen Aktivatorkomplex, der weitere Plasminogenmoleküle zu Plasmin aktiviert. S. wird zur Aktivierung der körpereigenen Fibrinolyse i. R. einer fibrinolyt. Ther. eingesetzt. S. wird intravenös appliziert. Wegen der individuellen Unterschiede im Streptokinaseantikörpergehalt des Plasmas (vorangegangene Infektionen mit betahämolysierenden Streptokokken) muß zur Festlegung der Dosierung der Antistreptokinasetiter bestimmt werden. ↑Streptokinaseresistenztest.

Streptokinaseresistenztest: labordiagnost. Test zur Abschätzung des Antistreptokinasetiters im Plasma zur Berechnung der Initialdosis einer Streptokinasetherapie.

Streptokokken ↑Streptococcus.

Streptokokkenangina: zu den häufigsten Formen der ↑Angina zählende Infektion, die wegen ihrer Nachkrankheiten gefürchtet ist (↑Glomerulonephritis, rheumatisches ↑Fieber).

Streptokokken, hämolysierende: häufig verwendete Bez. für Streptococcus pyogenes. ↑Streptococcus.

Streptokokkenimmunität: Unterscheidung zwischen lokalen Infektionen mit kurzwährender Immunität u. ↑Scharlach mit langanhaltender antitox. Immunität.

Streptokokkeninfektion ↑Streptokokkosen.

Streptokokkenperitonitis ↑Peritonitis, primäre.

Streptococcus (Tab. 1): Streptokokken mit Gruppenantigen

Serolog. Gruppe	Bezeichnung u. Hämolyseform	Standort u. pathogene Bedeutung
A	S. pyogenes Betahämolyse	Erreger der wichtigsten Streptokokkenerkrankungen des Menschen. Er ruft akut eitrig-entzündl. Prozesse sowie tox. u. allerg. Folgekrankheiten hervor; selten tierpathogen
B	S. agalactiae Alpha- u. Gammahämolyse	hauptsächl. tierpathogen: Gelber Galt bei Rindern. Beim Menschen Vorkommen in Vagina u. Stuhl; neonatale Infektionen (Pneumonie, Sepsis, Meningitis)
C	S. equisimilis Betahämolyse	menschenpathogen nur S. humanus C (respirator. Infektionen); hauptsächl. tierpathogen: pyogene Infektionen
D	Enterokokken Enterococcus faecalis Enterococcus faecium Alpha-, Beta- bzw. Gammahämolyse Enterococcus durans S. bovis	normales Vorkommen im Darm, in der Vagina, Erreger von Harnwegsinfektionen u. a. akuten u. chron. Entzündungen
E	S. uberis Alpha- u. Betahämolyse	seltene Erkrankungen beim Tier
F	Betahämolyse	Vorkommen im Respirationstrakt, selten entzündl. Erkrankungen
G	Betahämolyse	akute Infekte des Respirationstrakts bei Tier u. Mensch, selten
H	Alphahämolyse	Vorkommen im Respirationstrakt
K	Alphahämolyse	Vorkommen im Respirationstrakt
L	Betahämolyse	nur tierpathogen (Hund)
M	Betahämolyse	Tierpathogen (Hund)
N	S. lactis Gamma-bis Alphahämolyse	Vorkommen in Milch u. Milchprodukten
O	Alphahämolyse	Vorkommen im Rachen gesunder Menschen
P	Betahämolyse	Tierpathogen
Q	Alphahämolyse	Vorkommen im Darmtrakt

Streptococcus (Tab. 2): Streptokokken ohne Gruppenantigen

Bez.	Hämolyseform	Standort u. pathogene Bedeutung	Bemerkungen
S. viridans	Alphahämolyse	Nasen-Rachen-Raum des Menschen, Darm, Urogenitaltrakt, subakute Entzündungen, Endocarditis lenta	mehrere biochem. Typen
S. salivarius	Alphahämolyse	Speichel, Nasen-Rachen-Raum, Darm, Endocarditis lenta, subakute Entzündungen	biochem.: Inulin +, Raffinose +
S. mutans	Gammahämolyse gelegentl. mit Vergrünung	Mundhöhle, Kariesentstehung, Endocarditis lenta	Erstisolierung in CO_2-Atmosphäre
S. sanguis	Alphahämolyse	Mundhöhle, Kariesentstehung, Endocarditis lenta	
S. thermophilus	Gammahämolyse	Milch, Joghurt, Käse	Wachstum bei 50 °C

Streptokokkensepsis: destruierende Ausbreitung der Erreger u. Gifte bei Versagen der Abwehrkräfte. Abb.

Streptokokkentoxine: Hämolysine (Streptolysine). Hämolyseformen: ↑Alphahämolyse, ↑Betahämolyse, ↑Gammahämolyse. Streptolysin O (↑Streptolysin) bildet Antistreptolysine. ↑Antistreptolysinreaktion (ASR) bei rheumat. Fieber.

Streptokokkosen ⟨*gr*⟩ *f Pl*: weitverbreitete, vielgestaltige Krankheitsbilder, deren Folgeerscheinungen den Charakter einer Volkskrankheit haben. (↑Herdinfektion, ↑Fieber, rheumatisches). Erreger: Streptokokken (versch. Gruppen u. Typen). Hierzu gehören Wundeiterung, Phlegmone, Erysipel, Angina, Bronchopneumonie, Otitis, Sinusitis, Atemwegsinfektionen, Gallenwegsinfektionen, Urogenitalinfektionen, Puerperalfieber, Sepsis, Scharlach. Scharlach ist meldepflichtig (↑Infektionskrankheit).

Streptolysin ⟨*gr*⟩ *n*: Von betahämolysierenden Streptokokken der Gruppen A (Streptococcus pyogenes), C (Streptococcus equisimilis, zooepidemicus, equi) u. G werden zwei S. gebildet, die beide als Hämolysine wirken. S. O ist sauerstoffempfindl. (oxygenlabil) u. induziert die Bildung von Antistreptolysin O (↑Antistreptolysinreaktion). S. S (serumlösl.) ist kein Antigen; es ist für die Hämolyse der betahämolysierenden Streptokokken in Blutagar-Oberflächenkolonien verantwortl., da es sauerstoffunempfindl. ist.

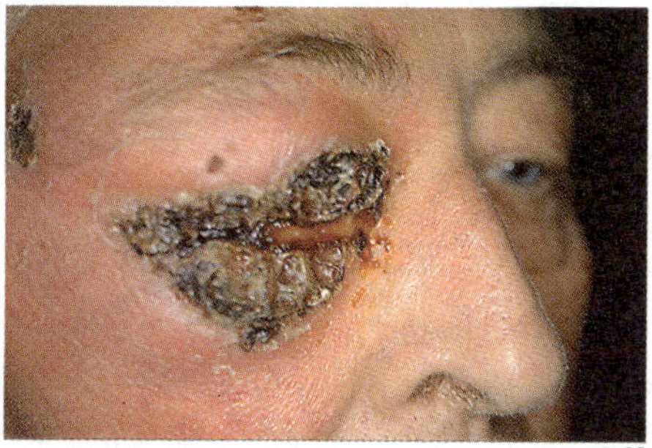

35

Streptokokkensepsis. Nekrotisierendes Gesichtserysipel mit S. unter immunsuppressiver Therapie

Streptomyces: aerobe Aktinomyzeten (↑Actinomycetales) mit vielen Spezies. Humanpathog. nur S. somaliensis u. S. parguayensis. Viele Antibiotikaproduzenten.

Streptomycetaceae: sog. Strahlenpilze; S. sind Bakterien. Bedeutung als Produzenten von ↑Antibiotika, kaum Bedeutung als Krankheitserreger.

Streptomycin: Aminoglykosid-Antibiotikum, 1943 von S. A. Waksman aus Streptomyces griseus isoliert. Der Wirkungsbereich umfaßt v. a. gramnegative Kokken u. Bakterien, klin. Einsatz bes. bei Mykobakterien o. bei Problemkeimen, wenn kein Alternativantibiotikum zur Verfügung steht, bisweilen auch in Chemokombinationen. Wirkungsweise konzentrationsabhängig bakterizid o. bakteriostat. Schnelle Resistenzentwicklung (One-step-Typ) auf chromosomal-mutativer Basis mögl. Klin. Bedeutung hat v. a. die plasmidbedingte (extrachromosomale, R-Faktoren) Resistenz erlangt. Keine komplette Kreuzresistenz zu anderen Aminoglykosid-Antibiotika. Nebenwirkungen limitieren die Anwendung, z. B. Ototoxizität (Ausfall vestibulärer u. kochleärer Funktion) u. allerg. Reaktionen. Bei Kreatinin-Clearance-Werten unter 1 ml/s ist eine adaptierte (möglichst blutspiegelorientierte) Dosierung erforderl.

Streptomykose ⟨*gr*⟩ *f*: Streptomycosis oralis febrilis; fieberhafte Entzündung der Mundschleimhaut u. des Zahnfleischs mit weißl.-flächenhaftem Belag. Erreger Streptokokken.

Streptonigrin: antineoplast. Antibiotikum. Das freigesetzte Wasserstoffperoxid führt zu Strangbrüchen der Desoxyribonukleinsäurehelix. Anwendung: maligne Lymphome.

Streptonivicin ↑Novobiocin.

Streptotrichose ⟨*gr*⟩ *f*: ↑Dermatophilose; obsolet für ↑Aktinomykose.

Streptozotocin: antineoplast. Antibiotikum der Stoffklasse Aminoglykoside. Ähnelt in der chem. Struktur dem ↑Carmustin. Es reduziert den NAD-Spiegel der Zellen. Anwendung: Pankreaskarzinom. Außerdem zur Erzeugung von exp. Diabetes mellitus eingesetzt.

Streß ⟨*engl*⟩ *m*: Reaktion des Organismus auf unterschiedl. Arten von Belastungen (Hitze, Kälte, Hunger, Durst, Angst, Schmerz, Infektionen, Strahleneinwirkungen usw.). Dabei kommt es zu einer Ausschüttung von glukokortikoiden Hormonen sowie von Adrenalin u. Noradrenalin. Ein durch die Belastung verursachter Reiz wirkt über das Zentralnervensystem auf die neurosekretor. Zellen des ↑Hypothalamus ein u. setzt dort verstärkt Corticoliberin frei. Dieses stimuliert die ↑Adenohypophyse u. steigert die ACTH-Sekretion, wodurch die ↑Glandula suprarenalis zu gesteigerter Ausschüttung von Glukokortikoiden veranlaßt wird. Letztere schützen den Organismus vor den Belastungen des Streßgeschehens. Allg. ist unter S. eine Antwortreaktion des Organismus auf best. Reizkonstellationen (Beanspruchungen, Anstrengungen) zu verstehen, die immer mit einer Steigerung des emotionellen Erregungsniveaus verbunden ist. S. kann eine leistungsstimulierende Funktion haben u. dadurch als mobilisierender Faktor wirken (Energiebereitstellung bei hoher Leistung, verbunden mit Katecholaminausschüttung u. kardiovaskulärer Reaktion). Unter Stressoren (auch als Umweltstreß o. Streßeinflüsse bezeichnet) werden kurz o. länger dauernde Umwelteinflüsse verstanden, die für das Individuum Informationsbedeutung haben u. zu einer mehr o. weniger ausgeprägten emotionellen Spannung führen. Dadurch werden in den vom Zentralnervensystem gesteuerten u. kontrollierten Funktionssystemen Veränderungen ausgelöst, die zur Stabilität des Organismus u. zu einer Anpassung an die veränderten Umwelteinflüsse beitragen. Die Wirkungen von Stressoren durch psychonervale Informationsverarbeitung über das vegetative Nervensystem auf versch. Körperfunktionen gewinnen dann einen krankheitsbegünstigenden Wert, wenn sie in ihrem Spektrum eine best. „normale" Variationsbreite (Reaktionskapazität) überschreiten, d. h., wenn die Reaktionen zu häufig u. in zu kurzen Zeiträumen notwendig werden, wenn sie sich über länger dauernde Zeit verfestigen u. aus der regulativen Kontrolle geraten (z. B. psychophysiolog. Reaktionen bei traumat. Ereignissen wie Panik u. Schock). Bei diesem Geschehen ist entscheidend, daß die Art u. Weise, wie diese Prozesse ablaufen, von der psychophys. Reaktionslage des Individuums, insbes. weitgehend von seinen Einstellungen zur Umwelt u. zu sich selbst, abhängt. Diese Einstellungen sind das Ergebnis komplizierter u. vielschichtig best. Entwicklungsprozesse des individuellen Verhältnisses des Menschen zu seiner Umwelt. Sie bestimmen seine Interessen u. Anschauungen, z. B. wie er die Umwelteinwirkungen bewertet, welche Bedeutung sie für ihn, für sein Wohlbefinden u. seine Gesundheit besitzen. Ein gut phys. u. psych. trainierter Mensch wird eine größere Widerstandskraft gegenüber Stressoren aufbringen als ein untrainierter. Starke akute o. chron. Affektreaktionen, vorangegangene Infektionskrankheiten, gestörte hormonelle Prozesse sind gleichfalls Faktoren, die die Empfindlichkeit gegenüber Stressoren erhöhen.

Streßinkontinenz: Form der ↑Harninkontinenz durch eine Insuffizienz des Sphinktermechanismus am Blasenauslaß. Bei passiver intravesikaler Druckerhöhung (Bauchpresse, Husten, Niesen, Heben) kommt es zum unwillkürl. Urinabgang. Diagn. durch ↑Zystometrie (keine Detrusoraktivität).

Streßintoleranz: mangelhafte Reaktion von Pat. mit sek. Nebennierenrindeninsuffizienz, auf Streßreize mit Steroidhormonausschüttung zu antworten. Leichte Ermüdbarkeit u. Neigung zu Kollaps u. Hypoglykämie stehen im Vordergrund.

Streßleukozytose: durch psych. u./o. phys. Belastungen ausgelöste Leukozytenvermehrung. ↑Leukozytenkurve, biologische.

Streßlymphozyt: Lymphoidzelle, die in der einer adrenokortikal vermittelten Streßphase folgenden Lymphozytose zahlenmäßig ansteigt. Beziehungen zu Krankheiten bisher nicht nachgewiesen. Morphol. gleicht S. dem Downey-Typ-II-Lymphozyten.

Streßprotein ↑ Hitzeschockproteine.

Streßreaktion: Alarmreaktion, Emergency reaction (Cannon); Antwort des Organismus auf ↑ Streß als ↑ Adaptationssyndrom (Selye). Kann zu funktionellen Störungen, physiol. Veränderungen u. Verschiebung homöostat. Prozesse führen. ↑ Cannon-Syndrom.

Streßulkus: Curling-Ulkus, Cushing-Ulkus; akute gastrointestinale Läsion (Erosion o. Ulkus) als Folge schwerer Belastungen des Organismus (Verbrennungen, schwere Traumen, Hirntumoren, sept. Krankheitsbilder, Hypoxämie u. a.). Pathogenet. Mechanismen: erhöhter Vagotonus, gesteigerte Histaminfreisetzung, vermehrte Kortikosteroidausschüttung, duodenogastraler Reflux, verminderte Zellregeneration der Magenepithelien, Schleimhautischämie, Sauerstoffmangel, ATP-Verarmung.

Stretching ⟨*engl*⟩: Streckung; Methode aus Sport u. Krankengymnastik zur Förderung der Kontraktionsbereitschaft der Muskulatur u. Erhöhung der Dehnbarkeit des Bindegewebes beruht u. a. auf Aktivierung der Muskelspindeln.

Streustrahlenbekämpfung: Die im Objekt entstehende Röntgenstreustrahlung nimmt mit dem bestrahlten Volumen u. in geringerem Umfang auch mit der Röhrenspannung (Quantenenergie) zu. Stärker nimmt mit steigender Streustrahlung jedoch die Reichweite der Streustrahlung im Körper zu. Methoden zur S. sind: 1. Begrenzung des Strahlenbündels durch enge Einblendung; 2. ↑ Streustrahlenraster; 3. Verminderung der Objektdichte durch Kompression (↑ Kompressionstubus); 4. Vergrößerung des Objekt-Film-Abstands; 5. Schlitzblenden, z. B. bei Computertomographie. Die größte Wirksamkeit u. Verbreitung hat die Kombination der Methoden 1 u. 2, zu denen für den Bauchraum die 3 hinzukommt. Die Streustrahlung in Röntgenräumen kann durch geeignete Wandverkleidungen herabgesetzt werden. Je nach der mittleren Ordnungszahl des Wandmaterials werden Bleiplatten, die zum Raum hin mit emaillierten Stahlplatten belegt sind, benutzt (bei Ziegel u. Beton) o. nur emaillierte Stahlplatten (bei Barytbeton).

Streustrahlenraster: früher auch Streustrahlenblenden, Rasterblenden, Flachblenden, Bucky-Raster. S. enthalten dünne, etwa 50 µm starke Lamellen aus einem die Strahlung stark schwächenden Stoff (Blei- o. Wolframblech). Die Zwischenräume (Schächte) sind mit einem möglichst strahlendurchlässigen Stoff (z. B. Kunststoffe, Holz, Papier) ausgefüllt. Bei handelsübl. Raster liegt die Lamellenzahl/cm (auch Linienzahl) zwischen 20 u. 40 u. das Schachtverhältnis, das Verhältnis aus Höhe der Lamellen u. deren Abstand, zwischen 5 : 1 u. 15 : 1.

Streustrahlenrasterselektivität: Verhältnis der Durchlässigkeit für Primär- u. Streustrahlung. Sie nimmt mit wachsender Spannung etwas ab u. wird meist für 100 kV angegeben. Das Verhältnis der Durchlässigkeit für Primär- u. Gesamtstrahlung (Primär- plus Streustrahlung) heißt Kontrastverbesserungsfaktor. Das Verhältnis der einfallenden Gesamtstrahlung zur insges. durchgelassenen Strahlung heißt Bucky-Faktor.

Streustrahlung: die Röntgenstrahlung, die im Objekt durch die von einer Röntgenröhre herrührende prim. Strahlung erzeugt wird. Die Streuung kann mit (↑ Compton-Effekt) o. ohne (kohärente Streuung) Änderung der Quantenenergie (Wellenlänge) erfolgen.

Streuung: eine von Streuzentren ausgehende sek. Lichtemission. Die S. resultiert aus der Wechselwirkung des einfallenden Primärlichts mit der streuenden Materie. In ihr werden durch das Primärlicht sich period. ändernde Dipolmomente induziert, von denen das Sekundärlicht ausgeht. Bei der Rayleigh-Streuung stimmen Frequenz u. Phase des Primär- u. des Sekundärlichts überein (kohärente S.). In diesem Fall ist die Intensität des Streulichts der 4. Potenz der Frequenz des Primärlichts proportional. Interferenz u. Polarisationsvorgänge stehen mit der S. in Zusammenhang.

Streuzusatzdosis: Strahlendosis in einem Objekt, die nicht direkt aus der Primärstrahlung herrührt, sondern aus der im bestrahlten Körper erzeugten ↑ Streustrahlung. An der Körperoberfläche ist die S. die Differenz zwischen der ↑ Oberflächendosis u. der ↑ Einfallsdosis. In der Tiefe ergibt sich die S. als Differenz zwischen der bei der betreffenden Feldgröße gemessenen Dosis u. der Dosis bei möglichst kleiner Feldgröße.

Stria ⟨*lat*⟩ *f*: *Pl* Striae, Streifen.

Striae cutis distensae: streifen- o. fleckförmige umschriebene Hautatrophien durch Zerreißung der elast. Fasern an Brüsten, Hüften, Unterbauch. Ursächl. Dehnung der Haut u. hormonale Einwirkung (z. B. Schwangerschaft, Fettansatz, Aszites, Ödem, Cushing-Krankheit). Abb.

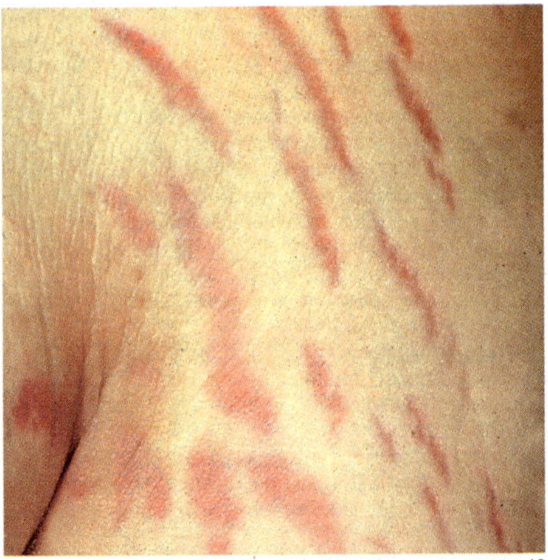

13

Striae cutis distensae

Striae patellares: an der Streckseite des Kniegelenks querbogig verlaufende Hautatrophien durch andauernde Flexionsstellung o. bei akuten Infektionskrankheiten (Typhus).

Stria gravidarum ↑ Striae cutis distensae.

Stria medullaris thalami: vom Oberrand des ↑ Foramen interventriculare ausgehendes dünnes Leistchen weißer Substanz, das hinten in die ↑ Habenulae des Corpus pineale übergeht.

striär ⟨*lat*⟩ *Adj*: streifig, streifenförmig.

Stria terminalis: schmaler weißer Faserzug an der Grenze zwischen Nucleus caudatus u. Thalamus. Durch ihn schimmert eine Vene (↑Vena thalamostriata) bläul. hindurch.

Striatose ⟨*lat*⟩ *f*: Striatumsyndrom; durch Schädigung des Corpus striatum bedingtes extrapyramidales Syndrom. Klin. Hyperkinesen in Form von Athetose, Chorea u. Torsionsspasmen, Tremor, Hyperballismus u. a.

Striatum ⟨*lat*⟩ *n* ↑Corpus striatum.

Striatumsyndrom extrapyramidale ↑Bewegungsstörungen, ↑Striatose.

striatus ⟨*lat*⟩ *Adj*: gestreift, streifenförmig.

Stria vascularis: mehrschichtiges Epithel an der äußeren Wand (Paries externus) des Schneckengangs (Ductus cochlearis) mit Gefäßen – einziges vaskularisiertes Epithel. Bildung der Endolymphe.

Strichfokus: Götze-Fokus; bereits von Röntgen angegebene Möglichkeit der Verkleinerung des opt. wirksamen Brennflecks bei Röntgenröhren. Um bei kleinen opt. wirksamen Brennflecken zu einer ausreichenden therm. Belastbarkeit zu kommen, wird in allen Diagnostikröntgenröhren das Prinzip des S. angewendet.

Strichkultur: Kultur eines Bakterienstamms auf der Oberfläche fester Nährböden in Form einer mehr o. weniger langen Geraden. Geeignet u. a. für die Prüfung auf Stoffwechselprodukte u. deren Einwirkung in vitro auf andere Mikroorganismen; z. B. Bakteriozine. Wuchsformen von ↑Corynebacterium diphtheriae mit Plattensatz nach Schröer. ↑Bakteriozinotypie.

Strichskiaskopie: Skiaskopie mit einer strichförmigen sich im Auge abbildenden Lichtquelle, die eine bessere Darstellung u. Bestimmung des ↑Astigmatismus in Höhe u. Achse gestattet.

Stridor ⟨*lat*⟩ *m*: pfeifendes Atemgeräusch, vorwiegend inspirator. bei Stenose der oberen Luftwege, exspirator. bei Asthma bronchiale.

Stridor connatus: Stridor congenitus; inspirator. Laryngealstridor, dem i. d. R. eine sich im 1.–2. Lj. zurückbildende Dysplasie des Kehlkopfs zugrunde liegt, oft mit abnormer Weichheit des Knorpelgerüsts u. Formveränderungen kombiniert. Ein S. c. tritt auch bei gestörter Innervation, Fibrom, Hämangiom u. Membranbildung im Kehlkopfbereich auf.

Stridulus laryngis congenitus: Inspirator. Atemgeräusch durch bes. weiche u. verformte, extrem gefaltete, schmale, längl.-rinnenförmige Epiglottis infolge abnorm weichen Kehlkopfskeletts. Teilerscheinung der Laryngomalazie.

Striktur ⟨*lat*⟩ *f*: erhebl. Verengung eines Kanals durch Narbenbildung (z. B. Ösophagus, Harnröhre) o. erhebl. Elastizitätsverlust durch Narbenbildung der Haut.

String sign ⟨*engl*⟩: Bandzeichen; gestreckt-starrer Kontrastbreifaden im Röntgenbild bei Stenosierung (z. B. Crohn-Krankheit, seltener Dünndarmkarzinoid).

Strip biopsy ⟨*engl*⟩: Schlingenabtragung von Magenfrühkarzinomen (vorwiegend vorgewölbte Formen) nach submuköser Injektion von isoton. Kochsalzlösung.

Stripping: operative Methode zur Entfernung varikös erweiterter Venen. Die erkrankte Vene wird von zwei Freilegungsstellen aus auf eine halbstarre (Babcock) o. flexible (Nabatoff) Sonde aufgefädelt u. subkutan herausgezogen.

Stripping, arterielles ↑Desobliteration.

Strobila ⟨*gr*⟩ *f*: Gliederkette der ↑Eucestoda; besteht aus bandförmig aneinandergereihten ↑Proglottiden.

Strobokinematographie ⟨*gr*⟩ *f*: Herstellung von Filmen stroboskop. Bilder zur Dokumentation u. Möglichkeit der Auswertung physiol. u. pathol. Schwingungsabläufe der Stimmlippen.

Stroboskop: aus Steuergerät, Blitzlicht u. Fußregler bestehend mit Generator- o. Mikrophonsteuerung, koordiniert Lichtblitz- mit Untersuchungsfrequenz. ↑Stroboskopie.

Stroboskopie: Sichtbarmachen der Stimmlippenschwingungen mittels ↑Stroboskop u. stroboskop. Prinzip, bei dem ein sich period. u. schnell bewegendes Objekt stillzustehen scheint. Stroboskop. Stillstand: Hinweis auf infiltrativen Prozeß der Stimmlippe (Tumor, Tbc).

Stroboskopie-Effekt: Bewegungstäuschung, die dadurch entsteht, daß man eine Radspeiche blitzartig mit best. Frequenz beleuchtet. Ist die Blitzfrequenz so gewählt, daß bei Rotation des Rades eine Speiche immer oben steht, so scheint es stillzustehen. Bei Änderung der Frequenz dreht sich das Rad scheinbar langsam rück- o. vorwärts.

Stroganow, Wassili Wasilijewitsch (1857–1938), russ. Gyn., St. Petersburg.

Stroganow-Schema (nach Wassili W. S.): früher bei ↑Eklampsie angewendete Morphin-Chloralhydrat-Ther.

Stroke ⟨*engl*⟩: Schlaganfall; akut einsetzendes neurol. Krankheitsbild mit halbseitiger Lähmung, mitunter auch Sprachstörungen o. anderen Herdsymptomen. Bei hypertoner Massenblutung, Hirninfarkt u. ä. S. in evolution: Schlaganfall, bei dem es innerhalb kurzer Zeit nach einem relativ geringen neurol. Anfangsereignis zu stärkeren u. ausgeprägteren Lähmungs- u. Ausfallerscheinungen kommt. ↑Apoplexie.

Stroke unit ⟨*engl*⟩: Versorgungseinheit in einem Krankenhaus, in der spez. ausgebildetes Personal eine intensive Behandlung von Pat. mit akutem Apoplex durchführen können. ↑Apoplexie.

Stroma ⟨*gr*⟩ *n*: **1.** Interstitielles Bindegewebe in einem Organ, das das ↑Parenchym stützt. **2.** Gefäßhaltiges Bindegewebe in einem Tumor. **3.** Gerüstsubstanz der Erythrozyten, die bei Hämolyse zurückbleibt.

Stromareaktion: in Nachbarschaft infiltrierend wachsender Karzinome nachweisbare lymphozytäre Reaktion, die als Ausdruck immun. Abwehrreaktion des Wirtsorganismus gewertet wird.

Stromatose ⟨*gr*⟩ *f*: geschwulstartige Wucherung des Stroma im ↑Endometrium.

Stromazellen: Zellen des Knochenmarks, nichtblutbildend, bilden das schwammartige Gerüst des Marks. Dessen Zellen können dem retikulohistiozytären System zugeordnet werden. Relevantes Merkmal der S. ist deren Fähigkeit zur Fettaufnahme. Durch diese Speicherung, die reversibel ist, werden S. zu ↑Fettzellen.

Strombahn, terminale: aus art. Präkapillaren, Kapillaren u. venösen Postkapillaren bestehende Endstrecke der Gefäßbahn, die durch Wandaufbau u. Strömungsverhältnisse den Stoffaustausch zwischen Blut u. Gewebe ermöglicht. ↑Mikrozirkulation.

Strömchentheorie: Erklärung für die Weiterleitung von ↑Aktionspotentialen längs der Nerven- o. Muskelfaser. In die gerade erregte Stelle der Fasermembran fließen von dem noch nicht erregten Bezirk der Membran kleine Ausgleichsströme, die von dort soviel Ladungen abtransportieren, daß der benachbarte Bezirk depolarisiert (erregt) wird. Dieser Vorgang erneuert sich immer wieder u. schreitet so auf der Faser in Längsrichtung fort, so daß eine dekrementlose Leitung gesichert ist. ↑Erregungsleitung.

Strom, diadynamischer: Bernard-Ströme; Verfahren der ↑Reizstromtherapie mit lokaler, analget. u. hyperämisierender Wirkung. Diadynam., da zwei Stromarten angewandt werden: galvan. Strom als Basis- u. zusätzl. sinusförmige Impulsströme von 10 ms Dauer u. 50–100 Hz. Angewendet bei lokalen Schmerzsyndromen am Bewegungsapparat, insbes. bei schmerzhaften Muskelverspannungen.

Stromdichte: eine in der Elektromedizin wichtige Kenngröße des elektr. Stroms. Die S. ist das Verhältnis von Stromstärke zu vom Strom erfaßten Querschnitt. SI-Einheit: A/m^2.

Stromelysin: Metalloprotease, die aus synovialen Fibroblasten u. solchen der Haut sezerniert wird u. ↑Fibronektin, ↑Laminin, ↑Elastin, Typ IV ↑Kollagen, ↑Immunglobulin G u. ↑Proteoglykane abbaut.

Strommarke: Eintritts- o. Austrittsstelle des elektr. Stroms bei elektr. Unfall. Rundl. bis reiskornartige (je nach Form des Leiters), grauweiße, zentral vertiefte Hautstelle.

Strom, neofaradischer: Gleichstromimpulsfolgen von Dreieck- o. Exponentialform zur Reizstromtherapie im Niederfrequenzbereich (↑Faradisation) (Frequenz: 50 Hz, Impulsdauer 1 ms, Pausendauer 19 ms). Die Applikation erfolgt über Plattenelektroden der hydroelektr. Teilbäder. Ind.: Analgesie u. ↑Hypalgesien, An- u. ↑Hypästhesien, ↑Parästhesien. Auslösung von Kontraktionen nicht denervierter Muskeln.

Stromschleifen: zwischen zwei Elektroden vorhandene elektr. Feldlinien bzw. die dadurch bedingten Stromlinien, die außerhalb der kürzesten Verbindungsstrecke von einem Elektrodenpol zum anderen liegen. S. können Ursache für unerwünschte Nebeneffekte o. von Registrierartefakten bei der elektr. Reizung sein.

Stromstärke: Verhältnis der durch den Querschnitt eines Leiters fließenden Elektrizitätsmenge zur Zeit, in der der Ladungstransport erfolgt. Die Maßeinheit der S. ist das Ampere. Geeichte Geräte zur Messung der S. heißen Amperemeter, solche mit großer Empfindlichkeit Galvanometer. ↑Einheitensystem, internationales.

Strom, subsynaptischer ↑Synapse.

Strömung, laminare: ein im Kreislaufsystem vorherrschender Strömungszustand des Blutes, bei dem die innere Reibungsarbeit größer ist als die Beschleunigungsarbeit. Bei einer l. S. gleiten die einzelnen Flüssigkeitsschichten in der Grenzschicht wie Lamellen übereinander. Die krit. ↑Reynolds-Zahl wird unterschritten.

Strömungskalorimeter: Gerät zur Messung der Hautdurchblutung, beruht auf dem Prinzip der kalorimetr. Messung der Erwärmung einer flüssigkeitsdurchströmten Kapsel, die auf die Haut aufgesetzt wird. Diese Erwärmung ist von der Durchblutung der Haut abhängig. Die Methode wurde später von der Wärmeleitmessung nach Hensel abgelöst.

Strömungsmesser ↑Durchflußmesser.

Strömung, turbulente: oberhalb der krit. ↑Reynolds-Zahl in einer Flüssigkeit auftretendes Strömungsbild, wobei die Beschleunigungsarbeit die Reibungsarbeit übersteigt. In einer t. S. besteht eine stark wirbelnde Durchmischung der Grenzschicht.

Strongylida ⟨*gr*⟩ *n Pl*: Ordnung der ↑Nematoda mit der med. bedeutsamen Fam. ↑Ancylostomidae.

Strongyloides stercoralis ⟨*gr + lat*⟩ *m*: Zwergfadenwurm; Vertreter der ↑Rhabditida (↑Nematoda), mit einer freilebenden u. einer sich durch ↑Parthenogenese fortpflanzenden parasit. Generation. Parasit. Weibchen bis 3 mm lang mit langem, zylindr. Ösophagus. Aus den embryonierten Eiern (↑Ovoviviparie) schlüpfen bereits im Darm Larven, über ein bzw. mehrere freilebende rhabditiforme ↑Larvengenerationen entstehen filariforme ↑Larven; Infektion vorwiegend perkutan (↑Creeping eruption) über ↑Blut-Lungen-Weg Ansiedlung im Dünndarm. Wegfall der freilebenden Generation in wärmeren Klimaten u. Autoinfektion wird vermutet. Zoonoseerreger, Parasit bei Mensch (v. a. Kinder), Hund u. Katze; Verbreitungsgebiete: Südostasien, Afrika, trop. Amerika, auch Europa, in gemäßigtem Klima bei Umweltbedingungen mit konstanten Temperaturen, z. B. in Bergwerken, bei Tunnelbauten.

Strongyloidiasis ⟨*gr*⟩ *f*: Anguillulose; Wurmkrankheit des Menschen, verursacht durch ↑Strongyloides stercoralis (Zwergfadenwurm). Häufiger Darmparasit des Menschen in warmen Ländern. Mensch erwirbt Parasiten beim Barfußgehen auf verseuchtem Boden. Larven dringen perkutan in Wirt ein, wandern auf Blutweg in die Lunge, über Trachea u. Ösophagus in den Dünndarm. Sympt. abhängig von Befallsstärke: Bauchschmerzen wechselnder Intensität, Übelkeit, Erbrechen, Durchfall, allerg. Erscheinungen (streifenförmige, lokalisierte Urtikaria am Gesäß). Diagn. durch Nachweis von Larven im Stuhl o. Duodenalsaft. Ther. mit Mebendazol, Tiabendazol. Abb.

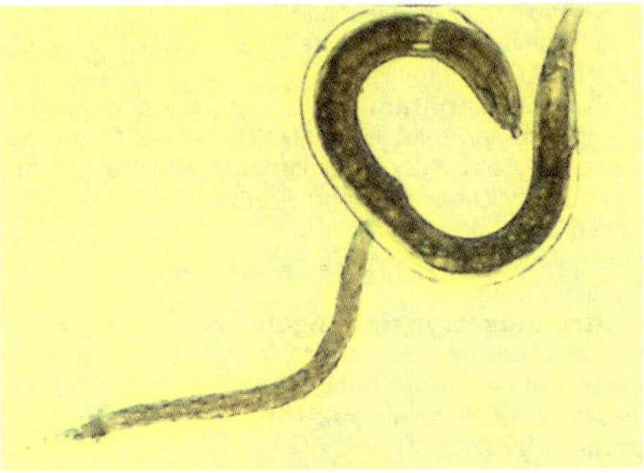

23

Strongyloidiasis. Adultes Weibchen u. Larve von Strongyloides stercoralis

Strontium: chem. Symbol Sr; Ordnungszahl 38; relative Atommasse 87,63; Erdalkalimetall. Dichte 2,6 g/cm^3, Schmelzpunkt 770 °C, Siedepunkt 1 380 °C. Wichtigstes radioaktives Isotop: ^{90}Sr, Halbwertszeit 28,1 Jahre, Betastrahlung 0,5 MeV, keine Gammastrahlung. ^{90}Sr zerfällt in das Radionuklid ^{90}Y u. wird dafür als langlebige Muttersubstanz verwendet. ^{90}Sr/^{90}Y wird als gekapseltes Präparat in der Strahlentherapie zur Bestrahlung oberflächl. Tumoren ohne Tiefenwachstum verwendet (Dermaplatte, Augenapplikator). ^{90}Sr gehört zu den gefährlichsten Radionukliden, da es sich bevorzugt im Knochen ablagert u. dort bei langer effektiver Halbwertszeit die blutbildenden Organe schädigt u. zu Knochentumoren führen kann. Die Gefahr einer Inkorporation von ^{90}Sr für die Bevölkerung liegt im ↑Fallout. ^{85}Sr u. ^{87m}Sr wurde früher zur nuklearmed. Skelettdiagnostik eingesetzt. Heute verlassen.

g-Strophanthidin ↑Herzglykoside.

Strophanthin: Sameninhalt von Lianengewächsen. 1. g-Strophanthin (Ouabain) aus Strophanthus gratus, ↑Strophanthus-Arten. Wegen geringer Resorption nur parenterale Gabe sinnvoll. Grundsätzl. andere pharmakokinet. Eigenschaften als ↑Herzglykoside (schnellerer Wirkungseintritt, schnellere Ausscheidung). 2. k-Strophanthin aus Strophanthus kombé, pharmak. wie g-Strophanthin.

Strophanthus-Arten: Lianen des trop. Westafrika (Strophanthus gratus) bzw. Sträucher, die im südostafrikan. Seengebiet (Strophanthus kombé) heim. sind u. dort als Pfeilgifte dienten. Samen enthalten ↑Herzglykoside vom Cardenolidtyp.

Strophosomie ⟨*gr*⟩ *f*: Fehlbildung des kaudalen Körperendes. Die kaudalen entodermalen Organe (Kloake, Allantois, Schwanzdarm) werden nicht rechtzeitig von der kaudalen Körperwand umwachsen: Störungen des ventrokaudalen Körperschlusses (Bauch-Blasen-Darm-Genitalspalten mit o. ohne Spina bifida). Anormogenesen von Becken u. Bein ergeben Beziehungen zu sirenoiden Fehlbildungen (↑Sirenomelie). Gesteigerter Schweregrad: ↑Schizosoma reflexum.

Strophulus infantum ⟨*gr*⟩ *m* ↑Prurigo acuta.

Strugger-Effekt: Strugger-Konzentrationseffekt; Eigenschaft mancher Fluorochrome, je nach Konzentration in versch. Farben zu fluoreszieren u. den mit ihnen behandelten Geweben, in Abhängigkeit von der angewandten Konzentration des Fluorochroms, versch. Fluoreszenzfarben zu verleihen.

Struktur, dendritische: In der zahnmed. Werkstoffkunde Konzentrationsunterschiede beim Erstarren von Legierungen, die zu Schicht- o. Zonenkristalliten mit baumartigen Strukturen führen. Legierungen mit d. S. sind infolge von Mikroelementbildung im Munde nicht korrosionsbeständig.

Strukturen, dissipative: dynam. Ordnungszustände in offenen Systemen (Thermodynamik), deren Funktionszustand weit vom thermodynam. Gleichgewicht entfernt ist. D. S. können nur durch Aufnahme von freier Enthalpie u. Abgabe von Entropie aufrechterhalten werden. Dabei können zeitabhängige Übergangszustände durchlaufen u. zeitunabhängige ↑Stationärzustände erreicht werden. Lebewesen sind hochkomplexe d. S. ↑Stoffwechsel.

Strukturen, konservative: sowohl in abgeschlossenen als auch in offenen Systemen (↑Thermodynamik) auftretende Gleichgewichtsstrukturen, die durch einen minimalen Gehalt an freier Enthalpie, Stabilität u. fehlendes Arbeitsvermögen charakterisiert sind u. deren Aufrechterhaltung keine Energiezufuhr erfordert. Ggs.: dissipative ↑Strukturen.

Strukturerhaltungszeit: Zeit zwischen Beginn der Unterbrechung der Blutzufuhr zu einem Organ o. Gewebe u. Erlöschen seiner Wiederbelebungsfähigkeit. Die S. beträgt für das Gehirn 5–10 min, für das Herz 30 min.

Struktur, funktionelle: Formen erfüllen im Gefüge des Organismus eine Funktion. Man spricht von funktioneller Gestalt, wenn die äußere Gestalt sich für die Ausübung einer Funktion als nützl. erweist. Es gibt jedoch Organe, deren äußere Form für die spezif. Funktion gleichgültig erscheint (z. B. Drüsen), nicht aber für den Bauplan des gesamten Organismus. Eine f. S. liegt vor, wenn das innere Gefüge eines Organs der Funktion bis ins Detail angepaßt ist. Dabei wird die Funktion mit einem Minimum an Material erfüllt o. mit dem gegebenen Material ein Maximum an Funktion geleistet (Minimum-Maximum-Prinzip). Eine Erscheinungsform der f. S. ist die trajektorielle Struktur des Knochens. Sie besteht darin, daß die Bälkchen der ↑Spongiosa bzw. die Lamellen u. Osteone der ↑Kompakta in den Linien größter Zug- u. Druckbeanspruchung (↑Trajektorien) angeordnet sind.

Strukturgen ↑Gen.

Struktur, immunologische: Verteilungsmuster der spezif. Immunität innerhalb der Bevölkerung. Auch bei Vorliegen einer soliden Immunität kommt es durch die Variierung der Immunreaktion zu einer Normalverteilung u. dementsprechend zu Individuen mit sehr unterschiedl. Grad der Immunität.

Strukturproteine: ↑Gerüsteiweiße, Skleroproteine; Gruppe von Proteinen mit Stütz- bzw. Gerüstfunktionen. Zu den S. zählen die Faserproteine Keratin, Kollagen u. Elastin u. die zwischen den fibrillären u. globulären Proteinen stehenden Proteine Myosin u. Spectrin.

Strukturproteine, virale: Eiweiße, die am Aufbau der Virusstruktur (↑Kapsid, ↑Envelope u. a.) beteiligt sind, z. B. ↑Glykoproteine der ↑Peplomeren. V. S. verleihen dem Virus aufbauende Struktur u. Schutz u. Antigenität.

Struma ⟨*lat*⟩ *f*: Kropf; sicht- u./o. tastbare Vergrößerung der Schilddrüse. Bez. nach A. von Haller. Pathogenet. spielen Iodmangel, ineffiziente Schilddrüsenhormonsynthese u. Autoimmunprozesse eine Rolle. Diagn.- u. therapiebedürftige endokrine Störung. **Stadieneinteilung** nach WHO-Richtlinien: Stadium 0: keine S.; Stadium 1a: S. tastbar, nicht sichtbar; Stadium 1b: S. bei Dorsalflexion des Kopfs sichtbar, Stadium 2: S. bei normaler Kopfhaltung sichtbar, Stadium 3: S. aus größerer Distanz sichtbar; Stadium 4: monströse S. mit substernalen Anteilen, meist mit Komplikationen einhergehend, Weichteil- u. Gefäßstauungen, Pulsationen. **Diagn**: objektive Beurteilung mittels Sonographie, Schilddrüsenvolumen bei Frauen bis 18 ml, bei Männern bis 25 ml. Parenchym homogen, ohne zyst. bzw. Hashimoto-Thyreoiditis echoarmes Gesamtbild. S. sub- bzw. retrosternalis: bis unter das Sternum reichend; dystope S.: mediastinale bzw. pulmonale Lage; Zungengrundstruma; S. ovarii. In Abhängigkeit von Funktion bzw. Parenchymveränderungen Szintigraphie. **Stoffwechsellage**: eu-, hyper- o. hypothyreote S. Euthyreote S. am häufigsten: nicht entzündl. u. nicht maligne bedingte Vergrößerung der Schilddrüse mit euthyreoter Stoffwechsellage. Chron. Iodmangel u. ineffiziente Hormonsynthese. Hyperthyreote S. meist bei M. Basedow mit Nachweis wachstumsstimulierender Immunglobuline. Hypothyreote S. vorwiegend bei ↑Iodfehlverwertung. **Laborchem. Diagnostik**: Bestimmung von TSH_{basal} u. (bevorzugt die freien Fraktionen von) T_3 u. T_4.

Struma basedowiana: die für die Basedow-Krankheit typ. Struma, etwas verfestigt u. sehr gefäßreich. Mikrosk. hohe Epithelien mit papillären Wucherungen, verflüssigtes Kolloid u. lymphozytäre Infiltrate im Zwischengewebe.

Struma basedowificata: Struma, bei der erst später Basedow-Sympt. u. entsprechende histol. Veränderungen hinzugekommen sind.

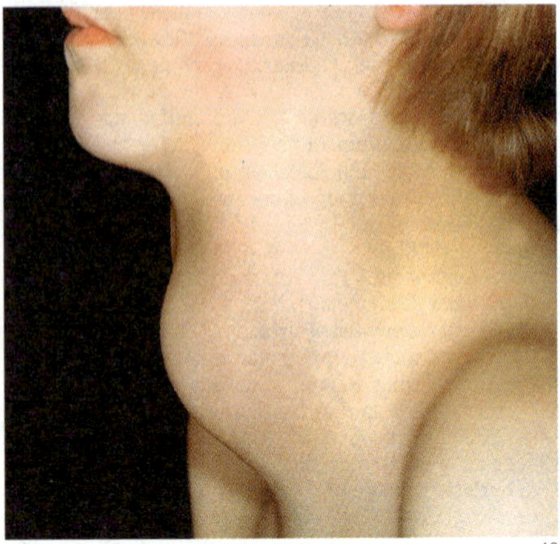

19

Struma diffusa

Struma baseos linguae: entwicklungsbedingte, am Foramen caecum linguae gelegene u. aus dort liegengebliebenen Schilddrüsenanteilen hervorgegangene Struma.

Struma colloides macrofollicularis: Struma mit Ausbildung großer kolloidgefüllter Follikel.

Struma colloides microfollicularis: Struma mit Ausbildung kleiner kolloidgefüllter Follikel.

Struma colloides nodosa: häufigste Kropfform, die Zystenbildung (Struma colloides nodosa cystica), Blutungen (Struma nodosa haemorrhagica), Vernarbungen (Struma nodosa haemorrhagica fibrosa) u. Verkalkungen (Struma nodosa haemorrhagica calcificata) zeigen kann.

Struma congenita: angeborene Vergrößerung der Schilddrüse. S.c. (i.e.S.) ist durch schilddrüseneigenes Gewebe bedingt, symmetr. zur Medianebene liegend. Selten können Teratome zu Riesenkröpfen führen (Geburtshindernis). S.c. thyreostatica: vermehrte Bildung thyreotropen Hormons der fetalen Schilddrüse bei Gaben von Thyreostatika an die Mutter.

Struma diffusa: gleichmäßig vergrößerte Schilddrüse ohne Knotenbildung u.ä. Abb.

Struma, eisenharte ↑Riedel-Struma.

Struma intralaryngealis ↑Nebenkropf.

Struma intrathoracalis: im Mediastinum gelegener Kropf. S. i. falsa: mehr o. weniger breite Parenchymbrücke zum Halsteil der Schilddrüse. S. i. vera hat zwei Formen, näml. S. i. vera alliata mit Verbindung zum Halsteil der Schilddrüse durch einen reinen Gefäßstiel, in welchem die A. thyreoidea inferior verläuft, sowie S. i. vera isolata ohne Verbindung zum Halsteil der Schilddrüse.

Struma lymphomatosa ↑Hashimoto-Thyreoiditis.

Struma nodosa: Drüsenwucherung in Gestalt einzelner, auch mehrerer Knoten (Adenome).

Struma ovarii: ein ganz o. vorwiegend aus Schilddrüsengewebe bestehender Eierstocktumor, der als einkeimblättriges Teratom zu erklären ist.

Strumaresektion: operative, zumeist beidseitige Verkleinerung einer vergrößerten Schilddrüse.

Struma retrosternalis: Struma substernalis; ein Kropf, der sich nach unten bis zum Brustbein bzw. bis hinter das Brustbein ausdehnt.

Strumarezidivprophylaxe: Vermeidung einer erneuten Ausbildung einer Struma. Sie ist für Pat. nach Operation u./o. Radioresektion meist einer blanden euthyreoten Struma bzw. einer Knotenstruma erforderl., lebenslange Substitution von Schilddrüsenhormonen u./o. Iod.

Struma simplex: früher gebräuchl. Bez. für die blande, euthyreote ↑Struma.

Struma, wuchernde ↑Langhans-Struma.

Strumektomie: operative Entfernung der Struma bzw. der gesamten Schilddrüse.

strumigen *Adj*: strumaerzeugend.

strumiprivus ⟨*lat*⟩ *Adj*: durch Verlust o. Funktionsuntüchtigkeit der Schilddrüse bedingt.

Strümpell, Adolf G. von (1853–1925), Int., Wien, Leipzig.

Strümpell-Zeichen (nach Adolf G. von S.): Tibialisphänomen. Dorsalflexion des Fußes durch Kontraktion des M. tibialis anterior bei kräftiger Beugung des Oberschenkels, inkonstanter pathol. Reflex.

Struvitstein: Magnesium-Ammonium-Phosphatstein. Entsteht im infizierten alkal. Urin.

Strychnin: Strychninum nitricum; Alkaloid aus der Brechnuß (↑Strychnos nux-vomica). Krampfgift. Durch Hemmung der Interneurone im Rückenmark (über Antagonismus zum Glycin) entfällt eine physiol. Hemmung der Ausbreitung polysynapt. Reflexe. Geringste Reize bedingen eine polysynapt. Reizausbreitung, die zu ton. Krämpfen wie unter Einwirkung von ↑Tetanustoxin führt. Erregbarkeitssteigerung in der Medulla oblongata (Kreislauf- u. Atemzentrum) war Ursache für die Anwendung als ↑Analeptikum. Als hochspezif. Glycinrezeptorantagonist dient S. zur Identifizierung der Funktion, Struktur u. Lokalisation glycinerger Synapsen.

Strychnos nux-vomica ⟨*gr*⟩ *m*: Brechnuß, in Südostasien heim. Baum, Beerenfrucht, Samen enthalten Alkaloide (2–5 %), Hauptalkaloid ↑Strychnin. Gewinnung von Strychnin aus der Rinde, außerdem aus Samen von Strychnos ignatii.

Strychnos toxifera: Schlingpflanze, heim. in Südamerika bes. Amazonasgebiete. Enthält Indol-Alkaloide (Toxiferine) z.T. als Dimere, z.B. C-Toxiferin I, vorliegend. Muskelrelaxierende Eigenschaften. In den Heimatländern dienten Extrakte aus der Rinde als Pfeilgifte (↑Curare).

ST-Strecke: Intervall vom Ende der S-Welle bis zum Beginn der T-Welle (↑Elektrokardiogramm). Da zu diesem Zeitpunkt alle Kammeranteile erregt sind, normalerweise isoelektr. Linie.

Stuart-Medium: Transportmedium mit Natriumthioglykolat, z.B. für Stuhlproben o. Eier für bakt. Untersuchungen.

Stuart-Prower-Defekt: keine o. Bildung defekter Faktor-X-Moleküle bei homozygoten Trägern des Defektgens. Heterozygote weisen eine Aktivität von ca. 50 % der Norm auf. Seltenes Vorkommen, autosomal rezessive Vererbung (d.h., nur Homozygote erkranken). Sympt.: Spontanblutung in Haut, Schleimhäuten u. Muskeln, posttraumat. u. postoperative Blutungen, Menorrhagien, intrakraniale Blutungen, Gelenkblutungen. Diagnostik: Thromboplastinzeitwert nach Quick, ↑Partialthromboplastinzeit (Normalisierung beider Tests durch Normalserum), Thromboplastinbildungstest, Faktor-X-Bestimmung.

Stuart-Prower-Faktor: Faktor X der Blutgerinnung. Nimmt eine zentrale Stellung bei der ↑Prothrombinaktivierung ein. Beim S. laufen inneres u. äußeres System der Prothrombinaktivierung zusammen. Aktivierter S. bewirkt unter Anwesenheit von Kalziumionen u. Faktor V die Umwandlung von Prothrombin in Thrombin. Es handelt sich um ein Glykoprotein, das in Plasma u. Serum nachweisbar ist.

Stubenfliege
↑Musca domestica, ↑Fannia canicularis.

Stubenfliege, kleine ↑Fannia canicularis.

Student-Verteilung: t-Verteilung; theoret. ↑Häufigkeitsverteilung bei einer begrenzten Zahl von Untersuchungen bzw. Probanden. Die S. ist wie die ↑Normalverteilung eine Glockenkurve, weicht jedoch in Abhängigkeit von der Zahl der Freiheitsgrade (↑Proband) bezügl. Höhe u. Breite von dieser ab; sie ist breiter u. flacher. Mit steigender Zahl der Probanden nähern sich beide Kurvenverläufe.

Studie: Als wesentl. Instrument der klin., epidemiol. u. tierexperimentellen Forschung werden S. als Erhebungen u. Auswertungen von Beobachtungsdaten durchgeführt. Dabei wird die Beziehung zwischen Einflußgrößen (z.B. Sympt., Krankheitsursachen, Risikomerkmalen) u. Zielgrößen (z.B. Krankheiten) untersucht. Nach der Blickrichtung des Untersuchers unterscheidet man retrospektive S. (von der Zielgröße zurück zu einer mögl. Einflußgröße) u. prospektive S. (von der Einflußgröße nach vorn auf eine mögl. Zielgröße), nach der Art der Zusammensetzung der Untersuchungskollektive Längsschnittstudie, ↑Querschnittstudie, ↑Fallkontrollstudie u. kontrollierte klinische ↑Studie sowie nach der Art der Einflußnahme des Untersuchers auf die Probanden ↑Beobachtungsstudie u. ↑Interventionsstudie.

Studie, klinische: ein med. Forschungsprojekt, das in Verbindung mit der Behandlung kranker Menschen durchgeführt wird (↑Heilversuch).

Studie, kontrollierte klinische: kontrollierter klin. Versuch; prospektive ↑Interventionsstudie zum ↑Therapievergleich bzw. zum Vergleich anderer med. Interventionen. Hauptsächl. Anwendung: Vergleich der Wirkung von Medikamenten. Zum Nachweis der Wirksamkeit (Vergleichsgruppe Plazebo) bzw. Überlegenheit (Vergleichsgruppe erhält Standardtherapie) bzw. der Äquivalenz (Generikum versus Standard). Werden noch nicht zugelassene Medikamente geprüft, so müssen die gesetzl. Bedingungen des Arzneimittelgesetzes eingehalten werden. K. k. S. erfordern zwingend die randomisierte Zuweisung der Pat. zu den Therapieformen (Test- u. Kontrollgruppe). ↑Randomisierung ist das einzig method. zuverlässige Werkzeug für den Vergleich von Ther. u. zur Beurteilung des Therapieerfolgs. Potentiell teilnehmende Pat. einer k. k. S. müssen schriftl. u. mündl. über die Studie, die ther. Alternativen u. mögl. Risiken aufgeklärt werden u. dann ihre freiwillige Teilnahmebereitschaft schriftl. (o. mündl. gegenüber dem Arzt u. einem Zeugen) erklären (↑Informed consent). Der Prüfplan einer k. k. S. muß einer ↑Ethikkommission vorgelegt werden. Durch Randomisation erreicht man, daß sich die zu vergleichenden Gruppen hinsichtl. aller bekannten u. unbekannten Störgrößen (progn. Faktoren) höchstens zufällig unterscheiden. Es gibt keine andere Studienform, die diesen Grad der Vergleichbarkeit erreicht.

Studie, ökologische: Studie an natürl. o. administrativ gebildeten Gruppen von Individuen. Sowohl die Krankheitshäufigkeit (Prävalenz, Inzidenz, Mortalität) als auch die mögl. Exposition werden auf dem Niveau dieser Gruppen (Aggregate) erfaßt. Solche Aggregate können sein: Schulklassen, Kreise, Staaten etc. Die Übertragbarkeit der ermittelten Effekte auf die Individualebene ist beeinträchtigt durch erhebl. zusätzl. Bias- u. Confounding-Quellen. ↑Trugschluß, ökologischer.

Studie, prospektive: Studienanlage, die hinsichtl. Beobachtungsrichtung u. Rekrutierung der Studienteilnehmer zeitl. in die Zukunft hinein ausgerichtet ist (Ggs. retrospektive Studie). Kontrollierte ↑Studien sind stets, ↑Kohortenstudien in aller Regel, prognost. Studien meist p. S.

Stufenbiß: physiol. Bißform der Säuglingskiefer. Beruht darauf, daß der Zahnfachwall des Unterkiefers beim Neugeborenen in der Front eine zieml. scharf ausgeprägte Kante hat, der Oberkiefer dagegen gaumenwärts in ein inzisales Plateau ausläuft. Beim Kontakt beider Kiefer wird eine inzisale Stufe gebildet.

Stufengesetz je nach Reizintensität variiert die Durchblutung der terminalen Strombahn gesetzmäßig, wobei die Regelung im Gefäßnervensystem erfolgen soll, ↑Relationspathologie.

Stufenkrone: spez. Konstruktion für einzelne Frontzahnkronen aus Kunststoff o. aus dentalkeram. Masse. Die Präparation muß am Gingivarand eine ca. 1–1,5 mm breite Stufe aufweisen.

Stuffy-nose-Syndrom ⟨*engl*⟩: für das Neugeborenen- u. junge Säuglingsalter typ. Krankheitssymptome (Nahrungsverweigerung, Exsikkose, Atemnot, Erstickung) infolge Verlegung der Nasenatmung.

Stuhl ↑Fäzes.

Stuhl, acholischer: infolge Fehlens der Gallenfarbstoffe kalkfarbener Kot, bei Verlegung der Gallenwege durch Gallensteine, Karzinom o. Karzinommetastasen u. bei schweren diffusen Leberkrankheiten.

Stuhlbeschaffenheit: wichtiges Kriterium zur Diagn. der ↑Diarrhö. Amöbenruhr: breiig-durchfällig, dann himbeergeleeartig mit Schleim-Blut-Auflagerung; bakterielle Ruhr: zunächst dünnflüssig, dann blutig-schleimig (nach Sperma riechend), dann schleimig-eitrig; Cholera: zunächst dünnflüssig fäkulent, dann reiswasserähnl., später Schleimflocken; Enterokolitis: breiig-dünnflüssig, dann fast stets blutig u. reichl. Schleimflocken; Salmonellenenteritis: dünnflüssig mit fäkulentem Geruch, bei tox. Verlauf blutig ohne Schleim; Typhus/Paratyphus: erbsbreiartig, ab 3. Krankheitswoche ggf. blutig, selten Schleim.

Stuhldesinfektion: Entseuchung der Fäzes auf chem. Wege. Schleim-, Blut-, Eiterbeimengungen erschweren die Desinfektion, da viel Desinfektionsmittel gebunden u. verbraucht wird; daher wird eine alkalisierende Grundlage der S. bevorzugt. Es sind mind. 2 Teile Desinfektionsmittel für 1 Teil Desinfektionsgut zu verwenden, geeignet ist z.B. Formaldehyd. ↑Desinfektion, ↑Formaldehydsterilisation.

Stuhlfistel ↑Darm-Nabel-Fistel.

Stuhlprobe: zur Stuhluntersuchung entnommene Probe menschl. ↑Fäzes.

Stuhluntersuchung: 1. *Virol.:* Die S. erfolgt bei virusbedingter Gastroenteritis durch Anzüchtung (↑Enterovirus, ↑Adenovirus u. ↑Reovirus) o. elektronenmikroskop. bzw. fluoreszenzopt. Nachweis (↑Rotavirus). 2. ***Parasitologie:*** Nachweis von Erregerstadien im Stuhl. In der Parasitologie werden unterschieden: Verfahren ohne Anreicherung wie ↑Nativpräparat, ↑Analabstrich, Untersuchung nach Kato-Miura, Verfahren mit Anreicherung, die im Prinzip ↑Flotationsverfahren, ↑Sedimentationsverfahren u. ↑Auswanderverfahren darstellen, wie ↑Fülleborn-Methode, ↑Telemann-Methode. Zur quantitativen S. wird das ↑McMaster-Verfahren verwendet.

Stuhlzäpfchen ↑Zäpfchen.

Stukkokeratosis ↑Keratoelastosis verruciformis.

Stummelfingrigkeit ↑Perodaktylie.

Stummheit: Mutitas; Unfähigkeit, Sprachlaute zu erzeugen.

Stumpfaufbau ↑Stiftzahn.

Stumpfkarzinom: im Bereich eines Organstumpfes (Cervix uteri, Magen) auftretendes Karzinom. ↑Magenstumpfkarzinom.

Stumpfschmerz ↑Phantomschmerz.

Stupor ⟨*lat*⟩ *m*: Reaktionsunfähigkeit aus intrapsych. Gründen bei wachem Bewußtsein. Vorkommen: beim katatonen ↑Syndrom, schweren ↑Depressionen, ↑Schizophrenien. Für das im S. Erlebte besteht i. d. R. keine Amnesie.

Stuprum ⟨*lat*⟩ *n*: alte Bez. für Vergewaltigung, Notzucht, Schändung.

Sturge, William Allen (1850–1919), brit. Arzt, London.

Sturge-Weber-Krankheit (nach William A. S. u. Frederick P. W.): Angiomatosis encephalotrigeminalis, Angiomatosis encephalofacialis, Angioma capillare et venosum calcificans, ektoneurodermales Hamartom, Sturge-Weber-Krabbe-Krankheit; Phakomatose mit angeborenen, halbseitigen angiomatösen Fehlbildungen von Haut, Auge u. ZNS. Naevi vasculosi im Bereich des 1. (u. 2.) Trigeminusastes (Gesicht, Gaumen, Lippe), Aderhautangiom (Glaukom), Angiomatose der Hirnhäute u. des Gehirns mit Kalkablagerungen. 1897 beschrieb Sturge erstmals die Haut- u. Augenveränderungen. Weber (1922) verwies auf die charakterist. Verkalkungen u. auf die typ. Röntgenbefunde (girlandenförmige Verkalkungen der gleichseitigen Hirnhälfte). Am Großhirn entsprechen die Veränderungen i. S. von Teleangiektasien kavernösen Angiomen. Am häufigsten sind der li. Okzipitallappen, aber auch der Temporal- u. Parietallappen betroffen. Befall der gesamten Hemisphäre ist mögl. Monosymptomat. Formen kommen vor. Klin.: fokale o. generalisierte Krampfanfälle, schwere geistige Veränderungen, kontralaterale Hemiparese (dadurch Wachstumsstörungen der betroffenen Extremitäten), Migräne. Die Nävusausbreitung hält sich meist streng an den Versorgungsbereich eines o. mehrerer Trigeminusäste u. trägt bei Übergreifen auf Rumpf- u. Extremitäten segmentalen Charakter. Ther. sind neben antikonvulsiver Behandlung operative Maßnahmen angezeigt.

Sturmdorf-Plastik: Portioplastik, bei welcher ein Teil der Portio amputiert u. Scheidenschleimhaut zur Deckung des Defekts benutzt wird.

Sturzentleerung: bes. bei Zustand nach Billroth-II-Magenresektion zu beobachtende sofortige Entleerung aufgenommener Nahrung (Kontrastmittel) in die abführende Schlinge, die sehr häufig mit dem ↑Dumping-Syndrom gekoppelt ist.

Sturzgeburt: überstürzte, mit einer Preßwehe verlaufende Entbindung.

Sturzkrankheit: häufige Ursache von Funktionsverlust u. Behinderung im Alter. Ca. 1/3 der zuhause lebenden über 65jährigen stürzt einmal pro Jahr, die Hälfte von diesen mehrfach (Sturzpatienten). Wiederholte Stürze im Alter sind progn. ungünstig, ca. 1/3 derjenigen, die nach einem Sturz in einem Krankenhaus aufgenommen werden müssen, ist ein Jahr später nicht mehr am Leben. Die S. im Alter ist ein multifaktorielles Geschehen, alternsphysiolog. u. krankheitheitsbedingte Veränderungen sowie externe Faktoren (Medikamente, Alkohol, Stolperfallen) sind beteiligt. Grundsätzl. muß zwischen synkopalen (S. mit Bewußtlosigkeit) u. nichtsynkopalen S. ohne Bewußtlosigkeit unterschieden werden. Die meisten Stürze im Alter sind nichtsynkopal u. passieren bei banalen Alltagsaktivitäten, z. B. beim Gehen. Sturzfolgen sind Verletzungen, Funktionseinbußen u. Angst vor weiteren Stürzen (Postfall-syndrome). Schwerwiegende Sturzfolgen sind Frakturen, im Alter v. a. proximale Femurfraktur (Schenkelhalsfraktur), distale Radiusfraktur u. Wirbelkörperfrakturen (osteoporot. Frakturen).

Sturzprophylaxe: Pflegeintervention, die individuelle u. institutionelle Vorkehrungen für sturzgefährdete Pat. beschreibt. Die S. umfaßt: die Einschätzung von individuellen kognitiven o. phys. Defiziten von Pat./Bewohnern, die das Sturzrisiko erhöhen könnten; die institutionelle Einschätzung von Risikofaktoren in der Umgebung des Pat.; die Einschätzung von Haltung, Gleichgewicht u. den Grad der Erschöpfung bei körperl. Belastungen; die Auswahl, Bereitstellung u. Wartung von Hilfsmitteln zur S.; die Anleitung u. Schulung von Pat. u. Angehörigen zur S.; die Förderung individueller Ressourcen u. die Umgestaltung der Umgebung des Pat./Bewohners zur Minderung des Sturzrisikos.

Stutenserumgonadotropin: Pregnant mare serum gonadotropin (PMSG); aus dem Harn von schwangeren Stuten extrahiertes Gonadotropin mit FSH-Wirkung, das zur Behandlung der anovulator. Sterilität bei Mangel an hypophysärem Gonadotropin I Anwendung fand.

Stuttgarter Hundeseuche ↑Kanikolafieber.

Stützapparat ↑Orthese.

Stützgewebe: Teil des ↑Bindegewebes mit halbfester (↑Knorpelgewebe) o. fester (↑Knochen) Grundsubstanz; dadurch Stützfunktion.

Stützmotorik: der Schwerkraft entgegenwirkende, der Stabilisierung der Körperhaltung dienende ton. Kontraktion der Skelettmuskulatur, bes. der unteren Extremitäten. ↑Stellreflexe, ↑Zielmotorik.

Stützreaktion: reflektor. Abstützen durch Erhöhung des Streckertonus, bes. der vorderen Extremitäten, als Reaktion gegen gewaltsames Verlagern des Körpers nach vorn u. unten.

Stützstift, zentraler: Hilfsmittel für die Registrierung der ↑Kieferrelation.

Stützverband ↑Verband.

Stützzone: die Zähne des Seitenzahnbereichs, die die ↑Bißhöhe bei der ↑Okklusion bestimmen. 1. Im Milchgebiß die Eckzähne u. Molaren. Vorzeitiger Verlust kann eine fehlerhafte Gebißentwicklung zur Folge haben. Besondere Bedeutung der S. für die regelrechte Einordnung der ersten bleibenden Molaren. 2. Im Dauergebiß die Prämolaren u. Molaren.

Stylion ⟨*gr*⟩ *n*: anthrop. Meßpunkt am Processus styloideus radii, der bei hängendem Arm am weitesten nach unten gerichtet ist.

styloideus ⟨*gr*⟩ *Adj*: griffelähnl.; ↑Processus styloideus radii.

Styloiditis ⟨*gr*⟩ *f*: entzündl. Reizung des Processus styloideus des Schläfenbeins bzw. des Ligamentum stylohyoideum.

Styloiditis radii et ulnae: schmerzhafte Periostreizung am Processus styloideus des Radius u. der Ulna. Bei Überlastungen. Spontanschmerz bei best. Bewegungen, Druckschmerz, gelegentl. leichte Schwellung u. röntg. diskrete Knochenneubildung.

Styloid-Syndrom: durch Anomalien (Abkürzungen, Überlänge) des Processus styloideus des Os temporale, Verknöcherungen des Ligamentum stylohyoideum u. entzündl. Vorgänge bedingte Neuralgie. Beim Schlucken zunehmende Schmerzen der lateralen Rückenwand u. der hinteren Zungenanteile, in Hals u. Ohr ausstrahlend, Fremdkörpergefühl im Rachen, Räusper- u. Leerschluckreiz.

Stylopodium ⟨*gr*⟩ *n*: Begriff aus der vergleichenden Anat. für den Oberarmknochen an der oberen bzw. vorderen Extremität sowie den Oberschenkelknochen an der unteren bzw. hinteren Extremität.

Stypven: gerinnungsaktive Substanz aus dem Gift der Russelviper.

Stypvenzeit: Test zur Beurteilung der Aktivität des Faktors X der plasmat. Blutgerinnung sowie des Plättchenfaktors 3.

sub- ⟨*lat*⟩ *Präfix*: unter.

subakut ⟨*lat*⟩ *Adj*: weniger heftig, nicht akut verlaufend.

Subaortenstenose ↑Aortenstenose, erworbene. ↑Konusstenose.

Subarachnoidalblutung: Blutung im Bereich der weichen Hirnhäute. Zu unterscheiden ist zwischen spontanen u. den traumat. entstandenen S. Die überwiegende Ursache der spontanen S. ist eine akute Aneurysmablutung (↑Aneurysma, intrazerebrales), weiterhin Blutungen aus einem arteriovenösen Angiom, bei arteriosklerot. u. hyperton. Gefäßveränderungen. Nach Schädel-Hirn-Verletzungen kann es durch Einbruch von Blut in den Subarachnoidalbereich gleichfalls zur S. kommen. Klin. schweres akutes Krankheitsbild mit plötzl. heftigem Kopfschmerz, Nackensteifigkeit (Meningismus), Bewußtseinsstörungen unterschiedl. Grades u. neurol. Herdsymptomen. Blutiger Liquor.

Subclavian-steal-Syndrom ⟨*engl*⟩: röntg. (↑BCAG) Diagn. eines „Anzapfsyndroms" der A. subclavia bei proximalem Verschluß; die Auffüllung der distalen A. subclavia (Axillaris) u. damit die Versorgung des Arms erfolgen über Karotis, Circulus Willisii, Basilaris u. Vertebralis bis zur Subklaviaanschlußstelle nach dem Verschluß. Klin. Blutdruckseitendifferenz über 20 mmHg (2,7 kPa) zuungunsten des betroffenen Arms, Schwäche des Arms, Pulslosigkeit o. Pulsabschwächung. Abb.

subdural ⟨*lat*⟩ *Adj*: unter der harten Hirnhaut, zwischen Dura u. Arachnoidea gelegen. Ggs.: epidural. ↑Spatium subdurale.

Subduralblutung ↑Subduralhämatom.

Subduralerguß: pathol., intrakranielle Flüssigkeitsansammlung zwischen Dura mater u. Arachnoidea. Vorwiegend im Säuglingsalter, auch bei Kleinkindern u. im Erwachsenenalter als Folge u. Komplikation versch. Krankheitsbilder vorkommend (↑Hygrom bzw. Hydrom der Dura mater, Pachymeningitis haemorrhagica interna, Haematoma durae matris u. a.). Das Aussehen der Flüssigkeitsansammlung im pathol. erweiterten Subduralraum wechselt je nach Eiweiß- u. Zellgehalt. Lokalisation: fast ausschließl. supratentoriell u. über beiden Großhirnhemisphären, bevorzugt ist die Konvexität der Stirnhirne. Ätiol.: vielgestaltig; postmeningit. (Permeabilitätsstörungen i. S. einer erhöhten Gefäßwanddurchlässigkeit, Liquorunterdruckzustände), nach nichtentzündl. Krankheitszuständen (z. B. chron. Ernährungsstörungen, Störungen des Elektrolythaushalts, des Vitaminhaushalts u. a.), ferner iatrogene Ursachen u. bei ausgedehnten kongenitalen Hirnschädigungen sowie Fehlbildungen des Gehirns vorkommend. Klin. gibt es kein einheitl., abgrenzbares Syndrom. Vergrößerung des Kopfumfangs, Vorwölbung, Spannung der großen Fontanelle sowie Verzögerung körperl. u. geistiger Entwicklung.

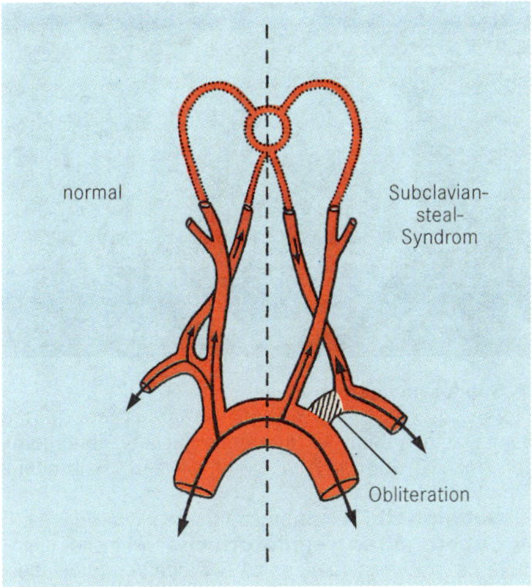

Subclavian-steal-Syndrom. Schematische Darstellung des normalen Blutflusses in den extrakraniellen Gefäßen (rechts) u. bei Subclavian-steal-Syndrom (links)

Subduralhämatom: traumat. Blutung zwischen Dura mater u. Arachnoidea (im Subduralraum) gelegen. Blutungsquellen: Arterien u. Venen im Bereich kortikaler Hirngewebezerstörungen, abgerissene Brückenvenen, verletzte Sinus u. isoliert lädierte Arterien an der Hirnoberfläche. Man unterteilt in akute Verlaufsformen, die innerhalb von 24 h nach dem Trauma operiert werden o. zum Tode führen, in subakute Formen, sofern sich die hämatomverdächtige Sympt. innerhalb von 2 bis zu 10 Tagen entwickelt haben, u. in chron. Verlaufsformen, wenn das Trauma 14 Tage u. länger zurückliegt. Beim akuten S. fehlt eine spezif. Sympt., Hinweiszeichen: prim. anhaltende Bewußtlosigkeit, Störungen der Pupillomotorik u. herdneurolog. Ausfälle. Selten freies Intervall. Oft Kopfschwartenhämatome, die sowohl homo- als auch kontralateral zum Hämatom, sogar bds. vorhanden sein können. Diagnostik: Computertomographie. Ther.: operative Hämatomausräumung bei raumforderndem Charakter. Die klin. Diagn. des chron. S. ist wegen der uncharakterist. neurol. u. psych. Ausfallerscheinungen schwierig. Am häufigsten findet man ein psycho-organ. Syndrom mit erschwerter Auffassung u. allg. Verlangsamung bis zur

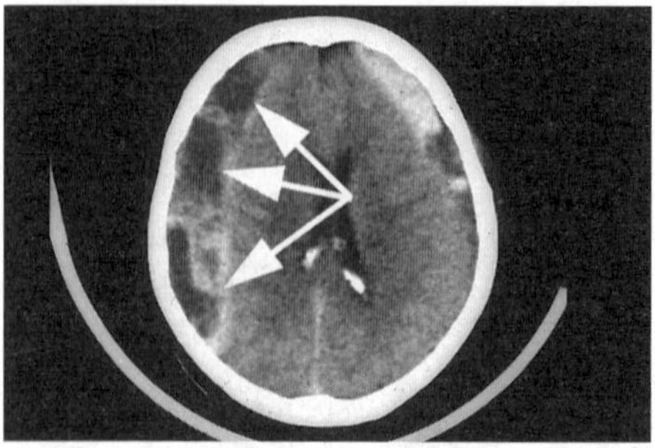

31

Subduralhämatom (Pfeile)

Bewußtseinstrübung. Oft als intrakranieller raumfordernder Prozeß (Hirntumor) verkannt, oft auch Halbseitensymptomatik. Abb.

Subeinheit ↑Proteinuntereinheiten.

Subeinheiten, regulatorische: Manche oligomere Enzyme bestehen aus zwei Typen von Subeinheiten, von denen ein Typ ein aktives Zentrum besitzt, während der andere (die r.S.) spezif. niedrigmolekulare Aktivatoren o. Inhibitoren binden kann, z.B. cAMP-abhängige ↑Proteinkinasen. Zykl. Adenosin-3',5'-monophosphat führt zur Dissoziation des Oligomers, die freien katalyt. Subeinheiten sind enzymat. aktiv.

Suberose: allergische ↑Alveolitis durch berufl. Einatmung schimmelpilzkontaminierter Stäube der Korkeichenrinde.

subfebril ⟨*lat*⟩ *Adj*: leicht fieberhaft, axillär <38 °C Körpertemperatur.

subgingival ⟨*lat*⟩ *Adj*: subgingivalis; unterhalb der Gingiva gelegen.

Subhämophilie ↑Hämophilie.

Subikterus: leichter Ikterus, meistens nur an den Skleren o. am Zungenbändchen zu erkennen.

Subileus: beginnender o. unvollständiger ↑Ileus.

Subinvolutio uteri: unzureichende ↑Involution der Gebärmutter im Wochenbett.

subjektiv ⟨*lat*⟩ *Adj*: vom Subjekt ausgehend, zum Subjekt gehörend, persönl., unsachl.

Subklaviapunktion: Punktion der V. subclavia zur Gewinnung von Blut bzw. zum Einlegen eines Subklaviakatheters. Gebräuchl. Verfahren zur Aufrechterhaltung eines venösen Zugangs i.R. der Intensivtherapie. Die Durchführung ist sowohl supra- als auch infraklavikulär mögl.

Subklonierung: 1. ***Gentechnik:*** Gewinnung von DNA-Fragmenten aus Klonierungsvektoren mittels ↑Restriktionsendodesoxyribonukleasen u. Übertragung in andere Klonierungsvektoren. Verfahren zur Isolierung von DNA-Fragmenten aus Klonen bzw. aus einer Genbank zur Charakterisierung isolierter Klone u. zur Gewinnung von DNA-Sonden ohne repetitive Sequenzen. **2.** ***Zellbiologie:*** Wiederholte ↑Klonierung von Zellen, um zu überprüfen, ob ein Klon tatsächl. einheitl. ist (method. Aspekt) o. im Verlauf der Kultivierung aus inneren o. äußeren Gründen uneinheitl. geworden ist.

Subkommotionstrauma ⟨*lat + gr*⟩ *n*: unterschwelliges Hirntrauma. Einmalig folgenlos, mehrfache Wiederholungen mit gleicher Intensität führen als Summationsdefekt zunächst zu reversiblen Störungen der ZNS-Funktion (Bewußtlosigkeit, Krämpfe, Paresen) u. späterhin zum Hirndauerschaden mit morphol. Substrat. ↑Boxerdemenz, ↑Groggy-Zustand.

subkortikal ⟨*lat*⟩ *Adj*: unterhalb der Rinde (Großhirnrinde) gelegen.

Subkultivierung ↑Passagieren.

Subkultur ⟨*lat*⟩ *f*: von einer mikrobiol. Kultur durch Abimpfen angelegte Nachfolgekultur.

subkutan ⟨*lat*⟩ *Adj*: *Abk* s.c.; unter der Haut liegend, unter die Haut, z.B. s.c. Injektion.

Subkutis ⟨*lat*⟩ *f*: Unterhautzellgewebe; je nach Körpergegend versch. dicke Gewebeschicht, aus Fettzellen, Bindegewebe, Hautnerven u. Gefäßen bestehend.

Sublimat: Quecksilber(II)-chlorid, $HgCl_2$.

Sublimation ⟨*lat*⟩ *f*: direkter Übergang aus dem festen in den gasförmigen Aggregatzustand. Beispiel: Iod.

Sublimatnephrose: bei Sublimatvergiftung auftretende schwere tox. ↑Nephrose mit Nekrosen u. Verkalkungen der Kanälchenepithelien.

Sublimierung ⟨*lat*⟩ *f*: psychoanalyt. Bez. für Verwandlung der sexuellen Energie (↑Libido) in psych., soziale, intellektuelle u. künstler. Leistungen. ↑Abwehrmechanismen.

sublingual ⟨*lat*⟩ *Adj*: sublingualis; unter der Zunge befindl. Applikationsform für Arzneimittel in den Mund ohne Verschlucken. Resorption kann über die Mundschleimhaut erfolgen. ↑Resorption.

Sublingualbügel: Unterzungenbügel, ca. 3–5 mm breiter Metallbügel, der im Gebiet des anterioren Restgebisses auf der lingualen Seite etwa 5 mm unterhalb des Gingivarands verläuft u. die Freiendsättel verbindet. Er wird entweder aus einem fabrikgefertigten Bügel gebogen o. i.R. einer Modellgußprothese gegossen. Parodontalhygien. günstig.

Sublingualrolle: am individuellen Abformlöffel für den zahnlosen Unterkiefer im frontalen Bereich auf der lingualen Seite aus zähplast. Abformmaterial angetragene Abschlußleiste. Die dadurch erzeugte Kompressionszone soll der unteren Vollprothese einen Saugeffekt verleihen. Jedoch nur wirksam bei in Funktion verdrängbarem Mundboden.

Sublingualtabletten ↑Tabletten.

Subluxation: unvollständige Luxation eines Gelenks. Der Gelenkkopf steht noch z.T. in der Pfanne. ↑Hüftgelenkluxation.

submandibulär ⟨*lat*⟩ *Adj*: submandibularis; unter dem Unterkiefer gelegen.

submers ⟨*lat*⟩: Kultivierungsart von Mikroorganismen unter Verwendung flüssiger Nährmedien, in denen die Zellen o. Zellverbände untergetaucht wachsen.

Submersion: im Strahlenschutz Bez. für den Aufenthalt in einer radionuklidhaltigen Atmosphäre zur Beschreibung der Bestrahlung von außen, zur Unterscheidung von Einatmung (Inhalation) u. Aufnahme über den Mund (Ingestion).

Submerskultur ⟨*lat*⟩ *f*: vorwiegend in der techn. Mikrobiol. verwendete Bez. für Kulturen, bei denen das flüssige Nährmedium durch Rühren, Einblasen von steriler Luft o. Schütteln ständig bewegt u. so eine gleichmäßige Verteilung der gezüchteten Mikroorganismen erreicht wird. ↑Emerskultur, ↑Fermenter, ↑Chemostat.

submikroskopisch ⟨*lat + gr*⟩ *Adj*: Strukturen unterhalb des Auflösungsvermögens des Lichtmikroskops, also im elektronenmikroskop. Bereich.

submiliar ⟨*lat*⟩ *Adj*: unter Hirsekorngröße.

Submineralisation, alimentäre: ein durch einseitige Ernährung bedingter Mangel an Mineralien, bes. an Phosphorsäure, Kalzium, Eisen usw.

submukös ⟨*lat*⟩ *Adj*: submucosus. Unter der Schleimhaut liegend; außerhalb der ↑Lamina muscularis mucosae gelegen.

Submukosa ⟨*lat*⟩ *f*: Kurzw. für Tunica submucosa; bindegewebige Schicht außerhalb der ↑Lamina muscularis mucosae.

subokzipital ⟨*lat*⟩ *Adj*: suboccipitalis; unter dem Hinterhaupt gelegen.

Subokzipitalpunktion: Punktion der Cisterna magna durch Einstich mittels einer Hohlnadel. Der Einstich erfolgt zwischen Atlas u. dem Hinterhauptbein. Zielrichtung ist die Glabella. Kontraindiktationen sind Verdacht auf Kleinhirntumor, auf basalen Großhirnprozeß u. Stauungspapillen über 1,5 Dioptrien.

Subpektoralphlegmone: Phlegmone zwischen o. unter den Brustmuskeln.

Subsegment: durch den Subsegmentbronchus, d. h. einen Bronchus 2. Ordnung, charakterisierte weitere anat. Unterteilung des Lungensegments. Je Lungensegment lassen sich zwei o. drei S. erkennen. Die Gefäßversorgung ist nicht streng segmentbezogen.

Subsepsis allergica Wissler: seltene Erkrankung vornehml. des Kindesalters. Steht nosolog. dem rheumat. Formenkreis nahe (↑Rheumatoidarthritis). Variante des ↑Still-Syndroms. Die Bez. ist ein Hinweis, daß ätiopathogenet. ein infektallerg. Prozeß nach unbekannter bakterieller Infektion vermutet wird.

Substantia ⟨*lat*⟩ *f*: Bestand, Vorhandensein. In der Morphol. Masse, Körper, Stoff, Gewebe.

Substantia adamantina ⟨*lat + gr*⟩ *f* ↑Zahnschmelz, ↑Odontogenese.

Substantia alba: weiße Substanz im ZNS aus markhaltigen Nervenfasern. Im Rückenmark außen um die ↑Substantia grisea herum, im Groß- u. Kleinhirn unter der grauen Rinde.

Substantia compacta: veraltet für Os compactum; ↑Knochenstruktur.

Substantia eburnea ⟨*lat*⟩ *f* ↑Dentin, ↑Odontogenese.

Substantia gelatinosa centralis: Lamina X; Bezirk um den Zentralkanal im Rückenmark.

Substantia gelatinosa Rolando: Caput cornus dorsalis, Lamina II; Bezirk des Hinterhorns im Rückenmark. Zone der Schmerzumschaltung.

Substantia granulofilamentosa: feines, fädiges, teilweise mit Granula besetztes Netzwerk, daß sich in ↑Retikulozyten mit Supravitalfärbung (Brillantkresylblau) darstellen läßt. Bez. geht auf P. Ehrlich zurück. S. g. stellt ausgefällte Ribosomen dar, die als Zellorganellen noch Bestandteil unausgereifter Erythrozyten sind. S. g. nimmt mit dem Reifungsgrad der Retikulozyten ab. Darstellung der S. g. basiert auf dem Nachweis der Ribonukleinsäure in den Ribosomen.

Substantia grisea: graue Substanz im ZNS aus Nervenzellen u. marklosen Nervenfasern. Im Rückenmark zentral, im Groß- u. Kleinhirn als Rinde u. als Kerne (Nuclei).

Substantia intermedia centralis: Brücke grauer Substanz zwischen beiden Rückenmarkhälften.

Substantia nigra: Substantia nigra Soemmering; Kern (Nukleus) im Mittelhirn mit Melaningranula in den Zelleibern der Neurone. Die S. n. produziert ↑Dopamin u. ist Teilzentrum des extrapyramidalmotor. Systems. Abb.

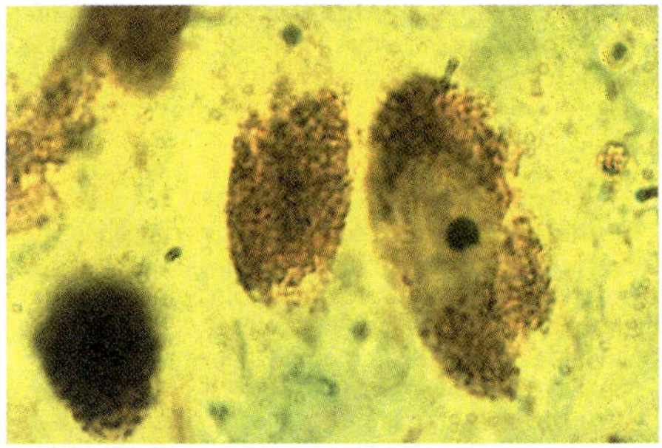

30

Substantia nigra. Histologischer Schnitt durch das Mittelhirn, Methylenblaufärbung; Melanin im Zytoplasma der Nervenzellen

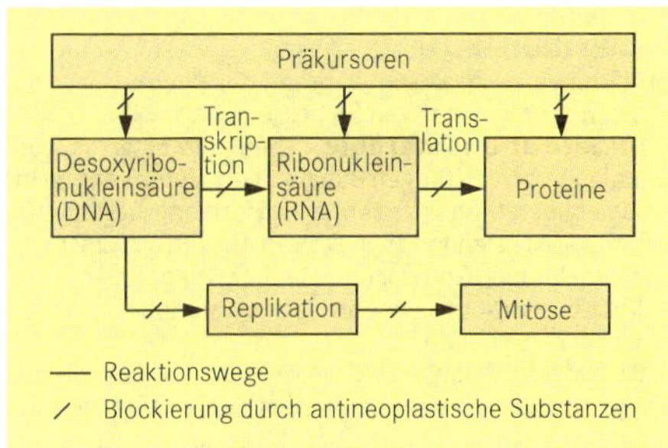

Antineoplastische Substanzen. Potentielle Wirkorte

Substantia perforata anterior: S. p. a. rostralis; Gebiet an der Unterfläche des Großhirns zwischen ↑Trigonum olfactorium, ↑Tractus opticus u. medialem Rand des Schläfenlappens, dessen Oberfläche von eintretenden Blutgefäßen perforiert wird.

Substantia perforata posterior: S. p. a. interpeduncularis; Gebiet im Grund der ↑Fossa interpeduncularis, das von eintretenden Blutgefäßen perforiert wird.

Substantia reticularis ↑Formatio reticularis.

Substantia spongiosa: veraltet für Os spongiosum; ↑Knochenstruktur.

Substanz 48/80 ↑Compound 48/80.

Substanz anisotrope ↑Muskelgewebe, ↑Myofibrillen.

Substanzen, antineoplastische: Pharmaka, die in der Tumorchemotherapie eingesetzt werden. Sie sollen eine selektive Hemmung des Tumorwachstums bewirken. Man unterscheidet alkylierende Substanzen, antineoplast. wirksame ↑Antibiotika, ↑Antimetabolite, ↑Antimitotika, ↑Hormone u. synthet. Substanzen, die den konventionellen Stoffklassen nicht zugeordnet werden können. Bekannte Synonyma für diese Substanzen sind Zytostatika, Kanzerostatika. Die Wirkorte sind vor allen Dingen die Bereitstellung von Präkursoren, die ↑Translation, ↑Transkription, ↑Replikation im Nukleinsäure- u. Proteinstoffwechsel sowie die Zellteilung (↑Zellzyklus). Abb.

Substanzen, autoxidable: Substanzen, die unter den Bedingungen der Umgebung eine nicht durch bes. physikal. o. chem. Faktoren erzwungene Oxidation (Selbstoxidation, ↑Autoxidation) unter Mitwirkung des Luftsauerstoffs erleiden. Der Autoxidation unterliegen insbes. ungesättigte Verbindungen, z. B. die tier. u. pflanzl. Fette (Ranzigkeit).

Substanzen, lipotrope: Methylgruppendonatoren wie Methionin o. Cholin, die für die Synthese der ↑Phosphatide benötigt werden. L. S. sind eine Voraussetzung für die Synthese der Plasmalipoproteine in der Leber. Ein Mangel an l. S. führt zur Fettleber.

Substanz isotrope ↑Muskelgewebe, ↑Myofibrille.

Substanz P: in Dünndarm u. Nervensystem weit verbreitetes Undekapeptid (Arg-Pro-Lys-Pro-Gln-Gln-Phe-Phe-Gly-Leu-Met-NH_2), das peristaltikfördernd, blutdrucksenkend u. ↑sialogen wirkt u. im ZNS möglicherweise Transmitterfunktionen ausübt o. moduliert. ↑Transmitter.

Substitution: Ersatz; Austausch best. Atome in Verbindungen, von Basen während der Replikation, von Zellarten bei regenerativen Prozessen.

Substitutionstherapie: Ther. des Ersatzes von normalen Organleistungen durch künstl. Zufuhr der nicht mehr gebildeten Substanzen, z. B. Hormone bei Insuffizienz o. Ausfall endokriner Drüsen (Levothyroxin nach Thyreoidektomie, Cortisol bei primärer ↑Nebennierenrindeninsuffizienz, Östrogene in der Postmenopause, Insulin bei Diabetes mellitus).

Substrat: **1.** Substanz (Metabolit), die von einem ↑Enzym umgesetzt wird. **2.** Zytolog. Materialien versch. Art, die den Zellen in vitro als Stützgerüst zum Anheften u. Ausbreiten dienen. Dazu gehören Plasma, Glas, Kollagen, Kunststoff, Zelloidin.

Substratbindungszentrum: Teil des aktiven Zentrums des Enzyms, an dem die spezif. Bindung des Substrats erfolgt.

Substratphosphorylierung: die Bildung von ATP außerhalb der Atmungskettenphosphorylierung u. der Photosynthese. S. in der ↑Glykolyse sind die Phosphoglyceratkinase- u. die Pyruvatkinasereaktion. Die S. bildet die einzige Energiequelle beim anaeroben Glukoseabbau; oxidative ↑Phosphorylierung.

Substratsättigung ↑Enzymkinetik.

Substratspezifität ↑Isoenzyme.

Substratüberschußhemmung: Enzymhemmung durch hohe Konzentrationen des Substrats, z. B. bei ↑Urease, ↑Laktatdehydrogenase. Mögl. Ursachen der S. sind: Entfernung eines Aktivators vom Enzym durch Bindung an überschüssiges Substrat; Verdrängung eines Coenzyms durch das Substrat.

subtil ⟨*lat*⟩ *Adj*: fein, schwierig, zart.

Subtilisin ⟨*lat*⟩ *n*: Gruppe von extrazellulären ↑Serinproteasen, die aus versch. Stämmen von Bacillus subtilis gewonnen werden. Einige der S. werden industriell in großen Mengen isoliert u. als Waschmittelzusatz verwendet.

Subtraktionsalkalose: Störung des Säure-Basen-Haushalts durch Verlust von Wasserstoffionen an den Extrazellularraum.

Subtraktionsangiographie, digitale: bildgebendes Verfahren zur Gefäßdarstellung nach Kontrastmittelinjektion (i. v. o. i. a.). Nach vorheriger Herstellung eines Maskenbildes der interessierenden Körperregion wird eine Abbildung nach der Kontrastmittelgabe aufgenommen, diese vom Maskenbild elektron. subtrahiert, was eine bessere Beurteilung der kontrastmittelgefüllten Gefäße ermöglicht. ↑Subtraktionsbild. Abb.

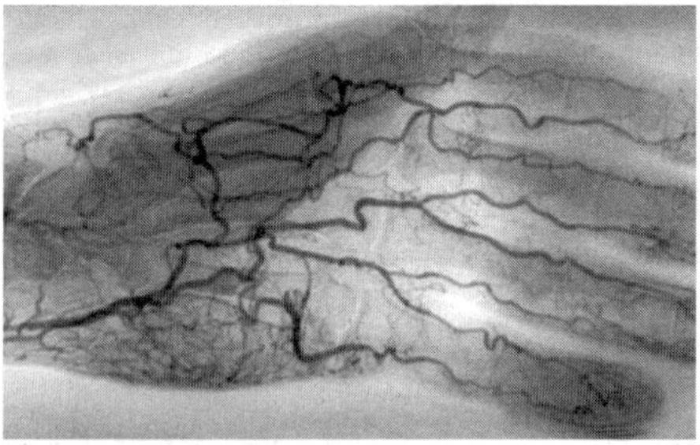

32

Digitale Subtraktionsangiographie.
Darstellung der Handarterien bei distalem Verschluß der Arteria radialis

Subtraktionsazidose: Verschiebung des Säure-Basen-Gleichgewichts im Blut zu niedrigen pH-Werten bei Verlust von Basen, vorwiegend durch den Intestinaltrakt.

Subtraktionsbild: Aus zwei photograph. Aufnahmen des gleichen Objekts in exakt gleicher Lage, von denen eine zusätzl. Details, z. B. bei Röntgenaufnahmen kontrastmittelgefüllte Gefäße, enthält, läßt sich durch Subtraktionsverfahren ein Bild herstellen, auf dem nur noch die markierten Details dargestellt sind. Im Prinzip beruhen alle Verfahren darauf, daß von einer Aufnahme ein Positiv angefertigt u. dies mit der anderen zur Deckung gebracht wird. Bei einer Kopie dieser Bildkombination heben sich alle auf den beiden ursprüngl. Aufnahmen gleichen Strukturen (Schwärzungen) auf, u. es bleiben nur die zusätzl. Details, z. B. die Kontrastmittelverteilung, übrig. ↑Subtraktionsangiographie, digitale.

subungual ⟨*lat*⟩ *Adj*: subungualis; unter dem Nagel gelegen.

Subunit-Impfstoff ⟨*engl*⟩: Untereinheitenimpfstoff; gentechn. hergestellter Impfstoff, der die für den Impferfolg (Impfstoffwirkung) erforderl. Antigene ganz o. teilweise enthält, z. B. HBs-Antigen des ↑Hepatitis-B-Virus.

Subvitalfaktoren ↑Semiletalfaktoren.

subzellulär ⟨*lat*⟩ *Adj*: Strukturen unterhalb der Ebene der Zelle, also Zellbestandteile.

succedaneus ⟨*lat*⟩ *Adj*: nachfolgend; Caput succedaneum; ↑Geburtsgeschwulst.

succenturiatus ⟨*lat*⟩ *Adj*: untergeordnet; neben-.

Succicuran: Succinylcholin, ↑Succinylbischolin, Bernsteinsäurebischolinester. ↑Suxamethonium.

Succinat: Salz der Bernsteinsäure. Intermediat des ↑Zitronensäurezyklus. ↑Dikarbonsäuren.

Succinatdehydrogenase: oligomeres Flavinenzym des ↑Zitronensäurezyklus, das die Oxidation des Succinats zum Fumarat katalysiert. Das dabei gebildete $FADH_2$ gibt seinen Wasserstoff in der ↑Atmungskette an Ubichinon ab.

Succinat-Glycin-Zyklus ↑Shemin-Zyklus.

Succinat-Ubichinon-Reduktase: isolierbarer Komplex der ↑Atmungskette, der aus der ↑Succinatdehydrogenase, Zytochrom c_1, Zytochrom b, Ubichinon, Nicht-hämeisenproteinen u. Zytochromoxidase besteht.

Succinimide: Gruppe von ↑Antiepileptika, z. B. Phensuccimid, Ethosuximid (Suxilep). Anwendung bei Epilepsie vom Petit-mal-Typ.

Succinylbischolin: Succicuran, Muskelrelaxans mit einer Wirkungsdauer von 3–6 min. Führt zur kompletten Relaxation quergestreifter Muskulatur u. wird v. a. zur Anästhesieeinleitung u. Intubation verwandt. Als Nebenwirkung treten nach der Injektion eine Bradykardie sowie postoperativ generalisierte Muskelschmerzen auf. Bei Verbrennungen u. polytraumatisierten Pat. ist mit einer Erhöhung des Plasmakaliumspiegels zu rechnen.

Succinylcholin ↑Suxamethonium.

Succinyl-Coenzym A: Intermediat des ↑Zitronensäurezyklus, das bei der oxidativen Decarboxylierung der Alphaketoglutarsäure entsteht. Die Spaltung von S. zu Succinat u. Coenzym A führt zur Synthese eines Moleküls ATP aus ADP u. anorgan. Phosphat (↑Substratphosphorylierung).

Succuba ⟨*lat*⟩ *f*: Alpdrücken.

Succus ⟨*lat*⟩ *m*: Saft.

Succus liquiritiae: Lakritzen-, Bären-, Süßholzsaft. Wurde schon im Mittelalter zur Ulkustherapie verwandt. ↑Glycyrrhiza glabra.

Succussio Hippocratis ⟨*lat*⟩ *f*: durch Beklopfen (Erschütterung) des Thorax auftretendes Plätschergeräusch bei Seropneumothorax.

Suchfrage: in der Datenverarbeitung meist mit den Mitteln der Bool-Algebra (mit log. Operatoren NOT [log. NICHT], AND [log. U.], OR [log. O.], XOR [log. exklusiv O.] usw.) formulierter Ausdruck, mit dem eine ↑Recherche durchgeführt wird. Beispiel: Suche alle Pat.-Sätze mit den Merkmalen weibl., Alter 20 – 30 Jahre, behandelt mit Medikament A, Behandlungsergebnis B usw.

Suchreflex ↑Mundsuchreflex.

Sucht: **1.** Hemmungsloses, unkontrolliertes u. unbedingtes Verlangen nach Einnahme einer Substanz. Von der WHO durch den Begriff ↑Abhängigkeit ersetzt. **2.** Laienhafte Bez. für best. Allgemeinerkrankung, z. B. Wassersucht für Ödeme.

Suchtentwöhnungsbehandlung: med. Rehabilitationsmaßnahme für Abhängigkeitskranke zur Entwöhnung. Sie wird in Facheinrichtungen für Suchtkranke o. geeigneten Beratungs- u. Behandlungsstellen durchgeführt. Der S. geht die Kontakt- u. Beratungsphase voraus. Sie dient v. a. der Motivation des Abhängigen, der Diagnostik u. der Erstellung u. Einleitung eines individuellen Therapieplans. Einrichtungen der Kontakt- u. Beratungsphase sind in erster Linie ambulante Beratungs- u. Behandlungsstellen, aber auch ärztl. Praxen, Ambulanzen, Krankenhäuser u. Kliniken, Sozialdienste, Selbsthilfe- u. Abstinenzgruppen, Auskunfts- u. Beratungsstellen der Rehabilitationsträger sowie betriebl. Beratungsstellen.

Suchtmittel: Pharmaka (↑Rauschgifte u. ↑Betäubungsmittel), die zur psych. u./o. phys. ↑Abhängigkeit, u. somit zu einem krankhaften Abhängigkeitsverhältnis führen, das den Einzelnen u. die Gesellschaft schädigt, z. B. Morphin, Heroin, Amphetamin, Cocain, Haschisch u. a. Stoffe. Sie unterliegen mit Ausnahme von Alkohol u. Barbituraten dem Betäubungsmittelgesetz, welches Produktion, Handel u. Abgabe regelt.

Suchtpotential: best. Pharmaka innewohnendes Potential, eine ↑Sucht zu erzeugen. Stoffe mit großem Suchtpotential führen leicht zur Abhängigkeit mit Entzugserscheinungen u. Dosissteigerung, z. B. Heroin. Das Opiat Methadon hat ein geringes Suchtpotential u. eignet sich deshalb zur ↑Entwöhnung (umstritten).

Sucrose ⟨*engl*⟩ ↑Saccharose.

Suctio ⟨*lat*⟩ *f*: Saugen.

Suda-Bad *Abk* für subaquales ↑Darmbad.

Sudamina ⟨*lat*⟩ *n Pl* ↑Miliaria.

Sudanblindheit ↑Onchozerkose.

Sudan-III-Färbung ↑Fettfärbung.

Sudanschwarz-B-Färbung ↑Fettfärbung.

Sudden deafness ⟨*engl*⟩: plötzl. Hörverlust. ↑Hörverlust, akuter.

Sudden infant death syndrome ⟨*engl*⟩: *Abk* SIDS; ↑Kindstod, plötzlicher.

Sudeck, Paul Hermann Martin (1866–1945), dt. Chir., Hamburg.

Sudeck-Knochenatrophie (nach Paul H. M. S.) ↑Sudeck-Syndrom.

Sudeck-Syndrom (nach Paul H. M. S.): Morbus Sudeck, Sudeck-Krankheit, Kienböck-Atrophie, Neurodystrophiesyndrom, Neuroosteopathiesyndrom. An den Extremitäten auftretende Krankheit, als deren Ursache vorwiegend eine neurovaskuläre Fehlsteuerung, meist als Traumafolge, diskutiert wird. Bevorzugtes Auftreten am distalen Unterarm nach typ. Radiusfraktur. Auftreten ohne erkennbare Ursache mögl. Krankheitsverlauf läßt 3 Phasen erkennen: I. Phase: initiale Temperaturerhöhung der zunächst geröteten, später livid verfärbten glänzenden Haut u. als brennend bezeichneter Spontanschmerz. Danach teigiges Ödem mit zunehmender Atrophie der Muskulatur, die palpations- u. funktionsempfindl. wird; schmerzbedingte Bewegungseinschränkung, vermehrtes Wachstum der Haare u. Nägel. II. Phase: Stadium der Dystrophie. Haut blaß, zyanot., kühl u. trocken. Das Ödem schwindet langsam unter deutl. Schrumpfungs- u. Verlötungstendenz des Bindegewebes mit verstärkter Bewegungseinschränkung in den Gelenken bis zu deren fibröser Versteifung. Ausgeprägter Bewegungsschmerz. Röntg.: die anfängl. fleckigen Aufhellungsbezirke im Knochen konfluieren. Die Spongiosastrukturen sind unterbrochen u. zeigen atyp. Verlauf. Entkalkung betont in den subchondralen Bezirken. III. Phase: Stadium der Endatrophie. Die Extremität ist verschmächtigt, die Haut papierdünn, blaß u. gespannt. Die Weichteile sind atrophiert, die Schmerzhaftigkeit bildet sich zurück. Die Versteifung o. Teilversteifung bleibt bestehen. Röntg. starke Entkalkung u. Atrophie der Skelettanteile mit sehr dünner Kompakta u. strähniger Strukturaufzeichnung. Progn.: Ausheilung in der I. Phase mögl., bei II. u. III. Phase bleibt unterschiedl. starke Atrophie bestehen.

Sudhoff, Karl Friedrich Jakob (1853–1938), Arzt u. Medizinhistoriker, Leipzig. Studien über Leben u. Werk des Paracelsus (dessen Werke er später herausgab) u. Direktor des ersten in Deutschland gegründeten Instituts für Geschichte der Medizin (1906) in Leipzig, das heute seinen Namen trägt. S. veröffentlichte zahlreiche medizinhistor. Arbeiten u. Monographien. Sein Hauptarbeitsgebiet war die europ. mittelalterl. Med. S. gründete die „Deutsche Gesellschaft für Geschichte der Medizin u. der Naturwissenschaften" (1901) u. gab deren „Mitteilungen" heraus (1920 ff.). Darüber hinaus begründete er das „Archiv für Geschichte der Medizin" (1907) u. die Reihe „Klassiker der Medizin" (1910).

Sudor ⟨*lat*⟩ *m* ↑Schweiß.

Sudoration ⟨*lat*⟩ *f*: Schweißabsonderung.

suffizient ⟨*lat*⟩ *Adj*: ausreichend funktionsfähig.

Suffizienz ⟨*lat*⟩ *f*: ausreichende Funktion eines Organs.

Suffocatio ⟨*lat*⟩ *f*: Erstickung.

Suggestion ⟨*lat*⟩: Beeinflussung des Denkens, Fühlens, Wollens u. Handelns eines Menschen unter Umgehung seiner rationalen Persönlichkeitsanteile. Die Suggestibilität ist die individuelle Beeinflußbarkeit des einzelnen (Plazeboeffekt).

Suggestivfragen: Fragen, die zu einer best. Antwort drängen u. deshalb zu Falschaussagen führen können. Bei Erhebung der ↑Anamnese sollten S. vermieden werden.

Suggestivtherapie: Behandlung durch ↑Suggestion, z. B. zur Schmerzreduktion u. Analgesie. Durch pos. Selbstaussagen o. Selbstaufforderungen zu erfolgreichem Leistungsverhalten wird die reale Leistungsbereitschaft besser. Anwendung in der ↑Verhaltenstherapie, im autogenen ↑Training u. in der ↑Hypnose.

Sugillation ⟨*lat*⟩ *f*: flächenhafte Hautblutung.

sui generis ⟨*lat*⟩: eigener Art.

Suillus luteus: Butterpilz, Speisepilz, der zu tödl. allerg. Reaktionen führen kann.

Suizid ⟨*lat*⟩ *n*: Selbstmord, Freitod; Form der Autoagression mit Selbsttötung, z. B. als Kurzschlußhandlung bei ausweglos scheinender Konfliktsituation (deprimierende Ereignisse, Haftreaktion, Suchtmittelabhängigkeit u. a.), als Impulshandlung, als Ergebnis krankhafter Schuld-, Versündigungs- u. Minderwertigkeitsideen in der Depression, als „Lebensbilanz„ (sog. Bilanzselbstmord) bei starker Vereinsamung. Nicht jeder Suizidversuch zielt auf die Beendigung des Lebens ab. Ein versuchter S. ist oft als Appell an die Umwelt gerichtet mit dem Ziel, mehr Verständnis o. Zuwendung zu erreichen. Die Suizidziffer gibt die Zahl der S. an, bezogen auf 100 000 der Bevölkerung pro Jahr. Häufigkeit: in der BRD etwa 12 000 vollendete Suizide/Jahr. Prädisponierende Faktoren: männl. Geschlecht, höheres Lebensalter (etwa dreimal höhere Suizidraten bei über 75jährigen), soziale Isolierung, körperl. u. psychiatr. Erkrankungen (um den Faktor 3–12 erhöhte Suizidraten bei psychiatr. Pat., insbes. mit endogenen Psychosen u. Abhängigkeit). ↑Syndrom, präsuizidales, ↑Suizidversuch.

Suizidhemmung: Hemmung eines Enzyms, das ein Substrat zu einem Inhibitor der Enzymaktivität umsetzt. Beispiele sind Hemmung der Thymidylatsynthese durch das Tumor-Chemotherapeutikum Fluoruracil u. der Xanthinoxidase durch das Urikostatikum Allopurinol.

Suizidversuch: Selbsttötungsversuch ohne tödl. Ausgang. In der BRD ca. 100 000 Pat./Jahr. Vorkommen v. a. beim weibl. Geschlecht (w : m = 2 : 1) u. in jüngeren Jahren. ↑Suizid.

sukkulent ⟨*lat*⟩ *Adj*: saftreich, dickflüssig.

Sukkulenz ⟨*lat*⟩ *f*: Saftreichtum, Saftfülle.

Sukkurrhö ⟨*lat + gr*⟩ *f*: übermäßige Absonderung von Drüsensekreten, z. B. Speichel.

sukzedan ⟨*lat*⟩ *Adj*: aufeinanderfolgend.

Sukzedanfärbung ↑Färbung.

sukzessiv ⟨*lat*⟩ *Adj*: nachfolgend.

Sukzessivkontrast: Nachkontrast; aktive physiol. u. psychol. Sehfunktion. Empfindungsdauer länger als Reizdauer, aber von anderer Qualität nach Reizbehandlung hinsichtl. Farbe u. Helligkeit. Nachbilder können pos. (gleiche Farbe) u. neg. (Gegenfarbe) sein. Sie sind rhythm. u. stimulierbar (Lidschluß u. -öffnung). Das späte neg. ↑Nachbild ist der eigentl. S.

Sulbactam: Sulfon der Penicillansäure. Wirkt als Betalaktamasehemmer ähnl. wie ↑Clavulansäure.

Sulconazol: Antimykotikum zur lokalen Anwendung.

Sulcus ⟨*lat*⟩ *m*: *Pl* Sulci; Furche. **Sulci arteriosi**: Furchen an der Innenfläche der Schädelkalotte, in denen Äste der ↑Arteria meningea media liegen. **S. bicipitalis**: durch die Wulstung des ↑Musculus biceps brachii hervorgerufene Furchen an der äußeren (S. b. lateralis) bzw. inneren (S. b. medialis) Oberfläche des Oberarms.

Sulcus bottom ⟨*engl*⟩ *n*: Sulkusboden; okklusaler Abschluß des ↑Saumepithels, Beginn des Sulkusepithels. ↑Parodontologie.

Sulcus calcarinus: Furche an der Innenfläche des Hinterhauptlappens. In ihrer Umgebung befindet sich das prim. opt. Rindenzentrum. **S. caroticus**: Furche an der lateralen Wand des Keilbeinkörpers. Ende des Canalis cavaticus für die A. carotis interna. **S. centralis**: Sulcus Rolandi; Zentralfurche an der Konvexität der Großhirnoberfläche zwischen Stirn- u. Scheitellappen. **S. cerebri lateralis**: Sylvius-Furche; Furche an der Konvexität der Großhirnoberfläche zwischen Stirn- sowie Scheitellappen (oberhalb) u. Schläfenlappen (unterhalb). **S. ciliaris**: zirkuläre Furche im Strahlenkörper des Auges zwischen Iriswurzel u. Ziliarkörper. Nimmt Haptik der Hinterkammerlinsen nach Kataraktoperation auf. **S. cinguli**: Furche an der Medialfläche des Großhirns außerhalb des Gyrus cinguli. **S. coronarius**: Kranzfurche an der Grenze zwischen Vorhöfen u. Kammern des Herzens, in der die Aa. coronariae verlaufen. **S. corporis callosi**: Einsenkung der Medialfläche des Großhirns um das ↑Corpus callosum. **S. costae**: Furche am unteren Innenrand der Rippenkörper zur Aufnahme der Interkostalgefäße u. Nerven. **S. hypothalamicus**: Furche, die an der Medialfläche des Zwischenhirns vom ↑Foramen interventriculare zum ↑Aquaeductus cerebri verläuft u. Thalamus (oberhalb) gegen Hypothalamus (unterhalb) abgrenzt. **S. infraorbitalis**: Knochenrinne am Boden der Orbita, von der Fissura orbitalis inferior zum Canalis infraorbitalis ziehend. In ihr liegen A., V. u. N. infraorbitalis. **S. intertubercularis**: Furche zwischen ↑Tuberculum majus u. ↑Tuberculum minus an der Vorderfläche des Humerus, die die lange Ursprungssehne des ↑Musculus biceps brachii aufnimmt. **S. nasolabialis**: Nasolabialfalte. Schräge Hautfurche zwischen Nasenflügel u. Mundwinkel. **S. nervi petrosi majoris**: Furche an der Facies anterior der Pars petrosa des Schläfenbeins für den ↑Nervus petrosus major. **S. nervi petrosi minoris**: Furche an der Facies anterior der Pars petrosa des Schläfenbeins für den ↑Nervus petrosus minor. **S. nervi radialis**: Rinne an der Hinterfläche des Humerus, in der der N. radialis entlangzieht. **S. nervi ulnaris**: Furche an der Hinterfläche des Epicondylus medialis des Humerus, in der der N. ulnaris dem Humerus anliegt (sog. Musikantenknochen). **Sulci paracolici**: inkonstante flache Bauchfelltaschen lateral des Colon ascendens. ↑Kolonrezessus. **S. parietooccipitalis**: Furche an der Medialfläche der Großhirnhemisphären, die den Scheitellappen vom Hinterhauptlappen trennt. **S. tympanicus**: Furche am inneren Ende des äußeren Gehörgangs, in die das Trommelfell eingelassen ist.

Sulcus-ulnaris-Syndrom: Spätlähmung des N. ulnaris im Bereich des Sulcus n. ulnaris nach Traumen, degenerativen Veränderungen, chron. Druckeinwirkung. ↑Ulnarislähmung.

Sulcus venae cavae: tiefe Nische an der Hinterfläche der Leber für die V. cava inferior.

Sulfacetamid: lokal anwendbares Sulfanilamid (↑Sulfonamide), v.a. als ↑Ophthalmicum.

Sulfadiazin: ein ↑Sulfonamid.

Sulfadimethoxin: geeignetes Langzeitsulfanilamid, in der Päd. als Lösung; ↑Sulfonamide.

Sulfadimethyloxazol: ein ↑Sulfonamid.

Sulfafurazol: Mittelzeitsulfanilamid, auch zur (sehr seltenen) parenteralen Applikation, ↑Sulfonamide.

Sulfagaiacol: Kaliumsalz der 4(5)-Guajacolsulfonsäure. ↑Expektoranzien.

Sulfaguanidin: ein ↑Sulfonamid.

Sulfaguanol: ein ↑Sulfonamid.

Sulfalen: ein ↑Sulfonamid.

Sulfamerazin: Mittel- bis Langzeitsulfanilamid, ↑Sulfonamide.

Sulfamethoxazol: Mittelzeitsulfanilamid. Aufgrund übereinstimmender kinet. Parameter auch als Kombinationspartner von Trimethoprim, ↑Sulfonamide.

Sulfamethoxypyridazin: erstes Langzeitsulfanilamid (1955), ↑Sulfonamide.

Sulfametoxydiazin: Langzeitsulfonamid, heute obsolet. ↑Sulfonamide, Chemotherapeutikum.

Sulfametrol: ein ↑Sulfonamid.

Sulfamoxol: Mittelzeitsulfanilamid, ↑Sulfonamide.

Sulfanilamide: bakteriostat. wirksame Chemotherapeutika mit dem gemeinsamen Grundkörper Sulfanilamid, dem Amid der Sulfanilsäure (p-Aminobenzoesulfonsäure). Alle anderen Derivate leiten sich durch Substitution an der Amidgruppe o. am prim. aromat. Amin, sog. schwerer resorbierbare Verbindungen, ab. Charakterist. ist die Parastellung der Substitutionen am Ring. Bereits 1908 erfolgte die Synthese von Sulfanilamid (Gelmo), 1932 entdeckte Domagk den ther. Effekt, der von Mietzsch u. Klarer synthetisierten sulfanilamidhaltigen Azoverbindung Prontosil rubrum. Von den über 3000 Derivaten hat nur eine sehr kleine Zahl ther. Interesse erlangt. Nach den Halbwertszeiten werden Mittel- (t_{50} <20 h) u. Langzeitsulfanilamide (t_{50}>20 h) unterschieden. Kurzzeitsulfanilamide (t_{50}: 2–8 h) sind für die system. Anwendung bedeutungslos geworden. Schwer resorbierbar sind Phthalylsulfathiazol u. Salazosulfapyridin. Die Wirkung der S. beruht auf einer kompetitiven Verdrängung der strukturell sehr ähnl. p-Aminobenzoesäure (PAB), was zu einer reversiblen Hemmung der Folsäuresynthese führt, da PAB ein wesentl. Bestandteil dieses Bakterienwuchsstoffs ist. Der Mechanismus wurde bereits 1940 von Woods u. Fildes entdeckt. Die Bedeutung der S. hat aufgrund der Resistenzentwicklung u. der Entwicklung wirksamerer Arzneistoffe in den letzten Jahren erhebl. abgenommen. Anwendung möglichst nur gezielt nach Resistogramm. Allerg. Reaktionen können eingeschränkt werden, wenn auf die lokale Applikation verzichtet wird. Aufgrund der Struktur besteht die Möglichkeit der Parallergie. ↑Sulfonamide. Abb.

Sulfaperin: ein ↑Sulfonamid.

Sulfasalazin: Salicylsäurederivat; ein ↑Chemotherapeutikum. Anwendung bei Colitis ulcerosa, Crohn-Krankheit, Strahlenkolitis.

Sulfat, aktives: Adenosin-3'-phosphat-5'-phosphosulfat; entsteht aus ATP u. Sulfat in einer zweistufigen Reaktion. Als Zwischenprodukt tritt Adenosin-5'-phosphosulfat auf. A.S. spielt bei der Übertragung von Sulfatresten im Stoffwechsel eine Rolle.

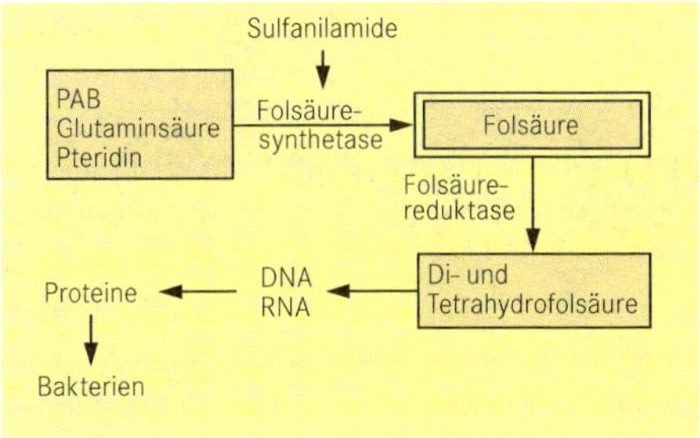

Sulfanilamide

Sulfatasen: zu den ↑Esterasen gehörende Enzyme, die organ. Schwefelsäureester hydrolysieren. Nach der Substratspezifität werden Aryl-, Steroid-, Glyko-, Cholin- u. Alkylsulfatasen unterschieden.

Sulfatester: Schwefelsäureester von Kohlenhydraten (↑Glykosaminoglykane), Steroiden, Cholin, Zerebrosiden u. Phenolen. S. entstehen durch Übertragung des Sulfatrests aus aktivem ↑Sulfat auf die Hydroxylgruppen der organ. Verbindungen mit Hilfe der ↑Sulfotransferasen. Von bes. Bedeutung ist die Bildung der Phenolsulfatester in der Leber zur Phenolentgiftung.

Sulfatide: den Zerebrosiden sehr ähnl. phosphatfreie Sphingolipide (↑Glykolipide), die Schwefel in Form eines sulfatierten Glukose- o. Galaktoserests enthalten.

Sulfation-factor ⟨*engl*⟩ *m*: ident. mit den ↑Somatomedinen. Er stimuliert den Einbau von Sulfat in das Knorpelgewebe.

Sulfhämoglobin ↑Hämoglobin.

Sulfhämoglobinämie: mit Zyanose einhergehende tox. Hämoglobinschädigung nach Gabe von Sulfonamiden, Phenacetin, Acetanilid u.a. Substanzen. Das zweiwertige Hämeisen wird in die dreiwertige Stufe überführt u. fällt damit für den Sauerstofftransport aus. Durch spektrograph. Untersuchungen läßt sich die S. von einer ↑Methämoglobinämie differenzieren. Die Progn. der S. ist nach Ausschaltung der Noxe bzw. Absetzen des auslösenden Medikamentes gut.

Sulfhydrylverbindungen: organ.-chem. Verbindungen, die die SH-Gruppe enthalten. Beispiel: ↑Mercaptane.

Sulfide *n Pl* ↑Schwefelwasserstoff.

Sulfid-Silber-Reaktion: zytochem. Verfahren in der Hämat. zum Nachweis von sog. Nichthämoglobineisen. Intrazelluläres Eisen wird dabei durch Schwefelwasserstoff als Eisensulfid gefällt, bei nachfolgender Entwicklung Anlagerung von Silber, wobei sich Siderin als schwarze Granula darstellt. S. empfindlicher als Berliner-Blau-Reaktion, aber weniger angewandt. ↑Färbeverfahren, hämatologische.

Sulfinpyrazon: ein ↑Urikosurikum.

Sulfisomidin: Mittelzeitsulfanilamid, Sulfamethin. ↑Sulfonamide. Abb. S. 1944.

Sulfite *n Pl*: Salze der schwefligen Säure (↑Schwefeldioxid). Individuelle Unterschiede in der Verträglichkeit der S. für den Menschen sind groß. 10–20 % der Menschen vertragen S. (z.B. in Wein) bes. schlecht, was auf einem abweichenden Säuregehalt des Magensafts be-

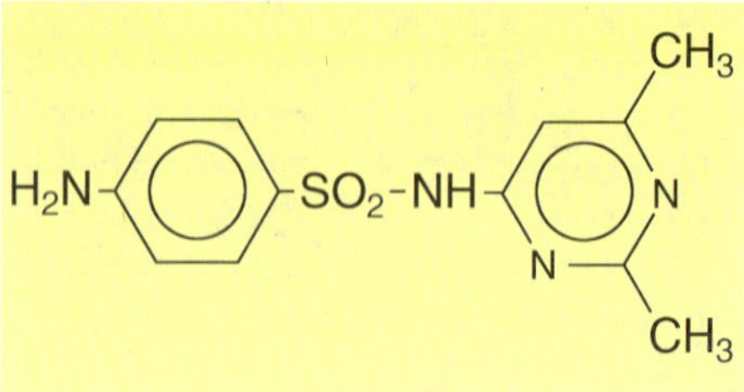

Sulfisomidin

ruht. S. reagieren mit schwefelhaltigen Aminosäuren u. zerstören ↑Vitamin B_1 u. ↑Biotin. S. sind Stoffwechselprodukte des ↑Cystein. Dabei entstehende u. direkt aufgenommene S. werden enzymat. zu Sulfaten oxidiert.

Sulfitoxidase: ein manganhaltiges Hämenzym. S. katalysiert die Reaktion von Sulfit, Sauerstoff u. Wasser zu Sulfat u. Wasserstoffperoxid.

Sulfitzahl: zur Eichung der Elektroden eines ↑Fermenters verwendete Maßzahl. Sie wird aus der Oxidationsgeschwindigkeit von Natriumsulfit unter Zusatz von Kupfersulfat als Katalysator abgeleitet u. erlaubt auch Rückschlüsse auf die Effektivität der Rühr- u. Belüftungseinrichtung.

Sulfokarbonismus ↑Schwefelkohlenstoffvergiftung.

Sulfokinase ↑Sulfotransferasen.

Sulfonamide: chem. Verbindungen R-SO_2-NXY mit X u. Y=H o. organ. Rest (↑Amide). Gruppe von Medikamenten mit unterschiedl. Ind. für die orale Diabetestherapie, Chemotherapeutika o. als Diuretika. Größte Bedeutung haben die Derivate des Sulfanilsäureamid durch ihre antimikrobielle Wirkung erlangt. E. Mietzsch u. J. Klarer synthetisierten ↑Sulfanilamid enthaltende Azofarbstoffe, deren antibakterielle Wirkung ↑Domagk 1932 entdeckte. Die Toxizität der S. ist verhältnismäßig gering; als Nebenwirkungen können Methämoglobinbildung, Beschwerden des Magen-Darm-Kanals, allerg. Erscheinungen mit Fieber, Kopfschmerzen, Hauterscheinungen (Exanthem) u. in schweren Fällen Leberschäden auftreten. Blutbildungsstörungen des weißen Blutbildes sind selten. Schwerlösl. S. können, bes. bei saurem Harn, in den Nierenkanälchen auskristallisieren u. zu Störungen der Nierentätigkeit führen. Gleichzeitige Gabe von reichl. Flüssigkeit u. Alkalisieren des Harns mit Natriumbikarbonat verhindern diese Erscheinung. Die neueren S. sind i. d. R. gut lösl. u. gut resorbierbar, ledigl. zur Behandlung von Darminfektionen nimmt man auch heute noch schwerlösl. o. schlecht resorbierbare wie etwa Phthalylsulfathiazol. Sulfanilamid: p-Aminobenzoesulfonamid, einfachstes S., nur noch äußerl. als Chemotherapeutikum verwendet. Weiter Bereich der antimikrobiellen Wirkung gegen gramnegative, grampositive Erreger u. einzelne Chlamydien (↑Chlamydia). Ausscheidung vorwiegend durch glomeruläre Filtration. Durch unterschiedl. tubuläre Rückresorption u. Plasmaeiweißbindung der einzelnen Sulfonamidderivate unterschiedl. Wirkungsdauer der Kurzzeitsulfonamide (Sulfacetamid, Sulfadiazin, Sulfathiazol u. a.), Mittelzeitsulfonamide (Sulfamethoxazol, Sulfametrol u. a.) u. Langzeitsulfonamide (Sulfadimethoxin, Sulfamerazin, Sulfalen u. a.).

Sulfonamidkombination: Kombination von Sulfonamiden mit versch. Sekretolytika bei Bronchitis, Spasmolytika o. Nitrofurantoin bei Harnwegsinfektionen; fixe Kombinationsformen oft problemat. Sehr gut bewährt hat sich die Trimethoprimsulfonamidkombination.

Sulfonsäurederivate: Substanzen mit Sulfonsäure-(SO_3H-)Gruppierung, z. B. Sulfanilsäure, Taurin, Ichthyol, Sulfogaiacol, Kampfersulfosäure, Toluolsulfonsäure, Noramidopyrinmethansulfonat-Natrium (Metamizol).

Sulfonylbenzamid: N-(1-Ethyl-2-pyrrolidinylmethyl)-2-methoxy-5-sulfamoylbenzamid, z. B. ↑Sulpirid.

Sulfonylharnstoffe: oral wirksame Antidiabetika (im Unterschied zu Insulin, das nur bei parenteraler Gabe wirkt). Aus der Gruppe der Sulfonamide entwickelt, z. B. Carbutamid, Tolbutamid, Glibenclamid. Wirkung ist an eine Restfunktion des Inselorgans im Pankreas gebunden.

Sulfosalicylsäureprobe: Methode zum qualitativen Nachweis von Eiweiß im Harn. Reagens besteht aus einer Lösung von 2-Hydroxy-5-sulfobenzensäure (Sulfosalicylsäure) u. fällt Protein irreversibel aus. Nicht spezif. für Eiweiß, aber empfindl. Bei pos. Ausfall Überprüfung mit der ↑Kochprobe. Geeignet als Vorprobe für Serienuntersuchungen.

Sulfotransferasen: zu den Transferasen gehörende Untergruppe von Enzymen, die den Sulfatrest aus aktivem ↑Sulfat auf Hydroxyl- o. Aminogruppen organ. Verbindungen überträgt, so daß ↑Sulfatester entstehen. Die Übertragung des Sulfatrests ist von Bedeutung bei der Bildung saurer Heteroglykane u. Sulfolipide. Die Ausscheidung körpereigener u. -fremder Stoffe wie Steroide, Phenol, Verbindungen mit Phenolcharakter, wie z. B. Indoxyl sowie zykl. Amine, erfolgt in Form der durch S. gebildeten Sulfatester.

Sulfur ⟨*lat*⟩ *n* ↑Schwefel.

Sulfur colloidale: kolloider Schwefel; eine wäßrige Suspension, die etwa 50 % Schwefel, ein Dispergiermittel u. Kaliumkarbonat enthält. Auf der Haut hat er eine keratolyt. u. antiparasitäre Wirkung, gleichzeitig bewirkt er eine leichte Reizung.

Sulfur depuratum: gereinigter Schwefel; hat bei innerl. Gabe von 2–4 g eine laxierende Wirkung, kaum noch gebräuchl. Für innerl. Zwecke ist gereinigter, für äußerl. Zwecke kolloidaler Schwefel zu verwenden.

Sulfurikation ⟨*lat*⟩ *f*: mikrobielle Oxidation von Schwefel u. Schwefelverbindungen zu Sulfaten.

Sulindac: Analgetikum, Antipyretikum, Antirheumatikum.

Sulkowitsch-Probe: orientierende Methode zum Kalziumnachweis im Harn mittels Sulkowitsch-Reagens (Lösung von Oxalsäure u. Ammoniumoxalat in essigsaurem Milieu). Beurteilung des Trübungsgrades. Nicht mehr relevant. Abgelöst durch quantitative photometr. Bestimmung.

Sulkusflüssigkeit: Sulkusfluid, Gingivafluid, Taschenfluid; ein vorwiegend vom Plasma herrührendes Entzündungsprodukt, das aus Gingivagefäßen mit pathol. erhöhter Permeabilität austritt u. über eine Zahnfleischfurche o. Tasche ausgeschieden wird.

Sullivan, H. S. (1892–1949), amerik. Psychiater. Begründer einer einflußreichen neopsychoanalyt. Schule; in seiner „interpersonalen Theorie der Psychiatrie" betont er die Bedeutung interaktioneller Erfahrung für psychopatholog. Störungen. Menschl. Interaktionsverhalten wird auf den beiden Beschreibungsdimensionen Affilation (Zuneigung versus Abneigung) u. Interdependenz (Dominanz versus Unterwürfigkeit) abgebildet.

Sulpirid: Dogmatil. Dopaminantagonist, antiemet. Wirkung wie ↑Metoclopramid, zusätzl. neurolept. u. antidepressive Wirkung.

Sulproston: PGE_2-Derivat zur Abortauslösung. ↑Prostaglandine.

Sultiam: ein ↑Antiepileptikum.

Sulzberger, Marion Baldur (1895–1983), amerik. Dermat.

Sulzberger-Bloch-Syndrom (nach Marion B. S. u. Bruno B.) ↑Incontinentia pigmenti.

Sulzberger-Chase-Phänomen (nach Marion B. S.): Hemmung der durch DNCB-Sensibilisierung bedingten Hauterscheinungen beim Meerschweinchen durch vorherige i. v. Applikation desselben o. eines kreuzreagierenden Antigens. Ursachen der Hemmung ungeklärt, möglicherweise ↑Immundeviation.

Sumatriptan: Analgetikum zur Akutbehandlung von schweren u. längerdauernden Migräneanfällen, rascher Wirkungseintritt bei subkutaner Injektion, auch oral wirksam.

Summation, räumliche: durch Zusammenlaufen (Konvergenz) von Erregungen aus mehreren, meist benachbart liegenden Rezeptoren (Sensoren) auf eine nachgeschaltete sensor. Nervenzelle entstehende Summation der Erregungen, wenn diese annähernd gleichzeitig an dieser Zelle eintreffen u. so die Schwelle zur Auslösung einer weiter verschalteten Erregung überschreiten. An der Nervenzelle, im Dendriten-Soma-Bereich, gibt es eine r. S. präsynapt. Impulse.

Summationsbild: Räuml. Objekte werden auf den Röntgenbildern in einer Ebene abgebildet. Daher kommt die Schwärzung jeder Bildstelle durch die Überlagerung (Superposition) der Wirkung aller Objektteile zustande, die im Strahlengang hintereinanderliegen u. zu dieser Bildstelle gehören. Im Bild erkennbare Strukturen müssen daher nicht notwendig im Objekt ein ähnl. geformtes Analogon haben.

Summationsgalopp: bei Tachykardien u. verlängerter PQ-Zeit durch Zusammentreffen von III. u. IV. HT entstehendes akust. Phänomen.

Summationsgifte: Pharmaka, bei denen es zu einer tox. Wirkung durch kumulative ↑Wirkung kommt. Der Summationseffekt kann nicht nur von der Dosis, sondern auch von der Einwirkungszeit abhängen.

Summation, zeitliche: durch kurz nacheinander aus einer Erregungsquelle, z. B. einer Rezeptorzelle o. einer Nervenzelle, eintreffende Erregungen entstehende Summation an der nachgeschalteten Zelle, so daß eine Addition der einzelnen, jeweils noch nicht abgeklungenen synapt. Potentiale mögl. ist. Fließende Übergänge zur räumlichen ↑Summation.

Summit-Syndrom: Noack-Syndrom; Typ V der ↑Kraniostenose-Syndaktylie-Syndrome.

Sumpfdotterblume: Caltha palustris; Inhaltsstoffe lösen Gastroenteritis aus.

Sumpffieber ↑Malaria.

Sumpfporst: Ledum palustre; enthält tox., ätherische ↑Öle.

SUP: *Abk* für selektive ultraviolette Phototherapie. Wirkungsspektrum bei 318 nm UVB zur Behandlung der ↑Psoriasis.

super- ⟨*lat*⟩ *Präfix*: oben, über.

Superantigen ⟨*lat*⟩ *n*: RNA-Antigen-Komplex, gewonnen aus Makrophagen nach Antigenphagozytose. S. soll größere Immunogenität als das jeweilige Antigen besitzen, Aussage umstritten.

Supercilium ⟨*lat*⟩ *n*: Augenbraue.

Superfecundatio: Überschwängerung; Befruchtung von versch. Eiern des gleichen Zyklus, wobei eine zweite Befruchtung sich einer bereits bestehenden aufpfropft.

Superfemale ⟨*engl*⟩: Überweibchen; aus der Drosophila-Genetik stammende Bez. für weibl. Individuen mit überzähligem X-Chromosom. In der Humangenetik wird dafür die Bez. ↑Triplo-X-Frau verwendet.

Superfetatio: Überbefruchtung; Befruchtung einer Eizelle, welche einem Follikelsprung entstammt, der bei einer schon bestehenden Schwangerschaft eingetreten ist. Extrem selten, aber auch für den Menschen nachgewiesen.

superficialis ⟨*lat*⟩ *Adj*: oberflächl.

Superficies: Oberfläche.

Superfizialzellen ↑Plattenepithelien.

Superhelix: **1.** ***Biochem.:*** Zusammenlagerung von mehreren Helices im ↑Keratin des Haars u. im ↑Kollagen. **2.** ***Molekularbiol.:*** Durch Verdrillung doppelsträngiger ↑Desoxyribonukleinsäure entstehende DNA-Strukturen. ↑DNA-Topoisomerasen, ↑Catenane.

Super-High-Frequency-Therapie ⟨*engl*⟩: Form der ↑Mikrowellentherapie.

Superimposition ⟨*lat*⟩ *f*: zwei versch. Bilder, z. B. Quadrat u. Kreis, werden binokular gleichzeitig u. in derselben Richtung gesehen. ↑Suppression.

Superinfektion: **1.** Wiederholte Infektion des Organismus mit Infektionserregern derselben Art, bevor Immunität eingetreten ist. **2.** In der Chemotherapie das Überwuchern therapieresistenter Mikroben über die ursprüngl. chemosensible Erregerpopulation.

superior ⟨*lat*⟩: Komparativ zu superus; weiter oben gelegen; Ggs. inferior.

Superlobatio: Form der Überschußbildung (↑Redundantia). Anzahl von Lappengliederung von Organen betreffend. Beispiele: Lobus accessorius (3. Lappen der li. Lunge), überzählige Leberlappen.

Supermale ⟨*engl*⟩: Übermännchen; aus der Drosophila-Genetik stammende Bez. für männl. Individuen mit überzähligem männl. determinierendem Chromosomenmaterial. In der Humangenetik wird diese Bez. gewöhnl. nicht auf Männer mit überzähligem Y-Chromosom angewandt. ↑XYY-Syndrom.

S

Superoxidanion ↑Peroxidradikal.

Superoxiddismutase: *Abk* SOD; katalysiert Reaktion:

$$2\,O_2^- + 2H^+ \rightleftarrows H_2O_2 + O_2$$

2 Formen: 1. CuZn-SOD im Zytosol; 2. FeMn-SOD in Mitochondrien. SOD schützt Zellen vor Schädigung durch intrazellulär entstehendes O_2^-. Reaktion mit hoher Geschwindigkeitskonstante von $2 \cdot 10^9\,Mol^{-1}\,s^{-1}$.

Superpositionsprinzip: Superpositionsgesetz, Überlagerungsgesetz, Prinzip der ungestörten Überlagerung; eine der Hauptgrundlagen der linearen ↑Systemtheorie. Nach dem S. überlagern sich die Wirkungen mehrerer Eingangssignale auf ein lineares Übertragungsglied zu einer Gesamtwirkung, ohne sich gegenseitig zu stören. Die Gesamtwirkung ist dabei die algebra. Summe der Einzelwirkungen, so daß sich bei Gültigkeit des S. eine einfache math. Beschreibung des Übertragungsverhaltens des betrachteten Systems ergibt.

Superregeneration ↑Hyperregeneration.

Supersekundärstruktur: komplexe Struktureinheiten in Proteinen, die durch definierte Anordnung mehrerer Strukturelemente der Sekundärstruktur (Helix, ↑Faltblattstruktur, unregelmäßige Schleifen) entstehen.

Supersensitivität: Empfindlichkeitssteigerung der subsynapt. Membran (↑Synapse) gegenüber der Wirkung von Transmittern. Die S. beruht auf verminderter o. fehlender Präsynapt. Transmitterfreisetzung, z. B. bei Deafferenzierung o. Freisetzungsblockade. Durch Neubildung subsynapt. Rezeptoren wird dem entgegengewirkt.

Supersuppression: Mutation, durch die genet. Funktionen durch Unterdrückung der Expression mehrerer Mutationen in anderen Orten des ↑Genoms wiederhergestellt werden können.

Supervision: Beratung v. a. von in Ausbildung befindl. Psychotherapeuten für psychotherapeut. Verfahren mit dem Ziel, Fehler in der Methode u. Behandlung zu erkennen u. Behandlungsstörungen durch eigene psych. Prozesse des Ther. aufzudecken (↑Gegenübertragung). Erweiterung zu Gruppensupervision u. Teamsupervision. Intervision bezeichnet kollegiale Beratung für nicht in Ausbildung befindl. Ther.

Supination ⟨*lat*⟩ *f*: Auswärtsdrehung der Hand u. des Vorderarms, an den Füßen Hebung des inneren Fußrands. Ggs. ↑Pronation.

Supinator ⟨*lat*⟩ *m*: Auswärtsdreher; Kurzw. für ↑Musculus supinator.

Supinatorlogensyndrom: Supinatortunnelsyndrom; Schädigung des Ramus profundus n. radialis im Supinatortunnel zwischen den beiden Schichten des M. supinator am proximalen Unterarm. Klin. Strecklähmung der Finger bei erhaltener Supination u. Sensibilität.

Supplement ↑Konglutinationsmittel.

Supplementärarea-Anfall: zentralnervös ausgelöstes Krampfanfalleiden, bei dem durch Aktivierung der Grobmotorik best. Körperhaltungen eingenommen werden. Bei begrenzter Krampfentladung in der Supplementärarea, die vom Balkenknie bis zum Lobus paracentralis reicht, kommt es zur Abduktion u. Außenrotation im Schultergelenk, zur Beugung im Ellenbogen bei gleichzeitiger Streckung der Finger, daher wird der Kopf nach der Seite des erhobenen Arms gedreht; „Fechterstellung" nach Janz.

Supplementierung: Anreicherung mit Nährstoffen. Zu unterscheiden von ↑Kumulation.

Suppositorium ↑Zäpfchen.

Suppression ⟨*lat*⟩ *f*: 1. ***Molekularbiol.:*** Unterdrückung des Phänotyps einer Mutation durch eine zweite Mutation an einem anderen Ort des ↑Genoms. 2. ***Ophth.:*** Werden beiden Augen ungleiche Bilder dargeboten, so erfolgt im Idealfall ↑Superimposition. Bei Unterliegen einer Seite im binokularen Wettstreit zur Vermeidung von Konfusion (2 Dinge werden am gleichen Ort gesehen) u. Diplopie (das gleiche Objekt wird an 2 Orten gesehen, Doppelsehen) erfolgt S. (Unterdrückung des einen Bildes). Sie ist also ein wichtiger Hilfsmechanismus zum Ausschluß von Störungen, dem jedoch die Gefahr der Amblyopieentstehung innewohnt, falls ein einseitiges Schielen vorliegt. Behandlung: nur dann, wenn Fähigkeit zur ↑Fusion nachweisbar ist. Orthopt. Doppelbildübungen u. Synoptophorübungen (↑Synoptophor).

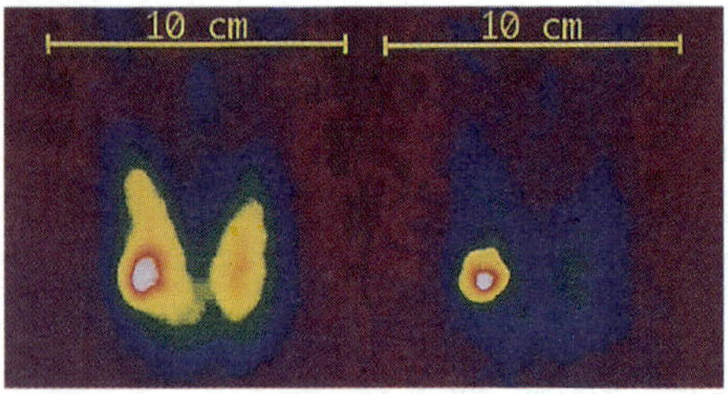

7

Suppressionsszintigraphie der Schilddrüse. Erstuntersuchung (links) u. Wiederholung nach Thyroxingabe (rechts), Demaskierung eines kompensierten Schilddrüsenadenoms rechts basal

Suppression, phänotypische: Unterdrückung eines mutierten Phänotyps durch nichtgenet. Faktoren, z. B. Zytostatika (5-Fluoruracil) o. Antibiotika (z. B. Streptomycin), auf der Ebene der ↑Transkription (↑RNA-Biosynthese) o. Translation (↑Proteinbiosynthese).

Suppressionsszintigraphie: zur Demaskierung endokrin aktiver Adenome (Schilddrüse, Nebennierenrinde) bzw. zum Nachweis einer fokalen o. disseminierten Schilddrüsenautonomie. Nach der 1. ↑Schilddrüsenszintigraphie wird über 8–14 Tage Schilddrüsenhormon Triiodthyronin o. Thyroxin bzw. nach der ↑Nebennierenrindenszintigraphie Dexamethason über 8 Tage verabreicht; danach Zweitszintigraphie. Liegt die quantitative Aufnahme des Radiopharmakons fokal/diffus im Niveau der ersten, ist der Test neg. u. ein Adenom (fokal) bzw. eine Autonomie (diffus) nachgewiesen. Bei verminderter Aufnahme (< 3 %) ist der Test pos. u. der hypophysär-thyreoidale bzw. -adrenale Regelkreis intakt. Abb.

Suppressionstest: Schilddrüsenfunktionstest zur Überprüfung der Intaktheit des thyreoidal-hypophysären Regelkreises. 1. S. zum Radioiodtest (RIT), veraltete Bez. Alexander-Test: nach dem prim. ↑Radioiodtest wird über 10 – 14 Tage ein Schilddrüsenhormon (Thyroxin bzw. Triiodthyronin) in hoher Dosierung gegeben. Bei intaktem Regelkreis zeigt der darauffolgende RIT eine gegenüber dem prim. RIT verminderte Radioiod- bzw. Pertechnetataufnahme (↑Trapping), sog. pos. S. Ist die Aufnahme gegenüber dem prim. RIT o. ↑Technetium-Trapping unverändert, wird eine Störung des Regelkreises angezeigt, sog. neg. S., wie er bei Hyperthyreose, endokriner Ophthalmopathie u. autonomem Schilddrüsenadenom vorkommen kann. 2. Szintigraph. S. dient dem Nachweis eines sog. kompensierten autonomen Schilddrüsenadenoms, das nicht der hypophysären Steuerung unterliegt (↑Stimulationstest). Im prim. Schilddrüsenszintigramm (↑Schilddrüsenszintigraphie) speichert ein sog. warmer Knoten u. das paranoduläre Umgebungsgewebe. Nach 10tägiger hochdosierter Hormongabe stellt sich im Kontrollszintigramm nur noch der Knoten speichernd dar, während das paranoduläre Gewebe infolge pos. Suppression nicht o. wenig Radioiod bzw. Pertechnetat aufnimmt: pos. szintigraph. S. B. Nebennierenrindenszintigraphie: szintigraph. S. zum Nachweis eines kompensierten Nebennierenrindenadenoms (prim. idiopath. Hyperaldosteronismus), ↑Conn-Syndrom u. Abgrenzung gegenüber einer Nebennierenrindenhyperplasie (sek. Hyperaldosteronismus). Gegenüber dem prim. Nebennierenrindenszintigramm, bei dem Adenom u. umgebendes Gewebe speichern, wird eine Wiederholungsuntersuchung nach Dexamethasonbelastung durchgeführt. Bei intaktem Nebennierenrinden-Hypophysen-Regelkreis wird die Speicherung des Radiopharmakons im normalen, paranodulären Gewebe unterdrückt (pos. szintigraph. S.), während sich das der zentralen Regulation nicht unterliegende Adenom speichernd darstellt. Bei einer Nebennierenrindenhyperplasie sind beide Nebennieren sichtbar, aber gegenüber der Erstszintigraphie von verminderter Speicherung. ↑Hyperaldosteronismus.

Suppressor: mutiertes Allel eines Gens, das die Inaktivität eines anderen Mutantenallels aufheben kann. Es werden intragen. (im gleichen Gen) u. intergen. (in einem anderen Gen des gleichen Chromosoms o. in versch. Chromosomen) S. unterschieden.

Suppressorgene: Gene, die Effekte einer Mutation in anderen Genen auf der Ebene der Genprodukte aufheben können.

Suppressormutante: Zellen, die ein o. mehrere ↑Suppressorgene enthalten.

Suppressormutation: Genmutation, durch die der Effekt anderer Mutationen phänotyp. teilweise o. völlig aufgehoben wird.

Suppressorzelle: Lymphozyt der T-Zellreihe, $CD8^+$, der antigenspezif. im Prozeß einer ↑Immunantwort stimuliert wird u. über Lymphokinwirkungen dämpfend in den Ablauf der Immunantwort eingreift. S. ist morphol. durch Fc-Rezeptoren für Gammaketten charakterisierbar. Auf seine dämpfende Wirkung im Ablauf einer Immunreaktion (z. B. Antikörperbildung) wird aus der Höhe eines resultierenden exp. Antikörperspiegels geschlossen. Unter den durch Concanavalin-A-induzierten Lymphozyten befinden sich vermehrt Zellen mit exp. dämpfender Wirkung. Klin. Relevanz ↑CD4/CD8-Quotient.

Suppuration ⟨*lat*⟩: Eiterung.

supra- ⟨*lat*⟩ *Präfix*: oben, oberhalb.

Supraalveolar fibre apparatus ⟨*engl*⟩: extraalveoläre Faserplexus, Gesamtheit der Faserbündel des Zahnfleischbindegewebes.

Suprachoroidea ⟨*lat*⟩ *f*: *Abk* für Lamina suprachoroidea; äußerste Schicht der Aderhaut. ↑Auge.

supragingival ⟨*lat*⟩ *Adj*: supragingivalis; oberhalb der Gingiva gelegen.

Suprahyalmuskeln: Muskeln, die von kranial zum Zungenbein gelangen. S. sind ↑Musculus mylohyoideus, ↑Musculus geniohyoideus, ↑Musculus stylohyoideus u. ↑Musculus digastricus. Sie heben Zungenbein u. Kehlkopf.

Supraklavikulargrube ↑Fossa supraclavicularis major; ↑Fossa supraclavicularis minor.

Supraokklusion: Nach Verlust der Antagonisten können antagonistenlose Zähne aus der Okklusionsebene heraus in eine Supraokklusionsstellung wandern u. ↑Okklusionsstörungen verursachen.

supraorbital ⟨*lat*⟩: über der Augenhöhle (Orbita) liegend, z. B. ↑Margo supraorbitalis.

Supraorbitalneuralgie: Schmerzen im Versorgungsbereich des N. supraorbitalis aus dem I. Trigeminusast. Ursachen vielfältig: Trigeminusneuralgie, Migräne, Sinusitis frontalis, Refraktionsanomalien, falsche Brillenkorrektur u. a.

Supraposition: vertikale Abweichungen von Zähnen o. Zahngruppen über die Kauebene hinaus. Ggs.: ↑Infraposition.

Suprascapularissyndrom: gehört zu den ↑Kompressionssyndromen. Schulterschmerzen bei Reiz des N. supracapularis, auch bei Prozessen im Segment C_5/C_6, Zunahme bei Hyperabduktion.

supraspinalis ⟨*lat*⟩ *Adj*: supraspinatus; über dem Grat, Dorn liegend; ↑Ligamentum supraspinale, ↑Musculus supraspinatus.

Supraspinatussyndrom: eine Sympt. der Periarthropathia humeroscapularis. Druckschmerz unterhalb des Akromion u. am Ansatz der Sehne des M. supraspinatus.

Suprasternale: anthrop. Meßpunkt; am Oberrand des Brustbeins gelegener Punkt der Incisura jugularis in der Mediansagittalebene.

Supravergenz: Sursumvergenz, Vertikaldivergenz. Ein Auge bewegt sich im Vergleich zum anderen nach oben.

Supraversion: beide Augen bewegen sich nach oben.

supravital ⟨*lat*⟩ *Adj*: überlebend; über den Tod hinaus.

Supravitalfärbung: Färbung frisch entnommener Zellen mit guter Darstellung von Organellen, z. B. Mitochondrien mit Janusgrün u. a.

Sura ⟨*lat*⟩ *f*: Wade.

Suramin: Chemotherapeutikum u. -prophylaktikum gegen Trypanosoma gambiense u. Trypanosoma rhodesiense sowie gegen Onchocerca volvulus. Nebenwirkungen: Nierenschäden, allerg. Reaktionen.

Surditas ⟨*lat*⟩ *f* ↑Taubheit.

Surface ⟨*engl*⟩: Oberfläche.

Surfactant ⟨*engl*⟩: Antiatelektasefaktor; chem. Gemisch aus Phospholipiden, gebildet in den Alveolarzellen Typ II, das an den alveolaren Grenzflächen die Oberflächenspannung herabsetzt. Gestörte Funktion erhöht die Oberflächenspannung u. den Retraktionsdruck in den Alveolen mit Verschlechterung der Lungencompliance (↑Compliance), Atelektasenentstehung (↑Atelektase), ↑Lungenödem. Ursachen der Funktionsstörung: hohe Sauerstoffkonzentration in der Beatmungsluft, ↑Hypoxie u. ↑Hyperkapnie, Beeinträchtigung der Lungenperfusion des Neugeborenen, Fettembolie, Linksherzinsuffizienz, Unreife, Thoraxtrauma, Aspiration, exogene Intoxikation. Bei Mangel kommt es beim Neugeborenen, bes. Frühgeborenen zur ↑Hyaline-Membran-Krankheit. Surfactantmangel auch bei der Entstehung der ↑Schocklunge beteiligt.

Sursumduktion ⟨*lat*⟩ *f*: Supraduktion, Elevation. Aufwärtsbewegung des Auges.

Sursumvergenz: Supravergenz, Vertikaldivergenz. Ein Auge bewegt sich im Vergleich zum anderen nach oben.

Sursumversion: Supraversion, Elevation. Beide Augen bewegen sich nach oben.

Surveillance ⟨*engl*⟩: immun. Überwachung. Durch Burnet eingeführter Begriff, postuliert Gesamtfähigkeit des Immunsystems, im Organismus entstehende, nicht reparable Antigenabweichungen sowie fremd zugeführte Antigene zu erkennen u. deren Eliminierung einzuleiten. S.-Konzept bringt keine Erklärung für die notwendige Annahme, daß im Falle eines Tumorwachstums ein Versagen von S. vorzuliegen scheint.

suspekt ⟨*lat*⟩ *Adj*: verdächtig.

Suspensionen ⟨*lat*⟩ *f Pl*: Aufschwemmung. S. sind flüssige grobdisperse Systeme (fest/flüssig), die Arzneistoffe in einem dem Verwendungszweck entsprechenden Zerkleinerungsgrad enthalten u. ggf. unter Verwendung geeigneter Hilfsstoffe hergestellt worden sind („Schüttelmixturen"). Zur Anwendung an der Haut bestimmte S. („Trockenpinselungen"), deren Dispersionsmittel vorwiegend wäßrig ist, können als Lotionen (Lotiones) bezeichnet werden. Zum Einnehmen bestimmte S., die löffelweise dosiert werden, können als Mixturen (Mixturae) bezeichnet werden. S. müssen so beschaffen sein, daß sie nach 60 s währendem Schütteln innerhalb der folgenden 5 min äußerl. homogen erscheinen. S. sind vor dem Gebrauch zu schütteln.

Suspensionskolloide: grobdisperse polydisperse Systeme. Teilchengröße über 100 nm; das Dispersionsmittel ist flüssig, der disperse Anteil fest; ↑Suspensionen.

Suspensionskultur ↑Kultur.

Suspensorium ⟨*lat*⟩ *n*: Tragebeutel; Bandage für Hodensack.

Süßholz ↑Glycyrrhiza glabra.

Süßstoffe: synthet. Stoffe, die eine hohe süßende Wirkung u. (fast) keinen Nährwert besitzen. S. sind als Ersatzstoffe für Zucker (↑Saccharose, ↑Zuckeraustauschstoffe) verwendbar. Der Einsatz von S. gewinnt zunehmend an Bedeutung (Kalorienbewußtsein, ↑Diabetes mellitus). Die Süßkraft der S. übersteigt die der Saccharose um ein Vielfaches. Unterschiede sind auch die sensor. Eigenschaften. Die Geschmacksnote weicht mehr o. minder stark von der des Zuckers ab. S. gelten als ↑Additive in Lebensmitteln (↑Acceptable daily intake) u. sind auf gesundheitl. Unbedenklichkeit intensiv geprüft. Die wichtigsten synthet. S. sind ↑Saccharin, ↑Zyklamate u. ↑Aspartam.

Süßungsmittel: den geschmackl. wirksamen Zuckerarten Glukose, Fruktose, Saccharose, Maltose u. Laktose im Süßgeschmack ähnl., zumeist aber diese in der Süßkraft übersteigende Stoffe. Man unterscheidet energiereiche Süßungsmittel (Mono- u. Disaccharide sowie daraus hergestellte Zuckeralkohole) u. energiearme S. (↑Süßstoffe). Anwendungszweck von S. sind Minderung des Energiegehalts, Senkung der kariogenen Wirkung der Nahrung u. Meidung eines Glukoseangebots (↑Diabetes mellitus). Nicht immer lassen sich die Zucker hinsichtl. konsistenzgebender, haltbarkeitsverlängernder, mundgefühlerzeugender u. a. Eigenschaften günstig ersetzen, zudem weichen fast alle S. von der Süßnote der Zucker ab. Ob S. vom Organismus verwertet werden, hängt von ihrer Resorbierbarkeit u. Biotransformation ab. S. können natürl. o. synthet. Ursprungs sein. Während Süßstoffe in sehr geringen Mengen wirksam werden, erfolgt der Einsatz insbes. von Zuckeralkoholen in großen Mengen. Bei Überschreitung der empfehlenswerten Dosis kann es zu Störungen der ↑Darmflora, Blähungen u. Durchfällen kommen. Die Begriffe S. u. Süßstoffe werden mitunter sinngleich gebraucht. Tab.

Sustentaculum tali ⟨*lat*⟩ *n*: stark ausladender Vorsprung am oberen medialen Rand des Kalkaneus, dem der Körper des ↑Talus aufsitzt.

Sutherland, Earl Wilbur (1915–1974), amerik. Physiol., Biochem., Cleveland, Nashville. 1971 Nobelpreis für Med./Physiol. „für die Darstellung des zykl. Adenosinmonophosphats als zweiten Boten bei den metabolischen Wirkungen einiger Hormone".

Süßungsmittel, energiereiche

Saccharide	Struktur
Laktulose	Disaccharid aus Galaktose u. Fruktose
Sorbose	Ketohexose
Xylose	Aldopentose
Sorbitol	Zuckeralkohol
Xylitol	Zuckeralkohol
Lactitol	Zuckeralkohol
Mannitol	Zuckeralkohol
Maltitol	Zuckeralkohol
Palatinit	Mischung aus Glukosido-1,6-Sorbitol u. Glukosido-1,6-Mannitol
Hydrierter Glukosesirup (Lycasin)	Mischung aus Sorbitol, Maltitol u. höheren Polyolen

Sutton-Krankheit: Naevus Sutton; perinäv. ↑Vitiligo.

Sutura ⟨*lat*⟩ *f*: *Pl* Suturae; Naht, an der benachbarte Schädelknochen durch schmale Bindegewebeplatten miteinander verbunden werden. Sie verknöchern im fortgeschrittenen Alter synostot. zur Junctura fibrosa.

Sutura coronalis: Kranznaht; Knochenverbindung am Schädel zwischen Stirn u. Scheitelbeinen.

Suturae cranii: Schädelnähte.

Sutura lambdoidea: λ-förmige Naht zwischen Os occipitale u. Ossa parietalia.

Sutura plana: Glattnaht; Naht, bei welcher die Knochenkanten mit glatter Linie zueinander parallel verlaufen, z. B. Verbindungen der Knochen an der medianen Wand der Augenhöhle.

Sutura sagittalis: Pfeilnaht; zwischen beiden Ossa parietalia von vorn nach hinten verlaufende Schädelnaht.

Sutura serrata: Zackennaht; Schädelnaht, bei welcher sich unregelmäßig geformte Knochenvorsprünge ineinander schieben, z. B. ↑Sutura sagittalis.

Sutura squamosa: Schuppennaht; Knochenverbindung, bei welcher die angrenzenden Ränder sich schuppenartig übereinanderlegen, z. B. Verbindung zwischen Pars squamosa ossis temporalis u. Os parietale.

Suture line ulcus ⟨*engl*⟩ ↑Fadenulkus.

Suxamethonium: Bis-quarternäre Ammoniumverbindung; ↑Succinylbischolin, Muskelrelaxans mit depolarisierender Wirkung.

SV40: *Abk* für Simian Virus 40; affenpathogenes ↑Polyomavirus.

Svartz-Schlossmann-Reaktion: Test zum Nachweis von ↑Rheumafaktoren. ↑Rheumafaktortests.

Svedberg, Theodor (1884–1974), Chem., Uppsala. 1926 Nobelpreis für Chem. für „seine Arbeiten über disperse Systeme".

Svedberg-Einheit (nach Theodor S.): Maßeinheit von Sedimentationskoeffizient S u. Sedimentationskonstante s. 1 Svedberg $= 1\ S = 10^{-13}$ s.

Svedberg-Methode (nach Theodor S.): Bestimmung des Mol. Gew. von Makromolekülen (z. B. Proteine) durch Ultrazentrifugation.

SV/EDV: *Abk* für das Verhältnis von Schlagvolumen u. enddiastol. Kammervolumen. Auswurffraktion.

Sven-Johansson-Methode (nach Sven C. J.): Verfahren der gedeckten Marknagelung von Schenkelhalsbrüchen, dessen Grundprinzip (vielfach modifiziert) sich seit der Publikation 1932 in der Unfallchirurgie bewährt. ↑Smith-Petersen-Nagel, ↑Marknagelung.

Swan-Ganz-Rechtsherz-Katheterismus: Methode zur Messung von zentralem Venendruck, rechtsventrikulärem u. Pulmonalarteriendruck sowie zusätzl. des Pulmonalkapillardrucks infolge Ballonverschluß eines mittelgroßen Pulmonalarterienastes. Liefert auch Informationen über die Linksherzfunktion.

Swan-Mechanismus: Syndrom des blinden Flecks; Esotropie, bei der ein Schielwinkel vorliegt, der so groß ist, daß der fixierte Gegenstand im schielenden Auge auf der Papille (also am blinden Fleck) abgebildet wird. Dadurch entstehen keine Doppelbilder.

Sweet-Syndrom: akute, febrile neutrophile Dermatose. Gekennzeichnet durch akuten Befall mit schmerzhaften, roten o. violetten, nichtpruriginösen Plaques o. Knötchen, gelegentl. Pusteln o. Blasen, an Gesicht, Rücken, Oberkörper u. Extremitäten. Es können sich Läsionen ähnl. dem ↑Erythema exsudativa multiforme ausbilden. Außerdem können eine ↑Arthritis der großen Gelenke bei 40 % u. eine Augenbeteiligung (↑Konjunktivitis, ↑Episkleritis, ↑Uveitis) bei 1/3 der Pat. vorkommen. Beteiligungen der Lungen, Nieren, Herz u. des ZNS sind mögl. Die Laborbefunde wiesen auf ↑Akute-Phase-Reaktionen hin, insbes. besteht eine ↑Leukozytose. Histol. findet sich eine Infiltration mit neutrophilen Leukozyten. Die Ther. erfolgt mit ↑Glukokortikoiden.

S-Welle: terminale Negativität des QRS-Komplexes im EKG.

Swenson-Operation: abdominoperineale Rektosigmoidektomie bei ↑Hirschsprung-Krankheit.

Swieten, Gerard Freiherr van (1700–1772), holländ. Arzt, Schüler von H. Boerhaave. Leibarzt der Kaiserin Maria Theresia (1717–1780), die ihn nach Wien berief, um das Ausbildungssystem u. das Gesundheitswesen in Österreich zu organisieren. Durch seine weitreichenden Reformen wurde er zum eigentl. Begründer der sog. älteren med. Wiener Schule. Er beschäftigte sich eingehend mit der Syphilis. 1768 wurde auf seine Initiative die Inokulation der Pocken in Wien durchgeführt. Sein fünfbändiges Werk „Commentaria in Herman Boerhaave aphorismos de cognoscendis et curandis morbis" (1742–1772), das man in viele Sprachen übersetzte, wurde für viele Jahre das bedeutendste Lehrbuch. S. war der erste in Europa, der einen freiwilligen Rettungsdienst organisierte.

Swinging-door-Technik ⟨*engl*⟩: spez. Technik zur Korrektur einer knorpeligen ↑Septumdeviation, auch bei knorpeliger Schiefnase.

Switch ⟨*engl*⟩: „Umschalten" von der Immunglobulin-M-Synthese (↑Immunglobulin) in der Frühphase der Antikörperbildung auf die IgG-Phase. Ort der Umschaltung ist Plasmazelle.

Swyer, G. J. M., zeitgen. brit. Endokrin.

Swyer-James-Syndrom (nach G. J. M. S.): einseitig helle Lunge mit zyst. Emphysem bei Fehlbildungen der Lunge o. Hypoplasie der Pulmonalis u. rezidivierender örtl. Entzündung.

Swyer-Syndrom (nach G. J. M. S.): isolierte Gonadendysgenesie. Fehlentwicklung der Keimdrüsen. Unterschiedl. Ursachen: bei fam. Häufung genet. bedingt, bei sporad. Auftreten können tox. infektiöse o. immun. embryopath. Störung vermutet werden. Manifestation: üblicherweise erst in der Pubertät: prim. Amenorrhö, fehlende o. schwache Ausbildung der sek. Geschlechtsmerkmale, eunuchoider Habitus, Osteoporose, Diagn. wird biopt. gesichert. Hormonsubstitution (Östrogene o. Testosteron) kann die Entwicklung der sek. Geschlechtsmerkmale fördern. Erstbeschreibung 1955.

Sycosis ⟨*gr*⟩ *f*: alte Bez. für ↑Folliculitis barbae (S. non parasitaria, S. vulgaris, S. simplex) o. ↑Trichophytie der Bartregion (S. parasitaria).

Sydenham, Thomas (1624–1689), engl. Arzt, London. S. wurde der „englische Hippokrates" bzw. der „Hippokrates seines Jahrhunderts" genannt. S. stand am Beginn einer neuen Phase der Nosographie u. Nosologie. Erste u. wichtigste Aufgabe des Arztes wurde es, eine Diagn. zu stellen, nachdem lange Zeit das Augenmerk vorrangig der Progn. galt. S. beschrieb erstmals zahlreiche Krankheitsbilder, z. B. Gicht, Chorea minor, Rheumatismus, Erysipelas, Pleuritis, Pneumonie usw.

Sydenham-Chorea (nach Thomas S.) ↑Chorea minor.

Sylvatic plague ⟨*engl*⟩: Pest der wildlebenden Nagetiere als Erregerreservoir der Pest.

Sylvester-Atmung: *Abk* S.-Atmung; histor. Verfahren zur manuellen Beatmung von ateminsuffizienten Pat. ohne Hilfsmittel, bei dem durch Anheben der oberen Extremität u. Kompression des Thorax die intrathorakalen Druckschwankungen erzeugt werden sollen, die einen inspirator. u. exspirator. Gasstrom verursachen. I. d. R. ineffektiv.

Sylvest-Syndrom ↑Pleurodynia epidemica.

Sylvius, Franciscus Sylvius de la Boë (1614–1672), holländ. Anat., Amsterdam, Leyden.

Sylvius, Jacobus Sylvius Dubois (1478–1555), frz. Anat., Paris; Lehrer Vesals.

Sylvius-Aquäduct (nach Fanciscus S.) ↑Aquaeductus cerebri.

Sylvius-Furche (nach Franciscus S.) ↑Sulcus cerebri lateralis.

sym- ⟨*gr*⟩ *Präfix*: syn-; mit.

Symbionten ⟨*gr*⟩ *m Pl*: die Partner, die in einer Symbiose zusammenleben. Der Begriff wird auch für Mikroorganismen, die z. B. als apathogene obligate Darmflora vorkommen, verwendet.

Symbiose ⟨*gr*⟩ *f*: Zusammenleben zwischen artverschiedenen Organismen (Symbionten) mit ausgeprägter gegenseitiger Abhängigkeit, die i. a. für beide Partner lebensnotwendig geworden ist (z. B. Mikroorganismen in holzfressenden ↑Arthropoden). ↑Somatoxenie. ↑Mutualismus, ↑Parasitismus.

Symbioselenkung: Versuch, den Immunstatus u. a. durch Escherichia-coli-Bakterien o. Coli-Substanzen mit Coli-Stoffwechselprodukten, auch Laktobazillen zu verbessern u. eine „Dysbakterie" zu beseitigen u. die Darmflora wieder zu „harmonisieren". Vielfältige Variationen u. Kombinationen auch mit Diätempfehlungen bei ungeheuer großem nosolog. Spektrum werden beschrieben, z. B. von Anämien bis Abszessen, Rheuma, Tumorerkrankungen u. Kreislaufstörungen. Begründungen z. T. myst. Art.

Symbioseverfahren ↑Ammenwachstum.

Symblepharon ⟨*gr*⟩ *n*: Bindehautverwachsung zwischen Lid u. Bulbus o. zwischen beiden Lidern. Häufig nach Verätzungen, Pemphigus, Verbrennungen, Trachom u. mechan. Traumen.

Symbrachydaktylie ⟨*gr*⟩ *f*: formenreiche Gruppe von Reduktionsdefekten der Hand o. des Fußes. Vorwiegende Verkürzung der 3 Zentralstrahlen (↑Brachydaktylie), seltener der Randstrahlen, in Kombination mit Störungen der Weichteilplatte (↑Syndaktylie). Es bestehen Ähnlichkeiten mit atyp. Formen der ↑Ektrodaktylie. Bestandteil von Syndromen: ↑Marfan-Syndrom, ↑Down-Syndrom, ↑Marchesani-Syndrom.

Symmelie: angeborene Verschmelzung beider Beine, die von einem membranösen Kontakt bis zur weitgehenden Verschmelzung der Knochen des Beins reichen kann. Formenkreis der ↑Sirenomelie. Je nach Vorhandensein o. Freiheitsgrad der Füße (↑Sympodie) werden unterschieden: apodale S. (fußlos, Sympus apus), monopodale S. (ein nach hinten gerichteter Fuß, Sympus monopus), dipodale S. (2 nach hinten gedrehte Füße, Sympus dipus). Kombination mit schweren Fehlbildungen des Urogenital- u. Verdauungstrakts.

Symmers, Douglas (1879–1925), amerik. Pathologe, New York. ↑Brill-Symmers-Krankheit (Non-Hodgkin-Lymphom).

Symmetrie, helikale: spiralförmige Raumstruktur des ↑Kapsids innerhalb des ↑Envelope bei Viren. Die ↑Kapsomeren liegen dem spiralförmigen Nukleinsäurestrang unmittelbar auf.

Symmetrie, kubische: regelmäßige vieleckige Raumstruktur des ↑Kapsids bei Viren. Die ↑Kapsomeren bilden eine regelmäßige vieleckige Kapsel (häufig in Form eines Ikosaeders), in der der Nukleinsäurestrang in spiralförmig aufgeknäulter Form vorliegt.

Symmetrograph ⟨*gr*⟩ *m*: kieferorthopäd. Meßeinrichtung zur Auswertung von Ober- u. Unterkiefermodellen.

Symmetroskop: kieferorthopäd. Meßinstrument zur Modellauswertung. Vorläufer des ↑Symmetrographen.

Sympathektomie: operative Entfernung des sympath. Grenzstrangs zur Ausschaltung vasokonstriktor. Einflüsse auf die Blutgefäße u. Unterbrechung von Regelungsmechanismen. Ind. zur S. sind best. Formen peripherer Durchblutungsstörungen sowie gestörte troph. Regelkreise, wie ↑Sudeck-Syndrom, Hyperhidrosis u. posttraumat. Zustände. Lumbale S.: Entfernung der Ganglien L_2–L_4 zur Behandlung von Beindurchblutungsstörungen o. Verbesserung der Trophik. Thorakale S.: Entfernung der thorakalen Grenzstrangganglien D_1–D_3 zur Behandlung troph. Armerkrankungen. Soll die Durchblutung des Kopfs ebenfalls beeinflußt werden, so ist der untere Anteil des Ganglion stellatum mit zu entfernen. Gefahr des Auftretens eines ↑Horner-Syndroms.

Sympathicus ↑Sympathikus.

Sympathikogoniom ↑Sympathoblastom.

Sympathikolytika ↑Sympatholytika.

Sympathikomimetika ↑Alphasympathomimetika, ↑Betasympathomimetika, ↑Sympathomimetika, indirekte.

Sympathikotonie: Zustand, bei dem sich der sympath. Anteil des vegetativen Nervensystems in erhöhter Erregbarkeit befindet. Dadurch kommt es u.a. zu erhöhtem Vasomotorentonus, Tachykardie, Neigung zum Schwitzen, Verminderung der Peristaltik von Magen u. Darm, Pupillenerweiterung, vermehrte Abgabe von Adrenalin aus Nebennierenmark u. chromaffinem Gewebe, Stoffwechselsteigerung. Beteiligt sind Alpha- u. Betarezeptoren.

Sympathikotonus: anhaltender Zustand mittelstarker Erregung des orthosympath. Anteils des vegetativen Nervensystems, der sich auf die von ihm innervierten Organe u. Gewebe auswirkt. ↑Sympathikotonie.

Sympathikus ⟨*gr*⟩ *m*: Teil des vegetativen ↑Nervensystems. Er besitzt zentrale u. periphere Anteile. Als zentraler Teil ist ein langgestreckter Rückenmarkkern, Nucleus intermediolateralis, welcher zwischen den Segmenten C_8 u. L_3 liegt, aufzufassen. Er hat Verbindungen zu übergeordneten vegetativen Zentren des Gehirns. Zum peripheren S. gehören 2 Gruppen von Ganglien: eine Gruppe paarig angeordneter Ganglien längs der Wirbelsäule (Grenzstrang, ↑Truncus sympathicus) u. eine Gruppe unpaarer Ganglien vor der Wirbelsäule (prävertebrale Ganglien). Sie sind durch Nervenfasern miteinander verbunden.

Sympathikusausschaltung: Sympathikusblockade; Injektion einer wäßrigen Procainlösung in die Gegend des Sympathikusgrenzstrangs bzw. seiner Ganglien in der Hals- (Stellatumblockaden o. -resektion), Brust- o. Lendenregion (Grenzstrangblockade o. Sympathektomie). Alle am Grenzstrang o. an den peripheren Sympathikusfasern angreifenden Verfahren wirken als „Stoß in das sympath. System". Der örtl. Reizzustand des Sympathikus wird bis zu einer als normal anzusprechenden Mittellage gedämpft, die im erkrankten Gebiet vorhandenen pathol. Reflexvorgänge werden unterbrochen. Eine chir. Bedeutung kommt nur den abschnittsweise unterhaltenen Sympathikusreizzuständen zu. Sie können durch Änderung der Gefäßweite, der Trophik u. Nervenerregungsleitung Ursache für mannigfaltige Krankheitsbilder werden: Die Raynaud-Erkrankung (funktioneller Gefäßspasmus) spricht auf Sympathikusblockaden sowie auf die thorakale Grenzstrangresektion gut an. Bei jedem örtl. Kälteschaden (2. u. 3. Grades) unterbrechen Grenzstrangblockaden den stets bestehenden Arterienspasmus. Sie haben sich auch wirkungsvoll bei der Behandlung des Sudeck-Syndroms (1. u. 2. Stadium) erwiesen. Zugängl. ist dieser Behandlung mitunter auch das Halswirbelsyndrom (akuter „Nacken-Schulter-Arm-Schuß", Periarthropathia humeroscapularis, umschriebene Myogelosen, Okzipitalneuralgie u.a.). Sympathikuseingriffe beseitigen ferner sympath. geleitete Schmerzen, z.B. bei der Kausalgie, ferner bei den sich oftmals nach Verletzungen einstellenden hyperpath. Schmerzzuständen, denen aber der brennende Charakter fehlt. Die Sympathikuseingriffe bei Durchblutungsstörungen sind infolge der Verfahren der modernen Gefäßchirurgie erhebl. eingeschränkt. ↑Sympathektomie.

Sympathoblastom ⟨*gr*⟩ *n*: Sympathikoblastom; bösartiger, bes. vom Nebennierenmark u. Grenzstrang ausgehender Tumor des frühen Kindesalters. Histol. protoplasmareiche Zellen, bisweilen in Pseudorosetten, mit Bildung feiner Fasern. Eine unreife Form, in der noch keine Fasern gebildet werden, wird als Sympathogoniom bezeichnet.

Sympathogoniom ⟨*gr*⟩ *n* ↑Sympathoblastom.

Sympathogoniom Typ Hutchinson: vorwiegend im Knochensystem angesiedelte Sympathogoniommetastasen. ↑Sympathoblastom.

Sympatholytika: Sympathikolytika; Pharmaka, die die Erregungsübertragung an der postganglionären sympath. Synapse (adrenerge Erregungsübertragung) hemmen. Die direkten S. hemmen die Wirkung am adrenergen Rezeptor. Es gibt Alphasympatholytika (Alphablocker), z. B. die Secale-Alkaloide sowie Phentolamin u. Tolazolin, die die Alphawirkung hemmen, u. Betasympatholytika (Betablocker), z. B. Propanolol u. Metoprolol. Indirekte S. vermindern den Sympathotonus durch Beeinflussung von Speicherung u. Synthese des Transmitters Noradrenalin, z. B. Alphamethyldopa, Reserpin, Guanethidin u. a. (Antisympathotonika).

Sympathomimetika, direkte: direkte Sympathikomimetika; ↑Alphasympathomimetika, ↑Betasympathomimetika.

Sympathomimetika, indirekte: indirekte Sympathikomimetika; Pharmaka, die die Konzentration von Noradrenalin u. Adrenalin am Rezeptor durch Freisetzung aus den synapt. Vesikeln o. eine Hemmung der Rückspeicherung erhöhen. Über eine Freisetzung wirken ↑Ephedrin u. ↑Amphetamin, über eine Rückspeicherungshemmung ↑Cocain.

Sympathosen ⟨*gr*⟩ *f Pl*: auf einer Sympathikusstörung beruhende Krankheiten, z. B. art. Störungen der unteren Extremitäten.

Symphysenspalte: angeborenes Klaffen der Symphyse, die oft bindegewebig überbrückt ist, Abortivform eines Spaltbeckens (↑Pelvis fissa) u. wie dieses oft mit Spaltbildungen der ableitenden Harnwege kombiniert.

Symphysensprengung: Symphysendehiszenz; Ruptur der Schambeinfuge durch direkte Gewalteinwirkung. Ther. operativ. ↑Beckenbruch.

Symphysion ⟨*gr*⟩ *n*: anthrop. Meßpunkt des Oberrands der Symphysis ossis pubis in der Mediansagittalebene.

Symphysiotomie ⟨*gr*⟩ *f*: Durchtrennung der Schamfuge zum Zwecke der Erweiterung des knöchernen Beckenrings unter der Geburt bei engem Becken, veraltete Operation.

Symphysis ⟨*gr*⟩ *f*: Symphyse, Symphysis pubica; Knorpelverbindung zwischen beiden Schambeinen. Zwischen die Schambeine lagert sich vorn eine faserknorpelige Scheibe, ↑Discus interpubicus, ein. Sie ist mit den überknorpelten Flächen der angrenzenden Knochen verbunden u. wird oben u. unten durch Bänder (↑Ligamentum pubicum superius u. ↑Ligamentum arcuatum pubis) begrenzt, welche gleichzeitig der Fixation der Schambeine dienen.

Symplasma ⟨*gr*⟩ *n*: vielkernige Zytoplasmamasse. Entstanden durch Kernteilungen ohne Zellteilungen, z. B. bei Fremdkörperriesenzellen.

Sympodie: angeborene, Verschmelzung beider Füße. Bestandteil des Formenkreises der ↑Sirenomelie. Kombination mit Verschmelzung der Beine (↑Symmelie). Bleiben 2 Fußsohlen erkennbar: dipodale Symmelie. Bei weitergehender Verschmelzung: monopodale Symmelie.

Symport ⟨*lat + gr*⟩: gekoppelter Transport von best. Substanzen durch die Zellmembran, z. B. der Einstrom von Na^+ gemeinsam mit Anionen aus der Tubulusflüssigkeit in die Zelle.

Symptom ⟨*gr*⟩ *n*: Zeichen, Krankheitszeichen.

Symptomatik: die für einen Krankheitsprozeß charakterist. Sympt.

symptomatisch *Adj*: die Sympt. betreffend, auf Sympt. ausgerichtet.

Symptomatologie ↑Phänomenologie.

Symptomenkomplex: multiple Sympt. mit unbekannter o. heterogener kausaler u. formaler Pathogenese. Begriff zur Phänotypcharakterisierung bei nicht begründbarer Zuordnungsmöglichkeit zu einem ↑Syndrom o. einer ↑Sequenz, geht über die erste Stufe der ↑Phänotypanalyse, die Beschreibung, nicht hinaus.

Symptomenkomplex, atonisch-astatischer ↑Foerster-Syndrom.

Symptomenkomplex, gastrokardialer: Roemheld-Syndrom; bei Meteorismus gelegentl. auftretender klin. Komplex von Herzschmerzen, Extrasystolie, meist bei älteren Männern (Zwerchfellhochstand). Gelegentl. auch bei Neurotikern mit Aerophagie (Luftverschlucken) auftretend.

Symptomenkomplex, variköser: durch ↑Varizen bedingte Zirkulationsstörung des Blutes, dadurch Mangelversorgung der Haut. Ausbildung von ↑Ulcus cruris, ↑Dermoepidermitis u. ↑Ekzem, das auch an anderen Körperstellen auftreten kann.

Sympus ⟨*gr*⟩ *m*: angeborene, verschiedengradige Verschmelzungen im Bereich der hinteren Extremitäten. S. apus, S. monopus, S. dipus. ↑Symmelie.

Synalgie ⟨*gr*⟩ *f*: schmerzhafte Mitempfindung in einem nicht erkrankten Körperabschnitt.

synanthrop ⟨*gr*⟩ *Adj*: den Menschen bzw. seinen engeren Lebensraum (Siedlungen, Wohnräume, auch ektoparasit. auf dem Körper) nutzend. Bei versch. Tierarten, z. B. Amseln, Ratten, Hausmäusen, Stubenfliegen, Läusen.

Synapse ⟨*gr*⟩ *f*: Synapsis; Kontaktstelle zur Erregungsübertragung zwischen Neuronen (Synapsis interneuronalis, Abb. 1), zwischen Neuron u. Effektor (z. B. Terminatio neuromuscularis, motorische ↑Endplatte) u. zwischen Sinneszelle u. Neuron (Terminatio nervi, ↑Nervenendigungen). **Chem. S.** (Synapsis vesicularis), mit Bläschen, die ↑Transmitter enthalten. Entleerung des Transmitters in den Synapsenspalt u. seine Bindung an spezif. Rezeptoren der postsynapt. Membran öffnet in dieser Ionenkanäle. Nach Ionenfluß resultiert Depolarisation (exzitator. Synapse) o. Hyperpolarisation (inhibitor. Synapse). Struktur der chem. S. (Abb. 2): 1. Erster Synapsenpol (Pars praesynaptica, Praesynapse, Bouton terminal, Axonterminal), leichte Auftreibung des Endes eines ankommenden Axon (erstes Neuron), die Mitochondrien, ER, Mikrotubuli u. synapt. Bläschen (Vesicula praesynaptica) enthält; in Richtung Synapsenspalt ist dem Plasmalemm (Membrana praesynaptica) eine Zytoplasmaverdichtung (Densitas praesynaptica) aufgelagert, die hexagonale Lücken für die Anlagerung der synapt. Bläschen frei läßt. 2. Synapsenspalt (Fissura synaptica), 20 nm breit, enthält eine feindisperse Substanz (Substantia intrafissuralis), Glykoproteine u. z. T. transversale Haftfilamente von 5 nm Dicke. 3. Zweiter Synapsenpol (Pars postsynaptica, Postsynapse, Subsynapse), leichte Eindellung am zweites Neuron (Zelleib, Dendrit, Axon); dem Plasmalemm (Membrana postsynaptica) ist eine Zytoplasmaverdichtung (Densitas postsynaptica) aufgelagert. **Elektr. S.** (Synapsis nonvesicularis), ohne Bläschen, ohne Transmitter. Sehr engen Kontaktspalt zwischen benachbarten erregbaren Zellentitäten u. der Membran der nachgeschalteten Zelle aufweisende Übertragungseinheit für Aktionspotentiale (↑Gap junction, ↑Zellverbindungen) mit sehr niedrigem elektr. Membranwiderstand. Der durch die Potentiale bewirkte, sehr geringe Stromfluß über die S. ist unter diesen Engspaltbedingungen ausreichend, um die nachfolgende Zelle zu erregen. Der Übertragungsmodus ist i. d. R. bidirektional u. ohne synapt.

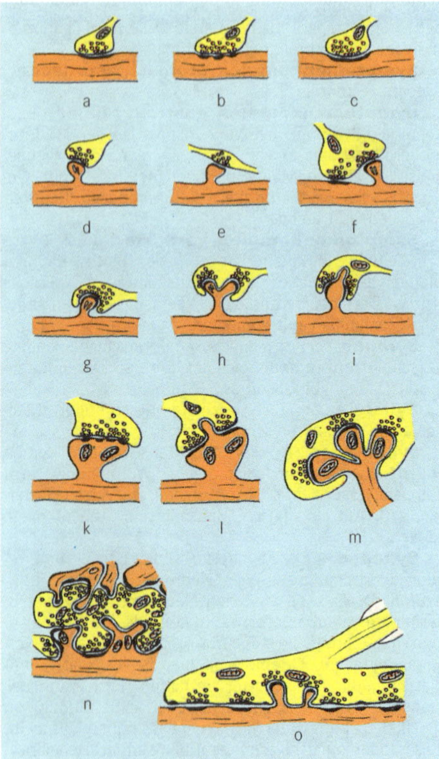

Synapse (Abb. 1). Variabilität der Ultrastruktur interneuronaler Synapsen
a: einheitliche Aktivzone; b: geteilte Aktivzone; c: Impression; d: axospinodendritische Synapse, kleine Aktivzone; e: Bouton en passage an Spine; f: axospinodendritische u. axodendritische Synapse; g: axospinodendritische Synapse, große Aktivzone; h: Doppelspine; i: Spine mit Spinule; k: Protrusion; l: Protrusion mit Spinule; m: dendritische Endkolben (Digitis); n: glomeruläre axodendritische Synapse; o: axosomatische Riesensynapse (25 μm) mit Spines

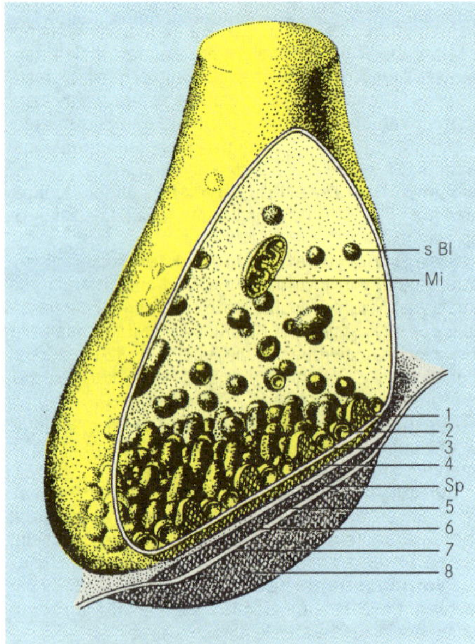

Synapse (Abb. 2). Schematische Darstellung einer asymmetrischen, chemischen Synapse
Erster Synapsenpol (Pars praesynaptica):
1: Densitas praesynaptica; 2: Membrana praesynaptica (innere Schicht) 3: Membrana praesynaptica (äußere Schicht); 4: Anlagerung von Substantia intrafissuralis an die Membrana praesynaptica; Sp: synaptischer Spalt (Fissura synaptica)
Zweiter Synapsenpol (Pars postsynaptica);
5: Anlagerung von Substantia intrafissuralis an die Membrana postynaptica; 6: Membrana postsynaptica (äußere Schicht); 7: Membrana postsynaptica (innere Schicht); 8: Densitas postsynaptica; Mi: Mitochondrium;
s. Bl.: synaptische Bläschen

Verzögerung. Die elektr. S. bildet im Nervengewebe der meisten Säugetiere die Ausnahme, da hier die chem. Erregungsübertragung vorherrscht. Abb. 1 bis 4.

Synapse à distance: Axonende ohne direkten Kontakt zur Zielzelle. Transmitter wird in das Interstitium abgegeben, z. B. glatte u. Herzmuskulatur, ↑Muskelgewebe.

Synapse, aminerge: ↑Synapse, deren Transmitter die Monoamine (Katecholamine) Dopamin, Adrenalin, Noradrenalin o. Serotonin sind. Sie enthält synapt. Bläschen mit elektronendichtem Zentrum (Vesicula densa, densecore vesicle). ↑Transmission, adrenerge.

Synapse, asymmetrische: Gray Typ I; erregende (exzitator.), chem. ↑Synapse, deren Densitas postsynaptica dicker ist als die Densitas praesynaptica (Asymmetrie).

Synapse, axoaxonale: Synapsis axoaxonalis; ↑Synapse zwischen zwei Axonen. Fast immer symmetr. (inhibitor.) S. als praesynapt. Hemmung.

Synapse, axodendritische: Synapsis axodendritica; ↑Synapse zwischen einem Axon (erster Synapsenpol) u. einem Dendriten (zweiter Synapsenpol), erregend o. hemmend. Sonderform: axospinodendrit. Synapse, hier ist der zweite Synapsenpol als Dorn (↑Spine) ausgebildet.

Synapse, axosomatische: Synapsis axosomatica; ↑Synapse zwischen einem Axon (erster. Synapsenpol) u. dem Zelleib (Soma) des zweiten Neurons (zweiter Synapsenpol), erregend o. hemmend.

Synapse, axovaskuläre: Synapsis axovascularis; Kontaktzone neurosekrethaltiger Axone mit Blutgefäßen in der ↑Hypophyse.

Synapse, chemische: Synapsis vesicularis; ↑Synapse.

Synapse, cholinerge: ↑Synapse, deren Transmitter Acetylcholin ist. Sie enthält synapt. Bläschen mit elek-

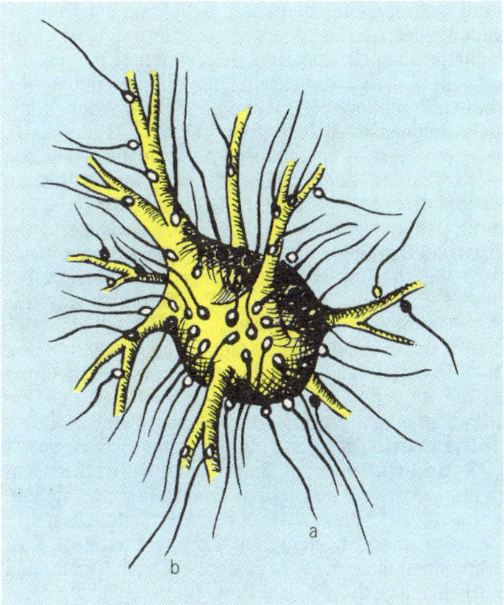

Synapse (Abb. 3). Multipolare Nervenzelle mit axosomatischen (a) u. axodendritischen (b) ösen- u. kolbenförmigen Endigungen. Zahlreiche Axone mit kleinem Transmissionsfeld

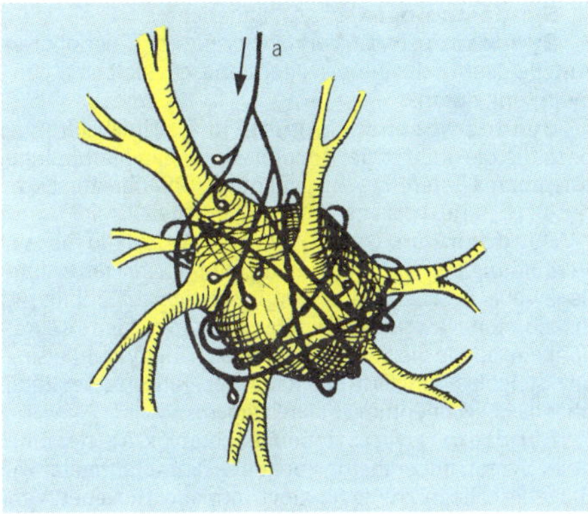

Synapse (Abb. 4). Multipolare Nervenzelle mit perizellulären synaptischen Strukturen eines Axons (a) mit großem Transmissionsfeld

tronenhellem Zentrum (Vesicula lucida). Vorkommen: 1. Interneuronale Synapse: a) ZNS, b) zweites Neuron des Parasympathikus; 2. Neuroeffektor.: motorische ↑ Endplatte, cholinerge ↑ Transmission.

Synapse, dendrodendritische: Synapsis dendrodendriticica; ↑ Synapse zwischen zwei Dendriten, häufig als reziproke ↑ Synapse.

Synapse, elektrische: Synapsis nonvesicularis; ↑ Synapse.

Synapse, erregende: exzitator. Synapse; ↑ Synapse, die im 2. Neuron ein exzitator. Potential erzeugt. ↑ Synapse, asymmetrische.

Synapse, GABAerge: ↑ Synapse, deren inhibitor. Transmitter die Aminosäure GABA (gamma-amino-butyric acid) ist.

Synapse, gemischte: ↑ Synapse, deren 1. Synapsenpol sowohl Elemente der chem. als auch der elektrischen ↑ Synapse zeigt.

Synapse, glomerulusartige: ↑ Synapse zwischen mehreren Neuronen, z. B. ↑ Glomeruli cerebellares, ↑ Glomeruli olfactorii.

Synapse, glutamaterge: ↑ Synapse, deren exzitator. Transmitter die Aminosäure Glutamat ist.

Synapse, hemmende: inhibitor. Synapse; Synapse, die im 2. Neuron ein inhibitorisches postsynaptisches ↑ Potential erzeugt. ↑ Synapse, symmetrische.

Synapse, interneuronale: Synapsis interneuronalis; ↑ Synapse zwischen zwei Neuronen.

Synapse, komplexe: axospinodendrit. Synapse, deren Dorn (↑ Spine) geteilt ist u. mehrere Synapse trägt.

Synapse, neuroeffektorische: ↑ Synapse zwischen einem efferenten Axon u. dem Zielorgan, z. B. Terminatio neuromuscularis (↑ Endplatte, motorische), Terminatio neuroglandularis, Terminatio neurosecretoria u. a.

Synapse, neuromuskuläre ↑ Endplatte, motorische.

Synapse, neurorezeptorische: ↑ Synapse zwischen einer Sinneszelle u. einer afferenten Nervenfaser. ↑ Nervenendigungen.

Synapsenpotential ↑ Potential, inhibitorisches postsynaptisches; exzitatorisches postsynaptisches ↑ Potential.

Synapsenspalt: Fissura synaptica; 20 nm breiter Spalt zwischen 1. u. 2. Synapsenpol; ↑ Synapse.

Synapse, reziproke: ↑ Synapse, die in beiden Richtungen leiten kann, da spiegelbildl. synapt. Bläschen u. Membranen ausgebildet sind. Meist als dendrodendritische ↑ Synapse o. somatosomatische ↑ Synapse.

Synapse, somatodendritische: Synapsis somatodendritica; ↑ Synapse zwischen dem Zelleib (Soma) des 1. Neurons (1. Synapsenpol) u. einem Dendriten (2. Synapsenpol), erregend o. hemmend.

Synapse, somatosomatische: Synapsis somatosomatica; ↑ Synapse zwischen den Zelleibern zweier Neurone; meist als reziproke ↑ Synapse.

Synapse, symmetrische: Gray Typ II; hemmende (inhibitor.), chem. S., deren Densitas postsynaptica gleich dick wie die Densitas praesynaptica ist (Symmetrie).

Synapsin I ⟨*gr*⟩ *n*: neuronenspezif. Protein, das in den synaptischen ↑ Vesikeln der meisten o. aller Nervendigungen enthalten ist. Es kann an mehreren Positionen durch cAMP- u. Ca^{2+}-Calmodulin-abhängige ↑ Proteinkinasen (↑ cAMP, ↑ Calmodulin) phosphoryliert werden.

Synaptobrevin: an der Neuroexozytose beteiligtes Protein.

Synaptogenese ⟨*gr*⟩ *f*: Entwicklung der ↑ Synapsen mit sequentieller Ausbildung der Struktur u. Reifung der Teilprozesse der chemischen ↑ Transmission. Die S. folgt einem genet. Programm, wobei auch chem. Affinitäten eine Rolle spielen. Nach prim. Kontakt von unreifer prä- u. postsynapt. Membran Auftreten synaptischer ↑ Vesikel u. Änderung der Membranstruktur. Synthese von Transmitterenzymen, Umlagerung von ↑ Rezeptorproteinen im Bereich der postsynapt. Membran. Stabilisierung synapt. Kontakte geht oft mit Degeneration von

S

Kollateralen des axonalen Endabschnitts, die gleiche Zellen innervieren, einher.

Synaptophysin ⟨*gr*⟩ *n*: integrales porenbildendes Membranglykoprotein der synaptischen ↑Vesikel von ↑Neuronen u. ähnl. Vesikeln des Nebennierenmarks. Es bindet die zur Transmitterfreisetzung erforderl. Ca^{2+}-Ionen u. ist an der Aufnahme von Neurotransmittern in die Vesikel beteiligt. S. ist ein hexameres Protein, das Kanäle in der Vesikelmembran bildet, die den Natriumkanälen des nikotin. ↑Acetylcholinrezeptors ähneln. ↑Ionentheorie.

Synaptosom: durch ↑Homogenisation von Nervengewebe in isotonen Medien abgetrennte axonale Endigung, an die noch die postsynapt. Membran gebunden ist. Können durch versch. Zentrifugationstechniken angereichert werden, finden für In-vitro-Studien des Stoffwechsels von ↑Synapsen Verwendung.

Synarthrose: feste Verbindung zweier Knochen. Nach Art des Bindematerials 3 Formen: 1. Syndesmose (Bandhaft): bindegewebige Verbindung, z. B. tibiofibulare Syndesmose, Membrana interossea. 2. Synchondrose (Knorpelhaft): besteht aus hyalinem Knorpel (Rippenknorpel, Epiphysenknorpel) o. aus Faserknorpel (Bandscheiben). 3. Synostose (Knochenhaft): entsteht durch Verknöcherung von 1. u. 2.

Synästhesialgie ⟨*gr*⟩ *f* ↑Kausalgie.

Synästhesie ⟨*gr*⟩ *f*: abnorme Mitempfindung, z. B. akust. Art bei Wahrnehmung von Lichtreizung o. opt. Art bei akust. Wahrnehmungen.

Synchilie ⟨*gr*⟩ *f*: angeborene Verwachsung von Ober- u. Unterlippe, Mundlosigkeit, ↑Astomie.

Synchisis nivea ⟨*gr* + *lat*⟩ *f*: asteroide Hyalose, Benson-Krankheit. Einlagerung von rundl. feinen Kristallen, die am Glaskörpergerüst fest anhaften, im auffallenden Licht weiß, im schrägen golden erscheinen u. aus Kalzium, Schwefel u. Phosphor bestehen. Meist unilateral, gewöhnl. das 70.–80. Lj. befallend. Selten mit Netzhautablösung verbunden.

Synchisis scintillans: Cholesterinkristalle im Glaskörper, die nicht an den Strukturen haften u. sich daher bei Augenbewegungen wie Schneeflocken aufwirbeln lassen u. sich wieder absetzen. Der Glaskörper ist dabei meist verflüssigt. Überwiegend einseitig u. bei jüngeren Menschen. Folgt oft Glaskörperblutungen.

Syncholie: gemeinsame Ausscheidung einer Substanz mit der Galle.

Syncholika: Substanzen, die zusammen mit der Galle ausgeschieden werden.

Synchondrose ⟨*gr*⟩ *f*: Form der Junctura cartilaginea (knorpelhaft); Verbindung zweier Knochen mittels Knorpel. Bes. benannte S. sind z. B. die Synchondrosis sternocostalis zwischen Rippe u. Brustbein o. S. an der Schädelbasis (Synchondrosis sphenooccipitalis, Synchondrosis sphenopetrosa u. Synchondrosis petrooccipitalis). Die S. verknöchern bis zum 20. Lj. Bei vorzeitiger Ossifikation entstehen Dysostosen.

Synchromie ⟨*gr*⟩ *f*: hypothet. Form der Farbsinnstörung, bei der zwar alle 3 Farbsinnmechanismen vorhanden sind, aber je 2 die gleiche Empfindung hervorrufen sollen, z. B. die Rot-Grün-Synchromie.

synchron ⟨*gr*⟩ *Adj*: gleichphasiger Verlauf zweier Vorgänge.

Synchronisation ⟨*gr*⟩ *f*: **1.** Durch gleichzeitige Aktivierung vieler Nervenzellen u. Summation ihrer synapt. Potentiale entstehen hochamplitudige rhythm. Schwankungen des Gesamtpotentials, z. B. in Form der Theta- u. Delta-Wellen des Elektroenzephalogramms; ↑Elektroenzephalographie. **2.** Zustand einer Zellpopulation, bei der sich alle Zellen zur gleichen Zeit in einer definierten Phase des Vermehrungszyklus befinden. **3.** S. des Zellzyklus: Teilungsfähige Zellen machen einen Zyklus durch, bei dem best. Generationsphasen einander ablösen (↑Zellzyklus). Bei der Behandlung von Tumoren, insbes. Hämoblastosen u. malignen Lymphomen, wird z. T. versucht, den asynchron laufenden Zellzyklus der malignen Zellen zeitl. in Übereinstimmung zu bringen, um die Angriffsmöglichkeiten best. Zytostatika zu verbessern. Für diese S. läßt man die Zellen medikamentös in einer Zyklusphase auflaufen (z. B. Mitose), so daß alle den gleichen Startpunkt für weitere Generationsphasen haben. Die S. des Zellzyklus hat nicht die erwartete Bedeutung für die Anwendung zellzyklusspezif. Zytostatika (↑Zytostatikatherapie, hämatologische) erlangen können.

Syncretio ⟨*gr* + *lat*⟩ *f*: Verwachsung; Concretio.

Syndaktylie ⟨*gr*⟩ *f*: angeborenes Verwachsensein zweier o. mehrerer Finger bzw. Zehen. Kutane S.: die Verwachsung beschränkt sich auf die Weichteile. Ossäre S.: die knöchernen Fingeranlagen sind in unterschiedl. Ausdehnung miteinander verwachsen, häufig in Verbindung mit Fehlanlage des Fingerskeletts. Verschmelzung der 4 Langfinger o. aller 5 Finger wird als ↑Löffelhand bezeichnet.

Syndein ↑Ankyrine.

Syndesin: in quervernetztem ↑Kollagen vorkommende Aminosäure. Entsteht durch Aldolkondensation von Hydroxyallysin u. Allysin.

Syndesmologie ⟨*gr*⟩ *f*: Bänderlehre.

Syndesmophyt: Verknöcherung der peripheren Anteile des Anulus fibrosus der Bandscheibe bei ↑Spondylitis ankylosans.

Syndesmosensprengung: in der Unfallchirurgie Bez. für die Ruptur der tibiofibularen Bandverbindung (Membrana interossea, Ligamentum tibiofibulare anterius u. posterius) bei best. ↑Knöchelbrüchen.

Syndesmosis ⟨*gr*⟩ *f*: Form der ↑Articulatio fibrosa. Verbindung von Knochen durch zwischengelagertes Bindegewebe. Bes. benannte S. sind z. B. die S. tibiofibularis, distale bindegewebige Verankerung von Schien- u. Wadenbein, sowie die S. tympanostapedia, die Verankerung der Steigbügelfußplatte im Rand der Fenestra vestibuli über das ↑Ligamentum anulare stapedis.

Syndrom ⟨*gr*⟩ *n*: Symptomenkomplex. Muster multipler Sympt. mit einheitl., aber unbekannter formaler Pathogenese. Begründung für mögl. formal-pathogenet. Verknüpfung der Einzelsymptome: 1. gemeinsame Ursache bekannt, z. B. Genmutation, Chromosomenaberration, Teratogenese; 2. statist. überzufällige Kombination der Einzelsymptome. Beispiele: Malformationssyndrom (Down-Syndrom), Dysplasie-Syndrom (Marfan-Syndrom, tuberöse Sklerose), Disruptionssyndrom (Alkoholembryofetopathie).

Syndrom, adrenogenitales: *Abk* (AGS), Pseudopubertas interrenalis, genitoadrenales Syndrom; Dysfunktion der Nebennierenrinde. Überproduktion androgener Steroidvorstufen, da 21-Hydroxylierung nicht mögl. ist; Dysfunktion wird durch Hypertrophie, Hyperplasie, selten Tumoren (Adenome, Karzinome) der Nebennierenrinde hervorgerufen. Je nach Zeitpunkt des Störungsbeginns u. in Abhängigkeit vom betroffenen Geschlecht unterschiedl. Krankheitszustände: kongenitales

a. S., erworbenes a. S. vor bzw. nach der Pubertät (Late onset). **Kongenitales a. S.**: congenitale adrenale Hyperplasie (CAH); bei Knaben isosexueller Interrenalismus mit frühzeitigem Auftreten sek. Geschlechtsmerkmale, Makrogenitosomie bei klein bleibenden Hoden, aber verzögerter Spermatogenese. Vorzeitiger Epiphysenschluß führt trotz beschleunigten Längenwachstums u. vorzeitiger Knochenreifung häufig zu Minderwuchs. Kräftige Muskelentwicklung („Herkulesknaben"), stark erhöhte adrenale Androgene. Bei Mädchen Pseudohermaphroditismus u. heterosexueller Interrenalismus. Aus dem Ausmaß der morphol. Genitalveränderungen sind Rückschlüsse auf den Beginn der hormonalen Störung während der Fetalphase zu ziehen; starke Veränderungen bei Einsetzen der Störung vor der 20. Woche. Penisartige Klitorishypertrophie, skrotalisierte Labia majora, häufig Fehlbildung von Vagina u. Urethra; inneres Genitale meist normal; vorzeitige Schambehaarung, später virile Behaarung u. Bartwuchs, männl. Stimme; Längenwachstum beschleunigt, Epiphysenschluß vorzeitig; Mammaentwicklung verzögert o. fehlend, prim. Amenorrhö bzw. verspätete Menarche; Hormonausscheidung wie bei betroffenen Jungen (Abb. 1). **Erworbene a. S.** unterscheiden sich im klin. Bild von dem kongenitalen dadurch, daß die Störungen erst nach „normaler" körperl. Entwicklung auftreten, z. B. postpuberal. Männer: Gynäkomastie, Hoden- u. Penisatrophie, Libido- u. Potenzverlust; teilweise Ausbildung eines ↑Cushing-Syndroms. Frauen: Virilisierung, Mammaatrophie, Klitorishypertrophie, Hormonausscheidung wie bei betroffenen Männern. Abb. 1 u. 2.

Syndrom, agastrisches ⟨*gr*⟩ *n*: agastr. Dystrophie; nach totaler ↑Gastrektomie auftretender Symptomenkomplex mit den Zeichen schwerer Mangelzustände für Vitamine u. Nährstoffe. Progrediente Abmagerung trotz Substitutionsbehandlung u. a. mit Pankreasenzymen. Nur noch selten auftretendes Vollbild des Syndroms. Mikrozytäre Eisen- u. makrozytäre Vitamin-B_{12}- u. Folsäuremangelanämie, Hypoproteinämie.

Syndrom, akutes nephritisches: akut auftretende Glomerulonephritissymptomatik. Mikro- o. Makrohämaturie, Proteinurie, häufig mit Ödemen u. Hypertonie.

Syndrom, amnestisches: hochgradige Merkschwäche für kurz zurückliegende Ereignisse bei relativ gut erhaltenem Altgedächtnis. Die Pat. vergessen in kurzer Zeit alles, sind zeitl. u. örtl. desorientiert, können sich situationsgerecht verhalten, zeigen Initiative u. füllen die Gedächtnislücken oft mit (z. T. unsinnigen) Konfabulationen. Der Funktionsverlust wird subjektiv meist nicht erlebt. Gelegentl. treten affektive Störungen u. Verstimmungszustände hinzu. Vorkommen bei organ. Hirnerkrankungen, insbes. bei Veränderungen im medialen Temporallappen. ↑Korsakow-Syndrom, ↑Psychosyndrom, organisches.

Syndrom, amyostatisches ↑Bewegungsstörungen, extrapyramidale.

Syndrom, angioosteohypertrophisches ↑Klippel-Trenaunay-Syndrom.

Syndrom, apallisches ⟨*lat*⟩ *n*: Dekortikation, Dezerebration; von Kretschmer (1940) erstmalig beschriebenes Syndrom auf der Grundlage einer funktionellen Trennung des Hirnstamms vom Hirnmantel (Pallium). Ursprüngl. in Fällen ausgedehnter Großhirnläsionen, nunmehr auch für die durch schwere Hirnstammschädigungen ausgelöste funktionelle Abtrennung des Hirnstamms

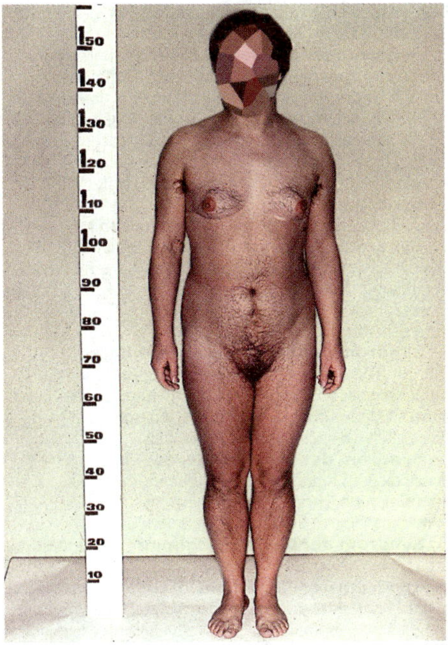

19

Kongenitales **adrenogenitales Syndrom (Abb. 1)** bei einer Frau (unbehandelt)

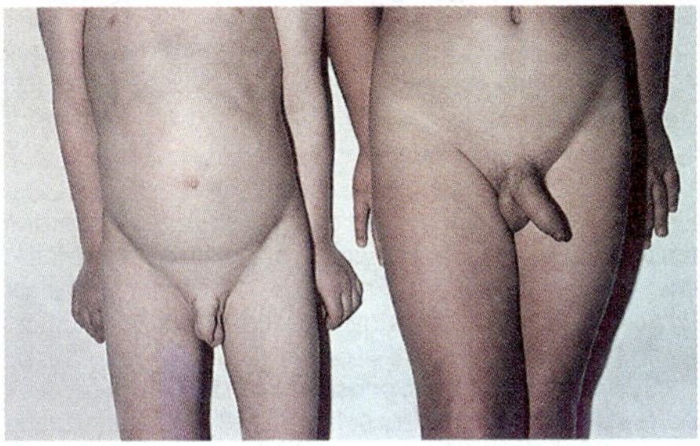

37

Adrenogenitales Syndrom (Abb. 2). Makrosomie u. Pubertas praecox

angewendet. Charakterist. Sympt.: primitive Hirnstammreflexe (Greifreflexe, orale Einstellreflexe), Massenbewegungen, Coma vigile (Bewußtseinsaktivität u. Bewußtseinsinhalt sind erloschen, die Bewußtseinswachheit ist dagegen erhalten). Fließende Übergänge zu weiteren ↑Hirnstammsyndromen mit günstiger o. ungünstiger Progn., vielfach lange Zeit gleichbleibender Zustand.

Syndrom, aplastisches ↑Panmyelopathien.

Syndromatologie ⟨*gr*⟩ *f*: Lehre von den Syndrombegriffen.

Syndrom, aurikulotemporales: Reizerscheinungen des N. auriculotemporalis in Form von Schweißabsonderung u. Hyperämie im Versorgungsgebiet, bes.

beim Kauen, meist nach traumat. Läsion der Parotisgegend.

Syndrom, branchiootorenales: Bor-Syndrom; autosomal dominant erbl. multiples Fehlbildungssyndrom. Sympt.: Ohrmuschelfehlbildungen, präaurikuläre Anhängsel, enge Gehörgänge, Schwerhörigkeit, Hals- u. Ohrfisteln, geistige Retardierung, Fazialisparese, Tränengangstenose, Nierenbeteiligung (↑Oligomeganephronie). Erstbeschreibung durch Melnick u. Mitarbeiter 1974.

Syndrom, cervicobrachiales ↑Zervikalsyndrom, ↑Zervikobrachialsyndrom.

Syndrom, dentofaziales: ektodermale Dysplasie des Kiefer-Gesichts-Bereichs mit Zahn-, Augen- u. Nasenbeteiligung. Hauptsymptom: angeborene Zähne, hypoplast. Zahnwurzeln, Cataracta congenita, Glaukom, verkürztes Philtrum, Jochbeinhypoplasie.

Syndrom der abführenden Schlinge: nach Billroth-II-Magenresektion entstehende funktionelle Behinderung der abführenden Schlinge mit nach dem Essen auftretendem Erbrechen der Speisen mit gallehaltiger Flüssigkeit. Danach Beschwerdefreiheit.

Syndrom der blauen Skleren: Syndrome mit dem Leitsymptom der blauen Skleren, durch Skleraverdünnung und Hindurchschimmern der Uvea. ↑Vrolik-Syndrom, ↑Hoeve-Syndrom, ↑Marfan-Syndrom.

Syndrom der blinden Schlinge ↑Blindsacksyndrom.

Syndrom der eingedickten Galle: durch intrahepat. Cholestase u. Leberzellschädigung hervorgerufener ↑Icterus prolongatus bei Neugeborenen i. R. eines ↑Morbus haemolyticus neonatorum. Ursprüngl. wurde eine Eindickung von Gallenflüssigkeit angenommen. ↑Morbus haemolyticus fetalis.

Syndrom der gelben Fingernägel: angeborene Hypoplasie der peripheren Lymphgefäße. Sek. Lymphangiofibrose, Lymphödeme bes. der unteren Extremität; chron. Hydrothorax, troph. Störungen der Nägel mit verfärbender Mykose (gelbe Nägel).

Syndrom der hinteren Schädelgrube: bei Arachnitis adhaesiva o. Arachnoidalzysten im Gebiet der basalen Zisternen entstehende Liquorzirkulationsstörungen mit zerebellären Störungen. Anfallartige Kopfschmerzen, Nackensteifigkeit, Erbrechen, Nystagmus, Adiadochokinese, Schluckstörungen, Lähmungen der Augenmuskeln.

Syndrom der inappropiaten ADH-Sekretion: *Abk* SIADH; bei einigen bösartigen Tumoren der Bronchien, aber auch bei Leberzirrhose wird eine überschießende ADH-Produktion gesehen. Klin. Hyponatriämie, hochgradige Osmolaritätssteigerung des Urins, Salzverlust, Hyperhydratation.

Syndrom der persistierenden fetalen Zirkulation ↑Zirkulation, persistierende fetale.

Syndrom der 3. und 4. Schlundtasche ↑Di-George-Syndrom.

Syndrom der zuführenden Schlinge: Afferentopathie; relativ seltene Komplikation nach antekol. o. retrokol. Gastroenterostomose. Entweder kommt es durch inkompletten Verschluß zur Behinderung des Abflusses der Gallen- u. Pankreassekrete mit kolikartigen Oberbauchschmerzen u. Erbrechen reiner Galle nach Nahrungsaufnahme, o. es wird reiner Speisebrei erbrochen. Folgen sind Unterernährung u. Speisebreistagnation in der zuführenden Schlinge (bakterielle Fehlbesiedlung).

Syndrom des minimalen Hirnschadens ↑Dysfunktion, minimale zerebrale.

Syndrom des toxischen Schocks ↑TSS.

Syndrome, affektive: psych. Zustände, vordergründig mit Störungen der Affektivität. Abhängig vom Affektcharakter unterscheidet man das depressive u. das manische ↑Syndrom.

Syndrome, kutane paraneoplastische: werden unterteilt in obligate u. fakultative k. p. S. Obligate k. p. S.: Akanthosis nigricans maligna, Hypertrichosis lanuginosa et terminalis acquisita, Erythema gyratum serpens, paraneoplast. Akrokeratose (Bazex), Staphylodermia superficialis circinata (Glucagon-Syndrom). Fakultative k. p. S. (Hautveränderungen, die häufiger als andere, aber nicht obligat, mit malignen Neoplasien kombiniert sind): akquirierte Ichthyosen, vesikobullöse Dermatosen, Dermatomyositis, Erytheme, Pruritus; Begleitdermatosen.

Syndrome, neurokutane: Dysplasie von Ektodermabkömmlingen Haut u. ZNS einschl. der ektodermalen Augenabschnitte jeweils entspr. dem o. den Erstbeschreiber(n) benannt, z. B. ↑Recklinghausen-Krankheit.

Syndrome, paraneoplastische: bei bösartigen Gewächsen auftretende Veränderungen des Stoffwechsels u. innersekretor. Leistungen, die auch bei anderen Krankheiten auftreten u. deshalb für bösartige Gewächse nicht pathognomon. sind. P. S. äußern sich in: 1. Blutsenkungsbeschleunigung u. Leukozytose mit Linksverschiebung; 2. Thromboseneigung, Thrombophlebitis u. abakterieller Endokarditis; 3. endokrinen Störungen wie Cushing-Krankheit; 4. neurol. u. muskulären Veränderungen wie Myopathien, Neuropathien, rheumatoiden Beschwerden; 5. Hautveränderungen wie ↑Acanthosis nigricans. Rückbildung der p. S. nach Tumorentfernung; vermehrtes Auftreten bei Rezidiven u. Metastasen.

Syndrome, spondylogene: vertebrogenes Syndrom; Symptomenkomplex, u. a. bei ↑Spondylosis deformans, ↑Spondylarthrosis deformans u. ↑Osteochondrose sowie anderen degenerativen, entzündl. u. sonstigen Erkrankungen der Wirbelsäule mit Störungen von Statik u. Dynamik, in Form von Schmerzen als Lokal- u. Fernsymptome. Schmerzlokalisation im Bewegungsabschnitt, verbunden mit muskulären Verspannungen u. Einschränkung von Funktion u. Leistung. Fernsymptome: sensible, motor. u. vegetative Ausfallerscheinungen im Ausbreitungsgebiet der entsprechenden Spinalnerven. Nach der Lokalisation wird unterschieden zwischen zervikozephalem (Nacken-, Okzipitalgegend, Kopfschmerzen, Schwindel u. a.), zervikobrachialem (Schulter-Arm-Hand-Schmerz), thorakalem (Projektion in viszerale Organe, Interkostalmyalgie) u. lumbalem s. S. ↑Lumbalgie, ↑Ischialgie.

Syndrome, tubuläre: Tubulopathien; Krankheitsbilder aufgrund von Störungen der Funktion der Nierentubuli (oft kombiniert mit Veränderungen der Glomerulusfunktion u. der Nierendurchblutung). Neben renalen u. extrarenalen Ursachen werden die proximale u. distale tubuläre Insuffizienz unterschieden. Zu den proximalen Formen gehören z. B. die renale Glukosurie, Aminoazidurien u. Phosphatausscheidungsstörung, zu den distalen z. B. der renale Diabetes insipidus u. tubuläre Azidosen.

Syndrome, vertebrogene ↑Syndrome, spondylogene.

Syndrom, flokkulonoduläres: Syndrom des Kleinhirnunterwurms. Gleichgewichtsstörungen, Rumpfataxie, Fallneigung nach vorn u. hinten.

Syndrom, hämolytisches: bei gesteigertem Untergang von Erythrozyten ist bei ausreichender Kompensation der Erythrozytenproduktion eine Anämie nicht obligat, jedoch sind weitere Hämolysezeichen vorhanden. ↑Anämie, hämolytische, ↑Icterus haemolyticus.

Syndrom, hämolytisch-urämisches: *Abk* HUS; von Gasser u. Mitarbeitern 1955 erstmals mitgeteiltes Krankheitsbild, das den mikroangiopath.-hämolyt. Erkrankungen zuzuordnen ist, wobei sich das HUS vom Krankheitsbild der thrombotisch-thrombozytopenischen ↑Purpura (Moschkowitz) nur insofern unterscheidet, als es sich um eine Erkrankung des frühen Kindesalters handelt (1.–3. Lj.) u. das akute Nierenversagen im Vordergrund steht. Es erkranken Säuglinge, kleine Kinder sowie Frauen in der Schwangerschaft u. post partum. Es kommt dabei, meist in Verbindung mit Infekten (am häufigsten verotoxinbildende, enterohämorrhag. Escherichia-coli-Infektionen), zu einer hämolyt. Anämie u. zu einem raschen Nierenversagen mit Anurie. In der Niere finden sich Fibrinthromben in den glomerulären Arteriolen u. Kapillaren. Im peripheren Blutbild werden typischerweise fragmentierte Erythrozyten (Fragmentozyten, Schistozyten) gefunden. Bei den meisten Kindern heilt ein hämolyt. uräm. Syndrom ab, eine intermittierende Dialysetherapie ist häufig erforderl.

Syndrom, hepatogenitales: bei prim. Leberkarzinom wegen gonadotroper Aktivität der embryonalen Tumorstrukturen entstehende Pseudopubertas praecox.

Syndrom, hepatokardiales: durch Leber- o. Gallenwegserkrankungen auftretende Herz-Kreislauf-Störungen, Störungen der Erregungsrückbildung (EKG), Hypokaliämie, leichte Hypotonie, Pulsfrequenz erhöht. Obsolet.

Syndrom, hepatorenales: nicht obligate sek. Nierenfunktionsstörung im Verlauf versch. Lebererkrankungen bes. einer dekompensierten Leberzirrhose o. im Verlauf einer fulminanten Hepatitis. Abzutrennen sind Erkrankungen, bei denen Leber u. Niere gemeinsam durch ein- u. dieselbe Noxe getroffen werden (z. B. Tetrachlorkohlenstoffvergiftung, Knollenblätterpilzvergiftung, Infektionskrankheiten wie Leptospirosen u. Gelbfieber, Eklampsie). Die pathol. Veränderungen in der Niere sind sehr wechselnd u. sowohl an Tubuli als auch Glomeruli zu finden. Eine ausgeprägte renale Vasokonstriktion mit verminderter Perfusion ist pathophysiolog. bedeutsam. Es handelt sich um funktionelle, renale Veränderungen, die nach Besserung des Leberleidens bzw. nach Lebertransplantation vollständig rückbildungsfähig sind.

Syndrom, hepatozerebrales ↑Reye-Syndrom.

Syndrom, hyperkinetisches: hirnorgan. Störung mit Beeinträchtigung der Aufmerksamkeit u./o. des Sozialverhaltens, Mangel in der Wahrnehmung des Körper-Selbst u./o. der sozialen Situationen. Die Aktivitäten sind desorganisiert, mangelhaft reguliert u. überschießend. Eine Folge sind (meist unbeabsichtigte) Regelverletzungen. Therapieansätze: ↑Verhaltenstherapie, ↑Psychomotorik; auch medikamentös.

Syndrom, hyperkinetisch-hypotonisches ↑Bewegungsstörungen, extrapyramidale.

Syndrom, hyperosmolares ↑Toxikose.

Syndrom, hypokinetisch-hypertonisches ↑Bewegungsstörungen, extrapyramidale.

Syndrom, kardiokutanes ↑Lentigines, multiple.

Syndrom, katatones ⟨*gr*⟩ *n*: psychopatholog. Syndrom, gekennzeichnet vorwiegend durch Störungen der Psychomotorik. Katatoner ↑Stupor, Reaktionsunfähigkeit aus intrapsych. Gründen ohne jegl. Kontakt zur Umwelt (meist trotz äußerer Bewegungslosigkeit ein Zustand der Erregung), ↑Katalepsie, Nahrungsverweigerung weniger im Vordergrund. ↑Halluzinationen u. ↑Denkstörungen. Katatoner Erregungszustand mit schwerster psychomotor. Erregung (Bewegungssturm), die zum Erschöpfungstod führen kann. Der katatone Stupor kann plötzl. in den katatonen Erregungszustand umschlagen u. umgekehrt. Die psychomotor. Erscheinungen können Ausdruck einer Willens- o. Denkstörung sein; febrile Katatonie (perniziöse tödl. Katatonie) mit hohem Fieber u. anderen vegetativen Störungen. Vorkommen bei Schizophrenie (katatone Schizophrenie, auch andere Formen), häufiger bei affektiven, schizo-affektiven Psychosen, aber auch bei organ. Psychosen. (Enzephalitiden, Hirntumoren, Intoxikationen, metabol. Entgleisungen u. a.). Katatone Erregungszustände können lebensbedrohl. sein u. Intensivtherapie erfordern. Wichtige DD: neurolept. malignes Syndrom. Ther.: Abklärung mögl. somat. Grund- bzw. Begleiterkrankungen, intensive neurolept. Ther. in Kombination mit Benzodiazepinen. Bei febriler Katatonie o. Nonresponse: elektrokonvulsive ↑Therapie.

Syndrom, B-lymphoproliferatives: bei Kindern mit angeborenem ↑Immundefekt auftretende, rasch zum Tode führende Neoplasie, charakterisiert durch massive polyklonale Proliferation Epstein-Barr-Virus-transformierter Lymphoblasten der B-Zellreihe (↑Epstein-Barr-Virus). Nicht ident. mit ↑Burkitt-Lymphom.

Syndrom, mammorenales: gleichzeitiges Vorkommen von zyst. Nierenveränderungen u. Anomalien der Brustdrüsenentwicklung.

Syndrom, manisches: psychopatholog. Syndrom mit Antriebssteigerung, beschleunigtem Gedankengang bis zur Ideenflucht, ↑Größenideen, die wahnhafte Ausmaße erreichen können, u. oft gehobener, euphor. Stimmung (dysphor. Stimmung bei gereizter Manie). I. d. R. bestehen ausgeprägte Schlaf- u. Konzentrationsstörungen. Im Zuge einer sympt. Kritikminderung der Pat. kommt es häufig zu übereilten Entschlüssen, interpersonellen Konflikten o. unüberlegten finanziellen Entscheidungen, die in eine Eigengefährdung der Pat. münden können. Vorkommen: bei der manisch-depressiven ↑Krankheit, schizoaffektiven ↑Psychosen, z. T. auch bei ↑Schizophrenien u. symptomat. Psychosen. Ther.: Gabe hochpotenter Neuroleptika (z. B. Haloperidol) bei starker Erregung in Kombination mit niederpotenten Neuroleptika o. Benzodiazepinen. Sofern keine Kontraindikationen bestehen, wird bei m. S. i. R. man.-depressiver Erkrankungen o. schizoaffektiver Psychosen eine frühzeitige Lithiumeinstellung empfohlen. Engmaschige psychotherapeut. Betreuung (Krankheitsverarbeitung). M. S. führen i. d. R. zur Aufhebung der Geschäftsfähigkeit, so daß im man. Zustand getroffene Entscheidungen grundsätzl. anfechtbar sind. ↑Denkstörungen.

Syndrom, meningoeruptives: durch ECHO-Viren (Typ 4, 9, 16) hervorgerufene, im Sommer u. Frühherbst auftretende akute Infektionskrankheit. Klin. asept. Meningitis mit morbilliformem Exanthem, z. T. petechialen Blutungen.

Syndrom, metabolisches: Kombination von Fettsucht, Hyperlipoproteinämie, Hypertonie, Diabetes mellitus u. Gicht. Erhöhtes Auftreten von Fettleber, Cholelithiasis u. ischäm. Herz- u. Gefäßkrankheiten.

Syndrom, myelodysplastisches ⟨*gr*⟩ *n*: MDS; Bez. für Erkrankungen mit einer hämopoet. Insuffizienz einer o. mehrerer Zellinien, die oft in eine akute myelo. ↑Leukämie übergehen. Früher wurde die Evolution zur Leukämie betont, daher die frühere Bez. Präleukämie, jedoch hat das MDS durch Blutungen u. Infekte eine Letalität bis 60 %. 1982 Klassifizierung des MDS durch FAB Cooperativ Group (↑FAB-Klassifikation) in 5 Typen: 1. refraktäre Anämie (RA), 2. RA mit (> 15 %) ↑Sideroblasten (RAS), 3. RA mit Exzeß von 5–20 % Blasten (RAEB), 4. chronisches myelomonozytäres Syndrom (CMMS), auch chron. myelomonozyt. Leukämie, 5. RA mit Exzeß von Blasten in Transformation – ähnl. wie bei RAEB, aber zusätzl. 5 % Blasten im periph. Blut u. > 20–30 % Blasten im Knochenmark. Häufig ↑Auer-Körper. Einordnung in RA u. RAS ungenau, da chem.-tox. u. immuntox. Schädigungen ähnl. Bilder bewirken. Bei RAS Progn. günstig, RAEB u. RAEB in Transfusion ungünstig. Knochenmarkkultur u. gentechn. Untersuchungen zunehmend von diagn. Bedeutung. Progression zur Leukämie am ehesten mit der sukzessiven Aktivierung mehrerer ↑Onkogene, erklärbar. Intensive zytostat. Ther. wird kontrovers beurteilt.

Syndrom, nephrotisches: ätiol. uneinheitl. Nierenerkrankung mit einer Proteinurie über 3,5 g/24 h, Hypalbuminämie (unter 3,0 g/100 ml), Hyperlipidämie u. Ödemen. Ursächl. kommt zumeist eine Glomerulonephritis in Frage, insbes. sog. geringe glomeruläre Abnormitäten u. membranöse ↑Glomerulonephritis, aber auch membranoproliferative diffuse ↑Glomerulonephritis u. diffuse mesangioproliferative ↑Glomerulonephritis. Mögl. Ursachen sind auch ↑Amyloidose der Niere, ↑Nierenvenenthrombose, diabet. ↑Glomerulosklerose u. Schwermetallintoxikationen. Bei zumeist normalem Blutdruck u. normaler Nierenfunktion ist vorwiegend die Eiweißverlustsymptomatik mit nachfolgender Infektneigung von krit. Bedeutung. Wie die Ätiol. ist auch die Progn. unterschiedl.: sowohl Ausheilung als auch Übergang in die chron. Niereninsuffizienz sind mögl. Bei einer Spontanremissionsrate von annähernd 50 % ist der Therapieeffekt der Kortikosteroide schwer einzuschätzen; es steht jedoch fest, daß bei Ansprechen auf Steroide die Proteinurie schneller schwindet u. auch die Rezidivrate geringer ist. Die symptomat. Ther. umfaßt Diuretikagabe, ACE-Hemmer u. diätet. eine natriumarme Kost. Exogene Eiweißzufuhr steigert den renalen Proteinverlust.

Syndrom, neuroleptisches malignes: *Abk* NMS o. MNS; u. U. vital bedrohl. Komplikation unter neurolept. Ther. mit Akinese, Fieber u. vegetativen Störungen. Vorkommen: unter neurolept. Ther., mögl. auch unter Gabe anderer antidopaminerg wirksamer Substanzen (z. B. Metoclopramid). DD: malignes Dopa-Entzugssyndrom, febrile Katatonie. Im Ggs. zur febrilen Katatonie bestehen beim NMS i. d. R. keine Hinweise auf ein akut psychot. Erleben, insbes. kein Negativismus. Ther.: Absetzen aller antidopaminerg wirksamer Substanzen schon bei Verdacht auf ein NMS, sorgfältige somat. Abklärung. Empfohlen wird die Gabe antidopaminerg wirksamer Substanzen (nach Klärung der DD der subfebrilen Katatonie), mögl. ist auch der Einsatz von Benzodiazepinen von Dantamacrin. Sofern eine febrile Katatonie nicht sicher auszuschließen ist, kann eine elektrokonvulsive Ther. erwogen werden. Ist nach vollständigem Abklingen des NMS eine neurolept. Ther. indiziert ist, wird allg. der Einsatz atyp. Neuroleptika empfohlen.

Syndrom, neuroödematöses: nach banalen Infektionen bei Kleinkindern auftretende Schmerzen u. schlaffe Lähmungen bes. im Bereich der Hirnnerven u. des Beckengürtels verbunden mit einem allg. Ödem, vielfach tödl. endend. Ursache unbekannt.

Syndromographie ⟨*gr*⟩ *f*: Beschreibung von neu beobachteten, bis dahin noch nicht beschriebenen Syndromen. Jährl. mind. 400–600 neue Syndrome.

Syndrom, okuloaurikuläres: Goldenhar-Syndrom; Variante der okuloaurikulovertebralen ↑Dysplasie.

Syndrom, okulodentodigitales: Schwickerath-Weyers-Syndrom; ektodermale Dysplasie. Charakterisiert durch Mikrophthalmie, Pseudohypertelorismus, Veränderungen der Physiognomie, Hypotrichose, Anomalien des Zahnschmelzes, Syndaktylie, Kamptodaktylie. Autosomal dominanter Erbgang.

Syndrom, okulokutanes: Kombination von akuter Konjunktivitis, Entzündungen der Schleimhäute u. Hautexanthemen. Von versch. Autoren als isoliertes Syndrom dargestellt, z. B. Fuchs-Syndrom, Fiessinger-Rendu-Syndrom.

Syndrom, okulootovertebrales: Fehlbildungskomplex im okuloaurikulären, -vertebralen u. otovertebralen Bereich.

Syndrom, okulopupilläres ↑Horner-Syndrom.

Syndrom, okulosaliväres: Kombination von Veränderungen der Speichel- u. Tränendrüsen, z. B. Sjögren-Syndrom, Mikulicz-Syndrom, Mumps.

Syndrom, okulozerebrorenales ↑Lowe-Syndrom.

Syndrom, olfaktogenitales ↑Kallmann-Syndrom.

Syndrom, oroakrales: Fehlbildungskomplex von Mundhöhle u. Extremitäten. Adhäsionsstränge zwischen Ober- u. Unterkiefer, Verwachsung der Zunge mit der Maxilla, Spaltgaumen, Mikrognathie, Peromelien, Syndaktylien. Fakultativ: geistige Retardierung, Hirnnervenlähmungen, Oligodontie. Enge Beziehungen zu ↑Hanhart-Syndrom u. ↑Ankyloglossum-superius-Syndroms.

Syndrom, orodigitofaziales ↑Dysplasia linguofacialis.

Syndrom, orofaziodigitales: **1.** OFD(I)-Syndrom, Papillon-Léage-Psaume-Syndrom; X-chromosomal dominanter, nur beim weibl. Geschlecht vorkommender Fehlbildungskomplex. Letalität im männl. Geschlecht; Hyperplasie der Frenulae, Pseudospalte der Oberlippe, Ankyloglosson, Zungenlappung, Hypertelorismus, Zahnstellungsanomalien, Haarwuchsstörungen; Syn- u. Polydaktylien. Intelligenzdefekte. Häufig Tod im frühen Kindesalter. Genort: Xq21.1. **2.** OFD(II)-Syndrom, Mohr-Syndrom; autosomal rezessiver Erbgang. Fehlbildungskomplex mit ähnl. Merkmalen wie bei OFD I. Abb.

Syndrom, orthostatisches: orthostat. Symptomenkomplex infolge vegetativer Kreislaufdysregulation. Meist bei Personen mit konstitutionellen Besonderheiten (Bindegewebeschwäche) u. nach schnellem Wachstum auftretend; nach längerem Stehen krisenartiger Blutdruckabfall; kurzdauernde Kollaps- u. Ohnmachtsanfälle; Steh-EKG; Verschiebung zum Rechtstyp, muldenförmige Senkung der ST-Strecke, Abflachung der T-Zacken (können neg. werden), Frequenzsteigerung, Betonung von P_2 u. P_3; Beschwerden u. Erscheinungen wie Herz- u. Seitenstiche, Beklemmungsgefühl verschwinden in horizontaler Lage.

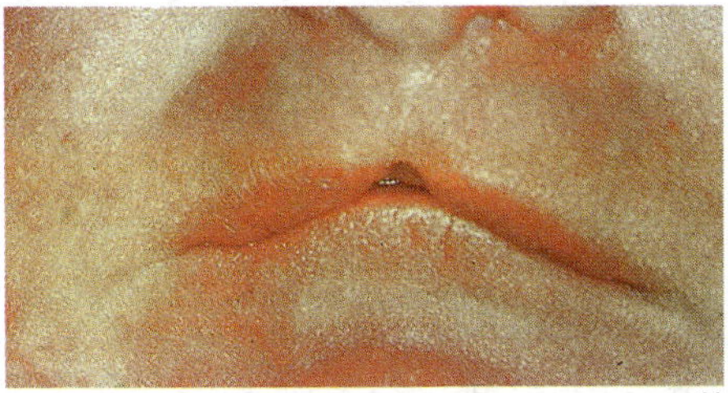

28

Orofaziodigitales Syndrom. Pseudospalte

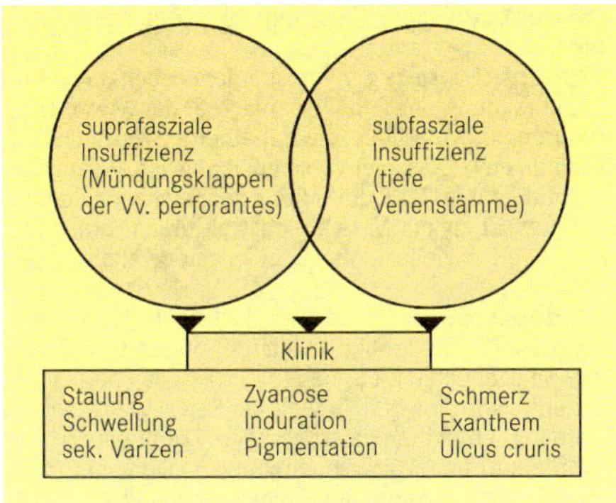

Postthrombotisches Syndrom.
Klinik der chronisch-venösen Insuffizienz

Syndrom, otookulorenales ↑Alport-Syndrom.

Syndrom, otopalatodigitales: Innenohrschwerhörigkeit, Ohrmuschelanomalien, hoher Gaumen, Zahnanomalien, Makrozephalie, Hypertelorismus u. Fingerfehlbildungen. X-chromosomaler Erbgang, leichtere Sympt. beim weibl. Geschlecht. Genort: Xq28.

Syndrom, otosinobronchiales: vielfach mit Antikörpermangel verbundene rezidivierende katarrhal. Entzündung der oberen Luftwege, Sinusitis, Otitis media u. Bronchopneumonie.

Syndrom, pallidostriäres ↑Bewegungsstörungen, extrapyramidale.

Syndrom, paranoides: psych. Zustandsbilder mit vordergründig wahnhaften Gedanken, bes. bei ↑Schizophrenien.

Syndrom, phrenikopylorisches ⟨*gr*⟩ ↑Roviralta-Syndrom.

Syndrom, postdysenterisches: veraltete Bez. für gastrointestinale Beschwerden, die auf eine vorangegangene „Dysenterie" zurückgeführt wurden.

Syndrom, postkommotionelles: bei protrahierter Rückbildung einer ↑Commotio cerebri anhaltende Kopfschmerzen, Schwindel, Konzentrationsschwäche u. a.

Syndrom, postphlebitisches: Ödembildung als Folgezustand einer Thrombophlebitis mit Ödem, Induration des Unterhautzellgewebes, Schmerzen bei längerem Stehen, ↑Ulcus cruris. Hauptlokalisation: Unterschenkel.

Syndrom, postthrombotisches: postthrombophlebit. Syndrom; chron. Veneninsuffizienz nach thrombot. Verlegung tiefer Venen mit Ödem, Varizen, Dermatitis, Pigmentation, Zellulitis (Schmerz), Ulcera. Abb.

Syndrom, prämenstruelles: wiederkehrendes Auftreten von Kopfschmerzen, Stauungszuständen, psych. Verstimmungen, Mastodynie bzw. Verschlimmerung bestehender Krankheiten wie Migräne, Epilepsie, gastrointestinale Störungen in den letzten Tagen vor Eintritt der Menstruationsblutung. Pathogenese wird in hormonaler u. neurovegetativer Dysfunktion gesehen. Behandlung mit ↑Ovulationshemmern mögl.

Syndrom, präsuizidales: Symptomkonstellation, die häufig einem Suizid vorausgeht mit Einengung des Denkens auf Suizidgedanken, Aggressionshemmung (nach außen) u. Autoaggression, Suizidphantasien u. -planungen. Ther.: Ansprechen der Suizidgefährdung (wird von Pat. oft als Entlastung empfunden); Abklärung prädisponierender Faktoren, insbes. psychiatr. Erkrankungen, ggf. stationäre Behandlung. ↑Suizid.

Syndrom, pseudoneurasthenisches ↑Neurasthenie.

Syndrom, psychoorganisches ↑Psychosyndrom, organisches.

Syndrom, pulmorenales: Nierenversagen u. interstitielle Lungeninfiltrate (mit u. ohne Hämoptysen) bei versch. Autoimmunerkrankungen, z. B. Wegener-Granulomatose, Churg-Strauss-Syndrom, ↑Goodpasture-Syndrom.

Syndrom, salivosudoripares: infolge entzündl. o. traumat. Schädigung der Nervi auriculotemporalis, auriculus magnus u. facialis auftretende Störung der Innervation des Gesichts mit plötzl. Erröten, Hyperhidrose, Schmerzen, z. T. durch Essen ausgelöst.

Syndrom, sinupulmonales: Sinobronchitis, Rhinobronchitis, deszendierende Bronchitis; gleichzeitige bakterielle o. allerg. Entzündung der Schleimhaut der Nasennebenhöhlen u. der Bronchien. Das s. S. kommt bes. im Kindesalter vor, im Erwachsenenalter oft in Form des infektallerg. Asthma bronchiale.

Syndrom, surdokardiales: Kombination von Taubheit (Surditas) u. schweren Herzrhythmusstörungen. Autosomal dominanter Erbgang. ↑Jervell-Lange-Nielsen-Syndrom: angeborene Taubheit mit synkopalen Anfällen (im EKG QT-Verlängerung, T-Deformierung). Dem Formenkreis werden auch zugerechnet: ↑Romano-Ward-Syndrom (keine Taubheit, Anfälle mit Kammerflimmern, im EKG QT-Verlängerung), ↑Extrasystolen (Anfälle mit Kammerflimmern ohne QT-Verlängerung u. ohne Taubheit).

Syndrom, trophostatisches klimakterisches: in der Postmenopause auftretende Adipositas durch Rückbildung des Stützgewebes, Hängebauch. Stat. Beschwerden infolge Hyperlordose, Hyperkyphose, Spondylose, Osteoporose, Spondylolisthesis, Kontraktur der Rückenmuskeln.

Syndrom, urethrokonjunktivosynoviales ↑Reiter-Krankheit.

Syndrom, vestibuläres: Symptomenkomplex bei Störungen des Vestibularapparats mit Drehschwindel, Nystagmus, Fallneigung, außerdem Dauerschwindel, Spontan- u. Lagenystagmus, nur z. T. Hörstörungen. ↑Gleichgewichtsorgan.

Synechie ⟨*gr*⟩ *f*: fibröse Verbindung von zwei an sich getrennten Gewebeschichten. In der Ophth. Verwachsung der Iris. 1. Vordere S.: Verwachsung der Iris mit der Hornhaut, ↑Leucoma adhaerens. 2. Hintere S.:

Verwachsung der Iris mit der Linse (o. mit Nachstar o. Glaskörper).

Synechiotom ⟨*gr*⟩ *n*: Instrument zur Lösung von Synechien, sichelförmig gestaltet, von Axenfeld entwickelt.

Synechiotomie ⟨*gr*⟩ *f*: Durchtrennung von Synechien mit einem Synechiotom.

Synemin: mit ↑Intermediärfilamenten assoziiertes Protein. Kommt insbes. in Desmin- u. Vimentinfilamenten der Muskelzellen, Erythrozyten u. Zellen der Augenlinse vor.

Synephrin: 1-(4-Hydroxyphenyl)-2-methylaminoethanol; ein ↑Alphasympathomimetikum.

Syneresis ⟨*gr*⟩ *f*: Kolloidentmischung des Glaskörpers mit höhlenförmiger Verflüssigung.

Synergetik ⟨*gr*⟩ *f*: Wissenschaft vom geordneten, selbstorganisierten, kollektiven Verhalten (Haken).

Synergie ⟨*gr*⟩ *f*: Zusammenarbeit, Zusammenwirken.

Synergismus ⟨*gr*⟩ *m*: gleichsinnige Wirksamkeit (Ggs.: ↑Antagonismus). Man findet synergist. Wirkungen auf allen Ebenen der biol. Organisation, z. B. bei Hormonen o. zwischen Hormonen u. anderen Substanzen, etwa ↑Parathormon u. ↑Vitamin D. Auf synergist. u. antagonist. Prinzipien beruht die Regulation der Lebensvorgänge. S. auch bei bedingt o. obligat pathogenen Mikroorganismen, z. B. Borrelien u. Fusobakterien (↑Fusospirochätose bei ↑Angina Plaut-Vincenti).

Synexin: in vielen Zelltypen gefundenes, kalziumbindendes Protein, das die Aggregation u. Fusion von chromaffinen Granula induziert u. wahrscheinl. an allen Exocytosisprozessen beteiligt ist.

Syngamie: Verschmelzung von weibl. u. männl. Keimzelle.

syngen ⟨*gr*⟩ *Adj*: Beziehung zwischen zwei Individuen (z. B. Spender u. Empfänger), ident. Gene aufweisend (verwandtschaftl.). Als Modell gelten eineiige Zwillinge, im Tiermodell Inzuchtlinien. S. Transplantate (Synotransplantate) wachsen immun. komplikationslos an. Besonderheit: Wirkung von ↑HY-Antigenen, ↑Eichwald-Silmser-Phänomen. Terminus der ↑Transplantationsnomenklatur.

Synhibin: kalziumbindendes Membranprotein, das die durch ↑Synexin induzierte Aggregation u. Fusion chromaffiner Granula hemmt.

Synkarpie ⟨*gr*⟩ *f*: Handwurzelsynostosen; angeborene, synostot. Blockbildung aus 2, seltener 3 Handwurzelknochen durch Agenesie interkarpaler Gelenke. Meist Lunatum-Triquetrum-Synostose. Häufig mit Strahlendefekten der Hand kombiniert.

Synkaryon ⟨*gr*⟩ *n*: der durch Verschmelzung von zwei haploiden Kernen entstandene Zellkern der ↑Eukaryonten.

Synkarzinogenese ⟨*gr*⟩ *f*: nach K. H. Bauer das Zusammenwirken zweier o. mehrerer Faktoren bei der Krebsentstehung, z. B. Teer u. UV-Strahlen.

Synkarzinolyse: nach K. H. Bauer das Zusammenwirken mehrerer das Krebswachstum einschränkender Hemmungs- bzw. Heilfaktoren.

Synkinese ⟨*gr*⟩ *f*: Mitbewegung, z. B. ↑Bell-Phänomen, Akkommodation bei Konvergenzbewegung der Augen.

Synklitismus ⟨*gr*⟩ *m*: Zusammenfallen der Achse des fetalen Schädels mit der Achse des Geburtskanals bei Durchtritt durch die Beckenenge bei quer verlaufender Pfeilnaht. Ggs. ↑Asynklitismus.

Synkopalsyndrom, zervikales: plötzl. auftretende Bewußtlosigkeit in Verbindung mit einer best. Kopfhaltung o. Kopfbewegung. Bei degenerativen Veränderungen an der Halswirbelsäule wird durch Abklemmen einer A. vertebralis eine akute Durchblutungsnot im Versorgungsbereich der A. basalis hervorgerufen.

Synkope ⟨*gr*⟩ *f*: plötzl. kurzzeitige Bewußtseinsstörung kardialer, zerebraler u. kreislaufbedingter Genese. ↑Sturzkrankheit.

Synkope, okulovagale ↑Bulbusdruckversuch.

synogen ⟨*gr*⟩ *Adj*: isolog; ↑Transplantationsnomenklatur.

Synophrys ⟨*gr*⟩ *f*: Zusammenwachsen der Augenbrauen.

Synophthalmus ⟨*gr*⟩ *m*: mit dem Leben unvereinbare Fehlbildung der Großhirnanlage u. der Mesodermstrukturen der Mittellinie, die mit einer teilweisen (S.) o. vollständigen (↑Zyklopie) Verschmelzung der Augenanlagen einhergeht. Es fehlt die Teilung des Telenzephalons u. eine Entwicklung der Mittellinienstrukturen (Corpus callosum, Septum pellucidum, Lobi olfactori, Neurohypophyse).

Synoptometer ⟨*gr*⟩ *n*: Weiterentwicklung des ↑Synoptophor. Die großen Okularöffnungen sind durch kleine Spiegel ersetzt, auf denen der Pat. das projizierte Bild sieht. Es ist von der Umwelt der Spiegel umgeben u. wird so in sie hineinprojiziert gesehen. Damit nähert sich die Untersuchung Alltagsbedingungen. Durch größere Schwenk- u. Kippbarkeit der Projektoren sind Lähmungserscheinungen besser erfaßbar.

Synoptophor: Gerät zur Haploskopie, das den Augen zwei Bilder im Fernpunkt darbieten kann. Jeder Bildhalter kann geschwenkt u. gedreht werden. Die beiden Bilder können gleichzeitig u. abwechselnd beleuchtet werden. Es sind folgende Untersuchungen mögl.: Messung des objektiven u. subjektiven Schielwinkels, Untersuchung der Netzhautkorrespondenz, der Fusion, der Stereopsis, Messung der Vergenzamplitude. Ferner sind Übungen mögl.: zur Überwindung von Hemmungen, zur Vergrößerung der Vergenzamplitude (z. B. Konvergenzbreite). Es können zusätzl. die ↑Nachbilder nach Bielschowsky geprüft werden u. Untersuchungen mit dem ↑Haidinger-Büschel vorgenommen werden. ↑Orthoptik.

Synorchidie ⟨*gr*⟩ *f*: angeborene Verschmelzung beider Hoden.

Synostose ⟨*gr*⟩ *f*: Synostosis; knöcherne Vereinigung getrennt angelegter Knochen. 1. Normogenese: gesetzmäßige Änderung einer Knochenverbindung (bindegewebig präformierte Schädelnähte, Juncturae fibrosae, gehen postnatal in Synostosen über; knorpelig verbundene Beckenknochen, Juncturae cartilagineae, synostosieren). 2. Vorzeitige Verknöcherung von Skeletteilen (Epiphysenfugen: Minderwuchs; Schädelnähte: Turmschädelkomplex, ↑Akrozephalie: die sich daraus ergebenden Schädelformen werden benannt: ↑Plagiozephalie, ↑Oxyzephalie, ↑Klinozephalie, ↑Skaphozephalie, ↑Sphenozephalie, ↑Pachyzephalie, ↑Trochozephalie, ↑Platyzephalie, ↑Turmschädel). 3. Erworbene Formen nach gelenkknorpelzerstörenden Erkrankungen. 4. Abnorme Verbindung zweier Knochen nach Fraktur. S. sind Bestandteil zahlreicher Fehlbildungssyndrome. ↑Synarthrose.

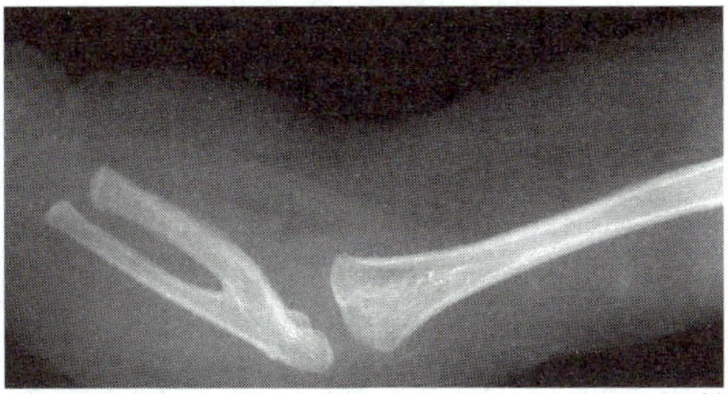
36

Synostosis radioulnaris congenita

Synostose, tibiofibulare ↑Synostosis tibiofibularis congenita.

Synostosis ↑Synostose.

Synostosis radioulnaris congenita: angeborene, relativ häufig vorkommende knöcherne Verbindung von Radius u. Ulna im proximalen Drittel. Die Hand steht, in Pronationsstellung. Häufiger beim männl. Geschlecht u. doppelseitig. Dominanter Erbgang. Tritt isoliert o. in Kombination mit Radius- o. Tibiadefekten, mit Oligodaktylien o. Daumenfehlbildungen auf. Sympt. beim ↑Apert-Syndrom u. beim ↑Nievergelt-Syndrom. Abb.

Synostosis tibiofibularis congenita: angeborene, knöcherne Vereinigung von Tibia u. Fibula im proximalen Abschnitt. Kann als selbständiges Erbmerkmal o. in Kombination mit anderen Fehlbildungen auftreten.

Synotie ⟨*gr*⟩ *f*: angeborene, partielle (getrennte äußere Gehörgänge) o. totale Verschmelzung beider äußerer Ohren in der Mittellinie unter dem Oberkiefer. Zunge, Zungenbein u. Mandibula fehlen (↑Agnathie). Beide Ossa temporalia liegen horizontal u. verschmelzen miteinander. S. ist extremer Grad der Otozephaliereihe, die mit einer Größenreduktion der Mandibula (↑Mikrogenie) u. ↑Ohrtiefstand beginnt. In Kombination mit Formen aus der Zyklopiereihe: otozephale Zyklopie. ↑Otozephalie, ↑Zyklopie.

Synotransplantat ⟨*gr + lat*⟩ *n*: von einem syngenen Spender stammendes Transplantat. Als syngen gelten eineiige Zwillinge, im Tierexperiment Inzuchtlinien.

Synovia ⟨*gr*⟩ *f*: von Paracelsus geprägter Begriff für den Ernährungssaft der Organe; jetzt nur noch für die von der ↑Membrana synovialis abgesonderte Flüssigkeit (Gelenkschmiere) gebraucht. ↑Articulatio synovialis.

Synovialanalyse: komplexe labormäßige Untersuchung der Synovia (Gelenkflüssigkeit) i. R. der DD. Umfaßt physikal. Parameter (Farbe, Trübung, Viskosität), zelluläre Bestandteile (Synovialiszellen, Leukozyten, Tumorzellen, andere Zellen), biochem. Untersuchungen (Gehalt an Protein, Enzymen, Glykosaminoglykanen, antinukleären Faktoren), Kristallanalyse. Einteilung der Befunde in nichtentzündl., abakteriell entzündl. u. bakteriell entzündl.

Synovialektomie: Synovektomie; operative Entfernung der ↑Membrana synovialis (Synovialmembran). Entscheidende symptomat.-ther. (auch bedingt präventive) Maßnahme insbes. bei ↑Rheumatoidarthritis. Beseitigung des entzündl.-proliferierenden Synovialgewebes bewirkt u. a. Entspannung der Gelenkkapsel (Schmerzlinderung), Vermeidung o. Verzögerung von Deformierungen infolge Kapselüberdehnung o. -schrumpfung, trägt durch Entfernung des aggressiven ↑Pannus zur Erhaltung von Knorpel u. Knochen bei bzw. verzögert dessen zerstörer. Tendenzen. Wird insbes. in den Knie-, Hand-, Fingergrund- u. -Mittelgelenken vorgenommen. Im Bereich der Hände als Tendosynovialektomie durchgeführt, unter Entfernung der Sehnenscheiden der Fingerstrecker (insbes. bei bereits erfolgter o. drohender Ruptur der Sehne bei Kompression durch Tendosynovialitis).

Synovialflüssigkeit: aus dem Ultrafiltrat des Blutplasmas u. einem mukopolysaccharidhaltigen Sekret der Zellen der Synovialmembran bestehende Flüssigkeit. Isoton zum Blutplasma; unter ihren Eiweißbestandteilen findet man Albumin, Coeruloplasmin, Immunglobuline u. zahlreiche Enzyme. ↑Synovia.

Synovialhaut: Synovialis; ↑Stratum synoviale.

Synovialis *f*: Kurzw. für ↑Membrana synovialis. ↑Articulatio synovialis.

Synovialisbiopsie: Entnahme von Synovialis zur histol. Untersuchung. Blind- o. gezielte Biopsie. Bessere Aussagen mit gezielter Biopsie. Vorgehen chir. (Arthrotomie) o. mittels ↑Arthroskopie.

Synovialitis: Entzündung der Synovialis.

Synovialitis, rheumatoide: Entzündung der ↑Membrana synovialis (Synovialmembran) bei der ↑Rheumatoidarthritis. Aktivität u. Ausmaß bestimmend für klin. Verlauf u. Progn. Beginnend mit polypöser Wucherung der Synovia mit Fibrinexsudation, Proliferation von synovialen Intima- u. Bindegewebezellen. Auftreten histiozytärer Riesenzellen sowie diffuse u. follikelartige Infiltration der Synovia mit immunkompetenten Lymphozyten u. Plasmazellen, in bes. aktiven Phasen fibrinoide ↑Nekrosen. Immunhistochem. Nachweis von Antikörperproduktion u. Ablagerung von Immunkomplexen. In der Spätphase kommt es zur Auflösung der Knorpelgrundsubstanz (durch Beeinträchtigung des Knorpelstoffwechsels) u. nach mesenchymoider Transformation des Synovialgewebes in ein destruierendes Granulationsgewebe, den ↑Pannus, zur Zerstörung des gelenknahen Knochens, schließl. zur Verödung des Gelenkspalts u. zu einer bindegewebigen, dann knöchernen Ankylose.

Synovialitis, villonoduläre: Arthritis villonodularis pigmentosa, pigmentierte villonoduläre Synovialitis; proliferative Erkrankung der Gelenkkapselinnenhaut, vorwiegend beim weibl. Geschlecht mittleren Lebensalters. Prädilektionen: Knie- u. Hüftgelenke. Klin. Schwellung u. Gelenkerguß, Spontan- u. Dauerschmerz, Überwärmung, röntg. unscharfe Gelenkkonturen, z. T. mit Knochenzerstörung. Histol. Vergrößerung der Zotten, Deckzell- u. Fibroblastenproliferationen oft tumorartig, Pseudoxanthomzellherde, Hämosiderophagen, Riesenzellen, Lymphozyten, Plasmazellen. Ätiol. unbekannt, selbst beim Eindringen in Knochen keine Malignität, jedoch Rezidive bei unvollständiger Entfernung der veränderten Synovialis.

Synovialom: aus der ↑Membrana synovialis hervorgehender seltener Tumor; Vorkommen bes. am Knie-, Fuß- u. Ellenbogengelenk; histol. von großer Variationsbreite. Das S. steht an der Grenze der Gutartigkeit, d. h., es kann sich auch wie ein bösartiger Tumor verhalten.

Synovialzotten ↑Villi synoviales.

Synovialzyste: Ausstülpungen („Hernien") der Gelenkkapsel u. der ↑Membrana synovialis bei erhöhtem Gelenkinnendruck; histol. uneinheitl. Am häufigsten im Bereich des Kniegelenks (Poplitealzysten, auch in Form der ↑Baker-Zyste), bei ↑Rheumatoidarthritis in vielen anderen Gelenken.

S

Synoviorthese: Alternative zur Synovialektomie. Versuch, die rheumatoide ↑Synovialitis, insbes. die ↑Rheumatoidarthritis durch intraartikuläre Injektionen best. Substanzen zu beeinflussen: Osmiumsäure (-tetroxid), Zytostatika (insbes. Zyklophosphamid), Radioisotope (Yttrium 90, Rhenium 186, Erbium 169, Aurum 198), vereinzelt auch mit Varicocid. Kortisonoide gehören auch bei intraartikulärer Anwendung nur bedingt zu dieser Behandlungsmethode.

Synovitis: Entzündung der Synovialmembran, oft verbunden mit vermehrter Synoviaabsonderung, ↑Gelenkerguß. ↑Synovialitis.

Syntarsie ⟨*gr*⟩ *f*: Fußwurzelsynostosen. Angeborene Blockbildung aus 2, seltener 3 Fußwurzelknochen durch Agenesie intertarsaler Gelenke. Meist Kalkaneus-Navikulare-Synostose (spast. Plattfuß).

Synteratogenese ⟨*gr*⟩ *f*: Zusammenwirken von mehreren Faktoren, die gemeinsam eine teratogene Reaktion mit dem Ergebnis einer Fehlbildung einleiten. Jeder Faktor für sich löst keine Dysontogenese aus. Der eine Faktor kann ein Mangel sein, der andere ein Überschuß (Vitaminmangel + Hormongaben, Lebererkrankung + best. Arzneimittel, Alter der Schwangeren + Röntgenstrahlen). Auch Potenzierung von 2 Pharmaka muß in Betracht gezogen werden. Grundlage ist stets der genet. Hintergrund, der Penetranz u. Expressivität bestimmt. Weitgehend unerforschtes Gebiet der kausalen Teratologie. S. entspricht in der Onkologie dem Begriff Synkarzinogenese.

Synthasen: Enzyme, die in einer Reaktion zwei Moleküle miteinander verknüpfen, bei der in Umkehr der Reaktion von Lyasen das Gleichgewicht auf der Seite der Synthese liegt.

Synthese ⟨*gr*⟩ *f*: 1. Wissenschaftl. Methode zur Erfassung u. Beschreibung des Zusammenwirkens aller wesentl. Faktoren u. Bedingungen eines Prozesses. 2. Zusammenfügen. Chem. o. chir., z. B. S. der Knochen.

Synthetasen ↑Ligasen.

Synthymie ⟨*gr*⟩ *f*: Übereinstimmung aller Gefühle i. S. einer allg. seel. Harmonie.

synton ⟨*gr*⟩ *Adj*: ausgeglichene gleichbleibende mittlere Temperamentslage. Der s. Mensch ist von warmem u. bewegl. Gemüt, er schwingt innerl. mit seiner Umgebung mit.

Syntropie ⟨*gr*⟩ *f*: das Zusammentreffen zweier Krankheiten in einer Häufigkeit, die die statist. Wahrscheinlichkeit übertrifft.

Synzyme: synthet. Enzyme. Künstl. synthetisierte Polymere mit katalyt. (meist hydrolyt.) Aktivität. S. sind als synthet. Enzyme (Enzymanaloga) anzusehen, das aktive Zentrum von Enzymen wird dabei durch reaktive Gruppen (z. B. Carboxylgruppen, Imidazolreste) imitiert.

Synzytienbildung, virusbedingte: durch Viren induziertes Verschmelzen des ↑Zytoplasmas zu Synzytien mit Bildung mehrkerniger ↑Riesenzellen (z. B. als zytopath. Effekt) infolge Zellfusion bzw. Störung der Zellteilung. ↑Synzytium.

Synzytiotrophoblastzelle: mehrkernige Riesenzellen mit zentral gelegenen ovalen Kernen. Zellen der Oberflächenschicht der fetalen Zotten der Plazenta. Als sog. choriale Wanderzellen z. T. bis in Myometrium vordringend.

Synzytium ⟨*gr*⟩ *n*: Zellverband mit zytoplasmat. Kontakt der Einzelzellen, z. T. ohne Zellgrenzen. Im menschl. Organismus nur als Synzytiotrophoblast in der Plazenta vorkommend.

Syphilid ⟨*gr*⟩ *n*: wissenschaftl. unbegründete, aber noch häufig benutzte Bez. für Hautausschläge im II. Stadium der Syphilis.

Syphilid, erosives: papulöse Syphilis; 1. in Form von runden, roten Erosionen, 2. Schleimhautplaques, auch als Condylomata lata bezeichnet.

Syphilidologie ⟨*gr*⟩ *f*: Lehre von der Syphilis.

Syphilis *f*: Lues venerea, harter Schanker; sehr gefährl. ↑Geschlechtskrankheit. Chron. verlaufende Infektionskrankheit. Der Name der S. geht auf Girolamo Fracastoro zurück, einen Veroneser Arzt, der in einem 1530 veröffentlichten Lehrgedicht den Hirten Syphilis wegen Gotteslästerung an der neuen Seuche erkranken läßt. Erreger ist ↑Treponema pallidum. Serum- u. Liquordiagnostik: Komplement-Bindungsreaktion (Wassermann-Reaktion), ↑Treponema-pallidum-Hämagglutinationstest (TPHA-Test), Flockungs-, Trübungs- u. Ballungsreaktion (nach Kahn, Meinicke, Sacks-Witebski u. a.), Trockenblutreaktion (nach Chédiak, Koda Guo, Hämel), ↑Treponema-pallidum-Immobilisationstest (nach Nelson u. Mayer), Schwund u. Haftphänomen (nach Nelson). Übertragung meist durch Geschlechtsverkehr, selten extragenital. Man trennt erworbene S. (S. acquisita) von der S. connata (falsch congenita), der angeborenen S., ab. Bei der **erworbenen S.** unterscheidet man drei Stadien: 1. S. I (Primärstadium): drei Wochen nach Infektion entsteht an der Infektionsstelle ein sog. Primäraffekt (PA). Beginn mit einem harten Knötchen, das an Größe zunimmt (Initialsklerose) u. bald erodiert (Ulcus durum, harter Schanker). Meist rund o. oval, Rand nicht unterminiert, glatter glänzender Grund, dieser sondert Flüssigkeit (Reizserum) ab. Meist nur einzelne PA, seltener sind multiple PA. Sitz: Genitale, Glans, Sulcus coronarius, Praeputium, Urethra, Skrotum, Vulva, Portio, Labien, Zervikalkanal; extragenital: Lippen, Tonsillen, Zunge, Mamillen u. an jeder anderen Körperstelle. Abb.

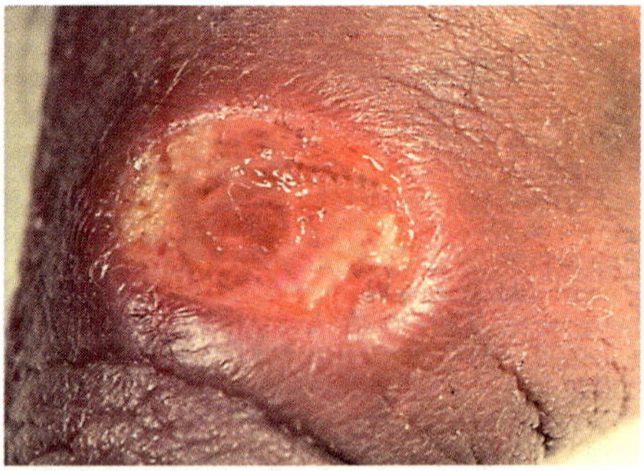

13

Syphilis. Primäraffekt am Penis

Oft ist der PA von Ödem, meist von regionärer Lymphknotenschwellung begleitet. Derbe, schmerzlose, abgrenzbare, verschiebl. bis pflaumengroße Knoten, oft noch Lymphstrang tastbar, PA mit der Lymphknotenschwellung wird als Primärkomplex bezeichnet. 2. S. II (Sekundärstadium): 5–8 Wochen nach dem PA kommt es zu Allgemeinerscheinungen an der Haut u. Schleimhaut. Der Stamm wird zunächst von einem gleichmäßigen Exanthem (makulös, papulös, pustulös) befallen (↑Roseola syphilitica). Keine Narben bei Abheilung; nässende

Syphilis: Seroreaktionen u. Antikörper

Test	Antigen	Antikörper
Cardiolipin-KBR VDRL-Test	Cardiolipin	Antilipid-Antikörper, Reagine
TPI-Test (Nelson-Test)	lebende Treponemata pallida	spezif. Antikörper, Immobilisine
TPHA-Test, FTA-Abs-Test	Antigenfragmente bzw. Suspensionen abgetöteter Treponemata pallida	spezif. Antikörper gegen Treponemata pallidum
IgM-FTA-ABS-Test, 19-S-IgM-FTA-Abs-Test	abgetötete Treponemata pallida	IgM-Antikörper gegen Treponema pallidum

Papeln am Genitale, Damm, After, an Hautfalten (Zehenzwischenräume, Achselhöhlen) treten als Condylomata lata (breite Kondylome) auf. Darin sind die Treponemen leicht nachweisbar. Haarausfall. An den Schleimhäuten die sog. Plaques muqueuses in den ersten sechs Wochen nach der Infektion sind die serol. Reaktionen meist noch nicht pos. Während des 2. Stadiums können auch Erkrankungen der inneren Organe u. des Nervensystems vorkommen. 3. S. III (Tertiärstadium): setzt nach 2–5 o. mehr Jahren (dazwischen latenter Verlauf, S. latens, ohne sichtbare Erscheinungen) ein. Es herrschen zerstörende Prozesse vor (Syphilome). Zwei Formen: a) tubero-serpiginoulzeröses Syphilom, b) das Gumma, Gumma syphiliticum, das sowohl an der Haut als auch an den Organen vorkommt. Erscheinungsbild: scharf abgrenzbare Knoten, feste Konsistenz o. weich, die einschmelzen u. Geschwüre bilden. Scharfer Rand, unterminiert, Grund speckig. Lokalisation bes. an den Unterschenkeln. Organsyphilis kommt bes. an Knochen, Gelenken, Kreislauforganen, Nieren, Leber u. am Nervensystem (↑Neurolues) vor. Die S. des ZNS wird auch als S. Stadium IV. o. (fälschl.) Meta- o. Parasyphilis bezeichnet. **S. connata**: angeborene S.; selten geworden. Die Ansteckung erfolgt durch den Plazentakreislauf am Ende der ersten Schwangerschaftshälfte (5. Monat). Ohne syphilit. Mutter kein konnatal syphilit. Kind. Deshalb Untersuchung jeder Schwangeren auf S. Der S. eigentüml. ist das Ausstoßen toter, oft mazerierter Früchte in der 2. Hälfte der Schwangerschaft. Die geborenen konnatal syphilit. Kinder können Haut-, Schleimhaut- u./o. Knochensymptome sowie Befunde an den inneren Organen zeigen. Die Plazenta ist schwerer als normal. An der Epiphysengrenze erfolgt erste Ansiedlung der Treponemen beim Fetus (↑Osteochondritis syphilitica). Das kann zu Epiphysenlösungen u. Spontanfrakturen führen. Weiter treten sog. ↑Parrot-Lähmungen o. Pseudoparalysen auf, bei denen eine Extremität wie gelähmt erscheint. Zeichen der S. connata: Blässe, greisenhaftes Aussehen, an den Handtellern u. Fußsohlen Papeln u. Blasen (Pemphigus syphiliticus), die Haut blättert ab. Hautinfiltrat um Mund, Nase, Augen, Hände u. Füße. Makulopapulöses Exanthem. Viszerale Erkrankung (Leber, Milz usw.). Hartnäckiger Schnupfen. Bei S. connata tarda (spätes Kindesalter) ↑Hutchinson-Trias u. Paralyse. Durch rechtzeitige u. ausreichende Behandlung kann das Auftreten von syphilit. Späterscheinungen völlig vermieden werden, dgl. das Auftreten der S. connata durch Behandlung syphilit. Mütter in der Schwangerschaft. Mittel der Wahl heute Penicillin. Tab.

Syphilis cerebri ↑Lues cerebrospinalis, ↑Neurolues.

Syphilis connata: Lues connata; angeborene ↑Syphilis.

Syphilis, endemische ↑Treponematosen, nichtvenerische.

Syphilisfetopathie: Lues connata; diaplazentare Infektion des Keimlings. ↑Syphilis.

Syphilis, konnatale ↑Syphilis.

Syphilis maligna: zur Sekundärperiode gehörende Form der Syphilis, bei der es aufgrund einer Abwehrschwäche des Körpers zur Ausbildung von Geschwüren kommt (ulzerierendes Exanthem).

Syphilis, nichtvenerische ↑Treponematosen, nichtvenerische.

Syphilisserologie: Verfahren zum Antikörpernachweis bei ↑Syphilis. Es sind für Syphilis charakterist. u. für Syphilis spezif. Reaktionen zu unterscheiden. Erstere werden als ↑Komplementbindungsreaktionen (z. B. ↑Wassermann-Reaktion, Kardiolipin KBR, ↑Pallida-Reaktion) o. als Flockungsreaktionen (z. B. ↑Kardiolipinmikroflockungstest, VDRL-Test) angesetzt u. weisen Lipoidreagine o. gruppenspezif. Treponemenantikörper nach. Die spezif. Reaktionen weisen spezif. Treponemenantikörper, z. B. ↑Immobilisine, nach. Die erste spezif. Syphilisreaktion war der ↑Treponema-pallidum-Immobilisationstest (TPI). Weitere Tests sind der ↑Fluoreszenz-Treponemaantikörper-Absorbtionstest u. der ↑Treponema-pallidum-Hämagglutinationstest. Als Suchreaktionen werden der TPHA-Test u. der VDRL-Test eingesetzt. Als Bestätigungstest dient der FTA-Abs-Test. Zur Verlaufskontrolle (Beurteilung der Aktivität der Infektion) erfolgt Titerbestimmung mit VDRL-Test o. Kardiolipin-KBR bzw. Nachweis von IgM-Antikörpern gegen Treponema pallidum im LgM-FTA-Abs-Test o. 19-S-IgM-FTA-Abs-Test. Abb. S. 1964.

Syphiloderma: syphilit. Hauterkrankung.

syphilogen *Adj*: syphilit. Herkunft.

syphiloid *Adj*: syphilisähnl.

Syphiloid: abgeminderte Form einer endem. Syphilis.

Syphilologe: ein in der Syphilidologie bes. erfahrener Arzt.

Syphilom: Erscheinungen der Syphilis III.

Syphiloma anorectale: häufigere Form der Mastdarmspätsyphilis.

Syphilose: syphilit. Erkrankung.

Syringektomie ⟨*gr*⟩ *f*: Ausschneidung einer Fistel.

Syringitis ⟨*gr*⟩ *f*: Entzündung der Tuba auditiva.

Syringobulbie ⟨*gr*⟩ *f*: angeborene, progrediente Höhlenbildungen in der Medulla oblongata. ↑Syringomyelie.

Syringom ⟨*gr*⟩ *n*: benigne Geschwulst der ekkrinen Schweißdrüsenausführungsgänge. Stecknadelkopf- bis erbsengroßes, hellrotes bis gelbrotes, die Haut nur wenig überragendes Knötchen. Multipel. Häufigster Sitz an den Augenlidern u. den oberen Partien des Stamms.

S

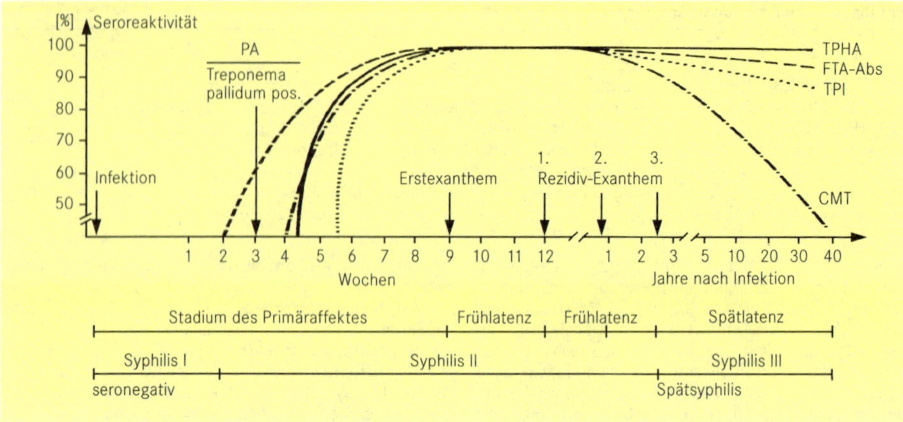

17

Syphilisserologie. Beginn u. Verlauf verschiedener Seroreaktionen bei unbehandelter Syphilis

Syringomyelie ⟨*gr*⟩ *f*: durch ein ↑Vorderseitenstrangsyndrom gekennzeichnete Fehlbildungskrankheit i. R. des Status dysrhaphicus mit Höhlenbildung im Rückenmarkgrau, bevorzugt im Halsmark, jedoch Ausdehnung auf das ganze Rückenmark u. die Medulla oblongata o. Lokalisation nur dort (Syringobulbie) mögl. Als fakultative Begleitsymptome kommen spast. Lähmungen durch Pyramidenbahnschädigung, nukleäre Muskelatrophien durch Vorderhornläsionen u. vegetativ-troph. Störungen als Folgezustände von Verbrennungen u. Verstümmelungen vor.

Syringotomie: ↑Inzision einer Fistel.

Syringozystadenom
↑Naevus syringocystadenomatosus papilloferus.

System ⟨*gr*⟩ *n*: **1.** ***Biol.:*** eine Gesamtheit von Elementen, die in struktureller u. funktioneller Hinsicht auf best. Weise miteinander verbunden sind. Bei einem isolierten S. gibt es keine Aufnahme o. Abgabe von Energie o. Stoff. Isolierte S. treten bes. in der klass. ↑Thermodynamik auf. Alle Organismen können als offene S. betrachtet werden. Man spricht z. B. in der Physik von einem opt. S. des Auges, in der Physiol. von Organsystemen, z. B. dem Nervensystem o. Kreislaufsystem. ↑Systemerkrankungen. ↑Signalsystem. **2.** ***Chem.:*** ↑Periodensystem der Elemente.

System, abgeschlossenes ↑Thermodynamik.

System, akzessorisches visuelles: zum eigentl. visuellen System gehörende, aus der Netzhaut stammende Nervenfasern sowie Kerngebiete des ZNS, die insbes. in vegetative u. endokrine Regulationsvorgänge u. in die allg. Aktivierung der Tätigkeit des Gehirns modifizierend eingreifen können. Zum a. v. S. werden auch die Verbindungen zwischen Netzhaut u. Zwischenhirn-Hypophysen-System gerechnet.

Systematik ⟨*gr*⟩ *f*: Einteilung u. Ordnung von Lebewesen, Begriffen, Krankheiten u. a. nach wissenschaftl. Prinzipien u. vielfach aufgrund von Festlegungen internationaler o. nationaler Gremien.

System, auditives: besteht aus Schallzuleitung durch äußeren Gehörgang u. Mittelohr zum Innenohr, Umwandlung mechan. Schwingungen in Haarzellen des Corti-Organs (↑Organum spirale) in ↑Aktionspotentiale u. deren Weiterleitung über Hörnerv u. -bahn zum Gehirn.

System, autopoetisches: zur Selbstherstellung u. -erhaltung befähigtes lebendes System.

System, chromaffines Gesamtheit der chromaffinen ↑Zellen. I. e. S. ↑Nebennierenmark, ↑Glomus caroticum u. ↑Paraganglien.

Systeme, disperse ⟨*gr + lat*⟩ *Pl*: aus zwei Stoffen, auch Phasen genannt, gleichen o. versch. Aggregatzustands bestehendes heterogenes System, bei dem der eine Stoff zerteilt (Dispersum, dispergierte, disperse o. offene Phase) in dem anderen unzerteilten Stoff (Dispergens, Dispersionsmittel, geschlossene, zusammenhängende Phase) vorliegt.

System, enterales: in der Wand von Verdauungsorganen (Magen-Darm-Trakt, Bauchspeicheldrüse) gelegene Teile des autonomen Nervensystems. Regelt bis zu einem gewissen Grad selbständig die Funktion dieser Organe (sog. Eingeweidegehirn). Dazu gehören ↑Auerbach-Plexus u. ↑Meissner-Plexus.

Systemerkrankungen: nicht scharf abgegrenzte Bez. für meist heredodegenerative Erkrankungen best. Neuronensysteme v. a. des Rückenmarks, z. B. spastische ↑Spinalparalyse o. progressive spinale ↑Muskelatrophie.

Systemerkrankungen des Skeletts: konstitutionelle (angeborene) Erkrankungen des Skelettsystems. Für die große Zahl der zu dieser Gruppe gehörenden Skelettveränderungen wurde auf Anregung der Europ. Gesellschaft für päd. Radiol. 1970 in Rom eine neue Klassifizierung nach morphol. Kriterien erarbeitet. Die Hauptgruppen sind: I. konstitutionelle Knochenerkrankungen mit unbekannter Pathogenese. A. Osteochondrodysplasien: 1. Wachstumsfehler der Röhrenknochen u./o. der Wirbelsäule; 2. ungeordnete Entwicklung des Knorpels u. fibröser Komponenten des Skeletts; 3. Abnormitäten der Dichte der kortikalen diaphysären Struktur u./o. der Metaphysenform; B. Dysostosen; C. idiopath. Osteolysen; D. prim. Wachstumsstörungen. II. Konstitutionelle Knochenerkrankungen mit bekannter Pathogenese: A. Chromosomenaberrationen; B. prim. Stoffwechselstörungen; C. sek. Knochenanomalien durch Störungen außerhalb des Skelettsystems.

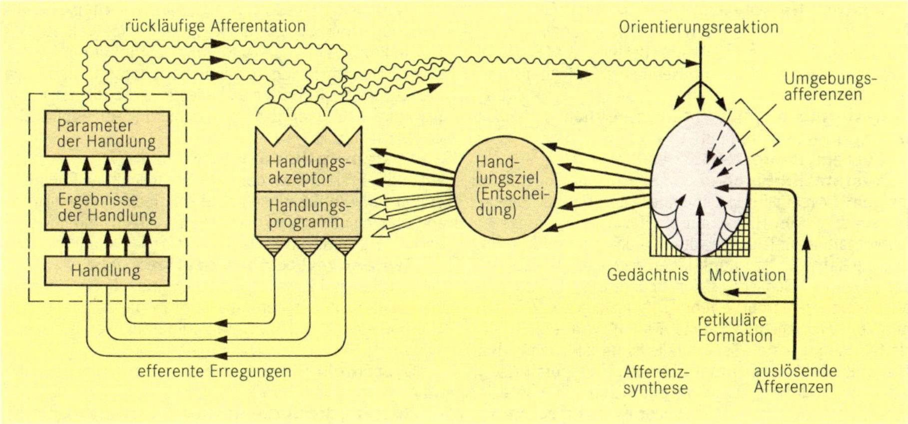

Funktionelles System des Verhaltensakts (von Anochin)

Systemerkrankungen, infektiöse: Erkrankungen o. deren Begleit- u. Nachkrankheiten, die ihren Ursprung in best. Geweben o. Organen des gesamten Organismus haben u. einen generalisierten Verlauf zeigen. Beispiele: Systemmykosen, rheumat. Fieber (Erkrankung des Gefäßbindegewebeapparats), infektiöse Mononukleose, Röteln (Erkrankung des lymphat. Gewebes), Retikuloendotheliose (Speicherkrankheit des RES (↑System, mononukleäres phagozytäres) bei lepromatöser Lepra, Kala Azar, Histoplasmose).

Systeme, therapeutische: programmierte Arzneiverabreichung, indem der Arzneistoff mit vorausbestimmter, pro Zeiteinheit konstanter Menge über einen festgelegten Zeitraum kontinuierl. an das Zielorgan abgegeben wird. Das bedeutet Therapieoptimierung durch gleichmäßige Gewebegehalte mit geringen Substanzmengen, Reduktion der Nebenwirkungen. Ein t. S. besteht z. B. als transdermales t. S. (ttS) aus dem Arzneistoffreservoir, einer Mikroporenmembran zur kontrollierten Arzneistoffabgabe, einer haftenden Kontaktfläche zur Haut u. einer Deckmembran. Der Konzentrationsgradient reicht aus, um den Arzneistoff programmiert abzugeben. T. S. für systemat. Anwendung: transdermales t. S. (ttS), z. B. Nitroderm TTS; orales t. S., z. B. Metroprolol-OROS, Oxprenolol-OROS, Indometacin-GITS; rektales t. S. T. S. für lokale Anwendung: okulares t. S., z. B. Ocusert; uterines t. S., z. B. Biograviplan-System. Zu den t. S. gehören auch i. w. S. programmierte Insulinpumpen, künstl. Betazellen, die Hormonpumpe Zyklomat u. a.

System, extrapyramidales: *Abk* EPS; nicht mehr mit dem heutigen Erkenntnisstand konform gehende, aber fest eingebürgerte zusammenfassende Bez. der für die unwillkürl. Motorik zuständigen subkortikalen Grisea (Stammganglien) in Gegenüberstellung zur Willkürmotorik der Pyramidenbahn mit Nucleus caudatus, Putamen, Globus pallidus, Nucleus subthalamicus, Nucleus ruber u. Substantia nigra. Nucleus caudatus u. Putamen bilden das Corpus striatum, Putamen u. Globus pallidus den Nucleus lentiformis. Der Ursprung der Bahnen liegt in frontalen, parietalen, parietookzipitalen u. temporalen Bereichen der Großhirnrinde; sie werden in den subkortikalen ↑Basalganglien, motor. Mittelhirnkernen u. der ↑Formatio reticularis – mit doppelläufigen Verbindungen zum Kleinhirn – umgeschaltet u. üben über absteigende Bahnen (Tractus reticulospinalis, rubrospinalis, vestibulospinalis u. tectospinalis) Einfluß auf die motor. Vorderhornzellen im Rückenmark aus. Kennzeichnende Erkrankungen sind ↑Parkinson-Syndrom, ↑Chorea, ↑Athetose.

Systemfehlbildung: Vorkommen mehrerer Einzelfehlbildungen an voneinander entfernten Orten, wenn die betroffenen Abschnitte dem gleichen funktionellen System (z. B. Bewegungsapparat) angehören. Häufiger wiederkehrende Fehlbildungskombinationen in versch. Systemen werden als Fehlbildungssyndrome bezeichnet u. oft mit Eigennamen belegt.

System, Frankfurter ↑Frankfurter System.

System, funktionelles: von P. K. Anochin entwickelte Theorie zur Erklärung der zentralnervalen funktionellen Struktur u. Dynamik für die Auslösung u. Steuerung von Verhaltensweisen. Es besteht aus dem Apparat der ↑Afferenzsynthese, in dem die auslösenden Afferenzen, die Umweltafferenzen, die Motivationsfaktoren u. die im Gedächtnis gespeicherten Informationen integriert werden, aus dem Mechanismus zur Ausbildung des motor. Musters des Handlungsprogramms u. aus dem Aktionsakzeptor, der das Ergebnis des Verhaltensakts mit dem Handlungsprogramm vergleicht u. bewertet. Bei Übereinstimmung zwischen Handlungsergebnis u. Handlungsprogramm wird die kurzfristig gespeicherte ↑Efferenzkopie des Handlungsprogramms gelöscht, u. das Handlungsziel ist erreicht. Bei Nichtübereinstimmung wird eine Orientierungs-Untersuchungs-Reaktion ausgelöst u. ein neues, korrigiertes Handlungsprogramm gebildet u. ausgeführt. Bei voller Übereinstimmung der Eigenschaften des Handlungsakzeptors mit den Informationen über das Handlungsresultat entstehen pos., bei Nichtübereinstimmung neg. ↑Emotionen. In der Theorie vom f. S. wird die Vorstellung vom klass. ↑Reflexbogen durch Einbeziehung des ↑Reafferenzprinzips als ständiges Korrekturglied weiterentwickelt, wobei dem Handlungsziel die entscheidende Bedeutung zukommt. Der Mechanismus des f. S. ist für alle Verhaltensformen u. das ↑Lernen von Bedeutung. Abb.

System, hämolytisches: Indikatorsystem für das Vorhandensein bzw. Fehlen von ↑Komplement in der ↑Komplementbindungsreaktion. Besteht aus Schaferythrozyten u. schafblutauflösendem Kaninchenserum (↑Ambozeptor).

systemisch ⟨*gr*⟩ *Adj*: ein Organsystem o. den Gesamtorganismus betreffend.

System, isoliertes ↑System.

System, limbisches ⟨*lat + gr*⟩ *n*: phylogenet. altes zum ↑Archipallium zählendes morphofunktionelles System zwischen Hirnstamm u. Neokortex, das das Affektverhalten u. Triebverhalten u. dessen Verknüpfung mit vegetativen Organfunktionen regelt u. wahrscheinl. auch für das ↑Gedächtnis von Bedeutung ist. Da es bei phylogenet. niederen Vertebraten v. a. auch der Verarbeitung von Geruchsinformationen dient, wurde es früher als ↑Rhinenzephalon bezeichnet. Es umfaßt beim Menschen als neokortikale Anteile ↑Insula, ↑Temporalrinde u. basale Frontalrinde, als phylogenet. ältere Rindenregionen ↑Archaeocortex, ↑Palaeocortex, ↑Hippokampus, ↑Area entorhinalis u. ↑Gyrus cinguli, als subkortikale Strukturen den ↑Mandelkernkomplex, Teile des ↑Hypothalamus, des Septums u. der vorderen ↑Thalamuskerne u. die zwischen all diesen Strukturen verlaufenden Bahnen. Die Funktionen des l. S. bestehen in der Integration vegetativer u. sensor. Funktionen zur Befriedigung der Bedürfnisse des Organismus (Nahrungs- u. Flüssigkeitszufuhr, Schlaf, Sexualität u. a.) entspr. den Umweltbedingungen u. sind deshalb von zentraler Bedeutung für ↑Emotion u. ↑Motivation. Reziproke Beziehungen zwischen den subkortikalen Kernen u. der frontalen u. mediobasalen Rinde erlauben Regulation u. subjektive Bewertung innerer affektiver Zustände. Bei epilept. Herden im l. S. erfahren die Pat. häufig eine ↑Aura, die sich durch starke emotionelle Veränderungen auszeichnet. ↑Gehirn.

System, lymphatisches: über den ganzen Organismus verzweigtes, funktionell hochdifferenziertes Gewebe, das sich aus den lymphatischen ↑Organen u. dem lymphatischen ↑Zellsystem zusammensetzt.

System, mononukleäres phagozytäres: *Abk* MPS; übereinkunftsmäßige Zuordnung versch. angesiedelter Zelltypen zu einem nur funktionell zusammengehörigen „Verband" mit hoher Phagozytoseleistung (↑Makrophagen). Ältere Bez. sind: RES bzw. RHS (Retikulohistiozytäres System). Zuordnung der Zellen zum MPS erfolgt sowohl nach morphol. (mononukleär) wie funktionellen Kriterien (Phago-, Pinozytosefähigkeit). Zum MPS werden Monozyten (Blut), Histiozyten (Bindegewebe), Kupffer-Sternzellen (Leber), Osteoklasten (Knochen) sowie v. a. Makrophagen (Milz, Lymphknoten, Knochenmark, Pleura, Peritoneum) gezählt. Zellen mit geringer Phagozytoseleistung sind neutrophile Granulozyten, polymorphkernig, sie werden als Mikrophagen, bezeichnet.

Systemmykose: Endomykose; ↑Mykose innerer Organe mit o. ohne Hautbeteiligung, ↑Pilzerkrankungen. Erreger der „klassischen" S. ↑Coccidioides immitis (↑Kokzidioidomykose), Paracoccidioides brasiliensis (↑Parakokzidioidomykose, ↑Blastomykose), ↑Blastomyces dermatitidis u. ↑Histoplasma capsulatum (↑Histoplasmose). Generalisierende Mykosen auch durch Hefe- u. Schimmelpilze, z. B. ↑Candidose, ↑Aspergillose bei immungeschwächten Pat.

System, offenes ↑Thermodynamik, ↑Narkosesysteme.

Systemogenese ⟨*gr*⟩ *f*: Theorie Anochins über die morphol. u. funktionelle Entwicklung der Nerventätigkeit als ein Prozeß heterogener Reifung der funktionellen ↑Systeme. Danach bilden sich jene peripheren u. zentralen Strukturen am frühesten aus, die die wesentlichsten Anpassungsreaktionen des Organismus im Augenblick der Geburt sichern.

System, retikuloendotheliales ⟨*lat + gr*⟩ *n*: *Abk* RES; System nach dem phagozytosefähige Endothelzellen von Retikulumzellen abstammen sollten. Unzutreffend, da es perivaskuläre Makrophagen sind. ↑Monozyten-Makrophagen-System.

System, retikulohistiozytäres ⟨*lat + gr*⟩ *n*: *Abk* RHS; Begriff ersetzt durch ↑Monozyten-Makrophagen-System. Beinhaltete aus perivaskulären Makrophagen hergeleitete, histiozytäre Retikulumzellen in der Gefäßwand.

Systemsklerose ↑Sklerose, progressive systemische.

System, stomatognathes: Funktionsgemeinschaft von Kauflächenkomplex, Zahnhalteapparat, Kiefergelenken u. neuromuskulärer Komponente.

System, thalamokortikales: zwischen Thalamus u. Hirnrinde bestehende Leitungsbahnen.

Systemtheorie ⟨*gr*⟩ *f*: Theorie der Beziehungen zwischen den Elementen eines Systems sowie zwischen Teilsystemen u. Gesamtsystem (Hierarchie). Die Anwendung der S. auf Prozesse im Organismus u. seine Umweltbeziehungen (offene, geschlossene Systeme; stabile, instabile Systeme; lineare, nichtlineare Systeme usw.) u. ihre math. Behandlung erschließen exakte Wege zur Erfassung der Gesetzmäßigkeiten des Organismus als umweltbezogenes u. -abhängiges Gesamtsystem. ↑Kybernetik, ↑System.

System, thrombozytäres: Die Thrombozyten (Blutplättchen) entstehen aus dem Zytoplasma reifer Megakaryozyten (↑Megakaryozytopoese). Der Ausdruck Thrombozyt wird syn. für Blutplättchen gebraucht, obwohl kein Zellkern vorliegt u. er eigentl. nur für die Bez. kernhaltiger Thrombozyten niederer Tiere zulässig ist. Im Blut erscheinen sie als unregelmäßig geformte Plättchen mit einem Durchmesser von 2–4 μm u. einer Dicke von 0,5–0,75 μm. Das mittlere Thrombozytenvolumen beträgt 7 μm^3. Die Gestalt des Thrombozyten ist sehr variabel; neben der Scheiben- o. Diskusform können sie auch Spindelform aufweisen. Es besteht eine große Tendenz zur Ausbildung unregelmäßig geformter Fortsätze, insbes. bei Kontakt mit Oberflächen. Im gefärbten Blutausstrich erscheinen die Thrombozyten als rundl.-ovale Scheiben, die aus einem homogenen schwach-basophilen Grundanteil (Hyalomer) u. darin eingestreuter, zentral gelegener, azurophiler Granulation (Granulomer) bestehen. Elektronenmikroskop. kann eine 15–20 nm breite periphere Zone abgegrenzt werden, die Mukopolysaccharide, Glykoproteide u. ATPase enthält. An diese Zone schließt sich die Thrombozytenmembran an, die aus dem endoplasmat. Retikulum der Megakaryozyten stammt u. etwa 7–8 nm dick ist. Sie zeigt eine Dreischichtung, wobei zwischen zwei Proteinschichten eine Phospholipidschicht liegt, die mit dem Thrombozytenfaktor 3 ident. ist. Unter der Membran liegen Mikrofilamente, die bei der Ausbildung von Fortsätzen (Pseudopodien) eine Rolle spielen. In einer sich anschließenden mittleren Zone finden sich Bündel von Mikrotubuli u. Mikrofilamenten, die in enger Beziehung zur Thrombozytenfunktion stehen (Eigenbeweglichkeit, Ausbreitung, Gerinnselretraktion). In einer inneren Zone liegen zahlreiche Granula, deren unterschiedl. Typen mit gr. Buchstaben gekennzeichnet werden. Darunter sind auch Mitochondrien u. Zytosomen anzutreffen. Ein Kanälchensystem steht in Beziehung zur Phagozytosefunktion der Thrombozyten. Die innere Zone enthält Glykogen, ATP, Katecholamine u. a. Substanzen. Insges. zeichnen sich die Thrombozyten durch einen komplizierten Stoffwechsel aus. Sie zeigen eine Glykolyse, den oxidativen Pentosephosphatweg, den Zitratzyklus sowie die Atmungskette mit den entsprechenden Phosphorylierungen zur Gewinnung energiereicher Phosphate (ATP). Bes. Bedeutung für die Thrombozytenfunktion hat das Prostaglandin-Thromboxan-Stoffwechselsystem (↑Thromboxan). Die Thrombozytenreifungszeit innerhalb des Megakaryozytenplasmas bis zur Abgabe der Thrombozyten in das Blut beträgt 5–7 Tage, die Thrombozytenlebenszeit rund 10 Tage. Die Konzentration der Thrombozyten im peripheren Blut beträgt $150–400 \cdot 10^9/l$. Die Regulation der Thrombozytenbildung erfolgt u. a. auf dem Niveau der determinierten ↑Blutstammzellen durch Thrombopoetin. Auch die Reifung der Megakaryozyten, die Zahl u. das Volumen der in einem Megakaryozyten gebildeten Thrombozyten werden durch Thrombopoetin beeinflußt. Normalerweise speichert die Milz 20–35 % der gesamten Thrombozytenmasse, bei ↑Splenomegalie ist dieser Anteil noch erhöht. Bes. betroffen werden davon jugendl. Makrothrombozyten, deren Durchmesser über 3 μm u. Volumen über 13 μm^3 liegt. Den Thrombozyten kommt eine entscheidende Bedeutung bei der Sicherung der Integrität des Gefäßsystems zu. Bei der ↑Blutgerinnung stehen sie in enger Wechselwirkung mit plasmat. Gerinnungsfaktoren.

System, transdermales therapeutisches *Abk* ttS; Arzneimittelabgabe durch die unversehrte Haut. Dabei ist der Wirkstoff in einem Klebepflaster deponiert u. wird kontinuierl. abgegeben. Anwendung u. a. zur Behandlung der Reisekrankheit u. der Angina pectoris. ↑Systeme, therapeutische.

System, vestibuläres: Das v. S. hat 2 Hauptfunktionen: Verarbeitung beschleunigter Dreh- u. Progressivbewegungen mit Bogengangsanteil (Winkelbeschleunigung) u. Maculae (Progressivbeschleunigung) u. Koordination opt. u. labyrinthärer Erregungen sowie taktiler Empfindungen (Muskeln, Gelenke, Körperoberfläche) zur Erhaltung von Gleichgewicht u. Raumorientierung. Das v. S. ist vielfach integriert; dadurch sind vielfältige Störungen mögl. Periphere Schäden: Störungen der peripheren Rezeptoren im Labyrinth u. ersten Neuron. Zentrale Läsionen: supranukleäre Störungen. Der Vestibularapparat ist ein vielschichtiger Leitungsbogen, ermöglicht mittels Stellreflexen Rückkehr in Normalstellung u. mittels ton. Reflexe Erhaltung der Normalstellung.

System, visuelles ↑Gesichtssinn.

Systole ⟨*gr*⟩ *f*: Zusammenziehung, Kontraktion; wird auf jedes muskuläre Hohlorgan angewandt, bes. aber auf das Herz (↑Herzperiode).

Systole, kompensatorische: eine gegenüber der Norm deutl. verstärkte S., die im Anschluß an eine Pause, z. B. nach einer Extrasystole, beobachtet wird. Ihre Amplitude ist um so stärker, je früher die Extrasystole lag u. je länger die Pause war. Deswegen tritt sie bei ventrikulären Extrasystolen auf, deren kompensator. Pausen länger sind als ein normales Schlagintervall. Heute auch als postextrasystolische ↑Potentiation bezeichnet.

Syzygium aromaticum: Gewürznelkenbaum, heim. Ostafrika, Blütenknospen (Caryophylli flos, Nelken) enthalten 15–25 % ätherische ↑Öle (Caryophylli aetheroleum) mit Eugenol als Hauptbestandteil. Anästhesierende u. antisept. Eigenschaften. Verwendung in der Zahnmedizin. Gewürz.

S-Zellen: **1.** Zellen mit Abweichungen der Chromosomen- bzw. Chromatidstruktur. **2.** Secretinbildende Zellen des Duodenums.

Szeno-Test: psychol. Testverfahren zur Beurteilung einer kindl. Persönlichkeit (↑Persönlichkeitstest, psychodiagostischer) u. des sozialen Umfelds, bei dem der Proband vorstrukturiertes Material (familienähnl. Puppenstube) individuell gestalten (in Szene setzen) kann.

Szent-Györgyi von Nagyrapolt, Albert (1893–1986), ungar. Biochem., Groningen, Rochester, Woods Hole, Budapest, Szeged. 1937 Nobelpreis für Med./Physiol. „für seine Entdeckungen über biologische Verbrennungsprozesse, mit besonderer Berücksichtigung von Vitamin C und dem Katabolismus der Fumarsäure".

Szidat-Regel ↑Grundregeln, parasitophyletische.

Szintigramm ↑Szintigraphie.

Szintigraphie ⟨*gr*⟩ *f*: räuml. Registrierung der Aktivitätsverteilung im Organismus nach Gabe eines ↑Radiopharmakons zur bildl. Darstellung von Organen o. Organteilbereichen. Zuerst punktförmige Messung mit einem kollimierten ↑Szintillationsdetektor u. graph. Zusammensetzung zu einem Aktivitätsbild, sog. Isoimpulsliniendiagramm (Computerszintigraphie); später automat. zeilenförmige Abtastung von Körperregionen mit dem Szintiscanner (↑Scanner). Als S. wird auch die gleichzeitige Darstellung eines Aktivitätsverteilungsmusters mit der ↑Gammakamera bezeichnet. **Stat. S.**: Registrierung einer Aktivitätsspeicherung in zweidimensionaler Form mit unveränderter Aktivitätsverteilung zum Zeitpunkt der Registrierung, zur Beurteilung von Organanlage, -größe u. -ausdehnung bzw. zum Nachweis lokalisierter Speicherausfälle. **Dynam. S.**: Funktionsszintigraphie, Sequenzszintigraphie; Serienaufnahmen von sich wandelnden Aktivitätsverteilungsmustern in Abhängigkeit von der Pharmakokinetik des applizierten ↑Radiopharmakons u. der Funktion des untersuchten Organs, registriert mit einer ↑Gammakamera zur Prüfung von Funktion u. Morphol. von Organen o. Organteilbereichen. Durch Computerverarbeitung der mit Szintiscanner o. ↑Gammakamera gewonnenen Primärinformationen wird eine wesentl. erhöhte Informationsausbeute erzielt; dazu gehören Ausgleich statist. Schwankungen durch gewichtete Mittelwertbildung, sog. Glättung (↑Smoothing), Klassenbildung, Aktivitätssubtraktion von unten (Untergrundsubtraktion) o. von oben (Abzug des Aktivitätsmaximums), Darstellung von Bildpunkten gleicher Aktivitätsintensität o. Klassen (sog. Isointensitäts- o. Isoimpulslinien), Impulsratenprofile u. a. m. **Doppelnuklidszintigraphie**: simultane S. von zwei Organen o. zwei Organteilbereichen mit Hilfe von zwei unterschiedl. markierten Radiopharmaka. (z. B. ^{201}Tl-Chlorid u. ^{99m}Tc-Pertechnetat bei Nebenschilddrüsenadenomnachweis). ↑Radiopharmaka.

Szintillationsdetektor ⟨*gr*⟩ *m*: am häufigsten angewendeter Strahlungsdetektor der Nuklearmed. Fällt Gammastrahlung auf einen Szintillator (meist NaI mit Thallium aktiviert), so wird ein Teil der absorbierten Strahlungsenergie in sichtbares Licht umgewandelt, das auf eine Photokathode eines ↑Sekundärelektronenvervielfachers (SEV) fällt. Dadurch wird Licht in Elektronen umgewandelt. Der SEV besitzt 10 Dynoden mit steigender elektr. Spannung. Über einen Spannungsteiler werden 1 000–1 500 V auf die Dynoden mit steigender Größe aufgeteilt, wodurch die Elektronen beschleunigt u. in ihrer Zahl vermehrt werden. Somit wird der Elektronenstrom verstärkt (10^6–10^8fach). Die an einem angeschlossenen Arbeitswiderstand nach einer Anpassungsstufe entstehenden elektr. Impulse (neg.) sind in ihrer Höhe der einfallenden Quantenenergie proportional, wodurch eine energet. Analyse der Strahlung gelingt (Szintillationsspektrometrie). Mit geeigneten Szintillatoren ist die Messung von Alpha-, Beta- u. Neutronenstrahlung mögl. Szintillationskristalle haben Durchmesser von 2,5–5,0 cm (einfache Detektoren für Funktionsmeßplätze bis zur Anwendung für ↑Gammakameras).

Szintillationskamera ↑Gammakamera.

Szintillationsscanner ↑Scanner.

Szintillationsspektrometer: Kernstrahlungsmeßgerät zur Messung von Energiespektren von Radionukliden durch Analyse der einzelnen Impulsgrößen. Diese sind bei Szintillationszählern der Teilchen- bzw. Quantenenergie angenähert proportional. Ein S. besteht aus Szintillationszähler o. Kristallzähler (↑Szintillationsdetektor), Linearverstärker u. ↑Impulshöhenanalysator. Das Spektrum wird auf einem Sichtgerät dargestellt.

Szintillationsspektrometrie ↑Szintillationsdetektor.

Szintillationszähler ↑Szintillationsdetektor.

Szintillatoren: Leuchtstoffe, wenn sie zu Teilchen- o. Quantenzählung verwendet werden. Durch die ionisierende Strahlung werden sie zur Emission von Lichtimpulsen angeregt. In Verbindung mit ↑Sekundärelektronenvervielfachern ist der S. Bestandteil des ↑Szintillationsdetektors. S. lassen sich in Form, Volumen, chem. Zusammensetzung u. physikal. Eigenschaften den exp. Anforderungen anpassen. Sie werden als Kristalle, in plast. Form u. in Lösungen verwendet.

Szintiscanner ↑Scanner.

szirrhös ⟨*gr*⟩: *Adj* zu Szirrhus; hart, geschwollen.

Szirrhus ⟨*gr*⟩ *m*: Skirrhus; unreifer Drüsenepithelkrebs mit Überwiegen des bindegewebigen Stromas gegenüber den epithelialen Elementen, die nur kleine solide Zellnester u. schmale Zellstränge bilden o. vollständig dissoziiert vorliegen (z. B. Magenszirrhus o. Adenoszirrhus des Pankreas).

T

t: 1. *Abk* für Zeit. 2. *Abk* für Tonne.

t_{50}: *Abk* für ↑Eliminationshalbwertszeit.

t_{lag}: *Abk* für ↑Lag-Time.

t_{max}: *Abk* für Zeit zwischen Applikation u. Erreichen des Blutspiegelmaximums (nach einmaliger Applikation).

τ: gr. Buchstabe ↑Tau. Zeichen für Dosierungsintervall (↑Applikationsintervall).

T: 1. *Abk* für ↑Tritium. 2. *Abk* für ↑Tesla. 3. *Abk* für Tera-; ↑Einheitensystem, internationales.

2,4,5-T: *Abk* für ↑2,4,5-Trichlorphenoxyessigsäure. ↑Herbizid.

T_3 ↑Schilddrüsenhormone.

T_4 ↑Schilddrüsenhormone.

Ta: chem. Symbol für ↑Tantal.

Tabak ⟨*kuban*⟩ ↑Nicotiana tabacum.

Tabak-Alkohol-Amblyopie: Sehstörung durch Intoxikation des Sehnerven oft mit erhebl. Visusverlust. Betroffen wird zunächst das papillomakuläre Bündel. Daher Zentralskotom, bes. für Rot u. Grün. Später temporale Abblassung. ↑Neuritis optica retrobulbaris.

Tabakbeutelnaht ↑Naht.

Tabakrauchen: gesundheitsschädigende Verhaltensweise. Begünstigt Entstehen von ↑Bronchialkarzinomen, chron. ↑Bronchitis u. chronisch vesikulärem ↑Lungenemphysem, spielt eine wesentl. Rolle im Ursachengefüge der Herz-Kreislauf-Krankheiten, bes. des ↑Herzinfarkts u. peripherer arterieller ↑Durchblutungsstörungen. Arbeitsunfähigkeit, Frühinvalidität u. Frühsterblichkeit werden in erhebl. Umfang von Krankheiten bestimmt, die durch das T. mitverursacht o. begünstigt werden. Unter den mehr als 2 000 chem. Substanzen des Tabakrauches sind v. a. das Nikotin, Kohlenmonoxid u. kanzerogene Substanzen von Bedeutung. Die Weltgesundheitsorganisation fordert nationale Strategien zur Förderung des Nichtrauchens mit dem bes. Akzent der erzieher. Beeinflussung der Jugend u. der Unterbindung jegl. Werbung für Tabakerzeugnisse. Hauptaufgabe ist die Förderung des Nichtrauchens als anerkannte Verhaltensnorm mit den Schwerpunkten 1. Schutz der Kinder u. Jugendlichen vor der Gefährdung durch T. u. ihre Erziehung zu gesunder Lebensführung, 2. Verhütung gesundheitl. Schädigungen u. Belästigungen durch Rauchen in Betrieben u. Einrichtungen, 3. gesundheitl. Beratung von Pat. über das Rauchen als Risikofaktor sowie die Unterstützung bei der Entwöhnung vom Rauchen. Da eine untere krit. Grenze der Schädlichkeit nicht festgelegt werden kann, muß beim T. stets von Mißbrauch gesprochen werden (↑Genußmittelmißbrauch).

Tabakvergiftung: ↑Nikotinvergiftung, v. a. bei Ungewöhnten.

Tabanidae ⟨*lat*⟩ *f Pl*: Stechbremsen; Fam. der Brachycera (↑Fliegen, ↑Diptera). Große, plumpe Fliegen mit breiten Flügeln u. stechend-saugenden Mundwerkzeugen. Larvenentwicklung im Wasser bzw. im schlammigen Boden. T. sind ↑Parasiten u. ↑Vektoren. Die Weibchen sind tagaktive Blutsauger, v. a. bei Rind u. Pferd, auch beim Menschen, dies kann zur Bremsenplage führen. Die Männchen sind Blütenbesucher, ernähren sich von Pollen u. Pflanzensäften. Die Gattung Chrysops ist ↑Zwischenwirt der Filarie Loa loa (westafrikanischer ↑Augenwurm); andere Vertreter der Fam. übertragen Krankheitserreger von Tieren, z. B. Trypanosoma-Arten, Pasteurella tularense.

Tabanin: im Speichel von ↑Tabanidae (Bremsen) vorkommendes Peptid, das die enzymat. Aktivität von ↑Thrombin u. damit die Blutgerinnung hemmt.

Tabardillo-Fieber: endem. murines ↑Fleckfieber in Mittelamerika.

Tabatière ⟨*frz*⟩ *f*: Fossa radialis manus; Hautgrube über dem Os trapezium u. Os metacarpale I, radial von den Sehnen des ↑Musculus abductor pollicis longus sowie ↑Musculus extensor pollicis brevis, ulnar von der Sehne des ↑Musculus extensor pollicis longus begrenzt. In ihr kann die A. radialis aufgesucht werden.

Tabes dorsalis ⟨*lat*⟩ *f*: dem quartären Stadium der Syphilis zuzuordnende Form der ↑Neurolues. Manifestation 10–15 Jahre, gelegentl. früher, nicht selten wesentl. später, nach Infektion. Liquoreiweiß normal bis leicht erhöht, monozytäre Pleozytose bis 200/3, oft normale Zellzahl. Grundlage des Krankheitsbildes entzündl.-degenerative Veränderungen im Bereich der Hinterstränge, der hinteren Wurzeln u. der spinalen Leptomeninx. Klin. resultiert ein Hinterstrangsyndrom, das von der durch die Läsion der hinteren Wurzel hervorgerufenen Areflexie u. Hypotonie ergänzt wird. Außerdem häufig tabische Optikusatrophie. Hirnnerven, spinale Ganglien u. weitere Anteile des Nervensystems können betroffen sein. Charakterist. ist die reflektor. Pupillenstarre (Argyll-Robertson-Phänomen), fehlende Licht- u. Konvergenzreaktion, Miosis, Anisokorie. Weitere Sympt. sind schmerzhafte Mißempfindungen u. Unsicherheit beim Gehen, lanzinierende Schmerzen, gastrische ↑Krisen, atakt. schleudernder Gang, Genu recurvatum (Überstreckung im Kniegelenk infolge Muskelhypotonie), Störungen der Blasen-Mastdarm-Funktion u. der Potenz, troph. Störungen wie Dekubitus, Knochenatrophie, Spontanfrakturen, Arthropathien. Sonderform: juvenile Tabes nach konnataler Syphilis. Serol. Befunde des Blutes u. des Liquor cerebrospinalis weniger häufig pos. als bei anderen Neuroluesformen.

TAB-Impfstoff: *Abk* für Typhus-Paratyphus A u. B. ↑Typhusschutzimpfung, ↑Oralimmunisierung.

Tabletten ⟨*lat*⟩ *f Pl*: einzeldosierte, feste, i. d. R. flachzylindr. Zubereitungen mit biplanen (bevorzugt mit Facettenrand) o. bikonvexen Flächen. An der Oberfläche können sie aufgedruckt die Bez., die Dosis, ein zur Identifizierung geeignetes Zeichen u. zur leichteren Teilung eine Bruchkerbe o. Kreuzbruchkerbe tragen. Sie enthalten neben den wirksamen Arzneistoffen meist noch Füll- u. Bindemittel (Milchzucker, Stärke [Kleister], Gelatine u. a. m.), Sprengmittel (Stärke, meist mit Ultraamylopectin, Formaldehydkasein u. -gelatine), bei Brausetabletten wasserfreie Zitronensäure u. Natriumhydrogenkarbonat, Fließregulierungs-, Schmier- u. Formentrennmittel (FST-Komplex), Hydrophilisierungsmittel, Feuchthaltemittel (Glycerol), Lösungsverzögerer (Zucker, festes Paraffin)

u. a. m. Die Auswahl der Hilfsstoffe richtet sich nach den ther. Zielsetzungen. Meist besteht die Kunst des Tablettierens darin, ein Produkt zu erzielen, das gegen mechan. Beanspruchung möglichst unempfindl. u. längere Zeit haltbar ist, in Wasser o. wäßrigen Lösungen schnell zerfällt u. die in ihm enthaltenen Arzneistoffe schnell freigibt (schnell zerfallende T. wie Analgetika, Antineuralgika u. a. m.). T. haben heutzutage eine Vielzahl von Funktionen zu erfüllen. So kann die Forderung nach oraler Wirkung bestehen (Kau-, Lutsch-, Sublingual-, Bukkaltabletten). Bei peroraler Applikation kann neben der oben genannten schnellen Liberation der Wirkstoffe eine protrahierte Freisetzung gefordert sein, ↑Depotpräparate. Implantationstabletten dürfen nur aus reinem Wirkstoff bestehen, da sie unter die Haut implantiert werden, ferner gibt es Lösungstabletten, Injektions-, Vaginaltabletten u. a. m.

Tabo-Achsen-Schema: von techn. **A**usschuß für **B**rillen-**O**ptik 1928 vorgeschlagenes Gradschema von 1°–180° von li. beginnend zur Bez. der Achsenlage von Zylindergläsern in Brillen.

Taboparalyse: Kombination der Tabes dorsalis mit Sympt. der progressiven ↑Paralyse.

Tabula ⟨*lat*⟩ *f*: Tafel; veraltete Bez. für Lamina externa bzw. interna, welche als Knochenplatten die ↑Diploë des Schädeldachs außen u. innen begrenzen.

Tabulettae obductae ⟨*lat*⟩ *Pl*: überzogene ↑Tabletten, ↑Dragees.

Tabun: Dimethylamino-ethylcyanphosphat, ↑Organophosphat; Cholinesterasehemmer. Farblose, klare Flüssigkeit, fruchtartiger Geruch, schnellwirkend, relativ instabil.

Tàches bleues ⟨*frz*⟩ *f Pl*: Maculae caeruleae; bläul. Farbstoffablagerung in der Haut, hervorgerufen durch Filzläuse.

Tàches laiteuses: Milchflecke; weißl. Zellansammlungen auf dem Omentum majus nach Reizung des Peritoneums, bestehend aus Makrophagen, lymphoiden Zellen sowie Plasmazellen.

Tàches vierges: veraltete Bez. für ↑Plaques.

Tachistoskop ⟨*gr*⟩ *n*: Gerät, mit dem in wechselnden, i. a. sehr kurzen Darbietungszeiten Buchstaben, Wörter o. Bilder geboten werden, um Schlußfolgerungen auf die Beobachtungsgabe des Pat., aber auch auf die Konfliktbesetztheit des dargestellten Materials zu erhalten. Anwendung bei Neurotikern u. Hirngeschädigten.

Tachistoskopie: Testung der visuellen Perzeptions- u. Reaktionsfähigkeit des Menschen durch kurzfristige (Sekunden) Darbietung von Bildmaterial mit einem Projektionsgerät (↑Tachistoskop).

Tachogramm ⟨*gr*⟩ *n*: fortlaufend registrierte Kurve eines auf die Zeit bezogenen physiol. Vorgangs, der diskontinuierl. sein kann wie beim ↑Kardiotachograph o. kontinuierl. veränderl. wie bei der ↑Pneumotachographie.

Tachy- ⟨*gr*⟩ *Präfix*: schnell.

Tachygastrie: Folge schneller, regelmäßiger langsamer Wellen, die Minuten u. länger auftreten können u. von einer kompensator. Pause gefolgt werden.

Tachykardie: Beschleunigung der Herzfrequenz in Ruhe über 100 Schläge/min; im Ggs. zur ↑Bradykardie: Herzfrequenz unter 60 Schläge/min.

Tachykardie, paroxysmale: anfallsweise Herzbeschleunigung mit o. ohne erkennbare Ursachen. Vorkommen als paroxysmales Vorhofflimmern, supraventrikuläre o. ventrikuläre Tachykardieform. Bei der supraventrikulären Form haben die QRS-Komplexe des Anfalls die gleiche Form wie vorher, dagegen sind ventrikuläre schenkelblockartig verändert u. nicht regelmäßig von P-Wellen vorausgegangen. Die Unterscheidung kann schwierig sein, die Ther. ebenfalls. Die Anfallsdauer beträgt Sekunden bis Stunden.

Tachykinine: Fam. von Peptiden, die eine Kontraktion von glatter Muskulatur verursachen; zu ihnen gehören die Substanz P, Eledoisin u. Neurokinine.

Tachyoddie: Auftreten von mehr als 12 phas. Kontraktionswellen pro Minute im Bereich des Oddi-Sphinkter. Beschwerden i. S. eines ↑Postcholezystektomiesyndroms.

Tachyphylaxie: schnell entstehende Form der Toleranzentwicklung (↑Gewöhnung) bei Pharmaka, z. B. gegen Ephedrin u. Amphetamin.

Tachypnoe: gegenüber dem Sollwert in Ruhe o. bei Belastung erhöhte ↑Atemfrequenz. Die T. muß nicht in jedem Fall zur ↑Hyperventilation führen. Transitor. T. des Neugeborenen: Erhöhung der Atemfrequenz über 60/min mit langsamer Normalisierung innerhalb der ersten 2 Lebenstage. DD sind das Aspirationssyndrom u. die Hyaline-Membran-Krankheit abzugrenzen. Normalerweise komplikationslose Rückbildung.

Tachysynethie ⟨*gr*⟩ *f*: auffällig schnelle Gewöhnung an tox. Heilmittel, z. B. Organextrakte.

Tacrolimus: FK 506; eine Makrolidverbindung, die 1984 erstmals aus dem Bakterium Streptomyces tsukubaensis isoliert wurde u. ein hochpotentes Immunsuppressivum darstellt. Der Wirkungsmechanismus ähnelt dem von ↑Ciclosporin. Dabei wird T. an ein spezif. Immunophilin (FK-binding protein) gebunden u. interferriert dann mit dem Calcineurin. Dieses reguliert die Ausschüttung von Interleukinen (v. a. IL-2) u. spielt deshalb eine Schlüsselrolle in der Signaltransduktion der antigenstimulierten T-Zellproliferation. T. wird zunehmend zur Immunsuppression nach Lebertransplantation eingesetzt, wo klin. Studien eine signifikante Reduktion der akuten Abstoßungen gegenüber Ciclosporin zeigen konnten. Weiterhin wird T. zur Ther. akuter Abstoßungsepisoden (rescue-therapy) eingesetzt. Die Nebenwirkungen gleichen denen des Ciclosporins (Nephro-, Neurotoxizität, Hypertonus Diabetogenität), sind jedoch eher stärker ausgeprägt.

Taenia ⟨*gr*⟩ *f*: **1.** ***Anat.:*** flacher Gewebestreifen. T. coli: 3 Streifen glatter Längsmuskulatur an der Außenwand des Grimmdarms. Am Colon transversum (↑Kolon) unterscheidet man a) T. libera, frei sichtbar an der Vorderfläche; b) T. mesocolica, am Ansatz des Mesokolons; c) T. omentalis, am Ansatz des großen Netzes. **2.** ***Parasitologie:*** Gattung der ↑Taeniidae, bis 10 m lange Bandwürmer, Skolex (mit einer Ausnahme) mit ↑Rostellum mit doppeltem Hakenkranz. ↑Strobila besteht aus zahlreichen Gliedern mit randständiger Geschlechtsöffnung, gravide Glieder länger als breit mit verzweigtem Uterus. Parasiten im Dünndarm von Mensch u. fleischfressenden Säugetieren. Med. bedeutsam: ↑Taenia saginata, ↑Taenia solium.

Taeniarhynchose ⟨*gr*⟩ *f*: Befall des Menschen mit dem Rinderfinnenbandwurm (Taeniarhynchus saginatus). ↑Taenia saginata. ↑Taeniasis.

Taeniarhynchus: Gattung der ↑Bandwürmer, veraltete Bez.

Taenia saginata: Rinderfinnenbandwurm des Menschen. 4–10 m lang, 1,5 cm breit, 1 200–2 000 Glieder, ohne ↑Rostellum u. Hakenkranz am ↑Skolex mit

4 Saugnäpfen, Uterus mit zahlreichen, wenig verästelten Abzweigungen. Adulter T. s. im Dünndarm des Menschen (↑Endwirt), hohe Lebenserwartung (bis 30 Jahre), sehr starke Reproduktionsquote: tgl. Absetzen von 1–5 Proglottiden, von denen jede durchschnittl. 100 000 Eier enthält. Durch Zerfall dieser Proglottiden werden die Eier frei u. können vom Zwischenwirt Rind mit dem Futter aufgenommen werden. Im Rind schlüpft aus den Eiern eine Larve (Oncosphaera), die in die Muskulatur wandert, sich festsetzt u. sich zur bläschenartigen Finne (Cysticercus bovis) entwickelt. Finne (↑Cysticercus bovis) in Muskulatur, auch in anderen Organen des Rindes. Infektion des Rindes direkt (Mensch – Rind) o. indirekt (Mensch – verunreinigtes Futter o. Tränkwasser – Rind); Infektion des Menschen direkt v. a. über rohes bzw. ungenügend gebratenes o. gekochtes Rindfleisch. T. s. ist kosmopolit.; in Mitteleuropa derzeit häufigster Bandwurm des Menschen. Abb.

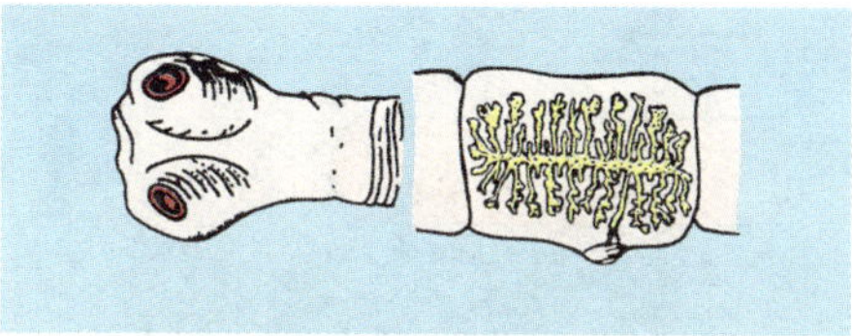

Taenia saginata. Skolex u. reife Proglottide

Taeniasis *⟨gr⟩ f*: Taeniose; endem.-epidem., von Tieren auf Menschen durch finniges Fleisch übertragbare Helminthiasis (Darmparasitose) mit Meldepflicht. Ätiol.: ↑Taenia saginata, ↑Taenia solium, Entwicklung von der Finne bis zum geschlechtsreifen Wurm 4–12 Wochen. (Erscheinen der ↑Proglottiden im Stuhl). Klin. Magen-Darm-Erscheinungen, Gewichtsverlust, auch nervöse Sympt., bes. bei Kindern.

Taenia solium: Schweinefinnenbandwurm des Menschen. Bis 4 m lang, mit ↑Rostellum u. doppeltem Hakenkranz, Uterus mit wenigen verästelten Abzweigungen. ↑Parasit im Dünndarm des Menschen (↑Endwirt), Finne (↑Cysticercus cellulosae) in Muskulatur u. Organen des Schweines sowie gelegentl. beim Menschen in versch. Organen, u. a. ZNS, Unterhautgewebe u. Augen (↑Zwischenwirte). Infektion des Menschen über rohes bzw. ungenügend gekochtes o. gebratenes Fleisch (Entwicklung von adulten Bandwürmern) o. über mit menschl. Fäkalien verunreinigte Lebensmittel (Gemüse u. ä.), Schmierinfektion bzw. Retroperistaltik des Darms bei Bandwurmträgern (Entwicklung von Finnen).

Taeniidae *⟨gr⟩ f Pl*: Fam. der ↑Cyclophyllidea (↑Eucestoda) mit den med. bedeutsamen Gattungen ↑Taenia u. ↑Echinococcus.

Taeniosen ↑Taeniasis.

Tafeln, pseudoisochromatische: Tafeln zur Prüfung des Farbsinns. Benutzen die Prinzipien der ↑Pseudoisochromasie u. ↑Pseudoanisochromasie.

Tag, biologischer: Tagesrhythmus entspr. dem zirkadianen ↑Rhythmus mit sympathikotoner Vormittagsphase von 3.00–15.00 Uhr u. vagotoner Nachmittagsphase (15.00–3.00 Uhr).

Tagblindheit ↑Nyktalopie.

Tagesdosis: tgl. während 24 h applizierte Arzneimittelmenge.

Tagesklinik: Form der halbstationären ↑Betreuung mit Versorgungseinrichtung, die i. d. R. an eine Klinik angegliedert ist u. der Verkürzung o. Vermeidung eines stationären Aufenthalts dient. Die Pat. halten sich nur tagsüber in der T. auf u. sind abends u. am Wochenende zuhause. Die diagn. u. ther. Möglichkeiten der Klinik stehen zur Verfügung.

Tagesmaximaldosis: *Abk* TMD; max. pro Tag zulässige Dosis. Bei indizierter Überschreitung ist dies auf dem Rezept zu kennzeichnen.

Tagesprofil ↑Blutzucker-Tag-Nacht-Profil; ↑Rhythmus, zirkadianer.

Tagesrhythmik: zirkadiane Rhythmik; alle Körperfunktionen, vegetativen Regulationen u. zahlreiche biol. Verhaltensweisen des Organismus zeigen innerhalb eines Tag-Nacht-Zyklus charakterist. Schwankungen. Dieser Tagesgang ist nicht die Folge körperl. Tätigkeit, unvollkommener Regelung o. erlernter Verhaltensstereotypien, sondern Ausdruck einer angeborenen Tagesperiodik, die über das visuelle System mit dem Tag-Nacht-Rhythmus der Erdrotation synchronisiert u. von Kernen des vorderen Hypothalamus, insbes. vom N. supraopticus, dem Sitz der biol. Uhr, gesteuert wird. Wechsel der Zeitzonen sowie Schicht- u. Nachtarbeit führen nach mehreren Tagen zur Umstellung vieler Körperfunktionen (z. B. ↑Schlaf-Wach-Rhythmus, Verdauungsrhythmus) an die Lokalzeit bzw. an den Arbeitsrhythmus. Diese Umstellungen sind jedoch unvollkommen, weil versch. Körperfunktionen, wie z. B. der Tagesgang der Körpertemperatur, der Glukokortikoidsekretion, einer Zeit- o. Arbeitsrhythmusverschiebung nicht folgen u. dadurch subjektive Störungen verursachen können.

Tagliacozza, Caspare (1546–1599), ital. Chir.

Tagliacozza-Methode (nach Caspare T.): sog. ital. Nasenplastik, bei der der Nasendefekt durch einen Lappen vom Oberarm verschlossen wird. ↑Fernlappenplastik, ↑Hautplastik.

Tag-Nacht-Rhythmus ↑Rhythmus, zirkadianer.

Tagsichtigkeit ↑Hemeralopie, erworbene.

Tag-zu-Tag-Präzision: zeitabhängige ↑Präzision, ↑Präzisionskontrolle.

Tahyna-Virus: Virusart der Gattung ↑Bunya-Virus. Vorkommen in Mittel-, Süd- u. Osteuropa. Das T. kann z. B. eine grippeähnliche ↑Erkrankung, interstitielle Pneumonie, ↑Meningitis o. ein myalgisches ↑Fieber verursachen.

Taigaenzephalitis
↑Frühsommerenzephalitis, russische.

Taigawurzel ↑Eleutherococcus senticosus.

Taillendreieck: Dreieck, das begrenzt wird von der Taille u. dem herabhängenden Arm. Bei gerader Wirbelsäule sind die Dreiecke symmetr., bei Skoliosen unterschiedl. ausgeprägt.

TAK: *Abk* für Thyreoglobulinantikörper; ↑Schilddrüsenantikörper, Antikörper gegen das Protein Thyreoglobulin, das in den Epithelzellen der Schilddrüsenfollikel synthetisiert u. in iodierter Form in das Kolloid exprimiert wird (intrathyreoidales Prohormon). Zeigt intrathyreoidalen Autoimmunprozeß an. Neben ↑MAK nachweisbar bei Hashimoto-Thyreoiditis.

Taka-Amylase: bakterielle ↑Alphaamylase.

Takahara, Shigeo, zeitgen. jap. Kliniker, Okayama.

Takahara-Syndrom (nach Shigeo T.): Akatalasämie; angeborenes Fehlen von Katalase (fast nur in Japan u. in der Schweiz beobachtet), mit maligner Alveolarpyorrhö, die gangränös fortschreitet. Infolge Enzymmangels kann das von vergrünenden Streptokokken in der Mundhöhle gebildete H_2O_2 nicht gespalten werden, durch das vermutl. der gangränöse Prozeß fortschreitet. Oft symptomlose Anomalie, z.T. Besserung nach der Pubertät. Autosomal rezessiver Erbgang.

Takayasu, Michishige (geb. 1872), jap. Arzt.

Takayasu-Syndrom (nach Michishige T.): Arteriitis brachiocephalica, Thrombarteritis obliterans subclaviocarotica, Pulslos-Krankheit, Aortenbogensyndrom, umgekehrtes Isthmusstenosesyndrom, Martorell-Fabre-Syndrom, Takayasu-Ohnishi-Syndrom. Obliteration der vom Aortenbogen abgehenden großen Gefäße der oberen Körperpartien infolge sehr versch. Ursachen (angeborene Anomalien o. Varianten der Gefäßverläufe, Aortenlues, schwere Traumen, auch Druck durch extravasale Tumoren). Klin. Manifestation wird durch Blutdruckdifferenz bestimmt: Hypertension der unteren u. Hypotension der oberen Körperhälfte. Pulslosigkeit am Arm u. später auch im Kopfbereich bei gut tastbaren Fußpulsen; unterschiedl. Gefäßgeräusche über dem Aortenbogen, Mangeldurchblutung des Gehirns, der Augen, des Ohrs usw. kann zu fortschreitenden Beschwerden u. Erscheinungen führen. Vorwiegend bei jungen Frauen beobachtet.

taktil ⟨*lat*⟩ *Adj*: den Tastsinn betreffend.

Talalgien ⟨*lat*⟩ *f*: Fersenneuralgie.

talaris ⟨*lat*⟩ *Adj*: zum Sprungbein (Talus) gehörend.

Talastin: Antihistaminikum, H_1-Blocker.

Talgadenom ↑ Adenoma sebaceum.

Talgdrüsen ↑ Glandulae sebaceae.

Talgdrüsentumoren: Je nach Differenzierungsgrad unterscheidet man: Talgdrüsenhyperplasie, Talgdrüsenepitheliom, Talgdrüsenfollikulum u. Talgdrüsenkarzinom.

Talgzysten: Retentionszysten der Haarfollikel. ↑ Atherom, ↑ Tricholemmalzyste, ↑ Hautzysten.

Talinolol: kardioselektiver ↑ Betarezeptorenblocker.

Talipes ⟨*lat*⟩ *m* ↑ Pes equinovarus congenitus.

Talipomanus ↑ Klumphand, angeborene.

Talkose: Staublungenkrankheit durch Talkum. Wird als eigenständiges Krankheitsbild abgelehnt. Als Ursache werden Verunreinigungen des Talkums durch Asbest- o. Quarzstaubbeimengungen angesehen.

Talkum ⟨*arab*⟩ *n*: Speckstein; gereinigtes u. pulverisiertes natürl. Magnesiumhydroxidpolysilikat. In der Tablettenfabrikation als Fließ- u. Schmiermittel, Bestandteil von Pasten u. Pudern. T. darf nicht in Wunden o. Körperhöhlen gelangen, da es zu spezif. chron. Entzündungsreaktionen (Talkumgranulome) führt.

Talkumgranulome ↑ Talkum.

Talkumstaublunge ↑ Talkose.

Talus ⟨*lat*⟩ *m*: Sprungbein; proximaler Fußwurzelknochen, bestehend aus Caput, Collum u. Corpus. Letzteres trägt eine nach oben gewölbte Gelenkfläche, Trochlea tali, für das obere ↑ Sprunggelenk.

Talusauslöffelung ↑ Ogston-Operation.

Talusluxation: vollständige Verrenkung des Sprungbeins nach außen o. innen, oft einhergehend mit Hautzerreißung. Trotz rascher Reposition werden Talusnekrosen beobachtet.

Tamoxifen: Nolvadex; Hormonantagonist. Wird als Antiöstrogenpräparat zur Ther. hormonabhängiger Tumoren eingesetzt, bes. bei pos. Östradiolrezeptorbefund. Anwendung bei Mammakarzinom.

Tamponzäpfchen ↑ Zäpfchen.

Tanapoxvirus: Virusart der Gattung Yatapoxvirus in der Subfamilie ↑ Chordopoxvirinae. Erstisolierung am Tana-Fluß (Kenia). Erreger der Tanapocken bei Affen, Übertragung auf Menschen bei engem Tierkontakt; Krankheit: grippeähnl. Erkrankung o. gutartiges ↑ Fibrom der Haut.

Tandem-Duplikation ⟨*lat*⟩ *f*: Mutation bei der zwei gleiche Abschnitte direkt hintereinander in der DNA o. im Chromosom liegen. Entsteht durch Translokation zwischen homologen Chromosomen o. durch ungleiches ↑ Crossing over.

Tandem-Region: DNA-Sequenz, die aus zwei o. mehreren, hintereinander angeordneten ident. Nukleotidsequenzen besteht (repetitive ↑ DNA).

Tandler-Theorie: Versuch einer Erklärung der Genese von inneren Passagebehinderungen des Verdauungstrakts durch Ausbleiben der Revakuolisierung des Darmlumens in der 5.–12. Embryonalwoche. Über 100 Jahre alte Theorie. Abb.

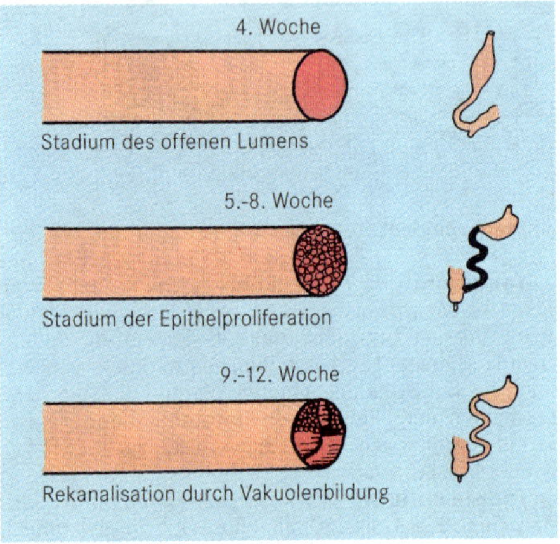

Tandler-Theorie

Tangentenskala ↑ Maddox-Kreuz.

Tangentialbestrahlung: Bestrahlungstechnik in der Strahlentherapie, bei der je Feld ein Randstrahl außerhalb des Pat. verläuft, während der größte Teil des Nutzstrahlenbündels den Körper durchstrahlt. Dadurch resultiert bei Schonung tiefliegender Gebiete eine hohe Dosis in oberflächennahen Schichten. Die T. wird bei ausgedehnten oberflächennahen Herden (Mammakarzinom) angewendet.

Tangentialbrücke: Das Zwischenglied einer Brücke liegt aus hyg. Gründen nur linienförmig dem zahnlosen Alveolarfortsatz an. Indiziert im sichtbaren Seitenzahnbereich.

Tangentialfaserschicht: oberflächenparallele Nervenfasern in der ↑ Großhirnrinde.

Tangentialschuß: Streifschuß, ↑ Schußwunden.

Tangier-Krankheit: Analphalipoproteinämie. Mit ↑ Xanthomzellen einhergehende Störung des Lipidtransports im Blutplasma, wobei die schweren Lipoproteide im Plasma fast völlig fehlen. Die Lipidablagerungen können zu Hepatosplenomegalie u. generalisierter Lymphknotenschwellung führen. Genet. bedingt, autosomal rezessiver Erbgang. Selten.

Tannalbuminat ↑ Tannin.

Tannase: Tannin spaltendes Enzym.

Tannate ↑ Gerbstoffe, gerbsaure Salze, ↑ Tannin.

Tannin: Acidum tannicum, Gerbsäure, Gallusgerbsäure; ↑ Adstringens u. ↑ Hämostyptikum, schwache Antisepsis u. antientzündl. Wirkung. Obsoletes Antidot bei Vergiftungen mit Alkaloiden u. einigen Metallen (Bildung schwerlösl. Salze).

Tanninbeize: Tannin-Chromsäure (nach Peppler) zur Geißelfärbung; Tannin-Phenollösung zur Spirochätenfärbung.

Tantal: chem. Symbol Ta, Ordnungszahl 73, relative Atommasse 180,95; gewebefreundl., alloplast. einsetzbares Metall.

T-Antigene: **1.** Transplantationsantigene, z. B. NY-Antigene u. Neoantigen. **2.** Durch ein Virusgenom induzierte, virusspezif. intrazelluläre Antigene (Proteine) von Tumorzellen mit guter Bindungsfähigkeit für zirkulierende Antikörper. T. zeigen bei gleichem Virus, aber versch. transformierten Zellen Antigengemeinschaften. **3.** Tumorantigene, z. B. onkofetale ↑ Antigene.

Tanyzyt ⟨*gr*⟩ *m*: Ependymocytus taeniatus; Ependymzelle mit langem Fortsatz am Boden des III. Ventrikels, ↑ Neuroglia. Abb.

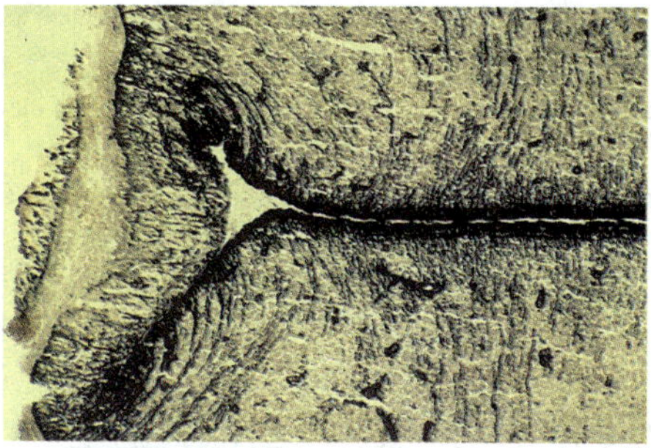

30

Tanyzyt. Histologischer Schnitt durch das Zwischenhirn einer Ratte, Monoaminoxidasereaktion; Darstellung der T. im Recessus infundibuli mit ihren langen Zellfortsätzen

Tanztherapie: Verfahren der aktiven Gruppenmusiktherapie mit Betonung der sozialen Aspekte u. der Bewegung.

tapetoretinal *Adj*: auf das Pigmentepithel des Auges bezogen.

Tapetum: lichtreflektierende Schicht unter der Netzhaut.

Tapetum lucidum: leuchtende Lichtreflexionsschicht unter der Netzhaut vieler Säugetiere, besteht entweder aus Bindegewebe (T. fibrosum) o. aus Zellen (T. cellulosum).

Tapetum nigrum: Pigmentepithel der Netzhaut; dient der Lichtreflexion u. hat gleichzeitig Transport- u. Abwehrfunktionen sowie Funktionen der Phagozytose.

Tapioka-Melanom: malignes Melanom der Iris, das in multiplen blassen bis glasigen Knötchen wächst u. so an Tapioka-Pudding (sagoartige Stärkekörner) erinnert.

Tapirlippe: anlagebedingte Vergrößerung o. entzündl. Schwellung der Oberlippe.

Tappingmethode ⟨*engl* + *gr*⟩ *f*: Tippen. **1.** ***Neurol.:*** Testmethode zur Untersuchung der Fähigkeit des ZNS, Bewegungsfrequenzen zu erzeugen. Die ohne o. mit Hilfsmittel (z. B. Stift) mit einer Extremität (Finger, Zehen) ausgeführten rhythm. Bewegungen (z. B. Niederdrücken einer Taste) werden registriert u. nach Frequenz, Frequenzstabilität usw. ausgewertet. **2.** ***Physikal. Med.:*** in der Krankengymnastik spez. Techniken zur nonverbalen Verdeutlichung von Bewegungsabläufen, insbes. Stimulierung von Muskeln (bekannt durch das Bobath-Konzept).

Taraxacum officinale ⟨*gr*⟩ *n*: Löwenzahn; Droge (Taraxaci radix cum herba) in Gallen- u. Lebertees.

Tardieu, Ambroise Auguste (1818–1879), frz. Gerichtsmediziner, Paris.

Tardieu-Flecken (nach Ambroise A. T.): petechiale Blutungen der Pleura, anderer seröser Häute sowie von Thymus, Mediastinum u. a. bei Erstickungsvorgängen, möglicherweise bedingt durch Blutdrucksteigerungen.

tardiv ⟨*lat*⟩ *Adj*: langsam, verzögert eintretend.

tardus ⟨*lat*⟩ ↑ tardiv.

Target cell ⟨*engl*⟩ ↑ Kokardenzellen.

Targetdrüsen: endokrine Drüsen, die Angriffspunkt anderer Hormone sind, die erst auf diesem Weg ihre Wirkung haben, z. B. Hypophyse als Zielorgan für Releasing-Hormone, Gonaden als Zielorgan für Hypophysenhormone.

Targeting-Reaktion ⟨*engl*⟩ *f*: Anzielen einer akust. u./o. opt. Reizquelle (Target), wenn diese im Umfeld plötzl. auftaucht. Je nach Ausprägung der T. kommt es (beim Tier) zum Hinwenden der Ohrmuscheln u. der Augen, zum Drehen des Kopfs u. schließl. zur Änderung der Körperhaltung. ↑ Orientierungsreaktion.

Target-oval-cell-Syndrom ↑ Thalassämie.

Targetstrukturen, zelluläre: spezif. Strukturelemente der Zelle, v. a. die Nukleinsäuren, mit denen chem. u. physikal. Kanzerogene, aber auch onkogene Viren (Tumorviren) reagieren können, was für die Initiierung der Kanzerogenese als entscheidend angesehen wird.

Tarozzi, Giulio (1868–1936), ital. Pathol., Bologna.

Tarozzi-Bouillon (nach Giulio T.): leberhaltige Nährbouillon zur Züchtung von Anaerobiern.

tarsal ⟨*gr*⟩ *Adj*: tarsalis; zum ↑ Tarsus gehörend.

Tarsalmuskel: M. palpebralis sive tarsalis (superior), Müller-Muskel. Im Oberlid besser entwickelt als im Unterlid. Er ist dafür verantwortl., daß bei Lähmung des Halssympathikus leichte Ptosis eintritt (↑ Horner-Syndrom), Sympathikusreizung (Cocain o. Adrenalin in den Bindehautsack) führt zu Lidspaltenerweiterung.

Tarsaltunnel: Durchtrittskanal des N. tibialis posterior (überdacht durch das Retinaculum musculorum flexorum) am Innenknöchel des Fußes.

Tarsaltunnelsyndrom: bedingt durch Kompression des N. tibialis posterior, ausgelöst durch eine ↑ Tenosynovialitis des M. tibialis posterior (unter dem Ligamentum laciniatum). Parästhesien u. Schmerzen im Bereich der kleinen Muskeln der Fußsohle (Beugeschwäche der 2.– 5. Zehe).

Tarsitis: Entzündung der bindegewebigen Lidplatte (↑ Tarsus).

Tarsophalangealreflex
↑ Mendel-Bechterew-Reflex.

Tarsorrhaphie ⟨*lat* + *gr*⟩ *f*: operative Verschmälerung u. Verengung der Lidspalte durch Raffung meist des temporalen Lidwinkels, z. B. bei Fazialislähmung (↑ Lagophthalmus) o. bei anderweitiger Gefahr der Hornhautaustrocknung.

Tarsus ⟨*gr*⟩ *m*: **1.** Fußwurzel. **2.** Lidfaserplatte, bindegewebige Platte im Ober- u. Unterlid des Auges.

Tartarus depuratus: Kaliumhydrogentartrat, Weinstein. Obsoletes Diuretikum u. Laxans.

Tartarus stibiatus: Brechweinstein. Histor. bedeutsames Expektorans, Emetikum u. Chemotherapeutikum.

Tart-Zellen: Form von Pseudo-LE-Zellen. Phagozytierende Zellen, Monozyten mit aufgenommener Kernsubstanz (Unterschied zu den ↑ A-Zellen). Benannt nach dem Pat., bei dem diese Zellform zuerst nachgewiesen wurde.

Taschenfalte ↑ Plica vestibularis.

Taschenfaltenstimme: Ersatzfunktion. Beruht auf Fehl- u. Überfunktion des stylopharyngealen Muskelsystems, gekennzeichnet durch teilweisen o. völligen Kontakt beider Taschenfalten während ↑ Phonation, dabei Stimmlippen intakt, aber Schließunvermögen. ↑ Phoniatrie.

Taschenklappen ↑ Semilunarklappen, ↑ Herzklappen.

Taschenklappenfehlbildungen: angeborene Anomalien. Deutl. fam. Häufung. 1. Taschenklappe besteht aus zwei o. vier Segeln. 2. Fehlen der Pulmonalklappe: sehr selten. Aorta meist transponiert o. überreitet einen Ventrikelseptumdefekt. 3. Klappenstenosen (↑ Pulmonalstenose, angeborene ↑ Aortenstenose): treten als valvuläre (Ostium-)Stenose durch Verschmelzung von Klappenkommissuren auf, als supravalvuläre Stenose distal der Ventilebene, als subvalvuläre (Konus-)Stenose der Ventrikelausflußbahn. Isoliert o. kombiniert (Transposition, Taussig-Bing-Komplex, Fallot-Komplexe, Eisenmenger-Komplex). 4. Klappenatresien (↑ Pulmonalatresie, ↑ Aortenatresie).

Taschenmesserphänomen: anfängl. bestehender Widerstand bei passiver Beugung, z. B. im Kniegelenk, i. R. der spast. Lähmung, der bei anhaltendem Beugeversuch plötzl. nachläßt.

Tasche, parodontale: Zahnfleischtasche; durch Verlagerung der dentogingivalen ↑ Verbindung nach apikal bei erhaltener Gingivakontur entstehender zirkulärer Spalt zwischen Zahnwurzel u. Gingiva. **1. Physiol. p. T.**: Vertiefung des Gingivasulkus, gilt als biomorpholog. Erscheinung u. als nicht therapiebedürftig, sofern die Gingiva entzündungsfrei ist u. die Sondierungstiefe max. 3 mm beträgt. **2. Pathol. p. T.**: Sondierungstiefe über 3 mm, Folge der Gingivitis, Leitsymptom der ↑ Parodontitis marginalis. Die Entzündung bewirkt eine Depolymerisation der kollagenen Fasern, eine Ablösung des Verbindungsepithels (↑ Saumepithel) u. seine Verlagerung nach apikal, der das orale Gingivaepithel folgt u. als Taschenepithel die äußere Taschenwand gegenüber der Wurzeloberfläche bildet. In der p. T. befinden sich die mikrobielle ↑ Dentalplaque u. ↑ Konkrement (Taschenstein, ↑ Auflagerung), die die Entzündung unterhalten, fördern u. evtl. einen **Taschenabszeß** (Parodontalabszeß, lateraler Abszeß) auslösen. **Taschenexsudat** (↑ Sulkusflüssigkeit) wird ausgeschieden. Ind. für die systematische ↑ Parodontaltherapie. Sondierungstiefen über 5 mm sind nur mit spez. Verfahren kurabel bzw. eine Kontraindikation für die Zahnerhaltung.

Taschkent-Geschwür ↑ Leishmaniasen, ↑ Orientbeule.

Tastblindheit ↑ Astereognosie.

Tasterzirkel: Instrument für anthrop. Messungen aus zwei durch ein Gelenk verbundenen, gekrümmten Strahlenschenkel, deren Endpunktausschlag an einem in der Mitte der Schenkel angebrachten Maßstab gemessen wird. Der Meßbereich beträgt 300 mm, beim großen T. 600 mm. ↑ Anthropometrie.

Tastkörperchen ↑ Corpusculum tactus.

Tastlähmung ↑ Stereoanästhesie.

Tastlupe ↑ Simultanraumschwelle.

Tastscheiben Teil des ↑ Merkel-Tastkörperchens.

Tastschwelle: Intensität u./o. Geschwindigkeit mechan. Einwirkungen auf die Haut, die überschritten werden müssen, damit eine Tastempfindung zustande kommt. Die Intensitätsschwelle beträgt ca. 10^{-10} J (im Vergleich dazu das Gehör: 10^{-16} J).

TAT: *Abk* für thematischer Apperzeptionstest; Pat. soll zu einzelnen bildl. dargestellten Situationen, die Konfliktthemen zeigen, Geschichten erfinden. Über die Identifikation mit dem Bildinhalt werden Rückschlüsse auf verdrängte, unbewußte o. bewußt zurückgehaltene Konflikte geschlossen.

Tatauierung ↑ Tätowierungen.

Tätowierungen ⟨*polynes*⟩: Einbringen unlösl. Farbstoffe (Tusche, Zinnober usw.) in die subpapilläre Koriumschicht der Haut durch kleine Stiche mit Nadeln o. elektr. Apparaten o. Schnittöffnungen.

Tätowierungen, traumatische: Tätowierung durch Eindringen von Kohle- o. Schlackenpartikel in die Haut (Schmutztätowierung).

Tatrazin: Salicylsäurederivat; künstl. Farbstoff (↑ E-Nummern), der Allergien auslösen kann. Bes. gefährdet sind Verbraucher mit Acetylsalicylsäureüberempfindlichkeit.

Tatum, Edward Lawrie (1909–1975), amerik. Mikrobiol., Biochem., Stanford, New York. 1958 Nobelpreis für Med./Physiol. (mit G. W. Beadle u. J. Lederberg) „für die Entdeckung, daß Gene bestimmte definierte chemische Prozesse steuern".

Tatzenhand: Verformung der Hand mit kurzen u. dicken Fingern (der 2., 3. u. 4. Finger sind gleich lang). Typ. Sympt., z. B. bei ↑ Achondroplasie sowie ↑ Mukopolysaccharidose Typ I.

Tau ⟨*gr*⟩ *n*: Zeichen: τ, T; 19. Buchstabe des griech. Alphabets. Als Präfix u. wissenschaftl. Konstante gebraucht.

Taubenfloh ↑ Ceratophyllus.

Taubenzüchterlunge ↑ Vogelzüchterlunge.

Taubheit: Gehörlosigkeit. Absolute T. betrifft alle Schallreize. Angeborene T. ist nicht stets erbl. bedingt, sondern auch durch fetale Krankheiten (Lues, Rötelnembryopathie) o. chem. Schädigung (↑ Thalidomidembryopathie, Streptomycin). Bei angeborener Schalleitungsschwerhörigkeit oft Fehlbildungen des Mittelohrs u. der Gehörknöchelchenkette (Synostose von Amboß u. Steigbügel), bei angeborener Perzeptionsschwerhörigkeit Fehlbildung von knöcherner Schnecke u. häutigem Labyrinth, Aplasie des Corti-Organs, Ektasien des Ductus cochlearis, Fehlbildung der Stria vascularis, Agenesie der Kochleariskerne u. des Ganglion spirale. Es gibt mehrere dominante u. rezessive Typen. Angeborene T. tritt mit zahlreichen weiteren Störungen (Albinismus, Kropf, Retinitis pigmentosa, Intelligenzminderung, Nageldystrophie, Augenanomalien) in Syndromen auf: ↑ Usher-Syndrom, ↑ Graefe-Sjögren-Syndrom, ↑ Pendred-Syndrom,

↑Waardenburg-Syndrom, ↑Ullrich-Feichtiger-Syndrom, ↑Moebius-Syndrom, ↑Klippel-Feil-Syndrom, ↑Dysostosis mandibulofacialis, ↑Laurence-Moon-Bardet-Syndrom, ↑Noonan-Syndrom, Morquio-Syndrom (↑Mukopolysaccharidose) u. a.

Taucherkrankheit: Form der ↑Dekompressionskrankheit, die bei zu raschem Auftauchen auftreten kann.

Tauchkropf: Tauchstruma; Halsstruma mit substernalem Anteil, dessen unterer Pol bei Palpation u. beim Schlucken gerade noch o. nur unvollständig luxiert werden kann. Intermittierende mechan. Komplikationen sind mögl.

Tauglichkeit: relativer, zunehmend ungebräuchl. Begriff zur Charakterisierung der psychophys. Leistungsfähigkeit, der sich nur unter Bezugnahme auf Merkmalsstrukturen auszuübender phys. Tätigkeit u./o. kognitiver Operationen (ausgedrückt durch Anforderungen u. Belastungen) definieren läßt.

Taumellolch ↑Temulenz.

Tau-Proteine: Gruppe von ↑Proteinen (Mol. Gew. 5 500–6 000) die mit ↑Tubulin zur Induktion von ↑Mikrotubuli kopolymerisieren.

Taupunkt: Temperatur, bei der in einem Gas-Dampf-Gemisch das Gas mit der vorhandenen Menge des Dampfes gesättigt ist u. zu kondensieren beginnt. ↑Luftfeuchte.

Taurin ⟨*lat*⟩ *n*: Decarboxylierungsprodukt der Cysteinsäure, ein Endprodukt des Schwefelstoffwechsels. T. wird mit ↑Gallensäuren gekoppelt (Taurocholsäuren) u. mit der Galle ausgeschieden.

Taurocholsäure: die mit ↑Taurin peptidartig verknüpfte Cholsäure (↑Gallensäuren).

taurodont ⟨*gr*⟩ *Adj*: Zähne mit weitem Pulpakavum wie bei den Wiederkäuern, Ggs.: kynodont. ↑Zahnform.

Täuschungen, geometrisch-optische: unterschiedl. Wahrnehmung von Größe, Lage, Form u. Leuchtdichte von Bilddetails, in Abhängigkeit von Bildstrukturen u. dem Leuchtdichteniveau der Umgebung.

Taussig, Helen Brooke (1898–1988), amerik. Päd., Baltimore. Schuf hervorragende Grundlagen zum Verständnis der Hämodynamik des krankhaft veränderten Herzens durch pathol.-anat. u. klin. Untersuchungen. Arbeitete mit A. Blalock zusammen. ↑Blalock-Taussig-Operation.

Taussig-Bing-Syndrom (nach Helen B. T. u. Richard B.): Linkslage der Pulmonalarterie, Transposition der Aorta, hochsitzender Ventrikelseptumdefekt, Hypertrophie des re. Ventrikels, Zyanose, Rechts-Links-Shunt.

Taussig-Snellen-Albers-Syndrom (nach Helen B. T., H. A. S. u. F. H. A.): komplette Transposition der Lungenvenen. Einmündung der Lungenvenen in die V. brachiocephalica sinistra, Kommunikation beider Vorhöfe, Zyanose, Links-Rechts-Shunt.

Taussig-Syndrom (nach Helen B. T.): Vorhof- u. Ventrikelseptumdefekt, reitende Pulmonalarterie, Transposition der Aorta, Zyanose.

Tautologie ⟨*gr*⟩ *f*: Wiederholung. Sprachstörung, bei der ein Sachverhalt mehrfach umschrieben wird, weil der richtige Begriff fehlt.

Tautomerie: Isomerie von chem. Verbindungen gleicher Grundstruktur, die sich ledigl. in der Stellung eines Wasserstoffatoms u. der Lage einer Doppelbindung unterscheiden. Beispiel Keto-Enol-T. von 1,3-Dicarbonylverbindungen: In der Ketoform besitzt das Teilchen einen CH-aziden $CO{-}CH_2{-}CO$-Baustein, in der Enolform eine durch intramolekulare H-Brückenbeziehung stabilisierte CO–CH=CHOH-Gruppierung. Beide Formen stehen miteinander in einem lösungsmittelabhängigen Gleichgewicht.

Tawara, Sunao (1873–1952), jap. Pathol., Tokio, Marburg, Tukuoka.

Tawara-Knoten (nach Sunao T.): Aschoff-Tawara-Knoten; ↑Atrioventrikularknoten.

Tawara-Schenkel (nach Sunao T.): Aufteilung der ↑Erregungsleitung des Herzens im Bereich des Septums in 2 Schenkel für beide Ventrikel. ↑Erregungsleitung.

Taxis ⟨*gr*⟩ *f*: *Pl* Taxien. **1.** Durch einen Reiz hervorgerufene Bewegung ortsveränderl. Mikroorganismen auf die Reizquelle zu (pos. T.), von ihr fort (neg. T.) o. quer zu ihr (transversale T.), ↑Aerotaxis, ↑Chemotaxis, ↑Phototaxis. **2.** Wenig gebräuchl. Bez. für die ↑Reposition einer Hernie (↑Hernia).

Taxonomie ⟨*gr*⟩ *f*: Klassifizierung u. Beschreibung von Organismen als Teil der Systematik in der Biol.

Tay, Warren (1853–1927), brit. Ophth., London.

Tay-Sachs-Syndrom (nach Warren T.): veraltet bezeichnet als infantile amaurot. Idiotie; GM_2-Gangliosidose, bei der ab dem 2. Lebenshalbjahr ein progredienter Krankheitsverlauf mit Amaurose, ↑Intelligenzminderung, Muskelhypotonie u. Dezerebrationsstarre zu beobachten ist. Tod im frühen Kindesalter. Autosomal rezessiver Erbgang. Diagn. durch Gangliosid-GM_2-Nachweis im Gehirn. ↑Gangliosidosen, ↑Lipidspeicherkrankheiten, ↑Zeroidlipofuszinosen.

TB: *Abk* für Tuberkulosebakterien; ↑Mycobacterium.

Tbc: *Abk* für ↑Tuberkulose.

TBG: *Abk* für thyroxinbindendes ↑Globulin.

Tbk: *Abk* für ↑Tuberkulose.

Tc: chem. Symbol für ↑Technetium.

3TC: *Abk* für ↑Lamivudin.

TCDD ↑Dioxine.

T-Cell-ELISA: photometr. ↑Enzyme labelled immunoassay zur quantitativen Ermittlung der T-Zellen-Population (T-Pan-, T-Helfer- u. T-Suppressor-Zellen). T. beruht auf Einsatz von mit Betagalaktosidase konjugierten monoklonalen Antikörpern u. photometr. Bestimmung der Enzymaktivität mittels Chlorphenolrotbetagalaktosid.

T cell replacing factor ⟨*engl*⟩: *Abk* TRF; ↑Lymphokin aus sensibilisierten T-Zellen (↑Lymphozyten), das die Helferfunktion ausübt u. im Kooperationsprozeß mit B-Lymphozyten bei thymusabhängigen Antigenen die unmittelbare Gegenwart der Helferzellen entbehrl. macht. In welcher Phase TRF wirksam wird (Proliferations- o. Maturationsphase), ist unbekannt. Molmasse etwa 25 000, Wirkungsweise antigenunspezif. Neue Bez. ↑Interleukine.

T

$TCID_{50}$: *Abk* für engl. Tissue culture infective $dose_{50}$; als dekad. Logarithmus o. Verdünnungsstufe angegebene Viruskonzentration, die 50 % der beimpften Zellkulturansätze infiziert. Endpunkt der ↑Virustitration.

TCM: *Abk* für traditionelle chinesische ↑Medizin.

tc pCO_2: *Abk* für transkutaner ↑pCO_2.

tc pO_2: *Abk* für transkutaner pO_2. ↑Sauerstoffpartialdruckmessung, transkutane.

TCR-Gene ⟨*engl*⟩: *Abk* für T-Zell-Rezeptor-Gene; TCR-Gene codieren Proteine, die ausschließl. auf der Oberfläche von T-Lymphozyten zu finden sind. In Kombination mit dem ↑Majorhistokompatibilitätskomplex (MHC) u. einem fremden Antigen stellen sie Erkennungsmoleküle auf den T-Lymphozyten dar. Bisher wurden vier versch. T-Zell-Antigenrezeptor-Polypeptide beschrieben, die unterschiedl. Heterodimere bilden (alpha, beta, gamma, delta). Die Verwendung klonierter TCR-Gene in der molekularbiol. Diagnostik ermöglicht eine Differenzierung versch. B-Zell- u. T-Zell-Leukämien.

TDB *Abk* für engl. ↑Toxicology Data Bank.

TDF: *Abk* für Testis determinierender Faktor; Gen, das für die Ausprägung der männl. Geschlechtsmerkmale verantwortl. ist.

TDM: *Abk* für engl. Therapeutic drug monitoring; Blutspiegelkontrolle von Arzneimitteln beim Menschen bei Medikamenten mit geringer therapeutischer ↑Breite.

T-DNA: *Abk* für transferierte DNA; DNA-Sequenz eines Ti- o. Ri-Plasmids von Agrobakterium-Zellen, das nach Übertragung (↑Transfektion) in das Genom pflanzl. Zellen zur Bildung von Tumoren führt.

t–dp/dt: ein indirektes Maß zur Beschreibung der Kontraktilität des Herzens; Zeitintervall vom Kontraktionsbeginn bis zur Erreichung der max. Druckanstiegsgeschwindigkeit (dp/dt).

T-Drain: ein vom Chir. Kehr angegebener T-förmiger Drain. Zur Drainage des Gallengangs nach ↑Choledochotomie werden die kurzen Schenkel in den Gallengang eingenäht, der lange Schenkel zur Bauchwand herausgeleitet.

TD-Verfahren ↑Thermodesinfektionswaschverfahren.

Te: chem. Symbol für ↑Tellur.

Technetium: chem. Symbol Tc; Ordnungszahl 43; relative Atommasse 97. Das Element T. kommt in der Natur nicht vor. Es ist ein künstl. ↑Radionuklid aus der Gruppe VII B der Übergangselemente (silbergraues Metall). Es gibt 16 radioaktive Technetiumisotope (↑Isotop). Das in der ↑Nuklearmedizin heute universell eingesetzte ^{99m}Tc entsteht aus dem Mutter-Radionuklid Molybdän-99 (^{99}Mo), das mit einer physikalischen ↑Halbwertszeit von 6 h in ^{99}Tc übergeht unter Aussendung einer monoenerget. Gammastrahlung von 0,140 MeV (radioaktiver ↑Zerfall). Es wird in der Klinik aus einem Generatormelksystem (↑Radionuklidgeneratorsystem) tgl. eluiert u. zur Markierung von zahlreichen ↑Radiopharmaka eingesetzt, mit denen heute die Darstellung nahezu aller Organe mögl. ist (↑Erythrozytenmarkierungsverfahren). Im Eluat liegt es in siebenwertiger Form als Natrium-Pertechnetat ($Na^{99m}TcO_4$) vor. Vor der Markierung wird es mit Hilfe von Reduktionsmitteln (z. B. Zinnchlorid) in niederwertigere Stufen überführt. Universeller Einsatz wegen seiner kernphysikal. Eigenschaften: kurze physikalische ↑Halbwertszeit erlaubt die Applikation hoher Aktivitäten (optimale Meßstatistik); die Gammaenergie erlaubt, mit Hilfe von Spezialkollimatoren ein gutes geometr. Auflösungsvermögen, d. h. eine detailgetreue szintigraph. Darstellung zu erlangen.

Technetium-99m-Verbindungen ↑Radiopharmaka.

Technetium-Trapping: Aufnahme von ^{99m}Tc-Pertechnetat durch die Schilddrüse nach i. v. o. peroraler Applikation. Technetium hat eine ähnl. Kinetik wie Radioiod, wird aber nicht wie dieses in die Hormonphase eingebaut (↑Radioiodtest). In Verbindung mit der ebenfalls mit Pertechnetat durchgeführten ↑Schilddrüsenszintigraphie wird diese Aufnahme als Funktionsprüfung verwendet, wobei eine Differenzierung zwischen Euthyreose u. Hyperthyreose (erhöhte Werte) gelingt, aber nicht eine Unterscheidung zur Unterfunktion o. zu ↑Iodfehlverwertungen. Normalwerte sind laborabhängig. T. hat den ↑Radioiodtest weitgehend ersetzt, es reagiert auch auf die Funktionsteste (↑Suppressionstest, ↑TRH-Stimulationstest), d. h., es gelingt auch eine Aussage über die Intaktheit des hypophysärthyreoidalen Regelkreises.

Technik, biomedizinische ↑Medizintechnik; der Teil der Technik, der sich mit der Entwicklung u. Einführung von diagn. u. ther. Methoden auf physikal.-techn. Grundlagen der Bereitstellung u. Wartung der dazu erforderl. Geräte befaßt. ↑Physik, medizinische.

Technologie, pharmazeutische: früher „galenische Pharmazie“; angewandte pharmaz. Wissenschaft, die sich unter Anwendung naturwissenschaftl. Gesetze in Lehre u. Forschung mit der Entwicklung neuer u. Optimierung bekannter Arzneiformen u. -zubereitungen, der Formulierung von Arzneistoffen u. Arzneien, der zur Herstellung erforderl. Technologien u. der Kontrolle u. biopharmazeut. Beurteilung von Arzneizubereitungen befaßt.

Tectum mesencephali ⟨*gr* + *lat*⟩ *n*: dorsaler Teil des Mittelhirns; ↑Mesenzephalon.

Tee: allg. wäßrige Zubereitung aus einer o. mehreren Drogen, die bei best. Erkrankungen z. B. als Husten-, Abführ- o. Magentee bzw. bei coffeinhaltigen Drogen als Genußmittel (Schwarzer o. Grüner T.) angewendet werden.

Tee, koptischer ↑Epilobium-Arten.

Teemischungen: Spezies; zur Teezubereitung verwendete Gemische von Drogen, die entspr. ihrer Wirkstoffe für einen best. ther. Effekt zusammengestellt sind.

TEEP: *Abk* für Tetraäthylpyrophosphat; ↑Cholinesterasehemmstoff vom Typ der Phosphorsäureester, tox. als Parathion, Anwendung nur zu wissenschaftl. Zwecken. ↑Acetylcholinesterasehemmer.

Teer: dunkelbraune bzw. schwarze Flüssigkeit versch. Konsistenz. Gewonnen wird er durch Destillation organ. Materials (↑Pix). Starke antipruriginöse u. antiekzematöse Wirkung bei der externen Ther. von Hauterkrankungen. Exp. Hautkarzinom insbes. bei Maus u. Kaninchen nach langdauernder Bepinselung mit Teer, bedingt durch Wirkungen kanzerogener polyzykl. aromat. Kohlenwasserstoffe, wie z. B. 3,4-Benzpyren, 1,2-Benzanthracen u. a.

Teerakne ↑Acne picea.

Teerkrebs: Krebserkrankungen der Haut, der Lunge u. Harnblase durch ungesättigte polyzykl. aromat. Kohlenwasserstoffe im Teer. Ihr Anteil schwankt nach der Herkunft des Teers (Steinkohlen-, Braunkohlen-, Torf-, Wassergasteer o. Teer aus der Destillation von Erdöl). ↑Berufskrankheiten.

Teerprodukte: einige T. haben kanzerogene Wirkungen, z. B. 3,4-Benzpyren, 1,2,5,6-Dibenzanthrazen, ↑Methylcholanthren u. a.

Teerzyste ↑Schokoladenzyste.

Tee, schwarzer ↑Camellia sinensis.

Teflon ↑Polytetrafluoräthylen.

Teflondrahtpiston: Guilford-Piston; bei stark otosklerot. veränderter u. dadurch nicht extrahierbarer Stapesfußplatte Einsetzen einer Kunststoffprothese (Teflondraht) in die zentral durchbohrte Fußplatte u. Verbindung mit dem langen Amboßschenkel.

Teflonfieber ↑Polymerrauchfieber.

Tegmen ⟨*lat*⟩ *n*: Dach, Decke.

Tegmentum ⟨*lat*⟩ *n*: Dach, Decke, Haube.

Tegmentum rhombencephali: dorsal von den Oliven gelegenes, sich mittelhirnwärts fortsetzendes, dem Urhirn entstammendes Gebiet des ↑Rhombenzephalon.

Tegmen tympani: knöchernes Dach der Paukenhöhle, Teil des Felsenbeins.

Tegmen ventriculi quarti: Dach der IV. Hirnkammer.

Tegument ⟨*lat*⟩ *n*: die von Prothesenteilen belasteten Schleimhautabschnitte des Ober- u. Unterkiefers. ↑Prothesenlager.

Teichmann-Kristalle: rhomb. Kristalle des Häminchlorids. T. entstehen beim Erhitzen von ↑Hämoglobin in essigsaurer Lösung in Gegenwart von Natriumchlorid. Diese Reaktion wird zum Blutnachweis genutzt.

Teichopsie ⟨*gr*⟩ *f*: Teichoskopie; Flimmerskotom mit zackenartig begrenztem Gesichtsfeldausfall.

Teicoplanin: Glykopeptid-Antibiotikum, ähnl. der Vancomycin-Ristocetin-Gruppe, isoliert aus Actinoplanes teichomyceticus. Ther. Alternative bei betalaktamaseresistenten grampositiven Aerobiern u. Anaerobiern.

Teilbäder: Bäder, bei denen nur einzelne Teile des Körpers (↑Sitzbäder, ↑Armbad, ansteigendes, ↑Fußbäder, Augenbäder u. a.) o. mehrere Körperteile alternierend unter Anwendung von warmen, kaltem o. ansteigendem Wasser gebadet werden, auch als Wechselteilbäder angewendet.

Teilbestrahlung, höchstzulässige: max. zulässige Strahlendosis.

Teilchenbeschleuniger: Maschinen zur Beschleunigung elektr. geladener Teilchen (z. B. Elektronen, Protonen) auf Energien im Bereich von einigen Mill. bis zu 400 Milliarden ↑Elektronenvolt. Von Anlagen für einige MeV abgesehen (Bandgenerator, Kaskadengenerator) durchlaufen die Teilchen das beschleunigende elektr. Feld vielmals hintereinander, wodurch man mit relativ geringen Spannungsdifferenzen auskommt. Als Teilchenquelle dient für Elektronen eine Glühkathode, für andere Teilchen ein Kanalstrahlrohr. T. werden in der Kernphysik, der Strahlentherapie u. der Nuklearmed. verwendet. Gerätetypen sind: Betatron, Elektronensynchrotron, Elektronenzyklotron, Linearbeschleuniger, Synchrotron, Zyklotron. In der Med. sind v. a. Linearbeschleuniger, Betatrons u. Zyklotrons im Einsatz.

Teilkörperbestrahlung, höchstzulässige ↑Grenzwerte der Körperdosen.

Teilkörperschwingung: mechan. Schwingung (↑Vibration) im Frequenzbereich von etwa 8,0–1 000 Hz, die meist über das Hand-Arm-System in den menschl. Körper eingeleitet werden, z. B. beim Einsatz von Drucklufthämmern, Motorkettensägen. Ihre Wirkung ist abhängig u. a. von Frequenz, Intensität, Stoßhaltigkeit u. Dauer der Exposition u. von der Disposition. Mögl. Wirkungen: Sensibilitätsstörungen, vasoneurot. Störungen i. S. eines vibrationsbedingten vasospast. Syndroms (↑Raynaud-Krankheit), Gelenkschäden (↑Druckluftwerkzeugerkrankung, ↑Pallästhesiometrie, ↑Berufskrankheiten).

Teilkörpervibration ↑Teilkörperschwingung.

Teilkosten: Kosten eines Betriebs (auch eines Krankenhauses), die nur aus variablen ↑Kosten bestehen. Werden nur diese Kosten den Kostenträgern zugerechnet, während die übrigen Kostenteile auf anderen Wegen in das Betriebsergebnis übertragen werden, so spricht man von Teilkostenrechnung.

Teilkrone: Halbkrone, Dreiviertelkrone, Anker einer Brücke, der den Pfeilerzahn zur Erhaltung der sichtbaren Schmelzabschnitte nur teilweise bedeckt. Retention kann durch Rillen o. Stiftchen verstärkt werden.

Teilleistungsstörung ↑Dysfunktion, minimale zerebrale.

Teilpackungen: ↑Peloidpackungen, die nur einzelne Körperteile einschließen.

teilstationär: zum Teil ↑stationär, zum Zeil ↑ambulant durchgeführt (Diagnostik o. Behandlung).

Teilvolumeneffekt: Partialvolumeneffekt; Bildstörung bei digitalen rekonstruktiven Abbildungsverfahren (z. B. CT, Emissions-CT, Kernspintomographie). Der T. entsteht, wenn sich innerhalb der einzelnen abgebildeten Volumenelemente (Voxel) Substanzen unterschiedl. Strahlenschwächung (bzw. Protonendichte) befinden. Dann wird die im Bild dargestellte Größe (z. B. linearer Schwächungskoeffizient) über diese Materialien gemittelt.

Tektine: filamentäre Proteine des ↑Zytoskeletts, die insbes. mit Tubulinprotofilamenten der Mikrotubuli von Zilien, Geißeln u. Zentriolen assoziiert sind. ↑Tubulin.

Tela ⟨*lat*⟩ *f*: **1.** Verbandsstoff. **2.** Im histol. Sinne Gewebeschicht.

Tela choroidea: gefäßführende Bindegewebeschicht, Derivat der weichen Hirnhaut. Wird überdeckt von einer epithelialen Platte, die aus der embryonalen Hirnwand hervorgeht (Lamina epithelialis), u. bildet mit ihr die ↑Plexus choroidei, die die Hirnflüssigkeit in die ↑Hirnkammern absondern. ***Histol.:*** modifiziertes Ependym als einschichtiges Epithel, das bindegewebeumgebene Kapillaren überzieht.

Tela subcutanea: Subkutis; Schicht aus Binde- u. Fettgewebe (Panniculus adiposus) zwischen Muskeln u. Haut (↑Kutis).

Tela submucosa: Schicht aus lockerem Bindegewebe unter der Schleimhaut, wenn letztere durch die Existenz einer Lamina muscularis mucosae von der T. s. abgegrenzt wird.

tele- ⟨*gr*⟩ *Präfix*: telo-; Ende, fern.

Teleangiektasie ⟨*gr*⟩ *f*: umschriebene Erweiterung u. Schlängelung dünnwandiger Kapillaren u. Venolen, die mit einer erhöhten Brüchigkeit der Gefäßwand einhergeht. Teleangiectasia hereditaria haemorrhagica: ↑Osler-Krankheit.

Teleangiektasie, zerebello-okulo-kutane ⟨*lat + gr*⟩ *f* ↑Louis-Bar-Syndrom.

Telefontelemetrie: Übertragung von Meßwerten durch das (öffentl.) Fernsprechnetz zu einer Registrier- o. Auswertestation. Die Ankopplung des Meßgeräts bzw. des Empfängers an das Telefon kann akust., induktiv durch außen am Telefon angebrachte Spulen o. galvan. durch direkte Anklemmung erfolgen.

Telegrammstil ↑Agrammatismus.

Telekanthus: vergrößerter Abstand der medialen Augenwinkel.

Telekinese ⟨*gr*⟩ *f*: sog. Fernbewegung; okkultist. Vorstellung aus der ↑Parapsychologie, wonach ohne erkennbare physikal. Kraft Gegenstände bewegt werden. Verantwortl. sollen „psychokinet. Kräfte", ↑PSI-Kräfte, sein.

Telekobalttherapie: strahlentherapeut. Anwendung der Gammastrahlung des Kobalt 60.

Telemann-Methode: koproskop. Verfahren zum Nachweis von Helmintheneiern in Fäzes (Prinzip des ↑Sedimentationsverfahrens) unter Verwendung von Salzsäure u. Äther zur Auflösung von Fett u. Schleimbestandteilen. ↑Untersuchung, koproskopische.

Telemetrie ⟨*gr*⟩ *f* ↑Biotelemetrie.

Telenzephalon ⟨*gr*⟩ *n*: Endhirn, Großhirn; besteht aus den beiden Hemisphären u. ihren Verbindungen (↑Lamina terminalis cerebri, ↑Corpus callosum, ↑Commissura anterior). Die ersteren enthalten jeweils einen Seitenventrikel u. graue Kerne des T. als ↑Basalganglien. Auf einem Schnitt durch das T. unterscheidet man ferner die zentral gelegene weiße Substanz in Gestalt eines Halbovals (Centrum semiovale) sowie die außen anliegende, 2–5 mm dicke, graue Großhirnrinde (Kortex). Die Begriffe Hirnmantel o. Pallium bezeichnen Centrum semiovale u. Kortex. ↑Gyrus.

Teleologie ⟨*gr*⟩: philosoph. Anschauung, wonach den Dingen u. Prozessen der materiellen Welt eine vorgegeben immaterielle Zweckmäßigkeit u. Zielstrebigkeit eigen ist. Die Erklärung der Wirklichkeit erfolgt deshalb nicht kausal, sondern final, d. h. als Ergebnis einer immateriellen zwecksetzenden Idee (Gott).

Teleonomie ⟨*gr*⟩ *f*: Prinzip der biol. Ordnung, mit räuml, zeitl. u. funktionsdienl. Anordnung von Strukturen u. Funktionen als Voraussetzung für den optimalen Ablauf der Lebensprozesse auf den versch. Organisationsebenen (z. B. molekular, zellulär u. a.). T. ist die der idealist. Vorstellung der Teleologie bewußt entgegengesetzte wissenschaftl. Erklärungsweise des zielstrebigen zweckmäßigen Verhaltens organ. Systeme.

Teleopsie: Wahrnehmungsstörung, bei der Sehdinge kleiner u. weiter entfernt erscheinen, häufig mit Teleakusis verbunden. ↑Halluzinationen, ↑Illusion.

Telepathie ⟨*gr*⟩: sog. Fernfühlen. „Übertragung" von Gedanken von einer Person auf eine andere. Nach Meinung der ↑Parapsychologie ist diese außersinnl. Wahrnehmung auf ↑PSI-Kräfte zurückzuführen, die jedoch nicht bewiesen wurde. Der Transfer psych. Inhalte soll von Raum u. Zeit unabhängig sein, was mit naturwissenschaftl. Denken unvereinbar ist.

Teleröntgenologie: Teleradiologie; Übertragung von Röntgenbildern per Telefon von der Abteilung, in der die Aufnahme gefertigt wurde, zu einem bildauswertenden Arzt (z. B. Radiol.). Liegt das Bild als Film vor, wird mittels Photometer u. Analog-Digital-Wandler das Bild in eine Ziffernfolge umgewandelt, die telefon. der Empfangsstelle übermittelt wird. Dort erfolgt mittels Digital-Analog-Wandler die Umwandlung der Bildinformation in ein elektr. Signal u. dessen Wiedergabe auf einem Bildschirmgerät mit der Möglichkeit der photograph. Aufzeichnung.

Teleröntgentherapie: wenig benutzte Bez. für eine strahlentherapeut. Anwendung von Röntgenstrahlung mit Fokus-Haut-Abständen größer als 1 m.

Teleskopkrone: Über eine zylindr. o. kon. geformte Metallkrone (Innenteleskop) greift teleskopartig eine zweite (Außenteleskop) mit anat. geformter Außenfläche, die auch mit zahnfarbenem Material verkleidet sein kann. Das Außenteleskop ist fest mit einer abnehmbaren ↑Brücke o. ↑Prothese verbunden u. dient zu ihrer Verankerung am Restgebiß.

Tellur: chem. Symbol Te, Ordnungszahl 52, relative Atommasse 127,6. Metalloid. Tellur-Wasserstoff-Verbindungen, z. B. $Te(CH_3)_2$, verbreiten einen intensiven, langanhaltenden Knoblauchgeruch.

Telluritnährböden: Kaliumtellurit enthaltende Nährböden zur Züchtung von ↑Corynebacterium diphtheriae.

Telodendron ⟨*gr*⟩ *n*: Endbaum des ↑Achsenzylinders kurz vor dem Zielgebiet.

Telogenhaare ↑Haarwechsel.

Telolemma: Membrankomplex im Bereich der motor. Endplatte, bestehend aus Plasmalemm der Muskelfaser, Basalmembran u. Plasmalemm der Teloglia (letztere hervorgegangen aus Schwann-Zellen der Nervenfaser).

Telolysosom: Residualkörper; Endstadium des Abbaus zelleigener Bestandteile. Lichtmikroskop. als Pigment (↑Lipofuszin) sichtbar.

Telomer: stabiles, nicht durch einen Bruch entstandenes Chromosomenende.

Telomerase: Enzym (eine RNA-abhängige DNA-Polymerase), das durch Anpolymerisation von Nukleotiden an den Telomeren (Chromosomenenden), die während der Synthese der DNA zunächst nicht repliziert werden, eine Verkürzung der Chromosomen verhindert.

Telophase: Endphase der ↑Mitose.

Telophragma: Z-Linie; das Ende des ↑Myomerums; ↑Myofibrille.

telozentrisch *Adj* ↑Chromosomen.

TEM: **1.** *Abk* für Triäthylenmalin, Tretamin; Zytostatikum mit alkylierender Wirkung. **2.** *Abk* für engl. transverse electromagnetic mode; Intensitätsverteilung über einem Laserstrahl. TEM_{00}: fundamentaler Mode, dabei folgt die Intensitätsverteilung im Querschnitt des Strahls einem Gauss-Profil.

Temazepam: ein ↑Benzodiazepin.

Temin, Howard M. (geb. 1934), amerik. Virol., Pasadena, Wisconsin. 1970 gleichzeitig mit D. Baltimore, aber unabhängig voneinander, Nachweis einer RNA-abhängigen DNA-Polymerase, meist als reverse ↑Transkriptase o. Revertase bezeichnet. 1975 Nobelpreis für Med./Physiol. (mit R. Dulbecco u. D. Baltimore) „für ihre Entdeckungen auf dem Gebiet der Wechselwirkungen zwischen Tumorviren und dem genetischen Material der Zelle".

Temocillin: Penicillin. Betalaktamasestabil, gut wirksam gegen gramnegative Erreger u. Pseudomonas aeroginosa.

Temperament: **1.** Populärer Ausdruck für die Lebhaftigkeit u. Ausdrucksfreudigkeit eines Menschen im Verhalten u. Erleben. **2.** Die für ein Individuum typ. Formen des Ablaufs psych. Vorgänge. In der antiken Med. unterschied Hippokrates vier Temperamente: ↑Sanguiniker, ↑Melancholiker, ↑Choleriker u. ↑Phlegmatiker. Kretschmer ging von seinen Untersuchungen der Psychosen aus u. fand in sehr abgeschwächter Form best. T. bei einzelnen ↑Konstitutionstypen.

Temperatur, absolute: thermodynam. Temperatur; eine der mittleren kinet. Energie pro Freiheitsgrad eines Gasmoleküls proportionale Größe. Ihre SI-Einheit ist das ↑Kelvin. Es ist der 273,16te Teil der thermodynam. Temperatur des ↑Tripelpunkts des Wassers. Zwischen der a. T. u. der Angabe der Temperatur in Grad Celsius besteht der Zusammenhang:

$$T\,(\text{in K}) = 273{,}16 + T\,(\text{in °C})$$

Temperatur, effektive ↑Effektivtemperatur.

Temperaturfasern: Warm- u. Kaltfasern, afferente Nervenfasern, deren Impulsfrequenz die Tätigkeit der in Haut u. Schleimhaut befindl. ↑Thermorezeptoren widerspiegelt.

Temperatur-Feuchte-Milieu: Abweichung von Temperatur u. Luftfeuchte gegenüber einer meteorolog. Vorgeschichte eines Witterungsabschnitts von 1 Woche. Das T. wird berechnet als Differenz der aktuellen Temperatur u. Feuchte von einem gewichteten Mittel der sieben Vortage, bei dem der erste Vortag am stärksten, der letzte Vortag am geringsten gewichtet wird.

Temperatur, gefühlte: Bewertung des therm. Empfindens eines Mannes mit 1,75 m Körpergröße, 75 kg Körpergewicht u. einem Alter von 35 Jahren in Grad Celsius. Die g. T. vergleicht die vorgefundenen Wetterbedingungen mit der Temperatur, die unter Standardbedingungen herrschen müßte, um ein ident. Wärme- u. Behaglichkeitsgefühl zu haben. Diese Standardbedingungen sind: tiefer Schatten, Gleichheit von Lufttemperatur u. der Temperatur der Umgebungsflächen, Windgeschwindigkeit von 0,1 m/s (leichter Windzug), körperl. Leistung, die einem Gehen mit 5 km/h entspricht, Bekleidung sommerl. bis winterl.

Temperatur, kritische: höchste Temperatur, bei deren Überschreitung ein Gas auch bei Anwendung beliebig hohen Drucks nicht verflüssigt werden kann. Der bei der k. T. für eine Verflüssigung erforderl. Druck heißt krit. Druck, der durch diese beiden Parameter charakterisierte Zustand des Gases ist der krit. Zustand, zu dem eine krit. Dichte u. ein krit. molares Volumen gehören.

Temperaturoptimum, enzymatisches: die Temperatur, bei der die Aktivität eines Enzyms am größten ist. Das e. T. ist die Resultante aus der Steigerung der Reaktionsgeschwindigkeit mit zunehmender Temperatur (bei allen chem. Reaktionen) u. der Denaturierung des Enzymproteins bei zu hohen Temperaturen. Das Temperaturoptimum der meisten Enzyme liegt bei etwa 40 °C, es gibt jedoch auch thermostabile Enzyme (Temperaturoptimum bis 100 °C), die v. a. in thermophilen Bakterien gefunden werden.

Temperaturreaktivierung: Reparaturprozesse, die bei höheren Temperaturen begünstigt werden (↑DNA-Reparatur, Wirtszellreaktivierung).

Temperaturregel
↑RGT-Regel, ↑Van't-Hoff-Gesetz.

Temperaturregulation: Regelvorgänge des Organismus, die die Wärmebildung u. -abgabe betreffen. Menschen, Säugetiere u. Vögel besitzen die Fähigkeit, ihre Kerntemperatur mit einer definitiv begrenzten Amplitude von ± 2 °C unbeachtet der Größe der Schwingungen der Umgebungstemperatur aufrecht zu erhalten. Abweichungen vom Sollwert beeinflussen eine Reihe zentralnervöser Strukturen insbes. im Zwischenhirn (↑Temperaturregulationszentren), indem diese Strukturen teils selbst als Temperaturfühler funktionieren u. Änderungen der Bluttemperatur erfassen, teils von Thermorezeptoren wie Wärme- u. Kälterezeptoren der äußeren Haut Signale erhalten. Als thermosensitives Regelzentrum setzen diese Strukturen Stellglieder in Gang, die in Größe u. Richtung eine Temperaturstörung kompensieren. Als Stellglieder kommen ↑Wärmebildung (chem. T.) u. ↑Wärmeabgabe (physikal. T.), unterstützt am Freibeweglichen durch verhaltensbedingte Steuerung der Wärmeabgabe, in Betracht. Während bei geringer Kältebelastung vorwiegend physikal. durch Erniedrigung der ↑Wärmedurchgangszahl geregelt wird, kommt bei stärkerer Kältebelastung die Erhöhung der Wärmebildung hinzu. Eine zunehmende Wärmebelastung führt dagegen anfängl. zu einer Reduktion der Wärmebildung, zu einer Erhöhung der Wärmedurchgangszahl, schließl. zu Schweißsekretion (↑Transpiration). Die physikal. T. ist die von subkortikalen Strukturen, insbes. vom ↑Hypothalamus gesteuerte Wärmeabgabe zur Konstanterhaltung der Körpertemperatur. Die Steuerung schließt sowohl den inneren Wärmestrom von Körperkern zu Körperschale durch Regulation des konvektiven Wärmetransports mit dem Blutstrom an Haut u. Schleimhäute als auch den äußeren Wärmestrom von Körperoberfläche an Umgebung durch Variation von ↑Radiation, ↑Konvektion, ↑Konduktion u. Evaporation ein. Bei Menschen kommt der Hautdurchblutung bes. Bedeutung zu, weil durch sie der Wärmedurchgang des Gewebes, bezogen auf die gesamte Körperoberfläche, um 1 : 7 variiert u. der Wärmeabstrom von der Haut an die Umgebung durch Konduktion, Konvektion, Radiation u. Evaporation beeinflußt werden kann. Infolge ihres geringen Ruhestoffwechsels u. ihrer großen Oberfläche spielen hierbei die Extremitäten u. Akren eine bes. Rolle: zwischen Kälte u. Wärme kann die Durchblutung der Hand im Verhältnis 1 : 30, die Durchblutung der Finger im Verhältnis 1 : 600 variiert werden. Unter chem. T. versteht man Steigerung der Wärmebildung zur Kompensation abgesunkener Körperkerntemperatur bzw. die bei erhöhter Körperkerntemperatur erfolgende Reduktion der Wärmebildung. Die bei Abkühlung erfolgende Erhöhung der Wärmebildung beruht z. T. auf Steigerung des Muskeltonus, der bei stärkerer Kältebelastung in Kältezittern übergeht (Shivering thermogenesis), z. T. aber auch auf Steigerung der hormonell angesteuerten Stoffwechselvorgänge bes. in Leber u. Muskel durch Adrenalin, Noradrenalin, Serotonin (labile chem. Thermogenese) u. durch Schilddrüsenhormone (stabile chem. Thermogenese). Nach Kälteakklimatisation überwiegt die stabile chem. Thermogenese. Neugeborene regulieren vorzügl. über die labile chem. Thermogenese. Verhaltensbedingte T.: Mit der Möglichkeit, die freie wärmeabgebende Oberfläche durch geeignetes Verhalten des Gesamtorganismus im Lebensraum den jeweiligen Bedürfnissen nach Wärmeabgabe anzupassen, besitzen die Homoiothermen ein weiteres, sehr ökonom. Stellglied zur Aufrechterhaltung ihrer Körperkerntemperatur, weil durch Veränderung der Körperhaltung durch Zusammenlagerung mit anderen Tieren, aber auch durch Aufsuchen günstigerer Lebensklimate (Aufsuchen von Sonne, Schatten, Wasser, Wind, durch Befeuchten mit Wasser, beim Menschen durch entsprechende Wahl von Bekleidung u. Umgebungstemperatur) eine integrale Störgrößenkompensation erreicht wird. Aber auch die chem. T. kann z. B. durch entsprechende Nahrungswahl hinsichtl. Energieinhalt u. spezifisch-dynamischer ↑Wirkung unterstützt werden.

Temperaturregulationszentren: anat. nicht streng lokalisierbare, zentralnervöse, subkortikale, insbes. hypothalam. Strukturen, die im Verband mit höheren u. tieferen Abschnitten des Zentralnervensystems eine funktionelle Einheit bilden u. deren Hauptaufgabe offensichtl. in der Regulation der Körpertemperatur durch Steuerung von Wärmebildung u. Wärmeabgabe besteht. So nimmt man im rostralen Hypothalamus ein „Kühlzentrum" an, da zahlreiche Spezies (Affe, Hund, Katze, Rind, Ratte, Maus) auf Erwärmung u. Reizung dieser Struktur mit typ. Maßnahmen gegen Überwärmung reagieren. Hypothet. ist dagegen ein dem Kühlzentrum antagonist. „Heizzentrum", welches im hinteren Hypothalamus vermutet wird. Diese Strukturen erhalten ihre Informationen über die Regelgröße teils von den Thermorezeptoren, deren Signale über noradrenerge u. serotoninerge Fasersysteme des medialen Vorderhirnbündels zum Hypothalamus geleitet werden, teils direkt über die Bluttemperatur.

Temperaturrezeptoren ↑Thermorezeptoren.

Temperatursinn: Fähigkeit, auf der Haut versch. Temperaturen zu unterscheiden, vermittelt durch temperaturempfindl. Nervenendigungen, die sog. ↑Thermorezeptoren, die in regionär versch. Dichte in der Haut verteilt sind; ↑Leitungsbahn.

Temperaturstrahlung: die von einem Körper aufgrund seiner Temperatur ausgesandte elektromagnet. Strahlung, die in Abhängigkeit von ihrer Wellenlänge vom Auge als Licht o. vom Wärmesinn der Haut als Wärmestrahlung (Infrarot) wahrgenommen werden kann. Sie ist neben ↑Konvektion u. Verdunstung eine maßgebl. Komponente des ↑Wärmeaustauschs zwischen Mensch u. Umgebung. ↑Radiation.

Template ⟨*engl*⟩: Nukleotidsequenzen in der DNA u. RNA, die als Matrizen für ident. DNA-Replikation (↑DNA-Biosynthese), RNA-Transkription (↑RNA-Biosynthese) u. Translation (↑Proteinbiosynthese) dienen.

Template-RNA ↑Messenger-RNA.

Tempora ⟨*lat*⟩ *n Pl*: *Sg* Tempus. Schläfen.

temporalis ⟨*lat*⟩ *Adj*: temporal; zu den Schläfen gehörend.

Temporalisation, epileptische: bei langdauerndem Bestehen einer ↑Epilepsie auftretende Temporallappenanfälle (allein o. zusätzl. zu generalisierten Anfällen). ↑Dämmerattacken.

Temporallappensyndrome: bei Temporallappenläsionen i. S. der hirnlokalisator. Zuordnung zu beobachtende Symptomkombinationen wie sensor. ↑Aphasie, akust. ↑Agnosie, best. Formen der ↑Agraphie u. ↑Alexie, homonyme Quadrantenanopsie, ↑Klüver-Bucy-Syndrom, amnest. u. Verhaltensstörungen.

Temporalrinde: Temporalhirn, Temporallappen, Lobus temporalis; Schläfenlappen des Gehirns, der Hörzentrum u. akust. Sprachzentrum enthält.

temporo- ⟨*lat*⟩ *Präfix*: die Schläfen betreffend; Schläfen-.

Temulenz ⟨*lat*⟩ *f*: taumelnder Gang infolge Wirkung von berauschenden Noxen. Charakterist. für Vergiftungen mit Temulin, einer Substanz, die in Gräsern (Lein- o. Taumellolch, Lolium linicolum, Lolium temulentum) aus Pilzen gebildet wird. Kann im Mehl o. Leinöl vorkommen.

Temulin ↑Temulenz.

Tenascin: von Mesenchymzellen gebildetes, extrazelluläres Matrixglykoprotein. Verantwortl. für die Assoziation von Mesenchym- u. Epithelzellen.

Tenazität ⟨*engl*⟩ *f*: Haftvermögen von ↑Infektionserregern (↑Kontagiosität). ↑Adhäsion, ↑Adhäsine.

Tenckhoff, M., zeitgen. amerik. Nephrologe.

Tenckhoff-Katheter (nach M. T.): bei chron. ↑Peritonealdialyse gebräuchl. Katheter aus Silikonkautschuk mit multiplen Perforationen im distalen geraden o. spiralig gewundenen Ende.

tendineus ⟨*lat*⟩ *Adj*: sehnig, zur Sehne gehörig.

Tendinitis ⟨*lat*⟩ *f*: Entzündung einer Sehne. Vorkommen vorwiegend im Zusammenhang mit der Tendovaginitis bei der chron. Polyarthritis. Durchsetzung u. Auftreibung der Sehne durch Invasion des entzündl. Synovialgewebes.

Tendinocytus: Sehnenzelle; ↑Flügelzelle.

Tendinopathia nodosa: Verdickung der Beugesehnen der Finger u. Knötchenbildung verzögern o. blockieren das Gleiten der Sehnen unter dem Ligamentum anulare, dadurch Phänomen des „schnellenden Fingers".

Tendinose: allmähl. o. akut auftretender, meist chron. verlaufender u. belastungsabhängiger Schmerzzustand im Insertionsgebiet von Sehnen. Ursachen: 1. absolute Überforderung, z. B. bei Tennisspielern nach Winterpause (↑Tennisellenbogen); 2. relative Überlastung durch vegetative Fehlsteuerung bei vertebragenen Krankheitsbildern wie ↑Schulter-Arm-Syndrom, ↑Epicondylitis humeri usw.

Tendinosis calcarea: Krankheitsbild der ↑Periarthropathia humeroscapularis, Entzündung der Bursa acromialis. Plötzl., heftiger Schmerz mit Überwärmung, Rötung u. Druckdolenz des gesamten Schulterbereichs. Histol. Entzündungszeichen sowie Verkalkungen von Sehnenanteilen.

tendinosus ⟨*lat*⟩ *Adj*: sehnig.

Tendo ⟨*lat*⟩ *m*: Tenon, Sehne; Verbindung des Muskels mit dem Knochen aus straffem kollagenem Bindegewebe. Neben dem sehnigen Übergang zwischen Muskel u. Knochen existiert noch ein „fleischiger" Ansatz, bei welchem die Muskelfasern ohne Vermittlung von Sehnen sich am Periost befestigen.

Tendo calcaneus ↑Achillessehne.

Tendo crico-oesophageus: Sehnenstrang an der Hinterfläche der Ringknorpelplatte, von dem Längsmuskelbündel der vorderen Speiseröhrenwand entspringen.

Tendomyosen: Muskelrheumatismus, Myosen, intramuskuläre Fibrositis, Tendomyopathien. Häufig geklagter Beschwerdekomplex. Können generalisiert (insbes. Schulter-Nacken- u. Lumbalgegend u. mit ↑Insertionstendinosen im Schulter-, Ellenbogen-, Hand-, Hüft- u. Kniegelenkbereich einhergehend) o. auf einige Muskelgruppen beschränkt als lokalisierte Formen auftreten. Pat. klagen über Schmerzen in Muskeln u. Muskelgruppen, bes. bei Druck u. Belastung. Besserung durch Wärme (u. Bewegung), Zunahme bei Kälte, Überanstrengung (auch psych. Belastung). Objektiv: lokalisierte Muskelverspannung (Myogelose, Hartspann), Druckschmerz, allg. u. verstärkt an best. Druckpunkten, auch Druck- u. Spontanschmerz an der Sehnenansatzstelle.

Tendopathie ↑Tendinose.

Tendovaginitis: Sehnenscheidenentzündung, ↑Tenosynovialitis.

Tendovaginitis crepitans: nichteitrige, fibrinöse Sehnenscheidenentzündung.

Tendovaginitis purulenta: eitrige Sehnenscheidenentzündung, ↑Panaritium.

Tendovaginitis stenosans ↑Quervain-Syndrom.

Tendovaginitis tuberculosa ↑Spina ventosa.

Tendovaginosis stenosans ⟨*lat*⟩ *f*: schnellender Finger. Prädilektionsstelle ist das 1. Ringband über dem Metakarpale. Die Erkrankung kann angeboren (meistens am Daumen), o. erworben sein. Befall aller Finger mögl.

Tenebrio molitor: gewöhnl. Mehlkäfer; Art der Schwarzkäfer, Zwischenwirt für Helminthen. ↑Mehlinsekten.

Tenesmus ⟨*gr*⟩ *m*: schmerzhafter, krampfartiger Stuhl- bzw. Harndrang bei entzündl., aber auch funktionellen Veränderungen in Mastdarm bzw. Blase, Urethra, Prostata.

Tenesmus vesicae: Blasenkrampf; schmerzhafte Zusammenkrampfungen der Harnblasenmuskulatur bei entzündl. Reizen mit Harndrang. T. v. auch bei Behinderung des Harnabflusses durch Fremdkörper (Steine, Blutkoagula) o. verstopfte Dauerkatheter.

Teniposid: ein ↑Antimitotikum, ↑Etoposid.

Tennisellenbogen: durch akute Überforderung der Finger- u. Handstrecker entstehende ↑Epicondylitis humeri.

Tenodese: Sperrung der Gelenkbeweglichkeit durch Fixierung der darüberziehenden Sehnen am Knochen. Anwendung bei schlaffen Lähmungen.

Tenon, Jacques René (1724–1816), frz. Ophth., Paris.

Tenon ⟨*gr*⟩ *m* ↑Tendo.

Tenonitis: Entzündung der Tenon-Kapsel. Form der Scleritis posterior. Bei Arthritis rheumatica u. Infektionskrankheiten.

Tenon-Kapsel (nach Jacques R. T.): Capsula bulbi; Bindegewebehülle des Augapfels, die ihn wie eine Gelenkkapsel umhüllt.

Tenonodularis: ↑Riesenzellgeschwulst der Sehnen u. Sehnenscheiden.

Tenon-Raum (nach Jacques R. T.): Spatium subcapsulare; schmaler Raum zwischen Bulbus u. Tenon-Kapsel.

Tenoplastik: Operationsmethode zum Ersatz einer funktionsuntüchtigen Sehne bzw. zur Überbrückung eines Sehnendefekts mittels autogener o. allogener Sehnentransplantation. Körperfremdes Material (Seidenfaden, Perlonfaden) findet heute kaum noch Anwendung. I. w. S. auch Sehnenverlagerung (Translokation): Verlagerung der Sehne eines funktionstüchtigen Muskels auf die Sehne eines gelähmten Muskels als Kraftspender. ↑Radialisersatzplastik.

Tenorrhaphie: älterer Ausdruck für ↑Sehnennaht.

Tenosynovialektomie ↑Synovialektomie.

Tenosynovialitis: Tendovaginitis; Sehnenscheidenentzündung. Ursachen: gelegentl. nicht zu klären, vielfach durch Traumen, Überlastungen u. Reizzustände, bei entzündl.-rheumat. Erkrankungen (↑Rheumatoidarthritis, ↑Reiter-Krankheit) bei ↑Arthritis urica sowie bei Infektionen. Sympt.: lokalisierte Schmerzen, bei „trockenen" (T. sicca) Formen auch Krepitation (Reiben) bei Bewegung der betroffenen Sehne, bei exsudativen Formen Schwellung im Bereich der Sehnenscheide, bei sehr akuten (insbes. Infektionen) zusätzl. auch Rötung u. Überwärmung.

Tenotomie: operative Durchtrennung einer Sehne zur Verkürzung, Verlängerung o. Verlagerung.

Tenoxicam: Oxicamderivat. Nichtsteroidales Antiphlogistikum u. Analgetikum mit langer Halbwertszeit (ca. 70 h). ↑Antirheumatika, nichtsteroidale.

TENS-Behandlung: *Abk für* transkutane elektrische ↑Nervenstimulation.

Tenside: grenzflächen- bzw. oberflächenaktive, natürl. o. synthet. organ. Stoffe, die überwiegend einen amphiphilen Aufbau besitzen, d. h., sie verfügen im gleichen Molekül über getrennte Bereiche mit ↑lipophilem (apolarem) u. ↑hydrophilem Charakter, wodurch sie in der Lage sind, die Grenzflächenspannung zwischen hydrophilen u. hydrophoben Stoffen in einem Arzneimittelsystem herabzusetzen, indem sie sich zwischen diese Stoffe, meist durch Ausbildung von Filmschichten, lagern u. sich so orientieren, daß die lipophile Gruppe sich zu dem lipophilen, die hydrophile Gruppe zum hydrophilen Stoff im System orientiert. Hydrophile Gruppen sind z. B. Hydroxyl-, Carboxyl, Sulfat-, Sulfonat- u. Aminogruppen sowie Kohlenstoffdoppelbindungen. Hydrophobe Gruppen sind u. a. Kohlenstoffketten (mit mehr als 8 C-Atomen) u. Kohlenstoffringe.

Tensilontest ↑Myasthenia gravis pseudoparalytica.

Tensio ⟨*lat*⟩ *f*: Spannung.

Tension headache ⟨*engl*⟩: vasomotor. ↑Kopfschmerz.

Tension-time-index ⟨*engl*⟩ *m*: *Abk* TTI; ↑Spannungs-Zeit-Index.

Tensor ⟨*lat*⟩ *m*: **1.** Spanner, z. B. ↑Musculus tensor fasciae latae; **2.** mathemat. ein aus den Koeffizienten von linearen Funktionen der Komponenten eines Vektors gebildetes Schema.

TEN-Stimulation ↑Nervenstimulation, transkutane elektrische.

tensus ⟨*lat*⟩ *Adj.*: gespannt.

Tentamen ⟨*lat*⟩ *n*: Versuch.

Tentamen suicidii: Selbsttötungsversuch.

Tentorium cerebelli ⟨*lat*⟩ *n*: Kleinhirnzelt, Bildung der ↑Dura mater encephali, welche sich zwischen Kleinhirn u. Hinterhauptlappen des Großhirns schiebt.

Tentoriumriß: Einreißen des ↑Tentorium cerebelli infolge geburtsmechan. Traumatisierung. ↑Apoplexie, ↑Epiduralhämatom, ↑Subduralhämatom.

Tentoriumschlitz: Öffnung im Tentorium cerebelli für den Durchtritt des Hirnstamms. Bei intrakranieller Drucksteigerung im supratentoriellen Bereich kann der Uncus des Temporallappens in den Tentoriumschlitz gepreßt werden, so daß ein Mittelhirnsyndrom entsteht. Lebensbedrohl. Situation. (sog. Tentoriumeinklemmung).

tenuis ⟨*lat*⟩: dünn, zart; ↑Intestinum tenue.

TEPA: *Abk* für Triäthylenphosphamid; alkylierendes ↑Zytostatikum.

TEPP: *Abk* für Tetraäthylpyrophosphat; Cholinesterasehemmer vom Typ der Phosphorsäureester. Toxischer als Parathion; Anwendung hauptsächl. für wissenschaftl. Zwecke.

Teprotid: Antihypertensivum, ↑ACE-Hemmer aus Botrops jararaca.

tera- *Präfix*: *Abk* T; vor physikal. Einheiten zur Bez. der 10^{12}fachen Menge einer Einheit.

Terata ⟨*gr*⟩ *f Pl*: Fehlbildungen („Wunder", „Unbegreifliches").

terato- ⟨*gr*⟩ *Präfix*: Fehlbildung.

Teratoblastom ⟨*gr*⟩ *n*: Teratoma embryonale; Gewächsbildung aus Abkömmlingen mehrerer o. aller drei Keimblätter, die unterschiedl. am Aufbau beteiligt sind u. versch. unreife Gewebe u. Organanlagen bilden. Ist meist bösartig; Vorkommen bes. im Hoden. ↑Teratom.

Teratogene: Agenzien, die ursächl. für die Entstehung von ↑Fehlbildungen verantwortl. sind. Über 1 000 Teratogene sind bekannt, die im Tierversuch embryotox. o. teratogene Effekte hervorrufen. Wirkung hängt von art- u. stammspezif. Einflüssen, von Applikationsart, Dosis, von einmaliger o. wiederholter Verabreichung des Teratogens sowie vom Applikationszeitpunkt ab. Die Mehrzahl der Fehlbildungen entsteht multifaktoriell. Schätzungen lassen für den Menschen folgende Verhältnisse vermuten: genet. Faktoren 20–25 %, Umweltfaktoren unter 10 %, unbekannt 60–70 %. Die Identifikation teratogener Faktoren kann bei schwach wirkenden Teratogenen schwierig sein. **T. beim Menschen: I. Genet. Faktoren:** 1. ↑Genommutationen: a) ↑Aneuploidie o. ↑Monosomie: nur Bedeutung bei Geschlechtschromosomen (↑Ullrich-Turner-Syndrom), Trisomie: Trisomie von Autosomen

(Trisomie 21 = ↑Down-Syndrom, Häufigkeit u. a. vom Alter der Mutter abhängig, Trisomie 18 = ↑Edwards-Syndrom, Trisomie 13 = ↑Pätau-Syndrom, Trisomie von Geschlechtshormonen (XXX-Syndrom, XXY-Syndrom); ↑Tetrasomie u. Pentasomie spielt bei Geschlechtschromosomen eine Rolle, meist geistige Retardierung (XXXY, XXYY, XXXYY, XXXXY, XXXX, XXXXX). b) ↑Polyploidie: meist ↑Triploidie, seltener ↑Tetraploidie. 2. ↑Chromosomenmutationen: Chromosomenbrüche durch peristat. Einwirkungen (Strahlen, Chemikalien, Viren). ↑Deletionen spielen bei den B-Gruppen-Chromosomen beim ↑Katzenschreisyndrom eine Rolle, ↑Chromosomentranslokationen beim Down-Syndrom (15/21-Translokation). 3. ↑Mutationen: Beispiele für autosomal dominant vererbl. angeborene Fehlbildungen: ↑Polydaktylie, ↑Achondroplasie, ↑Ichthyosis vulgaris, ↑Osteogenesis imperfecta congenita, ↑Marfan-Syndrom. Autosomal rezessiver Erbgang: ↑Mikrozephalie, ↑Dentinogenesis imperfecta hereditaria, ↑Nebennierenhyperplasie (angeborene Form), ↑Anophthalmus, ↑Mikrophthalmus, ↑Albinismus. **II. Umweltfaktoren**: graduelle Unterschiede in der Penetranz teratogener Wirkungen lassen eine Einteilung der teratogenen Umweltfaktoren in sichere u. suspekte gerechtfertigt erscheinen, jedoch erzeugt auch ein „sicheres" T. nur unter best. Bedingungen u. nur in einem best. Prozentsatz Fehlbildungen. T. für den Menschen: Hormone (Androgene, synthet. Gestagene, Stilbene), ionisierende Strahlen, Zytostatika (Antimitotika, Antimetaboliten einschl. Folsäureantagonisten, Alkylanzien), Antibiotika (Tetrazykline), Infektionen (Röteln, Zytomegalie, Toxoplasmose, Syphilis), sonstige Faktoren (Diabetes mellitus, Phenylketonurie, virilisierende Tumoren, Alkoholkonsum, Thalidomid). Die in der Gruppe der suspekten Chemikalien für den Menschen einzureihenden Substanzen können bei einer best. Ausgangssituation (Stoffwechselstörung, Synergismus mit anderen Substanzen u. a.) Fehlbildungen erzeugen: Anabolika, orale Antidiabetika, Antithyreodika, Antiepileptika, Kumarinderivate, Alkaloide (Nikotin), best. Lokal- u. Inhalationsanästhetika, Diuretika, Antibiotika u. Chemotherapeutika (Streptomycin, Chloramphenicole, Sulfonamide), neurotrope bzw. psychotrope Drogen (Barbiturate, Diazepam), Antirheumatika (Indometacin), Insektizide, Herbizide, Fungizide. Die toxikol. Prüfung auf Teratogenität, die bei der Entwicklung eines neuen Arzneimittels gefordert wird, gestattet nur eine Aussage darüber, daß eine teratogene Wirkung beim Menschen unwahrscheinl. ist, aber nicht den Ausschluß einer solchen Wirkung. In der Frühschwangerschaft sollten aus diesen Gründen Arzneimittel, über deren Nebenwirkungen beim Menschen noch ungenügende Erfahrungen vorliegen, nur unter strengster Indikationsstellung gegeben werden.

Teratogenese: 1. Kausale T.: untersucht kausale Faktoren (↑Teratogene) sowie Bedingungen für das Entstehen einer ↑Fehlbildung. 2. Formale T.: Entwicklungsmechanik einer Fehlbildung unabhängig vom Teratogen. Verfolgt den Prozeß bis zum Endzustand. Beeinflussung von Organisator- o. Induktionsleistungen, vorwiegend Zellnekrosen o. verminderte Proliferationsrate, blockierte Zellwanderungen (↑Migrationshemmung), Korrelationsstörungen von Organen, Differenzierungsstörungen (↑Gewebefehlbildungen) u. a.

Teratogenität: Eigenschaft von Wirkstoffen, Fehlbildungen hervorzurufen. Muß tierexperimentell für neue Arzneimittel untersucht werden. ↑Teratogene.

Teratoid ⟨*gr*⟩ *n* ↑Embryoid.

Teratokarzinom: Teratoblastom, Teratoma embryonale.

Teratologie ⟨*gr*⟩ *f*: Fehlbildungslehre. Als Pathol. der pränatalen Entwicklung (Kyematogenese) beschäftigt sich die T. mit Ursachen (Ätiopathogenese, kausale Teratogenese), Entwicklungsmechanik (formale Teratogenese), Klassifizierung (spez. T.), exp. Erzeugung u. Reproduktion (exp. T.), Ableitung allgemeingültiger Gesetzmäßigkeiten (allg. T.) u. der mögl. Verhütung von Fehlbildungen. I. w. S. zählen auch soziale Auswirkungen von Fehlbildungen u. Ther. hierzu.

Teratologie, allgemeine: Zweig der Teratologie, der die allg. Gesetzmäßigkeiten, Ursachen u. Abläufe der Entstehung von Fehlbildungen erforscht. ↑Teratogenese.

Teratologie, experimentelle: Zweig der Teratologie, der sich mit der Erarbeitung von Tiermodellen für menschl. Fehlbildungen beschäftigt. Es werden mögl. Ursachen von Fehlbildungen (kausale Teratogenese) wie auch fehlgesteuerte Entwicklungsabläufe (formale Teratogenese), Gen-Umwelt-Beziehungen, Stammes-, Art- u. Individualspezifität, Reaktionsweisen embryonaler Blasteme, Reproduzierbarkeit best. Fehlbildungstypen mit dem Ziel einer möglichst differenzarmen Übertragbarkeit auf den Menschen erforscht.

Teratologie, spezielle: Zweig der Teratologie, der sich mit der Klassifizierung von Fehlbildungen befaßt.

Teratom ⟨*gr*⟩ *n*: Wundergeschwulst; angeborener, durch Störung der Entwicklung entstandener Tumor (oft organähnl.), meist von allen 3 Keimblättern abstammend. Das T. kann z. T. als unvollkommene Entwicklung eines Fetus aufgefaßt werden.

Teratoma adultum: Teratoma coaetaneum, Embryom; ausgereiftes Teratom. Das in ihm enthaltene Gewebe erreicht etwa den Reifegrad der entsprechenden Gewebe des Tumorträgers.

Teratoma embryonale ↑Teratoblastom.

Teratozoospermie: Bez. für hohe Fehlformenrate der Spermien, weniger als 30 % normale Spermien.

Terbutalin: Sympathomimetikum mit starker Affinität zu Beta-2-Rezeptoren, Bronchodilatans, Tokolytikum.

Terconazol: Antimykotikum zur lokalen Anwendung.

terebrans ⟨*lat*⟩ *Adj*: durchdringend.

teres ⟨*lat*⟩ *Adj*: rund.

Terfenadin: Antihistaminikum, H_1-Blocker.

Terizidon: ein ↑Tuberkulostatikum.

Terlipressin: partialsynthet. Vasopressinderivat mit vasokonstriktor. Wirkung, hauptsächl. zur Behandlung von Ösophagusvarizenblutungen eingesetzt. ↑Hormon, antidiuretisches.

term ⟨*engl*⟩: „zum Termin" geboren, ↑Reifgeborenes.

Terminal ⟨*engl*⟩: in der elektron. Datenverarbeitung jedes Endgerät, das über beliebige Entfernung u. beliebig viele Stufen mit einer elektron. Datenverarbeitungsanlage per Datenübertragung verbunden u. unmittelbar der Datenerfassung, der Datenausgabe o. dem Dialog zwischen Mensch u. Computer dient.

terminal ⟨*lat*⟩ *Adj*: Grenz-, End-, z. B. ↑Stria terminalis, ↑Lamina terminalis cerebri.

Terminalgebiete: bläschenreiche Endformationen efferenter Nerven, bes. ausgeprägt an den Endigungsgebieten von sympath. Nervenfasern. An ihnen wird der chem. Überträgerstoff der Erregung, z. B. Noradrenalin, freigesetzt.

Terminalgespinst ⟨*lat*⟩ *n*: intrazelluläres Netzwerk aus Aktinfilamenten u. kurzem Myosin an der Basis der ↑Mikrovilli eines Bürstensaums, bewirkt Kontraktion der Mikrovilli.

Terminalhaare ↑Haarwechsel.

Terminalisation: Verlagerung von ↑Chiasmata an die Enden von Chromosomen, wobei gleichzeitig gepaarte Chromosomen am Ende der Prophase der Mitose auseinanderwandern.

Terminalschlaf: Minuten bis Stunden anhaltender Schlaf, der sich unmittelbar an einen epilept. Grand-mal-Anfall anschließt.

Terminationscodon: Stopcodon; ein ↑Codon in der ↑Messenger-RNA, das keine Aminosäure codiert u. daher zum Abbruch (Termination) der Peptidkettensynthese am Ribosom führt. T. sind UAA (↑Ochre-Codon), UAG (↑Amber) u. UGA (↑Opal-Codon).

Terminationsperiode, teratogenetische: Zeitspanne in der Gesamtentwicklung eines Organs, in der durch Noxen eine Fehlbildung induziert werden kann. Nach Abschluß der Periode (teratogenet. Terminationspunkt) ist die Auslösung einer Fehlbildung nicht mehr mögl. Entspricht der sensiblen ↑Phase des Organs. Begriff von Schwalbe (1906). ↑Phasenspezifität, ↑Agensspezifität.

Terminationspunkt, teratogenetischer ↑Terminationsperiode, teratogenetische.

Terminator: spezif. DNA- bzw. RNA-Sequenzen, die als Stoppsignale der Transkription (↑RNA-Biosynthese) bzw. der Translation (↑Proteinbiosynthese) dienen. (↑Terminationscodon).

Terminatormutanten: Mutation eines codierenden ↑Codons, wodurch ein nichtcodierendes ↑Terminationscodon entsteht.

terminolateral ⟨*lat*⟩ *Adj*: End-zu-Seit; ↑Anastomose.

Terminologie, anatomische: Fachsprache, Lehre von den anat. Fachausdrücken; ↑Nomenklatur, anatomische.

terminoterminal ⟨*lat*⟩ *Adj*: End-zu-End; ↑Anastomose.

Terminus ⟨*lat*⟩ *m*: Grenze, Ende, Bez. (Wort), insbes. Fachausdruck (T. technicus).

Termschema: eine graph. Darstellung der zu den einzelnen Zuständen eines Atoms gehörenden Energien. Aus den mögl. Energiedifferenzen ergeben sich die Wellenlängen der emittierten o. absorbierten elektromagnet. Wellen. Jeder Wellenlänge entspricht eine Spektrallinie, die in ihrer Gesamtheit das Spektrum des betreffenden Atoms ergeben.

Terpene *n Pl*: chem. umfangreiche Klasse von Naturstoffen, die sich vom ↑Isopren ableiten u. deren Biosynthese über Isopentenylpyrophosphat (aktives Isopren) verläuft. Zu den T. gehören z. B. Campher, Steroide, Sterine, Carotinoide u. Kautschuk. T. sind Bestandteile von Terpentinölen, z. B. bei der Herstellung von sog. Bio-Lacken.

Terpentin: Harz aus versch. ↑Pinus-Arten. Inhaltsstoffe: Harzsäuren, ätherische ↑Öle (Terpene), Resene. Nach Resorption möglicherweise nierenschädigend. Wirkt lokal hautreizend u. entzündungserregend. Inhalation geringer Konzentrationen reizt Flimmerepithel. Aerosole mit expektorierender Wirkung.

Terpentinöl: Terebinthinae aetheroleum, ↑Terpentin.

Terrainkur: ↑Klimaexpositionsverfahren, bei dem sich der Pat. im Gelände bewegt u. bei dem zusätzl. zu den ther. Klimafaktoren die Bewegung ther. wirksam werden kann.

Terramycin: Oxytetrazyklin. ↑Tetrazykline.

Terrien-Geschwür: ↑Randfurchenkeratitis nach Fuchs.

Territorien ⟨*lat*⟩ *n Pl*: Zusammenlagerung von Knorpelzellen. ↑Aggregatio chondrocytica, ↑Knorpelgewebe.

Terry-Report: in den 60er Jahren in den USA durchgeführte retrospektive epidemiol. Studie über die Beziehungen zwischen Rauchen u. Erkrankungen des Herz-Kreislauf-Systems u. der Atemorgane, woraus sich eine erhöhte Sterblichkeit von Rauchern an Koronarerkrankungen u. Bronchialkarzinom ergab. Benennung nach dem Vorsitzenden der Kommission Luther M. Terry, Surgeon-General des amerik. Department of Health.

Terry-Syndrom: retrolentale Fibroplasie; Form des ↑Pseudoglioms.

Terson, Alfred (1838–1925), Ophth., Toulouse.

Terson-Syndrom (nach Alfred T.): hämorrhag. okulozerebrales Syndrom. Im Gefolge einer spontanen Subarachnoidalblutung auftretende Glaskörperblutungen.

Tertiana ↑Malaria tertiana.

tertiär ⟨*lat*⟩ *Adj*: an dritter Stelle.

Tertiärbild ↑Nachbild.

Tertiärfollikel: Folliculus ovaricus tertiarius, Bläschenfollikel, Folliculus ovaricus vesiculosus; bläschenförmiger Follikel. Durchmesser: 250–500 µm. Im vielschichtigen Follikelepithel tritt ein Hohlraum (Antrum folliculi) auf, der mit Flüssigkeit (Liquor folliculi) gefüllt ist. Eine die Eizelle tragende Verdickung des Follikelepithels springt als Cumulus oophorus in das Antrum nach innen vor. Die Bindegewebehülle des T. ist differenziert in eine zell- u. kapillarreiche Theca interna u. eine faserreiche Theca externa. Reift zum ↑Graaf-Follikel. Abb.

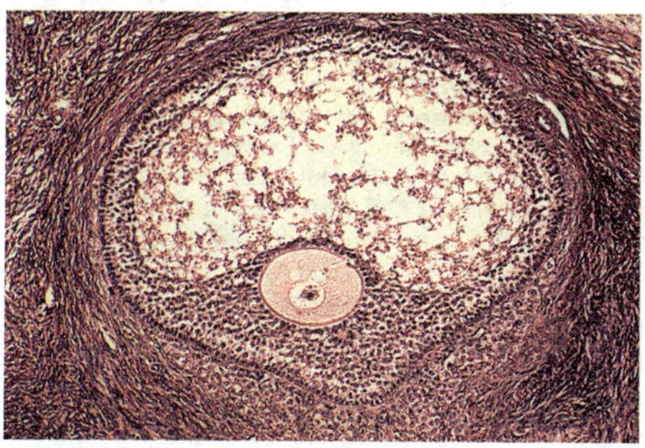

30

Tertiärfollikel. Histologischer Schnitt durch das Ovar, HE-Färbung; Hohlraum mit Flüssigkeit umgeben von Epithel

Tertiärstellung: Bewegungsstellung der Augäpfel, die durch gleichzeitige Vertikal- u. Horizontalbewegung erreicht wird.

Tertiärstruktur: Faltung von Peptid- u. Polynukleotidketten unter Ausbildung spezif. dreidimensionaler Strukturen. Grundlage für die Vielfalt von Reaktionsmöglichkeiten insbes. von Proteinen. ↑Chaperone, ↑Hitzeschockproteine.

Tertiärzotten: Chorionzotten. Im Vergleich zu Primärzotten enthalten sie Blutgefäße. Diese kommunizieren mit den Allantoisgefäßen, wodurch die Verbindung mit dem intraembryonalen Gefäßsystem erfolgt.

TESE: *Abk* für testikuläre enzymat. Spermienextraktion; Spermiengewinnung nach Hodenpunktion mit anschließender Injektion in die Eizelle.

Tesla, Nicola (1856–1943), kroat.-amerik. Phys. u. Elektrotechniker, New York.

Tesla: *Abk* T; die kohärente, von der Einheit Weber (Wb) abgeleitete SI-Einheit der magnet. Flußdichte: 1 T = 1 Wb/m^2.

Tesselatio ⟨*lat*⟩ *f* ↑ Mosaik.

Testen, multiples: Sind im Zusammenhang mit einer med. Fragestellung infolge deren Komplexität mehrere statist. Einzeltests an demselben Datensatz durchzuführen, so nimmt die ↑ Irrtumswahrscheinlichkeit für die Gesamtaussage inflationär zu. Deswegen ist bei Problemen mit multiplen Tests eine Korrektur der Irrtumswahrscheinlichkeiten mit dem Ziel vorzunehmen, die globale Irrtumswahrscheinlichkeit zu kontrollieren. Dazu sind versch. multiple Testprozeduren bekannt.

testicularis ⟨*lat*⟩ *Adj*: testikulär; zum Hoden gehörend, hodenartig.

Testiculus ⟨*lat*⟩ *m*: *Dim* zu Testis; Testikel, Hoden. ↑ Testis.

testikulär ⟨*lat*⟩ *Adj* ↑ testicularis.

Testis ⟨*lat*⟩ *m* ↑ Hoden.

Testis fluctuans: Testis mobilis; abnorme Beweglichkeit des Hodens, der zeitweilig vom Skrotum in den Leistenkanal gleiten kann. ↑ Retentio testis.

Testis redux: Befestigung des Hodens im oberen Abschnitt des Skrotums. Schwächste, bedeutungslose Form einer ↑ Retentio testis.

Testkeime: Mikroben mit konstanten biol. Eigenschaften (Viren, Bakterien, Pilze), z. B. Antibiotikaempfindlichkeit, die zur Prüfung der Wirkung von Desinfektionsmitteln, Sterilisatoren, Impfstoffen, Heilsera, Antibiotika Verwendung finden (↑ Impfstoffprüfung, ↑ Sterilisationsindikatoren, ↑ Antibiotikatestung).

Testolakton ↑ Testosteronpropionat.

Test, optischer: 1936 von Warburg eingeführte Methode zur Bestimmung der Enzymaktivität NAD$^+$- u. NADP$^+$-abhängiger Oxidoreduktasen o. der Konzentrationen ihrer Substrate u. Produkte durch Extinktionsmessungen bei 340 mm. Bei dieser Wellenlänge besitzen NADH u. NADPH eine hohe, NAD$^+$ u. NADP$^+$ keine Extinktion. Durch Kopplung anderer Enzyme mit NAD$^+$-abhängigen Dehydrogenasen lassen sich die Aktivitäten der meisten Enzyme u. viele Metabolitkonzentrationen mit Hilfe „gekoppelter o. T." ermitteln.

Testosteron ⟨*lat* + *gr*⟩ *n*: wichtigstes männl. Sexualhormon (↑ Androgene). T. wird in den Leydig-Zellen aus Cholesterin gebildet u. ist im Verlauf der Entwicklung für die Ausbildung der männl. Geschlechtsorgane verantwortl. Nach der Pubertät ist T. erforderl. für die Spermatogenese u. für die Aufrechterhaltung der Funktion von Prostata u. Samenblasen sowie für Wachstum u. Erhaltung der sek. männl. Geschlechtsmerkmale. T. wird zu 17-Ketosteroiden abgebaut u. als Sulfatester im Urin ausgeschieden; unverändertes T. erscheint als Glukuronid im Harn. T. fördert: Genitalentwicklung, Längenwachstum u. Skelettreife u. damit Ausprägung des männl. Habitus, Muskelmasse durch anabole Wirkung, Larynxwachstum u. die Ausbildung der sek. Geschlechtsmerkmale, d. h. bis zum Nabel reichende Pubesbehaarung, Bartwuchs, beim vollreifen Manne Stirn- u. Kopfglatze. Erhöhung von T. bei der Frau führt zum ↑ Hirsutismus u. zum Virilismus. Abb.

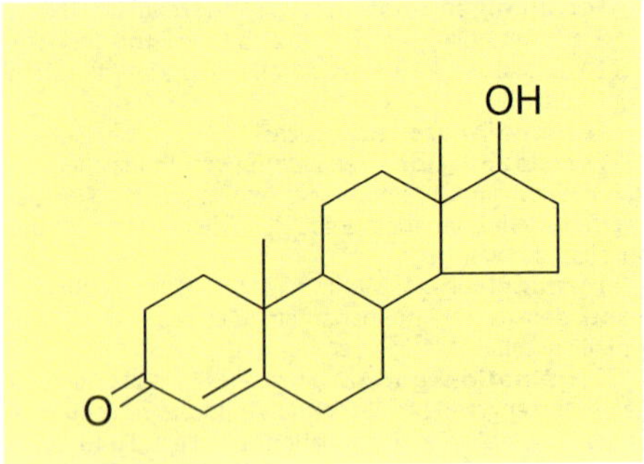

Testosteron

Testosteronoenanthat: mit langkettigen Fettsäuren verestertes ↑ Testosteron. Dadurch Depotwirkung nach intramuskulärer Gabe (↑ Resorptionsdepot).

Testosteronpropionat: Androgenpräparat mit antiöstrogener u. anabol. Wirkung. Anwendung: Mammakarzinom.

Testovar ⟨*lat*⟩ *n*: Keimdrüse, die neben männl. auch weibl. Keimdrüsengewebe enthält. ↑ Ovotestis; ↑ Hermaphroditismus, ↑ Hermaphroditismus verus.

Testsignale: Signale mit standardisiertem (genormtem) Verlauf, die als Eingangssignal verwendet werden, um das entsprechende Ausgangssignal eines Systems zwecks Prüfung o. Systemidentifikation aufzunehmen. Häufig benutzte T. sind: Impulssignal (Dirac- o. δ-Impuls), Sprungsignal, rampenförmiges (linearansteigendes) Signal, sinusförmige Signale unterschiedl. Frequenz, stochast. Signal (weißes ↑ Rauschen). Zwischen den Antworten auf diese T. existieren bei linearen Gliedern eindeutige u. umkehrbare Beziehungen, so daß ein einziges T. zur vollständigen Identifikation des Übertragungsglieds o. Systems ausreicht. Abb.

Tests, psychodiagnostische: exp. Prüfverfahren innerhalb der ↑ Psychodiagnostik zur Untersuchung von Persönlichkeitsmerkmalen. In der modernen Psychol. ist der p. T. ein Prüfverfahren, bei dem in standardisierten Situationen Verhaltensmerkmale erfaßt werden, die als Indikatoren für Personeneigenschaften dienen sollen u. dessen Resultat eine Einordnung der Untersuchten in eine Klassifikation ermöglicht, die an einer Gruppe vergleichbarer Personen gewonnen wurde. Hinsichtl. ihrer anzuwendenden Richtung kann man sie einteilen in ↑ Entwicklungstests, ↑ Intelligenztests (↑ HAWIE, ↑ HAWIK), Leistungstests, ↑ Persönlichkeitstest, psychodiagnostischer, Fragebogenskala u. Selbstbeurteilungsskalen u. projektive bzw. Entfaltungstests. I. d. R. werden mehrere Tests zu einer Testbatterie verknüpft, um das Spektrum der Aussagen zu erweitern. Vernachlässigt wird häufig das Problem der Gütekriterien eines Tets: Ein Test ist nur dann objektiv, wenn das Ergebnis, das er feststellen soll, von der Person der Auswertenden unabhängig ist. Er ist zuverlässig o. reliabel, wenn er mit einem höheren Grad der Genauigkeit das zu erfassende Merk-

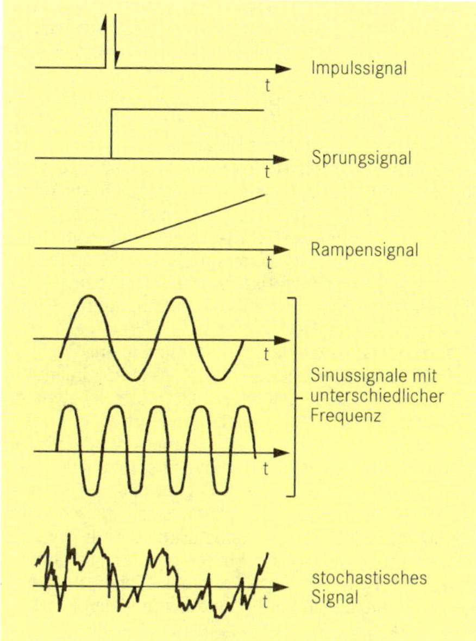

Testsignale. Häufig verwendete Testsignale

mal mißt, u. er hat eine gute ↑Validität, wenn die Ergebnisse mit anderen sog. Außenkriterien übereinstimmen.

Test, statistischer: Signifikanztest; Entscheidungsverfahren zur Prüfung statist. Hypothesen, d. h. Behauptungen über (teilweise o. vollkommen) unbekannte ↑Wahrscheinlichkeitsverteilungen einer o. mehrerer ↑Grundmengen. Meist liegt ein Hypothesenpaar, bestehend aus ↑Nullhypothese u. ↑Alternativhypothese vor. Die Testentscheidung wird anhand von Informationen gefällt, die aus ↑Stichprobe aus diesen Grundmengen gewonnen werden. Aus den Stichprobenwerten wird eine Prüfgröße berechnet, deren Wahrscheinlichkeitsverteilung (↑Prüfverteilung) unter der Bedingung, daß die Nullhypothese wahr sei, bekannt ist. Der Fehler (1. Art), die Nullhypothese abzulehnen, obwohl sie wahr ist, ist bei s. T. durch die Irrtumswahrscheinlichkeit festgelegt. Dagegen bleibt bei den meisten s. T. der Fehler (2. Art), die Alternativhypothese abzulehnen (d. h. die Nullhypothese beizubehalten), obwohl sie wahr ist, unbekannt. Parametr. Test: eine Fam. statist. Tests, bei denen vorausgesetzt wird, daß die gemessenen o. beobachteten Merkmale gewissen Wahrscheinlichkeitsverteilungen (z. B. ↑Normalverteilung) genügen. Die zu prüfenden Hypothesen werden dann als Behauptungen über Parameter dieser Verteilungen formuliert. Beispiele ↑t-Test, ↑F-Test, ↑Chi^2-Test. Ggs.: nichtparametr. Test. Nichtparametr. Test: parameterfreier Test, verteilungsunabhängiger Test Fam. statist. Tests, bei denen die statist. Hypothesen keine Annahmen über spez. Wahrscheinlichkeitsverteilungen der gemessenen o. beobachteten Merkmale enthalten u. solche Annahmen zur Konstruktion der Prüfgröße auch nicht verwendet werden. Beispiel ↑Zeichentest.

Tests, toxikologische: Exp., nach deren Ergebnissen die Toxizität chem. Stoffe (Gifte, Schadstoffe, Additive, Arzneimittel) eingeschätzt werden kann. Geprüft wird sowohl auf allg. als auch auf spezif. Wirkungen. Als Untersuchungsobjekt dienen Versuchstiere, die unter standardisierten Bedingungen den chem. Substanzen ausgesetzt werden, um Wirkungen zu erkennen, Grenzen der Wirksamkeit festzustellen u. ggf. einen ↑No effect level zu ermitteln. Da Tierversuche sehr kosten- u. zeitaufwendig sind u. im Interesse des Tierschutzes werden t. T. auch an isolierten Organen, Geweben u. Zellkulturen durchgeführt, womit ein Tierexperiment sinnvoll ergänzt, aber nicht ersetzt werden kann. T. T. werden in sog. Testhierarchien ausgeführt, was eine ökonom. Entscheidung über die Weiterführung der t. T. bis zur notwendigen Vollständigkeit sichert. Vor Umgang des Menschen mit jeder Form von Chemikalien sind t. T. zu fordern. Nur auf der Grundlage von t. T. können Bedingungen für den gesundheitl. unbedenkl. Kontakt von Mensch u. Tier mit chem. Stoffen festgelegt werden. Im Ergebnis von t. T. werden solche chem. Stoffe ausgeschlossen, deren gesundheitl. Risiko bei der Anwendung zu hoch ist. ↑Tierexperiment, ↑Toxikologie.

Testtheorie, psychologische: Teilgebiet der psychol. Methodik, das theoret., insbes. math.-statist. u. damit modelltheoret. Grundlagen für psychodiagnost. Verfahren liefert.

Testverdünnung, kritische: *Abk* KTV; höchste Verdünnungsstufe einer Bakteriophagensuspension, mit der auf dem Vermehrungsstamm gerade noch eine konfluierende ↑Lysis erzeugt wird (↑Bakteriophagen). In der ↑Lysotypie oft ident. mit der Routine-Test-Verdünnung (RTV, routine test dilution – RTD).

Testworte: Wörter o. Wortverbindungen mit best. Artikulationsschwierigkeiten, die zur Verdeutlichung o. zum Nachweis einer ↑Dysarthrie zum Nachsprechenlassen benutzt werden, z. B. „schleimige Schellfischflosse" o. „dritte reitende Artilleriebrigade".

Tetanie ⟨*gr*⟩ *f*: Krampfbereitschaft durch Steigerung der neuromuskulären Erregbarkeit u. typ., aber nicht nur spezif. für den ↑Hypoparathyreoidismus. Auslösung durch äußere Reize (mechan. o. akust. Art), fieberhafte Infekte, Erbrechen mit Säureverlusten, körperl. Anstrengung, Hyperventilation, aber auch spontan auftretend. **Formen** der T.: 1. Akuter tetan. Anfall; charakterisiert als Anfall gemischt-sensor.-motor. Erregung mit einem spezif. topograph. u. chronolog. Ablauf. Beginn mit Aura, Unruhe, Angst, Reizbarkeit, dann folgen ton. Muskelkontraktionen, die zu Geburtshelferstellung der Hände (Geburtshelferhand) führen; Unterschenkel u. Füße in Spitzfußstellung u. Supination werden als Karpopedalspasmen bezeichnet. Ist Gesichtsmuskulatur beteiligt, kann die sog. Fischmaulstellung auftreten. Die viszerale Muskulatur kann mit beteiligt sein (viszerale T.) u. zu Spasmen von Larynx, Bronchien, Kardia, Blase, auch zu Durchfällen u. Raynaud-Sympt. führen, das Bewußtsein ist erhalten. Ein Anfall kann Minuten bis Stunden dauern, durch Angstgefühl meist Hyperventilation, damit Verstärkung der respirator. Alkalose, die das Anfallgeschehen unterhält. 2. Tetanoide Anfallsäquivalente (latente T.); nur Auftreten viszeraler o. vaskulärer Spasmen. 3. Chron. latente T. o. chron. tetan. Syndrom; Anfallsbereitschaft v. a. bei den sek. Formen des Hypoparathyreoidismus mit langdauernder ↑Hypokalzämie. Meist liegen hier noch Knochenbildungs- u. Strukturanomalien, Dystrophien von Haut- u. Anhangsgebilden, Verkalkungen in prädisponierten Organen (Auge, Stammganglien) u. Neigung zu Pilzinfektionen der Haut vor. 4. Sonderform ist die normokalzäm. T., bei der meist durch Hyperventilation das Ionengleichgewicht verändert, der Serumkalziumspiegel aber nicht wie bei Hypoparathyreoidismus vermindert ist. **Diagnostik**: 1. Klin. Hinweise auf Steigerung der neuromuskulären Erregbarkeit sind: pos. Chvostek-Phänomen (Beklopfen des N. facialis im Austrittsgebiet vor dem Ohr führt zu Zuckungen im Bereich des I. u. II. Fazialisastes) ist als Hinweis für tetan. Bereitschaft zu werten; Lust-Zeichen mit Hebung des lateralen Fußrands beim Beklopfen des N. fibularis über dem Fibulaköpfchen; das Trousseau-Zeichen gilt dann als pos., wenn bei Kompression des Oberarms mit der Blutdruckmanschette für 3 min u. gleichzeitiger Hyperventilation eine Geburtshelferhand auftritt. 2. Laborchem. meist Serumkalzium vermindert u. Phosphat erhöht; bei normokalzäm. T. mit respirator. Alkalose (95 % der Fälle) pH-Wert erhöht. **Ther.**: 1. Kurzfristige Behebung der Akutsymptomatik des tetan. Anfalls durch langsame i. v. Injektion o. Infusion von Kalziumglukonat. 2. Als Dauertherapie zur Verhinderung tetan. Anfälle u. Behandlung der chron. T. kalziumreiche, phosphatarme Kost, orale Kalziumgaben u. Vitamin D bzw. Vitamin-D-Metabolite. Bei normokalzäm. T. u. metabol. Alkalose Korrektur durch azidot. Ther. Therapiekontrolle: Serumkalzium- u. Phosphatspiegel; Orientierung auf Einstellung des Serumkalziums in den unteren Normbereich.

tetaniform ⟨*gr + lat*⟩ *Adj*: dem ↑Tetanus ähnl.

tetanisch ⟨*gr*⟩ *Adj*: auf ↑Tetanus o. auf ↑Tetanie bezogen.

Tetanus ⟨*gr*⟩ *m*: **1.** ***Infektologie:*** Starrkrampf, Wundstarrkrampf. Nicht übertragbare, auf früheren Kriegsschauplätzen epidem., sonst sporad. auftretende schwere Toxikoinfektion. Erreger Tetanusklostridien (Clostridium tetani) mit versch. Serotypen, aber einheitl. Neurotoxin. Inkubationszeit 3 Tage bis 3 Wochen, ggf. Monate bis Jahre (↑Spättetanus). Infektionsquelle meist erd- o. kotverschmutzte Wunde. Klin. von einer Lokalinfektion ausgehende spezif. Vergiftung des ZNS, spez. der Hemmungssynapsen des Rückenmarks u. der Medulla oblongata, beginnend mit Trismus, ton. Muskelstarre, die auf weitere Körperpartien deszendierend übergreift, gefolgt von klon. Krampfanfällen. Lebensgefährl. Krampfparoxysmen der Atemmuskulatur bei klarem Bewußtsein. Letalität unbehandelt 50 % u. höher. Aktive Immunisierung mit Tetanustoxoid schützt vor der Erkrankung, nicht vor Infektionen (↑Tetanusschutzimpfung), ↑Impfkalender. ↑Tetanusprophylaxe bei Verletzten. Bei ausgebrochener Erkrankung neben chir. Herdsanierung homologes ↑Humanimmunglobulin-Antitetanus. **2.** ***Physiol.:*** Muskelkrampf; natürl. Muskelkontraktion, die aus vielen miteinander zu einem sog. glatten o. vollständigen T. verschmelzenden Zuckungen der einzelnen motor. Einheiten besteht. Der T. wird durch schnell aufeinanderfolgende Aktionspotentiale (20–40/s u. mehr) aufrechterhalten.

Tetanusadsorbatimpfstoff: Tetanustoxoid an Aluminiumhydroxid als ↑Adjuvans adsorbiert. Ein ↑Tetanusimpfstoff zur aktiven ↑Tetanusschutzimpfung, ↑Tetanusprophylaxe, ↑Tetanuspräzipitatimpfstoff, ↑Tetanusfluidimpfstoff.

Tetanusantitoxin: heterologes ↑Immunglobulin o. homologes Immunserum (Human-Immunglobulin-Anti-Tetanus) gegen Toxine von ↑Clostridium tetani.

Tetanusbazillen ↑Clostridium tetani.

Tetanusfluidimpfstoff: Tetanustoxoid ohne ↑Adjuvans, ein ↑Tetanusimpfstoff zur Wiederauffrischung. ↑Tetanusprophylaxe, ↑Fluidimpfstoff, ↑Tetanusadsorbatimpfstoff, ↑Tetanuspräzipitatimpfstoff.

Tetanus gravidarum: Puerperaltetanus; Infektion mit Tetanusklostridien. Seltene, meist nach artifiziellem Abort beobachtete Form des ↑Tetanus.

Tetanusimpfstoff: Tetanustoxoid als ↑Tetanusfluidimpfstoff ohne Adjuvans bzw. adsorbiert an Aluminiumhydroxid (↑Tetanusadsorbatimpfstoff) o. präzipitiert durch Aluminiumphosphat (↑Tetanuspräzipitatimpfstoff) als ↑Adjuvans zur aktiven Immunisierung (Grundimmunisierung) gegen das Neurotoxin von ↑Clostridium tetani. ↑Tetanusprophylaxe. ↑Tetanusschutzimpfung. ↑Dreifachschutzimpfung.

Tetanusklostridien ↑Clostridium tetani.

Tetanus neonatorum ⟨*lat*⟩: Tetanus infantum, Neugeborenentetanus; durch Infektion der Nabelwunde mit Tetanuserregern hervorgerufene schwere Erkrankung mit hoher Sterblichkeit. Tetanusklostridieninfektion durch ungenügende Nabelhygiene. Inkubationszeit 1–2 Wochen nach der Geburt. Beginn mit Trinkschwierigkeiten infolge ↑Trismus; Muskelstarre u. schweren ton. Spasmen, insbes. der Atemmuskulatur mit Zyanose. Tetanusschutzimpfung der Mutter bewirkt ↑Leihimmunität gegen N. Eine häufige Form des Tetanus unter unhygien. Bedingungen der Entbindung in vielen Entwicklungsländern.

Tetanuspräzipitatimpfstoff: Tetanustoxoid, durch Aluminiumphosphat präzipitiert. Ein ↑Tetanusimpfstoff zur aktiven ↑Tetanusschutzimpfung, ↑Tetanusprophylaxe, ↑Tetanusadsorbatimpfstoff, ↑Tetanusfluidimpfstoff.

Tetanusprophylaxe: Ungeimpfte Erwachsene erhalten eine Grundimmunisierung mit ↑Tetanusadsorbatimpfstoff o. ↑Tetanuspräzipitatimpfstoff durch 3 intramuskuläre Injektionen im Abstand von 4–6 Wochen u. 6–12 Monaten. Bei unvollständiger Grundimmunisierung reicht stets deren Vervollständigung. ↑Wiederholungsimpfung frühestens 10 Jahre nach Grundimmunisierung o. letzter Wiederholungsimpfung. Wiederholungsimpfung mit ↑Tetanusfluidimpfstoff, in der Ausnahme mit Adsorbatimpfstoff (↑Tetanusschutzimpfung, ↑Tetanusimpfstoff). T. bei Verletzten nach ↑Wundversorgung u. je nach Impfanamnese. T. bei Kindern unter 3 Lebensmonaten bei fragl. bzw. fehlendem Impfschutz der Mutter mit dem homologen Immunglobulin ↑Humanimmunglobulin-Antitetanus, ebenso Verletzte, die eine Tetanusimpfung vor weniger als 2 Wochen erhielten.

Tetanusschutzimpfung: aktive Immunisierung gegen Tetanustoxin. Verleiht keine Immunität gegen die Infektion mit Tetanusklostridien. ↑Tetanusprophylaxe, ↑Tetanusimpfstoff.

Tetanussimultanschutzimpfung: aktiv-passive Immunisierung mit ↑Tetanusimpfstoff u. ↑Humanimmunglobulin-Antitetanus im Falle einer tetanusgefährdenden Verletzung bei fehlendem Impfschutz. ↑Impfkalender, ↑Tetanusprophylaxe.

Tetanustoxin: Tetanusspasmin; Ektotoxin von ↑Clostridium tetani. Plasmidcodiertes Protein, Mol-Gew. 150 000; eines der stärksten Gifte, wirkt nicht bei oraler Aufnahme. Als Toxoid für Impfstoffe. T. hemmt die Entwicklung postsynapt. inhibitor. Impulse. Ton. Krämpfe von Minutendauer bei vollem Bewußtsein. Das Toxin wandert die motor. Nervenfasern entlang u. haftet sehr lange an Neuronenmembranen. Ausbreitung auf dem Blutweg wurde beschrieben.

Tetanustoxoid: durch Formalin u. Wärme schonend entgiftetes, immunogenes Tetanustoxin. Dient als ↑Tetanusimpfstoff für die aktive Immunisierung gegen Tetanus, entweder als ↑Dreifachschutzimpfung, als ↑Tetanusfluidimpfstoff, ↑Tetanusadsorbatimpfstoff o. ↑Tetanuspräzipitatimpfstoff (↑Tetanusprophylaxe, ↑Tetanusschutzimpfung). ↑Tetanustoxin.

Tetanus uteri: pausenlose Wehentätigkeit meist bei drohender Uterusruptur, auch nach falscher Anwendung von Wehenmitteln.

Tethered cord ⟨*engl*⟩ *n*: durch frühkindl. Entwicklungsstörung bedingte fehlende Aszension des Rückenmarks mit versch. ausgeprägten Zeichen einer Schädigung der Cauda equina. ↑Cauda-Syndrom.

tetra- ⟨*lat*⟩ *Präfix*: vier-.

Tetra ↑Tetrachlormethan.

Tetraäthylammoniumbromid: *Abk* TEAB; ↑Ganglioplegika (obsolet).

Tetraäthylblei ↑Bleitetraäthyl.

Tetraäthylpyrophosphat ↑TEPP.

Tetraäthylthiuram ↑Disulfiram.

Tetracain: Oberflächenanästhetikum zur Schleimhautanästhesie v.a. bei diagn. Maßnahmen. Für andere Anwendungen obsolet.

Tetrachloräthylen ↑Perchloräthylen.

Tetrachloräthylenvergiftung: entspricht dem Bild der ↑Tetrachlormethanvergiftung, verläuft aber i.a. weniger schwer. ↑Arbeitsunfall, ↑Berufskrankheiten.

Tetrachloridbenzo-p-dioxin ↑Dioxine.

Tetrachlorkohlenstoff ↑Tetrachlormethan.

Tetrachlorkohlenstoffvergiftung ↑Tetrachlormethanvergiftung.

Tetrachlormethan: CCl_4. Lösungsmittel mit chloroformähnl. Geruch.

Tetrachlormethanvergiftung: Prototyp der Vergiftungen durch aliphatische ↑Kohlenwasserstoffe. Die akute T. verläuft unter dem Bilde einer Narkose mit Krämpfen bis zur Atemlähmung. Wenn die narkot. Phase überstanden wird, können nach beschwerdefreiem Intervall von 6–48 h eine Nierenschädigung mit Hyp- o. Anurie u./o. ein Leberparenchymschaden (bei ungünstigem Verlauf mit Übergang in Leberkoma) auftreten. Die Bildung freier Radikale u. deren Folgereaktionen sind dafür verantwortl. Dringende Ind. zur Intensivtherapie. Heilt meist folgenlos aus. Bei fortgesetzter meist berufl. bedingter Einatmung o. Hautresorption von Tetrachlormethan kann es zur chron. T. mit ausgeprägten neurovegetativen u. dyspept. Beschwerden, Befindensstörungen u. Alkoholunverträglichkeit kommen. Zu diagnostizieren sind Zeichen eines organisches ↑Psychosyndroms, ↑Polyneuropathien, chron. Leber- u. Nierenschäden. Mäßige Rückbildungstendenz. Bes. disponiert zur chron. T. sind Leber- u. Nierenkranke, Diabetiker, Alkoholiker. Berufl. verursachte akute T. ist als ↑Arbeitsunfall, chron. T. als ↑Berufskrankheit anzeigepflichtig.

Tetrachlorodioxin: Dioxin, Tetrachlorodibenzo-p-dioxin.

Tetracosactid ↑Hormon, adrenokortikotropes.

Tetrafluorethen: $CF_2{=}CF_2$; Farbloses Gas, Siedepunkt 76,3 °C. Kältemittel.

Δ^9-Tetrahydrocannabinol ↑Cannabis indica.

Tetrahydrofolsäure: biol. aktive Form der ↑Folsäure, aus der sie durch stufenweise Hydrierung mittels 2 Molekülen $NADPH_2$ entsteht. T. ist ein wichtiges Coenzym im Stoffwechsel der aktiven Einkohlenstoffverbindungen (↑C_1-Körper).

Tetrahydropyrimidine: Gruppe von Anthelminthika, z.B. Pytantel. Hemmt die neuromuskuläre Reizübertragung an der Muskulatur von Würmern, bes. von Nematoden.

Tetralen: Tetrahydronaphthalen; organ. Lösungsmittel. Neben lokalen Reizerscheinungen v.a. narkot. Wirkung. Keine mit Benzen vergleichbare chron. Toxizität. Grünfärbung des Urins ungefährl.

Tetramethylendiamin ↑Putrescin.

Tetramethylthioninchlorid ↑Methylenblau. ↑Methämoglobinbildner.

Tetramethylthiuramdisulfid ↑Disulfiram.

Tetramisol: Levamisol, Imidazothiazolderivat; ↑Anthelminthikum. Störung des Energiestoffwechsels von Cestoden u. Nematoden.

Tetraplegie ⟨*gr*⟩ *f*: Tetraparese; Lähmung aller vier Extremitäten.

Tetraplegiker: Querschnittsgelähmte mit Läsion oberhalb Th_1 (Halsmarkschäden).

tetraploid ⟨*gr*⟩ *Adj*: aus vier ↑Chromosomensätzen bestehend. Mit „4 n“ bezeichnet.

Tetraploidie ⟨*gr*⟩ *f*: Existenz von vier Chromosomensätzen im Zellkern. Kann in menschl. Zellen in vitro exp. erzeugt werden (↑Kernspindel). Tetraploide lebensfähige menschl. Individuen gibt es nicht.

Tetrasomie: Auftreten von mehr als einem Paar homologer Chromosomen im Karyotyp. Entsprechende Zellen o. Individuen sind tetrasom. Beim Menschen ist nur ein T. für Gonosomen mit dem Leben vereinbar.

Tetrastigmin: Acetylcholinesterasehemmer, reversibler Typ, ↑Carbamate.

Tetrathionatanreicherungsverfahren: flüssiger Nährboden zur Anreicherung von Salmonellen. Versch. Rezepte mit K- o. Na-Tetrathionat.

Tetrazoliumsalze ↑2,3,5-Triphenyltetrazoliumchlorid.

Tetrazolprobe ↑2,3,5-Triphenyltetrazoliumchlorid.

Tetrazykline: bakteriostat. wirksame Antibiotika, die als Naphthacenderivate angesehen werden können. Halbwertszeiten zwischen 5 u. 12 h haben die oral anwendbaren T. Chlortetrazyklin (Aureomycin aus Streptomyces aureofaciens), Oxytetrazyklin (Terramycin), Tetrazyklin, Metazyklin u. das parenteral applizierbare Rolitetrazyklin (Reverin). Halbwertszeiten zwischen 10 u. 20 h (dadurch längere Dosierungsintervalle) besitzen Demeclozyklin (Ledermycin), Doxyzyklin (Vibramycin) u. Minozyklin. Die frühere Einstufung der T. als Breitspektrumantibiotika gilt nicht mehr uneingeschränkt. Eine Ther. sollte gezielt nach Resistogramm erfolgen. Doxyzyklin besitzt aufgrund seiner hohen Resorptions- (90 %) u. Biotransformationsquote (50 %) gegenüber anderen oral anwendbaren T. wesentl. Vorteile, z.B. geringere Dosierung, längere Dosierungsintervalle, problemlose Anwendung bei Niereninsuffizienz u. Dialysepatienten. Auch Doxyzyklin sollte präprandial u. nicht mit Milch appliziert werden. Hinsichtl. der Nebenwirkungen gibt es keine gravierenden Unterschiede.

Tetrazyklinknochenmarkierung: Bei Verabfolgung von Tetrazyklinen erfolgt ihr Einbau in die Mineralisationsfront des Knochengewebes, dabei kommt es mit Kalzium zur Bildung einer Komplexverbindung. Bei der

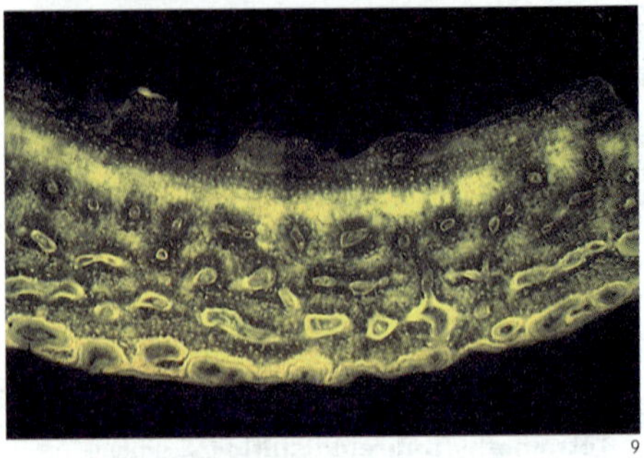

9

Tetrazyklinknochenmarkierung. Schädeldachquerschnitt

Entkalkung wird dieser Komplex zerstört, in unentkalkt histol. geschnittenem Knochengewebe fluoresziert der Farbstoffkomplex bei UV-Anregung gelb. Erfolgen zwei Markierungen im definierten Zeitabstand, so kann die zwischen den zwei Markierungen gelegene Knochenfläche als die Anbaufläche in der gewählten Zeiteinheit gelten. Abb.

Tetrazyklinschäden: Tetrazyklin schädigt den Keimling durch Hemmung der Proteinsynthese u. durch Chelatbildung (Kalzium, Magnesium), stört also bes. die Bildung der Hartsubstanzen: Verkalkungsstörungen mit Verformung von Knochen u. Mineralisationsschäden der Zahnhartsubstanzen (erhöhte Kariesanfälligkeit). Einlagerung der Ca-Chelate in den Schmelz (Gelbverfärbung der Zähne u. Fluoreszenz). In der Fetogenese wird (vorwiegend) das Milchgebiß geschädigt, im 1. Lj. auch das bleibende Gebiß. Relative Kontraindikation während der Schwangerschaft u. in den ersten 8 Lj. Teratogenität u. Chromosomenschäden im Tierversuch.

Tetrodotoxin ⟨*gr*⟩ *n*: Giftstoff eines im jap. Meer vorkommenden Kugelfisches. In der Physiol. zur Blockierung der schnellen Natriumkanäle von erregbaren Zellmembranen eingesetzt. Das Tetrodotoxinmolekül kann je einen Kanal versperren. ↑Ionentheorie.

Tetrosen: Zucker mit vier Kohlenstoffatomen, z. B. die Aldotetrosen Threose, Erythrose, die Ketotetrose Erythrulose.

Tetryzolin: Imidazolinderivat, Alphasympathomimetikum. Lokale Anwendung zur Schleimhautabschwellung durch Gefäßkonstriktion, in Nasentropfen.

Teutschländer, Otto (1874–1950), Pathol., Heidelberg, Mannheim.

Teutschländer-Syndrom (nach Otto T.) ↑Lipokalzinogranulomatose.

Textilprothese: allogenes ↑Gefäßersatzmaterial.

Texturmerkmale: in der automatischen ↑Bildverarbeitung solche Merkmale, die die Innenstruktur eines Objekts beschreiben.

Textus ⟨*lat*⟩ *m*: Gewebe.

Textus cartilagineus ↑Knorpelgewebe.

Textus connectivus ↑Bindegewebe.

Textus epithelialis ↑Epithelgewebe.

Textus muscularis ↑Muskelgewebe.

Textus nervosus ↑Nervengewebe.

Textus osseus ↑Knochengewebe.

Textverarbeitung: bes. Art der elektron. Datenverarbeitung, z. B. das automatisierte Setzen von Zeitungen u. Büchern u. in der Med. das rechnergestützte Schreiben von Arztbriefen, Befunden usw. Für die T. werden spez. Textverarbeitungssysteme, bestehend aus Kleinrechnern u. der spezif. Peripherie, zusammengestellt.

TGF: *Abk* für engl. Transforming growth factor; Gruppe von Zytokinen mit pleiotroper Wirkung. ↑Wachstumsfaktor.

TGL ↑DIN-Normen.

T-Globulin: Tumorglobulin, in den Seren tumortragender Pat. nachweisbar, reagiert mit Ceramid-Laktosid-Rezeptoren. Physikochem. Parameter nicht aufgeklärt, diagn. Wertigkeit umstritten.

Th: chem. Symbol für Thorium.

Th_1–Th_{12}: *Abk* für 1.–12. Segment im Brustteil (Thorax) des Rückenmarks.

Thalamenzephalon ⟨*gr*⟩ *n*: Teil des ↑Dienzephalon. Als T. werden Thalamus, Sub-, Epi- u. Metathalamus gemeinsam dem Hypothalamus gegenübergestellt.

thalamicus ⟨*gr*⟩: *Adj* zum ↑Thalamus gehörend.

Thalamus ⟨*gr*⟩ *m*: Sehhügel; Teil des ↑Dienzephalons. Besteht aus dem Epithalamus (Corpus pineale u. Habenulae), dem Metathalamus (Corpora geniculata) sowie einem an der Grenze zum Hypothalamus gelegenen Subthalamus.

Thalamushand: für Thalamusläsionen charakterist. Handdeformität, bestehend aus Beugung in den Grund- u. Überstreckung in den Interphalangealgelenken.

Thalamuskerne: Es sind 3 Kerngruppen zu unterscheiden: 1. Kerne mit vorwiegend subkortikaler Verbindung; 2. Assoziationskerne; 3. spezif. Relaiskerne.

Thalamussymptome: von Schmerzzuständen begleitete kontralaterale Hemihypästhesien, Hyperpathien, ↑Thalamushand, athetoide Bewegungen, homonyme Hemianopsie.

Thalamustier: überlebend gehaltene Präparation, bei der zwischen Thalamus u. Großhirnrinde ein Trennungsschnitt gelegt ist. Das T. (meist Katze) dient dem Studium der Funktionsweise des Gehirns ohne Beteiligung der Großhirnrinde.

Thalassämie ⟨*gr*⟩ *f*: durch Alpha- o. Betakettenmangel vorwiegend im Mittelmeerraum (Mediterrananämie) aber auch in Mitteleuropa vorkommende genet. determinierte hämolyt. Anämie (↑Hämoglobinanomalien). Bei der Alphathalassämie ist die homozygote Form letal, da alle Hb-Arten Alphaketten enthalten. In den Erythrozyten findet man nur Hb-Bart's. Heterozygote haben neben der Hauptkomponente HbA wechselnde Mengen Hb-Bart's u. HbH. Das klin. Bild entspricht der Thalassaemia minor. Die Betathalassämie manifestiert sich nach der Geburt parallel zur Umschaltung der Gamma- auf die Betakettensynthese. Durch die fehlende Betakettenbildung bleiben auch beim Erwachsenen HbF (bis zu 95 %) bzw. HbA_2 (5–15 %) die entscheidenden Komponenten des O_2-Transports. **Thalassaemia major**: homozygote Form der Betathalassämie. Auch beim Erwachsenen findet sich noch ein hoher HbF-Anteil im Blut. Das klin. Bild ist gekennzeichnet durch: Erythroblastose, hämolyt. Ikterus, Infantilismus, Minderwuchs, Leber- u. Milzvergrößerung, Turm- o. Rundschädel, Tod meist noch in der Kindheit. **Thalassaemia minor** (Rietti-Greppi-Micheli-Syndrom): heterozygote Form der Alphathalassämie bzw. Betathalassämie. Es besteht meist nur eine milde Anämie mit HbA_2-Vermehrung u. Auftreten von Targetzellen mit Hb-dichtem Zentrum u. Hb-verdünnter Randzone.

Thalassotherapie ⟨*gr*⟩ *f* ↑Meeresheilkunde.

Thalidomid: N-Phthalylglutarsäureimid; Sedativum, dessen Anwendung in der Frühschwangerschaft zu gehäuften charakterist. Fehlbildungen der Extremitäten führte (↑Phokomelie, ↑Amelie). Heutige Ind.: Erythema nodosum bei Lepra, Abstoßungsreaktion bei Knochentransplantation.

Thalidomidembryopathie: Contergan-Embryopathie; durch Einnahme des Sedativums Thalidomid (Handelsname Contergan) in der Frühschwangerschaft (4.–6. Woche Konzeptionsalter) verursachtes Fehlbildungssyndrom bei Neugeborenen, das Anfang der 60er Jahre auftrat. Von H.-R. Wiedemann (1961) als Dysmeliesyndrom u. von Widukind Lenz (1963) als T. beschrieben. Dysmelien (meist) mehrerer Extremitäten (Reihe: ↑Amelie, ↑Peromelie, ↑Phokomelie), Ohrmuscheldefekte (Mikrotie), Naevus flammeus des Gesichts, Mikrophthalmie, Kolobome, Zahnschäden, Herzfehler, Gefäßmißbildungen, Atresien des Urogenital- u. Verdauungstrakts, Hirnnervenlähmungen.

Thallium: chem. Symbol Tl; Ordnungszahl 81; relative Atommasse 204, 37. Metall, das in der Natur in geringen Mengen weit verbreitet ist. Kontamination v. a. durch Verbrennung von Kohle u. Hüttenwerke. T. ist hoch tox. u. nicht essentiell. Vergiftungen: Schäden im Magen-Darm-Trakt, Haarausfall, Neurotoxizität; bei geringen Dosen schwer erkennbar; Spätschäden. Aufnahme des Menschen mit der Nahrung kann ohne bes. Exposition bis zu 2 μg/d betragen. Bei mehr als 10 μg/d können Gesundheitsschäden auftreten.

Thalliumstar: Katarakt bei Thalliumvergiftung.

Thalliumsulfat: häufig gebrauchtes Rattengift. Aufgrund von Geruch- u. Geschmacklosigkeit auch Verwendung bei Giftmorden u. Suiziden. Epithel- u. Nervengift. Initialsymptome nach oraler Aufnahme Übelkeit, Erbrechen, Gastroenteritis. Nach 2–10 Tagen Polyneuropathie. Später Lähmung u. psych. Störungen. Nach etwa 14 Tagen massiver Haarausfall. Weitere Sympt.: troph. Störungen der Haut (Kälte, Feuchte, pustulöse Entzündungen).

THAM: *Abk* für Trishydroxymethylaminomethan, Trispuffer, Tris; Puffersubstanz zur Behandlung azidot. Zustände. ↑Trometamol.

Thanatologie ⟨*gr*⟩: interdisziplinäre Wissenschaft vom Sterben u. vom Tod, in der med. u. nichtmedizin. Disziplinen zusammenarbeiten. Es können drei Arbeitsgebiete unterschieden werden: 1. ante finem (vor Eintritt des Todes): ↑Sterbeaufklärung, Vermeidbarkeit von Todesfällen, Begleitung u. Behandlung Sterbender (↑Sterbebegleitung); 2. in fine (im Sterben): Wahrnehmung des Sterbenden, Agonie; 3. post finem (nach Eintritt des Todes): Benachrichtigung u. Betreuung von Hinterbliebenen, Leichentoilette, Aufbahrung, Abschiednahme, Beileid, Bestattung, Trost, ↑Trauer. ↑Tod, ↑Sterben.

Thanatophobie: pathol. Angst vor dem Tod; ↑Phobie.

Thanatopsychologie: in den USA entwickeltes Teilgebiet der Psychol., das sich mit der Erforschung u. Vermittlung todbezogener Erlebens- u. Verhaltensweisen beschäftigt.

THC: *Abk* für Tetrahydrocannabinol; ↑Rauschgifte.

Thea sinensis ↑Camellia sinensis.

Thebacon: Acetyldehydrocodeinon; halbsynthet. Morphinabkömmling mit ausgeprägten antitussiven, analget. u. suchterzeugenden Wirkungen. ↑Suchtmittel.

Thebain: Dimethylmorphin; Opiumbestandteil, wirkt konvulsiv, hat keine morphinähnl. Wirkungen. ↑Opiumalkaloide.

Thebesius, Adam Christian (1686–1732), Arzt, Hirschberg in Schlesien. Thebesian veins, Vv. Thebesii, Vv. cordis minimae.

Thebesius-Klappe (nach Adam C. T.) ↑Valvula sinus coronarii.

Theca folliculi: Bindegewebeteil des Folliculus ovaricus (↑Follikel). Innerer Teil (Theca interna) ist zell- u. gefäßreich, äußerer Teil (Theca externa) faserreich. Theca-interna-Zellen bilden Östrogen.

Theiler, Max (1899–1972), Tropenmediziner, New York. 1951 Nobelpreis für Med./Physiol. „für seine Entdeckungen über das Gelbfieber u. dessen Bekämpfung" (d. h. Entwicklung eines Gelbfieberimpfstoffs). T. konnte erstmals nachweisen, daß das Gelbfieber von Viren verursacht wird.

Thein ↑Camellia sinensis, ↑Coffein.

Thekaluteinzellen: Thecaluteocytus; bei der Bildung des ↑Corpus luteum aus Zellen der Theca folliculi entstandene, lipochromhaltige Zellen, die Progesteron bilden. Abb.

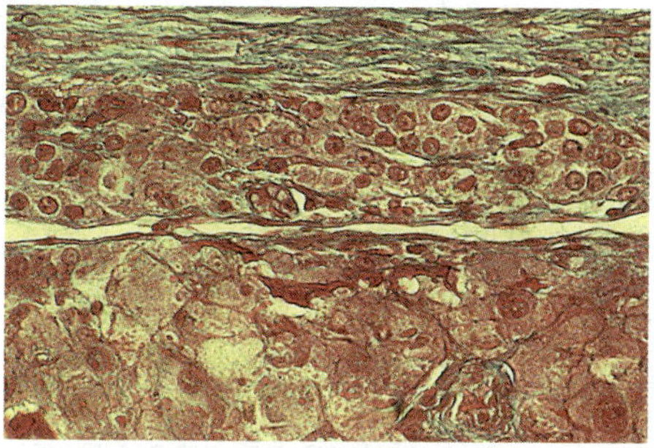

30

Thekaluteinzellen. Histologischer Schnitt durch das Ovar, Azanfärbung; die kleinen T. (oben) liegen am Rande des Corpus luteum den großen Granulosaluteinzellen außen auf.

Thekazellen: Bindegewebezellen der ↑Theca folliculi.

Thekazelltumor: Xanthofibroma thecocellulare; Ovarialfibrom mit lipidhaltigen Zellen. Von den ↑Thekazellen der Follikel abgeleitet; kann als Variante des ↑Granulosazelltumors angesehen werden; z. T. hormonal aktiv (östrogene Substanzen).

Thelalgie ⟨*gr*⟩ *f*: Schmerzen in der Brustwarze.

Thelarche ⟨*gr*⟩ *f*: Zeitpunkt des morphol. Wachstums u. der funktionellen Reifung der weibl. Brust bei Mädchen in der Pubertät. Von Konstitution, Klima u. Akzelerationseinflüssen abhängig, grundsätzl. vor Reifung der eigentl. Geschlechtsorgane; ↑Oophorarche.

Thelazia ⟨*gr*⟩ *f*: Augenwurm; Gattung der ↑Spirurida, ↑Parasiten in den Tränengängen, im Konjunktivalsack u. Augapfel von Säugetieren u. Vögeln. T. callipaeda 7–17 mm lang. Zoonoseerreger. Vorkommen beim Menschen sowie Hund, Katze u. Fuchs in Asien.

Thelerethismus ⟨*gr*⟩ *m*: durch Kontraktion der entsprechenden Muskelfasern bedingte Erektion der Mamille.

Thelion: Mitte der Brustwarze als anthropometr. Punkt. ↑Anthropometrie.

Thelitis: Brustwarzenentzündung.

Thelorrhagie: Blutung aus der Brustwarze.

Thelotismus ↑ Thelerethismus.

Thenar ⟨*gr*⟩ *n*: Daumenballen.

Thenarmuster: auf dem Daumenballen der Hand vorkommende Musterbildung der ↑ Papillarleisten.

Theobroma cacao ⟨*gr*⟩ *f*: Kakaobaum. Samen enthalten ↑ Theobromin, geringe Mengen Coffein, Gerbstoffe u. ca. 40–60 % Fett (↑ Kakaobutter).

Theobromin: 3,7-Dimethylxanthin; ein Purinalkaloid der Kakaobohne, im Kern zu 1,4–1,8 %, in den Schalen zu 0,5–1,3 % neben wenig Coffein enthalten. Eine Tasse Kakaogetränk enthält etwa 0,1 g T. u. 0,01 g Coffein.

Theophyllin: 1,3-Dimethylxanthin. Kommt in geringen Mengen im Tee neben Coffein (früher als Thein bezeichnet) vor, bildet farb- u. geruchlose Nadeln von schwach bitterem Geschmack u. hat coffeinähnl. anregende Wirkung. T. wirkt stärker harntreibend als Theobromin u. übt eine stärkere Wirkung auf das Zentralnervensystem aus; gefäßerweiternde Eigenschaften.

Theorell, Axel Hugo (1903–1983), schwed. Med., Biochem., Uppsala, Stockholm. 1955 Nobelpreis für Med./Physiol. „für seine Entdeckungen zur Natur und Wirkungsweise der Oxidationsenzyme“.

Therapeut ⟨*gr*⟩ *m*: eine Behandlung durchführende Person, i. a. ein Arzt o. Psychol..

Therapeutic Community ⟨*engl*⟩ ↑ Gemeinschaft, therapeutische.

Therapeutic drug monitoring ⟨*engl*⟩: *Abk* ↑ TDM.

Therapeutik ⟨*gr*⟩ *f*: Lehre von der Krankenbehandlung.

Therapeutikum: Arzneimittel, Medikament.

Therapia magna sterilisans: das Ziel von Paul Ehrlich, durch eine Chemotherapie mit hoher Parasitotropie u. geringer Organotropie eine Abtötung der Erreger im Organismus ohne wesentl. Nebenwirkungen zu erreichen.

Therapie ⟨*gr*⟩ *f*: Behandlung einer Krankheit.

Therapie, adjuvante: medikamentöse Zusatztherapie (Chemo- o. Hormontherapie) nach (kurativer) Operation eines Primärtumors mit dem Ziel, bereits abgesiedelte Tumorzellen zu eliminieren o. in der weiteren Entwicklung zu hemmen, z. B. bei Mammakarzinom, Hodenkarzinom, Osteosarkom mit hohem Metastasierungsrisiko.

Therapie, duale: Behandlung mit 2 Medikamenten, z. B. Helicobacter-pylori-Eradikation unter Einsatz von Protonenpumpenhemmer u. Amoxicillin.

Therapie, elektrokonvulsive: *Abk* EKT; 1938 durch Cerletti erstmals angegebenes, später durch Kalinowski weiterentwickeltes psychiatr. Therapieverfahren. Bei der e. T. wird unter Anästhesie durch kurze Stromimpulse ein epilept. Anfall kontrolliert ausgelöst. Der Wirkungsmechanismus ist nicht endgültig geklärt, entscheidend ist wahrscheinl. eine gleichzeitige Beeinflussung zahlreicher Transmittersysteme. Zur Vermeidung schwerer Nebenwirkungen wie Frakturen u. Gedächtnisstörungen wird die e. T. heute grundsätzl. in Kurzzeitanästhesie unter Muskelrelaxation u. kontrollierter Beatmung durchgeführt. Ind.: u. U. vitale Indikation bei febriler Katatonie. Bei sonst therapierefraktären Depressionen erreicht die e. T. noch eine Remissionsrate von etwa 60 %. Ferner bei somat. Komorbidität, wenn eine rasche Remission der psychopatholog. Sympt. notwendig ist. Diskutiert wird auch eine Ind. bei therapierefraktären Schizophrenien. Kontraindikationen: v. a. gesteigerter Hirndruck, Gefäßaneurysmen, eingeschränkte Narkosefähigkeit. Nebenwirkungen: insbes. passagere Gedächtnis- u. Orientierungsstörungen. Bleibende Gedächtnisstörungen werden bei sachgerechter Durchführung nur ausnahmsweise beobachtet u. bleiben i. d. R. auf die Zeit unmittelbar vor u. nach der Behandlung beschränkt. Das Anästhesierisiko wird durch die Behandlung selbst nicht maßgebl. verändert.

Therapieempfehlung: von med. Fachgremien erarbeitete optimale Behandlungsrichtlinie für best. Erkrankungen entspr. dem aktuellen Stand wissenschaftl. Erkenntnisse u. prakt. Erfahrungen. ↑ Therapiestandard.

Therapie, endolymphatische: Bestrahlung des abdominellen Systems durch Infusion von Radiopharmaka. Nachdem eine Lymphszintigraphie über die Speicherfähigkeit des abdominellen Lymphsystems orientiert, wird nach Freipräparation eines Lymphgefäßes auf dem Fußrücken ^{131}I-Lipoidol, ^{32}P-Chromphosphat o. ^{32}P-Trioctylphosphat bzw. eine Kombination beider Radiopharmaka mit einer Infusionspumpe infundiert. Der Therapieeffekt wird durch die Betastrahlung des ^{32}P bzw. ^{131}I erreicht. Ind.: bei Systemerkrankungen (Lymphogranulomatose, Non-Hodgkin-Lymphome sowie von Tumormetastasen). Vorteil: Erzielung hoher Herddosen (0,5–3 000 Gy unter Schonung des umgebenden Gewebes). Nachteil: geringe Reichweite der Betastrahlung (^{131}I: ~ 2 mm, ^{32}P ~ 8 mm) im Gewebe. Bei größeren Lymphknotenherden ist eine Kombination mit perkutaner Bestrahlung erforderl.

Therapiefreiheit: Freiheit des Arztes zur Wahl der ther. Methode, die nach seiner Meinung den höchsten Nutzen für den Pat. bringt, auch wenn kassenärztl. Richtlinien dem widersprechen.

Therapie, kurative ⟨*lat*⟩ *f*: wird beim Krebskranken einer vollständigen Heilung gleichgesetzt.

Therapie, photodynamische: *Abk* PDT; nach Gabe von Photosensibilisatoren wie Hämatoporphyrinderivat (HPD) durchgeführte Laserbestrahlung von Tumoren.

Therapie, pränatale: sich aus der pränatalen Diagnostik ergebende ther. Maßnahmen, die noch vor der Geburt durchgeführt werden.

Therapie, rational emotive: *Abk* RET; von A. Ellis konzipierte kognitive Ther. Problemsituationen werden in ein A- (Situation), B- (Bewertung) u. C-Schema (Gefühle) strukturiert. Die Ursache belastender Gefühlsreaktionen sind „irrationale Bewertungen“, die in der ther. „Disputation“ mit dem Pat. verändert werden.

Therapiereserve: Standby therapy; Anwendung von z. B. Malariamitteln bei Auftreten von sonst unerklärl. Fieber in Malariagebieten.

Therapieresistenz: vorhandene o. sich entwickelnde Eigenschaft von Tumoren o. anderen Erkrankungen, auf anfangs o. allg. wirkende ther. Verfahren nicht o. nur in geringem Umfang zu reagieren.

Therapieröntgenröhren: Röntgenröhren, die gegenüber Diagnostikröhren auf einer Festanode einen größeren Brennfleck haben (Abmessungen einige Millimeter) u. bei denen die Kühlung nicht durch Abstrahlung aus dem Brennfleck, sondern durch Kühlmittel (Öl, Wasser, bei Nahbestrahlungsröhren auch Luft) erfolgt. Es werden Tiefentherapieröhren für Spannungen bis 400 kV,

Körperhöhlen- u. Nahbestrahlungsröhren unterschieden. Tiefentherapieröhren sind zur Vermeidung von Wandaufladungen meist mit einem Anodenschutzkopf ausgerüstet. Im Dauerbetrieb ist eine Belastung bis zu 4 kW mögl. (bei Diagnostikröhren etwa 300 W). Die erreichbaren ↑Röntgenwerte liegen bei 100 R/min. ↑Röntgenröhren.

Therapieservice, pharmakokinetischer: dient der Optimierung der Pharmakotherapie durch eine blutspiegelorientierte ↑Dosis. Feststellung der Einnahmezuverlässigkeit (↑Compliance). Aufgabe der klinischen ↑Pharmakologie i. R. der med. Betreuung. Häufig verwechselt mit Drug monitoring (↑Arzneimittelüberwachung).

Therapieservice, toxikologischer: umfaßt die Suchanalytik bei Vergiftungen mit Arzneimitteln, den chem.-analyt. Nachweis des ↑Arzneimittelmißbrauchs u. der Arzneimittelabhängigkeit (↑Drug dependence) u. die klin.-pharmak. Bewertung u. Entwicklung von Detoxikationsmaßnahmen, da die Toxikokinetik von Arzneistoffen nur bei Vergiftungen einer wissenschaftl. Bearbeitung zugängl. ist. Durch den wiederholten Nachweis des Toxikons bzw. Pharmakons lassen sich, über den diagn. u. progn. Erkenntnisgewinn hinausgehend, die Elimination des Toxikons objektivieren u. neben Aussagen zum Behandlungsfall generelle Erkenntnisse erzielen. Qualitative u. quantitative Serviceleistungen bei Arzneimittelvergiftungen u. Untersuchung der Toxikokinetik sind eine Aufgabe der klinischen ↑Pharmakologie.

Therapiestandard: dem Stand der med. Wissenschaft entsprechende Empfehlungen u. Standards zur Ther. von Erkrankungen, z. B. bei bösartigen Tumoren der Einsatz strahlentherapeut., chir. u. chemotherapeut. Maßnahmen u. ihrer Kombination. Aufgabe des Arztes ist es, T. unter Berücksichtigung individueller Besonderheiten des Pat. u. des Krankheitsverlaufs einzusetzen.

Therapie, systemische: beruht auf den Erkenntnissen der modernen Systemwissenschaften. Nach dem kybernet.-system. Modell wird die Regelung von Verhalten über Rückkopplungsprozesse erklärbar. Einem linearen Ursache-Wirkungs-Denken stellt die system. Ther. ein zirkuläres Verständnis von Beziehungsprozessen gegenüber u. beschreibt, wie sich Verhaltensweisen gegenseitig bedingen.

Therapietreue ↑Compliance.

Therapievergleich: Vergleich der Wirksamkeit u./o. der Nebenwirkungen versch. Therapieformen. Der Wirksamkeitsnachweis hat in einer kontrollierten klinischen ↑Studie zu erfolgen. Ein Vergleich der Verträglichkeit bzw. der Häufigkeit unerwünschter Ereignisse ist i. d. R. nur durch große ↑Beobachtungsstudien, ↑Kohortenstudien o. ↑Fallkontrollstudien mögl.

Therapieverweigerung: Ablehnung ärztl. Maßnahmen durch den Pat.; die Ablehnung zwingend notwendiger diagn. o. ther. Maßnahmen o. der stationären Betreuung ist vom Arzt zu dokumentieren. Arzt, Pat. bzw. sein gesetzl. Vertreter u. ein Zeuge sollten die Richtigkeit dieser Erklärung durch ihre Unterschrift bestätigen.

Thermalanästhesie ⟨*gr*⟩ *f*: aufgehobene Wärmeempfindung.

Thermalwässer: Thermen, Thermalquellen; natürl. Quellwässer, deren natürl. Temperatur am Quellaustritt im Jahresdurchschnitt 20 °C übersteigt (Definition nach ↑Begriffsbestimmungen für Kurorte, Erholungsorte und Heilbrunnen). In der Bundesrepublik Deutschland kommen T. mit Temperaturen bis zu 80 °C vor.

Thermen ↑Thermalwässer.

Thermistor: temperaturabhängiger elektr. Widerstand. Unterschieden werden Heiß- u. Kaltleiter. Bei den Heißleitern nimmt der Widerstand mit wachsender Temperatur exponentiell ab. Bei Kaltleitern nimmt der Widerstand in einem relativ engen Temperaturbereich stark zu. Eine Anwendung erfolgt bei der Temperatur- u. Strömungsmessung u. Temperaturstabilisierung.

Thermitase: thermostabile Serinprotease aus Thermoactinomyces vulgaris.

thermo- ⟨*gr*⟩ *Präfix*: Wärme-.

Thermoaerosol: Aerosol, das bei der Vernebelung leicht durch Erwärmung des Koppelwassers angewärmt wurde (auf 30–38 °C). Dadurch sollen die bei der Aerosolerzeugung auftretende Abkühlung kompensiert u. für die med. Anwendung günstigere Bedingungen geschaffen werden.

Thermoanalyse: analyt. Verfahren, zu dem alle Methoden zählen, die chem. u. physikal. Veränderungen stoffl. Eigenschaften in Abhängigkeit von der Temperatur untersuchen. Hohe Selektivität wird mit der Thermo-Gas-Titrimetrie erreicht. Angewandt zur Analyse von biopt. Material u. von Harnkonkrementen. Analyse der Substanzen u. Proben mit dem Derivatographen.

Thermodesinfektionswaschverfahren: Waschverfahren unter Verwendung neutraler Waschmittel, bei dem die Desinfektion durch kontrolliertes Aufheizen auf 90 °C für mind. 15 min erreicht wird. ↑Desinfektionswaschverfahren.

Thermodilution: „Wärmeverdünnung" als invasive Kreislauffunktionsprobe zur Messung des Herz-Zeit-Volumens o. der Durchblutungsgröße einzelner Organ- o. Gewebebereiche. Stoßförmige Injektion isoton. Lösung wie physiol. Kochsalzlösung, deren Temperatur mind. 12 K tiefer als die Körpertemperatur liegt, führt zu einer zeitl. begrenzten Abnahme der Bluttemperatur, die mit einem „Fühler" peripher vom Injektionsort gemessen wird. Typ. Kurven, ähnl. denen bei Anwendung von ↑Farbstoffverdünnungsmethoden. Errechnung der Durchflußmenge nach dem Fick-Prinzip; automat. Auswertung mögl. Vorteile: im Ggs. zu Farbstoffmethoden beliebig häufige Wiederholung mögl., da bis zur Rezirkulation völliger Temperaturausgleich u. Durchmischung erfolgen; keine Strahlenbelastung; Genauigkeit für klin. Einsatz recht gut.

Thermodynamik: Verhalten physikal. u. chem. Systeme bei Zu- u. Abführung von Energie. 1. Hauptsatz der T., Satz von der Erhaltung der Energie (↑Energieerhaltung): in einem abgeschlossenen System (kein Masse- o. Energieaustausch mit der Umgebung) bleibt die innere Energie (Summe von Arbeit u. Wärme) stets konstant. 2. Hauptsatz der T.: in abgeschlossenen Systemen kann die Entropie (Maß für die Unordnung des Systems) nur zunehmen (bei allen realen, spontanen Prozessen) o. konstant bleiben (bei den nur theoret. mögl. reversiblen Prozessen). T. abgeschlossener Systeme: in abgeschlossenen (masse- u. energiedichten) Systemen streben alle Prozesse dem (zeitunabhängigen) thermodynam. Gleichgewicht zu, das durch ein Maximum an Entropie u. die Unfähigkeit, sich weiter spontan zu verändern (z. B. Arbeit zu leisten), gekennzeichnet ist. T. offener Systeme: offene Systeme (Masse- u. Energieaustausch mit der Umgebung) besitzen die Fähigkeit des Entropieexports. Sie können bei konstanten äußeren Bedingungen (zeitunabhängige) stationäre Zustände erreichen, die vom thermodynam.

Gleichgewicht weit entfernt sind, die Entropie produzieren u. die Arbeit zu leisten vermögen. Alle Lebewesen sind offene Systeme.

Thermoelement: ein aus zwei versch. miteinander verbundenen Metalldrähten bestehender Temperaturmeßfühler, dessen Kontaktspannung von der Temperatur der Verbindungsstelle abhängt.

Thermogenese ↑Temperaturregulation, ↑Wärmebildung.

Thermogenese, zitterfreie: vorrangige Form der Wärmebildung des Neugeborenen im Unterschied zum älteren Kind, bei dem die myogene Wärmebildung (Kältezittern, Muskelaktivität) überwiegt. Die z. T. des Neugeborenen basiert auf dem Abbau von braunem ↑Fettgewebe. Die Wärmebildungsfähigkeit des Neugeborenen ist limitiert, daher konsequenter Wärmeschutz. ↑Neutraltemperatur des Neugeborenen, ↑Inkubator, ↑Wärmebett.

Thermogenin: Protein der Innenmembran von Mitochondrien des braunen Fettgewebes. Es entkoppelt die ATP-Synthese vom Elektronenfluß u. fördert die Wärmeproduktion (oxidative ↑Phosphorylierung).

Thermographie: Alle Körper senden entspr. ihrer Temperatur (T) eine Wärmestrahlung (Infrarotstrahlung) aus. Für die Strahlungsleistung W gilt: $W = \text{konstant } T^4$. Beim Menschen liegen die entsprechenden Wellenlängen zwischen 3 µm u. 30 µm, mit einem Maximum bei 10 µm. Die Temperaturverteilung auf der Oberfläche wird durch versch. unter dieser Oberfläche ablaufende Krankheitsprozesse beeinflußt. Die Infrarotstrahlung wird mit spez. Detektoren (Bolometer, Halbleiter, z. B. Indiumantimonid, dotiertes Germanium) in elektr. Signale umgewandelt, die, elektron. verstärkt, die Helligkeit (Strahlungsdichte) einer kleinen Glühlampe regeln u. schließl. photograph. registriert werden. Ähnl. wie beim Fernsehbild o. beim Szintiscanner wird der Pat. zeilenweise abgetastet, wobei Temperaturunterschiede auf der Haut bis herab zu 0,08 °C erkannt werden können. Ein Bild wird aus ca. 60 000 Bildpunkten aufgebaut. Eine Variante ist die ↑Plattenthermographie (Kontaktthermographie). Dabei wird die Eigenschaft von Flüssigkristallen (meist Cholesterinester) ausgenutzt, in Abhängigkeit von der Temperatur die Wellenlänge von reflektiertem Licht, d. h. ihre Farbe, zu verändern. Die temperaturabhängigen Farbänderungen sind reversibel. Die Flüssigkristalle werden zwischen Folien gebracht u. ähnl. wie Filme bei Kontaktaufnahmen gehandhabt. Es ist auch mögl. nach Schwärzung der Haut, die Flüssigkristalle direkt auf die Haut zu pinseln. Als Vorteile der T. gelten: keine Strahlenexposition für die Bilderzeugung, keine Injektionen, kein Kontrastmittel u. kein Kontakt zwischen Gerät u. Pat. Die Methode wird u. a. erfolgreich angewendet zur Diagn. des Brustkrebses, der Lokalisation der Plazenta, bei rheumat. Arthritis, Appendizitis, Verbrennungen u. Erfrierungen u. art. Durchblutungsstörungen.

Thermoindifferenzpunkt: Temperaturpunkt bzw. -bereich (eines Bades), bei dem im gebadeten Organismus keine gegenregulator. Mechanismen aktiviert werden u. auch subjektiv kein Wärme- o. Kältediskomfort empfunden werden. In Wasserbädern im Thermoindifferenzbereich von 34–36 °C wird dem Organismus weder Wärme zugeführt noch entzogen. Für ↑Kohlensäurebäder liegt der T. wegen deren spez. Wirkungen auf die Kaltrezeptoren niedriger als in einfachen Wasserbädern (32 °C), in ↑Peloidbädern wegen des höheren ↑Wärmeübergangswiderstands dagegen höher (38 °C).

Thermokaustik: bereits im Altertum in Form des Glüheisens, später als Thermokauter (Paquelin-Brenner) zum Schneiden o. Verschorfen in der Chirurgie eingesetztes Verfahren. Seit Anfang des 20. Jh. zunehmend durch die ↑Elektrotomie u. ↑Elektrokoagulation (Elektrokaustik) ersetzt, bei denen die Wärmeerzeugung im Körper selbst durch Anwendung hochfrequenter elektr. Ströme erfolgt.

Thermokauter: Gerät zur Koagulation, Verschorfung o. Durchtrennung von Gewebe durch Hitze.

Thermokoagulation, perkutane ↑Trigeminuseingriffe.

thermolabil *Adj*: wärmeempfindl.

Thermolumineszenz: eine therm. ausgelöste Lumineszenzstrahlung biol. Substanzen. Wird eine biol. Substanz bei einer genügend tiefen Temperatur mit einer energiereichen Strahlung bestrahlt, so entsteht zunächst eine Fluoreszenzstrahlung. Am Ende der Bestrahlung tritt bei konstanter Temperatur eine als Nachstrahlung bezeichnete Lumineszenzstrahlung auf, die nach einigen Minuten abklingt. Wird nun die biol. Substanz linear mit der Zeit zunehmend erwärmt, so beobachtet man die eigentl. T., aus deren Spektrum molekularbiol. wichtige Daten gewonnen werden.

Thermolysin: eine mikrobielle Metalloprotease. T. enthält ein Zinkatom pro Molekül u. ist thermostabil bei 80 °C. Spaltet bevorzugt Peptidbindungen zwischen Leucin u. Phenylalanin.

Thermometer ⟨*gr*⟩ *n*: Gerät zur Temperaturmessung. Flüssigkeitsthermometer: Gemessen wird die therm. Ausdehnung von Quecksilber (–38 °C–150 °C, bei Stickstoff- o. Argonhochdruckfüllung bis 750 °C) o. organ. Flüssigkeiten, z. B. Äthylalkohol (ab –100 °C), Pentan (ab –180 °C). Gasthermometer: anwendbar in einem großen Temperaturbereich, Druck- o./u. Volumenänderung eines Gases (Helium o. Wasserstoff) bei Temperaturänderung wird zur Messung herangezogen. Bimetallthermometrie: Spirale aus Blechstreifen zweier zusammengewalzter Metalle mit unterschiedl. Ausdehnungskoeffizienten. Ein Ende des Streifens ist fest, das andere überträgt die resultierende Bewegung auf einen Zeiger. Der Ausschlagswinkel ist der Temperatur, der Streifenlänge u. der reziproken Dicke proportional. Widerstandsthermometer nutzen bei großer Genauigkeit die Temperaturabhängigkeit des elektr. Widerstands. Weitere Geräte zur Temperaturmessung: ↑Thermoelemente u. bei unzugängl. Körpern hoher Temperatur (Glühfäden, Sonne) Strahlungsthermometer (opt. Pyrometer). Dabei wird die Wärmestrahlung mit der Strahlung eines schwarzen ↑Körpers verglichen u. die schwarze Temperatur o. die Farbtemperatur bestimmt.

Thermometrie: Wärmemessung mit objektiven physikal. Methoden an Punkten o. Flächen, an der Oberfläche, in Körpernischen u. -öffnungen o. mit Meßsonden in Geweben bzw. im Kreislauf. Die T. mit trägen Quecksilberthermometern wurde durch Einführung der Elektro- bzw. elektron. Thermometer (Thermoelemente, Halbleiter) mit kurzer Einstellzeit bzw. „Sofortanzeige" u. Möglichkeit der Miniaturisierung in Thermosonden sowie den Einsatz von „Flüssigkristallen" wesentl. erweitert. Z. B. auch in der Zahnmed. eingesetzt zur Untersuchung der individuellen Empfindlichkeit der Zähne auf Temperaturreize.

Thermoneutralpflege: Pflege der Neugeborenen u. bes. Frühgeborenen in einer Umgebungstemperatur, in der das Kind den kleinstmögl. ↑Grundumsatz (↑Energiestoffwechsel) hat. ↑Inkubator.

thermophil *Adj*: Bez. für Bakterien, die bei einem Temperaturoptimum zwischen 50 u. 60 °C wachsen (↑ mesophil, ↑ psychrophil).

Thermopräzipitation: serol. Methode zum Nachweis von Milzbrandantigenen (↑ Ascoli-Reaktion).

Thermoproteine: im Blutserum (Kryoglobulinämie) o. Blutplasma (Kryofibrinogenämie) enthaltene Proteine, die bei Über- o. Unterschreiten der mittleren Körpertemperatur (Kryo- bzw. Pyroproteine) ihren Aggregatzustand reversibel o. irreversibel ändern (Ausfällung). Strukturell handelt es sich um Komponenten des Gammaglobulinsystems, am häufigsten um Paraproteine. Nur ein Teil der T. verursacht als Folge Kryopathien mit Purpura, Kälteurtikaria, Epistaxis, Pathästhesien u. evtl. troph. Veränderungen der Akren.

Thermoregulation ↑ Temperaturregulation.

Thermorezeptoren: in der Haut lokalisierte Rezeptoren, die entweder unter sog. Warmpunkten auf Wärmereize (Wärmerezeptoren) o. unter sog. Kaltpunkten auf Kaltreize (Kälterezeptoren) mit Erhöhung o. Änderung ihrer Entladungsfrequenz antworten. Die Maxima der Kälterezeptoren liegen zwischen 34 u. 20 °C, die der Wärmerezeptoren zwischen 38 u. 43 °C. Paradoxerweise zeigen Kälterezeptoren jenseits 45 °C erhöhte Entladungsfrequenzen, weshalb man sie für die bei dieser Temperatur beobachtete „paradoxe Kaltempfindung" verantwortl. macht. Außerdem bestehen im dynam. Verhalten Unterschiede: Kälterezeptoren reagieren auf schnelle Abkühlung u. Wärmerezeptoren auf schnelle Aufwärmung mit überschießenden Entladungen. Die dichteste Häufung von T. befindet sich im Trigeminusgebiet u. an den Schleimhäuten sämtl. Körperöffnungen, wobei stets die Zahl an Kälterezeptoren überwiegt. Außerdem liegen auch in der Haut über Rücken u. Bauch vermehrt Kälterezeptoren. Die Verbindung zu den hypothalam. Temperaturregulationszentren wird durch Anteile des medialen Vorderhirnbündels hergestellt, das von dorsalen u. ventralen rhombenzephalen u. mesenzephalen Raphekernen ausgeht u. unter anderem Hypothalamus, limb. System u. Neokortex innerviert. Die T. bestimmen auch maßgebl. temperaturgerichtete Verhaltensweisen.

Thermosonde: Nadel o. flexibler Katheter zur Temperaturmessung. Kann in Gewebe o. Organe eingestochen bzw. als Katheter in alle erreichbaren Kreislaufteile eingeschoben werden. Fortlaufende trägheitsarme Temperaturmessung wird mittels Thermoelementen o. NC-Halbleiterwiderständen gewährleistet. Miniaturausführung mit Durchmesser < 1 mm.

thermostabil *Adj*: wärmebeständig.

Thermostat ⟨*gr*⟩ *m*: Gerät zur Erzeugung einer konstanten Temperatur. T. bestehen aus einem Meßorgan für die Temperatur, z. B. einem ↑ Thermistor o. Kontaktthermometer, u. einer elektr. Heizung u./o. Kühlung. In der Med. werden T. u. a. in Brutschränken, Trockenschränken, Heißluftsterilisatoren, bei der Paraffineinbettung histol. Präparate, als ↑ Kryostate u. zur Temperaturkonstanthaltung von Wasserbädern eingesetzt.

Thermotest-D-Indikator: ↑ Sicherheitsindikator zur Feststellung, ob die ↑ Dampfsterilisation durchgeführt wurde.

Thermotest-H-Indikator: ↑ Sterilisationsindikator auf Latexbasis für die ↑ Sterilisation durch trockene Hitze, der gleichzeitig ↑ Sicherheitsindikator ist.

Thermotherapie: therapeut. Anwendung von Wärme o. Kälte. Wärme führt lokal zur Erhöhung des Stoffwechsels, Zunahme der Zirkulation, Anregung der Körperabwehr, Herabsetzung des Muskeltonus sowie Schmerzlinderung u. Beruhigung. Kälte hat gegensätzl. Wirkung, führt zur Hemmung akuter Entzündungen u. damit auch zur Schmerzlinderung. ↑ Hydrotherapie, ↑ Kryotherapie, ↑ Hochfrequenzwärmetherapie, ↑ Phototherapie.

Thesaurismose ⟨*gr*⟩ *f*: Speicherkrankheit. ↑ Lipidspeicherkrankheiten, ↑ Mukopolysaccharidosen u. a.

Thesaurus ⟨*gr*⟩ *m*: in einem System der (rechnergestützten) Information u. Dokumentation themat. geordnetes Verzeichnis von Stichwörtern. Der T. hat bes. Bedeutung in der Klartextanalyse u. in Recherchesystemen. Bekannte T. sind ↑ Medical Subject Headings, ↑ MALIMET.

Theta: Zeichen: θ, ϑ, Θ; 8. Buchstabe des griech. Alphabets. Als Präfix u. wissenschaftl. Konstante gebraucht.

Theta-Antigen ⟨*gr* + *lat*⟩: Zeichen Θ; Oberflächenantigen auf T-Lymphozyten, Thymozyten, Epidermiszellen, Fibroblasten u. Zellen des ZNS der Maus (gilt als ↑ Differenzierungsantigen für T-Lymphozyten). Bei der Maus sind bisher 2 Allele beschrieben (Thy 1.1 u. Thy 1.2). Ähnl. T-Zell-Antigene wurden bei Ratten gefunden.

Theta-Rhythmus ↑ Elektroenzephalographie.

Thetawellen ↑ Elektroenzephalographie.

Thévenard, André, zeitgen. frz. Neuropathologe.

Thévenard-Syndrom (nach André T.): beim männl. Geschlecht auftretende, erbl., im frühen Erwachsenenalter beginnende ↑ Akroosteopathia ulceromutilans. Charakterisiert durch Malum perforans der Fußsohle, Ulcera u. Osteolysen an Zehen, Unterschenkeln, z. T. Händen.

Thevetia peruviana: gelber Oleander. Giftpflanze, enthält Cardenolide, u. a. Thevetin u. Peruvosid. ↑ Herzglykoside.

Thevetin: Cardenolidglykoside aus Samen u. Blättern von ↑ Thevetia peruviana (gelber Oleander). Fam. Apocynaceae. Durch enzymat. Abspaltung der 2 endständigen Glukosereste wird Peruvosid erhalten. ↑ Herzglykoside.

Thiadiazine: Ausgangsverbindung lokal wirkender Antimykotika, z. B. Sulbentin, u. diuret. wirksamer Pharmaka, z. B. Acetazolamid.

Thiamazol: Thioharnstoffderivat. Antithyreodikum, ↑ Thyreostatikum. Hemmt die Iodierung von Tyrosin im Thyreoglobulin. Kropfentwicklung durch Ausschüttung von ↑ Thyreotropin mögl. Abb.

Thiamin ↑ Vitamin B_1.

Thiaminase: Aneurinase, Antineurinfaktor, Chastek-Paralyse-Faktor. Wirkung als ↑ Antivitamin B_1. Es gibt 2 T.: T. I: ein in die Gruppe der Transferasen gehören-

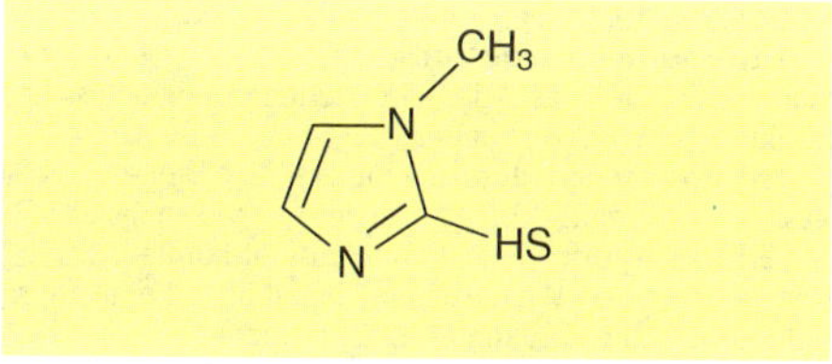

Thiamazol

T

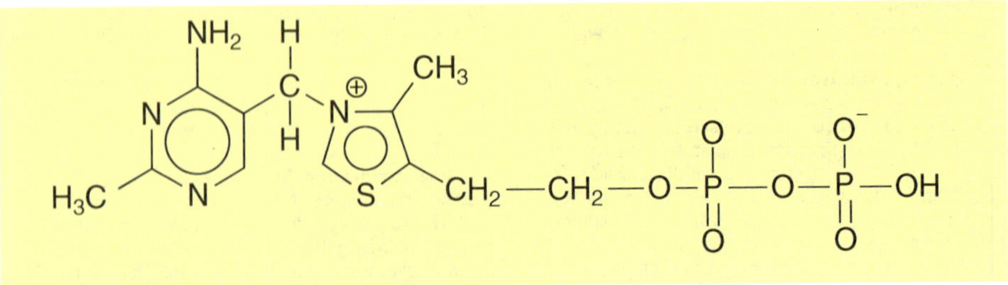

Thiaminpyrophosphat

des Enzym, das den Pyrimidinteil (Pyrimidinbasen) des Thiamins auf einen Akzeptor unter Freisetzung des Thiazols überträgt u. damit die Thiaminwirkung ausschaltet; weit verbreitet bei Warmblütern, ebenso bei Fischen, Pflanzen u. Bakterien. T. II: Thiaminhydrolase, ein Bakterienenzym. Spaltet Thiamin mit Wasser in das Pyrimidin- u. Thiazolderivat auf.

Thiaminkinase: Thiaminpyrophosphokinase. Das Enzym katalysiert die Synthese von ↑Thiaminpyrophosphat aus Thiamin u. ATP.

Thiaminpyrophosphat: Aneurinpyrophosphat; biol. aktiver Pyrophosphorsäureester des Thiamins, Coenzym der Thiaminenzyme Pyruvatdecarboxylase, Pyruvatdehydrogenase, Alphaketoglutaratdehydrogenase, Transketolase. Abb.

Thiamphenicol: Antibiotikum, ↑Chloramphenicol.

Thiazide: ein ↑Benzothiadiazinderivat, das als ↑Diuretikum eingesetzt wird.

Thiazol: ein Vertreter der schwefelhaltigen Azole, die sich vom ↑Thiophen herleiten, in denen die in 3-Stellung befindl. CH-Gruppe durch ein N-Atom ersetzt ist. Dem T. kommt physiol.-chem. als Strukturbaustein des ↑Vitamin B_1 neben dem anderen Baustein Pyrimidin wichtige Bedeutung zu. Ein anderes Derivat der Azole, das Dimethylbenzimidazol, ist Strukturbaustein des ↑Vitamin B_{12}.

Thiazolring: fünfgliedrige heterozykl. Substanz mit N u. S im Ring. Ausgangssubstanz für Arzneimittel u. Farbstoffe.

Thibièrge, Georges (1856–1925), frz. Dermat., Paris.

Thibièrge-Weissenbach-Syndrom (nach Georges T.): progressive Sklerodermie bzw. deren Zusammentreffen mit ↑Calcinosis interstitialis u. Teleangiektasien. ↑Sklerose, progressive systemische.

Thick-bone-Typ ⟨*engl*⟩: durch häufige Frakturen perlschnur- o. knotenstockförmig verdickte u. verbogene Röhrenknochen bei der progn. ungünstigen Verlaufsform der Osteogenesis imperfecta letalis (↑Vrolik-Syndrom).

Thiemann, H., geb. 1909, dt. Chir.

Thiemann-Erkrankung (nach H. T.): asept. Knochennekrose der Basis des Großzehengrundgliedes. Erkrankung im Wachstumsalter.

Thiemann-Syndrom: epiphysäre periphere Dysplasie der Röhrenknochen. Form der ↑Akrodysplasie.

Thienamycin: Betalaktam-Antibiotikum aus Streptomyces cattleya. Wegen chem. Instabilität keine ther. Bedeutung, aber Ausgangsstoff für Imipenem.

Thiers, Joseph, zeitgen. frz. Kliniker. ↑Achard-Thiers-Syndrom.

Thiersch, Karl (1822–1895), dt. Chir., Erlangen, Leipzig.

Thiersch-Lappen (nach Karl T.): Epidermis-Korium-Lappen.

Thiersch-Messer (nach Karl T.): Messer mit abgewinkeltem Griff zur Entnahme von ↑Hauttransplantaten versch. Dicke.

Thiersch-Ring (nach Karl T.): tief subkutan um den After geführter Stahl- o. Silberdrahtring. Einfaches, nicht immer erfolgreiches Verfahren zur Behandlung des ↑Prolapsus recti.

Thiersch-Transplantat (nach Karl T.): Ollier-Thiersch-Transplantat; freie Überpflanzung von ↑Epidermis u. geringer Koriumanteile, ↑Hautplastik.

Thioalkohole ↑Mercaptane.

Thioamide: Thioharnstoffderivate, die als Thyreostatika eingesetzt werden; Thiamazol, Methylthiouracil, Carbimazol.

Thiobarbiturate: Barbiturate, bei denen der Sauerstoff in C_2-Stellung durch Schwefel ersetzt ist, wie andere Barbiturate an C_5 arylsubstituiert sind. Kurzwirksame i. v. Narkotika, z. B. Thiopental.

2-Thiobarbitursäure: Malonylthioharnstoff; Reagens auf Aldehyde. Dient in der Lebensmittelanalytik z. B. zum Nachweis von Furfurol (Pentosen), von Aldehyden, wie sie bei der Autoxidation von Fetten entstehen.

Thiobarbitursäurezahl: kolorimetr. mit 2-Thiobarbitursäure ermittelte Menge an Aldehyden in ranzigen (autoxidierten) Fetten zur Kennzeichnung ihres Zustands.

Thiobutabarbital ↑Thiobarbiturate.

Thiocarlide: Tuberkulostatika von geringer Wirksamkeit, gut wirksam bei Lepra.

Thioctansäure: Liponsäure; ein wasserstoffübertragendes Coenzym (Redoxpaar: T. u. Dihydrothioctansäure). T. ist Bestandteil der Multienzymkomplexe der oxidativen ↑Decarboxylierung von Alphaketosäuren (↑Pyruvatdehydrogenase, ↑Alphaketoglutaratdehydrogenasekomplex.

Thioester: Ester, bei denen die Alkoholkomponente (R-OH) durch eine R-SH-Verbindung ersetzt ist, z. B. durch Coenzym A; dessen Thiolgruppe liefert mit Essigsäure verknüpft das Acetyl-Coenzym A. T. sind sehr reaktionsfähig (energiereich) u. werden biochem. bei wichtigen Reaktionen zur Bildung „aktivierter Säuren" eingesetzt (Fettsäureaufbau u. -abbau, Glyzeridbildung; aerober Kohlenhydratabbau usw.).

Thioferasen: Enzyme, die die Übertragung von Coenzym A von einem Substrat auf ein anderes katalysieren.

Thioglykolat-Bouillon: flüssiges Anzüchtungsmedium zur Anaerobierkultur. Sulfhydrylgruppen der Thioglykolsäure bewirken eine Reduktion des Nährmediums u. Erniedrigung des ↑Redoxpotentials (↑Leberbouillon).

Thioguanin: wirksames Zytostatikum aus der Gruppe der Purinantimetabolite. T. findet u.a. bei der Ther. von ↑Leukämien Verwendung.

Thioharnstoff: $H_2N–CS–NH_2$. Kanzerogene u. thyreotox. Substanz, die als ↑Additiv (Konservierungsmittel) nicht eingesetzt werden darf.

Thioharnstoffderivate ↑Thyreostatika.

Thiokinasen: Gruppe von ↑Ligasen, die die Aktivierung der Fettsäuren durch ATP u. Coenzym A zu Acyl-Coenzym A katalysieren (↑Fettsäureabbau).

Thiolase: Ketoacylthiolase, ↑Fettsäureabbau.

Thiolenzyme: SH-Enzyme. Enzyme, deren Aktivität an das Vorliegen freier (reduzierter) Thiolgruppen (SH-Gruppen) im Proteinmolekül gebunden ist. T. findet man bei Oxidoreduktasen (einige Flavinenzyme, einige pyridinnukleotidabhängige Enzyme), Hydrolasen (Thiolproteasen, z.B. Papain, einige Cathepsine) u. Transferasen. T. werden durch Blockierung der SH-Gruppe inaktiviert, z.B. durch Schwermetallionen (Hg^{2+}, Ag^{+}, Pb^{2+}, Cu^{2+} usw.), ferner durch Iodacetat, Iodacetamid, p-Chlormerkuribenzoat.

Thiolesterasen: Esterasen, die Thioester hydrolysieren (z.B. Acetyl-CoA-Esterase, die Acetyl-CoA zu Essigsäure u. Coenzym A spaltet).

Thionin: Lauth-Violett, 2,7-Diaminophenazethioniumchlorid; hervorragender Redoxindikator (0,05% in 60%igem Äthanol) mit Umschlag von violett nach farblos im reduzierten Zustand.

Thiopental: 5-Ethyl-5-(1-methylbutyl)-2-thiobarbitursäure; i.v. appliziertes Kurznarkotikum. ↑Barbiturate, ↑Thiobarbiturate.

Thiophen: C_4H_4S. Heterozykl. 5-Ring. T. wird z.T. klin. angewandt; halogenierte T. sind Pestizide.

Thioridazin: Neuroleptikum vom Phenothiazintyp. ↑Phenothiazinderivate.

Thioschwefelsäure: $H_2S_2O_3$; unbeständige Säure, die unmittelbar nach der Freisetzung aus ihren Salzen (Thiosulfate) unter Ausscheidung elementaren Schwefels zerfällt. Als Komplexbildner gegenüber Silberionen spielt es eine wichtige Rolle beim Fixieren von Photomaterialien.

Thiosemikarbazone: chem. Substanzgruppe, aus der Schmidt u.a. 1947 das Tuberkulostatikum Tebethion synthetisierten. Wegen erhebl. Nebenwirkungen auf das Zentralnervensystem, die Leber u. Nieren sowie auf die Blutbildung werden die T. nur in bes. Resistenzfällen eingesetzt.

Thiosulfat: Natriumthiosulfat; Antidot bei Blausäurevergiftungen.

Thiotepa: Triäthylenthiophosphorsäuretriamid. ↑Zytostatikum, Alkylans.

Thiouracil: Thioharnstoffderivat, Antithyreodikum, Thyreostatikum. Hemmung der Iodierung von Thyreoglobulin. Zur Behandlung der Hyperthyreose.

Thioxanthenderivate: phenothiazinähnl. Neuroleptika, z.B. Chlorprothixen.

Third-look-Operation ⟨*engl*⟩: nach Operation von malignen Tumoren durchgeführte 2. Reoperation (Relaparotomie) zur Kontrolle regionaler Lymphknoten wegen Metastasen.

Third man test ⟨*engl*⟩: In-vivo-Verfahren zur Feststellung des am besten geeigneten Spenders für einen Transplantatempfänger über einen dritten Menschen. Test ist ohne klin. Relevanz, kommt nur für Lebendspender in Betracht, evtl. bedeutungsvoll für Knochenmarktransplantationen für den Fall, daß mehrere Spender zur Auswahl stehen.

Thiry-Vella-Fistel: Fistel des Darms zur Untersuchung von Darmsaftabsonderung u. Resorptionsvorgängen im Tierversuch. Es werden die beiden Enden einer isolierten Dünndarmschlinge mit völlig erhaltenem ↑Mesenterium u. damit Blut- u. Nervenversorgung in die Bauchhaut eingeheilt. Die normale Darmpassage wird durch Vereinigung der verbleibenden Darmenden wiederhergestellt.

Thiuram: Tetramethylthiuramdisulfid, Antabus, ↑Disulfiram; bewirkt Alkoholintoleranz, Vernetzungsmittel bei der Kautschukherstellung.

Thixotropie ⟨*gr*⟩ *f*: thixotroper Effekt; labiler Zustand zwischen einem Gel u. einem Sol, der durch eine reversible Änderung der Viskosität gekennzeichnet ist.

Thomas, E. Donnall (geb. 1920), amerik. Med., Seattle. 1990 Nobelpreis für Med./Physiol. (mit J.E. Murray) „für ihre Entdeckungen auf dem Gebiet der Transplantationsimmunologie“. T. konnte nachweisen, daß das geschädigte Knochenmark von Patienten durch intravenös verabreichte Knochenmarkstammzellen erneuert werden kann.

Thomas, Karl (1883–1969), dt. physiol. Chem., Leipzig, Göttingen. Pionierarbeiten zur Ernährungswissenschaft, insbes. zum Eiweißstoffwechsel; Prägung des Begriffs biologische ↑Wertigkeit von Proteinen.

Thomas, Theodor Gaillard (1831–1903), amerik. Gyn., New York.

Thomas, Hugh Owen (1831–1903), brit. Orthop., Liverpool.

Thomas-Handgriff (nach Hugh O. Th.): dient der Überprüfung der Extensionsfähigkeit im Hüftgelenk. Durch die Flexion des kontralateralen Beins erfolgt die Aufhebung einer kompensator. Hyperlordose bei Extensionsdefizit.

Thomas-Pessar (nach Theodor G. T.): Hebelpessar mit einer hinteren Aufwärtsbiegung u. einer vorderen Abwärtsbiegung.

Thomas-Schiene (nach Hugh O. T.): Gliedmaßenorthese zur vollständigen Entlastung des Beins. Der Oberschenkel wird zirkulär von einer Hülse mit ↑Tubersitz umschlossen. An der Hülse sind 2 seitl. am Bein verlaufende Schienen befestigt, die unter dem Fuß, der keinen Bodenkontakt hat, u-förmig verbunden sind.

Thomasschlackenpneumonie: Pneumonie durch Staub von Thomasmehl (Thomasphosphat) aus der Thomasschlacke mit hoher Letalität. ↑Berufskrankheiten.

Thomsen, Asmus Julius Thomas (1815–1896), prakt. Arzt, Kappeln.

Thomsen-Friedenreich-Phänomen: T-Transformation; Panagglutination der Erythrozyten bei Kontamination mit Myxoviren u. best. Mikroorganismen, deren Neuraminidase die Blutgruppenrezeptoren enzymat. durch Abspaltung von Neuraminsäuren transformiert.

Thomsen-Krankheit (nach Asmus J. T. T.) ↑Myotonia congenita.

Thomson, Matthew Sidney (geb. 1894), brit. Dermat., London.

Thomson, Sir William, Lord Kelvin of Largs (1824–1907), brit. Physiker, ↑Kelvin.

Thomson-Syndrom (nach Matthew S. T.): Poikilodermia congenita sive atrophicans familiaris; vorwiegend beim weibl. Geschlecht auftretende, rezessiv erbl. Dysplasie des Gesichts: hohe Stirn, Hypertelorismus, sog. Dreiecksgesicht. In den ersten Monaten beginnende fleckige Hautatrophie mit Teleangiektasien. Hyperpigmentierung außer im Stammbereich. ↑Rothmund-Syndrom.

Thoracic-outlet-Syndrom ⟨*engl*⟩: Sammelbegriff für best. Kompressionssyndrome im Bereich der oberen Thoraxapertur. Neurovaskuläres Kompressionssyndrom im Bereich der oberen Thoraxapertur infolge anat. Fehlbildungen, Haltungsanomalien o. Verletzungen (z. B. Schleudertrauma). Meist bilaterale Sympt. mit stärkerem Befall des Gebrauchsarms. ↑Schultergürtelkompressionsphänomene. ↑Kostoklavikularsyndrom.

thoracicus ⟨*gr*⟩: *Adj* zu ↑Thorax.

Thoracopagus parasiticus: inkomplette Doppelbildung mit Verwachsung im Thoraxbereich, wobei der Parasit nur aus einzelnen Körperteilen besteht.

Thorakalsegmente: Dorsalsegmente; *Abk* $Th_1 - Th_{12}$ bzw. $D_1 - D_{12}$. Die 12 Spinalnervenpaare des thorakalen Teils des Rückenmarks mit den von ihnen versorgten ↑Head-Zonen. ↑Rückenmarksegmente.

Thorakalsyndrom: durch fixierte Fehlstellung von Brustwirbelkörpern (Osteochondrose, Bandscheibenprolaps, Veränderungen in anderen Bereichen der Wirbelsäule) bedingter Symptomenkomplex mit dumpfem Schmerz in der Wirbelsäule, Steifegefühl, Einschränkung der Bewegung, Druckschmerz an den Dornfortsätzen, Sensibilitätsstörungen, Muskelspasmen, subkutanen Ödemen u. a.

thorako- ⟨*gr*⟩ *Präfix*: den Brustkorb betreffend.

Thorakokaustik ⟨*gr*⟩ *f*: Pleurastrangdurchtrennung mit einem mittels eines ↑Thorakoskops eingeführten ↑Thermokauter, um der Lunge einen unbehinderten Kollaps beim ther. Pneumothorax zu ermöglichen. Die eigentl. Strangdurchtrennung erfolgt durch galvan. o. Diathermiestrom, heute i. d. R. durch ↑VATS zur Lösung von Pleuraadhäsionen. Erweitert durch Kux. ↑Sympathektomie.

Thorakolaparotomie: Schnittführung zur gleichzeitigen Eröffnung von Bauch- u. Brusthöhle, bei Operationen an Kardia, Ösophagus o. großen Gefäßen. usw., z. B. als Kirschner-Angelhakenschnitt.

Thorakometrie: Messungen v. a. des Brustkorbumfangs u. seiner Differenzen bei Ein- u. Ausatmungsstellung.

Thorakopagus: symmetr. Doppelfehlbildung mit Verwachsung der beiden Individuen am Brustkorb (↑Duplicitas anterior).

Thorakophrenolaparotomie: ↑Thorakolaparotomie, wobei das Zwerchfell ebenfalls durchtrennt wird.

Thorakophrenotomie: Eröffnung des Brustraums, von hier aus Zwerchfelldurchtrennung u. Zugang zum Bauchraum. Verwendet z. B. bei transthorakaler ↑Kardiaresektion.

Thorakoplastik: Operationsverfahren, bei dem Rippen reseziert werden, um durch Einfallen der Brustwand eine Verkleinerung des Brustraums zu erzielen. Ind.: zur Ausheilung von Empyemresthöhlen (↑Pleuraempyem), wobei die Brustwand nach subperiostaler Rippenresektion u. intrapleuraler Schwartenexzision u. Mobilisation der geschrumpften Lunge eingelegt wird u. so die Resthöhle verschwindet (intrapleurale Methode nach Heller, ↑Schede-Operation u. a.); früher häufig angewandt, um durch Einfallen der Brustwand einen Lungenkollaps mit funktioneller Ruhigstellung der tuberkulös erkrankten Abschnitte zu erzielen (extrapleurale Methode nach Sauerbruch). Hauptsächl. Verfahren der T.: Heller-Jalousieplastik: subperiostale Rippenresektionen u. Einlegen von Weichteilbändern aus Schwartenstreifen u. Zwischenrippenmuskulatur. Schede-Plastik: Entfernung der gesamten Wand der Resthöhle (Rippen, Interkostalmuskulatur, Schwarte). Nachteile des Verfahrens: erhebl. Brustkorbdeformierung, Bauchmuskellähmung infolge Durchtrennung von Interkostalnerven. Nissen-Hautmuskelplastik: Einschlagen von Hautmuskellappen in paravertebral gelegene Resthöhlen. Kirschner-Empyemresthöhlenplombierung: Einschlagen der gestielten mobilisierten Brustmuskulatur zur Beseitigung hochsitzender Resthöhlen. Czerny-Pfeilerresektion: Entfernung von Knochensegmenten aus den oberen Rippen.

Thorakoschisis ↑Thoraxspalte.

Thorakoskop ⟨*gr*⟩ *n*: Gerät zur Ausführung der ↑Thorakokaustik, Inspektion (↑Thorakoskopie), Durchführung von Probeexzisionen, Eingriffen an Lunge u. Mediastinum, Punktion o. Absaugung nach Einführung durch die Thoraxwand in Lokalanästhesie o. Narkose. Heute in Verbindung mit Videokamera.

Thorakoskopie: von Jacobaeus 1910 eingeführtes Verfahren, bei dem innerhalb eines Pneumothorax mit einer Okularoptik die gesamte Brusthöhle inspiziert werden kann. Die Optik, die Lichteinleitung u. meist auch ein Arbeitskanal sind zu einem Thorakoskop zusammengefaßt, das durch eine interkostal eingestochene Hülse eingeführt wird. Durch den Arbeitskanal können Zangen zur Biopsie unter Sicht, Diathermiesonden, Absaugrohre usw. eingeführt werden. Heute auch videogestützte Anwendung.

Thorakostoma ⟨*gr*⟩ *n*: operativ angelegtes Fenster der Brustkorbwand zur offenen Behandlung von Empyemresthöhlen bei sehr schlechtem Allgemeinzustand des Pat.

Thorakotomie: Eröffnung der Brusthöhle durch Operation durch das Lager einer Rippe nach deren Resektion o. interkostal durch den Zwischenrippenraum.

Thorakozentese: Pleurapunktion mit Hohlnadel o. Trokar.

Thoräusfilter: Filterkombination für Röntgenstrahlung in der Strahlentherapie (0,4 mm Sn, 0,25 mm Cu, 1 mm Al). Die hohe Ordnungszahl des Sn bewirkt eine relativ stärkere Absorption der weichen Strahlung, u. man erhält bei gleicher Filterwirkung wie bei einem Filter von 2 mm Cu + 1 mm Al eine um 20 % geringere Schwächung.

Thorax ⟨*gr*⟩ *m*: Brustkorb, zu dem Rippen, Brustbein u. Brustwirbelsäule über Gelenke u. Bänder bewegl. zusammengeschlossen sind. Seine Form ist abhängig von Atmung, Geschlecht, Lebensalter u. Konstitution. Abb.

Thorax, akuter: im Kindesalter auftretende lebensbedrohl. Atembehinderung durch ↑Aspiration (z. B. bei ↑Ösophagusatresie, ↑Ösophagotrachealfistel) bzw. Verdrängungen (z. B. bei pleuroperitonealer ↑Zwerchfellhernie, kongenitalem ↑Lobäremphysem, ↑Pneumothorax, Pleuraergüssen). Leitsymptom: schwere ↑Dyspnoe. Folge ↑Hypoxämie. Tab.

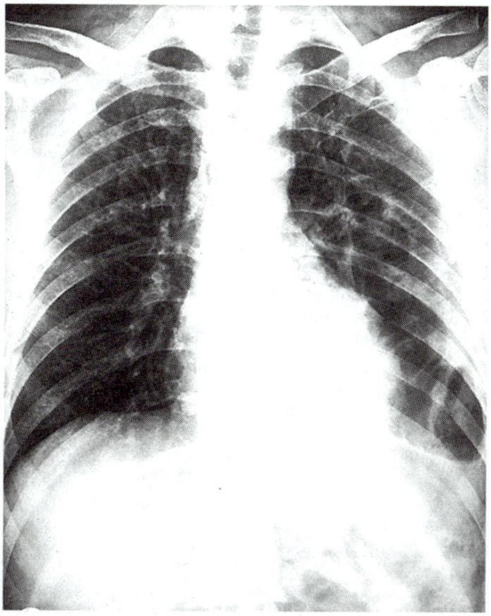

32

Thorax. P.-a.-Röntgenaufnahme

Thoraxapertur: Öffnung des Brustkorbs. Als obere T. halswärts, als untere T. bauchwärts.

Thoraxdeformität: Formabweichung der Brustwand. 1. Angeboren (↑Pectus excavatum, ↑Pectus carinatum), 2. nach Verletzungen (Rippenserienfrakturen), 3. Schrumpfung von ↑Pleuraschwarten, 4. nach ↑Thorakoplastik.

Thoraxdrainage ↑Pleuradrainage.

Thoraxdurchleuchtung ↑Durchleuchtung.

Thoraxelastizität: Parameter zur Erfassung der elast. Eigenschaften des Thoraxgewebes. Kehrwert der Thoraxcompliance (↑Compliance, ↑Atemwiderstände), er gibt an, welche Druckänderung für eine Volumenänderung von 1 l in der Lunge erforderl. ist.

Thoraxfensterung ↑Thorakostoma.

Thorax, instabiler: Aufhebung des Festigkeitsgefüges der Brustwand bei Rippenserienbrüchen o. Rippenstückbrüchen, Brustbeinbrüchen, aber auch nach Brustwandresektionen. Hierbei entstehen paradoxe ↑Atmung u. Gefahr der respiratorischen ↑Insuffizienz. Behandlung durch äußere operative (mit ↑Stabilisatoren) o. innere pneumat. Stabilisierung (Überdruckbeatmung). Nach großen Brustwandresektionen, Einnähen von Fremdmaterialien zur Deckung von Lunge u. Stabilisierung der Atemtechnik. Abb. S. 1998.

Thoraxkompression ↑Compressio thoracis.

Thoraxkontusion ↑Contusio thoracis.

Thoraxniere ↑Brustniere.

Thorax-Pelvis-Phalangen-Syndrom ↑Jeune-Syndrom.

Thoraxspalte: Fissura thoracica, Thorakoschisis; angeborene Spaltbildungen im Bereich des knöchernen o. knorpeligen Brustkorbs. 1. Totale o. partielle Längsspaltung des Brustbeins (↑Fissura sterni); 2. Spaltbildung durch frei endende Rippe infolge Knorpelaplasie. Sind mehrere Knorpel aplast., entsteht die seltene seitl. T. (Fissura thoracis parasternalis).

Thoraxtrauma: Verletzung des Brustkorbs. Unterschieden werden nach Art der Gewalteinwirkung: 1. stumpfes T. (z.B. nach Autounfällen), 2. scharfes o. penetrierendes T. (z.B. Stich-, Schußverletzungen); nach Beteiligung der Pleurahöhle: 1. geschlossenes T. (keine Beziehung des Pleuraraums zur Außenwelt), 2. offenes

Akuter Thorax bei Neugeborenen

	Atmung			Typ. physikal. Befund		Typ. Röntgenbefund	Typ. Punktionsbefund
	Zyanose	Apnoe	Tachypnoe	Auskultation	Perkussion		
1. Ösophagusatresie/ Ösophagotrachealfistel	+		+			+++	
2. Zwerchfellücke	+++	+	++	+++	++	+++	
3. Relaxatio diaphragmatis	++		+++		++	+++	
4. kongenitales lobäres Emphysem	++		+++	++	++	+++	
5. Alveolarzyste	++	+	++	++	++	+++	
6. Spannungspneumothorax	+		+++	+++	+++	+++	+++
7. Pyopneumothorax	+		++	+++	+++	+++	+++
8. Pleuraemphysem bzw. eitriger Pleuraerguß	+		+/++	+++	+++	+++ (für Erguß)	allein beweisend
9. Pleuritis exsudativa	+		++	+++	+++	+++ (für Erguß)	allein beweisend
10. Chylothorax	+		++	+++	+++	+++ (für Erguß)	allein beweisend

\+ = kann vorhanden sein
++ = in den meisten Fällen vorhanden
+++ = immer vorhanden

T

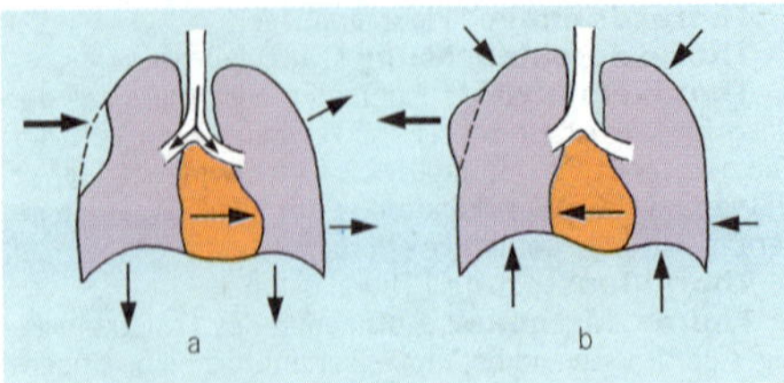

Instabiler Thorax. Schematische Darstellung. Bei Inspiration (a) Einsenken des mobilen Brustwandabschnitts, bei Exspiration (b) Vorwölbung. Ungenügende Belüftung der Lunge auf der verletzten Seite

(perforierendes o. penetrierendes) T. (Verbindung der Pleurahöhle zur Außenwelt, z.B. offener ↑Pneumothorax).

Thoraxwand: umschließt u. versteift den Brustraum. Ihre Schichten sind von außen nach innen: Haut, subkutanes Fettgewebe (Brustdrüse), Muskeln des Schultergürtels, Knochen des Brustkorbs (Rippen, Brustbein, Brustwirbelsäule), Interkostalmuskeln, Fascia endothoracica, Pleura parietalis. Die T. dient als System der Festigkeit u. Elastizität der Brust.

Thoraxwanddefekt ↑Brustwanddefekt.

Thoraxwandphlegmone ↑Brustwandphlegmone.

Thorium: Symbol Th; chem. Element mit der Ordnungszahl 90 u. der relativen Atommasse 232,038. Radioaktives Metall.

Thormälen-Test: Methode zum qualitativen Nachweis von Melanin im Harn. Indolmelanogene reagieren in alkal. Milieu mit Dinatriumpentacyanonitrosylferrat zu einem roten Farbstoff, der bei Zusatz von Essigsäure in intensives Blau umgewandelt wird. Neg. Ausfall beweist keine Abwesenheit von Melanin. Auf gleicher Reaktion beruht die quantitative Bestimmung der Indolmelanogene im Harn. Melanin ist ein Pigment, normalerweise vorhanden in Haaren, Haut u. Teilen des Auges, entsteht durch Polymerisation von Indolchinon, welches aus Dopa, dem Ausgangsprodukt für Adrenalin u. Noradrenalin, gebildet wird. Bei bösartigen Tumoren der Pigmentzellen (Melanosarkom) werden vermehrt Melanine synthetisiert, welche mit dem Harn ausgeschieden werden. Melaninhaltiger Harn wird dabei bereits dunkel entleert, melanogenhaltiger Harn wird erst bei Stehen braun bis schwarzbraun. – Vorliegen einer Melanogenurie bedeutet eine schlechte Progn.

Thorn, George Widmer (geb. 1906), amerik. Kliniker. Beschrieb 1944 die Salt losing nephritis, eine Salzverlustnephritis mit Addisonismus.

Thorn, Wilhelm (1857–1913), dt. Gyn., Magdeburg.

Thorn-Handgriff (nach Wilhelm T.): Versuch, Stirn- u. Gesichtslagen durch direktes vaginales Eingehen mit einer Hand in Hinterhauptlagen zu verwandeln.

Thorn-Syndrom (nach George W. T.): Salzverlustnephritis mit symptomat. Addisonismus bei tubulärer Nephropathie (Polyurie, Polydipsie, Hyposthenurie).

Thorn-Test (nach George W. T.): Test zur Beurteilung der Nebennierenrindenfunktion durch Bestimmung der eosinophilen Zellen im peripheren Blut, die beim gesunden Menschen etwa 4 h nach Injektion von 25 IE ACTH um 50–60 % gegenüber dem Ausgangswert abfallen (pos. T.). Ist die ↑Eosinopenie geringer als 50 %, so liegt eine Nebennierenrindeninsuffizienz vor. Nur ein pos. Ausfall spricht für intakte Nebennieren, der Test liefert annähernd 30 % falsch-neg. Resultate. Die Beurteilung des ACTH-Tests durch Zählung der Eosinophilen im Blut hat heute nur noch geringen Wert, da moderne method. Verfahren zur Bestimmung von Plasma- u. Urinkortikoiden sowie des ACTH-Spiegels selbst eine exaktere Einschätzung der Nebennierenrindenfunktion erlauben.

Thornwaldt-Krankheit: eitrige Entzündungen der ↑Tonsilla pharyngealis beim Erwachsenen mit teilweiser Verklebung der Spalten der Rachenmandel, bes. im Bereich der ↑Bursa pharyngealis; Entstehung von Buchten mit fortdauernder Entzündung bzw. Eiterung. Behandlung: ↑Adenotomie, Pinselungen, Inhalationen.

Thorotrast: wäßriges Thorium-Dioxidsol mit 20%igem Thoriumgehalt. Das Präparat wurde für die Arteriographie, Fistulo-, Salpingo-, Broncho-, retrograde Pyelographie u. Hepatolienographie bis etwa 1950 verwendet. Das injizierte T. wird fast vollständig im retikuloendothelialen System (Milz, Lymphknoten, Leber) gespeichert. Thorium ist ein Alphastrahler u. führt nach 10–20 Jahren zu Gesamtdosen in Milz u. Leber von 30–130 Gy.

Thorotrastose: durch Ablagerung des ehemals röntg. eingesetzten ThO_2 bedingte Spätfolgen durch Alphastrahlung in Leber, Milz u. Lymphknoten mit Entwicklung von Granulomen, aplast. Anämien sowie mögl. Entwicklung von Malignomen (Sarkomen u. Karzinomen) der Leber u. des Knochenmarks, selten Karzinome des Augenlides nach Injektion in den Tränenkanal.

Thoryb ⟨*gr*⟩ *n*: Maß für den Lärm; 1 Phon/min.

Thorybometer: Gerät zur Lärmmessung. Mißt die Phonzahl in der Zeiteinheit.

Threonin ⟨*gr + lat*⟩ *n*: $CH_3{-}CH(OH){-}CH(NH_2){-}COOH$, 2-Amino-3-hydroxybuttersäure; proteinogene ↑Aminosäure. Für den Menschen ist T. essentiell. Abb.

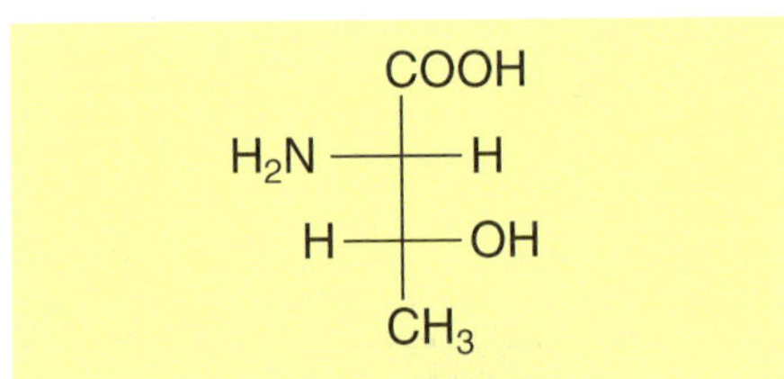

Threonin

Threonindesaminase: Threonindehydratase, Serindehydratase, Serindesaminase; katalysiert die ↑Desaminierung von Threonin zu Alphaketobutyrat. Als Coenzym ist ↑Pyridoxal-5-phosphat beteiligt.

Threosulfan ↑Busulfan.

Threshold-tone-decay-Test ⟨*engl*⟩: Prüfung der perstimulator. Adaptation. Monauraler Test, pathol. Adaptation weist auf Corti-Schaden hin (Carhart-Test). ↑Audiometrie.

Thrix ⟨*gr*⟩ *n* ↑Haar.

thromb- ⟨*gr*⟩ *Präfix*: Thrombus, Thrombozyt.

Thrombangiitis obliterans ⟨*gr* + *lat*⟩ *f* ↑Endangiitis obliterans.

Thrombarteriektomie: Resektion eines thrombot. o. arteriosklerot. verschlossenen Arterienabschnitts. Wiederherstellung der Strombahn durch autologe Vene o. Textilprothese. ↑Bypass.

Thrombarteriitis obliterans subclaviocarotica ↑Takayasu-Syndrom.

Thrombasthenie ⟨*gr*⟩ *f*: von Glanzmann (1918) u. Naegeli (1931) beschriebene thrombozytär bedingte hämorrhag. Diathese. Seltene, angeborene Erkrankung mit autosomal rezessivem Erbgang. Der Blutungstyp ist petechial, die Thrombozytenzahl im Referenzbereich. Die Pathogenese der Blutungsneigung ist nicht einheitl. Beschrieben wurde eine Störung der Thrombozytenaggregation sowie der Retraktion. Defekte der Glykolyse u. des oxidativen Pentosephosphatwegs in den Thrombozyten kommen vor. Spontanblutungen selten, bei Traumen, Operationen usw. kann es zu lebensgefährl. Blutungen kommen. In akuten Phasen ist eine Thrombozytensubstitution notwendig. Mit fortschreitendem Lebensalter geht die Blutungsneigung zurück.

Thrombektomie: operative Entfernung von Thromben aus Blutgefäßen. Sie kann direkt am Ort des thrombot. Verschlusses o. indirekt vom Ort der Wahl mit Fogarty-Kathetern erfolgen.

Thrombelastographie: Globaltest zur Erfassung von intrins. Gerinnungssystem, Faktor XIII, Thrombozytenzahl u. -funktion sowie Fibrinolyse u. Inhibitoren der Gerinnung. Das T. ermöglicht die Zuordnung der Hämostasestörung zu versch. Phasen des Gerinnungsablaufs. Meßgrößen des T. sind Reaktionszeit, Gerinnungsbildungszeit u. max. Thrombusfestigkeit.

Thrombembolie ↑Embolie.

Thrombin: dimeres proteolyt. Enzym, das durch Einwirkung des Komplexes Faktor-Xa-Faktor-V-Ca^{2+}-Phospholipide aus Prothrombin gebildet wird (↑Faktor II). T. spaltet aus dem Fibrinogenmolekül die Fibrinopeptide A u. B ab u. führt so zur Bildung von Fibrinmonomer. Es aktiviert gemeinsam mit Ca^{2+} den Faktor XIII. Die Bildung der Komplexe Faktor-IXa-Faktor-VIII-Ca^{2+}-Phospholipide u. Faktor-Xa-Faktor-V-Ca^{2+}-Phospholipide wird durch Thrombin beschleunigt. Hemmung der Thrombinaktivität durch Thrombininhibitoren.

Thrombinakzelerator ↑Thrombozytenfaktoren.

Thrombinbildungstest: labordiagnost. Test zum Nachweis der Hyperkoagulabilität. Rekalzifiziertem Zitratplasma werden in Intervallen Proben entnommen u. einer definierten Fibrinogenlösung zugesetzt. Die kürzeste erreichte Gerinnungszeit dieser Fibrinogenlösung ist Maß für die Menge des gebildeten Thrombins. Die Zeit bis zum Erreichen dieses Punkts ist Maß für die Geschwindigkeit der Thrombinbildung.

Thrombininhibitor ↑Antithrombine.

Thrombinkoagulasezeit: Koagulase hat zusammen mit Prothrombin eine thrombinähnl. Wirkung, die nicht von Antithrombin III u. somit auch nicht von Heparin beeinflußt wird. Diagn. Aussage: ↑Reptilasezeit.

Thrombintest: Crosby-Test; Rinderthrombin (50 E) bewirkt in 1 ml einer angesäuerten Erythrozytenserumsuspension von Pat. mit paroxysmaler nächtl. Hämoglobinurie (PNH) eine vermehrte Lyse. T. ist bei Verdacht auf PNH wiederholt u. mit möglichst versch. Normalseren zu kontrollieren.

Thrombinzeit: labordiagnost. Test zur Messung der Geschwindigkeit der Fibrinbildung nach Zugabe einer definierten Thrombinmenge zu verdünntem Zitratplasma. Erfaßt werden Fibrinogen u. Antithrombine. Ind.: Kontrolle der Ther. mit direkten Antikoagulanzien u. Fibrinolytika. Durch Kombination von Thrombin- u. ↑Reptilasezeit bzw. ↑Thrombinkoagulasezeit kann zwischen den Wirkungen des Antithrombins III (Heparintherapie) u. des Antithrombins VI (Fibrinogenspaltprodukte) unterschieden werden.

Thrombokinase: Die von Morawitz postulierte T. ist ident. mit dem Komplex aus Faktor Xa, Faktor V, Ca^{2+}-Ionen u. Phospholipidmizellen, der die Umwandlung von Prothrombin zu Thrombin katalysiert. ↑Faktor II.

Thrombolyse: Auflösung von im Gefäßsystem des Pat. entstandenen frischen Thromben durch Plasmin. Die Plasminwirkung wird durch ein komplexes System von Aktivatoren u. Inhibitoren (↑Fibrinolysefaktoren) gesteuert u. streng lokal begrenzt. Zu ther. Zwecken werden ↑Streptokinase u. Urokinase als Plasminogenaktivatoren eingesetzt. Urokinase bewirkt gegenüber Streptokinase eine stärker auf den zu lysierenden Thrombus begrenzte Aktivierung der Fibrinolyse.

Thrombolytikaüberwachung: Der Verlauf einer Fibrinolysetherapie wird verfolgt durch die Messung des gerinnbaren Fibrinogens (immun. o. Bestimmung nach Clauss), der Plasmin- u. Plasmininhibitorkonzentrationen sowie der Plasminreaktionsprodukte im Plasma (z. B. Fibrinspaltprodukte, DD-Dimere).

Thrombomodulin *n*: Protein der Endothelzelle. Spezif. Rezeptor für ↑Thrombin. Steigert in Gegenwart von Ca-Ionen u. Phospholipiden die Aktivierung von ↑Protein C auf das 20000fache. Der Thrombomodulin-Thrombin-Komplex ist unwirksam in bezug auf die Fibrinbildung. Er wird durch Antithrombin III gehemmt. Auch diese Hemmung ist durch Heparin zu beschleunigen.

Thrombopathie ↑Thrombozytopathie.

Thrombopenie: Mangel an Thrombozyten, ↑Thrombozytopenie.

Thrombophilie ⟨*gr*⟩ *f*: Tendenz zu erhöhter Gerinnungsneigung (Hyperkoagulabilität) mit Ausbildung disseminierter Thromben. Eine ausgeprägte T. findet sich bei Antithrombin-III-Mangel, der selten angeboren vorkommt u. erworben bei verschiedensten Erkrankungen bzw. Zuständen Bedeutung hat, darunter Lebererkrankungen u. Ovulationshemmer.

Thrombophlebitis: oberflächl. ↑Phlebitis, tiefe ↑Phlebothrombose.

Thrombophlebitis, eitrige: eitrige Entzündung einer Vene mit Thrombenbildung, meist durch Streptokokken o. Staphylokokken verursacht. Kann zum Ausgangspunkt einer Sepsis o. Pyämie werden.

Thrombophlebitis migrans: oberflächl. Venen befallende Venenentzündung (häufiger bei Männern). Ohne Vorzeichen treten plötzl. kurzstreckige Entzündungen kleinerer Venen auf, die nach Tagen abklingen u. an anderer Stelle neu auftreten. Oft mit ↑Endangiitis obliterans o. viszeralen Neoplasmen (Magen, Pankreas, Lunge, Gallenblase) kombiniert.

Thrombophlebitis plexus prostaticus: Ansiedlung von Bakterien der entzündeten Prostataloge in Thromben der prostat. Venen. Sehr oft durch verstopfte Katheter bedingt.

Thrombophlebitis saltans: rezidivierende Thrombophlebitis mit häufig wechselndem Gefäßbefall.

Thromboplastin ↑Thrombokinase.

Thromboplastinbildungstest: Test zur Feststellung verminderter Aktivitäten im ↑Intrinsic-Gerinnungssystem, Messung der Gerinnungszeit eines Gemischs aus Patientenadsorptivplasma (Faktoren VIII, XI, XII), Patientenserum (Faktoren IX, X, XI, XII), Patiententhrombozyten (Thrombozytenfaktor 3) u. $CaCl_2$-Lösung. Bei verlängerter Zeit werden die einzelnen Komponenten durch solche von Gesunden ersetzt u. die Normalisierung beobachtet. So können Faktor-VIII- u. Thrombozytenfaktor-3-Mangel festgestellt u. zwischen Faktor-IX-/Faktor-X-Mangel bzw. Faktor-XI/Faktor-XII-Mangel unterschieden werden.

Thromboplastintest: Variante der Thromboplastinzeitbestimmung (↑Thromboplastinzeit) u. Weiterentwicklung des ↑Prothrombin-Proconvertin nach Owren. Das Reagens besteht aus einem spez. Thromboplastin mit geringerer Aktivität, Kephalin u. $BaSO_4$-adsorbiertem Rinderplasma (enthält die Faktoren I, V, VIII, XII, XIII). Durch Kephalin wird das ↑Intrinsic-Gerinnungssystem aktiviert, während die Aktivierung des ↑Extrinsic-Gerinnungssystems durch Verwendung des spez. Thromboplastins verzögert abläuft. Erfaßt werden alle Vitamin-K_1-abhängigen Faktoren. Der T. ist unabhängig von der Fibrinogenkonzentration des Patientenplasmas. Er eignet sich zur Überwachung der Ther. mit indirekten Antikoagulanzien, nicht zur Diagnostik hämorrhag. Diathesen.

Thromboplastinzeit: von Quick angegebener Globaltest zur Beurteilung der plasmat. Blutgerinnung. Neben Fibrinogen werden die Faktoren II, V, VII u. X erfaßt. Zitratplasma wird mit Thromboplastin (Thrombokinase) u. Kalziumionen versetzt u. die Zeit bis zum Eintritt der Gerinnung gestoppt. Durch Vergleich mit einem Normalplasma werden Prozentwerte (Quick-Wert) angegeben (Norm 80–100 %). Die T. eignet sich gut zur Überwachung einer Ther. mit indirekten Antikoagulanzien. Bei Vitamin-K-Mangel u. Leberparenchymschäden ist der Wert erniedrigt. Die T. eignet sich nicht zur Erfassung von ↑Hämophilien. ↑Partialthromboplastinzeit.

Thrombopoetin ↑System, thrombozytäres.

Thrombose ⟨*gr*⟩ *f*: Prozeß der Entstehung eines ↑Thrombus. ↑Phlebothrombose.

Thrombose, arterielle: Durchblutungsstörung, akut organ. arterieller Verschluß eines art. Gefäßes durch im Blutplasma nicht lösbare Blutbestandteile infolge einer geschädigten Gefäßwand (Unterschied zur art. ↑Embolie). Charakterist. ist ein im Vergleich zur Embolie langsameres Entstehen klin. Zeichen u. angiograph. meist bereits nachweisbare Kollateralzirkulation u. Gefäßveränderungen (Plaques, Stenosen, Obliterationen) in anderen art. Gefäßen.

Thromboseprophylaxe ↑Embolieprophylaxe.

Thromboseszintigraphie: nuklearmed. Untersuchungsverfahren. **1.** Fibrinogenaufnahmetest: i. v. Injektion von ^{125}I- (^{131}I)-Fibrinogen (Schilddrüsenblockade). Punktförmige Sondenmessungen in 5 cm Abstand an der Innenseite beider Unter-/Oberschenkel über 5–7 Tage. Die Meßwerte werden auf die Herzaktivität bezogen. Seitendifferenzen $>15\,\%$ sprechen für Thrombenbildung. Ind.: Frühdiagnose einer Thrombose. Für den Beckenbereich nicht geeignet. **2.** Thrombenszintigraphie: Injektion von ^{123}I- (^{131}I)-Fibrinogen bzw.-Heparin, ^{111}In- o. ^{99m}Tc-Thrombozyten, ^{99m}Tc-Fibrinogen-Antikörper in Fuß- o. Handrückenvene (Einbau in neugebildete Thromben). Gammakameraaufnahmen des Gesamtkörpers 4–24 Std. post injectionem. Ind.: Lokalisation u. Ausdehnung tiefer Bein- u. Beckenvenenthromben, extrakranielle Karotisthrombose, Reinjektion von Transplantatorganen. **3.** Radionuklidphleboszintigraphie: i. v. Bolusinjektion in Fuß- o. Handrückenvene von ^{99m}Tc-Pertechnetat, ^{99m}Tc-DTPA o. ^{99m}Tc-Humanserumalbumin-Mikrosphären. Szintigraphie in 3 Etagen: Unter-, Oberschenkel u. Becken. Kompressionen mit supramalleolär angelegter Staubinde zur Darstellung tiefer Venen, nach Lösen Anfärbung der oberflächl. Venen. Thromben führen zu fehlender o. verschmälerter Venendarstellung u. Sichtbarwerden von Kollateralkreisläufen, retrograder Füllung von Perforansvenen o. Aktivitätseinlagerungen („hot spots") an Thromben. Ind. zur Diagnostik von Venenthrombosen; in der Detailerkennbarkeit der Röntgenphlebographie unterlegen. Im Anschluß Aufzeichnung eines Lungenperfusionsszintigramms bei Embolieverdacht ohne erneute Radionuklidgabe. Abb. 1 u. 2.

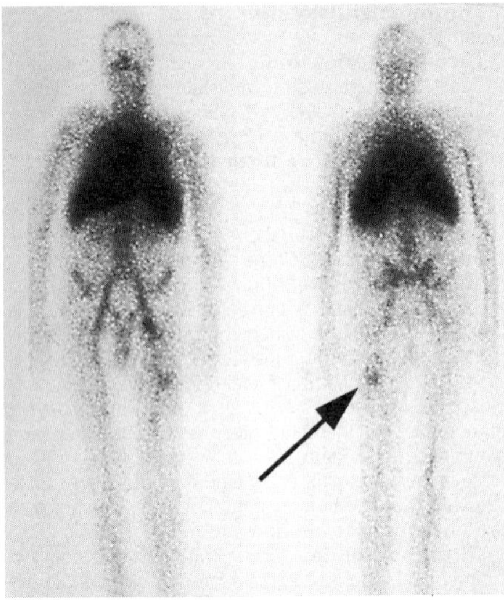

7

Thromboseszintigraphie (Abb. 1). Thrombenszintigraphie mit ^{111}In-markierten Thrombozyten; Thrombus in der linken Vena saphena magna (Pfeil)

Thrombose, venöse ↑Phlebothrombose.

Thrombospondin ⟨*gr*⟩ *n*: Glykoprotein, das von Blutplättchen sezerniert wird, die in Kontakt mit ↑Thrombin kommen. In Gegenwart von Ca^{2+}-Ionen bindet es sich an die Plättchenmembran. Mit Fibrinogen bildet es einen Komplex, weiterhin bindet es Heparin.

Thrombosthenin ⟨*gr*⟩ *n*: kontraktiles Protein der Thrombozyten, das bei der Retraktion des Blutgerinnsels entscheidend mitwirkt. Diese Funktion wird durch eine Adenosindiphosphatase, die Bestandteil der Thrombozytenmembran ist, realisiert.

Thromboxan ⟨*gr*⟩ *n*: eine in den Blutplättchen (T. A_2) aus ↑Arachidonsäure gebildete, zu den ↑Prostaglandinen gehörende Substanz. T. fördert die Aggregation der Blutplättchen u. wirkt kontrahierend auf die glatte Muskulatur der Arterien. Antagonist: ↑Prostazyklin. Die Bildung des T. A_2 wird durch Acetylsalicylsäure infolge irre-

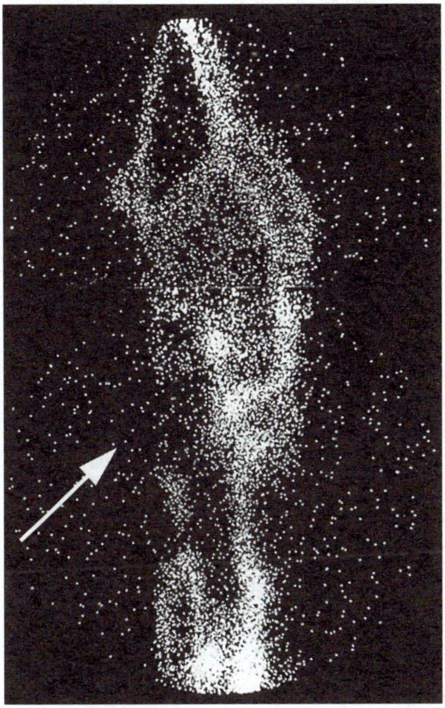

7

Thromboseszintigraphie (Abb. 2). Radionuklidphleboszintigraphie des linken Oberschenkels mit ^{99m}Tc-Humanserumalbumin; Speicherdefekt im Thrombenbereich mit Darstellung eines Umgehungskreislaufs (Pfeil; vgl. Patient Abb. 1)

versibler Inaktivierung der ↑Cyclooxygenase gehemmt. ↑System, thrombozytäres.

Thrombozyt ↑System, thrombozytäres.

Thrombozytapherese ↑Zellapherese.

Thrombozytenabbau: Thrombozyten unterliegen einem physiol. Alters- bzw. Involutionsprozeß, der mit einem Verlust an Größe, Ausbreitungsfähigkeit u. Stoffwechselaktivität verbunden ist. Der Abbau von Thrombozyten, die nicht an der Blutstillung beteiligt sind, erfolgt u. a. in Milz u. Leber. Die Milz stellt sowohl ein Speicher- als auch ein Abbauorgan für die Thrombozyten dar. Bei ↑Thrombozytopenie aufgrund einer verkürzten Lebenszeit der Thrombozyten ist es von Bedeutung, den bevorzugten Abbauort zu ermitteln. Das geschieht durch nuklearmed. Methoden mit radioaktiver Markierung der Thrombozyten. Überwiegend erweist sich die Milz als bevorzugter Abbauort. Diese kann bei ↑Splenomegalie bis zu 90 % der Thrombozyten des Blutes speichern. Bei Leberparenchymschäden, portaler Hypertension usw. kann auch die Leber als bevorzugter Abbauort in Betracht kommen.

Thrombozytenadhäsion: Vorgang des Haftens von Thrombozyten an körpereigenen u. -fremden Oberflächen, der durch ADP, bes. Oberflächenstrukturen (z. B. Glas) u. a. ausgelöst werden kann.

Thrombozytenagglutinin: gegen Thrombozyten gerichteter, agglutinierender Antikörper. T. spielt als Immunantikörper bei der Pathogenese von ↑Thrombozytopenien eine Rolle, insbes. bei der ↑Werlhof-Krankheit.

Thrombozytenaggregation: labordiagnost. Test zur Untersuchung der Thrombozytenfunktion durch Messung der Lichtdurchlässigkeit von thrombozytenreichem Zitratplasma nach Zusatz einer aggregationsauslösenden Substanz (Kollagen, ADP, Ristocetin u. a.). Der zeitl. Verlauf der Aggregation hängt sowohl von der Funktionsfähigkeit der Thrombozyten als auch vom auslösenden Agens ab. Störungen der T. werden beobachtet bei Thrombozytopathien, Storage pool disease, Willebrand-Syndrom u. bei Behandlung mit Aggregationshemmern.

Thrombozytenaggregationshemmer: Pharmaka, die Funktionen von Blutplättchen (Adhäsion, Aggregation, Freigabe gerinnungsaktiver Stoffe) hemmen, z. B. ↑Acetylsalicylsäure.

Thrombozytenanomalien: Abweichungen von der normalen Form, Größe u. dem Färbeverhalten von Thrombozyten. T. treten konstitutionell i. R. von ↑Leukozytenanomalien (↑Hegglin-Syndrom) sowie von ↑Thrombozytopathien auf. Erworben finden sich T. bei myeloproliferativen ↑Erkrankungen, insbes. myelo. Leukämien. Am häufigsten sind Makro- u. Megalothrombozyten, d. h. Abweichungen von der normalen Größe. Diese werden auch bei ↑Werlhof-Krankheit u. a. ↑Thrombozytopenien beobachtet.

Thrombozytenantigene: Thrombozytenrezeptoren; ↑Antigendeterminanten, die die Entstehung von ↑Thrombozytenantikörpern bewirken u. mit diesen eine spezif. ↑Antigen-Antikörper-Reaktion eingehen. Die T. werden unterteilt in 1. Antigene, die an Thrombozyten u. anderen Zellen nachweisbar sind: ABH-System, HLA-A-, -B-, -C-System, 5a- u. 5b-System; 2. Antigene, die nur an Thrombozyten nachzuweisen sind: Duzo, Ko^a u. Ko^b, Zw^a (Pl^{A1}) u. Zw^b (Pl^{A2}), Pl^{E1} u. Pl^{E2}. Die T. werden autosomal dominant vererbt.

Thrombozytenantikörper: Plättchenantikörper; gegen Thrombozytenantigene gerichtete Antikörper. Man unterscheidet: 1. Xenoantikörper gegen artspezif. Antigene; 2. Alloantikörper meist gegen HLA-A- u. -B-Antigene nach Transfusion o. Schwangerschaften, seltener gegen thrombozytenspezif. Antigene (posttransfusionelle Purpura, isoimmune neonatale Purpura); 3. Autoantikörper bei idiopath. Thrombozytopenie u. autoallerg. Vorgängen (↑Arzneimittelallergie). T. verkürzen die Überlebenszeit der patienteneigenen u. der transfundierten Thrombozyten.

Thrombozytenausbreitung: bei Kontakt mit benetzbaren Oberflächen kommt es zum flächenhaften Ausbreiten der Thrombozyten, wobei diese ihren Durchmesser vervielfachen können. Die T. ist energieabhängig u. kann zur Funktionsbeurteilung der Thrombozyten herangezogen werden. ↑Thrombozytenausbreitungstest.

Thrombozytenausbreitungstest: labordiagnost. Test zur Untersuchung der Thrombozytenfunktion bei Thrombozytopenien u. -pathien. Die Ausbreitungsfähigkeit von Thrombozyten auf nicht benetzbaren Oberflächen ist abhängig von Alter u. Funktionsfähigkeit der Zellen. In Analogie zum weißen Blutbild spricht man von Linksverschiebung (Überwiegen junger Thrombozyten bei verstärkter Bildung) u. Rechtsverschiebung (bei gestörtem Abbau o. nach Transfusion überalterter Thrombozytenpräparate).

T

Thrombozytenfaktoren

Faktor 1	Thrombozytenakzelerator, absorbierter Plasmafaktor V
Faktor 2	autochthoner Thrombozytenakzelerator, beschleunigt die thrombinbedingte Fibrinogenumwandlung
Faktor 3	wichtigster autochthoner Thrombozytenfaktor, phosphorhaltiges Lipoprotein der Thrombozytenmembran von hoher Stabilität, greift in verschiedene Phasen der Prothrombin- bzw. Thrombinaktivierung ein
Faktor 4	autochthoner Thrombozytenfaktor mit Antiheparinwirkung, wird schon bei geringer Thrombozytenläsion im Rahmen der „Freisetzungsreaktion" abgegeben, stellt chem. ein Glykoprotein dar
Faktor 5	Thrombozytenfibrinogen (autochthon)
Faktor 6	absorbierter Faktor X
Faktor 7	Thrombasthenin
Faktor 8	absorbierter Faktor VIII
Faktor 9	autochthoner Faktor XIII (fibrinstabilisierender Faktor)

Thrombozytenfaktoren: gerinnungsaktive Faktoren, die z. T. aus dem Blutplasma stammen u. an die Thrombozytenoberfläche absorbiert werden, andererseits auch aus dem Thrombozyten selbst stammen (autochthone T., Tab.). Einer der wichtigsten T. ist der Plättchenfaktor 3, ein Phospholipid von entscheidender Bedeutung beim inneren System der ↑Prothrombinaktivierung. Neben gerinnungsaktiven T. gibt es auch andere thrombozytäre Wirkstoffe, die auf die Leukozytenmotilität (Leukotaxin), die glatte Muskulatur der Gefäße sowie auf die Gefäßpermeabilität (Serotonin) wirken. Tab.

Thrombozytenhemmstoffe: Pharmaka, die die Funktion der Blutplättchen (Adhäsion, Aggregation, Freigabe gerinnungsaktiver Stoffe) hemmen, z. B. Acetylsalicylsäure, die die Synthese aggregationsauslösender Prostaglandine hemmt.

Thrombozytenkinetik: Untersuchungsverfahren zur Bestimmung der Thrombozytenüberlebenszeit u. des Thrombozytenabbauortes mit markierten Thrombozyten. Nach Thrombozytenisolierung durch Differentialzentrifugation Markierung mit ^{32}P-Diisopropylfluorophosphat (↑Diisopropylfluorophosphat) bzw. häufiger mit ^{51}Cr-Natriumchromat (↑Erythrokinetik, ↑Erythrozytenmarkierungsverfahren). Nach Reinjektion erfolgen Blutabnahmen bis zum 10. Tag zur Blutkonzentrationsbestimmung markierter Erythrozyten u. Organoberflächenmessungen. Berechnung der sog. halben Thrombozytenlebenszeit (normal 8–11 Tage). Der Thrombozytenumsatz wird aus der tgl. Thrombozytenzahl/µl u. der Thrombozytenüberlebenszeit ermittelt. Er beträgt bei Gesunden 11–16% der Gesamtthrombozytenmasse (normal 32 000 ± 9 500 Thrombozyten/µl/Tag). Durch Schädigung während der Markierungsmanipulation u. durch Einwirkung des Antikoagulans wird ein Teil der reinjizierten Thrombozyten zerstört: die Recovery ist ein Maß der im Kreislauf wiedererfaßten Thrombozytenaktivität, die zwischen 20 u. 75% variieren kann. Mit Hilfe von Organoberflächenmessungen über Herz, Milz u. Leber u. den aus tgl. Meßwerten ermittelten Milz-Herz-, Leber-Herz-Quotienten wird die periphere T. beurteilt. Normalwerte der Quotientenkurve 0,5–2,5; ein Anstieg über Milz u./o. Leber weist auf einen gesteigerten Thrombozytenabbau in diesen Organen hin. Das Verfahren wird zur DD u. ätiol. Klärung einer ↑Thrombozytopenie eingesetzt.

Thrombozytenkonzentrate: zur ↑Thrombozytentransfusion geeignete ↑Blutpräparate. 1. Thrombozytenreiches Plasma enthält außer den Thrombozyten alle plasmat. Gerinnungsfaktoren; wird wegen Volumenbelastung (180–250 ml) nur noch ausnahmsweise eingesetzt. 2. Das Einzelspenderthrombozytenkonzentrat enthält $5–8 \cdot 10^{10}$ Thrombozyten, wird meist von 4–8 Spendern zu einem Pool-Thrombozytenkonzentrat zusammengeführt. 3. Das T. als Einzelspenderpräparat wird durch Thrombapherese (↑Zellapherese) mit $2–4 \cdot 10^{11}$ Thrombozyten gewonnen. 4. Leukozytendepletierte T. sind vorzugsweise für die Langzeitsubstitution zur Vermeidung von Refraktärzuständen indiziert.

Thrombozytenlebenszeit: ↑System, thrombozytäres, ↑Thrombozytenkinetik.

Thrombozytennukleotide: Gesamtheit der Nukleotide im Thrombozyten. Anteil an der Trockenmasse ca. 1%. Die Adeninnukleotide sind im Thrombozyten kompartimentiert. Zwei Drittel des ATP u. ADP befinden sich im Speicherpool (Granula). Ein Drittel bildet den metabol. Pool, dessen ATP-ADP-Verhältnis die Situation des Energiestoffwechsels der Zelle widerspiegelt. Zur Beurteilung der Lebens- u. Funktionsfähigkeit wird deshalb die Bestimmung des metabol. Anteils an ATP u. ADP in den Thrombozyten herangezogen. Während der Freisetzungsreaktion werden die Nukleotide des Speicherpools sezerniert. Die benötigte Energie für Freisetzungsreaktion, Plättchenkontraktion u. Gerinnselretraktion liefert das ATP des metabol. Pools.

Thrombozytenresistenztest: labordiagnost. Test zur Erfassung der Thrombozytenfunktion, bei Kontakt mit benetzbaren Oberflächen zu adhärieren, aggregieren u. gerinnungsaktive Thrombozytenfaktoren an die Umgebung abzugeben. Meist wird zur Testung die Aktivität des Thrombozytenfaktors 3 mit Hilfe der Stypvenzeit gemessen. Ist die Resistenz erhöht, geben die Thrombozyten ihre gerinnungsaktiven Faktoren vermindert ab (Thrombasthenie, bei Paraproteinämien, bei Urämie, nach Dextraninfusionen).

Thrombozytenrezeptoren ↑Thrombozytenantigene.

Thrombozytentransfusion: Substitution von Thrombozyten bei hämorrhagischer ↑Diathese infolge Thrombozytopenie. Eine T. darf nur erfolgen, wenn die Thrombozytopenie bildungsbedingt ist, d. h., bei Zuständen erhöhten Verbrauchs (Immunthrombozytopenie, Verbrauchskoagulopathie) u. nur nach eingehender Diagnostik. Ind. zur T. lassen sich unterteilen in 1. kurzfristige Thrombozytensubstitution (ohne Berücksichtigung des HLA-Systems); 2. langfristige Thrombozytensubstitutionen mit Berücksichtigung der HLA- u. evtl. thrombozytenspezif. Antigene, ↑Leukämiebehandlung u. ↑Knochenmarkinsuffizienz. Effektive Konzentrate müssen 2–4 · 10^{11} Thrombozyten enthalten. Der Erfolg der T. ist abhängig von der Anzahl funktionstüchtiger Thrombozyten im Konzentrat sowie von Faktoren des Empfängers (Antikörper, Thrombozytenumsatzsteigerung bei Fieber, Splenomegalie). Die Wiederauffindungsrate transfundierter Thrombozyten im Empfängerorganismus wird als Recovery bezeichnet. Sie sollte über 60 % liegen. ↑Thrombozytenkinetik.

Thrombozytenzählung: erfolgt entweder visuell in einer Zählkammer nach vorangegangener Erythrozytolyse u. Sedimentation der Thrombozyten in der feuchten Kammer unter dem Phasenkontrastmikroskop o. maschinell aus Vollblut o. thrombozytenreichem Plasma mit einem Teilchenzählgerät. Die Unschärfe der visuellen Methode ist groß. Unabhängig von der Zählmethode sind standardisierte Blutentnahme u. -aufbewahrung entscheidend für die Vergleichbarkeit der Ergebnisse. Extrem niedrige u. hohe Thrombozyten sind mit großer Fehlerbreite bei den versch. Zählmethoden behaftet.

Thrombozythämie: umfaßt allg. Vermehrungen über 400 · 10^9/l. Reaktive Vermehrungen sind abzugrenzen von Vermehrung der Thrombozyten (> 800 · 10^9/l) bei neoplast. Transformation der ↑Megakaryozytopoese. Die T. kann isoliert als eigenständige myeloproliferative ↑Erkrankung o. als Sympt. einer chron. myelo. Leukämie, einer Polycythaemia vera o. anderer myeloproliferativer Erkrankungen auftreten. Thrombozytenzahlen über 1 · 10^{12}/l sind dabei keine Seltenheit. Durch hohe Konzentration an Thrombozytenfaktor 3 kann es zur Hemmung von Gerinnungsvorgängen u. damit zur hämorrhag. Diathese kommen, daneben sind Thrombosen häufig (gemischte Hämostasestörung). Auch Thrombozytendefekte sind häufig. Die Ther. hat die baldige Reduktion der Thrombozytenzahlen mittels Zytostatika o. Interferon zum Ziel.

Thrombozytopathie: Blutungsneigung durch Thrombozytenfunktionsstörungen. 1. Angeborene T.: ↑Thrombasthenie Glanzmann-Naegeli, makrothrombozytäre Thrombopathie Bernard-Soulier, polyphyle Reifungsstörung May-Hegglin, Storge-Pool-Defekt, Aspirin-like-Freisetzungsstörung. 2. Erworbene T.: bei chron. Leber- u. Nierenerkrankungen, bei Makroglobulin- u. Paraproteinämien, medikamentös bedingt. Labordiagnostik: Blutungszeit, Vollblutgerinnungszeit, Hirudintoleranztest, Rumpel-Leede-Stauversuch, Zählung, Funktionstests (Adhäsion, Aggregation, Ausbreitung, Freisetzungsreaktion, Kontraktilität, Speicherungsfähigkeit), Überlebenszeit. Bekannt ist die T. bei ↑Willebrand-Jürgens-Syndrom, u. a. Tab.

Thrombozytopathien

Bildungsstörungen	
Thrombozytopenie	angeboren erworben - prim. idiopath. - sek. (Verdrängung der Megakaryozyten [Leukämien, Karzinosen] Reifungsstörung der Megakaryozyten, Aplasie der Megakaryozyten [Markaplasie], allerg. tox. Stoffwechselstörungen)
Störungen der Thrombozytenfunktion bei normaler Zellzahl, Thrombozytopathie	Thrombozytopathien i. e. S. - Thrombasthenie (Glanzmann-Naegeli) - Willebrand-Jürgens-Syndrom - makrothrombozytäre Thrombozytopathie - polyphyle Reifungsstörung (May-Hegglin)
Störung der Thrombozytenfunktion bei Vermehrung der Thrombozytenzahl:	Thrombozythämien erworben - essentiell (primär) - symptomat. (sekundär) (Polycythaemia vera, Leukämien [initial], Knochenmarkkarzinosen)
Umsatzstörungen	
Verminderung der Thrombozytenzahl: Thrombozytopenie	Schädigung der Thrombozyten in der Zirkulation immunolog. - Antigen-Antikörper-Reaktion - thrombozytäre Isoantikörper - thrombozytäre Autoantikörper post- u. parainfektiös Medikamente mechan. (u. a. Kasabach-Merritt-Syndrom) Verbrauchszytopenien bei intravasaler Gerinnung vermehrte Zerstörung o. patholog. Speicherung der Thrombozyten in der Milz bei Splenomegalie
Störungen der Thrombozytenfunktion	Stoffwechselleiden monoklonale Gammopathie Medikamente

Thrombozytopathie Typ Hemmeler, familiäre: durch einen Granulomerdefekt der Megakaryozyten u. Blutplättchen gekennzeichnet, die mit einer schweren hämorrhagischen ↑Diathese einhergeht. Die Anomalie ist bisher nur in einer Schweizer Sippe beobachtet worden, in der das Merkmal autosomal dominantem u. nicht X-chromosomalem Erbgang folgt.

Thrombozytopenie: Verminderung der Thrombozytenkonzentration im peripheren Blut unter die altersentsprechende Norm, d. h. beim Erwachsenen unter $100 \cdot 10^9$/l. Eine hämorrhag. Diathese tritt erst bei Werten unter $50 \cdot 10^9$/l auf. Der Blutungstyp ist dann vorwiegend petechial, meist an den Unterschenkeln beginnend. Der ↑Rumpel-Leede-Stauversuch ist pos. Bei ausgeprägter T. können große Blutungen mit Ausbildung von Hämatomen auftreten. Bes. gefürchtet sind Hirnblutungen, die letal verlaufen können. Die Einteilung der T. erfolgt in angeborene u. erworbene bzw. pathogenet. in solche mit verminderter Produktion u. T. infolge erhöhten Thrombozytenverbrauchs. Symptomat. treten T. bei zahlreichen Hämoblastosen sowie bei ↑Hyperspleniesyndrom auf. Typ. Sympt. der T. finden sich bei der Immunthrombozytopenie, der ↑Werlhof-Krankheit. Tab.

Thrombozytopenie

Angeborene Formen
Thrombozytopenie mit Radiusaplasie
autosomal rezessiv vererbte Thrombozytopenie
kongenitale Panmyelopathie (Fanconi-Anämie)
autosomal dominant vererbte Thrombozytopenie
Wiskott-Aldrich-Syndrom
May-Hegglin-Anomalie im Rahmen anderer angeborener Fehlbildungssyndrome

Erworbene Formen
- gestörte Thrombozytenbildung
  - Panmyelopathien bzw. Knochenmarkinsuffizienz
  - Leukämien u. a. myeloproliferative Erkrankungen
  - Knochenmarkkarzinose u. disseminierte maligne Lymphome
  - Vitaminmangel bei Addison-Biermer-Anämie, Skorbut
  - medikamentös-tox.
  - infektiös-tox.
  - ionisierende Strahlung
- erhöhter Thrombozytenverbrauch
  - Splenomegalie (Hyperspleniesyndrom)
  - Sepsis
  - Verbrauchskoagulopathie
  - idiopath. thrombozytopen. Purpura (Werlhof-Krankheit)
  - Erythematodes visceralis
  - Evans-Syndrom
  - allerg. Thrombozytopenie (anaphylakt. Thrombozytopenie)
  - medikamentös-induzierte Immunthrombozytopenie
  - akute postinfektiöse Thrombozytopenie
  - Immunthrombozytopenie der Neugeborenen
  - posttransfusionelle Purpura
  - mechan. bei Herzklappenersatz
  - bei Unterkühlung (Hypothermie)

Thrombozytopenie, amegakaryozytäre: durch das Fehlen von Megakaryozyten gekennzeichneter Blutplättchenmangel ↑Thrombozytopenie.

Thrombozytopenie-Hämangiom-Syndrom: Kasabach-Merritt-Syndrom; im Säuglingsalter auftretende thrombopen.-thrombot. Purpura infolge großer Hämangiome mit Verbrauchsthrombozytopenie.

Thrombozytopenie, kongenitale: angeborene Verminderung der Thrombozytenanzahl. Erbl. Formen bekannt. Es besteht Mangel an Megakaryozyten im Knochenmark. Amegakaryozytäre T. besteht in Kombination mit Ekzemen u. chron. Infekten beim X-chromosomal vererbten ↑Wiskott-Aldrich-Syndrom u. mit Skelettfehlbildungen (Radiusdefekte, Klumphand, Gaumenspalte) u. hämorrhag. Diathese beim autosomal dominanten Radiusaplasie-Thrombozytopenie-Syndrom.

Thrombozytopherese ↑Zellapherese.

Thrombozytopoese ↑Megakaryozytopoese, ↑System, thrombozytäres.

Thrombozytose: Vermehrung der Thrombozytenkonzentration im peripheren Blut über $500 \cdot 10^9$/l. Eine T. tritt nach Splenektomie, Blutungen, chron. entzündl. Erkrankungen (Colitis ulcerosa, Crohn-Krankheit, Rheumatoidarthritis, Bechterew-Krankheit, rheumat. Fieber, Sarkoidose, Tuberkulose) u. a. auf. Auch als paraneoplast. Syndrom kann eine T. auftreten. Häufigste Komplikation der T. sind Thromboembolien. Proph. werden Aggregationshemmer bei T. eingesetzt, um diese Komplikationen zu vermeiden.

Thrombus ⟨*gr*⟩ *m*: Blutpfropfbildung, durch intravitales u. intravasales Festwerden von Blut. 1. Weißer, Abscheidungs- o. Agglutinationsthrombus (als Korallenstock- o. geschichteter T.), durch prim. Aggregation von Thrombozyten mit sek. Fibringerinnung; 2. roter, Gerinnungs- o. Koagulationsthrombus, entsteht im stagnierenden Blut durch prim. Fibringerinnung; häufig beide Formen als gemischter T. (roter Kopf- u. weißer Schwanzteil); 3. seltene Formen sind der hyaline T. (in Kapillaren) u. der sept. T. (meist in Venen). T. können in allen Blutgefäßen u. im Herzen entstehen. In Gefäßen können sie das Lumen völlig (obturierende T.) o. nur teilweise (wandständige T.) verschließen. Folgen u. Komplikationen bestehen in art. Durchblutungsstörungen, passiver Hyperämie u. ↑Embolie, Thromboembolie. Sie können am Entstehungsort durch Granulationsgewebe organisiert werden, Verkalkung o. Erweichung zeigen. ↑Phlebothrombose.

Thuja occidentalis: abendländ. Lebensbaum. Enthält ätherische ↑Öle, Hauptbestandteil ist das giftige ↑Thujon.

Thujon: Hauptbestandteil des äther. Wermutöls aus Artemisia Absinthium (Bitterer Beifuß, Absinth) u. der ätherischen ↑Öle des Lebensbaums (Thuja occidentalis). Krampfgift. Zusammen mit anderen Stoffen (Thujylamin, Bronylamin, Menthol, Carvon, Fenchon, Pulegon u. Sabinol) früher im Absinth o. Wermutlikör. Führt zu bes. Form der Alkoholkrankheit (Absinthismus), charakterisiert durch frühzeitiges Auftreten degenerativer Prozesse im ZNS. Nicht schädl. sind die Bitterstoffe (Absinthin), die dem Wermut den typ. Geschmack verleihen. Wermutwein enthält nur die letzteren. Herstellung u. Verkauf von Absinth sind deshalb verboten.

Thunberg-Technik: klass. Verfahren der Biochem. (durchgeführt in spez. Glasröhrchen = Thunberg-Röhrchen) zur Messung von enzymat. Dehydrierungs- o. Hydrierungsreaktionen, die durch einen Redoxindikator

(2,6-Dichlorphenolinophenol, Tetrazoliumsalze) angezeigt werden.

Thurau-Mechanismus: von Thurau (1965) entwickelte Theorie über die Pathogenese der ↑Oligoanurie des akuten Nierenversagens (↑Niereninsuffizienz). Danach soll eine beim akuten Nierenversagen pathol. erhöhte Natriumkonzentration der frühdistalen Tubulusflüssigkeit über den natriumsensitiven Rezeptor der ↑Macula-densa-Zellen eine verstärkte Reninfreisetzung induzieren, die wiederum lokal über Angiotensin II zur Konstriktion der afferenten Arteriole führt. Das Kernstück des T. ist die Steuerung der glomerulären Filtrationsrate des individuellen Nephrons. ↑Angiotensine.

Thy-1-Antigen: neuere Bez. für ↑Theta-Antigen.

thym- ⟨*gr*⟩ *Präfix*: den Thymus betreffend.

-thym ⟨*gr*⟩ *Suffix*: das Gemüt betreffend.

Thymektomie ⟨*gr*⟩ *f*: Entfernung des Thymus bei Thymushyperplasie o. ↑Thymom. Frühzeitige T. soll bei ↑Myasthenia gravis pseudoparalytica relativ gute Erfolge bringen. Gesetzmäßige immun. Konsequenzen nach T. sind von erhebl. Ausmaß, insbes. wenn die Drüse neonatal entfernt wird. Die T-Zellreifung wird durch T. unterbrochen, die zelluläre Immunabwehr für das neonatal thymektomierte Individuum bleibt aus (↑Wasting disease). Parallelen zur exp. neonatalen T. zeigt das Di-George-Syndrom (Thymushypo- o. -aplasie). Sympt. der Wasting disease lassen sich teilweise durch Thymosin o. Transplantation syngener Milzzellen unter die Nierenkapsel kompensieren.

Thymeretika: Gruppe von ↑Psychopharmaka, die zu den ↑Antidepressiva gerechnet wird. Pharmaka, die den Antrieb u. die psychomotor. Aktivität i. S. einer psych. Stimulierung steigern. Sie werden bei ↑Depressionen angewandt. Folgende Substanzgruppen gehören dazu: 1. ↑Hydrazinderivate, z. B. Phenelzin; 2. Arylalkylamine, z. B. Tranylcypromin; 3. Phenylalkylamine, z. B. Methamphetamin.

Thymian ↑Thymus vulgaris.

thymicus ⟨*gr*⟩ *Adj*: zum ↑Thymus gehörend, vom Thymus ausgehend.

Thymidin: Desoxyribosid des Thymins; N-3—D-2'-Desoxyribofuranosidothymin.

Thymidin-5'-diphosphat: 5'-Pyrophosphorsäureester von ↑Thymidin (TDP).

Thymidinkinase: Enzym, das die Phosphorylierung von Thymidin zu Thymidinmonophosphat katalysiert. Die von einigen DNA-Viren (z. B. Vacciniavirus, ↑Orthopoxvirus, ↑Herpes-simplex-Virus) induzierte T. ist virusspezif., jedoch nicht essentiell für die ↑Virusreplikation. T. bildet einen Angriffspunkt für die antivirale ↑Chemotherapie.

Thymidin-5'-phosphat: 5'-Phosphorsäureester von ↑Thymidin (TMP, Thymidylsäure).

Thymidin-5'-triphosphat: Thymidinderivat, das an seinem 5'-C-Atom drei Phosphatgruppen trägt (TTP).

Thymin: 2,6-Dihydroxy-5-methylpyrimidin; eine ↑Nukleinsäurebase. Baustein von DNA. Die Synthese von T. erfolgt durch Methylierung von Desoxyuridinmonophosphat mittels Methylentetrahydrofolsäure (↑Pyrimidinbiosynthese). Beim Abbau von T. entstehen Betaaminobutyrat u. Succinyl-CoA. Abb.

Thymol: 1-Hydroxy-2-isopropyl-5-methyl-benzen. Antiseptikum u. Konservierungsmittel mit charakterist. Geruch. Bestandteil des ätherischen ↑Öls aus ↑Thymus vulgaris.

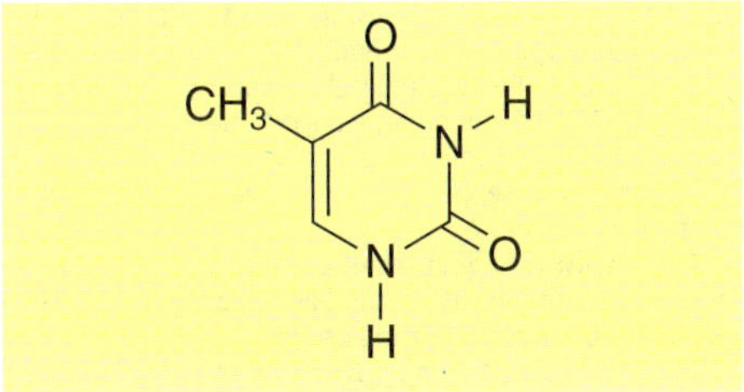

Thymin

Thymoleptika: trizykl. Antidepressiva; Gruppe von Psychopharmaka, die zu den ↑Antidepressiva gerechnet wird. Bei Depressionen angewandt, führen sie zu einer Aufhellung der Stimmungslage; antriebsteigernde Wirkungen sind schwächer ausgeprägt als bei ↑Thymeretika. Bei ausgeglichener Stimmungslage beobachtet man v. a. vegetative Wirkungen.

Thymol-Isopropanol: Gemisch aus Thymol u. Isopropanol (100 g Thymol in 1 l Isopropanol) wird u. a. als Konservierungsmittel für die Aufbewahrung von 24-Stunden-Sammelharn verwendet.

Thymoltrübungstest: Serumlabilitätsprobe; bei Einwirkung von Thymol auf Serum entsteht eine Trübung, deren Intensität weitgehend vom Gammaglobulingehalt u. vom Betalipoproteingehalt abhängt, aber im Ggs. zu anderen Serumlabilitätsproben auch durch best. Lipoide beeinflußt wird. Die Intensität der entstandenen Trübung wird durch Messung der scheinbaren Extinktion bestimmt.

Thymom ⟨*gr*⟩ *n*: Tumorbildung im ↑Thymus.

Thymonukleinsäure: alte Bez. für ↑Desoxyribonukleinsäure, die zunächst aufgrund ihres hohen mengenmäßigen Vorkommens im Thymus bevorzugt daraus isoliert wurde. In T. wurde zuerst 2-Desoxyribose als Zuckerkomponente der DNA erkannt.

Thymopathie ⟨*gr*⟩ *f*: histor. Bez. für eine anlagemäßig bedingte Abnormität des Gefühlslebens (z. B. abnorme Grundstimmung, abnorme Gefühlserregbarkeit, abnorme Ängstlichkeit).

Thymoplegika ⟨*gr*⟩ *n Pl* ↑Thymoleptika.

Thymopoetin ⟨*gr*⟩ *n*: Peptidhormon des ↑Thymus, das die Differenzierung der hämatopoet. Stammzellen zu ↑T-Lymphozyten beschleunigt.

Thymopsyche: psych. Bereich der Emotionen u. Gefühle, gegenüber dem intellektuellen Bereich; veraltet.

Thymoretika ↑Thymeretika.

Thymosin ⟨*gr*⟩ *n*: Gruppe von Polypeptidhormonen des Thymus. Wesentl. an der Reifung von Stammzellen zu T-Lymphozyten im Thymus u. der Differenzierung von Subpopulationen beteiligt. Wahrscheinl. existieren 2 Vorstufen (Thymopoetin I u. II), Mol. Gew. etwa 7 000. Mit geeigneten Testverfahren im peripheren Blut nachweisbar, mit zunehmendem Alter Abfallen des Spiegels. Niedere Spiegel gegenüber der Norm werden ferner bei Immundefekten sowie chron. lymphat. Leukämie u. Hodgkin-Krankheit gefunden. Ferner wurden bekannt: Thymosine β_4 u. FTS. ↑Thymulin.

Thymozyt ⟨*gr*⟩ *m*: im Thymus angesiedelte lymphoide Zellen, die sich aus Knochenmarkstammzellen im Thymus unter Einfluß von ↑Thymosin zu T-Lymphozytenpopulationen entwickeln. Einteilung in Medulla- u.

T

Kortexlymphozyten. In der Rinde (Kortex) angesiedelte immuninkompetente Lymphozyten sind gegenüber Hydrokortison o. Bestrahlung sehr empfindl., durch ↑Lektine noch nicht stimulierbar, jedoch ↑Theta-Antigen pos. In der Markzone (Medulla) gegenüber Hydrokortison u. Bestrahlung nur sehr wenig sensitive T., stimulierbar durch PAH.

Thymulin ⟨*gr*⟩ *n*: zinkhaltiges Hormon des Thymus, das T-Zellen sowohl inner- als auch außerhalb der Thymusdrüse zur Differenzierung bringt.

Thymus ⟨*gr*⟩ *m*: Bries, Briesel; zentrales lymphat. Organ, das für die Entwicklung des Immunsystems von Bedeutung ist. ***Anat.:*** Als Abkömmling entodermalen Schlundtaschenepithels sowie ektodermalen Kiemenfurchenepithels entsteht der T. aus einer doppelten Anlage, die später als re. u. li. Lappen im ventralen Mediastinum liegt. Beide Lappen sind durch Furchen weiter unterteilt. Halswärts verjüngen sich die Lappen zu Thymushörnern u. erreichen mitunter die Schilddrüse. ***Histol.:*** Struktur: Von einer Bindegewebekapsel aus ziehen Septen (Septum corticale) in das Innere u. teilen Läppchen (Lobulus thymi) ab. Jeder Lobulus hat eine helle Markzone (Medulla), umgeben von dunkler Rinde (Kortex). Grundgerüst beider sind epitheliogene Retikulumzellen (Epithelioreticulocytus thymi); eingelagert sind Thymuslymphozyten (Thymocytus), in der Rinde mehr, im Mark weniger. Charakterist. für den T.: ↑Hassall-Körperchen (Corpusculum thymicum) im Mark. Funktion: Im T. erfolgt die immun. Prägung der T–Lymphozyten u. ihre Vermehrung. Um sie in diesen sensiblen Phasen vor im Blut befindl. Antigenen zu schützen, haben die Kapillaren die Blut-Thymus-Barriere: 1. Endothel ohne Poren, 2. sehr dicke Basalmembran, 3. Kapillarhülle aus Fortsätzen der epitheliogenen Retikulumzellen. Thymusinvolution: Nach der Pubertät wird der Thymus zurückgebildet, das lymphat. Gewebe weitgehend durch Fettgewebe ersetzt. Die Reste enthalten aber weiter: Rinde, Mark, Hassall-Körperchen. ***Immun.:*** prim. lymphoides Organ, Ausbildung der endokrinen Drüse erfolgt unter Beteiligung eines thymotropen Hormons. Hauptsächl. vorkommende Zelltypen: retikuloepitheliale Zellen u. Lymphozyten (↑Thymozyt). Thymozytendichte im Kortex drei- bis viermal größer als im Markteil. Besiedlung des Gewebes mit Stammzellen erfolgt aus dem Knochenmark, im T. unter Einfluß von ↑Thymosin reifen sie in der sog. Thymic education zu T-Lymphozyten heran u. besiedeln danach die sekundären lymphoiden ↑Organe. An der Thymic education sind vermutl. auch sog. Ammenzellen beteiligt (große Zellen im T., in denen sich mehrere Lymphozyten befinden können). Besiedlung des T. mit Stammzellen erfolgt speziesabhängig zu unterschiedl. Zeitpunkten, gilt bei Säugern mit der Geburt bzw. wenige Tage danach als abgeschlossen (bei Hunden jedoch um den 40.–50. Fetaltag, bei einigen Mäusestämmen u. bei Vögeln 8.–10. Tag postnatal). Störungen in der Thymusbildung (Hypo- o. Aplasie) führen zu klin. folgenschweren Immunkonflikten (↑Immundefekt). Abb. 1 u. 2.

Thymusagenesie ⟨*gr*⟩ *f* ↑Di-George-Syndrom.

Thymusaplasie: angeborene, starke Unterentwicklung des Thymus. Kleine Lymphozyten u. Hassall-Körperchen fehlen. Die im 3. Fetalmonat beginnende Lymphozytenbildung unterbleibt. Entspricht funktionell dem Fehlen des Thymus durch Nichtanlage (Thymusagenesie). Fam. Fälle bekannt. Unfähigkeit, Stammzellen in T-Lymphozyten umzuwandeln. Letztere fehlen in den T-spezif. Regionen peripherer lymphat. Organe. Gefahr von Virusinfekten. Kombination mit Fehlen der Glandula parathyroidea, ↑Di-George-Syndrom.

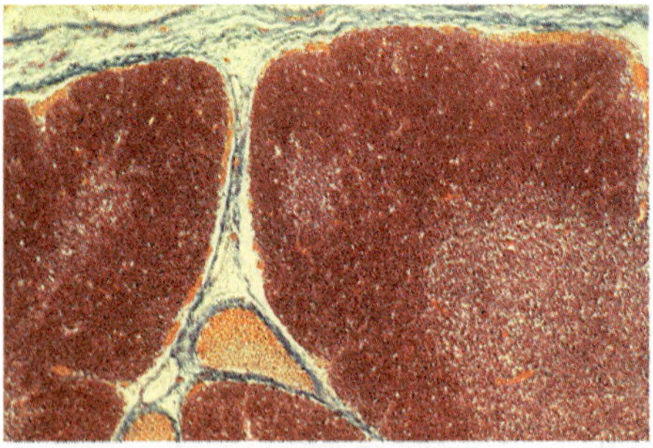

30

Thymus (Abb. 1). Histologischer Schnitt durch den T. eines Neugeborenen, Azanfärbung; Läppchen mit Mark (hell) u. Rinde (dunkel)

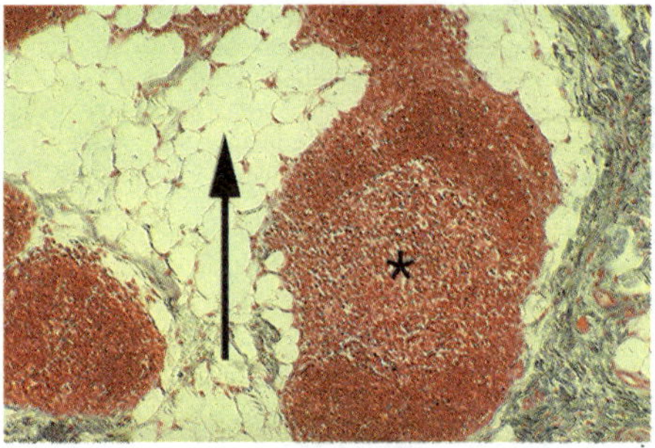

30

Thymus (Abb. 2). Histologischer Schnitt durch den T. eines Erwachsenen, Azanfärbung; lymphatisches Gewebe (Stern) z. T. durch Fettgewebe (Pfeil) ersetzt (Thymusinvolution)

Thymusdystopie: Vorkommen von Thymusparenchym meist im Halsbereich. Vollkommener Arrest des Deszensus ist selten, meist deszendiert der Thymuskörper von der 3. Schlundtasche aus in den Thorax u. hinterläßt auf seinem Weg am Hals ein langes Thymushorn. Sondern sich eine o. mehrere Thymusinseln ab, spricht man von akzessor. Thymus.

Thymushyperplasie: Vergrößerung des Thymus in den ersten Lebensmonaten bis etwa zum 2. Lj. mit konnatalem Stridor.

Thymushypoplasie: angeborene Unterentwicklung des Thymus. Sympt. abgeschwächt gegenüber der ↑Thymusaplasie.

Thymustumor: Thymom; Vergrößerung des ↑Thymus infolge Hyperplasie (3/4) o. maligner Transformation (1/4). T. stellen etwa 10 % der Mediastinaltumoren u. führen zur Verbreiterung des oberen, vorderen ↑Mediastinums. T. können bei Autoimmunkrankheiten, Myasthenia gravis, aplast. Anämien u. Immundefizienzen beobachtet werden. Kompression der Trachea kann zu Dyspnoe führen. Die Behandlung besteht in ↑Thymektomie o. Bestrahlung.

Thymus vulgaris: Thymian; mediterraner Halbstrauch. Die Droge (Thymi herba) enthält ätherische ↑Öle, Hauptkomponente Thymol. Sekretmotor. u. antisept. wirksam, Expektorans. Thymianöl u. Thymol äußerl. als Desinfiziens.

Thymuszyste: angeborene Zyste, die auf Reste der 3. Schlundtasche zurückgeführt wird. Kann innerhalb des Thymus liegen, jedoch auch auf dem Weg des deszendierenden Thymus, meist Halsbereich. Große Zysten erzeugen Beschwerden.

Thyratronstrom: in einem Thyratron, einer spez. Elektronenröhre, umgeformter Sinusstrom, der aus gleichgroßen pos. Teilstücken einer Sinushalbwelle besteht. Er ist dem neofaradischen ↑Strom ähnl.

Thyreocalcitonin: in den C-Zellen der Schilddrüse gebildetes Hormon, das den Serumkalziumspiegel senkt u. Gegenspieler des Parathormons ist. Hauptwirkungen beruhen auf Hemmung des Knochenabbaus durch Bremsung der Osteoklastentätigkeit u. Einschränkung der Kalziumfreisetzung. Erfolgreiche ther. Anwendung bei ↑Osteodystrophia deformans Paget, wo es Knochenabbau bremst u. zur Restitution der befallenen Skelettanteile führt.

Thyreoglobulin ⟨*gr + lat*⟩ *n*: Glykoprotein der Schilddrüse. Relative Molmasse 660 000, besteht aus vier Untereinheiten, wird in den Follikelzellen gebildet u. im Follikellumen gespeichert. Es ist Mutter- u. Trägersubstanz der ↑Schilddrüsenhormone. Von seinen 120 Tyrosylresten pro Untereinheit werden etwa 20 % iodiert u. dabei die proteingebundenen Hormone T_3 u. T_4 gebildet. Vor ihrer Sekretion werden die Schilddrüsenhormone T_3 u. T_4 vom T. proteolyt. abgespalten. Erhöhung des T. im Serum bei differenziertem Schilddrüsenkarzinom.

thyreoglossus ⟨*gr*⟩ *Adj*: Schilddrüse u. Zunge betreffend.

Thyreoglossuszysten: angeborene Zysten, die aus einem nichtobliterierten Rest des ↑Ductus thyroglossalis hervorgehen. Können vom Zungengrund bis zur Schilddrüse lokalisiert sein. 50 % liegen in unmittelbarer Nähe des Zungenbeins. Verschiedenartige Epithelauskleidung, sekretor. Aktivität, Vergrößerung, Spontanperforation durch die Haut (↑Halsfistel, mediane). In ihrer Wand kann Parenchym von Speicheldrüsen o. Talgdrüsen, auch funktionstüchtiges Schilddrüsenparenchym vorhanden sein (↑Glandula thyroidea accessoria).

Thyreoiditis ⟨*gr*⟩ *f*: entzündl. Veränderung der Schilddrüse unterschiedl. Ätiol. Diagn. durch humorale (↑MAK, ↑TAK, ↑TRAK) u. zelluläre Immunphänomene (Punktionszytologie). Am häufigsten sind die chron. lymphozytäre T. (Autoimmunthyreoiditis Hashimoto) u. die akut-subakute T. de Quervain. 1. T. de Quervain: zeigt ein klin. ausgeprägtes Krankheitsbild mit allg. (Schwäche, Müdigkeit, Muskelschmerzen, Inappetenz, Gewichtsabnahme, Kopfschmerzen) u. lokaler Sympt. (Schmerzen u. Berührungsempfindlichkeit der Schilddrüse, Schwellung, Schluckbeschwerden, teilweise Hörverlust): häufig febrile o. subfebrile Temperaturen nach vorangegangenem Virusinfekt durch Coxsackie-, Masern-, Mumps-, Echo-, Adeno- o. Eppstein-Barr-Viren; genet. Prädisposition (HLA-Bw 35). Histol. Sicherung der Diagn. durch Nachweis von mehrkernigen Riesenzellen (Riesenzellthyreoiditis) in granulomatösem knotigem Schilddrüsengewebe. 2. Hashimoto-T.: führt bei klin. meist weniger eindrucksvollem Verlauf zu chron. progredienter Zerstörung der Thyreozyten. Der Funktionszustand der Schilddrüse kann, in Abhängigkeit vom Zeitpunkt der Entstehung, hyper- (Anfangsphase), eu- o. hypothyreot (Spätphase) sein. Gelegentl. Koinzidenz von Hashimoto-T. u. Basedow-Hyperthyreose, bei beiden Autoimmunerkrankungen häufig HLA-DR3 u. -DR5. Diagn. Nachweis lymphozytärer Infiltrate in den Schilddrüsenlappen durch Punktionszytologie. Erhöhte Antikörpertiter für ↑MAK, ↑TAK u. ↑TRAK. 3. Seltene Formen der T. sind die akuten bakteriellen Thyreoitiden sowie die chron. fibröse T. Riedel (↑Riedel-Struma).

Thyreophagozyten ⟨*gr*⟩ *m Pl*: große, runde bis ovale Zellen mit schaumigem Zytoplasma u. zentralen, oft pyknot. Kernen. Das Zytoplasma enthält Kerntrümmer, Kolloid, Lipoide o. Hämosiderin. T. finden sich häufig in Ausstrichen nach ↑Feinnadelpunktion einer Kolloidstruma.

Thyreostatika: Antithyreodika; Pharmaka, die die Bildung u. Freisetzung der Schilddrüsenhormone ↑Thyroxin u. Triiodthyronin aus der ↑Glandula thyroidea hemmen. Anwendung bei ↑Hyperthyreose. 1. Thioharnstoffderivate: Methylthiouracil. Thiamazol. 2. Perchlorate: Kaliumperchlorat.

Thyreotoxikose ↑Hyperthyreose.

Thyreotropin ⟨*gr*⟩ *n*: thyreotropes Hormon, Thyreoidea stimulierendes Hormon (TSH); Hormon der ↑Adenohypophyse, das das Wachstum u. die Hormonproduktion der Schilddrüse (↑Thyroxin) steigert. Das T. greift fördernd in nahezu alle Schritte der Bildung der ↑Schilddrüsenhormone ein.

Thyreozyten ⟨*gr*⟩ *m Pl*: Follikelepithelien. Zellen mit mehr o. weniger unscharf begrenztem, feingranuliertem Zytoplasma u. runden bis ovalen Kernen mit granulärem Chromatin u. kleinen Kernkörperchen. Im Zellausstrich einzeln o. als Mikrofollikel mit scharfer Begrenzung gelegen.

thyrogen ⟨*gr*⟩ *Adj*: durch die Schilddrüse bedingt.

Thyroidea ⟨*gr*⟩ *f* ↑Glandula thyroidea.

Thyroidektomie ⟨*gr*⟩ *f*: operative Entfernung der Schilddrüse, die v. a. bei Schilddrüsenkarzinom u. der progredienten endokrinen Ophthalmopathie total, bei Knotenstruma bzw. kalten o. heißen Knoten nur subtotal als Teilresektion durchgeführt wird. ↑Strumektomie.

thyroideus ⟨*gr*⟩ *Adj*: schildförmig.

Thyroxin: Tetraiodthyronin, Levothyroxin, L-Thyroxin (T_4). In der Schilddrüse nach Iodaufnahme synthetisiertes Hormon. Sekretionsrate 90–110 µg/d. Im Blut zu 75–80 % an thyroxinbindendem ↑Globulin, zu 15 % an Präalbumin u. zu 5–10 % an Albumin gebunden. Nur etwa 0,04 % liegen als freies T_4 (FT_4) vor. Biol. Halbwertszeit 190 h Prohormon für Triiodthyronin (T_3), da 80 % des T_4 in einem Konversionsschritt mit Hilfe der Deiodase peripher zu T_3 u. ↑Reverse-T_3 (rT_3) umgewandelt wird. Wichtigste Wirkungen der Schilddrüsenhormone: 1. Förderung von Wachstum u. Reifung des Organismus (Gehirn, Skelett, Genitalorgane); 2. pos. inotrope u. chronotrope Wirkung auf das Herz (Steigerung von Herzfrequenz, Herzminutenvolumen Schlagvolumen, Blutdruckamplitude); 3. Förderung der Proteinsynthese unter physiol. Bedingungen; 4. bei Hormonüberschuß katabole Stoffwechselwirkung mit Steigerung von Glukoneogenese u. Lipolyse; 5. vermehrte Diurese, beschleunigte Kalziummobilisierung im Knochen, erhöhte Wärmebildung.

d-Thyroxin: besitzt geringere biol. Aktivität u. Stoffwechselwirksamkeit als L-Thyroxin. Heute in der Ther.

T

der Schilddrüsenhormonresistenz eingesetzt (Refetoff-Syndrom).

Ti: chem. Symbol für Titan.

TIA: *Abk* für transitor. ischäm. Attacke; Vorstadium bzw. leichte Form des vaskulären zerebralen Insults mit schneller, vollständiger Rückbildung. ↑Apoplexie, ↑Durchblutungsstörungen, zerebrale.

Tiaprid: Benzamidderivat, das in den Dopaminstoffwechsel der medialen u. posterioren Regionen des Caudatum u. Putamen eingreift, ohne das mesolimb. System wesentl. zu beeinflussen (Unterschied zu ↑Neuroleptika). Ther. Anwendung bei extrapyramidalen Hyperkinesen u. Chorea.

Tibia ⟨*lat*⟩ *f*: Schienbein; innerer Unterschenkelknochen.

Tibiadefekte: angeborene Reduktionsfehlbildungen des Schienbeins. Tibiaaplasie: völliges Fehlen o. partielle Form (distaler Teildefekt; proximaler Tibiarest ankylot. mit dem Femur verbunden). Supinationsstellung des Fußes. Tibiahypoplasie: Schienbein in allen Teilen vorhanden, jedoch kürzer u. dünner. T. sind seltener als Fibuladefekte, gehören infolge der gestörten Statik zu den schweren Extremitätenfehlbildungen. Häufige Begleitfehlbildungen: Polydaktylien an Händen u. Füßen. Seltener: Spalthand, Analatresie, Spina bifida, Zwerchfellhernie. Erblichkeit beobachtet.

Tibiale ⟨*lat*⟩ *n*: anthrop. Meßpunkt des medialen Margo glenoidalis des Tibiakopfs, der bei aufrechter Körperhaltung am höchsten liegt. ↑Anthropometrie.

tibialis ⟨*lat*⟩ *Adj*: tibial; zum Schienbein gehörig.

Tibialis-anterior-Syndrom: Muskelkompressionssyndrom in der Faszienloge der vorderen Extensorengruppe des Fußes nach Traumen, selten nach Überanstrengung („Marschgangrän"). Nach Frakturen u. schweren Weichteilkontusionen sind oft alle 4 Unterschenkelmuskelbogen betroffen. Die Sympt. entwickeln sich in folgender Reihenfolge: Spontanschmerz, Sensibilitätsstörung im ersten Interdigitalraum, Schwäche des Großzehenhebers, zunehmender Spontan- u. Druckschmerz über der Loge, Ausfall der gesamten Muskelgruppe. Einem drohenden Muskelzerfall u. bleibenden schweren Funktionsbehinderungen kann nur durch eine frühe, notfallmäßige Dekompression durch Haut-Faszien-Spaltung vorgebeugt werden. ↑Kompartmentsyndrom.

Tibialislähmung: Ausfall der Plantarflexion des Fußes durch Lähmung der Wadenmuskulatur. Pes calcaneus in Valgusstellung mit Hohlfuß. Zehengang u. Abrollen des Fußes nicht mögl. Sensibilitätsausfall an der Fußsohle u. der Außenseite des Fußrückens. Segmentale Zuordnung L_4–S_3.

Tibialis-posterior-Reflex: Eigenreflex des M. tibialis posterior, der durch Schlag auf die Sehne in der Gegend des Malleolus tibiae ausgelöst wird.

Tibiofibulargelenk ↑Articulatio tibiofibularis.

Tic ⟨*frz*⟩ *m*: Tick; einförmig sich wiederholende Bewegungen meist mim. o. gest. Art (z. B. Blinzeltic, Schnüffeltic, Schulterzucken). Ursprüngl. meistens Verlegenheitsbewegungen o. andere Ausdrucksbewegungen bzw. Reaktivbewegungen, die durch häufige Wiederholung (Angewohnheit) eingeschliffen werden u. dann in best. Situationen (z. B. Unruhe, Ängstlichkeit) unwillkürl. (bedingter Reflex) ablaufen. Seltener Ausdruck einer extrapyramidalen Störung.

Tic douloureux ⟨*frz*⟩: Schmerzattacken bei der ↑Trigeminusneuralgie.

Tick ↑Tic.

Tick-borne-Enzephalitisviren: durch Zecken übertragene Enzephalitisviren. ↑Zeckenenzephalitisviren.

Tick-borne relapsing fever ⟨*engl*⟩: Zeckenrückfallfieber, endem. Rückfallfieber (↑Rückfallfieber).

Tick-borne typhus ⟨*engl*⟩: Zeckenbißfieber, eine ↑Rickettsiose.

Tick paralysis ⟨*engl*⟩ ↑Zeckenlähmung.

Tick-Tack-Rhythmus ↑Embryokardie.

Ticlopidin: antiinflammator. wirksamer Plättchenaggregationshemmer.

TIC-Lost: bifunktionelle alkylierende Substanz (↑Alkylanzien), die auch Eigenschaften eines ↑Antimetaboliten besitzt.

Tidaldrainage ⟨*engl*⟩ *f*: sog. Ebbe-Flut-Drainage. Mit einer an einen ↑Dauerkatheter angeschlossenen, als Hebersystem arbeitenden Apparatur wird ein regelmäßiger Wechsel von Füllung u. Entleerung der gelähmten Harnblase erreicht. Wegen stets auftretender Infektion durch intermittierende Katheterisierung abgelöst.

Tidy, Sir Henry Letheby (1877–1960), brit. Arzt, London.

Tidy-Phlebitis (nach Sir Henry L. T.): schubartig verlaufende, distal wandernde, nicht thrombosierende (Peri-)Phlebitis.

Tiefbiß: tiefer Biß, verstärkter frontaler Überbiß; braucht nicht immer Folge eines kleinen Kieferbasiswinkels zu sein, sondern kann auch durch Elongation der Frontzähne verursacht werden. Beim skelettal tiefen Biß liegen kephalometr. (am Fernröntgenbild gemessen) weit vom Mittelwert abweichende, kleine (ca. 18°) Kieferbasenwinkel vor. Eine Verkürzung des unteren Gesichtsdrittels (Distanz vom ↑Gnathion zum Subnasale) ist damit verbunden. Bei der Funktionsanalyse wird ein funktionell echter von einem Pseudotiefbiß unterschieden (Hotz). Grundlage der Unterscheidung ist die Beobachtung der Unterkieferruhelage. Dabei ist beim echten Tiefbiß der frontale Überbiß bei großem Interokklusalabstand aufgehoben, beim Pseudotiefbiß hingegen der Überbiß bei flachem Interokklusalabstand unwesentl. verkleinert. Da Bißerhöhungen über die Ruhelage hinaus häufig Rezidive aufweisen, ergeben Fälle mit echtem Tiefbiß bessere Dauerresultate in der Behandlung.

Tiefdruckgebiet: zyklonales Wettersystem, bei dem sich die Luft durch Aufsteigen abkühlt, wodurch es durch Verminderung der Wasseraufnahmekapazität der Luft zu Wolkenbildung kommt. Wegen der durch die ↑Corioliskraft entstehenden Wirbelbildungen entstehen Kaltfronten u. Warmfronten (↑Fronten), die sich gegen den Uhrzeigersinn bewegen u. durch Auf- u. Abgleitvorgänge Niederschläge auslösen können.

Tiefenbestrahlung ↑Tiefentherapie.

Tiefenblende ↑Lichtvisierblende.

Tiefendosis: Dosis einer ionisierenden Strahlung in einer best. Tiefe eines bestrahlten Objekts. Sie wird für den Zentralstrahl angegeben. Die Kenntnis der T. ist die Voraussetzung zur Berechnung der Dosisverteilung im bestrahlten Objekt. Die T. ist abhängig von der Strahlenqualität, dem Quellen-Oberflächen-Abstand (Fokus-Oberflächen-Abstand), von der Feldgröße u. -form sowie von der Zusammensetzung des absorbierenden Materials (Dichte, effektive Ordnungszahl). Die T. kann aus der Kenndosisleistung (↑Röntgenwert, Dosisleistung in einem best. Fokusabstand) mit Hilfe von Tabellen berechnet o. mit Dosimetern gemessen werden. Die relative T. ist das Verhältnis der Dosis in einer best. Tiefe zur Oberflächendosis (o. Dosis im Maximum der Tiefendosiskurve). Die prozentuale T. ist die in Prozent ausgedrückte relative T. ↑Tiefendosiskurven.

Tiefendosiskurven: graph. Darstellung der Tiefendosis in Abhängigkeit von der Dicke der durchstrahlten Objektschicht. Der Verlauf hängt von der Strahlenart u. -energie, dem Abstand des Strahlers von der bestrahlten Oberfläche, der Feldgröße u. -form u. von der atomaren Zusammensetzung u. der Dichte des bestrahlten Materials ab.

Tiefenelektroden: mit gewebeverträgl. Lack o. mit Glas zwecks Isolation (mit Ausnahme der Spitze) überzogene versteifte Drähte aus nichtrostendem Stahl o. anderen nicht tox. Metallen mit langem Schaft, die der Ableitung von elektr. Potentialen, z. B. aus dem Muskel o. dem Gehirn, o. der gezielten elektr. Reizung dienen.

Tiefenfilter: bakterienundurchlässige ↑Filter aus faserigem, körnigem o. ä. Material zur Filtration von Flüssigkeiten o. Gasen. An der Gerüststruktur der Filterschicht werden die Mikroben u. a. Teilchen zurückgehalten. Zu den T. gehören Hartfilter aus Kieselgur (Berkefeld-Filter), Porzellanfilter (Pasteur-Chamberland-Filter), gesintertem Glas, Keramikkerzen sowie Weichfilter aus best. Filterschichten (gebräuchl. sind auch noch ↑Asbestfilter, durch asbestfreie Nylontiefenfilter zunehmend ersetzt). ↑Filter, bakterienundurchlässige.

Tiefenpsychologie: Psychol. des ↑Unbewußten, die auf der ↑Psychoanalyse beruht. Terminus zur Zusammenfassung aller Richtungen, die sich in ihrer Arbeitsweise auf psychodynam. u. unbewußte Vorgänge konzentrieren.

Tiefenschmerz: eine dumpf bohrende o. spannende Empfindung, die von tiefer gelegenen Geweben o. Organen, z. B. Muskeln, Sehnen, Faszien, der Leber, ihren Ausgang nimmt. Diese Art der Schmerzempfindung (protopath. Sensibilität) ist grundsätzl. anders als der sog. Oberflächenschmerz. ↑Tiefensensibilität.

Tiefensehen ↑Sehen, räumliches.

Tiefensensibilität: von Rezeptoren in Muskeln, Sehnen u. Gelenken ausgehende Körperempfindung u. Wahrnehmung von Gelenkstellungen, -bewegungen u. Muskelverkürzungen, vermittelt durch die Propriorezeptoren. Die Wahrnehmungsfähigkeiten für die zur Bewegung u. zum Festhalten notwendigen Muskelkräfte werden als Kraftsinn bezeichnet.

Tiefentherapie: ther. Bestrahlung tief im Körper liegender Tumorzellen (ab etwa 5 cm). Benutzt wird entweder Röntgenstrahlung ab 180 kV, überwiegend jedoch im MeV-Bereich (Beschleuniger) u. Gamma- u. Betastrahlung. Dabei soll das die Tumorzelle umgebende gesunde Gewebe geschont werden. Diese Schonung bei möglichst weitgehender Zerstörung der Tumorzellen läßt sich durch eine günstige Dosisverteilung o. durch eine optimale Bestrahlungsmethode (Fraktionierung usw.) erreichen. ↑Röntgentiefentherapie.

Tieftemperaturkonservierung: *Abk* TTK; ↑Kryokonservierung in flüssigem Stickstoff (LN_2) o. in der Dampfphase über ihm bei 77–113 K (−196 bis −160 °C); wird angewendet für die Langzeitkonservierung von Erythrozyten-, Thrombozyten- sowie Stammzellkonzentraten.

Tieftonaudiometrie: Verfahren zur Aufdeckung versch. Kurvenverläufe (Hochtonverlust, Mulden- u. Kuppentyp). Oft nicht reproduzierbar im Hochtonaudiogramm. ↑Audiometrie.

Tiegel-Ventil: provisor. Einwegventil zur notfallmäßigen Entlastung eines Spannungspneumothorax (↑Pneumothorax). Ein auf die Punktionskanüle geknüpfter, geschlitzter Fingerling ermöglicht die intrathorakale Druckentlastung bei Vermeidung inspirator. Lufteinsaugung.

Tiemann, Georg, Instrumentenmacher, New York.

Tiemann-Katheter: aus Weichgummi (neuerdings aus Kunststoff) hergestellter Harnröhrenkatheter mit leicht geschwungener Krümmung, Olivspitze am Schnabel u. Pavillon am äußeren Ende, ca. 40 cm lang, in den Größen 8–30 Charrière, neben dem ↑Nélaton-Katheter der international am weitesten verbreitete Harnröhrenkatheter für Männer, bes. geeignet für Kranke mit Prostatahyperplasie.

Tierbißphlegmonen: Wundinfektion des Menschen durch ↑Pasteurella multocida mit meist phlegmonösem o. abszedierendem Verlauf im Haut-Unterhaut-Gewebe.

Tierdiabetes ↑Spontandiabetes.

Tiere, antigenfreie: keimfreie Tiere, bei denen die Einwirkung von Fremdantigenen nicht nur durch eine fehlende mikrobielle Kontamination, sondern außerdem durch antigenfreie Diät u./o. antigenfreie Umwelt eingeschränkt wird.

Tiere, gnotobiotische: Tiere, deren Besiedlung mit Mikroorganismen bekannt ist (Gegenteil: konventionelle Tiere). Zu den g. T. gehören die keimfreien ↑Tiere, aber ebenso solche, die mit ein o. mehreren Arten von Mikroorganismen besiedelt wurden.

Tiere, keimfreie: gnotobiotische ↑Tiere, die frei von allen Arten von Mikroorganismen sind, durch Hysterektomie, Kaiserschnitt o. Brut unter sterilen Bedingungen gewonnen wurden o. von keimfreien Eltern abstammen u. in Isolatoren unter den für diese gültigen sterilen Kautelen (Luftzufuhr, Futter, Trinkwasser) gehalten werden. Die k. T. unterliegen einer ständigen Kontrolle auf Kontamination mit nachweisbaren Keimen.

Tiere, monoassoziierte: monognost. Tiere; gnotobiotische ↑Tiere, die nur von einer einzigen bekannten Mikroorganismenart besiedelt sind.

Tiere, polyassoziierte: gnotobiotische ↑Tiere, die mit mehreren bekannten Mikroorganismenarten besiedelt sind.

Tierexperiment: wissenschaftl. Versuche an lebenden Tieren zur Erforschung von physiol. u. pathol. Prozessen u. deren Beeinflussung durch biol. aktive Stoffe u. andere Maßnahmen. Die für eine Verallgemeinerung einschränkenden Bedingungen ergeben sich aus dem Modellcharakter des T. ↑Modelle. Bei der Durchführung von T. ist von dem Prinzip höchster Wissenschaftlichkeit u. der unbedingten Einhaltung der für die veterinärmedizin. Betreuung geltenden eth. Prinzipien auszugehen. Wo immer mögl., sind T. durch geeignete Alternativen zu ersetzen. ↑Tierschutzgesetz.

Tierfamilie: psychol. Testverfahren zur Beurteilung des kindl. Rollenverständnisses in der eigenen Fam. Kind wird aufgefordert, sich u. die eigenen Familienmitglieder als Tiere zu zeichnen.

Tierfavus: durch ↑Trichophyton quinckeanum hervorgerufene, auf den Menschen übertragbare Pilzkrankheit bei Tieren. ↑Favus.

Tierfellnävus: hell- bis dunkelbraun pigmentierter, stark behaarter ↑Nävus. Abb. S. 2010.

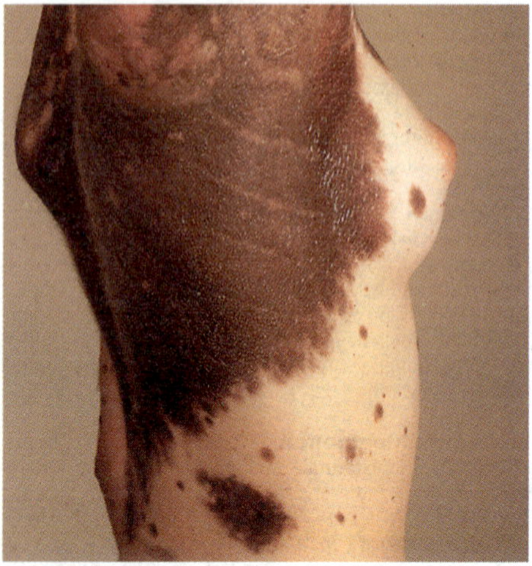
13

Tierfellnävus

Tierhypnose: für kurzdauernden operativen Eingriff bei einigen Tierarten als eine Art Betäubung benutzte Handlung. Ausgelöst wird die T. durch ein gezieltes Ansehen der Augen des Versuchstieres bzw. schnellen Lagewechsel eines kleinen Tieres. Bes. gut reagieren Hühner auf die T. Die Ansichten darüber, ob die T. in physiol. Beziehung der menschl. an die Seite zu stellen ist o. ob andere Vorgänge diesen Geschehnissen zugrunde liegen, gehen z. Z. noch auseinander. Ein ton. Lagereflex soll Ursache für einen Teil der T. sein.

Tierkörperbeseitigung: Sammeln, Lagern, Behandeln u. Verwerten von Tierkörpern in ↑Tierkörperbeseitigungsanstalten (früher: Abdeckerei) nach Vorschriften, die eine Gefährdung von Mensch u. Tier durch Erreger übertragbarer Krankheiten o. durch tox. Stoffe ausschließen.

Tierkörperbeseitigungsanstalt: *Abk* TKBA; Anlage, in der Tierkörper u. Erzeugnisse i. S. des Tierkörperbeseitigungsgesetzes (z. B. zubereitetes Fleisch, Eier u. Milch) gelagert, behandelt u. verwertet werden. Das Material muß in Deutschland bis zum Zerfall der Weichteile erhitzt u. anschließend mind. 20 min lang bei 133 °C u. einem Druck von 3 bar heiß gehalten werden. Die aus ökonom. Gründen in den 80er Jahren in Großbritannien gesenkten diesbezügl. Anforderungen waren die Ursache für die Verbreitung des Erregers der bovinen spongiformen ↑Enzephalopathie über aus Schafkadavern (↑Scrapie) gewonnene Tierkörpermehle.

Tierneurose: exp. herbeigeführte nervale Überlastungsreaktion. Resultiert in funktionellen Störungen, die neurot. Verhalten des Menschen ähneln. Ursprüngl. als Modell zur Untersuchung menschl. neurot. Störungen. Begrenzter Wert, da charakterist. komplexe soziale Konfliktsituationen im Tierversuch nicht simulierbar sind.

Tierpassagen: Übertragung von Krankheitserregern von Tier zu Tier, auch Passagen über Bruteier o. Zellkulturen, die auch unterschiedl. sein können. Dadurch Virulenzveränderungen mögl., z. B. bei der Herstellung von Impfstoffen. ↑Attenuierung.

Tierpocken: weltweit verbreitete Erkrankungen durch über 40 Arten von Pockenviren mit zahlreichen Varianten aus der Fam. ↑Poxviridae, Unterfamilie Chordopoxvirinae. Alle warmblütigen Tiere können an T. erkranken, unter den Haustieren am häufigsten Schafe, Schweine, Rinder, Ziegen, Pferde, Kaninchen u. Geflügel sowie kleine Laboratoriumstiere. Wirtschaftl. bedeutsam sind die T. der Hühner (verursacht durch Viren der Gattung Avipoxvirus), der kleinen Laboratoriumstiere (infektiöse ↑Ektromelie durch Orthopoxvirus) u. die T. der Schafe u. Ziegen (durch Orthopoxvirus u. Capripoxvirus). Bisher konnten weltweit ledigl. die Menschenpocken (Variola major, ↑Pocken) ausgerottet werden. Enzoot. auftretende Tierpocken müssen durch Impfungen u. veterinärhygien. Maßnahmen getilgt werden, da sie z. T. auch für den Menschen pathogen sein können. Nach Verlauf u. klin. Sympt. sind bei Säugetieren 4 Hauptformen zu unterscheiden: Generalisation, septikäm.-tox. Form, lokale u. latente Form. Beim Geflügel werden 5 Formen beobachtet: Hauptform, Schleimhaut- o. diphtheroide Form, septikäm. Form, Schnupfen, Tumorform. Pockenerkrankungen der Tiere können durch originäre T. o. meist als zufällige Infektionen mit dem zur Pockenschutzimpfung des Menschen verwendeten Vacciniavirus (Gattung Parapoxvirus) hervorgerufen werden, das das breiteste Wirtsspektrum besitzt. Im Unterschied zu den Menschenpocken werden einige Tierpockenviren v. a. durch Insekten übertragen. In einigen Ländern sind Moskitos die Hauptvektoren. Paravacciniaviren rufen beim Menschen gutartige Hautveränderungen hervor. Eine besondere Form ist der ↑Melkerknoten.

Tierschutzgesetz: Das T. in der Fassung vom 1.1.1987 regelt die Haltung, Pflege u. Unterbringung von Tieren, die Entnahme von Organen u. Gewebe sowie die Durchführung von Tierversuchen. Sie sind nur erlaubt, wenn sie zu folgenden Zwecken unerläßl. sind: Vorbeugen, Erkennen u. Behandeln von Krankheiten, Leiden, Körperschäden o. körperl. Beschwerden o. Erkennen o. Beeinflussen physiol. Zustände o. Funktionen bei Mensch o. Tier; Erkennen von Umweltgefährdungen; Prüfen von Stoffen o. Produkten auf ihre Unbedenklichkeit für die Gesundheit von Mensch o. Tier o. auf ihre Wirksamkeit gegen tier. Schädlinge; Grundlagenforschung. Schmerzen, Leiden o. Schäden der Versuchstiere müssen eth. vertretbar sein. Die Versuche dürfen nur nach Genehmigung durch die zuständige Behörde durchgeführt werden.

Tierseuchengesetz: *Abk* TierSG; gesetzl. Grundlage zur Bekämpfung von Tierseuchen, derzeit in der Fassung vom 20.12.1995.

Tietz, Walter, zeitgen. amerik. Päd.

Tietze-Syndrom: Chondropathia tuberosa; schmerzhafte Anschwellung eines o. mehrerer Rippenknorpel unmittelbar vor dem gelenkigen Ansatz am Brustbein. Auftreten vorwiegend an der 2., 3. u. 4. Rippe, rechtsseitig bevorzugt. Genese noch ungeklärt. Histol. werden neben Knorpelgewebehyperplasie degenerative Veränderungen, Kalkeinlagerungen u. Nekroseherde gefunden.

Tietz-Syndrom (nach Walter T.): autosomal dominant erbl. Komplex von totalem Albinismus, Innenohrtaubheit, Nystagmus, Photophobie, Augenbrauenhypoplasie.

Tiffeneau-Index: Quotient der beim ↑Atemstoßtest gemessenen ↑Sekundenkapazität u. der ↑Vitalkapazität der Lunge. Er wird in Prozent angegeben u. liegt normal zwischen 70 u. 100 %.

Tigerherz: tigerfellartige (schilderhausartige) Zeichnung des Herzmuskels durch herdförmige Verfettung. Folge hochgradigen Sauerstoffmangels, bes. bei Anaemia perniciosa.

Tigerritterling: ↑Giftpilz mit lokaler Reizwirkung auf den Magen-Darm-Trakt.

Tight junction ⟨*engl*⟩: Zonula occludens, geschlossener Zellkontakt, ↑Zellverbindungen.

tigroid ⟨*gr*⟩ *Adj*: gefleckt.

Tigroidsubstanz ↑Nissl-Schollen.

Tigrolyse ⟨*gr*⟩ *f*: Chromatolyse von ↑Nissl-Schollen.

Tilidin: Analgetikum vom Opiattyp. Nur entfernte chem. Verwandtschaft zu Morphin, keine antitussive Wirkung. Suchtpotential entspricht Morphin, wirksames Produkt (Nortilidin) entsteht erst im Organismus.

Tillaux-Spirale: Verbindungslinie der Ansätze der 4 geraden äußeren Augenmuskeln.

Timbre: Klangfarbe, ↑Stimmklang.

Time-motion-Verfahren: *Abk* TM; Verfahren der kardiol. ↑Ultraschalldiagnostik (Echokardiographie), bei dem die pulsierenden Bewegungen kardialer Strukturen (Herzklappen, Herzwände) in bestimmbarer Gewebetiefe simultan mit dem EKG als Funktion der Zeit registriert werden. Es werden Bewegungsamplituden u. Geschwindigkeiten der Herzstrukturen gemessen, deren Auswertung in Verbindung mit dem zweidimensionalen Echokardiogramm umfassende Informationen über kardiale Anat. u. Funktion liefert. Das TM ist auch zur Stimmlippenuntersuchung einsetzbar (↑Ultraschallglottographie).

Time Sharing ⟨*engl*⟩ *n*: Zeitteilverfahren; bes. Form des Betriebs einer elektron. Datenverarbeitungsanlage, bei der die verfügbaren Ressourcen, bes. die Zeit, auf viele Programme o. Nutzer aufgeteilt werden.

Timolol: ein ↑Betarezeptorenblocker.

Tinbergen, Nicolas (1907–1988), niederländ. Zool., Leiden, Oxford. Zahlreiche Untersuchungen über das Verhalten von Insekten, Fischen u. Vögeln (Anpassungsmechanismen, Motivationsanalysen u. a.). 1973 Nobelpreis für Med./Physiol. (mit K. von Frisch u. K. Lorenz) „für ihre Entdeckungen zur Organisation und Auslösung von individuellen und sozialen Verhaltensmustern".

Tinctura ⟨*lat*⟩ *f*: Tinktur; flüssige Zubereitungen, die durch Ausziehen von Drogen o. durch Auflösungen von Trockenextrakten hergestellt sind. Als Auszugsflüssigkeit o. Lösungsmittel dienen Äthanol-Wasser-Mischungen, die best. Zusätze enthalten können. Die Herstellung erfolgt nach dem Mazerations-, Perkolations- o. Turboextraktionsverfahren. Sie werden meist auf einen best. Arzneistoffgehalt o. Wert (z. B. ↑Bitterwert) eingestellt.

Tinea ⟨*lat*⟩ *f*: wörtl. Wurm; unkorrekte, aber international verbreitete Bez. für Pilzinfektionen der Haut, i. e. S. für durch Dermatophyten verursachte Infektionen, dazu gehören: T. barbae (Trichophytia profunda), T. capitis (Trichopythia superficialis o. profunda), T. corporis, T. inguinalis, T. imbricata (Tokelau) als trop. Mykose durch Trichophyton concentricum, T. manuum bzw. pedum, T. favosa (↑Favus), T. ungium (Nagelmykose), ↑Trichophytie. Nicht zu den Pilzinfektionen gehört T. asbestina, eine starke Form der Pityriasis capitis.

Tinel, Julius (1879–1952), Neurochirurg, Paris.

Tinel-Zeichen (nach Julius T.): Die Perkussion entlang des anat. Verlaufs des N. medianus bewirkt ein Kribbeln im distalen Innervationsgebiet.

Tine-Test: standardisierter Tuberkulintest; ↑Tuberkulinreaktion.

Tinktion ⟨*lat*⟩ *f*: Färbung.

Tinktur ↑Tinctura.

Tinnitus aurium ⟨*lat*⟩ *m*: Ohrgeräusch, Ohrenklingen, Ohrensausen; durch krankhafte Veränderungen im Mittelohr hervorgerufene Geräusche. Oft objektivierbar, also vom Außenstehenden hörbar, teilweise als vaskuläres Strömungsgeräusch o. Muskelkontraktionen eingestuft. Weitere Ursachen in Kochlea, Hirnstamm o. zentralen Hörbahnen zu suchen; dieser T. a. nicht objektivierbar. Keine zuverlässige Differenzierung zwischen peripher u. zentral generiertem T. a. Pathophysiologie weitgehend ungeklärt, wahrscheinl. Ursachen sind Defekte im Haarzellbereich, Störung der neuralen Spontanaktivität der Hörnervenfasern sowie krankhafte Veränderungen der biochem. Vorgänge in den Haarzellen o. Unterbrechung des Kontakts der Haarzellen zur Tektorialmembran. Behandlung vielfältig, aber unbefriedigend; ähnl. Verdeckung subjektiver Ohrgeräusche durch Umgebungsgeräusche, Besserung des T. a. durch apparative Verdeckungseffekte mittels Hörgerät o. kopfgetragenem Tinnitus-Masker sowie deren Kombination, da externe Geräusche eher toleriert werden als tonale o. geräuschartige Empfindungen im Ohr bzw. Kopf.

Tinnitus-Masker: in Aussehen u. Technologie eng an HdO-Gerät angelehnter Apparat zur Minderung des Tinnitus aurium. Im Unterschied zum Hörgerät keine Verstärkung eines externen Signals, sondern eines intern generierten Geräuschs, das dem betroffenen Ohr über offenes Ohrpaßstück zugeleitet wird. Zumeist breitbandige Geräusche mit variablem Klangcharakter; bei schmalbandigen Tinnitustypen programmierbare, auf den Tinnitus abstimmbare Mittelfrequenz; Einstellung des erforderl. Verdeckungspegels mittels Potentiometer vom Benutzer; bei Tinnitus in Verbindung mit gering- o. mittelgradiger Hörstörung Verdeckung durch Hörgerät. Geräte mit zweifacher Funktion: Hörgerät u. Masker, dabei getrennte Einstellung von Verstärkung u. Geräuschpegel.

Tioconazol: Imidazolderivat als ↑Antimykotikum eingesetzt.

TIPSS: *Abk* für transjugulärer intrahepatischer portosystemischer Stentshunt; in den 80er Jahren entwickelter, perkutaner nichtchirurg. Shunt zwischen einer Lebervene u. der ↑Vena portae zur Reduktion des ↑Pfortaderhochdrucks meist bei ↑Leberzirrhose. Weitere Ind. sind schwere Ösophagusvarizenblutungen bzw. therapieresistenter Aszites. Über einen transjugulären Zugangsweg wird mit Hilfe eines spez. Punktionsbestecks, häufig unter Ultraschallkontrolle, über eine Lebervene transparenchymatös ein Hauptpfortaderast punktiert u. nach ↑Ballondilatation ein metall. ↑Stent im entstandenen Kanal etabliert. Ind.: rezidivierende ↑Ösophagusvarizenblutung trotz mehrfacher ↑Ösophaguswandsklerosierung. Abb. S. 2012.

Tiselius, H. G., zeitgen. schwed. Urol.

Tiselius-Risikoformel: Formel zur Berechnung des Risikos für Oxalat-Harnsteinbildung:

$$I = \left(\frac{\text{Kalzium} \times \text{Oxalat}}{\text{Magnesium} \times \text{Zitrat}}\right)$$

jeweils bezogen auf Kreatinin.

T

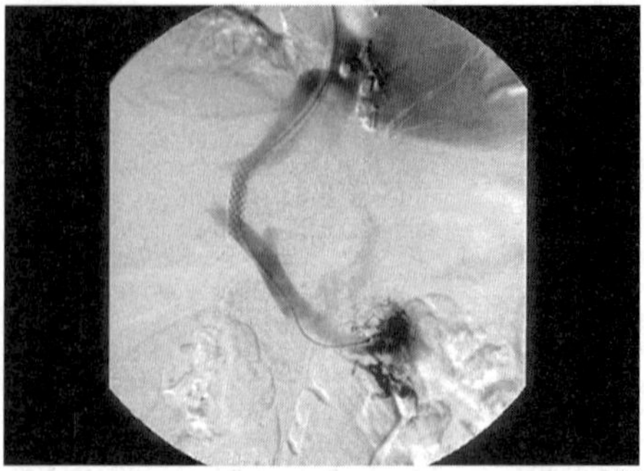

32

TIPSS. Digitale Subtraktionsangiographie, Kontrastmittelabstrom p.-a. über die Pfortader durch den gelegten Shunt zur Lebervene

Titan: Titanium; chem. Symbol Ti; Ordnungszahl 22; relative Atommasse 47,9. T. u. Titanverbindungen werden schlecht resorbiert u. sind toxikol. unbedeutend. Als Werkstoff gewinnt T. zunehmende Bedeutung in der zahnärztlichen ↑Prothetik.

Titer ⟨*frz*⟩ *m*: **1.** ***Chem.:*** der in Val o. „Normalität" angegebene Gehalt der Maßlösung an einem gelösten Reagens. **2.** ***Bakt.:*** indirekte Angabe des Bakteriengehalts einer Flüssigkeit, ausgedrückt durch die Grenzmenge von Untersuchungsmaterial, in der sich die entsprechenden Keime nicht mehr nachweisen lassen (z. B. Fäkalkolititer, Koliformentiter o. Enterokokkentiter im Trinkwasser). **3.** ***Serol.:*** letzte Verdünnungsstufe einer zu untersuchenden Probe auf Antigene, Antikörper, die im angewendeten System noch eine Aktivität bzw. eine Reaktion erkennen läßt. **4.** ***Virol.:*** Zahl der infektiösen Partikeln pro Milliliter in einer Virussuspension.

Titerbewegung: Titerdynamik; Anstieg o. Abfall eines Antikörpertiters im Verlaufe einer Infektionskrankheit. Ein Titeranstieg von zwei Verdünnungsstufen des Faktors 2 im Serum eines Pat., die in einem zeitl. Abstand von ein bis zwei Wochen entnommen wurden, ist von diagn. Bedeutung.

Titerkurve: Aufzeichnung des Titerverlaufs nach mehrmaligen Serumuntersuchungen eines Pat. im Verlaufe einer Infektionskrankheit.

Titillatus ⟨*lat*⟩ *m*: Kitzelgefühl.

Titin: in ↑Myomeren der quergestreiften Muskeln vorkommendes myofibrilläres Protein.

Titmus-Fliegentest: Verfahren zur Untersuchung der Stereoskopie. Benutzt polarisiertes Licht zur Haploskopie, stellt eine vergrößerte Stubenfliege dar, deren Flügel bei stereoskop. Betrachtung über die Testkarte hinausragen. Selbst kleines Kind kann nach den scheinbar einige Zentimeter über der Karte liegenden Flügeln greifen.

Titration: semiquantitative Nachweismethode für Antigen-Antikörper-Reaktionen. Einer Verdünnungsreihe eines Antikörpers (o. auch Antigens) wird in konstanter Menge der andere Reaktionspartner zugegeben. Diejenige Verdünnungsstufe, bei der noch eine nachweisbare Reaktion eintritt, wird als ↑Titer bezeichnet. ↑Virustitration.

Titrationsanalyse: chem. Analysemethode, bei der eine unbekannte in Lösung befindl. Substanz mittels einer Reaktion anhand des Verbrauchs des Reagens bestimmt wird. Voraussetzung ist eine vollständige, schnelle Reaktion u. die direkte o. indirekte Erfassung des Endes der Reaktion. Bekannteste Methoden: Oxidations-Reduktions-Analysen; Fällungsanalysen, Neutralisationsanalysen.

Tixier, Léon (geb. 1877), frz. Päd., Paris.

Tixier-Syndrom (nach Léon T.): bei Kindern auftretendes akutes hämorrhag. Krankheitsbild mit Anämie, Hämoglobinurie u. Ikterus.

Tjio, J. H. (geb. 1919), Bali, Philadelphia. Genetiker, erstellte 1956 zusammen mit A. Levan das erste ↑Karyogramm des Menschen.

Tl: chem. Symbol für Thallium.

TL-Antigen: als Thymus-Leukämie-Antigen bezeichnetes Oberflächen-Antigen auf Thymozyten u. Leukämiezellen der Maus. T. verhalten sich bei einigen Mäuselinien wie Tumorantigene, in anderen Linien wie Differenzierungsantigene, Steuerung durch mind. 4 Allele (TL 1–4).

T-Lymphozyten: eine der beiden in mehrere Subpopulationen unterteilbaren Hauptkomponenten des Säugerlymphozytenpools (etwa 70–75 % der Gesamtlymphozyten). Entwicklung erfolgt aus der Knochenmarkstammzelle unter Einfluß des Thymus (↑Thymozyt). T. realisieren im Prozeß der Immunabwehr die zelluläre Immunität (Funktion als Killerzellen, ↑Helferzellen u. ↑Suppressorzellen). Eine 4. Subpopulation der T-Zellen gilt als Initiatorzellen der Antigenerkennung. Zytotox. Aktivität gegenüber Targetzellen (Killerzellfunktion) erfolgt direkt (Zell-zu-Zell-Kontakt) o. über Antikörper- bzw. Makrophagenvermittlung. T-Zellen werden aufgrund best. Oberflächenmarker u. Rezeptoren von den B-Lymphozyten sowie den Nullzellen abgegrenzt (↑Cluster of Differentiation). Die T-Zell-Subpopulationen unterscheiden sich durch best. Rezeptoren (Suppressorzellen tragen Fc-Rezeptoren für Gamma-, Helferzellen Fc-Rezeptoren für μ-Kette). T. tragen auf ihrer Oberfläche ferner die Genprodukte best. Allele des Majorhistokompatibilitätslokus (HLA-A, HLA-C, HLA-B) sowie im sensibilisierten Zustand auch die des DR-Lokus (↑Lymphozytentransformation). Sonderfall der Transformation stellt die ↑Lymphozytenmischkultur dar, bei der die T. bzw. eine Subpopulation die antigenerkennenden Zellen darstellen. Den Genprodukten des A- u. B-Lokus wird eine Beteiligung an der Antigenerkennung in der Mixed lymphocyte reaction (MCL) zugeschrieben. Die Oberflächenimmunglobuline sind an der Antigenwiedererkennung durch sensibilisierte Zellen wesentl. beteiligt.

T-Lymphozytenaktivierung: Übergang vom Ruhe- (Interphase) in das Synthese- u. Postsynthesestadium (G_2-Phase) verbunden mit der Ausprägung best. Rezeptoren auf der Zelloberfläche sowie der Sekretion von Signalvermittlern (↑Interleukine). T. wird durch Antigen- o. Mitogenstimulus eingeleitet. In der Aktivierung von T-Lymphozyten tritt während der Präsynthesephase (G_1-Stadium) bes. die autokrine (autolog wirksame) ↑Interleukin-2-Sekretion in den Blickpunkt sowie die Exprimierung der Il-2-Rezeptoren. In der Synthese-Phase kommt die Exprimierung des Transferrinrezeptors hinzu, in der Postsynthesephase erfolgt die Ausbildung der Klasse-II-Genprodukte (↑HLA-System).

Tm ↑Transportmaximum, tubuläres.

TMD: *Abk* für ↑Tagesmaximaldosis.

TmG: *Abk* für Transportmaximum für Glukose. Die Glukosereabsorption ist an den Na-Transport gekoppelt u.

erfolgt im proximalen Tubulus. Max. beträgt sie bei Männern 375 u. bei Frauen 300 mg/min. Oberhalb einer Plasmakonzentration von 11 mmol/l wird das TmG überschritten u. Glukose erscheint im Harn. ↑ Transportmaximum, tubuläres.

TM-Verfahren ↑ Time-motion-Verfahren.

Tn: *Abk* für ↑ Transposon.

Tn-Element: Insertionssequenz, ↑ Insertionselemente, ↑ Transposon.

TNF: *Abk* für ↑ Tumornekrosefaktor.

TNF-BF: *Abk* für ↑ Tumor-necrosis-factor blocking factor.

TNM-Klassifikation: von Pierre Denoix vorgeschlagenes u. international angewandtes System zur Beschreibung der meisten bösartigen Tumoren nach der lokalen Ausbreitung des Primärtumors T (von T 0–T 4), dem Befall der regionären Lymphknoten N (meist von N 0–N 3) u. dem Auftreten von Fernmetastasen M (M 0 o. M 1). Der klin. Befund kann durch Beschreibung der pathol.-anat. bestimmten Ausdehnung (P-Kategorien) u. der histol. Malignität (G-Kategorien) ergänzt werden. Zusammenfassung der TNM-Gruppen zu klin. Stadien (Stadium I–IV) ist mögl.

Tobramycin: 1967 aus Streptomyces tenebrarius isoliertes Aminoglykosid-Antibiotikum mit guter Wirksamkeit gegen grampositive u. bes. gramnegative Keime sowie potentieller Oto- u. Nephrotoxizität.

Tobsucht: histor. Begriff für psych. Erkrankungen mit hochgradigen Erregungszuständen.

Tocainid: ein ↑ Antiarrhythmikum.

Tochterchromosomen: Chromosomen, die bei der Chromosomenteilung während der Mitose o. Meiose II aus den ↑ Chromatiden hervorgehen.

Tochtergeneration ↑ Filialgeneration.

Tochtergeschwulst ↑ Metastase.

Tochtersterne ↑ Diaster, ↑ Mitose.

Tocochinone: Umwandlungsprodukte der Tocopherole (↑ Vitamin E). Sie entstehen durch hydrolyt. Aufspaltung des Pyrananteils des Chromanrings der Tocopherole u. stellen Redoxsysteme dar, auf denen wahrscheinl. die biochem. Wirkungen des Vitamin E beruhen. Sie schützen Carotinoide, hochungesättigte Fettsäuren u. Thiolgruppen vor Oxidation; deshalb gehören sie in die Gruppe der ↑ Antioxidanzien.

Tocopherol ↑ Vitamin E.

Tod: Lebensende mit Beendigung aller lebenswichtigen Körperfunktionen. Unterschieden werden klin. T. mit Herz-Kreislauf- u. Atemstillstand u. der biol. T. als irreversible Beendigung aller Lebensvorgänge wie z. B. Stoffwechsel, Erregbarkeit u. a. mit Autolyse u. Fäulnis als sicheren sowie unsicheren ↑ Todeszeichen. Seit 1968 die Harvard Medical School die sog. Hirntodkriterien entwickelte, wird in best. Situationen der Stillstand aller Prozesse im Gesamthirn als der eigentl. Moment des T. angesehen. T. einzelner Zellen (Zelltod) ist ständige Begleiterscheinung des individuellen Lebens von Vielzellern. Bei höher organisierten Vielzellern kommt dazu Ausfall einzelner Organe (Organtod), der vom Gesamtsystem (Organismus) mehr o. weniger lange überlebt werden kann. Bei hocheffektiv integrierten tier. Organismen tritt T. beim Zusammenbruch zentraler integrierender Organfunktionen (Blutkreislauf, ZNS) ein, so daß es hier einen feststellbaren Zeitpunkt des Todeseintritts gibt. Z. Z. gibt es Kontroversen über das Konzept des T. ↑ Alterstod, ↑ Hirntod, ↑ Nekrose.

Todd-Lähmung: passagere, postiktale Hemiparese (↑ Hemiplegia) bei fokaler ↑ Epilepsie.

Todesfeststellung: Feststellung des Todes i. R. einer ↑ Leichenschau. Die T. erfolgt durch Beurteilung der Todeszeichen u. ggf. unter Zuhilfenahme von apparativen Zusatzuntersuchungen (z. B. EEG) zur Beurteilung eines evtl. Hirntodes.

Todestrieb: ↑ Trieb, der im Ggs. zum Lebenstrieb steht. Der T., der sich zunächst nach innen wendet u. nach Selbstdestruktion strebt, wird sek. nach außen gerichtet u. äußert sich dann in Form von Aggressionen. Der 1920 von Freud eingeführte Begriff T. ist in der Psychoanalyse umstritten.

Todesursachenstatistik ↑ Mortalitätsstatistik.

Todesursachenstruktur: betrifft Aussagen zur Altersstruktur von Todesursachen u. ihrem Wandel. Letzterer ist dadurch gekennzeichnet, daß mit Verlängerung der Lebenserwartung infolge erfolgreicher Bekämpfung der Säuglingssterblichkeit u. Infektionskrankheiten die chronischen ↑ Krankheiten als Grundleiden dominieren.

Todeszeichen: **1.** unsichere T. als Ausdruck des klin. Todes: u. a. fehlende Atmung, keine nachweisbare Herztätigkeit, Eindrückbarkeit der Bulbi; **2.** sichere T.: ↑ Totenstarre der Muskulatur, Totenflecke in abhängigen Körperpartien, Hypostase der inneren Organe, ↑ Autolyse, ↑ Fäulnis.

Tod, gewaltsamer: nicht natürl. Tod; alle Todesfälle, die nicht aus natürl. Ursachen wie Erkrankungen, Fehlbildungen, Altersveränderungen o. Lebensschwäche eintreten, sondern durch Einwirkungen von außen verursacht werden. Hierzu gehören Tod durch Selbsttötung, Unfall o. durch andere Personen verursachter Tod. ↑ Tötungsdelikte.

Tod, klinischer: Aufhören von spontaner Herztätigkeit u. Atmung. Zu diesem Zeitpunkt kann eine Wiederbelebung (↑ Reanimation) mögl. sein. Schrittweise erfolgt ein Übergang in den allg. biol. ↑ Tod.

Tod, örtlicher: lokal begrenztes Absterben von Körperzellen o. Gewebe. ↑ Nekrose.

Tod, schwarzer: histor. Bez. für Tod an Lungenpest mit Zyanose u. Hautblutungen. ↑ Pest.

Togaviridae ⟨*lat*⟩ *f pl*: Viren, bei denen die Hülle (Envelope) das ↑ Nukleokapsid wie eine Toga umhüllt. Virusfamilie mit den Gattungen ↑ Alphavirus u. Rubivirus (↑ Rubellavirus). Virion sphär. (Alphavirus) o. pleomorph (Rubivirus), 60–70 nm. RNA-Genom, kub. symmetr. Kapsid mit Envelope. Erreger von ↑ Arbovirosen u. ↑ Röteln.

Tokelau ↑ Tinea imbricata.

toko- ⟨*gr*⟩ *Präfix*: die Wehen betreffend.

Tokodynamometer ⟨*gr*⟩ *m*: Instrument zur Registrierung der Wehenkräfte durch die Bauchdecken hindurch. ↑ Tokograph, ↑ Kardiotokogramm (CTG).

Tokogramm: Darstellung der Wehentätigkeit.

Tokograph: Wehenschreiber; Gerät zur Registrierung der Wehentätigkeit durch die Bauchdecken o. durch Einlegen eines Schlauchs in die Fruchtwasserhöhle. ↑ Tokodynamometer.

Tokologie: Wehenlehre.

Tokolyse: medikamentöse Bremsung der Wehentätigkeit. Hauptanwendungsgebiet während der Schwangerschaft bei drohender Frühgeburt infolge vorzeitiger Wehentätigkeit. Zur Anwendung gelangen Betasympathikomimetika (Partusisten, Dilatol), welche durch Erregung der Betarezeptoren am Uterusmuskel dessen Erschlaffung herbeiführen. Eine Wehenhemmung ist durch

Indometacin (Metindol) zu erreichen, ebenso durch Salicylate, welche auf dem Weg über die Hemmung der Prostaglandinsynthetase im gleichen Sinne wirken. Ergänzt wird die T. durch Bettruhe u. sedierende Maßnahmen. Nebenwirkungen der Präparate u. U. erhebl. (Kreislauf, Leberfunktion). Unter der Geburt kann mit Hilfe von kurzfristiger hochdosierter Gabe durch die Akuttokolyse die Wehentätigkeit kurzfristig unterbrochen u. dem Kind Gelegenheit zur Erholung gegeben werden.

Tokolytika: Pharmaka, die über eine Stimulation der Beta-2-Rezeptoren des Uterus eine Wehenhemmung bewirken. Aufgrund ihrer Systemwirkung werden außerdem das Herz-Kreislauf-System, der Kohlenhydrat- u. Fettstoffwechsel beeinflußt (Fenoterol, Buphenin, Isoxsupren).

Tokometrie: Wehenmessung.

Tolazamid: ein ↑Sulfonylharnstoff, der als orales ↑Antidiabetikum eingesetzt wird.

Tolazolin: 2-Benzylimidazolin; Alphasympatholytikum. Besitzt zahlreiche Nebenwirkungen wie Steigerung der Magensekretion, direkte Gefäßdilatation, erregende Wirkung am Herzen u. am Verdauungstrakt. Anwendung bei peripheren Durchblutungsstörungen.

Tolbutamid: 1-Butyl-3-(p-tolylsulfonyl)harnstoff; Sulfonylharnstoffderivat, von chemotherapeut. wirksamen Sulfonamiden abgeleitetes oral wirksames Antidiabetikum. Senkt erhöhten Blutzuckerspiegel bei Diabetes mellitus. Seine Wirkung ist an eine Restproduktion von Insulin gebunden. Abb.

Tolbutamidtest: prüft die Leistungsfähigkeit der B-Zellen der Bauchspeicheldrüse. Durch Verabreichung von ↑Tolbutamid wird die Bauchspeicheldrüse zur Sekretion von Insulin angeregt, wodurch im Normalfall ein Abfall des Blutzuckers zustande kommt. Aus der Intensität u. der Geschwindigkeit des Blutzuckerabfalls werden Schlußfolgerungen über die Funktionstüchtigkeit des Inselapparats gezogen. Der Test dient der Differenzierung der Diabetesformen Typ I + II von anderen Diabetesformen u. der Differenzierung hypoglykäm. Zustände (Hyperinsulinismus o. verminderte Sekretion der Insulinantagonisten). Beim Typ I + II Diabetes erfolgt nach Tolbutamidgabe nur eine geringe o. keine Verringerung der Blutglukosekonzentration, die Insulinkonzentration steigt nicht o. nur geringfügig an. Beim Vorliegen eines absoluten Hyperinsulinismus (Insulinom, Inselzellkarzinom) fällt die Blutglukosekonzentration auf extrem niedrige Werte.

Tolerable weekly intake ⟨*engl*⟩: zulässige wöchentl. Aufnahme. Mit dem ↑Acceptable daily intake vergleichbarer Grenzwert für die max. zulässige Dosis eines Stoffs, die bei lebenslanger Aufnahme zu keiner Gesundheitsgefährdung des Menschen führt. Aus rein prakt. Erwägungen heraus wird diese Berechnungsbasis bei Stoffen gewählt, die nicht tgl. verzehrt werden (z. B. Metalle in Pilzgerichten).

tolerant ⟨*lat*⟩ *Adj*: verträgl., ertragend.

Toleranz ⟨*lat*⟩ *f*: Fähigkeit lebender Systeme (Zellen, isolierte Organe, Makroorganismen), bei wiederholtem o. kontinuierl. Kontakt mit Pharmaka, Alkohol u. Giften innerhalb eines best. Zeitintervalls mit schwächeren biol. Antworten zu reagieren. ↑Gewöhnung, ↑Immuntoleranz, ↑Giftfestigkeit.

Toleranzbereich: Toleranzintervall; Schätzung (↑Schätzen) der Lage eines vorgegebenen Anteils p (z. B. 95 %) einer ↑Wahrscheinlichkeitsverteilung. Dabei werden die Grenzen des T. als ↑Punktschätzungen o. ↑Vertrauensbereiche der ↑Perzentile (z. B. 2,5 %-Perzentil, 97,5 %-Perzentil) der vorgegebenen Verteilung bestimmt. Anwendung statist. ↑Normbereiche.

Toleranzdosis ↑Grenzwerte der Körperdosen.

Toleranzen für Lebensmittel: gesetzl. festgelegte o. als Richtwert empfohlene, höchstzulässige Konzentrationen (duldbare ↑Konzentration) von ↑Additiven u. ↑Kontaminanten in Lebensmitteln. T. f. L. werden aus der ↑Acceptable daily intake der Substanz unter Berücksichtigung von Verzehrsgewohnheiten u. anderen Faktoren abgeleitet.

Toleranzentwicklung: Gewöhnung an Pharmaka, die eine Dosissteigerung nötig macht, um den gewünschten Effekt auszulösen.

Toleranzgrenze: Kohlenhydrattoleranz. In der Diabetologie gebräuchl. Ausdruck. Es ist darunter die Kohlenhydratmenge in der Diabetesdiät (↑Diabetikererzeugnisse) zu verstehen, die den Glykämiespiegel u. die Glukosurie gerade noch im Normbereich belassen. Multifaktorieller Prozeß, Abhängigkeit von Kohlenhydratresorption, Leberfunktion, Insulinsekretion, Insulinwirkung, Insulinresistenz u. Glukoseverwertung. Diagn. stehen versch. ↑Glukosetoleranztests zur Verfügung.

Toleranzstadium: Stadium der chir. Narkose, ↑Narkosestadien.

Toleranztest: nach Gabe einer Testsubstanz wird ihre Konzentration in best. Zeiten im Blut gemessen (z. B. Glukose, Laktose, Vitamin A, Xylose u. a.). Magenentleerung, Resorption, Metabolisierung, Speicherung u. Ausscheidungsgeschwindigkeit über die Nieren (Leber) beeinflussen den Test.

Toleranzwerte, toxikologische: von tierexperimentell ermittelten Schwellenwerten abgeleitete für den Menschen zumutbare Giftkonzentrationen.

Tolerogene: Antigene, die die normale Immuntoleranz gegenüber körpereigenen Bestandteilen aufrechterhalten, indem sie autoreaktive immunkompetente Zellen blockieren.

Tolerogenität ⟨*lat*⟩ *f* ↑Immuntoleranz.

Tollens, Bernhard C. G. (1841–1919), dt. Chem., Göttingen.

Tollens-Probe (nach Bernhard C. G. T.): 1. Pentosehaltiger Harn gibt beim Erhitzen mit Orcin (↑Orcinprobe) bzw. ↑Phloroglucin u. Salzsäure eine Rot- bzw. Violettfärbung; die gleiche Reaktion wird durch Galaktose u. Glukuronsäure hervorgerufen. 2. Glukuronsäurehaltiger

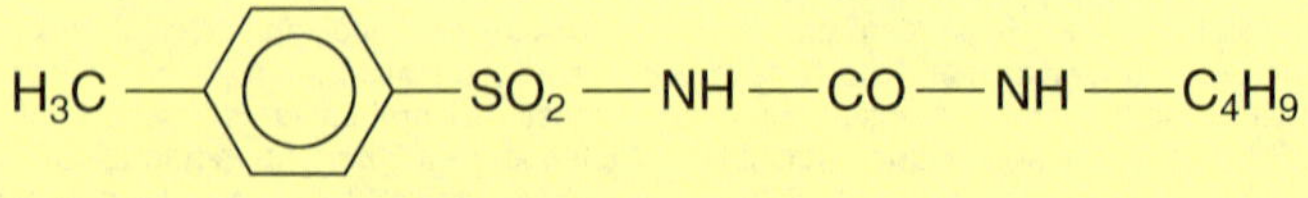

Tolbutamid

Harn gibt beim Erhitzen mit Naphthoresorcin u. rauchender Salzsäure eine violettblaue Färbung, die nach Abkühlen u. Ausschütteln mit Äther sichtbar wird.

Tollkirsche ↑Atropa belladonna.

Tollkrätze ↑Pseudolyssa.

Tollwut: Lyssa, Rabies, Hydrophobie, Hundswut, Wut. **T. des Menschen**: Bedeutendste enzoot.-epizoot.-panzoot. Zooanthroponose; bei Exposition, Verdacht, Erkrankung o. Tod meldepflichtige Infektionskrankheit. Übertragung auf den Menschen durch Kontakt, Biß, Lecken mit virushaltigem Speichel von infizierten Tieren (von Wildtieren vorwiegend Rotfuchs u. Wolf, von Haustieren v. a. Hund u. Katze). Erreger: ↑Tollwutvirus. Inkubationszeit: 2–12 Wochen, gelegentl. 12 Monate. Nach dem Biß erfolgt ein passiver Transport des Virus über die die Infektionsstelle versorgenden peripheren Nerven zu den Spinalganglien u. von diesen aus zum zugehörigen Rückenmarksegment. Der Biß eines tollwütigen Tieres ist deshalb um so gefährlicher, je näher die Bißstelle dem ZNS liegt (Kopf- u. Gesichtsverletzungen), u. desto kürzer ist die Inkubationszeit. Die Wahrscheinlichkeit der Erkrankung steigt je nach Tierart (Katze – Hund – Fuchs – Wolf) u. nach Lokalisation des Bisses u. Tiefe der Bißverletzung. Klin. eine kurze Enzephalitis mit Fieber, Erregungszuständen (Hydrophobie) u. schnell fortschreitender Lähmung. Letalität (für alle Tierarten u. den Menschen, ausgenommen blutsaugende Fledermäuse) unbehandelt 100 %. Nach WHO-Schätzungen ereignen sich jährl. weltweit 500–800 menschl. Todesfälle. Rechtzeitige Behandlung durch ↑Tollwutschutzimpfung als aktiv-passive Simultanimpfung mit Anti-Rabies-Gammaglobulin, schützt vor dem Ausbruch der Erkrankung. Diagn. beim tollwutverdächtigen Tier durch fluoreszenzmikroskop. Nachweis von ↑Negri-Körperchen in Ganglienzellen. **T. der Tiere**: in fast allen Weltteilen verbreitete, virusbedingte Infektionskrankheit vorwiegend der Säugetiere, aber auch der Vögel, die als Zoonose von Bedeutung ist. Ledigl. Australien, die Antarktis u. einige Inselländer (Großbritannien, Irland, Japan) sind tollwutfrei. Man unterscheidet die urbane T. o. Haustiertollwut, bei der in bis zu 90 % der Hund als Hauptwirt beteiligt ist, die silvat. o. Wildtiertollwut, bei der der Fuchs mehr als 70 % der Fälle stellt, u. die Fledermaustollwut, die nur in Rinderherden Süd- u. Mittelamerikas beobachtet wird, bzw. die rasende u. die stille Wut. In Deutschland entfallen etwa 85 % aller Fälle auf Wild- u. nur 15 % auf Haustiere. Die Infektion der Tiere erfolgt fast ausschließl. durch den Biß infizierter Tiere, wobei das Virus mit dem Speichel übertragen wird. Daher können z. B. Katzen, die sich beim arteigenen, ständigen Putzen die Pfoten belecken, das Virus durch Kratzwunden auf Menschen u. Tiere übertragen. Exp. sind weitere Übertragungswege mögl. Bei typ. Verlauf äußert sich die T. in Wesensveränderung, Bewußtseinsstörung, erhöhter Erregbarkeit, Hydrophobie u. nachfolgenden Lähmungen. Natürl. Infektionen führen i. a. zu akuten Erkrankungen mit tödl. Ausgang. Die Inkubationszeit hängt ab von der aufgenommenen Virusmenge, dauert jedoch selten länger als 1–7 Tage. Zum Schutz des Menschen ist am Tier eine schnelle u. sichere Diagn. erforderl., die allerdings bislang nur histol. (zytoplasmat. Einschlußkörperchen an den Ganglienzellen des Ammonshorns, Negri-Körperchen) u. durch Tierversuch mögl. ist. Es stehen heute für Proph. u. Ther. sehr wirksame Tollwutimpfstoffe zur Verfügung. Die Fuchstollwut wird außer durch Jagd durch Schluckimpfungen mit Lebendvakzinen imprägnierte Köder, mancherorts auch durch parenterale Impfung im Bau gefangener Jungfüchse bekämpft.

Tollwutimmunglobulin
↑Anti-Rabies-Gammaglobulin.

Tollwutimmunisierung, aktive: ↑Tollwutschutzimpfung; i. d. R. als ↑Simultanimpfung gleichzeitig mit ↑Anti-Rabies-Gammaglobulin angewendet.

Tollwutimmunisierung, passive: Behandlung mit ↑Anti-Rabies-Gammaglobulin nach schweren Bißverletzungen an Hals, Kopf, Gesicht, Fingern sowie jede Art von Verletzung durch Wildkarnivoren (Wolf, Fuchs, Dachs, Marder); i. d. R. als ↑Simultanimpfung gleichzeitig mit ↑Tollwutschutzimpfung angewendet.

Tollwutimpfschäden: gefürchtete Komplikationen nach ↑Tollwutschutzimpfung; klin. als Meningoenzephalitis, auch Polyradikulitis (Guillain-Barré-Syndrom), evtl. Landry-Paralyse. Die Gefahr von T. ist nach Einführung des Tollwutzellkulturimpfstoffs weitgehend überwunden. ↑Tollwutimpfstoff.

Tollwutimpfstoff: zunächst als Tollwuthirnimpfstoff (Fermi-Impfstoff, Hempt-Impfstoff) verwendete Aufschwemmung von in Glycerol gelagerter, Virus-fixe-haltiger Schafhirnsubstanz nach Äthervorbehandlung (Entfernung der Hirnlipide) u. Phenolinaktivierung. Heute durch Tollwutzellkulturimpfstoff ersetzt, der auf menschl. Diploidzellen (HDCS-Tollwutimpfstoff) o. auf prim. Hühnerembryofibroblasten (PCEC-Tollwutimpfstoff) kultiviertes, betapropiolaktoninaktiviertes, gereinigtes u. konzentriertes Tollwutvirus (Virus-Gisce-Stämme Pitman-Moore bzw. Flury Lep) enthält. Tollwutzellkulturimpfstoffe zeigen eine bessere Immunogenität u. bessere lokale u. allg. Verträglichkeit.

Tollwutprophylaxe: Maßnahmen zur Verhinderung von Tollwut. **1.** Präexpositionelle T.: proph. präexpositionelle ↑Tollwutschutzimpfung gefährdeter Personen (u. a. Jäger, Förster, Waldarbeiter, Tierärzte, Laborpersonal) u. Tiere (z. B. Hunde, Katzen, Pferde, Rinder im grenzüberschreitenden Verkehr) mit Tollwut-Zellkultur-Impfstoff (↑Tollwutimpfstoff). **2.** Postexpositionelle T.: aktiv-passive Simultanimpfung nach erfolgter Infektion o. bei starker Exposition (z. B. kopfnahe o. große Bißverletzungen, Belecken der Schleimhaut o. Verletzungen bei immunsupprimierten Pat.) durch passive (↑Anti-Rabies-Gammaglobulin) u. aktive Immunisierung (Tollwutschutzimpfung). Bei Hautkontakt o. geringfügigen Bißverletzungen an anderen Körperstellen erfolgt die T. evtl. nur durch aktive Immunisierung.

Tollwutschutzimpfung: Die erste T. wurde 1885 durch Louis Pasteur mit infiziertem getrockneten Kaninchenrückenmark (↑Virus fixe) durchgeführt. T. erfolgt heute wegen besserer Verträglichkeit mit Tollwutzellkulturimpfstoff (↑Tollwutimpfstoff) als ↑Inkubationsimpfung des Menschen nach Kontakt mit tollwutverdächtigen Tieren (Biß- u. Kratzverletzung, Belecken, Speichelinfektion), möglichst mit gleichzeitiger Gabe von ↑Anti-Rabies-Gammaglobulin (aktiv-passive Simultanimpfung). T. ferner zur präexpositionellen Grundimmunisierung gefährdeter Berufsgruppen. ↑Tollwutprophylaxe. ↑Tollwutimmunisierung, aktive; ↑Tollwutimmunisierung, passive.

Tollwutvirus: Rabiesvirus; Virusart der Gattung ↑Lyssavirus. Vorkommen: 1. bei europ. Wildtieren (↑Hauptwirt Fuchs). 2. bei außereuropäischen Wildtieren: Stinktier, Waschbär, Fledermaus (3 Hauptwirte in Nordamerika), Mungo, Schakal; 3. bei Haustieren (Hauptreservoir in Südamerika, Asien, Afrika: Hund). Übertragung auf Menschen durch Tierspeichel (Biß, Kontakt). Krankheit: ↑Tollwut; weltweit, außer Inselländer der Antarktis, Australien, Großbritannien, Irland, Japan. ↑Virus fixe.

Tolnaftat: Antimykotikum zur lokalen Anwendung.

Tolosa-Hunt-Syndrom: schmerzhafte Ophthalmoplegie durch unspezif., nichtinfektiöses, eosinophiles, paraselläres Granulom, das sehr gut auf Kortikosteroide anspricht. Hemikranieller o. periorbitaler Schmerz, Sensibilitätsverluste der oberen beiden Trigeminusäste, leichter Exophthalmus sind mögl. Kann auch Optikusscheiden infiltrieren u. Augenabschnitte des Sympathikus beteiligen.

Tolperison: zentrales Muskelrelaxans (myoneuraler Block). Symptomat. wirksam bei multipler Sklerose, Myelopathien u. postenzephalit. spast. Zuständen.

Toluen: Methylbenzen; organ. Lösungsmittel. ZNS-Toxizität wie Benzen (↑Benzol), Knochenmarktoxizität.

Toluidinblau: 3-Amino-7-dimethylamino-2-methylphenothiazinylium-chlorid, Toloniumchlorid; Antidot bei Vergiftungen mit methämoglobinbildenden Agenzien. Mikroskopierfarbstoff (↑Toluidinblau-Färbung).

Toluidinblau-Färbung: zytochem. Verfahren in der Hämat. zum Nachweis von Mukopolysacchariden. Die Spezialgranula der Blutbasophilen u. Gewebemastzellen enthalten Heparin u. Heparinvorstufen, d. h. Mukopolysaccharid-Schwefelsäureester, färben sich mit Toluidinblau infolge ↑Metachromasie rotviolett, die anderen Zellen stellen sich graublau dar.

Toluol ↑Toluen.

Tomatin: Steroidalkaloid der Tomate. In grünen Tomaten in größerer Konzentration vorkommend als in reifen Früchten; toxikol. dem Solanin ähnl., chem. aber anders aufgebaut.

Tomes, Sir John (1815–1895), brit. Zahnarzt, London.

Tomes-Faser (nach Sir John T.): Processus dentinoblasti; Zellfortsatz des ↑Dentinoblasten, der im Dentinkanälchen (Tubulus dentinalis) liegt u. zeitlebens existiert. Abb.

Tomes-Fortsatz (nach Sir John T.): Processus enameloblasti; Sekretfortsatz des ↑Enameloblasten aus Schmelzmatrix in der Enamelogenese, der zum Schmelzprisma wird. ↑Odontogenese.

Tomes-Körnerschicht (nach Sir John T.): die im Wurzeldentin nahe der Dentin-Zement-Grenze gelegene Schicht von ↑Interglobularräumen zwischen im Ggs. zum Kronendentin wesentl. kleineren ↑Kalkosphäriten des ↑Globulardentins. Abb.

Tomographie: Planigraphie, Stratigraphie; Röntgenaufnahmeverfahren, das eine in der Dicke u. Tiefenlage wählbare Körperschicht weitgehend frei von Überlagerungen durch Strukturen, die außerhalb der Schichtebene liegen, darzustellen gestattet (Schichtaufnahmeverfahren). Die unterschiedl. Bez. sind histor. bedingt u. rühren von Gerätenamen her. Das Prinzip der T. beruht auf der Verwischung aller unter o. über der abzubildenden Körperschicht liegenden Strukturen durch eine gekoppelte Bewegung von Röhre u. Film. Das Objekt bleibt meist unbewegt. Nur die Strukturen der in der Nähe der Drehpunktebene liegenden Schicht werden dabei scharf abgebildet. Je größer der Abstand der Objektdetails von dieser Ebene, desto stärker werden sie verwischt. Durch Verlagerung der Drehpunktebene kann die gewünschte

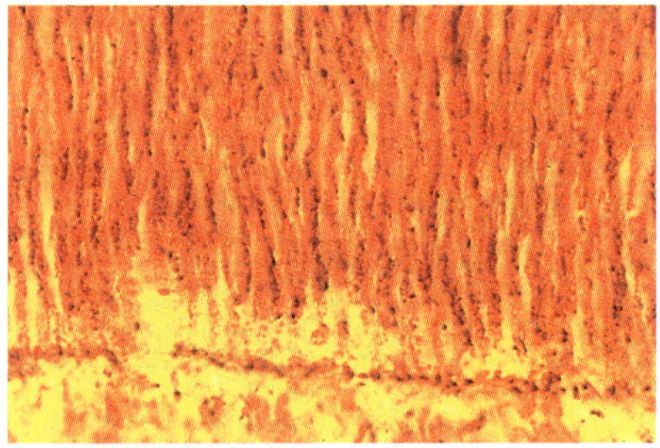

30

Tomes-Faser. Zahnschnitt, Färbung nach Schmorl; die T. (braun) laufen parallel zueinander in den Dentinkanälchen.

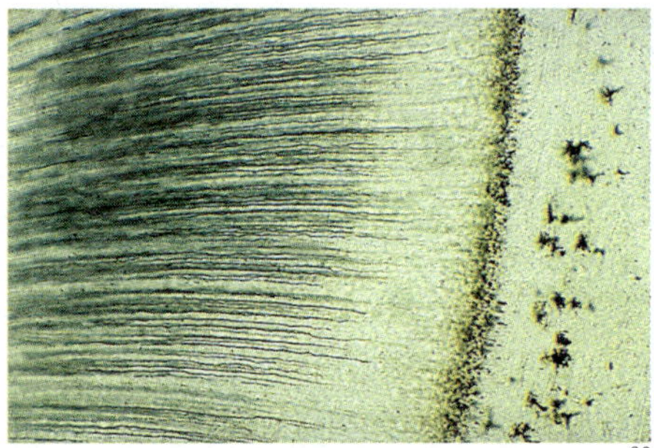

30

Tomes-Körnerschicht. Zahnschliff; zwischen Dentin (links, mit parallelen Kanälchen) u. Zement (rechts) liegt die T.

Schichttiefe (Lage der abzubildenden Ebene), gewählt werden. Je größer der ↑Schichtwinkel ist, desto kleiner ist die Dicke der abgebildeten Objektschicht (Schichtdicke). Neben geradliniger Röhrenbewegung (lineare Verwischung) sind mehrdimensionale Bewegungsformen übl. Gebräuchl. sind Kreis, Ellipse, Hypozykloide u. Spirale. Die Bewegungsform beeinflußt die Verwischung u. die Aufnahmedauer. Kompliziertere Bewegungsformen erfordern längere Zeiten. Allg. liegen die Aufnahmezeiten im Bereich einiger Sekunden; das ist ein Vielfaches der in der Röntgendiagnostik i. a. übl. Zeiten. Die auf Verwischung beruhende T. bildet i. a. Ebenen parallel zur Längsachse ab (Longitudinalschicht). Die techn. ebenfalls seit Jahrzehnten realisierte Transversaltomographie hat sich in der ursprüngl. Form wegen ungenügender Abbildungsgüte nicht durchgesetzt. Sie wird heute ausschließl. als ↑Computertomographie durchgeführt. Abb.

Tomomanie ⟨*gr*⟩ *f*: Sucht, operiert zu werden o. zu operieren.

Tomometrie: Gewinnung von Meßwerten aus Computertomogrammen. Dazu gehören z. B. Abstände, Lagebeziehungen, Dichtewerte in wählbaren Regionen u. deren Streuung.

Tomsik-Syndrom: Ossidesmosis atlantooccipitalis retrocondylica. Reduktion der Kopfbeweglichkeit, Irritation des 1. Zervikalnerven mit Parästhesien infolge Verknöcherung des lateralen Rands der Atlantookzipitalmembran.

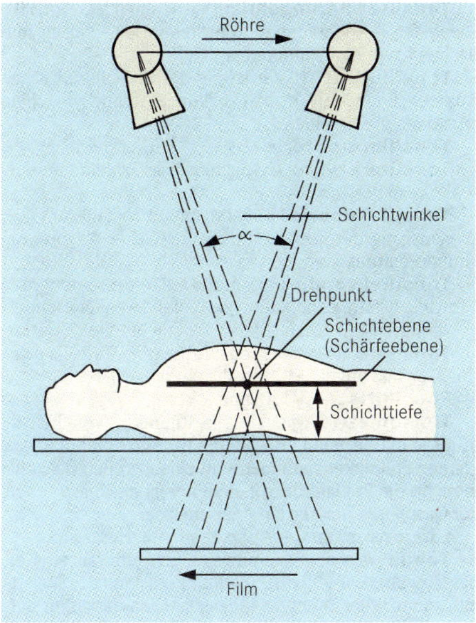

Tomographie. Funktionsschema

Ton: 1. Neben Klang u. Geräusch, eine der drei mögl. Schallarten. Bei einem T. haben alle Schallfeldgrößen wie Schalldruck, Schallschnelle einen sinusförmigen Verlauf. Einem T. entspricht genau eine Frequenz bzw. eine Wellenlänge (Analogie zum monochromat. Licht). 2. Feinkörniges mineral. natürliches ↑Peloid.

Tonegawa, Susumu (geb. 1939), japan. Biol., San Diego/USA, Basel, Cambridge/USA. 1987 Nobelpreis für Med./Physiol. „für seine Entdeckung der genetischen Grundlagen für das Entstehen des Variantenreichtums der Antikörper".

Tonen: Überführen des Bildsilbers photograph. Schichten in gefärbte Verbindungen o. das Herauslösen des Bildsilbers u. Anfärbung der ursprüngl. durch Silber gedeckten Stellen mit bas. organ. Farbstoffen. Das T. kann zur Veränderung der opt. Dichte (Abschwächung o. Verstärkung) vorgenommen werden o. zur Erzielung best. Farbtöne. Das T. erfolgt entweder direkt (Einbadverfahren) o. nachdem das Bildsilber im Bleichbad in Silberferrocyanid überführt wurde. Angewendet werden S (braun), Se, Au bei Papier, Fe u. Cu bei Negativen. Bei der ↑Xeroradiographie erfolgt die Bildübertragung von den Selenplatten auf Papier o. Folie durch Bestäuben der Platte mit einem Toner (Kunststoffpulver).

Tonerde, essigsaure: enthält in wäßriger Lösung das bas. Aluminiumacetat $Al(OH)(CH_3COO)_2$; Liquor aluminii acetici.

Tonfrequenzspektrometer: Gerät zur Ermittlung der in einem Tongemisch enthaltenen Frequenzen. Nach akust.-elektr. Wandlung wird das zu analysierende Signal den parallelgeschalteten Eingängen eines elektron. Filtersatzes zugeleitet, deren Ausgangssignale jeweils mit einem rotierenden Schalter o. elektron. abgetastet (ca. 20 Abtastungen pro Sekunde) u. auf dem Bildschirm einer Oszillographenröhre als amplitudenproportionale, senkrechte, nebeneinanderstehende Spektrallinien dargestellt werden.

Tonga ⟨*polines*⟩ *f* ↑Frambösie.

Tongrenzen: Frequenzen von Sinusschallschwingungen, die den Hörbereich begrenzen. ↑Gehörsinn.

Tonhaltedauer: Länge der Exspiration beim Phonieren. Durchführung: langsam nach tiefer Einatmung in mittlerer Sprechtonlage mit mittlerer Lautstärke die Vokale „a" o. „o" phonieren; durchschnittl. max. Phonationszeit bei Frauen 22,5, bei Männern 30,0 s.

Toni, Giovanni de (1896–1973), ital. Päd., Genua.

Toni-Debré-Fanconi-Syndrom (nach Giovanni de T., Robert D. u. Guido F.) ↑Fanconi-Syndrom, renales.

tonisch ⟨*lat*⟩ *Adj*: 1. ***Pharmaz.:*** tonisierend, stärkend. 2. ***Physiol.:*** den Tonus betreffend.

tonisieren: den Tonus (Spannung) verbessern, kräftigend wirken.

Tonlücke: Ausfallerscheinungen innerhalb des Hörfelds durch krankhafte Veränderungen einzelner Stellen in der Basilarmembran. ↑Lamina basilaris.

Tönnchenwurm: Peitschenwurm, ↑Trichuris trichiura. Eier sind tönnchenförmig.

Tonnen-Karzinom: Zervixhöhlenkarzinom, das den Zervikalkanal tonnenförmig auftreibt.

Tonofibrillen ⟨*lat*⟩ *f Pl*: intrazelluläre ↑Fibrillen in Epithelzellen, die an den Desmosomen enden.

Tonofilamente: 5–10 nm dicke, nichtkontraktile Mikrofilamente der Epithelzellen, die aggregiert Tonofibrillen bilden. ↑Filamente.

Tonographie: ein über längere Zeit (4 min) auf die Hornhaut des liegenden Pat. aufgesetztes Schiötz-Tonometer preßt durch sein Eigengewicht von 16,5 g vermehrt Kammerwasser durch das Trabekelwerk. Bei gesundem Auge ist der Abflußwiderstand gering, es fließt somit viel Kammerwasser ab, u. der Druck sinkt rasch. Beim ↑Weitwinkelglaukom ist der Abflußwiderstand erhöht, u. es fließt weniger Kammerwasser ab.

Tonometer: 1. Gerät zur Messung des Augendrucks. Impressionstonometer (nach Schiötz): Ein bekanntes Gew. drückt die Hornhaut ein. Je niedriger der ↑Augeninnendruck ist, um so mehr wird die Hornhaut eingedellt. Das Ausmaß der Impression kann auf einer Skala abgelesen werden. Da bei dieser Methode das Bulbusvolumen verändert wird, mißt man nicht den Ausgangsdruck p_o, sondern den Druck, der während der Impression herrscht (p_t). Die Differenz wird von der Rigidität beeinflußt, deren Koeffizient mit der Differentialtonometrie bestimmt wird. (Tonometrie mit 2 versch. Auflagegewichten). Diesen Fehler vermeiden weitgehend die Applanationstonometer: durch Aufpressen eines bekannten Gew. wird die Hornhaut abgeflacht (Maklakoff-Kalfa), o. sie wird durch ein variables Gew. auf eine konstante Fläche planiert (Goldmann). Je niedriger die Tension, um so größer die Applanationsfläche. Das Goldmann-Tonometer wird in Verbindung mit der Spaltlampe benutzt. Das Elektrotonometer ist ein Impressionstonometer mit dem Prinzip der Induktion. 2. Elektromechan. o. elektromagnet. bewegte Schüttelvorrichtung zur Beschleunigung der Gasaufnahme in eine Flüssigkeit entspr. dem Partialdruck außerhalb der Flüssigkeit. Bei der Blutgasanalyse werden Mikrotonometer für Blutproben im Mikroliterbereich eingesetzt, um für Meßzwecke definierte Gasdrucke zu erzeugen. 3. Elektron. Blutdruckmeßgerät, das mit einem Druckmeßwandler arbeitet, der die durch

Pulsation verursachten sehr kleinen Dehnungen u. Stauchungen u. die daraus resultierenden Widerstandsänderungen eines Halbleiterdehnmeßstreifens ausnutzt (Druckänderungen werden in elektr. Spannungsänderungen umgewandelt). Der Wandler wird z. B. wie beim Pulsfühler auf dem Unterarm befestigt, u. auf einem Oszillographen wird die Druckkurve aufgezeichnet. Ein im Gerät eingebauter Mikroprozessor berechnet Pulsfrequenz u. Durchblutung. Bei Abweichungen des Blutdrucks von einem Sollwert löst das T. ein Signal aus. Es wird insbes. zur kontinuierl. Drucküberwachung eingesetzt.

Tonometrie: Messung des Augendrucks, der im Mittel 15–16 mmHg (2,2 kPa) mit Grenzen zwischen 10 u. 20 mmHg (1,4 u. 2,8 kPa) beträgt. Werte zwischen 22 u. 25 mmHg (2,0 u. 3,3 kPa) müssen den Verdacht auf Glaukom erwecken, Werte über 25 mmHg (3,3 kPa) kommen bei weniger als 0,05 % der Gesunden vor, sind also ein wichtiger Glaukomhinweis. ↑Glaukom, ↑Tonometer. Ständige Druckerniedrigung (unter 10 mmHg) ist Zeichen der Phthisis bulbi.

Tonsilla ⟨*lat*⟩ *f*: Mandel; sek. peripheres, lymphoides Organ, das zum ↑MALT gehört. Die Tonsillen bilden den lymphat. ↑Waldeyer-Rachenring, sie haben enge morpho-funktionelle Beziehung zum Epithel: Durchdringungszone des Epithels mit Lymphozyten u. Vergrößerung der Antigeneintrittspforte (Epithel) durch Krypten der Schleimhaut. Struktur des lymphoiden Gewebes: sehr deutl. lymphoide Sekundärknötchen (Nodulus lymphoideus secundarius) mit hellem Keimzentrum (Centrum germinale) u. dunklem Mantel (Corona). Letzterer ist epithelwärts kappenförmig verdickt, enthält dort B-Gedächtniszellen. Sie stimulieren bei Antigenkontakt die Proliferation von Immunoblasten im Keimzentrum. Die entstandenen Immunozyten bilden am entgegengesetzten Pol des Keimzentrums dessen dunkle Zone u. differenzieren sich dort zu Plasmazellen, die Antikörper bilden. In den zwischen den Noduli gelegenen Zellsträngen überwiegen T-Lymphozyten.

Tonsilla lingualis: Zungenmandel; Tonsille am Zungengrund mit flachen, unverzweigten Krypten u. mehrschichtigem unverhorntem Plattenepithel.

Tonsilla palatina: Gaumenmandel; Tonsille zwischen den Gaumenbögen mit tiefen, verzweigten Krypten u. mehrschichtig unverhorntem Plattenepithel. Abb.

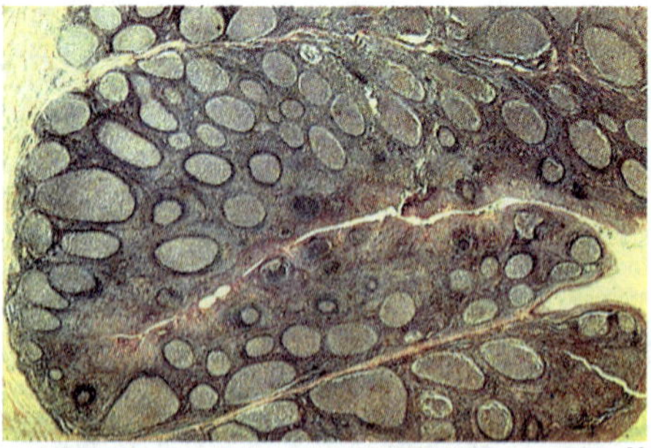

30

Tonsilla palatina. Histologischer Schnitt, HE-Färbung; unter dem Epithel der Krypten liegt lymphatisches Gewebe mit Sekundärknötchen.

Tonsilla pharyngealis: Rachenmandel, Tonsilla adenoidea (↑Adenotomie); Tonsille am Rachendach mit flachen Krypten u. Flimmerepithel.

Tonsillarbucht: Vertiefung der 2. Schlundtasche. Aus den Endoderm- u. umgebenden Mesenchymzellen entstehen die Tonsillen.

Tonsillardiphterie ⟨*lat + gr*⟩ *f* ↑Diphtherie.

Tonsillarkrypte: Crypta tonsillae; Schleimhauteinsenkung in der Tonsilla.

Tonsilla tubaria: Tubenmandel; Tonsille am Rachenausgang der Tuba auditiva mit flachen Krypten u. Flimmerepithel.

Tonsillektomie ⟨*lat*⟩ *f*: operative Entfernung der ↑Tonsilla palatina. Indikation bei rezidivierender Mandelentzündung (↑Angina). ↑Sluder-Tonsillektomie.

Tonsillen: Mandeln; Tonsilla tubarina, Tonsilla palatina, Tonsilla lingualis u. Tonsilla pharyngealis.

Tonsillitis ⟨*lat*⟩ *f* ↑Angina.

Tonsometrie ⟨*gr*⟩ *f*: Bestimmung von Partialdrucken in Gasen u. Flüssigkeiten bei Äquilibration eines kleinen Flüssigkeitsvolumens mit einem großen Gasvolumen, bis die Partialdrücke in der Flüssigkeitsphase denen der Gasphase entsprechen. ↑Gasanalyse.

tonsurans ⟨*lat*⟩ *Adj*: scherend, z. B. Herpes t.

Tonus ⟨*lat*⟩ *m*: Spannungs- o. Erregungszustand eines Gewebes. Unwillkürl. Spannungszustand der Skelettmuskulatur, der reflektor. über das Gammasystem aufrechterhalten wird (neurogener T.). Bei der glatten Muskulatur gibt es außerdem einen durch Schrittmacherzellen der Muskulatur selbst erzeugten T. (myogener T.), z. B. der Magen-Darm-Muskulatur (↑Muskelgewebe). Der T. in den glatten Muskeln der Arterien, des Samenleiters u. der Iris hingegen ist neurogen über das vegetative Nervensystem gesteuert. Tonuserhöhung bei Pyramidenbahnläsion (spast. Lähmung o. Schädigung im extrapyramidalen System (↑Rigor). Pathol. herabgesetzter T. bei Hinterwurzel- o. Kleinhirnschädigung.

Tonusbandage: an Rumpf u. Beinen angebrachte, aus Gurten bestehende Bandage, die dem Pat. bei Fehlen der Tiefensensibilität (Tabes dorsalis) das Laufen ermöglicht.

Tonus, labyrinthärer ↑Stellreflexe.

Tonusverlust, affektiver ↑Kataplexie.

Tonverschmelzung: Eigenschaft des Gehörs, Tonstöße, die mit einer best. Zeitfolge abgegeben werden, als kontinuierl. Ton zu empfinden. ↑Flimmerverschmelzungsfrequenz.

Ton, weißer ↑Bolus alba.

Tooth, Howard H. (1856–1925), brit. Neurol., Brighton.

Topalgie ⟨*gr*⟩ *f*: örtl. umschriebene Schmerzempfindung.

Topektomie: operative Ausschaltung best. Hirnrindenareale als psychochirurg. o. Epilepsieeingriff.

Tophi syphilitici: syphilit. Exostosen; im Tertiärstadium auftretende chron. ossifizierende Periostitis syphilitica des Schädeldachs.

Tophus ⟨*gr*⟩ *m*: Gewebeablagerungen von Mononatriumurat in der Subkutis u. a. bindegewebereichen Organen sowie im Knochen. Spezif. für ↑Arthritis urica. Weichteiltophus: meist multipel stecknadelkopf- bis erbsengroße, vereinzelt auch größere T., bes. Lokalisationen sind Ohren, seltener Hände, Füße, Ellenbogen u. a. Sehnen, Sehnenscheiden, Bursen. Scharf begrenzt, derb bis körnig, von gelber bis kreidiger Farbe, meist schmerzfrei,

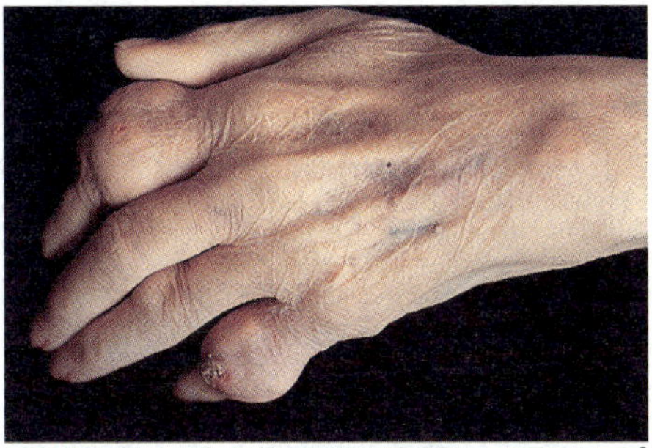

9

Tophus. Gichttophi an Fingergelenken bei Arthritis urica

können gelegentl. ulzerieren. Knochentophus: multiple, runde o. ovale T. mit meist scharfer Begrenzung („ausgestanzt"), teilweise auch unscharf. Können zentral, kortikal, gelenknahe liegen, dann auch die Kortikalis zerstören (↑Usur). Bevorzugter Sitz: Epiphysen der Finger- u. Zehengelenke. Abb.

Topik ⟨*gr*⟩ *f*: Lehre von den Lagebeziehungen der einzelnen Organe im Organismus zueinander. ↑Topographie.

topisch ⟨*gr*⟩ *Adj*: örtl.; t. Anwendung von Arzneimitteln: Wirkort u. Applikationsort sind ident.

topo- ⟨*gr*⟩ *Präfix*: Ort-, örtl.

Topochemie: Lokalisierung best. chem. Vorgänge u. Stoffwechselabläufe (↑Enzymketten u. ↑Stoffwechselzyklen) in einzelnen Zellorganellen: Atmungskette, Zitratzyklus, Betaoxidation u. Teile des Ornithinzyklus in den Mitochondrien; Proteinsynthese in den Ribosomen, DNA- u. RNA-Synthese im Zellkern; Glykolyse, Pentosephosphatzyklus, Fettsäuresynthese u. Teile des Ornithinzyklus im Zytosol.

Topogenese: Ausbildung des embryonalen Bauplans.

Topographie: Beschreibung des Ortes u. der Lage einzelner Regionen u. Organe im Gesamtorganismus. ↑Anatomie.

Topoisomerasen ↑DNA-Topoisomerasen.

Toposkopie: Registrierverfahren der elektr. Potentialschwankungen der Großhirnrinde (↑Elektroenzephalographie), wobei von vielen, mind. 50, auf engem Raum (z.B. 3 · 3 cm) auf der Hirnrinde angeordneten Kontaktelektroden gleichzeitig abgeleitet wird. Jeder einzelnen Elektrode ist ein Punkt auf dem Leuchtschirm eines ↑Kathodenstrahloszillographen zugeordnet, der je nach Potentialhöhe versch. Helligkeit annimmt. Photographie des Schirmbildes o. Weiterverarbeitung zur Korrelationsanalyse in einem Computer.

Torasemid: Sulfonylharnstoffderivat, das als ↑Diuretikum (Schleifendiuretikum) eingesetzt wird.

TORCH: aus den Anfangsbuchstaben der häufigsten Erreger pränataler ↑Infektionen gebildetes Akronym. T: Toxoplasmose; O: engl. others, andere Krankheitserreger (Varicella-Zoster-Virus, Mumps- o. Coxsackieviren, HIV u. a.); R: Rubeola; C: Zytomegalievirus (↑Zytomegalie); H: Herpes-simplex-Virus.

Torf: zur Herstellung von ↑Moorbädern u. ↑Moorpackungen verwendete Grundsubstanz, die in Hoch- o. Niedermooren durch Verwitterung organ. Substanzen unter Luftabschluß entstanden ist. T. zählt zu den natürlichen ↑Peloiden mit der größten ↑Wärmehaltung bei ↑Normalkonsistenz. An chem. Substanzen sind bituminöse Stoffe, ↑Huminsäuren, östrogene Wirkstoffe, Pectine, Gerbstoffe, Eiweißstoffe u. häufig auch Schwefel enthalten.

torisch ⟨*lat*⟩ *Adj*: Oberfläche eines Körpers, der durch Rotation eines Kreises entsteht, wenn die Drehachse nicht durch den Kreismittelpunkt geht. T. Linsen haben astigmat. Wirkung ohne die Nachteile von ↑Zylindergläsern.

Torkildsen-Drainage ↑Aquäduktdrainage.

Torkontrolle: teilweise o. vollständige Blockierung afferent geleiteter Erregungen aus Rezeptoren durch absteigende Nervenbahnen übergeordneter Gebiete des ZNS o. durch andere afferente Fasern. Die T. beruht auf einer präsynaptischen ↑Hemmung. ↑Schmerzverdeckung.

Tormina ⟨*lat*⟩ *n Pl*: subjektive Beschwerden, Schmerzen.

Tornisterlähmung ↑Rucksacklähmung.

Torovirus: Virusgattung der Fam. ↑Coronaviridae. Vorkommen bei Huftieren u. Fleischfressern; verursachen v.a. bei Säuglingen u. Kleinkindern Enteritis.

Torpedoöl ↑Triorthokresylphosphat.

torpid ⟨*lat*⟩ *Adj*: schlaff, träge, langsam, empfindungslos, vermindert erregbar, unbeeinflußbar (z.B. Krankheitsverlauf, Geschwür).

Torpidität ⟨*lat*⟩ *f*: Verlangsamung u. Verminderung der psych. Abläufe, verminderte Reagibilität.

TORP-Prothese: *Abk* für engl. Total Ossicular Replacement Prosthesis; poröse Kunststoffsäule aus Polyäthylen zur Überbrückung eines Gehörknöchelchendefekts bei hörverbessernder Operation. ↑Ohrprothese, ↑Mittelohrimplantate, ↑Alloplastik.

torquieren ⟨*lat*⟩: drehen, verdrehen.

Torr: veraltete Maßeinheit des Drucks. Entspricht der Einheit ↑mmHg (in der Med. neben der SI-Einheit Pa noch zugelassen).

Torsio ⟨*lat*⟩ *f*: Drehung, Verdrehung.

Torsion ⟨*lat*⟩ *f*: Verdrehung eines Knochens o. eines Skelettabschnitts in sich (Verwringung). T. eines Wirbelsäulenabschnitts bei Skoliose. Verdrehung des Schenkelhalses zur Femurschaftachse: ↑Antetorsion, Retrotorsion.

Torsionsbruch ↑Drehbruch.

Torsionsdystonie: Ziehen-Oppenheim-Krankheit; herabgesetzter Muskeltonus, dyston. Dauerhaltung mit Überstreckung in den Gelenken.

Torsio uteri: Achsendrehung der Gebärmutter, hervorgerufen durch Geschwülste der Gebärmutter u. der Eierstöcke, auch spontan mögl.

Torticollis congenitus ⟨*lat*⟩ *m*: Caput obstipum musculare, ↑Schiefhals.

Torticollis ocularis: Kopfschiefhaltung zum Ausgleich von Doppelbildern beim Lähmungsschielen, bes. bei der Trochlearisparese (M. obliquus superior).

Torticollis spasticus: spast. Schiefhals, extrapyramidal-dystone Bewegungsstörungen mit Verdrehung u. Fehlhaltung des Kopfs. Die hyperkinet.-dyston. Störungen betreffen v.a. den M. sternocleidomastoideus der einen u. den M. trapezius sowie die Halsmuskeln der anderen Seite.

Tortuositas vasorum ⟨*lat*⟩ *f*: T. v. retinae; starke Schlängelung der Netzhautgefäße, die meist auch etwas erweitert sind. Angeborene Veränderung auf genet. Grundlage. Den Fehlbildungen zuzuordnen. Kein pathognomon. Wert. DD abzugrenzen von hyperton. u. arteriosklerot. Veränderungen u. von Stauungszuständen.

Torula: veraltete Gattungsbezeichnung für einige Hefen. T. histolytica, ↑Cryptococcus neoformans.

Torulopsidose ↑Candidose.

Torulopsis: nicht mehr existierende Gattung der ↑Hefen, die Arten der Gattung T. (z. B. T. glabrata u. T. famata) gehören in die Gattung ↑Candida.

Torus ⟨*lat*⟩ *m*: Wulst.

Torus levatorius: Levatorwulst; unterhalb des Ostium pharyngeum tubae auditivae sichtbare Vorwölbung der Rachenschleimhaut, bedingt durch den ↑Musculus levator veli palatini.

Torus mandibularis ⟨*lat*⟩ *m*: symmetr. Hyperostose auf der lingualen Seite des Unterkieferkörpers.

Torus palatinus ⟨*lat*⟩ *m*: Gaumenwulst; variabler, vorwiegend aus Spongiosa bestehender Knochenwulst bds. der Sutura palatina mediana. Ausbildung mit der Geschlechtsreife. Bei Frauen häufiger.

Torus tubarius: Vorwölbung des Tubenknorpels am Hinterrand des Ostium pharyngeum tubae auditivae.

Toscana-Virus: Virusart der Gattung ↑Phleboviren, das in Italien, Spanien, Portugal u. auf Zypern bei Rindern, Schafen, Eichhörnchen u. Waldmäusen vorkommt. Erstisolierung 1980 in der Toskana (Italien). Übertragung auf Menschen durch Sandmücken (↑Phlebotominae). Mögl. Krankheit: Meningitis.

TOS-Syndrom: *Abk* für engl. ↑Thoracic-outlet-Syndrom.

Totalatelektase: ↑Atelektase einer gesamten Lungenhälfte. Röntg. durch eine homogene Verschattung einer Lungenseite mit Verziehung des Mediastinums in Richtung der T. charakterisiert.

Totalendoprothese: künstl. Ersatz eines Gelenks mit Pfanne u. Kopf. ↑Alloarthroplastik.

Totalerhebung: Erhebung, bei der alle Elemente (Beobachtungseinheiten) einer endl. ↑Grundmenge in die Untersuchung einbezogen werden. Ggs. Stichprobenerhebung (↑Stichprobe).

Totalexstirpation: vollständige operative Entfernung eines Organs.

Totalkapazität: totale Lungenkapazität. Intrapulmonales Gasvolumen nach max. aktiver Inspiration. ↑Spirogramm.

Totalprothese: totale Prothese; in der Zahnmed. schleimhautgetragene Prothese der kompletten Zahnreihe eines Kiefers.

Totalreflexion: ein Sonderfall der ↑Refraktion. Beim Übergang eines Lichtbündels aus einem opt. dichteren Stoff in einen opt. dünneren wird das Lichtbündel vom ↑Einfallslot weg gebrochen. Deshalb gibt es einen Grenzwinkel, für den der Brechungswinkel 90° beträgt. Fällt Licht unter einem größeren Winkel als der Grenzwinkel ein, so wird es vollständig an der Grenzfläche beider Stoffe nach dem ↑Reflexionsgesetz gespiegelt. Die T. wird bei der Konstruktion von ↑Lichtleitern für die Endoskopie ausgenutzt.

Totalskoliose: einbogige ↑Skoliose, die sich über Brust- u. Lendenwirbelsäule erstreckt.

Totalstar, angeborener ↑Cataracta congenita totalis.

Totenflecke: Livores; sicheres Zeichen des Todes neben der ↑Totenstarre. Durch die Blutsenkung nach dem Tode erfolgende Verfärbung der Haut an den abhängigen Partien; normal blaugrau, bei CO-Vergiftungen hellrot, bei Methämoglobinvergiftung graubraun usw.; erst wegdrückbar, später infolge Eindickung des Blutes (Hämokonzentration) nicht mehr. T. können in den ersten Stunden nach dem Tode nach Umwenden der Leiche noch wandern (Umlagerungstotenflecke).

Totenkälte: Algor mortis. Leichenkälte.

Totenkranzarterie: Corona mortis; Ursprung der A. obturatoria aus der A. epigastrica inferior als häufige Variation (20 %). Da das Gefäß die Gegend des Anulus femoralis passiert, besteht die Gefahr einer Verletzung bei Operationen von Femoralhernien. Das brachte der Arterienvarietät die Bez. T. ein.

Totenlade: knöcherne Einmauerung eines Knochensequesters bei chron. ↑Osteomyelitis.

Totenschein: Urkunde, die den ärztl. Nachweis des eingetretenen Todes eines Menschen, der Todeszeit, der Todesart u. der Todesursache bestätigt.

Totenstarre: Leichenstarre, Rigor mortis; Starrwerden der Körpermuskulatur durch Anhäufung von Säuren (bes. Milchsäure u. Phosphorsäure) in der Muskulatur, die eine Quellung des Muskeleiweißes bewirken. Die T. beginnt 6–8 h nach dem Tode am Kopf u. schreitet nach unten fort (sog. ↑Nysten-Gesetz). Die Lösung der T. verläuft in gleicher Reihenfolge u. ist in Abhängigkeit von der Außentemperatur meist nach 48–60 h beendet.

Totenstarre, kataleptische: Totenstarre, die im Moment des Todeseintritts auftritt u. den Körper in der Stellung fixiert, die er bei Todeseintritt innegehabt hat. Bisherige Beobachtungen eines solchen Vorgangs sind umstritten, möglicherweise bestehen Zusammenhänge zur sog. ↑Enthirnungsstarre (sehr selten). Setzt eine Schädigung des Stammhirns in der Umgebung des Nucleus ruber voraus.

Totenstille: Sistieren der Darmgeräusche bei der ↑Auskultation bei paralyt. ↑Ileus.

Totes Meer: zwischen Jordanien u. Israel gelegener, salzhaltiger, abflußloser Mündungssee des Jordan. Ther. Klima mit vermehrter UV-Strahlung u. Bädern in dem hochkonzentrierten Salzwasser (Tab.). Diese Kombination ist i. S. der Sole-Photo-Therapie bes. bei Psoriasis vulgaris u. anderen Hauterkrankungen wirksam. Tab.

Totgeburt: liegt vor, wenn das Kind nach der Trennung vom Mutterleib keine Lebenszeichen (Herzschlag, Atmung, Pulsation der Nabelschnur) aufweist u. mehr als 1 000 g wiegt. Es besteht standesamtl. Meldepflicht. Unter 1 000 g: Abort. In etwa 2 % erfolgt das Absterben vor Beginn des Geburtsvorgangs. Ursachen sind intrauterine Erkrankungen des Feten (Fetopathien), schwere pränatale Infektionen (z. B. Syphilis, Listeriose, Toxoplasmose) o. mütterl. Diabetes mellitus, Übertragungen,

Totes Meer: Salzgehalt im Vergleich zu dem anderer Meere

Region	Salzgehalt in %
Atlantischer Ozean	
25° Breite	3,7
Nordsee u. Skagerrak	3,3
Kattegat u. Sund	1,6
Ostsee bei Gotland	0,7
Schwarzes Meer	1,8
Mittelmeer bei Kreta	3,9
Rotes Meer, nördl. Teil	4,0
Stiller Ozean	3,5
Totes Meer	bis 33

Gestosen, Nabelschnur- u. Plazentakomplikationen o. schwere Schädigung durch den Geburtsakt.

Toti, Addeo (1861–1935), ital. Ophth., Florenz.

Totimpfstoff: abgetötete (inaktivierte) Bakterien- u. Virusimpfstoffe.

Toti-Operation (nach Addeo T.): Dakryozystorhinostomie, Operation bei Stenose o. Verschluß des Ductus nasolacrimalis (postsakkale Stenose), bei der der Tränensack durch ein Knochenloch in der Fossa sacci lacrimalis mit der Nasenschleimhaut anastomosiert wird. ↑West-Operation.

Totraumatmung: Totraumventilation; der Teil der Gesamtventilation, der nicht unmittelbar zur Elimination von CO_2 aus der Lunge beiträgt. Besteht v. a. aus dem Gasvolumen der oberen Luftwege u. des zentralen Tracheobronchialbereichs. Die T. errechnet sich aus der Differenz von Gesamtventilation u. alveolärer ↑Ventilation.

Totraum, respiratorischer: Anteil der Atemwege, der nicht am Gasaustausch mit dem Blut teilnimmt (150–200 ml). Anat. Totraum: zuführende Atemwege von Mund bzw. Nase bis zu den Alveolen. Physiol. Totraum: anat. Totraum zuzügl. Luft aus den Alveolen, die nicht durchblutet werden, u. Luft aus Alveolen, deren Blut bereits arterialisiert ist. Bestimmung aus exspirator. u. art. CO_2-Partialdruck; ↑Ventilationskoeffizient.

Totraumventilation: Produkt aus physiol. Totraum u. ↑Atemfrequenz, ↑Totraumatmung.

Totraumvergrößerer: Gerät zur Durchführung von Atemgymnastik, bei dem über Mundstücke wechselnder Größe eine wählbare Vergrößerung des Totraums erreicht werden kann, die die Pat. zu einer erhöhten Atemleistung anregt. Wird teilweise in der postoperativen Periode angewandt u. beugt der Entstehung von Atelektasen vor.

Totschlag: vorsätzl. Tötung eines Menschen ohne die strafschärfenden Merkmale des ↑Mordes.

Tötung auf Verlangen: In der BRD geltendes Recht lautet: „1. Ist jemand durch das ausdrückliche u. ernstliche Verlangen des Getöteten zur Tötung bestimmt worden, so ist auf Freiheitsstrafe von sechs Monaten bis zu fünf Jahren zu erkennen. 2. Der Versuch ist strafbar." (StGB).

Tötungsdelikte: allg. Bez. für vorsätzl. Tötung eines Menschen, z. B. ↑Mord, ↑Totschlag.

Tötungsdelikte, sexuell motivierte: früher als Lustmord bezeichnete Tötung eines Menschen mit sexueller Stimulation u. evtl. Befriedigung des Täters durch die Tat, ggf. als sexuelle Deviation. Von den s. m. T. sind die häufiger vorkommenden Tötungen des Opfers nach Notzuchtverbrechen zur Zeugenbeseitigung u. unbeabsichtigte Todesfälle i. R. von Sexualkontakten zu unterscheiden.

Totvakzine ↑Totimpfstoff.

Totzeit: 1. ***Nuklearmed.:*** Zeit, die bei ↑Geiger-Müller-Zählrohren u. ↑Szintillationsdetektoren zwischen 2 registrierbaren Impulsen vergehen muß (10^{-4}–10^{-6} s). Während der T. ist der Strahlungsdetektor unempfindl. Durch die T. verringert sich die Anzahl der registrierten Signale im Verhältnis zu der Anzahl der erwarteten Signale. Bei der ↑Gammakamera können bei sehr hohen Zählraten falsche Ortssignale entstehen („Geisterbilder"). **2. *Bionik:*** zeitl. Verzögerung des Einsatzes bei Regelvorgängen.

touchieren ⟨*frz*⟩: Untersuchung mit dem tastenden Finger o. Ätzung einer Wunde. Am Auge: Ätzung mit Ätzstift o. Austupfen der Schleimhaut (z. B. Bindehautsack) mit Tupfer, der mit Silbernitratlösung getränkt ist.

Touhy-Nadel: Lumbalkanüle mit Mandrin, deren Spitze gering abgebogen ist, um das Einführen eines epiduralen o. intraduralen dünnen Katheters zu ermöglichen.

Touraine, Albert (1883–1961), frz. Dermat., Paris. ↑Dysplasie, anhidrotische ektodermale.

Touraine-Solente-Golé-Syndrom (nach Albert T., G. S. u. L. G.): Pachydermoperiostose; genet. bedingte, nur beim männl. Geschlecht auftretende, in der Jugend beginnende Pachydermie mit Cutis gyrata an Handflächen, Fußsohlen, behaartem Kopf u. Gesicht, Hyperplasie der Talgdrüsen, symmetr. Hyperostosen u. Osteophyten, Auftreibung von Fingern u. Zehen, Uhrglasnägeln.

Tourette-Syndrom: tic-artige Zuckungen der Gesichts- u. Halsmuskulatur kombiniert mit ↑Koprolalie u. anderen Zwangshandlungen auf organ. Grundlage, auch bei plötzl. Absetzen von Neuroleptika beobachtet.

Tournay, Auguste (1878–1969), frz. Ophth.

Tournay-Zeichen (nach Auguste T.): physiol. Anisokorie bei extremen Seitwärtsblick (Mydriasis am abduzierten, Miosis am adduzierten Auge).

Tourniquetsyndrom ⟨*frz*⟩: Muskelzellschädigung u. ausgedehntes Ödem nach Abschnürung einer Extremität über die 3-Stunden-Grenze. Klin. Bild wird durch Hämokonzentration, Hypovolämie, Hyperkaliämie, Azidose u. Myoglobinurie bestimmt. Gefahr des irreversiblen Schocks mit akutem Nierenversagen. Abschnürverbände nach Verletzungen sollten nur bei nicht erhaltungsfähigen Extremitäten angelegt werden.

Tourniquetversuch: Funktionsprüfung der tiefen Beinvenen bei Varikosis. Am stehenden Pat. werden unterhalb des Kniegelenks Tourniquets angelegt, so daß die Krampfadern stark gestaut werden. Entleeren sich die Venen beim liegenden Kranken u. erhobenem Bein, ist der tiefe Abfluß frei. Bei blockierten tiefen Venen bleiben die Varizen prall gefüllt.

Towey-Krankheit ↑Ahornrindenkrankheit.

tox- ⟨*gr*⟩ *Präfix*: Gift betreffend, giftig.

Toxalbumie ⟨*gr + lat*⟩ *f Pl*: Albumine (Phytotoxine) mit Giftwirkung. Hierzu gehört z. B. das Rizin des Samens der Rizinuspflanze (↑Ricinus communis). Es bewirkt Agglutination der Blutkörperchen.

Toxic factor ⟨*engl*⟩ ↑Verbrennungstoxin.

Toxic goitre ⟨*engl*⟩ *n*: Bez. für eine ↑Hyperthyreose mit Struma.

Toxicology Data Bank: *Abk* TDB; Datenbank der ↑National Library of Medicine, die für On-line-Recherchen genutzt werden kann. TDB enthält zu 4 100 Substanzen (1988) chem., biol., pharmak. u. toxikol. Fakten u. Daten, die aus wissenschaftl. Publikationen extrahiert wurden.

Toxic-shock syndrome ⟨*engl*⟩ ↑TSS.

Toxic-shock syndrome toxin ⟨*engl*⟩ ↑TSST.

Toxidermie ⟨*gr*⟩ *f*: Hautausschlag durch exogene o. endogene Einwirkung eines Schadstoffs. Exogen durch hautreizende Stoffe wie Säuren, Alkalien, Brennessel usw. Endogen i. S. des ↑Exanthems. Bei äußerl. Kontakt sind die Hauterscheinungen auf den Ort der Einwirkung beschränkt u. sind meist rot, bläschen- o. pustelförmig.

Toxiferin: curareartiges Alkaloid ohne med. Bedeutung.

Toxifizierung ↑Giftung.

Toxikokinetik: Lehre von den quantitativen Reaktionen zwischen tox. Substanz u. Organismus, insbes. von zeitl. Bedingungen u. Verteilung der Wirkung.

Toxikologie: Wissenschaft von den schädigenden Wirkungen der ↑Pharmaka auf biol. Systeme (Giftwirkung) sowie deren Verhütung u. Behandlung.

Toxikologie, forensische: befaßt sich mit der chem.-analyt. Untersuchungsmethode von bekannten Stoffen u. der chem. Suchtestung unbekannter Stoffe, insbes. für gerichtl. Zwecke, zum Giftnachweis in biol. Material bei Vergiftungen o. Untersuchung giftverdächtiger Funde.

Toxikologie, klinische: Unterbegriff der Arzneimitteltoxikologie. Gegenstand der k. T. sind die zufällig bei ther. Anwendung o. bei der Erstanwendung neuer Arzneistoffe beim Menschen (humanpharmakolog. Untersuchungen der Stufen I u. II) auftretenden, unerwünschten tox. Wirkungen. Die wissenschaftl. Bearbeitung der akuten u. chron. Vergiftung umfaßt die Aufklärung der Ursachen, pharmakokinet. Aspekte u. die Möglichkeiten der ↑Detoxikation. Auch epidemiol. Fragen (Vergiftungshäufigkeiten usw.) gewinnen an Bedeutung. Als Serviceleistungen der k. T. sind der toxikol. Auskunfts- u. Beratungsdienst, der Arzneistoffnachweis im Serum u. a. biol. Material sowie i. w. S. die klin. Detoxikationsmaßnahmen zu verstehen.

Toxikomanie: krankhaftes Verlangen nach Suchtmitteln, Psychopharmaka, Sedativa/Hypnotika, Analgetika. ↑Drug dependence.

Toxikometrie: Teilgebiet der prophylakt. Toxikologie. Aufgabe der T. ist die quantitative Bestimmung von Toxizität u. Gefährlichkeit. Sie hat v. a. Bedeutung für die Begründung hyg. Normen zur Begrenzung von Schadstoffgehalten in der (Arbeits-)Umwelt des Menschen auf ein für die Gesundheit unschädl. Maß (z. B. ↑MAK u. ↑MIK).

Toxikose: **1.** ***Allg.:*** Krankheit durch exo- o. endogene tox. Substanzen. **2.** ***Päd.:*** Coma dyspepticum, Salzverlustintoxikation, ↑Dehydratation. Schweres (Magen-Darm-)Krankheitsbild im frühen Kindesalter mit vergiftungsähnl. Erscheinungen (Schock). Ätiol.: Bakterien (Escherichia coli, Shigellen, Staphylokokken), Viren u. a. Klin. Sympt.: Fieber, Bewußtseinsminderung, anfangs Unruhe, schrilles Schreien, später Apathie, große, starre Augen, seltener Lidschlag, tiefe (Kussmaul-)Atmung, Krampfneigung, Krämpfe, Hyper- bzw. Hypotonie der Muskulatur, „Fechterstellung" der Arme. Flüssigkeits- u. Elektrolytinfusion wirken lebensrettend. ↑Toxikose.

Toxin ⟨*gr*⟩ *n*: Giftstoff von Mikroorganismen, Pflanzen o. Tieren mit best. Inkubationszeit u. spezif. u. antigener Wirkung. ↑Endotoxine, bakterielle, ↑Ektotoxine.

Toxinämie: Überschwemmung des Blutes mit Giften, insbes. Bakteriengiften, z. B. bei Diphtherie. ↑Bakteriämie.

Toxine, erythrogene: Dick-Toxine, Streptococcal pyrogenic exotoxins (SPE), Streptococcal exotoxins; vom amerik. Ehepaar Dick beschriebene, ausschließl. durch Streptococcus pyogenes (Strep. der Gruppe A) gebildete Toxine, die zur Exanthembildung bei Scharlach u. Erysipel führen. Bisher sind 3 e. T. serol. unterscheidbar (Typ A – Mol. Gew. 28 000 D; Typ B [=Proteaseprecursor] – Mol. Gew. 44 000 D; Typ C – Mol. Gew. 25 000 D). Sie induzieren durch ihre mitogene Aktivität die Bildung von ↑Lymphokinen, in deren Folge es zum Exanthem kommt. E. T. sind außerdem pyrogen; sie verstärken die Wirkung von bakteriellen ↑Endotoxinen um das 10 000fache, wirken immunsuppressiv, erhöhen die Membranpermeabilität, sind zytotox., in hoher Konzentration letal. Antikörper gegen e. T. verhüten keine erneute A-Streptokokkeninfektion, können aber ein Exanthem unterdrücken, so daß zwar mehrfache Infektionen vorkommen, ein Scharlach (gekennzeichnet durch das Exanthem) i. d. R. aber nur einmal auftritt.

Toxin, erythrogenes ↑Scharlachtoxin.

toxisch ⟨*gr*⟩ *Adj*: giftig. Eigenschaften von Stoffen, biol. Systeme in definierten Dosen zu schädigen.

Toxisterin: in ultraviolettbestrahlten Ergocalciferollösungen auftretende stark tox. Substanz.

Toxizität ⟨*gr*⟩ *f*: **1.** Giftigkeit, Vorhandensein giftiger Bakterienprodukte (bakterielle ↑Endotoxine, ↑Ektotoxine); Bedeutung für die Prüfung auf Unschädlichkeit. **2.** Eigenschaft eines Pharmakons, in best. Dosen stoffspezif. biol. Systeme zu schädigen. ↑Tests, toxikologische.

Toxizität, absolute: Maß für die Giftigkeit einer Substanz. An sich nimmt Toxizität mit der Dosis des Schadstoffs zu. Toxizitätskriterien: Letalität, Organtoxizität (Leber, Blut, Herz-Kreislauf-System, Nervensystem, Haut), Kanzerogenität, Mutagenität, Embryotoxizität, Modifikation der Toxizität einer Substanz durch die Applikationsroute (↑oral, ↑inhalativ, perkutan, i. v., i. p., s. c.). Beispiele für Toxizitätsklassifizierung bei oraler Applikation (mittlere letale Dosis in mg/kg Körpergewicht): <15 = äußerst tox.; 15–150 = hoch tox.; 150–1 500 = mäßig tox.; >1 500 = wenig tox. Die Toxizität ist somit umgekehrt proportional der Dosis, die einen best. tox. Effekt nach akuter o. chron. Einwirkung auslöst. Bei kumulierenden Substanzen (z. B. Schwermetalle) steht meist nicht akute Toxizität, sondern chron. Toxizität im Vordergrund.

Toxizitätsäquivalente: *Abk* Teq, TE, TEQ; Angaben der relativen Toxizität der Einzelverbindungen aus der Gruppe der polychlorierten Dibenzodioxine u. -furane im Verhältnis zur Verbindung mit der höchsten Toxizität, dem 2,3,7,8-Tetrachlor-Dibenzo-p-Dioxin.

Toxizitätsdaten: Angaben über die Toxizität von Substanzen.

TOXLINE: *Abk* für Toxicology Information On Line. Datenbank der ↑National Library of Medicine, genutzt als Magnetbanddienst bzw. für On-line-Recherchen. T. besteht aus 13 kleineren Datenbanken versch. Herkunft u. enthält insges. 750 000 Literaturnachweise toxikol. Arbeiten (Literaturnachweise vor 1974 bilden die gesonderte Datenbank TOXBACK).

Toxocara canis ⟨*gr + lat*⟩ *f*: Hundespulwurm; Vertreter der ↑Ascarididae (↑Nematoda). Männchen bis 10 cm, Weibchen bis 18 cm lang, mit 3 dreilappigen Lippen, ohne Zwischenlippen, Zervikalflügel relativ breit. Eier 75–80 µm, fast rund, dickschalig mit rauher Oberfläche; Kosmopolit. Entwicklung direkt (↑Geohelminthen), im ↑Endwirt ↑Blut-Lungen-Weg; Adulte im Dünndarm von Hund, Fuchs u. a. Fleischfressern; Infektion beim Hund vorwiegend pränatal-diaplazentar; Zoonoseerreger; im nicht adäquaten Wirt (z. B. Mensch) Phänomen der ↑Larva migrans.

Toxocara mystax: Toxocara cati, Katzenspulwurm; Vertreter der ↑Ascarididae (↑Nematoda). Männchen bis 6 cm, Weibchen bis 10 cm lang, Zervikalflügel kurz u. sehr breit, Eier 65–75 µm; Entwicklung ähnl. der von ↑Toxocara canis, Infektion jedoch vorwiegend laktogen. T. m. kann beim Menschen ↑Larva migrans verursachen.

Toxocara-Ophthalmie: Augenerkrankung durch Infektion mit Larven (Larva migrans) von ↑Toxocara canis. Äußert sich entweder in peripherer exsudativer Netzhautablösung mit radiären Falten, die vom nekrot. Wurm ausgehen, o. in chorioretinit. Herd im Bereich des hinteren Poles. Entzündl. Veränderungen beginnen erst nach Absterben der Larven. Nekrot. Larve wird von vielen Eosinophilen umgeben.

Toxocariasis ⟨*gr*⟩ *f* ↑Larva migrans, ↑Toxocara canis.

Toxogonin: ↑Obidoxim, ein ↑Cholinesterasereaktivator.

Toxoide ⟨*gr*⟩ *f Pl*: durch Formalinzusatz u./o. vorsichtige Erwärmung auf 39–41 °C entgiftete ↑Toxine, die ihre immunogenen Eigenschaften, d. h. die antitoxinstimulierende Wirkung behalten. Sie sind die stoffl. Grundlage der ↑Toxoidimpfstoffe.

Toxoidimpfstoffe: meist parenteral zu applizierende Toxoide (Diphtherietoxoid, Tetanustoxoid) zur Erzeugung einer aktiven antitox. humoralen Immunität gegen die Toxine der jeweiligen Infektionserreger (Diphtheriebakterien, Tetanusklostridien).

Toxomykose ⟨*gr*⟩ *f*: Közepezy; in Ungarn bei Landarbeitern beobachtete Lungenerkrankung. Hervorgerufen durch Einatmung von Getreidestaub, der stark von Pilzmyzelien (Sphaceloteca Sorghi-Line-Clinton) besetzt ist.

Toxon ⟨*gr*⟩ *n*: nach P. Ehrlich der die Giftwirkung eines ↑Toxins hervorrufende Bestandteil des Moleküls (Diphtherietoxin, Tetanustoxin).

Toxoplasma gondii ⟨*gr*⟩ *f*: weltweit verbreiteter Vertreter der ↑Sporozoea (Protozoa). Intrazellulärer euryxener Parasit bei zahlreichen Vertebraten, einschl. Mensch, mit fakultativem Zweiwirtezyklus. Im Endwirt (Katze u. a. Feliden) im Darmepithel zunächst ungeschlechtl. Vermehrung (Endopolygenie), dann geschlechtl. Vermehrung (Gamogonie), Entstehung von ↑Oozysten; exogene Phase mit ↑Sporulation. Nach Aufnahme infektiöser Oozysten o. Zysten durch Endwirt o. Zwischenwirte (z. B. Mensch) wiederholte, schnell ablaufende ungeschlechtl. Vermehrung (Endodyogenie) in versch. Organzellen (z. B. retikuloendotheliales System, ZNS), Entstehung von Endozoiten (Tachyzoiten). Danach Bildung von Zysten (bis 300 µm groß) in Gehirn, Herz, Muskulatur, Uterus; in diesen langsame Vermehrung mit Entstehung von Zystozoiten (Bradyzoiten, mehrere tausend je Zyste). Infektion von End- u. Zwischenwirten durch orale Aufnahme zystenhaltigen Fleischs. Beim Menschen neben oraler Schmutzinfektion (Oozysten) u. oral-alimentärer Infektion (Zysten im Fleisch) auch diaplazentare Übertragung mögl. Die ↑Toxoplasmose kann je nach Wirtsart u. beim Menschen in Abhängigkeit vom Lebensalter unterschiedl. Verlaufsformen zeigen.

Toxoplasmenfetopathie ↑Fetopathia toxoplasmotica.

Toxoplasmin ⟨*gr*⟩ *n*: Antigene von Toxoplasma gondii, die im ↑Frenkel-Test diagn. angewendet werden.

Toxoplasmose ⟨*gr*⟩ *f*: enzoot.-epizoot., von Tieren auf Menschen übertragbare, zykl. Infektionskrankheit mit Meldepflicht. Erreger Toxoplasmen (↑Toxoplasma gondii). Infektionsquelle u. Übertragung durch Kontakt mit (akut erkrankten) Tieren, Genuß von rohem, zystenhaltigem Fleisch (Zystenträger als Zwischenwirt, geschlechtl. Vermehrungsformen im Darm der Katze als Endwirt). Vorkommen als erworbene postnatale T. o. während der akuten Infektion in der Schwangerschaft (Parasitämie der Mutter) als transplazentare Infektion des Feten mit Parasitämie u. Organbefall: **angeborene konnatale T.**, sog. Fetopathia toxoplasmotica mit Hepatosplenomegalie, Myokarditis, Chorioretinitis u. Meningoenzephalitis, die zu intrazerebralen Verkalkungen u. zu bleibenden Schäden führen kann. Die Inkubationszeit bei der **erworbenen T.** beträgt etwa 2–4 Wochen, auch länger. Bei Erstinfektion zunächst eine lokale Erregervermehrung mit Herdnekrose, Einbruch in die Lymph- bzw. Blutbahn u. Generalisierung, Organbefall mit Vermehrung in den Zellen, Pseudozystenbildung u. latenten Infektionen, entweder als (serol. erfaßbare), klin. meist latente Toxoplasmeninfektion o. als fieberhafte (grippale) Lymphadenose, v. a. des Halses o. die (seltenere) schwere **viszerale T.** (als pulmonal-kardiale thorakale Form o. als hepatosplenale abdominale Form, beide Formen mit ungünstigerer Progn.), o. die seltene **zerebrale T.** (lang dauernde Meningoenzephalitis mit Dauerschäden), auch als T. des Auges (Iridozyklitis, Chorioretinitis, Uveitis). Eine bestehende Infektionsimmunität ist durch die Anwesenheit von Pseudozysten im Wirtsgewebe charakterisiert. Zu einer Reaktivierung einer T., häufig mit Enzephalitis u. intrakranieller Raumforderung, kann es i. R. anderer Grunderkrankungen (z. B. Leukämie) o. Immunschwäche (z. B. bei immunsuppressiver Ther. o. ↑AIDS) kommen. Diagnostik: Serodiagnostik, bei zerebraler Sympt. Computertomographie. Ther. z. B. mit Sulfonamiden, Pyrimethamin, Trimethoprim, Atovaquon. Abb.

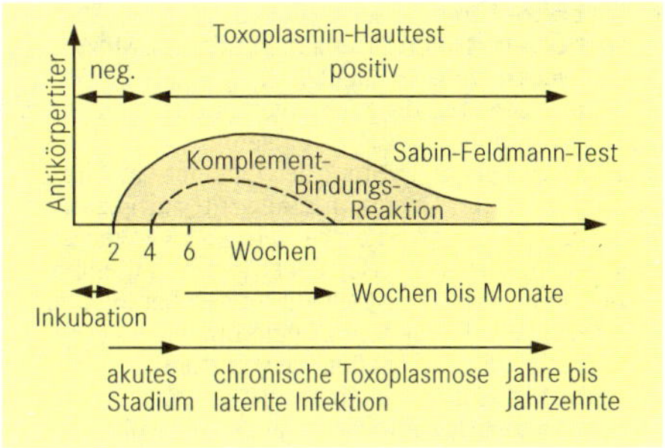

Toxoplasmose des Menschen.
Verlauf u. Antikörperkurven

Toxotoxin: Toxin von Toxoplasmen. Durch Weinman u. Klatchko (1950) erstmals im zentrifugierten Peritonealexsudat mit ↑Toxoplasma gondii infizierter Mäuse nachgewiesen, wahrscheinl. tox. Metabolite; bedeutsam v. a. bei Lokalisation von Toxoplasmen im ZNS.

Toynbee, Joseph (1815–1866), brit. Otol., London. Erzielte wesentl. Ergebnisse in der Erforschung der Physiol. des Ohrs, in Klinik u. Pathol. der Ohrenerkrankungen, einschl. der Tubenfunktion.

Toynbee-Versuch (nach Joseph T.): Prüfung der Tubendurchgängigkeit. Durch Schlucken bei zugehaltener Nase wird bei durchgängiger Tube ein Unterdruck in der Paukenhöhle, otoskop. an der Trommelfelleinziehung sichtbar, erzeugt.

tPA: *Abk* für engl. tissue plasminogen activator; ↑Plasminogenaktivatoren.

TPE-Gruppe: *Abk* für Typhus-Paratyphus-Enteritis-Gruppe; ↑Salmonella.

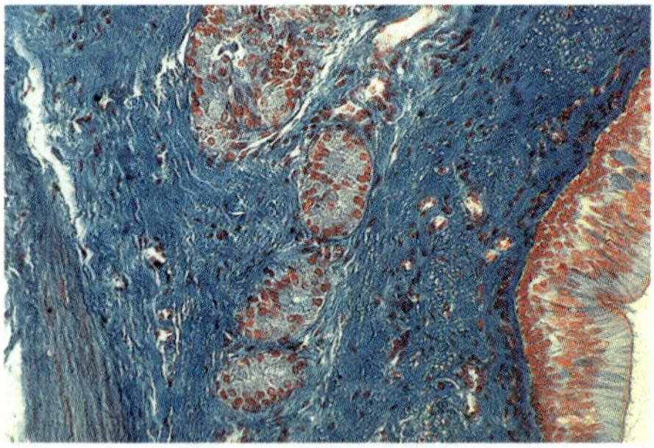

30

Trachea (Abb. 1). Histologischer Schnitt, Azanfärbung; Ausschnitt aus dem Paries membranaceus mit glatter Muskulatur

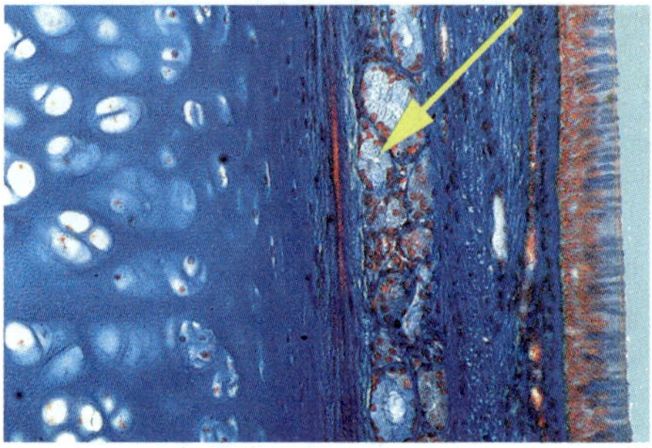

30

Trachea (Abb. 2). Histologischer Schnitt, Azanfärbung; Ausschnitt aus der Wand mit Knorpelspange, rechts Bindegewebe mit Drüsen (Pfeil) u. Flimmerepithel

TPHA-Test: *Abk* für ↑Treponema-pallidum-Hämagglutinationstest.

TPI-Test: *Abk* für ↑Treponema-pallidum-Immobilisationstest. ↑Nelson-Test.

TPP: *Abk* für ↑Thiaminpyrophosphat.

TPPS: *Abk* für Thorax-Pelvis-Phalangen-Syndrom. ↑Jeune-Syndrom.

Trabecula ⟨*lat*⟩ *f*: Trabekel, Bälkchen.

Trabeculae carneae: in die Innenräume der Herzventrikel vorspringende Muskelbalken.

Trabeculae corporis: schwammartiges Gerüstwerk des Harnröhrenschwellkörpers des Penis.

Trabeculae corporum cavernosorum: zahlreiche netzförmig angeordnete Bälkchen aus Bindegewebe u. glatter Muskulatur in den Schwellkörpern von Penis u. Klitoris.

Trabecula septomarginalis: Muskelleiste, die vom Septum interventriculare zum re. Herzrand zieht u. kaudal die Ausströmungsbahn der re. Herzkammer gegen die Einströmungsbahn abgrenzt.

Trabecula splenica: Trabecula lienis, Milzbälkchen; Bindegewebegerüst der ↑Milz, mit der Kapsel verbunden. Dazwischen liegt die Milzpulpa (Pulpa splenica). Beim Menschen enthalten die T. s. nur einzelne glatte Muskelzellen, während Tiere mit Speichermilz (z. B. Hund, Pferd) in den T. s. viel glatte Muskelzellen zur aktiven Entleerung des Milzblutvolumens enthalten.

Trabeculum corneosclerale ⟨*lat*⟩ *n*: veraltet für Pars corneoscleralis des ↑Reticulum trabeculare.

Trabekel ↑Trabecula.

Trabekelarterie: Arteria trabecularis; ↑Milz.

Trabekelblase ↑Balkenblase.

Trabekelektomie: sehr verbreitete antiglaukomatöse Operation (von Cairns eingeführt), bei der unter einem Skleralappen ein Stück der Kammerwinkelregion exzidiert wird. Der Operationserfolg tritt auch dann ein, wenn ein mehr skleral o. korneal gelegenes Gewebestück herausgeschnitten wird. Der Effekt beruht auf einer Filtration. Die Skleradecke ist ein wirkungsvoller Infektionsschutz, wie er z. B. bei der nur eine Bindehautdecke benutzenden ↑Elliot-Trepanation nicht besteht.

Trabekelvene: Vena trabecularis; ↑Milz.

Trabekuloplastik ↑Lasertrabekuloplastik.

Tracer ⟨*engl*⟩: Radionuklid o. Radiopharmakon, das in gewichtsloser o. nahezu gewichtsloser Menge (↑trägerfrei) bei Verteilungsuntersuchungen, sog. Tracerkinetik, eingesetzt wird. Da sich im Organismus radioaktive ↑Isotope wie ihre physiol. vorkommenden stabilen Isotope verhalten, können verteilungskinet. Spurenelementuntersuchungen Einblicke in Stoffwechselvorgänge unter physiol. Bedingungen geben wie z. B. bei der ↑Ferrokinetik. ↑Doppeltracertechnik.

Tracermethode ↑Doppeltracertechnik, ↑Isotopenverdünnungsmethode.

Trachea ⟨*gr*⟩ *f*: Luftröhre. ***Anat.:*** 10 – 13 cm langer, vom Ringknorpel bis zur Bifurcatio tracheae (↑Bifurkation) reichender Abschnitt der Luftwege. In die elast. Wand sind 16 – 20 hufeisenförmige Knorpelspangen so eingelagert, daß deren Bogen nach vorn gerichtet ist. Der hintere bindegewebig-muskulöse Teil wird als Paries membranaceus bezeichnet. ↑Bronchialbaum. ***Histol.:*** Schichten: 1. Schleimhaut (Tunica mucosa respiratoria): a) Epithelium: scheingeschichtetes Säulenepithel mit Flimmern u. Becherzellen, b) Lamina propria mucosae: lockeres Bindegewebe mit seromukösen Glandulae tracheales u. zum BALT gehörenden lymphat. Solitärknötchen (↑MALT). 2. Tunica fibromusculocartilaginea: fibröser Anteil aus faserreichem Bindegewebe der zwischen 2 übereinander liegenden Knorpelspangen gelegenen Ligamenta annularia, muskulöser Anteil aus glatter Muskulatur des M. trachealis im dorsalen Teil der T. (Paries membranaceus), knorpeliger Anteil aus hyalinem Knorpel, der im ventralen u. lateralen Teil der T. gelegenen Knorpelspangen (Cartilagines tracheales) liegt. 3. Tunica adventitia aus lockerem Bindegewebe. Abb. 1 u. 2.

Trachealabriß: Trachealruptur; gefährl. Trachealverletzung infolge stumpfer Traumen. Führt zur Erstickung, Transport in Knie-Ellenbogen- bzw. seitl. Kopftieflage zur Vermeidung einer Blutaspiration. Chir. Versorgung durch Naht o. Anastomose.

Trachealagenesie: Fehlen der Trachea zwischen ↑Larynx u. Bifurkation. Angeborenes Fehlen der Trachea ist selten u. kommt in Verbindung mit Lungenagenesie u. Kehlkopfagenesie vor. Postnatal nicht lebensfähig.

Trachealatresie: angeborenes Fehlen des Trachellumens, total o. partiell. Trachea endet unterhalb des Larynx u. beginnt wieder kurz vor der Bifurkation. Beide Enden durch Bindegewebestrang verbunden.

Trachealdivertikel: Aussackungen der Trachea. Echte Divertikel sind angeboren u. stellen kurze, meist nach re. zeigende, überschüssige Bronchien aus der Trachea dar. Endet der Bronchus nicht blind, sondern geht in Lungengewebe über, spricht man von ↑Trachealllappen der Lunge. Falsche Divertikel sind erworben: ↑Tracheozele.

Trachealersatz: wird alloplast. o. durch Homoiotransplantation durchgeführt.

Trachealfistel: Verbindung der Luftröhre mit der Körperoberfläche (z. B. Restzustand nach ↑Tracheotomie) o. mit anderen Hohlorganen (z. B. ↑Ösophagotrachealfistel).

trachealis ⟨*gr*⟩ *Adj*: zur Luftröhre gehörend.

Trachealkanüle: spez. geformtes Rohr aus Weichgummi, Kunststoff o. Metall, das nach der Durchführung einer Tracheotomie die Atmung unter Umgehung des Kehlkopfs u. des Rachenraums ermöglicht. Die in versch. Größen gefertigten Trachealkanülen haben i. d. R. aufblasbare Manschetten zum Abdichten.

Trachealkollaps: atmungsbedingte Verengung der Luftröhre infolge Erweichung der Knorpelspangen (↑Tracheomalazie) nach Schilddrüsenoperation.

Trachealkompressionsstenose: reine Luftröhrenkompressionsstenosen im zervikalen Bereich; zumeist Strumafolge.

Trachealllappen: angeborene Lappungsanomalie der Lunge. Von der Trachea geht oberhalb der Hauptbronchien ein Bronchus ab, der im Lungengewebe endet. Dieses bildet eine „apikale akzessor. Lunge". Es handelt sich um einen überzähligen Bronchus o. um den selbständig entspringenden, apikalen Segmentbronchus des Oberlappens. Endet der Bronchus blind: ↑Trachealdivertikel.

Trachealnaht: Einnähen der Trachea nach querer Durchtrennung am Unterrand eines Trachealknorpels bei der Laryngektomie in die Haut mittels Erweiterungsnähten am Übergang zur Pars membranacea.

Trachealrekonstruktion: Deckung größerer Knorpeldefekte der Trachea nach Verletzungen, insbes. nach Perichondritiden. Durch Hautlappen, auch bei Spezialippenbildung, nicht mögl. (inspirator. Einziehung der Hautplastikdecke), sondern Versteifung des Lappens durch Knorpelstück (Rippenknorpel, konservierter Knorpel) o. Knochenspan (Crista iliaca, Tibia), an der geplanten Entnahmestelle zur Einheilung gebracht, später als Schwenk- o. Rollappen auf das Laryngostoma verbracht. Kunststoffe möglichst vermeiden.

Trachealrinne ↑Trachealstenose.

Trachealruptur ↑Trachealabriß.

Trachealspülung: Gewinnung von Tracheobronchialsekret zur bakt. Untersuchung. ↑Bronchiallavage.

Trachealstenose: Einengung des Trachealquerschnitts mit Behinderung der Ventilation. Kann durch intratracheale Prozesse, z. B. Tumoren, narbig-entzündl. Stenosen u. extratracheale Kompression, z. B. durch Mediastinaltumoren, entstehen. Bei stärkeren Stenosen wegen Atemnot Behandlung erforderl., Bougierung, Einlegen von Platzhaltern (sog. Stents), ↑Trachearesektion.

Trachealstenose, angeborene: Verengung des Trachealllumens. Es gibt lokale Einengungen, denen Schleimhautfalten o. Defekte der Trachealknorpel, auch ringförmige Trachealknorpel zugrunde liegen u. die enge Neugeborenentrachea stenosieren. Eine andere Form besteht in der kontinuierl. Verschmälerung der Luftröhre zur Bifurkation hin. Im Ggs. zu den lokalen Verengungen, entsteht der 2. Typ infolge einer Wachstumsstörung der kaudalen Lungenknospe.

Trachealton: fast tympanit. Klopfschall über dem 1./2. ICR paratracheal bei Infiltrat der Lungenspitzen.

Trachealtumor: Geschwulstbildung der Luftröhre, im wesentl. Zylindrom, Karzinoid, Plattenepithelkarzinom.

Trachealzyste: zyst. Neubildung im Bereich der Luftröhre. ↑Zyste, bronchogene, ↑Paratrachealzysten.

Trachearesektion: operative Entfernung von zirkulären Abschnitten der Luftröhre u. Wiederherstellung der Kontinuität durch End-zu-End-Vereinigung bzw. im Bereich der Bifurcatio tracheae (↑Bifurkation) plast. Vereinigung mit Bronchien. Bei gestielten gutartigen Neubildungen Fensterresektion. Anzeige zur T. bei Tumoren u. Trachealstenosen.

Tracheitis: Entzündungszustand der Trachealschleimhaut durch physikal., chem.-tox., bakterielle, häufig auch durch Virusschädigung. Die T. ist klin. charakterisiert durch unproduktiven Reizhusten, häufig treten retrosternale Schmerzen auf.

Trachelorrhektor ⟨*gr*⟩ *m*: Instrument zur Zerreißung der Halswirbelsäule bei der ↑Embryotomie.

Tracheo- ⟨*gr*⟩ *Präfix*: die Luftröhre betreffend.

Tracheobronchialbaum: anat.-funktionelle Bez. für den Abschnitt der tiefen Luftwege von der Trachea bis zu den kleinsten, noch knorpelhaltigen Bronchien. Entspricht etwa 15 Verzweigungsordnungen.

Tracheobronchomegalie: angeborene Erweiterung von Luftröhre u. Stammbronchien durch Hypoplasie der glatten Muskulatur im Paries membranaceus. Die hinteren Ränder der Trachealknorpel weichen weit auseinander: Luftröhrendurchmesser bis 4 cm. Die Mukosa wölbt sich in das Lumen vor, bes. bei Inspiration („Ansaugung" des Ösophagus). Chron. Infekte der oberen Atemwege.

Tracheoflexkanüle: spez. Trachealkanüle, die aufgrund einer eingearbeiteten Stahlspirale auch bei extremen Winkeln nicht abknickt, sondern ein offenes Lumen behält.

Tracheomalazie: Erweichung des trachealen Knorpelgerüsts als angeborene Fehlbildung, bei entzündl. destruierenden Prozessen u. als Drucknekrose bei mediastinalen Tumoren. Die T. kann zu einer hochgradigen Ventilationsbehinderung führen.

Tracheoösophagealfistel: Kombination von Tracheal-u. Speiseröhrenverletzungen mit Fistelbildung. ↑Ösophagotrachealfistel.

Tracheoösophagealseptum: mesenchymale Trennwand. Das T. separiert das ↑Laryngotrachealrohr in der 4.–7. Wo. vom Vorderdarm, der die Anlage des Ösophagus bildet.

Tracheopathia chondroosteoplastica: seltenes, ätiol. u. pathogenet. unklares Krankheitsbild, charakterisiert durch endotracheale disseminierte Neubildungen in Form kleiner, z. T. knorpeliger, z. T. knöcherner Knoten mit epithelialem Überzug. Die T. c. ist streng auf die Trachea begrenzt. Klin. Sympt.: chron. Tracheitis, z. T. blutig tingierter Auswurf. Eine wirksame Ther. ist nicht bekannt.

Tracheostoma: Verbindung des Luftröhrenlumens mit der Körperoberfläche, z. B. nach ↑Tracheotomie.

Tracheotomie: Luftröhrenschnitt; operative Eröffnung der Luftröhre bei Erstickungsgefahr, bei Langzeitbeatmung, zur Totraumverkleinerung u. Absaugung vermehrten tracheobronchialen Sekrets nach Thoraxoperationen u. Thoraxtraumen. Je nach Lokalisation des

Schnitts oberhalb o. unterhalb des Schilddrüsenisthmus o. nach Isthmusspaltung unterscheidet man Tracheotomia superior, inferior u. media.

Tracheozele: auf der Grundlage einer angeborenen Schwäche des Paries membranaceus der Trachea (glatte Muskulatur) entstehendes Pulsionsdivertikel. Erworben durch längerdauernde Drucksteigerung im Atemtrakt. Die Schleimhaut stülpt sich meist zur re. Seite des Ösophagus hin aus. Beschwerden durch Sekretverhaltung. „Echte", aus allen Schichten der Trachealwand bestehende, angeborene Ausbuchtungen sind ↑Trachealdivertikel.

Trachom ⟨*gr*⟩ *n*: Conjunctivitis granulosa (trachomatosa), ägypt. Augenkrankheit; chron., spezif. meldepflichtige ↑Keratitis, ↑Konjunktivitis (↑Infektionskrankheit) mit Bildung von ↑Pannus in oberen Hornhautabschnitten u. Follikeln in Bindehäuten. Wesentl. Ursache für Erblindung. Weit verbreitet in warmen Ländern, bes. in trocken-heißen Klimazonen. Von Mensch zu Mensch weitergebende Schmutz- u. Schmierinfektion. Erreger ist ↑Chlamydia trachomatis. Erregerreservoir ist der Mensch. Inkubationszeit 5–7 Tage, auch länger. Beginn oft symptomarm mit Augenbrennen, Juckreiz, Fremdkörpergefühl. Verlauf in 4 Stadien: 1. kleine Follikel, obere tarsale Bindehaut, beginnende Pannusbildung, von kranial einwachsend; 2. große, sagokornartige Follikel, Kornea stärker beteiligt; 3. Narbentrachom: mit beginnender Vernarbung entsteht ↑Entropium u. ↑Trichiasis; 4. narbige Ausheilung: Hornhaut getrübt, Lider starr, bakterielle Sekundärinfektionen Hämophilus ägypticus (Koch-Weeks). Am Limbus bilden sich Herbert-Grübchen, ein sehr charakterist. Trachomzeichen. Endausgang mit Entropium, scheuernden Zilien, Hornhautleukom. Typ. Narbenlinien auf der Conjunctiva tarsi (Arlt-Linien). Seltener Unterlidbefall. Diagn.: klin., mikrosk. Nachweis von Einschlußkörperchen (↑Halberstädter-Prowazek-Körperchen) in Epithelabstrichen, kulturell u. serol. Ther. mit Tetrazyklin o. Erythromycin lokal u. Sulfonamiden oral, operative Verfahren. Proph. durch Verbesserung der Hyg. Trachombekämpfung erfolgt international über Trachomzentren.

Trackingmethode ⟨*engl*⟩: Folge-Regel-Test; Testmethode zur Untersuchung sensomotor. Koordinationsleistungen. Dabei hat der Proband mit Hilfe eines Bedienelements eine vorgegebene, meist opt. wahrzunehmende Bewegung nachzuvollziehen bzw. ein bewegtes Objekt (z. B. ein Auto auf einer Straße) auf einer vorgeschriebenen Bahn zu halten.

Trackingphänomen: Tendenz von Individuen, bei wiederholten Untersuchungen ihre relative Stellung innerhalb der Verteilung einer Variablen in der Population über die Zeit beizubehalten. Erstmals zur Charakterisierung des Musters des Blutdruckverhaltens von Kindern bei Längsschnittbeobachtung beschrieben, trifft das Phänomen auch für andere biol. Parameter zu, bei denen genet. Einflüsse eine wesentl. Rolle spielen (Körpergewicht, Serumcholesterin).

Tractus ⟨*lat*⟩ *m*: *Pl* Tractus. Leitungsbahn, Bahn des Nervensystems; insbes. Bez. für Nervenbahnen in Gehirn u. Rückenmark. Dabei handelt es sich um eine für das funktionelle Verständnis wesentl. Unterteilung der weißen Substanz von Gehirn u. Rückenmark. Eine solche erschließt sich nicht mehr rein anat. Betrachtungsweise, basiert vielmehr auf physiol., exp. morphol. u. klin. Erkenntnissen. Die Untersuchungen über die Vorgänge der Markreifung haben derartige Erkenntnisse wesentl. gefördert, da alle funktionell zusammengehörenden Nervenfasern ihre Markscheiden zum gleichen Zeitpunkt erhalten.

Tractus bulbocerebellaris: in den PNA nicht enthaltene Bez. für diejenigen Fasern, welche, von den Kernen der Medulla oblongata (Nucleus gracilis u. Nucleus cuneatus) ausgehend, sich dem ↑Tractus spinocerebellaris posterior anschließen u. zur gleichseitigen Kleinhirnhälfte ziehen. Sie übermitteln dem Kleinhirn propriozeptive Meldungen über die Stellung der Gelenke u. die Muskelspannung.

Tractus bulbothalamicus: Fortsetzung der Hirnstrangbahn von der Medulla oblongata zum Zwischenhirn als ↑Lemniscus medialis.

Tractus cerebellorubralis: Fasern, welche vom Nucleus emboliformis u. Nucleus globosus des Kleinhirns über den Pendunculus cerebellaris superior zum Nucleus ruber des Mittelhirns ziehen. Der Einfluß dieser Kleinhirnefferenz wirkt sich über den ↑Tractus rubrospinalis auf das Rückenmark aus. Das Kleinhirn beeinflußt über diese Leitung die gleichseitige Motorik.

Tractus cerebellovestibularis: Strang von Axonen der Purkinje-Zellen der Kleinhirnrinde (Flocculus, Nodulus, Wurm), welcher über den Pedunculus cerebellaris inferior zu allen 4 Vestibulariskernen der Rautengrube gelangt. Über diese Bahn sowie den sie fortsetzenden ↑Tractus vestibulospinalis u. den ↑Fasciculus longitudinalis medialis übt das Kleinhirn Einfluß auf die Motorik aus.

Tractus corticonuclearis: **1.** Teil der Pyramidenbahn, der Bahn für die Willkürmotorik. Die Fasern kommen von der Großhirnrinde u. ziehen gekreuzt u. ungekreuzt zu den Ursprungskernen der motor. Hirnnerven. **2.** Bez. für die Summe der von der Kleinhirnrinde absteigenden Fasern der Purkinje-Zellen. Diese endigen zumeist an den zentralen Kleinhirnkernen; eine geringe Anzahl verläßt das Kleinhirn direkt, sie enden dann v. a. im Nucleus vestibularis lateralis des Rhombenzephalon.

Tractus corticopontini: Großhirn-Brücken-Bahnen; setzen sich aus Fasern des 1. Neurons einer zweigliedrigen Bahn zur Kleinhirnrinde zusammen (Tractus corticopontocerebellaris). Das 2. Neuron bilden die Brückenkerne (Nuclei pontis). Die T. c. kommen von der Rinde des Frontalhirns (Tractus frontopontinus), des Parietalhirns (Tractus parietopontinus), des Okzipitalhirns (Tractus occipitopontinus) u. des Temporalhirns (Tractus temporopontinus). Die Fasern des 2. Neurons kreuzen als Brückenfasern (↑Fibrae pontis transversae) zur Gegenseite. Sie bilden die Hauptmasse des Pedunculus cerebellaris medius u. steigen zur Kleinhirnrinde als Tractus pontocerebellaris auf. Die T. c. koordinieren die Tätigkeit von ↑Großhirnrinde u. ↑Cerebellum.

Tractus corticospinalis: Pyramidenbahn; phylogenet. junges System, welches Impulse für die gezielten präzisen Bewegungen der Willkürmotorik leitet. Die größtenteils pyramidenförmigen Ursprungszellen finden sich in einem großen vorderen Areal der Großhirnrinde. Pyramidenfasern ziehen über den hinteren Schenkel der ↑Capsula interna u. über das Crus cerebri (↑Pedunculus cerebri) zur Brücke. Am Übergang der Medulla oblongata in das Rückenmark kreuzen 70–90 % der Fasern in der ↑Decussatio pyramidum zur Gegenseite, um im Hinterseitenstrang als T. c. lateralis abzusteigen. Aus diesem Verband treten in jedem Rückenmarksegment Fasern in die graue Substanz ein, wo sie als Zwischenneuronen enden, welche die Impulse an motor. Vorderhornzellen weiterleiten. Die nicht kreuzenden Fasern ziehen als T. c. anterior im Vorderstrang des Rückenmarks abwärts. Sie wechseln in der Commissura alba anterior jenes Segments die Seite, in welchem sie am Vorderhorn enden.

Tractus dorsolateralis: Fasern, welche aus der Hinterwurzel des Spinalnerven in das Hinterhorn des Rückenmarks ziehen u. sich dem Eigenapparat desselben anlagern. Sie drängen die seitl. u. hinteren Fasern der weißen Substanz auseinander.

Tractus frontopontinus ↑Tractus corticopontini.

Tractus hypothalamohypophysialis: marklose Nervenfasern, die Neurosekret intraaxonal vom Hypothalamus zur Hypophyse transportieren.

Tractus iliotibialis ↑Fascia lata.

Tractus mamillotegmentalis ↑Fasciculus mamillotegmentalis.

Tractus mamillothalamicus: Faserverbindung vom Corpus mamillare zum Nucleus anterior thalami. Gehört zum limb. System.

Tractus olfactorius: Fasersystem, das an den ↑Bulbus olfactorius o. an der Unterfläche des Stirnlappens vom Großhirn anschließt. Im T. o. verlaufen die gebündelten Neuriten der Mitralzellen des Bulbus olfactorius zu den sek. Riechzentren im Palaeocortex (stammesgeschichtl. sehr alte Teile des Großhirns, z. B. ↑Substantia perforata anterior, ↑Corpus amygdaloideum). Der T. o. verbreitert sich nach hinten zum ↑Trigonum olfactorium u. spaltet sich dann in die Striae olfactoriae medialis et lateralis auf, welche die Substantia perforata anterior umfassen.

Tractus olivocerebellaris: Bahn von der Olive durch den Pedunculus cerebellaris inferior zum Kleinhirn der Gegenseite. Vermittelt Erregungen, die dem Nucleus olivaris über die zentrale Haubenbahn zufließen, zur Kleinhirnhemisphäre.

Tractus olivospinalis: Helweg-Dreikantenbahn; Nervenfasern, welche an der Grenze zwischen Vorder- u. Seitenstrang des Rückenmarks, vom Nucleus olivaris ausgehend, nach abwärts ziehen. Es handelt sich um eine extrapyramidal-motor. Bahn, welche nur im Bereich des Halsmarks zu finden ist.

Tractus opticus: Fortsetzung der 3. Neurone der Sehbahn hinter dem ↑Chiasma opticum. Beide T. o. ziehen nach lateral-dorsal, umgreifen die Crura cerebri von kaudal. Am hinteren, seitl. Abschnitt des Thalamus teilen sie sich: der breitere laterale Teil (80 %) strahlt in das ↑Corpus geniculatum laterale, mediale Fasern gelangen u. a. zum ↑Corpus geniculatum mediale u. Colliculus superior.

Tractus parietopontinus ↑Tractus corticopontini.

Tractus pontocerebellaris ↑Tractus corticopontini.

Tractus reticulospinalis: Faserbündel, die aus der Formatio reticularis des Hirnstamms hervorgehen u. zusammen mit dem Tractus rubrospinalis (Tractus rubroreticulospinalis) im Seitenstrang des Rückenmarks vor der Pyramidenseitenstrangbahn abwärts ziehen. Andere Bündel finden sich verstreut im Vorderstrang. Sie enden an Zwischenneuronen u. gewinnen über diese Einfluß auf motor. Vorderhornzellen. Der T. r. stellt u. a. die Verbindungsbahn zwischen Atemzentrum u. Motoneuronen für die Atemmuskulatur dar.

Tractus rubrospinalis: Monakow-Bündel; Faserbündel, das im Nucleus ruber entspringt, in der Haubenregion des Mittelhirns zur Gegenseite kreuzt (ventrale Haubenkreuzung) u. ins Rückenmark absteigt. Beim Menschen finden zahlreiche Fasern bereits an Kernen des Hirnstamms ein Ende. Im Rückenmark ist der T. r. nur im Halsbereich deutl. nachweisbar. Er liegt hier ventral vom Tractus corticospinalis lateralis.

Tractus solitarius: Solitärbündel; Faserbündel, zu dem viszerosensible u. Geschmacksfasern des N. glossopharyngeus, N. vagus u. N. intermedius zusammentreten. Liegt ventrolateral vom Nucleus dorsalis nervi vagi im Rautenhirn. Es begleitet eine dünne Schicht grauer Substanz, Nucleus tractus solitarii, die Reize aus der Schleimhaut des Schlundes, der Zunge, des Kehlkopfs u. der Speiseröhre empfängt.

Tractus spinalis nervi trigemini: Fasern des ↑Nervus trigeminus, die sich zu einem absteigenden Bündel zusammenlegen, das man als spinale Wurzel des V. Hirnnerven bezeichnet. Dieses Bündel läuft die Kernsäule des Nucleus s. n. t. lateral entlang u. gelangt bis in das 2. o. 3. Zervikalsegment.

Tractus spinobulbaris: alte Sammelbezeichnung für ↑Fasciculus gracilis u. ↑Fasciculus cuneatus. Diese Hinterstrangbahnen leiten Erregungen des Druck- u. Tastsinns sowie der Tiefensensibilität über die Hinterstrangkerne Nucleus gracilis u. Nucleus cuneatus sowie über den Thalamus zur Großhirnrinde. Die Bahnen kreuzen in der Medulla oblongata zur Gegenseite (↑Lemniscus medialis). Pars descendens des T. s. ist der ↑Fasciculus interfascicularis.

Tractus spinocerebellaris anterior: Gowers-Bahn; vordere Kleinhirnseitenstrangbahn. Bahn, über die aus den Sinnesorganen der Tiefensensibilität, den Muskelspindeln u. den Rezeptoren der Sehnen u. Gelenkkapseln, propriozeptive Erregungen zur Kleinhirnrinde geleitet werden. Die in das Rückenmark eintretenden Hinterwurzelfasern schalten in Kerngebieten des Hinterhorns um. Das 2. Neuron verläuft als T. s. a. im vorderen Seitenstrang der Gegenseite aufwärts u. über den Pedunculus cerebellaris superior zum Kleinhirn.

Tractus spinocerebellaris posterior: Flechsig-Bahn; hintere Kleinhirnstrangbahn. Hinter dem ↑Tractus spinocerebellaris anterior gelegene Bahn, welche im hinteren Seitenstrang des Rückenmarks aufwärts zieht u. über den Pedunculus cerebellaris inferior zum Kleinhirn gelangt.

Tractus spinoolivaris: aufsteigende Vorderseitenstrangbahn. Leitet protopathische ↑Sensibilität (Druck u. Berührung) zur Olive der Medulla oblongata.

Tractus spinoreticularis: aufsteigende Vorderseitenstrangbahn; leitet sensible Erregungen (Druck u. Berührung) zur ↑Formatio reticularis.

Tractus spinotectalis: eine dem lateralen u. dem vorderen ↑Tractus spinothalamicus angeschlossene Bahn, in der Fasern vom Rückenmark zum Colliculus superior des Mittelhirns verlaufen. Sie ist Teil einer phylogenet. alten Reflexbahn.

Tractus spinothalamicus: aufsteigende Bahn des Rückenmarks, deren Neuriten in der ↑Commissura alba anterior zur Gegenseite kreuzen. Die Perikaryen liegen in der Basis des Hinterhorns. Der T. s. lateralis zieht, von der Oberfläche des Rückenmarks durch den T. s. anterior abgedrängt, im Seitenstrang zum Thalamus. Am Oberrand der Brücke schließen sich die Fasern der medialen Schleife (↑Lemniscus medialis) an. Während der T. s.

lateralis das 2. Neuron der „Schmerzbahn“ darstellt, führt der T. s. anterior Fasern, die Erregungen der groben Druck- u. Berührungsempfindung leiten, zum Thalamus, z. T. auch in die Formatio reticularis des Hirnstamms.

Tractus tectobulbaris: Fasern der dorsalen Haubenkreuzung, welche vom Tektum des Mittelhirns zu motor. Haubenkernen u. motor. Hirnnervenkernen ziehen.

Tractus tectospinalis: im Colliculus superior des Mittelhirns entspringendes Faserbündel, das in der dorsalen Haubenkreuzung die Seite wechselt u. zum Rückenmark absteigt, wo es im medialen Teil des Vorderstrangs zu finden ist u. in der Vordersäule endet. Der T. t. spielt bei reflektor. Kopfbewegungen, die im Gefolge opt., akust. u. anderer Reize auftreten, eine Rolle.

Tractus tegmentalis centralis: zentrale Haubenbahn; verbindet den Nucleus ruber mit Kernen der Formatio reticularis u. endet in der Olive (Tractus rubroolivaris). Über sie erhält das Kleinhirn Afferenzen von der extrapyramidalen Motorik.

Tractus temporopontinus
↑Tractus corticopontini.

Tractus thalamocorticales: Fasciculi thalamocorticales (PNA); Faserzüge, welche von Thalamuskernen zum Kortex ziehen u. afferente Erregungen des ↑Tractus bulbothalamicus, ↑Tractus spinothalamicus u. a. zur Großhirnrinde führen.

Tractus vestibulocerebellaris: Unter dieser Bahn werden Kleinhirnafferenzen vom Gleichgewichtsorgan u. von den Vestibulariskernen zusammengefaßt. Sie steigen im Pedunculus cerebellaris inferior zum Cerebellum auf. Ein Teil des Faserbündels besteht aus zentralen Neuriten prim. Vestibularisneurone (bipolare Zellen des ↑Ganglion vestibulare), direkte sensor. Kleinhirnbahn. Die überwiegende Zahl der Fasern des T. v. sind sek. Neurone aus Vestibulariskernen. Sie wechseln nach ihrem Eintritt ins Kleinhirn z. T. die Seite.

Tractus vestibulospinalis: Fasern, die im Nucleus vestibularis lateralis der Rautengrube entspringen u. gleichseitig im Vorderstrang des Rückenmarks absteigen. Sie endigen an Zwischenneuronen des Vorderhorns. Über diese Bahn gelangen Impulse aus der vestibulären Kerngruppe, indirekt auch solche aus dem Kleinhirn, an motor. Vorderhornzellen. Diese Impulse sind für die Tonusregulation im Zusammenhang mit der Aufrechterhaltung des Gleichgewichts von Bedeutung.

Tragant: Tragacantha; ↑Schleimdrogen.

Träger: engl. Carrier. Zum Zwecke ihres Durchtritts durch ↑Membranen (↑Carriertransport) werden manche Substrate an best. Moleküle der Membran gebunden (Träger) u. können dadurch schneller durch die Membran hindurchtreten (↑Ionophore). Als T. können auch jene Moleküle verstanden werden, die gewisse Metabolite binden u. sie damit reaktionsfähig für best. Stoffwechselketten machen, z. B. Coenzym A für Fettsäuren (Betaoxidation, ↑Fettsäureabbau), Ornithin für die Carbamylgruppe (Ornithinzyklus), Oxalacetat für die Acetylgruppe (↑Zitronensäurezyklus). Trägerfunktionen können auch best. Plasmaproteine für versch. Substanzen haben: ↑Lipoproteine, metallbindende Proteine, ↑Albumin usw. ↑Carrierproteine.

Trägerelektrophorese: elektrophoret. Methoden, bei denen im Ggs. zur „freien Elektrophorese“ die Trennung in einer inerten Trägersubstanz durchgeführt wird. Die Trennung beruht auf der elektrophoret. Mobilität amphoterer Substanzen im elektr. Gleichspannungsfeld (↑Elektrophorese). Unter der ständig steigenden Zahl von Trägersubstanzen sind gegenwärtig von Bedeutung: Zelluloseacetatfolien, Agargel, Agarosegel, Stärkegel, Polyacrylamidgel, Papier sowie hochmolekulare vernetzte Dextrane. Die Wahl der Trägersubstanz ist jeweils in Abhängigkeit vom Trennproblem zu entscheiden. So werden z. B. für analyt. Fragestellungen bevorzugt eingesetzt: Polyacrylamidgel (auch als Diskelektrophorese) zum Nachweis der Homogenität eines best. Präparats, Agarosegel für die semiquantitative Beurteilung der Serumeiweißkörper, Zelluloseacetatfolien (früher Papier) zur quantitativen Bestimmung der Serumeiweißfraktionen, Stärkegelelektrophorese zum Nachweis der Haptoglobintypen u. Agargel für die Immunelektrophorese. Für präparative Aufgaben werden dagegen u. a. Dextrane, Glaspulver, Stärke o. Kohle als Trägersubstanz benutzt.

trägerfrei: engl. carrier-free (cf). ↑Radionuklide bzw. ↑Radiopharmaka ohne Zusatz von Trägermaterial. Diese gewichtslosen radioaktiven Verbindungen werden u. a. zur Tracerkinetik eingesetzt. Zusatz von Trägermaterial führt zu veränderten, nicht den physiol. Bedingungen entsprechenden Untersuchungsergebnissen.

Trägerschaft: unter dem Begriff Rechtsträger (Träger) ist die Bez. derjenigen jurist. Personen zu verstehen, die über die letztendliche Entscheidungskompetenz verfügen. Im Hinblick auf die T. können Krankenhäuser nach öffentl., freigemeinnütziger u. privater T. klassifiziert werden. Öffentl. Krankenhäuser sind solche, deren Träger z. B. eine kommunale Gebietskörperschaft, ein Bundesland o. die Bundesrepublik Deutschland ist. Freigemeinnützige Krankenhäuser werden von einem religiösen, kirchl., humanitären o. sozialen Träger geführt. Private Krankenhäuser stehen in privater Rechtsform u. werden nach dem erwerbswirtschaftl. Prinzip betrieben.

Trägertransport ↑Carriertransport.

Tragetuch ↑Mitella.

Trägheit: Das Trägheitsgesetz besagt, daß ohne das Wirken von Kräften jeder Körper in dem Bewegungszustand verharrt, in dem er sich befindet. Das bedeutet, daß für jede Bewegungsänderung, z. B. für die Exkursionen des Brustkorbs bei der Atmung neben den Kräften zur Überwindung von Deformation, Strömung u. Reibung eine solche zur Überwindung der T. aufgebracht werden muß. Sie berechnet sich allg. aus dem Produkt von Masse u. Beschleunigung. ↑Atemwiderstände.

Trägheitsgesetz: erstes Newton-Axiom der Mechanik. Jeder Körper beharrt in Ruhe o. in gleichförmig geradliniger Bewegung, wenn er nicht durch einwirkende Kräfte gezwungen wird, seinen Zustand zu ändern.

Trägheitsmoment: eine Größe, die die Verteilung von Flächenelementen o. von Massenelementen bezügl. einer vorgegebenen Bezugsachse erfaßt. Man unterscheidet Flächenträgheitsmomente, die für die Berechnung der in einem auf Biegung belasteten Stab auftretenden mechan. Spannung wichtig sind, u. Massenträgheitsmomente, die den Trägheitswiderstand eines in Rotation versetzten Körpers bestimmen. Für das Massenträgheitsmoment J gilt:

$$J = \sum m_i r_i^2$$

(m: Massenelement, r: Abstand von der Drehachse).

Tragion ⟨*gr*⟩ *n*: anthrop. Meßpunkt am Ohr. Punkt am Oberrand des Tragus, der an der Kreuzungsstelle einer an den Vorderrand u. einer an den Oberrand dieses Knorpels angelegten Tangente liegt.

Tragusdruckschmerz: behutsamer Druck auf den Tragus (knorpelige Erhebung vor dem Gehörgang) löst beim Säugling (mit noch nicht verknöchertem Gehörgang) im Fall einer Mittelohraffektion Schmerzreaktionen aus.

Tragzeit: ↑Schwangerschaftsdauer bei Säugetieren. Beim Menschen durchschnittl. 280 Tage. Jurist. bedeutsam ist das Tragzeitgutachten als Beweis zur med. Vaterschaftsfeststellung. Dabei wird die Übereinstimmung von Reifezeichen u. T. sowie Zyklusdaten miteinander verglichen.

Training: Gesamtheit aller Maßnahmen zur gezielten Steigerung des körperl. Leistungsvermögens. Wiederholte gezielte Muskelbelastungen erhöhen über funktionelle u. morphol. Anpassung den Trainingszustand u. bewirken eine größere Leistungsfähigkeit. Wesentl. Merkmale eines effektiven T.: Zunahme u. bessere Mobilisierung der Energiereserven, Zunahme der kontraktilen Proteine in der Muskulatur, Ökonomisierung der Atem- u. Kreislauffunktionen, verbesserte motor. Koordination, größere Adaptationsbreite u. erhöhte Widerstandsfähigkeit des Organismus gegenüber inneren u. äußeren Einflüssen. Man unterscheidet Kraft- u. Ausdauertraining. Die Verbesserung der motor. Koordination durch systemat. wiederholte Bewegungsabläufe wird meist als „Übung" bezeichnet u. vom eigentl. T. mit seinen morphol. Anpassungsvorgängen unterschieden. In ↑Arbeitsmedizin u. ↑Sportmedizin gewinnt die Mitwirkung des Psychol. beim T. zunehmend an Bedeutung. Man spricht heute auch generell von psych. T. u. versteht darunter die kontrollierte, planmäßig wiederholte Durchführung von Handlungen mit dem Ziel, die Leistungsfähigkeit psych. Prozesse zu erhöhen, neue Verhaltensweisen aufzubauen, inadäquate zu beseitigen, Handlungsabläufe zu automatisieren u. Handlungsstrukturen kognitiv zu differenzieren. Formen des psych. T. sind: kognitives T. (verbesserte Strategien der Informationsverarbeitung, z. B. Störungserkennen); T. spezif. psych. Fähigkeiten (Problemlösen, Kreativität); T. des Verhaltens zum Erwerb adäquater Verhaltensweisen in sozialen Situationen (z. B. für Führungskräfte); gruppendynam. T. zur Sensibilisierung für emotionale Reaktionen, Entspannungstraining zum Beeinflussen psychophys. Regulationsstörungen (z. B. autogenes Training, Biofeedback). Trainingsmittel können Simulationsanlagen, spez. Unterlagen, Fallstudien, Rollenspiele u. Übungen sein. Grundlage des psych. T. ist eine ständige Erfolgs- o. Mißerfolgsrückmeldung.

Training, autogenes: konzentrative Selbstentspannung; von I. H. Schultz konzipiertes Verfahren zur selbstsuggerierten Entspannung. Durch die kontinuierl. Abfolge der Suggestion von Wärme u. Schwere für einzelne Körperareale können autonome vegetative Funktionen beeinflußt u. genutzt werden. ↑Autohypnose.

Training en repos: nachgewiesener Trainingseffekt der klimatherapeut. Behandlung auch ohne körperl. Trainingsbelastungen. Physiol. handelt es sich hierbei vermutl. um eine pos. Kreuzadaptation auf die klimat. Reizfaktoren.

Training, ideomotorisches: mentales Training. Vervollkommnung koordinativer Bewegungsfertigkeiten durch wiederholtes intensives Vorstellen der eigenen aktiven Ausführung früher bereits real geübter Bewegungsakte. Die neurophysiolog. Grundlage bilden innere ↑Rückkopplungskreise im ZNS.

Trajektorien ⟨*lat*⟩ *f Pl*: Zug-Druck-Linien; Linien der größten Druck- u. Zugbelastung in einem Körper. Der Umbau des Knochens, bes. der Spongiosabälkchen (Trabecula ossea), erfolgt gemäß dem Verlauf der T.

TRAK: *Abk* für Thyreotropin-Rezeptor-Antikörper; Gruppe pathol. Immunglobuline, die die TSH-Rezeptoren der Schilddrüsenfollikel besetzen. Unter versch. Bez. bekannt: Thyroid stimulating immunglobulins (TSI), frühere Bez. Long Acting Thyroid Stimulator (LATS). TRAK können den TSH-Rezeptor blockieren u. eine Überfunktion auslösen, auch wird das Schilddrüsenwachstum stimuliert, was zur Ausbildung einer Struma führt. Diagn. Bedeutung u. a. für M. Basedow u. Hashimoto-Thyreoiditis. In-vitro-Bestimmung im Serum heute Routine.

Traktionsdivertikel ⟨*lat*⟩ *n*: durch Narbenzug entstandenes Divertikel (↑Ösophagusdivertikel in Höhe der Bifurkation).

Traktotomie
↑Walker-Operation, ↑Foerster-Operation.

Traktotomie, mesenzephale
↑Trigeminusneuralgie.

Traktushemianopsie ⟨*lat* + *gr*⟩ *f*: homonyme Hemianopsie durch Herd in einem ↑Tractus opticus. ↑Hemianopsie.

Tramadol: synthet. Opiat mit viermal schwächerer Wirkung als ↑Morphin.

Tramazolin: Imidazolylaminderivat. ↑Alphasympathomimetika. Eingesetzt in Augentropfen u. Nasensprays zum Abschwellen der Schleimhäute.

TRAMPCO-Schema: Akronym aus den Bestandteilen des zytostat. Therapieschemas der akuten Leukämie mit Thioguanin, Rubidomycin (Daunomycin), Alexan, Methotrexat, Prednisolon, Cyclophosphamid, Oncovin (Vincristin).

Trance ⟨*frz*⟩ *f*: Einengung des Bewußtseins, als Stadium der Hypnose. Vorkommen u. Eigenschaften werden kontrovers diskutiert.

Trandolapril: ein ↑ACE-Hemmer.

Tränenbein ↑Os lacrimale.

Tränendrüse ↑Glandula lacrimalis.

Tränendrüse, akzessorische: subkonjunktival gelegene, zusätzl. Tränendrüse.

Tränenfilm: besteht aus dem eiweißarmen, leicht alkal. Tränensekret, das den mittleren wäßrigen Anteil bildet u. durch das Lysozym bakterizid ist, dem äußeren öligen Anteil aus den Meibom- u. Moll-Drüsen u. dem inneren Schleimanteil aus Glykoproteinen der ↑Becherzellen.

Tränenfilmaufrißzeit: Break up time (BUT). Nach Eintropfen von Fluoreszein-Natrium (0,1–0,5 %) in den Bindehautsack wird nach mehrfachem Lidschluß die Stabilität des Tränenfilms mit Kobaltblaufilter an der Spaltlampe geprüft. Zeiten vom letzten Lidöffnen bis zu Filmrissen über der Hornhaut von weniger als 10 s sind pathol. ↑Sicca Syndrom, ↑Alakrimie, Hypolakrimie.

Tränenfistel, angeborene: angeborene Öffnung der ableitenden Tränenwege (Tränensackfistel) o. eines Ausführungsgangs der Tränendrüse im Bereich des äußeren Endes des Oberlides. Hauterosion. Genet. bedingt in Kombination mit Hals- u. Ohrfisteln u. kongenitaler Innenohrschwerhörigkeit.

Tränenflüssigkeit: Sekretionsprodukt der Tränendrüse. Eigenschaften: Dichte 1,004–1,005,

310 mosmol/l, d. h. isoton zum Blutplasma: pH-Wert 7,4. Zusammensetzung: 30 mmol/l HCO_3^-, 120 mmol/l Cl^-, 145 mmol/l Na^+, 20 mmol/l K^+, die Proteinkonzentration beträgt 10 % von derjenigen des Blutplasmas. Wichtige Proteine sind Präalbumin u. Lysozym. Diagn. Bedeutung hat die Bestimmung des Beta-N-Acetylhexosaminidase-Anteils bzw. des Alphagalaktosidase-Anteils in der T. für den Heterozygotennachweis bei dem ↑Tay-Sachs-Syndrom bzw. der Fabry-Krankheit; in der T. ist die LDH-Aktivität höher als im Blutplasma (Isoenzym Typ V).

Tränengangverschluß, angeborener ↑Dakryostenose.

Tränengrube ↑Fossa glandulae lacrimalis.

Tränenkanälchen ↑Tränenwege.

Tränennasenfurche: Spalte zwischen lateralem Nasenfortsatz u. Oberkieferwulst. Die T. verschwindet mit der Fusion beider Fortsätze.

Tränenorgane ↑Glandula lacrimalis.

Tränenpünktchen: Beginn der Tränenröhrchen am inneren Ende des Ober- u. Unterlides, kleine Prominenzen.

Tränenträufeln: permanenter, abwegiger Fluß von Tränenflüssigkeit bei Verschluß der tränenabführenden Wege o. bei mangelhafter Fettbenetzung der Lidränder, bes. des Unterlides o. bei Fehlstellungen des Unterlides.

Tränenwege: umfassen die Tränenröhrchen, die vom Innenwinkel des Ober- u. Unterlides ausgehen u. in den Tränensack münden, der unter der unteren Nasenmuschel in die Nase mündet. Der Tränensack gehört ebenfalls zu den T.

Tränenwegsanomalien: Angeborene Formen bestehen in Verschlüssen (Atresien), Verengungen (Stenosen), Verdopplungen, Verlagerungen (Dystopien). Atresien u. Stenosen entstehen durch fehlerhafte Kanalisierung der ursprüngl. soliden Anlage, betreffen, oft fam. gehäuft, Tränenpünktchen, Tränenkanälchen, Tränennasengang (↑Ductus nasolacrimalis). Dystopien bestehen in einer Auswärtsdrehung des unteren Punctum lacrimale bei kongenitalem ↑Augenlidektropium, in einer Lateralverschiebung (z. B. ↑Waardenburg-Syndrom) o. in einer Einwärtsdrehung u. sind Bestandteil eines durch Albinismus, Irishypoplasie, Blepharophimosis u. angeborene Taubheit gekennzeichneten Fehlbildungskomplexes (↑Dysplasia palpebroiridolabyrinthica).

Tränenwegstenose: Verengung der Tränenabflußwege. Kann 1. präsakkal sein (Kanalikulusstenose) o. 2. sakkal (Tränensackschrumpfung o. -obliteration) o. 3. postsakkal (Stenose des Ductus nasolacrimalis o. Verschluß der ↑Hasner-Klappe). Letzterer beruht auf einer mangelnden Öffnung beim Säugling, die sich meist spontan im 1. Lj. einstellt.

Tränenwegszintigraphie: Dakryozystoszintigraphie; nuklearmed. Untersuchungsverfahren. Nach Applikation eines ^{99m}Tc-Pertechnetat-Tropfens (10 µl) in den Tränensack Serienaufnahmen mit der Gammakamera. Normale Kinetik in 2–10 min über Tränensack in den Tränennasenkanal. Ind.: Lokalisation u. Differenzierung zwischen organ. u. funktioneller (durch Entzündung bedingter u. mit Massage zu überwindender) Tränenwegstenose. Fehler bei ↑Epiphora. Abb.

Tranexamsäure: ein ↑Antifibrinolytikum.

Tranquihypalgesie ⟨*lat* + *gr*⟩ *f*: Behandlungsmethode zur Verminderung des Geburtsschmerzes mit low-dose Diazepam-Ketamin-Infusionen.

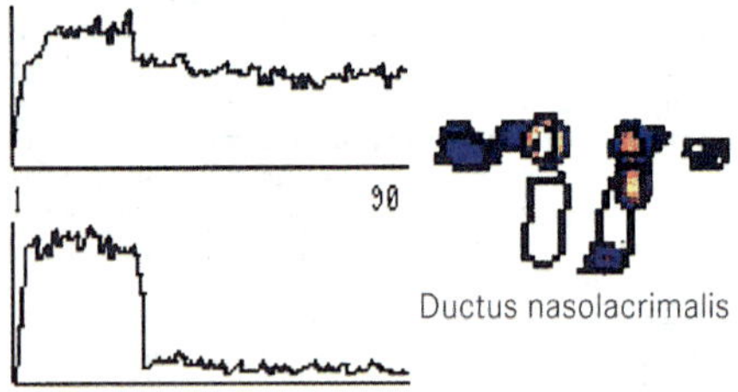

7

Tränenwegszintigraphie
mit ^{99m}Tc-Pertechnetat; beidseitig fehlender Abfluß in den Tränennasenkanal; obere Kurve: rechts auch nach Massage des Tränenpunkts kein Abfluß (organische Stenose), untere Kurve: links Abfluß nach Massage (funktionelle Stenose)

Tranquilizer: ↑Anxiolytika o. Ataraktika. Gruppe von ↑Psychopharmaka, lösen Angst- u. Spannungszustände, dämpfen Einfluß neg. getönter Emotionen auf das Befinden. Wertigkeit exogener u. endogener Stimuli, die das seel. Wohlbefinden beeinträchtigen, wie Schmerz u. Angst, wird vermindert. Abnahme von Initiative u. Wachheit. Hypnot. Wirkungen geringer als bei Barbituraten. Begünstigung des Schlafeintritts. Herabsetzung des Tonus der Skelettmuskulatur. Hauptgruppe: Benzodiazepine.

Tranquillanzien ⟨*lat*⟩ *n Pl*: ↑Anxiolytika (Minor tranquilizer, Ataraktika). Davon abzugrenzen die sog. Major tranquilizer (↑Neuroleptika).

Transaktionsanalyse: von E. Berne entwickelte Theorie der menschl. Persönlichkeit u. Konzept der Einzelpsychotherapie u. ↑Gruppenpsychotherapie, das Verhaltensweisen, Denkmuster u. Gefühle des Menschen mit Hilfe versch. Ich-Zustände (Kind-Ich, Erwachsenen-Ich u. Eltern-Ich) beschreibt. Die T. geht auf die Theorien S. Freuds u. A. Adlers zurück u. verbindet sie mit Gedanken der humanistischen ↑Psychologie. Sie ist auch eine Kommunikationstheorie, die in Organisationen u. im Schulwesen zum Einsatz kommt.

Transamidasen: Amidotransferasen. Enzyme, die eine ↑Transamidierung katalysieren, z. B. die Amidophosphoribosyltransferase im Purinstoffwechsel, die den Amidostickstoff von Glutamin auf Phosphoribosylpyrophosphat überträgt.

Transamidierung: Übertragung der Aminogruppe der Säureamidgruppe von ↑Glutamin auf best. Akzeptoren. Die energieaufwendige T. ist im Stoffwechsel weit verbreitet (z. B. bei der Purin- u. Pyrimidinbiosynthese).

Transamidinasen: Amidinotransferasen; Enzyme, die die Übertragung von Amidingruppen katalysieren. Die Glycintransamidinase ist an der Synthese von ↑Kreatin beteiligt.

Transaminasen ↑Aminotransferasen.

Transaminierung: Übertragung der Aminogruppe ($-NH_2$) von Alphaaminosäuren auf Alphaketosäuren.

Transcarbamylasen: Enzyme, die die Übertragung des Carbamylrests von ↑Carbamylphosphat auf Aminogruppen katalysieren. Zu den T. gehören ↑Aspartattranscarbamylase, Ornithintranscarbamylase u. Oxalattranscarbamylase.

Transcobalamine: Vitamin-B_{12}-bindende Globuline des Blutplasmas. T. I wandert elektrophoret. mit den

Alpha-2-Globulinen. Es kann größere Mengen von Vitamin B_{12} speichern. Das Mol. Gew. beträgt 125 000. T. II ist ein Betaglobulin, das Mol. Gew. liegt bei 38 000. Der Komplex aus T. II u. Vitamin B_{12} kann durch die Zellmembran in die Zelle aufgenommen werden. Ein kongenitaler Transcobalamin-II-Mangel mit autosomal rezessivem Erbgang wurde bei Säuglingen beobachtet. Er geht mit Wachstumsstörungen einher.

Transcorrin ↑ Intrinsic factor.

Transcortin: *Abk* CBG (für engl corticosteroid binding globulin); ein Plasmaprotein, das die Bindung u. den Transport von Glukokortikoiden u. Progesteron im Blut übernimmt. Alpha-1-Globulin mit einer relative Molmasse von 52 000.

Transdetermination: sprunghafter Übergang von Zellen eines best. Determinationszustands in ein anderes Steuerungsprogramm bei Entwicklungsprozessen. ↑ Selektorgene.

Transducin ⟨*lat*⟩ *n*: GTP-bindendes ↑ G-Protein, das eine Signalkopplung in den Außensegmenten der ↑ Stäbchenzellen der ↑ Retina zwischen dem ↑ Rhodopsin u. der cGMP-Phosphodiesterase vermittelt.

Transduktion ⟨*lat*⟩ *f*: **1.** Übertragung o. erste Transformation der Energie eines Reizes in ein elektr. Potential der Membran eines Sinnesrezeptors (Sensors), welches in der zweiten Transformation fortleitbare Aktionspotentiale erzeugen kann (↑ Generatorpotential). Das Potential entsteht durch Öffnung von Natriumkanälen der Membran. **2.** Transformation einer Energieform in eine andere, z. B. Bildung von ATP durch Dissipation eines Protonengradienten (oxidative Phosphorylierung). **3.** Übertragung von Genen mit Hilfe von Bakteriophagen o. anderen Viren als ↑ Vektoren. **4.** ↑ Signalübertragung. Abb.

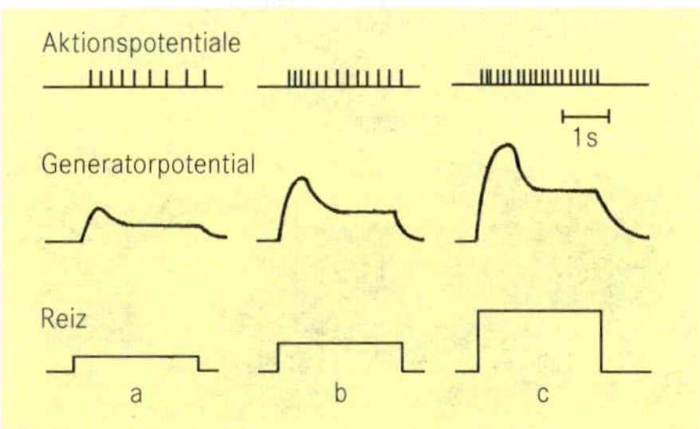

Transduktion. Zunehmende Reizstärken (a, b, c) führen zur Erhöhung der Amplitude des Generatorpotentials u. einer entsprechenden Zunahme der Aktionspotentialfrequenz (von unten nach oben)

Transeffekt: Einfluß eines Gens auf die Aktivität (Expression) eines anderen Gens in einem anderen Chromosom.

Transfektion: Infektion von Zellen mit isolierten Nukleinsäuren aus Bakteriophagen, i. d. R. DNA, im Falle von RNA-Phagen u. -Viren mit isolierter RNA.

Transfer: ⟨*lat*⟩ *m*: gleichzeitig ablaufende Auf- u. Abbauprozesse u. Transportvorgänge, z. B. durch eine Membran in zwei Richtungen o. zwischen zwei Phasen. Die Transfergeschwindigkeit stellt die Substanzmenge dar, die je Zeiteinheit aus einem Zustand o. von einem Ort in einen anderen transferiert wird (z. B. mg/h).

Transferasen: die Enzyme katalysieren Gruppenübertragungen. Man unterscheidet C_1-T. (Methyl-, Carbamyltransferasen), Aldehyd- u. Ketotransferasen (Transaldolase, Transketolase), Acyltransferasen (Thiolase, ↑ Fettsäureabbau), ↑ Aminotransferasen u. Phosphattransferasen (Kinasen).

Transferfaktor: **1.** ***Immun.:*** *Abk* TF; immun. aktiver Wirkstoff aus sensibilisierten Lymphozyten des Menschen mit der Fähigkeit, zelluläre Immunabwehrfunktionen humoral zu übertragen. Herstellung des Extrakts aus Leukozytenanreicherungen durch Tau-Gefrier-Verfahren u. Desoxyribonukleasebehandlung. Polypeptid mit Mol. Gew. 2 000, ribo- u. desoxyribonuklease- sowie trypsinresistent, setzt in vitro MIF (↑ Macrophage inhibition factor) frei, bewirkt in vivo eine Proliferation potentiell reaktionsfähiger T-Lymphozyten zu antigensensitiven Zellen mit nachfolgendem Ablauf der ↑ Immunantwort ohne weitere TF-Zufuhr; kann bis zu Jahren anhalten. TF-Wirkung ist antigenspezif. Gesicherte Therapieerfolge mit TF bestehen bei mukokutaner Candidose u. Wiskott-Aldrich-Syndrom. TF-Ther. kann bei zellulär vermittelten Immunkonflikten erfolgreich sein. **2.** ***Bakt.:*** Sexfaktor der Bakterien, übertragbare ↑ Plasmide, die den Transfer genet. Materials durch Konjugation auslösen können.

Transferfaktor, pulmonaler: Diffusionskapazität der Lunge. Gasmenge (z. B. O_2, CO_2, CO), welche pro Partialdruckdifferenzeinheit u. Zeit zwischen dem Alveolargas u. den Erythrozyten gewechselt wird. Die Einheit des T. ist $mol \cdot s^{-1} \cdot kPa^{-1}$.

Transferrin: Siderophilin; ein zur Beta-1-Globulin-Fraktion zählendes Glykoprotein des Blutplasmas. Funktion besteht in der Bindung u. dem Transport von Eisen(III)-Ionen. Kohlenhydratgehalt ca. 5 %, je Molekül T. Bindung von 2 Fe-Ionen, Syntheseort Leber, ferner nachgewiesen in Makrophagen, durchschnittl. Serumkonzentration 250 mg/dl. T. weist einen durch mind. 20 Allele codierten Polymorphismus auf, Nachweis durch Zonenelektrophorese (Stärkegel).

Transfer-RNA: ⟨*engl*⟩: *Abk* tRNA; Adaptor-RNA, Akzeptor-RNA; niedrigmolekulare, etwa 70–90 Nukleotide lange RNA-Moleküle (↑ Ribonukleinsäure), die mittels ihres ↑ Anticodons für die Dechiffrierung der genet. Information in der ↑ Messenger-RNA im Prozeß der ↑ Proteinbiosynthese verantwortl. sind (genetischer ↑ Code). tRNA-Moleküle werden durch ↑ Aminoacyl-tRNA-Synthetasen am 3'-terminalen Adenosin über Esterbindung am Riboserest spezif. mit Aminosäuren „beladen", die sie dann am Ribosom in die Proteinbiosynthese einbringen.

T

Transfixio iridis ⟨*lat + gr*⟩ *f*: Mit schmalem, doppelt geschliffenem Skalpell wird die vorgewölbte Iris von einer Seite zur anderen durchstoßen, so daß 4 Löcher entstehen u. das Kammerwasser aus der Hinterkammer in die Vorderkammer treten kann u. die Iris kollabiert. Früher häufiger geübte Operation nach E. Fuchs bei der ↑ Napfkucheniris mit Sekundärglaukom.

Transformation ⟨*lat*⟩ *f*: **1.** ***Pathol.:*** Umwandlung, Umformung, z. B. Knochentransformation als Verlaufsänderung der Knochenstrukturen nach Frakturen entspr. der neuen stat. Belastung. **2.** ***Zytologie:*** maligne T.; Prozeß, durch den Normalzellen in potentielle Tumorzellen umgewandelt werden. Bei der durch onkogene Viren (Tumorviren) ausgelösten T. wird das ↑ Virusgenom teilweise o. vollständig in das Zellgenom integriert (bei RNA-Viren nach Transkription von RNA zu DNA mittels reverser ↑Transkriptase) u. dadurch genet. stabilisiert. Transformierte Zellen zeichnen sich u. a. durch veränderte Zellmorphologie, Verlust der ↑Kontakthemmung, Anstieg der Vermehrungsrate u. Erwerb neuer Antigene aus. In entsprechenden Versuchstieren rufen sie die Bildung von Tumoren hervor. **3.** ***Genetik:*** parasexuelle Übertragung genet. Informationen in Form isolierter DNA o. RNA (infektiöse virale RNA) in andere Pro- o. Eukaryontenzellen. ↑Gentechnologie, ↑Gentransfer, ↑Transfektion, ↑Transduktion. **4.** ***Math.:*** ↑Merkmalstransformation.

Transformation, blastische ↑Blastenschub.

Transformation, leukämische ↑Blastenschub, ↑Leukämie.

Transformation, lipomatöse: bes. im Herzen u. auch Pankreas zu beobachtende Umwandlung interstitieller Bindegewebezellen in Fettzellen. ↑Lipomatosis pancreatis, ↑Fettgewebedurchwachsung des Herzmuskels.

Transformation, maligne: Umwandlung normaler Zellen in Tumorzellen durch ↑Kanzerogen.

Transformation, sphärische ⟨*gr* + *lat*⟩ *f*: Abrundung, Vergrößerung u. Flüssigkeitseinlagerung in ↑Mitochondrien (beginnende Degeneration).

Transfusion ↑Bluttransfusion.

Transfusion, autologe ↑Autotransfusion.

Transfusion, intrauterine: Spenderblutübertragung zu einem noch in utero befindl. Feten. Indikationsstellung: lebensbedrohl. ↑Morbus haemolyticus fetalis bei fehlender Reife des Feten zur Entbindung (vor 34.–35. Schwangerschaftswoche).

Transfusion, plazentare ↑Passage, transplazentare.

Transfusionshämosiderose: Eisenüberladung des Organismus infolge gehäufter Bluttransfusionen bzw. Erythrozytensubstitution. 1 l Blut enthält etwa 500 mg Eisen. Dem steht eine normale tgl. Ausscheidung von etwa 1 mg Eisen gegenüber. Die T. wurde erstmalig von Kark (1937) beobachtet. Heute stellt sie ein bekanntes Problem der Langzeitsubstitution mit Erythrozyten dar. Bes. intensiv wurden Pat. mit angeborenen korpuskulären hämolyt. Anämien (Thalassämien, Hämoglobinopathien) untersucht, sie weisen Hämosiderinablagerungen in prakt. allen Organen u. Geweben auf. Auffällig ist dabei die Tendenz zur Fibrosierung parenchymatöser Organe. Bekannte Komplikationen sind die Pigmentzirrhose der Leber, eine Fibrose des Pankreas einschl. des Inselapparats mit nachfolgendem Diabetes mellitus u. exkretor. Pankreasinsuffizienz sowie die Siderose des Myokards mit meist therapieresistenter Herzinsuffizienz. Die Behandlung bzw. Proph. der T. wird mit Chelatbildnern versucht, die Eisen aus den Speichern mobilisieren u. zur Exkretion aus dem Organismus bringen. Neben dem Desferrioxamin sind neue Medikamente in der Erprobung, wobei eine orale Applikation angestrebt wird.

Transfusionshepatitis: durch Gabe von Blut o. Blutprodukten parenteral übertragene, virusbedingte Leberentzündung, meist Hepatitis B o. C, evtl. Hepatitis G. Durch Untersuchung des Spenderblutes (ELISA-Antikörpertests, Polymerasekettenreaktion) kann das Infektionsrisiko erhebl. reduziert werden.

Transfusionslunge: durch wiederholte Transfusionen (u. Infusionen) mit akuter Flüssigkeitsüberladung der Lunge ausgelöste Lungenschädigung. Auf dem Boden des interstitiellen u. z. T. auch intraalveolären Ödems, von Hämorrhagien u. Mikrothrombosen u. der Beeinträchtigung der Bildung des Antiatelektasefaktors entwickelt sich meist eine bakterielle Infektion. Die T. führt zur respirator. Insuffizienz.

Transfusionsmedizin: Fachgebiet mit Aufgaben der ↑Blutspendedienste, der blutgruppenserolog. u. immunhämatolog. Untersuchungen, der Übertragung von Blutpräparaten u. ↑Plasmaderivaten (Hämotherapie).

Transfusionssiderose ↑Transfusionshämosiderose.

Transfusionsstörungen: unerwünschte Nebenwirkungen der Transfusion von Blutpräparaten u. Plasmaderivaten, die während o. nach der Transfusion auftreten. Dabei werden Spätfolgen, wie Eisenüberladung u. transfusionsbedingte Infektionen gesondert erfaßt. Zu den T. sind zu rechnen: 1. hämolyt. T. infolge erythrozytärer Unverträglichkeiten; 2. T. infolge Alloimmunisierung gegenüber Leukozyten-, Thrombozyten- bzw. Histokompatibilitätsantigenen (nichthämolyt. febrile T.); 3. allerg. o. anaphylakt. T. bei Eiweißunverträglichkeiten; 4. bakterielle T. bei Kontamination der Konserven; 5. Graft-versus-host-Reaktionen bei Immunsupprimierten; 6. Volumenüberlastung („Übertransfusion"); 7. Luftembolie; 8. metabol. Störungen wie Zitratintoxikation, Hyperkaliämie u. Azidose.

Transfusionssyndrom, fetofetales: Zwillingstransfusionssyndrom; Neugeborenenanämie bei Zwillingen durch Verlust fetalen Blutes in den Kreislauf des anderen Feten über Plazentagefäßanastomosen, dabei anäm. Schäden des ersten Feten, u. U. Polyglobulie des transfundierten Zwillings, sonst entspr. dem maternofetalen ↑Transfusionssyndrom. Abb.

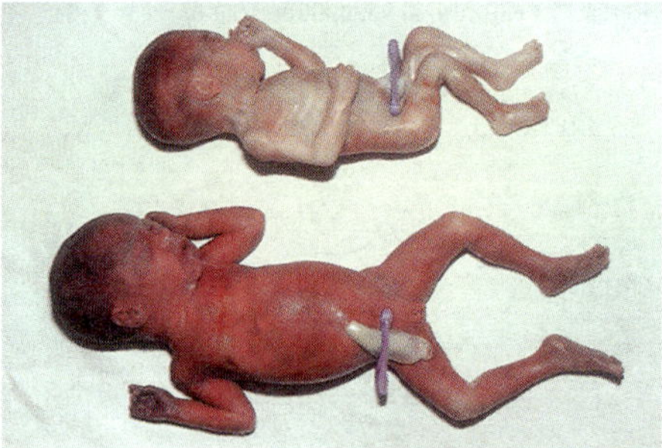

38

Fetofetales Transfusionssyndrom.
Das Blut des oberen Zwillings wurde zum unteren „transfundiert".

Transfusionssyndrom, fetomaternales: Übertritt von Blut des Feten in den Kreislauf der Schwangeren o. Gebärenden durch die Plazenta, kann zur Anämie des Neugeborenen (↑Anämie, neonatale) führen, auch Sensibilisierung gegenüber Blutgruppenfaktoren des Kindes. ↑Rh-Inkompatibilität.

Transfusionssyndrom, maternofetales: Übertritt von Blut der Schwangeren o. Gebärenden in den Kreislauf des Feten durch die Plazenta, kann zum ↑Hyperviskositätssyndrom des Neugeborenen führen.

Transfusionstherapie: Ther. mit ↑Blutpräparaten u. ↑Plasmaderivaten mit dem Ziel, fehlende Blutkomponenten zu substituieren. Durch das Prinzip der gezielten Substitution hat sich die Ind. für die Verwendung von

Vollblut erübrigt. Die Feststellung einer Transfusionsbedürftigkeit ist eine verantwortungsvolle Entscheidung u. sollte wegen der mögl. Gefahren der T. zurückhaltend erfolgen. Die Substitution zellulärer Blutbestandteile erfolgt mit entsprechenden Zellkonzentraten. Für die Erythrozytensubstitution bei Unterschreiten der Hämoglobinkonzentration von 60–80 g/l stehen ↑Erythrozytenkonzentrate zur Verfügung. Für die Leukozytensubstitution können ↑Granulozytentransfusionen mit Hilfe von ↑Blutzellseparatoren, hergestellt werden. Sie dienen der Behandlung sept. Infektionen bei Granulozytenwerten unter $0{,}5 \cdot 10^9/l$, wenn antibiot. bzw. Zytokintherapie allein nicht zum Erfolg führen. Die Substitution von Thrombozyten erfolgt mit Hilfe von ↑Thrombozytenkonzentraten. Neben diesen zellulären Blutkomponenten kann auch eine Übertragung von ↑Blutstammzellen erfolgen (Stammzelltransfusion), die einer ↑Knochenmarktransplantation entspricht. Die Übertragung gerinnungsaktiver Plasmaderivate dient der Behandlung hämorrhag. Diathesen. Bei angeborenen Formen, z. B. ↑Hämophilien, muß z. T. eine lebenslange Substitution erfolgen, insbes. bei operativen Eingriffen. Tab.

Transfusionszwischenfälle ↑Transfusionsstörungen.

Transgenom: genet. Information, die nach ↑Transformation durch ↑Rekombination stabil in eine fremde Empfängerzelle eingebaut wird.

Transgenose: Übertragung von Genen (↑Gentransfer, ↑Transformation).

Transhydrogenasen: Enzyme, die die reversible Wasserstoffübertragung von NADPH auf NAD^+ katalysieren.

transient ⟨*engl*⟩ *Adj*: vorübergehend. **1.** Phas. Eigenschaft best. Netzhautganglienzellen sowie von Nervenzellen der zentralen Sehbahn u. der Sehhirnrinde, sog. ↑Y-Zellen, auf Lichtreizung kurzfristig mit einer Entladungssalve von Aktionspotentialen zu antworten. **2.** Zeitl. begrenzte (d. h. vorübergehende) Expression von Genen nach ↑Transformation in fremden Empfängerzellen.

Transientflora: die vom jeweiligen Kontakt zur wechselnden Umgebung herrührenden Gruppen der „Anflugkeime" (Ggs. ↑Residentflora), die für den immunintakten Wirtsorganismus keine pathogene Bedeutung haben. ↑Infektion, nosokomiale.

Transillumination ⟨*lat*⟩ *f*: **1.** ↑Diaphanoskopie. Durchstrahlung flüssigkeitsgefüllter Räume in Organen zur Beurteilung veränderter opt. Dichte (Differenzierung Hydrozele/Varikozele, Hygromdiagnostik u. a.). **2.** Diasklerale Durchleuchtung des Augapfels mit der Lange-Lampe, bei der durch einen verspiegelten Glaskonus Licht an der punktförmigen Spitze austritt. Zur Feststellung von Verschattungen, z. B. durch das maligne Melanom der Aderhaut o. durch intraokulare Fremdkörper, o. zur Lokalisation des Ziliarkörpers vor Operationen o. zur Darstellung von Pigmentdefekten des Auges, bes. der Iris.

Transistor ⟨*lat*⟩ *m*: ein aus Halbleitern bestehendes Verstärkerelement, bei dem eine wechselseitige Kopplung zwischen Ausgangsstrom u. Eingangsstrom besteht. Die Entwicklung der T. hat mit dazu beigetragen, daß heute Verstärker u. andere elektromedizin. Geräte mit sehr kleinem Platz- u. Energiebedarf gebaut werden können.

Transition ⟨*engl*⟩ *f*: auf Purin-Purin- o. Pyrimidin-Pyrimidin-Austausch beruhende Punktmutation.

Transitionalzellkarzinom ↑Übergangszellkarzinom.

Transitzeit: zellkinet. Begriff zur Beschreibung zeitl. Zusammenhänge bei der Zellreifung (z. B. der Blut- bzw. Knochenmarkzellen). Die T. ist die Zeit zwischen Eintreten u. Verlassen eines Kompartiments (Speichers, Pools) durch eine reifende Zelle. Ein Kompartiment umfaßt eine Zellklasse, die sich durch best. Morphol., Lokalisation, Funktion u. Reifegrad von anderen Zellklassen unterscheidet.

Transkapsidation ⟨*lat*⟩ *f*: Hybridbildung durch Austausch des ↑Kapsids eines Virus mit einem nichtverwandten Virus (z. B. Adeno-SV40-Hybridvirus).

Transkonioskopie ⟨*gr*⟩ *f*: endoskop. Untersuchung des subglott. Raums. Zugang perkutan subglott. über Ligamentum conicum zur Beurteilung bei subglott. Tumorausdehnung, Dysphonien, unspezif. u. spezif. Entzündungen; keine Routineuntersuchungsmethode.

transkortikal ⟨*lat*⟩ *Adj*: Verbindungen zwischen einzelnen Feldern der Hirnrinde betreffend.

Transkriptasen ⟨*engl*⟩ *f*: Enzyme, die als Polymerasen die ↑Transkription von DNA in RNA (DNA-abhängige ↑RNA-Polymerasen) o. von RNA in ↑cDNA (RNA-abhängige ↑DNA-Polymerasen, reverse ↑Transkriptase) katalysieren.

Transkriptase, reverse: *Abk* RT; Enzym, das in Retroviren vorkommt u. an RNA-Matrizen dazu komplementäre DNA-Stränge (↑cDNA) synthetisiert. Eine Hemmung der RT ist medikamentös, z. B. durch Nukleosid-

Transfusionstherapie: Übersicht über die Indikationen

Präparat	Indikation (Auswahl)
Erythrozytenkonzentrat	
buffy-coat-frei	Erythrozytensubstitution
gewaschen	arm an Plasmaeiweißen
gefiltert, leukozytendepletiert	Reduktion der Leukozyten
tieftemperaturkonserviert	sehr lange lagerungsfähig, fast reine Erythrozytensuspension
Thrombozytenkonzentrat	Thrombozytopenie
gepoolt	kurzfristiger Ersatz (bis ca. 3 Wochen)
Einzelspender/Apherese	längerfristiger Ersatz
Granulozytenkonzentrat	Granulozytopenie mit sept. Infektionen
Frisches Plasma	Mangel an plasmat. Gerinnungsfaktoren
Faktor-VIII-Konzentrat	Hämophilie A
PPSB	Mangel an Faktor IX, II, VII u. X
Albumin	chron. Albuminmangel, akuter Volumenersatz bei > 50 % Blutverlust

analoga u. Nichtnukleosidanaloga, mögl. ↑Transkription, reverse.

Transkription: Synthese von RNA an DNA-Matrizen durch DNA-abhängige RNA-Polymerasen (↑RNA-Biosynthese).

Transkription, reverse: an RNA-Molekülen erfolgende Synthese von ↑cDNA mit Hilfe des Enzyms reverse Transkriptase (eine RNA-abhängige ↑DNA-Polymerase).

Transkriptionsfehler: Einbau falscher Nukleotide im Prozeß der ↑RNA-Biosynthese an DNA- o. RNA-Templates in Ribonukleinsäuremoleküle (↑Ribonukleinsäure). T. äußern sich wie ↑Translationsfehler in phänotyp. Effekten (Proteine mit veränderten Aminosäuresequenzen).

transkutan ⟨*lat*⟩ *Adj* ↑perkutan.

Translation ⟨*engl*⟩: **1.** ***Molekularbiol.:*** Übersetzung der in der ↑Messenger-RNA enthaltenen genet. Information (genetischer ↑Code) in die Synthese von Proteinen (↑Proteinbiosynthese). **2.** ***Orthop.:*** Art der Bewegung, bei der alle Punkte eines Körpers sich parallel zueinander mit derselben Geschwindigkeit verschieben, z. B. anteriore-posteriore Bewegungsrichtung zur Beurteilung der Kreuzbandstabilität am Kniegelenk.

Translationsbestrahlung: in der Strahlentherapie eine Form der Bewegungsbestrahlung, bei der während der Bestrahlung Strahler u. Pat. relativ zueinander in Richtung der Feldlänge bewegt werden. Mit der T. ist es mögl., die Feldlänge über die durch die Blende max. einstellbare hinaus zu vergrößern. Die Dosisverteilung bei der T. ist abhängig von der Ausdehnung des Felds in Translationsrichtung u. von der Translationslänge.

Translationsfaktoren: Proteine, die für die Initiation, Elongation o. Termination im Prozeß der ↑Proteinbiosynthese notwendig sind.

Translationsfehler: Misreading; fehlerhafte ↑Translation (↑Proteinbiosynthese) infolge fehlerhafter Ablesung der ↑Codonen der ↑Messenger-RNA durch ↑Anticodonen der ↑Transfer-RNA. T. resultieren in Proteinen mit fehlerhaft eingebauten Aminosäuren, die häufig funktionsvermindert o. -inaktiv sind. T. können z. B. durch Antibiotika, welche die Proteinbiosynthese am Ribosom beeinflussen, verursacht werden.

Translokase: prokaryont. ↑Translationsfaktor EF-G; ↑Proteinbiosynthese, ↑Flippasen.

Translokation ⟨*lat*⟩ *f*
↑Chromosomentranslokation.

Translokationsmongoloidismus
↑Down-Syndrom.

Translokationssysteme, mitochondriale: die Innenmembran der Mitochondrien stellt für viele Substrate eine Permeabilitätsbarriere dar. In ihr sind Transportsysteme wirksam, die den Austausch von Metaboliten zwischen Zytosol u. Mitochondrieninnerem steuern. Es sind dies Systeme für den Anionentransport, den Kationentransport, die Adeninnukleotidtranslokation, den Transport reduzierender Äquivalente (die mitochondriale Innenmembran ist für NADH impermeabel), den Transport von Fettsäureresten usw.

Translokationsträger: Person mit einer balancierten ↑Chromosomentranslokation o. unbalancierten Chromosomentranslokation.

Translokationstrisomie: Trisomie meist eines akrozentr. Chromosoms aufgrund einer ↑Robertson-Translokation. Führt zu der gleichen phänotyp. Manifestation wie einfache Trisomie des gleichen Chromosoms. Fam., kann über phänotyp. gesunde Translokationsträger in balancierter Form vererbt werden. Beispiel: Translokations-Down (↑Down-Syndrom).

Transmethylasen: Enzyme zur Steuerung der Übertragung der für den Organismus „essentiellen" Methylgruppen von Methyldonatoren auf -akzeptoren. ↑Transmethylierung. ↑Methyltransferasen.

Transmethylierung: enzymat. gesteuerte Übertragung der Methylgruppe ($-CH_3$) im Intermediärstoffwechsel, z. B. bei Synthese von Kreatin, Cholin bzw. Betain o. Adrenalin. Wichtigster Methylgruppenlieferant ist die essentielle Aminosäure Methionin, die in Form des Adenosylmethionins (aktives Methyl) die CH_3-Gruppe abgibt u. dabei in Homocystein umgewandelt wird. Eine Neubildung von Methylgruppen im Organismus ist über Tetrahydrofolsäure mögl. ↑Methyltransferasen. ↑Transferasen.

Transmineralisation: **1.** ***Biochem.:*** Verschiebungen von Elektrolytbilanzen des Organismus, Ionenaustauschvorgänge an Haut u. Schleimhaut in singulärer o. auch komplexer Form, Wechselwirkungen von Ionen mit oligodynam. Stoffen (Spurenelementen), Potenzierungs- u. Hemmeffekte von Ionengruppen. **2.** ***Balneologie:*** Theorie über die Wirkungsweise von ↑Trinkkuren, nach der es zu stabilen Änderungen des Mineralbestands des Organismus kommen soll. Nach neueren Untersuchungen beruhen überdauernde Trinkkurwirkungen auf Regulationsverbesserungen i. S. funktioneller Adaptationsprozesse, die von nur vorübergehenden Veränderungen des Mineralbestands (sog. passagere T.) ausgelöst werden.

Transmission ⟨*lat*⟩ *f*
↑Infektionserregerübertragung.

Transmission, adrenerge ⟨*gr* + *lat*⟩ *f*: durch Adrenalin o. ähnl. Substanzen bedingte Übertragung von Erregungsprozessen.

Transmission, chemische ⟨*gr* + *lat*⟩ *f*: an Verbindungsstellen axonaler Endigungen (↑Synapse) mit Nerven-, Muskel- o. Drüsenzellen Umsetzung von ↑Aktionspotential in Sekretion von ↑Transmitter, der in nachgeschalteter Zelle lokale ↑Erregung o. ↑Hemmung erzeugt. Prinzip: Aufnahme chem. Vorstufen in ↑Präsynapse durch spezif. ↑Carrierproteine, Synthesetransmitter, Aufnahme in synaptischen ↑Vesikeln. Speicherung u. Gleichgewicht zwischen gespeicherter u. freier (im ↑Zytosol) Form, Kopplung von Aktionspotential u. Transmitterfreisetzung durch Ca^{2+}-Mobilisierung, Diffusion bei erhöhter intrazellulärer (Präsynapse) Konzentration an freien Kalziumionen durch den synapt. Spalt, Wechselwirkung mit ↑Rezeptor in postsynaptischer ↑Membran, zeitl. Begrenzung der Transmitterwirkung durch enzymat. Abbau, Rückresorption bzw. Diffusion. Physiol.-zeitl. Verzögerung der Erregungsübertragung bedingt durch Transmitterdiffusion, ↑Miniaturendplattenpotentiale, in Ruhestand spontane Freisetzung von gleichen, kleinen Mengen an Transmitter. Biochem. Identifikation von Stoffen, die freigesetzt, spezif. mit Rezeptor reagieren u. zu lokaler Erregung o. Hemmung führen. pharmak.-spezif. Eingriff von Pharmaka in Synthese, Freisetzung, Wechselwirkung mit Rezeptor, Abbau bzw. Rückresorption von Transmittern.

Transmission, cholinerge ⟨*gr* + *lat*⟩ *f*: nervale Übertragung mit Hilfe von ↑Acetylcholin.

Transmissionselektronenmikroskopie: *Abk* TEM; Durchstrahlungselektronenmikroskopie.

Transmissionsgrad: Durchlaßgrad, Rein-Transmissionsgrad; in der Akustik dimensionsloses Verhältnis der von einer Wand durchgelassenen zur auffallenden Schallintensität. In der Optik Verhältnis der durchgelassenen zur auffallenden Strahlungsleistung o. (wenn physiol. bewerteter Anteil gemeint) Lichtstrom. Aus dem T. ergibt sich die dekadische ↑Extinktion E = log 1/T.

Transmissionsoxymetrie: Bestimmung der prozentualen Sauerstoffsättigung des Blutes mit einem ↑Oxymeter, wobei eine Blutprobe (bei Spezialgeräten genügen 100 µl) in einer Küvette o. durchblutetes Gewebe mit angenähert monochromat. Licht zwei versch. Wellenlängen durchstrahlt u. die dekadische ↑Extinktion photoelektr. gemessen wird. Man wählt die Wellenlängen so, daß die Extinktion einmal nur vom Hämoglobingehalt u. einmal vom Mischungsverhältnis von Oxyhämoglobin u. reduziertem Hämoglobin abhängt. Will man mit der T. anstelle der relativen Werte Absolutwerte bestimmen, muß eine Eichung durch Messung von Blutproben bekannter Konzentration erfolgen.

Transmission, synaptische ↑Transmission, chemische.

Transmitter ⟨*lat*⟩ *m*: Neurotransmitter (↑Synapsen); best. Substanzen (z. B. ↑Acetylcholin, ↑Serotonin, ↑Gammaaminobuttersäure, ↑Glutamat, ↑Glycin, ↑Katecholamine, best. Peptide), die präsynapt. durch das Aktionspotential freigesetzt werden u. die Erregung von der präsynapt. zur postsynapt. Nervenzelle o. auf das Erfolgsorgan übertragen.

Transmitterrezeptoren: an postsynapt., für best. Transmitter auch an präsynapt. Membranen gebundene Rezeptorproteine mit hoher Affinität für ↑Transmitter. Durch Wechselwirkung zwischen Transmitter u. Rezeptor wird entweder durch Konformationsänderung eine Erhöhung der Permeabilität für best. Ionen ausgelöst o. durch Kopplung an das Adenylatzyklasesystem über Aktivierung von ↑Proteinkinasen in die Regulation der Permeabilität u./o. die Regulation des Stoffwechsels eingegriffen (↑Adenylatzyklase). Angriffsort von Transmitteragonisten u. -antagonisten. **Präsynapt. T.**: in Membran axonaler Endigungen nachgewiesene T., die durch Wechselwirkung mit eigenem Transmitter über Adenylatzyklasesystem in die Regulation der Synthese der T. eingreifen. **Adrenerge T.**: reagieren mit Adrenalin u. Noradrenalin, mit pharmak. Methoden zwei Klassen (alpha- u. betaadrenerge Transmitter) zu unterscheiden, basiert auf unterschiedl. Wirkung von Agonisten u. Antagonisten. alphaadrenerge Transmitter führen zu Vasokonstriktion, Kontraktion glatter-, z. B. Uterusmuskulatur, Pupillenerweiterung u. Erregung exkretor. Drüsen. Evtl. direkte Kopplung an Permeabilitätsänderung für Ionen. Agonisten: z. B. Isoproterenol. Antagonisten: z. B. Dibenamin. betaadrenerge Transmitter erzeugen Vasodilatation, erschlaffen Bronchialmuskulatur, erhöhen Herzschlagfolge. Kopplung an Adenylatzyklasesystem. Agonisten: z. B. Isoproterenol. Antagonisten: z. B. Propranolol. **Cholinerge T.**: Man unterscheidet nikotinerge T. u. muscarinerge T. Da ↑Acetylcholin an beiden Rezeptoren angreift, reagieren evtl. versch. Gruppen des Acetylcholins mit Rezeptor, nikotinerger T. mit Carbonylseite, muscarinerger T. mit Methylseite. Nikotinerger T. wurde nachgewiesen in der neuromuskulären ↑Übertragung u. in sympathischen ↑Ganglienzellen. Agonisten: z. B. ↑Nikotin. Antagonisten: z. B. ↑Curare. Muscarinerger T. vorhanden in Gehirn u. viszeralen cholinrezeptiven Zellen. Agonist: z. B. Muscarin. Antagonist: z. B. Atropin. Dopaminerge T.: im Gehirn vorkommende, mit Dopamin reagierende Rezeptoren, an Adenylatzyklasesystem gebunden. Aus Wirkung von Agonisten (z. B. Apomorphin) u. Antagonisten (z. B. Phenothiazine) wird auf unterschiedl. dopaminerge T. geschlossen. Für die Behandlung der ↑Schizophrenie verwendete Psychopharmaka beeinflussen dopaminstimulierte Adenylatzyklase, deshalb wird vermutet, daß dieses System in Beziehung zur Schizophrenie steht. **GABAerge T.**: Durch Wechselwirkung mit GABA lokale Hemmung erzeugend. Agonisten: ↑Muscimol u. dessen Derivate. Antagonisten: Picrotoxin, Bicucullin. **Serotoninerge T.**: nicht gut charakterisiert, evtl. 2 Klassen von Rezeptoren, da unterschiedl. wirkende Antagonisten: Morphium bzw. Lysergsäurediäthylamidderivate.

transmural ⟨*lat*⟩ *Adj*: durch die gesamte Wand eines Organs.

Transmuraldruck: Druckdifferenz zwischen Innen- u. Außenseite einer Wand. Beim transbronchialen Druck z. B. Differenz zwischen Bronchialdruck u. Peribronchialdruck.

Transparenz ⟨*lat*⟩ *f*: **1.** ***Biophysik:*** Lichtdurchlässigkeit. Bei lichtdurchlässigen Schichten (Film) das Verhältnis von durchgelassener u. auffallender Lichtmenge. T = 1 bedeutet völlige Durchlässigkeit, T = 0 völlige Undurchlässigkeit. Der Kehrwert der T. heißt Opazität. **2.** ***Zahnmed.:*** Zone der T. Maskierung mikrosk. Strukturmerkmale der Zahnhartsubstanzen durch Transmineralisation: 1. Transparenzzone im Zahnschmelz beim ↑Kariesinitial. 2. Zone der T. (Furrer) bei Dentinkaries (Demarkation zwischen kariös zerstörtem vital reagierendem Dentin). 3. Physiol. Sklerosierung peripheren Dentins bei Funktionswandel vom Stützgewebe zum Deckgewebe infolge Exposition durch ↑Abrasion des Zahnschmelzes o. ↑Retraktion der Gingiva. 4. Physiol. Sklerosierung des Wurzeldentins vom Apex aus ansteigend im Erwachsenenalter, Schätzkriterium für die Bestimmung des ↑Zahnalters von Toten, Ausprägung interindividuell variabel, verstärkt bei juvenilem Diabetes, Betäubungsmittelmißbrauch u. mutmaßl. auch bei anderen chron. Stoffwechselstörungen.

Transparenzkommission: dem Bundesinstitut für Arzneimittel u. Medizinprodukte zugeordnete unabhängige Sachverständigenkommission zur Schaffung einer pharmak.-ther. u. preisl. Transparenz auf dem Arzneimittelmarkt, wozu Transparenzlisten erstellt u. veröffentlicht werden sollen.

Transphosphorylase: Enzym, das die Synthese von ATP aus ADP u. einem ↑Nukleosidtriphosphat (z. B. GTP) katalysiert.

Transpiration ⟨*lat*⟩ *f*: Verdunstung; Wasserdampfabgabe des Organismus, teils ständig über Haut u. Atemwege entspr. dem Dampfdruckgradienten zwischen der obersten, der Haut u. Schleimhaut anlagernden Luftschicht u. der umgebenden Luft (↑Perspiratio insensibilis), teils vom Organismus gesteuert über die Sekretion der Schweißdrüsen als wichtigstes Stellglied der Wärmeabwehr (↑Perspiratio sensibilis), da mit dem Verdampfen von 1 g Wasser an der Hautoberfläche ca. 2,43 kJ Wärme entzogen werden. Die Schweißsekretion des ruhenden Menschen als Maßnahme zur Wärmeabgabe beginnt etwa bei 29 °C Umgebungstemperatur u. ist ab 34 °C Umgebungstemperatur das einzig wirksame Mittel gegen Überwärmung. Max. können bis zu 12 l Schweiß pro Tag sezerniert werden. Da Schweiß u.a. Kochsalz enthält, führen große Schweißverluste zu Hitzekrämpfen.

Transplantat ⟨*lat*⟩ *n*: Organ, Gewebe o. Zellen, die von einer Körperregion auf eine andere des gleichen Individuums (↑Autotransplantation) o. auf ein anderes Individuum übertragen werden. ↑Transplantation.

Transplantatabstoßung ↑Rejektion.

Transplantatabstoßung, weiße: weiße Abstoßung; Rejektion eines allogenen Hautzweittransplantats als Sonderform der ↑Second set reaction. Das Zweittransplantat gleicher Spezifität wie das für ein Zustandekommen einer w. T. notwendigerweise kurzfristig zuvor gesetzte Ersttransplantat wird nicht o. ungenügend vaskularisiert, es bleibt „weiß" (prim. Ischämie). In den Kapillaren finden sich Fibrinablagerungen. Mit ursächl. für w. T. sind vermutl. Antikörper.

Transplantat, freies: zum Zeitpunkt der Transplantation mit dem Spender nicht mehr in Verbindung stehendes Transplantat.

Transplantation ⟨*lat*⟩ *f*: Verpflanzung von Zellen, Gewebe o. Organen eines Spenders (Donors) an eine andere Stelle desselben Individuums (Autotransplantat) o. auf einen Empfänger (Rezipienten) meist heterotop (↑Allotransplantation). Auto-, allo-, syno- (bzw. exp.) xenogen drücken die genet. Differenz zwischen Spender u. Empfänger aus. Bei klin. T. fast ausnahmslos Allotransplantate. Bei Organtransplantation stammen die Organe von Leichen (in seltenen Fällen bei Niere u. Leber auch von Lebendspendern, Knochenmark ausnahmslos von Lebendspendern). Die genet. Differenz zwischen Spender u. allogenem Empfänger ist in unterschiedl. Transplantationsantigenen begründet, genet. Codierung erfolgt über den ↑Majorhistokompatibilitätskomplex, insbes. die Loci des ↑HLA-Systems (↑Nettohistokompatibilitätsrate). Das Transplantat wirkt als Fremdantigen(gemisch), das durch den Immunabwehrprozeß funktionsgemäß eliminiert wird. Der Vorgang der Erkennung u. Abwehr (↑Host versus graft reaction) wird im wesentl. durch zelluläre, aber auch humorale (↑Antikörper) Abwehrvorgänge realisiert. ↑Rejektion. Therapiemaßnahme gegen Rejektion: ↑Immunsuppression. Mit dem Knochenmark werden immun. aktive Zellen übertragen, die im Rezipienten eine ↑Graft versus host reaction (GVH) bewirken können, Ther. wie bei der Rejektion. GVH auch nach Austauschtransfusion bei Neugeborenen mögl. Größte klin. Verbreitung unter den Organtransplantationen hat die ↑Nierentransplantation, unter den Geweben die ↑Keratoplastik. Die T. von devitalem Stützgewebe mit nur geringer immunogener Wirkung (z.B. Knochenspäne) dient nur als zeitweiliger Ersatz (Ossifikationsreiz). Die freie Überpflanzung von Geweben (Haut, Sehnen, Nerven, Knochen, Fettgewebe, Faszie, Blutgefäße) zur Ausfüllung o. Überbrückung eines Defekts kann durch Auflegen o. Einnähen erfolgen. T. von Gelenken: Übertragung vorwiegend eines Gelenkteils (Kopf) zwecks Rekonstruktion eines zerstörten Gelenks (Halbgelenktransplantation). Zur Anwendung kommt hierbei ausschließl. kältekonservierter allogener Knochen. ↑Knochentransplantation.

Transplantationsantigene ↑Histokompatibilitätsantigene.

Transplantationsimmunität: durch Transplantationsantigene verursachte Immunität in einem Transplantatträger, dabei ist unerhebl., auf welchem Wege die Transplantationsantigene in den Empfänger gelangen. T. bezieht sich v.a. auf die das Transplantat betreffenden Konsequenzen (↑Host versus graft reaction bzw. ↑Graft versus host reaction, ↑Rejektion). Entwicklung u. Ausmaß der T. sind vom Grad der genet. Differenz zwischen Spender u. Empfänger abhängig. ↑Histokompatibilität, ↑Nettohistokompatibilitätsrate. Relevant ist die T. insbes. bei ↑Zweittransplantaten, bei denen ein nicht passendes HLA-Antigen des Ersttransplantats (repeated missmatch) auf keinen Fall vorliegen darf.

Transplantationslunge: Pneumonie komplexer Genese bei immunsuppressiver Ther. nach Organtransplantation, z.B. Nierentransplantation. Zusätzl. zur Immunsuppression ist auch eine Autoantikörperreaktion gegen Lungengewebe bei Antigenverwandtschaft mit dem transplantierten Organ nachgewiesen worden.

Transplantationsmetastase ↑Impfmetastase.

Transplantationsnomenklatur: Unterscheidung nach der Lokalisation: orthotrope Transplantation (Einpflanzung des Spenderorgans an der Stelle des entfernten funktionsunfähigen körpereigenen Organs, z.B. Herz) u. heterotrope Transplantation (Einpflanzung des Transplantats aus operationstechn. Gründen an anderer Stelle, z.B. Niere). Aus immun. Sicht unterscheidet man: 1. ↑autogen (autolog): Spender u. Empfänger sind das gleiche Individuum, ↑Autotransplantation; 2. synogen (isolog): Übertragung von einem eineiigen Zwilling auf den anderen o. im Exp. innerhalb einer Inzuchtlinie; infolge Identität der HLA-Antigene tritt keine Rejektion auf), Synotransplantat; 3. ↑allogen (homoiolog, ↑homolog): von einem Individuum auf ein anderes gleicher Spezies, das genet. nicht ident. ist, Allotransplantat; 4. xenogen (heterolog): Spender u. Empfänger gehören versch. Spezies an (Tier, Mensch), z.B. ↑Kieler Knochenspan, ↑Schweinespalthaut, temporärer ↑Hautersatz, ↑Xenotransplantat. (Die neuen Bez. wurden 1964 von Russel u. Monaco inauguriert). Tab.

Transplantationsnomenklatur: Bezeichnung der genetischen Konstellation bei Transplantation

Beziehung zwischen Spender u. Empfänger	
gleiches Individuum	autolog (autogen)
Inzucht, eineiige Zwillinge	solog (syngen)
gleiche Spezies	homolog (allogen)
fremde Spezies	heterolog (xenogen)

Transplantationstumoren: exp. transplantationsfähige Tumoren, die tier- u. tumorstamm-spezifiziert passagierbar sind. Tumorzellen tragen Antigene des Muttergewebes (soweit diese durch neoplast. Entartung u. fortlaufende Passagierung erhalten geblieben sind) sowie tumorassoziierte Transplantationsantigene. Im Passagierungsprozeß kann es zur Antigenmodulation kommen.

Transplantation, xenogene: Übertragung von Geweben u. Organen zwischen Individuen versch. Spezies.

Transplantatkonditionierung: Vorbehandlung eines Transplantats in vitro zur Herabsetzung der Antigenität (durch Schädigung immunkompetenter Zellen). Tierexperimentell durch Röntgenstrahlen, elektr. Durchströmung, In-vitro-Kultivierung u.ä.

Transplantatspender-Empfänger-Verhältnis ↑Transplantationsnomenklatur.

Transplantat, syngenes ↑Synotransplantat.

Transplantattoleranz: Duldung der in einem (Allo-)Transplantat enthaltenen Fremdantigene durch das Immunsystem eines Wirts. T. in praxi bisher nicht realisierbar, da ↑Immuntoleranz von akzeptierbarer Tiefe u. Dauer bisher nicht erzeugbar ist. In der Klinik handelt es sich bei Bestehen einer T. um eine zufällig weitgehende Übereinstimmung der Transplantationsantigene zwischen Spender u. Empfänger in Verbindung mit Dämpfung der Immunabwehr durch immunsuppressive Ther., also um eine scheinbare Toleranz. Im Exp. kann T. bei Immunchimären bestehen. Dieser Immunchimärenstatus mit einer vollständigen T. konnte auch bei einigen Lebertransplantierten nachgewiesen werden, so daß inzwischen mehrere langjährig Lebertransplantierte Pat. ohne Immunsuppression auskommen. Für andere Organtransplantationen konnte dies am Menschen bisher nicht gezeigt werden.

Transplantatvaskulopathie: Ausdruck von akuten o. chron. rejektionsbedingten Schäden im Bereich des Gefäßsystems des transplantierten Organs u. dessen Anastomosen. Die akute nekrotisierende Form der T. zeigt fibrinoide Nekrosen der Intima u. Media mit Kernpyknose u. Eosinophilie der glatten Muskelfasern bis hin zur Ausbildung kompletter Nekrosen. Die akute proliferative Form der T. tritt akut o. etwas verzögert im Bereich mittlerer o. kleinerer Arterienäste auf. Auffällig ist eine ödematöse mit Lymphozyten, Lymphoblasten u. Monozyten durchsetzte Intima. Später entwickelt sich eine Endothelproliferation. Die chron. sklerosierende T. befällt alle Äste der Transplantatarterie gleichmäßig. Die Intima verbreitert sich massiv konzentrisch u. wird durch zellarmes fibröses Gewebe ersetzt.

Transplantatverwerfung ↑Rejektion.

Transplantatverwerfungszellen ↑Graft rejection cells.

transpleural ⟨*lat*⟩ *Adj*: durch den Brustfellraum hindurch, d. h. nach Eröffnung der Pleura.

Transport, aktiver: Transport einer Substanz durch eine biol. Membran entgegen ihrem Konzentrationsgefälle; aktive Transportvorgänge führen zu einer Akkumulation der Substanz auf einer Seite der Membran u. sind energiebedürftig. Die erforderl. Energie wird aus dem Zellstoffwechsel meist in Form von ATP entnommen. Durch aktive Transportvorgänge werden zahlreiche Kationen (z. B. K^+, Ca^{2+}, ↑Na^+/K^+-ATPase) u. Nährstoffe (↑Monosaccharidtransport u. ↑Aminosäuretransport) in die Zellen gebracht o. aus diesen hinaus befördert (Na^+-Ionen, ↑Natriumpumpe, Ionenkanäle, Ionentransport, ↑Ionentheorie).

Transport-ATPase ↑Na^+/K^+-ATPase.

Transport, axoplasmatischer ↑Transport, neuroplasmatischer.

Transport, carriervermittelter: ↑Carriertransport.

Transporteisen ↑Eisenstoffwechsel.

Transporter: substratspezif. Transportmoleküle der Zellmembran von Proteinnatur. Sie bewirken eine erleichterte Diffusion der Substrate (energieunabhängige passive Carrier, ↑Carriertransport) u. führen zu einem Konzentrationsausgleich des von ihnen durch die Zellmembran transportierten Substrats. Es gibt 6 versch. Glukosetransporter mit beträchtl. Homologien in ihren Aminosäuresequenzen, die eine entwicklungs- u. gewebespezif. Verteilung aufweisen. Sie haben zwölf, die Zellmembran als Helices durchziehende, hydrophobe Peptidsegmente, die einen für Glukose penetrierbaren Kanal in der Zellmembran bilden. Der Na^+-abhängige Glukosetransporter transportiert bei Anwesenheit eines Na^+-Gradienten Glukose gegen ein Konzentrationsgefälle u. vermag so dieses Monosaccharid im Zellinneren zu akkumulieren. Für Aminosäuren gibt es ebenfalls zahlreiche, genet. festgelegte, Na^+-abhängige u. Na^+-unabhängige stereospezif. Transportsysteme, die hinsichtl. der transportierten Aminosäure Gruppenspezifitäten aufweisen. Genet. Defekte in diesen Systemen führen zu spezif. intestinalen u. renalen Störungen der Resorption bzw. Rückresorption von Aminosäuren (↑Aminoazidurien).

Transportfähigkeit: Zustand eines Pat. (Kranken o. Verletzten), der es erlaubt, ihn mit einem entweder spez. zum Krankentransport ausgerüsteten (Kranken- bzw. Sanitätsfahrzeug o. Ambulanzfahrzeug, Rettungshubschrauber, Ambulanzflugzeug) o. einem anderen, ggf. auch behelfsmäßig ausgestatteten Fahrzeug zu transportieren, ohne daß eine maßgebl., u. U. das Leben bedrohende o. irreparable Folgeschäden verursachende Verschlimmerung des Krankheitszustands, des Leidens o. der Verletzungen zu erwarten ist. Entscheidend sind die vitalen Funktionen (Herztätigkeit, Kreislauf, Atmung), deren gestörte Funktion vor dem Transport soweit wiederhergestellt sein muß, daß sie den ggf. von med. Begleitpersonal überwachten Transport zuläßt.

Transportinkubator: für den ↑Neugeborenentransport spez. konstruierter, mobiler ↑Inkubator, der Wärmeschutz, Luftfeuchtigkeit u. Sauerstoffzufuhr sichert. Der T. kann mittels Beatmungsgerät, Infusionspumpe u. Überwachungsgeräten zum Intensivpflegetransportsystem erweitert werden.

Transportkapazität: Fähigkeit, eine best. Menge einer Substanz in einer best. Zeit zu transportieren. In der Med. als T. für Sauerstoff am meisten gebraucht. Es ist jene Menge an Sauerstoff (in ml), die von 100 ml Blut aufgenommen u. dementsprechend zu den Orten des Sauerstoffverbrauchs mit der Blutströmung gebracht werden kann, normal 22 ml (bei einem Hämoglobingehalt von 16,6g/100 ml).

Transportmaximum, tubuläres: max. tubuläre Transportkapazität. In den Tubuli des Nephrons finden aktive Transportprozesse statt, deren Kapazität begrenzt ist u. die deshalb ein Maximum aufweisen. Dieser transzelluläre Transport erfolgt sowohl aus dem Tubuluslumen in das Blut (z. B. Resorption von Glukose ↑TmG) als auch in umgekehrter Richtung (z. B. Sekretion von PAH). Überschreitet die filtrierte Menge das resorptive T., so wird die Substanz mit dem Harn ausgeschieden (z. B. Glukosurie bei Zuckerkrankheit). Bei Überschreiten des sekretor. t. T. verbleibt ein Teil der Substanz nach dem Nierendurchgang im Blut.

Transport, neuroplasmatischer: anterograd u. retrograd gerichteter Transport von im Zellkörper synthetisierten Makromolekülen (Proteine, Lipide, präformierte Membranbausteine). Früher axoplasmat. u. mikrotubulärer Transport, jetzt auch in Dendriten nachgewiesen. Langsamer n. T. 1–10 mm/Tag, schneller n. T. bis 100 cm/Tag. Dem n. T. zugrunde liegende Mechanismen sind energieverbrauchend, evtl. Beziehung zu Neurotubuli. Retrograder n. T.: nachgewiesen für Toxine (↑Tetanus, ↑Botulismus), ↑Nerve growth factor; n. T. von Meerrettichperoxidase wird exp. zum Nachweis von Bahnverbindungen im Gehirn verwendet. Transneuronaler n. T.: transportierte Stoffe können über Synapse in nachfolgendes Neuron weitertransportiert werden.

Transport, passiver: Vorgang des Durchtritts von Stoffen durch Zellmembranen, wobei die treibenden Kräfte der Bewegung externaler Herkunft sind: Konzentrationsdifferenzen o. Potentialdifferenzen zwischen beiden Kompartments (↑Diffusion). Die Transportgeschwindigkeit hängt von der Größe der jeweiligen Differenz u. von der Molekülgröße ab u. führt nur bis zu einem Konzentrationsausgleich zu beiden Seiten der Membran.

Transportperistaltik: anhaltende Vorschubperistaltik eines größeren Darmabschnitts, z. B. des Querkolon, die in kurzer Zeit eine größere Menge von Darminhalt analwärts weitertransportiert. Tritt zwei- bis dreimal tgl. auf. ↑Peristaltik, ↑Darmmotilität.

Transportproteine: Proteine, die die unterschiedlichsten Substanzen meist reversibel binden u. transportieren, z. B. ↑Albumin u. best. ↑Globuline (Tab.). T. können die gebundenen Stoffe an ihre Wirkungsorte bringen, die Membranpassage ermöglichen o. den Organismus vor dem Verlust der gebundenen Substanzen schützen. Sie treten extrazellulär (z. B. im Blut) o. intrazellulär (z. B. beim axoplasmat. Transport) u. in ↑Membranen eingelagert (Permeasen, Carrierproteine) auf. Häufig erfüllen T. ihre Funktion nur bei Anwesenheit von Cofaktoren o. prosthet. Gruppen o. gekoppelt mit energieliefernden Prozessen u. spez. Enzymsystemen. Tab.

Transport-RNA ↑Transfer-RNA.

Transposasen: durch ↑Transposonen codierte Proteine (Enzyme), die am Prozeß der ↑Transposition, d. h. dem Ortswechsel bewegl. DNA-Elemente (↑Insertionselemente), beteiligt sind.

Transposition ⟨*lat*⟩ *f*: **1.** ***Molekularbiol.:*** Verlagerung (Ortswechsel) bewegl. DNA-Elemente (↑Transposon, ↑Insertionselemente) an andere Stellen des gleichen DNA-Moleküls o. in andere DNA-Moleküle. Die zur T. notwendigen Proteine werden von Transpositionssequenzen, von Transposonen codiert; bei der T. findet DNA-Replikation statt. **2.** ***Teratologie:*** vertauschte Lage entwicklungsmäßig miteinander gekoppelter Organe. Meist gebraucht für den Ursprung der Aorta aus der re. Herzkammer u. des Truncus pulmonalis aus dem li. Herzen (↑Transposition der großen Arterien).

Transposition der großen Arterien: *Abk* TGA; Stellungsanomalie von Aorta u. A. pulmonalis in der Sagittalebene. Vielfache pathol.-anat. Formen. Shunt zwischen kleinem u. großem Kreislauf (bei kompletter Transposition lebensnotwendig). Inkomplette Transposition: Aorta Dextroposition, Pulmonalis aus re. Ventrikel o. über großem VSD (↑Taussig-Bing-Syndrom). **Komplette TGA:** nicht korrigierte Form, funktionell vollständige Form. Aorta entspringt aus der anat. re., die Pulmonalarterie aus der anat. li. Herzkammer. ↑Palliativoperationen der TGA: Atrioseptostomie nach Rashkind mit Aufreißen des Vorhofseptums durch einen Ballonkatheter beim Neugeborenen; Atrioseptektomie nach Blalock-Hanlon durch operative Schaffung eines künstl. hinteren Vorhofseptumdefekts, wird nur noch selten durchgeführt. Radikaloperationen der TGA: Die Korrektur zur Blutstromumkehr kann auf Vorhof-, Ventrikelebene u. an den großen Arterien selbst durchgeführt werden. Die plast. Verfahren zur Vorhofumkehr, d. h. Umleitung des Hohlvenenblutes in das Mitralostium u. des Pulmonalvenenblutes in das Trikuspidalostium (nach Senning; nach Mustard), bewirken nur eine hämodynam. Korrektur. Chir. Methoden an den großen Arterien erzielen durch Umpflanzung von Aorta u. A. pulmonalis eine anat. Korrektur. **Korrigierte TGA:** Fehlbildung des Herzens, bei der Transposition der großen Arterien (Aorta vorn, Truncus pulmonalis hinten) u. Inversion (Aorta li. randbildend, Pulmonalis steigt re. von Aorta nach oben) vorliegt. Transposition ist hämodynam. „korrigiert“, weil Truncus pulmonalis venöses Blut führt. 2 Typen: 1. Transposition bei nomotopen Ventrikeln: Transpositionsstellung bei sonst normalen Vorhof-Kammer-Beziehungen. 2. Transposition bei Kammerinversion (häufigster Typ): re. Vorhof von Mitralklappe abgeschlossen, mündet in einen re. gelegenen Ventrikel (venöses Blut), der morphol. Zeichen des li. Ventrikels (glatte Wandung, 2 Papillarmuskeln) trägt, aus ihm entspringt Truncus pulmonalis. Klin. Zeichen durch häufige Begleitfehlbildungen: Ventrikelseptumdefekte (75 %), Pulmonalstenose (50 %). Zyanose bei Rechts-Links-Shunt. Oft gleichzeitig Drehung des Herzens: Septum gelangt in Sagittalebene, li. Ventrikel bildet großen Teil der Vorderwand.

Transpositionslappen: Defektdeckung im Gesicht durch Verschiebung u. Verlagerung ortsständigen Gewebes.

Transposon ⟨*engl*⟩: Tn-Element; bewegl. DNA-Elemente (DNA-Sequenzen mit mehr als 2 000 Nukleotidpaaren) mit der Fähigkeit zur Verlagerung in versch. andere DNA-Sequenzen derselben Zelle (Jumping genes). Enthalten neben Transpositions- bzw. Insertionsgenen weitere zusätzl. Gene. ↑Transposition, Insertionssequenz. T. gehen aus Insertionssequenzen (↑Insertionselemente) hervor, indem in diese entweder zusätzl. Gene eingebaut werden o. zwei Insertionselemente ein o. mehrere Gene flankieren.

Transrektalschnitt ↑Schnitt.

Transsexualität ⟨*lat*⟩ *f*: psych. Identifikation mit dem anderen Geschlecht im Bereich des Fühlens u. Denkens, der Sozialrolle u. der Körperwahrnehmung

Transportproteine: Diagnostisch relevante Transportproteine u. ihre Funktion

Protein	Funktion
Präalbumin	Bindung von Thyroxin (T_4) u. Retinol
Albumin	Bindung von Wasser, Ionen, Pigmenten, Hormonen, Medikamenten
Transcortin	Bindung von Cortisol u. Progesteron
Saures Alpha-1-Glykoprotein	Bindung von Progesteron
Gc-Globulin	Bindung von Calciferol u. Vitamin D
Haptoglobin	Bindung von Hämoglobin
Alpha-2-Makroglobulin	Bindung von Zink u. Proteasen (Inhibition)
Transcobalamin I, II, III	Bindung von Vitamin B_{12}
Hämopexin	Bindung von Häm
Transferrin	Bindung von Eisen

trotz genet.-somat. eindeutig männl. o. weibl. Geschlechtszugehörigkeit. Störung der ↑Geschlechtsidentität. Das Transsexuellen durch ihren objektiven biol. Status aufgenötigte Leben als Mann bzw. Frau bereitet ihnen unerträgl. Unbehagen, u. sie streben unter diesem Leidensdruck nicht nur nach Änderung ihres Vornamens u. einem entsprechenden Äußeren, sondern auch nach chir. u. hormoneller Geschlechtsumwandlung unter Inkaufnahme von gesundheitl. Risiken. Durch Kleidung u. Verhalten des anderen Geschlechts versuchen sie, sich Erleichterung u. Anerkennung in der ersehnten Geschlechtsrolle zu verschaffen. Die Ätiol. der T. ist noch nicht eindeutig geklärt, möglicherweise Störung der sexualhormonabhängigen Differenzierung des Hirnstamms. Geschlechtsverhältnis: ca. 70 % Mann-zu-Frau-Transsexuelle, ca. 30 % Frau-zu-Mann-Transsexuelle. Therapieversuche i. S. des Abbaus transsexueller Orientierung sind fast immer erfolglos, sinnvoller ist weitgehendes soziales Entgegenkommen, z. B. in Kleidung, Berufsausübung, Namensgebung; bei sorgfältiger Indikationsstellung chir. Geschlechtsumwandlung nach hormoneller u. psychotherapeut. Behandlung. Vornamen- u. Personenstandsänderungen sind in der BRD seit 1980 im „Transsexuellengesetz" (TSG) geregelt. Die T. ist keine sexuelle Deviation.

Transspleißen ↑Spleißen.

Transsudat ⟨*lat*⟩ *n*: eiweißarme, klare Flüssigkeit mit einer Dichte unter 1,015 u. einem Eiweißgehalt unter 3 %. T. bilden sich in Körperhöhlen durch passive Hyperämie u./o. durch Verminderung des osmot. Plasmadrucks bei Hypoproteinämie sowie Gefäßwandschädigung. Labordiagnost. Parameter zur DD zeigt die Tab. Außerdem Koagulationsband nach Weltmann u. Bestimmung der Hyaluronsäure, von Enzymen mit Zuckern. Eindeutige Abgrenzung zwischen T. u. ↑Exsudat häufig nicht mögl. Tab.

Transsudat: Labordiagnostische Befunde bei Exsudat u. Transsudat

	Transsudat	Exsudat
Dichte	1,005–1,015	> 1,015
Gesamtprotein	< 3,0	> 3,0
Morphologie	zellarm	zellreich

Transthyretin: thyroxinbindendes Präalbumin (TBPA). Schilddrüsenhormontransportprotein.

transurethral ⟨*lat + gr*⟩ *Adj*: durch die Harnröhre hindurch, z. B. ↑Lithotripsie u. perkutane ↑Litholapaxie. ↑Elektroresektion.

Transversalbefall: entzündl. Veränderungen der Endgelenke mehrerer Finger o. Zehen bei ↑Osteoarthropathia psoriatica.

Transversalknochen: bei Fehlbildungen der Hände u. Füße vorkommende quere Lagerung eines Phalangenknochens mit Synostose o. Falschgelenken zu angrenzenden Knochen.

Transversalläsion ↑Querschnittsläsion.

Transversalsyndrom ↑Querschnittssyndrom.

Transversaltomographie: Darstellung von Körperschichten senkrecht (o. auch geneigt) zur Längsachse des Körpers mit einem spez. Transversalschichtgerät. Sie findet als ↑Computertomographie, ↑Kernspintomographie u. als Ultraschalltomographie (↑Ultraschalldiagnostik) eine verbreitete Anwendung.

Transversalwellen: räuml. u. zeitl. period. Vorgänge, bei denen die zeitl. period. Größe senkrecht zur Ausbreitungsrichtung schwingt. Zu den T. gehören die elektromagnet. Wellen u. die Oberflächenwellen. T. lassen sich im Ggs. zu ↑Longitudinalwellen linear polarisieren.

Transversion ⟨*engl*⟩ *f*: Purin-Pyrimidin- o. Pyrimidin-Purin-Austausche in der DNA. Können zu ↑Punktmutationen führen.

Transversorektostomie ⟨*lat*⟩ *f*: operativ angelegte ↑Anastomose zwischen Colon transversum u. Rektum.

Transversosigmoideostomie: operativ angelegte ↑Anastomose zwischen Colon transversum u. Colon sigmoideum.

Transversostomie: operativ angelegte Verbindung zwischen Colon transversum u. der Körperoberfläche.

Transversumresektion ⟨*lat*⟩ *f*: operative (Teil-) Entfernung des Colon transversum.

transversus ⟨*lat*⟩ *Adj*: transversarius, transversalis, transversal; quer, querlaufend.

transvesikal ⟨*lat*⟩ *Adj*: durch die Harnblase hindurch, z. B. t. Prostataoperationen (↑Prostatakarzinomtherapie).

Transvestitismus ⟨*lat*⟩ *m*: Bedürfnis, Kleidungsstücke des anderen Geschlechts zu tragen, oft verbunden mit dadurch ausgelöster sexueller Erregung. Bei Männern häufiger als bei Frauen. DD ist der T. zu unterscheiden von Transsexualismus (↑Transsexualität), der mit ähnl. Sympt. einhergeht, die hier jedoch auf der Identifizierung mit dem anderen Geschlecht beruhen.

Trapanal: Thiopental-Natrium. Kurzzeitnarkotikum.

trapezius ⟨*gr*⟩ *Adj*: trapezoideus; trapezähnl., trapezartig. ↑Os trapezoideum, ↑Musculus trapezius.

Trapidil: 7-Diethylamino-5-methyl-(1,2,4)-triazolo[1,5-α]pyrimidin. Bei ischäm. Herzkrankheit als Vasodilatator eingesetzt.

Trapped air ⟨*engl*⟩ *f*: gefangene Luft; im Thorax befindl. Gas, welches nicht an der Ventilation des Respirationstrakts teilnimmt.

Trapping ⟨*engl*⟩: **1.** ***Immun.:*** „Einfangen" von Antigenen o. Zellen, z. B. als Follicular antigen trapping (Transport des jeweiligen Antigens von der Peripherie in das Zentrum eines Follikels, ↑Follikelzentrumsreaktion) bzw. Anreicherung von Lymphozyten aus der Zirkulation nach Antigenstimulation in den drainierenden lymphoiden Organen (auch als Homing, „gezielte Ansiedlung", bezeichnet). **2.** ***Nuklearmed.:*** verwendet v. a. für ↑Technetium-Trapping.

Traube, Ludwig (1818–1876), dt. Int., Berlin. Schüler von J. L. Schoenlein. Vertreter der physikal. Diagnostik, stellte zusammen mit C. A. Wunderlich die Temperaturen von Kranken erstmals in Form von Fieberkurven dar. T. gilt als Begründer der exp. Pathol. in Deutschland.

Traube-Doppelton (nach Ludwig T.): auch an großen peripheren Gefäßen auskultierbarer zweiter Ton nach einem diastol. Geräusch. Vorkommen z. B. bei Aorteninsuffizienz.

Traubenblase: typ. dreieckige Form einer abflußgestörten Harnblase im Röntgenbild; dreieckig, Spitze des

Dreiecks zeigt nach oben, kleine Pseudo- u. vereinzelt echte Divertikel, einer Weintraube ähnl.

Traubensarkom ↑Sarcoma botryoides.

Traubensäure: opt. inaktives Gemisch (↑Spiegelbildisomerie) aus gleichen Teilen D- u. L-Weinsäure.

Traube-Raum (nach Ludwig T.): Raum mit tympanit. Klopfschall (Magenblase), der von Herz-, Leber- u. Milzdämpfung umgeben ist.

Trauer: durch ein betrübl. Ereignis, insbes. durch den Verlust nahestehender Menschen o. die Erinnerung an solche Verluste hervorgerufene Stimmung. Wie der Prozeß des Sterbens wird auch T. als ein Prozeß angesehen, der in folgenden Phasen abläuft: 1. Schock, 2. Kontrolle, 3. Regression, 4. Adaptation. Eine traurige Verstimmtheit kann Zeichen einer Depression sein, jedoch ist T. an sich kein krankhafter Vorgang. Die T. von Personen, deren Angehörige vermißt sind, zeichnet sich durch das Schwanken zwischen Hoffnung u. der zunehmenden Befürchtung des endgültigen Verlusts aus, das eine quälende Spannung u. ständige innere Beschäftigung aufrechterhält, die einen abschließenden Trauerprozeß verhindert. Aufgabe der Med. u. Psychol. ist es, den Prozeß des Trauerns als einen Prozeß der Verarbeitung von Schicksalsschlägen zu fördern.

Traugott, Karl (geb. 1885), Int., Frankfurt am Main. ↑Staub-Traugott-Versuch.

Traum: im Schlaf auftretende Bewußtseinsinhalte, die mit besonderen neurophysiolog. Zuständen verbunden sind. Der Trauminhalt entsteht durch Umwandlung von Erinnerungsspuren u. Wahrnehmungen in vorwiegend opt. u. akust. Bilder. Der Mensch träumt etwa $^1/_4$ seiner Schlafzeit. Die mittlere Dauer eines Traums liegt bei 10–15 min. Nur ein Teil der Träume wird nach dem Aufwachen erinnert. Die Träume treten in der Einschlafphase, v. a. aber im sog. paradoxen Schlaf innerhalb der zykl. Schlafstadienschwankungen auf, wo es zu raschen Augenbewegungen (↑REM-Schlaf, ↑Schlaf) u. charakterist. elektrophysiolog. Veränderungn kommt. Die Psychoanalyse bezeichnet den Traum als „Via regia" zum ↑Unbewußten u. benutzt die Traumdeutung in der psychoanalyt. Ther. zur Aufdeckung verdrängter unbewußter Wünsche u. Triebkonflikte.

Trauma ⟨*gr*⟩ *n*: Wunde, Verletzung; heute vorwiegend in Verbindung mit einem Unfallgeschehen u. seinen Folgen gebraucht.

Trauma-Diabetes: außerordentl. seltenes Zusammentreffen von Trauma (des Oberbauchs, Pankreasaffektionen) u. Diabetesmanifestation. Eine nervöse Genese ist nicht sicher zu belegen, ihr morphol. histol. Zusammenhang aber exp. nachgewiesen.

Trauma, psychisches: Ereignis im Leben eines Menschen, das definiert wird durch seine Intensität, die Unfähigkeit, adäquat zu antworten, die emotionale Erschütterung u. die dauerhaften pathogenen Wirkungen, die es hervorruft. ↑Neurose.

Traumatologie ⟨*gr*⟩ *f*: Lehre von der Entstehung, Verhütung u. umfassenden Behandlung eines Traumas u. seiner Folgen. Teilgebiet der Chirurgie.

Traumatopnoe: mit Ein- u. Ausatmung synchron auftretende Geräusche an Brustwandwunden, wenn der Pleuraraum eröffnet worden ist.

Travellers diarrhea ⟨*engl*⟩ ↑Reisediarrhö.

Trazodon: ein ↑Antidepressivum.

Treacher-Collins-Syndrom (nach Treacher E. C.) ↑Dysostosis mandibulofacialis.

Trefferhypothese: Treffertheorie; ein math. Ansatz zur Beschreibung der ↑Dosis-Wirkungs-Beziehungen einer Strahlung. Die T. geht davon aus, daß bei der Bestrahlung eines Objekts die Energieübertragung zufallsartig durch krit. Ereignisse (Treffer) stattfindet. Growther deutete als erster diese Treffer als Ionisationen, die in den empfindl. Strukturen, z. B. der Viren o. Bakterien, erfolgen. Sonderfälle der T. sind der Mehrtrefferansatz u. der Mehrbereichsansatz. Beiden liegt eine ↑Poissonverteilung der Treffer zugrunde. Im Mehrtrefferansatz wird angenommen, daß in einem krit. Bereich einer Zelle zufällig gewisse gleichartige Treffer erfolgen u. N dieser Treffer notwendig sind, um den Effekt, z. B. die Inaktivierung der Zelle, hervorzurufen. Beim Mehrbereichsansatz wird angenommen, daß in der Zelle M unabhängige empfindl. Bereiche existieren, von denen jeder einzelne durch einen Treffer ausgeschaltet werden muß, damit der Effekt eintritt. Die Grenzen der T. entstehen durch die nicht berücksichtigten komplexen mikrogeometr. Muster von Anregungen u. Ionisation, die beim Durchgang geladener Teilchen durch eine Zelle auftreten. Deshalb versucht die ↑Mikrodosimetrie eine realist. Behandlung der zufälligen Energiedeposition im bestrahlten Gewebe zu finden.

Trehalase: in Mikroorganismen, z. B. Hefen, vorkommendes Enzym, das ↑Trehalose zu zwei Molekülen Glukose hydrolyt. spaltet.

Trehalose: aus zwei Molekülen Glukose aufgebautes, nichtreduzierendes Disaccharid. T. findet sich häufig in Mikroorganismen, Algen u. Pilzen u. kommt in der Hämolymphe der Insekten vor.

Treibmittel: Treibgase, Verbindungen o. Gase, deren Siedepunkt unterhalb u. deren krit. Temperatur weit oberhalb der Raumtemperatur liegen. Sie liegen in Treibgaspackungen gelöst o. verflüssigt vor u. liefern beim Öffnen des Ventils den enthaltenen Wirkstoff als ↑Aerosol (↑Aerodispersionen). Chem. handelt es sich um aliphat. (A) o. zykl. (C) chlorierte u./o. fluorierte Kohlenwasserstoffe. Diese Art von T. ist für die Veränderungen der Ozonschicht in der Stratosphäre verantwortl. Stärkere Verwendung finden deshalb Stickstoff, Kohlendioxid, Propan u. Distickstoffmonoxid.

Treitz, Wenzel (1819–1872), Pathologe, Krakau, Prag.

Treitz-Hernie (nach Wenzel T.): Hernia recessus duodenojejunalis; innerer Eingeweidebruch, bei dem der erweiterte Recessus duodenojejunalis den Bruchsack bildet, der Dünndarmschlingen enthalten kann.

Trélat, Ulyssee (1828–1890), frz. Chir., Paris.

Trélat-Spekulum (nach Ulyssee T.): Selbsthaltespekulum zur Entfaltung der Scheide u. Sichtbarmachung des Muttermundes; ↑Kolposkopie.

Trema ⟨*gr*⟩ *n* ↑Diastema.

Trematoda ⟨*gr*⟩ *n Pl*: Saugwürmer; Überklasse der ↑Plathelminthes. Meist abgeplatteter Körper mit Saugnäpfen u. blind endendem Darm; größtenteils Zwitter; nach Ontogenie werden Monogenea u. ↑Digenea (mit med. bedeutsamen Arten, z. B. ↑Schistosoma, ↑Fasciola hepatica, ↑Opisthorchis felineus u. a.) unterschieden.

tremens ⟨*lat*⟩ *Adj*: zitternd.

Tremor ⟨*lat*⟩ *m*: Zittern; unwillkürl. mehr o. weniger rhythm. ablaufende gleichförmige Bewegungen umschriebener Körperteile (Finger, Hände, Augenlider, Zunge, Lippen). Man unterscheidet grob-, mittel- u. feinschlägigen T.; ↑Ruhetremor u. ↑Intentionstremor; psychogenen T., extrapyramidalen T. (↑Parkinson-Syndrom), zerebellaren T., essentiellen T. (seltene hereditäre Form).

Tremorgene: Tremor auslösende Stoffe, insbes. auf das Zentralnervensystem wirkende, von Ascomyceten (z. B. Aspergillus, Penicillium, Claviceps) gebildete Indolalkaloide.

Tremor mercurialis: Quecksilberzittern. ↑Quecksilberintoxikation.

Trenaunay, Paul (geb. 1875), frz. Neurol., Paris.

Trench fever ⟨*engl*⟩: Fünftagefieber, ↑Rickettsiosen.

Trench-foot-Syndrom ⟨*engl*⟩ *n*: Schützengrabenfuß. ↑Immersion foot syndrome.

Trend: allg. Grundverlauf einer Zeitreihe, meist beschrieben durch eine math. Funktion der Zeit, im einfachsten Falle eine Gerade (linearer T.), ↑Zeitreihenanalyse.

Trendanalyse: in der rechnergestützten ↑Patientenüberwachung benutztes Verfahren, bei dem aus kontinuierl. abgeleiteten Meßgrößen die Entwicklungstendenz zur Zustandsveränderung möglichst frühzeitig erkannt werden soll. Die T., die mit math. Verfahren für eine o. mehrere Meßgrößen korrelativ verknüpft intermittierend durchgeführt u. angezeigt wird, kann eine höhere Qualität der Patientenüberwachung ermöglichen. T. sind bei chron. Erkrankungen von Wichtigkeit, da sie die Basis für langfristige Effektivitätseinschätzungen darstellen. Grundlage von T. ist die standardisierte Durchführung von möglichst einfachen Meßverfahren, deren gleichartige Durchführung in versch. Bevölkerungen u. zu versch. Zeiten garantiert u. kontrolliert werden kann (z. B. Herzinfarkt- u. Schlaganfallregister, Krebsregister u. Todesursachenstatistik), wenn entsprechende Kontrollen die Übereinstimmung der Codierungsgewohnheiten nachweisen können. T. sind erforderl., um z. B. festzustellen, warum in einigen Ländern die Herz-Kreislauf-Krankheiten scheinbar in der Häufigkeit abnehmen u. in anderen nicht, u. um zu prüfen, ob dieser Effekt echt u. durch äußere Bedingungen verursacht ist.

Trendelenburg, Friedrich (1844–1924), Chir., Rostock, Bonn, Leipzig.

Trendelenburg-Lage (nach Friedrich T.): Kopftieflage, die während der Operation bei Eingriffen in der Darmregion eingenommen wird u. auch als Methode zur Verhütung von Aspiration während der Narkoseeinleitung galt.

Trendelenburg-Operation (nach Friedrich T.): **1.** Entfernung von Emboli aus den Lungenarterien. **2.** Resektion der V. saphena magna bei Varikosis. **3.** supramalleoläre Osteotomie zur Korrektur schlecht verheilter Knöchelbrüche.

Trendelenburg-Versuch (nach Friedrich T.): Versuch zur Überprüfung der Klappeninsuffizienz der V. saphena magna. Beinlagerung horizontal o. leicht vertikal nach oben. Ausstreichen der Varizen, Abschnüren des Beins am proximalen Oberschenkelbereich (etwa 50 mmHg, 6,7 kPa) zur Komprimierung der oberflächl. Venen. Aufstehen u. Lösen der Kompression: langsame Füllung (neg.), Klappen intakt; schnelle Füllung von oben (pos.) Klappenschlußschwäche (Venenklappeninsuffizienz). Abb.

Trendelenburg-Zeichen (nach Friedrich T.): Das Becken kann bei Stand auf einem Bein nicht in der Horizontalen gehalten werden wegen Insuffizienz der kleinen Glutäen (pelvitrochantere Muskulatur). Ursachen für die Insuffizienz der kleinen Glutäen: 1. starke Annäherung von Ursprung u. Ansatz durch Höhertreten des Trochanter major bei Luxationshüfte, starker Coxa vara, Schenkelhalspseudarthrose; 2. Lähmung dieser Muskeln durch Schädigung des N. glutaeus cranialis; 3. Schwächung dieser Muskeln durch Vergrößerung der Distanz von Ursprung u. Ansatz, z. B. bei Coxa valga. Insuffizienz tritt erst nach längerer Belastung auf: larviertes Trendelenburg-Zeichen.

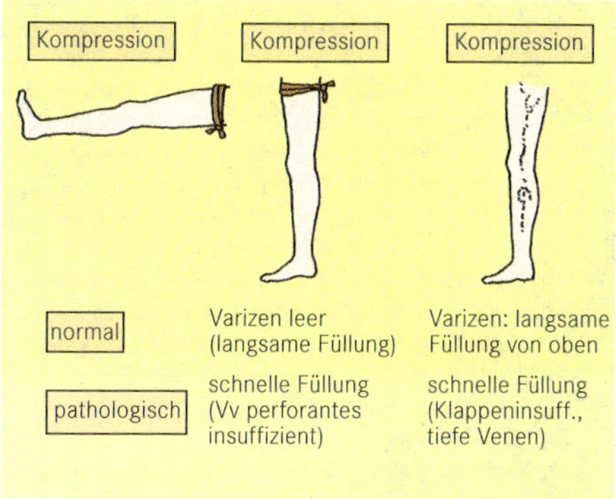

Trendelenburg-Versuch.
Schematische Darstellung

Trenner-Verfahren: Turville-Infinity-Balance, ↑Turville.

Trepanation ⟨*lat*⟩ *f*: **1.** ***Neurochirurgie:*** Kraniotomie; operatives Verfahren zur Schädeleröffnung als osteoplast. u. osteoklast. T. Osteoplast. T.: der trepanierte Knochendeckel wird nach Beendigung der intrakraniellen Operation wieder in die Knochenlücke eingefügt u. mit Stiften o. Nähten am Schädeldach befestigt. Bei der osteoklast. T. erfolgt ein stückweises Herauslösen des Schädelknochens. Der entstandene Schädeldefekt kann dann durch Muskulatur u. Galea ausreichend gedeckt werden. Später ist auch der Verschluß mit einer Kunststoffplastik o. mit homologem Knochenmaterial mögl. I. d. R. erfolgen die Schädeldachtrepanationen osteoplast., während über der hinteren Schädelgrube sowohl osteoplast. als auch osteoklast. trepaniert werden kann. **2.** ***Hämat.:*** Verfahren zur Knochen- u. Knochenmarkbiopsie mittels eines Trepans. Bereits 1923 durch Seyfarth empfohlen, als Routinemethode zur Diagnostik von Blut- u. Knochenerkrankungen aber erst seit 1957 mit Einführung des Trepans nach Barthelheimer u. Schmidt-Rhode angewandt. **3.** ***Zahnmed.:*** in der Zahnmed. maschinelle Eröffnung des Pulpakavums, spez. zum Druckausgleich bei purulenten Pulpitiden u. bei Parodontitis apicalis acuta, ↑Endodontie. Probetrepanation: behutsames Vordringen zur Pulpa bei unklarer Vitalität des Zahns. ↑Sensibilitätsprüfung. Abb. S. 2042.

Trepanationszyklodialyse: antiglaukomatöse Operation, besteht in Zyklodialyse mit Skleratrepanation. ↑Elliot-Trepanation.

Treponema: Gattung der Fam. Spirochaetaceae. Med. wichtige Spezies: ↑Treponema pallidum, ↑Treponema pertenue, ↑Treponema carateum u. T. cuniculi, letztere wichtig für exp. Syphilisforschung.

Treponema carateum: Art der Gattung ↑Treponema. Erreger des Mal de Pinto (Pinta).

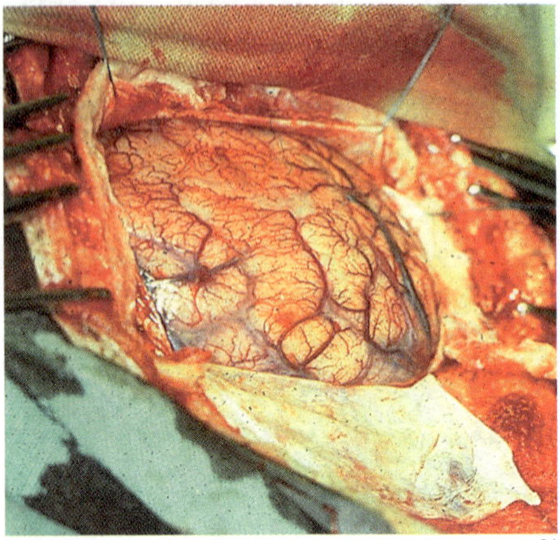

31

Trepanation des Schädels (nach Duraeröffnung)

Treponema pallidum: zarte, schwach lichtbrechende Spirochäten mit engen, steilen u. gleichmäßig korkenzieherartigen Primärwindungen. T. enthält mehrere serol. reaktive chem. Komponenten, in vitro nicht vermehrbar. Erreger der Syphilis (Lues). Nachweis im Nativpräparat mittels Dunkelfeldmikroskopie im sog. Reizserum.

Treponema-pallidum-Hämagglutinationstest: *Abk* TPHA-Test; von Tara-Rathler 1965 angegebener Test der spezif. ↑Syphilisserologie. Antigen: Schaferythrozyten, die mit Lysaten aus den Treponemen des ↑Nichols-Stamms sensibilisiert wurden. Ansatz in der indirekten Hämagglutination nach vorheriger Absorption des Patientenserums. Auch als Mikrohämagglutinationstest ausführbar. Reaktion des Suchspektrums der Syphilisserologie.

Treponema-pallidum-Immobilisationstest: *Abk* TPI-Test; Nelson-Test; von Nelson u. Mayer 1948 angegebener ältester Test zum Nachweis spezif. syphilit. Antikörper. Antigen: Aufschwemmung der im Kaninchenhoden gezüchteten Treponemen des ↑Nichols-Stamms. Sie werden mit inaktiviertem Patientenserum u. Komplement zusammengebracht. Bei pos. Ausfall sind durch die als ↑Immobilisine bezeichneten Antikörper die Treponemen unbewegl. geworden (immobilisiert). Nach Entwicklung neuerer, techn. einfacherer Verfahren zur spezif. ↑Syphilisserologie, z. B. TPHA-Test, auch wegen der Infektionsgefahr beim Umgang mit dem lebenden Antigen nur noch in Ausnahmefällen in Anwendung.

Treponema pertenue: Art der Gattung Treponema, Erreger der Frambösie.

Treponematosen, nichtvenerische ⟨*gr*⟩ *f Pl*: Gruppe von klin. differenten Krankheitsbildern, deren Erreger Treponemen sind. Teilweise wird angenommen, daß die versch. klin. Syndrome ledigl. bes. Verlaufsformen nur einer Infektionskrankheit des Menschen sind. Nach klin. u. epidemiol. Aspekten werden unterschieden: 1. epidem., nichtvener. Syphilis (Lues): Bejel, Njovera. Durch extragenitalen Schmierkontakt meist im Kindesalter erworbene, im Vorderen Orient, östl. Mittelmeerraum u. Ostafrika endem. n. v. T. Erreger Treponema pallidum. Im Frühstadium finden sich Sekundärpapeln an perianaler, perigenitaler, perioraler u. perinasaler Haut-Schleimhaut-Grenze. Generalisiertes papulomakulöses Exanthem, häufig Schleimhaut mitbeteiligt. Im Spätstadium tuberöse, ulzeröse u. gummöse Läsionen an Haut, Schleimhaut, Knochen u. Gelenken. Diagn. durch Nachweis der Treponemen aus aktiven Läsionen mittels Dunkelfelduntersuchung, serol. Reaktionen. Ther. Penicillin. 2. ↑Frambösie. 3. Pinta: Carate, endem. Hauterkrankung in trop. Ländern Mittel- u. Südamerikas, übertragen durch direkten Kontakt, Kinder u. Jugendliche bes. betroffen. Erreger: Treponema carateum. Nach Inkubationszeit von 3 Wochen papulöse Primärläsion. Mehrere Monate später papulomakulöse Sekundäreffloreszenzen (Pintide). Nach Jahren Spätstadium mit atroph. u. hyperkeratot. Hautveränderungen u. Pigmentschwund. Diagn. durch Erregernachweis. Ther. Penicillin.

Tretinoin: Retinoesäure, Vitamin-A-Säure; ↑Dermatikum; wirksames Mittel zur symptomat. Ther. der Akne. Beeinflußt Wachstum u. Differenzierung der Haut- u. Schleimhautzellen. Erhebl. Nebenwirkungen erfordern eine strenge Ind.

TRH: *Abk* für Thyreotropin-Releasinghormon; ↑Hypothalamushormone.

TRH-Stimulationstest: Verfahren zur Prüfung des hypothalam.-hypophysär-thyreoidalen Regelkreises. Bestimmung der basalen TSH- bzw. Prolaktinkonzentration in Serum u. 10–30 min nach i. v. o. endonasaler TRH-Gabe. Normal: zwei- bis fünffacher Anstieg (pos. Test). Bei Ausbleiben (neg. Test) liegt eine Funktionsstörung vor. Vorkommen: Hyperthyreose, nach medikamentöser Behandlung (z. B. mit Kortikosteroiden). Fehlender Prolaktinanstieg bei Hypophysenvorderlappentumor o. -insuffizienz.

Triade ⟨*gr*⟩ *f*: **1.** ***Anat.***: Trias; Teil des ER in Skelettmuskelfasern, verbunden mit dem T-System; ↑Muskel-ER. **2.** ***Physiol.***: Gruppe von synapt. verschalteten, eng beieinanderliegenden Nervenzellen o. ihrer Endigungen (Dendriten, Axone) mit resultierender informationsverarbeitender Dreier-Funktionseinheit, z. B. in den Relaiskernen des Thalamus zu finden.

Triadenoperation: Rekonstruktionsverfahren zur Wiederherstellung verschlossener Iliakalarterien durch Gefäßrekonstruktion, lumbale Sympathektomie u. Erweiterungsplastik der A. femoralis profunda.

Triage ⟨*frz*⟩ *f*: Aussonderung; Festlegung der Prioritäten der Behandlungsfälle bei Katastrophen.

Trial ⟨*engl*⟩ *m*: kontrollierter klin. Versuch zur Wertbestimmung eines Diagnostik- o. Therapieverfahrens bei krebskranken Pat. Phase-I-, -II- u. -III-Studien mit antineoplast. Substanzen.

Trial and error learning
↑Versuch-und-Irrtum-Lernen.

Trial and error method
↑Versuch-und-Irrtum-Methode.

Trialkylammoniumverbindungen: Muskelrelaxanzien, z. B. Gallamin.

Triamcinolon: synthet. ↑Glukokortikoid mit starken antiinflammator., antiexsudativen, antiallerg. u. immunosuppressiven Wirkungen.

Triamteren: ein ↑Diuretikum.

triangularis ⟨*lat*⟩ *Adj*: dreieckig.

Triangulum ⟨*lat*⟩ *n*: Dreieck.

Triaryläthylenderivate: Gruppe von synthet. ↑Östrogenen, z. B. Chlorotrianisen.

Triarylphosphat ↑ Triorthokresylphosphat.

Trias ⟨*gr*⟩ *f*: Dreizahl. 1. ***Pathol.:*** Das gleichzeitige Auftreten von drei Krankheiten o. Sympt. (Symptomentrias). 2. ***Anat.:*** Die im Leberbindegewebe zwischen den Leberläppchen zusammenliegenden drei Gebilde A. interlobularis, V. interlobularis u. Ductus interlobularis bilifer (↑ Glisson-Dreieck). ↑ Leber. 3. ***Ophth.:*** T. der Akkommodation; bei der ↑ Akkommodation des Auges neben der Brechkraftzunahme (bei Nahakkommodation) auftretende gegensinnige Innenrotation der Bulbi (Konvergenz- o. Fusionsbewegung) u. Pupillenverengung.

Trias, progonische ⟨*gr*⟩ *f*: Stehenbleiben best. Organe auf einer phylogenet. tieferen Entwicklungsstufe. In etwa 30 % sind Anomalien am Wurmfortsatz (trichterförmiger Abgang) mit solchen der Niere (Lappung) u. der Milz (mehrfache Kerbung) gekoppelt.

Triäthylenmelamin ↑ TEM.

Triäthylenphosphamid: *Abk* TEPA; Äthyleniminderivat. Zytostatikum zur Krebstherapie aus der Gruppe der Alkylanzien.

Triäthylenthiophosphorsäureamid ↑ Thiotepa.

Triatoma: zu den Raubwanzen, ↑ Reduviidae, gehörende flugfähige Wanzenarten, die in Mittel- u. Südamerika ↑ Trypanosoma cruzi, den Erreger der ↑ Chagas-Krankheit, übertragen.

Triazenderivate: Gruppe von Zytostatika zur Krebstherapie mit alkylierenden Eigenschaften, z. B. Dacarbazin (DTIC).

Triaziquon: Trenimon. Zytostatikum mit alkylierenden Eigenschaften.

Triazolam: Benzodiazepin mit kürzerer Halbwertszeit als Diazepam.

Tribadie ⟨*gr*⟩ *f*: alte Bez. für gleichgeschlechtl. (lesb.) Beziehungen zwischen Frauen; ↑ Homosexualität.

Tribolium confusum: amerik. Reismehlkäfer; 3,5–4,2 mm großer, flacher, rostroter Käfer, der als Vorrats- u. Speicherschädling v. a. Müllereiprodukte befällt (Mehl, Grütze, Graupen, Kleie, Reisfuttermehl u. a.). Außerdem Bedeutung als Zwischenwirt für Helminthen.

Tribologie ⟨*gr*⟩ *f*: Die Lehre von der Wechselwirkung sich relativ zueinander bewegender Oberflächen u. der damit verbundenen Vorgänge. In der Arthroplastik besitzen Reibung, Abnutzung sowie Gleiteigenschaften der artikulierenden Oberflächen grundlegende Bedeutung.

Tribolumineszenz: Leuchten, das beim Zerreiben o. Zerbrechen gewisser Kristalle auftritt. T. ist z. B. mit dunkeladaptiertem Auge beim Würfelzucker zu beobachten. Eine verwandte Erscheinung ist die Kristallolumineszenz, die beim Auskristallisieren auftreten kann.

Tribondeau, Louis M. (1872–1918), frz. Radiol.

Tribrachie ⟨*gr*⟩ *f*: sehr seltene Fehlbildung mit 3 Armen, die mehr o. weniger verschmolzen u. mit Fehlbildungen im Bereich von Unterarm u. Hand kombiniert sind.

Tribromethanol ↑ Avertin.

triceps ⟨*lat*⟩ *Adj*: dreiköpfig. ↑ Musculus triceps brachii, ↑ Musculus triceps surae.

Trichalgie ⟨*gr*⟩ *f*: bei Neurasthenikern Schmerzempfindung beim Bestreichen der Haare.

Trichauxis ⟨*gr*⟩ *f* ↑ Hypertrichosis congenita.

Trichiasis ⟨*gr*⟩ *f*: Scheuern der Wimpern auf der Hornhaut durch Fehlstellung der Wimpern o. ↑ Entropium. ↑ Distichiasis congenita.

Trichine: Trivialbezeichnung für ↑ Trichinella spiralis.

Trichinella spiralis ⟨*gr*⟩ *f*: im Volksmund unrichtig auch Trichine; ↑ Nematoda. Weibchen bis 4 mm, Männchen bis 1,5 mm lang, Vorderende verjüngt; euryxener Parasit. Die adulten T. s. leben im Darm (Darmtrichinen), wo das vivipare Weibchen bis 1 500 Jungtrichinellen absetzt, die über Herz u. Lungen in den großen Blutkreislauf gelangen (Bluttrichinen), aus den Blutgefäßen auswandern u. über den sehnigen Teil der Muskeln in die reich durchblutete Muskulatur eindringen (Wandertrichinen). Hier erfolgt eine spiralige Einrollung u. von seiten des Wirtsorganismus die Bildung einer Bindegewebekapsel, in die Kalk eingelagert wird (Muskeltrichinen). Lebensfähigkeit der Larve in den meist zitronenförmigen Kapseln beim Menschen bis 30 Jahre. Infektion durch Verzehr „trichinöser" Muskulatur. Befallen werden außer dem Menschen zahlreiche Fleisch- u. Allesfresser; als Reservoirwirte gelten Fuchs, Dachs, Braunbär, Eisbär, Ratte, Wildschwein. Infektion des Menschen hauptsächl. durch rohes o. ungenügend gekochtes o. gebratenes Schweinefleisch (auch unvollständig geräucherter Rohschinken), Infektion der Schweine z. B. über gelegentl. verzehrte Ratten. Weltweit verbreitet, in best. Gebieten sehr häufig (z. B. USA), in Ländern mit gesetzl. vorgeschriebener ↑ Trichinenschau selten. ↑ Trichinellose.

Trichinellose ⟨*gr*⟩ *f*: Trichinose; enzoot.-epizoot., durch trichinenhaltiges ungares Fleisch (v. a. von Haus- u. Wildschwein) auf Menschen übertragbare, häufig in Gruppenerkrankungen auftretende, meldepflichtige Nematodeninfektion (↑ Infektionskrankheit). Erreger: ↑ Trichinella spiralis. Inkubationszeit bis zu 1 Woche (u. länger), je nach Schwere der Infektion; daher klin. Verlauf entweder symptomlos o. akut fieberhafter Beginn mit Brechdurchfall als Prodromalstadium (Darmtrichinellose), gefolgt vom Hauptstadium (Muskeltrichinellose) mit heftigen Muskelschmerzen, u. U. lebensgefährl. Schluck- u. Atemstörungen, verbunden mit ↑ Trismus u. Eosinophilie. Im jahrzehntedauernden Ruhestadium rheumat. Beschwerden. Letalität je nach Schwere der Infektion bis zu 50 %. Diagn. durch Muskelbiopsie (Quetschpräparat) u. serol.

Trichinenbefall ↑ Trichinellose.

Trichinenproben: zur Durchführung der für das Schlachtschwein gesetzl. vorgeschriebenen Trichinenschau wird bei ganzen Tierkörpern eine haselnußgroße Probe aus einem Zwerchfellpfeiler am Übergang in den sehnigen Teil entnommen.

Trichinenschau: Trichinoskopie; gesetzl. geregeltes Verfahren der Untersuchung von Schweinen, Importfleisch u. -fleischwaren vom Schwein auf Befall mit ↑ Trichinella spiralis. Sie wird auch bei anderen Tierarten vorgenommen, die Wirte von Trichinella spiralis sein können, wenn deren Fleisch der menschl. Ernährung dient. Die Untersuchung erfolgt im ↑ Trichinoskop, weitestgehend aber bereits mit Hilfe des weniger arbeitsaufwendigen Digestionsverdauungsverfahrens sowie immundiagnost.

Trichinose ↑ Trichinellose.

Trichinoskop: Mikroskop zur Durchmusterung von Muskelproben insbes. auf Befall mit ↑ Trichinella spiralis bei der ↑ Trichinenschau, wobei das vergrößerte Abbild des Präparats auf eine Fläche projiziert werden kann. Anwendung auch zum Nachweis von ↑ Sarcocystis.

Trichinoskopie ↑ Trichinenschau.

Trichloracetaldehyd: $Cl_3C–CH=O$, Chloral; bildet mit Wasser ein beständiges Monohydrat (Schmelzpunkt 51 °C), das zur Darstellung reinsten Chloroforms Cl_3CH benutzt werden kann u. als schnell wirkendes Beruhigungs- u. Schlafmittel verwendet wird.

Trichloräthylen: Äthylentrichlorid; organ. Lösungsmittel. Früher als Rauschnarkotikum benutzt, techn. Reinigungs- u. Entfettungsmittel u. a. Weniger hepato- u. nephrotox., aber stärker narkot., kardio- u. neurotox. als Chloroform.

Trichloräthylenvergiftung: entspricht dem Bild der ↑Tetrachlormethanvergiftung, verläuft aber i. a. weniger schwer. ↑Arbeitsunfall, ↑Berufskrankheiten.

Trichloressigsäure: $Cl_3C–COOH$; weiße, hygroskop., kristalline Substanz, leicht lösl. in Wasser. Wichtiges Gruppenreagens in der klin. Biochem. Fällungsmittel zur Abtrennung von Proteinen aus Körperflüssigkeiten (Serum, Harn).

Trichlorethan: Methylchloroform; ↑Halogenkohlenwasserstoff ohne spezif. Organtoxizität wie CCl_4. Wird zu Trichloressigsäure abgebaut u. im Körperfett gespeichert. Halbwertszeit 4 Tage.

Trichlormethan: ↑Chloroform, $CHCl_3$.

Trichlormethanvergiftung: Chloroformvergiftung; entspricht dem Bild der ↑Tetrachlormethanvergiftung, verläuft aber i. a. weniger schwer.↑Berufskrankheiten.

Trichlormethin ↑Chlormethin.

2,4,5-Trichlorphenoxyessigsäure: 2,4,5-T; Herbizid. Toxikol. bekanntgeworden durch Verunreinigung mit TCDD (↑Dioxine). Einsatz zur Entlaubung im Vietnamkrieg. Fehlbildungen bei Säuglingen durch TCDD-Verunreinigungen. Bei moderner Produktion keine TCDD-Bildung.

Trichlorphon: 0,0-Dimethyl(1-hydroxy-2,2,2-trichlorethyl)-phosphonat, Dipterex; Cholinesterasehemmer vom Phosphorsäureestertyp. Modernes Insektizid mit geringer Warmblütertoxizität. In vielen Handelspräparaten enthalten.

tricho- ⟨*gr*⟩ *Präfix*: das Haar betreffend.

Trichoadenom ⟨*gr*⟩ *n* ↑Trichom.

Trichoanästhesie ⟨*gr*⟩ *f*: Unempfindlichkeit der Haarbälge, z. B. bei ↑Tabes dorsalis.

Trichobilharzia szidati ⟨*gr*⟩ *f*: Vertreter der ↑Trematoda, ↑Schistosomatidae. Bis 3 mm lang mit wenig ausgeprägtem Geschlechtsdimorphismus; adulte Würmer in der Darmwand von Entenvögeln, Entwicklung über Wasserschnecken (Lymnaea-Arten) zu Gabelschwanzzerkarien; diese verursachen nach wiederholter Penetration der menschl. Haut eine mit starkem Juckreiz u. Quaddelbildung verbundene ↑Zerkariendermatitis.

Trichocephalus trichiura ↑Trichuris trichiura.

Trichoderma viride: mykotoxinproduzierender Pilz, der auch als Zerstörer von Holz, Leder u. Textil Bedeutung hat. Das Mykotoxin Trichodermin führt zu Wachstumshemmungen.

Trichoepitheliom ⟨*gr*⟩ *n*: Epithelioma adenoides cysticum; meist in der Mehrzahl nach der Pubertät im Gesicht auftretende Knötchen, die von den Haargebilden abzuleiten sind. Histol. multiple Hornzysten u. Basalzellstränge, gutartig.

Trichofollikulom: kleiner gutartiger Tumor im Gesicht. Keratinisierte Follikelzapfen, die einen erweiterten Haarfollikel umgeben.

Trichogramm: Haarwurzelstatus; ca. 50 ausgerissene Haare werden mikrosk. auf ihre jeweiligen Entwicklungsstadien untersucht (↑Haarwechsel).

Trichokinesis ⟨*gr*⟩ *f* ↑Pili torti.

Trichoklasia idiopathica ⟨*gr*⟩ *f* ↑Trichotillomanie.

Tricholemmalzyste: korrekte Bez. für das echte ↑Atherom.

Tricholemmom: solitäres Knötchen im Gesicht. Gutartiger Tumor des Haarfollikels mit eosinophiler Basalmembran u. hellen Epithelzellen, die einer Basalzellschicht aufsitzen. Neigung zur Verhornung.

Trichom ⟨*gr*⟩ *n*: **1.** Basalzellenkarzinom, in der Annahme, daß dieses von der Haaranlage ausgeht. **2.** Veraltet für Naevus pilosus.

Trichomonadenurethritis: Harnröhren- u. evtl. auch Prostataentzündung durch Trichomonaden, die beide Geschlechter befällt u. vorwiegend durch Geschlechtsverkehr übertragen wird (Kontaktinfektion). Stets Untersuchung u. Behandlung beider Partner erforderl. ↑Trichomoniasis.

Trichomonadidae ⟨*gr*⟩ *f Pl*: Fam. der ↑Flagellata mit 4–6 Geißeln, von denen eine die undulierende Membran bildet, mit den Körper durchziehendem Achsenstab. Überwiegend parasit. lebend, in versch. Organen von Vögeln, Säugetieren u. Mensch.

Trichomonas hominis ⟨*gr* + *lat*⟩ *f*: Trichomonas intestinalis; Vertreter der ↑Trichomonadidae. Bis 14 µm lang u. 10 µm breit mit 4 freien Geißeln u. einer langen undulierenden Membran. Lokalisation im Enddarm des Menschen, apathogene ↑Kommensale.

Trichomonas tenax: Vertreter der ↑Trichomonadidae. Birnenförmig mit 4 freien Geißeln u. mittellanger undulierender Membran. Lokalisation in der Mundhöhle des Menschen, u. a. bei Personen mit defektem Gebiß; Pathogenität umstritten.

Trichomonas vaginalis: Vertreter der ↑Zoomastigophorea, ↑Trichomonadidae. 8–45 µm lang u. 15 µm breit, von wechselnder Gestalt, birnenförmig; bewegungslose Stadien rundl., 4 freie Geißeln am Vorderende, eine weitere nach hinten gerichtete bildet eine kurze undulierende Membran. Lokalisation im Urogenitalsystem des Menschen, v. a. der Frau, Infektion überwiegend durch Kohabitation, Schmierinfektionen sehr selten; Ansteckung in Bädern nicht bewiesen. Erreger der ↑Trichomoniasis.

Trichomoniasis: Trichomonose, Trichomonosis genitalis; weltweit verbreitete (WHO schätzt jährl. Infektionen mit Trichomonas vaginalis auf ca. 200 Mio.) Urogenitaltrichomonose der Frauen u. Männer (Trichomonasurethritis, -vaginitis u. -prostatitis). Erreger ↑Trichomonas vaginalis. Übertragung vorwiegend durch Geschlechtsverkehr (↑Krankheiten, sexuell übertragbare). Klin. bei der Frau Fluor mit Rötung, Juckreiz, Brennen (beim Mann ähnl. Sympt.). Ein Drittel der T.-v.-Infizierten bleibt symptomfrei. Gesunde Frauen sind bis zu 10 %, gesunde Männer bis zu 3 % Trichomonadenträger. Unspezif. Reize (Menses, „Erkältung"; bei Männern Alkoholabusus) führen zur Exazerbation u. rezidivierendem chron. Verlauf.

Trichomonosis genitalis ⟨*gr* + *lat*⟩ *f*: ↑Trichomoniasis.

Trichomycin: Hachimycin; aus Streptomyces hachijoensis isoliertes Antibiotikum mit vorwiegend fungistat. Wirkung. Wirksam gegen Candida, Trichophyton, ferner Trichomonas vaginalis. Kreuzresistenz gegenüber ↑Nystatin u. ↑Amphotericin B. Applikation oral o. bei Hautpilzen als Salbe.

Trichomycosis palmellina *⟨gr + lat⟩ f*: Lepothrix; Umscheidung der Achselhaare durch Anhäufung von Corynebacterium tenuis, das in eine homogene Grundmasse eingelagert ist. Durch Schweiß wird ein Farbstoff, der die unterliegende Wäsche anfärbt, herausgelöst.

Trichonodose *⟨lat + gr⟩ f*: durch mechan. Ursachen in Verbindung mit einer bes. Haardisposition zustande kommende Verknotung des einzelnen Haars. Die Haarknötchen treten gleichermaßen an Kopf- u. Körperhaaren auf.

Trichophytie *⟨gr⟩ f*: volkstüml. Bez. „Scherpilzflechte"; ↑Tinea; durch versch. Trichophytonpilze hervorgerufene Hautkrankheit (↑Dermatophytie). Infektion meist von Tier („Kälberflechte") zu Mensch. T. tritt ggf. als eine anzeigepflichtige ↑Berufskrankheit auf, z. B. T. durch Trichophyton verrucosum. Erster Ansiedlungsort des Krankheitserregers ist die Hornsubstanz der Hautanhangsgebilde (Haare, Nägel) o. die oberste Schicht der Epidermis. Inkubationszeit Tage bis Wochen. Progn. gut. Diagn.: das klin. Bild wird durch den mykolog. Pilznachweis bestätigt. Proph. durch Sanierung der Tierbestände. Je nach Verlauf u. Art der Erreger unterscheidet man: 1. Trichophytia superficialis: oberflächl. T. o. Herpes circinatus; meist bogig begrenzte, kreisrunde Herde mit schmalem, gerötetem, leicht erhabenem u. mit kleinen Bläschen besetztem Rand. Innerhalb des entzündeten Saumes nach dem Zentrum zunehmende Rötung u. Schuppung, später Abheilung. 2. Trichophytia inguinalis: Epidermophytia inguinalis, Ekzema marginatum Hebra; in den Leistenbeugen perigenital u. am Gesäß lokalisierte oberflächl. T. 3. Trichophytia profunda: tiefe T; Vorkommen bei Kindern (häufig) am behaarten Kopf in Form von stark entzündl. abszedierten Tumoren (Kerion Celsi). Wochenlanger Verlauf, oft bleiben Narben zurück. Bei Erwachsenen im Bereich des Bartes (Trichophytia barbae), der Unterarme o. der Augenbrauen. 4. Trichophytia superficialis capillitii: oberflächl. T. des behaarten Kinderkopfs (Herpes tonsurans). Kleine, aber zahlreiche kahle, etwas schuppende Herde auf dem behaarten Kopf. 5. Trichophytia follicularis crurum: an den Unterschenkeln auf dem Boden einer Akrozyanose bei ↑Onychomykosis vorkommende Pilzinfektion. 6. Trichophytia unguium: Nagelpilzkrankheit (Trichophyton rubrum). Häufigste Ursache der „Nageldystrophie". Die Hornsubstanz der Nagelplatte wird gelockert, milchig, bröckelig, weitgehend zerstört. Meist werden mehrere Nägel befallen. Oft zusätzl. eine ↑Epidermophytie o. Trichophytia follicularis. T. der Tiere: Durch Trichophyton spp., zumeist Trichophyton verrucosum, hervorgerufene Dermatomykosen der Tiere, i. e. S. die bei Jungrindern enzoot. vorkommende „Glatzflechte" (Schuppenflechte, Borkenflechte, Scherpilzflechte, Ring worm), aber auch bei Pferd, Hund u. Katze beobachtet. Lokalisation v. a. an Kopf u. Hals, bei Saugkälbern hauptsächl. in der Umgebung des Mundes (Teigmaul, Maulgrind). Runde, markstück- bis handtellergroße Hautläsionen, die anfangs mit grauen Schuppen, später mit dicken Borken bedeckt sind. Der Krankheitsverlauf kann durch bakterielle Sekundärinfektionen kompliziert werden, die Behandlung erfolgt durch mehrwöchige Verfütterung des Antibiotikums Griseofulvin. Die größte Bedeutung der T. der Tiere liegt in der Übertragbarkeit auf den Menschen. Abb. 1 u. 2.

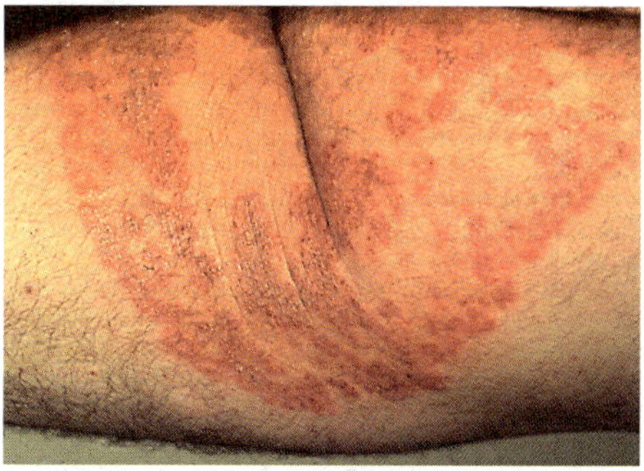

13

Trichophytie (Abb. 1). Randbetonter zirzinärer Herd

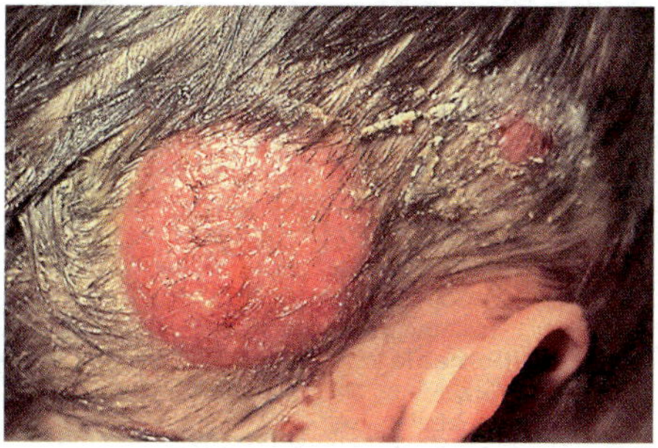

13

Trichophytie (Abb. 2). Trichophytia profunda

Trichophyton *⟨gr⟩ n*: Gattungsname für humanpathogene, zu den ↑Fungi imperfecti gehörige Pilze, welche z. T. auch tierpathogen sind u. durch Tiere auf den Menschen übertragen werden können. Befallen werden die Haut, Haare u. Nägel. Erster Versuch einer Einteilung der Dermatophyten aufgrund klin. u. mykolog. Kriterien durch Sabouraud (1910). Dieses System ist heute wenig befriedigend; die neuere Klassifikation von Conant et al. (1955) beruht auf dem Verhalten der Pilze in der saprophytären Phase. Innerhalb der Gattung Trichophyton unterscheidet man aufgrund morphol. Eigenschaften (u. a. Art des Wachstums auf den klass. Sabouraud-Nährböden, Pigmentbildung, Bildung von Makro- u. Mikrokonidien, Spiralhyphen, Chlamydosporen usw.). Die häufigsten humanpathogenen Arten sind: T. concentricum, T. mentagrophytes, T. rubrum, T. schoenleinii, T. tonsurans, T. verrucosum, T. violaceum.

Trichophytose ↑Trichophytie.

Trichopilarmuskeln ↑Musculus arrector pili.

Trichoptilosis *⟨gr⟩ f*: Fragilitas crinium, Pinselhaarbildung; Längsspaltung u. Auffaserung der Haare, so daß mehrere Spitzen vorhanden sind u. die Haare wie gefiedert aussehen (Flaumfeder), infolge Trockenwerden der Rindenschicht. Idiopath. Form. Symptomat. Form im Gefolge anderer Krankheiten des Kopfhaares, auch bei Kachexie, Fieber, Lungenleiden.

Trichorrhexis nodosa *⟨gr+ lat⟩ f*: Clastothrix, Trichoklasie, Nodositas crinium; es handelt sich um knötchenförmige Auftreibungen des einzelnen Haars, welches an diesen Stellen bricht. Das Ende des befallenen Haars ist pinselförmig aufgefasert. Die Veränderung kann sowohl an der Kopf- als auch an der Körperbehaarung vorkommen. Ursachen: mechan. u. chem.-physikal. Einwirkungen (Heißwelle, Kaltwelle usw.), konstitutioneller Faktor.

Trichoschisis ⟨*gr*⟩ *f*: Haarbruch mit glatten Bruchenden; bei abnormem Haar mit niedrigem Schwefel- u. Halbcysteingehalt.

Trichosporon: hefeartige, ascosporenlose Sproßpilze, können kutane (↑Piedra) u. disseminierte Infektionen verursachen.

Trichostasis spinulosa: viele kurze Haare werden in einem hyperkeratot. Follikel retiniert. DD: Pili multigemini.

Trichostrongyliasis ⟨*gr*⟩ *f*: Wurmkrankheit des Menschen, hervorgerufen durch Trichostrongylus orientalis, Trichostrongylus colubriformis u. a. Mensch erwirbt Parasitose durch kontaminierte Nahrung. Besiedlung des menschl. Dünndarms meist symptomlos, gelegentl. sek. Anämie. Diagn. durch Einachweis im Stuhl. Behandlung mit Bephenium, Mebendazol, Pyrantel-Pamoate.

Trichothecene: Gruppe von 37 chem. verwandten ↑Mykotoxinen, die vorwiegend von Fusarium-Arten gebildet werden. Die T. sind wahrscheinl. nicht kanzerogen. Auf T. sind umfangreiche Schäden in der Tierproduktion u. auch Todesfälle bei Menschen zurückzuführen.

Trichothecium: Pilzgattung. T. roseum ist der Produzent des Mykotoxins Trichothecin, nach dem die Gruppe der ↑Trichothecene benannt wurde.

Trichotillomanie ⟨*gr*⟩ *f*: zwanghaftes Ausreißen von Haaren. Vorkommen bei geistiger Behinderung, verhaltensgestörten Kindern, selten bei Schizophrenien.

Trichromasie: normaler ↑Farbensinn, auf der Grundlage der Dreikomponententheorie von H. von Helmholtz.

Trichromasie, anomale ↑Farbensinnstörungen, ↑Farbenblindheit.

Trichterbecken: Beckenverengung infolge ungewöhnl. Schmalheit des Kreuzbeins (Entwicklungshemmung). Kontinuierl. Verjüngung vom Beckeneingang zum Beckenausgang hin. Formen: quer u. gerade verengtes T. Der Ausdruck wird gelegentl. für ↑Assimilationsbecken o. anderweitig verengte Becken gebraucht; ↑Beckenformen.

Trichterbrust ↑Pectus excavatum, ↑Lungenembolie.

Trichterlinge: muscarinhaltige ↑Giftpilze. Clitocybeart.

Trichuriasis ⟨*gr*⟩ *f*: Wurmkrankheit des Menschen durch ↑Trichuris trichiura. Weltweit verbreitet, bes. aber in warmen Ländern. Mensch nimmt Eier mit Nahrung auf. Wurm parasitiert im Dickdarm. Starker Befall führt zu Abdominalbeschwerden wie hartnäckige, gelegentl. blutige Durchfälle. Diagn. durch Einachweis im Stuhl. Behandlung mit Mebendazol am wirksamsten. Abb.

Trichuris trichiura ⟨*gr*⟩ *f*: Trichocephalus trichiura, Peitschenwurm; ↑Nematoda. Männchen bis 45 mm, Weibchen bis 50 mm lang, Vorderende (etwa 2/3 des Körpers) fadenförmig dünn, Hinterende verdickt; Eier zitronenförmig, dickschalig mit Polpfröpfen an beiden Enden, Weibchen setzen tgl. bis 40 000 Eier ab. Geohelminthe. Infektion oral, durch Aufnahme der Eier. Parasit im Blinddarm, bei stärkerem Befall auch in anderen Darmabschnitten, z. B. Dickdarm von Mensch, Menschenaffen u. Schwein, Kosmopolit, v. a. in wärmeren Klimaten.

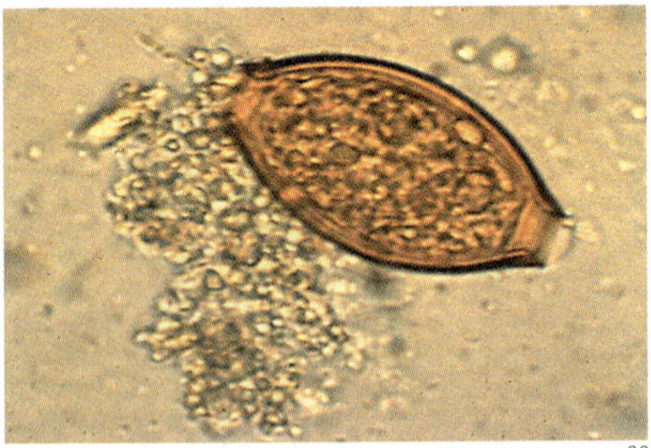

23

Trichuriasis. Ei von Trichuris trichiura im Stuhl

tricuspidalis ⟨*lat*⟩ *Adj*: dreispitzig, z. B. Valvula tricuspidalis.

Tridaktylie ⟨*gr*⟩ *f*: Form der ↑Oligodaktylie mit Ausbildung von nur 3 Strahlen an Hand o. Fuß. ↑Ektrodaktylie.

Trieb: Kraft, die ihren Ursprung in einer somat. Triebquelle hat. Der T. setzt sich aus Affekten (somato-psych., psycho-somat.) zusammen, kann sich an Vorstellungen knüpfen, sucht sich Ziele für seine Befriedigung u. ist dafür auf Objekte angewiesen. Bei tier. ↑Instinkten handelt es sich um festgelegte u. vererbte Reaktionsformen, die kaum modifizierbar sind. Die psychoanlyt. Trieblehre beschäftigt sich v. a. mit den psych. Repräsentanzen u. den Triebschicksalen (Sadismus, Masochismus).

Triefauge: volkstüml. Bez. für Tränenträufeln.

Trifluoperazin: Phenothiazinderivat mit neurolept.-antipsychot. Wirkungen.

Trifluoressigsäure: $F_3C{-}COOH$; starke organ. Säure, die u. a. bei der Laborsynthese von Peptiden zur spezif. Abspaltung best. Schutzgruppen eingesetzt wird. Die Acylgruppe $F_3C{-}CO$ hat sich andererseits als selektiv abspaltbare Schutzgruppe bei Peptidsynthesen bewährt.

Triflupromazin: ein ↑Phenothiazinderivat, das als ↑Neuroleptikum eingesetzt wird.

Triflurperidol: Butyrophenonderivat mit neurolept.-antipsychot. Wirkungen.

Trifokalgläser: Brillengläser mit drei Brennpunkten, einem für die Ferne, einem für die mittlere Entfernung (z. B. Arbeitstisch, Noten) u. einem auf Leseabstand.

Trifurkation ⟨*lat*⟩ *f*: Gabelung der Zahnwurzel in drei Äste.

Trigeminotomie, retroganglionäre: Operation nach Spiller-Frazier. Zur Behandlung der Trigeminusneuralgie durchgeführte operative Durchtrennung der Portio major (sensibel) im Bereich des Ganglion Gasseri. Über lange Zeit Standardmethode zur Ther. der Trigeminusneuralgie auf operativem Wege.

Trigeminus ⟨*lat*⟩ *m*: **1.** Drillinge. **2.** Kurzw. für ↑Nervus trigeminus.

Trigeminuseingriffe: dienen der Bekämpfung des Gesichtsschmerzes bei ↑Trigeminusneuralgie. Die Ther. betrifft zuerst die Fokussuche u. die Gabe von Antiepileptika (Carbamazepine) u. a. Erst nach Ausschöpfen der medikamentösen Behandlung kommt die operative Behandlung in Frage. Die Art des Eingriffs richtet sich nach dem Zustand des Pat., dem Alter, nach der Häufigkeit u. der Schwere der Anfälle. Gebräuchl. sind Injektionen o.

Exhairesen. Hierzu werden an den Knochenaustrittspunkten der einzelnen Trigeminusäste lokale Anästhesieblockaden o. die Exhairese ausgeführt. Ferner kann das Ganglion semilunare (Gasseri) mit Procain, Alkohol, u. a. infiltriert bzw. nach dem Kirschner-Verfahren elektrokoaguliert werden. Als Methode der Wahl u. als Ersteingriff ist heute die perkutane Thermokoagulation (Sweet) gebräuchl. Sie ist risikoarm u. kann wiederholt ausgeführt werden. Als offene Operationen werden die retroganglionäre Durchtrennung, die Inzision des Tractus spinalis nervi trigemini in der Medulla oblongata, stereotakt. Eingriffe im Mesenzephalon o. Thalamus u. bes. die Operation nach Janetta durchgeführt.

Trigeminusneuralgie: durch fast immer einseitige, kurzdauernde heftige Schmerzattacken (Tic douloureux) im sensiblen Versorgungsgebiet des 2. u. 3. Trigeminusastes gekennzeichnetes Leiden. Im Intervall keine Sympt. Auslösung der Anfälle häufig durch Berührung wie Rasieren, Zähneputzen, Essen, Trinken, Kauen u. a. (Triggerzonen). Krankheitsbeginn im mittleren o. höheren Lebensalter, Frauen mehr betroffen als Männer. Ther. ↑Trigeminuseingriffe.

Trigeminusstoffe: Substanzen, die durch Erregung freier Endigungen des N. trigeminus im Bereich der Nasenschleimhaut prickelnde o. stechende Empfindungen auslösen. Meist Dämpfe von Säuren, Ammoniak, organ. Lösungsmitteln. Führen in best. Konzentrationen zum ↑Niesen u. Atemanhaltereflex.

Triggerafferenz: Reize, die aufgrund vorausgegangener ↑Afferenzsynthese u. der Ausbildung eines Resultatsakzeptors best. Verhaltensakte hervorrufen (nach P. K. Anochin). Zu solchen Reizen gehören die bedingten ↑Reize sowie solche, die angeborene Verhaltensschemata auslösen (Schlüsselreize nach K. Lorenz).

Triggereffekt: Schritt, der den Ablauf o. die Einleitung eines best. Vorgangs auslöst, z. B. für eine jeweilige Zelldifferenzierung (Plasmazellreifung) nach Antigenstimulus. T. ist für den jeweiligen Prozeß durch Beschreibung zu spezifizieren.

Triggermechanismus: Vorrichtung an Beatmungsgeräten, die eine assistierte Beatmung ermöglichen. Die vom Pat. ausgelösten Einatemimpulse werden über den entstehenden Unterdruck vom Gerät mit einer Verstärkung der Inspiration beantwortet. Der T. hat eine wählbare Empfindlichkeit, die dem Pat. individuell angepaßt werden muß.

Triggerpunkt: Auslösepunkt; umschriebene Areale, z. T. mit besonderer Schmerzhaftigkeit, bei deren Palpation distal Schmerzen empfunden werden bzw. reflektor. Muskelverspannungen ausgelöst werden können (Motor dysfunction). Im entspannten Muskel liegt ein verspanntes Muskelfaserbündel mit umschriebener Spannungsverstärkung vor. Ausgangspunkt für physikal. Ther. bes. für Elektrotherapie u. Massage. ↑Maximalpunkt.

Triggerreiz ↑Triggerafferenz.

Triggerung ⟨*engl*⟩ *f*: Auslösung einer einmaligen Auslenkung des Elektronenstrahls auf dem Schirm eines ↑Kathodenstrahloszillographen in horizontaler Richtung. Der Auslöseimpuls kann ein Reiz sein, der eine Änderung des EEG-Potentials hervorruft, die vom Elektronenstrahl dargestellt wird. ↑Potential, evoziertes.

Triglyzerid: Verbindungen (Ester, ↑Glyzeride) des Glycerols (3 Hydroxylgruppen) mit drei Fettsäuren. Abb.

Triglyzeridbiosynthese: Aus ↑Glycerol-1-phosphat u. zwei Molekülen ↑Acyl-CoA entsteht zunächst Phosphatidsäure. Daraus wird durch Hydrolyse des Phosphatesters ein Diglyzerid, das mit einem dritten Acyl-CoA zum Triglyzerid reagiert.

Triglyzeride, mittelkettige: *Abk* MTK; Triglyzeride mit Fettsäuren, die eine Kettenlänge von 8–12 Kohlenstoffatomen haben. Wegen ihrer günstigen Eigenschaften im Hinblick auf Digestion u. Absorption (schnellere Spaltung durch Lipase, Absorption auch ohne Gallensäuren, keine Reveresterung, Aufbau zu Chylomikronen nicht erforderl., Abtransport über Intestinalvenen) können sie bei allen Formen der Maldigestion u. Malabsorption eingesetzt werden, da sie auch ohne vorherige Hydrolyse (Mangel an konjugierten Gallensäuren u./o. Lipase) resorbiert u. nicht über das Lymphgefäßsystem abtransportiert werden.

Triglyzeridlipasen ↑Lipasen.

Trigonellin: Methylbetain der Nikotinsäure. Im Samen von Bockshornklee (Trigonella foenum graecum) u. ↑Kaffee enthalten.

Trigonitis ⟨*lat*⟩ *f*: Trigonumzystitis; Entzündung des Trigonum vesicae, z. B. als Deflorationszystitis o. bei ↑Gonorrhö.

Trigonozephalie ⟨*lat + gr*⟩ *f*: dreieckähnl. Deformierung des Schädeldachs mit nach vorn gerichteter Spitze bei vorzeitiger Verwachsung beider Anlagen des Stirnbeins.

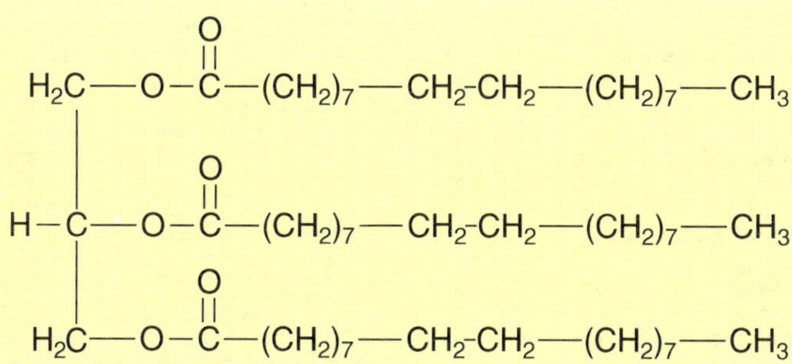

Triglyzerid. Hier am Beispiel des Tristearins

Trigonum ⟨*gr*⟩ *n*: *Pl* Trigona; Dreieck.

Trigonum caroticum: Karotisdreieck; begrenzt vom Venter posterior musculi digastrici, vom Venter superior musculi omohyoidei u. vom M. sternocleidomastoideus. In ihm erfolgt die Aufteilung der A. carotis communis u. entspringen die ersten Äste der A. carotis externa.

Trigonum collaterale: dreieckiges, leicht vorgewölbtes Feld am Boden des Unterhorns der Seitenventrikel des Endhirns. Bedingt durch den Sulcus collateralis an der Unterfläche des Schläfenlappens.

Trigonum colli laterale: seitl. Halsdreieck; begrenzt durch M. sternocleidomastoideus, M. trapezius u. Schlüsselbein.

Trigonum colli mediale: mittleres Halsdreieck; begrenzt durch M. sternocleidomastoideus, Mandibula u. die Medianlinie des Halses.

Trigonum deltoideopectorale: Mohrenheim-Grube; Erweiterung einer Furche zwischen M. deltoideus u. M. pectoralis major unterhalb der Klavikula, die beim Lebenden als Mohrenheim-Grube sichtbar ist.

Trigonum femorale: Scarpa-Dreieck; dreiseitige Grube zwischen M. sartorius, M. adductor longus u. Leistenband, deren Boden von der ↑Fossa iliopectinea gebildet wird.

Trigonum fibrosum: zwei (T. f. dextrum bzw. T. f. sinistrum) bindegewebige Zwickel des Herzskeletts dort, wo die Faserringe der Segelklappen mit dem Faserring der Aortenklappe zusammentreffen.

Trigonum habenulae: Verbreiterung der ↑Habenulae am Übergang zum Thalamus.

Trigonum lumbale: Lendendreieck; begrenzt von Hinterrand des M. obliquus externus abdominis, Darmbeinkamm u. Seitenrand des M. latissimus dorsi.

Trigonum lumbocostale: Bochdalek-Dreieck; muskelfreie Stelle zwischen Pars lumbalis u. Pars costalis des Zwerchfells sowie der 12. Rippe. Hier können Zwerchfellbrüche auftreten.

Trigonum nervi hypoglossi: kleines Dreieck im kaudalen Abschnitt der Rautengrube. Darunter liegt der Ursprungskern des N. hypoglossus.

Trigonum nervi vagi: Ala cinerea (BNA, JNA); grauer Bezirk lateral vom Trigonum nervi hypoglossi. Darunter liegen Kerne des N. vagus.

Trigonum olfactorium: dreieckige Verbreiterung des ↑Tractus olfactorius an seinem hinteren Ende.

Trigonum omoclaviculare: Dreieck, begrenzt vom M. sternocleidomastoideus, vom M. omohyoideus u. von der Klavikula. Es stellt den unteren Teil des seitl. Halsdreiecks dar. ↑Fossa supraclavicularis major.

Trigonum sternocostale: Larrey-Spalte, Morgagni-Lücke; Spalte zwischen der Pars sternalis u. der Pars. costalis des Zwerchfells. Durchtrittsstelle von ↑Zwerchfellhernien.

Trigonum submandibulare: Dreieck, gebildet vom M. digastricus u. der Mandibula. Im T. s. liegt u. a. die Glandula submandibularis.

Trigonum urogenitale: vorderer Abschnitt des Beckenausgangs, begrenzt von der Unterfläche der Symphyse, den Rami inferiores ossis pubis, den Rami ossis ischii u. einer Verbindungslinie zwischen beiden Sitzbeinhöckern. Verschlossen wird er vom ↑Diaphragma urogenitale u. vom Trigonum vesicae.

Trigonum vesicae: Trigonum vesicae Lieutaudi, Blasendreieck; gebildet oben seitl. durch die beiden Ostia ureterum u. das ↑Ostium urethrae internum als untere Spitze.

Trihexyphenidyl: ein ↑Antiparkinsonikum.

Triiodthyronin ⟨*gr*⟩ *n*: *Abk* T_3; ↑Schilddrüsenhormon. Die zirkulierende Menge von T_3 beträgt nur etwa 1 % des ↑Thyroxins, jedoch ist es drei- bis fünfmal wirksamer als dieses. T_3 verschwindet schneller aus dem Blut u. dringt viel rascher in die Erfolgszellen ein als Thyroxin (biol. Halbwertszeit von T_3 ist 1 Tag). T_3 ist das für die biol. Wirkung verantwortl. Schilddrüsenhormon; es wird zu über 80 % in der Erfolgszelle aus T_4 durch Abspaltung eines Iodmoleküls (Deiodase) gebildet u. besetzt spezif. nukleäre Rezeptoren (T_3R), welche in ihrem Aufbau den ↑Steroidrezeptoren verwandt sind.

Triiodthyronin-Suppressionstest: Ergänzungstest; Ergänzungsuntersuchung zum ↑Radioiodtest. Messung der Aufnahme von ^{131}I in die Schilddrüse nach vorangegangener Applikation von Triiodthyronin. Bei intaktem Regelmechanismus (Hypothalamus – Hypophyse – Schilddrüse) liegen die Aufnahmewerte niedriger.

Trikarbonsäurezyklus ↑Zitronensäurezyklus.

Triketohydrindenhydrat ↑Ninhydrinreaktion.

trikonodont ⟨*gr*⟩: dreihöckerige Zähne tragend. ↑Zahnform.

Trikotschlauchextension ↑Extension, ↑Streckverband.

Trikozol ↑Metronidazol.

Trikresylphosphat: Phosphorsäureester. Weichmacher für Nitrozellulose u. Polyvinylchlorid, Hydraulikflüssigkeit, Schmiermittel. Bei Einwirkung auf den Menschen periphere u. zentrale Nervenschädigungen. Aufnahme auch durch unverletzte Haut, führt zu allg. tox. Erscheinungen. Berufsbedingte u. außerberufl. Intoxikationen, u. a. durch Verwechslung mit Speiseöl. T. hemmt die Cholinesterase. Im Vordergrund stehen degenerative Schäden des Nervensystems. Ohne akute Erscheinungen kommt es nach 1–3 Wochen zu Lähmungen der Arme u. Füße, manchmal auch der Hirnnerven. Ursache ist eine Demyelinisierung peripherer Nerven. Führte zu Massenvergiftungen durch Verwendung als Speiseöl (Torpedoölvergiftungen).

Trikuspidalagenesie ⟨*lat + gr*⟩ *f* ↑Trikuspidalatresie.

Trikuspidalatresie: angeborenes Fehlen der Valva atrioventricularis dextra durch Entwicklungsstörung der Endokardkissen. Anstelle der Klappe Bindegewebenarbe ohne Anzeichen von Segeln. Blut fließt vom erweiterten u. hypertrophierten re. Vorhof durch Foramen ovale bzw. Vorhofseptumdefekt zum hyperplast. li. Herzen. Je nach vorhandenem o. fehlendem Ventrikelseptumdefekt ist die re. Kammer hypoplast. o. nur als Spalt im Myokard angedeutet, der Truncus pulmonalis hypoplast. o. atret. 1/3 der Fälle mit Transposition der großen Arterien kombiniert. Häufigster Typ: ohne Transposition, Ventrikelseptumdefekt, Hypoplasie der re. Kammer, Pulmonalstenose. Zyanose, Ermüdbarkeit, Lebervergrößerung, verzögerte Entwicklung.

Trikuspidalinsuffizienz: *Abk* TI; seltener angeborener (↑Ebstein-Anomalie) o. erworbener (rheumat. Karditis) Herzfehler mit Schlußunfähigkeit der Trikuspidalklappe (häufiger als relative TI bei Rechtsherzdilatation). Bei pulmonaler Hypertonie infolge MS, ASD, VSD, PS günstigere Progn., bei prim. pulmonaler Hypertonie u. Cor pulmonale schlechte Progn. Klin. Zeichen: Einflußstauung mit systol. Venen- u. Leberpuls, Holosystolikum, III. HT. Im EKG: p-pulmonale, Rechtsherzhypertrophiezeichen. Röntgenthorax: re. prävalierend belastetes Herz (re. Vorhof u. Ventrikel).

Trikuspidalklappe: dreizipflige Segelklappe zwischen re. Vorhof u. re. Herzkammer. ↑Atrioventrikularklappe. ↑Herzklappen.

Trikuspidalklappenplastik ↑Anuloplastik, ↑Herzklappenrekonstruktion.

Trikuspidalklappenverdoppelung: seltene Fehlbildung der Valva atrioventricularis dextra. Ein Segel der Klappe hat eine Öffnung, die von akzessor. kleinen Segeln umgeben ist. Jedes besitzt Chordae tendineae. Meist kombiniert mit weiteren Herzfehlern.

Trikuspidalleiste ↑Crista supraventricularis.

Trikuspidalstenose: *Abk* TS; relativ seltener, bei rheumat. u. Libman-Sacks-Endokarditis vorkommender, fast immer zusammen mit einem Mitralvitium (Aortenvitium) auftretender Herzfehler. Klin.: Einflußstauung mit hoher a-Welle im Venenpuls; präsystol. Spindel- u. diastol. Decrescendogeräusch über 4.ICR li. parasternal. Im EKG: ↑P-pulmonale, keine Rechtsherzhypertrophiezeichen. Röntgenthorax: dilatierter re. Vorhof ohne Lungenstauung.

Tri-lobed flap ⟨*engl*⟩ *m*: differenziert gestalteter Lappen zur Hautdefektdeckung.

Trilone: Kampfstoffe vom Phosphorsäuretyp, Methylfluorphosphorsäureester, ↑Soman u. Tabun, eingesetzt im 2. Weltkrieg.

Trimenon ⟨*lat*⟩ *n*: 3 Monate, z. B. im Säuglingsalter.

Trimenonanämie: Trimenonreduktion; physiol. Anämie des jungen Säuglings. Ätiol. unklare, wahrscheinl. hormonal gesteuerte u. medikamentös nicht beeinflußbare Reduktion der Erythrozyten im Blut bis $3{,}5 \cdot 10^6/\mu m$ (3,5 Mill/mm^3) u. des Hämoglobins bis 6,8 mmol/l (11 g%) im 1.–4. Lebensmonat. Tiefpunkt wird etwa in der 8.–10. Lebenswoche erreicht, bei Frühgeborenen in der 6.–8. Woche. Die T. ist von einer Eisenmangelanämie abzugrenzen.

Trimenonreduktion ↑Trimenonanämie.

Trimethadion: 3,5,5-Trimethyl-2,4-oxazolidindion; Antiepileptikum, bes. gegen ↑Petit mal wirksam.

Trimethadion-Syndrom, fetales: Fehlbildungssyndrom des Kindes nach Trimethadioneinnahme der Mutter mit Mikrozephalie, Minderwuchs, kraniofazialer Dysmorphie, Augen- u. Herzanomalien, u. a. Aufgrund der teratogenen Wirkung gilt Trimethadion in der Schwangerschaft als Risiko, i. a. obsolet.

Trimethoprim: Chemotherapeutikum gegen Malaria u. bakterielle Infektionen. Die antibakterielle Wirkung beruht auf einer Hemmung der Folsäuresynthese der Erreger. In der antibakteriellen Ther. kombiniert man T. mit Sulfonamiden. Die stufenweise Blockade der Folsäuresynthese in der Kombination führt zu einer erhebl. Wirkungssteigerung (Bactrim, Berlocombin). Auch beim Menschen kann T. einen Folsäuremangel erzeugen (deshalb Blutbildkontrolle; Kontraindikation bei Gravidität).

Trimethylamin: tertiäres Amin. Farbloses Gas mit charakterist., fischartigem Geruch. Industrielles Vor- u. Zwischenprodukt. Toxizität: lokale Reizwirkung auf Schleimhäute aufgrund Basizität. Bei Resorption parasympathomimet. Effekte.

Trimethylaminoxid: stickstoffhaltiges Ausscheidungsprodukt von Knochenfischen.

Trimethylen ↑Cyclopropan.

Trimethylglycin: Betain. Dient als Methylierungsmittel, in Pflanzen als sek. Naturstoff weit verbreitet.

Trimetozin: 4(3,4,5-Trimethoxybenzoyl)-morpholin, obsoleter ↑Tranquilizer.

Trimipramin: Antidepressivum, ↑Thymoleptikum wie ↑Imipramin.

Trinidad-Krankheit ↑Lähmungswut.

Trinitrotoluolvergiftung: Vergiftung mit Trinitrotoluol (TNT) als meistverwendetem Sprengstoff. Erste Zeichen: Kopfschmerz, Schwindel, Sehstörungen, u. Methämoglobinämie. Bei chron. Vergiftung sind Zyanose, periphere Neuritis, Blasenreizung u. nach langjähiger Exposition Leberschäden, Koproporphyrinurie u. schließl. aplast. Anämie charakterist. LD_{50}: 0,9–2 g/kg. ↑Arbeitsunfall o. ↑Berufskrankheiten.

Trinken: Flüssigkeitsaufnahme durch den Mund. Der Organismus gibt durch Nieren, Haut u. Lunge ständig Wasser ab. Nur ein Teil des Wassers wird mit der Nahrungsaufnahme ersetzt. Der Rest muß durch T. hinzugefügt werden. Unter ↑Dehydratation wird durch T. das fehlende Wasser ersetzt (homöostat. o. prim. T.). Bei freiem Zugang erfolgt T. jedoch bereits vor dem Eintreten eines Wassermangels u. beugt einer Dehydratation vor. Die Mechanismen der Auslösung dieses (sek.) nichthomöostat. o. antizipator. T. sind wenig erforscht. Die tgl. Trinkmenge ist von Gewohnheiten abhängig. ↑Durst.

Trinkkur: regelmäßiges, dosiertes Trinken eines Heilwassers zu ther. Zwecken, meist über einen Zeitraum von 4–6 Wo. Gelegentl. wird auch der ther. Dauergebrauch von ↑Heilwässern als T. bezeichnet.

Trinkregime: zweckmäßige Zusammensetzung, Menge u. Temperatur von Getränken u. die Zeitfolge der Getränkeeinnahme. Bes. wichtig bei Hitzearbeit. Menge u. Zusammensetzung der Getränke richten sich nach dem Ausmaß der Hitzebelastung (Hitzegetränke). Wesentl. ist, daß kleine Portionen (1/4 l) in regelmäßigen Abständen während der Arbeitsschicht getrunken werden. Die Getränke sollen angenehm temperiert, jedoch nicht eisgekühlt sein.

Trinkwasser: für menschl. Genuß u. Gebrauch geeignetes Wasser mit Güteeigenschaften nach DIN 2000 u. 2001. Es soll in ausreichender Menge zur Verfügung stehen, frei von Krankheitserregern u. gesundheitsschädigenden Stoffen sein u. appetitl. (klar, farb-, geruch- u. geschmacklos) sein. Gleiche Anforderungen wie an T. auch für Wasser, das zur Körperpflege benutzt wird, u. für Wasser, das zur Behandlung von Lebensmitteln verwendet wird. Die verfügbaren natürl. Wasserreserven sind wachsenden Abwasserbelastungen u. Verschmutzungen ausgesetzt. Sie sind durch die natürl. Erneuerung begrenzt. Zunehmend erlangt die Wiederverwendung (Mehrfach- u. Kreislaufnutzung) an Bedeutung. Vielfältige Verflechtungen entstehen. Die Bereitstellung guten Trink- u. Betriebswassers wird schwierig. Für alle Wassergüteprobleme ist deshalb die analyt. Erfassung u. Beurteilung der Wasserinhaltsstoffe von prinzipieller Bedeutung.

Trinkwasserfluoridierung: *Abk* TWF; Anreicherung des Fluoridgehalts des Trinkwassers auf die für die Kariesprävention optimale Konzentration. ↑Fluorid. Wird z. B. in der Schweiz u. den USA durchgeführt, früher auch in einigen Bezirken der DDR. Ist in der Bundesrepublik Deutschland mit dem Grundgesetz u. dem Lebensmittelrecht nicht vereinbar.

Trinkwasserinfektion: Übertragung von Krankheitskeimen durch Trinkwasser, z. B. Typhus, Paratyphus, Ruhr, Cholera, Hepatitis A, Amöbiasis.

Trinkwasserschutzgebiet: entspr. Richtlinie DVGW, Arbeitsblatt W 101 für erschlossenes Grundwasser durch die örtl. Wasserbehörde festgelegte Geländezonen: I: Fassungsbereich; II: engere Schutzzone; III: weitere Schutzzone.

Triolismus ⟨*lat*⟩ *m*: Dreierkonstellation; sexuelle Handlungen zwischen drei Personen zur gleichen Zeit. ↑Gruppensex.

Triorchismus ⟨*gr*⟩ *m*: Vorkommen von 3 Hoden. Entstehung durch doppelte Anlage auf der gleichen Seite o. Abschnürung des kranialen Poles eines Hodens (Testis bipartitus).

Triorthokresylphosphat: Ester der Orthophosphorsäure mit alkylsubstituierten Phenolen. Anderes Vergiftungsbild als Phosphorsäureester, durch Demyelinisierung kommt es nach einer Latenz von 7–20 Tagen zu irreversiblen motor. Lähmungen, v. a. an den Extremitäten, ohne tödl. Ausgang.

Triosekinase: der beim ↑Fruktosestoffwechsel anfallende Glycerolaldehyd kann durch die T. mit Hilfe von ATP zu Glycerolaldehyd-3-phosphat umgewandelt werden.

Triosen: Zucker mit 3 Kohlenstoffatomen, z. B. Glycerolaldehyd, Dioxyaceton. Wichtiges Zwischenprodukt beim intermediären ↑Kohlenhydratstoffwechsel.

Triosephosphatdehydrogenase ↑Glycerolaldehyd-3-phosphatdehydrogenase.

Triosephosphate: durch Phosphorylierung aktivierte Triosen (Phosphatester wie z. B. Glycerolaldehyd-3-phosphat, Dihydroxyacetonphosphat). T. sind Intermediate der ↑Glykolyse, ↑Glukoneogenese u. des ↑Pentosephosphatzyklus.

Triosephosphat-Isomerase: das Enzym der ↑Glykolyse u. ↑Glukoneogenese katalysiert die gegenseitige Umwandlung (intramolekulare Oxidoreduktion) von Glycerolaldehyd-3-phosphat zu Dihydroxyacetonphosphat.

2,6,8-Trioxypurin ↑Harnsäure.

Trip ⟨*engl*⟩: Reise; Bez. für Drogenrausch mit Halluzinationen u. a. psych. Folgen.

Tripelennamin: Antihistaminikum, H_1-Blocker.

Tripelhelix ⟨*gr*⟩ *f*: die aus drei Polypeptidketten bestehende Struktureinheit des ↑Kollagens (↑Tropokollagen).

Tripelniere ↑Ureter triplex.

Tripelpunkt: diejenige Temperatur, bei der alle drei ↑Aggregatzustände eines Stoffs existieren u. miteinander im Gleichgewicht stehen. Durch den T. sind Temperatur u. Druck eindeutig festgelegt. Der T. des Wassers liegt bei +0,01 °C.

Tripeltherapie: Dreifachtherapie, z. B. Helicobacter-pylori-Eradikation unter Einsatz von Protonenpumpenhemmer, Clarithromycin u. Metronidazol.

Tripeptide: peptidartige Verknüpfung von 3 Aminosäuren (↑Peptide). Wichtiger Vertreter ist das in allen Zellen von höheren o. niederen Organismen vorhandene ↑Glutathion.

Triperiden: obsoletes ↑Antiparkinsonikum mit cholinolyt. Wirkungsmechanismus.

Triphalangie ⟨*gr*⟩ *f*: Dreigliedrigkeit des normalerweise zweigliedrigen Daumens o. der großen Zehe (↑Hyperphalangie). Die überzählige Mittelphalanx kann voll ausgebildet o. rudimentär sein, wodurch ↑Klinodaktylie entsteht. Abb.

Triphenylmethanfarbstoffe: Kristallviolett, Gentianaviolett u. Brillantgrün. Verwendung als Desinfektionsmittel, Dermatika u. Farbstoffe in der Histol.

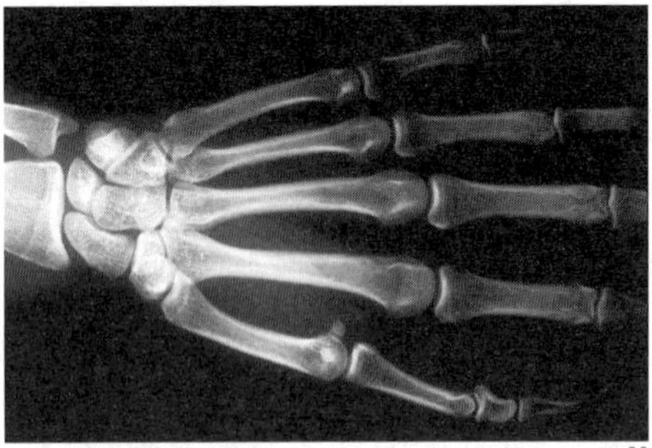

38

Triphalangie des Daumens

2,3,5-Triphenyltetrazoliumchlorid: *Abk* TTC; Indikator zum Nachweis der Dehydrogenaseaktivität. Das im oxidierten Zustand farblose TTC fällt nach der Reduktion als rotes, wasserunlösl. Triphenylformazan aus. Der Farbstoff kann mit organ. Lösungsmitteln ausgeschüttelt u. photometr. bestimmt werden. TTC wird zur Bestimmung der Stoffwechselaktivität von Bakterien u. Hefesuspensionen u. als Screening-Test zum Nachweis einer Bakteriurie verwendet. Der TTC-Test beruht auf der Existenz bakterieller Dehydrogenasen (vorrangig in Escherichia coli). Wahl der Untersuchungsbedingungen so, daß der Test bei signifikanter Bakteriurie (< 100 000) pos. ausfällt. Verwendung von ↑Katheterurin o. mittlerer Portion eines Mittelstrahlurins. Test besitzt höhere Sensitivität als die ↑Grieß-Probe. Nachweis erlaubt mit genügend Sicherheit die Erfassung florider Infektionen der Harnwege.

Triplegie ⟨*gr*⟩ *f*: Lähmung von drei Extremitäten.

Triple procedure: kombiniertes Operationsverfahren bei gleichzeitig vorhandener Hornhaut- u. Linsentrübung. ↑Keratoplastik mit ↑Kataraktextraktion u. Linsenimplantation.

Tripleskoliose: dreibogige ↑Skoliose.

Triplett ⟨*lat*⟩ *n*: **1.** Triplomikrotubulus. Durch gemeinsame Protofilamente zu einer Dreiergruppe verbundene ↑Mikrotubuli in der ↑Zilie u. im ↑Zentriol. **2.** ↑Codon.

Triplett-Code ↑Code, genetischer.

Triplevakzine ⟨*lat*⟩ *f* ↑Dreifachschutzimpfung.

triploid ⟨*gr*⟩ *Adj*: aus drei Chromosomensätzen bestehend, mit „3 n" bezeichnet.

Triploidie ⟨*gr*⟩ *f*: Existenz von drei Chromosomensätzen im Zellkern. Beim Menschen wirkt T. gewöhnl. schon im Embryonalstadium letal. Neugeborene mit T. sind sehr selten u. nur mit di- o. triploidem ↑Mosaik lebensfähig. Abb.

Triplopie: Sehstörung, bei der Objekte dreifach gesehen werden.

Triplo-X-Frau: Frau mit 3 X-Chromosomen u. dem Karyotyp 47,XXX. Meist klin. unauffällig.

Tripodie ⟨*gr*⟩ *f*: sehr seltene, angeborene Anlage von 3 Füßen, die mehr o. weniger miteinander verschmolzen sind. Mit dieser Mehrfachbildung höheren Grades gehen meist Reduktionsdefekte im Bereich des Unterschenkels einher.

Tripper ↑Gonorrhö.

Tripus ⟨*gr*⟩ *m*: Dreifuß.

Tripus coeliacus Halleri ↑Truncus coeliacus.

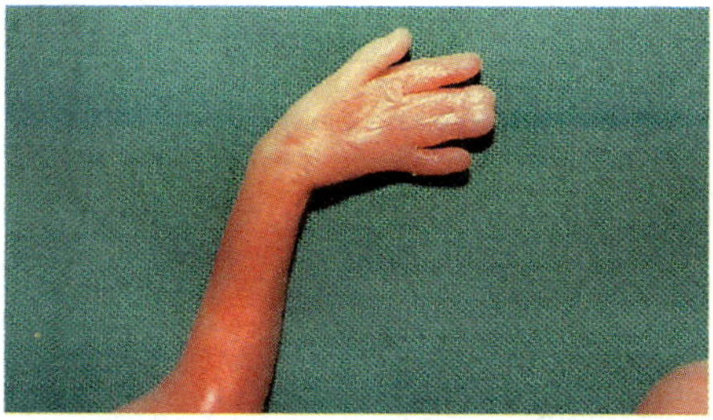

38

Triploidie. Typische Syndaktylie 3/4 bei Karyotyp 69,XXX

triquetrus ⟨*lat*⟩ *Adj*: dreieckig, z. B. ↑Os triquetrum.

Trismus ⟨*gr*⟩ *m*: Kaumuskelkrampf, Kiefersperre. Sympt. einer Allgemeinerkrankung wie Tetanus, Tetanie, Meningitis o. lokal-reflektor. durch Entzündungen am Kiefergelenk u. Umgebung (Periostitis, Parotitis u. dgl.).

Trisomie ⟨*gr*⟩ *f*: Überzahl eines Chromosoms im Karyotyp. Entsprechende Zellen o. Individuen sind trisom. T. entsteht durch ↑Nondisjunction. Beispiele beim Menschen: T. der Chromosomen Nr. 13 (↑Pätau-Syndrom), 18 (↑Edwards-Syndrom), 21 (↑Down-Syndrom). T. anderer Autosomen wirken im Embryonalstadium letal. Abb. 1 u. 2.

Trispuffer ↑THAM.

Tristichiasis: hereditäre Anomalie mit 3 Wimpernreihen, von denen 1–2 auf der Hornhaut reiben.

Trisucht: Abhängigkeit von Trichloräthylen, häufig durch ↑Schnüffeln ausgelöst.

Tritanomalie⟨*gr*⟩ *f*: Farbsinnstörung im Blau-Gelb-Bereich mit Sehschwäche.

Tritanopie: Farbsinnstörung im Blau-Gelb-Bereich mit Ausfall dieser Komponente.

Triterpene: Pflanzeninhaltsstoffe mit lokalen u. gastrointestinalen Reizwirkungen.

triticeus ⟨*lat*⟩ *Adj*: zum Weizen (Triticum) gehörig, Weizen-, weizenkornähnl.

Tritium: radioaktiver ↑Wasserstoff (^{3}H o. T). Physikalische ↑Halbwertszeit 12,35 Jahre, Betastrahler von 18 keV. Wird im ↑Kernreaktor erzeugt u. zur Markierung von Antigenen beim ↑Radioimmunoassay, zur Markierung von organ. Verbindungen, zur biochem. u. pharmak. Grundlagenforschung u. zur Bestimmung des ↑Ganzkörperwassers benutzt. Messung im ↑Flüssigkeitsszintillationszähler. ↑Deuterium.

Tritontumor *m*: aus der Mythologie (nach dem gr. Meergott Triton) entnommener Begriff für ungewöhnl., von den peripheren Nerven abgeleitete Tumoren. Der benigne T. ist ein neuromuskuläres ↑Hamartom, der maligne T. ein malignes ↑Schwannom mit rhabdomyoblast. Differenzierung.

Tritonymphe: drittes Nymphenstadium (↑Nymphe) der ↑Acari.

Trituberkulartheorie: Hypothese von Cope u. Osborn zur Entstehung der komplizierten ↑Zahnformen der höheren Wirbeltiere aus den Kegelzähnen der Reptilien.

Trituratio ⟨*lat*⟩ *f*: Verreibung. Als Rezepturhilfe (1 : 10 bzw. 1 : 100) zur besseren Dosierung niedrig dosierter Arzneistoffe.

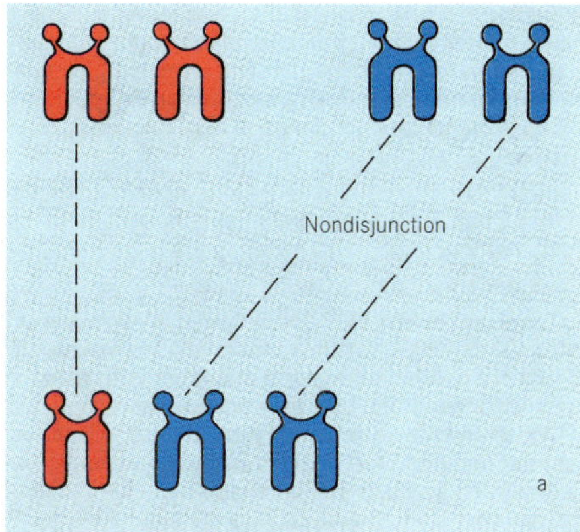

Trisomie (Abb. 1)
a: freie Trisomie (Bsp.: Trisomie 21, Down Syndrom), Entstehung durch Nondisjunction. Eltern mit normalen Chromosomen

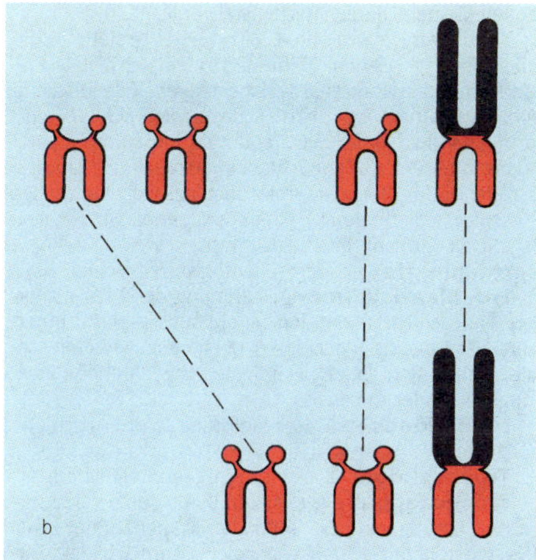

Trisomie (Abb. 2)
b: Translokationstrisomie. Das Translokationschromosom liegt bereits in der Elterngeneration vor. Gefahr der familiären Häufung

Trituration: in der Zahnmed. unkorrekte Bez. für die intensive Mischung der Feilung mit ↑Quecksilber zu einem füllungsgerechten ↑Amalgam.

Trizephalus ⟨*lat* + *gr*⟩ *m*: Fehlbildung mit drei Köpfen.

Trizepssehnenreflex: Eigenreflex des M. triceps brachii, Auslösung einer Unterarmstreckung durch Beklopfen der Trizepssehne dicht über dem Olekranon.

TRK: *Abk* für Technische Richtkonzentrationen; die TRK werden vom Ausschuß für Gefahrstoffe (AGS) beim Bundesministerium für Arbeit u. Sozialordnung (BMA) für gefährl., d.h. mutagene o. krebserzeugende Stoffe festgesetzt, für die z.Z. keine toxikol.-arbeitsmedizin. begründeten MAK-Werte aufgestellt werden können (↑MAK). Sie orientieren sich am Stand der Technik, d.h. dem techn. Machbaren, u. dienen der Risikominimierung.

tRNA: *Abk* für ↑Transfer-RNA.

Trochanter ⟨*gr*⟩ *m*: Rollhügel; Knochenvorsprung am oberen Ende des Femurschafts. T. major (der größere) nach außen, T. minor (der kleinere) nach innen zu gelegen. T. tertius: Höcker an der Stelle der ↑Tuberositas glutaealis (Variation).

Trochanterbügel: Schlesierbügel; Metallbügel in Hufeisen- o. Sichelform für Oberschenkelprothesen. Er umfaßt den Trochanter major u. dient der Führung des Kunstbeins sowie zur Fixierung des Beckengurtes.

Trochanterhochstand: der Trochanter major steht mit den dort inserierenden kleinen Glutäen höher als der obere Schenkelkopfpol (Coxa vara). Führt zur Insuffizienz der kleinen Glutäen u. damit zum ↑Trendelenburg-Zeichen.

Trochanterion ⟨*gr*⟩ *n*: anthrop. Meßpunkt am Trochanter major, der bei aufrechter Körperhaltung am höchsten liegt.

Trochanterversetzung: bei ↑Trochanterhochstand wird der Trochanter major mit den daran inserierenden kleinen Glutäen nach distal verlagert.

Trochlea ⟨*gr*⟩ *f*: Rolle. **1.** Bez. versch. Skeletteile, die rollenförmig aussehen. T. humeri: mediale, distale Gelenkfläche des Humerus, welche mit der Elle (Incisura trochlearis ulnae) artikuliert. T. peronaealis: kleiner Vorsprung oberhalb des Sulcus tendinum musculorum peronaeorum an der Außenfläche des Kalkaneus. T. tali: Talusrolle, ↑Talus. **2.** In der Orbita oben nasal die knorpelige Umschlagstelle für den M. obliquus superior (M. trochlearis), die an der Periorbita befestigt ist.

trochlearis ⟨*gr*⟩ *Adj*: rollenförmig, ↑Trochlea.

Trochlearislähmung: Lähmung des IV. Hirnnerven (N. trochlearis), der den M. obliquus superior innerviert. Das Auge steht dabei nach oben innen gewendet sowie nach außen rotiert. Häufigster angeborener Bewegungsdefekt der Augen.

trochoideus ⟨*gr*⟩ *Adj*: radförmig, z.B. ↑Articulatio trochoidea.

Trochoskopie ↑Dickdarmröntgenuntersuchung.

Trochozephalie ⟨*gr*⟩ *f*: Rundkopf; durch vorzeitige Verknöcherung von best. Teilen der Kranznaht des Schädels entstehender, brachyzephaler ↑Turmschädel. Partielle Synostose von Stirn- u. Scheitelbeinen. Form der ↑Akrokranie, ↑Stenozephalie.

Trockenampullen: hydrolyseempfindl. Arzneistoffe werden, meist durch ↑Gefriertrocknung, zu Trockenampullen verarbeitet, die erst kurz vor der Anwendung mit beigepackten Lösungsmittelampullen aufgelöst werden.

Trockenchemie: eingebürgerte (aber irreführende) Bez. für die biochem. Analytik mit Festphasenreagensträgern. Bei der T. sind alle für die Bestimmung erforderl. Reaktionskomponenten (außer Wasser) kommerziell in Reagenzträger aus Zellulose, synthet. Fasern o. Filmschichten eingebracht. Mit dem Auftragen des Prüfmaterials (Blut, Plasma, Serum, Urin usw.) wird gleichzeitig das erforderl. Wasser aufgebracht u. die Reaktion gestartet. Die Tests sind überwiegend so ausgelegt, daß ein gefärbtes Produkt entsteht, dessen reflektometr. bestimmbare Farbintensität proportional der gesuchten Substanzkonzentration ist. Die T. ist bes. gut für Einzeltests u. in der Notfalldiagnostik anwendbar.

Trockeneis ↑Kohlendioxid.

Trockenhaltung ↑Trockenlegung.

Trockenhefe: durch Trocknung konservierte Hefe mit weitgehend erhaltener Enzymaktivität.

Trockenlegung: zahnmed. Maßnahme, vorwiegend bei der ↑Restauration u. ↑Endodontie, zur Fernhaltung der Mundfeuchtigkeit vom Arbeitsfeld, bei Endodontie vorwiegend zur Wahrung eines asept. Milieus. Relative T.: wesentl. Hilfsmittel sind Watterolle u. Speichelsauger, zur Fixierung der Watterollen u. der Zunge im Unterkiefer dient das ↑Automaton, das allerdings auch den Wechsel der Watterollen erschwert. Im Oberkiefer werden zur Fixierung der Watterolle Hallerklammern verwandt, die gleichzeitig eine Kompression von Interdentalpapillen durch Gummizüge ermöglichen. Absolute T.: Ausgliederung des zu behandelnden Zahns u.U. auch seiner Nachbarn aus der Mundhöhle durch Überstülpen eines perforierten Gummituchs, ↑Kofferdam. Nebeneffekt wirksamer Schutz vor Instrumentenaspiration o. -ingestion bei endodont. Maßnahmen. Nach der T. erfolgt die Trocknung: Abtupfen mittels Wattebausch, vorsichtige Anwendung von Luftstrom, bei vitalen Zähnen sind leichtflüchtige Substanzen, wie Alkohol, Chloroform wegen Pulpaschädigung zu vermeiden. T. plus Trocknung bilden zusammen die Trockenhaltung.

Trockenpinselung: Gemisch von Flüssigkeiten u. pulverförmigen Stoffen zu gleichen Teilen. Nach Verdunsten des flüssigen Anteils bleibt eine festhaftende Puderschicht auf der Haut zurück. ↑Lotionen.

Trockenresistenz: Widerstandsfähigkeit von Pflanzen, Samen, Mikroorganismen, Sporen usw. gegen lang anhaltende Trockenheit.

Trockensubstanz: der nach künstl. Trocknung bei 100 °C ermittelte wasserfreie Anteil von Stoffen o. Organismen. Die T. wird in g/Volumeneinheit o. in Gewichtsprozenten, bezogen auf das Feuchtgewicht, angegeben.

Troell, Nils Abraham (1881–1954), schwed. Arzt, Stockholm.

Troell-Junet-Syndrom (nach Nils A. T. u. Robert M. J.): Hyperostose der Schädelkalotte, allg. Skeletthyperostose (Akromegalie); bei älteren Frauen auftretend infolge Hyperthyreoidismus.

Troeltsch, Anton Friedrich von (1829–1890), Otol., Wien, Budapest, Würzburg. Erfinder des Ohrenspiegels u. ↑Stirnreflektors.

Troisier, Charles Emile (1844–1919), frz. Arzt, Paris.

Troisier-Hanot-Chauffard-Syndrom (nach Charles E. T., Victor C. H. u. Anatole M. E. C.) ↑Bronzediabetes.

Trokar ⟨*frz*⟩ *m*: Troicart; Instrument zum Ablassen großer Ergüsse meist dickflüssiger Zusammensetzung sowie zum Einführen von laparoskop. Instrumenten. In dem Rohr, das bis fingerdick ist u. zur Ableitung dient, steckt ein Metallzapfen, der das Rohr mit seinem dreikantigen, spitz zulaufenden Dorn überragt. Mit dem liegenden Dorn durchdringt das Rohr die Wand der Flüssigkeitshöhle. Darauf wird der Dorn zurückgezogen u. gibt so der abfließenden Flüssigkeit den Weg frei. ↑Laparoskopie.

Trokarfistel ↑Harnblasenstichfistel.

Troland: *Abk* Trol; Einheit der den Helligkeitseindruck bestimmenden Pupillenlichtstärke. 1 Trol ist die Pupillenlichtstärke, die auf der Netzhaut bei Betrachtung einer Fläche der Leuchtdichte 1 cd/m² mit einer Pupillenfläche von 1 mm² entsteht.

Trolard-Vene: vertikale venöse Anastomose zwischen Sinus sagittalis superior u. Sinus sphenoparietalis bzw. cavernosus.

Trombicula akamushi: Kedanimilbe; überträgt als Larve das durch Rickettsien hervorgerufene ↑Tsutsugamushifieber. Verwandte Trombicula-Arten übertragen in Asien u. Australien ähnl. Erreger.

Trombicula autumnalis
↑Neotrombicula autumnalis.

Trombiculidae ⟨*lat*⟩ *f Pl*: Laufmilben; Fam. der ↑Acari. Als ↑Nymphen u. Imagines (↑Imago) freilebende Milben, deren Larven z. Z. der Massenvermehrung nicht nur Vögel u. Kleinsäuger, sondern auch den Menschen befallen u. das Krankheitsbild der ↑Trombikulose verursachen. In Mitteleuropa häufigste Art ↑Neotrombicula autumnalis.

Trombidiose ↑Trombikulose.

Trombikulose: Herbstgrasmilbenbefall, Erntekrätze; gewöhnl. im Spätsommer u. Herbst durch Massenbefall mit den Larven der ↑Trombiculidae (hauptsächl. ↑Neotrombicula autumnalis) beim Menschen auftretende Hautveränderungen. Durch Anritzen der oberen Hautschichten, Zersetzen des Bindegewebes mit Speicheldrüsensekret u. Aufsaugen des Gewebes entstehen unterhalb der Saugstelle Kanäle, sog. Stylostome. Entwicklung des Erythems über gerötete Flecken u. Papeln bis zu Bläschen; langandauernder Juckreiz, auch nach Abfall der Milbenlarve; Sekundärinfektionen durch Kratzen.

Trometamol: *Abk* THAM; 2-Amino-2-hydroxymethylpropandiol-(1,3), Trometamolum, Trispuffer. Farblose Kristalle o. weißes kristallines Pulver. T. zeigt im physiol. Bereich eine gute Pufferkapazität u. keine Hemmwirkung gegenüber Enzymen. Als ↑Infusion bei Azidosen. Während der Ther. ist eine Kontrolle des Blut- bzw. Urin-pH-Wertes erforderl. Mögl. Folgen Atemdepression, Kaliumverlust, Hypoglykämie.

Trommelfell ↑Membrana tympani.

Trommelfell-Compliance: Dehnbarkeit des Trommelfells. T. spiegelt den Mittelohrdruck wider u. ist max. bei Druckgleichheit bds. des Trommelfells. ↑Tympanometrie.

Trommelfelleinziehung: Otopiesis; otoskop. erkennbar am schnabelartigen Vorspringen des Processus lateralis mallei, annähernd waagerechten Verlauf des scheinbar verkürzten Manubrium mallei, Abrücken des dreieckigen Trommelfellreflexes vom Umbo. Ursache: Resorption der Luft in der Paukenhöhle infolge Tubenverschluß.

Trommelfellentzündung: Myringitis.

Trommelfellnarbe: sichtbare, narbige Veränderung nach ↑Perforation des Trommelfells infolge Trauma o. Entzündung (mit u. ohne Sekretion). ↑Trommelfellresiduen, ↑Otitis media acuta.

Trommelfellperforation: Durchbruch durch das Trommelfell. Bei Otitis media acuta mit Eiteraustritt, bei Otitis media chronica vielfach verbunden mit Mastoiditis u. Cholesteatom sowie operativ durch Parazentese.

Trommelfellreflexe: bei Auftreffen von Schall größerer Intensität auf das Trommelfell entstehende reflektor. Kontraktionen der Binnenohrmuskeln (Tensor tympani, Stapedius), was den Wechseldruckwiderstand (akust. Impedanz) im Mittelohr erhöht u. dadurch wahrscheinl. das Innenohr vor Schäden schützt.

Trommelfellresiduen: Als T. werden sichtbare Veränderungen am Trommelfell, als ↑Adhäsivprozesse die im Mittelohr, bes. in der Paukenhöhle, bezeichnet. T. sind zumeist Folgezustände nach ↑Trommelfellperforation infolge entzündl. o. traumat. Zerstörung größerer Trommelfellanteile. Ausgedehntere Perforationen verheilen zumeist mit einer atroph. ↑Narbe ohne Gehörbeeinträchtigung. Kleinere Dauerperforationen des Trommelfells stören das Hörvermögen nicht wesentl., größere (bis zum Totaldefekt) verursachen durch den Verlust schwingender Trommelfellfläche u. gleichzeitiger Schalleinwirkung auf beide Fenster eine hochgradige Hörstörung. Umschriebene Trübungen, Verkalkungen u. (seltener) Verknöcherungen des Trommelfells infolge entzündl. Bindegewebeneubildung bleiben ohne Einfluß auf seine Schwingungsfähigkeit, dagegen wirken sich ausgedehnte Atrophien, insbes. als Folge langdauernder Tubenkatarrhe, bes. bei starker Retraktion o. sogar Verwachsung des Trommelfells mit der medialen Paukenhöhlenwand, funktionsstörend aus.

Trommelschlegelfinger: bei chron. Sauerstoffnot (z. B. angeborener Herzfehler) auftretende, trommelschlegelartig aufgetriebene Fingerendglieder mit uhrglasförmig gewölbten Fingernägeln (↑Uhrglasnägel). Abb.

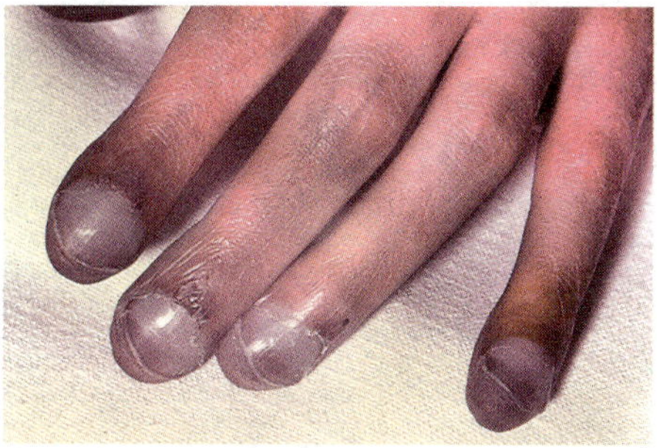

9

Trommelschlegelfinger mit Uhrglasnägeln bei angeborenem Herzfehler

Trommelschlegelform: einseitige Anschwellung einer Bakterienzelle infolge nichtzentr. Sporenbildung, z. B. bei ↑Clostridium tetani.

Trommelschlegelkernanhang: Drumstick; Kernanhang der segmentierten neutrophilen Granulozyten in Form eines Trommelschlegels. Verbindung mit benachbartem Kernsegment durch dünne, fadenförmige Chromatinbrücke. Chromatinstruktur sehr dicht. T. ist Ausdruck eines Geschlechtsdimorphismus. Bei Frauen kommt etwa auf 36 segmentkernige Granulozyten eine Zelle mit T. Entspricht einem inaktivierten X-Chromosom. Früher zur Geschlechtsdiagnostik verwendet, veraltet. ↑Geschlechtsbestimmung, zellkernmorphologische.

Trommelsucht ↑Meteorismus.

Trommlerlähmung ↑Sehnenruptur.

Trömner-Reflex: Eigenreflex der Fingerbeugemuskeln. Auslösung durch Schlag gegen die Fingerkuppen. Kurze Beugebewegung der Finger gibt v. a. bei deutl. Steigerung o. Seitendifferenz Hinweis auf Pyramidenbahnläsion.

Tronnier-Färbung: Spezialfärbung zur Darstellung von Nukleotiden in Bakterien mit Azur-Eosin-Gemisch. ↑Giemsa-Färbung.

T

Tropasäure: bildet zusammen mit Tropin den Ester Hyoscyamin. ↑Atropin.

Tropendysenterie ↑Amöbiasis.

Tropenfieber ↑Malaria.

Tropenkoller: psychoseartige Reaktion infolge langer Einsamkeit bei Aufenthalt in den Tropen mit Erregungszuständen, Halluzinationen, Aggressivität. Rückbildung bei Aufenthalt in Städten o. Rückkehr in die Heimat.

Tropenkrankheiten: Krankheiten, deren Weiterverbreitung nur unter trop. Verhältnissen mögl. ist, da Vektoren, Zwischenwirte o. freilebende Entwicklungsstadien unter diesen Klima- u. Biotopverhältnissen lebensfähig sind. Zu den T. zählen z.B. Malaria tropica, Schistosomiasis, Trypanosomiasen, Leishmaniasen, Filariosen o. Gelbfieber.

Tropenkrankheiten, fakultative: ubiquitär verbreitete, infektiöse o. parasitäre Krankheiten, die in den hochentwickelten Industrieländern stark zurückgedrängt o. verschwunden sind, in den Ländern der trop. Klimazonen aber noch ernste epidemiol. Probleme von teilweise wachsender Bedeutung darstellen.

Tropenruhr ↑Amöbiasis.

Tropentauglichkeit: Vorhandensein der gesundheitl. Voraussetzungen (phys. u. psych.) bei Menschen aus gemäßigten Klimazonen, um Belastungen in den Tropen durch Klima, hyg. Verhältnisse, Ernährung etc. ohne größeres Risiko zu bestehen. Allg. T. gibt es nicht, so daß zur Beurteilung sowohl die körperl. u. die psych. Gesundheit als auch Bedingungen des Aufenthaltsortes einbezogen werden müssen. T. liegt nicht vor bei best. chron. Erkrankungen des Herz-Kreislauf-Systems, der Atemorgane, Verdauungsorgane, der Nieren o. des ZNS u. U. auch nicht, wenn notwendige Impfungen nicht mögl. sind.

Tropf: **1.** Kurzw. für Dauerinfusion. **2.** Tropfeinlauf mit Klistier mit tropfenweiser Instillation.

Tröpfchengrößenspektrum: Kenngröße von Inhalationsgeräten, die die Verteilung der Tröpfchengrößen in dem erzeugten Nebel bzw. Aerosol beschreibt. Das T. bestimmt den Bereich der Luftwege, in denen das Aerosol niedergeschlagen wird. Zur Wirkungsbeurteilung eines Aerosols muß das T. auf den Volumenanteil der vernebelten Flüssigkeitsmenge u. nicht auf die Anzahl der Nebeltröpfchen bezogen werden.

Tröpfcheninfektion: aerogene Übertragungsweise von Infektionserregern beim Husten, Sprechen u. Niesen in Form feinster Sekrettröpfchen, die epidemiol. die Ausbreitung der ↑Atemwegsinfektionen bewirkt. In dicht besiedelten Gebieten bei ↑Tuberkulose der wichtigste Übertragungsweg.

Tröpfchenkultur: von Lindner entwickelte Methode zur Gewinnung von Reinkulturen, die von einer Mikroorganismenzelle abstammen. Aus einer Mikroben- o. Sporensuspension werden mit einer sterilen Schreibfeder o. Nadel mehrere Tröpfchen auf ein Deckglas gebracht u. diese mikrosk. über einem Hohlschliffobjektträger kontrolliert. Tröpfchen mit nur einer Zelle o. Spore werden auf ein geeignetes Nährsubstrat übertragen.

Tröpfchenmasse: Substanzmenge, die in einem Aerosoltröpfchen enthalten ist. Die T. nimmt mit der dritten Potenz des Tröpfchendurchmessers zu.

Tropfen: Guttae; flüssige Zubereitungen, die Arzneistoffe o. Arzneizubereitungen gelöst, emulgiert o. suspendiert enthalten, tropfenweise dosiert werden, zum Einnehmen bestimmt sind u. in Mehrdosenbehältern abgefüllt werden. Zur Anwendung am Auge bestimmte T.: ↑Augentropfen; zur Anwendung am Ohr: ↑Ohrentropfen; zur Anwendung in der Nase: ↑Nasentropfen.

Tropfen, dicker: von Ronald Ross (1903) angegebene Schnellmethode zum Nachweis von Parasiten (z.B. bei Malaria) im Blut. Blutstropfen werden auf Objektträgern mäßig ausgebreitet, angetrocknet u. nach Austrocknung mit Giemsa-Lösung hämolysiert. Die gelösten Eiweiß- u. Farbstoffe werden abgegossen u. mit frischer Farblösung nachgefärbt. Zwischen den erhaltenen Leukozyten sind die angereicherten Blutparasiten, netzförmige Polychromaten u. Eosinophile leicht zu finden.

Tropfen, hängender: mikrosk. Methode zur Lebendbetrachtung von Bakterien, Pilzen u. Warmblüterzellen insbes. zur Prüfung auf Beweglichkeit von Mikroorganismen. Auflegen eines Deckgläschens mit einem Tropfen von Bakterienaufschwemmung an der Unterseite auf die Exkavation eines Hohlschliffobjektträgers, freie Beweglichkeit o. Molekularbewegung erkennbar.

Tropfenherz: schmales, tropfenartig im Mittelschatten liegendes Herz, wie es bes. bei Asthenikern vorkommt.

Tropfentabelle: Die Tropfengröße versch. Flüssigkeiten ist je nach ihrer Oberflächenspannung unterschiedl. Die Dosierung erfolgt daher mit einem Normaltropfenzähler, bei dem 1 g Wasser bei 20 °C 20 Tropfen entspricht. Die entsprechende Tropfenanzahl z.B. alkohol. o. äther. Lösungen ist in der T. aufgeführt.

Tropfnarkose: Form der Allgemeinanästhesie, bei der in einem offenen System ein dampfförmiges Anästhesiemittel über eine ↑Schimmelbusch-Maske verabreicht wird. ↑Thermodynamik, ↑Narkosesysteme.

troph- ⟨*gr*⟩ *Präfix*: Nahrung, Ernährung.

-troph ⟨*gr*⟩ *Suffix*: den Stoffwechsel betreffend.

Trophik ⟨*gr*⟩ *f*: Ernährungszustand eines Gewebes. Pathol. Vermehrung des Gewebevolumens: Hypertrophie; Verringerung: Atrophie; sonstige troph. Störungen: Dystrophie. Voraussetzung der Eutrophie: intakte nervale Versorgung.

trophisch ⟨*gr*⟩ *Adj*: den Stoffwechsel beeinflussend; adaptationstroph. Wirkung, z.B. t. Stoffe: Nährstoffe usw.; t. Nerven: Nerven, die den Stoffwechsel steuern, z.B. katecholaminerge Nerven des vegetativen Nervensystems über Betaadrenorezeptoren.

Trophoblast ⟨*gr*⟩ *m*: die Außenwand der Säugetier- bzw. menschl. Keimblase (↑Blastozyste). Besteht aus einer Lage flacher polygonaler Zellen, den Zytotrophoblastzellen. Diese entsprechen einem früh differenzierten Chorionepithel. Der T. nimmt bei der Nidation des Eis die Beziehungen zur mütterl. Schleimhaut auf u. wird zum Spongiotrophoblasten, dem Ernährungsorgan des Keimes, indem er durch Falten u. Zotten seine Oberfläche vergrößert u. in das Chorion eingeht. Die Blutversorgung wird von der Allantois übernommen.

Trophödem, kongenitales ⟨*gr*⟩ *n*: Lymphoedema congenitale, Elephantiasis congenita hereditaria; chron.-hereditäres Ödem bes. beider Unterschenkel. Seltener: Unterarme, Zunge, Lippen, Gesicht. Teigig-elast. Schwellung mit Kollagenisierung der Subkutis. Es liegt eine überschüssige Lymphgefäßbildung bei fehlerhaftem Anschluß an die ableitenden Gefäße vor. Manifestation: Geburt (Typ Nonne-Milroy) o. Pubertät (Typ Meige). Kombination mit Fehlbildungen mögl.: angeborene Ptosis, Epikanthus, Pterygien, Herzfehler, Dyskranien, Ohrtiefstand. ↑Nonne-Milroy-Meige-Syndrom.

Trophoneurosen: wenig exakte Bez. für Krankheitsbilder mit gestörter ↑Trophik aufgrund nervaler Schädigung, z. B. tabische Arthropathien, ↑Syringomyelie.

Trophophase: Wachstumsphase ohne Produktbildung bei einer diskontinuierl. ↑Submerskultur sekundärstoffbildender Mikroorganismen.

Trophozoiten: Entwicklungsstadien versch. ↑Sporozoea in ↑Pseudozysten (z. B. bei ↑Toxoplasma gondii).

Tropica ↑Malaria tropica.

Tropicamid: N-Ethyl-N-(4-pyridylmethyl)-tropamid; synthet. Parasympatholytikum, zur lokalen Anwendung am Auge (Mydriatikum) zwecks Pupillenerweiterung. Vorteil gegenüber Atropin ist die wesentl. verkürzte Wirkungsdauer.

Tropin ↑Tropasäure.

Tropismus ⟨*gr*⟩ *m*: **1.** ***Biol.:*** Ausrichtung von Pflanzenorganen mit o. ohne Wachstumsprozeß auf eine Reizquelle zu (pos. T.), von ihr fort (neg. T.) o. quer zu ihr (transversaler T.). **2.** ***Physiol.:*** Bewegung in die Richtung eines Reizes. **3.** ***Infektologie:*** bevorzugter Befall einzelner Organe o. Organsysteme durch best. ↑Infektionserreger, z. B. die Organotropie best. Viren (Lymphotropie, Neurotropie, Pneumotropie), bei Bakterien z. B. die Meningen bei Meningokokken, die Plazenta bei Brucella abortus, der Dickdarm bei Shigellen, der Zahnschmelz bei Streptococcus mutans, der Genitaltrakt bei Treponema pallidum o. Haemophilus ducreyi. ↑Zielorgan.

Tropoelastin ⟨*gr*⟩ *n*: Struktureinheit des ↑Elastins (↑Tropokollagen).

Tropokollagen: Strukturelement des Kollagens. T. ist ein trimeres Protein mit einer relativen Molmasse von 300 000 u. einer Länge von 300 nm bei einer Dicke von 1,2 nm. Die drei Untereinheiten lagern sich zu einer ↑Tripelhelix umeinander. Von den drei Ketten sind immer mind. zwei ident.

Tropomyosin: fadenförmiges Muskelprotein, das dem F-Aktin aufliegt u. regulator. Bedeutung für die Wechselwirkungen zwischen ↑Aktin u. ↑Myosin bei der ↑Muskelkontraktion hat. T. entwickelt Wechselwirkungen zu ↑Troponin. Bei Einwirkung von Ca^{2+}-Ionen gibt T. die Haftstelle für die Myosinbrücken frei, so daß sich diese an das Aktinfilament anheften u. so die Kontraktion der Fibrille einleiten können. Muskelkontraktion, Molekularmechanismen, ↑Skelettmuskel.

Troponin ⟨*gr*⟩ *n*: Muskelprotein, das aus drei Untereinheiten besteht: Troponin C (Ca^{2+}-bindend), Troponin T (tropomyosinbindend) u. Troponin I (inhibierend auf die Aktin-Myosin-Wechselwirkungen bei der ↑Muskelkontraktion wirkend). Bei niedrigen Ca^{2+}-Konzentrationen hemmt T. die Wechselwirkung zwischen ↑Aktin u. ↑Myosin. Bei hoher Ca^{2+}-Konzentration wird Ca^{2+} an das T. C gebunden u. dadurch ein Sperrmechanismus entriegelt, woraufhin dann Aktin u. Myosin miteinander reagieren können u. die Muskelkontraktion ausgelöst wird.

Trospiumchlorid: Tropanderivat, ein ↑Parasympatholytikum u. Spasmolytikum.

Trotter, Wilfried (1872–1939), brit. Chir.

Trotter-Syndrom (nach Wilfried T.): einseitige Neuralgie in Unterkiefer, Zunge u. Ohr mit homolateraler Mittelohrtaubheit u. Bewegungshemmung des weichen Gaumens durch Epipharynxtumoren mit Druckwirkung auf den N. mandibularis, Verschluß der Tube u. Infiltration des M. levator veli palatini u. des M. pterygoideus internus.

Trotz: durch starke Affekte gekennzeichnete Abwehr von Fremdsteuerung, tritt gehäuft im Zusammenhang mit der Willensentwicklung, aber auch bei verminderter Belastbarkeit u. Frustrationstoleranz infolge Hunger, Müdigkeit u. Krankheit auf. Pathol. T.: abnorm häufiges o. abnorm heftiges Trotzen bei psych. Fehlentwicklung o. hirnorganischem ↑Psychosyndrom.

Trousseau, Armand (1801–1867), Int., Paris.

Trousseau-Flecken (nach Armand T.): durch leichteste Berührung auslösbares irritatives Reflexerythem auf dem Kopf, im Gesicht, am Hals u. über der Brust. Bei Hyperthyreose u. bei sympathikotoner Ausgangslage.

Trousseau-Zeichen (nach Armand T.): Kompression im Oberarmdurchmesser mit der Hand o. Blutdruckmanschette löst bei ↑Tetanie typ. Sympt. des tetan. Anfalls aus (Parästhesien am Unterarm u. Verkrampfungen der Hand).

Troxerutin: halbsynthet. ↑Flavonoid. Einsatz zur Ödemprotektion bei Venenerkrankungen.

Trugschluß, ökologischer: Aggregationsbias; systemat. Fehler bei der Übertragung der Effektschätzungen aus einer ökologischen ↑Studie auf das Individualniveau. Gründe liegen im zusätzl. Confounding (↑Confounder) sowie der Verwendung von Indikatoren anstelle der individuellen Exposition (z. B. durchschnittl. Raucherprävalenz in einer Population anstelle der individuellen Raucheranamnese).

Trugwahrnehmungen ↑Illusion.

Trümmerfeldzone: röntg. Zeichen im Bereich der Knochenmetaphyse langer Röhrenknochen bei fortgeschrittener ↑Möller-Barlow-Krankheit.

Trunci lymphatici: Sammelbezeichnung für die Lymphstämme Truncus bronchomediastinalis, intestinalis, lumbalis, jugularis u. subclavius.

Truncus ⟨*lat*⟩ *m*: *Pl* Trunci; Stamm, Rumpf; Gefäß- o. Nervenstamm.

Truncus arteriosus: gemeinsamer Arterienstamm des embryonalen Herzens. Der T. a. wird durch das ↑Septum aorticopulmonale in Aorta u. Truncus pulmonalis untergliedert.

Truncus arteriosus communis persistens: gemeinsamer Arterienstamm. Hemmungsfehlbildung des Herzens, bei der Aorta u. A. pulmonalis ein gemeinsames Gefäß bilden, das über einem Ventrikelseptumdefekt entspringt, 4 Semilunarklappen. ↑Pseudotruncus aortalis.

Truncus brachiocephalicus: re. aus dem Aortenbogen entspringender Gefäßstamm für die Versorgung des re. Arms, Halses u. Kopfs. Die beiden Hauptäste sind ↑Arteria subclavia dextra u. ↑Arteria carotis communis dextra.

Truncus bronchomediastinalis: nur re. ausgebildeter Lymphstamm. Abfluß der ↑Nodi lymphatici mediastinales anteriores in den ↑Ductus lymphaticus dexter.

Truncus coeliacus: Bauchhöhlenschlagader aus der Aorta abdominalis. Entspringt in Höhe des 12. Brustwirbels als unpaarer Ast. Aus ihm gehen ↑Arteria hepatica communis, ↑Arteria splenica u. ↑Arteria gastrica sinistra hervor.

Truncus corporis callosi: Stamm des Balkens, mittlerer Hauptteil des ↑Corpus callosum.

Truncus costocervicalis: kurzer Ast der A. subclavia. Liegt vor dem Hals der 1. Rippe u. gibt die ↑Arteria cervicalis profunda u. ↑Arteria intercostalis suprema ab.

Truncus intestinalis: Lymphstamm, unpaarer Abfluß der ↑Nodi lymphatici coeliaci in der Umgebung des Truncus coeliacus. Mündet zusammen mit dem paarigen Truncus lumbalis in die ↑Cisterna chyli.

Truncus jugularis: Lymphstamm. Abfluß der Lymphe aus dem Kopf-Hals-Bereich von den ↑Nodi lymphatici cervicales profundi in den ↑Ductus thoracicus li. bzw. ↑Ductus lymphaticus dexter re.

Truncus lumbalis: Lymphstamm. Paariger Abfluß der ↑Lymphe aus den ↑Nodi lymphatici lumbales in die ↑Cisterna chyli.

Truncus lumbosacralis: Nervenstamm aus den Rami ventrales der Nn. lumbales aus L_4 u. L_5.

Truncus pulmonalis: Stamm der Lungenarterien. Entspringt aus der re. Herzkammer u. gabelt sich unter der Konkavität des Aortenbogens auf in die beiden Aa. pulmonales.

Truncus subclavius: Lymphstamm. Abfluß der ↑Lymphe aus dem Schulter-Arm-Bereich von den ↑Nodi lymphatici axillares in den ↑Ductus thoracicus li. bzw. ↑Ductus lymphaticus dexter re.

Truncus sympathicus: Grenzstrang. Teil des Sympathikus. Besteht aus 22 – 25 paarigen Ganglien, welche durch kurze Rami interganglionares zu dem einheitl. Grenzstrang verbunden sind. Er erstreckt sich zu beiden Seiten der Wirbelsäule von der Schädelbasis bis zur Steißbeinspitze, wo er mit einem unpaaren Ganglion endet. Der T. s. steht mit dem Rückenmark durch Rami communicantes albi von $C_8 – L_3$ in Verbindung.

Truncus thyrocervicalis: kurzer Gefäßstamm. Verläßt die A. subclavia am medialen Rand des M. scalenus anterior u. teilt sich auf in ↑Arteria thyroidea inferior, ↑Arteria cervicalis ascendens, ↑Arteria suprascapularis, ↑Arteria cervicalis superficialis u. Arteria dorsalis scapulae.

Trunkuspersistenz ↑Truncus arteriosus communis persistens.

Trunkusseptumdefekte: angeborene Kommunikation zwischen Aorta u. Truncus pulmonalis durch Fehlentwicklung des Septum aorticopulmonale. Es besteht eine teratolog. Reihe vom völligen Fehlen des Trunkusseptums bis zu einem kleinen, lochförmigen Defekt. 1. Fehlen des Septums: nur ein arterieller Abgang, der meist über einem großen Ventrikelseptumdefekt liegt, von 4 Semilunarklappen verschlossen. Häufig fehlen Kammerscheidewand u. Ductus Botalli (50 %). Der Stamm entläßt die Koronar- u. Pulmonalarterien sowie die Gefäße des Körperkreislaufs (↑Truncus arteriosus communis persistens). 2. Partieller Defekt des Septums: Dicht oberhalb der Semilunarklappen besteht ein Fenster zwischen Aorta u. Truncus pulmonalis (aortopulmonales ↑Fenster). Septumdefekte fehlen.

TRUS: transrektale Ultraschalluntersuchung von Prostata, Samenblasen u. Harnblase.

Trypaflavin: Acriflaviniumchlorid, ↑Acridinfarbstoff. Desinfektionsmittel, Chemotherapeutikum.

Trypanosoma ⟨*gr*⟩ *n*: Gattung der ↑Trypanosomatidae, mit endständigem Blepharoplasten, Geißel am Rande der langen undulierenden Membran nach vorn ziehend.

Trypanosoma brucei: Erreger der bei domestizierten u. wildlebenden Huftieren in Afrika durch ↑Glossinidae übertragenen ↑Nagana (Tsetsekrankheit).

Trypanosoma-brucei-Artenkomplex: Artenkomplex mit der nicht auf den Menschen übertragbaren Art ↑Trypanosoma brucei als Stammform, von der sich ↑Trypanosoma gambiense (nicht auf Tiere übertragbar) u. ↑Trypanosoma rhodesiense (Erreger einer Zoonose) ableiten.

Trypanosoma cruzi: Erreger der ↑Chagas-Krankheit des Menschen in Süd- u. Mittelamerika. Übertragen durch Vertreter der ↑Reduviidae, Raubwanzen.

Trypanosomaform: neue Bez. trypomastigotes Stadium; Stadium beim Formwechsel der ↑Trypanosomatidae im Vertebratenwirt.

Trypanosoma gambiense: Erreger der ↑Schlafkrankheit des Menschen im gesamten trop. Afrika. Übertragen durch ↑Glossinidae der Palpalis-Gruppe (↑Crithidiaform).

Trypanosoma rhodesiense: Erreger einer akut verlaufenden Form der ↑Schlafkrankheit des Menschen in ostafrikan. Regionen. Übertragen durch ↑Glossinidae der Morsitans-Gruppe (↑Crithidiaform). Reservoirwirte: Wildtiere (z. B. Kuhantilope) u. Hauswiederkäuer.

Trypanosomatidae: Fam. der ↑Flagellata mit charakterist., mit dem ↑Wirtswechsel verbundenem Polymorphismus. Je nach Ausbildung der Geißel werden amastigote (↑Leishmania), promastigote (↑Leptomonas), epimastigote (↑Crithidiaform) u. trypomastigote (↑Trypanosoma) Formen unterschieden. Blut- u. Gewebeparasiten bei Vertebraten, einschl. Mensch; mit einer Ausnahme (T. equiperdum beim Pferd) durch ↑Arthropoden übertragen.

Trypanosomiasis ⟨*gr*⟩ *f*: afrikan. Schlafkrankheit, Castellani-Krankheit, African Trypanosomiasis, Sleeping Sickness; Vorkommen der T. in Afrika südl. der Sahara. Erreger in den westl. u. mittleren Verbreitungsgebieten ist Trypanosoma brucei gambiense, in den östl. u. südöstl. Verbreitungsgebieten ↑Trypanosoma brucei. Unterscheidung zwischen beiden nur nach klin. u. epidemiol. Merkmalen mögl. Überträger der T. u. tier. Trypanosomeninfektionen sind blutsaugende Fliegen der Gattung ↑Glossina (Tsetsefliegen). Grundsätzl. Lebensvoraussetzung für alle Glossinenarten ist schattengebender Baum- o. Strauchzustand. Trypanosomen im Blut des Menschen frühestens einige Tage nach der Übertragung nachweisbar, meist erst nach 1–3 Wochen; Rhodesiense-Infektionen 3–10 Tage. Klin. unterscheiden sich Gambiense- u. Rhodesiense-Infektionen teilweise erhebl.; im Verlauf beider Erkrankungstypen jedoch 2 **Phasen**: 1. Primärläsion (Graf-Schanker, Primärreaktion, Primäraffekt, Trypanosomenschanker) als Ausdruck einer Lokalreaktion am Eintrittsort der Trypanosomen. Im serösen Exsudat massenhaft Trypanosomen. Nach Inkubationszeit (2–3 Wo.) tritt Parasitämie auf (früher febril-glanduläres Stadium): Mit dem Erscheinen der Trypanosomen im Blut treten erste allg. Krankheitserscheinungen auf, starke Kopf- u. Gliederschmerzen, Schwächegefühl, Herzklopfen, Fieber 39–40 °C u. Tachykardien. Unregelmäßig-period. Fieberattacken (pyrogene Substanzen bei trypanolyt. Krisen freigesetzt). Charakterist. gummiartige, bis pflaumengroße generalisierte schmerzlose Lymphknotenschwellungen, im seitl. o. hinteren Halsdreieck oft sehr deutl. (Winter-Bottom-Zeichen). 2. meningoenzephalit. Stadium: gekennzeichnet durch Trypanosomeneinbruch in das ZNS mit schwerem enzephalomeningit. Syndrom. Bei westafrikan. Gambiense-Infektionen zentralnervöse Erscheinungen i. a. erst 2–3 Monate, z. T. mehrere Jahre nach der Infektion. Die ostafrikan. Rhodesiense-Infektionen verlaufen mit ausgeprägterer Sympt. (Schüttelfrost, kardiale Erscheinungen, Ödeme) infolge höherer Parasitämie foudroyanter, u. das ZNS wird oft schon nach Wochen befallen, die Krankheitsdauer beträgt meist 3–7 Monate. Allg. Persönlichkeitszerfall u. psych. Veränderungen, schließl. unter allg. Kräfteverfall bei hochgradiger Abmagerung schwere depressive Psychosen, Stupor, Somnolenz u. Koma. **Diagn.**: direkter Trypanosomennachweis im Blut u. im Liquor cerebrospinalis (im enzephalit. Stadium), Immundiagnostik (ELISA, IFAT) Tierversuch. **Ther.**: vom Stadium der Erkrankung u. von der Erregerart abhängig. Im liquornegativen Stadium: bei Trypanosoma-gambiense-Infektionen. Suramin o. Pentamidin (Diamidin, Lomidin) bzw. Dimiazen-Aceturat (Berenil); bei Trypanosoma-rhodesiense-Infektionen Suramin. Liquorpositives Stadium: beide Trypanosoma-Arten Melarsoprol (Mel B) bei Resistenzbildung Nitrofurazon, Nifurtimox, Difluoromethylornithin. Individuelle Expositionsprophylaxe o. medikamentöse Massenprophylaxe mit Suramin- o. Pentamidinpräparaten mögl., hängt ab von der vorherrschenden Erregerart u. vom Grad der Exposition. Bekämpfung der Glossinen durch Entzug der natürl. Lebensvoraussetzungen (Rodung der Gehölze in der Nachbarschaft menschl. Siedlungen) u. Insektizidanwendung. In Ostafrika auch Chemoprophylaxe bei Weide- u. Haustieren. Erkrankungen durch Trypanosoma cruzi: ↑Chagas-Krankheit.

Trypanozide: Chemotherapeutika, die gegen Trypanosomen (↑Trypanosoma) wirken u. bei entsprechenden Krankheiten als Arzneimittel verwendet werden (meist Tropenkrankheiten), z. B. ↑Suramin gegen die Schlafkrankheit.

Tryparsamid: Organoarsenverbindung. Obsoletes Chemotherapeutikum gegen Trypanosomeninfektion, z. B. die Schlafkrankheit.

Trypsin ⟨*gr*⟩ *n*: eine Verdauungsprotease, die als inaktive Vorstufe (Trypsinogen) im Pankreas gebildet wird. Die Aktivierung des Trypsinogens erfolgt im Dünndarm durch die ↑Enteropeptidase u. Autokatalyse. T. zählt zu den ↑Serinproteasen u. zeigt eine große Substratspezifität für Peptidbindungen, an denen Lysin u. Arginin mit ihrer Carboxylgruppe beteiligt sind.

Trypsinbouillon: Trypsinverdauungsbrühe zur Herstellung versch. bakt. Nährböden zum Nachweis der bakteriellen ↑Indolbildung.

Trypsinierung: die am häufigsten angewendete Methode des Passagierens von Monolayer-Zellkulturen. Auch zur Gewinnung von lebenden Einzelzellen aus Gewebestücken geeignet. Für die T. werden Enzymgemische verwendet, in denen Trypsin ein notwendiger, aber nicht ausreichender Bestandteil ist. Die T. ist effektiver in Abwesenheit von Ca^{2+} u. Mg^{2+} (Zusatz von EDTA). Alternative Enzyme sind Dipase o. Collagenase.

Trypsininhibitoren: natürl. o. synthet. Hemmstoffe des ↑Trypsins. Natürl. T. sind die Sojabohneninhibitoren, Trasylol, der T. des Pankreas u. Proteaseinhibitoren des Serums (Alpha-1-Antitrypsin, Alpha-2-Makroglobulin). Synthet. Hemmstoffe sind die gegen den im aktiven Zentrum des Trypsins gelegenen Serinrest gerichteten ↑Alkylfluorophosphate, z. B. das Diisopropylfluorophosphat. Der in Sojabohnen vorkommende T. bedingt deren Schwerverdaulichkeit, wenn er nicht durch längeres Kochen o. Rösten zerstört wird.

Trypsinogen: im Pankreas gebildete unwirksame Vorstufe des ↑Trypsins, aus dem im Darm durch die ↑Enteropeptidase das wirksame Trypsin entsteht. Bei der Aktivierung wird vom N-Terminus des T. ein Hexapeptid abgespalten.

Tryptamin: prim. Amin ($C_8H_6N{-}CH_2{-}CH_2{-}NH_2$), das aus ↑Tryptophan durch enzymat. Abspaltung von CO_2 hervorgeht (Decarboxylierung). T. gehört in die Gruppe der biochem. wichtigen biogenen Amine, z. B. Tyramin, Histamin, Serotonin, die lokale Gewebehormone bzw. Bausteine von Coenzymen darstellen.

Tryptaminderivate: eine Reihe von ↑Psychodysleptika, deren chem. Struktur als Grundgerüst Tryptamin (Indolalkylamine) enthält. Bufotenin, Psilocin, Dimethyltryptamin u. a.

Tryptase ⟨*gr*⟩ *f*: trypsinähnl. ↑Serinprotease der Mastzellen der Lunge.

Tryptophan: Alphaamino-beta-indolyl-aminopropionsäure; heterozykl. essentielle Aminosäure. Normaler Bestandteil der meisten Proteine. Bindegewebeprotein Elastin u. Kollagen bzw. Gelatine sind tryptophanfrei. Aus T. kann der Organismus in begrenztem Umfang ↑Nikotinsäureamid synthetisieren. Decarboxyliertes Hydroxytryptophan, Hydroxy-5-Tryptamin (Serotonin), ist ein lokales Gewebehormon. T. ist säureempfindl. u. kann daher nur nach Alkalihydrolyse analyt. erfaßt werden. Typ. bakterielle Abbauprodukte des T. im Intestinum sind ↑Skatol u. ↑Indol. Abb.

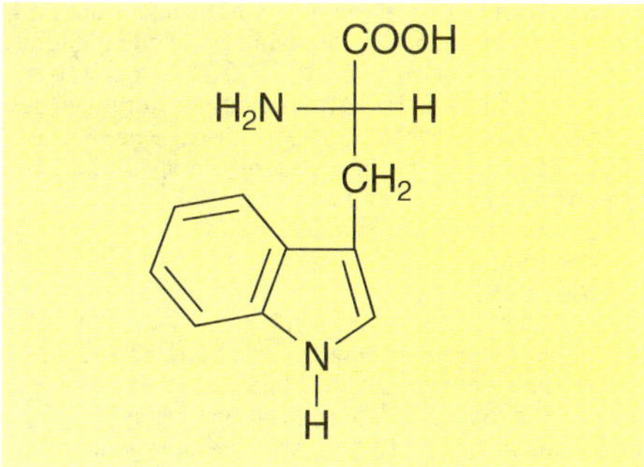

Tryptophan

Tryptophanbelastungstest: Test zur Erkennung von Vitamin-B_6-Mangelzuständen, die häufig mit Anämien aufgrund einer gestörten Eisenverwertung (sideroblast. Anämien) einhergehen. Bei Fehlen von Vitamin B_6 (↑Pyridoxal-5-phosphat) kann nach oraler Gabe von Tryptophan das daraus gebildete Oxikynurenin nicht in Oxyanthranilsäure umgewandelt werden, so daß bevorzugt Xanthurensäure ausgeschieden wird.

Tryptophanhydroxylase: Tryptophan-5-monooxygenase; katalysiert die Oxidation von ↑Tryptophan zu 5-Hydroxytryptophan.

Tryptophanoxygenase: Tryptophan-2,3-dioxygenase, Tryptophanpyrrolase; ein Kupferhämoprotein, das die Oxidation von Tryptophan zu N-Formylkynurenin katalysiert.

Tryptophanstoffwechsel: Die Synthese des ↑Tryptophans ist im menschl. Organismus nicht mögl. Der Abbau des Tryptophans erfolgt unter Spaltung des Pyrrolrings über N-Formylkynurenin zu Hydroxyanthranilsäure. Nach Spaltung des Phenylrings kann diese zur Nikotinsäurebiosynthese dienen o. über Alphaketoadipinsäure zu Alphaketoglutarat u. Acetyl-CoA abgebaut werden. Im Darm entstehen durch mikrobiellen Tryptophanabbau Indol u. Skatol.

T-Schleife ↑Vektorkardiogramm.

Tsetsefliegen: Glossina palpalis u. Glossina morsitans; übertragen beim Stich die Erreger der ↑Schlafkrankheit u. die ↑Nagana.

TSH: *Abk* für thyreoideastimulierendes Hormon; ↑Thyreotropin.

TSH-Screening: radioimmunolog. Suchmethode zur Früherfassung der oft symptomfreien konnatalen ↑Hypothyreose (Screening bei Neugeborenen). Die Bestimmung des TSH erfolgt aus einem einzigen (getrockneten) Blutstropfen.

TSH-Stimulationstest: Provokationsverfahren durch i. m. Injektion von bovinem (selten humanem) TSH zur Anreicherung von Radioiod in supprimiertem Schilddrüsengewebe. Wegen Antikörperbildung heute verlassen u. ersetzt durch endogene TSH-Stimulation nach totaler Thyreoidektomie wegen Schilddrüsenkarzinom durch drei- bis vierwöchiges Aussetzen einer exogenen Stoffwechsellage, die über den hypophysär-thyreoidalen Regelkreis zu einer TSH-Ausschüttung u. Radioiodspeicherung in Restgewebe o. Metastasen differenzierten Schilddrüsenkarzinoms führt.

TSH-Test: basale TSH-Serumspiegelbestimmung mittels radioimmunolog. Verfahren (↑Radioimmunoassay). Normalbereich etwa 0,3–4,0 μU/l. Bei ↑Hypothyreose erhöht, bei ↑Hyperthyreose bzw. Störungen des hypophysär-thyreoidalen Regelkreises (z. B. bei ↑Schilddrüsenadenom, endokriner ↑Ophthalmopathie) nicht meßbar vermindert. Empfindlicher wird der Test mit TRH-Stimulation (↑TRH-Stimulationstest).

TSR: *Abk* für ↑Trizepssehnenreflex.

TSS: *Abk* für engl. Toxic shock syndrome; Syndrom des tox. Schocks, tox. Schocksyndrom; 1978 erstmalig in den USA vorwiegend bei Frauen beobachtete neue Infektionskrankheit durch ein von ↑Staphylococcus aureus gebildetes Ektotoxin (tox. Schocksyndrom-Toxin), charakterisiert durch hohes Fieber, art. Hypotension, scharlachähnl. Exanthem bis zur makulären Erythrodermie mit nachfolgender Abschuppung, Bewußtseinstrübung u. Niereninsuffizienz. Das TSS wurde bei Frauen nach Gebrauch best. Tampons o. kontrazeptiver Vaginalschwämmchen (menstruelles TSS), auch bei chir. Wundinfektionen, bei grippalen Infekten, Infekten der oberen Luftwege (pyrogene Ektotoxine von Streptococcus pyogenes) u. a. beobachtet. Je nach Lebensalter Prävalenz von Ektotoxinantikörpern. Letalität um 10%. ↑Staphylokokkosen. Abb.

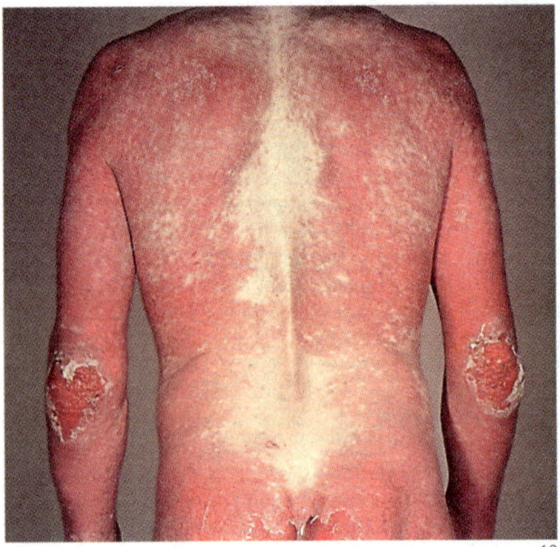

13

TSS. Großflächiges Exanthem

TSST: *Abk* für engl. Toxic shock syndrome toxin; von einem Teil der Staphylococcus-aureus-Stämme (vorwiegend Phaggruppe I o. nicht typisierbar) gebildetes ↑Ektotoxin. Ein chromosomal codiertes Protein mit endotoxinverstärkender Wirkung. Ursache des ↑TSS.

T-Stück ↑Streifenstück.

Tsutsugamushifieber ⟨*jap*⟩: Milbenfleckfieber; eine Infektionsform der ↑Rickettsiosen.

T-System: Transversaltubuli des ↑Muskel-ER.

TTC: *Abk* für Triphenyltetrazoliumchlorid, ↑2,3,5-Triphenyltetrazoliumchlorid.

TTC-Test ↑2,3,5-Triphenyltetrazoliumchlorid.

t-Test: statistischer ↑Test, dessen Prüfgröße einer spez. ↑Prüfverteilung (der t-Verteilung) folgt. Es sind eine Reihe von t-T. bekannt. 1. t-T. zum Vergleich eines ↑Mittelwertes einer normalverteilten ↑Grundmenge bei unbekannter ↑Varianz mit einem Normwert (Ein-Stichproben-Test). 2. t-T. zum Vergleich der Mittelwerte zweier abhängiger Stichproben aus normalverteilten Grundmengen mit unbekannten Varianzen (Paarvergleich). 3. t-T. zum Vergleich der Mittelwerte zweier unabhängiger Stichproben aus normalverteilten Grundmengen mit unbekannten, aber gleichen Varianzen (Zwei-Stichproben-Test). Weitere t-T. betreffen z. B. die statist. Prüfung des Korrelationskoeffizienten (↑Korrelationsanalyse).

T_3-Test: früher Bestimmung der Triiodthyroninbindungskapazität, heute radioimmunolog. Bestimmung des Gesamt- o. totalen ↑Triiodthyronin (TT_3) o. des freien T_3-Serumspiegels (fT_3).

T_4-Test: radioimmunolog. Bestimmung des Serum-Thyroxin-Spiegels als Gesamt- o. Total-T_4 (TT_4) an Transportproteine gebunden o. des freien T_4 (fT_4).

TTH: *Abk* für ↑Thyreotropin; das thyreoideastimulierende adenotrope Hormon der ↑Hypophyse.

TTI: *Abk* für engl. Tension-time-index; ↑Spannungs-Zeit-Index.

TTK ↑Tieftemperaturkonservierung.

TTK-Erythrozytenkonzentrat ↑Erythrozytenkonzentrat.

TTM: *Abk* für traditionelle tibetanische ↑Medizin.

ttS: *Abk* für transdermales therapeutisches ↑System.

Tuba ⟨*lat*⟩ *f*: Tube, Trompete, Röhre.

Tuba auditiva: Ohrtrompete, Eustachi-Tube, Tuba Eustachii; dem Druckausgleich zwischen Mittelohr u. Außenluft dienende Verbindung der Cavitas tympanica zum Epipharynx. Hat eine Länge von 3–4 cm, einen kürzeren knöchernen sowie einen längeren knorpeligen Teil u. verläuft schräg nach medial, vorn u. abwärts. Der Beginn in der Paukenhöhle heißt Ostium tympanicum, die Mündung im Schlund Ostium pharyngeum. Die Knorpelwand ist unvollständig. Sie wird lateral vervollständigt durch Bindegewebe. Das Epithel ist mehrzelliges Flimmerepithel mit Becherzellen, die retikuläre Tunica propria beherbergt gemischte Drüsen u. am Ostium pharyngeum lymphat. Reaktionszentren, welche als Tubentonsille bezeichnet werden. Abb.

tubalis ⟨*lat*⟩ *Adj*: tubar; zur Tube gehörend, die Tube betreffend.

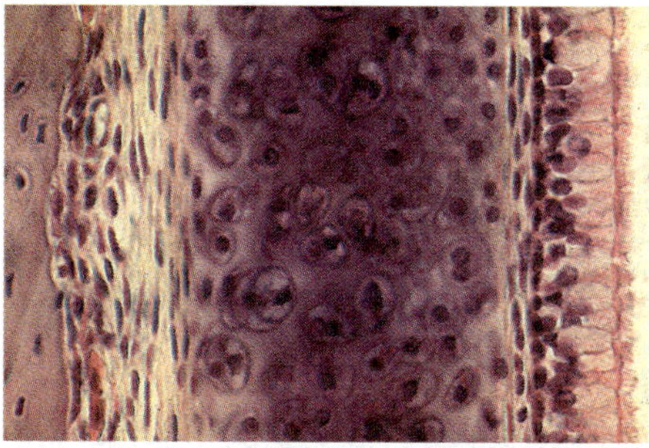

30

Tuba auditiva. Histologischer Schnitt, HE-Färbung; Wand mit Schleimhaut (Flimmerepithel, Bindegewebe), elastischem Knorpel u. Knochen

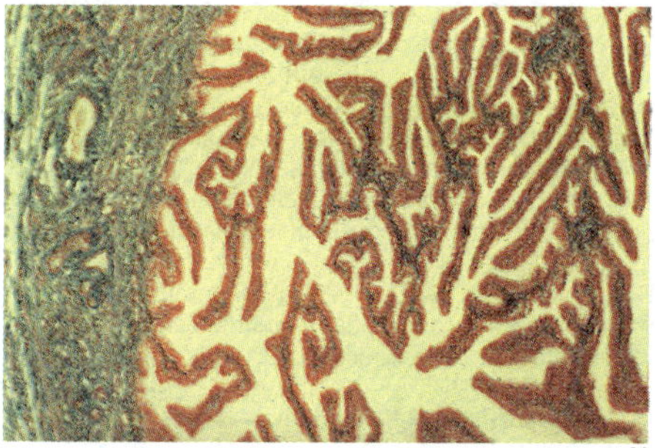

30

Tuba uterina. Histologischer Schnitt, Azanfärbung; die Schleimhaut bildet ein Labyrinth mit spaltförmigem Lumen.

Tubarabort: Ausstoßung einer in der Tube eingenisteten Eileiterschwangerschaft in die Bauchhöhle, ↑Tubenruptur.

Tubargravidität: Eileiterschwangerschaft; häufigster Sitz der ↑Extrauteringravidität. ↑Tubenruptur.

Tubarruptur ↑Tubenruptur.

Tuba uterina: Tuba Falloppii; Eileiter. ***Anat.:*** Hohlorgan, welches nach dem Follikelsprung die Eizelle aufnimmt, ggf. eine Befruchtung ermöglicht u. den Keimling in die Gebärmutter gelangen läßt. Die von Peritoneum umhüllte T. u. hat eine Länge von 10–15 cm u. eine Dicke von etwa 0,5 cm. Von kranial nach kaudal besteht sie aus den Abschnitten Ampulla tubae uterinae, Isthmus tubae uterinae u. Pars uterinae. Die dem Ovar benachbarte Öffnung, Ostium abdominale, ist zur Aufnahme der Eizelle trichterförmig erweitert (Infundibulum). Am freien Rand sitzen mehrere Fortsätze, Fimbriae. Der Übergang in die Gebärmutterhöhle heißt Ostium uterinum tubae uterinae. ***Histol.:*** Die Wand des Eileiters besteht aus folgenden Schichten, die in den Ampullae tubae uterinae am besten entwickelt sind: 1. Tunica mucosa, besteht aus einem einschichtigen Säulenepithel mit Flimmerepithelzellen (Epitheliocyti ciliati) u. Drüsenzellen (Epitheliocyti microvillosi) sowie der bindegewebigen, drüsenfreien Lamina propria. Das während der Proliferationsphase der Uterusschleimhaut (↑Uterus) gut entwickelte Flimmerepithel erzeugt einen Sekretstrom in Richtung zum Uterus. Während der Sekretionsphase nehmen die Drüsenzellen im Tubenepithel zu. Sehr schmale Zellen (Stiftchenzellen) werden als erschöpfte Drüsenzellen angesehen. 2. Die Tunica muscularis besteht aus einem innen gelegenen Stratum circulare u. einem äußeren Stratum longitudinale, wobei auch schräg verlaufende, glatte Muskelzellen existieren. Nach außen folgt die sehr dünne Tela subserosa, die von einem einschichtigen Peritonealepithel (Tunica serosa) bedeckt ist. Abb.

Tube: Kurzform für Tuba uterina.

Tubendurchblasung ↑Pertubation.

Tubenkarzinom: Krebserkrankung der Tubenschleimhaut, sehr selten (unter 1 % aller gyn. Karzinome).

Tubenmandel ↑Tonsilla tubaria.

Tubenruptur: Platzen des Eileiters bei Tubargravidität infolge Zerstörung der Eileiterwand durch eingewachsene Chorionzotten u. Blutung in die Bauchhöhle. Klin. Zeichen: akutes Abdomen (Schock, Abwehrspannung). Verblutungsgefahr, wenn nicht sofort operiert wird. ↑Tubarabort.

Tubensterilisation: Unterbindung o. Durchtrennung beider Eileiter zum Zwecke der Unfruchtbarmachung. Verhinderung des Zusammentreffens zwischen Ei u. Samenfaden.

Tuber ⟨*lat*⟩ *n*: Knollen, Höcker, Vorsprung.

Tuberanästhesie: Leitungsanästhesie am Tuber maxillae zur Betäubung des oberen Molarenbereichs.

Tuber calcanei: Fersenhöcker; hinterer Teil des Fersenbeins.

Tuber cinereum: grau erscheinender kleiner Höcker an der Unterfläche des ↑Dienzephalon.

Tuberculosepsis acutissima Landouzy (nach Louis T. L.) ↑Landouzy-Sepsis.

Tuberculosis cutis colliquativa ⟨*lat*⟩ *f*: ulzerierende, nekrot. fistelnde Hauttuberkulose. Die Fisteln reichen bis in die miterkrankten regionären Lymphknoten. ↑Tuberkulose, kutane.

Tuberculosis fibrosa densa: bes. Form der hämatogenen Miliartuberkulose der Lunge. Klin. relativ symptomarm, röntg. als disseminierte, streifig-retikuläre Verdichtungen imponierend.

Tuberculum ⟨*lat*⟩ *n*: Höckerchen; kleine akzessor. Vorwölbung an Knochen o. Zähnen. ↑Tuberkel.

Tuberculum alveolare mandibulae: Tuberculum retromolare; in der zahnärztlichen ↑Prothetik gebräuchl. Bez. für einen nach Extraktion der unteren Weisheitszähne sich hervorhebenden bindegewebigen Höcker, der in das Prothesenlager der unteren totalen Prothese einbezogen werden sollte.

Tuberculum anomale: Carabelli-Höcker; akzessor. Höcker mesiooral bei den zweiten oberen Milchmolaren (86 %) u. den oberen ersten Molaren des Dauergebisses (25 %) bei Europiden. Abweichende relative Häufigkeiten bei anderen Großrassen des Menschen.

Tuberculum articulare: Gelenkkopf vor der Fossa mandibularis des Kiefergelenks.

Tuberculum Carabelli (nach Georg C.) ↑Tuberculum anomale.

Tuberculum caroticum: wegen seiner Nähe zur A. carotis communis Bez. für das Tuberculum anterius des Querfortsatzes des 6. Halswirbels.

Tuberculum corniculatum Santorini: kleine Erhebung auf den ↑Plicae aryepiglotticae, hervorgerufen durch die ↑Cartilago corniculata.

T

Tuberculum costae: Höcker hinter dem Rippenhals, mit einer Gelenkfläche versehen. ↑Articulatio costotransversaria.

Tuberculum cuneiforme Wrisbergi: kleine Erhebung auf den ↑Plicae aryepiglotticae. Hervorgerufen durch die ↑Cartilago cuneiformis, lateral des ↑Tuberculum corniculatum Santorini gelegen.

Tuberculum epiglotticum: durch die untere Spitze des Kehldeckelknorpels (Petiolus epiglottidis) bewirkte Vorwölbung der Kehlkopfschleimhaut im Bereich des Vestibulum laryngis.

Tuberculum genitale: Geschlechtshöcker; Anlage des Penis bzw. der Klitoris.

Tuberculum infraglenoidale: Höcker unterhalb der ↑Cavitas glenoidalis. Ursprung des langen Kopfs vom ↑Musculus triceps brachii.

Tuberculum intervenosum: muskulöser Wulst an der Hinterfläche des re. Vorhofs des Herzens zwischen den Einmündungsstellen beider Hohlvenen.

Tuberculum majus: Knochenhöcker lateral des ↑Collum anatomicum des Humerus.

Tuberculum minus: Knochenhöcker vorn unterhalb des ↑Collum anatomicum des Humerus, medial vom Tuberculum majus gelegen.

Tuberculum nuclei cuneati: Vorwölbung an der dorsalen Seite der Medulla oblongata, bedingt durch den lateralen Hinterstrangkern, Nucleus cuneatus.

Tuberculum nuclei gracilis: Vorwölbung der dorsalen Seite der Medulla oblongata, bedingt durch den medialen Hinterstrangkern (Nucleus gracilis).

Tuberculum pharyngeum: Höcker an der Außenfläche der Pars basilaris des Os occipitale, Ansatz der ↑Raphe pharyngis.

Tuberculum pubicum: tastbarer Knochenpunkt am medialen Ende des ↑Pecten ossis pubis.

Tuberculum supraglenoidale: Höcker oberhalb der ↑Cavitas glenoidalis. Ursprung des langen Kopfs vom ↑Musculus biceps brachii.

Tuber frontale: Stirnhöcker; paariger, stärker vorgewölbter Teil der Stirn.

Tubergelenkwinkel: der dorsal offene Winkel, der von der Verbindungslinie durch den höchsten Punkt des Tuber calcanei u. der Spitze der Facies articularis talaris posterior einerseits u. von der oberen Spitze des Processus anterior calcanei zum höchsten Punkt der Facies articularis talaris posterior andererseits auf dem seitl. Röntgenbild des Fersenbeins eingeschlossen wird. Normalwert 35 Grad; bei Einstauchungsfrakturen des Kalkaneus wird dieser Winkel entspr. kleiner, bei starken Kompressionen sogar neg.

Tuber ischiadicum: Sitzbeinhöcker; Teil des ↑Os ischii.

Tuberkel ⟨*lat*⟩ *m*: Tuberculum; für die tuberkulöse Entzündung charakterist., bis zu 5 mm große Knötchenbildung. T. besteht aus proliferierten Epitheloidzellen u. Langhans-Riesenzellen sowie umgebendem lymphozytären Randsaum. Zentrale Nekrose (Verkäsung).

Tuberkulide: hypothet. allerg. Reaktion der Haut auf Tuberkelbakterien. Tuberkulostatika erfolglos. Es werden folgende Formen unterschieden: 1. Tuberculosis cutis indurativa: Erythema induratum (noduläre Vaskulitiden). 2. Tuberculosis cutis lichenoides: Lichen scrophulosorum. 3. Tuberculosis cutis miliaris disseminata: Lupus miliaris faciei. 4. Tuberculosis cutis papulonecrotica acneiformis: papulonekrot. Tuberkulid. 5. Tuberculosis cutis papulonecrotica rosaceiformis.

Tuberkulin: Präparat aus dem Filtrat flüssiger Kulturen von Tuberkelbakterien. Dient bei der Tuberkulinreaktion zum Nachweis einer Sensibilisierung o. Infektion durch Tuberkelbakterien. ↑Alttuberkulin wurde von R. Koch 1890 erstmalig hergestellt. Gereinigtes T. (engl. Purified Tuberculin, PT, o. Purified Protein Derivate, PPD) ist eine lösl. Eiweißfraktion, hergestellt aus einem synthet. Nährmedium mit Tuberkelbakterien durch Fällung mit Trichloressigsäure hergestellt. T. wird aus versch. Mykobakterienarten (Mycobacterium tuberculosis, bovis o. avium) hergestellt. T. besitzt keinen Antigencharakter, kann nur mit zellulären Antikörpern eine Reaktion hervorrufen (↑Haptene).

Tuberkulineinheit: *Abk* TE; auf die Wirkung bezogene standardisierte Tuberkulinmenge, 1 TE = 10^{-5} g Alttuberkulin = 10^{-8} g PPD.

Tuberkulinreaktion: In-vivo-Reaktion des ↑Tuberkulins mit zellgebundenen, gegen die Tuberkulosebakterien gerichteten Antikörpern. Nach streng intrakutaner Tuberkulininjektion kommt es zunächst zu einer unspezif. Lokalreaktion, die nach 5–10 h verschwindet. Beim Vorhandensein von zellulären Antikörpern bildet sich nach 36–72 h ein tastbares Infiltrat aus, das lymphozytäre Elemente, Epitheloidzellen u. Langhans-Riesenzellen enthält. Infiltrate mit mehr als 6 mm Durchmesser zählen als pos. T. Bei überschießender T. kann es zur Blasen- o. Ulkusbildung kommen. Eine pos. T. zeigen Personen, die eine Tuberkulose durchgemacht haben o. erfolgreich mit ↑Bacillus Calmette-Guérin geimpfte Personen. Die T. kann intrakutan (Mendel-Mantoux-Tuberkulinprobe), kutan (Pirquet, Skarifikation), perkutan (Moro, Pflasterprobe) o. als Konjunktivalreaktion (Calmette) ausgelöst werden.

Tuberkulintest ↑Tuberkulinreaktion.

Tuberkulintypreaktion ↑Spätreaktion.

Tuberkulom ⟨*lat*⟩ *n*: bis zu mehreren Zentimetern große, örtl. begrenzte tuberkulöse Entzündung, die gewöhnl. von einer festen bindegewebigen Membran umgeben ist. Das T. besteht im Innern aus einer käsigen Nekrose, am Rand findet sich eine mehr o. weniger starke Schicht spezif. Granulationsgewebes. Das T. kommt in parenchymatösen Organen vor u. kann makrosk. bzw. röntg. einen Tumor (Rundherd) vortäuschen.

tuberkulös *Adj*: durch die Tuberkulose bzw. durch Tuberkulosebakterien hervorgerufen.

Tuberkulose: *Abk* TB, Tbc, Tbk; durch Tuberkulosebakterien (↑Mycobacterium) hervorgerufene granulomatöse (spezif.) Entzündung. Meldepflichtig. Pathol.-anat. ist die TB durch einen initialen Exsudationskern, die sich anschließende epitheloidzellige Entzündung mit Langhans-Riesenzellen, die lymphozytäre Umgebungsreaktion u. die zentrale käsige Nekrose charakterisiert. Die Ausbreitung der TB im Organismus folgt best. Gesetzmäßigkeiten. ↑Ranke-Tuberkulosestadien, ↑Lungentuberkulose, ↑Knochentuberkulose, ↑Arthritis tuberculosa.

Tuberkulosebakterien ↑Mycobacterium.

Tuberkulose, bovine: durch Mycobacterium bovis hervorgerufene Rindertuberkulose, auf den Menschen übertragbar.

Tuberkulosefetopathie: fetale Erkrankung der 2. Schwangerschaftshälfte. Dezidua o. Plazenta stets erkrankt. Bei Zottenbefall hämatogene Aussaat über den Kreislauf des Feten mit Nekrosen in zahlreichen parenchymatösen Organen, auch Fortleitung über das

Fruchtwasser mögl. (Aspiration: Lungenbefall; Verschlucken: Gastrointestinalgeschwüre).

Tuberkuloseformen, hämatogene: Tuberkulosen, die durch hämatogene Aussaat von Tuberkulosebakterien entstanden sind. Hierzu zählen die ↑ Miliartuberkulose, die postprim. pulmonale u. extrapulmonale Organtuberkulose u. die Tuberkulose der serösen Höhlen.

Tuberkulosegefährdung: Summe der äußeren Umstände, die ein Individuum einer gegenüber der Durchschnittsbevölkerung deutl. höheren Gefahr aussetzen, sich tuberkulös zu infizieren. Personen mit T. sind Angehörige eines Tuberkulosekranken, med. Personal, Pathologen u. Laborpersonal, das mit tuberkulösem Material umgeht, Reinigungskräfte in Tuberkuloseeinrichtungen u. Tierärzte u. Melker beim Umgang mit tuberkulösen Rindern.

Tuberkulose, kutane: Tuberculosis cutis, Hauttuberkulose; Hautkrankheit, die durch Tuberkulosebakterien (meist Mycobacterium tuberculosis, seltener Mycobacterium bovis) hervorgerufen wird. Hauttuberkulose entsteht selten prim. (ausgenommen die BCG-Impfung), sondern auf dem Blut- u. Lymphweg bei vorhandener Organtuberkulose; manchmal Superinfektion (z. B. Tuberculosis cutis verrucosa) mit eigenen o. fremden Tuberkulosebakterien. Einteilung: 1. Anergie: Tuberculosis ulcerosa cutis et mucosae. Unregelmäßig begrenzte Geschwüre mit livid-rotem unterminiertem Rand u. meist schmierigem Grund. Auftreten bei noch nicht vorhandener Abwehrbereitschaft des Körpers (Säuglinge) am Ort des erstmaligen Eindringens von Tuberkulosebakterien. Durch Miterkrankung der regionären Lymphknoten, Ausbildung eines tuberkulösen Primärkomplexes u. im weiteren Verlauf bei Ausbleiben ausreichender Antikörperbildung Übergang in eine tödl. allg. Miliartuberkulose. Auch bei erloschener Abwehrkraft, z. B. bei schweren inneren Tuberkulosen. Hier finden sich die gleichen, meist schmerzhaften Geschwüre vorwiegend an Körperöffnungen, wo sie durch Implantation der in den jeweils dort vorhandenen Sekreten enthaltenen Tuberkulosebakterien entstehen. Schlechte Progn. 2. Hyperergie: a) Tuberculosis cutis luposa: Lupus vulgaris. Verhältnismäßig häufige Form der Hauttuberkulose, im Gesicht, an Extremitäten braunrote, ziemlich scharf begrenzte papulöse Herde, die sich langsam peripherwärts ausbreiten u. im Zentrum Abheilung erkennen lassen; jahre- bis jahrzehntelanger Verlauf. Durch Zerstörung der Hautstruktur narbige Abheilung. Ergriffen werden auch Schleimhaut u. Knorpel (Nase, Ohren), dadurch Mutilationen. Ausgedehnte Narben führen zu schweren Entstellungen oft unter Ausbildung eines Karzinoms (Carcinoma in lupo). In den Narben immer wieder frische Knötchen. Hämatogene Entstehung. Diagn.: Diaskopie, Sondenversuch, Histol., Erregernachweis. Ther. mit Tuberkulostatika. Lupus tumidus: mit überschießender Gewebereaktion einhergehende Tuberculosis cutis luposa im Gesichtsbereich. b) Lymphadenitis tuberculosa: ↑ Lymphknotentuberkulose. Fistelnde Lymphknoten als Tuberculosis cutis colliquativa (Skrofuloderm), röhrenförmige Abszesse am Hals. Unter Hinterlassung häßl. Narben Abheilung. Ursache der „Etagentuberkulose" (Tuberkulose der Halslymphknoten, der Subkutis u. der Haut). c) Tuberculosis cutis verrucosa: Form der Hauttuberkulose, die durch Superinfektion bei relativ guter Abwehrlage von außen entsteht, z. B. als Berufsinfektion bei Abdeckern, Tierärzten, Fleischern, o. durch Selbstinfektion bei Kranken mit offener Lungentuberkulose durch Aussaugen einer Wunde. Warzenförmige Wucherung mit bläulichrotem Rand, aus der sich auf Druck multiple Mikroabszesse siebartig entleeren. Oft Neigung zu zentraler Rückbildung bei peripherem Fortschreiten. Tuberculosis-cutis-Formen ohne Erregernachweis: ↑ Tuberkulide. Abb.

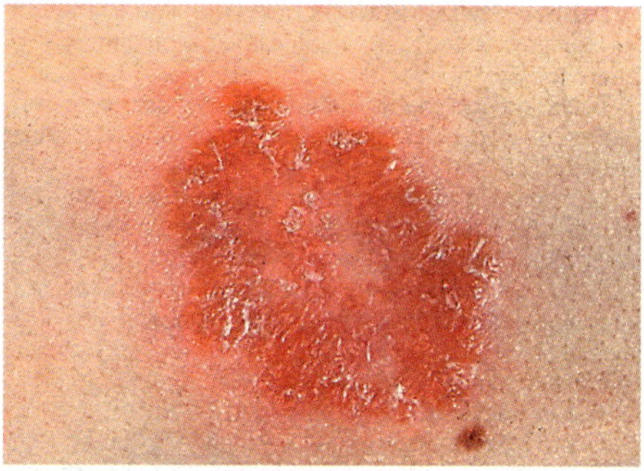

13

Kutane Tuberkulose. Lupus vulgaris

Tuberkulose, postprimäre: in zeitl. Abstand von der ↑ Primärtuberkulose einsetzende Tuberkulose infolge hämatogener Aussaat von Tuberkulosebakterien. ↑ Lungentuberkulose.

Tuberkuloserisiko: Wahrscheinlichkeit eines Individuums, an einer Tuberkulose zu erkranken. Das T. beinhaltet die ↑ Tuberkulosegefährdung u. wird durch best. ↑ Modifikationsfaktoren u. Exposition beeinflußt.

Tuberkuloseschutzimpfung: Impfung einer bisher noch nicht an Tuberkulose erkrankten, tuberkulinnegative Person u. der Neugeborenen (↑ Impfkalender) mit dem virulenzgeminderten Mykobakterienstamm BCG (↑ Bacillus Calmette-Guérin). Es wird durch die T. ein ↑ Primärkomplex gesetzt. Durch die T. wird der Organismus in eine Abwehrsituation entspr. dem ↑ Koch-Grundversuch versetzt. Der Impfschutz ist nicht absolut. Die T. gilt bei einer geimpften Person als erfolgreich, wenn nach 6 Wochen die ↑ Tuberkulinreaktion pos. ausfällt.

Tuberkulostatika: gegen Tuberkulosebakterien gerichtete, bakteriostat. u. bakterizid wirkende Mittel. Werden in der Chemotherapie der Tuberkulose in Vierfach- bis Zweifachkombination eingesetzt.

Tuber maxillae: höckerartige Vorwölbung der Hinterfläche des Corpus maxillae.

Tuber omentale hepatis: flache Erhebung auf dem li. Leberlappen. Berührt das ↑ Omentum minus u. liegt dem Tuber omentale pancreatis gegenüber.

Tuber omentale pancreatis: oberer Höcker an der Grenze zwischen Caput u. Corpus des Pankreas, liegt dem Tuber omentale hepatis gegenüber.

tuberös ⟨*lat*⟩ *Adj*: knotenförmig.

Tuberositas ⟨*lat*⟩ *f*: Rauhigkeit; Knochenhöcker mit rauher Oberfläche.

Tuberositas deltoidea: längl. Rauhigkeit am lateralen Mittelstück des Humerus, durch den Ansatz des ↑ Musculus deltoideus hervorgerufen.

Tuberositas glutaealis: Rauhigkeit an der proximalen Hinterfläche des Femurschafts, durch den Ansatz des ↑ Musculus glutaeus maximus hervorgerufen.

Tuberositas masseterica: Rauhigkeit an der Außenseite des Unterkieferwinkels, durch den Ansatz des ↑ Musculus masseter bedingt.

Tuberositas phalangis distalis: Rauhigkeit an den distalen Enden der Endphalangen von Fingern u. Zehen.

Tuberositas radii: Rauhigkeit an der vorderen proximalen Seite der Speiche, Ansatz des ↑Musculus biceps brachii.

Tuberositas tibiae: rauhe Erhebung vorn am oberen Ende des Schienbeinschafts, Ansatz der Endsehne des ↑Musculus quadriceps femoris.

Tuberositas ulnae: Rauhigkeit unterhalb des ↑Processus coronoideus ulnae, Ansatz des ↑Musculus brachialis.

tuberosus ⟨*lat*⟩: höckrig.

Tuber parietale: Scheitelhöcker.

Tubersitz: Verbreiterung des oberen Rands von Beinorthesen (↑Gliedmaßenorthese) u. ↑Beinprothesen, der dem Tuber ossis ischii angeformt ist u. der Übertragung der Körperlast vom Becken auf das techn. Hilfsmittel unter vollständiger Entlastung des Beins o. Amputationsstumpfes dient.

Tuber vermis: unterer Teil des Wurms vom ↑Cerebellum.

Tuber-Wangentasche: Raum im Gebiet des Processus zygomaticus, dessen exakte Erfassung durch den Prothesenrand für den Halt der oberen Vollprothese von großer Bedeutung ist.

Tubocurarin ↑Curare.

Tuboovarialzyste ⟨*lat + gr*⟩ *f*: zyst. Umwandlung von Eierstock u. Eileiter mit gemeinsamer Zystenhöhle.

Tubuli dentinales ↑Dentinkanälchen.

Tubuli mitochondriales ⟨*lat + gr*⟩ *m Pl*: längsachsenparallele Einfaltungen der Innenmembran von ↑Mitochondrien vom Tubulustyp.

Tubulin ⟨*gr*⟩ *n Pl*: Protein mit Mol. Gew. 110 000, bildet die strukturellen Untereinheiten (Protofilamente) der ↑Mikrotubuli im ↑Zytoskelett. Das Dimer besteht aus 2 Monomeren (Alpha- u. Betatubulin) mit Mol. Gew. von je 55 000. Bestandteile des Zytoskeletts.

Tubulonephrose: degenerative Veränderungen der Epithelien der Nierentubuli unter dem Einfluß der verschiedensten Noxen. ↑Nephrose.

Tubulopathie, kongenitale
↑Syndrome, tubuläre.

Tubulorrhexis ⟨*lat + gr*⟩ *f*: Zerreißen der Basalmembran der Epithelzellen der Nierentubuli mit nachfolgender Nekrose, ↑Niereninsuffizienz, ↑Chromoproteinniere, ↑Schockniere, ↑Nephrose.

tubulös ⟨*lat*⟩ *Adj*: tubulosus; röhrenförmig, schlauchförmig, z. B. Glandula tubulosa.

Tubulus ⟨*lat*⟩ *m*: Röhrchen, Schlauch.

Tubulusnekrose ↑Niereninsuffizienz.

Tubulus renalis: Nierenkanälchen zwischen ↑Corpusculum renale u. ↑Sammelrohr. ↑Niere.

Tubulus renalis colligens: Sammelrohr zwischen Tubulus renalis u. Ductus papillaris; ↑Niere.

Tubus ⟨*lat*⟩ *m*: Röhre, hoher zylinderförmiger Körper. **1.** ***Anästhesie:*** zur sicheren Freihaltung der Atemwege benutztes Rohr. Voraussetzung der Beatmung, z. B. Endotrachealtubus, Trachealkanüle. **2.** ***Röntg.:*** nicht verstellbare, feste Blende zur Erzeugung einer festgelegten Feldgröße in einem best. Abstand. **3.** ***Anat.:*** röhrenförmiges Hohlorgan in der Embryonalphase, z. B. T. medullares (Neuralrohr). **4.** ***Optik:*** in Mikroskopen das Linsensystem enthaltendes Fassungsrohr.

TUIP: transurethrale Prostatainzision.

Tularämie *f*: Hasenpest; **T. des Menschen**: Enzoot.-epizoot., durch Kontakt o. kontaminierte Nahrungsmittel, auch durch Zecken von infizierten Tieren (Hasen, Wildkaninchen, Ratten, Mäusen) auf Menschen übertragbare, meldepflichtige Infektionskrankheit. Erreger Tularämiebakterien (Francisella tularensis). Inkubationszeit 2–5 Tage. Klin. lokale äußere Form mit Primärkomplex (ulzeroglandulärer o. okuloglandulärer Typ, Geschwür mit Lymphknotenschwellung) o. die hochfieberhafte generalisierte innere Form (typhöser Typ, als thorakale Form: Pneumonie o. als abdominale Form mit Leber-Milz-Schwellung, Leibschmerzen u. Durchfall). Letalität unbehandelt bis zu 5%. Langjährige Immunität nach Überstehen der Krankheit. Diagn. v. a. serol., Erregernachweis schwierig. **T. der Tiere**: in Amerika, Asien u. Europa verbreitete Infektionskrankheit vieler Tierarten, v. a. Nager, Wildkaninchen, Feldhasen. Haupterregerreservoire (Francisella tularensis, gramnegatives, aerobes, kokkoides Stäbchen) stellen Zecken, blutsaugende Dipteren, Flöhe, Läuse u. Wanzen dar. Mitteleuropa ist am häufigsten befallen. Nach 2–3 Tagen Inkubationszeit verläuft die Krankheit meist als hämorrhag. Septikämie mit Schwäche, Fieber, Erhöhung der Atmungsfrequenz. Tod der Tiere zumeist nach 4–13 Tagen, bei chron. Infektionen nach 14–60 Tagen. Von den Haustieren erkranken v. a. Schaf, Schwein, Rind, Hund u. Katze. Die pathol.-anat. Veränderungen bei Nagern ähneln denen bei Pseudotuberkulose (Rodentiose), v. a. zeigen sich Milzvergrößerung u. Lymphknotenschwellung. Eine sichere Diagn. ist nur mittels Langsamagglutination mögl. Ther. werden Antibiotika gegeben, proph. muß eine Bekämpfung der Nagerpopulation u. der Ektoparasiten erfolgen. Die Ansteckung des Menschen erfolgt hauptsächl. durch Kontakt mit infizierten Nagern.

Tularämiebakterien ↑Francisella.

Tularin-Reaktion: Intrakutantest mit abgetöteten Tularämiebakterien. Ist etwa ab erster Krankheitswoche pos. u. bleibt auch nach Überstehen der Krankheit noch jahrelang (10–15 Jahre) pos. Innerhalb von 48 h nach der Injektion bildet sich im pos. Falle eine papulo-erythematöse Reaktion aus.

Tullio-Phänomen: durch Lärm ausgelöster ↑Schwindel.

TULP: *Abk* für transurethrale laserinduzierte Prostatektomie.

Tumbufliege: Cordylobia anthropophaga; Fliegenart aus dem trop. Afrika, deren Larven sich in die Haut von Menschen, Hunden u. Ratten einbohren u. diese erst nach etwa 2 Wochen zur Verpuppung verlassen. Verursacht furunkelartige Schwellungen.

Tumenolammonium: Ammoniumsulfobitium. Wird zur Ekzembehandlung wegen seiner entzündungshemmenden, juckreizstillenden u. antisept. Wirkung genommen.

Tumeszenz ⟨*lat*⟩ *f*: diffuse Anschwellung.

tumidus ⟨*lat*⟩ *Adj*: geschwollen.

Tumor ⟨*lat*⟩ *m*: **1.** Schwellung. Zusammen mit ↑Calor, ↑Dolor u. ↑Rubor eines der klass. Entzündungszeichen. **2.** Geschwulst, Gewächs.

Tumor albus: nach der äußeren Erscheinungsform (spindelförmige, von blasser Haut überzogene Auftreibung des Gelenks) gewählte, heute nicht benutzte Bez. für die Gelenktuberkulose.

Tumoranämie: symptomat. Anämie bei malignen Neubildungen, die sich pathogenet. aus versch. Faktoren ableitet. Eine verkürzte Lebensdauer der Erythrozyten (hämolyt. Komponente) ist v. a. auf extrakorpuskuläre Faktoren zurückzuführen. Es handelt sich dabei um tox. Substanzen, mikroangiopath. Hämolysen sowie auch echte Immunhämolysen. Die Erythrozytopoese ist meist nicht in der Lage, auf den Anämiereiz kompensator. mehr Zellen abzugeben. Auch Megaloblastosen (symptomat.) werden beobachtet (ineffektive Erythrozytopoese). Die Eisenverwertungsstörung als weitere Komponente der T. ist daran erkennbar, daß Eisen aus den Depots (Ferritin, Hämosiderin) nicht in ausreichendem Maße mobilisiert werden kann. Der Serumeisenspiegel ist erniedrigt, das Makrophageneisen im Knochenmark (Berliner-Blau-Reaktion) stark vermehrt. Die T. stellt sich im Blutbild als mikrozytäre, hypochrome Anämie mit Verminderung des MCHC u. des MCV dar, seltener besteht auch eine normozytäre, normochrome Anämie. Die latente Eisenbindungskapazität (LEBK) ist erniedrigt. Die Behandlung der T. erfolgt mit Erythrozytensubstitution.

Tumorausbildung, intrakavitäre: flächenhafte kontinuierl. Ausbreitung eines Tumors in Hohlräumen (↑Pleura, ↑Peritoneum) o. Hohlorganen (Magen-Darm-Trakt).

Tumorbank: Sammlung u. Tiefgefrieraufbewahrung von histol. diagnostizierten, klassifizierten menschl. Gewächsen als Grundlage zur Gewinnung von Tumorantigenen.

Tumor, brauner: geschwulstartiger riesenzellhaltiger Knochenherd, dessen braune Farbe auf abgebautes Blut (Hämosiderin) zurückzuführen ist; im Ggs. zum Riesenzelltumor des Knochens kein echter Tumor, sondern ↑Granulationsgeschwulst; Vorkommen bes. bei ↑Osteodystrophia fibrosa generalisata (Recklinghausen).

Tumordiathese: typ. Präparathintergrund in Zellausstrichen invasiver Zervixkarzinome. Durch Zellzerfall, sek. Entzündung u. rezidivierende Mikroblutungen entsteht als Tumorbegleitbild ein unsauberer Präparathintergrund, der bes. ausgeprägt ist beim großzelligen nicht verhornenden Plattenepithelkarzinom.

Tumordosis: Herddosis; in der Strahlentherapie die Dosis ionisierender Strahlung im Tumor. Die T. wird auch als Dosis im Zielvolumen bezeichnet.

Tumoren, chromaffine: Phäochromozytome, Paragangliome, chromaffine suprarenale Strumen; überwiegend gutartige Tumoren aus chromaffinen ↑Zellen. Vorkommen als Nebennierenmarktumoren, häufig mit vermehrter Adrenalinbildung u. zeitweiser Blutdrucksteigerung, selten als Tumor des Glomus caroticum o. des Paraganglion aorticum abdominale.

Tumoren, EBV-assoziierte: ↑Burkitt-Lymphom, ↑Schmincke-Tumor, B-Lymphoproliferatives ↑Syndrom.

Tumoren, potentiell maligne: fakultativ maligne, auch semimaligne Tumoren. Morphol. gutartige Gewächse mit aggressivem Verhalten u. häufigen Rezidiven, jedoch keine Metastasen. Diese Begriffsbestimmung wird nicht immer streng eingehalten, so daß z. T. Gewächse mit hoher Entartungsrate u. solche, die trotz morphol. fehlender Malignitätskriterien gelegentl. metastasieren, auch damit gemeint werden.

Tumorexplantatkulturen ↑Kultur.

Tumorheterogenität: Unter Bezugnahme auf die polyklonale Zusammensetzung bösartiger Tumoren beinhaltet die T. die unterschiedl. Eigenschaften dieser Klone in bezug auf Antigenität, Wachstumsrate, Proliferation, Differenzierungsgrad, Metastasierungsfreudigkeit, Karyotyp u. Sensitivität gegenüber Bestrahlung u. Chemotherapeutika.

Tumor, hormonabhängiger: Tumor, der hormonspezif. Rezeptorproteine aufweist u. evtl. einer hormonellen ↑Tumortherapie zugängl. ist.

Tumor, hypernephroider
↑Nierentumoren, ↑Nierenzellkarzinom.

Tumorimmunologie: Forschungsgebiet der Immun., das sich mit den immun. Prozessen bei Wachstum u. Ausbreitung von Tumoren befaßt (theoret.-exp. Grundlagen, Möglichkeiten des Einsatzes der immun. Vorgänge zur Diagnostik u. Ther.).

Tumor, infratentorieller ↑Einklemmung.

Tumorintubation: Einlegen eines Rohrs in ein durch einen Tumor verschlossenes Hohlorgan als ↑palliative Behandlung, ↑Ösophagusendoprothese.

Tumorkachexie: Auszehrung von Trägern bösartiger Gewächse durch komplexe Allgemeinwirkung der Tumoren (z. B. Abgabe von Stoffwechselprodukten in das Blut, sog. Krebstoxine), Metastasen im Knochenmark, Arrosions- o. okkulte Blutungen, Infektion, parasitäres Wachstum, Behinderung der Nahrungszufuhr durch Stenosen (z. B. Ösophagus-, Magenkarzinom).

Tumor-Klostridien-Forschung: exp. Untersuchungen über die spezif. Beziehungen zwischen malignen Tumoren u. Klostridien, die als Grundlage für die Entwicklung diagn. u. ther. Verfahren dienen. ↑Klostridientumortest, ↑Onkolyse.

Tumor-Klostridien-Phänomen: selektive Vermehrung von Klostridien im Tumorgewebe nach intravenöser Klostridiensporenapplikation mit nachfolgender Ansiedlung u. Auskeimung zum Zweck der Tumorbehandlung (klostridienbedingte Tumorlyse, ↑Onkolyse) u./o. der Tumorerkennung (↑Klostridientumortest), ↑Tumor-Tetanus-Phänomen.

Tumor-Klostridien-Test ↑Klostridientumortest.

Tumorkonstanz: Phänomen, daß seit nahezu 100 Jahren die Sterblichkeit an malignen Tumoren weitgehend konstant geblieben ist bei Häufigkeitsverschiebungen der Tumoren unterschiedl. Lokalisation (z. B. Zunahme des Bronchial- u. Mammakarzinoms, Abnahme des Magen- u. Zervixkarzinoms).

Tumorlet ⟨*engl*⟩: kleiner Tumorknoten (karzinomähnl., Epithelhyperplasie o. -dysplasie in der Lungenperipherie bei chron. fibrosierenden Prozessen).

Tumor-like lesions ⟨*engl*⟩: Krankheiten (Entzündungen, Entwicklungsstörungen u. a.), die Tumoren vortäuschen können.

Tumorlokalisation: Bestimmung der Abmessung des Tumors u. seiner topograph. Lage im Körper. Da die Abmessungen des Tumors im Körper nicht exakt zu bestimmen sind, wird in der Strahlentherapie vom Herd- bzw. seit einiger Zeit vom Zielvolumen gesprochen. Das Zielvolumen soll alles Tumorgewebe mit einer genügend großen Sicherheit enthalten.

Tumormarker: tumorassoziierte Antigene, Tumorantigene; Gruppe von Substanzen (Hormone, Metabolite, Proteine, Enzyme, onkofetale Antigene; Tab. 1), die von der Tumorzellmembran exprimiert, in Körperflüssigkeiten aktiv sezerniert, auch passiv, z. B. bei Zerfall von Zellen, liberiert werden. Nachweis am Tumorzellpräparat o. in Körperperipherie (Blutplasma, Harn, Liquor u. a.) mögl., erlaubt Aussagen über Vorliegen, Verlauf u. Progn.

Tumormarker (Tab. 1)

1. tumorassoziierte Proteine	
- karzinofetale Antigene	CEA, AFP
- Proteine, determiniert durch Bildung monoklonaler Antikörper gegen Tumorbestandteile	CA 19-9, CA 135, CA 50, CA 15-3
2. Hormone, deren Bildung durch malignes Wachstum stimuliert o. durch ektrope Produktion induziert wird	HCG, PTH, ACTH
3. Enzyme,	
- deren Synthese durch Wachstum gesteigert wird	NSE, PAP
- deren Neubildung aufgrund einer Deprimierung erfolgt	Reagan-AP
4. Plasma- u. Harnproteine	monoklonales Ig, Bence-Jones-Protein

neoplast. Erkrankungen. T. sind keine spezif. Indikatoren, erhöhte Spiegel können durch zahlreiche physiol. u. pathol. Reaktionen des Organismus verursacht werden. Höhe des Tumormarkerspiegels wird nicht nur von Tumorart bzw. dessen Größe u. Aktivität bestimmt, sondern auch von Syntheserate, Sekretion u. Elimination der T. Diese Faktoren deuten die Problematik der ↑Validität von T. für die Klinik an. Einige T. korrelieren eng mit Tumorgröße, Aktivität u. Metastasierungsgrad, andere zeigen nur bei best. Pat. konkordante Tumormarkerspiegelverläufe. Hauptindikation aller gegenwärtig klin. etablierten T. (Tab. 2) ist bei nachgewiesenem Tumor die postoperative Verlaufskontrolle u. Überwachung bei Radio-, Chemo- u. Hormontherapie. Intrazelluläre Tumorantigene: onkofetale Antigene (tumorassoziierte Antigene), z.B. Alphafetoprotein, Gammafetoprotein, karzinoembryonales Antigen. Oberflächentumorantigene: onkofetale Membranantigene, tumorspezif. Transplantationsantigene, membranassoziierte Tumorantigene. Spezif. Membranantigene wurden zuerst an chem. induzierten u. an virusinduzierten Tumoren beschrieben. Tab. 1 u. 2.

Tumor-necrosis-factor blocking factor: Abk TNF-BF; im Serum von Tumorpatienten vorkommendes Protein. Hemmt die Bindung von ↑Tumornekrosefaktoren an ihre zellulären Rezeptoren.

Tumornekrosefaktor: *Abk* TNF-alpha, TNF-beta, Cachectin, Lymphotoxin (LT); von immuninvolvierten Zellen produziertes ↑Zytokin, das im Zusammenhang mit der Nekrose von Tumorzellen entdeckt wurde, Funktionen sind jedoch vielfältiger (Mediator best. Entzündungs- u. Immunreaktionen sowie Zellproliferationen als auch selektiver Zytotoxizität für best. maligne transformierte exp. Zellinien). Es gibt zwei nichtallele Formen von TNF: TNF-alpha u. TNF-beta. TNF-alpha wird von Makrophagen, Eosinophilen u. Killerzellen produziert. Er wirkt zytostat. u. zytotox. auf versch. Tumorzellen. TNF-beta wird ausschließl. in menschl. T-Zellen exprimiert (Glykoprotein); entwickelt wie TNF-alpha Antitumoreffekte u. erhöht die phagozytierende Aktivität von Neutrophilen. TNF-alpha ist mit ↑Cachectin ident. (weitere Bez.: Necrosin, makrophagenzytotox. Faktor); TNF-beta ist mit dem früher als Lymphotoxin bezeichneten Faktor ident. Als Bindungsorte (↑Rezeptoren) von TNF wurden Zellmembranstrukturen erkannt, die durch die monoklonalen Antikörper der Spezifikation CD 120 a u. b nachweisbar sind (↑CD-Nomenklatur). Funktionen: Vermittlung von Antworten im Entzündungsgeschehen (Vasodilatation), Stimulierung der Proliferation von Tumorzellen, zytotox. Wirkungen, Stimulierung der durch T-Zellen vermittelten Immunität gegen Tumorzellen, Auslösung der ↑Kachexie von Tumorpatienten. TNF stimuliert auch die Angiogenese, hat aber eine destruktive Wirkung auf die Tumorvaskularisation. TNF bindet an zwei versch. Zellrezeptoren: 1. an einen sehr weit verbreiteten Rezeptor, der wahrscheinl. auch die zytotox. Wirkung auf Tumorzellen vermittelt; 2. an einen nur durch lymphoide u. myelo. Zellen exprimierten Rezeptor. TNF vermag Tumorwachstum u. Tumorinvasivität zu steigern.

Tumor, odontogener: Gewächs, das vom Zahn ausgeht, wie Adamantinom, ↑Odontom.

Tumormarker (Tab. 2): Tumormarker zur Primärdiagnostik u. Verlaufs- u. Therapiekontrolle

Tumor	Marker
Endometrium	CA 50
Mamma	NSE, CEA, MCA, CA 15-3
Ovar	CA 125
Hoden	bHCG, AFP
Prostata	saure Prostataphosphatase, PSA
Magen	CEA, CA 19-9
Leber	AFP
Pankreas	CA 19-9
Kolorektum	CEA, CA 19-9
Neuroblastom, Phäochromozytom	Katecholamine, 3-Methoxy-4-Hydroxy-Mandelsäure, Metanephrine
Karzinoid	5-Hydroxyindolessigsäure
Schilddrüse	Calcitonin
Lymphom, Leukämie	Ferritin

Tumor, odontogener verkalkender epithelialer: Pindborg-Tumor; odontogene Geschwulst. Charakterisiert durch odontogen-epitheliale Proliferate mit Ablagerung amyloidähnl. Massen, die verkalken. Prädilektionen: Mandibula, Molaren-Prämolaren-Region, mittleres Lebensalter. Klin. Schwellung, Schmerzen, röntg. osteolyt. Herd mit zentralen Verschattungen. Gutartig, lokal invasiv, Rezidive.

Tumorphobie ↑Phobie.

Tumor, primitiver neuroektodermaler: *Abk* PNET; gering differenzierter Tumor mit einem o. mehreren neuroektodermalen Differenzierungsmerkmalen.

Tumorpunktion: Zell- u. Gewebeentnahme mittels eines Feinnadelaspirationsgeräts zur zytolog. Untersuchung.

Tumorsitz: Lokalisation eines Tumors. Vielfach bedeutungsvoll, da auch gutartige Tumoren, z. B. im Schädel, durch Druckerhöhungen tödl. wirken können. ↑Inoperabilität.

Tumorsuppressorgene: Gene, deren Produkte im Ggs. zu denen von aktivierten Protoonkogenen Zellteilung u. Tumorbildung normalerweise hemmen. Verlust, Mutationen o. verminderte Expression der T. können zur Tumorbildung führen; Beispiele sind das Retinoblastom-Gen Rb (↑Rb-Gen), das für das ↑p53-Protein codierende Gen, das NF1-Gen (Neurofibromatose Typ 1), das WT1-Gen, das an der Entstehung von ↑Wilms-Tumoren beteiligt ist, u. das DCC-Gen (deleted in colon carcinomas).

Tumor, supratentorieller ↑Einklemmung.

Tumorszintigraphie: Lokalisation u. Funktionsdiagnostik von Tumoren mit Gammakameraaufnahmen planar, SPECT (↑Emissionscomputertomographie) bzw. ↑Positronenemissionscomputertomographie. Verlaufskontrolle nach Operation, radiol. o. chemotherapeut. Behandlung oft in Verbindung mit Ultraschall, CT, MRT. 1. Unspezif. Radiopharmaka: ^{67}Ga-Zitrat (Speicherung in Lysosomen), ^{201}Tl-Chlorid, ^{99m}Tc-MIBI (Anreicherung in Mitochondrien). Tumorperfusion u. Stoffwechsel (Proteinsynthese u. Zellproliferation) mit PET-Radiopharmaka: ^{18}FDG, ^{11}C- o. ^{18}F-markierte Aminosäuren, Na^{131}I-Iodid (Schilddrüsentumor), ^{123}I-MIBG (Phäochromozytom, Paragangliom, neuroendokrine Tumoren). 2. Spezif. Anreicherung mit Immunszintigraphie: ^{111}In- bzw. ^{99m}Tc-anti-CEA-Antikörper (Kolonkarzinom), anti-CA^{125}-Antikörper (Ovarialkarzinom). 3. Rezeptorszintigraphie: ^{123}I-(^{131}I)-meta-Iod-Benzylguanidin (MIBG, Anreicherung in chromaffinen Granula neuroektodermaler Tumoren), ^{111}In-Octreotid (Anreicherung in Somatostatinrezeptorreichen endokrinen Tumoren). Methode: anteriore u. posteriore Ganzkörperszintigraphie 4, 24, 48 Std. post injectionem; Einsatz in Verbindung mit Längsschnittkontrolle spezif. Tumormarker. Ind.: Nachweis postoperativer Tumorrezidive in Verbindung mit anderen bildgebenden Verfahren. Längsschnittkontrolle zur Beurteilung des Therapieeffekts unter Bestrahlung u. chemotherapeut. Behandlung, Metastasendiagnostik. Abb.

Tumor-Tetanus-Phänomen: selektive Vermehrung toxinbildender Tetanusklostridien im Tumorgewebe von Versuchstieren nach intravenöser Injektion von Tetanussporen, die eine tödl. Tetanusintoxikation des Tieres bewirkt (↑Tumor-Klostridien-Phänomen).

Tumortherapie, hormonelle: Voraussetzung für eine effektive h. T. ist die Hormonabhängigkeit von Tumoren, um zeitweise die Wachstumsprozesse zu hemmen. Therapieform: Konzentrationsverminderung bzw.

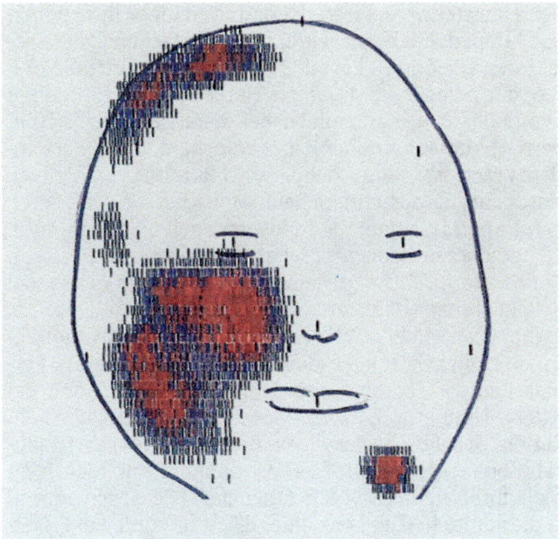

7

Tumorszintigraphie mit Na^{131}I; Nachweis von ossären Metastasen eines follikulären Schilddrüsenkarzinoms in der Schädelkalotte, im rechten Oberkiefer u. linken Unterkiefer

Konzentrationserhöhung eines o. mehrerer Hormone im Organismus durch Gabe von Hormonen o. Antihormonen. Hormonabhängige Tumoren sind bes. Mamma- u. Prostatakarzinome. Eingesetzt werden Östrogene, Androgene, Kortikoide, Gestagene, Schilddrüsenhormone, Prolaktinantagonisten, Antihormone u. versch. Substanzen, die selektiv in die Biosynthese bzw. den Metabolismus von Hormonen eingreifen. Mit der Hormontherapie soll die Reduktion o. Erhöhung der Konzentration eines o. mehrerer Hormone im Organismus erreicht werden. Der Ort der Wirkung der Hormone ist wahrscheinl. der Zellkern auf der Ebene der ↑Transkription. Wichtig für die h. T. ist die Erkennung der Hormonabhängigkeit.

Tumortransplantation ↑Transplantationstumoren.

Tumorvariabilität: beinhaltet die individualspezif. Ausprägung maligner Tumoren u. bedingt die individualisierte Tumortherapie.

Tumorverdopplungszeit: Duplikationszeit, Doubling time (DT); Zeit, in der ein Tumor sein Volumen verdoppelt. Quantitative Kennzeichnung des Tumorwachstums. Graph. Bestimmung aus Tumordurchmessern zu versch. Zeiten.

Tumorviren: Krebsviren, Onkoviren, onkogene Viren; Entdeckung 1911 durch Rous bei Übertragung eines Hühnersarkoms mit zellfreiem Ultrafiltrat (↑Rous-Sarkom-Virus). Ausgehend von Beobachtungen am Tier wird die Auffassung vertreten, daß auch beim Menschen Viren kanzerogen wirken. Beispiele aus dem Tierreich sind das Shope-Papillom des Wildkaninchens (1933), Mammakarzinom der Maus (1936), Adenokarzinom des Leopardfrosches (Fawcett 1956), Myxomatose des Kaninchens (Plötz 1957), Erythromyeloleukämie beim Huhn (Ellermann u. Bang 1908), Leukämie der Maus (Graffi u. Mitarbeiter 1954). T. verursachen nach horizontaler o. vertikaler Übertragung latente Infektionen o. nach Zelltransformation (↑Transformation) Lymphome, Sarkome u. Karzinome. T. gehören zu versch. Virusfamilien. **Adenoviridae**: Serotypen 12, 18, 31 u. Simian-Virus-40-Hybriden induzieren in Versuchstieren, z. B. neugeborenen Hamstern, Tumoren. **Hepadnaviridae**: Infektionen mit ↑Hepatitis-B-Virus gelten beim Menschen als Risikofaktoren für prim. ↑Leberkarzinom. **Herpesviridae**: Viren der Subfamilie ↑Gamma-Herpesvirinae führen zu Lymphomen u. Karzinomen bei Affen, Fröschen, Hühnern (↑Marek-Krankheit) u. Kaninchen. Das ↑Epstein-Barr-Virus ist wahrscheinl. an ↑Burkitt-Lymphom u. Nasopharyngealkarzinom beim Menschen ursächl. beteiligt. **Papovaviridae**: die humanen Papillomaviren 16 u. 18 induzieren beim Menschen Karzinome an Portio u. Cervix uteri, Penis o. perianal. ↑Polyomaviren führen bei neugeborenen Hamstern u. Babymäusen zu Fibro- u. Lymphosarkomen u. ↑Glioblastomen. **Retroviridae**: Retroviren aller Gattungen (außer Lenti- u. Spumavirus) verursachen v. a. Sarkome, aber auch andere Malignome bei Affen, Hühnern, Katzen, Mäusen, Meerschweinchen, Ratten, Schafen, Schlangen u. Schweinen. HTLV-I induziert beim Menschen T-Zell-Lymphome mit niedrigem Malignitätsgrad (↑Mycosis fungoides, ↑Sézary-Syndrom) u. die adulte ↑T-Zell-Leukämie, HTLV-II wurde bei ↑Haarzellenleukämie isoliert. ↑Leukämieviren.

Tunga penetrans ⟨*lat*⟩ *f*: Sandfloh; Vertreter der ↑Siphonaptera. Subtrop. verbreitet, 1–1,2 mm groß mit stark entwickeltem Stirnhöcker. Die blutsaugenden Weibchen befallen zahlreiche Tierarten, v. a. aber den Menschen. Sie bohren sich bis zum Stratum lucidum in die Haut, insbes. zwischen den Zehen, meist in Nähe der Zehennägel; nach Anschwellen des Abdomens bis auf 7 mm erfolgt die Eiablage nach außen; durch Kratzen der schmerzhaften, juckenden Stelle kommt es häufig zu bakteriellen Sekundärinfektionen.

Tungiasis: papulöse Hauterscheinungen nach Einbohren eines Sandflohweibchens in die Haut; bleibt dort bis zur Eiablage.

Tungöl: chin. Holzöl; Samenöl des Ölfirnisbaums (Euphorbiaceae), ein viel verwendetes techn. Öl (Lackindustrie). Für Speisezwecke nicht brauchbar, ruft Brechreiz u. Durchfälle hervor; Vergiftungsfälle sind bekannt.

Tunica ⟨*lat*⟩ *f*: eigentl. Unterkleid, Hemd; in der Morphol. Gewebeschicht.

Tunica adventitia: äußere Bindegewebeschicht von Gefäßen u. Organen (Tunica externa von Arterie, Vene) bzw. einzelner Organe (z. B. Ösophagus, Trachea, extraperitoneal gelegener Teil des Duodenums). Die T. a. enthält im lockeren Bindegewebe eingelagerte Gefäße u. Nerven u. dient als Verschiebeschicht der Verbindung mit Nachbarorganen. ↑Tunica serosa, ↑Vena, ↑Arteria.

Tunica albuginea: Albuginea; aus straffem kollagenem Bindegewebe bestehende Hüllschicht, welche außen das ↑Corpus spongiosum penis, die ↑Corpora cavernosa penis u. clitoridis sowie Hoden u. Ovar umgibt. Abb.

Tunica conjunctiva: Konjunktiva; Bindehaut des Auges. Überzieht als eine Schleimhaut die Innenfläche der Lider (Conjunctiva palpebrarum), setzt sich dann im ↑Fornix conjunctivae auf die Vorderfläche der Sklera fort, um mit dieser am Rand der Kornea zu enden (Conjunctiva bulbi).

Tunica dartos: Muskelhaut des Hodensacks, Fleischhaut; glatte Muskulatur in der Lederhaut des ↑Skrotums. Die T. d. hebt bei Kontraktion den Hoden an.

Tunica fibrosa: äußere Bindegewebehülle der Leber (T. f. hepatis), der Milz (T. f. lienis), der Niere (T. f. renis, BNA, JNA; ↑Capsula fibrosa) u. des Augapfels (T. f. oculi); letztere aus Sklera u. Kornea bestehend.

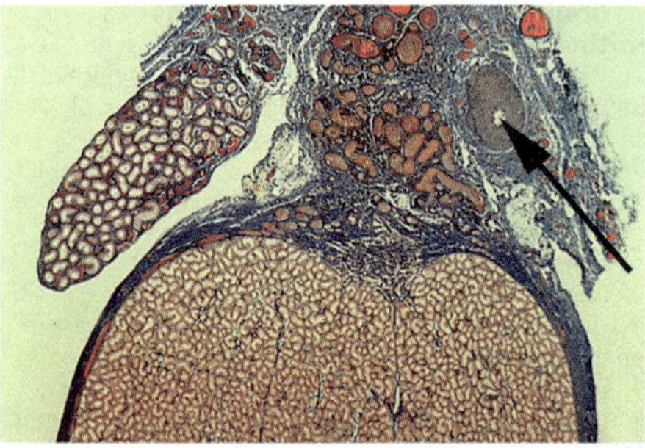

30

Tunica albuginea. Histologischer Schnitt, Azanfärbung; Schnitt mit Mediastinum testis, Nebenhoden u. Ductus deferens (Pfeil); dicke T. a. des Hodens, Septen u. Läppchen

Tunica mucosa: Mukosa, Schleimhaut; Auskleidung bzw. innerer Abschluß von Hohlorganen. ***Histol.:*** Unterteilung in: 1. Epithelium mucosae, einschichtiges Säulenepithel (Magen-Darm, Uterus u. a.), mehrschichtiges unverhorntes Schuppenepithel (Ösophagus, Vagina u. a.), mehrreihiges o. scheingeschichtetes Epithel (Nasenhöhle, Trachea, Bronchi u. a.); 2. Lamina propria mucosae, retikuläres Bindegewebe (Magen-Darm), lockeres Bindegewebe (Ösophagus); 3. Lamina muscularis mucosae, glatte Muskulatur als Abgrenzung gegen Tela submucosa (Magen-Darm); wenn nicht vorhanden, entfällt die Tela submucosa (Gallenblase, Ureter, Harnblase u. a.).

Tunica muscularis: Muskelschicht in der Wand von Hohlorganen, z. B. von Magen-Darm-Kanal u. Bronchien. ***Histol.:*** glatte Muskelzellen, angeordnet als a) Flechtwerk (T. m. uteri), b) Schichten mit gerichtetem Verlauf (Magen-Darm: 1. Stratum circulare, 2. Stratum longitudinale). Besonderheit: In der T. m. des Ösophagus kommt auch Skelettmuskulatur vor.

Tunica muscularis mucosae ↑Lamina muscularis mucosae; ↑Tunica mucosa.

Tunica propria: Lamina propria; Bindegewebeschicht unter dem Epithel der Schleimhaut, Bestandteil der ↑Tunica mucosa.

Tunica serosa: Serosa; Überzug der Bauchorgane (z. B. Leber, Magen, Darm) mit Peritoneum viscerale (↑Peritoneum). ***Histol.:*** Peritoneum u. Pleura, bestehend aus: 1. Mesothelium: einschichtiges Schuppenepithel mesodermalen Ursprungs, 2. Lamina propria serosae: lockeres Bindegewebe.

Tunica submucosa: Submukosa; Gewebeschicht unter der Tunica mucosa, enthält Bindegewebe, Fettgewebe, Gefäße u. Nervenplexus.

Tunica vaginalis testis: den Hoden u. Nebenhoden als Lamina visceralis (Epiorchium) überziehendes, sich am Nebenhoden in einem Mesorchium in die Lamina parietalis (Periorchium) umschlagendes Bauchfell. Der kapillare Spalt zwischen den beiden Blättern der T. v. t. wird mitunter als Cavitas scrotalis bezeichnet.

Tuning-Kurven ⟨*engl*⟩: Darstellung der Empfindlichkeiten einzelner Neurone der Hörbahn in bezug auf die Frequenz eines Tonreizes. Bei best., auf der Basilarmembran (↑Lamina basilaris) der Innenohrschnecke abgebildeten Frequenzen (↑Ortstheorie des Hörens) antworten die zugehörigen Neurone bzw. Hörnervenfasern bei jeweils geringster Reizintensität selektiv.

Tüpfelnägel: bei der Psoriasis u. Alopecia areata auftretende Nagelveränderung, bei der sich an der Oberfläche der Nagelplatte zahlreiche feine Vertiefungen finden.

Tüpfelung, basophile: basophile Punktierung der Erythrozyten. Unterschiedl. in Zahl u. Größe in einzelnen Erythrozyten o. gehäuft auftretende, bei panopt. Färbung punktförmig o. granulaartig sich darstellende Erythrozyteneinschlüsse, die auf eine Hämsynthesestörung (u. a. bei Bleiintoxikation, bei zahlreichen Anämieformen, bes. auch bei Thalassämie) hinweisen u. durch Porphyrinanhäufung bedingt sind. ↑Erythrozyten.

Tupfer: kugelförmig zusammengefalteter Verbandsmull.

TUR: *Abk* für transurethrale ↑Prostataresektion.

Turbidimetrie: Trübungsmessung; quantitatives Analyseverfahren zur Konzentrationsbestimmung kolloider Teilchen. In Lösungen kolloider Teilchen einfallendes Licht wird teilweise durch Beugung o. Streuung geschwächt, wobei die Lichtschwächung proportional der Konzentration der kolloiden Teilchen ist (scheinbare Extinktion). Für den quantitativen Zusammenhang gilt sinngemäß das Lambert-Beer-Gesetz (↑Kolorimetrie). Die T. wird u. a. zur Bestimmung von Eiweiß im Harn o. Liquor, Teilfraktionen des Eiweißes (Serumlabilitätsproben) u. von Immunkomplexen eingesetzt.

Turbidostat ⟨*gr*⟩ *m*: Apparatur zur kontinuierl. Kultivierung von Mikroorganismen, die ohne zeitl. Begrenzung in der ↑log-Phase bei max. Wachstumsgeschwindigkeit gehalten werden. Der T. ist ein intern kontrolliertes System, die Steuergröße ist die Zellzahl, die laufend mittels ↑Turbidimetrie bestimmt wird. Bei Überschreitung der Zellzahl wird automat. frisches Nährmedium zugeführt u. verbrauchtes Nährmedium mit überschüssigen Zellen entfernt. ↑Fermenter, ↑Submerskultur.

turbinalis ⟨*lat*⟩ *Adj*: turbinatus; gewunden.

Turbulenz ⟨*lat*⟩ *f*: im Ggs. zur ↑Laminarströmung erhöht sich bei einer Turbulenzströmung der Strömungswiderstand durch die Bildung von Wirbeln. Soll aus diesem Grunde bei der Beatmungstherapie o. im Blutkreislauf vermieden werden. ↑Reynolds-Zahl.

Türck, Ludwig (1810–1868), österreich. Neurol., Stimm- u. Sprachtherapeut, Wien. Verwendete Kehlkopfspiegel erstmalig für med. diagn. Zwecke.

Türck-Bündel (nach Ludwig T.): Türck-Bahn, Fasciculus Türcki, Tractus occipitotemporopontinus; ↑Tractus corticopontini.

Turcot-Syndrom: autosomal rezessive Kombination einer Polyposis coli mit nach der Pubertät auftretenden Tumoren des Zentralnervensystems. Genort: 5q.

Turgeszenz ⟨*lat*⟩ *f*: durch abnormen Flüssigkeitsgehalt unterhaltener Schwellungszustand des Gewebes.

Turgor ⟨*lat*⟩ *m*: Elastizität von Körpergeweben, die stark vom Flüssigkeitshaushalt abhängt. Herabsetzung bei Austrocknung, Steigerung bei Ödembildung.

Turinabol: 4-Chlortestosteronacetat. Hormonpräparat, das früher als Anabolikum verwendet wurde.

Türk, Siegmund, Schweizer Ophth.

Türkensattel ↑Sella turcica.

Türk-Retraktionssyndrom ↑Stilling-Retraktionssyndrom.

Turmschädel: Turrizephalie, Pyrgozephalie; Schädeldeformierung mit Erhöhung des Scheitels, Verkürzung des Längsdurchmessers u. steilem Abfall von Stirn u. Hinterkopf.

Turner, Henry Hubert (1892–1970), amerik. Endokrin., Oklahoma-City. ↑Ullrich-Turner-Syndrom.

Turner, John W., zeitgen. amerik. Arzt, Oklahoma-City.

Turner, Joseph George (1869–1955), brit. Zahnarzt.

Turner-Syndrom ↑Ullrich-Turner-Syndrom.

Turner-Zahn (nach Joseph G. T.): Schmelzhypoplasie, vorwiegend an Prämolaren, verursacht durch ↑Parodontitis apicalis des über dem Prämolarenkeim stehenden Milchmolaren. Trotz hohen Kariesbefalls des Milchgebisses seltenes Ereignis, da bei Auftreten der Parodontitis meist schon Kronenbildung des Prämolaren abgeschlossen, deswegen Hinweis auf sehr frühen Gebißverfall der ersten Dentition.

Turnover ⟨*engl*⟩ *m* ↑Umsatzgeschwindigkeit.

Turpin, Raymond (geb. 1895), frz. Päd. u. Humangenetiker, Paris.

Turpin-Syndrom (nach Raymond T.): kombinierte Fehlbildung des Bronchialbaums (Bronchiektasie), der Trachea (tracheoösophageale Fistel), Erweiterung der Speiseröhre (Megaösophagus) sowie Fehlbildungen im Thorakalbereich (Wirbelüberzahl, Rippenfehlbildung).

Turrizephalie ⟨*lat* + *gr*⟩ *f* ↑Turmschädel.

Turville, Eduard, brit. Optometrist. Entwickelte 1937 die TIB-Methode (Turvill-infinity-balance) zur Prüfung des Refraktions- u. Muskelgleichgewichts, der Phorie (auch Zyklophorie) u. Aniseikonie durch Trennung der beiden Augen dargebotenen Bilder (Optotypen). Geringe klin. Bedeutung.

Turyn-Zeichen: bei Prüfung des ↑Lasègue-Zeichens wird der Schmerz bei passiver Dorsalflexion der Großzehe verstärkt.

Tuscheausstrich ↑Tuschepräparat.

Tuschepräparat: Nachweis von bekapselten Blastosporen von ↑Cryptococcus neoformans im Liquor durch Negativkontrastierung mit Tusche.

Tussiculatio ⟨*lat*⟩ *f*: Hüsteln.

Tussis ⟨*lat*⟩ *m*: Husten.

Tutor ⟨*lat*⟩ *m*: zirkulärer ↑Gipsverband. ↑Gipstutor.

TU-Wellen: bei Hypokaliämie auftretende Überlappung von T- u. U-Welle des EKG.

TWAR ↑Chlamydia pneumoniae.

Tween ↑Tenside.

T-Welle: meist pos. Welle im EKG, die das Ende der Erregungsrückbildungsphase darstellt. Höhe der Amplitude $^1/_8$ bis $^2/_3$ der R-Amplitude.

Twiddler-Syndrom: Rotieren des Impulsgebers bei transvenös implantierten Herzschrittmachern. Spiraliges Aufrollen der Sonde. Ursache meist infektionsbedingte Exsudatbildung in der Schrittmachertasche. Folgen sind Dislozierung der Elektrode mit ineffektiver Stimulation, z. T. Reizung des N. phrenicus o. des Plexus brachialis.

Two digit system ↑Gebißschema.

Twort, Frederick William (1877–1950), Bakteriologe, London.

Twort-D'Herelle-Phänomen (nach Frederick W. T. u. Felix H. H.): Auflösung von Bakterienkolonien vom Rande her durch ein aktives, anzüchtbares Prinzip, das von den Bakterien selbst gebildet wird.

Two-step-Test ↑Kletterstufentest.

Tygstrup-Syndrom: intermittierende intrahepat. Cholestase. Seltenes Krankheitsbild mit wiederholten

Ikterusattacken u. Juckreiz im frühen Erwachsenenalter. Fam. Vorkommen auf den Färöer-Inseln.

Tyloma ⟨*gr*⟩ *n* ↑Schwiele.

Tylosis ⟨*gr*⟩ *f*: Keratosis, Keratodermie, Hornschwiele.

Tylositas symmetrica pollicis ↑Schwiele.

tympanicus ⟨*gr*⟩ *Adj*: zum Trommelfell, zur Paukenhöhle o. zur Pars tympanica des ↑Os temporale gehörend.

Tympanie ⟨*gr*⟩ *f*: **1.** Zustand des geblähten Abdomens durch stark vermehrte Darmgase. **2.** Dumpfer, trommelartiger Klopfschall über stark lufthaltigen Thoraxabschnitten, z. B. bei Pneumothorax u. bei durch Darmgase geblähten Abdomen.

Tympanometrie ⟨*gr*⟩ *f*: Messung der ↑Impedanz des Trommelfells bei versch. Über- u. Unterdrücken im äußeren Gehörgang. Beurteilung durch Vergleich der Ergebnisse bei Normaldruck u. exp. verändertem Druck im Gehörgang, Auskunft über Trommelfellbeweglichkeit, -zustand (z. B. Perforation), Zustand der Gehörknöchelchenkette, Mittelohrdruck u. -inhalt sowie Tubenfunktion. Compliance (Höhe der Kurve) u. Gradient (Form der Kurve) sind die Charakteristika der tympanometr. Kurve.

Tympanoplastik: mikrochirurg. Verfahren zur Hörverbesserung bei Schalleitungsschwerhörigkeit.

Tympanosklerose: durch bindegewebige Organisation, Schrumpfung u. teilweise Verkalkung u. Verknöcherung in der Paukenhöhle Fixierung von Trommelfell u. Gehörknöchelchenkette. Gelegentl. auch bindegewebige o. sogar knöcherne Fixation des ovalen Fensters o. Verlegung des runden Fensters (Paukensklerose) mit unterschiedl. stark beeinträchtigter Schalleitung.

Tympanum ⟨*gr*⟩ *n*: Tympanon; Paukenhöhle.

Tyndall, John (1820–1895), brit. Physiker, London.

Tyndall-Effekt: von M. Faraday 1857 entdeckte u. von J. Tyndall näher untersuchte Lichtstreuung an kolloid gelösten Teilchen. Während eine echte Lösung von einem seitl. einfallenden Lichtstrahl ohne Streuerscheinung passiert wird, erscheint eine kolloide Lösung (↑Kolloide) bei gleicher Behandlung leuchtend trüb. Mit einem hoch auflösenden Mikroskop lassen sich Teilchen, die größer als 10 nm sind, als lichtstreuende Partikeln beobachten. In der Augenvorderkammer ist der T. pos., wenn sich Eiweiß im Kammerwasser befindet (Iritis, Zyklitis) o. wenn Zellen darin enthalten sind (Leukozyten, Erythrozyten, Makrophagen).

Tyndallisation: fraktionierte (mehrzeitige), vorsichtige Erhitzung thermoempfindl. Flüssigkeiten u. Nährsubstrate im ↑Dampftopf o. Wasserbad bei Temperaturen unter, höchstens bis 100 °C (↑Pasteurisierung) an mehreren aufeinanderfolgenden Tagen. Die im Intervall ausgekeimten Bakteriensporen werden im erneuten Erhitzungsprozeß abgetötet.

Typ-III-Allergie: Immunkomplexreaktion. ↑Allergie.

Typ, androider: leicht maskuliner Körperbau der Frau evtl. bei endokriner Mitbeteiligung.

Typeneinteilung: von I. P. Pawlow vorgeschlagene, in Analogie zu den hippokrat. Temperamentetypen stehende Vier-Typen-Einteilung des bedingtreflektor. fundierten Verhaltens von Tieren (u. des Menschen): ausgeglichen bewegl.; langsam; unausgegl.; schwach. Kriterien sind Bildungsgeschwindigkeit, Stabilität u. Hemmbarkeit bedingter ↑Reflexe.

Typenlehre: wissenschaftl. Versuche, unter Benutzung best. Kriterien Gesamtheiten bes. Reaktionsweisen o. spezif. Strukturen menschl. Persönlichkeiten zu definieren u. zu klassifizieren. Die meisten T. neigen dazu, einen Teilaspekt in den Vordergrund zu stellen u. als Klassifikationsgrundlage zu benutzen. Daraus erklären sich die Schwächen u. Widersprüche. Aus der Vielzahl der T. sollen als Beispiele die morphol.-physiol.-psychol. T. von Kretschmer (pykn.-zyklothymer, athlet.-visköser, asthen.-schizothymer u. dysplast. Typ), die psychophysiol. T. der höheren Nerventätigkeit nach den Merkmalen Stärke, Beweglichkeit u. Gleichgewicht des Nervensystems nach Pawlow, die dimensionale T. von Eysenck (nach den Dimensionen Introversion / Extraversion u. Stabilität / Instabilität) u. die klin. T. der abnormen ↑Persönlichkeiten von K. Schneider genannt werden. Eine der ältesten T. stammt von Hippokrates (Sanguiniker, Choleriker, Phlegmatiker u. Melancholiker). ↑Konstitution. ↑Konstitutionstypen. Wie in jeder auf allg. Merkmale abzielenden Diagnostik ist jedoch auch bei der T. fragl., welche handlungsleitende Funktion sie für den Diagnostiker haben kann, d. h. welcher Sinn ihnen über die bloße Typisierung hinaus hinsichtl. zielgerichteter, auf das Individuum u. seine Lebenszusammenhänge bezogener Fragestellungen innewohnt.

typhl- ⟨*gr*⟩ *Präfix*: Blinddarm, Zäkum.

Typhlon ⟨*gr*⟩ *n*: Intestinum caecum, ↑Zäkum.

Typhobazillose Landouzy (nach Louis T. L.) ↑Sepsis tuberculosis acutissima.

Typhoid ⟨*gr*⟩ *n*: typhusähnl. Erkrankung o. ein Zustand, der an Typhus (Benommenheit, hohes Fieber) erinnert, z. B. Choleratyphoid, biliäres T. (Weil-Krankheit).

Typhoid fever ⟨*engl*⟩ ↑Typhus abdominalis.

typhös ⟨*gr*⟩ *Adj*: zum Typhus abdominalis gehörend, typhus-.

Typhus abdominalis ⟨*gr* + *lat*⟩ *m*: Abdominaltyphus, Bauch-, Unterleibstyphus; endem.-epidem., fäkal-oral von Mensch zu Mensch, auch durch kontaminierte Lebensmittel (Trinkwasser, Milch, kopfgedüngtes Gemüse; Fliegen als passive Überträger) übertragbare, zykl. ↑Infektionskrankheit mit Melde- u. Hospitalisierungspflicht. Erreger Typhusbakterien (Salmonella typhi mit zahlreichen ↑Lysotypen). Inkubationszeit 1–3 Wochen. Klin. charakterist. Fieberverlauf mit Treppenkurvenanstieg, Continua u. amphibolem Abfall; Milzschwellung u. Bradykardie bei Leukopenie, Roseolen u. Darmerscheinungen (↑Stuhlbeschaffenheit, „Erbsenbreistuhl"). Typ. pathol. Veränderungen der Peyer-Plaques (markige Schwellung, Geschwürbildung, Abheilung). Bes. Verlaufsformen: Meningotyphus, Pneumotyphus, Knochenmarktyphus, Typhus ambulatorius seu levissimus (ambulante leichte, grippeartige Formen v. a. bei Kindern), gelegentl. inapparente stumme Infektionen (stille Feiung); Typhus gravis (schwere Form); lebensgefährl. sind Darmblutung u. -perforation. Letalität unbehandelt 10 % u. höher. Überstehen hinterläßt jahrzehntelange Immunität; 5 % der Infizierten werden ↑Ausscheider (↑Meldepflicht übertragbarer Krankheiten). Diagn. bakt. u. serol. ↑Typhusschutzimpfung schützt vor schwerem Krankheitsverlauf, verhütet nicht die Infektion. Abb.

Typhusbakterien ↑Salmonella typhi.

Typhusgranulom: Typhom; für Typhus abdominalis spezif. Granulom, das die ↑Typhuszellen (Rindfleischzellen) enthält. Die Granulome finden sich v. a. in den geschwollenen Peyer-Plaques (u. Solitärfollikeln) des Dünndarms, in den mesenterialen Lymphknoten, in der Milz u. der Leber.

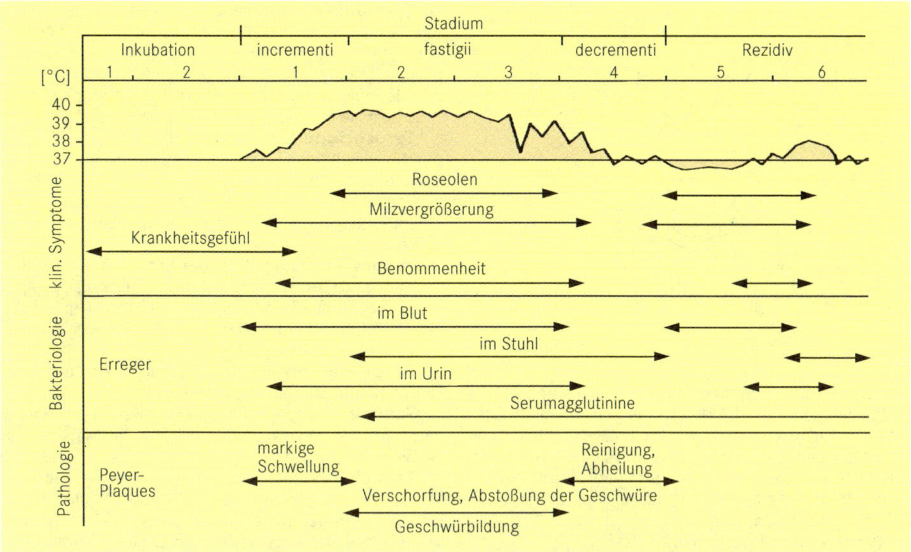

Typhus abdominalis. Typischer Körpertemperaturverlauf, Klinik, Bakteriologie u. Pathologie.

Typhusimpfstoff: ↑Salmonella typhi Stamm Ty21a Berna oral (genet. attenuierter Typhusbakterienstamm in magensaftresistenter Kapsel).

Typhus-Paratyphus-Enteritis-Gruppe ↑Salmonella.

Typhusschutzimpfung: vorwiegend für Laborpersonal u. Auslandsreisende in entsprechende subtrop. u. trop. Länder indizierte aktive Immunisierung mit inaktivierten Impfstoffen, entweder parenteral mit ↑TAB-Impfstoff o. mit Salmonella typhi Stamm Ty21a Berna oral (genet. attenuierter Typhusbakterienstamm in magensaftresistenter Kapsel). Dauer des Impfschutzes bis zu 1 Jahr. Ein monovalenter Typhusinjektionsimpfstoff steht noch zur Verfügung. Besser wirksam sind genet. attenuierte orale Lebendimpfstoffe.

Typhuszellen: Rindfleischzellen; gewucherte u. geschwollene Zellen des RHS, die in ihrem Plasma häufig Kerntrümmer von phagozytierten Lymphozyten enthalten. Vorkommen in ↑Typhusgranulomen.

Typing *(engl) n*: histol. Klassifizierung bösartiger Gewächse. In Verbindung mit ↑Grading u. ↑Staging bedeutungsvoll für Therapieplanung u. Progn.

Typisierphagen: Bakteriophagen zur Durchführung der ↑Lysotypie.

Typisierschema: Schema zur Bestimmung des Serotyps (z. B. ↑Kauffmann-White-Schema), ↑Lysotypie, ↑Bakteriozinotypie, ↑Biochemotypie.

Typisierung ↑Bakterientypisierung.

Typus bovinus: Typus gallinaceus, Typus humanus. Ältere, noch benutzte Bez. für ↑Mycobacterium bovinus, Mycobacterium gallinaceum u. Mycobacterium humanum.

Tyramin: ein biogenes ↑Amin, entsteht durch Decarboxylierung von ↑Tyrosin.

Tyramintest: Provokationstest bei Verdacht auf ↑Phäochromozytom, wenn bei typ. Anfallsanamnese im freien Intervall Normotonie u. normale Ausscheidung von Katecholaminen u. Vanillinmandelsäure vorliegt. Tyramin mobilisiert die Katecholamine aus den Granula der Nervenendigungen u. verursacht keine Nebenerscheinungen. Man injiziert für den Test zunächst physiol. Kochsalzlösung intravenös unter Blutdruckkontrolle u. verabreicht in steigenden Dosen u. jeweils viertelstündl. Abstand Tyramin u. mißt den Blutdruck jede Minute. Ein Ansteigen des systol. Blutdrucks um 20 mmHg (2,6 kPa) innerhalb von 1–2 min spricht für ein Phäochromozytom. Falsch neg. Ergebnisse finden sich zu fast 30 %.

Tyrocidin: Bestandteil des ↑Tyrothricins.

Tyrocidine: bas. Verbindungen, zu etwa 80 % Bestandteile des Polypeptid-Antibiotikums ↑Tyrothricin. Tyrocidin A, Tyrocidin B.

Tyroglyphidae: Futtermilben, Modermilben, Vorratsmilben; Fam. der Ordnung Astigmata. Gedrungene, relativ kleine, ovovivipare Milben; haben große Bedeutung als Vorratsschädlinge. Die bekannteste Vorratsmilbe ist ↑Tyroglyphus farinae; verursachen bei Überwanderung auf den Menschen Dermatitiden, okulonasale Katarrhe sowie, in größerer Menge mit der Nahrung aufgenommen, bei Mensch u. Tieren Gastroenteritiden.

Tyroglyphus farinae: Acarus siro; zu den Tyroglyphiden gehörende Mehlmilbe. Kann große wirtschaftl. Bedeutung als Vorratsschädling in Getreide u. Müllereiprodukten (Mehl, Grütze, Graupen, Grieß, Haferflocken) erlangen.

Tyrophagus casei: zu den Vorratsmilben zählende Käsemilbe. Vorratsschädling, der bes. auf Käse, in Mehl, Kleie u. auf Fleischwaren vorkommt.

Tyrosin *(gr) n*: 2-Amino-3-(p-hydroxyphenyl)-propionsäure; essentielle proteinogene ↑Aminosäure. T. entsteht durch Oxidation von ↑Phenylalanin durch den Phenylalanin-4-Hydroxylase-Komplex (↑Phenylketonurie). Der Abbau des T. wird durch Transaminierung zu

T

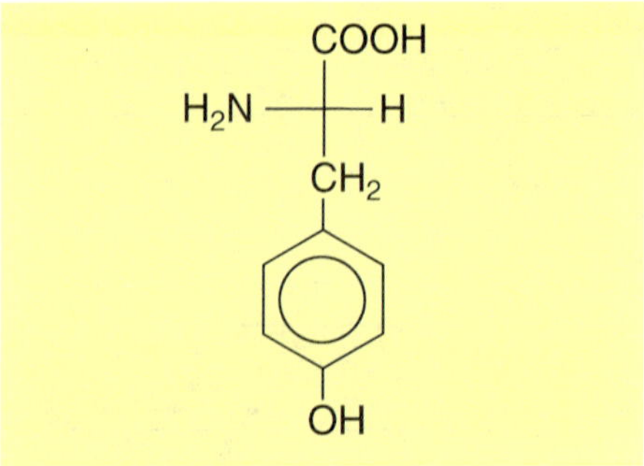

Tyrosin

p-Hydroxyphenylbrenztraubensäure eingeleitet. Über ↑Homogentisinsäure (↑Alkaptonurie) entstehen als Endprodukte Fumarsäure u. Acetessigsäure, wodurch der Anschluß an den allg. Stoffwechsel hergestellt ist. T. ist außerdem Ausgangssubstanz für die Synthese der ↑Schilddrüsenhormone u. der ↑Katecholamine Dopamin, Noradrenalin u. Adrenalin. Abb.

Tyrosinase ↑Tyrosin-Hydroxylase.

Tyrosin-Hydroxylase: Tyrosinase, T.-3-Monooxygenase; Enzym, das den ersten Schritt der Noradrenalinsynthese katalysiert, die Bildung von ↑Dihydroxyphenylalanin aus Tyrosin u. Adrenalin.

Tyrosinkinasen: Gruppe von ↑Proteinkinasen, die proteingebundene Tyrosinreste entweder auf der eigenen Polypeptidkette o. in einem anderen Proteinmolekül unter ATP-Verbrauch phosphorylieren. Sie sind meist Bestandteil best. zellulärer ↑Signalwandlungssysteme (↑Tyrosinkinaserezeptorsysteme).

Tyrosinkinaserezeptorsysteme: Oberflächenrezeptoren (↑Rezeptoren) von Zellen mit einer nach außen gerichteten Ligandenbindungsregion u. einer nach innen gerichteten ↑Tyrosinkinase. Zu ihnen gehören die Rezeptoren der ↑Wachstumsfaktoren. Dieser Rezeptortyp überträgt ohne Mitwirkung eines ↑G-Proteins die Information eines äußeren Signals (z. B. die eines Wachstumsfaktors) durch die Zellmembran hindurch in das Zellinnere, welche dann zur Aktivierung eines best. Zellprogramms, z. B. zur Zellteilung, als spezif. Zellantwort führt (↑Wachstumsfaktoren, ↑Rezeptoren).

Tyrosinkristalle: gehören zu den nichtorganisierten Bestandteilen des ↑Harnsediments. Ausscheidung von Tyrosin im sauren Harn bei schweren Leberparenchymläsionen. Nachweis durch die Millon-Probe o. mittels Papierchromatographie (↑Chromatographie) bzw. Dünnschichtchromatographie o. Papierelektrophorese.

Tyrothricin: 1939 aus Bacillus brevis isoliertes Gemisch von Polypeptid-Antibiotika, das zu 80 % aus ↑Tyrocidinen u. zu 20 % aus Gramicidinen besteht. Wirkung gegenüber grampositiven Keimen. Wegen mangelhafter enteraler Resorption u. hämolyt. Eigenschaften nur lokal anwendbar.

Tyson, Edward (1650–1708), brit. Anat., London.

Tyson-Drüsen (nach Edward T.): Glandulae praeputiales. Freie Talgdrüsen (↑Glandulae sebaceae) im Bereich des Präputiums. Die Erstbeschreibung wird auch William Cowper zugeschrieben.

Tysonitis: Entzündung der Tyson-Drüsen des inneren Vorhautblattes u. des Eichelrands.

Tzanck, Arnault (1886–1954), Dermat., Hämat., Paris. Machte sich verdient um das Bluttransfusionswesen in Frankreich.

Tzanck-Test (nach Arnault T.): zytolog. Test auf Vorliegen eines Pemphigus vulgaris. Die abgeschabten Zellen (Epithelzellen des Blasengrunds) zeigen bei Pemphigus vulgaris plakatförmiges Zusammenliegen, verwaschene Kernstrukturen u. aufgelockertes Protoplasma mit Vakuolen. ↑Pemphigus.

T-Zellen ↑T-Lymphozyten.

T-Zell-Leukämie, adulte: Adult T-cell leukemia; zuerst Anfang der Siebzigerjahre in Japan aufgetretene Leukämie, die durch das Retrovirus HTLV-I verursacht wird. Übertragung parenteral, v. a. durch Blut u. Blutprodukte, u. durch direkten Kontakt (sexuell, Muttermilch). Inkubationszeit 10–20 Jahre, Erkrankung meist im Erwachsenenalter, sehr selten, wahrscheinl. ausgelöst durch Kofaktoren. Klin. Bild: T-Zell-Leukämie mit niedrigem Malignitätsgrad. Diagnostik: klin., virol. (Antikörper gegen HTLV-I u. Virusnukleinsäure in Leukämiezellen regelmäßig nachweisbar). ↑HTLV, ↑Tumorviren.

T-Zell-Rezeptor: *Abk* TcR; zur Immunglobulinsuperfamilie gehörende Membranstruktur auf T-Lymphozyten, die der Erkennung der MHC-Struktur in Verbindung mit Antigenen dient. Der TcR besteht aus zwei Polypeptidketten alpha u. beta o. gamma u. delta. ↑MHC-Restriktion.

U

U: 1. ***Chem.:*** *Abk* für ↑Uran. 2. ***Molekularbiol.:*** *Abk* für ↑Uracil (in RNA). 3. ***Dermat.:*** *Abk* für Urea (↑Harnstoff). 4. ***Biophysik.:*** *Abk* für elektrische ↑Spannung. 5. ***Biochem.:*** *Abk* für ↑International Unit (Enzymeinheit).

U1–U10: *Abk* für Untersuchungen 1–10; für Kinder u. Jugendl. vorgesehene ↑Vorsorgeuntersuchungen.

Überbehaarung ↑Hypertrichosis congenita.

Überbein ↑Ganglion.

Überbelastungshemmung ↑Schutzhemmung.

Überbiß ↑Overbite.

Überbrückungsmieder: ↑Rumpforthese aus Stoff u. einem Metallgerüst, das aus 2 Spangen besteht, die den unteren Thorax bzw. das Becken von dorsal umfassen. Beide sind durch 2 paravertebral der Lendenwirbelsäule verlaufende Stäbe verbunden. Die Orthese dient der Ruhigstellung u. Entlastung der Lendenwirbelsäule.

Überdosierung: Versehentl. o. bewußte Überschreitung der zur Diagnostik u. Ther. erfahrungsgemäß erforderl. Dosis. Erhöhung der ↑Dosis u./o. Verkürzung des ↑Applikationsintervalls. Absolute Ü.: gewollte Überschreitung der Normdosis (↑Tagesmaximaldosis, ↑Maximaldosis). Relative Ü.: höhere Dosierung, um unter veränderten pharmakokinet. u./o. pharmakodynam. Voraussetzungen eine Wirkung zu erzielen (↑Toleranz).

Überdruckbeatmung, intermittierende: *Abk* IPP (für engl. intermittend positive pressure); Beatmungsform, bei der während der Einatmung ein pos. Druck aufgebaut wird u. die Ausatmung passiv erfolgt. Am Ende der Ausatmung ist der Druck auf 0 zurückgegangen. Verbreitetste Beatmungsform.

Überdruckkammer: Kompressionskammer. Hermet. abgeschlossener Raum zur Simulation von Überdruckbedingungen. Zur Ausstattung der Ü. gehören u. a. zweiseitige Sprechverbindungen, Vorrichtungen zur med. Überwachung, Schleusen. Ü. werden v. a. in der Unterwassermedizin für funktionsdiagnost. Zwecke, für die Untersuchung der Wirkungen erhöhten Umgebungsdrucks auf Menschen u. Tiere, für Eignungsprüfungen von Bewerbern für den Taucherberuf, für spez. Trainings sowie zur Prüfung von Geräten, Instrumenten u. Material verwendet. In der klin. Med. werden Ü. u. a. zur Behandlung von ↑Dekompressionskrankheit u. ↑Gasödem sowie für operative Eingriffe unter erhöhtem Sauerstoffpartialdruck eingesetzt.

Überempfindlichkeit ↑Allergie; ↑Unverträglichkeiten gegenüber Nahrungsmitteln.

Überernährung: Folge einer über längere Zeit andauernden Mehraufnahme von Nahrung im Vergleich zum Bedarf des Organismus (pos. Energie- u. Stoffbilanz). Überschuß an aufgenommener Nahrung wird größtenteils in Form von Fett gespeichert (Fettleibigkeit, Übergewicht). Weitere Folgen sind Erhöhung der Lipide im Blutplasma, insbes. des Cholesterins u. der Triglyzeride. Übergewicht u. ↑Hyperlipidämie sind wichtige Risikofaktoren für die Entstehung von Herz-Kreislauf-Erkrankungen, Diabetes mellitus, Gicht, Lebererkrankungen, Nierenerkrankungen sowie Erkrankungen des Binde- u. Stützapparats (↑Fettsucht).

Übererregbarkeit: Veränderung der Erregbarkeit gegenüber der Norm in Richtung verstärkter Erregbarkeit durch Reizschwellenerniedrigung. ↑Denervationsgesetz.

Übererregbarkeitsepilepsie: affektive Epilepsie, Anfallsbeginn durch affektive Veränderung gekennzeichnet. Keine korrekte Bez.

Übererregbarkeitssyndrom ↑Hyperexzitabilität.

Überforderung ↑Übertraining.

Übergangsendometrium: Veränderungen der Gebärmutterschleimhaut in der Menopause während des allmähl. Übergangs vom funktionierenden ↑Endometrium während der Fertilität zum ruhenden Endometrium in der Postmenopause.

Übergangsepithel: Epithelium transitionale; mehrschichtiges Epithel in den ableitenden Harnwegen (Nierenbecken, Harnleiter, Harnblase), das bei wechselnder Füllung der Hohlorgane seine Form verändert. Schichten: 1. Stratum basale, 2. Stratum intermedium: beide aus vielen Schichten kub. Zellen, die umgelagert werden, 3. Stratum superficiale – eine Schicht säulenförmiger, „harnsicherer" Deckzellen, die umgeformt (abgeflacht) werden. Abb. 1 u. 2 (S. 2072).

Übergangsfalte: Umschlagsfalte; Übergang von der Conjunctiva tarsi zur Conjunctiva bulbi.

Übergangsformen: rezente u. fossile Organismen, die wegen ihres Körperbaus als Modelle für die phylogenet. Entwicklung von primitiveren zu komplizierteren Organisationsformen aufgefaßt werden können.

Übergangsfunktion: Quotient aus dem Zeitverlauf der Ausgangsgröße eines linearen ↑Übertragungsglieds bei sprungförmiger Änderung der Eingangsgröße u. der Höhe des Eingangssprungs (d. h. normierte Sprungantwort). Die Ü. ist ein Charakteristikum eines jeden linearen Gliedes o. Systems u. beschreibt eindeutig sein Übertragungsverhalten, d. h. die Abhängigkeit der Ausgangsgröße von der Eingangsgröße. Aus der Ü. können

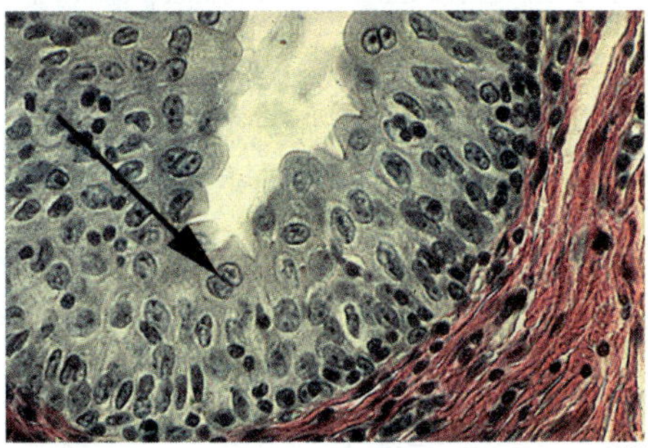

30

Ungedehntes **Übergangsepithel (Abb. 1).** Histologischer Schnitt durch den Harnleiter, Eisenhämatoxylin-Erythrosin-Färbung; das ungedehnte Ü. hat viele Schichten, die Deckzellen (Pfeil) sind hoch.

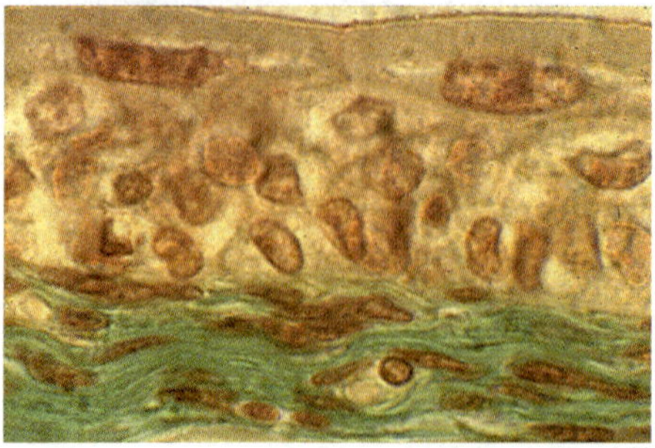

30

Gedehntes **Übergangsepithel (Abb. 2).** Histologischer Schnitt durch die Harnblase, Färbung nach Goldner; das gedehnte Ü. hat weniger Schichten als das ungedehnte, die Deckzellen sind flach.

auch weitere Charakteristika des Systems wie ↑Übertragungsfunktion, Amplituden- u. Phasenfrequenzgänge (↑Frequenzgang), ↑Ortskurve, Testsignalantworten u. a. bestimmt werden. ↑Laplace-Transformation.

Übergangsstuhl: wasserreiche, grünl. Stühle mit saurer Reaktion bei Neugeborenen. Ü. treten zwischen Mekonium u. Säuglingsstuhl auf.

Übergangswirbel: Wirbel im Grenzgebiet der versch. Wirbelsäulenabschnitte, die einseitig o. doppelseitig die Kennzeichen der benachbarten Wirbel annehmen. Bes. häufig im lumbosakralen Übergang (↑Sakralisation, ↑Lumbalisation, ↑Assimilationsbecken), jedoch auch thorakolumbal (Anlage von ↑Lendenrippen) o. zervikothorakal (Anlage von ↑Halsrippen).

Übergangszellkarzinom: Transitionalzellkarzinom; Karzinom, das histol. eine dem ↑Übergangsepithel der ableitenden Harnwege vergleichbare Differenzierung aufweist. Vorkommen an Nierenbecken, Ureter, Harnblase.

Überhören: bei unterschiedl. Hörminderung beider Ohren wird bei der ↑Audiometrie des schlechten Ohrs auch das nichtgeprüfte, bessere Ohr über Luftleitung u. ↑Knochenleitung mit erregt. Dessen ↑Hörschwelle wird dadurch eher überschritten als die des schlechteren Ohrs („Überhören") u. dann fälschl. als Hörvermögen des schlechteren Ohrs angesehen.

Über-Ich: im Instanzenmodell nach S. Freud beobachtet das Ü. das ↑Ich als krit. Instanz u. mißt das aktuelle Ich an seinem Ideal. Das Ü. wirkt als Zensor u. veranlaßt das Ich zur Abwehr von unvereinbaren Trieben u. Strebungen aus dem ↑Es, es hat somit bewußte u. unbewußte Anteile.

Überkreuzungszeichen ↑Drehmann-Zeichen.

Überlagerung, psychogene: psych. Komponenten u. psych. Folgeerscheinungen bei prim. organ. Erkrankungen (↑psychogen), z. T. abhängig von Persönlichkeitsstruktur des Betroffenen.

Überlappungssyndrom ↑Overlapping-Syndrom, ↑Mixed connective tissue disease.

Überlastungsschaden: Schaden durch absolute o. relative Überlastung von Muskeln, Sehnen, Knochen u. Gelenken. ↑Ermüdungsbruch, ↑Tendinose, ↑Tennisellenbogen.

Überlastungsschutzausrüstung: Ausrüstung zur Erhöhung der Verträglichkeit der bei Horizontal- u. Vertikalmanövern während eines Flugs hervorgerufenen Gravitationsbelastungen aus dem hosenähnl. Überlastungsschutzanzug u. Druckregler. Der Anti-G-Anzug enthält Gummimanschetten im Bereich von Abdomen u. Ober- u. Unterschenkeln. Durch Aufblasen der Manschetten, automat. in Abhängigkeit von der Überlastungsgröße durch den Druckregler gesteuert, wird ein Druck auf die Weichteile ausgeübt, eine Komprimierung der Bauchaorta, der Ober- u. Unterschenkelarterien erreicht u. ein überlastungsbedingtes Absacken des Blutes in die untere Körperhälfte erhebl. reduziert. Die Folge ist eine bessere Durchblutung der oberen Körperhälfte. Daraus ergeben sich Vorteile für die Herzarbeit, die Anspannung der Skelettmuskulatur verringert sich, die Sehleistung verbessert sich, ebenso können die gegenüber Sauerstoffmangel empfindl. Nervenzellen des Gehirns länger ihre Funktion auch bei höheren Belastungsgrößen erfüllen.

Überlastungstoleranz ↑G-Toleranz.

Überlaufblase ↑Ischuria paradoxa.

Überlebenskurve: Darstellung der ↑Überlebensrate in Abhängigkeit von der Beobachtungszeit.

Überlebensordnung ↑Sterbetafel.

Überlebensrate: Prozentsatz der bis zu einem best. Zeitpunkt überlebenden Beobachtungseinheiten (z. B. 5-Jahres-Ü.). Da in vergleichenden Studien häufig zensierte ↑Überlebenszeiten beobachtet werden, muß die Schätzung der Ü. mittels Überlebenszeitanalyse (z. B. ↑Kaplan-Meier-Schätzung) erfolgen.

Überlebensrate, relative: Überlebensrate der Studienpopulation bezogen auf die Überlebensrate der Gesamtpopulation, der diese Studienpopulation entstammt.

Überlebenszeit: In einer kontrollierten klinischen ↑Studie, einer prognost. Studie o. einem Tierversuch der Zeitraum vom Eintritt in die Studie („Nullzeitpunkt") bis zum Tode. Häufig treten zensierte Ü. der Art auf, daß Pat. vorzeitig u. unabhängig vom eigentl. Zielereignis aus der Studie ausscheiden (Tod an anderer Ursache, Verweigerung der weiteren Teilnahme, Verzug). Diese zensierten Ü. sind durch spez. Verfahren (↑Überlebenszeitanalyse, ↑Kaplan-Meier-Schätzung) in der statist. Auswertung zu berücksichtigen.

Überlebenszeitanalyse: statist. Verfahren zur Auswertung von ↑Therapievergleichen u. prognost. Studien, deren Zielkriterium die ↑Überlebenszeit darstellt. Für den univariaten Gruppenvergleich eignen sich ↑Kaplan-Meier-Schätzung u. ↑Logrank-Test, für die Berücksichtigung multipler Prognosefaktoren das proportionale ↑Cox-Hazard-Modell.

Überleitungsstück: Tubulus attenuatus; dünner Teil der Henle-Schleife, Teil des ↑Nephrons. ↑Niere.

Überleitungszeit: Zeitdauer der atrioventrikulären Erregungsleitung (PQ-Zeit im EKG). Die Ü. wird in erster Linie durch die Filterwirkung des AV-Knotens bedingt; sie ist vom nervalen Tonus abhängig u. beträgt physiol. zwischen 140 u. 200 ms.

Übernähung: operativer Verschluß einer ↑Perforation durch Nähte.

Überreifesyndrom ↑Clifford-Syndrom.

Überschußbildung: Plusvariante in Teratologie u. Pathol., die mit Vermehrung o. Vergrößerung einhergeht. Ü. i. w. S. ist allg. Riesenwuchs (totaler ↑Gigantismus), örtl. Riesenwuchs (partieller ↑Gigantismus, z. B. ↑Gigantomelie), ↑Hyperplasie, ↑Hypertrophie. Die Bez. Ü. wird i. e. S. gebraucht zur Kennzeichnung der Vermehrung ganzer Organe, der Lappenanzahl o. der Strahlenanzahl in Extremitäten (↑Polydaktylie).

Überschußpotential ↑Aktionspotential.

Überschußventil: spez. Ventil an Narkosegeräten, das eine Überfüllung der Systeme u. damit einen unphysiolog. Anstieg des Drucks vermeidet. Unbedingt erforderl. für halbgeschlossene Systeme u. geschlossene Systeme.

Überschwängerung ↑Superfecundatio.

überschwellig: die für die Erregungsauslösung benötigte Mindestenergie (Reizschwelle) übersteigend u. damit mit Sicherheit eine Erregung, z. B. eines Rezeptors, hervorrufend.

Übersegmentierung, konstitutionelle ↑Leukozytenanomalien.

Übersichtigkeit ↑Hyperopie, ↑Refraktionsanomalie.

Übersprungshandlung: situationsinadäquate, deplazierte Instinktbewegung, die nicht dem jeweiligen Verhaltensablauf entspricht u. einem anderen Funktionskreis des Verhaltens angehört, z. B. das Übersprungspicken kämpfender Haushähne o. das Scheinäsen von Rehen vor einer mögl. Flucht. In diesem Sinne wird als Ü. ein Verhalten des Menschen bezeichnet, bei dem er vor einer Konfliktsituation steht u. sich aktuell nicht zu entscheiden vermag, z. B. das Hinter-dem-Ohr-Kratzen als Verlegenheitsgeste usw.

Übersterblichkeit ↑Exzeßmortalität.

Überstreckbarkeit: pathol. Überstreckbarkeit der Gelenke, vorwiegend von Scharniergelenken, durch Überdehnung des Bandapparats, Deformierung der Gelenkkörper, bei Systemerkrankungen, z. B. ↑Down-Syndrom. Physiol. Ü. der Ellenbogengelenke z. T. bei jungen Menschen.

Übersuppressionssyndrom: nach Absetzen von Ovulationshemmern infolge überschießender Unterdrückung des Funktionskreises Gonadotropinbildung/LH-Gipfel (Zyklusmitte) u. Ovulation auftretende sek. ↑Amenorrhö.

Überträgermechanismus, synaptischer ↑Synapse.

Überträgerstoffe ↑Neurotransmitter, ↑Transmitter.

Übertragung: 1. ***Psychotherapie:*** die bes. Art der Beziehung zwischen Pat. u. Ther. Hauptmerkmal ist das Erleben von Gefühlen einer Person gegenüber, die zu dieser Person nicht passen u. die sich in Wirklichkeit auf eine andere Person beziehen. Ü. ist die Wiederholung einer alten Objektbeziehung zu bedeutungsvollen Menschen der frühen Kindheit. Dieses Phänomen ist durch die unbewußte Auswirkung einer fixierten ↑Einstellung zu erklären. Alle zwischenmenschl. Beziehungen enthalten eine Mischung von realist. Reaktionen u. Übertragungsreaktionen. Wenn der Ther. seine Beziehung zum Pat. durch unbewußte Bedürfnisse, Konflikte u. Gefühle verzerrt wahrnimmt u. gestaltet, spricht man von ↑Gegenübertragung. ↑Psychoanalyse. **2. *Epidemiol.:*** horizontale Ü. von Infektionserregern; aerogene ↑Übertragung, ↑Infektionserregerübertragung, fäkal-orale ↑Übertragung, ↑Kontaktübertragung, ↑Arthropoden. **3. *Geburtshilfe:*** Ü. des Neugeborenen; Überschreiten einer Schwangerschaftsdauer von 293 Tagen. Die Kinder zeigen häufig ein ↑Clifford-Syndrom u. können unter-, normal- u. übergewichtig sein. ↑Klassifikation der Neugeborenen.

Übertragung, aerogene: Übertragung von Infektionserregern mit der Luft als Faktor der Erregerübertragung. Vorkommen der Erreger vorübergehend o. ständig in o. auf den Epithelien der Atemwege. Ausscheidung vorwiegend durch Exspirationströpfchen. Durch rasche Verdunstung verlieren kleine Exspirationströpfchen ihre Fallgeschwindigkeit u. entwickeln sich zu eingedickten Tröpfchen o. Residualkernen. Große Exspirationströpfchen gelangen ohne wesentl. Verdunstung schnell auf den Boden u. entwickeln sich zu staubähnl. Residualkernen mit einer Schutzhülle für die Erreger. Aufwirbelung des Staubs durch Luftbewegung mit Entstehung sek. Aerosole. Residualkerne in Luftströmungen werden über weite Strecken getragen. Geringste Luftströmungen verhindern das Absetzen. Abhängig von Erregerart u. -resistenz werden 3 Erregertypen der a. Ü. unterschieden: Typ 1: labile monophage Erreger; a. Ü. über Tröpfchen u. prim. Aerosole (Keuchhustenbakterien, Grippevirus Typ B, Varizellenvirus). Typ II: resistentere monophage Erreger; a. Ü. über Tröpfchen, Residualkerne u. in geringem Maße durch Staub (Grippevirus Typ A), ferner durch mit Tröpfchen kontaminierte Spielsachen, Lebensmittel u. a. (Meningokokken, Diphtheriebakterien, Scharlachstreptokokken). Typ III: monophage Erreger mit versch. Ausscheidungswegen (Speichel, Fäkalien, Urin). Vorwiegend a. Ü., daneben fäkal-oral (Mumpsvirus, Rötelnvirus, Masernvirus; Adenoviren, Herpesvirus hominis).

Übertragung, azyklisch-taktile ⟨*gr* + *lat*⟩: Übertragung von Infektionserregern durch einfaches Anheften, ohne daß im Überträger (Vektor) für die Entwicklung des Erregers notwendige Entwicklungsphasen ablaufen. Z. B. Verschleppung von Erregern durch ↑Blatta orientalis.

Übertragung, diaplazentare: Infektion der Frucht durch hämatogene Plazentapassage von Infektionserregern aus dem Kreislauf der infizierten Mutter. ↑Embryopathien, ↑Fetopathien.

Übertragung, ephaptische: Veränderung des elektr. Membranpotentials u. damit des Erregungszustands von Nervenzellen o. -fasern durch Membranströme, die das ↑Aktionspotential unmittelbar benachbarter Zellen o. Fasern begleiten. Hierauf beruht z. T. die Wechselwirkung zwischen Nervenzellen, welche die Wechselwirkung durch die übl. chem. Erregungsübertragung modifizieren könnte. Wenn die e. Ü. zwischen zwei benachbarten Axonen auftritt, die ihre Myelinscheide verloren haben, können Parästhesien die Folge sein. ↑Synapse, ↑Gap junction.

Übertragung, fäkal-orale: Erregerübertragung durch mit Kot kontaminierte Lebensmittel, Trinkwasser o. durch ↑Schmierinfektion. Erreger, die v. a. fäkal-oral übertragen werden, sind kurzzeitig o. länger im Darmtrakt lokalisiert u. werden mit den Fäzes ausgeschieden. Typ. Krankheiten, deren Erreger fäkal-oral übertragen werden, sind u. a. ↑Cholera, ↑Typhus abdominalis, ↑Paratyphus, bakterielle ↑Ruhr, ↑Hepatitis A u. ↑Poliomyelitis acuta anterior.

Übertragung, germinative: Übertragung von Infektionserregern von einer zur anderen Generation über Keimzellen (vertikale Übertragung). Die germinative Ü. einer Vielzahl von Infektionserregern tritt bei Arthropoden auf, die durch die persistierende Infektion zu ↑Infektionserregerreservoiren werden, ferner für Salmonellen bei Geflügel über Infektionen des Eierstocks o. über Schalenkontamination.

Übertragung, horizontale: Übertragung von Infektionserregern zwischen gleichzeitig lebenden Individuen einer Population. Formen der h. Ü. sind Vektorübertragung, Kontaktübertragung sowie parenterale Übertragung, fäkal-orale Übertragung, aerogene Übertragung.

Übertragung, iatrogene: Übertragung von Infektionserregern durch ärztl. Behandlungen. Sie schließen sich den Übertragungsweisen mit Faktoren der Erregerübertragung an. Die i. Ü. erfolgt durch Verletzungsinokulation bei operativen Eingriffen o. Injektionen; wenn entsprechende Geräte kontaminiert sind durch Sterilisationsfehler o. durch die Kontamination des Behandelnden (Hände, ↑Exspirationströpfchen), ferner durch sek. Aerosole (aerogene ↑Übertragung im Raum); durch orale o. aerogene Übertragung bei entsprechender Applikation ther. u. proph. Präparate, wenn solche Präparate nach Kontamination in der Produktion durch Prüffehler o. noch ungenügenden Erkenntnisstand nicht ausgeschlossen werden.

Übertragung, neuromuskuläre: an neuromuskulärer Endplatte durch Freisetzung von ↑Acetylcholin u. Wechselwirkung an Muskelzellmembran mit nikotinergem Rezeptor (↑Transmitterrezeptoren) ausgelöstes ↑Endplattenpotential, das die Kontraktion einleitet. Bedeutung für troph. Funktion der Nerven.

Übertragungsfaktoren ↑Infektionserregerübertragung.

Übertragungsfunktion: Quotient der Laplace-Transformierten der Ausgangsgröße zur Laplace-Transformierten der Eingangsgröße eines linearen ↑Übertragungsglieds. Die Ü. ist ein Charakteristikum eines jeden linearen Gliedes o. Systems u. beschreibt eindeutig dessen Übertragungsverhalten, d.h. die Abhängigkeit der Ausgangsgröße von der Eingangsgröße. Aus ihr können auch weitere Charakteristika des Systems, wie ↑Übergangsfunktion, Amplituden- u. ↑Frequenzgänge, ↑Ortskurve, Testsignalantworten u.a. bestimmt werden. ↑Laplace-Transformation.

Übertragungsglied: System o. Abschnitt aus einem System, bei dem ↑Eingangsgrößen (-signale) in best. Weise ↑Ausgangsgrößen (-signale) nur in einer Richtung (ohne Rückwirkung) beeinflussen. Das Ü. besteht selbst aus Einzelelementen u. Untergliedern. Je nachdem, ob es Energiequellen enthält o. nicht, wird zwischen aktiven u. passiven Ü. unterschieden. Je nachdem, ob die Ausgangs-Eingangs-Beziehungen ↑linear o. ↑nichtlinear sind, wird zwischen linearen u. nichtlinearen Ü. unterschieden. Je nach Verhalten werden die linearen Ü. in ↑P-Glied, D-Glied, ↑PD-Glied, I-Glied, Laufzeitglied (Glied mit Totzeit) usw. klassifiziert. Je nach Art der auftretenden Größen werden analoge o. diskrete, z.B. binäre Ü. unterschieden. Abb.

Übertragungswege
↑Infektionserreger, ↑Übertragung.

Übertragungszeichen: Sympt. des ↑Clifford-Syndroms.

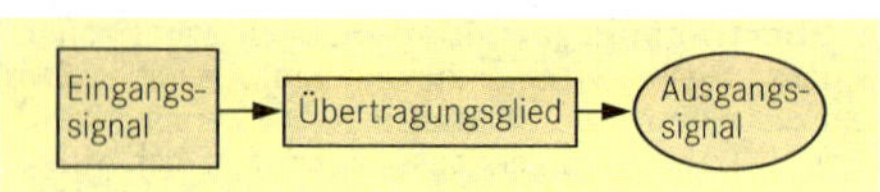

Übertragungsglied

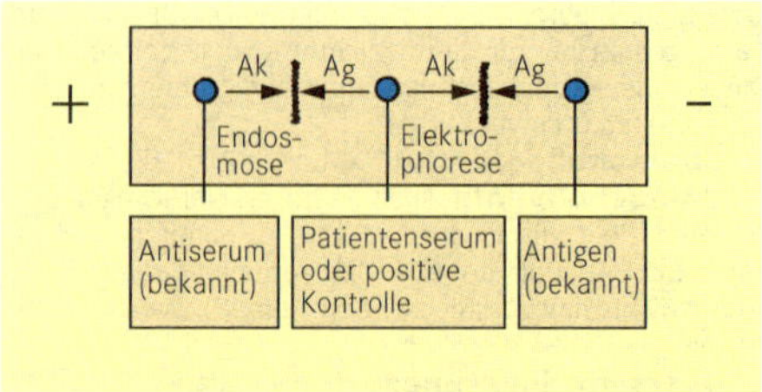

Überwanderungselektrophorese.
Schematische Darstellung der Varianten der Gegenstromelektrophorese

Übertraining: Überforderung. Gesamtbelastung eines Sportlers (Training, Beruf, Studium, psych. Anforderungen usw.) übersteigt seine Belastungsverträglichkeit. Ü. bewirkt progressives Ansteigen der Ermüdung u. Störungen der Tätigkeit des ↑Zentralnervensystems mit Überwiegen der Erregungs- bzw. Hemmungsprozesse. Die Folgen sind Herabsetzung der sportartspezif. Leistungsfähigkeit (Kardinalsymptom) u. klin. Sympt. von basedowoidem Typ (bei Überwiegen der Erregungsprozesse) bzw. addisonoidem Typ (bei Überwiegen der Hemmungsprozesse). Diese Sympt. bestehen im Ggs. zur ↑Ermüdung über längere Zeit. Ursachen des Ü.: trainingsmethod. Fehler, falsche Lebensweise des Sportlers, Gesundheitsstörungen, zusätzl. phys. u. psych. Belastungen außerhalb des Trainings. Kausale Behandlung: Belastungsreduktion, aktive Erholung.

Überwanderungselektrophorese: durch Anlegen einer Gleichspannung beschleunigte ↑Antigen-Antikörper-Reaktion zwischen Analysenprobe (enthält Antigen) u. monospezif. Antiserum im Agargel. Probe u. Antiserum werden jeweils in gegenüberliegende Löcher eingebracht. Die Pufferbedingungen sind so gewählt, daß Antiserum u. Antigen im elektr. Feld entgegengesetzt wandern u. es somit beim Vorhandensein des gesuchten Antigens zur Präzipitatbildung zwischen beiden Löchern kommt. Abb.

Überwärmungsbäder: Lampert-Bäder, Schlenz-Bäder; hyperthermale ↑Vollbäder die zur Anhebung der Körpertemperatur durchgeführt werden. Sie können als Wasserbäder mit schrittweise gesteigerter Temperatur o. als ↑Peloidbäder durchgeführt werde. Wegen der starken Kreislaufbelastung müssen nach Ü. ausreichende Ruhepausen eingehalten werden. Ind.: chron. redizivierende rheumat. u. allerg. Erkrankungen, Infektanfälligkeit, Furunkulose.

Ubichinon: Coenzym Q; in tier. Mitochondrien, Pflanzen u. Mikroorganismen nachgewiesen. Tetrasubstituiertes Benzochinon mit isoprenoider Seitenkette, dem Vitamin K_2 ähnl., jedoch mit längerer Seitenkette. U. sind als Elektronenüberträger in der Atmungskette wirksam. U. werden im Organismus selbst gebildet, ein Mangel könnte durch Fehlen der Vorstufen in der Nahrung (z.B. Phenylalanin) auftreten. Abb.

UBIP: *Abk* für engl. Ubiquitous immunopoetic polypeptides, Polypeptid, das bei Pflanzen u. Tieren vorkommt, z.B. an der Differenzierung von B- u. T-Lymphozyten beteiligt ist. UBIP ist wahrscheinl. ein wesentl. Faktor bei allen vom zykl. AMP regulierten Prozessen.

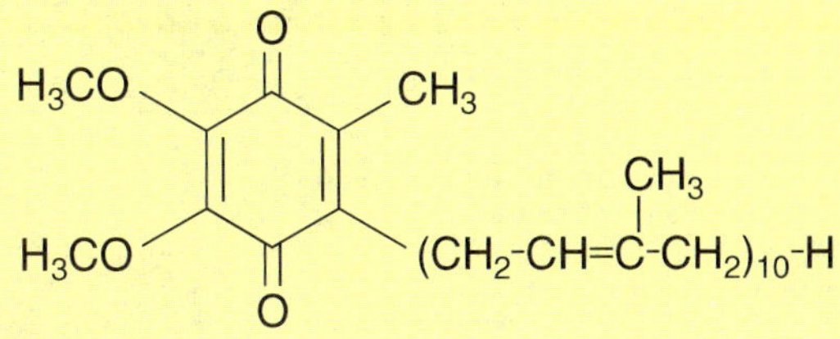

Ubichinon

ubi pus, ibi evacua ⟨*lat*⟩: „Wo Eiter ist, dort entleere ihn".

ubiquitär ⟨*lat*⟩: überall zu finden.

Ubiquitin ⟨*lat*⟩ *n*: relativ kleines (aus 76 Aminosäuren bestehend), phylogenet. stark konserviertes Protein mit einer relativen Molekülmasse von 8 500. Es bindet ATP-abhängig durch seinen C-terminalen Glycinrest an freie Aminogruppen von Proteinen, die dadurch für die intrazelluläre ↑Proteolyse markiert werden.

Übungsbehandlung, psychomotorische: Fördermaßnahmen auf der Grundlage best. Wahrnehmungs- u. Bewegungsabläufe. Vorhandene Schwächen werden spieler. u. konsequent durch Wahrnehmen, Erfahren, Erleben u. Handeln ausgeglichen.

Übungsbehandlung, sensomotorische: Fördermaßnahmen zur Verbesserung nicht altersgerecht entwickelter o. gestörter Sinnes- u. Bewegungsfunktionen.

Uchtomski, Alexei Alexejewitsch (1875–1942), russ. Physiol., St. Petersburg. U. untersuchte als Schüler Wedenskis Funktionsprinzipien erregbarer Gewebe. ↑Rhythmusaneignung.

UDP-Galaktose-Transferase: *Abk* für Uridindiphosphatglukosidtransferase (↑Galaktosestoffwechsel).

UDP-Glukose-4-Epimerase: Enzym aus dem ↑Galaktosestoffwechsel.

UDP-Glukose-Transferase: *Abk* für Uridindiphosphatglukosidtransferase (↑Galaktosestoffwechsel).

UDP-Glukosid: *Abk* für ↑Uridindiphosphatglukosid.

UDP-Glukuronsäure: entsteht aus ↑Uridindiphosphatglukosid durch enzymat. Oxidation (Coenzyme: NAD^+ o. $NADP^+$). U. dient zur Synthese zusammengesetzter Polysaccharide (z. B. ↑Hyaluronsäure, ↑Chondroitinsulfate) o. wasserlösl. Ausscheidungsprodukte der Steroide u. des Bilirubins (↑Hämoglobinabbau).

UDP-Glukuronyltransferase: das v. a. in der Leber vorkommende Enzym katalysiert die Übertragung von Glukuronsäure aus UDP-Glukuronsäure auf versch. Akzeptoren, z. B. auf Bilirubin, das dabei zu Bilirubindiglukuronid konjugiert wird („direktes Bilirubin"). Der genet. bedingte Ausfall der U. führt zur nichthämolyt. Hyperbilirubinämie (Crigler-Najjar-Krankheit).

Uehlinger, Erwin A. (1900–1980), Pathologe, Zürich. Grundlegende Arbeiten über Ätiopathogenese der Tuberkulose, über Bronchialkarzinom u. Lungen- u. Skelettpathologie.

Uehlinger-Syndrom (nach Erwin A. U.): meist bei männl. Jugendlichen mit Beginn der Pubertät auftretende Hyperostosis generalisierte mit Pachydermie. Auffallende Langgliedrigkeit, Hyperostose der Röhrenknochen u. des Beckens, Pachydermie der Unterarme u. -schenkel, teilweise auch der Stirnhaut, Trommelschlegelfinger, Uhrglasnägel. Veränderungen kommen mit Abschluß der Pubertät zum Stillstand. ↑Osteofibrosis deformans juvenilis Uehlinger.

Uferzellen: wandbildende Retikulumzellen in den Lymphsinus des ↑Lymphknotens. Sie gehören zu den histiozytären ↑Retikulumzellen.

Ugly duckling stage ⟨*engl*⟩: Häßliches-Entlein-Stadium; Bez. für eine ästhet. Situation während des Frontzahnwechsels (Broadbent). Durch die Vergrößerung des Winkels der Frontzahnachsen der bleibenden Frontzähne zur Oberkieferbasis im Vergleich zu denjenigen der Milchzähne von ca. 97° auf 110° entstehen während des Schneidezahnwechsels in einigen Fällen ein deutl. Platzüberschuß u. eine divergierende Stellung der mittleren Schneidezähne, die Anlaß zu dieser Bez. sind.

Uhl-Anomalie: dünnwandiger rechter Herzventrikel (Ventriculus papyraceus) infolge einer Myokardhypo- bzw. -aplasie.

Uhlenhuth-Antiforminverfahren ↑Antiforminverfahren.

Uhr, biologische ↑Rhythmus, zirkadianer.

Uhrglasblase: Vesica isthmica; Sanduhrform der Harnblase. Die untere Kammer nimmt die Ureteren auf.

Uhrglasnägel: gewölbte Fingernägel bei länger andauerndem Sauerstoffmangel des Gewebes (↑Trommelschlegelfinger), wie z. B. bei Herzfehlern u. chron. Lungenerkrankungen.

Uhrglasverband: Augenverband, der die ihrer Sensibilität beraubte Kornea vor mechan. Schädigungen schützt, z. B. nach Eingriffen am Ganglion Gasseri, an der Trigeminuswurzel o. auch am 1. Trigeminusast. Der Kornea drohen sonst Austrocknung, Ulzerationen u. die Gefahr der traumat. Schädigung. Der U. hält zwar mechan. Schädigungen fern, stellt aber gleichzeitig eine feuchte Kammer mit all ihren Nachteilen dar.

Uhr, innere: Alle biol. Prozesse unterliegen endogenen Rhythmen unterschiedl. Phasenlänge. Sie sind in der Evolution entstanden u. durch phas. Stoffwechselprozesse u. rhythm. Abläufe im Nervensystem bedingt. Von allg. bekannter Bedeutung ist die Tagesperiodik (zirkadianer ↑Rhythmus). Es gibt aber auch kürzere u. längere Perioden (bioelektr. Rhythmen, Menstruationszyklus, zirkaannualer Rhythmus u. a.).

UICC: *Abk* für frz. Union International Contre le Cancer. ↑Internationale Union gegen den Krebs.

UIMC: *Abk* für frz. Union Internationale des Services Medicaux des Chemins de Fer.

Ulcus ⟨*lat*⟩ *n*: *Pl* Ulcera; Ulkus, Geschwür; tiefreichender Substanzverlust an der Haut o. Schleimhaut. ↑Effloreszenz.

Ulcus callosum: chron. Ulkus mit schwieligem Rand.

Ulcus corneae: Hornhautgeschwür; entzündl. Substanzdefekt der Hornhaut, der Bowman-Membran durchsetzt. Pathogenese sehr unterschiedl. Versch. Formen: bes. gefährl. **U. c. catarrhalis sive marginalis**: vermutl. troph. bedingte Randgeschwüre der Hornhaut nach Keratitis o. Keratokonjunktivitis. Oft auch ohne vorausgegangene Hornhauterkrankung. **U. c. e lagophthalmo**: durch ↑Lagophthalmus verursacht. Liegt im Lidspaltenbereich der Hornhaut. **U. c. neuroparalyticum**: durch Störung des Trigeminusastes der Hornhaut, z. B. nach Blockade des Ganglion Gasseri. Hornhautsensibilität erlischt (Herpes corneae, Zoster), Keratitis neuroparalytica als Vorläufer. Liegt im Zentrum der Hornhaut. **U. c. rodens**: Ulcus Mooren, von der Peripherie fortschreitend mit starker Plasmazellinfiltration; sehr selten, meist alte Menschen betroffen. **U. c. scrophulosum**: im Anschluß an ↑Keratitis scrophulosa. **U. c. serpens**: kriechendes Hornhautgeschwür, charakterist. progredienter, durch Leukozyteninfiltration als weiße Linie erscheinender unterminierter Rand u. Hypopyonbildung. Kann akut zur Perforation führen (↑Descemetocele). Meist durch Pneumokokken o. Diplobazillen verursacht, auch durch Staphylokokken u. hämolyt. Streptokokken, bes. gefährl. Pyocyaneus. Häufig bei eitriger Dakryozystitis durch postsakkalen Tränenwegverschluß.

Ulcus cruris: Unterschenkelgeschwür; außerordentl. verbreitetes Leiden. Disposition: erbl. Faktor, Bindegewebeschwäche. Ursache: 1. ↑Varizen. Infolge fehlerhafter Blutzirkulation Ernährungsstörung der Haut, dadurch Bildung von Geschwüren im Bereich der unteren Unterschenkel in versch. Größe u. Tiefenausdehnung; gelegentl. schmerzhaft. Sachgemäße Behandlung der Ursache. 2. Hypertonie (Ulcus hypertonicum sive arteriosclerotic um). Im Bereich der Knöchel o. Füße schmerzhafte (bes. bei Hochlagerung) Geschwüre. Keine o. nur geringe Varizen. 3. Ulcus postthromboticum. Folgeerscheinungen eines Ulkusleidens sind rezidivierende Ekzeme; variköser ↑Symptomenkomplex. Der Geschwürbildung gehen oft Hautverhärtungen, Braunfärbung u. Ekzematisation voraus. Abb.

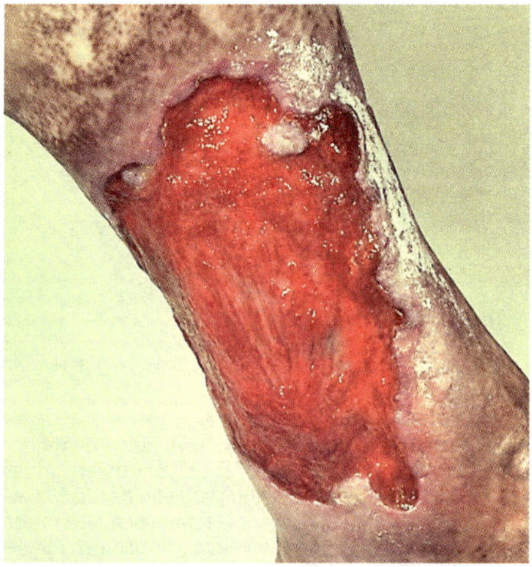

13

Ulcus cruris

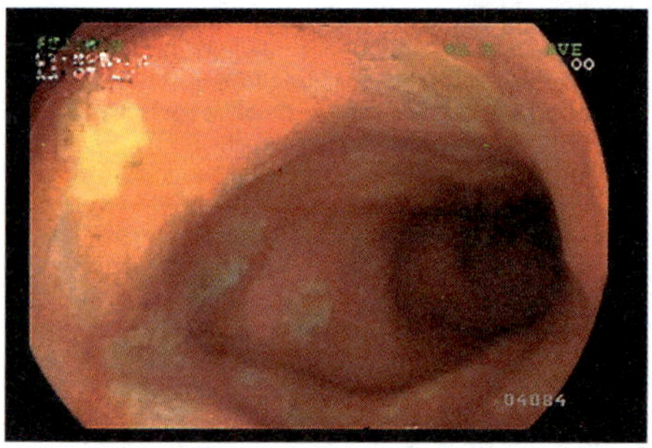

5

Ulcus duodeni. Läsion im Zwölffingerdarm nach chronischer Einnahme von Acetylsalicylsäure

Ulcus Dieulafoy (nach Georges D.) ↑Exulceratio simplex Dieulafoy.

Ulcus duodeni: Zwölffingerdarmgeschwür; häufigstes Ulkus im Gastrointestinaltrakt, das alle Altersklassen betreffen kann, am häufigsten in der 3. Lebensdekade zum ersten Mal auftritt u. eine große Rezidivquote aufweist. Es ist etwa viermal häufiger als das Ulcus ventriculi u. betrifft das männl. Geschlecht etwa viermal mehr. Über 95 % der U. d. betreffen den Bulbus, die übrigen können bis zur Papilla Vateri lokalisiert sein. Das U. d. ist häufig von einer Entzündungsreaktion umgeben. Beschwerden können fehlen o. untyp. sein, sonst nagend, krampfend, brennend mit Sodbrennen. Sie werden etwas re. der Mittellinie unterhalb des Schwertfortsatzes lokalisiert. Erbrechen sauren Magensafts führt wie Nahrungsaufnahme u. Antazida zum Abklingen der Beschwerden, die als sog. Nüchtern-, Spät- o. Nachtschmerz u. im Frühjahr sowie Herbst auftreten. Häufig liegt eine Hyperchlorhydrie mit großen Saftmengen vor. Die Gastroduodenoskopie ist die entscheidende diagn. Maßnahme. Komplikationen: Therapieresistenz, Blutung, Perforation, Penetration (in Pankreas, Leber, Gallenwege, Ligamentum gastrohepaticum), Obstruktion (durch Spasmus u. Ödem der parapylor. Region o. Narbenbildung). Ther.: Bei Helicobacter-pylori-assoziiertem U. d.: Eradikation des Keimes, bei NSAR-assoziiertem U. d.: Weglassen des Medikamentes u. Behandlung mit H_2-Blockern o. Protonenpumpenhemmern. Abb.

Ulcus durum: Ulcus syphiliticum; ↑Syphilis.

Ulcus hypertonicum ↑Ulcus cruris.

Ulcus mixtum: Mischgeschwür; entsteht bei gleichzeitiger Infektion mit Treponema pallidum u. Haemophilus ducreyi.

Ulcus molle venereum: Streptobacillosis venerea, weicher Schanker; melde- u. behandlungspflichtige, durch Geschlechtsverkehr übertragbare Lokalinfektion. Durch Infektion mit Haemophilus ducreyi kommt es zur Bildung scharf geschnittener, unregelmäßig begrenzter, meist in der Mehrzahl auftretender schmerzhafter Geschwüre mit weichen unterminierten Rändern am Genitale, selten extragenitale Schwellung u. Druckempfindlichkeit der regionären Lymphknoten, die verbacken, vereitern u. durch die Haut durchbrechen können. Inkubationszeit 2–3 Tage, bei Frauen auch viele Wochen. Bei gleichzeitiger Infektion mit Treponema pallidum entsteht das ↑Ulcus mixtum.

Ulcus neuroparalyticum: Ulcus trophicum; ↑Malum perforans pedis.

Ulcus penetrans: chron. Ulkus, das in Nachbarorgane einbricht, z. B. Leber, Pankreas, Milz.

Ulcus pepticum: unter Mitwirkung pept. Magensafts in einem Teil des Gastrointestinaltrakts entstandenes akutes o. chron. benignes Ulkus.

Ulcus pepticum jejuni ↑Anastomosenulkus.

Ulcus perforans: die Magenwand zerstörendes, in die Bauchhöhle durchbrechendes Ulkus.

Ulcus phagedaenicum: durch fusospirilläre Infektion unter bes. Bedingungen auftretendes, rasch zerfallendes u. fortschreitendes Geschwür am Penis, ähnl. dem ↑Noma.

Ulcus radiologicum vesicae ↑Strahlenulkus der Harnblase.

Ulcus rodens: fressendes Geschwür; eine Form des ↑Basalioms, das sich flach ausbreitet u. zu geschwürigem Zerfall neigt.

Ulcus simplex vesicae: Ulcus filtrans circumscriptum ulcerosum; unspezif. Blasengeschwür. Bis 1 cm großes Geschwür in sonst gesunder Blase, unklare Genese; hochgradige Beschwerden, weitgehend therapieresistent u. auch nach ausgiebiger Exzision o. Blasenwandresektion weit im Gesunden häufig rezidivierend. Es durchsetzt die Blasenwand keilförmig, so daß zystoskop. nur ein kleiner Defekt zu sehen ist (Elusived ulcer). Durch Anschluß an das Lymphgefäßsystem der Blase Auftreten an versch. Stellen; kann zur Fibrosierung aller Blasenwandschichten u. damit zur Schrumpfblase führen.

Ulcus syphiliticum: Ulcus durum; ↑Syphilis.

Ulcus terebrans: **1.** durch mehrere Gewebeschichten penetrierendes ↑Basaliom. **2.** ↑Ekthyma gangraenosum terebrans.

Ulcus tropicum: chron. Hautgeschwüre, vorwiegend an unteren Extremitäten, mit Neigung zur Tiefenausbreitung. Mischinfektionen: Fusobakterien u. Borrelien, aber auch Proteus, diphtheroide Erreger etc. (↑Fusospirochätose). Vorkommen in warmen Ländern infolge Resistenzminderung (Fehl- u. Mangelernährung). Schwerste Form der gangränös-ulzerösen Veränderung im Mundschleimhautbereich bei Kindern (↑Noma). Diagn. klin. u. mikrosk. Erregernachweis. Antibiot. Behandlung, größere Geschwüre operativ; kalor. ausreichende hochwertige Nahrung.

Ulcus varicosum ↑Ulcus cruris.

Ulcus ventriculi: Magengeschwür; beim Mann drei- bis viermal häufiger vorkommend als bei der Frau, wobei in beiden Geschlechtern höchste Inzidenz in der 6. Dekade liegt. In 2–8 % kommen multiple U. v. vor. In bis zu 40 % finden sich Hinweise auf abgelaufenes Ulcus duodeni. Am häufigsten kommt das U. v. an der kleinen Kurvatur im Grenzbereich zwischen Antrum u. Korpusschleimhaut vor. Nach Johnson 3 Typen: I. an kleiner Kurvatur u./o. hochsitzend (oft hypazid); II. U. v. u. Ulcus duodeni (oft hyperazid); III. präpylor. Ulcus (norm-hyperazid). Vom Sekretionsverhalten u. Beschwerdebild entspricht der Typ III dem Ulcus duodeni. Sympt.: Beschwerden u. Schmerzen im epigastr. Winkel. u./o. etwas li. der Mittellinie im Oberbauch (krampfend, bohrend, nagend, dumpf, z. T. ausstrahlend in den Rücken, zum Brustbein). Schmerzen treten um so früher nach der Nahrungsaufnahme auf, je höher das U. v. im Magen sitzt. Übelkeit u. Erbrechen sind selten, ein Gewichtsverlust häufiger. Komplikationen: Blutung, Perforation, Penetration, Passagestörung bei präpylor. o. subkardialem Sitz. Diagnostik: Röntgenuntersuchung, Gastroskopie mit gezielter Biopsie u./o. Zytologie. Jedes U. v. sollte endoskop.-biopt. untersucht u. im Verlauf kontrolliert werden, wobei auch aus der Narbe Biopsien erforderl. sind, da auch ein kleines ulzeriertes Karzinom (etwa Frühkarzinom Typ IIc) vorübergehend „abheilen" kann. Ther.: ↑Ulcus duodeni.

Ulcus vulvae acutum: akute, mit hohem Fieber einhergehende ulzeröse Entzündung bes. der kleinen Labien bei jungen Frauen. Ursache unbekannt. Abheilung nach 2 Wochen unter Narbenbildung.

Ulerythema ⟨*gr*⟩ *n*: erythematöse Hautkrankheiten, die ohne vorhergehende Zerstörung der Epidermis o. des Papillarkörpers in narbige Atrophie übergehen.

Ulerythema akneiforme ↑Atrophoderma neuroticum.

Ulerythema centrifugum ↑Lupus erythematodes cutaneus chronicus discoides.

Ulerythema ophryogenes: Keratosis pilaris rubra atrophicans faciei; im Bereich der Augenbrauen, bes. im äußeren Drittel, sowie in den darüberliegenden Partien der Stirn u. im Wangenbereich auftretende diffuse Rötung mit feinen follikulären Hornkegelchen, die zum Verlust der seitl. Augenbrauen u. grübchenförmiger Atrophie der Follikel führt.

Ulerythema pilare ↑Lichen pilaris.

Ulerythema sycosiforme: gruppierte follikuläre Pusteln in der Wangen- u. Bartgegend, die unter Narbenbildung abheilen.

Ulick-Syndrom: angeborener 18-Dehydrogenase-Defekt der Nebenniere mit dadurch bedingtem Fehlen der 18-Oxidation des Corticosterons. Folge ist prim. Hypoaldosteronismus, z. T. mit Ausbildung eines Salzverlustsyndroms.

Ulkus ⟨*lat*⟩ *n* ↑Ulcus.

Ulkusblutung: Blutung aus einem Geschwür. Häufigste Komplikation eines Ulcus pepticum. Jede Blutung ist ernst zu nehmen. Das Blutungsrisiko steigt mit der Anamnesedauer u. wenn bereits eine Blutung stattgefunden hatte. Pat. in hohem Alter sind durch die Blutung bes. gefährdet.

Ulkusgefäßtheorie: postuliert als entscheidenden ätiopathogenet. Faktor bei der Ulkusentstehung eine Durchblutungsstörung der Magenschleimhaut. Andere Theorien: Entzündungstheorie, Säuretheorie. ↑Ulkustherapie.

Ulkuskarzinom: **1.** aus einem ↑Ulcus ventriculi (seltener Ulcus duodeni o. Ulcus pepticum jejuni) hervorgegangenes Karzinom. **2.** Aus einem chron. rezidivierenden Ulcus cruris o. einem Verbrennungsgeschwür hervorgegangenes Karzinom.

Ulkuskrankheit: **1.** Krankheitsbild beim Ulcus pepticum, wenn es zu einem chron.-rezidivierenden Verlauf kommt. **2.** Krankheitsbild beim jungen Vagotoniker, der Beschwerden i. S. eines Ulcus duodeni hat (ohne typ. Periodizität), ohne daß ein Ulkus nachweisbar ist (Reizmagen).

Ulkusnische: Heudek-Nische; auf Röntgenaufnahmen bei Magenuntersuchungen durch Kontrastmittel darstellbarer Krater von Magengeschwüren.

Ulkustherapie: Behandlung des Ulcus pepticum. Therapieziele: Schmerzfreiheit, Abheilung, Rezidivverhütung, Verhütung von Komplikationen durch Einschränkung der aggressiven Faktoren (Säure, Helicobacter pylori o. heilmannii, Proteasen, Duodenalsaftreflux, Stase, beschleunigter Epithelverlust, Durchblutungsstörung) u. Förderung der protektiven Faktoren (Magenentleerung, Normalisierung der Epithelregeneration der Durchblutung u. Schleimhautbildung). Durch Eradikation des ↑Helicobacter pylori ist eine Heilung der Ulkuskrankheit mögl.

Ullrich, Otto (1894–1957), Päd., Bonn.

Ullrich-Bonnevie-Syndrom (nach Otto U. u. Kristine B.) ↑Noonan-Syndrom.

Ullrich-Feichtiger-Syndrom (nach Otto U.): ↑Dyskraniopygophalangie; Status degenerativer Rostockiensis. Gilt nicht mehr als eigenständiges Syndrom u. wird nicht mehr diagnostiziert. Wahrscheinl. hat es sich um Fälle von ↑Pätau-Syndrom o. von ↑Smith-Lemli-Opitz-Syndrom gehandelt.

Ullrich-Fremerey-Dohna-Syndrom (nach Otto U. u. H. F.-D.): Symptomenkomplex mit Trigonozephalus, Mikrogenie, Mikrostomie, offenem Biß, Vogelgesicht, Hypotrichose, Minderwuchs, Cataracta congenita u. anderen Augenfehlbildungen. Gilt nicht mehr als eigenständiges Syndrom, ident. mit ↑Hallermann-Streiff-Syndrom.

Ullrich-Nielsen-Syndrom (nach Otto U.): Kombinationssyndrom aus ↑Klippel-Feil-Syndrom u. ↑Noonan-Syndrom. mit beidseitigem Pterygium colli.

Ullrich-Syndrom (nach Otto U.) ↑Noonan-Syndrom.

Ullrich-Turner-Syndrom (nach Otto U. u. Henry H. T.): Gonadendysgenesiesyndrom, pterygonuchaler Infantilismus, X0-Syndrom, ovarieller Kleinwuchs, Morgagni-Turner-Albright-Syndrom; Form einer numer. geschlechtschromosomalen Aberration X0 (45, X). Häufigkeit im weibl. Geschlecht 1:2000 bis 1:5000, bei Jungen extrem selten. 95% der Embryonen mit dem Karyotyp 45, X enden als Spontanabort. Klin. Manifestation der Merkmalsträger: ↑Flügelfell, proportionierter Minder- bis Kleinwuchs, multiple Skelettdeformitäten (Thorax, Wirbel, Füße u. a.), Gesichtsdysplasie („Sphinxgesicht"), Dys- o. Agenesie der Gonaden, prim. Amenorrhö; bereits im frühen Säuglingsalter können Lymphödeme der Füße auftreten; überdurchschnittl. häufig sind Fehlbildungen der inneren Organe (Herz, Niere u. a.). Intelligenz normal. Diagn. durch Karyogramm. Zahlreiche Übergangs- u. Zwischenformen mit unterschiedl. ausgeprägtem Phänotyp sind mögl. (X0/XX, X0/XX/XXX, X0/XY). Abb.

Ulna ⟨*lat*⟩ *f*: Elle; Röhrenknochen an der Kleinfingerseite des Unterarms.

Ulnadefekte: Reduktionsfehlbildungen der Elle. Seltener als ↑Radiusdefekte. Ulnaaplasie: totale Form (völliges Fehlen) o. partielle Form (Fehlen des distalen Abschnitts, Synostose des Rests mit dem Humerus). Kombination mit Reduktion der ulnaren Handstrahlen, Verkrümmungen des Radius, Radiusköpfchenluxation, Daumenfehlbildungen, Gelenkaplasien mit Fibuladefekten. Ulnahypoplasie: Verkürzung u. Verschmälerung bei erhaltener Form. U. treten als Sympt. des ↑Hertwig-Weyers-Syndroms, ↑Holt-Oram-Syndroms, kongenitalen Thrombopeniesyndroms (↑Fanconi-Anämie).

Ulnardeviation: Subluxation der Finger im Bereich der Grundgelenke, Abweichung nach ulnar, oft zugleich nach volar (palmar). Zumeist bei ↑Rheumatoidarthritis, aber z. B. auch bei Lupus erythematodes visceralis.

ulnaris ⟨*lat*⟩ *Adj*: zur Elle gehörend.

Ulnariskompressionssyndrom: Kompression des N. ulnaris, ↑Kompressionssyndrome.

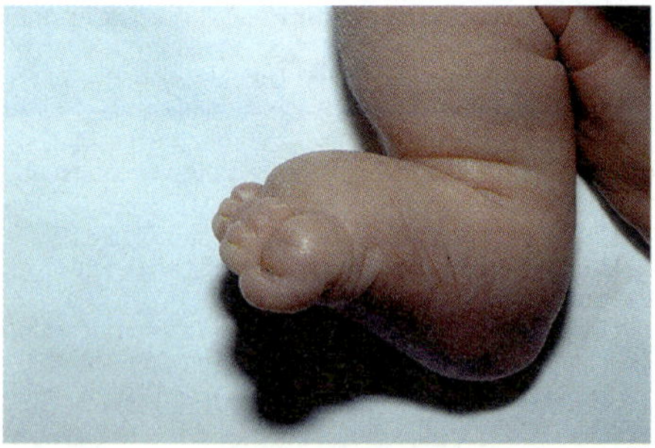

36

Ullrich-Turner-Syndrom. Fußrückenödeme

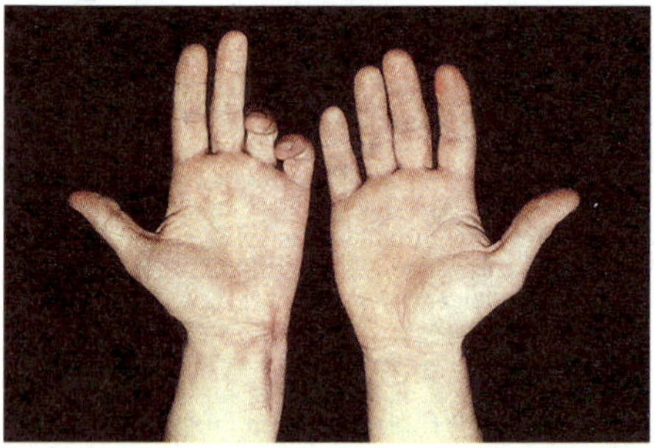

31

Ulnarislähmung der linken Hand

Ulnarislähmung: am häufigsten Schädigungen im Ellenbogenbereich mit Ausfällen des Flexor carpi ulnaris, des ulnaren Anteils des Flexor digitorum profundus, der Interossei, der Lumbricales III u. IV. Unterschiedl. Muskelbeteiligung bei Läsionen im distalen Abschnitt. Typ. Bild: Krallenhand, ↑Radfahrerlähmung. Sensibilitätsstörung: $1\,^1/_2$–2 Finger an der Ulnarseite der Hand, dorsal meist mehr als volar. Abb.

Ulnariszeichen: Froment-Zeichen, bei ↑Ulnarislähmung ist Festhalten eines Blattes Papier zwischen Daumen u. Zeigefinger nur bei starker Beugung des Daumenendgliedes mögl.

ulo- ⟨*gr*⟩ *Präfix*: **1.** Zahnfleisch. **2.** Narbe. **3.** Wollig.

Ulotriche ⟨*gr*⟩ *m Pl*: **1.** Menschen mit starker Wollhaarbildung. **2.** Kraushaar.

Ultima ratio ⟨*lat*⟩ *f*: letzte Maßnahme, letzte Möglichkeit zur Behandlung.

Ultimobranchialkörper: aus der 5. Schlundtasche entstandener Drüsenkörper. Beim Menschen seitl. Schilddrüsenanlage mit den parafollikulären Zellen.

Ultraamylopectin: Natriumcarboxyamylopectin. Besteht mind. zu 98% aus Natriumamylopectinglykolat. 2 g der Substanz können bei der Herstellung von bakt. Nährböden 7 g Gelatine ersetzen, soweit diese nicht als Diagnostikum dienen soll (z. B. für eiweißverflüssigende Bakterien). Bei der Tablettenherstellung in Verbindung mit Kartoffelstärke als Sprengmittel, ferner wird U. in der Kosmetik-, Nahrungsmittel- u. Genußmittelindustrie verwendet.

Ultradian-Periodik: endogene Rhythmen von Körperfunktionen mit Periodenlängen unter 24 h. zirkadianer ↑Rhythmus. Period. Veränderungen mit einem Rhythmus über 24 h werden als infradian bezeichnet.

Ultradünnschnitt: Schnitt von 20–60 nm Dicke für die Untersuchung im Elektronenmikroskop.

Ultrafiltrat ↑Ultrafiltration.

Ultrafiltration: Verfahren zur Abtrennung von kolloiddispersen Teilchen von molekulardispersen Teilchen u. Lösungsmittel über eine Filtration durch Membranfilter mit definierter Porengröße. Der Volumenfluß durch die Membran hängt von ihrer Größe u. Beschaffenheit sowie vom effektiven ↑Filtrationsdruck ab. Es tritt eine molekulare ↑Siebung ein. Große Moleküle werden vollständig zurückgehalten. U. findet beim Flüssigkeitsaustausch in allen Geweben des Körpers statt, so bei der Lymphbildung aus den art. Kapillaren u. beim Abpressen des ↑Primärharns in den Nierenkörperchen. U. kann für den konvektiven ↑Stofftransport genutzt werden. Sie spielt eine wichtige Rolle bei der ↑Diafiltration u. ↑Hämofiltration. Vor o. nach einer ↑Hämodialyse angewendet, bezeichnet man sie als sequentielle U.; U. ist auch während der Hämodialyse mögl. Hier wird das Ultrafiltrat vom Blut in das Dialysat abgepreßt. U. wird in der Biochem. zur schonenden Anreicherung hochmolekularer Substanzen eingesetzt.

Ultrahochfrequenztherapie: ältere Bez. für ↑Hochfrequenzwärmetherapie mit nicht exakt definierter unterer Frequenzgrenze. Die Unterscheidung erfolgt heute in Kurzwellen-, Dezimeterwellen- u. Mikrowellentherapie.

Ultrakurzwellen: ↑Spektrum der elektromagnet. Wellen.

Ultrakurzwellentherapie ↑Dezimeterwellentherapie.

Ultralangzeitsulfonamide: außerordentl. lange wirkende ↑Sulfonamide.

Ultramikroskopie ↑Elektronenmikroskopie.

Ultramikrotom: Gerät zur Anfertigung von ↑Ultradünnschnitten. Das in Kunststoff (↑Methacrylat) eingebettete Objekt wird mit ↑Glasmessern geschnitten. Die Schnitte werden in einer dem Messer anliegenden flüssigkeitsgefüllten Wanne gesammelt, dann auf Kupfernetzen aufgefangen u. auf diesen im Elektronenmikroskop untersucht.

Ultrapasteurisierung ↑Pasteurisierung.

Ultraphonophorese: Einbringen von Medikamenten durch die Haut in den Organismus durch Anwendung von Ultraschall.

Ultrareizstrom: Reizstrommassage nach Träbert (dt. Zahnarzt) durch analget. wirkende Rechteckimpulsfolgen von 143 Hz u. 2 ms Impulsdauer.

Ultrarot: an das sichtbare ↑Licht anschließender langwelliger Strahlenbereich, Wärmestrahlung. ↑Infrarot.

Ultrarot-Star: Glasbläserstar, Wärmestar, ↑Feuerstar, ↑Katarakt.

Ultraschall: *Abk* US; akust. Wellen mit Frequenzen >20 kHz (obere menschl. Hörgrenze) bis in den GHz-Bereich (Hyperschall). Diese breiten sich in Gasen, Flüssigkeiten u. Festkörpern mit einer stoffspezif. Geschwindigkeit c aus (c in $m \cdot s^{-1}$: Luft 335; Wasser 1 500, Weichteilgewebe 1 400–1 600). Reflexionen erfolgen an Grenzflächen, an denen ein Sprung der akust. Impedanz ϱc (ϱ: Dichte) vorliegt u. Totalreflexion an der Luft-Wasser-Grenze. An rauhen Grenzflächen u. Strukturen, die kleinerer o. gleicher Wellenlänge sind (z. B. Erythrozyt), erfolgt US-Streuung. Das sind die Grundlagen der ultraschalldiagnost. Reflexionsverfahren (↑Sonograph). US wird frequenzabhängig gedämpft u. dabei überwiegend in Wärme umgewandelt, ein Effekt, der neben der mechan. Wirkung (Mikromassage infolge der enormen Druckschwankungen) der ↑Ultraschalltherapie zugrundeliegt (Reizwirkungen bei ther. Dosen <3 Wcm^{-2}). Hochenerget. US führt in Geweben zu irreversiblen Schäden, insbes. durch US-Kavitationen, Lösung physikochem. Bindungen, verbunden mit chem. Effekten (bes. Oxidationen) u. sek. elektr. Erscheinungen (Potentialbildung) sowie durch hohe Wärmeentwicklung infolge US-Absorption: Zellstrukturdesintegration. Flüssigkeiten können durch US bes. fein u. gleichmäßig vernebelt werden (↑Aerosolapplikation, ↑Ultraschallaerosole). Bei niedrigen Leistungsdichten (0,05–0,1 Wcm^{-3}) wird die Frakturheilung begünstigt, bis 0,3 Wcm^{-3} verstärkte Kallusbildung, >2 Wcm^{-3} Nekrosegefahr. Hochenerget. US in Luft, erzeugt z. B. durch Düsentriebwerke, enthält tieffrequente spektrale US-Anteile, die Schädigungen des Innenohrs u. des Vestibularapparats beim Bodenpersonal verursachen (↑Ultraschallkrankheit).

Ultraschallaerosole: mit einem Ultraschallaerosolgerät erzeugtes Aerosol. U. haben eine höhere Nebeldichte als Düsenaerosole u. Sprays. Die Ultraschallschwinger werden meist mit Frequenzen oberhalb 1 MHz betrieben, um einen mittleren Tröpfchendurchmesser unter o. um 5 µm zu erzielen. Für eine Aerosolablagerung im alveolären Bereich ist ein Teilchendurchmesser etwas unterhalb 5 µm am günstigsten.

Ultraschall-Computertomographie: US-CT, Verfahren der ↑Ultraschalldiagnostik im Forschungsstadium. Entgegen den sonst übl. Reflexionstechniken (Impuls-Echo-Verfahren) basiert die US-CT analog zur Röntgen-CT auf einem Transmissionsverfahren, bei dem die Ultraschallschwächung zwischen Sende- u. Empfangsschallkopf registriert u. zu einem summar. Schwächungsbild nach Objektdurchschallung zusammengesetzt wird. Die Anwendung beschränkender Nachteil ist die Totalreflexion des Ultraschalls an Gewebe-Luftgrenzflächen.

Ultraschalldiagnostik: *Abk* USD; nichtinvasive bildgebende Funktionsdiagnostik mit Ultraschallwellen im Vorfeld u. im Vergleich mit anderen bildgebenen Verfahren (Röntgen, Röntgen-CT, Nuklearmed., Gammakamera, Kernspinresonanz) unter Nutzung des Impuls-Echo-Verfahrens (↑Sonograph, Impuls-Doppler-Verfahren) bzw. als Dauerschallverfahren (↑Ultraschall-Doppler-Technik, häufig mit farbcodierter Darstellung der unterschiedl. Strömungsgeschwindigkeiten in Gefäßen). Alle etablierten Verfahren sind Reflexionsverfahren (Impuls-Echo-Verfahren); Transmissionstechniken (z. B. Ultraschallkamera, ↑Ultraschall-Computertomographie, Ultraschallholographie) haben bislang geringe Bedeutung. Für die abdominale Diagnostik werden Ultraschallfrequenzen von 1–4 MHz als Kompromiß zwischen Eindringtiefe u. Auflösungsvermögen benutzt, für die sog. Small-part-Diagnostik (Auge, oberflächennahe Gefäße, Hoden u. a.) zur Steigerung des axialen Auflösungsvermögens Frequenzen bis 15 MHz. Die Impulsfolgefrequenz (20–2 000 Impulse/s, Impulsdauer ca. 1 µs) u. die Sendeleistung bestimmen die mittlere Schallintensität (0,1–20 mW/cm^2). Echos aus tieferliegenden Schichten werden mit Hilfe der laufzeitabhängigen Verstärkung zur Kompensation der stärkeren Signaldämpfung höher verstärkt (engl. TCG: Time compensated gain). Ein allen Ultraschallverfahren gemeinsamer anwendungsbeschränkender Nachteil ist die fast 100%ige Reflexion des Ultraschalls an Gewebe-Luft-Grenzflächen. Unterschieden werden: 1. **Impuls-Echo-Verfahren**: Abstrahlung eines Ultraschallimpulses von einem dem Objekt aufgelegten Schallkopf u. Registrierung des zeitl. Verlaufs der Echosignale entspr. der unterschiedl. Tiefenlage der reflektierenden Strukturen als Amplituden mit Umsetzung in Helligkeitswerte, Darstellung der zeitl. Verschiebung der Reflexorte (z. B. Bewegungen am Herzen) als TM-Bild (↑Time-motion-Verfahren) o. bei Abtastung des Objekts mit dem Schallstrahl als zweidimensionales Schichtbild (Tomogramm; ↑B-Bild). Genutzt werden Ultraschallfrequenzen im Bereich von etwa 1–10 MHz u. mittleren Schallintensitäten von etwa 0,1–20 mW/cm², Impulsdauer um 1 µs u. 20–2 000 Impulsen/s. 2. **Doppler-Verfahren** (↑Ultraschall-Doppler-Technik): Abstrahlung von Ultraschallimpulsen o. kontinuierl. Wellen u. Registrierung der Frequenzänderungen infolge Reflexion an bewegten Objekten (↑Doppler-Effekt, akustischer). Anwendung: Blutflußmessungen, z. T. mit farbcodierter Darstellung unterschiedl. Strömungsgeschwindigkeiten, Nachweis von Durchblutung u. Herzaktionen. 3. **Ultraschallspektroskopie**: Abstrahlung von Ultraschallimpulsen u. spektrale Analyse (Fourier-Analyse, harmonische ↑Analyse) der Amplitudenverteilung des Echosignals von Organoberflächen o. Analyse der frequenzselektiven Absorption in Organen (dd Möglichkeiten in der Leber u. a.). Anwendungen: Strukturanalysen. 4. **Transmissionsverfahren**: Registrierung der Ultraschallschwächung zwischen einem sendenden u. empfangenden Schallkopf. Bei Abtastung des Objekts liefert das Signal ein summar. Schwächungsbild. Versuchsweiser Einsatz des Verfahrens zur Ultraschallcomputertomographie. **Hauptanwendungen**: 1. Kardiol./Angiologie: ↑Echokardiographie, ↑Time-motion-Verfahren. 2. Geburtshilfe/Gyn.: Diagnostik der Schwangerschaft (Alter, Mehrlings- u. gestörte Frühschwangerschaft, fetale Entwicklung mit Herzaktionen ab 5.–6. Schwangerschaftswoche, Lage u. Haltung des Feten, Fruchttod; Lokalisation, Größe, Dicke, Entwicklung der Plazenta), Tumorsuche u. DD von Uterus, Ovarien u. Mamma. 3. Abdominale Diagnostik: Pankreas, Milz, Leber, Galle, Niere, ableitende Gallen- u. Harnwege (Konkrementnachweis), organversorgende Gefäße, Magen-Darm-Trakt, allg. Tumor- u. DD (Zyste etc.), Punktion unter sonograph. Kontrolle. 4. Ophth. (A- u. B-Bild): Biometrie (Längen u. Distanzen), Netzhautablösungen, Fremdkörperlokalisation, Tumoren im Bulbus u. der Orbita, Auge bei Glaskörpertrübungen. 5. Orthop.: Diagn. von Hüftdysplasien u. -luxationen, insbes. im Säuglings- u. Kindesalter, zumeist mit 5-MHz-Linearscannern, sowie von rheumat. Gelenkveränderungen (5–7,5 MHz) u. zur Darstellung von raumfordernden Prozessen in peripheren Weichteilen. ↑Endosonographie. Abb.

Ultraschall-Doppler-Technik (nach Christian J. D.): Geräte u. Methoden, die den akustischen ↑Doppler-Effekt an Ultraschallwellen zur Untersuchung u. Registrierung von Bewegungsvorgängen ausnutzen. Wird eine Ultraschallwelle an einer bewegten Struktur reflektiert bzw. gestreut, so unterscheidet sich die empfangene Frequenz f_E von der gesendeten f_S (Doppler-Effekt). Die Doppler-Frequenz $f_D = f_S - f_E$ ist der Geschwindigkeit v der bewegten Struktur proportional. Hauptanwendungen: fetales Herz (Vitalitätsnachweis), pulsierende Blutgefäße (Pulsdetektor), bewegte Erythrozyten in Arterien u. Venen (Doppler-Geräte für die angiolog. Diagnostik, bei Arterien im Hirn- u. Körperkreislauf: Okklusion, Kollateralkreisläufe, Stenosen, Plaques; bei Venen: Klappeninsuffizienz, Thrombennachweis). Man unterscheidet Geräte, die kontinuierl. von solchen, die gepulsten Ultraschall (Impuls-Doppler, ein- u. mehrkanalig) verwenden. Beide liefern Informationen über die Strömungsrichtung, letztere gewinnen die Geschwindigkeitsinformation aus einem engen einstellbaren Areal u. ermöglichen die Bestimmung des Gefäßdurchmessers, mit mehrkanaligen Geräten auch des Volumenstroms u. des Strömungsprofils. Moderne Ultraschalldiagnostikgeräte sind eine Kombination von Schnittbild-Geräten (überwiegend mit elektron. Bereichsabtastung) u. kontinuierl. sowie gepulsten Doppler-Geräten. Die farbcodierte Bilddarstellung gestattet übersichtl. eine Geschwindigkeitsklassifikation aus

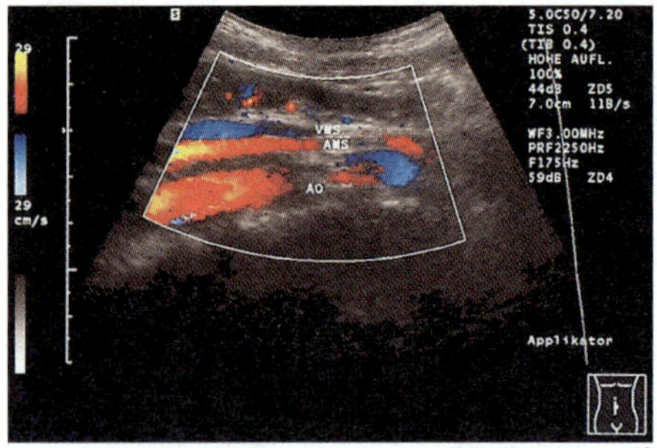

10

Ultraschalldiagnostik. Blutströmung der abdominalen Gefäße im Ultraschall-Farb-Doppler-Verfahren; rot: Arterien, blau: Venen

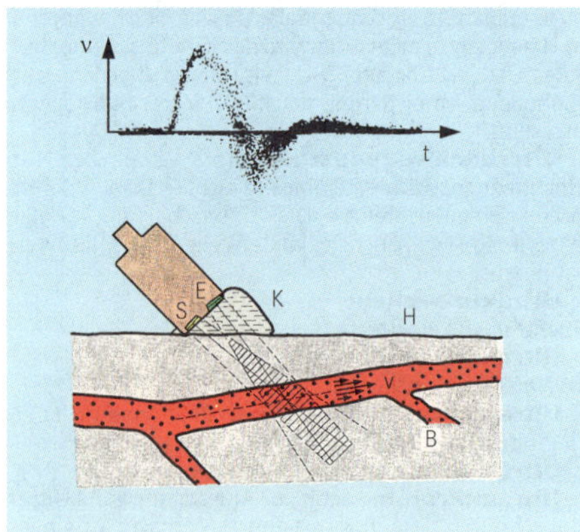

Ultraschall-Doppler-Technik: Prinzip der Doppler-Signalableitung von einer Arterie. Eingezeichnet ist der empfindl. Bereich des Schallkopfs (Überlappung des Sende- u. Empfangsschallfelds). Oben das Doppler-Signal eines Herzzyklus (Frequenzdarstellung: v Strömungsgeschwindigkeit, t Zeit); S, E Sende-, Empfangswandler; H Hautoberfläche, B Blutgefäß, K Koppelgel

der Farbtiefe, die Erkennung der Strömungsrichtung aus der Farbgebung (rot, blau) sowie die Identifikation von Turbulenzzonen. ↑Sonograph, ↑Echokardiographie. Abb.

Ultraschallechoenzephalograph: Ultraschalldiagnostikgerät nach dem A-Bild-Verfahren, das hauptsächl. zur Darstellung der Hirnmittellinie (insbes. durch Reflexionen am 3. Ventrikel bei beidseitiger Durchschallung erzeugt) eingesetzt wird. Diese wird durch intrakranielle raumfordernde Prozesse (subdurale Hämatome, Tumoren) verschoben. Infolge der höheren diagn. Aussage der Röntgencomputertomographie ist die Geräteanwendung rückläufig.

Ultraschallechographie: gelegentl. gebrauchte Bez. für die ↑Ultraschalldiagnostik, die auf der Registrierung von Ultraschallstrahlung beruht, die von den einzelnen Objektdetails reflektiert wurde.

Ultraschallechokardiographie ↑Echokardiographie.

Ultraschalleitfähigkeit des Knochens: Eigenschaft des Knochengewebes, Ultraschall aufzunehmen u. weiterzuleiten. Sie kann auch noch an vom Beschallungspunkt weit entfernten Orten wirken. Die Leitfähigkeit des Knochengewebes für Ultraschall steigt noch bei implantiertem Osteosynthesematerial.

Ultraschallerzeugung: erfolgt vornehml. mit elektroakust. Wandlern, die auf dem reziproken piezoelektrischen ↑Effekt (Elektrostriktion) o. dem Magnetostriktionseffekt beruhen. In beiden Fällen wird die elektr. Energie eines Hochfrequenzgenerators durch die Wandler in mechan. Energie (Ultraschall) transformiert. Die Platten des piezoelektr. Materials (früher Quarz, heute polykristalline Piezokeramiken) werden dabei zu Dickenschwingungen angeregt. Eine Resonanzabstimmung ermöglicht die Erzeugung hoher Schwingungsamplituden.

Ultraschallglottographie: kontinuierl. Registrierung der Stimmlippenschwingungen ohne Beeinflussung der artikulator. Bewegungen mittels Ultraschall durch Reflexionsmethode.

Ultraschallkardiographie ↑Echokardiographie.

Ultraschallkavitation: das durch intensive Ultraschallwellen in homogenen Flüssigkeiten entstehende Zerreißen der Flüssigkeit. U. tritt auf, wenn es bei hinreichend hoher Intensität zu einem period. neg. Druck im Innern einer Flüssigkeit kommt. Durch die damit entstehende Zugspannung bilden sich neue Oberflächen, wodurch Anregungen u. Ionisation der Flüssigkeitsmoleküle erfolgen.

Ultraschallkrankheit: Symptomenkomplex mit Angstzuständen, Tachykardie, Blutdruckschwankungen, Gleichgewichtsstörungen u. Gliederzittern, z. T. nach längerer Latenz auftretend. Ursache sind Ultraschallanteile im Schallspektrum von Strahlantrieben von Flugzeugen. Vorwiegend bei Bodenpersonal auf Flugplätzen.

Ultraschallophthalmographie: ultraschalldiagnost. Verfahren, bei denen A- o. B-Bilder (↑Ultraschalldiagnostik) von Augen u. Augenhöhlen angefertigt werden. Dabei werden Frequenzen von 5–20 MHz angewendet. Der Schallkopf ist kleiner als bei anderen Anwendungen, das Auflösungsvermögen größer. Das Verfahren wird zur Diagnostik von Tumoren, entzündl. Veränderungen, Netzhautverformungen bei opaker Augenflüssigkeit, zur Fremdkörperlokalisation, zur Darstellung von Strukturveränderungen sowie für biometr. Untersuchungen angewendet.

Ultraschalltherapie: Verfahren der physikal. Ther. Mittels hochfrequenter mechan. Schwingungen (800 kHz) werden im Gewebe bes. an Grenzflächen mechan., therm. u. physikochem. Effekte erzielt. Die Wirkung ist analget., hyperämisierend u. die Gewebetrophik verbessernd. Grundlage für den Schallgeber ist der umgekehrte piezoelektr. Effekt. Gutes Eindringungsvermögen des Ultraschalls ins Gewebe: Halbwerttiefe 7 cm; Applikation als Dauer- u. Impulsultraschalltherapie; Ankopplung mit Öl o. im Wasser; meist lokale u. segmentale Behandlung. Angewendet bei entzündl. degenerativen Erkrankungen des Bewegungsapparats, Angiopathien, Neuralgien.

Ultraschalltomographie ↑Ultraschalldiagnostik, ↑B-Bild.

Ultraschallvernebler: Aerosolgeräte, bei denen der Nebel an der Oberfläche eines Ultraschallsprudels entsteht, der auf einer Flüssigkeitsoberfläche erzeugt wird. U. erzeugen feintröpfigere Aerosole mit höheren ↑Nebeldichten als Druckluftvernebler (↑Bergson-Düse). In der physikal. Ther. angewandt, um Medikamente u. Heilwässer als Aerosol in die Atemwege einzubringen. Abb.

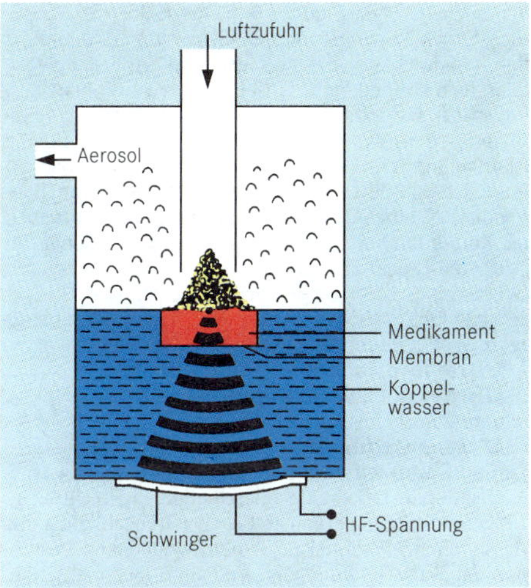

Ultraschallvernebler. Schematischer Aufbau eines Ultraschallaerosolgeräts (nach Hildebrandt, 1985)

Ultrasonographie ↑Ultraschalldiagnostik.

Ultrasonoskop: Gerät zur Untersuchung mit ↑Ultraschall.

Ultrastruktur ⟨*lat*⟩ *f*: Struktur unterhalb des Auflösungsvermögens des Lichtmikroskops, also im elektronenmikroskop. bis molekularen Bereich.

Ultrastrukturforschung: in der Biol. Untersuchung der normalen u. veränderten Struktur biol. Objekte unterhalb des Auflösungsvermögens des Lichtmikroskops.

Ultraviolett: *Abk* UV; im elektromagnet. Spektrum des Lichts sich dem Violett anschließende unsichtbare energiereichere kurzwellige Strahlung mit Frequenzen von $7{,}5 \cdot 10^{14}$–$3 \cdot 10^{15}$ Hz. UV-A: Wellenlänge 315–

U

400 nm, Induktion von Fluoreszenz von Fluorochromen u. Luminophoren; Dunkelfärbung von Pigmentgranula. UV-B: Wellenlänge 280–315 nm, induziert Photosyntese von Vitamin D, stimuliert Melanozyten, führt zu entzündl. Erythem. UV-C: Wellenlänge 100–280 nm, führt zum Erythem, Störung der Hautflora, Lichtkonjunktivitis. Zur Ther. werden Quecksilberdampflampen mit Quarzglas verwendet, die einen höheren Anteil an biol. wirksamen UV-B (8 %) als das Sonnenlicht aufweisen. Angewendet bei Hauterkrankungen, Infektanfälligkeit, Rachitisprophylaxe, Osteoporose, verzögerter Knochenbruchheilung, Anämie, Erschöpfungszuständen. ↑Phototherapie.

Ultraviolettmikrophotographie: Mikrophotographie mit UV-Licht meist schmaler Wellenlängenbereiche. Vorteil ist, daß biol. Material häufig nicht eingefärbt zu werden braucht, weil sich viele Substanzen im UV-Bereich stärker im Absorptionsvermögen unterscheiden als im sichtbaren. ↑Ultraviolettmikroskop.

Ultraviolettmikroskop: Gerät zur Untersuchung mikrosk. Objekte mit Hilfe der ultravioletten Strahlung (UV). Ziel ist, die kleinere Wellenlänge des UV auszunutzen, da um so kleinere Details abgebildet werden können, je kleiner die Wellenlänge des abbildenden Lichts ist. Neben einer UV-Lichtquelle wie Quecksilber- u. Xenonhöchstdrucklampen ist für die Beleuchtung u. Abbildung eine UV-durchlässige Optik erforderl. Außer Spiegelobjektiven können dafür Linsenobjektive aus Quarzglas, Flußspat u. Lithiumfluorid verwendet werden. Als Empfänger ist v. a. die photograph. Platte geeignet. Da die Scharfstellung des Objekts im sichtbaren Licht erfolgt, ist entweder ein Bildwandler (Fluoreszenz- o. elektron. Bildwandler) o. eine Abbildungsoptik erforderl., die neben der Korrektion im UV mind. für eine Wellenlänge im sichtbaren Spektralbereich korrigiert ist. Für diesen Zweck sind sog. UV-VIS-achromat. u. UV-VIS-apochromat. Objektive entstanden, die z. T. als Spiegelobjektive ausgeführt sind.

Ultraviolettstrahlung ↑UV-Strahlung.

Ultraviolettzystoskopie ↑Fluoreszenzzystoskopie.

Ultrazentrifugation: analyt. u. präparative Technik zur Charakterisierung u. Trennung von Makromolekülen durch starke radiale Beschleunigung in Ultrazentrifugen mit hoher Temperatur- u. Drehzahlkonstanz. Masse, chem. Potential u. Reibungswiderstand bestimmen dabei das hydrodynam. Verhalten (Sedimentation, Flotation, Diffusion) der Moleküle bzw. Teilchen. ↑Ultrazentrifugation, analytische, präparative ↑Ultrazentrifugation.

Ultrazentrifugation, analytische: Methode der ↑Ultrazentrifugation zur hydrodynam. Charakterisierung von Molekülen u. Teilchen. Sedimentationskoeffizient u. Sedimentationskonstante werden in ↑Svedberg-Einheiten angegeben.

Ultrazentrifugation, präparative: Methode der ↑Ultrazentrifugation zur Gewinnung von hydrodynam. weitgehend einheitl. Molekül- bzw. Teilchenfraktionen. Entspr. dem Dichteunterschied zwischen den gelösten Molekülen u. dem Lösungsmittel kommt es zur Sedimentation o. Flotation.

Ultzmann, Robert (1842–1889), Urol., Wien.

Ultzmann-Katheter (nach Robert U.): Spezialkatheter mit vielen kleinen Löchern im Schnabel für Harnröhrenspülungen.

Ultzmann-Schema (nach Robert U.): chem. Untersuchungsgang zur qualitativen Schnelluntersuchung von Harnsteinen, zugunsten der physikal. Methoden verlassen. ↑Harnsteinanalyse.

Ulzeration ⟨*lat*⟩ *f*: an Haut o. Schleimhaut entstandener Gewebedefekt, oft multipel.

Umbaugastritis: chron. Gastritis, bei der es zu einem Umbau der Magenmukosa in eine ortsfremde, an das Duodenum o. auch an tiefere Abschnitte des Darmschlauchs errinnernde Schleimhaut kommt (intestinale Metaplasie). Die U. kann zu den Präkanzerosen gerechnet werden.

Umbauplatz: bei Erwachsenen Ort im Knochengewebe mit Knochenan- u. -abbau, also mit Umbau. Nur etwa 10 % der U. sind aktiv. Sie liegen endostal. Der Umbau ist im Knochengewebe ein zeitlebens bestehender Prozeß.

Umbauzone ↑Looser-Umbauzonen.

Umber, Friedrich (1871–1946), dt. Int., Berlin.

Umber-Kostgerüst (nach Friedrich U.): Diätschema für Entfettungskuren, bei denen eine sättigende, aber sehr kalorienarme Nahrung von etwa 4 000 kJ je Tag zugrunde gelegt wird.

umbilicalis ⟨*lat*⟩ *Adj*: umbilical; zum Nabel gehörend.

Umbilicus ⟨*lat*⟩ *m* ↑Nabel.

Umbilikalarterienagenesie: Bei ↑Sirenomelie fehlt in der Nabelschnur regelmäßig eine der beiden Aa. umbilicales. Das unterscheidet sie von äußerl. verwandten Fehlbildungen (apodale ↑Monopodie, ↑Dysplasie, kaudale). Als Einzelfehlbildung selten, häufiger in Kombination mit Spaltgaumen, Augenfehlbildungen, Lippenspalte u. Polydaktylie bei Trisomie 13 (↑Pätau-Syndrom).

Umbilikalhernie ↑Nabelbruch.

Umbilikalsinus: angeborene, blind endende Vertiefung des Nabels durch Persistenz des distalen Teils des Dottergangs (↑Ductus omphaloentericus persistens). Auskleidung mit Ileum- o. Magenschleimhaut. Sympt. des nässenden Nabels.

Umbilikographie: nach Sondierung der Nabelvene (evtl. nach deren Aufweitung) erfolgende Darstellung dieser Vene u. des portalen Gefäßsystems.

Umblickfeld: gesamter, durch Drehung von Wirbelsäule u. Kopfgelenken einschl. Augenbewegungen (Blickfeld) erfaßbarer Bereich des Sehfelds. Max. Erweiterungsmöglichkeit des Gesichtsfelds bei stationärem Körper (z. B. sitzender Kraftfahrer). U. nimmt mit Alter ab.

Umbo ⟨*lat*⟩ *m*: Schildbuckel, Nabel.

Umbo membranae tympani: Nabel des Trommelfells; mittlerer Teil des Trommelfells, welcher nach innen vorgewölbt ist.

Umbralgläser: durchgefärbtes Lichtschutzglas. Bei Aufdampfung auf (brechende) Gläser als Überfangglas bezeichnet.

Umfang-Interorbital-Index: Abstand der inneren Augenwinkel in cm · 100 im Verhältnis zum Kopfumfang in cm; Normalwert ist kleiner als 38. ↑Greig-Syndrom.

Umfeldhemmung ↑Hemmung, laterale.

Umformungszeit: *Abk* UZ; Intervall vom Beginn der Q-Welle (EKG) bis zur größten Amplitude des I. HT: Q – T. Beziehung zur Herzfrequenz: 90 – 0,4 · HF (Männer), 89 – 0,3 · HF (Frauen) ms. Verlängert bei Mitralstenose u. Vorhofflimmern. Verminderte enddiastol. Kammerfüllung verlängert die U., bei vermehrter ist sie verkürzt.

Umgebungsreaktion: alle in der Umgebung eines Krankheitsherds auftretenden Veränderungen, z. B. Entzündung, Hyperämie, Exsudation, Zellinfiltration.

Umgebungsuntersuchung: beim Auftreten best. Infektionskrankheiten wie Typhus abdominalis, bakterielle Ruhr, Diphtherie, ferner bei nosokomialen ↑Infektionen bzw. beim Vorliegen des Verdachts auf solche die wiederholte bakt. (ggf. virol.) Untersuchung Krankheits- u. Ansteckungsverdächtiger sowie der Kontaktpersonen (der Essen-, Wohn-, Toiletten-, Arbeits- o. Ausbildungsgemeinschaft) i. S. der ↑Seuchenbekämpfung, d. h. die Feststellung des Erregers, Ermittlung u. Sanierung der Infektionsquelle.

Umgehungsanastomose: Anastomose zur Ausschaltung eines Hindernisses; Kurzschlußanastomose.

Umgehungskreislauf ↑Kollateralkreislauf.

Umkehrosmose: Standardverfahren zur Wasserenthärtung für die Hämodialysebehandlung.

Umkehrtranskriptasen ↑cDNA, ↑DNA-Polymerasen, ↑Transkriptase, reverse.

Umklammerungsreflex ↑Moro-Reflex.

Umlauf: ↑Panaritium o. ↑Paronychie.

UMP: *Abk* für ↑Uridinmonophosphat.

Umpolarisation ↑Aktionspotential.

Umsatzgeschwindigkeit: ein Maß für die Geschwindigkeit der im Stationärzustand (d. h. bei konstanter Konzentration) ablaufenden Synthese- u. Abbau- bzw. Ausscheidungsprozesse eines Stoffs. Hohe U. bedeutet eine kurze biologische ↑Halbwertszeit u. umgekehrt.

Umsatz, spezifischer: auf die Gewichtseinheit kg bezogener Energiewechsel der Organismen, angegeben in kJ/kg · h. Über dem Körpergewicht abgetragen, ergibt sich ein reziproker asymptot. Zusammenhang zwischen s. U. u. Körpergewicht. Unter Einbeziehung aller Gewichtsklassen homoiothermer Tiere (Säuger u. Vögel) ergeben sich zugleich die metabol. Grenzen der Körpergröße: so haben Kolibris, die kleinsten Vögel, bei einem Körpergewicht von 2–3 g einen s. U. von 70 kJ/kg · h, Zwergmäuse, die kleinsten Säugetiere, mit 10 g Körpergewicht einen s. U. von 40 kJ/kg · h. Der Mensch hat mit 70 kg Gew. einen s. U. von 4,5 kJ/kg · h. Die größten Säuger (Wale) haben bei 60 t nur noch den minimal mögl. s. U. von 1 kJ/kg · h. ↑Oberflächenregel.

Umschlag: Wickel, ↑Packung.

Umschlagfalte: Übergang von der dem Kieferknochen fest aufliegenden Gingiva zur bewegl. Mundschleimhaut.

Umschlagspunkt: Umschlagsbereich; derjenige pH-Bereich eines Indikators, in dem der Farbumschlag erfolgt. Der Umschlagsbereich ΔpH ist wie folgt mit dem ↑Säureexponenten verknüpft: $\Delta pH \approx pK \pm 1$. Man wählt für die Titration einen Indikator aus, der einen scharfen Farbumschlag beim Erreichen des Äquivalenzpunkts aufweist.

Umsetzen ↑Passagieren.

Umstechung: operative Methode der Blutstillung durch kreuzweises Durchstechen des Gewebes um das Gefäß u. Knüpfen des Fadens.

Umstellungsosteotomie: Osteotomie mit dem Ziel der Verbesserung der Gelenkmechanik (↑Pauwels-Osteotomie) o. zur Schaffung besserer Voraussetzungen für die Heilung von Schenkelhalspseudarthrosen (↑Putti-Operation).

Umstimmung: Begriff der physikal. Med., Klima- u. Kurorttherapie; durch wiederholte Einwirkung reizintensiver Verfahren bzw. mehrwöchige Exposition werden u. a. die allg. Reaktionslage, die Körperabwehr u. der vegetative Tonus nachhaltig beeinflußt.

Umstrukturierung, kognitive: Veränderung der Einstellung durch gezielte Beeinflussung der gedankl. Verarbeitung, z. B. wenn eine schmerzhafte Verletzung als Prüfung der Willenskraft bzw. als potentielle Quelle der Bewunderung gleichaltriger Spielkameraden dargestellt wird.

Umwandlungszone: *Abk* U-Zone; Vorhandensein von neuprofiliertem Plattenepithel als typ. Regenerationsepithel auf der Portio vaginalis uteri nach einer Pseudoerosion o. Ektopie. ↑Kolposkopie.

Umwelt: Gesamtheit der Lebensbedingungen, die sowohl die Natur als auch den vom Menschen gestalteten Lebensraum umfassen u. die Komponenten der Umgebung beinhaltet, die das Leben eines Organismus, einer Population usw. beeinflussen, einschl. aller Wechselwirkungen.

Umweltbelastung: Belastung der natürl. Umwelt des Menschen mit gesundheitsgefährdenden Stoffen, den sog. ↑Umweltschadstoffen, aus den verschiedensten ↑Verschmutzungsquellen. Es gibt regional begrenzte U. (z. B. in industriellen Ballungsgebieten) u. Grund- bzw. Background-Belastungen. Letztere setzen sich aus natürl., z. B. geochem. bedingten, u. zivilisator. bedingten Anteilen zusammen u. werden zunehmend mittels vereinheitl. Verfahren weltweit kontrolliert (↑Umweltkontrolle). Die U. ist infolge des Schadstofflangstreckentransports (↑Lufthygiene, ↑Wasserhygiene) ein überregionales, globales Problem.

Umweltepidemiologie: befaßt sich mit der Verteilung von Krankheiten, physiol. Variablen u. sozialen Krankheitsfolgen in menschl. Bevölkerungsgruppen, die durch Umweltfaktoren beeinflußt o. hervorgerufen werden, da Expositionen der Lebensumwelt potentielle ↑Risikofaktoren für Krankheiten sein können.

Umwelthygiene: Erkennen von gesundheitsrelevanten Einflüssen der Umwelt u. ihre med. Bewertung bei der Zurückdrängung o. Eliminierung schädigender Einflüsse. Teilgebiet der Hyg. Trägt zu einer gesundheitsfördernden o. zumindest gesundheitsindifferenten Gestaltung der Umweltbedingungen u. zur Erhaltung u. Förderung der menschl. ↑Gesundheit bei. Der Gesundheitszustand der Bevölkerung ist ein Indikator für Art u. Intensität von Umwelteinflüssen, die in Form unterschiedl. Risikofaktoren der Biosphäre im Vorfeld der klin. Med. liegen. U. ist ein Schwerpunkt einer vornehml. präventiv orientierten, interdisziplinären med. Aufgabenstellung: Untersuchung chem., physikal., biol. sowie auch psychosozialer Einflußfaktoren (sog. Umweltfaktoren), die direkt o. indirekt auf die Bevölkerung über Umweltmedien (Lebensmittel, Trinkwasser, Luft, Boden) u. die gebaute Umwelt (in städt. u. ländl. Wohngebieten) einwirken unter Berücksichtigung der Reaktivität bzw. Empfänglichkeit der Menschen; Ermittlung der Grenzen der duldbaren Belastung (↑Grenzwerte), Aufstellung hyg. Normen u. Forderungen für die Praxis; Ausarbeitung von Empfehlungen für rechtl. Maßnahmen zum Gesundheitsschutz sowie für andere umweltrelevante Bereiche.

Umweltkontrolle: Messen von Gesundheits- u. Umweltfaktoren, deren Aufzeichnung sowie das Sammeln u. die Interpretation der Daten. Erkennung von Än-

U

derungen des Gesundheitsstatus der Menschen u. deren Umgebung. Man unterscheidet die Kontrolle der regional begrenzten belasteten Umwelt (z. B. Industriezentren) sowie der allg. Grund- bzw. Background-Belastung, um Hinweise für die real einwirkenden Umwelteinflüsse auf den Menschen zu erhalten (engl. Actual daily intake). Die Grundbelastung wird i. R. des Global Environmental Monitoring System (GEMS) weltweit von UNEP, WHO u. ECE verfolgt. Zur Kontrolle der ↑Umweltbelastung dienen bodenständige Meßnetze u. zunehmend moderne Fernerkundungsverfahren. Bodenständige Meß- u. Kontrollsysteme arbeiten zeitl. begrenzt o. bestehen aus permanent tätigen Stationen (z. B. Basis- u. Regionalstationen des GEMS-Netzes). Unbemannte, vollautomat. arbeitende Stationen o. Plattformen zu Lande, zu Wasser u. in der Luft (Triftballons) funken Daten über Satelliten. Für operative Zwecke werden mobile u. stationäre Meßeinheiten eingesetzt. Die Umweltverunreinigung nimmt zunehmend globalen Charakter an. Es gilt, durch Vereinheitlichung von Untersuchungsmethoden u. techn. Ausrüstung die Vergleichbarkeit der Daten versch. nationaler u. internationaler Meß- u. Kontrollnetze zu gewährleisten. Moderne luft- u. raumfahrttechn. Fernerkundungsverfahren ermöglichen einen komplexen Datenzugriff auch von schwer zugängl. Gebieten; es werden Daten in bildhafter Form von großen, sich überlappenden Räumen in rascher Wiederholbarkeit (alle 1,5–24 h) u. damit auch von kurzlebigen Erscheinungen erhalten. Die Datenerfassung erfolgt durch Beobachtungsplattformen oberhalb der Erdoberfläche (Flugzeuge, Satelliten) mittels photograph. Verfahren (Schwarzweiß-Film, Farbfilm, Falschfarb- o. Spektrozonalfilm, Multispektralphotographie) o. Abtast-Scanner-Verfahren (Multispektralscanner, Mikrowellenabtastung, Radar, Lidar). Die Luft- u. Raumfahrttechn. Fernerkundungsverfahren ermöglichen bei einer Flächenauflösung von etwa 5 m (photograph. Verfahren aus rund 300 km Höhe) bzw. 10 m (Scanner-Verfahren aus rund 900 km Höhe) wichtige themat. Interpretationen zur ↑Wasserhygiene (Belastung der Oberflächengewässer), Bodenhygiene (Altlastenstandorte, Deponien, Trinkwasserschutzgebiete) u. ↑Lufthygiene (Emissionen).

Umweltkonzept: System von Einstellungen einer Person zu ihren äußeren Lebensbedingungen. Es ist das subjektive Abbild der Außenwelt u. der eigenen Beziehungen zu ihr.

Umweltkrankheiten: umweltbedingte Erkrankungen; Erkrankungen o. Sympt., die durch menschl. Aktivitäten ausgelöste Veränderungen der Umwelt o. von Menschen in die Ökosphäre eingebrachte Substanzen hervorgerufen werden. U. haben wenig standardisierte Krankheitsbilder. Sie reichen von Befindlichkeitsstörungen bis zu schweren Erkrankungen.

Umweltmedizin: interdisziplinäres, ärztl. Fachgebiet, das sich mit den Wirkungen der mit Schadstoffen kontamierten Umwelt auf den menschl. Organismus befaßt. U. ist ein Bindeglied zwischen der präventiv tätigen Umwelthygiene u. der kurativtätigen klin. Med. U. untersucht u. bewertet Befindlichkeitsstörungen u. Krankheitssymptome, deren Ursachen in schädigenden Einflüssen aus der Umwelt angenommen werden.

Umweltmikrobiologie: Grenzgebiet zwischen med. ↑Mikrobiologie u. ↑Umwelthygiene, das sich mit ökolog. hyg. Aspekten u. gesundheitsrelevanten Mikroorganismen befaßt u. deren Verhalten in Wasser, Boden, Luft sowie deren Wechselwirkungen in der abiot. Umwelt u. mit dem Menschen untersucht. Hieraus leiten sich Maßnahmen zum Schutz der menschl. Gesundheit ab. Schwerpunktaufgaben der U.: 1. Weiterentwicklung mikrobiol. Nachweismethoden zur Untersuchung von Wasser, Boden u. Luft. 2. Erforschung von Vorkommen, Überlebensfähigkeit u. Absterbedynamik pathogener u. fakultativ pathogener Mikroorganismen u. Viren sowie mikrobieller Indikatoren in Abhängigkeit von biol., chem., physikal., klimat. u. geolog. Einflußfaktoren der Umwelt. 3. Erforschung von Plasmidtransfer, Resistenzverhalten u. Infektionspotential von Mikroorganismen in Wasser, Boden, Abprodukten u. a. 4. Festlegung von Kriterien zur epidemiol. Bewertung der Kontamination von Umweltmedien u. Festlegung hyg. Normative. 5. Sicherung präventiver Maßnahmen zum Schutz der menschl. Gesundheit vor infektiösen Noxen u. Toxinen, z. B. in Lebensmitteln u. Trinkwasser sowie i. R. mögl. Freisetzung genet. manipulierter Mikroorganismen durch Prozesse der Biotechnologie.

Umweltnoxen: sämtl. die Gesundheit des Menschen bedrohenden Umwelteinflüsse. ↑Umweltschadstoffe.

Umweltpathologie: Lehre vom Vorkommen u. der Wirkungsweise natürl. u. künstl. Schadstoffe auf den Menschen in seiner gesamten Umwelt, also in kommunaler, Arbeits- u. Wohnumwelt inkl. seines Lebensstils. Als interdisziplinäre Wissenschaft hat sie die Aufgabe, Schadstoffe in der unbelebten Natur (Luft, Boden, Wasser), in den Lebensmitteln sowie aus anderen Quellen (z. B. Arzneimittel, Haushaltschemikalien, Kosmetika) festzustellen mit dem Ziel, den Human daily intake zu bestimmen, um mittels weiterer Untersuchungen die Wirkungsweise auf das einzelne Individuum u. auf Teile der Bevölkerung festzustellen. Die reale Exposition erfolgt durch Inhalation, orale Aufnahme u. perkutane Absorption.

Umweltschadstoffe: direkt o. indirekt gesundheitsgefährdend wirkende Stoffe, die durch natürl. (z. B. Vulkanismus) o. zivilisator. Prozesse in die menschl. Umwelt gelangen. U. führen zu einer ↑Umweltbelastung u. können im Boden (↑Bodenhygiene), im Wasser (↑Wasserhygiene), in der Luft (↑Lufthygiene) sowie in Lebensmitteln (↑Lebensmittelhygiene u. Ernährungshygiene) auftreten. Eine umfassende ↑Umweltkontrolle ermöglicht ihre Entdeckung u. Beobachtung. U. aus zivilisator. Prozessen entstammen den verschiedensten ↑Verschmutzungsquellen (z. B. Industrie, Landwirtschaft, Haushalt).

Umweltschutz: interdisziplinäres Wissenschaftsgebiet von den Maßnahmen, die dazu dienen, die natürl. Lebensgrundlagen von Pflanzen, Tieren u. Menschen zu erhalten bzw. ein gestörtes Gleichgewicht auszugleichen. ↑Ökologie.

Umwelttoxikologie: wiss. Disziplin, die die qualitativen u. quantitativen Wechselwirkungen von Chemikalien mit biol. Systemen (Zellen, Organe, Organsysteme) untersucht. Die U. hat die Aufgabe, die gesundheitsschädigenden Eigenschaften von Umweltschadstoffen zu identifizieren u. das gesundheitl. Risiko abzuschätzen.

Unabhängigkeit, statistische: Zwei Ereignisse A u. B sind voneinander statist. unabhängig, wenn die ↑Wahrscheinlichkeit für das gemeinsame Eintreten beider Ereignisse gleich dem Produkt der Einzelwahrscheinlichkeiten ist.

Unbedenklichkeit, gesundheitliche: Fehlen von gesundheitl. nachteiligen Wirkungen von Lebensmittelinhaltsstoffen auf den Menschen. Alle Lebensmittelbestandteile (Nährstoffe, Schadstoffe) müssen in solchen geringen Konzentrationen in der Nahrung enthalten sein, daß keine tox. Wirkungen auftreten. Gesetzl. Regelungen sichern, daß im Ergebnis toxikologischer ↑Tests nur solche Mengen der Stoffe in der Nahrung zugelassen werden, die bei lebenslangem Verzehr ohne besondere zusätzl. Vorsichtsmaßnahmen seitens des Verbrauchers weder bei Kranken, Gesunden, jungen o. alten Menschen nachteilige Wirkungen entfalten. Die g. U. ist bei Einhaltung des ↑Acceptable daily intake (↑Toleranzen für Lebensmittel) mögl. Besonderheiten sind bei individuellen ↑Unverträglichkeiten gegenüber Nahrungsmitteln zu beachten. Auch bei Lebensmittelinhaltsstoffen ist eine Risiko-Nutzen-Abschätzung mitunter unumgängl., was diesen Grundsatz prinzipiell aber nicht außer Kraft setzt.

Unbehaglichkeitsschwelle: Grenze des Resthörfelds o. des Dynamikrestbereichs beim Hörgestörten.

Unbewußtes: psychoanalyt. Terminus; beinhaltet verdrängte Inhalte. Die unbewußten Inhalte sind v. a. infantile Triebrepräsentanzen, die durch den Primärvorgang (Verdichtung u. ↑Verschiebung) beherrscht werden u. an das ↑Es gebunden sind.

Unbewußtes, kollektives: von C. G. Jung postulierte Form des ↑Unbewußten, die er vom persönl. Unbewußten unterscheidet. K. U. umfaßt die geistige Erbmasse der Menschheitsgeschichte, aufbewahrt bzw. wiedergeboren in jeder individuellen Struktur. Inhalte sind die ↑Archetypen.

Uncinatusanfall: plötzl. auftretende Geruchs- u. Geschmackshalluzinationen, Schmatzbewegungen, Schnüffeln u. traumartige Zustände (engl. dreamy states) mit Bewußtseinseinschränkung. Umgebung wird verändert erlebt mit Déjà-vu-Erlebnissen (der Pat. meint, Wahrgenommenes früher schon einmal gesehen zu haben), i. R. der psychomotor. ↑Epilepsie, als Anfall o. ↑Aura.

Uncoating ⟨*engl*⟩ ↑Virusreplikationszyklus.

UN-Commission on Narcotic Drugs ↑Kommission der Vereinten Nationen für Suchtgifte.

Uncus ⟨*lat*⟩ *m*: Haken.

Uncus gyri parahippocampalis: rundl. abgebogenes vorderes Ende des Gyrus parahippocampalis an der Unterfläche des Großhirns.

Undecylensäure: organ. Säure mit antimykot. Wirkungen zur lokalen Ther.

undifferenziert ⟨*lat*⟩ *Adj*: unreif; Eigenschaft bösartiger Gewächse, bei der Herkunft vom Ursprungsgewebe nicht mehr erkennbar ist. Vergleich mit entwicklungsgeschichtl. Vorstufen ihrer Matrix ist jedoch noch mögl. Bei Fehlen jeder strukturellen Bezugsmöglichkeit, spricht man von ↑Anaplasie.

Undine-Syndrom: bei zentralen Atemregulationsstörungen, bes. in der Aufwachphase auftretende period. Apnoe, Zyanose, Somnolenz, Depression des Husten- u. Würgereflexes, respirator. Azidose. Die Apnoe ist durch willkürl. Atmung behebbar.

Undritz, Erik (1901–1984), Hämat., Tallin, Basel; entwickelte Vorstellungen zur polyphylet. Blutbildung (1937), nach der jeder Zelltyp des peripheren Blutes aus einer einzelnen auch postembryonal nachweisbaren Stammzelle hervorgeht. Beschrieb erstmals Pelger-Anomalie bei Kaninchen.

Undulant fever ⟨*engl*⟩ ↑Brucellose.

Undulation ⟨*lat*⟩ *f*: wellenförmige Bewegung.

Undulin ⟨*lat*⟩ *n*: Glykoprotein der extrazellulären Matrix. relative Molmasse 700 000 (Heterotrimer). Ein globuläres Molekül mit etwa 70 μm langem Schwanzstück. U. stellt eine Art molekularen Klebstoff mit hoher Affinität zur Oberfläche ausgereifter Kollagenfibrillen dar; ident. mit Kollagen Typ XIV.

Unempfänglichkeit: angeborene (natürl.), unspezif. Widerstandskraft gegen zahllose Arten von ↑Infektionserregern u. deren Gifte. ↑Resistenz.

UNESCO: *Abk* für United Nations Educational, Scientific and Cultural Organization, Organisation der Vereinten Nationen für Erziehung, Wissenschaft u. Kultur. 1946 gegründete Spezialorganisation der UNO. Ein Teil der Aufgaben berührt Probleme des Gesundheitswesens u. der Med. (Programm für Zell- u. Radiobiologie, Mensch u. Biosphäre, Wissenschaftsorganisation u. a.).

Unfall: ein vom Betroffenen unbeabsichtigtes, nicht vorhersehbares, zufälliges, kurzfristig von außen auf den menschl. Organismus einwirkendes Ereignis (Unfallereignis), das zu einer unfreiwilligen Schädigung des Organismus führt. Ärztl. ist der ↑Kausalzusammenhang zwischen Unfallereignis u. Körperschädigung vor der versicherungsrechtl. Anerkennung des U. festzustellen. ↑Arbeitsunfall, ↑Trauma.

Unfall, autoerotischer: unbeabsichtigt eintretender Tod bei ↑Masturbation.

Unfallchirurgie ↑Traumatologie.

Unfaller: umgangssprachl. für eine Person, die aus unterschiedl. (psych.) Gründen gehäuft Unfälle erleidet.

Unfallschwere: Schweregrad eines Unfalls, gemessen an der Art der Verletzung, dem Verletzungsgrad u. dem Grad der als Unfallfolge eintretenden Leistungseinbuße sowie am entstandenen Sachschaden.

Unfallversicherung: gesetzl. u. freiwillige unfallbezogene Versicherungen, die für einen Unfallgeschädigten finanzielle Verpflichtungen in versch. Form übernehmen. Das Ausmaß des unfallbedingten Körperschadens wird durch eine ärztl. Begutachtung festgelegt. Gesetzl. U.: Zweig der Sozialversicherung, Leistungen bei Arbeits- u. Wegeunfällen. Private U.: freiwillige Zusatzversicherung, vielfältige Leistungen können vertragl. geregelt werden.

Unfruchtbarkeit ↑Sterilität.

Unfruchtbarmachung ↑Sterilisation.

Ungerleider-Index: Verhältnis von Thoraxbreite u. Herzbreite im Röntgenbild; Index zur Herzgrößenbeurteilung.

Ungermann-Lösung: Serumnährlösung zur Spirochätenzüchtung.

Ungeschehenmachen: in der Psychoanalyse ↑Abwehrmechanismus mittleren Reifegrades, bei dem Schuldgefühle durch eine Handlung, die die verbotene Handlung aufhebt, beseitigt werden. Der Handelnde verhält sich so, als wäre das zuvor tatsächl. o. nur in der Einbildung Vollzogene nicht geschehen.

Ungezieferbekämpfung ↑Desinsektisation, ↑Gesundheitsschädlinge.

Ungezieferwahn ↑Dermatozoenwahn.

Ungiftigkeit: Freisein von giftigen Substanzen, insbes. in bezug auf ↑Impfstoffe u. ↑Immunglobuline. ↑Unschädlichkeit, ↑Impfstoffprüfung.

Unguentum ⟨*lat*⟩ *n* ↑Salben.

Unguis ⟨*lat*⟩ *m* ↑Nagel.

Unguis hippocraticus ↑Uhrglasnägel.

Unguis incarnatus: Zehen- o. Fingernagel, der seitl. in das Nagelbett eingewachsen ist: dadurch erhebl. Schmerzhaftigkeit u. Entzündung. Als Ther. meist nur die keilförmige Exzision des seitl. Nagelbettes erfolgversprechend.

uni- ⟨*lat*⟩ *Präfix*: ein-.

UNICEF: *Abk* für engl. United Nations International Children's Emergency Fund; ↑Weltkinderhilfswerk.

unicornis ⟨*lat*⟩ *Adj*: einhörnig; in der Gyn. für eine best. Form der Uterusfehlbildung gebraucht.

Unifikation: eine Möglichkeit zur Erzielung der Vergleichbarkeit von Laboruntersuchungen (spez. Enzymaktivitätsbestimmungen) zwischen versch. Laboratorien. Bei der U. wird auf Vereinbarung ein best. analyt. Vorgehen, bezogen auf die eine Untersuchungsart, festgelegt, ohne Vorgabe best. Versuchsparameter einheitl. für alle Enzymbestimmungen (↑Standardisierung).

Uniformitätsregel ↑Mendel-Gesetze.

unilateral ⟨*lat*⟩ *Adj*: einseitig.

unilokulär, ⟨*lat*⟩ *Adj*: unilocularis; einfächerig, an einer Stelle auftretend.

Union Internationale des Services Medicaux des Chemins de Fer ⟨*frz*⟩: *Abk* UIMC; Organisation der UIC (Union Internationale des Chemins de Fer) zur Förderung der Zusammenarbeit der Ärzte der Eisenbahnverwaltungen mit dem Ziel der Verbreitung neuer verkehrsmedizin. Erkenntnisse durch Informationsaustausch, Zeitschriften u. wissenschaftl. Konferenzen (Sitz: Brüssel).

unipennatus ⟨*lat*⟩ *Adj*: einfach bzw. einseitig gefiedert; z. B. ein Muskel, dessen Faserbündel nur von einer Stelle an die Sehne herantreten.

Uniport: eine Form der erleichterten Diffusion (↑Carriertransport). Im Ggs. zum ↑Symport o. ↑Antiport vom Transport anderer Substanzen unabhängiger Transport eines Stoffs (Moleküle, Ionen) durch die gleiche Membran. Führt nur zum Konzentrationsausgleich eines Stoffs beidseits einer Membran.

UNISIST: *Abk* für engl. Universal System for Information in Science and Technology. Programm der ↑UNESCO zur Koordinierung bestehender Informationssysteme (z. B. durch internationale Standards). zur Ausbildung von Informationsfachkräften, Schaffung nationaler Infrastrukturen der Informationstätigkeit, Unterstützung der Entwicklungsländer u. a.

Unitarismus: **1.** Lehre von der Einheitlichkeit der Erscheinungen bei versch. Erkrankungen. **2.** Annahme, daß alle Leukozyten bzw. alle Blutzellen von einer Stammzelle abzuleiten sind.

Unit membrane ⟨*engl*⟩ *f*: Einheitsmembran; ↑Zellmembran, ↑Membran.

Unit risk ⟨*engl*⟩: angenommenes zusätzl. Krebsrisiko einer hypothet. Bevölkerung, die einem best. Schadstoff auf Lebenszeit in einer gegebenen Konzentration (z. B. $\mu g/m^3$ in der Atemluft) exponiert ist.

Universalblut: Blutpräparat eines sog. ↑Universalspenders. ↑Erythrozytenkonzentrat ohne Buffy coat der Blutgruppe 0 (cde/cde), mit möglichst niedrigen Titern hämolysierender Alloantikörper gegen A- u. B-Erythrozyten u. im Merkmal Kell neg. Keine Agglutination der Erythrozyten durch Verdünnung der Antikörper im Empfängerblut; Anwendung nur in seltenen lebensbedrohl. Eilfällen, da Unverträglichkeit bei anderen Blutgruppenmerkmalen mögl. ist.

Universalempfänger: Träger der Blutgruppe AB. U. haben keine Alloantikörper gegen A- u. B-Erythrozyten im Blut, ihnen kann in akuten lebensbedrohl. Notfällen Blut von Spendern mit den Blutgruppen A, B o. 0 transfundiert werden. ↑Universalblut.

Universalgenesetheorie: Hypothese zur Pathogenese der endogenen ↑Psychosen. Sie knüpft an die ältere u. a. von Griesinger vertretene Vorstellung der „Einheitspsychose“ an u. hält den Entstehungsmechanismus der (endogenen) Psychosen für (multifaktoriell bedingt) grundsätzl. einheitl., wobei deren bekannte Spielarten durch die versch. Wertigkeit unterschiedl. Komponenten (genet., konstitutionelle, soziale, erlebnisreaktive u. a.) variiert werden.

Universalgreifgerät: Greifvorrichtung (↑Paßteil, orthopädisches) für aktive ↑Armprothesen. Sie besteht aus 2 aufeinanderliegenden hakenförmigen Branchen, die durch Bandagenzug gegen Widerstand einer Feder scherenförmig geöffnet werden können.

Universalspender: Blutspender mit der Blutgruppe 0, dessen Blut in akut lebensbedrohl. Notfällen als ↑Universalblut auf Blutempfänger aller AB0-Blutgruppen übertragen werden kann. Möglichst als Erythrozytenkonzentrat u. ohne hämolysierende irreguläre Blutgruppenantikörper.

Universities Federation of Animal Welfare ⟨*engl*⟩: *Abk* UFAW; im Jahre 1926 in Großbritannien gegründete Gesellschaft, die sich zum Ziel setzte, das menschl. Verhalten gegenüber wilden u. zahmen Tieren in u. außerhalb Großbritanniens zu verbessern. Ihr kommen Aufgaben innerhalb der Zucht von Versuchstieren zu.

Unkovertebralarthrose: Osteochondrosis uncovertebralis; chron. Verschleiß der Hakenfortsätze (Processus uncinati) an den seitl. Oberkanten der Halswirbelkörper 3–7 mit Ausbildung von Osteophyten, die sowohl das Foramen intervertebrale als auch das gleichseitige Foramen transversarium einengen u. durch Irritation der A. vertebralis mit dem sie umgebenden Nervengeflecht zu ernsthaften Sympt. führen können.

Unkovertebralgelenk: Articulatio uncovertebralis; seitl. Wirbelkörpergelenk an der Halswirbelsäule zwischen Hakenfortsatz u. seitl. Unterkante des darüberliegenden Wirbelkörpers.

Unna, Paul Gerson (1856–1929), dt. Dermat., Hamburg.

Unna-Krankheit (nach Paul G. U.) ↑Seborrhö.

Unna-Thost-Syndrom (nach Paul G. U.): Keratoma palmare et plantare hereditarium; dominant vererbbare ↑Keratose, die bereits in der Kindheit beginnt u. zu dicken Hornhautablagerungen an Handtellern u. Fußsohlen führt.

unokular ⟨*lat*⟩ *Adj*: uniokular; einäugig.

Unokulus: Monokulos; einseitiger Augenverband.

Unreife: Entwicklungsrückstand des Neugeborenen bei Frühgeburt o. durch pathol. Einflüsse. Die U. ist durch fehlende o. nicht vollständig ausgebildete Reifezeichen u. dem extrauterinen Leben nicht ausreichend angepaßtes funktionelles Verhalten mit verstärkten ↑Adaptationsstörungen charakterisiert.

Unruhe der Beine ↑Restless legs.

UNSCEAR: *Abk* für engl. United Nations Scientific Committee on the Effects of Atomic Radiation.

Unschädlichkeit: im Verfahren einer ↑Impfstoffprüfung auszuschließende, med. u. eth. zu fordernde Eigenschaft von Immunglobulinen u. Impfstoffen, z. B. das Freisein von Fremdkeimen bzw. von virulenten Impfkeimen (↑Sterilität), ihren Zerfallsprodukten (↑Pyrogenität), von giftigen Stoffen (↑Toxizität) sowie störenden (allergisierenden) Begleit- u. Ballaststoffen (Peptonen, Proteinen, Myelin), Identität der Impfkeime mit dem Ausgangsstamm (↑Marker von Impfviren), bei Viruslebendimpfstoffen das Freisein von onkogenen Viren, Verträglichkeit beigegebener Konservierungsmittel.

Unschärfe: Abbildungsunschärfe, Bildunschärfe; mehr o. weniger deutl. ausgeprägte Verwaschung der Konturen im Bild. Photograph. drückt sich U. in verflachten Schwärzungsübergängen aus. Die U. setzt sich zusammen aus der geometr., der Bewegungs- u. der Materialunschärfe. Letztere ist durch die Kristallstruktur u. Schichtdicke der Bildaufzeichnungsmaterialien bedingt. Zu den gesamten Unschärfekomponenten kommt die Absorptiosunschärfe hinzu, die durch die unterschiedl. effektive Detaildicke in Randnähe der Details zustande kommt.

Unschärfe, geometrische: Unschärfe auf Röntgenbildern, deren Ursache darin liegt, daß der Brennfleck einer Röntgenröhre kein Punkt, sondern eine Fläche von durchschnittl. 1 mm^2 ist. Anstelle scharfer Objektbegrenzungen treten verwaschene Übergangszonen auf, die um so ausgeprägter sind, je größer der Brennfleck u. weiter das abzubildende Detail von der Filmebene entfernt ist.

Unsinnmutation ↑Nonsense-Mutation.

unspezifisch ⟨*lat*⟩ *Adj*: uncharakterist., auf keine best. Ursache zurückzuführen, z. B. klin. Erscheinungen wie Entzündungen.

unsteril ⟨*lat*⟩ *Adj*: nicht ↑steril; prim. Kontamination o. sek. Kontamination von Materialien, Injektionslösungen, Impfstoffen u. a. ↑Sterilitätsprüfung. ↑Kontamination.

Unstirred water layer ⟨*engl*⟩: „nicht verrührte Wasserschicht“; Trennschicht zwischen wäßrigem Milieu u. Lipidmembran der Darmepithelzelle. Bei Substanzen, die schnell durch die Lipidmembranen, aber nur langsam durch die U. w. l. diffundieren, wird diese geschwindigkeitsbestimmend für die Resorption. Sie spielt aber auch für wasserlösl. Substanzen eine Rolle. Abb.

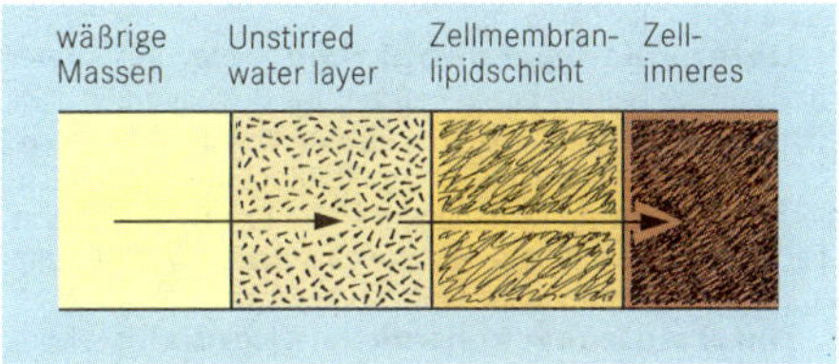

Unstirred water layer. Einordnung der Unstirred water layer im Grenzbereich von Darmlumen u. Zellmembran

Unterarmbrüche: Vorderarmbrüche. Die häufigsten Frakturen in den einzelnen Abschnitten des Unterarms: Proximale U.: Olekranonfraktur, Radiusköpfchenbruch. Distale U.: ↑Radiusfraktur, typische. Schaftbrüche: sehr häufig komplette Fraktur von Ulna u. Radius. Isolierte Frakturen (Parierfraktur) sowie die bes. Formen ↑Monteggia-Fraktur u. Galeazzi-Fraktur sind seltener.

Unterberger, Siegfried (1893–1978), HNO-Arzt, Graz, Wien.

Unterberger-Schnitt (nach Siegfried U.): von Ohr zu Ohr über den Schädel führender Schnitt (Bügelschnitt) zur Aufdeckung u. evtl. osteoplast. Versorgung der oberen Nebenhöhlen, bes. bei Verletzungen.

Unterberger-Tretversuch (nach Siegfried U.): Versuch zur Diagnostik von Gleichgewichtsstörungen, bei dem der Proband mit geschlossenen Augen u. vorgestreckten Armen auf der Stelle treten muß.

Unterbringung: Die U. eines Pat. gegen seinen Willen ist durch die Gesetze der einzelnen Bundesländer geregelt. Nach diesen Gesetzen ist eine U. mögl., wenn eine psych. Erkrankung vorliegt u. eine Eigen- o. Fremdgefährdung des Pat. zu befürchten ist. Die Unterbringung ist durch einen Richter anzuordnen.

Unterdruck: **1.** ***Physik:*** Luftdruck unter 1 atm. **2.** ***Pathophysiologie:*** ↑Hypotonie. **3.** ***Otol.:*** bei der Impedanzmessung Schaffung eines U. im Gehörgang, der zur Druckkammer wird. Der U. beeinflußt Lage des Trommelfellgehörknöchelchenapparats u. seine Spannungsverhältnisse. Diagn. Beurteilung der tympanometr. Prüfung durch Ergebnisvergleich bei Normaldruck u. exp. verändertem Druck (Über- u. Unterdruck) im Gehörgang.

Unterdruckakapnie: verminderter CO_2-Gehalt des Blutes im Zusammenhang mit einer Senkung des atmosphär. Drucks. Die Verstärkung der Atmung kompensiert die absinkende Sauerstoffspannung in der Alveolarluft. Die Erregbarkeit des Atemzentrums sinkt, wodurch leichte Erscheinungen von ↑Cheyne-Stokes-Atmung auftreten.

Unterdruckatmung: Atmung bei einem Luftdruck von > 1 atm. ↑Höhenkrankheit, ↑Unterdruckakapnie.

Unterdruckkammer: **1.** sog. Höhenkammer; in der Luft- u. Raumfahrtmedizin Anlage zur Simulation von Höhenwirkungen. Das techn. Funktionsprinzip besteht darin, daß mittels Vakuumpumpen Luft aus einem hermetisierten Raum bei regelbarer Frischluftzufuhr abgesaugt wird u. somit ein Unterdruck entsteht. Mittels Ventilsteuerung wird entweder mehr Luft ab- als angesaugt (Druckfall, entspricht Höhenaufstieg) o. umgekehrt mehr Luft an- als abgesaugt (Druckanstieg, entspricht Höhenabstieg). Untersuchungen in U. sind fester Bestandteil der ↑Luftfahrtmedizin u. ↑Raumfahrtmedizin (z. B. Barofunktionsprüfungen, Hypoxietests, Höhentests). **2.** Kammer für das ↑Sauerbruch-Druckdifferenzverfahren.

Untereinheiten-Impfstoff ↑Subunit-Impfstoff.

Unterernährung: Folge einer über eine längere Zeit anhaltenden qualitativ u. quantitativ unzureichenden Nährstoffaufnahme. Sie entsteht bei Energie- u. Eiweißmangel sowie ungenügender Zufuhr von Vitaminen u. Mineralstoffen u. ist gekennzeichnet durch Abmagerung, Wachstums- u. Entwicklungsstörungen, allg. Kräfteverfall, Verhaltensstörungen, Resistenzverminderung gegen Infektionskrankheiten u. geringere Lebenserwartung. Häufig treten auch Ödeme auf (Hungerödeme). Bes. schwerwiegende Folgen hat eine U. im Kindesalter u. vor der Geburt. ↑Eiweißmangel, ↑Marasmus, ↑Kwashiorkor.

Unterfüllung: nach ↑Präparation von Defekten der Zahnhartsubstanz für die ↑Restauration Abdeckung des gesunden Dentins, Auffüllung von Dentindefiziten u./o. Ausblockung untersichgehender Partien mit biokompatiblem u. inertem Werkstoff (↑Zement) zur Isolierung von Dentin u. Pulpa von therm. u. chem. Reizen aus der Mundhöhle o. durch den Werkstoff, zur Gestaltung der ↑Kavität o. zur Einsparung von Kosten bei Edelmetallen.

Unterfütterung: Korrektur von abnehmbaren Prothesen, wenn infolge von Umbauprozessen die Basis nicht mehr der Schleimhautoberfläche des Prothesenlagers anliegt. Direkte U. erfolgt im Munde mit kaltpolymerisierendem Kunststoff. Indirekte U.: Korrektur im Munde mit Abformmaterial u. Überführung in Kunststoff am Modell. Unterschieden werden ferner: partielle U. u. totale U.

Unterhaut ↑Subkutis.

Unterhautfettgewebenekrose, neonatale ↑Adiponecrosis subcutanea neonatorum.

Unterhautnekrose: Gewebeuntergang in umschriebenen Gebieten der Subkutis, meist entzündl. ↑Pathogenese. Ursache sind Infektionen (Pannikulitis, Pfeifer-Weber-Christian-Krankheit) u. Stoffwechselerkrankungen (Necrobiosis lipoidica diabeticorum). U. können sich auch an exogene Infektionen der Haut anschließen.

Unterkiefer ↑Mandibula.

Unterkieferdrüse ↑Glandula submandibularis.

Unterkieferklonus ↑Mandibularklonus.

Unterkiefernekrose ↑Phosphornekrose.

Unterkieferreflex ↑Mandibularklonus.

Unterkieferspalte: Schistognathie; Kontinuitätstrennung beider Unterkieferhälften in der Medianebene. Die zur Zeit der Geburt verknöchernde Unterkiefersymphyse bleibt bindegewebig: Verschieblichkeit beider Unterkieferhälften. Es liegt nicht nur ein Ossifikationsdefekt, sondern eine Fehlbildung vor, da häufig Kombination mit medianer ↑Unterlippenspalte, Mundboden-, Zungen-, Zungenbein-, Gaumensegelspaltung. U. tritt gemeinsam mit Oligodontie u. Hexadaktylie auf. Bestandteil des dentofaziales ↑Syndroms.

Unterkieferwinkelbreite: geradlinige Entfernung zwischen dem re. u. li. ↑Gonion.

Unterkieferwülste: Mesenchymproliferationen des 1. Kiemenbogens. Sie vereinigen sich mit den ↑Oberkieferwülsten u. verschmelzen miteinander in der 4. Woche.

Unterkühlung: Absinken der Kerntemperatur des Körpers durch äußeren Wärmeverlust, der nicht durch adäquate Wärmeproduktion im Körper kompensiert werden kann. Zunächst Zeichen der Kreislaufzentralisation (Blässe, Abgeschlagenheit, Apathie, zunehmende Schläfrigkeit), später schwinden Hör- u. Sehvermögen sowie Tast- u. Schmerzgefühl, Halluzinationen leiten das Koma ein, Tod bei Körpertemperatur zwischen 28 u. 29 °C. Pathophysiologie: Absinken der Körpertemperatur führt zur Hypoxidose mit Erniedrigung des Stoffwechsels bis unter das Reaktionsoptimum der lebenswichtigen Enzymsysteme.

Unterlassungsbedingung: Voraussetzung zur Anerkennung einer Berufskrankheit ist, daß die Erkrankung zur Unterlassung aller Tätigkeiten gezwungen hat, die für die Entstehung, die Verschlimmerung o. das Wiederaufleben der Krankheit ursächl. waren o. sein können.

Unterleibstyphus ↑Typhus abdominalis.

Unterlippenspalte, mediane: seltene, angeborene, mediane Spaltung der Unterlippe. Verschiedengradig: Grübchen, Furche, Spalt. Bei tiefer Spaltung meist auch ↑Unterkieferspalte. Kombination mit weiteren Gesichtsspalten mögl. ↑Lippenspalte.

Unterricht, rechnergestützter: Verfahren, bei dem im Schüler-Computer-Dialog Wissen geprüft o. gefestigt u. teilweise auch vermittelt wird. Der r. U. ist dem Kenntnisstand u. Reaktionsvermögen des Schülers anpaßbar. In der Aus- u. Weiterbildung von Ärzten u. mittlerem med. Personal ist der r. U. verschiedentl. erfolgreich angewendet worden.

Unterschenkelbrüche: Frakturen des Schien- u. Wadenbeins, in der unfallchirurg. Praxis oft nur für die Schaftbrüche gebraucht. **Proximale U.** sind fast ausschließl. Schienbeinkopfbrüche. Sie sind Ergebnis unterschiedl. angreifender (indirekt durch Stauchung, direkt durch Stoß, Zug von Bändern) Gewalt: mono- bzw. bikondyläre Depressionsfraktur (Kondylenabsprengung mit Dislokation), Impressionsfraktur (Einpressen von Anteilen der Gelenkfläche), Trümmerfraktur (Kombination von Im- u. Depressionsfraktur), Rißfraktur (Abriß eines knöchernen Ansatzes von Kreuz- o. Seitenband). Behandlungsziel ist ein frei bewegl. Gelenk ohne Achsenfehlstellung, vorwiegend operativ, bei geringem Traumatisierungsgrad konservativ/funktionell. Schaftbrüche sind vorwiegend Torsions- u. Biegungsbrüche, hohe Rate an offenen Frakturen. Isolierte Schien- u. Wadenbeinbrüche sind selten. Bei U. im Schaftbereich kommt sowohl die operative (↑Marknagelung, ↑Plattenosteosynthese, ↑Fixateur externe) als auch konservative bzw. konservativ/funktionelle (↑Gipsstiefel nach Sarmiento) Knochenbruchbehandlung zur Anwendung. **Distale U.** sind die sehr häufigen ↑Knöchelbrüche u. Schienbeinstauchungsbrüche (↑Pilon-tibial-Fraktur).

Unterschenkelgeschwür ↑Ulcus cruris.

Unterschenkelpseudarthrose, angeborene ↑Crus varum congenitum.

Unterschiedsschwelle: Intensitätsunterschiedsschwelle, Wahrnehmbarkeitsschwelle einer Steigerung der Reizstärke (ΔS), ausgehend von einer überschwelligen Ausgangsstärke. ΔS u. Gesamtreizstärke S sind einander proportional: $\Delta S/S = \text{konstant}$ (Weber-Regel, -Fraktion), z. B. wird bei der Druckempfindung eine die jeweilige Ausgangsintensität um 3 % überschreitende Intensitätszunahme als Druckunterschied wahrgenommen. Die Orts-U. ergibt sich aus dem Abstand zweier Reize, der gerade so groß ist, daß ein Unterschied der Erregungsstärke (Frequenz der Aktionspotentiale) in dem Adressatenneuron ableitbar wird.

Unterstützungskontraktion: eine aus zwei Phasen bestehende, bei vielen natürl. Bewegungen vorkommende Kontraktionsform. In der ersten Phase, z. B. vor Anheben eines Gew., erfolgt die Kontraktion isometr., dann, beim Anheben des Gew., unter weiterer Spannungsentwicklung u. gleichzeitiger Verkürzung (auxoton. Kontraktionsphase).

Unterstützungskontraktion, kardiale: Kontraktionsform des Herzmuskels bei seiner natürl. Tätigkeit. Besteht aus einer isovolumetr. Anfangs- u. einer auxoton. Endphase. Je nach dem Verhältnis der in beiden Phasen geleisteten Arbeit kann vom Herzmuskel, von einem best. Punkt auf der Ruhedehnungskurve ausgehend, ein best. Maximum, der U. erreicht werden. Alle Unterstützungsmaxima sind im ↑Druck-Volumen-Diagramm des Herzens zwischen den mögl. Maxima isometr. u. isoton. Kontraktionen zu finden.

Untersuchung, ärztliche: i. R. der ärztl. Beratung durchgeführte diagn. Tätigkeiten wie Inspektion, Auskultation, Perkussion einschl. Labordiagnostik, Röntgen usw.

Untersuchung, kombinierte: von B. S. Schultze (Jena) 1869 in die Frauenheilkunde eingeführte bimanuelle Untersuchung der Unterleibsorgane, die mit den Fingern der einen Hand von der Scheide o. dem Rektum aus u. mit der anderen von der Bauchdecke aus getastet werden.

Untersuchung, koproskopische: Kotuntersuchung, Koproskopie; Methode der parasitolog. Diagnostik, bei der im wesentl. durch Flotations-, Sedimentations- u. Auswanderverfahren Fäzes auf ↑Parasiten untersucht werden, die im Verdauungstrakt o. mit diesem direkt o. indirekt in Verbindung stehenden Organen lokalisiert sind. Es wird zwischen makrosk. (Nachweis adulter ↑Helminthen) u. mikrosk. (Nachweis von Entwicklungsstadien wie Eier, Larven, Zysten, Oozysten) sowie zwischen qualitativer (Feststellung eines Befalls) u. quantitativer (Ermittlung der ↑Epg bzw. ↑Opg) k. U. unterschieden.

Untersuchung, kulturelle: Züchtung von Mikroorganismen aus Untersuchungsmaterial (z. B. Stuhl, Blut) durch gezielt ausgewählte ↑Kulturverfahren zu ihrer Identifizierung.

Untersuchung, rektale: i. e. S. Untersuchungsmethode, bei der der Untersucher unter Zuhilfenahme von Gleitmittel eine Austastung des Rektums mit dem Finger vornimmt. Dient zum Nachweis von Blut, Wandunregelmäßigkeiten, Beschaffenheit der Prostata, Sphinkterveränderungen, der gynäkol. Diagnostik u. a. I. w. S. jede Untersuchungsmethode, die Aufschluß über die Beschaffenheit des Rektum gibt. ↑Rektoskopie, ↑Dickdarmröntgenuntersuchung.

Unterwasserdruckstrahlbehandlung: Massage mit warmem Wasserstrahl (100–200 kPa) im Wannenbad. Hat großflächige, z. T. tiefgehende Wirkung u. dadurch andere Anwendungsbereiche als Heilmassage.

Unterwassergymnastik: Bad in Spezialwanne o. Bewegungsbecken. Erleichtert das Üben durch Auftrieb u. Wärme. Ind.: posttraumat. Behinderungen, Hemiplegien u. a.

Unterwassermassage: manuelle Massage im Bad o. unter einer Brause.

Unterwurm ↑Cerebellum.

Unterzungendrüse ↑Glandula sublingualis.

Unverricht, Heinrich (1853–1912), dt. Int., Jena, Dorpat.

Unverricht-Krankheit (nach Heinrich U.) ↑Myoklonusepilepsie.

Unverträglichkeiten gegenüber Nahrungsmitteln: individuell auftretende anormale Reaktionen auf einzelne Nahrungsmittel o. deren Inhaltsstoffe; weisen eine große Vielgestaltigkeit auf: Nahrungsmittelallergien, Nahrungsmittelintoleranzen, anaphylaktoide Reaktionen gegen Nahrungsmittel (↑Salicylsäure in Obst u. Gemüse) u. Nahrungsmittelidiosynkrasien (↑Zöliakie). Diesbezügl. Allergien treten am häufigsten gegen Kuhmilch u. Hühnereiweiß, seltener gegen Fisch u. kaum gegen Fleisch u. Gemüse auf. Intoleranzen sind Folge einer ↑Enzymopathie (↑Alaktasie, ↑Favismus). Die Begriffe werden z. T. nebeneinander gebraucht, weil die U. g. N. versch. Ursache schwer gegeneinander abzugrenzen u. oft im Mechanismus noch unbekannt sind. Vielfach wird von Überempfindlichkeit gesprochen.

Upside-down-stomach ⟨*engl*⟩: Magenvolvulus; Verlagerung des Magens beim paraösophagealen Zwerchfellbruch durch eine präformierte paraösophageale Lücke in den Thorax. Infolge Drehung kommt die große Kurvatur des Magens nach oben zu liegen. Der Pylorus liegt nahe der Kardia.

Uptake ⟨*engl*⟩: Aufnahme.

Urachus ⟨*gr*⟩ *m*: embryonaler Harnleiter. Er entsteht aus dem intraembryonalen Teil der ↑Allantois u. zieht von der Harnblase zum Nabel. Ab der 8. Woche verödet er u. wird zum ↑Ligamentum umbilicale medianum.

Urachusdivertikel: Form der ↑Urachuspersistenz. In 50 % bleibt der unterste, mit dem Harnblasenscheitel verbundene Abschnitt des Urachus in offener Kommunikation mit dem Blasenlumen (innere ↑Urachusfistel). Erweitert sich dieser Teil, entsteht ein U.

Urachusfistel: Fistula urachalis, Urinfistel, Vesikoumbilikalfistel, Harnblasenfistel; Form der ↑Urachuspersistenz. Angeborenes, vollständiges Offenbleiben des normalerweise vor der Geburt obliterierenden Allantoisgangs (Ligamentum umbilicale medianum). Durch diese „Harnfistel" vom Blasenscheitel zum Nabel tritt Urin aus. Partielle Fisteln treten als „äußere U." (↑Urachussinus) o. als „innere U." (↑Urachusdivertikel) auf.

Urachuspersistenz: angeborenes Offenbleiben der embryonalen Allantois, die von der Kloake (Harnblase) über den Haftstiel (Nabelschnur) zur Plazenta zieht. Obliteriert zum Ligamentum umbilicale medianum. Totales Offenbleiben: ↑Urachusfistel. Partielles Offenbleiben: am Nabel ↑Urachussinus; an der Harnblase ↑Urachusdivertikel; im Mittelteil ↑Urachuszyste. Abb.

Urachussinus: Form der ↑Urachuspersistenz. Die Allantois persistiert im Bereich des Nabels. Diese äußere

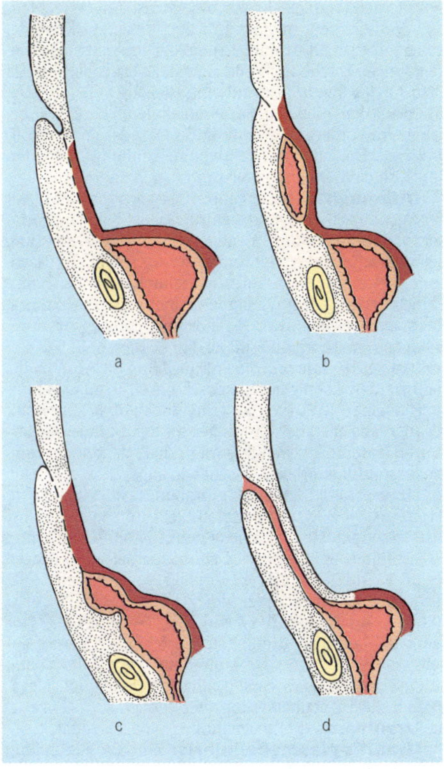

Urachuspersistenz
a: Urachussinus; b: Urachuszyste;
c: Urachusdivertikel; d: Urachusfistel

U

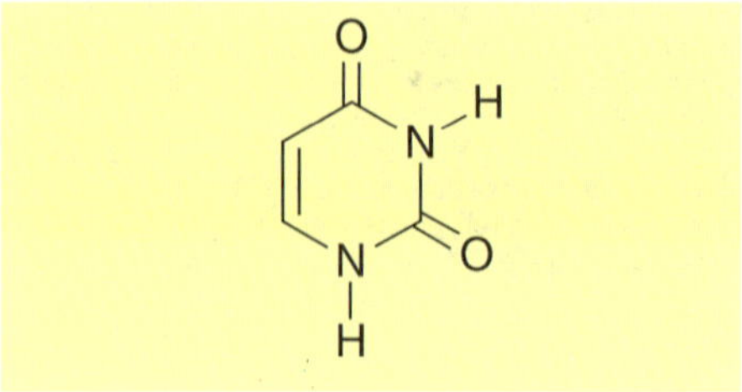

Uracil

↑Urachusfistel tritt als „nässender Nabel" auf u. ist sondierbar.

Urachuszyste: partielle Obliteration des Urachus, der, mit Flüssigkeit gefüllt, eine Zyste bildet.

Uracil: 2,4-Dihydroxypyrimidin. Eine ↑Nukleinsäurebase, die in ↑Ribonukleinsäure, ↑Nukleosiden u. ↑Nukleotiden vorkommt. Die Bildung von U. erfolgt i. R. der ↑Pyrimidinbiosynthese, der Abbau verläuft nach Hydrierung u. Ringspaltung zum Betaalanin. Abb.

Urämie ⟨*gr*⟩ *f*: Harnstoff im Blut, Harnvergiftung. Endstadium der ↑Niereninsuffizienz mit folgendem klin. Symptomenkomplex: Foetor uraemicus, Anorexie, Nausea, Verwirrtheit, motor. Unruhe, eklampt. Krämpfe, Koma, ↑Kussmaul-Atmung, Anämie, Perikarditis, Flüssigkeitslunge, Polyneuropathie u. renale Osteopathie. Als Ursache des Syndroms wird eine Vielzahl von ↑Urämiegiften aus dem nieder- u. mittelmolekularen Bereich angesehen. Im Vordergrund steht die Störung des Proteinstoffwechsels. Die einzigen effektiven Behandlungsmethoden der U. sind die Dialyse u. Nierentransplantation.

Urämiegifte: Das eigentl. U. ist nicht bekannt. Auf der Suche nach dem Toxin wurden viele Substanzen im Serum erhöht gefunden, denen man eine Bedeutung bei der Entstehung der uräm. Sympt. beimißt (Harnstoff, Kreatinin, Harnsäure, Mittelmoleküle, Guanidinbernsteinsäure, Methylguanidin, Indoxylschwefelsäure, Phenole, Kresole, zykl. Adenosinmonophosphat u. a.). Auch das Parathormon wird zu den U. gerechnet. Die Retention der H^+-Ionen u. die Störungen im Elektrolythaushalt werden ebenfalls für spezif. uräm. Sympt. verantwortl. gemacht. Es ist z. Z. keine Substanz bekannt, auf die sich alle metabol. Störungen in der Urämie zurückführen lassen. Die Urämie wird deshalb derzeit als komplexes, multifaktorielles Geschehen angesehen.

Uran: chem. Symbol U; Ordnungszahl 92; relative Atommasse 238,029. Metall. Dichte 19,04 g/cm^3; Schmelzpunkt 1 132 °C; Siedepunkt 3 900 °C. Alle drei Uranisotope sind Alpha- u. Gammastrahler; ^{238}U (Anteil 99,28 %) mit einer HWZ von $4{,}51 \cdot 10^9$ Jahren; ^{235}U (0,71 %) mit einer HWZ von $7{,}1 \cdot 10^8$ Jahren u. ^{234}U (0,0058 %) mit einer HWZ von $2{,}5 \cdot 10^5$ Jahren. Die Verwendung des U als Brennstoff für Reaktoren beruht auf seinem Gehalt an ^{235}U. Außerdem wird U im chem. Labor, zur chem. Nachverstärkung von photograph. Negativen u. zur Farbenherstellung verwendet.

Uranismus ⟨*gr*⟩ *m*: männl. ↑Homosexualität.

Uranitis plasmacellularis: chron. Entzündung der Gaumenschleimhaut.

urano- ⟨*gr*⟩ *Präfix*: den Gaumen betreffend.

Uranoplastik: ↑Palatoplastik; operativer Verschluß eines Gaumendefekts, bes. einer angeborenen ↑Lippen-Kiefer-Gaumen-Spalte.

Uranoschisis ↑Palatoschisis.

Uranoskopie: Hyperextension der Halswirbelsäule bei schweren Fehlbildungen. Das Hinterhaupt liegt auf dem Rücken. Besteht bei ↑Inienzephalie, ↑Anenzephalie, ↑Notenzephalie.

Urapidil: ein ↑Antihypertensivum; wirkt wie Prazosin.

Uratarthropathie: Gicht. ↑Arthritis urica.

Urate: Salze der ↑Harnsäure.

Uratgicht ↑Arthritis urica.

Uratkristalle: morphol. als Nadeln o. kleine Stäbchen von 8–10 μm erscheinend. Nachweis mittels Polarisationsmikroskopie u. Einschiebung eines Rotfilters. Stark neg. doppelbrechend, d. h. bei Rotation des Objektträgertisches ausgesprochen deutl. Farbwechsel von Gelb nach Blau gegenüber dem intensiven Rot des Hintergrunds. Im akuten Gichtanfall u. im subakuten Stadium in der Gelenkflüssigkeit, z. T. in Leukozyten eingeschlossen. Der Nachweis von U. im Gelenkpunktat o. in aus dem Gelenk o. einem Tophus gewonnenen Biopsiematerial zählt zu den sichersten Kriterien einer Arthritis urica.

Uratoxidase ↑Urikase.

Uratstein: harter, braun-roter Stein aus harnsauren Salzen. Vorkommen in den ableitenden Harnwegen; ↑Konkremente der Harnorgane. ↑Harnsteine.

Uraturie: Im stark sauren Harn (pH 5,5 u. weniger), der trüb aussieht (o. beim Stehen in der Kälte trüb wird), finden sich bei mikrosk. Betrachtung des Sediments massenhaft Urate; charakterist. „Ziegelmehlsediment". Bei Erwärmung auf über 55 °C wird der Harn klar (dgl. bei Zugabe von Lauge), weil die Uratsalze wieder in Lösung gehen; stoffwechsel- u. ernährungsbedingt.

Urbach, Erich (1893–1946), österreich. Dermat., Wien.

Urbach-Wiethe-Syndrom (nach Erich U. u. Camillo W.) ↑Lipidproteinose.

Urdarm: die bei der Gastrulation sich bildende Darmleibeshöhle (Gastrocoelon o. Coelenteron).

Urea ↑Harnstoff.

Ureaplasma urealyticum: Art der Gattung Ureaplasma in der Fam. Mycoplasmataceae, ↑Mycoplasma. Ureaplasma bedingt pathogen bei Erkrankungen des Urogenitaltrakts.

Urease: ein bei Wirbellosen, Pflanzen u. Mikroorganismen vorkommendes Enzym, das die Hydrolyse von Harnstoff in Kohlendioxid u. Ammoniak katalysiert. U. ist ein Nickelprotein u. zeigt eine große Substratspezifität. Sie wird im klin.-chem. Labor zur Bestimmung von Harnstoff verwendet.

Ureaseaktivität: Fähigkeit der Mikroorganismen, Harnstoff zu spalten. Die U. wird als taxonom. Merkmal benutzt.

Urease-Test: bakt. Nachweismethode der Harnstoffspaltung der Bakterien, meist Teil der bunten ↑Reihe bzw. ↑Biochemotypie.

Ureide: Harnstoffderivate mit sedativhypnot. Wirkung, z. B. ↑Bromisovalerianylcarbamid.

Ureter ⟨*gr*⟩ *m*: Harnleiter; der Ableitung des Harns aus dem Nierenbecken in die Harnblase dienender Kanal. ***Anat.:*** Der U. hat beim Erwachsenen eine Länge von 30 cm u. einen Durchmesser von 5–7 mm. Er liegt der dorsalen Bauchwand an. Die Vorderfläche ist in seinen beiden Abschnitten, Pars abdominalis (Bauchteil) u. Pars pelvina (Beckenteil), von Peritoneum bedeckt. ***Histol.:*** Die Wand des U. besteht aus: 1. Tunica mucosa mit einem

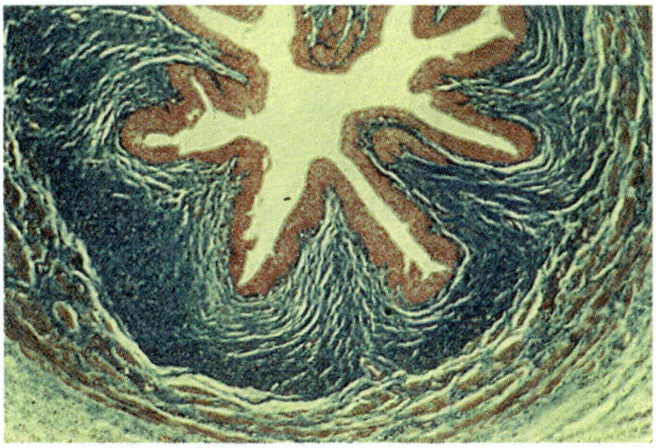

30

Ureter. Histologischer Schnitt, Azanfärbung; sternförmiges Lumen, Schleimhaut mit Übergangsepithel (rot) u. Bindegewebe (blau), lockere Muskelschicht (braunrot)

↑Übergangsepithel (Epithelium transitionale) u. einer bindegewebigen Lamina propria. Da eine Lamina muscularis mucosae fehlt, läßt sich eine Tela submucosa nicht abgrenzen. 2. Tunica muscularis bestehend aus drei Schichten glatter Muskulatur (Stratum longitudinale internum, Stratum circulare, Stratum longitudinale externum). 3. Tunica adventitia als bindegewebige Verschiebeschicht. Abb.

Ureterachalasie ↑Megaureter.

Ureteratonie: 1. infektiöse Weitstellung des gesamten Harnleiters u. meistens auch des Nierenbeckenkelchsystems, oft beidseitig infolge infektionsbedingter o. tox. Schädigung der nervalen Elemente des Nierenbeckens u. des Harnleiters. Folge: verzögerter Harntransport bzw. verlangsamter Abfluß. Kann irreparabel werden u. zu ↑Hydronephrose führen. Entstehungsweg a) deszendierend, hämatogen u. bei schwerer Fokalinfektion; b) aszendierend entweder intrakanalikulär (schwere Zystitis) o. (wahrscheinl. öfter) lymphogen (Prostatitis). 2. Neurogen, segmental: abschnittweise Atonie des untersten Harnleiterabschnitts u. des Nierenbeckens. 3. Hormonell: vorübergehend während der Gravidität.

Ureteratresie: Verlegung der Lichtung des Harnleiters durch versch. Ursachen. Er kann in diesem Bereich zu einem Bindegewebestrang umgebildet werden. Angeborene Atresien werden an der ureteropelvinen Verbindung o. distal beobachtet. Hier besteht mitunter ein atret. Segment (1–2 cm lang), oft kombiniert mit multizyst. Niere. Der proximal der Verschlußstelle gelegene Harntrakt ist erweitert: ↑Hydronephrose, Infektion.

Ureter bifidus ↑Ureter fissus.

Ureterblockierung ↑Uretersteine.

Ureterdivertikel: Ausbuchtungen der Wand des Harnleiters. Abortiver Ureter fissus: blind endender Zweig eines Spaltureters, der dem Partner parallel läuft, jedoch die Niere nicht erreicht. Echte angeborene U.: treten an vesikoureteraler Verbindung, in der Mitte des Harnleiters u. an der ureteropelvinen Verbindung auf. Mittlere u. untere U. sind abortive Ureterknospen, obere U. unterentwickelte, extrarenal liegende Kelche. Erworbene U.: Prolaps der Schleimhaut durch einen (angeborenen) Muskeldefekt der Wand.

Ureterdünndarmplastik: Zwischenschaltung eines ausgeschalteten Dünndarmsegments (terminales Ileum) bei großen Defekten u. Verletzungen o. operativen Resektionen sowie ausgedehnten Strikturen. Wegen des hohen Risikos sollte der Eingriff nur bei anat. o. funktioneller Einnierigkeit durchgeführt werden.

Ureter duplex: Fehlbildung mit 2 völlig getrennten Harnleiter. Ursache sind 2 räuml. entfernte Ureterknospen des Wolff-Gangs, die bei dessen Einbeziehung in die Blasenwand getrennte Mündungen erhalten. Jede der beiden Knospen induziert im Nachnierenblastem Nephrone. Liegen sie benachbart, entsteht eine Niere mit 2 Nierenbecken (↑Langniere). Bei größerer Entfernung entstehen 2 Nieren. Der U. des oberen Beckens mündet kaudal des 2. Harnleiters in die Harnblase (o. ektop in die Harnröhre). Kreuzung beider U.: ↑Meyer-Weigert-Regel. Auf der Gegenseite besteht oft ein ↑Ureter fissus. Oft Kombination mit weiteren Nierenfehlbildungen. Hydronephrose, Infektion, Steinbildung. ↑Nierenverdoppelung.

Ureterektopie: Fehlmündung des Harnleiters außerhalb des Blasendreieckes. Ektope Mündungen in der Harnblase: medial o. unterhalb der nomotopen Öffnung. Ektope, extravesikale Mündungen bei der Frau: Urethra, Vestibulum vaginae, Vagina, Uterus, beim Mann: Pars prostatica der Harnröhre, Vesicula seminalis, Ductus deferens. Mündungen in das Rektum bei beiden Geschlechtern selten. Nur 20 % der ektop. mündenden Ureteren sind ansonsten normal gebildet, meist sind es verdoppelte Harnleiter (↑Ureter duplex), wobei der akzessor. Ureter falsch mündet (↑Meyer-Weigert-Regel). Es bestehen dann 3 Ureterostien. Folge: Harnträufeln, ↑Enuresis.

Ureterendometriose: Auftreten von endometriot. Zellverbänden im Harnleiter (selten, bei Bauchfellendometriose u., ganz selten, nach Operationsverletzungen). Kommt nur in distalem Harnleiterabschnitt vor. Sympt.: Nierenschmerzen durch Stauung, blutiger Harn in Parallelität zum Menstruationszyklus.

Ureterenkompressorium: bei der intravenösen ↑Urographie benutztes Gerät zur Verbesserung des Bildkontrasts des Nierenbeckenkelchsystems. Es besteht aus einem um den Unterbauch fixierbaren Gurt, unter dem 2 aufblasbare Gummiballons den Kontrastmittelabfluß aus den Nierenbecken in die Harnblase drosseln können.

Uretersatz ↑Ureterdünndarmplastik.

Ureter fissus: Ureter bifidus; partielles Vorliegen von 2 Harnleitern. Spaltureteren entstehen durch Teilung einer Ureterknospe in versch. Höhen, je 25 % teilen sich im proximalen o. distalen, 50 % im mittleren Drittel. Verhalten der Nieren: ↑Ureter duplex.

Ureterfistel: 1. durch Unfall (selten); 2. durch Operationsverletzungen infolge querer Durchtrennung, wandständiger Verletzungen o. durch zu ausgiebiges Skelettieren des Harnleiters. Spontanabheilung selten. Meistens Strikturbildung mit Harnstauungsnieren.

Uretergranulom: unspezif. mit Übergangsepithel überzogenes Granulationsgewebe im Harnleiterlumen, durch länger einwirkenden Druck eines Steins. Folge: Harnstauungsniere u. Stauungsharnleiter, Verwechslung mit Harnleitertumor mögl.

Ureteritis: Harnleiterentzündung.

Ureteritis cystica: Bildung multipler kleiner (stecknadelkopfgroßer) Zysten o. polypöser Wucherungen der Harnleiter- u. Nierenbeckenschleimhaut als Folge chron. Infektion. Typ. Röntgenbilder. Folge: Harnstauungsnieren.

Ureterkarzinom: solide o. papilläre Karzinome, selten prim., oft sek. vom Nierenbecken („Abtropfmetastase") auf den intramuralen o. juxtavesikalen Harnleiter übergreifend. Klin. Hämaturie, Koliken, renale Harnstauung, Aussparung im Ureterogramm.

Ureterkatheter: *Abk* UK; Ureterenkatheter; Harnleiterkatheter aus lackiertem Seidengespinstschlauch o. aus Kunststoffen auf PVC-Basis, i. a. in Zentimetereinstellung mit Markierungen alle 5 cm in den Stärken 3–12 Charr., Länge 45–75 cm zum retrograden Sondieren der Harnleiter u. Nierenbecken mittels Zystoskop.

Ureterkatheterung: Harnleiterkatheterung. Einführen eines Ureterkatheters mit Zystoskop unter Sicht in eine o. beide Harnleitermündungen, wobei die Ureterkatheter nur wenig („Pyelogramm von unten") o. bis in die Nierenbecken hochgeschoben werden.

Ureterklappen: Harnleiterfalten; bei Neugeborenen nicht seltene, in das Lumen des Harnleiters ragende Schleimhautfalten, die in der Kindheit verschwinden; führen selten zu Obstruktion. Unter angeborenen U. werden versch., zu Stenosen führende Schleimhautfalten ohne Beteiligung der Muskelschichten, auch Diaphragmen mit zentraler Perforation verstanden. Häufig ist eine Striktur im Bereich der vesikoureteralen Verbindung gemeint: Stauungssymptomatik.

Ureterknospe: Proliferation im unteren Abschnitt des ↑Urnierengangs. Die U. bildet die ableitenden Harnwege, Harnleiter, Nierenbecken, Nierenkelche u. Sammelrohre.

Ureteroenteroanastomose: Verbindung der Harnleiter mit dem Darm zur Harnableitung. Ind.: nach ↑Zystektomien wegen ↑Harnblasentumoren, bei inoperablen Harnblasentumoren zur Palliativausschaltung der Blase, bei irreparablen Blasenscheidenfisteln, bei schweren ulzerösen Blasenentzündungen, bei irreparablen Harnröhrenstrikturen, bei neurol. bedingter Inkontinenz, bei Blasenekstrophie, bei Agenesie der Blase. Vorbedingung: Analsphinkter muß kontinent sein. Postoperative Gefahren: aszendierende Pyelonephritis, hyperchloräm. Azidose. Zumindest die erste läßt sich vermeiden durch Ureterimplantation in ausgeschaltete Darmsegmente, ↑Ersatzblasen, ↑Harnableitungen.

Ureterokutaneostomie: Anlegen einer Harnleiterhautfistel.

Ureterolithotomie ⟨*gr*⟩ *f*: Entfernung eines Uretersteins durch offene Operationen mit (Längs-)Inzision des Harnleiters.

Ureterolyse: operative Auslösung des im Narbengewebe eingescheideten, abgedrosselten o. abgeknickten Harnleiters.

Ureterometrie: intraureterale Druckmessung zur dd Abklärung von Nierenbecken- u. Ureterdilatationen zum Ausschluß einer Obstruktion. Anwendung nur bei unklaren Harntransportstörungen, bei denen die Standarddiagnostik (intravenöse ↑Urographie, ↑Belastungsurographie, ↑Miktionszystourethrographie, Urethrozystoskopie) keine klare Ind. der Operation ergibt.

Ureteroneozystostomie: Neueinpflanzung des Harnleiters in die Blase.

Ureteronephrektomie: Entfernung der Niere u. des gesamten Ureters mit der Einmündungsstelle in die Harnblase (Blasenmanschette) von zwei getrennten Zugangswegen, z. B. bei einem ↑Ureterkarzinom.

Ureterosigmoideostomie: Umpflanzung der Harnleiter in das Sigma (Harnleiter-Darm-Anastomose, HDA). ↑Coffey-Mayo-Operation.

Ureterostomie: Fistelung des Harnleiters, a) temporär (U. mit Schlauch), b) endständige Ureterokutaneostomie (Harnleiterhautfistel).

Ureterotomie: operative Eröffnung des Harnleiters.

Ureterovaginalfistel: Harnleiterscheidenfistel.

Ureter-Ovarica-Kompressionssyndrom: vorwiegend während u. nach der Schwangerschaft auftretende, meist rechtsseitige Ureterkompression infolge Varikose u. Phlebitis der V. ovarica o. bei Persistenz embryonaler Anastomosen mit der V. cava caudalis.

Ureterozele ⟨*gr*⟩ *f*: angeborene Vorwölbung der Schleimhaut des intramuralen Harnleiterabschnitts in das Blasenlumen infolge kongenitaler Enge des Ureterostiums. Die „Zyste" ist außen von Blasenepithel, innen von Harnleiterepithel überzogen, die Zwischenschicht besteht aus Bindegewebe u. glatter Muskulatur. Am Scheitel der U. befindet sich die Ureteröffnung. Seltener füllt die U. das gesamte Blasenlumen aus o. prolabiert durch die Harnröhre. Stauungssymptomatik: Megaureter, Harnstauungsniere, Infektion. Ureterocele vesicalis: als Zyste imponierende, manschettenartige Einstülpung des distalen Ureterenendes in die Harnblase, meist bei angeborener Stenose des Ureterostiums.

Ureterpapillom: gutartige papilläre Geschwulst des Harnleiterepithels. Meist gestielt, kann es an langem (10 cm u. mehr) Stiel hängen u. zum Ostium herausschauen, während es oberhalb der Iliakalkreuzung entspringt; setzt leicht Impfmetastasen (im distalen Harnleiter o. in der Blase).

Ureter, postiliakaler: Verlauf eines Harnleiters dorsal der A. iliaca communis zur Harnblase. Bedeutung: Harnleiterobstruktion. Embryol. handelt es sich nicht um einen dystopen Ureterverlauf, sondern um eine Gefäßfehlbildung (präureterale A. iliaca) bei der Entstehung der Iliakalarterien u. Umbilikalarterien durch Anastomosenbildungen u. Gefäßverwerfungen aus versch. segmentalen Anlagen. Abb.

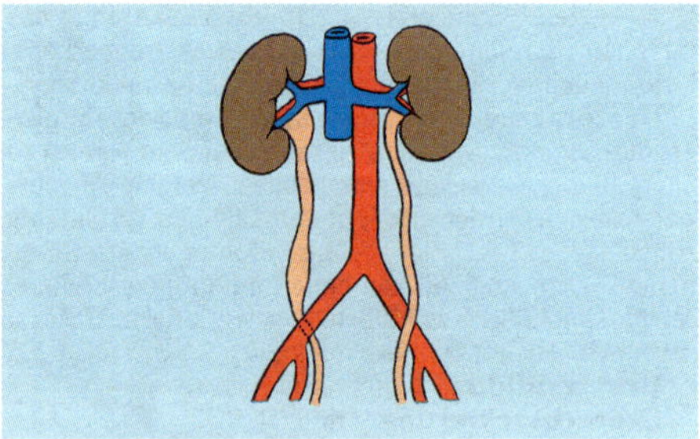

Postiliakaler Ureter

Ureterprolaps: sehr seltene Invertierung aller Wandschichten des Ureters in das Blasenlumen, keine ↑Ureterozele. Ursache vermutl. durch kurzfristiges intravesikales Wachstum der Ureterknospe.

Ureter, retrokavaler: Postcaval ureter, Preureteric vena cava; pathol. Verlauf des Harnleiters hinter der unteren Hohlvene. Nomotope Mündung. Bei Dopplung der unteren Hohlvene wird die re. Vene dorsal gekreuzt. Embryol. handelt es sich nicht um einen dystop verlaufenden Ureter, sondern um eine Störung der Bildung der

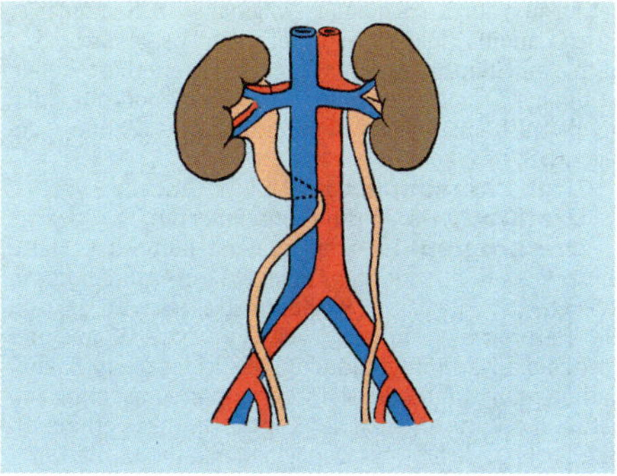

Retrokavaler Ureter

unteren Hohlvene. Kommt zustande durch Fortbestehen der re. V. cardinalis. 15 Typen der Entwicklungsstörung im Bereich des Cava-caudalis-Abschnitts bekannt. Folge des r. U. Hydronephrose. Ther.: antekavale Verlagerung des Ureters, auch Durchtrennung der V. cava. Abb.

Uretersteine: Harnleitersteine; fast ausschließl. in den Nieren gebildete Steine, die in den Harnleiter hineinrutschen u. dort gelegentl. festklemmen (eingeklemmte U.), jedoch meist weiterrutschen (wandernde U.). U. werden nach ihrem jeweiligen Sitz eingeteilt in Ureterabgangssteine (Übergang vom Nierenbecken in den Harnleiter), hohe U. (im oberen lumbalen Harnleiterdrittel), mittlere U. (oberhalb der Kreuzung des Harnleiters mit der A. iliaca), tiefe iliakale o. pelvine U. (unterhalb der Iliakalkreuzung), prävesikale o. juxtavesikale U. (dicht vor der Blase sitzend), intramurale U. (in der Blasenwand an der Durchtrittsstelle des Harnleiters befindl. Steine). Ther.: konservativ durch Steinabtreibung, operativ: 1. offen: wenn Größe o. Form einen spontanen Abgang unwahrscheinl. erscheinen lassen; je nach Sitz des Steins wird eine obere, mittlere o. untere ↑Ureterolithotomie vorgenommen; 2. endoskop.: Ostiumdachschlitzung bei intramuralen Sitz, ↑Zeiss-Schlinge, unter Sicht mit einem Ureterorenoskop (↑Lithotripsie). Nicht operativ: extrakorporale Stoßwellenlithotripsie, ↑Harnsteintherapie.

Uretersteine, blockierende: Steinblockade der Niere. Im Harnleiter fest eingekeilter Stein führt zum (temporären) Ausfall der Nierenfunktion (Nierenblockade), die nach Lösung des Spasmus, Abgang o. operativer Entfernung des Steins meist wieder in Gang kommt.

Ureterstenose: Einengung des Harnleiters mit konsekutiver Aufstauung des darüberliegenden Abschnitts des ableitenden Harnsystems, also des oberen Harnleiters u. des Nierenbeckenkelchsystems. Ursachen: 1. prim., angeborene U.: a) Harnleitermündungsenge (Ostiumstenose), b) ↑Ureterozele, c) subrenale Stenose (Ureterabgangsstenose o. Ureterabgangsenge), d) Klappenbildung; 2. sek. entstandene, erworbene U.: a) Kreuzung eines aberrierenden o. akzessor. Gefäßes (Gefäßabdrosselung, ↑Polarterien), nicht selten bei übernormal bewegl. Niere (Kippniere), b) ulzerierende Ureteritis (Harnleiterwandschädigung durch Stein), c) Periureteritis mit Retroperitonealfibrose, Ormond-Erkrankung, retroperitoneale ↑Fibrose, d) Zustand nach Appendizitis o. Adnexitis (auch nach operativer Sanierung), e) Folge von Strahlenbehandlung von (gyn.) Karzinomen (Strahlenstenosen), f) nach Operationen am o. in der Nähe des o. der Harnleiter, g) nach Steinabgängen o. instrumentellen Harnleitersteinentfernungen, h) durch Blasen- o. Prostatatumoren, Tuberkulose.

Ureter triplex: seltenes Vorliegen von drei völlig getrennten o. partiell vereinigten Ureteren auf einer Körperseite. Die zugehörige Niere kann dystop, hypoplast. o. hydronephrot. sein. 4 Formen: 1. drei getrennte Ureteren mit drei Ostien (eine Mündung evtl. ektop). 2. zwei getrennte Ureteren (Ureter duplex), von denen sich einer spaltet (↑Ureter fissus). 3. einfach mündender Ureter mit Dreiteilung (ein Ostium). 4. ein Ureter verbindet sich mit dreigeteiltem Nierenbecken.

Ureterzyste ↑Ureterozele.

Urethan: in Form des Äthylurethans eines der ältesten Zytostatika überhaupt. Seit 1946 wurde es zur Behandlung maligner Tumoren u. v. a. der chron. myelo. Leukämie u. des Plasmozytoms verwendet. Heute hat es keine klin. Bedeutung mehr. – Narkotikum im Tierversuch.

Urethra ⟨*gr*⟩ *f*: Harnröhre; der Harnableitung aus der Harnblase nach außen dienendes, röhrenförmiges Organ. ↑Urethra feminina, ↑Urethra masculina.

Urethraatresie: angeborener Verschluß der Harnröhre. Wenn nicht durch sofortige Operation zu korrigieren, keine Lebensfähigkeit der betroffenen Kinder.

Urethradivertikel: Blindsackbildung der Harnröhre, die sich meist entwickelt als Folge einer Harnröhrenverengung durch allmähl. Ausweitung der schlauchartigen Harnröhre proximal der Striktur o. als Ausheilungszustand eines paraurethralen Abszesses.

Urethradruckprofil: Bestimmung des intraurethralen Drucks zur Differenzierung der versch. ↑Harninkontinenzen. Urodynam. Meßmethode.

Urethra feminina: weibl. Harnröhre. 2,5–4 cm lang, beginnt am Fundus der Harnblase mit dem ↑Ostium urethrae internum, welches vom unwillkürl. ↑Musculus sphincter vesicae umrahmt ist. Umgeben vom willkürl. Schließmuskel, ↑Musculus sphincter urethrae, durchsetzt sie den ↑Musculus transversus perinei profundus u. mündet durch das Ostium urethrae externum in das ↑Vestibulum vaginae. Die weibl. Harnröhre hat blasennah Übergangsepithel, dann mehrreihiges hochprismat. u. an der äußeren Öffnung mehrschichtiges unverhorntes Plattenepithel. Gg. urethrales sind ebenfalls vorhanden.

Urethragranulom: meist erbsgroßes, breit aufsitzendes, leicht blutendes, auf dem Boden einer Gonorrhö entstehendes Granulom.

Urethrakarunkel: blauroter (stark vaskularisierter) schwammiger entzündl. Schleimhautprolaps an der äußeren Harnröhrenmündung der Frau.

urethralis ⟨*gr*⟩ *Adj*: zur Harnröhre (↑Urethra) gehörend.

Urethralklappe: Fehlbildung in der hinteren Harnröhre (Blasenhals) des Mannes. Folge: chron. Harnstauung, Balkenblase o. Blasendilatation, ↑Ostiuminsuffizienz, Stauungsharnleiter, ↑Harnstauungsniere. Häufig Infektion mit schwerer Nierenschädigung.

Urethralphlegmone: von einer eitrigen ↑Urethritis o. einer Harnröhrenverletzung ausgehende Zellgewebeentzündung. Erreger meist Kolibakterien, Streptokokken, auch Mischinfektion mit Anaerobiern wie anaeroben Streptokokken u. Bacteroides-Arten.

Urethralstenose: angeborene Enge der Harnröhre in unterschiedl. Lokalisation. Meist beim männl. Geschlecht. Die Verengungen des Lumens können durch Vergrößerung des Samenhügels (↑Colliculus-seminalis-Hypertrophie), durch Ausbildung von Klappen bes. im proximalen Abschnitt (↑Urethralklappen), durch quere, perforierte Scheidewände (Diaphragmen), durch ausgedehnte, langgestreckte Einengungen o. durch Verengungen der äußeren Öffnung erfolgen.

Urethralverletzung ↑Harnröhrenverletzung.

Urethra masculina: männl. Harnröhre. Beim Erwachsenen 20–25 cm lang, beginnt in der Harnblasenwand, zieht als Pars prostatica durch die Vorsteherdrüse. Hier münden in sie beide ↑Ductus ejaculatorius sowie die Ausführungsgänge der Prostata. Darauf zieht die U. m. als Pars membranacea durch den M. transversus perinei profundus. Die Pars spongiosa, eingebettet in den Harnröhrenschwellkörper, ist der längste Abschnitt (20 cm) u. besitzt die Gg. urethrales. Vor dem Ostium urethrae externum auf der Glans penis erweitert sie sich zur Fossa navicularis. Unterschiedl. Epithelauskleidung in der U. m.: in der Pars prostatica Übergangsepithel, in der Pars membranacea u. der Pars spongiosa mehrreihiges hochprismat. Epithel u. in der Fossa navicularis mehrschichtiges unverhorntes Plattenepithel. Schließmuskeln: 1. unwillkürl.: Teile der Blasenwand (glatte Muskelzellen), 2. willkürl.: Teile des Beckenbodens in der Pars membranacea (Skelettmuskel). Abb.

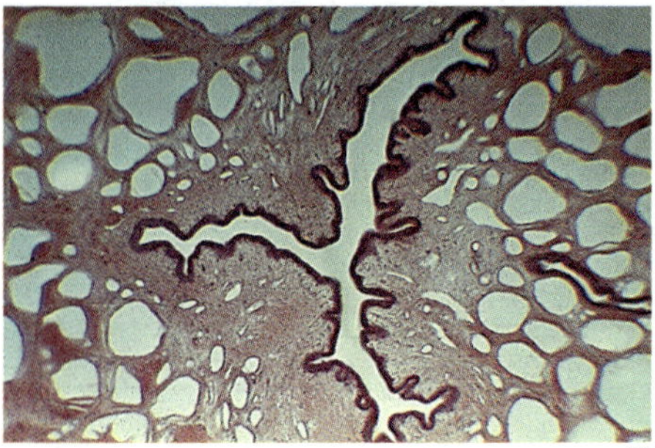
30

Urethra masculina. Histologischer Schnitt durch den Penis, HE-Färbung; U. m. mit Epithel u. Bindegewebe im Corpus spongiosum penis

Urethraobliteration ↑Urethralstenose.

Urethrastein: in der Harnröhre befindl., meist steckengebliebener Stein aus den oberen Harnwegen o. der Blase.

Urethrastriktur: Harnröhrenverengung. In jedem Teil der Harnröhre mögl. Ursache: 1. entzündl.: spezif. durch Gonorrhö o. Tuberkulose o. unspezif.; 2. posttraumat.-narbig. Folge: Harnstauung, Miktionsbeschwerden. Ther.: versch. plast. Korrekturen, bei kurzen Strikturen ↑Urethrotomia interna.

Urethraverdopplung ↑Harnröhrenverdopplung.

Urethritis ⟨*gr*⟩ *f*: Harnröhrenentzündung. 1. Eitrige U. durch Neisseria gonorrhoeae (U. gonorrhoica, ↑Gonorrhö). 2. Nichtgonorrho. U.: U. simplex acuta mit Reizerscheinungen, schleimigem Ausfluß, auch Brennen beim Harnlassen durch Chlamydia trachomatis, Einschlußurethritis des Mannes (↑Reiter-Krankheit); durch Mycoplasma hominis u. Ureaplasma urealyticum, Mykoplasmenurethritis; durch Herpes-simplex-Virus Typ II, U. herpetiformis; durch Trichomonas vaginalis, Trichomoniasis; durch Candida albicans, Soorurethritis. Postgonorrho. U., nach Penicillintherapie der Gonorrhö weiterbestehende U. infolge penicillinresistenter Mischinfektion mit Chlamydia trachomatis (Einschlußurethritis des Mannes), gelegentl. mit Mykoplasmen.

Urethritis simplex acuta ↑Urethritis.

Urethrodynie: Harnröhrenschmerzen.

Urethrographie: Röntgendarstellung der Harnröhre mit Kontrastmittel. Beim Mann Aufnahme in Rücken- u. Schräglage. Das Kontrastmittel wird dazu in die Harnröhre gespritzt, wobei ein spez. Konus der Spritze die Harnröhrenmündung abdichtet o. ein Ballonkatheter kurz hinter der Harnröhrenmündung gering aufgefüllt das Zurückfließen des Kontrastmittels verhindert. Bei der Frau dichtet ein Doppelballonkatheter die Harnröhre blasenwärts u. vorn ab. Zusätzl. Informationen erhält man durch eine ↑Miktionszystourethrographie (MZU) einer Röntgenaufnahme von Blase u. Harnröhre während der Miktion, bei der die Harnblase vorher durch einen Katheter mit Kontrastmittel gefüllt wird o. die im Anschluß an eine intravenöse ↑Urographie durchgeführt wird. Ind.: Strikturen, Verletzungen, Divertikel, Fehlbildungen, Tumoren; MZU auch bei funktionellen Blasenentleerungsstörungen u. zur Feststellung eines vesikourethralen Refluxes (VUR).

Urethroplastik: plast. Operation an der Harnröhre, z. B. Fistelverschluß, Neubildung einer Harnröhre bei Hypospadie, plast. Korrektur einer Striktur o. ä.

Urethrorrhö: Harnröhrenausfluß aus den Littré- u. Cowper-Drüsen. Physiol. bei sexueller Erregung, pathol. bei spezif. (gonorrho.), aber auch bei unspezif. Entzündung. U. ex libidine: vermehrte, verstärkte U. bei sexuellen Erregungen (physiol.). Selten pathol. Sexualneurasthenie.

Urethroskop ⟨*gr*⟩ *n*: Endoskop zur Besichtigung der Harnröhre mit Dauerspülvorrichtung. Bestehend aus dem geraden Schaft mit Füllstab u. Arbeitseinheit, die aus Lichtquelle u. opt. System zusammengesetzt ist, zur Untersuchung, Striktur- o. Samenblasenausführungssondierung, Koagulation u. Elektrotomie. Fast alle neuen urol. Endoskope sind ↑Urethrozystoskope.

Urethrotom: Instrument mit im Schaft verborgener, mittels Schraube ausstellbarer Schneide für die Urethrotomia interna.

Urethrotomia externa: operative Eröffnung der Harnröhre durch Schnitt von außen.

Urethrotomia interna: innerer Harnröhrenschnitt. Spaltung der narbig verengten Harnröhre, entweder „blind" nach Tastgefühl vom Harnröhrenlumen aus mit Spezialmesser (Maisonneuve-Uretrotom) o. mittels Operationsurethroskop (u. Elektrotomie) unter Sicht.

Urethrozele: **1.** ↑Harnröhrendivertikel. **2.** Harnröhrenprolaps. **3.** In die Harnröhre reichender Teil einer Zystozele.

Urethrozystographie: Röntgendarstellung der Harnröhre u. der Blase in einem Untersuchungsgang. Über einen Katheter wird die Harnblase mit verdünntem Kontrastmittel aufgefüllt. Nach einer Röntgenaufnahme der Harnblase werden Aufnahmen der Harnröhre u. des Entleerungsvorgangs der Harnblase angefertigt.

Urethrozystoskop: Endoskop, mit dem es mögl. ist, durch Austauschen der Optiken (ohne den Schaft wechseln zu müssen) sowohl die Blase (Blasenoptik mit etwa rechtwinkligem Strahlengang, sog. 90°- bis

100°-Optik) als auch die Harnröhre mit Prostata u. Colliculus seminalis u. die übrige Harnröhre (sog. Geradeausoptik, 170°-Optik) zu betrachten. Das U. wird mit der Geradeausoptik unter Zulaufspülung durch die Harnröhre bis in die Blase hineingeschoben, also unter Sicht eingeführt.

Urgeschlechtszellen: Urkeimzellen; undifferenzierte Keimzellen. Beim Menschen als große, helle Zellen in den Keimdrüsenanlagen bereits in etwa 4 mm langen Embryonen erkenntl. ↑Zeugungsorgane.

Urginea maritima ⟨*arab*⟩ *f*: Meerzwiebel. ↑Herzglykoside.

Urhidrosis: vermehrte Ausscheidung von Harnstoff u. Harnsäure im Schweiß bei uräm. Zuständen.

Uridin: 3-Beta-D-Ribofuranosyluracil; ein ↑Nukleosid aus ↑D-Ribose u. Uracil.

Uridindiphosphat: *Abk* UDP; ein ↑Nukleosiddiphosphat. Besitzt Bedeutung für die Aktivierung von Monosacchariden, wobei sog. aktive Monosaccharide entstehen (UDP-Glukose, UDP-Galaktose, UDP-Glukuronsäure).

Uridindiphosphatgalaktosid: aktivierte Galaktose; dient zusammen mit Glukose-1-phosphat der Synthese der ↑Laktose in der Milchdrüse. ↑Galaktosestoffwechsel.

Uridindiphosphatglukosid: aktivierte Glukose. Entsteht aus Glukose-1-phosphat u. UTP (Enzym: UDP-Glukosidpyrophosphorylase). U. ist ein wichtiges Intermediat versch. Synthesen im Kohlenhydratstoffwechsel (↑Glykogensynthese, Synthese von ↑Glukuronsäure, ↑Galaktosestoffwechsel).

Uridinmonophosphat: *Abk* UMP; Phosphorsäureester des Uridins (↑Nukleosidmonophosphate).

Uridintriphosphat: *Abk* UTP; ein energiereiches ↑Nukleosidtriphosphat, das zur Aktivierung von Monosacchariden (↑Uridindiphosphatglukosid) sowie zur RNA-Synthese dient.

Uridylsäure ↑Uridinmonophosphat.

Urikase ⟨*gr*⟩ *f*: Uratoxidase; katalysiert die Bildung von ↑Allantoin aus Harnsäure.

uriko- ⟨*gr*⟩ *Präfix*: Harnsäure.

Urikolyse: Oxidation der ↑Harnsäure zu Allantoin durch die Urikase. Findet im menschl. Organismus nicht statt.

Urikostatika: die Harnsäurebildung hemmende Substanzen wie z. B. Allopurinol mit einer strukturanalogen Verbindung zu Hypoxanthin, das die für die Harnsäurebildung verantwortl. Xanthinoxidase hemmt.

Urikosurika: Pharmaka, die die Harnsäureelimination beschleunigen u. so gegen Gicht wirksam sind, z. B. Probenecid.

Urin ⟨*lat*⟩ *m* ↑Harn.

Urinal ⟨*frz*⟩ *n*: ursprüngl. Uringlas; Bez. für Auffangbeutel aus Gummi o. Kunststoff, die den bei Inkontinenz o. aus Dauerkatheter der Blase o. Niere sowie aus Harnleiterhautanastomose o. ↑Ersatzblase abfließenden Harn auffangen.

urinalis ⟨*lat*⟩ *Adj*: urinarius; zum Harn gehörend, den Harn betreffend.

Urina spastica: ursprüngl. empir. Beobachtung, daß oft nach hyster. Anfällen massenhaft wasserheller Harn entleert wird. Zentralnervöse (Zwischenhirn-)Fehlsteuerung des Wasserhaushalts. Zustände von Harnflut wechseln mit Diuresehemmung. Im Zusammenhang mit Migräne, paroxysmaler Tachykardie, vasomotor. Stenokardie, starker psych. Erregung. Ähnl. Erscheinungen nach Commotio cerebri o. Infektionskrankheiten.

Urinfistel ↑Urachusfistel.

Urininfiltration ↑Harninfiltration.

Urinkeimzahl: Für die bakt. Beurteilung von Harnwegsinfektionen weisen Keimzahlen $\geq 10^5$/ml im Urin auf bakterielle Infektionen hin. ↑Mittelstrahlharn.

Urinpflichtvolumen: krit. Harnvolumen. Die Ausscheidung der harnpflichtigen Substanzen erfordert wegen der max. Konzentrierungsfähigkeit der Nieren (1 300 mosmol/l) ein best. minimales Harnvolumen. Wenn etwa 900 mosmol tgl. auszuscheiden sind, werden somit mind. 700 ml Urin ausgeschieden. Bei eiweißreicher Ernährung fallen mehr harnpflichtige Substanzen (Harnstoff) an u. wird mehr Salz verbraucht, so daß das U. ansteigt.

Urinphlegmone: nach Verletzungen u. wandzerstörenden Prozessen der ableitenden Harnwege auftretende Urininfiltration mit phlegmonöser Entzündung.

Urin-Recovery ⟨*engl*⟩: Wiederfindungsquote im Urin. Menge des unveränderten (nicht biotransformierten) Arzneistoffs, die innerhalb einer definierten Zeit renal ausgeschieden wird.

Urinstatus: Ergebnis der Untersuchung des frischgelassenen Mittelstrahlurins bei Männern o. des Katheterurins bei Frauen (pH, qualitative Eiweißprobe, Glukoseteststreifen, ↑Harnsediment, Urobilinogen-, Urobilin-, Bilirubin-Nachweis).

Urinverfärbung ↑Harnverfärbung.

Urinzytologie: Beurteilung der Zellveränderungen im gefärbten Ausstrich des Urinsediments zur prim. Tumordiagnostik u. zur Rezidivsuche.

Urkeimzelle ↑Urgeschlechtszellen.

Urlymphräume: bei menschl. Keimlingen von 25–30 mm Länge entstehen die später mit Venen sich verbindenden Lymphsäcke wahrscheinl. aus den U., einem Lückensystem im lockeren Bindegewebe, das von abgeplatteten Zellen ausgekleidet wird.

Urmensch ↑Anthropogenese.

Urmund: Blastoporus; Öffnung der Gastrula bzw. des Urdarms nach außen. Nur bei einer Anzahl von niederen Tieren, den Protostomia, wird der Urmund zum späteren Mund, d. h. zum Darmeingang. Bei den Deuterostomia, zu denen die Wirbeltiere gehören, wird der Urmund zum After o. schließt sich ganz. Die endgültigen Mund- u. Afteröffnungen bilden sich neu aus.

Urniere: Mesonephros; funktionierende Niere der Knorpelfische u. Amphibien. Bei den Amnioten (Reptilien, Vögeln, Säugern) wird sie nur embryonal mehr o. weniger weit entwickelt u. durch die Nachniere (bleibend Niere) funktionell ersetzt. Reste der U. bleiben im Nebenhoden u. Beihoden bzw. im Ep- u. Paroophoron erhalten.

Urnierengang: Wolff-Gang; entspricht in seinem vorderen Ende der Vorniere. Sammelgang der Vor- u. Urnierenkanälchen der Wirbeltiere. Bilateral ausgebildet. Beim männl. Geschlecht wird er zum Ausführungsgang der Hoden, beim weibl. Geschlecht degeneriert er.

Urnierenkanälchen: Zellproliferationen des intermediären Mesoderms. Ihr abführender Schenkel mündet in den Vornierengang, der damit zum ↑Urnierengang o. Wolff-Gang wird. Der mediale Schenkel bildet die Bowman-Kapsel des Nierenkörperchens.

uro- ⟨*gr*⟩ *Präfix*: Harn.

Urobilin ↑Mesobilin, ↑Gallenfarbstoffe.

Urobilinogen: Mesobilinogen, ↑Gallenfarbstoffe.

Urocaninsäure: 4-Imidazolylacrylsäure; entsteht durch Abspaltung von Ammoniak aus ↑Histidin durch die Histidin-Ammoniak-Lyase.

Urochrome: stickstoffhaltige Verbindungen, die im normalen Urin die Farbe bestimmen. U. entstehen beim Eiweißabbau, v. a. aus Tryptophan.

Urochromogene: farblose Vorstufen der ↑Urochrome.

Urodilatin: in der Niere gebildetes Peptid; stimuliert Nierendurchblutung u. Urinproduktion.

Urodynie: schmerzhaftes Wasserlassen.

Uroerythrin: im normalen Urin in Spuren auftretende farbige Hämoglobinabbauprodukte.

Uroflowmeter: Meßgerät, das den Harnfluß fortlaufend erfaßt u. registriert.

Uroflowmetrie: volumetr. u. graphimetr. Bestimmung der pro Zeiteinheit aus der Blase abfließenden Harnmenge (Harnfluß). Untersuchungsmethode bei funktionell o. mechan. bedingten Blasenentleerungsstörungen (auch zur postoperativen Verlaufskontrolle), Es werden dabei die Harnflußzeit, die Flußanstiegszeit, der max. Harnfluß, das Miktionsvolumen u. der mittlere Harnfluß bestimmt. Abb.

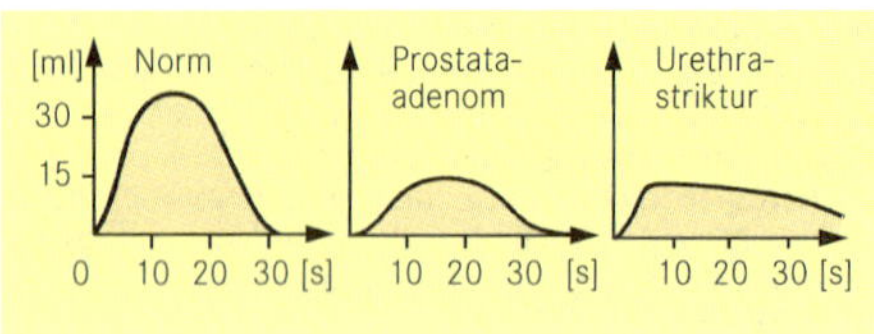

Uroflowmetrie

Urogenitalbilharziose ↑Schistosomiasis.

Urogenitalinfektion: Harnwegsinfekt, Zystopyelitis; Infektion der Nieren u. ableitenden Harnwege; steht nach der Häufigkeit, bezogen auf ↑Atemwegsinfektion u. enteraler ↑Infektion, an dritter Stelle. Gefahren der Aszension, chron. ↑Pyelonephritis u. Schrumpfniere. Leitsymptome sind Fieber, Miktionsschmerz, Pollakisurie, „Eiterurin", Schmerzen in der Nierengegend. Bedeutung der Erregerfeststellung, der quantitativen Erregerbestimmung (↑Harnsediment) u. der Resistenzbestimmung gegen Antibiotika. Infektionsquellen ↑Fokus mit hämatogener Streuung o. sept. Allgemeininfektion mit Mikrohämaturie durch Bakterienembolie (bakterielle ↑Endokarditis), ggf. fokale sept. Nephritis bei Säuglingen o. die multiple eitrige Nephritis (nicht ident. mit der allerg. ↑Loehlein-Herdnephritis). Erreger der deszendierenden U. über die renale Ausscheidung meist grampositive Keime (Staphylokokken, Streptokokken); Bedeutung der Tuberkulosebakterien (↑Urogenitaltuberkulose). Gramnegative Keime (Kolibakterien 60–80 %, Proteus, Pyozyaneusbakterien, Klebsiellen, Enterobakter, ferner anaerobe Bacteroides-Arten u. gelegentl. Enterokokken als Darmkeime) meist bei der aszendierenden U. – intrakanalikulär lymphogen – infolge Harnstauung (Gravidität, Steinleiden, Prostatahyperplasie). Klin. Verlauf akut, subakut o. chron. rezidivierend, ferner die symptomarme chron. ↑Pyelonephritis.

Urogenitalmembran: ventraler Teil der ↑Kloakenmembran. Unter dem Druck des Harns aus der Urniere reißt sie ein u. wird zur äußeren Öffnung der Harnröhre.

Urogenitalmyiasis ↑Myiasis.

Urogenitalrinne: Sulcus urogenitalis; entsteht bei der Ausbildung der weibl. äußeren Geschlechtsorgane durch Verwachsung des vordersten Abschnitts der ↑Urogenitalspalte. Es bleibt nur eine an der unteren Seite der Klitoris verlaufende Rinne übrig.

Urogenitalspalte: Fissura urogenitalis. Entsteht durch das Einreißen der Urogenitalmembran u. entspricht der Mündung des ↑Sinus urogenitalis nach außen. ↑Urogenitalrinne.

Urogenitalsystem: Harn- u. Geschlechtssystem. Als Ausführungsgänge der Geschlechtsprodukte werden bei den Wirbeltieren (Ausnahme Knochenfische) die Reste der sonst zurückgebildeten Urinieranlagen (↑Urniere) benutzt.

Urogenitaltuberkulose: Tuberculosis urogenitalis, Tuberkulose des Harn- u. Genitaltrakts, Urophthise; immer sek. Organmanifestation im Gesamtverlauf einer Tuberkuloseerkrankung. 1. Urotuberkulose: manifest in Nieren u. ableitenden Harnorganen. Auf dem Blutweg werden vom meist pulmonalen Primärherd Tuberkulosebakterien in die Nieren eingeschwemmt, die nach Durchtritt durch die Glomerulusschlingen im Nierenparenchym spezif. Herde setzen: Nierentuberkulose. Von da aus intratubulär (intrakanalikulär), lymphogen o. interstitiell die Umgebung befallend, entstehen Zerstörungsherde an den Kelchenden der Papille, Ulzerationen u. fibrot. Prozesse, Kelchhalsstenosen, Abschnürungen u. abgekapselte Hohlraummarkkavernen (intravenöse ↑Urographie o. ↑Infusionsurogramm). Tuberkulosebakterien können im Urin fehlen. Erfolgt die Abschnürung weiter distal, z. B. Ureterabgang o. tiefer am Ureter, Harnleiter-Tbc: klin. Druck, Schmerzen bis Koliken mögl. Die ganze Niere wird nach u. nach zur tuberkulösen Pyonephrose o. Kittniere, „Mörtelniere". Infolge der totalen Obliteration kein Anschluß an das ableitende Harnsystem, völlige Funktionslosigkeit als „Autonephrektomie" bezeichnet. Blasentuberkulose: Typ. Knötchen unterhalb des Ostiums, also Vorderwand u. Scheitel; Ausbildung von Geschwüren, ↑Schrumpfblase. Durch ↑Ostiuminsuffizienz mit pyelorenalem ↑Reflux Befall der Gegenniere 2. Genitaltuberkulose des Mannes: Infektion hämatogen, genitoprim. Herd meist Prostata, selten Nebenhoden. Infektion, von dort aus intrakanalikulär, per continuitatem u. lymphogen. Klin. Epididymitis, ↑Hämospermie. Auch Einbruch von Tbc des Nebenhodens in Hoden; Infektion erfolgt per continuitatem, nicht durch Lymphgefäße, da Lymphkapillaren nur in Hodenkapsel vorhanden sind. Alle Kranken mit pos. Bakteriennachweis im Harn, Exprimat o. Sperma sind infektiös. 3. Genitaltuberkulose der Frau: meist Adnexe o. Endometrium erkrankt, in seltenen Fällen auch die Portio. Die Infektion erfolgt vorwiegend hämatogen deszendierend. Kann zur ↑Sterilität führen.

Urogramm ↑Urographie, intravenöse.

Urographie, intravenöse ⟨*gr*⟩ *f*: Ausscheidungsurographie. Röntgendarstellung des Nierengewebes, des Nierenhohlsystems, der Harnleiter u. der Harnblase nach intravenöser Injektion eines iodhaltigen ↑Kontrastmittels (manchmal in Form der Veratmungsurographie). Ind.: Erfassung der Funktion, der Lage, Form u. Größe der Nieren, des Nierenhohlsystems, der Harnleiter u. der Blase, zum Nachweis von Fehlbildungen, Dystopien, Entzündungen, Tumoren u. a. m. Abb.

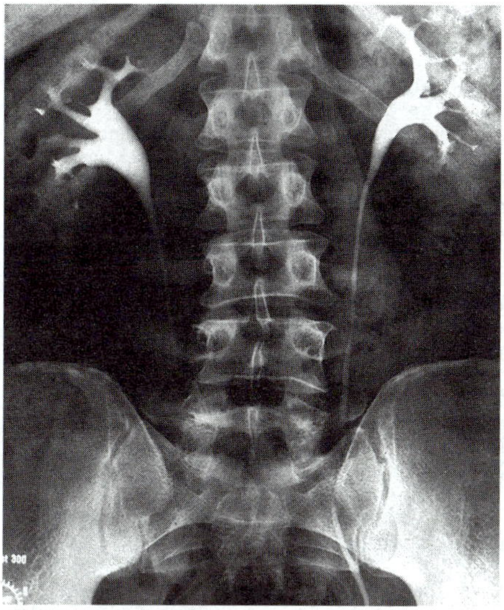

32

Intravenöse Urographie.
Röntgenübersichtsaufnahme nach i. v. Kontrastmittelinjektion

Urokinase: in der Niere produzierter u. mit dem Harn ausgeschiedener Aktivator des ↑Plasminogens (↑Fibrinolysin). U. ist ein proteolyt. wirkendes Enzym mit einem Mol. Gew. von 53 000, das die Arginin-Valin-Bindung im Plasminogen spaltet. Dadurch wird aus dem inaktiven Proenzym das fibrinogenspaltende Plasmin. U. wird ther. zur Thrombolyse eingesetzt.

Urokinematographie: Aufzeichnung des peristalt. Bewegungsablaufs der ableitenden Harnwege mittels Kinematographen zur Diagnostik von funktionellen Harnabflußstörungen.

Urolagnie: sexuelle Lust am Harntrinken o. am Besudeltwerden mit dem Urin des Partners. Variante der ↑Exkrementophilie. ↑Deviation, ↑Perversion.

Urolith ↑Harnsteine.

Urologe: Facharzt für Erkrankungen der Harnorgane u. der männl. Geschlechtsorgane.

Urologie: Lehre von den Erkrankungen der Harnorgane u. der männl. Geschlechtsorgane.

Urometer: Spindelaräometer zur Bestimmung des spez. Gew. des Harns.

Uromukoide ↑Harnsteine.

Uronsäuren: kettenförmige Aldehydkarbonsäuren, die durch einseitige Oxidation von Aldosen an der prim. Alkoholgruppe entstehen. So bildet die Glukose $CH_2(OH)(CHOH)_4CHO$ die Glukuronsäure $HOOC(CHOH)_4CHO$, die Galaktose die Galakturon- u. die Mannose die Mannuronsäure. U. sind am Aufbau gewisser Polysaccharide u. polysaccharidähnl. Verbindungen (z.B. von ↑Pectinen, Pflanzenschleimen, Glykosiden, Saponinen, Kapselsubstanz von Pneumokokken usw.) beteiligt u. weit verbreitet. Der Organismus benutzt die Glukuronsäure zu „Entgiftungsreaktionen"; stoffwechselschädl. Produkte (Phenole, Alkohole, Karbonsäuren) werden gebunden („gepaart") u. als gepaarte Glukuronsäure (Glukuronide) im Harn ausgeschieden.

Uropepsinogen: Pepsinogen des Harns. Teil des von der Magenschleimhaut sezernierten Pepsinogens, der in das Blut gelangt u. durch die Nieren ausgeschieden wird.

Urophobie: Angst vor dem Wasserlassen. **1.** Angst vor dem Schmerz bei der Miktion, z.B. bei Kindern mit ↑Zystitis, ↑Balanitis o. ↑Posthitis. **2.** nervöse Angst, in ungeeigneten Momenten (o. in Gegenwart anderer Personen) Wasserlassen zu müssen.

Urophthise ↑Urogenitaltuberkulose.

Uroporphyrie ↑Porphyrie.

Uroporphyrine: Gruppe der ↑Porphyrine, bei denen der Tetrapyrrolring mit 4 Acetat- u. 4 Propionatresten substituiert ist. Bei Bleivergiftungen u. gewissen Formen der ↑Porphyrie erscheinen U. vermehrt im Urin.

Uroporphyrinogen: Zwischenstufe bei der Synthese des Porphyrinrings. Im Ggs. zu den ↑Uroporphyrinen sind im U. die Pyrrolringe durch Methylenbrücken verbunden.

Urosepsis: Harnsepsis, die von der Niere bzw. den abführenden Harnwegen ihren Ausgang nimmt (einseitig prim. sept. Pyelonephritis) u. meist als Folge einer Pyonephrose nach Harnstauung (Steinleiden, Ureterblockade, Harnröhrenverengung) mit Sekundärinfektion aufzufassen ist. Erreger gramnegative Darmkeime (Kolibakterien, Proteus-, Pyozyaneusbakterien, Enterobakter; ferner grampositive Enterokokken). Klin. perakuter Beginn mit sept. Fieber u. Schüttelfrost, pyäm. Metastasen, hoher Leukozytose, schnellem Puls, allg. Vergiftungserscheinungen („Nephrotoxine"); Gefahr des tubulären Nierenversagens der Gegenseite (↑Schockniere mit Anurie) u. der sek. Urämie. Unterteilung in 4 Gruppen: 1. Urotoxikose: Harnvergiftung. Typ. Beispiel: Harnröhrenzerreißung, Urinübertritt ins Gewebe, Harninfiltration, Intoxikation des Organismus durch Resorption von Urin. 2. Eigentl. U.: Ausgangsherd obere Harnwege. Typ. Beispiel: einseitiger Harnleitersteinverschluß, sek. Infektion (sehr oft durch Instrumentation, z.B. durch Harnleiterkatheter). Folge: perakute Pyelonephritis, „septische Niere", d.h. einseitige interstitielle diffuse, abszedierende, eitrige Nephritis; von da ausgehend sept. Allgemeininfektion. 3. Urämosepsis: uräm. werdende Sepsis, also prim. Infektion. Typ. Beispiel: doppelseitige Pyelonephritis. Nach u. nach Zerstörung des funktionsfähigen Nierengewebes. 4. Septikourämie: sept. werdende Urämie. Typ. Beispiel: chron. Harnstauung, wird plötzl. bakteriell infiziert (z.B. Keimeinschleppung durch Katheter), entweder oben, wie bei beidseitigen Harnstauungsnieren infolge zunehmender Ureterobstruktion o. ↑Ostiuminsuffizienz mit beidseitigem vesikorenalem ↑Reflux, o., wie meistens, infolge Blasenhalshindernis (z.B. Prostatavergrößerung o.ä. mit konsekutiver Urämie); es kommt zur (oft foudroyanten) Sepsis bei bestehender Urämie.

Urosympathin: Gemisch von blutdrucksteigernden Aminen, deren tgl. Ausscheidung im Harn beim Gesunden etwa 2–3 mg Oxytyramin bzw. 100–150 µg Adrenalin o. Arterenol entspricht. Die Menge dieser Stoffe kann nach körperl. Arbeitsleistung auch bei essentieller Hypertonie auf den dreifachen Wert ansteigen.

Urosteine ↑Harnsteine.

Urothel ⟨*gr*⟩ *f*: nicht nomenklaturgemäß für Epithelium transitionale; ↑Übergangsepithel.

Urotoxikose ↑Urosepsis.

Urotropin ↑Hexamethylentetramin.

U

Urotuberkulose: ↑Tuberkulose des Harn- u. Genitaltrakts.

Urozystitis: Entzündung der Harnblase. ↑Zystitis.

Urpfanne: ursprüngl. Pfannenanlage des Hüftgelenks im Ggs. zu der sich sek. entwickelnden Pfanne bei hochstehender Hüftluxation.

Ursache: wesentl. Bedingung, die der Wirkung mit Notwendigkeit vorausgeht u. im Verhältnis zu ihr nicht umkehrbar ist. U. ist nicht i. S. eines Einzelereignisses, sondern eines Ursache-Bedingung-Wirkungs-Gefüges zu verstehen. In der Med. ist davon auszugehen, daß pathol. Phänomene nicht von einer U. allein, sondern von einer Kette von Ursachen, also multifaktoriell ausgelöst werden. ↑Agens, ↑Ätiologie.

Ursegmente ↑Somiten.

Ursegmentstiel: Mittelplatte, Gononephrotom; verbindet ein Ursegment mit dem ventralen unsegmentierten Mesoderm. Ist der Mutterboden für das Nephrotom, d. h. für die Kanälchen der Vor- u. Urniere für die Keimdrüsen.

Ursodesoxycholsäure: 3*,7β-Dihydroxy-5β-cholan-24-säure; partialsynthet. Steroid zur Gallensteinauflösung. Auch in der menschl. Gallenflüssigkeit enthalten.

Ursole: vielseitig einsetzbare Gruppe von Farbstoffen, darunter Ursol D (p-Phenylendiamin) in der Pelz- u. Haarfärbung. Gelegentl. Auftreten allerg. u. irritativer Erkrankungen der Haut u., sehr selten, des Atmungsorgans bei berufl. o. außerberufl. Kontakten (Ursolasthma).

Ursprungskegel: Colliculus axonis; Abgangsstelle des Axon (↑Achsenzylinder) vom Zelleib (Corpus neuroni) der Nervenzelle. Bereits ohne ↑Nissl-Schollen.

Urtica dioica ⟨*lat*⟩ *f*: große Brennessel. Ausdauernde Pflanze. Wurzeldroge enthält Phytosterine u. Lignanderivate. Standardisierte Extrakte von Wurzel- u. Krautdroge (9 : 1) kommen bei Miktionsbeschwerden u. Prostatahyperplasie (Stadium I u. II) zur Anwendung. Verwendung der Krautdroge volksmedizin. auch als milder harntreibender Tee.

Urticaria factitia: nach mechan. Reizung Freisetzung von Histamin, Juckreiz, lokalisierte Quaddel. Dermographismus mit Quaddelbildung. Abb.

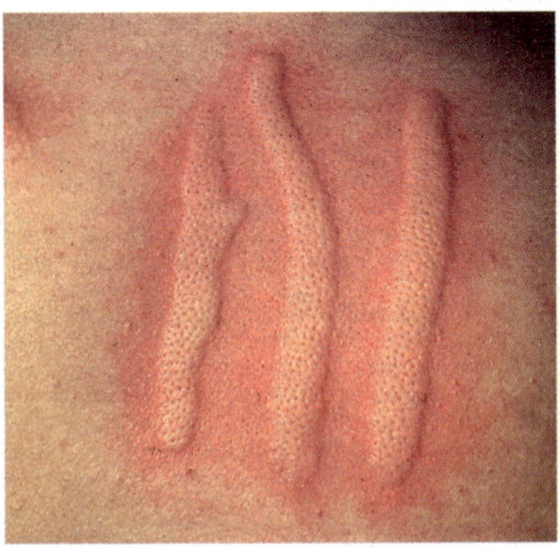

13

Urticaria factitia

Urticaria gangraenosa: multiple neurot. Hautgangrän. Häufig bei ↑Hysterie.

Urticaria infantum papulosa ↑Prurigo acuta.

Urtiere ↑Protozoa.

Urtika ⟨*lat*⟩ *f*: Quaddel; flach erhabene ↑Effloreszenz mit rotem Hof als Ausdruck eines akuten Ödems der Haut. Einzelne Quaddeln durch Insektenstiche o. Brennessel (Urtica urens o. dioica), zahlreiche Quaddeln bei der ↑Urtikaria.

Urtikaria ⟨*lat*⟩ *f*: 1. akute U.: exanthemat. Erscheinungen unter Bildung mehr o. weniger zahlreicher, auch zu großen Beeten konfluierender Quaddeln, oft mit Fieber einhergehend. Meist Ausdruck einer Arzneimittelallergie (urtikarielles ↑Exanthem). Starker Juckreiz kann durch Mitbeteiligung der Glottis zu ernsten Komplikationen führen (Schocksymptomatik). 2. Chron. U.: nur einzelne Quaddeln in wechselnder Stärke. Hartnäckiges Leiden. Ursache meist unbekannt (chron. Arzneieinnahme, Magen-Darm-Störungen, Leberleiden usw.). Physikal. Faktoren (Reibung, Druck, Kälte, Wärme).

Urtikaria pigmentosa ↑Mastozytose.

Urtitersubstanz: chem. Verbindung mit konstanter Zusammensetzung bei gewöhnl. Temp., von der sich durch Einwaage beständige Lösungen genau bekannter Konzentration herstellen lassen u. die mit anderen Stoffen in exakt stöchiometr. Verhältnissen reagiert. U. werden zur Einstellung von Titrierlösungen für die ↑Maßanalyse verwendet. Beispiele: Oxalsäuredihydrat für die ↑Alkalimetrie, wasserfreie Soda für die ↑Azidimetrie.

Urvertrauen: Vertrauen, das sich unter der Betreuung einer prim. Bezugsperson gegenüber der sozialen Umwelt entwickelt. Ein ungünstiges soziales Milieu mit einem Mangel an affektiver u. sorgender Zuwendung kann ein mangelndes Urvertrauen sog. Urmißtrauen zur Folge haben.

U-Schlaufe: runde, federnde, U-förmig gebogene Schlinge am kieferorthopäd. ↑Labialbogen. Durch Biegen im auf- o. absteigenden Teil kann die Lage des Labialbogens verändert werden.

Usher, Charles Howard (1865–1942), brit. Ophth.

Usher-Syndrom (nach Charles Howard U.): autosomal rezessive Innenohrtaubheit mit ↑Retinopathia pigmentosa (Nachtblindheit, postnatalem Visusverfall mit Erblindung zwischen 40 u. 50 Lj.). Katarakt, evtl. Intelligenzdefekte. Ätiopathogenet. u. klin. heterogen, mind. 4 Typen mit Untertypen.

Usninsäure: von Flechten gebildete Substanz mit antibiot. Wirksamkeit.

Usur ⟨*lat*⟩ *f*: Usurierung, Abnutzung, Schwund, z. B. Knorpel- u. Knochenschwund an Stellen mechan. Beanspruchung, meist durch Druck. Direktes Röntgensymptom einer ↑Rheumatoidarthritis durch Destruktion (Arrodierung) des Knochens an den mechan. weniger beanspruchten seitl. Gelenkflächen; Knochen sieht wie „angenagt“ aus.

Usus ⟨*lat*⟩ *m*: Gebrauch. Ad usum proprium: zum eigenen Gebrauch.

Uta-Geschwür ↑Leishmaniase der Haut, verursacht durch Leishmania (braziliense) peruviana. Vorkommen in trockenen, vegetationsarmen Gebirgstälern u. westl. Abhängen der Anden (Peru, Bolivien, Ekuador). Gutartigste der durch Erreger aus der Leishmania-brasiliensis-Gruppe hervorgerufenen lateinamerikan. Hautleishmaniasen. Einzelne o. multipel, selbstheilende Hautläsionen.

ut aliquid fiat ⟨*lat*⟩: „Damit etwas geschieht". Risikolose, jedoch ineffektive Behandlungsmaßnahme zur Beruhigung eines unheibaren Kranken.

ut dictum ⟨*lat*⟩: wie mitgeteilt.

Uteralgie ⟨*lat + gr*⟩ *f*: Gebärmutterschmerz.

Uterinageräusch: über der schwangeren Gebärmutter vom 4.–5. Monat an selten hörbares Geräusch, das durch Strömen des mütterl. Blutes in den durch Schwangerschaft erweiterten (A. uterina) Gefäßen entsteht u. mit dem mütterl. Puls synchron ist.

Uterinsegment, unteres: Isthmus uteri; der zwischen Korpus u. Zervix gelegene Abschnitt des Uterus. Er ist mit Korpusschleimhaut ausgekleidet, funktionell aber der Cervix uteri zugehörig u. wird ab dem 3. Schwangerschaftsmonat in den Brutraum mit einbezogen.

uterinus ⟨*lat*⟩ *Adj*: uterin; zur Gebärmutter gehörend.

utero- ⟨*lat*⟩ *Präfix*: Uterus-.

Uteroglobin: Blastokinin; genitaltraktspezif. Protein von Mammaliern. Mol. Gew. 30 000 (Kaninchen), kohlenhydratfrei, Wanderung als Beta-1-Globulin, Funktion unbekannt.

Uterographie Hysterographie; röntg. Darstellung der Gebärmutterhöhle durch schattengebende Kontrastmittel.

Uterorektalfistel: abnorme gang- o. lochartige Verbindung zwischen Gebärmutter u. Mastdarm. Ursache ist meist ein fortgeschrittenes zerfallendes Karzinom der Gebärmutter, seltener des Mastdarms.

Uterotonika: Pharmaka, die eine ungenügende uterine Kontraktion verstärken (Wehenförderung). Dauerkontraktionen über mehrere Stunden zur Proph. u. Ther. aton. Blutungen mit Mutterkornalkaloiden (Methylergometrin). Rhythm. Kontraktionen durch das Proteohormon des Hypophysenhinterlappens Oxytocin durch Oxytocinderivate (Methyloxytocin) o. Prostaglandine (z. B. $PG\text{-}E_2$ o. $PG\text{-}F_2$ unter kardiotokograph. Kontrolle) zur Wehenanregung o. -verstärkung (Geburtseinleitung, Nachgeburtsperiode, Induktion ther. Aborte).

Uterovaginalkanal: Anlage des Uterus u. der Tuben. Der U. ist der untere Abschnitt der ↑Müller-Gänge, die miteinander fusionieren u. in den ↑Sinus urogenitalis münden.

Uterovesikalfistel: abnorme gang- o. lochartige Verbindung zwischen Gebärmutter u. Harnblase. Ursache ist meist ein ausgedehntes zerfallendes Karzinom der Gebärmutter, seltener der Harnblase.

Uterus ⟨*lat*⟩ *m*: Gebärmutter: ***Anat.:*** besteht aus dem Corpus uteri mit der Cavitas uteri, der Cervix uteri mit dem Zervikalkanal (Canalis cervicis) u. dem in die Scheide ragenden Teil der Zervix, Portio vaginalis uteri o. kurz Portio genannt (Abb. 1). Bei der geschlechtsreifen Frau ist der U. birnenförmig. Die Länge des Canalis cervicis beträgt 3 cm u. die der Cavitas uteri 4 cm. ***Histol.:*** Schichten: 1. Tunica mucosa (Endometrium) mit einem einschichtigen prismat. Epithel. z. T. mit Kinozilien (Epitheliocyti ciliati, Epitheliocyti microvillosi) u. einem faserarmen Bindegewebe (Stroma endometrialis), welches die meist einfach tubulösen Drüsen (Glandulae uterinae) umgibt. Die Tunica mucosa des Canalis cervicis uteri besteht aus einem einschichtigen hochprismat. Epithel u. aus von Bindegewebe umgebenen, verzweigten, mukösen Drüsen (Glandulae cervicales). Die Portio vaginalis ist von einem mehrschichtigen, unverhornten Plattenepithel bedeckt. Das Endometrium zeigt in Abhängigkeit vom ovariellen Zyklus period. Veränderungen der Schleimhaut. Der i. d. R. 28tägige Zyklus umfaßt folgende Phasen: 1.–4. Tag Desquamationsphase (Phasis menstrualis) mit beginnender Regeneration, 5.–14. Tag Proliferationsphase (Phasis follicularis, östrogene Phase), 15.–28. Tag Sekretionsphase (Phasis lutealis, progesteronis). Die letzten Tage der Sekretionsphase sind durch mangelhafte Durchblutung des Endometriums gekennzeichnet, wodurch die Desquamationsphase vorbereitet wird (Phasis ischaemica). Die Ovulation findet zwischen Proliferations- u. Sekretionsphase etwa am 15. Tag des Zyklus statt. Die Endometriumschicht, die nach der Desquamation erhalten bleibt, wird als Stratum basale endometrii bezeichnet, im Ggs. zu der Schicht, die nach funktionellen Veränderungen schließl. abgestoßen wird (Stratum functionale endometrii). Zu Beginn der Proliferationsphase besteht eine bis 1 mm dicke Endometriumschicht mit kurzen englumigen Glandulae uterinae. Während der Proliferationsphase kommt es zum Aufbau des Stratum functionale mit langen, leicht geschlängelt verlaufenden Drüsen. Das Endometrium während der Sekretionsphase besteht aus einer 5–8 mm dicken Schicht mit weitlumigen Glandulae uterinae, die Glykogen enthalten u. Mukoide bilden. In diesem Stadium gliedert sich das Stratum functionale in ein oberflächl. Stratum compactum endometrii u. ein basales Stratum spongiosum. 2. Tunica muscularis (Myometrium), bestehend aus Bündeln glatter Muskulatur, umgeben von Bindegewebe mit Gefäßen. Das Myometrium läßt eine nicht deutl. abgrenzbare Schichtung erkennen: Stratum submucosum (dem Endometrium benachbart), Stratum vasculosum (stärkste Schicht, gefäßreich), Stratum supravasculosum u. Stratum subserosum. 3. Der vom Peritoneum überzogene Teil des U. besitzt eine Tunica serosa (Perimetrium), während der extraperitoneale Teil des U. eine Tunica adventitia aufweist. Abb. 1 bis 3 (S. 2100).

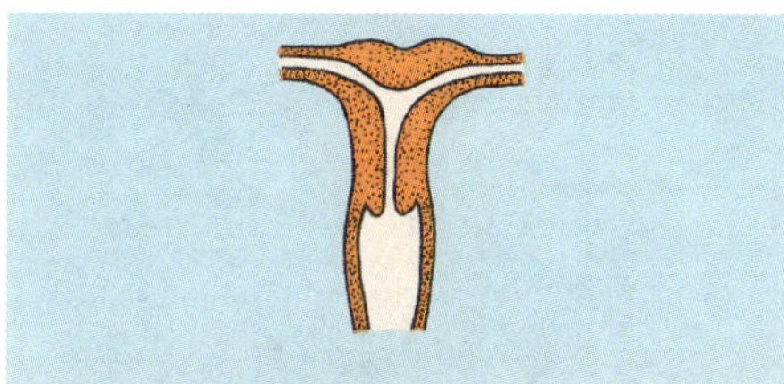

Uterus (Abb. 1)

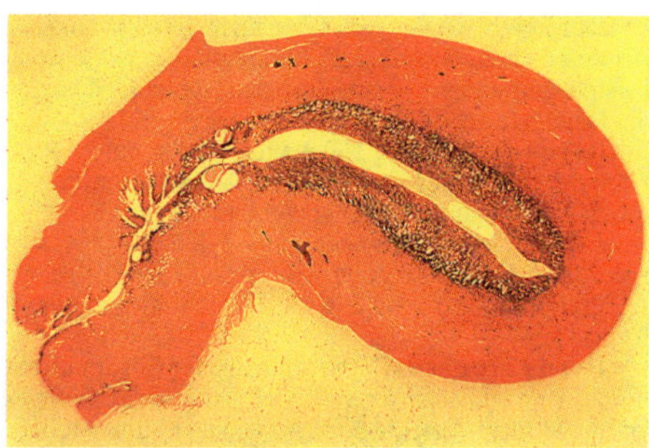

30

Uterus (Abb. 2). Histologischer Schnitt (Übersicht), HE-Färbung; Längsschnitt durch den gesamten U. mit Korpus, Isthmus u. Zervix

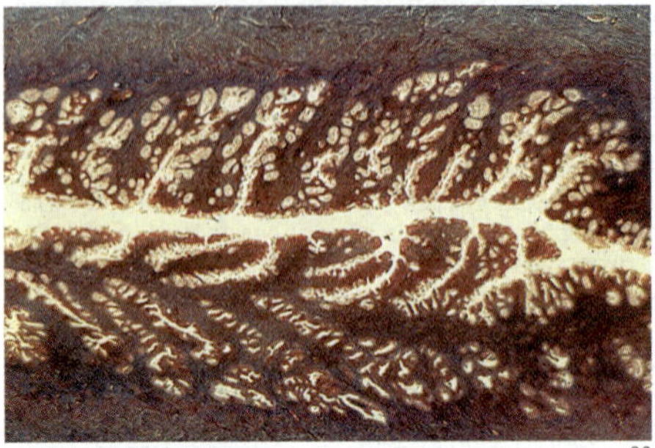

30

Uterus (Abb. 3). Histologischer Schnitt, Azanfärbung; Längsschnitt der Zervix mit Zervikalkanal u. -drüsen

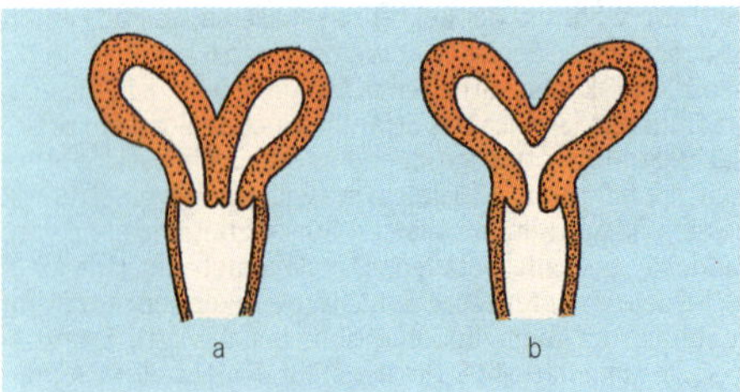

Uterus bicornis.
a: Uterus bicornis bicollis;
b: Uterus bicornis unicollis

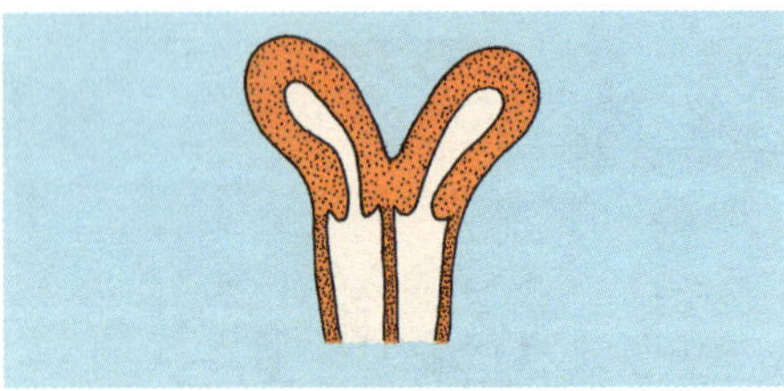

Uterus didelphys mit septierter Vagina

Uterusagenesie: vollkommenes Fehlen der Gebärmutter durch Nichtanlage. Klin. auffällig wird zuerst die stets vorhandene Vaginalagenesie. Tuben können als blind endende Schläuche vorhanden sein.

Uterusapoplexie: **1.** Bei alten Frauen durch Sklerosierung der Gefäße entstandene Hämorrhagien in der Korpusschleimhaut. **2.** Bei vorzeitiger Lösung der Plazenta kommt es zu Blutungen in die Gebärmutterwandmuskulatur (uteroplazentare Apoplexie), kann die sofortige Entfernung der schwangeren Gebärmutter notwendig machen.

Uterus arcuatus: Fehlbildungen der Gebärmutter. Fundus ist abgeflacht o. sattelförmig eingekerbt. Geringster Grad der Verschmelzungsanomalien der Müller-Gänge. Stellt eine Prädisposition für Querlagen dar.

Uterusatresie: angeborener Verschluß des Lumens der Gebärmutter, die meist klein (aplast.) ist. Häufiger als völliges Fehlen (Agenesie). Tuben aplast. Oft liegt gleichzeitig ↑Vaginalatresie vor.

Uterus bicornis: Uterus duplex; Fehlbildung der Gebärmutter. Beim „zweihörnigen" Uterus bestehen 2 getrennte Korpusabschnitte. Ist auch der Zervikalkanal geteilt (U. b. bicollis, Uterus duplex bicollis), kann auch ein Vaginalseptum vorhanden sein. Beim U. b. unicollis (Uterus duplex unicornis) besteht eine Zervix, wobei die Trennwand nicht den Halsabschnitt erreicht. Abb.

Uterus biforis ↑Uterus septus.

Uterus bipartitus ↑Uterus septus.

Uterus didelphys: Fehlbildung der Gebärmutter. Es bestehen (fast) 2 getrennte Uteri. Der Zervikalkanal ist geteilt, die Halsabschnitte äußerl. aber verschmolzen. Eine Seite kann rudimentär bleiben. Meist liegt auch eine septierte Vagina vor, die durch laterales Abweichen des Septums einseitig abgeschlossen sein kann, infolge fehlender Vereinigung der ↑Müller-Gänge; Entwicklungsfehlbildung. Abb.

Uterus duplex: ↑Uterus bicornis. Oft wird der Begriff gleichgesetzt mit ↑Uterus didelphys.

Uterushypoplasie: hochgradige Fehlbildung der Gebärmutter. Sie ist kleiner u. weist eine verhältnismäßig lange Zervix gegenüber dem verkürzten Korpus auf. Oft ist kein Uteruslumen nachweisbar. U. wird beim ↑Stein-Leventhal-Syndrom beobachtet. Eine der häufigsten Sterilitätsursachen, auch Auftreten von Aborten u. Geburtsverzögerung.

Uterus infantilis: auf kindl. Stufe stehengebliebene Hypoplasia uteri.

Uteruskarzinom: Carcinoma uteri. Je nach Sitz unterscheidet man Zervix- (Portio-) u. Korpuskarzinom. 1. Zervixkarzinom: früher häufigster Krebs der Frau; in 50% tödl. Verlauf; kann heute bei regelmäßiger zytolog. u. kolposkop. Vorsorgeuntersuchung als Vor- u. Frühstadium erkannt u. mit einem kleinen Eingriff geheilt werden, ↑Kollumkarzinom. 2. ↑Korpuskarzinom.

Uteruslageanomalien: angeborene o. erworbene Abweichungen der Stellung (Position), Knickung (Flexion), Neigung (Version) der Gebärmutter. Kommen häufig bei ↑Uterushypoplasie vor. Retroposition: Verschiebung des Organs kreuzbeinwärts. Anteposition: Verschiebung symphysenwärts. Dextro-, Sinistroposition: starke Abweichung nach der Seite. Elevation: Verschiebung nach oben. Deszensus: Tiefertreten durch Erschlaffung des Beckenbodens. Retroflexion: dorsale Abknickung im Isthmus. Retroversion: dorsale Abkippung des Uterus.

Uterusmyom: Myom der Gebärmutter. 1. Submuköser Sitz, unter der Schleimhaut; 2. intramuraler o. interstitieller Sitz in der Gebärmutterwand; 3. subseröser Sitz, unter der Uterusserosa. Die intramuralen Myome verhindern die Kontraktion des Uterus bei der Menstruation, deshalb häufig Grund für verlängerte, verstärkte u. schmerzhafte Regelblutung.

Uteruspolyp: drüsige, gutartige Wucherung aus der Basalisschicht der Korpusschleimhaut (Korpuspolyp) u. der Zervixschleimhaut (Zervixpolyp). Verursacht Blutungen.

Uterusruptur: Zerreißen der Wandmuskulatur der Gebärmutter im Zusammenhang mit der Wehentätigkeit. Häufigste Ursachen sind enges mütterl. Becken, geburtsunmögl. Lage u. Einstellungen des Kindes (verschleppte Querlagen), abnorm großer Kopf (Hydrozephalus), im

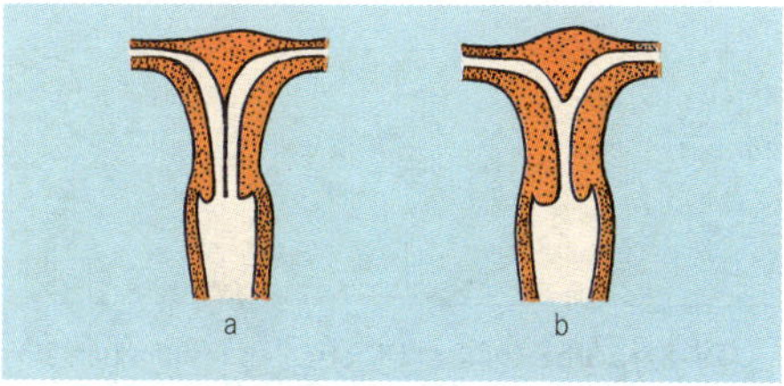

Uterus septus
a: Uterus septus totalis; b: Uterus subseptus

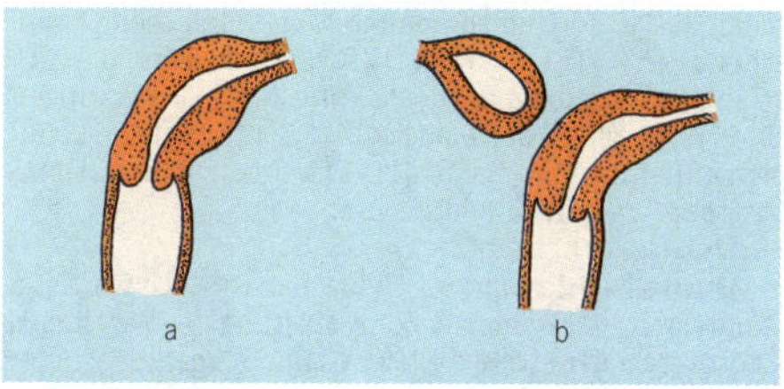

Uterus unicornis
a: totaler Hemiuterus; b: partieller Hemiuterus mit rudimentärem Horn

Becken eingekeilte Tumoren. Mißbrauch von Wehenmitteln, Fehlbildungen des Uterus; ferner traumat. U. Gefahr von Verblutungstodes der Frau u. Absterben des Kindes.

Uterus septus: Uterus bipartitus; Fehlbildung der Gebärmutter. Verschiedengradige Verschmelzung beider Müller-Gänge. Uterus äußerl. normal. Eine mediane Scheidewand teilt die Gebärmutter in 2 Hälften. Gleichzeitig kann eine septierte Vagina vorkommen. Endet die Scheidewand oberhalb der Zervix, besteht ein gemeinsamer Halsabschnitt. Ist das Septum nur partiell im Uteruskavum vorhanden, liegt ein Uterus subseptus vor. Scheidewand kann nach einer Seite abweichen u. mit der Wand verschmelzen. Abb.

Uterus subseptus ↑Uterus septus.

Uterustamponade: feste Ausstopfung eines nach Geburt o. Fehlgeburt aton. Uterus mit sterilen Gazestreifen, um den Uterus zur Kontraktion anzuregen u. dadurch eine Verblutung zu verhindern.

Uterus unicornis: Fehlbildung der Gebärmutter. Seltene Ausbildung nur einer Uterushälfte (Hemiuterus), in den der gleichseitige Eileiter mündet. Er öffnet sich in eine (anscheinend) normale Vagina, die eine Vagina unilateralis darstellt. Die zweite Hälfte kann fehlen (Agenesie o. Degeneration des gleichseitigen Müller-Gangs) o. als abgeschlossene „Zyste" ohne Verbindung zur anderen Hälfte o. der Vagina ausgebildet sein. Gleichzeitig bestehen Agenesien des Harntrakts, Sterilität, Aborte, Steißlagen. Abb.

Uterusvorfall: Prolapsus uteri. 1. Partieller Prolaps: fortgeschrittener Descensus uteri mit Erscheinen u. Verbleiben der Portio vaginalis uteri in der Vulva; 2. Totalprolaps: Deszensus u. Prolaps des gesamten Uterus, oft mit beiden Adnexen vor die Vulva, verbunden mit einer Inversio vaginae completa.

Uteruszyste, dysontogenetische: angeborene Zystenbildung in der Seitenwand (meist) der Cervix uteri. Wird auf persistierende Reste des Urnierengangs bezogen.

Utilisation ⟨*lat*⟩ *f*: Ausnutzung.

Utilisationsinsuffizienz: bei Herzhypertrophie zu beobachtende Form der Herzinsuffizienz, bei der ausreichend vorhandenes ATP für den Kontraktionsprozeß nicht ausreichend genutzt werden kann. Pathogenet. werden diskutiert veränderte physiko-chem. Eigenschaften des Actomyosins, Störungen der myofibrillären ATPase, Beeinträchtigung der elektromechan. Kopplung.

UTP: *Abk* für ↑Uridintriphosphat.

utricularis ⟨*lat*⟩ *Adj*: zum ↑Utrikulus gehörend.

Utriculus prostaticus ⟨*lat*⟩ *m*: bis zu 1 cm tiefer Blindsack zwischen den Einmündungsstellen der beiden ↑Ductus ejaculatorius in die Harnröhre. Entspricht entwicklungsgeschichtl. der weibl. Scheide (daher besser die Bez. Vagina prostatica).

Utrikulus ⟨*lat*⟩ *m*: kleiner Schlauch; das größere der beiden Vorhofsäckchen (Durchmesser 2,5–3,5 mm) des häutigen Labyrinths, aus dem die 3 ↑Bogengänge hervorgehen.

UV: *Abk* für ↑Ultraviolett.

UV-Dermatitis: durch UV-Bestrahlung ausgelöste Dermatitis (Sonnenbrand), die mit Erythem- u. Blasenbildung einhergeht u. auch zu Allgemeinreaktionen (Magenstörungen, Exazerbation vorbestehender Entzündungsherde u. a.) führen kann. Das Risiko späterer bösartiger Hauttumore erhöht sich mit der Häufigkeit der UV-Dermatitis.

UV-Dosis ↑UV-Index.

Uvea ⟨*lat*⟩ *f*: veraltet für Aderhaut (Tunica vasculosa bulbi); ↑Auge.

Uveastaphylom: Staphylom der gesamten Uvea. Schwere Form einer Augendeformierung.

Uveitis ⟨*lat*⟩ *f*: Entzündung der gesamten Uvea.

Uveitis anterior: Iridozyklitis; Entzündung von Iris u. Ziliarkörper.

Uveitis intermedia: Entzündung der Uvea im Bereich der Pars plana, ↑Pars planitis.

Uveitis posterior ↑Choroiditis.

UV-Empfindlichkeit: vom Hauttyp abhängige individuelle minimale ↑Erythemdosis. Dabei werden nach Greiter vier Hauttypen unterschieden. Tab.

UV-Index: Maßeinheit zur Beschreibung der UV-Bestrahlungsintensität, die die Abhängigkeit der Erythem-

UV-Empfindlichkeit

Hauttyp	Häufigkeit	Hautreaktion	Schwellendosis
I	2 %	immer schnell Sonnenbrand, kaum o. keine Bräunung	200 J/m²
II	12 %	fast immer Sonnenbrand, mäßige Bräunung	250 J/m²
III	78 %	mäßig oft Sonnenbrand, fortschreitende Bräunung	350 J/m²
IV	8 %	selten Sonnenbrand, schnelle Bräunung	450 J/m²

UV-Index

UVI	Belastung	Sonnenbrand mögl.	Schutzmaßnahmen
≥ 8	sehr hoch	in < 20 min	unbedingt erforderl.
7–5	hoch	ab 20 min	erforderl.
4–2	mittel	ab 40 min	empfehlenswert
≤ 1	niedrig	unwahrscheinl.	nicht erforderl.

wirksamkeit der UV-Strahlung von der Wellenlänge mitberücksichtigt: (UVI = Eε [W · m – 2] · 40 [W – 1 · m2], wobei die Abhängigkeit der Bestrahlungsstärke (Eε) wie folgt von der Erythemwirksamkeit (ε) in Abhängigkeit von der Wellenlänge (λ) verknüpft ist: Eε [W · m – 2] = ∫Eλ(λ) · ε (λ) · d(λ). Aus dem UV-Index werden die Schutzempfehlungen hergeleitet, die sich auf den Hauttyp II beziehen. Tab.

Uvomorulin ↑Cadhärin.

Uvr-Endonuklease: an der Reparatur von DNA-Schäden nach UV-Einwirkung (↑DNA-Reparatur) beteiligtes bakterielles Enzym. Spaltet einen DNA-Strang beidseitig der Schadensstelle, die entstehende Lücke wird durch ↑DNA-Polymerase I u. ↑DNA-Ligase geschlossen, wodurch durch UV-Strahlen entstehende Pyrimidindimere aus Genen entfernt werden. U. besteht aus drei Untereinheiten der Gene ucrA, B u. C, die Bestandteile des bakteriellen ↑SOS-Systems sind. ↑Reparaturenzyme.

UV-Strahlendesinfektion: physikal. Desinfektion durch Keimverminderung im Wellenbereich um 254 nm (Quecksilberniederdrucklampen aus Quarz). Behandlung von Trinkwasser u. von Luft in passiven Luftschleusen o. bei erhöhtem aerogenen Infektionsrisiko, z. B. bei Tbc (↑Raumluftdesinfektion). In Operationssälen sind ↑UV-Strahler entbehrl. Vorzug der guten Dosierbarkeit, Nachteile der fehlenden Tiefenwirkung, des begrenzten Wirkbereichs (Abnahme der Strahlenwirkung mit dem Quadrat der Entfernung), der Nichtbeeinflussung im Lichtschatten liegender Gegenstände u. der Augen- u. Hautschädigung. Einschränkend ist, daß die durch UV-Strahlen (u. andere Strahlenarten) geschädigten Mikroorganismen wieder reaktiviert werden können (↑Repair).

UV-Strahler: für die ↑UV-Strahlendesinfektion eingesetzte Geräte, deren ↑Quarzlampen UV-Strahlen freisetzen.

UV-Strahlung: elektromagnet. Wellenstrahlung, die in der natürl. ↑Globalstrahlung mit Wellenlängen zwischen 290 u. 440 nm vorkommt. Man unterscheidet zwischen UVA- (315–400 nm), UVB- (280–315 nm) u. UVC-Strahlung (< 280 nm). Die wichtigsten UV-Wirkungen sind: Hyperplasie der Epidermis (↑Lichtschwiele), Hautpigmentierung, Erythem (↑Dermatitis solaris), DNA-Läsionen, Vitamin-D-Bildung u. a.

Uvula ⟨*lat*⟩ *f* ↑Zäpfchen.

Uvula bifida ⟨*lat*⟩ *f*: Uvula bipartita, Uvula fissa, Staphyloschisis, Uvulakolobom; Spaltung des Zäpfchens, Abortivform der ↑Lippen-Kiefer-Gaumen-Spalte.

Uvula fissa ↑Uvula bifida.

U-Welle: der T-Zelle folgende flache pos. Welle im EKG.

Uyemura-Syndrom: idiopath. besserungsfähige Nachtblindheit mit Augenhintergrundveränderungen bei Vitamin-A-Mangelzuständen mit typ. ↑Bitot-Flecken (der Bindehaut).

U-Zacke ↑Elektrokardiogramm.

Uzarawurzel: Uzarae radix von Xysmalobium undulatum, südafrikan. Asclepiadaceae. Enthält Cardenolidglykoside mit geringer Herzwirksamkeit. In der Phytotherapie eingesetzt als ↑Antidiarrhoikum sowie bei Dysmenorrhö.

U-Zellen: in der Zytologie Zellen mit unspezif. Veränderungen wie Pyknosen, achromat. Lücken, Chromosomenanomalien.

U-Zone: *Abk* für ↑Umwandlungszone.

V

V: 1. *Abk* für ↑Atemzugvolumen. 2. chem. Symbol für Vanadium. 3. *Abk* für Volt. 4. *Abk* für Verstärkung (z. B. eines Hörgeräts). 5. *Abk* für Vertäubungslautstärke (Audiometrie). 6. *Abk* für absolutes ↑Verteilungsvolumen.

V.: *Abk* für ↑Vena.

Vaccina ⟨*lat*⟩ *f*: die nach ↑Pockenschutzimpfung an der Impfstelle entstehende Impfpustel. ↑Impfpocken.

Vaccination Certificate Requirements for International Travel ⟨*engl*⟩: von der ↑Weltgesundheitsorganisation (WHO) herausgegebene Dokumentation mit den Impfanforderungen aller Länder, Angaben zur Malariaepidemiologie u. zum Vorkommen von Resistenzerscheinungen von ↑Plasmodium falciparum gegen Chloroquin (Chloroquinresistenz).

Vaccinia ⟨*lat*⟩ *f* ↑Impfpocken.

Vacciniaimmunisierung, passive: proph. Anwendung von humanem Antivaccinia-Immunglobulin, das früher zur Vermeidung von Komplikationen der ↑Pockenschutzimpfung eingesetzt wurde.

Vacciniavirus ↑Orthopoxvirus.

vacciniformis ⟨*lat*⟩ *Adj*: den ↑Pocken ähnl. (Erkrankungen).

VACH: Vaterschaftsausschlußchance.

VACTERL-Assoziation ↑VATER-Syndrom.

Vacuolating agent: alte Bez. für Simian Virus 40 (SV40); ↑Papovaviridae.

vagal ⟨*lat*⟩ *Adj*: den N. vagus betreffend.

Vagina ⟨*lat*⟩ *f*: Kolpos, Scheide, Hülle, Kapsel. 1. ***Anat.***: Umhüllung o. Einscheidung von anatom. Strukturen, ↑Vagina bulbi, ↑Vagina externa nervi optici. 2. ***Gyn.***: etwa 10 cm langer, stark dehnbarer Schlauch, der vom Vestibulum vaginae (vor der Defloration durch das Hymen abgeschlossen) bis zur Cervix uteri reicht, die sie umfaßt. Zwischen Rektum u. Harnröhre bzw. -blase gelegen. Schichten: 1. Tunica mucosa: a) Epithelium mucosae: mehrschichtiges unverhorntes Schuppenepithel, b) Lamina propria mucosae: lockeres Bindegewebe; 2. Tunica muscularis: a) Fasciculus circularis, b) Stratum longitudinale, beide aus glatter Muskulatur; 3. Tunica adventitia: Bindegewebe. Im Epithel unterscheidet man: Basalzellen, Intermediärzellen, Oberflächenzellen; letztere enthalten viel Glykogen. Die V. hat keine Drüsen. Vaginalsekret wird aus Sekret der Zervixdrüsen u. abgestoßenen Epithelzellen gebildet. Bakterien (Lactobacillus vaginalis = ↑Döderlein-Stäbchen) bauen freigesetztes Glykogen zu Milchsäure ab, dadurch erhält das Vaginalsekret einen pH von 4–4,5. Abb.

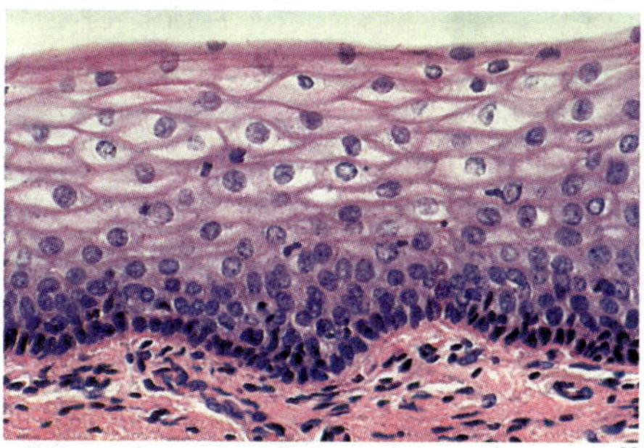

30

Vagina. Histologischer Schnitt, HE-Färbung; Schleimhaut mit mehrschichtigem, unverhorntem Schuppenepithel

Vagina bulbi: Fascia bulbi (JNA), Capsula bulbi (BNA), Tenon-Kapsel; bindegewebige Kapsel um den Augapfel, welche für diesen als eine Art Gelenkpfanne fungiert; verbindet sich locker mit der Sklera u. nach außen mit der Wand der Orbita.

Vagina carotica: Teil der Fascia cervicalis, welcher eine Scheide um die großen Halsgefäße bildet.

Vagina duplex: angeborene, völlige Verdopplung der Scheide. Jede Vagina besitzt einen eigenen Muskelmantel. Geht oft mit Verdopplung von Gebärmutter, Vulva u. Harnblase einher. Ursächl. liegen 2 nichtverschmolzene Müller-Gänge zugrunde.

Vagina externa nervi optici: bindegewebige Hülle des N. opticus. Entspricht denen des Gehirns. Die V. e. n. o., von der Dura mater aufgebaut, ist am Canalis opticus mit dessen Periost verwachsen u. setzt sich bis in die äußeren Schichten der Sklera fort. Demgegenüber endet die leptomeningeale Vagina interna blind.

Vagina fibrosa digitorum manus: Ligamenta vaginalia (JNA); äußere bindegewebige Verstärkung der Sehnenscheiden der Finger.

Vagina fibrosa digitorum pedis: Ligamenta vaginalia (JNA); äußere bindegewebige Verstärkung der Sehnenscheiden der Zehen.

Vagina interna nervi optici: bindegewebige Hülle des N. opticus. Entspricht denen des Gehirns. Die Vagina externa, von der Dura mater aufgebaut, ist am Canalis opticus mit dessen Periost verwachsen u. setzt sich bis in die äußeren Schichten der Sklera fort. Demgegenüber endet die leptomeningeale V. i. n. o. blind.

vaginal ⟨*lat*⟩ *Adj*: die Scheide betreffend.

Vaginalabstrich: Ausstrich der Plattenepithelien o. des Sekrets der Vagina 1. aus dem Scheidengrund zur ↑Fluordiagnostik u. Tumorsuche, 2. von der seitl. Wand des oberen Drittels zur ↑Funktionszytologie.

Vaginalagenesie: Fehlen der Scheide durch Nichtanlage. Es fehlen beide Müller-Gänge. Uterus kann fehlen o. vorhanden sein (Hydrometra, Pubertät: Hämatometra).

Vaginalatresie: Vagina ist angelegt, es fehlt jedoch partiell o. total das Lumen. Kanalisationsfehler der soliden Vaginalplatte.

Vaginalepithel ↑Plattenepithelien.

Vaginalflora, physiologische ⟨*lat*⟩: natürl., mikrobielle Besiedlung der Scheide; abhängig vom Glykogengehalt der Epithelien. Von Geburt bis Pubertät Staphylo- u. Streptokokken, dann bis Menopause v. a. ↑Döderlein-Stäbchen, weitere apathogene Staphylo- u. Streptokokken. Die Reinheitsgrade der Scheidenflora werden in 4 Grade zum mikrosk. Nachweis von Beimengungen im Scheidensekret eingeteilt, wobei der 1. Grad das physiol. Bild von Scheidenepithelien u. Vaginalbazillen bietet. Die weiteren Grade umfassen eine ansteigende Beimengung von Leukozyten sowie Ausbildung einer Mischflora. ↑Vaginalabstrich.

Vaginalia: Mittel zur Anwendung in der Vagina. Vaginalkugeln (Globuli vaginalis) sind dosierte, i. d. R. kugel- o. eiförmige, formbeständige Zubereitungen, die zum Einführen in die Vagina bestimmt sind.

Vaginalmembranen ↑Vaginalsepten.

Vaginalsepten: angeborene Scheidewände in der Vagina. 1. Längssepten: Mediane, totale o. partielle Scheidewände sind oft mit verschiedengradigen Verdopplungen des Uterus vergesellschaftet (↑Uterus bicornis, ↑Uterus didelphys). 2. Quersepten (Vaginalmembranen): selten. Liegen meist an der Grenze des unteren Drittels der Vagina u. verschließen komplett o. partiell (Vaginalstenose).

Vaginalsteine: in die Scheide durchgebrochene ↑Kotsteine o. mit Kalk inkrustierte Fremdkörper.

Vaginalverkehr: Geschlechtsverkehr, bei dem der Penis in die Scheide eingeführt wird. ↑Koitus.

Vaginalzysten, dysontogenetische: zyst. Bildungen der Vaginalwand, die auf persistierende Reste des Urnierengangs zurückgeführt werden (↑Gartner-Gang-Zysten). Können in das Parametrium durchbrechen. Enthalten sie Endometrium, erfolgt mit der Menarche Blutfüllung (Ruptur).

Vagina musculi recti abdominis ↑Rektusscheide.

Vagina processus styloidei: Knochenmanschette, die den basalen Teil des Griffelfortsatzes des Schläfenbeins umfaßt.

Vagina synovialis intertubercularis: schlauchförmige Ausstülpung der Synovialschicht der Schultergelenkkapsel; umscheidet die Ursprungssehne des langen Bizepskopfs.

Vagina synovialis tendinis: innere, lockere Wandschicht der Sehnenscheide.

Vagina tendinis: Sehnenscheide. Umhüllung der langen Sehnen der Arm- u. Beinmuskeln, bes. dort, wo sie ihre Verlaufsrichtung ändern u. dem Druck benachbarter Knochen ausgesetzt sind. Jede Sehnenscheide besteht aus einer äußeren, festen, kollagenfaserigen Schicht, Vagina fibrosa tendinis, u. einer inneren Lage lockeren, gefäßführenden Bindegewebes, Vagina synovialis tendinis. Letztere geht nach Art eines Gekröses, Mesotendineum, auf die Sehne selbst über u. bedeckt sie. An beiden Enden ist die Sehnenscheide verschlossen.

Vaginaverdoppelung ↑Vagina duplex, ↑Vaginalsepten.

Vaginismus ⟨*lat*⟩ *m*: Überempfindlichkeit der Scheide bei Einführen des Penis, des Fingers o. von Gegenständen. Folge ist Krampf des M. bulbocavernosus u. von Teilen der Beckenbodenmuskulatur.

Vaginitis ⟨*lat*⟩ *f*: Kolpitis; Entzündung der Scheidenschleimhaut. Ursachen: 1. mikrobiell. Häufigste Erreger: ↑Trichomonas vaginalis (Trichomoniasis vaginalis) u. Candida albicans (Soor-Kolpitis); ferner Gonokokken (↑Gonorrhö), Gardnerella vaginalis, Anaerobier, z. B. Bacteroides, u. Mischflora wie Enterokokken, Kolibakterien, Chlamydia trachomatis, Mycoplasma hominis Typ 1, Herpes-simplex-Virus Typ II. 2. Intravaginale Anwendung versch. chem. Mittel. 3. Vegetativ: ↑Ovarialinsuffizienz. Klin. Leitsymptome sind Ausfluß (Fluor vaginalis) mit Hitzegefühl u. Brennen. Bedeutung der Störung der normalen Vaginalflora. Sek. V., absteigend von der Zervix u. aufsteigend von der Vulva mit Fluor, Jucken, Brennen u. zuweilen Schmerzen bei Geschlechtsverkehr.

Vaginofixatio uteri ⟨*lat*⟩ *f*: Fixierung der Gebärmutter an die vordere Scheidenwand nach Eröffnung des Bauchs von der vorderen Scheidenwand aus. Lagekorrektur bei Gebärmutterknickung.

Vaginorektalfistel: Scheidenmastdarmfistel; Entleerung von Stuhl u. Winden durch die Scheide. Ursachen sind meist vorangegangene plast. Operationen wegen Senkung o. Vorfall, ferner fortgeschrittenes ↑Kollumkarzinom mit Durchbruch in den Mastdarm o. intensive Strahlentherapie wegen Kollumkarzinoms.

Vaginoskopie ↑Kolposkopie.

Vaginosonographie: Ultraschalluntersuchung des Uterus mittels vaginal eingeführtem Schallkopf. ↑Ultraschalldiagnostik.

Vaginovesikalfistel ↑Blasenscheidenfistel.

Vagitus uterinus ⟨*lat*⟩ *m*: Schrei des Fetus innerhalb der Gebärmutter. Höchst seltenes Ereignis, das ein Eindringen von Luft in die Gebärmutter voraussetzt.

vago- ⟨*lat*⟩ *Präfix*: den N. vagus betreffend bzw. zu ihm gehörig.

Vagotomie ⟨*lat + gr*⟩ *f*: operative Durchtrennung o. Teildurchtrennung des N. vagus. Nach dem Zugangsweg werden unterschieden die transthorakale V. u. abdominale, subdiaphragmale V., nach dem Ausmaß der Durchtrennung die trunkuläre V. mit vollständiger Durchtrennung in Höhe der Kardia, die selektiv-gastr. V. mit Durchtrennung aller zum Magen ziehenden Nervenäste u. die proximale selektive V. mit Durchtrennung der zum Magen ziehenden Äste unter Erhaltung des Nervenastes zum ↑Antrum pyloricum.

Vagotomie, selektive proximale: Parietalzellvagotomie, superselektive Vagotomie, SPV; selektive Denervierung des proximalen säurebildenden Magenteils (Erhaltung der motor. Funktion des Antrums). Bevorzugte Vagotomieform, da die totale u. selektive Vagotomie wesentl. häufiger von Nebenwirkungen betroffen sind.

Vagotomie, trunkuläre: Durchtrennung des hinteren u. vorderen Vagusastes im Bereich des distalen Ösophagus zur Säurereduktion. Ist mit Nebenwirkungen verbunden u. muß wegen der Hemmung der Antrummotorik mit einer Pyloroplastik kombiniert werden.

Vagotonie ↑Parasympathikotonie.

Vagus ⟨*lat*⟩ *m*: Gesamtheit der im N. vagus verlaufenden somatomotor. u. der parasympath. vegetativmotor. u. -sekretor. sowie interozeptiv-afferenten Fasern. ↑Nervensystem, vegetatives.

Vagusdruckversuch: bei einem Druck auf die A. carotis am Hals kommt es zu einer Verlangsamung der Herztätigkeit. Man nahm ursprüngl. an, daß sich der Druck auf den N. vagus fortpflanzt u. hier Erregungen schafft, die unmittelbar zu einer Verlangsamung der Herztätigkeit führen. Es wird aber nicht der N. vagus gereizt, sondern der ↑Sinus caroticus. Die Herzschlagverlangsamung wird auf reflektor. Wege herbeigeführt, indem Erregungen vom Karotissinus ausgehen, die über dessen Nerven zum Vaguszentrum im verlängerten Mark geleitet werden u. dieses in Erregungszustand versetzen. Auf diese Weise wird eine Abnahme der Pulsfrequenz erzielt.

Vaguskern: Ganglienzellenanhäufungen im verlängerten Mark als Ausgangsstationen der efferentmotor. u. -sekretor. Fasern des N. vagus (Nucleus ambiguus). Die parasympath. Fasern des N. vagus gehen aus dem dorsalen V. hervor. Sie dienen der Versorgung der Eingeweide. ↑Nervensystem, vegetatives.

Vaguslähmung: Funktionsausfall der Gaumen- u. Schlundmuskulatur u. des Kehlkopfs, Tachykardie.

Vagusreflex ↑Karotissinusreflex.

Vagusstimulation ↑Karotissinusstimulation.

Vagusstoff ↑Acetylcholin.

Vahlquist, Bo Conradsson, zeitgen. schwed. Päd., Uppsala.

Vahlquist-Gasser-Syndrom (nach Bo C. V. u. Conrad G.): bei Kleinkindern bis zu drei Jahren auftretende chron., konstitutionell -allerg., degenerative o. sog. dyskraniale Neutropenie mit Lymphozytose, rezidivierendem Fieber, Anorexie, teilweise Splenomegalie u. Mikropolyadenie; gute Progn., meist Spontanheilungen bis 4. Lj.

vakat- ⟨*lat*⟩ *Präfix*: leer.

Vakatwucherung: Fettgewebewucherung als Ersatz für den Schwund anderer Gewebe, z. B. am Hilus von Schrumpfnieren, bei Atrophie der Speicheldrüsen o. im Bereich des Thymusrestkörpers.

Vakuole ⟨*lat*⟩ *f*: membranbegrenzte, opt. leer erscheinende Hohlräume in Kern u. Plasma. Neben Flüssigkeit u. insbes. Eiweiß, enthalten V. auch durch Abbau entstandene Anteile von Zellorganellen (↑Autophagosom).

Vakuum: Gasdruck im Bereich unterhalb des normalen Luftdrucks. Man unterscheidet folgende Bereiche: Grobvakuum: 760–100 mmHg; Zwischenvakuum: 10–1 mmHg; Feinvakuum: 10^{-1}–10^{-3} mmHg; Hochvakuum: 10^{-4}–10^{-6} mmHg; Ultrahochvakuum: 10^{-7}–10^{-11} mmHg. 1 mmHg = 133 Pa. V. kann durch Pumpen erzeugt werden; in best. Elektronenröhren (z. B. Bildverstärker, Bildröhren) wird das V. durch absorbierende Stoffe (Getter) aufrechterhalten. Die Messung der Gasdrucke im Vakuumbereich erfolgt mit ↑Manometern. Wasserstrahlpumpen können den Druck bis auf 100 mmHg senken, Drehschieberpumpen bis auf etwa 10^{-3} mmHg, darunter: Hg-Diffusionspumpen.

Vakuum-Dampf-Vakuum-Verfahren: *Abk* VDV-Verfahren; Desinfektion von Krankenhaustextilien (Matratzen, Kissen u. a.) sowie Betten in ↑Desinfektionskammern durch einen Desinfektor nach mehrmaligem Evakuieren mit Dampfstößen von 75–105 °C.

Vakuumextraktor: ein aus Saugglocke, Kette u. Pumpe bestehendes Gerät. Nach Erzeugung eines Vakuums in der Glocke kann ein Zug am kindl. Schädel ausgeübt werden; dadurch Beschleunigung der Geburt.

Vakuummatratze: als Tragenauflage o. isoliert eingesetztes Rettungsmittel für Bergung u. Transport Unfallverletzter mit insbes. Wirbelsäulenfrakturen. Der im Normalzustand weiche, mit Plastikkugeln gefüllte Sack wird dem Pat. anmodelliert, nach Herauspumpen der Luft wird die Matratze hart u. schient den Pat.

Vakzination ⟨*lat*⟩ *f*: ursprüngl. ledigl. die Inokulation von ↑Kuhpocken (vacca = Kuh), die der engl. Arzt Jenner 1796 im Ggs. zur ↑Variolation durchführte. Heute umfaßt die Bez. alle Impfungen mit lebenden o. toten Erregern sowie Toxoidimpfstoffen.

Vakzinationsschäden ↑Impfschäden.

Vakzine ⟨*lat*⟩ *f*: ursprüngl. die für die ↑Pockenschutzimpfung verwendete, Vacciniavirus enthaltende Gewebeflüssigkeit von den Impfpusteln der Kälberhaut. Heute allg. Bez. für ↑Impfstoffe.

Vakzineantigen: ↑Impfantigene; eigentl. das im Vaccinia-Virus enthaltene Immunogen.

Vakzinetherapie: Behandlung von chron. rezidivierenden Infektionen, z. B. Furunkulosen, zur Anregung der körpereigenen spezif. Abwehr u. als unspezif. Reiz (Fieberreaktion, Leukozytose) mit einer ↑Autovakzine, andernfalls mit krankheitsspezif., aber nicht patienteigenen abgetöteten Erregern (Heterovakzinen).

Vakzinevirus ↑Orthopoxvirus.

vakzinieren: ursprüngl. gegen Pocken impfen. Heute allg. Bez. für impfen.

Valaciclovir: ↑Virostatikum, das zur Ther. von HSV- u. VZV-Infektionen eingesetzt wird. ↑Chemotherapie, antivirale.

Valenz ⟨*lat*⟩ *f*: „Wertigkeit“ i. S. der Anzahl reaktionsfähiger Bindungsstellen mit einem Reaktionspartner, z. B. monovalent (↑Fab-Fragment), bivalent (IgG), pentavalent (IgM) u. polyvalent (Antigene).

Valenz, ökologische: Wertigkeit eines Umweltfaktors für eine best. Organismenart, wobei zwischen Optimum (günstigster Wirkungsbereich des Umweltfaktors), Pejus (Wirkungsbereich, der die Existenzmöglichkeiten erhebl. einschränkt) u. Pessimum (Wirkungsbereich, der das Überleben der Art unmögl. macht) unterschieden wird. Die ö. V. besitzt bei parasitären Krankheitserregern große epidemiol. Bedeutung.

Valepotriate ↑Valeriana officinalis.

Valeriana officinalis ⟨*lat*⟩ *f*: Baldrian. Fam. Valerianaceae, Droge (Valerianae radix) enthält ätherische ↑Öle mit Monoterpenen (u. a. Borneolisovalerianat) u. Sesquiterpenen (u. a. Valeranon u. Valerensäure). Außerdem nicht wasserdampfflüchtige Valepotriate (Valerianaepoxitriester). Anwendung als mildes Sedativum bei Angst- u. Spannungszuständen.

Valethamat-bromid: Parasympatholytikum mit spasmolyt. Eigenschaften.

Valetudinarium ⟨*lat*⟩ *n*: in der röm. Antike Gebäude, das spez. zur Krankenversorgung bestimmt war. Über die Art u. Weise o. Umfang der dort geleisteten Betreuung besteht noch immer Unklarheit. Es lassen sich zwei Arten von V. unterscheiden. 1. Militär. V.: im 1. Jh. mit dem Aufbau des stehenden röm. Heeres entstandene Einrichtung, in der erkrankte u. verwundete Soldaten untergebracht u. behandelt wurden; 2. zivile V.: ebenfalls seit dem 1. Jh. bezeugte private Einrichtungen der Sklavenhalter, in denen wahrscheinl. nur Sklaven untergebracht gewesen sein dürften. ↑Krankenhauswesen.

Valetudo ⟨*lat*⟩ *f*: Gesundheit; Gefühl, gesund zu sein.

Valgisierung ⟨*lat*⟩ *f*: in eine (verstärkte) Valgusstellung bringen.

Valgusdeformität: Abwinkelung einer Gliedmaßenachse nach außen (x-Stellung).

Valgusgonarthrose: Gonarthrose unter vorrangiger Beteiligung des lateralen Kompartiments.

Validität ⟨*lat*⟩ *f*: Gültigkeit der Ergebnisse von Messungen o. Beobachtungen. Sie wird bestimmt als Grad für die Übereinstimmung der Meßergebnisse mit dem, was zu messen beabsichtigt ist. Die V. eines Tests (Screening-Test, biochem. Parameter) wird durch die beiden Maßzahlen Spezifität u. Sensitivität bestimmt. Die Testergebnisse lassen sich in einer Vierfeldertafel darstellen (Tab.). Die Abkürzungen bedeuten: n: Gesamtzahl der Beobachtungseinheiten (Probanden); RP: Richtigpositive, Anzahl der Probanden, für die der Test die Krankheit richtig diagnostiziert; FP: Falschpositive, Anzahl der Probanden, die fälschl. als krank diagnostiziert werden; RN: Richtignegative, Anzahl der Gesunden, die der Test als gesund ermittelt; FN: Falschnegative, Anzahl der Kranken, die durch den Test übersehen werden. Spezifität ist die Eignung des Tests, ausschließl. Personen mit der Krankheit zu erfassen:

$$\text{Spezifität} = \frac{RN}{RN + FP}$$

Sensitivität (Empfindlichkeit) ist die Eignung des Tests, Personen mit der Krankheit vollständig zu erfassen:

$$\text{Sensitivität} = \frac{RP}{RP + FN}$$

Sensitivität u. Spezifität sind gegenläufige Kennziffern. Es bedarf einer Optimierung (bezügl. Kosten o. Risiken) der Testentscheidung, um günstige Kennziffern zu erreichen. In der prakt. Anwendung entscheidend ist allerdings der pos. Vorhersagewert (Positive predictive value). Er hängt neben Sensitivität u. Spezifität von der ↑Prävalenz der Zielkrankheit ab (Berechnung über ↑Bayes-Theorem). Tab.

Validität

Tatsächlicher Sachverhalt	Testergebnis	
	pos.	neg.
krank	RP	FN
gesund	FP	RN

Valin: $(CH_3)_2CH\text{-}CH(NH_2)\text{-}COOH$, 2-Aminoisovaleriansäure; eine proteinogene ↑Aminosäure. V. ist für den Menschen essentiell. Nach Transaminierung o. Desaminierung wird V. über Isobuttersäure zu Propionsäure abgebaut. Abb.

Valinomycin: Antibiotikum, das chem. zu den makrozykl. Depsipeptiden gehört. V. ist ein Ionophor. Es bindet selektiv Kaliumionen u. ermöglicht infolge seiner Löslichkeit in Lipiden den Kaliumtransport durch Zell- u. Mitochondrienmembranen o. künstl. Phospholipidmembranen.

Valium: Diazepam; Psychosedativum. Geeignet, Angst, Spannungen u. Erregung zu verringern, ↑Tranquilizer.

vallatus ⟨*lat*⟩ *Adj*: von einem Wall umgeben.

Vallecula ⟨*lat*⟩ *f*: kleines Tal, kleine Einbuchtung.

Vallecula cerebelli: Spalte an der Unterfläche des Kleinhirns, welche die beiden Hemisphären voneinander trennt; entspricht dem Verlauf des Vermis.

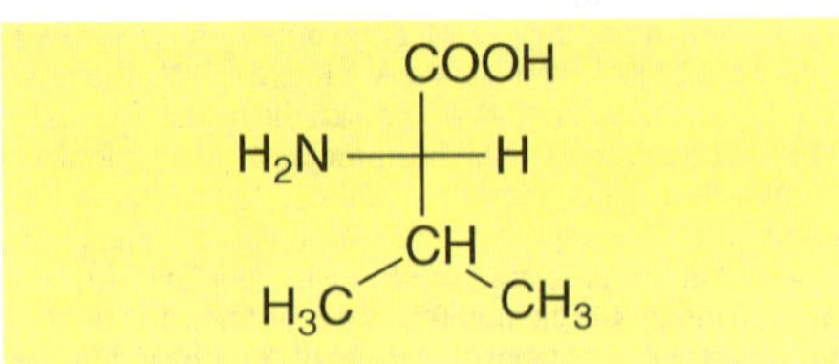

Valin

Vallecula epiglottica: paarige Einsenkung der Schleimhaut zwischen Zungengrund u. Epiglottis. ↑Plica glossoepiglottica.

Valleix-Druckpunkte: Sympt. bei ↑Ischialgie. Druckpunkte im Verlauf des N. ischiadicus: im Bereich des Nervenstamms bzw. der Austrittsstelle des Nerven (Lumbal-, Iliosakral-, oberer Glutäalpunkt), am kaudalen Rand des M. glutaeus maximus, in der Kniekehle, am Wadenbeinköpfchen u. hinter dem äußeren Knöchel (unterer Glutäal-, Popliteal-, Peronäal- u. Malleolarpunkt).

Valproat: Dipropylacetat; ↑Antiepileptikum, bes. bei Petit-mal- u. myoklonen Anfällen u. Absencen. Nebenwirkungen u. a. Leberparenchymnekrosen u. Gerinnungsstörungen.

Valproinsäure ↑Valproat.

Valsalva, Antonio Maria (1666–1723), Anat. u. Chir., Bologna.

Valsalva-Versuch (nach Antonio M. V.): aktives exspirator. Pressen bei geschlossener Stimmritze führt zur Druckerhöhung im Thorax u. Drosselung des venösen Rückflusses zum Herzen mit Verringerung von Schlagfrequenz, Schlag- u. Minutenvolumen. Bei Durchleuchtung ist eine Abnahme der Herzgröße festzustellen. ↑Bürger-Preßversuch.

Valva ⟨*lat*⟩ *f*: Klappe.

Valva aortae: Aortenklappe.

Valva atrioventricularis dextra: Valva tricuspidalis; Trikuspidalklappe.

Valva atrioventricularis sinistra: Valva mitralis; Mitralklappe. ↑Herzklappen.

Valva bicuspidalis: Valva atrioventricularis; ↑Herzklappen.

Valva ileocaecalis ↑Bauhin-Klappe.

Valva trunci pulmonalis: Pulmonalklappe.

Valvula ⟨*lat*⟩ *f*: *Pl* Valvulae; kleine Klappe.

Valvulae anales: zarte, querverlaufende Schleimhautbrücken zwischen den kaudalen Enden der Columnae anales im unteren Teil des ↑Rektums.

Valvulae lymphaticae: Lymphgefäßklappen, durch deren Besitz sich die Lymphgefäße von den Lymphkapillaren unterscheiden. Eine Vielzahl von Valvula verleiht den Lymphgefäßen häufig ein perlschnurartiges Aussehen.

Valvula Eustachii ↑Valvula venae cavae inferioris.

Valvulae venosae: Venenklappen. Aus Gewebe der Intima bestehend; ragen als ein- bis dreisegelige Gebilde ins Lumen v. a. der Venen der unteren Körperhälfte vor u. bewirken einen nach zentral gerichteten Blutstrom. Große Venen sind meist klappenlos.

Valvula foraminis ovalis: Falx septi; sichelförmige Leiste an der li. Seite des Septum interatriale des Herzens, deren Konkavität nach oben u. vorn gerichtet ist; überlagert beim offenen Foramen ovale diesen Defekt.

valvulär ⟨*lat*⟩ *Adj*: Herz- u. Gefäßklappen betreffend.

Valvula sinus coronarii: Thebesius-Klappe; Falte an der Einmündungsstelle des ↑Sinus coronarius in den re. Vorhof des Herzens.

Valvula Thebesii ↑Valvula sinus coronarii.

Valvula venae cavae inferioris: Valvula Eustachii; den vorderen Umfang der Einmündung der unteren Hohlvene in den re. Vorhof umfassende Faltenbildung.

Valvuloplastie, perkutane transluminale: *Abk* PTV; Methode der ↑Interventionsradiologie. Unter

Röntgendurchleuchtung Sprengung von Pulmonal-, Aorten-, Mitral- u. Trikuspidalklappenstenosen mit Ballonkathetern o. Schneid- o. Sägeinstrumenten (Valvulotomie).

Valvuloplastik ⟨*lat*+*gr*⟩ *f*: plast. korrigierender Eingriff in der extrakorporalen ↑Zirkulation mittels spez. Nahttechnik an der Herzklappe (z. B. durchschlagende Segel der Aortenklappe). ↑Anuloplastik, ↑Herzklappenrekonstruktion.

VAMP-Schema: Akronym aus den Anfangsbuchstaben der Bestandteile einer zytostat. Kombination zur Ther. akuter Leukämien: Vincristin, Amethopterin (Methotrexat), Mercaptopurin u. Prednisolon.

Vanadismus: Vergiftung durch Vanadiumstäube. Akute Form: Schleimhautreizung, grünl.-schwärzl. Verfärbung der hinteren Zungenteile. Chron. Form: Bronchitis, Bronchopneumonie, Asthma bronchiale, Ekzem.

Vanadiumverbindungen: v. a. das Vanadiumpentoxid (aus der Beseitigung von Rückständen aus der Heizölverbrennung in Dampferzeugern u. ä.) führt zu Reizerscheinungen an den Schleimhäuten, spez. der Atemwege. ↑Berufskrankheiten, ↑Vanadismus.

Vancomycin: aus Streptomyces orientalis isoliertes Antibiotikum. Vorwiegend angewendet bei multiresistenten Streptokokken- u. Staphylokokkeninfektionen (Sepsis, Endokarditis). Nebenwirkungen selten, hat durch eine größere Reinheit auch wesentl. von seiner Oto- u. Nephrotoxizität verloren. Blutspiegelorientierte Dosierung bei Nierenfunktionsstörungen erforderl. Insbes. geeignet für Träger von Kathetern, Shunts, Klappen- u. sonstigen Kunststoffprothesen.

Van-de-Graaff-Generator: Bandgenerator; eine auf elektrostat. Prinzipien beruhende Spannungsquelle zur Erzeugung sehr hoher elektr. Spannungen. Der V. besteht aus einer großen hohlen Metallkugel als Hochspannungselektrode, der durch ein umlaufendes Endlosband aus Isoliermaterial pos. elektr. Ladung zugeführt wird, während gleichzeitig neg. Ladung abgeführt wird. Infolge dieser Ladungstrennung kommt es zu Spannungen, die in Abhängigkeit vom Durchmesser der Hochspannungselektrode einige Mill. Volt betragen können. Die durch diese Spannung erzeugbaren Stromstärken betragen allerdings nur einige Milliampere. Der V. dient zur Beschleunigung geladener Teilchen u. zur Erzeugung ultraharter Röntgenstrahlung.

Van-der-Waals-Kräfte: schwache elektrostat. Anziehungskräfte zwischen induzierten Dipolen. V. zwischen Aminosäureresten gehören zu den die Sekundärstruktur der Proteine stabilisierenden Wechselwirkungen.

Vane, John (geb. 1927), brit. Pharmak., Chem., Beckenham. 1982 Nobelpreis für Med./Physiol. (mit S. K. Bergström u. B. S. Samuelsson) „für Arbeiten auf dem Gebiet der Prostaglandine und nahe verwandter biologisch aktiver Substanzen".

Vanillin: 4-Hydroxy-2-methoxy-benzaldehyd; im Pflanzenreich in geringer Konzentration weit verbreiteter Riech- u. Gewürzstoff. V. wird zur Aromatisierung von Lebensmitteln verwendet.

Vanillinmandelsäure
↑3-Methoxy-4-hydroxymandelsäure.

Vanishing lung ⟨*engl*⟩: im Röntgenbild kaum noch erkennbare, „verschwundene" Lungenstrukturen. Kommen vor bei großbullösem Emphysem u. progressiver ↑Lungendystrophie u. -hypoplasie.

Van't-Hoff-Gesetz: gibt den Zusammenhang zwischen osmot. Druck u. der Konzentration des gelösten Stoffs wieder. Gilt als Grenzgesetz nur für geringe Konzentrationen.

Vaporisation ⟨*lat*⟩ *f*: Atmokausis; Verdampfen. Einbringen von strömendem Wasserdampf in die Gebärmutterhöhle zur Verkochung der Gebärmutterschleimhaut. Heute verdrängt durch Ablatio endometrii.

Vaquez, Henri Louis (1860–1936), frz. Int., Paris. Beschrieb 1892 erstmalig die ↑Polycythaemia vera.

var.: *Abk* für varietas; Varietät. Gebraucht bei taxonom. Bez.

variabilis ⟨*lat*⟩ *Adj*: variabel, veränderl.

Variabilität, biologische: Jede biochem. Substanz im Körper unterliegt beim Individuum ständigem Abbau u. Neusynthese, so daß ihre Konzentration gewissen Schwankungen unterworfen ist, ohne jedoch Krankheitswert zu erlangen. In die b. V. gehen genet. (Stoffwechselanomalien bei heterozygoten Merkmalsträgern), exogene (Ernährungszustand, Ernährungsweise, körperl. Tätigkeit, psych. Belastung, Jahreszeit- u. Tageszeiteinflüsse, Lebensgewohnheiten) u. endogene (Alter, Geschlecht, Gravidität, Zyklusablauf) Faktoren ein. Die b. V. umfaßt somit den Bereich der intraindividuellen Schwankungsbreite u. der interindividuellen Streuung. Eine Grenzziehung zu pathol. Ergebnissen ist dabei nicht immer sicher; ↑Verteilung, unimodale.

Variabilität, interfamiliäre: quantitativ unterschiedl. Merkmalsausprägung in unterschiedl. Sippen. Zugrunde liegen meist ↑Heterogenie o. multiple ↑Allelie.

Variabilität, intrafamiliäre: quantitativ unterschiedl. Ausprägung eines Merkmals o. einer Krankheit bei Verwandten. Beruht auf variabler Expressivität des verursachenden Gens, Umwelteinflüssen u. a.

Variable ⟨*lat*⟩ *f*: veränderl. Größe. ↑Merkmal. Charakteristikum o. Funktionsparameter in epidemiol. Untersuchungen. In epidemiol. Untersuchungen werden Individuen mit bes. V. gruppenweise zur vergleichenden Untersuchung erfaßt, das sind insbes. personenbezogene V. (Alter, Geschlecht, Beruf, Immunstatus u. a.), ortsbezogene V. (örtl. Verteilung, geograph.-ökolog. Merkmale u. a.) u. zeitbezogene V. (jahreszeitl. Häufung, Fluktuationen u. a.), die zu Unterschiedsvariablen (Geschlecht, Alter, Wohnsitz, Zeit des Ereignisses) zusammengefaßt werden können. Die Untersuchung erfolgt als Messung der Häufigkeit, mit der eine Krankheit mit der Unterteilung aller V. in Verbindung steht, zur Ermittlung der V., die am häufigsten mit der Krankheit verbunden sind. Abhängige V. sind V., die in der zeitl. Folge von Ereignissen (Erkrankung) als Endpunkt auftreten, an denen sich wahrscheinl. eine Wirkung manifestiert. Unabhängige V. sind V., die sich in der zeitl. Folge von Ereignissen vor der abhängigen V. befinden u. wahrscheinl. zu den ursächl. Einfluß nehmenden V. gehören. Vermittlervariablen tragen zur Erklärung der zeitl. o. ursächl. Kette bei. Hintergrund- u. Kontrollvariablen sind V., die nicht unmittelbar zur Fragestellung beitragen, aber Verzerrungen verhindern können o. zur Interpretation von Befunden herangezogen werden müssen. V. mit Hinweis auf einen best. Status o. ein best. Risiko werden als Indikator bezeichnet (Beruf: Indikator für sozialen u. ökonom. Status u. für ein best. Risiko; systol. Blutdruckwert: Indikator für Hypertonie). Indikatoren werden als Maß einer V. zum Index zusammengefaßt (Index: die klin. Diagn., geschlossen aus Sympt. u. objektiv feststellbaren Befunden o. Indikatoren). Jede V. hat eine Vielzahl von Indikatoren. In Untersuchungen entspricht die Definition u. Auswahl der V.

dem ersten Schritt der Operationalisierung einer Untersuchungshypothese. Danach werden die V. durch Indikatoren ersetzt. Hauptvariablen sind V. mit der größten Relevanz u. Gültigkeit für die Arbeitshypothese. In der Auswertung werden zunächst Hauptvariablen mit Hintergrundvariablen in Beziehung gesetzt u. dann unabhängige (Tabellenkopf) u. abhängige V. (Tabellenseite).

Varianten: Individuen mit Merkmalsabweichungen vom statist. Mittelwert einer Population. Organismen mit überdurchschnittl. Eigenschaften werden als Plusvarianten, mit unterdurchschnittl. als Minusvarianten bezeichnet.

Varianz: **1.** Streuungsmaß einer Häufigkeitsverteilung über einer Meßskala unter Einbeziehung aller Einzelwerte (empir. V., mittlere quadrat. Abweichung). **2.** Die (meist unbekannte) V. einer ↑Wahrscheinlichkeitsverteilung heißt σ^2. Sie wird am besten aus der ↑Stichprobe geschätzt.

Varianzanalyse: von R. A. Fisher entwickeltes grundlegendes Analyseverfahren der math. ↑Statistik, das den Einfluß eines o. mehrerer Faktoren auf ein meßbares Merkmal untersucht. Der V. liegt ein lineares ↑Modell zugrunde, in dem neben dem zufälligen Beobachtungsfehler (Versuchsfehler) Haupteffekte der Faktoren u. Wechselwirkungseffekte (↑Wechselwirkung) von Kombinationen von Faktoren enthalten sind. Die V. beruht auf einer Streuungszerlegung. Sie dient zum Vergleich von Mittelwerten von Stichproben aus mehreren normalverteilten Grundmengen mit gleicher Varianz bzw. zur Zerlegung der Gesamtvarianz in Varianzkomponenten. Die statist. Hypothesenprüfung erfolgt mittels ↑F-Tests. Im Anschluß an die V. werden oftmals multiple ↑Vergleiche durchgeführt.

Variation: Gesamtheit der Unterschiede im Erscheinungsbild der Organismen einer Population (↑Polymorphismus). Die Unterschiede können als ungerichtete V. durch Mutationen hervorgerufen werden (multiple ↑Allelie). Diese erbl. V. sind Grundlage für die Entstehung von versch. Arten u. Voraussetzung für die stammesgeschichtl. Entwicklung der Organismen. Darüber hinaus entstehen in Anpassung an die Umwelt V. (↑Modifikation), die nicht vererbbar sind.

Variationsbreite: **1.** ***Anthrop.:*** Breite der Veränderlichkeit best. Merkmale bei Pflanzen- u. Tierarten, z. B. Größe, Form, Behaarung, Färbung; **2.** ***Med.:*** Abweichungsmöglichkeiten von der Norm, z. B. V. der Sympt. einer Krankheit, des histol. Bildes eines Tumors o. der Gestalt; **3.** ***Biometrie:*** ↑Spannweite.

Variationskoeffizient: Quotient von ↑Standardabweichung u. ↑Mittelwert, meist ausgedrückt in Prozent. V. gibt an, um wieviel Prozent des Mittelwertes die Einzelwerte streuen. Brauchbar als Genauigkeitsmaß eines Meßverfahrens jedoch nur dann, wenn alle Meßwerte das gleiche Vorzeichen haben.

Varicella ⟨*lat*⟩ *f* ↑Windpocken.

Varicella syphilitica: syphilit. Hauterscheinungen von windpockenähnl. Aussehen.

Varicella-Zoster-Virus: *Abk* VZV; Herpesvirus der Subfamilie ↑Alphaherpesvirinae, Erstisolierung 1953. Erreger von Varizellen (↑Windpocken) u. ↑Zoster. VZV ist weltweit beim Menschen verbreitet. Aerogene Übertragung (Tröpfchen) u. Kontaktübertragung (Bläscheninhalt). Primärinfektion, meist im Kindesalter, führt in ca. 70–95 % nach einer Inkubationszeit von 10–21 Tagen zur Primärerkrankung (Varizellen, Windpocken). Viren gelangen zentripetal in sensor. Ganglien u. etablieren eine latente Infektion (↑Latenz). Die Durchseuchung der Bevölkerung mit VZV liegt bei über 90 %. ↑Virusreaktivierung mit Rezidiverkrankung (Herpes zoster, Zoster) nach Inkubationszeit von 1–3 Wochen in 10–20 % (mit zunehmendem Alter ansteigend) der latenten Infektionen. Krankheiten: Varizellen (Windpocken), Herpes zoster (Zoster), Varizellenembryopathie (↑Embryopathien, ↑Fetopathien). Bei immungeschwächten Pat. (bei immunsupprimierender Ther., Tumorerkrankungen, AIDS) häufig schwere Krankheitsbilder mit ausgedehnten Hautläsionen (ca. 25 %) u. Beteiligung innerer Organe wie Leber, Lunge, Gehirn, Magen-Darm-Trakt (ca. 30 %), hohe Letalität.

varicosus ⟨*lat*⟩ *Adj*: varikös, krampfaderartig.

variegatus ⟨*lat*⟩ *Adj*: fleckförmig.

Varietät ⟨*lat*⟩ *f*: Ab- o. Spielart, kleinste Untereinheit der Art. Wird von Individuen gebildet, die übereinstimmende genet. determinierte Abweichungen vom Arttypus aufweisen. In der Morphol. beschreibt V. eine angeborene, erbl. o. nichterbl., geringfügige, gestaltl. Abweichung von der Norm, die nicht mit Funktionsveränderung einhergeht. Fehlbildungen sind demgegenüber Entwicklungsstörungen höheren Grades mit starker Funktionseinschränkung.

varikös ⟨*lat*⟩ *Adj*: krampfaderartig.

Varikosis ⟨*lat*⟩ *f* ↑Varizen, variköser ↑Symptomenkomplex.

Varikosität ⟨*lat*⟩ *f* ↑Varizen.

Varikositäten ⟨*lat*⟩ *f Pl*: an den Endverzweigungen aminerger ↑Fasersysteme perlenartig angeordnete Auftreibungen, die den präsynapt. Anteil aminerger ↑Synapsen darstellen. In V. sind bis zu 1 500 synaptische ↑Vesikel enthalten. Hoher Gehalt an ↑Transmittern.

Varikozele: Krampfaderbruch; hochgradige Erweiterung u. Schlängelung des Venengeflechts des Plexus pampiniformis. Das Skrotum ist dabei oft sehr lang, li. öfter als re., weil li. die V. spermatica nicht direkt in die V. cava inferior abfließt, sondern in die li. Nierenvene, o. infolge der zahlenmäßig geringeren Venenklappen li. bzw. ihrer Insuffizienz. Bei schneller Entwicklung einer V. hochgradiger Verdacht auf Nierentumor (bes. li.).

Variluxgläser: bifokale Brillengläser, bei denen der Übergang vom Nah- zum Fernteil nicht scharf abgesetzt, sondern fließend ist. Dadurch werden zwar Bildsprünge vermieden, aber opt. Nachteile hervorgerufen (prismat. Wirkung, sphär. Aberration, leichte Dezentrierung).

Variola ⟨*lat*⟩ *f* ↑Pocken.

Variola pustulosa haemorrhagica: schwarze Blattern; hämorrhag. Verlaufsform der ↑Pocken.

Variolation ⟨*lat*⟩ *f*: histor. Form der aktiven Pockenimmunisierung durch Einritzen der Haut u. Auflegen von Borken eines abheilenden leichten Pockenfalls.

Variola vaccina ↑Kuhpocken.

Variola vera: echte Menschenpocken; ↑Pocken.

Variolavirus ↑Orthopoxvirus.

Varioloid ⟨*lat+gr*⟩ *n*: Variolois; leichte Verlaufsform der Pocken infolge Teilimmunität nach ↑Pockenschutzimpfung.

Varisierung ⟨*lat*⟩ *f*: Herstellung einer Varusstellung des Femur.

Varisierungsosteotomie: Osteotomie mit Umstellung des distalen Fragments zur Körpermittellinie zu. ↑Pauwels-Osteotomie.

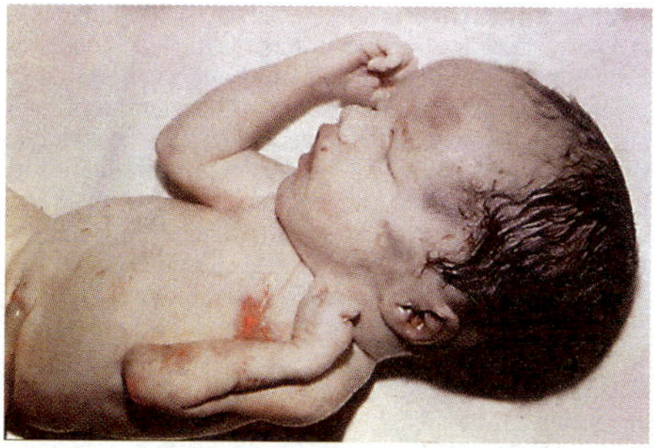

40

Fetales Varizellensyndrom.
Typische Symptome eines kongenitalen V.: Hypoplasie des linken Arms

Varix ⟨*lat*⟩ *f*: Varize, Krampfader. ↑Varizen.

Varizellen ⟨*lat*⟩ *f Pl* ↑Windpocken.

Varizellenimpfstoff: Lebendimpfstoff aus attenuiertem u. an humane Diploidzellen adaptierten Varizellenimpfvirus.

Varizellen, konnatale: Fetopathie bei ↑Windpocken der Mutter.

Varizellensyndrom, fetales: Embryo-Fetopathie bei ↑Windpocken der Mutter. Abb.

Varizen: Krampfadern, Venenknoten. Für prim. V. sind hereditäre, kongenitale Bindegewebeschwäche (reduzierter Kollagengehalt, Zunahme von Elastin, hoher Hexosamingehalt), mechan. Faktoren, hormonelle Dysregulationen charakterist. Auslösende Ursachen können Abflußhindernisse (Gravidität, Obstipation, Fettsucht, Tumoren u. a.), langes Stehen bei der Arbeit sein. Sek. V. entstehen als Folge von ↑Phlebitiden bzw. ↑Phlebothrombose. Nach Form u. Ausprägung unterscheidet man zwischen Besenreiservarizen (intrakutane V.), retikulären V. (kurzstreckige variköse Veränderungen großer Venen) u. Stammvarikosis der V. saphena magna bzw. parva (Befall langer Strecken des Venenstamms). Schweregradstadien: I: geringgradige Varikosis (Besenreiservarizen, retikuläre V.) ohne wesentl. Beschwerden. II: Beginnende chron. Veneninsuffizienz unter Belastung bei ausgeprägter V. III: Chron. venöse Insuffizienz (mit bleibenden Hautveränderungen) bei ausgeprägter Varikosis. IV: Schwere chron.-venöse Insuffizienz mit Gewebenekrosen/Hautdefekten. Behandlungsmaßnahmen: Operation, Sklerosierung (Verödung), Kompressionsbehandlung. Beseitigung von Risikofaktoren. Tab.

Varmus, Harald E. (geb. 1939), amerik. Immun., San Francisco. 1989 Nobelpreis für Med./Physiol. (mit J. M. Bishop) „für die Aufklärung grundlegender Mechanismen, die zur Krebsentstehung führen".

varus ⟨*lat*⟩ *Adj*: gebogen mit nach medial offenem Winkel.

Varusdeformität: Abwinkelung einer Extremitätenachse zur Körpermittellinie zu. ↑O-Bein.

Varuszehen: fibulare Abweichung der 3. u. 4. (selten auch der 5.) Zehen in den Mittelgelenken. Von V. spricht man auch bei ausschließl. Abweichung des Endgliedes. Meist doppelseitig.

Vas ⟨*lat*⟩ *n*: *Pl* Vasa; Gefäß.

Vasa aberrantia: atyp. verlaufende Gefäße.

Vas afferens: zuführendes Gefäß, z. B. Arteriole, welche am Gefäßpol in einen Glomerulus der Niere tritt, o. Lymphgefäß, das dem Lymphknoten Lymphe zuführt.

Vas appositum: akzessor., zusätzl. Blutgefäß (zu Organen o. Geweben).

Vasa vasorum: kleinere Gefäße, die in der Wand größerer Arterien verlaufen, um diese von außen her zu ernähren.

vascularis ⟨*lat*⟩ *Adj*: vaskulär, die Gefäße betreffend.

Vasculitis: entzündl. Veränderungen der Gefäßwand; ↑Vaskulitis.

Vasculitis allergica: anaphylakt. bzw. -oide Purpura. Urtikaria, angioneurot. Ödeme, Bauchschmerzen bis Koliken, passagere ↑Synovialitis. Schwerwiegende Komplikation: akute Glomerulonephritis. Bei Kindern unter 6 Jahren auftretend. Auf dem Boden meist unbekannter Ursachen (evtl. Infektionen) entstehen symmetr. an den Beinen subkutan gelegene, mehr o. weniger schmerzhafte Knoten, die histol. eine granulomatöse Entzündung ergeben. Befallen sind die Gefäße der tieferen Lederhaut. Bei einer oberflächl. V. a. sind die Erscheinungen papulös, dafür meist ausgestreuter an den Armen u. Beinen. Abb. S. 2110.

vasculosus ⟨*lat*⟩ *Adj*: gefäßreich.

Vasculum ⟨*lat*⟩ *n*: *Dim* zu Vas; kleines Gefäß.

Vas efferens: abführendes Gefäß, z. B. Arteriole, die am Gefäßpol einen Nierenglomerulus verläßt, o. Lymphgefäß, das am Hilus des Lymphknotens austritt.

Vaselinoderma: durch langdauernde Anwendung von Vaseline als Hautpflegemittel hervorgerufene Dunkelfärbung der Haut ohne Entzündungserscheinungen. Auftreten als plane o. verruköse Form, überwiegend im Gesicht, selten an anderen Körperstellen; ähnl. o. ident. mit der ↑Melanodermitis toxica.

Varizen: Risikofaktoren bei peripheren Venenerkrankungen

Konstitution	Disposition	fraglich
hereditär (familiär)	Übergewicht	Alter
Bindegewebefaktoren	orthopäd. Leiden	Ernährung (Fettsucht)
	Arbeitshaltung	Diabetes mellitus
	Gravidität	
	Operation	
	Tumor	
	Herz-Kreislauf-Krankheit	
	Stauung/Ödem (Herz, Niere, Leber, Lymphe)	
	Koagulabilitätsstörung	

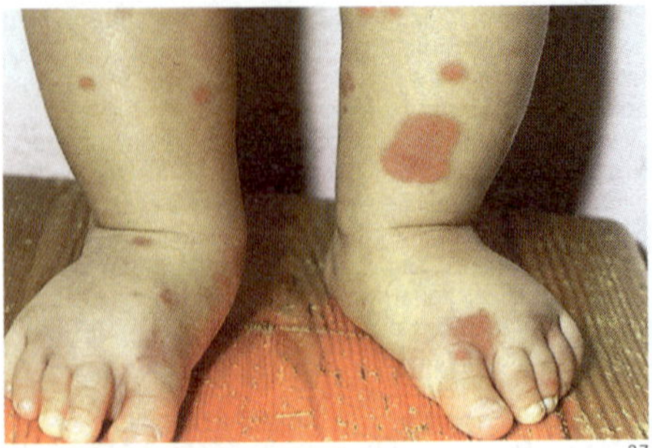
37

Vaskulitis allergica. Typisch gerötete umschriebene Hautareale

Vaselinum ⟨*lat*⟩ *n*: Mischung aus gereinigten Kohlenwasserstoffen.

Vaselinum album: weißes Vaselin (mit Kohle gebleicht). Anwendung als Salbengrundlage, verhindert die ↑Perspiratio insensibilis einerseits u. die Wasseraufnahme der mit V.a. abgedeckten Fläche andererseits. ↑Salben.

Vaselinum flavum: gelbes Vaselin.

Vaskularisation ⟨*lat*⟩ *f*: 1. Gefäßversorgung. 2. Gefäßneubildung in Geweben.

Vaskulitis: entzündl. Veränderungen der Gefäßwand, insbes. der der Arterien (Arteriitis), aber auch von Venen (Phlebitis). Bedingt eine Vielzahl klin. Bilder, je nach Art u. Größe der betroffenen Gefäße, topograph. Verteilung u. zeitl. Ablauf der Entzündung, von schwersten Allgemeinerkrankungen bis zu gutartigen Sympt., z.B. nur seitens der Haut. Oft verbunden mit Arthralgien u. Myalgien, Überschneidungen auch mit anderen Erkrankungen, z.B. einer ↑Rheumatoidarthritis. DD Erwägungen: ↑Panarteriitis nodosa, Wegner-Granulomatose, systemischer ↑Lupus erythematodes, progressive systemische ↑Sklerose, ↑Polymyositis (des Kindes), ↑Schoenlein-Henoch-Purpura, ↑Riesenzellarteriitis bzw. ↑Polymyalgia rheumatica, allerg. ↑Arteriitis (↑Vasculitis allergica), ↑Takayasu-Syndrom (Pulseless disease).

Vaskulitis, allergische ↑Vasculitis allergica.

Vaskulopathien ⟨*lat+gr*⟩ *f Pl*: prim. Schädigung der Gefäßwände. ↑Thrombozytopathie.

Vas lymphaticum: durch den Besitz von Klappen ausgezeichnetes Lymphgefäß. Ähnelt im Wandaufbau den Venen.

vaso- ⟨*lat*⟩ *Präfix*: **1.** Blutgefäße betreffend. **2.** Den Samenleiter betreffend.

Vasodentin ⟨*lat*⟩ *n*: infolge überstürzter Bildung Gefäße einschließendes Reizdentin. ↑Sekundärdentin.

Vasodilatanzien: Pharmaka zur Gefäßerweiterung, die am Vasomotorenzentrum, an den Gefäßnerven o. Ganglien, an den Überträgersubstanzen o. direkt an der Gefäßmuskulatur ansetzen.

Vasodilatanzien, koronarwirksame ↑Koronarmittel.

Vasodilatanzien, peripher wirksame: Nikotinsäurederivate (Nikotinsäure, Xantinolnikotinat), Alpharezeptorenblocker (Tolazolin, Mutterkornalkaloide, z.B. Dihydroergotoxin, Dihydroergotamin).

Vasodilatation: aktive o. passive Gefäßerweiterung.

Vasodilatatoren: Nerven, bei deren Erregung eine Gefäßerweiterung eintritt. Nur in einigen Gefäßgebieten vorhanden, da i.a. eine Vasodilatation auf Nachlassen des sympath. Vasokonstriktorentonus (↑Vasomotoren) beruht. 1. Parasympath. cholinerge Fasern vorwiegend aus den Gehirnnerven VII, IX, X u. aus dem Sakralmark für Gefäße des Gehirns, der Lunge u. der äußeren Genitalien; 2. sympath. cholinerge Fasern vorwiegend zu Gefäßen der Skelettmuskulatur; 3. kollaterale afferente somat. Fasern, die über einen ↑Axonreflex vasomotor. Wirkung entfalten, wenn im zugehörigen Hautareal Schmerzreize wirksam werden.

Vasographie: Röntgendarstellung von kontrastmittelmarkierten Gefäßen. ↑Angiographie.

Vasokonstriktanzien: Pharmaka, die gefäßverengend wirken, z.B. Adrenalin, Noradrenalin, die Peptide Angiotensinamid u. Ornipressin, Dopamin, Naphazolin u. Pholedrin.

Vasokonstriktion: Gefäßverengung.

Vasokonstriktion, barinogene: an versch. Gefäßbezirken unterschiedl. auffällige Grundeigenschaft der muskulären Gefäße, sich auf Erhöhung des Innendrucks zu verengen (↑Bayliss-Effekt). Von der Gefäßinnervation unabhängig. In der Niere bes. ausgeprägt (Nierentyparterien). In der Lunge nicht vorhanden, hier rein druckpassive Gefäßweiteeinstellung (Lungentypgefäße).

Vasokonstriktion, kollaterale ↑Arbeitshyperämie.

Vasokonstriktoren ↑Vasomotoren.

Vasokonstriktorentonus ↑Vasomotoren.

Vasokonstringens: Zusatz zum Lokalanästhetikum, um durch eine Vasokonstriktion den Abstrom u. somit die Wirkungsdauer zu verlängern, z.B. Adrenalin, Noradrenalin.

Vasomotion: Veränderung der Querschnitte von Blutgefäßen aller Art durch Kontraktion o. Dilatation bzw. aktive Längenänderung der glatten Muskeln der Gefäßwände; dadurch Steuerung der Durchblutung. Konstriktion arterieller Kreislaufabschnitte einschl. Arteriolen zur Regulation des Blutdrucks. Bes. starke V. bei versch. Schockzuständen i.S. einer Zentralisation des Blutvolumens durch vegetativ nervöse Regulation (vorwiegend Sympathikus u. Überträgerstoffe), i.S. der Kurzzeitregulation o. Vasopressin (antidiuretisches ↑Hormon) u. Angiotensin II als langzeitig den Tonus der glatten Gefäßmuskulatur beeinflussende humorale Stoffe, venöse V. (↑Venentonus u. ↑Venenkonstriktion), Vasodilatation durch Vasodilatatoren bzw. Metaboliten i.S. von ↑Nutritionsreflexen.

Vasomotoren ⟨*lat*⟩ *m Pl*: Nerven, die den Tonus der Gefäßmuskulatur verändern (1852 von Claude Bernard entdeckt). Vasodilatator. u. vasokonstriktor. Nerven sind zu unterscheiden. Letztere gehören ausschließl. dem sympath. Nervensystem an. Der größte Teil aller Gefäße steht dauernd unter dem Einfluß der vasokonstriktor. Nerven, wobei der Kontraktionszustand der Gefäßmuskulatur durch Variation der Erregungsimpulsdichte (Höchstwert 10–20 Impulse/s) in beiden Richtungen variiert wird (Vasokonstriktorentonus). Gefäßerweiterung in einzelnen Bezirken auch durch Erregung vasodilatator. Nerven mögl. ↑Vasodilatatoren.

Vasomotorenkollaps: Kreislaufdysregulation, bei der durch Weitstellung der Vasomotoren u. damit der Gefäße ein akutes Mißverhältnis zwischen Querschnitt des Gefäßbettes u. intravasalem Volumen entsteht. Typ. Vorgänge bei der sog. Ohnmacht.

Vasomotorenzentrum: Kerngebiet in der Medulla oblongata (↑Myelenzephalon), von dem aus die Regulation des Gefäßsystems (Vasokonstriktion u. -dilatation) u. dementsprechend der Blutverteilung erfolgt. ↑Kreislaufzentren.

Vasomotorik: durch die Funktion der glatten Muskelzellen bedingte Konstriktion u. Dilatation der Gefäße.

Vasopathie: vaskulär bedingte hämorrhag. Diathese, die mit punkt- o. fleckförmigen Blutungen einhergeht (↑Petechien, ↑Purpura). Neben umschriebenen morphol. Gefäßwandveränderungen (↑Teleangiektasie) kommen diffuse Schädigungen der Gefäßwände vor, die mit erhöhter Permeabilität u. Fragilität einhergehen.

Vasopressin ↑Hormon, antidiuretisches.

Vasopressintest: Diagnostikverfahren zur Differenzierung zwischen zentral u. renal bedingter Form des ↑Diabetes insipidus. Nach Durchführung des ↑Hickey-Hare-Tests werden 1 IE Vasopressin mit ADH-Wirkung intravenös injiziert u. Harnmenge u. -osmolalität gemessen. Erfolgen Anstieg der Harnosmolalität u. Absinken der Harnmenge, so ist eine zentrale Form des Diabetes insipidus wahrscheinl. u. eine renale Form auszuschließen.

Vasoresektion ⟨*lat+gr*⟩ *f*: operative Resektion eines etwa 2 cm langen Teils des Samenleiters. Erfolgt meist doppelseitig zum Zwecke der ↑Sterilisation, die fast immer irreversibel ist u. deshalb einer bes. strengen Ind. bedarf, in manchen Ländern, z. B. Indien u. den USA, jedoch sehr großzügig als Methode der ↑Antikonzeption gehandhabt wird. Als vorbeugende Maßnahme zur Verhütung von Entzündungsausbreitung a) in testifugaler Richtung, z. B. bei Epididymitis, v. a. spezif., b) in zentrifugaler Richtung bei Dauerkatheterbehandlung (↑Dauerkatheter), wie sie i. R. von Blasen- u. Prostataoperationen nötig wird, deshalb als „Voroperation" vor offener Prostataresektion u. transurethraler ↑Prostataresektion früher nahezu generell angewandt. Da oft auch Epididymitiden nach der V. auftreten, infolge lymphogener Infektionsausbreitung, heute weitgehend zugunsten einer kurzen Verweildauer der Katheter verlassen.

Vasospasmus, zerebraler: angiograph. nachweisbare Verengung des Gefäßlumens. Tritt in hohem Prozentsatz i. R. einer Hirngefäßaneurysmaruptur auf. Klin. können durch diese Minderperfusion schwere ischäm. Ausfälle auftreten. Ther. werden u. a. Kalziumantagonisten eingesetzt.

Vasovesikulographie: Röntgendarstellung der Samenleiter, der Samenblasen sowie des Ductus ejaculatorii. In die operativ freigelegten Samenleiter wird über eine Kanüle o. einen Polyäthylenkatheter triiodiertes ↑Kontrastmittel injiziert. Ind.: Nachweis der freien Passage der Samenleiter, zur Abklärung von Entzündungen, Geschwülsten u. Sterilität.

Vas spirale: lateral des ↑Labium limbi tympanicum in der tympanalen Belegschicht der Scala tympani gelegenes, kapillares Gefäß, das den gesamten Ductus cochlearis (↑Kochlea) entlang zieht.

V_2A-Stahl: Legierung aus unterschiedl. Metallen (Eisen, Chrom, Nickel, Molybdän, Mangan), die sich wegen ihrer physikal.-chem. Eigenschaften für die Implantation in den Organismus eignet. Dient als Grundmaterial (meist in abgewandelter qualitativer u. quantitativer Zusammensetzung) für die versch. ↑Implantate.

V_4A-Stahl ↑V_2A-Stahl.

vastus ⟨*lat*⟩ *Adj*: sehr groß.

Vater, Abraham (1684–1751), dt. Anat., Botaniker, Wittenberg.

Vater-Pacini-Lamellenkörperchen (nach Abraham V. u. Filippo P.) ↑Corpusculum lamellosum.

Vater-Papille (nach Abraham V.) ↑Papilla duodeni major.

Vaterschaftsfeststellung: Feststellung der Wahrscheinlichkeit einer Vaterschaft, z. B. durch das morphol. Ähnlichkeitsgutachten (sog. erbbiol. Gutachten) o. biostatist. Gutachten, v. a. beim Vorliegen seltener Blutgruppenmerkmale. Durch Untersuchung auf Zeugungsfähigkeit, Tragzeitgutachten u. Blutgruppengutachten besteht i. a. nur eine Ausschlußmöglichkeit. Die drei letzteren Untersuchungen müssen daher dem Ähnlichkeitsgutachten vorausgehen. Bei Berücksichtigung aller heute anwendbaren erbl. Blutkörperchen- u. Serummerkmale ergibt sich eine Ausschlußchance von etwa 90–95 % für den zu Unrecht beschuldigten Mann (↑Ausschlußchance).

VATER-Syndrom: gehäuftes Zusammentreffen best. Fehlbildungen, deren Anfangsbuchstaben das Akronym VATER ergeben. V: Vertebral defects; A: Anal atresia; T: Tracheal-esophageal fistula; E: Esophageal atresia; R: Radial and renal dysplasia. Beim Vorliegen einer der genannten Fehlbildungen sollte nach weiteren gesucht werden. Als VACTERL-Syndrom mit Anomalien von Herz (cardiac-) u. Extremitäten (limbs).

VATS ⟨*engl*⟩ *f*: *Abk* für Video-assisted thoracic surgery; videoassistierte Thoraxchirurgie; Durchführung von diagn. u. ther. Eingriffen im Pleuraraum, an Mediastinum u. Lunge mit Hilfe einer Videokamera zur Sichtbarmachung des intrathorakalen Raums u. spez. Instrumente. Kamera u. Instrumente werden durch getrennte operativ gesetzte Öffnungen der Brustkorbwand mit Hilfe sog. Ports (Hülsen) eingeführt. Ind.: Probeexzision, Resektion von Lungenteilen mit Luftlecks beim Spontanpneumothorax, Zysten- u. Tumorresektionen, Lob- o. Pneumonektomie der Lunge, Fenestration des Herzbeutels bei Erguß, Pleurektomie bei malignen Ergüssen, Ausräumung eines Hämatothorax o. Pleuraempyems, Sympathektomie. Vorteile: geringere Belastung des Pat. u. Reduzierung des postoperativen Schmerzes gegenüber Thorakotomie. Unterschiede zur ↑Thorakoskopie: Videotechnik, mehrere Inzisionen, komplexe chir. orientierte Technik.

VDRL-Test: *Abk* für engl. Venereal Disease Research Laboratories Test; Mikro-(Objektträger-)Flockungsreaktion mit Kardiolipin als Antigen, in angelsächs. Ländern häufig zur Syphilisdiagnostik verwendet.

VDV-Verfahren: *Abk* für ↑Vakuum-Dampf-Vakuum-Verfahren.

VE: *Abk* für ↑Voegtlin-Einheiten.

Veau, Victor (1871–1949), frz. Chir., Paris. Entwickelte neue Operationsverfahren bei ↑Lippen-Kiefer-Gaumen-Spalten.

VECP: visuell evozierte kortikale Potentiale.

VEE: *Abk* für engl. Venezuelan equine encephalomyelitis; venezuelan. Pferdeenzephalomyelitis; ↑Pferdeenzephalitis.

VEEV: Abk für engl. Venezuelan equine encephalitis virus; venezuelan. Pferdeenzephalitisvirus; ↑Pferdeenzephalitisviren.

Veganismus: extrem gesteigerter ↑Vegetarismus. Ablehnung auch von Milchprodukten u. Kleidung aus tier. Produkten. Folgen vorwiegend des Vitamin-B_{12}-Mangels sind megaloblast. Anämien.

Vega-Plastik ↑ Anuloplastik.

Vegetabilien ‹*lat*› *n Pl*: Gesamtheit der Lebensmittel pflanzl. Herkunft.

Vegetarier ‹*lat*› *m*: Vertreter des ↑ Vegetarismus, der seine Ernährung mehr o. minder streng auf pflanzl. Lebensmittel einstellt.

Vegetarismus ‹*lat*› *m*: Vorstellung bzw. das Bestreben, die normale Ernährung ausschließl. bzw. vorwiegend auf pflanzl. Lebensmittel im rohen bzw. zubereiteten Zustand einzustellen. Bei gewissen Krankheitszuständen verabfolgt man vegetabile Kostformen (Saft- u. Obsttage, Rohkost usw.), wissenschaftl. nicht in allen Teilaspekten begründet u. z. T. weltanschaul. motiviert.

Vegetation: Wucherung.

Vegetationen, globulöse: zwischen den Trabekeln des Herzmuskels o. auf den Herzklappen sitzende, kugelige, oberflächl. glatte o. auch geriffelte Thromben, bes. bei ↑ Myomalazie o. ↑ Endokarditis.

vegetativ: die Eingeweide u. die Transportsysteme von Atmung, Herz, Kreislauf, die Harnausscheidung u. die Tätigkeit der peripheren exkretor. u. inkretor. Drüsen betreffende physiol. Vorgänge, die Untersuchungsgegenstand der sog. v. Physiol. sind.

Vehikel ‹*lat*› *n*: Trägersubstanz, mit deren Hilfe aus dem Arzneistoff eine Zubereitung hergestellt wird. Sie soll chem. inert u. in der angewendeten Dosierung ohne pharmak. Effekte sein. V. werden z. B. eingesetzt, um aus einer relativ kleinen Menge Wirkstoff eine feste, salbenartige o. flüssige Arzneiform in für die Applikation geeigneter Stärke, Größe, Form, Konsistenz u. Stabilität herzustellen.

Veillon, Adrien (1864–1931), frz. Bakteriologe, Paris.

Veillonella: Bakteriengattung der Fam. Veillonellaceae. Kleine, gramnegative, unbewegl., anaerobe Diplokokken. Kommen als Saprophyten in der Mundhöhle, im Respirationstrakt u. im Intestinaltrakt bei Mensch u. Tier vor. Bedingt pathogen, V. parvula wurde bei Lungengangrän, Abszessen u. Alveolarpyorrhö nachgewiesen.

Veit, Gustav A. C. von (1824–1903), dt. Gyn., Bonn.

Veit-Smellie-Handgriff (nach Gustav A. C. v. V. u. William S.): geburtshilfl. Methode der Entwicklung des nachfolgenden Kopfs bei ↑ Beckenendlage. Das Kind „reitet“ mit dem Bauch auf dem Vorderarm des Geburtshelfers. Der 2. (3.) Finger wird in den Mund gesteckt u. beugt den Kopf des Kindes. Die andere Geburtshelferhand umfaßt hakenförmig vom Nacken her die kindl. Schulter u. zieht erst abwärts. Wenn sich die Nackenhaargrenze am Unterrand der Symphyse anstemmt, wird der Kopf unter gleichzeitigem Dammschutz um diese herumgehebelt. Der Handgriff wurde erstmals 1668 von Mauriceau angegeben u. später von Elvret (1753) u. Veit (1863) verbessert.

Veitstanz ↑ Chorea chronica progressiva hereditaria.

Vektor ‹*lat*› *m*: Krankheitsüberträger.

Vektor, bifunktioneller: ein DNA-Molekül (Vektor), das in versch. Wirten repliziert wird, z. B. in Escherichia coli u. Hefe o. Escherichia coli u. Streptomyces-Arten. Da b. V. zwischen versch. Wirten pendeln können, werden sie auch als Shuttle-Vektoren bezeichnet.

Vektorelektrokardiograph: Gerät zur Aufzeichnung von ↑ Vektorkardiogrammen (VKG). Um z. B. die Projektion des Vektors auf die Frontalebene (Brustwand) zu registrieren, werden die Ableitelektroden von 2 senkrecht aufeinanderstehenden Ableitlinien (re. Arm – li. Arm; Kopf – Symphyse) mit den Plattenpaaren eines Kathodenstrahloszillographen verbunden u. so die Bewegungen der Vektorspitze fortlaufend aufgezeichnet.

Vektoren: 1. ***Epidemiol.:*** Transportwirt o. Überträger von Krankheitserregern von befallenen Menschen o. Tieren auf empfängl. ↑ Wirte. V. können unbelebt (Staub, Tröpfchen, Abwasser, Handtuch, Kleidungsstücke u. a.) o. belebt sein; bes. Bedeutung kommt den ↑ Arthropoden zu. Bei belebten V. unterscheidet man zwischen mechan. Überträgern, sog. Transmittern (äußeres Anheften der Erreger bzw. Übertragung durch den Kot) u. echten ↑ Zwischenwirten, in denen die Erreger einen best. Entwicklungszyklus durchlaufen. **2. *Molekularbiol.:*** genet. V.; Bez. für ein DNA-Molekül, das zur autonomen Replikation fähig ist u. in der Gentechnologie verwendet wird. In einen Vektor, der von einem Plasmid, einem Bakteriophagen o. anderen Viren abgeleitet ist, wird eine fremde DNA eingefügt u. dieses sog. Insert zusammen mit dem Vektor in einem geeigneten Wirtssystem vermehrt. ↑ Klonierung.

Vektorkardiogramm: *Abk* Vkg; auf Schellong u. Heller zurückgehendes Verfahren, die elektr. Projektion der Integralvektoren des Herzens als Summe aller zu einem Zeitpunkt im Herzen vorhandenen, durch den Erregungszustand der Herzmuskelzellen hervorgerufenen Einzeldipole auf die drei Ebenen des Raums aufzunehmen. Beruht auf den vereinfachenden Annahmen, daß alle momentanen Einzelvektoren zu einem einzigen Integralvektor mit festem Nullpunkt zusammenfaßbar seien, das Medium, in dem sich dessen elektr. Feld ausbreitet, homogen u. frei von unterschiedl. Dielektrizitätseigenschaften sowie geometr. gleichförmig begrenzt o. unendl. sei. Als Voraussetzung dieses Verfahrens gilt, daß alle verwendeten Ableitelektroden gleich weit (mind. fünffacher Herzdurchmesser) vom fiktiven Integralvektornullpunkt entfernt angeordnet sind. Werden zueinander orthogonal angeordnete Ableitlinien benutzt, können Kathodenstrahloszillographen mit senkrecht zueinander stehenden Ablenkplatten als Registrierinstrumente verwendet werden. Die registrierten Schleifen stellen Hüllkurven aller während einer elektr. Herzaktion nacheinander auftretenden Integralvektoren dar u. werden P-Schleife (Erregungsausbreitung in den Vorhöfen), QRS-Schleife (Erregungsausbreitung in den Kammern) u. T-Schleife (Erregungsrückgang in den Ventrikeln) genannt. Aus den Schleifen zweier unterschiedl. Ebenen des Raums läßt sich der räuml. Verlauf des Integralvektors konstruieren o. mit geeigneten Geräten (Stereovektorkardiograph) opt. darstellen.

Vektorkrankheiten: durch Zwischenwirte übertragene Infektionskrankheiten, insbes. Tropenkrankheiten, z. B. Gelbfieber, Malaria, Fleckfieber.

Vektorschleife ↑ Vektorkardiogramm.

Vektorübertragung ↑ Vektoren.

velamentosus ‹*lat*› *Adj*: schleierartig, häutig.

Velamentum ‹*lat*› *n*: Umhüllung, Hülle.

Velhagen, Karl (1897–1990), Ophth., Leipzig, Berlin.

Velhagen-Tafeln (nach Karl V.): pseudoisochromat. Tafeln zur Prüfung des Farbsinns.

Vellumhaare ↑ Haarwechsel.

Velopharyngometer: Gerät zur Bestimmung des Abstands zwischen unbewegl. o. bewegungseingeschränktem Gaumensegel u. Rachenhinterwand hinsichtl. des velopharyngealen Verschlusses. ↑ Phonendoskop.

Velum ⟨*lat*⟩ *n*: Segel.

Velum fissum ↑Gaumensegelspalte.

Veluminsuffizienz: Fehlen der funktionell-anat. Voraussetzungen für das Erlernen der Normalsprache wegen zu kurzen o. zu rigiden Gaumensegels, so daß kein Abschluß zwischen Gaumensegel u. Rachenhinterwand erfolgen kann. Meist als Folge von ↑Uranoplastik bei ↑Lippen-Kiefer-Gaumen-Spalte. Ther.: Velopharyngoplastik: Bildung eines Schleimhaut-Muskel-Lappens aus der Rachenhinterwand, der in das Velum eingenäht wird.

Velum medullare: unteres (V. m. caudale) bzw. oberes (V. m. rostrale bzw. craniale) Marksegel des Kleinhirns. Schmale Streifen weißer Substanz, welche sich an der Bildung des Dachs des IV. Hirnventrikels beteiligen.

Velum palatinum: Gaumensegel, weicher Gaumen. ↑Palatum.

Vena ⟨*lat*⟩ *f*: *Abk* V; *Pl* Venae, *Abk* Vv. Vene, Blutader. ***Anat.:*** Gefäß, in dem sich das Blut nach Durchströmen eines Kapillargebiets sammelt, um zum Herzen zu gelangen; Verlauf, Anzahl u. Verzweigung kleinerer Venen sind sehr variabel. ***Histol.:*** Wandschichten: 1. Tunica intima: a) Endothel, b) Stratum subendotheliale, Bindegewebe, c) Membrana elastica interna, schwach ausgebildet u. mit Lücken; 2. Tunica media, Bündel glatter Muskelzellen in Spiralanordnung mit viel Bindegewebe; 3. Tunica externa, Bindegewebe, breiteste Schicht; eine Membrana elastica externa fehlt. Abb. **V. angularis**: im Winkel zwischen Nasenrücken u. Auge gelegener Anfang der Gesichtsvene (V. facialis). Steht mit der V. ophthalmica superior in Verbindung.

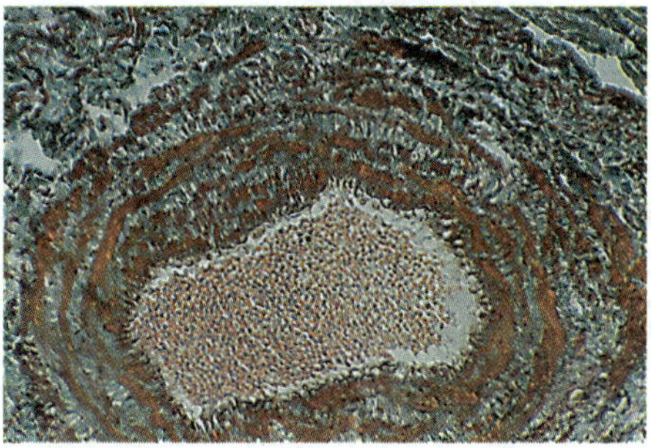

30

Vena. Histologischer Schnitt, Färbung nach Goldner; der Wandbau ist lockerer als bei einer Arterie, insbesondere die Muskulaturanordnung in der Tunica media.

Vena-angularis-Thrombose: gefürchtete Komplikation bei Nasen- u. Oberlippenfurunkel durch Übergreifen der Entzündung über die V. angularis (Hinweis: Druckschmerz im inneren Augenwinkel) u. V. ophthalmica auf den Sinus cavernosus, ↑Sinus-cavernosus-Thrombose, Meningitis. Bei manifester Thrombose ist die operative Unterbrechung der venösen Verbindungen durch Inzision im inneren Augenwinkel angezeigt.

Vena appendicularis: Vene in der Mesoappendix der Appendix vermiformis, mündet in die V. ileocolica. **Vv. arcuatae**: Arkadenvenen der Nieren zwischen Mark u. Rinde. Nehmen das Blut aus den Vv. interlobulares sowie Venulae rectae auf u. münden in die Vv. interlobares. **Vv. articulares temporomandibulares**: Venennetz um das Kiefergelenk; mündet in die V. retromandibularis. **V. auricularis posterior**: oberflächl. Vene hinter dem Ohr. Durch ihre Vereinigung mit der V. occipitalis entsteht die V. jugularis externa. **V. axillaris**: Achselblutader; liegt medial von der A. axillaris, zieht vom lateralen Rand des M. pectoralis major zur 1. Rippe u. nimmt das Blut der oberen Extremität u. der seitl. Brustwand auf. Fortsetzung V. subclavia. **V. azygos**: V. thoracica longitudinalis dextra (JNA); Vene, die auf der re. Seite der Brustwirbelkörper nach oben zieht. Aus der Lendengegend, von der V. lumbalis ascendens kommend, wendet sie sich auf dem re. Bronchus principalis nach ventral, um in die V. cava superior einzumünden. Sie nimmt während ihres Verlaufs segmentale u. viszerale Äste auf. **V. basalis**: Vene an der Unterfläche des Gehirns; nimmt das Blut aus dem Nucleus lentiformis u. dem Tuber cinereum auf. Sie schlingt sich um das Crus cerebri u. mündet in die ↑Vena magna cerebri. **V. basilica**: Hautvene an der ulnaren Seite des Unterarms. Nimmt die V. mediana cubiti auf, folgt dann dem Sulcus bicipitalis medialis. In der Mitte des Oberarms durchbricht sie die Fascia brachii u. mündet in eine der beiden Vv. brachiales. **Vv. basivertebrales**: Wirbelkörpervenen; weite, im Inneren der Wirbelkörper vorhandene Gefäße, die gleich den Vv. diploicae in Kanälen der Substantia spongiosa verlaufen. **Vv. brachiales**: 2 Begleitvenen der ↑Arteria brachialis. **V. brachiocephalica**: Arm- u. Kopfblutader; sammelt das Blut aus Kopf, Hals u. Arm; ist klappenlos. Sie entsteht hinter dem Sternoklavikulargelenk durch Vereinigung von V. jugularis interna u. V. subclavia. V. b. dextra u. V. b. sinistra bilden am medialen Ende des re. 1. Rippenknorpels die V. cava superior. **Vv. bronchiales**: viszerale Äste der V. azygos bzw. hemiazygos, z. T. auch der Vv. brachiocephalicae zu den Bronchien. **V. bulbi penis**: Venen neben der ↑Arteria bulbi penis. **V. bulbi vestibuli**: Venen neben der ↑Arteria bulbi vestibuli. **V. canaliculi cochleae**: Vene im ↑Canaliculus cochleae, mündet in den Bulbus superior der Vena jugularis interna. Enthält Blut aus der Schnecke. **Vv. canalis pterygoidei**: kleine Venen im Canalis pterygoideus, die in die Vv. pharyngeae einmünden. **V. cava**: Hohlvene. **V. cava inferior**: untere Hohlvene. Sammelt das Blut der unteren Extremitäten, der Eingeweide von Becken- u. Bauchhöhle, der Wandungen dieser Höhlen, des kaudalen Teils des Rückenmarks u. seiner Häute. Sie beginnt am Zusammenfluß der beiden Vv. iliacae communes re. neben dem 4.–5. Lendenwirbel, steigt re. der Bauchaorta aufwärts bis zum Zwerchfell u. gelangt durch das Foramen venae cavae des Zwerchfells in den re. Vorhof des Herzens.

Vena-cava-inferior-Agenesie: Fehlen des prärenalen Segments der unteren Hohlvene infolge eines Entwicklungsfehlers im Bereich der re. Subkardinalvene. Lebervenen münden isoliert in den re. Vorhof. Drainage erfolgt über die V. azygos u. V. hemiazygos in die obere Hohlvene o. eine V. cava superior sinistra.

Vena-cava-inferior-Verdopplung: Anlage einer zusätzl. linksseitigen unteren Hohlvene. Dopplung der unteren Hohlvene durch Persistenz beider Vv. subcardinales.

Vena cava superior: obere Hohlvene. Beginnt kaudal u. dorsal des Knorpels der re. 1. Rippe mit dem Zusammenfluß der beiden Vv. brachiocephalicae u. zieht re. der Aorta ascendens zur Herzbasis in den re. Vorhof. Abb. S. 2114. **V. cava superior sinistra**: li. V. cava superior, die sich über den Sinus coronarius in das re. Atrium, selten in den li. Vorhof ergießt. Eine V. brachio-

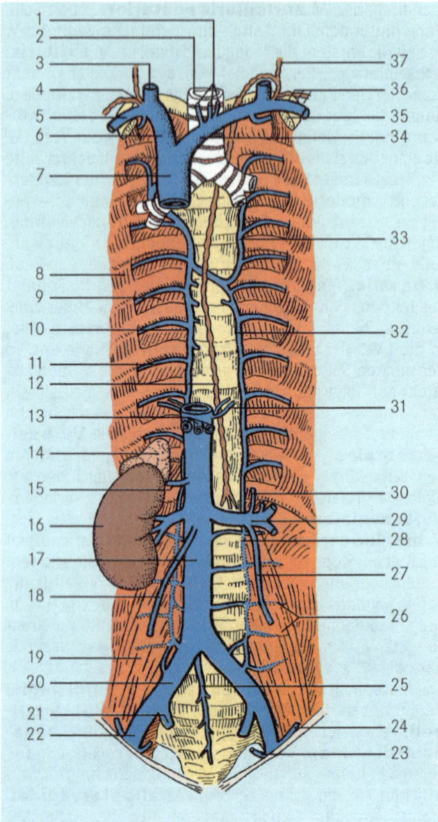

Vena cava superior. Venensystem des Stamms u. Hauptlymphgänge
1: Vv. thyroidea inferior; 2: Trachea; 3: V. jugularis interna; 4: Ductus lymphaticus dexter; 5: V. subclavia; 6: V. brachiocephalica dextra; 7: V. cava superior; 8: Mm. intercostales interni; 9: Mm. intercostales externi; 10: V. azygos; 11: V. intercostalis posterior; 12: Ductus thoracicus; 13: Vv. hepaticae; 14: Nebenniere; 15: V. suprarenalis dextra; 16: Niere; 17: V. cava inferior; 18: V. ovarica dextra bzw. V. testicularis dextra; 19: M. psoas major; 20: V. iliaca communis dextra; 21: V. iliaca interna; 22: V. iliaca externa; 23: V. epigastrica inferior; 24: V. circumflexa ilium profunda; 25: V. sacralis mediana; 26: Vv. lumbales; 27: V. ovarica sinistra bzw. V. testicularis sinistra; 28: V. lumbalis ascendens; 29: V. renalis; 30: V. suprarenalis sinistra; 31: Vv. phrenicae inferiores; 32: V. hemiazygos: 33: V. hemiazygos accessoria; 34: V. brachiocephalica sinistra; 35: 1. Rippe; 36: Truncus subclavius sinister; 37: Truncus jugularis sinister

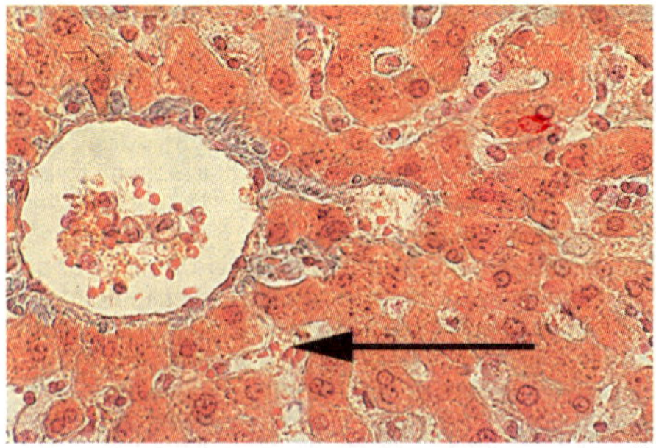

30

Vena centralis hepatis. Histologischer Schnitt durch die Leber, Azanfärbung; Läppchenzentrum mit Zentralvene, in die Sinusoide (Pfeil) münden

cephalica sinistra als Anastomose zwischen beiden oberen Hohlvenen kann vorhanden sein. Oft Kombination mit versch. Herzseptumdefekten.

Vena-cava-superior-Syndrom: entweder durch thrombot. Vorgänge (prim. Form) in der V. cava superior o. durch Abflußbehinderung infolge Lumeneinengung von außen (sek. Form), z. B. Aortenaneurysma, intrathorakale Neoplasmen, Mediastinaltumoren, auftretende Zirkulationsstörung mit erhöhtem Venendruck, Venenstauung u. -dilatation im Bereich der oberen Extremitäten bei normalem Venendruck der unteren Körperhälfte.

Vena centralis glandulae suprarenalis: Vene im Nebennierenmark, mündet in die V. suprarenalis. **Vv. centrales hepatis**: Zentralvenen der Leberläppchen; in den Achsen der Lobuli hepatis verlaufende Venen, die das Blut aus den Sinusoiden aufnehmen u. in die Vv. sublobulares münden. ↑Leber. Abb. **V. centralis retinae**: Zentralvene der Netzhaut. Vene, die das Blut der Netzhaut führt; verläuft mit der A. centralis retinae im Sehnerven u. mündet in die V. ophthalmica superior. **V. cephalica**: Hautvene, die aus oberflächl. Geflechten der Hand u. des Unterarms entsteht. Zieht nahe seinem radialen Rand aufwärts, verbindet sich in der Ellenbeuge mit der V. mediana antebrachii bzw. V. mediana cubiti, liegt am Außenrand des M. biceps u. dann zwischen M. deltoideus u. M. pectoralis major. Die V. c. durchbricht die Fascia clavipectoralis u. mündet in die V. axillaris. **V. cephalica accessoria**: Gefäß aus Venen des Handrückens. Verläuft auf der Dorsalseite des Unterarms in die V. c. **Vv. cerebri**: Hirnvenen; Venen, die Blut aus dem Gehirn in die ↑Sinus durae matris leiten. Liegen größtenteils im Cavum subarachnoideum u. besitzen meist keine Klappen. Man unterscheidet oberflächl. Hirnvenen (↑Venae superficiales cerebri) u. tiefe Hirnvenen (↑Venae profundae cerebri). **V. cervicalis profunda**: tiefe Nackenvene. Verläuft auf den tiefen Nackenmuskeln u. fließt ab in die V. vertebralis o. die V. brachiocephalica. **V. choroidea**: Vene, die das Blut der Plexus choroidei der Seitenventrikel in die V. cerebri interna ableitet. **Vv. ciliares**: Venen im vorderen Bereich des Augapfels. Erhalten Zweige aus dem M. ciliaris, in der Sklera nehmen sie Äste des ↑Sinus venosus sclerae auf, außerhalb der Sklera Zweige aus dem episkleralen Gefäßnetz u. aus der ↑Tunica conjunctiva bulbi. Sie münden in Venen der geraden Augenmuskeln. **V. colica dextra**: Vene aus der

Wand des Colon ascendens (↑Kolon) mündet in die V. mesenterica superior. **V. colica media**: Vene des Querkolons. Zweig der V. mesenterica superior. **V. colica sinistra**: Vene des Colon descendens (↑Kolon). Gelangt in die V. mesenterica inferior. **V. comitans**: Begleitvene. Die größeren Schlagadern haben 1 Begleitvene, die kleineren 2 Vv. comitantes. **V. comitans nervi hypoglossi**: Begleitvene des ↑Nervus hypoglossus. Mündet in die V. sublingualis. **Vv. comitantes arteriae brachialis** ↑Venae brachiales. **Vv. comitantes arteriae ulnaris** ↑Venae ulnares. **Vv. conjunctivales**: Venen der Bindehaut des Auges. Münden in die V. ophthalmica superior. **Vv. cordis**: Herzvenen; ↑Sinus coronarius mit seinen Zuflüssen V. c. magna, media u. parva, V. obliqua atrii sinistri u. V. posterior ventriculi sinistri. Vv. c. anteriores münden unabhängig vom Sinus coronarius in den re. Vorhof, die Vv. c. minimae in alle Herzräume. **V. coronaria ventriculi** ↑Venae gastricae. **V. cutanea**: Hautvene. **Vv. diploicae**: Blutadern der Schädelknochen. Verlaufen in der Diploë des Schädeldachs u. haben Verbindung sowohl zu den Venen der Schädelaußenfläche als auch zu den ↑Sinus durae matris. Man unterscheidet V. diploica frontalis, occipitalis, temporalis anterior u. temporalis posterior. **V. dorsalis clitoridis profunda**: Rückenvene der Klitoris. **V. dorsalis clitoridis superficialis**: oberflächl. Vene des Klitorisrückens; mündet in die V. femoralis. **Vv. dorsales linguae**: Venen des Zungenrückens; ziehen zur V. lingualis. **V. dorsalis penis profunda**: Vene in der dorsalen Mittelfurche der Corpora cavernosa penis unter der Faszie zwischen re. u. li. ↑Arteria dorsalis penis. Zieht unter dem Ligamentum arcuatum pubis zu Beckengeflechten u. zur V. pudenda interna. **V. dorsalis penis superficialis**: oberflächl. Vene des Penis. Mündet in die V. femoralis. **Vv. emissariae**: Ablaufvenen der Schädelhöhle. Durchdringen den Knochen u. verbinden äußere u. innere Venen des Schädels miteinander. Es gibt eine V. emissaria parietalis, mastoidea, condylaris u. occipitalis. **V. epigastrica inferior**: Begleitvene der ↑Arteria epigastrica inferior, welche am Leistenband in die V. iliaca externa mündet. **V. epigastrica superficialis**: oberflächl. Bauchdeckenvene; zieht über das Ligamentum inguinale zur V. saphena magna o. zur V. femoralis. **V. epigastrica superior**: Vene neben der ↑Arteria epigastrica superior; mündet in die V. thoracica interna. **Vv. episclerales**: Venen an der Oberfläche der Sklera. Gehen in V. ophthalmica superior über. **Vv. ethmoidales**: Siebbeinvenen; Äste der V. ophthalmica superior. **V. facialis**: Gesichtsblutader; entsteht am medialen Augenwinkel als V. angularis durch Zusammenfluß der Vv. supratrochleares u. der V. supraorbitalis, anastomosiert mit der V. ophthalmica superior. Sie verläuft schräg über die Seitenfläche des Gesichts zum Vorderrand des M. masseter, liegt auf der Kapsel der Glandula submandibularis u. nimmt die V. retromandibularis auf. Danach mündet sie in die V. jugularis interna. **V. femoralis**: Oberschenkelvene, vom ↑Adduktorenschlitz bis zum ↑Ligamentum inguinale reichend, dort Übergang in die V. iliaca externa. Sie entsteht aus der V. poplitea, liegt anfangs lateral, weiter oben medial der A. femoralis. **V. Galeni** (nach Galen) ↑Vena magna cerebri; ↑Venae cerebri. **Vv. gastricae**: Vv. coronariae ventriculi. Begleitvenen der gleichnamigen Arterien an der kleinen Kurvatur des Magens. In das Omentum minus eingeschlossen, bilden sie einen „Venenkranz" u. eine Verbindung der Pfortader mit den Venen der Speiseröhre, die dem Einzugsgebiet der oberen Hohlvene angehören. **Vv. gastricae breves**: kurze Magenvenen, vom Fundus ventriculi in die V. lienalis gelangend. **V. gastroomentalis dextra**: re. Magen-Netz-Vene; liegt an der großen Kurvatur des Magens u. zieht zur V. mesenterica superior. **V. gastroometalis sinistra**: li. Magen-Netz-Vene; geht in die V. gastroepiploica dextra über u. zieht von der großen Kurvatur des Magens zur V. lienalis. **Vv. glutaeales inferiores**: Gesäßvenen; begleiten die ↑Arteria glutaea inferior u. münden in die V. iliaca interna. **Vv. glutaeales superiores**: Gesäßvenen; begleiten die ↑Arteria glutaea superior u. münden in die V. iliaca interna. **V. hemiazygos**: V. thoracica longitudinalis sinistra (JNA); li. Längsader des Brustkorbs. Hat im unteren Teil einen ähnl. Verlauf wie die V. azygos, in welche sie, dicht auf der Brustwirbelsäule aufwärts ziehend, in unterschiedl. Höhe mündet. **V. hemiazygos accessoria**: V. thoracica longitudinalis sinistra accessoria (JNA); Gefäß auf der li. Seite des Thorax zwischen 2. u. 5. Brustwirbel, das nach unten zieht u. sich mit der V. hemiazygos verbindet. **Vv. hepaticae**: Lebervenen; meist 3 kurze, starke Äste, welche, unmittelbar aus der Leber hervorgehend, dort, wo sie in die Leber eingebettet liegen, in die untere Hohlvene münden. **V. ileocolica**: Vene des Krumm- u. Blinddarms. Entspricht der gleichnamigen ↑Arteria ileocolica u. geht in die V. mesenterica superior über. **V. iliaca communis**: gemeinsame Hüftblutader. Entsteht durch Zusammenschluß der V. iliaca externa u. interna. Sie erstreckt sich von der Articulatio sacroiliaca bis zur Bandscheibe zwischen 4. u. 5. Lendenwirbel, an deren re. Seite beide Venen zur V. cava inferior zusammentreten. **V. iliaca externa**: äußere Hüftblutader; Fortsetzung der V. femoralis von der Lacuna vasorum bis zur Articulatio sacroiliaca. Sie liegt medial der A. iliaca externa u. nimmt die V. epigastrica inferior sowie die V. circumflexa ilium profunda auf. **V. iliaca interna**: Beckenvene, innere Hüftblutader; kurzer, dicker Stamm vor der Articulatio sacroiliaca, dorsal der zugehörigen Arterie. Die Wurzeln der V. i. i. entsprechen den Ästen der ↑Arteria iliaca interna. **Vv. inferiores cerebelli**: Venen an der Unterfläche des Kleinhirns. Münden in den Sinus transversus, S. sigmoideus u. S. petrosus inferior. **Vv. inferiores cerebri**: Venen an der Unterfläche des Gehirns u. den unteren Teilen der Seitenflächen. Münden in den Sinus transversus, S. petrosus u. S. cavernosus. **Vv. intercostales posteriores IV–IX**: Zwischenrippenvenen; münden re. in die V. azygos, li. die 4–6 unteren in die V. hemiazygos, die mittleren 2–3 ziehen zur V. azygos, u. die oberen sammeln sich zur V. hemiazygos accessoria. **V. intercostalis suprema**: oberste Zwischenrippenvene; sie nimmt das Blut vom 1.–3. Interkostalraum auf, mündet re. in die V. brachiocephalica dextra o. in die V. cava superior, li. in die V. brachiocephalica sinistra. **Vv. interlobares**: Venen der Nieren, die aus den Vv. arcuatae entspringen u. sich innerhalb des Sinus renalis zur V. renalis sammeln. **Vv. interlobulares hepatis**: Endäste der Pfortader. Liegen außerhalb des Leberläppchens im Bindegewebe zusammen mit Aa. interlobulares, Gallengängen, Nerven. **Vv. interlobulares renis**: Venen, welche aus dem Kapillarnetz der Nierenrinde entstehen. Liegen neben den gleichnamigen Arterien u. münden in ↑Venae arcuatae an der Grenze zwischen Mark u. Rinde ein. **Vv. internae cerebri**: Venen innerhalb der Tela choroidea ventriculi III, leiten Blut aus den Stammganglien u. entstehen durch Zusammenfluß von V. thalamostriata mit der V. choroidea. Beide Vv. i. c. vereinigen sich zur ↑Vena magna cerebri.

Vena intervertebralis: Vene, die das Blut aus den Netzwerken des Rückenmarks durch das jeweilige Foramen intervertebrale in die außerhalb der Wirbelsäule liegenden großen Blutadern ableitet. **Vv. jejunales et ileales**: Dünndarmvenen; Äste der V. mesenterica superior. **V. jugularis anterior**: ventrale oberflächl. Drosselvene am Hals; entsteht aus mehreren Hautvenen der Unterkinngegend, zieht am Vorderrand des M. sternocleidomastoideus abwärts u. mündet hinter diesem Muskel in die V. jugularis externa. Falls ein gemeinsamer Stamm der re. u. li. V. j. a. vorhanden ist, spricht man von V. mediana colli. Beide Vv. j. a. sind häufig durch einen queren Venenbogen verbunden, ↑Arcus venosus juguli. **V. jugularis externa**: dorsale oberflächl. Drosselvene. Entsteht hinter der Ohrmuschel durch Vereinigung der V. occipitalis u. V. auricularis posterior. Sie zieht zwischen Platysma u. Lamina superficialis der Fascia cervicalis abwärts u. gelangt in die V. brachiocephalica, mitunter in die V. jugularis interna o. V. subclavia. **V. jugularis interna**: innere Drosselvene. Als Fortsetzung des Sinus sigmoideus führt sie das Blut aus der Schädelhöhle ab. Das Gefäß beginnt am hinteren Teil des Foramen jugulare mit einer Erweiterung, dem Bulbus venae jugularis superior, zieht an der lateralen Wand des Pharynx abwärts, anfangs hinter der A. carotis interna, dann lateral der A. carotis communis. Die V. j. i. vereinigt sich dorsal vom Sternoklavikulargelenk mit der V. subclavia (Angulus venosus) u. bildet an dieser Stelle den Bulbus venae jugularis inferior. Außer dem Blut der Schädelhöhle u. des Gesichts nimmt die Vene noch Blut von Schlund, Zunge, Kehlkopf u. Schilddrüse auf. **Vv. labiales anteriores**: vordere Schamlippenvenen. Verlaufen mit gleichnamigen Arterien. **Vv. labiales inferiores**: untere Lippenvenen. Gelangen, von der Unterlippe kommend, unterhalb des Mundwinkels zur V. facialis. **Vv. labiales posteriores**: hintere Schamlippenvenen. **V. labialis superior**: Vene der Oberlippe. Zieht zur V. facialis. **Vv. labyrinthi**: 3–4 kleine Venen, die das Blut aus dem Innenohr durch den Meatus acusticus internus zum Sinus petrosus inferior leiten. **V. lacrimalis**: Vene, die das Blut aus der Tränendrüse u. den lateralen Augenmuskeln sammelt. Mündet in die V. ophthalmica superior. **V. laryngea inferior**: untere Kehlkopfvene. Mündet in den ↑Plexus thyroideus impar. **V. laryngea superior**: obere Kehlkopfvene. Sammelt das Blut aus dem Kehlkopfinneren, durchbricht die Membrana u. mündet in die V. thyroidea superior ein; evtl. direkte Einmündung in die V. jugularis interna. **V. lienalis**: Milzvene; eine der Wurzeln der V. portae. Sie führt das Blut von Milz, Magen, Pankreas, Duodenum, Colon descendens u. Rektum (unter Vermittlung der V. mesenterica inferior) der Pfortader zu. **V. lingualis**: Zungenvene, in die die Vv. dorsales linguae, V. sublinguae u. V. profunda linguae übergehen. Zweig der V. jugularis interna. **Vv. lumbales**: quere, segmentale Lendenvenen. 1. u. 2. münden in die V. lumbalis ascendens, 3. u. 4. in die V. cava inferior. **V. lumbalis ascendens**: ventral von den Processus costarii der Lendenwirbel befindl., längs verlaufendes Gefäß, das die Vv. lumbales 1 u. 2 unter sich sowie mit der V. azygos bzw. hemiazygos verbindet. **V. magna cerebri**: Galen-Vene, Vena Galeni; große Gehirnvene. Beginnt am Zusammenfluß beider Vv. basales. Ca. 1 cm lang zwischen Balken u. Vierhügelplatte, mündet in den Sinus rectus. **Vv. maxillares**: der ↑Arteria maxillaris entsprechende Venen. Ziehen zur V. retromandibularis. **Vv. mediae superficiales cerebri**: Venen über dem Ramus posterior des Sulcus cerebri lateralis. Münden vornehml. in den Sinus sagittalis superior. **V. mediana antebrachii**: mittlerer Hautvenenstamm an der Vorderfläche des Unterarms. Verläuft zwischen V. basilica u. V. cephalica zur Ellenbeuge. **V. mediana basilica**: ulnarer Teilungsarm der V. mediana antebrachii in der Ellenbeuge. **V. mediana cephalica**: radialer Teilungsarm der V. mediana antebrachii, der in der Ellenbeuge dieses Gefäß mit der V. cephalica verbindet. **V. mediana cubiti**: Verbindung zwischen V. basilica u. V. cephalica in der Ellenbeuge. **V. media profunda cerebri**: Vene im Sulcus lateralis des Großhirns. Mündet in den Sinus cavernosus u. S. sphenoparietalis. **Vv. mediastinales**: Mittelfellvenen; beginnen an der Oberfläche des Zwerchfells u. münden in die Vv. brachiocephalicae. **Vv. meningeae mediae**: die beiden Begleitvenen der A. meningea media, die durch das Foramen spinosum zu den Venenplexus der Unterschläfengrube gelangen. **V. mesenterica inferior**: untere Gekröseblutader; entspricht im Einzugsgebiet der gleichnamigen Arterie. Kaudal steht sie durch die V. rectalis superior mit dem ↑Plexus venosus rectalis in Verbindung. Hinter der Bauchspeicheldrüse geht sie in die V. lienalis über. **V. mesenterica superior**: obere Gekröseblutader; ihr Stamm liegt re. der A. mesenterica superior. Die Zweige stimmen in Verbreitungsgebiet u. Verlauf mit den Ästen dieser Arterie überein. Die V. m. s. ist eine Wurzel der Pfortader. **Vv. metacarpales dorsales**: dem Verlauf der ↑Arteriae metacarpales dorsales entsprechende Venen am Handrücken. **Vv. metacarpales palmares**: im Verlauf den ↑Arteriae metacarpales palmares entsprechende Venen der Hohlhand. **Vv. metatarsales dorsales pedis**: im Verlauf den ↑Arteriae metatarsales dorsales entsprechende Venen am Fußrücken. **Vv. metatarsales plantares**: im Verlauf den ↑Arteriae metatarsales plantares entsprechende Venen an der Fußsohle. **Vv. musculophrenicae**: vom lateralen Rand des Zwerchfells kommende Venen. Münden in die V. thoracica interna. **Vv. nasales externae**: Venen, dir von der äußeren Nase zur V. facialis verlaufen. **V. nasofrontalis**: Vene, die von der Stirn um den Margo supraorbitalis in die V. ophthalmica superior zieht. **V. obliqua atrii sinistri** ↑Venae cordis. **Vv. obturatoriae**: Hüftbeinlochvenen. Äste der V. iliaca interna. **V. occipitalis**: Hinterhauptvene. Ihr Verlauf entspricht der gleichnamigen Arterie. Sie mündet in die V. jugularis externa. **Vv. oesophageales**: Speiseröhrenvenen. Kommen vom Ösophagus u. ziehen entweder zur V. brachiocephalica o. zur V. azygos bzw. hemiazygos. **V. ophthalmica inferior**: untere Augenhöhlenblutader. Liegt im lateralen Teil des Augenhöhlenbodens zwischen unterem u. äußerem geraden Augenmuskel. Sie geht durch die Fissura orbitalis inferior eine Verbindung mit dem ↑Plexus pterygoideus ein u. mündet entweder in die obere Augenvene o. in den Sinus cavernosus. **V. ophthalmica superior**: obere Augenhöhlenblutader. Liegt an der oberen medialen Seite des Augapfels. Im hinteren Teil der Orbita zieht sie über den Sehnerven nach lateral, tritt durch die Fissura orbitalis superior u. mündet in den ↑Sinus cavernosus. **V. ovarica**: Eierstockvene. Liegt neben der A. ovarica u. zieht, von Bauchfell bedeckt, auf dem M. psoas nach kranial. Die re. V. o. mündet in die V.

cava inferior, die li. V. o. in die li. V. renalis. **V. palatina externa**: Gaumenvene. Führt das Blut aus der Umgebung der Tonsillen u. des weichen Gaumens von der Seite des Schlundes zur V. facialis. **Vv. palpebrales**: Augenlidvenen. **Vv. palpebrales inferiores**: Venen des unteren Augenlides. Ziehen nach medial u. abwärts zur V. facialis. **Vv. palpebrales superiores**: Venen im oberen Augenlid. Münden in die V. angularis. **Vv. pancreaticae**: Bauchspeicheldrüsenvenen. Leiten das Blut aus der Bauchspeicheldrüse in die V. mesenterica superior. **Vv. pancreaticoduodenales**: Venen zwischen Duodenum u. Pankreas. Setzen sich in die V. mesenterica superior fort u. entsprechen den Aa. pancreaticoduodenales. **Vv. parotideae**: Ohrspeicheldrüsenvenen; Äste der V. retromandibularis. **Vv. parumbilicales**: Sappey-Venen, Vv. adumbilicales (JNA); kleine Venen der vorderen Bauchwand um den Nabel, die in den Restkanal der V. umbilicalis im Ligamentum teres hepatis einmünden. Bei krankhafter Stauung der Pfortader Erweiterung dieser Venen (↑Caput medusae). **Vv. perforantes femoris**: durchbohrende Oberschenkelvenen. Äste der Vv. profundae femoris. **Vv. pericardiales**: Herzbeutelvenen. Setzen sich in die Vv. brachiocephalicae o. in die V. cava superior fort. **Vv. pharyngeae**: Schlundvenen. Gehen an der dorsalen u. lateralen Seite des Schlundes aus dem ↑Plexus pharyngealis hervor. Sie setzen sich in den Stamm der V. jugularis interna fort. **Vv. phrenicae superiores**: obere Zwerchfellvenen. Kommen von der kranialen Fläche des Zwerchfells, erhalten Zuflüsse vom Herzbeutel u. gelangen in die Vv. brachiocephalicae. **V. poplitea**: in der Kniekehle gelegene Vene. Setzt sich im ↑Adduktorenschlitz als V. femoralis fort. **V. portae**: Pfortader. Ihr Stamm ist 6–8 cm lang, beginnt mit der Vereinigung der V. mesenterica superior u. V. lienalis dorsal vom Kopf der Bauchspeicheldrüse u. läuft schräg nach re. u. oben zur Leberpforte. Sie führt das Blut von Magen, gesamtem Darm, Bauchspeicheldrüse u. Milz zur Leber. Innerhalb der Leber verästelt sie sich zu einem Kapillarsystem, aus dem die Lebervenen, Vv. hepaticae, hervorgehen. **V. posterior ventriculi sinistri** ↑Venae cordis. **Vv. praeauriculares**: Äste der V. retromandibularis vom äußeren Gehörgang u. von den vorderen Abschnitten der Ohrmuschel. **Vv. profundae cerebri**: tiefe Venen, die mediale u. basale Areale des Endhirns sowie Teile von Zwischenhirn, Mittelhirn, Brücke u. Cerebellum drainieren. Ihre zahlreichen Einzelvenen fließen in die ↑Vena basalis, die in die ↑Vena magna cerebri mündet. **Vv. profundae clitoridis**: tiefe Venen der Klitoris. Vereinigen sich mit der V. dorsalis clitoridis u. münden in die V. pudenda interna bzw. den ↑Plexus venosus vesicalis. **V. profunda femoris**: tiefe Oberschenkelvene. Ast der V. femoralis zur Muskulatur des Oberschenkels. **Vv. profundae penis**: Venen der Crura penis. Ziehen zur V. pudenda interna bzw. zum ↑Plexus venosus prostaticus. **Vv. pudendae externae**: Venen, die sich entspr. den ↑Arteriae pudendae externae zu den äußeren Genitalien verzweigen u. in die V. femoralis o. V. saphena magna übergehen. **V. pudenda interna**: doppelt vorhandene Begleitvene der ↑Arteria pudenda interna. Ast der V. iliaca interna. **Vv. pulmonales**: Lungenvenen; 4 kurze Stämme, 2 etwas längere Vv. pulmonales dextrae, dorsal von der A. pulmonalis dextra u. von der V. cava superior gelegen. Die 2 Vv. pulmonales sinistrae gelangen ventral der Aorta thoracica zum Herzen. Alle 4 treten aus dem Hilus der Lungen kaudal der Aa. pulmonales aus u. münden in den li. Vorhof. **V. pulpae rubrae**: Vene, die Blut aus den Milzsinus aufnimmt u. in die Trabekelvene mündet. ↑Milz. **Vv. radiales**: 2 Begleitvenen der ↑Arteria radialis. **Vv. rectales mediae et inferiores**: venöse Abflüsse des in der Gegend des ↑Canalis analis befindl. ↑Plexus venosus rectalis. Fließen in die V. pudenda interna. **V. rectalis superior**: Vene des oberen Rektums. Steht mit dem venösen Plexus des Mastdarms in Verbindung u. leitet das Blut in die V. mesenterica inferior. **V. renalis**: Nierenvene, zu der außerhalb des Nierenhilus zahlreiche Äste zusammentreten. Infolge Rechtslage der unteren Hohlvene ist die li. V. r. länger u. kreuzt die Aorta ventral. In die li. Nierenvene münden V. testicularis sinistra bzw. V. ovarica sinistra u. V. suprarenalis sinistra. **V. retromandibularis**: Vene, die vor der Ohrmuschel nach kaudal gegen den Unterkieferwinkel verläuft. Mündet in die V. facialis. **V. sacralis mediana**: mittlere Kreuzbeinblutader. Beteiligt sich an der Bildung des ↑Plexus venosus sacralis. Kaudal häufig doppelt, kranial einfach, begleitet sie die ↑Arteria sacralis mediana u. mündet in die V. iliaca communis sinistra o. direkt in die V. cava inferior. **V. saphena accessoria**: Vene, die die Hauptvenen von der inneren u. vorderen Fläche des Oberschenkels sammelt. Mündet innerhalb des Hiatus saphenus in die V. saphena magna ein. **V. saphena magna**: große Rosenvene. Bildet sich am inneren Knöchel u. zieht an der Innenseite des Unter- u. Oberschenkels aufwärts zum Hiatus saphenus. Hier erfolgt die Einmündung in die V. femoralis. **V. saphena parva**: kleine Rosenvene. Entsteht am äußeren Fußrand u. gelangt auf der Rückseite des Unterschenkels zur Kniekehle in die V. poplitea. **Vv. scrotales anteriores**: vordere Hodensackvenen. Verlaufen mit gleichnamigen Arterienästen. **Vv. scrotales posteriores**: hintere Hodensackvenen.

Venae sectio ⟨*lat*⟩ *f*: operative Präparation einer subkutanen Vene zum Zwecke der langzeitigen Kanülierung, meist mittels Kunststoffschläuchen.

Vena septi pellucidi: Vene, die das Blut aus dem Septum pellucidum zur V. thalamostriata führt. **Vv. sigmoideae**: das Blut vom Colon sigmoideum zur V. mesenterica inferior leitende Venen. **Vv. spermaticae** ↑Venae testiculares. **Vv. spinales**: Venengeflechte innerhalb des Duralsacks in der Pia mater des Rückenmarks. Stehen über ↑Venae intervertebrales mit den Venen außerhalb der Wirbelsäule in Verbindung. **V. spiralis modioli**: kleine Venen im Modiolus der Schnecke. **V. sternocleidomastoidea**: Vene neben der gleichnamigen Arterie zum ↑Musculus sternocleidomastoideus; mündet in die V. jugularis interna. **V. stylomastoidea**: Vene, die aus dem Foramen stylomastoideum kommt u. in die V. retromandibularis mündet. **V. subclavia**: Schlüsselbeinvene, in die die V. axillaris übergeht. Sie zieht, von der A. subclavia durch den M. scalenus anterior getrennt, über die 1. Rippe u. vereinigt sich im Angulus venosus mit der V. jugularis interna zur V. brachiocephalica. Die V. s. ist fest in das Bindegewebe der Umgebung eingebaut, so daß ihr Lumen nicht kollabieren kann. **V. subcostalis**: segmentale Vene unter der 12. Rippe; ↑Arteria subcostalis. **Vv. subcutaneae abdominis**: Bauchdeckenvenen. Werden u. a. von der V. epigastrica superior aufgenommen. **V. sublingualis**: Unterzungenvene. Verläuft an der lateralen Fläche des M. hypoglossus nach dorsal u. gelangt in die V. facialis. **V. sublobularis**: Vene, die das Blut aus der Vena centralis aufnimmt u. in die Vv. hepaticae mündet; ↑Leber. **V. submentalis**:

Unterkinnvene. Nimmt Äste von der Mundbodenmuskulatur u. der Glandula sublingualis auf. Sie setzt sich am unteren Rand des Unterkiefers in die V. facialis fort. **Vv. superficiales cerebri**: oberflächl. Hirnvenen. Sie verlaufen auf den Außenflächen der Großhirnhemisphären. Es gibt ↑ Venae superiores cerebri, ↑ Venae inferiores cerebri u. ↑ Venae mediae superficiales cerebri. **Vv. superiores cerebelli**: Venen an der oberen Fläche des Kleinhirns, münden in den Sinus rectus. **Vv. superiores cerebri**: Venen an der Facies superolateralis des Großhirns. Münden in den Sinus sagittalis superior.

Vena supraorbitalis: Vene, die aus der Stirngegend zur V. facialis zieht. **V. suprarenalis**: Nebennierenvene. Mündet re. in die V. cava inferior, li. in die li. Nierenvene. **V. suprascapularis**: gewöhnl. 2 Gefäße, die wie die gleichnamige Arterie verlaufen. Münden in die V. jugularis externa o. in die V. subclavia. **Vv. supratrochleares**: Vv. frontales (JNA); mediale Stirnvenen, vom Vorderkopf schräg absteigend zur Nasenwurzel; im oberen Abschnitt Verbindung mit Schläfenvenen. **Vv. temporales profundae**: tiefe Schläfenvenen (3–4). Kommen aus dem M. temporalis u. ziehen zu den Vv. maxillares. **Vv. temporales superficiales**: oberflächl. Schläfenvenen. Beginnend am oberen Teil der Seitenfläche des Schädels, ziehen sie auf der Fascia temporalis vor der Ohrmuschel zur V. retromandibularis. **V. temporalis media**: mittlere Schläfenvene. Verläuft subfaszial im M. temporalis bis zum Jochbogen. Hier mündet sie in die V. t. superficialis. **Vv. testiculares**: Vv. spermaticae (JNA); Hodenblutadern. Entspringen bds. aus dem ↑ Plexus pampiniformis des Samenstrangs, ziehen auf dem M. psoas major, bedeckt von Bauchfell, re. zur V. cava inferior, li. zur V. renalis.

Vena-testicularis-Embolisation: zur instrumentellen Verödung bei Varikozele nach vorheriger exakter angiograph. Darstellung der Anat. dieses Gefäßsystems.

Vena thalamostriata: Vene in der ↑ Stria terminalis zwischen Nucleus caudatus u. Thalamus. Nimmt das Blut der großen Ganglien auf u. mündet in die V. cerebri interna. **V. thoracica interna**: innere Brustkorbvene. Begleitet die gleichnamige Arterie, beginnt mit der V. epigastrica superior u. den Vv. musculophrenicae u. mündet in die V. brachiocephalica. **V. thoracoacromialis**: der ↑ Arteria thoracoacromialis entsprechender Ast der V. subclavia. **Vv. thoracoepigastricae**: von der Bauch- u. seitl. Brustwand zur V. axillaris ziehende Venen. **Vv. thymicae**: Thymusvenen. Gehen in die Vv. brachiocephalicae über. **V. thyroidea ima**: unterste Schilddrüsenvene. Beginnt am Isthmus der Schilddrüse u. mündet in die V. brachiocephalica sinistra. **V. thyroidea inferior**: Vene, die vom ↑ Plexus thyroideus impar kommt. Die re. V. t. i. mündet in die re. V. brachiocephalica, die li. V. t. i. sowie die V. thyroidea ima münden in die li. V. brachiocephalica. **V. thyroidea superior**: obere Schilddrüsenvene. Kommt vom kranialen Teil der Schilddrüse u. läuft nach lateral zur V. jugularis interna. **Vv. tibiales anteriores**: Begleitvenen der ↑ Arteria tibialis anterior. **Vv. tibiales posteriores**: Begleitvenen der ↑ Arteria tibialis posterior. **V. trabecularis**: Vene, die das Blut aus der V. pulpae rubrae aufnimmt u. in die V. splenica mündet. Die V. t. hat außer Endothel nur Trabekelbindegewebe als Wand, keine Muskulatur; ↑ Milz. **Vv. tracheales**: Luftröhrenvenen. Ziehen zu den Vv. brachiocephalicae. **Vv. transversae cervicis**: quere Halsvenen. Äste der V. jugularis externa o. der V. subclavia. **V. transversa faciei**: quere Gesichtsvene. Verläuft unterhalb des Jochbogens in die V. retromandibularis. **Vv. tympanicae**: Venen, die durch die Fissura petrotympanica in die Vv. articulares (temporomandibulares) gelangen. Leiten das Blut von Paukenhöhle u. Trommelfell ab. **Vv. ulnares**: Begleitvenen der ↑ Arteria ulnaris. **V. umbilicalis**: Nabelvene. Bringt in der Embryonalzeit das sauerstoffreiche Blut von der Plazenta durch die Nabelschnur u. über Ductus venosus sowie V. cava inferior zum Herzen des Keimlings. **Vv. uterinae**: Gebärmuttervenen. Verlaufen wie die gleichnamigen Arterien u. münden in die Vv. iliacae internae. **V. vertebralis**: Wirbelvene. Beginnt am Hinterhauptbein u. begleitet die A. vertebralis durch die Foramina transversaria, mündet in die V. brachiocephalica u. steht mit dem ↑ Plexus venosus suboccipitalis in Verbindung. **Vv. vestibulares**: Vestibularvenen. Kommen von den Bogengängen u. ziehen zu den Vv. labyrinthi. **Vv. vorticosae**: Strudelvenen, Wirbelvenen; 4 hinter dem Äquator des Augapfels entstehende Gefäße, die sternförmige Zuflüsse von Choroidea, Corpus ciliare u. Iris erhalten. Sie durchsetzen schräg die Sklera u. münden in die Vv. ophthalmicae.

Vene ↑ Vena.

Veneer ⟨*engl*⟩: Schale aus Keramik o. Kunststoff, die aus ther. o. kosmet. Gründen nach entsprechender ↑ Präparation der vestibulären Fläche eines Frontzahns mittels ↑ Composite vorgesetzt wird. ↑ Facing.

Veneer-Krone ⟨*engl*⟩: Verblendkrone; ein gegossenes Metallgerüst wird mittels Keramik o. Kunststoff ganz o. teilweise verkleidet.

Veneficium ⟨*lat*⟩ *n*: Giftmord.

Venektasie ⟨*lat* + *gr*⟩ *f* ↑ Phlebektasie.

Venena ⟨*lat*⟩ *n Pl*: Gifte.

Venenblutgerinnungszeit ↑ Gerinnungszeit.

Venendruck: Meßgröße, die als zentraler V. i. R. der Patientenüberwachung wichtige Informationen über den venösen Volumenstatus gibt. Die kontinuierl. Überwachung dieses Parameters gehört zu den Standardverfahren in der Intensivtherapie.

Venendruckmessung: Schätzwerte für den Druck sind durch Beobachtung des atemphasenabhängigen Füllungsdrucks der V. jugularis zu gewinnen. Venenpulskurven werden mit opt. o. volumenplethysmograph. arbeitenden Niederdruckmanometern gewonnen. Invasive Messung, nach Punktion mit einfachem U-Rohr bzw. über elektron. Druckwandler als zentraler Venendruck (ZVD) in der V. cava superior bzw. im re. Vorhof.

Venenentzündung ↑ Phlebitis.

Venenfunktionsproben: ↑ Trendelenburg-Versuch, ↑ Perthes-Versuch, ↑ Venenleerlaufzeit (Wiederauffüllungszeit).

Veneninsuffizienz, chronische: venöse Zirkulationsstörung, meist kombiniert mit lymphat. Abflußstörung (↑ Lymphödem), die im Gefolge von schwerer Varikosis (variköser Symptomenkomplex), Kommunikansveneninsuffizienz, kongenitaler AV-Fistel u. v. a. thrombot. bedingter Stase auftritt u. Zeichen wie Stauung, Zyanose, Schmerz, Schwellung, Induration, Zellulitis, Exanthem, Pigmentation (Dermatose), sek. Varizen u. Ulcus cruris bietet. Behandlung durch Kompressionstherapie, Muskelübungen, gelegentl. noch operative Maßnahmen mögl. (Varizenchirurgie, Ulkuschirurgie). Abb.

Venenklappen: in den großen Extremitätenvenenstämmen aus einer Intimaduplikatur gebildete Klappen zur Förderung des Blutflusses in den Venen.

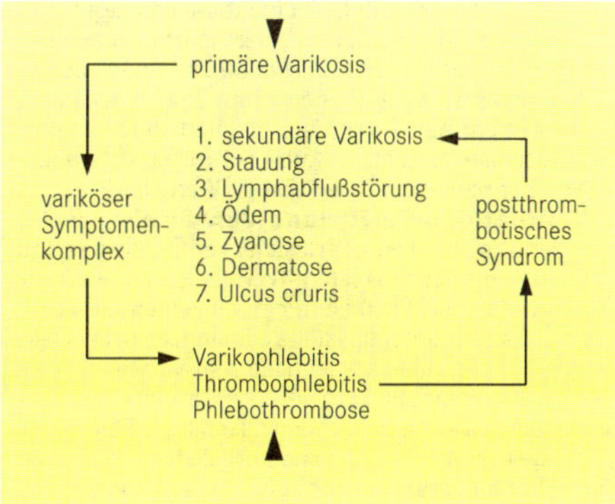

Chronische Veneninsuffizienz. Schema der Entwicklung chronisch-venöser Insuffizienz

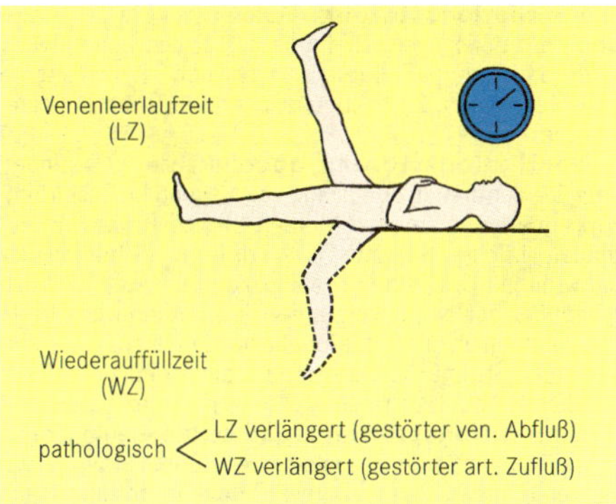

Venenleerlaufzeit u. Venenwiederauffüllungszeit

Venenklappeninsuffizienz: Ausfall des Ventilmechanismus von Venenklappen, bes. der unteren Extremitäten nach Zerstörung durch thrombot. Vorgänge bzw. Entzündungen o. bei Dehnung des Klappenansatzrings der Venenwand. Diese Form der Schlußunfähigkeit als relative V. ist z. T. reversibel, z. B. Besserung von Schwangerschaftsvarizen nach der Geburt. Die Folgen der V. sind Erweiterung der drucküberlasteten Venenabschnitte i. S. von Krampfadern, Verlangsamung des Blutrückstroms mit Thromboserisiko u. Strömungsumkehr; funktionelle Diagnostik mit Ultraschall-Doppler-Sonographie.

Venenkonstriktion: Nervös-sympath. ausgelöste Kontraktion der glatten Muskulatur der großen Venen führt durch Entleerung der Kapazitätsgefäße zum verstärkten venösen Rückstrom u. zur Stabilisierung der Kreislauffunktion bei Blutverlust. Bei Ausbildung eines Schockzustands dagegen zusätzl. Konstriktion der Venolen als postkapilläre Widerstandsgefäße; dadurch bes. schwere Störungen der Mikrozirkulation: Erhöhung des hydrostat. Drucks, Extravasation von Plasma, Stase u. ischäm. Gewebeschäden.

Venenleerlaufzeit: Funktionsprobe zur Erfassung venöser Strombahneinschränkungen. Bein anheben u. Zeit messen, bis die Varizen verschwinden. Zeit verlängert: venöses Strombahnhindernis, Bein wieder hängen lassen, Wiederauffüllungszeit verlängert: gestörter arterieller Zustrom. Abb.

Venennaht: atraumat. Naht zur Wiederherstellung des venösen Kreislaufs. Infolge des trägen Blutflusses ist die Thrombosegefahr groß, daher nur Naht großer Venen erfolgreich. Zur Verminderung der Thrombose evtl. temporäre Anlage einer arteriovenösen ↑Fistel.

venenosus ⟨*lat*⟩ *Adj*: giftig.

Venenpuls: durch systol. Herzkontraktion entstehender Sog in den herznahen Venen führt zu einer neg. V-Welle (Venenkollaps), die sichtbar sein kann, dagegen bei Cor pulmonale u. TI pos. V-Welle. ↑Venenpulskurve.

Venenpulskurve: *Abk* VPK; graph. Registrierung der Volumenänderung des ↑Venenpulses an den großen Halsvenen mittels nichtinvasiver Methoden wie z. B. Reflexionsphotometrie o. mechanoelektr. Wandler über dem Bulbus venae jugularis. Die Kurven ähneln den Druckkurven im re. Vorhof, sind aber zeitl. 0,02–0,04 s verspätet. Die normale VPK der herznahen Venen (Jugularvenenkurve) zeigt 3 Maxima (a, c, v) u. 2 Minima (x, y). a-Welle = Vorhofkontraktion mit kurzem Rückstau, c-Welle = Fortleitung des systol. Karotispulses, v(s) = kurzer Rückstau nach Ende der Systole (Rückschlag der Ventilebene des Herzens), x = systol. Kollaps (Vorhofrelaxation u. Füllung), y = diastol. Kollaps, beginnend mit Trikuspidalklappenöffnung, Vorhöfe u. Venen entleeren sich in den re. Ventrikel. Normale Reihenfolge: a-, c-, x-, v-, y-Welle. Zusätzl. bei rascher Kammerfüllung (y) tritt vor der a-Welle eine flache, pos. z-Welle auf.

Venenschmerz: Schmerzen im venösen Stromgebiet, bes. bei Phlebothrombose. Wadenschmerz bei Dorsalflexion des Fußes bei gestrecktem Bein (Homans-Zeichen), Fußsohlenschmerz an der Innenseite der Fußsohle (Payr-Zeichen), Schmerz im Bein beim Husten, isolierter Fersenschmerz, Kulissendruckschmerz im Bereich der Calcaneus malleolaris, Druckschmerzhaftigkeit entlang der Innenseite der Tibia im unteren Unterschenkeldrittel, Schmerz bei Palpation der Wade, Zerreißungsschmerz in der Wade beim Herumgehen.

Venensperre: Venenstau; axilläre Abflußbehinderung der V. axillaris u. subclavia, bes. durch Halsrippen, enge Skalenuslücke, Thrombosen (↑Paget-Schroetter-Syndrom).

Venenstauung bei akutem Engwinkelglaukom: Stauung der episkleralen Venen. Passive venöse Hyperämie durch intraokulare Drucksteigerung u. Abflußstörung über intraokulare Venenstrecken. Auch als Caput medusae oculi bezeichnet.

Venenstein: ↑Phlebolith, verkalkter Venenthrombus.

Venenstripping ⟨*engl*⟩: Exhairese von meist varikös veränderten Venen, bes. V. saphena, zur Behandlung des Krampfaderleidens.

Venentonus: Maß der Druck-Volumen-Beziehung bzw. des nervös u. humoral gesteuerten Tonus der glatten Muskulatur der großen Venen. Bestimmung durch simultane Registrierung des intravaskulären Drucks u. des Volumens in Extremitäten bei versch. Staudruckstufen mittels Plethysmographie. Erhöhung des vom sympath. Nervensystem u. entsprechenden Überträgerstoffen gesteuerten V. führt grundsätzl. auch zur Steigerung des zentralen ↑Venendrucks.

Venenum ⟨*lat*⟩ *n*: *Pl* Venena; Gift.

Venenverödung: durch Einspritzen einer endothelschädigenden, meist hypertonen Lösung von Salzen, Zucker o. Fettsäuren zur Erzeugung eines Gerinnungsthrombus bei Varizen.

Venenverschlußplethysmographie: Messung des art. Einstroms in einen Extremitätenteil durch vorübergehende Unterbrechung des venösen Abstroms mittels einer über den diastol. Druck aufgeblasenen Manschette distal eines Plethysmographen.

Venenwiederauffüllungszeit
↑ Venenleerlaufzeit.

Venenwinkel ↑ Angulus venosus.

Venerie ⟨*lat*⟩ *f*: vener. Krankheit, ↑ Geschlechtskrankheiten.

venerisch *Adj*: ↑ Geschlechtskrankheiten betreffend.

Venerologie ⟨*lat + gr*⟩: Lehre von den ↑ Geschlechtskrankheiten.

Venezuelan equine encephalitis virus ⟨*engl*⟩: *Abk* VEEV; venezuelan. Pferdeenzephalitisvirus; ↑ Pferdeenzephalitisviren.

Venezuelan equine encephalomyelitis ⟨*engl*⟩: *Abk* VEE; venezuelan. Pferdeenzephalomyelitis; ↑ Pferdeenzephalitis.

Venographie: Röntgendarstellung der Venen nach Kontrastmittelinjektion, ↑ Phlebographie.

Veno-occlusive disease ⟨*engl*⟩: Vergiftung durch Lebensmittel, vorwiegend auf Jamaica, aber auch in Südafrika u. Indien, bes. Kinder betroffen. Ursache sind Alkaloide versch. Senecio-(Kreuzkraut-) u. Crotalaria-Arten, die zur Herstellung des Buschtees benutzt werden. 3 Stadien: 1. Akute Verlaufsform: Übelkeit, Erbrechen, Abdominalbeschwerden, Hepatomegalie, Aszites. Ausheilung, tödl. Ausgang o. Übergang in 2. Stadium mögl. 2. Subakutes Stadium: Hepatosplenomegalie, rezidivierender Aszites. 3. Chron. Verlaufsform: rasch progrediente Leberzirrhose mit portaler Hypertonie.

venös ⟨*lat*⟩ *Adj*: zur Vene gehörig.

Venoskopie: endoskop. Darstellung der Venenintima mittels temporärem Ersatz des Blutes im zu untersuchenden Venenabschnitt durch ein transparentes Medium, z. B. isotoner Kochsalzlösung. Selten angewendetes Verfahren. ↑ Phlebographie.

Venter ⟨*lat*⟩ *m*: Bauch, Unterleib, Magen.

Venter musculi: Muskelbauch; ↑ Musculus.

Ventilation: die pro Zeiteinheit (meist min) zwischen Außenwelt u. Lunge bewegte Luftmenge (↑ Atemminutenvolumen). Davon erreicht ein Teil den Alveolarraum (alveoläre V.), ein anderer ventiliert nur den Totraum (↑ Totraumatmung). Die V. kann als äußere ↑ Atmung aktiv durch das Individuum vorgenommen o. als ↑ Beatmung teilweise o. vollständig von Apparaten übernommen werden. Voraussetzung für das Zustandekommen der V. ist der Aufbau eines in seiner Richtung wechselnden Druckgradienten zwischen Alveolarraum u. umgebender Atmosphäre. Die Einheit der V. ist $l \cdot s^{-1}$.

Ventilation, alveoläre: Teil der ↑ Ventilation, der den ↑ Alveolarraum erreicht u. zur Ausscheidung von Kohlendioxid beiträgt. Rest: Totraumventilation. Berechnung: a. V. = (Atemzugvolumen – funktionelles Totraumvolumen) · Atemfrequenz.

Ventilation, maximale willkürliche
↑ Atemgrenzwert.

Ventilationskoeffizient: Maßzahl für den Grad der Durchmischung der in den Gesamtatemwegen u. in der Lunge enthaltenen Luft, der funktionellen Residualkapazität (↑ Lungenvolumina) mit der neu hinzukommenden Einatmungsluft (Atemzugvolumen) unter Berücksichtigung des respiratorischen ↑ Totraums. Berechnung: Atemvolumen minus Totraum, dividiert durch funktionelle Residualkapazität. In Ruhe bei ca. $^1/_7$–$^1/_8$ nimmt der V. unter schwerer körperl. Arbeit Werte bis 2 an.

Ventilations-Perfusions-Verhältnis: Ventilations-Perfusions-Index, Perfusions-Ventilations-Verhältnis; Verhältnis der alveolären ↑ Ventilation zur Perfusion des Lungenparenchyms. Ist in den einzelnen Lungenabschnitten bereits unter physiol. Bedingungen u. bei vielen Lungen- u. Bronchialerkrankungen sehr versch. u. beeinflußt entscheidend die Partialdrücke der einzelnen Gase des Alveolargases u. im pulmonalkapillären Blut. Normwert 0,8–1, Vergrößerung beim Vorliegen alveolärer Toträume, Verminderung durch venöse Beimischung (↑ Kurzschluß).

Ventilation, spezifische: Verhältnis von ↑ Atemminutenvolumen zu Sauerstoffverbrauch in l/min, Normwert 28 ± 3.

Ventilationsstörung: Verminderung der ↑ Ventilation mit der Folgeerscheinung des erniedrigten alveolären Sauerstoffpartialdrucks. Ursachen z. B. ↑ Atemwegsobstruktion, Restriktion des ventilierbaren Lungengewebes.

Ventilationsstörung, obstruktive: Behinderung der Ventilation durch eine vorwiegend im Exspirium wirksame Einengung der kleinen Bronchien bzw. Bronchiolen infolge Spasmus, Dyskrinie u. Schleimhautschwellung. U. a. sind Vitalkapazität u. Atemstoßtest gegenüber der Norm vermindert, erhöht sind das Residualvolumen u. die funktionelle Residualkapazität, der bronchiale Strömungswiderstand u. die Atemlage. Bei der o. V. besteht ein ↑ Air-trapping. ↑ Spirographie.

Ventilationsstörung, restriktive: Behinderung der Lungenventilation infolge begrenzter o. verminderter Lungendehnbarkeit, z. B. bei Lungenfibrosen, Pleuraschwarten. Die Totalkapazität u. i. a. auch die Vitalkapazität sind erniedrigt, der ↑ Tiffeneau-Index ist normal o. erhöht.

Ventilebene: Ebene des Herzens, die durch die Kammerbasis gelegt u. auch als Ebene der ↑ Atrioventrikularklappen bezeichnet wird. Bei Ventrikelkontraktion bewegt sich die V. bei geschlossenen Atrioventrikularklappen herzspitzenwärts, wodurch beim re. Herzen ein Sog auf das einströmende venöse Blut ausgeübt wird (Ventilebenenmechanismus). ↑ Venenpuls.

Ventilebenenmechanismus ↑ Rückstrom, venöser; ↑ Ventilebene.

Ventilemphysem: meist auf einen best. Lungenbereich begrenztes ↑ Emphysem. Das V. entsteht durch eine überwiegend exspirator. wirksame Ventilstenose im Bronchiallumen, z. B. bei Bronchialwanddestruktion o. -dyskinesie u. Bronchialtumoren. Röntg. ist das V. durch einen Bezirk vermehrter Strahlendurchlässigkeit charakterisiert. Nimmt das V. einen größeren Lungenanteil o. eine ganze Lunge ein, kann es zur respirator. Insuffizienz kommen.

Ventilneoglottis: zusätzl. Knorpelinterposition kaudal der ↑ Neoglottis phonatoria zur Ventilbildung zur Aspirationsvermeidung.

Ventilpneumothorax ↑ Pneumothorax.

Ventilrand: Funktionsrand. Der Halt von Vollprothesen kann zumindest für eine gewisse Zeit auch durch eine Saugwirkung verbessert werden, wozu ein allseitiger dichter Randschluß zwischen Schleimhaut u. Prothesenrand durch eine dünne Speichelschicht erforderl. ist. Abdichtung zwischen Alveolarfortsatz u. Innenseite des Prothesenrands: Innenventil. Abdichtung zwischen Wangenschleimhaut u. Außenseite der Prothese: Außenventil.

Ventilstenose, bronchiale: Einengung des Bronchiallumens mit Behinderung des Luftstroms einer Richtung. Bei exspirator. b. V. entsteht ein ↑Ventilemphysem, bei inspirator. b. V. eine ↑Atelektase.

Ventilverschluß: intermittierende Verlegung von Hohlorganen, i. d. R. zeitweiser Verschluß des Gallengangs durch einen Gallenstein.

ventral ⟨*lat*⟩ *Adj*: bauchseitig, vorn; Ggs.: dorsal.

ventricularis ⟨*lat*⟩: zum Ventrikel gehörig.

Ventriculus ⟨*lat*⟩ *m*: Ventrikel; kleiner Magen, Kammer.

Ventriculus cordis: Herzkammer.

Ventriculus laryngis: seitl. Ausbuchtung des Kehlkopfinnenraums zwischen Taschen- u. Stimmfalten.

Ventriculus lateralis: Seitenventrikel des Großhirns. ↑Hirnkammern.

Ventriculus quartus: IV. Ventrikel im Inneren des Rhombenzephalon. ↑Hirnkammern.

Ventriculus tertius: III. Ventrikel im Inneren des Dienzephalon. ↑Hirnkammern.

Ventriculus thoracicus: Thoraxmagen. Verlagerung des Magens in die Thoraxhöhle unabhängig von der zugrunde liegenden Störung. ↑Brachyösophagus, ↑Hiatushernie, ↑Zwerchfellagenesie, ↑Hernia diaphragmatica congenita, ↑Eventratio viscerum.

Ventrifixatio uteri ⟨*lat*⟩ *f*: Ventrofixatio uteri; operative Fixierung der Gebärmutter an den Bauchdecken (z. B. bei Deszensus o. ↑Retroflexio uteri).

Ventrikelblutung: Blutung in das zerebrale Ventrikelsystem, Hämatozephalus.

Ventrikeldrainage: Ableitung des ↑Liquor cerebrospinalis aus den Hirnkammern nach außen, wenn ein Ventilsystem nicht angelegt werden kann (stark blutiger Liquor, entzündl. Veränderungen u. ä.).

Ventrikeldruckkurve: Druckverlauf im li. Herzventrikel während einer ↑Herzperiode. Zu Beginn der ↑Systole wird zunächst das Blutvolumen unter Druck gesetzt, bis der Aortendruck erreicht ist u. damit die Aortenklappe geöffnet wird. In der ↑Austreibungszeit der Systole steigt der Druck noch weiter, fällt am Ende der Austreibungszeit ab u. erreicht in der Erschlaffungsphase des Herzmuskels (↑Diastole) den niedrigsten Wert (frühdiastol. Ventrikeldruck).

Ventrikelhypoplasie: angeborene Verkleinerung einer Herzkammer. Begriff wird meist verwendet für einen schweren Herzfehler des Neugeborenen mit spaltförmigem li. Ventrikel, Aortenatresie u. Mitralatresie. Lebensfähigkeit besteht nur bei gleichzeitigem Vorhofseptumdefekt u. offenem Ductus Botalli. ↑Aortenatresie, ↑Linksherzsyndrom, hypoplastisches.

Ventrikelpunktion: Punktion der Seitenventrikel des Großhirns nach Anlegen eines Bohrlochs u. Schlitzung der Dura.

Ventrikelrezeptoren ↑Herzrezeptoren.

Ventrikelseptumdefekt: *Abk* VSD; Defekt in der Kammerscheidewand. Einer der häufigsten angeborenen Herzfehler. Erworbener V. nach Myokardinfarkt, hier immer im muskulären Septumanteil gelegen. Der kongenitale V. ist meist im membranösen Septumbereich lokalisiert, selten im muskulären Ventrikelseptum (Roger-Krankheit; Typ IV nach Kirklin). Supra- u. infrakristaler V. nach Lokalisation zur ↑Crista supraventricularis. Links-Rechts-Shunt. Sympt. u. Verlaufsform hängen von der Größe des V. u. vom Lungengefäßwiderstand ab. Spontanverschluß mögl. (muskulärer V.). Korrektur des V.: vorwiegend Totalkorrektur durch Verschluß mittels direkter Nahttechnik (kleine V.) o. durch ↑Patch-Plastik (mittlere u. große V.) in extrakorporaler Zirkulation zum frühesten Zeitpunkt. Zugang zum V. kann transatrial (häufigste Form), transventrikulär o. transaortal erfolgen. ↑Bändelung der A. pulmonalis als Palliativeingriff erfolgt nur als Ausnahme.

Ventrikel, singulärer ↑Cor triloculare biatriatum.

Ventrikelszintigraphie: selten angewendetes Verfahren zur Beurteilung der Aktivitätsverteilung im Hirnventrikel nach Punktion der Seitenventrikel wie beim Pneumenzephalogramm u. Instillation eines ↑Radiopharmakons. Ind. zum Nachweis intraventrikulärer Tumoren, zur Differenzierung des ↑Hydrozephalus mit Verschlußlokalisation, wenn sie mit der Zisternoszintigraphie (↑Liquorraumszintigraphie) nicht gelingt, da sich infolge zentrifugalen Liquortransports normalerweise die Hirnventrikel nicht darstellen; zum Nachweis eines Hydrocephalus internus bei bestehendem Hydrocephalus communicans externus u. zur Prüfung der Durchgängigkeit von Hydrozephalusdrainagesystemen, sog. ventrikuloatrialen o. ventrikuloperitonealen Shunts.

Ventrikelvolumen: Volumen der re. o. li. Herzkammer, als Minima in der Systole o. Maxima in der Diastole. Die Bestimmung der re. o. li. enddiastol. V. (EDV) ist mit radiol. o. Indikatorfarbstoffverdünnungsmethoden mögl., wichtig für die Ermittlung der Ventrikelejektionsfraktion bzw. des Herzschlagvolumens u. der Restblutmenge. Rechnerunterstützte Auswertung von Zeitkurven des Herzzyklus mit Ultraschallschnittbild o. angiograph. Methoden erlaubt Aussagen zur Kinetik u. Kontraktilität des Herzens.

Ventrikelzysten: angeborene, intraventrikuläre Zysten im Bereich des Septum pellucidum, des ↑Cavum septi pellucidi u. des Foramen interventriculare des Gehirns. Können abgeschlossen sein o. mit den Seitenventrikeln kommunizieren. Bei Verschluß des Foramen interventriculare Drucksymptomatik.

ventrikulär ↑ventricularis.

Ventrikuloaurikulostomie ↑Hydrozephalus.

Ventrikulographie: röntg. Darstellung der Hirnhohlräume mittels Luft o. anderer gasförmiger Kontrastmittel. Abb. S. 2122.

Ventrikulostomie: operatives Verfahren zur Dauerableitung des Liquors aus den Innenräumen des Gehirns in die Subarachnoidalräume. Zu diesem Zwecke wird eine Verbindung zwischen dem Boden des erweiterten III. Ventrikels u. der Cisterna interpeduncularis hergestellt (Dandy, Scarff).

Ventrikulozisternostomie: sog. Torkildsenoperation; Verbindung des Liquorraums der Seitenventrikel über einen subkutan o. subossal geführten Schlauch in die ↑Cisterna cerebellomedullaris. Nur bei Okklusivhydrozephalus anwendbar.

Ventrofixation ↑Ventrifixatio uteri.

Venula ⟨*lat*⟩ *f*: *Dim* zu Vena; *Pl* Venulae; kleine Vene; geht aus Kapillaren hervor. Eine Schicht von Binde-

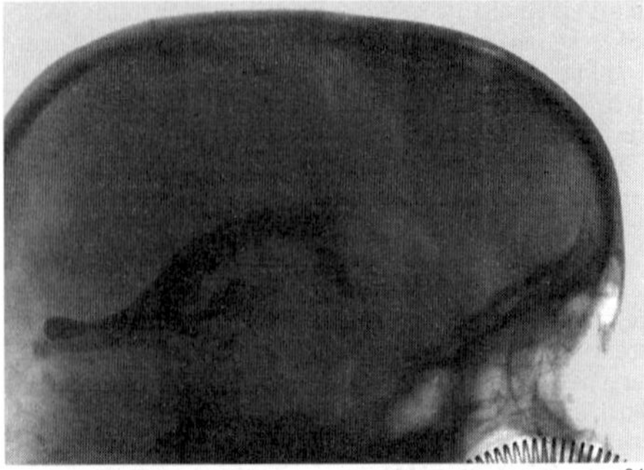

31

Ventrikulographie in Positivdarstellung

gewebezellen umgibt die Basalmembran. Treten glatte Muskelzellen hinzu, handelt es sich um Venae.

Venulae rectae: Venolen, die im Nierenmark gestreckt zur V. arcuata ziehen. ↑Niere.

Venulae stellatae: Sternvenen unter der Nierenkapsel, in die V. interlobularis mündend. ↑Niere.

Venüle: eine unter Unterdruck stehende ↑Serüle. Dient zur Entnahme von Blut. Sonderform der ↑Ampulla.

Venusberg ↑Mons pubis.

Veränderungen, fokale segmentale: Herdnephritis. Histol. definierte, seltene u. gutartige Form der ↑Glomerulonephritis.

Veränderungen im Flüssigkeitshaushalt, proportionale: bestehen in einem Verlust o. einer Vermehrung an extrazellulärer ↑Flüssigkeit u. sind demnach nur durch Volumenänderungen, nicht aber durch Änderungen des osmot. Drucks der Körperflüssigkeit gegenüber normal charakterisiert (isoosmotische ↑Abweichungen). Veränderungen dieser Art verlaufen ohne Beteiligung des Intrazellulärraums.

Verankerung: konstruktiver Aspekt zur Gewährleistung einer dauerhaften Wiederherstellung der Zahnform. ↑Restauration.

Verantwortung: Grundbegriff der medizinischen ↑Ethik, der beinhaltet, daß das med. Personal das Wohl von Pat. o. Probanden im Auge haben, Schaden verhindern (↑Schadensverbot) sowie die Verwirklichung von (substantiellen) Zielen fördern muß. V. ist eine charakterist. Haltung, die durch die Not anderer herausgefordert wird u. „Antwort" auf krit. Fragen gibt, die man vor sich selbst, vor Kollegen, Betroffenen usw. rechtfertigt.

Verapamil: ↑Kalziumantagonist. Eingesetzt bei ventrikulären Arrhythmien u. bei Ischämie des Herzmuskels. Hemmung des Kalziumtransports u. Beeinträchtigung der elektromechan. Kopplung. Dadurch Herabsetzung der Kontraktilität des Myokards u. der Erregbarkeit des Reizleitungssystems; Senkung des Tonus der Gefäßmuskulatur.

Verarmung, genetische: irreversible Verluste genet. Information. Führen zu Verlusten der genet. Variabilität u. der Vitalität.

Verarmungsgedanken: Gedanken der eigenen Minderwertigkeit u. Leistungsinsuffizienz. I. R. des depressiven Syndroms auftretende Erscheinung; meist mit Verlangsamung des Denkens u. tatsächl. Einfallsarmut einhergehend.

Verarmungswahn: wahnhafte Überzeugung von bereits eingetretener bzw. unmittelbar bevorstehender materieller Verarmung. Häufig Bestandteil des depressiven Syndroms.

Veraschung, histologische ↑Aschenbild.

Veratmung: Verwischung der Lungenzeichnung auf Röntgenaufnahmen als Folge der Atembewegung.

Veratmungspyelogramm: Verfahren zur Diagnostik von paranephrit. Prozessen.

Veratmungsurographie ↑Urographie, intravenöse.

Veratrin: Alkaloide aus Sabadilla officinalis. Gemisch aus Steroidalkaloiden Cevadin u. Veratridin. Veratrinvergiftung: tödl. Dosis etwa 10–20 mg. Sympt.: Parästhesien, Gelb-Grün-Sehen, Übelkeit, Erbrechen, Brechdurchfälle, Kältefühl, Atem- u. Herz-Kreislauf-Insuffizienz, Schmerzen, Krämpfe, Lähmungen. Ther.: Resorptionsverminderung, Magenspülungen mit Kaliumpermanganatzusatz (zart violette Lösung), symptomat.

Veratrum album ⟨*lat*⟩ *n*: Weiße Nieswurz (Weißer Germer); alkaloidhaltige Gebirgspflanze. Hohe Toxizität der Alkaloide vermutl. auf Erhöhung der Permeabilität der Zellmembranen für Natriumionen zurückzuführen. In ther. Dosen blutdrucksenkend.

Veratrum-Alkaloide ↑Veratrin.

Verätzung: Gewebezerstörung durch ↑Ätzgifte (↑Säuren, Laugen, ↑Phenol, organ. ↑Peroxide u. a.). Säureverätzungen verursachen ↑Koagulationsnekrosen (trockne, harte Schorfe), Laugenverätzungen gehen mit ↑Kolliquationsnekrosen einher (sulzige Verflüssigung, Penetrations- u. Perforationsgefahr). Neben Lokalsymptomen Entwicklung von ↑Schock u. ↑Niereninsuffizienz mögl.

verbal ⟨*lat*⟩ *Adj*: wörtl., mündl.

Verband: Bedeckung kranker Körperteile. Es werden unterschieden der Wundverband zum Abschluß einer Wunde gegen die Außenwelt o. zum Aufsaugen von Wundabsonderungen (Verbandsmull), der Druckverband zur temporären Blutstillung. Der Stützverband dient zur Ruhigstellung verletzter Körperabschnitte. Zur Anwendung kommen Schienen aus Metall o. Kunststoffen sowie individuell anmodellierte Verbände aus Gipsbinden. ↑Brace, ↑Dachziegelverband, ↑Gipsverband, flüssiger ↑Verband.

Verband der angestellten Ärzte: Marburger Bund; 1948 gegründete Ärztevereinigung (Sitz: Köln), der im Ggs. zum Hartmannbund angestellte Ärzte als Mitglieder hat.

Verband der Ärzte Deutschlands: Hartmannbund (Sitz: Bonn); 1949 wiedergegründeter Ärzteverband, der auf den 1900 von H. Hartmann geschaffenen Ärzteverband zurückgeht. Mitglieder sind v. a. niedergelassene Ärzte.

Verband der Niedergelassenen Ärzte Deutschlands: *Abk* NAV; 1948 gegründeter Ärzteverband (Sitz: Köln), der ebenso wie der ↑Verband der Ärzte Deutschlands niedergelassene Ärzte als Mitglieder hat. Jetzt NAV-Virchow-Bund.

Verband, flüssiger: Pflaster in Spray-Form, z. B. als Polyacrylate u. ähnl. filmbildende Substanzen, die nach Verdunsten des Lösungsmittels auf der Haut einen dünnen elast., die Wunde schützenden Film bilden.

Verbandsmull: Tela depurata; leichtes, lockeres, weiches u. einfaches, gereinigtes u. gebleichtes Breitgewebe in Leinwandbindung von versch. Fadendichte, hergestellt aus Baumwoll- o. Zellwollgarnen best. Garnfeinheit in Kette u. Schuß.

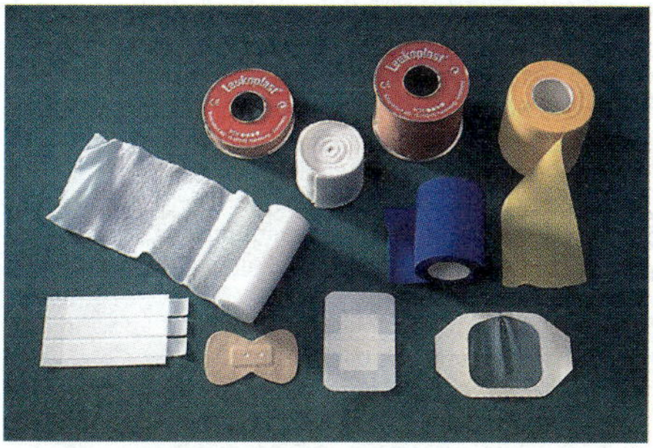

10

Verbandstoffe

Verbandstoffe: Erzeugnisse auf Faserstoffgrundlage mit o. ohne Imprägnierung, die dazu bestimmt sind, Wunden o. Entzündungen zu bedecken, Blutungen zu stillen, Sekrete aufzusaugen, Arzneimittel zu applizieren, Körperteile zu stützen u. zu verbinden bzw. zu umhüllen. I. w. S. stellen sie Verbandmittel dar, die diesen Zwecken dienen u. in ↑Watten auf Textilfaserbasis, ↑Verbandzellstoff, Verbandgewebe (↑Verbandsmull), Spezialverbandsstoffe, Verbandpflaster (↑Heftpflaster) u. chirurgisches ↑Nahtmaterial eingeteilt werden. V. müssen ihrem Verwendungszweck entspr. bes. Güte- u. Reinheitsforderungen erfüllen. Für die Herstellung der wichtigsten V. kommen insbes. Baumwolle, Zellwolle u. Zellstoff, aber auch Wolle, Leinen, Jute, Hanf u. Seide in Betracht, ferner Kunststoffe, wie z. B. Polyamid, Polyäthylen, Polypropylen, Polyurethan u. Polyvinylchlorid u. daraus hergestellte vollsynthet. Fasern u. Folien. Abb.

Verbandzellstoff: Zellstoff; kurze o. längere, miteinander verfilzte Zellulosefasern, die i. d. R. aus Nadel- o. Laubhölzern gewonnen, von Lignin u. a. Begleitstoffen weitgehend befreit u. gebleicht sind. V. hat eine große Saugkraft; vorwiegend für Verbände geeignet.

Verbigeration ⟨*lat*⟩ *f*: dauerndes Wiederholen von Worten u. Sätzen, häufig in gleichförmigem Tonfall, ohne Anlaß. Form der ↑Stereotypien.

Verbindung, amphotere: ampholyt. Verbindung; chem. Verbindung, die sowohl als Säure als auch als Base wirken kann.

Verbindung, dentogingivale: halbdesmosomale Verwachsung des Verbindungsepithels der Gingiva (↑Parodontium, ↑Saumepithel) mit der Wurzeloberfläche (↑Zement). Gewährleistet die Integrität der Körperoberfläche.

Verbindungen, aromatische: zykl. organ. Verbindungen mit ebener Struktur u. $(4n+2)$ konjugierten π-Elektronen. Bekanntestes Beispiel: Benzol $(n=1)$. A. besitzen eine relativ hohe chem. Stabilität. Anders als bei ↑Alkenen bleiben ihre C=C-Doppelbindungen in Reaktionen mit elektrophilen Reagenzien erhalten.

Verbindungen, arsen-organische: früher Mittel der Wahl zur Behandlung der Lues, heute durch Penicillin verdrängt. Nur ↑Tryparsamid wird noch zur Ther. der Schlafkrankheit genutzt.

Verbindungen, energiereiche: in der Biochem. übl. Bez. für Verbindungen, die energiereiche chem. Bindungen (Säureanhydridbindung, Thioesterbindung) enthalten u. deren freie Standardenthalpie bei Hydrolyse um mind. 24 kJ/mol abnimmt. Beispiele: Nukleosidtriphosphate, Nukleosiddiphosphate, Kreatinphosphat, Phosphoenolpyruvat, Acetyladenylat, Acetylphosphat. Die e. V., v. a. das Adenosintriphosphat (ATP), stellen eine vielseitig einsetzbare „Energie-Währung" der Zelle dar. Sie werden mit Hilfe der bei katabolen Prozessen freiwerdenden Energie synthetisiert u. dienen anabolen Prozessen u. der Muskelbewegung (↑Reaktionskopplung, energetische).

Verbindungen, metallorganische: organ. Verbindungen, die Metalle in gebundener Form enthalten. Neben vielen natürl. u. unbedenkl. oft physiol. bedeutsamen u. sogar essentiellen m. V. gibt es auch solche, die in der Nahrung als Rückstände von Schadstoffen enthalten sein können. Zu dieser Art von m. V. gehören v. a. die Rückstände zinnorgan. u. quecksilberorgan. Fungizide, zinnorgan. ↑Additive in ↑Kunststoffen u. metallhaltige Dithiocarbamate, ↑Fungizide.

Verbindungen, nukleotidähnliche: Enzyme, die bes. wichtig für Synthese u. Abbau von Substraten u. energet. Vorgänge in der Atmungskette sind. Chem. von Mononukleotiden abzuleiten, mit deren Phosphorsäure Hexosen o. a. Gruppen verbunden sind (↑Uridindiphosphatglukosid). Beispiele: ↑Coenzym A, bei dem Pantothensäure u. Cysteamin mit einem Mononukleosidtriphosphat verbunden sind, o. die H-übertragenden Coenzyme Nikotinamidadenindinukleotid (NAD^+) u. NAD-Phosphat ($NADP^+$).

Verbindungen, phosphororganische: exakt organ. Phosphorverbindungen; Gruppe von Substanzen, die hochwirksame Insektizide enthält. Diese Insektizide (Phosphorsäureester, Alkylphosphate) töten durch Hemmung der Cholinesterasewirkung u. werden als Pflanzenschutzmittel u. zur Parasitenbekämpfung eingesetzt. Viele Verbindungen sind für den Menschen tox. Wichtige phosphororgan. Insektizide sind Parathion (E 605), Dimethoat, Trichlorfon, Dichlorfos.

Verbindung, retinohypothalamische: zwischen Netzhaut des Auges u. Hypothalamus bestehende Verbindung. Zusätzl., aus der Retina stammende Ganglienzellaxone, die zunächst im Verband des N. opticus verlaufen, dann aber die Hauptsehbahn verlassen u. im Nucleus suprachiasmaticus u. der Area praeoptica des vorderen Hypothalamus endigen.

Verbindungsepithel ↑Saumepithel.

Verbindungskomplex ↑Zellverbindungen.

Verbindung, synaptische: Membranbezirke von einander gegenüberliegenden Zellen bzw. deren Fortsätzen, die in einer Richtung Erregungen übertragen, z. B. von einer Nervenzelle zur anderen o. von einer Nervenfaser auf Muskelfasern (motorische ↑Endplatte), bzw. die Hemmungen an der nachgeschalteten Membran erzeugen können. Die s. V. werden meistens auf chem. Wege hergestellt. ↑Synapse, ↑Neurotransmitter.

Verbindung, zeitweilige: von Pawlow meist syn. mit dem Begriff bedingter ↑Reflex angewendet. Der Begriff z. V. soll zum Ausdruck bringen, daß ein neu ausgebildeter bedingter Reflex i. a. wieder verschwindet, wenn der bedingte ↑Reiz längere Zeit nicht durch den unbedingten ↑Reflex bekräftigt wird. ↑Hemmung, innere.

Verblendkrone: Metallzahnkrone, bei der aus kosmet. Gründen die von außen sichtbaren Flächen durch zahnfarbene Keramik o. Kunststoff verkleidet sind.

Verblitzung: Photophthalmia electrica, Ophthalmia photoelectrica, Keratitis photoelectrica; sehr schmerzhafte Schädigung des Hornhautepithels durch ultraviolettes Licht, bes. beim Elektroschweißen. Schmerzattacke setzt nach einigen Stunden ein, führt zu Conjunctivitis u. Blepharospasmus. Hornhaut mit Fluoreszein punktförmig anfärbbar. Ther.: Salbenverband. Heilt dann rasch ab. Gleicher Pathomechanismus wie bei der ↑Schneeblindheit.

Verblockung: Zusammenfassung mehrerer Zähne des Restgebisses durch festzementierte Metallkonstruktionen, die isolierte Belastungen einzelner Zähne u. parodontale Schädigungen verhindern soll.

Verblutung: Tod durch inneren (in die Körperhöhlen, in den Magen-Darm-Kanal) o. äußeren Blutverlust im Gefolge von Erkrankungen o. Verletzungen.

Verbrauchsgüter: zum Krankenhaus gehörende Wirtschaftsgüter, die aufgezehrt (z.B. Arzneimittel, Lebensmittel), unverwendbar (z.B. Verbandsmaterial, Einwegartikel) o. ausschließl. von einem Pat. genutzt werden u. i.d.R. bei ihm verbleiben (z.B. Endoprothesen). V. gehören zu den ↑Betriebskosten, d.h., sie sind pflegesatzfähig u. werden somit von den Krankenkassen bezahlt.

Verbrauchskoagulopathie: erworbene hämorrhag. Diathese infolge intravasaler Aktivierung des Gerinnungssystems u. damit einhergehendem Verbrauch an plasmat. Blutgerinnungsfaktoren u. Thrombozyten (disseminierte intravasale Gerinnung). Parallel dazu entwickelt sich eine erhöhte Aktivität fibrinolyt. Prozesse (↑Hyperfibrinolyse). Ausgangspunkt ist die Freisetzung thromboplast. Materials (prokoagulator. Substanzen) im zirkulierenden Blut. Über die ↑Prothrombinaktivierung kommt es zur Bildung von Thrombin, das seinerseits zur Entstehung von Fibringerinnseln führt. Die dadurch hervorgerufene disseminierte Thrombosierung kleiner Gefäße führt zu Mikrozirkulationsstörungen mit Organinsuffizienzen (Niere, Lunge) u. nachfolgender Schocksymptomatik. Die reaktive Hyperfibrinolyse (Plasminogen-Plasmin-System) verursacht das Auftreten lösl. Fibrinspaltprodukte im Blut. Die Möglichkeiten der Entstehung einer V. sind vielfältig (Tab.). Nach dem Verlauf werden akute u. chron. Formen unterschieden. Die akute V. ist immer ein lebensbedrohl. Zustand. Ther. werden Heparingaben u. nachfolgend Substitution von fehlenden Gerinnungsfaktoren (v.a. Fibrinogen) u. evtl. Thrombozyten versucht. Tab.

Verbrennung: 1. *Chem.:* Vereinigung von Elementen o. Verbindungen mit Sauerstoff unter Wärmeentwicklung (exotherme Reaktion). ↑Oxidation. **2.** ***Unfallchirurgie:*** Combustio; Koagulationsnekrose des Gewebes (meist Haut, seltener tiefer gelegene Gewebe u. Schleimhäute bei Inhalation heißer Gase) durch Flammen, heiße Gegenstände, elektr. Strom (↑Elektrounfall) bzw. heiße Flüssigkeiten u. Dämpfe (Verbrühung). In Abhängigkeit von Ausdehnung (↑Neunerregel) u. Tiefe führen Schock (Wasser-, Elektrolyt- u. Eiweißverlust) sowie tox. Lipoproteine (Kapillarschädigung, Permeabilitätsschädigung, Mikrozirkulationsstörung) zu folgenschweren Rückwirkungen auf Organe u. Funktionskreise des Körpers (Verbrennungskrankheit). Bestimmung in Graden wird unterschiedl. gehandhabt. Eine mögl. Einteilung ist: 1. Grad (Hitzeerythem): Verletzung der Epidermis, Rötung, Schwellung durch reaktives Ödem. 2. Grad (Brandblase): oberflächl. (Grad 2a) Abheben der Epidermis, tiefe Hautstrukturen erhalten, tief (Grad 2b) = partielle Zerstörung des Epithels. Epithelnester verbleiben, von denen Regeneration ausgehen kann. 3. Grad (Brandschorf): totale Zerstörung der Haut mit Hautanhangsgebilden, keine spontane Regeneration. 4. Grad (Verkohlung): umfassender tiefreichender Gewebeuntergang. Behandlungsziel: Schockbekämpfung, Wiederherstellung bzw. Aufrechterhaltung der Mikrozirkulation, vollbilanzierte (parenterale) Ernährung, zügige Umwandlung der Verbrennungswunde in eine chir. Wunde durch Sofort- bzw. Frühnekrektomie, Wundverschluß mittels Transplantation von Eigenhaut durch ↑Mesh-graft, in Verbrennungszentren ggf. autogene Epithelzellkulturen bei ausgedehnten V. antibakterielle Ther. Nach V. 2. u. 3. Grades häufig ↑Keloide. Keloidprophylaxe: „maßgeschneiderte" komprimierende (je nach Lokalisation) Mieder, Handschuhe, Strümpfe, Strumpfhosen aus elast. Gewebe, die für mind. 1 Jahr Tag u. Nacht getragen werden müssen. Zeitlebens Salben auf die Narben wegen Verlust der Talgdrüsen. Verbrennungswunden bilden guten Nährboden für Bakterien. Erreger sind oft ↑Pseudomonas aeruginosa u. resistente ↑Staphylococcus aureus, aber auch ↑Proteus, ↑Klebsiella, ↑Enterobacter, ↑Enterokokken u. A-Streptokokken (↑Streptococcus). Möglichst keine propyhlakt. Chemotherapie. Abb.

Verbrennungskrankheit: durch eine Verbrennungswunde ausgelöste Allgemeinreaktion mit weitgehend gesetzmäßig ablaufenden pathophysiolog. Veränderungen an Organen u. Organsystemen. ↑Verbrennung.

Verbrennungstoxin: tox. wirkendes Polymerisat aus epidermalem Lipoprotein nach Einwirkung therm. Energie über 100 °C. Polymerisat besitzt Proteinanteil von 60 %, der für die tox. Wirkung verantwortl. ist. Auftreten nach massiven Verbrennungen, bewirkt vermutl. den meist erst nach 8–10 Wochen erfolgenden letalen Ausgang. Wirkungsweise ungeklärt. Im Tierexperiment gelang Herstellung eines Antitoxins, das – unmittelbar nach erfolgter Verbrennung appliziert – die Letalität senkte.

Verbrauchskoagulopathie: Krankheitsbilder, die mit Verbrauchskoagulopathie einhergehen können

Akute Formen
Schockzustände verschiedenster Genese, ausgedehnte Verbrennungen, Polytraumatisierung, geburtshilfl. Komplikationen:
sept. Abort, vorzeitige Plazentalösung, Fruchtwasserembolie, Präeklampsie u. Eklampsie
Septikämien:
Purpura fulminans bei Sepsis durch gramnegative Keime, Rickettsiosen, Viruserkrankungen
hämolyt. Syndrome:
hämolyt. Transfusionsreaktion, hämolyt. Krisen, hämolyt.-uräm. Syndrom
Organnekrosen:
akute Pankreatitis, akute Lebernekrose
chirurg. Eingriffe:
v. a. Lunge, Pankreas, Leber, Prostata, Herz
Chron. Formen
angeborene Riesenhämatome (Kasabach-Merritt-Syndrom)
Leberzirrhose
Herzvitien
metastasierende Karzinome
Hämoblastosen, vor allem akute Leukämien

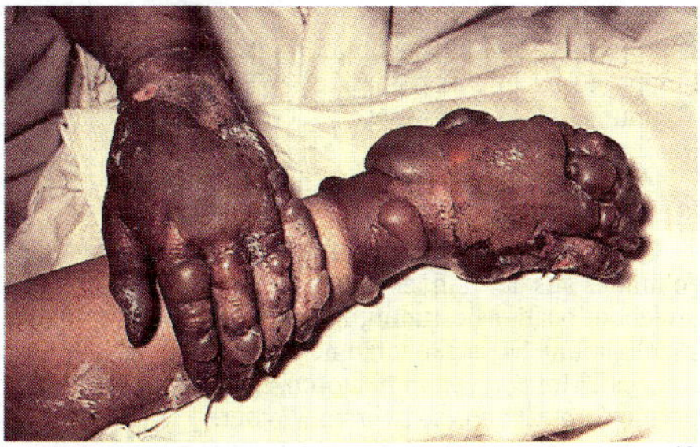

13

Verbrennungen 2. u. 3. Grades

Verbrennungswärme: Energieinhalt eines Stoffs, der bei vollständiger Oxidation in Form von Wärmeenergie entbunden wird. Man bestimmt die V. der Stoffe unter exakt definierten Bedingungen im ↑Kalorimeter. Im biol. Bereich gibt man die Brennwerte der Nahrungsstoffe (Kohlenhydrat, Fett, Eiweiß) in kJ/g an. Bei den Brennwerten der Nahrungsstoffe wird ein physikal. Brennwert von einem physiol. Brennwert unterschieden, wobei man unter physikal. Brennwert den im Kalorimeter bestimmten Energieinhalt, unter physiol. Brennwert den Energieanfall bei Abbau der Nahrungsstoffe im Organismus versteht: Die physiol. u. physikal. Brennwerte für Fette u. Kohlenhydrate sind gleich, da sie in beiden Fällen zu CO_2 u. H_2O verbrannt werden. Bei Eiweißen liegt der physiol. Brennwert deutl. unter dem physikal., weil der Organismus Eiweiße nicht vollständig zu CO_2, H_2O u. Stickoxiden abbaut; der als Endprodukt des Eiweißstoffwechsels ausgeschiedene Harnstoff enthält näml. noch immer 10,59 kJ/g. Außerdem müssen die Resorptionsverluste der ↑Eiweißverdauung berücksichtigt werden. Tab.

Verbrennungswärme:
Brennwerte der Nahrungsstoffe

Nahrungsstoff	physikal. Brennwert	physiol. Brennwert
Eiweiße	22,2–23,0 kJ	17,2 kJ
Kohlenhydrate	15,5–17,6 kJ	17,2 kJ
Fette	38,0–39,8 kJ	38,5 kJ

Verbrühung ↑Verbrennung.

Verbundintervallhistogramm ↑Intervallhistogramm.

Verbundosteosynthese: Verfahren zur Stabilisierung pathol. Frakturen. Der direkte Verbund eines Osteosynthesesystems (meist ↑Plattenosteosynthese) mit einer Knochenzementplombe im Knochendefekt (z. B. nach Ausräumung osteoklast. Metastasen) erhöht die mechan. Stabilität.

Verbundsystem, duodenales: Oberbaucheinheit; gegenseitige Abhängigkeit u. das Zusammenwirken der über das Duodenum in Verbindung stehenden Organe (Leber-Galle, Magen, Pankreas, Duodenum).

Verdachtsdiagnose: die aus der Anamnese, einzelnen Sympt. u. ersten Untersuchungsergebnissen geäußerte vorläufige Diagn.

Verdampfer: Gerät zur kalibrierten Verabreichung von dampfförmigen ↑Inhalationsnarkotika mit stufenloser Dosierbarkeit in ther. Bereichen. Durch einen spez. Ventilmechanismus kann das Atemgas entweder im Bypass den V. passieren bzw. eine wählbar große Fraktion durch die Verdampferkammer geleitet werden. Dort erfolgt dann eine entsprechende Anreicherung mit Narkotikadampf. Für jedes Inhalationsnarkotikum ist ein eigener V. erforderl. Sie sind druck- u. thermokompensiert, d.h., es können temperatur- u. atemsynchrone Druckschwankungen ohne Konzentrationsänderung ausgeglichen werden.

Verdampfungswärme: Energie (Wärme), die eine Flüssigkeit zur Umwandlung des Aggregatzustands bei konstanter Temperatur (Siedepunkt) aufnimmt. Ein Vergleich zwischen versch. Stoffen ist mit der in $kJ \cdot mol^{-1}$ angegebenen molaren V. mögl.

Verdauung: Gesamtheit der mechan. u. biochem. Vorgänge im Intestinaltrakt zur Umwandlung aufgenommener Nahrungsbestandteile in niedermolekulare resorbierbare Substanzen. Der enzymat. Abbau erfolgt ausschließl. durch Hydrolasen (↑Verdauungsenzyme). Kohlenhydrate werden zu Monosacchariden, Proteine zu Aminosäuren u. Peptiden u. Triglyzeride (Fette) zu Monoglyzeriden, freien Fettsäuren u. Glycerol abgebaut. Die V. beginnt innerhalb des Intestinaltrakts (Mund, Magen, Darm) durch sezernierte Enzyme (luminale V.), sie setzt sich fort durch die an der Membranoberfläche der Mukosazelle lokalisierten Enzyme (Membranverdauung) u. endet für einige Reaktionen der Protein- u. Peptidverdauung durch enzymat. Abbau innerhalb der Mukosazellen (intrazelluläre V.). Der V. folgt die Resorption der Spaltprodukte durch spezif. Mechanismen der Mukosazellmembran. Bei der Membranverdauung bilden V. u. ↑Resorption eine funktionelle Einheit.

Verdauungsallergie ↑Allergogastroenteropathie.

Verdauungsenzyme: bei der ↑Verdauung wirksame Enzyme, die Nahrungsbestandteile hydrolyt. (Hydrolasen) spalten u. in resorptionsfähige niedermolekulare Verbindungen überführen. V. werden an versch. Stellen des Intestinaltrakts abgegeben: 1. Mund: ↑Alphaamylase (endoamylolyt. Spaltung von Stärke). 2. Magen: Gruppe der im sauren pH-Bereich wirksamen Pepsine, als inaktives Pepsinogen sezerniert u. im sauren pH-Bereich autokatalyt. unter Abspaltung eines Peptids mit etwa 42 Aminosäuren aktiviert. Pepsin spaltet Proteine endopeptidat., kaum Freisetzung von Aminosäuren. Bedeutung der Pepsine für Proteinverdauung oft überschätzt. In ersten Monaten nach der Geburt wird das Magenpepsin durch Rennin (Labferment) ersetzt. Lipasen des Magens haben nur geringe Bedeutung als V. 3. Pankreas: wichtigstes V. sezernierendes Organ. a) Proteolyt. Enzyme: Endopeptidasen: Trypsin, Chymotrypsin, Elastase; Exopeptidasen: Carboxypeptidase A u. B, keine Aminopeptidasen. Sämtl. proteolyt. Enzyme werden als inaktive Proenzyme (Zymogene) sezerniert, Protrypsin (Trypsinogen) wird durch die mukosale Enteropeptidase (Enterokinase) unter Peptidabspaltung aktiviert. Trypsin aktiviert Trypsinogen (Autokatalyse) u. die anderen Proenzyme unter Abspaltung unterschiedl. großer Peptide bzw. Proteinbruchstücke, Trypsininhibitoren des Pankreassafts verhindern vorzeitige Aktivierung des proteolyt. Systems vor Eintritt in Intestinaltrakt. Pankreat. Endo- u. Exopeptidasen spalten infolge ihrer Spezifität nur best. Peptidbindungen, sie können Proteine niemals vollständig in Aminosäuren abbauen. Überwiegende Produkte der pankreat. Proteinverdauung sind Peptide. b) Karbohydrasen; nur ein Enzym: Alphaamylase, spaltet nur mittel-

V

ständige alpha-1,4-glykosid. Bindungen von Stärke (Amylase, Amylopectin) u. Glykogen. Endprodukte sind Oligosaccharide, Maltose u. Maltosetriose sowie verzweigtkettige Oligosaccharide mit alpha-1,4- u. alpha-1,6-glykosid-Bindungen. c) Lipolyt. Enzyme; Phospholipase A: lecithinspaltendes Enzym; Triglyzeridlipase: triglyzeridspaltendes Enzym, spaltet bevorzugt Fettsäuren aus 1- u. 3-Position des Glycerols, daher Hauptabbauprodukte Fettsäuren u. Monoglyzeride. d) Nukleolyt. Enzyme: Ribonuklease u. Desoxyribonuklease (↑Nukleinsäurestoffwechsel). 4. Mukosa: Endphase der Verdauung für Proteine u. Kohlenhydrate. a) Aminopeptidasen, an der äußeren Membran (Mikrovilli) der Mukosazelle lokalisiert; werden nicht sezerniert, spalten zum großen Teil Peptide bis zu Aminosäuren. b) Karbohydrasen sind ebenfalls an äußerer Membran lokalisiert u. spalten Di- u. Oligosaccharide vor der Resorption vollständig zu Monosacchariden.

Verdauungskanal: Gesamtheit aller der ↑Verdauung dienenden Organe, von der Mundhöhle bis zum Mastdarm.

Verdauungsleukozytose: nach ausgedehnten Mahlzeiten beobachteter Anstieg der Leukozytenzahl im peripheren Blut über die altersentsprechenden Referenzwerte. Bei einigen Individuen offensichtl. zentralnervös bzw. vegetativ reguliert (↑Leukozytenkurve, biologische). Die V. ist nicht regelmäßig reproduzierbar. Sie war früher Anlaß zur Forderung nach Nüchternblutentnahme bei der Blutbilduntersuchung.

Verdauungssäfte: Säfte der Verdauungsdrüsen (Speichel, Magensaft, Galle, Bauchspeichel, Darmsaft), die in einer Menge von etwa 8 l/Tag in den Gastrointestinaltrakt abgegeben u. überwiegend reabsorbiert werden. Sie enthalten alle für die Verdauung wichtigen Bestandteile.

Verdauungstrakt ↑Verdauungskanal.

Verdauungsversuch: Beobachtung des Verdauungsvorgangs mittels künstl. erzeugter Fisteln des Magen-Darm-Kanals am Versuchstier.

Verdichtungswelle: saisonbedingte ungleichmäßige Verteilung der Jahresmorbidität. ↑Saisonkrankheit.

Verdinikterus: Gelbsucht mit Stich ins Grünliche (oxidative Umwandlung des Bilirubins in Biliverdin).

Verdrängung: Bez. aus der ↑Psychoanalyse für einen reifen ↑Abwehrmechanismus, bei dem das ↑Ich versucht, mit einem ängstigenden Trieb zusammenhängende Vorstellungen unbewußt zu halten u. aus dem ↑Es stammende Wünsche, Impulse u. Erlebnisse vom Bewußtsein auszuschließen.

Verdrängungsamblyopie: Auslöschungsamblyopie. ↑Amblyopie auf der Grundlage einer Verdrängung bereits vorhanden gewesener Funktionen. Sie kann durch Nichtgebrauch neuronaler Verbindungen ausgelöst werden, die bes. in der frühen Kindheit ihre funktionelle Integrität nur durch normalen Gebrauch aufrechterhalten (Amblyopia ex anopsia). Dieser Nichtgebrauch kann eine Folge der Hemmung sein, die den normalen Reizfluß unterbricht (Hemmungsamblyopie). ↑Stillstandsamblyopie.

Verdunkelungen
↑Obskuriationen, ↑Amaurosis fugax.

Verdünnungsanalyse: Ermittlung einer unbekannten Substanzmenge durch Zugabe einer radioaktiv markierten Substanz bekannter spezif. Aktivität u. Menge. Die V. beruht dabei auf der Änderung der spezif. Aktivität des markierten Stoffs. Anwendung: z. B. Blutvolumenbestimmung durch Injektion von markiertem Human-Serum-Albumin, Bestimmung des Erythrozytenvolumens durch Injektion markierter Erythrozyten o. Bestimmung des Körperwassers durch tritiummarkiertes Wasser.

Verdünnungshyponatriämie
↑Schwartz-Bartter-Syndrom.

Verdünnungsprinzip: Berechnung des gesuchten Volumens aus der Konzentration einer Testsubstanz. Angewendet bei der Bestimmung der (extrazellulären u. intrazellulären) Flüssigkeitsräume des Organismus. Injektion best. Mengen von Indikatoren, z. B. Farbstoffen, markierten Substanzen, schwerem Wasser, u. Bestimmung ihrer Konzentration nach Verteilung in den entsprechenden Flüssigkeitsräumen. Bei den Indikatoren muß es sich um solche Substanzen handeln, die im intermediären Stoffwechsel nicht verändert u. nicht sofort wieder durch die Niere ausgeschieden werden bzw. bei denen sich ein Gleichgewicht zwischen Eingabe u. Abgabe kontrollierbar herstellen läßt.

Verdünnungsversuch ↑Volhard-Versuch.

Verdunstung: die unterhalb des Siedepunkts erfolgende Verdampfung einer Flüssigkeit. Die dazu erforderl. Energie heißt Verdunstungswärme. Sie wird z. B. beim Schwitzen dem Körper entzogen u. bewirkt seine Abkühlung.

Verdunstungskühlung: Zur Verdunstung von 1 g Wasser sind 2,34 kJ Wärme erforderl. Bei trockener o. mäßig feuchter Luft wird diese Wärme überwiegend denjenigen Körperoberflächen entzogen, die Wasser verdunsten. Die damit verbundene V. ist für den Organismus ein wichtiges Stellglied zur Aufrechterhaltung der Körpertemperatur in warmer Umgebung. ↑Temperaturregulation.

Verdursten: durch unzureichende Wasserzufuhr (u. z. T. große Wasserverluste) bedingte hypertone Dehydration des Organismus mit nachfolgenden Stoffwechsel- u. funktionellen Störungen. Die ↑Exsikkose führt zur Hypovolämie u. Viskositätserhöhung des Blutes mit Herzinsuffizienz sowie zum hyperosmolaren Koma mit Hirndruckerscheinungen u. vielfach tödl. Ausgang.

Vererbung: Weitergabe von Erbanlagen auf der Ebene der Gene o. der Chromosomen auf die nächste Generation. Die jeweilige Merkmalsausbildung hängt von der Art der Genwirkung ab, so daß V. nicht gleichbedeutend mit fam. Auftreten von Merkmalen u. Krankheiten ist.

Vererbung, extranukleäre: Weitergabe von genet. Information durch Erbanlagen außerhalb des Zellkerns. Als solche können spez. Plasmabestandteile wie Mitochondrien u. bei Pflanzen Plastiden dienen.

Vererbung, geschlechtsgebundene: gonosomale Vererbung. Vererbung gonosomaler Gene, die demzufolge in ihrer phänotyp. Ausprägung weitgehend einem Geschlecht folgen (Geschlechtskopplung). Beim Menschen bezieht sich der Begriff auf X-chromosomale Gene. Die meisten bekannten X-chromosomalen Gene, die einer Krankheit zugrunde liegen (~ 150), zeigen eine rezessive Wirkung, d. h. manifestieren sich vorwiegend im männl. Geschlecht u. werden über gesunde heterozygote Frauen (Konduktorinnen) vererbt. ↑Erbgang. Durch X-chromosomal dominante Gene bedingte Krankheiten wirken meist bei männl. Früchten intrauterin letal. Die Krankheiten treten deshalb nur im weibl. Geschlecht auf, u. zwar mit direkter Mutter-Tochter-Vererbung.

Vererbung, inkomplett rezessive: Erbgang, bei dem sich ein autosomal rezessiv bedingtes Merkmal in abgeschwächter Form bei einem Teil der Heterozygoten manifestiert. Dadurch können Merkmalsträger in mehreren Generationen einer Sippe auftreten. ↑Erbgang.

Vererbung, intermediäre: Erbgang, bei dem die Heterozygoten in ihrer Merkmalsausbildung keinem der Homozygoten der beteiligten Allele entsprechen, sondern zwischen beiden liegen. Bezieht man die biochem. Ebene der phänotyp. Merkmalsausbildung mit ein, so zeigen alle gewöhnl. als dominant o. rezessiv definierten Merkmale eine i. V. ↑Dosiseffekt. Auf der Ebene der äußerl. bzw. klin. Merkmale jedoch, für die die Begriffe dominant u. rezessiv ursprüngl. gelten, finden sich beim Menschen nur wenige Beispiele einer i. V.

Vererbung, maternale: vorwiegende o. ausschließl. Weitergabe mütterl. Gene u. dadurch bestimmte Merkmale in Nachkommen, die im weibl. Geschlechtschromosom o. im ↑Chondrom enthalten sind.

Vererbung, matrokline: Vererbung nur über das weibl. Geschlecht.

Vererbung, plasmatische ↑Plasmagene.

Vererbung, polygene ↑Erbgang.

Vererbung, X-chromosomale ↑Erbgang.

Vererbung, Y-chromosomale ↑Erbgang.

Veress-Nadel: Nadel zum Anlegen eines Pneumoperitoneums, bei der nach Durchdringen des Peritoneums ein stumpfer Mandrin vorschnellt, der die Verletzung von Eingeweideorganen weitgehend verhindert.

Veresterung: Reaktion einer Säure mit einem Alkohol o. Phenol zu einem ↑Ester.

Verfahren, bildgebende: Sammelbegriff für versch. Verfahren zur Sichtbarmachung morphol. o. funktioneller Zustände von Strukturen u. Organen in der med. Diagnostik. ↑Sonograph, ↑Szintigraphie, ↑Thermographie, ↑Röntgenbild, ↑Computertomographie, Kernspinresonanz-Verfahren (↑Kernspinresonanz), ↑Xeroradiographie.

Verfahren, kognitive: verhaltenstherapeut. Verfahren, die sich auf die Wahrnehmungs- u. Denkprozesse beziehen. ↑Therapie, rational emotive; ↑Programmieren, neurolinguistisches.

Verfahren, parameterfreie: statist. Begriff, verteilungsfreie bzw. verteilungsunabhängige Verfahren, die hinsichtl. ihrer Anwendung unabhängig von der Voraussetzung einer spez. Verteilungsform (vorzugsweise ↑Normalverteilung) in der Grundgesamtheit sind. Zu diesen Methoden zählt die Klasse der sog. Rangtests. Rangtests verwenden nicht die Stichprobenwerte selbst, sondern nur ihre Ordnung: Rangtests für unabhängige Stichproben sind der Test von Kruskal u. Wallis u. der Wilcoxon-Test, für abhängige Stichproben der Friedman-Test u. der Zeichentest.

Verfahren, projektive: P. V. bzw. Entfaltungstests gehen von dem Gedanken aus, daß das Individuum in jeder Äußerung u. Handlung sein Wesen, seinen Charakter, seine Haltung, kurz seine gesamte Persönlichkeit ausdrückt, so wie aus jedem Werk die Persönlichkeit seines Schöpfers spricht. Der bekannteste ist der ↑Rorschach-Test. Dem Pat. werden relativ vieldeutige verbale o. averbale Reizkonstellationen geboten u. aus deren Interpretation Rückschlüsse auf seine subjektive Betrachtungsweise gezogen. Auswertung bedarf sehr fundierter Erfahrung. ↑Psychodiagnostik, ↑Projektion.

Verfälschung: bewußte Verschlechterung eines Lebensmittels gegenüber seiner normalen Beschaffenheit durch Entzug wertbestimmter Bestandteile o. Vortäuschung einer besseren Beschaffenheit durch Zusatz aufwertender, dem betreffenden Lebensmittel jedoch fremde Stoffe, z. B. auch unerlaubte Färbung.

Verfettung: pathol. Vorkommen von morphol. erkennbaren Fetttropfen in Zellen. Die V. von Leber-, Nierenepithelien, Herzmuskelfasern u. a. ist die Folge entweder eines erhöhten Fettangebots (sog. Fettinfiltration, z. B. bei Lipämie), einer Störung der Fettverarbeitung (sog. Fettretention, z. B. Sauerstoffmangel o. Fehlen sog. lipotroper Faktoren) o. einer tox. Schädigung der Zelle (sog. regressive V., früher degenerative V. genannt, z. B. nach Phosphor- o. Arsenvergiftung, bei Chloroformnarkose, bei Alkoholgenuß).

Verflechtungsbilanzierung: Input-output analysis; Teilgebiet der ↑Operationsforschung zur Analyse von Proportionen der Wirtschaftsstruktur eines Landes o. Territoriums unter Berücksichtigung der wechselseitigen Abhängigkeiten der Teilbereiche; i. a. ist das Gesundheitswesen als wichtiger gesellschaftl. Bestandteil eingeschlossen.

Verfolgungswahn: krankhafte, nicht korrigierbare Überzeugung des Verfolgtseins ohne entsprechenden Anlaß (↑Denkstörungen). Unter den versch. Wahnideen mit am häufigsten vorkommender Wahninhalt. Zu beobachten bei Alkoholhalluzinose (o. anderen Intoxikationspsychosen), Alterspsychosen u. Schizophrenien.

Verfügbarkeit, biologische: Bioverfügbarkeit, Bioavailability; definiert die Menge eines Pharmakons, die tatsächl. resorbiert wird, d. h. vom ↑Applikationsort ins Blut gelangt, o. besser den Wirkungsort erreicht. Die b. V. kann sehr stark von der ↑Arzneiform, aber auch von dem Zustand u. den Eigenschaften des Applikationsortes abhängen.

Vergenzen ⟨*lat*⟩ *f Pl*: disjungierte Bewegungen beider Augen, z. B. Konvergenz, Divergenz. ↑Versionen.

Vergessen: Entschwinden früherer Bewußtseinsinhalte aus dem Gedächtnis, so daß sie nicht mehr erinnert werden können, Störungen des ↑Gedächtnisses. Neben dem Zeitfaktor spielen somat. Veränderungen des Gehirns u. v. a. affektive Faktoren (↑Abwehrmechanismen) eine Rolle. ↑Amnesie, amnestisches ↑Syndrom, ↑Alter.

Vergewaltigung: mit Gewalt o. durch Drohung mit gegenwärtiger Gefahr für Leben u. Gesundheit erzwungener Geschlechtsverkehr.

Vergiftung: Erkrankung durch ↑Inkorporation von ↑Gift. Einteilung nach den Ursachen (↑akzidentell, suizidal, professionell), nach der Natur des Giftes (V. durch anorgan. u. organ. Gifte, Giftpflanzen u. Pflanzengifte, Gifttiere u. Tiergifte), nach den Hauptzielorganen (V. durch Nerven-, Leber-, Nieren-, Blutgifte u. a.), nach der Verlaufsform (akut, chron., Spätschäden). Vergiftungsbild abhängig von der Giftigkeit (↑Toxizität), Dosis, Einwirkdauer, Eintrittspforte u. Empfänglichkeit (Suszeptibilität) des Organismus. Endogene V. durch tox. Stoffwechselprodukte (↑Urämie, ↑Coma hepaticum u. a.). Akute V. ggf. als Arbeitsunfall, chron. V. als Berufskrankheit anzeigepflichtig.

Vergiftung, akzidentelle: irrtüml. ärztl., direkte u. absolute Überdosierung mit tox. Blutspiegeln u. entsprechenden akuten Vergiftungserscheinungen, prakt. ausschließl. durch Arzneimittel. Andere zufällige Vergiftungen umfassen zusätzl. Haushaltschemikalien, Schädlingsbekämpfungsmittel, Roh-, Zwischen- u. Fertigprodukte der chem. u. pharmaz. Industrie usw.

Vergiftung, suizidale: Der Versuch der Selbsttötung wird vorwiegend mit Arzneimitteln (zentral dämpfenden Pharmaka), Haushaltschemikalien, Pflanzenschutzmitteln, Kohlenmonoxid u. a., oft untereinander kombiniert u./o. kombiniert mit Alkohol unternommen.

Vergleiche, multiple: paarweise Vergleiche (statistischer ↑Test) gleichartiger statist. Maßzahlen (↑Mittelwerte, ↑Varianzen) aus mehreren ↑Stichproben. Es ist zu beachten, daß bei m. V. die ↑Irrtumswahrscheinlichkeit von der spez. Wahl der statist. Hypothese abhängt. M. V. werden oft im Anschluß an eine ↑Varianzanalyse durchgeführt (multiples ↑Testen).

Vergrößerung: Aufgabe opt. Geräte wie z. B. ↑Lupe, ↑Mikroskop u. Fernrohr ist die Verbesserung der Erkennbarkeit von Details, die physikal. durch das ↑Auflösungsvermögen beschrieben wird. Damit das Auge getrennte Objektdetails auch getrennt wahrnimmt, dürfen sie dem Auge nicht unter einem Winkel kleiner als 1' erscheinen. Ursache ist die Mosaikstruktur der ↑Retina. Einen Sehwinkel von 1' entspricht ein Abstand der Netzhautbilder von 5 μm, das ist der mittlere Abstand zweier Zäpfchen. Das Auflösungsvermögen des normalsichtigen, unbewaffneten menschl. Auges liegt bei 6–8 Linienpaaren/mm. Aufgabe der vergrößernden opt. Instrumente ist die V. des Sehwinkels. Dabei bezieht man sich auf einen Sehwinkel in 25 cm Augenabstand ohne Instrument: V. = Sehwinkel mit Instrument/Sehwinkel in 25 cm Augenabstand ohne Instrument. Vielfach wird anstelle der Winkel auch deren Tangens benutzt.

Vergrößerung, elektronenoptische: Bei Bildverstärkern besteht die Möglichkeit, durch Umschaltung der Spannungen an elektrostat. Linsen bis zu 3 versch. Abbildungsmaßstäbe A (Größe des Bildes auf Sekundärschirm) zu wählen. Übl. ist ein Übergang von A aus dem Bereich 1 : 12–15 auf Werte von 1 : 5–6.

Vergrößerung, förderliche: der Bereich der Vergrößerung, bei dem eine Vergrößerung auch eine Steigerung des ↑Auflösungsvermögens bewirkt. Vergrößerung über diesen Bereich hinaus bewirken wohl eine Vergrößerung der Bildabmessungen, nicht aber eine Verbesserung der Detailerkennbarkeit. Für Meß- o. Zählzwecke kann die f. V. im Interesse einer bequemeren Ablesung überschritten werden.

Vergrößerung, geometrische: vergrößerte Röntgenabbildung durch Lagerung des abzubildenden Objekts in einem Abstand > 0 zur Bildwandlereingangsebene (z. B. Filmebene). Die g. V. wird durch den Abbildungsmaßstab A gemessen.

$$A = \frac{\text{Bildgröße}}{\text{Objektgröße}} = \frac{\text{Fokus-Bildwandler-(Film-)Abstand}}{\text{Fokus-Objekt-Abstand}}$$

Da stets nichtpunktförmige Brennflecke angewendet werden, steigt mit wachsendem Abbildungsmaßstab die geometrische ↑Unschärfe. Aus der Überlagerung der beiden gegenläufigen Vorgänge ergibt sich durch g. V. eine Verbesserung der Abbildungsgüte.

Vergüten: in der Zahnmed. Veränderung mechan. u. elektrochem. Eigenschaften von Legierungen durch Wärmebehandlung mit Temperaturen, bei denen im festen Zustand eine Diffusion der Atome ermöglicht wird, bedingt durch Umwandlung der Gitterstrukturen.

Verhalten: Gesamtheit der psych. u. phys. Lebensäußerungen u. Aktivitäten von Individuen u. sozialen Gruppen, insbes. in einer konkreten Situation. V. ist sowohl durch genet. Faktoren als auch durch soziale u. natürl. Umwelteinflüsse, im spez. auch durch die Erziehung geprägt. Persönlichkeitsstruktur, Zugehörigkeit zu einer sozialen Gruppe, Arbeitswelt, Wissensstand wirken auf das V. ein.

Verhalten, operantes: durch Entstehung spez. bedingter Reflexe sich ausbildendes Verhalten, bei dem das Versuchstier durch eine Bewegung, z. B. Drücken eines Hebels, sich selbst die Belohnung durch Futter (Nahrungsbekräftigung) o. auch durch elektr. Reizung best. Hirngebiete verschafft. Das o. V. des Tieres wird prim. nicht durch einen spezif. äußeren Reiz ausgelöst, sondern entsteht aus der durch Bedürfnisspannung hervorgerufenen aktiven Einwirkung auf die Umwelt, die durch die Information über das Handlungsergebnis bekräftigt o. nicht bekräftigt wird. Das o. V. liegt dem ↑Lernen instrumenteller bedingter ↑Reflexe zugrunde. ↑Autostimulation.

Verhaltensaudiometrie: spez. Verfahren der ↑Audiometrie. Umfaßt Elternaudiometrie, Ablenktests u. Freifeldaudiometrie; diagn. Brücke zwischen Reflex- u. Spielaudiometrie, Anwendung zwischen 2. Lebenshalbjahr u. 3. Lj.

Verhaltensbeobachtung: die auf das Verhalten eines o. mehrerer Menschen gerichtete, nicht dem Zufall überlassene, method. kontrollierte Beobachtung mit dem Ziel, für die Persönlichkeit o. die beobachtete Gruppe Charakteristisches zu erfahren.

Verhalten, selbstverletzendes: offene Selbstmißhandlung im Ggs. zur heiml. induzierten artifiziellen ↑Krankheit o. ↑Münchhausen-Syndrom. Die häufigste Selbstverletzungsmethode ist das Schneiden der Haut. Oft ist es ein Hinweis auf eine schwere ↑Persönlichkeitsstörung.

Verhaltensforschung: Ethologie; Beschreibung u. Erforschung des artspezif. Verhaltens der Tiere, seiner evolutionsgeschichtl. u. verhaltensphysiolog. Grundlagen. Die Übertragung von Erkenntnissen der V. auf den Menschen ist nur eingeschränkt mögl.

Verhaltensmuster, funktionelle: Strukturmodell für Pflegeassessments u. Klassifikationsschema für ↑Pflegediagnosen, das von der US-Pflegewissenschaftlerin Marjory Gordon entwickelt wurde. Funktionelle Verhaltensmuster kennzeichnen eine Anordnung von gesundheitsorientierten Verhaltensweisen, die fortlaufend über ein best. Zeitraum beobachtbar sind. Die 11 funktionellen Verhaltensmuster umfassen im einzelnen die Bereiche: 1. Wahrnehmung u. Umgang mit der eigenen Gesundheit, 2. Ernährung u. Stoffwechsel, 3. Ausscheidung, 4. Aktivität u. Bewegung, 5. Schlaf u. Ruhe, 6. Kognition u. Perzeption, 7. Selbstwahrnehmung u. Selbstkonzept, 8. Rolle u. Beziehung, 9. Sexualität u. Reproduktion, 10. Bewältigungsverhalten u. Streßtoleranz, 11. Werte u. Überzeugungen.

Verhalten, soziales: durch die Persönlichkeitsstruktur o. auch den Charakter einer sozialen Gruppe maßgebl. mitbestimmtes Verhalten. Wesentl. Teile des s. V. sind das Arbeitsverhalten, das Lern- u. Erkenntnisverhalten u. das V. zum Mitmenschen. Wichtige Verhaltensbereiche werden durch soziale Normen vorgeschrieben, beispielsweise im Arzt-Patient-Verhältnis.

Verhaltensphysiologie: Teil der Neurobiologie. Die V. hat die phys. Grundlagen des Verhaltens zum

Gegenstand. Sie bedient sich dabei u. a. der diskreten Reizung, der gezielten Ausschaltung von Hirnstrukturen u. erfaßt die auftretenden Verhaltensänderungen. Elektr. Hirnpotentiale werden mit dem Verhalten in Beziehung gebracht. Häufig werden elementare Verhaltensweisen des Versuchstieres ausgearbeitet. ↑Reflex.

Verhaltensstörung: ungenauer Sammelbegriff für Fehlverhaltensweisen unterschiedl. Ätiol. u. Pathogenese v. a. im Kindesalter, z. B. Fehlverhalten, Fehlentwicklungen o. Verwahrlosung aufgrund eines Milieuschadens.

Verhaltensteratologie: Fachrichtung der ↑Teratologie, die nach pränataler (meist fetaler) Schädigung durch versch. Noxen im Tierexperiment Abartigkeiten in Verhalten, Lernleistung, motor. Koordinierung u. Ausdauer untersucht. Neg. Testresultate weisen auf ZNS-Schädigungen hin ohne grob- o. feinmorpholog. Schäden. Es ist problemat., derartige Funktionsstörungen ohne (nachweisbares) morphol. Substrat unter dem Begriff Teratologie einzureihen. Der übergeordnete Begriff, der beides erfaßt, wäre Dysontologie.

Verhaltenstherapie: Sammelbegriff für zahlreiche, z. T. sehr versch. ther. Methoden, die in der exp. Psychol. begründet sind. Im Zentrum stehen klar definierbare operationalisierbare Verhaltensweisen, Kognitionen u. Emotionen, die verändert werden sollen (z. B. systematische ↑Desensibilisierung, ↑Konditionierung, ↑Modellernen, Selbständigkeitstrainung, Überflutungstherapie).

Verhaltenstherapie, kognitive: Verhaltenstherapie, die im Unterschied zu älteren Formen gezielt die gedankl. Verarbeitung anvisiert. Kognitive Verarbeitungsprozesse u. emotional-kognitive Denkschemata, die zwischen Wahrnehmung u. Verhalten wesentl. modifizierend vermitteln, werden insbes. durch Methoden der Coverant-control (verdeckte ↑Konditionierung), des Modellernens (↑Imitation) u. der dialog. Beeinflussung von irrationalen Grundüberzeugungen (Belief-systems, z. B. „Ich muß immer der Beste sein") verändert u. ermöglichen so Veränderungen des offen gezeigten Verhaltens. Damit wird das primitive Reiz-Reaktions-Schema der frühen Verhaltenstherapieformen beträchtl. erweitert u. humanisiert.

Verhältnis, gyromagnetisches: Verhältnis aus magnet. Moment eines Elementarteilchens zu seinem Drehimpuls. Es bestimmt bei der ↑Kernspinresonanz zusammen mit der magnet. Feldstärke die Resonanzfrequenz (↑Larmor-Frequenz).

Verhornung: Keratinisation, Hornbildung. Fähigkeit der Epithelien, sich durch best., im einzelnen noch nicht erforschte chem. Umbauvorgänge in Horn umzuwandeln, wobei die Zellen absterben, aber noch fest aneinander haften (↑Keratose). Im Tierreich als eigentl. Hornbildung geläufig, bei Menschen manchmal als ↑Cornu cutaneum, ↑Hyperkeratose, ↑Keratinisierung.

Verjüngungsmittel: Substanzen unterschiedl. Art (Bogomolez-Serum, Frischzellen u. a.) ohne wissenschaftl. bewiesenen Verjüngungseffekt.

Verkalkung: 1. Physiol. Prozeß im Knochengewebe. 2. Pathol. Prozeß im nekrot. Gewebe als sog. dystroph. V. (↑Verkäsung, Skelett- u. Herzmuskulatur, Harnkanälchenepithelien bei Sublimatvergiftung, Fettgewebenekrosen, ↑Lithopädion, abgestorbene Parasiten); sog. bradytrophe V. bei herabgesetztem Stoffwechsel von Geweben (Arterienwandung, Kehlkopf- u. Rippenknorpel im Alter, ↑Psammom). Selten systematisierte Kalkablagerung in Lunge, Niere, Magen u. Herz als sog. Kalkmetastase (Virchow) o. Kalkgicht (M. B. Schmidt) bei Hyperkalzämie (z. B. Hyperparathyreoidismus). Bei der Calcinosis universalis knotige Kalkablagerungen in Gelenknähe, in Kutis u. Subkutis (Kalkspeicherungskrankheit). Schließl. gibt es die ↑Kalziphylaxie.

Verkalkung, dystrophische: örtl. Kalkablagerung ohne Hyperkalziämie.

Verkalkungen, intrakranielle: Kalkablagerungen innerhalb des Schädels, z. B. nach intrauterinen Infektionen mit zerebraler Beteiligung, bes. bei konnataler Toxoplasmose (↑Fetopathia toxoplasmotica) u. ↑Zytomegalie.

Verkapselung: Umhüllen von Arzneistoffen mit Kapselwandmaterial (↑Mikrokapseln) bzw. Verpacken von Arzneistoffen u. Präformulierungen in ↑Kapseln.

Verkäsung: Form der Nekrose mit Entstehung einer streichkäseartigen Masse von zäher, trockener, gelbl. Beschaffenheit (bedingt durch zusätzl. Fettgehalt). Am häufigsten bei Tuberkulose, seltener bei Syphilis.

Verkehrsbeschränkungen: Um einen von einer Tierseuche befallenen Bestand o. für ein seuchengefährdetes Gebiet erlassene Maßnahmen zur Minderung der Gefahr der Seuchenverschleppung (↑Sperrbezirk, ↑Schutzgebiet).

Verkehrsmedizin: Teilgebiet der Med., das sich in interdisziplinärer Zusammenarbeit mit anderen med. Disziplinen, der Verkehrspsychologie sowie mit Teilgebieten einiger Naturwissenschaften u. Verkehrswissenschaften mit der Ermittlung der verkehrsspezif. Anforderungen u. Belastungen sowie den hierdurch bedingten psychophys. Beanspruchungen, insbes. bei Fahrertätigkeiten beschäftigt, das die Proph. gesundheitl. Gefährdungen u. Schädigungen bei aktiver o. passiver Teilnahme am Verkehr zu Lande, zu Wasser u. in der Luft zum Ziel hat, an der Optimierung der von menschl. Faktoren abhängigen Komponenten der Verkehrssicherheit mitwirkt sowie hyg. Sachverhalte unter den Bedingungen des nationalen u. internationalen Verkehrs untersucht u. kontrolliert.

Verkehrspsychologie: Fachbereich der angewandten Psychol., der sich unter Berücksichtigung psychol. Erkenntnisse mit der Analyse u. Gestaltung des Verhaltens von Beschäftigten u. Teilnehmern im Verkehr u. Transport zu Land, zu Wasser u. in der Luft befaßt.

Verkleisterung: Kleisterbildung; Quellung von Stärke (Voraussetzung für Verdauung) unter Verlust ihrer Struktur beim Erwärmen in Gegenwart von Wasser. Die unterschiedl. Temperatur der V. wird zur Unterscheidung von Stärken benutzt, z. B. von Roggen- u. Weizenstärke.

Verknöcherung: 1. Physiol. Prozeß der Knochenbildung: a) prim., endesmale o. direkte V., b) indirekte o. Ersatzknochenbildung. 2. Pathol. Prozeß bei V. im Muskel als ossifizierende ↑Myositis (↑Reiterknochen), in Nekrosen oft im Bereich älterer Verkalkungen (tuberkulöse Käseherde, Pleura- u. Perikardschwarten).

Verkohlung: Schwärzung beim Erhitzen von organ. Substanzen durch Abscheidung von Kohlenstoff. Bei zu starkem Erhitzen von Lebensmitteln entstehen gesundheitsschädl. Produkte (↑Pyrolyseprodukte); ↑Verbrennung 4. Grades.

Verkreidung: bes. Form der dystroph. Verkalkung; Entstehung bröckliger, kreideartiger Massen, bes. in tuberkulösen Herden.

Verkürzungsausgleich: techn. Ergänzung bei unterschiedl. Beinlänge. In einfacher Form bis 5 cm an Konfektionsschuhen anzubringen. Größere Beinlängendifferenzen werden unter Verwendung von Holz o. synthet. Schaumstoffen in Verbindung mit orthopädischen ↑Schuhen, ↑Innenschuhen o. ↑Beinprothesen ausgeglichen.

Verkürzungsgeschwindigkeit: die aus der Verkürzungszeit u. der Amplitude des sich kontrahierenden Muskels hervorgehende Größe. ↑Kraft-Geschwindigkeits-Relation.

Verkürzungshinken ↑Hinken.

Verkürzungsosteotomie: Osteotomie eines Röhrenknochens mit Entnahme eines Diaphysenstücks u. anschließender Osteosynthese. Ausgleich einer Beinlängendifferenz (vorwiegend am Femur) o. Verkürzung der Elle bei Ellenvorschub nach Radiusverfahren.

Verkürzungswärme: Anteil der Gesamtwärmebildung des Muskels, abhängig von der Längenänderung des Muskels bei der Kontraktion, aber unabhängig von der dabei entwickelten Muskelspannung. Der V. geht die Phase der ↑Aktivierungswärme voraus. Aktivierungswärme u. V. werden auch als Initialwärme bezeichnet (anoxidativer Anteil der Gesamtwärmebildung des Muskels). Der V. folgt die verzögerte o. Erholungswärme, die vom Sauerstoffangebot an den Muskel abhängt.

Verlängerungsosteotomie: Osteotomie zum Ausgleich der Längendifferenz vorwiegend der unteren Extremitäten.

Verlangsamung: Reduzierung der Geschwindigkeit von Handlungen u. Denkabläufen bei organ. Störungen der Hirnfunktion versch. Genese u. Depressionen, insbes. bei dämpfenden Psychopharmaka (↑Fahrtauglichkeit u. U. eingeschränkt).

Verlaufskontrolle: Überprüfung der Wirkung ther. Maßnahmen mit Hilfe naturwissenschaftl. Methoden.

Verlausung ↑Pedikulose.

Verlegung: Überweisung o. Ortswechsel eines stationären Pat. in eine andere stationäre Einrichtung o. ein anderes Krankenzimmer.

Verletzungsinokulationsinfektion: Übertragung von Infektionserregern mit Hilfe mechan. Gewalt bei Durchtrennung o. Verletzung der Gewebeoberfläche. Infektionen dieser Art werden auch als ↑Bißinfektion, Kratz-, Schürf- u. ↑Wundinfektion bezeichnet.

Verletzungsmykose: Mykose, bei der Pilzelemente durch o. nach Traumen in das Gewebe gelangen u. zur Mykose führen. Zu den V. gehören: ↑Chromomykose, ↑Sporotrichose, ↑Mycetome.

Verletzungspotential: elektr. Potentialdifferenz zwischen der Oberfläche einer erregbaren Zelle o. Faser (Nerven-, Muskelfaser) u. einer Verletzungsstelle, z. B. einer Fasertrennstelle, wo die Gegenelektrode aufgesetzt o. eingeführt wird. Das V. ist annähernd gleich dem Ruhepotential. ↑Ionentheorie.

Verleugnung: psychoanalyt. Terminus. ↑Abwehrmechanismus mittlerer Reife. Vorgang, bei dem von außen kommende schmerzl. Reize vom Bewußtsein ausgeschlossen werden. Anders bei der ↑Verdrängung, bei der v. a. innere Impulse zurückgewiesen werden.

Verlustausgleich: Sicherheitszuschlag bei Arzneimitteln, um den bei der Herstellung (z. B. Zäpfchen) o. Lagerung in der ersten Zeit auftretenden Verlust auszugleichen u. damit eine verordungsgemäße Dosierung zu garantieren.

Verlustazidose ↑Subtraktionsazidose.

Verlustwärme, mechanische: die Wärme, die bei einer isometr. Kontraktion eines Muskels durch innere Dehnung seiner elast. Elemente entsteht u. Teil der anoxidativen initialen Wärmebildung (↑Aktivierungswärme, ↑Verkürzungswärme) ist. Die m. V. fehlt bei der isoton. Kontraktion des Muskels.

Verlustwinkel: der an einem Wechselstromwiderstand auftretende Phasenwinkel zwischen Stromstärke u. Spannung.

Vermeidungsreaktion: durch Zurückweichen vor einem Objekt bzw. Vermeiden einer Situation charakterisierte Verhaltensweise. Sie beruht auf angeborenen Elementen (Abwehr-, Schutz-, Fluchtreflexen), auf deren Grundlage sich rasch bedingtreflektor. V. ausbilden. ↑Reflex, bedingter. Bei der ↑Aversionstherapie werden unangenehme Reize zum bedingtreflektor. Meiden best. Handlungen eingesetzt.

Vermes ⟨*lat*⟩ *m Pl*: Würmer; veraltete zusammenfassende Bez. für versch. Tiergruppen mit wurmförmiger Gestalt, wie ↑Plathelminthes, ↑Nemathelminthes, ↑Acanthocephala, ↑Annelida.

vermiformis ⟨*lat*⟩ *Adj*: wurmförmig.

vermifug ⟨*lat*⟩: ↑Anthelminthikum, das nicht abtötend, sondern lähmend bzw. abtreibend wirkt.

verminosus ⟨*lat*⟩ *Adj*: von Eingeweidewürmern herrührend.

Vermis ⟨*lat*⟩ *m*: Wurm; mittlerer Teil des ↑Cerebellum.

Vermittlervariable ↑Variable.

vermizid: ↑Anthelminthikum, das abtötend wirkt.

Vernebler: Gerät zur Erzeugung von ↑Aerosolen.

Verner-Morrison-Syndrom ↑VIPom.

Vernichtungsgefühl: Gefühl der Todesangst, Lebensbedrohung, z. B. bei Myokardinfarkt, Mesenterialinfarkt, Perforationsperitonitis, akut-hämorrhag. Pankreatitis.

Vernichtungsstrahlung: das bei der Vereinigung von einem Positron u. einem Elektron entstehende Quantenpaar. Die beiden Quanten, je 511 keV, bewegen sich in entgegengesetzter Richtung fort. Bei Positronenstrahlern ist immer mit V. zu rechnen.

Vernier-Sehschärfe: Noniussehschärfe; Fähigkeit zur Erkennung einer Konturunterbrechung, z. B. Knick in einer Linie o. Unregelmäßigkeit in sonst regelmäßig aufeinanderfolgenden Punkten. Ist höher als ↑Minimum separabile u. zeigt Genauigkeit von 2–3 Bogensekunden (Zapfendurchmesser = 12 Bogensekunden).

Vernix caseosa ⟨*lat*⟩ *f* ↑Fruchtschmiere.

Verocay-Tumor ↑Neurinom.

Verplattung ↑Plattenosteosynthese.

Verreibung ↑Trituratio.

Verrenkung ↑Luxation.

Verriegelungsnagelung: von Küntscher 1968 inauguriertes, später weiterentwickeltes Verfahren der ↑Marknagelung (↑Küntscher-Nagelung). Perkutan eingebrachte Bolzen verriegeln den Nagel im Knochengewebe u. schaffen zusätzl. Stabilität. Die V. erreicht die Indikationserweiterung der Marknagelung (Tibia- u. Femurschafttrümmerbrüche, Etagenbrüche, gelenknahe Schaftbrüche). Alle Vorteile der gedeckten ↑Osteosynthese, zunehmend unaufgebohrte Implantate bzw. Technik.

Verruca ⟨*lat*⟩ *f*: Warze; kleine umschriebene hyperkeratot. Wucherung des Plattenepithels. 1. Virusbedingte V.: a) V. plana juvenilis: stecknadelkopfgroße, flache Papel mit glatter Oberfläche, Farbe weiß bis hellbraun, überragt nur wenig das Hautniveau. Meist zahlreiche Exemplare mit Konfluenzneigung. Lokalisation Hände u.

Gesicht. b) V. vulgaris: flache o. kugelige, bis erbsgroße, harte u. trockene Knoten mit zerklüfteter, stark verhornter Oberfläche; Farbe gelbbraun bis schwarz, Sitz gewöhnl. Hände, bes. Finger; sehr hartnäckig. Sonderform die V. plantaris: Fußsohlenwarzen, sitzen vornehml. auf Zehenballen u. Ferse. Gegenüber den Warzen an anderen Körperstellen sind sie flacher u. breiter, reichen aber sehr tief ins Gewebe (schmerzhaft), werden oft mit Hühneraugen (Dornwarze) verwechselt. c) ↑Condylomata acuminata. 2. Bartonellenbedingte V.: V. peruviana: durch ↑Bartonella bacilliformis hervorgerufene Krankheit, die an der Haut bis erbsgroße papillomatöse blutende Knötchen hervorruft, ↑Bartonellose. 3. Tuberkelbedingte V.: V. necrogenica: Leichentuberkel. 4. V. unbekannter Ursache: V. senilis sive seborrhoica: basalzellige Papillome, flache, wenig erhabene Auflagerungen mit leicht zerklüfteter Oberfläche von schmutzigbrauner Farbe. Sie fühlen sich fettig an u. lassen sich leicht schichtweise entfernen. Vorkommen immer erst nach dem 50. Lj. Lokalisation meist Rücken, Oberarme u. Gesicht. Abb.

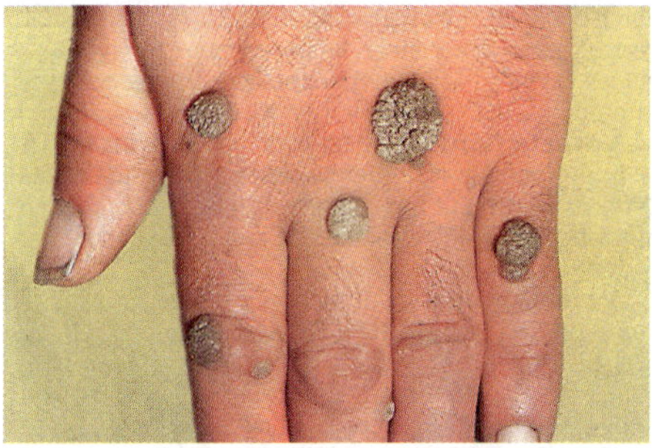

13

Verruca. Verrucae vulgares

Verruga peruviana: Verruca peruviana. ↑Bartonellose.

verrukös ⟨*lat*⟩ *Adj*: verrucosus; warzenförmig, warzenreich.

Versandheilwässer: natürl. Heilwässer, die abgefüllt in den Handel gebracht werden. V. unterliegen in der BRD dem Arzneimittelrecht.

Verschattung: Röntgenabbildung eines Objekts, das im Vergleich zu seiner Umgebung Röntgenstrahlen stärker absorbiert. Im Sprachgebrauch wird auf das Durchleuchtungsbild Bezug genommen, so daß eine V. auf dem Leuchtschirm als Bereich geringerer Leuchtdichte (Schatten), auf dem Röntgenfilm als Bereich geringerer Schwärzung (größerer Helligkeit) im Vergleich zur Umgebung erscheint.

Verschiebung: psychoanalyt. Terminus, reifer ↑Abwehrmechanismus, der z.B. bei der ↑Phobie zum Tragen kommt. Dabei löst sich eine intensive Vorstellung von einem angstausmachenden Vorgang u. verschiebt sich auf einen weniger ängstigenden, wobei eine Assoziationskette erhalten bleibt. Wendung gegen das ↑Selbst.

Verschiebung, chemische: bei der Kernspinresonanz die Änderung der Resonanzfrequenz (↑Larmor-Frequenz) einer best. Atomkernart je nach der chem. Bindung des Atoms. Ursache ist die Beeinflussung des anregenden Magnetfelds durch die Elektronenhüllen. Die c. V. wird zur Unterscheidung chem. Bindungen bei der ↑Kernspinresonanzspektroskopie ausgenutzt u. erlaubt die Bilderzeugung durch Protonen in best. Bindungen (z.B. Wasser-Fett-Differenzierung).

Verschiebung, parallaktische: Verschiebung, die ein Gegenstand erfährt, wenn er von zwei versch. Beobachtungspunkten aus betrachtet wird. Entsteht z.B. auch bei abwechselnder Betrachtung mit dem re. u. li. Auge. Ist Voraussetzung zur Stereoskopie. Kann bei Zeigern u. Skalen zu einem Ablesungsfehler führen.

Verschiebung, prismatische: Ablenkung eines Lichtstrahls bei exzentr. Durchtritt durch ein Brillenglas. Nach dem Gesetz von Prentice hat jede sphär. Linse in 1 cm Abstand von ihrer Achse eine prismat. Kraft (in Prismendioptrien), die ihrer Dioptrienzahl entspricht.

Verschiebungsstrom: der infolge einer Wechselspannung durch einen kapazitiven Widerstand fließende Wechselstrom. Dieser eilt bei einem rein kapazitiven Widerstand der Spannung um 90° voraus (↑Verlustwinkel). Der V. kann keine Stromwärme erzeugen.

Verschiebungstypus: von R. Förster angegebenes Phänomen bei der Perimetrie. Bei Neurasthenie taucht ein von der Peripherie hereinbewegtes Signal früher im Gesichtsfeld auf, während es vom Zentrum nach außen wandernd eher verschwindet. So entstehen zwei sehr unterschiedl. Gesichtsfelder.

verschleppt: **1.** An einen anderen Ort transportiert (Metastasen). **2.** Nicht vollkommen ausgeheilte, chron. gewordene Krankheit.

Verschleppungszeit: Zeit zwischen Auftreten der ersten Sympt. eines bösartigen Tumors u. Beginn der Behandlung. Die V. setzt sich zusammen aus: 1. der Zeit, die vergeht, bis der Kranke nach Auftreten des ersten Symptoms den Arzt aufsucht; 2. der Zeit, die vergeht, bis dieser Arzt einen Tumor vermutet; 3. der Zeit, die benötigt wird, um die Tumordiagnose zu sichern u. die Ther. einzuleiten.

Verschlucken: Eintritt von Nahrungsbestandteilen in die Luftwege durch zu schnelles Schlucken o. aufgrund organ. Erkrankungen.

Verschluß, arteriomesenterialer: Mesenterialarteriensyndrom, Wilkie-Krankheit; Kompression der Pars ascendens duodeni durch die ventral überlagernde A. mesenterica superior gegen Aorta u. Wirbelsäule. Die Duodenalkompression kann als Ileus in Erscheinung treten. Ursachen: abnorm kurzes Mesenterium, Fehlrotation des Dünndarms, abnormer Ursprung bzw. anomale Verzweigung der oberen Gekröseschlagader, abnorme Beweglichkeit des re. Kolons, abnorm hohe Fixation der Flexura duodenojejunalis durch den M. suspensorius duodeni.

Verschluß, dentogingivaler ↑Verbindung, dentogingivale.

Verschlußdruck, kritischer: minimal notwendiger Gefäßinnendruck für die Aufrechterhaltung einer Blutströmung. Hängt ab vom Gefäßumgebungsdruck, vom Tonus der glatten Gefäßmuskulatur (↑Basistonus) u. von der Blutviskosität, die bei geringer Strömungsgeschwindigkeit in dünnen Gefäßen überproportional wächst. Es kann zu viskoelast. Verhalten des Blutes mit Aggregatbildung (↑Sludge) kommen, das erst bei Überschreiten einer Scherkraft beseitigt wird.

verschlüsseln: codieren; in der Datenverarbeitung meistens die Umwandlung von Daten in dem Menschen geläufiger Form in eine formalisierte Form, die vom Computer effektiv o. überhaupt erst verarbeitet werden kann.

V. ist auch das Eintragen z. B. einer Diagnosenummer in einen Beleg anstelle der Diagn. selbst im Klartext.

Verschlußikterus: fehlender Übertritt von Galle in den Intestinaltrakt durch extra- o. intrahepat. Cholestase. Da kein Bilirubin in den Darm gelangt, können auch keine Urobilinoide mehr entstehen, so daß im Urin zwar Bilirubin, aber kein Urobilinogen u. Urobilin nachweisbar ist. Das Syndrom des V. bedarf der baldigen Abklärung, bes. im Hinblick auf die Frage, ob es sich um einen extrahepat. o. intrahepat. Ikterus handelt. Diagn. in den letzten Jahren durch Anwendung von Sonographie, ERCP, PTC, Computertomographie u. HIDA-Test wesentl. verbessert.

Verschlußkapazität ↑Closing capacity.

Verschlußkrankheit, venöse: Verschluß einer Vene, z. B. durch einen Thrombus. Einteilung in versch. Stadien nach P. Heinrich zur Beurteilung der Progredienz venöser Verschlußkrankheiten. Die ther. Möglichkeiten hängen vom Stadium der Verschlußkrankheit ab. Tab.

Verschlußlaute: die Laute k, g, d, t, b, p.

Verschlußsyndrom, arterielles: Sammelbegriff für durch art. Gefäßverschluß bedingte Krankheiten (↑Arteria-carotis-interna-Syndrom, ↑Leriche-Syndrom, ↑Takayasu-Syndrom, ↑Raynaud-Krankheit, ↑Halsrippensyndrom, ↑Polymyositis u. a.).

Verschlußvolumen ↑Closing volume.

Verschmelzungsfrequenz: krit. Frequenz, die ein zeitl. Auflösungsvermögen diskreter Einzelempfindungen nicht mehr gestattet. Sie verschmelzen zu einer gleichbleibenden Empfindung, ↑Flimmerverschmelzungsfrequenz.

Verschmelzungsnieren: angeborene Verschmelzung von 2 Nieren, deren Ureteren an normaler Stelle in die Harnblase münden. 1. Bilateralsymmetr. V.: ↑Hufeisenniere. Die verschmolzenen Nieren liegen re. u. li. der Wirbelsäule u. oft tiefer als die nomotopen Organe. 2. Unilaterale V.: auf einer Seite liegen 2 verschmolzene Nieren, auf der anderen Seite keine. Ein Ureter kreuzt die Mittellinie u. mündet nomotop-gekreuzt. ↑Nierendystopie.

Verschmutzungsquellen: i. S. der Umwelthygiene alle im Verflechtungsbereich der Mensch-Umwelt-Beziehungen theoret. u./o. realisierten Stoff- u. Energieabgaben (sowie andere Störungen des ökolog. Gleichgewichts), die zur natürl. (geochem. u. a.) bedingten Grundbelastung der Umwelt (↑Umweltbelastung) hinzukommen u. sich in der Rückkopplung der Umwelt-Mensch-Beziehungen als gesundheitl. abträgl. erweisen. So sind V. fast ausschließl. anthropogen, d. h. durch den Menschen u. seine Tätigkeiten im Kommunalbereich, in der Industrie u. in der Landwirtschaft verursacht. Biol. V. aus anderen Bereichen der Biosphäre (z. B. Zoonoseninfektionsgefahr durch Ausscheidung der Wildtiere) sind in den gemäßigten Klimaten von relativ geringerer Bedeutung. Die Gesamtheit der V. führt beim Realisieren der Verschmutzung zur Umweltbelastung (bei früher realisierter u. persistierender Belastung zur Altlast). V. sind Gegenstand der ↑Umweltkontrolle u. wirken zumeist über Ernährung (↑Lebensmittelhygiene u. Ernährungshygiene), Boden (↑Bodenhygiene), Gewässer (↑Wasserhygiene) u. Luft (↑Lufthygiene) neg. auf die Gesundheit der Bevölkerung. Es ist das Ziel der ↑Umwelthygiene, die V. zu erkennen, zu bewerten, zu beseitigen bzw. durch Normierung u. Kontrolle den Umfang der von ihnen ausgehenden Verschmutzungen zu beherrschen u. Gesundheitsschädigungen zu verhindern.

Verschraubung: Osteosynthese durch Verschraubung von Knochenfragmenten; angestrebt wird die Technik der ↑Zugschraubenosteosynthese.

Verseifung: **1.** Hydrolyse der ↑Fette in Gegenwart von Alkalihydroxid. Dabei entstehen ↑Glycerol u. die Alkalisalze der Fettsäuren (Seifen). Fette werden auch durch Enzyme (Lipasen) gespalten. **2.** Verallgemeinert versteht man unter einer V. schlechthin die Hydrolyse eines ↑Esters zu Säure u. Alkohol (Umkehrung der ↑Veresterung).

Verseuchung: Kontamination von Trinkwasser, Nahrungsmitteln, Naturherdgebieten, Wohn- u. Lebensgemeinschaften mit Erregern übertragbarer Krankheiten, mit Schadstoffen. Radioaktive V.: radioaktive ↑Kontamination.

Versicherung: Institution, mit der gegen Zahlung von Beiträgen eine Leistung für ein konkret festgelegtes Ereignis vereinbart werden kann. Die zur Gewährleistung der sozialen Sicherheit wichtigste Form sind Renten-, Arbeitslosen-, Kranken- u. Pflegeversicherung.

Versikan: Glykoprotein der extrazellulären Matrix. Bindet ↑Hyaluronsäure u. Lektine.

Versilberungstechnik ↑Silberimprägnation.

Versio ⟨*lat*⟩ *f*: Beugung, Wendung, Neigung.

Versionen ⟨*lat*⟩ *f Pl*: konjugierte Augenbewegungen, beidseits gleichsinnige Bewegungen, z. B. Lävoversion, Dextroversion. ↑Vergenzen.

Versio uteri: Neigung der Gebärmutter im kleinen Becken. Wird bestimmt durch den Winkel, den die Achse des Gebärmutterkörpers mit der gedachten Verlängerung der Scheidenachse bildet.

Versorgungsvertrag: Vereinbarung zwischen den Landesverbänden der Krankenkassen u. den Verbänden der Ersatzkassen einerseits u. dem Krankenhausträ-

Venöse Verschlußkrankheit: Stadieneinteilung

Stadium	Pathomorpholog. Befund	Therapie
I	Venenverschluß durch frischen Thrombus (1.–4. Krankheitstag)	Thrombektomie o. Fibrinolyse
II	Venenverschluß durch einen in bindegewebiger Organisation befindl. Thrombus (5.–14. Krankheitstag)	Kompressionsverband, bei großen Venen bedingte Indikation zur Fibrinolyse
III	Venenverschluß durch lockeres Bindegewebe u. Kollateralisation des gestörten Abflusses (15. bis etwa 120. Krankheitstag)	physikal. Therapie
IV	Rekanalisation mit chron. venöser Insuffizienz u. troph. Störungen (ab 4. Monat nach Krankheitsbeginn)	physikal. Therapie, in geeigneten Fällen Palma-Operation, Varikoektomie

ger andererseits. Der V. muß schriftl. abgeschlossen werden. Ein Anspruch auf Abschluß eines V. besteht nicht. Abschluß u. Ablehnung werden mit der Genehmigung durch die zuständigen Landesbehörden wirksam. Mit dem V. wird das ↑Krankenhaus für die Dauer des Vertrages zur Krankenhausbehandlung der Versicherten zugelassen. Für die V. mit Vorsorge- o. Rehabilitationseinrichtungen gelten andere Regelungen.

Verspannung ↑Muskelhartspann.

Verspätungshemmung: Wird bei der Ausarbeitung eines bedingten ↑Reflexes die Bekräftigung um Sekunden o. Minuten vom bedingten Reiz abgerückt, so bildet sich nach längerem Üben ein verspäteter bedingter Reflex, d.h., die Antwortreaktion tritt erst nach einer Hemmphase, der V., ein. Es vollzieht sich dabei eine Anpassung der Reaktion des Organismus an die äußere zeitl. Reizfolge.

Versprühung ↑Aerodispersionen.

Verstärker, elektronischer: elektr. Schaltung, bei der die verstärkende Wirkung (Verstärkerfaktor = Ausgangsspannung/Eingangspannung) von Transistoren o. Elektronenröhren mit drei o. mehr Elektroden zur Spannungs-, Strom- u. Leistungsverstärkung ausgenutzt wird.

Verstärkerfolie: häufig kurz als Folie bezeichnet. Auf einen Schichtträger aufgebrachte Schicht von Leuchtstoffkristallen, die bei der Abbildung durch Röntgenstrahlung benutzt wird, um die für die Aufnahme notwendige Strahlendosis u. damit die notwendige Belichtungszeit herabzusetzen. Ihre Wirkung beruht auf der Umwandlung von Röntgenstrahlen in sichtbares Licht, für das die Filme wesentl. empfindlicher sind. Da Röntgenfilme beidseitig eine Emulsion tragen, werden beide Seiten mit je einer Folie (Folienpapier) während der Aufnahme in engen Kontakt gebracht. Als Leuchtstoffe werden für med. Zwecke neben $CaWO_4$, das den größten Anteil ausmacht, Bariumphosphat u. Leuchtstoffe auf der Basis der seltenen Erden eingesetzt (Gadoliniumoxisulfid, Lanthanoxibromit u. Yttriumoxisulfid). Zur Erhöhung der Lichtausbeute wird der Träger häufig mit einer weißen Reflektorschicht (TiO_2, BaO, $BaSO_4$) versehen, wodurch jedoch die Abbildungsgüte vermindert wird. I. a. werden 3 Typen unterschieden: hochverstärkende (E), Universal- (U) u. feinzeichnende (F) V. Mit steigender Empfindlichkeit sinkt die Abbildungsgüte.

Verstärker, photochemischer: Behandlungslösung zur Verstärkung der Schwärzung photograph. Aufnahmen. Physikal. Verstärker: Silber o a. dichtes Material wird direkt aus dem V. an das Bildsilber angelagert. Chem. Verstärker: Bildsilber wird zunächst gebleicht (oxidiert), im Zweitbad erfolgt dann die Reduktion u. Schwärzungsverstärkung.

Verstärkungsreaktion ↑Augmenting-Reaktion.

Verstauchung ↑Gelenkverletzungen.

Verstimmung: über einen längeren Zeitraum anhaltende Störung des Gemütszustands. Kann reaktiv bedingt sein auf der Grundlage einer hirnorgan. Erkrankung (z. B. beim akuten exogenen Reaktionstyp, beim hirnlokalen o. endokrinen Psychosyndrom) o. Sympt. einer endogenen ↑Psychose (z. B. man.-depressive Krankheit).

Verstimmung, episodische: Stunden o. Tage anhaltende Reizbarkeit, mürr. o. depressive Stimmungslage bei ↑Epilepsie.

Verstopfung ↑Obstipation.

Versuch am Menschen: 1. Therapieversuch; Versuch zur Erzielung eines Heilerfolgs bei diagn. nicht aufhellbarer Ungewißheit über die Adäquatheit der anzuwendenden Mittel u. den Umfang noch aktivierbarer Kompensationspotenzen u. Funktionsreserven des Organismus. 2. Erprobung neuer Arzneimittel u. med. Geräte. 3. Exp. zur Erlangung von Erkenntnissen über normale u. pathol. Physiol. u. Psychol. Bes. eth. Probleme bestehen bei V. a. M. mit mögl. Gesundheitsrisiko. Gemäß der ärztlichen ↑Sorgfaltspflicht muß der Arzt seine Maßnahmen einzig auf das jeweils bestmögl. Wohl seines Pat. richten u. darf nicht aus anderen Gründen ein vermeidbares zusätzl. Risiko für dessen Leben u. Gesundheit eingehen. In diesem Sinne gerechtfertigt ist jeder V. a. M., bei dem der abschätzbare Therapieeffekt wahrscheinl. größer als das mögl. Risiko ist u. das Eingehen dieses Risikos in der konkreten phys. u. geistig-sozialen Lebenssituation u. dem Willen (bzw. dem aus der Lebenssituation ableitbaren mutmaßl. Willen) des Pat. begründet ist. Alle anderen V. a. M. sind außerhalb des generellen ärztl. Heilauftrags liegende Eingriffe in die phys. u. psych. Integrität der Persönlichkeit, die gegenüber spez. eth. u. rechtl. Normen u. Anforderungen bes. zu rechtfertigen sind. Die spezif. Anforderungen betreffen: 1. Einsichtsfähigkeit u. Freiwilligkeit des Probanden; 2. Art u. Umfang der Information des Probanden; 3. die soziale Sicherung des Probanden im Falle einer Schädigung. Internationale eth. Richtlinien enthalten die Deklarationen von Nürnberg (1947) u. Helsinki (1964) u. deren Aktualisierungen. In versch. Ländern, auch in Deutschland, wirken auf unterschiedl. Ebenen der Forschung u. med. Praxis sog. Ethikkommissionen, die u. a. über die Vertretbarkeit von V. a. M. befinden u. Entscheidungen mit moral. Verbindlichkeit treffen.

Versuch, kontrollierter klinischer ↑Studie, kontrollierte klinische.

Versuchsplanung: Grenzgebiet zwischen der jeweiligen Fachdisziplin (z. B. Pharmak., innere Med.) u. der math. ↑Statistik. Die V. umfaßt die vorbereitenden Phasen der Durchführung von Versuchen, ↑Studie, ↑Erhebung. Die konkrete Planung eines Versuchs behandelt das Problem, ob das angestrebte Versuchsergebnis log. überhaupt u. wie es mit möglichst geringem Aufwand zu erreichen ist. Ein spez. Problem der V. ist die Bestimmung des für eine Schätzung (↑Schätzen) o. einen statistischen ↑Test erforderl. Stichprobenumfangs. Dazu ist die angestrebte Genauigkeit vorzugeben.

Versuchstiere: Labortiere; Arten aus allen Arten des Tierreiches, von den Protozoen bis zu den Primaten, die für versch. wissenschaftl. Untersuchungen (Morphol., Physiol., Biochem., Molekularbiol., Genetik, Pharmak., Toxikol., Verhaltensforschung u. a.), zu diagn. Zwecken einschl. der Gewinnung diagn. Seren u. Impfstoffe u. zu anderen Arbeiten herangezogen werden. Da bei konventionell aufgezogenen V. stets mit latenten Infektionen zu rechnen ist, wird für best. Versuche der Einsatz von gnotobiot. o. spezifiziert pathogenfreien Tieren gefordert. V., die bei der Arbeit mit Krankheitserregern infiziert werden, müssen entspr. den gesetzl. Bestimmungen von nichtinfizierten V. hyg. einwandfrei getrennt gehalten werden. Die Reinigung u. Desinfektion der für die infizierten Tiere verwendeten Käfige sowie die gefahrlose Beseitigung von Kadavern u. tier. Ausscheidungen müssen gewährleistet sein. Infizierte Tiere dürfen nicht für Unbefugte zugängl. sein, u. eine Verschleppung des infektiösen Agens (z. B. durch Gesundheitschädlinge) ist auszuschließen. I. S. des Tierschutzgesetzes gelten lebende Tiere bereits vom Zeitpunkt ihrer Bestimmung für Tierversuche an als V., über die nach einer Versuchstierverordnung von 1988 Angaben über die Tierkennzeichnung zu machen sind. Die Versuchstiermeldeverordnung von 1988 regelt die Meldung von in Tierversuchen verendeten Tieren. Nach dem Tierschutzgesetz (i. d. Fassung vom 17. 02. 93) bedürfen alle Tierversuche einer Genehmigung u. Überwachung durch den zuständigen Tierschutzbeauftragten. In zunehmendem Maße werden Tierversuche durch Alternativmethoden mit schmerzfreier Materie (Organ-, Gewebe- u. Zellkulturen) ersetzt, ohne daß die Aussagekraft des Exp. geschmälert erscheint.

Versuch-und-Irrtum-Lernen: Trial-and-Error; elementare Form des probierenden Lernens, bei dem die Irrtümer u. Fehler zunehmend vermieden u. die zum Ziele führenden Handlungen im Laufe der Zeit häufiger u. schneller gefunden u. ausgeführt werden. Bei Wiederholung unter gleichen Bedingungen nehmen Fehler u. Zeitaufwand ab.

Versuch-und-Irrtum-Methode: Methode der Heuristik zur Erreichung eines Ziels ohne (genaue) Kenntnis des einzuschlagenden Wegs. Man versucht einen Schritt, prüft den Erfolg u. kehrt entweder zum Ausgangspunkt zurück (bei „negativ") o. fährt vom erreichten Zwischenpunkt aus fort (bei „positiv").

Versündigungsgedanken: inhaltl. Denkstörung mit quälenden Selbstbeschuldigungen, oft bezogen auf tatsächl., aber unbedeutende Unzulänglichkeiten o. begangene Fehler („Jugendsünden"). Pat. glauben, nichts wert zu sein; meist im Zusammenhang mit einem depressiven Syndrom.

Vertäubung: durch statist. Geräusch (weißes ↑Rauschen) vom Vertäuber des Audiometers erzeugte Ausschaltung des besser hörenden Ohrs zur Schwellenbestimmung des schlechteren Ohrs.

Vertebra ‹*lat*› *f*: *Pl* Vertebrae; Spondylus, Wirbel. Der Mensch hat 7 Halswirbel (V. cervicales). Davon wird der 1. als Atlas, der 2. als Axis (Epistropheus) bezeichnet. Der 7. Halswirbel heißt V. prominens, da er einen bes. hervorspringenden Dornfortsatz hat. Es folgen 12 Brustwirbel (V. thoracicae), 5 Lendenwirbel (V. lumbales), 5 Kreuzwirbel (V. sacrales), die beim Erwachsenen zum Kreuzbein verschmolzen sind, u. 3–6 Steißwirbel (V. coccygeae), welche rudimentär u. mit zunehmendem Alter synostot. miteinander verwachsen sind. Jeder Wirbel, mit Ausnahme des Atlas, besteht aus Körper (Corpus), Bogen (Arcus), oberen u. unteren Gelenkfortsätzen (Processus articulares superiores bzw. inferiores), Querfortsätzen (Processus transversi) u. dem Dornfortsatz (Processus spinosus). Körper u. Bogen umschließen das Wirbelloch (Foramen vertebrale). Abb.

vertebragen *Adj*: von der Wirbelsäule ausgehend. Vorwiegend für v. Schmerzen aufgrund degenerativer Veränderungen o. funktioneller Störungen an der Wirbelsäule gebraucht.

vertebral ‹*lat*› *Adj*: Wirbel o. Wirbelsäule betreffend.

Vertebralisangiographie: röntg. Darstellung der A. vertebralis u. ihrer intrakraniellen Aufzweigung mittels Direktpunktion der Gefäße u. Kontrastmittelinjektion o. über Seldinger-Technik vom Aortenbogen her (↑BCAG). Anwendung überwiegend zur Darstellung intrakranieller Prozesse.

Vertebralissyndrom: bei Vertebralisinsuffizienz auftretende charakterist. Sympt. wie Gleichgewichtsstörungen, Schwindel, diffuse Sehstörungen, Mißempfindungen, Dysarthrie o. andere Sympt. kaudaler Hirnnerven. Hörsturz, plötzl. Nackenschmerz, wechselnde Paresen der Extremitäten, auch als transitor. Ischämie i. R. der zerebrovaskulären Insuffizienz (↑Durchblutungsstörungen, zerebrale).

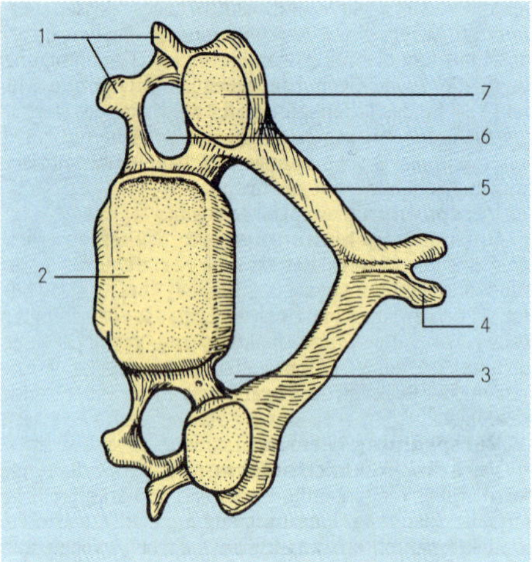

Vertebra. Ansicht eines Halswirbels von oben
1: Processus transversus; 2: Corpus vertebrae;
3: Foramen vertebrale; 4: Processus spinosus;
5: Arcus vertebrae; 6: Foramen transversarium;
7: Processus articularis superior

Vertebra plana Calvé (nach Jaques C.) ↑Calvé-Wirbel.

Vertebraten ‹*lat*› *n Pl*: Wirbeltiere.

Verteilung: **1.** ***Statistik:*** Darstellung der ↑Häufigkeitsverteilung o. ↑Wahrscheinlichkeitsverteilung metr. skalierter Merkmale. **2.** ***Pharmaz.:*** V. folgt der Resorption, wobei sich das Pharmakon entspr. den herrschenden Konzentrations- bzw. chem. Ungleichgewichten auf die zugängl. ↑Kompartimente des Körpers verteilt. Nach Einstellung des Verteilungsgleichgewichts liegt das Pharmakon in den versch. Organen u. Geweben in einer best. Konzentration vor (Verteilungsmuster); das Verteilungsgleichgewicht ist nicht stationär, sondern dynam.

Verteilungsanalyse: Distributionsanalyse; Verfahren der Lungenfunktionsprüfung zur Ermittlung struktureller o. funktioneller Inhomogenitäten der Lunge. Die strukturelle V. ermittelt anat. Inhomogenitäten aus Röntgenbildern mittels ↑Densitometrie o. nach Injektion o. Einatmung radioaktiv markierter Substanzen (^{133}Xe) mittels ↑Szintigraphie. Die Untersuchungen können sich auf die Ventilation u. Perfusion beziehen. Mittels Bronchospirometrie kann ein Vergleich beider Lungenhälften erfolgen.

Verteilungschromatographie ↑Chromatographie.

Verteilungsinsuffizienz: respirator. ↑Partialinsuffizienz infolge ventilatorisch-zirkulatorischer ↑Verteilungsstörung.

Verteilungskoeffizient: Verhältnis der Konzentrationen eines Stoffs in zwei miteinander nicht mischbaren Phasen, z. B. Öl u. Wasser.

Verteilungsleukozytose ↑Granulozytenspeicher, marginaler.

Verteilungsquotient: Verhältnis der Konzentrationen eines Stoffs im Blut u. im extravasalen Verteilungsraum.

Verteilungsräume: durch best. Pharmaka bevorzugte Kompartimente aufgrund ihrer Löslichkeit o. der Durchblutung der Räume.

Verteilungsstörung, ventilatorisch-zirkulatorische: Zustand, bei dem regional o. generalisiert Lungenventilation u. -perfusion nicht im physiol. Verhältnis zueinander stehen. Die v. V. kann durch Verminderung der alveolären Ventilation bei unverminderter Durchblutung dieses Bezirks zur Hypoxie führen. Die v. V. hat häufig eine chron. obstruktive Bronchitis als Ursache.

Verteilungstyp: Die Verteilung eines Pharmakons im Organismus ist keine stoffspezif. Konstante, sondern hängt vom Aufbau, Zustand u. Alter des Organismus ab. Aus den relativen ↑Verteilungsvolumina kann man auf den V. eines Pharmakons schließen. 1. Intravasale Verteilung; 2. Verteilung auf Plasmawasser u. zwischenzelluläres Lösungswasser; 3. Verteilung auf das gesamte Körperwasser; 4. vorzugsweise Verteilung im Körperfett.

Verteilungsvolumen, absolutes: pharmak. Größe, die sich aus Dosis u. Plasmakonzentration ergibt.

$$V_{abs} = \frac{D}{C}$$

V_{abs} : absolutes Verteilungsvolumen;
D : Dosis(g);
C : Plasmakonzentration (g/ml)

Verteilungsvolumen, relatives: pharmak. Größe, die sich aus Dosis, Plasmakonzentration u. Körpergewicht ergibt.

$$V_{rel} = \frac{D}{Ck}\ (\text{ml g}^{-1})$$

V_{rel} : relatives Verteilungsvolumen;
D : Dosis(g);
C : Plasmakonzentration (g/ml);
k : Körpergewicht

Verteilung, unimodale: eingipflige ↑Häufigkeitsverteilung im Histogramm.

Vertex ⟨*lat*⟩ *m*: Vortex, Scheitel, Spitze, wörtl. Wirbel, Haarwirbel; anthrop. Meßpunkt des Scheitels, der bei der Einstellung des Kopfs in die Ohr-Augen-Ebene am höchsten liegt.

Vertex corneae: Hornhautscheitel; am weitesten vorspringender Teil der Kornea, etwa ihrem Mittelpunkt entspr.

Vertex vesicae ↑Apex vesicae.

verticalis ⟨*lat*⟩ *Adj*: vertikal, senkrecht.

Vertigo ⟨*lat*⟩ *f*: Schwindel.

Vertigo ocularis: Schwindel durch Augenerkrankungen, z. B. Augenmuskellähmung mit Doppelbildern o. Nystagmus. Auch falsche Brillengläser (prismat. Wirkung, tonnenförmige Verzeichnung) u. plötzl., sehr starke Brillenglasänderung (z. B. Starbrille) können schuld sein.

Vertikaldimension: Vertikalabstand; gibt den Abstand des Oberkiefers vom Unterkiefer an. Wichtig für die Festlegung der ↑Bißhöhe bei der Anfertigung von Vollprothesen. V. der ↑Ruheschwebe, vermindert um den interokklusalen Abstand, ergibt die V. der festzulegenden habituellen ↑Interkuspidation.

Vertikalschielen: Höhenschielen, ↑Strabismus.

Verträge, zweiseitige: zwischen den Landesverbänden der Krankenkassen u. den Verbänden der Ersatzkassen einerseits sowie den Landeskrankenhausgesellschaften andererseits abgeschlossene Vereinbarungen, die sicherstellen sollen, daß Art u. Umfang der Krankenhausbehandlung den gesetzl. Anforderungen entsprechen. In den Rahmen von z. V. fällt z. B. die Preisgestaltung der Punkte für ↑Fallpauschalen u. ↑Sonderentgelte. Dreiseitige Verträge werden zwischen den obengenannten Partnern u. den kassenärztl. Vereinigungen abgeschlossen. Ziel dieser Verträge ist es, durch enge Zusammenarbeit zwischen den Vertragsärzten u. den zugelassenen Krankenhäusern eine nahtlose ↑ambulante u. stationäre Behandlung der Versicherten zu gewährleisten. I. R. dieser Verträge wurden u. a. Regelungen für das ambulantes ↑Operieren u. für die vor- u. nachstationäre Behandlung im Krankenhaus getroffen.

Vertrauensbereich: Konfidenzintervall; Bereich zur Schätzung (↑Schätzen) des unbekannten Wertes eines Parameters einer ↑Wahrscheinlichkeitsverteilung aus einer ↑Stichprobe. Dabei werden die Bereichsgrenzen so bestimmt, daß der V. mit einer vorgegebenen statistischen ↑Sicherheit $1\text{-}\alpha$ den unbekannten Parameter überdeckt.

Verum ⟨*lat*⟩ *n*: Arzneimittel mit einem pharmakodynam. aktiven Arzneistoff. Ggs.: ↑Plazebo. Diese Differenzierung erfolgt vorwiegend in der klin.-pharmak. u. klin.-ther. Forschung.

Verwachsung: Concretio, Accretio, Adhaesio. ↑Adhäsion.

Verwachsungsbauch: Vorhandensein vielfacher Verwachsungen der Baucheingeweide untereinander u. mit der Bauchwand, mit o. ohne ↑Ileus.

Verwandtenehe: Konsanguinität. Ehe zwischen Personen, die ihre Herkunft von einem gemeinsamen Vorfahren ableiten. Für Kinder aus einer V. besteht ein erhöhtes genet. Risiko, das umgekehrt proportional zum Verwandtschaftsgrad ansteigt (Inzuchtkoeffizient) u. v. a. autosomal rezessiv (Gefahr der Homozygotie) u. polygen bedingte Defekte betrifft.

Verweildauer, mittlere: Zeichen t; Mean residence time (MRT); kompartiment- o. modellunabhängiger Parameter eines Arzneistoffs, der angibt, wie lange die Moleküle im statist. Mittel im Körper (Serum) verweilen. Bestimmende Größe der Wirkdauer eines Pharmakons, geeignet zur Berechnung der Dosierung bei Mehrfachapplikation (↑Kumulation).

Verweilkatheter ↑Dauerkatheter.

Verweilsonde: Ernährungssonde, wird zur Infusion von flüssiger Nahrung bzw. spez. Nahrungsgemische im Magen o. seltener im oberen Darmbereich für längere Zeit belassen, bei der Frühgeborenenpflege u. in der Intensivmedizin häufig in Gebrauch. ↑Sondenernährung.

Verwesung: Zerfall der Weichteile einer Leiche. Sie tritt i. a. nach Ablauf der Fäulnisvorgänge in den Vordergrund (chem. Oxidationsprozeß).

Verwirrtheit: zusammenfassender Begriff für Desorientiertheit, oft kombiniert mit psychomotor. Unruhe, Ratlosigkeit u. ängstl. Affekt. Vorkommmen bei organ.

Hirnkrankheiten sowie (selten) bei einigen endogenen ↑Psychosen.

Verwirrtheitspsychose ↑Psychosen, zykloide.

Verwundung: militärmedizin. Bez. für ↑Schädigung.

Very-High-Density-Lipoproteins ⟨*engl*⟩ *n Pl*: *Abk* VHDL; eine Klasse von Lipoproteinen des Blutplasmas (Alphalipoproteine), deren Dichte zwischen 1,210 u. 1,250 liegt. Sie enthalten beträchtl. Anteile an Phospholipiden, Cholesterin u. Cholesterinestern; ihre Proteinbestandteile sind Apo-I sowie Apo C u. E. Sie werden vorwiegend in der Leber gebildet; häufig werden die VHDL zu den ↑High-Density-Lipoproteine gerechnet. Beide sind für den Transport von Cholesterin aus den peripheren Geweben in die Leber verantwortl. Die Bildung der Cholesterinester erfolgt in den HDL durch die Wirkung des ↑Lecithin-Cholesterin-Acyl-Transferase.

Very-Low-Density-Lipoproteins ⟨*engl*⟩ *n Pl*: *Abk* VLDL; eine Klasse von ↑Lipoproteinen des Blutplasmas (Präbetalipoproteine), deren Dichte zwischen 0,96 u. 1,006 liegt. Sie enthalten einen beträchtl. Anteil an Triglyzeriden u. Phospholipiden, darüber hinaus freies u. verestertes Cholesterin. Ihre Proteinkomponente besteht aus den Apoproteinen B, C-I, -II, -III u. E. VLDL werden in der Leber synthetisiert u. dienen dem Lipidtransport aus der Leber in die peripheren Gewebe. Bei ihrem Abbau (extrahepat.) entstehen aus ihnen ↑Low-density-Lipoproteine. Die VLDL-Konzentration im Blutplasma beträgt 260 mg/100 ml.

Verzerrtsehen ↑Metamorphopsie.

Verzerrung: Abbildungsfehler in einem opt. System, bei dem zwei senkrecht aufeinanderstehende Linien unterschiedl. vergrößert werden. Am menschl. Auge Korrektur dieses Sehfehlers mit Zylindergläsern.

Verzögerungsinsuline: mittellang- (12 h) bzw. langwirkende ↑Depotinsuline, die meist aus Kombinationen von Rinder- u. Schweineinsulinen bestehen. Ihre Wirkung setzt durch Protaminzusatz verzögert ein u. hält länger an. ↑Insulin.

Verzögerungswärme ↑Verkürzungswärme.

Verzweigungsblock: Arborisationsblock; Blockierung der ↑Purkinje-Fasern. QRS-Verbreiterung über 0,12 s, kleine Amplituden in den Extremitätenableitungen, in den Wilson-Ableitungen Rechts- o. Linksschenkelblockbilder. ↑EKG-Ableitungen.

Vesalius, Andreas (Neujahrsnacht 1514/1515–1564), niederländ. Arzt u. Anat., Padua, Pisa, Leuwen, Bologna, Basel. Schüler von J. Sylvius (1478–1555). Leibarzt von Karl V. u. Philipp II. V. ist der Begründer der neuzeitl. Anat. Er erkannte aufgrund zahlreicher, selbst durchgeführter Sektionen von menschl. Leichen, daß ↑Galen, dessen anat. Schriften bis dahin noch immer die Grundlage des Medizinstudiums bildeten, in der Hauptsache Säugetieranatomie betrieben hatte. Die von Galen mit Hilfe des Analogieschlusses auf den Menschen übertragenen u. daher natürl. sehr oft falschen Ergebnisse suchte V. zu korrigieren. In seinem 1543 erschienenen u. hervorragend bebilderten Werk „De humani corporis fabrica libri septem", das den Ausgangspunkt für die moderne Humananatomie bildete, konnte er über 200 anat. Irrtümer Galens aufzeigen.

Vesalius-Knochen: **1.** Sesambein in der Ursprungssehne des lateralen Kopfs des ↑Musculus gastrocnemius, ↑Fabella. **2.** Sesambein am lateralen Fußrand zwischen Os cuboideum u. Os metatarsale V.

Vesica ⟨*lat*⟩ *f*: Blase.

Vesica biliaris: Vesica fellea, Gallenblase. ***Anat.:*** birnenförmiges Hohlorgan an der Unterfläche der Leber, welches der Speicherung u. Eindickung der Galle dient; Fassungsvermögen etwa 50 ml. Teilabschnitte sind der Grund (Fundus), Körper (Corpus) u. Hals (Collum). Der Hals setzt sich in den ↑Ductus cysticus fort, welcher sich mit dem ↑Ductus hepaticus communis zum ↑Ductus choledochus vereinigt. ***Histol.:*** Schichten: 1. Tunica mucosa: a) Epithelium: einschichtiges Säulenepithel mit Bürstensaum (↑Mikrovilli) u. Schlußleisten (↑Zellverbindungen), b) Lamina propria mucosae: lockeres Bindegewebe; die Schleimhaut bildet Falten, wodurch im Schnitt die epithelumgrenzten Luschka-Räume (Cryptae tunicae mucosae) vorgetäuscht werden. 2. Tunica muscularis: glatte Muskelzellen in Scherengitteranordnung. 3. Tunica serosa/adventitia: der nach kaudal gerichtete Teil wird von Peritoneum überzogen, der im Leberbett (Fossa vesicae biliaris) gelegene nicht. Funktion der V. b.: Eindickung der Lebergalle zu Blasengalle durch Wasserresorption (Bürstensaum). Abb.

Vesica biliaris occulta: angeborene Verlagerung der Gallenblase in die Tiefe der Leber. Form der ↑Gallenblasenektopie.

Vesica bipartita: septierte Harnblase; seltene Unterteilung der Harnblase durch sagittale o. frontale Schleimhautsepten. Unterscheidung von der ↑Harnblasenverdoppelung.

Vesica fellea ↑Vesica biliaris.

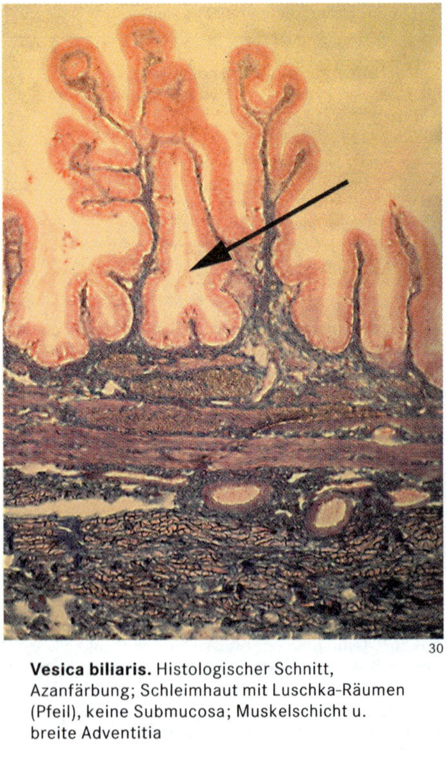

30

Vesica biliaris. Histologischer Schnitt, Azanfärbung; Schleimhaut mit Luschka-Räumen (Pfeil), keine Submucosa; Muskelschicht u. breite Adventitia

Vesica gigantea ↑Megazystis.

Vesica urinaria ↑Harnblase.

Vesica urinaria eversa ↑Ecstrophia vesicae.

Vesicula ⟨*lat*⟩ *f*: Bläschen; kleine bis erbsgroße, über das Hautniveau sich erhebende prim. Effloreszenz, die einen Hohlraum einschließt, der mit seröser Flüssigkeit gefüllt ist. Sitz intra- o. subepidermal.

Vesicula seminalis: Glandula vesiculosa (JNA), Samenbläschen, Bläschendrüse. ***Anat.:*** paariges Organ, welches beidseits dem Grund der Harnblase anliegt. Es besteht aus einem vielfach gewundenen Schlauch, der von einer bindegewebigen Hülle umgeben wird. Die V. s. mündet mit dem ↑Ductus excretorius in den ↑Ductus ejaculatorius u. sondert eine fruktosereiche Flüssigkeit ab, welche dem Sperma bei der Ejakulation beigemischt wird. Das alkal. Sekret der V. s. stellt zusammen mit dem Sekret der ↑Prostata die Hauptmasse des Ejakulats dar. Anomalien: einseitige Verdopplungen o. Zysten, die die Urethra komprimieren können. Fehlen (Agenesie) kombiniert mit Fehlen des Ductus deferens (Sterilität). Oft gleichzeitig Prostata betroffen. Entwicklungsstörung des Wolff-Gangs. ***Histol.:*** Schichten: 1. Tunica mucosa: a) Epithelium mucosae: einschichtiges bis zweireihiges Säulenepithel mit sezernierenden Zellen (Exocrinocytus mucosus), b) Lamina propria mucosae: lockeres Bindegewebe. Die Schleimhaut bildet ein Faltenlabyrinth in den weitlumigen Drüsenkammern (Alveoli). 2. Tunica muscularis: glatte Muskulatur. 3. Tunica adventitia: lockeres Bindegewebe. Abb.

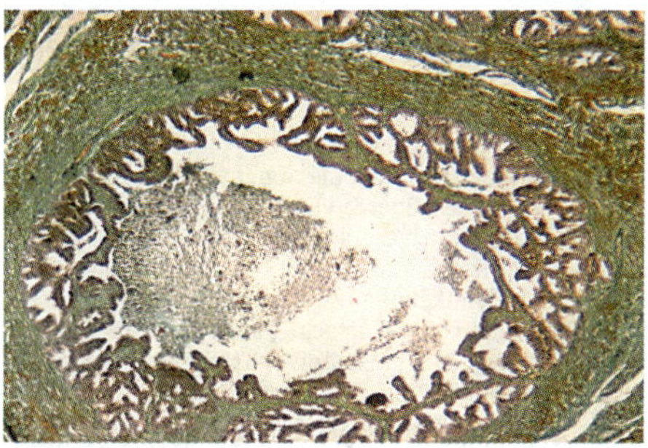

30

Vesicula seminalis. Histologischer Schnitt, Färbung nach Goldner; Alveolus mit Schleimhaut, die ein Faltenlabyrinth bildet

Vesiculovirus: Virusgattung der Fam. Rhabdoviridae. Vorkommen bei Säugetieren, Fischen, Arthropoden. Humanpathogen sind Chandipuravirus u. Vesikuläres Stomatitis-Virus.

vesikal ⟨*lat*⟩ *Adj*: vesicalis; die Blase betreffend.

Vesikel ⟨*lat*⟩ *f*: Bläschenbildung im Zellinneren, z. B. V. cytoplasmica, V. pinocytotica.

Vesikel, synaptische: Vesicula praesynaptica; membranumhüllte Bläschen im ersten Synapsenpol, die Transmitter enthalten. Typen: 1. s. V. mit elektronendichtem Zentrum (Vesicula densa), Inhalt: Adrenalin/Noradrenalin; 2. s. V. mit elektronenhellem Zentrum (Vesicula lucida), Inhalt: Acetylcholin, Serotonin; 3. abgeflachte s. V., Inhalt: GABA.

Vesikointestinalfistel: angeborener o. erworbener Fistelgang zwischen best. Darmabschnitten u. der Harnblase. Tritt als ↑Rektovesikalfistel bei Störung der Kloakenunterteilung auf, jedoch auch bei der ↑Ecstrophia cloacae, bei der ein Ileumabschnitt in die Harnblase mündet.

Vesikorektalfistel: Blasenmastdarmfistel, angeboren o. nach Durchbruch eines Rektum- o. Blasenkarzinoms. Auch die iatrogene Entstehung bei ↑Elektroresektion mögl.

Vesikoumbilikalfistel ↑Urachusfistel.

Vesikovaginalfistel: Blasenscheidenfistel. Nach Durchbruch eines gyn. Karzinoms o. eines ↑Harnblasentumors sowie iatrogen nach gyn. Operationen auftretend; selten traumat., z. B. nach schweren Geburten.

vesikulär ⟨*lat*⟩ *Adj*: vesicularis; bläschenförmig, bläschenbildend.

Vesikuläratmen: bei der ↑Auskultation wahrnehmbares physiol. Atemgeräusch. Das V. ist nur im Inspirium zu hören u. entsteht durch die Entfaltung der Alveolen.

Vesikuläre-Stomatitis-Virus: Virusart der Gattung Vesiculovirus. Mehrere Serotypen. Vorkommen bei Pferden, Maultieren, Rindern, Schafen, Schweinen (↑Zoonose). Erkrankung schon im 19. Jh. von ↑Maul-und-Klauen-Seuche abgegrenzt. Übertragung auf Menschen durch Kontakt mit Tierspeichel u. durch Moskitos. Krankheit: vesikuläre Stomatitis (↑Stomatitis).

Vesikulin: saures Protein synaptosomaler Vesikel.

vesikulös ⟨*lat*⟩ *Adj*: vesiculosus; bläschenreich.

VESKA: *Abk* für Vereinigung Schweizer Krankenanstalten; nichtstaatl. Organisation (gegründet 1930), deren Mitglieder Krankenhäuser u. ä. Einrichtungen der Schweiz sind. Fördert Erfahrungsaustausch, Aus- u. Fortbildung zum Krankenhauswesen. Erarbeitung von Normativen u. a. Mitarbeit beim ↑Schweizerischen Krankenhausinstitut.

Vespa capro ↑Hornisse.

vestibulär ⟨*lat*⟩ *Adj*: vestibularis, zum Mundvorhof hin, im Mundvorhof.

Vestibularapparat ↑Gleichgewichtsorgan.

Vestibularisprüfung: Erfassung von Störungen des ↑Gleichgewichts durch Irritation o. Läsion des ↑Gleichgewichtsorgans einschl. seiner zentralen Anteile. Auftreten otoneurolog. Sympt. (Schwindel o. Ohrensausen), immer mit einem mehr o. weniger ausgeprägten ↑Nystagmus (Spontan- o. Provokationsnystagmus, Lage- o. Lagerungsnystagmus, pathol. Ergebnis der exp. therm. Labyrinthreizung mit Kalt- u. Warmreizen von 20 °C bzw. 44 °C) verbunden. Deshalb Bewertung des Nystagmus mit Hilfe der ↑Frenzel-Brille nach Frequenzen zur Ausschaltung der Fixation zwecks Beurteilung der normalen o. gestörten Funktion des okulomotor. Systems bedeutungsvoll. Dazu dienen die ↑Elektronystagmographie (ENG) u. die ↑Photoelektronystagmographie.

Vestibularruhetonus: Haltung der Vestibulariskerne in Ruhe durch symmetr. elektr. Impulse beider Labyrinthe.

Vestibulartonusdifferenz: Tonusdifferenz der vestibulären Kerne mit Auswirkung auf Muskelgebiete des ganzen Körpers (Augen, Rumpf, Extremitäten) durch Unterschied in elektr. Aktivität der Labyrinthe.

Vestibulometrie: Untersuchung von ↑Gleichgewichtsorgan u. nachgeschaltetem Vestibularapparat mittels der reflektor. vom Labyrinth abhängigen Funktionen der Blick- u. Stellmotorik. Störungen der vestibulookulären u. -spinalen Reflexsysteme lösen Gleichgewichtsstörungen mit Schwindel aus, mittels vestibulometr. Methoden zu objektivieren (Qualität, Quantität, Topodiagnostik).

Vestibulotomie: Eröffnung des ↑Vestibulum labyrinthi ossei durch Trepanation o. teilweise bzw. völlige Entfernung der Steigbügelfußplatte zur Druckentlastung des Innenohrs bei Ohrerkrankungen. ↑Ménière-Krankheit, ↑Hörverlust, akuter.

Vestibulum ⟨*lat*⟩ *n*: Vorhof, Vorraum.

Vestibulum bursae omentalis: Vorraum des Netzbeutels. Unmittelbar hinter dem ↑Foramen epiploicum gelegen u. von der eigentl. Bursa omentalis abgegrenzt durch die ↑Plicae gastropancreaticae.

Vestibulum labyrinthi ossei: mittlerer Abschnitt des knöchernen Labyrinths, in welchem Sakkulus u. Utrikulus liegen.

Vestibulum laryngis: Vorhof des Kehlkopfs. Oberer Teil der Kehlkopfhöhle vom ↑Aditus laryngis bis zu den Taschenfalten.

Vestibulum nasi: Nasenvorhof; von äußerer Haut ausgekleideter Raum der Nase, dessen Haare Vibrissae heißen. Er geht am ↑Limen nasi in die eigentl. Nasenhöhle über.

Vestibulum oris: Mundvorhof; Raum der Mundhöhle zwischen Lippen- u. Wangenschleimhaut einerseits u. den Zahnreihen andererseits; geht hinter dem 3. Mahlzahn u. zwischen den Zahnreihen in die ↑Cavitas oris propria über.

Vestibulum vaginae: Vorhof der Scheide. Seitl. begrenzt von den kleinen Schamlippen.

Vestigium ⟨*lat*⟩ *n*: Spur, Merkmal; spurhafte Organe, embryonale Reste von Organen. Beispiel: spurhafte Anlage der Vorniere beim Menschen.

Vestigium processus vaginalis: bindegewebiger Rest des obliterierten Abschnitts des ↑Processus vaginalis peritonei.

Vesuvin: Bismarckbraun; heute nur noch selten gebrauchter bas. Farbstoff zur Färbung von Bakterien.

Vetternehe ↑Verwandtenehe.

VHDL: *Abk* für ↑Very-High-Density-Lipoproteins.

VHL: *Abk* für Vorderhauptlage.

Via falsa ⟨*lat*⟩ *f*: falscher Weg, z. B. Perforation der Harnröhrenwand bei gewaltsamem Einführen von starren Instrumenten in die Harnröhre. In der Zahnmed. Bez. für eine Komplikation in der ↑Endodontie: bei der Aufbereitung des Wurzelkanals erfolgt anstelle der Verfolgung des Wurzelkanals eine Perforation zum Parodont.

Viagra ↑Sildenafil.

Via naturalis: natürl. Weg.

Vi-Antigen: Hüllenantigen von ↑Salmonella typhi. Früher fälschl. in Zusammenhang mit der Virulenz gebracht. Das Vorhandensein beim gleichen Keimausscheider o. Pat. wechselt mit dem ↑O-Antigen (Formenwechsel, ↑O-Form). Die ↑Lysotypie von Salmonella typhi ist nur mit Vi-antigenhaltigen Salmonella typhi mögl. Der Nachweis von Vi-Agglutininen im Serum von klin. gesunden Menschen weist auf Dauerausscheider hin, bakt. Bestätigung erforderl.

Vibices ⟨*lat*⟩ *f Pl*: streifenförmige Blutungen in der Haut.

Vibration ⟨*lat*⟩ *f*: **1.** ***Physik:*** mechan. ↑Schwingung. ↑Ganzkörperschwingung, ↑Teilkörperschwingung. **2.** ***Raumfahrtmedizin:*** Während der Start- u. Landephase von Raumflugkörpern treten starke V. bes. zwischen 2–15 Hz auf. Schutz durch Dämpfungsmaßnahmen. In Tierexperimenten wurden durch die V. die Atemfrequenz, die Herzfunktion, der Magen-Darm-Trakt u. das zentrale Nervensystem beeinflußt, die Rate der anomalen Mitosen erhöht. Bei Kombination von V. mit vermindertem Luftdruck o. mit Erwärmung wird die schädigende Wirkung gesteigert. **3.** ***Zahnmed.:*** Aufgrund der elast. Aufhängung des Zahns in der Alveole treten beim Aufprall der einzelnen Schneiden des Fräsers bzw. einzelner Körner der Schleifkörper bei der maschinellen Bearbeitung von Zahnhartsubstanzen Schwingungen auf, die außerordentl. schmerzhaft sind, wenn die Frequenz mit der Eigenfrequenz des Zahns (800–1 200 Hz) übereinstimmt.

Vibrationsaerosole: Aerosole, bei denen im Aerosolstrom Schwingungen (um 100 Hz) mittels eines Vibrators erzeugt werden. V. sollen ein Eindringen der Tröpfchen in die Nasennebenhöhlen u. den Mittelohrbereich ermöglichen u. die Ablagerung im Kehlkopfbereich verbessern.

Vibrationsempfindung ↑Pallästhesie.

Vibrationszone: Übergang des harten zum weichen Gaumen. Bewegungen des Gaumensegels beim Sprechen (Vibration) können mit dem Prothesenrand zu unerwünschten Reizerscheinungen führen. Daher legt die V. die Länge der Prothesenbasis fest.

Vibrio ⟨*lat*⟩ *m Pl*: Vibrionen; Gattung der Fam. Vibrionaceae. Gramnegative, gerade o. kommaartig gekrümmte, begeißelte, fakultativ anaerobe Stäbchen. Saprophytäre Arten in Wasser u. Boden weit verbreitet.

Vibrio cholerae: Bakterienart der Gattung Vibrio. V. cholerae Serovar. 0 : 1 ist Erreger der epidem. u. pandem. vorkommenden Cholera. Wird in V. Biovar. cholerae u. V. Biovar. eltor (↑El-Tor-Vibrionen) differenziert. Beide Biovarietäten können in die Subtypen Ogawa, Inaba u. Hikojima unterteilt werden, deren epidemiol. Konstanz angezweifelt wird. V. cholerae non 0 : 1 gehört zur Art V. cholerae u. wurde früher irreführend als NAG-Vibrionen o. NCV bezeichnet, verursacht sporad. o. kleine Epidemien von Diarrhöen, Gastroenteritiden, aber auch Wundinfektionen, Septikämien. Zu den halophilen Vibrionen gehören: V. minicus: verursacht Diarrhö, Gastroenteritis, Wundinfektion; V. parahaemolyticus: verursacht Gastroenteritis, Wundinfektion, Otitis media; V. fluvialis, V. furnissii, V. hollisae: verursachen Diarrhö; V. vulnificus: verursacht Wundinfektionen, Septikämien; V. alginolyticus: verursacht Wundinfektionen, Otitis media; V. cincinnatiensis: verursacht Meningitis, Septikämie; V. damsela: verursacht Wundinfektion; V. metschnikovii: pathogene Bedeutung unklar.

Vibrissae ⟨*lat*⟩ *f Pl*: Haare am Naseneingang.

Viburnum: Schneeball; giftige Pflanze. Gift weniger in Beeren, sondern in Rinden u. Blättern.

Vicia faba: Sau- o. Pferdebohne. ↑Bohnengifte, ↑Favismus.

Vicia sativa: Saat- o. Futterwicke. ↑Bohnengifte, ↑Favismus.

Vicin: 2,6-Diamino-4,5-dihydroxypyrimidin-5-(β-D-glukopyranosid). In best. Bohnen (Vicia faba) in Mengen von 0,2–0,8 % (in der Trockenmasse) vorkommendes ↑Glykosid, das ↑Favismus verursachen kann. Die wirksame Substanz ist das freigesetzte ↑Aglykon des V., das Divicin. V. wird begleitet vom Convicin. Beide Glukoside lassen sich durch Waschprozesse u. enzymat. Spaltung aus Ackerbohnenpräparaten entfernen.

Vicq d'Azyr, Félix (1748–1794), frz. Anat., Paris.

Vicq-d'Azyr-Streifen (nach Félix V.-d'A.): mit bloßem Auge sichtbarer Tangentialstreifen als Verdickung des äußeren ↑Baillarger-Streifen (Stria laminae granularis internae) in der Sehrinde (Areae striata), wodurch die L IV dreigeteilt wird; ↑Großhirnrinde.

ViDaP-Schema: Akronym aus den Bestandteilen eines Therapieschemas für Leukämien mit Vincristin, Daunomycin u. Prednison.

Vidarabin: Ara-A, Adeninarabinosid, 9-Beta-D-Arabinofuranosyladenin; ↑Virostatikum, das gegen Herpesviren u. Varicella-Zoster-Virus wirksam ist. Nur geringfügige Abweichung vom Adenosin, wodurch fast selektiv die virale DNA-Synthese durch ihren an C5-Position triphosphorylierten Metaboliten gehemmt wird (kompetitive Hemmung der virusspezif. DNA-Polymerase). Senkt die Letalität der Herpes-simplex-Enzephalitis bei gleichzeitiger Abnahme schwerer postenzephalit. Defektsyndrome. Wegen zentralnervöser Nebenwirkungen heute nicht mehr indiziert.

Videktomie: Resektion o. Elektrokoagulation des N. vidianus bei Rhinitis vasomotorica, Polyposis nasi, Gesichts- bzw. Kopfschmerzen, „Krokodilstränen".

Video-TUR: transurethrale Prostataresektion mit Minikamera u. Abbildung auf einem großen Bildschirm.

Vidicon: elektron. speichernder Bildzerleger zur Aufnahme von Fernsehbildern.

Vielfachreihenuntersuchung ↑Reihenuntersuchungen.

Vielpunktkontakt: Forderung für die Aufstellung der Zähne bei Vollprothesen. V. muß vorhanden sein, wenn sich die Zahnreihen in max. ↑Interkuspidation bzw. habitueller Okklusion befinden.

Viererschema: Ausgangspunkt des V., das eng mit der Analogie zwischen Makrokosmos u. Mikrokosmos (Mensch) verbunden ist, waren die Ideen des Arztes Alkmaion von Kroton (um 500 v. Chr.) sowie der Philosophen Empedokles von Akragas (um 495–435 v. Chr.) u. Zenon von Elea (um 490–430 v. Chr.). Empedokles nahm vier Elemente (Feuer, Wasser, Luft, Erde) als Grundbestandteile des Kosmos u. der Lebewesen an. Die Zuordnung der Qualitäten warm, kalt, trocken u. feucht zu den Elementen geht auf Zenon zurück, der diese Elementar- o. Primärqualitäten an die Stelle der Elemente setzte u. damit zum Begründer der Lehre von den Primärqualitäten wurde. Etwa gleichzeitig mit der Anschauung von den vier in der Natur wirkenden Elementen wurde in der Med. die Lehre von vier im Körper wirkenden Säften formuliert (Viersäftelehre, ↑Humoralpathologie). Erstmals begegnen uns die Körpersäfte Blut, Schleim (Phlegma), gelbe u. schwarze Galle in der hippokrat. Schrift „De natura hominis" („Über die Natur des Menschen"), wo ihnen sowohl die Primärqualitäten als auch die vier Jahreszeiten zugeordnet werden. Auf diese Weise entstand ein Viererschema (Abb. a), in dem die Elemente zunächst noch nicht eingeordnet sind. Dies geschah erst durch Aristoteles, der die empedokle. Elemente mit den einzelnen Körpersäften identifizierte (Abb. b). Durch Galen erhielt das V. schließl. seine ausgereifteste Form. Er ging davon aus, daß best. Elemente best. Säften entsprechen, die best. Qualitäten besitzen. Diese Qualitäten faßte man immer doppelt auf, d.h., dem Phlegma wie dem Wasser legte man z.B. die Qualitäten des Feuchten u. Kalten bei. Galen leitete daraus die Vorstellung von der Umwandlungsmöglichkeit eines Elements o. Safts in ein anderes Element o. einen anderen Saft durch eine ther. Maßnahme ab. Damit war ein V. entstanden (Abb. c), das allen Bedürfnissen der damaligen Med. entsprach u. die theoret. Grundlagen für die kommenden Jh. liefern konnte. Abb.

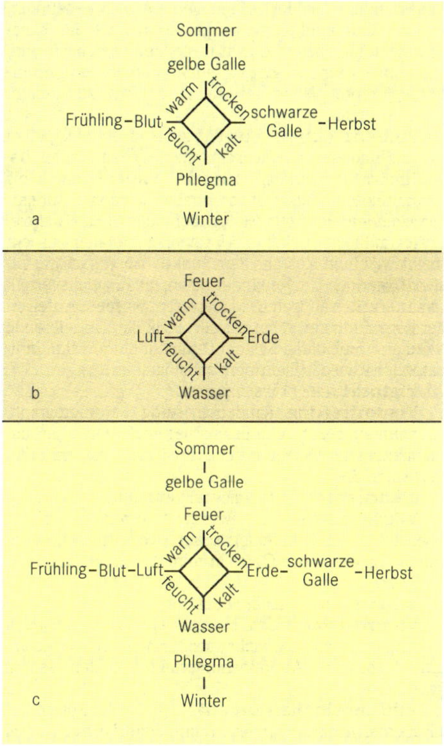

Viererschema

Viererstenose ↑Deszendensstenosen.

Vierfingerfurche: Affenfurche; Handbeugefurche, die von der ulnaren Seite der Handfläche quer über die Palma zur radialen Seite verläuft. Unter der „klassischen" V. wird die restlose Verschmelzung der ↑Dreifingerfurche mit der Fünffingerfurche verstanden. Die V. kommt bei Affen stets, beim Menschen selten, dann aber gehäuft im Zusammenhang mit versch. genet. bedingten Erkrankungen vor.

Vierhügel ↑Lamina tectalis.

Vierhügelstarre: durch Erkrankungen des Vierhügelgebiets (Tumoren, Enzephalitis) bedingte ↑Pupillenstarre, die der reflektor. ähnelt, jedoch meist einseitig ist. Die Miosis fehlt, u. es besteht Atropinansprechbarkeit.

Vierhügelsyndrom: Augenmuskellähmungen, vertikale ↑Blicklähmung, vertikaler Nystagmus, Konvergenzlähmung, ↑Parinaud-Syndrom.

Viersäftelehre ↑Humoralpathologie.

Vierzellenbad: elektromedizin. Bad, bei dem die Extremitäten in eine Teilbadewanne eingetaucht werden. Ermöglicht großflächige Einwirkung des galvan. Stroms. Wahlweise Quer- u. Längsdurchflutung. Angewendet bei Neuralgien, Radikulärsyndromen.

Vieth-Müller-Horopter: der theoret. o. geometr. Horopter ist ein Kreis, der durch den Fixationspunkt u. die

Eintrittspupille beider Augen geht. Auf ihm befinden sich die Raumpunkte, die auf korrespondierenden Netzhautelementen beider Augen abgebildet werden. Für jede Fixationsentfernung gibt es einen anderen. Exp. ermittelte Horopter fallen mit dem V. nicht zusammen. ↑Panum-Areal.

Vigilanz ⟨*lat*⟩ *f*: Aktivitätszustand des ZNS, dem versch. Stadien des Wachseins entsprechen, die als Bewußtheitsstufen auf der Skala von höchster Erregung bis zu traumlosem Tiefschlaf beschrieben werden u. mit entsprechenden elektrophysiolog. Befunden (↑Elektroenzephalographie) korrelieren. Unter operationalem Aspekt meint V. einen Zustand der Funktionsbereitschaft, auf spezif., geringe Umweltänderungen, die in zufallsverteilten Intervallen auftreten, zu reagieren. Wesentl. Anteil an der Regulation der V. hat das allg. retikuläre aktivierende (Formatio reticularis) System (↑ARAS). Ein physiol. Indikator der V. ist das Elektroenzephalogramm.

Vigilität ⟨*lat*⟩ *f* ↑Wachzustand.

Vignettierung: Randabschattung. Bei photograph. Aufnahmen, die mit den Eigenschaften der Optik zusammenhängende Abnahme der Schwärzung von der Bildmitte zum Bildrand.

vikariierend ⟨*lat*⟩ *Adj*: stellvertretend.

Viktimologie ⟨*lat*⟩ *f*: wörtl. Lehre von den Opfern; Teilbereich der Kriminologie, der sich mit Psychol. u. Handlungsweise der Opfer krimineller Handlungen beschäftigt.

Villard, Eugène (geb. 1868), frz. Chir., Lyon.

Villard-Trias (nach Eugène V.): besteht aus den Sympt. Kolik, Ikterus, Fieber als Zeichen einer ↑Cholangitis, insbes. bei Abflußbehinderungen in den Gallengängen.

Villi chorioallantoici ⟨*lat + gr*⟩ *m Pl*: Zotten der ↑Plazenta. Struktur u. Arten: 1. Primärzotten, nur Epithel (Synzytiotrophoblast u. Zytotrophoblast), 2. Sekundärzotten, Epithel u. Bindegewebe (ab 15. Tag), 3. Tertiärzotten, zusätzl. Blutgefäße im Zottenstroma (ab 19. Tag). Ab 5. Monat an der Oberfläche nur Synzytiotrophoblast. Abb. 1 u. 2.

Villi intestinales ⟨*lat*⟩ *m Pl*: Darmzotten; fingerförmige Ausstülpungen der Dünndarmschleimhaut in das Lumen, ca. 0,2–1,2 mm lang. Struktur: 1. einschichtiges Säulenepithel mit zwei Zellarten: a) Saumzellen (Epitheliocytus columnaris villi) mit einem Bürstensaum (Limbus striatus) aus Mikrovilli, b) Becherzellen (Exocrinocytus caliciformis); 2. retikuläres Bindegewebe der Lamina propria (Stroma villi); 3. einzelne, von der Lamina muscularis mucosae abgesprengte glatte Muskelzellen (Myocyti villi); 4. in der Achse ein Lymphgefäß (Vas lymphaticum centrale); 5. peripher je eine Arteriole u. Venole, dazwischen ein subepitheliales Kapillarnetz. Füllung der Blutgefäße führt zur Zottenerektion, Kontraktion der Myocyti verkürzt sie u. entleert das Lymphgefäß (Zottenpumpe). Die V. i. stellen eine Oberflächenvergrößerung dar im Dienste der Resorption. Abb.

Villikinin: im Dünndarm bei Einwirkung des Chymus entstehendes, die Bewegung der Darmzotten (↑Villi intestinales) anregendes Gewebehormon. Es unterstützt die Wirkung des Parasympathikus auf die Muskulatur der Darmzotten. ↑Zottenmotorik; ↑Hormone, gastrointestinale.

Villin: aktinassoziiertes Protein. Wirkt bei niedrigen Ca^{2+}-Konzentrationen (<0,1 μM) fragmentierend, bei höheren (25–100 μM) aber bündelnd auf Aktinfilamente.

Villi placentae ↑Villi chorioallantoici.

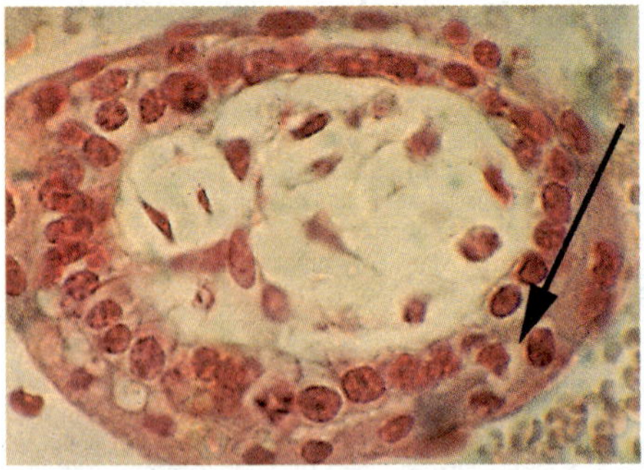

30

Unreife **Villi chorioallantoici (Abb. 1).** Histologischer Schnitt durch die Plazenta, Karminfärbung; junger V. c. mit zweischichtigem Epithel: Synzytiotrophoblast (außen, Pfeil), Zytotrophoblast (innen)

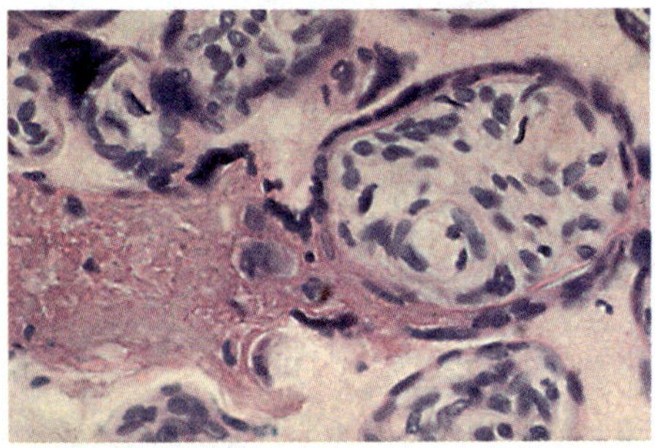

30

Reife **Villi chorioallantoici (Abb. 2).** Histologischer Schnitt durch die Plazenta, HE-Färbung; reifer V. c. mit nur noch einer Epithelschicht: Synzytiotrophoblast; Anlagerung von Fibrinoid (rot)

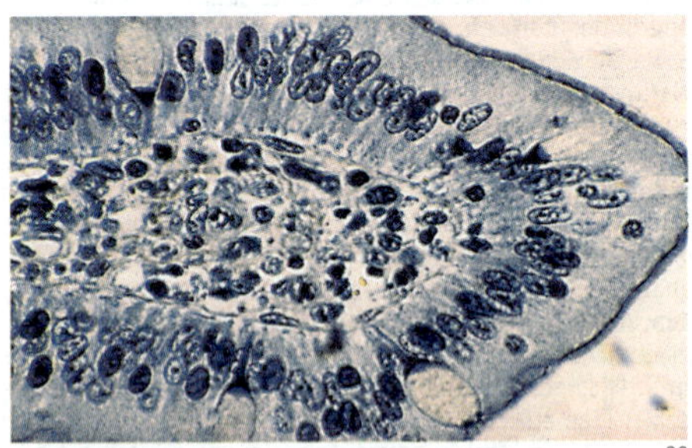

30

Villi intestinales. Histologischer Schnitt durch das Jejunum, Eisenhämatoxylin-Färbung; Zottenstroma (retikuläres Bindegewebe), überzogen von einschichtigem Säulenepithel

Villi synoviales: Zotten der Gelenkinnenhaut (↑Stratum synoviale). Struktur: lockeres Bindegewebe, überzogen von Mesothel mit sezernierenden u. phagozytierenden Zellen.

villös ⟨*lat*⟩ *Adj*: villosus, zottenreich.

Viloxazin: ein ↑Antidepressivum.

Vimentin: Nichtzytokeratinprotein der ↑Intermediärfilamente. Bildet insbes. in Mesenchymzellen Vimentinfilamente; mit ↑Desmosomen, ↑Mikrotubuli u. Kernmembran assoziiert; dient so der Verankerung dieser Strukturen in der Zelle. Immunhistochem. Nachweis dient auch der Erkennung mesenchymaler Tumoren.

Vimentinfilamente: zu den ↑Intermediärfilamenten zählend; in Zellen mesenchymalen Ursprungs, embryonalen u. undifferenzierten Zellen.

Vinblastin: Alkaloid aus Vinca rosea (Catharanthus roseus, Immergrün) mit zytostat. Wirkungen. Der Effekt beruht auf einer Depolymerisation der ↑Mikrotubuli des mitot. Apparats durch spezif. Bindung an das ↑Tubulin. Dadurch kommt es zu einer Hemmung der Zellteilung in der Metaphase. V. wird v. a. bei der Behandlung maligner ↑Lymphome eingesetzt, in Kombinationen auch bei soliden Tumoren (Mamma-, Hodenkarzinome) sowie bei Histiocytosis X u. Neuroblastom.

Vincaalkaloide: etwa 60 mono- u. dimere Indol- u. Dihydroindol-Alkaloide von Vinca u. Catharanthus species (z. B. Vinca rosea) mit vorwiegend antineoplast. Wirkung. ↑Vinblastin, Vincristin.

Vincamin: Geriatrikum zur Linderung altersbedingter Beschwerden u. zur Minderung der Leistungseinbuße. Sog. Nootropikum, Alkaloid aus Vinca rosea.

Vinca rosea ↑Vinblastin, ↑Vincaalkaloide.

Vincristin: Vincaalkaloid mit ähnl. Effekt wie ↑Vinblastin.

Vinculin ⟨*lat*⟩ *n*: Protein mit einem Mol. Gew. von 130 000 Dalton zur Verankerung von Aktinfilamenten an Zellmembranen in Epithelzellen, Fibroblasten u. Muskelzellen.

Vinculum ⟨*lat*⟩ *n*: *Pl* Vincula; Band, Fessel.

Vinculum tendinum: Sehnenfesseln; an Grund- u. Mittelphalangen von Fingern u. Zehen auftretende Bindegewebestränge zwischen Sehnenscheiden u. Sehnen (Erscheinungsform des Mesotendineum, ↑Vagina tendinis), über welche Gefäße u. Nerven zur Sehne gelangen.

Vindesin partialsynthet. Derivat von ↑Vinblastin.

Vineberg-Operation: Versorgung von Myokardanteilen durch die operative Einpflanzung der A. mammaria interna, ↑Koronarchirurgie.

Vinson, Porter Paisley, zeitgen. amerik. Int. ↑Plummer-Vinson-Syndrom.

Vinylchlorid: Monochloräthylen, $H_2O{=}CHCl$. Ausgangssubstanz für Polyvinylchlorid (PVC). Als Treibgas für Sprays eingesetzt (in vielen Ländern verboten).

Vinylchlorid-Krankheit: v. a. bei Autoklavenreinigern in der PVC-Industrie auftretende generalisierte Fibrosierung u. Sklerosierung der Haut, Leber u. der Milz. Raynaud-Syndrom der Hände, bandförmige Akroosteolysen der Finger I–III, Thrombozytopenie. Nach einer Latenz von etwa 2 Jahrzehnten Angiosarkome der Leber mögl.

Viocin ↑Viomycin.

violent: durch Gewalteinwirkung bedingt.

Viomycin: Antibiotikum aus versch. Streptomyces-Spezies. Größte Aktivität gegen Mykobakterien, ↑Mycobacterium tuberculosis. Antituberkulotikum.

VIP: *Abk* für vasoaktives intestinales ↑Polypeptid; gehört zur Glucagonfamilie u. hat Funktionen im Magen-Darm-Trakt (stimuliert die intestinale Sekretion), auf das Herz-Kreislauf-System, den Fett- u. Kohlenhydratstoffwechsel. Tumoren, die VIP bilden (evtl. durch H-Zellen), führen zu massiven Durchfällen. Verner-Morrison-Syndrom (↑VIPom).

Vi-Phagen: Bakteriophagen, die nur Vi-Antigen-haltige Bakterien (↑Salmonella typhi, ↑Vi-Antigen) lysieren. ↑Lysotypie.

VIPom: Tumoren der Zellen, die vasoaktives intestinales ↑Polypeptid produzieren.

Virämie: Generalisationsphase einer zykl. Virusinfektion, die mit der Ansiedlung, Vermehrung u. Ausbreitung der Viren auf dem Blutweg einhergeht. Die hochinfektiöse Periode der prim. V. während der Inkubationszeit bleibt klin. unerkannt; erst die Organlokalisation nach meist zweiter V. verursacht i. a. die typ. Krankheitserscheinungen.

Virchow, Hans (1852–1940), Sohn von Rudolf L. C. V., dt. Anat., Berlin. Bedeutende Arbeiten über die Wirbelsäule u. mikrosk. Anat des Auges.

Virchow, Rudolf Ludwig Carl (1821–1902), Pathol., Anthrop., Ethnologe u. Gesundheitspolitiker; Würzburg, Berlin; Schüler von Johannes Müller. In der Pathol. beschäftigte sich V. vorrangig mit Fragen der ↑Leukämie, ↑Phlebothrombose u. ↑Embolie, deren Ätiol. er klärte, sowie mit dem Infektionsgeschehen. Seine bedeutendste Leistung war die Begründung der bis ins 20. Jh. für die gesamte Med. maßgebenden ↑Zellularpathologie (1855 bzw. 1858), die er im Ergebnis der Kritik u. Widerlegung der Krasenlehre von K. von Rokitansky entwickelte u. die er als allg. biol. Prinzip, aber nicht als System verstanden wissen wollte. Mit seiner Zellularpathologie hat V. die Med. zu einer neuen Grundlage in der Forschung geführt u. damit die große naturwissenschaftl. fundierte Epoche maßgebl. mitinspiriert. Während die zellularpatholog. Betrachtungsweise V. den Blick aber zu sehr u. allzu einseitig auf das materielle Substrat der Krankheit im einzelnen Organ richtete, was im folgenden eine Vernachlässigung der exogenen Faktoren (z. B. Umwelt) mit sich brachte, hat V. selbst in einer Reihe von Arbeiten den Zusammenhang zwischen Krankheit u. Umwelt erkannt u. dargestellt. Gesundheitspol. trat V. als geistiges Haupt med. Reformbestrebungen in der Zeit der Revolution von 1848 hervor. So machte er in der von ihm u. Rudolf Leubuscher begründeten med.-polit. Zeitschrift „Die Medicinische Reform" Vorschläge für die Errichtung eines zentral koordinierten Gesundheitswesens. Als Stadtverordneter von Berlin hat V. später maßgebl. die Entwicklung des kommunalen Gesundheitswesens beeinflußt. 1846 gründete V. mit Benno Reinhardt (1819–1852) das „Archiv für pathologische Anatomie u. Physiol. u. für klinische Medizin" (später „Virchows Archiv").

Virchow-Drüse (nach Rudolf L. C. V.): tastbare Lymphknotenmetastase oberhalb des li. Schlüsselbeins (supraklavikuläre Lymphknoten) bei Karzinomen der Bauchhöhle, bes. des Magens, durch Tumorausbreitung über den Ductus thoracicus o. die thorakalen Lymphknoten.

Virchow-Hassall-Körperchen (nach Rudolf L. C. V.) ↑Hassall-Körperchen.

Virchow-Robin-Raum (nach Rudolf L. C. V.): trichterförmige, Liquor enthaltende Fortsetzung der Cavitas subarachnoidea um in das Gehirn hinein- bzw. herausziehende Blutgefäße zwischen Gefäßwand u. Membrana gliae limitans perivascularis. V. ist elektronenmikroskop. nicht sichtbar zu machen.

V

Viren, attenuierte: Viren mit abgeschwächter ↑Virulenz. Entstehen durch heterologe ↑Adaptation der Viren o. Mutationen bei Züchtung in nichtpermissiven Wirtszellen. Bedeutung als Impfviren. ↑Lebendimpfstoff.

Viren, onkogene ↑Tumorviren.

Virginität ⟨*lat*⟩ *f*: Jungfräulichkeit; Zustand einer Frau vor dem ersten Geschlechtsverkehr. ↑Defloration.

Virgo ⟨*lat*⟩ *f*: Jungfrau; Frau, die noch keinen Geschlechtsverkehr gehabt hat; evtl. erkennbar am unverletzten Hymen.

Virgo intacta: Jungfrau mit intaktem ↑Hymen.

viridans ⟨*lat*⟩ *Adj*: vergrünend, z. B. Streptococcus viridans.

Viridanssepsis ↑Sepsis lenta, ↑Endocarditis lenta.

virilis ⟨*lat*⟩ *Adj*: männlich.

Virilisierung ⟨*lat*⟩ *f*: Maskulinisierung; Vermännlichung bei Frauen mit Ausbildung männl. sek. Geschlechtsmerkmale (z. B. Bartwuchs). Hormonell (durch Androgene) bedingt, z. B. bei Nebennierentumoren. Abb.

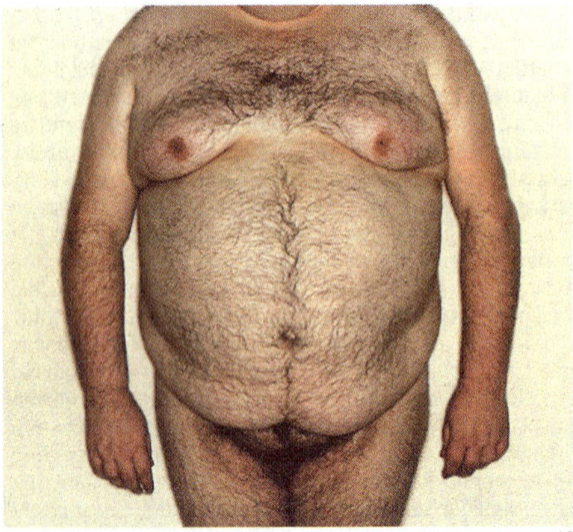

19

Virilisierung

Virilismus ⟨*lat*⟩ *m*: körperl. Merkmale u. psych. Besonderheiten, die eher für das männl. Geschlecht typ. sind. Hormonell bedingt.

Virilität ⟨*lat*⟩ *f*: Mannbarkeit.

Virion ⟨*lat*⟩ *n Pl*: Viria; komplettes, reifes, infektiöses Virus. Bei hüllenlosen Viren aus ↑Virusgenom u. ↑Kapsid, bei Viren mit Hülle aus Virusgenom, Kapsid u. ↑Envelope bestehend.

Viroide ⟨*lat*⟩ *n*: virusähnl. Krankheitserreger (subvirale ↑Partikel). Kleiner als Viren, bestehen nur aus ↑Ribonukleinsäure (246–375 ↑Nukleotide) in stabiler Ringform mit 80–125 kD Mol. Gew. Kapsid u. Envelope fehlen, Erreger von Pflanzenkrankheiten.

Virologie: Lehre von den Viren, den Viruskrankheiten u. ihrer Bekämpfung.

Viropexis: nach Anheften der Viren an Zellmembran (Adsorption der Viren) energieabhängige Kontraktion des angrenzenden Zytoplasma mit bläschenförmiger Einstülpung (Penetration der Viren), danach Auflösung der Zellmembran um das Bläschen. ↑Virusreplikationszyklus.

Virostatika ⟨*lat + gr*⟩ *n Pl*: Virostatikum; Substanzen zur Hemmung der ↑Virusreplikation. Angriffspunkte sind v. a. viruscodierte Enzyme wie DNA-Polymerase u. reverse Transkriptase (Nukleosidanaloga, Pyrophosphatanaloga, azykl. Nukleosidphosphonate) sowie Proteasen (Proteaseinhibitoren). V. mit hoher Selektivität werden durch virale Enzyme aktiviert, z. B. erfolgt die Phosphorylierung des Nukleosidanalogons ↑Aciclovir (↑Purinnukleosidanaloga) zu Aciclovirmonophosphat durch die ↑Thymidinkinase der Herpesviren (HSV-1, HSV-2, VZV, EBV); weitere Phosphorylierungsschritte übernehmen zelluläre Kinasen. **Pyrimidinnukleosidanaloga** werden durch die Thymidinkinase von HSV-1 u. VZV bis zum Diphosphat phosphoryliert, die weitere Umwandlung zum Triphosphat erfolgt durch zelluläre Kinasen. Die Triphosphate der nukleosidanalogen Verbindungen werden an Stelle der natürl. Nukleosidtriphosphate in die virale DNA eingebaut, so daß es zum Kettenabbruch o. zur Synthese einer fehlerhaften DNA kommt, wodurch die Virusreplikation unterbrochen wird. **Pyrophosphatanaloga** (z. B. Foscarnet) bedürfen keiner Phosphorylierung; sie greifen direkt an der viralen DNA-Polymerase an. **Proteaseinhibitoren** (z. B. Indinavir, Nelfinavir, Ritonavir, Saquinavir) hemmen die virale Protease, die für das Aufsplitten der während der Virusreplikation gebildeten Polyproteine erforderl. ist (klin. Einsatz bei HIV-Infektion). Weitere Angriffspunkte für V. sind u. a. die virale mRNA (z. B. Ribavirin) u. das Uncoating der Viren durch Ionenkanalblocker (z. B. Amantadin). ↑Chemotherapie, antivirale; ↑Chemotherapie, antiretrovirale.

Virozyten ↑Lymphoidzellen, ↑Zellsystem, lymphatisches.

Virtual reality ⟨*engl*⟩: *Abk* VR; virtuelle Realität, durch Computer simulierte, künstl. geschaffene Welten. Einsatzgebiete in der Med. sind v. a. die Psychotherapie u. die Steuerung von med. Geräten (↑Robodoc). In der Psychotherapie ist die VR Bestandteil der Ther. von ↑Phobien u. wird zunehmend auch in der Ther. von dementiellen Erkrankungen eingesetzt.

virtuell ⟨*lat*⟩ *Adj*: scheinbar.

virulent ⟨*lat*⟩ *Adj*: krankheitserregend, infektionskräftig, ansteckend, giftig.

Virulenz ⟨*lat*⟩ *f*: quantitatives Maß der krankmachenden Eigenschaften eines best. Erregerstamms gegenüber einem best. Wirt. Charakterisierbar durch die Anzahl der infizierenden Mikroben (Infektionsdosis), ihre Haftfähigkeit (Tenazität u. Kontagiosität), ihr Eindringungs- u. Vermehrungsvermögen (↑Infektiosität) sowie die Giftigkeit (Toxizität). ↑Pathogenität.

Virulenzfaktoren ↑Pathogenitätsfaktoren.

Virulenzplasmide ↑Plasmide.

Virus ⟨*lat*⟩ *n Pl*: Viren; obligate Zellparasiten von 20–400 nm Durchmesser. Als nichtzelluläre Mikroorganismen ohne eigenen Stoffwechsel können sie sich nur in lebenden Zellen vermehren. Vorkommen bei Tieren, Pflanzen, Pilzen, Algen, Protozoen u. Bakterien. V. bestehen aus ↑Virusgenom u. ↑Kapsid (↑Nukleokapsid), das zusätzl. von einem ↑Envelope umhüllt sein kann. ↑Virusklassifikation.

Virus-Bakterien-Symbiose: gemeinsames Vorkommen von Viren u. Bakterien, z. B. bei Schweineinfluenza (Schweineinfluenzavirus u. Haemophilus suis).

Virusbekämpfung: Gesamtheit von Maßnahmen zur Eindämmung pathogener Viren, z. B. durch Impfungen, epidemiol. Maßnahmen, ↑Virusinaktivierung.

Virusbelastung: Zahl der Viruskopien im Blut. Bestimmung bei best. Infektionen (z. B. mit HIV) durch versch. Labormethoden wie z. B. Polymerasekettenreaktion, bDNA-Verfahren o. NASBA-Technik. Die V. wird zur Entscheidung über den Beginn einer antiretroviralen ↑Chemotherapie herangezogen.

Virusdesinfektion ↑Virusinaktivierung.

Virusdiabetes ↑Diabetesätiologie.

Virusdiagnostik: 1. direkter Virusnachweis: a) Anzüchtung in Zellkulturen, angebrüteten Hühnereiern, Versuchstieren, b) Antigennachweis in Zellen (Organschnitte, Objektträgerausstriche, Zellkulturen) mit Fluoreszenzantikörpertechnik o. (in zellfreiem Milieu) mit Enzymimmunoassay, c) Elektronen- u. Immunelektronenmikroskopie, d) Nukleinsäurenachweis mit Hybridisierungsreaktionen, ↑Polymerasekettenreaktion. 2. Indirekter Virusnachweis: Antikörpernachweis mit ↑Enzymimmunoassay, Fluoreszenzantikörpertechnik (↑Immunfluoreszenztechnik), ↑Neutralisationstest, ↑Hämagglutinationshemmtest, ↑Komplementbindungsreaktion.

Virusembryopathien: Fehlbildungen des Embryos nach diaplazentarer Virusinfektion während der Organogenese (Embryogenese). ↑Embryopathien, ↑Rötelnembryopathie.

Virusenzephalitis: durch Viren verursachte Enzephalitis. Endem.-epidem., in Naturherden verbreitete, von Tieren auf Menschen durch Arthropoden (Zecken, Mücken), gelegentl. durch Milch von Weidetieren übertragbare, zykl. ↑Infektionskrankheit mit Meldepflicht. Bes. gefährdet sind Land- u. Waldarbeiter sowie Laboratoriumspersonal, auch Touristen. Erreger bevorzugt ↑Arboviren (↑Arbovirosen, Meldepflicht des mikrobiol. Nachweises). Inkubationszeit 7–14 Tage. Klin. zweiphasiger fieberhafter Verlauf mit zunächst uncharakterist. Krankheitsgefühl (Kopf-, Rücken-, Gliederschmerzen: Stadium der Virämie), dann beschwerdefreiem, 7- bis 14tägigem Intervall, gefolgt vom Stadium der Organmanifestation: Zeichen der Gehirnentzündung mit Reiz- u. Ausfallerscheinungen (Leitsymptome: Schlafsucht, Krämpfe, Lähmungen) sowie postenzephalit. Dauerfolgen (Anfallsleiden, ↑Herdsymptome, Parkinson-Syndrom). Pathol.-anat. perivaskuläres Ödem, Rundzellinfiltrate, Gliawucherungen, Nervenzelldegeneration (Polioenzephalitis), ggf. Achsenzylinderveränderungen (Enzephalomyelitis). Diagn. virol.-serol. (↑Virusdiagnostik, ↑Liquordiagnostik). Letalität 30 % u. höher. Erkrankungsimmunität innerhalb der B-Enzephalitis-Gruppe: Humanimmunglobulin Anti-FSME (homologe ↑Immunglobuline), bis zum Ende des ersten (uncharakterist.) Krankheitsstadiums appliziert, schützt vor Erkrankung (Laborinfektionen). Aktive Immunisierung mit formalininaktivierten Virusimpfstoffen für Forst-, Land- u. Laboratoriumsarbeiter. Japanische ↑B-Enzephalitisvakzine für Auslandsreisende bei längerem Aufenthalt in Ost-Südostasien.

Viruserkrankung: nach ↑Virusinfektion auftretende Erkrankung. Charakterist. Kennzeichen sind zweigipfliger Fieberverlauf zykl. Infektion mit postviräm. Organlokalisation u. eingipflige Fieberkurve der lokalen Virusinfektion, nichteitrige Entzündungen, relative Lymphozytose u. Monozytose (keine Leukozytose), langanhaltende Immunität, selten Rezidive, gelegentl. chron. Erkrankung infolge persistierender Virusinfektion (↑Slow-Virus-Infektion), ↑Embryopathien im ersten Trimenon. ↑Chemotherapie, antivirale; ↑Virostatika; ↑Virusdiagnostik.

Virus fixe: von Pasteur durch Tierpassagen an Kaninchenhirn adaptiertes Tollwutvirus (Straßenvirus), das früher als ↑Tollwutimpfstoff diente.

Virusgenom ⟨*lat*⟩ *n*: Gesamtheit aller Gene für die Synthese der virusspezif. Proteine; besteht entweder aus DNA o. RNA.

Virusgrippe ↑Grippe.

Virushepatitis: durch prim. hepatotrope Viren verursachte Leberentzündung; ↑Hepatitis.

Virusimpfstoffe: virale Antigene (Immunogene) enthaltende Vakzine versch. Herkunft, Präparation, Reinheit u. Wirksamkeit für parenteralen o. oralen Gebrauch, die zur Erzeugung einer aktiven antiviralen spezif. Immunität dienen. ↑Impfstoffe, ↑Impfung.

Virusimpfstoffe, attenuierte: Impfstoffe mit modifizierten, lebenden Impfviren mit abgeschwächter Virulenz. Beispiele sind ↑Pockenimpfstoff, oraler Poliomyelitisimpfstoff (↑Polioschutzimpfung), ↑Masernimpfstoff, ↑Gelbfieberimpfstoff. ↑Gelbfieberschutzimpfung.

Virusimpfstoffe, inaktivierte: Impfstoffe mit (meist durch Formalin) abgetöteten Virusstämmen nach Vermehrung, Reinigung u. Adsorption an Aluminiumhydroxid als Adjuvans. Beispiele sind ↑Polioformolimpfstoff, Influenzavirusadsorbatimpfstoff (↑Grippeimpfstoff), Japanische ↑B-Enzephalitisvakzine, ↑Tollwutimpfstoff.

Virusinaktivierung: Zerstörung der Infektiosität von Viren durch Hitze, UV-Licht, ionisierende Strahlen o. chem. Desinfektionsmittel (↑Betapropiolakton, ↑Formaldehydlösung, ↑Glutaraldehyd, Iodophore, ↑Peressigsäure). ↑Sterilisation.

Virusinfektion: Eindringen u. Vermehrung von Viren in den Körper. Eine V. verläuft nicht selten unerkannt (asymptomat.) o. führt nach intrazellulärer Virusvermehrung zur Zellschädigung (Funktionsstörung, Absterben u. Zelltod) mit klin. Sympt. lokaler o. generalisierter ↑Viruserkrankung. Durchgemachte Erkrankung o. inapparente Infektion führen oft zur Ausbildung einer langfristigen, ggf. typspezif. Immunität. ↑Slow-Virus-Infektion, ↑Virusdiagnostik, ↑Virusreplikation.

Virusinfektion, abortive: Virusbefall einer Zelle, bei dem von der nichtpermissiven Wirtszelle unfertige, nicht voll infektionstüchtige Viren repliziert werden. Nach unvollständiger intrazellulärer Virusvermehrung kommt es zur Bildung nichtinfektiöser Viren o. Viruskomponenten. Übergang in eine latente Infektion mögl.

Virusinfektion, endosymbiotische: Virusbefall einer Zelle, wobei die genet. Information zur Virussynthese von einer Zellgeneration auf die nächste Generation übertragen wird.

Virusinfektion, intrauterine: virale Infektion des ungeborenen Kindes während der Schwangerschaft; ↑Embryopathien, ↑Fetopathien.

Virusinfektion, latente: Virusbefall einer Zelle ohne Virusvermehrung. Eine Expression einzelner Gene ist mögl. u. virale Nukleinsäure kann (z. B. bei ↑Retroviridae) in das Wirtszellgenom integriert werden. ↑Latenz.

Virusinfektion, nichtzytolytische: Virusbefall einer Zelle, bei dem die Wirtszelle bei kontinuierl. ↑Virusreplikation überlebt u. ihre Zellfunktionen weitgehend aufrecht erhalten kann. Übergang in persistierende Virusinfektion mögl.

Virusinfektion, persistierende: Viruspersistenz; Virusbefall, bei dem die Wirtszelle kontinuierl. Viren repliziert u. ausscheidet (z. B. bei Zytomegalievirus u. Slow-Viren). ↑Persistenz.

Virusinfektion, zytolytische: Virusbefall einer Zelle mit Abschalten der Makromolekülsynthese u. Zerstörung der Wirtszelle durch Zellauflösung nach ↑Virusreplikation. ↑Zytolyse.

Virusinhibierung: Hemmung der Virusvermehrung durch ↑Virostatika. ↑Virusbekämpfung.

Virusklassifikation: Einteilung u. Nomenklatur der Viren nach dem Vorschlag des International Committee on Taxonomy of Viruses (ICTV). Die V. orientiert sich an der Art des Virusgenoms (RNA, DNA), seinem Aufbau (einsträngig, doppelsträngig), der Symmetrie des Kapsids, dem Nukleokapsid, der An- o. Abwesenheit einer Außenhülle aus Lipoprotein (Envelope), dem Wirtsspektrum u. den immun. Eigenschaften. Nach diesen Kriterien erfolgt die Einteilung in Kategorien: Ordnung (-virales), Fam. (-viridae), Subfamilie (-virinae), Gattung (-virus), Art (Virusname), Serotyp (Typ-Nummer). Abb.

Viruslymphadenitis: virale, entzündl. Lymphknotenschwellung, z. B. bei Viruserkrankungen wie Röteln, Mumps o. infektiöser Mononukleose.

Virusmeningitis: abakterielle, asept., nichteitrige o. seröse Meningitis. Endem.-epidem., biphas., zykl. Infektionskrankheit mit Entzündung der Hirnhäute. Übertragung: aerogen, fäkal-oral, Kontakt, Arthropoden (Arbovirose). Inkubationszeit: 2–14 Tage. Prodromi: Fieber, Schnupfen, Husten, Kopf- u. Gliederschmerzen, Übelkeit, Erbrechen, Durchfall. Symptomarmes Intervall 0–7 Tage, je nach Virusart. Klin. Bild: 3–10 Tage. Leitsymptome: erneutes Fieber, bohrender Kopfschmerz, Nacken-Rücken-Starre, Erbrechen, Hyperästhesie, Somnolenz. Gute Progn. Diagnostik: klin., Liquoruntersuchung; virol. Ther.: symptomat., Meldepflicht.

Virusmeningoenzephalitis, aseptische: virusbedingte Erkrankung der Hirnhäute u. des ZNS. ↑Virusenzephalitis, ↑Virusmeningitis.

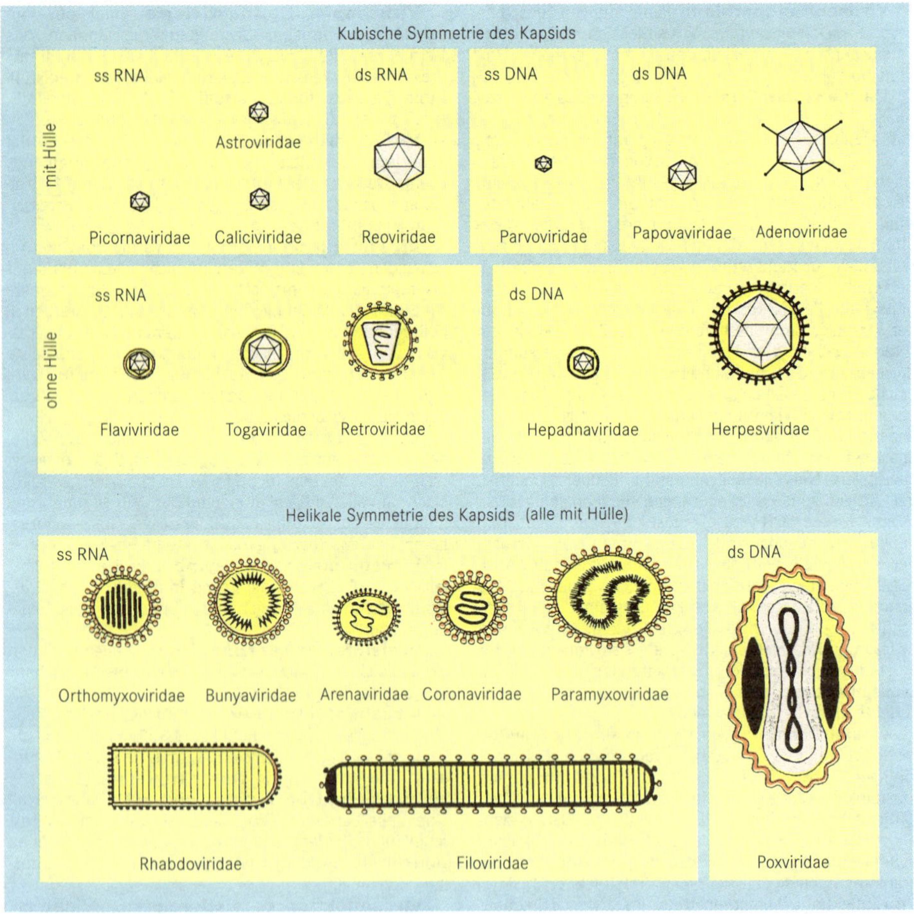

Virusklassifikation. Übersicht einiger für den Menschen bedeutsamer Virusfamilien
es: einzelsträngig; ds: doppelsträngig

Virusneutralisation: Virusinaktivierung durch spezif. Antikörper. Diagn. genutzt in der Zellkultur (Virusneutralisationstest, Plaquereduktionstest, Plaquehemmtest) zur Ausdifferenzierung angezüchteter Viren o. zum Antikörpernachweis. ↑ Neutralisationstest.

Viruspersistenz ↑ Virusinfektion, persistierende.

Viruspneumonie: epidemiol. unterscheidbare, ätiol. vielfältige Lungeninfektionen mit neg. mikrosk. Sputumbefund u. Penicillin-Sulfonamidresistenz. Erreger: Coxiellen (Q-Fieber) u. Chlamydien (Ornithose, Psittakose), beide Erregergruppen meldepflichtig; Mykoplasmen (prim. atyp. Pneumonie); Influenzaviren u. Adenoviren, beide mit Meldepflicht; Parainfluenzaviren, RS-Virus. Inkubationszeit wenige Tage bis Wochen. Klin. zeigt die V. gewisse einheitl. Merkmale: akuter Beginn, mehrtägiges, auch hohes Fieber, kein Schüttelfrost, Reizhusten mit wenig o. ohne Auswurf, ferner fehlende physikal. Befunde bei ausgeprägten röntg. Befunden; relative Leukozytopenie mit postinfektiöser Lymphozytose. Gefahr der bakteriellen Sekundärinfektion. Diagnostik mikrobiol.-virol. sowie serol. (↑ Virusdiagnostik).

Virusreaktivierung: erneute Aktivierung von Viren nach früherer Infektion. Exogene o. endogene Reize (z. B. Fieber, Immunsuppression, Krankheiten, Menstruation, Operationen, Schwangerschaft, Streß, Traumen, UV-Strahlen) können latente Viren zu erneuter ↑ Virusreplikation anregen u. eine Erkrankung (Rezidiv) reaktivieren.

Virusreplikation: Virusreduplikation; ident. Vermehrung infektionstüchtiger Viren in Wirtszellen, wobei der Proteinsyntheseapparat der Wirtszelle benutzt wird. ↑ Virusreplikationszyklus.

Virusreplikationszyklus: aufeinanderfolgende Phasen der ↑ Virusreplikation. 1. Adsorption: reversibles Anheften der Viren über ↑ Kapsomeren bei hüllenlosen Viren u. ↑ Peplomeren bei Viren mit ↑ Envelope an Oberflächenrezeptoren der Wirtszelle, dem ↑ Tropismus der Viren entspr. Erste Phase der Virusinfektion einer Zelle u. Virusreplikation. Die Anheftung kann durch ↑ Virusneutralisation mit neutralisierenden Antikörpern verhindert werden. 2. Penetration: irreversibles Eindringen der Viren in die Zelle durch ↑ Viropexis (2b) o. (bei Viren mit Envelope) nach vorheriger Fusion der Virushülle mit der Zellmembran (2a). Die Penetration ist temperatur-, energie- u. pH-abhängig. 3. Uncoating: sog. Enthüllung; Freisetzung des ↑ Virusgenoms vom ↑ Kapsid im Zytoplasma der Wirtszelle. Es folgt die Periode der Eklipse, in der das Virus als vollständiges infektiöses Agens nicht nachweisbar ist. In ihr erfolgen ↑ Transkription u. ↑ Translation mit Synthese von ↑ Frühproteinen, Nukleinsäuren u. ↑ Spätproteinen; bei DNA-Viren hauptsächl. im Zellkern, bei ↑ RNA-Viren hauptsächl. im Zytoplasma. 4. Anlagerung der Virus-RNA an ↑ Ribosomen der Wirtszelle u. Synthese von Frühproteinen. 5. Prim. Transkription mit Synthese von RNA-Minussträngen u. Bildung der intermediären doppelsträngigen RNA als replikative Form. 6. Sek. Transkription mit Synthese von RNA-Plussträngen. 7. Anlagerung der RNA-Plusstränge an Ribosomen u. Synthese von Spätproteinen. 8. Maturation: Virusreifung u. Zusammensetzung (Assembly) durch energieunabhängige (Selfassembly) spezif. Komplexbindung der Nukleinsäure an Kapsidstrukturproteine u. geometr. Anordnung der Kapsomeren zur kub. (meist bei hüllenlosen Viren) o. helikalen Symmetrie (meist bei Viren mit Envelope). 9. Virusfreisetzung: Knospung, Budding; bei Viren mit Envelope durch ↑ Sprossung, bei hüllenlosen Viren durch

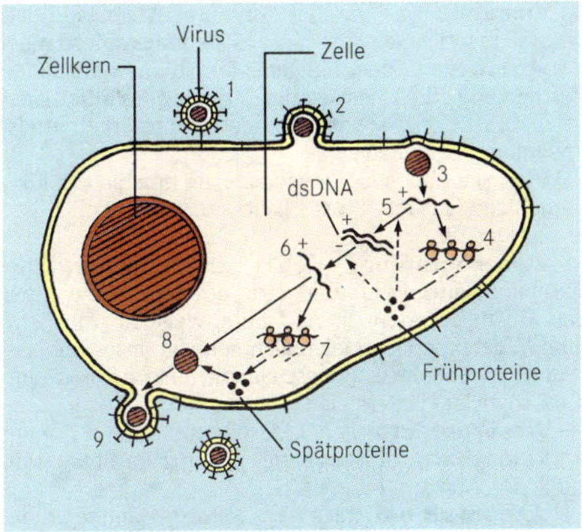

Virusreplikationszyklus. Vereinfachtes Schema der Replikation von RNA-Viren

kontinuierl. Ausschleusung aus der Wirtszelle (nichtzytolyt. Virusinfektion) o. Virusanreicherung, bis die Zelle abstirbt, zerfällt u. so die Viren freigibt (zytolytische ↑ Virusinfektion). Abb.

Virusreservoir: Lebewesen, in denen Viren natürlicherweise verweilen o. sich vermehren u. von denen aus andere Lebewesen infiziert werden können.

Virusschnupfen: Rhinitis acuta, Rhinopharyngitis acuta, Koryza, abakterielle Pharyngitis, Pharyngokonjunktivalfieber, Erkältungskrankheit; endem., während der kalten Jahreszeit meist epidem., aerogen (durch Husten, Sprechen u. Niesen), seltener durch direkten Kontakt (Händegeben, Taschentuchinfektion) übertragbare, lokale Infektionskrankheiten. Erreger sind versch., nicht verwandte Virusgattungen mit z. T. zahlreichen Serotypen, z. B. Rhinoviren, Adenoviren, RS-Virus, Parainfluenzaviren, ECHO-Virus, Enteroviren. Die Inkubationszeit beträgt wenige Stunden bis Tage. Klin. gelegentl. leicht fieberhafter, akuter Verlauf, Nasenrachenkatarrh, auch Bindehautentzündung. Gefahr der bakteriellen Sekundärinfektion (↑ Fokalinfektion). ↑ Atemwegsinfektion.

Virustiter: Maß für Gehalt an infektiösen Viruspartikeln; höchste Verdünnung infektiöser Viruspartikel, die je nach Untersuchungstechnik gerade noch zytopathischen ↑ Effekt, ↑ Plaques, ↑ Hämagglutination o. pos. ↑ Immunfluoreszenz zeigt, zum Absterben von Hühnerembryonen führt o. beim Versuchstier Krankheitserscheinungen bewirkt. ↑ Virusbelastung.

Virustitration: quantitative Bestimmung des ↑ Virustiters u. Ermittlung der ↑ $TCID_{50}$.

Virusvermehrung ↑ Virusreplikation.

Viruzidie: Abtötung von Viren, irreversible ↑ Virusinaktivierung.

Vis ⟨*lat*⟩ *f*: Kraft. Vis a tergo: Kraft, die sich von hinten, vis a ventre (o. Vis a fronte) eine Kraft, die sich von vorn geltend macht. So kommt es z. B. zur Füllung des Herzens unter dem Einfluß des Venendrucks (Vis a tergo). Es kann die Einfüllung der Vorhöfe aber auch dadurch erleichtert werden, daß bei Kontraktion der Kammern u. Bewegung der ↑ Ventilebene herzspitzenwärts der re. Vorhof erweitert wird, was einen Sog bedingt (Vis a ventre).

Viscance ⟨*frz*⟩ *f*: visköser Atemwiderstand der Lunge. Entspricht der Summe der Strömungswiderstände der Atemwege u. dem Lungendeformationswiderstand. Bestimmung durch gleichzeitige Messung des intrathorakalen Drucks im Ösophagus u. der Stromstärke mittels Pneumotachographen.

Viscera ⟨*lat*⟩ *n Pl*: Eingeweide; im Inneren von Körperhöhlen (Schädel-, Brust-, Bauch- u. Beckenhöhle) gelegene Organe.

Viscerocranium: Gesichtsschädel, Eingeweideschädel, Splanchnocranium; Teile des Schädels, welche den Anfang der Atem- u. Verdauungswege umschließen. Zum V. gehören Oberkiefer, Gaumenbein, Jochbein, Nasenbein, Tränenbein, Pflugscharbein, untere Nasenmuschel sowie der Unterkiefer.

Visceropleura ⟨*gr*⟩ *f* ↑Mesoderm.

Viscotoxin: giftiges Peptid aus ↑Viscum album (Mistel). LD_{50} Maus: 1,1 mg/kg.

Viscum album ⟨*lat*⟩ *n*: Mistel. Immergrüne Pflanze, enthält Polypeptide, u. a. die Peptidtoxine Viscotoxin A_2, A_3 u. B, sowie ↑Lektine. ↑Zytostatika.

visibel ⟨*lat*⟩ *Adj*: sichtbar.

Visierlappen: doppelt gestielter ↑Lappen, Brückenlappen, der in einen Defekt eingeschlagen wird, z. B. Stirnlappen zur Lippen- o. Nasenrekonstruktion. ↑Hautplastik.

Visierlinie: Verbindungslinie zweier bei beliebiger Augenstellung hintereinanderliegender Punkte. Bildet beim Geradeausblick die Blicklinie.

Vision ⟨*lat*⟩ *f*: opt. ↑Halluzination von Bildern, Szenen, Gestalten u. ä., die meist leuchtend, farbenprächtig u. detailreich gestaltet sind. Werden erhebend o. feierl. erlebt.

Visite ⟨*lat*⟩ *f*: routinemäßige tgl. ärztl. Kontrolle aller Pat. einer ↑Station. Chefvisite: V. des Chefarztes o. eines vom Chefarzt bestimmten Vertreters.

Viskosimeter: Geräte zur Bestimmung der dynamischen ↑Viskosität von Flüssigkeiten. Unterschieden werden ↑Kapillarviskosimeter, Fallkörperviskosimeter u. Rotationsviskosimeter. Fallkörperviskosimeter beruhen auf dem Stokes-Gesetz, u. man mißt die Zeit, in der eine Kugel eine best. Strecke in einem mit der Flüssigkeit gefüllten Zylinder zurückgelegt hat. Rotationsviskosimeter: zwei ineinandersteckende Zylinder erzeugen durch langsame Rotation des einen in dem Raum (kleine Spaltbreite) zwischen ihren Wandungen eine laminare Strömung der Meßflüssigkeit. Durch die Rotation des einen Zylinders wird durch die Flüssigkeit ein Drehmoment auf den anderen Zylinder übertragen. Das Geschwindigkeitsgefälle im Spalt ist nahezu konstant. Die Viskosität wird als Verhältnis von Schubspannung (Tangentialdruck) u. Geschwindigkeitsgefälle best.

Viskosimetrie: Viskositätsmessung. Bestimmung der dynam. o. kinematischen ↑Viskosität einer Flüssigkeit mit einem ↑Viskosimeter. In der Med. wird zu diagn. Zwecken die V. von Vollblut, Plasma, Sputum, Bronchialsekret, Galle, Magensaft, Pankreassaft u. a. eingesetzt.

Viskosität, dynamische: Symbol η; Zähigkeit, innere Reibung. Soll in einer Flüssigkeit eine ebene Platte parallel zu ihrer Wandung mit einer konstanten Geschwindigkeit v bewegt werden, so muß zur Überwindung der inneren Reibung eine Kraft F aufgewendet werden, die proportional der Fläche A der Platte u. dem Geschwindigkeitsgefälle dv/dx zum Inneren der Flüssigkeit hin ist. $F = \eta \cdot A \cdot dv/dx$; dv ist die Relativgeschwindigkeit, dx der Abstand benachbarter Flüssigkeitsschichten u. η die dynam. Viskosität o. der Koeffizient der inneren Reibung [SI-Einheit: Pascalsekunde (Pa · s); ältere Einheit: das Poise (P); 1 Pa · s = 10 P]. Der Quotient $\sigma = F/A$ heißt Schub- o. Scherspannung. Die d. V. ist stark temperaturabhängig. Da hochmolekulare Substanzen die d. V. von Lösungsmitteln stark erhöhen, besteht die Möglichkeit, deren Molmasse durch Messung der d. V. der Lösung zu bestimmen. Klin. bedeutungsvoll ist die Messung der d. V. des Blutplasmas u. von Vollblut. Erstere nimmt insbes. durch erhöhte Konzentrationen von Fibrinogen u. Immunglobulinen stark zu (diagn. Bedeutung: z. B. bei art. Durchblutungsstörungen, Herzinfarkt, Plasmozytom, Waldenström-Krankheit). Die relative Vollblutviskosität (Quotient der dynam. Viskositäten von Blut u. Plasma) ist eine Funktion des Hämatokrits u. der Schergeschwindigkeit. Infolge Erythrozytenaggregation steigt die relative d. V. des Blutes bei niedriger Scherbelastung stark an. Bei hoher Scherbelastung sinkt sie durch Erythrozytendeformation.

Viskosität, kinematische: Quotient aus dynam. Viskosität u. Dichte. Die ältere Einheit ist das Stokes (St). Die SI-Einheit ist m^2/s o. cm^2/s. 1 St = 1 cm^2/s.

Viskosität, scheinbare: auch als anomale o. variable Viskosität bezeichnet. Blut gehört zu den Nicht-Newton-Flüssigkeiten, deren Viskosität sich mit den Strömungsbedingungen ändert. Bei Schubspannung unter 0,2 Nm^{-2} bzw. Scherrate unter 50 s^{-1} zunehmende Erythrozytenaggregation; damit steigt die s. V. In kleinen Gefäßen sinkt die s. V. als Folge des ↑Plasmaskimming (Fahraeus-Lindquist-Effekt). In der ↑Mikrozirkulation spez. Fließverhalten: glockenförmige Deformation u. Membranrotation der Erythrozyten.

Visser-Cost-Syndrom: angeborener 18-Hydroxylasedefekt der Nebenniere. Blockierung der Transformation von Corticosteron B zu Aldosteron.

visuell ⟨*lat*⟩ *Adj*: das Sehen betreffend.

Visus ⟨*lat*⟩ *m*: *Abk* V; Sehschärfe.

Visus cum correctione: Sehschärfe mit Korrektion. ↑Sehleistung, ↑Sehschärfe.

Visuskop: von Cüppers konstruiertes ↑Ophthalmoskop, in das ein Fixationssternchen eingeschaltet werden kann, das dem Pat. als Fixationspunkt dient. Der Untersucher kann so den Netzhautort sehen, mit dem fixiert wird. Normalerweise ist das die Fovea, bei exzentr. Fixation sind es andere Netzhautpunkte.

Visus naturalis: ↑Sehschärfe ohne Korrektion (s. c.: sine correctione).

Vis vitalis ⟨*lat*⟩: Lebenskraft; ↑Vitalismus.

viszeral ⟨*lat*⟩ *Adj*: visceralis; zu den Eingeweiden gehörend.

Viszeralanalysator: Systeme, welche Informationen von der Gesamtheit der ↑Viscera verarbeiten u. damit der Konstanthaltung des inneren Milieus dienen. Bestehen wie die sensor. Systeme aus peripherem Teil mit Rezeptoren (z. B. Chemorezeptoren des Magen-Darm-Trakts, der Aorta u. der Medulla oblongata, Pressorezeptoren der Gefäße usw.), afferenten Bahnen u. zentralen, erregungsverarbeitenden Gebieten. ↑Viszeralgehirn.

Viszeralgehirn: nach dem amerik. Physiol. McLean genannte Regionen des Gehirns, die an der Regulation der Tätigkeit innerer Organe stark beteiligt sind, wie Hypothalamus, Amygdala, Teile der Großhirnrinde um den Gyrus cinguli, Teile des Frontallappens.

Viszeralneuralgie: Schmerzsensation im Intestinalbereich, z. B. Krisen bei ↑Tabes dorsalis.

Viszeromegalie ⟨*lat + gr*⟩ *f*: Vergrößerung einzelner Organe wie Leber, Herz, Niere u. a. Häufig u. klin. wichtig. Auftreten als pathol. Erscheinung (bei Akromegalie) o. als biol. Reaktion i. S. der Adaptation (z. B. Sportherz). Die V. wird zum Risikofaktor, wenn die ausreichende Sauerstoffversorgung vergrößerter Zellen o. Organe durch Steigerung der Durchblutung nicht mögl. ist.

viszeromotorisch ↑ Reflex, viszeromotorischer.

Viszeroptose ⟨*lat + gr*⟩ *f*: Eingeweidesenkung im Bereich der Bauchhöhle, anlagebedingt o. nach Abmagerung.

Vita ⟨*lat*⟩ *f*: Leben.

vital ⟨*lat*⟩ *Adj*: vitalis. **1.** Lebensnotwendig. **2.** Das Leben betreffend. **3.** Lebenskräftig. **4.** Während des Lebens.

Vitalerhaltung ↑ Endodontie.

Vitalfärbung ↑ Supravitalfärbung, ↑ Färbung.

Vitalfunktionen: Bewußtsein, Atmung u. Kreislauf werden unter diesem Begriff zusammengefaßt. Diagnostik u. Ther. ihrer akuten Störungen (im Extremfall Bewußtlosigkeit, Atemstillstand, Herz-Kreislauf-Stillstand) sind Hauptinhalt notfallmedizin. Tätigkeit.

Vitalindikation: dringl. Indikationsstellung zur Lebenserhaltung (zwingende Maßnahme zur Behandlung, um den Kranken am Leben zu erhalten).

Vitalismus: philosoph. Theorie, der zufolge dem Leben ein (im Lauf der Geschichte versch. benanntes) immaterielles Prinzip zugrunde liegt. Der Ausdruck V. leitet sich von dem im 18. Jh. aufkommenden Begriff Vis vitalis (Lebenskraft) ab. Obwohl der V. als Konzeption ebenfalls erst im 18. Jh. entstand, gehen seine Wurzeln bis auf die Seelenlehre Platons (427–347 v. Chr.), in erster Linie aber auf die Entelechie des Aristoteles zurück, der das Leben als von der Form geprägte Materie deutete. Materie ist nach Aristoteles nur der Möglichkeit nach zur Bewegung fähig. Der Übergang von der Potentialität zur Aktualität erfolgt erst unter Einwirkung des formenden Prinzips (Entelechie). Vitalist. Deutungen der Lebensvorgänge waren bis in das 16. Jh. allg. vorherrschend. Zu einer Abkehr vom vitalist. Denkkonzept kam es unter dem Einfluß der mit der Aufklärung einhergehenden Beobachtung u. Erklärung der Natur. Die mechan. u. chem. geprägten Denkkonzepte, die in der Med. als ↑ Iatrophysik bzw. ↑ Iatrochemie ihren Ausdruck fanden, drängten zeitweilig vitalist. Gedanken in den Hintergrund. Bald erwies sich jedoch die mechanist. o. rein chem. Erklärung des Lebens als unzureichend. Bes. seit Verwendung des Mikroskops in der biol. Forschung waren viele neue Fragestellungen über Zeugung, Befruchtung, Vererbung usw. aufgekommen, die beim damaligen Stand der wissenschaftl. Erkenntnis dem V. zu erneutem Auftrieb verhalf. Einen Höhepunkt erreichte der V. in Gestalt der Naturphilosophie im beginnenden 19. Jh. In der Mitte des 19. Jh. kam es unter dem Einfluß der Zellforschung, der biol. Entwicklungstheorie u. der naturwissenschaftl. fundierten Physiol. zu einem erneuten Überwiegen der mechanist.-materialist. Lebenserklärung. Mit der Entdeckung der Chromosomen u. dem damit mögl. gewordenen Einblick in die Vorgänge von Befruchtung u. Kernteilung war der alte V. endgültig widerlegt. Die exp. Entwicklungsforschung (Embryol., Entwicklungsphysiologie, Genetik) brachte jedoch bald eine Fülle neuartiger Probleme mit sich, die nicht durch die vorherrschende mechanist.-materialist. Lebenstheorie erklärt werden konnten. Von Hans Driesch (1867–1941) Ende des 19. Jh. durchgeführte entwicklungsphysiolog. Versuche mit künstl. halbierten Eiern des Seeigels (Echinus microtuberculatus) ergaben kleinere, aber vollständige Pluteuslarven. Die für die damalige Zeit, in der genet. gesteuerte Determinationsprozesse unbekannt waren, überraschenden Ergebnisse deutete Driesch, indem er einen nichtmateriellen ganzmachenden Entwicklungsfaktor postulierte. Er wurde damit zum Begründer des Neovitalismus.

Vitalität ⟨*lat*⟩ *f*: **1.** Begriff zur Kennzeichnung phys. u. psych. Energie u. Spannkraft. **2.** In der Zahnmed. Umschreibung der Funktionstüchtigkeit der Pulpa, gemessen an der Reizbarkeit. ↑ Sensibilitätsprüfung.

Vitalitätsprüfung: fälschl. für ↑ Sensibilitätsprüfung.

Vitalkapazität: Luftmenge, die bei max. Ausatmung nach max. Einatmung gefördert werden kann, ↑ Lungenvolumina, ↑ Spirogramm.

Vitallium: 1932 in den USA entwickelte Legierung aus 62 % Co, 30 % Cr u. 5 % Mo für Modellgußprothesen, die noch in geringen Anteilen C, Fe, Si, Mn enthält. Prototyp aller heutigen Co-Cr-Legierungen für die Modellgußprothetik.

Vitalpräparat: zytolog. Präparate von peripherem Blut, Knochenmark, Lymphknoten, Exsudatsediment, Liquorsediment, die weder fixiert noch gefärbt sind. Herstellung aus frisch entnommenem Material u. in sehr dünner Schichtdicke. Anfertigung u. Beurteilung möglichst bei Körpertemperatur. Zur mikrosk. Auswertung dienen ↑ Phasenkontrastmikroskopie u. ↑ Dunkelfeldmikroskopie.

Vitalverfahren ↑ Endodontie.

Vitalzytologie: Untersuchung nichtfixierter u. nichtgefärbter, lebender Zellen mit Phasenkontrast- u. Interferenzmikroskopie. Vorteil ist die Sofortuntersuchung, Nachteil sind die fehlenden dauerhaften Präparate. Bes. angewendet zur ↑ Fluordiagnostik, weniger in der hormonellen Zytodiagnostik.

Vita maxima: Bestimmung der phys. Leistungsgrenze durch stufenweise Steigerung der Belastung des Probanden bei der ↑ Spiroergometrie. Die V. m. wird hauptsächl. durch die kardiozirkulator. u. respirator. Leistungsreserve begrenzt.

Vitamin: eine unentbehrl., niedermolekulare, org. Verbindung, die der Mensch o. ein best. anderes Säugetier entweder nicht o. in nicht ausreichender Menge selbst synthetisieren kann. Deshalb müssen V. in der Nahrung der betreffenden Spezies enthalten sein. Der Vitaminbegriff ist stets auf eine best. Spezies bezogen u. ist deshalb relativ. V. greifen in versch. Weise in den Stoffwechsel ein. Best. V. sind Bestandteile von ↑ Coenzymen (z. B. ↑ Vitamin B_1) u. dadurch an Enzymreaktionen beteiligt. Aufgrund ihrer Löslichkeit teilt man die V. in zwei Gruppen ein, in die fettlösl. V. (A, D, E, K) u. in die wasserlösl. V. Vitamine des B-Komplexes wie V. B_1, V. B_2, ↑ Niacin, ↑ Vitamin B_6, ↑ Folsäure, ↑ Biotin, ↑ Pantothensäure, ↑ Vitamin B_{12} sowie ↑ Vitamin C. Ein Vitaminmangel kann zu einer Hypovitaminose, ein völliges Fehlen zu einer ↑ Avitaminose führen. In best. Fällen kann eine Überdosierung eines V. zu einer Hypervitaminose führen (z. B. bei V. A u. D). Bei mangelhafter Zufuhr mehrerer V. kann eine – oft schwer diagnostizierbare – Polyhypovitaminose entstehen. Vitaminmangel kann auch teratogene Wirkungen haben. Der Bedarf an einem best. V. ist nicht konstant; er hängt von der Nahrungszusammensetzung, dem Lebensalter, von körperl. Belastungen, Lebensgewohnheiten, Klima, Schwangerschaft, Laktation u. a. Faktoren ab. Im wachsenden Organismus geht ein Vitaminmangel stets mit Wachstumsstörungen einher. Das Wort ist von Kasimir Funk (1911) aus Vita (Leben) u. Amin (eine NH_2-Gruppe enthaltende organ. Verbindung) gebildet worden. Nur wenige V., z. B. V. B_1, sind chem. als Amine zu bezeichnen; die meisten V. gehören vielmehr anderen Verbindungsklassen der organ. Chem. an.

Vitamin A: Axerophthol; Epithelschutzvitamin. V. A ist ein prim. Polyenalkohol, der sich vom Betacarotin ableitet. Im menschl. Körper kann aus den Provitaminen A, den Carotinen (Alpha-, Beta- u. Gammacarotinen) V. A gebildet werden; aus dem symmetr. gebauten Betacarotin entstehen 2 Moleküle V. A, aus Alpha- u. Gammacarotin jeweils nur ein Molekül V. A. V. A tritt im Tiereich als V.-A-Alkohol (↑ Retinol) in Form seiner Fettsäureester auf (Fischlebertran, Säugetierleber, Milch, Eigelb). Eine Speicherung von V. A erfolgt im Fettgewebe. Wirkungen: Förderung des Wachstums u. der Entwicklung der Epithelien, Steigerung der Synthese von ↑ Proteoglykanen im Knorpel, Förderung der Knochenresorption. Eine besondere Form spielt das V. A in Form von ↑ Retinal beim ↑ Sehvorgang. Der Sehpurpur u. die ↑ Sehpigmente der ↑ Zapfenzellen sind Verbindungen von 11-cis-Retinal mit den ↑ Opsinen. ↑ Rhodopsin zerfällt bei Belichtung u. wird im Dunkeln regeneriert. V.-A-Mangel: erworbene ↑ Hemeralopie, Xerose der Augenhäute, Trockenheit des ganzen Auges, häufige Chalazien, Lichtscheu usw. V.-A-Hypervitaminose: Orale Verabreichung sehr hoher V.-A-Gaben führen zu schweren Krankheitsbildern (Wachstumsstörungen, Spontanfrakturen der Knochen, Proteolyse im Knorpel). Dosierung: 1 Retinoläquivalent = 1 µg Retinol = 6 µg Betacarotin (da unvollständige Spaltung im menschl. Körper) = 12 µg andere Carotinoide = 3,33 I. E. Als tgl. V.-A-Aufnahme wird empfohlen (in µg/Tag Retinoläquivalente): Säuglinge 300; Kinder 350–500; Jungen, Mädchen: 550–800, Frauen 750; Männer 800; Schwangere 800; Stillende 1 200.

Vitamin-A-Belastung: Funktionstest zur Diagnostik des Malabsorptionssyndroms. Nach oraler Applikation von nicht verestertem Axerophthol wird die Konzentration von Vitamin im Plasma in kurzen Zeitabständen gemessen. Geringer o. fehlender Konzentrationsanstieg findet sich bei fast allen Fällen von Malabsorption, aber auch bei Störungen des Galleflusses u. der Pankreassekretion (keine Differenzierung zwischen Malabsorption u. -digestion mögl.)

Vitamin, antihämorrhagisches ↑ Vitamin K.

Vitamin, antineuritisches: nicht mehr gebräuchl. Bez. für ↑ Vitamin B_1.Thiamin.

Vitamin, antirachitisches ↑ Vitamin D.

Vitamin, antiseborrhoisches: nicht mehr gebräuchl. Bez. für Vitamin H. ↑ Biotin.

Vitamin, antiskorbutisches: nicht mehr gebräuchl. Bez. für ↑ Vitamin C.

Vitamin, antixerophthalmisches: ältere Bez. für ↑ Vitamin A.

Vitamin-A-Toleranztest ↑ Vitamin-A-Belastung.

Vitamin B_1: Thiamin; Derivat eines über eine CH_2-Gruppe verknüpften Pyrimidin- u. Thiazolrings (2-Methyl-5-(4-methyl-5-—oxyethyl-thiazolium)-methyl-6-amino-pyrimidin). Wasserlösl., unlösl. in Fetten. Fluoreszierendes Abbauprodukt Thiochrom dient zum chem. Nachweis. Thiamin wird in der Leber durch ATP zu ↑ Thiaminpyrophosphat phosphoryliert: Coenzym von ↑ Decarboxylasen. Infolge fehlender Speicherkapazität wird ein Thiaminüberschuß über die Leber u. Galle durch die Fäzes ausgeschieden. Klass. Vitaminmangelkrankheit: ↑ Beri Beri („steifer Gang"). Thiaminmangel äußert sich beim Menschen in Gewichtsverlust, Anorexie, Herabsetzung der Magensaftsekretion, Muskelschwäche, Wadenkrämpfen, EKG-Veränderungen, Müdigkeit, Unfähigkeit zur geistigen Konzentration, Gedächtnisschwund, Reizbarkeit, Depressionen, Angstzuständen. Der Pyruvatspiegel im Blutplasma ist erhöht; nach Glukosebelastung Störungen im Kohlenhydratstoffwechsel. Thiamin ist in pflanzl. u. tier. Geweben weit verbreitet, v. a. in Hefe u. in den Keimen von Gramineen (Getreide, Reis), ferner in Gemüse, Früchten, Kartoffeln, in Innereien, in Milch u. Eigelb. Thiaminbedarf ist mit dem Energieverbrauch verknüpft: es werden 0,5 mg/1 000 kcal empfohlen, d. h. in mg pro Tag: Säuglinge 0,4–0,5; Kinder 0,6–1,0; Jungen, Mädchen 1,2–1,6; Frauen 1,2–1,4; Männer 1,3–15; Schwangere u. Stillende 1,4–1,5. Abb.

Vitamin B_2: Riboflavin; ältere Bez. Lactoflavin. Ribitylderivat des Isoalloxazins (6,7-Dimethyl-9(D-1'-ribityl)-isoalloxazin). V. B_2 ist schwer wasserlösl., unlösl. in Fetten, relativ unempfindl. gegenüber Erhitzen u. Oxidationsmitteln. V. B_2 ist Bestandteil von Riboflavin-5'-phosphat (Flavinmononukleotid FMN) u. Flavin-Adenin-Dinukleotid (FAD), welche Coenzyme wasserstoffübertragender Enzyme sind. Wichtigste Reaktionen sind: Dehydrierung von $-CH_2-CH_2$-Ketten, von Chinonen bzw. Naphthochinonen, von Pyridincoenzymen, von Xanthin zu Harnsäure, von Dihydrolipoamid zu Lipoamid; Oxidation von Aldehyden zu Säuren, von Hydroxysäuren zu Ketosäuren bzw. Aldehydsäuren; oxidative Desaminierung von Aminosäuren zu Aminen. Flavinenzyme sind an der mitochondrialen Atmungskette beteiligt. Diese vielfache Beteiligung an Stoffwechselprozessen erklärt, das V.-B_2-Mangel zu allg. Störungen des Zellstoffwechsels führt, die sich in unterschiedl. Sympt. ausdrücken. Bes. auffällig sind Störungen im Protein- bzw. Aminosäure-

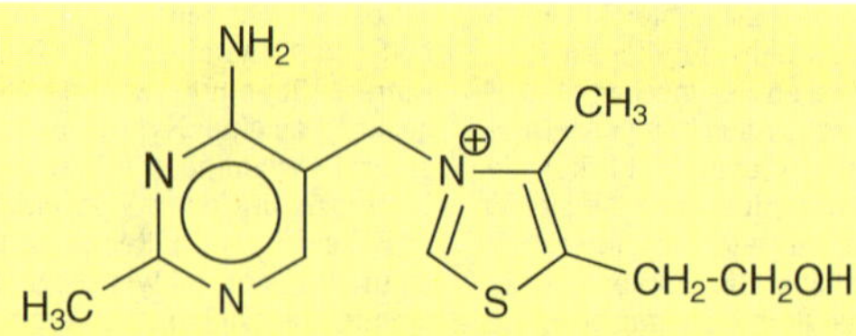

Vitamin B_1. Thiamin

stoffwechsel. V.-B_2-Mangel ruft bei Ratten Wachstumsstörungen, Anämie, Degeneration des Nervengewebes, Vaskularisierung der Kornea, Katarakt, Sistieren des Sexualzyklus hervor. Beim Menschen können leichte Ariboflavinosen vorkommen; sie treten kaum als Folge von Vitamin-B_2-Mangel in der Nahrung, sondern durch mangelhafte Resorption im Intestinaltrakt auf. Schwere Ariboflavinosen sind unter unseren Lebensbedingungen prakt. nicht mögl.; sie treten dann als Begleiterscheinung von Niacinmangel (↑Pellagra) o. bei qualitativ minderwertiger Nahrung (Proteinmangel) auf. V.-B_2-Mangel: Mundwinkelrhagaden (↑Cheilosis), Atrophie der Zungenschleimhaut, Rötung u. Schuppenbildung von Haut um Augen u. Nase; typ. Vaskularisierung der Kornea. Überschüssig aufgenommenes V. B_2 wird mit dem Harn ausgeschieden. Vorkommen von V. B_2 in allen tier. Geweben, in Käse u. Milch (daher Bez. Lactoflavin), Eier, Hülsenfrüchten, Blattgemüse, Hefe. Der tgl. Bedarf leitet sich entspr. der Funktion des V. B_2 aus dem Energieverbrauch ab. Zur Aufrechterhaltung der Gewebebestände werden 0,6 mg/1 000 kcal empfohlen, d. h. in mg/Tag: Säuglinge 0,5–0,6; Kinder u. Jugendliche 0,7–1,3; Jungen 1,5–1,9; Mädchen 1,4–1,6; Frauen 1,2–1,4; Männer 1,3–1,5; Schwangere (6.–9. Monat) u. Stillende 1,6–2,0.

Vitamin B_6: Pyridoxin, Pyridoxol, Pyridoxingruppe, Ratten-Anti-Dermatitis-Faktor, Adermin; Gruppe von Substanzen, die nahe miteinander verwandt sind u. leicht gegenseitig ineinander überführt werden können u. als Pyrodoxine zusammengefaßt werden: Pyrodoxol, Pyrodoxal, Pyrodoxamin (Grundkörper Pyridin). Das Tbc-Heilmittel Isonikotinsäurehydrazid (INH) entfaltet auch Antipyridoxinwirkung. Die Wirkform des V. B_6 ist ↑Pyridoxal-5-phosphat, das Coenzym für eine Reihe von Enzymen (Aminotransferasen, Aminosäuredecarboxylasen, tryptophanabbauende Enzyme) ist. Die Phosphorylierung erfolgt durch die Pyridoxalkinase, Phosphatdonator ist ATP. Bei Pyridoxinmangel wird Xanthurensäure (Abbauprodukt des Tryptophans) ausgeschieden. In welchem Umfang enteral gebildetes V. B_6 für die Vitaminversorgung des Menschen Bedeutung hat, ist noch unklar. Beim Menschen kommt ein isolierter V.-B_6-Mangel kaum vor. Ein exp. Mangel führt zu folgenden Erscheinungen: Anorexie, Nausea, Lethargie, Dermatitis, Cheilosis, Konjunktivitis, Polyneuritis sowie erhöhter Xanthurensäureausscheidung nach Tryptophanbelastung. Pyridoxin ist im Pflanzen- u. Tierreich weit verbreitet. Man findet es in Hefe, Körnerfrüchten, Obst, Gemüse, in Milch, Ei, Fleisch, Leber, Niere. Der V.-B_6-Bedarf hängt von der Höhe des Proteinverzehrs ab. Die empfohlene Menge beträgt in mg/Tag: Säuglinge 0,3–0,4; Kinder u. Jugendliche 0,6–1,0; Jungen u. Mädchen 1,5–2,0; Frauen u. Männer 2,0; Schwangere (6.–9. Monat) u. Stillende 2,5. Die ständige Aufnahme oraler Ovulationshemmer steigert den Vitamin-B_6-Bedarf. Abb.

Vitamin B_{12}: Cobalamin, Zyanokobalamin; Grundskelett besteht aus 4 Pyrrolringen (↑Pyrrole), in dessen Mitte ein koordinativ gebundenes Kobalt-Ion sitzt. V. B_{12} ist Coenzym einer Reihe von Enzymen, die im Stoffwechsel der Methylgruppe eine wichtige Rolle spielen. Die intestinale Resorption des V. B_{12} ist an ein von der Schleimhaut des Magens sezerniertes Glykoprotein (Intrinsic Factor, Transcorrin) gebunden. Ein Mangel an Transcorrin verursacht selbst bei ausreichender Zufuhr von V. B_{12} einen Mangel an diesem V. im Körper u. verursacht die perniziöse Anämie (↑Vitamin-B_{12}-Mangelanämie). Vorkommen des V. B_{12}: Leber, Niere, Fleisch, Milch, Ei. Umsatzrate: 2,6 µg/Tag; Körpervorrat 1–5 mg. Die empfohlene Aufnahme in µg/Tag beträgt: Säuglinge 0,3; Kinder 1,0–2,0; Jungen, Mädchen, Frauen, Männer 2,0; Schwangere u. Stillende 3,5–4,0.

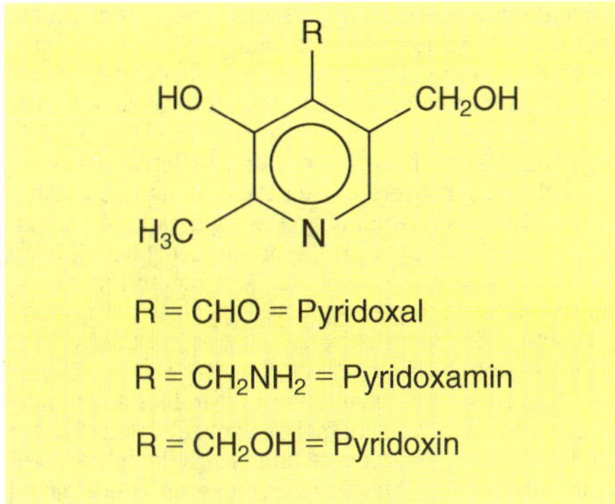

Vitamin B_6

Vitamin-B-Komplex: Gruppe wasserlösl. Vitamine, die in der Natur, z. B. in der Hefe, häufig vergesellschaftet vorkommen. Zum V. gehören die Vitamine B_1, B_2, B_6 u. B_{12}, Biotin, Nikotinsäure u. ihr Amid sowie Pantothensäure. Eine Avitaminose, durch das Fehlen eines best. B-Vitamins hervorgerufen, ist relativ selten; meist handelt es sich um Mischformen des Mangels an versch. B-Vitaminen. Die dieser Gruppe angehörenden Vitamine werden vielfach als ↑Coenzyme von Stoffwechselenzymen wirksam. Der V. findet deshalb neben dem Einsatz einzelner B-Vitamine oft ther. Verwendung.

Vitamin-B_{12}-Mangelanämie: megaloblastäre Anämie infolge gestörter Zufuhr, Resorption bzw. erhöhten Bedarfs an Vitamin B_{12}. Es werden idiopath. u. symptomat. Formen unterschieden. Die idiopath. V. (perniziöse Anämie) wurde erstmalig von Addison (1849) u. ausführl. von Biermer (1869) beschrieben. Sie resultiert aus einer gestörten Resorption des Vitamins B_{12} bei Achlorhydrie des Magensafts. Für die Resorption des Vitamin B_{12} (Extrinsic Factor) ist das Vorhandensein eines Mukoproteids (Intrinsic Factor) notwendig. Dieser Intrinsic Factor (Castle) wird in der Magenschleimhaut gebildet u. geht mit dem Vitamin B_{12} einen Komplex ein, der sich an die Schleimhaut des unteren Ileum anlagert. Durch ein spezif. Enzym wird dieser Komplex hier gespalten u. das Vitamin aktiv durch die Schleimhaut transportiert. Die Funktion des Vitamins B_{12} ist eng mit der der Folsäure gekoppelt. Beiden kommt eine wesentl. Rolle im DNA-Stoffwechsel zu. Die Addison-Biermer-Krankheit ist eine Erkrankung des höheren Lebensalters. Betroffen werden v. a. Gewebe mit hohen Umsatzraten (Blutbildung, Schleimhäute), daneben aber auch das ZNS (funikuläre Spinalerkrankung). Die sich langsam entwickelnde Anämie führt zu Leistungsminderung, Belastungsdyspnoe, Herzklopfen u. Ohrensausen. Typ. ist die strohgelbe Blässe der Pat., die auf eine leichte Bilirubinerhöhung (hämolyt. Komponente der überwiegend bildungsbedingten Anämie) zurückzuführen ist. Mund- u. Zungenschleimhaut sind glatt u. atroph. Es besteht ein schmerzhaftes

Zungenbrennen (↑Hunter-Glossitis). Die chron.-atroph. Gastritis mit Achlorhydrie ist häufig mit Oberbauchbeschwerden verbunden. Neurol. Störungen zeigen ein Nebeneinander von sensiblen u. motor. Ausfällen (funikuläre Spinalerkrankung, Pseudotabes). Das Blutbild zeigt eine makro- bis megalozytäre, hyperchrome ↑Anämie, die lebensbedrohl. Ausmaße annehmen kann. MCV u. MCHC sind erhöht. Im Knochenmarkpunktat findet sich eine massive Hyperplasie der (ineffektiven) Erythrozytopoese, die durch das Dominieren reifungsgestörter großer Erythroblasten (↑Megaloblasten) gekennzeichnet ist. Die Megaloblastose ist Ausdruck des gestörten DNA-Stoffwechsels bei Vitamin-B_{12}-Mangel. Darauf weisen auch weitere qualitative Erythroblastenveränderungen hin, wie Kernanomalien, gehäufte Jolly-Körner u. a. In der Granulozytopoese finden sich die typ. Riesenstabkernigen, die Megakaryozytenkerne sind häufig übersegmentiert. In der Peripherie sind auch Retikulozyten, Leukozyten u. Thrombozyten vermindert, ausnahmsweise tritt eine thrombozytopen. Blutungsneigung auf. Die Diagn. stützt sich auf die genannten typ. Befunde u. wird durch die Bestimmung des Vitamin-B_{12}-Spiegels im Serum sowie den ↑Vitamin-B_{12}-Resorptionstest nach Schilling (Schilling-Test) gesichert. Die Ther. der V. erfolgt mit parenteralen Gaben von Vitamin B_{12}, wobei das Defizit mit etwa 5 000 μg zu veranschlagen ist. Der Therapieerfolg kündigt sich durch einen starken Anstieg der Retikulozyten (↑Retikulozytenkrise) zwischen dem 5.–10. Tag nach Therapiebeginn an. Die Behandlung mit Vitamin B_{12} ist lebenslang fortzusetzen, da die Pat. sonst wieder in ein Defizit geraten. Die Progn. der Erkrankung ist bei rechtzeitiger Diagnosestellung u. konsequenter Ther. günstig. Ein bes. Problem der Betreuung stellt das gehäufte Auftreten von Magenkarzinomen bei diesen Pat. dar. Symptomat. V. mit u. ohne zusätzl. Folsäuremangel werden bei versch. Erkrankungen gesehen (Tab.). Im Vordergrund der Ther. steht die Behandlung der Grundkrankheit, erst in zweiter Linie die Substitution von Vitamin B_{12} u. evtl. Folsäure. Tab.

Vitamin-B_{12}-Mangelanämie: Grunderkrankungen bei symptomatischen Formen

Mangelernährung:
- Alkoholismus, Vegetarier, Unterernährung aus äußeren Ursachen

Intrinsic-factor-Mangel:
- Magenresektion, neoplast. Magenwandinfiltration, Antikörper gegen Intrinsic factor, Hypothyreose, polyglanduläre endokrine Insuffizienz

Darmerkrankungen mit Befall des unteren Ileums:
- Crohn-Krankheit, Sprue, chron. Enteritis, Sklerodermie, Karzinoidsyndrom

Parasitenbefall:
- Fischfinnenbandwurm

Verwertungsstörungen bzw. gesteigerter Bedarf:
- Tumoren, Hämoblastosen, Hyperthyreose, Enzymdefekte, Störungen der Transportproteine (Transcobalamine)

Medikamente:
- Antimetabolite, Antikonvulsiva u. a.

Syndrom der blinden Schlinge (Blind loop)

Vitamin-B_{12}-Resorptionstest: Untersuchungsverfahren zur Bestimmung der enteralen Resorption von Vitamin B_{12}. Es werden 2 Verfahren durchgeführt, wobei sich das eine als Suchtest eignet u. breite Anwendung findet, das andere das sicherste Nachweisverfahren darstellt: 1. Urinexkretionstest nach Schilling (UET): nüchtern Einnahme einer Testkapsel von ^{57}Co- bzw. ^{58}Co-Vitamin B_{12} (Radiopharmakon), nach 2 h i. m. Injektion von 1 000 μg Vitamin B_{12} als sog. Ausschwemmdosis zur Absättigung der Vitamin-B_{12}-Proteinbindungskapazität in Gewebe u. Blut, damit das nichtgebundene, enteral resorbierte Vitamin B_{12} über die Nieren ausgeschieden werden kann. Aktivitätsmessungen des 24-h-Sammelurins im Bohrlochszintillationsdetektor. Normale Ausscheidung 10–50 % der Testdosis, geringere Ausscheidung als 5 % sicher pathol. Bei Ausscheidung < 10 % Funktionsprüfung mit heterologem Intrinsic-Factor (Schweinepyloruspulver). Bei Intrinsic-Factor-Mangel erhöht sich im 2. Test die Resorptionsquote um mehr als das Doppelte. 2. ↑Ganzkörperretentionstest (GKRZ): Messung des nüchternen Pat. im ↑Ganzkörperzähler vor u. 30 min nach Aktivitätsapplikation, Kontrollmessung nach vollständiger Fäzesexkretion nach 7 Tagen, wobei das resorbierte Vitamin B_{12} in den Depots Muskulatur u. Leber quantitativ bestimmt werden kann. Funktionsprüfung mit Intrinsic-Factor wie beim 1. Verfahren. Normalwerte: 40–50 % der Testdosis, relativer Intrinsic-Factor-Mangel: 30–39 %, absoluter Intrinsic-Factor-Mangel: 1–20 %. Ind.: Verdacht einer Vitamin-B_{12}-Resorptionsstörung bei megaloblastischer ↑Anämie, funikulärer ↑Myelose u. Funktionspsychose. Vitamin-B_{12}-Malabsorption bei pathol. Darmflora im terminalen Ileum u. Fischbandwurmbefall, nach Dünndarmresektion usw. Der Test sollte mit der ↑Vitamin-B_{12}-Serumspiegelbestimmung kombiniert werden.

Vitamin-B_{12}-Serumspiegelbestimmung: Untersuchung einer Serumprobe mit Hilfe eines ↑In-vitro-Tests, der auf der ↑Radioreagenzanalyse beruht. Normalwerte in Abhängigkeit vom Testverfahren: 250–1 000 pg/ml, sicherer Vitamin-B_{12}-Mangel unter 150 pg/ml. Ind.: zur Diagnostik der ↑Vitamin-B_{12}-Mangelanämie, bei Malabsorptionssyndrom, nach Magenresektion, bei Verdacht einer funikulären ↑Myelose. Untersuchung sollte mit einem ↑Vitamin-B_{12}-Resorptionstest kombiniert werden.

Vitamin C: Antiskorbutvitamin; L-Ascorbinsäure. Biol. wirksam ist auch die oxidierte Form L-Dehydroascorbinsäure. Die farblose, leicht wasserlösl., sauer schmeckende L-Ascorbinsäure ist aufgrund ihrer chem. Struktur leicht oxidierbar. Sobald die Oxidation über die Stufe der L-Dehydroascorbinsäure hinausführt, geht die biol. Aktivität verloren. Beim Kochen, bes. in Gegenwart von Schwermetallionen (v. a. Cu^{2+}) tritt ebenso Zerstörung ein wie durch enzymat. Oxidation in absterbenden pflanzl. Geweben. V. C. ist nur bei Mensch, Affe u. Meerschweinchen essentiell; die meisten Tiere u. vermögen V. C selbst aus Kohlenhydraten (Glukose) zu synthetisieren. V. C ist an einer Vielzahl wichtiger Hydroxylierungsreaktionen beteiligt (z. B. p-Hydroxyphenylpyruvat zum Homogentisinat; Dopamin zum Noradrenalin). In der Darmschleimhaut werden Tryptophan zu 5-Hydroxytryptophan, der Serotoninvorstufe, u. in der an V. C außerordentl. reichen Nebenniere Cholesterin zu Progesteron (Muttersubstanz der Kortikoide) hydroxyliert. V. C ist an der Synthese von Kollagen u. an der Hydroxylierung der

Aminosäuren Prolin (zu Hydroxyprolin) u. Lysin (zu δ-Hydroxylysin) im Protokollagen beteiligt. Die auffallendsten Mangelsymptome des V. C (↑Skorbut) betreffen das Bindegewebe sowie Knochen, Knorpel u. Zähne; Wundheilung wird verzögert. V. C ist am Eisenstoffwechsel beteiligt: Einbau des Eisens in Ferritin, im Magen Reduktion von Fe^{3+} zum leichter resorbierbaren Fe^{2+}. Prozesse des Elektronentransports in pflanzl. u. tier. V.-C-Quelle für den Menschen sind Kartoffeln, frisches Gemüse, Obst. Die V.-C-reichsten Organe sind Nebenniere, Corpus luteum, Hypophysenhinterlappen, Leber. Klass. V.-C-Mangelsymptom ist der ↑Skorbut, der sich aus der physiol. Funktion des V. C. auf das Mesenchymsystem ableiten läßt. 10 mg/Tag sind zur Verhinderung dieses Symptoms ausreichend, 30 mg sind notwendig, um verstoffwechseltes V. C zu ersetzen, 45 mg sind notwendig, um eine Sättigung des Körpers zu erreichen, der nur eine begrenzte Speichermöglichkeit besitzt (ca. 1,5 g). Es wird als wünschenswert angesehen, mit der tgl. V.-C-Aufnahme eine Körpersättigung zu erreichen, das bedeutet in mg/Tag: Säuglinge 35; Kinder u. Jugendliche 40; Jungen u. Mädchen 45–55; Männer u. Frauen 60; Schwangere (6.–9. Monat) u. Stillende 80. V.-C. ist noch in hohen Dosen gut verträgl., es liegen keine Angaben über V.-C-Hypervitaminosen vor. Die Stärkung der Abwehrmechanismen gegen Infektionskrankheiten sowie andere, schwer quantifizierbare Erscheinungen wie verbesserte körperl. u. geistige Leistungsfähigkeit durch erhöhte V.-C-Gaben werden weiterhin unterschiedl. beurteilt. Abb.

Vitamin-C-Mangelanämie: Skorbutanämie; Anämie bei chron. Vitamin-C-Mangel, ↑Skorbut.

Vitamin D: antirachit. Vitamin; Calciferol. V. D u. seine Vorstufen zählt man zu den ↑Sterolen (obwohl in den aktiven Formen der B-Ring aufgespalten ist). V. D. ist fettlösl., wasserunlösl., in öliger Lösung relativ stabil gegenüber Hitze, Luftsauerstoff u. Alkalien; dagegen empfindl. gegen Licht. Hauptquellen sind Butter, Milch, Eigelb, Öle von Seefischen (Thunfisch). Provitamin des V. D ist ↑Dehydrocholesterin; dieses entsteht in der Leber durch Dehydrierung aus ↑Cholesterin. Durch Einwirkung von UV-Licht (photochem. Reaktion) entsteht aus dem 7-Dehydrocholesterin in der Haut unter Ringöffnung das Cholecalciferol (V. D_3). Bei hohem Ca-Spiegel im Blut entsteht in der Niere das unwirksame 24,25-$(OH)_2$-V. D_3. Das 1,25-Dihydroxycholecalciferol hat folgende Wirkungen: 1. Förderung der Ca^{2+}-Resorption im Darm; 2. Mobilisierung von Kalzium aus dem Knochen, dadurch Förderung von Umbauvorgängen im Knochen; 3. Förderung der tubulären Rückresorption von Ca^{2+} in der Niere; 4. Heilung der ↑Rachitis, indem das V. D die Kalzium- u. Phosphataufnahme in den rachit. Knochen fördert u. durch Steigerung der Ca^{2+}-Resorption im Darm die Versorgung des Körpers mit Kalzium begünstigt. Da der menschl. Organismus bei ausreichender UV-Einstrahlung alle Reaktionen der Vitamin-D-Synthese selbst durchführen kann, ist das V. D eher ein Hormon als ein Vitamin. V.-D-Mangel führt infolge mangelhafter Ca^{2+}-Resorption im Darm zu Rachitis sowie zu gesteigerter renaler Phosphatausscheidung, Hyperaminoazidurie u. erhöhter Aktivität der alkal. Phosphatase im Blutplasma. Letztere stammt aus den Osteoblasten u. ist empfindl. Indikator für den Schweregrad des Mangels an V. D Mangelsymptome: beim kindl. Organismus Rachitis, beim Erwachsenen stehen ↑Osteomalazie u. ↑Osteoporose im Vordergrund. Von Bedeutung ist, daß V. D in Gehirn u. Nebennieren, Thymus, Leber,

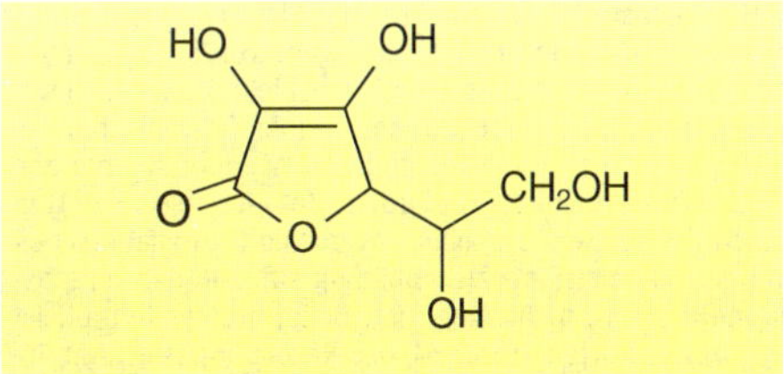

Vitamin C

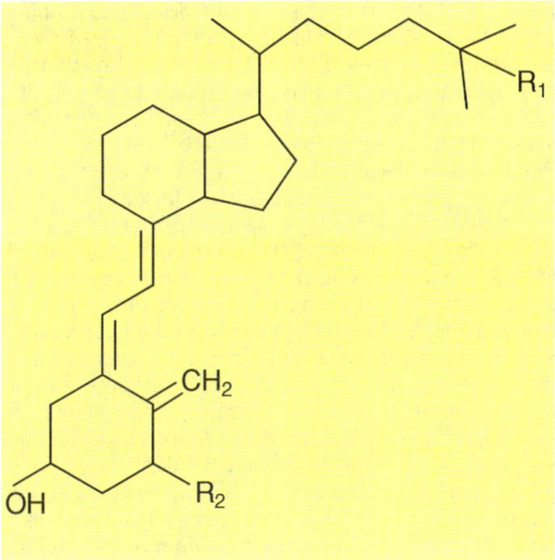

Vitamin D
R_1 = H u. R_2 = H = Cholecalciferol
R_1 = OH u. R_2 = H = Calcidiol
R_1 = OH u. R_2 = OH = Calcitriol

Nieren u. Haut in erhebl. Menge gespeichert werden kann. Abb.

Vitamin-D-Einheit: eine internationale Einheit (IE) entspricht 0,025 µg reinem Vitamin D_2 (Ratte) bzw. 0,025 µg reinem Vitamin D_3 (Hühnchen); 1 klin. Einheit entspricht 100 IE.

Vitamin-D-Hypervitaminose: Nach Überdosierung von Vitamin D, v. a. auf längere Zeit, können tox. Wirkungen auftreten, näml. Kalkablagerungen in versch. Geweben (Nieren, Myokard, Lungen, Nebenschilddrüsen, Lymphknoten, Arterien usw.). Leichtere Folgen sind Appetitverlust, Erbrechen, Diarrhö, Polyurie, Kopfschmerz, Benommenheit usw. Überdosierung kann aber auch zu einer pathol. Mobilisierung des Ca aus den Knochen führen. Bei ausreichender Kalziumzufuhr erlauben 300–400 IE Vitamin D optimale Resorption. Dieser Wert gilt für Säuglinge u. Kinder, während für Erwachsene kein bzw. nur geringer alimentärer Bedarf für Vitamin D zu bestehen scheint (< 100 IE). Bei Erwachsenen wird kein Einfluß des Vitamin D auf die Kalziumresorption festgestellt.

Vitamin-D-Mangel-Rachitis ↑Rachitis.

Vitamin E: Tocopherole; Gruppe von Substanzen mit unterschiedl. Wirkung, in der Natur weit verbreitet. Chem. Grundgerüst der E-Vitamine bildet das Chroman mit der in Position 2 verknüpften isoprenoiden Seitenkette. Höchste Vitaminwirkung hat das D-Alphatocopherol. Die E-Vitamine sind fettlösl., wasserunlösl., gegen Erhitzen relativ beständig, durch UV-Licht, Alkalien, Luftsauerstoff u. starke Oxidation erfolgt Zerstörung. Im Pflanzenreich in Ölen in größeren Mengen vorhanden (bes. Weizenkeimöl), außerdem in Gemüse, Eidotter, Milch, Butter. V.-E-Mangel: unterschiedl. Ausfallerscheinungen, die stark speziesabhängig sind, so daß eine Systematisierung nicht mögl. ist. Bekanntestes Sympt. ist bei weibl. Ratten (bzw. Maus) Resorptionssterilität infolge des Unvermögens, das fetale Gefäßsystem aufzubauen u. bei männl. Ratten Degeneration des Testes. Daher stammt die frühere Bez. Antisterilitätsvitamin. Verbreitetstes Mangelsymptom ist die Muskeldystrophie (Ratte, Maus, Meerschweinchen, Hund, Affe). Sie ist verbunden mit gestörtem Kreatinstoffwechsel (Kreatinurie) u. Proteinstoffwechsel (Aminoazidurie, außer Glycin, aber hoher Ausscheidung des aus Anserin u. Carnosin stammenden Methylhistidins). Weitere Sympt. bei vielen Tieren: verminderte Resistenz der Erythrozyten gegen hämolyt. wirkende Oxidanzien (Dialursäurehämolyse, bequeme Methode zum Nachweis von Vitamin-E-Mangel); Lebernekrose bei gleichzeitigem Proteinmangel (spez. Mangel an S-haltigen Aminosäuren im Protein), die durch Selen zu verhindern ist. V. E hat in vitro u. in vivo antioxidative Wirkung. Es schützt Fettsäuren, Proteine u. Nukleinsäuren vor ihrer Oxidation durch ↑ Sauerstoffradikale; deshalb auch Zellschutzvitamin. Erhöhte Zufuhr von Polyensäuren geht mit einem erhöhten Verbrauch von V. E einher. Eine typ. Vitamin-E-Avitaminose ist beim Menschen noch nicht beobachtet worden. Die vielfach geübte ther. Anwendung ist bei Erwachsenen kaum begründet. Säuglinge kommen mit einem Vitamin-E-Defizit zur Welt. Die empfohlene tgl. Vitamin-E-Aufnahme beträgt in mg/Tag für Säuglinge 6–8; für Jugendliche 9–10; Jungen u. Mädchen 12–14; Frauen 13; Männer, Schwangere (6.–9. Monat) u. Stillende 15 mg/Tag. Abb.

Vitamin F ↑ Fettsäuren, essentielle.

Vitamin H ↑ Biotin.

Vita minima: äußerste Reduktion aller Lebensprozesse.

Vitamin K: Phyllochinon; frühere Bez. Koagulations- o. antihämorrhag. Vitamin. Grundskelett der natürl. vorkommenden K-Vitamine ist das 2-Methyl-1,4-naphthochinon, das selbst biol. wirksam ist u. als V. K_3 bzw. als ↑ Menadion bezeichnet wird. Vermutl. wird es im Körper in V. K_2 umgesetzt. Ist das Menadion mit dem Rest des Phytols verknüpft, so liegt das V. K_1 vor (Alphaphyllochinon), bei Verknüpfung mit dem Rest des Squalens entsteht das V. K_2 (Betaphyllochinon). Natürl. finden sich V. K_1 in grünen Pflanzen (Gemüse, Brennessel, Luzerne), in Früchten (Tomate, Erdbeeren, Hagebutten usw.), im Leberfett von Schwein u. Küken; V. K_2 in Bakterien (Coli-Bakterien), Fäzes, Fischmehl. V. K_1 u. V. K_2 sind gut öllösl., schwer lösl. in Äthanol, unlösl. in Wasser; sie sind lichtempfindl. u. unbeständig gegen Alkalien, starke Säuren u. Oxidationsmittel. Der V.-K-Mangel manifestiert sich v. a. in der Neigung zu Blutgerinnungsstörungen bzw. zu Blutungen; von den Gerinnungsfaktoren sind betroffen: ↑ Prothrombin, ↑ Proconvertin, ↑ Faktor IX u. ↑ Faktor X. V. K greift posttranslational (↑ Translation) in die Bildung dieser Blutgerinnungsfaktoren ein. In der Leber existiert eine V.-K-abhängige Carboxylase, die Glutaminsäurereste an deren Gamma-C-Atom in den Polypeptidketten der o. g. vier Blutgerinnungsfaktoren carboxyliert (d. h. CO_2 anlagert) u. auf diese Weise Ca^{2+}-Bindungsplätze schafft. Dadurch werden diese Blutgerinnungsfaktoren Ca^{2+}-aktivierbar, wovon der Gerinnungsvorgang abhängt. Häufigste Ursache eines Mangels sind Resorptionsstörungen (Hepatitis, Gallenfisteln, Pylorusstenose, akute Gastroenteritis usw.) bzw. längere Nahrungskarenz mit gleichzeitiger Antibiotikatherapie Die Darmflora stellt viel V. K zur Verfügung u. trägt normalerweise entscheidend zur Deckung des Bedarfs bei. Antivitamin zu V. K ist ↑ Dicumarol. Vermutl. spielt die Nahrung für die V.-K-Zufuhr keine entscheidende Rolle; deshalb ist es schwierig, einen Tagesbedarf festzulegen.

Vitamin-K-Antagonisten ↑ Dicumarole, ↑ Antikoagulanzien.

Vitaminmangelkrankheiten: Erkrankungen durch Mangel o. Fehlen von Vitaminzufuhr. ↑ Vitamin A: ↑ Keratomalazie, ↑ Uyemura-Syndrom, ↑ Bitot-Flecken, erworbene ↑ Hemeralopie, ↑ Kolpokeratose, ↑ Phrynoderm. ↑ Vitamin-B-Komplex: ↑ Angulus infectiosus oris, ↑ Beri Beri, ↑ Pellagra, ↑ Vitamin-B_{12}-Mangelanämie. ↑ Vitamin C: ↑ Skorbut, ↑ Möller-Barlow-Krankheit. ↑ Vitamin D: ↑ Rachitis. ↑ Vitamin K: ↑ Hypoprothrombinämie.

Vitamin Q ↑ Ubichinon.

Vita reducta ⟨*lat*⟩ *f*: hochgradig reduzierte Lebensprozesse.

Vita sexualis ⟨*lat*⟩ *f*: Geschlechtsleben.

Vitelline: Proteine des Eidotters, die Lipide u. Phosphorsäure gebunden enthalten.

Vitellus ⟨*lat*⟩ *m*: Vitellum; (Ei-)Dotter.

Vitiligo ⟨*lat*⟩ *f*: scharf umgrenzte, depigmentierte Hautstelle. Sitz vielfach symmetr. an Handrücken, Vorderarm, Gesicht, Hals u. Genitale. Haare an betroffenen Stellen ebenfalls depigmentiert. Ursache unbekannt (vielleicht Schwäche der Nebennierenrinde). Koinzidenz mit perniziöser Anämie u. Resorptionsstörungen von Vitamin B_{12}. Abb.

Vitiligo perinaevica ↑ Halonävus.

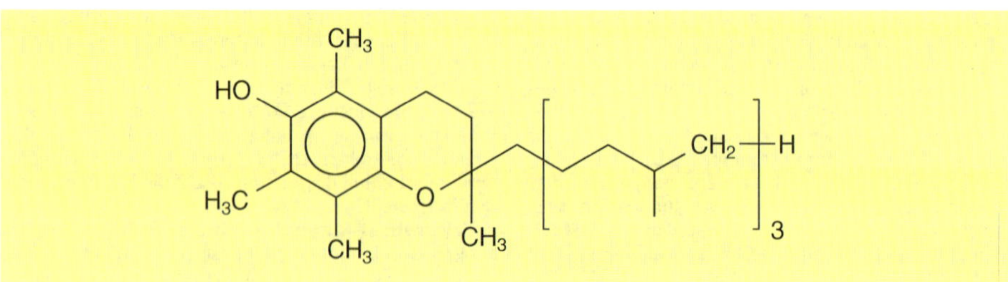

Vitamin E

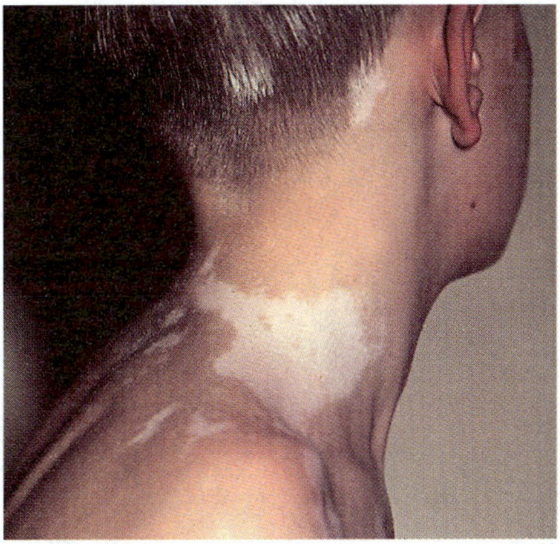

13

Vitiligo

Vitium ⟨*lat*⟩ *n*: Fehler, Mangel, Defekt; z. B. V. cordis, Herzklappenfehler.

Vitium clausurae: Verschlußfehler. Apertura persistens (Offenbleiben einer Öffnung: z. B. Urachusfistel), Fissura persistens (Erhaltenbleiben einer Spalte: z. B. Wirbelspalte).

Vitium migrationis: fehlerhafte Wanderung. Subvectio cellularum (fehlende Einwanderung von Zellen: z. B. aganglionäres Megakolon), Subvectio organi (fehlende Wanderung eines Organs: z. B. mangelhafter Descensus testium), Supervectio organi (überschießende Wanderung eines Organs: z. B. Deszensus des Ovars).

Vitium perforationis: Ausbleiben einer notwendigen Perforation (z. B. Analatresie).

Vitium septationis: ausbleibende o. fehlerhafte Septierung. V. s. intracardiacum (Fehlen einer Herzscheidewand: z. B. Cor triloculare), V. s. intracoelomicum (fehlende Unterteilung der embryonalen Leibeshöhle: z. B. Zwerchfelldefekt).

Vitrektomie: operative Entfernung des Glaskörpers (Corpus vitreum) mit schneidenden u. gleichzeitig saugenden Geräten unter Spülung. Ersatz durch Silikonöl o. Fluorkohlenwasserstoffgase o. Kochsalzlösung. Bei Glaskörperblutungen, proliferativer Retinopathie (mit Narbenablösung von der Netzhaut, sog. Membrane peeling), Glaskörperinfektion, Ablatio retinae mit Glaskörpertraktion. Hintere V. u. vordere V. (sog. Open-sky-Technik) mögl.

vitreus ⟨*lat*⟩ *Adj*: gläsern, glasartig; Corpus vitreum (↑Glaskörper).

Vitriolwässer: Eisenvitriolwässer; ↑Heilwässer, sulfathaltige.

Vitronektin: S-Protein; adhäsives Protein der extrazellulären Matrix, auch im Blutplasma vorhanden. Es bindet das ↑Integrin von Zelloberflächen u. trägt so zur Verankerung von Zellen in der Matrix bei. V. bindet auch Kollagen.

Viviparie: Form der Fortpflanzung, bei der die Keim-(Embryonal-)Entwicklung bereits im mütterl. Organismus so weit abgeschlossen wurde, daß die Nachkommen, ohne schützende Hüllen als Larven abgesetzt, zu existieren vermögen (z. B. ↑Trichinella spiralis).

Vivisektion ⟨*lat*⟩ *f*: Sectio corporis vivi; Zerschneiden des lebenden Körpers. I. e. S. nur der physiol. Versuch am lebenden Tier (Tierversuch). Obwohl bereits in der Antike u. im Mittelalter V. erfolgten (nach Celsus soll man sie im hellenist. Alexandria auch an Menschen durchgeführt haben), erlangte der wissenschaftl. Tierversuch erst mit der naturwissenschaftl. Ausrichtung der Med. in der 2. Hälfte des 19. Jh. herausragende Bedeutung für die Forschung. Mit der Gründung von Tierschutzvereinen sowie dem Erlaß von Tierschutzgesetzen kam es zum Streit zwischen Befürwortern u. Gegnern der V. Während England 1876 das Tierexperiment verboten u. damit die moderne physiol. Forschung dort für längere Zeit keine V. durchführen konnte, hat der Vivisektionsstreit in Deutschland trotz schärfster Kontroversen die Durchführung des Tierexperiments niemals ausschalten können. ↑Tierschutzgesetz.

vivus ⟨*lat*⟩ *Adj*: lebend.

VLBW ⟨*engl*⟩: *Abk* für very-low-birth-weight-infant; Kind mit sehr niedrigem Geburtsgewicht. ↑Klassifikation der Neugeborenen.

VLDL: *Abk* für engl. ↑Very-Low-Density-Lipoproteins.

Vliesstoffe: textile, nicht gewebte ↑Verbandstoffe auf Basis von Baumwolle, Zellwolle o. synthet. Fasern. Die einzelnen Fasern werden durch geeignete Kunststoffe als Bindemittel zusammengehalten. V. finden insbes. Verwendung zur Herstellung nicht auf Wunden klebender Verbandstoffe.

VMS: VMA; *Abk* für Vanillinmandelsäure; Abbaustufe der Katecholamine, die im 24-Stunden-Sammelharn bei berechtigtem Verdacht auf Phäochromozyten erhöht gefunden werden (normal bis 5 μg %).

Vocoder: Gerät zur Aufteilung des Sprachfrequenzspektrums mit Hilfe von Bandpässen in Frequenzbänder.

Voegtlin, Carl (geb. 1879), amerik. Pharmak., Washington.

Voegtlin-Einheiten (nach Carl V.): *Abk* VE; Standardtesteinheiten für Hormone des Hypophysenhinterlappens insbes. Oxytocin. Heute durch ↑Internationale Einheiten ersetzt.

Vogelaugeneinschlüsse: homogene, eosinophile protoplasmat. Einschlüsse in Karzinomzellen. Die V. stellen Degenerationsprodukte dar u. sind nicht wie früher angenommen als Viren o. Krebserreger anzusehen.

Vogelaugenzellen: durch Zellkanibalismus entstehende, vogelaugenartige Zellen, die in einer zentral gelegenen Vakuole eine phagozytierte andere Zelle enthalten.

Vogelbeere: Eberesche (Sorbus ancuparia). Enthält hitzelabiles, ungesättigtes Lakton, erzeugt roh genossen Gastroenteritis.

Vogelgesicht: angeborene Gesichtsdysmorphie mit gekrümmter, nach unten ausgezogener Nase (↑Papageienschnabelnase) u. stark fliehendem Unterkiefer (↑Mikrogenie). ↑Mikrognathie, ↑Robin-Syndrom.

Vogelgrippe ↑Hühnergrippe.

Vogelkrankheit ↑Ornithose, ↑Papageienkrankheit.

Vogelzüchterlunge: Geflügelhalterlunge; mit Überempfindlichkeitsreaktion vom Arthus-Typ (Typ III) einhergehende allerg. Alveolitis durch Inhalation von Vogelserumproteinen aus Kot u. Federn.

Vogt, Alfred (1879–1943), Schweizer Ophth., Zürich.

Vogt, Edward Charles (1891–1980), Radiol., Boston, New Bedford. ↑Ösophagusatresie.

Vogt, Cécile (1875–1962), dt.-frz. Neuroanat. u. Neuropathologe, Berlin, Neustadt/Schwarzwald.

Vogt, Heinrich (1875–1936), dt. Neurol. ↑Spielmeyer-Vogt-Batten-Syndrom.

Vogt, Oskar (1870–1959), dt. Psychiater, Hirnforscher, Berlin. Seit 1937 Direktor des von ihm gegründeten Instituts für Hirnforschung in Neustadt/Schwarzwald. Gemeinsam mit Cécile Vogt begründete er die architekton. Hirnforschung u. die Lehre von der ↑Pathoklise.

Vogt-Hornhautdystrophie (nach Alfred V.): Cornea guttata; häufigste Form der hereditären Hornhautendotheldystrophie. Beginnt im 4. Dezennium, kann autosomal dominant vererbt werden. Descemet-Membran sieht durch warzenförmige Verdickung wie gehämmert aus, Endothel ist abgeflacht u. rarefiziert. Tritt in sehr diskreter Ausprägung bei 70 % aller Menschen jenseits des 40. Lebensjahrs auf.

Vogt-Klassifikation (nach Edward C. V.): Unterscheidung versch. Typen der Ösophagusatresie u. der kongenitalen Ösophagotrachealfisteln. Die Typen I u. II bezeichnen die totale bzw. segmentäre Atresie ohne Fistel, Typ III die segmentäre Atresie mit unterschiedl. Möglichkeiten der Ösophagotrachealfistel, Typ IV die Ösophagotrachealfistel ohne Atresie, sog. H-Fistel. Abb.

Vogt-Koyanagi-Harada-Erkrankung (nach Alfred V., Yoshizo K. u. Einsuke H.): schwere chron. Uveitis, die der sympath. Ophthalmie ähnelt, mit ausgeprägter Zyklitis, exsudativer Ablatio retinae, Alopezie, Peliosis, Dysakusis u. Hautepithelpigmentierungen. In Europa selten, bes. häufig in Japan.

Vogt-Limbusgürtel (nach Alfred V.): sichelförmige symmetr. bilaterale Limbusverdichtung durch Vermehrung fragmentierter elast. Fasern bei 60 % aller Menschen.

Vogt-Palisaden (nach Alfred V.): Epithelleisten der Konjunktiva im Limbusbereich.

Vogt-Spätrosette, traumatische (nach Alfred V.): die ursprüngl. unter der vorderen Kapsel (Epithelschädigung) gelegene Kontusionsrosette wandert durch das Wachsen der Fortsätze (sog. Linsenfasern) immer mehr in die Tiefe ab.

Vogt-Spiegelbezirk (nach Alfred V.): opt. Darstellung des Hornhautendothels im schrägen Lichtbündel der Spaltlampe.

Vogt-Stichelung (nach Alfred V.): Zyklodiathermie; Operation zur Senkung des intraokularen Drucks, bes. beim hämorrhag. Glaukom verwendet. Durch Diathermiekoagulation wird der Ziliarkörper zur Verminderung der Kammerwasserproduktion verödet. Vielfach modifiziertes Verfahren, jetzt mit Eröffnung der Sklera o. als Kryozykloanämisation mit tiefen Temperaturen.

Voigt-Grenzlinien: Grenzlinien der Hautinnervation (Dermatome).

Vojta, Václav (geb. 1917), Kinderneurologe, Prag, München.

Vojta-Therapie (nach Václav V.): neurophysiolog. begründete Methode der ↑Krankengymnastik, bei der durch propriozeptive Reize die Auslösung physiol. Bewegungsmuster ermöglicht wird. Dient vorwiegend der Behandlung gestörter Bewegungsmuster, z. B. nach Hirnschädigung.

Vola manus ⟨*lat*⟩ *f*: Handteller.

Volarflexion ⟨*lat*⟩ *f* ↑Palmarflexion.

volaris ⟨*lat*⟩ *Adj* ↑Palma.

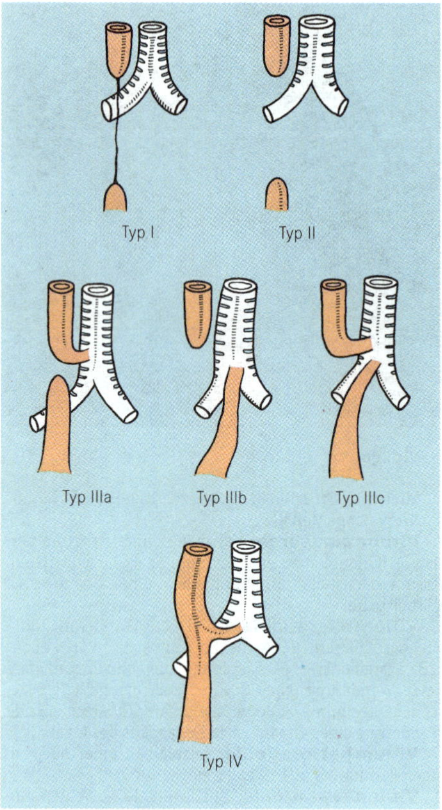

Vogt-Klassifikation. Einteilung der Ösophagusatresietypen nach Vogt (Erläuterung siehe Text)

Vole-Bazillus: bei Mäusen vorkommendes Mycobacterium murinum. Der V. ist für den Menschen apathogen, führt aber bei intrakutaner Impfung wie der BCG-Stamm zur Immunisierung (A. Q. Wells).

Volhard, Franz (1872–1950), dt. Int., Halle, Gießen, Frankfurt a. M.

Volhard-Versuch: einfache Nierenfunktionsprobe, von F. Volhard als Verdünnungs- u. Konzentrationsversuch eingeführte, nunmehr älteste klin. Funktionsprüfung. Heute nur noch von histor. Interesse. Beim Verdünnungsversuch muß Pat. nach entleerter Blase 1 500 ml Flüssigkeit innerhalb von 30 min trinken, nach 4 h werden Menge u. Dichte jeder 30-min-Harnprobe gemessen. Beim Konzentrationsversuch verabreicht man dem Probanden ausschließl. Trockenkost, wodurch es durch Antidiurese zur Absonderung eines konzentrierten Harns kommt. Harn wird solange in 3-h-Proben gesammelt, bis die Dichte nicht mehr ansteigt ($\varrho > 1{,}026$ normales Konzentrationsvermögen, $\varrho < 1{,}026$ eingeschränktes Konzentrationsvermögen). Bei Glukosurie u. Proteinurie ist die Dichte zu korrigieren. Die Fähigkeit der Niere, Harn zu konzentrieren, ist immer früher herabgesetzt als diejenige zur Wasserdiurese. Daher hat der Konzentrationsversuch die höhere Relevanz.

Volkmann, Alfred Wilhelm (1800–1877), dt. Anat. u. Physiol., Leipzig, Dorpat, Halle.

Volkmann, Richard von (1830–1889), dt. Chir., Halle.

Volkmann-Dreieck (nach Richard von V.): Abrißbruch des hinteren Schienbeinkantendreiecks durch Bänderzug bei ↑Knöchelbrüchen. Analog Tillaux-Chaput-Dreieck: Abrißbruch des vorderen äußeren Schienbeinkantendreiecks.

Volkmann-Kanäle (nach Alfred W. V.): Canales perforantes; vom Periost o. Knochenmark die ↑Generallamellen durchbrechende, ein Blutgefäß enthaltende Kanäle, die Anschluß an die Gefäße der Havers-Kanäle herstellen; ↑Knochenstruktur. Abb.

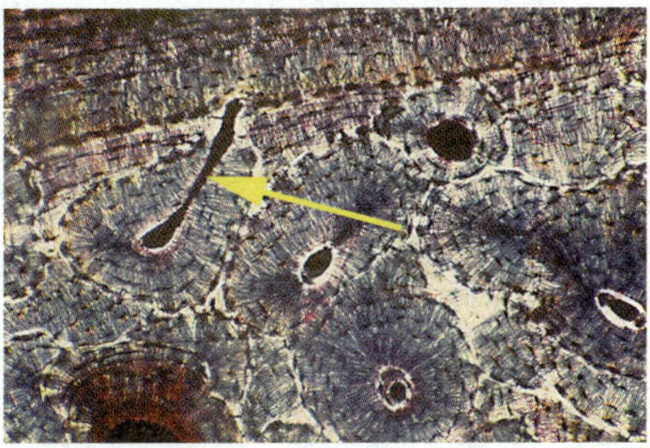

30

Volkmann-Kanäle. Knochenschliff, mit Fuchsin gefüllt; ein perforierender Kanal (Pfeil) durchbricht die Generallamellen (oben) u. wird so zum V.

Volkmann-Kontraktur (nach Alfred W. V.): ischäm. Muskelkontraktur. Endzustand eines Kompressionssyndroms am Unterarm mit schweren Funktionsstörungen infolge narbiger Degeneration der Muskulatur. Ursache ist die traumat. o. entzündl. Schwellung der Weichteile, die bei geschlossenem Gipsverband (deshalb prim. Spaltung bis zur letzten Faser) die Durchblutung drosselt. ↑Kompartmentsyndrom.

Volkmann-Schiene ↑Schiene.

Volkmann-Sprunggelenkdeformität: angeborene Fehlstellung des oberen Sprunggelenks infolge ↑Fibuladefekt o. Fibularaplasie. Fehlende Fixierung im Gelenk bedingt Subluxation des Talus nach oben außen, Fuß in Valgusstellung, verkürzter u. verbogener Unterschenkel. Vergleichbar mit ↑Madelung-Deformität des Handgelenks. Kombination mit Radiusaplasie mögl.

Volkskrankheiten: gehäuft vorkommende, weitverbreitete, keine Altersklassen verschonende, teilweise mit schweren Dauerfolgen einhergehende Erkrankungen infektolog. u. nichtinfektolog. Natur wie rheumat. Fieber, Herz-Kreislauf-Krankheiten, Tumorerkrankungen, Nerven- u. Geisteskrankheiten.

Volksmedizin: Med., die auf volkstüml. Vorstellungen von Körperfunktionen u. ihren Störungen beruhen u. bei der Heilverfahren o. proph. Maßnahmen oft ohne den Rat von Ärzten durchgeführt werden. Die in der V. angewandten pflanzl., tier. u. mineral. Mittel sind z. T. Ausgangspunkte moderner Arzneimittel.

Vollbäder: Immersionen des gesamten Körpers mit Ausnahme des Kopfs (Head-out-water-immersion), meist in Wannen in liegender Körperposition.

Vollblutgerinnungszeit ↑Gerinnungszeit.

Vollblutkonserve ↑Blutkonserve.

Völlegefühl: Gefühl der Überfüllung des Magens o. Magen-Darm-Kanals als Sympt. von Verdauungsstörungen.

Vollhautlappen: Wolfe-Krause-Lappen; unkorrekte Bez. für Vollhauttransplantat. ↑Transplantat, ↑Transplantation, ↑Lappen.

Vollkosten: die ↑Kosten eines Betriebs (auch eines Krankenhauses), die fixe u. variable Kosten enthalten. Werden alle angefallenen Kosten auf die Kostenträger verrechnet, so handelt es sich um eine Vollkostenrechnung.

Vollkrone: gegossene Metallkrone, die die gesamte klin. Krone des Zahns bedeckt.

Vollmondgesicht: charakterist. Eigenart des Gesichts beim ↑Cushing-Syndrom mit übermäßigem Fettansatz im Bereich der Wangen, der zur Rundung des Gesichts, dem Vollmond, u. damit auch Schrägstellung der Augenachsen u. Abfallen der Mundwinkel (Karpfenmund) führt. Extreme Formen kann das V. bei Kindern erreichen, die Haut ist meist rot u. glänzend.

Vollprothese ↑Totalprothese.

Vollwirkdosis: *Abk* VWD; entspricht einer optimalen Wirkdosis, die bei vollem ther. Effekt keine unerwünschten Wirkungen verursacht, übl. bei Herzglykosiden. Die dabei erreichte Konzentration in Blut u. Gewebe ist der ↑Vollwirkspiegel.

Vollwirkspiegel: Gewebe- u. Plasmakonzentrationen eines Pharmakons, die die volle Wirkung entfalten. Um den V. zu erreichen, muß die Vollwirkdosis gegeben werden. Der V. kann entweder durch die Gabe einer Summe zeitl. verteilter Einzeldosen (Sättigungs- o. Auffülldosis, z. B. bei Herzglykosiden) o. durch eine einmalige erhöhte Initialdosis (Stoßdosis, z. B. bei Sulfonamiden) erzielt werden. Die Menge errechnet sich aus Resorptions- u. Abklingquote sowie Zufuhr.

Voltage-clamp-Methode ⟨*engl*⟩: Methode der geklemmten Spannung. Bestimmung der Abhängigkeit der Leitfähigkeit der Zellmembran gegenüber Ionen vom elektr. Membranpotential durch Messen eines Stroms, der von einem Regelverstärker über eine feine Glaskapillare in die Zelle geführt wird. Der Regelverstärker mißt das von einer in derselben Zelle befindl. Ableitelektrode gelieferte augenblickl. Membranpotential u. vergleicht es mit einem vorgegebenen Wert (Soll-Wert). Das Ergebnis ist der in die Zelle geführte Strom (Klemmstrom). Er ist gleich groß wie der durch die Ionenwanderung erzeugte, mit dem Potential zusammenhängende Strom, aber ihm entgegengerichtet, so daß er das Potential festhält. Die V. ist für das Studium von Ionenbewegungen über die Zellmembran wichtig. ↑Patch clamp, ↑Ionentheorie.

Volumenbelastung: Vergrößerung der ↑Herzarbeit durch zunehmendes ↑Herzschlagvolumen des Herzens. Größerer Wirkungsgrad der Energieversorgung als bei ↑Druckbelastung des Herzens. Myokardhypertrophie entwickelt sich viel später als bei dieser. Ursache der V. z. B. Hyperzirkulation, Pendelblut bei Klappeninsuffizienz.

Volumendosis ↑Raumdosis.

Volumenelastizitätskoeffizient: Symbol E'; in der Kreislaufphysiologie übl. Einheit zur Charakterisierung des elast. Verhaltens von Hohlkörpern (Gefäße). Sie gibt die Druckänderung (Δp) an, die für das Erreichen einer best. Volumenänderung (ΔV) nötig ist.

$$(E' = \frac{\Delta p}{\Delta V})$$

Volumenhochdruck: Volumen-Hypertonie, Minuten-Volumen-Hypertonie; Anstieg des art. Blutdrucks, wenn bei unveränderter Elastizität bzw. Windkesselfunktion u. peripherem Widerstand vom Herz ein vergrößertes Zeitvolumen in den großen Kreislauf gefördert wird, z. B. bei Tachykardie, hormonell ausgelöstem hyperkinet. Kreislaufsyndrom u. a.

Volumen, partielles spezifisches: reziproker Wert der Dichte von Substanzen.

Volumen pulmonum auctum: Vermehrung des Luftgehalts der Lunge durch Anpassung an ein vergrößertes Atemvolumen. Die Alveolarstruktur bleibt erhalten. Ursachen sind hauptsächl. schwere körperl. Arbeit (z. B. Bergsteigen) u. gestörte zentrale Atemregulation bei Hirndruck.

Volumenpuls: pulsator. Volumenschwankung einer Gefäßeinheit (↑Puls). Kann mit dem ↑Plethysmographen als rhythm. Änderung der Gefäßfüllung, z. B. einer Extremität, gemessen werden. An oberflächl. Venen (z. B. V. jugularis) durch rückwirkungsarme Pulsabnehmer (↑Sphygmograph) registrierbar.

Volumenregulation: Die V. des Kreislaufs spielt sich in dem etwa 85% des Gesamtblutvolumens enthaltenden ↑Kreislaufniederdrucksystem ab. Die aufgrund der hohen Dehnbarkeit geringen Druckänderungen reichen aus, um bei Volumenänderung den Kapillardruck u. damit die Filtration in den extravasalen Raum zu verändern u. Dehnungsrezeptoren in den Vorhöfen des Herzens u. den Hohlvenen zu erregen. Letzteres führt wahrscheinl. über den ↑Hypothalamus zur Variation der Ausschüttung des antidiuretisches ↑Hormons (ADH) aus dem Hypophysenhinterlappen (↑Hypophyse) ins Blut u. damit zur veränderten Harnausscheidung. Langfristige Änderung des Blutvolumens durch Schwankung der Osmolarität des Blutes u. seines Ionengehalts mögl. Hierbei spielen Osmorezeptoren im Hypothalamus eine Rolle. Als Effektoren dienen die Ausscheidungsfunktion der Niere, die äußere Atmung, das Resorptionsverhalten des Magen-Darm-Kanals u. die exkretor. Drüsen. Durch druckschwache Dehnung im Verbreitungsgebiet der venös-vasalen Dehnungsrezeptoren, wie sie bei Zunahme des extrazellulären Flüssigkeitsraums infolge von Natrium- u. Wasserretention auftreten kann, reduziert sich die Abgabe von ↑Aldosteron, wodurch von den Nieren mehr Natrium ausgeschieden wird. Da in diesem Falle auch die Ausschüttung von Vasopressin (antidiuretisches ↑Hormon) zurückgeht (verminderte Reizung der Osmorezeptoren), erhöht sich auch die Wasserabgabe der Niere, so daß das normale Volumen der Flüssigkeitsräume, insbes. auch das Blutvolumen, wiederhergestellt wird.

Volumenrezeptoren: Änderung des Füllungszustands des ↑Kreislaufniederdrucksystems führt zu Reizung von Dehnungsrezeptoren, die vorwiegend als ↑Herzrezeptoren, aber auch als Dehnungsrezeptoren in den Venen auftreten. Wegen der Weichwandigkeit des Niederdrucksystems erfüllen sie die Funktion von V. u. beeinflussen vorrangig die ↑Volumenregulation.

Volumenüberlastung: Volumenüberladung; Kreislaufüberlastung bei Infusions- o. ↑Transfusionstherapie. Die Sympt. reicht von leichten Herz- u. Kopfschmerzen bis zum Lungenödem mit Herzversagen u. Schock. Trockener Husten u. Dyspnoe sind oft frühe Warnsymptome. Der zentrale Venendruck ist erhöht. Bes. gefährdet sind ältere Pat. mit Arteriosklerose, Hypertoniker u. Pat. mit bereits vorgeschädigtem Herzen. Ein sofortiger Abbruch der Volumenzufuhr sowie intravenöse Gaben rasch wirkender Diuretika sind wirksame Behandlungsmaßnahmen bei drohender V.

Volume obligatoire ⟨*frz*⟩ *m*
↑Urinpflichtvolumen.

Volumeter: Geräte zur Messung des Atemzug- u. Atemminutenvolumens in Anästhesie- u. Beatmungsgeräten.

Volutinkörnchen ↑Babes-Ernst-Polkörperchen.

Volvulose: durch Onchocerca volvulus bedingte ↑Onchozerkose.

Volvulus ⟨*lat*⟩ *m*: Drehung eines Organs um seine Achse, seinen Gefäßstiel o. Verschlingung zweier Darmteile untereinander. Konnataler V.: Dünndarm um die Mesenterialwurzel, die nur am Abgang der A. mesenterica superior fixiert ist, gewunden. Peritonealstränge zur lateralen Bauchwand engen das Duodenum ein. Beides zusammen stellt das ↑Ladd-Syndrom dar.

Vomer ⟨*lat*⟩ *m*: Pflugschar, Pflugscharbein; bildet den größten, hinteren, unteren Teil der knöchernen Nasenscheidewand.

Vomitus ⟨*lat*⟩ *m*: Erbrechen.

Vomitus biliosus: Galleerbrechen.

Vomitus gravidarum: Emesis gravidarum, Schwangerschaftserbrechen; in der Frühschwangerschaft häufig, gilt als unsicheres Schwangerschaftszeichen, in Grenzen auftretend harmlos u. nicht behandlungsbedürftig. ↑Schwangerschaftszeichen.

Vomitus marinus: Erbrechen i. R. einer Seekrankheit.

Vomitus matutinus: morgendl. Erbrechen.

Vondran-Apparat: Gerät zur ↑Desinfektion u. ↑Desinsektisation für wertvolle, dampfempfindl. Gegenstände. Prinzip: trockene Hitze von 80 °C wird als (durch Gebläse) bewegte Heißluft zur Anwendung gebracht unter Verkürzung der Einwirkungszeit, Desinsektisation 90 min. Desinfektion 24 h.

Vorbeireden: unrichtiges Beantworten einer Frage bei klarem Bewußtsein u. vollem Verständnis der Frage. Oft auffallend dicht am richtigen Ziel der Frage vorbei (z. B. bei Schizophrenie).

Vorbeizeigen: laterales Abweichen beim ↑Bárány-Zeigeversuch.

Vorbestrahlung: Strahlenanwendung als Primärbehandlung vor einer anderen Tumortherapie. Die präoperative Bestrahlung kann als Kurzzeittherapie mit hohen Einzeldosen o. als Langzeittherapie mit niedrigen Einzeldosen durchgeführt werden. Sie erfolgt mit dem Ziel, bei inoperablen Tumoren durch Tumorverkleinerung Operabilität zu erreichen o. dient der Rezidivprophylaxe. Die Diskussionen über die Vor- u. Nachteile der V. in der Krebstherapie sind noch nicht abgeschlossen.

Vorbeugung ↑Prophylaxe.

Vorbewußtes: psychoanalyt. Terminus. Das V. enthält alles Material, das gegenwärtig nicht gebraucht, aber prinzipiell gewußt werden kann.

Vorbiß ↑Mesialbiß.

Vorderarmzeichen ↑Léri-Zeichen.

Vorderdarm: vorderer Abschnitt des Primitivdarms. Er erstreckt sich von der Rachenmembran bis zum Mitteldarm u. wird von den Ästen der A. coeliaca versorgt. Aus ihm entstehen die unteren Abschnitte der Atmungsorgane, Speiseröhre, Magen, oberer Teil des Duodenum, Leber u. Bauchspeicheldrüse.

Vorderdarmzysten: Ösophaguszysten, enterogene Zysten. Angeborene, zyst. Bildungen im hinteren Mediastinum. Gehen vom Vorderdarm vor seiner Trennung in Ösophagus u. Trachea aus. Liegen intramural o. dehnen sich weit in das Mediastinum aus. Auskleidung durch Magen-, Ösophagus-, Kolonschleimhaut o. durch Flimmerepithel.

Vorderhauptlage: ↑Deflexionslage des Kindes unter der Geburt, wobei im Ggs. zur normalen Hinterhauptlage die große ↑Fontanelle führt u. der Rücken hinten liegt. Größerer Kopfumfang muß den Beckenausgang passieren, dadurch Geburtsverlangsamung, Dammrißgefahr, erhöhte Operationsfrequenz u. Kindersterblichkeit. Ursache nicht selten Formveränderungen des mütterl. Beckens o. kindl. Kopfs.

Vorderhirnbündel, mediales: wichtige Verbindung zwischen Hirnstamm u. limb. System, über welche die Aktivitäten der beteiligten Hirngebiete, die für Emotion, Motivation u. Gedächtnis bedeutsam sind, miteinander in Wechselwirkung treten.

Vorderhörner: Cornua anteriora; nach vorn gelegene, breite Teile der grauen Substanz des Rückenmarks im Querschnitt. Formieren am räuml. Gebilde die Vordersäulen (Columnae anteriores).

Vorderkammer: vordere Augenkammer; Raum zwischen Hornhautendothel, Kammerwinkel, Irisvorderfläche u. pupillärem Anteil der Linsenvorderfläche. Die Tiefe beträgt normalerweise bei jungen Menschen 3,6 mm, sie flacht sich mit zunehmendem Alter auf 3,18 mm ab. Bei Hypermetropen ist sie flacher, bei Myopen tiefer.

Vorderkammerblutung ↑Hyphaema.

Vorderkammerlinsen: veraltete Form der intraokularen ↑Linsen. Stützten sich in den Kammerwinkel u. führten in fast allen Fällen zu Sekundärglaukom. Später ersetzt durch die ↑Iriskliplinsen.

Vordersäulen: Vorderhörner des Rückenmarks.

Vorderscheitelbeineinstellung: vorderer ↑Asynklitismus.

Vorderseitenstrangsyndrom: Ausfall der Schmerz- u. Temperaturempfindung bei erhaltener epikrit. u. Tiefensensibilität, dissoziierte ↑Empfindungsstörungen, Kennzeichen der spinal bedingten Sensibilitätsstörung, z. B. bei ↑Syringomyelie.

Vorderstrang ↑Funiculus anterior.

Vorderwurzelpotentiale: von den Vorderwurzeln des Rückenmarks abzuleitende elektr. Potentiale, die die Summe der etwa gleichzeitig die Ableitzone passierenden Aktionspotentiale der einzelnen efferenten Nervenfasern darstellen. Die V. werden verwendet zur Bestimmung der Zeit, die die afferenten Erregungen vom Eintritt in das Rückenmark über die Hinterwurzeln bis zur Aussendung von efferenten, motor. Impulsen benötigen (= Nettoreflexzeit).

Vorfall ↑Prolaps.

Vorfeld: potentielle Erkrankung; erstes Stadium in der Entwicklung einer Krankheit, kann sich als unspezif. Befindensstörung bereits Jahre vor Nachweis erster spezif. pathol. Reaktionen äußern. Gezielte Diagnostik ist im V. nicht mögl., jedoch kann eine Überwachung Gefährdeter, z. B. bei fam. Belastung, erfolgen. Therapiemöglichkeiten im Stadium des V., die eine Erkrankungsmanifestation verhindern, sind nicht bekannt.

Vorfelddiagnostik: dient der Erkennung von Erkrankungsrisiken mittels labordiagnost. Untersuchungen. Eine rationelle V. beinhaltet die unmittelbare Beantwortung einer wissenschaftl. begründeten Fragestellung u. die sinnvolle Einordnung des Befundes in den diagn. Entscheidungsprozeß (↑Diagnosestrategie). V. ist zu unterscheiden von der ↑Früherkennung. Vorsorgeuntersuchungen lösen die Aufgabenstellungen von V. u. Frühdiagnostik.

Vorfluter: Gewässer, dem Wasser entnommen o. in das Abwasser eingeleitet wird.

Vorgänge, regressive: Verlust spezif. Zellfunktionen durch schädigende Noxen. Morphol. entsprechen den r. V. Störung der Zellteilung, Atrophie, Degeneration o. Nekrose.

Vorhaut ↑Praeputium penis.

Vorhersagevalidität ↑Validität.

Vorhersagewert: Predictive value; dient der diagn. Beurteilung eines Analysenresultats. Wird definiert für pos. u. neg. Tests durch die folgenden Quotienten:

$$\text{pos. Test} = \frac{\text{Testpos. Kranke} \cdot 100}{\text{Anz.d.getestetenProbanden m.pos.Test}} (\%)$$

$$\text{neg. Test} = \frac{\text{Testneg. Kranke} \cdot 100}{\text{Anz.d.getestetenProbanden m.neg.Test}} (\%)$$

Die V. gibt damit Informationen, mit welcher Wahrscheinlichkeit ein Proband bei neg. Testresultat gesund o. bei pos. Testresultat krank ist.

Vorhersagewert, positiver ↑Validität.

Vorhof ↑Atrium, ↑Vestibulum.

Vorhofdrüsen ↑Glandulae vestibulares majores et ↑Glandulae vestibulares minores.

Vorhofextrasystolie: im Vorhof entstehende ↑Extrasystole.

Vorhoffenster: Fenestra vestibuli; ovales Fenster. Öffnung zwischen Mittel- u. Innenohr an der medialen Wand der Paukenhöhle; durch die Steigbügelfußplatte verschlossen (↑Syndesmosis).

Vorhofflattern ↑Flatterrhythmus, kardialer, ↑Flimmerrhythmus, kardialer.

Vorhofgalopp: Phänomen der Herzauskultation. Objektivierung im Phonokardiogramm. Nach Beginn der P-Zacken entsteht infolge Druckerhöhung in einem Vorhof ein Extraton, der sog. 4. Herzton.

Vorhofmyxom: häufigster prim. Herztumor, bevorzugt im li. Vorhof lokalisiert. V. imitiert die Sympt. der Atrioventrikularstenose (Mitralstenose). Diagn. Absicherung durch Ultraschall u. Angiokardiographie. Ind. zur Operation.

Vorhofplatte: Mundvorhofplatte; einfachster kieferorthopäd. Apparat, der keine Federn o. Schrauben enthält u. nur durch Muskelkräfte aktiviert wird. Individuelle u. genormte Formen. Frühbehandlungsgerät.

Vorhofrezeptoren ↑Herzrezeptoren.

Vorhofseptumdefekt: *Abk* ASD; angeborener Defekt in der Vorhofscheidewand, häufiger kongenitaler Herzfehler. Nach klin.-chir. Erfordernissen folgende Einteilung: offenes Foramen ovale, Foramen-secundum-De-

V

Vorsorgeuntersuchungen im Kindes- u. Jugendalter

Kurzbezeichnung	Termin	Fragestellung
U 1	nach der Geburt	erkennbare Fehlbildung (Sofortbehandlung)
U 2	3.–10. Lebenstag	Anpassungsprobleme (Siebteste)
U 3	4.–6. Woche	Nahrungsprobleme, Gedeihen
U 4	3.–4. Monat	motor. Entwicklung
U 5	6.–7. Monat	Hörvermögen, psychomotor. Entwicklung
U 6	10.–12. Monat	soziale Entwicklung
U 7	21.–24. Monat	Sprachentwicklung
U 8	43.–48. Monat	Kindergartenfähigkeit
U 9	60.–64. Monat	Schulfähigkeit
U 10 = J 1	14.–16. Jahr	Pubertätsentwicklung, bes. Probleme

fekt (Foramen-ovale-Typ, Sinus-venosus-Typ), Endokardkissendefekt (Foramen-primum-Defekt, partieller AV-Kanal, totaler AV-Kanal) u. Sonderformen.

Vorhofseptumdefektverschluß: operativer Verschluß in extrakorporaler ↑Zirkulation. Der häufigste Foramen-secundum-Defekt (etwa zwei Drittel aller Vorhofseptumdefekte) wird durch direkte Nahttechnik o. durch ↑Patch verschlossen. Beim Endokardkissendefekt sind ↑Patch-Plastik, plast.-rekonstruierende Eingriffe an den Atrioventrikularklappen u. in Ausnahmefällen ↑Herzklappenersatz notwendig.

Vorhofsystole: Kontraktion der Herzvorhöfe am Ende der Diastole der Herzkammern. Es wird dabei während etwa 0,1 s eine geringe Menge von Blut unter leichtem Druckanstieg noch in die Kammern befördert. Die hämodynam. Bedeutung der V. ist gering, da die Blutförderleistung des Herzens bei ihrem Ausfall kaum gestört ist. Sie nimmt mit Steigerung der Herzfrequenz über die Norm zu.

Vorinnervation ↑Bereitschaftsinnervation.

Vorkern: Der im Ei nach der Richtungskörperbildung verbleibende haploide Kern ist der weibl. V. Der männl. V. entwickelt sich aus dem Kopf des eingedrungenen Samenfadens. Sie vereinigen sich zum diploiden Furchungskern. ↑Karyogamie.

Vormilch ↑Kolostrum.

Vorniere: Pronephros. **1.** Zuerst entstehendes Nierenorgan der Wirbeltiere. Beim Menschen nur embryonal u. rudimentär angelegt. Beste Ausbildung bei Keimlingen von 4–5 cm. Der ausführende Vornierengang wird zum Urnierengang (Wolff-Gang) weitergebildet. **2.** Unter diesem Namen faßte Volhard die sog. Depotfunktion der Gewebe zusammen. Er vertrat den Standpunkt, daß harnfähige Substanzen vor iher Ausscheidung vorübergehend in den Geweben abgelagert würden. Dies kann in wechselnden Mengen geschehen, v.a. im Zusammenhang mit dem Wassergehalt des Organismus.

Vorpostenfalte ↑Mariske.

Vorprüfung, ärztliche: Physikum; Prüfung(en) während des Medizinstudiums nach dem naturwissenschaftl. u. vorklin. Teil des Studiums.

Vorschulalter ↑Entwicklungsphasen.

Vorsorgeuntersuchung: i.R. der sek. ↑Prophylaxe vorgenommene Untersuchung von Kindern u. Jugendlichen mit dem Ziel, eine von der Norm abweichende Entwicklung frühzeitig zu erkennen u. rechtzeitig zu behandeln. ↑Schwangerschaftsvorsorgeuntersuchung, ↑Krebsvorsorgeuntersuchungen, ↑Reihenuntersuchungen. Tab.

Vorsorgeuntersuchung, arbeitsmedizinische: umfassen allg. Vorsorge- u. Überwachungsuntersuchungen sowie spez. Untersuchungen, z.B. die nach dem „Berufsgenossenschaftlichen Grundsätzen für arbeitsmedizinische Vorsorgeuntersuchungen". Einige dieser sog. G-Untersuchungen sind rechtl. verbindl., z.B. für Bildschirmarbeitsplätze. Die „Grundsätze" reichen von G 1.1 (silikogener Staub) u. G 1.2 (asbesthaltiger Staub) bis G 44 (Buchen- u. Eichenholzstaub); sie sind einheitl. gegliedert (Anwendungsbereich, Untersuchungsarten, Erst-, Nach- u. ggf. nachgehende Untersuchung, ergänzende Hinweise, z.B. Grenzwerte, Vorkommen u. Gefahrenquelle, Aufnahme, Wirkungsweise, Krankheitsbild, Rechtsgrundlagen, Analytik). A.V. umfassen Erst- u. Nachuntersuchungen bei Tätigkeiten mit dem Risiko der Überschreitung der Ausleseschwelle von Gefahrstoffen, ferner nachgehende Untersuchung nach dem Ausscheiden aus einer Tätigkeit an gefährdenden Arbeitsplätzen mit Einwirkung kanzerogener Arbeitsstoffe sowie vorzeitige Nachuntersuchungen, z.B. bei interkurrenten Erkrankungen o. best. ärztl. Bedenken. Die Untersuchungsergebnisse werden standardisiert in: keine gesundheitl. Bedenken, keine gesundheitl. Bedenken unter best. Voraussetzungen, befristete o. dauernde gesundheitl. Bedenken. Häufig werden auf Wunsch des Arbeitgebers sog. Einstellungsuntersuchungen vor Beginn eines Arbeitsverhältnisses durchgeführt, die in eine betriebsärztl. Empfehlung an den Arbeitgeber ohne Angabe der Diagn. einmünden. Das Verlangen des Arbeitsgebers nach Einstellungsuntersuchungen ist wegen seiner Fürsorgepflicht zwar legitim, der Betriebsarzt ist jedoch nicht zu deren Durchführung verpflichtet. Ebenso sind freiwillige allg. a. V., z.B. i.R. der betriebsärztl. Sprechstunde, nicht gesetzl. vorgeschrieben.

Vorspiel ↑Präludium.

Vorsteherdrüse ↑Prostata.

Vorstellung: Repräsentation früher wahrgenommener u. im Gedächtnis aufbewahrter Gegenstände o. Vorgänge bei Abwesenheit entsprechender Sinnesreize. V. haben konkreten, anschaul. u. gegenständl. Charakter; gegenüber den ↑Wahrnehmungen sind sie undeutlicher, unbeständiger u. ärmer an Details. Nach Charcot kann man bei Vorherrschen eines Sinnesgebiets versch. Vorstellungstypen (z.B. opt. Typ o. akust. Typ) unterscheiden.

Vorstellungen, überwertige ↑Ideen, überwertige.

Vortex ⟨*lat*⟩ *m*: Wirbel, Strudel. ↑Vertex.

Vortex cordis: Herzwirbel; entsteht durch das Umbiegen von Muskelzügen versch. Verlaufsrichtung an der Herzspitze.

Vortex purulentus: Hornhautvereiterung.

Vortexvenen: Venae vorticosae, Wirbelvenen. 4 Hauptvenen der Aderhaut, beginnen hinter dem Äquator in Ampullen, durchsetzen Sklera u. münden in V. ophthalmica.

vorticosus ⟨*lat*⟩ *Adj*: verticosus; strudelreich (zu Vortex, ↑Vertex), z. B. Vv. vorticosae.

Vorurteil: Einstellung einem Sachverhalt gegenüber, die von einer subjektiven Einzelerfahrung ausgeht, diese verallgemeinert u. dabei auf die Möglichkeit eines zusätzl. Informationsgewinnes verzichtet. Das V. ist gegen Änderungen sehr resistent. Ein V. wird von Einzelpersonen, noch mehr aber von Gruppen, z. B. ethn. o. religiösen Gruppen, gegeneinander entwickelt.

Vorwärtshemmung: Hemmung von Nervenzellen, z. B. von motor. Neuronen der Rückenmarkvordersäule, durch hemmende Interneurone, ohne daß die motor. Neurone vorher erregt worden sind. Die V. kann auch schon an der afferenten Seite, d. h. vor dem motor. Neuron, über ein inhibitor. Interneuron wirksam werden.

Vorwasser: Fruchtwasser, das sich während der Geburt im unteren Eipol vor dem kindl. Kopf befindet u. beim ↑Blasensprung abfließt.

Vorwehen: Gebärmutterkontraktionen am Ende der Schwangerschaft, die den Muttermund nicht wesentl. eröffnen.

Vossius-Ringtrübung: stempelartige Pigmentaufprägung auf der Linsenvorderfläche durch Andruck des pupillären Anteils der Irisrückfläche bei Kontusion des Auges.

Voussure ⟨*frz*⟩: Herzbuckel; bei einigen angeborenen Herzfehlern mit Hypertrophie auftretende Vorwölbung der Thoraxwand im Bereich des Herzens.

Vox ⟨*lat*⟩ *f*: Stimme.

Voxel: Kurzw. für engl. volume element. Ein V. ist der Teil des Körpervolumens, der bei der Computertomographie o. Kernspintomographie als ein flächiges Bildelement (Pixel) auf dem Sichtgerät erscheint.

Voxel man ⟨*engl*⟩: exp. Studie über die Digitalisierung von Bildmaterial. Die männl. Leiche eines in den USA hingerichteten Sträflings wurde mittels eines Spezialverfahrens in millimeterdünne Scheiben geschnitten, photographiert u. digitalisiert. Aus den so gewonnenen Daten wurde ein dreidimensionales Image des Toten erstellt. Die Daten liegen für Interessierte im ↑Internet (ca. 5 GByte für den Kopf) abrufbereit.

Voyeurismus ⟨*frz*⟩ *m*: sexuelle Deviation, bei der das heiml. Beobachten anderer bei intimen Handlungen o. beim Entkleiden hauptsächl. o. alleinige Form der sexuellen Anregung o. Befriedigung ist.

V-Phlegmone ⟨*gr*⟩ *f*: V-förmige eitrige Tendovaginitis. Entsteht durch Fortleitung der Infektion vom Daumen zum 5. Finger, bedingt durch anat. Gegebenheiten.

V. P. R.: Voges-Proskauer-Reaktion. Mit der V. P. R. wird Acetylmethylcarbinol, ein Zwischenprodukt beim Kohlenhydratabbau der Bakterien, nachgewiesen. Teil der bunten ↑Reihe, insbes. für ↑Enterobacteriaceae.

VR: *Abk* für engl. ↑Virtual reality.

Vries, André de, zeitgen. israel. Päd.

Vries-Syndrom (nach André de V.): Kombination von Syndaktylie u. Parahämophilie A.

Vrolik, William (1801–1863), niederländ. Anat., Groningen.

Vrolik-Syndrom (nach William V.): Osteogenesis imperfecta congenita letalis. Autosomal rezessive Funktionsstörung der Osteoblasten mit starker Knochenbrüchigkeit (Fragilitas ossium). Häufigkeit in Mitteleuropa 1 : 40 000. Auftreten der (vielfachen) Frakturen oft bereits intrauterin (Pseudomikromelie). Weiches Schädeldach, klaffende Schädelnähte, weite Fontanellen, blaue Skleren, Infektneigung. Sehr ungünstige Progn., Totgeburt o. Tod in den ersten Lebensmonaten.

VSD: *Abk* für Ventrikelseptumdefekt.

VSG-Gene: Gene, die für variable Oberflächenantigene VSG (Variable surface glykoproteins) der Zelloberfläche von ↑Trypanosoma codieren.

V-Stoffe: O-Alkyl-S-(N,N-dialkylaminoethyl)-alkylthiolphosphate; chemische ↑Kampfstoffe, ↑Organophosphate. Geruch- u. farblose Flüssigkeiten, chem. stabil, schnellwirkend, außerordentl. tox., seßhaft. Wirkungsdauer von Tagen bis Wochen. Wichtigster Vertreter: VX.

VTC: *Abk* für engl. Volume Threshold Control; Dynamikvorwahl; Trimmerstellmöglichkeit am ↑Hörgerät, womit max. Verstärkung u. max. Ausgangsleistung (PC) gekoppelt vorgewählt werden können. Der aussteuerbare Nutzungsverstärkungsbereich (Dynamik) bleibt konstant.

vulgaris: allgemein, gewöhnl.

vulnerabel ⟨*lat*⟩ *Adj*: verletzl.

Vulnerabilität ⟨*lat*⟩ *f*: Verletzbarkeit.

Vulneratio ⟨*lat*⟩ *f*: Verwundung.

Vulnus ⟨*lat*⟩ *m* ↑Wunde.

Vulpian-Bernhard-Typ ↑Muskelatrophie, spinale.

Vulva ⟨*lat*⟩ *f*: gesamtes äußeres weibl. Genitale (große u. kleine Labien u. deren behaarte Umgebung).

Vulvismus ⟨*lat*⟩ *m* ↑Vaginismus.

Vulvitis ⟨*lat*⟩ *f*: Entzündung des äußeren weibl. Genitale. Spezif. Infektionserreger: Gonokokken (↑Vulvovaginitis gonorrhoica infantum), Trichomonas vaginalis (↑Trichomoniasis), Candida albicans (V. candidamycetica), Tuberkulosebakterien (↑Urogenitaltuberkulose), Syphilistreponemen (Luesstadien I u. II), Diphtheriebakterien (V. diphtherica), Herpesvirus Typ 2 (↑Vulvovaginitis herpetica), Vaccinia-Virus (Vaccina secundaria). Unspezif. Infektionserreger: Koli-, Proteus-, Pyozyaneusbakterien, Enterokokken, Staphylokokken, anaerobe Streptokokken, Bacteroides-Arten, anaerobe Korynebakterien.

vulvovaginal ⟨*lat*⟩ *Adj*: äußeres Genitale u. Scheide betreffend.

Vulvovaginitis: Entzündung von Vulva (↑Vulvitis) u. Vagina (↑Vaginitis).

Vulvovaginitis gonorrhoica infantum: Entzündung der Vulva u. Vagina durch Übertragung gonokokkenhaltigen Materials (z. B. über Badeschwämme, Handtücher, selten direkte Infektion) auf die äußeren Genitalorgane noch nicht geschlechtsreifer Mädchen.

Vulvovaginitis herpetica: Infektion von Vulva u. Scheide mit ↑Herpes genitalis. Herpeseffloreszenzen am äußeren Genitale u. in der Scheide.

VUR: *Abk* für vesikoureteraler ↑Reflux.

Vv.: *Abk* für Venae, *Pl* von ↑Vena.

VWD: *Abk* für ↑Vollwirkdosis.

VZV: *Abk* für ↑Varicella-Zoster-Virus.

W

W: 1. Zeichen für ↑Watt. 2. Chem. Symbol für ↑Wolfram.

Waagen: In den Laboratorien sind zwei Waagentypen in Gebrauch, die je nach erforderl. Genauigkeit benutzt werden: Präzisionswaagen (Genauigkeit ± 10 mg) u. Analysenwaagen (Genauigkeit ± 0,1 mg). Von der Wägetechnologie her unterscheidet man Zweischalenwaagen u. Einschalenwaagen, bei denen die Gegengewichte eingebaut sind.

Waaler-Rose-Test: indirekter Hämagglutinationstest zum Nachweis von ↑Rheumafaktoren.

Waardenburg, P. Johannes, zeitgen. niederländ. Ophth., Arnheim.

Waardenburg-Syndrom: erbl. o. embryopath. Störungen mit Fehlbildungen wie doppelseitiger Hydrophthalmie, kongenitaler Irishypoplasie, Turmschädel, ↑Papageienschnabelnase, fehlgebildeten Ohren, Dysplasie der Schlüsselbeine, Genitalanomalien, Syndaktylie, Vitium cordis congenitum versch. Art. Kombination des ↑Crouzon-Syndroms mit dem ↑Apert-Syndrom.

Wabenlunge ↑Zystenlunge.

Wabenschädel ↑Wolkenschädel.

Wacholder ↑Juniperus communis.

Wachse: Cera; Ester höherer Fettsäuren mit höheren, meist einwertigen Alkoholen. Sie enthalten ferner freie Alkohole, Säuren u. a. W. umfassen alle tier., pflanzl., mineral. u. synthet. Produkte, die dem ↑Bienenwachs (Cera alba, Cera flava) ähnl. sind. Flüssige W. (Cera perliquida: dünnflüssiges W.; Cera subliquida: dickflüssiges W.) sind Ester gesättigter Fettsäuren (C_{12}–C_{14}) bzw. (C_{16}–C_{18}) mit 2-Ethylhexanol, die sich in ihrer Viskosität unterscheiden. Lösungsmittel für lipophile Arzneistoffe, zur Konsistenzbeeinflussung von Salben.

Wachskapseln ↑Chartae ceratae.

Wachsleber: wachsartige Beschaffenheit einer blutarmen Leber bei ↑Amyloidose. ↑Speckleber.

Wachsmilz: wachsartige Beschaffenheit einer blutarmen Milz bei ↑Amyloidose. ↑Speckmilz.

Wachstation: fachspezif. Überwachungseinheit, in der zu überwachende Pat. in einer Klinik konzentriert sind. Hier werden Pat. aufgenommen, deren Zustand noch keine Verlegung in eine interdisziplinäre Intensivtherapie erfordert, aber auf einer Normalstation nicht adäquat beherrscht werden kann (Intermediate Care).

Wachstum: Fähigkeit lebender Zelle o. des Organismus, die eigene Substanz durch Umwandlung aufgenommener Stoffe zu vermehren. Drei Phasen: 1. Latenzphase (↑log-Phase); 2. exponentielle Phase; 3. stationäre Phase. ↑Längenwachstum.

Wachstum, allometrisches: zeitl. Differenzen im Wachstum eines Organs, verglichen mit dem Organismus.

Wachstum, appositionelles: Wachstum einer Struktur durch Anlagerung von außen, z. B. auf Knorpel (↑Perichondrium) o. Knochen (↑Periost).

Wachstum, autonomes: von übergeordneter Regulation unabhängiges Wachstum. Charakteríst. für bösartige Gewächse.

Wachstum, fixiertes postmitotisches: Wachstumsunfähigkeit von Geweben, deren Zellen keine Zellteilungen o. Regeneration ermöglichen, z. B. Nervenzellen, Herzmuskelzellen.

Wachstum, harmonisches: aufeinander abgestimmtes Wachstum aller Organe mit jeweils unterschiedl. Wachstumskurven.

Wachstum, infiltrierendes: infiltratives Wachstum, invasives Wachstum; invasive Ausbreitungsform bösartiger Gewächse mit wurzelförmigem Eindringen in das umgebende Gewebe. Im Ggs. dazu wachsen gutartige Gewächse expansiv, verdrängend. Deshalb sind erstere schwer, zweitere leichter operativ zu entfernen.

Wachstum, intermitotisches: Wachstum von Geweben, deren Zellen die Fähigkeit zur Zellteilung u. Regeneration besitzen, z. B. Epidermis, Darmepithel, hämatopoet. System.

Wachstum, interstitielles: Wachstum einer Struktur von innen heraus.

Wachstum, intussuszeptionelles: interstitielles ↑Wachstum im Knorpelgewebe.

Wachstum, invasives ↑Wachstum, infiltrierendes.

Wachstum, reversibles postmitotisches: W. von Geweben, deren Zellen die Fähigkeit zu Zellteilung u. Regeneration unter pathol. Bedingungen wiedererlangen, z. B. Leber nach Teilresektion.

Wachstumsfaktoren: Growth factors; multifunktionelle, an Rezeptoren der Zelloberfläche bindende u. interzellulär wirkende, signalgebende Polypeptide (Proteine), die sowohl die Ontogenese kontrollieren als auch die Aufrechterhaltung der Gewebe des Organismus in Struktur u. Funktion gewährleisten. W. sind für die Koordinierung der Proliferation, Differenzierung u. physiol. Funktion der Zellen verantwortl. Im Organismus gibt es zwei Typen derartiger Signale: system. wirkende Langzeitsignale (z. B. Hormone wie Insulin u. Glucagon) u. interzelluläre, jedoch lokal wirkende Kurzzeitsignale. Zu letzteren gehören die W. Sie wirken in äußerst kleinen Konzentrationen (10^{-9} bis 10^{-11} M) u. werden mit hoher Affinität u. sehr spezif. an best. ↑Rezeptoren (↑Tyrosinkinaserezeptorsysteme) ihrer Zielzellen gebunden. Nach Bindung des W. an seinen Rezeptor geht von diesem ein intrazelluläres Signal aus, das zu Zellteilung, Differenzierung, Migration u. veränderter Genexpression führt. Es sind mind. 80 W. bekannt, die man in Fam. untergliedert: 1. von Blutplättchen abstammender W. (Platelet-derived-growth factor; ↑PDGF), 2. Fam. der epidermalen W. (↑Epidermiswachstumsfaktor), 3. Fam. der Fibroblastenwachstumsfaktoren (↑Fibroblastenwachstumsfaktor), 4. Fam. der insulinähnlichen ↑Wachstumsfaktoren (Insulin-like growth factors, IGF), 5. Fam. der transformierenden W. (Transforming growth factors; TGF-beta, ↑Aktivine).

Wachstumsfaktoren, hämopoetische: Sammelbezeichnung für ↑Zytokine, die ↑Hämatopoese beeinflussen.

Wachstumsfaktoren, insulinähnliche: Insulin-like growth factor (IGF); niedrigmolekulare Peptide, die mit dem Insulin strukturell verwandt sind u. unter Kontrolle des Wachstumshormons (somatotropes ↑Hormon) insbes. in Leberzellen, aber auch in anderen fetalen u. adulten Geweben gebildet bzw. aus diesen freigesetzt werden; stimulieren Zellproliferation, DNA- u. Proteinbiosynthese sowie versch., für Insulinwirkungen typ. metabole Prozesse; treten im Blutplasma u. der extrazellulären Flüssigkeit in Bindung an spezif. Proteine auf, die wahrscheinl. als Carrier u. Modulatoren der IGF-Wirkung dienen. IGF-1 ist ein monomeres, aus 70 Aminosäuren bestehendes Peptid, das auch als Somatomedin C, Somatomedin A o. bas. Somatomedin bezeichnet wird; IGF-2 besteht aus 67 Aminosäuren.

Wachstumsfugentransplantation: Transplantation eines Knochenstücks mit Epiphysenknorpel, das am verpflanzten Ort Wachstums- u. Längendifferenzen ausgleichen soll. Das Transplantat ist meist eine autogene proximale Epimetaphyse der Fibula. Dabei kommt es infolge Hypoxie des Transplantats zur zentralen Epiphysennekrose, so daß die bisherigen Resultate wenig befriedigend sind.

Wachstumsfugenverletzung: typ. Verletzung des wachsenden Röhrenknochens mit vielfältigen Formen. 1. Traumat. Epiphysenlösung (Epiphyseolyse): Kontinuitätsunterbrechung in der Mineralisationszone, Germinativzone unverletzt; 2. Epiphyseolyse mit metaphysärem Fragment: Germinativzone unverletzt; 3. partielle Epiphyseolyse mit epiphysärem Fragment: Germinativzone verletzt; 4. Kontusion der Wachstumsfuge (Crush-Fraktur): schwere Zerstörung der Germinativzone. Klassifikation, Ther. u. Progn.: ↑Aitken-Schema.

Wachstumsfunktion: Zusammenhang einer Wachstumsgröße, wie z. B. das Körpergewicht, mit dem Alter eines Probanden. In Abhängigkeit von den Ausgangshypothesen werden versch. W. unterschieden, z. B. L. von Bertalanffy:

$$m(t) = M\left[1 - \left(1 - \left(\frac{m_0}{M}\right)^{1/3}\right) e^{-\frac{kt}{3}}\right]^3$$

Verhulst-Pearl:

$$m(t) = \frac{m_0}{m_0 + (M - m_0)e^{-kt}}$$

Gompertz:

$$m(t) = Me^{\ln \frac{m_0}{M} \cdot e^{-kt}}$$

$m(t)$: Gew. im Alter t; m_0: Geburtsgewicht; k: Wachstumskonstante; M: Gew. im Steady state; e: Basis des natürl. Logarithmus. Die Gewichtskurve des Wachstums des Menschen läßt sich nicht durch eine einzige W. beschreiben. Es gibt mind. drei Phasen des Wachstums, die sich durch Gompertz-Funktionen mit versch. Wachstumskonstanten darstellen lassen.

Wachstumshormon ↑Hormon, somatotropes.

Wachstumsinhibitoren: Faktoren, die das Zellwachstum hemmen. ↑Chalone, ↑Interferone, ↑Tumornekrosefaktor.

Wachstumskolben: Anschwellung des proximalen Axonstumpfes am Ende der traumat. Degeneration nach Durchtrennung. Der W. wächst nach distal u. nutzt die Hanken-Büngner-Bänder als Leitschiene; ↑Nervenregeneration im PNS.

Wachstumskontrolle: Prüfung auf wachstumshemmende Einflüsse des Nährsubstrats bei der Testung von biol. Materialien im Wachstumstest, z. B. von inaktivierten Impfstoffen auf das Freisein von vermehrungsfähigen Impfkeimen o. von Fremdkeimen. ↑Sterilitätsprüfung.

Wachstumsprognose: Berechnung der Endgröße aus Körperhöhe, Skelettalter, unter Berücksichtigung der Elterngröße.

Wachstumsregulation, autokrine: Kontrolle der Zellproliferation durch zelleigene ↑Wachstumsfaktoren, die von den produzierenden Zellen zunächst sezerniert wurden u. dann über Rezeptoren der Zytoplasmamembran dieser Zellen zurückwirken. Beispiele sind Tumorwachstumsfaktoren (TGF).

Wachstumsschmerz: in der Pubertät bes. nach erhöhter Beanspruchung auftretende, z. T. anhaltende Skelettschmerzen vorwiegend der Diaphysen der langen Röhrenknochen. Ursache ist eine Periostspannung infolge schnellen Knochenwachstums, z. T. auch geringe Dysmineralisation u. Sklerosierung bei Verknöcherung der Apophysen. Bisweilen schwierige Abgrenzung von Erkrankungen mit dem Sympt. Knochenschmerz wie ↑Leukämie, ↑Osteomyelitis o. anderen.

Wachstumsschub: merkl. Zunahme der Körperlänge, z. B. in den ersten beiden Lj. (erster W.) u. zu Beginn der Pubertät (zweiter W., Präpubertätsschub). ↑Längenwachstum.

Wachstumsstimulatoren: Faktoren, die das Wachstum in vitro günstig beeinflussen, z. B. Serum.

Wachstumszone: die ein Explantat umgebende Zellschicht, auch als Proliferationszone bezeichnet.

Wachszylinder ↑Zylinder.

Wachzustand: Vigilität. Zustand der Bereitschaft des Organismus, äußere Reize aufzunehmen, bewußt zu verarbeiten u. wechselnden Anforderungen (einschl. Stoffwechselleistungen) zu genügen. Je nach dem Funktionszustand des Organismus (z. B. ↑Ermüdung), den äußeren Anforderungen u. der Einstellung (Motivation) besitzt der W. unterschiedl. Grade, die sich jedoch nicht nur durch quantitative Abstufungen, sondern auch durch qualitative Merkmale unterscheiden. Der W. kann durch pathol. Vorgänge, insbes. im Bereich der ↑Formatio reticularis, durch Pharmaka u. durch hypnosuggestive Einwirkungen verändert (vermindert o. gesteigert) werden.

Wackelknie: Genu laxum; abnorme Beweglichkeit des Kniegelenks, Schmerzen, Unsicherheit beim Gehen, Reizergüsse aus unterschiedl. Ursache (angeborene Bindegewebeschwäche, traumat. o. entzündl. Bänderüberdehnung, Muskellähmung u. a.).

Wackeltremor: Flapping tremor, Flügelschlagen; grobes ausfahrendes Wackeln, das bei jeder Haltungsinnervation, verstärkt bei Intentionsbewegungen hervortritt. Zerebellare Störung bei hepatozerebraler Degeneration (↑Wilson-Krankheit).

Wadenbein ↑Fibula.

Wadenepithese: kosmet. Hilfsmittel aus elast. Material zum Ausgleich von Wadendefekten bzw. -umfangsdifferenzen.

Wadenkrampf: schmerzhafte Verkrampfung der Wadenmuskulatur (↑Krampus), bes. bei art. Durchblutungsstörungen.

Wadenreflex ↑Gordon-Reflex.

Wadenschmerz: bei art. Durchblutungsstörungen, Venenthrombosen, Pes planus, z. T. auch bei Cholera u. bei Weil-Krankheit auftretender Spontanschmerz der Wadenmuskulatur.

Wadenstecher, gemeiner ↑Stomoxys calcitrans.

Wadenwickel: Hausmittel zum Wärmeentzug bei Fieber mittels nasser, in kaltes Wasser getauchter Tücher.

Waffen, biologische: krankheitserregende Mikroorganismen u. Toxine, die zur Massenvernichtung eingesetzt werden.

Wagner, Ernst Leberecht (1829–1888), dt. Pathologe, Leipzig. Wagner-Unverricht-Syndrom, Form der ↑Polymyositis.

Wagner, Hans W. (1905–1989), Augenarzt, Zürich.

Wagner-Apparat: Wagner-Distraktor; Gerät für die äußere Schienung von Knochen nach Frakturen u. Osteotomien. ↑AO-Osteosynthese.

Wagner-Jauregg, Julius von (1857–1940), österreich. Psychiater, Graz, Wien. 1927 Nobelpreis für Med./Physiol. „für seine Entdeckung des therapeutischen Wertes der Malariainokulation zur Behandlung der dementia paralytica".

Wagner-Krankheit (nach Hans W.): erbl. Netzhautdegeneration mit höhergradiger Myopie, Linsentrübung, Glaskörperschrumpfung u. Netzhautablösung.

Wagner-Unverricht-Syndrom (nach Ernst L. W. u. Heinrich U.): Form der ↑Polymyositis.

Wahl, Eduard von (1833–1890), Chir., Dorpat.

Wahlreaktionsmethode: Testmethode zur Untersuchung differenzierter Reaktionsfähigkeit des Menschen durch Bestimmung der ↑Reaktionszeit bei der Darbietung opt. u./o. akust. Reize, denen jeweils eine Antwortreaktion (z. B. Niederdrücken einer best. Taste) fest zugeordnet ist. Außer der Reaktionszeit wird dabei auch die Güte der Handlungsausführung (Anzahl u. Art der Fehler) bewertet.

Wahl-Symptom (nach Eduard von W.): durch die Bauchdecken sichtbare Darmschlingen u. Darmsteifungen bei mechan. ↑Ileus.

Wahn: inhaltl. Denkstörung, bei der Pat. nicht nachvollziehbare Überzeugungen entwickelt, die wegen ihrer subjektiven Gewißheit durch log. Argumentation nicht korrigierbar sind.

Wahnideen: die vom Subjekt mit Gewißheit erlebten, durch Argumente nicht korrigierbaren Vorstellungen, deren Inhalte nicht der Realität entsprechen. W. sind nicht zu einem zeitl. vor dem Wahnerleben liegenden Erlebnis zurückzuverfolgen, haben also primären Charakter. ↑Ideen, wahnhafte.

Wahnstimmung: Stimmung des Unheiml., Vieldeutigen, auf deren Grundlage sich sehr oft ↑Wahnideen entwickeln.

Wahn, synthymer: charakterist. Wahnformen bei affektiven ↑Psychosen (hypochondr., Verarmungs- u. Versündigungswahn bei Depressionen; ↑Größenwahn beim man. Syndrom).

Wahnwahrnehmungen: wahnhafte Interpretation wirkl. Wahrnehmungen „ohne verstandesmäßig o. gefühlsmäßig verständl. Anlaß" (K. Schneider) i. S. einer abnormen Bedeutung. Erstrangiges Sympt. bei Schizophrenien. Wahnformen: z. B. Beziehungswahn, Größenwahn, Verfolgungswahn u. Versündigungswahn. Vorkommen bei endo- u. exogenen ↑Psychosen. Ther. hängt von der Grundkrankheit ab.

Wahrnehmung: zum Bewußtsein gelangende Zuflüsse von Informationen aus den Extero- u. Interorezeptoren, wobei die Großhirnrinde aktiviert sein muß (Wachheitszustand). Bei partieller Aktivität, wie sie im Traum vorkommt (↑REM-Schlaf) treten der W. ähnl. Bewußtseinserscheinungen auf, sog. Traumwahrnehmung o. -erlebnisse. Die psychol. W. erfolgt auf mehreren Sinnesgebieten, u. zwar vorwiegend opt., akust. taktil, fernerhin hinsichtl. Geschmack u. Geruch. Die W. als Widerspiegelung ist keine mechan. Kopie der objektiven Wirklichkeit, sondern enthält bereits Stellungnahmen zum Objekt u. eine aktive Verarbeitung der Umweltreize, bei der die aktuelle Situation, vorhergegangene Erfahrungen u. die Entwicklung des Menschen eine erhebl. Rolle spielen. Sie enthält stets Tendenzen zur Vergegenständlichung u. zur Sinnerfüllung, bes. dann, wenn es sich um etwas handelt, was dem Wahrnehmenden als unverständl. erscheint (Deutung von Wahrnehmungsinhalten im Nebel, ein offener Ring wird bei kurzer Projektion als geschlossen angesehen usw.). Voraussetzung für eine W. ist ein intaktes Bewußtsein. Abnorme Wahrnehmungsverarbeitungen geschehen im Zustand großer Erregung, im Affekt o. z. B. bei ängstl. Menschen, die sich aus subjektiven Gründen verfolgt fühlen, o. in Form von ↑Halluzinationen bzw. ↑Illusionen, z. B. bei ↑Psychosen.

Wahrnehmung, außersinnliche: *Abk* ASW; ↑Parapsychologie.

Wahrnehmung, entoptische: opt. Wahrnehmung, die unter best. Bedingungen im Auge selbst hervorgerufen wird, so z. B. die Netzhautgefäße bei diaskleraler Durchleuchtung (sog. Aderfigur) o. das feine Kapillarchagrin der Makula. Sie kann als Funktionsprüfung der Netzhaut bei trüben brechenden Medien benutzt werden. Auch die W. von Hornhaut-, Linsen- o. Glaskörpertrübungen (↑Mouches volantes, Blutungen) gehört hierher, ebenso wie die W. zirkulierender Leukozyten in den Netzhautkapillaren.

Wahrnehmung, soziale: Social perception. Die Wahrnehmung eines Gegenstands o. einer Person entspricht nicht der Reizgrundlage, sondern wird durch von in der Person des Rezipienten, v. a. im Sozialbereich liegenden Faktoren, u. a. von der Gruppenmeinung, beeinflußt.

Wahrscheinlichkeit: Symbol P. Jedem mögl. Versuchsausgang A (Ereignis) eines ↑Zufallsexperiments wird eine Zahl P(A), die W., zugeordnet, die Werte zwischen 0 u. 1 (bzw. 100 %) annimmt. Die W. vermittelt eine Vorstellung über den Grad der Sicherheit des Eintretens eines Ereignisses unter den spez. Bedingungen des Versuchs. I. d. R. werden W. als relative ↑Häufigkeiten aus ↑Stichproben geschätzt. Beispiel: Die Erkrankungswahrscheinlichkeit (Inzidenz) wird geschätzt als relative Häufigkeit des Eintretens des Ereignisses „Erkrankung an einer definierten Krankheit in einem vorgegebenen Zeitraum" in einer Stichprobe aus der interessierenden Grundmenge. Bedingte W.: Symbol P(B/A). W. für das Eintreten eines Ereignisses B, wenn das Ereignis A bereits eingetreten ist. Definitionsgleichung:

$$P(B/A) = \frac{P(A \cap B)}{P(A)}$$

Bei statistischer ↑Unabhängigkeit von A u. B. gilt P(B/A) = P(B). Anwendung in Screening, Diagnostik u. Prognostik (↑Bayes-Theorem).

Wahrscheinlichkeitsrechnung: math. Disziplin, die sich mit den Rechenregeln für ↑Wahrscheinlichkeiten beschäftigt. Wichtig ist der Additionssatz für Wahrscheinlichkeiten: Die Wahrscheinlichkeit dafür, daß mind. eines von zwei einander ausschließenden Ereignissen eintritt, ist gleich der Summe der Wahrscheinlichkeiten der Einzelereignisse. Weitere Rechenregeln sind bedingte Wahrscheinlichkeit, ↑Bayes-Theorem, statistische ↑Unabhängigkeit von Ereignissen. Die W. ist Grundlage für die math. ↑Statistik.

Wahrscheinlichkeitsverteilung: gibt an, mit welcher ↑Wahrscheinlichkeit die mögl. Werte einer ↑Zufallsvariablen angenommen werden. Spez. W. sind ↑Normalverteilung, ↑Binomialverteilung, ↑Poissonverteilung.

Waisen: Kinder, die beide Eltern durch Todesfall verloren haben.

Waksman, Selman Abraham (1888–1973), Biochem., Mikrobiol., New Brunswick, N.J./USA. 1952 Nobelpreis für Med./Physiol. „für seine Entdeckung des Streptomycins, des ersten gegen die Tuberkulose wirksamen Antibiotikums".

Walcher, Gustaf Adolf (1856–1935), dt. Gyn., Stuttgart.

Walcher-Hängelage (nach Gustaf A. W.): Lagerung im ↑Querbett, so daß das Gesäß die Bettkante überragt u. die Beine frei herabhängen. Hierdurch soll die Conjugata vera für das Eintreten des kindl. Kopfs ins mütterl. Becken erweitert werden.

Wald, George (geb. 1906), amerik. Biol., Harvard/Boston. 1967 Nobelpreis für Med./Physiol. (mit R.A. Granit u. H.K. Hartline) „für die Aufdeckung primärer physiologischer und chemischer Vorgänge des Sehens".

Waldenström, Jan Gösta (geb. 1906), schwed. Int., Lund.

Waldenström-Krankheit (nach Jan G. W.): Morbus Waldenström, ↑Makroglobulinämie.

Waldenström-Syndrom (nach Jan G. W.): hyperproteinäm. Purpura; symptomat. petechiale Purpura bei Dys- u. Hyperglobulinämie unterschiedl. u. unbekannter Genese.

Waldeyer, Heinrich Wilhelm Gottfried (1836–1921), dt. Anat., Berlin.

Waldeyer-Rachenring (nach Heinrich W.): lymphat. Rachenring, der sich aus den beiden Gaumenmandeln, der Zungenmandel, der Rachenmandel u. den beiden Tubenmandeln zusammensetzt. Abb.

Waldrebe: Clematis; enthält ↑Protoanemonin, lokal reizend (Wiesendermatitis), nach oraler Aufnahme u. Resorption Reizung des Magen-Darm-Trakts, in schweren Fällen Nephritis.

Walker, Arthur E. (geb. 1907), Neurochirurg, Baltimore.

Walker, George, zeitgen. amerik. Pathol.

Walker-Operation: (nach Arthur E. W.) Traktotomie des Tractus spinothalamicus. ↑Leukotomie.

Walker-Tumor (nach Georg W.): Karzinosarkom 256; schnell wachsender Transplantationstumor mit 100%iger Angehrate u. z.T. spontaner Rückbildung. Nach etwa 2 Wochen Nekrosen im Zentrum.

Wallenberg, Adolf (1862–1949), Int., Danzig.

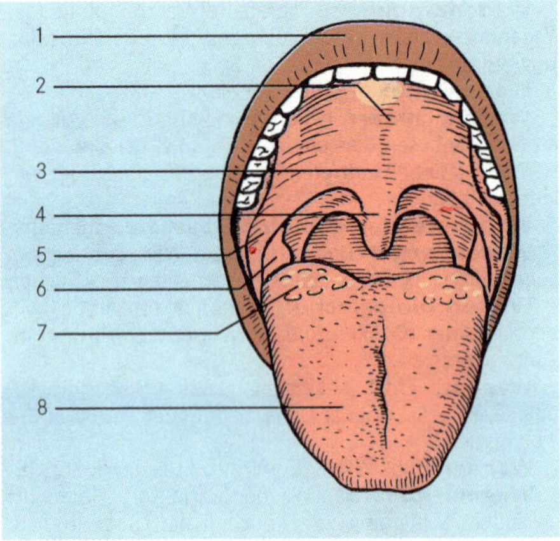

Waldeyer-Rachenring. Einblick in die Mundhöhle u. Darstellung der Tonsillen
1: Oberlippe; 2: harter Gaumen;
3: weicher Gaumen; 4: Uvula; 5: Tonsilla tubaria;
6: Tonsilla palatina; 7: Tonsilla lingualis;
8: Zunge

Wallenberg-Syndrom (nach Adolf W.): laterales Oblongata-Syndrom, alternierendes Syndrom mit ipsilateraler Hemihypästhesie im Trigeminusversorgungsgebiet, Lähmungen des IX. u. X. Hirnnerven, zerebellare Ataxie, Horner-Syndrom; kontralateral Hemihypalgesie, Hemithermhypästhesie als Folge einer Läsion des dorsolateralen Anteils der Medulla oblongata. Ursache vorwiegend Arteriosklerose der A. vertebralis u. A. cerebelli inferior posterior.

Waller, August Volney (1816–1870), brit. Physiol., Birmingham, Genf.

Waller-Degeneration (nach August V. W.): sek., absteigende Degeneration distal der Durchtrennungsstelle einer Nervenfaser mit Axonzerfall u. Markballenbildung in den Schwann-Zellen (Nachweis: Marchi-Methode). ↑Nervenregeneration im PNS.

Wallgren-Virusmeningitis: durch versch. Virusarten hervorgerufene Meningitis mit lymphozytärer Liquorreaktion u. guter Progn. ↑Liquordiagnostik, ↑Virusmeningitis.

Wallungen: Hitzewallungen, aufsteigende Hitzewellen. ↑Klimakterium.

Walrat: Cetaceum, Sperma Ceti; wachsartige Masse aus Schädelhöhlen, Rückgratknochen u. Speck des Pottwals (Physeter macrocephalus). Wegen des Gehalts an Cetylalkohol zu zahlreichen pharmaz. Produkten verarbeitet. Zum Schutz der Wale überwiegend durch andere Produkte ersetzt.

Walsh-Spektralanalyse: eine moderne Form zur Gewinnung des Leistungsspektrums bei Zufallsprozessen. Forschungsmäßig bisher für die signaltheoret. Analyse der impulsförmigen Neuronenaktivität, aber auch von EEG-Abschnitten auf Computern durchgeführt.

Walter-Reed-Klassifikation (nach Walter R.): klin. Stadieneinteilung der HIV-Infektion (↑HIV). WR0: Zugehörigkeit zu einer Hauptbetroffenengruppe ohne Nachweis von HIV-Antikörpern; WR1: HIV-Infektion;

WR2: Vergrößerung der Lymphknoten; WR3: Reduktion der T4-Lymphozyten unter 400; WR4: außerdem Abschwächung der Reaktion vom verzögerten Typ im Hauttest; WR5: keine Hauttestreaktion, Soor der Mundschleimhaut; WR6: AIDS voll ausgebildet. Die W. ist heute weitgehend von der CDC-Klassifikation abgelöst. ↑AIDS.

Walthard, Max (1867–1933), dt. Gyn., Frankfurt a. M., Zürich.

Walthard-Zellinseln (nach Max W.): herdförmige Epithelzellansammlungen in der Rinde des Ovars. Vermutl. Ausgangsbezirk der ↑Brenner-Tumoren.

Walzenatelektase: bei Pleuropneumonie vorkommende Hochdrängung u. Fixierung der Unterlappenkante an der Brustwand. Nach Abheilen der Pneumonie tritt die Lunge mit Ausnahme der als W. eingerollten Unterlappenkante wieder tiefer. Die W. zeigt nur geringe Tendenz zur Entfaltung.

Wamme: herabhängende Haut, Fettfalten, z. B. bei der ↑Recklinghausen-Krankheit.

Wanderfilarie ↑Augenwurm, westafrikanischer.

Wandergallenblase: Pendelgallenblase; Form der ↑Gallenblasenektopie, bei der die Gallenblase nicht mit der Unterfläche der Leber verwachsen, sondern frei o. durch ein „Meso" bewegl. befestigt ist. Frauen doppelt so häufig betroffen. Gefahren der Torsion o. Strangulation.

Wanderlappen: Form der Lappenplastik. Bei ungünstiger Lappenentnahmestelle zum Defekt erfolgt Zwischeneinpflanzung eines Lappenfußes, meist über die obere Extremität; wird als ↑Rundstiellappen angewandt. ↑Hautplastik, ↑Fernlappenplastik.

Wandermilz: abnorm bewegl. u. tief gelegene Milz.

Wanderniere ↑Ren mobilis.

Wandernlassen des Löffels: geburtshilfl. Maßnahme. Bei nicht gerade stehendem Kopf ist ein schräges Anlegen der Zange notwendig. Die Zangenlöffel können nur in die Kreuzbeinhöhle eingeführt werden, so daß der nach vorn best. Löffel aus der Kreuzbeinhöhle heraus um den Umfang des Kopfs herum symphysenwärts „wandern" muß, bis die Löffel biparietal am kindl. Schädel liegen.

Wanderphlyktäne: Keratitis fascicularis; Bändchenkeratitis. ↑Phlyktäne.

Wanderpneumonie: mit den klin. u. röntg. Zeichen der Pneumonie einhergehendes, in versch. Bereichen der Lunge auftretendes rezidivierendes eosinophiles ↑Infiltrat.

Wanderpneumonietrichine
↑Trichinella spiralis.

Wanderratte: Rattus rattus norvegicus; in feuchter Umgebung, zumeist in unteren Räumen von Baulichkeiten lebender, grabender u. schwimmender Schädling, der nicht nur Lebensmittel u. Sachwerte vernichtet, sondern bei Mensch u. Tier auch ein wesentl. Krankheitsüberträger ist. Wegen des häufigen Ortswechsels (Dunghaufen, Mülldeponien, Ställe, Wohnbauten) werden Viren, Bakterien, Pilze u. Endoparasiten verbreitet (Trichinellose, Rattenbißkrankheit. ↑Haverhill-Fieber u. a.). Es werden mitunter auch lebende Tiere angefallen. Körperlänge etwa 20 cm, Schwanz kürzer als bei der Hausratte, Ordnung der Nagetiere, Fam. der Langschwanzmäuse. In die Enge getrieben sind Wanderratten selbst gegenüber Menschen aggressiv.

Wanderung: **1.** ↑Bevölkerungsbewegung. **2.** In der Zahnmed.: a) physiol. W. der Zähne nach mesial infolge interstitieller ↑Abrasion u. Aufrechterhaltung approximaler Kontaktbeziehungen, Verkürzung des Zahnbogens eines Kiefers um 0,5–1,0 cm im Laufe des Lebens. b) Positionsänderung einzelner Zähne o. ganzer Zahngruppen infolge ↑Parodontopathie, Parafunktion o. Zahnverlust.

Wanderungsgesetz: Gesetzmäßigkeiten im räuml. Verhalten von Zähnen, das nach Extraktion benachbarter Zähne zu erwarten ist. Bei Extraktion eines Zahns tritt Wanderung der Nachbarzähne ein, die auch entfernter liegende Zähne mit einbezieht (Fernwirkung). Interkuspidation, Form der Höcker u. funktionelle Belastung beeinflussen Art u. Ausmaß der Bewegung. Die Bewegung ist mehr kippend als dem Zahnkörper parallel; ist im Unterkiefer stärker ausgeprägt als im Oberkiefer. Die körperl. Wanderung ist größer bei noch nicht durchgebrochenen Zähnen. Im Oberkiefer ist der Lückenschluß besser als im Unterkiefer, entspr. der Achsenneigung der Zähne (Kegelform der Zahnachsen konvergierend im Oberkiefer, divergierend im Unterkiefer). Die Mesialwanderung ist größer als die Distalwanderung; im Oberkiefer deutl. als im Unterkiefer. Die Wanderung ist umfangreicher u. schneller, je jünger der Pat. ist; im Durchbruch befindl. Zähne unterstützen die Bewegung der schon durchgebrochenen. Die Extraktion von Milchzähnen lange vor dem Durchbruch der entsprechenden bleibenden Zähne kann zur Retardation des Durchbruchs führen. Die Extraktion eines Milchzahns innerhalb von 12–18 Monaten vor dem normalen Zahnwechsel führt zur Beschleunigung des Durchbruchs des entsprechenden bleibenden Zahns, bes. dann, wenn entzündl. Prozesse an den Milchzahnwurzeln zu Knochenresorptionen führten.

Wanderungsstudie: in der Epidemiol. ökologische ↑Studie o. Individualstudie (↑Kohortenstudie) zur Untersuchung des Einflusses von Expositionen aus den Gebieten Lebensstil, Ernährung u. anderen durch das Populationsumfeld geprägten Verhaltensweisen u. zu deren Abgrenzung gegenüber erbl. bedingten Risikofaktoren.

Wanderwellentheorie ↑Ortstheorie des Hörens.

Wange ↑Bucca.

Wangenbrand ↑Noma.

Wangenfettpfropf ↑Bichat-Fettpropf.

Wangenohr ↑Melotus.

Wangenplastik: chir. Rekonstruktion eines Wangendefekts nach Blastomen, Furunkeln, Noma usw.

Wangenspalte: Meloschisis, Fissura buccalis. ↑Gesichtsspalte, quere.

Wangensteen, Oven Harding (geb. 1898), amerik. Chir., Minneapolis.

Wangensteen-Sonde: Duodenalsonde ohne Olive mit röntg. nachweisbarer Spitze.

Wanner, Friedrich (1870–1944), dt. Otorhinolaryngologe, München.

Wanner-Symptom (nach Friedrich W.): verkürzte Knochenleitung bei regelrechter Labyrinthfunktion als Hinweis auf organ. Veränderungen im Inneren o. an der Decke des Schädels.

Wanzen ↑Cimicidae, ↑Parasiten, ↑Gesundheitsschädlinge, ↑Heteroptera.

Wanzenbefall: Befall mit Vertretern der ↑Cimicidae (↑Cimikose).

WaR: *Abk* für ↑Wassermann-Reaktion.

Warburg, Otto Heinrich (1883–1970), Zellphysiologe, Biochem., Berlin. 1931 Nobelpreis für Med./Physiol. „für seine Entdeckung der Natur und. des Aktionsmodus der Atmungsenzyme". Pionierarbeiten auf dem

Gebiet der Zellatmung u. der Photosynthese, Entdecker der aeroben Glykolyse von Krebszellen sowie zahlreicher Enzyme des Glukoseabbaus, Aufklärung der Struktur von NAD^+ (↑ Nikotinsäureamid-adenin-dinukleotid), $NADP^+$ (↑ Nikotinsäureamid-adenin-dinukleotidphosphat), FMN (↑ Flavinmononukleotid) u. FAD (↑ Flavinadenindinukleotid). W. lieferte die Basis für das Verständnis der Wasserstoff- u. Elektronenübertragung in der Atmungskette; opt. Test, heute unentbehrl. in der ↑ Enzymdiagnostik.

Warburg-Atmungsferment (nach Otto H. W.) ↑ Zytochromoxidase.

Warburg-Dickens-Horecker-Stoffwechselweg ↑ Pentosephosphatzyklus.

Warburg-Krebstheorie (nach Otto H. W.): Warburg beschrieb als Besonderheit des Tumorstoffwechsels eine verstärkte Glykolyse, die er als Ursache des autonomen u. zerstörenden Wachstums bezeichnete. Gärung wird aber auch nach der heutigen Kenntnis bei anderen Formen unspezif. Zellschädigung gefunden. Neuere Erkenntnisse über best. Enzymanomalien deuten darauf hin, daß jedoch Unterschiede zwischen normalen glykolyt. Vorgängen u. der Glykolyse in Krebszellen bestehen.

Ward, William H., zeitgen. Dermat., Newcastle/Australien.

Ward-Dreieck (nach William H. W.): im unteren Bereich des Schenkelhalses vorhandenes, von Spongiosabälkchen freies Gebiet, das sich aufgrund einseitiger Belastung im Alter bildet. Begünstigt die Entstehung von Frakturen u. wurde von dem Londoner Anatomen Ward 1838 erstmals beschrieben.

Ward-Syndrom: (nach William H. W.) Kombination von palmoplantaren Dyskeratosen mit Basalzellnävuskarzinom.

Warfarin: 3-(α-Acetonylbenzyl)-4-hydroxycumarin; indirekt wirksames ↑ Antikoagulans. Anwendung als solches u. als Rattengift.

Wärme: eine Energieform, kinet. Energie der ungeordneten Bewegung der Moleküle. Bewegung der Moleküle durch Bewegung der Körper als Ganzes trägt nicht zur W. eines Körpers bei. Die SI-Einheit der Wärmemenge ist das Joule (J), die ältere Einheit die Kalorie. Es gilt 1 Kalorie (cal) = 4,19 J; 1 J = 0,239 cal.

Wärmeabgabe: Abgabe der im Organismus durch exotherme Stoffwechselreaktionen entbundenen Wärmeenergie vom Körperinnern an die Körperoberfläche (innerer ↑ Wärmestrom) u. von dort an die Umgebung (äußerer Wärmestrom). Der innere Wärmestrom erfolgt überwiegend durch Konvektion. Der äußere Wärmestrom setzt sich aus ↑ Radiation, ↑ Konduktion, ↑ Konvektion u. ↑ Transpiration zusammen. Für den homoiothermen Organismus ist die W. eine wesentl. Stellgröße in der ↑ Temperaturregulation.

Wärmeaustausch: Austausch von Wärmeenergie zwischen Organismus u. Umgebung auf dem Wege der Wärmeaufnahme durch ↑ Konvektion, ↑ Radiation u. ↑ Konduktion u. mittels ↑ Wärmeabgabe. Wird bei homoiothermen Organismen durch ↑ Temperaturregulation beeinflußt. Bestimmt maßgebl. die ↑ Wärmebilanz u. damit die therm. Belastung des Menschen.

Wärmebett: Gerät zur Pflege von Früh- u. Neugeborenen, das vorwiegend zur Verhütung von Hypothermien dient. Das W. verfügt über eine beheizte Liegefläche (Matratzenheizung) u./o. eine von oben wirkende Strahlungsheizung mit Temperaturregelung nach einem Sollwert. Der Patientenraum kann offen o. geschlossen konstruiert sein. Das W. wird oft bei Adaptationsstörungen eingesetzt, die eine Pflege im ↑ Inkubator nicht notwendig machen.

Wärmebilanz: Differenz zwischen der Summe aus ↑ Wärmebildung u. Wärmegewinn des Organismus aus der Umgebung auf der einen Seite u. dem ↑ Wärmeabgabe des Organismus an die Umgebung auf der anderen Seite. Die W. kennzeichnet Art u. Intensität der therm. Belastung. Nicht belastende Klimabedingungen erlauben einen Ausgleich der W. ohne bes. Inanspruchnahme der ↑ Temperaturregulation. Unter belastenden, zeitl. unbegrenzt tolerablen Klimabedingungen kann die W. nur unter wesentl. Inanspruchnahme der Temperaturregulation ausgeglichen werden. Belastende, zeitl. begrenzt tolerable Klimabedingungen gestatten keinen Ausgleich der W., auch nicht unter voller Inanspruchnahme der Temperaturregulation. Neg. W. werden arbeitshygien. als Kältebelastung (↑ Kältearbeit), pos. als Wärmebelastung (↑ Hitzearbeit) bewertet.

Wärmebildung: aus exothermen chem. Reaktionen freigesetzte Wärmeenergie, über die der Organismus als Stellgröße zur Konstanterhaltung der Körperkerntemperatur verfügt, indem er bei neg. Wärmebilanz über die Erhöhung des Muskeltonus, durch Kältezittern u. Muskelarbeit o. durch Freisetzung von Adrenalin (labile chem. Thermogenese, ↑ Effekt, kalorigener) o. Schilddrüsenhormon (stabile chem. Thermogenese, ↑ Temperaturregulation) die W. steigert. Da alle Lebensäußerungen mit Stoffwechsel u. W. verbunden sind, wird die W. bei pos. Wärmebilanz, bei extremer Hitze u. Arbeitsbelastung zu einer Störgröße, die durch andere temperaturregulator. Stellglieder der ↑ Wärmeabgabe kompensiert werden muß. Die W. ist bei Indifferenztemperatur (↑ Komfortzone) sowie bei äußerer u. innerer Ruhe u. relaxierter Wachheit mit dem ↑ Grundumsatz ident. Bei sinkenden Außentemperaturen kann die W. bis auf den 10fachen Grundumsatzwert ansteigen, sie steigt auch bei körperl. Arbeit (↑ Leistungszuwachs).

Wärmebildung, zitterfreie ↑ Wärmebildung.

Wärmedurchgangszahl: Die Wärmemenge, die vom Körperkern zur Körperoberfläche bei einem Temperaturgefälle von 1 °C pro Zeit- u. Flächeneinheit fließt. Dimension $J/cm^2 \cdot min \cdot °C$. Da die ↑ Konduktion zur ↑ Konvektion vergleichsweise gering ist, die Konvektion mit der Durchblutung steigt, ist die physiol. Regulation der Durchblutungsgröße zugleich eine Regulation des Wärmedurchgangs. Der Kehrwert der W. entspricht der Isolation der Körperschale; ↑ Wärmewiderstand.

Wärmeempfindung: bei Reizung von Thermorezeptoren in der Haut infolge Wärmezufuhr von außen o. auch von innen bei erhöhter Bluttemperatur.

Wärmehaltung: Fähigkeit eines natürlichen ↑ Peloids, Wärme zu speichern u. festzuhalten: W = Wärmekapazität/Wärmeleitzahl [s/cm^2].

Wärmekapazität: die Wärmemenge, die einem Stoff zugeführt werden muß, um seine Temperatur um 1 °C zu erhöhen. Spezif. Wärme mal Dichte (z. B. eines natürlichen ↑ Peloids) [cal/ml · °C].

Wärmekapazität, molare: die auf die Einheit der Stoffmenge ↑ Mol bezogene ↑ Wärmekapazität eines Stoffs. Die SI-Einheit der m. W. ist J/mol K.

Wärmekapazität, spezifische: die Wärmemenge, die ein kg eines Stoffs um 1 K erwärmt, angegeben in kJ/kg · K. Tab.

Spezifische Wärmekapazität

Eisen	0,46 kJ/kg · K
Äthylalkohol	2,40 kJ/kg · K
tier. Gewebe	3,47 kJ/kg · K
Blut	3,64 kJ/kg · K
Knochen kompakt	1,20 kJ/kg · K
Knochen spongiös	2,91 kJ/kg · K
Fett	2,91 kJ/kg · K

Wärmeleitsonde: Meßfühler zur Durchblutungsmessung an Oberflächen o. in Organen (z. B. mittels Platten- o. Einstichelementen). Prinzip: Gemessen wird die Temperaturdifferenz, die zwischen 2 auf der Haut (o. der Gewebeoberfläche) anliegenden Metallplättchen (ein geheiztes [M_g], ein ungeheiztes [M_0]) besteht. Diese Temperaturdifferenz, ausgedrückt als Wärmeleitzahl

$$\lambda \left[\frac{W}{m \cdot °C}\right]$$

ist ein Maß für die Durchblutung.

Wärmeleitzahl: gibt den konduktiven Wärmetransport im Gewebe an. Dimension 10^{-3}J/mm · s · °C. Sie ist vorrangig vom Wassergehalt des Gewebes abhängig. ↑Konduktion. Tab.

Wärmeleitzahlen in 10^{-3} J/mm · s · °C

Haut, mehrere mm dick	2,93 (1,67–4,77)
Haut, Epidermis	1,84 (1,59–2,09)
Haut, Corium	3,55 (3,47–3,68)
Fettgewebe	1,88 (1,46–2,09)
Skelettmuskel	3,56 (1,96–4,61)
Leber	4,81 (4,73–4,94)
Blut	4,77
Silber	41 868,0

Wärmepolypnoe: temperaturregulator. Steigerung der Ventilation bei Anstieg der Körpertemperatur in sehr warmer Umgebung o. im Fieber, um über die Verdunstung in den oberen Luftwegen eine Verdunstungskühlung zu realisieren. Das bei Hunden, Katzen u. a. Spezies zu beobachtende Hecheln ist eine Totraumventilation.

Wärmeproduktion ↑Wärmebildung.

Wärmeregulation ↑Temperaturregulation.

Wärmeresistenztest: Verfahren zum Nachweis von PNH-Erythrozyten (PNH: paroxysmale nächtl. Hämoglobinurie), die vermehrt wärme- u. säureempfindl. sind. Beim W. nach Maier-Hegglin werden die Zellen 12 h bei 37 °C inkubiert. PNH-Erythrozyten hämolysieren, normale Zellen nicht.

Wärmestar ↑Katarakt.

Wärmestauung: Wärmeansammlung im Organismus bei Behinderung der Wärmeabgabe, z. B. durch eingeschränkte Schweißverdunstung in feuchtem u. heißem Klima. Als Folgen können akute Gesundheitsstörungen wie ↑Kollaps u. ↑Hitzehyperpyrexie auftreten.

Wärmestich: bei Einführung einer Nadel ins Gehirn, etwa in Höhe der großen Fontanelle bis in die Nähe der Schädelbasis, kommt es zu fieberähnl. Erhöhung der Körpertemperatur. ↑Temperaturregulationszentren.

Wärmestrahlung: ↑Spektrum der elektromagnet. Wellen.

Wärmestrom: Der W. Q vom Innern des Organismus an die Umgebung wird durch die Hautoberfläche (u. durch die Schleimhäute des Respirationsstrakts) in den inneren W. zwischen Körperkern K u. Haut H u. in den äußeren W. zwischen Haut u. Umgebung U unterteilt:

$$Q = K_i(\vartheta_K - \vartheta_H) = K_a(\vartheta_H - \vartheta_U)\ [J/cm^2 \cdot min]$$

worin υ die Temperatur, K_i u. K_a in nicht näher zu differenzierender Weise Faktoren zusammenfassen, die den Wärmetransport über das innere o. äußere Temperaturgefälle beeinflussen. Der innere W. wird vorrangig durch ↑Konvektion der Wärme durch den Blutstrom vom Körperkern zur Haut, nur zum kleineren Teil durch Wärmeleitung (↑Konduktion) bewerkstelligt. Die Steuerung des inneren W. erfolgt bevorzugt zu solchen Oberflächen des Organismus, die für die Wärmeabgabe an die Umgebung bes. geeignet sind: Akren u. Extremitäten; z. B. kann die Durchblutung der Finger um 1 : 600, der Hand um 1 : 30 durch die Eröffnung arteriovenöser Anastomosen variieren, was die Größe des inneren W. nachhaltig beeinflußt. Von der Durchblutungsgröße der Extremitäten hängt auch der Gegenstromwärmeaustausch zwischen den in gemeinsamer Gefäßscheide verlaufenden tiefen Arterien u. Venen ab. Bei geringerer Durchblutung wird die Wärme des vom Körperkern kommenden art. Blutes effektiv auf das zum Körperkern zurückströmende venöse Blut übertragen, nicht aber bei hoher Extremitätendurchblutung. Als Maßzahl des inneren W. gilt die ↑Wärmedurchgangszahl. Der äußere W. setzt sich aus vielen Komponenten zusammen: ↑Radiation, ↑Konduktion, ↑Konvektion, ↑Transpiration. Ihre Summe ist die mit der direkten ↑Kalorimetrie erfaßbare ↑Wärmeabgabe.

Wärmetherapie ↑Hochfrequenzwärmetherapie.

Wärmetod: Exitus letalis infolge direkter therm. Schädigung des Organismus, bes. seines Zentralnervensystems. Die letalen Kerntemperaturen liegen oberhalb 43,5 °C. Der Tod tritt durch Lähmung der medullären Atemzentren u. durch irreguläre Herztätigkeit ein. Pathol.-anat. sind Zeichen eines Hirnödems, Hirnnekrosen u. punktförmige Blutungen im Gehirn nachweisbar.

Wärmeübergangswiderstand: Wärmemenge, die benötigt wird, im gebadeten Organismus eine best. Temperaturerhöhung zu bewirken. Der W. wird wesentl. von den konvektiven Eigenschaften eines Bademediums bestimmt u. ist in breiigen Medien (↑Peloide, natürliche) höher als in flüssigen.

Wärmeübergangszahl: Zeichen α; gibt an, wieviel Wärme durch Konvektion u. Konduktion von der Körperoberfläche an die umgebende Luft abgegeben wird. Dimension: J/cm² · s · °C. Die W. α ist u. a. von der Oberflächenkrümmung u. von der Quadratwurzel der Windgeschwindigkeit abhängig, da diese die Mächtigkeit der der Haut anlagernden ruhenden Luftschicht bestimmen, durch die kein konvektiver Wärmetransport mögl. ist. Damit erklärt sich, warum z. B. langsamer Wind (Zugluft) dem Organismus unverhältnismäßig viel Wärme entzieht. Kehrwert der Wärmeleitzahl.

Wärmewert ↑Äquivalent.

Wärmewiderstand: Wärmeisolation; reziproker Wert des Wärmedurchgangs. In der Bekleidungsindustrie ist es übl., die Wärmeisolation der Kleidung in der Einheit clo (von engl. clothing) anzugeben. 1 clo = 0,043 °C · m^2 · h/kJ. Beispiele: Straßenanzug 1 clo, Polaranzug 5 clo, Fettgewebeschicht von 1 cm Dicke 0,8 clo.

Warmfront ↑Fronten.

Warmischämiezeit: bei der Organentnahme zum Zwecke der Transplantation Zeitraum vom Kreislaufstillstand des Organspenders bis zur Kaltperfusion. ↑Organkonservierung.

Wartegg, Erich (geb. 1897), Psychol., Dresden, Berlin.

Wartegg-Zeichentest: projektives Verfahren, vorgegebene Reizelemente sollen zu Zeichnungen vervollständigt werden. Hinsichtl. diagn. Aussagemöglichkeiten: projektive ↑Verfahren.

Wartenberg, Robert (1887–1956), amerik. Neurol., San Francisco.

Wartenberg-Daumenzeichen (nach Robert W.): Daumenzeichen; Oppositionsbewegung des Daumens bei Beugung der übrigen Finger gegen Widerstand. Pyramidenbahnzeichen, z. B. bei Hemiplegie.

Wartenberg-Syndrom (nach Robert W.): **1.** Idiopath. Akroparästhesie. **2.** Polyneuritis migrans. **3.** Isolierter Schwund der lateralen Daumenballen bds. u. segmentale Sensibilitätsstörungen, Ursache z. B. Wurzelkompression C_6.

Wartewirt: im Entwicklungszyklus eines Parasiten ein zusätzl., aber nicht notwendiger Zwischenwirt, in dem sich der Parasit nicht weiterentwickelt, sondern auf den Endwirt „warten" muß, bis dieser den W. aufnimmt. ↑Wirt, paratenischer.

Warthin, Alfred Scott (1866–1931), amerik. Pathol., Ann Arbor.

Warthin-Finkeldey-Riesenzellen ↑Masernriesenzellen.

Warzen ↑Verruca.

Warzenfortsatz ↑Processus mastoideus.

Warzenvirus ↑Papillomavirus.

Wäschedesinfektion: wichtige seuchengesetzl. festgelegte Maßnahme bei der Bekämpfung übertragbarer Infektionskrankheit u. des infektiösen Hospitalismus (nosokomiale ↑Infektion) in stationären u. ambulanten Einrichtungen des Gesundheitswesens. Im Prinzip eine chem. Feindesinfektion.

Waschhaut: gequollene, weißl.-fältige Epidermis durch eingedrungenes Wasser bes. der Handflächen u. Fußsohlen bei langem Aufenthalt im Wasser. Bes. bei Wasserleichen, aber auch bei langdauernder berufl. Tätigkeit mit Wasserkontakt.

Waschverfahren ↑Desinfektionswaschverfahren.

Wasenmeister: mittelalterl. Bez. für den Betreiber eines ↑Wasenplatzes (später Abdeckerei, heute ↑Tierkörperbeseitigungsanstalt).

Wasenplatz: Ort an dem bei der früheren Form der Tierkörperbeseitigung, die enthäuteten Körper verendeter o. wegen Krankheit, zumeist Tierseuchen, getöteter Tiere abgelegt wurden. Wegen der großen, jahrzehntelangen Tenazität, z. B. von Milzbrandsporen, müssen ehemalige. W. kartographiert werden u. sind für Futtergewinnung u. Weidebetrieb gesperrt (Milzbranddistrikt).

Washingtoner Artenschutzübereinkommen: *Abk* CITES; Übereinkommen vom 3. März 1973 über den internationalen Handel mit gefährdeten Arten der freilebenden Tier- u. Pflanzenwelt. Entspr. dem Grad ihrer Schutzbedürftigkeit (unmittelbar von Ausrottung bedroht, möglicherweise gefährdet, besondere Regelung in einzelnen Staaten) nennen 3 Anhänge die bedrohten Formen. In Deutschland besteht seit 1979 eine einschlägige VO zum W. A.

Wash-out-Phänomen ⟨*engl*⟩: Auswaschphänomen; Anstieg tox. Stoffwechselmetabolite im strömenden Blut nach Wieder-in-Gang-Kommen des Kreislaufs nach einem Schock.

Wasser: Gasförmig (Wasserdampf), als H_2O bzw. in flüssiger o. in fester Form (Eis, Schnee) als $(H_2O)_x$ ist das W. in der Natur ubiquitär verbreitet; es stellt die wichtigste chem. Verbindung überhaupt dar u. bedeckt als Meerwasser 71 % der Erdoberfläche. W. ist eine recht stabile Verbindung u. als indifferentes Lösungs- u. Transportmittel für Stoffe aller Art geeignet. Leben ohne W. ist nicht mögl., alle chem. Reaktionen in den Lebewesen verlaufen in Gegenwart bzw. unter Mitwirkung von W. Nach dem natürl. Vorkommen unterscheidet man: atmosphär. W. (Regen, Schnee, Tau, Reif), Quell-, Grund-, Oberflächenwasser (Bach-, Fluß-, See-, Meerwasser). Gemäß der Anwendung spricht man von Trink-, Brauch- (in der Industrie) u. ↑Abwasser. Der natürl. Gehalt an bes. gelösten Stoffen macht das W. zum Mineralwasser bzw. zum Heil- o. Tafelwasser (Säuerlinge, alkal. W., Bitter-, Kochsalz-, Eisen-, Arsen-, Iod-, Schwefel-, Radiumquellen usw.). Über die Bez. u. Anforderungen bei natürl. u. künstl. Mineralwasser (Tafelwasser) liegen gesetzl. Bestimmungen bzw. vereinbarungsgemäße Regelungen vor. Chem. reines W. findet sich prakt. in der Natur nicht; relativ einheitl. ist das atmosphär. W. Für bes. Zwecke stellt man reines W. durch Destillation (destilliertes W.: Aqua destillata, Aqua bidestillata), aber auch mittels Elektrophorese o. Ionenaustauschstoffen her. Für die Verwendung als Trinkwasser erfolgt vielfach eine Aufbereitung (Klärung, Entkeimung, Enteisenung, Entmanganung); zur Kariesprophylaxe (Caries dentium) wird in einigen Ländern Natriumfluorid (Fluoridierung) zugesetzt. Für die Aufbereitung von Brauchwasser (Industriewasser) werden spez. Verfahren angewendet. In biol. Systemen ist W. gewichts- u. volumenmäßig größter Bestandteil des Organismus; W. ist das ideale Lösungsmittel u. Reaktionsmedium für biol. Prozesse. Es besitzt eine sehr hohe spezif. Wärme, d. h., es stellt einen „Wärmepuffer" dar (wichtig für Temperaturkonstanz). Es besitzt eine hohe Verdunstungswärme u. ist ein polares Lösungsmittel mit hoher Dielektrizitätskonstante; deshalb ist im W. die Löslichkeit von Elektrolyten u. ihre Neigung zur Dissoziation groß. W. besitzt beträchtl. Löslichkeitseigenschaften u. ist deshalb als Lösungs- u. Transportmittel für eine Vielzahl von Substanzen sehr geeignet; wäßrige Lösungen sind infolge ihrer kolligativen Eigenschaften vorteilhaft für biol. Systeme wegen der Konstanz der Zusammensetzung sowie Ausgleich durch Flüssigkeits- u. Teilchenbewegung zwischen versch. Kompartimenten (↑Kompartimentierung).

Wässer, alkalische: veraltete Bez. für hydrogenkarbonathaltige ↑Heilwässer.

Wasseraufnahme, perkutane: Eindringen von Wasser in die Haut während eines Bades (ca. 20–40 g/m^2/h).

Wasserbäder: **1.** ***Labormedizin:*** Laborgeräte mit heizbarem Wassergefäß zur indirekten Erwärmung von Untersuchungsgut bzw. zur sicheren Erhitzung von chem. Substanzen. **2.** ***Balneologie:*** Heilbäder; ↑Kurort.

Wasserbett: Vorrichtung zur längerfristigen Lagerung eines Pat. im Wasserbad, z. B. bei großflächigen Wunden.

Wasserbilanz ↑Wasserhaushalt.

Wasserbruch ↑Hydrozele.

Wasser, destilliertes: Aqua destillata; Wasser, das durch Destillation von Begleitstoffen befreit wurde (Wasserhärte). Wasser annähernd gleicher Reinheit wird durch Behandeln mit Ionenaustauschern (↑Austauscher) erhalten. Bes. hohen Ansprüchen, z. B. für spektroskop. Zwecke, genügt zweifach d. W. (aqua bidestillata). ↑Wasser.

Wasserdiurese: Ausscheidung eines Harns, der im Verhältnis zum Plasma hypoosmolar ist. ↑Harnkonzentrierung.

Wasserenthärtung: Beseitigung von gelösten Stoffen, die die Wasserhärte (↑Wasser) verursachen. Je nach der Natur dieser Stoffe erfolgt die E. durch Erhitzen mit anschließender Filtration (temporäre Härte; ↑Kalziumkarbonat), Destillation (destilliertes ↑Wasser) o. ↑Ionenaustausch.

Wasserepidemie: Epidemie mit Wasser als Übertragungsfaktor (↑Infektionserregerübertragung). Die fäkale Verunreinigung des Wassers führt immer dazu, daß verschiedenste Infektionserreger ins Wasser gelangen u. nach Aufnahme Krankheiten mit unterschiedl. Zeitabstand entspr. den versch. Inkubationszeiten verursachen. Die W. verläuft deshalb typ. in getrennten Wellen. Die Vorwelle (eine Enterokolitis- u. Ruhrgastroenteritiswelle) o. „Wasserkrankheit" entwickelt sich 2–3 Tage nach der Wasserverunreinigung. Erkrankungen mit längerer Inkubationszeit entwickeln sich später: die Cholerawelle 5–9 Tage o. die Typhuswelle 14–21 Tage nach der Wasserverunreinigung. Die W. ist bei Verunreinigung zentraler Wasserleitungssysteme eine ↑Explosivepidemie.

Wässer, erdige: veraltete Bez. für kalziumhaltige ↑Heilwässer.

Wasserfalleffekt: engl. Starling resistor effect. Physiologischerweise zeigen die für die Aufrechterhaltung eines normalen ↑Ventilations-Perfusions-Verhältnisses mitentscheidenden Drücke folgende abnehmende Reihenfolge: Druck im art. Kapillarschenkel, Druck im venösen Kapillarschenkel, Alveolardruck. Beim W., der häufig in den mittleren Lungenabschnitten (im Stehen) vorkommt, ist die Reihenfolge: Druck im art. Kapillarschenkel, Alveolardruck, Druck im venösen Kapillarschenkel. Der venöse Kapillarschenkel wird deshalb atemsynchron an der Alveolargrenze komprimiert, die Durchblutung dadurch vermindert.

Wasserfieber ↑Feldfieber, ↑Leptospirosen.

Wasser, fossiles: Wasser in tiefen Gesteinsschichten, das im Ggs. zum vadosen ↑Wasser nicht am allg. atmosphär. Wasserkreislauf teilnimmt.

Wasserglas: stark alkal. wäßrige Lösung von Alkalisilikaten, die aufgrund partieller Hydrolyse überwiegend als Hydrogensalze M_3HSiO_4, $M_2H_2SiO_4$ u. MH_3SiO_4 mit M = Na u. K vorliegen u. sich beim längeren Stehen wegen der Ausscheidung von ↑Kieselsäure allmähl. trübt. W. wird als sog. mineral. Leim, zur Konservierung von Eiern u. zur Herstellung von Nährböden verwendet.

Wasserhärte ↑Wasser.

Wasserhaushalt: beim gesunden Menschen entfallen rund 60 % des Körpergewichtes auf das Wasser. Die Knochen enthalten 20 %, die Muskulatur 75 %, der Liquor cerebrospinalis 99 % Wasser. Das Fettgewebe hat nur einen geringen Wasseranteil von 10–30 %. Darum zeigen Fett- u. Wassergehalt des Organismus ein reziprokes Verhalten. Im Durchschnitt enthält die fettfreie Körpermasse 73 % Wasser. Die Konstanz des Wasserbestands wird durch die Regelung von Aufnahme u. Abgabe gesichert. Der Körper gibt über Lunge u. Haut ständig Wasserdampf ab. Außerdem werden Salze u. Stoffwechselprodukte mit dem Urin in wäßriger Lösung ausgeschieden. Wasser geht mit dem Kot verloren u. wird im Dienste der Temperaturregulation als Schweiß abgesondert. Die Wasserverluste werden durch entsprechende Aufnahme ausgeglichen (↑Durst). Wasserüberschuß wird mit dem Urin ausgeschieden. Für die Regelung des W. spielt die Verteilung des Wassers auf die ↑Flüssigkeitsräume des Organismus eine Rolle. Die Zufuhr von Wasser erfolgt durch Trinken u. mit der festen Nahrung. Mageres Fleisch enthält 60 %, Gemüse 90 % Wasser. Beim Abbau der ↑Nährstoffe wird außerdem ↑Oxidationswasser frei, u. zwar bilden sich für 100 g Stärke, Fett o. Eiweiß 56 bzw. 107 o. 40 ml Wasser. Der Erwachsene soll tgl. 40 ml Wasser pro kg Körpergewicht aufnehmen. Das Kind benötigt die doppelte, der Säugling die dreifache Menge. Bei starker Eiweiß- o. Mineralienzufuhr ist der Wasserbedarf wegen der vergrößerten Harnstoff- u. Salzausscheidung erhöht. Der tgl. Wasserumsatz des Erwachsenen beträgt etwa 2500 ml. Tab.

Wasserhaushalt

Aufnahme	ml/d	Abgabe	ml/d
Flüssigkeit	1 200	Urin	1 500
Nahrungswasser	1 000	Haut	600
Oxidationswasser	300	Lunge	300
		Kot	100
Summe	2 500	Summe	2 500

Wasserhygiene: Teilgebiet der ↑Umwelthygiene u. i. e. S. der ↑Kommunalhygiene, befaßt sich mit den Wechselwirkungen zwischen dem Umweltmedium Wasser u. dem Menschen mit dem Ziel der Gesunderhaltung der Bevölkerung. Med. Wissenschaft mit vorwiegend naturwissenschaftl. Grundlagen mit epidemiol. Methoden u. engen Beziehungen zur Technik. Dient der Verhütung direkter u. indirekter Gesundheitsgefährdungen sowie der Gesundheitsförderung durch den Umweltfaktor Wasser. Wichtige Arbeitsmittel sind ↑Umweltkontrolle zur Überwachung von ↑Verschmutzungsquellen u. das Einhalten von hyg. ↑Grenzwerten. Die Trinkwasserhygiene erarbeitet die Richtlinien für eine gesundheitl. unbedenkl. Versorgung mit dem Lebensmittel Trinkwasser (↑Lebensmittelhygiene u. Ernährungshygiene) u. kontrolliert seine Bereitstellung durch die Wasserwirtschaft in guter Qualität u. ausreichender Quantität. Beginn bei der Wassererschließung bzw. -gewinnung (Grundwasser: territoriale Einordnung, Schutzgebietsfestlegung; Oberflächengewässer: Gewässerschutz, Gefahr der Eutrophierung; Meerwasser: z. Z. nur von örtl. Bedeutung). Berücksichtigung der Wasserspeicherung, der Trinkwasseraufbereitung (Rohwasserqualität, Desinfektion u. Schönung) u. der Trinkwasserverteilung (Vermeidung von Sekundärverunreinigungen). Trinkwasser muß als Lebensmittel u. Hilfsstoff in der Lebensmittelindustrie frei sein von Krankheitserregern u. gesundheitsschädl. Stoffen, es soll bakterienarm, appetitl. u. ausreichend vorhanden sein. Im Trinkwasser enthaltene pathogene Mikroorganismen (Bakterien, Viren) stellen eine Infektionsgefahr (Trinkwasserepidemien) für die Bevölkerung dar. Chem. gesundheitsschädigende Wasserinhaltsstoffe können als

Konzentrations-, Summations- u. Kumulationsgifte akut o. chron. tox. wirken. Die Badewasserhygiene kann nur wirksam werden, wenn sie als Schwimmbadhygiene verstanden wird. Die Forderungen an die Wasserqualität sind für Hallenbäder, Beckenfreibäder u. Bäder an Gewässern spezifiziert; bei den künstl. Bädern müssen entsprechende Durchströmungsverhältnisse, ständige Desinfektion u. ausreichende Wasserpflege (u. a. wegen Wasserblüte in Beckenfreibädern) gewährleistet sein. Bei natürl. Bädern (an Binnengewässern, an der Seeküste) ist bes. auf Abwassereinflüsse zu achten. Die Abwasserhygiene verhindert gesundheitl. Gefahren durch Behandlung u. Beseitigung kommunaler (↑Entsorgung, kommunale), industrieller u. landwirtschaftl. Abwässer: Kontrollen der Eliminationsleistungen von Kläranlagen u. der Auswirkungen von Abwassereinleitungen in die Vorfluter. Infektions- u. Intoxikationsgefahren bestehen direkt u. (weil schwerer beherrschbar) indirekt über die Fischereiproduktion (Fische, Krebse, Muscheln), die Tierproduktion (Tränkwasser, bewässerte Futter- u. Weideflächen), die Pflanzenproduktion (Bewässerung, Abwasserverregnung) u. nicht zuletzt über die Rückkopplung zur Trinkwasserversorgung. Bes. Probleme bringt die Güllewirtschaft (↑Bodenhygiene), wenn durch unsachgemäße Gülleausbringung die Gülle Abwassercharakter annimmt u. Grundwasser bzw. Oberflächengewässer gefährdet.

Wasserintoxikation ↑Wasservergiftung.

Wasser, juveniles: Wasser, das gemeinsam mit anderen Gasen in Dampfform von unterird. Magmamassen exhaliert wird.

Wasser, konserviertes ↑Wasser, destilliertes.

Wasserkopf, angeborener ↑Hydrocephalus congenitus.

Wasserkur ↑Kneipp-Kur.

Wassermann, August von (1866–1925), dt. Serol., Berlin.

Wassermann-Reaktion (nach August v. W.): *Abk* WaR; ↑Komplementbindungsreaktion zur Serodiagnose der Syphilis. Älteste Reaktion der Syphilisserologie. 1906 von Wassermann, Neisser u. Bruck beschrieben. Ursprüngl. wurde Luesleberextrakt als Antigen verwendet. Später, als nachgewiesen worden war, daß diese Reaktion für Syphilis nicht spezif., sondern nur charakterist. ist, weil sie Lipoidreagine u. nicht spezif. antitreponematale Antikörper erfaßt, wurden Rinderherzextrakt u. Kardiolipin als Antigen verwendet.

Wassermelonen-Magen: gastroantrale vaskuläre Ektasie. Systematisierte antrale Teleangiektasien, wie sie bei Pat. mit ↑Leberzirrhose bes. gefunden werden. Sie können zu rezidivierenden Blutungen führen.

Wässer, muriatische: veraltete Bez. für natriumhaltige ↑Heilwässer.

Wasserpocken ↑Alastrim.

Wasserreabsorption, fakultative: Anteil der Wasserreabsorption in den Nieren, der unter Beteiligung von Vasopressin (antidiuretisches ↑Hormon) erfolgt. Die f. W. betrifft etwa 15 % des glomerulären Filtratvolumens u. erfolgt v. a. in den Sammelrohren im Nierenmark.

Wasserreabsorption, obligatorische: Anteil der Wasserreabsorption in den Nieren, der ohne Beteiligung von Vasopressin (antidiuretisches ↑Hormon) erfolgt. Die o. W. betrifft etwa 85 % des glomerulären Filtratvolumens u. erfolgt v. a. im proximalen Tubulus.

Wasserrettungsdienst: spez. Dienst zur Sicherung von Rettungsmaßnahmen während der Badesaison, Überwindung von Katastrophen u. a. öffentl. Notständen. Der W. stützt sich auf ein weitverzweigtes Netz von Rettungsstationen an den Meeresküsten u. den Binnengewässern.

Wassersackniere ↑Hydronephrose.

Wässer, salinische ↑Heilwässer.

Wasserscheu ↑Hydrophobie.

Wasserschierling ↑Cicuta virosa.

Wasserspeiergesicht: Gargoylismus; typ., einem mittelalterl. Wasserspeier ähnl. Gesichtsform bei Pfaundler-Hurler-Krankheit (Systemerkrankung des Skeletts bei ↑Mukopolysaccharidose I).

Wasserstoff: Hydrogenium; chem. Symbol H; Ordnungszahl 1; relative Atommasse 1,0081. W. ist Bestandteil aller organ. Verbindungen. An zahlreichen Synthesen u. Abbaureaktionen in den Lebewesen sind Wasserstoffübertragungen (katalysiert durch ↑Dehydrogenasen) beteiligt. Die Oxidation des den Nährstoffen entzogenen W. zu Wasser in der ↑Atmungskette bildet die wichtigste Energiequelle der Tiere u. des Menschen.

Wasserstoffakzeptor: chem. Substanz, die Wasserstoff aufnehmen kann. Dabei wird der ↑Wasserstoffdonator durch die H-Abgabe oxidiert, der W. durch die H-Aufnahme reduziert wie NAD^+ (↑Nikotinsäureamid-adenin-dinukleotid), $NADP^+$ (↑Nikotinsäureamid-adenin-dinukleotidphosphat, FMN (↑Flavinmononukleotid), FAD.

Wasserstoffbrückenbindung: wichtige strukturstabilisierende, nichtkovalente Bindung in Proteinen, Nukleinsäuren u. a. Molekülen. Die W. entsteht zwischen zwei Molekülen o. Molekülgruppen, wenn sich ein Wasserstoffatom zwischen zwei elektronegativen Atomen, z. B. zwischen zwei O-Atomen o. zwischen einem N- u. einem O-Atom, befindet. In Proteinen ist die Ausbildung einer W. dann gegeben, wenn sich eine NH-Gruppe u. eine C=O-Gruppe einander gegenüberstehen. W. sind an der Ausbildung der höheren Strukturen der Proteine (Sekundärstruktur, ↑Tertiärstruktur, ↑Quartärstruktur) u. Nukleinsäuren (DNA-Doppelhelix) beteiligt. Eine Auflösung von W. führt zur ↑Denaturierung des Makromoleküls.

Wasserstoffdonatoren: Substanzen, z. B. Substrate des Intermediärstoffwechsels (Laktat, Malat), die aus ihrem Molekül Wasserstoff meist unter enzymat. Wirkung an eine andere Verbindung (↑Wasserstoffakzeptor) abgeben. Der Akzeptor wird reduziert, der Donator oxidiert. W. u. Wasserstoffakzeptor sind durch die Oxidoreduktion miteinander gekoppelt.

Wasserstoffionenkonzentration ↑pH.

Wasserstoffperoxid: Wasserstoffsuperoxid, H_2O_2; Oxidationsmittel mit desinfizierenden Eigenschaften. Gibt bei Kontakt mit Gewebe (Peroxidase) atomaren Sauerstoff ab. Anwendung zur Gewebe- u. Wunddesinfektion (3%ig). In 10%iger Lösung als ↑Desinfektionsmittel auf der Basis des aktiven Sauerstoffs zur ↑Instrumentendesinfektion von zahnmed. Geräten, Inhalatoren sowie Abfüllmaschinen mit Metallteilen im Blutspendewesen.

Wasserstoffübertragung: von Dehydrogenasen (↑Oxidoreduktasen) katalysierte Stoffwechselreaktionen, an denen Pyridinnukleotide (NAD^+, $NADP^+$) o. Flavine als Coenzyme beteiligt sind. Der Wasserstoff wird von Donatoren (Metabolite, reduzierte Coenzyme) auf Akzeptoren (Metabolite, oxidierte Coenzyme, Sauerstoff) übertragen.

Wasser, vadoses: Wasser, das im Ggs. zum fossilen Wasser am allg. atmosphär. Wasserkreislauf teilnimmt.

Wasservenen: von Ascher gefundene episklerale Abflußkanäle des Kammerwassers, die aus den Kollektorkanälchen des ↑Schlemm-Kanals hervorgehen u. das Kammerwasser in die episkleralen Venen ergießen, wo es zunächst laminar strömt.

Wasservergiftung: Zustand, der bei fortgesetzter übermäßiger Wasseraufnahme u. verminderter Wasserabgabe durch gestörte Nierenfunktion o. inadäquate ADH-Sekretion (SIADH) eintreten kann. Laborchem.: Plasmahypotonie, Hyponatriämie, Reduktion der Osmolarität. Vergrößerter Extra- u. Interzellularraum. Klin. akute Herzinsuffizienz, Lungenödem, Dyspnoe, Oligurie, Bradykardie, Hirnschwellung, Kopfschmerzen, Übelkeit, Erbrechen, Apathie, Koma. Infolge Quellung des Gehirns bei Hyponatriämie kann es zu Bewußtlosigkeit u. Krämpfen, u. U. sogar zum Tod kommen (hypoosmotische ↑Abweichungen).

Wasserverlust, transepidermaler: Wasserverlust durch die Haut (↑Perspiratio insensibilis). Bei Neugeborenen u. bes. Frühgeborenen in den ersten Lebenstagen deutl. erhöht. Der t. W. erhöht Wärmeverlust sowie Sauerstoffbedarf u. kann die Wasserbilanz (↑Wasserhaushalt) gefährden. Reduktion durch Anfeuchten der Umgebungsluft, Pflege im ↑Inkubator.

Wasserversuch ↑Volhard-Versuch.

Wasserzahl: die Menge Wasser in Prozent, die in eine Salbengrundlage eingearbeitet werden kann.

Wasserzentrum ↑Durstzentrum.

Waßmund, Martin (1892–1956), Kieferchirurg, Berlin. Arbeitete auf den Gebieten Frakturbehandlung u. prakt. Chir. der Kiefer.

Wasting disease ⟨*engl*⟩: Bei Versuchstieren nach neonataler Thymektomie Schwundsyndrom mit letalem Ausgang infolge fehlender zellvermittelter Immunabwehr. Die W. d. beginnt wenige Wochen nach vollständiger Thymektomie mit Wachstumsstillstand, Lymphozytopenie, geringgradiger Splenomegalie, weiterem Gewichtsverlust, Haarausfall, Struppigwerden des Haarkleides, Lidödem u. führt über Diarrhö u. Hepatitis zum Exitus. Die zu beobachtende Bakteriämie entstammt vermutl. der eigenen Darmflora, häufig wird auch Virusbefall beobachtet. Die W. d. stellt das exp. Analagon zum Krankheitsbild einer Thymusaplasie des Menschen (↑Di-George-Syndrom).

Wasting-Syndrom: bei ↑AIDS auftretende Kachexie mit hochgradigem Gewichtsverlust, Diarrhöen bei fortgeschrittenem Immundefekt, Enteropathie u. Fieber.

Waterhouse, Rupert (1873–1958), brit. Arzt, Bath.

Waterhouse-Friderichsen-Syndrom (nach Rupert W. u. Carl F.): Marchand-Waterhouse-Friderichsen-Syndrom, sog. Nebennierenapoplexie. Eine bei ↑Meningokokkenmeningitis beobachtete, aber auch durch gramnegative Bakterien verursachte, perakut verlaufende ↑Sepsis (Sepsis acutissima) mit ausgedehnten Nebennierenblutungen bzw. funktionellem Nebennierenversagen. Klin. perakuter Beginn, heftige Kopf- u. Leibschmerzen, schweres Erbrechen u. Durchfälle, Zyanose, Dyspnoe, Purpura mit leichenfleckenartiger Hautverfärbung, Blutdruckabfall u. Koma, ↑Endotoxinschock.

Waterlow-Skala: in Großbritannien entwickelte Skala zur Einschätzung u. Beurteilung der Dekubitusgefährdung eines Pat. Die Skala umfaßt zehn Variablen: 1. Körperbau/Gew. im Verhältnis zur Größe, 2. Haut-typ/opt. feststellbare Risikobereiche, 3. Geschlecht/Alter, 4. besondere Risiken, 5. Kontinenz, 6. Mobilität, 7. Appetit, 8. neurol. Defizite, 9. größere chir. Eingriffe/Traumen, 10. Medikation. Ein hohes Dekubitusrisiko besteht ab 15 Punkten u. mehr. Die Anwendung der W. bietet sich für operative Akutstationen an.

Waterston-Anastomose ↑Anastomose, aortopulmonale.

Watschelgang ↑Entengang.

Watson, Cecil J. (geb. 1901), Arzt, Minneapolis.

Watson, James Dewey (geb. 1928), amerik. Biochem., Cambridge, Mass., Boston. 1962 Nobelpreis für Med./Physiol. (mit F. H. C. Crick u. M. H. F. Wilkins) „für die Entdeckung der Molekularstruktur der Nukleinsäuren und ihrer Bedeutung für die Informationsübertragung in der lebenden Materie".

Watson-Crick-Modell (nach James D. W. u. Francis H. C. C.): 1953 publiziertes Strukturmodell der ↑Desoxyribonukleinsäure.

Watson-Kapsel: Saugbiopsiekapsel zur peroralen Dünndarmbiopsie.

Watson-Schwartz-Test (nach Cecile J. W. u. Samuel S.): Methode zum Nachweis von Porphobilinogen im Harn. Porphobilinogen wird durch die Ehrlich-Aldehydreaktion angezeigt, Differenzierung von Urobilinogen durch die sog. Umkehrprobe, indem zu Ehrlich-Reagens der essigsaure Harn gegeben wird. Deutl. Rotfärbung ist für Porphobilinogen nahezu beweisend. Bei Zusatz von Chloroform o. Äther verbleibt die durch Porphobilinogen bedingte Rotfärbung in der wäßrigen Phase. Nachweis von hoher Relevanz für Diagn. der akuten (intermittierenden) Porphyrie.

Watson-Syndrom: bisher wenig bekanntes Syndrom mit valvulärer Pulmonalstenose, Café-au-lait-Flecken u. geistiger Retardierung. Von Neurofibromatose abgrenzbar. Evtl. dominanter Erbgang.

Watt, James (1736–1819), brit. Feinmechaniker u. Ingenieur, Glasgow, Birmingham.

Watt (nach James W.): Zeichen W; die abgeleitete, kohärente SI-Einheit der Leistung. ↑Einheitensystem, internationales.

Watte: Gossypium depuratum; lockere, meist in Schichten (aus Floren) aufgebaute Fasermasse aus bis zur einzelnen Faser aufgeschlossenen Faserstoffen, wobei die Fasern nur durch die natürl. Haftung zusammengehalten werden. Rohstoffe sind Baum- u. Zellwolle, roh o. gebleicht. ↑Mischwatte.

Watte, blutstillende: Eisenchloridwatte. Mit Solutio Ferri chlorati getränkte u. getrocknete W. zur lokalen Anwendung bei kapillären Blutungen, wirkt durch Eiweißfällung blutstillend.

Wattefilter: als dichtgepackte, heißluftsterilisierte, trockene Watte zur Filtration von Luft im Gebrauch.

Watteverband ↑Schanz-Wattekragen.

Wattkrankheit ↑Pernio.

Wattsekunde: Zeichen Ws; 1 Ws = 1 VAs = 1 Joule = 0,239 cal. Elektr. Energiemaß. Produkt aus Leistung in Watt u. Dauer des Stromflusses.

WB: *Abk* für Western blot. ↑Immunoblot.

WBE: *Abk* für Weißbroteinheit; ↑Broteinheit.

WC 130: *Abk* für Working capacity 130, ↑PWC.

WDAH-Syndrom ⟨*engl*⟩ *n* ↑VIPom.

Web ⟨*engl*⟩: Membran, Gewebe. Relativ seltene Membranen unterschiedl. Ausmaßes, die im Ösophagus u. seltener noch im Darm zu Passagestörungen führen können.

Weber, Ernst Heinrich (1795–1878), dt. Anat., Leipzig.

Weber, Frederick Parkes (1863–1962), brit. Arzt, London. ↑Sturge-Weber-Krankheit.

Weber, Helga, zeitgen. Päd., Würzburg. ↑Mietens-Weber-Syndrom.

Weber, Sir Hermann David (1823–1918), dt. Arzt, London.

Weber: Zeichen Wb; Einheit des magnet. Flusses im SI. Es gilt:
$1\ Wb = 1\ Vs = 1\ m^2kg \cdot s^{-2} \cdot A^{-1}$.

Weber-Christian-Krankheit (nach Frederick P. W. u. Henry A. C.) Pfeifer-Weber-Christian-Krankheit (↑Panniculitis nodularis non suppurativa febrilis recidivans).

Weber-Fechner-Gesetz (nach Ernst H. W. u. Gustav Th. F.): psychophys. Grundgesetz. Die Zunahme der Empfindungsstärke E ist proportional zum Logarithmus der Reizstärke S. Es ist von Fechner aus der Weber-Regel abgeleitet (Regel der ↑Unterschiedsschwelle), indem er über das S dieser Regel integrierte u. so $E = a \cdot \log S + b$ erhielt, wobei a u. b Konstanten sind, die von der Reizmodalität u. dem Rezeptor abhängen. Das W. gilt aber nur dann, wenn auch die Weber-Regel zutrifft, d. h. bei mittleren Reizintensitäten. Die ↑Stevens-Potenzfunktion hat das W. teilweise verdrängt.

Weber-Regel (nach Ernst H. W.) ↑Unterschiedsschwelle.

Weber-Syndrom (nach Sir Hermann D. W.): Hemiplegia alternans oculomotoria; ipsilaterale Okulomotoriuslähmung bei kontralateraler motor. Halbseitenlähmung infolge Läsion im Bereich des Mittelhirnfußes.

Weber-Versuch (nach Ernst H. W.): Aufsetzen der schwingenden Stimmgabel auf den Scheitel zur Diagn. von einseitiger Schalleitungs- u. Schallempfindungsschwerhörigkeit. Bei Schalleitungsstörung (Mittelohrerkrankung, Zeruminalpfropf) wird der Ton auf der kranken Seite stärker empfunden, bei Schallempfindungsstörung auf der gesunden.

Wechseldruckbeatmung ↑APN-Beatmung.

Wechseldruckphänomen: Ausbuchtung des runden Fensters bei normaler Stapesbeweglichkeit. Fehlendes Phänomen spricht für eingeschränkte o. fehlende Beweglichkeit des Stapes durch ↑Otosklerose.

Wechselgebiß: Übergang vom ↑Milchgebiß zum ↑Dauergebiß infolge ↑Exfoliatio u. ↑Eruption. Beginn mit der Eruption der ersten bleibenden Molaren u. dem Wechsel der mittleren Schneidezähne (↑Odontogenese). Einteilung in zwei Perioden zu je drei Phasen; 1. (frühe) Periode: 1.1. Durchbruch der ersten Molaren u. der unteren mittleren Schneidezähne; 1.2. Durchbruch der oberen mittleren u. der unteren seitl. Schneidezähne; 1.3. Durchbruch der oberen seitl. Schneidezähne; Ende der 1. Periode etwa mit 8,5 Jahren. 2. (späte) Periode: 2.1. Durchbruch der ersten Prämolaren u. der unteren Eckzähne; 2.2. Durchbruch der zweiten Prämolaren, der unteren zweiten Molaren u. der oberen Eckzähne; 2.3. Durchbruch der oberen zweiten Molaren; Ende der zweiten Periode etwa mit 12,5 Jahren. Durchbruch der dritten Molaren nicht vor dem 17. Lj.

Wechselgewebe ↑Mausergewebe.

Wechseljahre ↑Klimakterium.

Wechselspannung: elektr. Spannung (Strom), die ihre Größe u. Richtung period. ändert. Die Zeit zwischen zwei in Größe u. Richtung gleichen Werten der Spannung heißt Periode T. Der Verlauf zwischen zwei aufeinanderfolgenden Nulldurchgängen wird als pos. o. neg. Halbwelle bezeichnet. Die Anzahl der Perioden/s 1/T heißt Frequenz u. wird in Hertz (Hz) gemessen. 1 Hz = 1/s. Die Frequenz beträgt für die gewöhnl. W. in Europa 50, in Amerika 60 Hz. Bei 50 Hz beträgt die Dauer einer Periode 20 ms. Die Kenngrößen einer sinusförmigen W. sind Frequenz, Scheitelwert, Phase u. Effektivwert. Dieser beträgt etwa 70 % des Scheitelwertes.

Wechselstromreizung: elektr. Reizung von Geweben, z. B. Muskeln, Nerven, mit in seiner Polarität sinusförmig wechselndem Strom. Reizung mit schwachen Strömen wird ther. verwendet, z. B. in der ↑Physiotherapie. W. sehr hoher Frequenz (10 kHz u. mehr) vermag wegen der kurzen Halbwellendauer der Ströme das Gewebe nicht mehr zu erregen; es wird nur Wärme produziert. ↑Hochfrequenzwärmetherapie.

Wechselstromwiderstand: Widerstände eines Kondensators (kapazitiver W.; X_C) u. einer Spule (induktiver W.: X_L). Beide sind frequenzabhängig ($X_C = 1/\omega C$; $X_L = \omega L$; ω: Kreisfrequenz, C: Kapazität des Kondensators, L: Induktivität der Spule) u. bewirken Phasenverschiebungen zwischen Strom u. Spannung (X_L: +90°, X_C: −90°). Biol. Gewebe besitzen einen Wirkwiderstand u. einen parallel geschalteten kapazitiven Widerstand.

Wechselwirkung: in der math. ↑Statistik die gegenseitige Beeinflussung (statist. Abhängigkeit) zweier o. mehrerer ↑Merkmale (Ggs.: statistische ↑Unabhängigkeit). Die Stärke der W. wird bei quantitativen Merkmalen durch Korrelationskoeffizienten (↑Korrelationsanalyse), bei qualitativen Merkmalen durch Assoziations- o. Kontingenzmaße gemessen. Wechselwirkungseffekte treten beim linearen ↑Modell der ↑Varianzanalyse u. beim loglinearen Modell der ↑Kontingenztafelanalyse als Effekte zweier o. mehrerer Einflußgrößen auf eine Wirkungsgröße auf, die sich nicht aus den einzelnen Einflußgrößen erklären lassen.

Wechselwirkungen:
Arzneimittelwechselwirkungen; ↑Koergismus.

Wechselwirkung, thalamokortikale: für die Verarbeitung der über die verschiedensten Rezeptoren einlaufenden Informationen entscheidende Funktionseinheit von Zwischenhirn u. Großhirnrinde. ↑System, thalamokortikales; ↑Relaiskerne.

Wechselzahl: ein Maß für die ↑Enzymaktivität. Die W. ist gleich der Anzahl Mole Substrat, die pro Minute von einem Mol Enzym umgesetzt wird.

Weckamine
↑Amphetamin, ↑Alphasympathomimetika.

Weckmittel ↑Analeptika.

Weckreaktion: Arousal; Erhöhung des Wachzustands (↑Vigilanz) des Organismus durch ↑Weckreize. Je nach Komplexität der über das aufsteigende retikuläre System (↑ARAS) ausgelösten Reaktionen können elektrograph. W., die teilweise nur durch die Veränderungen elektrophysiolog. Parameter erkannt werden können, u. verhaltensmäßige W., die eine allg. Verhaltensaktivierung auslösen, unterschieden werden.

Weckreize: äußere Reize, die von Sinnesorganen als Licht, Schallwellen, Druck- o. Temperaturänderungen u. a. registriert werden o. als Veränderungen des inneren Milieus, wie Hypoxie sowie Hyperkapnie, den Wachzustand (Vigilanz) des Organismus erhöhen. Impulse aus den aufsteigenden aktivierenden retikulären Strukturen des Hirnstamms (↑ARAS) führen zu Weckreaktion mit entsprechenden elektrophysiolog. (EEG) u. verhaltensmäßigen Änderungen.

Weddellitstein: Kalziumoxalatdihydratstein, ↑Harnsteine.

Wedenski, Nikolai Jewgenjewitsch (1852–1922), russ. Physiol., St. Petersburg.

Wedenski-Hemmung (nach Nikolai J. W.): Ermüdung des über längere Zeit u. mit hoher Frequenz indirekt über den zugehörigen motor. Nerven gereizten Muskels, die auf einer Ermüdung der Erregungsübertragung an der motor. Endplatte beruht (↑Ermüdung, synaptische). Als sog. Parabiose auch phasenhafte Änderung der Erregungsleitung eines isolierten Nerven bei lokaler Aufbringung eines Narkotikums o. bei anderer lokaler Schädigung.

Wedenski-Phänomen (nach Nikolai J. W.): Situation der unzureichenden sensor. Blockade in der Regionalanästhesie mit vollem Wirkeffekt bei probator. alget. Einzelreizung aber Schmerzfortleitung bei Impulssalven durch chir. Stimulation.

Wedged pressure ⟨*engl*⟩: Wedged hepatic venous pressure (WHVP); geblockter Venendruck. Im katheterblockierten Gefäß noch bestehender Venendruck (entspr. postsinusoidalem Druck). ↑Pfortaderdruckmessung.

WEE: *Abk* für engl. Western equine encephalomyelitis; westl. Pferdeenzephalomyelitis; ↑Pferdeenzephalitis.

Weeks, John Elmer (1853–1949), Ophth., New York.

Weeks-Bazillen (nach John E. W.): Haemophilus aegypticus. Erreger einer Konjunktivitis (Koch-Weeks) im warmen Klima. ↑Haemophilus. ↑Augeninfektion.

Weens-Silverman-Syndrom: Verkalkung der Bandscheiben (bes. Anulus fibrosus) der Halswirbelsäule in der Kindheit.

WEEV: *Abk* für Western equine encephalitis virus; westl. Pferdeenzephalitisvirus; ↑Pferdeenzephalitisviren.

Wegener, Friedrich (geb. 1907), dt. Pathologe, Berlin, Breslau, Lübeck.

Wegener-Granulomatose: Morbus Wegener; Autoimmunerkrankung mit einem Prädilektionsalter zwischen dem 30. u. 50. Lj., charakterisiert als eine nekrotisierend-granulomatöse Entzündung des oberen u. unteren Respirationstrakts zusammen mit einer ↑Glomerulonephritis sowie weiteren Organmanifestationen i. R. einer ↑Vaskulitis der kleinen Arterien u. Venen. Charakterist. Sympt. sind eine chron.-hämorrhag. Rhinitis, Sinusitis u. Otitis media, Augenbeteiligung mit ↑Konjunktivitis, ↑Uveitis u. ↑Episkleritis, subglott. Stenose u. Bronchusstenosen, die ↑Atelektasen hervorrufen, solitäre o. multiple Rundherde der Lunge, die einschmelzen (Pseudokavernenbildung) können, sowie lobäre o. diffuse Infiltrate, Pleuraergüsse. In der Generalisationsphase imponieren die system. Manifestationen. Die Allgemeinsymptome wie Fieber, Nachtschweiß, Abgeschlagenheit, Gewichtsabnahme werden oftmals von Arthralgien, Arthritiden, Myalgien u. Myositiden begleitet. Gefürchtet sind in dieser Phase die Organmanifestationen, wobei eine rapid progressive ↑Glomerulonephritis u. die Entwicklung eines pulmorenalen Syndroms mit ↑Hämoptoe hervorzuheben sind. Weitere Organmanifestationen betreffen Herz (Koronaritis, Valvulitis, Perikarditis, Pankarditis), Haut (Granulome, Ulzerationen, Nekrosen, Purpura), peripheres Nervensystem (↑Polyneuropathie) u. zerebrale Durchblutungsstörungen. Diagnostik: ↑Akute-Phase-Reaktionen, Anti-Protease-3-Antikörper, Markerantikörper (cANCA) mit Korrelation zur klin. Aktivität. Ther. in Abhängigkeit von den Organmanifestationen u. der Aktivität mit ↑Trimethoprim, ↑Glukokortikoiden u. ↑Immunsuppressiva (Cyclophosphamid). Abb.

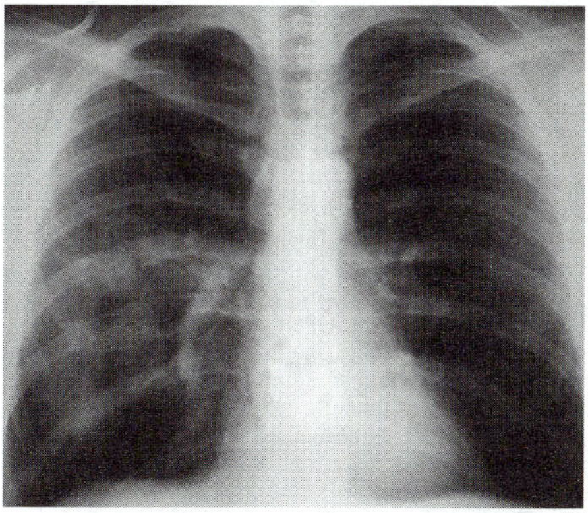

35

Wegener-Granulomatose. Pulmonale Infiltration im Rahmen eines pulmorenalen Syndroms

Wegner, Friedrich Rudolf Georg (1843–1917), dt. Pathologe, Berlin.

Wegner-Krankheit (nach Friedrich R. G. W.) ↑Achondroplasie.

Wegner-Zeichen (nach Friedrich R. G. W.): unregelmäßig verbreiterter u. gezackter Verlauf der präparator. Verkalkungszone (Grenzlinie) zwischen Epi- u. Diaphyse bei Osteochondritis syphilitica.

Wehen: Labores uteri; rhythm. Kontraktionen der Gebärmutter. Schwangerschaftswehen (Senkwehen, Vorwehen) leisten keine Geburtsarbeit. Eröffnungswehen: Verkürzung der Hohlmuskulatur des Corpus uteri, wobei sich der Muttermund öffnet. Austreibungs- o. Preßwehen: Nach Eröffnung des Muttermundes wird reflektor. die Bauchpresse mit eingesetzt, um das Kind aus der Gebärmutter hinauszutreiben. Nachgeburtswehen: Kontraktionen in der Nachgeburtsperiode zur Lösung u. Ausstoßung der Plazenta. Nachwehen: schmerzhafte Kontraktionen im Wochenbett, v. a. bei Mehrgebärenden; beim Stillen verstärkt. Krampfwehen: Tetanus uteri.

Wehenmittel: Extrakte aus dem Hypophysenhinterlappen (HHL), die rhythm. Kontraktionen des Uterus synchronisieren u. verstärken. ↑Abortiva, ↑Tokolytika, ↑Uterotonika.

Wehenschema: Schema zur Anwendung von Pharmaka zur Wehenauslösung.

Wehenschwäche: **1.** Echte Schwäche der Kontraktion. **2.** Desynchronisation (↑Dystokie).

Weibel-Palade-Körper: Weibel palade body; ↑Corpus multitubulare.

Weiberknoten ↑Knoten.

Weichen: seitl. Gegend der Bauchwand zwischen Brustkorb u. Becken; ↑Ile.

Weichkapseln ↑Gelatinekapseln.

Weichmacher: Plastifikatoren; Substanzen, die harte Kunststoffe u. ihre Verarbeitungsprodukte dauernd weich, plast., schmiegsam, zäh, elast. o. gummiartig machen. W. werden pharmaz. Zubereitungen zugesetzt, um Filmbildnern (↑Tabletten, ↑Dragees), ↑Gelatinekapseln, ↑Salben, ↑Heftpflastern u. a. m. die notwendige Plastizität, Dehnbarkeit u. a. zu verleihen. Hierzu werden bes. Glycerol, pflanzl. Öle (Rizinusöl), Paraffin, Cetylalkohol, Stearinsäure, Sorbitol, Polyäthylenglykol u. a. verwendet.

Weichselbaum, Anton (1845–1920), österreich. Pathologe, Wien. Bekannt durch Arbeiten über die Ätiol. versch. Infektionskrankheiten, Diplococcus pneumoniae Fränkel-Weichselbaum, ↑Streptococcus pneumoniae, Meningococcus Weichselbaum, Neisseria meningitidis, ↑Neisseria.

Weichstrahltechnik: nicht scharf abzugrenzender Begriff der ↑Röntgendiagnostik. Wird benutzt, wenn man die Wahl einer niedrigen Spannung betonen will, z. B. bei der Mammographie.

Weichteilgewebeverkalkung: Ausfällung von Kalziumsalzen in Weichteilen beim ↑Hyperparathyreoidismus mit beginnender Niereninsuffizienz. Ist die Nierenfunktion noch normal, kommt es trotz des erhöhten Kalziumspiegels seltener zur Ausfällung von Kalksalzen u. dann meist in vorgeschädigte Gewebe, z. B. durch Traumen, weil die dann noch vorhandene gesteigerte Phosphaturie einen Anstieg des Serumphosphats u. damit das Überschreiten des Löslichkeitsprodukts für Kalzium u. Phosphat verhindert. Bevorzugte Organe für Kalkablagerungen sind Kornea (Bandkeratitis), Konjunktiva u. Gelenkkapseln, auch Haut (Kalkpanzerhaut, Kalkgicht), Herzmuskel u. Lungen können befallen werden. Beim ↑Hypoparathyreoidismus treten trotz niedriger Kalziumwerte im Blut Kalkablagerungen auf. Möglicherweise spielt hierbei der durch den Wegfall der phosphatur. Wirkung des Parathormons erhöhte Phosphatspiegel im Blut eine Rolle u. trägt zur Überschreitung des Löslichkeitsprodukts bei. Hier finden sich v. a. Tetaniestar u. Verkalkungen in den Basalganglien sowie dem Kleinhirn, die vermutl. zur geistigen Retardierung der betroffenen Pat. beitragen.

Weichteilinfektion: im Gefolge einer ↑Wundinfektion sich ausbreitende, meist mit Gewebeuntergang (Nekrose) einhergehende eitrige Lokalinfektion (Weichteilabszeß, Furunkel, Karbunkel, Panaritium, Sehnenscheidenentzündung).

Weichteilrheumatismus: extraartikulärer Rheumatismus; keine ätiopathogenet. Einheit, sondern symptomatolog. Sammelbegriff schmerzhafter u. funktionsbeeinträchtigender entzündl. u. nichtentzündl. krankhafter Zustände in den Weichteilen des Bewegungsapparats: Muskelgewebe (↑Tendomyosen, Myositis), Sehnenansätze (↑Insertionstendinose, -tendopathie), Sehne (↑Tendinose, Tendomyose, Tendinitis), Sehnenscheide (↑Tenosynovialitis, Tendovaginitis), subkutanes Binde- u. Fettgewebe (↑Pannikulose, Pannikulitis), Bursa (Bursopathie, ↑Bursitis), Faszie (↑Fasciitis), periartikuläres Gewebe (↑Periarthropathia humeroscapularis), Nerven (↑Neuropathie, ↑Neuritis). Grundsätzl. ist die Reaktion des gleichen Gewebes auf unterschiedl. Reize relativ uniform, umgekehrt können gleiche Reize in Abhängigkeit von der Gewebestruktur in ihrer Funktion unterschiedl. Krankheitsbilder bedingen. Auslösende Faktoren: nichtentzündl. Prozesse durch Fehl- u. Überbelastungen, neurol. Faktoren (Reflexmechanismen), Traumen, inkl. Mikrotrauma, Kälte-, Feuchtigkeits- u. Witterungseinflüsse, psych., hormonale o. metabol. Faktoren, Infektionen, entzündl. Prozesse durch ↑Rheumatoidarthritis, ↑Spondylitis ankylosans, ↑Reiter-Krankheit, ↑Osteoarthropathia psoriatica, ↑Kollagenosen, ↑Arthritis urica u. a.

Weichteilsarkom, alveoläres: langsam wachsender bösartiger Tumor unklarer Histogenese. Histol. typ. alveolärer Bau, helle granulierte Zellen, begrenzt von zarten gefäßführenden Septen. Enthält in 90 % kristallines, diastaseresistentes, PAS-pos. Material, hilfreich zur Abgrenzung gegen Paragangliom u. Hypernephrommetastase. Vorkommen bes. bei Jugendlichen an unteren Extremitäten.

Weichteilverknöcherung: die heterotope Knochengewebebildung, am häufigsten in Narben, im hohen Alter in Arterien, Auge, Bronchien, Trachea. Da in jegl. Gewebeflüssigkeit alle Salze vorkommen, die zur Mineralisation notwendig sind, wird ein ubiquitär in den Weichteilgeweben vorkommender Mineralisationshemmer angenommen. Sein Verschwinden ist eine Voraussetzung für die W.

Weidenröschen ↑Epilobium-Arten.

Weigert, Carl (1845–1904), dt. Histol., Pathologe, Leipzig, Frankfurt a. M.

Weigert-Markscheidenfärbung (nach Carl W.): Darstellung der Markscheiden im ZNS mit Eisenhämatoxylin. Ergebnis: weiße Substanz – blauschwarz, graue Substanz – hellgelb. Abb.

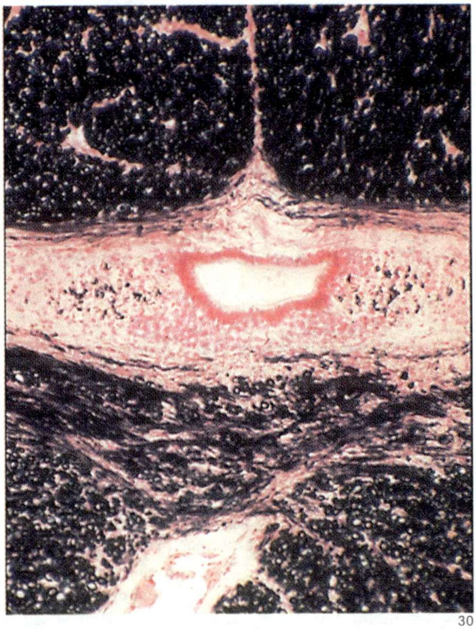

30

Weigert-Markscheidenfärbung.
Histologischer Schnitt durch das Rückenmark, W. u. Gegenfärbung mit Scharlachrot; in der weißen Substanz sind die Markscheiden schwarz

Weigert-Meyer-Gesetz (nach Carl W.): der obere Ureter mündet lateral in die Harnblase. ↑Ureter fissus, ↑Doppelniere.

Weil, Adolf (1848–1916), dt. Int., Dorpat, Wiesbaden.

Weil, Edmund (1879–1922), Hyg. u. Bakt., Prag.

Weil, Ludwig A. (1849–1895), dt. Arzt u. Zahnarzt, München.

Weil-Felix-Reaktion (nach Edmund W. u. Arthur F.): Aufgrund einer Antigengemeinschaft agglutiniert das Serum Fleckfieberkranker best. Proteusbakterien. Der Proteus-Stamm X_{19} wird bei epidem. u. endem. Fleckfieber, Rocky Mountain Spotted Fever u. nordasiat. Zeckenbißfieber agglutiniert; andere Stämme (X_2, XK, XL) durch Patientenseren bei anderen Rickettsiosen. Pos. X_{19}-Titer auch bei Spätrezidiv des epidem. Fleckfiebers (↑Brill-Krankheit). Entscheidend für die Diagnostik ist der Titeranstieg zwischen zwei etwa 1 Woche auseinanderliegenden Blutentnahmen. Agglutinine sind in der 2. Krankheitswoche zu erwarten u. erreichen Werte über 1 : 6 400.

Weil-Krankheit (nach Adolf W.): Morbus Weil, Weil-Ikterus, Leptospirosis icterohaemorrhagiae; ↑Leptospirosen.

Weil-Krankheit, indonesische (nach Adolf W.) ↑Reisfeldfieber, ↑Leptospirosen.

Weill, Jean A., frz. Neurol., Paris.

Weil-Landouzy-Krankheit (nach Adolf W. u. Louis T. L.) ↑Leptospirosen.

Weil-Schicht (nach Ludwig A. W.): zellarme Schicht in der Zahnpulpa unterhalb der Odontoblastenreihe.

Weinen: vermehrte Produktion u. Sekretion von Tränenflüssigkeit aufgrund von seel. Erregungen.

Weinen, pathologisches: weniger korrekt als Zwangsweinen bezeichnet; Affektinkontinenz, Enthemmungsphänomen angeborener Ausdrucksbewegungen bei organ. Hirnschädigung, bes. i. R. der zerebrovaskulären Insuffizienz (↑Durchblutungsstörungen, zerebrale).

Weingarten, R. F., zeitgen. amerik. Int.

Weingarten-Krankheit (nach R. F. W.): trop. Eosinophilie, trop. eosinophile Lungeninfiltrate. Durch Mikrofilarien von Brugia malayi hervorgerufene parasitäre Lungenerkrankung mit hoher Eosinophilie (60–80 %) u. miliarer Lungenzeichnung; histol. bis zu 5 mm große Granulome im Lungeninterstitium.

Weingeist: umgangssprachl. für Alkohol bzw. Branntwein; bezeichnet Äthylalkohol (Äthanol).

Weinsäure: HOOC–CHOH–CHOH–COOH; eine Dihydroxy-dikarbonsäure, mit zwei benachbarten Asymmetriezentren (↑Dikarbonsäuren, ↑Hydroxysäuren, ↑Diastereomere). W. kommt in vielen Früchten vor. Die Salze der W. heißen Tartrate.

Weinstein: Kaliumhydrogentartrat. „Brechweinstein" ist die Bez. für Kaliumantimonyltartrat.

Weisheitszahn: Dens sapientiae, Dens serotinus; 3. Molar, Durchbruch i. d. R. zwischen 16. u. 35. Lj. ↑Zahnform, ↑Dentition, ↑Odontogenese.

Weismann, August Friedrich Leopold (1834–1914), dt. Arzt u. Genetiker, Zool., Freiburg/Br. Begründer des ↑Neodarwinismus.

Weismann-Netter-Syndrom (nach August F. L. W.): Toxopachyosteose; diaphysäre Dysmorphie von Fibula u. Tibia mit fam. angeborener Dysostose, Minder- o. Kleinwuchs, z. T. Anomalien der Wirbelsäule. Motor. Entwicklungsverzögerung.

Weismann-Zelldeterminante (nach August F. L. W.): Theorie zur Umwandlung der Körperzelle in eine Krebszelle, wonach Angriffspunkt onkogener Substanzen best. Zelldeterminanten bilden. Diese Theorie kann z. T. als Vorläufer der Mutationstheorie von K. H. Bauer gelten.

Weiss, Soma (1898–1942), amerik. Arzt, Boston; ↑Mallory-Weiss-Syndrom.

Weißbroteinheit ↑Broteinheit.

Weißdorn ↑Crataegus-Arten.

Weißfingerkrankheit: Spasmen der Arterien der Finger, bedingt durch langdauernde Vibration, z. B. bei Arbeiten mit Preßluftwerkzeugen. ↑Druckluftwerkzeugerkrankung, ↑Raynaud-Phänomen.

Weißfleckenkrankheit ↑Vitiligo.

Weißfleischigkeit: durch übertriebene züchter. Selektion auf hohen Magerfleischanteil u. Fleischhelligkeit (Verbraucherwunsch) bedingter Defekt der Muskulatur bei Schlachtschweinen, aber auch bei Kälbern u. Lämmern (PSE-Fleisch: pale = blaß, soft = weich, exsudative = wäßrig). Ursächl. Streß führt zu beschleunigter Glykolyse u. starker Übersäuerung der Muskulatur (Milchsäure). Es kommt zu Proteindenaturierung, zur Veränderung der Muskelfarbe, der Konsistenz u. des Wasserbindungsvermögens: Es entsteht PSE-Fleisch.

Weißfluß: Fluor albus. ↑Candidose, ↑Vaginitis, ↑Kolpitis.

Weissmann-Bündel: Muskelfasern, die sich zu 5–12 in der ↑Muskelspindel befinden u. durch Kontraktion deren Rezeptoren erregen können. ↑Gammasystem.

Weißschwielen ↑Leukoplakie.

Weiterbildung: Qualifikation von Ärzten u. Zahnärzten nach der ↑Approbation mit dem Ziel der Anerkennung als ↑Facharzt.

Weiterbildungsordnung: von den regional zuständigen Ärztekammern erlassenes u. von den zuständigen Aufsichtsbehörden genehmigtes Regelwerk für die ärztl. Weiterbildung. Orientiert sich i. a. an der vom Deutschen Ärztetag verabschiedeten Musterweiterbildungsordnung, nach der es 41 Facharztbezeichnungen, z. T. mit Schwerpunkten, gibt (Tab. 1). Darüber hinaus kann sich ein Arzt zur Erlangung des Rechts zum Führen einer Zusatzbezeichnung weiterbilden (Tab. 2). ↑Facharzt. Tab. 1 u. 2. S. 2176, 2177.

Weitsichtigkeit ↑Hyperopie.

Weitwinkelglaukom: Primärglaukom, das mit weitem offenen Kammerwinkel verläuft. Ident. mit dem früher so bezeichneten Glaucoma chronicum simplex. ↑Glaukom.

Weizenkeimöl: aus Weizenkeimlingen gewonnenes Öl, das reichl. Vitamin E sowie Palmitinsäure, Ölsäure, Linolsäure u. Linolensäure enthält.

Weizsäcker, Viktor von (1886–1957), dt. Neurol., Heidelberg. Vertreter der med. ↑Anthropologie, um ein ganzheitl. Menschenverständnis bemüht. Werke: u. a. „Der Gestaltkreis" (1940) u. „Pathosophie" (1956).

Welch, William Henry (1850–1934), amerik. Pathologe, Baltimore.

Welch-Fränkel-Bazillus (nach William H. W.): Clostridium welchii, ↑Clostridium perfringens.

Welle: ein sich räuml. ausbreitender Schwingungsvorgang bei beliebigem zeitl. Verlauf. Erfolgt die Schwingung in Richtung der Wellenausbreitung, spricht man von longitudinalen W. (Folge von Zusammendrückungen u. Dehnungen, Beispiel: Schallwelle), erfolgt sie senkrecht zur Ausbreitungsrichtung, spricht man von transversalen W. (z. B. Licht, Röntgenstrahlen). Wellenzüge begrenzter Länge heißen Wellengruppen (Wellenpakete). Ihnen entspricht ein Wellenlängenbereich.

Wellenlänge: räuml. Abstand zweier unmittelbar aufeinanderfolgender, gleicher Schwingungsphasen. Das Produkt aus W. u. Frequenz der Wellenbewegung ist bei allen Wellenvorgängen gleich der Phasengeschwindigkeit.

Wellenlänge, effektive: Begriff zur Beschreibung der Eigenschaft eines Bremsstrahlungsspektrums. Es sind mind. 5 versch. Definitionen vorgeschlagen worden. Dabei wird z. B. auf gleiche Strahlungsschwächung o. auf gleiche Filteräquivalenz zwischen Al u. Cu Bezug genommen.

Weiterbildungsordnung (Tab. 1): Gebiete u. Schwerpunkte in der Facharztweiterbildung

Gebiete	Schwerpunkte
1. Allgemeinmedizin	
2. Anästhesiologie	
3. Anatomie	
4. Arbeitsmedizin	
5. Augenheilkunde	
6. Biochemie	
7. Chirurgie	Gefäßchirurgie, Thoraxchirurgie, Unfallchirurgie, Viszeralchirurgie
8. Diagnostische Radiologie	Kinderradiologie, Neuroradiologie
9. Frauenheilkunde u. Geburtshilfe	
10. Hals-Nasen-Ohren-Heilkunde	
11. Haut- u. Geschlechtskrankheiten	
12. Herzchirurgie	Thoraxchirurgie
13. Humangenetik	
14. Hygiene u. Umweltmedizin	
15. Innere Medizin	Angiologie, Endokrinologie, Gastroenterologie, Hämatologie u. Internistische Onkologie, Kardiologie, Nephrologie, Pneumologie, Rheumatologie
16. Kinderchirurgie	
17. Kinderheilkunde	Kinderkardiologie, Neonatologie
18. Kinder- u. Jugendpsychiatrie u. -psychotherapie	
19. Klinische Pharmakologie	
20. Laboratoriumsmedizin	
21. Mikrobiologie u. Infektionsepidemiologie	
22. Mund-Kiefer-Gesichts-Chirurgie	
23. Nervenheilkunde	
24. Neurochirurgie	
25. Neurologie	
26. Neuropathologie	
27. Nuklearmedizin	
28. Offentliches Gesundheitswesen	
29. Orthopädie	Rheumatologie
30. Pathologie	
31. Pharmakologie u. Toxikologie	
32. Phoniatrie u. Pädaudiologie	
33. Physikal. u. Rehabilitative Medizin	
34. Physiologie	
35. Plastische Chirurgie	
36. Psychiatrie u. Psychotherapie	
37. Psychotherapeutische Medizin	
38. Rechtsmedizin	
39. Strahlentherapie	
40. Transfusionsmedizin	
41. Urologie	

Wellenwiderstand: W. der Pulswelle ist das Verhältnis aus Wellendruck (Δp) u. Wellenstromstärke (I)

$$\frac{\Delta p}{i} = \frac{\varrho \cdot c}{Q}$$

Er ergibt sich aus dem Zusammenwirken eines elast. u. eines Trägheitswiderstands. In die Gleichung gehen die Dichte des Blutes (ϱ), die ↑Pulswellengeschwindigkeit (c) u. der Gefäßquerschnitt (Q) ein. Für Wellenreflexion u. Überhöhung der Pulswelle verantwortl.

Weller, Thomas Huckle (geb. 1915), amerik. Virol., Boston. 1954 Nobelpreis für Med./Physiol. (mit J. F. Enders u. F. C. Robbins) „für ihre Entdeckung der Fähigkeit der Poliomyelitisviren, auf Kulturen verschiedener Gewebe zu wachsen“.

Weltärztebund: Organisation der Ärzte mit nationalen Gesellschaften. 1946 gegründet; Sitz New York.

Weltgesundheitsorganisation: *Abk* WHO (für engl. World Health Organization); 1948 gegründete Spezialorganisation der UNO (Sitz: Genf), der 1988 166 Staaten als Mitglieder angehörten. Globale Zielsetzung der WHO ist die Erreichung einer höchstmögl. Gesundheit für alle Menschen. Hauptrichtungen der Arbeit der WHO sind Förderung der internationalen Kooperation auf dem Gebiet des Gesundheitswesens, der Entwicklung nationaler Gesundheitsdienste u. der med. Forschung auf wichtigen Gebieten sowie die Bekämpfung von übertragbaren, parasitären u. Tropenkrankheiten, Entwicklung

Weiterbildungsordnung (Tab. 2): Zusatzbezeichnungen

1. Allergologie
2. Balneologie u. Medizinische Klimatologie
3. Betriebsmedizin
4. Bluttransfusionswesen
5. Chirotherapie
6. Flugmedizin
7. Handchirurgie
8. Homöopathie
9. Medizinische Genetik
10. Medizinische Informatik
11. Naturheilverfahren
12. Phlebologie
13. Physikal. Therapie
14. Plast. Operationen
15. Psychoanalyse
16. Psychotherapie
17. Rehabilitationswesen
18. Sozialmedizin
19. Sportmedizin
20. Stimm- u. Sprachstörungen
21. Tropenmedizin
22. Umweltmedizin

des Umweltschutzes u. a. Die jeweiligen Schwerpunkte werden in Mehrjahresprogrammen zusammengefaßt, die von der Weltgesundheitsversammlung für die WHO bzw. von den Regionalkomitees für die jeweiligen Regionen bestätigt werden. Organe der WHO sind die ↑Weltgesundheitsversammlung, der Exekutivrat (24 Mitglieder für je drei Jahre), die Regionalkomitees. Vertreter der Mitgliedsländer der jeweiligen Region, Regionalbüros befinden sich in Brazzaville, Kongo, für Afrika; Washington, USA, für Amerika; Neu Delhi, Indien, für Südostasien; Kopenhagen, Dänemark, für Europa; Alexandria, Ägypten, für die östl. Mittelmeergebiete, u. Manila, Philippinen, für die westl. Pazifikgebiete, das Sekretariat der WHO in Genf (Hauptquartier). Zu den Formen der WHO-Arbeit gehören: Expertentätigkeit inner- u. außerhalb der Organisation, Beratungen, Konferenzen, Einsatz von Spezialisten u. Konsultanten (sog. Feldtätigkeit), Arbeit von Referenzzentren u. a. Die Finanzierung der WHO erfolgt durch Mitgliedsbeiträge entspr. dem Pro-Kopf-Nationaleinkommen sowie durch außerordentl. Zuwendungen.

Weltgesundheitsversammlung: *Abk* WHA (für engl. World Health Assembly). Seit 1948 jährl. in Genf stattfindende Versammlung der Vertreter der Mitgliedsländer der ↑Weltgesundheitsorganisation.

Weltkinderhilfswerk: *Abk* UNICEF (für engl. United Nations International Children's Emergency Fund). Spezialorganisation der UNO (Sitz: New York), die in zahlreichen Fragen (Impfprogramme, Milchversorgung, Schulernährung u. a.) eng mit der ↑Weltgesundheitsorganisation zusammenarbeitet.

Weltmann-Koagulationsband: Serum- bzw. Kolloidstabilitätsprobe nach O. Weltmann (1885–1934). Beruht auf unterschiedl. Löslichkeitsverhalten der Globuline des Serums in Gegenwart von Kalziumchlorid in 12 abgestuften Konzentrationen. Heute obsolete Methode, abgelöst durch diskriminierende spezif. Verfahren.

Weltraumkrankheit: Raumfahrerkrankheit; während eines Raumflugs auftretende Bewegungskrankheit (↑Kinetose) beim Übergang in den Zustand der Schwerelosigkeit.

Weltraummyopie: passagere Myopie, die durch ein leeres Gesichtsfeld beim Fliegen in großen Höhen entstehen kann.

Wenckebach, Karel Frederik (1864–1940), niederländ. Int., Groningen, Straßburg, Wien.

Wenckebach-Periodik (nach Karel F. W.): infolge His-Bündelschädigung auftretende Verlängerung der AV-Überleitung, nach gradueller Zunahme der PQ-Zeit totale Blockierung mit Ausfall eines Kammerkomplexes. Bei stärkerer AV-Blockierung Überleitung nur jeder 2., 3. o. 4. Vorhoferregung auf die Kammer. ↑AV-Block.

Wendebrille: Brille für Einäugige, die auf einer Seite die Fernkorrektur, auf der anderen Seite die Nahkorrektur enthält. Durch drehbare Anordnung der Bügelgelenke ist Benutzung des jeweils erforderl. Glases mögl.

Wendestunden: Stunden des zirkadianen ↑Rhythmus mit max. Parasympathikus- (etwa 3 Uhr) bzw. Sympathikuswirkung (etwa 15 Uhr), in denen die Umkehr der Phasen beginnt. Zu dieser Zeit besteht die höchste Erregbarkeit des vegetativen Nervensystems; bes. um 3 Uhr erhöhtes Auftreten von Herzinsuffizienz, Kreislaufkollaps u. epilept. Anfällen.

Wendl-Tubus ↑Nasopharyngealtubus.

Wendung: geburtshilfl. Operation mit dem Ziel, die Lage des Kindes für die Geburt günstiger zu gestalten. Äußere W.: Durch die Bauchdecken hindurch wird versucht, dem Kind die entsprechende Lage zu geben. Kombinierte o. innere W.: Das Kind wird mit einer in die Gebärmutterhöhle eingeführten Hand gefaßt, während die andere Hand durch die Bauchdecken hindurch die innere Hand unterstützt. Zwei-Finger-Wendung (Braxton-Hicks): innere W. bei noch nicht vollständig eröffnetem Muttermund.

Wendung gegen das Selbst: psychoanalyt. Terminus; ↑Abwehrmechanismus mittleren Reifegrades. Sonderform der ↑Verschiebung, bei der der aggressive Impuls nicht auf ein soziales Objekt, sondern gegen das Selbst gewandt wird.

Werdnig, Guido (1844–1919), österreich. Neurol., Graz.

Werdnig-Hoffmann-Syndrom: infantile hereditäre Form der spinalen ↑Muskelatrophie.

Werdt-Tumor ↑Granulosazelltumor des Ovars.

Werkarzt: Betriebsarzt.

Werkstatt für Behinderte: Einrichtung des besonderen Arbeitsmarktes, in der Behinderte unter spezif. Bedingungen arbeiten.

Werkzeugstörung ↑Aphasie.

Werlhof, Paul Gottlieb (1699–1767), prakt. Arzt u. königl. Leibarzt, Hannover. Beschrieb 1735 die nach ihm benannte Purpura als Morbus maculosus haemorrhagicus.

Werlhof-Krankheit (nach Paul G. W.): Morbus Werlhof, idiopath. thrombozytopen. Purpura; akut, in Schüben o. chron. verlaufende Blutungsneigung mit vorwiegend thrombozytopen. Blutungstyp (Purpura). Bei den im Kindesalter überwiegenden akuten Verlaufsformen, die häufig spontan wieder ausheilen, spielen wahrscheinl. Virusinfekte eine auslösende Rolle. Bei den chron. Formen handelt es sich um eine heterogene Gruppe von Erkrankungen. Pathogenet. ist diesen Formen gemeinsam, daß der Thrombozytenumsatz erhöht u. die Thrombozytenüberlebenszeit verkürzt ist. Als bevorzugter Abbauort der Thrombozyten kann häufig die Milz nachgewiesen werden. Bei der Pathogenese spielen humorale u. zelluläre Immunphänomene eine Rolle. Im Vordergrund des klin. Bildes stehen Haut- u. Schleimhautblutungen, die in Form von Punkten o. kleinen Flecken auftreten. Daneben sind profuse Blutungen aus dem Nasenrachenraum sowie verstärkte Menstruationsblutungen häufig. Blutungen im Bereich des ZNS sind bes. gefährl. (Augenhintergrund). Die Thrombozytopenie (unter 80 x 10^9/l) u. die dadurch verursachten Erscheinungen (pos. ↑Rumpel-Leede-Stauversuch) weisen auf die Diagn. hin, die häufig als Ausschlußdiagnose gestellt wird, indem andere mit ↑Thrombozytopenie einhergehende Erkrankungen, z. B. ↑Lupus erythematodes, eliminiert werden. Die verkürzte Thrombozytenüberlebenszeit u. der bevorzugte Abbauort können mit nuklearmed. Verfahren nachgewiesen werden. Immun. bzw. serol. Befunde sind nicht einheitl. Die Ther. erfolgt mit Glukokortikoiden, Splenektomie, polyvalenten Immunglobulinen u. evtl. immunsuppressiv wirkenden Zytostatika. Die Progn., v. a. der akuten Formen, ist günstig.

Wermer, Paul, zeitgen. amerik. Arzt.

Wermer-Syndrom (nach Paul W.): Polyadenomatose Typ I. Meist im Erwachsenenalter manifest werdend u. entspr. dem Drüsenbefall mit wechselnder Sympt. Autosomal dominanter Erbgang.

Wermut ↑Artemisia absinthium.

Werner, A. C. W. O. (1879–1936), Arzt, Kiel.

Werner-Syndrom (nach A. C. W. O. W.): Progeria adultorum; vorzeitige Vergreisung im frühen Erwachsenenalter. Atrophie u. Sklerosierung der Haut (↑Vogelgesicht), endokrine Dysfunktionen, Beginn im 2./3. Dezennium mit Schwund des Fettgewebes u. der Muskulatur der Extremitäten. Katarakt, Osteoporose, frühzeitige Arteriosklerose. Neigung zu Neoplasmen. Autosomal rezessiver Erbgang. Genort: 8p12-11.

Wernicke, Carl (1848–1905), dt. Psychiater u. Neurol., Breslau, Halle.

Wernicke-Aphasie (nach Carl W.) ↑Aphasie.

Wernicke-Enzephalopathie (nach Carl W.): Polioencephalitis haemorrhagica superior; meist bei schwerer Alkoholkrankheit auftretende Gefäßschädigung, die eine Pseudoenzephalitis hervorruft u. mit Augenmuskellähmungen, Schwindel, Erbrechen u. deliranten Zuständen einhergeht; progredienter Verlauf. Bei Beteiligung der kaudalen Hirnnerven sog. Polioencephalopathia haemorrhagica inferior.

Wernicke-Mann-Haltung (nach Carl W. u. Ludwig M.): Prädilektionstyp der Körperhaltung mit Beugestellung o. Kontraktur des Arms, während eine Streckstellung von Bein u. Fuß den typ. Hemiplegikergang (Zirkumduktion des Fußes) bewirkt (jeweiliges Überwiegen der Antagonisten), bei kapsulären Hemiplegien, unvollständigen sonstigen Halbseitenlähmungen u. Rückbildungsstadien.

Wernicke-Zentrum (nach Carl W.) ↑Aphasie.

Wertbemessung: bei der ↑Impfstoffprüfung die Testung auf aktive u. passive Schutzwirkung (Wertigkeit) im Tierversuch (↑Schutzversuch), wobei im Vergleich mit einem ↑Referenzpräparat die Anzahl Schutzeinheiten (↑Internationale Einheiten) pro ml Impfstoff o. Immunglobulin festgelegt wird.

Werth, Richard (1850–1918), dt. Gyn., Kiel.

Wertheim, Ernst (1864–1920), Gyn., Wien.

Wertheim-Klemme (nach Ernst W.): lange, gebogene Klemme zum Abklemmen des parametranen Gewebes.

Wertheim-Operation (nach Ernst W.): abdominale Operationsmethode beim Muttermundkrebs. Entfernung des Uterus, des parametranen Gewebes (Freilegen des Harnleiters) u. des muttermundnahen Scheidenteils.

Werth-Handgriff (nach Richard W.): Zusammenbiegung des Kindes, u. anschließendes Strecken. Histor. Methode, um asphykt. Neugeborene künstl. zu beatmen.

Wertigkeit: chem. Begriff, mit dem für Atome u. Ionen die Stöchiometrie ihrer Reaktionen erfaßt wird. Beispiel: Die Ionenwertigkeit gibt die pos. o. neg. Ladung von Kationen u. Anionen an.

Wertigkeit, biologische: derjenige Anteil des Nahrungsproteins, der in Körpereiweiß umgewandelt werden kann (K. Thomas). Sie hängt von dessen Gehalt an essentiellen ↑Aminosäuren u. dem Verhältnis seiner essentiellen zu den nichtessentiellen Aminosäuren, außerdem auch von seiner Ausnutzung, ab. Sie kann durch Wachstumsversuche an Jungtieren, N-Bilanzuntersuchungen u. näherungsweise durch chem. Aminosäureanalysen ermittelt werden. Tier. Nahrungsproteine haben i. a. eine höhere biol. Wertigkeit als pflanzl.

Wert, kalorischer: Energiewert; die Energie, die in Form von Wärme bei der Oxidation von 1 g Nahrungskohlenhydrat (17,2 kJ; 4,1 kcal), 1 g Nahrungsprotein (17,2 kJ; 4,1 kcal) bzw. 1 g Nahrungsfett (38,9 kJ; 9,3 kcal) durch den tier. bzw. menschl. Körper freigesetzt wird. Daraus errechnen sich die Energiewerte der Nahrungsmittel, die in Tabellenform zugängl. sind. ↑Verbrennungswärme.

Wert, prädikativer ↑Vorhersagewert, ↑Screening.

Wesensänderung: komplexe Persönlichkeitsveränderung infolge organ. Hirnfunktionsstörungen o. bei (z. T. nicht erkannten) endogenen ↑Psychosen.

Weski, Oskar (1879–1952), Arzt u. Zahnarzt, Berlin, Wegbereiter der modernen ↑Parodontologie, Begründer der ↑ARPA.

Wesselsbron-Virus: Virusart der Gattung ↑Flavivirus. Erstisolierung in der südafrikan. Stadt Wesselsbron. Vorkommen in Südafrika bei Schafen u. Ziegen (↑Zoonose), Übertragung auf Menschen durch Moskitos. Krankheit: grippeähnliche ↑Erkrankung.

Wessely-Keratitis: ringförmige periphere Hornhauttrübung als Ausdruck einer Präzipitation von Antigenen, die aus den Limbusgefäßen stammen, u. sessilen Antikörpern. Die Immunkomplexe wirken leukotakt., u. es kann sich ein Ringabszeß der Hornhaut (↑Ringabszeß, kornealer) entwickeln.

Wessely-Keratometer: Gerät zur Messung des Hornhautdurchmessers u. der Lidspaltenweite. Erlaubt durch Linsensystem parallaxefreie Abbildung einer Millimeterskala u. damit fehlerfreie Ablesung.

West, John M. (geb. 1876), amerik. Otolaryngologe.

West, W. J., Päd., Turnbridge.

Western blot ⟨*engl*⟩: Western transfer; Methode, bei der analog zum Northern blot u. ↑Southern blot, Proteine mittels Polyacrylamidgelelektrophorese ihrer Größe u. Ladung nach aufgetrennt u. anschließend auf einen geeigneten Träger (z. B. Nitrozellulose) übertragen werden (↑Blotting-Techniken). Nach Zugabe von Antikörpern kommt es zu einer spezif. Antigen-Antikörper-Reaktion, die durch versch. Techniken visualisiert werden kann (radioaktive Markierung etc.). Diese Methode ermöglicht

z. B. Aussagen über das Vorhandensein von Virusproteinen nach einer Infektion. Abb.

Western equine encephalitis virus ⟨*engl*⟩: *Abk* WEEV; westl. Pferdeenzephalitisvirus; ↑Pferdeenzephalitisviren.

Western-tick-borne-Enzephalitis ⟨*engl*⟩: westl. Zeckenenzephalitis; ↑Frühsommermeningoenzephalitis.

West-Nil-Virus: Virusart der Gattung ↑Flavivirus. 1937 bei Pat. mit Fieber in Uganda entdeckt. Vorkommen in Mittelmeerraum, mittlerem Osten, trop. Afrika u. Asien bei Vögeln. Übertragung auf Pferde o. Menschen durch Moskitos. Krankheiten: exanthemisch-myalgisches ↑Fieber (ähnl. ↑Denguefieber), bei Kindern u. älteren Menschen auch eine virale ↑Meningoenzephalitis (West-Nil-Enzephalitis). ↑Arbovirosen.

West-Operation (nach John M. W.): Dakryozystorhinostomie, die im Prinzip der Operation nach Toti entspricht, jedoch das Knochenloch zur Verbindung von Tränensack- u. Nasenschleimhaut auf endonasalem Weg erzeugt.

Westphal, Alexander Karl Otto (1863–1941), dt. Psychiater, Bonn.

Westphal, Carl Friedrch (1833–1890), dt. Neurol., Psychiater, Berlin.

Westphal, Karl, dt. Int., Hannover.

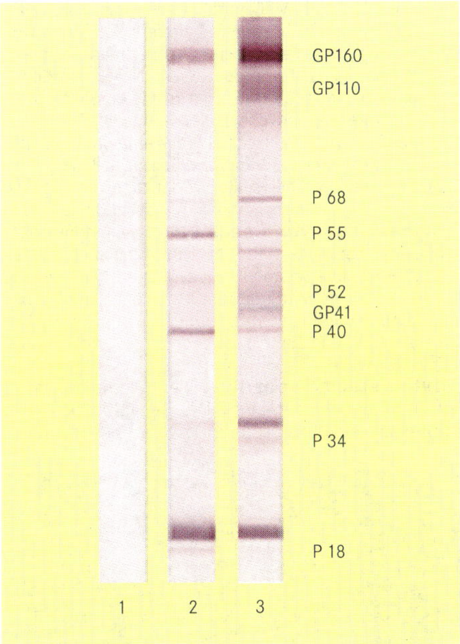

Western blot als Bestätigungstest bei positivem HIV-Suchtest
Spur 1: Negativkontrolle;
Spur 2: HIV-1-positives Patientenserum;
Spur 3: HIV-1-positives Serum als Positivkontrolle.
Der Reaktionsausfall wird als positiv gewertet, wenn Banden gegen mind. ein Glykoprotein (GP) u. mind. ein anderes Protein (P) nachweisbar sind.

Westphal-Pilcz-Pupillenphänomen (nach Alexander K. O. W. u. Jan P.): Lidschlußreaktion, Orbikularisphänomen, paradoxes Pupillenphänomen. Mitbewegung der Pupille beim Lidschluß. Verhindert man diesen, so läßt sich beobachten, daß sich die Pupille zunächst verengt u. dann wieder erweitert.

Westphal-Strümpell-Pseudosklerose (nach Carl F. W. u. Adolf G. von S.) ↑Wilson-Krankheit.

Westphal-Syndrom (nach Karl W.): **1.** Paroxysmale ↑Lähmung. **2.** Hepatolentikuläre Degeneration (↑Wilson-Krankheit).

West-Syndrom (nach W. J. W.): Blitz-Nick-Salaam-Krämpfe; ↑Epilepsie.

Wet-film-Technik: Präparation von schlecht erhaltenem Zellmaterial nach Dudgeon-Patrick. Vorfixation mit Schaudinn-Lösung u. Fixation mit Quecksilber(II)-chloridlösung. Anschließend Färbung nach Papanicolaou (↑Papanicolaou-Färbung) o. mit Hämatoxylin-Eosin. Vorteile: kontrastreiche Färbung mit guter Kerndarstellung. Nachteile: schlechte Zytoplasmadarstellung.

Wet-lung-disease ⟨*engl*⟩: Krankheit der feuchten Lunge. Durch verzögerten Abtransport der fetalen intraalveolären Flüssigkeit nach Geburt durch Sectio, bei Frühgeborenen u. persistierender fetaler ↑Zirkulation kommt es zu einer transitor. Tachypnoe. Dauer der W. 24–72 h, die Progn. ist i. d. R. gut.

Wetter: aktueller physikal. Zustand der Atmosphäre an einem best. Ort. Hauptelemente des W. sind Strahlung, Lufttemperatur, Luftdruck, Luftfeuchte u. Wind. Weitere Elemente sind Bewölkung, Niederschlag, Sichtweite u. a.

Wetterempfindlichkeit ↑Wetterfühligkeit.

Wetterfühligkeit: Reaktionen des Organismus auf aperiod. Wetteränderungen, wobei zwischen Wetterreaktion (wetterbedingte physiol. Anpassungsreaktionen) u. Auftreten funktioneller Störungen u. Beeinträchtigungen des Allgemeinbefindens, z. B. Kopfschmerzen, Schlafstörungen u. Wetterempfindlichkeit (Auftreten pathol. Erscheinungen bei bestehender Vorschädigung, wie z. B. chron.-obstruktive Bronchitis o. Herz-Kreislauf-Erkrankungen) unterschieden wird.

Wetterklassifikation: zur Abschätzung der Biotropie entwickelte Klassifikation der Wettervorgänge. Folgende Wetterklasen werden unterschieden: 1. Hochdruckgebiet (Zentrum) ohne Inversion; 2. Hochdruckgebiet (Zentrum) mit Inversion; 3. föhnartiges Abgleiten an Hochdruckflanke; 4. warmluftadvektive Tiefvorderseite; 5. Warmsektor; 6. Tiefzentrum; 7. kaltluftadvektive Tiefrückseite; 8. Schleifzone (anhaltende Schlechtwetterzone); 9. Ostlage (zyklonal; antizyklonal); 10. Wetterberuhigung bzw. keine markanten Änderungen; 11. kaltes Hoch; 12. Warmluftzufuhr am Hochrand; 13. Höhentief o. -trog.

Wetterlage, biotrope ↑Biotropie.

Weyers, Helmut (1920–1986), Päd., Stade. ↑Syndrom, dentofaziales.

Weyl-Reaktion: Methode zum Nachweis von Kreatinin im Harn. Kreatinin u. Acetonkörper geben mit Dinatriumpentacyanonitrosylferrat (III) in alkal. Milieu eine Rotfärbung; bei Zugabe von Eisessig bis zu stark saurer Reaktion geht bei Abwesenheit von Acetonkörpern die Rotfärbung in grüngelben Farbton über. Unterscheidungsmerkmal zur ↑Legal-Probe auf Acetonkörper.

WHA: *Abk* für engl. World Health Assembly. ↑Weltgesundheitsversammlung.

Whartin-Tumor: Zystadenolymphom, ↑Adenolymphom.

Wharton, Thomas (1614–1673), brit. Anat., London.

Wharton-Gang (nach Thomas W.) ↑ Ductus submandibularis.

Wharton-Sulze (nach Thomas W.) ↑ Bindegewebe, gallertiges.

Whewellitstein: Kalziumoxalatmonohydratstein. ↑ Harnsteine.

Whiplash-Syndrom ⟨*engl*⟩: Peitschenhiebsyndrom; ↑ Halswirbelsäulenschleudertrauma.

Whipple, Allen (1881–1963), Chir., New York.

Whipple, George Hoyt (1878–1976), amerik. Pathol., Rochester. 1934 Nobelpreis für Med./Physiol. (mit G. R. Minot u. W. P. Murphy) „für ihre Entdeckungen zur Lebertherapie bei Anämien".

Whipple-Krankheit (nach George H. W.): Morbus Whipple; intestinale Lipodystrophie, intestinale Osteopathie. Chron. Darmerkrankung mit Verdauungsstörungen bakteriell bedingt durch Tropheryma whippelii (↑ Malabsorption), bes. Fettresorptionsstörung (grampositive Stäbchen); klin nach uncharakterist. Vorstadium mit rheumatoiden Erscheinungen (seronegativ), Durchfällen, Steatorrhö, Kachexie u. Anämie; pathol.-anat. fleckförmige Fett- u. Lipidablagerungen in der Dünndarmschleimhaut u. den mesenterialen Lymphknoten u. Ausbildung granulomatöser, später vernarbender Herde.

Whipple-Operation (nach Allen W.) ↑ Duodenopankreatektomie.

Whitaker-Syndrom: fam. juvenile Endokrinopathie. Genet. bedingte Dysplasie endokriner Drüsen, autosomal dominanter o. rezessiver Erbgang. Beginnend im Kindesalter meist mit chron. Moniliasis, Sympt. des Hypoparathyreoidismus, Hypothyreoidismus u. Addisonismus. Progredient, Tod oft schon im Kindesalter.

Whitaker-Test: transrenale Pyeloureterometrie; Perfusionsmethode zur dynam. Erfassung einer Ureterobstruktion. Das Hohlsystem wird vom Pyelon aus über einen Nephrostomiekatheter perfundiert. Der Perfusionsdruck wird fortlaufend registriert. Werte über 20 mbar (2 kPa) sind Zeichen für eine Obstruktion.

White, Paul Dudley (1886–1973), amerik. Kardiol., Boston, ↑ Wolff-Parkinson-White-Syndrom.

White spot caries ⟨*engl*⟩: white spot, weißer Fleck, Kreidefleck, ↑ Kariesinitial, ↑ Brown spot caries.

White spot disease ⟨*engl*⟩ ↑ Lichen sclerosus et atrophicus.

White-Tubus: spez. Doppellumentubus zur Intubation des re. Hauptbronchus.

Whitlockit: Trikalziumphosphat, $Ca_3(PO_4)_2$; Vorkommen in der Natur als rhomboedr. Mineral, beim Menschen nur in pathol. Bildungen (Verkalkungen der Arterien bei Arteriosklerose, Speichelsteine, Harnsteine, Zahnstein).

Whitmore-Bakterien: veraltete Bez. für ↑ Pseudomonas pseudomallei. Erreger der Malioidose.

Whitmore-Krankheit ↑ Malioidosis.

WHO: *Abk* für engl. World Health Organization; ↑ Weltgesundheitsorganisation.

Whooping cough ⟨*engl*⟩ ↑ Pertussis.

Wiberg-Winkel: CE-Winkel. Auf dem Röntgenbild einzuzeichnender Winkel, der von der Senkrechten durch die Mitte des Schenkelkopfs (C = Zentrum) u. der Verbindungslinie zwischen dem Schenkelkopfzentrum u. dem Pfannenerker (E = Erker) eingeschlossen wird. Erlaubt Beurteilung der Schenkelkopfüberdachung spez. bei Hüftgelenkluxation. Im Säuglings- u. Kleinkindalter spricht ein Winkel unter 15° für Pfannendysplasie. Abb.

Wichtungsfaktoren ↑ Äquivalentdosis.

Wicke ↑ Bohnengifte, ↑ Favismus.

Wickel ↑ Packung.

Wickham-Streifen: diagn. Zeichen beim Lichen ruber, weißl.-bläul., netzartige Streifenzeichnung u. Ringe auf Papeloberfläche durch streckenweise Verbreiterung des Stratum granulosum. Bes. deutl. nach Betupfen mit Öl.

Widal, Georges Ferdinand I. (1862–1929), frz. Int., Paris.

Widal-Reaktion (nach Georges F. I. W.): Agglutination bekannter Bakterienstämme mit Patientenserum zur Serodiagnostik. ↑ H-Agglutination, ↑ O-Agglutination, ↑ Gruber-Widal-Reaktion.

Widerspiegelungsfunktion: Gesamtheit der Funktionen des Großhirns, welche für die Aufnahme, Verarbeitung, Speicherung, Abrufung von Information u. die Ausführung von Einwirkungen auf die Umwelt, einschl. der sprachl. Kommunikation, zuständig sind.

Widerstand: **1.** ***Physik.:*** a) Bauelement der Elektrotechnik zur Strombegrenzung u. Spannungsteilung. Ausführungsformen sind Draht-, Schicht- u. Massewiderstand. Veränderl. W. heißen Potentiometer, Einstellregler o. Schiebewiderstand. b) Das Verhältnis aus der Spannung U, die an einem Leiter liegt, u. dem fließendem Strom I ($R = U/I$). Die Maßeinheit des W. ist das Ohm (Ω). Der Kehrwert von R, $1/R$, heißt Leitwert. Bei Gleichströmen ist der W. eines Leiters seiner Länge direkt u. seinem Querschnitt umgekehrt proportional. Der Proportionalitätsfaktor heißt spezif. W. u. ist in vielen Fällen eine Stoffkonstante. Für Gewebe ist der W. von der Spannung abhängig. **2.** ***Psychol.:*** Nach S. ↑ Freud eine Kraft, die sich der Bewußtwerdung verdrängter Wünsche u. Bedürfnisse entgegenstellt. Die Analyse des Widerstands betrachtete Freud als Kernstück der psychoanalyt. Behandlung.

Widerstand, atemmechanischer: Atemwiderstände; mechan. Widerstand von Thorax u. Lunge, der bei der Atmung überwunden werden muß. Die aufzuwendende Arbeit wird von der Atemmuskulatur o. bei der künstl. Beatmung vom Beatmungsgerät geleistet. Ursache des a. W. sind die Viskosität u. die Elastizität der beteiligten Gewebe.

Widerstand, kapazitiver: der ↑ Wechselstromwiderstand eines Kondensators. Der Betrag des k. W. ist gleich dem Verhältnis des Effektivwertes der Spannung

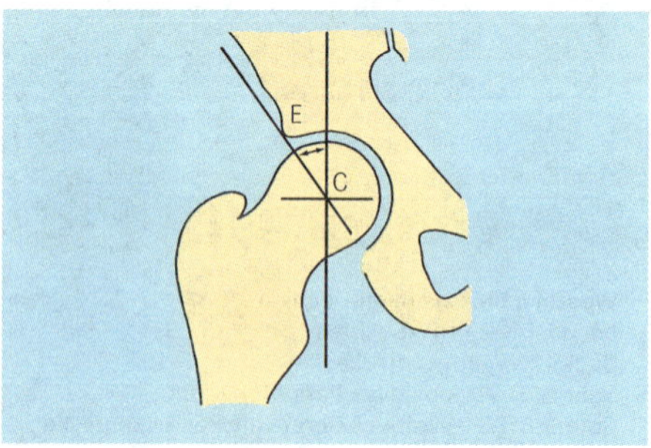

Wiberg-Winkel
C: Schenkelkopfzentrum; E: Pfannenerker

zum Effektivwert der Stromstärke. Außerdem besteht an einem k. W. zwischen Stromstärke u. Spannung eine Phasenverschiebung von −90°. Der Betrag des k. W. ist der Kreisfrequenz des Wechselstroms u. der elektrischen ↑Kapazität des Kondensators umgekehrt proportional.

Widerstand, ohmscher: jeder elektr. Widerstand, bei dem das Verhältnis von Spannung zu Stromstärke unabhängig von der Spannung ist u. bei Wechselströmen keine Phasenverschiebung zwischen Stromstärke u. Spannung auftritt.

Widerstand, peripherer: *Abk* TPR (für engl. Total peripheral resistance); ergibt sich aus Parallelschaltung aller Organkreisläufe, in denen jeweils arterieller, kapillärer u. venöser Widerstand in Serie geschaltet sind. Wird ermittelt aus mittlerem Aortendruck (P_A) u. Herzminutenvolumen (HMV):

$$TPR = \frac{P_A \cdot 60}{HMV}$$

zu etwa 160 kPa · l^{-1} · s für den großen u. 20 kPa · l^{-1} · s für den kleinen Kreislauf. Nach Heinrich u. Förster wird unter Nutzung des Ohm-Gesetzes

$$I = \frac{\Delta V}{\Delta t}$$

Δp bestimmt, u. man erhält aus der Beziehung

$$I = \frac{I}{w} \cdot \Delta p$$

den Strömungswiderstand. In praxi wird bei konstantem Druck in das eröffnete Blutgefäß ein konstantes Volumen infundiert u. die Zeit gemessen.

Widerstandsatmung: Atmung gegen eine artifizielle Stenose, z. B. in Form eines Mundstücks. Die W. wird als atemgymnast. Übung zur Stärkung der Atemmuskulatur u. als Mittel der intrathorakalen exspirator. Druckerhöhung zur schnelleren Resorption eines Pneumothorax angewandt. ↑Stenoseatmung.

Widerstandsblutgefäße: können durch glattmuskuläre Kontraktion ihren Durchmesser erhebl. ändern, wodurch sie den Gesamtströmungswiderstand des Kreislaufs maßgebl. bestimmen. Zu ihnen zählen vorwiegend Terminalarterien u. Arteriolen.

Widerstandshochdruck: Widerstandshypertonie; art. Blutdrucksteigerung bei Erhöhung des peripheren Gefäßwiderstands; dadurch Anstieg des systol., diastol. u. des Mitteldrucks. Widerstandserhöhung durch nervös o. hormonal ausgelöste Einengungen der kleinen Arterien, bes. der Arteriolen u. der Metarteriolen. Ätiol. zu unterscheiden: sog. essentielle, neurogene, endokrine u. renale Hypertonie.

Widmann, Leonard (1871–1956), schwed. Zahnarzt, Stockholm. ↑Neumann-Widmann-Operation.

Wiedemann, Hans-Rudolf (geb. 1915), Päd., Kiel.

Wiedemann-Syndrom (nach Hans-Rudolf W.): **1.** Wiedemann-Beckwith-Syndrom; ↑Exomphalos-Makroglossie-Gigantismus-Syndrom. **2.** Wiedemann-Holtermüller-Syndrom; ↑Holtermüller-Wiedemann-Syndrom. **3.** Wiedemann-Lenz-Syndrom, Dysmeliesyndrom; ↑Thalidomidembryopathie. **4.** Wiedemann-Spranger-Syndrom; ↑Dysplasia spondyloepiphysaria congenita.

Wiederbelebung ↑Reanimation.

Wiederbelebungszeit: stellt die Phase einer O_2-Mangelschädigung dar, innerhalb der bei Wiederherstellung normaler Bedingungen mit völliger Restitution der Funktion zu rechnen ist. Zu ihr gehören das störungsfreie Intervall u. die Phase der zunehmenden Funktionsstörung (beide zusammen bilden die Überlebenszeit) sowie der Phase des reversiblen Funktionsausfalls.

Wiederherstellungschirurgie ↑Chirurgie, plastische.

Wiederholungsimpfung: Auffrischungsimpfung (↑Booster-Impfung) nach vorangegangener ↑Grundimmunisierung. ↑Impfkalender.

Wiederholungsrisiko: aus der Art des ↑Erbgangs errechnetes Risiko für das Auftreten eines Merkmals o. einer Krankheit bei Verwandten eines ↑Probanden.

Wiederimpfung: früher für Zweitimpfung gegen ↑Pocken, heute allg. für ↑Wiederholungsimpfung gebräuchl. Begriff.

Wied-Schema: Schema zur Registrierung von Faltung u. Haufenbildung der Vaginalepithelien. Mit A bis E wird die Zellfaltung, mit a bis e die Haufenbildung beschrieben. Tab.

Wiegenfuß ↑Plattfuß.

Wiener, Alexander Solomon (1907–1976), amerik. Immun., Genetiker, Serol., New York. Entdeckte zusammen mit K. Landsteiner das ↑Rh-Blutgruppensystem u. weitere Blutgruppenmerkmale.

Wiener, Norbert (1894–1964), Math. u. Kybernetiker, Cambridge/Mass., USA.

Wiener-Abtasttheorem (nach Norbert W.): gibt die Bedingung für den zeitl. Abstand einer Punktfolge an, damit durch diese der wesentl. Verlauf einer zeitl. veränderl. Größe dargestellt werden kann. Nach dem W. ist der doppelte zeitl. Abstand der Punktfolge gleich dem reziproken Wert der oberen Grenzfrequenz des Signals. Das W. liefert die Grundlage für die Digitalisierung eines analogen Signals.

Wieschaus, Eric F. (geb. 1947), amerik. Molekularbiologe, Princeton. 1995 Nobelpreis für Med./Physiol. (mit C. Nüsslein-Vollhard u. E. B. Lewis) „für ihre Entdeckungen im Zusammenhang mit der genetischen Kontrolle der frühen Embryonalentwicklung".

Wied-Schema

	flache Zellen	gefaltete Zellen
A	100 %	
B	75 %	25 %
C	50 %	50 %
D	25 %	75 %
E		100 %
	einzeln liegende Zellen	in Haufen liegende Zellen
a	100 %	
b	75 %	25 %
c	50 %	50 %
d	25 %	75 %
e		100 %

Wiesel, Torsten N. (geb. 1924), Neurobiologe, Stockholm, Boston. 1981 Nobelpreis für Med./Physiol. (mit R. W. Sperry u. D. H. Hubel) „für ihre Entdeckung über die Informationsverarbeitung beim Sehen".

Wiesenchampignon: Agaricus campester; reichert ↑Quecksilber an (500fache Konzentration des Bodens).

Wiesengräserdermatitis ↑Dermatitis pratensis.

Wiesentrichterling: Clitocybe rivulosa. ↑Feldtrichterling; ↑Giftpilze.

Wiethe, Camillo (1888–1949), österreich. Otol., Wien. Urbach-Wiethe-Syndrom (↑Lipidproteinose).

Wieting, Julius (1868–1922), dt. Chir. in der Türkei.

Wieting-Operation (nach Julius W.): verlassene, da erfolglose Methode der Arterialisierung des venösen Blutes bei art. Durchblutungsstörungen durch arteriovenöse ↑Fisteln.

Wigand, Justus Heinrich (1769–1817), dt. Gyn., Mannheim.

Wigand-Martin-Winckel-Handgriff (nach Justus H. W., August E. M. u. Franz von W.): geburtshilfl. Maßnahme bei Beckenendlagen, wenn der nachfolgende Kopf nicht in das Becken eintritt. Der Mittelfinger der Innenhand des Geburtshelfers wird in den Mund des Kindes eingeführt, 2. u. 4. Finger der gleichen Hand liegen an den Jochbeinen. Der Kopf wird gebeugt u. die Pfeilnaht im Beckeneingang quergestellt. Unter Zug an Kopf u. Schultern wird der Kopf bei gleichzeitigem ↑Kristeller-Handgriff von oben durch die Beckenenge gebracht u. dann nach Veit-Smellie entwickelt.

Wiggers-Modell: von amerik. Kreislaufphysiologen entwickelte Technik zur systemat. Untersuchung der Druck- u. Volumenveränderung des Kreislaufs beim hypovoläm. Schock. Ein narkotisiertes Tier (Hund) wird mit einem Reservoir, dessen Innendruck konstant 40 mmHg (5,3 kPa) beträgt, verbunden, u. in den nächsten 100–300 min werden alle Blutverschiebungen registriert, die die Zustände des reversiblen u. irreversiblen Schocks kennzeichnen.

Wihman-Regel: Wenn ein Erguß vom Exsudattyp (Dichte $\geq$ 1,025 u. Eiweißgehalt $\geq$ 25 g/l) über drei Monate ständig zunimmt, ein rein mesotheliales Zellbild bietet u. kein Fibrin vorhanden ist, dann handelt es sich um ein Tumorexsudat, auch wenn keine Tumorzellen nachweisbar sind.

Wilberg-Einteilung: Klassifizierung der Patellaform anhand der medialen u. lateralen Fascette im Röntgenbild. Typ I: konkave Fascetten ungefähr gleicher Größe. Typ II: zeigt eine größere konkave laterale Fascette gegenüber der medialen (2:1), die konkav o. plan ist. Beim Typ III ist die laterale Fascette konkav u. deutl. größer (4:1) gegenüber der medialen Fascette, die hingegen konvex ist.

Wildermuth-Ohr: Ohrmuschelform, bei der die Anthelix stärker hervorsteht als Tragus u. Antitragus.

Wildphage: in der Umwelt vorkommender ↑Bakteriophage.

Wildtyp: charakterist. Erscheinungsbild (↑Phänotyp) der Mehrzahl von Individuen einer Art unter natürl. Umweltbedingungen. Allele, welche die Ausprägung der Merkmale des W. kontrollieren, werden mit Symbolen aus Buchstaben u. dem Zusatz + gekennzeichnet; z. B. besitzt Escherichia coli die Fähigkeit zur Tryptophansynthese, der Wildtypzustand des entsprechenden Gens ist try^+; nach Mutation mit Funktionsausfall erhält die Mangelmutante die Bez. try^-. Bei diploiden Organismen ist der Funktionszustand beider Allele anzugeben.

Wildtypallel: Normalallel, das weder homozygot noch heterozygot zu Abweichungen vom ↑Wildtyp (phänotyp. Normalform) führt.

Wildwasser: veraltete Bez. für akratische ↑Heilwässer.

Wilkie-Syndrom arteriomesenterialer ↑Verschluß.

Wilkins, Maurice Hugh Frederick (geb. 1916), brit. Biophysiker, London. 1962 Nobelpreis für Med./Physiol. (mit F. H. C. Crick u. J. D. Watson) „für die Entdeckung der Molekularstruktur der Nukleinsäuren u. ihrer Bedeutung für die Informationsübertragung in der lebenden Materie".

Wilkinson, John F., zeitgen. brit. Kliniker, Manchester.

Willebrand, Erik A. von (1870–1949), finn. Arzt, Helsinki.

Willebrand-Faktor (nach Erik A. W.): Nach neueren Vorstellungen besteht das Molekül des plasmat. Gerinnungsfaktors VIII aus mehreren Untereinheiten, von denen eine der W. ist. Sein Fehlen verursacht eine hämophile Gerinnungsstörung, das ↑Willebrand-Jürgens-Syndrom.

Willebrand-Jürgens-Syndrom (nach Erik A. W. u. Rudolf J.): autosomal dominante hereditäre Pseudohämophilie. Mangel an Faktor VIII; lange Blutungszeit im Ggs. zur klass. Hämophilie, verläuft ähnl., aber milder als diese.

Willenegger-Drainage: Saugspüldrainage; zur Sanierung der Osteomyelitis von langen Röhrenknochen intramedullär eingebrachter Gummi- o. Kunststoffschlauch, durch den eine Spülflüssigkeit läuft, die distal von einem zweiten intramedullären Drain wieder abgesaugt wird.

Willenshemmung: subjektiv empfundene Unfähigkeit, einen Entschluß zu fassen, bes. bei ↑Depressionen.

Willi, Heinrich (1900–1971), Schweizer Päd., Zürich. ↑Prader-Willi-Syndrom.

Williams, Anna (1863–1955), amerik. Bakt.

Williams, J. C., zeitgen. neuseeländ. Kardiol.

Williams-Beuren-Syndrom (nach J. C. W. u. Alois J. B.): Fanconi-Schlesinger-Syndrom; autosomal dominante geistige u. körperl. Entwicklungsstörung mit frühkindl. Hyperkalzämie sowie supravalvulärer, isolierter ↑Aortenstenose u. kraniofazialen Dysmorphien. Abb.

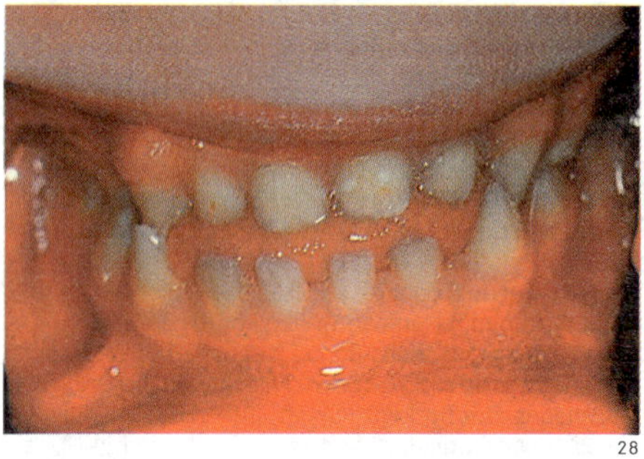

28

Williams-Beuren-Syndrom. Hypoplastische Zähne

Williams-Faktor (nach J. C. W.): bisher wenig definierter Faktor, der bei der Aktivierung des Faktors XII der plasmat. Blutgerinnung im inneren System der ↑Prothrombinaktivierung Bedeutung hat.

Willis, Thomas (1621–1675), brit. Anat. u. Physiol., Oxford u. London. Mit W., der das Exp. in die Gehirnphysiologie einführte u. den Lokalisationsgedanken vertrat, begann eine neue Epoche der Hirnforschung. W. hat als erster den Zusammenhang zwischen ZNS mit allen Hauptorganen des menschl. Organismus wie Herz, Lunge, Darm usw. präzisiert u. schuf so die Voraussetzung für die Lehre von W. Cullen. W. beschrieb die Anat. des Gehirns in „Cerebri anatome" 1664. Darin findet sich neben einer neuen Klassifikation der Hirnnerven, die lange Zeit gültig blieb, die erstmalige Beschreibung des N. accessorius als morphol. selbständiger Nerv. Auf W. geht wahrscheinl. auch der Begriff Neurologie zurück. Ebenfalls zum ersten Mal wurden von W. die Reflexe als automat. Vorgänge beschrieben. Der nach ihm benannte Circulus arteriosus cerebri (Circulus arteriosus Willisii) war bereits vor ihm durch J.J. Wepfer (1620–1695) beschrieben worden. W. hatte ledigl. die erste vollständige Abbildung des Circulus publiziert. W. ist u.a. auch Erstbeschreiber der Myasthenia gravis u. Wiederbeschreiber des honigartigen Geschmacks des Urins bei Diabetes mellitus (1674).

Willkürbewegungen: Selbstbewegungen, Handlungsmotorik; die i. R. der Auseinandersetzungen mit der Umwelt auf Auswahl- u. Entscheidungsprozessen beruhenden zielgerichteten u. operanten Bewegungsakte unter Beteiligung mehrerer bis vieler Muskelgruppen. Die hierfür erforderl. räuml.-zeitl. Innervationsmuster werden von subkortikalen Funktionsgeneratoren bereitgestellt, deren Gruppe für die Vorprogrammierung rascher, diskontinuierl. ↑ballistischer Selbstbewegungen wahrscheinl. im Neozerebellum, deren andere für die glattkontinuierl. Selbstbewegungen beliebiger Geschwindigkeit wahrscheinl. in den ↑Basalganglien liegt. Der prim. motor. Kortex integriert die von ihnen u. von anderen Teilen des Gehirns kommenden Afferenzen unter zusätzl. Informationsverarbeitung (↑Bewegungsprogrammierung) u. löst durch motor. ↑Efferenzen über das Pyramidensystem (↑Tractus corticospinalis) die W. aus. Eine doppelläufige Verbindung der motor. Rinde über Kerne der ↑Pons u. ↑Thalamus mit dem ↑Cerebellum moduliert die Rindenaktivität u. paßt so die W. automat. an die versch. Bewegungsbedingungen an (u.a. zeitl. Koordination von ↑Agonisten u. ↑Antagonisten), wobei über das Kleinhirn auch Verbindungen zum extrapyramidalen ↑System bestehen. Die W. unterliegen somit eigentl. nur vom Start her dem Willen.

Wilms, Max (1867–1918), dt. Chir., Leipzig, Basel, Heidelberg.

Wilms-Höcker (nach Max W.) ↑Kopfhöcker.

Wilms-Tumor (nach Max W.): bösartiger dysontogenet. Mischtumor, sog. Adenosarkom der Niere, der neben drüsigen Strukturen u. sarkomatösem Stroma auch Muskulatur u. Knorpel bzw. Schleimgewebe enthalten kann. Vorkommen bes. in frühem Kindesalter. Häufig in Kombination mit einem ↑Retinoblastom auftretend. Abb.

Wilson, Clifford (geb. 1906), brit. Int. ↑Kimmelstiel-Wilson-Syndrom.

Wilson, Frank Norman (1890–1952), amerik. Kardiol.

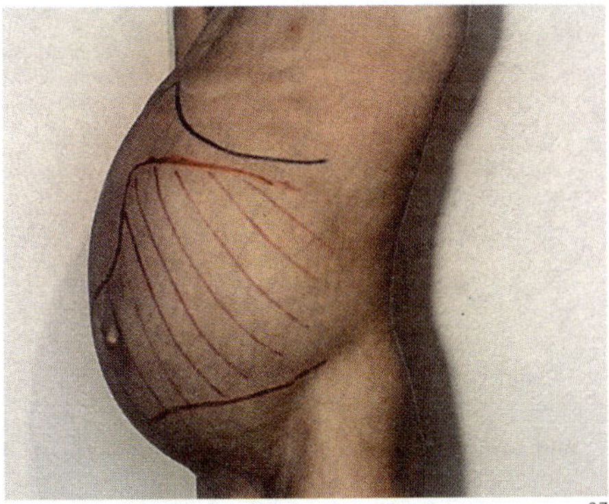

37

Wilms-Tumor. Durch den Nierentumor aufgetriebenes Abdomen

Wilson, Miriam G. (geb. 1922), amerik. Pädiaterin, Los Angeles. ↑Mikity-Wilson-Syndrom.

Wilson, Samuel Alexander Kinnier (1878–1937), brit. Int. u. Pathologe, London.

Wilson, William James Erasmus (1809–1884), brit. Dermat., London.

Wilson-Ableitungen (nach Frank N. W.) ↑EKG-Ableitungen.

Wilson-Block (nach Frank N. W.): häufigste Form des ↑Rechtsschenkelblocks.

Wilson-Brocq'-Krankheit (nach Sir William J. E. W. u. Louis A. J.): Erythrodermia exfoliativa generalisata; ↑Erythrodermie.

Wilson-Krankheit (nach Samuel A. K. W.): Wilson-Westphal-Strümpell-Syndrom, hepatozerebrale Degeneration, hepatolentikuläre Degeneration; autosomal rezessiver Erbgang. Kupferstoffwechselstörung u. Synthesestörung des Coeruloplasmins führt zu erniedrigtem Coeruloplasminspiegel u. Kupfergehalt im Plasma bei Erhöhung des freien Kupfers, Ablagerung von Kupfer im Gewebe (Kayser-Fleischer-Kornealring), übermäßiger Kupferausscheidung mit dem Urin. Extrapyramidale Bewegungsstörungen, insbes. chorea.-athetot. ↑Hyperkinesen auf der Grundlage herdförmiger Nekrosen des Linsenkerns. Gleichzeitig findet sich eine grobknotige Leberzirrhose. Da die Hirnveränderungen nicht auf den Linsenkern beschränkt sind, spricht man von hepatozerebraler Degeneration. Ther. wird neben Leberschutzpräparaten u. anderen Medikamenten v.a. D-Penicillamin eingesetzt. Unbehandelt entwickelt sich eine Demenz. ↑Parkinson-Syndrom, ↑Flapping tremor, Dysarthrie.

Wilson-Mikity-Syndrom (nach Miriam W. u. Viktor M.) ↑Mikity-Wilson-Syndrom.

Wimberger-Zeichen: röntg. nachweisbare rarefizierende Ostitis im Bereich des medialen Drittels des Schienbeins.

Wimperlarve ↑Mirazidium.

Wimpern: Augenwimpern, Cilia; am freien Rand der Lider in 2–4 Reihen angeordnete, gebogene Haare, welche das Auge vor anfliegenden Fremdkörpern schützen. Abb. S. 2184.

Wimpernlarve ↑Mirazidium.

Wimpertierchen ↑Ciliophora.

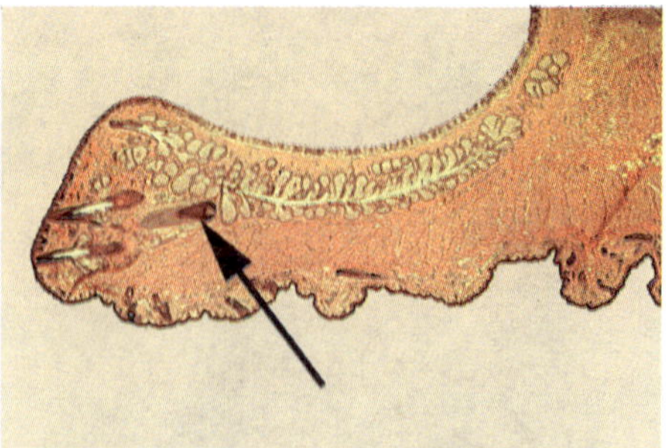

30

Wimpern. Histologischer Schnitt, HE-Färbung; konkave Seite (Richtung Auge): Bindehaut u. Tarsalplatte; außen: Haut; unten: Lidkante mit W. (Pfeil)

Winckel, Franz von (1837–1911), dt. Gyn., München. ↑Wigand-Martin-Winckel-Handgriff.

Winckel-Zeichen (nach Franz v. W.): Lösungszeichen der Plazenta, auch nach O. Küstner benannt. Die ungelöste Plazenta wandert mit dem Corpus uteri nach oben, wenn man dieses durch Eindrücken oberhalb der Symphyse in den oberen Bauchraum verschiebt. ↑Nabelschnurzeichen.

Winddorn ↑Spina ventosa.

Windei ↑Abortivei.

Windeldermatitis ↑Dermatitis glutaealis infantum.

Windeltest: histor. Suchtest (↑Screening) zur Erkennung einer ↑Phenylketonurie mittels $FeCl_3$-Lösung, die auf die Windel getropft wurde u. mit dem Abbauprodukt des Phenylalanins im Urin eine Farbreaktion ergab, durch den empfindlicheren ↑Guthrie-Test ersetzt.

Windkesselfunktion der Gefäße: Die stoßweise Entleerung des li. Herzens muß an die kontinuierl. Strömung in der Peripherie u. diese an die stoßweise Entnahme durch das re. Herz angepaßt werden. Hierzu dienen auf der art. Seite die elast. Eigenschaften der großen Arterien als Druckspeicher (arterieller W.) u. die kapazitiven Eigenschaften der herznahen Venen als Volumenspeicher. Während der Austreibungszeit nehmen die Windkesselgefäße nach Maßgabe ihrer Volumenelastizität E' u. des ↑Widerstands der peripheren Blutstrombahn TPR einen Teil des ↑Herzschlagvolumens auf, der in Diastole u. Anspannungszeit wieder abgegeben wird. Die Güte der W. d. G. wird durch die Höhe des diastol. Blutdrucks u. die Verringerung der Blutdruckamplitude charakterisiert. Diese bestimmt den Strompuls in der Peripherie u. ist um so kleiner, je höher die Herzfrequenz, je höher TPR u. je geringer E' ist.

Windkesselhypertonie: Elastizitätshypertonie; Erhöhung des art. Blutdrucks bei Elastizitätsverlust der großen Arterien durch Sklerose. Systol. Blutdruckerhöhung bei normalem diastol. Druck. Daraus resultiert eine nur geringe Steigerung des art. Mitteldrucks.

Windmühlenflügelstellung: angeborene, genet. bedingte doppelseitige Abweichung der Achsen des 2.–5. Fingers nach ulnar ab dem Fingergrundgelenk o. der Handwurzel. Gleichzeitig Beugekontraktur der Finger u. Adduktionskontraktur des Daumens.

Windpocken: Varicella, Varizellen, Schafblattern, Schafpocken, Spitzpocken, Wasserpocken; endem.-epidem., durch Tröpfchen- u. Schmierinfektion übertragbare, zykl. Infektionskrankheit, Erreger: ↑Varicella-Zoster-Virus. Inkubationszeit 10–21 Tage. Klin. leicht fieberhafter Verlauf, papulovesikulös exanthemat. Erkrankung, die v. a. im Kindesalter auftritt (sog. Kinderkrankheit); Effloreszenzen verschiedenster Entwicklungsstadien stehen nebeneinander. Abheilung meist ohne Narbenbildung (bei fehlender bakterieller Sekundärinfektion); i. a. lebenslange Immunität. Teilimmunität erklärt den lokal rezidivierenden ↑Zoster. Gefahr der bakteriellen Sekundärinfektion, der (seltenen) Varizellenmeningoenzephalitis u. (sehr selten) Varizellenembryopathie mit sog. fetalem Varizellensyndrom: Mikrozephalie, Mikrophthalmus, Chorioretinitis, Katarakt, Defekte u. Narben der Haut u. a. Passive Immunisierung mit Humanimmunglobulin bei Exposition u. Seronegativität in den ersten 3 u. letzten 2 Schwangerschaftsmonaten u. bei immungeschwächten Pat. ↑Windpockenimpfung. Diagnostik durch Virusnachweis (↑Virusdiagnostik) bzw. serol. Nachweis von Antikörpern. Abb.

Windpockenimpfung: aktive ↑Immunisierung von Pat., für die eine Varicella-Zoster-Virus-Infektion bes. riskant ist (z. B. exponierte Neugeborene ohne mütterl. Leihimmunität, Pat. mit akuter Leukämie, immunsupprimierte Pat. nach Organtransplantation o. mit Immunschwäche) gegen ↑Varicella-Zoster-Virus mit einem Lebendimpfstoff.

Windstärke: für die therm. Wirkung des Wetters entscheidender Faktor, der in der Klimatologie nach der Beaufort-Skala bewertet wird. Tab.

Winiwarter, Alexander von (1848–1917), österreich. Chir., Wien, Lüttich.

Winiwarter-Buerger-Syndrom (nach Alexander von W.): Arteriitis obliterans; v. a. junge Männer befallende, vorwiegend entzündl. venöse u. art. Verschlußkrankheit mit Neigung zu segmentaler Strombahnverlegung vorwiegend in mittleren u. kleineren Arterien. Periphere Kreislaufstörungen, ↑Claudicatio intermittens, angiospast. Augenhintergrundveränderungen; zerebrale Gefäßveränderungen führen zu Kopfschmerzen, Migräne, schleichend einsetzenden Lähmungs- u. Sensibilitätsstörungen.

Winkel, anorektaler: durch Dauerkontraktion des M. puborectalis bedingte Abknickung des Analkanals u. distalen Rektums gegenüber dem proximalen Rektumanteil (in Ruhe 95°–105°, bei Defäkation durch Hemmung des Dauertonus 150°).

Winkelbeschleunigung: Zu- o. Abnahme der Geschwindigkeit einer Rotationsbewegung (pos., neg. W.).

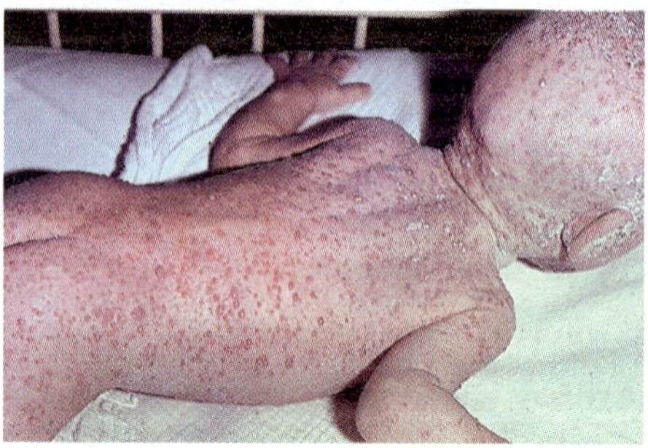

37

Windpocken

Windstärken nach Beaufort

Windstärke	Windbezeichnung	Windgeschwindigkeit
0	Stille	0–0,2 m/s
1	leiser Zug	0,3–1,5 m/s
2	leichte Brise	1,6–3,3 m/s
3	schwache Brise	3,4–5,4 m/s
4	mäßige Brise	5,5–7,9 m/s
5	frische Brise	8,0–10,7 m/s
6	starker Wind	10,8–13,8 m/s
7	steifer Wind	13,9–17,1 m/s
8	stürm. Wind	17,2–20,7 m/s
9	Sturm	20,8–24,4 m/s
10	schwerer Sturm	24,5–28,4 m/s
11	orkanartiger Sturm	28,5–32,6 m/s
12	Orkan	über 32,6 m/s

Die W. wirkt als Reiz für die Haarzellenrezeptoren in den Bogengangsampullen des Vestibularapparats, indem in den Gängen die Endolymphe zum Strömen gebracht wird, was die Härchen (Kinozilien) auslenkt. Bei pos. W. strömt die Endolymphe entgegen der Drehrichtung, bei neg. W. in Richtung der gewesenen Drehung. ↑Nystagmus.

Winkel, epigastrischer: der von beiden Rippenbögen begrenzte Winkel im Oberbauch; beträgt etwa 80°.

Winkelmerkmal: Merkmal für die Seitenzuordnung spez. von Frontzähnen, der Winkel zwischen Approximalfläche u. Schneidekante ist mesial kleiner als distal, ↑Wurzelmerkmal.

Winkelplatten ↑Plattenosteosynthese.

Winnicott, Donald W. (1896–1971), brit. Psychoanalytiker, von der Kinderheilkunde unter dem Einfluß von M. Klein zur Psychoanalyse gelangt.

Winslow-Hernie
↑Hernia recessus duodenojejunalis.

Winter-Bottom-Zeichen ↑Trypanosomiasis.

Winternitz, Wilhelm (1835–1917), österreich. Int., habilitierte 1864 in Wien mit ersten Untersuchungen über Wirkungsphysiologie der Hydrotherapie nach V. Prießnitz.

Winterschlaf, künstlicher ↑Hypothermie.

Winterschlaf, natürlicher: Verhalten heterothermer Tiere wie Igel, Ziesel, Eichhörnchen, Fledermaus, Bär, die für sie ungünstige Winterzeit durch Absenken ihrer Körpertemperatur bis auf wenige Grade über Null zu überdauern. ↑Hibernation, artifizielle.

Wintersmog: Bez. für den sog. London-Typ des Smog. W. entsteht bei Anwesenheit von SO_2 bei niedrigen Außentemperaturen, wenn feuchte Luft durch Wasserdampfkondensation an Staub- u. Rußteilchen der Stadtluft zu Nebel führt. Das in der Luft enthaltene SO_2 reagiert bei Einwirkung von Sonnenlicht mit dem Wasser des Nebels. Dadurch entstehen Schwefelsäureaerosole.

Wintersteiner-Rosetten: Flexner-Wintersteiner-Rosetten; charakterist. Formationen bei differenziertem Retinoblastom, fehlen bei nichtdifferenziertem. Bildung eines Saumes aus Tumorzellen um einen Hohlraum, der Glukosaminoglykane enthält. Im Ggs. dazu bilden die Homer-Wright-Rosetten bei Medulloblastom u. Neuroblastom einen von spinnwebartigem Material ausgefüllten Raum.

Wintrich, Anton (1812–1882), dt. Int., Erlangen.

Wintrich-Schallwechsel (nach Anton W.): beim Öffnen u. Schließen des Mundes Tonhöhenwechsel des Klopfschalls, wenn ein Lungenhohlraum breite Verbindung zum Bronchialsystem hat.

Winzerkrebs: Krebserkrankungen der Haut, Lunge u. Leber bei Weinbauern. Wurden durch inzwischen verbotene arsenhaltige Schädlingsbekämpfungsmittel verursacht u. vorwiegend in den Weinanbaugebieten von Rhein, Neckar u. Mosel beobachtet. ↑Berufskrankheiten.

Wirbel: 1. ein an Grenzflächen durch die Viskosität in einer Flüssigkeit o. in einem Gas entstehender Strömungsvorgang. W. erzeugen einen zusätzl. Widerstand auf der Rückseite eines umströmten Körpers. 2. ↑Vertebra.

Wirbelabszeß: Ausgangspunkte sind osteomyelit. Prozesse der Wirbelkörper u. -bögen, Entzündungen, aber auch die Spondylitis tuberculosa, seltener Traumafolgen. Der Entstehungsmodus ist entweder hämatogen o. per continuitatem. Die häufigsten Erreger sind Staphylokokken, seltener Strepto-, Pneumo- o. Meningokokken (↑Rückenmarkabszesse). Bei der ↑Wirbelsäulentuberkulose kommt es bei Einschmelzung zur Bildung von Senkungsabszessen u. zur Ausbildung von Wirbelkompressionen mit Gibbusbildung, evtl. auch zu einer Querschnittslähmung. Ther.: Chemotherapie, Ruhigstellung im Gipsbett u. operative Herdausräumung.

Wirbelaplasie: angeborenes Fehlen von Wirbeln durch unterbliebene Weiterentwicklung der prim. vorhandenen knorpeligen Anlage. Vorkommen: isoliert o. als Bestandteil von Systemerkrankungen, z. B. ↑Klippel-Feil-Syndrom. Formen: 1. Wirbelkörperagenesie bzw. -aplasie: Fehlen des Wirbelkörpers bei vorhandenen Bögen. Anstelle der Wirbelkörper: diskusähnl. Knorpelgewebe, das unter Belastung zusammenbricht (↑Kyphose, angeborene). Im betroffenen Segment kann sich aus Bogenwurzeln ein rudimentärer dorsaler Halbwirbel (↑Hemispondylie) bilden. Fehlen mehrerer Wirbel wird bes. kaudal in Verbindung mit Fehlbildungen des Neuralrohrs, des Urogenitaltrakts u. der Extremitäten beobachtet (↑Sirenomelie). 2. Wirbelbogenagenesie bzw. -aplasie: Totales o. partielles Fehlen des Wirbelbogens tritt isoliert o. in Kombination mit Wirbelkörperaplasie auf. Verschiedengradige Einbeziehung der Wirbelfortsätze. Agenesie des dorsalen Bogens ist häufigste Fehlbildung des Atlas.

Wirbelbad: Wannenbad mit zusätzl. mechan. Reiz durch Wirbelung des Wassers mittels Wasserschraube.

Wirbelblockierung: die über einen Spasmus des M. errector spinae induzierte, oft schmerzhafte Bewegungsaufhebung (Blockierung) eines ↑Bewegungssegments der Wirbelsäule. Entstehung durch Schädigung an der Wirbelsäule selbst o. auf reflektor. Wege bei Störungen anderer Organe im entsprechenden Segment.

Wirbelbogenspalte: angeborene Spaltbildung in einem Arcus vertebrae o. mehreren Wirbelbögen. Schwere Grade kombiniert mit Ausfallerscheinungen von Rückenmarksegmenten u. stat. Beeinträchtigungen. 1. dorsale Wirbelbogenspalte (↑Dornfortsatzspalte); 2. seitl. Wirbelbogenspalte (↑Spondylolyse); 3. Spalte der Bogenwurzel (sehr selten); 4. Spalte zwischen Wirbelbogen u. Wirbelkörper (äußerst selten). W. sind oft Bestandteile von Systemerkrankungen, z. B. Eulenburg-Sprengel-Syndrom (angeborener ↑Schulterblatthochstand). Abb.

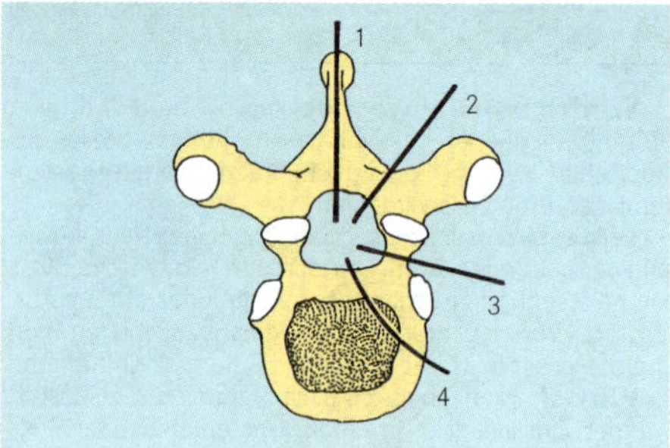

Wirbelbogenspalten (Erläuterung siehe Text)

Wirbelfortsatzfehlbildungen: 1. Agenesien: selten bei Gelenkfortsätzen, häufiger bei Dornfortsätzen; 2. Hypoplasien (häufiger bei Dornfortsätzen); 3. Spaltbildungen: ↑Dornfortsatzspalte, Rhachischisis posterior (↑Rhachischisis), ↑Spina bifida, ↑Spondylolyse; 4. asymmetr. Verschmelzung der Dornfortsatzanlagen mit Gabelung; 5. abnorme Gelenkfortsatzstellung; 6. Knochenbrücken zwischen benachbarten Gelenkfortsätzen; 7. ↑Halsrippe, ↑Lendenrippe.

Wirbelfraktur: knöcherne Verletzungen eines Wirbels, vorwiegend im Wirbelkörper lokalisiert. Das Traumaausmaß reicht von Kantenabsprengungen, Grund- u. Deckplatteneinbrüchen mit Bandscheibenverletzung bis zur keilförmigen Zusammensinterung u. völligen Zertrümmerung. Bogen- u. Gelenkfortsatzbrüche sind seltener. Die schwersten Folgen für Rückenmark u. Statik haben Luxationsfrakturen. Dorn- u. Querfortsatzbrüche sind unproblemat. Komplikationen: ↑Querschnittslähmung, Schmerzen durch Instabilität u. veränderte Statik der Wirbelsäule. Ther.: stabile Frakturen werden konservativ-funktionell behandelt. Operativ bei Instabilität durch hohen Traumatisierungsgrad des Wirbels u./o. als Folge diskoligamentärer Verletzungen: ↑Aufrichtung u. Stabilisierung durch ↑Fixateur interne, bei hochgradiger Instabilität zusätzl. ventrale interkorporelle Fusion erforderl. Die Kompression von Rückenmark u. Nervenwurzel, bes. das zunehmende neurol. Defizit durch Knochensplitter u./o. Bandscheibenanteile ist eine absolute Ind. zur schnellen operativen Dekompression des Wirbelkanals. ↑Keilwirbel, ↑Halswirbelsäulenschleudertrauma, ↑Dens-axis-Fraktur, ↑Aufrichtung eines Wirbelkörpers.

Wirbelgleiten ↑Spondylolisthesis.

Wirbelkaries ↑Wirbelsäulentuberkulose.

Wirbelkörperrandleiste ↑Randleisten.

Wirbelkörperspalte: angeborene Spaltung eines Wirbelkörpers. Im Ggs. zu den ↑Wirbelbogenspalten sehr selten.

Wirbelkörperspange: Durch Hyperostosen kommt es zur ossären Verbindung zwischen einzelnen Wirbelkörpern. Typ. radiol. Bild bei ↑DISH-Syndrom. Prädisponierender Faktor scheint Diabetes mellitus zu sein.

Wirbelsäule ↑Columna vertebralis.

Wirbelsäulengymnastik: krankengymnast. Programm zur Mobilisierung u. Stabilisierung der Wirbelsäule bei Haltungsinsuffizienz.

Wirbelsäulenhyperostose, senile ankylosierende: Forestier-Krankheit, ↑DISH-Syndrom.

Wirbelsäulenschonhaltung: kyphot., skoliot. o. lordot. Haltung bei Erkrankungen der Wirbelsäule.

Wirbelsäulenstatik ↑Wirbelsäulentraglinie.

Wirbelsäulentraglinie: gedachte senkrechte Linie vom Tuberculum anterius des Atlas nach kaudal. Infolge Lordose- u. Kyphosekrümmungen liegt die Wirbelsäule teils vor, teils hinter dieser Linie. Sie schneidet den Körper des 6. Halswirbels, des 9. Brustwirbels sowie des 3. Sakralwirbels.

Wirbelsäulentuberkulose: Wirbelkaries; hämatogen entstandene Knochen- u. Gelenktuberkulose im Bereich der Wirbelsäule. Die W. kann zum Zusammenbruch von Wirbelkörpern mit nachfolgender Buckelbildung (Pott-Gibbus, ↑Pott-Lähmung) u. zur Entstehung von kalten Abszessen, z. B. ↑Psoasabszeß, führen. Die W. erfordert eine längere orthop. Behandlung u. tuberkulostatische ↑Chemotherapie.

Wirbelsäulenverkrümmung ↑Skoliose.

Wirbelspalt: ↑Hemmungsfehlbildung der Wirbelbögen; ↑Spina bifida.

Wirbelspalte, dorsale ↑Dornfortsatzspalte.

Wirbelspalte, ventrale ↑Rhachischisis.

Wirbelstromelektrode: Form der ↑Spulenfeldbehandlung; besteht aus einer Kupferdrahtspule mit 3 Windungen u. Durchmesser von 13 cm.

Wirbelsynchondrose ↑Discus intervertebralis, ↑Synarthrose.

Wirbelverschmelzung ↑Blockwirbel.

Wire loops ⟨*engl*⟩: Drahtschlingenphänomen; subendotheliale Einlagerung von eosinophilem PAS-pos. Material (Fibrinoid) in die Basalmembran einzelner Glomerulusschlingen bzw. des gesamten Glomerulus bei Lupusnephritis.

Wirkaktivität: Intrinsic activity; biol. Maß für die relative Stärke eines durch Pharmaka ausgelösten biol. Effekts. Pharmaka können sich an einen Rezeptor binden ohne eine biol. Wirkung auszulösen; derartige Stoffe besitzen die W. 0. Lösen sie dagegen den max. mögl. Effekt aus, besitzen sie die W. 1. Partielle ↑Agonisten o. ↑Antagonisten haben eine W. zwischen 0 u. 1.

Wirkgruppe: an der ↑Enzymkatalyse beteiligte, niedermolekulare, nichtproteinogene Verbindung (↑Coenzym, prosthetische ↑Gruppe).

Wirkort: Ort der Wechselwirkung von Pharmakon u. Biosystem in den versch. Kompartimenten des Organismus (z. B. intrazellulär, extrazellulär, im Zellkern).

Wirksamkeit: bei der ↑Impfstoffprüfung die schützende Wirkung eines Impfstoffs o. Immunglobulins, die beim Vergleich mit einem ↑Referenzpräparat anhand des ↑Schutzversuchs am Tier in Schutzeinheiten (↑Internationalen Einheiten) pro ml Impfstoff o. Immunglobulin definierbar ist.

Wirksamkeit, relative biologische: *Abk* RBW; Verhältnis der ↑Energiedosis einer Röntgenstrahlung (Bezugsstrahlung) zur Energiedosis einer beliebigen anderen Strahlenart, die den gleichen biol. Effekt erzeugt, z.B. eine gleich große Überlebensrate. Die RBW ändert sich in Abhängigkeit vom Ausmaß der Strahlenschädigung. Nach Einwirkung von 3 MeV Neutronen auf ↑Zellzüchtungen ergibt sich eine RBW von 5 für eine Überlebensrate von 80 % u. eine RBW von 2 für eine Überlebensrate von 1 %.

Wirkspiegel: biol. wirksame Konzentrationen von ↑Pharmaka.

Wirkstoffe: biol. aktive Substanzen, ↑Pharmaka.

Wirkung, additive: Summation der Wirkung von versch. Pharmaka in einer Kombination. Voraussetzung ist die gleiche Wirkungsqualität, z.B. eine hypnot. Wirkung.

Wirkung, antagonistische: Die Gesamtwirkung einer Kombination von Pharmaka mit agonist. u. a. W. ist geringer als die Summe der Wirkungen der Einzelbestandteile.

Wirkung, antikomplementäre: Eigenschaft eines Serums o. Antigens o. auch anderer Stoffe, ↑Komplement zu binden u. damit die Komplementwirkung aufzuheben. Störfaktor bei der ↑Komplementbindungsreaktion, der zur Eigenhemmung der Reaktion führt.

Wirkung, intrakrine intrazelluläre Wirkung von Sekretionsprodukten der eigenen Zelle.

Wirkung, katabole: abbaufördernde Wirkungen, z.B. die fördernde Wirkung der ↑Glukokortikoide auf den Proteinabbau im Muskel.

Wirkung, kumulative: Summierung tox. Einzelereignisse ohne Stoffkumulation. Eine k. W., z.B. von Arzneimitteln, ist mögl., da eine Abhängigkeit der Wirkung zahlreicher Gifte von einer Variation der Einwirkungszeit (t) u. der Konzentration am Rezeptor (c) entspr. der Haber-Regel besteht: $c \cdot t = \text{konstante Wirkung}$. Danach entfalten kleine Konzentrationen über lange Zeiten gleiche Wirkungen wie große Konzentrationen über kurze Zeiten, bes. relevant bei Karzinogenen.

Wirkung, muscarinartige
↑Acetylcholin, ↑Muscarin.

Wirkung, oligodynamische: Adsorption von Schwermetallionen auf Bakterienoberflächen (z.B. Ag, Cu) u. Bindung an Membraneiweiße. Bedingt bakteriostat. o. bakteriziden Effekt; Grund für desinfizierende Wirkung von Schwermetallionen. O. W. tritt noch in sehr hohen Verdünnungen auf; wird genutzt, um Bakterienwachstum in wäßrigen Lösungen zu hemmen.

Wirkung, pharmakodynamische: Jeder chem. Stoff kann an einem biol. System Wirkungen hervorrufen. Dosis u. Wirkungsqualität können sehr unterschiedl. sein. Solche Wirkungen reichen von unspezif., meist schädigenden Effekten bis zu hochspezif. Funktionsänderungen, die sich durch strukturspezif. Rezeptorbindungen auslösen lassen. Solche Wirkungen werden als p. W. bezeichnet.

Wirkung, potenzierte ↑Wirkung, überadditive.

Wirkungsabnahme: Die Wirkung eines Pharmakons kann bei wiederholter Gabe abnehmen (↑Toleranz o. ↑Gewöhnung), z.B. bei Hypnotika o. Analgetika. Eine sehr schnelle Form der W. ist die ↑Tachyphylaxie, z.B. nach indirekten Sympathomimetika wie Ephedrin. Die Wirkung kann aber auch beim ↑Koergismus von zwei versch. Pharmaka abnehmen, dann handelt es sich um eine antagonistische ↑Wirkung, z.B. beim Zusammenwirken von Hypnotika u. Analeptika.

Wirkungsdauer: Die W. eines Pharmakons ist eine Funktion der Dosis u. der ↑Pharmakokinetik, die die Konzentration am Wirkort bestimmen. Häufig wird eine Verlängerung der W. angestrebt. Erreicht wird das 1. durch eine Dosiserhöhung (Gefahr der Überdosierung); 2. durch ein ↑Eliminationsdepot infolge Verlangsamung der ↑Evasion; 3. durch ein ↑Resorptionsdepot infolge Verlangsamung der Invasion bei gleichzeitiger Dosiserhöhung.

Wirkungsgrad: 1. ***Labordiagnostik:*** Kriterium für die Eignung von Parametern u. Tests für die Diagnostik bzw. Siebtestung von Krankheiten. Der W. wird durch folgende Kenngrößen charakterisiert: diagnostische ↑Empfindlichkeit, diagnostische ↑Spezifität, ↑Vorhersagewert. 2. ***Physiol.:*** Beschreibt mit dem Verhältnis von gewandelter zu aufgewendeter Energie den Nutzeffekt dieses Energiewandlungsprozesses. Der Nutzeffekt ist außer bei der prim. Erzeugung von Wärmeenergie niemals 1, weil nach dem Entropiesatz der Thermodynamik bei jedem Energiewandlungsprozeß auch Wärme entsteht. Der W. der körperl. Arbeit ergibt sich zu

$$\eta = \frac{\text{geleistete Arbeit in mkp}}{\text{Leistungszuwachs in mkp}}$$

Zur Umrechnung des ↑Leistungszuwachses in mkp dient das mechan. Wärmeäquivalent: 102 mkp = 1 kJ. Dieser W. wird auch als Nettowirkungsgrad bezeichnet. Beim Bruttowirkungsgrad setzt man die geleistete Arbeit ins Verhältnis zum ↑Gesamtumsatz. W. bei einigen Arbeitsarten: Radfahren 0,25; Ziehen von Lasten 0,24; Kurbeln 0,20; Gewichtheben 0,17; zum Vergleich: Dieselmotor 0,30; Dampfmaschine 0,12. Training u. Übung erhöhen den W. 3. ***Radiol.:*** Nutzeffekt, Ausbeute. Bei Energieumwandlungen das Verhältnis der gewonnenen Energie (o. der Leistung) zur aufgewendeten. Für die Röntgenstrahlungserzeugung ist W. (Röntgenstrahlungsenergie/Kathodenstrahlungsenergie) mit Wolfram bei 100 kV als Anodenmaterial kleiner als 1 %. Etwa 99 % der Energie werden in Wärme umgewandelt. Da von der erzeugten Röntgenstrahlung nur ein sehr kleiner Bruchteil als Nutzstrahlenkegel die Röhre verläßt, reduziert sich der effektive W. nochmals um mind. den Faktor 10.

Wirkungsintensität: Die W. eines Pharmakons (Stärke eines ausgelösten Effekts, z.B. einer Blutdrucksenkung) ist eine Funktion der Dosis, während die Wirkungsqualität von der chem. Struktur eines Stoffs abhängt. Die W. ist aber nur in einem best. Dosisbereich dosisabhängig.

Wirkungsinterferenz: W. von zwei versch. Pharmaka können sich auf sehr unterschiedl. Ebenen abspielen: 1. physikal-chem. W. zwischen zwei Stoffen durch direkte Reaktion miteinander, Folge kann eine Inaktivierung, z.B. von Quecksilber durch Dithioglycerol, o. eine Aktivierung von Calomel durch Iodide sein; 2. ein pharmakokinet. Zusammenwirken, z.B. eine Resorptionsverzögerung von Lokalanästhetika durch Noradrenalin o. eine Evasionsbeschleunigung durch ↑Enzyminduktion; 3. eine Interferenz auf Rezeptorebene, z.B. infolge eines kompetitiven Antagonismus wie zwischen Acetylcholin u. Atropin; 4. eine funktionelle Interferenz von versch. Systemen im Organismus, z.B. die Wirkung von Sympathikus u. Parasympathikus auf die Pupille.

Wirkungskomplex, aktinischer: Gesamtheit der für die medizinische ↑Klimatologie relevanten Anteile der natürl. Strahlung. Hierbei handelt es sich v.a. um sichtbares ↑Licht, ↑UV-Strahlung, u. Wärmestrahlung sowie Röntgen- u. kurzwellige kosm. Ultrastrahlung. Die Strahlungsintensität unterliegt starken regionalen u. jahreszeitl. Schwankungen.

Wirkungskomplex, luftchemischer: Gesamtheit der regional unterschiedl. auf den Organismus wirkenden chem. Wirkungen des ↑Klimas. Therapierelevant sind v.a. der verminderte Sauerstoffpartial- u. Wasserdampfdruck im Hochgebirge (↑Hochgebirgsklima), das Meerwasseraerosol u. die ↑Allergenarmut. Aus meteoropatholog. Sicht sind v.a. ↑Ozon, Schwermetall- Radon- CO_2-, CO- u. Staubgehalte der Luft von Bedeutung.

Wirkungskomplex, luftelektrischer: Gesamtheit der regional unterschiedl. auf den Organismus wirkenden elektromagnet. Felder. Die ther. u. pathogenet. Relevanz elektromagnet. Felder sind noch nicht eindeutig geklärt.

Wirkungskomplex, thermischer: Summe der klimatherpeut. einwirkenden therm. Reize, die sowohl Abkühlung als auch Erwärmung beinhalten können. Der t. W. wird v.a. von Lufttemperatur, Windgeschwindigkeit u. Strahlungsintensität bestimmt. Die therm. Wirkfaktoren des Klimas zählen zu den entrinnbaren ↑Klimafaktoren u. sind durch ↑Klimaexpositionsverfahren gut dosierbar.

Wirkungsmechanismus: Art der Auslösung des biol. Effekts des Pharmakons auf biochem., physikal. u. physiol. Ebene. Jede Wirkung basiert auf naturwissenschaftl. erklärbaren Mechanismen. Sind diese nicht hinreichend bekannt, spricht man von Wirkungsweise bzw. Wirksamkeit. ↑Chemotherapeutika.

Wirkungsmenge: Integral der Wirkungsintensität einer definierten Dosis eines Pharmakons über die Zeit. Ein Pharmakon mit geringer Wirkungsstärke, aber langer Wirkungsdauer kann deshalb eine größere Wirkungsmenge besitzen als eines mit höherer Wirkungsintensität, aber nur kurzer Wirkungsdauer.

Wirkung, spezifisch-dynamische: die der Aufnahme von Nährstoffen folgende, bis 12 h anhaltende Steigerung des Energiewechsels nach Proteinen um ca. 30 %, nach Kohlenhydraten um ca. 3–10 % u. nach Fetten um ca. 3 %. Luxuskonsumption an Nährstoffen erhöht die s. W., Hunger u. erhöhter Bedarf (Wachstum u. Rehabilitation) senken sie.

Wirkungsprinzipien lebender Strukturen: Prinzipien, die den Organismus als lebendes System charakterisieren u. seine Gesundheit aufrecht erhalten (Prinzipien der Strukturierheit, biol. Ordnung, Reaktivität u. Reagibilität, Regulation, Adaptation, genet. Determiniertheit).

Wirkungsqualität: Art der biol. Veränderung durch ein Pharmakon in Wechselwirkung mit einem biol. System.

Wirkungsschwelle: Konzentration, bei der die Wechselwirkung zwischen Biosystem u. Pharmakon zu einem biol. Effekt führt.

Wirkungsspektrum, antibiotisches: Auflistung der Bakterien, gegen die ein best. Antibiotikum o. Chemotherapeutikum wirkt. ↑Breitbandantibiotika.

Wirkungsstärke: dosisabhängiger Effekt von Stoffen (Pharmaka) auf ein Biosystem.

Wirkungstyp: Art der Wechselwirkung eines Stoffs (Pharmakons) mit einem Biosystem; man unterscheidet ↑Agonisten u. ↑Antagonisten.

Wirkungsumkehr: Bei hoher Erregbarkeit im vegetativen Nervensystem kann beobachtet werden, daß Reize, die diese Erregbarkeit noch steigern müßten, zu einer gegenteiligen Wirkung führen, z. B. bei hoher Erregbarkeit im System des Sympathikus zu einem Parasympathikuseffekt. Die Beobachtung solcher anscheinend paradoxen Reaktionen hat einige Forscher dazu geführt, eine bes. Gesetzmäßigkeit anzunehmen. Diese Auffassung wird jedoch nicht allg. geteilt.

Wirkungsverlängerung ↑Wirkungsdauer.

Wirkungsverstärkung: Zu einer W. bei wiederholter Gabe eines Pharmakons kommt es entweder durch ↑Stoffkumulation o. durch kumulative ↑Wirkung. Eine W. kann außerdem durch eine Interferenz (↑Wirkungsinterferenz) von zwei versch. Pharmaka zustande kommen.

Wirkung, überadditive: Wirkungspotenzierung von Pharmaka. Die Gesamtwirkung einer Kombination ist größer als die Summe der Wirkungen der Einzelbestandteile. Voraussetzung ist eine gleiche Wirkungsqualität der beiden Stoffe.

Wirsung, Johann G. (1600–1643), dt. Anat., Augsburg, Padua.

Wirsung-Gang (nach Johann G. W.) ↑Ductus pancreaticus.

Wirsungographie: Pankreatoduktographie; Röntgendarstellung des Ausführungsgangs der Bauchspeicheldrüse u. seiner Seitenäste. ↑Cholangiopankreatographie, endoskopische retrograde.

Wirt: Organismus, der einem Organismus anderer Art (Gast) über unterschiedl. lange Zeit als Transportmittel, Unterkunft, Nahrungsquelle, Entwicklungs- u. Fortpflanzungsstätte dient u., wenn dieser Organismus ein ↑Parasit ist, geschädigt wird. Hinsichtl. ↑Wirtsspezifität unterscheidet man ↑Hauptwirt, ↑Nebenwirt u. ↑Fehlwirt. In bezug auf die Funktion im Lebenszyklus der Parasiten werden ↑Solitärwirt, ↑Endwirt, ↑Zwischenwirt, ↑Additionalwirt u. paraten. Wirt unterschieden. ↑Wirtsspektrum.

Wirt, paratenischer: sog. Stapelwirt, Wartewirt; epidemiol. bedeutsamer ↑Additionalwirt, der best. Larvenstadien von ↑Helminthen beherbergt.

Wirtsbereich ↑Wirtsspektrum.

Wirtsspektrum: Fähigkeit von Infektionserregern (Parasiten), versch. Wirtsspezies zu befallen. Virol. umfaßt das W. die Spezies, deren Organismus o. Einzelzellen für eine best. Virusart empfängl. sind. ↑Wirtsspezifität.

Wirtsspezifität: Beschränkung des Vorkommens einer Parasitenart in einem best. Entwicklungsstadium auf eine Wirtsart o. -gruppe als Ausdruck der Anpassung des Parasiten an den ↑Wirt. Nach dem Grad der W. werden ↑Stenoxenie u. ↑Euryxenie unterschieden; dazwischen steht die ↑Oligoxenie. Virol. Bez. für Beschränkung einer best. Virusart auf eine Spezies, deren Organismus o. Einzelzellen für eine best. Virusart empfängl. sind.

Wirtswechsel: Erscheinung, daß ↑Parasiten ihren Lebenszyklus auf mehreren ↑Wirten vollziehen; oft mit ↑Generationswechsel verbunden.

Wirtszelle: Zelle, in die intrazelluläre Parasiten o. Krankheitserreger (z. B. Viren, Plasmodien) eindringen, latent verbleiben o. sich vermehren. Permissive W.: W., die dem ↑Tropismus der Viren entspricht, für sie voll empfängl. ist u. eine ↑Virusreplikation zu infektionstüchtigen Virionen erlaubt. Nichtpermissive W.: W., die nicht dem Tropismus von Viren entspricht, für sie unempfängl. ist u. keine Virusreplikation zu infektionstüchtigen Virionen erlaubt. Semipermissive W.: W., die nur halb dem Tropismus der Viren entspricht, für sie nicht voll empfängl. ist u. nur eine Virusreplikation mit extrem niedriger Ausbeute infektionstüchtiger Virionen erlaubt.

Wirtszellreaktivierung: Wiederherstellung der Vitalität geschädigter Viren (durch z. B. Mutation) durch Reparatursysteme (↑DNA-Reparatur, ↑Reparaturenzyme) der Wirtszelle.

Wisbrun-Handgriff: von Wisbrun angegebene Methode zur manuellen Korrektur des angeborenen Klumpfußes im Säuglingsalter. Zielt auf das normale Zueinander von Talus einerseits u. Kalkaneus u. Navikulare andererseits.

Wischreflex: zum Studium der Reflexaktivität des Rückenmarks beim Frosch untersuchter Reflex. Durch chem. Reizeinwirkungen auf die Haut wird eine Bewegung einer o. beider hinteren Extremitäten zur Beseitigung des reizenden Agens ausgelöst.

Wischtest: Kontrollmaßnahme für etwa vorhandene radioaktive ↑Kontaminationen von Arbeitsplätzen, Geräten u. geschlossenen radioaktiven Präparaten. Beim W. wird eine Fläche von etwa 200 cm^2 mit Filterpapier o. ä. abgewischt u. anschließend die Aktivität des Papiers mit einem Zählgerät bestimmt.

Wiskott, Alfred (1898–1978), Päd., München.

Wiskott-Aldrich-Syndrom (nach Alfred W. u. Robert A.): genet. bedingte Trias aus Thrombozytopenie, Infektionsneigung u. Ekzem im männl. Geschlecht. Ungünstige Progn. durch Blutungsneigung u. sept. Infektionen. X-chromosomal rezessiver Erbgang, Genort: Xp11.

Wismut ↑Bismutum subnitricum, ↑Bismutum subgallicum.

Wismutbehandlung: äußerl. als ↑Bismutum subnitricum, ↑Bismutum subgallicum zur Wunddesinfektion, früher zur Syphilisbehandlung benutzt (Salvarsan-Wismut-Kuren).

Wissenschaft, medizinische: Gesamtheit von Wissenschaftsgebieten, deren gemeinsame Aufgabe es ist, durch naturwissenschaftl., klin. u. epidemiol. Forschung Möglichkeiten u. Methoden zu erarbeiten u. Hilfsmittel zu entwickeln, um den Gesundheitszustand durch Diagnostik u. Ther., Prophylaxe u. Rehabilitation sowie Nachsorge zu verbessern. Der Bereich der m. W. insges. umfaßt den Menschen u. die Faktoren seiner natürl. sozialen Umwelt in ihrer Wechselwirkung u. erstreckt sich von den molekularen Grundlagen des Lebens über die Integrationsniveaus des Organismus (Zelle, Gewebe, Organ, Organsystem) bis zu den psych. Funktionen u. dem sozialen Beziehungsgefüge. Die m. W. stützt sich auf Math. u. Kybernetik, Physik u. Chem. u. ist mit ihren naturwissenschaftl. Bestandteilen in die Biowissenschaft einbezogen. Als Wissenschaft vom Menschen ist sie mit anderen Humanwissenschaften (Anthrop., Psychol., Ethik u. a.) eng verbunden.

Wissler, Hans (1906–1983), Schweizer Päd., Zürich.

Wissler-Syndrom (nach Hans W.) ↑Subsepsis allergica Wissler.

Wistar-Ratte: weltweit verbreitete Albinoratte. 1913–1919 i. R. von Inzestversuchen im Wistar Institute of Anatomy and Biology der University of Pennsylvania in Philadelphia herausgezüchteter Laborrattenstamm. Hervorragendes Versuchstier (Med., Biol., Arzneimittelprüfung, techn. Tests u. a.). Im Unterschied zu anderen albinot. Säugetieren soll bei der Ratte der Albinismus (Tyrosinaseblockade) durch zwei unterschiedl. Genloci auslösbar sein. Nach 3 1/2 wöchiger Trächtigkeitsdauer werden 6–12 Junge blind u. nackt geboren, die nach 2–3 Wochen die Augen öffnen u. mit 3 Monaten selbständig sind.

Witebsky-Postulate: Kriterien, nach denen ein Krankheitsgeschehen als ↑Autoimmunkrankheit definiert wird: 1. Nachweis von Autoantikörpern (o. sensibilisierten Zellen), die bei Körpertemperatur wirksam sind; 2. das Antigen, gegen das der Autoantikörper gerichtet ist, muß bekannt sein u. mit dem Krankheitsgeschehen im Zusammenhang stehen; 3. humorale o. zelluläre Übertragbarkeit; 4. Existenz eines Tiermodells mit der Möglichkeit zur Induktion eines reproduzierbaren analogen Krankheitsgeschehens wie beim Menschen. In der Praxis sind die beiden letztgenannten Forderungen kaum erfüllbar.

Withering, William (1741–1799), brit. Arzt. Publizierte 1785 die Monographie „An account of the foxglove and some of its medical use", die die wissenschaftl. Anwendung von Digitalis purpurea (Digitoxin) initiierte.

Witterung: Summe der Wettervorgänge über einen längeren Zeitraum (einige Tage bis Monate).

Wittmaack, Karl (1876–1972), HNO-Arzt, Greifswald, Jena, Hamburg. Hauptarbeitsgebiete: Pathol. des Labyrinthes, Otoskleroseprobleme, Pneumatisationslehre.

Witzel, Adolf (1847–1906), dt. Zahnarzt, Essen. Entwicklung der Amalgamfüllung.

Witzel, Friedrich Oskar (1856–1925), dt. Chir., Düsseldorf.

Witzel-Fistel (nach Friedrich O. W.): operativ angelegte ↑Gastrostomie durch Bildung eines Schrägkanals zwischen Magenwand u. Bauchdecken.

Wochenbett: Puerperium, Kindbett; Zeitraum von 6–8 Wochen nach der Entbindung, innerhalb dessen alle Rückbildungsvorgänge bei der Frau abgeschlossen werden. Als Frühwochenbett werden die ersten 10 Tage nach der Entbindung bezeichnet.

Wochenbettfieber ↑Puerperalfieber.

Wochenbettpsychose ↑Puerperalpsychosen.

Wochenfluß ↑Lochia.

Wöchnerin: Frau in der Zeit des Wochenbetts.

Wöhler, Friedrich (1800–1882), dt. Chem., Berlin, Kassel, Göttingen. Entwickelte die chem. Synthese des Harnstoffs.

Wohlfahrtia ↑Sarcophagidae.

Wöhlk-Probe: Farbreaktion zum Nachweis von Laktose u. Maltose im Harn. Rotfärbung zeigt Laktose u. Maltose an. Gelbbraunfärbung Glukose u. Fruktose. Andere Zucker geben prakt. keine Färbung.

Wolf: volkstüml. Bez. für ↑Intertrigo.

Wolfe-Krause-Lappen: unkorrekte Bez. für Vollhauttransplantat, ↑Transplantat, ↑Transplantation, ↑Lappen.

Wolff, Julius D. (1836–1902), dt. Chir. u. Orthop., Berlin.

Wolff, Caspar F. (1733–1794), dt. Anat., Berlin, St. Petersburg.

Wolff, Louis (geb. 1898), amerik. Kardiol., Boston.

Wolff-Gang (nach Caspar F. W.) ↑Urnierengang.

Wolff-Gang-Agenesie (nach Caspar F. W.): durch Fehlen der ↑Urniere (Epigenitalis, Nebenhoden) bedingtes Fehlen des Urnierengangs (Ductus deferens) u. seiner Folgestrukturen (Niere, Vesicula seminalis). Alle Kombinationen mögl. Ist die Niere vorhanden, muß sek. Atrophie des Gangs eingetreten sein. Häufigste Form: nur Nebenhoden u. angrenzender Ductus deferens fehlen. Doppelseitig: Sterilität. In wenigen Fällen fehlt der Hoden, o. er ist dystop.

Wolffhügel, Gustav (1845–1899), dt. Hyg., Göttingen.

Wolffhügel-Zählplatte (nach Gustav W.): mit quadrat. Einteilung versehene Glasplatte, die zum Auszählen von Bakterienkolonien dient (z. B. Bestimmung der Keimzahl bei Trinkwasseruntersuchungen).

Wolff-Parkinson-White-Syndrom (nach Louis W., Sir John P. u. Paul D. W.) ↑WPW-Syndrom

Wolff-Transformationsgesetz: ein von J. Wolff 1892 in dem Werk „Das Gesetz der Transformation der Knochen" formulierter, auf der Lehre des Anatomen K. F. Wolff, 1759, basierender Grundsatz, daß ein Knochen in zwei nicht frakturspezif. Phasen heilt. Die erste Phase ist als Entzündungs- u. Verkittungsprozeß, die zweite als Transformierungsprozeß charakterisiert. Im Ergebnis der zweiten Phase steht der Abbau des Entzündungsprodukts Kallus u. die Transformation der ungeordneten Knochenstruktur in Anpassung an die jeweilige stat. u. dynam. Belastung. Das W. fand exp. u. klin. vielfach seine prinzipielle Bestätigung. Z. B. gehen die Umwandlung von Spongiosa in Kortikalis (Kortikalisierung der Spongiosa bei ↑Spongiosaplastik) sowie die Achsenkorrektur am wachsenden Knochen auf das W. zurück.

Wolf-Hirschhorn-Syndrom: Fehlbildungskomplex mit Defizienz am kurzen Arm eines Chromosoms Nr. 4 (4p-Syndrom) Mikrozephalie, Hypertelorismus. Zahlreiche fakultative Fehlbildungen, verminderte Lebenserwartung.

Wolfram: chem. Symbol W, Ordnungszahl 74, relative Atommasse 183,83. Viele Wolframsalze sind in Wasser schwer lösl. u. daher wenig tox.. Lösl. Salze werden zur Eiweißfällung benutzt.

Wolfring-Drüsen: akzessor. kleine Tränendrüsen oberhalb des Tarsus des Oberlides o. auch im Tarsus selbst. Oberhalb davon die Krause-Drüsen.

Wolfsbohnen ↑Lathyrismus.

Wolfsrachen: umgangssprachl. für doppelseitige totale Lippen-Kiefer-Gaumen-Gaumensegel-Spalte. ↑Lippen-Kiefer-Gaumen-Spalte.

Wolkenschädel: Wabenschädel; verstärkte Zeichnung der Impressiones digitatae des Schädeldachs im Röntgenbild bei chron. Hirndruck.

Wollhaare: Haarkleid, das nach der Geburt das Lanugohaar ablöst u. zeitlebens bestehen bleibt, jedoch sich an einzelnen Körperregionen in Terminalhaar umwandeln kann. ↑Haarwechsel.

Wollust: stark erregende, aus sexuellem Begehren hervorgehende Lustempfindungen.

Wollwachsalkohole: Unter W. sind zwei Produkte zu verstehen, die entweder durch Verseifung des rohen Wollwachses u. anschließende Abtrennung der Alkoholfraktion (Eucerin) o. durch katalyt. Hochdruckhydrierung gewonnen werden. Letzteres dient als Emulgator der offizinellen Wollwachsalkoholsalbe. ↑Salben.

Wollwachsalkoholsalbe: Unguentum Alcoholum Lanae. ↑Salben.

Wollwachs, rohes: Cera Lanae cruda; ↑Salben.

Wolman, Moshe (geb. 1914), Pathol., Tel Aviv.

Wolman-Krankheit: prim. fam. Xanthomatose mit Verkalkung der Nebennieren, autosomal rezessive Störung des Lipidstoffwechsels. Es kommt zur Speicherung von Cholesterin u. Triglyzeriden in den Lysosomen im retikulohistiozytären System versch. Organe (Leber, Milz, Darm, Nebennieren). Klin. Manifestation im Alter von wenigen Wochen mit Durchfall, Erbrechen, Gedeihstörungen infolge Malabsorption. Ungünstige Progn., Tod in den ersten Lebensmonaten. Diagn. Abgrenzung gegenüber anderen ↑Lipidspeicherkrankheiten, bes. Niemann-Pick-Syndrom, durch chem. Charakterisierung der Lipide. Therapieversuch mit Sojanahrung. Erstbeschreibung 1961.

Woodbridge-Tubus: spez. Endotrachealtubus, der bei best. Lagerungen benutzt wird. Durch eine eingearbeitete Stahlspirale bleibt das Lumen immer offen u. kann nicht abknicken.

Wood-Licht: UV-Licht um 365 nm. Im W. fluoreszieren Mikrosporieherde (↑Mikrosporie). Heute ist das W. als diagn. Hilfsmittel wertlos geworden, da zahlreiche Wasch- u. Körperpflegemittel fluoreszierende Beistoffe enthalten, die zu ähnl. Erscheinungen führen.

Wood-Metall: bei etwa 60 °C schmelzende Wismutlegierung (50 % Bismut, 25 % Blei, 12,5 % Zinn u. 12,5 % Kadmium), welche in der Vergangenheit häufig zur Herstellung anat. ↑Korrosionspräparate benutzt wurde.

Woodruff-Katheter: kon. zulaufender, halb starrer, röntgenpositiver Harnleiterkatheter aus Seidengespinst o. Kunststoff mit schräg zulaufender Spitze u. zentraler Öffnung (Flötenschnabel). Spezialkatheter zur retrograden Harnleiterdarstellung.

Wool sorters' disease ⟨*engl*⟩: Lungenmilzbrand, ↑Milzbrand.

Woringer, Peter, zeitgen. frz. Päd.

Woringer-Syndrom (nach Peter W.): im Kindesalter auftretende Leberfunktionsstörung nach oraler Fettzufuhr.

Wortblindheit ↑Alexie.

Wortfindungsstörung ↑Aphasie.

Worth-Syndrom ↑Hyperostose, endostale.

Worth-Test: 4-Punkte-Test zur Untersuchung des simultanen binokularen Sehens u. zur Feststellung von ↑Suppression. Besteht aus einem roten, zwei grünen u. einem weißen Punkt, die ein auf der Spitze stehendes Quadrat bilden. Der Pat. betrachtet sie durch ein rotes Glas vor dem einen u. ein grünes vor dem anderen Auge. Gläser u. Farben sind komplementär gestaltet, so daß das rote Glas das grüne Licht u. das grüne Glas das rote Licht nicht passieren lassen. Durch das grüne Filter werden somit 3, durch das rote nur 2 Lichter gesehen.

Wortneubildung ↑Neologismus.

Wortsalat ↑Neologismus, ↑Zerfahrenheit.

WPW-Syndrom: *Abk* für Wolff-Parkinson-White-Syndrom, Präexitationssyndrom; Herzfunktionsstörung infolge vorzeitiger Erregung der Herzkammer durch eine akzessor. atrioventrikuläre erregungsleitende Faser (Kent-Bündel). Im EKG durch eine Verbreitung des QRS-Komplexes mit trägem Anstieg von R (Delta-Welle) u. einer Verkürzung der PQ-Zeit (kleiner als 120 ms) erkennbar. Prädisponiert zu paroxysmalen supraventrikulären Tachykardien infolge ↑Erregungskreisens; kann angeboren o. erworben sein. Sympt. dauernd o. anfallsweise mit z.T. jahrelanger Latenz, häufig asymptomat. Verlauf. ↑Herzkrankheit, koronare, ↑Karditis.

Wright-Schnellfärbung: hämatologische ↑Färbeverfahren von Blut- u. Knochenmarkzellen.

Wrisberg-Lappen ↑Lobus venae azygos.

WS: *Abk* für Wirbelsäule.

Wucherbeule
↑Granuloma venereum, ↑Donovanosis.

Wuchereria bancrofti: Blutfadenwurm; zu den ↑Filarioidea gehörende, obligat pathogene Nematodenart, die im Lymphsystem des Menschen parasitiert. Weibchen 8–10 cm lang, vivipar, bescheidete ↑Mikrofilarien nachts im Blut, tagsüber im Kapillarnetz der Lunge (↑Viviparie). Übertragung durch ↑Culicidae (↑Culex, ↑Anopheles, ↑Aëdes), in denen sich infektionsfähige Larven entwickeln, die beim Stich in die Blutbahn des Menschen gelangen u. in Lymphgefäßen u. -knoten geschlechtsreif werden. W. b. tritt herdförmig in zahlreichen trop. u. subtrop. Gebieten (Ägypten, Zentralafrika, Süd- u. Südostasien, Mittel- u. Südamerika) auf. Erreger der ↑Filariosen, ↑Elephantiasis.

Wucherflechte ↑Mycosis fungoides.

Wucherschwären: Pyodermia chronica vegetans; ↑Pyodermie.

Wullstein, Horst (geb. 1906), HNO-Arzt, Würzburg. Maßgebl. an der Entwicklung der gehörverbessernden mikrochirurg. Ohroperationen (Tympanoplastik) beteiligt.

Wulst, idiomuskulärer: supravitale Reaktion der Muskulatur nach mechan. Reizung. Bei Schlag auf eine Muskelgruppe, z.B. M. biceps brachii, kommt es innerhalb von etwa 4–6 h nach dem Tode an der Schlagstelle zu einer Wulstbildung. Für die Todeszeitbestimmung wichtig.

Wundantiseptik: zusätzl. Behandlung von Wunden nach chir. ↑Wundbehandlung mit ↑Antiseptika (chem. W.) o. ↑Antibiotika (biol. W.).

Wundausschneidung ↑Wundversorgung.

Wundballistik: Teil der äußeren Ballistik, der die Verhaltensänderung eines Geschosses in der Eindring- u. Terminalphase sowie die Gesamtheit der in den betroffenen Geweben beim Geschoßdurchgang unmittelbar ablaufenden Vorgänge untersucht.

Wundbehandlung: Gesamtheit aller Maßnahmen mit dem Ziel einer schnellen Wiederherstellung von Form u. Funktion nach Entstehen einer Wunde. Die W. umfaßt prinzipiell das Fernhalten weiterer Schädigungen durch den Wundverband, die operative ↑Wundversorgung, die Ruhigstellung des verletzten Körperabschnitts u. die Behandlung begleitender Schäden o. Erkrankungen.

Wundbotulismus: seltene Form des meldepflichtigen ↑Botulismus, bei der es zur anaeroben Vermehrung von ↑Clostridium botulinum mit Toxinbildung im verletzten Gewebe kommt.

Wunddehiszenz: Auseinanderweichen von Wundrändern.

Wunddiphtherie: von Verletzungs- o. Operationswunden, z.B. nach Tracheotomie o. bei Nabelwunden, ausgehende Infektion mit Diphtheriebakterien (↑Corynebacterium diphtheriae). Klin. schmutzig gelbgraurötl., nach Ablösung zur Blutung neigende Auflagerungen u. Unterminierung der Wundränder. Die Allgemeinerscheinungen, auch Lähmungen, sind geringer bzw. seltener ausgeprägt als bei Schleimhautdiphtherie. ↑Diphtherie.

Wunde: i.d.R. durch äußere Einwirkungen entstandener Defekt der Körperoberfläche o. von tiefer gelegenen Geweben o. Organen. Nach der Art der Entstehung unterscheidet man Biß-, Platz-, Quetsch-, Riß-, Schnitt-, Schuß- u. Stichwunden.

Wundergeschwulst ↑Teratom.

Wunderlich, Carl August (1815–1877), dt. Int., Tübingen u. Leipzig. W. hat zusammen mit L. Traube die Temperaturen von Kranken erstmals in Form von Fieberkurven dargestellt.

Wundernetz: Rete mirabile; 1. art. W.: zwischen Arteriolen geschaltetes Kapillarknäuel (Glomerulus); z.B. im ↑Corpusculum renale der Niere; 2. venöses W.: zwischen Venen geschaltetes Kapillarnetz, z.B. Sinusoide in den Läppchen der ↑Leber.

Wunderysipel: von einer Verletzungs- o. Operationswunde ausgehendes ↑Erysipel (Erreger Streptokokken der Gruppe A).

Wundfieber: bei ↑Wundinfektionen auftretendes Fieber, z.B. nach Verletzung, Verbrennung o. Operation.

Wundheilung: Gesamtumfang der biol. Prozesse, die zur W. führen u. durch ↑Wundbehandlung unterstützt werden. Die W. erfolgt je nach geschädigtem Gewebe durch ↑Regeneration o. ↑Reparation durch Narbengewebe. 1. Prim. W. durch Zusammenwachsen lückenlos aneinanderliegender Wundränder, 2. sek. W., beinhaltet Auffüllung eines Defekts mit Narbengewebe. Eine Sonderform ist die W. unter dem Schorf oberflächl. Hautwunden durch Regeneration des Epithels.

Wundheilungsstörung: Sammelbegriff für alle Beeinträchtigungen der ↑Wundheilung durch infektiöse Prozesse, mangelhafte Regenerations- u. Reparationsleistungen des Organismus, Fehler in der ↑Wundbehandlung u.ä.

Wundinfektion: Eindringen u. Vermehrung von Infektionserregern in eine Wunde nach Verletzung, Verbrennung o. Operation. **Unspezif. W.**: je nach Sitz der Wunde (u. dem umgebenden Krankenhausmilieu) Eitererreger wie Staphylokokken, Streptokokken, Koli-, Proteus-, Pyozyaneusbakterien, anaerobe Mischinfektionserreger, z.B. Peptostreptokokken, Veillonellen, Bacteroides-Arten. Häufigkeit: asept. Operationen 3–5 % (nosokomiale ↑Infektion), bedingt asept. Operationen 10–20 %, sept. Operationen 30–60 %. **Primär-spezif. W.**: Tetanusklostridien, Gasödemklostridien. **Sek.-spezif. W.**: Wunddiphtherie, Wundscharlach. Außerdem wird zwischen pyogenen W. (eitrigen W.), putriden W. (jauchigen W.), anaeroben W. u. aeroben W. sowie gemischten W. unterschieden.

Wundmyiasis ↑Myiasis.

Wundnaht: nach ↑Wundversorgung erfolgende Wiedervereinigung der Wundränder.

Wundpuder ↑Puder.

Wundrose ↑Erysipel.

Wundruptur: Aufbrechen, Aufreißen einer Wunde nach ↑Wundversorgung.

Wundsalbe ↑Salben.

Wundscharlach: von einer Wunde (nicht selten Verbrennung) ausgehender ↑Scharlach. Das Exanthem beginnt an der Eintrittspforte der Erreger; Angina u. Enanthem fehlen.

Wundsekret: vom ↑Granulationsgewebe einer heilenden Wunde gebildete Flüssigkeit, teilweise stark granulozytenhaltig (Eiter).

Wundsepsis: von einer Wunde (nach Verletzung, Verbrennung, Operation) als Eintrittspforte ausgehende ↑Sepsis, z. B. ↑Puerperalfieber als W. der verletzten Geburtswege, insbes. der Gebärmutterwundfläche.

Wundstarrkrampf ↑Tetanus.

Wundt, Wilhelm Max (1832–1920), dt. Physiol. u. Psychol., Leipzig. Begründer des weltweit ersten Laboratoriums für Psychol. in Leipzig. Das Laboratorium wurde zuerst als Privatinstitut aufgebaut u. erhielt zwei Jahre später den Status eines Universitätsinstituts. Wundt gilt als Begründer einer wissenschaftl. Psychol.

Wundtoilette: Reinigung von Wunden o. Körperhöhlen von nekrot. Material o. Eiter durch Auswaschen o. Ausschneiden. ↑Débridement.

Wundverband ↑Verband.

Wundversorgung: ärztl. Behandlung einer Wunde. Unter chir.-operativer W. versteht man die Ausschneidung aller geschädigten, nicht mehr durchbluteten Gewebe unter Freilegung aller Winkel, Taschen sowie Sicherung des Sekretabflusses. Unter best. günstigen Umständen (keine Infektionsgefahr) kann sich an die W. die ↑Wundnaht anschließen.

Würfelbein ↑Os cuboideum.

Würgemale: oberflächl. Hautabschürfungen, die durch die würgende Hand des Täters (Fingernägel) hervorgerufen werden. Typ. Halbmond- o. Kommaform, aber auch unregelmäßige Kratzeffekte.

Wurmanämie: perniziosaähnl. ↑Anämie bei ↑Diphyllobothriose.

Wurmbefall ↑Helminthiasis.

Wurmbürde: Befallsintensität mit ↑Helminthen.

Würmer: Vermes; wissenschaftl. nicht exakter Sammelbegriff für morphol. ähnl. Tiere (einfache gestreckte Gestalt), z. B. Plathelminthen, Nematoden u. Anneliden.

Wurmerkrankungen ↑Helminthiasis.

Wurmfortsatz ↑Appendix vermiformis.

Wurmileus: Verlegung der Darmlichtung durch Wurmkonglomerate, z. B. ↑Ascarididae, ↑Bandwürmer.

Wurminvasion ↑Helminthiasis.

Wurmkrankheiten: weltweit verbreitete, durch Infektion (Befall) mit Würmern hervorgerufene Krankheiten (↑Helminthiasis).

Wurmmittel ↑Anthelminthika.

Wurstkrankheit ↑Botulismus.

Wurstvergiftung ↑Botulismus, ↑Lebensmittelvergiftungen.

Wurzelausriß: Ausriß einer o. mehrerer Spinalnervenwurzeln (↑Nervi spinales) aus dem Rückenmark durch Trauma. Schwerste Form der peripheren Nervenverletzung mit ungünstiger Progn. Typ. ist die „leere" Wurzeltasche im ↑Myelogramm.

Wurzelbehandlung ↑Wurzelkanalbehandlung, ↑Endodontie.

Wurzeldekompression: operative Beseitigung der Kompression einer Spinalnervenwurzel durch Entfernung eines Bandscheibenvorfalls o. Abtragen knöcherner Einengungen.

Wurzelfüllung: Ausfüllung des aufbereiteten u. erweiterten Wurzelkanals mit biokompatiblen Werkstoffen als Abschluß der ↑Wurzelkanalbehandlung wegen ↑Pulpopathie, ↑Gangrän o. ↑Zahnfraktur. Ziel: hermet. Abdichtung gegenüber dem Mundhöhlenmilieu, den ↑Seitenkanälen, ↑Ramifikationen u. ↑Dentinkanälchen.

Wurzelfüllung, retrograde: dichter Verschluß des Wurzelkanals bei chir. Behandlung der Parodontitis apicalis chronica von apikal während des Eingriffs.

Wurzelfüßer ↑Rhizopoda.

Wurzelhaut: überwiegend bindegewebige Struktur, die gleichzeitig Periost der Alveole u. Bestandteil des ↑Parodontium ist. Elast. Aufhängung des Zahns.

Wurzelhautpolyp: vom Parodontium ausgehende Wucherung von Granulationsgewebe, oft in Hartsubstanzdefekte der Zähne hinein.

Wurzelkanalbehandlung: endodont. Therapieverfahren mit Entfernung des gesamten entzündeten o. gangränösen Pulpagewebes. 1. Vital- u. Mortalexstirpation: Entfernung der gesamten entzündl. veränderten u. irreversibel geschädigten Pulpa nach Schmerzausschaltung durch Lokalanästhesie o. Nekrotisierung, Aufbereitung u. Erweiterung der Wurzelkanäle u. dichter Verschluß mit einem Wurzelfüllmaterial. Ind.: Pulpitis acuta radicularis, Pulpitis chronica clausa, Pulpitis chronica aperta ulcerosa. Eine ordnungsgemäße Wurzelfüllung ist nur bei relativ geraden nicht obliterierten Wurzelkanälen mögl., daher Einschränkung der Ind. durch Alter u. Zahntyp. 2. Gangränbehandlung: Entfernung der gangränösen, evtl. infizierten Massen, großzügige Erweiterung des Kanallumens (infiziertes Kanalwanddentin) u. Ausschachtung des Wurzelkanals bis zum anat. Foramen apicis dentis, wanddichte Versorgung mit einem Wurzelfüllmaterial. Methode auf einfache, großräumige u. weite Wurzelkanalverhältnisse beschränkt. Zur Durchführung der Wurzelbehandlung gibt es ein spezif. Instrumentarium, das teilweise maschinell betrieben wird. Therapiezwischenfälle bei der Wurzelbehandlung: Perforation des Wurzeldentins zum Parodontium hin, ↑Via falsa, fausse route, Instrumentenfraktur im Wurzelkanal. Folgeerscheinung der W. ist die ↑Parodontitis apicalis chronica, die auf Indikationsüberschreitung, Verletzung der Sorgfaltspflicht u./o. individuelle Disposition zurückzuführen ist. ↑Endodontie.

Wurzelkappe: der präparierten Wurzeloberfläche angepaßte Metallkappe zur Fixation der Ersatzkrone u. zum Schutz vor Karies.

Wurzelkaries: im ↑Dentin der Zahnwurzel ablaufende ↑Karies.

Wurzelmerkmal: Hilfsmittel zur Zahnbestimmung außerhalb des Mundes, gegenüber der Zahnkrone ist die Längsachse der Wurzel nach distal geneigt, ↑Zahnform.

Wurzelneuralgie: Neuralgie im Ausbreitungsgebiet einer Spinalwurzel o. eines Nervensegments, z. B. Zosterneuralgie.

Wurzelreizsyndrome ↑Kompressionssyndrome, ↑Ischialgie, ↑Radikulärsyndrom.

Wurzelscheiden: Umhüllung der Wurzel des ↑Haars.

Wurzelspitzenresektion Resectio apicis dentis; operative Entfernung einer Wurzelspitze eines Zahns. ↑Apikotomie.

Wurzelstift: genormter o. individuell geformter Stift aus Metall, der nach ↑Wurzelkanalbehandlung im Wurzelkanal fixiert wird u. der Stabilisierung des marktoten Zahns sowie der Verankerung eines Stumpfaufbaus (↑Stiftzahn) dient.

Wurzelsyndrom ↑Radikulärsyndrom.

Wurzeltod: Bei Bandscheibenvorfall kann es bei bestehender Lumboischialgie zum plötzl. Verschwinden der Rücken- u. Ischiasschmerzen kommen, gleichzeitig tritt aber eine Lähmung des von der Wurzel versorgten Abschnitts ein. Ursache ist die (oft irreversible) Leitungsunterbrechung der Spinalwurzel.

Wüstenrheumatismus ↑ Kokzidioidomykose.

Wutkrankheit ↑ Tollwut.

Wutschutzimpfung ↑ Tollwutschutzimpfung.

Wydler-Zeichen: Hinweiszeichen auf Ertrinkungstod, wenn Mageninhalt nach Aufbewahrung in einem Standglas Dreischichtung (Schaum, Wasser, feste Bestandteile) zeigt. Gelegentl. treten auch Einrisse der Magenschleimhaut auf.

W-Zellen: Ganglienzellen der Netzhaut bzw. Nervenzellen innerhalb der zentralen Sehbahn (Thalamus, Großhirnrinde, bes. auch Mittelhirn), deren rezeptives ↑ Feld sehr groß, jedoch wenig strukturiert ist. Die Leitungsgeschwindigkeit ihrer Axone ist mit 3–5 m/s gegenüber jener der ↑ X-Zellen u. ↑ Y-Zellen relativ niedrig.

X

Xanthelasma ⟨*gr*⟩ *n*: flaches gelbes Hautknötchen durch Einlagerung von Cholesterinestern im Zytoplasma der Bindegewebezellen (Pseudoxanthomzellen).

Xanthelasma palpebrarum: Xanthelasma planum, Xanthelasma circumscriptum; Lipideinlagerungen (in Schaumzellen) in den Lidern in Form leicht erhabener gelbl. Herde. Meist bei älteren Menschen. Ohne sicher pathognomon. Wert, jedoch häufig mit Hyperlipidämie verbunden, auch bei Diabetes mellitus o. Leberzirrhose. Abb.

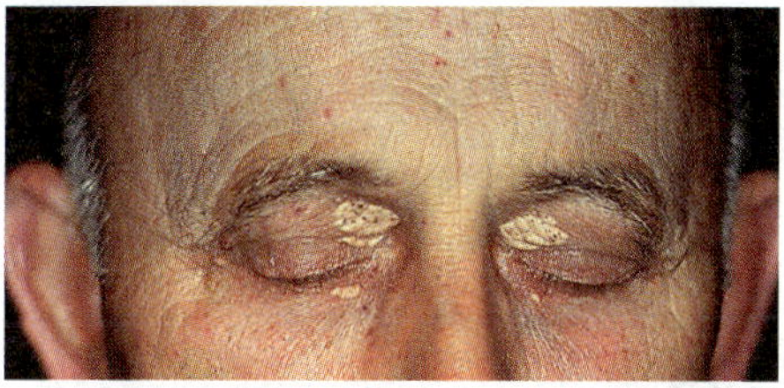

19

Xanthelasma palpebrarum

Xanthin: 2,6-Dihydroxypurin, entsteht beim Abbau der Purinbasen Adenin u. Guanin u. wird durch die ↑Xanthinoxidase zu Harnsäure umgewandelt. Bei der Xanthinurie steigt die Ausscheidung von X. im Urin sowie die Neigung zur Xanthinsteinbildung.

Xanthinderivate ↑Coffein, ↑Theophyllin, ↑Theobromin, ↑Psychoanaleptika.

Xanthinoxidase: autoxidables FAD- u. molybdänabhängiges sowie Eisenschwefelzentren enthaltendes Enzym der Leber u. der Milch (Schardinger-Enzym; sein lebensmittelchem. Nachweis in der Milch gibt Aufschluß, ob diese gekocht o. roh ist), das ↑Hypoxanthin u. ↑Xanthin zu ↑Harnsäure oxidiert. Der verbrauchte Sauerstoff wird dabei zu Wasserstoffperoxid reduziert.

Xanthinstein: graugelber bis rötlichbrauner Harnstein von glatter Oberfläche, der röntgennegative ist (sehr selten).

Xanthinurie: erhöhter Xanthin- u. Hypoxanthinspiegel im Harn. Theorien zur Entstehung: 1. angeborene Stoffwechselkrankheit, Enzymdefekt (Enzym Xanthinoxidase fehlt, die das Xanthin in Harnsäure umwandelt), 2. angeborener o. erworbener Tubulusdefekt in der Niere, 3. Kombination von beiden. Es besteht eine Neigung zur Xanthinsteinbildung, die Harnsäure i. Serum ist sehr niedrig. Nur wenige Fälle in der Weltliteratur.

Xanthochromie ⟨*gr*⟩ *f*: gelbl. Färbung des Liquor cerebrospinalis, die nach länger zurückliegender Blutung in den Liquorraum eintritt.

Xanthodermia pigmentosa: Melanosis lenticularis progressiva; Genodermatose (autosomal rezessiv) auf molekulargenet. Grundlage. Störung des DNA-Repair-Mechanismus (Endonukleasedefekt) nach UV-Exposition. Obligate ↑Präkanzerose. Durch Sonneneinwirkung an unbedeckten Körperstellen. Erytheme u. Blasenbildung mit nachfolgender Entwicklung von Pigmentflecken, Teleangiektasien u. depigmentierten, atroph. Veränderungen. Im Spätstadium neben Mutilationen an Ohren u. Nase Entstehung von Spinaliomen, auch Basaliomen, Melanomen, Sarkomen.

Xanthodontie: Gelbfärbung der Zahnkrone, Verfärbung der Zahnkrone.

Xanthofibrom: Fibrom mit ausgeprägter Speicherung von Cholesterinestern im Zytoplasma der proliferierten Bindegewebezellen (Xanthomzellen) u. deshalb gelber Farbe. Vorkommen mit u. ohne Hypercholesterinämie.

Xanthofibroma thecocellulare
↑Thekazelltumor.

Xanthogranulom: bei Säuglingen u. Kleinkindern eruptive, gelbrotbraune derbe Knoten bevorzugt an Extremitäten. Spontanremission nach Monaten o. Jahren. ↑Irisxanthogranulom.

Xanthohistiozytom: gelbbraune, derbe Knoten, bevorzugt bei Frauen an den unteren Extremitäten. Lipideinlagerung unterschiedl. Intensität, oft zusätzl. Speicherung von Lipopigmenten u. Hämosiderin.

Xanthom ⟨*gr*⟩ *n*: Xanthoma; gutartige Neubildung der Haut (Größe von einem bis zu mehreren Zentimetern), die sich aus lipid- bzw. cholesterinspeichernden Histiozyten (Schaumzellen) u. Fibroblasten zusammensetzt.

Xanthomatose: alte Bez. für ↑Hyperlipoproteinämie.

Xanthomatose, essentielle: gehört zur Gruppe der Lipoidosen, gelegentl. „rheumatische" Schmerzen infolge der zellulär-proliferativen o. granulomatösen Prozesse.

Xanthomatose, primäre familiäre
↑Wolman-Krankheit.

Xanthomatose, zerebrotendinöse: durch Mangel an hepat. mitochondrialer 26-Hydroxylase bedingte Ablagerung von Cholesterin u. Cholestanol, die zu neurol. Störungen, eingeschränkter geistiger Leistungsfähigkeit, Katarakt u. Sehnenxanthomen führt (Bogaert-Scherer-Epstein-Syndrom).

Xanthomonas: pflanzenpathogenes Bakteriengenus. X. maltophilia heute ↑Stenotrophomonas maltophilia.

Xanthomzellen: große Zellen mit wabigem Protoplasma u. feinkörnig verteilten Fetten o. Lipiden.

Xanthophylle ⟨*gr*⟩ *n Pl*: eine Gruppe der zu den ↑Carotinoiden gehörigen ungesättigten, hydroxylhaltigen pflanzl. Verbindungen (Isoprenabkömmlinge), die der Mensch alimentär aufnimmt. Hierher gehören das gelbe, das Chlorophyll begleitende, im Eidotter enthaltene Blattxantophyll. Lutein (Dihydroxy-α-Carotin), der Maisfarbstoff Zeaxanthin (leitet sich vom Betacarotin ab) sowie das bei vielen Krustazeen vorkommende Astaxanthin (rote Farbe des gekochten Hummers).

Xanthoproteinreaktion: Reaktion von Eiweiß mit ↑Salpetersäure. Die dabei auftretende gelbe bis orangerote Färbung beruht auf einer Nitrierung der im Eiweiß gebundenen aromat. Aminosäuren, bes. Tyrosin u. Tryptophan.

Xanthopsie: Sehstörung, bei der alles gelb angesehen wird, z. B. Pikrinsäure-, Digitalis-, Phenacetin-, Santonin-, Chromsäure- u. Schlangengiftintoxikation.

Xanthopterin ⟨*gr*⟩ *n*: Uropterin; in die Gruppe der ↑Pterine gehöriges Folsäurederivat.

Xanthosin: 9-Beta-D-Ribofuranosylxanthin, ↑Nukleosid aus ↑D-Ribose u. ↑Xanthin. Wird bei der Desaminierung von ↑Guanosin gebildet.

Xanthozyanopsie: Farbsinnstörung, bei der nur Blau u. Gelb erkannt werden.

Xantinolnikotinat: Nikotinsäureester, Gefäßspasmolytikum, Erweiterung der Gefäße der Endstrombahn. Auch zur Senkung des Blutlipidspiegels.

Xantocillin: Xanthoxillin. Lokalantibiotikum, das 1948 aus Penicillium notatum isoliert wurde, besteht aus den Komponenten X (70 %) u. Y (30 %). Parallelresistenzen sind nicht bekannt. Hohes Allergierisiko. Zurückhaltende Anwendung ist empfehlenswert.

X-Bein: Genu valgum; Abbiegung der Beinachse vorwiegend im Bereich des Kniegelenks von der Körpermittellinie weg. Im Stand mit geschlossenen Beinen berühren sich die Innenseiten der Kniegelenke, wogegen die inneren Knöchel, die sich im Normalfall ebenfalls berühren, einen unterschiedl. starken Abstand voneinander aufweisen. Physiol. X.: im Alter bis zu 4 Jahren ist ein X. mit Knöchelabstand bis zu 3 cm nicht krankhaft.

X-Chromatin ⟨*gr*⟩ *n*: Barr-Körper, Sexchromatin; der Kernmembran innen anliegender Heterochromatinkörper. Geht aus einem X-Chromosom hervor (↑Lyon-Effekt), wenn der Zellkern noch mind. ein weiteres X-Chromosom enthält. Die Anzahl der in einem Zellkern vorhandenen X-Chromatin-Partikeln liegt mind. um eins tiefer als die der X-Chromosomen. X-Chromatinwerte geben somit Aufschluß über die X-Chromosomenkonstitution, sind jedoch zur Feststellung des chromosomalen Geschlechts ungeeignet. ↑Y-Chromatin.

X-Chromosom: Geschlechtschromosom, dessen doppeltes Vorkommen (XX) das weibl. Geschlecht bestimmt. Männl. Geschlecht nur einfach (XY); XX sichtbar im Zellkern als Corpusculum chromatini sexualis (↑Barr-Körperchen, drumstick), ↑Geschlechtsbestimmung, zellkernmorphologische.

X-chromosomal: im X-Chromosom liegend (Gen) o. vom X-Chromosom gesteuert (phänotyp. Merkmal).

Xe: chem. Symbol für ↑Xenon.

xeno- ⟨*gr*⟩ *Präfix*: fremd.

Xenobiotika ⟨*gr + lat*⟩ *n Pl*: körperfremde Stoffe im umfassenden Sinne (Nahrungsmittelzusätze, Arzneimittel, Umweltgifte u. a.), die in den Organismus gelangen. X. sind für ein biol. System fremd, können mit ihm in Wechselwirkung treten u. dabei selbst verändert werden. ↑Biotransformation.

Xenodiagnose: von Brumpt (1914) entwickelte Methode zum Nachweis von Trypanosoma cruzi während der chron. Phase der ↑Chagas-Krankheit. Nymphen von parasitenfreien, im Labor gezüchteten Raubwanzen werden auf der Haut des Pat. fixiert, so daß sie ihre Blutmahlzeit einnehmen können. Nach 4 Wochen können in 40–70 % der Fälle Trypanosomen in ihrem Darmtrakt nachgewiesen werden.

Xenodocheion ⟨*gr*⟩ *n*: wörtl. Fremdenasyl. Im byzantin. Kleinasien Versorgungseinrichtung für Hilfsbedürftige u. Vorform des ↑Hospitals.

xenogen ⟨*gr*⟩ *Adj*: neue Bez. für heterolog, ↑Heteroplastik, ↑Transplantationsnomenklatur.

Xenon: farb- u. geruchloses Edelgas, das in der Lungenfunktionsdiagnostik (Ventilation u. Perfusion) in nicht radioaktiver Form als inertes Testgas sowie als Radionuklid als ^{133}Xe (Gammastrahler, 81 keV) für die regionale u. funktionelle Verteilungsanalyse benutzt wird. Es besitzt geringe Löslichkeit in Wasser u. Blut. Mehr als 95 % des als Lösung injizierten Xe diffundiert in die Alveolen u. wird beim ersten Atemzug abgeatmet. Das Radionuklid ^{127}Xe besitzt günstigere physikal. Eigenschaften (Energie, Halbwertszeit).

Xenon-Belastungstest: Funktionsprüfung der ↑Muskeldurchblutung mit Injektion von ^{133}Xe vor u. nach Gehbelastung zur Differenzierung einer Durchblutungsstörung der unteren Extremität.

Xenon-133-Clearance ↑Xenon-wash-out.

Xenon-wash-out ⟨*engl*⟩: Clearance-Kurve über einem Organ nach Applikation von Radioxenon, das durch das Gewebe diffundiert u. im venösen Gefäßkompartment aufgenommen wird. Aus der Auswaschkurve kann die Organdurchblutung quantitativ ermittelt werden (↑Muskeldurchblutung, ↑Hautdurchblutung, ↑Nierendurchblutung, ↑Lungenszintigraphie, ↑Leberszintigraphie).

Xenopsylla cheopis ⟨*gr*⟩ *f*: oriental. Rattenfloh, ind. Rattenfloh, trop. Rattenfloh, Pestfloh. Vertreter der ↑Siphonaptera. Männchen bis 1,5 mm, Weibchen bis 2,5 mm lang, ohne Ctenidien. Hauptüberträger des Erregers der ↑Pest (↑Yersinia pestis) sowohl innerhalb der Nagetierpopulation (↑Infektionserregerreservoire) als auch beim Menschen.

Xenotransplantat ⟨*gr + lat*⟩ *n*: Transplantat, das von einer anderen Spezies als der Empfänger abstammt, z. B. Tier u. Mensch. Versucht wurde bisher Abdeckung frischer Brandwunden mit Tierhaut als Infektionsschutz, jedoch nicht mit dem Ziel der Transplantation. ↑Transplantationsnomenklatur.

xero- ⟨*gr*⟩ *Präfix*: trocken.

Xeroderma ⟨*gr*⟩ *n*: Pergamenthaut; 1. ↑Xeroderma pigmentosum; 2. die Xerodermie, eine milde Form der Ichthyosis, Ursache ist ein gestörter Dark-repair-Mechanismus.

Xeroderma pigmentosum: autosomal rezessiver Mangel an DNA-Endonukleasen mit fehlerhafter DNA-Reparatur nach Ultraviolettschäden. Lichtüberempfindlichkeit der Haut; atroph. Poikilodermie, Keratosen, Hauttumoren.

Xerodermie: Trockenheit der Haut.

xerophil ⟨*gr*⟩ *Adj*: zur Kennzeichnung von Organismen, die bei geringer Luftfeuchtigkeit gut gedeihen.

Xerophthalmie ⟨*gr*⟩ *f*: Xerosis conjunctivae et corneae; Austrocknung von Bindehaut u. Hornhaut mit Epithelkeratose bei: 1. Vitamin-A-Mangel mit ↑Bitot-Flecken (weiße knittrige trockene glanzlose Stellen) im Lidspaltenbereich. Erworbene ↑Hemeralopie kommt hinzu. Ausgang in ↑Keratomalazie mögl. 2. Lagophthalmus bei Fazialisparese, Exophthalmus, narbiger Bindehautschrumpfung bei Trachom, Pemphigus u. a. Im Abstrich oft zahlreiche Xerosebazillen.

Xeroradiographie: Elektroradiographie; Anwendung der Xerographie bei der Erzeugung von Röntgenbildern. Es handelt sich um ein Aufzeichnungsverfahren für Röntgenstrahlen, das ohne die übl. photograph. Schichten arbeitet. Die Exposition erfolgt auf eine 100–400 µm dicke, auf eine Aluminiumplatte aufgedampfte Selenschicht. Die X. ist in den letzten Jahren bei zahlreichen Untersuchungsarten erprobt worden, hat aber nur eine sehr begrenzte Verbreitung, überwiegend in der Weichteildiagnostik gefunden. Die Gründe dafür sind: 1. Empfindlichkeit der Platten bleibt erhebl. hinter der Empfindlichkeit von Röntgenfilmen mit Verstärkerfolien zurück (erforderl. Dosis an der Platte > 10 mR, gegenüber 0,3–1 mR bei Film-Folien-Kombinationen). 2. Die erreichbare Abbildungsgüte hängt stark von Entwicklung u. Fixierung ab, Artefakte sind sehr häufig. 3. Im Vergleich zum Film ist die Möglichkeit der Kontrastwiedergabe stark eingeschränkt. Beim jetzigen Entwicklungsstand ist die X. nicht in der Lage, die Aufnahmetechnik mit Film-Folien-Kombination merkl. einzuschränken.

Xerose ⟨*gr*⟩ *f*: erhöhte Trockenheit (meist verbunden mit ↑Atrophie) von Haut u. Schleimhäuten, z. B. der Augen.

Xerosebakterien: Corynebacterium xerosis (↑Corynebacterium); apathogene ↑Diphtheroide, Pseudodiphtheriebakterien.

Xerostomie ⟨*gr*⟩ *f*: Aptyalismus, Hyposalivation, Hyposialie; Mundtrockenheit infolge verminderter Speichelsekretion (< 0,1 ml/min) o. hoher Viskosität des Speichels. Sehr versch. Ursachen: idiopath., Atropinmedikation, Nebenwirkung von manchen Kardiaka u. Urologika, bei Sjögren-Syndrom u. bei allgemeiner Dehydration. Fördert ↑Karies u. ↑Parodontitis.

xerotisch ⟨*gr*⟩ *Adj*: trocken, eingetrocknet.

Xg-System: Blutgruppenmerkmal menschl. Erythrozyten, auf dem X-Chromosom lokalisiert.

Xi ⟨*gr*⟩ *n*: Zeichen: ξ, Ξ; 14. Buchstabe des griech. Alphabets; als Präfix u. wissenschaftl. Konstante gebraucht.

Xipamid: 4-Chlor-2,6-dimethyl-5-sulfamoylsalicylanilid; ein ↑Diuretikum. Wirkt als Saluretikum.

Xiphopagus ⟨*gr*⟩ *m*: Form einer unfreien, symmetr. Doppelfehlbildung (↑Duplicitas symmetros) bei senkrechter Symmetrieebene u. ventralem Zusammenhang. Eine Brücke, die nur aus Haut o. auch aus Knorpel (Processus xiphoideus) u. Lebergewebe besteht, verbindet beide Partner in Höhe des Schwertfortsatzes. 2 getrennte Thoraxhöhlen, 1 Nabel. Lebensfähige Doppelfehlbildung. Beispiel: Siamesische ↑Zwillinge.

X-Kanal: zusammen mit Y- u. W-Kanal gehört der X. zu dem Parallelsystem der neuronalen Verschaltung von der Retina über den Thalamus zur Sehhirnrinde. Die X-Zellen besitzen ein kleines rezeptives Feld, sind also für die räuml. Auflösung des Netzhautbildes hauptverantwortl.

X-Knie ↑X-Bein.

X-Strahlen: Bez. Röntgens für die von ihm entdeckte neue Strahlenart. ↑Röntgenstrahlung. Im englischsprachigen Schrifttum wird diese Bez. (X-rays) meist noch heute benutzt.

X0-Syndrom ↑Ullrich-Turner-Syndrom.

3-X-Syndrom: XXX-Syndrom, ↑Triplo-X-Frau.

4-X-Syndrom: XXXX-Syndrom, Superfemale-Syndrom. ↑Triplo-X-Frau.

5-X-Syndrom: XXXXX-Syndrom, Superfemale-Syndrom; mit multiplen Fehlbildungen wie Hypertelorismus, Epikanthus, Kurzhals, Vierfingerfurche sowie Intelligenzminderung.

XX-Mann: Individuum mit männl. gonadalem, somat., genitalem u. psych. Geschlecht u. weibl. Karyotyp. Steril. Zugrunde liegt meist ein durch Crossing over in ein X-Chromosom gelangtes Y-chromosomales geschlechtsbestimmendes Gen. ↑TDF.

Xylen: $C_6H_4(CH_3)_2$; isomere Dimethylbenzene. Organ. Lösungsmittel, zum Entfetten von Objektträgern in der Histol. In hohen Konzentrationen narkot. Wirkung, besitzt nicht die tox. Wirkungen des Benzens auf die Blutbildung. Gefahr der Verunreinigung von Xylen mit Benzen.

Xylit: Süßstoff. ↑Zuckeraustauschstoff, der von den Mikroorganismen der ↑Dentalplaque nicht verstoffwechselt werden kann.

Xylitol: ein ↑Süßungsmittel.

Xylol ↑Xylen.

Xylometazolin: Imidazolderivat; ein ↑Alphasympathomimetikum. Eingesetzt zum Abschwellen der Nasenschleimhaut.

Xylose ↑Monosaccharide.

D-Xylose-Ausscheidungstest: Die Resorption der D-Xylose in der Dünndarmschleimhaut erfolgt analog der Glukose als aktiver Monosaccharidmembrantransport. Die nach oraler Applikation, intestinaler Resorption u. systemat. Zirkulation über den Harn ausgeschiedene Menge von D-Xylose (5-Std-Sammelurin) erlaubt annähernd eine Aussage über eine begrenzte Resorptionskapazität. ↑Malabsorption.

D-Xylose-Resorptionstest: Funktionstest zur Prüfung der Resorptionsfunktion des Dünndarms bei Malabsorptionssyndrom. Nach oraler D-Xylose-Gabe werden die Konzentration im Plasma sowie die Ausscheidung im Harn gemessen. Falsch pos. Werte können durch verzögerte Magenentleerung o. zu geringes Harnvolumen zustande kommen.

D-Xylose-Toleranztest: Beobachtung der Blutspiegelkinetik nach oraler Xyloseapplikation. Aussage ist zuverlässiger als beim Ausscheidungstest.

Xylulose: eine Ketopentose (Analogon zur Aldopentose Xylose). Spielt als Xylulose-5-Phosphat bei der pflanzl. Photosynthese (Kohlendioxid-Assimilation) als Zwischenprodukt eine Rolle; gelegentl. Auftreten im Harn (Pentosurie).

xy-Schreiber: Direktschreiber (Registriergerät) zur Aufzeichnung des funktionellen Zusammenhanges zweier Meßgrößen, die als Spannungs- o. Stromsignale vorliegen.

XYY-Syndrom: Geschlechtschromosomenpolysomie mit doppeltem ↑Y-Chromosom. Männl. Phänotyp, Tubulusdegeneration u. reduzierte Spermiogenese. Klin. schlanker Hochwuchs mit langen Extremitäten, Intelligenzminderung, soziale Anpassungsschwierigkeiten, Hypogonadismus (kein „Supermann").

X-Zehe ↑Hallux valgus.

X-Zellen: Ganglienzellen der Netzhaut bzw. Nervenzellen der zentralen Sehbahn, deren rezeptives ↑Feld eine bes. deutl. konzentr., aus Feldzentrum u. -umgebung bestehende Struktur hat. Sie entladen mit anhaltenden Impulsfolgen u. sind v. a. kontrastempfindl.

X-Zone: in der Nebenniere der Maus juxtamedullär gelegene Zone unregelmäßig angeordneter Zellen.

Y

Y: 1. *Abk* für Yttrium. 2. *Abk* für ↑Yersinia. 3. *Abk* für ↑Y-Chromosom.

Yaba-Virus: Virusart der Gattung Yatapoxvirus in der Subfamilie ↑Chordopoxvirinae. Erstisolierung 1957 in Yaba (Ort in Nigeria) von Rhesusaffen. Erreger gutartiger subkutaner Histiozytome bei Affen. Übertragung auf Menschen bei Umgang mit Affen mögl.; Krankheit: spontan heilendes Histiozytom.

YAG-Laser: Ytrium-Aluminium-Garnet-Laser; Festkörperlaser, meist als Neodym-YAG-Laser. In der Augenheilkunde für die Kapsulotomie, die Iridektomie u. für Strangdurchtrennungen im vorderen Glaskörper verwendet. Pulsdauer 10 ns Wirkprinzip ist eine Photodisruption.

Yalow, Rosalyn (geb. 1921), amerik. Physikerin, Nuklearmed., New York. 1977 Nobelpreis für Med./Physiol. (mit R. Guillemin u. A. V. Schally) „für die Entwicklung radioimmunologischer Methoden der Bestimmung von Peptidhormonen". Y. entwickelte die Radioimmunanalyse. ↑Radioimmunoassay.

Yamagiwa, Katasusaburo (1863–1930), jap. Pathologe, Tokio.

Yamagiwa-Karzinom (nach Katasusaburo Y.): durch lokale Teerinjektion (bzw. von Benzpyren o. Methylcholanthren) erzeugte Karzinome von Mamma u. Uterus.

Y-Anastomose ↑Roux-Anastomose.

Yaws ⟨*engl*⟩ ↑Treponematosen, nichtvenerische, ↑Frambösie.

Y-Chromatin: mit Fluoreszenztechnik im Interphasekern erkennbares Partikel, das dem großen Teil des langen Arms eines ↑Y-Chromosoms entspricht. Da das Y-Chromosom beim Menschen geschlechtsbestimmend ist, ist die Untersuchung auf Y. zur Feststellung des chromosomalen Geschlechts zu verwenden.

Y-Chromosom: eines der beiden ↑Gonosomen des Menschen. Geschlechtsbestimmend: Die Anwesenheit mind. eines Y-Chromosoms im Karyotyp der Zelle bzw. des Organismus determiniert die Entwicklung in männl. Richtung.

Yersin, Alexandre Emile Jean (1863–1943), Schweizer Bakt., Tropenarzt, Vietnam.

Yersinia: Bakteriengattung der Fam. ↑Enterobacteriaceae. Gramnegative, pleomorphe, ovoide, längl., sporenlose Stäbchen mit 7 Arten: ↑Yersinia pestis, ↑Yersinia pseudotuberculosis, ↑Yersinia enterocolitica, Y. intermedica, Y. frederiksenii, Y. kristensenii (letztere 3 mit unklarer med. Bedeutung) u. Y. ruckeri (verursacht Fischkrankheiten).

Yersinia-Arthritis 1–3 Wochen nach enteraler ↑Yersiniose auftretende reaktive Arthritis. Asymmetr. Oligoarthritis meist der unteren Extremitäten (Knie-, Sprung-, Zehengelenke) mit o. ohne spondylarthrit. Komponente, seltener polyartikuläre (5 u. mehr Gelenke) o. monoartikuläre Verläufe (Kniegelenk in 15–20 %), Strahlbefall von Fingern o. Zehen („Wurstfinger", „Wurstzehe"), Insertionstendopathien, Fasziitiden, Tenditiden, oft von ↑Erythema nodosum begleitet. Labor: BSG-Erhöhung, ↑Akute-Phase-Reaktionen pos., Assoziation mit HLA-B27, Rheumafaktor neg. ↑Yersiniosen.

Yersinia enterocolitica: Erreger enteraler Infektionen mit Gastroenteritis, Diarrhö, kolikartige abdominale Beschwerden. Bestimmung von Serotypen u. Biochemotypen mögl. ↑Biochemotypie.

Yersinia pestis: Erreger der ↑Pest mit dem Biovar antiqua, medivialis, orientalis (o. oceanic).

Yersinia pseudotuberculosis: Erreger enteraler Infektionen mit versch. Verlaufsformen: Pseudoappendizitis o. ↑Lymphadenitis mesenterialis bei Kindern u. Jugendlichen, bei Erwachsenen enterit. o. sept.-typhöse Krankheitsverläufe. Bestimmung von Serotypen mögl.

Yersiniosen: durch Bakterien der Gattung ↑Yersinia hervorgerufene ↑Infektionskrankheiten. 1. Die über Vektoren, seltener aerogen verursachte quarantäne- u. hospitalisierungspflichtige ↑Pest durch ↑Yersinia pestis. 2. Die oral (Wasser, Nahrungsmittel) o. durch Kontakt mit Haustieren übertragbaren enteralen ↑Infektionen durch ↑Yersinia pseudotuberculosis o. ↑Yersinia enterocolitica. Die **enteralen Y.** sind erregerunspezif. u. uncharakterist.; die Y. durch Yersinia pseudotuberculosis häufig mit pseudoappendizit., seltener enterit. Verlauf u. Septikämien. Inkubationszeit 7–10 Tage; die Y. durch Yersinia enterocolitica häufig mit enteralem Verlauf, ggf. akut fieberhafter Enteritis mit Enterokolitis, Darmkoliken. Inkubationszeit 3–20 Tage. Immun. Folgeerscheinungen 1–3 Wochen nach enteraler Y. sind die reaktiven ↑Arthritiden (Mono-, Oligo- u. Polyarthritis), ↑Arthralgie, ↑Erythema nodosum. ↑Akute-Phase-Reaktion pos., ↑Rheumafaktor neg. Arthritis tritt häufig bei Pat. mit dem Histokompatibilitätsantigen HLA-B 27 auf.

Y-Fuge: Synchondrose, die die 3 Beckenknochen im Bereich der Hüftpfanne verbindet. Hat Bedeutung als Epiphysenscheibe.

Yoga ⟨*sanskrit*⟩ *m* u. *n*: Joga; aus Indien stammendes Trainings- u. Entspannungsverfahren mit religiösem Hintergrund, bei dem mittels best. Körperübungen, Sitzpositionen u. bes. Atemtechnik zu Bewußtseinserweiterungen u. Beherrschung von Körper u. Geist erreicht werden sollen. Y. wird in der westl. Welt v. a. unter dem Aspekt körperl. Ertüchtigung u. meditativer Sammlung betrieben.

Yoghurt ↑Joghurt.

Yohimbin: Quebrachin; Alkaloid aus der Rinde von ↑Pausinystalia yohimbe. Schwach sympatholyt. Wirkung (↑Alpharezeptorenblocker), gefäßerweiternde u. blutdrucksenkende Wirkung, als Aphrodisiakum fragl. Wirkung mit evtl. Erregbarkeitssteigerung im Sakralmark u. Erweiterung der Penisgefäße.

Yolk-sac tumor ⟨*engl*⟩ *m* ↑Dottersacktumor.

Yoshida, Tomizo (1930–1973), jap. Onkologe.

Yoshida-Sarkom (nach Tomizo Y.): transplantables Aszitessarkom bei Ratten durch o-Aminoazotoluen u. Kaliumarsenit induziert (1943). Angehrate 90–100 % innerhalb 34 Tagen.

Young, Hugh H. (1870–1945), amerik. Urol.

Young, Thomas (1773–1829), Arzt u. Physiker, London.

Young-Helmholtz-Farbentheorie (nach Thomas Y. u. Hermann L. F. von H.) ↑Farbensinn.

Young-Zange (nach Hugh H. Y.): zystoskop. Zangengerät mit Spülmöglichkeit zur Probeexzision o. Extraktion von Fremdkörpern u. zum Zerknabbern von kleineren Blasensteinen.

Ypenyl: Thyminalkylamin; antineoplastische ↑Substanz.

N-Yperit: Tris-(2-chlorethyl)-amin, Stickstoffyperit; 1934 in den USA entwickelter, hautschädigender chemischer ↑Kampfstoff.

S-Yperit: Bis-(2-chlorethyl)-thioäther, Schwefelyperit, Lost, Senfgas; hautschädigender chem. Kampfstoff, 1917 von dt. Seite bei Ypern erstmals eingesetzt.

Y-Platte: kieferorthopäd., herausnehmbare Plattenapparatur mit 2 Schrauben u. y-förmigem Sägeschnitt. Zur Dehnung u. Streckung des Oberkiefers.

Y-Protein: ↑Transportprotein des Bilirubins.

Ypsilon ⟨*gr*⟩ *n*: Zeichen: ν, Y; 20. Buchstabe des griech. Alphabets; als Präfix u. wissenschaftl. Konstante gebraucht.

Yusho-Krankheit: zuerst 1968 in Japan beobachtete, durch polychlorierte ↑Biphenyle bedingte Krankheit. Ursache war zum Kochen benutztes Reisöl, das infolge undichter Wärmeaustauscher mit polychlorierten Biphenylen vergiftet war. Klin. finden sich allg. Schwäche, Schwellungen der Augenlider u. insbes. dunkelbraune Verfärbungen von Haut u. Fingernägeln, Follikelbildungen u. akneartige Hautveränderungen.

Y-Zellen: Ganglienzellen der Netzhaut u. Nervenzellen der zentralen Sehbahn, deren rezeptives ↑Feld als bes. Eigenschaft hohe Empfindlichkeit gegenüber sich schnell verändernden o. sich bewegenden Objekten besitzt. Sie entladen mit kurzen Impulsgruppen phas. (↑transient).

Z

Z: *Abk* für ↑Kernladungszahl.

Zähigkeit ↑Viskosität, dynamische.

Zählgerät, elektronisches: Gerät zur Zählung von Teilchen u. Quanten in Physik, Technik u. Nuklearmed., z. B. zur Messung der Radioaktivität. Das eigentl. e. Z. ist dem Linearverstärker u. dem Diskriminator/Analysator nachgeschaltet. Es ist zur Zuordnung der Meßzeit mit einem elektron. Zeitgeber gekoppelt. E. Z. werden meist zusammen mit schreibenden o. druckenden Registriergeräten, ↑Probenwechslern o. ↑Impulsdichtemessern verwendet. Dazu wird die Teilchen- o. Quantenenergie ganz o. teilweise in einem Detektor (z. B. Zählrohr, Szintillationszähler) in Spannungsimpulse umgewandelt, die in einem Linearverstärker verstärkt werden.

Zählkammer: starke Glasplatte von annähernd Objektträgergröße, in deren Mitte sich zwischen zwei tiefen Querrillen ein definiertes Zählnetz befindet. Neuere Produkte enthalten zumeist zwei derartige Zählnetze, die 0,1 mm tiefer als die beiden Seitenstege liegen. Die Bez. der Z. hängt von der Netzeinteilung ab. Bekannt sind: Z. nach Bürker, Türk, Thoma, Schilling u. Neubauer. Z. dienen der mikrosk. Zählung von Blutzellen u. Bakterien. Für die Kammerzählung von Erythrozyten, Leukozyten u. Thrombozyten wird heute die Neubauer-Kammer wegen der einfachen u. übersichtl. Anordnung gewählt. Eosinophile u. basophile Granulozyten werden in der Fuchs-Rosenthal-Kammer gezählt. Bei Einsatz von Phasenkontrastoptik werden Bakterienzählkammern (Kammertiefe 0,05 o. 0,02 mm) verwendet. Teilchenzählungen mit Z. sind aufgrund vieler Fehlermöglichkeiten von schlechter Präzision. Die Teilchenzählung mit Z. ist durch die Entwicklung von elektron. teil- u. vollautomatisierten Zählgeräten für Erythrozyten, Leukozyten u. Thrombozyten zurückgedrängt worden. Damit wurden Zählungen mit hoher Präzision bei niedrigem analyt. Aufwand mögl.

Zählrohr ↑Geiger-Müller-Zählrohr.

Zählwirbel: 7. Halswirbel, dessen Dornfortsatz man deutl. tasten kann u. der deshalb beim Abzählen der Wirbel am Lebenden als Anhalt dient, ↑Vertebra (prominens).

Zahn, Friedrich Wilhelm (1845–1904), Pathologe, Genf.

Zahn: Dens. Ein Z. besteht aus drei Hartsubstanzen: 1. Zahnbein: ↑Dentin, Dentinum; bildet die Hauptmasse des Z. sowohl im Bereich der Zahnkrone (Corona dentis) als auch der Zahnwurzel (Radix dentis) u. umgibt die Zahnhöhle (Cavitas dentis) u. den Wurzelkanal (Canalis radicis dentis). Dentin besteht aus amorph mineralisierter Grundsubstanz u. den Dentinoblasten, die zeitlebens an der inneren Dentinoberfläche liegen u. deren lange, verzweigte Fortsätze (Processus dentinoblasti, Tomes-Fasern) zusammen mit Nervenfasern in den radiär verlaufenden Dentinkanälchen (Tubuli dentinales) gelegen sind. Das Grundgerüst bilden kollagene Fibrillen. Einlagerung von Hydroxylapatit bedingt die im Vergleich zum Knochen u. Zement größere Härte des Dentins. Das die Zahnbeinkanälchen begrenzende Dentin wird als Neumann-Scheide (Dentinum peritubulare) bezeichnet. Die Dentingrundsubstanz verkalkt in kugelförmigen Bezirken (Globuli dentinales). Im Bereich der Zahnkrone sind unverkalkte Interglobularräume sichtbar (Spatia interglobularia), die im Bereich der Wurzel als ↑Tomes-Körnerschicht bezeichnet werden (Stratum granulosum dentini radicis). 2. Schmelz: Enamelum; härteste Substanz des Körpers, welche die Zahnkrone überzieht u. der das Schmelzoberhäutchen (Cuticula dentis) aufliegt. Der Schmelz besteht aus etwa 3–5 µm dicken Schmelzprismen (Prismata enameli) mit verkalkter Kittsubstanz. Die Anordnung der Schmelzprismen bewirkt am Zahnschliff best. Streifen (Schreger-Streifen, Retzius-Streifen, ↑Schmelz). 3. Zement: Cementum; knochenähnl. Substanz, welche die Zahnwurzel umgibt, besteht aus Zementzellen (Cementocyti), die in Höhlen (Lacunae cementales) liegen, u. Fasern mit Grundsubstanz (Substantia fundamentalis cementalis). Man unterscheidet Zement mit u. ohne Zementzellen: Cementum cellulare u. Cementum noncellulare (Faserzement). Die Zahnhöhle enthält die Pulpa dentis (Zahnpulpa), die aus einem lockeren, feinfasrigen

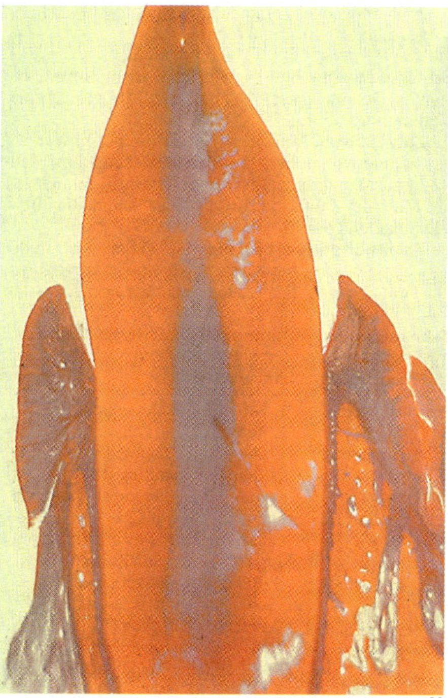

30

Zahn (Abb. 1). Histologischer Schnitt, Azanfärbung; Längsschnitt mit Zahnfleisch u. Alveole

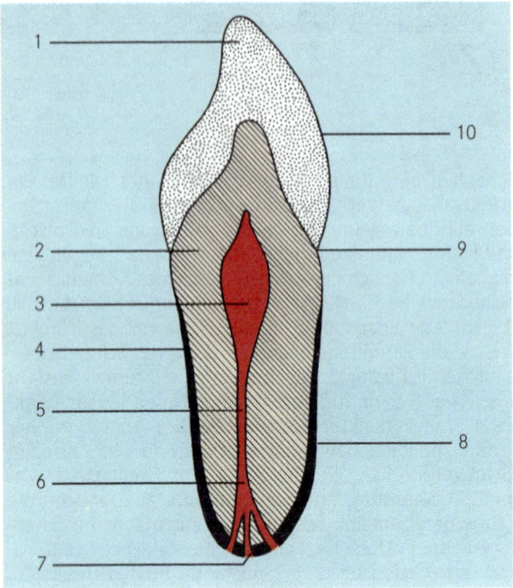

Zahn (Abb. 2)
1: Zahnschmelz; 2: Zahnbein; 3: Pulpakavum mit Kronenpulpa; 4: Zahnzement; 5: Wurzelkanal mit Wurzelpulpa; 6: physiologisches Foramen apicale; 7: anatomisches Foramen apicale; 8: Zahnwurzel; 9: Zahnhals; 10: Zahnkrone

Bindegewebe mit Blut-, Lymphgefäßen u. Nerven besteht. ↑Odontogenese, ↑Gebißformel, ↑Gebißschema, ↑Zahnform. Abb. 1 u. 2.

Zahnachse: Längsachse des Zahns, bei einwurzeligen Zähnen von der Mitte der Schneidekante bzw. Kaufläche zur Wurzelspitze, bei mehrwurzeligen Zähnen von der Mitte der Kaufläche zur Mitte der ↑Bifurkation bzw. ↑Trifurkation gedacht.

Zahnachsenverhältnis: der Winkel, der von der Zahnachse u. einer horizontal durch die Kiefer verlaufenden Grundebene gebildet wird. Er beträgt beim normalen Gebiß z. B. 70° für den oberen mittleren Schneidezahn u. 90° für den oberen 1. Prämolaren.

Zahnalter: an Hand entwicklungsbiolog. (↑Odontogenese, ↑Transparenz) u. epidemiol. Kriterien (Kariesbefall, Abrasion, Zahnbestand) geschätztes Alter, wegen der Varianz der Vergleichsdaten oft vom kalendar. Alter abweichend. Bedeutsam für die forensische ↑Odontostomatologie.

Zahnanlage: das ektodermale Schmelzorgan, die mesektodermale Zahnpapille u. das mesodermale Zahnsäckchen, ↑Odontogenese.

Zahnanlage, fehlende ↑Hypodontie.

Zahnanomalien: Abweichungen der Zähne von der Norm. 1. Numer. Abweichung: Zahnüberzahl (↑Hyperdontie), Zahnunterzahl (↑Hypodontie, ↑Oligodontie, ↑Anodontie); 2. Formanomalien; 3. Größenabweichung: Vergrößerung (Makrodontie, selten), Verkleinerung (↑Mikrodontie); 4. Mehrfachbildung: Dentes geminati, Dentes concreti, Dentes confusi; 5. Schmelzinvagination: ↑Dens in dente; 6. ↑Schmelzperle: dystope, tropfenförmige Schmelzbildung am Zahnhals o. zwischen den Wurzeln der Molaren; 7. Positionsanomalie: ↑Dystopie, ↑Retention; 8. Strukturfehler: ↑Amelogenesis imperfecta hereditaria, ↑Dentinogenesis imperfecta hereditaria. ↑Odontogenesis imperfecta hereditaria. Tab.

Zahnarzt: Absolvent der Studienrichtung Zahnmed. nach erteilter ↑Approbation.

Zahnaufnahme: röntg. Darstellung eines Zahns o. mehrerer Zähne: 1. enorale Z.: Darstellung einzelner Zähne mittels in der Mundhöhle fixiertem Zahnfilm, versch. Größen u. Einstelltechniken (↑Bißflügelaufnahme); 2. Visiographie: digitale Verarbeitung der Röntgensignale von Z. mit verringerter Strahlendosis u. Möglichkeit der Vergrößerung; 3. ↑Orthopantomographie: Darstellung beider Zahnreihen auf extraoralem Film.

Zahnausfall: Verlust der Milchzähne infolge totaler physiol. Wurzelresorption. ↑Exfoliatio, ↑Odontogenese.

Zahnbein: Grundkörper des Zahns. ↑Dentin, ↑Zahn.

Zahnbelag: weiche ↑Auflagerung auf den Zähnen. Verfärbung der Zahnkrone.

Zahnbeweglichkeit: mechan. Auslenkbarkeit des Zahns aus seiner Ruheposition, die durch die Faserzüge von der Alveolenkortikalis zum Zement u. durch die Blut-

Zahnanomalien: Differentialdiagnostische Übersicht über Doppelbildung u. Verschmelzung von Zähnen

Bezeichnung	Ereignis	Ergebnis
Hypodontie	1. Fehlen von Zahnanlagen 2. Retention von Zähnen	Zahnunterzahl
Hyperdontie	1. überzählige Zahnanlagen 2. Zahnkeimspaltung	Zahnüberzahl
Dens concretus	bei der Wurzelbildung entstehende Verwachsung mit Zement, u. U. sogar Fusion des Dentins u. der Wurzelpulpa	ein Gebilde mit separaten Kronen, klin. nicht erkennbar (Röntgenbild)
Dens confusus	Verschmelzung von Zahnanlage, mindestens gemeinsamer Schmelzmantel, evtl. auch Verschmelzung von Dentin u. Pulpa	unechte Zahnunterzahl mit einem übergroßen Zahn
Dens geminatus	Vollständige o. unvollständige Spaltung der Zahnanlage	1. bei vollständiger Spaltung Zahnüberzahl durch Ausbildung eines Zwillingszahnpaares 2. bei unvollständiger Spaltung ein übergroßer Zahn, Verwechslung mit D. confusus durch Abzählen vermeidbar

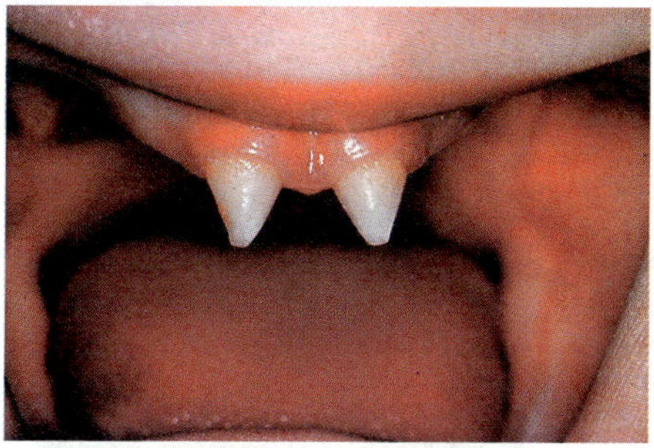

37
Zahndysplasie und Zahnunterzahl bei ektodermaler Dysplasie

füllung der parodontalen Gefäße bestimmt wird. Physiol. Z.: Die elast. Aufhängung des Zahns in der Alveole, die eine Umformung der auftretenden Druckbelastung unter Funktion in biol. besser verarbeitbare Zugkräfte bewirkt, ermöglicht eine nicht sichtbare, bereits tastbare u. mikrometr. erfaßbare Beweglichkeit in der Alveole. Außerhalb der Funktion ist eine pulssynchrone Eigenbewegung des Zahns nachgewiesen worden. Pathol. Z.: vorwiegend bei entzündl. Parodontopathien kommt es im Zuge der Destruktion des Parodonts zu einer verstärkten Beweglichkeit, Zahnlockerung, für die versch. Skalierungen angegeben wurden. Der Vorgang beginnt mit einer spür- u. sichtbaren Beweglichkeit, meist in einer Dimension, u. führt über versch. Zwischenstufen zu einer erhebl. Beweglichkeit in allen drei Dimensionen bei bereits geringen Auslenkkräften, erhebl. Behinderung der Kaufunktion u. Lautbildung.

Zahnbogen: Anordnung der Zähne im Kiefer. Versch. Übergänge vom Halbkreis zum Flachbogen mögl. Dominierend ist Parabel.

Zahnbogenbreitenindex: prozentualer Anteil der Zahnbogenbreite an der Zahnbogenlänge: 1. hinterer Z., 2. frontaler Z.

Zahndurchbruch ↑Dentition.

Zahndysplasie: Zahnanomalie aus genet., generellen o. lokalen Ursachen. Abb.

Zahndystopie: von der Norm abweichende Lage von Zahnkeimen o. Stellung von Zähnen im Alveolarfortsatz, im Extrem im harten Gaumen, im Unterkieferkörper, in der Nasenhöhle o. Kieferhöhle. Häufig mit ↑Retention vergesellschaftet.

Zähne, angeborene ↑Dens natalis.

Zähneknirschen: streßbedingte, psychogene o. als habituell erworbene ↑Parafunktion. ↑Bruxismus.

Zahnelongation: scheinbares Längerwerden von einzelnen Zähnen o. Zahngruppen durch weitere ↑Eruption infolge fehlender ↑Antagonisten. Absolute Ind. für Lückenschluß im Gegenkiefer nach ↑Einschleiftherapie.

Zahnen: umgangssprachl. für Zahndurchbruch (↑Dentition), spez. beim Kleinkind (↑Zahnfieber).

Zahnerhaltungskunde ↑Zahnheilkunde, konservierende.

Zahnersatz: zahnmed. ↑Prothese. Vervollständigung der Zahnreihe mittels festsetzender Konstruktion (↑Brücke), abnehmbarer Prothese (↑Modellguß), dentales ↑Implantat o. Kombinationen.

Zahnfach ↑Alveolen.

Zahnfäule: umgangssprachl. für Zahnkaries. ↑Karies.

Zahnfieber: nicht nur in Laienkreisen als gesichert angenommene Erkrankung infolge ↑Dentition, spez. im Säuglings- u. Kleinkindalter. In der Zahnmed. u. Päd. jedoch nicht anerkanntes Krankheitsbild. Argumentation: 1. Dentition ist ein physiol. Vorgang, der in allen anderen Altersstufen völlig symptomlos abläuft. 2. Kausalbeziehung ist umgekehrt: Die Erhöhung der Stoffwechselaktivität bei Fieber aus anderer Ursache befördert den Zahndurchbruch. 3. Eine mögl. ↑Perikoronitis macht überhaupt erst auf den durchgebrochenen Zahn aufmerksam.

Zahnfilm: Film für enorale Röntgenaufnahmen, ↑Zahnaufnahme.

Zahnfleisch: Gingiva, ↑Parodontium.

Zahnfleischentzündung: Gingivitis, ↑Parodontologie.

Zahnfleischfurche ↑Gingivasulkus.

Zahnfleischhypertrophie: Gingivahyperplasie, ↑Parodontologie.

Zahnfleischnische: Zustand nach akuter nekrotisierender ulzerierender Gingivitis (ANUG), anstelle des ↑Col findet sich eine Einsenkung der Gingivakontur. ↑Parodontologie.

Zahnfleischpapille: interdentaler Anteil der marginalen Gingiva, ↑Parodontium.

Zahnfleischpolyp: Gingivapolyp. lokale Gingivahyperplasie aufgrund chron. mechan. Reize, wie Kronen- o. Füllungsränder, Halteelemente von Prothesen, scharfe Kanten kariöser Defekte. DD abzugrenzen vom Pulpapolyp u. vom Wurzelhautpolyp.

Zahnfleischtasche: durch Apikalversetzung des Verbindungsepithels (↑Saumepithel) am Zahn bei Erhaltung der Gingivakontur entstehende parodontale ↑Tasche. ↑Parodontologie.

Zahnfleischtuberkulose: prim. Z. selten im Vergleich zur sek. Infektion. Hauptsitz ist das bukkale Zahnfleisch. Klin. Formen: Lupus vulgaris u. Tuberculosis ulcerosa (↑Tuberkulose, kutane). Farbe der Lupusknötchen grauweiß bis rötl.; schneller Zerfall in kleine schmerzhafte Geschwüre. Umgebung rot bis blaurot mit sagoartiger Körnelung; Geschwürränder unregelmäßig scharf begrenzt. Abheilung unter starker Atrophie, so daß die Zahnhälse der Nachbarzähne entblößt werden. Geschwüre der ulzerösen Form sind flach mit zerfressenen unterminierten Rändern u. äußerst schmerzhaft. Beim prim. Verlauf günstige Heilungsaussichten.

Zahnform: Die Form der Zähne ist phylogenet. u. damit genet. determiniert. Oft entscheidender Indikator bei der Erforschung der menschl. Phylogenese, obgleich Entwicklungsstufen noch nicht ausreichend erklärt. Reptilien sind akrodont, homodont, der Mensch dagegen ist anisodont o. heterodont, brachydont, diphyodont, kynodont (Tab.). Der Zahn wird makrosk. unterteilt in Krone u. Wurzel, die Krone endet bei Schneidezähnen in einer Schneidekante, bei Eckzähnen in einem Höcker o. einer Spitze, bei Prämolaren in zwei bis drei Höckern u. dazwischenliegender Kaufläche, bei Molaren in drei u. mehr Höckern mit dazwischenliegender Kaufläche. Der Übergang zur Wurzel (Zahnhalsbereich) ist ident. mit dem Auslaufen des Zahnschmelzes u. der epithelialen Verbindung mit der Gingiva. Frontzähne u. Eckzähne haben eine konusförmige Wurzel, Prämolaren können ein- u. mehrwurzlig sein, Molaren haben meist mehrere Wurzeln. Milchzähne haben in grober Näherung die gleiche Z. wie blei-

Zahnform

Zahnform	Synonym	Antonym	Bedeutung	Beispiel
akrodont			dem Kiefer ohne Wurzel aufsitzend	Reptilien
anisodont	heterodont	isodont	Gebiß besteht aus verschieden geformten Zähnen	Mensch
bilophodont			Molaren haben zwei Querfurchen okklusal	Känguruh
brachydont		hypsodont	Zähne mit niedriger Krone u. engem Wurzelloch	Mensch
bunodont			Molaren mit warzenförmigen Höckern	kein rezentes
bunolophodont			Molaren mit leistenförmig strukturierter Kaufläche	Halbaffen
bunoselenodont			Molaren mit halbmondförmig strukturierter Kaufläche	fossile Schweine
diphyodont		monophyodont	zweimal zahnend	Mensch
haplodont			einfache Kegelzähne tragend	Reptilien
heterodont	anisodont	homodont	wie anisodont	
homodont	isodont	heterodont	Gebiß besteht aus Zähnen eines Typs	Reptilien
hypsodont		brachydont	Zähne mit hoher Krone u. weitem Wurzelloch	Pferd
isodont	homodont	anisodont	wie homodont	
kynodont		taurodont	Zähne mit kleiner Pulpa	Mensch
makrodont	(megadont)	mikrodont	relativ große Zähne tragend	
megadont	(makrodont)	mikrodont	wie makrodont, jedoch metr. ermittelt	
monophyodont		diphyodont	einmal zahnend	
sekodont		selenodont	Prämolaren u. Molaren mit spitzen, scharfen Höckern	Hund
selenodont		sekodont	Prämolaren u. Molaren mit flachen Kauflächen	Wiederkäuer
taurodont		kynodont	Zähne mit großer Pulpa	Wiederkäuer

bende Zähne (es fehlen die Prämolaren), sind jedoch kleiner u. im Aufbau etwas anders: der Schmelz ist dünner, der Pulparaum größer. Merkmal der Unterkieferzähne, spez. im Seitenzahngebiet, ist die Kronenflucht: die Bukkalfläche ist stärker gewölbt, die bukkalen Höckerspitzen liegen näher der durch die Längsachse gedachten Ebene. Die Seitenzugehörigkeit wird durch das ↑Wurzelmerkmal bestimmt, die Wurzel ist nach distal gegenüber der Längsachse geneigt. Tab. Abb.

Zahnformanomalien ↑Zahnanomalien.

Zahnformel ↑Gebißformel.

Zahnfraktur: Kontinuitätstrennung eines Zahns, spontan, infolge traumat. Einflüsse o. bei der ↑Extraktion. Je nach Lage der Frakturlinie Kronen- o. Wurzelfraktur, Längs-, Quer- o. Schrägfraktur, je nach Exposition der Pulpa unkomplizierte o. komplizierte Z. Spontane Z. bei marktoten u. durch ↑Karies umfangreich zerstörten Zahnkronen, v. a. bei ↑Prämolaren. Kronenfraktur durch ↑Restauration korrigierbar, ggf. nach endodont. Ther. (↑Endodontie). Zahnerhaltung bei Wurzelfraktur durch ↑Stiftverbolzung mögl. Längsfraktur erfordert Extraktion.

Zahn-Furchen (nach Friedrich W. Z.) ↑Zwerchfellfurchen, hepatische.

Zahngrößenverhältnis: Die Summen der mesiodistalen Durchmesser der bleibenden Schneidezähne sind im Verhältnis zu den Milchzähnen im Oberkiefer um ca. 7 mm, im Unterkiefer um ca. 5 mm größer. Der daraus möglicherweise resultierende Platzmangel beim Zahnwechsel in der Front kann durch folgende Umstände normalerweise ausgeglichen werden: prim. vorhandene Lücken zwischen den Milchzähnen, Zunahme der Zahnbogenlänge durch Positionsänderung der bleibenden Frontzähne nach labial (bes. im Oberkiefer), Zunahme der Zahnbogenbreite.

Zahnhalteapparat ↑Parodontium.

Zahnhartsubstanz: Zahnschmelz, Zahnbein u. Zahnzement.

Zahnhartsubstanzschädigung, säurebedingte: Demineralisation der ↑Zahnhartsubstanzen durch chron. Einwirkung von Säure: 1. professionelle Inhalation von meist anorgan. Säuren (Salzsäure, Schwefelsäure, Salpetersäure), je nach Atemgewohnheit, Lippenform u. Größe des Mundspalts sind die vestibulären Flächen der oberen Frontzähne, Eckzähne u. Prämolaren betroffen, anzeigepflichtige ↑Berufskrankheit; 2. Ingestion von meist organ. Säuren durch übermäßigen Genuß von sauren Getränken, Früchten o. Bonbons, meist die vestibulären Flächen der oberen Frontzähne betroffen; 3. Regurgitation von hyperazidem Magensaft, orale Flächen der oberen Frontzähne, Eckzähne U. Prämolaren betroffen, ↑Perimylolyse; 4. Entstehung organ. Säuren in der ↑Dentalplaque bei unzureichender Oral sugar clearence, unzureichender Mundhygiene u. reichl. Zuckerzufuhr, eher Seitenzähne betroffen, ↑Karies. Das ↑Kariesinitial unterscheidet sich pathogenet. grundsätzl. von den übrigen Substanzschädigungen, bei denen von Anfang an eine superfizielle Läsion entsteht.

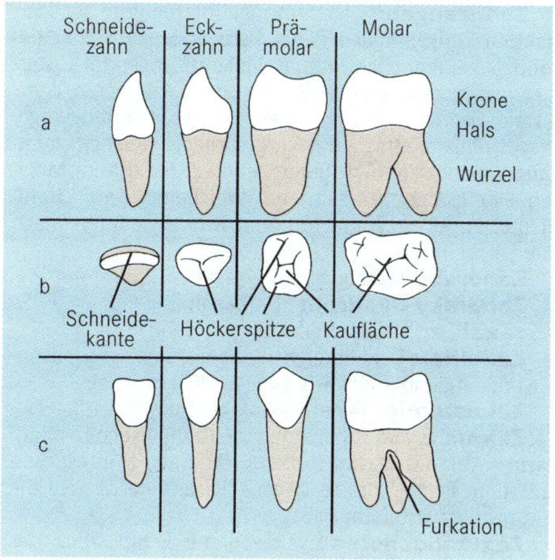

Zahnform. Schematisierte Gegenüberstellung der Formen der verschiedenen Zahntypen a: Seitenansicht, b: Aufsicht, c: Frontalansicht

Zahnheilkunde ↑Zahnmedizin.

Zahnheilkunde, ästhetische: Zweig der Zahnmed., der sich mit der Verschönerung des Aussehens der Zahnreihen aus sozialen o. psych. Gründen mittels ↑Bleichen vitaler o. marktoter Zähne u. Formkorrekturen mittels ↑Facing befaßt.

Zahnheilkunde, konservierende: Zahnerhaltungskunde, konservative Zahnheilkunde; Teilgebiet der Zahnmed., das sich mit der proph. u. ther. Erhaltung der Zähne beschäftigt. Zur k. Z gehören u. a. die ↑Füllungstherapie u. die ↑Endodontie.

Zahnheilkunde, prothetische ↑Prothetik, zahnärztliche.

Zahn-Infarkt (nach Friedrich W. Z.): hämorrhag. Infarkt der Leber bei Verlegung der Pfortader mit zusätzl. passiver ↑Hyperämie o. mangelnder Durchblutung der A. hepatica.

Zahn-Insuffizienzzeichen: Bei Aorteninsuffizienz können sich klappenartige fibröse Leisten mit aortenwärts offener Aushöhlung am Endokard der Kammerscheidewand entwickeln; mechan. durch den Blutrückfluß bedingt (Mikroklappen).

Zahnkaries ↑Karies.

Zahnkeim: Zahnanlage nach Beginn der Bildung von Zahnhartgewebe. ↑Odontogenese.

Zahnkrone: Corona dentis; der mit ↑Schmelz bedeckte Zahnteil, klin. der beim Gesunden sichtbare Zahnabschnitt.

Zahnkronenverfärbung: auffälliger Farbunterschied gegenüber dem Ursprungszustand o. den übrigen Zähnen, je nach Ursache generalisiert, systemat. o. singulär sowie echte Farbänderung o. durch ↑Auflagerung vorgetäuscht. 1. Gelb-, Grün- o. Graufärbung der Milchzähne infolge ↑Icterus haemolyticus neonatorum, 2. Gelb- bis Braunfärbung der Zähne infolge Langzeittherapie mit Tetrazyklin während der ↑Odontogenese, 3. Grau- bis Blaufärbung durch Zerfallsprodukte des Blutes infolge ↑Gangrän o. starker Blutung aus dem Pulpakavum (↑Endodontie, Vitalexstirpation), 4. Rosafärbung infolge ↑Pulpagranulom, 5. Schwarz- bis Grünfärbung i. d. R. bei Milchzähnen durch Besiedlung mit chromogenen Mikroorganismen, 6. unterschiedl. Färbung des ↑Schmelzoberhäutchens u. der ↑Dentalplaque durch Tabakrauch, schwarzen Tee o. färbende Nahrungsmittel.

Zahnleiste: epitheliale bogenförmige Struktur, von der die Bildung der Zahnanlagen ausgeht. ↑Odontogenese.

Zahn-Linien (nach Friedrich W. Z.): durch Blutströmung bedingte, quer verlaufende oberflächl. Riffelung an Thromben. Unterscheidungsmerkmal zu Leichengerinnseln.

Zahnlockerung: durch Parodontopathie bewirkte pathol. ↑Zahnbeweglichkeit. ↑Parodontologie.

Zahnmedizin: Zahnheilkunde, Odontologie; Wissenschaft, die sich mit der Verhütung, Erkennung u. Behandlung der Zahn-, Mund- u. Kieferkrankheiten befaßt. Entwicklung aus zwei Wurzeln: Chirurgie u. Badergewerbe. Seit 1884 zahnärztl. Universitätsinstitute in Deutschland (Berlin, Leipzig), daneben fachschulähnl. Dentistenausbildung. 1949 in der sowjet. Besatzungszone u. 1952 in der Bundesrepublik Deutschland Aufhebung des Dualismus durch ausschließl. Hochschulausbildung zum Zahnarzt.

Zahnokklusion: Occlusio dentis, Zahnreihenschluß; Stellung der oberen zur unteren Zahnreihe beim Schlußbiß.

Zahnpapille: mesektodermale Gewebeverdichtung unterhalb des ↑Schmelzorgans. ↑Odontogenese.

Zahnpflege: Pflegeintervention zur Vorbeugung o. Minderung von Schädigungen der Zähne. Die Z. zielt auf die Erhaltung der Kautätigkeit, intakter Zähne u. einer beschwerdefreien Nahrungsaufnahme. Die Z. umfaßt: die Beobachtung der Zähne u. des Zahnhalteapparats im Hinblick auf Veränderungen wie Plaques, Karies, Zahnstein, Gingivitis, Parodontitis, Zahnlockerungen u. -ausfällen; die Beobachtung des Sitzes von Zahnprothesen, die Unterstützung des Pat. beim Reinigen von Zähnen u. Zahnprothesen mit Zahnbürste, -pasta u. -seide; das Spülen, Massieren, Stimulieren u. Feuchthalten der Mundschleimhaut u. des Zahnfleischs; die Applikation von verordneten o. frei erhältl. Zahnpflegemitteln; die Anleitung u. Schulung von Pat. u. Angehörigen zur Z. u. Prothesenpflege u. die Unterstützung bei der Auswahl geeigneter Zahnpflegemittel u. -materialien.

Zahnpulpagangrän: Zerfall der nekrot. Pulpa. ↑Endodontie, ↑Gangrän. Klin. werden unterschieden: 1. trockene G.: i. d. R. bei geschlossenem Pulpakavum, ↑Mumifikation; 2. feuchte G.: i. d. R. infizierte ↑Nekrose bei offenem Pulpakavum; 3. totale G.: gesamte Pulpa betroffen; 4. partielle G.: nur koronaler Pulpaanteil o. bei mehrwurzeligen Zähnen nicht alle Wurzelpulpen betroffen. Klin. stumm, Entdeckung meist zufäll. o. durch Parodontitis apicalis.

Zahnradphänomen ↑Rigor.

Zahnretention ↑Retentio dentis, ↑Retention.

Zahnrückpflanzung ↑Replantation.

Zahnsäckchen: mesodermale Umhüllung des ↑Schmelzorgans u. der ↑Zahnpapille. ↑Odontogenese.

Zahnschäden, berufliche: Zahnschäden infolge chem. Beeinflussung (durch anorgan. Säuren, ↑Zahnhartsubstanzschädigung, säurebedingte; anzeigepflichtige Berufskrankheit) o. infolge physikal. Beeinflussung (durch mechan. Einwirkung kommt es zu Abbrüchen, Abschliffen, Einkerbungen u. Zahnlücken, z. B. bei Mundglasbläsern, Blasmusikern, Zahnartisten u. Rangierern).

Zahnschema ↑Gebißschema.

Zahnschmelz: hartgewebige Umkleidung der Zahnkrone. ↑Odontogenese.

Zahnsegmentschiene: Gliedmaßenorthese zur Führung u. Entlastung des Kniegelenks aus zwei den Ober- u. Unterschenkel zirkulär umschließenden Hülsen, die in Höhe des Kniegelenks seitl. durch Zahnsegmentschienen verbunden sind.

Zahnstein: harte erworbene ↑Auflagerung auf der Zahnoberfläche.

Zahnstellungsanomalie ↑Gebißanomalie.

Zahn-Taschen (nach Friedrich W. Z.): hämodynam. bedingte Endokardtaschenbildungen bei Herzklappenfehlern. „Z. nach der Regel" (regelrechte Z.): Öffnung sieht in die Blutrichtung (z. B. bei Aorteninsuffizienz: ↑Zahn-Insuffizienzzeichen). „Z. gegen die Regel" (regelwidrige Z.): Öffnung ist dem Blutstrom entgegengerichtet (z. B. bei Aortenstenose).

Zahntechniker: Handwerker für zahntechn. Arbeiten, wie z. B. die Herstellung u. Reparatur von Zahnprothesen. Nach Spezialisierung ist er zur Anfertigung kieferorthopäd., chir.-prothet. u. weiterer Behelfe befähigt.

Zahntyp: Gruppenbezeichnung nach der ↑Zahnform.

Zahnüberzahl ↑Hyperdontie.

Zahnunterzahl: Hypodontie; häufigste Anomalie des menschl. Gebisses, u. U. Vortäuschung durch Zahnretention. Selten im Milchgebiß. Formen: ↑Hypodontie, ↑Oligodontie, ↑Anodontie.

Zahnwanderung ↑Wanderung.

Zahnwechsel: Ersatz der Milchzähne durch Dauerzähne, ↑Dentition.

Zahnwurzel: Radix dentis; der im wesentl. intraalveoläre Teil des Zahns. Die äußere Schicht, ↑Zement, ist Bestandteil des ↑Parodontium. Z. bei Molaren grundsätzl. u. bei oberen Prämolaren mehrheitl. in zwei o. drei Äste geteilt, akzessor. Äste sind mögl. Abb.

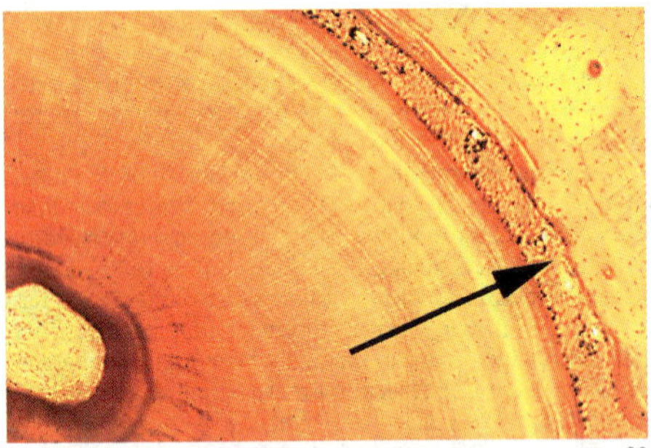

30

Zahnwurzel. Histologischer Schnitt, Färbung nach Domagk; Querschnitt der Z. mit Periodontalligament (Pfeil) u. Alveolenknochen

Zahn, wurzelloser: Shell tooth; hereditäre Fehlbildung des Zahns, wobei die typ. gebildete Krone auf einem Wurzelrudiment infolge Hypoplasie sitzt. Klin. an z. T. erhebl. Beweglichkeit des Zahns erkennbar. DD sind juvenile ↑Parodontitis u. atyp. Wurzelresorption abzugrenzen.

Zahnzangen: zangenförmige Instrumente zur ↑Extraktion. Zangenmaul der anat. Form angepaßt (Schneidezahnzange, Prämolarenzange, Molarenzange), für Unterkieferzähne abgewinkelt (Rabenschnabelzange), z. T. für distale Bereiche des Oberkiefers bajonettförmig angebracht, ↑Bajonettzange (Wurzelzange, Weisheitszahnzange). Sonderformen: tiefgreifende Z. für untere Molaren, Keilzange für untere Weisheitszähne, Hohlmeißelzange zur Abtragung von Knochenkanten (nach Luer).

Zahorsky, John (geb. 1871), amerik. Päd.

Zahorsky-Syndrom ↑Herpangina.

zäkal ⟨*lat*⟩ *Adj*: zum Zäkum gehörend.

Zäkalfistel: im Bereich des Zäkums gelegene, spontan entstandene o. operativ angelegte Darmfistel.

Zäkostomie: operative Anlage einer ↑Zäkalfistel.

Zäkum ⟨*lat*⟩ *n*: Zökum, Intestinum caecum, Blinddarm; Anfangsabschnitt des Dickdarms (↑Intestinum crassum); liegt in der re. ↑Fossa iliaca, von ihr geht die ↑Appendix vermiformis ab.

Zäkumhochstand: angeborene Fehlposition des Zäkums (mit Wurmfortsatz: Fehldiagnose) an der Unterfläche der Leber.

Zäkum, hypermobiles: übermäßig bewegl. Zäkum als Fixationsanomalie. Es kann heftige Schmerzen im re. Unterbauch verursachen u. zu rezidivierenden Subileuszuständen führen.

Zalcitabin: frühere Bez. Dideoxycytidin, ddC; antiretrovirales Medikament (Nukleosidanalogon), das die reverse Transkriptase von HIV hemmt u. zur Behandlung von HIV-Infektion u. AIDS eingesetzt wird. ↑Chemotherapie, antiretrovirale.

Zanca, Peter, zeitgen. Arzt, San Francisco/USA.

Zanca-Syndrom (nach Peter Z.): fam. Kombination von in früher Kindheit auftretender Polyposis des Kolons (vielfach maligne Entartung) u. im 2.–3. Lebensjahrzehnt entstehenden kartilaginären Exostosen. Selten.

Zander, Gustav (1835–1920), schwed. Arzt, Begründer der Medikomechanik.

Zander-Apparate (nach Gustav Z.): Geräte zur heilgymnast. Behandlung, beruhen auf mechan. Vorstellungen der Körperbewegungen.

Zange, Johannes (1880–1969), HNO-Arzt. Graz, Jena. Große Verdienste um die Entwicklung der Chirurgie u. Strahlenbehandlung bösartiger Tumoren der Nasennebenhöhlen u. des Larynx sowie bei der Diagnostik u. Ther. von Komplikationen entzündl. Erkrankungen des Ohrs (Labyrinthitis).

Zange: geburtshilfl. Instrument, ↑Forceps.

Zange, hohe: gefährl. Zangenoperation, bei der der Kopf des Kindes mit seinem größten Durchmesser noch nicht die Beckeneingangsebene passiert hat. Für Mutter u. Kind riskanter als Schnittentbindung u. daher durch diese verdrängt.

Zange-Kindler-Syndrom: Hirnstammeinklemmung am Foramen occipitale magnum mit Kopfschmerzen, Opisthotonus, Atemstörungen, Bewußtseinsverlust, Krämpfen.

Zange-Lidrandschnitt (nach Johannes Z.): Hilfsschnitt zur Aufklappung der Wange bei Tumoren der Nasennebenhöhlen.

Zangemeister, Wilhelm (1871–1930), dt. Gyn., Königsberg, Marburg.

Zangemeister-Handgriff (nach Wilhelm Z.): vorwiegend von R. Schröder modifiziert u. zu einem wichtigen Untersuchungshandgriff unter der Geburt entwickelt. Ergänzung vom 4. ↑Leopold-Handgriff mit dem Ziel, ein Mißverhältnis zwischen kindl. Kopf u. mütterl. Becken zu erkennen. Die Hand des Geburtshelfers liegt parallel zum oberen Schoßfugenrand, so daß 4. u. 5. Finger auf dem Schambein, 2. u. 3. Finger auf dem kindl. Kopf liegen. Bei Mißverhältnis überragt der Kopf den Oberrand der Symphyse nach vorn, 2. u. 3. Finger stehen also höher als 4. u. 5. Finger. Bei glatten Verhältnissen steht der Kopf zurück, 4. u. 5. Finger stehen höher als 2. u. 3. Finger.

Zangenbiopsie: Probeentnahme von Gewebe mit Hilfe einer Zange.

Zangenbiß ↑Labidodontie.

Zänogenese ⟨*gr*⟩ *f*: Entwicklung durch Anpassung, Palingenese.

Zäpfchen: **1.** Uvula; Z. am Gaumen. **2.** Suppositorium. Stuhlzäpfchen, Rektalzäpfchen. Z. sind dosierte, i.d.R. zylindr. u. einseitig zugespitzte o. kegelförmige, formbeständige Zubereitungen, die zum Einführen in das Rektum bestimmt sind. Sie können Arzneistoffe gelöst, emulgiert o. in feinst gepulverter Form suspendiert enthalten. Z. haben i.a. eine Länge von 1–3 cm, eine Masse von 1–3 g u. für die Anwendung bei Kindern eine Masse von etwa 1 g. Z. müssen sich bei Körpertemperatur verflüssigen o. im Darmsaft lösl. sein. Als Grundlage werden ↑Glycerolgelatine, Hartfette (↑Adeps solidus) u. Kakaofett (↑Adeps Cacao) verwendet. Die Vorteile der rektalen Ther. sind u.a.: keine Belastung des Magens, kein unangenehmer Geschmack, Applikation bei Schluckbeschwerden, Bewußtlosigkeit. Bes. Bedeutung haben Z. in der Kinderheilkunde. Die Wirkung kann system. (sie stehen in manchen Fällen im quantitativen Effekt der Injektion nicht nach) o. lokal (z.B. bei Hämorrhoiden) sein. Um die Z. zu fixieren, werden ↑Fesselsuppositorien, Tamponzäpfchen bzw. Rektaltampons verwendet.

Zapfenadaptation: Anpassung der Zapfen an Helligkeitsunterschiede. Geht schneller vor sich als Stäbchenadaptation, erreicht jedoch nicht so hohe Werte. ↑Adaptation der Netzhaut, ↑Duplizitätstheorie.

Zapfendystrophie: Makuladegeneration unter dem Bild einer Bullenaugenmakula (spezif. ringförmige Atrophie des retinalen Pigmentepithels), das bes. bei der Fluoreszenzangiographie deutl. wird. ERG-Störung u. Achromatopsie. Anfangs ohne Adaptationsstörung. Kann später in Zapfen-Stäbchen-Dystrophie übergehen. Meist autosomal dominant o. rezessiv vererbt.

Zapfenepiphyse: Variante der Phalangenentwicklung. Die Epiphysen vorwiegend der Grundphalangen weisen im Zentrum eine nach distal gerichtete zapfenartige Ausziehung auf.

Zapfenmosaik: im Flachschnitt der Netzhaut zeigt sich eine mosaikartige Aneinanderlagerung der Zapfen, soll sich entopt. bemerkbar machen.

Zapfensehen: photopisches ↑Sehen; durch Absorption von Licht durch die photosensiblen Substanzen der ↑Zapfenzellen bedingtes Farbsehen der 3 Spektralfarben Rot, Grün u. Violett, woraus alle Farbvariationen entstehen.

Zapfenzahn: Dens emboliformis; verkümmerter Zahn, am häufigsten seitl. obere Schneidezähne. Überzähliger Z. (↑Mesiodens) zwischen zwei normal ausgebildeten Zähnen.

Zapfenzelle: Epitheliocytus (neurosensorius) conifer; Lichtsinneszelle mit breitem Zellfortsatz, der ein Innenglied (Segmentum internum) u. ein Außenglied (Segmentum externum) aufweist u. im Stratum neuroepitheliale der ↑Retina liegt. Im Außenglied findet man 600–1 000 Membraninvaginationen des lateralen Plasmalemms, auf denen der Sehpurpur (Rhodopsin) sitzt. Die Invaginationen werden an der Spitze des Außenglieds ständig abgestoßen u. von den Zellen des Pigmentepithels (Stratum pigmentosum retinae), in deren Membraninvaginationen das Außenglied hineinragt, phagozytiert. Außen- u. Innenglied sind durch eine Flimmer miteinander verbunden. Der Zelleib (Corpus epitheliocyti neurosensorii) liegt mit Zellkern im Stratum nucleare externum, sein zweiter Fortsatz (Processus preterminalis) bildet im Stratum plexiforme externum einen Endfuß (Pes terminalis epitheliocyti coniferi), an dem die Dendriten der bipolaren Nervenzellen (Neuronum bipolare) synapt. beginnen. Zahl: ca. 6 Mio., konzentriert in der ↑Macula lutea. Funktion: Scharf- u. Farbensehen.

Zappert, Julius (1867–1942), österreich. Päd. u. Neurol., Wien.

Zappert-Syndrom (nach Julius Z.): akuter zerebraler Tremor der Gließmaßen u. des Kopfs bei Säuglingen u. Kleinkindern. Wahrscheinl. Folgezustand nach infektiöser Hirnstammenzephalitis, mit günstiger Progn.

Zäruloplasmin ↑Caeruloplasmin.

Zaunrübe, europäische: Bryonia alba u. cretica; giftige Pflanze, enthält ↑Triterpene.

Z-DNA: im Ggs. zu den i.d.R. „rechtshändigen" ↑Desoxyribonukleinsäuren „linkshändige" DNA, in der die beiden Polynukleotidstränge im linkswindigen Drehsinn organisiert sind.

ZDV: *Abk* für ↑Zidovudin.

Zearalenon: F2-Toxin; von Fusarien der Stämme Fusarium graminearum, Fusarium tricinctum, Fusarium oxysporum, Fusarium sporotrichioides u. Fusarium moniliforme, die insbes. Mais, aber gelegentl. auch andere Zerealien u. Futtermittel als Substrat haben, produziertes ↑Mykotoxin mit mehreren Derivaten. Z. zeigt v.a. bei Schweinen, aber auch bei Rindern östrogene Wirkung (Vulva- u. Milchdrüsenödeme, Fruchtbarkeitsstörungen), wozu bereits 1 mg/Tier/Tag ausreicht. ↑Mykotoxikosen dieser Art wurden beim Menschen noch nicht beobachtet.

Zebozephalie ⟨*gr*⟩ *f*: Affenkopf; schwere Entwicklungsstörung des Riechhirns sowie der Oberkiefer-Nasen-Zwischenkiefer-Region. Wird als Abortivform der ↑Arrhinenzephalie angesehen. Kielartige Vorwölbung der Stirnnaht, genäherter Augenabstand, Fehlen von Zwischenkiefer u. Nasenseptum, vielfältige Knochenhypoplasien (Siebbein, Nasenbeine, Nasenmuscheln), unpaares Vorderhirn, Fehlen der Riechnerven u. Hypoplasie der Riechzentren, Fehlen von Septum pellucidum, Balken u. Fornix. Thalamusverschmelzung.

Zecken: Ixodoidea; Vertreter der Fam. ↑Argasidae (Lederzecken) u. ↑Ixodidae (Schildzecken). Viele Z. saugen als Ektoparasiten Blut u. übertragen hierbei Krankheitserreger, ↑Schildzecken. ↑Gesundheitsschädlinge.

Zeckenbefall: Befall von Mensch u. Tieren mit Vertretern der ↑Ixodoidea.

Zeckenbiß: Holzbock (↑Ixodes ricinus) bohrt sich mit Mundwerkzeugen zur Nahrungsaufnahme in die Haut von Mensch u. Tier, nachfolgend Juckreiz u. Hautrötung. Eine direkte Intoxikation durch die saugenden Zeckenweibchen führt zur ↑Zeckenlähmung.

Zeckenbißfieber: Tick-borne typhus fever bzw. Spotted fever; durch Zecken übertragene ↑Rickettsiose.

Zeckenbißfieber, asiatisches: sibir. Zeckenbißfieber; ↑Rickettsiosen.

Zeckenbißfieber, sibirisches: asiat. Zeckenbißfieber, eine ↑Rickettsiose.

Zeckenborreliose
↑Lyme-Borreliose, ↑Borreliosen.

Zeckenenzephalitis: durch Zecken (↑Ixodoidea, Dermacentor) übertragene Form der Enzephalitis, meist ↑Virusenzephalitis, z. B. russische ↑Frühsommerenzephalitis, ↑Frühsommermeningoenzephalitis, ↑Arbovirosen.

Zeckenenzephalitis, europäische: Enzephalitis, die v. a. in der gemäßigten Klimazone vorkommt u. durch mehrere eng verwandte Stämme der ↑Arboviren hervorgerufen u. durch ↑Schildzecken übertragen wird. Ixodes persulcatus (sog. Schildzecke) überträgt die östl. Form der e. Z. (russische ↑Frühsommerenzephalitis); ↑Ixodes ricinus (sog. Holzbock) überträgt die westl. Form (↑Frühsommermeningoenzephalitis). ↑Virusenzephalitis.

Zeckenenzephalitisviren: Tick-borne-Enzephalitisviren; Typ Europa: ↑Frühsommermeningoenzephalitisvirus; Typ Asien (Fernost): russisches ↑Frühsommerenzephalitisvirus.

Zeckengranulom: Fremdkörperreaktion bei Verbleib des Zeckenkopfs in der Haut nach Abriß des Zeckenkörpers, häufig im Zentrum eines Erythema chronicum migrans.

Zeckenkarditis ↑Lyme-Borreliose.

Zeckenlähmung: Zeckenparalyse; Lähmungserscheinungen vom Landry-Typ durch die Toxine saugender weibl. Zecken. Sie verschwinden meist nach Entfernung der Zecken (↑Ixodes ricinus).

Zeckenrückfallfieber ↑Rückfallfieber.

Zecken-Virusenzephalitis ↑Virusenzephalitis.

Zehen-Finger-Gelenkpolstertaubheitssyndrom: autosomal dominante Hautverdickung im Gebiet der Interphalangealgelenke der Finger u. Zehen (verbunden mit Hyperkeratosen u. Clavi). Palmoplantarkeratosen. Totale Leukonychie, progrediente partielle Schallempfindungsschwerhörigkeit, ZNS-Schäden. Beginn im Kleinkindalter.

Zehenreflexe
↑Babinski-Reflex, ↑Rossolimo-Reflex.

Zehrrose ↑Lupus erythematodes.

Zeichen: in der Datenverarbeitung das kleinste Element zur Darstellung von Daten. Man unterscheidet Alphazeichen (Buchstaben eines o. mehrerer Alphabete natürl. Sprachen), numer. Z. (Ziffern) u. Sonderzeichen (Interpunktionszeichen usw.). Weiterhin unterscheidet man zwischen druckbaren o. auf einem Bildschirm anzeigbaren Z. (bedeutungsvoll für den Arzt, die Schwester usw.) u. Steuerzeichen (bedeutungsvoll für das techn. System zur Steuerung von Vorgängen). Z. werden im Rechner i. a. binärverschlüsselt dargestellt.

Zeichen, digitookuläres: Augenbohren bei blinden Säuglingen u. Kleinkindern.

Zeichentest: nichtparametr. statistischer ↑Test. Der Z. wird als Ein-Stichproben-Test zum Vergleich eines ↑Medians mit einem Normwert, als Zwei-Stichproben-Test zum Vergleich der Mediane zweier abhängiger Stichproben meßbarer Merkmale verwendet. Der Z. ist ein Schnelltest, da jeweils nur die Anzahl der pos. o. neg. Vorzeichen der Meßwertdifferenzen für die Auswertung benötigt wird.

Zeigerdiagramm: eine auf den komplexen Zahlen beruhende graph. Darstellung von Wechselstromgrößen. In einem Koordinatensystem wird z. B. der ohmsche ↑Widerstand eines Stromkreises durch einen mit der x-Achse zusammenfallenden Zeiger dargestellt, dessen Länge dem Betrag dieses Widerstands entspricht. Alle anderen Widerstände werden mit ihrem Betrag auf Radien aufgetragen, die mit der pos. x-Achse einen Winkel bilden, der gleich dem Phasenwinkel zwischen dem Strom u. der an den betreffenden Widerstand abfallenden Spannung ist. Im Z. lassen sich Wechselstromwiderstände leicht graph. addieren u. die ↑Ortskurve einzeichnen.

Zeigetest: Bei Appendizitis zeigt ein Pat. nach Aufforderung auf den re. Unterbauch als Lokalisation des stärksten Schmerzes.

Zeigeversuch ↑Bárány-Zeigeversuch, ↑Graefe-Zeigeversuch.

Zein: ein ↑Prolamin aus Mais. Besitzt eine geringe biologische ↑Wertigkeit, da es die essentiellen Aminosäuren Tryptophan u. Lysin nicht enthält. Es dient als hydrophobes Material für Überzüge. In Magensaft schwer lösl.

Zeis, Eduard (1807–1868), Chir., Dresden.

Zeis-Drüsen (nach Eduard Z.): Talgdrüsen der Augenlider, welche ihr Sekret in die Follikeltrichter der Wimpern abgeben.

Zeiss, Ludwig (1900–1958), Urol., Bad Wildungen.

Zeissler-Topf: Gefäß für die ↑Anaerobierkultur. ↑Exsikkator, bestehend aus 2 Glasbehältnissen mit Glasschliff u. Zweiwegehahn mit einem möglichst sauerstofffreien Gasgemisch, z. B. aus 95 % N_2 u. 5 % CO_2.

Zeiss-Schlinge (nach Ludwig Z.): Spezialkatheter zur Entfernung von unteren Harnleitersteinen. Harnleiterkatheter mit einem an der Spitze befestigten Kunststoffaden, der 3–7 cm unterhalb der Spitze in das Katheterlumen eintritt u. am äußersten Katheterende heraushängt. Bei Zug am Fadenende wird der Anfangsteil des Katheters zu einer Schlinge geformt, so daß der vorher passierte Stein damit eingefangen werden kann.

Zeit: ein Element unserer Anschauungsform. Nach der der klass. Physik zugrunde liegenden Newton-Hypothese soll unabhängig von irgendwelchen zur Zeitmessung geeigneten Vorgängen eine absolute Z. abfließen. Wie jedoch H. A. Lorentz an einem von Michelson durchgeführten Versuch erkannte, haben zwei gegeneinander bewegte Systeme zwei versch. Zeitrechnungen. Dieses führt nach Einstein zu einer Zeitdilatation. Gibt eine Uhr am Ort x_1 Zeichen im Abstand Δt, so erscheinen diese für einen mit der Geschwindigkeit v bewegten Beobachter gedehnt:

$$\Delta t' = \frac{\Delta t}{\sqrt{1-\beta^2}}$$

$$\beta = \frac{v}{c}$$

c = Lichtgeschwindigkeit

Z. ist eine der 7 Basisgrößen des internationalen ↑Einheitensystems. Einheit als Sekunde (s). Außerdem sind zulässig Minute (min = 60 s), Stunde (h = 3 600 s), Tag (d = 24 h = 1 440 min = 86 400 s), Woche, Monat, Jahr.

Die im Universum vorkommende kleinste Zeit ist durch die zum Durchlaufen der kleinsten Länge (~ 10^{-13} cm) mit Lichtgeschwindigkeit erforderl. Zeit bestimmt u. von der Größenordnung 10^{-23} s.

Zeitbewußtsein: Fähigkeit, den Zeitablauf einschätzen zu können, was durch die rhythm. Prozesse im Körper, subjektive Erlebnisinhalte (Zeitdehnung o. -raffung) u. a. beeinflußt wird u. bei geistigen Störungen u. psych. Erkrankungen gestört ist.

Zeiterleben: das subjektive Z. ist unterschiedl. je nach dem Bedeutungsgehalt der durchlebten Zeit. Z. ist ein erlebendes Gerichtetsein u. damit das Bewußtsein der Gegenwart als Realität zwischen Vergangenheit als Erinnerung u. der Zukunft. Ein Z. kann gedehnt sein bei einer größeren Zahl intensiver Erlebnisse, aber auch in der Erlebnislosigkeit der Einsamkeit. Das Z. ist in der Kindheit gedehnt u. schrumpft im Alter zusammen.

Zeitgeber: in der Biorhythmik Signale aus der Umwelt, die den endogenen Rhythmus (die innere Uhr) mit den Veränderungen der Umwelt synchronisieren, z. B. durch Hell-Dunkel-Wechsel o. Temperaturveränderungen.

Zeitintervalle, systolische: Messung von Intervallen zwischen den Herztönen bzw. ↑Herztönen u. EKG (↑Elektrokardiogramm), ↑Karotispulskurve, ↑Apexkardiogramm u. anderen mechanokardiograph. Untersuchungsbefunden. Zur Berechnung u. Abschätzung von kontraktilen Herzfunktionsparametern (↑dp/dt, kardial; ↑Druckanstiegszeit; ↑Anspannungszeit des Herzens; linksventrikuläre ↑Austreibungszeit; QS_1, ↑Umformungszeit; ↑QS_2-Zeit). Generell ist der Aussagewert dieser berechneten Funktionsparameter krit. zu betrachten u. im Zusammenhang mit den klin. Befunden zu diskutieren (breite Streuung).

Zeitkonstante: Zeit τ, nach der eine Spannung auf $1/e = 0{,}369$ abgefallen ist. Die Z. wird meist durch einen Widerstand R u. einen Kondensator C realisiert ($\tau = R \cdot C$). Z. besitzen Linearverstärker u. ↑Impulsdichtemesser als Baugruppen kernphysikal. Meßplätze.

Zeitlupe: Bildwiedergabe (z. B. Film), bei der die Bildfrequenz (Anzahl der Bilder/s) kleiner als bei der Bildaufnahme ist. Der dargestellte Vorgang läuft im Bild langsamer als in der Realität ab.

Zeitmuster ↑Pattern.

Zeitraffung: Zeitrafferaufnahme; Bildaufzeichnung (z. B. Film), bei der die Aufnahmefrequenz (Anzahl der Bilder/s) kleiner ist als bei der Bildwiedergabe. Der dargestellte Vorgang läuft im Bild schneller ab als in der Realität.

Zeitreihenanalyse: **1.** Zerlegung einer Reihe von zeitl. aufeinanderfolgenden Meß- o. Beobachtungswerten in einen ↑Trend, eine period. Schwankung u. Zufallsabweichungen. **2.** Math. Analyse von zeitl. Folgen von Meßwerten, u. a. mit dem Ziel, period. Schwingungen versch. Dauer u. Intensität herauszufiltern, z. B. durch harmonische ↑Analyse, Autokorrelationen (↑Korrelationsanalyse).

Zeitschwelle: kleinster zeitl. Unterschied des Auftreffens zweier Reize, bei dem diese noch als getrennt wahrgenommen werden können. Die Z. beträgt beim Auge im Tagessehen ca. 60/s (↑Flimmerverschmelzungsfrequenz).

Zeitsensitometrie: sensitometr. Verfahren zur Bestimmung der Schwärzungskurve (Gradation, Empfindlichkeit, Maximalschwärzung) photograph. Emulsionen, bei dem die Schwärzungstreppe für die einzelnen Stufen bei gleicher Strahlungsintensität (Dosisleistung) erzeugt wird.

Zeit-Umsatz-Kurve: Progreßkurve; graph. Darstellung des Zeitverlaufs der Konzentrationsabnahme des Substrats bzw. der Konzentrationszunahme des Produkts einer enzymkatalysierten Reaktion. Die Z. dient der Ermittlung der Reaktionsgeschwindigkeit (Enzymaktivität).

Zellabschilferung: Infolge physiol. Regeneration werden die oberen Zellagen des bes. mechan. beanspruchten Epithels abgestoßen. Diese Z. kann sich verstärken u. abschwächen u. ist abhängig von entzündl. u. mechan. Irritationen u. von hormonalen Faktoren (z. B. Vaginalepithel). Die Z. ist eine wichtige Grundlage für die Exfoliativzytodiagnostik, da sowohl diese abgeschilferten als auch die nur noch locker an den Epithelverband gebundenen Zellen durch ↑Abstrich gewonnen u. beurteilt werden.

Zellaggregat: in regelmäßigen u. unregelmäßigen Verbänden sowie in Zellhaufen (↑Zellcluster) auftretende Zellansammlungen im Ausstrich.

Zellapherese: Zytapherese; Abtrennung von zellulären Blutbestandteilen zur Gewinnung von ↑Blutpräparaten. Je nach Art der anzureichernden Zellen als Thrombozytapherese, Granulozytapherese o. Stammzellapherese durch maschinelles Verfahren mit ↑Blutzellseparatoren.

Zellatmung ↑Oxidation, biologische.

Zellatypie: Abweichung der Zelle u. des Kerns von der Norm hinsichtl. der Größe, Form, Färbbarkeit u. Kern-Plasma-Relation. Wichtig für histol. Tumordiagnostik u. Zytodiagnostik.

Zellausbreitung: Anheften an die Unterlage sowie nachfolgende Abflachung von in vitro kultivierten Zellen nach Kontakt mit dem Boden des Kulturgefäßes. Die Z. ist i. d. R. durch Adhäsionsmoleküle vermittelt.

Zellauswanderung: typ. Vorgang bei Explantatkulturen, wobei an der Peripherie des Explantats Zellen das Gewebe radial verlassen. Die Z. ist abhängig von Alter des Spenders, Zell- bzw. Gewebetyp u. von der Unterlage. Die Z. ist als Wundreizreaktion zu deuten.

Zellbank: Depot konservierter Zellen, spez. von ↑Zellinien u. Zellstämmen, die als Referenzzellen o. Substrat in der Diagnostik (Immun., Virol.) bzw. als Forschungsobjekt (Zellphysiologie, Pharmak./Toxikol., Krebsforschung usw.) benötigt werden. Bekannte Zellbanken sind die ATCC (American Type Culture Collection), Rockville, USA, u. die ECACC (European Collection of Cell Cultures) Salisbury, Großbritannien. ↑Gewebebank.

Zellbewegungen, amöboide: Ortsveränderungen von ↑Histiozyten, ↑Makrophagen, ↑Monozyten u. a. durch Ausbildung von Plasmalemmausstülpungen (Pseudopodien) u. Zytoplasmafluß in deren Richtung.

Zellbild, atrophisches: bei Nachlassen der Östrogenstimulierung des Vaginalepithels im Klimakterium u. in der Postmenopause fehlt die Ausreifung bis zur Superfizialzelle. Der Ausstrich besteht vorwiegend aus Parabasalzellen u. ↑Basalzellen. Das gleiche Bild tritt auch vor der Geschlechtsreife auf. ↑Plattenepithelien.

Zellblocktechnik: Bei bes. reichl. Zellmaterial in Sedimenten von Punktionsflüssigkeiten, nach Spülungen o. vom Sputum wird das Sediment z. T. in Paraffin eingebettet, o. wie gewöhnl. Gewebe histol. verarbeitet u. befundet.

Zellcluster: in Haufen u. Ballen im Ausstrich vorkommende dreidimensionale Zellansammlungen meist ohne erkennbare Zellgrenzen. Häufig bei Tumorzellausstrichen von Adenokarzinomen.

Zelldetritus: strukturloses Material mit Plasma- u. Kernresten nach Gewebe- u. Zelltod, in Nekrosen auftretend.

Zelldifferenzierung ↑ Differenzierung.

Zelle: kleinste, selbständig lebensfähige Einheit tier. u. pflanzl. Organismen. ↑ Zellenlehre. Bestandteile: 1. Zellkern (↑ Nukleus), 2. ↑ Zytoplasma: a) ↑ Grundplasma (Hyaloplasma, Zytosol), b) ↑ Organellen: ↑ Mitochondrien, ↑ Golgi-Apparat, ↑ Zentriol, endoplasmatisches ↑ Retikulum, ↑ Ribosomen, ↑ Polysom, ↑ Lysosomen, ↑ Peroxisomen, c) ↑ Zytoskelett: ↑ Mikrotubuli, ↑ Intermediärfilamente, Mikrofilamente (↑ Aktinfilamente), d) Zelleinschlüsse: ↑ Granulum cellulare, ↑ Gutta adipis, ↑ Inclusiones cytoplasmaticae, e) ↑ Metaplasma: ↑ Myofibrille, ↑ Tonofibrille, ↑ Neurofibrille, 3. Plasmalemm (↑ Zellmembran). Vermehrung: erfolgt durch Teilung (↑ Mitose, ↑ Amitose). Größe: ↑ Zellgröße. Anzahl: ca. $25 \cdot 10^{12}$ pro menschl. Organismus. Abb.

Zelleinschluß ↑ Inclusiones cytoplasmaticae.

Zellelektrophorese: Methode zur Trennung von Zellpopulationen aufgrund von Unterschieden ihrer Oberflächenladung.

Zellembolie: Verschleppung von Zellen wie Plazentariesenzellen, Leberzellen nach Traumen, Tumorzellen auf dem Blutweg, bes. in die Lungen.

Zellen, amakrine: assoziative Nervenzellen in der inneren Körnerschicht der ↑ Retina.

Zellen, apikalgekörnte ↑ Paneth-Körnerzellen.

Zellen, basalgekörnte
↑ Zellen, enterochromaffine.

Zellen, basophile: mit bas. Farbstoffen anfärbbare Zellen im Hypophysenvorderlappen, die thyreotrope, melanotrope Hormone sowie Follikel stimulierende u. luteinisierende Hormone abgeben. ↑ Hypophyse. ↑ Exfoliativzytologie.

Zellen, bipolare: Nervenzellen der Netzhaut (↑ Retina) u. im Ganglion spirale (↑ Organum spirale).

Zellen, cholinorezeptive: von cholinergen ↑ Neuronen innervierte Zellen, die die Wirkung von ↑ Acetylcholin in zelleigene Antwort umsetzen.

Zellen, chromaffine: Zellen mit chromaffiner Reaktion (phäochrome Reaktion, ↑ Phäochromozytom). Katecholamingranula werden durch Chromsalze oxidiert; Ergebnis: Braunfärbung.

Zellen, chromophile: Farbstoffe annehmende Zellen, z. B. in der Hypophyse (Endocrinocytus chromophilus). Unterteilt in azidophile Zellen (Endocrinocytus acidophilus) u. basophile Zellen (Endocrinocytus basophilus).

Zellen, chromophobe: nicht o. nur schwach anfärbbare Zellen, z. B. in der Hypophyse (Endocrinocytus chromophobus).

Zellen, diploide: Körperzellen mit doppeltem Chromosomensatz ($2 \cdot 23$). Ggs.: Geschlechtszellen mit haploidem Satz ($1 \cdot 23$).

Zellen, endozervikale ↑ Zervixzellen.

Zellen, enterochromaffine EC-Zellen, basalgekörnte Zellen; Zellen des ↑ GEP-Systems in den Gg. gastricae u. Gg. intestinales, die basal 150–300 nm große Sekretgranula enthalten. Die Granula zeigen eine chromaffine Reaktion, sie sind mit Serotonin gefüllt.

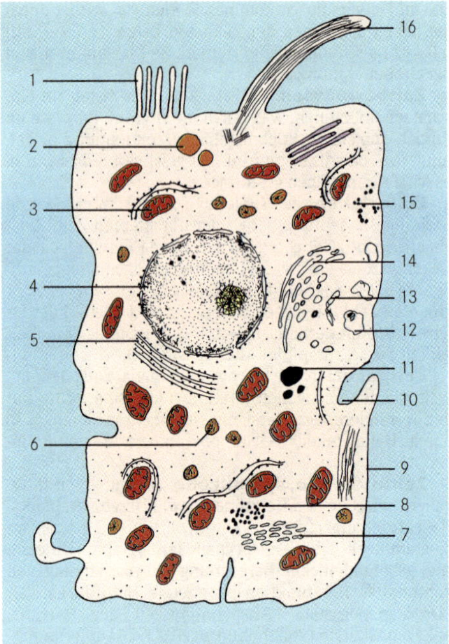

Zelle. Übersicht über die Bestandteile.
1: Mikrovilli; 2: Vesikel; 3: Mitochondrium; 4: Nukleus; 5: rauhes endoplasmatisches Retikulum; 6: Polysomen; 7: glattes endoplasmatisches Retikulum; 8: Glykogen; 9: Zellmembran; 10: Invagination; 11: Lipidtropfen; 12: Lysosomen; 13: Zentriol; 14 Golgi-Apparat; 15: Ribosomen; 16 Zilie

Zellen, interstitielle: von Cajal entdeckte Zellen in der ↑ Tunica muscularis des Darms mit Kontakt einerseits zu den Muskelzellen u. andererseits zu vegetativen Nervenfasern des Plexus myentericus. Funktion unklar.

Zellenlehre: von Schleiden (1838) u. Schwann (1839) postulierte Theorie vom Aufbau tier. u. pflanzl. Organismen aus einer Vielzahl anat. begrenzbarer Zellen. Die Zelle ist das kleinste Bauelement, das alle Merkmale der Lebens zeigt: 1. Stoffwechsel, 2. Wachstum, 3. autonome Vermehrung, 4. Reizbarkeit.

Zellen, myoendokrine: im Herzvorhof gelegene Zellen, die natriuret., diuret. u. vasodilatator. wirksame Peptide produzieren, die bei Vorhofdehnung infolge Druck- o. Volumenbelastung in die Blutbahn freigesetzt werden. Die m. Z. sind durch zytoplasmat. Granula charakterisiert, die mit Immunelektronenmikroskopie u. Immunhistochemie als kardiopeptiderge Strukturen identifiziert wurden. Der sekretor. Prozeß der Herzhormone wird durch adrenerge, cholinerge u. peptiderge Innervation der m. Z. beeinflußt. ↑ Peptid, atriales natriuretisches.

Zellen, neurosekretorische: Nervenzellen, die im Zelleib Neurosekret bilden. ↑ Neurosekretion.

Zellen, nichtpermissive: **1.** Zellen, in denen Viren keinen lyt. Zyklus durchlaufen, wohl aber transformierend wirken können (maligne ↑ Transformation).

2. Zellen, die infolge Mutationen unter best. Bedingungen nicht wachsen.

Zellen, parafollikuläre: C-Zellen; calcitoninbildende Zellen der Schilddrüse (↑Glandula thyroidea).

Zellen, zentroazinäre: Schaltstückzellen, die in den Azinus des exokrinen Anteils des ↑Pankreas hineingeschoben sind.

Zelle, pyroninophile: Lymphoblast, der aus einem Lymphozyten nach Mitogen- o. Antigenstimulation entsteht. P. Z. stellt eine Phase in der Zellproliferation dar (↑Lymphozytentransformation). Bez. erfolgt nach der leichten Anfärbbarkeit des Zytoplasmas in dieser Phase mit Methylgrün-Pyronin. Lokalisation der Zellen in vivo in Abhängigkeit vom verwendeten Antigen.

Zeller-Hautläppchen: Bei Syndaktylieoperationen (↑Syndaktylie) kann von volar u. dorsal ein dreieckiges Hautläppchen gebildet werden, um den Defekt der Kommissur teilweise mit ortsständigem Material zu decken. Meist ist Ergänzung durch ↑Transplantat erforderl.

Zellformen ↑Cellulae amoeboideae.

Zellfraktionierung: Auftrennung von Zellbestandteilen u. Zellorganellen. Nach Homogenisierung der Zellen (osmot. Zytolyse o. Homogenisatoren) lassen sich die Zellbestandteile voneinander trennen. Weite Verbreitung haben Zentrifugationsverfahren gefunden, bei denen Dichteunterschiede der Zellorganellen zu deren Trennung ausgenutzt werden. Auf diese Weise lassen sich Ribosomen, das endoplasmat. Retikulum, Zellkerne, Lysosomen, Mitochondrien u. das Hyaloplasma isolieren. Auch chromatograph. u. elektrophoret. Verfahren finden für die Z. Verwendung. Als Reinheitskriterien der einzelnen Zellorganellen dienen morphol. u. biochem. Kennzeichen.

Zellfusion ↑Hybridisierungsreaktion, ↑Fusion.

Zellgenerationszeit ↑Zellzyklus.

Zellgenerationszyklus ↑Zellzyklus.

Zellgewebeemphysem ↑Hautemphysem.

Zellgewebeentzündung ↑Phlegmone.

Zellgröße: große Variabilität in Anpassung an die Funktion. Von der Eizelle mit 200 μm Durchmesser bis zur Mikroglia mit 5 μm; Nervenzellen mit einem Zellfortsatz (Axon) von bis zu 1 m Länge.

Zellhybride ↑Hybridisierungsreaktion.

Zellinien: Zellklone; entstehen durch Subkultivierung aus Primärzellkulturen. Diploide Z.: ≥ 75 % der Zellen haben den gleichen Karyotyp wie normale Zellen der Spezies. Heteroploide Z.: ≥ 25 % der Zellen sind heteroploid. Epitheliale Z.: Aus Epithelien hervorgegangen. Typ. sind eine „Kopfsteinpflaster"-Anordnung der Zellen in der Monolayer u. die Expression von Zytokeratin. Fibroplast. Z.: aus Bindegewebe hervorgegangen. Typ. sind lange spindelförmige Zellen. Serumzusatz zum ↑Nährmedium begünstigt Fibroblasten.

Zellisolierung ↑Trypsinierung.

Zellkannibalismus: Phagozytose ganzer Zellen bes. durch Zellen des retikulohistiozytären Systems, aber auch durch Epithelien z. T. mit Bildung von ↑Vogelaugenzellen.

Zellkern ↑Nukleus.

Zellkinetik ↑Zellzyklus.

Zellklon: aus einer Ursprungszelle hervorgegangene Zellpopulation, genet., morphol. u. funktionell einheitl.

Zellkohäsion, atrophische: degenerative Veränderung im atroph. Zellausstrich, bedingt durch ↑Plasmolyse mit Zusammenfließen des Plasmas zu großen Seen, die zahlreiche Kerne enthalten, sog. Pseudoriesenzellen.

Zellkolonien: Durch Vermehrung aus einer o. mehreren Zellen entstandene, sichtbare lokale Anhäufung von Zellen.

Zellkonstanz: charakterist. Merkmal der Nematoden, bei denen die Determination des adulten Rundwurms frühzeitig durch eine feststehende Zahl von Zellen erfolgt.

Zellkooperation: Zusammenwirken von Zellen gleicher o. unterschiedl. Gewebezugehörigkeit bei der Realisierung eines Gesamtprozesses, vermittelt u. gesteuert durch zelleigene Informationsüberträger wie ↑Lymphokine o. andere Mediatoren. Z. ist von wesentl. Bedeutung bei der Ausprägung physiol. (o. pathophysiolog.) Immunantworten. Beispiele: ↑Antigenpräsentation, ↑T-Lymphozytenaktivierung, ↑Interleukine, Feedback-Prinzipien, Wachstumskontrolle.

Zellkultur, permanente ↑Zellzüchtung.

Zellmembran: Zytoplasmamembran, Membrana cellularis; aus 3 Schichten (Lamina externa, Lamina intermedia, Lamina interna) bestehende allg. ↑Membran, die 1. intrazytoplasmat. Hauptbestandteil der Organellen (z. B. endoplasmatisches ↑Retikulum, ↑Golgi-Apparat, ↑Mitochondrien) ist, 2. als Kernmembran (Nukleolemma) den Zellkern (↑Nukleus) u. 3. als Zelloberflächenmembran (Plasmalemma) die Zelle begrenzt.

Zelloidin ↑Celloidin.

Zellophanklebestreifenmethode: ↑Analabstrich; spez. Verfahren zum Nachweis von Taenia-Eiern.

Zellpackungsvolumen: Hämatokrit, Packed cell volume (PVC) bzw. Relative cell volume (RCV); Maß für die Relation zwischen dem Blutzellvolumen u. dem Plasmavolumen in Volumenprozenten. Blutzellvolumen besteht dabei aus einem erythrozytären, leukozytären u. thrombozytären Anteil. Als Hämatokritwert (HK) wird dabei das Z. bezeichnet, das mittels Zentrifugationsverfahren ermittelt wird. Von prakt. diagn. Relevanz ist ausschließl. das erythrozytäre Z. (Erythrokrit), das im übl. klin. Sprachgebrauch mit dem Hämatokritwert (Summe von Erythrokrit, Leukokrit u. Thrombokrit) gleichgesetzt wird. Die Bestimmung des Z. kann aus Kapillar- o. Venenblut erfolgen, die Werte sind nicht ident. Die Ermittlung des Z. ist von großem diagn. Wert, da sich alle Entgleisungen im Verhältnis von Zell- u. Plasmavolumen im Z. (Hämatokritwert) ausdrücken (Erhöhung bei ↑Polycythaemia vera, Erniedrigung bei ↑Anämie) u. die wichtigen hämat. Parameter ↑MCV u. ↑MCHC daraus errechenen lassen. Die Bestimmung des Z. ist daher eine relevante Orientierungsmethode u. Suchmethode. Für die Ermittlung des Z. sind versch. ↑Hämatokritverfahren in Anwendung.

Zellparasitismus: extreme Abhängigkeit des Infektionserregers von den Synthesemechanismen u. der Energieproduktion der Wirtszelle, z. B. bei den ↑Virusinfektionen.

Zellsäulen ↑Kolumnenprinzip, ↑Großhirnrinde.

Zellschutzvitamin ↑Vitamin E.

Zellsortierer: FACS, *Abk* für fluorescence-activated cell sorter; Gerät zur Auftrennung isolierter vitaler Zellen nach Maßgabe der Expression spezif. Markermoleküle, die mit fluoreszenzmarkierten Antikörpern sichtbar gemacht werden. Sortierungssignale sind Fluoreszenz u. Lichtstreuung.

Zellstamm: Zellinie mit spezif. Eigenschaften aufgrund zufälliger o. beabsichtigter Selektion.

Zellstoffwechsel: Gesamtheit der intrazellulär ablaufenden Stoffwechselvorgänge; größter Anteil des ↑Intermediärstoffwechsels (↑Topochemie der Zelle; ↑Membran).

Zellsynchronisation: Zustand, bei dem sich alle Zellen einer Population zu gleicher Zeit in einer definierten Zellzyklusphase befinden (synchrones Wachstum). Dies kann im einfachsten Fall durch Entzug von Wachstumsfaktoren (Serum) u. (nach Auflaufen aller Zellen in der gleichen Phase) Wiederzugabe dieser Faktoren erfolgen.

Zellsystem, erythrozytäres
↑Erythrozytopoese.

Zellsystem, granulozytäres: Zellsystem, das sich von determinierten Stammzellen ableitet, versch. Entwicklungsstufen durchläuft u. in welchem die ausgereiften Zellen umfangreiche Aufgaben i. R. der unspezif. zellulären Abwehr des Organismus übernehmen. Die Entwicklungsreihe der versch. Vorstufen des g. Z. ist durch Anfärbung der fixierten Zellen u. Phasenkontrastmikroskopie der vitalen Zellen gesichert u. umfaßt eine bestimmte Reihenfolge, wobei eine Aufgliederung in neutrophile, eosinophile u. basophile Granulozyten erfolgt, ↑Reifungsstufen des neutrophilen Granulozyten, ↑Reifungsstufen des eosinophilen Granulozyten, ↑Reifungsstufen des basophilen Granulozyten. Die Zellbildung der relativ kurzlebigen Zellen erfolgt im gesamten blutbildenden Knochenmark (↑Proliferationsspeicher). Infolge der Lebensdauer von nur wenigen Tagen ergibt sich ein hoher Zellumsatz der Vorläuferzellen, insbes. bei erhöhtem Bedarf, wobei der Nachschub durch komplizierte Regelmechanismen gesteuert wird. Dem Myeloblasten, als der jüngsten morphol. determinierten Vorläuferzelle der Granulozytopoese, sind entsprechende ↑Blutstammzellen vorgeschaltet, die jedoch zytomorpholog. nicht als solche erkennbar sind. Die regenerierenden Zellen, die ungranulierten Myeloblasten, die azurophil granulierten Promyelozyten u. die neutrophil, eosinophil o. basophil granulierten Myelozyten werden als Granuloblasten zusammengefaßt. Während die Regeneration über die Zellverdopplung zur Vermehrung der Zahl der granulopoet. Vorstufen führt, kommt es bei der Reifung (Differenzierung, Transformation) zur Verminderung teilungsfähiger Vorstufen. Als Reifungsspeicher werden die granulopoet. Vorstufen zusammengefaßt, die sich noch differenzieren (reifen), obgleich auch die sich vermehrenden Zellen (= Granuloblasten des Proliferationsspeichers) durchaus zytomorpholog. Merkmale einer Reifung aufweisen. Der Reifungsspeicher umfaßt die Myelozyten (nach der letzten Mitose), die Metamyelozyten u. die stabkernigen Granulozyten u. ist ebenso wie der Proliferationsspeicher im Knochenmark lokalisiert. Seine Größe wird durch den Zustrom aus dem Proliferationsspeicher u. durch die Angabe bzw. Abwanderung reifer Granulozyten ins periphere Blut bestimmt. Im Laufe der Reifung werden wesentl. zellspezif. Eigenschaften (Nukleolen, endoplasmat. Retikulum, Mitochondrien) reduziert bzw. gehen verloren, andere (spez. Granulation, neue Enzymausstattung, Fortbewegung u. Phagozytosefähigkeit) werden entwickelt, wobei fließende Übergänge die Regel sind. RNA-Verminderung des Zytoplasmas u. Chromatinverdichtung des Kerns mit entsprechenden Veränderungen der färber. Eigenschaften erlauben best. Einstufungen innerhalb der Entwicklungsreihe des granulozytären Zellsystems. Während Promyelozyten u. Myelozyten nur kleine Zytoplasmafortsätze nach versch. Seiten aussenden, zeigen die Zellen des g. Z. von der Reifestufe des Metamyelozyten ab gerichtete Fortbewegung (↑Lokomotion). Diese deckt sich mit dem Reifungsmerkmal der „Ausschwemmungsfähigkeit" aus dem Knochenmark in das periphere Blut. Die Zeitspanne der Ausreifungszeit zum segmentkernigen Granulozyten ist bei den Untersuchern je nach angewandter Methodik unterschiedl. u. reicht von 48 h bis zu 6 Tagen. Beim gesunden Erwachsenen beträgt die Durchgangszeit durch das Stadium des Metamyelozyten 16,3 h, durch das Stadium des stabkernigen Granulozyten 14,6 h; zusammen mit dem Stadium des segmentkernigen Granulozyten von 29,4 h insges. also 60,3 h. Die Zahlenwerte des g. Z. sind in der Tab. zusammengestellt. Die funktionstüchtigen Zellen des g. Z. werden unter dem Begriff ↑Funktionsspeicher zusammengefaßt, der sich im Knochenmark, Blut u. Gewebe befindet. Der Teil im Knochenmark wird jedoch als Reservespeicher bezeichnet. Aus dem Knochenmark werden tgl. etwa $114 \cdot 10^9$ Granulozyten an das Blut abgegeben. Nur ein Bruchteil der im Blut vorhandenen Granulozyten läßt sich aus Blutproben von Kapillar- o. Venenblut errechnen. Dieser frei zirkulierende Granulozytenspeicher ist zu ergänzen durch den marginalen ↑Granulozytenspeicher, wobei sich beide laufend austauschen u. zusammen als totaler Blutgranulozytenspeicher bezeichnet werden. Die Aufenthaltszeit der Granulozyten im Funktionsspeicher des Blutes beträgt im normalen Fließgleichgewicht (je nach Untersucher bzw. Methode) zwischen 10–27 h. In das Gewebe eingewanderte Granulozyten kehren nicht in die Zirkulation zurück. Nach einmaliger ^{3}H-Thymidinmarkierung treten markierte segmentkernige Granulozyten nach 4–6 Tagen im Blut auf. Einen Tag danach sind bis zu 50 % der segmentkernigen Granulozyten im Gewebe bzw. im Mundspülwasser zu finden. In das Gewebe bzw. auf die Körperoberfläche gelangt der Granulozyt durch aktive Fortbewegung (↑Lokomotion). Die ausgereiften Granulozyten nehmen versch. Funktionen wahr, u. a. ↑Phagozytose, ↑Pinozytose, Abgabe von Enzymen durch intakte Granulozyten (↑Sekretion, ↑Degranulation). Voraussetzung für die Ingestion von Substanzen unterschiedlichster Größe ist die ↑Leukergie. Segmentkernige Granulozyten werden bes. an Schleimhautoberflächen als nekrobiot. Abbauformen erfaßt. Die im Eiter auftretenden Abbauformen werden ↑Eiterkörperchen genannt. Das g. Z. wird wesentl. durch die mikrobielle Umwelt beeinflußt, wie an der keimfrei aufgezogenen Maus u. entsprechenden Kontrolltieren erkannt wurde. Im Blut Erwachsener sind $^2/_3$ der Leukozyten ($3{,}8$–$9{,}8 \cdot 10^9$/l) neutrophile Granulozyten. Bei Erwachsenen ergeben sich im Altersgang keine signifikanten Abweichungen in den versch. Altersstufen. Tageszeit u. Verdauungsvorgänge haben unwesentl. Schwankungen der Leukozyten zur Folge. Nach den verschiedensten Streßreaktionen werden über Stunden anhaltende Granulozytosen beobachtet. Glukokortikoidgabe veranlaßt ebenfalls eine ↑Granulozytose im Blut durch Mobilisation des marginalen Granulozytenspeichers. Die Aufenthaltszeit der Granulozyten verlängert sich, die Abwanderung in das Gewebe ist reduziert. Beim ↑Endotoxintest kommt es ebenfalls zum Granulozytenanstieg im Blut durch Mobilisation der marginalen Granulozytenspeicher u. der Knochenmarkreserve, wo-

Granulozytäres Zellsystem: Zellzahlen (nach Osgood)

	Zellzahl
Knochenmark	18×10^{11} = 900 g
peripheres Blut	20×10^{9} = 10 g
Gewebe	12×10^{11} = 600 g
zusammen	30×10^{11} = 1 500 g

mit ein Modell für verschiedenste Infektionserkrankungen gegeben ist. Dabei können extrem hohe Granulozytenzahlen, d. h. Leukozytosen über $50 \cdot 10^9$/l auftreten, leukämoide ↑Reaktion. Durch Verabfolgung von Leukozytenkonzentraten mit nachfolgender Erhöhung der Granulozytenzahl im Blut wird die Auswanderung von Granulozyten aus dem Reservespeicher Knochenmark herabgesetzt. Das g. Z. umfaßt die umfangreiche Gruppe der neutrophilen ↑Granulozyten sowie die wesentl. kleinere Gruppe der eosinophilen ↑Granulozyten u. die recht kleine Gruppe der basophilen ↑Granulozyten. Für alle drei Granulozytenarten gelten Übereinstimmungen hinsichtl. der Kinetik. Tab.

Zellsystem, lymphatisches: umfaßt die bewegl. Zellen der ↑Lymphe u. des lymphat. Gewebes. Morphol. stellen sie sich recht einheitl. als kleine runde Zellen mit einem Kerndurchmesser von 5–10 µm dar, wobei auch die Kerne meist rund o. oval sind. Nach der Größe kann man kleine u. mittlere Lymphozyten u. große lymphoide Zellen (↑Lymphoidzellen) unterscheiden. Aus den Lymphozyten leiten sich auch die ↑Plasmazellen ab, die funktionell dem l. Z. zuzurechnen sind. Im peripheren Blut finden sich nur etwa 2 % der Gesamtlymphozytenmasse des Organismus. Über 50 % sind in Lymphknoten u. Milz lokalisiert. Die Konzentration der Lymphozyten im peripheren Blut beträgt beim Erwachsenen $1–3 \cdot 10^9$/l. Etwa 90 % der Blutlymphozyten verlassen dieses mit einer Halbwertszeit von 20 min. Der Lymphozytenaustausch zwischen Blut u. Gewebe mit Rückkehr der Lymphozyten über Lymphbahnen u. Ductus thoracicus in die Blutbahn entspricht einer Rezirkulation. Die Rezirkulation hängt eng mit der physiol. Funktion der Lymphozyten bei der körpereigenen Abwehr zusammen. Das l. Z. ist funktionell für die spez. Abwehr, u. zwar sowohl für die humorale als auch für die zellvermittelte ↑Immunität zuständig. Diese Aufgaben werden im Zusammenwirken mit phagozytierenden Zellen, insbes. mit den ↑Makrophagen, gemeistert. Dem Aufgabenbereich des l. Z. u. seiner Funktion als Immunorgan sind zuzurechnen: Synthese u. Sekretion von Antikörpern in Form von ↑Immunglobulinen, das Erkennen von „körpereigen" u. „körperfremd". Abgabe versch. Mediatoren u. Zytokine (↑Lymphokine) für die Aktivierung u. Hemmung von Zellen, spez. anderer Lymphozyten u. Makrophagen i. S. einer Regulierung der Immunprozesse, Kontaktzytotoxizität für virusinfizierte, neoplast. u. heterotransplantierte Zellen. Voraussetzung für die Funktion des l. Z. ist die intensive Proliferation mit Replikation u. die Differenzierung u. Reifung zu Effektorzellen. Im Verlauf ihrer weiteren Entwicklung ist eine antigenunabhängige u. eine antigenabhängige Phase zu unterscheiden. Neben der Erkennung fremder Antigene bilden die lymphat. Zellen Antikörper u. vermitteln so die humorale Abwehr. Entspr. der Funktion bei Immunreaktionen werden T-Lymphozyten (T: thymusabhängig) von B-Lymphozyten (B: bursaabhängig) unterschieden. Unter dem Einfluß der prim. lymphat. Organe, Thymus u. Bursa-Äquivalent, entwickeln sich i. R. der Lymphozytopoese aus undeterminierten ↑Blutstammzellen T- u. B-Vorläuferzellen (Präkursoren). Unter Antigeneinfluß werden später diese Zellen mit Rezeptoren für ein o. mehrere Antigene ausgestattet. T-Zellen sind Träger der zellulären Immunität. Sie können durch Antigenreiz stimuliert werden u. sich zu großen, blastenartigen Zellen transformieren. Diese Fähigkeit ist Grundlage des ↑Lymphozytentransformationstests. Unter den T-Zellen gibt es Gruppen, die spez. Funktionen ausüben. Helferzellen kooperieren mit B-Zellen bei der Produktion von Antikörpern; Suppressorzellen können Immunreaktionen unterdrücken; Effektorzellen bilden makromolekulare Stoffe mit hormonähnl. Wirkung (Mediatoren o. Lymphokine), die andere Zellfunktionen, v. a. von Makrophagen, beeinflussen können. T-Zellen sind überwiegend langlebig (Monate bis Jahre, evtl. Jahrzehnte) u. Träger des immun. Gedächtnisses (Gedächtniszellen o. ↑Memory cell). Sie stellen den größten Anteil der rezirkulierenden Lymphozyten u. machen 50–80 % der Gesamtlymphozyten aus. Demgegenüber ist der Anteil der B-Zellen mit 10–20 % deutl. geringer. B-Zellen sind Träger der Antikörperproduktion. Morphol. finden sich alle Übergänge von kleinen Lymphozyten bis zu ↑Plasmazellen. Während langlebige kleine Lymphozyten eine Gedächtnisfunktion aufweisen können, sind reife Plasmazellen als Effektorzellen anzusehen, die Immunglobuline (Antikörper) produzieren. Die B-Zellen sind eher kurzlebig, insbes. reife Plasmazellen leben nur wenige Tage. Neben den T- u. B-Zellen gibt es etwa 5 % von Lymphozyten, die sich nicht diesen Gruppen zuordnen lassen. Sie werden als O-Zellen bezeichnet. Gewisse Ähnlichkeiten mit den T-Zellen weisen die ↑Killerzellen auf. Die Identifizierung von T-, B- u. O-Zellen erfolgt durch Nachweis versch. Oberflächenmembranmarker. Abb. S. 2214.

Zellteilung: Teilung tier. u. pflanzl. Zellen, verbunden mit indirekter Kernteilung. ↑Mitose, ↑Meiose.

Zelltherapie: Behandlungsmethode mit Frischzellen (obsolet). ↑Frischzelltherapie.

Zelltod: Untergang einer Zelle o. Zellgruppe. Lichtmikroskop. durch Karyolyse, Karyorrhexis u. Pyknose sowie Homogenisierung o. Vakuolisierung des Zytoplasmas charakterisiert. Elektronenmikroskop. multiple Veränderungen der Zellorganellen. ↑Nekrose, ↑Zytolyse.

Zelltod, partieller ↑Autophagie.

Zelltod, programmierter ↑Apoptose.

Zelltod während Hirnentwicklung: in best. Hirnabschnitten während der Entwicklung auftretendes massives Absterben von Nervenzellen. Während der ↑Neurogenese Bildung eines Überschusses von Nervenzellen; bleibt deren Integration in neuronale Netze bzw. die Verbindung mit Erfolgsorgan aus, kommt es zur ↑Degeneration. Kontrolle durch ↑Synaptogenese.

Zelltransformation ↑Transformation.

Zelltupfsonde: An einem biegsamen Drahtmandrin befindet sich ein knapp kirschgroßer Schaumgummiknopf, der nach tupfenden Bewegungen an der verdächtigen Läsion in eine Schutzhülle zurückgezogen werden kann. Weitgehend von der Bürstensonde verdrängt.

Zellularpathologie: von R. Virchow entwickelte Krankheitslehre, die die Krankheit auf Veränderungen der Zelle zurückführt. Wichtige Grundlage für die naturwissenschaftl. Auffassung der Med. Der Z. fehlte jedoch die Berücksichtigung der Rolle des Nerven- u. Gefäßsy-

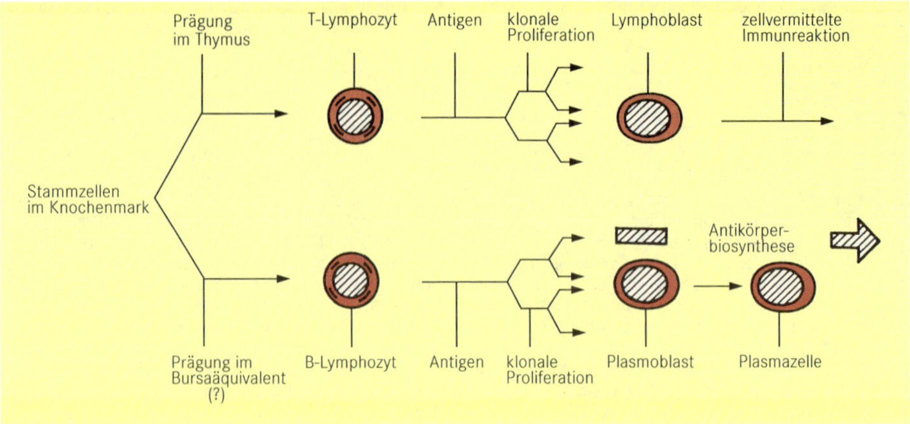

Lymphatisches Zellsystem

stems. Vorstellung durch R. Virchow 1858 vor Berliner Ärzten, erschien im selben Jahr unter dem Titel „Die Cellularpathologie in ihrer Begründung auf physiologische u. pathologische Gewebelehre".

Zellulasen: in Mikroorganismen, Pilzen, Pflanzen u. sehr wenigen Tieren (z. B. Termiten) vorkommende Hydrolasen, die ↑Zellulose zu ↑Cellobiose abbauen. Wiederkäuer u. einige Nagetiere, die sich von Zellulose ernähren, besitzen keine Z., sondern verfügen über symbiont. Mikroorganismen in ihrem Verdauungstrakt, die Z. enthalten.

zellulifugal ⟨*lat*⟩ *Adj*: vom Zelleib weg (z. B. wegleitend im Neuron).

zellulipetal ⟨*lat*⟩ *Adj*: zum Zelleib hin (z. B. hinleitend im Neuron).

Zellulitis: Cellulitis; unspezif. Veränderungen im Binde- u. Fettgewebe, entzündl. (z. B. durch Streptokokken), häufiger „degenerativer" Natur, d. h. ohne erkennbare Ursache. Auch das unterschiedl. Hervortreten der Fettläppchen der Haut (Apfelsinenschalenhaut) wird so bezeichnet. ↑Pannikulitis.

Zellulose ⟨*lat*⟩ *f*: Cellulose; pflanzl. Polysaccharid aus beta-1,4-glykosid. verbundenen D-Glukosemolekülen (rel. Molmasse bis 500 000). Die räuml. Anordnung der Glukosemoleküle wiederholt sich bei jedem 2. Molekül, die Zweiereinheit wird ↑Cellobiose genannt. Z. ist Bestandteil der Zellwände aller Pflanzen u. die auf der Erde in der größten Menge gebildete organ. Substanz. In nativen Fasern liegen mehrere Zellulosestränge nahezu parallel nebeneinander, zusammengehalten durch Wasserstoffbrückenbeziehungen der OH-Gruppen. Daneben treten kristallgitterähnl. Bereiche auf. Z. ist geruch- u. geschmacklos u. kann von Mensch, Tier u. Hefen nicht enzymat. abgebaut werden.

Zellverbindungen: Junctiones intercellulares; Kontakt zwischen benachbarten Zellen. Einteilung: 1. Junctio intercellularis simplex, 20 nm breiter Interzellularspalt zwischen eng benachbarten Zellen (z. B. im Epithel). 2. Junctio intercellularis complex, Zellverbindungen mit engerem Interzellularspalt u. speziellen Strukturen: a) Macula adhaerens (Desmosoma, Haftplatte), symmetr. Bezirke auf jeder der benachbarten Zellmembranen, deren mit Interzellularsubstanz gefüllter Interzellularspalt 25 nm beträgt; auf der Zytosolseite der Membran befindet sich dichtes Material, in dem die Tonofilamente enden; b) Nexus (Gap junction, „offener" Zellkontakt): der Interzellularspalt beträgt nur 2 nm, elektr. Impulse (elektrische ↑Synapse) u. Ionen können ausgetauscht werden, parazellulärer Transport bleibt mögl.; c) Zonula occludens (Tight junction, „verschlossener" Zellkontakt): der Interzellularspalt ist stellenweise durch Membranverschmelzung aufgehoben, ein parazellulärer Transport ist unmögl.; d) Zonula adhaerens: Bezirk unmittelbar an der Tight junction mit einer Spaltbreite von 15 nm. Abb. 1 u. 2.

Zellverbindungskomplex: lichtmikroskop. als Schlußleisten an der apikalen Kante von Epithelzellen gelegene Verbindung aus Zonula occludens u. Zonula adhaerens die bes. den parazellulären Stofftransport verhindert; ↑Zellverbindungen. Abb.

Zellvitalität: Anteil lebender Zellen in einer Zellpopulation. Wird z. B. durch Anfärbung der Zellsuspension mit Trypanblau (0,25 %) ermittelt. Dieser Farbstoff dringt nur in permeable (tote) Zellen ein, vitale Zellen bleiben ungefärbt.

Zellweger, Hans Ulrich (1909–1990), Päd., Zürich, Iowa.

Zellweger-Syndrom (nach Hans U. Z.): zerebrohepatorenales Syndrom. Autosomal rezessiver Mangel der Peroxisomen mit Defekt der peroxisomalen Oxidation von Fettsäuren sowie Eisenstoffwechselstörung, meist im Säuglingsalter zum Tode führend. Klin. Muskelhypotonie, Atemstörungen, Trinkschwäche. Anomalien des Gesichts- u. Kopfbereichs. Hirn- u. Herzfehlbildungen, multiple Nierenzysten, Hepatomegalie, Ikterus, Eisenspeicherung, Hypothrombinämie. Genort: 1p21.

Zellyse: Auflösung einer Zelle. ↑Zelltod, ↑Zytolyse.

Zellzählgeräte ↑Zählkammer.

Zellzentrifuge ↑Zytozentrifuge.

Zellzüchtung: Zellkultur; Haltung o. Vermehrung von Zellen mehrzelliger Organismen außerhalb des Körpers (in vitro) für exp. o. klin. Zwecke (z. B. Keratinozytenkulturen als Hautersatz). Voraussetzungen sind ge-

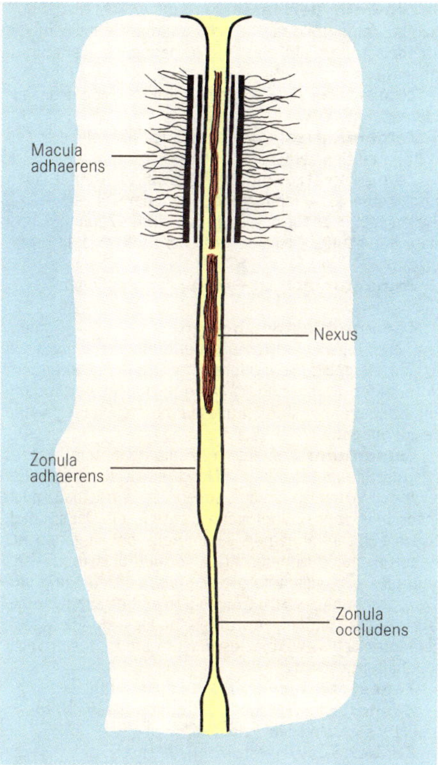

Zellverbindungen (Abb. 1). Formen

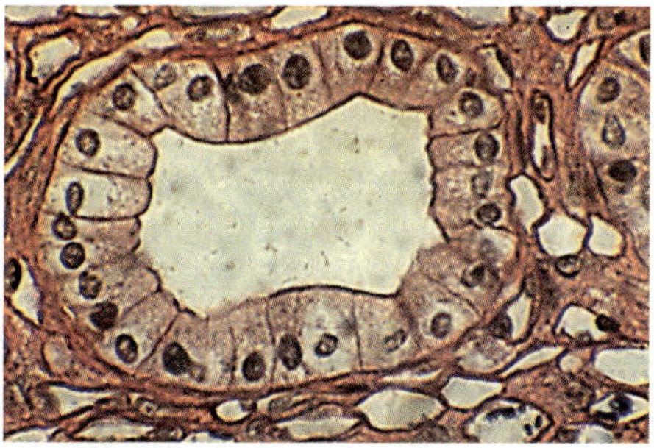

Zellverbindungen (Abb. 2). Histologischer Schnitt durch die Niere, Eisenhämatoxylin-Chromotrop-Färbung; Ductus papillaris mit lichtmikroskopisch sichtbaren einfachen Z.

eignete chem., physikal. u. biol. Umgebungsbedingungen (Nährmedien, spezif. Wirkfaktoren, geeignete Wachstumsoberfläche, Gasatmosphäre u. Temperatur, ggf. kooperierende Zellen) sowie Keimfreiheit. Nahezu alle Zelltypen können in vitro kultiviert, aber nicht alle zur Proliferation gebracht werden (z. B. Herzmuskelzellen).

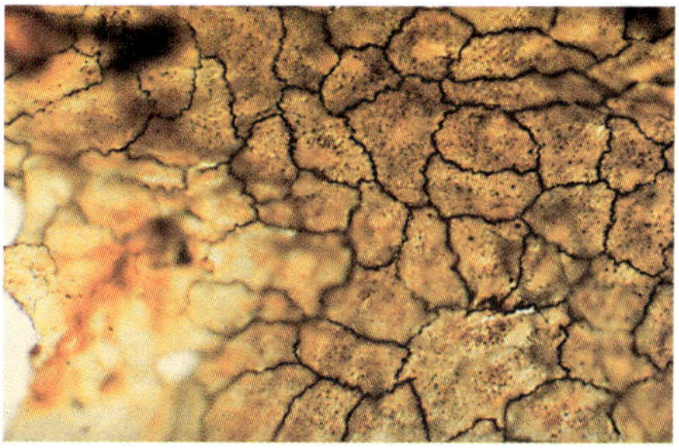

Zellverbindungskomplex. Histologischer Schnitt durch das Peritoneum (Häutchenpräparat), Silberimprägnation; lichtmikroskopische Darstellung der Schlußleisten im Epithel

Differenzierung u. Proliferation schließen sich i. a., aber nicht prinzipiell aus. Man unterscheidet Primärkulturen u. Zellinien, die aus diesen hervorgehen können o. schon als solche vorliegen (z. B. lymphoide Zellen). Aus Explanaten können Einzelzellen auswandern, u. Einzelzellen können organoide Strukturen bilden. Z. u. Gewebezüchtung lassen sich daher nicht streng voneinander abgrenzen. Zellkulturen müssen regelmäßig betreut werden (Mediumwechsel, Passagieren), um die Versorgung u. Entsorgung der Zellen u. eine optimale Zelldichte zu gewährleisten. Kulturen normaler (nicht transformierter) Zellen haben eine begrenzte Lebens- u. Vermehrungsfähigkeit. Spontane o. induzierte Veränderungen des Genoms können zu unbegrenzter Vermehrungsfähigkeit (Immortalisierung) mit o. ohne Übergang zu malignem Wachstum führen (permanente ↑Zellinie). Tumorzellen bringen diese Eigenschaften bereits mit, wenn sie kultiviert werden; dies heißt aber nicht, daß Primärkulturen von Tumoren leichter zu etablieren wären als solche von normalen Zellen. Der zunehmende Einsatz spezif., serumfreier Nährmedien ermöglicht die Untersuchung spez. Zellfunktionen u. ihrer Regulierung. Klonierung erlaubt das Arbeiten mit genet. gleichartigen Zellen. Infolge der biol. Variabilität, die auch in vitro greift, bleibt dieser Zustand jedoch nicht unbegrenzt erhalten. Zellkulturen können unter Zusatz eines Gefrierschutzmittels u. bei Beachtung eines geeigneten Abkühlungsregimes (meist −1 °C/min bis −30 °C) in Kryoröhrchen tiefgefroren u. in flüssigem Stickstoff (−196 °C) unbegrenzt aufbewahrt werden. Damit werden auch der Rückgriff auf frühe Passagen sowie die Einrichtung von Zellbanken mögl. Kryoröhrchen lassen sich auf Trockeneis transportieren. Lebendkulturen können in Kulturflaschen, die randvoll mit Nährmedium gefüllt sind, bis zu etwa 7 Tage bei Raumtemperatur versandt werden. Die modernen Methoden der Z. lösen zunehmend Tierversuche ab.

Zellzyklus: Phasenablauf in einer proliferationsaktiven Zelle von einer Teilung bis zur nächsten. 1. Postmitot. Ruhephase (↑G_1-Phase): Phase der Synthese von RNA u. Proteinen, Dauer in schnellproliferierenden Zellpopulationen ca. 4–5 h. 2. Synthesephase (↑S-Phase): Verdopplung der DNA (zu erfassen mit Tritium-Thymidin-Autoradiographie), Dauer ca. 6–8 h. 3. Prämitot. Ruhephase (↑G_2-Phase): erneute Synthese von RNA u. Proteinen sowie Ausbildung des Spindelapparats, Dauer ca. 1–2 h. 4. Mi-

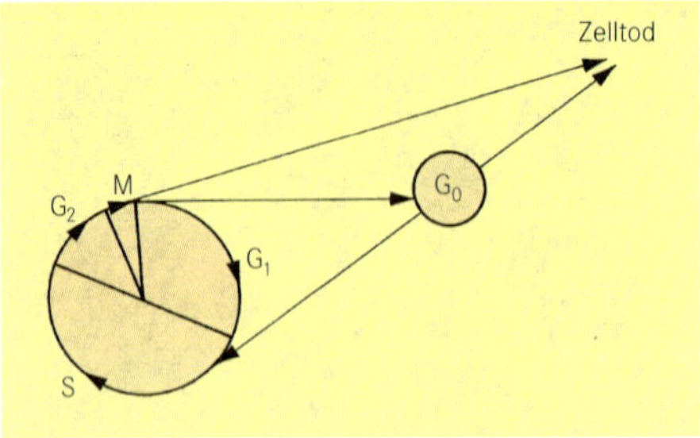

Zellzyklus

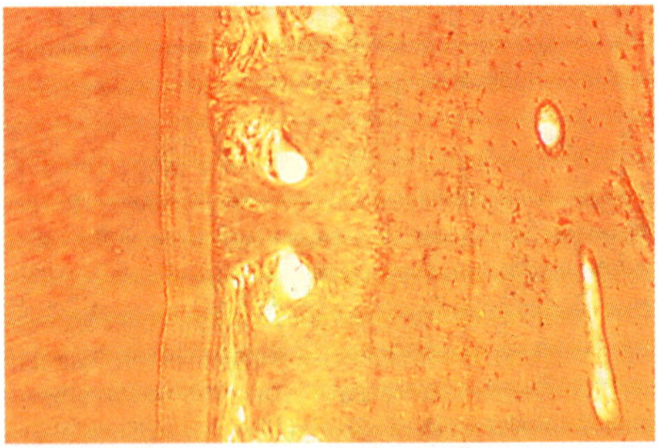

Zement. Zahnschnitt, Färbung nach Schmorl; dem Dentin (links) aufgelagert das Z., rechts davon das Periodontalligament, dann der Alveolenknochen

tosephase: Kern- u. Zellteilung (↑Mitose), Dauer ca. 0,5–2 h. Der Z. kann deutl. länger andauern, da insbes. die ↑G_1-Phase sehr lang sein kann. Aus der G_1-Phase heraus ist auch ein Nebenschluß des Z. mögl.: die Zelle wird proliferativ inaktiv, sie kommt in die ↑G_0-Phase, aus der ein Wiedereintritt in den Z. nur nach spezif. Reiz mögl. ist. Abb.

Zement ⟨*lat*⟩ *n*: Cementum, Caementum. **1.** ***Anat.:*** Wurzelzement, Umkleidung der ↑Zahnwurzel mit einem knochenähnl. Hartgewebe, durch Insertion der Fasern des ↑Periodontalligament. Bestandteil des ↑Parodontium. Versch. Qualitäten: a) azellulär u. afibrillär als akzessor. Bildung auf der Zahnkrone (koronales Z.) o. im zervikalen Wurzelbereich; b) azellulär u. fibrillär im koronalen Wurzelteil (extraalveoläres Parodontium); c) zellulär u. fibrillär im apikalen Wurzeldrittel, ständiger Anbau während der Funktionsperiode, Zementozyten (Zementoblasten) nur in den jüngsten Schichten vital; d) zellulär hauptsächl. in Resorptionslakunen. **2.** ***Zahnmed.:*** Werkstoff. Ursprüngl. pulverisierte Metalloxide, die mit ↑Phosphorsäure (Zinkoxidphosphatzement) o. wäßriger Lösung von Bindemitteln (↑Fletcher) angemischt werden u. erstarren. Heute Sammelbezeichnung für alle Werkstoffe, auch Kunststoffe, die folgenden Zwecken dienen: a) provisor. Verschluß von Defekten o. ↑Präparationen, u. U. über einer ↑Einlage, b) Isolierung von Dentin u. Pulpa gegenüber chem. u. physikal. Noxen bei der ↑Restauration; c) Befestigung von ↑Gußfüllungen o. ↑Kronenprothesen. Abb.

Zementhyperplasie: in der Zahnmed. übermäßige Zementbildung in der Funktionsperiode infolge Überbelastung, Fehlbelastung o. periapikaler entzündl. Prozesse.

Zementikel ⟨*lat*⟩ *n*: mineralisierte Gebilde im Parodont.

Zementkaries: Karies auf der Wurzeloberfläche nach Retraktion der Gingiva. ↑Karies.

Zementkrätze: umgangssprachl. für Hautschäden durch Zement; gemeint ist meist das allerg. Ekzem bei Allergie gegenüber Chromverbindungen im Zement. Chromate sind häufige Ursachen des ↑Berufsekzems; ↑Chromekzem.

Zementoblast ⟨*lat* + *gr*⟩ *m*: Zementbildner. ↑Odontogenese.

Zementoblastom, benignes: echtes ↑Zementom; odontogene Geschwulst mit Bildung eines zementartigen Gewebes, sehr viele Kittlinien. Prädilektionen: Unterkiefer, Molaren-Prämolaren-Region in Verbindung mit einem Zahn, männl. junges Erwachsenenalter. Keine Rezidivneigung.

Zementom: Cementom, Zementodontom. Echtes Z.: gutartige mesenchymale Geschwulst, die sich im Bereich der Wurzelspitze aus Zellen der Wurzelhaut nach abgeschlossener ↑Odontogenese entwickelt. Der anfängl. einem ↑Fibrom ähnelnde Tumor zeigt bei längerem Bestehen osteoide Mineralisation (Zementoblastom). Fam. multiples Z. o. gigantoformes Z.: fam. auftretende multiple Z. von knolliger Struktur, zellarm u. hochgradig mineralisiert. Oft symmetr. Auftreten. im Ggs. zum benignen Zementoblastom weibl. Geschlecht u. mittleres Erwachsenenalter bevorzugt.

Zenestopathie ⟨*gr*⟩ *f*: Krankheitsgefühl.

Zenker, Friedrich Albert Ritter von (1825–1898), dt. Pathologe, Dresden, Erlangen.

Zenker, Konrad (gest. 1894), dt. Histol.

Zenker-Divertikel (nach Friedrich A. v. Z.) ↑Ösophagusdivertikel.

Zenker-Flüssigkeit (nach Konrad Z.): histol. Fixierungsflüssigkeit aus $K_2Cr_2O_7$, Na_2SO_4, $HgCl_2$ u. Eisessig.

Zenker-Muskeldegeneration (nach Friedrich A. v. Z.): wachsige Entartung, wachsige ↑Degeneration.

zenti- *Präfix*: *Abk* c; vor physikal. Einheiten zur Bez. der 10^{-2}fachen Menge einer Einheit.

zentral ⟨*lat*⟩ *Adj*: centralis, in der Zahnmed. auf o. in der Kaufläche.

Zentralarterie: A. centralis; frühere Bez. für die A. lymphonoduli im Malpighi-Körperchen (Lymphonodulus splenicus) der ↑Milz.

Zentralfibrillenmyopathie: angeborene, dominant erbl. Myopathie mit starker Muskelhypotonie bes. der proximalen Gruppen des Beins. Verspätetes Einsetzen motor. Aktivitäten. In Biopsien zeigen die Zentren der Muskelfasern Veränderungen, die Myofilamente, Mitochondrien u. endoplasmat. Retikulum betreffen. Langsame Progredienz.

Zentralfurche ↑Sulcus centralis.

Zentralkanal ↑Canalis centralis.

Zentralkörperchen ↑Zentriol.

Zentralnervensystem: *Abk* ZNS; der im Schädel u. im Wirbelkanal befindl. Teil des Gesamtnervensystems. Mit seinen in Zentren u. Kerngruppen organisierten u. durch Nervenbahnen miteinander verbundenen Neuronenverbänden stellt es ein kompliziert vermaschtes, biol. Informationsverarbeitungssystem dar. Das ZNS besitzt nicht nur die Fähigkeit der Aufnahme (aus Rezeptoren u. Sinnesorganen) u. Weiterleitung von Informationen aus den afferenten Nervenbahnen des somat. u. vegetativen Nervensystems u. der efferenten, somatomotor. u. vegetativen Steuerung, sondern auch die Fähigkeit zur kurz- u. langfristigen Speicherung der Information (↑Gedächtnis). Durch Zusammenwirken von Zentren der allg. Aktivierung der Großhirnrinde, der spezif. afferenten Projektionssysteme, der biol. Motivationen u. der Emotionen kommt es zu einer Art von innerem Modell, das Vorgänge außerhalb des ZNS (im übrigen Organismus u. der Umwelt) darstellt; ↑Afferenzsynthese. Bes. wichtige Elementartätigkeiten des ZNS sind die unbedingten u. die bedingten Reflexe, wobei letztere die Funktionstüchtigkeit der Großhirnrinde voraussetzen. Durch die Verbindung zu den endokrinen Drüsen (über das ↑Zwischenhirn-Hypophysen-System) stellt das ZNS auch die übergeordnete Integrationsstation für das Endokrinium dar: neurohormonelles Regulationssystem.

Zentralokklusion: Zusammenschluß der Oberkiefer- u. Unterkieferzähne mit max. ↑Vielpunktkontakt bei terminaler ↑Scharnierachsenposition.

Zentralprojektion: allg. Abbildung durch ein von einem Punkt ausgehendes Strahlenbündel (Projektionszentrum). Die Abbildung durch ein Parallelstrahlenbündel heißt Parallelprojektion. Diese liefert in jedem Fall Bilder, auf deren ganzer Fläche der ↑Abbildungsmaßstab gleich 1 ist (Bildgröße = Objektgröße). Bei der Z., mit der man es in der Radiol. stets zu tun hat, hängt der Abbildungsmaßstab von den Abständen zwischen Strahlungsursprung (Fokus) u. Objekt sowie Objekt u. Bildebene ab. Abb.

Zentralskotom ↑Skotom.

Zentralstar: ↑Cataracta centralis congenita; angeborene ↑Katarakt.

Zentralstrahl: bei der Röntgenabbildung der vom Mittelpunkt (Flächenschwerpunkt) des Brennflecks (Fokus) einer Röntgenröhre durch die Mitte des Strahlenaustrittsfensters verlaufende Strahl.

Zentraltubuli: zwei zentrale Mikrotubuli im Cilium u. im Achsenfaden des Spermiums.

Zentralvene ↑Vena centralis retinae.

Zentralvenenverschluß: Zentralvenenthrombose, Retinopathie der hämorrhag. venösen Stase: Zwei versch. Krankheitsbilder: die ischäm. u. die nichtischäm. Retinopathie. Die letztere ist ein Verschluß der Zentralvene ohne art. Beteiligung auf phlebit. (junge Pat.) o. sklerot. (ältere Pat.) Grundlage. Die Visusherabsetzung ist gering. Es bestehen nur wenige Hämorrhagien in der Netzhaut. Die Progn. ist gut. Die ischäm. ist ein Z. mit partiellem o. vollständigem Zentralarterienverschluß, also ein hämorrhag. Infarkt der Netzhaut. Die Visusherabsetzung ist hochgradig, es bestehen reichl. Hämorrhagien, die Progn. ist schlecht (Rubeosis iridis, Sekundärglaukom, zystoide Makulaveränderungen). Entscheidend für die Progn. ist die fluoreszenzangiograph. feststellbare Reduktion der Kapillarperfusion. Hauptursachen: Hypertonie, Diabetes.

Zentralwert ↑Median.

Zentren: Funktionseinheiten in Form von großen Nervenzellverbänden in einem anat. umschriebenen Gebiet des Zentralnervensystems o. in mehreren solchen Gebieten i. S. einer Zentrenkonstellation. Schalt- u. Integrationsgebiete für unbedingte Reflexe, z. B. für die Eigen- u. Fremdreflexe der Rumpf- u. Extremitätenmuskulatur, finden sich in den einzelnen Segmenten des Rückenmarks. Z. auf höherer Ebene sind z. B. die Atmungs- u. Kreislaufzentren des Rautenhirns u. der Medulla oblongata. Noch komplexer aufgebaute Z. finden sich u. a. in Zwischenhirn u. Großhirnrinde.

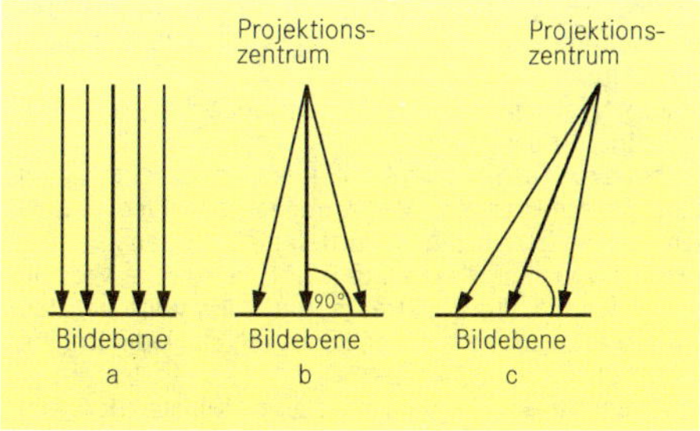

Zentralprojektion
a: Parallelprojektion;
b: senkrechte Zentralprojektion;
c: schiefe Zentralprojektion

zentrifugal ⟨*lat*⟩ *Adj*: vom Zentrum weg; z. B. Erregungsleitung vom ZNS in die Peripherie (efferente, motor. Leitung).

Zentrifugalmassage: Spezialmassage bei hartnäckigen Schulterarmbeschwerden, bei der die Streichungen am Arm in zentrifugaler Richtung ausgeführt werden.

Zentrifugalvernebler: Zentrifugalzerstäuber; Geräte zur Raumluftdesinfektion o. -befeuchtung. Sie beruhen darauf, daß mit hoher Geschwindigkeit in die Luft geschleuderte Tropfen infolge der Reibung in viele kleinere Tröpfchen zersprühen. Zusätzl. wird noch der Zerstäubungseffekt beim Aufprall der Tröpfchen auf Prallflächen ausgenutzt. Die erforderl. hohen Geschwindigkeiten erreicht man, indem man eine Scheibe in schnelle Umdrehungen versetzt.

Zentrifuge: Gerät, das durch Ausnutzung von Zentrifugalkräften eine Sedimentation von Teilchen bewirkt, die in einer Flüssigkeit schweben. Dabei rotiert ein Gefäß (Rotor) mit einer Drehzahl von bis zu 60 000 U/min bei Ultrazentrifugen. Es entsteht eine senkrecht von der Drehachse nach außen gerichtete Zentrifugalkraft. Die Teilchen werden daher mit einer Kraft proportional zu ihrer Masse nach außen gedrängt, sie sedimentieren ähnl. wie bei der Wirkung der Schwerkraft, jedoch unter einer (Zentrifugal-)Beschleunigung, die das 50 000fache (bei Ultrazentrifugen das 350 000fache) der Erdbeschleunigung betragen kann. Z. werden zur Stofftrennung (Entfetten der Milch, Abtrennung von Steinen, Zellen, Blutkörperchen aus Körperflüssigkeiten), zur Bestimmung der relativen Molekülmasse bei Makromolekülen u. zur Zerstäubung von Flüssigkeiten (Raumbefeuchtung) eingesetzt. ↑Humanzentrifuge. ↑Relative centrifugal force.

Zentriol ⟨*lat*⟩ *n*: Centriolum, Zentrosom; Zellorganelle in Form eines Hohlzylinders, 0,15–0,20 μm breit u. 0,3–0,5 μm lang, gelegen in der ↑Zentrosphäre. Seine Wand besteht aus 9 Mikrotubulitriplets (Triplomikrotubuli). In der ↑Mitose teilt sich das Z. zu 2 Diplosomen, sie wandern zu den Zellpolen u. bilden die Mitosespindel aus. Die Pars intrazellularis (Kinetosom) einer ↑Zilie entspricht strukturell dem Z.

zentripetal ⟨*lat*⟩ *Adj*: zum Zentrum hin; z. B. Erregungsleitung aus der Peripherie zum ZNS (afferente, sensible Leitung).

Zentriskop: Gerät zur Prüfung der richtigen Zentrierung eines Brillenglases.

Zentroblasten: große Keimzentrumszelle mit einem Durchmesser von 10–12 μm, deutl. Nukleolen in einem runden Kern u. einem mittleren bis breiten Zytoplasmasaum von stark basophiler Reaktion; unreife Vorstufe der B-Lymphozyten. Z. treten stark vermehrt bei dem zentroblast.-zentrozyt. malignen Non-Hodgkin-Lymphom auf.

Zentromer: Kinetochor; prim. Konstriktion. Einschnürung des ↑Chromosoms mit der Spindelfaseransatzstelle. Teilt das Chromosom quer in zwei Arme.

Zentrosphäre: Zytozentrum; schwer färbbarer, von anderen Organellen freier Zellbezirk in der Konkavität des Golgi-Apparats, in dem das ↑Zentriol liegt.

Zentrozyten: Keimzentrumszellen des lymphat. Gewebes, die aus den Zentroblasten hervorgehen. Durchmesser 9–10 μm, der Zellkern ist eingekerbt. Z. treten stark vermehrt, evtl. auch im peripheren Blut, bei zentrozyt. malignen Non-Hodgkin-Lymphomen auf.

Zentrum, katalytisches: Teil des aktiven Zentrums der Enzyme, der für den chem. Umsatz des Substrats (Lösen o. Knüpfen chem. Bindungen) verantwortl. ist.

Zentrum, optisches ↑Sehzentren.

Zentrum, regulatorisches: vom aktiven Zentrum versch. Region des Enzymproteins, die spezif. Aktivatoren o. Inhibitoren zu binden vermag.

Zentrum, sozialpädiatrisches: *Abk* SPZ; ambulante Gesundheitseinrichtung zur komplexen Diagnostik u. interdisziplinären Ther. behinderter u. von Behinderung bedrohter Kinder. Unter Leitung eines Kinderarztes u. enger Einbeziehung der Eltern arbeiten Vertreter versch. Berufsgruppen zusammen: Psychol., Physiotherapeut, Ergotherapeut, Motologe, Logopäde, Sozialarbeiter u. a.

Zephalozele ⟨*gr*⟩ *f* ↑Enzephalozele.

Zerealien ⟨*lat + gr*⟩ *f Pl*: Sammelname für die Getreidearten (Roggen, Weizen, Mais, Reis, Gerste, Hafer, Hirse). Samen sind wichtige Kohlenhydratquellen für die tier. u. die menschl. Ernährung (Brot, Backwaren, Teigwaren, Pudding usw.). Durchschnittl. Zusammensetzung der Samen: 60–70 % Stärke, 8–13 % Eiweiß, 1–12 % Zellulose, 1–6 % Fett, 10–16 % Wasser, geringe Mengen Zucker, Dextrin, Mineralstoffe u. Vitamine (v. a. Vitamin B_1). Bei nicht zu hohen Verarbeitungsstufen ist der Gehalt an ↑Ballaststoffen gesundheitsfördernd.

zerebellar ⟨*lat*⟩ *Adj*: cerebellaris; das Kleinhirn betreffend.

zerebral ⟨*lat*⟩ *Adj*: cerebralis; das Großhirn betreffend.

Zerebralparese, infantile: *Abk* ICP; angeborene Kinderlähmung, zentrale Koordinationsstörung (ZKS), Little-Syndrom. Störungen der Körperhaltung u. Fortbewegung, die auf eine Läsion des Zentralnervensystems während der prä-, peri- o. frühpostnatalen Entwicklungsperiode zurückzuführen sind. Häufige Ursachen: Unreife (↑Frühgeborenes), Sauerstoffmangel, Hirnblutung u. -entzündung. Die Bewegungsstörungen können als ↑Spastik (75 %), ↑Dyskinesie (15 %) bzw. ↑Ataxie (10 %) imponieren. Häufig Mischformen mit unterschiedl. Anteilen der Störelemente. Mind. 50 % aller Kinder mit ICP haben zusätzl. krankhafte Abweichungen, wie Störungen der Wahrnehmung, der Intelligenz u./o. des Verhaltens; bei 15 % dieser Kinder Anfallsleiden. Frühzeitige u. konsequente Fördertherapie unter Ausnutzung der kindl. Entwicklungspotenzen.

Zerebralsklerose: Arteriosklerose der Hirngefäße mit Enzephalomalazie, Blutungen, Nekrosen der Rinde, der Stammganglien, Hirnatrophie. Klin. Befund abhängig von Lokalisation u. Größe der Schädigung: Abbau der Persönlichkeit, Durchgangssyndrome, Demenz, psychot. Erscheinungen, Kopfschmerzen, Schwindel, Leistungsminderung.

Zerebraltyphus: unter starker Beteiligung des ZNS mit zerebralen Erscheinungen ablaufender ↑Typhus abdominalis.

Zerebrocuprein ↑Cupreine.

Zerebroenergetika ↑Nootropika.

Zerebron: ein ↑Zerebrosid aus ↑Zerebronsäure, ↑Sphingosin u. Galaktose.

Zerebronsäure: CH_3-$(CH_2)_{21}$-CHOH-COOH; Bestandteil einiger ↑Glykolipide.

Zerebroside: zu den ↑Glykolipiden gehörende Gruppe phosphatfreier ↑Sphingolipide. Z. bestehen aus einem ↑Ceramid, das eine C_{24}-Karbonsäure enthält, u. einem Molekül Glukose o. Galaktose, das glykosid. mit der prim. OH-Gruppe des Sphingosins verbunden ist. Das Gehirn ist bes. reich an Z. (↑Sulfatide).

Zerebrosidlipidose: Glukosyl-Ceramid-Lipidose, Gaucherkrankheit. Die Z. gehört zu den genet. bedingten ↑Lipidspeicherkrankheiten. Durch das Fehlen der Zerebrosidhydrolase wird das nicht abgebaute Zerebrosid Glukosylceramid in Leber, Milz, Knochenmark u. Lymphknoten gespeichert. Bei der akuten neuropath. Form kommt es progressiv zur schwersten Form der ↑Intelligenzminderung mit frühem Tod. Bei der chron. Form treten keine neurol. Sympt. auf, die Progn. ist nicht ungünstig. Kennzeichnend sind die durch gespeichertes Zerebrosid stark vergrößerten phagozytierenden Gaucher-Zellen.

Zerebrosidsulfatidose: metachromat. Leukodystrophie. Form der ↑Lipidspeicherkrankheiten.

Zerebrospinalmeningitis: Entzündung der weichen Hirn- u. Rückenmarkhaut.

zerebroviszeral *Adj*: vom Gehirn beeinflußt u. das Gehirn beeinflussend, in bezug auf die Funktion der inneren Organe.

Zeresin: Paraffinum solidum.

Zerfahrenheit: zu den formalen ↑Denkstörungen zählendes Sympt. Sprunghafter, dissoziierter Gedankengang, bei dem die (log. u. assoziativen) Verknüpfungen fehlen, Aneinanderreihung nicht zusammengehöriger Denkinhalte; reicht von der leichten Störung (Sprunghaftigkeit), dem Danebenreden bis zur hochgradigen Z. des Wortsalates.

Zerfall, radioaktiver: Eine Reihe von Atomkernen ändert ihre Nukleonenzusammensetzung bzw. ihre Kernenergie spontan unter Aussendung energiereicher Strahlung. Dafür ist eine Abweichung vom normalen stabilen Zahlenverhältnis von Protonen u. Neutronen im Atomkern verantwortl. Ca. 40 Nuklide – überwiegend am Ende des period. Systems – zerfallen spontan: natürl. Radioaktivität (↑Zerfallsreihe, radioaktive). Andererseits ist es mögl., beliebige stabile Atomkerne durch Beschuß mit Elementarteilchen (im ↑Kernreaktor o. im ↑Zyklotron) in radioaktive Kerne umzuwandeln: künstl. Radioaktivität. Bei r. Z. tritt sowohl Korpuskular- als auch elektromagnet. Strahlung auf. Die Korpuskularstrahlung kann

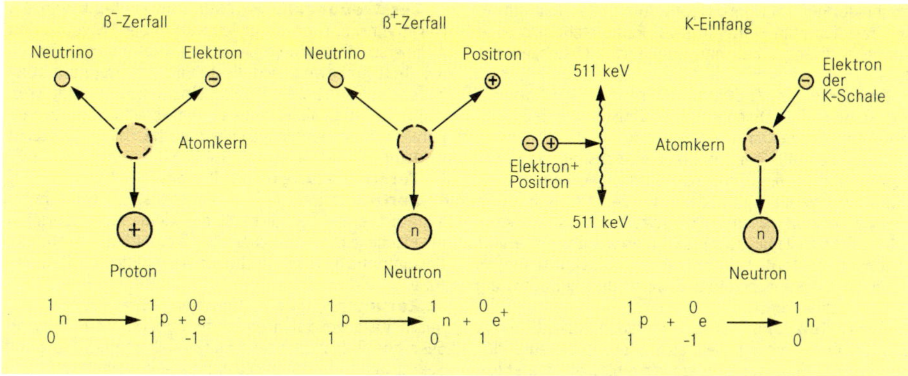

Radioakiver Zerfall (Abb. 1). Schematische Darstellung des Betazerfalls

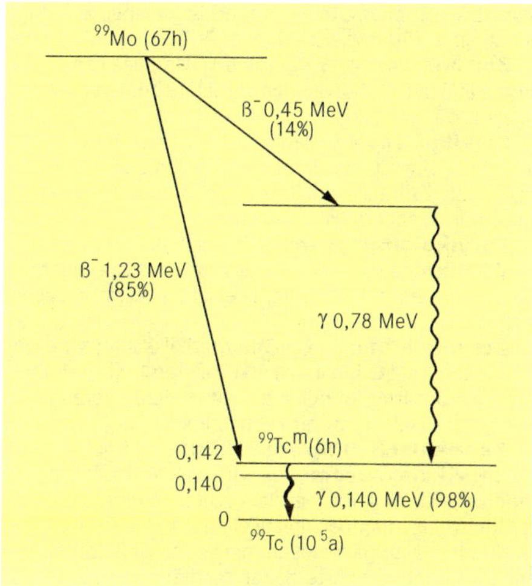

Radioakiver Zerfall (Abb. 2).
Ausschnitt aus dem Linienspektrum von ^{99}Mo

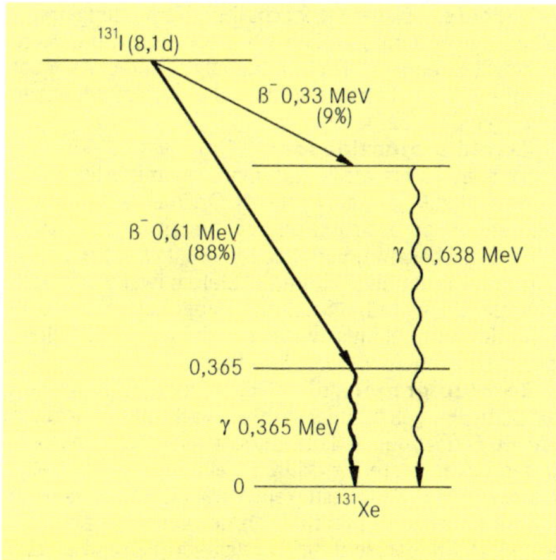

Radioakiver Zerfall (Abb. 3).
Ausschnitt aus dem Linienspektrum von ^{131}I

bestehen aus Alphateilchen ($^4_2$He-Kerne), Betastrahlung (Elektronen aus dem Atomkern, die durch Umwandlung von Protonen in Neutronen entstehen) sowie – nur bei künstl. erzeugten radioaktiven Kernen – β^+Strahlung (Positronen, die durch Umwandlung von Protonen in Neutronen entstehen). Fast in allen Fällen des Alpha- o. Betazerfalls gehen die dabei entstehenden Tochterkerne durch Aussendung von Gammastrahlung (kurzwellige elektromagnet. Strahlung definierter Energie) in niedrigere kernenerget. Zustände über, d. h. die Gammastrahlung ist stets mit Teilchenstrahlung verknüpft. Der r. Z. folgt ledigl. dem statist. Zerfallsgesetz (↑Radioaktivität), dem einzelnen Atom ist nicht anzusehen, wann es zerfällt. Aus Energiespektren der Strahlung kann zumeist auf die Art des emittierenden Nuklids geschlossen werden. Abb. 1 bis 3.

Zerfallskorrektur: Korrektur des radioaktiven Zerfalls radioaktiver Präparate bedingt durch den zeitabhängigen Verlust der natürlichen ↑Aktivität der Meßprobe. Die Z. ist abhängig von der physikalischen ↑Halbwertszeit des Radionuklids u. wird mit dem Zerfallsgesetz durchgeführt.

Zerfallsprüfung: Unter dem Begriff Zerfall fester einzeldosierter Arzneiformen versteht man entweder ihre vollständige Auflösung in Wasser von 20 o. 37 °C sowie in künstl. o. natürl. Verdauungssäften von 37 °C o., wenn einzelne o. alle Bestandteile einer Arzneiform wasserunlösl. sind, das Auseinanderfallen der Arzneiform unter dem Einfluß dieser Flüssigkeiten in Partikeln von konventionell festgelegter Größe. Die Zerfallszeiten u. die zur Zerfallbarkeitsbestimmung zu verwendenden Geräte bzw. Apparaturen sind in den einzelnen ↑Arzneibüchern festgelegt.

Zerfallsreihe, radioaktive: eine Folge von Radioisotopen, in der durch Zerfall eines Radioisotopes wieder ein weiter zerfallendes Radioisotop entsteht. Man unterscheidet die Thorium-, Neptunium-, Uran-Radium- u. die Uran-Actinium-Reihe. In jeder Reihe stellt sich nach hinreichend langer Zeit ein radioaktives Gleichgewicht ein.

Zerkarie ⟨*gr*⟩ *f*: Cercaria, Schwanzlarve; Entwicklungsstadium der ↑Digenea. Charakterisiert durch 2 Saugnäpfe, gegabelten Darm, Zystogendrüsen, die ein Sekret für die Zystenhülle der ↑Metazerkarie absondern, u. Ruderschwanz, der bei ↑Schistosomatidae gegabelt ist (Furkozerkarie); verläßt entweder aktiv den ↑Zwischenwirt u. entwickelt sich in der Außenwelt zur Metazerkarie (z. B. bei ↑Fasciola hepatica) o. wird vom 2. Zwischenwirt aufgenommen (z. B. bei ↑Dicrocoelium dendriticum) o. dringt als Infektionsstadium aktiv in den ↑Endwirt ein (z. B. bei Schistosoma).

Zerkariendermatitis: Badedermatitis; stark juckende Erytheme u. Papeln an Stellen, an denen Zerkarien (Bilharzien) in die Haut eindringen. Epidem. an best. Seen in Mitteleuropa durch in Wasservögeln lebende Trichobilharzia-Arten, in trop. Gebieten durch Schistosoma-Arten hervorgerufen (↑Schistosomiasis).

Zeroide: Ablagerung wachsähnl. Verbindungen mit gelber Pigmentierung in Leber u. Depotfett, wenn Tiere (Ratten Schwein, Nerz) bei gleichzeitig höherem Angebot an ungesättigten Fettsäuren Mangel an Vitamin E haben (↑Gelbfettkrankheit).

Zeroidlipofuszinosen: Gruppe von seltenen, hereditären Lipidspeichererkrankungen mit Ablagerungen von Zeroidlipofuszin in versch. Organen, z. B. im Nervensystem; autosomal-rezessive Vererbung, Enzymdefekt nicht bekannt. Einteilung in: Santavuori-Hagberg-Syndrom (infantile Form), ↑Bielschowsky-Syndrom (spätinfantile Form), ↑Spielmeyer-Vogt-Batten-Syndrom (juvenile Form), ↑Kufs-Syndrom (adulte Form). ↑Lipidspeicherkrankheiten, ↑Gangliosidosen.

Zeroidpigment: früher Hämofuscin; Lipopigment von gelber bis gelbbrauner Farbe u. wachsartiger Beschaffenheit. Oxidations- u. Polymerisationsprodukt phagozytierter, ungesättigter Fettsäuren. Zeigt Eigenfluoreszenz, Sudanophilie u. Säurefestigkeit. Vorkommen: physiol. in geringen Mengen in Sternzellen der Leber, pathol. z. B. bei Hämochromatose u. im Bereich von Fettgewebeblutungen. ↑Pigment.

Zerreißungsblutung: Blutung durch Gefäßzerreißung; Rhexis.

Zersetzung: haltbarkeitsbeeinträchtigende chem. Reaktionen bei Arzneistoffen u. Arzneien, wie Hydrolysen, Oxidationen, Reduktionen, ster. Umlagerungen, Decarboxylierung, Polymerisationen u. a. m., können in homogenen (z. B. Lösungen) o. in heterogenen Systemen (z. B. Salben, Emulsionen) ablaufen. Bei Z. mit überschaubaren Mechanismen sind sie reaktionskinet. Untersuchungen zugängl., bei Z. in Mehrphasensystemen sind sie nicht o. nur bedingt zu erfassen, so daß man nur durch empir. Verfahren (Lagerung) Aufschlüsse über die Haltbarkeit gewinnen kann. Durch geeignete Maßnahmen (Zustand von Antioxidanzien, Konservierungsmitteln, Lagerung bei best. Bedingungen) kann man die Zersetzungsgeschwindigkeit herabsetzen.

Zerstäubungstrocknung: schonendes Verfahren zur Trocknung von Arzneistoffen, indem man die Lösungen durch Düsen o. Fliehkraftzerstäuber in feinste Tröpfchen versprüht u. ihnen in Bruchteilen von Sekunden das Lösungsmittel entzieht. Meist entstehen dabei hohlkugelförmige Trocknungsprodukte.

Zerstreuungslinsen: Minuslinsen, Konkavlinsen, Negativlinsen. Dienen zur Korrektion der ↑Myopie. Das Auge erscheint dadurch kleiner. Bewegt man sie über einen Text, so bewegt sich dieser mit. Der Brennpunkt ist bildseitig, also virtuell. Parallel einfallende Strahlen werden so gebeugt, als kämen sie vom (bildseitigen) Brennpunkt her, sie werden also gestreut. Das Bild ist aufrecht u. kleiner als das Objekt.

Zerstückelung ↑Morcellement.

Zertation ⟨*lat*⟩ *f*: Spermienwettstreit, bei dem infolge besserer Beweglichkeit die kleineren Y-Spermien die Eizelle leichter erreichen als die größeren X-Spermien. Bestimmung des Geschlechts im Augenblick der Befruchtung.

Zerumen ⟨*lat*⟩ *n*: Cerumen, Ohrenschmalz; Gemisch aus abgeschilferten Hornschuppen des Epithels u. Sekret der Talgdrüsen des äußeren Gehörgangs. Das gelbl. Sekret der ↑Glandulae ceruminosae verleiht der Masse nur eine weiche Konsistenz u. die gelbe Farbe.

Zeruminaldrüsen ↑Glandulae ceruminosae.

Zeruminalpfropf: Cerumen obturans; Ohrenschmalzansammlung im äußeren Gehörgang, z. T. verbunden mit Hörschwierigkeiten.

Zeruminom ⟨*gr*⟩ *n*: aus den ↑Glandulae ceruminosae im äußeren Gehörgang entstehende Tumoren. Meist gutartig.

zervikal ⟨*lat*⟩ *Adj*: cervicalis (↑Cervix). **1.** Zum Hals gehörig. **2.** Im Cervix dentis, dem Zahnhalsbereich gelegen, zum Zahnhals hin. **3.** Zur Cervix uteri, dem Gebärmutterhals, gehörend, ihn betreffend.

Zervikalemphysem ↑Minnegerode-Zeichen.

Zervikalganglion ↑Ganglion cervicale inferius, ↑Ganglion cervicale medium, ↑Ganglion cervicale superius.

Zervikalkanal: Gebärmutterhalskanal; wird begrenzt zur Scheide hin durch den äußeren ↑Muttermund, nach der Gebärmutterhöhle hin durch den inneren Muttermund. Auskleidung mit Zylinderepithel.

Zervikalschleimpfropf ↑Kristeller-Pfropf.

Zervikalsyndrom: Halswirbelsäulen- o. Vertebralsyndrom. Akute Form bei Bandscheibenprolaps o. Subluxation der Atlantookzipitalgelenke mit Schonhaltung des Kopfs u. Muskelverspannungen. Chron. Form: neuroradikulär durch gestörte Bandintegrität mit sek. Osteophytenbildung, funikulär durch Druck von Randzacken auf das Rückenmark mit Beinschwäche, Blasenschmerzen u. dumpfen Schmerzen in der unteren Körperhälfte, muskulotendinös mit Reizung der Muskelansätze u. bes. durch Kompression der A. vertebralis bedingtes vegetativ-vaskuläres Syndrom sowie Kombinationen dieser Formen.

Zervikobrachialsyndrom: Schulter-Arm-Syndrom; durch spondylogene o. andere Ursachen bedingte Läsionen des Plexus cervicalis u. der örtl. Gefäße u. ihrer Nerven mit neuralgieformen, neurovaskulären u. paret. Veränderungen. Bes. in Höhe des 6.–8. Halswirbels mit Störungen der Spinalwurzel 8: motor. Ausfälle der kleinen Handmuskeln u. ulnarseitige Sensibilitätsstörungen.

Zervix: Cervix; Halsteil, i. e. S. der Gebärmutterhals (Cervix uteri).

Zervixfaktor: Summe aller morphol. u. physikochem. Veränderungen, die an der Cervix uteri zykl. ablaufen. Bei gesteigerter östrogener Stimulation nehmen 3–4 Tage vor der Ovulation die Weite des Muttermundes, die Menge des Zervixschleims, seine Transparenz, die Spinn-

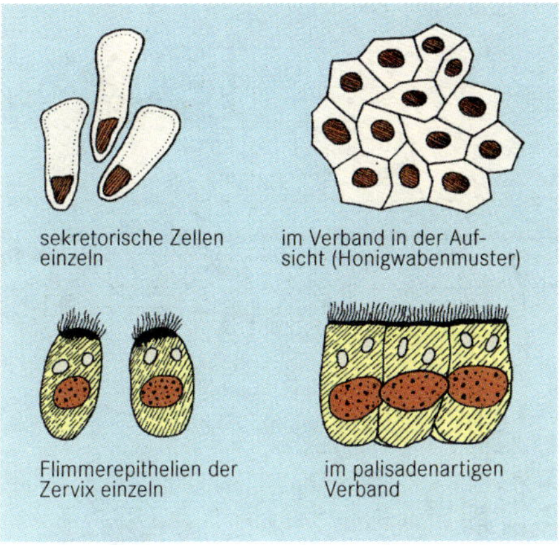

Zervixzellen

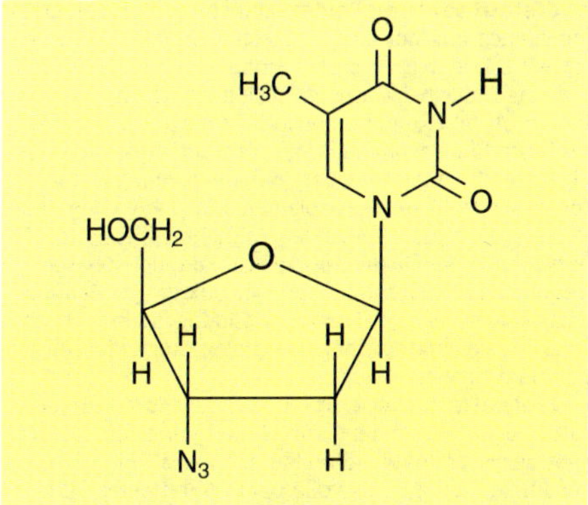

Zidovudin

barkeit, der NaCl- u. Glukosegehalt u. die Penetrationsfähigkeit für Spermien zu. Der pH erreicht mit Werten von 7–8 sein Maximum. Die Einwirkung von Gestagenen macht alle Veränderungen wieder rückgängig.

Zervixkarzinom: Portiokarzinom, Kollumkarzinom; von der Cervix uteri, dem Gebärmutterhals, o. vom Gebärmuttermund, der Portio uteri, ausgehendes Karzinom. Ätiol. sind ↑Papillomavirus Typ 16, 18, 31, 33, 35, 45, 51, 52 u. 56 von Bedeutung.

Zervixkatarrh ↑Zervizitis.

Zervixkonisation ↑Konisation.

Zervixplazenta: ↑Placenta praevia, die bis in den Zervikalkanal gewachsen ist.

Zervixpolyp ↑Uteruspolyp.

Zervixriß: meist lateral vorkommender Einriß des Muttermundes, der bis in den ↑Isthmus uteri reichen. ↑Emmet-Riß.

Zervixzellen: gebräuchl. Bez. in der Zytodiagnostik für die Zylinderepithelien im Zervikalkanal des Uterus. 1. Sekretor. Z.: hochprismat. Zellen mit großen Sekretionsvakuolen u. basal gelegenem runden bis ovalen Kern. Im Verband von der Seite gesehen finden sich typ. palisadenartige Strukturen im Ausstrich (Honigwabenstruktur). 2. Flimmerzellen: kleiner u. schmaler als sekretor. Z. mit feingranuliertem Plasma u. Flimmerhärchen an der Oberfläche, der sich eine verstärkt gefärbte Zone mit Basalkörnchen anschließt. Die ovalen Kerne sind mittelständig. Abb.

Zervizitis: Entzündung der Zervix mit ↑Fluor. Erreger ↑Neisseria gonorrhoeae, ↑Chlamydia trachomatis. ↑Vaginitis, ↑Urethritis.

Zestoden ⟨*gr*⟩ *m Pl*: Cestodes; ↑Bandwürmer.

Zestodenbefall: durch ↑Bandwürmer hervorgerufene ↑Helminthiasis.

Zestozid: Bandwurmmittel; ↑Bandwürmer abtötendes ↑Anthelminthikum.

Zeta: Zeichen: ζ, Z; 6. Buchstabe des griech. Alphabets; als Präfix u. wissenschaftl. Konstante gebraucht.

Zetkin, Maxim (1883–1965), Chir. u. Gesundheitspolitiker. Ältester Sohn von Clara Zetkin (1857–1933). Z. wirkte 25 Jahre vornehml. in Moskau als Chir. u. Dozent. Als er 1945 nach Deutschland zurückkehrte, übernahm er leitende Funktionen beim Aufbau des Gesundheitswesens in der sowjet. Besatzungszone, u. a. als Vizepräsident der deutschen Zentralverwaltung für das Gesundheitswesen.

Zeugungsorgane: Geschlechtsorgane, Organa genitalia, generationis o. sexualia; liegen in der Beckenhöhle u. am vorderen Teil des Beckenausgangs u. sind bei beiden Geschlechtern wesentl. versch. Entwickeln sich aus indifferenten, für beide Geschlechter gleichartigen Anlagen. Die Gonaden werden als indifferente Keimdrüsen an der medialen Seite der Urniere als Genitalleiste bei 4 mm langen, 4–5 Wochen alten Keimlingen angelegt. In die Genitalleiste wandern die Urkeimzellen ein. Die Unterscheidung von Hoden- u. Ovaranlagen ist bei 13–15 mm langen, etwa 6 Wochen alten Embryonen mögl. Auch die ableitenden Geschlechtsorgane lassen sich auf indifferente Ausgangsformen zurückführen. Es leiten sich ab: von der Urniere Nebenhoden u. Paradidymis bzw. Epo- u. Paroophoron, vom Wolff-Gang der Ductus deferens (männl.) u. der rudimentäre Gärtner-Gang (weibl.), vom Müller-Gang die Hydatide von Hoden u. Tube, Uterus, Vagina.

Zidovudin: *Abk* ZDV; frühere Bez. Azidothymidin (AZT); antiretrovirales Medikament (Nukleosidanalogon), das die reverse Transkriptase von HIV hemmt u. zur Behandlung von HIV-Infektion u. AIDS eingesetzt wird. ↑Chemotherapie, antiretrovirale. Abb.

Ziegenmilchanämie: megaloblastische ↑Anämie durch Folsäuremangel. Vorkommen bei Säuglingen, die mit Ziegenmilch aufgezogen werden.

Ziegenpeter ↑Mumps.

Ziehen, Georg Theodor (1862–1950), dt. Psychiater, Halle.

Ziehen-Oppenheim-Krankheit (nach Georg Theodor Z. u. Hermann O.) ↑Torsionsdystonie.

Ziehharmonikaleber: Ausdruck für eine im Krankheitsverlauf zu- u. abnehmende Leber (z. B. Stauungsleber, Leber beim ↑Mauriac-Syndrom).

Ziehl, Franz H. (1857–1926), Neurol., Lübeck.

Ziehl-Neelsen-Färbung (nach Franz H. Z. u. Friedrich K. N.): Spezialfärbung zur Darstellung der säure- u. alkoholfesten Mykobakterien. Mykobakterien werden rot, Begleitbakterien blau angefärbt. ↑Mycobacterium.

Zielaufnahme: Röntgenaufnahme, die bei einer Durchleuchtung mit einem ↑Zielaufnahmegerät angefertigt wird. Dadurch wird eine Einblendung auf den abzubildenden, diagn. wichtigen Objektbereich mögl. sowie der Einsatz von Kompressionstubussen zur Herabsetzung des Bestrahlungsvolumens, die Wahl der günstigsten Projektion u. die Auslösung der Aufnahme zum günstigsten Zeitpunkt bei Bewegungsabläufen. Eine Serie von relativ schnell aufeinander folgenden Aufnahmen gestattet die Darstellung von Organen in versch. Funktionsphasen. Z. werden bes. bei der Röntgendiagnostik des Verdauungstrakts angefertigt. Weitere Anwendungen: Bronchographie, Myelographie, Cholangiocholezystographie, Fistulographie, Sialographie.

Zielaufnahmegerät: Zusatzgerät an Röntgendurchleuchtungsgeräten zur Anfertigung durchleuchtungsgezielter Röntgendirektaufnahmen als Einzel- o. Serienaufnahmen auf das volle o. ein unterteiltes Filmformat o. durchleuchtungsgezielter Aufnahmen bei der Bildverstärkerphotographie. Wesentl. ist die Möglichkeit des schnellen Wechsels von Durchleuchtung u. Zielaufnahmen.

Zielmotorik: der sich auf der Grundlage der Halte- u. Stellreflexe (↑Stützmotorik) entwickelnde, zielgerichtete dynam. Anteil einer motor. Handlung.

Zielorgan: **1.** ***Mikrobiol.:*** das i.R. einer ↑Infektionskrankheit hauptsächl. betroffene Organ. ↑Organmanifestation, ↑Tropismus. **2.** ***Strahlentherapie:*** Organ, das i. R. einer Strahlentherapie behandelt wird.

Zielzelle: Target cell; Gewebezelle irgendeines Typs, gegen die sich die Aktion einer anderen Zelle richtet. Unter immun. Aspekt sind Z. kultivierbare Zellen mit einem Antigengefüge auf ihrer Oberfläche, gegen das sensibilisierte Lymphozyten (u. Makrophagen) reagieren mit dem Resultat der Zielzellenzerstörung (z. B. in vivo ↑Rejektion).

Zielzellenzerstörung: exp. Versuchsanordnung zur In-vitro-Überprüfung immun. Wirkprinzipien gegen zelluläre Antigene. Als Antigenträger zur Sensibilisierung werden Zellen (Zielzellen) verwendet. In der Folge entstandene sensibilisierte Lymphozyten (meist in Verbindung mit Makrophagen) bewirken in vitro zytotox. Reaktionen mit den Zielzellen (z.B. nachweisbar durch Chromfreisetzung).

Zieve, Leslie (geb 1915), amerik. Int.

Zieve-Syndrom (nach Leslie Z.): durch die Trias Alkoholhepatitis, hämolyt. Anämie, Hypertriglyzeridämie charakterisiert. Pathogenese noch in der Diskussion.

Ziliarkörper ↑Corpus ciliare.

Ziliarkörperband: bei der ↑Gonioskopie wahrnehmbare Struktur zwischen Kammerwinkeltrabekulum u. Iriswurzel.

Ziliarkörperentzündung ↑Zyklitis.

Ziliarmuskel: Teil des ↑Corpus ciliare.

Ziliarnerven ↑Nervi ciliares breves.

Ziliarneuralgie: Schmerzen bei Reizung des Ganglion ciliare. Schmerzen im Augapfel, in der Augenhöhle, im Schläfenbereich.

Ziliaten ⟨*lat*⟩ *n Pl*: Ciliophora; Stamm der Protozoa, in der Mehrzahl freilebende bewimperte Einzeller. Balantidium coli verursacht die Balantidienruhr, ↑Hauptwirt ist das Schwein, der Mensch ist nur Gelegenheitswirt. Kosmopolit., vorwiegend aber trop. verbreitet, ↑Balantidiose.

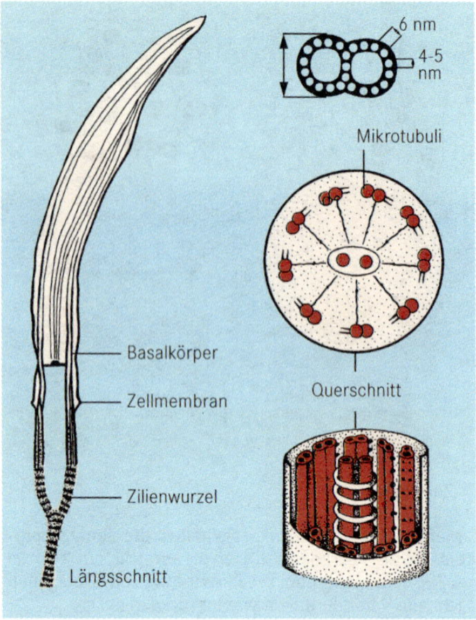

Zilie (Abb. 1). Schema

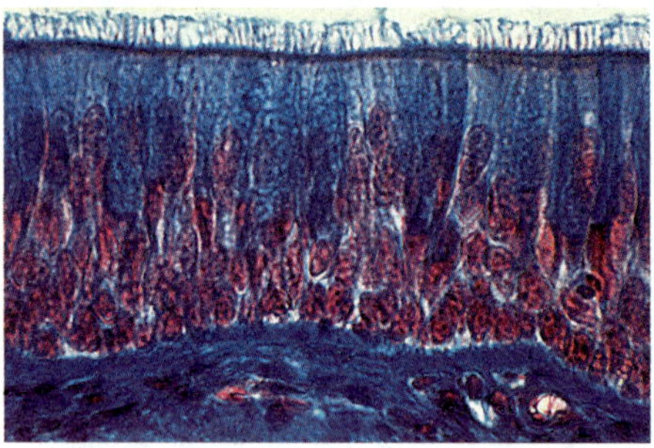

Zilie (Abb. 2). Histologischer Schnitt durch die Trachea, Azanfärbung; mehrreihiges Epithel mit Flimmern an der Oberfläche

Zilie ⟨*lat*⟩ *f*: **1.** Augenwimpern; ↑Cilium. **2.** Flimmerhärchen; bewegl., über die Zelloberfläche herausragende (Pars extracellularis) 5–10 μm lange, 0,2–0,5 μm dicke Fortsätze mit einem Axialfilament aus 2 Microtubuli centrales u. 9 · 2 peripheren Mikrotubuli (als Diplomikrotubulus mit z. T. gemeinsamer Wand vorliegend). Die Pars intracellularis liegt basal der Z. u. ist bereits lichtmikroskop. als Basalkörperchen (Corpusculum basale) zu beobachten; es handelt sich um ein umgewandeltes ↑Zentriol mit 9 peripheren Triplomikrotubuli. Abb. 1 u. 2.

Zimmerpflege: Pflegesystem, für das die Begriffe Gruppen- u. ↑Bereichspflege syn. verwendet werden.

Zineb: organ. Zinkverbindung, Herbizid mit fungizider Wirkung. Schwer wasserlösl., wenig tox.

Zingulektomie: operative Teilentfernung des Gyrus cinguli, u. a. bei Epilepsie. Häufiger Nachteil: psych. Veränderungen; ↑Psychochirurgie.

Zingulum ↑Cingulum.

Zink: chem. Symbol Zn; Ordnungszahl 30; Atomgewicht 65,38. Amphoteres Metall. ↑Spurenelement. Bedarf etwa 6 mg/Tag, Tageszufuhr 2–22 mg; Körperbestand des erwachsenen Menschen 1–4 g. Zinkkonzentrationen in menschl. Organen (µg/g): Gehirn 820, Haut 1 000, Lunge 1 400, Aorta 1 600, Pankreas 2 400, Duodenum, Uterus 2 500, Magen 2 600, Myokard 2 800, Harnblase 3 200, Leber 3 800, Muskel 4 800, Nieren 4 900, Prostata 9 200. Als Bestandteil einiger Dehydrogenasen (↑Glutamatdehydrogenase, ↑Malatdehydrogenase, ↑Laktatdehydrogenase) sowie der ↑Carboxypeptidase u. der ↑Carboanhydrase nimmt Z. im Stoffwechsel eine wichtige Rolle ein. In den B-Zellen des Pankreas ist Z. an der Bildung der Speicherform des Insulins beteiligt: die Betagranula enthalten Zinkinsulin. Bes. reich sind neben den B-Zellen die Iris u. die Retina des Auges. Bei Störungen des Transportsystems für Z. in den Mukosazellen des Darms kommt es zur Ausprägung der ↑Akrodermatitis enteropathica. Mangelerscheinungen: Wachstumsstörungen, Wundheilungsstörungen, Haarausfall, Lethargie, Hypogonadismus, Sterilität, Fehlbildungen. Muttermilch ist zinkreichste Nahrungsquelle. Durch Inhalation von Zinkoxidstaub o. -rauch Auftreten von Reizerscheinungen der Atemwege u. von Fieberanfällen mit Schüttelfrost („Zink- o. Gießerfieber"). Wasserlösl. Zinksalze sind tox. Ätzgifte, z. B. $ZnCl_2$ u. $ZnSO_4$. LD für Mensch 1–5 g. Bei chron. Zufuhr von Zinksalzen entwickelt sich eine hypochrome Anämie. Pharmak. finden folgende Zinkverbindungen Anwendung: oral: Zinksulfat in Kapseln, auch Zinkacetat u. Zinkglutamat; intravenös: Z.-D, L-Aspartat; lokal: Oxid, Propionat, Caprylat, Acetat, Salicylat, Stearat, Dithiocarbamat, Undecylat, Pyrithionat (adstringierend, antisept., fungizid, gegen Schuppen). In geringen Mengen ist Z. Bestandteil zahlreicher Legierungen, die in der Zahnmed. Anwendung finden.

Zinkernagel, Rolf Martin (geb. 1944), Schweizer Immun., Basel, Canberra, Jolla/Kalifornien, Zürich. 1996 Nobelpreis für Med./Physiol. (mit P. C. Doherty) „für die Entdeckung der zellvermittelten Spezifität der Immunabwehr". Z. führte seine Forschungen über die Art, wie Zellen des Immunsystems virusinfizierte Zellen erkennen u. welche Form von Abwehrreaktionen eingeleitet werden, zusammen mit P. C. Doherty in Canberra durch, wo er 1975 promovierte. Mit diesen Arbeiten wurden weitere Grundlagen in der Krebsforschung, der Bekämpfung von Infektionskrankheiten, rheumat. Erkrankungen u. der multiplen Sklerose geschaffen.

Zinkfieber ↑Zink.

Zink-Finger: durch Faltung von Peptidketten ausgebildete spezif. Proteindomänen, in denen durch koordinative Bindungen an Cystein- o. Histidinreste Zink enthalten ist. Zu den Z.-Proteinen gehören u. a. DNA-bindende Proteine, z. B. Transkriptionsfaktoren u. Rezeptoren für ↑Glukokortikoide, die regulator. auf die ↑Genexpression wirken. ↑Transkription.

Zinkinsulin ↑Protamininsulin.

Zinkleim: Gelatina Zinci; wasserlösl., in warmem Zustand weiche Masse, die nach dem Aufstreichen auf geeignetes Verbandmaterial einen halbstarren Verband bildet. Wird bei Blutstauung u. ödematösen Schwellungen am Unter- u. Oberschenkel als Stützverband verwendet.

Zinkleimverband: Die Durchtränkung von Mullbinden mit ↑Zinkleim verleiht dem Verband durch Klebefähigkeit u. Antrocknung besseren u. dauerhaften Sitz. Anwendung in der Unfallchirurgie: stabilisierend bei Heftpflaster- u. Trikotschlauchextensionen (↑Streckverband), fördert Wundheilung, da Zink für Enzymsysteme essentiell ist, die der Protein- u. Kollagenbildung dienen. Auch bei Schwellungsneigung am Unterschenkel nach Entfernung von Gipsverbänden.

Zinköl: Oleum Zinci; besteht aus Zinkoxid, Oliven- u. Erdnußöl wird als Dermatikum, bes. bei Säuglingen, verwendet.

Zinkoxid: Grundbestandteil einiger zahnärztl. Zemente. Nach Verrühren mit Flüssigkeiten wie ↑Eugenol o. ↑Phosphorsäure bilden sich aufgrund chem. Reaktionen feste Materialien.

Zinkpaste: aus Zinkoxid, Weizenstärke u. weißem Vaselin bestehende Paste. Dermatikum.

Zinkproteasen: proteolyt. Enzyme, die als Metallokarboxypeptidasen o. Metalloproteasen (↑Peptidasen) im aktiven Zentrum koordinativ gebunden Zn enthalten. Zu den Z. gehören versch., im Pankreas gebildete ↑Verdauungsenzyme.

Zinksulfat ↑Zink.

Zinksulfattrübungstest: nicht mehr gebräuchl. Test zur Prüfung der Serumlabilität. Beim Mischen des Serums mit einer gepufferten Zinksulfatlösung entsteht eine Trübung in Abhängigkeit von der Höhe der Gammaglobuline im Blut. Der Test gilt als Orientierung für eine Vermehrung der Gammaglobuline. Die Intensität der entstandenen Trübung wird gemessen.

Zinkvergiftung ↑Zink.

Zinn, Johann Gottfried (1727–1759), dt. Anat., Arzt u. Botaniker, Göttingen. ↑Zonula ciliaris.

Zinn: chem. Symbol Sn (Stannum); Ordnungszahl 50; relative Atommasse 118,70. Metall, wahrscheinl. kein Spurenelement. Anorgan. Zinnverbindungen u. Z. sind wenig tox.; metall. Z., Zinnoxid u. Zinnchlorid werden als Bandwurmmittel genutzt. Organ. Zinnverbindungen sind giftiger. Tetramethylzinn u. Triphenylzinn werden als Fungizide verwendet. Dialkylzinnverbindungen wie n-Dibutylzinnchlorid u. n-Dioctylzinnchlorid sind Stabilisatoren (↑Additive) für PVC. In Tierexperimenten besitzen diese Zinnverbindungen immunsuppressive Eigenschaften. Keine Bedeutung für Verwendung von PVC-Verpackung für Lebensmittel. Konzentration in Nahrungsmitteln zu niedrig für Auslösung tox. Wirkungen.

Zinn-Haller-Gefäßkranz: Circulus vasculosus fasciculi optici; Anastomosen zwischen den Aa. ciliares posteriores breves, die im Sklera-Dura-Winkel des Sehnerven verlaufen u. keinen vollständigen Ring bilden. Aus ihnen ziehen Äste zur Aderhaut u. zur Papille.

Zinnsalze ↑Zinn.

Zinnverbindungen, organische ↑Zinn.

Zinn-Zone ↑Zonula ciliaris.

Zinsser, Ferdinand (1865–1952), Dermat., Leipzig, Bern, Köln.

Zinsser-Engman-Cole-Syndrom (nach Ferdinand Z.): Dyskeratosis congenita; X-chromosomaler Erbgang. Meso-ektodermale Dysplasie, disseminierte Pigmentierungen u. Hyperkeratosen der Haut, palmoplantare Hyperhidrosis, Nageldystrophie, Obliteration der Tränenpunkte, Leukoplakie der Mundschleimhaut, Hypogenitalismus, Panmyelophthise o. Agranulozytose. Manifestation im 2. Lebensjahrzehnt.

Zipfelnarbe: strangförmige narbige Abheilung bei Acne conglobata colliquativa u. Tuberculosis cutis colliquativa.

Zirbeldrüse ↑Corpus pineale.

Zirkadiansyndrom: Jet-lag-Syndrom; bei weiten Flugreisen längs eines Breitengrades (Ost/West- o. West/Ost-Richtung) durch Verschiebung des zirkadianen ↑Rhythmus auftretende vegetative Störungen (Störungen des Schlafs, der Verdauung, des Allgemeinbefindens), die 1–2 Tage anhalten.

Zirkel, dreidimensionaler: meßtechn. Gerät zur Erfassung von Länge u. Breite der Zahnbögen u. der Gaumenhöhe.

Zirkulardichroismus ⟨*lat + gr*⟩ *m*: Unterschiedl. Absorption re. u. li. polarisierten Lichts (↑Aktivität, optische). Methode der physikal. Molekülstrukturanalyse.

Zirkulation, extrakorporale: blutführendes künstl. System (z. B. künstliche ↑Niere, ↑Hämofiltration, ↑ECMO, ↑Herz-Lungen-Maschine), das mit dem Blutkreislauf verbunden ist, außerhalb des Körpers lokalisiert ist u. der Aufrechterhaltung des Gesamtkreislaufs dient o. auch zur Blutreinigung (künstl. Niere) eingesetzt wird.

Zirkulation, persistierende fetale: PFC-Syndrom; postnatale Persistenz des fetalen Kreislaufs. Bei ausbleibender postnataler Lungenarteriendilatation bleiben pulmonaler Gefäßwiderstand u. Blutdruck im kleinen Kreislauf hoch, so daß die fetalen Shunts durch das Foramen ovale u. den Ductus arteriosus Botalli bestehen bleiben (fetaler ↑Blutkreislauf). Die resultierende Hypoxie führt zu einem Circulus vitiosus. Die p. f. Z. wird durch eine perinatale Hypoxie (vorzeitige Plazentalösung, Nabelschnurvorfall, Aspirationssyndrom u. a.) ausgelöst.

Zirkumduktion ⟨*lat*⟩ *f*: Helikopodie; kreisförmige Bewegung des Fußes nach außen bei gestrecktem Bein infolge spast. Lähmung (spast. Gang, ↑Wernicke-Mann-Haltung).

zirkumskript ⟨*lat*⟩ *Adj*: umschrieben, eng begrenzt.

Zirkumvalureter ↑Ureter, retrokavaler.

Zirkumzision ⟨*lat*⟩ *f*: Beschneidung; operative Kürzung der Vorhaut bei Männern. Angezeigt bei ↑Phimose sowie aus hyg. Gründen bei Praeputium elongatum. Rituelle Z.: bei einigen Glaubensgemeinschaften geforderte Beschneidung der Jungen.

zirrh- ⟨*gr*⟩ *Präfix*: gelb, bindegewebig verhärtet.

Zirrhose ⟨*gr*⟩ *f*: Cirrhosis; ursprüngl. von Laënnec zur Kennzeichnung von verfettetem u. deshalb gelb gefärbtem Restparenchym in geschrumpften Lebern eingeführte Bez. für narbige Leberschrumpfungen, ↑Leberzirrhose. Findet heute auch bei anderen Organen Verwendung, z. B. ↑Lungenzirrhose, Pankreaszirrhose.

Zirrhose, primär biliäre: *Abk* PBZ; vorwiegend bei Frauen vorkommende Erkrankung, die als chron. nichteitrige destruierende ↑Cholangitis beginnt. 4 Stadien: I. Schädigung der interlobulären Gallengänge; II. Proliferation der Ductuli u. Fibrose; III. Fibrose, Rückgang der Entzündungsinfiltrate, periportale Cholestase, IV. Zirrhose als Endstadium. Serol.: Erhöhung der alkal. Phosphatase u. IgM-Globuline, Nachweis PBZ-spezif. Anti-Mitochondrien-Antikörper (Subtypen M_2, M_4, M_8, M_9).

zirrhotisch ⟨*gr*⟩ *Adj.*: zirrhös; bindegewebig verhärtet.

zirzinär *Adj.*: circinatus; kreisförmig.

Zisterne ⟨*lat*⟩ *f*: Flüssigkeitsreservoir (↑Cisterna) o. Erweiterung eines Spaltraums, z. B. im endoplasmat. Retikulum, o. als Cisterna nucleolemmae (↑Nukleus).

Zisternenpunktion ↑Subokzipitalpunktion.

Zisternenverquellung: Bei intrakranieller Drucksteigerung werden die subarachnoidalen Reserveräume aufgebraucht (verstrichene Sulci). Später werden auch die Zisternen betroffen. Von besonderer (progn.) Bedeutung ist die Verquellung der basalen Zisternen im Brückenbereich (↑Mittelhirnsyndrom).

Zisternographie: Röntgendarstellung der Hirnzisternen nach Kontrastmittel- o. Luftinjektion mittels Lumbal- o. Subokzipitalpunktion; weitgehend durch ↑Computertomographie u. ↑Kernspintomographie ersetzt.

Zisternoskopie: direkter endoskop. Einblick von retroaurikulär zwischen Sinus sigmoideus u. Sinus petrosus superior in die hintere Schädelgrube (↑Kleinhirnbrückenwinkel).

Zisternoszintigraphie ↑Liquorraumszintigraphie.

Zistron ↑Cistron.

Zitostop Mannosulfan, Antineoplastikum.

Zitrat: Salz der ↑Zitronensäure.

Zitratblut: wird gewonnen durch Mischung von 1 Teil Trinatriumcitratlösung u. 9 Teilen Venenblut. Zitrat bindet das freie Ca^{++} des Plasmas u. verhindert so die Gerinnung. Wichtig für die Blutentnahme sind: kurzfristige Stauung (max. 1 min), weitlumige Kanülen, das Verwerfen der ersten 2–3 ml Blut, sofortige Mischung von Zitratvorlage u. Blut, exakte Einhaltung des Volumenverhältnisses. Z. muß innerhalb von 20 min nach Blutabnahme zentrifugiert werden. Das gewonnene Zitratplasma wird als Prüfmaterial für die meisten gerinnungsphysiolog. Tests verwendet.

Zitratlyase: ein Enzym, das die Spaltung der ↑Zitronensäure zu Oxalessigsäure u. Acetyl-CoA katalysiert; wichtig für die Fettsäuresynthese.

Zitratsynthase: das Enzym katalysiert die Synthese von Zitronensäure aus Acetyl-CoA u. Oxalessigsäure (↑Zitronensäurezyklus).

Zitronensäure: $COOH\text{-}CH_2\text{-}C[(OH)(COOH)]\text{-}CH_2\text{-}COOH$; ↑Zitronensäurezyklus. Z. dient als Carrier für Oxalessigsäure u. Acetylreste beim Transport durch die innere Membran der Mitochondrien (↑ATP-Zitratlyase). Abb.

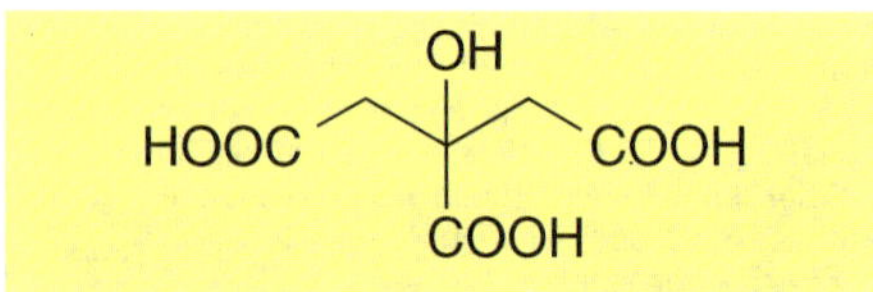

Zitronensäure

Zitronensäurezyklus: Zitratzyklus, Trikarbonsäurezyklus; in den Mitochondrien lokalisierte zykl. Folge enzymkatalysierter Reaktionen. Der Z. dient dem oxidativen Abbau von ↑Acetyl-Coenzym A, das hauptsächl. aus dem Abbau der Glukose, Aminosäuren u. Fettsäuren stammt. Der abgespaltene Wasserstoff (3 Mol $NADH_2$, 1 Mol $FADH_2$) steht der ↑Atmungskette zur Verfügung. Die Regulation des Z. erfolgt über die Bereitstellung von Acetyl-CoA u. Oxalessigsäure; beide Metabolite sind Kreuzungspunkte mehrerer Stoffwechselwege (↑Fettsäureabbau, ↑Fettsäurenbiosynthese, ↑Ketonkörper, ↑Glukoneogenese, Aminosäurestoffwechsel). Regulierende Schlüsselenzyme sind die Zitratsynthase (ge-

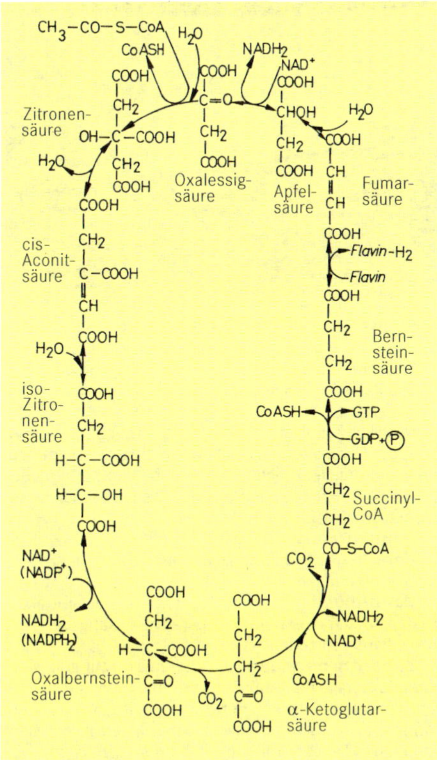

Zitronensäurezyklus

hemmt durch Acetyl-CoA u. ATP) u. die Isozitratdehydrogenase (gehemmt durch ATP). Abb.

Zitrullin ↑Citrullin.

Zitterlähmung ↑Paralysis agitans, ↑Parkinson-Syndrom.

Zittern ↑Tremor.

Zivilisationskrankheiten: unklarer Begriff, nach dem die Errungenschaften der Zivilisation zu psych. u./o. phys. Schäden führen sollen. Dabei stehen Mißbrauch, fehlerhafte Nutzung im Vordergrund. Als Ursache werden u. a. angesehen: Nahrungsfaktoren, Überernährung, Bewegungsarmut, Reizüberflutung, Umweltveränderungen. Zu den Z. werden gerechnet: Arteriosklerose, Herzinfarkt, Diabetes mellitus, Karies.

Zivilisationsschäden ↑Zivilisationskrankheiten.

Zivilisationsseuchen, akute: überwiegend aerogen übertragbare Krankheiten, die bei hoher Bevölkerungsdichte bevorzugt im Kindesalter auftreten u. akut verlaufen wie Diphtherie, Scharlach, Masern, Pertussis. ↑Durchseuchungspräzession. ↑Zivilisationskrankheiten.

ZKS: *Abk* für zentrale Koordinationsstörung. ↑Zerebralparese, infantile.

Z-Linie: Z-Streifen, Telophragma; ↑Myofibrille, ↑Myomerum.

Zn: chem. Symbol für ↑Zink.

ZNS: *Abk* für ↑Zentralnervensystem.

ZNS-Gängigkeit: Vorhandensein u. Ausmaß des Passierens der ↑Blut-Hirn-Schranke durch Medikamente, z. B. antineoplastische ↑Substanzen.

ZNS-Infektion: Befall des Zentralnervensystems durch Infektionserreger (↑Meningitis, ↑Meningokokkenmeningitis, ↑Meningoenzephalitis, ↑Enzephalitis, ↑Virusmeningitis, ↑Virusenzephalitis).

Zoepfel-Ödem: Speichelödem des Pankreas bei interstitieller Pankreatitis.

Zohlen-Zeichen: bei ↑Chondromalacia patellae Schmerz bei Verschiebung der Patella gegen die Unterlage, meist mit Nachweis einer Krepitation.

zökal ⟨*lat*⟩ *Adj*: ↑zäkal.

Zökum ↑Zäkum.

Zöliakie ⟨*gr*⟩ *f*: Coeliakie, glutensensitive Enteropathie, Psilosis, Gee-Heubner-Herter-Syndrom, Glutenunverträglichkeit; chron. enterale Gedeihstörung mit Manifestation ab 2. Lebenshalbjahr, Häufigkeit 1 : 950, leichtes Überwiegen beim männl. Geschlecht, Disposition vererbt. Als einheim. Sprue Vorkommen der Z. beim Erwachsenen. Über 80 % der Pat. HLA-B8-, HLA-DR3-u./o. HLA-DR7-Ag pos. Pathogenese: tox.-allerg. Reaktion der Darmschleimhaut gegenüber ↑Gliadin mit Schädigung der Enterozytenmembran u. Aktivitätsminderung der Bürstensaumenzyme, Aktivierung der lokalen Immunabwehr, schließl. Zottenatrophie. Klin. Trias: 1. massige, fettige Gärungsstühle; 2. großes geblähtes Abdomen mit schwappendem Darminhalt (Pseudoaszites); 3. ↑Dystrophie nach längerer Resorptionsstörung wegen ungenügender Bereitstellung von Substraten, Vitaminen u. Katalysatoren im Zwischenstoffwechsel. Auftreten von Anämie, Milzhypoplasie, vermehrter Knochenbrüchigkeit, Eiweißmangelödemen, Mundwinkelrhagaden, Lackzunge, Libidoverlust u. trockener abschilfernder Haut. Diagnosestellung mittels duodenaler ↑Saugbiopsie o. Zangenbiopsie sowie lupenopt. u. histol. Beurteilung: Zottenatrophie. Schleimhautregeneration unter glutenfreier Kost u. erneute Mukosaveränderungen unter Reexposition sichern die Diagn. Beim Nichteinhalten lebenslang notwendiger glutenfreier Kost erhöhtes Risiko für maligne Erkrankungen des Intestinaltrakts. Anfangs sollte eine Substitutionstherapie erfolgen. Bei schweren Bildern ist zeitweise eine parenterale Ernährung erforderl. Kortikoide können den Heilungsverlauf unterstützen. In 10 % der Fälle ist Glutenintoleranz transitor. Es gibt auch mono- bzw. oligosymptomat. Verlaufsformen.

Zöliakographie: selektive Angiographie der A. coeliaca mit A. hepatica, A. lienalis u. A. gastrica sinistra, wobei die 3 Arterien auch superselektiv sondiert u. abgebildet werden können. Ind.: Gefäßerkrankungen der genannten Arterien u. Nachweis von Tumoren, Zysten u. Verletzungen von Milz, Leber, Pankreas.

Zollinger, Robert M. (geb. 1903), amerik. Chir., Ohio.

Zollinger-Ellison-Syndrom (nach Robert M. Z. u. Edwin H. E.): nichtinsulinproduzierender Inselzelltumor des Pankreas in Verbindung mit rezidivierenden Ulzera des Magen-Darm-Trakts u. exzessiver Sekretion hochaziden Magensafts. Vermutl. bildet der Inselzelltumor einen die Magensaftsekretion fördernden u. die Geschwürentstehung begünstigenden spezif. Stoff.

Zöllner, Fritz (geb. 1901), HNO-Arzt, Freiburg. Maßgebl. an der Entwicklung der gehörverbessernden mikrochirurg. Ohroperationen beteiligt (Tympanoplastik).

Zölom, extraembryonales ⟨*gr*⟩ *n*: mit Flüssigkeit gefüllte Höhle im extraembryonalen Mesenchym, die sich zur ↑Chorionhöhle erweitert.

Zölom, intraembryonales ⟨*gr*⟩ *n*: intraembryonale Leibeshöhle, aus der die definitiven Leibeshöhlen Perikard-, Pleura- u. Peritonealhöhle hervorgehen.

Zölosomie ⟨*gr*⟩ *f*: Eventration, Exenteration; angeborener, hochgradiger Verschlußdefekt der vorderen Bauchwand, wodurch (fast) alle Eingeweide heraustreten. Nabelschnur scheint zu fehlen: der Bruchsack selbst stellt die sehr kurze u. breite Nabelschnur dar, so daß die Eingeweide dem plazentaren Chorion anliegen. Vergleichbar der hochgradigen ↑Omphalozele.

Zolpidem: Hypnotikum, Sedativum; Schlafmittel mit gleichem Wirkmechanismus wie ↑Benzodiazepine.

Zona ⟨*gr*⟩ *f*: umschriebener Bezirk, Gürtel.

Zona fasciculata ↑Glandula suprarenalis.

Zona glomerulosa ↑Glandula suprarenalis.

Zona haemorrhoidalis: Canalis analis; unterster Abschnitt des Rektums. In seinem Bereich liegen der ↑Musculus sphincter ani externus bzw. ↑Musculus sphincter ani internus. Der Begriff Z. h. wird in der offiziellen anat. Nomenklatur nicht mehr geführt, da haemorrhoidalis einen pathol. Zustand bezeichnet.

zonalis ⟨*gr*⟩ *Adj*: zonal, gürtelförmig.

Zona lucida: H-Streifen; ↑Myofibrille, ↑Myomerum.

Zona orbicularis: verstärkte Ringfaserzüge in der Kapsel des Hüftgelenks. Umfassen den Femurhals.

Zona pellucida: Grundsubstanzschicht zwischen Eizelle u. Follikelepithel im Sekundär-, Tertiär- u. sprungreifen Follikel mit Poren für den Stoffaustausch. Gebildet von Eizelle u. Follikelepithel.

Zona reticularis ↑Glandula suprarenalis.

Zondek, Bernhard (1891–1966), Gyn., Berlin, Jerusalem, New York. ↑Aschheim-Zondek-Reaktion.

Zonenelektrophorese: Trägerelektrophorese; ↑Elektrophorese.

Zonen, erogene ⟨*gr*⟩ *f*: Bereiche des Körpers eines Menschen, deren zärtl. Berührung stärker als der Kontakt mit anderen Abschnitten sexuell erregend wirkt. E. Z. sind bes. die Haut, die äußeren Geschlechtsorgane, beim Mann v. a. der Penis u. die Glans penis, bei der Frau die Klitoris u. die Schamlippen, darüber hinaus Brüste u. Brustwarzen, die Innenseiten der Oberschenkel, After, Hals- u. Nackenpartie sowie der Mundbereich. E. Z. spielen eine große Rolle bei der sexuellen Stimulation u. dem Präludium.

Zone, neutrale: Zone des muskulären Gleichgewichts zwischen der Lippen- u. Wangenmuskulatur u. der Zunge. Für die Aufstellung der Zähne der unteren Vollprothese zu berücksichtigen.

Zonen, hyperalgetische ↑Head-Zone.

Zonenzentrifugation: Auftrennung von Molekül- bzw. Teilchengemischen durch Dichtegradientenzentrifugation. Isopykn. u. nichtisopykn. Dichtegradientenzentrifugation führen zur Ausbildung hydrodynam. einheitl. Molekül- bzw. Teilchenzonen.

Zonula ⟨*lat*⟩ *f*: *Dim* zu Zona; kleiner Bezirk, kleiner Gürtel, z. B. Z. ciliaris, über welche die Linse mit dem Corpus ciliare verbunden ist.

Zonula adhaerens ↑Zellverbindungen.

Zonula ciliaris: Strahlenzone, Zonula ciliaris Zinnii (nach Johann Gottfried Zinn); Aufhängeapparat der Au-

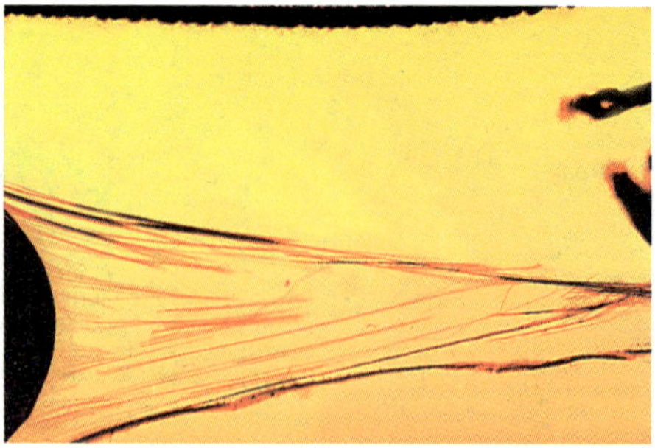

30

Zonula ciliaris. Histologischer Schnitt durch das Auge, Eisenhämatoxylinfärbung; zwischen Ziliarfortsätzen (rechts) u. Linse (links) sind die Zonulafasern ausgespannt.

genlinse aus Zonulafasern, die zwischen den Processus ciliares der Corona ciliaris des ↑Corpus ciliare entspringen, radiär zum Linsenäquator ziehen u. bei Erschlaffung des M. ciliaris durch Zug auf die Linse diese abflachen; ↑Akkommodation. Abb.

Zonulafasern ↑Zonula ciliaris.

Zonula occludens: Tight junction; ↑Zellverbindungen.

Zonulolyse: traumat. o. früher bei der intrakapsulären ↑Kataraktextraktion operative Lösung der ↑Zonula ciliaris von der Linse.

Zooanthroponose ⟨*gr*⟩ *f*: vom Tier auf den Menschen übertragbare Krankheit bzw. Infektion, die bei diesem auch eine Reihe von Berufskrankheiten verursachen können. Z. werden verursacht durch Viren (z. B. Maul- und-Klauen-Seuche, Tollwut), Bakterien (z. B. bovine Tuberkulose, Brucellose, Leptospirose, Q-Fieber, Ornithose), Protozoen (z. B. Toxoplasmose), Pilze (z. B. Trichophytosen), Helminthen (z. B. Trichinosen), Arthropoden (z. B. Floh). ↑Anthropozoonose, ↑Zoonose.

Zoochorie ⟨*gr*⟩ *f*: Verbreitung von Bakterien, Sporen, Samen, Tieren usw. durch Tiere.

Zoomastigophorea: Klasse der ↑Protozoa.

Zoomoptik ⟨*engl + gr*⟩: Variooptik; opt. System, bei dem unter Beibehaltung der Bildebene, durch Verschieben von Linsengruppen gegeneinander, der Abbildungsmaßstab in einem relativ großen Bereich kontinuierl. verändert werden kann. Die Z. wird in Stereomikroskopen u. anderen Mikroskoptypen sowie bei Film- u. Fernsehkameras u. der Photographie eingesetzt. Es werden dabei Vergrößerungsänderungen bis zum Faktor 10 erreicht. Durch Z. wird der Einsatz von Wechselobjektiven umgangen.

Zoonose ⟨*gr*⟩ *f*: Sammelbezeichnung für Krankheiten u. Infektionen, deren Erreger (Viren, Bakterien, Pilze, Protozoen u. Helminthen) zwischen Wirbeltieren u. Menschen übertragen werden, bei Anthropozoonosen vom Menschen auf ein Tier, bei Zooanthroponosen vom Tier auf den Mensch.

Zooparasiten: ↑Parasiten in o. auf Tieren. ↑Phytoparasiten.

Zoophilie ⟨*gr*⟩ *f*: Zooerastie; geschlechtl. Zuneigung zu Tieren. ↑Sodomie.

Zoospermie: Anwesenheit von lebenden Samenfäden im ↑Ejakulat.

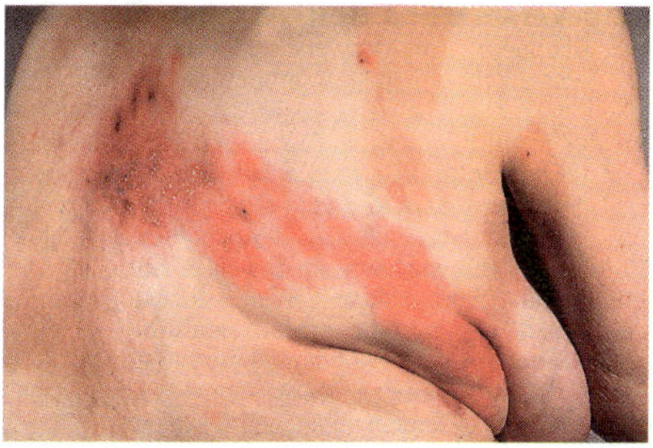

13

Zoster

Zoosporen ↑Sporen.

Zoosterine ↑Zoosterole.

Zoosterole ↑Sterole, die als metabol. Produkte im tier. u. menschl. Körper vorkommen. Hierher gehören: Cholesterin, Isocholesterin, Dihydrocholesterin, Dehydrocholesterin, Koprosterol.

Zootoxine ⟨*gr*⟩ *n Pl*: Gifte, die von Tieren produziert werden, meist zum Schutz o. zum Beuteerwerb, z. B. Schlangen-, Amphibien-, Fisch-, Bienen-, Spinnen- u. Skorpiongifte. Z. werden z. T. ther. verwendet.

Zootrophotoxismus: Vergiftungen durch Nahrungsmittel tier. Herkunft.

Zoster ⟨*gr*⟩ *m*: Herpes zoster, Gürtelrose; durch ↑Varicella-Zoster-Virus verursachtes, Jahre bis Jahrzehnte nach ↑Windpocken auftretendes endogenes Rezidiv. Oft bei Pat. mit Immunschwäche (z. B. immunsupprimierende Ther., AIDS, Tumorerkrankungen), dann nicht selten als ↑Zoster generalisatus. Neurodermale Erkrankung mit i. d. R. halbseitig u. lokalisiert auftretenden, gruppierten Bläschen in den Innervationsbezirken eines o. mehrerer Spinalganglien (o. deren Homologen im Kopfbereich), oft mit starken Schmerzen. Abheilung mit Narben, Pigmentierungen u. Neuralgien; hinterläßt Immunität. Chemotherapie mit Nukleosidanaloga (↑Aciclovir), wichtig ist eine ausreichende Schmerztherapie. Abb.

Zoster bullosus: Form des Zoster mit sehr großen Blasen.

Zoster gangraenosus: bes. schwere Verlaufsform des Zoster mit nekrot. Veränderungen am Blasengrund u. tiefgreifenden Ulzera. Abheilung i. d. R. mit Narbenbildung.

Zoster generalisatus: über den ganzen Körper verstreute Zosterbläschen, bes. bei Pat. mit Immunschwäche (z. B. immunsupprimierende Ther., AIDS, Tumorerkrankungen). Abb.

Zoster haemorrhagicus: Austritt von Blut in den Blaseninhalt bei ↑Zoster.

Zosterneuralgie: hartnäckige, segmental lokalisierte Schmerzen nach ↑Zoster.

Zoster ophthalmicus: Zoster im Versorgungsbereich des 1. Trigeminusastes, bei dem in etwa 50 % eine Beteiligung der Augenlider, der Bindehaut u. Hornhaut des Auges auftritt: Keratitis, Iritis (die bis zu Nekrosen gehen kann), Begleitskleritis, Zyklitis (mit Nekrosen), Perineuritis ciliaris u. (gelegentl. granulomatöse) fokale Choroiditis. Auch eine Arteriitis ciliaris kann auftreten, die klin. wie eine Riesenzellarteriitis aussieht. Selten

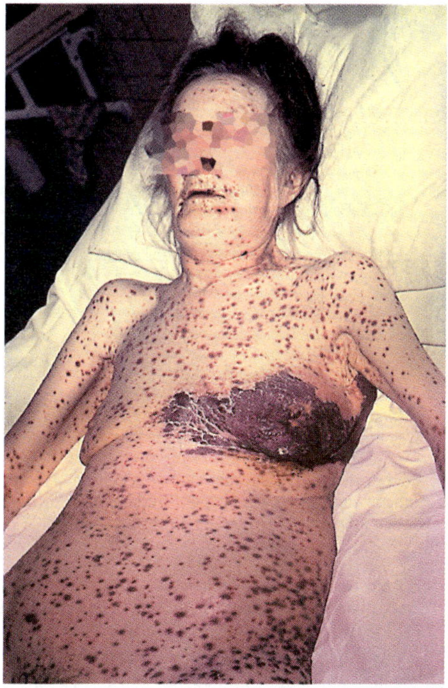

35

Zoster generalisatus. Ausgehend von Zosterbefall eines Thorakalsegments bei einer Patientin mit chronischer lymphatischer Leukämie

Papillitis. Komplikationen: Sekundärglaukom, Phthisis bulbi.

Zoster oticus: Zoster an Ohrmuschel, Gehörgang u. Trommelfell mit Hirnnervenläsionen (V, VII, VIII) unterschiedl. Ausprägung. Weiterhin Schwindel mit Gleichgewichtsstörungen, Ohrensausen u. zunehmende Schwerhörigkeit bis zur Ertaubung.

Zotten: fingerförmige Ausstülpungen zur Oberflächenvergrößerung im Dienste von Austauschvorgängen. Arten: 1. Chorionzotten (↑Villi chorioallantoici, ↑Chorion) der Plazenta, 2. Dünndarmzotten (↑Villi intestinales).

Zottenadenom: Zottenpolyp, villöser Polyp, papillomatöser Polyp. ↑Darmpolyp, der durch ein gemeinsames Wachstum von Epithel u. Bindegewebe aus lang ausgezogenen fingerförmigen Zotten besteht, meist breitbasig der Schleimhaut verhaftet ist, viel seltener als adenomatöse Polypen vorkommt, im höheren Lebensalter auftritt u. ein hohes Entartungsrisiko aufweist. Lokalisation im Dickdarm.

Zottenatrophie: Atrophie der Villi intestinales durch übermäßigen Zellverlust (↑Zöliakie) u./o. ungenügende Zellbildung (↑Zytostatika).

Zottengeschwulst ↑Papillom.

Zottenhaut ↑Chorion.

Zottenkrebs: papillomatöser, blumenkohlartiger Krebs an Hohlorganen u. Portio.

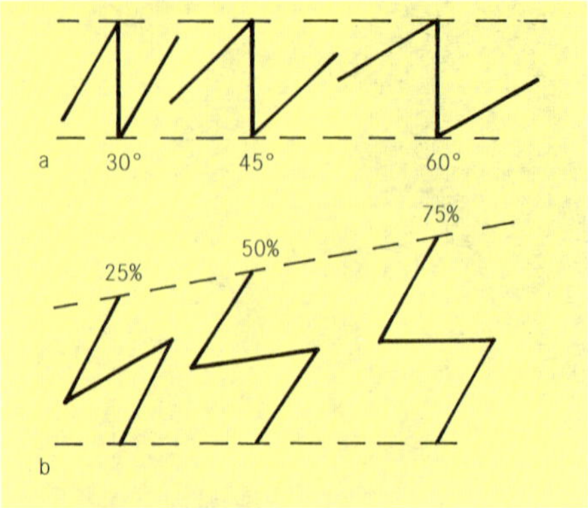

Z-Plastik
a: Schnittführung; b: postoperative Lage der Lappen

Zottenmotorik: rhythm. Verlängerungen u. Verkürzungen der ↑Villi intestinales. Durch chem. u. mechan. Reizung der Darmwand ausgelöst u. durch ↑Meissner-Plexus kontrolliert. Gefördert durch ↑Villikinin u. parasympath. Erregung.

Zottenpolyp ↑Zottenadenom.

Zottentumor ↑Darmpolyp, ↑Zottenadenom.

Z-Plastik: Operationsmethode zur Beseitigung von Kontrakturen o. Einziehungen der Haut o. Narben durch ortsständiges Material. Anlegen eines Z-förmigen Schnitts u. Austausch der Lappen. ↑Hautplastik, ↑Lappenplastik. Abb.

Zsigmondy, Adolph (1816–1880), Zahnarzt, Wien. ↑Gebißschema.

Zsigmondy, Richard A. (1865–1929), Chem., Göttingen.

Zsigmondy-Filter (nach Richard A. Z.): aus Zellulose o. Nitrozellulose bestehende bakteriendichte Filtermembran (bakterienfreie ↑Filtration).

Z-Streifen: Z-Linie, Telophragma; ↑Myofibrille, ↑Myomerum.

Zubereitungsform ↑Arzneiform.

Züchtungsverfahren, anaerobe: Verfahren zur Züchtung von ↑Anaerobiern unter Abwesenheit von Sauerstoff. Gebräuchl. sind: 1. Züchtung in spez. Anaerobengefäßen, aus denen der Luftsauerstoff mittels Vakuumpumpen entfernt wird (Anaerostat, Zeissler-Topf, Jenaer Anaerobengefäß); 2. Züchtung in indifferenter Gasatmosphäre (z. B. Stickstoff); 3. Absorption des Sauerstoffs durch chem. Substanzen (z. B. Pyrogallol-Pottasche-Gemisch); 4. gemeinsame Züchtung der Anaerobier mit stark sauerstoffzehrenden Bakterien (Fortner-Platte mit Serratia marcescens als Sauerstoffzehrer); 5. Zusatz redoxpotentialsenkender Substanzen wie Natriumthioglykolat u. a. zu flüssigen o. halbfesten Medien; 6. Überschichten von flüssigen Medien mit Paraffinöl.

Zuchtwahl ↑Selektion.

Zucker ↑Monosaccharide, ↑Oligosaccharide, ↑Kohlenhydrate.

Zuckeralkohole ↑Hexite, ↑Süßungsmittel.

Zuckerausscheidung im Harn ↑Glukosurie, renale; ↑Glukosurie, physiologische.

Zuckeraustauschstoff: Süßstoff. Süß schmeckende u. nicht kariogene chem. Verbindung, wie die Zuckeralkohole Lycasin, Sorbitol, Xylitol. Kaloriengehalt wie bei Saccharose, teurer als Saccharose, in größeren Mengen nicht immer verträgl. ↑Süßungsmittel.

Zuckerbäckerkaries: Karies durch organ. Säuren aus Gärungsprozessen im Mund bei Bäckern u. Konditoren. Beginn gingival mit labialer Ausbreitungstendenz. Als Berufserkrankung heute umstritten. Es läßt sich keine erhöhte Kariesmorbidität im Vergleich zur Normalbevölkerung nachweisen. ↑Zahnschäden, berufliche.

Zucker, epimere: Kohlenhydrate, die sich lediglich in der ↑Konfiguration an dem der ↑Carbonylgruppe benachbarten asymmetr. Kohlenstoffatom unterscheiden.

Zuckerersatzstoff: kalorienarmer u. nicht kariogener ↑Zuckeraustauschstoff. Wegen der extrem hohen Süßkraft im Vergleich mit Saccharose u. abweichendem Geschmack allenfalls als Gemisch mit Zuckeraustauschstoff einsetzbar.

Zuckerfettsäureester ↑Saccharosefettsäureester.

Zuckergußdarm: zuckergußartige, durch entzündl. Vorgänge ausgelöste Fibrin- o. Bindegewebeauflagerungen auf der Darmoberfläche.

Zuckergußleber: zuckergußartige grau-weiße Verdickung u. Verfärbung der Leberkapsel als Ausdruck einer chron. bzw. abgelaufenen Perihepatitis mit Hyalinisierung des Bindegewebes.

Zuckergußmilz: zuckergußartige grau-weiße Verdickung u. Verfärbung der Milzkapsel als Ausdruck einer chron. bzw. abgelaufenen Entzündung mit Hyalinisierung des Bindegewebes.

Zuckerharnuhr ↑Diabetes mellitus.

Zuckerkandl, Emil (1849–1910), österreich. Anat., Graz u. Wien.

Zuckerkandl-Organ (nach Emil Z.): Paraganglion aorticum abdominale; sympath. ↑Paraganglion, dessen Zellen chromaffin sind. Lokalisation: Abgang der A. mesenterica inferior. Beim Kleinkind bes. gut entwickelt.

Zuckerkrankheit ↑Diabetes mellitus.

Zuckermalabsorption ↑Disaccharidmalabsorption.

Zuckermangelkrankheit: histor. Bez. für schwere, häufig auftretende ↑Hypoglykämien bei ↑Hyperinsulinismus, die durch Insulinome o. auch extrapankreat. insulinproduzierende Tumoren hervorgerufen werden können.

Zuckermücken: Chironomidae; Fam. der Diptera. Nichtstechende Mücken, die häufig u. leicht mit den blutsaugenden verwechselt werden, besitzen aber keinen Stechrüssel. Zuckermückenmännchen bilden zeitweise an Rauchfahnen erinnernde Balzschwärme.

Zuckerplätzchenzunge: Veränderung der Zungenschleimhaut bei Lues II.

Zuckerrohrfieber ↑Leptospirosen.

Zuckerrohrstaublunge: Bagassose; granulomatöse u. interstitielle Entzündung der Lunge als Folge einer allerg. Reaktion auf wiederholte Einatmung verschimmelten Zuckerrohrstaubs.

Zuckersäuren: HOOC-$(CHOH)_4$-COOH. Produkte der Oxidation von Aldohexosen (↑Monosaccharide) mit starken Oxidationsmitteln wie konz. Salpetersäure.

Zuckersirup ↑Sirup.

Zuckerstich: Piqûre nach Claude Bernard 1849. Nach einem Einstich in den Boden des 4. Ventrikels des

Gehirns kommt es über eine Reizung von Neuronensystemen, die Afferenzen vom Zwischenhirn erhalten, zu einer Hyperglykämie u. Glukosurie. Die Wirkung bleibt nach bilateraler Splanchnikusdurchtrennung aus. Im Ergebnis des Z. kommt es zu einer vermehrten Sekretion von ↑Adrenalin aus dem ↑Nebennierenmark, das durch Steigerung der hepat. Glykogenolyse die oben beschriebenen Wirkungen auslöst.

Zuckerteekaries ↑Flaschenkaries.

Zuckertransport ↑Monosaccharidtransport.

Zuckerwassertest: Saccharose-Hämolyse-Test; dient als Suchtest für die nächtliche paroxysmale ↑Hämoglobinurie. Zu einer Erythrozytensuspension wird Saccharoselösung gegeben u. damit ein Milieu geringer Ionenstärke geschaffen. Setzt man jetzt frisches, blutgruppengleiches Serum als Komplementspender hinzu, kommt es bei Vorliegen der Erkrankung zur Hämolyse u. damit zur Rotverfärbung des Überstands. Die Diagn. wird bekräftigt durch den ↑Säure-Serum-Test.

Zuckungen, faszikuläre ↑Faszikulation.

Zuckungen, fibrilläre ↑Fibrillation.

Zuckungsformel ↑Pflüger-Zuckungsgesetz.

Zuckungskurve: Aufzeichnung einer einzelnen Kontraktion des isolierten Muskels mit Hilfe einer Schreibhebelmechanik o., nach Wandlung des mechan. Vorgangs in einen elektr. o. elektron. auf Registriermaterial.

Zuelzer, Wolf (geb. 1909), amerik. Päd., Detroit.

Zuelzer-Kaplan-Syndrom (nach Wolf Z.): **1**. Z. Typ I: fam. hämolyt. Anämie. Normale osmot. Resistenz; intrakorpuskulärer Defekt. **2**. Z. Typ II: chron. hypochrome mikrozytäre Anämie.

Zufallsexperiment: abstrakte Formulierung eines Versuchs, dessen Ausgang nicht eindeutig vorhersagbar, also vom Zufall bestimmt ist. Über der Menge aller mögl. Versuchsausgänge (Ereignisse) läßt sich eine ↑Wahrscheinlichkeitsverteilung definieren, die für jeden Versuchsausgang die Wahrscheinlichkeit seines Eintretens angibt.

Zufallsstichprobe: Wahrscheinlichkeitsstichprobe. Zufälliger Teil einer Gesamtheit. Jedes Element ist bei einfacher Stichprobe mit einer best., für alle Elemente gleichen Wahrscheinlichkeit in diesen Teil aufgenommen worden.

Zufallsvariable: Zufallsgröße. ↑Merkmal, dessen Werte die mögl. Ausgänge eines Zufallsexperiments darstellen.

Zufallszahlen: Zahlen, in deren Reihenfolge keine Gesetzmäßigkeit enthalten ist. Insbes. hat bei gleichverteilten Z. jede Ziffer von 0–9 die gleiche Wahrscheinlichkeit aufzutreten, unabhängig von den zuvor o. danach auftretenden Ziffern. Z. werden zur Simulation von ↑Zufallsexperimenten, zur ↑Randomisierung u. zur Entnahme von ↑Stichproben aus ↑Grundmengen benötigt.

Zugang, venöser: Zur Verabfolgung hochwirksamer Medikamente sowie zur Durchführung einer parenteralen Flüssigkeits-, Elektrolyt- u. Kaloriensubstitution ist ein v. Z. erforderl. (Punktion o. Kanülierung von peripheren Venen; Einführung von spez. Kathetern über die V. subclavia o. jugularis).

Zug-Druck-Linien ↑Trajektorien.

Zuggurtungsosteosynthese: Vereinigung von Knochenfragmenten mit Hilfe des aus der Mechanik übernommenen Zuggurtungsprinzips (Pauwels). Wirkungsweise am Beispiel der Olekranonfraktur: 2 parallel eingebrachte Kirschner-Drähte sichern das Repositionsergebnis. Durch die streckseitig angelegte Drahtschlinge entsteht eine axiale Kompression. Diese erhöht sich bei Gelenkbeugung (dicke Pfeile), da die Zugkräfte vom Zuggurtungsdraht abgefangen u. auf die Frakturflächen reine Druckkräfte vermittelt werden (dünne Pfeile). Weitere klass. Ind. der Z. ist die Patellaquerfraktur. Die Z. ist eine dynam. interfragmentäre ↑Kompression. Die Funktion der Drahtschlinge kann auch eine Platte (Zuggurtungsplatte) übernehmen. Sie wird an der Zugseite (konvexe Seite, gegenüber der kräftigeren Muskelgruppe) angelegt u. bei Pseudarthrosen u. Osteotomien von Röhrenknochen angewandt. Abb.

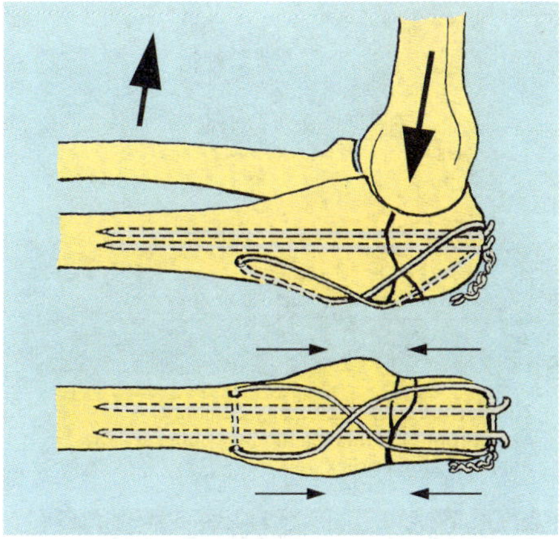

Zuggurtungsosteosynthese
am Beispiel einer Olekranonfraktur

Zugpflaster: hautreizende Arzneizubereitungen, die häufig Bleiseifen (↑Emplastrum) neben anderen Medikamenten enthalten; verbessert örtl. die Durchblutung u. wird u. a. bei Furunkulose angewendet.

Zugschraubenosteosynthese: Verschraubung von Frakturflächen mit dem Ziel einer stat. interfragmentären ↑Kompression. Diese Wirkung erreicht man durch einen weitlumigen Kanal im schraubenkopfseitigen Fragment, in dem die Schraube locker gleiten kann. Anwendung: medialer Knöchelbruch, monokondyläre Frakturen, Fixierung von Torsionsfrakturen kleiner Röhrenknochen, Reinsertion von Bandausrissen mit Knochenlamelle, Fixierung von Einzelfragmenten bei Trümmerbrüchen, in Verbindung mit Neutralisations- u. Abstützplatten.

Zunge: Lingua (veraltet Glossa); Muskelkörper (Skelettmuskulatur als Raumgitter), überzogen von einer Tunica mucosa, bestehend aus: 1. Epithelium, mehrschichtiges unverhorntes Schuppenepithel, 2. Lamina propria, lockeres Bindegewebe; eingelagert: a) Drüsen (↑Glandulae linguales), b) lymphat. Gewebe (↑Tonsilla lingualis). Die Schleimhaut besitzt Vorstülpungen (↑Papillae linguales), die z. T. ↑Geschmacksknospen enthalten: ↑Papillae filiformes, ↑Papillae foliatae, ↑Papillae fungiformes, ↑Papillae vallatae. Abb. 1 u. 2. S. 2230.

Zungenatrophie ↑Vitamin-B_{12}-Mangelanämie.

Zungenbändchen: Frenulum linguae; schleimhautbedeckte muskulöse Falte, welche in der Median-

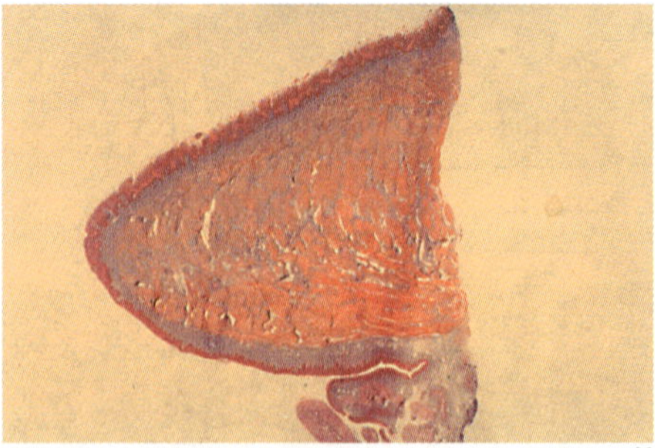

30

Zunge (Abb. 1). Histologischer Schnitt, Azanfärbung; Totalansicht eines Längsschnitts, oben der Zungenrücken

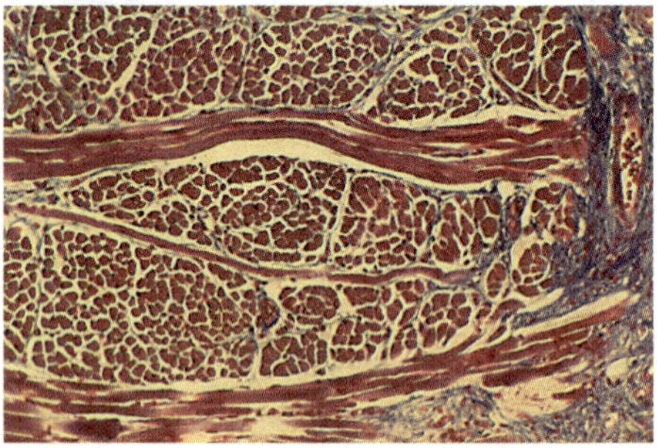

30

Zunge (Abb. 2). Histologischer Schnitt, Azanfärbung; die quergestreifte Skelettmuskulatur bildet in der Z. ein Raumgitter.

ebene die Zungenunterfläche mit dem Mundboden verbindet. ↑Ankyloglosson.

Zungenbein ↑Os hyoideum.

Zungenbeißen: Parafunktion; Dysfunktion im Mundbereich. Kann zu fehlerhafter Gebißentwicklung führen.

Zungenbelag: belegte Zunge. Bei ungenügender Nahrungsaufnahme o. schwer gestörtem Allgemeinbefinden entstehender grauweißer. Belag. Bräunl. Zunge bei Urämie, Typhus abdominalis u. mitunter nach Ther. mit Breitbandantibiotika.

Zungenbinnenmuskulatur: Gesamtheit der im Zungenkörper gelegenen Muskelbündel; verlaufen längs als M. longitudinalis superior u. inferior, quer als M. transversus u. senkrecht als M. verticalis linguae. Von der Z. zu unterscheiden sind die äußeren Zungenmuskeln, welche von außen in das Organ einstrahlen, ↑Musculus styloglossus, ↑Musculus genioglossus, ↑Musculus hyoglossus. Die Z. verändert die Form der Zunge, die äußeren Zungenmuskeln verändern die Lage der Zunge.

Zungenbrennen: Glossalgie, Glossodynie; Begleitsymptom bei Systemerkrankungen, chron. Stoffwechselstörungen, Syndromen, Vitamin-B-Mangel, in der Menopause, bei Allergien. Leitsymptom bei Unverträglichkeit von zahnmed. Werkstoffen. Oft psychosomat. bedingt.

Zungendiagnostik: Untersuchungsverfahren der traditionellen chinesischen ↑Medizin, bei dem durch Inspektion der Zunge Vitalenergie u. Abwehrkräfte eines Pat. beurteilt werden. Die Zunge gilt als Spiegelbild innerer Organe, über deren Gesundheitszustand die Z. Aussagen erlauben soll.

Zungenhypoplasie: Unterentwicklung der Zunge, die in allen Dimensionen verkleinert ist (auch Mikroglossie genannt). Kann infolge Insuffizienz der Verschlußmechanismen der Atemwege zu schweren Aspirationspneumonien führen.

Zungenmandel ↑Tonsilla lingualis.

Zungenphänomen: myoton. Wulstbildung nach Beklopfen der Zunge, ↑Myotonie.

Zungenschild: Lingualschild; Element am Funktionsregler (FR II) zur Bißhebung u. Bißverschiebung.

Zungenschilddrüse ↑Zungenstruma.

Zungenspalte ↑Schistoglossie.

Zungenstruma: angeborenes Vorkommen von Schilddrüsengewebe am Ort des Entwicklungsausgangs. Form der ↑Schilddrüsendystopie. Liegt meist innerhalb der Zunge am Foramen caecum. Wölbt sich selten vor der Pubertät als sichtbarer, derber Tumor am Zungengrund vor. In 50 % handelt es sich histol. um normales Schilddrüsenparenchym. Bei 60–70 % der Pat. muß damit gerechnet werden, daß die nomotope Schilddrüse fehlt. Klin. selten Erscheinungen, sonst Dysphagie, Dysphonie, Dyspnoe.

Zungenveränderungen: 1. Himbeerzunge: häufig nach dem 3. Krankheitstag bei ↑Scharlach nach Abstoßen des weißen Belags sichtbar werdende entzündl. Zungenpapillen; 2: Schildkrötenzunge: Veränderungen der Zungenschleimhaut bei Lues II (↑Plaques muqueuses); 3. Zuckerplätzchenzunge: Veränderung der Zungenschleimhaut bei Lues II (Plaques muqueuses).

Zungenwülste: Mesenchymproliferationen des 1. u. 2. Kiemenbogens am Boden der primitiven Mundhöhle. Zwei Tubercula lingualia lateralia, ein Tuberculum impar u. eine Copula bilden die Anlage der Zunge.

Zungenwürmer ↑Pentastomida.

Zungenzange: nicht mehr gebräuchl. Instrument zum Fassen u. Vorziehen der Zunge bei Verlegung der oberen Luftwege.

Zurechnungsfähigkeit ↑Schuldfähigkeit.

Züricher Kariesindex: Quotient aus der Anzahl der kariösen u. der gefüllten Zahnflächen, numer. Ausdruck des Sanierungsgrades bzw. des Behandlungsbedarfs.

Zusatzfilter: in der Röntgentechnik Bez. für zusätzl. zur ↑Eigenfilterung zum Zweck der Strahlenaufhärtung (o. auch Schwächung) in den Strahlengang gebrachte Absorber, meist Metallbleche. In der ↑Röntgendiagnostik meist 1–3 mm Al, selten einige Zehntel Millimeter Cu o. Fe. In der Strahlentherapie dominieren Cu, Sn, Pb.

Zusatzhandgriff: Handgriff in der Geburtshilfe zur Ergänzung der äußeren Schwangerschaftsdiagnose. ↑Zangemeister-Handgriff, ↑Leopold-Handgriffe zur Feststellung eines Mißverhältnisses zwischen kindl. Kopf u. mütterl. Becken.

Zusatzstoffe ↑Additive.

Zustand, aktiver: Kontraktionszustand desjenigen Abschnitts einer Muskelfaser in Form eines Kontraktionsknotens, der 1 ms nach Eintreffen des ↑Aktionspotentials an dieser Stelle, aber noch während seines Vorhandenseins (mechan. effektive Periode des Potentials) entsteht u., wie auch das Aktionspotential, über die Muskelfaser hinwegläuft.

Zustände, hypnagoge: traumähnl. Erlebnisse (↑Pseudohalluzinationen) bei verminderter Vigilanz (vor dem Einschlafen, bei starker Übermüdung).

Zustände, hypnoide: durch Pharmaka (↑Drogen), reizarme Umgebung o. Hypnose bzw. Autosuggestion hervorgerufene Verminderung der Vigilität mit traumähnl. Erlebnissen.

Zustände, hypobulisch-hypnoische ⟨*gr*⟩: psych. Zustand, bei welchem das Ausdrucksverhalten ohne Beeinflussung des Verstands u. Willens „mechanisch" abläuft u. a. bei Hypnose, Traum, gelegentl. schizophrenen Erkrankung.

Zustandsgleichung: Gleichung, die die Beziehung zwischen den Zustandsgrößen Druck p, Volumen V u. Temperatur T (in K) eines Systems angibt. Beispiel: Z. für ideale Gase (R = allg. Gaskonstante).

$$\frac{p \cdot V}{T} = n \cdot R$$

Zustandsgrößen: physikal. Größen, welche das thermodynam. Verhalten eines Systems beschreiben. Man unterscheidet extensive u. intensive Z. Der Wert einer extensiven Z. ergibt sich als die Summe ihrer Werte für jeden Teil des Systems, wobei der Gesamtwert nicht davon abhängt, wie das System unterteilt wird. So ist z. B. das Volumen eine extensive Z. Intensive Z. ergeben sich nicht durch Summation. Ihre Werte sind für jeden Punkt des Systems meßbar, z. B. ist die Dichte eine intensive Z.

Zustandsraum: n-dimensionaler Raum der Zustandsgrößen, d. h. aller Variablen (z. B. Ort, Geschwindigkeit, Druck, Volumen, Temperatur usw.) in einem physikal. System, mit deren Hilfe sein Verhalten i. S. einer gestellten Forderung genügend genau beschrieben werden kann. Zustandsänderungen ergeben einen im Z. wandernden Punkt.

Zustimmung: vor Durchführung diagn. o. ther. Eingriffe gegebene Einwilligung des Pat. Rechtl. Voraussetzung für med. Maßnahmen. Bei Minderjährigen Z. der Erziehungsberechtigten. Voraussetzung für eine rechtswirksame Einwilligung des Pat. ist die zuvor erfolgte Aufklärung. ↑Einwilligung, aufgeklärte; ↑Informed consent.

Zuverlässigkeit, analytische: durch folgende Faktoren charakterisiert: ↑Richtigkeit, ↑Präzision, analyt. Empfindlichkeit, analyt. Spezifität u. Störanfälligkeit der Bestimmungsmethode.

Zuverlässigkeit, diagnostische: Die Zuverlässigkeit eines Tests wird durch die Begriffe diagnostische ↑Spezifität, diagnostische ↑Empfindlichkeit u. ↑Vorhersagewert (Predictive value) beschrieben.

Zuverlässigkeitstheorie: Teilgebiet der ↑Operationsforschung zur Untersuchung der Funktionsfähigkeit techn. Systeme u. ihrer Elemente in Abhängigkeit von Alter u. Belastung. In der Medizintechnik von bes. Bedeutung zur Erreichung der erforderl. hohen Verfügbarkeit techn. Systeme in der Med.

Zuwachszahn: Dauerzahn ohne Vorgänger im Milchgebiß, Molaren, ↑Odontogenese.

Zwang: Zwangserscheinungen, die als unsinnig o. unangepaßt erkannte Bewußtseinsinhalte gegen den Willen vordergründig das Denken u. Fühlen beherrschen. Man kann sie nicht durch log. Überdenken beseitigen. Z. hat i. d. R. quälenden Charakter; äußert sich in Form von Zwangshandlungen, Zwangsunterlassungen, Zwangsgedanken, Zwangsbefürchtungen. Z. tritt bei versch. psych. Störungen auf; die Ursache wird im Bereich des Frontalhirns sowie der Basalganglien vermutet. ↑Anankasmus.

Zwangsantrieb: sich gegen den eigenen Willen u. wider besseres Wissen zwanghaft aufdrängende, z. T. äußerst quälend empfundene Impulse, z. B. vom Balkon zu springen. ↑Zwang.

Zwangsbefürchtung: Befürchtung, eine best. sinnlose o. schädl. Handlung zu begehen.

Zwangsbiß ↑Progenie, ↑Kreuzbiß.

Zwangseinweisung: aufgrund des Bundesseuchengesetzes mögl. Anordnung zur Einweisung in ein Krankenhaus, um die Weiterverbreitung übertragbarer Krankheiten zu verhüten.

Zwangsgedanken: zwanghaft sich aufdrängende, quälend erlebte Gedanken, deren Inadäquatheit erkannt wird. ↑Zwang.

Zwangsgreifen ↑Greifreflex.

Zwangshaltungen: ungünstige Körperhaltung bei der Arbeit, wie z. B. gebücktes Sitzen o. Stehen, Knien, Hocken, Liegen, Über-Kopf-Arbeit. Im Vergleich zu Arbeiten in Normalhaltung erhöhte Beanspruchung des menschl. Organismus (höherer Energieumsatz, stärkere Kreislaufreaktionen) mit vorzeitig einsetzender Ermüdung. Gefahr von lokalen Überlastungsschäden am Stütz- u. Bewegungsapparat.

Zwangskrankheit: oft chron. verlaufende psych. Störung, bei der Zwänge im Vordergrund stehen. Nicht selten kombiniert mit Angst u. Depressivität.

Zwangslachen ↑Lachen, pathologisches.

Zwangslage: best., oft pathognomon. Körperhaltung eines Kranken, die durch die Art der Beschwerden aufgezwungen wird.

Zwangslage, psychische: Tatumstand, der die strafrechtl. Verantwortlichkeit mindert. Es muß sich hierbei um einen langzeitigen Konfliktzustand handeln, dem eine Entwicklung zugrunde liegt, die vom Täter in entsprechender Weise subjektiv verarbeitet wird, wobei die Tat dem Versuch einer Konfliktlösung dient. Die p. Z. muß zur Tatzeit bestehen, u. die aktuelle Zuspitzung der Konfliktsituation muß den Täter überfordern, z. B. bei Notwehr, Notstand bzw. bei Tötungsdelikten. P. Z. wird vom ↑Sachverständigen in seinem Gutachten diskutiert, aber vom Gericht entschieden.

Zwangsneurose: Zwangsstörung; neurot. Krankheitsbild mit Zwangsgedanken u. Zwangshandlungen als Leitsymptom. Psychodynam. handelt es sich um einen unbewußten Konflikt zwischen starken Triebimpulsen sowohl aggressiver als auch libidinöser Natur mit einer rigiden Über-Ich-Instanz u. ↑Regression auf die analsadist. Entwicklungsstufe. ↑Neurose.

Zwangspolyurie: vermehrte, aber nur schwach konzentrierte Harnausscheidung als Versuch des Organismus, die harnpflichtigen Stoffe auszuscheiden. ↑Schockniere, ↑Chromoproteinniere, ↑Niereninsuffizienz.

Zwangsweinen ↑Weinen, pathologisches.

Zwanzig-Nägel-Dystrophie: ↑Onychodystrophie, bei Kindern gelegentl. spontane Rückbildung.

Zweideutigkeit des genetischen Codes: Misreading; Bez. für die Tatsache, daß Aminosäuren im Prozeß der Proteinbiosynthese durch mehr als nur ein ↑Codon spezifiziert werden (Degeneration des genet. Code). ↑Code, genetischer, ↑Codonbevorzugung.

Zweidrüsenzwitter: Hermaphroditismus ambiglandularis, ↑Hermaphroditismus verus.

Zweifachschutzimpfung: Kombinationsimpfung mit Diphtherie- u. Tetanusformoltoxoid als ↑Booster-Effekt. ↑Impfkalender.

Zweifel, Erwin (geb. 1885), dt. Gyn., München.

Zweifel-Zange (nach Erwin Z.): geburtshilfl. Zange, fast ohne Beckenkrümmung, mit feststellbarem Schloß u. Achsenzug, für die Zangenoperation bei noch nicht auf Beckenboden stehendem Kopf, gelegentl. auch für die hohe ↑Zange.

Zweifingerwendung ↑Wendung.

Zweigläserprobe: groborientierende Untersuchungsmethode zur Lokalisation von entzündl. Prozessen o. Blutungen der ableitenden Harnwege, bes. der Harnröhre. Technik: Pat. läßt Wasser in zwei Gläser (in erstes wenig, in zweites den Rest). a) 1. Glas trüb (blutig), 2. Glas klar o. fast klar, Herkunftsort: Harnröhre; b) 1. Glas klar, 2. Glas trüb (o. blutig), Herkunftsort: Prostata, Samenblasengebiet; c) 1. u. 2. Glas trüb (o. blutig), Herkunftsort: Blase (o. höher).

Zweikomponententheorie: von Wideröe aufgestellte spez. Theorie der biologischen ↑Strahlenwirkung. 2 versch. Strahleneffekte werden unterschieden: 1. die unmittelbare Zellvernichtung ohne Erholung der bestrahlten Zellen ist für Tumorzellen u. Normalzellen gleich u. steigt proportional zur Dosis; 2. der Zellschaden, der teilweise repariert wird u. nur z. T. zum Zelltod führt. Das bedeutet, daß nach der Z. das LET-Spektrum (↑LET) jeder Strahlung in 1. Näherung durch eine Komponente niedriger LET u. durch eine Komponente hoher LET charakterisiert wird. Die Komponente hoher LET macht einen Anteil alpha der Gesamtdosis aus u. ist die Ursache für den Alphaeffekt. Die Komponente niedriger LET mit dem Anteil alpha-1 der Gesamtdosis ist für den Betaeffekt verantwortl. Der Anteil alpha der Dosis (die Alphakomponente) ist typ. für die Arbeit der Strahlung u. die Strahlungsqualität. Für Elektronen wird z. B. ein alpha von 6–8 %, für 200-kV-Röntgenstrahlung von etwa 16 % u. für hochenerget. Neutronen von 40–50 % angenommen.

Zweiphasenpumpe: Kreislaufförderung durch die wechselnden Drücke im Brust- u. Bauchraum während der Ein- u. Ausatmungsphasen. Während bei Inspiration u. Zunahme des Unterdrucks im Thorax der Druck im re. Vorhof abnimmt u. sich der venöse Blutrückfluß verdoppelt, nimmt der Druck im Bauchraum u. in den Vv. femorales bei horizontaler Lage zu. In der Ausatmungsphase wird der venöse Rückstrom aus den Oberschenkelvenen in die Abdominalvenen gefördert u. dadurch wiederum der venöse Rückstrom zum Herzen erleichtert.

Zweipulsgenerator: früher Vierventilapparat. Röntgengenerator, der während einer Periode der prim. Wechselspannung 2 relativ zur Kathode pos. Spannungsimpulse an die Anode der Röntgenröhre abgibt. ↑Röntgengenerator.

Zweipunktmethode: Verfahren zur Bestimmung von Enzymaktivitäten. Eine der Reaktionskomponenten wird zu Beginn der enzymat. Reaktion u. nach Ablauf einer best. Inkubationszeit erfaßt. Die Änderung der Reaktionskomponente bzw. der aus dieser in Folgereaktionen erzielten günstiger meßbaren Produkte ist proportional der Enzymaktivität. Die alternative Methode zu diesem Meßprinzip stellt die kinet. Messung dar.

Zweischichttablette ↑Tabletten.

Zweistärkenbrille ↑Bifokalgläser.

Zweisubstratenzyme: Enzyme, die die Reaktion von zwei Substraten (Metabolite o. Metabolit u. Coenzym) zu einem o. mehreren Produkten katalysieren. Die meisten Enzyme sind Z.

Zweitauswertung: Doppelauswertung von Röntgenbildern, um die Treffsicherheit zu erhöhen.

Zweittransplantat: erneute ↑Transplantation, nachdem bereits vormals eine Transplantation vorgenommen worden war.

Zwerchfell: Diaphragma thoracoabdominale; dünne nach oben gewölbte Muskelplatte, die Brust- u. Bauchhöhle trennt. die Muskelfasern entspringen vom Brustbein, von den unteren Rippen u. von den Lendenwirbelsäule, sie strahlen in das ↑Centrum tendineum ein. Das Z. ist der wichtigste Inspirationsmuskel.

Zwerchfellagenesie: komplettes o. partielles Fehlen des Zwerchfells durch Entwicklungsfehler. Partielle Defekte können eine Zwerchfellhälfte betreffen (Hemidiaphragma) o. nur einen Teil derselben (Bochdalek-Defekte, ↑Zwerchfelldefekte). Es besteht bei Z. kein Bruchsack (keine Hernie, sondern Prolaps).

Zwerchfell, akzessorisches ↑Zwerchfellverdoppelung.

Zwerchfellatmung ↑Atemtyp, abdominaler.

Zwerchfelldefekt: angeborener Entwicklungsfehler des Diaphragmas, der Anlaß für den Austritt von Baucheingeweiden in den Thorax sein kann: mit peritonealem Bruchsack Eingeweidehernie, ohne Eingeweideprolaps. 3 Arten. 1. Komplettes o. partielles Fehlen des Zwerchfells (↑Zwerchfellagenesie). Hierher gehören 90 % der (meist) linksseitigen posterolateralen Bochdalek-Defekte. 2. Fehler der Einwanderung von Muskulatur: ↑Relaxatio diaphragmatica, ↑Parasternalhernie, selten Hernie der Zwerchfellkuppeln. 3. Angeborene Vergrößerung des Hiatus oesophageus: ↑Hiatushernie. Die meisten als „Hernien" bezeichneten Austritte sind falsche Hernien (Prolapse). Abb.

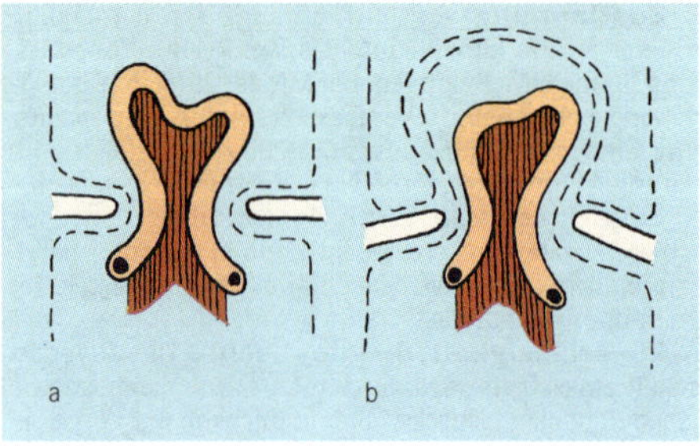

Zwerchfelldefekt
a: Eingeweideprolaps (ohne Bruchsack);
b: Eingeweidehernie (mit Bruchsack)

Zwerchfelldoppelung: Operationsverfahren zur Zwerchfellstraffung bei ↑Relaxatio diaphragmatica.

Zwerchfellfurchen, hepatische: Zahn-Furchen; sagittale Furchen auf der Kuppe des re. Leberlappens, die durch Druck hypertropher Zwerchfellzacken bei erschwerter Atmung entstehen.

Zwerchfellhernie: Brüche, d. h. Vorwölbungen des Bauchfells als Bruchsack in den Pleuraraum mit Inhalt

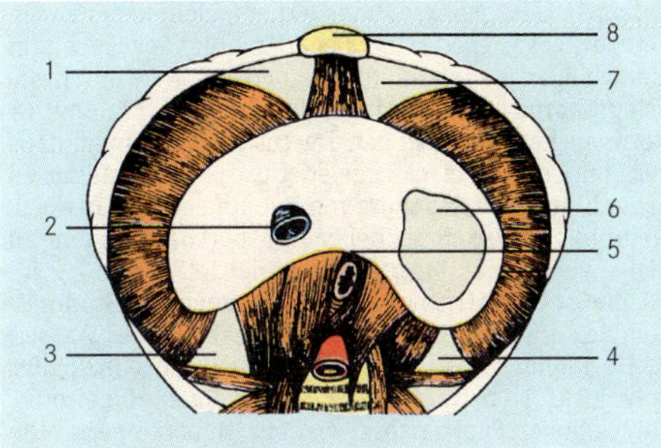

Zwerchfellhernien. Schematische Darstellung der Zwerchfellhernien u. -lücken (Ansicht vom Bauchraum aus)
1: Morgagni-Lücke; 2: V. cava caudalis;
3: Bochdalek-Dreieck; 4: Bochdalek-Dreieck;
5: Hiatus oesophageus; 6: Zwerchfellücke;
7: Larrey-Lücke; 8: Sternum

von Baucheingeweiden o. Netz, an Lücken zwischen Zwerchfellursprüngen sowie an Durchtrittsstellen von Nerven, Gefäßen u. Speiseröhre. Bei manchen Z. Gefahr der Einklemmung. Man unterscheidet kostovertebrale Hernien (↑Bochdalek-Hernie) am ↑Trigonum lumbocostale), sternokostale Hernien (Morgagni-Hernie, Larrey-Hernie am ↑Trigonum sternocostale) sowie ↑Hiatushernien. Bei den Hiatushernien treten die Kardia u. oft auch mehr o. weniger große Anteile des Magens durch den ↑Hiatus oesophageus in das hintere Mediastinum u. damit in den Brustraum über. Hauptformen der Hiatushernie sind Gleithernie u. paraösophageale Hernie. Abb.

Zwerchfellhernie, angeborene ↑Hernia diaphragmatica congenita.

Zwerchfellhernie, pleuroperitoneale: posterolateraler Defekt. Durch einen Zwerchfelldefekt in die Brusthöhle vorgefallene Eingeweide. Echte Hernie bei vorhandenem Bruchsack, Eventration bei nicht vorhandenem. Häufiger li. Lebensbedrohl. Zustand. Defektverschluß transthorakal o. transabdominell. Bei sehr großen Defekten ↑Rives-Plastik, ↑Bochdalek-Hernie, ↑Thorax, akuter.

Zwerchfellhochstand: totale o. partielle Erschlaffung einer Zwerchfellhälfte mit Verschiebung in Richtung Brustraum. Versch. Ursachen: sehr selten angeboren, durch Lähmung des N. phrenicus, nach lungenverkleinernden Eingriffen, durch degenerative Schädigung. ↑Relaxatio diaphragmatica.

Zwerchfellparese: Innervationsverlust des Zwerchfellmuskels durch Ausfall des N. phrenicus. Die Z. kann vollständig sein o. nur einzelne Bezirke des Zwerchfells betreffen, je nach Umfang der Nervenschädigung. Die Z. kommt selten angeboren vor, ist meist entzündl. o. traumat. Ursache. Als Folge der Z. tritt ein ↑Zwerchfellhochstand ein, später kommt es zu Muskelatrophie u. ↑Relaxatio diaphragmatica.

Zwerchfellplastik: Verschluß von Zwerchfelldefekten durch Einnähen von Kunststoffen (z. B. Teflon) o. von Körpergewebe, z. B. lyophilisierter Dura mater o. körpereigener ↑Fascia lata.

Zwerchfellreflex: Kontraktion des Diaphragma mit Einziehung des Schwertfortsatzes, Auslösung durch Reizung der Brustwarze.

Zwerchfellrelaxation ↑Relaxatio diaphragmatica.

Zwerchfellruptur: zentraler Einriß o. randständiger Abriß des Ursprungs der muskulären Zwerchfellschenkel bei stumpfem ↑Thoraxtrauma. Vorfall von Baucheingeweiden in die Brusthöhle mögl. Operative Rekonstruktion erforderl., sonst Gefahr der Einklemmung von Baucheingeweiden sowie Kompression der Lunge.

Zwerchfelltiefstand: ein- o. beidseitig auftretendes deutl. Tieftreten des Zwerchfells im Röntgenbild. Ursachen des Z. können u. a. sein: Emphysem, Pneumothorax, Pleuritis diaphragmatica.

Zwerchfellverdoppelung: sehr seltene, in der Mehrzahl re. gelegene u. partielle Anlage eines 2. Diaphragmas. Eine der beiden Membranen besteht meist nur aus Bindegewebe u. enthält kaum Muskulatur. Die Lungenlappen sind verformt o. fehlen partiell.

Zwerchfellzyste: flüssigkeitsgefüllte Neubildung des Zwerchfells, angeboren o. erworben (z. B. Echinococcus-Zyste).

Zwergbandwurm: ↑Hymenolepis nana; 3–4 cm langer, aus 100–200 Gliedern bestehender Kosmopolit, vorwiegend in den wärmeren Gebieten. Kopf mit 4 Saugnäpfen u. Haken. In Südeuropa häufigster Bandwurm des Menschen. Parasitiert im Dünndarm, oft Massenbefall. Entwicklung meist ohne Zwischenwirt, Autoinfektion ist mögl.

Zwergbandwurmbefall ↑Hymenolepiasis.

Zwergfadenwurm ↑Strongyloides stercoralis.

Zwergfadenwurmbefall ↑Strongyloidiasis.

Zwergflechte ↑Erythrasma.

Zwergharnblase ↑Harnblasenhypoplasie.

Zwergniere ↑Nierenhypoplasie.

Zwergwuchs: veraltete Bez. für ↑Minderwuchs.

Z-Wert: gibt die Temperaturerhöhung in °C an, die notwendig ist, um in einer spezif. mikrobiellen Polpulation den ↑D-Wert um den Faktor 10 zu vermindern. Der Z. ist wegen der individuellen Abtötungskinetik für jeden Mikroorganismus charakterist. ↑F-Wert, ↑G-Wert, ↑Sterilisation.

Zwiebelschalenphänomen: Art der Periostreaktion, phasenartige periostale Knochenbildung parallel zur Kortikalisoberfläche. Röntg. strahlendurchlässigere Zonen zwischen den gebildeten Knochenschichten, so daß ein zwiebelschalenartiges Bild resultiert. Vorkommen bes. bei Knochensarkomen.

Zwielichtblindheit: Sehstörung bei Dämmerungsbeginn. ↑Hemeralopie, erworbene.

Zwielichtsehen: mesop. Sehen, Dämmerungssehen; Zustand bei Übergang zwischen photop. u. skotop. Sehen. ↑Adaptation, ↑Duplizitätstheorie.

Zwiemilchernährung: veraltetes Ernährungsvorgehen bei der ↑Säuglingsernährung anteilig mit Frauen- u. Kuhmilch.

Zwillinge: Gemini, Gemelli; in einer Schwangerschaft getragene u. kurz nacheinander geborene Geschwister. Frequenz etwa 1 : 80–90. Gefahren: vermehrte Gestosen, häufiger notwendige geburtshilfl. Operationen, v. a. zur Rettung des zweiten Zwillings, vielfach Frühgeburten. Intensive Betreuung der Schwangeren wichtig, daher Frühdiagnose erwünscht.

Zwillinge, eineiige: aus einer Zygote (monozygot) durch Trennung der Tochterzellen entstandene gleichgeschlechtl. Zwillinge.

Zwillinge, siamesische: unfreie, symmetr. Doppelfehlbildung mit Körperzusammenhang am Schwertfortsatz des Brustbeins (↑Xiphopagus). Die Bez. geht auf

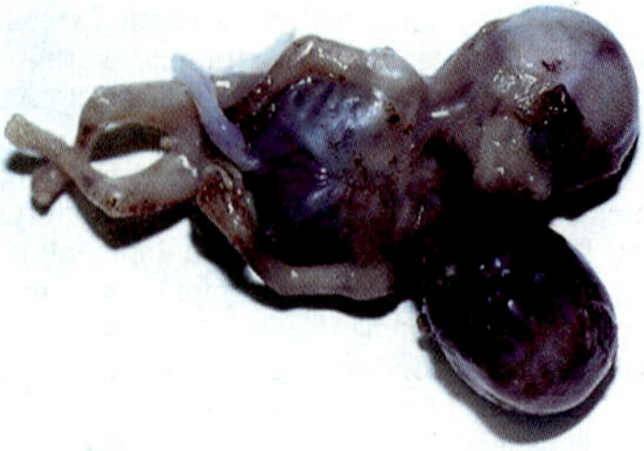

38

Siamesische Zwillinge

Chang u. Eng Bunker zurück, die 1811 in Siam geb., 1874 in New York im Abstand von 2 h gestorben sind. Sie unternahmen Reisen nach Europa u. Amerika, heirateten hier u. hatten jeder mehrere Kinder. Abb.

Zwillinge, zweieiige: durch Befruchtung zweier Eizellen aus zwei Zygoten (dizygot) entstandene Zwillinge. Z. Z. sind zufällig gleichzeitig getragene Geschwister versch. Erbanlagen.

Zwillingsbogen: Twin-wire; festsitzende orthodont. Apparatur nach E. J. Johnson (1932). Hat im Schneidezahnbereich zwei dünne elast. Stahlbögen (∅ 0,25–0,28 mm). Gilt als Funktionsvorgänger der dünnen, elast. Bögen (Light-wire).

Zwillingsforschung: Methode der Genetik durch Vergleich der Merkmalsausbildung bei ein- u. zweieiigen Zwillingen. Sie ermöglicht durch Konkordanz o. Diskordanz der Merkmale die Entscheidung darüber, ob u. wieweit die Ausbildung eines Merkmals genet. o. umweltbedingt ist.

Zwillingsmethode: Methode zur Ermittlung des Anteils von genet. u. Umweltfaktoren an der Merkmalsausprägung. Da eineiige Zwillinge einen ident. Genotyp haben, ergibt der Vergleich der Konkordanz (Gleichheit der Merkmalsausbildung) mit der bei den genotyp. unterschiedl. zweieiigen Zwillingen einen Aufschluß über die Bedeutung genet. Faktoren für die Ausprägung einer best. Eigenschaft bzw. Krankheit.

Zwillingszähne ↑Dens geminatus.

Zwischenferment ↑Glukose-6-phosphat-Dehydrogenase.

Zwischenhirn ↑Dienzephalon.

Zwischenhirn-Hypophysen-System: anat.-funktioneller Zusammenhang zwischen dem basalen Anteil des Zwischenhirns, dem ↑Hypothalamus u. der ↑Hypophyse, auch Neuroendokrinium genannt. Der Hypothalamus ist die oberste Steuerzentrale des endokrinen u. vegetativen Systems u. besitzt rezeptor. Areale zur Integration von Informationen aus dem Großhirn u. der endokrinen Peripherie, steuert vitale Funktionen (Energie-, Flüssigkeits-, Wärmehaushalt, Kreislauf u. Atmung, Wach- u. Schlafrhythmus, Wachstum, Reifung, Fortpflanzung). Vom Großhirn wird die Informationsübertragung neurohumoral durch ↑Neurotransmitter vermittelt, sie bewirken in spez. Neuronen des Hypothalamus die Synthese von ↑Neurohormonen. In den neurosekretor. Kernen des Hypothalamus werden antidiuret. Hormon u. Oxytocin produziert u. durch Trägerproteine über den Tractus hypothalamohypophysialis zum Hypophysenhinterlappen (↑Hypophyse) transportiert. Die Hormone werden dort gespeichert u. bei Bedarf ins Blut abgegeben. In kleinzelligen neurosekretor. Kernen des H. werden die ↑Neurohormone, ↑Releasing-Hormone u. ↑Inhibiting-Hormone gebildet, über den Tractus tuberoinfundibularis der Eminentia mediana zugeleitet u. durch Anastomosen in der Blutgefäßversorgung von Hypothalamus, Adeno- u. Neurohypophyse ein schneller Transport der Hormone zu Zielgeweben bzw. -organen gewährleistet.

Zwischenhirnsyndrom: dienzephaler Störungskomplex unterschiedl. Genese. Klin. Labilität des Wasser- u. Hormonhaushalts mit Polyurie, Diabetes insipidus, Polydipsie, Hyperthermie, Hyperglykämie, Hypertonie, Polyglobulie, Leukozytose; period. Hyperkinesen, Depressionen, umgekehrtes Schlaf-Wach-Verhalten u. a.

Zwischenkiefer ↑Os incisivum.

Zwischenkörper ↑Intermediärkörper.

Zwischenneuron ↑Interneuron.

Zwischenprodukt ↑Intermediat.

Zwischensegment ↑Bewegungssegment.

Zwischenstoffwechsel ↑Intermediärstoffwechsel.

Zwischenwirbelscheibe: Bandscheibe, Discus intercorporalis. Straffe Verbindung zwischen 2 Wirbelkörpern (Synchrondrose), bestehend aus äußerem lamellenartigem Faserring (Anulus fibrosus) u. dem zentralen Gallertkern (Nucleus pulposus).

Zwischenwirbelscheibenvorfall ↑Nucleus-pulposus-Hernie.

Zwischenwirt: Intermediärwirt; Wirtskategorie im Lebenszyklus heteroxener ↑Helminthen, in der ↑Larven o. pädogenet. Stadien sich unbedingt aufhalten müssen, um ihre Entwicklung im ↑Endwirt zu vollenden. Im Z. vollziehen sich entweder eine Vorbereitung auf die weitere Entwicklung o. morphol. Veränderungen u. Vermehrung.

Zwischenzellen ↑Hodenzwischenzellen.

Zwischenzellenadenom: seltenes gutartiges Gewächs des Hodens. Wird von Leydig-Zellen abgeleitet u. ist i. a. durch hohe androgene Hormonaktivität ausgezeichnet (↑Pubertas praecox). Selten auch maligner Zwischenzelltumor.

Zwitter ↑Hermaphroditismus, ↑Intersexualität.

Zwitterion: Salze, die pos. u. neg. geladene Gruppen im gleichen Molekül enthalten. Beispiel: ↑Betaine.

Zwölffingerdarm ↑Duodenum.

Zwölffingerdarmgeschwür ↑Ulcus duodeni.

Zwölfpulsgenerator: Röntgengenerator mit Drehstromanschluß, der während einer Periode der prim. dreiphasigen Wechselspannung 12 relativ zur Kathode pos. Spannungsimpulse an die Anode der Röntgenröhre abgibt. Die Spannungsform aus der Röntgenröhre ist weitgehend an eine konstante Gleichspannung angenähert; die verbleibende Pulsation der Spannung ist gering. ↑Röntgengenerator.

Zyanid ↑Blausäure, ↑Cyanwasserstoff.

Zyanokobalamin ↑Cyanocobalamin; ↑Vitamin B_{12}.

Zyanopsie: Blausehen; Form der Chromatopsie, bei der alle Gegenstände bläulich erscheinen, häufig nach Kataraktoperation, weil vorher die getrübte Linse viel mehr kurzwelliges Licht absorbierte.

Zyanose ⟨*gr*⟩ *f*: Cyanosis; Blaufärbung der Haut, Schleimhäute (Lippen) u. Fingernägel infolge Zunahme des Anteils an reduziertem Hämoglobin auf etwa 50 g/l, d. h. etwas über ein Drittel bei normalem Hämoglobingehalt des Blutes. Die Z. ist ein äußeres Zeichen der Sauerstoffuntersättigung des Blutes bei äußerer Hypoxie, Gasaustauschstörungen der Lungen u. mangelnder Durchblutung der Gewebe bei den verschiedensten Herz-Kreislauf-Störungen. Danach klin. abzugrenzen art. Z. von venösen Z. Weiterhin müssen Farbänderungen der Haut durch Methämoglobin, Sulfhämoglobin u. Pseudozyanose infolge abnormer Pigmentierung unterschieden werden.

Zyanose, periphere: vermehrte Ausschöpfung des Sauerstoffgehalts des Blutes bei Flußverlangsamung o. kleinem HMV, große arteriovenöse O_2-Differenz.

Zyanose, zentrale: verminderte O_2-Sättigung (niedriger paO_2) o. Rechts-Links-Shunt mit Mischblutzyanose.

zygo- ⟨*gr*⟩ *Präfix*: Joch.

Zygodaktylie ⟨*gr*⟩ *f*: angeborene, häutige Verbindungen (↑Syndaktylie) zwischen Fingern o. Zehen, die mind. die Endphalangen freilassen (Schwimmhautbildung). Teilweise autosomal dominant. Bestandteil des ↑Silver-Syndroms.

Zygoma ⟨*gr*⟩ *n* ↑Arcus zygomaticus.

Zygomatitis: Zygomatizitis; Osteomyelitis des ↑Arcus zygomaticus mit entzündl. Schwellung der umgebenden Weichteile.

Zygomycetes: Klasse der Pilze. Umfaßt u. a. die Mucor-Arten (↑Mucor).

Zygomykose: durch Zygomycetales (Jochpilze) hervorgerufene Mykose. Vorwiegend Phykomyzeten wie Mucor. Rhinozerebrale, pulmonale, kutane disseminierte Form.

Zygosporen: Zygoten der Mucor-Pilze (↑Mucor), bei denen nicht einkernige Gameten, sondern vielkernige Mutterzellen miteinander kopulieren.

Zygotän ↑Meiose.

Zygote ⟨*gr*⟩ *f*: befruchtete Eizelle mit diploidem ↑Chromosomensatz.

Zyklamate: Salze der N-Cyclohexylsulfaminsäure. Die Natrium- o. Kalziumsalze werden als synthet. ↑Süßstoffe angewendet. Z. haben etwa die dreißigfache Süßkraft der Saccharose, sind aber gegenüber Saccharin angenehmer im Geschmack. Im Gemisch mit Saccharin verstärken sich die beiden Süßstoffe synergist. Anhaltspunkte für die karzinogene Wirkung haben sich nicht bestätigt. Das toxikol. bedenkl. Cyclohexylamin ist eine herstellungsbedingte Verunreinigung, wird aber auch von einigen Menschen (sog. Konvertern) aus Z. im Darm gebildet. ↑Acceptable daily intake.

Zyklektomie: operative Entfernung (partiell) des Ziliarkörpers, z. B. bei Tumoren.

Zykline ⟨*lat*⟩ *n*: an der Regulation der Zellteilung beteiligte Proteine, die zykl. insbes. beim Übergang von der G_1- zur S-Phase u. von der G_2- zur M-Phase auftreten u. mit versch. Proteinkinasen (↑Kinasen) assoziieren, wodurch deren Aktivität im Zellzyklus reguliert wird.

Zyklitis: Entzündung des Ziliarkörpers, der sehr reich kapillarisiert ist. Meist in Verbindung mit Iritis als Iridozyklitis. Gekennzeichnet durch Glaskörpertrübung, Schmerzen im Ziliarbereich, in der Stirn, bei Akkommodation, Präzipitate auf der Hornhautrückfläche.

Zyklodextrine: auf enzymat. Weg aus Stärke gewonnene alpha 1,4 verknüpfte zykl. Oligosaccharide, die aus 6 (alpha), 7 (beta) o. 8 (gamma) D-Glukopyranoseeinheiten bestehen. In die durch die Zyklisierung entstehenden Hohlräume (∅ 0,6–1,0 nm) können Arzneistoffe als Gastmoleküle aufgenommen werden. Z. finden als ↑Vehikel zur ↑Löslichkeitsverbesserung, Geruchs- u. Geschmackskorrektur, Stabilitätserhöhung, Verbesserung der Absorption sowie zur Umgehung von Unverträglichkeiten von Arzneistoffen Verwendung.

Zyklodialyse: antiglaukomatöse Operation. Ablösung des Ziliarkörpers von der Sklera. Mit Spatel wird von einer Skleraeröffnung aus die Supraciliaris durchtrennt. Kammerwasser fließt aus Vorderkammer in Supraziliar- u. Suprachoroidalraum ab u. kann von Aderhaut resorbiert werden.

Zyklodiathermie ↑Vogt-Stichelung.

Zykloduktion: Ein- o. Auswärtsrollung des Auges um die Sagittalachse.

Zyklohalbazetale ↑Acetale.

Zyklokryoanämisation: Zyklokryokoagulation. Applikation tiefer Temperaturen auf die Ziliarkörpergegend zur Sekretionsverminderung u. intraokularen Druckherabsetzung bei Glaukom.

Zyklokryotherapie: Glaukomoperation; setzen von Gefrierherden (–80 °C) auf die Lederhaut über dem Ziliarkörper. Methode der Wahl beim hämorrhag. Glaukom.

Zyklon ⟨*gr*⟩ *m* ↑Tiefdruckgebiet.

Zyklooxygenase ↑Cyclooxygenase.

Zyklopenauge: Synophthalmus; in der Sinnesphysiologie wird der Begriff von H. von Helmholtz zur Vereinfachung der Erklärung der Leistung beider Augen verwendet. Nach Velhagen ist das Z. bei Kleinkindern die ursprüngl. Empfindung, da sie ihre Zweiäugigkeit noch nicht fühlen.

Zyklophorie ⟨*gr*⟩ *f*: Heterophorie mit Tendenz zur Verrollung der sagittalen Augenachse. Nach außen: Exzyklophorie, nach innen: Inzyklophorie.

Zyklopie ⟨*gr*⟩ *f*: Zyklozephalie; durch frühembryonale Schädigung des prächordalen Schädelabschnitts entstehende teratolog. Reihe von Fehlbildungen versch. Schweregrade. Kennzeichen ist die stets unpaare, median gelegene Augenhöhle mit zwei getrennten o. verschmolzenen Augäpfeln. Eine Rüsselnase (↑Proboszis) liegt oberhalb der Orbita, selten unterhalb (Edozephalie). Formen: 1. Cyclopia incompleta: 2 Augen in gemeinsamer Orbita. 2. Cyclopia incompleta synophthalmica: unterschiedl. Verschmelzungsgrad beider Augen. 3. Cyclopia completa: ein Auge vorhanden. 4. Cyclopia completa anophthalmica: Augen fehlen. Vordere Schädelgrube ist unpaar, das Endhirn monoventrikulär. Furchenmuster gestört. Fehlen von Balken, Septum pellucidum, N. opticus, Riechhirn. Sonderform: otozephale Z. (Kombination mit ↑Agnathie u. Synotie).

Zyklopie-Arrhinenzephalie-Syndrom: Zyklopie mit Mangel des Riechhirns (u. Fehlbildung des Seitenventrikels) sowie häufiger ↑Proboszis.

Zykloplegie ⟨*gr*⟩ *f*: Lähmung des Ziliarmuskels. Entweder krankhaft (↑Ophthalmoplegia interna) o. medikamentös durch Parasympathikolytika, z. B. Atropin u. dessen Abkömmlinge. Z. dient bei der objektiven Refraktionsbestimmung der Lähmung der Akkommodation, wie sie bei latenter Hyperopie bes. wichtig ist. Muß bes. bei Schielbehandlung als Grundlage der Brillenordination bei Kindern möglichst vollständig vorgenommen werden. Dabei wird immer auch der M. sphincter pupillae gelähmt.

Zylinder: Eigenschaft u. Bedeutung von Zylindern im Harn

Zylindertyp	Definition, Eigenschaften	Klinische Relevanz
Hyalinzylinder	Ausgüsse der distalen Tubuli, strukturlos, bestehen aus Tamm-Horsfall-Mukoprotein	Ausscheidung nach körperl. Belastung, fieberhaften Infekten, Diuretika, klin. Bedeutung gering
Granulazylinder	hyaline Matrix, Einlagerung von Plasmaproteinen	Bildung bei erhöhter Proteinkonzentration im Tubuluslumen, Auftreten meist mit Proteinurie
Wachszylinder	bestehen ausschließl. o. überwiegend aus Plasmaproteinen, entstehen aus Granulazylindern, stark lichtbrechend	Bildung bei hoher Proteinkonzentration u. niedrigem pH-Wert im Tubuluslumen, meist mit starker Proteinurie, Hinweis auf schwere Nephropathie, auch nach akuter Anurie
Hämoproteinzylinder	Zusammensetzung aus Hämoglobin o. Myoglobin, homogen, braune Farbe	Hämoglobinurie, Myoglobinurie
Erythrozytenzylinder	Mukoproteinmatrix, eingelagerte Erythrozyten	Bildung u. Übertritt von Erythrozyten in das Glomerulusfiltrat, Hinweis auf akute Glomerulo nephritis, akuter Schub bei chron. Nephritis
Leukozytenzylinder	Mukoproteinmatrix, eingelagerte Leukozyten	Bildung bei Übertritt von Leukozyten in Tubuluslumen, Auftreten bei Pyelonephritis, Nachweis selten, da häufig Zerfall
Epithelzylinder	Mukoproteinmatrix, eingelagerte tropfenförmige o. nadelförmige Lipide, doppelbrechend, Zerfall führt zum granulierten Zylinder	Hinweis auf nephrot. Syndrom
Komazylinder	kurze, kolbig aufgetriebene Zylinder, stark lichtbrechend	Auftreten bei diabet. Koma

zyklothym ⟨*gr*⟩ *Adj*: leichte Schwankung der Grundstimmung zwischen den Polen heiter u. traurig bei dazu disponierten Persönlichkeiten. Zyklothyme gelten als der Umwelt gegenüber aufgeschlossen, gesellig, realist. u. anpassungsfähig. Statist. gesichert sind sie häufiger Pykniker. ↑Konstitutionstypen.

Zyklothymie ⟨*gr*⟩ *f*: von K. Schneider eingeführte Bez. für heute meist als manisch-depressive ↑Krankheit bezeichnete psych. Erkrankung.

Zyklotron ⟨*gr*⟩ *n*: Teilchenbeschleuniger zur Herstellung für die Nuklearmed. wichtiger Radionuklide (Erstkonstruktion durch Ernest O. Lawrence u. M. Stanley, Livingstone, 1932). Im Z. werden K- u. Beta^{+}-Strahler (Positronenstrahler) mit energiereichen Ionen erzeugt, während im ↑Kernreaktor vorwiegend Betastrahler mit therm. Neutronen (n) gewonnen werden. Schwere geladene Teilchen wie Deuteronen (d), Protonen (p), Alphapartikel (3 He- u. 4 He-Ionen) werden in einer Hochvakuumkammer in einem konstanten Magnetfeld durch Anlage einer Beschleunigungsspannung von 40 kV (Isochronzyklotron) bzw. 150 kV (klass. Z.) auf der Kreisbahn einer wiederholten Beschleunigungsstrecke unterworfen u. auf eine kinet. Energie von ca. 10–30 MeV gebracht. Der Ionenstrahl wird auf ein stabilisotopes Target gelenkt. Die dabei entstehenden Kernumwandlungsprozesse folgen einer (p,n)-, (d,n)-, (Alpha,d)- o. (Alpha,n)-Reaktion. Die aktivierten Radionuklide sind ↑trägerfrei. Der durch einen Magneten abgelenkte Ionenstrahl kann auch in einen benachbarten Laborraum geleitet u. zur In-vitro- o. In-vivo-Aktivierungsanalyse dienen. Zyklotronproduzierte Radionuklide werden in der Nuklearmed. den reaktorproduzierten gegenüber bevorzugt wegen ihrer kurzen physikalischen ↑Halbwertszeit, ihrer für die ↑Szintigraphie günstigen Gammaenergie u. wegen des Fehlens einer die Strahlenexposition erhöhenden Betastrahlung. Bedeutungsvoll sind die biol. wichtigen Positronenstrahler ^{11}C, ^{13}N, ^{15}O zur Markierung von Aminosäuren, Fetten u. Kohlenhydraten für Stoffwechseluntersuchungen.

Zyklotropie ⟨*gr*⟩ *f*: manifeste Verrollung zur Sagittalachse des Auges. Form der Heterotropie.

Zyklozephalie ⟨*gr*⟩ *f* ↑Zyklopie.

Zyklus ⟨*lat*⟩ *m*: kreisförmiger gesetzmäßiger Ablauf von Prozessen, Ereignissen, Mechanismen.

Zyklus, anovulatorischer: monophas., ohne Follikelsprung ablaufender, unfruchtbarer Zyklus, bes. bei jungen Mädchen u. klimakter. Frauen. Generative Ovarialinsuffizienz.

Zyklus, monatlicher: period. Heranreifen eines ↑Follikels, Platzen desselben u. Corpus-luteum-Bildung im Eierstock der geschlechtsreifen Frau. Sichtbares Zeichen dieses Geschehens ist die monatl. Blutung der Frau (↑Menstruation). Regulationsmechanismen zwischen Ovar u. Hypophyse steuern den m. Z.

Zyklus, monophasischer ↑Zyklus, anovulatorischer.

Zylinder: Bestandteil des ↑Harnsediments. Gehören zu den organisierten Sedimenten. Z. sind zylindr. geformte Gebilde, die in den Lumina der Nierentubuli o. der Sammelrohre entstehen u. Ausgüsse derselben darstellen. Unterscheidung einzelner Formen nach der Art der Einlagerungen. Erythrozytenzylinder, Granulazylinder, Hämoproteinzylinder, Hyalinzylinder, Wachszylinder. Tab.

Zylinderampulle ↑Ampulla.

Zylinderepithel: veraltet für Säulenepithel, ↑Epithel, säulenförmiges (Epithelium columnare).

Zylindergläser: Brillengläser zur Korrektion des Astigmatismus. Heute durch ↑torische Gläser verdrängt.

Zylinder, granulierte: Vorkommen im Harn vorwiegend bei Glomerulonephritis. G. Z. bestehen aus eingelagerten Zellfragmenten (vorwiegend degenerierte Tubuluszellen) in einer Eiweißgrundsubstanz. Zerfallen relativ schnell.

Zylinder, hyaline: zart konturierte, glatte u. transparente ↑Zylinder, die vorwiegend aus Eiweiß bestehen. Vorkommen im Urin. H. Z. finden sich vermehrt bei Proteinurie, aber auch bei Fieber, Ikterus, nach Belastung. Keine große diagn. Bedeutung; ↑Addis-Sediment.

Zylinderskiaskopie: Skiaskopie mit stabilem Abstand, bei der vor das zu untersuchende Auge nicht nur sphär. Gläser, sondern im Bedarfsfall auch Zylindergläser vorgesteckt werden, bis in allen Achsen das Umschlagsphänomen entsteht.

Zylinderteleskop: zylindr. Doppelkrone, bei der das Außenteleskop an einem abnehmbaren Zahnersatz befestigt ist, während das Innenteleskop dem präparierten Zahnstumpf aufzementiert ist. Das Z. dient zur Verbindung von abnehmbarem Zahnersatz mit dem Restgebiß durch Friktion.

Zylinderzellen: veraltet für Säulenzellen (Epitheliocytus columnaris); ↑Epithelgewebe.

Zylindroide ↑Pseudozylinder.

Zylindrom ⟨*gr*⟩ *n*: von Billroth geprägter Sammelname für gallertartige Geschwülste aller Art, die Hyalinzylinder enthalten. Von Hamperl eingeengt auf eine bes. Adenomform der großen u. kleinen Speicheldrüsen, einen malignen Tumor von siebförmiger Struktur. Dieses echte Z. ist zu unterscheiden von zylindromatösen Strukturen in anderen Tumoren, z. B. Basaliom vom Typ Spiegler-Tumor, auf dem behaarten Kopf sitzende, meist zahlreiche, versch. große Tumoren, gewöhnl. mit dem ↑Epithelioma adenoides cysticum zusammen vorkommend.

Zylindrurie ↑Harnsediment, ↑Harnzylinder.

Zymodeme: Enzymmuster aus immunelektrophoret. aufgetrennten Isoenzymen von ↑Entamoeba histolytica. 8 von den bisher nachgewiesenen 22 Z. korrespondieren mit invasiver ↑Amöbiasis u. sind als pathogen bzw. fakultativ pathogen einzustufen. Z. haben unterschiedl. geograph. Verbreitung. Isoenzymmuster scheinen stabil. Kommerzielle Testbestecke erlauben Differenzierung in pathogen u. nichtpathogen, so daß gezielte Behandlung mögl.

Zymogene: Proenzyme; inaktive Vorstufen von Enzymen (z. B. Trypsinogen. Pepsinogen, Plasminogen, Prothrombin). Die Synthese der Z. dient als Schutzmechanismus gegenüber autolyt. Prozessen, da die Aktivierung der Z. erst am Wirkungsort initiiert wird. Neben Enzymen werden auch ↑Hormone als unwirksame Vorstufen synthetisiert u. gespeichert.

Zymogengranula: proenzymhaltige ↑Sekretgranula, die im ↑Golgi-Apparat der Zellen entstehen u. im Zytoplasma verbleiben, bis durch hormonelle o. nervale Reize die Zymogene in den Extrazellularraum sezerniert werden.

Zymogenkörnchen: Granulum zymogeni; Prosekretgranula in: 1. Hauptzellen (Exocrinocytus principalis) der Drüsen des Magenkörpers, 2. exokrinen Drüsenzellen (Exocrinocytus pancreaticus) der Bauchspeicheldrüse.

Zystadenofibrom: eigenständige Variante der gutartigen serösen Zystadenome des Ovars. Enthält größere Anteile von Bindegewebe.

Zystadenokarzinom: Adenokarzinom mit Zystenbildung, bes. am Ovar als seröses o. schleimbildendes Karzinom lokalisiert.

Zystadenolymphom ↑Adenolymphom.

Zystadenom: Kystadenom. Adenom mit stärkerer Erweiterung der drüsigen Lumina. Z. finden sich uni- o. multilokulär bes. in Ovarien, Mamma, Nieren, Leber, Lungen u. Hoden.

Zyste ⟨*gr*⟩ *f*: Blase; ein- o. mehrkammriger sack- o. geschwulstartiger Hohlraum mit flüssigem o. breiigem Inhalt. 1. Echte Z.: von Epithel o. Endothel ausgekleidet, a) Retentionszyste, z. B. Galaktozele, Spermatozele, Chyluszyste, b) Exsudations- u. Extravasationszyste bei Exsudation o. Blutung in präformierte Hohlräume, z. B. Hydrozele, Hämatozele, auch Z. des Kleinhirns; 2. falsche Z.: nur von bindegewebiger Membran umgeben, a) Erweichungszyste bei umschriebener Gewebeerweichung u. -verflüssigung, z. B. nach Gehirnerweichung, b) parasitäre Z. im Entwicklungszyklus von ↑Parasiten, z. B. Echinococcus, Zystizerken. In der Rheumatologie Röntgensymptom einer ↑Arthrose (↑Geröllzyste) o. einer ↑Rheumatoidarthritis, auch für synoviale Ausstülpungen unterschiedl. Ausmaßes (↑Baker-Zyste, Poplitealzyste); in beiden Fällen keine Z. im streng pathol.-anat. Sinne. In der Zahnmedizin: ↑Kieferzysten.

Zyste, branchiogene ↑Kiemengangzyste.

Zyste, bronchogene ⟨*gr*⟩ *f*: zyst. Neubildung im Bereich der Trachea o. der großen Bronchien, ausgekleidet mit Epithel des Respirationstrakts; besitzt i. d. R. keine offenen Verbindung zum Tracheal- o. Bronchiallumen. Gehört zur Gruppe der enterogenen Zysten im Mediastinum u. gilt als angeborene Erkrankung, da aus versprengten Zellen der laryngotrachealen Rinne entstehend, ↑Mediastinaltumoren.

Zyste, enterogene ↑Vorderdarmzysten, ↑Duplikaturen, gastrointestinale.

Zystektomie: 1. *Urol.* Entfernung der Harnblase (einfache Z.). Bei der erweiterten Z. werden außer der Blase beim Mann die Prostata, Samenblasen u. -leiter, bei der Frau 2/3 der Harnröhre u. ein Teil der vorderen Scheidenwand entfernt. 2. ***Zahnmed.:*** Operationsmethode bei ↑Kieferzysten, wobei der Zystenbalg entfernt wird.

Zystenhygrom: Hygroma cysticum colli congenitum; ↑Lymphangiom.

Zystenkropf: Durchsetzung eines Kropfes mit zahlreichen Zysten als Folge regressiver Umwandlungen.

Zysten, kutane ↑Hautzysten.

Zystenleber: Hepar cysticum; auf Fehlentwicklung intrahepat. Gallengänge beziehbare, polyzyst. Erkrankungen der Leber. Das Parenchym ist von einer Vielzahl Zysten durchsetzt. Inhalt: klare Flüssigkeit. In 50 % der Fälle bestehen gleichzeitig Zysten in anderen Organen: meist Niere, seltener in Pankreas, Lunge, Ovar. ↑Zystenpankreas, ↑Zystenlunge, ↑Zystennieren (bestimmt oft die Progn.). Kombination mit weiteren Fehlbildungen häufig: Darmdivertikel, Hirnarterienaneurysmen, Gefäßtumoren, ↑zerebrale. Die genannten Organzysten treten gemeinsam mit postaxialer Hexadaktylie u. hinterem Hirnbruch als ↑Dysencephalia splanchnocystica auf.

Zystenlunge: seltene Fehlbildung der Lunge durch Störungen in der Entwicklung der Bronchien mit blasigen Hohlräumen, die mit den Bronchien in Verbindung stehen können (offene Z.) o. keine Verbindung mit ihnen haben (geschlossene Z.). Die Zysten sind mit Epithel ausge-

Zystennieren: Einteilung (nach Osathanondh u. Potter)

Zystenniere vom Typ	Befall	Nierengröße	Größe der Nierenzysten	Glomeruli	Gallengangzysten	Überlebenszeit
I	beiderseits	vergrößert bis stark vergrößert	gleichmäßig weite Zysten (1–2 mm)	normal	+	Neugeborenenperiode
II	beiderseits, einseitig o. partiell	vergrößert o. verkleinert	unterschiedl. große Zysten	vermindert u. abnormal	–	Erwachsenenalter
III	meist bilateral	vergrößert	unterschiedl. große z. T. sehr weite Zysten	glomeruläre Zysten	gelegentl., dann aber nur in umschriebenen Arealen	Erwachsenenalter
IV	beiderseits	verkleinert	kleine Zysten subkapsulär gelegen	Glomeruli vermindert, glomeruläre Zysten	–	Erwachsenenalter

kleidet, geschlossene Zysten mit Flüssigkeit gefüllt. ↑Sacklunge.

Zystenmamma ↑Mastopathia fibrosa cystica.

Zystennieren: polyzyst. Degeneration der Nieren (fast immer doppelseitig). Durchsetzung des gesamten Nierenparenchyms mit multiplen millimeter- bis zentimetergroßen Zysten, nicht selten vergesellschaftet mit Zystenbildung in anderen Organen, z. B. Leber, Pankreas, Milz; fam. Häufungen (evtl. erbl.). Formen: a) kleinzyst. Degeneration (Schwammniere o. Honigwabenniere) bei Neugeborenen, die nicht lebensfähig sind, b) großblasige Z. bei Erwachsenen, die im mittleren Lebensalter zu Niereninsuffizienz führen (Größerwerden des Zystendrucks auf Nierenparenchym, Abflußbehinderung) o. bis ans Lebensende unbemerkt bleiben können, c) einzelne große Nierenzysten (Solitärzysten) in sonst gesunden Nieren. Tab.

Zystenpankreas: Durchsetzung der Bauchspeicheldrüse mit zahlreichen Zysten. Häufiger sind einzelne epitheliale Zysten; zu unterscheiden von ↑Retentionszysten infolge Sekretstauung u. Pseudozysten als Ausheilungszustand einer umschriebenen ↑Pankreasnekrose.

Zystenzephalie ⟨*gr*⟩ *f*: Blasenhirn, ↑Hydranenzephalie.

Zyste, präaurikuläre: Sinus praeauricularis; Retentionszyste durch Sekretstauung bei Verschluß einer angeborenen Ohrfistel (↑Fistula auris congenita).

Zystikusverschluß: i. d. R. durch einen Stein bedingter Verschluß des Ductus cysticus mit der Folge eines ↑Gallenblasenhydrops.

Zystitis ⟨*gr*⟩ *f*: Harnblasenentzündung. Fast ausschließl. bakterielle Infektion infolge lokaler Abwehrschwäche (Erkältung o. ä.) o. Verletzungen (Katheter) der Blasenschleimhaut. Infektionsweg: aszendierend urethrogen (durch die Harnröhre), der häufigste Infektionsweg für die Entstehung der akuten Z. der Frau (kurze Harnröhre). Mitunter sind Bakterien des Scheidenvorhofs nach Geschlechtsverkehr aus dem Blasenharn zu züchten. Nicht selten auch nach Einführen von Kathetern u. Instrumenten. Deszendierend von der Niere durch Harnleiter fortgeleitet (z. B. Pyelonephritis, Pyonephrose, bes. auch Tuberkulose); hämatogen; lymphogen o. per continuitatem bei Adnexitis, Prostatitis u. ä.; durch Fremdkörper (Steine, zu masturbator. Zwecken eingeführte Fremdkörper usw.). Sonderformen: ↑Strahlenzystitis, ↑Strahlenulkus, Chemozystitis (z. B. nach Chemotherapie maligner Tumoren), ↑Ulcus simplex vesicae. Klin. ↑Pollakisurie, (terminale) ↑Strangurie, ↑Pyurie, Hämaturie. Man unterscheidet: 1. **katarrhal. Z.**, Blasenkatarrh; diffuse (gleichmäßige) Rötung u. Schwellung der Schleimhaut, manchmal auch fleckförmig o. herdförmig mit Blutungsneigung, sog. hämorrhag. Zystitis (nur Schleimhaut befallen), meist defektlos ausheilend; 2. **eitrige Z.** Cystitis purulenta; schwere eitrige bis phlegmonöse Durchsetzung der Schleimhaut, manchmal mit Ausbildung von Geschwüren (Cystitis ulcerosa, bei Inkrustation Ulcus incrustatum o. Cystitis incrustata), Mitbefall der inneren Schichten der muskulären Blasenwand, nicht immer defektlose Ausheilung; 3. **nekrotisierende Urozystitis** mit Durchsetzung der ganzen Blasenwand (interstitielle Zystitis), auch Cystitis phlegmonosa, Cystitis gangraenescens o. Cystitis gangraenosa genannt, wobei sich Teile der Schleimhaut u. andere Teile der Muskularis als Membranfetzen abstoßen können (Cystitis membranosa o. Cystitis membranacea), häufig durch bindegewebigen Ersatz u. Narbenschrumpfung Schrumpfblasenentstehung. Verlaufsformen: entweder akut, dann meist bald Heilung, o. chron., dann jahrelang weiterbestehend u. in schweren Fällen erst funktionelle, später anat. ↑Schrumpfblase. Diagn.: Harnsediment- u. Erregerresistenzbestimmung u. (nur wenn nötig u. nicht bei frischen, akuten Fällen als „Routineuntersuchung") Zystoskopie. Aber: jede Blasenentzündung, die auf normale Ther. nicht anspricht u. weiterbesteht, unbedingt zystoskopieren u. Ursache ermitteln.

Zystitom ⟨*gr*⟩ *n*: Instrument mit feinem Häkchen zur Eröffnung der Linsenkapsel als Vorbereitung der extrakapsulären Kataraktextraktion alten Stils.

Zystizerken ⟨*gr*⟩ *m Pl*: Bandwurmfinnen; Larven einiger Bandwurmarten, z. B. Rinder- u. Schweinefinnenbandwurm. Z. sind mit Flüssigkeit gefüllte Blasen, die einen Skolex mit Proliferationszone enthalten.

Zystizerkoid: Bandwurmfinne; kleine Blase mit eingestülptem Kopf u. Schwanzanhang, z. B. beim Gurkenkernbandwurm, ↑Dipylidium caninum.

Zystizerkose: Erkrankung des Menschen durch ↑Zystizerken des Schweinefinnenbandwurms. Je nach Anzahl der Z. u. Organbefall mit u. U. lebensgefährl. Komplikationen: ↑Herdsymptome, chron. ↑Meningitis (Zystizerken-Meningitis), auch ↑Meningoenzephalitis; Erblindung. Übertragung durch Genuß finnenhaltigen, nicht garen Schweinefleischs (auch Wildschwein). Lebensdauer der Zystizerken mehrere Jahre, dann Verkalkung.

zysto- ⟨*gr*⟩ *Präfix*: Blase.

Zystogastrostomie ⟨*gr*⟩ *f*: operativ angelegte ↑Anastomose zwischen Magen u. einer ↑Pankreaszyste o. Pankreaspseudozyste. Dabei kann unterschieden werden zwischen einer retrogastr. Z. u. einer transgastr. Z.

Zystogendrüsen ↑Zerkarie.

Zystographie ⟨*gr*⟩ *f*: Röntgendarstellung der Harnblase nach Kontrastmittelfüllung zur Beurteilung der Lage, Form, Größe u. des Inhalts der Harnblase zum Nachweis von pathol. Harnblasenveränderungen (Divertikel, Fremdkörper, Konkremente, Ureterozelen, Tumoren), Harnblasenentleerungsstörungen, Fisteln u. zur Prüfung eines vesiko-ureteralen Refluxes. Methoden: 1. Darstellung der Harnblase bei der intravenösen ↑Urographie. 2. Retrograde Z.: nach Einführung eines Katheters in die Harnblase Auffüllung mit triiodiertem Kontrastmittel. Bei Verdacht auf vesikoureteralen Reflux (überwiegend bei Kindern) Untersuchung als Miktionsrefluxurographie. 3. Miktionsrefluxurographie: Übersichtsaufnahme der Blase u. der Nieren während der Blasenentleerung u. sofort am Ende der Miktion. 4. ↑Miktionszystourethrographie. 5. Expressionsurethrographie: Darstellung der Harnröhre im Anschluß an die Z. durch manuelles Auspressen des Blaseninhalts (Untersuchung in Narkose im Säuglings- u. frühen Kindesalter). 6. Polyzystographie: Darstellung der Harnblase mit Kontrastmittelinstillation in versch. Füllungs- o. Entleerungszuständen auf einer Röntgenaufnahme durch dreimalige Exposition des Films mit je $^{1}/_{3}$ des erforderl. mAs-Wertes (Polyzystographie). Ind.: Nachweis von infiltrativen Blasenwandveränderungen mit Einschränkung der Dehnungs- u. Kontraktionsfähigkeit der Harnblase.

Zystojejunostomie ⟨*gr + lat*⟩ *f*: operativ angelegte ↑Anastomose zwischen einer Jejunumschlinge u. einer ↑Pankreaszyste o. ↑Pankreaspseudozyste.

Zystokarzinom: ein Krebs, der eine größere, mit freiem Auge erkennbare u./o. zahlreiche kleinere mikrosk. wahrnehmbare Zysten bildet, die aus Erweiterungen drüsenartiger Schläuche entstanden sind; Vorkommen in Ovar, Brustdrüse u. a.

Zystometrie: Untersuchungsmethode zur Analyse der Detrusorfunktion. Messung des intravesikalen Drucks in Abhängigkeit vom Füllungsvolumen bei zunehmender Blasenfüllung u. während der Miktion. Dabei ↑Restharnbestimmung, des Detrusorkoeffizienten, der max. u. effektiven Blasenkapazität u. ungehemmter Detrusorkontraktionen. Dabei sind Aussagen über Blasenauslaßstörungen, die Pathophysiologie der Harninnervation, die Kontraktionskraft des Detrusors sowie über die elast. Eigenschaften der Blasenwand mögl. Bei weiterer dd Abklärung neuromuskulärer Dysfunktionen ist die gleichzeitige simultane Messung des intraabdominellen Drucks (kombinierte Zystometrie), die Kombination mit der ↑Uroflowmetrie (kombinierte Druck-Fluß-Messung) u. die Kombination mit einer Elektromyographie der quergestreiften Beckenbodenmuskulatur mögl.

Zystopyelitis: gleichzeitige Entzündung von Blase u. Nierenbecken nach aszendierender Infektion. Da eine isolierte Entzündung des Nierenbeckens kaum vorkommt u. fast immer eine Mitbeteiligung des Nierenparenchyms vorhanden ist, wird besser von einer Zystopyelonephritis gesprochen. ↑Pyelonephritis.

Zystopyelonephritis: gleichzeitige Entzündung der Blase u. der Niere (aszendierende Infektion), ↑Pyelonephritis.

Zystoskop: Endoskop zur Untersuchung der Harnblase u. zur Ausführung kleiner Eingriffe einschl. der Blasensteinzertrümmerung. Das Z. ist das histor. älteste Endoskop. Die Beleuchtung erfolgt heute ausschließl. über Lichtleiter (Glasfaserbündel) von außen. Neben den Einrichtungen für Betrachtung u. Photographie verfügen Z. über ein Pumpsystem zur Spülung u. Absaugung. Unterschieden werden: einfache Blasen- u. Spülzystoskope; Ureterenzystoskop (Harnleiterkatheterisierung); Operationszystoskop; ↑Urethrozystoskop; ↑Resektoskope; zystoskop. Zangen u. ä. (z. B. Lithotriptor) zur Steinzertrümmerung; zystoskop. Absaugeinstrumente; Spezialzystoskop für Säuglinge.

Zystoskopie: Blasenspiegelung. Methode zur Besichtigung des Harnblaseninneren mittels eines durch die Harnröhre eingeführtem ↑Zystoskops nach Auffüllung der Blase mit physiol. Kochsalzlösung.

Zystosonographie: Ultraschalluntersuchung der Harnblase. ↑Ultraschalldiagnostik.

Zystostomie: 1. Fistelung der Harnblase (Trokarfistel der Harnblase, ↑Harnblasenstichfistel). 2. Operationsmethode bei ↑Kieferzysten, wobei der Zystenbalg größtenteils belassen u. die Zystenhöhle zur Nebenbucht der Mundhöhle gemacht wird.

Zystotomie: **1.** ***Urol.:*** operative Eröffnung der Harnblase (Blasenschnitt, ↑Sectio alta). **2.** ***Dermat.:*** chir. Eröffnung einer Zyste.

Zystozele: Einstülpung des Harnblasenbodens in die vordere Vaginalwand, z. B. bei ↑Prolaps der Gebärmutter u. starker ↑Retroflexio uteri. Folge sind Harnabflußstörungen.

Zytapherese ⟨*gr*⟩ ↑Zellapherese.

Zytisismus: Vergiftung mit dem Samen von Laburnum anagyroides u. Cytisus laburnum (Goldregen), der das Alkaloid Zytisin enthält. Wirkung ähnl. Nikotin mit zuerst anregendem u. später lähmendem Effekt auf Atem-, Vasomotoren- u. Brechzentrum.

zyto- ⟨*gr*⟩ *Präfix*: zell-, zellen-.

Zytoadhärenztest: Prüfung der Fähigkeit von Antilymphozytenserum (ALS), Lymphozyten bzw. Thymozyten zu opsonisieren u. dadurch an Makrophagen anheftbar zu machen. Reaktionsvermittler sind „zytophile" Antikörper des ALS, deren Combining site gegen lymphozytäre Antigene gerichtet sind u. die sich mit dem Fc-Anteil an Fc-Rezeptoren von Makrophagen binden.

Zytoarchitektonik ⟨*gr*⟩ *f*: räuml. Verteilung der versch. geformten u. versch. großen Neurone in den Laminae der ↑Großhirnrinde.

Zytoblastom ↑Meristom.

Zytochalasine ⟨*gr*⟩ *n Pl*: Stoffwechselprodukte von Schimmelpilzen u. anderen Mikroorganismen, die eine zytostat. Wirksamkeit besitzen.

Zytochemie, hämatologische Färbeverfahren von Blut- u. Knochenmarkzellen. ↑Färbeverfahren, hämatologische.

Zytochrome: zur Gruppe der ↑Hämoproteine zählende ↑Oxidoreduktasen, die eine Elektronenübertragung katalysieren, die mit einer reversiblen Änderung der Oxidationsstufe der prosthetischen ↑Gruppe einhergeht. Gewöhnl. wird bei einem Einelektronenübergang der Oxidationszustand des zentralen Eisenions zwischen zweiwertigem u. dreiwertigem Zustand verschoben. Man

Zytokine (Auswahl)

Zytokin (Herkunft)	Hauptwirkung
Lymphokine	
Interferone (INF)	antivirale u. antiproliferative Wirkung, Erhöhung der Aktivität von natürl. Killerzellen
- Alpha-INF (16 verschiedene Genprodukte. Leukozyten)	
- Beta-INF (Fibroblasten)	
- Gamma-INF (Leukozyten)	
Interleukine (IL) (Leukozyten)	
- IL-1	T-Helfer-Zell-Aktivierung, hämopoet. Kofaktor, Stimulation von Fibroblasten
- IL-2	stimuliert T-Lymphozyten, Killerzellaktivierung
- IL-3	stimuliert Hämopoese
- IL-4	stimuliert B-Lymphozyten
- IL-5	stimuliert Eosinophile
- IL-6	stimuliert Synthese der Akute-Phase-Proteine in der Leber
Colony stimulating factor (CSF) (Lymphozyten)	
- Granulozyten-/Makrophagen-CSF	steigert Produktion u. Funktion von Granulozyten u. Makrophagen
- Granulozyten-CSF	wirkt auf Granulozyten
- Makrophagen-CSF	wirkt auf Makrophagen
- Erythropoetin (Mesangium der Niere)	steigert Erythrozytopoese
Growth factors	
- Platelet derived growth factor (Thrombozyten)	steigert die Fibroblastenproliferation u. die Kollagensynthese
- Epidermal growth factor (Epithelzellen)	Epithelzellen u. Fibroblasten

unterscheidet 4 Klassen der Z.: Z. a enthalten einen Formylrest in der prosthet. Gruppe (Häm a). Z. b enthalten Protohäm o. eine ähnl. prosthet. Gruppe ohne Formylrest. Hierzu zählen die ↑Zytochrome P 450, mischfunktionelle mitochondriale Oxidasen, die bei vielen Hydroxylierungsreaktionen beteiligt sind. Z. c weisen zwischen Hämseitenketten u. dem Apoprotein eine kovalente Bindung auf. Z. zählen zu den ältesten Proteinen, deren Primärstrukturen sich im Laufe der Evolution nur geringfügig verändert haben.

Zytochrome P 450: Fam. von Proteinen, die mit CO einen Komplex bilden mit einer Absorptionsbande bei 450 nm. Lokalisation im Bereich des endoplasmat. Retikulum, bes. der Leber u. Nebennierenrinde. Hauptfunktion ist die Oxidation von Kohlenwasserstoffen, polyzykl., aromat. u. a. Verbindungen.

Zytochromoxidase: kupferhaltiges Hämoprotein, überträgt im letzten Schritt der ↑Atmungskette die Elektronen auf den Sauerstoff. Z. ist durch Kohlenmonoxid, das sich an das Fe^{2+} des Häms bindet, u. durch Cyanid, das sich an das Fe^{3+} bindet, hemmbar.

Zytochromoxidasereagens: N,N-Dimethylphenylendiaminhydrochlorid; versch. Modifikationen für den ↑Zytochromoxidasetest, z. B. 1 %ige Lösung in Aqua destillata gemischt mit 1 %igem Alphanaphthol in 95 %igem Alkohol (3 : 2).

Zytochromoxidasetest: Methode, die es ermöglicht mit Hilfe von ↑Zytochromoxidasereagens Bakterien in oxidasenegativ u. oxidasepositiv (besitzen Zytochrom C) einzuteilen.

Zytodiagnostik: aus Veränderungen der Zellen im Ausstrich Beurteilung von krankhaften Veränderungen im Gewebe, im Organ u. im Gesamtorganismus. Man unterscheidet zwei Methoden: ↑Exfoliativzytologie u. ↑Punktionsflüssigkeitzytologie. Bewertet wird v. a. die Struktur der Einzelzelle, die Z. ist deshalb weniger sicher als die histol. Diagnostik, bedeutungsvoll aber als Voruntersuchung für die Krebsfrüherkennung. Bes. geeignet für die Früherkennung des Gebärmutterhalskrebses u. seiner Vorstufen.

Zytofila ⟨*gr + lat*⟩ *n Pl*: lange ↑Mikrovilli zwischen ↑Zilien in Flimmerepithelzellen.

Zytogenetik ⟨*gr*⟩ *f*: Teilgebiet der Genetik, das sich mit der morphol. Darstellung u. den Anomalien der Chromosomen befaßt.

Zytokeratin ↑Keratine.

Zytokine ⟨*gr*⟩ *Pl*: Wachstumsfaktoren, insbes. Proteine, die Interaktionen zwischen Säugetierzellen vermitteln. Hauptsächl. von Lymphozyten produzierte Z. werden als Lymphokine bezeichnet. Diese umfassen u. a. ↑Interferone, ↑Interleukine u. ↑Colony stimulating factor. Von anderen Zellen gebildete Z. werden Growth factors genannt. Tab.

Zytokinese: Teilung des Zytoplasmas nach der Kernteilung (Karykinese) bei der ↑Mitose.

Zytokinine: Gruppe von Pflanzenhormonen, die die RNA- u. Proteinbiosynthese sowie die Zellteilung fördern. Z. leiten sich chem. vom ↑Adenin ab.

Zytokintherapie, onkologische: Zytokine sind Polypeptide, die von Immunzellen (Lymphozyten, Monozyten) produziert werden. Sie steuern die ↑Immunantwort des Körpers (Auslösung einer Entzündungsreaktion) u. koordinieren die Neubildung u. Aktivierung von Zellen. Langfristige Verbesserung der Krebstherapieergebnisse nur durch Eingriffe in die Pathophysiologie der Tumorentstehung erzielbar. Zwei Therapieansatzpunkte durch Zytokintherapie mögl.: 1. Regulierendes Eingreifen in den gestörten Regelkreis zellulärer Wachstumskontrolle, 2. Einflußnahme auf Wechselwirkung zwischen Tumorzelle u. Wirtsorganismus. Gegenwärtige Zytokineinsatzmöglichkeiten: 1. Stimulierung des Immunsystems u. damit Potenzierung immun. Abwehr gegen Tumorzellen (↑Interleukin-2). 2. Modulation von Tumorzellproliferation u. Differenzierung durch zytotox., zytostat. o. regulator. Wirkung der Zytokine (↑Tumornekrosefaktoren, ↑Interferone). 3. Stimulierung der unspezif. Immunabwehr u. Abschwächung der Toxizität einer Chemotherapie (hämopoetische ↑Wachstumsfaktoren). 4. Ersatz fehlender o. verringerter Zytokine (↑Erythropoetin). Anwendung körpereigener u. nicht körpereigener Zytokine. Bei letzteren sehr starke Nebenwirkungen.

Zytokrinie: zytokrine Sekretion; Abgabe von Zellprodukten an Nachbarzellen auf dem Wege der Inokulation, z. B. Melanintransfer von ↑Melanozyten an Keratinozyten.

Zytologie: Zellenlehre; Lehre von Struktur u. Funktion der Zelle u. ihrer Bestandteile.

Zytolyse: Form des Zelluntergangs mit Auflösung aller zellulären Strukturen, Zerfall der Zellmembran mit Austritt von Zellbestandteilen u. Organellen in die Umgebung. Der Prozeß wird durch hydrolyt. Enzyme bedingt. Bes. Formen der Zytolyse sind ↑Autolyse, ↑Heterolyse sowie die Hämolyse. In der gyn. Zytodiagnostik als Döderlein-Zytolyse bei Zellauflösung durch Laktobazillen der Autolyse gegenübergestellt. Die In-vitro-Z. (exp. Z.) dient der Freisetzung intrazellulärer Substanzen. Verfahren hierfür sind ↑Osmose (Einwirkung hypotoner Lösungen), mehrfaches Frieren (Bildung von Eiskristallen) u. Tauen, Behandlung mit Ultraschall, Einwirkung oberflächenaktiver ↑Stoffe, Behandlung mit proteolyt. Enzymen (Pepsin, Trypsin), Aussetzen extremen pH-Bedingungen.

Zytolysine: **1.** ***Hämatol.:*** Ein Protein aus zytotox. ↑T-Lymphozyten, das die Membranen ihrer Zielzellen perforiert. Ident. o. verwandt mit den ↑Perforinen. **2.** ***Immun.:*** Zellzerstörende Antikörper, die meist nur in Gegenwart von ↑Komplement lysierend wirken; **3.** ***Toxikol.:*** Zellauflösende Giftstoffe (z. B. Schlangentoxin, Streptolysine).

Zytolysosomen: sek. Lysosom, das durch Verschmelzung mit einem Autophagosom entstanden ist; ↑Lysosomen, ↑Phagosom.

Zytomegalie ⟨*gr*⟩ *f*: Zytomegalievirusinfektion, Einschlußkörperchenkrankheit, Speicheldrüsenviruskrankheit; durch ↑Zytomegalievirus hervorgerufene, bei immunkompetenten Personen meist latent verlaufende Infektion mit Viruspersistenz u. endogener Reinfektion (↑Virusinfektion, persistierende). **1. Konnatal erworbene Z.**: diaplazentare Übertragung von der Mutter auf das Kind, die zu Embryopathie, Fetopathie, Abort o. konnataler Z. führen kann. In Industrieländern sind 40–60 % der Frauen im gebärfähigen Alter mit Zytomegalievirus infiziert; ca. 1 % der Neugeborenen wird intrauterin infiziert (Cytomegalia infantum), davon zeigen 5 % leichte reversible Sympt. u. 5 % ein generalisiertes Krankheitsbild mit Ikterus, Hepatosplenomegalie, hämolyt. Anämie, Thrombozytopenie; ferner intrazerebrale Verkalkungen, Chorioretinitis, Meningoenzephalitis, Mikrozephalie, Entwicklungsrückstand. Selten lebensgefährl. Infektionen, gelegentl. bleibende Schädigungen wie z. B. Hörschädigung, Entwicklungsstörungen der Knochen. Erkrankung u. Tod bei konnataler Z. sind meldepflichtig (↑Infektionskrankheit). **2. Perinatal o. postnatal erworbene Z.**: Übertragung v. a. durch virushaltige Muttermilch o. (seltener) bei der Passage durch den Geburtskanal der (infizierten) Mutter. Meist klin. asymptomat., gelegentl. lokale Sympt. mit Lymphozytose u. atyp. mononukleären Zellen im peripheren Blut. Schwere klin. Erscheinungen mit Tonsillitis, Hepatitis, interstitieller Pneumonie bei Frühgeborenen, o. bei Immunschwäche (AIDS, immunsuppressive Ther.). Pathol.-histol. interstitielle lymphoplasmazelluläre Entzündung, Riesenzellen mit Einschlußkörperchen, Parenchymdegeneration u. Organumbau. Häufiger Befall der Speicheldrüsen. Diagnostik zytolog. im Urin u. Speichel („Eulenaugenzellen“, typ. Kerneinschlüsse), virol.-serol. Antikörpernachweis. **3. Erkrankungen beim Erwachsenen** sind überwiegend asymptomat. Reaktivierungen, bzw. symptomat. Verläufe kommen v. a. bei Pat. mit Immunschwäche vor (z. B. Immunsuppression nach Organtransplantation, maligne Tumoren, AIDS). Infektionsquellen sind v. a. transfundiertes Blut u. Spenderorgane. **Klin. Bild:** 1. CMV-Enzephalitis: seltenes, aber mitunter schweres Krankheitsbild. Diagnostik klin., Computertomographie (↑Hirnatrophie), virol. (Antikörpernachweis u. Polymerasekettenreaktion in Liquor u. Blut). 2. Gastrointestinale Z.: Ulzerationen im Magen-Darm-Trakt, Fieber, schwere Durchfälle, Kolitis (bes. bei HIV-Infektion u. AIDS); Diagnostik: Koloskopie. 3. Hepatitis: Leberentzündung mit Fieber, Transaminasenerhöhung, Hepatomegalie, Ikterus. 4. ↑Pneumonie: interstitielle Pneumonie, bes. bei AIDS u. nach Knochenmarktransplantation, hohe Letalität. 5. Retinitis: Netzhautentzündung bei Z., die v. a. bei AIDS auftritt. Visusstörungen mit Nachlassen der Sehkraft bis zur Erblindung; trotz Ther. hohe Rezidivneigung; Diagnostik: klin.-ophthalmoskop. zeigen sich sog. Cotton-wool-Herde mit Netzhautablösung, serol. Antikörpernachweis, Polymerasekettenreaktion, p55-Antigen-Nachweis. Ther. der Z. mit ↑Ganciclovir, ↑Foscarnet.

Zytomegalievirus: *Abk* CMV (für engl. Cytomegalovirus); Virus der Subfamilie ↑Betaherpesvirinae. Menschenpathogen ist das humane Z. (HCMV). Virus weltweit beim Menschen verbreitet, Durchseuchung 50–80 % u. mehr. Eine Übertragung ist parenteral (Blut, Spenderorgane), durch Schmier- u. Tröpfcheninfektion (Speichel, Urin, Zervix- u. Vaginalsekret, Sperma, Muttermilch) o. diaplazentar während der Schwangerschaft (perinatale ↑Infektion) mögl. Die Primärinfektion mit Z. verläuft i. d. R. asymptomat. Bei 1–2 % der Infizierten nach Inkubationszeit von 4–10 Wochen kommt es evtl. zu einer Primärerkrankung, die der Mononucleosis infectiosa ähnelt (sog. CMV-Mononukleose). Z. verbleiben latent in Monozyten, Speicheldrüsen- u. Nierenzellen; eine ↑Virusreaktivierung verläuft bei Immunkompetenten meist asymptomat. Die Virusvermehrung führt u. a. zu Riesenzellbildung. Z. kann bei Pat. mit Immunschwäche (z. B. Immunsuppression o. AIDS) zur ↑Zytomegalie u. während der Schwangerschaft zu einer Embryopathie o. Fetopathie führen. Diagnostik durch Antikörpernachweis, Nachweis von p55-Antigen u. Polymerasekettenreaktion. Eine wirksame u. sichere Schutzimpfung ist z. Z. nicht verfügbar. Abb. S. 2242.

Zytomegalievirusinfektion ↑Zytomegalie.

Zytomembran ↑Zellmembran, ↑Membran.

Zytometrie: Messung der Größe der Zelle u. ihrer Bestandteile o. ihrer Inhaltsstoffe (z. B. DNA). ↑Zytophotometrie.

zytopathisch ⟨*gr*⟩ *Adj*: zellschädigend.

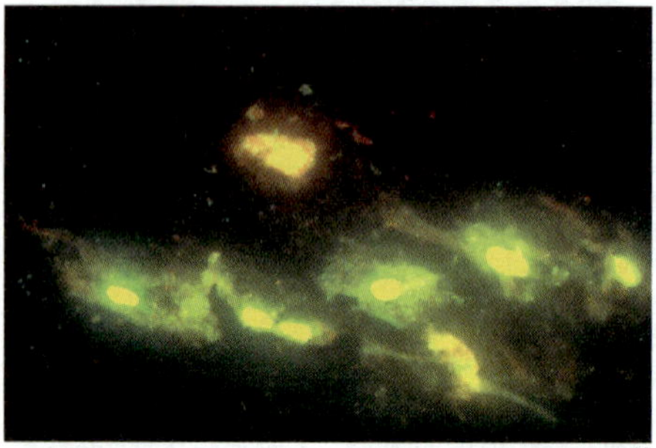

40

Zytomegalievirus. CMV-spezif. Frühantigene in humanen embryonalen Lungenfibroblasten; Immunfluoreszenztest, 120fache Vergrößerung

Zytopathologie: 1. Krankhafte Veränderungen der Zelle. 2. Auf Erkenntnissen der Ultrastrukturforschung beruhende Pathol. der Zelle u. ihrer Bestandteile.

Zytopempsis: Transcytosis; Transport flüssigkeitsgefüllter Bläschen, die durch Mikropinozytose aufgenommen wurden, durch die Zelle hindurch, Abgabe an der polar entgegengesetzten Seite, ↑Zytose.

Zytophotometrie: Messung von Zellinhalt, meist nach Markierung mit Fluorochromen als photoelektr. Messung. ↑Impulszytophotometrie, ↑Zytometrie.

Zytoplasma: Zelleib unter Abzug des Zellkerns. Enthält: Zellorganellen, Zytoskelett, Einschlüsse, die in ein Grundplasma (Zytosol) eingebettet sind. Umgeben vom Plasmalemm.

Zytoplasmamembran ↑Zellmembran.

Zytoprotektion: Zellschutz. Adaptive Z. ist eine Resistenz der Magenschleimhaut gegenüber schädigenden Substanzen, die sie entwickelt, wenn sie vorher vorübergehend milderen Irritanzien ausgesetzt wurde (z.B. bewirkt 10–25%iges Äthanol eine Z. gegenüber 70%igem Äthanol).

Zytopyge: Zellafter der ↑Ciliophora.

Zytose ⟨*gr*⟩ *f*: Cytosis; zelluläre Transportvorgänge, die durch Membranvesikulationen sichtbar werden (Ggs.: Permeation – unsichtbar). Einteilung: 1. Endocytosis; Aufnahme: a) Phagozytose, feste Partikeln, b) Pinozytose (Mikropinozytose), Flüssigkeit; 2. Exozytose, Emiozytose: Abgabe (z.B. Sekret aus Vesikeln, die sich an das Plasmalemm anlagern u. nach außen öffnen); 3. Transzytose, Zytopempsis, Diazytose: transzellulärer Transport in mikropinozytot. Bläschen; 4. Intrazytose: Transport von einem Zellorganell zu einem anderen.

Zytoskelett: Cytoskeleton; Proteinstrukturen, die der Formerhaltung der Zelle dienen: 1. Mikrotubuli, ca. 24 nm Durchmesser, aus ↑Tubulin, 2. Mikrofilamente (↑Aktinfilamente), ca. 5–7 nm, aus ↑Aktin, 3. Intermediärfilamente, ca. 8–10 nm, aus ↑Vimentin, ↑Desmin, ↑Keratine, ↑Skeletin, ↑Gliaglykoprotein, fibrilläres saures.

Zytosol ⟨*gr*⟩ *n*: Cytosol; strukturfreie Flüssigkeit des Zytoplasmas. Das Z. enthält die Enzyme der ↑Glykolyse, der ↑Fettsäurenbiosynthese, des ↑Pentosephosphatzyklus, der Aminosäureaktivierung sowie zahlreiche Coenzyme, Metaboliten u. Ionen.

Zytostatika ⟨*gr*⟩ *n Pl*: Stoffe, die generell das Zellwachstum, insbes. die Zellteilung hemmen. Bes. starke Wirkung auf schnellwachsende Zellen, v. a. auf Tumorzel-

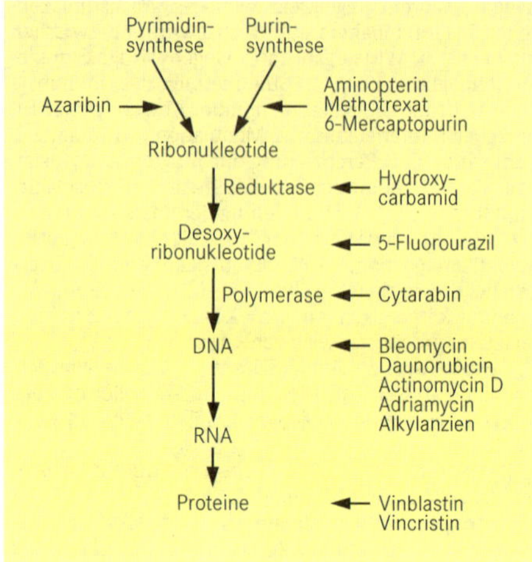

22

Zytostatika. versch. Angriffsorte in der Proteinsynthese

len, aber auch auf Zellen des blutbildenden Systems, des Immunsystems u. versch. Epithelien. Die kanzerostat. Wirkung der Z. ist deshalb relativ unspezif., die ther. Breite ist gering, u. die Nebenwirkungen sind zahlreich u. stark. Viele Z. werden als ↑Immunsuppressiva angewandt. Folgende Gruppen können unterschieden werden: radioaktive Isotope, alkylierende Substanzen, Antimetabolite, Alkaloide, zytostat. Antibiotika, Hormone, Naturstoffe. Angriffspunkte sind die Stufen der Proteinsynthese. Abb.

Zytostatikanebenwirkungen: Eine selektive Wirkung von Zytostatika auf Tumorzellen ist nur in beschränktem Umfang mögl. Auch gesunde Zellen u. Gewebe werden geschädigt bzw. beeinträchtigt (Nebenwirkungen). Die häufigste u. oft gefährlichste Z. ist die Knochenmarkdepression, die z.T. erst nach 2–3 Wochen auftritt (deshalb laufende Kontrollen hämatolog. Parameter). Bes. betroffen von Z. ist der Gastrointestinaltrakt (Stomatitis u. Durchfälle). Appetitstörungen, Übelkeit u. Erbrechen können Folgen sein, aber auch zentralnervös ausgelöst werden. Außerdem Schleimhautschäden (Mukositis, hämorrhag. Zystitis), Hauterscheinungen (Exantheme, Hyperkeratosen, Blasenbildung u. meist reversibler Haarverlust); febrile Reaktionen, Pneumopathien (Fibrosen mit Ventilations- u. Diffusionsstörungen). Schäden des Myokards (Kardiotoxizität) sind oft durch Anthrazyklinderivate (↑Daunorubicin, Doxorubicin) bedingt (tox. Myolysen, z.T. mit akutem Herzversagen). Neurotox. Z. werden v.a. nach Anwendung von Vincaalkaloiden (↑Vinblastin, Vincristinsulfat), aber auch nach intrathekaler Methotrexatinjektion beobachtet. Funktionsstörungen der Gonaden sind regelmäßige Z. u. stark dosisabhängig. Daneben können Zytostatika auch teratogen u. kanzerogen wirken. Diese Z. haben auch bei der immunosuppressiven Ther. große Bedeutung.

Zytostatikatherapie, hämatologische: medikamentöse Behandlungsform mit dem Ziel, maligne Zellen der Hämatopoese abzutöten bzw. in ihrer Zellteilung zu hemmen. Angestrebt wird eine möglichst selektive

Hämatologische Zytostatikatherapien (Auswahl)

Schema	Zytostatika
TAD	6-**T**hioguanin
	Ara-C
	Daunorubicin
	Induktionstherapie bei AML
HAM	Ara-C (Cytosin-Arabinosid)
	Mitoxantron
	Therapie der AML, ALL u. NHL
Hoelzer	Induktionstherapie Phase I
	Prednisolon
	Vincristin
	Daunorubicin
	L-Asparaginase
	Methotrexat
	Induktionstherapie der ALL
	Induktionstherapie Phase II
	Standardrisiko u. T-ALL
	Cyclophosphamid
	Cytosin-Arabinosid
	6-Mercaptopurin
	Methotrexat
	Induktionstherapie Phase II
	für Hochrisikopatienten
	Catosin-Arabinosid
	Mitoxantron
	Induktionstherapie der ALL
COPP	**C**yclophosphamid
	Oncovin (Vincristin)
	Procarbazin
	Prednison
	Therapie der Hodgkin-Lymphome
ABVD	**A**driblastin
	Bleomycin
	Vinblastin
	Dacarbazin
	Therapie der Hodgkin-Lymphome
Dexa-	**Dexa**methason
BEAM	**E**toposid
BCNU	**A**ra-C (Cytosin-Arabinosid)
	Melphalan
	Rezidivtherapie der Hodgkin-
	u. Non-Hodgkin-Lymphome
CHOP	**C**yclophosphamid
	H (Adriamycin)
	O Vincristin (Oncovin)
	Prednison
	Therapie der Non-Hodgkin-Lymphome
COP	**C**yclophosphamid
	O Vincristin (Oncovin)
	Prednison
	Therapie der Non-Hodgkin-Lymphome
Knospe (1974)	Chlorambucil (Leukeran)
	geeignet zur Behandlung der chron.
	lymphat. Leukämie u. a. Non-Hodgkin-
	Lymphome niedriger Malignität
Alexanian (1969)	Melphalan
	Prednisolon
	Therapie des multiplen Myeloms
VAD	**V**incristin
	Adriamycin (Doxorubicin)
	Dexamethason
	Therapie des multiplen Myeloms

Wirkung gegenüber pathol. Zellpopulationen unter weitgehender Schonung normaler Zellen u. Gewebe. Die Empfindlichkeit maligne entdifferenzierter Zellen gegenüber Zytostatika variiert sehr; kann sich v. a. während der Behandlung stark vermindern (zunehmende Therapieresistenz). Hierbei spielen proliferationskinet. Besonderheiten der neoplast. Zellpopulationen (Zellkinetik), insbes. Länge der Generationszeit u. Anteil der Wachstumsfraktion eine Rolle. Daneben gibt es metabol. Eigenschaften u. Adaptationsmöglichkeiten der Zellen, die eine Zytostatikawirkung modifizieren können. Meist Kombination von mehreren Zytostatika (zytostat. Polychemotherapie). Sie bietet den Vorteil der additiven bzw. potenzierenden Wirkung verschiedenster Angriffspunkte (Alkylanzien, Antimetaboliten usw.) bei Reduktion spezif. Nebenwirkungen des einzelnen Medikamentes. Gegenüber der zytostat. Dauertherapie wird jetzt die Intervall- o. Stoßtherapie bevorzugt, die eine größere Wirksamkeit gegenüber den Hämoblastosezellen mit einer gewissen Schonung u. schnelleren Erholung der normalen Zellpopulationen verbindet, darunter auch der körpereigenen zellulären Abwehrmechanismen gegenüber Tumorzellen. Bei zahlreichen Hämoblastosen, insbes. den akuten ↑Leukämien, kommt es darauf an, in der Initialphase eine rasche u. effektive Tumorzellvernichtung zu erreichen (Induktionstherapie). Daran schließt sich die zytostat. Konsolidierungstherapie an; es folgt die zytostat. Erhaltungstherapie als Dauerbehandlung o. im Intervall zur Sicherung des Therapieerfolgs. Bes. Bedeutung für die h. Z. hat die Befolgung eines best. Therapieplans, der individuelle Besonderheiten des Pat., allg. Erfahrungen bei der Ther. best. Hämoblastosen sowie Verlaufsvarianten der Erkrankung berücksichtigt. Üblicherweise werden die Zytostatikakombinationen mit den Anfangsbuchstaben der verwendeten Medikamente abgekürzt, was zur Erleichterung im klin. Sprachgebrauch führt (Tab.). Erfahrungsgemäß kann die Dosierung der Zytostatika auf das Körpergewicht bzw. die Körperoberfläche des Pat. bezogen werden. Bei ausgeprägter Knochenmarkdepression ist häufig die Beachtung von Dosisreduktionen notwendig, die z. T. als Reduktionsschema festgelegt werden. Die h. Z. ordnet sich in die komplexe Betreuung von Pat. mit Hämoblastosen ein (↑Leukämiebehandlung). Tab.

Zytostom ⟨*gr*⟩ *n*: Zellmund der ↑Ciliophora.

Zytosynalin ⟨*gr*⟩ *n*: Protein der Synaptosomenmembran (↑Synaptosom); es bindet Calmodulin u. steht mit Elementen des ↑Zytoskeletts in Wechselwirkung.

Zytotaktin: extrazelluläres Matrixprotein, das die Wechselwirkungen zwischen Gliazellen u. Neuronen vermittelt. Es wird von Gliazellen u. auch von Zellen der glatten Muskulatur synthetisiert.

zytotoxisch *Adj*: zellschädigend.

Zytotoxizitätstest: Prüfung der Fähigkeit best. Antikörper o. sensibilisierter Zellen, in vitro mit den das jeweilige Antigen tragenden Zielzellen spezif. zu reagieren u. sie zu zerstören. Der Z. ist ein häufig verwendeter Test zum Nachweis von HLA-Antigenen auf Lymphozyten unter Verwendung von (zytotox. wirkenden) Antikörpern (Anti-HLA jeweiliger Spezifikation) u. Komplement. Die (zelltox.) Wirkung des Antikörpers wird durch Devitalisierung der Zielzelle u. deren nachfolgend eintretende Anfärbbarkeit durch best. vitale Farbstoffe o. Freisetzung zuvor inkorporierter Marker (z. B. ^{51}Chrom) nachweisbar. Bei zellulär vermittelter Zytotoxizität erfolgt die Zerstörung der Zielzellen durch sensibilisierte

Lymphozyten, z. B. kultivierte Tumorzellen, die auf der Unterlage haften. Nach Zugabe sensibilisierter Lymphozyten, deren Sensibilisierungsspezifität mit den Antigenen der Tumorzellen korrespondiert, kommt es zwischen Lymphozyten u. Turmorzellen zur Reaktion u. zur Ablösung von der Unterlage. Das Ausmaß abgelöster Zellen o. Freisetzung inkorporierter Marker ist ein Hinweis auf Sensibilisierung der verwendeten Lymphozyten (o. entsprechender Antikörper im Testansatz) bzw. Übereinstimmung von Tumorzellantigenen mit verwendeten Antikörperspezifitäten. Eine Variante des Z. spielt für tumorimmunolog. Fragen eine Rolle.

Zytotrophoblastzellen: basale Zellen des Chorionepithels der unreifen Plazenta aus der Langhans-Zellschicht. Große Zellen mit hellen einzelnen o. mehreren Kernen, reichl. Zytoplasma von schaumartigem Aussehen. Kommen im Ausstrich bei inkomplettem Abort vor.

Zytozentrifuge: Zellzentrifuge; spez. für Zytodiagnostik konstruierte ↑Zentrifuge, bei der in Flüssigkeit befindl. Zellen durch Zentrifugalkraft direkt auf den Objektträger gebracht werden u. mit Hilfe von Fließpapier die Flüssigkeit abgesaugt wird.

Zyxine: in Desmosomen-Plaques von Fibroblasten u. glatten Muskelzellen vorkommendes Protein. Beteiligt an Bindung von ↑Aktinfilamenten an die ↑Plasmamembran im Desmosomenbereich.

Z-Zellen: antikörperbildende Zellen in der von Sercar u. Coons postulierten x-y-z-Hypothese, die durch Reifung von immunaktiven ↑Y-Zellen entstehen. Diese können aus X-Zellen hervorgehen, die durch Antigenwirkung entstehen, ohne in eine spezif. Antwort einbezogen zu sein.

Verzeichnis der Abbildungsquellen

1 nach Aitken und Salter
2 nach Akert et al.
3 nach Benninghoff
4 Sammlung Dr. med. Götz Borgwardt
5 Sammlung Prof. Dr. med. habil. Hans Bosseckert
6 nach Clodius
7 Sammlung Prof. Dr. med. habil. Harald F. Deckart
8 Deutsches Zentrum für Luft- und Raumfahrt
9 Sammlung Prof. Dr. med. habil. Gottfried W. Dominok
10 Sammlung Prof. em. Dr. sc. nat. Klaus Eckoldt
11 nach Ewert
12 nach Fateh, Moghadam
13 Lehrsammlung der Universitätsklinik für Dermatologie und Venerologie, Rostock, Direktor: Universitätsprofessor Dr. med. Gerd E. Gross
14 Sammlung Prof. Dr. med. Peter Heinrich
15 nach Hirsch, Ruska, Sitte
16 Sammlung Dr. med. Manfred Kalz
17 nach Kern, Wich-Heiter
18 nach Kirsche
19 Sammlung Prof. Dr. med. Günter Knappe
20 nach Köhler, Mochmann
21 Sammlung Dr. med. Uwe Krüger
22 nach Kuschinsky, Lüllmann
23 Sammlung Dr. med. Michael Lafrenz
24 nach Löffler, Matzen, Knöfler
25 Sammlung Prof. Dr. med. Friedrich Lübbecke
26 nach Mette, Winter
27 nach Oeken
28 Sammlung Prof. Dr. Charlotte Opitz
29 nach Rauber, Kopsch
30 Sammlung Prof. Dr. med. Wolfram Richter
31 Sammlung Prof. Dr. med. Jörg Skrzypczak
32 Sammlung Dr. med. Joachim Söldner
33 nach Spatelholz
34 nach Stieve, Kirsche
35 Sammlung Prof. Dr. med. Horst Stobbe
36 Sammlung Dr. Sigrid Tinschert
37 Sammlung Dr. med. Eva Ullrich
38 Sammlung Dr. Maik Urban
39 Sammlung Dr. med. Martin Voß
40 Sammlung Prof. Dr. med. Peter Wutzler
41 nach Zippel

Mitarbeiter früherer Auflagen

Das vorliegende Werk basiert z.T. auf früheren Auflagen, die unter Mitarbeit der folgenden Wissenschaftlerinnen und Wissenschaftler entstanden.

Prof. Dr. J. Adam, Dr. W. Angerstein, Prof. Dr. H. Bach, Dr. W. Bachmann, Dr. K. Balla, Prof. Dr. P. Bartsch, Dr. F. Batsch, Dr. B. Baumann, Prof. Dr. H. Bayer, Dr. D. Becker, Prof. Dr. K.-P. Becker, Prof. Dr. W. Beier, Dr. W. Berger, Prof. Dr. H. Berndt, Prof. Dr. R. Bertolini, Prof. Dr. Dr. h. c. H. Bielka, Prof. Dr. D. Biesold, Dr. K. Blumenthal-Barby, Prof. Dr. K. Borchert, Dr. G. Borgwardt, Prof. Dr. H. Bosseckert, Prof. Dr. A. Breustedt, Prof. Dr. G. Brüschke, Dr. R. Buchwalder, Prof. Dr. G. Bundschuh, Dr. G. Cobet, Prof. Dr. E. Conradi, Dr. B. Dachroth, Prof. Dr. H. David, Prof. Dr. H. Davidowa, Prof. Dr. H.F. Deckart, Prof. Dr. H.-J. Dobberkau, Prof. Dr. G. W. Dominok, Prof. Dr. H. Drischel, Prof. Dr. W. Dürwald, Prof. Dr. G. Dybowski, Prof. Dr. H. Ebert, Prof. Dr. K. Eckoldt, Prof. Dr. K. Eschrich, Prof. Dr. G. Ewert, Dr. E.-M. Fabricius, Dr. D. Falkenhagen, Dipl.-Psych. U. Fehse, Prof. Dr. H. Fischer, Prof. Dr. H. Flegel, Prof. Dr. H. K. Fleißner, Prof. Dr. K. Franke, Dr. H. Frauendorf, Dr. M. Friedrich, Prof. Dr. H. Fritze, Prof. Dr. K. Gdanietz, Prof. Dr. G. Geiler, Prof. Dr. H. Gestewitz, Prof. Dr. H. Gliem, Prof. Dr. G. Goder, Dr. G. Große, Prof. Dr. P.-J. Großer, Dr. J. U. Grünes, Dr. H. Haase, Prof. Dr. H. A. Hackensellner, Prof. Dr. H. Haenel, Prof. Dr. J. Haerting, Prof. Dr. Dr. H. Harych, Prof. Dr. H.-G. Häublein, Dipl.-Phil. A. Häusler, Prof. Dr. A. Hecht, Prof. Dr. H. Heine, Prof. Dr. L. Heinemann, Prof. Dr. P. Heinrich, Dr. K. Hennig, Prof. Dr. H.-G. Henning, Dr. G. Hentschel, Dr. H. Hepach, Prof. Dr. Dr. h. c. T. Hiepe, Prof. Dr. K. Hiller, Dr. K. Hoffmann, Prof. Dr. E. Hofmann, Dr. K. Hofmann, Dr. H. H. Hommel, Prof. Dr. K. Horn, Dr. K. Hortmann, Dr. K. Huse, Dr. H. Hüttner, Prof. Dr. R. Ihle, Prof. Dr. H. Jordan, Dr. I. Kalbe, Dr. M. Kalz, Prof. Dr. A. Katzenstein, Prof. Dr. W. Kirsche, Prof. Dr. Dr. h. c. mult. H. Klinkmann, Prof. Dr. R. Klöcking, Prof. Dr. H. A. Koch, Dr. C. Köhler, Prof. Dr. Dr. Dr. h. c. W. Köhler, Dr. G. Kollmorgen, Dr. G. Konetzke, Dipl.-Biol. Dr. U. Körner, Dr. G. Korten, Dr. W. Krebs, Prof. Dr. R. Krieghoff, Dr. D. Kunde, Dr. J. Kupfer, Dr. M. Lafrenz, Prof. Dr. P. Lange, Prof. Dr. K.-F. Lindenau, Prof. Dr. P. G. Linke, Prof. Dr. D. Lorenz, Prof. Dr. R. Löther, Dr. P. Lüderitz, Prof. Dr. E. Luther, Prof. Dr. R. Macholz, Dr. W. Malz, Dr. J. Mandel, Dr. R. Mank, Dr. K. Mannchen, Prof. Dr. H. Marek, Dr. R. Meissner, Prof. Dr. F. Meyer, Prof. Dr. R. Meyer, Dr. E. Milev, Prof. Dr. G. Möbius, Prof. Dr. H. Mochmann, Prof. Dr. H. Moldenhauer, Dr. K. Motsch, Dr. W. Mucke, Prof. Dr. A. Müller, B. Müller, Prof. Dr. R. Müller, Dipl.-Biol. Dr. H.-D. Münch, Dr. R. Nabielek, Prof. Dr. H. Neef, Prof. Dr. J. Neumann, Dr. D. Neuser, Prof. Dr. F. Oberdoerster, Prof. Dr. F.-W. Oeken, Prof. Dr. H. Opitz, Dr. B. Osten, Dr. Dr. J. Ott, Prof. Dr. W. Papenfuß, Prof. Dr. C. Pfeiffer, Prof. Dr. L. Pickenhain, Dr. S. Pilz, Prof. Dr. G. Pohl, Prof. Dr. W. Presber, Dipl.-Chem. B. Priesemuth, Prof. Dr. Dr. h. c. mult. Prof. h. c. O. Prokop, Dr. E. Rauchfuß, Dipl.-Chem. Dr. N. Rehfeld, Dr. D. Reichelt, Prof. Dr. W. Richter, Dr. O. Rieß, Prof. Dr. H. Rische, Prof. Dr. H. Röding, Dr. L. Rogowitz, Dr. F. Rotermundt, Dr. U. Roth, Dr. W. Roth, Prof. Dr. P. Rother, Prof. Dr. W. Rüdiger, Dr. W. Ruff, Dr. P. Saschowa, Prof. Dr. W. Scheler, OMR Prof. Dr. D. Scheuch, Prof. Dr. H. Scheufler, Dr. A. Schierwagen, Prof. Dr. R. Schmicker, Dr. P. Schmidt, Dr. R. Schmidt, Prof. Dr. U.-J. Schmidt, Prof. Dr. Dr. W. Schmidt, Dr. E. Schmitt, Dipl.-Psych. Dr. S. Schnabl, Prof. Dr. B. Schneeweiß, Prof. Dr. U. Schneeweiß, Prof. Dr. D. Schreiter, Prof. Dr. H. Schulze, Dr. A. Schunke, Prof. Dr. P. Schwartze, Dr. K. Sedlarik, Prof. Dr. C. Seidel, Prof. Dr. W. Senst, Dr. W. Sinn, Prof. Dr. H. Sinnecker, Prof. Dr. N. Sönnichsen, Prof. Dr. H. Spaar, Prof. Dr. M. Sprößig, Dr. E. Starck, Dr. A. Stargardt, Prof. Dr. H. Stobbe, Prof. Dr. G. Straaß, Prof. Dr. H.-J. Synowitz, Prof. Dr. Dr. H. Szewczyk, Prof. Dr. Dr. S. Tanneberger, Dr. M. Tautz, Prof. Dr. H. Thiele, Dr. F. Thoss, Prof. Dr. D. Tutzke, Dr. E. Ullrich, Prof. Dr. R. Unger, Dr. P.-R. Vieweg, Prof. Dr. H. Walther, Prof. Dr. H. Warnke, Prof. Dr. P. Weiß, Prof. Dr. D. Wendler, Prof. Dr. G. Werner, Prof. Dr. G. Wessel, Prof. Dr. K. Wetzer, Prof. Dr. C. Wiemann, Prof. Dr. E. Wiesner, Prof. Dr. W. Wildführ, Prof. Dr. R. Witkowski, Dr. E. Wolf, Dipl.-Psych. H. Wolff, Prof. Dr. P. Wutzler, Dr. E. Zschunke, Prof. Dr. R. Zuhrt